Doenças Infecciosas

EM CÃES E GATOS

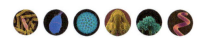

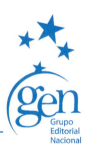

O GEN | Grupo Editorial Nacional – maior plataforma editorial brasileira no segmento científico, técnico e profissional – publica conteúdos nas áreas de ciências da saúde, exatas, humanas, jurídicas e sociais aplicadas, além de prover serviços direcionados à educação continuada e à preparação para concursos.

As editoras que integram o GEN, das mais respeitadas no mercado editorial, construíram catálogos inigualáveis, com obras decisivas para a formação acadêmica e o aperfeiçoamento de várias gerações de profissionais e estudantes, tendo se tornado sinônimo de qualidade e seriedade.

A missão do GEN e dos núcleos de conteúdo que o compõem é prover a melhor informação científica e distribuí-la de maneira flexível e conveniente, a preços justos, gerando benefícios e servindo a autores, docentes, livreiros, funcionários, colaboradores e acionistas.

Nosso comportamento ético incondicional e nossa responsabilidade social e ambiental são reforçados pela natureza educacional de nossa atividade e dão sustentabilidade ao crescimento contínuo e à rentabilidade do grupo.

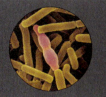
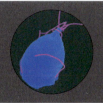
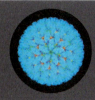

Doenças Infecciosas

EM CÃES E GATOS

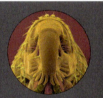
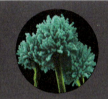
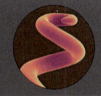

Craig E. Greene, DVM, MS, DACVIM

Professor Emeritus and Josiah Meigs Distinguished Teaching Professor,
Departments of Small Animal Medicine and Surgery and Infectious
Diseases, College of Veterinary Medicine, The University of Georgia,
Athens, Georgia

Revisão Técnica

Cid Figueiredo
Professor Titular Emérito da Faculdade de Medicina Veterinária e
Zootecnia da UNESP – Botucatu, SP.

Tradução

Idilia Vanzellotti
Patricia Lydie Voeux

Quarta edição

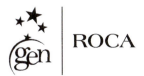

ROCA

■ **Atendimento ao cliente: (11) 5080-0751 | faleconosco@grupogen.com.br**

■ Traduzido de:
INFECTIOUS DISEASES OF THE DOG AND CAT, FOURTH EDITION
Copyright © 2012, 2006, 1998, 1990 by Saunders, an imprint of Elsevier Inc.
All rights reserved.
This edition of *Infectious Diseases of the Dog and Cat,* 4th edition by Craig E. Greene, DVM, MS, DACVIM is published by arrangement with Elsevier Inc.
ISBN: 978-1-4160-6130-4

■ Esta edição de Doenças Infecciosas em Cães e Gatos, 4ª edição, de Craig E. Greene, DVM, MS, DACVIM é publicada por acordo com a Elsevier Inc.

■ Direitos exclusivos para a língua portuguesa
Copyright © 2015, 2021 (3ª impressão) by
EDITORA GUANABARA KOOGAN LTDA.
Uma editora integrante do GEN | Grupo Editorial Nacional
Travessa do Ouvidor, 11
Rio de Janeiro – RJ – CEP 20040-040
www.grupogen.com.br

■ Imagens de capa: Todas as imagens da capa pertencem a ©Dennis Kunkel Microscopy, Inc., exceto a imagem superior à direita, que pertence a ©DESY/Photo Researchers, Inc.

■ Editoração eletrônica: ⭐ Anthares

■ Ficha catalográfica

G831
4. ed.

Greene, Craig E.
Doenças infecciosas em cães e gatos / Craig E. Greene; tradução Idilia Vanzellotti, Patricia Lydie Voeux. - 4. ed. - [Reimpr.]. - Rio de Janeiro: Guanabara Koogan, 2021.
il.

Tradução de: Infectious diseases of the dog and cat
ISBN 978-85-277-2690-0

1. Cão - Infecções. 2. Gato - Infecções. 3. Cão - Doenças. 4. Gato - Doenças. I. Título.

14-18460   CDD: 636.7089696
                                            CDU: 636.09:616.9

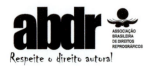

A Jeanne, Casey e Anna, pelo sacrifício pessoal durante o preparo do manuscrito.

A meus irmãos Nancy, Kerry e Russell, pelo apoio moral ao meu trabalho.

Aos colaboradores do livro, pelo esforço e pelas pesquisas sobre doenças infecciosas que trouxeram avanços ao nosso conhecimento.

A Janet Calpin, à equipe dos Educational Resources e a muitos outros orientadores da faculdade, funcionários e estudantes do College of Veterinary Medicine, The University of Georgia, que, com dedicação e assistência, tornaram este livro possível.

Material Suplementar

Este livro conta com o seguinte material suplementar:

- Referências bibliográficas de cada capítulo.

  - O acesso ao material suplementar é gratuito. Basta que o leitor se cadastre e faça seu *login* em nosso *site* (www.grupogen.com.br), clicando em GEN-IO, no *menu* superior do lado direito.

  - *O acesso ao material suplementar online fica disponível até seis meses após a edição do livro ser retirada do mercado.*

  - Caso haja alguma mudança no sistema ou dificuldade de acesso, entre em contato conosco (gendigital@grupogen.com.br).

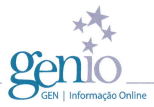

GEN-IO (GEN | Informação Online) é o ambiente virtual de aprendizagem do GEN | Grupo Editorial Nacional

Colaboradores

Diane D. Addie, PhD, BVMS
Directrice, Feline Institute Pyrenees (www.catvirus.com), Maison Zabal, Etchebar, France.

Xavier Alvarez, PhD
Professor, Pathology, Tulane National Primate Research Center, Tulane University Covington, Louisiana.

Claudia J. Baldwin, DVM, MS
Associate Professor Veterinary Clinical Sciences, Faculty, Center for Food Security and Public Health, College of Veterinary Medicine, Iowa State University, Ames, Iowa.

Gad Baneth, DVM, PhD, DECVCP
Associate Professor of Veterinary Medicine, Hebrew University Veterinary Teaching Hospital, Internal Medicine, School of Veterinary Medicine, Hebrew University, Jerusalem, Israel.

Vanessa R. D. Barrs, DVM, BVSc, FACVSc
Associate Professor in Small Animal Medicine Head of Small Animal Medicine, Faculty of Veterinary Science, University Veterinary Teaching Hospital, The University of Sydney, New South Wales, Australia.

Jeanne A. Barsanti, DVM, MS, DACVIM (Specialty of Small Animal Internal Medicine)
Josiah Meigs Distinguished Teaching Professor, Emerita, Small Animal Medicine and Surgery, The University of Georgia, Athens, Georgia.

David Bennett, BSc, BVetMed, PhD, DVM, DSAO, FHEA, MRCVS
Professor, Small Animal Hospital The Veterinary School University of Glasgow Scotland, United Kingdom.

Anna-Lena Berg, DVM, PhD, Assoc Prof, FRCPath
Senior Principal Pathologist Safety Assessment AstraZeneca R&D Södertälje, Södertälje, Sweden.

Mikael Berg, PhD
Associate Professor, Senior Principal Investigator, Biomedical Sciences and Veterinary Public Health, Swedish University of Agricultural Sciences Uppsala, Sweden.

Adam J. Birkenheuer, DVM, PhD, DACVIM
Associate Professor, Department of Clinical Sciences College of Veterinary Medicine North Carolina State, University Raleigh, North Carolina.

Ross Bond, BVMS, PhD, DVD, MRCVS, DECVD
Senior Lecturer in Dermatology Department of Veterinary Clinical Sciences Royal, Veterinary College, North Mymms, Hatfield, United Kingdom.

Dawn M. Boothe, DVM, MS, PhD
Professor, Physiology and Pharmacology College of Veterinary Medicine Auburn University, Auburn, Alabama.

Richard A. Bowen, DVM, PhD
Professor, Biomedical Sciences Colorado State University Fort Collins, Colorado.

Edward B. Breitschwerdt, DVM
Professor of Medicine and Infectious Diseases of Clinical Sciences, North Carolina State University, Raleigh, North Carolina.

Catharina Brömel, Dr.med.vet, PhD, DACVIM (SAIM)
Graduate Student Researcher, Department of Population Health and Reproduction, School of Veterinary Medicine, University of California, Davis, California.

Janet P. Calpin, BS, LATg
Department of Animal Resources, College of Veterinary Medicine, The University of Georgia, Athens, Georgia.

Clay A. Calvert, DVM, DACVIM
Professor, Small Animal Medicine and Surgery, The University of Georgia, Athens, Georgia.

Leland E. Carmichael, DVM, PhD, Dhc
Professor of Virology, Emeritus Baker Institute for Animal Health College of Veterinary, Medicine Cornell University, Ithaca, New York.

Sharon A. Center, BS, DVM
Professor, Department of Clinical Sciences College of Veterinary Medicine Cornell University, Ithaca, New York.

Victoria J. Chalker, BSc, PhD
Health Protection Agency, St. Albans, Hertfordshire, United Kingdom.

Seth Chapman, DVM, MS, DACVP
Clinical Pathologist IDEXX Laboratory, Inc. Worthington, Ohio.

Bruno B. Chomel, DVM, PhD
Professor of Zoonoses, Population Health and Reproduction School of Veterinary Medicine University of California, Davis, Davis, California.

Sarah E. Clay, BA
Department of Small Animal Medicine and Surgery, The University of Georgia, Athens, Georgia.

Cecile Clercx, DVM, PhD, DECVIM
Professor, Department of Veterinary Clinical Sciences, Faculty of Veterinary Medicine, University of Liège, Liège, Belgium.

Christine G. Cocayne, DVM
Small Animal Internal Medicine Resident Veterinary Medicine and Surgery University of Missouri, Columbia, Missouri.

Leah A. Cohn, DVM, PhD, DACVIM (SAIM)
Professor of Veterinary Medicine Veterinary Medicine and Surgery University of Missouri, Columbia, Missouri.

Lynette K. Cole, DVM, MS, DACVD
Associate Professor of Dermatology Veterinary Clinical Sciences, College of Veterinary Medicine, The Ohio State University, Columbus, Ohio.

Susan Dawson, PhD, BVMS
Head of School, School of Veterinary Science The University of Liverpool Liverpool, United Kingdom.

Michael J. Day, BSc, BVMS(Hons), PhD, DSc, DECVP, FASM, FRCPath, FRCVS
Professor of Veterinary Pathology Division of Veterinary Pathology Infection and Immunity, School of Clinical Veterinary Science, University of Bristol, Langford, North Somerset, United Kingdom.

Douglas J. DeBoer, DVM
Professor of Dermatology, Department of Medical Sciences, School of Veterinary, Medicine University of Wisconsin, Madison, Wisconsin.

Nicola Decaro, DVM, PhD
Associate Professor of Infectious Diseases of Animals, Department of Veterinary Public Health Faculty of Veterinary Medicine University of Bari, Valenzano (Bari), Italy.

Elizabeth S. Didier, PhD
Professor of Tropical Medicine Division of Microbiology, Tulane National Primate Research Center, Covington, Louisiana.

Peter J. Didier, PhD
Clinical Associate Professor and Chief of Diagnostic Services, Department of Comparative Pathology, Tulane National Primate Research Center, Covington, Louisiana.

Pedro Paulo Vissotto de Paiva Diniz, DVM, PhD
Assistant Professor of Small Animal Internal Medicine, College of Veterinary Medicine, Western University of Health Sciences, Pomona, California.

J. P. Dubey, DVM
Senior Scientist, U.S. Department of Agriculture, Animal Parasitic Disease Laboratory, Beltsville, Maryland.

James F. Evermann, MS, PhD
Professor of Infectious Diseases, Department of Veterinary Clinical Sciences and Washington Animal Disease Diagnostic Laboratory, College of Veterinary Medicine, Washington State University, Pullman, Washington.

Claude Favrot, DMV, DECVD, MsSc
Dermatologist, Clinic for Small Animal Internal Medicine, University of Zurich, Zurich, Switzerland.

Carol S. Foil, MS, DVM, DACVD
Professor Emeritus of Veterinary Dermatology, Department of Veterinary Clinical Sciences, LSU School of Veterinary Medicine, Louisiana State University, Baton Rouge, Louisiana.

Janet E. Foley, DVM, PhD
Associate Professor, Department of Medicine and Epidemiology, School of Veterinary Medicine, University of California, Davis, California.

Richard B. Ford, DVM, MS, DACVIM
Emeritus Professor of Medicine, Department of Clinical Sciences, North Carolina State University, Raleigh, North Carolina.

William J. Foreyt, MS, PhD
Professor, Veterinary Microbiology and Pathology, Washington State University, Pullman, Washington.

James G. Fox, DVM
Director and Professor, Division of Comparative Medicine and Biological Engineering, Department of Biological Engineering Massachusetts Institute of Technology Cambridge, Massachusetts.

Janet A. Fyfe, BSc(Hons), PhD
Senior Molecular Biologist, Mycobacterium Reference Laboratory, Victorian Infectious Diseases Reference Laboratory, North Melbourne, Victoria, Australia.

Rosalind M. Gaskell, BVSc, PhD, MRCVS
Professor, Small Animal Infectious Diseases Group, Faculty of Veterinary Science University of Liverpool Leahurst, United Kingdom.

Urs Giger, PD, DVM, MS, FVH
Charlotte Newton Sheppard Professor of Medicine, Section of Medical Genetics, Department of Clinical Sciences, School of Veterinary Medicine, University of Pennsylvania; Professor, Ryan Veterinary Hospital, University of Pennsylvania; Professor of Hematology, Division of Hematology and Oncology, School of Medicine University of Pennsylvania, Philadelphia, Pennsylvania; Professor, Small Animal Medicine, Vetsuisse-Fakultat, University of Zurich, Zurich, Switzerland.

Carol A. Glaser, DVM, MPVM, MD
Associate Clinical Professor, Department of Pediatrics, School of Medicine, University of California, San Francisco, San Francisco, California.

Ellie J. C. Goldstein, MD
Clinical Professor of Medicine, UCLA School of Medicine, University of California, Los Angeles; Director, Infectious Diseases, Kindred Hospital, Los Angeles, California; Director, RM Alden Research Laboratory, Santa Monica, California.

Richard E. Goldstein, DVM
Associate Professor, Department of Clinical Sciences, College of Veterinary Medicine, Cornell University, Ithaca, New York.

Jody L. Gookin, DVM, PhD
Assistant Professor, Clinical Sciences, North Carolina State University, Raleigh, North Carolina.

John R. Gorham, DVM, PhD
Professor, Veterinary Microbiology and Pathology, Washington State University, Pullman, Washington.

Russell T. Greene, DVM, PhD, DACVIM, DACVM
President, Phoenix Veterinary Internal Medicine Services, Inc., Phoenix, Arizona.

Amy M. Grooters, DVM, DACVIM
Professor, Companion Animal Medicine, Veterinary Clinical Sciences, Louisiana State University, Baton Rouge, Louisiana.

Danielle A. Gunn-Moore, BSc, BVM&S, PhD, MACVSc, MRCVS, RCVS
Professor, Royal (Dick) School of Veterinary Studies, The University of Edinburgh, Easter Bush, Midlothian, United Kingdom.

Lynn Guptill-Yoran, DVM, PhD
Associate Professor, Department of Veterinary Clinical Sciences, School of Veterinary Clinical Sciences, Purdue University, West Lafayette, Indiana.

Gerryll Gae Hall, DVM
Merck Animal Health, Companion Animal Technical Services, Summit, New Jersey.

Shimon Harrus, DVM, PhD, DECVCP
Associate Professor of Small Animal Internal Medicine, Koret School of Veterinary Medicine, The Hebrew University of Jerusalem, Rehovot, Israel.

Katrin Hartmann, Professor, DVM, DMVH, DECVIM-CA
Professor, Clinic of Small Animal Medicine, LMU University of Munich, Munich, Germany.

John W. Harvey, DVM, PhD
Professor, Executive Associate Dean, Department of Physiological Sciences, University of Florida, Gainesville, Florida.

Diana Henke, PhD
Department of Clinical Veterinary Medicine, Division of Clinical Neurology, University of Bern, Bern, Switzerland.

Geoffrey A. Houser, DVM
Hospital Director, Department of Small Animal Clinical Sciences, University of Copenhagen, Frederiksberg, Denmark.

Elizabeth W. Howerth, DVM, PhD, DACVP
Professor, Department of Pathology, College of Veterinary Medicine, The University of Georgia Athens, Georgia.

Kate F. Hurley, DVM, MPVM
Director, Koret Shelter Medicine Program, Center for Companion Animal Health, UC Davis School of Veterinary Medicine, University of California, Davis, Davis, California.

Peter J. Ihrke, VMD, DACVD
Professor, Department of Medicine and Epidemiology, School of Veterinary Medicine University of California, Davis Davis, California.

Spencer S. Jang, BA
Clinical Laboratory Scientist Supervisor, Microbiology Service, William R. Pritchard Veterinary Medical Teaching Hospital, University of California, Davis, Davis, California.

Boyd R. Jones, DVM, BVSc, FACVSc, DECVIM, MRCVS
Adjunct Professor of Companion Animal Medicine, Institute of Animal and Biological Sciences, Massey University, Palmerston North, New Zealand.

Robert L. Jones, DVM, PhD, DACVM
Professor, Department of Microbiology, Immunology, and Pathology, Colorado State University, Fort Collins, Colorado.

Frances A. Kennedy, DVM, MS
Associate Professor, Department of Radiology, Division of Anatomy and Structural Biology, Michigan State University, East Lansing, Michigan.

Marc Kent, DVM
Associate Professor, Department of Small Animal Medicine and Surgery, College of Veterinary Medicine, The University of Georgia, Athens, Georgia.

Linda Kidd, DVM, PhD, DACVIM
Assistant Professor, Small Animal Internal Medicine, College of Veterinary Medicine, Western University of Health Sciences, Pomona, California.

Sonia A. Kjos, MS, PhD
ASM/CCID Postdoctoral Fellow, CCID/NCZVED/DPD/Entomology Branch, Centers for Disease Control and Prevention, Atlanta, Georgia.

Amie Koenig, DVM, BS, DACVIM, DACVECC
Department of Small Animal Medicine and Surgery, College of Veterinary Medicine, The University of Georgia, Athens, Georgia.

Michael R. Lappin, DVM, PhD
Professor, Department of Clinical Sciences, College of Veterinary Medicine and Biomedical Sciences, Colorado State University, Fort Collins, Colorado.

Telka Lee-Fowler, DVM, MS, DACVIM
Clinical Instructor and Postdoctoral Fellow, Veterinary Medicine and Surgery, University of Missouri, Columbia, Missouri.

Alfred M. Legendre, DVM, MS
Professor of Medicine, Small Animal Clinical Sciences, University of Tennessee, Knoxville, Tennessee.

Julie K. Levy, DVM, PhD
Director, Maddie's Shelter Medicine Program, Small Animal Clinical Sciences, College of Veterinary Medicine, University of Florida, Gainesville, Florida.

Steven A. Levy, VMD
President, Veterinary Clinical and Consulting Services, LLC, Kansas City, Missouri.

David S. Lindsay, PhD
Professor, Biomedical Sciences and Pathobiology, Virginia Polytechnic Institute and State University, Blacksburg, Virginia.

Susan E. Little, DVM, PhD, DEVPC
Professor and Krull-Ewing Endowed Chair of Veterinary Parasitology, Department of Veterinary Pathobiology, Oklahoma State University, Stillwater, Oklahoma.

Remo Lobetti, BVSc, MMedVet, PhD, DECVIM
Internist, Bryanston Veterinary Hospital, Bryanston, South Africa.

Martin Löchelt, Prof. Dr.
Research Focus Infection and Cancer, Department Genome Modifications and Carcinogenesis, German Cancer Research Center (DKFZ), Heidelberg, Germany.

Brenda C. Love, DVM, PhD
Assistant Professor, Department of Veterinary Pathobiology, Oklahoma State University, Stillwater, Oklahoma.

Katharine F. Lunn, BVMS, MS, PhD, MRCVS, DACVIM
Assistant Professor, Department of Clinical Sciences, Colorado State University, Fort Collins, Colorado.

Hans Lutz, Dr.med.vet., PhD
Professor, Clinical Laboratories, Vetsuisse Faculty, University of Zurich, Zurich, Switzerland.

Douglass K. Macintire, DVM, MS, DACVIM, ACVECC
Distinguished Professor, Emergency/Critical Care Medicine, Department of Companion Animals, College of Veterinary Medicine, Auburn, University, Auburn, Alabama.

Richard Malik, DVSc, DipVetAn, MvetClinStud, PhD, FACVSc, FASM
Adjunct Professor of Veterinary Medicine, Faculty of Veterinary Science and Centre for Veterinary Education, University of Sydney, New South Wales, Australia.

Stanley L. Marks, BVSc, PhD, DACVIM (Internal Medicine, Oncology), DACVN
Professor, Department of Medicine and Epidemiology, School of Veterinary Medicine, University of California, Davis, Davis, California.

Susana Mendez, DVM, PhD
Assistant Professor, Baker Institute for Animal Health, Cornell University, Ithaca, New York.

Rodrigo Caldas Menezes, DVM, PhD
Laboratório de Pesquisa Clínica em Dermatozoonoses em Animais Domésticos, Instituto de Pesquisa Clínica Evandro Chagas, Fundação Oswaldo Cruz, Rio de Janeiro, Brasil.

Joanne B. Messick, VMD, PhD, DACVP
Associate Professor, Comparative Pathobiology, School of Veterinary Medicine, Purdue University, West Lafayette, Indiana.

George E. Moore, DVM, MS, PhD, DACVPM, DACVIM
Associate Professor, Department of Comparative Pathobiology, Purdue University, West Lafayette, Indiana.

Karen A. Moriello, DVM, DACVD
Clinical Professor, Department of Medical Sciences, School of Veterinary Medicine, University of Wisconsin, Madison, Madison, Wisconsin.

T. Mark Neer, DVM, DACVIM (Internal Medicine)
Professor and Hospital Director, Veterinary Medical Teaching Hospital, Center for Veterinary Health Sciences, Oklahoma State University, Stillwater, Oklahoma.

C. Thomas Nelson, DVM
Veterinarian, Animal Medical Center, Anniston, Alabama.

Thomas P. O'Connor, Jr., PhD
Research Fellow, Department of Immunoassay R&D, IDEXX Laboratories, Inc., Westbrook, Maine.

Carolyn R. O'Brien, BVSc, MVetClinStud, FACVSc
Senior Policy Advisor, Veterinary Science, University of Melbourne, Werribee, Victoria, Australia; Veterinary Specialist, The Cat Clinic, Prahran, Victoria, Australia.

Cynthia M. Otto, DVM, PhD, DACVECC
Associate Professor of Critical Care, Department of Clinical Studies-Philadelphia, University of Pennsylvania, Philadelphia, Pennsylvania.

Dominique Peeters, DVM, PhD, DECVIM-CA
Assistant Professor, Small Animal Internal Medicine, Companion Animal Sciences, University of Liège, Liège, Belgium.

Mitch Potter, DVM, MS, DACVECC
Staff Criticalist, Emergency & Critical Care, Sarasota Veterinary Emergency and Specialty Center, Sarasota, Florida.

Edward L. Powers, DVM, MPVM
California Department of Public Health, Encephalitis and Special Investigations Section, Richmond, California.

John F. Prescott, MA, VetMB, PhD
Professor, Department of Pathobiology, University of Guelph, Guelph, Ontario, Canada.

Barrak M. Pressler, DVM, PhD, DACVIM
Assistant Professor, Department of Veterinary Clinical Sciences, Purdue University West Lafayette, Indiana.

Alan Radford, BSc, BVSc, PhD
Senior Lecturer in Infectious Diseases, Comparative Molecular Medicine, University of Liverpool, Liverpool, Merseyside, United Kingdom.

Hugh W. Reid, MBE, BVMS, DTVM, PhD, MCRVS
Doctor, Virology, Moredun, Edinburgh, Midlothian, United Kingdom.

Carol Reinero, DVM, DACVIM, PhD
Assistant Professor, Small Animal Internal Medicine, Department of Veterinary Medicine and Surgery, Veterinary Medical Teaching Hospital, College of Veterinary Medicine, University of Missouri, Columbia, Missouri.

Scott J. Schatzberg, DVM, PhD, DACVIM (Neurology)
Assistant Professor, Department of Small Animal Medicine and Surgery, College of Veterinary Medicine The University of Georgia Athens, Georgia.

Tânia Maria Pacheco Schubach, DVM, PhD
Senior Researcher, Laboratório de Pesquisa Clínica em Dermatozoonoses em Animais Domésticos, Instituto de Pesquisa Clínica Evandro Chagas, Fundação Oswaldo Cruz, Rio de Janeiro, Brasil.

Ronald D. Schultz, MS, PhD, ACVM
Professor and Chair, Department of Pathobiological Sciences, School of Veterinary Medicine University of Wisconsin, Madison, Madison, Wisconsin.

Valeria Scorza, DVM, PhD
Postdoctoral Fellow, Clinical Sciences, Colorado State University, Fort Collins, Colorado.

Rance K. Sellon, DVM, PhD
Associate Professor, Veterinary Clinical Sciences, Washington State University, Pullman, Washington.

Deborah Silverstein, DVM, DACVECC
Assistant Professor of Critical Care, Department of Clinical Studies, Matthew J. Ryan Veterinary Hospital, University of Pennsylvania, Philadelphia, Pennsylvania.

Jo Smith, MA, VetMB, PhD, DACVIM
Assistant Professor in Small Animal Internal Medicine, Department of Small Animal Medicine & Surgery, College of Veterinary Medicine, The University of Georgia, Athens, Georgia.

Karen F. Snowden, DVM, PhD
Associate Professor, Department of Veterinary Pathobiology, Texas A&M University, College Station, Texas.

Laia Solano-Gallego, DVM, PhD, DECVCP
Lecturer in Veterinary Clinical Pathology, Pathology and Infectious Diseases, Royal Veterinary College, University of London, Hatfield, Hertfordshire, United Kingdom.

Jean Stiles, DVM, MS, DACVO
Professor, Ophthalmology, Veterinary Clinical Sciences, School of Veterinary Medicine, Purdue University, West Lafayette, Indiana.

Reinhard K. Straubinger, PhD
LMU Munich, Department of Veterinary Sciences, Institute for Infectious Diseases and Zoonoses, Munich, Germany.

Jane E. Sykes, BVSc (Hons), PhD
Professor, Department of Medicine and Epidemiology, School of Veterinary Medicine, University of California, Davis, Davis, California.

Justin D. Thomason, DVM, DACVIM (Internal Medicine)
Assistant Professor, Department of Clinical Sciences, Center for Veterinary Health Sciences, Oklahoma State University, Stillwater, Oklahoma.

Andrea Tipold, DVM, PhD, DECVN
Department of Small Animal Medicine and Surgery, University of Veterinary Medicine Hannover, Hannover, Germany.

Thomas W. Vahlenkamp, DVM, PhD
Faculty of Veterinary Medicine, Institute of Virology, Friedrich-Loeffler Institute, Greifswald-Insel Riems, Leipzig, Germany.

Marc Vandevelde, Dr.med.vet., DECVN
Professor, Department of Clinical Veterinary Medicine, University of Bern, Bern, Switzerland.

Nancy A. Vincent-Johnson, DVM, MS, DACVPM, DACVIM
Senior Clinician and Clinical Instructor, Fort Belvoir Veterinary Center, Fort Belvoir, Virginia.

†Richard L. Walker, DVM, PhD, MPVM
Professor, School of Veterinary Medicine, California Animal Health and Food Safety Laboratory, University of California, Davis, Davis, California.

Trevor Waner, BVSC, PhD
Israel Institute for Biological Research, Nes Ziona, Israel.

Bodo Wanke, MD, PhD
Laboratório de Micologia do Instituto de Micologia Evandro Chagas (IPEC), Fundação Oswaldo Cruz (Fiocruz), Rio de Janeiro, Brasil.

J. Scott Weese, DVM, DVSc, DACVIM
Associate Professor, Department of Pathobiology, Ontario Veterinary College, University of Guelph, Chief of Infection Control, Ontario Veterinary College Teaching Hospital, Guelph, Ontario, Canada.

Jonas J. Wensman, DVM, MSc
PhD Student, Biomedical Sciences and Veterinary Public Health, Swedish University of Agricultural Sciences (SLU), Uppsala, Sweden.

Kim Willoughby, BVMS, PhD, DVD, MRCVS
Doctor, Virology, Moredun Research Institute, Edinburgh, Midlothian, United Kingdom.

†Falecido.

Prefácio

Este livro é uma referência abrangente e uma importante fonte de informação na prática clínica para o diagnóstico e o tratamento de infecções caninas e felinas em todo o mundo. A primeira edição, publicada em 1990, foi um seguimento do texto *Clinical Microbiology and Infectious Diseases of Dog and Cat*, editado pela primeira vez em 1984. Uma quantidade considerável de novas informações sobre doenças infecciosas expandiu a cobertura desse tema nas edições subsequentes, a segunda em 1998 e a terceira em 2006. Seis anos após a última edição, houve ainda um aumento exponencial de novas informações quanto às infecções existentes e emergentes em cães e gatos. Por exemplo, os resultados da análise genético-molecular modificaram a linhagem taxonômica dos microrganismos patogênicos, ajudaram-nos a entender os mecanismos patogênicos dos agentes infecciosos e nos facilitaram tanto a detectar esses agentes causadores de doenças no hospedeiro quanto a determinar a eficácia dos tratamentos na eliminação de patógenos potencialmente persistentes. Além disso, a reação em cadeia da polimerase se estabeleceu como opção diagnóstica em laboratórios de referência e, em alguns casos – como os de micoplasmose hemotrópica, babesiose, citauxzoonose e bartonelose –, tornou-se um recurso clínico indispensável. Metodologias genéticas também têm sido empregadas a fim de produzir proteínas recombinantes para o desenvolvimento de imunoensaios diagnósticos, quimioterapia com citocinas e vacinas.

Por isso, esta quarta edição foi total e extensamente atualizada para refletir o novo cabedal de conhecimentos, cobrindo de maneira ainda mais ampla o estudo de diversos temas, dentre eles: as infecções causadas por agentes recém-descobertos ou que tiveram reclassificação taxonômica, inclusive o coronavírus canino e o pneumovírus canino (Capítulo 6), e as infecções por espécies de *Wolbachia* (Capítulo 25), *Corynebacterium* (Capítulo 33), *Ralstonia pickettii* (Capítulo 35), *Lawsonia intracellularis* (Capítulo 37), *Chromobacterium* (Capítulo 44) e *Francisella philomiragia* (Capítulo 46). A esta nova edição acrescentou-se o tema dirofilariose, pois, embora seja uma infecção helmíntica, o teste para seu diagnóstico clínico está integrado com o de várias infecções microbianas.

Apesar de algumas modificações, preservou-se, nesta edição, a ordem do material apresentado – a qual fora estabelecida para maximizar a informação apresentada neste texto, mantendo-se a fluência da leitura e a utilidade do livro. As quatro primeiras seções contemplam informações atuais sobre doenças causadas por: vírus, riquétsias e clamídias (Capítulos 1 a 28); micoplasmas e bactérias (Capítulos 29 a 53); fungos e algas (Capítulos 54 a 69); e protozoários (Capítulos 70 a 81), respectivamente. Em cada uma dessas seções, um capítulo introdutório apresenta os exames diagnósticos para os tipos de organismos abordados. Tudo isso com o objetivo de ajudar o clínico a determinar as indicações e os métodos para coleta de amostras e envio ao laboratório, interpretação dos resultados e, quando aplicável, realização de procedimentos diagnósticos no consultório. O capítulo sobre tratamento segue-se ao que aborda o diagnóstico e apresenta as indicações e considerações farmacológicas sobre os

antimicrobianos usados para tratar as várias infecções discutidas na respectiva seção. No entanto, foram feitas algumas modificações na ordem de apresentação do material nas seções, em razão das alterações filogenéticas na classificação dos organismos. A infecção com *Coxiella brunetii*, por exemplo, antes abordada no capítulo sobre infecções causadas por riquétsias, agora é analisada no Capítulo 46, junto com outras infecções, como as causadas por *Francisella* spp., de taxonomia mais similar. Já rinosporidiose, microsporidiose e pneumocistose são assuntos tratados na seção sobre infecções fúngicas.

A Seção 5 aborda as doenças neurológicas de origem infecciosa ou priônica suspeita (Capítulo 82) e a dirofilariose (Capítulo 83), as quais não se adaptam a qualquer outra categoria do livro. Tal seção discorre ainda sobre princípios de diagnóstico e tratamento em vários sistemas orgânicos corporais (Capítulos 84 a 92) e problemas clínicos relacionados com doenças infecciosas, como: controle ambiental de infecções, distúrbios febris de imunodeficiência, prevenção de infecção em ambientes solitários ou comunais, pessoas e animais de estimação imunocomprometidos e imunização (Capítulos 93 a 100). Um diferencial nesta edição é o acréscimo de um novo capítulo sobre o tratamento de doenças infecciosas em gatos de vida livre (Capítulo 98).

Além disso, para a maioria das doenças foram criadas tabelas sobre a dosagem de fármacos e atualizadas as da edição anterior, para informar o leitor, de maneira completa e consistente, em cada capítulo aplicável.

O Apêndice *Formulário de fármacos antimicrobianos* é citado várias vezes nos capítulos a fim de encaminhar o leitor a referências e informações adicionais sobre a doença em questão. Portanto, decidiu-se incluí-lo no volume impresso. Devido a limitações de espaço, a obra não dispõe de apêndices sobre coloração e técnicas microscópicas e a sobrevivência de agentes infecciosos no ambiente. Para isso, o leitor deve consultar a primeira edição deste livro (1990), uma vez que essa informação mudou relativamente pouco desde então. Um apêndice sobre testes para doenças infecciosas e vacinação para viagens também não foi incluído nesta edição, pois esses regulamentos mudam constantemente; no entanto, as informações atuais podem ser obtidas por contato com os respectivos escritórios ou consulados, além de serem facilmente acessadas na internet (ver *sites* listados no Boxe 20.1, na Tabela 93.8 e no Boxe 100.1). Da mesma maneira, no livro há menção a alguns *sites* de informação e fontes de produtos ou serviços. As listas de referências bibliográficas de cada capítulo, que antes se restringiam apenas às publicadas desde a edição anterior, foram revistas na preparação desta edição, mas não citadas nos capítulos, sendo encontradas no repositório de material suplementar http://gen-io.grupogen.com.br.

Agradecimentos

Como editor, sou o responsável pela coordenação e aprovação do livro; no entanto, essa tarefa só foi possível com a ajuda de muitas outras pessoas. Os colaboradores foram irrepreensíveis no desempenho de mais essa incumbência, mesmo já bastante ocupados. Sem dúvida, eu não teria êxito nem a proficiência necessária sem o auxílio deles. O tempo dedicado comparado à remuneração recebida evidencia sua contribuição generosa para nossa educação. Dedico a eles este livro. Sei que todos nós queremos homenagear nossa colega María Cecilia Castellano, que faleceu durante a elaboração desta obra, tendo sido uma colaboradora inestimável no capítulo sobre rinosporidiose. Richard Walker, que contribuiu com sua experiência no capítulo sobre diagnóstico laboratorial de infecções bacterianas, também faleceu durante o processo de produção. Outras pessoas envolvidas na logística deste livro se tornaram meus heróis, aos quais eu o dedico. O empenho de cada uma delas tornou possível esta edição. Em primeiríssimo lugar, agradeço à minha leal e dedicada assistente editorial, Janet Caplin, técnica emérita em Animal Resources da University of Georgia. Como nas edições anteriores, ela esteve envolvida em todas as fases, desde a concepção ao término. Não imagino ter feito outra edição deste livro sem sua colaboração. Qualquer um que use este livro tem de agradecer a existência dela, uma das pessoas a quem o dedico, por sua preocupação com detalhes e sua acurácia, além do grande conhecimento técnico-científico na medicina veterinária. Como uma excepcional técnica veterinária, ela é um dos verdadeiros pilares que nos mantêm veterinários produtivos em nosso trabalho. Também dedico este livro a toda a equipe do grupo de Educational Resources, dirigido por Lari Cowgill no College of Veterinary Medicine. De uma ou outra maneira, muitas pessoas desse departamento me ajudaram, durante anos, a compilar o material ilustrativo aqui usado. Tive a felicidade de contar com Kip Carter, que me premiou como principal ilustrador médico desta e da maioria das edições anteriores. Ele se dedicou ao extremo para fazer o melhor possível e mais cientificamente correto com o material que tinha em mãos, e com perfeição artística. Seus desenhos são um destaque neste livro, como as ilustrações sobre ciclos biológicos e outras técnicas, que ganham vida nas respectivas páginas. Dono de um conhecimento médico excepcional, Kip é atento a todos os detalhes e extremamente talentoso. Para esta edição, também pude contar com o talento artístico de Brad Gilleland, outro ilustrador médico brilhante, responsável por alguns ciclos biológicos novos e imagens técnicas. A sua excelente habilidade artística, a atenção aos detalhes, a acurácia ao tema e o seu conhecimento científico possibilitaram mostrar em detalhes coloridos muitos conceitos complexos. Thel Melton, o grande mestre dos mapas desta edição, tem a habilidade de coordenar dados geográficos detalhados em mapas espaciais complexos. Com a assistência inestimável de Harsh Jain, Thel deu novas interpretações ou fez revisões atualizadas de dados de prevalência geográfica conhecidos sobre as doenças infecciosas. Esses mapas possibilitam os leitores a, por exemplo, correlacionar a distribuição de insetos ou carrapatos vetores com a da doença em questão. Várias imagens em preto e branco criadas por Dan Biesel e Allison Lucas Wright, antes neste departamento, foram usadas novamente, mas transformadas pelos ilustradores atuais em imagens coloridas. A assistência fotográfica foi coordenada por Christopher B. Herron, que, com sua inestimável

maestria na fotografia informatizada, clicou vários procedimentos médicos e adaptou para o formato deste livro fotos fornecidas por colaboradores.

O trabalho de outros funcionários do College of Veterinary Medicine foi muito apreciado. A assistência bibliotecária foi fornecida por Linda Tumlin; Wendy Simmons me ajudou a obter muitas das publicações citadas e a buscar omissões nas referências bibliográficas. As secretárias do Department of Small Animal Medicine – Fran Cantrell, Judy Ansley, Autumn Peppers e Brooke Hogan – ajudaram-me a cumprir com todas as minhas obrigações, de modo que pude manter meu equilíbrio mental, pois tudo dependia disso. Eu não teria conseguido fazer minhas pesquisas, lecionar e cumprir com as demais obrigações profissionais sem a ajuda adicional de Lynn Reece, técnica do departamento. Heather Lindell e Chester Sosebee, farmacêuticos de nosso hospital, foram muito úteis para localizar as informações agora disponibilizadas no *Formulário de fármacos antimicrobianos*. Também agradeço aos orientadores atuais e antigos, funcionários e estudantes do The University of Georgia College of Veterinary Medicine, pelo esforço para tornar essa instituição respeitada e um agradável local de trabalho. Também apreciei bastante o envio de material fotográfico por muitas pessoas de todo o mundo, a quem registrei meu agradecimento nas legendas das respectivas figuras. Por último, porém não menos importante, minha irmã Kerry Greene Foster abraçou minha causa e me manteve à frente de mais uma edição, de maneira que seu estímulo merece o devido reconhecimento.

A equipe da Elsevier fez um trabalho louvável com o original deste livro. Penny Rudolph foi minha editora, deixou-me ser criativo na inclusão do material que considerei essencial para tratar dos temas com os detalhes cabíveis. Shelly Stringer, minha editora de desenvolvimento, foi minha assistente constante e madre superiora, que respondia a todas as minhas perguntas e me punha em contato com todas as pessoas necessárias. Ela me deu a orientação de que eu precisava para completar o trabalho em tempo viável. Eu não teria mantido meu equilíbrio mental ou concluído este livro sem ela. Melissa Deutch foi extremamente útil e me ajudou nas muitas tarefas envolvidas para completar o manuscrito original. Mary Pohlman trabalhou com afinco nesta obra, tendo sido a responsável pela produção e por todos os detalhes envolvidos na transformação do manuscrito e das ilustrações no formato final impresso. Kristin Landon fez a maior parte do copidesque, sendo muito atenta aos detalhes e à consistência dos originais. Com o advento dos novos métodos de editoração, passaram-se no máximo 6 meses desde a entrega dos últimos originais até a publicação desta obra.

Por último, quero agradecer a todos que, durante anos, reconheceram o valor deste texto no seu trabalho ou como curiosidade no campo da saúde animal. Foi isso que me incentivou a prosseguir e completar mais uma edição.

Craig E. Greene
Atenas, Georgia
Setembro de 2011

Sumário

Doenças Infecciosas

EM CÃES E GATOS

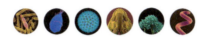

Doenças Causadas por Vírus, Riquétsias e Clamídias

Diagnóstico Laboratorial de Infecções Causadas por Vírus e Riquétsias e Epidemiologia Clínica das Doenças Infecciosas

James F. Evermann, Rance K. Sellon e Jane E. Sykes

A detecção de infecções por vírus e riquétsias tem importância vital à medida que o âmbito de nossa pesquisa clínica continua a se expandir. Além de reconhecer as manifestações clínicas associadas a organismos virais e riquétsias em particular, os clínicos estão sendo requisitados a emitir atestados de "sem infecção" a animais, fazer a triagem de animais quanto a determinadas infecções e certificar-se de infecções emergentes que podem ocorrer por mutação aleatória ou transmissão interespécies. A pesquisa clínica fornece informações que não apenas esclarecem a condição mórbida de um animal, mas também determinam se há um micróbio infeccioso e de que maneira está sendo eliminado (Tabela 1.1). Assim que alguma infecção é confirmada, os esquemas de tratamento podem ser formulados e as etapas de controle para conter o processo infeccioso ou mórbido podem ser estabelecidas. Isso inclui, se disponível, a vacinação apropriada de animais suscetíveis.

Existem várias tecnologias disponíveis para a realização de ensaios diagnósticos que detectem infecções virais e por riquétsias em cães e gatos.[15,33,41,42,87] Em alguns casos, diagnosticar uma *doença* é o principal objetivo do veterinário, de modo que possa ser implementada uma estratégia de ação apropriada (p. ex., diagnosticar herpes-vírus canino em uma ninhada de filhotes de cães com a síndrome do filhote debilitado). Em outras situações, pode ser importante determinar o *estado infeccioso* de um gato com o vírus da leucemia felina (FeLV; do inglês, *feline leukemia virus*) e o vírus da imunodeficiência felina (FIV; do inglês, *feline immunodeficiency virus*) antes de colocá-lo em um gatil. À medida que os ensaios foram sendo desenvolvidos, evoluíram as estratégias de testes que ajudam o veterinário. O uso de ensaios sorológicos para determinar o estado imune de cães e gatos está ficando cada vez mais popular à medida que a necessidade de reforços anuais de vacinação é avaliada.[11] O uso de diagnósticos moleculares possibilitou a aplicação da reação em cadeia da polimerase (PCR; do inglês, *polymerase chain reaction*) como um teste de triagem que sonda simultaneamente vários agentes infecciosos.[49] Outras áreas importantes para veterinários de animais de estimação incluem a aplicação da epidemiologia clínica, na medida em que ela se relaciona com a prevalência da infecção e da doença, lugares em que vivem muitos animais, medidas de biossegurança baseadas na população em instituições humanas, o potencial de disseminação interespécies de infecções entre cães e gatos, e a doença humana associada ao animal de estimação (zoonose).[8,59]

Relevância clínica

À medida que os ensaios diagnósticos ficam mais sensíveis, torna-se fundamental estabelecer relevância clínica na busca da utilidade clínica de um ensaio. Os primeiros relatos enfatizaram a importância de diferenciar a detecção de uma *infecção* do diagnóstico de *doença*.[33] Tal distinção continua a ter importância primordial para os clínicos na tomada de decisões sobre o momento mais apropriado para a coleta de amostras, da amostra mais apropriada a se coletar e o melhor ensaio a se realizar para que se maximize a chance de um resultado significativo. Essa série de questões constitui o aspecto mais importante no estabelecimento de um diagnóstico. Os veterinários usam os testes diagnósticos por três razões principais: (1) diagnosticar uma doença infecciosa aguda ou crônica, (2) detectar uma infecção subclínica quando animais ou seres humanos suscetíveis podem ser vulneráveis à infecção e/ou à doença e (3) emitir um atestado comprovando que animais não apenas estão "livres de doença", como também estão "livres de infecção" (Figura 1.1). Como as expectativas da medicina veterinária preventiva aumentaram, a demanda pela detecção precoce e acurada de infecções também aumentou.[24] Embora a maioria dos ensaios diagnósticos tenha sido validada para ajudar a diagnosticar uma infecção empírica (p. ex., o ensaio imunossorvente ligado a enzima [ELISA; do inglês, *enzyme-linked immunosorbent assay*] para o antígeno do parvovírus canino [CPV; do inglês *canine parvovirus*] nas fezes), mais clínicos estão utilizando a PCR, que possibilita a detecção de múltiplos agentes infecciosos simultaneamente (ver *Diagnóstico molecular*).[49,59,74] O uso da PCR mostrou uma nova dimensão de sensibilidade na detecção de fases latentes (hospedeiro infectado, mas sem vírus em replicação ativa) das infecções por herpes-vírus e retrovírus, como aquelas por herpes-vírus felino (HVF), FeLV e FIV.[53,59,60] Também possibilitou aos clínicos perceberem a importância de animais portadores na população, como de infecções pelo coronavírus entérico felino (FECV; do inglês, *feline enteric coronavirus*) e pelo recém-reconhecido coronavírus respiratório canino (CoVRC).[1,9,26] Isso torna possível ao veterinário tomar algumas decisões mais amplas tanto no nível individual (p. ex., prognóstico, medicar ou não, ou vacinar determinado animal) quanto no nível populacional (vacinar, segregar ou despopular).

Há uma tendência crescente a se usarem os testes diagnósticos em situações não clínicas, como dito antes. Isso pode incluir seu uso para manter a vigilância, estimar a prevalência de uma infecção em uma

Tabela 1.1	Interpretação da análise laboratorial de um caso suspeito de enterite pelo parvovírus canino.	
Pesquisa clínica	**Teste**	**Nível de interpretação**
O cão está infectado pelo CPV?	ELISA para detectar o antígeno	Sim/não
Quando o cão foi exposto?	Sorologia para IgM	7 a 10 dias
O CPV é uma cepa nova ou variante?	Isolamento do vírus, neutralização com anticorpo monoclonal	Cepas 2, 2a, 2b, 2c, 2d
Há outros agentes infecciosos?	ME, isolamento do vírus, PCR Bacteriologia Parasitologia	Rotavírus, coronavírus, calicivírus, astrovírus *Salmonella* spp., *Campylobacter* spp., *Escherichia coli* *Giardia* spp.
O cão está protegido?	Sorologia para IgG, sorologia para IH	≥ 100 (IgG) ou ≥ 80 (IH)
O cão está eliminando níveis subclínicos baixos do vírus?	Ensaios baseados no ácido nucleico (PCR)	Sim/não
Quais os riscos de infecção em cães e gatos suscetíveis?	Sorologia para IgG, análise de risco	≥ 100 (IgG)
Quais os riscos de doença em cães e gatos suscetíveis?	Sorologia para IgG, infecção concomitante pelo CoVC, análise de risco	≥ 100 (IgG)

CoVC, coronavírus canino; *CPV*, parvovírus canino; *ELISA*, ensaio imunossorvente ligado a enzima; *ME*, microscopia eletrônica; *IH*, inibição por hemaglutinação; *PCR*, reação em cadeia da polimerase. Um caso em que houve suspeita de enterite pelo parvovírus canino ou foi monitorado com base nos sinais clínicos ou categoria de alto risco. A interpretação depende do nível de pesquisa clínica e dos tipos de testes laboratoriais usados.

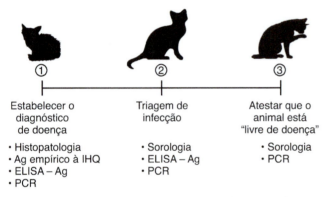

Figura 1.1 Esquema que mostra as três razões principais para fazer um diagnóstico laboratorial. *1*, Estabelecer o diagnóstico de doença; *2*, fazer a triagem de infecção subclínica; e *3*, dar a um animal o atestado de "livre de doença". A hierarquia dos ensaios diagnósticos para ajudar no nível de pesquisa clínica está listada abaixo de cada situação. *Ag*, antígeno; *ELISA*, ensaio imunossorvente ligado a enzima; *IHQ*, imuno-histoquímica; *PCR*, reação em cadeia da polimerase.

área prática e fazer análise de fator de risco.[4,5,12,46] A realização de testes em animais aparentemente sadios está se tornando um recurso padrão de biossegurança em casos como antes de exposição, venda, adoção, reprodução ou colocação em ambientes humanos de alto risco (como salas de aula de crianças, hospitais e centros de cuidados com convalescentes), os quais podem requerer que o animal tenha atestado não apenas de "livre de doença", mas também de "livre de infecção" com respeito ao estado de portador.[24]

Interpretação do ensaio diagnóstico

Embora o objetivo de um ensaio diagnóstico seja alcançar 100% de acurácia, é importante reconhecer que os exames laboratoriais têm graus variáveis de sensibilidade, especificidade e adaptação ao seu propósito.[57] Isso estabeleceu uma hierarquia diagnóstica, usada por clínicos e laboratórios diagnósticos. Um exemplo desse tipo de hierarquia é apresentado na Figura 1.1, que mostra os diferentes contextos em que um ensaio pode ser solicitado. Um exemplo seria quando a triagem de infecção pelo FIV em um gatil fosse solicitada para a obtenção de um atestado de que os animais estariam "livres de infecção". De início, seria

realizado um ensaio sorológico para a triagem da população em questão. Se todos os gatos fossem soronegativos ao teste, então seria feita a PCR para confirmar o estado negativo e o atestado seria fornecido. A *sensibilidade do teste* é a probabilidade de que um animal que se sabe ter uma doença ou infecção em particular por determinado micróbio será identificado com um resultado de teste positivo (Figura 1.2). Um teste com alta sensibilidade tem resultados falso-negativos. Os limites de sensibilidade do teste podem ser estendidos para um animal com infecção subclínica (*i. e.*, latência, portador assintomático ou no início durante a fase incubatória da doença); portanto, os valores variam de acordo com a doença ou a infecção. Ao se fazer um diagnóstico de infecção por CPV, é importante reconhecer que, embora alguns ensaios por PCR sejam mais sensíveis do que a detecção do antígeno pelo ELISA (Figura 1.3), sua capacidade de diagnosticar a doença pelo CPV

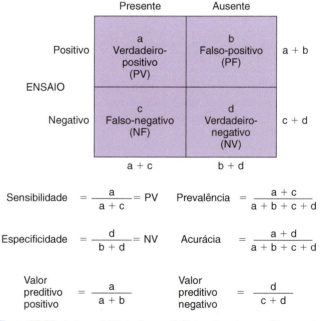

Figura 1.2 Cálculo da sensibilidade, da especificidade e dos valores preditivos usando uma tabela dois por dois.

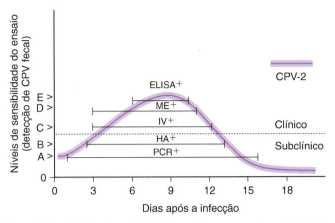

Figura 1.3 Os vários tipos de sensibilidade dos ensaios, com o parvovírus canino (CPV-2) como exemplo. Notar os cinco ensaios diferentes (*A* a *E*) e os que teriam maior valor para o diagnóstico clínico *versus* a detecção subclínica de infecção. *ELISA*, ensaio imunossorvente ligado a enzima; *ME*, microscopia eletrônica; *HA*, hemaglutinação; *PCR*, reação em cadeia da polimerase; *IV*, isolamento do vírus.

pode ser comprometida porque eles podem detectar cães com infecção subclínica e cães doentes. Em contrapartida, o ELISA para antígeno do CPV é muito bom para detectar enterite associada ao CPV, mas não sensível o suficiente para detectar o CPV em cães com infecção subclínica.[33]

Especificidade do teste é a probabilidade de um animal que se considera livre de doença ou infecção ter um resultado negativo ao teste.[43,86] Um teste altamente empírico tem poucos resultados falso-positivos. É muito importante saber a especificidade de um teste porque ocorrem mais resultados falso-positivos em testes de baixa especificidade.

Adaptação ao propósito significa que os métodos do teste precisam ser apropriados a aplicações diagnósticas específicas para que os resultados tenham relevância clínica.[57] Isso tornou-se um pré-requisito essencial nos ensaios diagnósticos, sejam eles conduzidos no contexto clínico ou em um laboratório diagnóstico regional. À medida que as estratégias de teste evoluem, ficam evidentes recomendações firmes quanto às expectativas e limitações dos ensaios diagnósticos.[24]

Como um ensaio pode não distinguir um animal com infecção subclínica de um com a doença, é muito importante que o veterinário

tenha um valor preditivo do teste (ver Figura 1.2). Em termos clássicos, um valor preditivo positivo é a probabilidade de que um animal com um resultado de teste positivo realmente tenha a doença. Um valor preditivo negativo é a probabilidade de que um animal com um resultado de teste negativo não tenha a doença. Esses valores preditivos também podem ser usados para determinar a utilidade clínica de detectar a latência em uma população ou um portador subclínico, desde que o ensaio se adapte a tal propósito. Os valores preditivos dependem da prevalência da doença na população regional.[33,43]

Escolha e preservação da amostra

O diagnóstico laboratorial de infecções virais e por riquétsias requer a escolha, a coleta e a preservação apropriadas da amostra. Como notado antes, há 3 situações principais em que a obtenção de um diagnóstico tem valor (ver Figura 1.1) e a escolha da amostra varia de acordo com o nível de pesquisa clínica a que o veterinário está visando. Para estabelecer um diagnóstico definitivo, é melhor coletar amostras durante a fase aguda da doença, quando a concentração do micróbio está no auge em áreas como líquidos corporais, excreções, secreções ou sangue.[7,37,65] As amostras podem ser coletadas antes da morte do animal ou, se necessário, à necropsia (Tabela 1.2). Amostras obtidas antes da morte podem ser coletadas de maneira não invasiva, como *swabs* orofaríngeos para detectar o calicivírus felino (CVF), ou de modo invasivo, como no caso de líquido cerebrospinal para encontrar o vírus da cinomose (VC). A obtenção de amostras pode ser valiosa para o tratamento de outros animais em uma população suscetível; no entanto, o grau de acurácia diagnóstica em geral é reduzido pela degradação da proteína e do ácido nucleico do micróbio. Por essa razão, amostras frescas devem ser refrigeradas imediatamente para envio a curto prazo (12 a 48 h) para um laboratório na própria clínica ou por uma noite para um serviço de entrega. No caso de envios a longo prazo (2 a 4 dias), as amostras devem ser congeladas e enviadas em gelo úmido para o laboratório. Tecidos obtidos após biopsia ou necropsia para histopatologia e imuno-histoquímica (IHQ) devem ser imediatamente fixados em formalina tamponada. A sorologia pode ter valor diagnóstico se houver uma única amostra disponível para análise de IgM, ou soro da fase aguda e de convalescença para análise de IgG. Após a coleta das amostras, sua preservação e seu armazenamento para os exames de laboratório são importantes para a análise rápida e o tempo de retorno. A Tabela 1.3 apresenta diretrizes para a coleta das amostras, seu pro-

---

Tabela 1.2	Coleta de amostras para diagnóstico laboratorial de doenças virais e por riquétsias.	
Locais ou sinais clínicos	**Amostras antes da morte**[a]	**Amostras após a morte**[b]
Tecidos respiratórios, bucais e oculares	*Swabs* nasais, oculares, faríngeos; raspado conjuntival; soro; sangue total;[c] lavado transtraqueal	Tecidos selecionados[d] e linfonodos bronquiolares
Trato gastrintestinal	Fezes, vômito, soro, sangue total[c]	Cortes selecionados do intestino delgado, conteúdo intestinal, linfonodos mesentéricos
Pele e mucosas	Líquido de vesículas, *swabs*, raspados de lesões, soro, sangue total[c]	Tecidos selecionados[d] e linfonodos regionais
Sistema nervoso central[a,e]	Líquido cerebrospinal, soro, sangue total,[c] fezes	Cortes cerebrais selecionados
Trato geniturinário	*Swabs* urogenitais, muco vaginal, urina, soro, sangue total[c]	Cortes selecionados da placenta, dos pulmões, fígado, rins e baço fetais
Imunossupressão, anormalidades hematológicas, discrasias sanguíneas	Sangue total,[c] soro, medula óssea	Tecidos selecionados[d] e linfonodos

[a]As amostras devem ser mantidas úmidas e resfriadas.
[b]Amostras frescas devem ser fixadas (em formalina tamponada a 10%) para análise histológica e imuno-histoquímica.
[c]As amostras devem ser coletadas em ácido etilenodiamino tetra-acético (EDTA; do inglês *ethylenediamine tetraacetic acid*) e mantidas refrigeradas.
[d]Órgãos hematogênicos: pulmões, fígado, rins, medula óssea e baço.
[e]Um animal com sinais neurológicos deve ser manuseado com extrema cautela; antes de se fazer qualquer exame diagnóstico, um laboratório de saúde pública deve determinar que o animal não tenha o vírus da raiva (ver Capítulo 20).
Modificada da Referência 72.

cessamento e o envio para o laboratório diagnóstico. Devido à natureza modificadora dos ensaios diagnósticos e à hierarquia de sensibilidade e especificidade, é recomendável consultar o laboratório quanto à melhor maneira de fazer a coleta, processar as amostras e utilizar os protocolos de envio. Há na internet listas de laboratórios que realizam testes para doenças infecciosas em cães e gatos nos EUA.

Análise laboratorial

Infecções virais

O diagnóstico de infecções virais gira em torno de cinco técnicas diferentes, com graus variáveis de sensibilidade e especificidade,[7,33,60,65] que incluem (1) isolamento do vírus em cultura celular, (2) microscopia eletrônica, (3) detecção do antígeno viral específico por métodos imunológicos (ELISA, anticorpo fluorescente, imunoperoxidase e IHQ), (4) detecção de ácido nucleico e (5) testes sorológicos para anticorpos virais específicos. Tais ensaios têm uma hierarquia de uso, como dito antes e ilustrado na Figura 1.1. Embora os ensaios de PCR com base no ácido nucleico estejam cada vez mais disponíveis nos laboratórios diagnósticos comerciais para a detecção de doenças infecciosas comuns de cães e gatos (ver Tabela 1.3), outras técnicas diagnósticas ainda desempenham papéis importantes no diagnóstico por causa da disponibilidade, da confiabilidade e do custo. Em certas situações ou pontos de tempo durante a evolução da infecção, a PCR pode ser insensível. Os resultados da PCR em geral são mais bem interpretados em conjunto com os dos ensaios sorológicos. Os ensaios ELISA realizados na clínica para a detecção de antigenemia do FeLV em gatos com infecção regressiva e progressiva e para o diagnóstico de cepas do CPV-2 em cães com enterite foram fatores contribuintes importantes para o controle dessas doenças em animais de estimação. Laboratórios diagnósticos especializados devem ser consultados para uma análise mais extensa das amostras de um caso particular se o número de animais clinicamente doentes aumentar muito, se forem observados sinais clínicos incomuns ou se houver suspeita de novas variantes de vírus preexistentes, como o CPV, o VC e o CVF. Os veterinários devem permanecer vigilantes quanto a doenças infecciosas emergentes, que podem se expressar em cães e gatos imunocomprometidos (p. ex., influenza em populações de abrigos; ver Capítulo 23) e também na população em geral.[23,59] O isolamento de vírus e a PCR no princípio eram usados para detectar cepas antes não identificadas ou novas de vírus e riquétsias.* Ver nos respectivos capítulos (3 a 24) informação adicional sobre infecções virais específicas de cães e gatos.

Infecções por riquétsias

As riquétsias são bactérias gram-negativas pequenas, obrigatórias e intracelulares, incluídas com os vírus por causa dos métodos comuns usados para diagnosticar as infecções causadas por elas.[33,41,42] As riquétsias em geral requerem células vivas para sua propagação e são cultivadas em ovos de galinha embrionados ou cultura de células. Ver Capítulos 25 a 27. Isso é similar ao isolamento de clamídias; ver Capítulo 28. Devido à sua natureza exigente, a sorologia tem sido muito valiosa para o diagnóstico de infecções por riquétsias. Assim como o uso clínico da PCR melhorou a capacidade de diagnosticar infecções virais, também aumentou o uso dessa técnica para a detecção de infecções por riquétsias.[73,87] As riquétsias de importância veterinária e os ensaios comumente usados estão listados na Tabela 1.4.

Reconhecimento de infecções virais e por riquétsias de surgimento recente

Na última década, a submissão de amostras diagnósticas a laboratórios de diagnóstico molecular por clínicos levou a um aumento notável no reconhecimento de novas infecções virais e por riquétsias.[25,59,75,83] Isso porque os veterinários reconhecem sinais clínicos anormais precoces e o exame laboratorial é mais eficaz com relação

---

*Referências 21, 22, 28, 52, 54, 58, 63.

Tabela 1.3	Coleta, processamento e envio de amostras para diagnóstico de doenças virais e por riquétsias.

Procedimento e amostra	Coleta e processamento	Envio
Isolamento do organismo, teste baseado no ácido nucleico (PCR), ELISA para antígeno *Amostras:* tecido, excreções, secreções	A coleta deve ser asséptica para evitar contaminação bacteriana e armazenada a 10°C ou menos para evitar inativação; não congelar nem fixar.	Usar sangue total,[a] biopsia tecidual, fezes, *swabs*, meios de transporte comerciais.[b]
Sorologia *Amostras:* soro, líquido cerebrospinal, líquido sinovial	A coleta deve ser asséptica para evitar contaminação e manusear com cuidado para evitar hemólise; retirar a agulha da seringa antes de descartar; deixar coagular à temperatura ambiente; retirar o coágulo e centrifugar a 650 *g* por 20 min; pipetar a fração sérica para um tubo limpo; embora amostras pareadas sejam preferidas (coletadas a intervalos de 10 a 14 dias), amostras únicas podem ser diagnósticas (p. ex., IgM de VC).	Refrigerar até o envio; usar saco duplo e frasco à prova de vazamento para enviar.
Histologia, imuno-histoquímica *Amostras:* tecido	A coleta deve ser asséptica para evitar contaminação, 5 mm de espessura; fixar em formalina tamponada a 10% (10× volume).	Usar saco duplo e frasco à prova de vazamento para enviar, com fixador adequado.
Teste direto para AF *Amostras:* tecido, impressão tecidual	Fazer impressão tecidual em lâmina de microscopia seca e deixar secar ao ar; fixar em álcool para citologia ou em acetona para AF direto.[c]	Embalar em gelo úmido e enviar como para isolamento; esfregaços devem ser enviados sem refrigeração.
Microscopia eletrônica *Amostras:* tecido	A coleta deve ser asséptica, com 1 × 2 mm de espessura; fixar em glutaraldeído a 2 a 4% (10× volume) por 24 h a 20°C.	Usar saco duplo e frasco à prova de vazamento para enviar, com fixador adequado.
Fezes ou líquidos corporais	Coletar frescos; não congelar nem fixar.	Refrigerar até o envio; usar saco duplo para enviar e embalar em gelo úmido para durar 48 a 72 h.

VC, vírus da cinomose; *ELISA,* ensaio imunossorvente ligado a enzima; *AF,* anticorpo fluorescente; *PCR,* reação em cadeia da polimerase.
[a]Coletado em EDTA e mantido refrigerado.
[b]Usar Meio de Transporte Viral Universal (#220221, Becton Dickinson Co, Sparks, MD).
[c]Usar fixador de Michel para preservar amostras de tecido para teste de anticorpo por AF indireto. Para detectar antígeno, podem ser usados outros fixadores.

Tabela 1.4	Infecções por riquétsias de importância veterinária.		
Agente	**Hospedeiro**	**Doença**	**Diagnóstico**
Neorickettsia helminthoeca e agentes da febre pelo trematódeo Elokomin[a]	Cães, coiotes, raposas, furões	Intoxicação por salmão e febre causada pelo salmão	Observação de ovos de trematódeo (*Nanophyetus salmincola*) nas fezes Demonstração do agente em aspirados de linfonodos
Ehrlichia spp.[b]	Seres humanos; cães, gatos e outros animais domésticos	Erliquiose	Teste do AF indireto para anticorpo no soro Esfregaços sanguíneos ou de medula óssea corados pelo Giemsa PCR com sangue total
Rickettsia spp.[c]	Seres humanos, cães, gatos	Febre macular das Montanhas Rochosas	Teste do AF indireto para anticorpo no soro Esfregaços sanguíneos corados pelo Giemsa PCR com sangue total
Mycoplasma haemofelis[d]	Gatos	Anemia infecciosa felina	Esfregaços sanguíneos ou de tecidos corados pelo Giemsa ou AF; ocorrência inconsistente do agente nas hemácias

AF, anticorpo fluorescente; *PCR*, reação em cadeia da polimerase. [a]Para informação adicional, ver Capítulo 25. [b]Para informação adicional, ver Capítulo 26. [c]Para informação adicional, ver Capítulo 27. [d]Para informação adicional, ver Capítulo 31.

ao custo e amplamente disponível com a finalidade de dar uma resposta à pesquisa clínica: "Estamos lidando com uma cepa nova, mais virulenta, desse micróbio?"[4] O acompanhamento da evolução do CPV na população canina, a emergência da influenza canina de cães infectados com influenza equina, os relatos de numerosas cepas de CVF e de novas cepas de coronavírus que afetam o trato respiratório em cães e a patogenicidade crescente do coronavírus entérico canino são lembretes de que os micróbios continuam evoluindo, o que exige monitoramento constante pelo clínico e por quem estabelece o diagnóstico.[23,26,29,54,79] Uma das principais causas da emergência de doenças recém-reconhecidas é o potencial que vírus e riquétsias têm de cruzar as barreiras entre o hospedeiro e a espécie. A transmissão interespécies requer pelo menos 1 processo em 2 etapas. A primeira etapa é a disseminação do microrganismo infeccioso de uma espécie para outra, resultando em uma infecção. A amplificação bem-sucedida do microrganismo na espécie receptora é essencial tanto para a doença quanto para a transmissão subsequente do microrganismo na nova espécie (Figura 1.4).* Ver nos capítulos respectivos informação adicional sobre doenças infecciosas emergentes e que ressurgiram em cães e gatos.

Diagnóstico sorológico e avaliação imune

A utilidade clínica dos testes realizados com soro (sorologia) continuou a adaptar-se à medida que aumentaram as demandas por um diagnóstico rápido.[11,12,33,34] Como notado na Figura 1.1, o uso da sorologia tem várias funções importantes nas avaliações de pequenos animais como pacientes, com comprometimento tanto clínico quanto subclínico. Em parte, seu valor deve-se à incorporação de antígenos

purificados a anticorpos específicos que os capturam e à maior sensibilidade dos ensaios, como ELISA e *Western blot*. A sorologia é o fundamento do diagnóstico e da vigilância sorológicos, bem como da avaliação dos perfis das vacinas em produção. O diagnóstico sorológico é usado para ajudar a diagnosticar uma doença atual, como a utilização do ensaio para IgM (anticorpo inicial) com anticorpo fluorescente indireto para detectar doença aguda associada ao VC (ver Capítulo 3). Usa-se a vigilância sorológica para saber se determinado animal teve infecção prévia por certo micróbio, ou quando se analisa soro de vários animais para estabelecer a prevalência de uma infecção em uma população.[93] A vigilância sorológica tem sido útil para determinar a taxa de infecção em cães por agentes infecciosos emergentes como o vírus do Nilo Ocidental (ver Capítulo 24) e o da influenza canina (ver Capítulo 23). Outra aplicação da vigilância sorológica é o uso de títulos séricos para a avaliação da proteção induzida pela vacina (ver a duração da imunidade e estudos desafiadores, no Capítulo 100). Embora o uso do ensaio feito com soro para quantificar anticorpos específicos não seja novo, a extrapolação de tipos específicos (IgA, IgM, IgG etc.) e concentrações (títulos) de anticorpos para imunidade protetora é uma ocorrência relativamente recente. Cães com títulos de anticorpos para VC e CPV de níveis definidos em geral são considerados protegidos contra doenças induzidas por esses vírus. No entanto, fatores como a raça do cão, a localização do ambiente em que vive (desafio) e o nível de imunossupressão natural (prenhez) ou induzida pela terapia precisam ser considerados quando o veterinário usa títulos de anticorpos para determinar a necessidade de reforços da vacina.

Diagnóstico molecular

Segundo Sachse, "uma das principais consequências da epidemiologia clínica que surge da maior disponibilidade de dados diagnósticos baseados na PCR poderia ser a noção de que o patógeno em questão era mais abundante do que se supunha e até certo ponto persistiu em hospedeiros aparentemente sadios".[83]

Tais palavras enfatizam que as técnicas de PCR revolucionaram a ciência da detecção microbiana. Embora não seja uma nova revelação para quem estabelece diagnósticos e veterinários, é importante reconhecer que, embora a existência de um micróbio possa ser necessária para que ocorra uma doença, é possível que nem sempre ele esteja em número suficiente para tanto.[43] Pode ser que haja outros fatores contribuintes, como a idade do animal, sua raça, seu sexo e suas condições nutricionais, que, junto com o agente, contribuem para o processo mórbido (ver *Epidemiologia clínica*). A Figura 1.1 mostra as vantagens

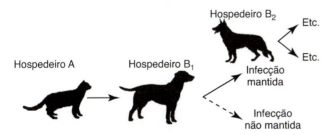

Figura 1.4 Representação esquemática da disseminação proposta de vírus de uma espécie hospedeira (Hospedeiro A) para outra (Hospedeiro B₁) e a disseminação subsequente da infecção para hospedeiros suscetíveis (Hospedeiro B₂).

*Referências 19, 25, 46, 52, 68, 69, 98.

da PCR: organismos podem ser detectados em animais que sejam portadores subclínicos ou naqueles com determinada doença. Isso aplica-se à detecção de patógenos individuais e à detecção simultânea de múltiplos patógenos mediante o uso de painéis diagnósticos de PCR (Tabela 1.5).[49] Pode-se usar a PCR para avaliar o estado infeccioso de um animal, mas não necessariamente a capacidade do animal de transmitir a infecção, porque a técnica detecta o ácido nucleico microbiano tanto em animais com a infecção latente quanto naqueles com infecção subclínica. É vital saber isso porque a PCR detecta o DNA e o RNA via transcriptase reversa, (RT)-PCR, para documentar a *existência* de vírus de DNA e RNA ou de riquétsias (Figura 1.5).

Em termos gerais, a força da PCR e da RT-PCR é sua maior sensibilidade em comparação com outros ensaios diagnósticos relacionados na Tabela 1.3, junto com um tempo rápido de retorno.[25,55] A alta sensibilidade, inerente nesses ensaios, torna possível a detecção de algumas cópias de ácido nucleico (p. ex., em um animal com poucos microrganismos em uma lesão tecidual, como *Ehrlichia canis*, ou integrados no genoma celular, como o FeLV durante a latência) a milhões de cópias facilmente detectáveis. A detecção do produto amplificado pode ser conseguida pela PCR convencional, que envolve eletroforese em gel (Figura 1.6 A), ou pela PCR cíclica em tempo real (Figura 1.6 B), que envolve a detecção do produto da PCR após a emissão de sinal fluorescente. A emissão de fluorescên-

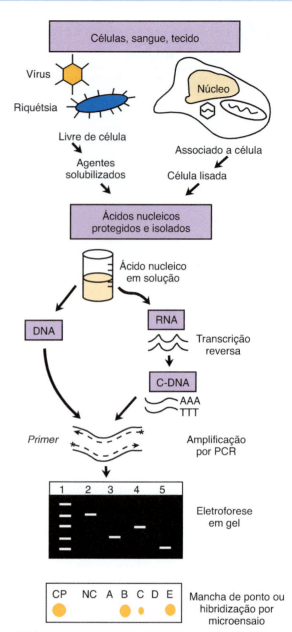

Figura 1.5 Os princípios da amplificação extrativa do ácido nucleico por PCR, separação e identificação por eletroforese em gel e mancha de ponto ou hibridização por microarranjo com sondas específicas de oligonucleotídio. Mancha de ponto: *CP*, controle positivo; *CN*, controle negativo. As manchas *A* e *D* mostram um resultado negativo para ácido nucleico viral ou de riquétsia, e as manchas *B*, *C* e *E* mostram um resultado positivo. (Modificada de Evermann JF. 2006. *Infectious diseases of the dog and cat*, ed. 3, pp 1-9. WB Saunders, Philadelphia.)

Tabela 1.5	Exemplos de painéis de doenças infecciosas em cães e gatos.
Tipos de painéis de doenças infecciosas	**Exemplos**
Respiratórias caninas	Adenovírus canino 2 Vírus da cinomose Vírus parainfluenza canino Vírus influenza canino Herpes-vírus canino Coronavírus respiratório canino *Bordetella bronchiseptica*
Respiratórias felinas	Herpes-vírus felino 1 Calicivírus felino *Chlamydophila felis* *Mycoplasma felis* *Bordetella bronchiseptica*
Entéricas caninas	Cepas do parvovírus canino 2 Coronavírus canino *Campylobacter* spp. *Clostridium difficile* *Lawsonia intracellularis* *Salmonella* spp. *Cryptosporidium* *Giardia*
Entéricas felinas	Vírus da panleucopenia felina *Toxoplasma* Coronavírus entérico felino *Campylobacter* *Clostridium* spp. *Cryptosporidium* *Giardia* *Salmonella* spp. *Tritrichomonas* spp.
Causadas por carrapatos em cães	*Anaplasma platys* *Borrelia burgdorferi* *Rickettsia* spp. *Ehrlichia* spp. *Francisella tularensis*
Hematogênicas em felinos	Vírus da leucemia felina Vírus da imunodeficiência felina Vírus da peritonite infecciosa felina *Mycoplasma haemofelis* *Yersinia pestis*

Modificada da Referência 49.

cia durante a PCR cíclica em tempo real é proporcional ao número de cópias de um organismo na amostra submetida, de modo que a PCR em tempo real possibilita quantificar o número aproximado de organismos em uma amostra. O número de ciclos em que ocorre fluorescência é relatado como valor *limiar de ciclo* e, quanto menor esse valor, maior o número de organismos na amostra. A produção de curvas padrões durante a validação do ensaio pode tornar possível a extrapolação para o número absoluto de organismos na amostra (Figura 1.6 C). A maioria dos laboratórios diagnósticos veterinários comerciais que realizam a PCR em tempo real não relata os valores limiares de ciclo, mas pode ser que isso evolua no futuro, à medida que passemos a entender melhor o significado clínico de cargas diferentes de organismos. A RT-PCR em que se usa RNA ribossômico (rRNA) como molde pode ser mais sensível do que a PCR para detectar riquétsias, porque elas costumam ter mais cópias

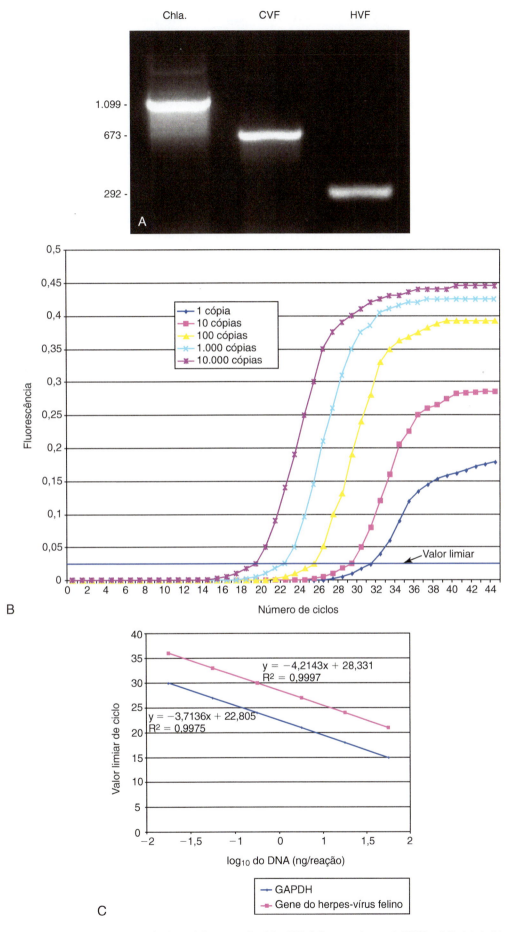

Figura 1.6 **A.** Quadro da PCR de *Chlamydia felis* (Chla.), calicivírus felino (CVF) e herpes-vírus felino (HVF); **B.** Vantagens da curva da RT-PCR; e **C.** Produto da detecção usando RT-PCR.

de rRNA do que de DNA. A especificidade do ensaio é vital, embora possa variar, dependendo da sequência dos *primers* e sondas usados para amplificação do ácido nucleico.[83]

A PCR e a RT-PCR também proporcionam ao clínico a capacidade de estabelecer diagnósticos retrospectivos de infecções virais e por riquétsias porque os ensaios podem ser feitos com amostras arquivadas (blocos de tecido, soro, sangue ou outros líquidos congelados). A PCR também pode ser usada para detectar a existência simultânea de múltiplos microrganismos patogênicos, como bactérias (Capítulo 29) e fungos (Capítulo 54), em processos mórbidos mistos. Embora o controle de qualidade seja essencial em todos os procedimentos de laboratório, tem sido imprescindível nos ensaios de PCR e RT-PCR por sua sensibilidade analítica e pelo potencial de contaminação de reações com meros traços de moléculas de DNA ou RNA que podem criar resultados positivos falsos. Laboratórios credenciados seguem protocolos de operação considerados padrões, designados para minimizar a contaminação das reações, e usam controles positivos e negativos apropriados para assegurar a qualidade adequada da amostra e o melhor desempenho do reagente, o que torna possível a detecção precoce de contaminação que poderia indicar resultados falso-positivos.[24] Também podem ocorrer resultados falso-positivos se um animal tiver sido vacinado recentemente com vacinas de vírus vivos modificados contra a doença viral que está sendo avaliada. Em comparação com o DNA, o RNA é uma molécula menos estável e sujeita a degradação biológica; portanto, os resultados da RT-PCR podem ser falsamente negativos se o RNA na amostra tiver desnaturado ou degradado durante o armazenamento ou a manipulação.

Como notado anteriormente, a PCR e a RT-PCR são designadas para detectar ácido nucleico microbiano e nem sempre podem correlacionar-se com a existência de um microrganismo viável (Figura 1.7).[95] Resultados positivos da PCR não se correlacionam necessariamente com a eliminação do microrganismo do animal acometido e precisam ser avaliados à luz de outra informação disponível sobre o paciente (ver Figura 1.3). A anamnese, os sinais clínicos, o exame físico e os resultados dos exames diagnósticos também devem ligar a existência do(s) microrganismo(s) em um paciente à doença clínica antes de se concluir que os resultados de uma PCR ou RT-PCR sejam diagnósticos da doença.[43,45]

Epidemiologia clínica

A interface entre o diagnóstico de uma doença e a epidemiologia clínica continuou a ser fortalecida pelo conhecimento cada vez maior da importância de populações animais e suas interações com outros animais e seres humanos.[33,43,86] Com o desenvolvimento de ensaios diagnósticos moleculares, os menores detalhes sobre como um microrganismo infeccioso se mantém em uma população estabelecendo estados de portador a curto e longo prazos e como o potencial de transmissão interespécies tornou-se tão importante para se determinar a natureza de infecções emergentes estão ficando evidentes.[59,68,74,98] Embora a epidemiologia clínica envolva o entendimento de saúde e doença nas populações, é fundamental na tomada de decisão relativa a um animal como indivíduo. A compreensão dos aspectos epidemiológicos de uma doença infecciosa em particular facilita a identificação de um surto, o que, por sua vez, ajuda o clínico a escolher o exame diagnóstico mais apropriado e interpretar os resultados dos exames diagnósticos subsequentes, o que é essencial para o desenvolvimento, a implementação e o monitoramento da prevenção e das estratégias de controle. Por exemplo, em todo o mundo, o vírus da raiva (Capítulo 20) é mantido na natureza em reservatórios selvagens e animais silvestres, mas o cão é a fonte mais importante da infecção por esse vírus em seres humanos. A vacinação disseminada da população canina reduziu a incidência da raiva humana nos EUA, e a maioria dos casos em seres humanos agora é associada a variantes do vírus de animais silvestres, em especial morcegos.[33]

Descrições acuradas da epidemiologia de uma doença exigiram a definição precisa da população submetida a amostragem. Por exemplo, a incidência da infecção pelo FeLV é maior em gatos jovens do que nos idosos, porque o vírus torna-se latente ou os gatos mais velhos desenvolvem uma resistência à infecção relacionada com a idade (Capítulo 11). A prevalência da *doença* relacionada com o FeLV é menor do que a da *infecção* causada por ele, porque a maioria dos gatos infectados pode desenvolver infecções subclínicas (latência).

Descrições epidemiológicas válidas de infecção e doença requerem a realização do ensaio laboratorial apropriado.[43,57,86] Por exemplo, para avaliar a transmissibilidade da infecção pelo FeLV em determinada população de gatos, a detecção do antígeno do FeLV por

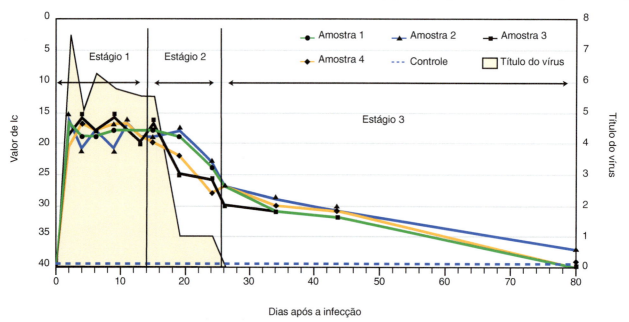

Figura 1.7 Apresentação gráfica da eliminação do herpes-vírus felino (HVF) após uma inoculação experimental (oronasal e ocular); a eliminação é medida pelo isolamento do vírus em células CrFK (título do vírus) e pela amplificação da PCR das sequências do DNA específico do HVF por limiar de ciclo (Ic). Notar se há picos infecciosos do vírus 1 a 2 dias após a infecção (área sombreada), mantidos até o 18º ao 19º dia após a infecção e indetectáveis no 26º dia. O DNA específico do HVF foi detectado até mais de 80 dias após a infecção. (De Vogtlin A, Fraefel C, Albini S *et al.* 2002. Quantification of FHV 1 DNA in ocular fluid samples of clinically diseased cats by real time Taq man PCR. *J Clin Microbiol* 40:519-523.)

ELISA é um bom recurso, porque detecta o antígeno viral (P_{27}) com sensibilidade moderada durante os estados virêmicos transitório e de persistência. Contudo, para determinar a existência de um estado infectante verdadeiro em um gato é necessária a RT-PCR, porque ela detecta a baixa expressão do ácido nucleico viral no início da infecção e durante períodos de latência prolongada.[53]

A epidemiologia das doenças infecciosas depende de fatores associados ao próprio microrganismo (ecologia microbiana) e de fatores particulares do hospedeiro (idade, sexo, raça etc.), bem como do ambiente (manutenção de um único animal, exposições, instalações humanas etc.).[4,12,17,31] Os fatores importantes do microrganismo incluem a capacidade de sobreviver no ambiente, sua propensão a disseminar-se em uma espécie e a transmissão entre espécies, sua capacidade de causar doença, sua resistência aos antimicrobianos ou antivirais e sua capacidade de superar as defesas imunes do hospedeiro (*i. e.*, mutantes de fuga).

Embora numerosos fatores do hospedeiro tenham o potencial de influenciar a ocorrência de infecção e doença, a idade e o estado imune são considerados os mais críticos.[34] A importância do ambiente do animal na disseminação de uma infecção e na expressão da doença foi bem estabelecida e em geral é mais passível de alterações no manejo e no controle.

A epidemiologia também abrange a análise dos padrões de contato na população. Por exemplo, a prevalência da peritonite infecciosa felina (ver Capítulo 10) em certos gatis pode chegar a 5%, enquanto em uma casa onde vivam apenas 1 ou 2 gatos é de 0,02%. A maior prevalência em gatis reflete níveis mais altos do FECV no ambiente, maior replicação viral decorrente da supressão imune adquirida (causada por infecções concomitantes, prenhez e o estresse da superpopulação) e fatores genéticos do gato hospedeiro (ver Capítulos 94 e 97).[1,9] Para se replicar e transmitir com sucesso, um vírus altamente infeccioso que elicie uma resposta imune forte e produtiva requer um influxo constante de hospedeiros suscetíveis. Por exemplo, a capacidade de boa persistência no ambiente de cepas do CPV-2 requer que os vírus encontrem hospedeiros caninos e felinos suscetíveis.[52] Em contraste, patógenos que persistem no ambiente por meses ou anos dependem menos do contato frequente com animais suscetíveis. A *E. canis* estabelece uma infecção subclínica crônica em cães, que servem de reservatório para a infecção de novos carrapatos que se alimentam no hospedeiro infectado.[33,41,73] Embora seja difícil prever, é válido reconhecer o potencial de disseminação interespécies de microrganismos infecciosos ao se lidar com várias espécies de animais. A natureza dessa disseminação ou "derramamento" é bem conhecida, como no caso dos vírus da raiva, do CPV-2 e do vírus da influenza canina (Capítulo 23).[21,23,33,52,59]

Após identificar os fatores que podem contribuir para o aumento da suscetibilidade de um animal a uma infecção ou doença, é interessante fazer uma *análise do risco* de acordo com os fatores (*i. e.*, sua ocorrência em termos do risco relativo ou uma razão de probabilidade).[33,86] O *risco relativo* é a proporção da taxa de infecção ou doença em animais expostos ao fator de risco, em comparação com os animais não expostos ao fator de risco (Figura 1.8). O risco relativo é determinado mediante a análise de coorte, em que grupos de animais com fatores de exposição definidos são monitorados prospectivamente quanto à ocorrência de infecção ou o desenvolvimento de doença. As *razões de probabilidade* aproximam-se do risco relativo conforme determinado por estudos de controle de casos retrospectivos (ver Figura 8.1). Um risco relativo ou razão de probabilidade > 1 implica que a exposição ao fator está asso-

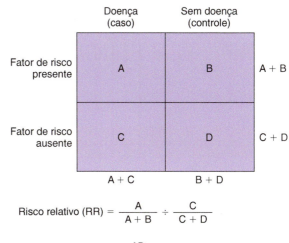

$$\text{Risco relativo (RR)} = \frac{A}{A+B} \div \frac{C}{C+D}$$

$$\text{Razão de probabilidade (RP)} = \frac{AD}{BC}$$

$$\text{\% de risco atribuível (RA)} = P(RR-1) \div [1+P(RR-1)] \times 100$$
(P = prevalência de exposição)

Figura 1.8 Cálculo do risco relativo, da razão de probabilidade e do risco atribuível usando uma tabela dois por dois.

ciada a infecção ou doença. Se a razão de probabilidade for < 1, o fator de exposição está relacionado com um risco menor de infecção ou doença. Por exemplo, as vacinações contra o FeLV e o vírus da raiva em gatos foram associadas a risco aumentado de formação de sarcoma no local da injeção. Com a redução na frequência de vacinação, a modificação dos constituintes da vacina e da via de sua aplicação, tal risco diminuiu bastante (ver Capítulos 11 e 100). O risco relativo não fornece qualquer informação sobre a proporção de casos que resultam da exposição àquele fator de risco. Essa proporção pode ser determinada calculando-se o *risco atribuível*, responsável pelo risco relativo e pela proporção da população exposta ao fator de risco (ver Figura 1.8). Graças ao maior reconhecimento de infecções concomitantes, é preciso considerar os efeitos de confundi-las ao se tirar conclusões a respeito dos fatores de risco. Ocorre confusão nas situações clínicas em que uma associação a um fator pode levar a aparente associação a outro fator. Um exemplo seria quando uma doença é atribuída a um organismo bacteriano na vigência de uma infecção viral primária subjacente, e a infecção bacteriana é secundária.

O uso de diagnósticos com base na PCR melhorou o entendimento da localização dos agentes infecciosos quando não estão causando doença, a detecção de novas cepas patogênicas que possam estar na circulação de uma população de cães e gatos, bem como o monitoramento e a vigilância ideais de patógenos virais e riquetsianos emergentes. Por exemplo, foram usados métodos de tipagem com base na PCR para rastrear alterações genômicas no VC, no CPV-2, no CVF e no FECV/vírus da peritonite infecciosa felina que poderiam estar associadas à emergência de novas cepas, como aquelas capazes de escapar dos efeitos protetores da vacinação. Isso estabelece o estágio para o desenvolvimento de técnicas diagnósticas mais novas e, em alguns casos, melhores estratégias de prevenção e controle.*

---

*Referências 9, 21, 22, 23, 26, 41, 52, 54, 58, 68, 79.

Capítulo 2

Quimioterapia Antiviral e Imunomoduladora

Katrin Hartmann

Antivirais

O uso clínico de fármacos antivirais é incomum na medicina veterinária, e o número de estudos controlados sobre sua utilidade é limitado. Ao contrário do tratamento antibacteriano, em geral não se consegue eliminar por completo o agente infeccioso com os antivirais, principalmente porque os vírus são inibidos durante seu ciclo de replicação e não são suscetíveis à intervenção quimioterápica nas suas fases latentes ou não replicativas. Além disso, é difícil conseguir uma interferência positiva com a quimioterapia antiviral, pois a replicação dos vírus depende mais do metabolismo celular do hospedeiro do que da replicação bacteriana. O tratamento de infecções virais agudas é problemático, basicamente porque, em geral, o diagnóstico é estabelecido após a fase de replicação viral da infecção estar completa. Portanto, os agentes antivirais são úteis principalmente no tratamento de infecções virais crônicas e na prevenção da reativação de infecções latentes.

Muitos fármacos antivirais testados experimentalmente nunca serão comercializados por serem muito tóxicos. Com exceção da interferona (IFN)-ω felina (e de algumas substâncias imunomoduladoras), nenhum antiviral está liberado para uso na prática veterinária, e aqueles liberados para uso humano devem ser usados em animais. No entanto, como alguns laboratórios farmacêuticos agora têm como foco específico o desenvolvimento de antivirais para uso veterinário, pode ser que surjam novos compostos no mercado.

Os antivirais para uso humano mais encontrados visam especificamente ao tratamento da infecção pelo vírus da imunodeficiência humana (HIV; do inglês, *human immunodeficiency virus*). Portanto, a infecção retroviral em gatos, e mais especificamente pelo vírus da imunodeficiência felina (FIV; do inglês, *feline immunodeficiency virus*), é uma consideração importante para seu uso. Mostrou-se que muitos desses compostos são ativos contra o FIV em cultura de células de gatos, porque foram feitos estudos com novos compostos antes de seu uso em pacientes infectados com o HIV. Alguns desses compostos ainda estão na fase experimental, e é possível que nunca sejam comercializados.

Alguns dos fármacos anti-HIV no mercado foram usados para tratar gatos infectados naturalmente com o FIV ou o vírus da leucemia felina (FeLV; do inglês, *feline leukemia virus*), tendo-se conseguido melhorar os sinais clínicos e prolongar a vida de alguns gatos com o tratamento antiviral. Além disso, a infecção pelo herpes-vírus felino (HVF)-1, especificamente infecções oculares, pode ser tratada com compostos antivirais sistêmicos ou tópicos. Tentativas de tratar a peritonite infecciosa felina (PIF) com compostos antivirais não foram bem-sucedidas. Nas infecções virais caninas, a quimioterapia antiviral tem no máximo um papel pequeno. Em termos gerais, há poucos antivirais disponíveis e úteis em cães e gatos, e foram realizados poucos estudos controlados capazes de apoiar seu uso. Neste capítulo, vamos nos limitar a mencionar apenas os fármacos disponíveis no comércio e que têm sido usados experimentalmente ou em trabalho de campo contra infecções virais em cães e gatos. Mais informações sobre esses e alguns outros fármacos usados para tratar infecções humanas são encontradas no *Formulário de fármacos*, no Apêndice.

Antivirais "verdadeiros" são compostos que interferem em uma etapa (ou em várias etapas) do ciclo de replicação viral. Um escrutínio maior da relação do vírus com a célula revela vários pontos em que o ciclo viral pode ser interrompido, incluindo a adsorção e a penetração da célula, a retirada da cobertura do ácido nucleico viral, os vários estágios de replicação do ácido nucleico, a montagem de novas partículas virais e a liberação de vírions infecciosos, se a célula não for destruída (Figura 2.1).

Os antirretrovirais mais comuns são inibidores da enzima retroviral transcriptase reversa (TR; p. ex., análogos de nucleosídios). Fármacos com espectro mais amplo inibem outras enzimas virais, como as polimerases do DNA ou do RNA e, assim, interferem na replicação do genoma viral (p. ex., aciclovir, foscarnet) ou inibindo as proteinases (p. ex., inibidores de proteinases), que são importantes para o desdobramento dos precursores de proteínas durante a montagem viral. Outros fármacos tentam entrar nos vírus ligando-se a receptores específicos que os vírus usam para adsorção (p. ex., biciclamatos, uma nova classe que inibe o receptor CXCR4, importante para a entrada do HIV e do FIV), agindo como inibidores da fusão, gerenciando as alterações necessárias na conformação do vírus para que ocorra o processo de fusão, ou interferindo na retirada do envelope viral (p. ex., amantadina) (Tabela 2.1). Os inibidores do ciclo de replicação viral usados atualmente podem ser divididos em oito classes de compostos: inibidores da TR análogos de nucleosídios, inibidores da TR não análogos de nucleosídios, inibidores da síntese de DNA e RNA análogos de nucleosídios, inibidores da síntese de nucleotídios, homólogos e antagonistas do receptor, inibidores da neuraminidase, bloqueadores do canal iônico e peptídios.

Inibidores da transcriptase reversa análogos de nucleosídios

Os antivirais mais comumente usados são inibidores da TR que atuam contra os retrovírus porque todos apresentam essa enzima. Podem ser distinguidas duas classes de TR: análogos de nucleosídios (os compostos antivirais mais valiosos e amplamente usados na medicina humana e veterinária) e inibidores da TR não nucleosídicos (ITRNN), estes últimos descritos na próxima seção.

Na vigência de replicação viral, o processo de replicação do ácido nucleico, extremamente rápido com relação à maioria das células de mamíferos, provou ser o ponto de ataque mais vulnerável. Esses análogos de nucleosídios são derivados de nucleosídios, os chamados antimetabólitos. Como são moléculas similares aos nucleosídios "verdadeiros", também precisam ser fosforilados no meio intracelular para que se transformem em compostos ativos. Devido às suas semelhanças estruturais, podem ligar-se ao centro ativo de enzimas (p. ex., TR, outras polimerases) e bloquear a atividade enzimática. Muitos desses análogos também podem integrar-se nos filamentos de DNA ou RNA em desenvolvimento, mas, por causa das diferenças na estrutura molecular do próximo nucleotídio, podem não se fixar, o que leva ao término da cadeia ou à formação de ácidos nucleicos não funcionais.

CICLO BIOLÓGICO DO HIV-1

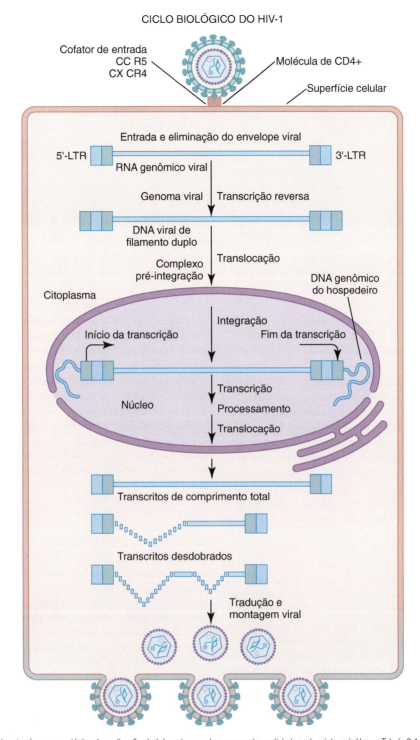

Figura 2.1 Ciclo de replicação de retrovírus com estágios da replicação viral durante o qual os compostos antivirais podem interagir. Ver, na Tabela 2.1, os locais de ação de cada um. (De Liang C, Wainberg MA. 2004. Virology of HIV, pp 1251-1255. *In* Cohen J, Powderly WG, Berkley SF *et al.* [eds.]: Infectious diseases, vol. 2, 2nd ed., Mosby, Edinburgh, Scotland.)

Os análogos de nucleosídios podem ser divididos em antimetabólitos com base "forte" (p. ex., ribavirina, idoxuridina, trifluridina), antimetabólitos com açúcar "forte" (p. ex., zidovudina, aciclovir, vidarabina [Ara-A]) e antimetabólitos com base e açúcar "fortes" (p. ex., didanosina). Os análogos de nucleosídios são aceitos como falsos substratos não apenas por enzimas virais, mas também por enzimas celulares, e esta é a principal causa de sua toxicidade. No entanto, a seletividade resulta de diferenças na taxa de síntese do DNA de células infectadas e não infectadas; nas células não infectadas, a síntese do DNA é intermitente, enquanto nas células infectadas é contínua e rápida.

Zidovudina

A zidovudina (3′-azido-2′3′-didesoxitimidina) é um análogo de nucleosídio e foi o primeiro fármaco aprovado para o tratamento da infecção pelo HIV. Originalmente, foi desenvolvida como um potencial anticanceroso, mas pareceu não ser muito ativa. Anos depois, sua atividade anti-HIV foi demonstrada *in vitro,* e a aprovação foi garantida pelo tratamento de pacientes infectados pelo HIV. A zidovudina inibe a replicação dos retrovírus e também tem um efeito inibidor discreto na replicação dos herpes-vírus. Ela bloqueia a TR retroviral, a enzima que converte o RNA em DNA e interfere diretamente na síntese do DNA. A zidovudina é o fármaco antiviral mais estudado

Tabela 2.1	Efeitos dos antivirais nos estágios do ciclo de replicação viral.	
Estágio da replicação viral	**Classe do composto**	**Antivirais na medicina veterinária**
Aderência do vírus	Imunoglobulinas Receptores homólogos e antagonistas	Formulações de imunoglobulina[a] AMD3100
Eliminação do envelope	Bloqueadores dos canais iônicos	Amantadina
Transcrição reversa	Análogos de nucleosídios Inibidores não nucleosídicos e da transcriptase reversa	AZT, d4T, ddI, ddC, 3TC Suramina
Síntese de DNA e RNA	Análogos de nucleosídios Inibidores da síntese de não nucleotídios	ACV, VAZV, cidofovir, PCV, GCV, Ara-A, IDU, TFT, PFA, RTCA
Tradução do mRNA	Oligonucleotídios antissenso	
Montagem	Interferonas Peptídios	IFN-α humana, IFN-ω felina L-Lisina
Extrusão	Inibidores da neuraminidase	Oseltamivir
Maturação	Inibidores da glicosilação Inibidores da clivagem proteolítica	

3TC, lamivudina; *ACV*, aciclovir; *AMD3100*, plerixafor; *Ara-A*, vidarabina; *AZT*, zidovudina; *ddC*, zalcitabina; *ddI*, didanosina; *d4T*, estavudina; *GCV*, ganciclovir; *IDU*, idoxuridina; *IFN-α*, interferona-α; *IFN-ω*, interferona-ω; *mRNA*, RNA mensageiro; *PCV*, penciclovir; *PFA*, foscarnet; *RTCA*, ribavirina; *TFT*, trifluridina; *VAZV*, valaciclovir.
[a]Para informação adicional, ver Capítulo 100.

na medicina veterinária e tem sido usada em ensaios experimentais e clínicos em gatos infectados pelo FIV e pelo FeLV.

A zidovudina inibe a replicação do FIV *in vitro* e *in vivo*;[43] reduz a carga viral plasmática, melhora o estado imunológico e clínico de gatos infectados pelo FIV, aumenta a qualidade de vida do animal e prolonga sua expectativa de vida. Em ensaios controlados por placebo, a zidovudina melhorou a estomatite e aumentou a proporção de CD4 e CD8 em gatos infectados naturalmente pelo FIV.[61-63] Anormalidades neurológicas também tendem a responder favoravelmente ao tratamento com zidovudina. Em alguns gatos com sinais neurológicos associados ao FIV, ocorre melhora acentuada já nos primeiros dias de tratamento. A prenhez de gatas infectadas pelo FIV é uma indicação potencial para o tratamento com zidovudina se o proprietário quiser que os filhotes sobrevivam, embora a transmissão *in utero* seja infrequente nos casos de infecção natural pelo FIV. Como no caso do HIV, há evidência de que o FIV pode ficar resistente aos análogos de nucleosídios. Mutantes do FIV resistentes à zidovudina podem surgir depois de apenas 6 meses de uso. Foi identificada uma mutação de um único ponto no gene do FIV, que pode criar resistência à zidovudina.[163] Em seres humanos, a resistência à zidovudina desenvolve-se com frequência, mas o acréscimo de lamivudina ao protocolo terapêutico pode fazer com que as cepas resistentes à zidovudina voltem a ser sensíveis a este fármaco. A combinação desses dois fármacos poderia ser uma abordagem promissora para gatos infectados pelo FIV, impedindo o desenvolvimento de resistência. No entanto, em um ensaio feito com gatos infectados experimentalmente, o tratamento combinado com zidovudina e lamivudina em doses altas não mostrou atividade anti-FIV nos gatos com a infecção crônica, tendo causado inclusive efeitos colaterais graves.[4]

A zidovudina é eficaz contra o FeLV *in vitro*.[180] Também demonstrou ser um tanto eficaz como tratamento de gatos infectados experimentalmente com o FeLV, quando o tratamento começou menos de 3 semanas após a infecção. Quando tratados menos de 1 semana após o desafio, os gatos ficaram protegidos contra a infecção da medula óssea e a viremia persistente.[50] Em um estudo, gatos com a infecção natural pelo FeLV foram tratados com zidovudina e dose alta subcutânea de IFN-α humano por 6 semanas; entretanto, o tratamento com zidovudina ou IFN-α humana, ou ambas, não levou a melhora estatisticamente significativa dos parâmetros clínicos, laboratoriais, imunológicos ou virológicos.[66] Em geral, a eficácia terapêutica da zidovudina em gatos infectados pelo FeLV parece ser menos promissora do que nos infectados pelo FIV.

Estudos em que gatos infectados pelo FIV foram tratados com zidovudina por 2 anos mostraram que o fármaco é bem tolerado pela maioria dos gatos. O hematócrito pode cair aproximadamente 60% dos níveis basais 3 semanas após o início do tratamento, mas depois volta a subir na maioria dos casos, mesmo que o tratamento continue. Se o hematócrito cair abaixo de 20%, recomenda-se interromper o tratamento, e em geral a anemia se resolve em poucos dias.[62] Neutropenia é menos frequente do que anemia e pode ser evitada ou tratada com filgrastim no caso de gatos infectados pelo FeLV, mas não pelo FIV, porque pode aumentar a carga deste último vírus. Outros efeitos colaterais em gatos, inclusive vômitos ou anorexia, raramente se desenvolvem. Um efeito colateral que às vezes é notado de maneira positiva pelos proprietários é o desenvolvimento de pelagem mais cheia e brilhante. Para mais informações, ver o *Formulário de fármacos*, no Apêndice.

Estampidina e estavudina

A estavudina (2′,3′-desidro-2′,3′-didesoxitimidina [d4T]) é um análogo de nucleosídio com base na timidina estreitamente relacionado com a zidovudina no modo de ação, porque ambos são análogos da timidina. A estampidina, um derivado da estavudina, está sendo investigada atualmente na medicina humana em ensaios clínicos, mas ainda não está disponível no comércio, e continua sendo um fármaco experimental, embora esteja sendo usada para tratar gatos cronicamente infectados pelo FIV.[187] Uma única dose de ataque por via oral de 50 a 100 mg/kg resultou em queda na carga do FIV em células mononucleares periféricas. O esquema de 4 semanas de 50 a 100 mg/kg foi bem tolerado, e doses cumulativas tão altas quanto 8,4 mg/kg foram administradas. São necessários mais estudos para avaliar a segurança e a toxicidade desse fármaco em gatos.

A estavudina é ativa contra o FIV *in vitro*.[7,217] Foram detectados mutantes do FIV que são resistentes a esse fármaco e apresentam resistência cruzada com vários outros antivirais, inclusive a zidovudina, a didanosina e o foscarnet.[217] Não há dados *in vivo* publicados sobre gatos infectados com o FIV ou o FeLV.

Didanosina

A didanosina (2′,3′-didesóxi-inosina) também é usada para tratar a infecção pelo HIV em seres humanos. É um análogo da inosina, antimetabólito que contém uma base "forte" e uma molécula de açúcar também "forte". É convertida no meio intracelular na substância ativa trifosfato de didesoxiadenosina, que inibe de maneira competitiva a TR. Além disso, é menos supressora da medula óssea em seres humanos, porém menos ativa contra o HIV do que a zidovudina.

A didanosina é ativa contra o FIV *in vitro*,[45] e, em um estudo experimental, a replicação do FIV no sangue foi suprimida significativamente em gatos tratados com ela.[216] Foi comum o relato de neuropatia periférica induzida por antirretroviral de patogenia incerta, como efeito adverso em pacientes humanos infectados pelo HIV. Em animais infectados e não infectados pelo FIV após tratamento com didanosina, foram realizados testes com a morfologia neuronal, neurológicos do comportamento, da carga viral e da expansão gênica de fator mitocondrial e neurotrófico. A infecção pelo FIV resultou em atrasos na latência de retirada a um estímulo nocivo que foram exacerbados pelo tratamento com didanosina. A densidade epidérmica de terminações nervosas foi reduzida após infecção pelo FIV, em especial quando os gatos foram tratados com didanosina. A didanosina diminuiu a expressão gênica da subunidade I da oxidase mitocondrial do citocromo e a expressão do fator neurotrófico derivado do cérebro foi sub-regulada pela didanosina após infecção pelo FIV. Portanto, o tratamento com didanosina durante infecção pelo FIV resultou em efeitos patogênicos aditivos que contribuem para o desenvolvimento de neuropatia tóxica antirretroviral.[216] A didanosina também é ativa contra o FeLV *in vitro*,[180] mas a eficácia *in vivo* ainda é desconhecida.

Zalcitabina

Similar à zidovudina, a zalcitabina (2′, 3′-didesoxicitidina [ddC]) foi desenvolvida originalmente como um agente antitumoral; só muitos anos mais tarde sua atividade antirretroviral foi detectada. É usada para tratar a infecção pelo HIV em seres humanos e é um análogo do nucleosídio 2′-desoxicitidina. O composto ativo é o 5′-trifosfato de 2′,3′-didesoxicitidina produzido no meio intracelular, que age como um inibidor da TR.

A zalcitabina demonstrou eficácia antiviral *in vitro* contra o FIV,[122] mas não há dados *in vivo* que comprovem isso. Um mutante de FIV resistente à zalcitabina foi selecionado em cultura celular que demonstrou resistência cruzada com outros compostos antivirais (p. ex., didanosina, foscarnet).[122]

A zalcitabina é eficaz contra o FeLV *in vitro*[71,142,180] e foi usada em estudos experimentais para tratar gatos infectados por esse vírus. Ela tem meia-vida muito curta (os valores de depuração e meia-vida da zalcitabina em gatos são de 6,5 mℓ/min/kg e 54,7 min, respectivamente)[142] e, portanto, foi administrada nesses estudos por via intravenosa em dose de ataque ou em implantes subcutâneos de liberação controlada. Tais implantes inibiram nova replicação do FeLV e retardaram o início da viremia, mas, quando o tratamento foi interrompido (após 3 semanas), estabeleceram-se rapidamente a incidência e o nível equivalentes de viremia.[71] Em um estudo para avaliar a atividade antiviral profilática contra o FeLV, a zalcitabina foi administrada por infusão intravenosa contínua durante 28 dias. Doses de 22 e 15 mg/kg foram extremamente tóxicas, causando a morte de 8 dos 10 gatos que as receberam. A dose de 10 mg/kg/h causou trombocitopenia, e apenas 1 de 10 gatos que receberam 5 ou 10 mg/kg/h permaneceu negativo para o antígeno do FeLV, embora o início da viremia tenha sido adiado por várias semanas.[142]

Devido à sua toxicidade, a zalcitabina não deve ser usada em concentrações acima de 5 mg/kg/h em infusão contínua em pacientes felinos. Em seres humanos, a zalcitabina é usada por via oral (com biodisponibilidade de pelo menos 80%), mas não há dados sobre a administração oral em gatos.

Lamivudina

A lamivudina, 3TC, (2*R,cis*)-4-amino-1-(2-hidroximetil-1,3-oxatiolan-5-il)-(1*H*)-pirimidin-2-ona, também um fármaco anti-HIV recém-aprovado, é o enantiômero (–) de um análogo didesóxi da citidina com atividade contra o HIV e o vírus da hepatite B. No meio intracelular, a lamivudina é fosforilada, transformando-se em seu metabólito trifosfato ativo, o trifosfato de lamivudina. O principal modo de sua ação antirretroviral é a inibição da TR pelo término da cadeia de DNA após a incorporação no DNA viral. O trifosfato de lamivudina também é um inibidor fraco das polimerases α e β do DNA de mamíferos e a polimerase do DNA mitocondrial, o que explica sua atividade contra o vírus da hepatite B. A lamivudina em geral é combinada com a zidovudina no caso de pacientes infectados pelo HIV, pois ambos os fármacos mostram efeito sinérgico. No entanto, há mutantes do HIV que são resistentes tanto à lamivudina quanto à zidovudina.

A lamivudina é ativa contra o FIV *in vitro*.[4,12] A combinação de zidovudina com lamivudina tem atividades anti-FIV sinérgicas em culturas primárias de células mononucleares do sangue periférico.[4] Foram selecionados *in vitro* mutantes do FIV resistentes à lamivudina contendo uma mutação de ponto no gene da TR, que mostraram resistência cruzada à zidovudina.[163] Foi realizado um estudo *in vivo* com gatos infectados pelo FIV que foram tratados com alta dose da combinação de zidovudina e lamivudina (100 ou 150 mg/kg/dia de cada fármaco). A combinação protegeu alguns gatos quando o tratamento foi iniciado antes da infecção experimental. Entretanto, o tratamento com zidovudina e lamivudina não mostrou atividade anti-FIV em gatos com infecção crônica. Foram observados vários efeitos colaterais, incluindo febre, anorexia e alterações hematológicas acentuadas, em alguns dos gatos que receberam tal tratamento duplo em dose alta.[4] Não estão disponíveis dados sobre a atividade anti-FeLV da lamivudina.

A farmacocinética da lamivudina em gatos mostra similaridade considerável com a da zidovudina nos mesmos animais e a da lamivudina em seres humanos.[82] Portanto, para gatos com a infecção natural, doses de lamivudina similares às de zidovudina são provavelmente recomendadas.

Inibidores da transcriptase reversa não nucleosídicos

Em geral, os ITRNN são extremamente seletivos para o HIV e, portanto, não são úteis na medicina veterinária (com exceção da suramina, que não é um análogo de nucleosídio, mas bloqueia a TR no centro ativo). A maioria dos ITRNN é altamente específica para o HIV, mas há algumas exceções. A suramina é um ITRNN e tem sido usada na medicina veterinária.

Suramina

A suramina, o sal sódico ácido trissulfônico 1-(3-benzamido-4-metilbenzamido) naftaleno-4,6,8-*sym*-3′-ureia, uma naftilamina sulfatada e derivada do vermelho tripano, é um dos agentes antimicrobianos mais antigos de que se tem conhecimento. Em 1904, demonstrou-se que os derivados do vermelho tripano são efetivos na infecção por tripanossomas em camundongos. A suramina é ainda um agente antitripanossoma bem conhecido e usado no tratamento da tripanossomíase africana (ver Capítulo 72) e da oncocercose (cegueira do rio). Ela também inibe a angiogênese, tendo despertado interesse para o tratamento de pacientes com câncer de próstata em estágio avançado, por seus efeitos sobre os fatores de crescimento envolvidos no crescimento celular desse tipo de câncer. A suramina exerce ainda efeito inibitório sobre a atividade da TR de vários retrovírus e tem sido usada para tratar pacientes com infecção pelo HIV, mas, apesar disso, tem valor mínimo na medicina humana. Sua ação antiviral baseia-se na inibição da TR pela interação com o local de ligação do *primer* que serve de molde da enzima. Embora não seja um análogo de nucleosídio, liga-se de maneira competitiva ao local de ligação do *primer* e inibe a ligação do *primer* molde necessária para o prolongamento do DNA.

A atividade da suramina contra o FIV é desconhecida e não foram realizados estudos sobre sua eficácia contra esse vírus. A suramina foi usada para tratar gatos infectados pelo FeLV, embora apenas um número limitado de gatos tenha sido avaliado. Em um estudo, a infectividade sérica viral cessou transitoriamente em 2 gatos com infecção pelo FeLV adquirida naturalmente durante o tratamento com suramina, mas voltou aos níveis altos cerca de 10 dias após o término do tratamento.[20] Em outro estudo, 6 gatos anêmicos infectados pelo FeLV receberam suramina (10 a 20 mg/kg IV em solução a 10% por 3 min a cada 7 dias por 7 a 9 semanas) e, em 4 a 14 dias, a eritropoese melhorou. No entanto, as células progenitoras permaneceram infectadas, sugerindo que a suramina pode modular a diferenciação eritroide sem inibir a infecção das progenitoras; como alternativa, pode inibir a ligação de glicoproteínas virais aos receptores de membrana das células precursoras eritroides na medula óssea em vez de impedir a replicação intracelular do vírus.[1]

Embora eficaz contra o FeLV, a suramina está associada a um número significativo de vários efeitos colaterais; a falta de estudos com números maiores de animais limita seu uso na medicina veterinária. Em seres humanos, os efeitos colaterais incluem náuseas e choque anafilactoide como reações imediatas durante a administração. Depois (após 24 h), podem ocorrer neurite periférica ocasionando hiperestesia palmoplantar e fotofobia, agranulocitose e anemia hemolítica. Outro efeito colateral importante em seres humanos é a destruição do córtex adrenal, descrita em quase 50% dos pacientes tratados. Em geral ocorre albuminúria com dosagens terapêuticas, não indicando dano renal, mas a excreção de uma proteína desconhecida, geralmente sem outros achados patológicos. Para mais informações, ver o *Formulário de fármacos*, no Apêndice.

Inibidores da síntese de DNA e RNA análogos de nucleosídios

Há 2 classes de inibidores da síntese de DNA e RNA, os análogos de nucleosídios e os inibidores da síntese de nucleotídios. Os análogos de nucleosídios agem de maneira semelhante aos análogos de nucleotídios que inibem a TR e são principalmente compostos com atividade anti-herpética. A síntese de inibidores de nucleosídios pode ser dividida em 2 subclasses, (1) inibidores da síntese de ácido nucleico, os chamados análogos de pirofosfato, que inibem diretamente a polimerase do DNA e do RNA (p. ex., foscarnet), e (2) inibidores da síntese de trifosfato, que inibem a enzima desidrogenase do monofosfato de inosina (essencial para a síntese de nucleotídios) e, portanto, inibem a produção de nucleotídios (p. ex., ribavirina).

Aciclovir

O aciclovir (acicloguanosina, 9-[2-hidroxietoximetil]guanina) é um análogo de nucleosídio amplamente usado contra diferentes herpes-vírus. Por ser convertido em sua forma ativa apenas nas células infectadas por herpes-vírus, é muito seletivo, tem baixa toxicidade e alto índice terapêutico. Só interfere na replicação ativa, mas não nos herpes-vírus latentes. O aciclovir é administrado pelas vias parenteral, oral e tópica em pessoas para tratar infecções mucocutâneas e genitais causadas por herpes-vírus, e parenteral contra a encefalite por herpes-vírus. Ocorre resistência dos herpes-vírus humanos ao aciclovir. O aciclovir é um dos poucos agentes anti-herpes-vírus que podem ser usados por via sistêmica em cães e gatos. Entre os análogos de nucleosídios, o aciclovir exibe seletividade genuína. Primeiro, só é ativado em células infectadas pelo vírus, e segundo, a forma ativada do fármaco se torna ainda mais específica, porque a polimerase do DNA viral é 10 vezes mais sensível ao fármaco do que a enzima do hospedeiro.

O aciclovir é eficaz contra a infecção pelo HVF-1,[132] mas, quando sua eficácia contra esse vírus e o herpes-vírus simples (HSV) humano é comparada *in vitro*, é cerca de 1.000 vezes menos ativo contra o HVF-1 do que contra o HSV e também significativamente menos ativo do que outros anti-herpéticos.[76,112,131,192] O aciclovir foi usado em vários estudos realizados com gatos infectados pelo HVF-1, mas com eficácia mínima.[57,70,131] A principal razão da baixa eficácia contra o HVF-1 (*versus* HSV) é o grau de fosforilação pela timidinoquinase específica do herpes-vírus; a atividade dessa enzima é acentuadamente menor no HVF-1 do que no HSV.[29] A atividade da timidinoquinase é dependente da atividade da enzima desoxicitidinoquinase; portanto, defeitos na síntese da última também podem influenciar a sensibilidade do vírus ao aciclovir.[195] Muitos herpes-vírus de animais, incluindo o HVF-1 e o da pseudorraiva, aparentemente não têm atividades de desoxicitidinoquinase associadas à timidinoquinase. Em um estudo *in vitro*, o HVF-1 exibiu aumento acima de 1.000 vezes maior na sensibilidade quando a timidinoquinase codificada pelo HSV-1 foi fornecida, comprovando também que a timidinoquinase codificada pelo vírus é um determinante importante de sua suscetibilidade aos análogos de nucleosídio.[76] Quando o aciclovir é combinado com a IFN-α humana, observam-se efeitos antivirais sinérgicos,[195] resultantes de mecanismos diferentes de ação dos dois fármacos; o aciclovir inibe a polimerase do DNA viral e a IFN-α interage principalmente com a tradução de proteínas virais. A sinergia observada também pode resultar do bloqueio, pelo aciclovir, da síntese de um inibidor da IFN-α produzida pelo vírus. A eficácia do aciclovir contra a infecção pelo herpes-vírus canino (HVC) é desconhecida.

O aciclovir é comumente usado como fármaco tópico. As administrações oral e intravenosa são recomendadas com menos frequência. Quando usado de forma tópica em infecções oculares, recomenda-se aplicação frequente (a cada 4 a 6 h). Em gatos, o aciclovir deve ser combinado com a IFN-α humana ou a IFN-ω felina, porque os últimos têm o potencial de aumentar seu efeito antiviral. A toxicidade do aciclovir é relativamente baixa, porque ele não é inativado em células não infectadas. Quando administrado por via sistêmica em doses maiores, caso em que a solubilidade máxima do fármaco (2,5 mg/mℓ a 37°C) é excedida, o próprio fármaco (não o trifosfato) pode precipitar nos túbulos renais, causando nefropatia obstruída se a diurese for inadequada. Nesses casos, podem ser detectados cristais de aciclovir em forma de agulhas no sedimento urinário. Deve ser feita urinálise regularmente no tratamento a longo prazo com aciclovir. A insuficiência renal é reversível com reidratação adequada. Em um estudo sobre a toxicidade em cães sadios, o esquema curto em dose alta (210 mg/kg/dia via infusão constante por 43 h), que manteve as concentrações plasmáticas de aciclovir, foi mais prejudicial aos rins do que a exposição mais demorada a uma dose menor do fármaco administrada de maneira intermitente (15 mg/kg em infusão intermitente a cada 8 h por 28 dias).[84] A ingestão acidental de aciclovir por cães parece ser um problema, conforme demonstrado em um estudo retrospectivo de 105 casos relatados ao National Animal Poison Control Center.[134,149] Os sinais mais comuns de toxicidade incluíram vômitos, diarreia, anorexia e letargia; poliúria e polidipsia foram relatadas em apenas 1 cão. Para maiores informações, ver o *Formulário de fármacos*, no Apêndice.

Valaciclovir

O valaciclovir (2-[(2-amino-1,6-di-hidro-6-oxo-9*H*-purina-9-il) metóxi] etil ʟ-valina cloridrato de [valaciclovir]) é um profármaco do aciclovir. É o éster ʟ-valina de aciclovir e tem o mesmo espectro antiviral, mas biodisponibilidade muito maior (3 a 5 vezes) do que o aciclovir. Em seres humanos, é usado principalmente para o tratamento do herpes-zóster, para o tratamento ou a supressão do herpes genital e na profilaxia contra o citomegalovírus (CMV) em receptores de transplante renal.

Em um estudo experimental controlado por placebo para determinar se o valaciclovir administrado por via oral pode ser usado com segurança e de maneira eficaz, gatos com infecção pelo HVF-1 foram tratados com alta dose de valaciclovir (60 mg/kg por via oral [VO]). Os gatos pareceram ter sensibilidade única aos efeitos tóxicos (necrose do epitélio tubular renal e hepatocelular, supressão grave da medula óssea) e mesmo doses altas pareceram não suprimir a replicação do HVF-1 nos gatos com infecção aguda.[133] A eficácia do valaciclovir contra o HVC também não é conhecida.

A farmacocinética do valaciclovir em gatos e cães é desconhecida, mas em seres humanos ele é rapidamente absorvido por via oral e hidrolisado em aciclovir e L-valina. Sua biodisponibilidade oral (como a do aciclovir) é de 54%. Aproximadamente 50% são excretados na urina (principalmente como aciclovir) e 50% nas fezes. O valaciclovir provavelmente deve ser usado na mesma dose ou até o dobro da de aciclovir (10 a 20 mg/kg a cada 8 h). A combinação com IFN-α humana ou IFN-ω felina deve ser considerada. O uso de doses maiores de valaciclovir não é recomendado por causa da toxicidade.

Cidofovir

O cidofovir também é análogo acíclico de nucleosídio; no entanto, é já como monofosfato que precisa apenas ser convertido em uma etapa de fosforilação para sua forma ativa. Ele inibe a polimerase do DNA de muitos vírus de DNA. O cidofovir é usado por via intravenosa no tratamento da retinite pelo CMV em seres humanos infectados pelo HIV e também está disponível para tratamento local na formulação em pomada contra a infecção pelo papilomavírus humano.

O cidofovir é ativo contra o HVF-1 in vitro[76,112,192] e foi usado em um estudo experimental que incluiu 12 gatos com infecção experimental por esse vírus. Em 6 gatos, o uso foi tópico (1 gota a 0,5% em carboximetilcelulose a 1% em ambos os olhos a cada 12 h por 10 dias) e os outros 6 receberam placebo. Houve diferença significativa nos escores clínicos e na quantidade ocular de vírus eliminados,[42] sugerindo a eficácia do cidofovir contra a infecção pelo HVF-1. Sua eficácia contra a infecção pelo HVC é desconhecida.

Penciclovir

O penciclovir (2-amino-9-[4-hidróxi-3-(hidroximetil)butil]-6,9-di-hidro-3H-purin-6-ona) é um análogo da guanina usado no tratamento de várias infecções por herpes-vírus. O penciclovir é mal absorvido por via oral, sendo usado principalmente como tratamento tópico (p. ex., contra o herpes-vírus simples no herpes labial). O fanciclovir é um profármaco do penciclovir, com melhor biodisponibilidade por via oral. No entanto, em um estudo farmacocinético após a administração oral de fanciclovir, a farmacocinética em gatos pareceu complexa na faixa de dosagem estudada. Doses de fanciclovir de 15 mg/kg administradas por via oral (VO) a cada 8 h não resultaram em concentrações plasmáticas de penciclovir com atividade satisfatória contra o HVF-1.[183]

O penciclovir é ativo contra o HVF-1 in vitro.[112,208] Em um estudo, a eficácia de três análogos de nucleosídio anti-herpéticos (aciclovir, penciclovir e cidofovir) contra o HVF-1 foi comparada in vitro. Enquanto o aciclovir mostrou capacidade muito baixa de inibir a replicação do HVF-1, o penciclovir e o cidofovir tiveram alta eficácia quase igual. Quando a dose infecciosa foi aumentada, a atividade do penciclovir foi superior à do cidofovir.[76,77] Sua eficácia contra o HVC é desconhecida.

Ganciclovir

O ganciclovir (2-amino-9-{[(1,3-di-hidroxipropano-2-il)oxi]metil}-6,9-di-hidro-3H-purin-6-ona) é usado no tratamento de infecções por herpes-vírus, em especial no tratamento ou na prevenção de infecções humanas pelo CMV. O ganciclovir é um análogo de nucleosídio da 2'-desoxiguanosina e é fosforilado para um análogo do trifosfato de desoxiguanosina (forma ativa). Também foi desenvolvida uma forma de profármaco com melhor biodisponibilidade oral (valganciclovir).

O ganciclovir é eficaz contra o HVF-1 in vitro,[112,132,192] mas sua eficácia in vivo ainda não foi investigada. Sua eficácia contra o HVC é desconhecida.

Vidarabina

A vidarabina (monoidrato de 9-β-D-arabinofuranosiladenina, arabinosídeo de adenina), um nucleosídio purina, também inibe a síntese do DNA ao se incorporar no DNA e inibir as enzimas que o sintetizam. É eficaz in vitro contra herpes-vírus, poxvírus e retrovírus, mas seu uso clínico em seres humanos tem sido restrito ao tratamento da varíola e da queratite, da dermatite e da encefalite por HSV.[50] A vidarabina é fosforilada no meio intracelular, tornando-se trifosfato de vidarabina, que se incorpora ao DNA do vírus (e do hospedeiro), onde termina o alongamento. Ela inibe a polimerase do DNA de vírus de DNA aproximadamente 40 vezes mais que a do hospedeiro.

A vidarabina é ativa contra o HVF-1 in vitro[132] e usada como medicamento tópico nas infecções oculares por esse vírus.[115,170] Relatos de caso indicam que pode ocorrer efeito benéfico em cães com infecção pelo HVC. Em um caso, a vidarabina foi administrada a cinco filhotes (dois já haviam morrido por causa de infecção pelo HVC), e todos eles sobreviveram.[18] A vidarabina também é ativa contra cepas do coronavírus felino (CoVF) causadoras de peritonite infecciosa felina (PIF) in vitro,[9] mas não foram encontrados dados que demonstrassem eficácia in vivo contra essa doença.

A principal desvantagem da vidarabina é sua pequena solubilidade; portanto, se administrada por via sistêmica, isso precisa ser feito intravenosamente (IV) e em grandes volumes de líquido por períodos extensos. É rapidamente desaminada pela desaminase da adenosina em arabinosídeo de hipoxantina. Os efeitos tóxicos incluem irritação local nos locais de infusão, náuseas, vômitos e diarreia. O fármaco também causa supressão da medula óssea, o que resulta em anemia, neutropenia e trombocitopenia. A toxicidade sistêmica da vidarabina restringe seu uso na prática veterinária principalmente ao tratamento oftálmico tópico, sendo necessárias aplicações frequentes (a cada 4 h).

Idoxuridina

A idoxuridina (5-iodo-2'-desoxiuridina) foi desenvolvida como o primeiro fármaco usado no contexto clínico para o tratamento da infecção pelo HSV. A idoxuridina é um análogo halogenado da timidina, que age como antagonista da pirimidina depois de ser fosforilada por enzimas celulares para a forma ativa de trifosfato. Ela inibe a síntese de DNA do vírus e do hospedeiro. Infecções virais latentes não são afetadas. Seu uso clínico na medicina humana é tópico, e a principal indicação é na queratite e na dermatite pelo HSV. A idoxuridina é altamente tóxica quando administrada por via sistêmica, principalmente por causa da supressão da medula óssea.

A idoxuridina é ativa contra o HVF-1 in vitro[112,132] e tem uso tópico em gatos com infecção ocular por esse vírus.[115,170] Experimentalmente, o uso sistêmico em gatos não foi eficaz e causou toxicidade grave (p. ex., distúrbios gastrintestinais [GI], supressão da medula óssea).[168] Portanto, recomenda-se apenas o tratamento tópico com idoxuridina em gatos com infecção ocular pelo HVF-1. O tratamento de infecções sistêmicas pelo HVC com idoxuridina não foi bem-sucedido.[18] No entanto, há um relato de caso em que ulcerações de córnea associadas à infecção natural pelo HVC resolveram-se com o tratamento com idoxuridina.[92] Durante o tratamento tópico, a aplicação frequente (a cada 4 h) é importante. O uso tópico prolongado pode causar irritação ou úlceras de córnea que não cicatrizam.

Trifluridina

A trifluridina (5-trifluorometil-2'-desoxiuridina, trifluorotimidina) é um análogo halogenado da timidina semelhante à idoxuridina, que age como antagonista da pirimidina, sendo fosforilada por quinases da timidina virais ou celulares e inibe a sintase celular do timidilato, reduzindo a síntese de timidina e, assim, aumentando a fosforilação da trifluridina. Como células não infectadas também têm sua síntese de DNA inibida, os efeitos colaterais são comparáveis aos da idoxuridina se for administrada por via sistêmica (toxicidade GI e da medula óssea), daí só ser empregada como medicamento tópico para tratar infecções oculares pelo herpes-vírus.

A trifluridina é ativa contra o HVF-1 *in vitro*[132] e usada também por via tópica nas infecções oculares por esse vírus.[115,170] Tem melhor penetração na córnea do que a idoxuridina. Em um estudo, mostrou ser o agente mais potente contra o HVF-1 dentre todos os fármacos investigados (eficácia em ordem decrescente: trifluridina > ganciclovir = penciclovir = cidofovir = idoxuridina = vidarabina > aciclovir » foscarnet).[132] A eficácia contra o HVC é desconhecida. Entretanto, há um relato de caso em que as ulcerações de córnea associadas à infecção natural pelo HVC-1 resolveram-se com o tratamento com trifluridina. É necessária aplicação tópica frequente (a cada 4 h) no caso de uso tópico.

Oligonucleotídios antissenso

Foram sintetizados oligômeros específicos de vírus que interferem na replicação dos vírus visados porque interferem na função de sequências específicas de ácidos nucleicos. Um oligômero antiviral fosforodiamidato morfolino foi usado para tratar filhotes de gatos durante surtos de doença respiratória causada por calicivírus felino virulento.[161a] Para mais informações sobre esse tratamento e sua eficácia, ver Capítulo 14.

Inibidores da síntese de nucleotídios

Os inibidores da síntese de nucleotídios também interferem na síntese do DNA e do RNA, mas não simulando nucleosídios. Em geral, têm amplo espectro, mas também toxicidade acentuada. O foscarnet e a ribavirina têm sido usados na medicina veterinária.

Foscarnet

O foscarnet (hexaidrato trissódico de fosfonoformato, ácido fosfonofórmico) não age como um análogo de nucleosídio, mas como um pirofosfato que inibe a polimerase do DNA e do RNA e a TR específicas do vírus. Tem amplo espectro de atividade contra vírus de DNA e RNA, incluindo herpes-vírus e retrovírus. Algumas infecções por herpes-vírus resistentes ao aciclovir em seres humanos foram tratadas com sucesso com foscarnet, também administrado para tratar a infecção pelo HIV, em especial se houver coinfecção pelo CMV, mas a nefrotoxicidade significativa tem limitado seu uso. O foscarnet é apenas viroestático e, após o término do tratamento, a replicação é ativada. O foscarnet inibe a atividade da polimerase do DNA ao impedir a troca de pirofosfato. A ação é seletiva porque a polimerase correspondente de mamíferos é muito menos suscetível à inibição. A atividade do foscarnet contra retrovírus parece decorrer de um mecanismo diferente. Como os análogos de nucleosídios, o foscarnet inibe a atividade da RT, mas se liga à enzima em um local distinto daquele dos trifosfatos de nucleosídios. O efeito é não competitivo e reversível. O foscarnet não precisa ser ativado por fosforilação.

In vitro, o foscarnet se mostrou ativo contra o FIV,[45] mas não foram realizados estudos *in vivo*. Como na infecção pelo HIV, podem desenvolver-se cepas do FIV resistentes ao foscarnet.[45] O foscarnet também é ativo contra o FeLV *in vitro*,[174] mas não há dados *in vivo*. *In vitro*, o foscarnet mostrou-se ativo contra o HVF-1,[45] mas não tão ativo quanto outros fármacos anti-herpéticos,[112,192] e não há dados disponíveis sobre sua eficácia anti-HVF-1 em gatos. A eficácia contra o HVC é desconhecida. Para mais informações, ver o *Formulário de fármacos,* no Apêndice.

Ribavirina

A ribavirina (1-β-D-ribofuranosil-1H-1,2,4-triazol-3-carboxamida) é um nucleosídio triazólico de amplo espectro com atividade *in vitro* acentuada contra uma variedade de vírus de DNA e RNA. A atividade antiviral mais forte é contra vírus de RNA respiratórios e herpes-vírus, e a ribavirina foi eficaz quando usada contra a infecção pelo HIV, a febre de Lassa (uma infecção pelo adenovírus humano) e infecções pelo hantavírus.[50] No entanto, a aplicação sistêmica é limitada por causa do desenvolvimento de anemia hemolítica dependente da dose em seres humanos. Por isso, a ribavirina é usada principalmente na forma de aerossol, para tratar apenas pessoas com infecção pelo vírus sincicial respiratório. Se usada dessa maneira, apenas baixas concentrações aparecem na circulação sistêmica e os efeitos colaterais são toleráveis.[50] A ribavirina é um análogo de nucleosídio, mas, em contraste com outros compostos anti-HIV que agem primariamente inibindo a atividade da TR ao causar término prematuro da cadeia durante a transcrição do DNA a partir do molde de RNA de filamento único, a ribavirina torna possível a síntese do DNA, mas dificulta a síntese de trifosfato ao inibir a enzima desidrogenase do monofosfato de inosina (essencial para a síntese de nucleotídios), assim inibindo a produção de nucleotídio. Além disso, evita a formação de proteínas virais, provavelmente interferindo no coroamento do RNA mensageiro (RNAm). *In vitro*, a ribavirina antagoniza a ação da zidovudina, provavelmente por inibição do *feedback* da timidinoquinase, de modo que azidovudina não é fosforilada. A ribavirina é ativa contra um número significativo de vírus felinos e caninos *in vitro*, incluindo FIV,[165] FeLV,[50] HVF-1,[144] calicivírus felino (CVF),[144] coronavírus felino (CoVF),[9,201] vírus da doença de Borna (VDB),[129] vírus parainfluenza canino (CPIV, do inglês *canine parainfluenza virus*).[144] No entanto, *in vivo*, é difícil alcançar as concentrações terapêuticas por causa da toxicidade, e os gatos são extremamente sensíveis aos efeitos colaterais.

A ribavirina é altamente ativa contra o CVF *in vitro*. Em um estudo para investigar sua atividade anti-CVF em gatos, a ribavirina foi administrada (25 mg/kg VO a cada 8 h por 10 dias) começando 1 ou 4 dias após a exposição ao aerossol não ter tido efeito benéfico sobre a evolução clínica da doença nem reduzir a excreção viral. Em contraste, houve agravamento dos sinais clínicos no grupo tratado.[143]

Embora ativa contra o CVF *in vitro*, a ribavirina não foi eficaz em gatos submetidos a tratamento para a PIF, administrada (16,5 mg/kg VO, IM ou IV, a cada 24 h por 10 a 14 dias) a filhotes sem patógenos específicos 18 h após exposição experimental de desafio a um vírus causador de PIF. Todos os filhotes, tanto os tratados quanto os não tratados, sucumbiram à PIF. Os sinais clínicos da doença inclusive foram mais graves nos filhotes tratados com ribavirina e seu tempo de sobrevida médio foi encurtado.[198] A ribavirina também inibe o vírus da cinomose (VC) *in vitro*,[36] mas ainda não foram feitos estudos *in vivo*. A eficácia da ribavirina contra o VDB foi investigada usando-se gerbilos recém-nascidos. A inoculação intracraniana de ribavirina reduziu a propagação viral no cérebro com infecção aguda, resultando em proteção contra distúrbios neurológicos fatais, e os resultados sugeriram que a ribavirina inibe diretamente a replicação do VDB e poderia ser um fármaco potencial para o tratamento da infecção por esse vírus.[93] Entretanto, a utilidade da ribavirina em gatos com infecção pelo VDB é desconhecida. Mais informaçõs podem ser obtidas no *Formulário de fármacos*, no Apêndice.

Homólogos e antagonistas do receptor

Os homólogos e antagonistas do receptor ligam-se ao vírus ou ao receptor celular, respectivamente, e assim levam à inibição da ligação do vírus à superfície celular. A maioria desses homólogos e antagonistas do receptor é altamente seletiva para o HIV e não é útil na medicina veterinária. Uma exceção que se pode usar em gatos com infecção pelo FIV são os biciclamatos (p. ex., plerixafor [AMD3100]).

Plerixafor

O plerixafor (1,1'-[1,4-fenilembis(metileno)]-bis(1,4,8,11-tetra-azaciclotetradecano)octacloreto desidratado, JM3100) é o composto protótipo entre os biciclamatos. Não é comercializado como um fármaco anti-HIV, mas encontra-se disponível para a mobilização de células-tronco em seres humanos[100] e pode ser usado em gatos infectados pelo FIV. Os biciclamatos são compostos não peptídicos diméricos de baixo peso molecular que se ligam seletivamente ao receptor de quimiocina CXCR4.[159] Uma característica comum do HIV e do FIV é o uso de um receptor de quimiocina para a infecção de linfócitos CD4+ primários suscetíveis.[154,203,206] Os receptores de quimiocina pertencem ao grupo de sete proteínas transmembrana, em que a transmissão do sinal é proporcionada pelo influxo rápido de cálcio na célula. Nos primeiros estágios da infecção pelo HIV, os isolados virais tendem a usar o receptor de quimiocina CCR5 como um correceptor para a entrada viral, enquanto nos estágios finais os isolados passam a usar o CXCR4.[13] O principal receptor para a infecção pelo FIV é o CXCR4,[207] mas também foi demonstrado que outros receptores medeiam a ligação viral. Ao bloquear os receptores de quimiocina, a infecção de células pelo HIV ou pelo FIV pode ser evitada.[73,207] Ao ligar-se ao CXCR4, os biciclamatos impedem a interação desse receptor com outros ligantes como o HIV ou o FIV, inibindo assim a entrada desses vírus na célula.[33,35,159]

A eficácia do plerixafor contra o FIV como tal e em combinação com 9-(2-fosfonilmetoxietil) adenina (PMEA, um análogo de nucleosídio sob pesquisa, não comercializado) foi investigada em 40 gatos com a infecção natural pelo FIV que tinham proprietários e foram tratados em um ensaio duplo-cego controlado por placebo. Os gatos foram classificados aleatoriamente em quatro grupos de tratamento e tratados por 6 semanas com plerixafor, PMEA, plerixafor combinado com PMEA, ou placebo. Todos os compostos foram administrados por via subcutânea (SC), o plerixafor na dose de 0,5 mg/kg a cada 12 h e a PMEA na dose de 10 mg/kg 2 vezes/semana. O tratamento de gatos infectados pelo FIV com plerixafor causou queda significativa na carga do pró-vírus, mas também diminuição com significado estatístico nos níveis séricos de magnésio sem consequências clínicas. Não houve desenvolvimento de resistência dos isolados de FIV ao plerixafor durante o período de tratamento.[169] Assim, o uso de plerixafor poderia ser uma abordagem viável no tratamento dos gatos infectados pelo FIV. Pode-se usar o plerixafor em uma dose de 0,5 mg/kg a cada 12 h. Os níveis de magnésio e cálcio devem ser monitorados regularmente durante o tratamento.

Inibidores da neuraminidase

São bloqueadores da extrusão viral. Eles inibem a replicação viral ligando-se em um espaço da enzima neuraminidase viral (glicoproteína na superfície viral). Exemplos de inibidores da neuraminidase são o oseltamivir, o zanamivir e o peramivir. Desses, o oseltamivir poderia ser útil na medicina veterinária.

Oseltamivir

O oseltamivir, etil (3R,4R,5S)-5-amino-4-acetamido-3-(pentan-3-ilóxi)ciclo-hex-1-eno-1-carboxilato, é ativo contra vírus que contêm neuraminidase, incluindo os vírus da influenza, da parainfluenza e paramixovírus, sendo usado no tratamento e na profilaxia de infecções pelos vírus A e B da influenza em seres humanos. O oseltamivir foi o primeiro inibidor da neuraminidase ativo por via oral desenvolvido comercialmente. É um profármaco hidrolisado no fígado em seu metabólito ativo, o carboxilato de oseltamivir livre. O oseltamivir inibe a neuraminidase, servindo como inibidor competitivo direcionado para o ácido siálico. Uma cadeia lateral lipofílica do fármaco ativo liga-se à enzima viral, bloqueando sua capacidade de clivar resíduos "viscosos" de ácido siálico (encontrados nas proteínas de superfície das células hospedeiras normais) na superfície de células infectadas, resultando na incapacidade do vírus de liberar vírions da progênie. Assim, mediante o bloqueio do antidepressivo tricíclico da neuraminidase, o oseltamivir impede a liberação de novas partículas virais pelas células infectadas.

Na medicina veterinária, o oseltamivir poderia ser ativo contra o vírus da influenza aviária altamente patogênico (HPAIV) H5N1 em gatos. O oseltamivir tem mostrado boa atividade antiviral contra o HPAIV H5N1 in vitro,[75] bem como em camundongos e furões,[46,96] sendo recomendado para o tratamento e a profilaxia da infecção pelo HPAIV H5N1 em seres humanos. No entanto, o tratamento não teve sucesso em tigres durante um surto de infecção pelo HPAIV H5N1 no Sriracha Tiger Zoo na Tailândia, em 2004.[181] O oseltamivir foi administrado aos tigres na dose de 75 mg/60 kg 2 vezes/dia (dosagem humana) no tratamento e na profilaxia, mas falhou em animais sintomáticos e assintomáticos. A falha no tratamento pode ter resultado de dosagem imprópria ou momento errado na administração do fármaco; diferenças na farmacocinética e no metabolismo dos hospedeiros entre seres humanos e felídeos também são possíveis.

O oseltamivir também poderia ser eficaz na influenza canina (H3N8); contudo, a doença em geral é discreta e autolimitante, dispondo-se de vacina para a prevenção (ver *Doença Respiratória Infecciosa Canina*, Capítulo 6, e *Infecções pelo Vírus da Influenza*, Capítulo 23).

Bloqueadores do canal iônico

A eliminação do envoltório dos vírus pode ser bloqueada por bloqueadores do canal iônico que se ligam às proteínas M2, que funcionam como canais de íons para o influxo de prótons no vírus. Isso leva a uma alteração no pH que causa inibição da fusão do vírus com a membrana endossômica e, portanto, inibe a internalização do vírus por endocitose. Os derivados da cicloalquilamina pertencem ao grupo de inibidores da eliminação do envoltório e são usados na medicina humana, principalmente contra infecções pelo vírus da influenza. A amantadina é o exemplo mais importante de derivados da cicloalquilamina e o único usado na medicina veterinária. A rimantadina, um análogo estreitamente relacionado, apresenta eficácia igual ou maior e efeitos colaterais do sistema nervoso central (SNC) reduzidos, porém maior irritação intestinal. Não há experiência com esse fármaco na medicina veterinária. A tromantadina, outra substância relacionada, é usada localmente na infecção humana pelo herpes-vírus, mas não existem dados em animais.

Amantadina

A amantadina (cloridrato de triciclo[3,3,1,13,7]dec-1-ilamina, L-amantadina) é uma amina cíclica altamente estável que age contra vírus de RNA com envoltório. Como um antiviral, a amantadina é administrada principalmente para a profilaxia da influenza humana e é mais eficaz quando administrada antes ou durante o início da infecção. Como um fármaco dopaminérgico, tem sido usada no tratamento da doença de Parkinson, da dependência de cocaína e na apatia da esclerose múltipla. Tem efeitos antidepressivos discretos, mas em alguns pacientes com depressão eles são acentuados, o que talvez esteja associado à infecção humana pelo VDB (ver Capítulo 19), e ainda não se sabe se a atividade antiviral ou antidepressiva resultou nesses efeitos. Alguns pesquisadores ligaram o VDB a pacientes com episódios depressivos e distúrbios psiquiátricos. Em infecções experimentais com o VDB em ratos há alterações do comportamento e emocionais, além de déficits de aprendizado.[105] A amantadina foi eficaz contra o VDB *in vitro* em um estudo,[87] mas outros autores não encontraram efeito em cultura de células em concentrações que foram eficazes contra o vírus da influenza.[56] Em um estudo realizado com pacientes humanos e VDB que receberam amantadina, o antígeno viral periférico foi eliminado e uma resposta antidepressiva significativa foi descrita.[40] Os dados sobre a utilidade da amantadina em cães e gatos são limitados. Há relatos não comprovados de gatos com infecção pelo VDB no norte da Europa que tiveram benefícios com o tratamento com amantadina. Efeitos potencialmente benéficos poderiam ser esperados em surtos de CPIV. Para mais informações, ver o *Formulário de fármacos*, no Apêndice.

Peptídios

Os peptídios e aminoácidos podem agir como inibidores competitivos durante a tradução e a montagem do vírus, sendo capazes, portanto, de inibir infecções virais (p. ex., a L-lisina é ativa contra infecções por herpes-vírus, graças à inibição competitiva da arginina).

L-lisina

A administração oral de L-lisina em gatos foi adotada a partir do uso em seres humanos, nos quais parece suprimir as manifestações clínicas de infecções por herpes-vírus.[54] O suposto mecanismo de ação é a replicação viral reduzida, atribuível ao antagonismo da arginina pelo excesso de lisina. A fração I da camada de proteína histona em torno do DNA das células eucarióticas ou do hospedeiro é constituída por 28% de lisina e 3 a 4% de arginina. A proteína na cobertura do capsídio em torno do cerne do DNA dos herpes-vírus está em proporções reversas, com aproximadamente três vezes mais arginina que lisina.[83] A eliminação da arginina dos meios de crescimento do HSV em cultura de células resulta em ausência de replicação viral.[178] O excesso de L-lisina nos meios tem o mesmo efeito, possivelmente porque ela atua como análogo da arginina, ou por competir pelos mecanismos de transporte celular, ou ambos.[8,53]

A inibição do HVF-1 *in vitro* é similar aos dados obtidos sobre o HSV.[113] Em um estudo duplo-cego controlado por placebo que incluiu oito gatos, a administração oral de L-lisina (500 mg por gato a cada 12 h) foi bem tolerada e resultou em manifestação menos grave de conjuntivite causada pela infecção aguda pelo HVF-1, em comparação com gatos que receberam placebo.[171] Os efeitos da L-lisina sobre os sinais clínicos e a eliminação ocular do HVF-1 em gatos com infecção latente foram estudados após a reativação de uma infecção latente. Foram identificados muito menos episódios de eliminação viral após um evento estressante de reintrodução doméstica no grupo dos gatos submetidos a tratamento em comparação com o grupo de gatos de controle. Poucos gatos e olhos foram acometidos por conjuntivite, e o início dos sinais clínicos de infecção foi mais demorado nos gatos que receberam L-lisina.[114] Ainda não há dados disponíveis sobre a eficácia da L-lisina em cães com infecção pelo HVC. Para mais informações, ver o *Formulário de fármacos,* no Apêndice.

Imunomoduladores

Em geral, a imunoterapia inclui qualquer forma de tratamento que altere o sistema imune. Essa discussão restringe-se aos meios inespecíficos de estimular o sistema imune, em uma tentativa de restabelecer a imunocompetência e controlar ou tratar doenças infecciosas. Os imunomoduladores têm sido usados para tratar mais do que as doenças virais comentadas na primeira parte deste capítulo. A imunoterapia inespecífica foi utilizada para tratar infecções causadas por agentes bacterianos, virais, fúngicos ou parasitários metazoários para os quais não há vacinação ou tipos de quimioterapia específicos.

É provável que os agentes imunomoduladores ou imunoestimulantes ou modificadores da resposta biológica sejam as medicações mais amplamente usadas nas infecções virais felinas e caninas, em especial aquelas causadas pelo FIV e pelo FeLV. Teorias sugerem que esses agentes beneficiam animais infectados, restabelecendo a função imune adequada, o que possibilita ao paciente controlar a carga do agente infeccioso e se recuperar de síndromes clínicas associadas. Essas substâncias modificam as respostas de células imunocompetentes por meio de citocinas ou outros mecanismos. Algumas delas têm não apenas efeito sobre o sistema imune, mas também atividade antiviral verdadeira (p. ex., IFN, acemanana).

Interferonas

As interferonas são moléculas de polipeptídios produzidas por células de vertebrados em resposta a infecções virais ou certas substâncias inertes, como um RNA de filamento duplo, e outros agentes microbianos. Em seres humanos, foram encontrados pelo menos três tipos de IFN: IFN-α (antigamente "IFN leucócito"), IFN-β (antigamente "IFN fibroblasto") e IFN-γ. A IFN-α e a IFN-β são similares em termos estruturais, sendo produzidas em resposta a infecção viral ou administração de polirribonucleotídio. A IFN-γ é estruturalmente distinta e produzida pelos linfócitos T em resposta a um estímulo antigênico específico. As IFN humanas têm sido manufaturadas por tecnologia do DNA recombinante e estão disponíveis no comércio. A IFN-ω felina recombinante, disponível no Japão e em muitos países da Europa, está liberada para uso em gatos e cães. As IFN não são estritamente específicas da espécie em seus efeitos, embora sua atividade biológica e a tolerância sejam maiores nas células de espécies geneticamente relacionadas. Mais informações podem ser obtidas no *Formulário de fármacos*, no Apêndice.

Interferona-α humana

A IFN-α humana recombinante (rHu) tem atividade imunomoduladora e antiviral, sendo ativa contra muitos vírus de DNA e RNA, embora a sensibilidade *in vitro* varie (p. ex., os mixovírus são suscetíveis, enquanto os adenovírus não o são). Em seres humanos, a administração parenteral de altas doses de IFN-α mostrou alguma eficácia contra os vírus da influenza, rinovírus, herpes-vírus e papilomavírus. A IFN-α também mostrou inibir a transformação oncogênica induzida pelos retrovírus. Ela foi liberada para o tratamento de seres humanos com leucemia mielógena, papilomatose e infecção pelo HIV, sendo administrada por vias tópica, intranasal, ocular e intralesional (p. ex., nas infecções pelo papilomavírus). Tem sido usada em gatos com infecções por FIV, FeLV, HVF-1 e CVF, bem como em gatos com PIF e na papilomatose em cães e gatos, agindo como uma citocina com efeitos imunomoduladores, mas também efeitos antivirais diretos. Não é virucida, meramente inibindo o ácido nucleico viral e a síntese de proteína.

Há dois esquemas de tratamento comuns que usam rHuIFN-α em gatos, a injeção parenteral (SC) de alta dose de IFN-α (10^4 a 10^6 UI/kg a cada 24 h) ou a aplicação oral de baixa dose (1 a 50 UI/kg a cada 24 h). Quando administrada de forma parenteral a gatos (ou cães), a IFN-α humana torna-se ineficaz após 3 a 7 semanas, devido ao desenvolvimento de anticorpos neutralizantes que limitam sua atividade. Em um estudo, gatos que foram tratados com IFN-α humana por via SC ficaram refratários ao tratamento após 3 ou 7 semanas, respectivamente, dependendo da dose parenteral usada, se muito alta ($1,6 \times 10^6$ UI/kg) ou mais baixa ($1,6 \times 10^4$ UI/kg).[214]

A IFN-α pode ser administrada por via oral por um período maior, porque nenhum anticorpo irá se desenvolver durante o tratamento por via oral. Também tem sido usada dessa maneira para tratar infecções pelo FIV e pelo FeLV. Com o uso oral os efeitos antivirais são improváveis, mas ocorre atividade imunomoduladora.

Administrada por via oral, a IFN-α é inativada pelo ácido gástrico e, como outras proteínas, é destruída pela tripsina e por outras enzimas proteolíticas no duodeno. Portanto, a IFN-α não é absorvida e não pode ser detectada no sangue após administração oral.[17] Por isso, os efeitos antivirais diretos são improváveis após uso oral, mas parece que a atividade imunomoduladora permanece. A IFN-α pode ligar-se a receptores de mucosa na cavidade bucal, estimulando o tecido linfoide local e levando à liberação de citocina nas células linfáticas da cavidade bucal ou da área faríngea, disparando uma cascata de respostas imunológicas que acaba atuando sistemicamente. A IFN-α administrada por via oral induziu respostas de citocina em linfonodos da mucosa bucal, incluindo a suprarregulação da expressão de IFN-α e a infrarregulação de interleucina (IL)-4.[185] Em estudos realizados com camundongos, mostrou-se que a administração subcutânea de IFN-α murina teve efeito antiviral, enquanto a administração oral causou apenas efeito imunomodulador; a infecção de camundongos com o vírus da encefalomiocardite resultou na morte de 100% dos camundongos se não tratados, em 40% de sobrevida quando os camundongos eram tratados com 2×10^5 UI/camundongo de IFN-α murina por via oral e em 90% de sobrevida se recebessem a mesma dose intraperitonealmente.[158] A justificativa para o uso de doses baixas (*versus* doses altas) orais é a simulação de processos de defesa naturais. Em estudos que compararam a dose baixa de IFN-α com concentrações maiores, o aumento da dose não acentuou o efeito.[24] Para mais informações sobre a IFN-α humana e outras IFN humanas disponíveis, como a IFN-β e a IFN-γ, ver o *Formulário de fármacos,* no Apêndice.

A IFN-α humana é ativa contra o FIV *in vitro*,[177] sendo usada frequentemente para tratar gatos infectados pelo FIV. Não foram realizados estudos controlados para avaliar o efeito da IFN-α humana em alta dose parenteral em gatos infectados pelo FIV. Em um estudo, usou-se a IFN-α humana em gatos clinicamente enfermos com a infecção natural pelo FIV (50 UI/kg na mucosa bucal diariamente por 7 dias em semanas alternadas durante 6 meses, seguidos por interrupção de 2 meses e então repetindo-se o tratamento por mais 6 meses). Houve diferença significativa na taxa de sobrevida após 18 meses (1/24 *versus* 1/6) e na condição clínica dos gatos, mas não houve diferença na carga de vírus, sugerindo que a melhora foi devida principalmente ao tratamento de infecções oportunistas.[141] Esse estudo confirmaria o uso da IFN-α humana oral em dose baixa em gatos infectados pelo FIV; no entanto, seu uso é questionado, porque a estimulação inespecífica do sistema imune pode estar contraindicada por poder levar à progressão da infecção pelo FIV.

Foram feitos vários estudos sobre o uso da IFN-α humana em gatos infectados pelo FeLV. *In vitro*, a replicação do FeLV é inibida pela IFN-α humana.[80] Um estudo[214] comparou a eficácia terapêutica da IFN-α humana em alta dose ($1,6 \times 10^4$ UI/kg a $1,6 \times 10^4$ UI/kg SC) ou zidovudina, ou IFN-α mais zidovudina em gatos pré-sintomáticos com infecção experimental pelo FeLV e altos níveis de antigenemia persistente. O tratamento com IFN-α, sozinha ou combinada com zidovudina, resultou em quedas significativas no antígeno p27 circulante do FeLV, começando 2 semanas após o início do tratamento. Entretanto, por causa do desenvolvimento de anticorpo anti-IFN-α, os gatos ficam refratários ao tratamento 3 ou 7 semanas após o início do tratamento. Em gatos com a infecção natural pelo FeLV usando IFN-α (1×10^5 UI/kg SC a cada 24 h por 6 semanas), com ou sem zidovudina, não houve melhora estatisticamente significativa dos parâmetros clínicos, laboratoriais, imunológicos ou virológicos.[66] Usou-se a IFN-α oral em dose baixa em um estudo controlado por placebo com gatos com infecção pelo FeLV induzida experimentalmente; foram administrados 0,5 UI/gato (oito gatos) ou 5 UI/gatos (cinco gatos) por via oral (após desafio experimental) em 7 dias consecutivos em semanas alternadas pelo período de 1 mês.[26] Nenhuma diferença foi encontrada no desenvolvimento de viremia entre os gru-

pos, mas os gatos tratados tiveram muito menos sinais clínicos e mais tempo de sobrevida em comparação com o grupo que recebeu placebo com a melhor resposta sendo observada nos gatos que receberam 0,5 UI/gato). Vários estudos não controlados relataram resposta benéfica em gatos de campo quando tratados com IFN oral em dose baixa,[167,184,200] mas incluíram apenas um número limitado de gatos e são difíceis de interpretar sem grupos de controle. Em um estudo maior, o resultado em 69 gatos infectados pelo FeLV com sinais clínicos que foram tratados com IFN oral em dose baixa (30 UI/kg por 7 dias consecutivos em um esquema de semanas alternadas) foi comparado com controles históricos, tendo-se observado sobrevida por muito mais tempo nos gatos tratados.[200] Em um estudo controlado por placebo realizado com gatos doentes infectados pelo FeLV levados pelos proprietários, o tratamento com IFN-α oral em dose baixa (30 UI/gato por 7 dias consecutivos em esquema alternado), sozinha ou combinada com proteína A estafilocócica, não resulta em diferença estatisticamente significativa na condição relativa ao FeLV, no tempo de sobrevida, nos parâmetros clínicos ou hematológicos ou melhora subjetiva na impressão do proprietário em comparação com o grupo do placebo.[121] Assim, esse estudo controlado não foi capaz de demonstrar eficácia.

In vitro, a replicação do HVF-1 pode ser inibida quando células são tratadas com a IFN-α humana.[44] Weiss[195] demonstrou efeito sinérgico da IFN-α quando combinada com aciclovir contra o HVF-1 em cultura de células. Em um estudo experimental *in vivo*, 12 filhotes de gatos infectados com o HVF-1 receberam 10^8 UI/kg de IFN-α humana SC a cada 12 h por 2 dias consecutivos, começando 1 dia antes do desafio ou placebo. A IFN-α foi eficaz em reduzir os sinais clínicos nos gatos no período de 14 dias.[19] Na prática, a IFN-α costuma ser usada por via tópica na ceratoconjuntivite induzida pelo HVF-1. O uso tópico é preferível ao sistêmico porque pode ocorrer efeito antiviral diretamente no local da aplicação, mas é importante que a aplicação seja frequente. A combinação com um análogo de nucleosídio (p. ex., aciclovir) é recomendada devido aos efeitos sinérgicos.[115] No entanto, não foram feitos estudos controlados com essa combinação em animais infectados naturalmente. Em gatos com manifestações oculares de infecção pelo HVF-1, foi recomendado o uso tópico da IFN-α humana a cada 4 a 6 h por 1 semana além da resolução clínica. A replicação do CVF também pode ser reduzida *in vitro* quando as culturas de células são tratadas com a IFN-α humana,[44] mas não há estudos *in vivo*.

Foi demonstrada atividade antiviral *in vitro* da IFN-α humana contra uma cepa do CVF causadora de PIF. A combinação de IFN-α com ribavirina *in vitro* resultou em efeitos antivirais significativamente maiores do que a soma dos observados com ribavirina ou IFN-α apenas,[201] mas *in vivo* a combinação não foi eficaz. Em um estudo, 74 gatos (52 tratados, 22 controles) com PIF induzida experimentalmente receberam IFN-α, *Propionibacterium acnes* (antigamente *Corynebacterium parvum*), uma combinação ou placebo. A administração profilática e terapêutica de IFN-α em dose alta (10^4 ou 10^6 UI/kg) não reduziu de maneira significativa a mortalidade nos gatos tratados, em comparação com os não tratados, mas o tempo médio de sobrevida nos tratados com 10^6 UI/kg de IFN-α combinado com *P. acnes* teve um prolongamento significativo de 6 semanas.[199]

Em cães, o conhecimento sobre a eficácia da IFN-α humana é limitada. Ela tem sido usada em cães com papilomatose viral, mas não há estudos controlados a respeito. Em pessoas com papilomatose, a IFN-α é usada na dose de 10^6 UI/indivíduo por via parenteral até que ocorra a regressão; o esquema de tratamento semelhante, ou com dose baixa oral, também poderia ser eficaz em cães.[16] Entretanto, a injeção intralesional poderia ser mais benéfica.

Interferona-ω felina

A IFN-ω, correspondente felina da IFN, foi liberada para uso na medicina veterinária no Japão e em alguns países da Europa. Ela difere nitidamente da IFN humana, não apenas em termos de sua antigenicidade (causando, portanto, o desenvolvimento de anticorpo em animais), mas também quanto à sua eficácia antiviral em células de felinos. A IFN-ω felina pode ser usada em gatos por longos períodos sem o desenvolvimento de anticorpo. As IFN de cães e gatos são estreitamente relacionadas, e a IFN-ω felino é quase tão eficaz em células caninas como nas felinas, o que justifica seu uso em cães. No entanto, os cães só desenvolvem anticorpos se a IFN-ω felina for administrada por bastante tempo. A IFN-ω felina é um produto recombinante elaborado por baculovírus que contém a sequência felina para essa IFN que se replica no bicho-da-seda após infecção; subsequentemente, a IFN-ω é purificada fora de preparação homogeneizada de bicho-da-seda. Além da atividade antiviral, demonstrou-se que a IFN-ω felina in vitro tem efeito antitumoral contra células neoplásicas caninas, atividade antiproliferativa e contra a formação de colônia; portanto, pode ser útil para tratar algumas condições neoplásicas em felinos e caninos,[145,179] tendo sido usada em gatos com sarcomas em local de injeção, mas não há estudos controlados in vivo a respeito. A IFN-ω felina tem propriedades farmacocinéticas semelhantes às da IFN humana, distribuindo-se primariamente no fígado e nos rins, catabolizada com rapidez, principalmente nos rins, e excretada na urina sem acúmulo residual no corpo. A dose intravenosa (IV) ou SC recomendada para cães e gatos é de $2,5 \times 10^6$ UI/kg a cada 24 h por 3 dias consecutivos no caso de infecções virais agudas. Na infecção viral crônica sugere-se um tratamento protocolar de 10^6 UI/kg SC a cada 24 h por 5 dias consecutivos, mas que no futuro pode ser modificado. Não há relatos de efeitos colaterais graves em cães ou gatos. Ver mais informações no Formulário de fármacos, no Apêndice.

Foi realizado apenas um estudo para verificar a eficácia da IFN-ω felina contra a infecção pelo FIV, um ensaio multicêntrico controlado por placebo feito na França,[119] em que 62 gatos com a infecção natural por esse vírus foram tratados com IFN-ω na dose de 10^6 UI/kg SC a cada 24 h por 5 dias consecutivos, não tendo sido observadas alterações significativas na taxa de sobrevida dos gatos tratados em comparação com os do grupo que recebeu placebo, embora se tenha notado alguma melhora clínica. Contudo, é provável que o esquema terapêutico usado tenha sido muito curto para tratar a infecção crônica pelo FIV. Serão necessários outros ensaios para avaliar a eficácia da IFN-ω felina contra a infecção pelo FIV.

A IFN-ω felina inibe a replicação do FeLV in vitro.[152] Em um estudo de campo controlado por placebo realizado na França, 48 gatos infectados pelo FeLV foram tratados com IFN-ω na dose de 10^6 UI/kg SC a cada 24 h por 5 dias consecutivos,[31] tendo sido observada uma diferença estatisticamente significativa no tempo de sobrevida dos gatos tratados versus aqueles não tratados em um período de acometimento de 9 meses.[30] Todavia, os parâmetros virológicos não foram medidos durante o estudo para confirmar a hipótese de que a IFN realmente tinha um efeito anti-FeLV além de inibir infecções secundárias. A IFN-ω felina também foi usada em gatos infectados pelo FIV em um estudo de campo, mas não se observou taxa maior de sobrevida no grupo que recebeu placebo, sendo necessários mais estudos.

A IFN-ω felina tem efeito antiviral sobre o HVF-1 in vitro[44,186] e foi mais eficaz do que a IFN-α humana no tratamento de linhagens celulares infectadas por esse vírus. Contudo, um estudo in vivo demonstrou melhor eficácia da IFN-α humana tópica do que da IFN-ω felina no tratamento da conjuntivite induzida pelo HVF-1 experimental, inclusive com o agravamento da pontuação da conjuntivite em gatos tratados com a IFN-ω felina.[55]

A IFN-ω felina também inibe a replicação do CVF in vitro,[44,130,186] embora o efeito antiviral seja menos proeminente do que contra outros vírus de felinos quando testados no mesmo sistema de cultura celular. Em um estudo de campo não controlado, gatos com sinais clínicos (p. ex., doenças do trato respiratório superior de felinos ou estomatite) sob suspeita de terem infecção aguda pelo CVF foram tratados com $2,5 \times 10^6$ UI/kg de IFN-ω IV a cada 48 h (3 vezes) e mostraram melhora dos sinais clínicos.[188] No entanto, não há estudos controlados disponíveis. A IFN-ω felina também foi usada em um ensaio não controlado em gatos com gengivoestomatite crônica (alguns estavam infectados pelo CVF) nos quais foi injetada nas lesões bucais. Os gatos apresentaram alguma melhora, mas também foram tratados com outros fármacos e procedimentos dentários, não tendo sido incluído um grupo de controle no estudo,[126] de maneira que fica difícil interpretar os resultados.

Há alguns dados sobre a eficácia da IFN-ω felina em gatos com PIF. A replicação do CVF foi inibida pela IFN-ω felina in vitro.[130,186] Em um estudo (não controlado e com apenas um pequeno número de gatos), 12 gatos sob suspeita de terem PIF foram tratados com IFN-ω felina combinada com glicocorticoides e cuidados de suporte.[78] Embora a maioria dos gatos tenha morrido, quatro sobreviveram por 2 anos e todos inicialmente tiveram efusão abdominal. Não havia um grupo de controle nesse estudo e a PIF não foi confirmada nos quatro gatos que sobreviveram, de modo que os resultados não foram esclarecedores. Em um ensaio duplo-cego de tratamento randomizado controlado por placebo, 34 gatos com PIF foram tratados com IFN-ω ou placebo.[151] Em todos os gatos, a PIF foi confirmada por exame histológico e/ou coloração imuno-histoquímica ou imunofluorescente do antígeno do CVF em efusão ou macrófagos teciduais. A IFN-ω foi administrada na dose de 10^6 UI/kg SC a cada 48 h inicialmente até a melhora clínica, e subsequentemente a cada 7 dias. Foram administrados glicocorticoides como dexametasona no caso de efusão (1 mg/kg por injeção intratorácica ou intraperitoneal a cada 24 h) ou prednisona (de início, na dose de 2 mg/kg VO a cada 24 h até a melhora clínica e, em seguida, diminuída gradualmente para 0,5 mg/kg a cada 48 h). Alguns gatos em ambos os grupos sobreviveram por semanas a meses (a sobrevida mais longa foi de 200 dias), mas não houve diferença estatisticamente significativa no tempo médio de sobrevida dos gatos tratados com IFN-ω ou placebo.[151]

A replicação do vírus da panleucopenia felina (FPV; do inglês, panleukopenia virus) pode ser inibida in vitro pela IFN-ω felina.[130,186] Existe apenas uma publicação sobre algum tipo de tratamento profilático em gatos de um abrigo de animais que não foi eficaz na prevenção da panleucopenia.[139] No entanto, não existem estudos controlados sobre o tratamento de gatos com essa doença, mas o sucesso no tratamento da infecção pelo parvovírus canino (CPV; do inglês, canine parvovirus; ver discussão adiante) corrobora tal consideração. A IFN-ω felina inibe a replicação do CPV in vitro.[186] O efeito da IFN-ω felina sobre o resultado da infecção experimental pelo CPV foi examinado em 29 filhotes de Beagle com 3 a 4 meses de idade em um estudo controlado por placebo. Embora o número de cães que desenvolveram sinais clínicos não tenha diferido significativamente entre os tratados e aqueles do grupo que recebeu placebo, os sinais clínicos foram menos graves nos tratados com IFN-ω.[79] Em outro ensaio de desafio duplo-cego controlado por placebo, o CPV foi inoculado em 10 filhotes de Beagle com 8 e 9 semanas de idade que desenvolveram sinais clínicos e foram divididos aleatoriamente em 2 grupos de 5 cães cada (um de placebo que recebeu solução fisiológica e outro que recebeu IFN-ω na dose de $2,5 \times 10^6$ UI/kg IV a cada 24 h por 3 dias consecutivos, começando-se 4 dias após o desafio). Todos os cinco cães do grupo de placebo morreram em até 10 dias após a inoculação. Do grupo tratado, um cão morreu 2 dias após o início do tratamento, enquanto os outros quatro sobreviveram ao desafio e se recuperaram gradualmente.[116] A eficácia da IFN-ω felina também foi avaliada em condição de campo no tratamento de cães com infecção pelo CPV em um estudo duplo-cego multicêntrico controlado por placebo feito na França, em que 92 cães com 1 a 28 meses de idade foram distribuídos aleatoriamente em 2 grupos (43 para receberem IFN-ω e 49 para receberem placebo) e foram tratados com IFN-ω felina (2,5 × 10⁶ UI/kg IV a cada 24 h por 3 dias consecutivos) ou placebo. Os animais tratados apresentaram melhora dos sinais clínicos e redução significativas em comparação com os de controle; morreram três cães do grupo que recebeu IFN-ω e 14 do que recebeu placebo.[30] Em um estudo de campo semelhante que incluiu 93 cães com infecção pelo CPV no Japão, também houve redução significativa na mortalidade de cães tratados com IFN-ω (14/72), em comparação com o grupo de controle (13/21).[127] Tais dados sugerem que a IFN-ω felina tem efeito terapêutico em cães com infecção pelo CPV, melhorando os sinais clínicos e reduzindo a mortalidade. Para mais informações sobre o uso da IFN-ω, ver o *Formulário de fármacos,* no Apêndice.

Citocinas e fatores de crescimento

Além das IFN, outras citocinas têm sido usadas em cães e gatos com infecções virais. Elas não têm efeito antiviral direto, mas podem alterar a função da medula óssea e interferir nas infecções virais que prejudicam a hematopoese. Os fatores de crescimento hematopoéticos são glicoproteínas que afetam o crescimento e a diferenciação de células sanguíneas, incluindo eritrócitos, plaquetas, monócitos, granulócitos e linfócitos. Vários fatores de crescimento felinos e caninos foram clonados mas não estão disponíveis no comércio, daí a necessidade de utilizar os fatores humanos, mas cães e gatos desenvolvem anticorpos contra eles, o que limita a duração do tratamento.

Filgrastim

O filgrastrim, fator de estimulação de colônias de granulócitos (G-CSF; do inglês, *granulocyte colony-stimulating factor*), é comercializado como produto recombinante humano (rHuG-CSF). É usado potencialmente nas infecções virais para combater as neutropenias associadas às infecções por FIV, FeLV ou parvovírus ou junto com a quimioterapia antiviral para evitar efeitos colaterais neutropênicos. Para mais informações, ver o *Formulário de fármacos,* no Apêndice.

O filgrastim tem sido usado em gatos infectados pelo FIV. Em um estudo, um pequeno número de gatos com a infecção natural pelo FIV foi tratado, mas não foram observadas alterações significativas em comparação com gatos não tratados.[90] Os dados sobre o uso de filgrastim na infecção pelo FeLV são limitados. Em um estudo que envolveu o tratamento de alguns gatos com a infecção natural pelo FeLV, não foram encontradas alterações significativas nas contagens de neutrófilos.[90] O filgrastim também foi usado em gatos com neutropenia grave causada pela infecção pelo FPV. Não foram observadas diferenças no número de neutrófilos nos gatos com panleucopenia, em comparação com gatos de controle, mas o número de casos nesse estudo foi limitado.[90] Além disso, o uso de filgrastim em animais infectados pelo parvovírus pode estar contraindicado, porque o vírus se replica em células em divisão ativa.

Em cães, o filgrastim tem sido recomendado para tratar a infecção pelo CPV (ver Capítulo 8). No entanto, o uso de filgrastim nessa doença é questionável. Em um estudo não controlado que incluiu cães profundamente neutropênicos, observou-se melhora na contagem de neutrófilos 24 h após o tratamento.[43] Em um ensaio clínico randomizado controlado por placebo que incluiu 23 filhotes de cães com infecção confirmada pelo parvovírus e neutropenia (pouco mais que 1.000 neutrófilos/µℓ), o tratamento não causou diferenças significativas entre os cães tratados e os que receberam placebo quanto à duração da hospitalização, à contagem mais baixa de neutrófilos ou ao tempo até que ela aumentasse.[148] Resultados similares foram encontrados em outro estudo clínico duplo-cego que incluiu 43 cães.[128] Tais resultados desapontadores poderiam ser explicados

pelo fato de que o G-CSF endógeno já se encontra aumentado em cães com infecção pelo CPV. O G-CSF não foi detectável no plasma de cães infectados experimentalmente antes do início da neutropenia, mas passou a ser logo após, e alcançou concentrações muito altas por todo o tempo restante de infecção,[21] tornando questionável a necessidade de G-CSF. Como em gatos com infecção pelo FPV, o uso de G-CSF em cães infectados pelo CPV pode exacerbar a doença, porque o vírus se replica nas células em divisão ativa. O aumento da proporção de precursores neutrofílicos cíclicos pode, na verdade, prolongar o período neutropênico devido à infecção viral e à destruição dessas células.[104] O uso prolongado de G-CSF em cães e gatos pode resultar na formação de anticorpo para o fármaco e consequente neutropenia.

Sargramostim

Também conhecido como fator de estimulação de colônias de granulócitos e macrófagos (GM-CSF; do inglês *granulocyte-macrophage colony-stimulating factor*), o sargramostim controla a diferenciação e a proliferação de precursores das linhagens de granulócitos e monócitos na medula óssea. O GM-CSF também induz a proliferação de progenitores mieloides e eritroides. Gatos podem apresentar aumentos nas contagens de neutrófilos, eosinófilos, linfócitos e monócitos em combinações variáveis. O tratamento com altas doses (150 µg/kg) de rHuGM-CSF induziu anticorpos neutralizantes para o fármaco começando 10 dias após o tratamento e, presumivelmente, isso resultou em declínio subsequente na leucocitose observada durante o tratamento.[118] Gatos tratados com rHuGM-CSF tiveram indução similar de anticorpos, mas sua leucocitose foi mantida, sugerindo outro mecanismo para a resposta transitória no cão.

O GM-CSF (5 µg/kg a cada 12 h por 14 dias) foi usado para tratar gatos clinicamente saudáveis (grupo de controle) e outros com infecção crônica pelo FIV.[3] Os efeitos colaterais do tratamento em alguns gatos foram irritação no local da injeção e febre baixa. Todos os gatos desenvolveram aumento significativo na carga viral de FIV em células mononucleares periféricas durante o tratamento. A acentuação da viremia pode ter relação com o aumento da replicação ou a expressão acentuada do vírus pelos linfócitos infectados. Portanto, o uso de GM-CSF em gatos infectados pelo FIV é contraindicado. Para mais informações, ver o *Formulário de fármacos,* no Apêndice.

Eritropoetina

A eritropoetina (EPO) é comercializada como rHuEPO e usada de maneira eficaz em gatos e cães com anemia arregenerativa causada por deficiência endógena de EPO na insuficiência renal crônica. O tratamento com EPO aumenta não apenas a contagem de eritrócitos, mas também o número de plaquetas e megacariócitos em animais e seres humanos com doença clínica.[136] A EPO humana também aumenta a contagem de leucócitos em gatos.[3] Para mais informações, ver o *Formulário de fármacos,* no Apêndice.

Em um estudo, gatos infectados pelo FIV foram tratados com EPO humana (100 UI/kg SC 3 vezes/semana durante 2 semanas). Todos os gatos tratados tiveram aumento gradual no número de eritrócitos e neutrófilos ou linfócitos, ou ambos. Em contraste com o tratamento com GM-CSF, não se observou aumento da carga viral, de maneira que a EPO humana pode ser usada com segurança em gatos infectados pelo FIV com citopenia.

Interleucina-2

A IL-2 é produzida por células T auxiliares inativadas e responsável por estimular a citotoxicidade específica mediada por células B. Foi sintetizada em grandes quantidades pela tecnologia do DNA recombinante, mas pode causar toxicidade. As aplicações potenciais incluem o tratamento de doenças neoplásicas e virais. Em doses baixas, mostrou que aumenta a resposta imune à vacinação concomitante quando administrada a pessoas com imunodeficiência.[124] Não há dados disponíveis sobre seu uso em cães e gatos.

Interleucina-8

A IL-8, citocina produzida por monócitos e uma variedade de outras células teciduais, tem um papel na ativação de neutrófilos e foi administrada a cães para potencializar a quimiotaxia de neutrófilos.[220] Não há dados disponíveis sobre seu uso em doenças infecciosas felinas e caninas.

Fator de crescimento 1 semelhante à insulina

O fator de crescimento 1 semelhante à insulina (IGF-1) é comercializado como produto humano recombinante (rHuIGF-1) e age como imunoestimulante do tecido tímico e dos linfócitos T. Na infecção pelo HIV, a inibição do crescimento tímico e a maturação limitada de células T resultam em depleção do compartimento linfoide periférico. A modulação terapêutica para proteger ou estimular a função tímica pode melhorar a linfopenia foscarnet e retardar a progressão da doença nas infecções por lentivírus. O fármaco é administrado por infusão contínua.

Em gatos com infecção experimental pelo FIV, o tratamento com rHuIGF-1 resultou em aumento significativo de tamanho e peso do timo e evidência de regeneração de seu córtex, bem como redução no número de células B.[52,209] Embora se tenha observado estimulação de células T, a carga viral não aumentou durante o tratamento; portanto, poderia ser uma opção terapêutica em gatos jovens infectados pelo FIV, mas ainda não foram estabelecidos dados em gatos com a infecção natural por esse vírus.

Indutores de interferonas e outras citocinas

Imunoestimulantes inespecíficos, que induzem a síntese de IFN e outras citocinas, são medicações de uso amplo em cães e gatos infectados por vírus. Sabe-se que muitos microrganismos (vírus, bactérias intercelulares) e várias macromoléculas têm atividade antiviral e antimicrobiana no hospedeiro. A maioria das substâncias consideradas portadoras desse efeito tem estrutura similar à do ácido nucleico bifilamentar, que pode ser de origem microbiana ou novos polímeros sintéticos de ácido nucleico.

Os microrganismos e seus extratos têm seu uso clássico como imunoestimulantes inespecíficos. O adjuvante completo de Freund é uma emulsão de água em óleo que contém micobactérias íntegras inativadas. Quando um antígeno proteico é misturado com o adjuvante, o antígeno fica contido na fase aquosa e as micobactérias ficam na fase oleosa. A injeção dessa mistura induz a resposta imune celular (RIC) e a formação de anticorpo humoral para a proteína desejada, ocasionando uma reação grave no local de inflamação e grande formação de granuloma. O adjuvante que é o ingrediente ativo no Freund é a N-acetilmuramil-L-alanil-D-isoglutamina (dipeptídio muramil). Purificada, pode produzir uma resposta sem efeitos colaterais. O bacilo de Calmette-Guérin (BCG) é uma cepa não patogênica de *Mycobacterium bovis* que foi usada para tratar neoplasia em cães e gatos e em gatos infectados pelo FeLV. Organismos intracelulares facultativos como as micobactérias que são imunoestimuladores têm afinidade acentuada pela localização e pela estimulação de mecanismos de depuração de células mononucleares e fagócitos. A emulsão da parede celular de uma espécie não patogênica de *Mycobacterium*, que foi modificada para ter menos toxicidade e antigenicidade retendo a atividade antineoplásica, foi liberada como estimulante da RIC para tratar sarcoides equinos, sendo recomendada ainda como imunoterapia em outras neoplasias, como tumores mamários caninos, linfomas e sarcomas, embora até o momento não haja estudos que demonstrem sua eficácia com tal finalidade. Várias outras bactérias, incluindo

P. acnes e certas espécies de *Staphylococus* e *Salmonella*, também foram propostas como imunoestimulantes. Uma preparação de *P. acnes* que age como imunoestimulante específico (ver discussão adiante) tem sido usada no tratamento de gatos com infecção pelo FeLV, pelo HVF e na piodermite estafilocócica canina. O lisado do fago de *Staphylococcus aureus* é uma preparação estéril que contém componentes da parede celular dessa bactéria e foi liberada para o tratamento da piodermite estafilocócica ou polimicrobiana em cães. Acredita-se que age pela estimulação da produção de citocina. Reações alérgicas locais ou sistêmicas são efeitos colaterais potenciais. O vírus da rubéola modificado inativado imunomodulador foi liberado como imunomodulador para diminuir a reação inflamatória causada por linfócitos T ativados. Não foi avaliado adequadamente em estudos controlados, mas recebeu liberação condicional para o tratamento de doença muscular em equinos.[193] Para mais informações sobre esses fármacos, ver o *Formulário de fármacos*, no Apêndice. O tratamento e a profilaxia com indutores de IFN tornou-se mais atraente para tratar das infecções na prática veterinária porque eles fornecem um meio mais natural de restabelecer a função imune, possibilitando que o paciente controle a carga viral e se recupere da doença. Seu efeito em geral é transitório, durando aproximadamente 1 semana, de modo que precisam ser administrados repetidamente para terem utilidade clínica. No entanto, a administração com intervalo mais curto do que a cada 2 semanas pode causar interferência pronunciada na indução de IFN. É difícil testar os efeitos desses compostos sobre funções de defesa inespecíficas e os resultados dos testes *in vitro* não podem simplesmente ser transferidos para situações *in vivo*. É difícil interpretar a maioria dos relatórios por causa de critérios diagnósticos não muito claros, ausência de estadiamento clínico ou acompanhamento, da variabilidade natural da evolução da doença, da falta de grupos de controle com placebo, do pequeno número de animais usados e dos tratamentos de suporte concomitantes administrados. Embora os relatórios de estudos não controlados frequentemente sugiram melhora clínica ou aumento do tempo de sobrevida, esses efeitos nem sempre foram confirmados por estudos controlados subsequentes.

Em algumas doenças infecciosas, a estimulação inespecífica do sistema imune em animais já infectados na verdade poderia ter impacto negativo. Em seres humanos com infecção pelo HIV, e potencialmente também em gatos com infecção pelo FIV, esses fármacos podem levar ao aumento na replicação viral causada pela ativação de linfócitos e macrófagos infectados de forma latente e, portanto, podem causar a progressão da doença. Em cultura celular, a estimulação de células infectadas pelo FIV é consistentemente associada à maior produção de FIV. Esses compostos também devem ser evitados em gatos com PIF, porque os sinais clínicos desenvolvem-se como resultado da resposta imunomediada ao CVF com mutação.

Proteína A estafilocócica

A proteína A estafilocócica (SPA; do inglês *staphylococcal protein A*) é um produto bacteriano polipeptídico purificado a partir de paredes celulares de *S. aureus* Cowan I. Ela se combina com imunocomplexos na região Fc (não de ligação do antígeno) de certas subclasses de IgG e estimula a ativação do complemento, bem como induz a ativação de células T, e estimula a produção de células destruidoras naturais e IFN-γ. Foi descrita atividade antitumoral.[14,88] Para mais informações, ver o *Formulário de fármacos*, no Apêndice.

Uma variedade de fontes de SPA e tratamentos tem sido usada em gatos infectados pelo FeLV. O interesse surgiu primeiro quando o plasma de gatos com linfoma infectados pelo FeLV foi passado sobre SPA ou colunas de *S. aureus* para remover imunocomplexos circulantes e então colocado de volta nos gatos. Mais de 100 gatos foram tratados dessa maneira, em geral com tratamentos 2 vezes/semana por 10 a 20 semanas.* Em alguns estudos, observou-se alta taxa de remissão tumoral e conversão para um estado negativo para o FeLV; em outros, as respostas foram menos espetaculares e de curta duração. Subsequentemente, determinou-se que a SPA e outros produtos podem ter se separado dos filtros e colunas usados para imunoabsorção e voltado para os gatos como contaminantes no plasma tratado.[58] A possibilidade de que esses produtos tenham exercido efeito imunomodulador positivo fez com que os investigadores tratassem os gatos com doses pequenas de SPA. Em tal estudo que incluiu filhotes de gatos com infecção experimental pelo FeLV, o tratamento com SPA (7,3 mg/kg por via intraperitoneal (IP) 2 vezes/semana durante 8 semanas) não corrigiu a anemia nem melhorou a função humoral imune. Em um estudo experimental que envolveu 17 gatos (5 virêmicos infectados com o FeLV, 6 não virêmicos não infectados pelo FeLV e 6 controles não infectados), não se observou diferença na viremia nem na resposta imune, mas foi possível detectar a estimulação da linhagem granulocítica na medula óssea.[91] Em um estudo de campo controlado por placebo, o tratamento com SPA (10 mg/kg IP, 2 vezes/semana durante até 10 semanas) de gatos doentes e infectados pelo FeLV trazidos pelos proprietários não causou diferença no estado do FeLV, no tempo de sobrevida nem nos parâmetros clínicos e hematológicos, em comparação com um grupo que recebeu placebo, mas causou melhora significativa na impressão subjetiva dos proprietários sobre a saúde de seus animais. Quando a SPA foi combinada com IFN-α oral em dose baixa (30 U/dia) em intervalos semanais alternados, o efeito foi menor do que com a SPA apenas.[121]

Propionibacterium acnes

O *P. acnes* está disponível para uso veterinário e é um produto de bactérias mortas que mostrou estimular macrófagos, resultando na liberação de várias citocinas e IFN, bem como acentuar a atividade de células T e destruidoras naturais em camundongos. Foi eficaz para evitar o desenvolvimento de raiva em alguns camundongos após desafio.[123] Em gatos e cães, foi usado no tratamento de certos tumores (p. ex., melanoma maligno)[109,182] e mostrou-se eficaz como adjuvante no tratamento antibacteriano contra a piodermite canina recorrente crônica.[10] Como antiviral, *P. acnes* foi administrado a gatos com infecção por FeLV, HVF-1 e PIF.

P. acnes foi usado em gatos infectados pelo FeLV, mas não foram realizados estudos prospectivos a respeito. A experiência clínica foi documentada em discussões e em dois relatórios sem comprovação.[97,99] Em um desses relatórios, um clínico tratou com *P. acnes* (0,1 a 0,2 mg/gato IV 2 vezes/semana, em seguida em semanas alternadas por 16 semanas) e cuidados de suporte 76 gatos clinicamente enfermos com infecção natural pelo FeLV. Embora não tenham sido discutidas avaliações clínicas ou laboratoriais específicas, 72% dos gatos tornaram-se negativos para o antígeno do FeLV e sobreviveram por um período inespecífico. No outro relatório, 700 gatos com infecção natural foram tratados com *P. acnes* (0,2 mg/gato IV a cada 3 dias, em seguida a cada semana por 6 ou mais semanas) em conjunto com cuidados de suporte. Aproximadamente 50% dos gatos apresentaram melhora clínica, embora a conversão para o estado negativo para o FeLV tenha sido rara. Contudo, tais estudos não foram controlados e seu valor precisa ser mais bem avaliado.

Na PIF induzida experimentalmente, 74 gatos receberam *P. acnes*, alta dose SC de IFN-α humana, uma combinação ou placebo.[199] Nesses gatos (52 tratados, 22 de controle), a administração de *P. acnes* combinado com alta dose (10^6 UI/kg) de IFN-α humana não resultou em queda significativa da mortalidade nos gatos tratados em

comparação com os não tratados, mas o tempo médio de sobrevida nos tratados com a combinação teve prolongamento significativo de 3 semanas.

Bacilo de Calmette-Guérin

O BCG é um extrato de parede celular de uma cepa não patogênica de *M. bovis*, desenvolvido originalmente em 1908 por Calmette e Guérin como uma "vacina" contra a tuberculose para seres humanos. Organismos intracelulares facultativos como micobactérias são imunoestimulantes com afinidade acentuada pela localização em fagócitos mononucleares e pelos mecanismos de depuração dessas células.[51] Animais com imunodeficiência grave ou sob terapia imunossupressora poderiam desenvolver infecção, em vez de estimulação, ao receberem essa vacina. O BCG foi eficaz para tratar neoplasia em gatos e cães (p. ex., sarcoma de Sticker).[69,107] Outras preparações de parede celular de micobactérias, usadas como adjuvantes em vacinas, foram modificadas (com menos toxicidade e antigenicidade, mas retendo a atividade antineoplásica) e liberadas como estimulantes da imunidade mediada por célula para o tratamento do sarcoide equino (como a emulsão da parede celular de uma espécie não patogênica de *Mycobacterium*, já comentado neste capítulo).

O vírus do sarcoma felino (VSF) é um vírus recombinante que pode se desenvolver em gatos após infecção pelo FeLV. Inoculou-se BCG SC em filhotes de gatos infectados experimentalmente com VSF, ao mesmo tempo e no mesmo local em que foi feita a inoculação do FeLV, ao mesmo tempo porém 1 semana após tal inoculação, ou com uma mistura de células neoplásicas autóctones viáveis aproximadamente 35 dias após a inoculação do FeLV. O tratamento com BCG não foi capaz de evitar o desenvolvimento tumoral nem de aumentar a taxa de sobrevida.[6]

Serratia marcescens

Um extrato biológico órfão previamente disponível de *Serratia marcescens* (BESM; do inglês, *biologic extract of* Serratia marcescens) contendo DNA e componentes da membrana de *S. marcescens* é um bacilo gram-negativo anaeróbico móvel facultativo de ocorrência natural no solo e na água, bem como nos intestinos, que produz um pigmento vermelho à temperatura ambiente e pode causar infecções nosocomiais associadas a infecções urinárias e do trato respiratório, endocardite, osteomielite, septicemia, infecções de feridas e oculares, bem como meningite em seres humanos; também são descritas infecções em cães e gatos[5] (ver como infecção relacionada com o cateter, no Capítulo 93). O BESM estimula macrófagos felinos normais derivados da medula óssea a liberarem concentrações máximas de IL-6, ocasionando elevações na temperatura retal e na contagem de neutrófilos.[37] Em um estudo feito com cães, o BESM (0,08 mg/kg SC a cada 24 h, começando no dia seguinte ao da administração de doxorrubicina) foi eficaz em reduzir a duração e a gravidade da mielossupressão induzida pela doxorrubicina.[137] Em um estudo feito com gatos infectados pelo FeLV, no entanto, o tratamento semanal com BESM falhou em evitar ou reverter a viremia em gatos, quando iniciado antes ou 6 semanas após a inoculação com FeLV, mas induziu a estimulação da medula mediante a liberação de citocina, resultando em neutrofilia e pirexia.[37]

Parapoxvirus avis e Parapoxvirus ovis

O *Parapoxvirus avis* (PIND-AVI) e o *Parapoxvirus ovis* (PIND-ORF) são poxvírus inativados pelos raios γ, também conhecidos como indutores de paraimunidade. Seu modo proposto de ação é mediante a indução de IFN e fatores de estimulação de colônias e a ativação de células destruidoras naturais. Estão disponíveis em alguns países da Europa e têm sido usados para tratar uma variedade de infecções virais em animais, tanto como profilaxia quanto com intuito

---

terapêutico. Entretanto, a maioria dos relatos sobre sua eficácia não tem comprovação ou animais de controle. Não foram documentados efeitos benéficos em nenhum dos estudos duplos-cegos controlados por placebo publicados até o momento. Como outros imunomoduladores que produzem estimulação inespecífica do sistema imune, o PIND-AVI e o PIND-ORF podem estar contraindicados em gatos com infecção pelo FIV, porque a imunoestimulação inespecífica pode levar à progressão da infecção, razão pela qual também estão contraindicados em gatos com PIF.

Há relatos de que o PIND-AVI e o PIND-ORF curaram 80 a 100% de gatos infectados pelo FeLV,[72] quando administrados na dose de 1 mℓ SC 1 a 3 vezes/semana durante 4 a 30 semanas. Contudo, 2 ensaios duplos-cegos controlados por placebo em gatos com a infecção natural pelo FeLV sob condições controladas não conseguiram repetir esses resultados.[64,65] Em 120 gatos tratados com um desses dois compostos ou placebo, não se encontrou diferença significativa na eliminação da viremia durante o período de tratamento de 6 semanas (12% nos gatos tratados, 7% no grupo de controle). No segundo estudo, 30 gatos com a infecção natural foram tratados em um ensaio controlado duplo-cego por placebo, tendo sido examinados 20 parâmetros imunológicos, clínicos, laboratoriais e virológicos (incluindo a concentração do antígeno p27 do FeLV, sinais clínicos, subconjuntos de linfócitos e tempo de sobrevida), não tendo sido demonstradas diferenças estatisticamente significativas entre o uso do indutor de paraimunidade e placebo em qualquer desses parâmetros.

Ácido polirriboinosínico-polirribocitidílico

O ácido polirriboinosínico-polirribocitidílico (poli-IC) é um indutor químico da IFN usado para tratar cães e gatos, tendo causado indução apenas mínima da IFN em cães.[162] A dose recomendada é de 0,2 mg/kg SC uma única vez. A concentração de IFN em geral atinge o máximo 8 h depois da administração de poli-IC, mas declina gradualmente em 24 h. A inibição da produção de IFN é pronunciada se o poli-IC for administrado novamente a uma frequência maior do que a cada 2 semanas. A duração do efeito das IFN é inferior a 2 semanas, por isso um efeito contínuo não pode ser mantido. Efeitos colaterais em cães e gatos incluem linfopenia, necrose linfoide, depressão do SNC, gastrenterite hemorrágica e distúrbios da coagulação.[49] Há relatos de que o poli-IC é eficaz em proteger cães contra a hepatite infecciosa canina (HIC).[49] Entretanto, em um estudo experimental controlado, a mortalidade em cães com HIC não diminuiu, e o tempo de sobrevida foi prolongado em apenas poucos dias.[210] Em um relato, o poli-IC foi útil na prevenção de infecções pelo HVC em filhotes de cães recém-nascidos.[49]

Acemanana

A acemanana é um polímero complexo de carboidrato de cadeia longa hidrossolúvel (manana) derivado da planta *Aloe vera* e liberado para uso veterinário. Pode ser captada por macrófagos, que estimulam a liberação de citocinas, provocando respostas de imunidade mediada por célula, incluindo citotoxicidade. A acemanana tem sido usada como adjuvante em vacinas ou por via intralesional isoladamente para acentuar a regressão de tumores, como no tratamento dos sarcomas pós-vacinais no local da injeção em gatos.[59,85] Para mais informações, ver o *Formulário de fármacos*, no Apêndice.

A acemanana foi usada em gatos infectados pelo FIV clinicamente enfermos, que a receberam por 12 semanas, por injeção intravenosa ou subcutânea 1 vez/semana ou por via oral diária.[213] Os efeitos benéficos relatados observados nesse estudo não são claros porque os gatos foram tratados simultaneamente com antibacterianos e outras terapias sintomáticas ou de suporte, e o estudo não teve um grupo de controle. No momento, a acemanana deve ser usada com cautela em

gatos infectados pelo FIV, por causa de seus efeitos imunoestimulantes. Em um ensaio controlado sem prescrição, 50 gatos com infecção natural pelo FeLV foram tratados com acemanana (2 mg/kg IP a cada 7 dias por 6 semanas).[160] O uso de cuidados de suporte simultâneos não foi descrito. Após 12 semanas 71% dos gatos estavam vivos, mas os resultados sobre o antígeno do FeLV ainda eram positivos. Não se observou alteração significativa nos sinais clínicos ou parâmetros hematológicos. Também não houve um grupo de controle nem avaliações clínicas e laboratoriais que documentassem melhora do estado antes do tratamento. Em cães, os dados sobre o efeito da acemanana são limitados. A injeção intralesional foi recomendada como tratamento para cães com papilomatose.[16]

Outros fármacos com atividade imunomoduladora

Um número significativo de fármacos usados por outras razões diferentes em animais também exercem atividade imunomoduladora. Alguns têm sido usados para tratar infecções em cães e gatos.

Levamisol

Este anti-helmíntico de amplo espectro, usado por exemplo no tratamento da dirofilariose em cães e gatos,[32,146] estimula inespecificamente a imunidade mediada por célula em uma variedade de espécies. O levamisol foi detectado como substância imunomoduladora quando o tratamento aplicado contra a infecção por nematódeo não apenas matou os parasitos, mas também melhorou sinais clínicos de outras infecções. O levamisol influencia a atividade da fosfodiesterase, ocasionando aumento do 3′,5′-monofosfato cíclico de guanosina e diminuindo o monofosfato cíclico de adenosina. O aumento do primeiro nos linfócitos estimula respostas proliferativas e secretoras. Ele também potencializa células mononucleares em fagocitose, a quimiotaxia e a destruição celular de bactérias. O levamisol tem sido usado em gatas com tumores mamários, mas seu efeito não foi significativo.[108] A toxicidade do levamisol é relativamente alta; hipersalivação, vômitos, diarreia e sinais do SNC foram observados, similares aos sinais observados na intoxicação por nicotina.[74] Lesões morfológicas, caracterizadas por meningoencefalite perivascular, não supurativa ou granulomatosa, foram descritas no SNC de cães tratados com levamisol.[173,191] A facilitação potencial do sistema imune mediado por células pode ocasionar lesões no SNC, por forçar o corpo a reagir contra agentes latentes (p. ex., VC).[49] O levamisol foi dado a gatos infectados pelo FIV,[23] mas seu efeito nunca foi corroborado por estudos controlados, e assim seu uso permanece sob investigação. Também foi usado em gatos infectados pelo FeLV,[23] mas também não há estudos controlados disponíveis.

Dietilcarbamazina

A dietilcarbamazina (*N,N*-dietil-4-metil-1-piperazina carboxiamida [DEC]) é um agente antiparasitário de uso amplo, em especial nas regiões tropicais, para evitar e tratar a filariose humana, e também tem sido usada na prevenção da dirofilariose em cães e gatos. Seu efeito antifilárias foi atribuído à imunomodulação. A DEC tem efeitos colaterais potencialmente graves, inclusive lesão hepática.[15]

Alguma evidência indica que a DEC poderia mitigar a evolução da infecção pelo FeLV em gatos. Estudos não controlados sugeriram que o tratamento oral contínuo com DEC, administrado por um curto período após evidência de infecção pelo FeLV, evita ou retarda a linfopenia associada a esse vírus e prolonga a sobrevida do animal.[86,87] Em um estudo controlado, seu efeito terapêutico contra a infecção pelo FeLV foi investigado em 24 filhotes de gatos sem patógenos específicos e infectados experimentalmente com uma cepa de FeLV causadora de linfoma. Os filhotes foram divididos em 4 grupos e receberam uma dose oral alta de DEC (12 mg/kg a cada 24 h), uma dose baixa de DEC (3 mg/kg a cada 24 h), zidovudina (15 mg/kg a cada 12 h) ou um placebo por 10 semanas. Embora a zidovudina tenha sido eficaz na prevenção da viremia persistente, a DEC não foi eficaz em dose alguma, mas tanto as doses de DEC quanto o zidovudina evitaram o desenvolvimento de linfoma.[135]

Cimetidina

O antagonista do receptor H2 cimetidina mostrou-se eficaz para potencializar a imunidade mediada por célula em seres humanos com imunodeficiências comuns, parecendo bloquear os receptores nas células T supressoras, mas não há estudos controlados em cães e gatos.

Lactoferrina

A lactoferrina é uma glicoproteína de mamífero que se liga ao ferro e tem origem bovina, sendo produzida por células epiteliais da mucosa de todos os mamíferos, localizando-se em secreções, em especial no leite. Tem sido usada por causa de seu efeito imunomodulador local na cavidade bucal, e mostrou aumentar a atividade fagocitária celular.[157] Ela se liga ao ferro, reduzindo a biodisponibilidade dele para bactérias e, assim, tem efeito antibacteriano, como também antifúngico, antiprotozoário e atividade antiviral. O efeito protetor da lactoferrina durante bacteriemia letal foi relatado em camundongos.[218] Em um estudo feito com pessoas saudáveis, a lactoferrina administrada por via oral aumentou a atividade fagocitária de células mononucleares periféricas em alguns indivíduos, mas não em todos.[212] Não foram descritos efeitos colaterais durante o uso de lactoferrina. Para mais informações, ver Capítulo 88 e o *Formulário de fármacos*, no Apêndice.

A lactoferrina tem sido usada em gatos com infecção pelo FIV e estomatite, por aplicação tópica (40 mg/kg a cada 24 h por 14 dias) na mucosa bucal de gatos com estomatite intratável (gatos infectados pelo FIV e outros de controle negativos para o mesmo vírus) e os sinais clínicos da doença (resposta relacionada com dor, salivação, apetite e inflamação bucal) melhoraram em todos os gatos, independentemente do estado relativo ao FIV. Também foi demonstrado aumento da atividade fagocitária de neutrófilos nesses gatos.[157] Um gato com estomatite e infecção pelo CVF foi tratado com lactoferrina em pó (200 mg), aplicada diretamente nas lesões por 22 meses. Os sinais clínicos começaram a resolver-se após 11 meses e sua resolução coincidiu com a cessação da eliminação do CVF.[2] No entanto, o gato também recebeu outras medicações, sendo necessários mais estudos para pesquisar os efeitos benéficos da lactoferrina. Todavia, os estudos sugerem que a lactoferrina poderia ser benéfica no tratamento local da estomatite em gatos, porque muitas dessas reações inflamatórias provavelmente são causadas ou desencadeadas por infecções virais. Estudos *in vitro* sugerem atividade contra o HVC, mas não há estudos *in vivo*.

Imunoestimulante poliprenil

O imunoestimulante poliprenil (PI; do inglês, *polyprenyl immunostimulant*) é um poliprenil fosforilado com 10 a 14 resíduos de prenil. É um agente biológico veterinário que contém uma mistura de poli-isoprenóis lineares fosforilados, leva à suprarregulação da biossíntese do mRNA de citocinas Th-1 e também tem efeito antiviral e antitumoral. Há uma alegação não publicada de que tenha eficácia no tratamento da rinotraqueíte felina.

Foi eficaz em uma série de casos de 3 gatos com PIF. Suspeitava-se que esses gatos tinham PIF, mas eles não apresentavam efusão. Em um deles, a PIF foi diagnosticada (após um período de tratamento de 14 meses) durante a necropsia, e no segundo gato a coloração imuno-histoquímica do antígeno do CVF em biopsias teciduais foi positiva e diagnóstica de PIF. No terceiro gato, a PIF não foi confirmada. Um gato sobreviveu 14 meses; os outros 2 ainda estavam vivos e bem após 24 e 28 meses, respectivamente.[94] Portanto, o uso do imunoestimulante poliprenil poderia ser promissor em gatos com PIF sem efusão à apresentação.

Lipossomas

São estruturas sintéticas microscópicas, compostas por múltiplas camadas lipídicas duplas concêntricas que circundam um número igual de camadas aquosas. As camadas lipídicas são relativamente impermeáveis a substâncias aquosas nelas aprisionadas. Mediadores imunológicos, substâncias antigênicas e fármacos foram colocados dentro do compartimento aquoso de lipossomas para facilitar a liberação dessas substâncias em tecidos selecionados do corpo. Os próprios lipossomas são relativamente não antigênicos, atóxicos e biodegradáveis, porque são preparados a partir de lipídios normalmente encontrados nas membranas celulares. Como ocorre com as microesferas, alterações nas suas propriedades físicas podem ser usadas para modificar a liberação de antígeno. Os lipossomas podem ter o potencial de agir como carreadores de imunogênios com finalidades de vacinação. O acréscimo de adjuvantes dentro da membrana lipossômica pode aumentar a imunogenicidade. Os antígenos lipossômicos, que normalmente estimulam apenas a imunidade humoral, podem estimular a imunidade mediada por célula se substâncias da parede bacteriana como o lipídio A ou o dipeptídio muramil forem adicionadas na membrana. Os lipossomas também têm sido empregados para a liberação seletiva *in vivo* de fármacos para células do sistema fagocitário mononuclear, que remove preferencialmente esses compostos da circulação. Parasitos intracelulares (p. ex., fungos sistêmicos, micobactérias, *Babesia canis*, *Ehrlichia canis*, *Trypanosoma cruzi*, *Leishmania donovani*) que residem nessas células podem ser mais suscetíveis aos agentes quimioterápicos liberados nos lipossomas. Para mais informações, ver *Anfotericina e outros polienos*, no Capítulo 55, e o *Formulário de fármacos*, no Apêndice.

Nosódios

Nosódios são preparações homeopáticas de tecidos de animais que têm a doença que se pretende evitar com o uso deles. As recomendações são administrar os nosódios imediatamente após a exposição a um agente infeccioso. Alega-se na Internet que essas preparações medicinais terapêuticas alternativas protegem os animais como imunomoduladores específicos contra uma variedade de doenças infecciosas, inclusive infecções virais de cães e gatos. Elas consistem em diluições seriadas com agitação interveniente (sucessão, potencialização, em redemoinho) de tecidos, secreções ou excreções de animais com doenças correspondentes, sendo administradas por via oral. Os ensaios clínicos que envolvem nosódios para evitar doenças infecciosas em geral não são bem controlados e a informação sobre sua utilidade ou toxicidade é limitada. Em um desafio controlado com CPV em filhotes caninos, os nosódios não conferiram proteção.[211]

Capítulo 3

Cinomose

Craig E. Greene e Marc Vandevelde

Etiologia

O vírus da cinomose (VC) é um membro do gênero *Morbillivirus*, da família Paramyxoviridae, estreitamente relacionado com outros vírus. Apresenta diâmetro variável, relativamente grande (150 a 250 nm), com um filamento único de RNA negativo envolto em um nucleocapsídio de simetria helicoidal e circundado por envelope de lipoproteína derivada da membrana celular, que contém glicoproteínas virais H (proteína de inserção) e F (proteína de fusão) (Figura 3.1). Vírus como o VC, que codificam proteínas capazes de se integrar à membrana celular, tornam as células infectadas suscetíveis ao dano causado pela citólise imunomediada. O VC também pode induzir a fusão celular (formação sincicial). A indução sincicial envolve a interação complexa de proteínas virais com a célula do hospedeiro[316] e ocorre com cepas do VC menos propensas a produzir apoptose celular.[211]

O VC e as interações celulares foram elucidados para explicar a variedade de desfechos da infecção por esse vírus. A molécula sinalizadora da ativação de linfócitos (SLAM [do inglês, *signaling lymphocyte activation molecule*] ou CD 150) é uma glicoproteína da membrana e receptora celular de morbilivírus que se expressa na superfície de células do sistema imune, inclusive timócitos imaturos, linfócitos e monócitos ativados, bem como células dendríticas maduras. O VC virulento liga-se de maneira seletiva à SLAM nessas células imunes por meio de suas proteínas H e F, possibilitando a disseminação rápida nos tecidos linfoides.[312] Ocorre imunossupressão não apenas em razão da citólise induzida, mas também porque o VC virulento inibe as respostas da interferona (IFN) e da citocina das células linfoides pela expressão do gene P das proteínas de virulência V e C.[312] No cérebro, o VC liga-se a um receptor indefinido hiterto,[305] induzindo uma infecção persistente não citolítica.[229,230] Em resposta à infecção aguda pelo VC, ocorre suprarregulação da SLAM nas células imunes do cão, que infiltram o sistema nervoso central (SNC), o que pode amplificar ainda mais a replicação viral no cérebro.[315] Diferentemente do VC virulento, as cepas de célula Vero adaptada na vacina contra o VC são menos patogênicas e ligam-se a receptores celulares semelhantes aos da heparina, encontrados em células não imunes como as de linhagens de cultura de tecido epitelial.[98] Como essas células não têm seu receptor apropriado, o VC virulento não cresce bem em linhagens celulares contínuas, como as células Vero, o que dificulta bastante o isolamento em laboratório.[163,165] Além disso, cepas virulentas do VC podem causar infecções intracelulares persistentes crônicas do SNC, ao induzirem a fusão de uma célula a outra e a citólise.[229,230] Ver a discussão sobre a encefalite subaguda a crônica pelo VC, no tópico intitulado Patogenia. Em contraste, as cepas Onderstepoort da vacina, que se propagam *in vitro* com facilidade, têm estrutura diferente na proteína F e induzem fusão extensa de uma célula a outra, acarretando citólise. A replicação e a liberação virais mais acentuadas das células resultam em uma resposta de anticorpo do hospedeiro e na eliminação do vírus da vacina com uma infecção autolimitante ou atenuada. Em contraste, a expressão do gene F e a liberação viral reduzidas no caso de cepas virulentas do VC acarretam persistência viral e neuroinvasão com início tardio de manifestações no SNC.[229] A modificação recombinante sintética do genoma para aumentar a expressão do gene F leva à atenuação da virulência do VC em furões e pode ser o futuro do desenvolvimento de cepas vacinais.[15]

Apesar da variação genética mínima, os isolados de VC são sorologicamente homogêneos. No entanto, a patogenicidade das várias cepas difere, o que pode afetar a gravidade e a extensão ou o tipo da doença clínica. Certos isolados, como as cepas Snyder Hill, A75/17 e R252, são altamente virulentos e neurotrópicos. A cepa Snyder Hill causa polioencefalomielite, enquanto as outras duas citadas causam apenas desmielinização. A capacidade de outras cepas causarem lesões do SNC varia. Além das influências da proteína F já descritas, as propriedades de proteínas codificadas pelos genes N e M também afetam a persistência viral[282] e a capacidade de causar doença do SNC.

O VC é suscetível à luz ultravioleta, embora a proteína circundante ou os antioxidantes do ambiente ajudem a protegê-lo da inativação. Extremamente sensível ao calor e ao ressecamento, o VC é destruído por temperaturas de 50 a 60°C em 30 min. Em tecidos excisados ou

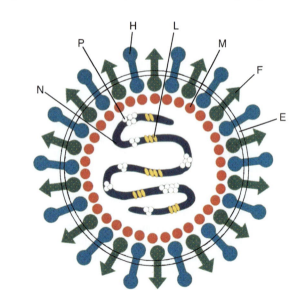

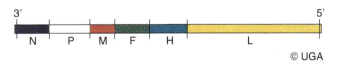

© UGA

Figura 3.1 Estrutura do vírus da cinomose. (*E*, envelope de lipoproteína; *F*, proteína de fusão; *H*, hemaglutinina [neuraminidase]; *L*, proteína grande; *M*, proteína da matriz; *N*, nucleocapsídio; *P*, polimerase proteica.) (Arte de Craig Greene © 2004 University of Georgia Research Foundation Inc.)

secreções, ele sobrevive por pelo menos 1 h a 37°C e por 3 h a 20°C (temperatura ambiente). Em climas quentes, o VC não persiste em canis após a retirada dos cães infectados. O tempo de conservação e sobrevida do VC é maior em temperaturas frias. Naquelas próximas do congelamento (0 a 4°C), ele sobrevive no ambiente por semanas. Abaixo do congelamento o vírus é estável, sobrevivendo a –65°C por pelo menos 7 anos. A liofilização reduz a labilidade do vírus e é um meio excelente de preservá-lo para uso em vacinas comerciais e laboratoriais. O VC permanece viável em pH entre 4,5 e 9. Como qualquer vírus com envoltório (envelope), é suscetível ao éter e ao clorofórmio, à solução diluída de formol (menos de 0,5%), ao fenol (a 0,75%) e a desinfetantes à base de amônio quaternário (a 0,3%). Procedimentos rotineiros de desinfecção em geral são eficazes para destruir o VC em canis e hospitais (ver Capítulo 93).

Os parâmetros de doença e hospedeiros naturais do VC incluem certas espécies de carnívoros terrestres (ver Tabela 3.1), embora outras espécies possam ser infectadas experimentalmente com graus variáveis de suscetibilidade.[20] Sinais do SNC foram induzidos em camundongos e *hamsters* por inoculação intracerebral. Coelhos e ratos são resistentes à inoculação parenteral. Infecções inaparentes, autolimitadas, provocadas em gatos domésticos, primatas não humanos e seres humanos por inoculação parenteral de VC virulento lembram as de cães que receberam vacinas com o vírus vivo modificado (VVM). Primatas não humanos do Velho Mundo (*Macaca fuscata* e *Macaca mulatta*) foram infectados naturalmente.[285,328] Com o passar dos anos, a variabilidade de hospedeiros dessa doença parece ter aumentado conforme foram ocorrendo transmissões interespécies e eventos de recombinação viral, ocasionando surtos epizoóticos com mortalidade elevada.[68,127,129,292] Alterações moleculares no gene da hemaglutinina podem ser responsáveis pela disseminação do VC para hospedeiros que não sejam cães em ambientes selvagens.[187,330] Apesar da ampla variedade de hospedeiros, os cães são o principal reservatório do VC, e é provável que também atuem como reservatórios da infecção para animais selvagens.[62,129] Certas espécies silvestres, como o guaxinim (*Procyon lotor*) e as martas (*Martes* spp.), podem servir como reservatório da infecção para populações caninas suscetíveis.[146,205] As infecções do SNC em grandes felinos exóticos cativos e silvestres foram atribuídas à infecção pelo VC* (ver *Infecções por Paramixovírus Felinos*, Capítulo 16). Suínos (*Sus domestica*) adquirem a infecção subclínica, e caititus (*Tayassu tacaju*) infectados naturalmente desenvolvem

---

*Referências 21, 197, 203, 235, 246, 276, 320.

Tabela 3.1	Carnívoros terrestres suscetíveis à cinomose.[a,b]
Ordem	**Descrição**
Ailuridae	Panda-pequeno
Canidae	Coiote, dingo, guaxinim, cão, lobo, raposa
Mustelidae	Furão, marta, visão, lontra, carcaju, texugo
Mephitidae	Gambá
Procyonide	Quati, jupará (macaco-da-meia-noite), mão-pelada
Ursidae	Urso, panda-gigante
Viverridae	*Binturong* (*Arctictis binturong*), fossa (*Cryptoprocta ferox*, carnívoro de Madagascar), *linsang*, gato-de-algália
Herpestidae	Mangusto, suricato
Felidae (grandes espécies)	Guepardo, leão, onça, gato-do-mato (maracajá), jaguatirica

[a]Infecções subclínicas ocorrem em não carnívoros, incluindo o elefante asiático e os caititus (Tayassuidae). Informação das Referências 20 e 217. [b]Ver também Tabela 100.10, para a recomendação de vacinação desses animais.

encefalite.[21] Encefalite foi documentada em um macaco infectado naturalmente.[328] Foram documentadas infecções subclínicas no elefante asiático (*Elephas maximus*). O vírus da cinomose focina, um morbilivírus bastante relacionado com o VC, e algumas cepas silvestres do VC causaram morbidade grave em focas de Baikal (*Phoca sibirica*) e do Mar Cáspio (*Phoca caspica*).[93,151,160] O vírus pode disseminar-se para focas a partir de cães ou de outros carnívoros terrestres suscetíveis. A análise genética de cepas que causam surtos mostra que o VC não se torna mais virulento nem se dissemina para novas espécies de hospedeiros em uma região, mas a mesma cepa circula entre animais suscetíveis de várias espécies de hospedeiros em determinada área geográfica.[42,52,129] Outros morbilivírus bastante relacionados, mas distintos, causam doença em outros mamíferos aquáticos (golfinhos e toninhas), sendo mais estreitamente relacionados com os morbilivírus de ruminantes.

Epidemiologia

A propagação viral ocorre 7 dias após a inoculação experimental (pós-inoculação [PI]). O VC, mais abundante nos exsudatos respiratórios, comumente dissemina-se por exposição a aerossóis ou gotículas respiratórias, mas não pode ser isolado da maioria dos outros tecidos e secreções corporais, inclusive da urina. Pode ocorrer infecção transplacentária a partir de mães virêmicas. O vírus pode ser excretado até 60 a 90 dias após a infecção, embora períodos mais curtos de propagação sejam mais típicos. O contato entre animais recém-infectados (com doença subclínica ou doentes) mantém o vírus em uma população, e o suprimento constante de filhotes de cães fornece uma população suscetível à infecção. Embora a imunidade à virulência do VC seja prolongada ou dure pelo resto da vida, não é absoluta após vacinação. Cães que não recebem a imunização periódica podem perder a proteção e infectar-se após estresse, imunossupressão ou contato com indivíduos doentes. Com base nos resultados de estudos sorológicos, a taxa de infecção é considerada mais alta do que a de doença,[66] o que reflete um certo grau de imunidade natural ou induzida pela vacina na população canina em geral. Muitos cães suscetíveis podem ter a infecção subclínica mas eliminar o vírus do corpo sem exibir sinais da doença. Embora a maioria dos cães recuperados elimine completamente o vírus, alguns podem continuar a abrigá-lo no SNC.

A taxa de prevalência de cinomose espontânea em cães cosmopolitas é maior dos 3 aos 6 meses de idade, o que se correlaciona com a perda dos anticorpos maternos (ACM) nesses filhotes após o desmame. Em contraste, em populações isoladas suscetíveis de cães a doença é grave e disseminada, acometendo animais de todas as idades. Suspeita-se de suscetibilidade maior em algumas raças, mas isso não está comprovado. Há relatos de que a prevalência, a mortalidade e as sequelas da doença em cães braquicefálicos são menores se comparadas às de cães de raças dolicocefálicas. Infecções concomitantes, como pelo VC e pelo adenovírus canino (CAV)-2, podem causar pneumonia fatal em filhotes de cães.[245]

Patogenia

Infecção sistêmica

Durante exposição natural, o VC dissemina-se por aerossol e contato do epitélio do trato respiratório superior (Figura 3.2 A e B). Após 24 h da inoculação, o vírus multiplica-se nos macrófagos teciduais e dissemina-se nessas células por meio dos linfócitos locais para as tonsilas e os linfonodos brônquicos. Estudos originais em cães[16] foram repetidos em furões, e neles o VC virulento levou vantagem nas mucosas superficiais durante a invasão do hospedeiro e de linfócitos para desvio da disseminação pelo reconhecimento dos receptores de SLAM nos linfócitos.[312] Por volta de 2 a 4 dias PI, o número de

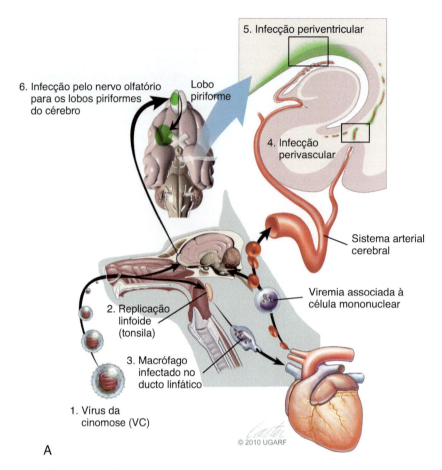

A

Figura 3.2 A. Patogenia sequencial da infecção pelo VC. *1,* O VC entra no trato respiratório via aerossóis e coloniza os tecidos linfoides locais, como as tonsilas. *2,* A replicação viral primária ocorre nas tonsilas, nos linfonodos retrofaríngeos e brônquicos e no tecido linfoide gastrintestinal (GI). *3,* Desses locais de replicação primária, macrófagos contendo VC entram nos linfáticos que seguem de volta para o coração, onde entram no sangue como uma viremia associada a células mononucleares. *4,* O vírus entra no sistema nervoso central (SNC) via circulação cerebral, onde se deposita nos espaços perivasculares dos vasos sanguíneos finos. *5,* Como alternativa, o vírus entra nos vasos do plexo coroide e, por fim, no líquido cerebrospinal (LCS) e no sistema vestibular. *6,* Como um fenômeno incomum em cães, o VC pode seguir pelas vias nasais, através da lâmina cribriforme e em sentido anterógrado pelo nervo olfatório para o bulbo olfatório e o SNC, onde se localiza predominantemente nos lobos piriformes do córtex cerebral. (A, B e D, arte de Kip Carter © 2010 University of Georgia Research Foundation Inc.) *Continua.*

vírus nas tonsilas e linfonodos retrofaríngeos e brônquicos aumenta, mas o número de células mononucleares infectadas pelo VC encontradas em outros órgãos linfoides diminui.[16] Em cerca de 4 a 6 dias PI ocorre a multiplicação do vírus nos folículos linfoides do baço, no tecido linfático associado ao intestino da lâmina própria do estômago e do intestino delgado, nos linfonodos mesentéricos e nas células de Kupffer do fígado. A proliferação disseminada do vírus nos órgãos linfoides corresponde ao aumento inicial na temperatura corporal e a leucopenia entre 3 e 6 dias PI. A leucopenia é primariamente uma linfopenia causada pelo dano viral às células linfoides, que acomete tanto as células T quanto as B.

É provável que a disseminação adicional do VC para células epiteliais e tecidos do SNC 8 a 9 dias PI seja hematogênica, como viremia associada à célula e à fase plasmática, e depende das condições imunológicas humorais e mediadas por célula do cão (Figura 3.2 A). A eliminação do vírus em todas as secreções do corpo começa no momento de colonização epitelial, mesmo em cães com infecções subclínicas. Cerca de 14 dias PI, animais com títulos de anticorpos adequados contra o VC e citotoxicidade mediada por célula eliminam o vírus da maioria dos tecidos e não exibem sinais clínicos de doença. O anticorpo IgG específico do VC é eficaz em neutralizar o VC extracelular e inibir sua disseminação intercelular.

Cães com níveis intermediários de resposta imune mediada por célula e títulos de anticorpos tardios por volta de 9 a 14 dias PI apre-sentam disseminação viral para seus tecidos epiteliais. Os sinais clínicos que se desenvolvem podem acabar resolvendo-se à medida que o título de anticorpo aumenta e o vírus é eliminado da maioria dos tecidos corporais. Entretanto, o vírus completo pode persistir por longos períodos nos tecidos e neurônios uveais, bem como no tegumento, como os coxins plantares.[118,119,122]

A patogenia da replicação e a persistência do VC nos coxins plantares foi bem pesquisada. As lesões microscópicas consistem em hiperqueratose e paraqueratose, com formação de vesículas, pústulas e corpúsculos de inclusão.[221] O vírus que entra no epitélio do coxim plantar durante o período virêmico causa proliferação dos queratinócitos basais, resultando na hiperqueratose observada; contudo, nem o vírus nem seu ácido nucleico parecem persistir indefinidamente.[88,120,122] Essa localização epidérmica foi associada a certas cepas do VC do tipo silvestre, que acarretam infecção não citocida nos queratinócitos do coxim plantar *in vitro* e em cães infectados experimentalmente.[88,120,122] A expressão de citocina é suprarregulada nas células epidérmicas do coxim plantar infectadas pelo vírus.[118,119] A alteração na sequência do gene da proteína viral H foi associada a essa adaptação viral.[243]

A recuperação da infecção pelo VC está associada a imunidade a longo prazo e cessação da eliminação viral. A proteção pode estar comprometida se o cão for exposto a um vírus altamente virulento ou em grande quantidade, ou ainda se ficar imunocomprometido ou estressado.

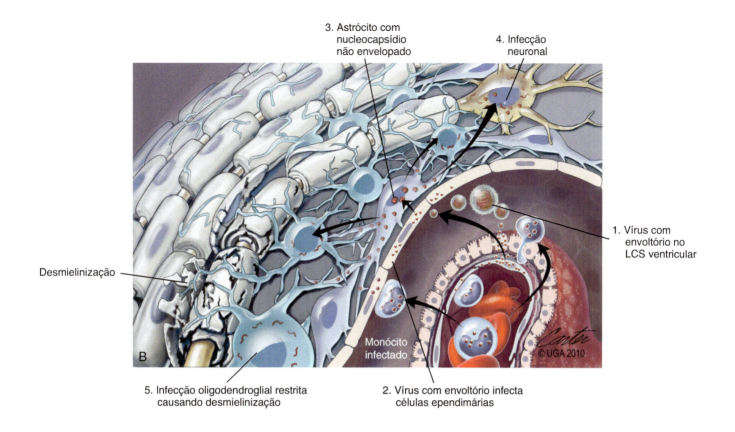

3. Astrócito com nucleocapsídio não envelopado

4. Infecção neuronal

Desmielinização

1. Vírus com envoltório no LCS ventricular

Monócito infectado

©UGA 2010

B

5. Infecção oligodendroglial restrita causando desmielinização

2. Vírus com envoltório infecta células ependimárias

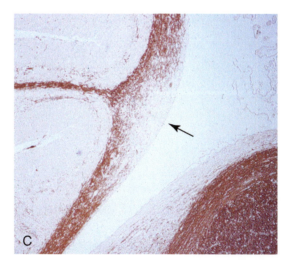

C

Figura 3.2 (continuação) B. Desmielinização não inflamatória aguda. Essa lesão é típica de cães com baixa imunidade anti-VC. Grandes quantidades do vírus estão presentes com infiltração celular mínima. *1,* O vírus é mostrado entrando no SNC por células mononucleares no plexo coroide, onde se deposita e replica dentro das células epiteliais. Após citólise, o vírus livre entra no LCS, onde pode disseminar-se para infectar células ependimárias. *2,* Como alternativa, as células mononucleares infectadas entram no LCS através do tecido vascular danificado e fundem-se com as superfícies das células ependimárias. *3,* A replicação viral nos astrócitos resulta na produção de grande número de nucleocapsídios intracitoplasmáticos sem envoltório. Os nucleocapsídios do VC disseminam-se através dos processos dos astrócitos para astrócitos adjacentes, células oligodendrogliais e neurônios. *4* e *5,* Nas células oligodendrogliais, e às vezes nos neurônios, ocorre uma infecção restrita (transcrição sem tradução) e o RNA viral intracitoplasmático acumula-se em quantidades relativamente moderadas. A infecção restrita nas células oligodendrogliais acarreta desmielinização primária. **C.** Microfotografia do tipo de lesão descrita em B com uma área desmielinizada não inflamatória aguda (*seta*). (Imunocoloração com a proteína básica mielina, 20×.)

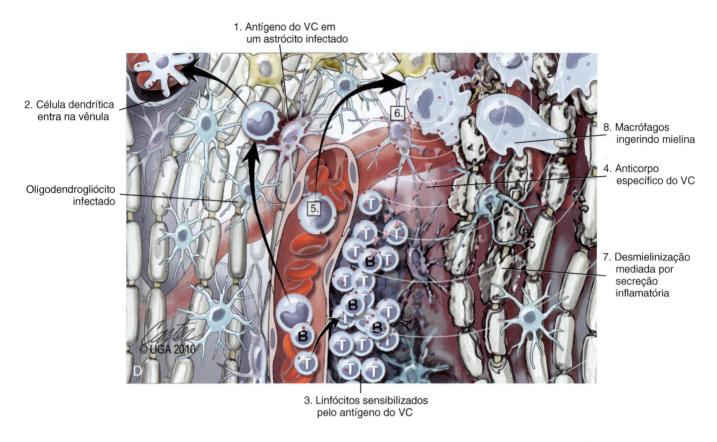

1. Antígeno do VC em um astrócito infectado

2. Célula dendrítica entra na vênula

Oligodendrogliócito infectado

© UGA 2010

D

8. Macrófagos ingerindo mielina

4. Anticorpo específico do VC

7. Desmielinização mediada por secreção inflamatória

3. Linfócitos sensibilizados pelo antígeno do VC

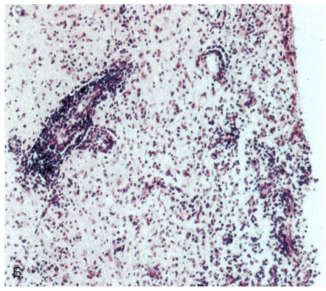

E

Figura 3.2 (continuação) D. Tumefação perivascular crônica com desmielinização. Por períodos após a infecção viral, pequenas quantidades de nucleocapsídios virais sem envoltório permanecem nos astrócitos com resposta inflamatória celular mínima. O vírus também pode ser encontrado em oligodendrócitos e alguns neurônios como RNA viral não traduzido. *1,* Os antígenos do VC expressam-se na superfície dos astrócitos. A molécula de sinalização da ativação de linfócitos (SLAM), na superfície de células imunes, como as dendríticas, interage com esse antígeno viral. *2,* Macrófagos ativados pela interação viral transformam-se em células dendríticas, emigram do SNC pelas vênulas e entram na circulação sistêmica, seguindo para os linfonodos, onde apresentam o antígeno às células T e ativam outros imunócitos pelo VC. *3,* Os linfócitos, agora sensibilizados para os antígenos do VC, entram no SNC pelo vaso sanguíneo como resultado de recrutamento imune. A tumefação perivascular ocorre com células B direcionadas para o antígeno e células T CD8[+] e CD4[+]. *4,* As células B sintetizam e liberam anticorpo específico para o VC. *5,* De maneira similar, células mononucleares sensibilizadas entram no espaço perivascular do SNC com maior expressão de citocinas (interleucina [IL]-6, IL-8, IL-12 e fator-α de necrose tumoral) como uma resposta imune intensificada contra o vírus. *6,* O anticorpo específico contra o VC das células B, que se tinha ligado ao antígeno de superfície de astrócitos infectados, atrai macrófagos/monócitos ativados, exibindo aumento do complexo de histocompatibilidade principal da classe II e expressão da SLAM, que se ligam à parte Fc desse anticorpo ligado, desencadeando citotoxicidade mediada por célula dependente de anticorpo. Nesse processo, os macrófagos ativados secretam "moléculas altamente ativas" (p. ex., metaloproteinases da matriz, seus inibidores associados e radicais de oxigênio reativo), que se irradiam para o tecido circundante, lesando ainda mais a barreira hematencefálica, a mielina e outros elementos celulares em um mecanismo do tipo "circunstante". *7,* Ocorrem separação e fragmentação da mielina em decorrência da inflamação e da necrose. *8,* Os macrófagos ingerem a mielina em degeneração e restos necróticos como parte de um processo de limpeza. **E.** Microfotografia da desmielinização inflamatória crônica, conforme descrito em D, na área periventricular da medula. Há um coxim perivascular e dano ao tecido circundante no SNC de um cão infectado pelo VC (coloração com H&E, 100×).

Nos dias 9 a 14 PI, cães em más condições imunes apresentam disseminação viral para muitos tecidos, inclusive a pele, glândulas exócrinas e endócrinas e o epitélio dos tratos gastrintestinal (GI), respiratório e geniturinário. Os sinais clínicos de doença nesses cães em geral são acentuados e graves, e o vírus geralmente persiste nos seus tecidos até a morte. A sequência de eventos patogênicos depende da cepa viral e pode durar 1 a 2 semanas.[284] Infecções bacterianas secundárias aumentam a gravidade da doença clínica.

Estudos sobre a resposta sorológica ao VC em cães gnotobióticos confirmam que os títulos séricos de anticorpo variam inversamente com a gravidade da doença. A resposta de anticorpo em cães foi separada em determinantes do envoltório e da parte central (*núcleo*) do vírus. Apenas os cães que produzem anticorpos antienvoltório parecem capazes de evitar a infecção viral persistente do SNC. O desfecho da infecção do SNC parece depender do surgimento de anticorpos IgG circulantes para a glicoproteína H.[242] A mortalidade em cães gnotobióticos aproxima-se da observada em animais infectados naturalmente, o que retira a ênfase do papel da infecção bacteriana secundária no sentido de influenciar a gravidade da doença. Todavia, é provável que as bactérias sejam importantes para complicar os sinais da doença nos tratos respiratório e GI.

A infecção aguda pelo VC causa apoptose linfocitária, depleção de células T e imunossupressão.[162,312] Estudos documentaram a ocorrência de imunossupressão mediada por célula após infecção pelo VC. O teste de transformação de linfócitos em neonatos infectados experimentalmente mostrou depressão profunda da resposta linfocitária a fitomitógenos em um momento correspondente a viremia aguda e linfopenia. Essa resposta deprimida persistiu por mais de 10 semanas nos filhotes convalescentes e nunca voltou aos valores basais nos que morreram de causas agudas.[157] Infecções pré-natais e neonatais por cinomose são causas de imunodeficiência nos filhotes que sobrevivem e podem ter infecções concomitantes mais graves com outros vírus, como o parvovírus, bactérias como o *Clostridium piliforme* ou protozoários como *Neospora caninum*.[131,132]

Infecção do sistema nervoso central

Ocorre neuroinvasão quando a viremia é de magnitude suficiente, mas isso depende do grau da resposta imune sistêmica montada pelo hospedeiro. Se o vírus entrar no sistema nervoso de cães infectados pelo VC, muitos poderão desenvolver lesões microscópicas do SNC. Em furões, o desenvolvimento de sinais clínicos neurológicos na infecção do SNC pode ter maior relação com a duração da doença, uma vez que o vírus entre no SNC, do que com a virulência particular da cepa infectante.[43]

Entrada e disseminação virais no sistema nervoso foram estudadas em furões, usando-se um VC que tinha uma proteína verde fluorescente, e ocorrem por vias hematogênica e neural (ver Figura 3.2 A).[249,250] Com a disseminação hematogênica, o vírus (associado a plaquetas ou células mononucleares) entra no parênquima cerebral pelos vasos sanguíneos finos e deposita-se nos espaços perivasculares (de Virchow Robin) (ver Figura 3.2 A). O vírus que entra dessa maneira é detectado pela primeira vez nos podócitos astrocíticos perivasculares do SNC e em seguida nos neurônios. Além disso, pela circulação sistêmica, o vírus entra no plexo coroide do quarto ventrículo e se replica nas células epiteliais do plexo coroide. Em cães, vírus livres ou associados a linfócitos podem entrar no líquido cerebrospinal (LCS) a partir do plexo coroide infectado, onde se disseminam para estruturas periventriculares ou subpiais. A disseminação do vírus pelo LCS poderia explicar a distribuição precoce de lesões em áreas subependimárias e subpiais como os tratos e nervos ópticos, o velo medular rostral, os pedúnculos cerebelares e a medula espinal.[307]

Na via neural de disseminação em furões, o vírus dissemina-se para neurônios olfatórios durante o período de alto nível de viremia e replicação maciça simultânea no epitélio da mucosa respiratória, mais do que como uma consequência da exposição intranasal ao vírus.[250] Durante essa proliferação epitelial na região etmoide, o vírus passa pela lâmina cribriforme, entra nos neurônios receptores olfatórios e, subsequentemente, dissemina-se de maneira anterógrada para fibras do nervo olfatório (ver Figura 3.2 A). A partir daí, dissemina-se caudalmente no córtex olfatório e entra em regiões do sistema límbico. Não está claro se esse modo de disseminação também ocorre em cães, mas poderia explicar por que alguns raros cães desenvolvem polioencefalomalacia seletiva de estruturas rinencefálicas, incluindo os lobos piriforme e temporais.[177] (Ver a discussão sobre convulsões "mascando chicletes" em *Sinais neurológicos*, adiante.)

O tipo de lesão que ocorre e a evolução da infecção no SNC dependem de numerosos fatores, inclusive a idade e a imunocompetência do hospedeiro no momento da exposição, das propriedades neurotrópicas do vírus e do momento em que as lesões são examinadas.

A *encefalite aguda pelo VC*, que ocorre no início da evolução da infecção em animais jovens e imunodeprimidos, caracteriza-se por replicação viral direta e lesão. O antígeno do VC e o RNA mensageiro (mRNA) são detectados nas lesões. O VC causa lesões multifocais nas substâncias cinzenta e branca. As lesões na substância cinzenta resultam de infecção neuronal e necrose, podendo ocasionar polioencefalomalacia. No entanto, também pode ocorrer infecção neuronal sem evidência mínima de citólise. No estágio agudo da infecção, os animais apresentam depleção linfoide em decorrência da apoptose induzida pela viremia, que visa essencialmente às células CD4+.[297,321,322] Portanto, não surpreende que, no início da doença clínica, a tumefação perivascular seja mínima. Apesar da ausência de sinais clínicos clássicos de inflamação, há aumento acentuado de células CD8+ em todo o SNC de cães com cinomose aguda, em resposta à existência da proteína do nucleocapsídio do VC e ao aumento da atividade da IL-8,[294,297] o que, em parte, pode ser explicado por ser a depleção de células CD4+ mais precoce e duradoura do que a de células CD8+.[297] Em um estudo sobre a encefalite aguda pelo VC em cães, o vírus esteve em distribuição difusa ou multifocal, e o complexo de histocompatibilidade principal (CHP) da classe II, que normalmente tem expressão muito baixa no SNC, foi suprarregulado na substância branca e nos focos infectados pelo VC.[8] A suprarregulação do CHP II também é observada na esclerose múltipla (EM) e na encefalite alérgica experimental e pode resultar de níveis elevados de IFN-γ, vistos com frequência em infecções virais, inclusive a cinomose.[299] Além da suprarregulação de moléculas do CHP, as células microgliais na cinomose exibem outras alterações, como maior secreção de radicais reativos de oxigênio.[278] Também ocorre suprarregulação de citocinas pró-inflamatórias nas lesões da cinomose, enquanto as citocinas anti-inflamatórias permanecem inalteradas.[32,95]

Os achados da microscopia óptica e eletrônica com desmielinização não inflamatória aguda na substância branca estão associados à replicação ativa do nucleocapsídio viral em células da micróglia e da astróglia (ver Figura 3.2 B e C), em vez de células oligodendrogliais, as células produtoras de mielina.[49,100,201,307] Apesar da ausência de replicação viral produtiva nas células oligodendrogliais, sua função mostrou-se prejudicada quando observadas em culturas primárias de células cerebrais caninas, nas quais o VC causa uma infecção de disseminação lenta não citolítica. É difícil detectar as proteínas e os nucleocapsídios virais do VC na oligodendróglia por métodos imunocitoquímicos ou ultraestruturais. Entretanto, o uso de hibridização *in situ* mostra que o genoma viral completo está nessas células.[336] É provável que a infecção restrita da transcrição viral sem tradução acarrete disfunção metabólica e degeneração morfológica de células oligodendrogliais[108] e resulte em desmielinização pela infrarregulação da expressão gênica da mielina.[333]

Estudos *in vitro* elucidaram meios adicionais pelos quais o VC pode causar lesão do SNC. Em culturas primárias de células cerebrais de rato, o VC infecta neurônios e astrócitos.[48] A estimulação glutamatérgica foi implicada no efeito citopatogênico mediado pelo vírus, conforme demonstrado pela atenuação da necrose pelo bloqueio do receptor. Aumentos notáveis nas concentrações de glutamina foram observados em meios de cultura. Também foram descritas alterações neuroquímicas no hipocampo de cães infectados pelo VC com convulsões intratáveis, mas essas alterações podem ter uma relação de causa e efeito com o estado epiléptico.[81]

A *encefalite subaguda a crônica pelo VC*, em contraste com a forma aguda, caracteriza-se por expressão reduzida do antígeno e do mRNA do VC e forte suprarregulação da resposta inflamatória (ver Figura 3.2 D e E). Isso resulta em infiltração perivascular por células mononucleares e um processo imunopatológico independente do vírus. Esses animais recuperam-se da depressão linfoide no corpo e têm um aumento significativo nas populações de linfócitos T e B, em comparação com os cães com encefalite aguda pelo VC. O vírus é encontrado predominantemente em células dendríticas foliculares do sistema linfoide, sugerindo alteração no tropismo celular pela persistência viral.[322] Também há suprarregulação de citocinas pró-inflamatórias e metaloproteinases.[32] Uma predominância de linfócitos CD8+ e menor número de linfócitos CD4+ dominam os infiltrados perivasculares durante todos os estágios da encefalite causada pela cinomose.[321] Essas células induzem uma resposta imune humoral forte, e há aumento de anticorpos intratecais neutralizantes do vírus.[196,321] Acredita-se que anticorpos antimielina e células T sensibilizadas para a mielina sejam uma reação secundária ao processo inflamatório e não estejam correlacionados com a evolução da doença.[307] Os anticorpos contra o VC parecem interagir com macrófagos infectados nas lesões do SNC, causando sua ativação com a liberação de radicais de oxigênio reativo. Tal atividade pode ocasionar maior destruição de células oligodendrogliais e mielina por um mecanismo "inocente circunstante".[44,49] A reação do sistema imune, não a interferência viral, é o mecanismo patogênico da desmielinização nessa fase. Além da resposta humoral, uma resposta de hipersensibilidade tardia mediada por CD4+ e a existência de células T citotóxicas CD8+ podem facilitar a lesão da mielina.[32]

Se a disseminação viral pelo SNC for extensa quando o sistema imune do hospedeiro responder ao vírus, ocorrerá dano disseminado com desfecho fatal. Como alternativa, nos animais que sobrevivem, o VC é eliminado das lesões inflamatórias, mas pode persistir no tecido cerebral em locais não acometidos.[200] Aparentemente, o tecido cerebral com infecção viral pode ser poupado do processo inflamatório por causa do reconhecimento imune comprometido ou tardio, associado a infecções não citolíticas causadas pelo VC virulento (ver Etiologia).[306,331,335] A ausência de citólise impede a liberação extracelular do vírus, livrando-o das respostas imunes humorais. A expressão reduzida de proteínas do VC na superfície de células inflamatórias também foi implicada como um meio de evitar a imunidade.[6,7,200] Em casos de cinomose, observou-se expressão abundante de todos os mRNA da proteína viral e expressão reduzida ou ausente da proteína (transcrição sem tradução) não apenas em oligodendrócitos, conforme comentado anteriormente, mas também nos neurônios.[200,206,207] Portanto, níveis baixos da proteína do antígeno viral também podem ser um meio pelo qual o VC persiste, mesmo sem o reconhecimento imune.

A *encefalite do cão idoso* (ECI) é uma doença inflamatória ativa progressiva extremamente rara, crônica, da substância cinzenta dos hemisférios cerebrais e do tronco cerebral no SNC, associada à infecção pelo VC.[131,132] Essa forma de infecção ocorre em animais imunocompetentes com persistência do vírus nos neurônios em forma de replicação defeituosa.[23] A transmissão da infecção por meio de homogeneizados de cérebro de cães com ECI não foi bem-sucedida. Mas o reisolamento de vírus infeccioso necessitou prolongou o cultivo concomitante de células cerebrais explantadas com células Vero suscetíveis.[23] Observações similares foram feitas com o vírus do sarampo persistente em seres humanos com panencefalite esclerosante subaguda.

A *polioencefalite com corpúsculo de inclusão* é uma forma variante de encefalite causada pelo VC que pode ocorrer após vacinação[206] ou em cães com início súbito apenas de manifestações neurológicas da cinomose.[207] São observadas necrose multifocal da substância cinzenta, inflamação linfocitária perivascular e inclusões citoplasmáticas e intranucleares (ver *Achados patológicos*). A infecção neuronal também pode ser do tipo restrito, em especial das proteínas da matriz e de fusão. A resposta imune é dominada por infiltração de célula T e suprarregulação do CHP da classe II.

Achados clínicos

Sinais sistêmicos

Os sinais sistêmicos de cinomose variam, dependendo da virulência da cepa viral, das condições ambientais, da idade e da imunidade do hospedeiro. Mais de 50% das infecções pelo VC são subclínicas. Formas brandas da doença clínica também são comuns, e os sinais incluem inquietação, queda do apetite, febre e infecção do trato respiratório superior. A secreção serosa oculonasal bilateral pode tornar-se mucopurulenta, com tosse e dispneia. Muitos cães com a infecção leve desenvolvem sinais clínicos indistinguíveis dos de outras causas de "tosse dos canis" (ver Capítulo 6). Em contraste, foi relatada insuficiência respiratória grave fatal decorrente de pneumonia, sem outros sinais, em filhotes caninos recém-nascidos ou infectados também por outros patógenos.[61] Pode surgir ceratoconjuntivite seca após infecções sistêmicas ou subclínicas em cães. Foi relatada anosmia persistente como sequela em cães que se recuperaram de cinomose.[114]

A cinomose generalizada grave é a forma comumente reconhecida da doença e pode ocorrer em cães de qualquer idade. No entanto, é mais comum em cães não vacinados e em filhotes expostos de 12 a 16 semanas de idade que tenham perdido seus anticorpos maternos, ou mais jovens que tenham recebido concentrações inadequadas desses anticorpos. É provável que a resposta febril inicial em infecções naturais passe despercebida. O primeiro sinal de infecção é uma conjuntivite discreta, serosa a mucopurulenta, seguida em poucos dias por tosse seca que rapidamente torna-se úmida e produtiva. O aumento dos sons respiratórios no tórax pode ser ouvido à ausculta-ção. A depressão e a anorexia são seguidas por vômitos, em geral sem relação com a alimentação. Em seguida ocorre diarreia, cuja consistência varia de líquida a francamente sanguinolenta e mucosa. Pode haver tenesmo e ocorrer intussuscepção. Desidratação grave e emaciação podem resultar de adipsia e perda de líquido. Os animais podem ter morte súbita em decorrência de doença sistêmica, mas o tratamento adequado pode diminuir o risco em muitos casos.

Lesões cutâneas

Dermatites vesicular e pustular em filhotes raramente estão associadas a doença do SNC (Figura 3.3 A e B), enquanto os cães que desenvolvem hiperqueratose nasal e digital (Figuras 3.4 e 3.5) geralmente têm complicações neurológicas. Foi demonstrada invasão viral de tecidos cutâneos.[178] (Ver *Patogenia*.)

Sinais neurológicos

Em geral, as manifestações neurológicas começam 1 a 3 semanas após a recuperação da doença sistêmica, mas não há como prever quais cães terão distúrbios neurológicos. Os sinais neurológicos também podem coincidir com doença multissistêmica ou, menos comumente, podem ocorrer semanas a meses mais tarde. Em geral, os sinais neurológicos desenvolvem-se sem sinais extraneurais ou com alguns muito leves.[296] Em termos empíricos, certos aspectos de doença sistêmica podem ser preditivos da ocorrência de sequelas neurológicas. Cães adultos ou parcialmente imunes previamente vacinados e sem antecedentes de doença sistêmica podem desenvolver subitamente

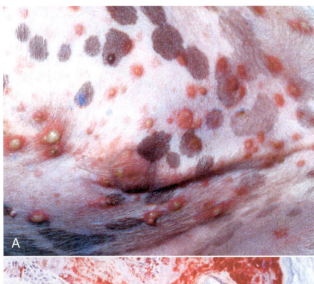

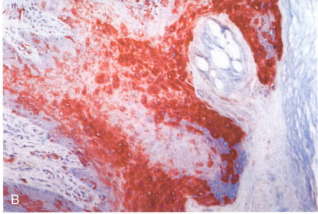

Figura 3.3 A. Dermatite pustular em um filhote canino com cinomose. Raramente associado a complicações neurológicas, esse sinal geralmente é favorável. (Fotografia de Craig Greene © 2004 University of Georgia Research Foundation Inc.) **B.** Vista microscópica da pele de um cão com cinomose. Há grande quantidade de antígeno viral nas células epidérmicas. Coloração histoquímica para a nucleoproteína do VC (cor vermelha), 100×.

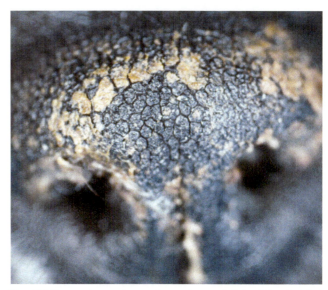

Figura 3.4 Hiperqueratose nasal em um cão com cinomose sistêmica. (Fotografia de Craig Greene © 2004 University of Georgia Research Foundation Inc.)

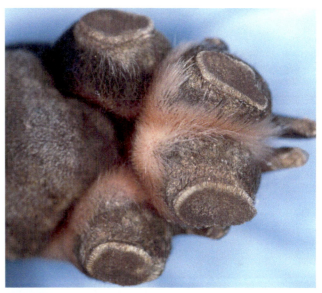

Figura 3.5 Hiperqueratose digital ("dedos duros") em um cão que morreu em razão de encefalomielite. (Fotografia de Craig Greene © 2004 University of Georgia Research Foundation Inc.)

sinais neurológicos que, se agudos ou crônicos,[236] são tipicamente progressivos. Podem ocorrer deterioração neurológica crônica recidivante com recuperação intermitente e um episódio agudo superposto tardio de disfunção neurológica. A ECI caracteriza-se por esse tipo de história progressiva.

As complicações neurológicas da cinomose são os fatores mais significativos que afetam o prognóstico e a recuperação da infecção. Os sinais neurológicos variam de acordo com a área do SNC envolvida. É possível observar hiperestesia e rigidez cervical ou paraespinal em alguns cães como resultado de inflamação meníngea, embora geralmente predominem sinais parenquimatosos sobre os meníngeos. Convulsões, sinais cerebelares e vestibulares, paraparesia ou tetraparesia com ataxia sensorial e mioclonia são comuns. As convulsões podem ser de qualquer tipo, dependendo da região do prosencéfalo danificada pelo vírus. As convulsões do tipo "mascando chiclete", classicamente associadas à infecção pelo VC, em geral ocorrem nos cães que desenvolvem polioencefalomalacia dos lobos temporais. No entanto, as lesões nesses lobos decorrentes de outras causas podem ocasionar convulsões semelhantes. Foram observadas alterações no hipocampo em cães que desenvolvem convulsões tônico-clônicas generalizadas que podem progredir para o estado epiléptico.[81]

Pode haver mioclonia, a torção involuntária dos músculos em uma contração simultânea forçada, sem outros sinais neurológicos. Na vigência de dano mais extenso da medula óssea, o cão pode ter paresia do neurônio motor superior do membro acometido, associada

a mioclonia. Podem ocorrer contrações rítmicas enquanto o cão está desperto, embora sejam mais comuns enquanto está dormindo. Os mecanismos neurais pela mioclonia originam-se com irritação local dos neurônios motores inferiores da medula espinal ou núcleos dos nervos cranianos. Embora considerada específica da infecção pelo VC, também é possível observar mioclonia em outras infecções por outros paramixovírus de cães e gatos (ver Capítulos 7 e 16) e, menos comumente, em outras condições inflamatórias do SNC.[293]

Infecção transplacentária

Filhotes jovens com infecção transplacentária podem desenvolver sinais neurológicos durante as primeiras 4 a 6 semanas de vida.[156] Infecções leves ou inaparentes são detectadas em cadelas. Dependendo do estágio da prenhez em que a infecção se desenvolveu, podem ocorrer abortos, nascimento de natimortos ou de filhotes fracos. Os filhotes de caninos infectados *in utero* que sobrevivem a tais infecções podem ter imunodeficiências permanentes por causa do dano a elementos linfoides primordiais.

Infecções neonatais

Filhotes jovens infectados com o VC antes da erupção da dentição permanente podem sofrer dano grave do esmalte, da dentina ou das raízes dos dentes.[36] O esmalte ou a dentina podem mostrar aspecto irregular (Figura 3.6), além de erupção parcial, oligodontia ou impactação dos dentes. A hipoplasia do esmalte, com ou sem sinais neurológicos, pode ser um achado incidental no cão idoso e é relativamente patognomônica de infecção prévia com o VC.

Filhotes gnotobióticos recém-nascidos (com menos de 7 dias de vida) desenvolveram miocardiopatia induzida pelo vírus após infecção experimental com o VC. Os sinais clínicos, incluindo dispneia, depressão, anorexia, colapso e prostração, desenvolvem-se 14 a 18 dias PI. As lesões caracterizam-se por degeneração miocárdica multifocal, necrose e mineralização, com infiltração celular inflamatória mínima. O significado clínico desse processo após infecção natural é incerto, e não se sabe se há uma relação com o início da miocardiopatia em cães adultos. Outros vírus, como o parvovírus canino (CPV-1 e CPV-2; do inglês, *canine parvovirus*), podem causar lesões semelhantes (ver Infecções Virais Entéricas Caninas, Capítulo 8).

Lesões ósseas

Cães jovens em crescimento com infecção natural ou experimental pelo VC desenvolvem osteoesclerose metafisária dos ossos longos.[3,30,94,176,190] Cães de raças de grande porte entre 3 e 6 meses de idade são mais comumente acometidos. Os estudos realizados não mostraram que animais com cinomose sistêmica desenvolveram sinais clínicos francos relacionados com essas lesões de ossos longos. No entanto, foram observados transcritos de RNA do VC nas células ósseas de cães jovens com osteodistrofia hipertrófica (ODH), uma doença óssea metafisária que pode ser semelhante e confundida com a osteomielite metafisária (ver *Infecções Musculoesqueléticas*, Capítulo 85).[192,194] A celulite juvenil, a ODH ou ambas desenvolveram-se em alguns filhotes caninos associadas à vacinação contra cinomose com VVM (ver *Complicações pós-vacinais*, no Capítulo 100, e *Vacinas com vírus vivo modificado*, neste capítulo).[181] Os transcritos de RNA dos morbilivírus também foram detectados nas lesões ósseas de pessoas com doença de Paget (ver *Considerações de saúde pública*, neste capítulo).

Artrite reumatoide

Cães com artrite reumatoide têm altos níveis de anticorpos contra o VC no soro e no líquido sinovial, em comparação com os que apresentam artrite inflamatória e degenerativa.[33] Os antígenos do VC foram encontrados em complexos imunes de cães com artrite reumatoide, mas não no líquido sinovial de cães com artropatias inflamatórias ou degenerativas.

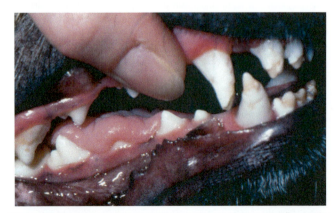

Figura 3.6 Hipoplasia do esmalte caracterizada por irregularidades na superfície dentária em um cão adulto que sobreviveu à cinomose neonatal. (Fotografia de Craig Greene © 2004 University of Georgia Research Foundation Inc.)

Sinais oculares

Em geral, cães com encefalomielite causada pelo VC têm uveíte anterior discreta clinicamente assintomática. Lesões oftalmológicas mais óbvias na cinomose foram atribuídas a um efeito do vírus sobre o nervo óptico e a retina (ver *Cinomose*, no Capítulo 92). A neurite óptica pode se caracterizar por início súbito de cegueira, com pupilas dilatadas não responsivas. A degeneração e a necrose da retina acarretam densidades irregulares cinzentas a rosadas no fundo do olho com ou sem tapete ou em ambos. Pode ocorrer descolamento da retina bolhoso ou completo quando os exsudatos dissecam entre a retina e a coroide. Lesões inativas crônicas do fundo do olho estão associadas à atrofia e cicatrização (fibrose) da retina. Essas áreas circunscritas de hiper-reflexão são denominadas *lesões em medalhão dourado* e consideradas características de infecção prévia por cinomose.

Infecções combinadas

A imunossupressão causada pela infecção sistêmica pelo VC ou responsável por ela pode estar associada a infecções oportunistas combinadas. A salmonelose tem sido uma complicação comum, causando diarreia hemorrágica protraída ou fatal ou sepse nos cães acometidos. As infecções combinadas por *Toxoplasma gondii* ou *Neosporum caninum* têm causado disfunção do neurônio motor inferior em decorrência de miosite e radiculoneurite (ver Capítulo 79). A pneumonia por *Pneumocystis jirovecii* também tem sido associada à infecção por VC (ver Capítulo 66).[283]

Diagnóstico

Na prática, o diagnóstico de cinomose baseia-se primordialmente na suspeita clínica. Uma história característica de um filhote com 3 a 6 meses de vida não vacinado e com doença compatível confirma o diagnóstico. A maioria dos cães com doença grave tem sinais clínicos distintos o suficiente para se estabelecer um diagnóstico presuntivo, mas infecções respiratórias superiores em cães mais velhos costumam ser diagnosticadas incorretamente como traqueobronquite (ver Capítulo 6). Nem sempre estão disponíveis exames laboratoriais para confirmar a suspeita de infecções pelo VC; por isso, o veterinário precisa confiar em achados inespecíficos de procedimentos laboratoriais rotineiros.

Achados clínicos e laboratoriais

Os achados hematológicos anormais incluem linfopenia absoluta causada por depleção linfoide, que frequentemente persiste em cães muito jovens com sinais sistêmicos rapidamente progressivos ou neurológicos. Trombocitopenia (até de 30.000 células/µL) e anemia regenerativa têm sido encontradas em neonatos infectados experimentalmente (com menos de 3 semanas de idade), mas não são reconhecidas de maneira consistente em cães mais velhos ou com infecção espontânea. As inclusões citoplasmáticas da cinomose podem ser detectadas na fase inicial da doença pelo exame de esfregaços periféricos corados, no baixo número de linfócitos circulantes e, com menor frequência, em monócitos, neutrófilos e eritrócitos. As inclusões coradas pelo método de Wright-Leishman em linfócitos são estruturas grandes (até 3 µm), únicas (isoladas), ovais e cinzentas, enquanto as inclusões eritrocitárias (mais numerosas em células cromatofílicas) são arredondadas, em posição excêntrica e parecem azul-claras (Figura 3.7). O tamanho das inclusões eritrocitárias fica entre o dos núcleos de metarrubricitos e o dos corpúsculos de Howell-Jolly. O exame do sobrenadante e da medula óssea e o uso de corantes floxinofílicos podem melhorar a probabilidade de se detectarem inclusões. A microscopia eletrônica confirmou que essas inclusões consistem em nucleocapsídios semelhantes aos do paramixovírus.

A magnitude e o tipo de alterações bioquímicas séricas nas infecções sistêmicas são inespecíficos. A análise das proteínas totais inclui queda da albumina e aumento das concentrações de globulinas α e γ

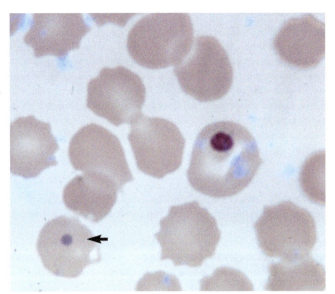

Figura 3.7 Inclusão de cinomose em um eritrócito de esfregaço de sangue periférico (*seta*). Comparar seu aspecto com o de um corpúsculo de Howell-Jolly (coloração de Wright, 1.000×). (Cortesia de O. W. Schalm, Davis, CA.)

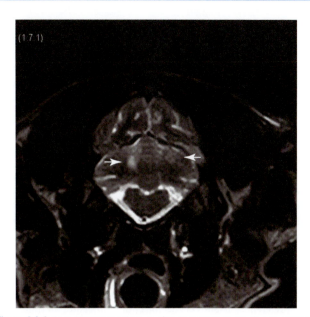

Figura 3.9 Corte transversal da cabeça no nível do cerebelo de um cão com encefalite desmielinizante causada por cinomose. Sequência T2. Múltiplas áreas de intensidade da substância branca (*setas*).

em não neonatos. Alguns filhotes com infecção pré-natal ou neonatal pelo VC têm hipoglobulinemia acentuada em decorrência da imunossupressão persistente causada pelo vírus.

Radiologia

A radiografia torácica demonstra padrão pulmonar intersticial em casos iniciais de cinomose. Observa-se padrão alveolar com infecção bacteriana secundária e broncopneumonia mais grave (Figura 3.8).

Ressonância magnética

Foram encontrados focos hiperintensos e perda do contraste entre a substância cinzenta e a branca em imagens do cérebro com ponderação T2 (Figura 3.9).[29,116] As alterações histopatológicas nessas regiões correspondentes foram correlacionadas a desmielinização. Observou-se acentuação dural pós-contraste com ponderação T1 em um cão com infecção crônica.[116]

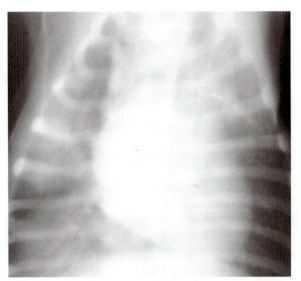

Figura 3.8 Radiografia torácica dorsoventral de um filhote canino com cinomose e broncopneumonia. (Fotografia de Craig Greene © 2004 University of Georgia Research Foundation Inc.)

Análise do líquido cerebrospinal

São detectáveis anormalidades em cães com sinais neurológicos de cinomose, mas podem ser esperados resultados falso-negativos. Os resultados da análise do LCS de cães com encefalomielite desmielinizante não inflamatória aguda podem ser normais. Aumentos na proteína (acima de 25 mg/dℓ) e na contagem celular (mais de 10 células/$\mu\ell$, com predominância de linfócitos) caracterizam as formas inflamatórias subagudas a mais crônicas da encefalomielite causada pelo VC.[11] Podem ser encontradas inclusões intracitoplasmáticas nas células do LCS.[1] O aumento de proteína no LCS deve-se à passagem da inflamação pela barreira hematencefálica e à maior produção de imunoglobulinas.[35,70,101,274] A IgG tem atividade anti-VC específica. Os níveis de IFN também estão aumentados no LCS de cães com encefalite por cinomose aguda e crônica.[299] Foram observadas diferenças na resposta imune humoral no LCS e no soro às proteínas H e F do envoltório viral entre alguns cães com encefalite progressiva crônica e cães com outros tipos de encefalite da cinomose.[242]

O aumento do anticorpo anti-VC no LCS constitui evidência definitiva da encefalite da cinomose, porque o anticorpo é produzido localmente; tais aumentos não foram encontrados em cães vacinados nem naqueles com cinomose sistêmica sem doença do SNC. O aumento de anticorpos no LCS pode ser causado por procedimentos traumáticos de coleta, causando contaminação pelo sangue total. Uma proporção de anticorpo pode ajudar a identificar o efeito da liberação inespecífica de IgG específica da cinomose no LCS a partir do soro. Divide-se a concentração de IgG específica da cinomose no LCS pela do soro, comparando-se o resultado com a proporção correspondente no LCS e no soro de anticorpos contra outro agente infeccioso cujos títulos séricos são esperados, como o CAV ou o CPV. Se a proporção de VC for maior do que a desses outros dois, então a produção local *de novo* de anticorpo no LCS causada pela infecção do SNC com cinomose é esperada. O ideal é determinar o título para ambas as doenças empregando-se a mesma metodologia (p. ex., neutralização, ensaio imunossorvente ligado a enzima [ELISA], anticorpo fluorescente [AF] indireto). As alternativas são comparar a proporção de VC específico no LCS e no soro com a de IgG ou albumina também no LCS e no soro,[295] mas tal abordagem é menos acurada por causa das diferenças na metodologia usada em suas determinações. É mais provável que a concentração de anticorpo IgG no LCS seja maior em cães com encefalite inflamatória desmielinizante do que em cães jovens ou imunossuprimidos com polioencefalite aguda e lesão celular não inflamatória induzida pelo vírus.[274,296] Embora o teste para anticorpos no LCS seja sensível e específico para o VC, só pode ser realizado em laboratórios de diagnóstico que tenham o equipamento apropriado ou equipes de pesquisa. Nas infecções agudas do SNC, algumas células mononucleares podem conter inclusões intracitoplasmáticas eosinofílicas ovais homogêneas grandes (10 a 15 μm).[9]

Imunocitologia

As técnicas imunofluorescentes podem facilitar o diagnóstico específico de cinomose, mas esses testes também requerem equipamento especial e em geral são manipulados por laboratórios regionais de diagnóstico. Em cães clinicamente doentes, a imunofluorescência costuma ser feita com esfregaços citológicos preparados a partir de epitélio conjuntival, tonsilar, genital e respiratório. A técnica também pode ser realizada com células de LCS, sangue (sobrenadante), sedimento urinário e medula óssea (Figura 3.10). Os esfregaços devem ser feitos em lâminas limpas, bem secas ao ar e, de preferência, fixados em acetona por 5 min antes do transporte para o laboratório, onde são corados direta ou indiretamente com anticorpo para o VC conjugado com fluoresceína e examinados à microscopia fluorescente.

O antígeno, detectado primeiramente em esfregaços de sobrenadante 2 a 5 dias PI, diminui à medida que o título de anticorpo aumenta por volta de 8 a 9 dias PI. Os sinais clínicos tornam-se aparentes logo após isso (aos 14 dias), e resultados positivos só são reconhecidos em cães que, por não terem elaborado uma resposta imune suficiente, sucumbem à infecção. A fluorescência positiva no epitélio conjuntival e genital geralmente é detectada apenas nas primeiras 3 semanas PI, quando a doença sistêmica é evidente. O vírus também desaparece desses tecidos após 1 a 2 semanas de doença clínica (21 a 28 dias PI), à medida que os títulos de anticorpo aumentam em associação à recuperação clínica. Começando com o estágio de recuperação, o acometido pode ligar-se ao antígeno em células infectadas e mascará-lo, observando-se então resultados falso-negativos. O vírus pode ser detectado por períodos mais longos nas células epiteliais e macrófagos do trato respiratório inferior, sendo possível obter lavados transtraqueais para estabelecer o diagnóstico. O vírus também persiste por pelo menos 60 dias na pele, no tecido uveal, nos coxins plantares e no SNC. O exame por anticorpo fluorescente direto de células de raspados conjuntivais e esfregaços do LCS ou sanguíneos é útil nas fases agudas da doença. Nos casos crônicos, em geral não é válido, pois a cobertura do anticorpo ou a eliminação do antígeno viral produz resultados negativos com a imunofluorescência diagnóstica. O teste ELISA tem sido utilizado para detectar o antígeno viral no soro e no LCS de cães infectados natural e experimentalmente.[106,140,273] Um teste com base nessa metodologia seria extremamente valioso na prática clínica. Em um estudo, a vacinação com VVM levou a um resultado falso-positivo no teste para antígeno sérico.[273] É difícil encontrar o antígeno viral pelos métodos do anticorpo fluorescente (AF) ou ELISA em amostras de líquidos corporais de cães com cinomose neurológica que tenham ou não se recuperado dos sinais sistêmicos. Testes mais sensíveis, como a reação em cadeia da polimerase (PCR; do inglês, *polymerase chain reaction*), poderiam ser mais valiosos em tais circunstâncias.

Imuno-histoquímica

Técnicas de coloração imunoquímicas, usando conjugados fluorescentes ou peroxidase, podem ser feitas com cortes congelados de amostras de biopsia ou necropsia. A detecção do antígeno do VC em amostras de biopsia da mucosa nasal, do epitélio de coxim plantar e da pele com pelos da região dorsal do pescoço tem sido usada de maneira consistente para o diagnóstico antemorte da infecção (Figura 3.11).[125] Os tecidos coletados de cães que morreram de cinomose devem incluir baço, tonsilas, linfonodos, estômago, pulmão, duodeno, bexiga e cérebro. Animais que morrem de infecção generalizada em geral têm quantidades abundantes de vírus nesses tecidos. As técnicas imunoquímicas também podem ser adaptadas para cortes embebidos em parafina caso se use fixação especial a frio (4°C) com etanol (a 95%).

Usou-se um procedimento imunocromatográfico para a detecção rápida do VC em amostras de soro e *swabs* conjuntivais e nasais.[13] Foram desenvolvidas outras técnicas imunoquímicas para a detecção histológica do antígeno da cinomose em tecidos fixados com formalina e embebidos em parafina e cultura celular.[31,105,255] A demonstração imuno-histoquímica do antígeno do VC é superior à confiança em corpúsculos de inclusão no tecido cerebral para confirmar a encefalite da cinomose (Figura 3.12).[222] É mais provável que os resultados sejam positivos nas infecções agudas do que nas crônicas, em que antígenos virais podem não se expressar.

Detecção do ácido nucleico

A PCR por transcrição reversa foi utilizada para detectar o RNA do VC em células do sobrenadante, sangue total, soro e LCS de cães com cinomose sistêmica ou neurológica.* Os resultados da PCR quando o teste foi feito com urina indicaram sensibilidade potencialmente maior para a detecção do VC em comparação com LCS, soro ou leucócitos,[251] embora os resultados de outras investigações com PCR quantitativa

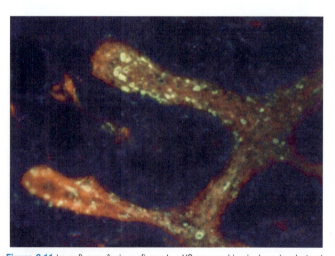

Figura 3.11 Imunofluorescência confirmando o VC em uma biopsia de coxim plantar de um cão infectado.

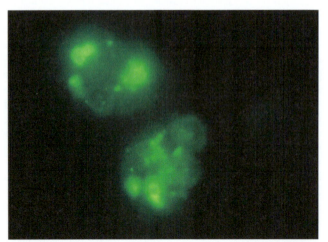

Figura 3.10 Coloração imunofluorescente do antígeno do VC em células do LCS (1.000×).

*Referências 10, 11, 60, 96, 263, 311.

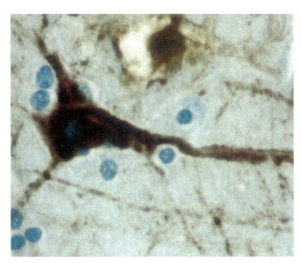

Figura 3.12 Demonstração imunocitoquímica do antígeno do VC dentro do corpo e dos processos celulares de um neurônio.

tenham indicado concentrações mais altas no sangue, em comparação com a urina de certos cães.[87] Quaisquer que fossem a duração e a forma da cinomose, o resultado positivo se correlacionou com um diagnóstico clínico ou patológico positivo. No entanto, a sensibilidade da PCR é alta, e também foram encontrados resultados positivos em amostras de sangue ou fecais ou *swabs* nasais ou conjuntivais em cães expostos natural ou experimentalmente com doença clínica inaparente ou leve ou após vacinação com VVM.[145,152] A sensibilidade da PCR foi ainda maior com os métodos estabelecidos.[145] Os métodos de PCR mais utilizados na prática clínica não distinguem o vírus natural do vacinal, razão pela qual há necessidade de uma história confiável de vacinação ou métodos distintos de PCR para uma interpretação acurada. Os resultados da PCR foram positivos em 2 dias e por um período subsequente indeterminado após a vacinação.[145,152] Além disso, embora a avaliação pela PCR pareça muito valiosa para o diagnóstico antemorte, o teste não foi padronizado quanto à metodologia ou à acurácia.

Foram realizados estudos de PCR e hibridização do ácido nucleico com sondas de RNA de filamento único para detectar vírus virulento em cultura de tecido e cortes histológicos.[332] Similar aos métodos de FA direto, o mRNA viral foi detectado em amostras de coxim plantar de cães infectados.[120,122] A PCR foi eficiente para detectar o VC em tecido nervoso embebido em parafina.[255,277] A PCR é mais sensível do que a imuno-histoquímica para detectar o VC no sistema nervoso de cães com infecção subaguda ou crônica.[150] Um resultado positivo da PCR é indicativo de infecção, embora nem sempre de doença clínica resultante, enquanto um resultado falso-negativo pode ocorrer por muitos fatores, inclusive manipulação imprópria da amostra e procedimentos inadequados de extração.

A sensibilidade da PCR é valiosa para diferenciar cepas do VC causadoras de infecção. Por exemplo, a PCR foi utilizada para distinguir cepas virais virulentas das vacinais em cães clinicamente enfermos.[†] Isso foi útil para determinar se o vírus, em casos confirmados histologicamente, surgiu em surtos na proteção da vacina ou reversão ou recombinação de cepas da vacina para vírus mais virulentos.[51,149,150,164,255] Durante um surto de cinomose no Alasca, a PCR foi usada para detectar a infecção e traçar a origem da cepa responsável na Sibéria.[180] Similarmente, os resultados da análise genética de cepas do VC de cães nos EUA indicaram origens na Europa ou na Ásia, ou do vírus da cinomose focina.[224] Os métodos da PCR também foram usados para determinar a origem de cepas virais que infectam carnívoros exóticos.[‡]

---

†Referências 75, 129, 164, 182, 184, 267, 298, 302.
‡Referências 69, 91, 113, 195, 205, 329.

A PCR quantitativa foi desenvolvida para quantificar o VC[254] e determinar o nível de vírus em tecidos infectados e líquidos corporais.[87] Observou-se que a urina, as tonsilas, *swabs* conjuntivais e sangue total continham as maiores cargas virais. Outros estudos com cães vacinados serão necessários para determinar se os níveis virais podem ser usados para separar cães infectados com o vírus da vacina ou o virulento.

Teste do anticorpo sérico

O teste de neutralização ainda é considerado o padrão como medida preventiva contra a infecção, e os títulos séricos se correlacionam bem com o nível de proteção.[19] Os anticorpos neutralizantes são direcionados contra as proteínas da membrana (H e F) do vírus, surgem nos primeiros 10 a 20 dias após a infecção e podem persistir pelo resto da vida de um animal recuperado. Um método de microneutralização simplificou ainda mais o teste do anticorpo neutralizante nos laboratórios de diagnóstico. Um método de coloração em placa mostrou-se mais sensível que o ensaio de neutralização.[272] O teste do AF indireto também foi usado para medir títulos pós-vacinação, e os resultados foram comparáveis aos da neutralização.[301]

Embora às vezes menos específico, o ELISA do vírus total foi empregado para detectar anticorpos IgG e IgM séricos contra o VC. Obteve-se maior especificidade em cães com o ELISA com base em proteína N recombinante.[24,170,171,311] O anticorpo para as proteínas N e P pode surgir 6 a 8 dias PI quando medido pelo ELISA. Títulos elevados de anticorpo sérico IgM neutralizante podem ser medidos em cães que sobrevivem à fase aguda da infecção e em geral desaparecem em cerca de 3 meses. Cães que não desenvolvem um título pelo menos baixo ou nenhum de IgM ou IgG após a inoculação acabam morrendo ou sendo submetidos à eutanásia por causa de doença clínica grave.[158] Títulos séricos altos de IgM foram mais acurados para detectar casos de cinomose clínica aguda (81%), em comparação com a encefalite inflamatória progressiva crônica (60%). Aumentos transitórios da IgM contra a proteína N do VC também podem ser vistos até 3 semanas após a primeira, mas não após a segunda, imunização com a vacina.[24] Ao contrário de aumentos nos títulos séricos de IgM, títulos altos de IgG são ambíguos e podem indicar infecção prévia ou atual com o VC ou vacinação prévia contra o VC. A análise dos níveis de IgG específica no LCS e a determinação de uma proporção no LCS e sérica podem ser os usos mais confiáveis de estimativas de anticorpo na detecção de infecções crônicas pelo VC no SNC (ver *Análise do líquido cerebrospinal*, neste capítulo).

Isolamento viral

O VC virulento pode ser cultivado facilmente em macrófagos ou linfócitos ativados, mas ele cresce apenas com adaptação em linhagens epiteliais ou de fibroblastos. Como resultado, o isolamento do VC virulento foi difícil em culturas celulares rotineiras. A replicação viral mais bem-sucedida ocorre durante o cultivo direto de células-alvo do hospedeiro infectado. Amostras do sobrenadante obtidas no início da evolução da doença proporcionam a melhor oportunidade. Culturas de macrófagos alveolares detectam o vírus em 24 a 48 h. A formação de células gigantes (sincício), um efeito citopático característico do VC em muitas culturas teciduais, é detectada em 2 a 5 dias, momento em que o vírus pode ser isolado por repasses em outras células. As culturas de macrófagos foram substituídas pelas de linfócitos caninos para isolamento do VC.[17] É possível cultivar células do sobrenadante ou tecidos de animais infectados com linfócitos caninos sanguíneos estimulados por mitógeno examinando-se as culturas 72 a 144 h depois por imunofluorescência.[17] Uma linhagem de células linfoides de saguis (B95a) também foi usada.[148] Uma alternativa para o explante é o uso de SLAM caninas que expressam células Vero, em que cepas virulentas do VC podem ser facilmente cultivadas.[312]

O crescimento em macrófagos ou linfócitos pulmonares foi considerado um aspecto essencial de isolados de VC virulento, embora ocasionalmente se tenha isolado VC virulento em células Vero ou culturas primárias de células epiteliais de rim e bexiga de cão sem a necessidade de adaptação ou perda da virulência do vírus. No entanto, o índice de sucesso é baixo. Em geral, os títulos de vírus vacinais são altos em linhagens celulares de macrófagos, linfócitos, renais e epiteliais, enquanto as cepas virulentas de campo crescem melhor em macrófagos[89] e linfócitos.[17] As culturas podem ser examinadas com AF direto para o vírus quando não são observados efeitos citopáticos. Graças à replicação viral defeituosa, amostras de cães com encefalite crônica ou induzida pela vacina não proporcionaram culturas bem-sucedidas.

Achados patológicos

Cães jovens no pré-natal ou neonatal infectados pelo VC têm atrofia do timo. Há pneumonia e enterite catarral em filhotes caninos infectados com doença sistêmica. As lesões do trato respiratório superior incluem conjuntivite, rinite e inflamação da árvore traqueobrônquica. Pode-se observar hiperqueratose no nariz e nos coxins plantares em cães com doença neurológica. Geralmente não são encontradas lesões macroscópicas no SNC, exceto na congestão meníngea ocasional, na dilatação ventricular e no aumento da pressão do LCS resultante de edema cerebral na encefalite aguda. Podem desenvolver-se necrose e cavitação na substância branca em lesões inflamatórias crônicas.

Depleção linfoide é um achado histológico típico em cães com doença sistêmica. A pneumonia intersticial difusa caracteriza-se por espessamento dos septos alveolares e proliferação do epitélio alveolar. Os alvéolos contêm células epiteliais descamativas e macrófagos; o epitélio de transição do sistema urinário pode conter inclusões citoplasmáticas. Os filhotes de cães que desenvolvem cinomose podem ter defeitos no esmalte dentário, e é comum haver necrose e degeneração cística do epitélio ameloblástico. Ver no Capítulo 92 uma descrição das lesões oftálmicas. É comum haver epididimite intersticial leve e orquite em cães com cinomose, observação que pode ajudar a explicar a queda transitória na espermatogênese, no líquido prostático e na testosterona que ocorre nos animais que se recuperam.

Com a encefalite aguda fatal em neonatos, pode ocorrer degeneração neuronal e da mielina sem inflamação perivascular significativa (ver Figura 3.2 C). As lesões não inflamatórias agudas incluem desmielinização com vacuolização esponjosa da substância branca e gliose reativa. Nos animais que sobrevivem, áreas difusas de desmielinização são substituídas por astrócitos hipertróficos que formam uma rede de macrófagos ingerindo mielina. As alterações mais graves na substância branca do SNC podem ser encontradas em locais prediletos dos pedúnculos cerebelares laterais, na medula dorsolateral adjacente ao quarto ventrículo, na substância branca cerebelar profunda, nos nervos e tratos ópticos, bem como na medula espinal. Também há lesões no mesencéfalo, nos núcleos da base, lobos piriformes do córtex cerebral e no córtex cerebelar. O acometimento não inflamatório da substância cinzenta em alguns cães pode se dar predominantemente no cérebro e no tálamo.[291] Inclusões intracitoplasmáticas ou intranucleares podem ser encontradas predominantemente em astrócitos e neurônios.

Cães mais velhos ou mais imunocompetentes tendem a desenvolver leucoencefalomielite, com predominância de lesões no tronco cerebral caudal e na medula espinal. Em geral, essas lesões estão associadas a sinais de ataxia e acometimento vestibular e se caracterizam por infiltração linfoplasmocitária perivascular disseminada, em particular em áreas de desmielinização (ver Figura 3.2 E). As lesões desmielinizantes podem ser mais disseminadas e graves do que as que ocorrem em cães com encefalite aguda. Nos casos mais crônicos, a lesão pode evoluir para placas escleresantes, que se caracterizam por infiltração e substituição do tecido nervoso por uma densa rede de astrócitos. Tais placas também exibem sinais de remielinização.

As lesões da cinomose vacinal são tipicamente as de uma polioencefalite necrosante do tronco cerebral caudal, com preferência pelos núcleos pontinos ventrais (ver Capítulo 100).[304,318] As inclusões podem ser encontradas no núcleo ou no citoplasma de astrócitos e neurônios (Figura 3.13).

O exame histológico revela que as inclusões do VC são acidófilas, têm 1 a 5 μm de diâmetro e em geral podem ser encontradas no citoplasma de células epiteliais das mucosas, células reticulares, em leucócitos, na glia e em neurônios, até 5 a 6 semanas PI no sistema linfoide e no trato urinário. Inclusões intranucleares são mais comuns no revestimento ou epitélio glandular, em astrócitos e células ganglionares.

O significado neurológico das inclusões da cinomose não é completamente entendido. Em termos histoquímicos, são compostas por agregados de nucleocapsídios virais e restos celulares, como resultado de infecção viral. As inclusões intranucleares contêm nucleocapsídio viral e proteína do choque térmico.[214] É preciso cuidado para confirmar com certeza absoluta o diagnóstico de cinomose com base apenas nas inclusões. Foram identificadas inclusões citoplasmáticas típicas de infecção pelo VC na bexiga de cães normais. Infelizmente, os corpúsculos de inclusão não só são inespecíficos, como também surgem muito tarde na evolução da doença para terem utilidade na prática rotineira. Em contraste, a mera existência de corpúsculos de inclusão para detectar infecção pelo VC pode levar a um diagnóstico falso-negativo em cães, enquanto os métodos imunocitoquímicos e de hibridização *in situ* são mais sensíveis para a detecção do VC em tecidos (ver as seções anteriores intituladas Imuno-histoquímica e Detecção do ácido nucleico).

A formação de células gigantes primariamente na substância branca do SNC e na parte anterior da úvea ocular e secundariamente em linfonodos, nos pulmões e leptomeninges é específica dos paramixovírus como o VC. Tal achado pode ser usado para confirmar a infecção pelo VC.

Tratamento

Apesar dos grandes avanços na pesquisa da cinomose, foram feitas apenas alterações mínimas nas recomendações terapêuticas. Embora de suporte e inespecíficas, as metas do tratamento frequentemente são benéficas porque reduzem a mortalidade. A única razão para se recusar a iniciar o tratamento ante a insistência de um proprietário é a existência de sinais neurológicos incompatíveis com a vida. Mesmo na ausência de sinais neurológicos, deve-se sempre avisar os proprietários que tais sequelas podem surgir depois. A melhora espon-

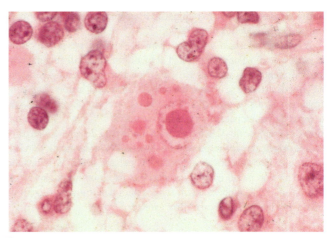

Figura 3.13 Neurônio com múltiplos corpúsculos de inclusão intracitoplasmáticos e intranucleares no cerebelo de um cão com cinomose. (Coloração por H&E, 1.000×.)

tânea observada em muitos cães com o tratamento sintomático da cinomose sistêmica não neurológica pode ser creditada de maneira imprópria ao sucesso de certos esquemas terapêuticos. Entretanto, ao contrário dos sinais sistêmicos, os próprios sinais neurológicos em geral não são reversíveis, a menos que sejam causados por cepas vacinais, e com frequência são progressivos.

Cães com infecções do trato respiratório superior devem ser mantidos em ambientes limpos, aquecidos e sem dejetos. As secreções oculonasais devem ser limpas da face. A pneumonia costuma ser complicada por infecção bacteriana secundária, em geral com *Bordetella bronchiseptica*, que requer tratamento antibacteriano de amplo espectro e expectorantes ou nebulização e *coupage*. Boas escolhas antibacterianas iniciais para a broncopneumonia incluem ampicilina, tetraciclina e cloranfenicol (Tabela 3.2). Contudo, por causa da alteração na cor dos dentes, deve-se evitar tetraciclina em filhotes de cães, e o cloranfenicol é menos recomendável por seus riscos em termos de saúde pública. O florfenicol parenteral poderia ser considerado nesse caso (ver o *Formulário de fármacos*, no Apêndice). O tratamento parenteral é essencial quando há sinais GI. O tratamento antimicrobiano deve ser alterado quando indicado por testes de suscetibilidade com base em lavados transtraqueais ou pela ausência de resposta aos antibacterianos iniciais.

O fornecimento de alimentos, água e medicações ou líquidos por via oral ao animal deve ser interrompido se houver vômitos e diarreia. Antieméticos parenterais podem ser necessários. A suplementação com líquidos isotônicos poli-iônicos, como a solução de lactato de Ringer, deve ser administrada por via intravenosa ou subcutânea, dependendo das condições de hidratação do paciente. Vitaminas do complexo B devem ser administradas como terapia inespecífica para substituir as perdas vitamínicas decorrentes da anorexia e da diurese, bem como estimular o apetite. Segundo relatos sem comprovação, a administração intravenosa de ácido ascórbico pode ser benéfica, mas é um tratamento polêmico e sua eficácia continua sem comprova-

ção. Estudos controlados documentaram queda na morbidade e na mortalidade de crianças com sarampo que receberam duas doses de 200.000 UI (60 mg) de vitamina A 5 dias após o início da doença sistêmica.[136] Furões com ou sem deficiência de vitamina A infectados experimentalmente tiveram manifestações mais graves do que animais da mesma espécie que receberam uma dose alta (30 mg intramuscular [IM]) de suplementação de vitamina A nos 2 primeiros dias de infecção.[244] Embora sua eficácia no tratamento da cinomose não esteja comprovada, um esquema similar de vitamina A, fornecido no início da evolução da doença, poderia ser tentado em filhotes caninos com infecção sistêmica aguda. O tratamento antiviral específico contra o VC não foi avaliado em cães infectados, porém foi demonstrado que a ribavirina e um composto bastante relacionado (EICAR) têm eficácia antiviral *in vitro*.[72,86]

O tratamento dos distúrbios neurológicos na cinomose é menos compensador. A encefalite multifocal progressiva em geral acarreta tetraplegia, semicoma e incapacitação tão grandes que a eutanásia deve ser recomendada. Apesar do tratamento ineficaz, os cães não devem ser sacrificados, a menos que os distúrbios neurológicos sejam progressivos ou incompatíveis com a vida. O sucesso variável ou temporário no sentido de acabar com os sinais neurológicos em alguns cães pode resultar de uma única dose (2,2 mg/kg IV) de dexametasona para combater o edema do SNC. O tratamento de manutenção subsequente com doses anti-inflamatórias pode ser necessário e reduzido com o tempo.

Convulsões, mioclonia ou neurite óptica são três manifestações neurológicas em cães que podem ser toleradas por muitos proprietários. A mioclonia em geral é intratável e irreversível; muitas formas de tratamento foram tentadas sem sucesso. Os fármacos facilitadores do ácido γ-aminobutírico, como os anticonvulsivantes de uso comum, foram tentados, mas não foram eficazes por serem destinados à mioclonia induzida corticalmente. Fármacos como os benzodiazepínicos ou o levetiracetam foram usados com eficácia variável. Como ocorre na mioclonia em seres humanos, o tratamento pode diminuir a gravidade das contrações musculares, mas raramente as elimina.[56] Para o controle das convulsões foram recomendados anticonvulsivantes após o início da doença sistêmica, mas antes do desenvolvimento das convulsões. Nenhuma evidência mostra que os anticonvulsivantes impedem a entrada do vírus no SNC, porém suprimem as convulsões causadas pelos focos irritáveis, o que pode evitar o estabelecimento de circuitos convulsivos. O melhor tratamento para as convulsões é diazepam parenteral (0,5 a 2 mg/kg por via retal ou IV lenta) no estado epiléptico e fenobarbital como manutenção preventiva. Primidona ou brometo de potássio são opções alternativas, podendo ser necessárias combinações ou doses maiores em casos refratários. O tratamento com glicocorticoides em doses anti-inflamatórias ou antiedema do SNC pode ter sucesso variável no controle da cegueira ou da dilatação pupilar decorrente da neurite óptica ou outros sinais neurológicos associados a formas de encefalite vacinal ou inflamatória crônica.

Prevenção

A discussão seguinte descreve aspectos únicos da proteção contra o VC; ver recomendações gerais sobre a vacinação contra a cinomose no Capítulo 100. A prevalência da cinomose é baixa com os esquemas vacinais praticados. A imunidade à infecção natural pelo VC é considerada a longo prazo e a imunidade duradoura mais a homogeneidade imunológica do vírus possibilitaram a prevenção da doença com a vacinação. Os anticorpos maternos, recebidos da mãe *in utero* e pelo colostro, bloqueiam a imunização adequada em filhotes caninos por um período após o nascimento e após o desmame. A quantidade de anticorpos maternos contra o VC diminui com meia-vida de 8,4 dias; 3% da transferência de VC ocorrem *in*

Tabela 3.2	Tratamento medicamentoso da cinomose.			
Fármaco[a]	**Dose**[b] **(mg/kg)**	**Via**	**Intervalo (horas)**	**Duração (dias)**
ANTIMICROBIANO				
Ampicilina, amoxicilina	20	VO, IV, SC	8	7
Doxiciclina[c]	5 a 10	VO, IV	12	7
Cloranfenicol	40 a 50	VO, SC	8	7
Florfenicol	25 a 50	SC, IM	8	3 a 5
Cefapirina	10 a 30	IM, IV, SC	6 a 8	3 a 5
ANTICONVULSIVANTE				
Fenobarbital	10 a 20; em seguida 2 a 8	IV VO	Uma vez 12	Até fazer efeito prn
ANTI-INFLAMATÓRIO				
Dexametasona				
Edema do SNC	1 a 2[d]	IV	24	1
Neurite óptica	0,1[d]	VO, IV, SC	24	3 a 5

SNC, sistema nervoso central; *IM*, intramuscular; *IV*, intravenosa; *VO*, via oral; *prn*, conforme necessário; *SC*, subcutânea.
[a]Ver o *Formulário de fármacos*, no Apêndice.
[b]Dose por administração em intervalo especificado.
[c]Em cães com menos de 6 meses de idade, a coloração dentária causada pela doxiciclina é um problema menor do que com a tetraciclina.
[d]A dosagem equivalente de glicocorticoide de prednisolona em mg/kg é de 5 vezes essa dose.

utero, e 97% no colostro; nos filhotes caninos recém-nascidos amamentados pelas mães, isso geralmente resulta em um título inicial equivalente a 77% daquele nas cadelas. É provável que um filhote de cão que não tenha recebido colostro fique protegido por pelo menos 1 a 4 semanas. É possível usar nomogramas com base no título da cadela para determinar quando se deve imunizar a ninhada, embora isso não seja uma prática rotineira. Em geral, por volta das 12 a 14 semanas de idade os filhotes já não têm mais anticorpos maternos. As vacinas contra o VC costumam ser aplicadas entre 6 e 16 semanas de idade no caso de filhotes que tenham recebido colostro.

A imunidade após recuperação da infecção natural ou após a aplicação de um reforço da vacina pode persistir por anos. Tal proteção pode ser adequada, a menos que o cão seja exposto a uma cepa altamente virulenta do vírus ou a grandes quantidades dele, seja submetido a estresse ou fique imunocomprometido. Após uma única vacinação contra a cinomose, filhotes caninos podem não desenvolver naturalmente imunidade permanente. Portanto, apesar da ausência de interferência dos anticorpos maternos, devem ser administradas pelo menos duas doses da vacina a intervalos de 2 a 4 semanas ao se vacinarem pela primeira vez neonatos privados do colostro e cães com mais de 16 semanas de idade. Do mesmo modo, e como cães de mais idade vacinados ainda assim podem desenvolver cinomose, são recomendados reforços periódicos, apesar da imunidade relativamente duradoura proporcionada pela vacina. Essa seria uma consideração importante no caso de cães adultos imunocomprometidos ou expostos a altas cargas virais.

Os mecanismos imunes humorais não explicam totalmente a resistência ao VC. A vacinação com o vírus atenuado parece proteger cães ainda não vacinados, quando aplicada pelo menos 2 dias antes da exposição ao VC virulento, em comparação com a aplicação subcutânea pelo menos 5 dias antes.[58] Por causa da possibilidade de reações alérgicas, deve-se evitar a administração intravenosa dos antígenos CAV-1 e de leptospira. A administração intravenosa ou intramuscular deve ser reservada para cães expostos que não foram vacinados. Essa proteção rápida contra a cinomose pode estar relacionada com interferência imune, IFN ou mecanismos imunes mediados por célula. Apesar de haver uma queda no título de anticorpo, sabe-se que a imunidade para a cinomose após reforço ou diante de incerteza quanto à última vacinação dura até 7 anos, conforme demonstrado em alguns cães submetidos a desafio com o vírus isolado. A duração da proteção é muito maior do que a prevista a partir do título de anticorpo apenas e demonstra que o desafio com organismos virulentos é mais significativo do que o título de anticorpo neutralizante no sentido de se prever a duração da imunidade. No entanto, o título de anticorpo neutralizante é o melhor indicador de proteção contra a infecção. A proteção imune que se desenvolve após vacinação contra a cinomose tem amplo espectro. As vacinas com VVM contendo a cepa mais altamente protetora Rockborn têm a maior probabilidade de causar infecção clínica induzida pela vacina, porém, após imunização e subsequente desafio com o vírus virulento, induzem "imunidade estéril", que se caracteriza por ausência de replicação viral ou alteração no título de anticorpo preexistente. Em contraste, é menos provável que vacinas com outras cepas e tipos de VC causem infecção clínica vacinal. Entretanto, quando esses cães vacinados são submetidos a desafio, podem infectar-se com o vírus virulento, conforme indicado pela proteção menos completa contra a doença clínica e um aumento no título de anticorpo, indicando "imunidade não estéril". Estudos de desafios com algumas vacinas Onderstepoort mostraram proteção contra doença clínica durante 3 anos.[2,112,169,257] (Ver *Monitoramento e duração da imunidade do anticorpo sérico*, adiante.)

Vacinas com antígeno não vivo

As vacinas com vírus total da cinomose inativado não proporcionam imunidade suficiente para evitar a infecção após desafio por exposição (imunidade estéril), mas os cães vacinados apresentam resposta imune anamnésica e doença menos grave do que os controles não vacinados. Nos EUA não há tais vacinas inativadas. Elas deixaram de ser fabricadas quando surgiram as vacinas com VVM. Produtos inativados ou recombinantes proporcionam imunidade mais curta, em geral favorecida pela exposição natural. Com adjuvantes melhores, podem proporcionar algum grau de proteção a alguns animais, como espécies exóticas, sem qualquer risco associado. As vacinas inativadas ou recombinantes contra o VC são recomendadas para carnívoros silvestres ou exóticos suscetíveis ao vírus.[64] Embora as vacinas com vírus total inativado tenham proporcionado proteção inconsistente, foram usadas glicoproteínas (F) de superfície purificadas do VC para proteger cães contra desafio experimental subsequente com o vírus virulento.[212,280] Similarmente, uma subunidade de vacina inativada contendo o antígeno F de membrana e a glicoproteína H modificada em complexos imunoestimulantes foi eficaz para proteger cães do desafio com o vírus virulento.[78] Uma vacina com o plasmídio do DNA que codifica os genes das proteínas H, F e N foi eficaz para proteger cães contra a doença clínica após desafio intravenoso com o vírus virulento.[59,117]

Vacinas com vetor

A vacinação de filhotes caninos de cadelas imunizadas com vacinas com vetor CAV-2 que expressa o antígeno F e a glicoproteína H foi eficaz contra o desafio com o VC virulento.[92] Uma vacina produzida pela expressão da proteína H do vírus do sarampo no vírus Vaccinia foi eficaz na produção de anticorpo neutralizante e na proteção de cães contra o desafio com o VC virulento.[290]

Vacinas experimentais com vetores de poxvírus recombinantes ou o vírus da varíola de canários que expressam genes para a proteína H do sarampo ou do VC foram testadas em camundongos e cães.[58,317] Uma vacina contra o VC com vetor comercial recombinante com base no vírus da varíola de canários está disponível para cães (ver Capítulo 100).[225] Mostrou-se que duas doses dessa vacina, na presença de anticorpos maternos, protegem eficazmente filhotes caninos da doença clínica após desafio intravenoso subsequente com o vírus virulento.[226] Essa vacina também aumentou o nível sérico de anticorpo em uma porcentagem maior dos cães previamente vacinados com VVM, em comparação com outras vacinas com VVM contendo VC.[167] Uma dose da vacina com vetor recombinante do VC também protegeu filhotes caninos com 10 a 12 semanas de idade contra doença clínica quando submetidos a desafio com o vírus virulento por via intravenosa ou exposição por contato com cães infectados, 1 semana ou 4 h, respectivamente, após a vacinação.[168] Os resultados da soroconversão em cães vacinados com o vetor recombinante após desafio com o vírus virulento[257] indicam a produção de imunidade não estéril similar à observada com a vacina Onderstepoort com VVM. Cães de proprietários e canis tiveram níveis de anticorpos protetores durante 3 anos após receberem a vacina combinada com VC recombinante, sugerindo proteção adequada em tais circunstâncias (ver *Monitoramento e duração da imunidade do anticorpo sérico*, adiante.)[169]

Vacinas com vírus vivo modificado

A vacinação com vacinas contendo VVM proporciona forte proteção contra a infecção pelo VC. A imunidade induzida pela vacina nunca é tão duradoura quanto a resposta imune que ocorre após infecção natural ou experimental com o vírus virulento. No entanto, apesar das alterações na proteína H de cepas do VC do tipo silvestre, é improvável que cepas virulentas do VC possam anular a imunidade sólida induzida pela vacina com VVM. Nem todas as vacinas contra cinomose com VVM proporcionam o mesmo nível de proteção.[240] Em geral, quanto mais potente a proteção, maior a virulência da vacina. Infelizmente, as vacinas mais potentes foram associadas à indução da doença, em especial em certos carnívoros silvestres ou nos domésticos imunocomprometidos.

O uso de vacinas com VVM contra cinomose levou a questionamentos quanto à estabilidade e à segurança delas. A eficácia e a segurança da vacinação contra cinomose com VVM em cães com comprometimento do sistema imune são considerações importantes. Ao contrário do vírus virulento, o próprio VVM não parece suprimir a imunidade mediada por célula mensurável. Entretanto, quando o VC foi combinado com o antígeno CAV-1 ou o CAV-2, houve supressão significativa na resposta ao teste de transformação de linfócito.[115,228] O significado clínico dessa supressão é autolimitante e mínimo.

Os vírus contidos em vacinas com VVM não voltaram a ser virulentos em condições naturais e não se disseminaram para outros cães. Contudo, a reversão para a virulência foi demonstrada experimentalmente em vacina com vírus vivo atenuado com passagem seriada em cães e furões ou em macrófagos pulmonares em cultura de tecido. Existem dois tipos principais de vacinas contra a cinomose com VVM. A cepa Ondersteport foi adaptada a embriões e células de galinha, podendo induzir níveis mensuráveis baixos de imunidade humoral,[216] mas não doença após a vacinação. A cepa Rockborn adaptada a células caninas, cultivada em células renais de cães, induz altos títulos de anticorpo neutralizante e proteção mais duradoura. A cepa Snyder Hill é indistinguível da Rockborn. Lamentavelmente, a cepa Rockborn às vezes acarreta encefalite pós-vacinal em cães e mais comumente em carnívoros exóticos. O panda-vermelho (*Ailurus fulgens*), o furão-de-pata-preta (*Mustela nigripes*), o visão europeu (*Mustela lutreola*), a raposa-prateada (*Urocyon cinereoargenteus*) e o cão selvagem africano (*Lycaon pictus*) são altamente suscetíveis à doença pós-vacinação com vacinas contendo VVM. Todavia, a vacinação com outras cepas de VVM não teve efeitos desfavoráveis e proporcionou boa proteção em cães selvagens africanos, leões (*Panthera leo*) e furões domésticos (*Mustela putorius furo*), enquanto a vacina inativada falhou na produção de imunidade adequada.[154,308,319] A cinomose pós-vacinal pode ser evitada em furões ou outros carnívoros usando-se vacinas com vírus inativado ou vetores recombinantes, em vez das conhecidas vacinas com células de cães.[143] É possível que alguns surtos de encefalite pós-vacinação observados no passado tenham tido relação com modificação genéticas ou recombinação de isolados vacinais com cepas naturalmente infectantes. A análise genômica da cepa indicada pelo fabricante de uma vacina mostrou que ela era mais próxima de um tipo silvestre.[76]

Foi produzida uma vacina intranasal experimental com VVM pela inserção gênica da polimerase do RNA dependente do RNA da proteína L do VC,[266] que protegeu furões contra o desafio parenteral com o vírus silvestre. Outras vacinas experimentais foram desenvolvidas para proteger carnívoros exóticos, ao mesmo tempo que se reduzia a probabilidade de surgimento da doença induzida pela vacina.[142,248]

Foi relatada encefalite em cães após vacinação com vacinas contendo VVM[63,179,206] (ver itens intitulados *Complicações no sistema nervoso central* e *Cinomose*, no Capítulo 100). As cepas Rockborn foram a causa mais comum, embora geralmente proporcionem proteção muito forte contra a doença. As vacinas com a cepa Ondersteport, que foram adaptadas a embriões de galinha ou culturas de células aviárias, parecem seguras. A vacina com vetor do poxvírus recombinante é a mais segura.

A vacinação com VVM de fêmeas que acabaram de parir ou nos primeiros dias após o parto resultou em infecção sistêmica, encefalite ou ambas nos filhotes.[45,186] A frequência estimada com que isso ocorreu foi de 1 em 10.000 doses da cepa Rockborn ou da Snyder Hill e 1 em 50.000 da Ondersteport.[257] A encefalomielite causada pela vacina contra o VC foi documentada em filhotes caninos com 3 semanas de idade infectados simultaneamente com o parvovírus canino virulento, mas não há relatos de achados similares em filhotes de cães com 11 a 15 semanas de idade.[114] A doença induzida pela vacinação contra o VC em geral é encefalite, embora imunossupressão ou infecções neonatais ou pré-natais possam resultar em manifestações sistêmicas. Os sinais neurológicos em geral começam 3 a 20 dias[63,65,318] após a vacinação contra cinomose com VVM. Os sinais clínicos variam, mas em geral consistem em início agudo de "mastigação de chicletes" ou convulsões motoras generalizadas, paraparesia, tetraparesia e ataxia vestibular ou sensorial. A forma convulsiva em geral é progressiva e de difícil controle com anticonvulsivantes. A forma atáxica pode ser progressiva, mas pode haver melhora em alguns cães. Ao contrário das infecções por vírus virulento adquiridas naturalmente, os sinais neurológicos da doença causada pela vacina podem estabilizar, melhorar ou desaparecer com o tempo ou o tratamento anti-inflamatório ou de suporte. As lesões do SNC podem ser multifocais e costumam envolver a substância cinzenta ou a branca, mas em geral são mais graves na substância cinzenta pontinomedular (ver *Achados patológicos*, neste capítulo). Os achados no LCS são indistinguíveis dos observados nas infecções por VC virulento. Se puder ser isolado, o vírus da vacina poderá ser distinguido pela facilidade com que se propaga em cultura de tecido (ver *Isolamento viral*, neste capítulo) ou pela análise genética das diferenças muito pequenas do gene N que foram detectadas.[179,332] A replicação do vírus da vacina é incompleta porque a proteína viral do mRNA se expressa, mas a tradução da proteína é reduzida ou ausente,[206] o que dificulta a cultura do vírus ou sua demonstração pela histoquímica rotineira.

Osteodistrofia hipertrófica e celulite juvenil também foram associadas à vacinação contra cinomose em cães jovens em idade de crescimento (ver discussão sobre osteodistrofia hipertrófica e celulite juvenil associadas à vacinação, no Capítulo 100).[3,130,176,190] Os sinais em geral se desenvolvem até 10 dias após a vacinação, mas a variância foi de 4 dias a 3 semanas. Todas as vacinas com cepas de VVM foram associadas ao fenômeno. As lesões típicas de ODH são detectadas nas regiões metafisárias de muitos ossos longos e, às vezes, das falanges (Figura 3.14). É preciso diferenciar essa lesão da osteomielite metafisária causada por bacteriemia sistêmica em filhotes caninos jovens (ver *Osteomielite metafisária bacteriana* e *Osteomielite hematogênica*, no Capítulo 85). A raça Weimaraner é a mais comumente acometida, provavelmente por imunodeficiência (ver *Imunodeficiências no Weimaraner*, no Capítulo 94), e alguns cães têm hipoglobulinemia associada.[3] Outras anormalidades laboratoriais incluem maior atividade da fosfatase alcalina sérica e leucocitose neutrofílica. Muitos cães têm sinais sistêmicos, inclusive aumento da temperatura retal, anorexia, relutância para caminhar e hiperestesia em algum membro, especialmente à palpação de ossos longos. Em alguns cães, em particular da raça Weimaraner, foram relatados sinais de doença GI, respiratória ou neurológica.[3] Geralmente, o tratamento com atividade restrita e analgésicos não esteroides proporciona melhora temporária ou nenhuma; em geral são necessárias doses imunossupressoras de glicocorticoides por até 1 semana. Cães que não são tratados logo no início da infecção podem demorar a se recuperar ou ter recidivas após o término do tratamento, que precisa ser prolongado por 4 a 6 semanas nesses animais. O uso de vacina recombinante contra a cinomose na raça Weimaraner é sugerido, especialmente se houver tendência familiar para essa síndrome. A vacinação subsequente com vacinas contendo VVM após o completo crescimento dos ossos longos não causa problemas em cães previamente acometidos. É provável que haja outras causas não infecciosas de lesões da ODH. Ocorre suplementação nutricional excessiva em cães de raças de grande porte em crescimento. Ocasionalmente, ocorre celulite juvenil em cães idosos

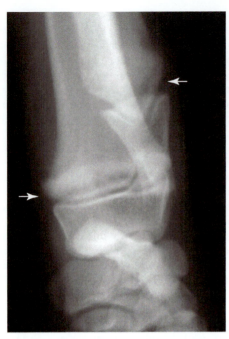

Figura 3.14 Radiografia de um membro anterior com osteodistrofia hipertrófica associada à vacina. A reação perióstea está indicada pelas *setas*. (Fotografia de Craig Greene © 2004 University of Georgia Research Foundation Inc.)

sem relação com a vacinação.[28] Além disso, apesar da associação com a vacinação contra o VC com VVM, não houve documentação de ODH em cães naturalmente infectados.

Vacinas contra o sarampo

O VC e o vírus do sarampo são antigenicamente relacionados, e a infecção experimental de cães com o vírus do sarampo protegeu os cães da infecção subsequente pelo VC. A elevação dos títulos de anticorpo contra o vírus da cinomose é mínima após vacinação contra o sarampo, apesar da proteção proporcionada. Acredita-se que a imunidade mediada por célula e outros fatores sejam os elementos primários envolvidos na resposta protetora. O vírus da vacina contra o sarampo causa uma infecção não contagiosa autolimitada no sistema linfoide de cães, uma infecção similar à causada pelas vacinas contra o VC com VVM. O perigo da reversão para virulência provavelmente é mínimo, como no caso dos seres humanos, quando são seguidos os procedimentos de vacinação adequados. Apenas vacinas contra o sarampo liberadas para uso em cães (não produtos humanos) devem ser administradas por veterinários. É necessária massa antigênica maior em produtos caninos, por causa da natureza heteróloga do produto.

Em termos teóricos, a vacinação contra o sarampo protege filhotes caninos jovens com altas concentrações de anticorpos maternos contra a cinomose, mas só deve ser usada como substituta da primeira vacinação em filhotes com 6 a 12 semanas de idade. Cães com menos de 6 meses de idade e concentrações muito altas de anticorpos maternos (título de anticorpos neutralizantes acima de 300) não respondem bem à vacinação contra cinomose nem contra o sarampo. Se fêmeas de filhotes caninos receberem a vacina contra o sarampo antes de 12 semanas de idade, vão transferir passivamente o anticorpo para sua prole, em especial se procriarem no primeiro ciclo estral.

A imunidade para a cinomose adquirida pela vacinação contra o sarampo não é apenas transitória, mas também mais fraca do que a derivada da vacinação sucessiva com VVM contra a cinomose. A imunidade estéril não ocorre após desafio com o VC virulento. A inoculação subcutânea da vacina contra o sarampo não é tão eficaz

quanto a via intramuscular inicialmente recomendada. No entanto, filhotes caninos com mais de 6 semanas imunizados com a vacina contra o sarampo ficam protegidos 72 h depois do desafio com VC, embora na falta dele não ocorra aumento no título de anticorpo contra o vírus da cinomose.[57] Durante uma série inicial de vacinação, apenas a vacinação contra o sarampo ou combinada com a vacinação contra a cinomose deve ser seguida por pelo menos duas vacinações contra a cinomose para proporcionar imunidade adequada a longo prazo de, pelo menos, 12 meses.

Falhas das vacinas

A viabilidade das vacinas com VVM contra a cinomose em cães é um fator importante com relação às suas falhas. As vacinas liofilizadas de cultura de tecido são estáveis por 16 meses sob refrigeração (0 a 4°C), 7 semanas a 20°C e 7 dias quando expostas à luz solar a 47°C. Ao serem reconstituídas, o vírus em cultura de tecido permanece estável por 3 dias a 4°C e por 24 h a 20°C. A vacina deve ser usada imediatamente assim que for reconstituída para injeção, ou refrigerada se só for aplicada mais de 1 h depois.

Influências ambientais adversas podem afetar a resposta à vacinação em cães. Alta umidade do ambiente (85 a 90%) e temperaturas elevadas, que fazem os cães terem temperatura retal de 39,8°C em média, podem reduzir a resposta imune após a vacinação.[114]

Estudou-se a resposta à vacinação contra cinomose em cães que receberam anestesia (indução com barbitúrico e manutenção com halotano) e foram submetidos a cirurgia.[114] Não foi demonstrada alteração na resposta humoral de anticorpo à vacinação, embora não tenham sido feitos estudos com desafio. Ocorreu pequena depressão da resposta sanguínea de linfócitos à fito-hemaglutinina.

O tratamento com glicocorticoide em doses imunossupressoras por 3 semanas não suprimiu a resposta humoral à vacina, embora os cães tratados tenham apresentado respostas deprimidas à estimulação de linfócitos pela fito-hemaglutinina.[114] Tais cães também sobreviveram ao desafio subsequente com VC virulento.

Já se suspeitou que a infecção concomitante pelo parvovírus reduzia a resposta de anticorpo em cães vacinados contra a cinomose. Também havia suspeita de que a vacinação simultânea contra a parvovirose inibia a resposta de filhotes caninos à vacinação contra a infecção pelo VC, embora não houvesse dados de controle adequados; tal achado não foi confirmado em outros cães.[114] (Ver discussão adicional no Capítulo 100 sobre a interferência imunológica do parvovírus na vacinação contra o VC.)

A tendência antigênica de cepas do VC do tipo silvestre poderia causar surtos de cinomose em cães domésticos e em populações de animais silvestres. Estudos sorológicos feitos com o antígeno da proteína H confirmaram diferenças reconhecíveis em epítopos, conforme esperado a partir de análises genéticas.[129] A maioria das cepas existentes nas vacinas em todo o mundo foi isolada nos EUA entre 1930 e 1950, e diferem geneticamente dos isolados virulentos atuais.[149] A extensão da proteção dessas vacinas contra surtos atuais é desconhecida, mas a vacinação heterotípica até com os vírus menos relacionados do sarampo e da peste bovina proporciona proteção pelo menos parcial. Portanto, é improvável que as vacinas atuais contra o VC sejam completamente ineficazes. Lamentavelmente, os esquemas atuais de vacinação, os baixos índices de vacinação, o uso de vacinas menos protetoras, lapsos na frequência dos reforços e a existência de muitos canídeos e outros carnívoros silvestres ou selvagens não vacinados altamente suscetíveis podem contribuir para os surtos que têm sido relatados. Nos EUA, um surto foi associado à exposição de cães a guaxinins capturados e mantidos em um abrigo para animais.[159] Surtos na Europa foram relacionados com imunidade reduzida na população, causada por lapsos nos reforços, combinados com o uso de uma vacina contra o VC adaptada a embrião de galinha, que proporcionou menos imunidade do que as vacinas adaptadas a culturas de células.[85] Mostrou-se que a imunidade da população inferior a 70% foi responsável pelo surto, que foi resolvido com a troca para uma vacina mais potente.[241] Ocorreram surtos em abrigos de animais onde os cães não receberam uma vacina com VVM imediatamente ao chegarem e antes de serem expostos a uma população de animais com a infecção endêmica. Foram observados aumentos na infecção por cinomose em abrigos filantrópicos de onde não foram retirados os cães clinicamente infectados para que fossem separados da população restante.[103]

A grande variedade de hospedeiros como reservatórios potenciais dificulta a erradicação da doença. Foram instituídas várias medidas para ajudar a controlar a doença em carnívoros. Em primeiro lugar, deve-se tentar conseguir a taxa mais alta possível de vacinação em cães domésticos, especialmente em áreas onde coabitam ou vivem perto de populações de animais silvestres ou selvagens, devendo-se utilizar as vacinas mais potentes que possam ser toleradas sem acarretar doença vacinal. É preciso considerar o uso de produtos recombinantes em carnívoros exóticos com alta suscetibilidade às cepas vacinais. Infelizmente, a menor duração da imunidade proporcionada por esses produtos requer a administração mais consistente de reforços e provável contenção química. Talvez após exposição a produtos sem virulência ou com mínima virulência, esses animais possam tolerar melhor a vacinação com alguns dos produtos mais virulentos. É necessária pesquisa para consubstanciar tal possibilidade. Devido à variedade emergente de VC, a exposição à cepa vacinal pode ser preferível a uma epidemia de vírus virulento silvestre. A vacinação de carnívoros silvestres cativos e de vida livre deve ser seriamente considerada.

Monitoramento e duração da imunidade do anticorpo sérico

A imunidade das vacinas caninas contra a cinomose com VVM é superior a 1 ano, embora as recomendações no rótulo indiquem que a vacinação de cães deve ser anual. As recomendações da American Veterinary Medical Association e da American Animal Hospital Association são de intervalos de 3 anos após a série inicial e um reforço 1 ano depois. O clínico deve decidir quanto à vacinação mais frequente considerando as condições do animal e do ambiente. Os títulos de anticorpos séricos neutralizantes são mais acurados para a infecção resistente, considerando-se protetor um título maior ou igual a 100 quando o cão tenha recebido anticorpos maternos. Considera-se que um título de 20 é protetor quando se mede a resposta à vacinação. Foram desenvolvidos métodos de ELISA para a proteína recombinante, com o objetivo de medir os títulos de anticorpos contra a cinomose para o diagnóstico clínico ou medir a proteção após vacinação.[170,171] Estão disponíveis *kits* para uso clínico do teste ELISA, que determinam essa resposta de anticorpo.[314] Em estudos feitos com cães levados a hospitais veterinários para vacinação, os títulos diminuíram com a idade avançada e o passar dos anos desde a administração de reforços. Em geral, cães cujo intervalo médio de vacinação era maior ou igual a 3 anos mostraram queda nos títulos de anticorpos.[41,188,215,220,257] Com base em dados sobre desafio, a duração da imunidade conferida pelas vacinas contra a cinomose varia de pelo menos 3 anos a até 7 anos (ver *Duração da imunidade e estudos de desafio*, no Capítulo 100).[257]

Controle do ambiente

O VC é extremamente suscetível aos desinfetantes comuns. Animais infectados são a fonte primária do vírus; por isso, devem ser separados de outros cães sadios. Em geral, os cães eliminam o vírus nas secreções por 1 a 2 semanas após a doença sistêmica aguda. Os que se recuperam mais tarde ou desenvolvem sinais neurológicos (sem doença sistêmica) podem continuar eliminando o vírus.

Considerações de saúde pública

O VC é um vírus estreitamente relacionado com o do sarampo. Ambos causam doenças semelhantes em seus respectivos hospedeiros, sendo o VC muito mais neurotrópico do que o vírus do sarampo. A panencefalite esclerosante subaguda (PEES), uma encefalite de seres humanos, é causada pela infecção crônica com um vírus defeituoso do sarampo. Os achados patológicos na PEES e na ECI, um tipo muito raro de cinomose do SNC, são semelhantes, com desmielinização difusa, proliferação glial e outros achados característicos de encefalite não supurativa crônica. A encefalite desmielinizante crônica muito mais comum da cinomose tem patologia muito similar à da EM em seres humanos, que também se caracteriza por desmielinização inflamatória multifocal. Em contraste com a PEES, a causa da EM ainda é incerta, mas não há evidência substancial de envolvimento do vírus do sarampo ou do VC.[133] A evidência do papel do VC como uma causa de EM é indireta, e o exame dos dados de controle de casos quanto às associações relatadas revela que a evidência existente é fraca.[133] O vírus do sarampo e talvez outros paramixovírus ainda são candidatos prováveis ao envolvimento na EM, mas uma série de outros agentes, como herpes-vírus, também foram implicados.[252] Além disso, a incidência de EM não diminuiu desde antes de 1960, apesar da redução disseminada do sarampo e da cinomose graças a vacinas eficazes.

Há quem sugira que a doença de Paget, um distúrbio ósseo inflamatório de seres humanos, poderia estar relacionada com o VC adquirido a partir da exposição a cães. A doença de Paget é uma doença crônica que acarreta destruição progressiva, remodelamento e deformidade de ossos. Evidência mostra que a doença pode ser causada por infecção crônica de osteoblastos pelo paramixovírus. Os núcleos e o citosol dos osteoclastos pagéticos contêm inclusões similares às virais. Células eritroides e osteoclastos de pacientes com doença de Paget expressam o mRNA do paramixovírus.[237] Por meio de hibridização *in situ*, foram encontradas as sequências genéticas do VC nos ossos de 63,5% das pessoas com doença de Paget não tratada.[55,109-111] Em um estudo que utilizou hibridização *in situ*, o RNA do VC foi detectado em 100% das lesões encontradas em pacientes pagéticos, mas em nenhuma das amostras de controle, incluindo locais não envolvidos de pacientes pagéticos, osso normal e osso em remodelamento ativo.[191] Parte das inconsistências em relatos publicados pode estar relacionada com a sensibilidade e a especificidade variáveis dos ensaios realizados.[233] Mostrou-se que o VC se replica em precursores de osteoclastos humanos *in vitro*.[261] Verificou-se que o fato de a pessoa ter um cão tinha alta correlação com a doença de Paget, mas essa relação indireta não deve ser muito enfatizada porque foi observada correlação similar entre a doença de Paget e o fato de a pessoa ter gatos e aves. Outros estudos implicaram outros paramixovírus, como variantes do vírus do sarampo.[47,238,247,268] Até que tais vírus sejam isolados e completamente sequenciados, o papel do VC, se é que tem algum, em tais infecções é questionável.

Capítulo 4

Hepatite Infecciosa Canina e Hepatite Canina de Célula Acidófila

Craig E. Greene

Hepatite infecciosa canina

Etiologia

A hepatite infecciosa canina (HIC), causada pelo adenovírus canino (CAV)-1, tem homogeneidade sorológica mundial e similaridades imunológicas com os adenovírus humanos. Sinônimos históricos da doença incluem a encefalite de raposas e a doença de Rubarth. O CAV-1 é antigênica e geneticamente distinto do CAV-2, que causa doença respiratória em cães (ver *Etiologia*, no Capítulo 6). Variantes genéticas do CAV-2 foram isoladas do intestino de um filhote canino com diarreia hemorrágica e de cães de canis que apresentaram diarreia. Adenovírus humanos foram usados como vetores para testar a vacina recombinante em cães.[26]

Como outros adenovírus, o CAV-1, por ser altamente resistente à inativação ambiental, sobrevive à desinfecção com várias substâncias químicas, como clorofórmio, éter, ácido e formol, e é estável quando exposto a certas frequências de radiação ultravioleta. O CAV-1 sobrevive durante dias à temperatura ambiente em restos no solo, permanece viável por meses a temperaturas abaixo de 4°C e é inativado após 5 min a 50 a 60°C, o que torna a limpeza a vapor um meio plausível de desinfecção. A desinfecção química também foi bem-sucedida com o uso de iodo, fenol e hidróxido de sódio, mas todos são potencialmente cáusticos.

O CAV-1 causa doença clínica em cães, coiotes, raposas, lobos e outros membros das famílias Canidae e Ursidae (ursos). Foi relatada infecção fatal em uma lontra (*Lutra lutra*).[31] Além desses carnívoros, também foram detectados anticorpos séricos em mamíferos marinhos, inclusive morsas (*Odobenus rosmarus*) e leões-marinhos (*Eumetopias jubatus*).[5,32,35] A alta prevalência de anticorpos séricos neutralizantes de ocorrência natural na população canina silvestre e selvagem não vacinada sugere que a infecção subclínica esteja disseminada.[2,14,16,17,38] O CAV-1 foi isolado de todos os tecidos corporais e secreções de cães durante os estágios agudos da doença. Por volta de 10 a 14 dias pós-inoculação (PI), o vírus pode ser encontrado nos rins e é excretado na urina por pelo menos 6 a 9 meses. A transmissão do vírus por aerossol via urina é improvável, e foi observado que cães suscetíveis mantidos a espaços de 15 cm dos que eliminavam o vírus não se infectaram. Pode ocorrer disseminação viral por contato com fômites, incluindo utensílios usados para a alimentação dos animais e as próprias mãos. Ectoparasitas podem abrigar o CAV-1 e estar envolvidos na transmissão natural da doença.

Patogenia

Após exposição oronasal natural, o vírus inicialmente localiza-se nas tonsilas, de onde se dissemina para linfonodos regionais e linfáticos antes de alcançar o sangue pelo ducto torácico. A viremia, que dura 4 a 8 dias após a infecção, resulta na disseminação rápida do vírus para outros tecidos e secreções corporais, inclusive a saliva, a urina e as fezes. As células parenquimatosas hepáticas e endoteliais vasculares de muitos tecidos, inclusive do sistema nervoso central (SNC), são os principais alvos de localização viral e lesão.

A lesão celular inicial do fígado, dos rins e dos olhos está associada aos efeitos citotóxicos do vírus. Uma resposta de anticorpo suficiente por volta do sétimo dia após a infecção elimina o vírus do sangue e do fígado e restringe a extensão do dano hepático. Necrose hepática centrolobular a panlobular disseminada costuma ser fatal em cães infectados experimentalmente, com título de anticorpos neutralizantes persistentemente baixo (inferior a 4). A necrose hepática aguda pode ser autolimitada e centrolobular restrita, pois ocorre regeneração hepática em cães que sobrevivem a essa fase da doença. Os cães que demonstram título de anticorpo neutralizante parcial (superior a 16, inferior a 500) por volta de 4 a 5 dias após a infecção podem desenvolver hepatite ativa crônica e fibrose hepática. A inflamação hepática persistente continua, provavelmente como resultado da infecção hepática crônica latente com o vírus. Geralmente, os cães com títulos suficientes de anticorpos neutralizantes (pelo menos 500) no dia da infecção exibem pouca evidência clínica da doença. Os cães imunes ao desafio parenteral com o CAV-1 ainda são suscetíveis à doença respiratória via partículas virais aerossolizadas.

Tanto cepas virulentas quanto cepas vivas modificadas do CAV-1 causam lesões renais. No início, o vírus detectado por imunofluorescência positiva e avaliação ultraestrutural localiza-se no endotélio glomerular na fase virêmica da doença e causa lesão glomerular inicial. Aumento de anticorpos neutralizantes aproximadamente 7 dias após a infecção está associado a deposição glomerular de complexos imunes circulantes (CIC) e proteinúria transitória. O CAV-1 não é detectado no glomérulo em período superior a 14 dias após a infecção, mas persiste no epitélio tubular renal. A localização tubular do vírus está associada principalmente a virúria e observa-se proteinúria apenas transitória. Observa-se nefrite intersticial focal discreta nos cães que se recuperam, mas, ao contrário do que ocorre na doença hepática, não foi possível encontrar evidência de que a doença renal crônica progressiva resulte de HIC.

Ocorrem complicações clínicas da localização ocular do CAV-1 virulento em aproximadamente 20% dos cães com infecção natural e em menos de 1% dos cães após vacinação subcutânea com a vacina contra o CAV-1 contendo o vírus vivo modificado (VVM). O desenvolvimento de lesões oculares começa durante a viremia, que ocorre 4 a 6 dias após a infecção; o vírus entra no humor aquoso a partir do sangue e se replica nas células endoteliais da córnea.

Uveíte anterior grave e edema de córnea surgem 7 dias após a infecção, período correspondente a aumento no título de anticorpos neutralizantes (Figura 4.1). A deposição de CIC com fixação de complemento resulta em quimiotaxia das células inflamatórias na câmara anterior e dano endotelial extenso na córnea. A ruptura do endotélio intacto da córnea, que serve como uma bomba de líquido da córnea para a câmara anterior, causa acúmulo de líquido edematoso dentro do estroma da córnea.

Geralmente a uveíte e o edema são autolimitantes, a menos que ocorram outras complicações ou destruição endotelial maciça. O término do edema de córnea coincide com a regeneração endotelial e o

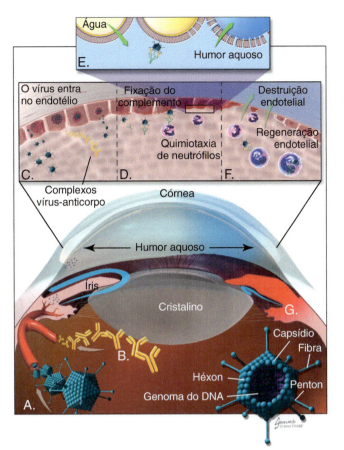

Figura 4.1 Patogenia sequencial da infecção ocular pelo CAV-1. *A.* Durante o período virêmico, o CAV-1 entra no olho pelo trato uveal, localizando-se nas células endoteliais vasculares da coroide e causando uveíte leve. O vírus também entra no humor aquoso e se localiza nas células endoteliais da córnea. *B.* A resposta específica de anticorpo ao CAV-1 aumenta no sangue, alcança o olho pelo trato uveal e entra no humor aquoso quando há vírus. *C.* Vírus livre no humor aquoso e nas células endoteliais, com formação de complexo viral-anticorpo e de corpúsculos de inclusão intranucleares. *D.* Fixação de complemento nos complexos do vírus com anticorpos livres e nas células endoteliais para quimiotaxia de neutrófilos. Ocorrem uveíte mais grave e lesão endotelial da córnea. *E.* Detalhe mostrando perda do endotélio e a bomba do humor aquoso acarretando influxo de humor aquoso para a córnea. *F.* A perda de células endoteliais na córnea faz com que o humor aquoso penetre na córnea, causando edema de córnea (olho azulado). Depois que os fagócitos mononucleares removem os complexos de vírus e anticorpos e a inflamação diminui, o endotélio da córnea se regenera. *G.* A inflamação da úvea pode ocasionar bloqueio do ângulo de filtração e glaucoma subsequente. (Arte de Brad Gilleland, © 2010 University of Georgia Research Foundation Inc.)

restabelecimento do gradiente hidrostático entre o estroma da córnea e o humor aquoso. A recuperação ocular normal costuma ser aparente por volta de 21 dias após a infecção. Se as alterações inflamatórias forem graves o suficiente para bloquear o ângulo de filtração, o aumento da pressão intraocular poderá resultar em glaucoma e hidroftalmia.

As complicações em geral estão associadas à patogenia da HIC. Os cães são mais propensos a ter pielonefrite bacteriana como resultado do dano renal após a infecção pela HIC. A coagulação intravascular disseminada (CID), uma complicação frequente da HIC, começa no início da fase virêmica da doença e pode ser desencadeada pelo dano a células endoteliais, com ativação disseminada do mecanismo da coagulação, ou pela incapacidade do fígado doente de remover os fatores da coagulação ativados. A síntese hepática diminuída de fatores da coagulação ante o consumo excessivo responde pelo defeito hemorrágico.

Embora a causa da morte na HIC seja incerta, o fígado é o local primário da lesão viral. A insuficiência e a encefalopatia hepáticas podem resultar em um estado de semicoma e na morte. Alguns cães

morrem tão subitamente que não há tempo para a ocorrência do dano hepático com insuficiência hepática resultante. A morte nesses cães pode resultar de dano cerebral, pulmonar e a outros órgãos parenquimatosos vitais ou do desenvolvimento de CID.

Achados clínicos

A HIC é observada com maior frequência em cães com menos de 1 ano de idade, embora cães não vacinados de todas as idades possam ser acometidos. Os cães com acometimento mais grave ficam moribundos e morrem em questão de horas após o início dos sinais clínicos. Os proprietários em geral acreditam que o animal tenha sido envenenado. Os sinais clínicos nos cães que sobrevivem ao período virêmico agudo incluem vômitos, dor abdominal e diarreia, com ou sem evidência de hemorragia.

Os achados físicos anormais na fase inicial da infecção incluem aumento da temperatura retal (39,4 a 41,1°C) e frequências de pulso e respiratória aceleradas. A febre pode ser transitória ou bifásica no início da evolução da doença. O aumento das tonsilas, em geral associado a faringite e laringite, é comum. Tosse e sons respiratórios ásperos mais baixos à ausculta são manifestações de pneumonia. É comum observar-se linfadenomegalia cervical com edema subcutâneo da cabeça, do pescoço e de partes pendentes do tronco. Sensibilidade abdominal e hepatomegalia em geral são aparentes no cão com a enfermidade aguda. Pode ocorrer diátese hemorrágica demonstrada por hemorragias petequiais disseminadas e equimoses, epistaxe e sangramento em locais de punção venosa. Icterícia é incomum na HIC aguda, mas é encontrada em alguns cães que sobrevivem à fase fulminante aguda da doença. A distensão abdominal é causada pelo acúmulo de líquido serossanguinolento ou hemorragia. Podem surgir sinais do SNC, incluindo depressão, desorientação, convulsões ou coma terminal em qualquer momento da infecção. Em raposas e em raros casos de filhotes caninos domésticos, podem ser vistos sinais do SNC na ausência de outras manifestações sistêmicas.[7]

Cães com acometimento leve podem recuperar-se após o primeiro episódio febril. Os sinais clínicos desses casos de HIC sem complicações costumam durar 5 a 7 dias antes da melhora. É possível encontrar sinais persistentes em cães com uma infecção viral concomitante, como a cinomose, ou naqueles que desenvolvem hepatite crônica ativa. Ocorrem outros sinais clínicos ou mais graves em cães infectados concomitantememte com outros patógenos.[9,10,33]

Geralmente ocorrem edema de córnea e uveíte anterior quando a recuperação começa, e essas podem ser as únicas anormalidades clínicas observadas em cães com infecção inaparente (ver também *Hepatite infecciosa canina*, no Capítulo 92). Cães com edema de córnea apresentam blefaroespasmo, fotofobia e secreção ocular serosa. O embaçamento da córnea em geral começa no limbo e se dissemina em direção central (Figura 4.2) (ver Figura 92.17). A dor ocular, presente durante os estágios iniciais da infecção, em geral diminui quando a córnea fica completamente embaçada. No entanto, a dor pode voltar com o desenvolvimento de glaucoma ou ulceração e perfuração da córnea. Nos casos sem complicações, o desembaçamento da córnea começa no limbo e se dissemina na direção central.

Diagnóstico

Os achados hematológicos iniciais na HIC incluem leucopenia com linfopenia e neutropenia. Neutrofilia e linfocitose ocorrem mais tarde em cães com recuperação clínica sem complicações. É possível encontrar um número elevado de linfócitos (ativados) corados em escuro e eritrócitos nucleados. As alterações na proteína sérica, detectáveis apenas à eletroforese sérica, são aumento transitório na globulina α_2 7 dias após a inoculação e aumento tardio na globulina γ, que atinge o máximo 21 dias após a inoculação.

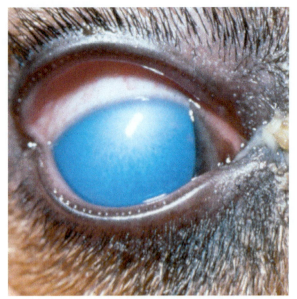

Figura 4.2 Olho azul característico da HIC viral e dano imunológico subsequente ao endotélio da córnea. (Fotografia de Craig Greene © 2004 University of Georgia Research Foundation Inc.)

O grau de aumento na atividade da alanina aminotransferase (ALT), da aspartato aminotransferase e da fosfatase alcalina sérica depende do momento em que é obtida a amostra e da magnitude da necrose hepática. Tal aumento continua até 14 dias após a inoculação, depois do que há um declínio, embora seja possível observar elevações persistentes ou recorrentes em cães que desenvolvem hepatite crônica ativa. Bilirrubinúria moderada a acentuada é frequente, em decorrência do baixo limiar renal para a bilirrubina conjugada no cão; hiperbilirrubinemia é incomum. De importância diagnóstica, o aumento na ALT, uma medida de necrose hepatocelular, é desproporcionalmente maior do que na bilirrubina sérica, apesar da natureza difusa da lesão hepática. Tal disparidade, típica da HIC e que a diferencia da maioria das outras causas de necrose hepática disseminada resulta da natureza centrolobular predominante da necrose em torno das vênulas hepáticas. Em contrapartida, as regiões periportais e lobulares periféricas em torno do ducto biliar são poupadas. As medidas da função hepática, como os níveis séricos de amônia ou a retenção de ácido biliar, podem estar aumentadas durante a evolução aguda da HIC ou mais tarde em cães que desenvolvem fibrose hepática crônica. De maneira similar, é possível detectar hipoglicemia em cães na fase terminal da doença.

As anormalidades da coagulação características da CID são mais pronunciadas durante os estágios virêmicos da doença.[30] Trombocitopenia com ou sem alteração na função plaquetária em geral é aparente. O tempo de protrombina em um estágio, o de tromboplastina parcial ativado (aPTT; do inglês, *activated partial prothrombin time*) e o de trombina estão variavelmente prolongados. É provável que o prolongamento precoce do aPTT resulte do consumo de fator VIII, cuja atividade está reduzida, havendo aumento dos produtos de degradação do fibrinogênio. Disfunção plaquetária e prolongamento do aPTT provavelmente resultam do aumento dos produtos da degradação do fibrinogênio. Na maioria dos casos, o prolongamento do tempo de protrombina é menos notável.

A proteinúria (primariamente albuminúria) é um reflexo do dano renal causado pelo vírus e em geral pode ser detectada na urinálise aleatória, porque a concentração está acima de 50 mg/dℓ. O aumento na permeabilidade glomerular pode resultar da localização do vírus nos estágios iniciais da infecção. Como alternativa, à medida que a doença progride, os glomérulos ficam danificados pelos CIC ou como

efeito da CID. À paracentese abdominal obtém-se um líquido cuja cor varia de amarelo transparente a vermelho-brilhante, dependendo da quantidade de sangue presente. Em geral, trata-se de um exsudato com células inflamatórias e teor de proteína superior a 5,29 g/dℓ (e densidade acima de 1,020).

A citologia da medula óssea reflete a alteração notável nos leucócitos da circulação periférica. Não há megacariócitos ou seu número está diminuído durante o estágio virêmico da doença, e os presentes podem ter a morfologia alterada.

O líquido cerebrospinal está dentro dos limites de referência em cães com sinais neurológicos causados pela hepatoencefalopatia e geralmente é anormal em cães que desenvolvem encefalite não supurativa a partir da localização do vírus dentro do cérebro. A concentração de proteína (acima de 30 mg/dℓ) aumenta com pleocitose mononuclear (superior a 10 células/$\mu\ell$). O humor aquoso também tem concentrações elevadas de proteína e células, em associação a uveíte anterior.

Os resultados de procedimentos laboratoriais previamente discutidos são sugestivos de HIC e o principal meio de estabelecer o diagnóstico na prática clínica. A confirmação antes da morte, embora não seja indispensável para se instituir o tratamento adequado, pode ser obtida por sorologia, isolamento do vírus e coloração imunofluorescente para o vírus intralesional. A sorologia inclui neutralização do vírus, hemaglutinação indireta, fixação do complemento, imunodifusão e ensaio imunossorvente ligado a enzima (ELISA; do inglês, *enzyme-linked immunosorbent assay*), que em geral mostram altos títulos após infecção com o vírus virulento, em contraste com as infecções causadas pelas vacinas que contêm o VVM.

O CAV-1 pode ser isolado por ser altamente resistente e de fácil replicação em cultura de células de várias espécies, inclusive a canina. A citopatologia típica induzida por adenovírus inclui aglomeração de células do hospedeiro e descolamento em monocamadas, com a formação de inclusões intranucleares. Quando a viremia começa, no quinto dia PI, o CAV-1 pode ser cultivado a partir de qualquer tecido ou secreção do corpo. O vírus é isolado na câmara anterior durante a fase leve da uveíte, antes da infiltração de anticorpos e da formação de complexo imune. A cultura do vírus a partir do fígado de cães em geral é difícil porque a arginase hepática inibe a replicação do ácido nucleico viral. O vírus não foi isolado a partir do fígado depois de 10 dias PI, mesmo em cães com hepatite crônica ativa, talvez porque se desenvolva latência viral. O rim é a localização mais persistente do vírus, e é possível isolar o CAV-1 da urina por pelo menos 6 a 9 meses após a infecção inicial.

Técnicas de imunofluorescência são usadas experimentalmente para confirmar se há vírus em vários tecidos. Tais métodos ajudaram a detectar locais de replicação do vírus, sua disseminação nas células e a existência do antígeno viral em corpúsculos de inclusão. Procedimentos com imunoperoxidase, aplicados a tecidos fixados em formol e embebidos em parafina, detectaram o vírus em tecidos hepáticos armazenados até há 6 anos. As técnicas de reação em cadeia da polimerase (PCR; do inglês, *polymerase chain reaction*) foram desenvolvidas para detectar o CAV-1 em amostras biológicas e distingui-lo do CAV-2 em amostras clínicas.[8,20,30]

Achados patológicos

Os achados de necropsia ou em biopsias de tecidos de cães em geral podem confirmar o diagnóstico de HIC. Cães que morrem durante a fase aguda da doença costumam estar com a musculatura boa, apesar do edema e da hemorragia de linfonodos superficiais e no tecido subcutâneo cervical. A icterícia é discreta ou não costuma ser evidente. A cavidade abdominal pode conter líquido, que varia de transparente a vermelho-brilhante. Hemorragias petequiais e equimóticas estão presentes em todas as superfícies serosas. O fígado está aumentado, com aspecto escuro e manchado, em geral apresentando exsudato fibrinoso proeminente na superfície e nas fissuras interlobares (Figura 4.3). Tipicamente, a vesícula biliar está espessada e edematosa, com aspecto opaco azul-esbranquiçado. A fibrina pode depositar-se em outras superfícies serosas abdominais, o que lhes dá um aspecto de vidro. Hemorragia gastrintestinal intraluminal é um achado frequente. O baço está aumentado e fica protuberante na superfície de corte.

As lesões macroscópicas variáveis em outros órgãos incluem infartos corticais renais hemorrágicos multifocais. Os pulmões têm múltiplas áreas de manchas de consolidação cinzentas a vermelhas. São encontrados linfonodos brônquicos hemorrágicos e edematosos. Áreas hemorrágicas dispersas, presentes ao corte coronal do cérebro, estão localizadas primordialmente no mesencéfalo e no tronco cerebral caudal. As lesões oculares, quando presentes, caracterizam-se por opacificação da córnea e embaçamento do humor aquoso.

É possível os cães que sobrevivem à fase aguda da doença apresentarem lesões, as quais podem ser encontradas durante a necropsia. O fígado daqueles com fibrose hepática crônica pode estar pequeno, firme e nodular. Os rins de muitos cães que se recuperam apresentam múltiplos focos brancos (com 0,5 cm de diâmetro), estendendo-se da pelve renal até o córtex mais externo. As sequelas oculares da doença aguda podem incluir glaucoma ou ftise bulbar.

As alterações histopatológicas no fígado de cães que morrem de hepatite aguda incluem necrose disseminada centro ou panlobular. Em cães com necrose hepatocelular discreta, a margem entre os hepatócitos necróticos e os viáveis é muito bem definida dentro do lóbulo hepático (Figura 4.4). A preservação de estroma de sustentação subjacente possibilita a eventual regeneração hepática. Apenas nos casos graves a necrose de coagulação de lóbulos hepáticos inteiros impede a regeneração do fígado. Infiltrados neutrofílicos e de células mononucleares estão associados à remoção do tecido necrótico subjacente. O pigmento biliar raramente se acumula na maioria dos casos, por causa da natureza transitória da necrose hepatocelular e da ausência frequente de acometimento lobular periférico de radículas portais. As inclusões intranucleares inicialmente são encontradas nas células de Kupffer e depois em células parenquimatosas hepáticas viáveis. Doença hepática subaguda a crônica é assinalada por focos esporádicos de necrose com infiltração neutrofílica, mononuclear e plasmática, sendo encontrada em cães com imunidade parcial que sobrevivem aos estágios iniciais da infecção.

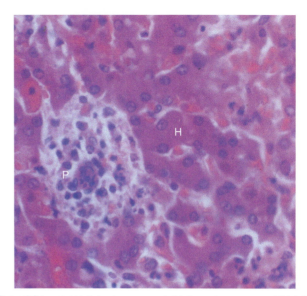

Figura 4.4 Aspecto histológico de necrose centrolobular maciça em um caso fatal de HIC mostra poucos hepatócitos viáveis remanescentes (*H*) em torno de uma veia porta (*P*) na área lobular periférica (coloração com H&E, 250×). (Fotografia de Craig Greene © 2004 University of Georgia Research Foundation Inc.)

Em termos históricos, o CAV-1 foi observado com anticorpo fluorescente direto em hepatócitos de cães recuperados com inflamação hepática crônica. A PCR e a coloração histoquímica de tecidos foram usadas para examinar o CAV-1 no fígado de cães com HIC de ocorrência natural, hepatite crônica ativa e fibrose hepática.[8] Embora nos casos de HIC os resultados dos testes sejam positivos, o DNA ou os antígenos virais não foram detectados nas amostras dos outros animais. Em outros estudos, não foram identificados agentes infecciosos, incluindo o CAV-1, na triagem por PCR do fígado de cães com achados de inflamação hepática aguda ou crônica à necropsia.[4]

Ocorrem alterações histológicas disseminadas em outros órgãos como resultado da lesão endotelial causada pelo vírus. A vesícula biliar tem edema subseroso acentuado, mas o epitélio permanece intacto. Inclusões virais inicialmente são encontradas nos glomérulos renais, porém mais tarde no endotélio vascular tubular renal. Acúmulos intersticiais focais de neutrófilos e células mononucleares são encontrados no córtex e na medula renais. Geralmente, essas alterações discretas progridem para fibrose intersticial focal. Órgãos linfoides, inclusive linfonodos, as tonsilas e o baço, estão congestionados com infiltrados de neutrófilos e células mononucleares. Os folículos linfoides estão dispersos, com áreas centrais de focos necróticos. Inclusões intranucleares podem ser encontradas nas células endoteliais vasculares e em histiócitos. Os pulmões têm alvéolos espessados, com acúmulo peribrônquico de células septais e linfoides. Os alvéolos nas áreas consolidadas estão preenchidos com exsudato constituído por eritrócitos, fibrina e líquido. Edema de mucosa e submucosa com hemorragia subserosa focal é encontrado no trato intestinal. Degeneração vascular disseminada e hemorragia e necrose teciduais estão associadas à existência de trombos intravasculares de fibrina.

Células epiteliais tumefatas e descamativas nos vasos meníngeos contêm inclusões intranucleares. Acúmulo mononuclear está presente em torno de pequenos vasos por todo o parênquima do SNC. A proliferação endotelial discreta e a infiltração perivascular mononuclear persistem por pelo menos 3 semanas após a recuperação clínica.

As alterações oculares caracterizam-se por iridociclite granulomatosa com ruptura do endotélio da córnea e edema de córnea. Os vasos da íris e ciliares estão congestionados, com células inflamatórias também presentes na íris e no ângulo de filtração.

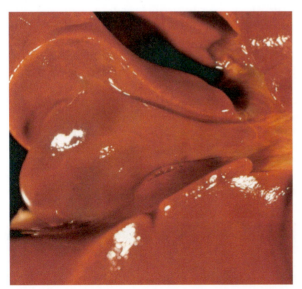

Figura 4.3 Fígado tumefato e manchado com edema nas bordas e na vesícula biliar, característico de HIC. (Fotografia de Craig Greene © 2004 University of Georgia Research Foundation Inc.)

Os *corpúsculos de inclusão* vistos na HIC foram classificados como Cowdry do tipo A e estão presentes em tecidos tanto ectodérmicos quanto mesodérmicos e são abundantes no fígado, o que torna este órgão o melhor tecido para esfregaços por impressão obtidos por biopsia ou à necropsia (Figura 4.5). A hipertrofia inicial do núcleo celular é seguida por marginação periférica da rede de cromatina e do nucléolo, que forma um remanescente nuclear central corado em escuro e circundado por um halo de cromatina. As inclusões iniciais são acidófilas, mas tornam-se basofílicas à medida que a cromatina vai para a margem. É preciso cuidado para distinguir entre inclusões e nucléolos de hepatócitos que se coram em cor clara.

Tratamento

O tratamento clínico de cães que desenvolvem HIC é primariamente sintomático e de suporte. A insuficiência hepática fulminante decorrente da necrose hepatocelular é uma causa comum de morte em cães que não sobrevivem aos estágios agudos da doença. Na ausência de fatores complicadores, a recuperação clínica e a regeneração hepatocelular podem ocorrer com necrose centrolobular. O tratamento é de suporte até que haja tempo suficiente para o reparo hepatocelular. Como em geral os cães estão semicomatosos, é impossível prever se os sinais neurológicos estão relacionados com a hepatoencefalopatia ou a encefalite viral. Contudo, essa questão pode ser parcialmente resolvida verificando-se a glicemia ou as concentrações de amônia ao se instituir o tratamento.

A colocação imediata de um cateter intravenoso permanente é uma necessidade em cães com acometimento grave; entretanto, como não há capacidade de coagulação, é preciso cuidado para evitar hemorragia excessiva. O tratamento hídrico com um líquido isotônico poli-iônico como a solução de Ringer corrigirá perdas decorrentes dos vômitos e da diarreia e ajudará a baixar a temperatura corporal. Animais muito deprimidos ficam muito abatidos para beber água, e os que continuam a vomitar precisam receber reposição de manutenção diária com líquidos (45 mℓ/kg) por via parenteral.

O tratamento da CID depende do estágio do déficit de coagulação. A remoção do estímulo desencadeador é o objetivo inicial do tratamento, mas isso não é possível nas doenças virais. Graças à

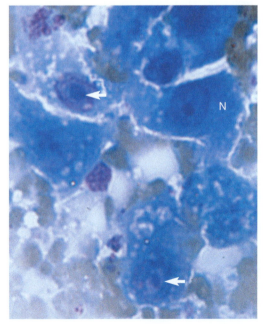

Figura 4.5 Aspecto citológico de inclusões intranucleares em hepatócitos (*setas*) de um esfregaço por impressão de tecido hepático à necropsia (coloração de Wright, 400×) de um filhote canino que morreu em virtude de HIC. Comparar com o nucléolo (*N*) do hepatócito. (Fotografia de Craig Greene © 2004 University of Georgia Research Foundation Inc.)

síntese hepática insuficiente, poderá ser necessário repor os fatores da coagulação e plaquetas por meio da transfusão de plasma fresco ou sangue total, em conjunto com a terapia anticoagulante quando houver incapacidade acentuada da coagulação.

Devido à possibilidade de que a hipoglicemia seja responsável pelo estado de coma, deve-se administrar um bolo intravenoso (IV) de glicose a 50% (0,5 mℓ/kg) durante o período de 5 min. É provável que volte a ocorrer hipoglicemia se a infusão contínua de glicose hipertônica não for mantida. A infusão de glicose hipertônica deve prosseguir a velocidade não maior do que 0,5 a 0,9 g/kg/h para que seja utilizada de maneira eficiente. O tratamento para diminuir a concentração sanguínea de amônia é voltado para a redução do catabolismo proteico pelas bactérias do cólon e para a reabsorção de amônia nos túbulos renais. A produção de amônia a partir da degradação da proteína no intestino pode ser reduzida pela diminuição da quantidade de proteína ingerida e pela cessação da hemorragia gastrintestinal. O cólon pode ser evacuado por limpeza e mediante o uso de enemas acidificantes que aliviam a estase intestinal e retardam a absorção da amônia. Antibacterianos orais não absorvíveis como a neomicina têm sido defendidos para reduzir a quantidade de bactérias produtoras de amônia nos intestinos, mas sua eficácia é questionável. Também é possível acidificar o conteúdo colônico fornecendo-se lactulose oral para os animais que não estejam vomitando. A reabsorção oral da amônia pode ser reduzida com a administração parenteral ou oral de potássio e a correção da acidose metabólica. A acidificação urinária com um acidificante atóxico como o ácido ascórbico pode reduzir bastante a reabsorção da amônia pelos rins.

O ácido poli-inosínico-policitidílico, um indutor de interferona, foi usado experimentalmente para reduzir a mortalidade de cães com infecção experimental pelo vírus da HIC, mas sua aplicação clínica é impraticável (ver *Indutores de interferonas e outras citocinas*, no Capítulo 2).

Prevenção

Imunidade materna

A duração da imunidade passiva adquirida em filhotes caninos depende da concentração de anticorpos na cadela. A meia-vida dos anticorpos contra o CAV-1 é de 8,6 dias, em comparação com 8,4 dias dos anticorpos contra o vírus da cinomose, valores que se correlacionam bem com a meia-vida da globulina canina (ver *Imunidade materna e imunização*, no Capítulo 100). Em geral, a imunização contra a HIC é bem-sucedida quando os títulos de anticorpos maternos diminuem abaixo de 100, o que pode ocorrer a partir de 5 a 7 semanas de idade. O nível de anticorpos maternos contra a HIC em filhotes caninos recém-nascidos cai para níveis negligenciáveis por volta de 14 a 16 semanas de idade.

Vacinação

A hepatite canina causada pelo CAV-1 foi controlada de maneira eficaz e praticamente eliminada da população canina doméstica em razão da vacinação. Ainda são observados casos esporádicos em cães que não foram vacinados da maneira adequada quando filhotes. Uma vez que a doença em cães não vacinados é grave, o vírus é resistente no ambiente e tem um reservatório em carnívoros silvestres, é preciso continuar com a vacinação para fornecer o antígeno principal a todos os cães.

As vacinas com CAV-1 e CAV-2 inativados não são mais comercializadas, pois sua eficácia foi inferior à dos produtos com VVM e os adjuvantes necessários as tornaram alergênicas. A fabricação das vacinas com o VVM CAV-1 também foi interrompida na maioria dos países, de modo que o antígeno do CAV-2 como VVM está presente em praticamente todas as vacinas comercializadas. Embora as vacinas com o CAV-1 como VVM proporcionem proteção imune sólida, as complicações após a vacinação constituem uma preocupação. Uma desvantagem potencial é que o CAV-1 atenuado se localizou nos rins e causou nefrite intersticial subclínica leve e eliminação persistente do vírus vacinal. Foi necessário aumentar a passagem do vírus em cultura de células para reduzir a prevalência da eliminação urinária. A localização ocular com uveíte anterior associada ocorreu em aproximadamente 0,4% dos cães após injeção subcutânea. Quando administrada por via intravenosa, a vacina contra o CAV-1 ocasionou uma doença sistêmica transitória caracterizada por pirexia e aumento tonsilar e a prevalência de 20% de uveíte anterior.

As vacinas parenterais contra o CAV-2 foram desenvolvidas como uma alternativa na prevenção da HIC. A vacina com o CAV-2 vivo modificado raramente, quando acontece, causa doença ocular ou renal quando administrada pelas via intramuscular, subcutânea ou intranasal, embora o vírus possa localizar-se no trato respiratório superior e daí ser eliminado. Quando injetado diretamente na câmara anterior, o vírus da vacina causa lesões oculares semelhantes às causadas pelas cepas do CAV-1. Ao ser administrada pelas vias intravenosa ou intranasal, a vacina contra o CAV-2 com o VVM pode ocasionar uma doença respiratória leve, com tosse associada a aumento tonsilar, embora tenha-se mostrado que tal infecção é subclínica e autolimitante. No entanto, como precaução geral, deve-se ter cuidado para evitar a aerossolização inadvertida da vacina parenteral durante o uso.

Os cães ficam bem protegidos contra a infecção pelo CAV-1 pelo título de anticorpo heterotípico produzido quando se usa a vacina contra o CAV-2, mas a resposta do anticorpo homotípico em geral é maior. A vacina contra o CAV-2 foi administrada experimentalmente a filhotes caninos com 3 a 4 semanas de idade, como tentativa de superar os anticorpos maternos heterotípicos contra o vírus da HIC. Embora a vacinação parenteral nessa idade seja ineficaz, a administração intranasal da vacina resultou em resposta de anticorpo tardia ao CAV-2 e resposta fraca ao CAV-1 4 a 8 semanas depois. É provável que o VVM da vacina contra o CAV-2 se localize no trato respiratório até que o nível de anticorpos maternos caia, e então se dissemine sistemicamente, estimulando uma resposta imune. Algumas cepas do CAV-1 e do CAV-2 são conhecidas como oncogênicas em *hamsters*, mas as existentes nas vacinas comerciais não parecem ocasionar tal efeito colateral. Não foram relatadas reações oncogênicas em cães durante mais de 20 anos de uso de campo desses produtos. Foi desenvolvida uma vacina de DNA experimental contra o CAV-1, e os estudos preliminares indicaram proteção de camundongos vacinados como desafio, em comparação com camundongos não vacinados.[27]

As vacinas parenterais contra o CAV-2 com VVM tornaram-se a pedra fundamental da proteção contra a infecção pelo CAV-1 virulento. O baixo índice de complicações após a vacinação e a proteção heteróloga adequada constituem vantagens significativas. As vacinas parenterais contra o CAV-2 são aplicadas quando se pretende obter proteção contra a HIC, dispondo-se de preparações intranasais para proteção contra a infecção respiratória (ver também Capítulo 6, *Doença Respiratória Infecciosa Canina*).

O esquema recomendado para qualquer vacina como proteção contra a HIC envolve pelo menos duas doses, administradas a intervalos de 3 a 4 semanas, a animais com 8 a 10 e 12 a 14 semanas de idade. É mais comum conseguir isso com a combinação desse antígeno com o protocolo de vacinação contra o vírus da cinomose e o parvovírus (ver Capítulo 100, *Imunoprofilaxia*). Pode-se aconselhar a vacinação mais cedo e mais frequente em áreas de alta prevalência. Quando as vacinações forem adiadas em filhotes caninos, será observada infecção esporádica por HIC. Nunca são relatadas infecções em animais adultos que tenham recebido uma série adequada da vacina. Para reforços, as vacinas com VVM podem ser aplicadas a cada 3 anos, conforme indicado por estudos de desafio.[1,13] A vacinação anual, conforme praticada no passado, não é necessária por causa da longa duração da imunidade proporcionada pelas vacinas com VVM (ver *Duração da imunidade e estudos de desafio*, no Capítulo 100).

Hepatite canina de célula acidófila

Uma hepatite distinta da HIC e que se caracteriza por formas aguda, persistente ou crônica foi descrita na Grã-Bretanha.[31] A evidência que leva a crer que essa síndrome tenha natureza infecciosa vem da alta prevalência do carcinoma hepatocelular em cães. O agente, o qual se suspeita que seja um vírus, não foi identificado, embora a doença possa ser reproduzida por inoculação bacteriologicamente estéril de homogeneizados hepáticos que não contenham CAV-1 nem CAV-2 de animais acometidos espontaneamente em cães de experimentação. Presume-se que as infecções agudas com esse agente acarretem hepatite aguda a crônica, cirrose com hiperplasia multilobular e, em alguns casos, carcinoma hepatocelular.[22]

Os achados clínicos na fase inicial da doença podem ser vagos e incluem febre variável, inapetência, vômitos e dor abdominal, mas em geral não há febre. Os achados clínicos terminais incluem distensão abdominal com ascite, episódios de convulsões, anormalidades do estado mental e semicoma.

As únicas anormalidades laboratoriais consistentes incluem aumento episódico da atividade da ALT e da fosfatase alcalina. O diagnóstico envolve o exame macro e microscópico do tecido hepático. Os achados macroscópicos de biopsia ou necropsia incluem hepatomegalia com arredondamento dos lobos hepáticos e aumento das tonsilas, dos linfonodos regionais e das placas de Peyer. Os cães com acometimento crônico podem ter o fígado reduzido de tamanho, com delineação exagerada das radículas portais ou proliferação nodular. O aumento do tecido hepático é evidente ao exame histológico, tanto na região central quanto na periférica. As células acidófilas estão dispersas por todas as lesões hepáticas e se caracterizam por citoplasma angular e acidófilo com núcleo hipercromático.

O tratamento dessa condição é incerto e parece progredir com o tempo. A prevenção não pareceria plausível até que a natureza do agente infeccioso suspeito fosse determinada. Embora relatada apenas na Grã-Bretanha, pode ser que a doença esteja mais disseminada. Deve-se suspeitar dela ante relatos de alta frequência de hepatite crônica ativa ou fibrosa e carcinoma hepatocelular.

Capítulo 5

Infecção pelo Herpes-vírus Canino

Craig E. Greene

Etiologia

O herpes-vírus canino (HVC) tem distribuição mundial, com propriedades biológicas e patogênicas similares às dos herpes-vírus α que acometem outras espécies. Os herpes-vírus α são citocidas, causando necrose tecidual e infecção sistêmica generalizada ou localizada em mucosas de animais jovens ou imunossuprimidos. A recuperação está associada a uma infecção latente pelo resto da vida do animal, em geral localizada em gânglios nervosos. A especificidade do HVC pelo hospedeiro é relativamente estreita, em comparação com outros membros do grupo dos herpes-vírus α. O HVC infecta apenas cães ou células de tecidos caninos. Foram identificados receptores específicos na superfície celular que contribuem para essa especificidade.[3,34] Embora não tenha sido confirmada uma relação antigênica com o herpes-vírus simples humano, o HVC compartilha cerca de 51% de homologia genética com o herpes-vírus felino do tipo 1 (HVF-1).[51] Também foi confirmada uma relação antigênica entre os herpes-vírus canino e felino em *immunoblots* com anticorpos polivalentes ou monoclonais.[21,60] Um aspecto que diferencia esses vírus é sua glicoproteína D nas hemaglutininas, que oferecem aderência seletiva a células de sua espécie e podem explicar em parte a especificidade desses vírus pela espécie.[30] Há relações imunológicas menos definidas entre o HVC e herpes-vírus isolados de focas (*Phoca vitulina*) e os herpes-vírus equinos 1 e 4.[12,19] A análise de isolados do HVC por clivagem de restrição da endonuclease do DNA viral revelou diferenças nos virais isolados de indivíduos não aparentados, mas os padrões de clivagem de isolados provenientes de membros da mesma ninhada eram indistinguíveis.[61]

O HVC tem uma gama de hospedeiros restrita e parece infectar apenas canídeos domésticos e silvestres ou culturas de células caninas, em especial células primárias ou secundárias dos rins ou testículos. O vírus causa efeitos citopáticos altamente destrutivos de placa transparente que se disseminam rapidamente em culturas de células, com a formação de inclusões intranucleares do tipo A; alguns isolados induzem a formação de célula sincicial (ver *Isolamento viral*, neste capítulo). Embora não haja relatos de HVC em gatos, já com relação aos cães não ficou claro se um isolado do HVF-1 de um filhote canino com uma síndrome semelhante à cinomose e atrofia pancreática causa infecção em cães. Filhotes caninos jovens que recebem altas doses (mais de 10⁶) desse HVF-1 por múltiplas vias não desenvolveram doença clínica nem alterações histopatológicas.[21] Podem ser estabelecidas infecções com herpes-vírus em espécies cruzadas em hospedeiros não naturais por meios artificiais. Uma cepa não patogênica do herpes-vírus simples humano 1 foi injetada no cérebro de cães normais e estabeleceu uma infecção latente sem alterações patológicas.[54]

O herpes-vírus equino 9 é um vírus neurotrópico que infecta cavalos. Cães submetidos ao desafio intranasal com esse vírus desenvolveram encefalite não supurativa fulminante.[64] O prosencéfalo foi a parte predominantemente afetada, e o vírus foi detectado em neurônios. Os cães também tiveram broncopneumonia e sinais clínicos de perda de peso, febre, anorexia e sintomas neurológicos. O significado clínico da infecção natural é desconhecido.

A replicação do HVC é similar à de outros herpes-vírus α. A síntese de DNA viral e nucleocapsídios ocorre dentro do núcleo das células do hospedeiro, e o envoltório viral é adquirido na membrana nuclear. O vírus é transportado através do retículo endoplasmático e do aparelho de Golgi para a superfície celular e liberado, embora, na maioria das vezes, continue intracelular.

O HVC, como um vírus de envoltório, é prontamente inativado ao ser exposto à maioria dos desinfetantes, a solventes lipídicos (p. ex., éter, clorofórmio) e a calor acima de 40°C (a 56°C por 5 a 10 min, a 37°C por 22 h e por mais tempo a 34 a 35°C). Como outros herpes-vírus, o HVC é facilmente inativado a –20°C, a menos que sejam acrescentadas soluções estabilizantes, quando ele fica estável a –70°C. Também é estável em pH entre 6,5 e 7,6, mas é rapidamente destruído em pH abaixo de 5 ou acima de 8.

Epidemiologia

O HVC não é estável no ambiente, mas se mantém na natureza por persistência em seu hospedeiro canino e disseminação direta a partir de animais infectados. É um vírus sensível à temperatura, com replicação ótima em temperaturas abaixo de 37°C. Ele persiste nos tecidos dos gânglios e linfoides das mucosas oronasais e genitais. Como outros herpes-vírus, infecções latentes pelo resto da vida são típicas. Quando as infecções são reativadas, o HVC replica-se nas temperaturas mais frias das mucosas e é eliminado. Ocorrem novas eliminações esporádicas do vírus, em geral quando os animais estão estressados, como os que vivem em altas densidades populacionais, os que estejam sendo transportados, fêmeas prenhes ou os que estejam recebendo tratamento imunossupressor. A transmissão ocorre por contato direto com secreções de mucosas dos tratos respiratório ou genital de animais infectados. Dados sorológicos de populações de canídeos silvestres indicam exposição natural onipresente.[1,47] As pesquisas sorológicas em cães domésticos variaram de 30 até 100% em alguns canis.[10,14,38,42] Há maior prevalência de reatividade sérica em cães de canis do que nos mantidos em ambiente doméstico. Apesar desses altos índices de exposição, a doença clínica pode não ser evidente. Entretanto, foram observados títulos séricos de anticorpo bem maiores do HVC-1 e resultados positivos em cães de canis criadores com problemas reprodutivos e doença respiratória infecciosa ou quando submetidos a má higiene, em comparação com os demais.[11,48,58] Em um estudo temporal sobre a reatividade sorológica entre cães de canis criadores, a aquisição de cadelas originalmente soronegativas resultou em soroconversão depois, enquanto algumas cadelas dos canis que eram soropositivas tornaram-se negativas durante o período de monitoramento.[48] Os distúrbios reprodutivos que surgiram não tiveram correlação com as alterações no estado sorológico das cadelas. Além disso, *swabs* vaginais e nasais e o sobrenadante de amostras coletadas de cães com a infecção ativa foram negativos para a reação em cadeia da polimerase (PCR; do inglês, *polymerase chain reaction*). Filhotes caninos recém-nascidos infectados nesses ambientes endêmicos são expostos ao nascimento, mas podem não ter sintomas. Os fatores que predispõem esses filhotes neonatais à infecção generalizada são hipotermia e sistema imune pouco desenvolvido.

Patogenia

Filhotes caninos recém-nascidos podem adquirir a infecção *in utero*, ao passarem pelo canal do parto, por contato com ninhadas infectadas, secreções oronasais das mães ou fômites (embora a última forma seja rara). Uma viremia sistêmica associada a células é possível em hospedeiros imunodeficientes ou imunossuprimidos. Filhotes caninos recém-nascidos infectados experimentalmente com menos de 1 semana de vida são particularmente suscetíveis a infecções generalizadas fatais; cães com mais de 2 semanas de idade na época da infecção são relativamente resistentes e em geral desenvolvem doença clínica leve ou inaparente. A replicação do vírus em cães mais velhos restringe-se à nasofaringe, ao trato genital, às tonsilas, aos linfonodos nasofaríngeos e brônquicos, aos tecidos conjuntivais e, ocasionalmente, aos pulmões. O vírus pode abrigar-se em tecidos linfoides como as tonsilas, as glândulas salivares parótidas e os gânglios sensoriais.[7,31] A imunidade inerente em determinada raça canina ou espécie de canídeo pode ter um papel importante na proteção contra infecções por herpes-vírus. Raposas vermelhas europeias (*Vulpes vulpes*) adultas desenvolveram doença sistêmica e respiratória após desafio intravenoso experimental com uma cepa viral que provocou apenas sinais leves em cães domésticos adultos.[43] É provável que os mecanismos imunes das mucosas sejam importantes na infecção natural, porque raposas adultas submetidas ao mesmo desafio por via oral não tiveram doença clínica, mas apresentaram soroconversão.[43] Quando raposas infectadas experimentalmente receberam glicocorticoides de reposição como imunossupressão, 4 ou 11 meses pós-inoculação (PI), o HVC não foi detectável em leucócitos sanguíneos ou secreções de mucosas nem se disseminou para animais de controle em contato.[44] Portanto, não foi possível demonstrar a reativação da infecção, mas o DNA do HVC foi detectado nos gânglios trigêmeos à necropsia, 18 meses PI, em todas as raposas infectadas experimentalmente.

Em estudos experimentais também foi demonstrado que a via de inoculação é importante para determinar a disseminação e a localização tecidual do vírus no corpo. O vírus foi isolado da secreção nasal de cães que receberam o HVC apenas por via intranasal ou por vias intranasal e intravenosa.[31] Nas cadelas em que a inoculação foi intravaginal, o vírus foi isolado de secreções tanto nasais quanto vaginais. Foi feita necropsia nesses animais 2 a 4 meses após a inoculação, e não foi possível cultivar o HVC de qualquer tecido. No entanto, empregando a PCR, o genoma do HVC foi encontrado nos gânglios trigêmeos e linfonodos retrofaríngeos, independentemente da via de inoculação. Cães convalescentes também tinham o genoma viral nos gânglios lombossacros, nas tonsilas e em linfonodos mediastínicos e hipogástricos.[31] Todavia, não foi possível detectar o genoma do HVC em células sanguíneas mononucleares periféricas. Dentro dos gânglios trigêmeos e lombossacros, bem como nos linfonodos associados, o vírus se localiza nos neurônios ou no interior dos núcleos de linfócitos durante esse período quiescente. É provável que esses sejam locais de latência, e a recrudescência resulte na replicação e na eliminação do vírus das mucosas respiratória e genital.

Infecção *in utero*

Embora a infecção neonatal geralmente seja adquirida ao nascimento ou logo após, também pode ocorrer transmissão transplacentária. Os efeitos da infecção transplacentária com o HVC dependem do estágio da gestação em que a infecção ocorre (Figura 5.1). Há relatos de infertilidade e aborto de natimortos ou filhotes fracos sem sinais clínicos na cadela. Embora alguns filhotes possam sobreviver a tais infecções *in utero* e parecer normais após o parto por cesariana, outros abrigam o vírus de maneira inaparente em seus tecidos. Contudo, a maioria dos filhotes caninos desenvolve infecção sistêmica pelo herpes-vírus até 9 dias após o nascimento.

Infecção sistêmica neonatal

Após exposição oronasal, o HVC é detectado primeiro no epitélio nasal e nas tonsilas faríngeas (Figura 5.2). Ocorre replicação primária em células epiteliais e mucosas 24 h PI. O vírus, então, entra na corrente sanguínea via macrófagos. A viremia intracelular resulta em disseminação viral por todo o corpo 3 a 4 dias após a inoculação. A localização do vírus nas células fagocíticas mononucleares dos linfonodos e do baço resulta em disseminação de uma célula para outra, bem como hiperplasia e necrose linfoides. Ocorre necrose hemorrágica multifocal progressiva em vários órgãos; as concentrações mais altas do vírus são encontradas nas glândulas adrenais, nos rins, pulmões, baço e fígado. A hemorragia multifocal associada às lesões necróticas pode estar relacionada com a vasculite e a trombocitopenia acentuada que ocorrem durante a infecção. A trombocitopenia pode resultar de coagulação intravascular disseminada associada ao dano endotelial vascular disseminado e à necrose tecidual.

A ganglioneurite do nervo trigêmeo é uma lesão frequente em filhotes caninos infectados por exposição oronasal. O HVC pode subir pelos axônios nervosos para o sistema nervoso central (SNC), como faz o herpes-vírus simples em seres humanos. É comum a ocorrência de meningoencefalite em filhotes caninos recém-nascidos infectados por via oronasal, mas os sinais do SNC nem sempre são

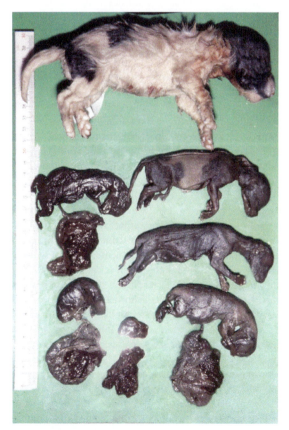

Figura 5.1 Filhotes caninos nascidos por cesariana de cadela 31 dias após infecção intravenosa experimental com o HVC. Dois fetos estão parcialmente mumificados. (De Hashimoto A, Hirai K, Suzuki Y *et al.* 1983. Experimental transplacental transmission of canine herpesvirus in pregnant bitches during the second trimester of gestation. *Am J Vet Res* 44:610-614.)

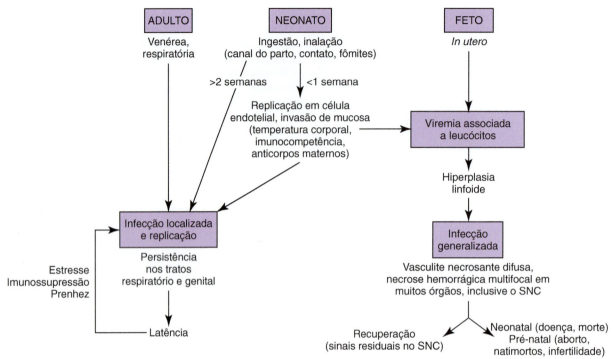

Figura 5.2 Patogenia da infecção pelo HVC.

evidentes. Em circunstâncias normais, tais filhotes geralmente morrem em decorrência da doença sistêmica antes que os sinais neurológicos se manifestem.

Vários fatores, inclusive a regulação da temperatura e as condições imunes, estão envolvidos no desenvolvimento abrupto de resistência à infecção que ocorre entre 1 e 2 semanas de idade. Mostrou-se que ocorre crescimento ótimo do HVC em culturas de células entre 35 e 36°C. A temperatura retal normal de cães adultos, 38,4 a 39,5°C, está acima do parâmetro crítico. A regulação da temperatura do filhote recém-nascido não se desenvolve até 2 a 3 semanas de idade, e a temperatura retal geralmente é 1 a 2°C mais baixa do que a dos cães adultos. Além de terem capacidade reduzida para regular a temperatura, filhotes caninos recém-nascidos são incapazes de desenvolver febre adequadamente. As funções imunes mediadas por célula também estão suprimidas em temperaturas abaixo de 39°C, o que torna os filhotes com hipotermia mais suscetíveis não apenas à infecção pelo HVC, como também pelo vírus vacinal da cinomose e pelo adenovírus canino. Filhotes com 4 a 8 semanas de idade em geral não apresentam sintomas clínicos após a infecção, mas desenvolvem infecção sistêmica pelo HVC se suas temperaturas forem diminuídas artificialmente. Em contrapartida, a elevação da temperatura do ambiente e, em consequência, da temperatura corporal em filhotes caninos com menos de 1 semana de vida infectados pelo HVC resulta na redução da gravidade da infecção, o que, no entanto, não a elimina.

A imunidade adquirida da mãe também parece ser importante para a sobrevivência dos filhotes caninos infectados. Os que são amamentados por mães soronegativas desenvolvem uma doença multissistêmica fatal quando infectados pelo HVC. Em contraste, os que mamam em cadelas soropositivas ficam infectados mas permanecem assintomáticos e o vírus é recuperado principalmente de suas regiões orofaríngeas. Anticorpos maternos ou linfócitos imunes adquiridos pelo leite podem explicar por que cadelas infectadas naturalmente que parem filhotes doentes com raras exceções subsequentemente têm ninhadas saudáveis. Os títulos séricos de anticorpos em cadelas prenhes infectadas previamente também podem suprimir a viremia e a disseminação da infecção para os fetos.

Infecção genital em adultos

Ocasionalmente, foram isolados herpes-vírus de lesões papulovesiculares do trato genital canino; tais lesões podem ser episódios recorrentes em cadelas previamente infectadas. Com o HVC podem ocorrer infecções localizadas genitais ou respiratórias, com a eliminação viral na presença de anticorpos circulantes. A infecção do trato genital geralmente parece assintomática ou limitada a hiperemia vaginal com folículos linfoides hiperplásicos. A localização genital do vírus em cadelas pode ser um meio de transmissão venérea do vírus, mas é mais importante como uma fonte de infecção para os filhotes ao nascimento. Embora se acredite que ocorra um mecanismo de disseminação do HVC a partir de machos soropositivos para fêmeas suscetíveis na época do cruzamento, esse não parece ser um modo significativo de transmissão. A PCR mostrou persistência do vírus no gânglio lombossacro, com presumíveis recrudescência e replicação na mucosa mais a eliminação subsequente na mucosa genital.[7,31]

Infecção respiratória em adultos

Experimentalmente, foi induzida traqueobronquite em cães infectados com um isolado de cães com a infecção natural.[30] Evidência de campo sugere que o HVC seja uma causa viral de doença respiratória infecciosa canina complexa (ver Capítulo 6). Em um estudo temporal feito com cães de um abrigo, encontrou-se o HVC em 9,6% de amostras de lavado broncoalveolar e em 12,8% de amostras traqueais de cães necropsiados que tinham doença respiratória endêmica.[15] Em comparação com outros patógenos incriminados contra os quais os cães receberam vacinação, a doença associada ao HVC em geral era mais grave, e sua taxa de isolamento se elevava em 3 a 4 semanas após a chegada do cão ao canil. O início tardio da doença associada ao HVC pode ter sido relacionado com a demora na exposição após a chegada ao canil, à incubação prolongada ou à reativação de infecções latentes nos cães que tinham outros patógenos infectantes. Embora de significado incerto, o HVC foi recuperado dos pulmões de cães com cinomose e daqueles com conjuntivite aguda. Neonatos que se recuperam de infecção pelo HVC ou cães mais velhos com infecções subclínicas têm episódios periódicos de recrudescência viral em suas secreções oronasais. Foi demonstrada latência viral em cães infectados por via intranasal até 6 meses após a infecção, com a recrudescência ocorrendo 1 semana após o tratamento com glicocorticoides ou soro antilinfócito.[8] A recrudescência do vírus latente também foi demonstrada em adultos soropositivos após serem expostos a jovens soronegativos, o que sugeriu um mecanismo de estresse para a transmissão do HVC, similar ao da infecção pelo HVF. Ocorreu reativação de infecções latentes com eliminação assintomática do vírus em secreções nasais, orais, oculares e vaginais na maioria das cadelas que receberam doses imunossupressoras altas repetidas de glicocorticoides.[39] A recrudescência é uma explicação plausível para a persistência subclínica e as raras recorrências de abortos, infecções fetais ou doenças neonatais. Também serve como um modo de transmissão viral para cadelas suscetíveis, em especial quando estão em um canil para reprodução.

Achados clínicos

Filhotes caninos recém-nascidos

Não há sinais premonitórios de doença ou história de mortalidade neonatal em cadelas com ninhadas de filhotes que morrem por causa do HVC. Podem ocorrer infecções transplacentárias do meio ao final da gestação que podem resultar em aborto de fetos mumificados ou mortos, recém-nascidos prematuros ou natimortos ou filhotes fracos ou muito pequenos. A morte de filhotes caninos com menos de 1 semana parece menos comum, e é provável que indique infecção *in utero*. Entre os que nascem vivos em uma ninhada, alguns podem não ser acometidos, e a idade gestacional quando a doença ocorre pode variar entre os acometidos.

A infecção pelo HVC em filhotes infectados no período pós-natal está associada a uma enfermidade aguda e fatal, que ocorre principalmente entre 1 e 3 semanas de idade. Se os filhotes acometidos tiverem mais de 3 semanas, já disseminaram a infecção pelo HVC, e acredita-se que seja exacerbada por infecções concomitantes ou imunossupressão. Os filhotes caninos infectados parecem embotados e deprimidos, desistem de mamar e perdem peso, eliminando fezes moles amarelo-esverdeadas. Eles choram constantemente e exibem desconforto durante a palpação abdominal. Apesar da atividade muscular contínua associada ao choro, à inquietação e aos tremores, não há elevação da temperatura corporal. Rinite frequentemente se manifesta por corrimento nasal seroso a mucopurulento ou, embora raro, hemorrágico. Hemorragias petequiais estão disseminadas nas mucosas. Em alguns casos, observam-se exantema eritematoso que consiste em pápulas ou vesículas e edema subcutâneo no abdome ventral e na região inguinal. Ocasionalmente há vesículas na vulva e na vagina de filhotes do sexo feminino, no prepúcio dos machos e na cavidade bucal. Os filhotes perdem a consciência e podem ter opistótono e convulsões logo antes da morte. A temperatura retal fica subnormal antes da morte, que em geral ocorre 24 a 48 h após o início da doença clínica.

Alguns filhotes desenvolvem doença clínica leve com recuperação subsequente. É provável que os animais que sobrevivem à infecção sistêmica tenham sinais neurológicos persistentes. Ataxia, cegueira e déficits vestibulares cerebelares são mais comuns.

Filhotes mais velhos e cães adultos

Cães com mais de 3 a 4 semanas desenvolvem uma infecção respiratória superior leve ou inaparente por causa do HVC. Foram identificadas manifestações de pneumonia grave com infecção sistêmica em filhotes com 8 semanas[5] e mais de idade.[18] O HVC foi reconhecido como causa de doença respiratória infecciosa canina endêmica em canis (ver discussão anterior neste capítulo, *Infecção respiratória em adultos*, no item *Patogenia*, e Capítulo 6). Sinais de infecção sistêmica

são raros em filhotes com mais idade, mas foram relatados vômitos, anorexia, depressão, secreção ocular serosa, hepatomegalia e morte súbita em filhotes de coiotes com 8 a 10 semanas de idade e infecção natural (ver no Capítulo 92 e adiante, neste capítulo, discussão sobre as lesões oculares).

O HVC pode causar infecções genitais e lesões visíveis em cães adultos. As infecções genitais primárias em cadelas mais velhas caracterizam-se por lesões linfofoliculares, graus variáveis de hiperemia vaginal e, ocasionalmente, hemorragia petequial ou equimótica na submucosa (Figura 5.3). As cadelas prenhes acometidas não exibem desconforto ou corrimento vaginal, mesmo as que abortam ou têm natimortos. Foram observadas lesões vesiculares no início do proestro que regridem durante o anestro. Cães machos, com lesões semelhantes sobre a base do pênis e reflexão prepucial, podem ter corrimento prepucial.

Infecção ocular

O HVC pode ser detectado em amostras de *swab* da conjuntiva ou da córnea de cães adultos.[24] Alta prevalência entre cães sem doença clínica dificulta incriminar sua capacidade de causar doença. No entanto, foi encontrado com maior prevalência em *swabs* conjuntivais de cães com conjuntivite *versus* cães sem esse problema.[24] Além disso, o HVC foi encontrado em cães com ulcerações de córnea dendríticas de ocorrência natural, consideradas lesões patognomônicas em outras espécies.[27] Foram identificadas conjuntivite e queratite ulcerativa e não ulcerativa em um surto da infecção com doença apenas ocular em uma colônia fechada de cães domésticos em que o HVC-1 foi incriminado por PCR e cultura viral.[25] Além disso, a inoculação ocular tópica experimental causou uma infecção ocular autolimitada que se manifestou por conjuntivite e foi seguida por latência.[23] A infecção, caracterizada por conjuntivite, queratite e nova eliminação viral, foi reativada 8 meses depois pela administração de glicocorticoide na dose sistêmica imunossupressora.[26] A aplicação ocular tópica de glicocorticoides não foi associada à recrudescência da infecção.[24a] Ver discussão mais detalhada desse problema em *Infecções Oculares*, no Capítulo 92.

Diagnóstico

Achados clínicos e laboratoriais

Geralmente, a determinação da infecção pelo HVC em filhotes caninos recém-nascidos depende da informação obtida a partir da história clínica, do exame físico e das alterações patológicas características observadas nos filhotes acometidos. As anormalidades hematológicas

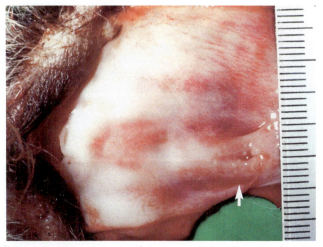

Figura 5.3 Vaginite causada pelo HVC. A seta mostra lesão vesicular. (Cortesia de Akira Hashimoto, Hokkaido University, Sapporo, Japão.)

e bioquímicas são inespecíficas, mas é possível observar trombocitopenia. Pode-se detectar aumento acentuado na atividade da alanina aminotransferase em neonatos infectados.

Isolamento viral

O HVC pode ser isolado de vários órgãos parenquimatosos de filhotes caninos durante a infecção sistêmica aguda, porém é mais comum obtê-lo das glândulas adrenais, rins, pulmões, baço, linfonodos e fígado. Nos animais que se recuperam ou são mais velhos, o crescimento do HVC geralmente se restringe à mucosa oral, ao trato respiratório superior e à genitália externa. O isolamento viral não foi demonstrado depois de 2 a 3 semanas após a infecção. Conforme notado, a recrudescência viral pode ser provocada por doses imunossupressoras de glicocorticoides e também pode ser causada por situações estressantes, como a chegada de cães desconhecidos a um canil.

O HVC cresce apenas em células cultivadas de origem canina, principalmente renais, na faixa de temperatura ideal de 35 a 37°C. As células infectadas ficam arredondadas e desprendem-se das superfícies de vidro, deixando placas transparentes circundadas por células necróticas. A formação de placa é mais bem observada sobrepondo-se monocamadas com meios semissólidos como ágar ou metilcelulose. A morfologia da placa foi usada como marcador da patogenicidade do vírus. O HVC produz inclusões intranucleares de Cowdry do tipo A, que podem ser difíceis de demonstrar e são reveladas com mais facilidade em tecidos fixados em líquido de Bouin. A multinucleação de células infectadas é incomum com o HVC, mas foi observada em um isolado do trato genital canino. Podem ser usadas técnicas de anticorpo fluorescente, microscopia eletrônica e PCR para detectar o HVC em tecidos e culturas de células (Figura 5.4). Embora não faça parte da rotina, a melhor maneira de fazer a triagem de animais quanto à infecção é pela detecção viral durante a recrudescência com sinais respiratórios ou genitais. A PCR mostrou que infecções latentes pelo herpes-vírus são prevalentes em cães assintomáticos.[7]

Sorologia

A sorologia para detectar anticorpos contra o HVC baseia-se em testes de neutralização viral, que se fundamenta em redução da citopatogenicidade ou formação de placa. Também foram desen-volvidos um ensaio imunossorvente ligado a enzima e a inibição da hemaglutinação.[35,46,57,61] A quantidade de anticorpos neutralizantes aumenta após a infecção e pode permanecer alta por até 1 a 2 meses; títulos baixos podem ser detectados por pelo menos 2 anos. A soropositividade indica meramente exposição, não necessariamente infecção ativa, embora seja possível presumir persistência viral e infecção latente. Os títulos de neutralização viral aumentam após o tratamento de animais convalescentes com dexametasona, presumivelmente por causa da reativação de infecção latente.[31] Como os testes sorológicos não são padronizados, é possível esperar variações no nível e na prevalência de resultados positivos entre os laboratórios.

Detecção do organismo

O vírus pode ser isolado de tecidos de filhotes caninos com a infecção fatal, usando-se células pulmonares ou renais caninas primárias. A detecção do ácido nucleico foi avaliada em casos suspeitos de infecção espontânea pelo HVC e é o meio mais confiável de detectar infecção latente em animais mais velhos. A PCR e a hibridização *in situ* foram usadas para detectar o vírus em tecidos fixados em formalina e tecidos de filhotes caninos embebidos em parafina com a infecção natural.[7,22,52] O ácido nucleico viral foi encontrado dentro de núcleos adjacentes a lesões hemorrágicas e nas próprias lesões em filhotes caninos. Muitas células epiteliais, neurônios, fibrócitos, miócitos cardíacos e hepatócitos contêm vírus. O teste do ácido nucleico para HVC é oferecido por alguns laboratórios comerciais. Infelizmente, têm sido observados resultados falso-negativos de diferentes laboratórios ou com metodologias de amostragem diferentes e carga viral reduzida durante a latência; podem ocorrer resultados falso-positivos por causa da alta prevalência de cães clinicamente sadios que são portadores do vírus.

Achados patológicos

As lesões macroscópicas da infecção fatal pelo HVC em neonatos incluem hemorragia multifocal difusa e coloração acinzentada em vários órgãos parenquimatosos, em especial os rins, o fígado e os pulmões (Figuras 5.5 e 5.6). Na supressão de corte, as lesões renais consistem em hemorragias em forma de cunha que se irradiam para fora da pelve renal. Essas lesões são causadas pela necrose fibrinoide induzida pelo HVC em artérias interlobulares.[63] Em geral, há líquido seroso a hemorrágico nas cavidades pleural e peritoneal. Os pulmões

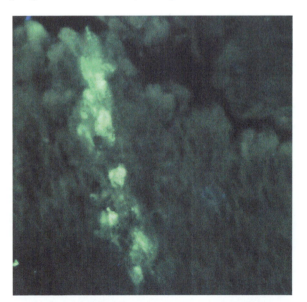

Figura 5.4 Foco de células infectadas pelo herpes-vírus no epitélio turbinado nasal de um filhote canino com 12 semanas de idade em que o HVC foi inoculado (método do anticorpo fluorescente, 125×). (De Appel MJG, Menegus M, Parsonson M *et al.* 1969. Pathogenesis of canine herpesvirus in specific-pathogen-free dogs: 5- to 12-week-old pups. *Am J Vet Res* 30:2067-2073.)

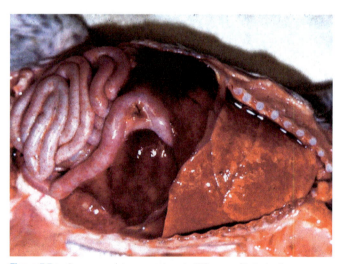

Figura 5.5 Lesões macroscópicas causadas pelo HVC em um filhote de cão que morreu 11 dias após o nascimento. Notar as lesões necróticas proeminentes no pulmão e no fígado. As lesões renais típicas não são reveladas com clareza.

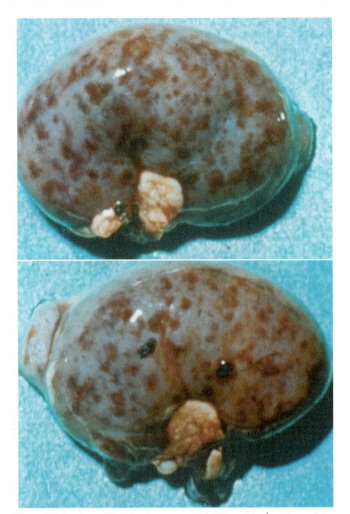

Figura 5.6 Rim de um filhote de cão em que o HVC foi inoculado. Áreas hemorrágicas consistem em focos necróticos envoltos em eritrócitos. (Fotografia de Craig Greene © 2004 University of Georgia Research Foundation Inc.)

costumam estar firmes e edematosos, com hiperemia acentuada e áreas focais de hemorragia; os linfonodos brônquicos estão acentuadamente aumentados. Esplenomegalia e linfadenomegalia generalizada são achados consistentes. Hemorragias petequiais em geral estão distribuídas nas superfícies serosas do trato intestinal. Icterícia raramente é relatada.

Os achados histológicos em infecções disseminadas de neonatos caracterizam-se por focos de necrose perivascular com infiltração celular discreta nos pulmões, rins, fígado, baço, intestino delgado e cérebro. Lesões menos graves ocorrem no estômago, no pâncreas, nas glândulas adrenais, no omento, na retina e no miocárdio. Os linfonodos e o baço mostram hiperemia reativa de elementos fagocitários mononucleares. Foram descritas lesões multifocais necrosantes na placenta de cadelas prenhes e filhotes caninos que adquiriram a infecção *in utero*. Lesões cutâneas ou de mucosas, que podem ser vistas como as lesões primárias em animais mais velhos infectados, consistem em vesículas de vários tamanhos formadas pela degeneração profunda das células epiteliais, que resultam em acantólise acentuada. Dependendo do estágio da infecção celular e do método de fixação, podem ser observadas inclusões basofílicas ou acidófilas, porém menos comuns do que as causadas por infecções por outros herpes-vírus. As inclusões são vistas com mais facilidade no epitélio nasal ou renal que nas áreas de necrose disseminada, como os pulmões ou o fígado. Pode haver displasias nos animais que sobrevivem.

As lesões no SNC de filhotes caninos recuperados são ganglioneurite não supurativa e meningoencefalite. As lesões parenquimatosas são multifocais e granulomatosas, caracterizadas por aumento da proliferação celular pericapilar, e ocorrem primariamente no tronco cerebral e no cerebelo. Displasias cerebelares e retinianas são achados frequentes.

Tratamento

Assim que o diagnóstico é estabelecido, o tratamento de filhotes caninos com sinais de infecção sistêmica pelo HVC não é satisfatório por causa da progressão rápida e fatal da doença. Em alguns casos, a mortalidade pode ser reduzida durante um episódio epizoótico injetando-se em cada filhote 1 a 2 mℓ de soro imune por via intraperitoneal. O soro imune pode ser obtido de um conjunto de soro de cadelas que tenham parido recentemente ninhadas de filhotes que morreram por causa de infecção pelo HVC. É necessária apenas uma injeção por causa do curto período de suscetibilidade. Esse tratamento empírico parece ajudar a reduzir as perdas na ninhada exposta, mas seu sucesso depende de níveis adequados de anticorpos séricos e da administração do soro *antes* do desenvolvimento completo da doença sistêmica. Se já tiverem surgido sinais neurológicos, é provável que persistam.

A elevação da temperatura do ambiente de filhotes caninos já acometidos é inefetiva. Filhotes recém-nascidos em condições experimentais mantidos a 36,6 a 37,7°C e 45 a 55% de umidade conseguiram manter temperaturas retais de 38,4 a 39,5°C. Em condições experimentais em que a temperatura corporal foi elevada artificialmente antes da exposição ao vírus, a mortalidade de filhotes foi reduzida, eles tiveram menos sinais clínicos e as alterações patológicas foram mínimas. Em temperaturas elevadas, o crescimento viral em tecidos foi restrito em comparação com o observado em filhotes criados da maneira convencional. É óbvio que o tratamento prévio de filhotes caninos com infecção natural pelo HVC por elevação da temperatura não é possível, mas pode-se tentá-lo nos filhotes restantes não acometidos da ninhada.

O tratamento da infecção sistêmica pelo HVC com antivirais como a 5-iodo-2-desoxiuridina não foi bem-sucedido, tendo sido feitos poucos estudos sobre os agentes antivirais mais novos que são efetivos para tratar infecções localizadas e do SNC causadas pelo herpes-vírus simples em seres humanos e animais de laboratório. Em um desses estudos, dois filhotes caninos com 15 dias de vida morreram por causa de infecção confirmada pelo HVC. Cinco ninhadas receberam um esquema de vidarabina assim que a causa das mortes foi identificada, e todos sobreviveram. Os filhotes que sobreviveram tiveram altos títulos de anticorpos neutralizantes (acima de 64) 2 meses depois, indicando que eles haviam sido infectados.[9] Uma dose de 10 mg de aciclovir foi administrada por via oral a uma ninhada de filhotes caninos com 1 a 1,5 kg de peso a cada 6 h, até completarem 6 semanas de idade (Tabela 5.1).[4] O tratamento antiviral pode poupar os filhotes, mas pode ocorrer dano residual ao SNC e ao miocárdio. Tal possibilidade precisa ser discutida com os proprietários antes de se considerar o tratamento antiviral de uma ninhada infectada. A lactoferrina, uma proteína de ligação ao ferro encontrada no leite e em outras secreções de mamíferos, inibe a replicação do HVC em cultura de células, tendo sido usada no tratamento tópico de outras infecções virais de mucosas (ver Capítulo 2 e o *Formulário de fármacos*, no Apêndice). A lactoferrina deve ser administrada por via oral de maneira empírica para proteger filhotes caninos clinicamente sadios expostos, quando se suspeita da transmissão peroral do vírus ou isso for esperado.[56]

Tabela 5.1	Tratamento da infecção por herpes-vírus em filhotes caninos.[a]			
Fármaco	Dose[b]	Via	Intervalo (horas)	Duração
Aciclovir[c]	Total de 7 a 10 mg	Oral	6	Até 3,5 semanas de idade

[a]Ver no *Formulário de fármacos*, no Apêndice, a informação específica sobre cada fármaco. Devido ao pequeno tamanho dos neonatos, o tratamento com líquidos ou plasma pode ter de ser administrado por via intraperitoneal, intramedular ou subcutânea, em vez da intravenosa, geralmente preferida. É indispensável todo cuidado com os animais.

[b]Dose por administração com o intervalo especificado.

[c]Disponível como cápsulas de 200 mg. Acrescentam-se 10 mℓ de água morna ao conteúdo da cápsula. O pó não se dissolve, mas cada filhote recebe 0,5 mℓ (10 mg) da suspensão por via oral a cada 6 h.

Prevenção

A baixa prevalência de surtos clínicos e a pouca imunogenicidade do HVC reduzem o incentivo à produção de uma vacina comercial para essa doença. Os relatos da Europa e dos EUA demonstraram prevalência de anticorpos contra o HVC em 6% da população canina aleatória, enquanto pode ser tão alta quanto 100% em alguns canis.[13,16]

Vacinação e imunoterapia

Como o HVC infecta filhotes caninos *in utero* ou neonatos, a imunização ativa pode ser considerada apenas na mãe. A imunização passiva mostrou reduzir a mortalidade em filhotes caninos acometidos ou expostos, de modo que o uso de vacinas parece lógico. Vacinas com vírus vivos, embora presumivelmente atenuados, poderiam estabelecer uma infecção latente. Mostrou-se que a imunização com uma vacina inativada comercializada na Europa provoca aumentos de 4 vezes nos títulos de neutralização do vírus na maioria dos cães vacinados, mas não parece proporcionar proteção prolongada.[9] Uma vacina com o HVC mutante atenuado adaptado ao frio foi usada em base experimental. Também experimentalmente foram produzidos anticorpos neutralizantes contra o HVC em camundongos, por imunização com anticorpos anti-idiotípicos.[60] Foi produzida uma vacina liofilizada, inativada, purificada, preparada com a cepa F205 do HVC-1 e enriquecida com glicoproteínas, que foi usada para vacinar cadelas 10 dias após o coito e 6 semanas depois, perto do término da gestação.[41] O reforço próximo do termo foi usado para acentuar a resposta humoral de curta duração. Conforme analisado pela PCR, 100% dos filhotes caninos nascidos dessas cadelas vacinadas e que foram submetidos ao desafio oronasal com o HVC-1 virulento aos 3 dias de vida ficaram protegidos contra a doença clínica e, na maioria das vezes (93,5% de 31 filhotes), contra a infecção viral. Em contraste, a maioria dos filhotes caninos de controle (81% de 31 filhotes) morreu de doença generalizada causada pelo HVC entre 6 e 14 dias após o desafio. Uma subunidade vacinal contendo essa cepa inativada está liberada para uso em alguns países europeus (EURICANHerpes205, Merial, Lyons, França). A baixa prevalência da doença e os poucos sinais clínicos em animais adultos justificam o uso dessa vacina em canis problemáticos com um plantel reprodutor valioso.

O HVC também foi avaliado como um vetor para vacinas elaboradas por engenharia genética contra outras infecções em cães.[45,44] Também estão sendo produzidas vacinas recombinantes que incorporam genes para *Neospora caninum*, o vírus da pseudorraiva e o da raiva.[36,37,59] A virulência e a especificidade baixas do HVC para a espécie o tornam um candidato ideal a ser um vetor recombinante para proteger cães contra outros patógenos.

Se houver um problema em um canil, a prevenção da doença em filhotes caninos expostos poderá ser conseguida com a administração de soro imune ou globulina durante os primeiros dias de vida. Outros métodos têm tido pouco valor, embora se alegue que a administração de um indutor de interferona (poxvírus aviário) a cadelas antes da reprodução e na época do parto, bem como aos filhotes recém-nascidos em canis com o problema, induza proteção inespecífica contra a infecção fatal pelo HVC.[9] Esse tratamento precisa de avaliação adicional em estudos controlados.

Criação

Em uma base prática, a erradicação do HVC de um canil é impossível. A triagem de animais infectados também é impraticável (ver *Diagnóstico*, neste capítulo), devendo-se avisar aos proprietários que as ninhadas subsequentes de uma cadela acometida correm risco muito baixo de desenvolver a doença clínica. De acordo com o exposto, não se justifica uma cesariana ou inseminação artificial para reduzir a disseminação da infecção. A inseminação artificial poderia ser empregada quando um macho conhecido ou suspeito de estar infectado cruza com uma fêmea primípara, mas o benefício de tal prática não foi estudado.

Como uma prática preventiva, deve-se tomar cuidado para assegurar que a temperatura do ambiente de filhotes caninos recém-nascidos seja mantida aquecida, com boxes de parição aquecidos, lâmpadas quentes ou outros dispositivos que não causem desidratação excessiva. A eliminação viral durante 1 semana é continuada pela introdução de novos cães em um canil durante doença concomitante ou em um cão com imunossupressão medicamentosa.

Infecções inaparentes são comuns em cães recuperados de infecção pelo HVC, com rinite leve, vaginite ou balanopostite ocasionais como únicos sinais clínicos. Tais cães podem agir como reservatórios da infecção para neonatos e devem ser separados das novas ninhadas. Filhotes caninos clinicamente acometidos eliminam grandes quantidades do vírus em suas secreções por 2 a 3 semanas após a recuperação. O vírus persiste apenas por curtos períodos nas secreções respiratórias ou vaginais, de modo que sua disseminação é mais comum por contato direto imediato com animais infectados ou por meio de fômites.

Considerações de saúde pública

Em geral, os herpes-vírus são altamente específicos da espécie; o cão não se infecta naturalmente com cepas humanas e os organismos caninos não infectam seres humanos. Em um estudo, o herpes-vírus do tipo 1 foi inoculado no cérebro de cães normais e estabeleceu uma infecção latente sem causar doença clínica nem alterações patológicas.[54]

Capítulo 6

Doença Respiratória Infecciosa Canina

Richard B. Ford

Etiologia

A doença respiratória infecciosa canina (DRIC) também é conhecida por suas denominações comuns, inclusive traqueobronquite infecciosa, "tosse dos canis", "tosse de cachorro", "crupe canino", doença respiratória contagiosa aguda e complexo da doença respiratória contagiosa canina. A DRIC descreve qualquer infecção respiratória contagiosa de início agudo que envolva tipicamente o trato respiratório superior. A etiologia da infecção é complexa e envolve vários patógenos virais e bacterianos que agem sozinhos ou de maneira sinérgica.[15]

A Tabela 6.1 apresenta um resumo dos vários patógenos conhecidos e potenciais associados à DRIC. Embora qualquer um dos patógenos descritos possa causar sinais clínicos consistentes com DRIC, pode ocorrer infecção concomitante com dois ou até mais patógenos colonizando simultaneamente o trato respiratório superior do mesmo paciente. Cães de canis podem ser particularmente suscetíveis à infecção simultânea. Dois novos vírus, o influenza canino (CIV; do inglês, *canine influenza virus* [ver Capítulo 23]) e o coronavírus respiratório canino (CoVRC), emergiram desde 2000, ambos conhecidos por infectarem o trato respiratório de cães. Mostrou-se que apenas o CIV causa sinais clínicos de DRIC. Embora *Bordetella bronchiseptica* e o vírus parainfluenza canino (CPIV; do inglês, *canine parainfluenza virus*) tenham sido comumente descritos como os principais patógenos recuperados em cães envolvidos em surtos de DRIC, há um risco razoável de infecção pelo CIV e pelo CoVRC em cães suscetíveis, especialmente nos que vivem em ambientes com alta densidade populacional. O risco de DRIC continua a expandir-se à medida que a lista de patógenos aumenta e as consequências de morbidades simultâneas, que não são bem estudadas, tornam-se uma realidade. O potencial de infecção concomitante é alto, o que torna o diagnóstico, o tratamento e a prevenção mais problemáticos no contexto clínico. Embora outros vírus e bactérias tenham sido recuperados de cães com DRIC, seu papel na patogenia da infecção é menos claro.

Vírus

O CPIV é um vírus de RNA de filamento único, pertencente à família Paramyxoviridae e estreitamente relacionado com o vírus 5 de símios (ver Capítulo 7).[7] Dos vários vírus cuja associação com a DRIC é conhecida, o CPIV talvez tenha recebido maior atenção como o principal patógeno respiratório. O CPIV é encontrado em cães de todo o mundo e sabe-se que causa tosse de início agudo e curta duração, mas altamente transmissível; cães de canis correm maior risco de exposição. Embora a infecção natural possa resultar em anticorpos séricos detectáveis por períodos de até 3 anos, a proteção imunológica em geral é determinada por concentrações de IgA na mucosa respiratória. Um título sérico de anticorpo positivo para o CPIV não se correlaciona necessariamente bem à proteção contra a doença clínica.[108,109] Vários outros vírus foram implicados na DRIC.

O *adenovírus canino* (CAV; do inglês, *canine adenovirus*) do tipo 2 (CAV-2), um vírus de DNA da família Adenoviridae (ver Capítulo 4), pode causar laringotraqueíte infecciosa aguda em cães, que se caracteriza por tosse de início agudo; os sinais clínicos podem ser inaparentes a leves nas infecções não complicadas. Diferentemente da infecção pelo CAV-1, da qual animais silvestres não canídeos podem servir como reservatórios ambientais, a variedade de hospedeiros do CAV-2 além de canídeos é incerta. Cães não imunizados contra o CAV-1 (causador da hepatite infecciosa canina) ou o CAV-2 são particularmente suscetíveis à infecção.

O CIV é uma cepa adaptada a cães que se originou de alterações genéticas no vírus H3N8 circulante em equinos (ver Capítulo 23). Em 2003, o CIV foi isolado de vários Greyhounds de canis na Flórida, que tiveram um surto de sinais respiratórios superiores agudos, em especial corrimento nasal e tosse.[27] Após a identificação dos surtos em pelo menos 30 estados e no Distrito de Colúmbia, nos EUA, o CIV foi justificadamente incluído como um patógeno primário causador de DRIC.

Os *coronavírus* (CoV) são agora classificados em pelo menos três grupos.[45] Um possível quarto grupo está sob consideração e inclui a causa da síndrome respiratória aguda grave (SARS; do inglês, *severe acute respiratory syndrome*) em seres humanos: SARS-CoV. Os três tipos principais de CoV foram isolados em cães e são classificados como grupos I ou II. Em 2003, um CoVRC do grupo II estreitamente

Tabela 6.1 Organismos associados a doença respiratória infecciosa canina.

Organismos	Discussão adicional no Capítulo
VÍRUS	
Vírus parainfluenza canino	7
Adenovírus canino 2	4
Vírus da cinomose	3
Herpes-vírus canino	5
Reovírus canino	–
Coronavírus respiratório canino	–
Cepa pantrópica do coronavírus canino	8
Vírus influenza canino	23
BACTÉRIAS	
Bordetella bronchiseptica	87
Micoplasmas (*Mycoplasma, Ureaplasma, Acholeplasma*)	32,87
Streptococcus equi subesp. *Zooepidemicus*	33, 87
Outras bactérias	87

relacionado mas geneticamente distinto do CoV bovino foi isolado de cães abrigados em um centro de adoção no Reino Unido.[44,47,48] Deve-se diferenciar esse vírus do grupo dos coronavírus entéricos caninos do tipo I (CoVEC; ver Capítulo 8). Depois, o CoVRC foi isolado do trato respiratório superior de cães que viviam em casas no Japão.[93,131] Foi relatada evidência soroepidemiológica e genética de infecção pelo CoVRC em cães na Itália, no Japão, na Coreia, no Canadá, nos EUA, na Nova Zelândia e na Grécia.* Um estudo retrospectivo sugere a probabilidade de que o CoVRC tenha estado em cães da América do Norte desde 1996.[42] Foi sugerida uma ocorrência sazonal, e o risco de infecção foi maior nos meses de inverno do que no verão. É mais provável recuperar o CoVRC do trato respiratório de cães com mais de 1 ano de idade.[101] Embora o CoVRC seja considerado altamente contagioso e possa ser isolado de cães com a DRIC por infecção natural, cães com infecção sem complicações parecem desenvolver doença subclínica ou leve. A doença clínica não foi substanciada pela inoculação experimental do vírus em cães suscetíveis. De maneira similar, o CoV bovino original, do qual se acredita que o CoVRC se origine, causa apenas infecção subclínica de filhotes caninos.[74] Em situações naturais, infecções concomitantes ou fatores do hospedeiro podem ser responsáveis pela capacidade do CoVRC de causar doença clínica, mas serão necessários mais estudos para documentar tal suspeita. Até que se possa mostrar que o desafio natural ou experimental causa sinais respiratórios em cães suscetíveis, o CoVRC não deve ser considerado um patógeno primário causador de DRIC.

Um único surto de uma cepa altamente virulenta do CoVEC pertencente ao grupo II foi documentado em sete filhotes caninos mantidos em uma *pet shop* na Itália.[15] Os cães acometidos desenvolveram sinais gastrintestinais, neurológicos e respiratórios graves; foram relatadas mortes 2 dias após o início dos sinais. Foi encontrado CoV dos tipos I e II no conteúdo intestinal, mas apenas o vírus do tipo II esteve em muitos outros órgãos, inclusive os pulmões, associado às lesões. A doença clínica era muito semelhante à causada pela infecção pelo SARS-CoV do grupo IV de seres humanos. No momento, o CoVEC pantrópico virulento não é considerado um patógeno constituinte do complexo de DRIC.

O *vírus da cinomose* (VC) pode causar tosse de início agudo e corrimentos ocular e nasal, e é ocasionalmente incluído entre os vários patógenos envolvidos na DRIC. Entretanto, a infecção pelo VC não se limita de maneira característica ao trato respiratório, causando mais frequentemente pneumonia com complicações bacterianas (ver Capítulo 3). A cinomose generalizada tem progressão típica rápida, envolvendo múltiplos sistemas orgânicos, em particular o sistema nervoso central, a pele, os olhos e ossos. Embora o VC possa agir de maneira sinérgica com o CPIV e *B. bronchiseptica*, acabando por ocasionar doença respiratória significativa e morte, não é considerado um patógeno primário na etiologia da síndrome geralmente autolimitada definida como DRIC (ver também Capítulo 3).

O *herpes-vírus canino* (HVC) é mais comumente implicado como causador de uma infecção quase sempre fatal em filhotes caninos com menos de 2 semanas de vida (ver Capítulo 5). Em cães adultos, a infecção em geral é subclínica ou latente, mas a infecção aguda ou reativada pelo HVC pode causar sinais respiratórios de rinite e faringite. O HVC foi identificado em *swabs* oculares em porcentagem maior de cães com conjuntivite, em comparação com cães sem essa afecção.[84] Foi encontrada evidência de infecção pelo HVC em amostras de pulmões e traqueia coletadas de cães abrigados em um centro de adoção.[47] Estudos sorológicos que envolveram cães de canis e ambientes domésticos sugeriram uma prevalência relativamente alta,[44] porém a recrudescência de infecção latente pelo HVC

pode acarretar excreção viral intermitente após estresse fisiológico (coinfecção) ou farmacológico (glicocorticoide). Portanto, o papel do HVC na DRIC tem sido polêmico. No entanto, ocorreu um surto nosocomial de DRIC, atribuído exclusivamente à infecção pelo HVC, em um hospital veterinário de referência onde a maioria dos cães acometidos havia sido submetida a uma variedade de tratamentos imunossupressores, inclusive glicocorticoides, quimioterapia, cirurgia ou irradiação.

Foram isolados *reovírus* do trato respiratório de cães. Todos os três sorotipos dos ortorreovírus de mamíferos (T1, T2 e T3) foram recuperados de cães e gatos. Esses vírus sem envoltório e de RNA com filamento duplo são onipresentes e foram recuperados de uma ampla variedade de hospedeiros mamíferos, inclusive seres humanos. Embora o reovírus canino tenha sido recuperado de cães com corrimentos ocular e nasal, as tentativas de infectar experimentalmente cães isentos de germes deram resultados contraditórios. Embora a exposição ao reovírus canino possa ser relativamente comum entre cães que vivem em grupos de alta densidade populacional, não há evidência conclusiva de que qualquer dos subgrupos de reovírus atue sozinho ou de maneira sinérgica para causar DRIC.

O *pneumovírus*, estreitamente relacionado com o pneumovírus murino, foi cultivado de amostras nasais e faríngeas de cães com doença aguda do trato respiratório em um abrigo.[107a] Outros vírus, predominantemente o CPIV e o CIV, também foram isolados. Infecções concomitantes ou comprometimento imune favorecem a ocorrência de doença clínica causada por esse vírus. No entanto, foram encontrados anticorpos contra o pneumovírus em animais de canis tanto clinicamente sadios quanto doentes, o que sugere exposição disseminada e patogenia questionável.

Bactérias e micoplasmas

O espectro de bactérias potencialmente patogênicas encontradas no trato respiratório superior de cães aumenta a complexidade da patogenia e do resultado clínico da DRIC, mas é improvável que alguma das várias espécies de bactérias implicadas por seu papel na doença respiratória canina seja mais importante do que o da *B. bronchiseptica*. Foram identificadas nove espécies de *Bordetella*, três delas conhecidas pela capacidade de causar doença respiratória. Ao contrário da *Bordetella pertussis* restrita ao hospedeiro humano, no qual causa coqueluche, e da *Bordetella parapertussis*, a *B. bronchiseptica* é infecciosa para uma ampla variedade de mamíferos, incluindo seres humanos. Na última década, achados de pesquisa deram uma ideia da complexidade dos padrões de virulência exclusivos da família Bordetellae e explicaram como essas bactérias são capazes de viver tanto como organismos comensais no trato respiratório superior quanto como patógeno virulento (ver *Patogenia*). Tais achados confirmam o papel da *B. bronchiseptica* como um cofator crítico na patogenia da DRIC.

Outras bactérias recuperadas do trato respiratório de cães com DRIC incluem *Streptococcus* spp., *Pasteurella* spp., *Pseudomonas* e vários coliformes.[104,119] Seu papel como patógenos primários *versus* invasores secundários é menos claro. Uma exceção pode ser o *Streptococcus equi* subesp. *zooepidemicus*, identificado como causa primária de uma broncopneumonia contagiosa de início agudo e frequentemente fatal em cães mantidos em abrigos e canis de pesquisa (ver Capítulo 33),[21] além de ser considerado um copatógeno em alguns surtos fatais causados pelo CIV em cães da raça Greyhound (ver Capítulo 23).

Existem poucos relatos sobre o papel dos micoplasmas como patógenos respiratórios primários em cães. Os micoplasmas são micróbios procarióticos exigentes que se distinguem das bactérias por estarem envoltos em membrana citoplasmática, embora não tenham parede

---

*Referências 1b, 15, 16, 32, 74, 82, 87, 101.

celular distinta.[11,80,105] Micoplasmas não hemotrópicos, acoleplasmas e ureaplasmas foram recuperados das mucosas nasofaríngea e laríngea de cães e gatos clinicamente sadios. *Mycoplasma* spp. também foi isolado do trato respiratório inferior de cães (em especial *Mycoplasma cynos*) e gatos (*Mycoplasma felis*) com pneumonia.[11,105,111] Há dúvidas quanto ao papel exato desses organismos na DRIC. Ver discussões mais abrangentes sobre tal controvérsia nos Capítulos 32 e 87.

Epidemiologia

A DRIC está entre as causas mais comuns de doenças respiratórias de início agudo em cães. Apesar da implementação de programas de vacinação contra os principais patógenos associados à DRIC, surtos continuam a ser relatados em todo o mundo. A imunidade derivada da vacinação não confere proteção completa contra a infecção, a doença clínica ou a eliminação do organismo. Embora muitos agentes tenham sido associados, em geral a DRIC resulta da infecção por um dos quatro patógenos principais (*B. bronchiseptica*, CPIV, CIV, CAV-2). É provável que a infecção simultânea com quaisquer dois ou mais desses patógenos no mesmo paciente implique um risco significativo de aumento da mortalidade entre cães suscetíveis. Cães que vivem em canis privados e comerciais, *pet shops*, abrigos de animais e outras instituições (inclusive hospitais veterinários) correm um risco bem maior de exposição e infecção, em comparação com cães do ambiente doméstico.[8,11,40,56,104] Além disso, é provável que o risco de infecção sindêmica, que consiste na infecção sinérgica por dois ou mais patógenos em uma população, seja maior em cães mantidos em abrigos.

Apesar da diversidade de patógenos associados à DRIC, a maioria dos vírus e a *B. bronchiseptica* são transmitidos de maneira eficiente do mesmo modo a cães nativos a partir dos infectados por contato oronasal com secreções respiratórias em aerossol. Entre cães que vivem em altas densidades populacionais, a transmissão é mais provável após contato direto com cães infectados ou microgotículas em forma de aerossol, tanto dos cães infectados quanto de recipientes recém-contaminados, mãos humanas e outros fômites. No caso dos principais vírus envolvidos, o início dos sinais e a duração da eliminação viral são semelhantes. Os sinais clínicos (em geral, inicialmente tosse) podem surgir 1 a 3 dias após a exposição. A eliminação viral começa poucos dias após a infecção, enquanto sua duração em geral varia de 6 a 10 dias, após os quais a carga viral diminui substancialmente. Em contrapartida, a *B. bronchiseptica*, uma bactéria extracelular obrigatória, e os micoplasmas são capazes de escapar do reconhecimento imune e da destruição por semanas a meses.[7,8] Portanto, é provável que um grande número de bactérias seja expelido pelas secreções respiratórias de cães aparentemente sadios por longos

períodos. Quanto à sobrevivência no ambiente, a *B. bronchiseptica* pode ser transmitida de cães para gatos e mostrou-se que sobrevive em água de lagos, sem o acréscimo de nutrientes, por até 24 semanas, replicando-se em águas naturais por pelo menos 3 semanas a 37°C.[99]

Embora os vírus sejam altamente contagiosos e o índice de infecção elevado, especialmente em cães de canis, o desenvolvimento de sinais respiratórios é variável. Quando os patógenos associados à DRIC agem sozinhos, em geral causam doença inaparente a leve, embora um comprometimento pulmonar mais grave possa ocasionar doença protraída ou morte. Cães de todas as idades são suscetíveis à infecção, embora seus filhotes possam ser particularmente suscetíveis a infecções por bactérias oportunistas. É difícil estabelecer imunidade natural após recuperação da infecção, porque a DRIC é consequência da exposição e da infecção com um amplo espectro de patógenos que agem individualmente ou em combinação no paciente.

Patogenia

Vírus

Por muitos anos, os principais patógenos virais associados à DRIC foram o CPIV e o CAV-2. Outros agentes a serem considerados são o CIV e o CoVRC. Na discussão a seguir, fazemos um resumo da patogenia de cada vírus individualmente. Entretanto, no contexto clínico, é razoável admitir que a coinfecção, envolvendo dois ou mais patógenos simultaneamente no mesmo paciente, possa ocorrer e em geral aconteça. Infelizmente, a informação sobre a patogenia e a comorbidade da DRIC em cães é limitada.

Vírus parainfluenza canino

O CPIV está entre as causas mais comuns de tosse altamente contagiosa de início agudo em cães no mundo todo. Classificado na família Paramyxoviridae, o vírus é monofilamentar de RNA e contém sete genes que codificam oito proteínas. O risco de infecção se correlaciona à alta densidade populacional de cães. O desafio experimental mostrou que o CPIV se replica primariamente no epitélio da mucosa nasal, da faringe, da laringe, da traqueia e dos brônquios, locais onde a replicação citolítica causa desnudamento do epitélio respiratório (Figura 6.1). Viremia é incomum, embora o CPIV tenha sido recuperado do baço, do fígado e dos rins em cães com infecções mistas. A eliminação viral persiste apenas por 8 a 10 dias após a infecção, tempo durante o qual secreções respiratórias em aerossol podem transmitir o vírus a cães suscetíveis. A infecção pelo CPIV caracteriza-se por tosse autolimitante, em geral com alta tonalidade de "grasnido", que pode ser atribuído à tumefação de cordas vocais. Laringite e traqueíte

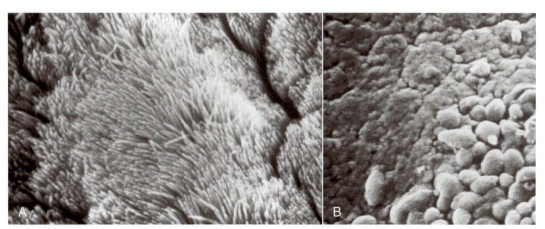

Figura 6.1 A. Foto de microscopia eletrônica (ME) da varredura do epitélio traqueal canino normal. **B.** Foto de ME mostrando hipersecreção na mucosa e o epitélio traqueal completamente desprovido de cílios apenas 72 h após infecção experimental com o CPIV. (Cortesia de Pfizer Laboratories, Madison, NJ.)

podem estar associadas a engasgo episódico e expectoração. Podem sobrevir corrimento nasal seroso e tonsilite, com ou sem faringite. Se não houver infecções secundárias complicadoras, os sinais clínicos resolvem-se espontaneamente em 6 a 14 dias. No entanto, é provável que a coinfecção com *B. bronchiseptica* ou outros vírus respiratórios, especialmente em filhotes caninos, culmine com a evolução clínica prolongada, potencialmente grave.

Vírus influenza canino

O CIV causa doença respiratória em cães infectados experimentalmente e está associado a febre, replicação viral e soroconversão.[27] Os sinais clínicos variam de sinais respiratórios inaparentes a discretos (tosse), que duram 2 a 3 semanas; alguns cães infectados desenvolvem doença respiratória inferior séria potencialmente fatal. Inflamação das vias respiratórias e dos linfonodos regionais é evidente na maioria dos cães com a infecção experimental, porém alguns desenvolvem lesões pulmonares típicas de consolidação pulmonar.[35,36] A replicação e a eliminação virais são de nível relativamente baixo, mais produtivas nos primeiros 4 dias após a infecção, e em geral não duram mais de 10 dias. Também foi observada eliminação viral em cães com a infecção subclínica. Ocorre disseminação rápida da infecção após a entrada do vírus em um grupo de cães que vivem em ambiente doméstico. Ver no Capítulo 23 uma revisão maior da patogenia dessa infecção.

Adenovírus canino do tipo 2

Sabe-se que o CAV-1 e o CAV-2 infectam o epitélio respiratório e causam sinais respiratórios, especialmente tosse. Contudo, o CAV-2 é o adenovírus predominante recuperado de cães com DRIC e reconhecido mundialmente entre cães vacinados contra o CAV-1 ou o CAV-2. Apesar da vacinação de cães domésticos, canídeos silvestres podem servir como reservatórios para exposição canina. Após transmissão oronasal, o vírus se replica no epitélio da superfície da cavidade nasal, da orofaringe, das criptas tonsilares e das células globosas na traqueia. O CAV-2 não se limita ao trato respiratório superior, porque também pode infectar células não ciliadas nos brônquios e o epitélio alveolar do tipo 2, tendo sido recuperado ainda de linfonodos brônquicos e retrofaríngeos. A replicação viral atinge o auge 3 a 6 dias após a infecção e, então, declina com o aumento de anticorpos locais. Por volta de 9 dias após a infecção, não pode ser isolado. As lesões respiratórias mais notáveis associadas à infecção pelo CAV-2 ocorrem nas vias respiratórias distais e nos pulmões. Bronquite e pneumonia intersticial são relatadas em cães submetidos ao desafio experimental com o CAV-2, embora a doença clínica causada pela infecção seja inaparente ou mínima. Foi observada mortalidade associada a pneumonia grave em filhotes caninos com 4 semanas de idade ou menos e a infecção natural.[1] As manifestações clínicas associadas à infecção pelo CAV-2 são agravadas quando ocorre coinfecção bacteriana ou viral.[12,26,110] O CAV-2 foi identificado em alta proporção de cães com conjuntivite adquirida naturalmente, em comparação com cães clinicamente saudáveis de controle.[84] Ver no Capítulo 4 mais informações sobre a patogenia das infecções por adenovírus canino.

Vírus da cinomose

A infecção pelo VC pode resultar em sinais respiratórios indistinguíveis dos de outras causas de DRIC, em particular no início da infecção. Todavia, o trato respiratório não é o alvo primário do VC. A infecção em cães altamente suscetíveis tem progressão sistêmica, resultando em morte. Embora o VC possa ser considerado um copatógeno importante na patogenia da DRIC, não é um agente primário. A patogenia do VC é descrita em detalhes no Capítulo 3.

Coronavírus respiratório canino

Foram identificados cães soropositivos para o CoVRC em vários países, com isolamento viral confirmado.[2,74,87,131] No entanto, a soropositividade em cães não foi associada de maneira consistente a sinais clínicos de doença respiratória. Não foram publicados estudos sobre desafio experimental ou natural com o CoVRC. Atualmente, não há evidência direta de que ele seja um patógeno primário na DRIC. É provável que a infecção por esse vírus, como pelo CPIV e pelo CAV-2, seja causada por contato direto com secreções respiratórias infectadas. Após um curto período de incubação, os sinais clínicos, se existirem, são característicos de DRIC e incluem tosse, corrimento nasal e, ocasionalmente, inapetência. Em um estudo clínico que abrangeu cães de abrigos com sinais de doença respiratória, o CoVRC foi mais comumente recuperado daqueles com tosse branda.[48] Em cães com a infecção natural o vírus foi identificado com frequência na cavidade nasal, nas tonsilas e na traqueia, sendo menos provável recuperá-lo dos pulmões e linfonodos brônquicos. Estudos sobre a etiologia da DRIC em que foram identificados cães com o CoVRC também revelaram cães coinfectados com outros patógenos respiratórios, em particular *B. bronchiseptica* e CPIV.[45]

Herpes-vírus canino

A infecção pelo HVC é caracteristicamente descrita como sistêmica e fatal em filhotes caninos com menos de 2 semanas de idade, tendo sido associada a morte fetal. Entretanto, há relatos de que a infecção experimental de cães com o herpes-vírus tenha causado rinite e faringite, bem como sinais consistentes com DRIC. Embora o vírus tenha sido isolado de cães com sinais respiratórios superiores, o papel do HVC na DRIC continua não esclarecido. Ver, no Capítulo 5, mais informações sobre a patogenia dessa doença.

Reovírus canino

Os reovírus de mamíferos são capazes de infectar praticamente todos os mamíferos, inclusive seres humanos. Todos os três sorotipos, o 1, o 2 e o 3, foram isolados de cães com doença respiratória ou enterite. Embora o reovírus canino seja isolado do trato respiratório superior de cães, seu papel como patógeno principal na DRIC é incerto. Os estudos sobre o desafio com ele em cães sadios não foram conclusivos. Sugeriu-se que o CRV age de maneira sinérgica com outros patógenos, causando sinais consistentes com DRIC.[16]

Bactérias e micoplasmas

A *B. bronchiseptica*, um cocobacilo aeróbico gram-negativo, foi reconhecida como causa primária de doença respiratória em cães no início da década de 1970. Hoje, é considerada um dos principais agentes causadores de DRIC e pode ser um fator complicador crítico em cães infectados simultaneamente com um patógeno viral. A *B. bronchiseptica* tem sido isolada regularmente do trato respiratório superior de cães e gatos clinicamente saudáveis, bem como daqueles com sinais de doença respiratória, em particular tosse e corrimento nasal. A patogenia complexa das bordetelas ajuda a explicar como as manifestações de infecção podem variar desde sinais respiratórios superiores discretos em animais sadios nos demais aspectos a doença grave caracterizada por pneumonia e morte. De particular importância e ainda não bem estudadas são as consequências de comorbidade que envolvem qualquer dos patógenos conhecidos como associados à DRIC. Resultados de um estudo sobre pneumonia em cães adquirida na comunidade apontaram a maior probabilidade de que cães com pneumonia atribuída à *B. bronchiseptica* a tenham adquirido em um local de venda de animais de estimação e tenham recebido hospitalização mais prolongada do que os cães com outras bactérias incriminadas.[104]

As consequências da infecção por *B. bronchiseptica* são variáveis e difíceis de prever no contexto clínico. A complexidade dessa interação entre a bactéria e o hospedeiro pode ser atribuída a um sistema de controle da virulência, quase idêntico ao encontrado na *B. pertussis* e na *B. parapertussis*, codificado pelo *locus* do *bvgAS*. O BvgAS e o BvgS (genes A e S de virulência da *Bordetella*, respectivamente) são constituintes fundamentais do sistema de transdução de dois componentes que regulam as proteínas responsáveis pela expressão de fatores de virulência. O BvgAS controla pelo menos três fases fenotípicas distintas da *B. bronchiseptica*, Bvg[+], Bvg[i] e Bvg[−], que se acredita estarem envolvidas com a colonização, a transmissão e a sobrevivência (persistência), respectivamente, da bactéria. É interessante notar que a expressão de uma fase particular parece estar sob a influência de condições ambientais em modificação durante a evolução da infecção. Os sinais relevantes que influenciam e regulam o *locus* do *bvgAS* ainda não foram determinados. Ante a habilidade da *B. bronchiseptica* de regular sua virulência e a probabilidade de que cães coinfectados tendam a ter doença clínica mais séria do que os infectados com agentes únicos, é concebível supor que a coinfecção viral (p. ex., pelo CPIV ou pelo CIV) possa influenciar a virulência da *B. bronchiseptica* e as manifestações de DRIC em determinado cão.

Estudos forneceram uma ideia da patogenia da *B. bronchiseptica* e de como esse patógeno único é capaz de residir no trato respiratório de cães (e gatos) saudáveis e, então, sob a influência de estímulos ainda indefinidos, reconhecer receptores específicos no epitélio respiratório ciliado, ligar-se efetivamente a essas células e colonizá-las, escapando da destruição imune e, subsequentemente, de causar lesão tecidual.* A aderência bacteriana ao epitélio respiratório ciliado representa um primeiro estágio crítico da infecção por *B. bronchiseptica* (Figura 6.2). Sob o controle do sistema de dois componentes BvgAS, acredita-se que fibras filamentosas façam a mediação da ligação da *Bordetella* ao epitélio respiratório[17] e, na verdade, sejam necessárias para sua persistência na traqueia. Outra adesina, a hemaglutinina filamentosa, é o fator de aderência dominante para *Bordetella* e pode ter um papel na superação da atividade de depuração do aparelho mucociliar. No início da evolução da infecção, e antes que ocorra lesão da célula epitelial ou da mucosa, a *B. bronchiseptica* induz cilioestase, um evento crítico na patogenia da infecção que não apenas impede a depuração bacteriana, mas também facilita a colonização adicional.[3] Após a colonização, a *B. bronchiseptica* usa vários mecanismos intrínsecos complexos para expressar uma série de exotoxinas e endotoxinas, também chamados fatores ou determinantes de virulência, que não apenas acarretam lesão celular direta como também prejudicam o reconhecimento imune e a depuração.[6,40,56,103,132]

A proteção inata contra a *B. bronchiseptica* existe na forma de defensinas β, peptídios catiônicos no trato e nas secreções respiratórias.[46a] A colonização do epitélio respiratório também resulta na produção de anticorpos locais contra os vários antígenos da *B. bronchiseptica*. Entretanto, um número de fatores de virulência capacita a *Bordetella* a escapar da destruição imune. Verificou-se que a expressão da toxina adenilato ciclase (CyaA), máxima durante a fase Bvg[+], "intoxica" neutrófilos e catalisa o excesso da produção de monofosfato cíclico de adenosina. A importância da CyaA na patogenia da *B. bronchiseptica* é sua capacidade de facilitar a resistência bacteriana aos mecanismos de defesa do hospedeiro. O resultado é o comprometimento da fagocitose e da eliminação da bactéria. Além disso, o lipopolissacarídio (LPS), uma endotoxina existente na superfície da *B. bronchiseptica*, interage com o hospedeiro para proteger a bactéria das consequências da inflamação. O antígeno O, um constituinte do LPS, interfere na ação do anticorpo contra a *B. bronchiseptica* e pode ter um papel crítico na persistência da bactéria.

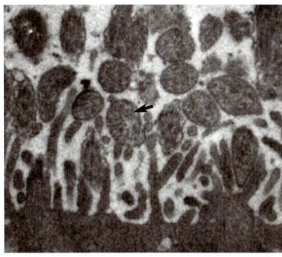

Figura 6.2 Transmissão de varredura por ME da mucosa traqueal, mostrando células epiteliais ciliadas com *B. bronchiseptica* aderida (*seta*). (Fotografia do Electron Microscopy Lab, College of Veterinary Medicine © 2004, University of Georgia Research Foundation Inc.)

A indução da cilioestase, provavelmente por uma citotoxina traqueal, um evento precoce na colonização e na patogenia da *B. bronchiseptica*, ocorre antes do dano epitelial e da secreção mucosa. A falha no batimento ciliar coordenado e direcional do epitélio respiratório representa um comprometimento crítico na depuração mucociliar que poderia predispor o hospedeiro a infecção oportunista do trato respiratório inferior. O dano tecidual no nível do trato respiratório ocorre subsequentemente à colonização. O dano tecidual local resulta do efeito tóxico direto de várias proteínas secretadas pela *B. bronchiseptica* aderente.

Além da *B. bronchiseptica*, a maioria das bactérias isoladas de cães com sinais de DRIC é considerada oportunista, causando infecções que envolvem um organismo comensal ou a combinação deles. *Pseudomonas* spp., *Pasteurella* spp. e coliformes são isolados comumente citados de cães com evidência clínica de infecção respiratória. Um número limitado de relatos descreve uma doença respiratória de início agudo em cães que vivem em canis e é causada pelo *S. equi* subesp. *zooepidemicus* (ver Capítulo 33).[19,21,79,97] Os achados clínicos incluíram tosse úmida, corrimento nasal, febre, dispneia, anorexia e letargia. Foram relatadas várias fatalidades. Os achados de necropsia em cada surto documentaram broncopneumonia hemorrágica e sepse. O *S. equi* subesp. *zooepidemicus* foi recuperado do sangue, dos pulmões e de vários outros órgãos de cães acometidos. Nenhum dos casos avaliados para CPIV, CAV-1, CAV-2 e CoVRC foi positivo. A coinfecção com *B. bronchiseptica* não foi relatada. Embora a patogenia da infecção descrita nesses surtos não tenha sido caracterizada, tais achados aumentam a preocupação com a importância do *S. equi* subesp. *zooepidemicus* no espectro de patógenos associados à DRIC.

O papel dos micoplasmas na DRIC não está bem entendido. Seu papel como patógenos respiratórios principais é incerto, porque esses mesmos organismos foram recuperados do trato respiratório de cães com pneumonia[11,80,105,111] e de cães clinicamente sadios.[18,39,43,61] Ao contrário da *B. bronchiseptica*, os micoplasmas colonizam tanto o epitélio ciliado quanto o não ciliado e podem ser encontrados com mais facilidade em vias respiratórias inferiores (que não têm cílios), com e sem doença clínica concomitante. Infecções naturais e experimentais caracterizam-se por bronquite e bronquiolite purulentas. Podem ocorrer hiperplasia epitelial e linfoide e pneumonia intersticial. Infecção sistêmica é rara. Uma vez estabelecida a colonização no epitélio respiratório, é provável a

*Referências 6, 18, 52, 53, 95, 126.

eliminação crônica de vários meses de duração.[11] É razoável admitir que, quando há infecção ativa por *B. bronchiseptica*, a coinfecção com qualquer dos micoplasmas poderia acarretar doença clínica séria em pacientes não tratados.

Achados clínicos

A DRIC é altamente prevalente em cães de todo o mundo, em particular em populações de alta densidade. Os cães acometidos costumam ter uma história de exposição recente a outros cães. Nas populações acometidas, a morbidade em geral é alta, mas a mortalidade é baixa. Tem sido cada vez mais difícil definir as manifestações clínicas da DRIC. A maioria dos estudos publicados sobre a DRIC tende a focalizar infecções e surtos causados por um único agente. No entanto, é provável que infecções naturais, em particular em cães de canis, envolvam uma combinação de vírus e/ou bactérias com ação sinérgica.[16] Outro fator que complica a formulação de uma descrição clínica concisa da DRIC é o fato de que outros patógenos agora são implicados na patogenia. A apresentação clínica inicial de um cão com DRIC é o início agudo de tosse paroxística. Episódios de tosse podem ser exacerbados com exercício. Se houver laringite, a tumefação de cordas vocais poderá aumentar a resistência ao fluxo de ar durante a tosse, resultando em um som áspero ou "grasnido" de alta tonalidade. Se houver traqueíte, poderá ser fácil provocar tosse manipulando a traqueia, em particular no nível da entrada torácica, ou induzi-la mediante a aplicação de tensão leve a uma coleira. A capacidade de provocar tosse à manipulação da traqueia é um achado clínico inconsistente que não deve ser usado exclusivamente para o diagnóstico clínico de DRIC. Se houver, grandes quantidades de muco produzido na traqueia e nas vias respiratórias inferiores podem culminar em tosse produtiva. Todavia, não é raro os cães deglutirem o muco expectorado assim que ele alcança a orofaringe. Os cães capazes de expelir secreções costumam fazer isso após episódios repetidos e às vezes sérios de engasgo ou ânsia de vômito (dorso arqueado, boca toda aberta) e expectoração de muco transparente a branco, que o proprietário pode descrever erroneamente como vômito. Podem ocorrer corrimentos nasal e ocular serosos, mucoides ou mucopurulentos a qualquer momento durante a evolução da infecção. Espirro é relatado ocasionalmente. Embora se espere que os cães com infecções causadas por um agente único e sem complicações melhorem rapidamente (em questão de dias) com, ou mesmo sem, a administração de antibacterianos, a qualidade da saúde entre cães coinfectados pode cair com o tempo. Podem surgir febre, letargia e inapetência, mas são menos comumente descritas e em geral sinalizam complicações bacterianas do trato respiratório inferior. Embora pneumonia seja um achado incomum em cães com DRIC, os que desenvolvem dispneia em qualquer momento durante a evolução da doença devem ser considerados em estado crítico e tratados de maneira rigorosa. Os achados clínicos podem ser mais graves em filhotes caninos e cães não vacinados. Cães de qualquer idade, apesar da história de vacinação atual, ainda são considerados suscetíveis.

O intervalo entre a exposição e o início dos sinais de DRIC costuma variar de 3 a 10 dias.[8,16] A história de exposição a outros cães, em particular nos canis ou abrigos, tem muita relevância. No caso de cães em canis, pode parecer que os sinais clínicos surgiram espontaneamente em um único cão, em seguida disseminaram-se rapidamente para outros no mesmo canil, apesar do contato limitado ou não direto entre eles. Não foi descrito risco de DRIC associada à exposição intermitente ou à convivência com outros cães, como em passeios ou *pet shops*. Espera-se que a duração da doença varie, o que depende do tipo de exposição (constante ou transitória), da densidade populacional, das condições prévias de saúde do animal, do número de patógenos respiratórios envolvidos e assim por diante. Na maioria dos casos, os sinais clínicos são discretos e pode haver resolução

espontânea (sem complicações) em poucos dias. Cães sadios com DRIC que podem ser retirados ou isolados para impedir a exposição tendem a se recuperar em 2 semanas. Em alguns casos, os sinais clínicos (tosse) podem persistir por várias semanas, mas em outros a doença pode progredir, às vezes rapidamente, para uma afecção respiratória inferior grave (complicada) que, se deixada sem tratamento, pode resultar em doença grave ou na morte do animal.[29] Como a *B. bronchiseptica* e qualquer micoplasma não são eliminados com facilidade do trato respiratório de cães infectados, a eliminação pode persistir por várias semanas. O risco de eliminação viral é mínimo por 10 a 14 dias após a inoculação.

Estudos limitados dos achados clínicos em cães infectados com o CIV ou o CoVRC recém-descritos esclareceram diferenças importantes que devem ser consideradas ao se examinar um paciente com sinais respiratórios de início agudo. Tosse foi o sinal clínico predominante em estudos sobre o desafio experimental com o CIV em filhotes caninos com 14 a 15 semanas de idade.[35] Houve corrimentos nasal e ocular, espirros, dispneia e depressão em alguns cães 1 a 4 dias após o desafio. Febre foi incomum e, quando existente, transitória, ao contrário do que se observou em estudos com cães da raça Greyhound adultos de canis com a infecção natural pelo CIV, nos quais foram descritas duas categorias de achados clínicos. De início, a maioria dos cães infectados teve febre, seguida por sinais clínicos leves de doença respiratória (em especial, tosse e corrimentos nasal e ocular). Um número pequeno deles teve febre alta (40 a 41°C) com sinais respiratórios graves, inclusive dispneia. Foram relatadas mortes, embora incomuns, de filhotes caninos submetidos ao desafio experimental e à eutanásia por causa dos sinais respiratórios graves, bem como em cães de canis com a infecção natural. A necropsia revelou consolidação do tecido pulmonar (hepatização) e pneumonia. As consequências clínicas da coinfecção não foram estudadas em cães infectados pelo CIV. Mais informações sobre as manifestações clínicas da infecção pelo CIV estão disponíveis no Capítulo 23.

O CoVRC foi isolado com maior frequência das cavidades nasais e da traqueia de cães com evidência clínica de sinais respiratórios superiores, descritos como "tosse leve". É interessante notar que o CoVRC provavelmente foi o isolado mais constante das cavidades nasais e traqueia de cães com evidência clínica de sinais respiratórios superiores descritos como portadores de "tosse branda". É interessante o fato de que o CoVRC parece ter sido o menos isolado de cães com sinais respiratórios graves. É digno de nota lembrar que não há estudos publicados que descrevam os achados clínicos em cães submetidos ao desafio experimental ou natural com o CoVRC. Embora estudos sobre a soroprevalência indiquem que o CoVRC seja altamente contagioso, provavelmente transmitido por aerossóis e que tenha ocorrido exposição viral em cães de vários países, não há descrições de manifestações clínicas específicas causadas por esse vírus. Até que tais estudos sejam publicados, o CoVRC não pode ser considerado um patógeno primário no complexo da DRIC, mas deve ser levado em conta por seu papel potencial como um patógeno ou copatógeno.

Diagnóstico

O diagnóstico clínico baseia-se na história de exposição recente a outros cães, sinais e resposta ao tratamento empírico. Contudo, na maioria dos casos, a evolução rápida da doença clínica, o tempo necessário para isolar os organismos e a probabilidade de coinfecção anulam os esforços para confirmar o(s) patógeno(s) específico(s) envolvido(s). Portanto, os achados clínicos que descrevemos, em particular em um ou mais cães que se sabe terem sido expostos recentemente a outros cães, representam a base para se estabelecer o diagnóstico clínico de DRIC e justificam o tratamento dos cães acometidos. A ocorrência simultânea de sinais consistentes com DRIC em vários cães que vivem no mesmo ambiente constitui um surto e requer a implementação imediata de estratégias terapêuticas para limitar ou conter a disseminação da doença na população em risco.

Embora o conhecimento de vacinação prévia possa ser útil para se determinar a suscetibilidade à DRIC, uma história de vacinação atual em um cão com sinais respiratórios característicos não exclui o diagnóstico. Perfis hematológicos e bioquímicos rotineiros não são diagnósticos e estabelecem apenas as condições gerais de saúde dos cães acometidos. Um leucograma de estresse caracterizado por neutrofilia madura, linfopenia e eosinopenia seria um achado esperado em cães com DRIC sem complicações. Um leucograma inflamatório com leucocitose significativa ou desvio para a esquerda e febre acompanhando tais resultados seria esperado em cães com infecção bacteriana secundária e pneumonia.

Os isolados bacterianos obtidos das cavidades nasais e oral, da orofaringe e da nasofaringe refletem tipicamente a microflora respiratória comensal esperada. É improvável definir tais isolados como os patógenos primários. Embora seja pouco provável que tentativas de isolar bactérias de alguns cães com DRIC mostrem resultados significativos, a ocorrência de doença respiratória endêmica em cães que vivem em canis pode justificar o esforço. Se for possível recuperar a mesma bactéria, por exemplo, *B. bronchiseptica* ou *S. equi* subesp. *zooepidemicus*, de múltiplos cães com sinais clínicos semelhantes, o conhecimento dos padrões de suscetibilidade possibilitaria a instituição imediata do tratamento e da prevenção de infecções futuras.

As radiografias torácicas de animais com DRIC sem complicações costumam nada ter de notável. Os cães com complicações associadas à DRIC podem ter sinais radiográficos de hiperinsuflação pulmonar e atelectasia segmentar. Foi relatada evidência radiográfica de consolidação lobar em cães com pneumonia associada ao CIV e nos que foram coinfectados com *B. bronchiseptica* e CPIV. A traqueoscopia e lavados transtraqueais são procedimentos invasivos e não costumam ser indicados em cães com DRIC, mas às vezes têm sido realizados em cães suspeitos de serem portadores de um distúrbio subjacente diferente. Embora a endoscopia possibilite a visualização do epitélio traqueal inflamado e de traços de muco no interior da traqueia, tais achados não são diagnósticos de DRIC. Amostras de líquido coletadas durante o lavado transtraqueal podem revelar citologia inflamatória e bactérias, porém tais achados têm valor diagnóstico limitado e não excluem nem confirmam DRIC. A cultura bacteriana de exsudatos do trato respiratório ou de líquido coletado durante o lavado transtraqueal pode revelar múltiplas bactérias e, portanto, é mais representativa de infecção oportunista do que de infecção primária.

Embora não seja um procedimento comum, pode-se tentar a identificação de patógenos virais mediante a inoculação em cultura de tecido (isolamento viral) ou ensaio sorológico (que identifica exposição ou vacinação prévias). As técnicas de reação em cadeia da polimerase estão cada vez mais disponíveis no comércio para uso veterinário na detecção do DNA ou RNA de agentes infecciosos. À medida que mais laboratórios ofereçam esse exame, é provável que, no futuro, os clínicos consigam identificar de maneira seletiva patógenos virais e bacterianos específicos nos pacientes com sinais de DRIC (ver também Capítulo 1). Canis em que a DRIC é endêmica ou o risco dessa infecção ou de um surto é alto podem beneficiar-se do uso de testes diagnósticos avançados, em uma tentativa de identificar com rapidez a fonte de infecção ou mitigar as consequências da DRIC endêmica. Atualmente, há várias limitações envolvidas na tentativa de confirmar os patógenos específicos implicados em casos individuais de DRIC: acesso a um laboratório capaz de fazer os testes necessários, necessidade de realizar testes individuais para cada um dos patógenos potenciais envolvidos, curta duração da eliminação viral e necessidade de obter resultados acurados rapidamente.

Tratamento

Antimicrobianos

Nos casos de DRIC sem complicações, o valor do tratamento antimicrobiano parece limitado. No entanto, a decisão de administrar antibacterianos orais a um paciente com sinais de DRIC não é injustificável ante o fato de que existe o risco de desenvolver uma infecção respiratória bacteriana oportunista. A administração de antibioticoterapia empírica justifica-se mesmo quando as infecções não apresentam complicações causadas por pneumonia bacteriana sobreposta. As sugestões para a seleção dos antibióticos para tratamento empírico estão relacionadas na Tabela 6.2. Dentre os vários antibacterianos listados, a doxiciclina é preferível, por sua eficácia contra a *B. bronchiseptica*, seu custo, a opção de formulações orais (comprimidos, cápsulas, líquido em suspensão) e de se administrar uma única dose diária.[9] Embora raramente altere a cor do esmalte dos dentes em filhotes caninos (ver o *Formulário de fármacos*, no Apêndice), limitar sua administração por menos de 10 dias consecutivos elimina ou minimiza esse risco. Se houver suspeita de infecção do trato respiratório inferior (broncopneumonia ou pneumonia intersticial) ou sepse, o tratamento antimicrobiano intravenoso estará indicado. O ideal é que a prescrição do antimicrobiano se baseie nos resultados de cultura e sensibilidade bacterianas, porém, no contexto clínico, o tratamento antimicrobiano empírico pode ser mais apropriado.[53,124]

Glicocorticoides

Em geral, são reservados para o tratamento de doenças infecciosas respiratórias inflamatórias crônicas de cães.[14] Contudo, as doses anti-inflamatórias orais (ver Tabela 6.2) de glicocorticoides são eficazes em diminuir a frequência e a intensidade da tosse associada aos casos de DRIC sem complicações. Dependendo do paciente, o tratamento poderá ser prolongado até 5 dias sem risco de agravar uma infecção subjacente. Ao se administrar um glicocorticoide simultaneamente com o tratamento antimicrobiano empírico, não deverão ser usados antibacterianos bacteriostáticos, como a doxiciclina. Quando viável, deve-se escolher amoxicilina-clavulanato ou uma fluoroquinolona. Há limitações ao uso de glicocorticoides porque eles não encurtam a evolução clínica e, ao contrário do que se pensava, a administração intratraqueal não é vantajosa com relação à oral.

Antitussígenos

Têm sido recomendados no tratamento da DRIC, sozinhos ou combinados com broncodilatadores. Em termos objetivos, destinam-se a interromper o ciclo da tosse, mas é bom lembrar certas limitações desse tratamento. A administração de supressores da tosse sem prescrição a cães proporciona pouco ou nenhum alívio da tosse associada à DRIC sem complicações. Os supressores da tosse à base de narcóticos, como a hidrocodona, em geral são eficazes para suprimir a frequência e a intensidade da tosse, porém seu uso excessivo ou prolongado pode comprometer a ventilação e reduzir a expectoração, com retenção subsequente de secreções respiratórias e menor depuração de bactérias.[120] A administração desses fármacos a pacientes com infecção respiratória bacteriana secundária não é recomendada.

Broncodilatadores

Aqueles à base de metilxantina, a teofilina e a aminofilina (teofilina-etilenodiamina), evitam o broncospasmo e, portanto, podem ser supressores da tosse eficazes em determinadas condições. Observações limitadas em cães com DRIC sugerem que o benefício dos broncodilatadores à base de metilxantina para os pacientes seja limitado ou nulo.

Tabela 6.2	Opções de tratamento para doença infecciosa respiratória canina.			
Fármaco[a]	**Dose (mg/kg)**[b]	**Via**	**Intervalo (horas)**	**Duração (dias)**
ANTIMICROBIANOS[c]				
Amoxicilina-clavulanato	12,5 a 25	VO	12	10 a 14 (no mínimo)
Azitromicina	5	VO	24	5 a 7
Doxiciclina	2,5 a 5	VO	12	10 (no mínimo)
Enrofloxacino	5	VO	24	10
Trimetoprima-sulfonamida	15	VO	12	10 a 14 (no mínimo)
ANTITUSSÍGENOS				
Hidrocodona	0,22	VO	8 a 12	Conforme necessário
Butorfanol	0,55	VO, SC	8 a 12	Conforme necessário
GLICOCORTICOIDES				
Prednisolona	0,25 a 0,5	VO	12	3 a 5
BRONCODILATADORES				
Aminofilina	10	VO	8 a 12	Conforme necessário
Terbutalina	2,5	VO, SC	8 a 12	Conforme necessário

VO, via oral; *SC*, subcutânea.
[a] Para mais informações sobre os antimicrobianos, ver o *Formulário de fármacos,* no Apêndice.
[b] Dose por administração no intervalo especificado.
[c] Referências: Schwarz S, Alesik E, Grobel M *et al.* 2007. Antimicrobial susceptibility of *Pasteurella multocida* and *Bordetella bronchiseptica* from dogs and cats as determined in the BfT-germ vet monitoring program 2004-2006. *Berl Munch Tierarztl Wochenschr* 120:423-430. Foram testados 42 isolados caninos, tendo-se observado resistência relativamente alta (maiores concentrações inibitórias médias) a penicilina G, oxacilina, cefazolina, ceftofur, sulfametoxazol e trimetoprima-sulfametoxazol. Speakman AJ, Dawson S, Corkill JE, et al. 2000. Antibiotic susceptibility of canine *Bordetella bronchiseptica* isolates. *Vet Microbiol* 71:193 – 200. Setenta e oitos isolados caninos: 100% suscetíveis a tetraciclinas, enrofloxacina e amoxicilina-clavulanato; mais resistência (maiores concentrações inibitórias médias) a ampicilina, trimetoprima e sulfonamidas. Radhakrishnan A, Drobatz KJ, Culp WTN, et al. 2007. Community-acquired infectious pneumonia in puppies: 65 cases (1993 – 2002). *J Am Vet Med Assoc* 230:1493 – 1497. Isolados caninos: mais de 90% foram suscetíveis a amoxicilina-clavulanato, ticarcilina, amicacina, gentamicina, enrofloxacina, doxiciclina e cloranfenicol. Apenas 29% dos isolados foram suscetíveis a trimetoprima-sulfonamidas.

Nebulização

Também conhecida como tratamento com aerossol, consiste na produção de uma suspensão particulada de líquido com um gás transportador, em geral oxigênio. Os pacientes com DRIC que obtêm o maior benefício são aqueles com acúmulos excessivos de secreções brônquicas e traqueais, bem como aqueles com infecções secundárias brônquicas ou pulmonares, em particular com *B. bronchiseptica*. Os nebulizadores pequenos, descartáveis, com jato manipulável, são baratos e estão disponíveis por meio de fornecedores de materiais hospitalares. É possível nebulizar 6 a 10 mℓ de solução fisiológica estéril por 15 a 20 min, 1 a 4 vezes/dia. O oxigênio é liberado a taxas de fluxo de 3 a 5 mℓ/min para nebulizar a solução. Esse tratamento tem de ser administrado em hospital. A maioria dos pacientes o tolera bem e, em geral, não precisa de contenção física após a primeira vez.

Não vale a pena nebulizar agentes mucolíticos, como a acetilcisteína, que podem ser irritantes e induzir broncospasmo. Além disso, liquefazer secreções respiratórias viscosas pode não ser um meio eficaz de facilitar a limpeza das vias respiratórias. A nebulização de soluções de glicocorticoides, como o succinato sódico de metilprednisolona, não foi submetida a estudos críticos na medicina veterinária. Entretanto, no caso de paroxismos agudos de tosse que possam ocasionar ou predispor o animal a obstrução de via respiratória, tal tratamento pode proporcionar benefícios a curto prazo.

Cães que não respondem à administração oral ou parenteral de antibacterianos podem responder a esses fármacos nebulizados. Mostrou-se que antibacterianos não absorvíveis tópicos aerossolizados, como a canamicina, a gentamicina e a polimixina B, são eficazes em reduzir a população de *B. bronchiseptica* na traqueia e nos brônquios de cães infectados por até 3 dias após a interrupção do tratamento.[11] Embora os sinais clínicos não sejam eliminados, sua gravidade pode ser bastante reduzida.

Tratamento de suporte

Tal tratamento de cães com DRIC destina-se a manter o consumo calórico e de líquido adequado durante a infecção aguda, evitar infecções bacterianas secundárias ou oportunistas, em especial pneumonia, suprimir a tosse e reduzir a exposição a outros cães. Quando praticável, é melhor ser feito na casa do proprietário do que em um canil ou mesmo clínica ou hospital veterinário. Tal abordagem pode reduzir a disseminação potencial da infecção ao separar cães acometidos dos suscetíveis.

Tratamentos não recomendados

Como a DRIC representa porcentagem significativa do total de casos de doença infecciosa respiratória superior em cães, não é raro administrar modalidades terapêuticas criativas, na tentativa de encurtar a evolução da doença e minimizar os sinais clínicos. Os tratamentos mencionados a seguir são em sua maioria empíricos, não foram submetidos a escrutínio científico e, no momento, *não* são recomendados em casos de DRIC.

Tratamento antiviral

Não existem antivirais aprovados para uso em cães. Todavia, a disponibilidade de dois inibidores da neuraminidase (o fosfato de oseltamivir e a zanamivina) aprovados para o tratamento de seres humanos infectados pelo vírus influenza levantou questões sobre o benefício terapêutico que o tratamento antiviral poderia proporcionar a cães com infecção conhecida ou suspeita pelo CIV. O fosfato de oseltamivir foi formulado para administração oral a seres humanos, mas não foram publicadas recomendações sobre a dosagem para cães. Além disso, não há estudos publicados acerca da avaliação da segurança e da eficácia desses fármacos em cães. Não existem fármacos antivirais específicos liberados para uso humano ou em cães que sejam efetivos contra o CPIV, o CAV-2 ou o CoVRC.

Vacinação intranasal

Relatos não publicados e empíricos de veterinários sugeriram que alguns cães com DRIC podem ter algum benefício terapêutico com a administração de uma única dose de uma vacina intranasal. Hoje, dois tipos de vacinas intranasais estão liberados para administração em cães: uma bivalente (*B. bronchiseptica* + CPIV) e uma trivalente (*B. bronchiseptica* + CPIV + CAV-2). A experiência com essa modalidade de tratamento em surtos de DRIC em cães de abrigos não mostrou diminuição da intensidade dos sinais clínicos ou da duração da evolução da doença. Também foi sugerido que os cães com tosse crônica ou persistente além do tempo de recuperação esperado para a DRIC aguda podem beneficiar-se da vacinação "terapêutica". Até o momento, não há estudos controlados que sustentem tal recomendação.

Expectorantes

Uma variedade de expectorantes vendidos sem prescrição tem sido usada em cães com DRIC para facilitar a eliminação de secreções mucosas de dentro da traqueia e dos brônquios. Expectorantes salinos e a guaifenesina (o ingrediente ativo na maioria desses fármacos sem prescrição) destinam-se a facilitar a eliminação de secreções respiratórias viscosas. No entanto, o valor desse tratamento em cães com DRIC não foi estabelecido e não é recomendado atualmente. Estão disponíveis inúmeras medicações supressoras da tosse vendidas sem prescrição que ocasionalmente são administradas a cães com tosse. A experiência do autor com esses produtos sugere que eles proporcionam pouco ou nenhum benefício físico no sentido de melhorar os sinais clínicos de DRIC.

Prevenção

Imunidade materna

Os anticorpos derivados da mãe contra os vírus conhecidos como causadores de DRIC proporcionam graus variáveis de proteção. Anticorpos contra o CPIV não parecem interferir na vacinação parenteral de filhotes caninos com 6 semanas de idade e mais.[7]

Em contraste, a interferência de tais anticorpos na vacinação parenteral contra o CAV-2 pode persistir por até 12 a 16 semanas, mas não protege contra a infecção.[6]

Imunidade natural

A duração da imunidade após a recuperação de infecção pelo CPIV e pelo CAV-2 não foi estudada, embora um estudo não publicado tenha documentado anticorpo neutralizante do CPIV 2 anos após a infecção em cães que não voltaram a ser expostos ao vírus.[8] Cães que se recuperaram da infecção por *B. bronchiseptica* são altamente resistentes a uma nova infecção pelo mesmo organismo por pelo menos 6 meses.[11] Deve-se esperar que o nível de proteção derivada da infecção varie, dependendo da idade e das condições de saúde de cada animal, dos vírus e bactérias envolvidos e da oportunidade de uma nova exposição.

Vacinação

Embora haja vacinas contra os principais agentes envolvidos na DRIC, a vacinação rotineira não proporciona "imunidade estéril", que consiste em proteção completa contra a infecção, a eliminação do vírus ou a transmissão de patógenos infecciosos. Existem vacinas tanto virais quanto bacterianas contra a maioria dos agentes que têm um papel patogênico na DRIC (Tabela 6.3). As vacinas contra o VC, o CAV-2 e o CPIV são comumente incorporadas nos protocolos de vacinação recomendados para todos os cães. As bacterinas da *B. bronchiseptica* são de uso disseminado. Nos EUA, existem hoje dois tipos de vacina: um extrato de antígeno celular, liberado para administração parenteral, e vacinas bacterianas vivas avirulentas para administração tópica (intranasal [IN]). Praticamente todas as vacinas típicas encontradas no mercado agora também contêm o CPIV vivo modificado. Há ainda vacinas trivalentes que contêm o CAV-2, além da *B. bronchiseptica* e do CPIV, para administração tópica. Não existem vacinas comerciais para proteção contra *Mycoplasma* spp. nem contra o coronavírus respiratório canino.

A disponibilidade de vacinas intranasais e parenterais para *B. bronchiseptica* levantou questões sobre quais delas seriam eficazes no contexto clínico. Vários estudos publicados forneceram uma visão

---

Tabela 6.3 Tipos de vacinas liberadas para a proteção de cães contra *Bordetella bronchiseptica*, vírus parainfluenza canino, adenovírus 2 canino e vírus influenza canino.

Vacina	Volume/via[a]	Idade mínima para a primeira dose	Série inicial
B. bronchiseptica (antígenos celulares extraídos mortos)	1 mℓ, parenteral (SC apenas)	8 semanas	2 doses com intervalo de 2 a 4 semanas
B. bronchiseptica (cultura viva avirulenta) MAIS CPIV (VVM) MAIS CAV-2 (VVM; combinado com VC)	1 mℓ, parenteral (SC ou IM)	Não estipulada (recomendada com 8 semanas)	2 doses com intervalo de 2 a 4 semanas. Cães vacinados antes dos 4 meses de idade devem receber uma única dose ao alcançarem os 4 meses de idade
B. bronchiseptica (cultura viva avirulenta) MAIS CPIV (VVM)	0,4 ou 1 mℓ (dependendo do fabricante), tópica (IN apenas)	2 ou 3 semanas, dependendo do fabricante	1 dose (nota: alguns fabricantes estipulam uma segunda dose com 6 semanas de idade em filhotes de cães que tenham recebido a primeira dose entre 3 e 6 semanas de idade)
B. bronchiseptica (cultura viva avirulenta) MAIS CPIV (VVM) MAIS CAV-2 (VVM)	0,4 ou 1 mℓ (dependendo do fabricante), tópica (IN apenas)	3 ou 8 semanas, dependendo do fabricante	1 dose
CIV (morto)	1 mℓ parenteral	8 semanas	2 doses com intervalo de 2 a 4 semanas

CAV-2, adenovírus canino 2; *VC*, vírus da cinomose; *CIV*, vírus influenza canino; *IM*, intramuscular; *IN*, intranasal; *VVM*, vírus vivo modificado; *SC*, subcutânea.
[a]Quando o fabricante da vacina estipula a via de administração para determinada vacina, as vias opcionais não estão indicadas.

comparativa desses tipos de vacinas que favorecem o papel da imunidade da mucosa na proteção de cães contra infecção. Em geral, admite-se que tanto a vacina parenteral quanto a tópica contra *B. bronchiseptica* são capazes de mitigar a gravidade da doença clínica e a replicação bacteriana após desafio em cães vacinados (comparar na Figura 6.3).[40] Entretanto, um estudo de desafio demonstrou que apenas a vacina tópica impede a eliminação da bactéria nos vacinados. Nos cães que receberam a vacina parenteral os sinais clínicos foram mínimos, embora a eliminação bacteriana (infecção) ainda tenha ocorrido em níveis consistentes com os cães de controle vacinados com solução fisiológica.[30] Além disso, nos filhotes caninos mostrou-se que uma única inoculação de uma vacina viva virulenta contra *B. bronchiseptica* administrada por via tópica induziu resposta imune protetora contra desafio bacteriano aerossolizado por volta de 72 h após a vacinação.[61] Por comparação, a imunização inicial contra *B. bronchiseptica*, por via parenteral, requer duas doses com intervalo de 2 semanas, no mínimo.[40] Espera-se proteção pelo menos 7 a 10 dias após a administração da segunda dose. Entre os cães sob alto risco de exposição à *B. bronchiseptica*, a vacinação tópica não apenas tem a vantagem de início rápido da imunidade, como também parece evitar a infecção e a eliminação da bactéria após exposição. No passado, a duração da imunidade das vacinas contra *B. bronchiseptica* era considerada menor do que 12 meses; os veterinários em geral recomendam a administração bianual da vacina. Presume-se que isso se deva à natureza transitória da IgA específica nas secreções respiratórias e à falta de estudos de desafio a longo prazo. Todavia, dois estudos de desafio demonstraram que a duração da imunidade após uma única dose de uma vacina viva avirulenta administrada por via tópica é de pelo menos 12 a 13 meses.[71,85] Esses estudos forneceram

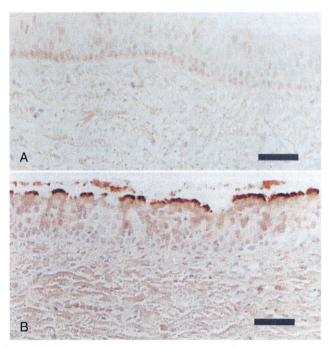

Figura 6.3 A. Fotomicrografia de um corte de traqueia de um filhote canino que recebeu vacina IN com *B. bronchiseptica* viva modificada e intramuscular com a mesma bactéria inativada e foi submetido a eutanásia 10 dias após a exposição ao desafio. A ausência de colônias bacterianas é notada no epitélio. Barra, 100 μm. (De Ellis JA, Haines DM, West KH *et al.* 2001. Effect of vaccination on experimental infection *Bordetella bronchiseptica* in dogs. *J Am Vet Assoc* 218:367-375, com permissão). **B.** Fotomicrografia de um corte de traqueia de um filhote canino de controle não vacinado em que foi feita eutanásia 10 dias após a exposição ao desafio com *B. bronchiseptica*. Observam-se numerosas colônias bacterianas coradas de marrom no epitélio. Coloração imuno-histoquímica; barra, 100 μm. (De Ellis JA, Haines DM, West LK *et al.* 2001. Effect of vaccination on experimental infection *Bordetella bronchiseptica* in dogs. *J Am Vet Assoc* 218:367-375, com permissão.)

informação importante sobre a eficácia da vacina administrada por via tópica e são confirmados por estudos experimentais sobre o papel da imunidade da mucosa na indução de proteção contra a *B. bronchiseptica*.[128]

O uso da vacina antigênica tópica contra o CAV-2 não é recomendado nas orientações atuais sobre vacinação.[109] Tal recomendação baseia-se no fato de que a imunização contra o CAV-2 é destinada a evitar as consequências da infecção pelo CAV-1 (hepatite infecciosa canina). Considera-se que a administração parenteral da vacina contra o CAV-2 provoque uma resposta imune sistêmica superior. Além disso, os benefícios da vacina IN contra o CAV-2 foram inconsistentes quando ela foi administrada antes que cães com infecções respiratórias fossem para canis. Mostrou-se que seu uso reduz mais a prevalência da infecção do que as vacinas intranasais que contêm apenas *B. bronchiseptica* e CPIV,[58] porém, em um estudo subsequente, não foi verificada diferença significativa na taxa de incidência de infecção respiratória entre as vacinas com e sem o CAV-2.[37] Em outro estudo feito em um canil no qual os cães, ao chegarem com doença respiratória, recebiam uma vacina parenteral contendo uma combinação de CAV-2, esse vírus não foi detectado em cães que tiveram doença respiratória endêmica depois, apesar de outros patógenos respiratórios terem sido identificados.[47] Os resultados desses dados são compatíveis com a proteção oferecida pela vacina parenteral.

Estudos sobre a administração simultânea da vacina parenteral combinada (CPV, VC, CAV-2) e da bivalente IN (CPIV + *B. bronchiseptica*) a filhotes caninos com DRIC não indicaram qualquer interferência da vacina na resposta imunológica ao desafio virulento com CPIV e *B. bronchiseptica*, em comparação com a administração separada desses produtos.[70] Recomenda-se a revacinação anual de cães considerados em risco de exposição. Também se recomenda um único reforço da vacina IN antes da exposição conhecida ou potencial a outros cães (p. ex., transporte, exposições), pelo menos 72 dias antes da exposição de cães que não tenham sido vacinados nos 12 meses anteriores.[11,41] Para maiores considerações sobre a vacinação contra DRIC, ver o Capítulo 100. As reações adversas após administração da vacina parenteral para DRIC costumam limitar-se a irritação no local da injeção e formação de nódulos (granulomas), que se resolvem espontaneamente. Em contraste, as vacinas IN às vezes associam-se ao surgimento de tosse, ou corrimento nasal, ou ambos, 2 a 5 dias após a inoculação e duram até 3 dias. As reações adversas a vacinações intranasais podem ser mais graves em filhotes caninos jovens, mas em geral os sinais são mínimos.[67] Raramente, os sinais após a vacinação são graves ou persistentes o bastante para a indicação de um antimicrobiano. A ocorrência de tosse após a vacinação IN em cães pode ter implicações em abrigos de animais, pela possível dificuldade de distinguir os animais vacinados daqueles com acometimento clínico. A inoculação subcutânea inadvertida de vacinas com *B. bronchiseptica* atenuada para administração IN em seres humanos ou cães pode resultar em inflamação local em ambos, além de degeneração hepatocelular e necrose em cães (ver *Complicações pós-vacinais*, no Capítulo 100).[74a,121]

Duas vacinas inativadas parenterais contra o CIV estão disponíveis para uso em cães nos EUA (ver Capítulo 23). Os fabricantes recomendam duas doses iniciais com intervalo mínimo de 2 a 3 semanas para filhotes caninos com 8 semanas de idade. Para cães sob risco de exposição, recomenda-se a revacinação anual, embora a duração da imunidade após duas doses não seja conhecida. Ao contrário das vacinas intranasais que induzem imunidade já com 72 h, será necessário um intervalo maior para proteger cães antes de levá-los para ambientes em grupo. Os resultados de estudos indicaram que 38% dos filhotes caninos vacinados tiveram uma resposta imune significativa ("protetora", com título acima de 40 por inibição da hemaglutinação) após uma única dose.[35] Embora se tenha mostrado que a vacina inativada contra o CIV seja capaz de mitigar a gravidade dos sinais clínicos em cães submetidos ao desafio e reduzir o tempo de eliminação viral após a exposição, seu uso não impede a infecção nem a eliminação (p. ex., imunidade "não estéril"). Embora não completamente evitada, a doença clínica é menos grave em animais vacinados, em comparação com cães não vacinados.[35] A maioria dos casos clínicos foi relatada em cães que viviam em canis, mas é improvável que abrigos onde os cães não ficam por mais de 2 semanas tenham algum benefício da vacinação disseminada. Ver, nos Capítulos 23 e 100, mais informações sobre essa vacina.

Tratamento de surtos

Ambientes em que os cães ficam por algum tempo apenas em canis conjuntos favorecem a transmissão eficiente e rápida dos agentes capazes de causar DRIC. Embora seja importante na prevenção de infecções, a vacinação pode não garantir proteção contra o surgimento dos sinais, em particular quando há alta densidade populacional. Como a transmissão pelo ar é comum, os cães suspeitos de serem portadores de doença respiratória contagiosa devem ser isolados quando surgirem os primeiros sinais, na tentativa de limitar a exposição de cães suscetíveis. A limpeza completa rotineira das instalações, de preferência com hipoclorito de sódio, clorexidina ou solução de benzalcônio, pode facilitar a disseminação de DRIC via aerossolização dos organismos em um canil. Recomenda-se a ventilação adequada, de 12 a 20 trocas de ar por hora,[8,65] em canis e abrigos. Não há evidência de que a vacinação intranasal, feita quando os sinais clínicos se manifestam, altere a evolução de um surto. Assim que ele se desenvolver, o isolamento ou a despovoação de toda a instituição por até 2 semanas pode ser o único método razoável e mais eficaz de conter infecções. Além da limpeza extensa, cada cão deve ser tratado de acordo com a necessidade conforme seus sinais clínicos. Para maiores informações sobre desinfecção, ver o Capítulo 93.

Nas instituições que abrigam animais é mantido um grande número de cães, em especial populações transitórias, de modo que há um risco considerável de surtos de DRIC. Observou-se redução na incidência de DRIC em cães vacinados no ano anterior. Recomenda-se a vacinação intranasal de cães mantidos em abrigos e no momento da admissão nesses locais. No entanto, as tentativas de evitar surtos com o uso rotineiro de vacinas intranasais podem ser ineficazes se a exposição ocorrer 3 dias após a vacinação. Para mais informações sobre o controle de infecção em populações de cães agrupados, ver o Capítulo 96.

Considerações de saúde pública

Foi relatada a disseminação zoonótica da infecção canina por *B. bronchiseptica*.[41,51,57a,59,129,130] Relatos de infecções respiratórias humanas causadas por *B. bronchiseptica* continuam a surgir na literatura sobre medicina humana. Indivíduos imunossuprimidos por condições relacionadas com subnutrição por causa de alcoolismo, malignidade hematológica, tratamento prolongado com glicocorticoide, transplante, infecção concomitante pelo vírus da imunodeficiência humana, esplenectomia, diálise peritoneal e gravidez (ver Capítulo 99) correm maior risco. Como esperado, os indivíduos submetidos a traqueostomia ou intubação endotraqueal também correm risco de ter infecção. Pessoas com doença respiratória preexistente, como bronquite crônica, bronquiectasia e pneumonia, são particularmente suscetíveis. Embora a bordetelose humana tenha sido associada a uma variedade de espécies de animais domésticos e silvestres, a transmissão da doença de animais de estimação para seres humanos é em grande parte circunstancial. Observou-se certa vez que a infecção associada à exposição a coelhos persistiu em uma pessoa com broncopneumonia por pelo menos 2,5 anos.[62]

Estima-se que até 40% dos adultos imunocomprometidos que vivem nos EUA hoje tenham animais de estimação.[4] Portanto, é lógico supor que esses indivíduos, como proprietários de animais de estimação, possam estar sob maior risco de adquirir infecções zoonóticas oportunistas.[1a,34,83,89,90] O risco de uma criança ou adulto imunocomprometido infectar-se com a *B. bronchiseptica* associada a animais de estimação deve ser considerado pequeno, em particular quando se pode evitar a exposição a um grande número de cães em canis ou abrigos. No Capítulo 99 há uma discussão adicional sobre pessoas imunocomprometidas e animais. Quanto ao risco da vacina intranasal contra a *B. bronchiseptica* para a saúde humana, ver o Capítulo 100.[106] Para mais informações sobre o risco zoonótico das infecções pelo vírus influenza canino, ver *Considerações de saúde pública* no Capítulo 23.

Capítulo 7

Infecções Não Respiratórias por Vírus em Cães

Craig E. Greene

Infecção pelo vírus parainfluenza 5

Etiologia

O vírus parainfluenza canino (CPIV; do inglês, *canine parainfluenza virus*) é um membro da família Paramyxoviridae, que inclui o vírus da cinomose, o vírus símio 5 (SV-5; do inglês, *simian virus* 5) e os vírus humanos do sarampo e da caxumba. Os vírus parainfluenza do tipo 2 humano, símio e canino também já foram denominados *vírus similares ao SV-5*, por causa de sua estreita relação antigênica. Estudos com anticorpo monoclonal mostraram diferenças antigênicas mínimas entre os isolados do SV-5.[21] Ainda não se sabe com certeza se isolados de SV-5 diferentes são transmitidos entre seres humanos, primatas não humanos e cães. A análise de sequência genômica confirmou tal similaridade estreita, a ponto de ter sido proposto renomear o vírus como simplesmente parainfluenza 5.[9] Ele tem sido associado a infecções do sistema nervoso central (SNC) em cães (ver *Achados clínicos*).

O vírus associado a doença respiratória em cães é o CPIV,[7] causador de tosse aguda e autolimitada na síndrome ou complexo de doença respiratória infecciosa canina (traqueobronquite infecciosa, ver Capítulo 6), reconhecido mundialmente como uma causa importante de doença respiratória em cães.[2,18] Estudos sorológicos indicam que a prevalência global do CPIV na população canina é alta, mas variável. Há evidência limitada de que ele pode causar infecção fora do trato respiratório. A inoculação experimental do CPIV em filhotes caninos recém-nascidos pode causar disseminação viral para tecidos internos, mas uma evidência mostra que paramixovírus relacionados porém distintos podem causar infecções sistêmicas ou não respiratórias em cães idosos.[11] Além disso, o vírus parainfluenza foi isolado de maneira consistente do líquido prostático de um cão.[27]

Achados clínicos

Foi isolada uma variante do vírus parainfluenza 5 do líquido cerebroespinal (LCS) de um cão com 7 meses de idade e paraparesia há 3 a 4 dias então,[12] que havia sido vacinado contra cinomose quando tinha 7 semanas e meia de idade. Filhotes caninos gnotobióticos submetidos à inoculação intracerebral desse vírus isolado desenvolveram duas formas de doença clínica.[5,6] Alguns tiveram encefalite aguda, que se caracterizou por convulsões, mioclonia (contrações musculares rítmicas involuntárias) e sinais neurológicos progressivos poucos dias após a inoculação. Em 5 ou 6 desses cães observados por 9 meses após a inoculação ocorreu hidrocefalia interna, embora não tenham sido notados sinais clínicos quando isso aconteceu. Acredita-se que a hidrocefalia tenha resultado de ependimite com menor absorção de LCS, com ou sem obstrução do aqueduto (ver, no Capítulo 82, discussão adicional sobre esse tipo de hidrocefalia decorrente de causas infecciosas suspeitas). Furões soronegativos com 7 semanas de idade em que foi inoculado o vírus parainfluenza 5 por via intracerebral também tiveram ependimite não supurativa autolimitada e coroidite.[4] Estudos subsequentes[3] com esse vírus isolado o identificaram como uma cepa do tipo SV-5, CPI[+]. Após a inoculação dessa cepa em um cão gnotobiótico, isolou-se um segundo vírus parainfluenza, CPI[-], que parece ser uma cepa mutante que evoluiu *in vivo* com propriedades que lhe possibilitam persistir no hospedeiro.[3,10]

Foi encontrado um filhote canino com 6 semanas de idade *in extremis* por causa de enterite hemorrágica aguda.[16] Embora tenha sido isolada uma variante do paramixovírus, não se confirmou que ela fosse a responsável pela doença clínica.

Não se sabe com que frequência ocorrem as formas de doença do SNC ou gastrintestinal causadas pelas variantes do paramixovírus em condições naturais. A doença neurológica foi reconhecida mais comumente como uma complicação de outras infecções por paramixovírus, como a cinomose em cães (ver Capítulo 3) e em seres humanos com os vírus do sarampo e da caxumba (ver adiante). Em roedores de laboratório, mostrou-se que outros paramixovírus causam encefalite e hidrocefalia muito semelhantes às que resultam quando se injeta uma variante do paramixovírus em cães. Foi relatada hidrocefalia similar associada a encefalite periventricular em uma raposa jovem, mas não foi possível determinar uma causa infecciosa.[17] Foi descrita a ocorrência natural de encefalite, periventriculite e hidrocefalia de origem bacteriana suspeita em cães jovens (ver discussão sobre encefalite periventricular no Capítulo 82).

Diagnóstico

A encefalite e a hidrocefalia induzidas por paramixovírus podem ser confirmadas à sorologia pelo ensaio de inibição da hemaglutinação, porém, graças à alta prevalência do anticorpo nas populações caninas e ao uso rotineiro da vacina contra o CPIV, a confirmação requer a demonstração de um título sérico de anticorpo em elevação. Mostrou-se que o título de anticorpo contra o vírus parainfluenza 5 no LCS permanece persistentemente alto em cães após infecção experimental.[12] O isolamento viral pode ser feito usando-se LCS ou tecido cerebral de cães infectados. Além disso, os métodos de anticorpo fluorescente direto podem ser empregados para detectar vírus no tecido nervoso. Nos casos de enterite, o isolamento do vírus e a microscopia eletrônica das fezes seriam mais valiosos. Técnicas sorológicas, como neutralização viral ou inibição da hemaglutinação, são necessárias para distinguir entre essas cepas variantes do paramixovírus e o CPIV.

Achados patológicos

Os achados patológicos macroscópicos foram identificados apenas em cães infectados experimentalmente que desenvolveram hidrocefalia. Há aumento moderado do ventrículo lateral e do terceiro ventrículo. Ao exame microscópico, a meningoencefalite aguda se caracterizou por necrose neuronal multifocal, infiltrados celulares plasmocitários e gliose reativa. Ependimite focal também ficou evidente. Achatamento e descontinuidades das células ependimárias que revestem os ventrículos ocorreram em cães que desenvolveram hidrocefalia. Em termos ultraestruturais, não foi possível encontrar o vírus no cérebro de cães que tiveram hidrocefalia e encefalite e foram examinados 1 a 6 meses após infecção experimental. Nos filhotes com enterite mencionados antes, o conteúdo gástrico e o intestinal estavam tintos de sangue. Foram observadas atrofia de vilosidades intestinais, congestão de mucosa e necrose linfoide.

Tratamento e prevenção

Até o momento, a prevalência das doenças causadas por variantes do paramixovírus é desconhecida e elas não têm tratamento. É possível que a vacina contra o paramixovírus, desenvolvida para a doença infecciosa respiratória canina (ver Capítulo 6), ajude a evitar essas outras doenças causadas pelo paramixovírus.

Parotidite | Caxumba

O vírus da caxumba faz parte da família Paramyxoviridae e do gênero *Paramyxovirus*. Ele causa doença em seres humanos, seus hospedeiros naturais, mas primatas não humanos e outros animais de laboratório foram infectados experimentalmente. Os sinais clínicos em seres humanos acometidos incluem febre, anorexia e aumento progressivo e independente das glândulas salivares parótidas. A meningite, principal complicação da infecção que às vezes acontece, causa cefaleia e rigidez da nuca. Podem ocorrer encefalite, poliartrite e pancreatite, embora sejam incomuns. Os programas de vacinação diminuíram bastante a prevalência e a gravidade dessa doença infecciosa em todo o mundo.

Os anticorpos contra o vírus da caxumba foram identificados no soro de cães sadios, mas esses animais podem infectar-se com o CPIV e o vírus parainfluenza 5 descrito no início deste capítulo. Esses vírus podem apresentar reação cruzada com alguns antígenos virais da caxumba. A interpretação de estudos sorológicos prévios pode ser enganadora por essa razão. Apesar disso, há relatos de aumento das glândulas parótidas em cães criados em casas onde crianças da família tiveram infecções concomitantes ou recentes semelhantes à caxumba.[8,20,23] O anticorpo contra o antígeno viral da caxumba foi detectado no soro de alguns cães acometidos.[20,23] Um vírus que foi neutralizado por antissoros virais contra a caxumba foi encontrado em um cão.[20] As primeiras tentativas experimentais de induzir caxumba em cães por inoculação do vírus na glândula foram inconclusivas.[20] Embora estudos sobre a transmissão *in vitro* também tenham sido inconclusivos, o vírus da caxumba cresce bem em cultura primária de células de rim e tem sido uma fonte de vacina atenuada para uso humano.[19,24] A cultura do vírus em células de várias espécies não humanas, inclusive cães, resultou na produção de ácido nucleico viral e proteínas, sem a formação do vírus completo.[1] Portanto, seria esperado que a infecção em hospedeiros não humanos fosse autolimitada e não contagiosa. Os clínicos veterinários devem ter cautela quanto à possível associação entre a caxumba em crianças e em animais de estimação, embora não haja evidência definitiva da infecção em animais. Relatos de aumento das glândulas salivares em cães também foram ligados a infecções por *Bartonella* (ver Capítulo 52).

Infecções pelos vírus Nipah e Hendra

Gatos são mais propensos do que cães a terem doença causada por esses vírus.[17a] Para mais informações sobre tais infecções, ver os comentários a respeito de infecções caninas nos respectivos tópicos na discussão sobre as infecções felinas por paramixovírus no Capítulo 16.

Enterite Viral Canina

Craig E. Greene e Nicola Decaro

A enterite viral canina é uma das causas mais comuns de diarreia infecciosa em cães com menos de 6 meses de idade. O parvovírus (CPV; do inglês, *canine parvovirus*)-2 e o coronavírus (CoVC) caninos têm sido incriminados como patógenos primários. O CPV-1 e os rotavírus caninos (CRV; do inglês, *canine rotaviruses*) podem causar doença leve a inaparente em filhotes caninos jovens (com menos de 8 semanas de idade) e seu significado clínico é considerado baixo. Foram isolados ou identificados astrovírus, herpes-vírus, enterovírus, calicivírus, vírus parainfluenza, reovírus e outras partículas similares a vírus em fezes de cães com diarreia, mas sua patogenicidade é incerta.*

Enterite causada pelo parvovírus canino

Etiologia

Os CPV são pequenos vírus de DNA sem envoltório que precisam de células em divisão rápida para sua replicação (Figura 8.1). Como no caso de todos os parvovírus, o CPV-2 e o 1 são muito estáveis e resistentes a influências ambientais adversas (ver *Criação*). No texto a seguir, vamos usar *CPV* como um termo geral para cepas do CPV; as cepas específicas serão designadas por seus respectivos números.

É provável que a enterite causada pelo CPV seja um dos distúrbios infecciosos mais comuns de cães, e esse vírus o mais prevalente nos cães com diarreia infecciosa.[287,297] Essa doença altamente contagiosa, quase sempre fatal, é causada pelas cepas do CPV-2 (2, 2a, 2b e 2c). Como outros parvovírus de carnívoros, ele pertence ao subgrupo de parvovírus felinos do gênero *Parvovirus*.[272] O CPV-2 evoluiu a partir de uma fonte desconhecida de parvovírus no período de 10 anos antes de sua adaptação completa aos cães e da disseminação pandêmica no final da década de 1970.[19,206,251] Subsequentemente, como resultado de mutações e seleção imune, a cepa original do CPV-2 sofreu mutações genéticas no cão, com o desenvolvimento de novas cepas virais.[201,202,204] Em 1980, a cepa original do CPV-2 evoluiu para o tipo 2a (CPV-2a); em 1984, surgiu outra variante, designada tipo 2b (CPV-2b). No ano 2000, outra cepa (CPV-2c) foi isolada pela primeira vez em cães na Itália.[15,151] Conhecida como Glu426, essa cepa tem uma substituição do aminoácido na posição 426 de asparagina/ácido aspártico para ácido glutâmico e alterou o local antigênico do capsídio viral, epítopo A, disseminando-se rapidamente e tornando-se um dos principais isolados em todo o mundo.* Essas alterações no CPV foram associadas a adaptação genética e mudança na região do epítopo B do capsídio, capacitando o parvovírus a replicar-se e disseminar-se de maneira mais eficaz em cães suscetíveis, além da propriedade de infectar gatos. Também foram identificadas várias cepas

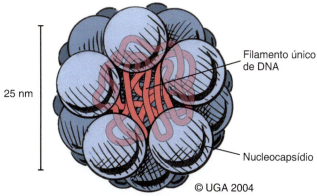

25 nm

Filamento único de DNA

Nucleocapsídio

© UGA 2004

Figura 8.1 Estrutura do parvovírus. (Arte de Kip Carter © 2004 University of Georgia Research Foundation.)

---

*Referências 41, 83, 99, 132, 152, 154.

*Referências 45, 57, 106, 129, 207, 269, 284.

coinfectando o mesmo cão ou gato.[8,105,283] Além disso, há evidência inicial de recombinação entre o vírus da panleucopenia felina (FPV; do inglês, *feline panleukopenia virus*) e cepas do CPV na natureza.[190] As cepas do CPV-2 são pouco frequentes e os isolados são 2a, 2b ou 2c. Na América do Sul, na Europa e no norte da África, todas as três foram observadas em muitos países onde se obteve grande número de amostras. Os isolados 2b e 2c predominam na América do Norte. Na Ásia e em nações insulares isoladas com restrições para importação, como o Reino Unido, o Japão e a Austrália, predominam as cepas 2a e 2b.[33,45,164]

Mutações genéticas na estrutura da superfície do receptor de transferrina do vírus resultaram em alterações estruturais que controlam a adaptação do hospedeiro de cepas do CPV e podem influenciar a reatividade cruzada em testes imunológicos.[97,113,272] Em comparações lado a lado, há possibilidade de a virulência de cepas geneticamente diferentes variar.[176] A relevância clínica dessas alterações estruturais e o grau de proteção cruzada heteróloga entre as cepas precisa de uma classificação adicional (ver *Proteção por cepa heteróloga*, no item *Prevenção*). Para uma discussão adicional sobre as cepas do CPV em gatos, ver *Infecção pelo parvovírus canino em gatos*, no Capítulo 9.

Epidemiologia

Foram relatadas infecções naturais pelo CPV em cães domésticos (*Canis familiaris*), cachorros-do-mato (*Speothos venaticus*), coiotes (*Canis latrans*), lobos (*Canis lupus*), raposas-do-mato ou guaraxains da América do Sul (*Cerdocyon thous*) e lobos-guarás (*Chrysocyon brachyurus*); se não todos, a maioria dos canídeos é suscetível. Infecções experimentais podem ser provocadas em furões domésticos, visões e gatos, mas em geral são autolimitadas. Foi isolado em guaxinins um parvovírus relacionado, mas geneticamente distinto.[130] Os isolados originais de CPV-2 causaram apenas infecções sistêmicas e intestinais em cães,[274] enquanto as cepas mais novas dos tipos 2a e 2b podem infectar felinos tanto em circunstâncias experimentais[167,173,278] quanto naturais[171,273] (ver *Infecção pelo parvovírus felino*, no Capítulo 9). Em cães domésticos, a infecção pelo CPV não resulta necessariamente em doença aparente; muitos cães que adquirem a infecção experimental nunca desenvolvem sinais clínicos francos, em especial quando há anticorpos maternos residuais. Quando a doença ocorre, a apresentação clínica é mais grave em filhotes caninos jovens em crescimento rápido que abrigam helmintos intestinais, protozoários e certas bactérias entéricas, como *Clostridium perfringens*, *Campylobacter* spp. e *Salmonella* spp. Em animais suscetíveis, a incidência de doença grave e de óbitos pode ser muito alta.

O CPV é altamente contagioso, e a maioria das infecções ocorre como resultado do contato com fezes contaminadas no ambiente. Além disso, em seres humanos, instrumentos (equipamentos em instituições veterinárias ou de tosa), insetos e roedores podem servir como vetores. Há possibilidade de cães transportarem o vírus na pelagem por longos períodos. O tempo de incubação das cepas originais do CPV-2 em campo foi de 7 a 14 dias; no contexto experimental, foi de 4 a 5 dias. No caso das cepas do CPV-2a, 2b e 2c, o período de incubação pode ser tão curto quanto de 4 a 6 dias.[40,48,258]

É possível observar enterite aguda causada pelo CPV em cães de qualquer raça, idade ou sexo. Apesar disso, filhotes caninos entre 6 semanas e 6 meses de idade, cães das raças Rottweiler, Dobermann Pinscher, Labrador Retriever, American Staffordshire Terrier, Pastor-alemão e os de corrida de trenó (*sled dogs*) do Alasca parecem estar sob maior risco.[90,101,112] Também foram relatados alguns surtos de gastrenterite grave com mortalidade por infecções pelo CPV-2c em cães adultos (com mais de 6 meses de idade).[18,43,44]

Patogenia

O CPV dissemina-se rapidamente de um cão para outro via exposição a fezes contaminadas. A replicação do vírus inicia-se no tecido linfoide da orofaringe, em linfonodos mesentéricos e no timo, disseminando-se para as criptas intestinais do intestino delgado por meio de viremia. Observa-se viremia plasmática acentuada 1 a 5 dias após a aquisição da infecção. Subsequentemente à viremia, o CPV localiza-se, na maioria dos casos, no epitélio de revestimento gastrintestinal (GI) da língua e das mucosas bucal e esofágica, bem como no intestino delgado e no tecido linfoide, como timo, linfonodos e medula óssea. Também pode ser isolado dos pulmões, do baço, do fígado, dos rins e do miocárdio.[294]

Normalmente, as células epiteliais das criptas intestinais amadurecem no intestino delgado e, então, migram do epitélio germinativo das criptas para as extremidades das vilosidades (Figura 8.2 A). Após alcançarem as extremidades das vilosidades, as células epiteliais intestinais adquirem sua capacidade de absorção e ajudam a assimilar os nutrientes. O parvovírus infecta o epitélio germinativo das criptas intestinais, causando destruição e colapso do epitélio (Figura 8.2 B). Como resultado, a renovação celular normal (em geral, entre 1 e 3 dias no intestino delgado) é prejudicada e as vilosidades ficam mais curtas. O CPV também destrói mitoticamente precursores ativos de leucócitos circulantes e células linfoides. Nas infecções graves, os resultados costumam ser neutropenia e linfopenia. Infecções bacterianas secundárias por flora gram-negativa e anaeróbica causam complicações adicionais relacionadas com dano intestinal, bacteriemia e entotoxemia, além de coagulação intravascular disseminada.[192,276,277] A excreção ativa de cepas do CPV-2 começa no terceiro ou quarto dia após a exposição, em geral antes do surgimento dos sinais clínicos francos. O CPV-2 é eliminado extensamente nas fezes por um máximo de 7 a 10 dias após a inoculação, conforme determinado pelos métodos de isolamento do vírus e ensaio imunossorvente ligado a enzima (ELISA; do inglês, *enzyme-linked immunosorbent assay*). No entanto, empregando-se ensaios de detecção do ácido nucleico (reação em cadeia da polimerase [PCR] em tempo real), foram detectadas variantes (a, b, c) do CPV-2 nas fezes por várias semanas após a infecção.[40,48] É mais provável que o desenvolvimento de anticorpos intestinais locais seja importante para o término da excreção fecal do parvovírus. Os títulos séricos de anticorpo podem ser detectados já com 3 a 4 dias após a infecção e permanecer razoavelmente constantes por pelo menos 1 ano.

Achados clínicos

A infecção pelo CPV foi associada a três tecidos principais – trato GI, medula óssea e miocárdio –, mas a pele e o tecido nervoso também podem ser acometidos. Além disso, é possível haver outras complicações clínicas decorrentes de infecção secundária ou trombose. Observa-se variação acentuada na resposta clínica de cães à infecção intestinal com o CPV, que vai desde infecção inaparente a doença aguda fatal. Ocorre infecção inaparente, ou subclínica, na maioria dos cães, sobretudo em filhotes caninos com títulos intermediários de anticorpos de origem materna, que podem protegê-los da doença, mas não da infecção.

Enterite causada pelo parvovírus

A enterite causada pelo CPV pode progredir rapidamente, em especial no caso de infecção pelas cepas mais novas (a, b, c) do CPV-2. Os vômitos em geral são graves e seguidos por diarreia, anorexia e início rápido de desidratação. As fezes são amarelo-acinzentadas e com estrias de sangue ou escurecidas por ele (Figura 8.3). Pode haver tanto elevação da temperatura retal (40 a 41°C) quanto leucopenia (sobretudo linfopenia), em particular nos casos graves. As contagens totais de leucócitos podem estar dentro dos parâmetros de referência,

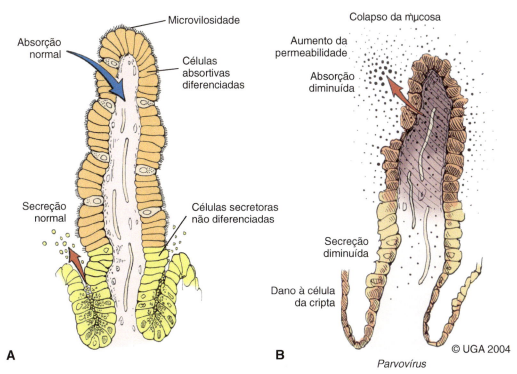

Figura 8.2 **A.** Vilosidade intestinal normal, mostrando diferenciação celular ao longo de sua extensão. **B.** Vilosidade infectada pelo parvovírus mostrando colapso e necrose. (Arte de Dan Beisel e Kip Carter © 2004 University of Georgia Research Foundation.)

em razão da linfopenia concomitante induzida pelo vírus e da neutrofilia resultante de infecções por bactérias oportunistas. Os animais que desenvolvem a síndrome da resposta inflamatória sistêmica estão mais sujeitos à mortalidade.[125a] A morte pode ocorrer tão cedo quanto 2 dias após o início da doença e em geral está associada a sepse por gram-negativos ou coagulação intravascular disseminada, ou ambas.

Doença neurológica

Há possibilidade de o CPV causar doença neurológica primária, porém ela é mais comum como resultado de hemorragia no sistema nervoso central (SNC) em decorrência de coagulação intravascular disseminada ou da hipoglicemia durante o processo mórbido, sepse ou distúrbios no equilíbrio acidobásico.[2] Também é possível haver infecção concomitante com outros vírus, como o da cinomose.

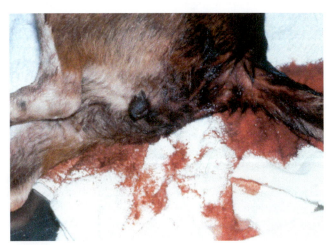

Figura 8.3 Cão com diarreia sanguinolenta grave, característica de enterite grave pelo parvovírus. (Fotografia de Craig Greene © 2004 University of Georgia Research Foundation.)

Hipoplasia cerebelar macroscópica, comum em filhotes de gatos infectados no período pré-natal ou neonatal com o FPV, não foi frequentemente associada à infecção pelo CPV. O DNA do CPV foi amplificado usando-se a PCR em tecido cerebral de 2 cães com hipoplasia cerebelar, mas o tempo de exposição ao CPV não foi mencionado.[241] Esse vírus foi detectado por imuno-histoquímica e hibridização *in situ* em lesões do SNC de filhotes caninos resultantes de cruzamentos consanguíneos e com leucoencefalopatia.[241a] O CPV foi identificado por imuno-histoquímica em muitos tipos celulares (inclusive neurônios) no interior do SNC de filhotes caninos com tremores generalizados e dismetria da marcha em membro pélvico.[248] Encontrou-se meningite linfo-histiocítica leve a moderada ou leucoencefalite e, em um caso, havia vacuolização cerebelar e da substância branca cerebral. A imuno-histoquímica falhou em demonstrar antígenos contra o CPV-2 no cérebro de cães[279] com sinais de enterite pelo parvovírus e sem manifestações clínicas, mas com alterações histopatológicas neurodegenerativas discretas. Entretanto, o DNA[60] e o RNA mensageiro (mRNA)[76] do CPV foram detectados inclusive em títulos elevados no cérebro de cães sem sinais neurológicos, indicando replicação ativa do vírus nos tecidos nervosos. Além disso, foram detectadas sequências do CPV-2 no cérebro de gatos pelos mesmos pesquisadores, porém não foram incluídos controles negativos com relação à PCR para eliminar a possibilidade de contaminação laboratorial das amostras processadas, sendo necessária maior investigação (ver também *Infecção do sistema nervoso central* no item *Infecção pelo parvovírus felino*, no Capítulo 9).

Doença cutânea

Diagnosticou-se eritema multiforme em um cão com enterite causada por parvovírus.[81] As lesões cutâneas incluíram ulceração dos coxins plantares em pontos submetidos a pressão e na mucosa bucal e vaginal. Também havia vesículas na cavidade bucal e placas eritematosas no abdome e na pele perivulvar. Parvovírus foi confirmado por imuno-histoquímica nas células acometidas.

Miocardite causada pelo parvovírus canino 2

Pode ocorrer miocardite decorrente de infecção *in utero* ou em filhotes caninos com menos de 6 semanas de idade. Em geral, todos os filhotes de uma ninhada são acometidos. Aqueles com miocardite causada pelo CPV em geral morrem, ou sucumbem após um episódio curto de dispneia, choro e ânsia de vômito. É possível os sinais de disfunção cardíaca serem precedidos pela forma entérica da doença ou ocorrerem subitamente, sem afecção prévia aparente. O espectro de doença miocárdica em indivíduos é amplo e pode incluir qualquer dos seguintes: diarreia aguda e morte, sem sinais cardíacos; diarreia e recuperação aparente seguida pela morte, semanas ou meses mais tarde, como resultado de insuficiência cardíaca congestiva; ou início súbito de insuficiência cardíaca congestiva, observada em filhotes caninos aparentemente normais com 6 semanas a 6 meses de idade. A doença miocárdica vem se tornando cada vez menos comum em cães infectados por parvovírus, desde a disseminação pandêmica original do CPV-2 no final da década de 1970.[2] Depois desse surto, a maioria das cadelas foi vacinada ou exposta a cepas do CPV, tendo desenvolvido respostas imunes humorais fortes; portanto, o alto título de anticorpos de origem materna em filhotes caninos lactentes evita a ocorrência de infecção neonatal com o vírus no período inicial da vida, quando está ocorrendo a replicação de células miocárdicas. Ocasionalmente, ainda se detecta miocardite em filhotes caninos que não mamaram o suficiente ou nasceram de cadelas isoladas, não vacinadas.[288] Com ou sem enterite, a miocardite foi associada a infecções naturais com o CPV-2a e 2b em cães com 6 a 14 semanas de idade na Coreia.[295] A infecção pelo CPV não parece ser uma causa comum de doença cardíaca, porque a análise por PCR à necropsia de 27 cães com miocardiopatia dilatada ou miocardite não detectou o CPV em qualquer das amostras.[159]

Trombose

Cães com infecções naturais pelo CPV têm evidência clínica e laboratorial de hipercoagulabilidade,[194] podendo desenvolver trombose ou flebite com cateteres ou trombos viscerais.

Bacteriúria

Detectou-se infecção assintomática do trato urinário em aproximadamente 25% de filhotes caninos após enterite por CPV.[131] Tal predisposição foi atribuída à contaminação fecal da genitália externa em associação a neutropenia. A infecção subclínica do trato urinário não tratada pode resultar em infecção urinária crônica como uma consequência indesejável.

Infecção de cateter intravenoso

Foram isoladas bactérias de origem GI ou ambiental de cateteres intravenosos retirados de cães que estavam sendo tratados por causa da suspeita de infecções por parvovírus.[141] A maioria desses organismos era formada por tipos gram-negativos (*Serratia*, *Acinetobacter*, *Citrobacter*, *Klebsiella* e *Escherichia*) e foi resistente às penicilinas, cefalosporinas de primeira geração e macrolídeos, embora tenham sido suscetíveis aos aminoglicosídios, quinolonas, cloranfenicol, sulfonamidas potencializadas e penicilinas potencializadas com clavulanato. Apesar dos resultados positivos da cultura das extremidades dos cateteres, nenhum dos cães mostrou sinais clínicos sistêmicos de infecção, apenas um deles desenvolveu flebite local.

Diagnóstico

O início súbito de diarreia sanguinolenta de odor fétido em um cão jovem (com menos de 2 anos de idade) em geral é considerado indicativo de infecção por CPV. Contudo, nem todos os cães com diarreia sanguinolenta (com ou sem vômitos) estão necessariamente infectados com o CPV, e diarreia não hemorrágica em geral é

causada pelo CPV. Infecções parasitárias ou por bactérias enteropatogênicas, sozinhas ou combinadas, também devem ser consideradas[64] (ver Capítulo 37), bem como outras infecções virais, inclusive por CoVC entéricos e pantrópicos.[37] Em raros casos, todos os sinais clínicos característicos de infecção pelo CPV estão evidentes ao mesmo tempo. A leucopenia, embora não encontrada em todos os cães, costuma ser proporcional à gravidade e ao estágio da doença no momento da coleta do sangue. O monitoramento das alterações leucocitárias pode dar informação prognóstica sobre a evolução provável da infecção.[91] Filhotes caninos que morrem por causa da doença em geral apresentam contagens leucocitárias totais iguais ou inferiores a 1.030 células/$\mu\ell$ e têm linfocitopenia, monocitopenia e eosinopenia persistentes nos primeiros 3 dias de hospitalização. Resultados anormais nas provas de coagulação podem incluir prolongamento do tempo de tromboplastina parcial ativado, aumento da amplitude do tromboelastograma e menor atividade da antitrombina III.[194] Em cães com enterite causada por parvovírus, os níveis séricos de colesterol total e lipoproteína de alta densidade diminuíram e os de triglicerídios aumentaram, embora os aumentos no colesterol tenham sido proporcionais à gravidade da doença.[299] Similarmente, concentrações séricas altas de cortisol e baixas de tiroxina 24 e 48 h após a hospitalização foram associadas a mortalidade em cães com diarreia causada por parvovírus.[243] A troponina I cardíaca é um marcador plasmático de dano miocárdico e tem sido usada para detectar lesão cardíaca após doenças traumáticas ou infecciosas em cães. Cães com 6 meses a 4 anos de idade e infecção por parvovírus não tinham níveis elevados,[73] o que sugere que o dano miocárdico é restrito a filhotes caninos muito jovens. Os índices de estresse eritrocitário oxidativo foram significativamente maiores em cães com gastrenterite e resultados positivos para CPV fecal à PCR do que naqueles com resultados negativos.[196]

Detecção do organismo

Testes antigênicos pelo *ELISA fecal* estão disponíveis para uso hospitalar em casos de infecção pelo CPV. Tais testes são específicos, porém pouco sensíveis para detectar infecção pelo CPV.* Ao usar o ELISA, lembre-se de que o período de eliminação fecal costuma ser curto, correspondendo aos primeiros dias de doença clínica. Com um período de incubação que varia de 4 a 6 dias, é raro detectar cepas do CPV pelo ELISA por mais de 10 a 12 dias após a infecção natural, e a eliminação pode ser intermitente. Portanto, resultados negativos durante ou após esse período não excluem a possibilidade de infecção pelo CPV. Resultados falso-negativos obtidos com métodos com base no ELISA foram associados ao surgimento precoce de anticorpos, capazes de sequestrar partículas do CPV no lúmen intestinal, impedindo assim a ligação subsequente ao anticorpo monoclonal utilizado no teste.[69] Não há diferença significativa na capacidade de detecção de variantes do CPV-2 pelos testes ELISA, com a recém-surgida CPV-2c sendo detectada nas mesmas taxas da CPV-2a ou da CPV-2b.[46] Os resultados negativos no teste ELISA para o CPV podem ser confirmados pelos métodos de PCR. Resultados positivos confirmam infecção ou é possível que sejam encontrados quando se empregam alguns dos métodos de ensaio comerciais após a administração de vacinas com o CPV vivo atenuado. Em contraste com os resultados fortemente positivos habituais após infecção natural, o vírus da vacina pode levar a um resultado falso-positivo fraco em cães 4 a 8 dias após a vacinação.

Também foi desenvolvido um *teste de aglutinação em lâmina*, em que se utilizam eritrócitos de suínos para detectar o CPV-2 em amostras fecais e intestinais.[157] Pode-se usar a hemaglutinação com eritrócitos suínos ou felinos para detectar o CPV-2, mas provou-se que ela é apenas

---

*Referências 41, 52, 111, 120, 134, 242.

ligeiramente mais sensível do que o ELISA e pouco específica com relação à possível existência de isoaglutininas em amostras fecais ou outros vírus hemaglutinantes (sobretudo reovírus). Além disso, esse método requer a disponibilidade constante de doadores de eritrócitos.[69]

Outros procedimentos de imunoensaio têm sido usados para detectar vírus nas fezes ou em tecidos (ver *Achados patológicos*). O CPV tipicamente acarreta lesões no jejuno, no íleo, nos linfonodos mesentéricos e em outros tecidos linfoides, podendo ser isolado desses tecidos ou de fezes por meio de sistemas de cultura tecidual, se isso for feito logo de início. Em uma fase mais adiantada da evolução da doença, os vírions ficam cobertos por anticorpos e são depurados. São observadas inclusões na maioria dos tecidos. No epitélio lingual, é parecer que tais inclusões estão dentro do citoplasma, quando na verdade originam-se no espaço nuclear.[115] Também há possibilidade de serem empregados métodos imunoquímicos, em conjunto com microscopia óptica (MO) ou eletrônica (ME), para detectar vírus em cultura de tecidos ou fezes (ver *Achados patológicos*).

Os *métodos de amplificação do ácido nucleico* baseados no DNA viral aumentaram bastante a sensibilidade da detecção do vírus.[69] Não apenas a metodologia da PCR tem sido um meio sensível para detectar o CPV nas fezes de cães infectados,[26,167,173,281] como também ensaios quantitativos (PCR em tempo real) podem dar uma estimativa da carga de DNA viral.[52,133a] Embora os métodos imunoquímicos e de isolamento viral geralmente detectem vírus nas fezes por menos de 10 dias de infecção, os resultados da PCR quantitativa para o CPV-2c atingiram o máximo em 10 dias e permaneceram positivos, ainda que em níveis inferiores, por até 54 dias.[48] Estudos de transmissão precisam determinar se o vírus detectado pela PCR é infeccioso. A PCR também detecta o vírus vacinal no sangue e nas fezes por pelo menos 2 semanas após a vacinação.[244a,285] O ensaio quantitativo para o vírus foi capaz de distinguir a infecção decorrente da vacinação *versus* a natural porque, no último caso, a carga viral é maior.[285] Além disso, agora dispõe-se dos ensaios de PCR em tempo real com sondas de ligação de sulco mínimo para a identificação específica das variantes do CPV-2 circulantes em campo[53] e para a discriminação entre cepas vacinais e de campo.[51,58] Tais ensaios são particularmente úteis para excluir a reversão potencial para virulência do vírus da vacina ou, com mais frequência, a detecção simultânea de cepas da vacina e de campo do CPV em filhotes caninos que apresentam gastrenterite aguda logo após vacinação com o CPV.[49]

Detecção de anticorpo

A sorologia não é o melhor método para diagnosticar infecção pelo CPV, porque a maioria dos cães é vacinada contra ele ou já foi exposta a ele antes. Em contrapartida, os testes sorológicos podem ser úteis para avaliar os títulos de anticorpos maternos em filhotes caninos ainda não vacinados. Como regra geral, os parvovírus causam hemaglutinação de eritrócitos. É possível usar a inibição da hemaglutinação (IH) de eritrócitos porcinos pelo CPV adicionando-se soros de teste para demonstrar a existência do anticorpo sérico específico contra o CPV.[157] Um alto título na IH feita com uma única amostra de soro coletada após um cão não vacinado ter ficado clinicamente enfermo por 3 dias ou mais é diagnóstico de infecção pelo CPV. Também é possível demonstrar títulos em elevação (soroconversão) quando são comparadas amostras de soro das fases aguda e de convalescença em 10 a 14 dias, usando-se CPV ou parvovírus felino (FPV; do inglês, *feline parvovirus*) em testes de IH e neutralização viral (NV). Dispõe-se ainda do ELISA para distinguir IgG de IgM.[235] Há *kits* comerciais para realização do ELISA em consultório, destinados a estimativas semiquantitativas de IgG e IgM (Immunocomb, Biogal Labs, Megiddo, Israel)[289–291] e para determinação dos títulos adequados de IgG para vacinação (TiterCHEK CPV/CDV Test Kit, Synbiotics, San Diego, CA).

Achados patológicos

As lesões iniciais são mais pronunciadas no duodeno distal; em seguida, o jejuno é acometido mais gravemente. A parede intestinal costuma estar espessada e com alteração da cor em segmentos, áspera ou com fibrina aderida nas superfícies serosas; dentro do lúmen, há desnudação da mucosa intestinal e material escuro aquoso, às vezes sanguinolento, no estômago e no intestino (Figura 8.4). Nos casos leves, não é fácil distinguir as lesões daquelas de uma enterite inespecífica. Foram observados aumento e edema de linfonodos torácicos e abdominais.

As lesões intestinais caracterizam-se por necrose do epitélio das criptas no intestino delgado.[261] Podem ser vistos corpúsculos de inclusão intranucleares nessas células epiteliais e por todo o epitélio descamativo do trato GI superior.[158] Há possibilidade de as alterações patológicas variarem de inflamação discreta a enterite hemorrágica difusa. As vilosidades estão encurtadas ou obliteradas devido à ausência de substituição epitelial pelas células em maturação das criptas, resultando em colapso da lâmina própria (Figura 8.5). Há necrose e depleção do tecido linfoide (p. ex., placas de Peyer, linfonodos mesentéricos, timo e baço). É possível observar edema pulmonar ou alveolite em cães que morrem em decorrência de septicemia como complicação.[277] O exame histológico costuma ser definitivo, embora possa haver identificação específica do parvovírus em amostras de tecidos por imunofluorescência ou outros métodos imunoquímicos. O teste do anticorpo fluorescente indireto possibilita encontrar o antígeno em cães com enterite letal pelo CPV no lado dorsal da língua (em 96,3% dos casos), na faringe (81%), no esôfago (50%), na parte ventral da língua (20,4%), no plano nasal (5,6%), na mucosa do intestino delgado (85,2%), na medula óssea (81,6%), no baço (79,6%), no timo (66,7%), em linfonodos mesentéricos (50,4%), nas tonsilas palatinas (58,5%) e no miocárdio (1,9%).[294] A hibridização *in situ* ou os métodos quantitativos da PCR têm sido recursos específicos valiosos para a identificação do vírus em amostras de tecidos.[76,287] Ele pode ser detectado com maior prevalência na língua, em comparação com outros tecidos, quando há autólise ou congelamento e descongelamento antes da necropsia.[162] A PCR quantitativa de amostras de cães com a infecção natural mostrou distribuição tecidual similar entre as cepas virais, com as mais altas concentrações do vírus em tecidos linfoides, níveis intermediários no tecido nervoso e os mais baixos na bexiga.[59]

A miocardite causada pelo parvovírus, quando houver, é reconhecida à observação macroscópica como estrias pálidas no miocárdio

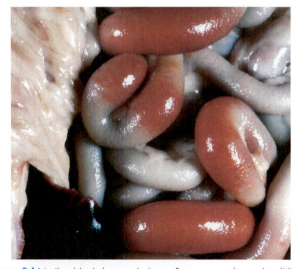

Figura 8.4 Intestino delgado à necropsia de um cão que morreu de maneira súbita em razão de enterite por parvovírus. Notar a alteração da cor da parede intestinal e a fibrina nas superfícies serosas. (Fotografia do Department of Veterinary Pathology © 2004 University of Georgia Research Foundation Inc.)

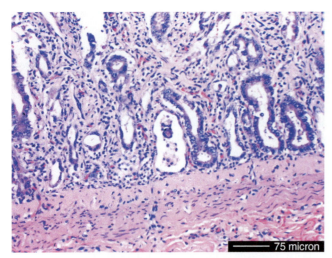

Figura 8.5 Microfotografia do intestino delgado de um cão que morreu por causa de enterite por parvovírus. As vilosidades estão colapsadas e o lúmen das criptas está dilatado e preenchido por restos necróticos (coloração por H&E, 100×). (Fotografia de Barry Harmon, © 2004 University of Georgia Research Foundation Inc.)

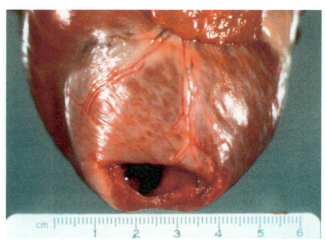

Figura 8.6 Coração de um cão que morreu com a forma miocárdica da infecção pelo CPV-2. A estriação pálida do miocárdio é visível. Observa-se uma lesão semelhante na infecção pelo CPV-1 em filhotes caninos com menos de 3 semanas de idade. (Cortesia de Pfizer Animal Health, Lincoln, NE.)

(Figura 8.6). As lesões miocárdicas consistem em miocardite não supurativa com infiltração multifocal de linfócitos e plasmócitos dentro do miocárdio. Foram observados corpúsculos de inclusão basofílicos nas fibras do músculo cardíaco e demonstradas partículas virais semelhantes às do parvovírus à ME e pela hibridização *in situ*[288] nos corpúsculos de inclusão.

Tratamento

Os principais objetivos do tratamento sintomático da enterite por parvovírus são o restabelecimento do equilíbrio hidreletrolítico e a prevenção de infecções bacterianas secundárias. Antimicrobianos, modificadores da motilidade e antieméticos administrados estão relacionados na Tabela 8.1. É provável que o tratamento hídrico

Tabela 8.1	Tratamento medicamentoso da enterite viral canina.			
Fármaco	**Dose[a] (mg/kg)**	**Via**	**Intervalo (h)**	**Duração (dias)**
ANTIEMÉTICOS				
Clorpromazina	0,5	IM	8	Conforme necessário
	1	Retal	8	Conforme necessário
	0,2 a 0,5	IV	8	Conforme necessário
Metoclopramida	0,2 a 0,4	SC	8	Conforme necessário
	1 a 2	IV[b]	24	Conforme necessário
Proclorperazina	0,1	IM	6 a 8	Conforme necessário
Ondansetrona	0,1 a 0,15	IV	6 a 12	Conforme necessário
Dolasetrona	1	IV, VO	24	Conforme necessário
ANTIMICROBIANOS				
Ampicilina	10 a 20	IV, IM, SC	6 a 8	3 a 5
Cefazolina	22	IV, IM	8	3 a 5
Ceftiofur	2,2 a 4,4	SC	12	3 a 5
Gentamicina[c]	6 a 8	IM, SC, IV	24	3 a 5
Interferona-ω	$2,5 \times 10^6$ unidades/kg	IV	24	3
PROTETORES GÁSTRICOS				
Cimetidina	5 a 10	IM, IV	6 a 8	Conforme necessário
Ranitidina	2 a 4	SC, IV	6 a 8	Conforme necessário
OUTROS TRATAMENTOS				
Sangue total	10 a 20 mℓ/kg	IV[d]		Conforme necessário
Plasma	10 a 20 mℓ/kg	IV[d]		Conforme necessário
Fosfato sódico de dexametasona[c]	2 a 4	IV		Não repetir
Flunixino meglumina[c]	1	IV		Não repetir
Soro antiendotoxina[e]	8,8 mℓ/kg (diluídos em quantidade igual de líquido cristaloide)	IV		Não repetir
Líquidos coloides[c,f]	20 mℓ/kg	IV	24	Conforme necessário

IM, intramuscular; *IV*, intravenoso(a); *VO*, via oral; *SC*, subcutâneo(a).
[a]Dose por administração no intervalo especificado. Para maiores informações sobre esses fármacos, ver o *Formulário de fármacos*, no Apêndice.
[b]Pode-se usar infusão lenta se houver vômitos graves.
[c]Administrado(a) após correção da desidratação.
[d]Administrado por 4 h.
[e]SEPTI-serum; Immvac Inc., Columbia, MO. (Com base em concentração > 320 mg de IgG/mℓ.)
[f]Hetamido ou dextrana 70.

seja o aspecto mais importante do tratamento clínico e deve prosseguir enquanto os vômitos ou a diarreia (ou ambos) persistirem. Hipoglicemia e hipopotassemia são comuns e devem ser corrigidas com os devidos acréscimos aos líquidos IV. São recomendados antimicrobianos porque a combinação de ruptura grave do epitélio intestinal possibilitando a entrada de bactérias no sangue com neutropenia PFA aumenta o risco de sepse.[232] As bactérias mais comuns parecem ser *Escherichia coli* e *C. perfringens*.[276,277] O melhor espectro antibacteriano (contra bactérias gram-negativas aeróbicas e anaeróbicas) é proporcionado pela combinação de uma penicilina e um aminoglicosídio. Antes de se administrar um fármaco nefrotóxico como um aminoglicosídio, o paciente deve ser completamente hidratado. Se a nefrotoxicidade dos aminoglicosídios for um risco sério, poderão ser usadas penicilinas ou cefalosporinas de terceira geração por via parenteral como únicas alternativas de tratamento para se obter o espectro almejado. As quinolonas, que têm um bom espectro antibacteriano aeróbico gram-negativo, precisam ser evitadas em cães jovens na fase de crescimento. Os antieméticos são úteis para reduzir a perda de líquido e diminuir o desconforto do paciente, além de possibilitar a nutrição enteral. O cloridrato de metoclopramida e a proclorperazina provaram ser úteis na maioria dos cães com vômitos persistentes. Os antagonistas do receptor de serotonina têm sido recomendados como os antieméticos mais eficazes.[145,189] A ondansetrona e a dolasetrona são usadas em cães. O uso de antieméticos nessa doença é polêmico, pois nem sempre eles eliminam os vômitos, além de poderem ocasionar hipotensão.[149] O tratamento medicamentoso para alterar a motilidade intestinal raramente é recomendado ao se tratar a enterite por CPV. Se necessários, antiespasmódicos narcóticos (p. ex., cloridrato de difenoxilato, cloridrato de loperamida) são preferíveis quando houver necessidade de modificadores da motilidade.

Embora a retirada de água e alimentos faça parte das recomendações gerais no tratamento de doenças GI, inclusive da enterite por parvovírus, a informação existente sugere que isso não é necessário. Quando cães com enterite por parvovírus foram alimentados, começando-se isso no primeiro dia de tratamento (via sonda nasoesofágica), o tempo de sua recuperação foi mais curto e eles mantiveram o peso corporal, em comparação com os tratados pelo método convencional de retirada dos alimentos até que os sinais cessassem por 12 h.[175]

Durante o estágio inicial da enterite por CPV, o tratamento adjuvante recomendado inclui a transfusão de plasma hiperimune específico ou a administração de soros antiendotoxina[72] (ver *Imunização passiva*, no Capítulo 100, e o *Formulário de fármacos*, no Apêndice). Esses adjuntos diminuem comprovadamente a mortalidade e a duração da hospitalização,[72] mas são dispendiosos. Proteína bactericida recombinante que aumente a permeabilidade e se contraponha à ação da endotoxina não altera o desfecho clínico ou a sobrevivência em cães com a infecção natural pelo CPV,[193] apesar do aumento na endotoxina plasmática nos animais acometidos.

Há quem defenda o uso do fator estimulante de colônia de granulócitos (G-CSF; do inglês, *granulocyte colony-stimulating factor*) recombinante humano no tratamento das neutropenias graves provocadas pela infecção pelo CPV,[84] mas a suplementação com esse fator em filhotes caninos neutropênicos com infecção pelo CPV não modificou nenhum aspecto de sua evolução clínica.[166,233,234] Acredita-se que a falta de eficácia do G-CSF exógeno resulte dos altos níveis já existentes de G-CSF endógeno, que estimulam ao máximo a produção de neutrófilos.[27] No entanto, em um estudo controlado no qual se usou o G-CSF recombinante canino, a duração da hospitalização dos cães tratados foi menor e as contagens de neutrófilos foram maiores, mas o tempo de sobrevivência foi reduzido.[73a] Portanto, o uso do G-CSF não é recomendado até serem realizados mais estudos.

O inibidor da neuraminidase do vírus influenza, fosfato de oseltamivir, foi recomendado no tratamento de cães infectados pelo parvovírus. *Não* há benefício teórico ou real decorrente de seu uso nessa infecção. Em um estudo controlado que envolveu cães com a infecção natural, os que receberam placebo em vez de oseltamivir tiveram perda de peso muito maior e leucopenia, porém não houve outra diferença no desfecho clínico.[239a] Há especulação teórica sobre a possibilidade de o fármaco poder atuar de modo semelhante ao das bactérias intestinais, embora isso não esteja comprovado. Ver o *Formulário de fármacos*, no Apêndice.

Cães com a infecção experimental ou natural pelo parvovírus foram tratados com altas doses (2,5 × 10^6 mg/kg) intravenosas (IV) de interferona felina recombinante, IFN-ω, logo no início da evolução da infecção por parvovírus (4 dias ou menos após a infecção),[66,119,133,155,165] tendo sido observado sinais reduzidos de doença clínica e mortalidade. Ver mais informações sobre a disponibilidade e o uso dessa interferona no *Formulário de fármacos*, no Apêndice.

Vários tratamentos foram recomendados e parecem ter tido benefício empírico, mas não foram suficientemente avaliados para se afirmar que são eficazes.[144] Alguns filhotes caninos ficam com anemia grave, o que pode resultar em perda GI de sangue, causada pela enterite por parvovírus, ou poderia não ter relação com ele e sim com parasitismo. A transfusão de sangue total seria capaz de beneficiar esses filhotes, principalmente aqueles com hipoproteinemia, mas, se os eritrócitos não forem necessários, a transfusão de plasma será mais adequada e capaz de fornecer imunoglobulinas (ver adiante) e albumina coloidal. O ideal é manter a concentração sérica de albumina em 2 g/dℓ ou mais. Se houver edema decorrente de queda de proteínas e não for corrigido pela transfusão de plasma, então deverá ser considerada a administração de coloide sintético, como o hetamido, mas, até a desidratação ser corrigida, não devem ser administrados coloides. Glicocorticoides e flunixino meglumina podem ter efeitos benéficos no tratamento precoce da sepse ou endotoxemia, porém tais agentes também não devem ser usados até que a desidratação seja corrigida, e as doses não devem ser repetidas.

O uso de plasma hiperimune poderia ser questionado, pois, quando surgem os sinais clínicos, a colonização dos órgãos visados (alvos) é completada e há possibilidade de os níveis de anticorpos aumentarem. No entanto, filhotes caninos que tiveram uma resposta sérica de anticorpos tardia ou baixa em geral são acometidos mais gravemente. A IgG canina liofilizada foi benéfica no tratamento de cães com a infecção natural pelo CPV.[146] Em comparação com cães de controle, a doença foi menos grave nos que receberam IgG como tratamento adjuvante, bem como o custo e o tempo de hospitalização foram menores. De modo semelhante, cães infectados experimentalmente que receberam imunoglobulinas contra o CPV derivadas de embrião de galinha ficaram protegidos contra a doença clínica quando foram administradas quantidades suficientes.[282] Como a imunoglobulina comercial não está disponível em todos os países, transfusões de plasma ou sangue de cães com altos níveis de anticorpos contra o CPV podem ser o meio mais prático de proporcionar proteção imediata contra a viremia.

Filhotes caninos que sobrevivem aos primeiros 3 a 5 dias de enterite pelo CPV costumam ter recuperação rápida, em geral em até 1 semana nos casos sem complicações. Filhotes caninos gravemente enfermos que desenvolvem sepse secundária ou outras complicações podem necessitar de hospitalização prolongada.

Prevenção
Imunidade após infecção
Um filhote canino que se recupera de enterite pelo CPV fica imune a nova infecção por pelo menos 20 meses e, talvez, pelo resto da vida. Ao serem expostos de novo a várias cepas do CPV-2, filhotes caninos protegidos não terão aumento dos títulos sorológicos, exibirão sinais francos da doença ou irão eliminar o vírus nas fezes. Em geral, há boa correlação entre o título sérico de anticorpo, determinado pelo teste

de IH ou NV, e a resistência à infecção. Os títulos séricos de anticorpos permanecem altos por um período prolongado após a enterite pelo CPV, mesmo que não ocorra nova exposição. Se esses títulos baixarem, é possível que haja uma infecção localizada, mas viremia e doença generalizada são improváveis. Embora possa ajudar na proteção contra a entrada do CPV, a IgA intestinal secretora provavelmente não desempenha nenhum papel na longevidade da imunidade protetora, porque os títulos de anticorpos de origem intestinal não persistem por mais de 15 dias após a infecção.[212] Além da informação aqui fornecida, o leitor deve consultar o Capítulo 100 a respeito da vacinação contra essa doença.

Imunização e duração da imunidade

As vacinas com CPV inativado de massa antigênica suficiente protegem cães contra a exposição ao CPV do tipo selvagem. Se a imunidade protetora for definida como resistência completa à infecção subclínica, então a induzida pela maioria das vacinas com o CPV inativado é de curta duração. Cães que recebem essas vacinas podem ter a infecção subclínica até 2 semanas após a vacinação. No entanto, se um cão tiver recebido doses sequenciais da vacina com CPV inativado, uma resposta imune secundária rápida será elaborada e o animal ficará protegido por até 15 meses.

As vacinas com CPV inativado preparadas comercialmente em geral foram substituídas pelas vacinas atenuadas, que fornecem imunidade superior e são seguras sozinhas ou combinadas com outros componentes vacinais. Na ausência de bloqueio a anticorpo materno, o início da proteção contra infecções pelo CPV começa já aos 3 dias após a vacinação. Pode ocorrer linfopenia transitória 4 a 6 dias após a administração primária de algumas vacinas com CPV atenuado. A maioria das cepas do CPV vivo atenuado em vacinas replica-se no trato intestinal e é eliminada por um curto período nas fezes. Embora tenha havido preocupação quanto à possibilidade de reversão da virulência da vacina com CPV atenuado causando doença aparente, estudos experimentais mostraram que essas vacinas com vírus vivo atenuado são seguras.[125] Os eventos após a administração dessas vacinas são similares aos da infecção pelo CPV do tipo selvagem. No segundo dia após a administração subcutânea da vacina, há viremia e distribuição sistêmica, com liberação pelo trato GI do terceiro ao oitavo dia. Uma diferença entre as infecções induzidas pela vacina e as causadas pelo tipo selvagem é a eliminação de menores quantidades do vírus após a vacinação. As respostas imunes humorais às vacinas vivas atenuadas são semelhantes às observadas na infecção pelo tipo selvagem.

Anticorpos séricos em geral são detectáveis 3 dias após a vacinação, com os níveis aumentando rapidamente até os observados após infecção natural subsequente. Mesmo que não haja nova exposição, os títulos de anticorpos protetores podem persistir por pelo menos 2 anos, e os cães expostos durante esse tempo em geral não se infectam. Mostrou-se que a vacinação com o CPV atenuado potencializado (título alto) protege cães expostos ao desafio experimental subsequente.[245] Com base nos títulos séricos de anticorpo, em um contexto veterinário hospitalar, 27% dos cães avaliados quanto à revacinação tiveram títulos abaixo do nível protetor contra o CPV.[161] Embora os títulos séricos de anticorpo não sejam indicadores absolutos de proteção, resultados positivos têm boa correlação com a proteção contra a infecção pelo CPV (ver também *Enterite pelo parvovírus canino*, no Capítulo 100). Nem mesmo a quimioterapia sistêmica para neoplasia em cães afeta os níveis séricos de anticorpo contra o CPV-2.[103] As comparações de títulos de anticorpo podem ser enganosas, porque muitos cães com títulos baixos que receberam reforços prévios estão protegidos contra o desafio subsequente. Esses experimentos de desafio são considerados o padrão ideal de proteção. Foram feitos vários estudos de desafio pelos principais fabricantes de vacina, demonstrando a duração mínima de 3 anos da imunidade proporcionada

pelo CPV vivo atenuado em vacinas combinadas.[1,89,93] Outros estudos mostraram duração da imunidade de pelo menos 7 anos no caso das vacinas multivalentes contendo o CPV.[244] Tais resultados estarão disponíveis, no futuro, tanto na literatura quanto nos rótulos.

Interferência dos anticorpos maternos

As causas primárias de falha das vacinas são a interferência dos níveis de anticorpos maternos contra o CPV[164,188,211] e a ausência de soroconversão suficiente da vacina administrada. A idade em que filhotes caninos estão prontos para serem imunizados com sucesso é proporcional ao título de anticorpo da cadela, à eficiência da transferência de anticorpos pelo colostro nas primeiras 24 h de vida, à imunogenicidade e ao título de antígeno da vacina contra o CPV. Filhotes caninos de uma cadela com baixo título protetor de anticorpo contra o CPV podem ser imunizados com sucesso assim que tiverem 6 semanas de idade, porém, no caso de filhotes de uma cadela com título muito alto de anticorpo contra o CPV, os anticorpos maternos têm capacidade de persistir por muito mais tempo.[16,17,40]

É possível prever a idade em que um filhote canino deve ser vacinado para que a vacinação tenha êxito mediante a determinação dos títulos de anticorpos maternos por meio de testes sorológicos, considerando-se que a meia-vida desses anticorpos nos filhotes caninos é de cerca de 9 a 10 dias. No entanto, tal estratégia, embora eficaz, pode ser um pouco dispendiosa para alguns criadores. Sem o conhecimento do estado de cada filhote canino com relação aos anticorpos, é difícil recomendar um esquema prático de vacinação que proteja todos. Além disso, os filhotes caninos ficam suscetíveis à infecção pelo CPV do tipo selvagem 2 a 3 semanas antes que possam ser imunizados. Não há vacinas que eliminem por completo essa janela de suscetibilidade antes que os filhotes caninos fiquem imunizados.[211] Para obter uma explicação sobre as vacinas contra o CPV *potencializadas* e *convencionais*, ver o Capítulo 100. No caso das vacinas *potencializadas* atualmente disponíveis, mais imunogênicas do que as originais ou *convencionais*, níveis baixos de anticorpos maternos não impedem o sucesso da resposta. Filhotes caninos com estado imunológico desconhecido podem receber uma vacina com CPV vivo atenuado em título alto às 6, 9 e 12 semanas de idade e então ser revacinados a cada 3 anos ou menos, se o risco de exposição for alto.[110] O risco global de falha da vacinação com as vacinas potencializadas tem sido baixo, embora se tenha observado um ligeiro aumento desde 2006.[74] Apesar de ter sido sugerida a idade de 12 semanas ou menos para a última vacinação na série primária com base nos testes realizados pelo fabricante para a liberação do produto,[11,118,254,270] a maioria dos veterinários ainda aplica a última vacina no esquema primário de imunização de filhotes caninos com idade de 12 a 16 semanas.[4,5,124,268] É provável que a imunidade de origem materna dos filhotes seja forte nas áreas onde o parvovírus é endêmico, prolongando o bloqueio proporcionado pelos anticorpos maternos. É possível verificar o nível sérico de anticorpo após uma série de vacinações para determinar se houve soroconversão adequada, ou a última vacinação da série deve ser feita não antes de 15 a 16 semanas de idade, em especial nas raças sob maior risco de enterite pelo CPV.[31] Foi comprovado que as vacinas monovalentes com o CPV administradas por via intranasal superam a interferência dos anticorpos de origem materna, mesmo com altos níveis de anticorpos, pois há possibilidade de o vírus da vacina que se replica na mucosa nasal escapar dos anticorpos séricos.[150] Entretanto, até o momento não foram liberadas vacinas para administração intranasal.

Proteção por cepa heteróloga

À medida que o CPV continua a evoluir com seus novos tipos antigênicos, surge a suspeita de que a falha na vacinação possa estar relacionada com diferenças entre as cepas de campo e da vacina.[272]

Foi relatado um surto de infecção pelo CPV-2c com sinais clínicos graves e mortalidade em cães com 6 meses a 2 anos e meio de idade vacinados previamente com alto título de CPV-2 (cepa original).[50] A doença grave causada pelo CPV-2c também foi observada em um cão com 12 anos de idade que recebeu vacinação primária com um produto de CPV-2 (cepa original) em alto título e foi revacinado a cada ano com uma formulação tetravalente.[44] Será necessária maior documentação para determinar se essa falha de imunização foi decorrente de vacinação "heteróloga" ou de outras causas, como baixa reatividade à vacinação em tal cão idoso. No entanto, cães vacinados ou infectados com a cepa CPV original e suas variantes antigênicas exibem os maiores títulos à IH e à neutralização viral (sérica) do vírus homólogo ao qual foram expostos.[22,190,219,220] Apesar dessa diferença mensurável no reconhecimento da cepa, cães que recebem algumas das vacinas comerciais com a cepa CPV (2, 2a ou 2b) estavam protegidos quando expostos subsequentemente ao CPV-2c virulento 3 a 5 semanas após a série primária de vacinação.[13,139,252,258] Contudo, estudos que comparassem o desafio com essas vacinas contra aquele com cepas homólogas virulentas comparadas com o CPV-2 na penetração de anticorpos maternos, em períodos precoces, seriam importantes para mostrar a eficácia de produtos de cepas mais antigas na proteção heteróloga contra as variantes mais novas. De maneira similar, não foram feitos estudos de desafio de longa duração (1 a 3 anos) sobre a proteção usando vacinas com a cepa heteróloga do CPV-2, como aqueles em que foram usados antígenos vacinais de cepa homóloga. Como consequência, sugeriu-se o uso de vacinas contendo uma das variantes antigênicas do CPV-2 (atualmente circulando em nível de campo).[22,94,150,220,331]

Reversão da virulência

São comuns casos de gastrenterite aguda em filhotes caninos logo após a vacinação com formulações de vírus vivo modificado (VVM), de modo que os proprietários de cães e até mesmo profissionais podem suspeitar de uma reversão da virulência da cepa vacinal. Usando-se ensaios de PCR em tempo real com sondas de ligação de sulco mínimo para a detecção específica dos vírus de campo e vacinais,[51,58] verificou-se que a maioria dos cães que têm diarreia semelhante à causada pelo parvovírus após vacinação elimina o vírus de campo sozinho ou com o atenuado da vacina.[49] Portanto, não se suspeita de reversão da virulência de cepas vacinais. Para obter mais informações sobre a vacinação contra essa doença, ver discussão sobre a infecção por parvovírus no Capítulo 100.

Vacinas experimentais

Foi desenvolvido um grande número de vacinas por engenharia genética na tentativa de melhorar a proteção oferecida pelos produtos inativados, embora reduzindo a antigenicidade das vacinas potencializadas. Uma vacina de DNA contendo um plasmídio que codifica o comprimento total da região 1 da proteína viral do CPV protegeu filhotes caninos de 9 meses de idade contra os sinais clínicos e a eliminação fecal do vírus após infecção por desafio experimental.[123] A vacina baseada em um vírus recombinante de vegetal que expressa o peptídio VP2, codificado por um subconjunto do gene da proteína viral 1, protegeu contra doença clínica, com eliminação fecal limitada após o desafio.[137] Nenhuma dessas vacinas proporcionou imunidade estéril como após o uso da vacina com CPV atenuado. A vacinação intranasal ou subcutânea de camundongos com um vírus de vegetal que expressa o peptídio do CPV desencadeou respostas de anticorpos sistêmicas e na mucosa.[183,184] Uma vacina de DNA bicistrônica que expressa tanto o vírus da raiva quanto as proteínas do CPV produziu respostas de anticorpo neutralizante a ambos os vírus em camundongos e cães.[205]

Criação

O período de eliminação do vírus infeccioso pareceu ser tão curto (menos de 4 a 5 dias após o início da doença), que o ambiente foi o foco de preocupação quanto à prevenção da disseminação. Todavia, com os dados muito mais sensíveis da PCR, é possível detectar por muitas semanas material genético viral nas fezes de cães que se recuperam. Será necessária mais pesquisa para determinar se o genoma viral eliminado é infeccioso e justifica preocupação. O CPV é um dos vírus caninos mais resistentes e pode persistir por meses a anos se protegido do sol e de desinfetantes. Como resultado, a pelagem e o ambiente do cão doente ficam contaminados. O CPV é conhecido por persistir em objetos inanimados, como roupas, recipientes de alimentos e assoalhos de gaiolas e jaulas, por 5 meses ou mais. Os detergentes e desinfetantes mais comuns não inativam o CPV, com a notável exceção do hipoclorito de sódio (1 parte de água sanitária doméstica comum em 30 partes de água), um desinfetante eficaz e barato (ver Tabela 93.1). É importante que a exposição a esse desinfetante seja de pelo menos 10 min. Soluções alvejantes diluídas devem ser aplicadas em superfícies que as tolerem ou usadas em banhos de imersão nos animais saídos de isolamento, sendo adicionadas à lavagem de todos os utensílios e do local de repouso do animal. Em vez de alvejante, uma solução desinfetante comercial contendo peroximonossulfato de potássio [21,41%] + cloreto de sódio [1,5%] e outros ingredientes (cloro disponível 9,75%) mostrou eficácia similar contra os parvovírus em superfícies do ambiente. A resistência do CPV à desinfecção é facilitada quando há sangue ou soro seco; a hidratação dos líquidos ou excreções corporais antes da desinfecção aumenta a atividade virucida do hipoclorito ou do etanol.[266] Os parvovírus são resistentes ao calor e sobrevivem a 70°C por 30 min.[238] Pode-se recorrer à limpeza a vapor para a desinfecção instantânea de superfícies como metais, que não toleram hipoclorito. Para mais informações sobre desinfecção, ver o Capítulo 93, e sobre prevenção e tratamento dessa e de outras infecções em canis, ver o Capítulo 96.

Considerações de saúde pública

Os estudos não revelaram qualquer evidência de infecção humana pelo CPV-2, mesmo entre trabalhadores de canis em instalações muito contaminadas, embora seres humanos aparentemente possam agir como veículos transportadores passivos do vírus entre cães. Embora o CPV-2 não seja um patógeno humano, sempre é preciso cuidado extra ao manipular material fecal de animais com diarreia.

Infecção pelo parvovírus canino 1

Etiologia

Em 1967, o CPV-1 (também conhecido como vírus diminuto de caninos) foi isolado pela primeira vez das fezes de cães militares. As propriedades físicas e químicas do CPV-1 são típicas dos parvovírus. A diferenciação das cepas de CPV-1 e CPV-2 é nítida pela variação de célula hospedeira, pelo espectro de hemaglutinação, pelas propriedades genômicas e pela antigenicidade.[20] De acordo com a análise genética, está mais estreitamente relacionado com o parvovírus bovino.[249] O novo gênero *Bocavirus* foi incluído na família Parvoviridae, à qual pertencem o CPV-1, o parvovírus bovino e o bocavírus humano recém-detectado.[148,262] O CPV-1 pode se propagar na linhagem de células caninas Walter Reed. Pelos testes de IH, o CPV-1 é sorologicamente distinto dos parvovírus de diversas outras espécies.

Epidemiologia

O cão doméstico é o único hospedeiro comprovado do CPV-1, embora outros membros da família Canidae provavelmente sejam suscetíveis. Antes de 1985, o CPV-1 era considerado um parvovírus não patogênico de cães. Desde aquela época, veterinários e equipes de laboratórios diagnóstico detectaram infecções clínicas pelo CPV-1 em filhotes caninos recém-nascidos. A evidência sorológica indica que sua distribuição está disseminada na população canina, mas em geral restringe-se a causar doença clínica em filhotes caninos com menos de 3 semanas de idade,[8] embora a doença tenha sido relatada em filhotes caninos com 5 semanas de vida.[218] Uma suposição razoável é a de que a disseminação seja similar à do CPV-2. Apesar de ter sido identificado pela primeira vez nos EUA, foram feitos isolamentos em todo o mundo[168] e, como o CPV-2, é provável que seja onipresente.

Patogenia

A virulência do CPV-1 em cães é incerta, mas ele foi identificado à ME nas fezes de filhotes caninos e cães com diarreia branda. Entre 4 e 6 dias após exposição oral, é possível recuperar o CPV-1 do intestino delgado, do baço, de linfonodos mesentéricos e do timo. As alterações histológicas no tecido linfoide são similares às observadas em filhotes caninos infectados pelo CPV-2, porém menos graves. Além disso, o CPV-1 é capaz de atravessar a placenta e causar morte fetal e defeitos visíveis ao nascimento.[20] A infecção oronasal experimental de filhotes caninos recém-nascidos sem patógenos específicos com isolados laboratoriais de outros filhotes caninos que morreram por doença entérica causou apenas doença respiratória leve.[21] A doença induzida naturalmente em filhotes caninos jovens se caracterizou por enterite, pneumonia e miocardite.[123] Cães com a infecção natural tiveram redução tanto no número quanto na atividade dos fagócitos.[36]

Achados clínicos

O CPV-1 foi observado com pouca frequência em cães de campo com diarreia branda e nas fezes de animais sadios, do ponto de vista clínico. A infecção pelo CPV-1 é primordialmente uma causa de enterite, pneumonite, miocardite e linfadenite em filhotes caninos entre 5 e 21 dias de idade.[31] Muitos desses filhotes têm sintomas discretos ou vagos e acabam morrendo, sendo classificados como "filhotes que definham". Os filhotes caninos acometidos em geral têm diarreia, vômitos, dispneia e choram constantemente. Alguns apresentam doença respiratória sem sinais entéricos.[218] Também se observou morte súbita com poucos sinais premonitórios. Devido às infecções transplacentárias, esse vírus pode causar falha na concepção ou morte fetal ou aborto.

Diagnóstico

Deve-se considerar a infecção pelo CPV-1 em filhotes caninos jovens (com menos de 8 semanas de idade) com diarreia branda que lembre, clínica ou histologicamente, a daqueles com a doença pelo CPV-2 mas sorologicamente negativos para este último, ou no caso de anormalidades fetais inexplicáveis, abortos ou nos filhotes que definham. O CPV-1 não apresenta reação cruzada com nenhum dos métodos sorológicos ou de detecção fecal para o CPV-2. Observou-se o CPV-1 à ME em amostras fecais e *swabs* retais de cães de campo. Para se distinguir o CPV-1 do CPV-2, é necessário realizar microscopia imunoeletrônica. A atividade de inibição da hemaglutinação em suspensões fecais do antissoro específico também é diagnóstica para o CPV-1. Para se determinar exposição, soros podem ser testados quanto ao anticorpo específico com NV ou IH. Como apenas a linhagem de células Walter Reed sustenta o crescimento do CPV-1, a disponibilidade de isolamento e neutralização sérica do vírus é limitada.

Achados patológicos

Em filhotes caninos, as alterações incluíram edema e atrofia do timo, aumento de linfonodos, fezes amolecidas pastosas, estrias cinzentas pálidas e áreas irregulares profundas no interior do miocárdio,

conforme observado na infecção pelo CPV-2 (ver Figura 8.6). As lesões histopatológicas são predominantemente restritas a grandes inclusões epiteliais intranucleares nas extremidades das vilosidades no duodeno e no jejuno, sendo eosinofílicas e em geral preenchendo os núcleos. Outras alterações intestinais incluem hiperplasia epitelial das criptas e necrose de célula única das células epiteliais das criptas. As lesões vistas em outros tecidos incluem depleção moderada a acentuada ou necrose (ou ambas) de células linfoides nas placas de Peyer e no timo, pneumonite grave com exsudato nas vias respiratórias e áreas mineralizadas focais a difusas de necrose miocárdica com infiltração celular.

Tratamento e prevenção

Assim que o diagnóstico é estabelecido, o tratamento dos filhotes caninos com infecção pelo CPV-1 não compensa, por causa da progressão rápida da doença, porém é possível reduzir a mortalidade providenciando-se que os recém-nascidos fiquem aquecidos e recebam nutrição e hidratação adequadas. Até o momento, não se dispõe de vacina.

Considerações de saúde pública

Não há tais considerações conhecidas, mas sempre deve-se ter cuidado extra ao manipular filhotes caninos doentes e material fecal de animais com diarreia, pois pode haver outros patógenos entéricos.

Enterite pelo coronavírus canino

Etiologia

O CoVC é um membro do gênero *Alphacoronavirus*, da família Coronaviridae, pertencente à ordem Nidovirales (Figura 8.7). Coronavírus diferentes dessa família infectam um grande número de espécies domésticas, inclusive seres humanos, bovinos, suínos, cães, gatos, equinos, aves de granja, ratos e camundongos (Tabela 8.2). Até o momento, foram isoladas várias cepas entéricas do CoVC em surtos de doença diarreica em cães. O CoVC e o CoVF, estreitamente relacionados, pertencentes ao grupo 1, são divididos nas cepas dos tipos I (CoVC-I) e II (CoVC-II).[56] Os genótipos do CoVC estão estreitamente relacionados em todas as sequências genômicas, exceto o gene da proteína *spike*, em que o CoVC exibe relação genética maior com o CoVF do tipo I. Quanto ao CoVC-II, o genótipo I tem um gene acessório adicional[142] e não se adaptou ao

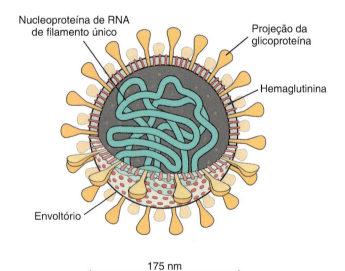

Nucleoproteína de RNA de filamento único

Projeção da glicoproteína

Hemaglutinina

Envoltório

175 nm

Figura 8.7 Estrutura do coronavírus. (Arte de Kip Carter © 2004 University of Georgia Research Foundation.)

Tabela 8.2 — Grupos antigênicos de coronavírus de seres humanos e animais domésticos.

Grupo	Coronavírus
GRUPO 1 (Gênero *Alphacoronavirus*)	
Subgrupo a	Coronavírus humano, cepa 229E
	Vírus da diarreia porcina epidêmica
	Coronavírus humano, cepa NL-63
Subgrupo b (*Geselavirus*)	Vírus da gastrenterite transmissível de suínos
	Coronavírus respiratório porcino
	Tipo I:
	Coronavírus felino, cepas: 79-1146, 79-1683
	Coronavírus entérico canino, cepas: Elmo/02, 23/03
	Tipo II:
	Coronavírus felino, cepas: Black, KU-2, UCD1
	Coronavírus entérico canino, subtipo IIa, cepas: Insavc1, BGF10
	Coronavírus entérico canino, subtipo IIb, cepas similares à TGEV: 341/05, 174/06
	Coronavírus pantrópico canino, biotipo, cepa: CB/05
GRUPO 2 (Gênero *Betacoronavirus*)	
Subgrupo a	Vírus da hepatite murina
	Coronavírus do rato
	Coronavírus humano, cepa HKU-1
	Betacoronavírus 1:
	Coronavírus bovino
	Coronavírus humano, cepa OC43
	Vírus hemaglutinante da encefalite porcina
	Coronavírus respiratório canino, cepas: T101, 430/07
	Coronavírus equino
Subgrupo b (coronavírus *SARSr*)	Coronavírus da doença respiratória humana aguda grave
GRUPO 3 (Gênero *Gammacoronavirus*)	
	Coronavírus de aves:
	Vírus da bronquite infecciosa
	Coronavírus de perus

crescimento em culturas celulares.[37] O CoVC também tem relação muito estreita com o vírus da gastrenterite transmissível (TGEV; do inglês, *transmissible gastroenteritis virus*) de suínos, provavelmente representando seu ancestral.[142] Cepas recombinantes do CoVC-II/TGEV foram relatadas,[55,78] o que levou a uma separação maior do genótipo em dois subtipos, o CoVC-IIa e o CoVC-IIb, de modo a incluir as cepas do CoVC sobrevivente e similar ao TGEV, respectivamente.[55] Com base em sua relação genética estrita, propôs-se agora que o CoVC, o CoVF, o TGEV e sua variante, o coronavírus respiratório porcino (CoVRP), sejam variantes hospedeiras da mesma espécie de vírus.[34] Talvez as cepas do CoVC-II sejam mais virulentas do que as do tipo I.[10,37] Além da infecção com essas cepas entéricas, foi relatado um surto causado por um coronavírus pantrópico (CB/05),[14] bem como doença causada por uma cepa respiratória canina de coronavírus recém-surgida, um coronavírus do grupo 2 que presumivelmente surgiu como variante hospedeira do coronavírus bovino (ver *Doença Respiratória Infecciosa Canina*, Capítulo 6).[126,143] O genoma do coronavírus é composto de um filamento único de RNA de sentido positivo, e a replicação ocorre no citoplasma da célula hospedeira. Os coronavírus são pouco resistentes, mas podem permanecer infecciosos por períodos mais longos em ambientes externos sob temperatura congelantes. O vírus perde a infectividade nas fezes após cerca de 40 h à temperatura ambiente (20°C) e 60 h quando refrigerado (4°C).[263] O vírus mostrou-se estável a 56°C por até 30 min, mas foi logo inativado a 65 e 75°C em 60 min e 30 min, respectivamente.[214] Como vírus com envoltório, os coronavírus são mais suscetíveis aos detergentes e desinfetantes comerciais do que os parvovírus.

Epidemiologia

Em 1971, foi isolado um CoVC das fezes de cães militares com suspeita de enterite infecciosa. Desde então, ocorreram vários surtos de enterite contagiosa e foi isolado um coronavírus similar. A verdadeira importância do CoVC como causa de enterite infecciosa em cães é desconhecida, mas ele foi detectado geneticamente e isolado[169] de 16% ou 57%, respectivamente, de cães com diarreia no Japão. Testes sorológicos feitos em cães australianos com sinais de diarreia revelaram que 85% eram positivos para anticorpos IgM contra o CoVC, o que indica infecção recente.[180] A informação sorológica sugere que o CoVC esteve indefinidamente na população canina e é uma causa infrequente de enterite infecciosa. O CoVC é altamente contagioso e dissemina-se com rapidez em grupos de cães suscetíveis. As maiores taxas de prevalência da infecção são encontradas em cães de canis, com ou sem diarreia.[256] Filhotes caninos recém-nascidos de cadelas soronegativas são acometidos mais gravemente do que aqueles na idade de desmame e adultos. O CoVC é eliminado nas fezes de cães infectados por semanas a meses ou mais, e a contaminação fecal do ambiente é a fonte primária de sua transmissão via ingestão.[264] Os resultados da análise genética indicam que cães podem infectar-se com uma multiplicidade de cepas como infecção simultânea com mais de um genótipo preexistente.[61,221,293]

Patogenia

Infecção pelo coronavírus entérico

O período de incubação é curto: 1 a 4 dias em campo e apenas 24 a 48 h experimentalmente. Em geral, é possível eliminar o CoVC nas fezes de cães infectados entre 3 e aproximadamente 14 dias após a infecção. No entanto, métodos baseados na PCR demonstraram que cães com a infecção natural eliminaram os vírus por até 6 meses após a doença.[213]

Após a ingestão, o CoVC vai para as células epiteliais maduras das vilosidades do intestino delgado.[264,265] Após a captação do CoVC pelas células M no epitélio da cúpula das placas de Peyer, o vírus e o antígeno viral são transportados para o tecido linfoide subjacente. A captação no tecido linfoide intestinal sugere que o CoVC pode persistir ou ficar latente em cães, similarmente ao que acontece com o CoVF. O vírus também se reproduz logo nas células epiteliais e se acumula dentro de vacúolos citoplasmáticos. Os vírions são liberados desses vacúolos diretamente no ambiente externo através do plasmalema apical ou podem ser liberados após lise do citoplasma apical das células infectadas. Após a produção de vírus maduro, as células infectadas desenvolvem alterações citoplasmáticas graves e as microvilosidades da borda em escova ficam curtas, distorcidas e se perdem. O resultado geral é a perda das células infectadas das vilosidades em velocidade acelerada, com sua substituição graças ao aumento da taxa de replicação de células imaturas nas criptas da mucosa. O epitélio da cripta não é destruído, ao contrário, desenvolve-se hiperplasia. As vilosidades acometidas ficam cobertas por epitélio colunar baixo a cuboide, exibem níveis variáveis de atrofia e fusão, e ficam infiltradas por células mononucleares na lâmina própria. Diferentemente do que ocorre na infecção pelo CPV, necrose de vilosidades e hemorragia são raras.

Infecção pelo coronavírus pantrópico

Assim como outros coronavírus, o CoVC pode sofrer mutação, resultando em cepas mais virulentas e correspondente gravidade maior de doença entérica.[79,80,181,239] Descobriu-se que a variante altamente virulenta CB/05 causa uma doença multissistêmica fatal na Itália, com sinais clínicos que lembram os causados pelo CPV-2, incluindo gastrenterite hemorrágica e linfopenia.[14,53,59] Graças à mutação genética do CoVC entérico, o CoVC pantrópico adquiriu sua capacidade de disseminar-se internamente para outros tecidos, como faz o vírus da peritonite infecciosa felina a partir do CoVF entérico (ver Capítulo 10, *Infecções pelo Coronavírus Felino*). A análise sequencial do genoma do CB/05 mostrou algumas alterações marcantes, inclusive uma forma truncada do produto ORF3b e mutações de ponto na proteína *spike*, sobretudo no resíduo 125, onde foi observada a alteração do ácido aspártico ou da histidina para asparagina.[59] Ainda é preciso demonstrar por genética reversa se essas mutações se correlacionam com a virulência. Foram relatados outros surtos de infecção pelo coronavírus pantrópico canino (CoVPC) na Bélgica[304] e na Grécia.[35]

Coinfecções

Cães podem ter infecções simultâneas pelo CoVC e pelo CPV, e alguns estudos sugerem que as causadas pelo primeiro acentuem a gravidade das provocadas pelo segundo.[49,57] Em contrapartida, três de quatro filhotes caninos de uma ninhada morreram, devido a enterite causada pelo CoVC, 2 semanas após terem sobrevivido à enterite pelo CPV.[229] Suspeitou-se que a infecção concomitante com o adenovírus canino 1 e o CoVC tenha sido a causa de doença entérica grave em um abrigo de animais.[42,220] De modo semelhante, infecções combinadas com cinomose são mais graves e causam maior mortalidade.[39] Outros patógenos entéricos, como *C. perfringens*, *Campylobacter* spp., *Helicobacter* spp. e *Salmonella* spp., podem acentuar a gravidade da doença causada pelo CoVC (ver Capítulo 37).

Achados clínicos

Infecção pelo coronavírus entérico

É difícil diferenciar o CoVC de outras causas infecciosas de enterite. Os cães também eliminam o CoVC nas fezes e não exibem doença clínica.[247,259] Portanto, a associação da infecção a CoVC e doença GI não é uma prova absoluta da causa. O consenso geral é o de que a infecção pelo CoVC em geral é menos notável do que a infecção pelo CPV-2. Os sinais clínicos podem variar bastante e a doença acomete cães de qualquer raça, idade e sexo. Tal achado contrasta com as infecções pelo CPV, em que os cães acometidos geralmente têm menos de 2 anos de idade. Cães com a infecção pelo CoVC costumam ter início súbito de diarreia, às vezes precedida por vômitos. As fezes são tipicamente de cor alaranjada, muito malcheirosas e com pouca frequência contêm sangue. Perda de apetite e letargia também são sinais comuns. Ao contrário do que ocorre na infecção pelo CPV-2, febre não é constante e leucopenia não é um aspecto reconhecido. Os sinais podem ser mais graves nas infecções com cepas particularmente virulentas ou em filhotes caninos muito jovens.[80]

Nos casos graves, há possibilidade de a diarreia tornar-se aquosa e ser seguida de desidratação e desequilíbrios eletrolíticos. Foram observadas secreções oculares e nasais concomitantes, mas sua relação com a infecção primária é desconhecida. A maioria dos cães acometidos tem recuperação espontânea após 8 a 10 dias. Quando surgem fatores complicadores secundários (parasitos, bactérias ou outros vírus), a doença pode prolongar-se significativamente.

Infecção pelo coronavírus pantrópico

Febre (39,5 a 40°C), letargia, anorexia, vômitos, diarreia hemorrágica, leucopenia e sinais neurológicos (ataxia, convulsões) seguidos pela morte em 2 dias foram característicos dessa doença sistêmica grave em um surto natural.[14] Seria difícil distinguir esses sinais daqueles da infecção por parvovírus. Cães infectados experimentalmente com a cepa CB/05 exibiram sinais clínicos semelhantes aos observados no surto natural, sendo a leucopenia um achado constante, independentemente do resultado final da infecção.

Cães recém-infectados com coronavírus entérico (CoVE) e submetidos subsequentemente a desafio com o coronavírus pantrópico (cepa CB/05) tiveram sinais clínicos mais leves, leucopenia e eliminação viral indicando apenas proteção imune heteróloga parcial.[37,54] A proteção cruzada induzida pela vacinação com produtos da cepa entérica disponível atualmente não foi investigada.

Diagnóstico

É difícil estabelecer o diagnóstico definitivo de doença induzida pelo CoVC, que pode ser detectado em fezes frescas. São necessários aproximadamente 1×10^6 vírions em amostras fecais não concentradas para sua identificação à ME, de modo que é possível obter resultados falso-negativos. O isolamento viral não se aplica às cepas do CoVC-I que não crescem em sistemas de cultura de células ou tecido. Foi desenvolvido um ensaio de PCR da transcriptase reversa altamente sensível para a detecção do CoVC em amostras fecais.[98,217,228] A PCR quantitativa usando a detecção fluorogênica possibilitou a detecção sensível da cepa, da quantidade de vírus[62] e a discriminação rápida entre os genótipos do CoVC.[61] Também se desenvolveram NV sérica e ELISA para o anticorpo contra ele.[235] Títulos séricos positivos desse vírus em cães acometidos podem confirmar a exposição a ele, mas títulos séricos de IgG não têm relação com a proteção como têm os títulos de IgA intestinal secretora.[63]

Achados patológicos

Infecção pelo coronavírus entérico

As infecções leves nada têm de notável em termos macroscópicos. Nos casos graves, as alças intestinais estão dilatadas e preenchidas com matéria fecal delgada, aquosa e verde-amarelada. São comuns aumento e edema dos linfonodos mesentéricos.

Atrofia e fusão de vilosidades intestinais e aprofundamento das criptas caracterizam as lesões intestinais causadas pelo CoVC. Há ainda aumento na celularidade da lâmina própria, achatamento das células epiteliais da superfície e secreção pelas células globosas. Com tecido bem preservado, a coloração de anticorpo fluorescente direta pode resultar na detecção específica do vírus em lesões intestinais.

Infecção pelo coronavírus pantrópico

As lesões macroscópicas incluem enterite hemorrágica, efusão abdominal serossanguinolenta, consolidação pulmonar multifocal bilateral, infarto renal e aumento de linfonodos esplênicos e mesentéricos (Figura 8.8). As anormalidades histológicas predominantes em órgãos viscerais foram broncopneumonia fibropurulenta, infarto renal cortical e depleção linfoide.[14,302] O antígeno viral pode ser detectado por coloração imunoquímica dentro de macrófagos nos locais inflamatórios e dentro das paredes arteriais.

Tratamento

Mortes de filhotes caninos associadas às doenças diarreicas são incomuns mas ocorrem, pela perda de eletrólitos e água com a desidratação, a acidose e o choque subsequentes. É preciso que a ênfase do tratamento esteja no suporte, para manter o equilíbrio hidreletrolítico, como descrito com relação à infecção pelo CPV-2. Embora raras vezes indicados, é possível administrar antimicrobianos para tratar infecções bacterianas secundárias. Bons cuidados de enfermagem, incluindo manter os cães calmos e aquecidos, certamente são fundamentais.

Prevenção

Estão disponíveis vacinas com vírus vivo modificado (VVM) inativado para proteção contra a infecção pelo CoVC.[85,197] Recomendam-se duas doses a intervalos de 3 a 4 semanas e a reva-

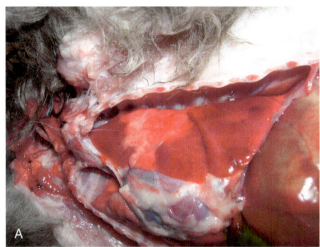

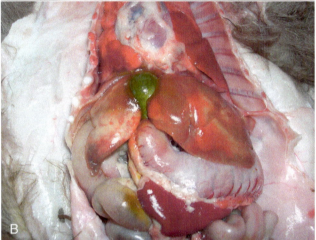

Figura 8.8 Lesões macroscópicas em filhotes caninos com a infecção natural pelo coronavírus pantrópico canino. **A.** Pulmões com pneumonia lobar extensa nos lobos cranial e caudal. **B.** Cavidade abdominal com alteração da cor do intestino, aumento esplênico e áreas de necrose e hemorragia no fígado. (De Decaro N, Mari V, Martella V, Buonavoglia C. 2008. I coronavirus del cane: un affascinante labirinto biologico. *Obiettivi e Documenti Veterinari* 29(4):23-34. Com autorização.)

completa contra a infecção pela cepa CB/05 pantrópica.[54] Para informação adicional sobre a vacinação, ver *Infecção pelo coronavírus canino*, no Capítulo 100.

Considerações de saúde pública

Não se acredita que o CoVC infecte pessoas. Os coronavírus não são estritamente específicos do hospedeiro, de maneira que a possibilidade de infecção humana não pode ser descartada, razão pela qual é preciso sempre ter cuidado extra ao se manipularem filhotes caninos doentes e material fecal de animais com diarreia.

Infecção pelo rotavírus canino

Etiologia

Os rotavírus do grupo A são reconhecidos como patógenos entéricos importantes em muitas espécies de animais e pessoas. Atualmente, são classificados como um gênero distinto da família Reoviridae. O vírion tem tamanho médio (70 a 75 nm), é icosaédrico, de tripla camada e sem envoltório (Figura 8.9). Os rotavírus foram isolados em culturas de tecido ou observados à ME em amostras de muitas espécies de aves e mamíferos, inclusive carnívoros domésticos. O genoma consiste em 11 segmentos de RNA de filamento duplo. A camada proteica externa é constituída por duas proteínas, a VP4 e a VP7, ambas provocando a formação de anticorpos neutralizantes. Os dois antígenos independentes formam a base de uma classificação binominal de aceitação ampla. Em tal sistema, a VP4 é mencionada como antígeno P (sensível à protease) e a VP7 como antígeno G (glicosilado). Portanto, quase todas as cepas do CRV detectadas são G3P[3],[153] enquanto os vírus de felinos são G3P[3] ou G3P[9]. As infecções por rotavírus em geral restringem-se a uma espécie de hospedeiro, mas pode ocorrer transmissão entre espécies ou redistribuição do genoma viral.[65]

Epidemiologia

Os rotavírus são transmitidos por contaminação fecal-oral e estão bem adaptados para sobrevivência fora do hospedeiro e passagem pelo trato intestinal superior. Foram identificados anticorpos séricos contra eles em cães e gatos de todas as idades.

cinação anual para imunização de cães de qualquer idade. Essas vacinas são relativamente seguras, mas fornecem proteção incompleta, pois reduzem a replicação do CoVC no trato intestinal após desafio, embora não a eliminem totalmente.[198,199,230] As vacinas com vírus modificado têm o potencial de inativar a imunidade materna nos filhotes e proporcionar imunidade estéril, que se caracteriza por ausência de replicação do vírus virulento após desafio.[215,231] A proteção contra infecção depende em grande parte do papel da IgA secretora existente na superfície do trato intestinal. Foram observados níveis mais altos dessa IgA e a proteção correspondente contra a doença clínica, tanto na infecção natural quanto na experimental com o vírus virulento.[63] Níveis mais baixos de IgA e a proteção correspondente contra a doença clínica foram observados em ordem decrescente quando se usou o CoVC como VVM por via oronasal, seguindo-se a aplicação intramuscular e, por fim, a da vacina inativada, respectivamente.[63] É difícil avaliar o papel das vacinas de CoVC na proteção contra a doença, porque as infecções por esse vírus em geral são inaparentes ou causam apenas sinais discretos da doença. Questionou-se a capacidade das vacinas disponíveis atualmente de induzirem proteção cruzada contra cepas do CoVC pantrópico emergente[37] (e o CoVC-IIb semelhante ao TGEV),[55] porém ainda não foram realizados ensaios de campo a respeito. Entretanto, a exposição natural ao CoVC entérico não proporcionou proteção

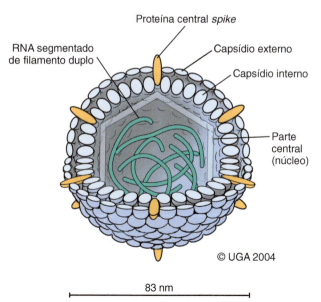

Figura 8.9 Estrutura do rotavírus. (Arte de Kip Carter © 2004 University of Georgia Research Foundation.)

Patogenia

Os rotavírus infectam a maioria das células epiteliais maduras nas extremidades luminais das vilosidades do intestino delgado, ocasionando atrofia vilosa discreta a moderada. As células infectadas ficam intumescidas, degeneram e descamam para o lúmen intestinal, liberando um grande número de vírions que se tornam a fonte de infecção nos segmentos intestinais inferiores e para outros animais. A necrose das células infectadas por esses vírus é mais pronunciada 18 a 48 h após infecção oral. As células necróticas são logo substituídas por epitélio imaturo da cripta. Os sinais clínicos resultam principalmente da atrofia vilosa, que acarreta má digestão e má absorção leves a moderadas, bem como diarreia osmótica.

Achados clínicos

Na maioria das infecções clínicas por rotavírus, ele foi demonstrado nas fezes de filhotes caninos com menos de 12 semanas de idade e diarreia branda. Foram relatados alguns casos de enterite fatal associada ao CRV em filhotes caninos com apenas 2 semanas de vida. Os sinais clínicos em geral não são graves como os causados pelos outros vírus entéricos (CPV-2 e CoVC). Diarreia aquosa a mucoide é comum e dura 8 a 10 dias. Os filhotes caninos não costumam ter febre. O CRV pode contribuir para doença entérica em infecções virais mistas.

Diagnóstico

A maioria dos rotavírus patogênicos compartilha antígenos comuns específicos do grupo do capsídio interno, que podem ser detectados por muitos métodos, inclusive o ELISA fecal comercial, a aglutinação em látex e testes imunocromatográficos usados para diagnosticar infecção humana por rotavírus.[235] Tais *kits* de detecção têm sido usados para detectar infecção canina.[127] Os rotavírus também podem ser identificados em amostras fecais à ME, embora seja necessário cuidado para diferenciá-los dos reovírus aparentemente não patogênicos às vezes existentes em fezes caninas. A ME melhora a especificidade do teste. A soroconversão é possível, mas não está disponível em ampla escala. Pode-se usar a análise sequencial dos genes que codificam as proteínas virais para determinar a origem das cepas de rotavírus com a finalidade de monitoramento epidemiológico.

Achados patológicos

As alterações patológicas limitam-se ao intestino delgado e consistem em enfraquecimento discreto a moderado das vilosidades. Cepas mais virulentas podem causar necrose e esfoliação discreta de enterócitos nas extremidades das vilosidades intestinais.[128] É possível detectar o vírus em cortes congelados por técnicas de coloração fluorescente ou com imunoperoxidase. É possível caracterizar as cepas pela PCR para a transcriptase reversa ou pelo sequenciamento dos genes VP7 e VP4.[88,94]

Tratamento e prevenção

A maioria dos cães se recupera naturalmente da infecção. Se necessário, o tratamento consiste exclusivamente no controle sintomático, conforme descrito para a enterite pelo CPV-2. Não existem vacinas contra o CRV, e as estimativas atuais da frequência e da gravidade da doença não parecem justificar o desenvolvimento de uma vacina.

Considerações de saúde pública

Em geral, os rotavírus são específicos do hospedeiro, mas não é fácil distinguir as várias cepas sem análise genética, e não se pode eliminar a possibilidade de infecção humana. Foram identificados rotavírus semelhantes ao canino, G3P[3], de maneira repetida mas esporádica, em crianças com e sem enterite,[65] embora também se tenha identificado um vírus G3P[8] redistribuído de caninos para seres humanos em uma criança com diarreia no México.[135] Por comparação genômica, as cepas humanas G3P[3] semelhantes às caninas foram geneticamente idênticas a isolados caninos e felinos, o que confirma a transmissão interespécies.[275] Condições sanitárias precárias e de higiene como as encontradas nos países em desenvolvimento aumentam a prevalência da infecção. Pessoas que manipulam fezes de cães com diarreia devem tomar as precauções de rotina.

Infecções por calicivírus e norovírus

Ao contrário do que ocorre em felinos, os calicivírus não são considerados patógenos importantes em caninos. Foram detectadas partículas similares às dos calicivírus em cães em pelo menos *quatro* circunstâncias. Na *primeira*, o calicivírus foi isolado de cães com balanopostite ou cadelas com vaginite.[32] Na *segunda*, vírus caracterizados como calicivírus felinos (CVF) pelas suas características genotípicas ou fenotípicas foram isolados de cães com diarreia ou glossite.[71,85,120,152,154,216] Os resultados de estudos de soroprevalência mostram que os anticorpos para o CVF estão disseminados em cães,[12,217] mas a associação entre a exposição a cães e seu papel potencial nas infecções em gatos é incerto. Em *terceiro* lugar, um calicivírus canino (CVC) relacionado antigenicamente com o CVF foi isolado de cães com diarreia e distúrbio do sistema nervoso, mas não foi submetido a análise genética.[240] De maneira similar, outro CVC, sem relação genética e antigênica com o CVF, foi isolado no Japão.[172] O vírus, cepa 48, foi classificado como um novo membro do gênero *Vesivirus*.[237] Foram detectados anticorpos para a cepa 48 em 57% dos cães no Japão e em 36,5% na Coreia.[120] Na *última* (quarta) circunstância, um novo calicivírus foi isolado de um cão infectado por parvovírus que teve diarreia e vômitos na Itália.[152,151a] Pela análise sequencial, a cepa de calicivírus encontrada lembrava uma do norovírus de leões, classificado como genogrupo IV (genótipo 2) e, em menor extensão, os norovírus humanos GIV (semelhantes ao Alphatron; genótipo 1; ver *Infecção por norovírus*, no Capítulo 9).

Outras enterites virais

Foi identificado um grande número de outros vírus nas fezes de cães com e sem diarreia. A patogenicidade e a importância desses vírus como causas de enterite infecciosa permanecem praticamente desconhecidas. Com base no trabalho em outras espécies, alguns vírus podem ser patógenos entéricos verdadeiros, enquanto é mais provável que outros sejam achados incidentais.

Partículas semelhantes a astrovírus foram detectadas nas fezes de cães sadios, do ponto de vista clínico, e em outros com diarreia. Os astrovírus são conhecidos como causa de enterite em outras espécies, como suínos, mas não se sabe se isso é verdade ou comum em cães. Tais vírus também foram identificados em gatos com diarreia (ver Capítulo 9).

Foi isolado um herpes-vírus relacionado antigenicamente com o herpes-vírus felino de um cão com diarreia, mas os postulados de Koch não foram preenchidos por completo.[132] De maneira semelhante, a importância da reatividade sorológica de alguns cães ao echovírus e ao vírus Coxsackie humano é incerta (ver também *Infecções por Enterovírus*, Capítulo 22). Acredita-se que um vírus parainfluenza antigenicamente distinto isolado de um cão com diarreia sanguinolenta seja causal (ver Capítulo 7).

Infecções com membros da família Reoviridae que não os rotavírus foram descritas em cães. Uma cepa de ortorreovírus de mamíferos (MRV) caracterizada geneticamente como tipo MRV-3 foi isolada de um filhote canino com diarreia fatal e infecção concomitante com o CPV-2.[52] Os MRV têm ampla gama de hospedeiros mamíferos e podem ou não estar associados a doença diarreica; há possibilidade de o MRV isolado nesse cão ter coincidido com a infecção por parvovírus. A análise de outras numerosas amostras de cães no mesmo laboratório detectou outras cepas de reovírus nas fezes de cães com diarreia, mas os isolados virais não foram caracterizados em nível molecular.[35] Foram isolados reovírus de cães com doença respiratória superior ou enterite no passado, mas a asso-

ciação a doença clínica foi incerta e a caracterização genética não foi feita. O MRV pode ser isolado em cultura celular ou detectado à ME. É possível que inclusões intracitoplasmáticas perinucleares, típicas do MRV, sejam visualizadas em células infectadas. À análise genética é possível identificar os isolados e determinar suas origens epidemiológicas.

O estudo da enterite viral em cães está em seus primórdios. Sem dúvida, há outros vírus que afetam o trato GI de cães, mas ainda não foram descobertos e caracterizados.

Capítulo 9
Infecções Entéricas Virais em Felinos

Craig E. Greene

Infecção pelo parvovírus felino

Etiologia

A panleucopenia felina é causada por um pequeno parvovírus sorologicamente homogêneo (parvovírus felino [vírus da panleucopenia felina {FPV; do inglês, *feline panleukopenia virus*}; do inglês, *feline parvovirus*]) com DNA de filamento único. Foram detectadas pequenas diferenças no genoma entre isolados virais do mesmo hospedeiro e de diferentes hospedeiros,[7,21,41] mas parecem ser mutações aleatórias, insignificantes em termos clínicos. Nos aspectos genéticos, estruturais e antigênicos, está estreitamente relacionado com o parvovírus da raposa-azul, o da enterite do visão (MEV; do inglês *mink enteritis virus*) e o parvovírus canino (CPV; do inglês, *canine parvovirus*).[73] Além disso, foram isoladas as cepas 2ª, 2b e 2c do CPV de gatos saudáveis[75] e de outros com sinais de panleucopenia felina (ver discussão adiante, *Infecção pelo parvovírus canino em gatos*, e o Capítulo 8).[6,7,78,126] Além das variações genéticas relatadas entre os isolados do FPV, observou-se alguma evidência de recombinação genética entre isolados do CPV-2 e o FPV.[77,91] Em relatórios de estudos sobre a enterite por parvovírus em gatos, a prevalência da infecção pelo FPV é superior a 95% dos casos, em comparação com as que envolvem o CPV-2a, o CPV-2b ou o CPV-2c.[21,34] Em contraste com as cepas do CPV que infectam gatos, a replicação do FPV é limitada (só nos tecidos linfoides) em cães após inoculação experimental; como ele não infecta o epitélio intestinal, não é eliminado nas fezes.[128] Uma única cepa do FPV, estreitamente relacionada com a que infecta gatos, foi isolada de fezes diarreicas de um macaco pertencente ao gênero *Macaca* entre os que tiveram diarreia hemorrágica grave em um surto na China.[134] Tal cepa causou a panleucopenia felina característica em gatos infectados experimentalmente. Serão necessários mais estudos para determinar se o isolado em questão é patogênico em macacos.

O FPV é muito estável, capaz de sobreviver por 1 ano à temperatura ambiente em material orgânico de fômites sólidos. Nos ambientes externos, o parvovírus pode sobreviver por 5 a 10 meses ou mais em matéria fecal orgânica; no entanto, o calor e o ar seco nos meses

de verão ou a retirada de restos orgânicos aceleram sua inativação.[129] O FPV resiste ao calor de 56°C por 30 min e permanece viável por períodos mais prolongados em temperaturas mais baixas. O vírus sobrevive à desinfecção com álcool a 70% e a várias diluições de iodetos orgânicos, fenóis e compostos de amônio quaternário. Parvovírus como o FPV são inativados por alvejantes (hipoclorito de sódio a 5,25%; ver Capítulo 93), formaldeído a 4%, ácido para-acético, hidróxido de sódio (0,1 M e pH de 12,8 ou mais alto) e glutaraldeído a 1% durante 10 min à temperatura ambiente. Para a desinfecção de parvovírus pelo calor, são necessárias temperaturas de pelo menos 90°C por 10 min.[10]

Epidemiologia

O FPV pode causar doença em todos os membros da família Felidae, e há inúmeros relatos de infecção ou exposição em gatos não domésticos.[26,69,102,132] Alguns membros das famílias Viverridae, Procyonidae e Mustelidae, inclusive o binturong, o guaxinim, o coatimundi, o gato-de-cauda-em-anéis e o visão, também são suscetíveis (ver Tabela 100.10). O vírus é onipresente em razão de sua natureza contagiosa e sua capacidade de persistência no ambiente. Praticamente todos os gatos suscetíveis são expostos e se infectam no primeiro ano de vida. Filhotes não vacinados que tenham adquirido anticorpos maternos pelo colostro em geral ficam protegidos até os 3 meses de idade (embora haja relatos de que a maior duração desses anticorpos até 20 semanas seja suficiente para interferir na vacinação).[2] A maioria das infecções é subclínica, pois 75% dos gatos clinicamente sadios não vacinados têm títulos demonstráveis de anticorpos por volta de 1 ano de idade. Presume-se que variações sazonais na incidência de panleucopenia e surtos da doença justifiquem os aumentos no número de gatos recém-nascidos suscetíveis. Embora a panleucopenia seja considerada uma condição de gatos não vacinados de fonte aleatória, a infecção foi relatada em filhotes dessa espécie com *pedigree*, nascidos de gatas bem vacinadas.[1a,2,15]

Entre os veterinários, há uma percepção de que a prevalência da infecção pelo FPV em gatos tenha diminuído nas últimas décadas. As razões para essa queda podem ser a vacinação mais disseminada de gatos e o uso de vacinas com o vírus vivo modificado (VVM), capaz de causar eliminação viral, imunizando assim gatos expostos. Em segundo lugar, as cepas do CPV-2 que surgiram recentemente e infectam gatos talvez proporcionem alguma proteção cruzada contra a infecção pelo FPV, que também pode estar mais adaptado ao seu hospedeiro, embora estejam ocorrendo outras formas neonatais ou pré-natais adquiridas da doença, como aquelas com manifestações neurológicas ou cardíacas (ver adiante a discussão em *Patogenia*).

Graças ao seu curto período de eliminação, mas sobrevivência prolongada no ambiente, o FPV é transmitido mais comumente por contato indireto de animais suscetíveis com locais contaminados. Ele é eliminado em todas as secreções corporais durante o estágio ativo da doença, porém com maior probabilidade de ser recuperado em intestinos e fezes. Como ocorre na infecção pelo CPV em cães durante a fase intestinal aguda da doença, os gatos infectados com o vírus virulento podem eliminar até 10^9 partículas virais por grama de fezes. A eliminação viral geralmente dura 1 a 2 dias, mas é possível os gatos eliminarem o vírus na urina e nas fezes por um máximo de 6 semanas após a recuperação.[18] O FPV é mantido na população em razão de sua persistência no ambiente, não por sua eliminação viral prolongada. Ocorre transmissão *in utero*. O vírus foi isolado por no máximo 1 ano dos rins de filhotes de gatos recém-nascidos infectados, mas não ocorre eliminação urinária. Os proprietários que perdem um filhote de gato com panleucopenia felina *não* devem substituí-lo por outro filhote na casa sem vaciná-lo *antes* de fazer isso.

Fômites representam um papel de relativa importância na transmissão da doença devido à sobrevivência prolongada do vírus em superfícies contaminadas. Gatos que vivem em ambientes internos ou isolados correm risco com a transferência de fômites. Veículos para a exposição incluem bandejas de dejetos contaminadas, roupas, sapatos, mãos de cuidadores, vasilhas de comida, cama e gaiolas infectadas. Também é provável que ocorra transmissão por moscas e outros insetos vetores durante os períodos de calor.

Patogenia

Como um parvovírus que requer a polimerase do DNA celular, o FPV precisa de células que se multipliquem rapidamente e estejam na fase S da divisão celular para que a infecção ocorra com sucesso. A distribuição das lesões em um hospedeiro prospectivo ocorre nos tecidos com taxa maior de atividade mitótica. Os tecidos linfoides, a medula óssea e as criptas da mucosa intestinal (glândulas intestinais) são mais comumente invadidos em animais adultos. Infecções pré-natais tardias e neonatais precoces em gatos resultam em algumas lesões linfoides e na medula óssea, mas o sistema nervoso central (SNC), inclusive o cérebro, o cerebelo, a retina e os nervos ópticos, pode ser acometido.

Infecções sistêmicas

Foram provocadas infecções experimentais em filhotes de gatos isentos de patógeno específico (SPF, do inglês *specific-pathogen free*) e de germes. A gravidade clínica da infecção é menor nesses animais, em comparação com a observada em casos de campo e nos gatos convencionais infectados experimentalmente, sugerindo que outros fatores patogênicos simultâneos talvez exerçam algum papel na doença natural. O vírus se replica nos tecidos linfoides da orofaringe 18 a 24 h após a infecção intranasal (IN) ou oral. Uma fase plasmática de viremia, que ocorre entre 2 e 7 dias, dissemina o vírus para todos os tecidos corporais, embora as lesões patológicas ocorram primordialmente nos tecidos com maior atividade mitótica. O tecido linfoide sofre necrose inicial seguida por proliferação linfoide. Em gatos isentos de germes e de patógenos específicos infectados até 9 semanas de idade, há involução e degeneração do timo. Foi relatada baixa responsividade de célula T em gatos infectados pelo FPV, mas não

ocorre interferência nas respostas imunes humorais. A replicação linfoide resulta em imunossupressão funcional, mais transitória em gatos adultos do que em neonatos. Na verdade, a infecção pré-natal pode resultar em imunossupressão e tolerância imune à infecção, de modo que os filhotes de gatos continuam a eliminar o vírus por bastante tempo após o nascimento. Os gatos que sobrevivem à infecção pós-natal apresentam queda na viremia, que corresponde ao título de anticorpo sérico em elevação rápida à neutralização viral (NV) por 7 dias após a inoculação.

Durante a infecção intestinal, o vírus danifica de maneira seletiva células em replicação na profundidade das criptas da mucosa intestinal. As células absortivas diferenciadas na superfície das vilosidades não estão se dividindo e não são acometidas. O encurtamento das vilosidades intestinais resulta do dano às células da cripta, que normalmente migram para cima dessas vilosidades, substituindo as células absortivas. O dano às vilosidades intestinais resulta em diarreia, causada pela má absorção e pelo aumento da permeabilidade (ver Figura 88.6 C).

Filhotes de gatos isentos de patógeno específico têm lesões intestinais mais graves do que os isentos de germes. A taxa de proliferação do epitélio da cripta é mais rápida nos primeiros, em decorrência da flora nativa ou de seus subprodutos metabólicos, que estimulam a taxa de renovação das células epiteliais intestinais. A extensão do dano em todo o trato intestinal é paralela à existência do FPV, sendo as lesões mais discretas no cólon, onde as taxas mitóticas epiteliais são mais lentas do que no intestino delgado. O jejuno e o íleo são mais acometidos do que o segmento duodenal, o que talvez reflita números mais baixos de microrganismos nativos no intestino delgado proximal.

Gatos isentos de patógenos específicos e convencionais com panleucopenia também são suscetíveis a infecções bacterianas secundárias com a flora entérica. A endotoxemia por gram-negativos, com ou sem bacteriemia, é uma complicação comum da infecção sistêmica pelo FPV. Também pode ocorrer coagulação intravascular disseminada (CID), uma complicação frequente da endotoxemia, com a panleucopenia felina.

Coinfecções

Há possibilidade de infecções concomitantes com outros patógenos aumentarem a gravidade das infecções pelo FPV em gatos, situação semelhante à observada em cães com infecção pelo CPV-2. A replicação intestinal aumenta durante agressões à mucosa intestinal, o que pode aumentar a virulência dos parvovírus que infectam rapidamente células em divisão. Foi detectada infecção simultânea pelo *Clostridium piliforme*, o agente causador da doença de Tyzzer, em filhotes de gatos (ver também Capítulo 37).[59] Infecções com salmonelas e FPV ao mesmo tempo também foram descritas em gatis criadores de raças puras, com mortalidade grave.[33] O FPV pode ser um agente imunossupressor nessas coinfecções bacterianas entéricas, pois causa leucopenia e lesão intestinal, o que possibilita a proliferação bacteriana. Em contraste, a coinfecção com um patógeno não entérico como o vírus da varíola bovina não aumentou a gravidade da infecção viral.[107] No entanto, uma infecção combinada pelo calicivírus felino (CVF) e pelo FPV esteve associada a doença de alta gravidade.[13]

Infecção *in utero*

É possível a infecção *in utero* inicial acarretar um espectro de distúrbios reprodutivos na gata prenhe, inclusive morte e reabsorção fetais com infertilidade, abortos ou o nascimento de fetos mumificados. Mais perto do final da gestação, as infecções resultarão no nascimento de gatinhos vivos com graus variáveis de dano aos tecidos neurais no término de seu desenvolvimento. O FPV induz efeitos variáveis nos animais da mesma ninhada. Alguns filhotes parecem não ser acometidos devido à sua resistência inata ou à aquisição de anticorpos maternos, mas podem abrigar o vírus subclinicamente até por 8 a 9 semanas em alguns casos.[18]

Infecção do sistema nervoso central

O SNC, o nervo óptico e a retina são suscetíveis à lesão por cepas virulentas ou vacinais do FPV durante o desenvolvimento pré-natal ou neonatal inicial; das lesões do SNC, a mais comumente relatada é dano cerebelar. Pode-se explicar essa predileção pela doença cerebelar pelo fato de que, em gatos, o cerebelo se desenvolve durante o final da gestação e o período neonatal inicial. O FPV interfere no desenvolvimento do córtex cerebelar, resultando em camadas de células reduzidas e distorcidas. O cerebelo pode ser acometido por infecções que ocorrem até as 9 semanas de idade. É possível o parvovírus ser detectado no SNC de gatos acometidos por coloração imuno-histoquímica.[3] A reação em cadeia da polimerase (PCR; do inglês, *polymerase chain reaction*) confirmou que o DNA do FPV é encontrado no cerebelo de gatos com hipoplasia cerebelar.[101,109] Outras lesões no SNC podem ser causadas por infecções pré-natais mais precoces. Há possibilidade de lesões na medula óssea e no cérebro, incluindo hidrocefalia, hidranencefalia e anormalidades do nervo óptico e da retina (ver *Achados clínicos*, mais adiante).[14,38,43,98,115] As células de Purkinje do cerebelo são particularmente suscetíveis à infecção pelo FPV, talvez porque expressem o receptor de transferrina usado pelo parvovírus para entrar nas células. Embora sejam células pós-mitóticas, que não possibilitam a replicação viral, ocorre transcrição das proteínas virais, pois o antígeno viral pode ser detectado nessas células até 3 semanas após a infecção experimental em filhotes de gatos recém-nascidos.[17] Foi descrita degeneração das células de Purkinje no cerebelo em um gato adulto meio selvagem com infecção sistêmica pelo FPV.[31] Inesperadamente, os parvovírus também parecem capazes de replicar-se em neurônios, considerados células diferenciadas terminalmente. O parvovírus foi detectado por métodos histoquímicos no cérebro de gatos que morreram de várias doenças, inclusive panleucopenia.[130] Tais gatos não tiveram os sinais clínicos de hipoplasia cerebelar nem eram do grupo etário suscetível. O ácido nucleico viral foi encontrado por hibridização *in situ* em núcleos do cérebro, em especial nas áreas diencefálicas. Alguns dos vírus pareceram ser o CPV-2 do tipo antigênico antigo. O significado clínico dessa infecção neuronal é desconhecido.

Miocardite e miocardiopatia

A miocardite em seres humanos e animais pode ser induzida por um grande número de vírus, tendo sido um dos primeiros aspectos reconhecidos de infecções pelo CPV-2 em cães (ver Capítulo 8). No caso do CPV-2, a ausência de imunidade materna durante o período epidêmico inicial no final da década de 1970 e antes do advento das vacinas disponíveis resultou em maior suscetibilidade dos fetos à infecção. É provável que o FPV infecte filhotes de gatas expostas ao vírus durante a prenhez. O coração de gatos que morrem das formas hipertrófica dilatada e restritiva de miocardiopatia foram submetidos à PCR em busca de evidência genômica do FPV, do CVF, do herpes-vírus felino 1 (HVF-1) e do coronavírus felino (CoVF).[71] Apenas o CPV foi identificado em um número significativo de corações. Tais dados sugerem que o FPV é importante na patogenia dessa doença em gatos.

Achados clínicos

A frequência com que os gatos mostram evidência de doença clínica causada pelo FPV é muito menor do que o número de gatos infectados com o vírus. Tal fato é corroborado pela alta prevalência dos anticorpos contra o FPV na população de gatos. Casos subclínicos, mais comuns em gatos idosos suscetíveis, continuam não sendo identificados. Doença clínica grave é a regra em filhotes de gatos muito jovens; ocorre morbidade e mortalidade maiores entre os 3 e 5 meses de idade. Foi observada morte súbita de gatos recém-nascidos ou adolescentes (gatinhos definhados) com 4 semanas a 12 meses de idade provenientes de gatis criadores de raças com *pedigree* e vacinados.[2] Em um estudo feito no Reino Unido, o FPV foi a causa de 25% de mortalidade de filhotes felinos.[15]

A doença tem evolução autolimitada aguda, e é provável que outras doenças causem leucopenia crônica e diarreia. Na forma mais hiperaguda, os gatos podem morrer em 12 h, como se tivessem sido envenenados, com nenhum ou poucos sinais premonitórios, podendo ser encontrados nos estágios terminais de choque séptico, profundamente desidratados, com hipotermia e em coma.

A forma aguda é mais comum, com febre (40 a 41,6°C), depressão e anorexia ocorrendo 3 a 4 dias antes da apresentação clínica. Os vômitos, que surgem durante a doença na maioria dos gatos, costumam ser tingidos de sangue e ocorrem sem relação com a alimentação. É possível haver desidratação extrema, às vezes exibida pelo gato que se agacha com a cabeça sobre a vasilha de água, como uma característica inespecífica dessa doença (Figura 9.1). Diarreia ocorre com menos frequência e, quando houver, em geral ocorre um pouco mais tarde na evolução da doença.

À palpação abdominal as alças intestinais podem estar espessadas, com consistência de corda, e é comum observar desconforto. Geralmente há linfadenomegalia, embora os linfonodos periféricos não estejam aumentados. É possível observar ulceração bucal, diarreia sanguinolenta ou icterícia em infecções complicadas. É possível encontrar hemorragias petequiais e equimóticas em gatos com CID como complicação, embora não seja frequente eles exibirem sinais francos de hemorragia, mesmo com trombocitopenia acentuada.

Há possibilidade de desidratação grave associada a anorexia, vômitos e diarreia ocasionar fraqueza progressiva, depressão e semicoma. É possível que os gatos tenham hipotermia durante os estágios terminais da doença; também podem morrer subitamente em razão das complicações associadas a infecção bacteriana, desidratação e CID. Os animais que sobrevivem à infecção por mais de 5 dias sem desenvolver complicações fatais em geral se recuperam, embora a recuperação costume levar várias semanas.

Gatas infectadas ou vacinadas durante a prenhez podem ter infertilidade ou abortar fetos mortos ou mumificados, mas as fêmeas que abortaram nunca exibiram sinais clínicos. É possível alguns filhotes em uma ninhada nascerem com ataxia, incoordenação, tremores e estado mental normal típico de doença cerebelar (Figura 9.2). Eles caminham

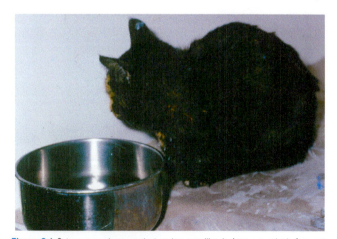

Figura 9.1 Gato com a cabeça pendente sobre a vasilha de água, um achado frequente mas inespecífico na panleucopenia e outras causas agudas de gastrenterite. (Fotografia de Craig Greene © 2004 University of Georgia Research Foundation Inc.)

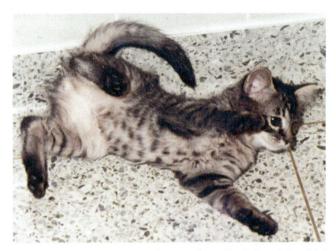

Figura 9.2 Filhote com panleucopenia felina congênita e hipoplasia cerebelar exibindo ataxia acentuada. (Fotografia de Craig Greene © 2004 University of Georgia Research Foundation Inc.)

com marcha de base ampla com movimentos hipermétricos e muitas vezes exibem tremores intencionais da cabeça, mas não apresentam tremores e incoordenação quando em repouso. Nem todos os filhotes de uma ninhada são acometidos ou têm déficits neurológicos da mesma magnitude.[115] Os sinais de dano ao prosencéfalo decorrentes de hidranencefalia incluem convulsões, alterações do comportamento e marcha relativamente normal, embora haja déficits de reação postural. Os filhotes acometidos com disfunção cerebelar mínima até certo ponto são capazes de compensar com o tempo e tornar-se animais de estimação adequados com déficits residuais sutis.

É possível que lesões na retina sejam visíveis ao exame de fundo de olho dos filhotes acometidos com sinais neurológicos ou como achado incidental em gatos clinicamente saudáveis.[38,98] Essas áreas de degeneração da retina surgem como focos cinzentos discretos com margens escurecidas e podem ser vistas dobras ou estrias na retina (Figura 9.3).

Diagnóstico

Achados clínicos laboratoriais

Em geral, é feito um diagnóstico presuntivo de panleucopenia felina sistêmica com base nos sinais clínicos e na ocorrência de leucopenia. A contagem de leucócitos durante o auge da infecção grave (do quarto

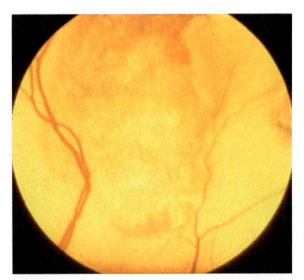

Figura 9.3 Focos escuros na retina de um filhote de gato com hidranencefalia e hipoplasia do nervo óptico em decorrência de infecção *in utero* pelo FPV. (Fotografia de Charles Martin © 2004 University of Georgia Research Foundation Inc.)

ao sexto dia) costuma estar entre 50 e 3.000 células/$\mu\ell$. Nos animais menos acometidos, as contagens ficam entre 3.000 e 7.000 células/$\mu\ell$. A leucopenia, que dá origem ao nome da doença, não é em si patognomônica da infecção pelo FPV e pode não ocorrer em todos os casos. A gravidade da leucopenia geralmente se equipara à da doença clínica e também se desenvolve em gatos infectados isentos de germes e de patógeno específico. Primeiro surge neutropenia, pois os neutrófilos saem do intestino infectado, seguindo-se leucopenia em decorrência da supressão da medula óssea; depois ressurge a leucopoese, que se caracteriza por neutrofilia com desvio para a esquerda nos gatos que se recuperam. Como em cães, a infecção de gatos pelo CPV acarreta linfopenia. A verificação subsequente da contagem de leucócitos em 24 a 48 h nos gatos infectados pelo FPV em recuperação revela um rebote na contagem de leucócitos.

A salmonelose felina com septicemia sobreposta é capaz de simular a panleucopenia felina com a existência de leucopenia e doença gastrintestinal aguda. A cultura fecal pode ser útil em tais circunstâncias (ver Capítulo 37).

Foi observada queda transitória e discreta (de 5 a 10%) na contagem absoluta de reticulócitos no hematócrito durante o período virêmico em filhotes de gatos infectados experimentalmente. Em razão do início súbito da doença e da vida relativamente longa dos eritrócitos, anemia acentuada também é menos comum na panleucopenia, exceto se a perda sanguínea intestinal for grave. Anemia não regenerativa e leucopenia são mais sugestivas de infecção pelo vírus da leucemia felina (FeLV [do inglês, *feline leukemia vírus*]); ver *Diagnóstico*, no Capítulo 11).

Trombocitopenia é um aspecto variável da panleucopenia felina e pode ser detectada com outras anormalidades da coagulação em gatos que desenvolvem CID. Resultante de lesão direta à medula óssea, a trombocitopenia também ocorre associada a leucopenia no início da evolução da infecção.

As alterações na bioquímica sérica em infecções pelo FPV costumam ser inespecíficas. Aumentos na atividade da alanina aminotransferase e da aspartato aminotransferase ou na concentração de bilirrubina podem refletir acometimento hepático, mas as elevações são discretas a moderadas e icterícia é rara. Quase sempre há azotemia em decorrência de causas pré-renais ou não renais, como desidratação, embora o vírus possa ter efeitos patológicos renais mínimos.

Pode-se recorrer à ressonância magnética ou à tomografia computadorizada para visualizar defeitos no córtex cerebral ou cerebelar em gatos com sinais neurológicos resultantes de infecções *in utero*.[115]

Sorologia

Há procedimentos quantitativos para o diagnóstico desde que se disponha do equipamento apropriado e de um laboratório de pesquisa, embora raramente estejam indicados na prática clínica. Os títulos de anticorpo de uma única amostra não distinguem a infecção ativa ou exposição prévia ao vírus virulento ou da vacina. Níveis definidos de títulos podem ser estabelecidos para se estimar a proteção contra infecção natural. A NV sérica é o método de referência mais comum e utilizado. Diluições seriadas duplas de antissoro são realizadas contra quantidades pré-calculadas de FPV. Vírus e soros são incubados antes da inoculação em cultura celular. As culturas podem ser examinadas em busca de alterações citopáticas específicas e corpúsculos de inclusão produzidos pelo vírus. Obtém-se a primeira amostra o mais rapidamente possível durante a doença, e a segunda é obtida 2 semanas mais tarde. Um aumento de quatro vezes no título de NV é indicativo de infecção aguda. Também são obtidos títulos por fixação de complemento. É possível fazer a inibição da hemaglutinação (IH) e outros testes de hemaglutinação usando algumas cepas do FPV que, como o CPV, aglutinam de maneira variável eritrócitos de suínos a 0°C, mas em pH de 6,4 melhor do que no de 7,2. Em geral, a diferença está relacionada com a variação individual entre os eritrócitos de suínos no teste. Um aumento de quatro vezes no título é considerado indicativo de infecção aguda. Os títulos de NV e IH têm sido usados como padrões de referência para proteção contra a infecção.[67,112] Títulos mínimos (acima de 10) que se correlacionam à resistência ao desafio infeccioso foram determinados nesses estudos. Os títulos mais altos são consistentes com exposição natural ao vírus, pois poucos gatos apresentam tal resposta após a vacinação. Em um estudo,[67] o método do ensaio imunossorvente ligado a enzima (ELISA; do inglês, *enzyme-linked immunosorbent assay*) foi sensível a ponto de serem detectados resultados positivos em um pequeno número de gatos não vacinados que estavam protegidos após um desafio infeccioso.

Teste do antígeno viral fecal

O antígeno do parvovírus pode ser detectado nas fezes por métodos imunológicos. Exames baseados no ELISA, comercializados para detectar o antígeno do CPV nas fezes ou em conteúdo intestinal, são indicadores sensíveis e práticos de infecção pelo FPV em filhotes de gatos.[1,1a,2,30,87] Os *kits* à venda no comércio estão liberados para a detecção do CPV com essa finalidade. Os resultados de *kits* para detecção do CPV pelo ELISA fecal geralmente são de intensidade mais fraca do que após a infecção natural pelo vírus virulento, podendo permanecer positivos por até 2 semanas após a administração das vacinas com vírus vivo modificado (VVM).[87,97] A acurácia desses ensaios comerciais para detectar vírus virulento pode variar,[2] daí ser aconselhável uma avaliação primária deles. Também têm sido realizados imunoensaios em amostras de tecido obtidas à necropsia, as quais são homogeneizadas para uso do sobrenadante diretamente sobre a tira de teste. No entanto, é preciso lembrar que o FPV pode ser detectável apenas em fezes por *kits* de ELISA por 24 a 48 h após a inoculação e, quando ocorrem os sinais clínicos, o vírus pode não ser mais detectável.

Isolamento viral

São necessárias células de felinos para sustentar a replicação viral nas culturas de células, além de mitoses frequentes para assegurar a continuidade da infecção, embora se tenha mostrado que o FPV replica-se em células cuja síntese do DNA tenha sido bloqueada. É mais fácil demonstrar os efeitos citopáticos, indispensáveis para confirmar o vírus, em células jovens em multiplicação rápida. Métodos de detecção em placa são viáveis quando são utilizados certos tipos de células e a sincronização celular. O vírus pode ser isolado de urina e fezes de filhotes de gatos que sobrevivem à inoculação experimental *in utero* 3 e 6 semanas após o nascimento, respectivamente. O FPV atenuado foi detectado em tecidos pela PCR por pelo menos 19 dias após a vacinação.[19] A cultura direta de tecidos pulmonares e renais com tripsina possibilita melhor isolamento do vírus por até 70 dias. Ele foi isolado por cultura direta por até 1 ano dos pulmões e rins de filhotes de gatos infectados no período pré-natal, apesar do alto nível de anticorpos circulantes. É possível ainda encontrá-lo no SNC por pelo menos 22 dias após infecção neonatal e depois disso persiste em células de Purkinje. Pode-se usar o teste de anticorpo fluorescente direto para detectá-lo em culturas de células e tecidos (em geral intestino) de gatos infectados até 2 dias após a infecção. Para distinguir o FPV de cepas do CPV podem ser usados anticorpos monoclonais, bem como a PCR seguida por análise da enzima de restrição.[2,46,111]

Detecção genética

A PCR foi utilizada para identificar o FPV em amostras de sangue total, fezes, intestinos e outros tecidos de gatos.* Usa-se o teste com sangue quando os gatos não têm diarreia ou não se dispõe de fezes

---

*Referências 33, 60, 68, 71, 110, 115.

para exame. Os métodos de detecção genética são especialmente valiosos quando a quantidade de vírus é baixa, porque essas amostras darão resultados negativos em procedimentos de imunoensaio. Devido à maior sensibilidade do teste, é possível detectar o vírus por períodos mais prolongados usando o isolamento viral ou métodos genéticos, em comparação com os métodos baseados no ELISA. Em alguns casos, a detecção pelos métodos genéticos também pode ser sensível, encontrando-se animais com a infecção subclínica que o estejam eliminando. A vacinação de gatos com o vírus vivo modificado também produz resultados falso-positivos ao teste com antígeno fecal.[97] Mais surpreendente foi o fato de que certos *kits* de teste deram resultado positivo após o uso da vacina inativada, o que pode ter sido causado pela exposição ao vírus vivo modificado eliminado por outros gatos em contato com os testados ou resultados falso-positivos inerentes no sistema de teste.[97] Resultados positivos devem ser interpretados sempre com relação à vacinação recente com vírus vivo modificado, sinais clínicos compatíveis e alterações hematológicas. É possível também que os métodos de detecção genética sejam usados em tecidos fixados em formol e embebidos em parafina. Uma vez que os parvovírus de carnívoros são capazes de promover infecção cruzada em múltiplas espécies, a detecção genética possibilita a identificação específica da cepa viral.

Achados patológicos

Em geral, as alterações patológicas macroscópicas nos gatos com infecção natural são mínimas. Pode-se encontrar ulceração focal na superfície da língua. O trato intestinal está obviamente inflamado; as alças intestinais estão firmes e possivelmente hiperêmicas (Figura 9.4), com hemorragias petequiais e equimóticas nas superfícies serosas. As fezes costumam ter odor fétido quando contêm sangue. Gatos infectados no período pré-natal podem ter o cerebelo pequeno, hidrocefalia ou hidranencefalia (Figura 9.5). Atrofia do timo, quando ocorrer em neonatos infectados, é o único achado macroscópico em filhotes de gatos isentos de germes.

As anormalidades histológicas no intestino incluem criptas dilatadas, com desprendimento de células epiteliais e restos necróticos no lúmen (Figura 9.6). As células que revestem as criptas podem desprender-se completamente em alguns casos, de maneira que apenas a membrana basal permanece. Ocorre encurtamento das vilosidades secundário à necrose de células das criptas. As lesões histológicas mais graves são encontradas no jejuno e no íleo; o acometimento do

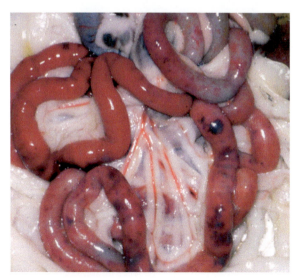

Figura 9.4 Hiperemia segmentar do intestino, vista à necropsia de um gato com panleucopenia felina. (Cortesia de Diane Addie, University of Glasgow, Escócia.)

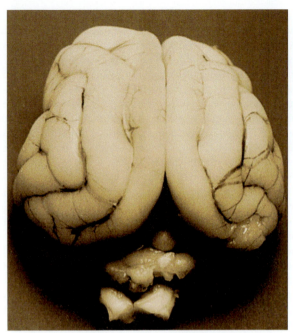

Figura 9.5 Hipoplasia cerebelar no cérebro de gato com infecção *in utero* pelo FPV. (Fotografia de Craig Greene © 2004 University of Georgia Research Foundation Inc.)

duodeno e do cólon é menos grave. O dano focal é mais proeminente em torno de folículos linfoides na submucosa do intestino delgado. É nítida a ausência de infiltrados linfocitários em todos os tecidos, com depleção de linfócitos nos folículos de linfonodos, nas placas de Peyer e no baço. Há atrofia linfoide com hiperplasia concomitante de fagócitos mononucleares. A enterite associada ao FeLV já foi confundida com a causada pelo FPV, sendo descrita como uma síndrome de panleucopenia. Em gatos com infecção pelo FPV a infiltração da mucosa é discreta, causada pela ausência de leucócitos, e células T são

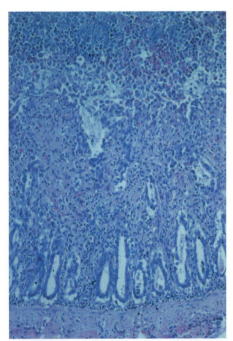

Figura 9.6 Aspecto microscópico do jejuno de um gato com infecção pelo FPV. São visíveis dilatação do lúmen das criptas e vilosidades dilatadas na parte inferior da figura; há desprendimento de células epiteliais. Restos necróticos e exsudato inflamatório sobrejacente estão localizados no lúmen intestinal da parte superior da figura (coloração por H&E, 100×). (Fotografia de Craig Greene © 2004 University of Georgia Research Foundation Inc.)

predominantes.[60] Em contraste, gatos com enterite associada ao FeLV têm infiltrados acentuados na mucosa, associados a células mononucleares e T.

As anormalidades histológicas no cérebro de filhotes de gatos infectados no período pré-natal ou neonatal podem incluir hidranencefalia, que consiste em dilatação dos ventrículos e ruptura de células ependimárias, com malacia da substância branca subcortical. A degeneração cerebelar é acentuada pela desorientação e pela população reduzida das camadas granulares e de células de Purkinje. É possível encontrar degeneração da mielina predominantemente nos funículos laterais da medula espinal.

Na infecção pelo FPV, podem ser encontradas inclusões intranucleares eosinofílicas, embora sejam transitórias e estejam ausentes na maioria dos casos à fixação rotineira com formol. É preciso usar os fixadores de Bouin ou de Zenker. Os achados à microscopia eletrônica (ME) indicam que as inclusões correspondem a locais de replicação viral. Como na infecção pelo CPV, a ME pode detectar partículas virais em amostras do intestino e fecais. É possível usar a coloração imuno-histoquímica ou a PCR (ver, anteriormente, *Detecção genética*) para detectar o vírus em amostras de tecidos. Os métodos imuno-histoquímicos, que empregam conjugados de anticorpos marcados com fluoresceína ou peroxidase, podem levar a resultados falso-negativos em tecidos que tenham sofrido autólise ou sido previamente congelados. O uso de tecido da língua possivelmente melhora a sensibilidade dos resultados em tais circunstâncias.[68]

Tratamento

Pode-se evitar a mortalidade causada pela infecção pelo FPV com o tratamento sintomático apropriado e cuidados de enfermagem. Em geral, os gatos precisam ser hospitalizados e colocados em isolamento para evitar a transmissão da infecção. Aqueles capazes de serem mantidos vivos por vários dias com as medidas de suporte costumam desenvolver mecanismos de defesa imune adequados para superar a infecção. Recorre-se ao tratamento parenteral com líquido para repor a perda de eletrólitos, combater a desidratação e suprir as necessidades diárias de manutenção. O consumo oral de alimentos e água deve ser suspenso durante esse período, para diminuir os vômitos e alentecer a atividade mitótica intestinal necessária para a replicação viral. É possível calcular o volume de líquidos que precisa ser substituído em decorrência de vômitos e diarreia avaliando-se o estado de hidratação do animal. As necessidades adicionais de manutenção decorrentes de perdas insensíveis são administradas na quantidade de 44 mℓ/kg/dia. A reposição de líquido isotônico balanceado com solução de lactato de Ringer é desejável, e a suplementação com potássio pode ser benéfica. Os líquidos podem ser administrados por via subcutânea, a menos que ocorra desidratação grave associada a redução da circulação vascular periférica, caso em que o tratamento tem de ser intravenoso.

Podem ser necessários antieméticos para controlar vômitos persistentes (Tabela 9.1). O uso de anticolinérgicos é controverso e contraindicado porque eles acarretam íleo intestinal. A metoclopramida parenteral funciona melhor. Protetores gastrintestinais como caolim-pectina e subsalicilato de bismuto têm sido recomendados para recobrir o intestino, mas não há possibilidade de serem fornecidos a animais que estejam vomitando. Os compostos à base de bismuto têm a vantagem teórica de reduzir a secreção intestinal aumentada e a diarreia resultante. Não se deve instituir o tratamento rotineiro com glicocorticoide em doses anti-inflamatórias ou maiores, em razão de seus efeitos imunossupressores.

Gatos que desenvolvem anemia grave, hipotensão ou hipoproteinemia (proteína plasmática < 5 g/dℓ) podem precisar de transfusão de plasma ou sangue. Contagem de plaquetas e tempo de coagulação ativado devem ser avaliados antes da administração de hemoderiva-

Tabela 9.1 — Tratamento medicamentoso da panleucopenia felina.

Fármaco	Dose[a] (mg/kg)	Via	Intervalo (horas)	Duração (dias)
ANTIEMÉTICOS				
Metoclopramida	0,2 a 0,4[b] 1 a 2	VO, SC IV	6 a 8 24[c]	Conforme necessário
Ondansetrona	0,1 a 0,22	Infusão IV lenta	8 a 12	Conforme necessário
Dolasetrona	0,5 a 1	IM, SC, IV	24	Conforme necessário
ANTIMICROBIANOS				
Ampicilina	15 a 20	IV, SC, IM	6 a 8	Conforme necessário
Cefazolina	10 a 30	IV, SC, IM	8	Conforme necessário
Gentamicina	2	IV, SC, IM	24	Conforme necessário[d]
Interferona-ω	$2,5 \times 10^6$ unidades/kg	IV	24	Conforme necessário

IM, intramuscular; *IV*, intravenoso(a); *VO*, via oral; *SC*, subcutâneo(a).

[a]Dose por administração a intervalo específico. Para mais informações sobre esses fármacos, ver o *Formulário de fármacos*, no Apêndice.

[b]Não deve ser dada em conjunto com outros modificadores da motilidade.

[c]A dose total IV não deve exceder 1 a 2 mg/kg/dia, que podem ser fracionados em múltiplas infusões no decorrer do dia.

[d]A função renal (nitrogênio ureico sanguíneo [sérico], cilindros urinários) deve ser estritamente avaliada, e a administração do fármaco não deve prosseguir por mais de 7 a 10 dias nessa dosagem.

dos nos casos de CID em andamento. O tratamento com heparina subcutânea (SC) em dose baixa (50 a 100 U/kg a cada 8 h) pode ser administrado simultaneamente com transfusão se houver trombocitopenia e incoagulabilidade grave. Antissoro ou alto título do antissoro contra o parvovírus em gatos vacinados ou que tenham se recuperado são benéficos se fornecidos após exposição e antes que os sinais clínicos sejam notados, mas depois disso é tarde demais.

Antibacterianos de amplo espectro, como ampicilina ou cefalosporina, são administrados para controlar infecção bacteriana secundária resultante da lesão viral à mucosa intestinal (ver Tabela 9.1). O tratamento parenteral é preferível, em razão dos vômitos persistentes. Como na infecção pelo parvovírus canino, o espectro do tratamento é contra bactérias gram-negativas e anaeróbias. Em gatos com sepse ou moribundos, pode ser necessária uma combinação de penicilina (penicilina ou amoxicilina-clavulanato), metronidazol ou clindamicina (para espectro anaeróbio) com aminoglicosídios parenterais (para o espectro gram-negativo). É preciso cuidado ao se administrarem aminoglicosídios, em virtude de seu potencial nefrotóxico, e com as quinolonas (como substitutas), devido à toxicidade cartilaginosa nos animais em crescimento e para a retina, especialmente em gatos (ver *Quimioterapia Antibacteriana*, Capítulo 30, e o *Formulário de fármacos,* no Apêndice). Agentes isolados, com baixa toxicidade mas alto custo, eficazes tanto contra aeróbios quanto contra bactérias gram-negativas, são as penicilinas estendidas (p. ex., piperacilina) e as cefalosporinas de terceira geração (cefotaxima, ceftiofur). Embora o cloranfenicol seja igualmente eficaz, seu efeito mielossupressor em gatos (já leucopênicos) e o potencial de mielotoxicidade para os seres humanos tornam proibitivo seu uso generalizado. Uma finalidade do tratamento antibacteriano nessa doença é reduzir a atividade mitótica do epitélio intestinal diminuindo a flora intestinal, porque animais isentos de germes exibiram uma forma mais leve da doença.

O tratamento combinado com vitaminas do complexo B deve ser administrado por via parenteral a todos os gatos com panleucopenia felina, em razão do menor consumo alimentar decorrente da anorexia, da alta necessidade dessas vitaminas e da perda na diurese, para evitar o desenvolvimento de deficiência de tiamina. O diazepam em dose oral ou parenteral (intravenosa ou intramuscular) baixa (0,05 a 0,4 mg/kg) pode ser usado de maneira intermitente, poucos minutos antes da alimentação, para estimular o apetite em gatos com anorexia que não estejam vomitando. O uso intravenoso de interferona felina

recombinante (IFN-ω) para tratar a infecção pelo CPV reduziu 6,4 vezes a mortalidade[27] e não se encontrou razão para pensar que não seria igualmente eficaz nas infecções pelo parvovírus felino.

O tratamento com IFN-ω foi estabelecido e usado em cães com infecção pelo CPV (ver *Tratamento*, no Capítulo 8). Ele inibe a replicação do FPV em cultura de células e, sendo um hospedeiro homólogo, não deve haver interferência de anticorpo em sua atividade, tendo sido administrado a gatos em um gatil no início de um surto de panleucopenia felina.[95] Foi dada uma dose SC diária de 1 MU/kg por 3 dias a alguns dos gatos, enquanto os gatos de controle restantes não foram tratados. Embora os sinais clínicos e a sobrevivência tenham sido semelhantes em ambos os grupos, os gatos tratados tiveram níveis mais baixos de globulinas α-1 e níveis médios mais altos de globulinas γ. Após a recuperação e a vacinação subsequente com vírus vivo modificado, os gatos tratados tiveram níveis maiores de globulina γ e IgG anti-FPV específica do que os gatos de controle não tratados. Com base nesses dados, o IFN-ω pode ser benéfico se fornecido a gatas antes da vacinação, para aumentar os níveis de anticorpos maternos para transferência passiva, ou para filhotes antes de serem colocados em ambientes contaminados.

Há possibilidade de a resposta ao tratamento ser seguida pelo monitoramento da leucometria total e diferencial, porque ocorre ressurgência da leucopoese em 24 a 48 h. Podem ser detectadas formas bizarras de leucócitos no sangue e na medula óssea.

Após o período de amamentação, é possível iniciar a alimentação oral do gato fornecendo-lhe refeições frequentes em pequenas quantidades de alimento leve para bebês, caldos ou alimentos macios. Por fim, ele poderá ingerir quantidades maiores de alimentos sólidos. Comidas semiúmidas têm pouco resíduo e ajudam na formação de fezes mais firmes em gatos com diarreia persistente. Em raras ocasiões, gatos que recusam alimento após vários dias devem receber alimentação forçada pela boca ou por sonda de faringostomia ou gastrostomia ou ser sedados com diazepam, conforme indicado antes.

Prevenção

Em virtude do acúmulo inerente e da persistência do FPV no ambiente, instalações que tenham abrigado gatos infectados implicam alto risco para gatos suscetíveis. Surtos da infecção irão ocorrer, apesar das melhores práticas de descontaminação dessas instalações.

Mesmo que sejam usados desinfetantes potentes em superfícies impermeáveis, é impraticável eliminar o vírus do mobiliário, de carpetes e tapetes, bem como de superfícies que não sejam impermeáveis. Ambientes com altos níveis de contaminação, como gatis de reprodução e abrigos de resgate de animais abandonados, são de alto risco. Portanto, devem ser realizados os procedimentos de imunização em todos os gatos suscetíveis antes de serem levados para essas instalações. Emprega-se a imunização passiva em filhotes de gatos já expostos que venham a ter contato com os que estejam doentes, porém, em todas as demais circunstâncias, deve-se proceder à imunização ativa.

Imunidade materna

Os anticorpos maternos (ACM) contra a panleucopenia felina têm meia-vida de 9,5 dias (ver Tabelas 100.3 e 100.4). As vacinas com vírus vivo modificado e as originárias de cultura tecidual inativadas são ineficazes quando os títulos de ACM à NV são superiores a 10, conforme medido por alguns laboratórios. É possível conseguir sucesso com a vacina sem interferência dos ACM em animais com cerca de 12 a 14 semanas de idade na maioria dos casos (variação de 6,8 a 18,8 semanas), dependendo do título de anticorpos nas gatas em questão. Filhotes de gatas que vivem em ambientes altamente endêmicos como abrigos de animais podem ter títulos mais altos de ACM, o que corrobora a recomendação para que a última vacinação da série inicial seja feita não antes das 16 semanas de idade.[123] A vacinação de filhotes com títulos de 10 a 30 (títulos à IH de 40 a 80) à NV pode ser bem-sucedida, mas ainda assim esses filhotes são suscetíveis à infecção pelo FPV. Como os filhotes caninos infectados pelo CPV, os de gatos são capazes ainda de infectar-se com o FPV antes de serem imunizados, embora isso não seja um problema muito comum nessa espécie. É provável que a recuperação da infecção natural com vírus virulento resulte em imunidade pelo resto da vida.

Imunoterapia passiva

A imunidade terapêutica passiva tem sido usada para evitar a panleucopenia. Antissoros homólogos de gatos com alto título para infecção proporcionam imunidade de acordo com o título do produto e a quantidade administrada. A dose recomendada é de 2 mℓ SC ou por via intraperitoneal para cada filhote de gato. Como as imunoglobulinas administradas persistem por até 2 a 4 semanas, é preciso adiar a série de vacinação neonatal. A administração passiva de antissoros é recomendada *apenas em gatos expostos suscetíveis* (não vacinados) que precisem de proteção imediata ou não tenham recebido colostro, com as vacinações subsequentes no período que vai da segunda à terceira ou da quarta à quinta semana de idade com vacinas inativadas ou de vírus vivo modificado, respectivamente. Filhotes de gatos recém-nascidos são imunologicamente competentes com relação ao FPV e podem responder com anticorpos neutralizantes dos 7 aos 12 dias de vida.

Imunização ativa

Foi o fator mais importante na redução da incidência da doença, sendo recomendada para todos os gatos, de qualquer estilo de vida, em razão da gravidade da doença, de sua distribuição onipresente e da alta resistência do vírus à ativação no ambiente. Tanto os produtos inativados quanto os de vírus vivo modificado têm sido eficazes na prevenção da doença.

As *vacinas inativadas* contra o FPV podem superar a imunidade materna, embora geralmente não tão cedo quanto as de vírus vivo modificado. Ao contrário das últimas, as primeiras têm a vantagem de serem seguras em gatas prenhes e filhotes com menos de 4 semanas de idade, podendo inclusive ser dadas a filhotes febris quando houver dúvida quanto a uma resposta imune eficaz. Não há perigo de disseminação viral após a vacinação, nem de doença clínica em decorrência de reversão da virulência, embora se suspeite que os produtos inativados possam conter vírus vivo. A principal desvantagem desses produtos é que, se não houver ACM, serão necessárias duas doses para se alcançar um título que pode ser obtido com apenas uma dose do produto contendo vírus vivo modificado. Além disso, a resposta imune em filhotes de gatos privados de colostro e isentos de patógeno específico foi maior após uma única administração parenteral ou intranasal de vírus vivo modificado, em comparação com a vacina inativada.[97] A proteção substancial e estendida com as vacinas inativadas não começa de maneira consistente até 3 a 7 dias após a administração da segunda dose. Os títulos de anticorpo induzidos por essas vacinas têm sido adequados para proteção por 2 semanas após a primeira dose, mas bastante reforçados pela segunda. As respostas imunes mediadas por célula (imunidade mediada por célula, IMC) ao FPV foram estimuladas já 3 dias após a segunda de duas doses da vacina inativada adjuvante contra o FPV. Estudos sobre a duração da imunidade a longo prazo mostraram proteção contra o desafio infeccioso após 7,5 anos em gatos isentos de patógeno específico que receberam vacinas inativadas quando filhotes.[114]

Os agentes inativadores usados em algumas dessas vacinas também são irritantes para os gatos. É possível clonar o FPV em plasmídios bacterianos, desenvolvendo-se assim uma subunidade de vacina mais purificada contra a infecção.[47] Uma vacina recombinante experimental contra o FPV feita com o vetor do poxvírus de guaxinim protegeu gatos contra o desafio infeccioso. Outra vacina recombinante contra o FPV, feita com o vetor do adenovírus 2 canino, teve eficácia similar.[134]

As vacinas inativadas contra o FPV são recomendadas para felinos não domésticos cativos, pois não há risco de reversão para virulência do vírus inativado. Produtos combinados polivalentes contendo o FPV inativado aumentaram os títulos à NV para o FPV e cepas do CPV-2 em felídeos não domésticos.[105] No entanto, foram observados títulos baixos contra cepas do CPV-2c em leões (*Panthera leo*) e tigres siberianos (*Panthera tigris altaica*), sugerindo menos proteção cruzada da vacinação contra o FPV nessas espécies.

As *vacinas com vírus vivo modificado* proporcionam imunidade mais rápida e eficaz do que vacinas com vírus inativado. Em filhotes de gatos isentos de germes com 8 a 9 semanas de idade, a proteção contra a doença após desafio virulento durou até 7 dias após a vacinação parenteral com um produto de vírus vivo modificado.[56] Se não houver ACM, uma dose injetável de qualquer dos produtos de vírus vivo modificado disponíveis no momento para panleucopenia resultará em título protetor ou títulos à IH ou à neutralização sérica superiores a 8 a 10[67,114] em um gato ainda não vacinado, mas recomenda-se uma segunda vacinação.

A vacinação oral com um produto de vírus vivo modificado é ineficaz, mas a exposição intranasal à vacina ou a seu aerossol produz resposta imune ativa. A vacinação intranasal contra a infecção por parvovírus não foi tão eficaz quanto a parenteral com vacinas de vírus vivo modificado.[108] Os parvovírus causam replicação no sistema linfoide e subsequente viremia sistêmica no hospedeiro, e o anticorpo circulante desempenha um papel principal na imunidade e na depuração do vírus do corpo. A exposição a essas células linfoides em replicação e a resposta subsequente de anticorpo não são igualmente substanciais após a vacinação intranasal como após a parenteral.

Durante a viremia, os parvovírus causam citólise e depois se disseminam no meio extracelular, acabando por escapar para novas células em divisão, ficando assim expostos aos anticorpos circulantes. Foi relatado um surto de salmonelose e panleucopenia em um gatil de raça pura quando se usou a vacina trivalente intranasal.[33] Suspeitou-se de reversão para virulência ou ausência de proteção por parte do produto intranasal com vírus vivo modificado, que foi retirado do mercado e submetido a modificações antes de voltar a ser comercializado. Uma única dose dessa vacina intranasal reformulada com vírus vivo modificado administrada a filhotes de gatos privados de colostro produziu resposta sorológica superior em comparação com a vacina inativada e resposta comparável à induzida por alguns produtos parenterais com vírus vivo modificado.[97] Teoricamente, a vacinação intranasal tem o potencial de "superar" melhor os ACM derivados do colostro do que os produtos parenterais.

As vacinas parenterais com vírus vivo modificado para gatos são recomendadas assim que eles são levados para áreas contaminadas, como abrigos e gatis infectados, ou no caso de surtos, para proporcionar proteção mais rápida. Em uma comparação que envolveu gatos com 10 semanas de idade e isentos de germes não vacinados antes sem anticorpo sérico preexistente, a vacina subcutânea com vírus vivo modificado produziu porcentagem maior e nível mais alto de soroconversão após 7 dias do que a vacina intranasal também com vírus vivo modificado.[61] As vacinas com vírus vivo modificado devem ser evitadas em gatos imunossuprimidos, em virtude do risco de doença induzida pela vacina (ver Capítulo 100).

Vacinação inicial.
Filhotes de gatos privados de colostro podem ser vacinados em qualquer idade, mas devem-se evitar vacinas com vírus vivo modificado naqueles com menos de 4 semanas de idade, em razão do risco de causar degeneração cerebelar. Filhotes de gatos privados de colostro com menos de 4 semanas de idade na primeira consulta devem receber pelo menos duas doses de vacinas contra o FPV com intervalo de 2 a 3 semanas. Filhotes com 4 semanas de vida ou mais podem receber uma dose única da vacina contra o FPV com vírus vivo modificado e uma opcional 2 a 3 semanas depois.

Geralmente, as primeiras vacinações de filhotes de gatos de proprietários que levam seus animais ao veterinário começam a ser administradas quando eles estão com 8 a 9 semanas de idade, seguidas por pelo menos mais um produto com vírus vivo modificado ou mais dois reforços com vacinas inativadas, dependendo do tipo de antígeno usado. Em geral, há diminuição suficiente dos ACM para a imunização eficaz começar entre 8 e 12 semanas de idade. As vacinas subsequentes devem ser administradas 2 a 4 semanas depois, a última em geral da décima quarta à décima sexta semana de idade. Nas situações de falha aparente das vacinas ou mortalidade de filhotes de gatos, é viável considerar vacinações prévias ou subsequentes na série inicial.[2] As vacinas contra panleucopenia costumam ser administradas por via subcutânea. Há no comércio vacinas combinadas que contêm o antígeno do FPV com os dos vírus respiratório felino, da raiva e o FeLV. Quanto às recomendações gerais sobre vacinação e aos produtos para a prevenção dessa doença, ver o item *Panleucopenia felina*, no Capítulo 100.

As primeiras vacinas para gatos de abrigos e comunidades com alto índice de infecção devem ser dadas da quarta à sexta semana de idade, quaisquer que sejam as condições de saúde deles (ver Capítulo 97). Devem ser usadas as vacinas com vírus vivo modificado se estiverem ocorrendo casos ativos, em virtude do início um pouco mais rápido da proteção após a primeira dose. Gatos recém-chegados precisam receber todas as vacinas e ser separados dos que já habitam no ambiente. O intervalo entre os reforços não deve ser maior do que 3 semanas até que os filhotes tenham pelo menos 16 semanas de idade.

Gatos com mais de 14 semanas de idade sem antecedentes conhecidos de vacinação em geral precisam de pelo menos uma vacina com vírus vivo modificado ou duas doses das inativadas logo de início, administradas a intervalos de 2 a 3 semanas. No caso de programas de captura (resgate) e liberação de gatos de rua, sem dono (*feral cats* nos EUA), a castração na época da vacinação não interfere no sucesso da imunidade.[29] Animais de proprietários que os levem ao veterinário não devem ser castrados nem expostos a outros animais hospitalizados até pelo menos 2 semanas após a última vacinação.

Duração da imunidade.
A vacinação anual contra a panleucopenia foi feita durante muitos anos, mas a pesquisa mostrou que a imunidade dura mais de 1 ano após a vacinação. Na verdade, um produto com vírus vivo modificado ou duas doses das vacinas inativadas podem proporcionar imunidade pelo resto da vida. Duas doses das vacinas inativadas administradas na oitava e na décima segunda semana a filhotes de gatos isentos de patógeno específico e isolados em uma instituição de pesquisa com barreira mantida resultaram em altos títulos de anticorpo persistentes à NV por pelo menos 6 anos.[111,112] Em estudos de desafio subsequentes, 7,5 anos após a vacinação, todos os filhotes de gatos estavam protegidos contra o desafio com FPV virulento.[114] As recomendações atuais são vacinar filhotes de gatos na nona e na décima segunda semanas de idade ou a um intervalo viável, dependendo da idade deles à apresentação inicial. Após a série de vacinações em filhotes de gatos e um primeiro reforço 1 ano mais tarde, a vacinação trienal em conjunto com a vacina antirrábica oferece proteção adequada.[4,111]

Gatos imunocomprometidos.
As vacinas de vírus vivo modificado contra o parvovírus implicam risco para animais com imunodeficiências adquiridas ou congênitas (ver Capítulo 94). Deficiências adquiridas como a infecção pelo vírus da imunodeficiência felina resultaram em doença induzida pela vacina (ver *Complicações pós-vacinais*, no Capítulo 100). Gatos com infecção por retrovírus (p. ex., o FeLV ou o da imunodeficiência felina) ou imunocomprometidos por outras razões ainda podem responder à vacina com FPV inativado com risco mínimo. É preciso tomar precauções para reduzir a exposição desses animais a outros gatos. Gatas prenhes ou lactantes só devem receber vacinas inativadas ou a vacinação delas deve ser adiada.

Controle de surtos
Os procedimentos adequados de desinfecção são essenciais para evitar ou controlar um surto, em razão da alta resistência do FPV. Todas as gaiolas devem ser lavadas com alvejante caseiro (água sanitária, hipoclorito de sódio) na diluição de 1:32 (cerca de 100 mℓ a cada 4 ℓ de água [1.750 ppm]), bem como as vasilhas de comida, pisos e áreas em comum, além da limpeza geral (ver Tabela 93.1). Em instalações com muitos gatos, todos os novos devem ser vacinados logo ao chegar com um produto que contenha vírus vivo modificado e mantidos em gaiolas desinfetadas, separados dos já residentes por vários dias (ver Capítulo 97).

Foi descrita infecção pelo FPV em grupos grandes de gatos doentes. Em alguns casos, a incidência ocorreu em gatis com gatos de raças puras recém-vacinados.[2,15] Tais surtos podem desenvolver-se em virtude da imunodeficiência inerente associada à idade jovem, da procriação entre animais consanguíneos, da interferência dos ACM ou da alta contaminação de um ambiente. Mostrou-se que a vacinação precoce de filhotes de gatos já na sexta semana de idade, em vez de ser feita no período convencional da oitava à nona semana, induz resposta em proporção significativa por volta da nona semana de idade, sem interferir na resposta subsequente à vacinação na nona e na décima segunda semana.[24] Em filhotes de gatas com altos níveis de ACM, a vacinação pode ser protetora da décima segunda à décima quarta semana, sendo necessária uma vacinação final na décima sexta semana.[19,63] Além disso, nos casos em que se observam surtos em filhotes de gatos mais velhos, a vacinação deve prosseguir além de 12 semanas, com uma dose adicional da décima oitava à vigésima semana, para que haja soroconversão.[2] Houve outros surtos em grandes agrupamentos de gatos na sociedade humana ou em instalações de controle de animais. Em geral, tais surtos ocorrem em gatos jovens que nasceram nessas instituições ou foram levados para elas. O uso de vacinas inativadas foi um fator contribuinte para os surtos nesses ambientes altamente contaminados. A proteção proporcionada por essas vacinas em geral só começa 2 a 3 semanas após a segunda dose em gatos antes não vacinados, que costumam ficar expostos e infectar-se antes que a imunidade possa desenvolver-se. Em abrigos muito endêmicos, também é possível ocorrerem surtos de infecção pelo FPV com a vacinação intranasal com vírus vivo modificado ou com a vacina inativada por via parenteral, de maneira que pode ser necessária uma vacina parenteral com vírus vivo modificado assim que os animais chegam aos abrigos. Essa vacinação imediata com vírus vivo modificado antes que os gatos sejam expostos pode ajudar a controlar tais surtos. Em algumas circunstâncias, há possibilidade de esses surtos terem relação com a infecção por cepas variantes do CPV-2 (ver discussão adiante), porque elas podem infectar gatos com imunidade preexistente para o FPV. Geralmente as infecções com essas cepas são leves, mesmo em gatos ainda não vacinados, porém estudos de desafio laboratorial com cepas do CPV-2 nem sempre podem refletir circunstâncias naturais.

Infecção pelo parvovírus canino em gatos

Etiologia

Como um grupo, os parvovírus são relativamente estáveis. Isolados há muitas décadas, parecem homogêneos. A sequência gênica básica deles contém uma ancestral comum, mas vírus isolados de determinados hospedeiros carnívoros são muito estreitamente relacionados e apresentam diferenças apenas mínimas. Tal relação sugere constantes adaptações aos hospedeiros e evolução com o tempo. O FPV foi o único tipo de parvovírus reconhecido como infectante para gatos até meados da década de 1940. Considerou-se que um surto de enterite e mortalidade em visões foi causado por um mutante MEV virulento e estreitamente relacionado. O FPV e o MEV têm estreita relação entre si e são divididos em pelo menos três subtipos, os dois primeiros sendo comumente isolados de visões. Pensou-se que a cepa CPV-2 original, detectada na última metade da década de 1970, era originária do FPV ou de uma cepa de parvovírus estreitamente correlata de visões ou outros carnívoros, mas diferiu em dois epítopos de sua superfície celular e em sua capacidade de causar hemaglutinação (HA) de eritrócitos felinos em pH específico. A especificidade da HA é determinada pela ligação de um epítopo viral específico ao ácido N-glicolilneuramínico, um ácido siálico existente nos eritrócitos do grupo sanguíneo A de felinos, mas não em eritrócitos de cães. Em cultura de células, tanto o parvovírus felino quanto o canino se replicam na maioria das células de felinos, mas apenas o CPV-2 e suas variantes o fazem em células de cães. O FPV pode replicar-se em células do timo e da medula óssea de cães, mas não em outros tecidos caninos. Portanto, as infecções de cães com o FPV são autolimitantes e não se disseminam. A mutação do CPV-2 foi associada à capacidade desse vírus de replicar-se no intestino canino e em tecidos linfoides associados, com transmissão para outros hospedeiros via excretas. A capacidade de infectar e disseminar-se em gatos foi perdida.

Após sua evolução e adaptação ao hospedeiro canino, o CPV-2 disseminou-se em populações de cães domésticos e silvestres de todo o mundo entre 1974 e 1978. A análise genética indicou que alterações em pelo menos quatro sequências no gene da proteína do capsídio viral (resultando em pelo menos seis a sete substituições de aminoácidos) foram responsáveis por essa alteração na especificidade pelo hospedeiro.[42] Alta variabilidade genética na estrutura da proteína do capsídio é similar à que foi observada em vírus de RNA que evoluíram rapidamente.[7] Desde sua evolução para infectar cães, o CPV passou por várias alterações na sequência ancestral, que deram origem a três novas variantes até o momento. O CPV-2a foi reconhecido como o isolado predominante entre 1979 e 1981. Ele tem cinco a seis diferenças nos aminoácidos da superfície do nucleocapsídio, que podem ser detectadas pelas técnicas de anticorpo

monoclonal e depois por análise genética. O CPV-2b foi detectado pela primeira vez em 1984 e, embora todas as três cepas coexistam, atualmente é o isolado mundial predominante em cães.[103] Ao contrário do CPV-2, as cepas CPV-2a e CPV-2b replicam-se sem demora no íleo e em tecidos linfoides de felinos. O CPV-2a foi relatado como causa de uma doença fatal de ocorrência natural idêntica à panleucopenia felina em um filhote de gato.[19a] Uma nova variante do CPV-2c com dois subtipos (a e b) foi isolada de leopardos no Sudeste Asiático[52,53] e de gatos domésticos em todo o mundo.[7,20,21] Foi relatada uma diarreia não fatal de ocorrência natural associada a CPV-2c em um filhote de gato que tinha sido vacinado contra o FPV.[19a]

Uma das confusões com a nomenclatura para o parvovírus em carnívoros é que os vírus foram nomeados de acordo com o hospedeiro do qual foram isolados, não por sua procedência genética. Em razão da estreita relação e da disseminação de muitos desses isolados entre os hospedeiros, é preciso elaborar uma designação mais atual. Com o sistema em vigência, CPV-2a e CPV-2b poderiam ser denominados como variantes do FPV em seu comportamento, mesmo que não possam ser distinguidos de isolados idênticos encontrados em cães. Portanto, os termos devem ser usados para descrever certas diferenças genéticas, antigênicas e na variedade de hospedeiros entre os vários isolados.

A natureza da especificidade de hospedeiros foi elucidada mediante análise genética e cristalografia com raios X. As regiões na estrutura do capsídio localizadas em torno de resíduos VP2 podem influenciar a ligação viral com receptores específicos de transferrina nas células do hospedeiro e, assim, a espécie de infectividade nas células hospedeiras.[16,39,40,49,50,94] Mutações nos genes que controlam essas metades de capsídio e pressões seletivas tornam possível que os parvovírus evoluam e infectem novos hospedeiros.[48] Anticorpos neutralizantes ligam-se a locais antigênicos no capsídio viral que recobre o local de ligação do receptor de transferrina da célula hospedeira, reduzindo assim a infectividade viral.[86]

Epidemiologia

O CPV-2 não se replica em gatos, mas as cepas CPV-2a e CPV-2b o fazem com muita eficiência, ambas tendo sido isoladas de 10 a 20% de gatos domésticos com doença de ocorrência natural por parvovírus na Alemanha[126] e de 3% dos gatos no Japão.[34] Em tais áreas, o FPV ainda é o principal parvovírus que infecta gatos. No Sudeste Asiático, as cepas CPV-2a, CPV-2b e CPV-2c predominam em isolamentos de grandes felinos exóticos.[85,120] Uma hipótese é a de que os grandes felídeos sejam mais suscetíveis ao CPV do que ao vírus da cinomose.[120] Outra teoria é a de que esses felinos não foram vacinados, e, assim, os subtipos 2a e 2b podem disseminar-se de maneira mais eficaz em virtudede sua maior variedade de hospedeiros reservatórios. Em tais condições, é provável que gatos domésticos e exóticos adquiram infecções pelas cepas CPV-2a e CPV-2b a partir de um ambiente contaminado com fezes de cães. Os isolamentos de gatos domésticos e exóticos variaram entre essas duas cepas, de acordo com a predominante na população canina local. Os níveis de eliminação do CPV-2 por gatos (0,5 a 2 $\log_{10}$) são mais baixos do que os encontrados em infecções similares de cães (6 a 9 $\log_{10}$), embora sejam suficientes para infectar gatos suscetíveis. Apesar disso, é mais provável que os cães infectados disseminem o vírus no ambiente e sejam reservatórios da infecção para felinos.

Achados clínicos

As cepas 2a e 2b do CPV podem causar doença em gatos infectados com sinais semelhantes aos da panleucopenia felina.[19,99,72,89,106] A infecção natural geralmente foi assintomática como as experimentais em gatos isentos de patógeno específico.[78,126] No entanto, o desenvolvimento de doença clínica possivelmente está relacionado com a condição geral dos gatos envolvidos na época da exposição. Experimentos laboratoriais com parvovírus em animais isentos de patógeno específico nem sempre exibem doença correspondente em animais convencionais ou nos que adquirem a infecção na natureza. É provável que fatores do hospedeiro sejam importantes porque as infecções com CPV-2a, CPV-2b e CPV-2c tiveram importância clínica em felídeos exóticos.[53,89,120]

Como os sinais clínicos são mais brandos ou inaparentes nos gatos infectados com CPV-2a ou CPV-2b, em comparação com os infectados pelo FPV, a suspeita é de que as cepas do CPV-2 sejam menos virulentas. Das novas cepas, CPV-2c parece relativamente a mais patogênica.[53] Nos gatos isentos de patógeno específico, os que foram inoculados com CPV-2c ficaram clinicamente doentes, com leucopenia e diarreia.[89] De maneira correspondente, foram observados sinais mais graves nos gatos infectados pelo FPV, enquanto nos infectados por CPV-2a os sinais foram mais discretos ou inexistentes.

Diagnóstico

Foram observadas linfopenia e leucopenia pronunciadas em gatos submetidos ao desafio com CPV, similares às alterações leucocitárias nessa infecção em cães.[19] Tal condição contrasta com a leucopenia acentuada e a linfopenia discreta detectadas em gatos correspondentes submetidos a desafio com o FPV.

O diagnóstico da infecção por parvovírus em gatos é feito pelos títulos séricos (em geral, por HA ou NV), isolamento viral, imunoensaios fecais para o antígeno viral ou triagem por PCR. Nenhum desses exames clínicos rotineiros é capaz de distinguir com acurácia o FPV de variantes do CPV-2. Os títulos séricos de anticorpo para CPV-2a, CPV-2b e CPV-2c apresentam reação cruzada com os títulos para o FPV. Os títulos seriam mais baixos entre os agentes heterólogos; porém, isso não seria detectável do ponto de vista clínico, a menos que fossem usados múltiplos vírus como antígenos simultaneamente. É possível usar *kits* de teste ELISA para o parvovírus destinados à detecção de cepas do CPV-2 em fezes caninas para detectar parvovírus em fezes de gatos, mas os níveis do CPV-2 nas fezes com um *kit* foram 2,76 $\log_{10}$ mais baixos do que os encontrados na infecção correspondente em gatos.[19] A única maneira acurada de distinguir isolados de FPV e CPV-2 é em laboratórios de referência que realizam a IH com anticorpos monoclonais específicos usando a análise da sequência de grandes partes do gene VP2 ou sondas de ligação de sulco menor.[22]

Carnívoros que se recuperam de infecções por parvovírus em geral param de eliminar o vírus assim que surgem altos níveis de anticorpos séricos. Embora o vírus possa persistir por períodos variáveis, os tecidos e secreções dos animais que se recuperam não o contêm. É surpreendente o fato de que as cepas CPV-2a e CPV-2b foram isoladas de células mononucleares do sangue periférico de gatos clinicamente saudáveis com altos títulos de anticorpos contra o FPV à NV.[52,53,72] Ainda não se sabe se essas infecções estão associadas à eliminação intermitente ou crônica do vírus.

Tratamento

Os relatos dizem que as infecções pelo CPV em gatos são mais brandas do que as associadas à infecção pelo FPV. O tratamento seria idêntico ao da panleucopenia felina (ver anteriormente *Tratamento*, e também a Tabela 9.1).

Prevenção

O CPV e o FPV apresentam reação cruzada com títulos de anticorpo à NV e à IH. Observa-se baixa reatividade cruzada desses anticorpos contra cepas do CPV em gatos submetidos à inoculação experimental do FPV ou que tenham recebido vacinas inativadas contra o FPV, em comparação com os que foram submetidos a desafio com cepas do CPV.[85] Recomenda-se a vacinação de felinos silvestres contra o FPV em zoológicos, para que adquiram imunidade contra a infecção e fiquem protegidos contra a infecção heteróloga com CPV-2a e CPV-2b. O efeito das vacinas contra o FPV tem curta duração e a proteção contra infecções por cepa do CPV-2 é parcial.

As vacinas atenuadas contra o FPV protegeram animais domésticos da doença clínica e da eliminação do vírus após desafio com isolados de CPV-2b 2 semanas após a vacinação.[19] Duas doses de uma vacina inativada comercial administrada com intervalo de 3 semanas protegeu gatos contra o desafio de doença clínica 11 dias depois da última dose com CPV-2b virulenta, em comparação com desafio similar em gatos de controle não vacinados.[32] Não se dispõe de estudos de desafio com cepas do CPV-2 em período acima de 2 a 3 semanas após a vacinação com vírus vivo modificado ou produtos inativados. A duração exata da imunidade proporcionada pela vacinação contra o FPV em gatos contra infecções subsequentes por alguma cepa do CPV não foi determinada. Guepardos foram infectados com cepas do CPV-2, apesar da vacinação contra o FPV.[120] *In vitro*, um estudo de neutralização cruzada após vacinação com FPV inativado indicou o desenvolvimento de anticorpos contra esse vírus e as cepas 2a, 2b e 2c de CPV.[85] No entanto, os títulos de anticorpo contra cepas do CPV foram consideravelmente menores. CPV-2c teve o grau mais baixo de reatividade cruzada com o FPV, o que pode explicar a maior virulência dessa cepa de CPV-2 em gatos. O interessante é que gatos infectados com CPV-2c tiveram títulos de reação cruzada mais altos contra CPV-2a e CPV-2b. No futuro, talvez sejam necessárias vacinas específicas contra cepas de CPV-2 para proteger gatos domésticos e exóticos. Uma cepa CPV-2c seria a candidata óbvia para o antígeno.

Infecções pelo astrovírus felino

Etiologia e epidemiologia

Os astrovírus foram descritos pela primeira vez em fezes de casos de gastrenterite infantil humana. Esses vírus já haviam sido identificados em várias outras espécies, inclusive gatos. Quando corados negativamente e examinados à ME de transmissão, aparecem como partículas esféricas sem envoltório, com diâmetro entre 28 e 30 nm e padrão de superfície característico em forma de estrela de cinco ou seis pontas, dependendo da orientação (Figura 9.7).

Uma pesquisa sorológica e virológica limitada feita com gatos com diarreia no Reino Unido sugere que a infecção não é muito comum; menos de 10% dos animais testados tinham anticorpo para o isolado Bristol. Entretanto, pode haver mais de um sorotipo, como em seres humanos, em que são conhecidos sete sorotipos.[88]

Achados clínicos

Só foram relatados em detalhes dois casos de uma infecção natural por astrovírus em gatos. Em ambos, a doença se caracterizou por diarreia aquosa esverdeada persistente, desidratação e anorexia. Não foram observadas anormalidades hematológicas e as únicas anormalidades bioquímicas foram acidose discreta e hipopotassemia em um dos gatos. Outros sinais variáveis foram alças do intestino delgado distendidas com gás, pirexia, depressão, condição corporal precária e vômitos. Em outro gato infectado foram relatados vômitos e diarreia, mas não foram fornecidos outros detalhes clínicos.

Em um surto de diarreia em uma colônia de procriação, a ME revelou astrovírus nas fezes de 25% dos filhotes de gatos acometidos. Os primeiros sinais nesses filhotes foram inapetência, depressão e prolapso da terceira pálpebra. Outras ninhadas da colônia já haviam desenvolvido uma síndrome semelhante antes, com diarreia que

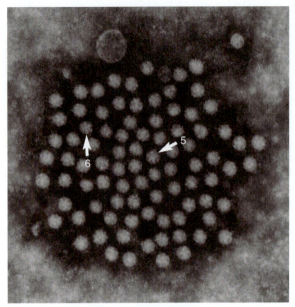

Figura 9.7 Partículas de astrovírus com coloração negativa. As *setas* indicam partículas com padrões de superfície em formato de estrelas de cinco e seis pontas. (Cortesia de Charles Ashley, Bristol Public Health Laboratory, Bristol, Reino Unido.)

persistiu por 4 a 14 dias. Um número significativo de gatos adultos também foi acometido. O soro de vários desses animais tinha anticorpo contra o astrovírus.

A administração oral experimental de um isolado de astrovírus a filhotes de gatos sem patógeno específico resultou em diarreia leve 11 a 12 dias depois, condição que coincidiu com o período de pirexia e eliminação viral com soroconversão subsequente. Os filhotes continuaram bem nos demais aspectos.

Diagnóstico

A ME é a maneira mais conveniente de diagnosticar infecção pelo astrovírus em preparações de fezes diarreicas que se coram negativamente. É possível que alguns isolados cresçam em cultura celular, embora nenhum efeito citopático seja produzido, e as células infectadas pelo vírus precisam ser localizadas por imunofluorescência específica. Outros isolados não podem crescer em cultura de células no momento; portanto, esse método diagnóstico não é viável. A informação sobre a sequência do RNA viral já está quase disponível e deve proporcionar metodologia diagnóstica melhor, com base nas técnicas moleculares como a PCR.[58]

Tratamento, prevenção e considerações de saúde pública

O tratamento de animais acometidos provavelmente não é necessário, além da reposição de líquidos e eletrólitos perdidos se a diarreia for grave ou prolongada. Não existe vacina.

É possível o soro humano conter anticorpo contra o astrovírus felino, mas não se sabe se tal achado reflete infecção zoonótica ou uma relação entre os astrovírus humano e felino. Evidência molecular sugere que, na história evolutiva, os rotavírus felino e suíno se estabeleceram na população humana.[99,100]

Infecções pelo rotavírus felino

Etiologia e epidemiologia

Os rotavírus são classificados como um gênero da família Reoviridae e têm distribuição mundial. Eles podem ser distinguidos dos reovírus e orbivírus quando vistos à ME com coloração negativa, pela morfo-logia característica do vírion intacto de 70 nm, que parece uma roda com um eixo central formando um cubo, a camada interna de capsômeros irradiando-se para fora como raios e a externa formando uma borda bem definida.

Os rotavírus são classificados em vários sorogrupos (A a G) com base nas similaridades genéticas e imunológicas. Eles foram isolados de muitas espécies de animais e são os principais patógenos entéricos em seres humanos e as principais espécies em animais domésticos de rebanhos pecuários, causando perdas econômicas significativas. Em contraste, embora a infecção em gatos seja comum, sendo até 100% das populações soropositivas, a doença clínica é rara.

A análise dos genes que codificam o capsídio (VP4, VP6 e VP7) por ensaio de endonuclease de restrição possibilita diferenciar cepas de origens diferentes. Os perfis VP7 diferenciam cepas de origem animal e humana com mais eficiência.[104]

A glicoproteína não estrutural NSP4 de rotavírus do grupo A de camundongos foi identificada como uma enterotoxina viral. As sequências de aminoácido dessa proteína de rotavírus isolado de filhotes de gatos com diarreia e assintomáticos eram semelhantes, não tendo sido encontrada qualquer diferença consistente entre tais isolados de gatos clinicamente sadios ou doentes.[92] Foram isolados rotavírus do grupo C, semelhantes aos de suínos, de cães na Alemanha.[93]

Achados clínicos e diagnóstico

O rotavírus felino foi descrito pela primeira vez em 1979, em filhotes de gatos com 6 semanas e 8 meses de idade que eliminavam fezes semiformadas a líquidas. O vírus isolado dos filhotes de gatos com 6 semanas de idade induziu anorexia e diarreia quando inoculado em filhotes de gatos com 3 dias de vida privados de colostro. Subsequentemente, o rotavírus felino foi identificado com mais frequência nas fezes de gatos normais, e um estudo de transmissão em que se usou uma cepa isolada de um gato com diarreia não causou doença em gatos adultos nem filhotes com apenas 10 dias de vida.

O rotavírus pode ser facilmente demonstrado em fezes à ME com coloração negativa ou por eletroforese em gel de poliacrilamida e coloração com prata do RNA extraído direto das fezes. O último método é mais apropriado para a triagem de grande número de amostras. Foi descrito um método de PCR consideravelmente mais sensível do que os dois últimos mencionados.[133] Também têm sido usados outros métodos, como o ELISA ou a aglutinação em látex, mas foram desenvolvidos para os vírus do grupo A, e muitos isolados de felinos pertencem aos demais grupos. Alguns isolados, mas nem todos, podem crescer em cultura de células, porém isso demora.

Achados patológicos

Os achados histológicos incluem tumefação das vilosidades intestinais com infiltração discreta por macrófagos e neutrófilos. Pode-se detectar o antígeno viral por anticorpos fluorescentes e os vírions à ME em células epiteliais.

Tratamento, prevenção e considerações de saúde pública

O tratamento é sintomático para a diarreia. Os sinais são discretos e transitórios, e a integridade da mucosa não é prejudicada. O tratamento com líquidos pode ser administrado por via intravenosa ou subcutânea, dependendo da gravidade da desidratação. Até o momento não se dispõe de vacina para gatos.

A caracterização genética de cepas do rotavírus canino do grupo G3 na Itália, nos EUA e no Japão, bem como de isolados de rotavírus de símios e seres humanos, mostrou sequências genéticas altamente conservadas nos genes VP4 e VP7, sugerindo estreita homogeneidade genética.[65,66] Rotavírus de hospedeiros diferentes podem infectar outras espécies quando inoculados experimentalmente, mas essas infecções cruzadas em geral são assintomáticas. A cepa HCR3 do rotavírus humano, que foi isolada de um lactente saudável em 1984, tem grande homologia genética com a cepa FRV64 do rotavírus felino e as cepas CU-1 e K9 do rotavírus canino, porém não com outros rotavírus mais comumente isolados de pessoas.[84] A evidência proveniente de estudos moleculares sugere que os rotavírus felinos, ou as cepas recombinantes com eles, possam ter infectado seres humanos no Japão,[76,83,99,127] na Hungria[8] e na Itália.[23] De maneira similar, na Tailândia, um isolado humano de um lactente infectado com diarreia mostrou grandes homologias genéticas e fenotípicas com outras cepas humanas e de felinos.[35]

Infecção por norovírus

Foi isolado um norovírus entérico novo relacionado com os norovírus humanos, genogrupo IV, de um filhote de leão (*P. leo*) que morreu em razão de enterite hemorrágica.[64] Com o uso de métodos moleculares, distinguiu-se o vírus do CVF e verificou-se que tinha estreita relação genética com os norovírus humanos. Embora os norovírus sejam adaptados às espécies, podem infectar espécies heterólogas, causando infecção leve ou inaparente. São necessários mais estudos para determinar se esse vírus tem importância clínica ou foi uma infecção incidental.

Infecção por agente semelhante ao torovírus

No decorrer de uma pesquisa microbiológica com gatos portadores da síndrome de membranas nictitantes protrusas e diarreia, foi detectado um vírus novo que causou hemaglutinação de eritrócitos de rato.[80] Não há evidência conclusiva de seu papel nessa síndrome, porque o vírus foi isolado apenas de 7 dos 50 gatos acometidos e de 4 gatos sem o problema. A IH e a ME sugeriram que ele é um vírus semelhante ao torovírus, mas a PCR e a ME de corte fino não confirmaram esse achado nem ele cresceu em cultura de células. A inoculação experimental desse vírus em filhotes de gatos isentos de patógenos específicos causou diarreia leve e intermitente, além de pirexia com alterações hematológicas (sobretudo neutrofilia, mas um filhote apresentava também linfocitose). O agente parece ser onipresente, porque a maioria dos gatos tinha anticorpo contra ele, mas seu significado como patógeno entérico não está claro. Em outro estudo, não foram detectadas partículas de torovírus nas fezes de gatos com protrusão das membranas nictitantes.[117]

Infecção pelo reovírus felino

Todos os reovírus de mamíferos pertencem a três sorotipos, e todos eles foram isolados de gatos. Os reovírus felinos em geral têm sido considerados patógenos respiratórios ou oculares de pequena importância, embora possam ser isolados sem dificuldade tanto do sistema respiratório quanto do trato entérico. No entanto, a inoculação experimental de isolados do sorotipo 2 em filhotes de gatos resultou no desenvolvimento de diarreia leve.[79,81] Os reovírus felinos estão disseminados na natureza, de acordo com pesquisas sorológicas.

Outras infecções entéricas virais

Foi detectado um grande número de outros vírus nas fezes de felinos normais e com diarreia, mas seu papel como patógenos não está esclarecido. Esses vírus incluem partículas semelhantes às de parvovírus (sem relação sorológica com o FPV), às de picornavírus e de coronavírus (morfologicamente distintas dos vírus da peritonite infecciosa felina e do coronavírus entérico felino), bem como "partículas semelhantes às de togavírus" e "partículas semelhantes ao estramônio ou figueira-do-inferno (*Datura stramonium*)".

Infecções pelo Coronavírus Felino

Diane D. Addie

Etiologia

O coronavírus felino (CoVF) causa uma infecção entérica onipresente em gatos que, em alguns casos, acarreta vasculite imunomediada altamente fatal denominada peritonite infecciosa felina (PIF). O CoVF é um alfacoronavírus (antigamente designado "grupo 1") grande, esférico, com envoltório e filamento único de RNA, que pertence à família Coronaviridae, compreende os gêneros *Coronavirus* e *Torovirus* e faz parte da ordem Nidovirales, que também inclui torovírus, arterivírus e ronivírus.[60] Propôs-se que o CoVF, junto com os coronavírus de suínos e cães, passasse a fazer parte de uma nova espécie, *Geselavirus*, denominação que lembra o arranjo genético típico desses vírus conforme designado em inglês: "*gene seven last*" (gsl, sete últimos genes).[60] Os coronavírus apresentam o maior genoma viral de RNA conhecido até o momento: o do CoVF tem 29 kb, codifica uma replicase poliproteica, quatro proteínas estruturais (uma da ponta [S, do inglês *spike*], uma da matriz [M], uma do nucleocapsídio [N] e uma do envoltório [E]) e várias não estruturais (3a, 3b, 3c, 7a e 7b) cuja função é desconhecida.

Apesar da natureza onipresente dos CoVF e de gatos infectados, poucos desenvolvem PIF (Figura 10.1). As explicações propostas para essa discrepância são controversas e têm como base uma de duas

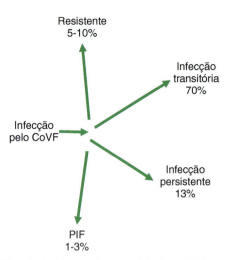

Resistente
5-10%

Infecção
transitória
70%

Infecção
pelo CoVF

Infecção
persistente
13%

PIF
1-3%

Figura 10.1 Há quatro desfechos possíveis para a infecção pelo CoVF, e apenas em uma minoria delas é a PIF. A porcentagem de gatos que terão tal desfecho é mostrada. (Modificada de Addie DD, Jarrett O. 2001. *Vet Rec* 148:649-653.)

premissas básicas: ou os vírus avirulentos e os virulentos estão simultaneamente em circulação ou os últimos surgem como resultado de uma mutação de novo em cada gato acometido com PIF. No caso da última hipótese, para ocorrer PIF, antes teria de haver uma nova mutação, deleção ou inserção no genoma do CoVF infectante ou no do coronavírus entérico felino (FECV, do inglês *feline enteric coronavirus*).[45,244,254] Chang *et al.* encontraram deleções no gene 3c do vírus sistêmico, mas não no vírus do intestino, e postularam que um gene 3c intacto é essencial para a replicação viral no intestino.[45] Pedersen também encontrou genes 3c intactos em isolados de intestino.[244] Em contrapartida, outros estudiosos que verificaram tanto deleções e mutações tais como genomas idênticos em gatos sadios e com PIF, ou tanto de vírus sistêmicos como entéricos, questionaram a teoria da mutação interna.[38,73,186]

Embora compartilhando apenas 30% de homologia genética,[254] o gene 3c foi ligado ao 3a da síndrome respiratória aguda grave (SRAS, do inglês *severe acute respiratory syndrome*) relacionada com o coronavírus (CoV), por causa da semelhança do perfil hidrofílico de ambos.[45,223] A proteína 3a dessa doença foi implicada na apoptose, na infrarregulação do receptor da interferona (IFN) do tipo 1 e no aumento da expressão do fibrinogênio.[190,206,316] Não se sabe se as deleções no gene 3c são responsáveis ou não pelo desenvolvimento de PIF – elas poderiam simplesmente ser um subproduto da replicação viral rápida, e os mutantes da deleção 3c transformados em candidatos bem-sucedidos a vacinas.[107]

Os vírus de RNA são notavelmente propensos à alteração genética; por isso, não é surpreendente encontrar muitas variantes no mesmo hospedeiro em uma situação de replicação viral considerável. Tal variação é observada[103,168] não apenas em órgãos do corpo, mas também dentro de diferentes células no mesmo piogranuloma.[262] Não se sabe se tal variação no vírus é a causa ou o efeito do processo mórbido. Há cepas de laboratório com virulência variável, algumas excepcionalmente virulentas, causando PIF em quase todo gato infectado com elas (p. ex., a notória 79-1146). A capacidade de cepas menos virulentas do CoVF de replicar-se em monócitos varia, *e* a permissividade dessas células para a replicação do CoVF também. Em conjunto, esses fatores determinam se um gato pode desenvolver PIF ou não.[64] Juntamente com isso, gatos submetidos a desafio com uma dose baixa de vírus, mesmo aqueles virulentos como o da PIF (VPIF, vírus da peritonite infecciosa felina) 79-1146, podem superar a infecção, ao passo que doses maiores resultaram no desenvolvimento de PIF em quase todos os gatos.[247,286]

Os resultados da análise genética abrangente das cepas do CoVF indicaram a existência de diferenças genéticas nítidas entre os vírus isolados de 48 gatos clinicamente sadios e oito doentes acometidos com PIF.[38] Essas diferenças não contíguas foram encontradas na membrana, na ponta e nos genes da proteína não estrutural 7b. Infelizmente, os genes 3c não foram examinados. A proteína da membrana é a proteína estrutural mais abundante dos coronavírus e provavelmente está associada à patogenia da infecção por estar envolvida no brotamento viral. É significativo o fato de que houve diferenças em cinco aminoácidos entre as proteínas da membrana dos CoVF de gatos clinicamente sadios e daqueles com PIF. No entanto, três gatos saudáveis tinham vírus que continham uma assinatura de aminoácido (YIVAL), o que levantou a possibilidade de que pelo menos um gato eliminou uma cepa do CoVF capaz de causar PIF.[38] Os genótipos correlacionados com a PIF foram mais compatíveis com os derivados de maneira ancestral e não resultantes de mutações de novo.[38] A maioria dos gatos não estava coinfectada com múltiplas cepas de CoVF ao mesmo tempo, mas em geral com uma cepa predominante. Entretanto, em duas situações, gatos com PIF estavam infectados com dois isolados virais distintos, indicando que pode ocorrer superinfecção.

Outro membro da família Coronaviridae causa síndrome respiratória aguda grave (SRAS) em seres humanos. Acredita-se que o CoV causador da SRAS tenha-se originado do gato mascarado da Algália (*Paguma larvata*). Apesar de seu nome, esse carnívoro não é um felino, e sim membro da família do mangusto (Viverridae). Mesmo assim, pode ocorrer infecção experimental[196] e natural com o CoV causador da SRAS em gatos. Foi encontrado um único gato de uma família de pessoas infectadas que apresentou soroconversão, embora permanecesse clinicamente sadio. A análise dos dados sugere que o CoV da SRAS do gato da Algália provavelmente é um vírus recombinante surgido das cepas do CoV da SRAS que têm estreita relação com os coronavírus do morcego-ferradura, *Rhinolophus sinicus*. A recombinação frequente acoplada à evolução rápida nesses animais pode ter sido responsável pela transmissão cruzada entre espécies e pela emergência da SRAS.[181]

Sorotipos I e II do coronavírus felino

De acordo com a classificação por sua sequência genética e pela capacidade de anticorpos monoclonais a serem reconhecidos, há dois tipos de CoVF.[127,248,316a] Os CoVF do tipo I são considerados as únicas cepas felinas. Os CoVF do tipo II surgiram da recombinação entre o do tipo I e o coronavírus canino (CoVC). Embora os CoVF do tipo II sejam principalmente do tipo I, têm partes variáveis da ponta e genes adjacentes do CoVC.[118,317] A maioria dos pesquisadores teve como foco o tipo II porque ele pode propagar-se com facilidade *in vitro*, mas o tipo I é mais prevalente em âmbito mundial.[*] Ambos os tipos são capazes de causar PIF. Alguns pesquisadores[126] encontraram maior prevalência do tipo II entre gatos com PIF do que nos sadios no Japão, enquanto outros[187] observaram maior correlação do tipo II com a PIF. No entanto, em outros estudos, a distribuição dos tipos I e II em gatos com PIF refletiu em grande parte a dos dois tipos de vírus em gatos assintomáticos infectados pelo CoVF.[31,178] Lin *et al.* também encontraram maior diversidade genética entre os CoVF do tipo I do que nos do tipo II – aspecto atribuído à capacidade do tipo I de induzir infecção persistente, enquanto o tipo II provavelmente não faz isso.[187] Os gatos podem infectar-se simultaneamente com ambos os tipos de CoVF, o I e o II.[187]

O receptor do CoVF do tipo I é desconhecido.[73,123] Para o tipo II, o receptor é uma enzima, a aminopeptidase N, encontrada na borda em escova intestinal.[†] Entretanto, pelo menos na infecção de monócitos e macrófagos pelo CoVF do tipo II, o receptor não é necessário se houver anticorpo contra o CoVF.[313]

---

*Referências 15, 31, 126, 178, 187, 268, 289.
†Referências 29, 113, 174, 312, 319, 320.

Epidemiologia

O VPIF rivaliza com o vírus da panleucopenia felina como uma causa de morte de gatos.[42] O aumento aparente na prevalência da PIF pode ter relação direta com alterações na criação dos felinos nos últimos 30 anos – mais gatos são mantidos em ambientes internos e em maior quantidade, o que resulta na exposição a um maior número de patógenos existentes nas fezes, que seriam enterradas em ambientes externos. A popularidade e o aumento resultante na criação de raças puras levaram à perda da proteção imune associada à diversidade genética e ao vigor híbrido.[188] Um número crescente de gatos passa parte da vida em abrigos, estilo de vida que pode resultar na exposição a maior quantidade de coronavírus (nas bandejas de dejetos), mais estresse para o gato, que é solitário por natureza, e exposição maior também a infecções concomitantes, às vezes imunossupressoras, tudo isso prejudicando a capacidade do animal de preveni-las. Cada vez mais, os gatos estão sendo impedidos de caçar, recebendo alimentos não naturais, em geral sem equilíbrio na proporção de ácidos graxos ômega 6:3 na alimentação, o que provavelmente acarreta um estado pró-inflamatório crônico. Todos esses fatores favorecem a disseminação e o aumento de infecções pelo CoVF e PIF associada. Os fatores de risco predominantes associados ao desenvolvimento da PIF são discutidos a seguir.

Idade

Embora um gato de qualquer idade possa desenvolver PIF, filhotes e os demais até 2 anos de idade correm maior risco,[215,244,274] com um segundo pico depois dos 10 anos de idade.[274] Em termos mais específicos, filhotes tiveram PIF após o desmame,[42] e a maioria dos gatos jovens sucumbe entre os 3 e 16 meses de idade.[244] Os filhotes correm maior risco de ter PIF, talvez pela maior carga viral geralmente encontrada neles, em comparação com os adultos,[246] ou por causa de seu sistema imune imaturo, ou, ainda, em decorrência de muitos eventos estressantes pelos quais eles costumam passar, tais como vacinação, mudança de moradia e castração. Além disso, os gatos são mais propensos a desenvolver PIF após o primeiro contato com o CoVF, o que é mais provável acontecer ainda quando filhotes.[18]

Raça

Há pouca dúvida de que gatos de raças puras correm maior risco de ter PIF do que os mestiços,* talvez porque a criação desses animais esteja associada à perda da diversidade genética,[188] de modo que seu sistema imune pode não ser tão forte como o dos mestiços. Na verdade, um estudo realizado com o antígeno leucocitário felino (FLA, do inglês *feline leukocyte antigen*, o equivalente felino do complexo de histocompatibilidade principal [CHP]) mostrou que a raça Burmesa tem em média 2,8 desses alelos, em comparação com até 6 nas outras raças. É possível, ainda, o risco ser maior pelo fato de os criadores geralmente terem vários gatos e tenderem a confiná-los em ambientes internos, o que aumenta a carga viral à qual ficam expostos, o estresse concomitante e a incidência de doenças. Criadores de gatos dos EUA[344] e 8% dos suecos relataram ter um gato com PIF em algum momento.[304]

Os resultados diferem entre os estudos. Em um, demonstrou-se que a suscetibilidade à PIF em gatos da raça Persa é hereditária.[83] Em outro, não foi observado maior risco de desenvolver PIF nas raças Persa, Burmesa, exótica de pelo curto, Manx, Azul da Rússia e Siamesa, verificando-se o contrário nas raças Abissínia, Bengal, Birmanesa, Himalaia, Ragdoll e Rex.[259] Em um estudo retrospectivo sobre distúrbios neurológicos, a raça Burmesa foi representada como tendo PIF,[36] mas esse estudo foi feito associado a um clube de criadores dessa raça, o que pode ter levado à manipulação dos resultados.

Felídeos não domésticos

Há relatos de infecção com o CoVF, doença e PIF em uma variedade de felídeos não domésticos: gatos selvagens europeus (*Felis silvestris*),[337] leões (*Panthera leo*),[122,151] tigres (*P. tigris*), jaguares (*P. onca*), leopardos (*P. pardus*), gatos-do-deserto (*sand cat, Felis margarita*), pumas (*F. concolor*),[234,273] caracais (lince-do-deserto, *Caracal caracal*) e servais (*Felis serval*),[143] linces (*Lynx lynx*) no Canadá, mas não o lince eurasiano na Suécia,[282] um lince baio (*bobcat, Lynx rufus*) e especialmente guepardos (*Acinonyx jubatus*).† Como acontece com os gatos domésticos, é mais provável que o CoVF seja um problema em felídeos confinados em ambientes internos ou locais de exibição, que soltos em seu *habitat* natural.‡

Outros coronavírus de animais de estimação

Furões têm duas manifestações de infecção por coronavírus: a enterite catarral epizoótica[342,343] e a peritonite infecciosa.[88,144b,197,258] Embora pertença ao mesmo grupo (1) do CoVF,[343] o coronavírus de furões é distinto dele, razão pela qual não se espera infecção cruzada entre furões e gatos na mesma habitação, mas os vírus de RNA são propensos à recombinação, possibilitando que isso ocorra.[1]

Cães frequentemente servem como fonte de infecção pelo CoVC. Os coronavírus costumam ser transmitidos entre cães e gatos que vivem em contato muito próximo,[30,268] originando variantes de vírus recombinantes.[118,334] (Ver *Sorotipos I e II do coronavírus em felinos*, anteriormente.) Para mais informações sobre o CoVC, ver Capítulo 8.

Patogenia

Eliminação do vírus

O vírus é eliminado nas fezes a partir do segundo dia após a infecção.[246] Acredita-se que a replicação primária ocorra nas células epiteliais do intestino delgado,[243] mas, no caso de excreção viral a longo prazo, o vírus está localizado na junção ileocólica.[117] Um pequeno número de gatos é resistente à infecção pelo CoVF.[10,64,246] É provável que a eliminação dos vírus dos tipos I e II seja diferente; cepas laboratoriais, tipicamente do tipo II, são eliminadas durante apenas 2 semanas,[303] enquanto na infecção natural o vírus do tipo I é eliminado por 65% dos gatos durante 2 a 3 meses ou mais em muitos gatos.[10,15] Alguns gatos apresentam infecção concomitante por ambos os tipos, I e II.[187] A maioria dos gatos elimina o vírus pelas fezes após 2 a 3 meses, embora em alguns gatos infectados (13%) o vírus estabeleça uma infecção persistente.[10,15,246] A infecção experimental de gatos sem patógeno específico com o CoVF não virulento resulta em localização persistente do vírus no epitélio do cólon e, em menor grau, nos macrófagos do fígado e linfonodos mesentéricos, associada à eliminação fecal prolongada.[166a] Um aspecto curioso de gatos portadores que vivem bastante é o fato de que eles eliminam a mesma cepa do vírus continuamente nas fezes até a morte,[15] situação muito semelhante à de portadores crônicos do calicivírus felino.[52] Os portadores do CoVF raramente desenvolvem PIF.[15] Gatos portadores crônicos em geral parecem manter condições de saúde adequadas, embora alguns desenvolvam diarreia crônica de grande intensidade e incontinência fecal na velhice.[13] A detecção de gatos portadores requer resultados positivos à reação em cadeia da polimerase (PCR, do inglês *polymerase chain reaction*) com transcriptase reversa (TR) por 9 meses.[10]

O vírus é mantido na população de gatos por aqueles portadores crônicos e pela reinfecção dos gatos infectados de maneira transitória.[10,15,85] O estresse de chegar a um abrigo de resgate aumenta a carga

---

*Referências 83, 259, 274, 287b, 287c, 297, 344.
†Referências 115, 155, 150, 151, 154, 217, 260.
‡Referências 78, 111, 143, 151, 217, 260.

viral 10^1 a 10^6 vezes.[256] No entanto, o estresse da prenhez e da lactação não fez com que gatas infectadas eliminassem mais vírus.[84] No caso de gatos sadios, o vírus só é eliminado na saliva por um curto período (horas).[10] Nem todos (até 75%) os gatos com PIF eliminam vírus nas fezes,[17,45,254] e possivelmente também em outras excreções, tais como a urina, a saliva e as lágrimas. O vírus eliminado nas fezes tende a ter um gene 3c intacto.[45,254]

Embora a sorologia (anticorpo para o CoVF) tenha limitações (ver discussão adiante), é notório que os gatos soronegativos, conforme determinado por um exame diagnóstico *confiável*, não eliminam o CoVF,[7,10,84] ao passo que aproximadamente um em cada três soropositivos o eliminam.[7] É provável que aqueles com títulos mais altos de anticorpos eliminem o vírus,[10,84,246] embora gatos com títulos relativamente baixos para anticorpo fluorescente (AF) indireto de 40 a 80 tenham probabilidade de 26 a 39% de eliminar o CoVF.[11,12,16]

A evidência de eliminação viral nunca é uma boa razão para a eutanásia de um gato, porque a maioria deles que eliminam o CoVF deixa de fazê-lo em alguns meses, e pouco mais de 10% desenvolvem PIF.[8] Além disso, se um gato sobreviver à exposição ao CoVF, talvez seja melhor usar o animal para reprodução do que adquirir novos animais suscetíveis que possam não ser resistentes, porque um elemento genético pode desempenhar algum papel na suscetibilidade à infecção pelo CoVF.[244]

Transmissão

Os gatos são infectados com o CoVF por via oral, geralmente por contato indireto com bandeja de dejetos contaminada por esse vírus. O CoVF é um vírus altamente infeccioso, e, em uma casa com vários gatos, mais de 90% deles vão exibir soroconversão. O vírus pode sobreviver por 7 semanas em ambiente seco,[139] mas é prontamente inativado pela maioria dos detergentes e desinfetantes domésticos, porém é preferível usar água sanitária, não apenas por sua eficácia como também por sua segurança para esses animais.[13,139]

O CoVF foi isolado de um filhote de gato com 1 dia de vida, o que implica a possibilidade de transmissão transplacentária. Todavia, a prática de separar os filhotes da mãe infectada, mesmo que acabem morrendo por causa de PIF, protegeu os filhotes contra a infecção, o que não teria adiantado se tivesse ocorrido transmissão transplacentária.[7,139]

Infecção de monócitos e vasculite

Inicialmente, a PIF foi atribuída mais às propriedades do vírus que às do hospedeiro: cepas de laboratório menos virulentas têm menor capacidade de replicar-se em monócitos do que as mais virulentas.[64] Contudo, monócitos de gatos diferentes vão manter a replicação do CoVF em níveis variáveis[64] e em alguns monócitos de gatos não haverá qualquer replicação, o que poderia explicar a ocorrência de gatos resistentes ao CoVF, como citado anteriormente.[10] Outra explicação seria que alguns gatos não têm o receptor ainda indeterminado para o vírus do tipo I. As descobertas sobre a patogenia da PIF têm sido úteis para entendermos como os sinais clínicos se desenvolvem e vislumbrar novas estratégias de tratamento.

Usando a imuno-histoquímica, Kipar et al.[166] demonstraram o CoVF dentro de monócitos aderindo às paredes de vasos sanguíneos e extravasando deles – o evento principal no desenvolvimento da PIF. Macrófagos infectados pelo CoVF liberam interleucina (IL)-6,[97] IL-1β, metaloproteinase da matriz (MMP)-9[166] e fator de necrose tumoral α (TNF, do inglês *tumoral necrosis factor*).[166,311,312] No início da infecção, a IL-6 estimula a liberação de proteínas da fase aguda (como a glicoproteína ácida [AGP, do inglês *acid glycoprotein*] α-1) pelos hepatócitos, bem como a proliferação e a diferenciação de linfócitos B nos plasmócitos.[311] É provável que os elevados níveis de IL-6 encontrados em gatos com PIF sejam a causa da hipergamaglobulinemia.

O TNF-α é um dos principais contribuintes da resposta inflamatória e da patogenia da PIF, além de ser a causa muito provável da linfopenia observada nessa doença,[311] em especial na apresentação não efusiva. A apoptose de linfócitos (em particular os CD8+) induzida *in vitro* por líquido ascítico, plasma e sobrenadante de cultura de células do exsudato peritoneal de gatos foi atribuída ao TNF-α.[311] Entretanto, em outro estudo, o uso de anticorpos contra esse fator ou neutralizantes dele foi incapaz de bloquear a apoptose de linfócitos induzida pela PIF.[105] O TNF-α suprarregula o fAPN (o receptor para CoVF do tipo II)[312] e, junto com o fator estimulante de colônia de granulócitos e macrófagos e o fator estimulante de colônia de granulócitos, também produzidos por monócitos infectados pelo CoVF, é um fator para a sobrevivência de neutrófilos.[312] Na fase mais tardia da infecção, a produção de TFN desvia de macrófagos para linfócitos.[55] A superprodução crônica de TFN-α também resulta em caquexia.

A IL-1 ativa as células B e T, é pirogênica e contribui para a resposta inflamatória. As MMP são endopeptidases dependentes de zinco, capazes de desdobrar as proteínas da matriz extracelular. É provável que a MMP-9 seja responsável pelo extravasamento pelos vasos sanguíneos que ocorre na PIF efusiva.

Resposta imune à infecção pelo coronavírus felino

Além da virulência da cepa infectante do CoVF, a baixa imunidade pode predispor um gato a apresentar infecção sistêmica. A maioria dos gatos que desenvolve PIF apresenta histórico de estresse nos últimos meses. É provável que o estresse tenha dois efeitos que aumentam a suscetibilidade do gato à PIF: provocar uma baixa no sistema imune e aumentar a eliminação viral 10^1 a 10^6 vezes.[256] Além disso, levantou-se a hipótese de que o tipo e a força da resposta imune determinam o desfecho da infecção pelo CoVF: uma resposta imune forte mediada por célula (CMI, do inglês *cell-mediated immune*) previne a PIF, uma resposta dessas fraca ou inexistente e uma resposta humoral forte resultam em PIF efusiva e uma resposta intermediária resulta em PIF não efusiva.[244] As lesões da PIF não efusiva predominam nos olhos e no sistema nervoso central (SNC), ambos locais protegidos do sistema imune.

Evidência proveniente de infecções experimentais mostrou que os gatos que sobrevivem a um desafio elaboram a resposta de CMI mais forte que aqueles que sucumbem,[62] porém, a depuração de infecções naturais também tem correlação com resposta imune humoral à proteína da ponta do CoVF,[103] sabendo-se que filhotes de gatos estão protegidos pelos anticorpos maternos (ACM).[7] Portanto, é possível que também ocorra alguma proteção de anticorpo. Suspeita-se que a imunidade humoral associada à IgG secretora seja importante para prevenir a infecção inicial de células epiteliais. No entanto, em gatos expostos, ocorre soroconversão 18 a 21 dias após a inoculação,[204] um período longo em comparação com o que acontece na maioria das infecções virais, em que os anticorpos surgem 7 a 10 dias após a inoculação. Embora alguns vírus continuem a apresentar mutações como meio de escapar da resposta imune do hospedeiro, gatos persistentemente infectados com o CoVF eliminam a mesma cepa durante anos.[15] Portanto, os CoVF desenvolveram meios de suprimir a resposta imune do hospedeiro. Também é benéfico para o vírus em termos evolutivos protelar a resposta humoral de alguma maneira, para que os gatos possam ficar com a infecção persistente e eliminar o vírus por mais tempo. Como os gatos com PIF morrem e assim não eliminam mais o vírus, o que não é do interesse evolutivo dele, na verdade a PIF pode ser considerada um "acidente evolutivo". Mais uma evidência da imunossupressão associada à existência do vírus e dificuldade na depuração do vírus é o fato de que os gatos infectados pelo CoVF que sucumbem à PIF apresentam níveis virais sistêmicos muito maiores do que os que sobrevivem à infecção.[159]

Os meios pelos quais o CoVF suprime a resposta imune do hospedeiro ainda não foram completamente elucidados. Conforme mencionado, uma das maneiras pelas quais esse vírus afeta a resposta do hospedeiro é fazendo as células infectadas por ele liberarem uma substância que causa apoptose de linfócitos,[105] provavelmente o TNF-α.[311] Assim que há anticorpos, fazem com que as proteínas virais na superfície do monócito sejam internalizadas em questão de minutos.[50] Talvez a razão disso seja retardar o máximo possível o desenvolvimento de anticorpos anti-S, que são capazes de depurar a infecção.[100]

Intensificação dependente de anticorpo

A intensificação dependente de anticorpo (IDA) é um fenômeno que estimulou muitas tentativas de se encontrar uma vacina bem-sucedida contra a PIF e também é do interesse dos que tentam desenvolver uma vacina contra a SRAS.[272] Foi atribuído à IDA o fato de que uma proporção maior de gatos que tinha recebido vacinas a título de teste desenvolveu PIF, em comparação com gatos de controle não vacinados também expostos a uma cepa de laboratório do CoVF, em geral a do tipo II 79-1146 muito virulenta, que não é útil justamente por causa de sua extrema virulência. A razão para a ocorrência da IDA não é bem entendida, mas uma hipótese é a de que ela é mediada por anticorpos subneutralizantes, que facilitam a entrada do vírus na célula-alvo, o macrófago, via um mecanismo mediado pelo receptor Fc.* A pesquisa mostra que o acréscimo de anticorpo a macrófagos infectados causa internalização rápida das proteínas virais a partir da superfície celular.[50,65,66,325,326] O significado disso ainda não foi completamente elucidado, porque não consiste em escapar da lise mediada por complemento dependente de anticorpo das células infectadas.[51]

Gatos com IDA desenvolvem doença em pouco mais de 12 dias, enquanto os de controle levam 28 dias ou mais.[285] Em contrapartida, estudos de campo têm mostrado que gatos de estimação soropositivos com reinfecção natural pelo CoVF não exibem evidência de IDA.[15,18] Na verdade, aparentemente muitos gatos que se tornaram soropositivos após infecção natural ficaram resistentes ao desenvolvimento de PIF (embora não à reinfecção por ela ou outra cepa do CoVF).[15,18] A taxa de mortalidade de gatos que estiveram em contato na época da infecção inicial pelo CoVF foi de 14%, comparada com cerca de 8% na época da reinfecção.[18] Em termos práticos, um gato soronegativo introduzido em um local onde o CoVF é endêmico tem uma chance em seis de desenvolver PIF, enquanto um gato soropositivo tem uma chance em 12. Os gatos apresentam maior risco de ter PIF nos primeiros 6 a 18 meses após a infecção, diminuindo para cerca de 4% 36 meses após a infecção.[18] Não há evidência de que a vacina disponível contra a PIF cause IDA (ver discussão adiante). Como a IDA foi relatada experimentalmente em gatos que receberam anticorpos contra o CoVF de maneira passiva,[314] seria prudente assegurar que doadores de sangue tivessem resultados negativos para o CoVF.

Achados clínicos

Infecção inicial

A maioria das infecções pelo CoVF é subclínica. Quando esse vírus infecta gatos pela primeira vez, eles podem ter um episódio breve de sinais do trato respiratório superior ou diarreia; embora esses sinais em geral não sejam graves o suficiente para precisar de cuidados veterinários, em alguns casos a diarreia pode ser extremamente grave.[164] Filhotes de gatos infectados pelo CoVF costumam ter antecedentes de diarreia e, ocasionalmente, de déficit do crescimento e sinais do trato respiratório superior.[7]

---

*Referências 48, 49, 125, 219, 221, 222, 314.

Enterite por coronavírus

Gatos sem patógeno específico infectados experimentalmente tiveram diarreia causada pelo CoVF, que pode manifestar-se durante a infecção primária em gatos infectados de maneira persistente (portadores) e quando a PIF não efusiva tenha causado lesões no cólon. Ocorre diarreia e às vezes também há vômitos em filhotes e alguns gatos com a infecção primária pelo CoVF, sendo a diarreia proveniente do intestino delgado e em geral autolimitante em questão de poucas semanas. No entanto, em alguns casos, é possível o vírus ser responsável por uma evolução grave aguda ou crônica de vômitos ou diarreia com perda de peso, que pode não responder ao tratamento, continuar por meses e às vezes resultar na morte do animal.[164] Entretanto, há muitas outras causas de diarreia em gatos que devem ser consideradas antes de se estabelecer o diagnóstico de infecção pelo CoVF (p. ex., *Tritrichomonas foetus*, que tende a acometer o mesmo grupo etário de gatos – jovens que vivem em ambientes com muitos outros aglomerados).[101] A diarreia causada pelo CoVF é mais comum em filhotes de gatos jovens, a partir das 5 semanas de idade.

Observou-se diarreia crônica do intestino grosso em gatos que são tanto mais velhos como sadios nos demais aspectos e portadores do CoVF – o que pode resultar em incontinência fecal. Para mais detalhes sobre a diarreia causada pela PIF, ver *Localização colônica ou intestinal*.

Vasculite inflamatória multissistêmica

PIF é uma denominação errônea porque muitos gatos não têm peritonite. Foram caracterizadas duas formas básicas de PIF, a efusiva (úmida) e a não efusiva (seca), porém seria mais correto considerar a PIF algo contínuo, pois essas formas são gradações do mesmo processo, basicamente vasculite piogranulomatosa. Os sinais clínicos e patológicos que ocorrem na PIF são consequências diretas da vasculite e do dano ao órgão, resultante da lesão aos vasos sanguíneos que o irrigam. Na PIF efusiva, muitos vasos sanguíneos são acometidos; por isso, a exsudação de líquido e proteínas plasmáticas para as cavidades corporais. Na PIF não efusiva, a apresentação clínica depende de quais órgãos desenvolvem piogranulomas em decorrência da PIF.

Alguns detalhes devem ser levados em consideração para o diagnóstico da PIF. A princípio, os gatos com PIF tendem a ser jovens, provenientes de ambientes com muitos deles (gatis de criação e trânsito, abrigos que os resgatam, clínicas veterinárias) e história de estresse recente. A incubação da PIF é de semanas a meses. Cerca de metade dos gatos com PIF tem menos de 2 anos de idade, mas a doença pode acometer gatos de qualquer idade.[215,244,274] A avaliação da história dos gatos costuma revelar que viveram em ambiente com muitos gatos no último ano, em geral com um criador de gato ou em abrigo. Ocasionalmente, passaram por um gatil de trânsito, participaram de exposições ou estiveram em uma clínica veterinária. Apesar disso, a incubação da PIF, em especial a forma não efusiva, pode levar meses ou até anos. Os gatos com essa doença costumam ter história de estresse nos últimos meses. Aqueles com a PIF efusiva geralmente terão sido levados a um veterinário 4 a 6 semanas depois de chegarem ao novo lar, tendo sido submetidos a alguma cirurgia eletiva ou situação estressante similar, enquanto aqueles com a PIF não efusiva desenvolvem a doença após um intervalo maior. É extremamente improvável que gatos que viveram muitos anos sozinhos tenham PIF.

Doença efusiva

Gatos com a PIF efusiva têm ascite, embora pouquíssimos proprietários percebam a distensão abdominal (Figura 10.2), a efusão torácica (Figura 10.3) ou ambas. O gato pode estar bem ou abatido, com anorexia ou comendo normalmente. É possível notar tumefação abdominal com onda de líquido, pirexia leve (de 39 a 39,5°C), perda de peso, dispneia, taquipneia, aumento do escroto, bulhas cardíacas abafadas

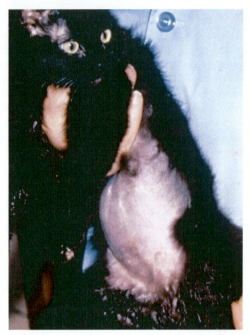

Figura 10.2 Distensão abdominal decorrente de PIF efusiva. (Fotografia de Craig Greene © 2004 University of Georgia Research Foundation.)

e palidez de mucosas ou icterícia. Em uma pesquisa, a PIF foi responsável por 14% dos gatos com efusão pericárdica, em segundo lugar apenas depois de insuficiência cardíaca congestiva (28%).[281] Massas abdominais podem ser palpadas, refletindo a formação de aderências viscerais e no omento, e há possibilidade de os linfonodos estarem aumentados.

Doença não efusiva

A PIF não efusiva é a manifestação mais crônica da doença, ocorre semanas a muitos meses após a infecção inicial e o estresse desencadeante. Os sinais dessa forma, em geral, são vagos e incluem pirexia discreta, perda de peso, abatimento e diminuição do apetite. Os gatos

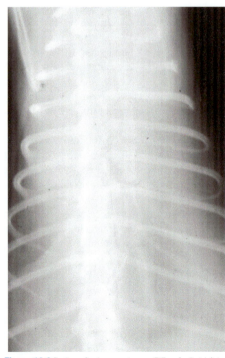

Figura 10.3 Radiografia de um gato com PIF e efusão torácica.

podem estar ictéricos. Quase todos os gatos com PIF não efusiva apresentam lesões intraoculares. A palpação abdominal geralmente revela aumento de linfonodos mesentéricos[162] e também pode sinalizar rins irregulares ou irregularidades nodulares em outras vísceras. Se houver acometimento pulmonar, é possível que o gato esteja com dispneia e as radiografias torácicas mostrem densidades difusas nos pulmões.[322]

Sinais oculares. Os gatos com PIF não efusiva costumam ter lesões oculares. O sinal ocular mais comum é irite, que se manifesta por alteração da cor da íris. Em geral, toda a íris ou parte dela fica marrom (castanha) (Figura 10.4), embora em alguns casos olhos azuis possam parecer verdes. A irite também pode manifestar-se como um rubor aquoso (efeito Tyndall) com embaçamento da câmara anterior, que em alguns casos só pode ser detectado em ambiente escuro com iluminação focal. Uma grande quantidade de células inflamatórias na câmara anterior se estabelece atrás da córnea e causa precipitados ceráticos, que podem ficar escondidos pela membrana nictitante (Figura 10.5). Alguns gatos têm hemorragia na câmara anterior. Se o gato não tiver sinal de irite, deve-se verificar a retina, pois há possibilidade de a PIF causar delineamento na vasculatura retiniana, perceptível como linhas acinzentadas indistintas de cada lado do vaso sanguíneo (Figura 10.6). Em alguns casos, são vistos piogranulomas na retina (ver Figura 10.6); a única outra condição em que é provável surgirem piogranulomas na retina seria infecção micobacteriana.[68] O humor vítreo pode parecer embaçado. Também é possível ocorrer hemorragia ou descolamento da retina,[306] porém é mais comum isso ser um sinal de hipertensão. Sinais intraoculares semelhantes também podem ser causados por infecções com o *Toxoplasma gondii*, o vírus da imunodeficiência felina (FIV, do inglês *feline immunodeficiency virus*) ou o da leucemia felina ou fungos sistêmicos (ver Capítulo 92).[306]

Sinais neurológicos. Anormalidades neurológicas são observadas em 25% a 33% dos gatos com PIF não efusiva.[81] O início dos sinais neurológicos é um indicador de mau prognóstico, e a postura descerebrada (opistótono, extensão de membro anterior e flexão de posterior) sinaliza uma situação irremediável.[172,174,257,293] Os sinais clínicos são variáveis e refletem a área de acometimento do SNC; o sinal clínico mais comum é alteração do estado mental, sobrevindo ataxia seguida por nistagmo e, por fim, convulsões.[173] Penderis escreveu uma revisão excelente sobre ataxia.[257] A ataxia decorrente da PIF pode ser cerebelar, sensorial (espinal ou proprioceptiva geral) ou vestibular central, porém não é provável que seja vestibular periférica. Diferencia-se doença vestibular central de periférica da seguinte

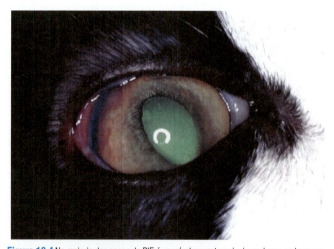

Figura 10.4 Na maioria dos casos de PIF, é possível encontrar sinais oculares, embora possam ser sutis e um exame abrangente para detectá-los ser necessário – como a irite vista no alto à esquerda no olho desse gato. (Cortesia de Diane Addie, Feline Institute, Pirineus, França.)

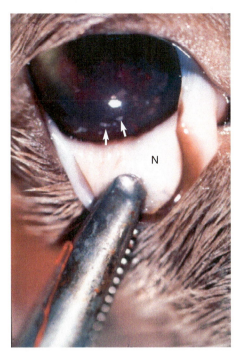

Figura 10.5 Precipitados ceráticos na córnea (*setas*) por causa de PIF efusiva. A membrana nictitante (*N*) foi defletida para baixo para que os precipitados pudessem ser vistos. (Cortesia de Diane Addie, University of Glasgow, Escócia.)

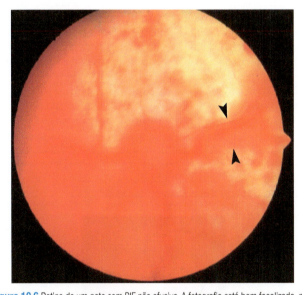

Figura 10.6 Retina de um gato com PIF não efusiva. A fotografia está bem focalizada, mas parece embaçada por causa do exsudato rico em proteína no humor vítreo. O delineamento dos vasos da retina aparece como linhas acinzentadas de cada lado (*cabeças de setas*). É possível ver os vasos da retina desaparecendo em um piogranuloma. (Cortesia de John Mould, Herefordshire, Reino Unido.)

maneira: na última, há reações posturais normais, déficits ipsilaterais do VII nervo craniano e síndrome de Horner, além de nistagmo horizontal com a fase rápida para fora do lado da lesão, sinais que também podem ser encontrados na doença central, mas quaisquer déficits adicionais a tornam mais provável. Desconforto ao abrir a boca é um dos aspectos mais comuns da doença vestibular periférica.[257]

Quando a PIF causa meningite granulomatosa não supurativa, os sinais refletem dano ao tecido nervoso subjacente: febre inexplicada, alterações do comportamento, convulsões, paralisia, incoordenação, tremores intencionais, hipermetria, hiperestesia e deformidades em

nervos cranianos. Quando a lesão da PIF é um piogranuloma em um nervo periférico ou na coluna vertebral, é possível observar claudicação, ataxia progressiva ou paresia (tetraparesia, hemiparesia ou paraparesia).[172,173,214,257] A PIF é a causa mais frequente de lesões da medula espinal em gatos com mais de 2 anos de idade.[194] Os nervos cranianos podem ser acometidos, causando déficits visuais e perda da resposta à ameaça,[172,173] dependendo do nervo lesionado. Uma revisão excelente do diagnóstico e do tratamento de convulsões em gatos foi publicada por Smith Bailey e Dewey.[293]

A tomografia computadorizada (TC) e a ressonância magnética (RM) são valiosas no diagnóstico do acometimento do SNC na PIF. A oclusão do aqueduto, causando hidrocefalia obstrutiva (ventricular lateral com mais de 2 mm de largura), é altamente sugestiva do diagnóstico de PIF neurológica.[81,172,173,257,262] Em um estudo realizado com 24 gatos com PIF e acometimento neurológico, detectou-se hidrocefalia em 75% ao exame pós-morte macroscópico ou histológico.[173] Outras doenças, como criptococose, toxoplasmose e linfoma, não foram relatadas como causas de hidrocefalia.[173] Também há relatos de quarto ventrículo isolado e siringomielia cervical.[172,173] Após o uso de contraste intravenoso (gadolínio, gadoteridol), a intensificação em torno do terceiro e do quarto ventrículos, do aqueduto mesencefálico e do tronco cerebral à RM é altamente sugestiva de PIF.[81,172,257]

Localização colônica ou intestinal

Ocasionalmente, o principal ou único órgão acometido por granulomas na PIF é o intestino. As lesões são encontradas mais comumente no cólon ou na junção ileocólica, mas também podem ocorrer no intestino delgado.[110,327] É possível que os gatos apresentem vários sinais clínicos em decorrência dessa lesão – em geral constipação intestinal, diarreia crônica ou vômitos.[110,327] A palpação do abdome costuma revelar espessamento do intestino. Um achado hematológico pode ser aumento no número de corpúsculos de Heinz.

Lesões cutâneas

Têm sido descritas lesões na pele, sempre associadas a outros sinais clínicos de PIF.[40] Essas lesões cutâneas não pruriginosas têm-se caracterizado como pápulas intradérmicas ligeiramente elevadas e bem circunscritas com aproximadamente 2 mm de diâmetro sobre o pescoço, nos membros anteriores e em paredes torácicas laterais.[40,56] Também foi relatada fragilidade cutânea semelhante à associada à síndrome de Ehlers-Danlos em um gato com PIF.[321]

Filhotes de gatos recém-nascidos ou no período pré-natal

A PIF é a segunda causa infecciosa mais comum de mortalidade em filhotes de gatos desmamados,[16,42] porém não causa mortes do nascimento ao desmame ("gatinhos definhados"). Na década de 1970, o CoVF foi implicado em vários distúrbios reprodutivos e na síndrome do definhamento de filhotes de gatos,[287] mas é provável que a causa do problema tenha sido deficiência de tiamina, e assim não se acredita mais que o CoVF esteja envolvido.[16,21] O CoVF não causa infertilidade,[16] mas a infecção por ele resulta em déficit do crescimento de filhotes de gatos (Figura 10.7) e maior prevalência de diarreia e sinais respiratórios superiores.[7]

Felídeos não domésticos

O CoVF pode ser um patógeno importante para felídeos domésticos e exóticos. As infecções por coronavírus têm causado perda de peso crônica, diarreia e anorexia. Em uma pesquisa com felídeos cativos, mais de 50% apresentaram resultados positivos ao teste para detectar a infecção com base na PCR fecal e na sorologia para os coronavírus dos tipos I e II.[150] Observou-se mortalidade pela PIF entre felídeos

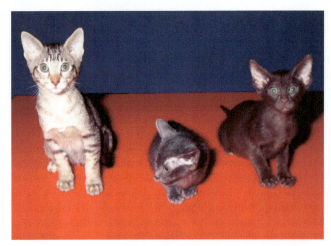

Figura 10.7 Ninhadas de tamanhos desiguais e déficit do crescimento de gatinhos decorrente de infecção pelo CoVF – sinais de desmame precoce de que o CoVF é endêmico em um gatil de criação.

exóticos cativos, com os guepardos (*A. jubatus*) correndo maior risco de ter a doença.* A colite necrosante causada pelo CoVF é um problema de saúde importante em guepardos.[150]

Diagnóstico

Enterite por coronavírus

Não há testes específicos para se detectar enterite por coronavírus, e só em gatos soropositivos para o CoVF ou com resultado positivo à PCR-RT fecal quando outras causas infecciosas, inflamatórias ou dietéticas foram excluídas é que se pode supor que ele seja a causa de diarreia. No entanto, um resultado negativo à PCR-RT fecal tende a excluir a enterite por coronavírus como a consideração diagnóstica. A avaliação por biopsia com métodos de coloração convencionais tem uso limitado porque os aspectos histopatológicos de ulceração da extremidade vilosa, déficit de crescimento e fusão são inespecíficos. A infecção pelo CoVF só pode ser confirmada por coloração imuno-histoquímica ou imunofluorescente de amostras de biopsia intestinal.

Peritonite infecciosa felina

Em geral, só é possível chegar ao diagnóstico definitivo de PIF após a morte do animal, ante achados histopatológicos de flebite ou piogranuloma perivascular.[166,227,229,287a] O diagnóstico de PIF *in vivo* é um enorme desafio até para o clínico mais competente. Mesmo os resultados de biopsia por *tru-cut* (agulha cortante) e aspirado com agulha fina (AAF) de fígado e rim têm sensibilidade de 11% a 38% apenas para o diagnóstico de PIF.[94]

Na maioria dos estágios do processo diagnóstico, é mais fácil excluir condições que não a PIF, em vez de afirmar seu envolvimento. As primeiras etapas para diagnosticar PIF são obter a anamnese e rever os sinais clínicos que tenham provocado a suspeita dessa doença. A próxima etapa envolve a análise da efusão ou do sangue, porém, se houver efusão abdominal ou torácica, sua análise será mais útil e, por isso, discutida em primeiro lugar.[109] As anormalidades abdominais inespecíficas vistas à ultrassonografia incluem: efusão peritoneal e linfadenomegalia abdominal em muitos gatos e, em alguns, hipoecogenicidade no parênquima do fígado ou do baço.[185a]

Análise da efusão

Aproximadamente 50% dos gatos com efusão têm PIF.[200] O líquido da PIF pode ser transparente, cor de palha, viscoso e, por causa do alto conteúdo de proteína, formar espuma quando movimentado. Há possibilidade de a efusão coagular quando refrigerada. Se a amostra estiver sanguinolenta, quilosa, com pus ou odor fétido, então é improvável que haja PIF,[275] embora em casos raros possa parecer rosada e quilosa.[283] Na PIF, a efusão é classificada como transudato modificado porque em geral seu conteúdo de proteína é muito alto (superior a 3,5 g/dℓ), refletindo a composição do soro, enquanto o conteúdo celular se aproxima daquele de um transudato (menos de 5.000 células/mℓ). O alto teor de proteína da efusão é paralelo com os níveis aumentados de gamaglobulina; portanto, a proporção de albumina para globulina (A:G) em uma efusão é altamente preditiva de PIF. Uma proporção A:G acima de 0,8 quase certamente exclui a PIF[288] e valores entre 0,45 e 0,8 reforçam a possibilidade de sua existência.[295] A proporção A:G inferior a 0,45 em uma efusão com mais de 3,5 g/dℓ de proteína total e baixa celularidade, consistindo predominantemente em neutrófilos e macrófagos, é altamente preditiva de PIF efusiva.[275] As doenças com análises do líquido semelhantes são colangite linfocitária e, ocasionalmente, tumores, em geral hepáticos. A citologia da efusão, bem como os achados radiográficos e ultrassonográficos, pode ajudar a diferenciar a PIF de neoplasia, miocardiopatia e doença hepática com hipertensão vascular porta.[121,288]

Podem ser feitos exames adicionais com o líquido, para ajudar a consubstanciar o diagnóstico de PIF. O teste de Rivalta é um ponto de partida simples, rápido e de baixo custo para detectar PIF. Coloca-se uma gota de ácido acético a 8% em 5 mℓ de água destilada e mistura-se bem, acrescentando-se então uma gota da efusão na camada da parte superior do tubo. Se a gota desaparecer e a solução continuar transparente, o resultado é negativo, mas, se a gota mantiver seu formato, ficar aderida à superfície ou flutuar lentamente para o fundo do tubo, o resultado é positivo (Figura 10.8). O resultado positivo ao teste de Rivalta tem valor preditivo de 0,86 e negativo de 0,97.[284]

A coloração imunofluorescente positiva, que indica infecção de macrófagos pelo CoVF a partir de uma efusão, é definitivamente diagnóstica de PIF, mas um resultado negativo não exclui essa doença (Figura 10.9).[109,233] Uma dificuldade com esse teste é o fato de que geralmente a efusão tem poucos macrófagos.

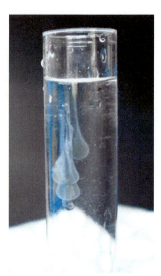

Figura 10.8 Teste de Rivalta positivo: acrescenta-se uma gota de ácido acético a 98% a 5 mℓ de água destilada e mistura-se bem, colocando-se então uma gota da efusão com cuidado no alto do tubo. Se ela desaparecer e a solução continuar transparente, o teste será negativo. Se a gota mantiver seu formato, ficar aderida à superfície ou flutuar lentamente para baixo no tubo, o teste será positivo. (Cortesia de Diane Addie, Feline Institute, Pirineus, França.)

*Referências 115, 149, 150, 151, 155, 217, 260.

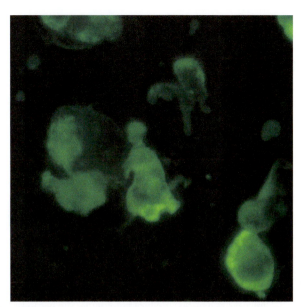

Figura 10.9 Coloração imunofluorescente direta de efusão abdominal mostrando coronavírus intracelulares em um gato com PIF. (Fotografia de Wayne Roberts © 2004 University of Georgia Research Foundation Inc.)

Achados hematológicos e bioquímicos

A alteração hematológica típica na PIF tanto efusiva como não efusiva é linfopenia.[230] Na PIF não efusiva, é evidente a anemia arregenerativa (hematócrito < 30%) associada à inflamação crônica. Gatos constipados em decorrência de colite granulomatosa têm maior número de corpúsculos de Heinz nos eritrócitos. A PIF foi a principal causa de trombocitopenia em gatos.[175] A verificação do nível sérico de gamaglobulina é um teste preditivo mais útil para PIF que a proporção de proteína total (A:G).[109,284,301] A especificidade do diagnóstico aumenta em paralelo com o valor usado como ponto de corte para aumento dos níveis de gamaglobulina, porém a sensibilidade correspondente diminui.[109,284] A proporção sérica A:G diminui na PIF porque o nível de albumina permanece dentro dos limites de referência ou cai ligeiramente e os níveis de globulina aumentam. O nível sérico de proteína total geralmente está alto. Deve-se suspeitar de PIF quando a eletroforese de proteína sérica revelar aumento policlonal na gamaglobulina. Outras possibilidades para a ocorrência desse aumento incluem linfossarcoma de célula B, mieloma múltiplo ou outra discrasia de célula plasmática, ou ainda infecções persistentes crônicas como a causada pelo FIV.[173,193] Outras alterações bioquímicas refletem o dano aos órgãos com lesões da PIF e não são especificamente úteis para o diagnóstico de PIF, mas podem ajudar o clínico a determinar se o tratamento vale a pena. É possível observar hiperbilirrubinemia, que muitas vezes é reflexo de necrose hepática. Apesar disso, a atividade da fosfatase alcalina e da alanina aminotransferase em geral não está aumentada de maneira tão acentuada como nos distúrbios colestáticos, como colângio-hepatite e lipidose hepática.

Exame do líquido cerebrospinal

A análise do líquido cerebrospinal (LCS) costuma ser o exame mais útil para detectar PIF, porém pode ser difícil ou até mesmo impossível obter-se uma amostra, por causa da alta viscosidade do líquido em decorrência do acúmulo de proteína e células inflamatórias.[173] Nesses casos, o risco de herniação cerebral é significativo, de modo que é preciso cuidado ao fazer uma punção para obter tal líquido.[215,157] A análise do LCS de gatos com sinais neurológicos pode revelar elevação espetacular de proteína.[81,173,215,157,300] Entretanto, em um estudo, a elevação da proteína total no LCS de gatos com PIF neurológica

foi de 25% apenas.[173] A proteína total no LCS de gatos saudáveis é inferior a 0,27 g/ℓ, mas em amostras obtidas por punção lombar os níveis de proteína total no LCS serão mais altos que naquelas retiradas por punção da cisterna.[67] Há pleocitose (5 leucócitos/$\mu\ell$ ou 100 a 10.000 células nucleadas/$\mu\ell$ – neutrófilos, linfócitos e macrófagos) em 67% dos gatos com PIF neurológica.*

Testes para anticorpo contra o coronavírus felino

Já foi dito que morreram mais gatos por causa dos resultados do teste para anticorpo contra o CoVF que de PIF. A sorologia pode ser útil se o laboratório for confiável e consistente e os resultados dos testes tiverem correlação inteligível com os achados clínicos. Às vezes, alguns clínicos podem considerar erroneamente um título positivo como diagnóstico de PIF, o que, em parte, é falha de laboratórios comerciais ou de fabricantes dos *kits* que designam tais testes especificamente como "testes para PIF", quando, na verdade, geralmente só detectam se há o próprio CoVF ou anticorpos contra esse vírus. Podem ser encontrados resultados falso-negativos para anticorpo se houver numerosas partículas virais na amostra ligando-se a anticorpo, o que a torna inviável para o antígeno no teste ou se o teste for realizado logo após exposição ao vírus, pois os anticorpos para o CoVF surgem apenas 18 a 21 após a infecção.[204] Pode-se detectar anticorpo sem infecção no período neonatal porque os AOM somente desaparecem dos filhotes de gatos por volta das 5 a 6 semanas de idade.

Cerca de um terço (uns 33%) dos gatos soropositivos estão com infecção ativa e eliminando coronavírus.[10] Os títulos de anticorpo contra o CoVF têm uma correlação razoavelmente boa com a eliminação viral,[10,246] mas muitos gatos com títulos altos não eliminam o vírus e há outros com títulos baixos que o fazem.

A análise do título de anticorpo é particularmente útil quando o CoVF em uma população de gatos está sendo controlado por quarentena ou foi eliminado. Quando um teste é sensível o bastante, o resultado soronegativo em um gato clinicamente saudável pode significar que ele não está infectado. As metodologias e resultados de título de anticorpo variam entre os laboratórios, porém cada laboratório deve relatar dois níveis de título, um sendo o menos significativo de reatividade (ou título de valor positivo *baixo*) e outro é o título de valor de anticorpo *alto*. Títulos altos têm sido correlacionados com possibilidade maior de eliminação de CoVF ou ocorrência de PIF, conforme demonstrado pela confirmação pelos resultados de biopsia cirúrgica ou necropsia.[10,246] Os títulos absolutos de anticorpo mencionados neste capítulo são aqueles estabelecidos pelos laboratórios do autor e só devem ser usados como parâmetros relativos. Ao se procurar um laboratório confiável, deve-se dividir uma amostra, guardá-la a –20°C e enviá-la sem dizer para que ao laboratório em questão e para outro credenciado com relação ao CoVF para comparação. Há na internet listas de laboratórios credenciados nos EUA para fazer o teste do anticorpo imunofluorescente. Deve-se notar uma concepção errônea final comum sobre os títulos de anticorpo. Títulos de anticorpo elevados *não* indicam que um gato terá PIF – a maioria dos gatos com títulos elevados de anticorpo para o CoVF acaba eliminando o vírus e tem resultados soronegativos outra vez.

Os testes para anticorpo contra o CoVF baseiam-se na proteína 7b comercializada a partir de dados indicativos de que a cepa menos virulenta, a laboratorial FECV 70-1683, não tem o gene 7b, ao passo que a cepa laboratorial altamente virulenta VPIF 79-1146 tem um gene intacto 7b.[332] Depois descobriu-se que o achado foi um artefato laboratorial porque o CoVF em cultura de células quase sempre desenvolve deleções no gene 7b,[119] essencial para a replicação viral e parece ser supérfluo na ausência de um hospedeiro. Tanto gatos sadios como aqueles com PIF têm anticorpos para a proteína

*Referências 81, 173, 215, 257, 293, 300.

7b.[152] Um estudo mostrou diferenças genéticas distintas nos genes da membrana e da proteína não estrutural 7b entre cepas do CoVF de gatos com e sem PIF.[38] Outros pesquisadores encontraram deleções consistentes no gene 3c dentro de biotipos de VPIF.[45,254] A função da proteína codificada pelo gene 3c é desconhecida, mas ela parece ser essencial para a replicação viral no intestino.[45] Ainda não se sabe se essas descobertas genéticas podem ser exploradas para se desenvolver um teste diagnóstico preditivo confiável para detectar PIF.

Conforme mostrado no Boxe 10.1 e na Tabela 10.1, há 10 indicações principais para se solicitar o teste de anticorpo contra o CoVF. A discussão a seguir considera os vários tipos de testes para anticorpo e seus usos.

Imunofluorescência indireta. O teste do anticorpo fluorescente (AF) indireto é o melhor padrão para detectar anticorpos contra o CoVF, sendo útil porque provoca títulos diretos que se correlacionam bem com a excreção do vírus.[10,246] É claro que gatos soronegativos, conforme determinado por um teste *confiável*, não eliminam o CoVF,[7,10,84] enquanto aproximadamente um em cada três gatos soropositivos elimina o vírus.[86] Gatos com títulos mais altos de anticorpo são mais propensos a eliminar o vírus,[10,84,110,246] embora aqueles com títulos relativamente baixos de AF indireto de 40 a 80 tenham 26 a 39% de possibilidade de eliminar o CoVF.[7,8,106]

Os tipos I e II do CoVF e o vírus da gastrenterite transmissível de suínos podem ser usados no teste.[178] É preciso cuidado para distinguir a fluorescência associada a anticorpos contra o CoVF da inespecífica causada, por exemplo, por anticorpos antinucleares, que podem exis-

---

Boxe 10.1 | **Indicações do teste para detectar anticorpo contra o coronavírus felino[a]**

1. Diagnóstico de PIF ou enterite por coronavírus
2. Monitorar o tratamento de um gato com PIF
3. Contato com um caso de PIF ou excretor conhecido ou suspeito de coronavírus
4. Triagem de um gato antes de cruzamento
5. Triagem de um gatil quanto à existência de CoVF
6. Triagem de um gato para sua ida para ambiente doméstico ou gatil sem CoVF
7. Triagem de um gato antes de cirurgia ou outro estresse
8. Triagem de um gato antes da administração de imunossupressores a ele

CoVF, coronavírus felino; *PIF*, peritonite infecciosa felina.
[a]A interpretação da sorologia para o CoVF nesses circunstâncias é dada na Tabela 10.1.

---

tir em razão de outros fatores, como infecções concomitantes (p. ex., pelo FIV, micoses sistêmicas), doença autoimune, vacinação recente ou certos tratamentos para o hipertireoidismo (*i. e.*, tiamazol, felimazol, metimazol). Portanto, é essencial incluir um controle negativo de células não infectadas para cada soro ou plasma.

Ensaio imunossorvente ligado a enzima. Os ensaios imunossorventes ligados a enzima (ELISA, do inglês *enzyme-linked immunosorbent assay*) ou com base na cinética são usados em laboratórios comer-

---

Tabela 10.1 | **Interpretação dos resultados da sorologia para detectar o coronavírus felino.**

Justificativa para o teste	Resultados do teste para detectar anticorpo contra o CoVF	
	Positivo	**Negativo**
Diagnóstico de PIF	Os sinais clínicos podem ter relação com infecção pelo CoVF, mas, como muitos gatos com outras doenças além da PIF ou da enterite por coronavírus também serão soropositivos, é preciso examinar outros parâmetros e fazer um diagnóstico definitivo cuidadoso para excluí-las.	Como o teste é bastante sensível, é improvável que as causas sejam PIF ou CoVF, embora ocasionalmente casos de PIF efusiva tenham tanto vírus na efusão que ele se liga a anticorpo, o que o torna indetectável em alguns testes.
Monitoramento do tratamento de um gato com PIF	Testar novamente em 2 a 3 meses.	Desde que os sinais clínicos e outros parâmetros tenham voltado ao normal, agora então será seguro interromper o tratamento. Doses altas de glicocorticoides podem reduzir artificialmente o título de anticorpo para CoVF.
Contato com um caso de PIF ou excretor conhecido ou suspeito de coronavírus	Espera-se que um gato em tal situação seja soropositivo. Monitorar os títulos de anticorpo a cada 2 a 3 meses até que o gato se torne soronegativo.	Seguro para outro gato.
Triagem de um gato antes de cruzamento	Adiar o cruzamento até que o gato esteja soronegativo (testar novamente em 2 a 3 meses) ou usar um cruzamento controlado e testar as fezes da gata por PCR-RT em 4 a 6 ocasiões; se ela estiver eliminando vírus, desmamar os filhotes precocemente e isolá-los.	Segurança para prosseguir com o cruzamento.
Triagem de um gatil quanto à existência de CoVF	Instituir o teste sorológico regular a cada 2 meses, separando os gatos positivos dos negativos.[120] Usar também a PCR-RT fecal, se possível.	Se todos os gatos forem soronegativos, não há CoVF no gatil.
Triagem de um gato para sua ida para ambiente doméstico ou gatil sem CoVF	Adiar a ida e testar novamente em 2 a 3 meses.	Segurança para a ida do gato no ambiente livre de CoVF.
Triagem de um gato antes de cirurgia ou outro estresse	Se possível, adiar o estresse até que o animal esteja soronegativo. Testar novamente em 2 a 3 meses.	Segurança para prosseguir.
Triagem de um gato antes da administração de imunossupressores a ele	Examinar as fezes por PCR-RT para estabelecer se o animal está infectado no momento. A imunossupressão precipitaria a ocorrência de PIF – considerar alternativas.	Segurança para prosseguir.

CoVF, coronavírus felino; *PIF*, peritonite infecciosa felina; *PCR-RT*, reação em cadeia da polimerase com transcriptase reversa.

ciais e de pesquisa. Não há avaliações publicadas da sensibilidade e da especificidade desses testes feitas por veterinários, além do ELISA com base na cinética.[25]

Testes para anticorpo à beira do leito. Há pelo menos dois *kits* de teste para detectar anticorpo contra o CoVF: um ELISA, o CoVF ou FIP Immunocomb, e o de imunomigração rápida. O Immunocomb é comparado favoravelmente com o melhor teste padrão para anticorpo indireto.[12]

Interpretação dos resultados do título de anticorpo. Apesar das críticas frequentes, os testes sorológicos são muito úteis para identificar gatos em que se suspeita de PIF, mas os clínicos não podem esquecer as limitações desses testes. Primeiro, muitos gatos sadios (em especial os de raça pura) e aqueles com outras condições que não a PIF podem ter resultados soropositivos. Em segundo lugar, alguns gatos com PIF efusiva parecem ter títulos baixos ou soronegativos porque grandes quantidades de vírus em seu corpo estão ligadas a anticorpo, o que os deixa indisponíveis para ligação ao antígeno do teste sorológico. Embora haja relatos de exceções,[173,298] os gatos com PIF não efusiva geralmente têm alto título de anticorpo contra o CoVF e raramente resultados soronegativos; portanto, a sorologia para o coronavírus em geral pode ser usada para excluir o diagnóstico de PIF em casos suspeitos de serem não efusivos. É incomum o alto título de anticorpo contra o CoVF em gato doente e que tenha vindo de um ambiente de baixo risco (no qual, além dele, só havia no máximo outro gato); além disso, ela constitui a indicação mais forte do diagnóstico de PIF, em comparação com o mesmo título de anticorpo em gato vindo de ambiente com vários outros gatos, no qual é provável o CoVF ser endêmico.

A sorologia não pode ser empregada apenas para diagnosticar PIF, sendo *indispensável* considerar os outros parâmetros. Várias concepções populares errôneas na interpretação dos títulos de anticorpo devem ser lembradas. Primeiro, gatos clinicamente sadios com anticorpos contra o CoVF *não* têm PIF efusiva. Em segundo lugar, gatos com a PIF neurológica têm títulos mais altos de anticorpo, porém cargas mais baixas de CoVF que gatos com PIF generalizada.[86] Por último, a soronegatividade em gatos com diarreia exclui o CoVF como causa, mas ele pode ou não ser uma causa de diarreia em gatos com resultados soropositivos.

Efusão. Testes sorológicos realizados com líquido ascítico ou efusão torácica têm os mesmos resultados dos feitos com amostras de sangue, desde que apresentem alta concentração de proteína, próximas daquelas do sangue. Altos títulos de anticorpo contra o CoVF em uma efusão têm 85% de especificidade e 86% de sensibilidade para predizer PIF.[109] Como no sangue, as efusões da PIF podem parecer ter títulos baixos ou são soronegativas, pois o vírus em grande quantidade na efusão pode ligar-se ao anticorpo, o que o torna indisponível para ligar-se ao antígeno existente no teste sorológico. Uma maneira de resolver isso é fazer o teste com imunocomplexos.[109] Como alternativa, essas amostras de efusões também podem ser examinadas em busca de vírus pela PCR-RT quantitativa. Em geral, tais gatos têm enormes quantidades de vírus na efusão.

Líquido cerebrospinal. Nos estudos preliminares, considerava-se que a estimativa da quantidade de anticorpos contra o CoVF no LCS ajudava a estabelecer o diagnóstico de PIF.[81] As proporções de proteína e de anticorpo contra o CoVF no soro e no LCS sempre foram iguais ou maiores que 1. Nenhum dos oito gatos de controle com PIF neurológica tinha anticorpos contra o CoVF no LCS. Infelizmente, esses gatos de controle foram infectados experimentalmente e tinham títulos séricos de anticorpo contra o CoVF relativamente baixos. O extravasamento inespecífico de proteínas séricas para o LCS não pode ser eliminado: deve-se suspeitar dele quando o aumento da celularidade é sugestivo de sua ocorrência. É possível esse ajuste para o extravasamento ao se comparar a proporção dos títulos séricos e no LCS de outro agente infeccioso (anticorpo indexador). Em um dos maiores estudos sobre a infecção natural, com dados de gatos de controle correspondentes expostos naturalmente, a detecção de IgG anticoronavírus no LCS teve sensibilidade de 60% e especificidade de 90%, o que limita seu uso clínico.[34] Como qualquer hemorragia intracraniana em um gato soropositivo para o CoVF resulta em anticorpos no LCS, poderia haver anticorpos contra o CoVF em outras condições além da PIF.

Monitoramento sorológico durante o tratamento. Há pouca informação publicada sobre a reavaliação de gatos por monitoramento sorológico durante o tratamento da PIF. O teste para detectar anticorpo contra o CoVF é útil no momento inicial do diagnóstico, mas o monitoramento dos títulos de anticorpo a uma frequência maior do que a cada 1 a 2 meses depois que o tratamento tiver começado acrescenta pouco, porque a alteração nos títulos de anticorpo demora a acontecer. Glicocorticoides ou, mais comumente, tratamentos citotóxicos podem suprimir o título de anticorpo, fazendo com que se mostre artificialmente baixo. No entanto, o teste para detecção de anticorpo contra o CoVF é útil, junto com outros testes como aquele para a AGP α-1, globulina, o hematócrito, a contagem de linfócitos e a PCR-RT para o CoVF, para que se saiba quando interromper o tratamento. Se um gato tiver recuperação completa, terá resultados soronegativos, porém, seu título de anticorpo provavelmente ainda será alto se estiver apenas em remissão.

Monitoramento de gatos após contato com o vírus. Os gatos em contato com outros que estejam excretando o CoVF são muito propensos a exibir resultados soropositivos porque o CoVF é altamente transmissível. Entretanto, pode-se usar o teste para comparar um título inicial de anticorpo com o de uma amostra obtida 2 a 3 meses depois, para determinar se o título caiu ou não. Se o resultado do título de anticorpo de acompanhamento do gato for negativo (em um teste sensível confiável), o animal não terá PIF, não estará eliminando o CoVF e, portanto, há segurança para a chegada de outro gato. Saber que um gato tem resultados positivos para anticorpo do CoVF possibilita aos proprietários evitar ou reduzir o estresse para o gato, na tentativa de prevenir a ocorrência de PIF.

Triagem de um gato antes do cruzamento. Se um gato e uma gata têm resultados negativos para anticorpo contra o CoVF, é seguro prosseguir com o cruzamento (ver a discussão sobre cruzamentos controlados, em *Medidas para criação*). Se ambos, macho e fêmea, tiverem resultados soropositivos, então a transmissão viral entre o par não é problema (embora, se viverem em locais diferentes e for preciso levar um até o outro, o estresse do transporte poderia precipitar PIF). Se um tiver resultados positivos e o outro apresentar resultados negativos, então é provável que haja transmissão da infecção para o que não está infectado, se o indivíduo com título positivo estiver eliminando o vírus. Se a gata for soropositiva, o risco de infectar os filhotes é alto caso ela esteja eliminando o vírus. Portanto, suas fezes devem ser submetidas a exame para detecção do vírus por PCR-RT em quatro a seis ocasiões. Se a gata estiver eliminando o vírus, seus filhotes deverão ser desmamados e isolados por volta de 5 semanas de idade (Tabela 10.2).

Quando apenas um dos membros do par tiver resultados positivos, pode-se fazer o exame de suas fezes pela PCR-RT para estabelecer se a infecção é atual ou os anticorpos são resquícios de uma infecção no passado. Se um do casal estiver infectado, o cruzamento pode ser adiado até que ele ou ela deixe de eliminar o vírus, em geral poucos meses depois.[10] Se os criadores estiverem determinados a prosseguir, podem fazer um cruzamento controlado – aquele em que os gatos ficam juntos apenas para a monta. O casal não deve ficar na

Tabela 10.2	Protocolo para a prevenção da infecção pelo coronavírus felino em filhotes de gatos.
Etapa	**Descrição**
Preparar o ambiente para os filhotes	1. Retirar todos os filhotes e gatas 1 semana antes de trazer uma nova gata. 2. Desinfetar o ambiente com diluição de hipoclorito de sódio (alvejante, água sanitária) a 1:32. 3. Usar bandejas de dejetos e vasilhas para comida e água separadas, além de desinfetá-las com hipoclorito de sódio. 4. Trazer a gata 1 a 2 semanas antes do parto.
Fazer barreira de enfermagem	1. Cuidar do ambiente antes de colocar outros gatos. 2. Limpar as mãos com desinfetante antes de ir para o ambiente dos gatos. 3. Usar sapatos e sapatilhas ao ir para o ambiente onde estão os filhotes de gatos.
Desmamar e isolar os filhotes o mais cedo possível	1. Testar a gata quanto a anticorpos contra o CoVF antes ou após ela parir. 2. Se a gata for soropositiva, deve ser separada do ambiente dos filhotes quando eles tiverem 5 a 6 semanas de idade. 3. Se a gata for soronegativa, pode permanecer com os filhotes por mais tempo.
Submeter os filhotes a teste	1. Fazer o teste para detectar anticorpos contra o CoVF nos filhotes após 10 semanas de idade.

CoVF, coronavírus felino.

mesma habitação e, o mais importante, deve-se evitar que o indivíduo não infectado tenha contato com as fezes do infectado, impedindo-se que tenha acesso à bandeja de dejetos. Se tanto o macho como a fêmea tiverem pelagem longa, pode ser melhor "tosá-los" para evitar que tenham contato com contaminação fecal. Se a gata estiver infectada, as orientações para o desmame precoce que constam da Tabela 10.2 devem ser seguidas.

Gatis de triagem. Não é necessário testar cada gato de um gatil em uma habitação que abriga múltiplos gatos porque o CoVF não é tão contagioso. Em uma instalação endêmica, espera-se que 90% dos gatos sejam soropositivos se houver o vírus. No entanto, em locais onde os gatos ficam em grupos separados, deve-se fazer a triagem em dois ou três indivíduos de cada grupo.

Triagem de um gato destinado a ambiente sem CoVF. Um gato soronegativo pode ser trazido com segurança; um soropositivo, por sua vez, deve ficar em quarentena e ser novamente submetido ao teste, para que seja possível verificar seu título de anticorpo 2 a 3 meses mais tarde.

Triagem de um gato antes de cirurgia ou outro estresse. Se o gato for soronegativo, é seguro prosseguir, mas se for soropositivo corre o risco de ter PIF. Como apenas 1 gato soropositivo em 3 tem a infecção ativa, suas fezes podem ser examinadas pela PCR-RT para se estabelecer se ele está infectado no momento. Caso esteja com a infecção ativa e seja possível adiar o estresse, deve ser testado novamente a cada 2 a 3 meses até que a infecção tenha sido eliminada. O risco de PIF é maior nos primeiros 18 meses após a infecção,[18] de maneira que o simples fato de se aguardar talvez reduza o risco de o animal ter PIF. Contudo, se for preciso prosseguir realizando a cirurgia, podem ser tomadas medidas para reduzir o estresse o máximo possível (p. ex., marcar a cirurgia para um momento em que ninguém esteja aguardando na sala, ou usar feromônios para ajudar a acalmá-lo durante o procedimento).

Triagem de um gato antes de tratamento imunossupressor. Acredita-se que a imunidade mediada por célula (IMC) impeça o desenvolvimento de PIF em gatos coinfectados pelo CoVF.[63] Fármacos imunossupressores tais como a ciclofosfamida, a vincristina ou a ciclosporina A suprimem a IMC. Se o gato for negativo, é seguro prosseguir, mas, se for soropositivo, corre o risco de ter PIF. Portanto, a imunossupressão poderia precipitar a PIF e, se possível, devem ser consideradas alternativas de tratamento. Como apenas 1 gato soropositivo em 3 tem a infecção ativa, várias amostras de fezes podem ser examinadas a intervalos semanais pela PCR-RT para se estabelecer se ele está infectado no momento.

Triagem de um gato para doação de sangue. Se o gato for soronegativo, é seguro prosseguir, mas se for soropositivo é preferível escolher outro doador, a menos que seja extremamente improvável encontrar o CoVF no receptor no futuro.

Teste da reação em cadeia da polimerase com transcriptase reversa

A PCR é uma técnica altamente sensível para amplificação e detecção de pequenas quantidades de DNA (ver Capítulo 1 e Figura 1.3). Como o CoVF é um vírus de RNA, é preciso elaborar primeiro uma cópia de DNA usando a enzima RT. Também podem ocorrer resultados falso-negativos no laboratório ante as enzimas que destroem o RNA (ribonucleases). A PCR-RT em tempo real ou quantitativa produz resultados mais rápidos e possibilita a quantificação do vírus, que pode ser valiosa para discriminar infecções sistêmicas de entéricas, porque a carga viral seria muito maior nas infecções em que a disseminação sistêmica é predominante. A detecção do vírus tem utilidade clínica para os veterinários confirmarem o CoVF em gatos que parecem ser portadores de PIF mas são soronegativos e para se detectar eliminação viral com finalidades epidemiológicas. A diferenciação entre o FECV entérico e o VPIF sistêmico por métodos genéticos foi ilusória. Conforme estabelecido anteriormente, foram observadas diferenças nos genes 7b e 3c.[38,45,244] Essas deleções são diferentes em cada isolado e atualmente é preciso o sequenciamento para serem detectadas. Além disso, há grandes variações nos vírus de áreas geográficas diferentes, o que complica ainda mais o desenvolvimento de um teste com base na genética.

Sangue. A maioria dos gatos com PIF tem resultados negativos à PCR-RT do sangue. A detecção viral em sangue não é um indicador prognóstico útil em gatos saudáveis porque o CoVF foi detectado no sangue de gatos sadios soropositivos para ele.[41,116,291] Além disso, a ausência de CoVF na corrente sanguínea não significa que um gato não venha a desenvolver PIF.

Efusões. A detecção viral em efusões é útil quando usada simultaneamente com outros exames diagnósticos. Um resultado positivo é altamente sugestivo de PIF, mas um resultado negativo não a exclui, porque muitos resultados de teste com efusões de PIF são negativos. Pode ser que centrifugar as células de uma efusão antes de usá-las melhore a sensibilidade.

Líquido cerebrospinal. A PCR-RT para o CoVF no LCS não costuma ser útil. Embora o resultado fortemente positivo de um gato com sinais neurológicos possa ser indício de PIF, em geral o resultado é negativo em gatos com a PIF neurológica.[81,86] O CoVF foi encontrado no LCS ou no cérebro de dois gatos portadores de CoVF que morreram por outras condições que não a PIF e em um gato vivo soronegativo que não tinha outra indicação clínica de PIF.[3] Um resultado negativo à PCR-RT no LCS não exclui a PIF neurológica.[81,87]

Outros líquidos ou amostras de biopsia. A PCR-RT no humor aquoso tem boa especificidade para a PIF na câmara anterior.[35] A PCR-RT na saliva não é útil na prática porque, em geral, os resultados são negativos, mesmo em gatos com PIF. Um resultado positivo com *swab* conjuntival ou da membrana nictitante para células da superfície ocular e líquido lacrimal seria altamente indicativo de PIF, porém o resultado negativo não a excluiria. O CoVF foi detectado pela PCR-RT nas conjuntivas de 4 de 48 casos de PIF.[187]

A detecção viral em um AAF (aspirado com agulha fina) de linfonodos aumentados de gatos é um método diagnóstico de PIF muito útil porque a histopatologia de um linfonodo aumentado geralmente é vaga, descrevendo apenas inflamação piogranulomatosa. Todavia, se for realizada a PCR-RT no AAF ou mesmo a biopsia com *tru-cut* [agulha cortante] de fígado ou rim, é essencial saber que a biopsia veio de uma lesão nesses órgãos, o que costuma ser difícil se as técnicas forem executadas por via percutânea, caso em que a visualização das lesões geralmente é indireta, via ultrassom, em contraste com a visão direta em uma laparotomia. Quando os métodos percutâneos são usados, é provável que os resultados sejam negativos, em especial nos gatos com PIF não efusiva e poucas lesões. Outro problema é que poucos gatos infectados com o CoVF e outras doenças que não a PIF têm esse vírus circulante e, assim, o sangue no órgão a ser submetido a biopsia pode resultar em teste falso-positivo. Contudo, quando se usa a PCR quantitativa, a quantidade de vírus deve ser maior em um gato com PIF do que naqueles com outra doença.[159]

Fezes. A detecção ou ausência do CoVF nas fezes não é útil para o diagnóstico de PIF ou como teste prognóstico, mas é válida em pesquisas e locais onde se esteja tentando eliminar a infecção pelo CoVF. Gatos que eliminam esse vírus de maneira crônica não correm risco especial de ter PIF,[15] mas a fonte constante de vírus dificulta a contenção de infecções em um gatil. No entanto, só é possível identificar gatos que eliminam o CoVF por toda a vida mediante 9 exames fecais de PCR-RT mensais consecutivos positivos.[10] A PCR-RT não pode medir a viabilidade do organismo detectado, de modo que a infectividade do vírus não pode ser estabelecida com certeza absoluta. Entretanto, foi feita uma correlação entre resultados fortes à PCR-RT e infectividade.[84] Não há necessidade de levar as fezes para o laboratório em gelo. O CoVF continua a ser detectável pela PCR-RT quantitativa em uma amostra fecal à temperatura ambiente 1 mês após ter sido coletada e apesar do crescimento de fungos nela.[13]

PCR-RT para RNA mensageiro. Foi desenvolvida uma PCR que detecta o coronavírus em replicação alvejando o RNA mensageiro (mRNA; do inglês, *messenger ribonucleic acid*).[291] A detecção do mRNA em monócitos circulantes é evidência de que o vírus está infectando gatos de maneira sistêmica e se replicando. A primeira PCR-RT para mRNA desenvolvida produziu resultados positivos em 94% de 49 casos confirmados de PIF e em nove de 12 gatos com outra doença que não a PIF confirmada à histologia.[291] No entanto, naquele estudo, 6% de 326 gatos clinicamente saudáveis mostraram resultados positivos ao teste. Em um segundo estudo, 54% dos gatos sadios tiveram resultados positivos.[41] Os *primers* para esse estudo detectam DNA humano, o que aumenta a possibilidade de se obter resultados falso-positivos. O uso de luvas pelo clínico veterinário ao coletar uma amostra de sangue e o uso de DNAases nos meios de coleta podem reduzir o risco de ocorrer resultados falso-positivos. Nos EUA, há uma PCR-RT para mRNA do CoVF à venda no comércio, mas a metodologia e os resultados desse procedimento não foram publicados. É essencial obter o meio de transporte especial para alcançar os melhores resultados com o teste.

Detecção de antígeno em tecidos

É possível a detecção viral por AF direto e a imuno-histoquímica usando-se efusões, amostras de citologia ou biopsia, mas essas metodologias precisam ser empregadas por um laboratório especializado.

A coloração imuno-histoquímica, usada para demonstrar se há vírus nas lesões, é o padrão absoluto no diagnóstico de PIF e o teste confirmatório nos casos em que os achados histológicos não são típicos dessa doença. Todavia, é essencial que os controles corretos estejam no lugar (*i. e.*, que um anticorpo que não o do CoVF seja usado como controle, porque o tecido felino é viscoso e geralmente liga-se de modo inespecífico a anticorpo irrelevante, como o conjugado empregado para detectar o anticorpo detectando o coronavírus). A ausência desses controles irá resultar em diagnósticos falso-positivos de PIF, devendo-se consultar laboratórios para assegurar que eles estão sendo usados. A coloração imuno-histoquímica de tecidos para detectar macrófagos infectados é um teste disponível no comércio.

Em um estudo sobre a PIF induzida experimentalmente, o RNA viral foi encontrado em 76% dos tecidos viscerais examinados (linfonodo mediastínico, baço, linfonodo mesentérico), em comparação com 27% dos tecidos periféricos (linfonodo poplíteo, linfonodo cervical, medula óssea femoral).[55]

O antígeno do CoVF foi detectado em *swabs* de membranas nictitantes de gatos com PIF,[132] mas esses resultados não foram confirmados por outros laboratórios.[315]

Glicoproteína ácida alfa-1 e outras proteínas da fase aguda

Na PIF, a IL-6 estimula os hepatócitos a liberarem proteínas da fase aguda. As que têm sido examinadas há tempos na PIF são a AGP, a amiloide sérica A e a haptoglobina. As duas últimas não são rotineiramente usadas para o diagnóstico de PIF. Níveis altos de AGP são extremamente úteis para o diagnóstico de PIF[70,226] e para monitorar o tratamento dessa doença, porque os níveis de AGP caem rapidamente se o tratamento estiver funcionando. A faixa de referência para o nível de AGP é de 0,1 a 0,48 g/ℓ.[70] Observou-se aumento nos níveis de AGP não apenas em gatos que desenvolveram PIF, como também transitoriamente em gatos sadios infectados pelo CoVF em contato com um gato doente,[92,228] levando à especulação de que a resposta precoce da AGP poderia, de fato, proteger os animais contra o desenvolvimento de PIF.[1] Uma investigação subsequente mostrou que a AGP em gatos com PIF era menos siálica que a encontrada nos sobreviventes da infecção pelo CoVF.[44] O ácido siálico total é capaz de reduzir a carga sanguínea de CoVF, mas sua estimativa não é útil para o diagnóstico de PIF.[278]

Ao usar os níveis de AGP para diagnosticar PIF, é preciso lembrar que outros processos inflamatórios, como por exemplo uma laparotomia exploradora ou outra cirurgia interna para castração,[146] e outras infecções, tais como um abscesso ou piotórax ou necrose gordurosa,[244] aumentam os níveis de AGP. Para concluir, níveis elevados de AGP não podem ser usados sozinhos no diagnóstico de PIF, mas sim simultaneamente com outros parâmetros e considerando-se a história do gato e seus sinais clínicos.

Achados patológicos

A lesão essencial da PIF é o piogranuloma. Na PIF efusiva, todas as superfícies do conteúdo abdominal ou torácico, ou de ambos, podem estar cobertas por pequenas (1 a 2 mm) placas brancas (Figuras 10.10 e 10.11). Em poucas outras doenças há lesões semelhantes, embora ocasionalmente tumores miliares ou micoses sistêmicas possam apresentar aspecto similar. Na PIF não efusiva, é possível que as lesões patológicas macroscópicas sejam muito mais variáveis, porém o rim quase sempre é acometido e deve ser examinado com cuidado em busca de piogranulomas no seu córtex (Figura 10.12). Na PIF colônica, o cólon pode estar espessado e apresentar aspecto macroscópico semelhante ao do linfossarcoma alimentar. Em alguns gatos, as anormalidades são mínimas, sendo possível realizar o diag-

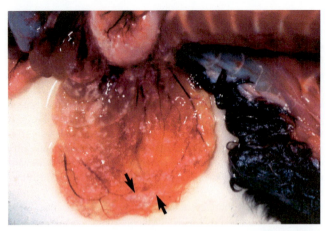

Figura 10.10 Omento de um gato com PIF efusiva. Notar o aspecto gelatinoso e pequenos piogranulomas perivasculares (*setas*), típicos de PIF efusiva ao exame macroscópico após a morte.

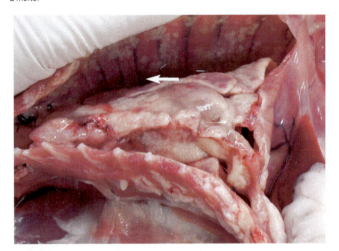

Figura 10.11 Exame pós-morte de um gato com PIF efusiva, mostrando uma efusão cor de âmbar transparente (*seta*), fibrina na pleura e piogranulomas no pulmão. (Cortesia de Richard Irvine, University of Glasgow, Reino Unido.)

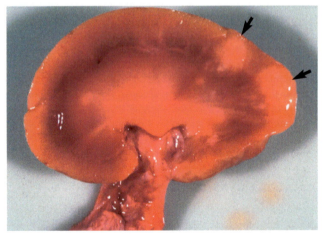

Figura 10.12 Rim bissecado de um gato com PIF efusiva mostrando piogranulomas (*seta*).

nóstico apenas pelo exame histológico. Nas meninges, as alterações macroscópicas em geral também são mínimas ou consistem em hiperemia das superfícies, porém as lesões histológicas se caracterizam por infiltração meníngea difusa com inflamação piogranulomatosa (Figura 10.13).

É preciso demonstrar vasculite para diagnosticar PIF com certeza razoável. A lesão consiste em uma arteríola ou vênula margeada por uma área central de necrose circundada por

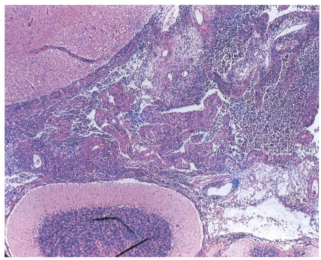

Figura 10.13 Corte histopatológico da superfície do córtex cerebelar de um gato com inflamação meníngea decorrente de PIF seca (coloração por H&E, 100×). (Fotografia de Craig Greene © 2004 University of Georgia Research Foundation Inc.)

infiltração de células mononucleares, macrófagos e linfócitos em proliferação, plasmócitos e neutrófilos. A imuno-histoquímica usada para demonstrar se há vírus nas lesões (ver discussão anterior) é um teste patológico confirmatório para lesões suspeitas.

Em gatos com diarreia causada por coronavírus, o CoVF pode infectar o epitélio colunar maduro das extremidades das vilosidades do trato alimentar, o que resulta no desprendimento dessas extremidades. É possível demonstrar o CoVF nas células epiteliais pela coloração imuno-histoquímica[9] ou por imunofluorescência. É possível notar atrofia discreta a moderada das vilosidades, que podem estar fusionadas.

Tratamento

Gato sadio soropositivo para o coronavírus felino

Há três razões possíveis para se considerar o tratamento de um gato clinicamente saudável soropositivo para o CoVF. No *primeiro* caso, é possível que o diagnóstico de PIF não efusiva tenha sido incorreto em razão de um resultado falso-positivo ao "teste para PIF". Antes de instituir qualquer tratamento, deve-se proceder a outros exames, conforme dito anteriormente, para se obter a confirmação. Na *segunda* circunstância, o tratamento poderia ser considerado para prevenir a ocorrência de PIF em um gato que esteve em contato com algum animal infectado. Não há evidência de que o tratamento de um gato clinicamente saudável com resultados soropositivos possa impedir o desenvolvimento de PIF. Embora seja possível que o imunoestimulante poliprenil mostre-se preventivo,[184] são necessários mais estudos. Como o estresse é um fator comum no desenvolvimento da PIF em gatos infectados,[275] pode ser benéfico evitar estresse desnecessário, tais como troca de lar, cirurgia eletiva ou colocação em um gatil. Fármacos imunossupressores como os glicocorticoides não devem ser administrados porque a imunossupressão poderia precipitar o início da PIF clínica. Na *terceira* circunstância, o tratamento seria considerado para interromper a eliminação do vírus por um gato sadio infectado pelo CoVF. Contudo, não se dispõe de qualquer tratamento que cesse essa eliminação viral. Vários fármacos funcionam bem contra o CoVF *in vitro*, tais como a ribavirina, porém não o fazem *in vivo*, ou são tóxicos para os gatos.[244]

O cloreto de amônio é um constituinte frequente de dietas veterinárias que visam alterar o pH urinário. Ele também é um agente lisossomotrópico, que inibe a invasão de macrófagos pelo VPIF *in vitro*.[313] Ainda não se sabe se uma dieta contendo cloreto de amônio teria efeito protetor contra o desenvolvimento da PIF.

Enterite por coronavírus

Há três manifestações de diarreia em gatos causada pelo CoVF: durante a infecção primária, em gatos infectados de maneira persistente (portadores) ou quando a PIF não efusiva tiver causado lesões no cólon. A diarreia que ocorre em alguns gatos com a infecção primária pelo CoVF é do intestino delgado e, em geral, autolimitante em questão de poucas semanas. Outras causas de diarreia tais como a causada pelo *Tritrichomonas foetus*, proveniente do intestino grosso, devem ser excluídas antes de se considerar a infecção pelo CoVF a responsável pelo problema. *Tipicamente*, a diarreia induzida pelo CoVF em gatos jovens que vivem em ambientes com muitos outros gatos aglomerados e têm resultados soropositivos para o anticorpo contra o CoVF, ou nos quais o CoVF foi detectado nas fezes, somente pode ser tratada com medidas de suporte. A diarreia causada pelo CoVF em um gato com infecção persistente é do intestino grosso, às vezes ocasionando incontinência fecal. Pode ser apropriado instituir a reposição de líquido e eletrólitos, bem como uma dieta oral restrita em calorias com iogurte natural contendo organismos vivos ou probióticos. Nenhum tratamento antiviral específico demonstrou ainda curar essa condição. Alguns gatos portadores com infecção persistente e diarreia respondem a doses baixas de prednisolona (0,5 a 1 mg/dia).

Peritonite infecciosa felina clínica

Em geral, a PIF era considerada incurável, e tal diagnóstico resultava na decisão pela eutanásia. Progressos no entendimento de sua patogenia e novos testes diagnósticos capazes de fazer o diagnóstico mais precoce e acurado da doença possibilitaram a instituição do tratamento no começo do processo mórbido, quando há mais chance de se reverter sua evolução.

A PIF é causada não pela citotoxicidade do vírus, mas sim pela resposta inflamatória e imunomediada do gato ao CoVF. Portanto, o tratamento visa suprimir essas respostas, em geral com glicocorticoides. Um problema desse tratamento é que os glicocorticoides afetam a resposta imune de maneira não seletiva, suprimindo tanto as respostas imunes Th1 como Th2. O ideal é que o tratamento mantenha a resposta Th1 enquanto suprime a Th2, porque há uma hipótese de que a resposta da IMC seja benéfica, enquanto a resposta imune humoral seja prejudicial.[244]

Uma lista de alguns tratamentos para a PIF tentados no passado e outros novos possíveis é fornecida a seguir. Embora a PIF efusiva e a não efusiva não sejam doenças distintas, e sim meras gradações do mesmo processo, tendem a ser diferenciadas para o tratamento porque a reação imune é um pouco diferente. Ver na Tabela 10.3 os protocolos de tratamento sugeridos para cada uma dessas condições. Infelizmente, nem todos os produtos liberados estão disponíveis em âmbito mundial, o que pode afetar a escolha do esquema terapêutico.

Glicocorticoides

Os glicocorticoides estão disponíveis em nível mundial e seu custo é baixo. A prednisolona é o principal imunossupressor utilizado no tratamento da PIF. Eles são relativamente seguros em dosagens anti-inflamatórias a imunossupressoras e tendem a fazer o gato sentir-se melhor e estimular seu apetite. A prednisolona suprime a resposta humoral e a imunidade mediada por célula (IMC). Um gato com PIF não efusiva tratado só com prednisolona sobreviveu por 10 meses. A prednisolona tem a vantagem de também tratar a colangite linfocitária, que pode ser confundida com a PIF. Quando o diagnóstico é duvidoso e a prednisolona é administrada, um gato com colangite linfocitária tem boa chance de se recuperar, enquanto aquele com PIF não se recupera.

Nunca se deve usar prednisolona em gatos com peritonite séptica ou pleurite. A avaliação citológica da efusão é importante para distinguir o líquido da PIF do proveniente de infecção bacteriana ou fúngica. A efusão séptica tem muito mais leucócitos, e um citologista atento pode detectar bactérias ou fungos. A dosagem é de 2 a 4 mg/kg/dia VO, com redução gradual a cada 10 a 14 dias, até que se determine a dose ideal para o gato de acordo com a resposta contínua ao tratamento. Gatos que estejam sendo medicados com imunossupressores também devem receber sempre antibióticos de amplo espectro se surgirem infecções bacterianas secundárias e, possivelmente, L-lisina (ver Capítulos 2, 14 e 92) para evitar a recrudescência do herpes-vírus latente.

Tabela 10.3	**Protocolos para tratamento da peritonite infecciosa felina efusiva e não efusiva.**
PIF efusiva	**PIF não efusiva**
Glicocorticoides:	**Imunoestimulante poliprenil:** 3 mg/kg em dias alternados.
Dexametasona: injeção intratorácica ou intraperitoneal de 1 mg/kg	**Quando não se dispõe do imunoestimulante poliprenil: glicocorticoides:**
Dose decrescente de prednisolona: 4 mg/kg/dia VO, por 10 a 14 dias, reduzindo para 2 mg/kg/dia também por 10 a 14 dias, em seguida 1 mg/kg/dia durante outros 10 a 14 dias, então 0,5 mg/kg/dia durante mais 10 a 14 dias, depois 0,25 mg/kg/dia durante outros 10 a 14 dias, a mesma última dose em dias alternados e, daí por diante, parar após a remissão completa dos sinais clínicos. Se, em qualquer momento, a condição do gato regredir, voltar à dose prévia.	**Dose decrescente de prednisolona:** como na PIF efusiva. Além disso, na uveíte relacionada com a PIF, são administrados glicocorticoides tópicos.
Interferona-ω felina: 1 MU/kg no local da efusão – a cavidade abdominal ou torácica ou (se não for possível) SC, em dias alternados, reduzindo a frequência do tratamento para 1 vez/semana se ocorrer remissão.	**Interferona-ω felina:** 50.000 U por gato VO a cada 24 h até que a AGP, as globulinas, o hematócrito, a contagem de linfócitos e os sinais clínicos voltem ao normal.
Imunoestimulante poliprenil: não recomendado.	**Interferona-ω felina diluída:** a interferona-ω felina vem em frascos de 10 MU e é reconstituída com 1 mℓ de diluente. São preparadas 10 alíquotas de 0,1 mℓ (1 MU por seringa) em seringas de insulina. Nove das 10 seringas são colocadas no congelador (onde podem ficar por até 6 meses). A 10ª seringa é diluída com 9,9 mℓ de solução fisiológica estéril a 0,9% para que se obtenham 10 mℓ da solução contendo o total de 1 MU (100.000 U/mℓ) de interferona-ω felina. Essa seringa é armazenada no refrigerador a 4°C, onde pode ficar por até 3 semanas[3a] (não congelar a interferona-ω, porque é instável). Dose: 0,5 a 1 mℓ/dia dessa solução diluída (contendo 50.000 a 100.000 unidades) VO, usando a seringa sem a agulha.

AGP, glicoproteína ácida alfa-1; *PIF*, peritonite infecciosa felina; *MU*, milhão de unidades; *VO*, via oral; *SC*, subcutânea.

Imunoestimulante poliprenil

O imunoestimulante poliprenil é uma mistura de isoprenóis lineares fosforilados que suprarregulam a biossíntese dos mRNA da citocina Th-1.[184] Foi usado com sucesso em três gatos com PIF não efusiva, os quais sobreviveram 14, mais de 26 e 27 meses, mas não houve efeito benéfico em gatos com PIF efusiva.[184] A dose oral de 3 mg/kg é ministrada 2 ou 3 vezes/semana até a cura (ver *Formulário de fármacos*, no Apêndice).

Interferona

Acredita-se que uma boa resposta a IFN-γ confira resistência à PIF.[171] Contudo, infelizmente essa interferona não está disponível para o tratamento de gatos, tendo-se que tentar IFN-α humano recombinante e IFN-ω felino. Para mais informações sobre essas citocinas, ver Capítulo 2 e o *Formulário de fármacos*, no Apêndice.

Interferona-α humana.
As interferonas são específicas da espécie. A IFN humana recombinante (alfa, rHuIFN-α) tem alguma atividade em gatos,[340] suprimindo temporariamente sinais de doença e prolongando a sobrevivência desses animais com a PIF induzida experimentalmente quando administrada em altas doses (10^6 U/kg de peso corporal).[340] No entanto, se o gato ainda estiver vivo com 6 a 7 semanas desse tratamento, a IFN não funcionará mais porque o animal produzirá anticorpos contra ela.

Interferona-ω felina.
A IFN-ω é uma glicoproteína monomérica relacionada com IFN-α e IFN-β, mas não com o IFN-γ, sendo secretada por leucócitos infectados por vírus e tem propriedades antivirais e anti-inflamatórias. A IFN-ω estimula a atividade das células destruidoras naturais e favorece a expressão dos antígenos da classe I do CHP, mas não da classe II. O CHP no gato é conhecido como FLA; a classe I está associada à imunidade celular, enquanto a expressão do antígeno da classe II está associada à imunidade humoral. A IFN-ω não apresenta reação cruzada com a IFN-α, de modo que os gatos tratados com a última e que formem anticorpos contra ela não irão neutralizar a IFN-ω. Esta última é resistente a ácido, portanto pode ser administrada por via oral. Como ocorre com qualquer IFN, é mais eficaz no local da infecção.

No primeiro relato publicado sobre IFN-ω felina recombinante (rFeIFN-ω, e o tratamento da PIF com prednisolona, 4 gatos de 12 tiveram recuperação completa e 2 sobreviveram por 4 e 5 meses.[142] Entretanto, um último estudo controlado com placebo envolvendo 37 gatos não mostrou qualquer benefício da IFN-ω.[271] O efeito benéfico da IFN-ω no tratamento da PIF é questionável. Embora a PIF efusiva e a não efusiva não sejam doenças distintas, e sim gradações do mesmo processo, há dois protocolos sugeridos para o tratamento da PIF com IFN-ω (ver Tabela 10.3).

Outros tratamentos possíveis

A talidomida tem propriedades anti-inflamatórias e leva a resposta imune de Th2 para Th1, daí teoricamente ser preferível aos glicocorticoides no tratamento da PIF. A talidomida não é tóxica para gatos, embora sua toxicidade para fetos humanos quando administrada a gestantes seja uma preocupação. Lamentavelmente, sua disponibilidade é limitada em certos países e *não* deve ser usada em gatas prenhes. A dosagem é de 50 a 100 mg 1 vez/dia, ao anoitecer.

Os inibidores da TNF-α são usados para controlar os níveis desse fator, que estão elevados na PIF e contribuem para a resposta inflamatória. A superprodução crônica desse fator resulta em caquexia; portanto, é viável usar seus inibidores no tratamento da PIF efusiva e não efusiva. Todavia, há relatos de que um desses inibidores, a pentoxifilina, não é eficaz.[244] Em seres humanos com artrite reumatoide e doença de Crohn, usam-se anticorpos monoclonais direcionados contra a TNF-α (infliximabe), mas nenhum foi tentado em gatos.

Os inibidores da sintetase do tromboxano (cloridrato de ozagrel, usado em pessoas com asma), com prednisolona, curaram um gato e deixaram outro com PIF efusiva em remissão por 8 meses,[336] mas não foi possível reproduzir tal resultado.[308]

Na PIF, o inibidor da MMP-9 (ácido salvianólico B) é excretado por monócitos.[166] Os inibidores da MMP-9 são endopeptidases dependentes de zinco, capazes de desdobrar as proteínas da matriz extracelular. É provável que a MMP-9 seja responsável pelo extravasamento dos vasos sanguíneos na PIF efusiva. Os inibidores da MMP-9 podem ser úteis no início da PIF efusiva, mas não na não efusiva. Embora esses compostos ainda não tenham sido usados em gatos com PIF, a dose sugerida é de 10 mg/kg 1 vez/dia.

O antagonista do receptor de 5-hidroxitriptamina reduz os níveis de TNF, IL-1β, IL-6 e prostaglandinas.[212] Embora ainda não tenha sido usado no tratamento de gatos com PIF, a dose sugerida é de 300 μg/kg 1 vez/dia.

Compostos com propriedades antivirais contra os coronavírus foram avaliados extensamente desde o advento da SRAS. Os resultados de uma triagem *in vitro* indicaram atividade antiviral em numerosos compostos, inclusive alguns antibióticos e lectinas.[23,156,324] As lectinas vegetais aglutinina *Galanthus nivalis*, aglutinina híbrida *Hippeastrum* e aglutinina *Urtica dioica* e o antibiótico não peptídico pradimicina A ligado à manose mostraram-se promissores *in vitro*.[324] A proteína antiviral *griffithsina* liga-se de maneira específica à glicoproteína da ponta do CoV causador da SRAS, inibe a entrada do vírus e tem efeito positivo sobre a morbidade e a mortalidade em um modelo de infecção letal em que se usou um CoV causador de SRAS adaptado a camundongo, além de inibir também de maneira específica aspectos deletérios da resposta imunológica do hospedeiro à infecção SRAS em mamíferos.[218] No entanto, não há estudos clínicos bem-sucedidos sobre quaisquer desses fármacos em gatos. Ver no Capítulo 2 uma revisão extensa sobre os fármacos antivirais e imunomoduladores.

Papel da nutrição

Já foi reconhecido que a alimentação humana moderna, com sua proporção de ômega 6 para 3 de cerca de 16:1, é muitíssimo diferente da proporção de 1:1 com que os seres humanos provavelmente evoluíram.[292] É possível que os gatos atuais, que consomem alimentos bastante processados contendo proteína derivada de cereais, que têm muito ômega 6, apresentem proporções altas similares. Sem dúvida, o aumento na prevalência de obesidade e diabetes melito tanto em pessoas como em gatos seria sugestivo da nutrição incorreta semelhante. A proporção alta de ômega 6:3 facilitou a liberação de citocina pró-inflamatória de monócitos e aumentou a tendência dessas células a aderir ao endotélio e migrar.[199] A redução do conteúdo total de gordura poli-insaturada e da proporção de ômega 6:3 na dieta de ratos diminuiu o extravasamento.[195] Embora não tenha sido testado em estudos controlados, poderia ser benéfico oferecer um suplemento rico em ômega 3 a gatos com PIF, que talvez também ajudasse a prevenir o desenvolvimento dessa doença nos gatos em contato com os doentes.

In vitro, o cloreto de amônio reduziu a produção de CoVF,[313] tendo sido acrescentado a dietas de felinos para acidificar a urina, mas ainda não se investigou se tais dietas ajudariam ou não a curar ou prevenir a ocorrência de PIF em gatos.

Monitoramento do tratamento e prognóstico

Qualquer que seja o tratamento escolhido, é importante monitorar o progresso do gato. Verificações regulares a cada 7 a 14 dias do hematócrito, do nível de globulinas, da proporção A:G, da AGP, da contagem de linfócitos e do peso do gato servem como indicadores do progresso do animal durante o primeiro mês. Exames futuros podem ser feitos a intervalos mensais, se o gato estiver melhorando. Não é interessante medir o teste de anticorpo contra o CoVF com frequência maior do que uma vez por mês ou mais, porque nenhuma diferença discernível pode ser detectada em período menor. Os níveis de AGP devem ser os primeiros a diminuir se o tratamento estiver resultando em efeito positivo porque a AGP é uma medida de inflamação. Os sinais positivos também incluem resolução da efusão, queda nos níveis de globulina, aumento da proporção A:G, do hematócrito e do número de linfócitos, além do aparecimento de reticulócitos em esfregaços sanguíneos e do ganho de peso, ao passo que as alterações opostas implicam uma resposta negativa. Se o hematócrito cair para menos de 20% e a anemia for arregenerativa (i. e., nenhum reticulócito no esfregaço de sangue), talvez seja melhor proceder à eutanásia do gato se a qualidade de vida do animal estiver muito comprometida. É claro que esse recurso deve ser considerado em qualquer momento do tratamento se o gato estiver muito doente. Em geral, os gatos com PIF efusiva sobrevivem apenas alguns dias a semanas, no máximo, porém aqueles com a PIF não efusiva podem sobreviver semanas ou meses,[184] embora a morte costume ser rápida após o começo dos sinais neurológicos.

Prevenção

Vacinação contra a PIF

Muitas tentativas de desenvolver uma vacina experimental contra a PIF falharam.[244] Há uma vacina disponível contra a PIF que incorpora um mutante da cepa DF2-VPIF do CoVF, sensível à temperatura e que se replica no revestimento úmido do trato respiratório superior, mas não na temperatura interna do corpo, que é mais alta.[22,44,45,46] Essa vacina, administrada por via intranasal, induz imunidade local onde o CoVF penetra pela primeira vez o corpo – a orofaringe – e também provoca uma resposta de IMC duradoura. Tal vacina está disponível nos EUA desde 1991 e foi introduzida em alguns países europeus. As duas preocupações a respeito dela são sua segurança e sua eficácia.

A preocupação com a segurança da vacina é se ela pode causar ADE. Embora alguns ensaios experimentais com a vacina tenham registrado o problema ao desafio, a evidência predominante de estudos de campo é de que a vacina é segura. Nenhum dos 582 gatos vacinados e acompanhados por 541 dias em média mostrou quaisquer efeitos prejudiciais.[266] Em dois ensaios duplo-cegos (um com 609 gatos[79] e outro com 500 gatos[264]), os animais receberam a vacina ou placebo e, em ambos os ensaios, ocorreram menos mortes associadas à PIF no grupo vacinado com a vacina do que no que recebeu placebo. É evidente que a vacina conferiu proteção contra a PIF e não causou ADE. Além disso, não houve diferença estatística com relação aos efeitos colaterais imediatos da vacinação, tais como espirros, vômitos ou diarreia entre o grupo vacinado e o que recebeu placebo.

A vacinação com esse produto comercial causa soroconversão e, embora possa ser mais baixa que a causada pela infecção natural, ainda assim pode originar títulos positivos baixos de anticorpo. Os gatos eliminam o vírus da vacina por via oronasal em até 4 dias. A recomendação é que a vacinação de gatos seja feita com duas doses em intervalo de 3 semanas a partir das 16 semanas de idade. Apesar dessa recomendação, a vacina também foi administrada a filhotes de gatos com 9 semanas de idade e mostrou-se segura.[141] Em tais filhotes, ela não preveniu a ocorrência da infecção, mas a quantidade de CoVF isolada do intestino e de linfonodos mesentéricos foi bastante reduzida. A vacina parece segura para gatas prenhes e não afeta a mortalidade dos filhotes nem a capacidade reprodutiva de colônias de criação. Também é segura para administração simultânea com outras vacinas ou a gatos infectados com o vírus da leucemia felina. São recomendados reforços anuais. Como a imunidade da mucosa está envolvida, a duração da proteção imediata por IgA após exposição natural ou vacinação é curta na maioria dos gatos após o vírus ser depurado, e a reinfecção é possível, razão pela qual é necessária a administração periódica da vacina para manter a imunidade.

A eficácia dessa vacina tem sido questionada porque a cepa vacinal é um coronavírus do sorotipo II, e o sorotipo I é mais prevalente em isolados de campo. Na Suíça, foi realizado um ensaio duplo-cego com 609 gatos de estimação de 16 a 53 semanas de idade vacinados.[79,191] No início do ensaio, 358 gatos eram soropositivos. Até 150 dias após a vacinação, não houve diferença significativa no número de gatos que desenvolveu PIF, mas depois disso ocorreu apenas uma morte associada à PIF no grupo de gatos vacinados (0,4%), em comparação com sete no grupo que recebeu placebo (2,7%).[79] A PCR-RT no sangue de todos os gatos vacinados que desenvolveram PIF mostrou a existência do vírus nos gatos antes da administração da vacina.[80] Portanto, muitos dos gatos em que a vacina comercial pareceu ineficaz tinham a PIF em incubação antes de serem vacinados. Como a vacina funciona em parte estimulando a imunidade local, é menos eficiente se o vírus já tiver atravessado mucosas. É óbvia a dedução de que ela é mais eficaz em gatos não expostos ao CoVF (ou soronegativos) que nos soropositivos. Também é evidente a necessidade de tentar evitar que os gatos se infectem com o CoVF *antes* de serem vacinados.

A eficácia relatada da vacina comercial com base na fração prevenível (ver *Duração da imunidade e medidas de anticorpo*, no Capítulo 100) é de 50 a 75%. Em uma pesquisa realizada com 138 gatos de 15 gatis criadores, em que praticamente todos eram soropositivos, não se observou diferença alguma no número de mortes associadas à PIF entre o grupo vacinado e o que recebeu placebo.[79] Os fabricantes não especificam que o teste para detectar anticorpo contra o CoVF deva anteceder a vacinação. Contudo, como a vacina não funciona em um gato que já esteja incubando a doença, tal teste é benéfico. Além disso, ela causa soroconversão e títulos baixos de anticorpo, daí ser aconselhável fazer o teste antes da vacinação. A vacina comercial é designada como dispensável pela American Association of Feline Practitioners (AAFP) e pelo Advisory Board on Cat Diseases (ABCD).[4,269] Embora seja improvável que a vacinação previna a ocorrência de PIF em filhotes de gatos de raça pura, a menos que tenham sido vacinados antes da exposição, é a única opção para reduzir a prevalência da PIF em gatos levados para abrigos ou gatis temporários infectados de maneira endêmica.

A próxima geração de vacinas contra a PIF poderia envolver o CoVF modificado geneticamente. Vacinas experimentais em que os genes acessórios 3abc e 7ab sofreram deleção protegeram gatos contra desafio em laboratório.[107] Curiosamente, o 3abc com deleção proporciona boa proteção e o 7b com deleção confere alguma proteção, mas a deleção de todos os genes levou à falha na proteção.

Prevenção da peritonite infecciosa felina para criadores de gatos

Gatos de raça pura correm maior risco de desenvolver PIF dos que os mestiços.[83,259,274,297,344] Mesmo em gatis criadores onde a PIF não ocorreu, houve problemas nos filhotes, tais como diarreia e sinais do trato respiratório superior.[7] Déficit de crescimento e até mesmo ninhadas pequenas (ver Figura 10.7) na época da vacinação são indícios fortíssimos de que o CoVF é endêmico e indicam a necessidade de prevenção antes que o pior aconteça.

A eliminação do CoVF de gatos de raça pura pode ser prejudicada pelo que se convencionou chamar de "síndrome do avestruz", com referência aos criadores que preferem não saber a condição de seus gatos com relação ao CoVF.[344] Entretanto, a eliminação da PIF dos gatos de raça pura deve ser uma meta de criadores conscienciosos. Boas práticas de higiene e projeto do gatil são essenciais para minimizar o nível e a disseminação do CoVF. Um protocolo para uso em gatis é apresentado na Tabela 10.4.

Tabela 10.4	Protocolo para minimizar a introdução ou disseminação do coronavírus felino em um gatil.
Protocolo	**Descrição**
Reduzir a contaminação fecal do ambiente	Ter um número adequado de bandejas (uma para cada um ou dois gatos). Usar uma bandeja que não deixe resíduos e tenha algumas propriedades antivirais (manuscrito de Addie em preparação). Esvaziar as bandejas pelo menos diariamente. Remover todo o conteúdo da bandeja e desinfetar todas pelo menos 1 vez/semana. Manter as bandejas afastadas da área de alimentação. Fazer limpeza a vácuo entre as bandejas regularmente. Cortar os pelos da parte traseira dos membros posteriores de gatos com pelagem longa.
Número de gatos	Habitações comuns não devem ter mais de 8 a 10 gatos. Os gatos devem ser mantidos em grupos estáveis de até três ou quatro. Em instalações de resgate, cada gato deve ser mantido isolado e sem contato com outros gatos. Em um programa de erradicação do CoVF, os gatos devem ser mantidos em pequenos grupos de acordo com seu estado relativo a anticorpo ou à eliminação do vírus: gatos soronegativos ou que não estejam eliminando o vírus juntos e os soropositivos ou que o estejam eliminando em um grupo separado.
Testes para anticorpo contra vírus	Gatos incumbentes devem ser testados antes da chegada de outros gatos ou reprodução. Apenas os gatos soronegativos ou negativos para o vírus devem ser admitidos em gatis sem o CoVF. É mais seguro admitir gatos soropositivos que soronegativos em locais infectados, mas os recém-chegados ou incumbentes ainda correm risco de desenvolver PIF.
Isolamento e desmame precoce	Criadores e pessoas que resgatam gatas prenhes devem seguir o protocolo delineado na Tabela 10.3.
Vacinação com a vacina comercial	Se for preciso trazer novos gatos para um local com infecção endêmica, eles devem ser vacinados com a vacina comercial antes da admissão.

CoVF, coronavírus felino; *PIF*, peritonite infecciosa felina.

Medidas para criação

Gatos não infectados devem ser separados dos infectados pelo CoVF, e os novos devem ficar em quarentena antes de misturar-se com os existentes. A infecção pelo CoVF é mantida em uma habitação ou gatil por ciclos contínuos de infecção e reinfecção.[15,84,85] Já existem testes de PCR-RT disponíveis que podem detectar o CoVF nas fezes, de modo que é possível estabelecer quais gatos o estão eliminando e separá-los dos demais que não estejam. A eliminação do vírus em geral continua por 2 a 3 meses ou mais,[10] de maneira que é suficiente testar as fezes uma vez por mês. É provável que gatos que eliminam o CoVF por 9 meses ou mais sejam portadores do vírus por toda a vida, embora a autora tenha conhecimento de um gato (DA) que tenha parado de eliminar o vírus após 5 anos. Repetindo-se o teste e separando-se os gatos que eliminam o vírus dos que não o fazem, é possível eliminar o CoVF de um local com múltiplos gatos ou criação deles.[120] A quarentena e o teste de novos gatos que chegam impede a introdução do CoVF em tais locais.

Podem ser feitos cruzamentos controlados quando um gato está infectado com o CoVF e outro de um par não está, porque a transmissão direta do vírus não é problema entre gatos infectados sadios.[3] No caso de cruzamentos controlados, o casal é colocado junto apenas para a monta e não compartilham a mesma bandeja de dejetos (ver a discussão anterior sobre a triagem de um gato antes do cruzamento, no item *Diagnóstico*).

O desmame precoce e o isolamento dos filhotes de gatos, mais que qualquer fator, determina se eles irão infectar-se com o CoVF.[6,7] Filhotes de gatas que estejam eliminando o CoVF devem ser protegidos da infecção pelos ACM até completarem pelo menos 5 a 6 semanas de idade. Na Tabela 10.2 há um protocolo para a prevenção da infecção pelo CoVF. Caso se disponha de testes sorológicos confiáveis, os filhotes de gatos devem ser testados quando tiverem mais de 10 semanas de idade, para se ter certeza de que o isolamento e o desmame precoce foram eficazes. Pode ainda não ter ocorrido soroconversão em gatos infectados com menos de 10 semanas de idade.[7] Alguns autores acham muito difícil prevenir a infecção de filhotes de gatos,[244] ainda que tenha sido feita com sucesso por criadores de 12 ninhadas em casas comuns, sem instalações especiais.[7] O mero isolamento de cada ninhada com sua respectiva gata reduziu bastante as possibilidades de infecção, em comparação com a permissão de acesso livre dos filhotes a toda a casa.[6,7]

Prevenção da peritonite infecciosa felina em abrigos de resgate

É necessária a combinação de vacinação dos gatos com a vacina comercial antes da admissão em abrigos ou assim que chegam,[264] higiene excelente, práticas de barreira de enfermagem e redução do estresse para prevenir a ocorrência de PIF em abrigos. Os gatos devem ser mantidos afastados dos cães não apenas para reduzir o estresse, como também para evitar o contato com o CoVC.[268]

Considerações de saúde pública

Seres humanos podem infectar-se com o CoVF ou desenvolver PIF. Os coronavírus humanos 229E e OC43, bastante prevalentes na população humana, causam o "resfriado comum" e não constituem um risco para os gatos. O CoV da SRAS foi inoculado experimentalmente em gatos em laboratório e causou inflamação dos tecidos traqueobrônquicos e linfonodos associados.[323] Foram relatadas infecções naturais com o vírus da SRAS no gato-da-algália, uma espécie de carnívoro que não é um felino.

Capítulo 11

Infecção pelo Vírus da Leucemia Felina

Katrin Hartmann

A infecção pelo vírus da leucemia felina (FeLV; do inglês, *feline leukemia virus*) ocorre no mundo inteiro.[62,93] Durante muitos anos após a sua descoberta, o FeLV foi considerado como (1) o principal flagelo em gatos, (2) responsável pela maioria das mortes relacionadas com doença em filhotes de gatos e (3) responsável por um número maior de síndromes clínicas em comparação com qualquer outro agente.[375]

O FeLV foi descrito pela primeira vez por William Jarrett e colaboradores, em 1964, quando observaram o brotamento de partículas virais a partir da membrana de linfoblastos malignos de um gato com linfoma de ocorrência natural (Figuras 11.1 e 11.2).[218,219] Foi constatado que o vírus produz um tumor semelhante quando injetado experimentalmente em gatos sadios e, assim, demonstrou ser capaz de transmitir a neoplasia. Embora sempre se tenha observado a ocorrência de agrupamentos de casos de linfoma em ambientes domésticos, foi somente depois da descoberta do FeLV que a etiologia infecciosa foi finalmente comprovada. Após essa descoberta, acreditou-se, durante muitos anos, que todos os tumores hematopoéticos em gatos eram causados pelo FeLV, independentemente de os gatos serem ou não positivos para esse vírus.[146] Posteriormente, foi estimado que o FeLV era a causa de pelo menos cerca de um terço de todas as mortes por câncer em gatos, e foi constatado que um número ainda maior de gatos infectados morriam de anemia e doenças infecciosas causadas pelos efeitos supressores do FeLV sobre a medula óssea e o sistema imune.[62] Todavia, hoje em dia essas suposições estão sendo reconsideradas, visto que a prevalência e a importância do FeLV como patógeno em gatos estão diminuindo, basicamente devido a pro-gramas de testes e erradicação e ao uso rotineiro de vacinas contra FeLV. Atualmente, aceita-se o fato de que outros fatores causadores de tumores, além de FeLV, desempenham papéis mais importantes, particularmente em gatos de mais idade.[279]

Etiologia

O FeLV, retrovírus γ de gatos domésticos, é um membro da subfamília Oncornavírus de retrovírus. O FeLV contém um cerne de proteína com RNA de fita simples protegido por um envelope. O FeLV é um agente exógeno, que sofre replicação em numerosos tecidos, incluindo a medula óssea, as glândulas salivares e o epitélio respiratório. Se a resposta imune não intervém após a infecção inicial, o FeLV dissemina-se para a medula óssea e infecta as células precursoras hematopoéticas. Todos os retrovírus, incluindo o FeLV, dependem de um DNA intermediário para a sua replicação. O genoma de DNA de fita simples sofre transcrição reversa em DNA, o qual é integrado de modo aleatório no genoma da célula hospedeira (o DNA integrado é denominado "pró-vírus"), com o auxílio de uma integrase (Figura 11.3). Após a transcrição reversa ocorre síntese de proteínas virais, com montagem dos víllions próximos à membrana celular e brotamento a partir da célula (ver Figura 11.1). A infecção de uma célula por um retrovírus habitualmente não causa sua morte. Uma vez integrado o pró-vírus, a divisão celular resulta em células-filhas, que também contêm DNA viral. A capacidade do vírus de se tornar parte do próprio DNA do hospedeiro é de importância decisiva

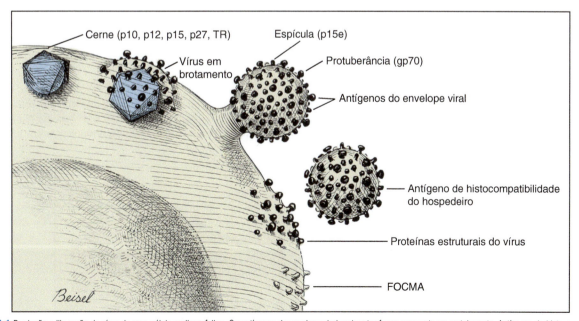

Figura 11.1 Produção e liberação do vírus de uma célula maligna felina. Os antígenos do envelope viral podem ter forma em ponta ou protuberante. Antígenos de histocompatibilidade do hospedeiro podem surgir no vírus à medida que ele brota a partir da membrana celular. As proteínas estruturais do vírus podem aparecer na célula hospedeira. A replicação do vírus também pode ocorrer em células não malignas. *FOCMA*, antígeno de membrana celular do oncornavírus felino. (Arte de Dan Beisel © 2004, University of Georgia Research Foundation Inc.)

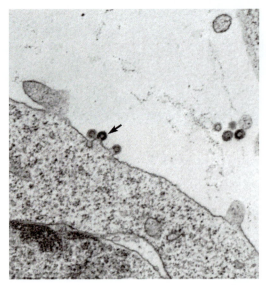

Figura 11.2 Vista ultraestrutural do brotamento do FeLV a partir da superfície celular (*seta*). (Cortesia de SmithKline Beecham Animal Health, Exton, PA.)

para a persistência vitalícia do vírus após infecção da medula óssea. Em consequência, toda célula infectada precisa ser reconhecida e destruída para "curar" a infecção. Uma vez infectado o reservatório de células-tronco hematológicas e imunes, a eliminação efetiva do vírus torna-se impossível.[48,187,257]

Origem do vírus

Em gatos, ocorrem retrovírus tanto exógenos (estranhos, "patogênicos") quanto endógenos (herdados, "não patogênicos".[347a] Os vírus exógenos patogênicos que podem ser transmitidos horizontalmente de gato para gato incluem o FeLV, o vírus da imunodeficiência felina (FIV; do inglês, *feline immunodeficiency virus*) [ver Capítulo 12]) e o vírus espumoso felino (também conhecido como vírus formador de sincício, ver Capítulo 15), o qual é disseminado mas apresenta baixa patogenicidade.

Com base nas semelhanças observadas nas sequências de nucleotídios, é provável que o FeLV tenha evoluído de um vírus em um ancestral do rato. É provável que esse evento tenha acontecido no Pleistoceno superior, há 10 milhões de anos, no deserto da África do Norte. Ancestrais de gatos e ratos viviam livremente, e o vírus foi transmitido aos gatos por ingestão ou mordedura de rato. A disseminação inicial do FeLV entre os gatos pode ter sido inibida pela aridez do deserto da África do Norte.[29]

O FeLV é dividido em vários subgrupos (com base no mapa genético), porém apenas o subgrupo FeLV-A é infeccioso e transmitido de gato para gato. Os outros subgrupos (p. ex., FeLV-B e FeLV-C) não

são transmitidos de gato para gato em circunstâncias naturais, mas podem ser produzidos *de novo* em um gato infectado pelo FeLV-A por mutação e recombinação do genoma do FeLV-A com genomas celulares ou genes de retrovírus endógenos no genoma do gato. O vírus do sarcoma felino (VSF) também é uma recombinação do genoma do FeLV-A com genes celulares associados ao tumor (proto-oncogenes) e, de modo semelhante, é produzido *de novo* em um gato infectado pelo FeLV-A.

Certos retrovírus endógenos não patogênicos (p. ex., vírus do linfossarcoma felino endógeno [enFeLV; {do inglês, *endogenous feline sarcoma virus*}], vírus RD-114) estão normalmente no genoma da população de gatos e são herdados por transmissão da mãe por filhotes por meio da linhagem germinativa. Essas frações endógenas de DNA pró-viral (também denominado *proviral sin*) são incapazes de produzir partículas virais infecciosas. Estão em todas as células felinas, porém não se replicam. A principal importância dessas frações de DNA reside no fato de que elas podem se recombinar potencialmente com o DNA do FeLV-A em gatos com infecção por esse vírus e, assim, aumentar a patogenicidade do FeLV-A. Acredita-se que o enFeLV tenha se originado há centenas de milhares de anos em gatos que se alimentavam de camundongos com viremia causada por um vírus da leucemia murina (MuLV; do inglês, *murine leukemia virus*), que tinha a capacidade de incorporar o seu genoma nas células de linhagem germinativa do predador. Esse MuLV foi, então, herdado por toda a prole felina. O genoma do enFeLV não é completo e, portanto, não tem competência para se replicar por si próprio.[409] A quantidade de enFeLV varia entre diferentes raças de gatos, incluindo o gato selvagem (*Felis silvestris*), sugerindo que essa exposição ao MuLV é um fenômeno contínuo,[347a,426] e foi demonstrada uma associação entre cargas de enFeLV e a replicação do FeLV-A, mas não com consequente infecção pelo FeLV-A.[425]

O RD-114 é de origem primata e está mais estritamente relacionado com o retrovírus endógeno do babuíno, apresentando uma relação apenas distante com o FeLV. Acredita-se que a sua origem remonta a centenas de milhares de anos, de um ancestral do gato que caçava um dos primeiros primatas infectados por esse vírus RD-114.[23] O RD-114 tem competência para replicação. Embora não haja evidências que mostrem qualquer patogenicidade ou resposta imune ao vírus RD-114 em gatos, ele pode desempenhar algum papel na diferenciação fetal normal.[58,62,434] Parece ser também importante monitorar a produção do vírus RD-114 em linhagens celulares felinas usadas em produtos biológicos como substratos, e foram desenvolvidos ensaios para triagem da infecção pelo RD-114 em cultura celular.[383]

Subgrupos do vírus da leucemia felina

O FeLV é dividido em vários subgrupos, definidos principalmente pelo espectro das células hospedeiras, com base na sua capacidade de replicação em tecidos não felinos, interferência nos testes e neu-

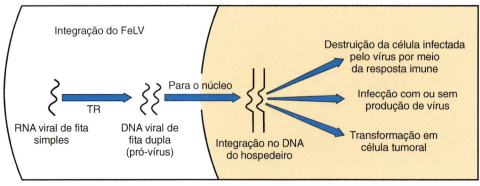

Figura 11.3 Formação do FeLV e sua integração nas células. *TR*, transcriptase reversa.

tralização viral (Tabela 11.1). Os três subgrupos mais importantes do FeLV são o FeLV-A, o FeLV-B e o FeLV-C, apresentando todos uma estreita relação imunológica. Foram descritos outros subgrupos menos importantes, incluindo o subgrupo T, altamente citolítico para os linfócitos T e que provoca imunossupressão.[24,250,251] Uma "síndrome de imunodeficiência adquirida felina por FeLV (FAIDS; do inglês, FeLV *feline acquired immunodeficiency syndrome*)" particular é formada por variantes do vírus FeLV-A altamente imunogênicas, que infectam os linfócitos CD4+ e CD8+ e os linfócitos B no sangue, os linfonodos e as células mieloides.[354] Essa proliferação disseminada compromete acentuadamente a resposta imune.

Apenas o FeLV-A é contagioso e é transmitido horizontalmente de gato para gato na natureza. Os outros subgrupos desenvolvem-se *de novo* em um gato infectado por FeLV-A por mutação e recombinação entre o FeLV-A e sequências retrovirais celulares ou endógenas contidas no DNA felino normal. O subgrupo B origina-se na recombinação por FeLV-A com o enFeLV. O subgrupo C é menos comum e resulta de mutações no gene *env*. Foi sugerido que o FeLV-C surge em gatos infectados pelo FeLV-A por meio de intermediários multitrópicos em relação ao uso de receptores.[392] A replicação do FeLV-B e do FeLV-C só é possível com o auxílio do FeLV-A, devido à substituição de sequências genômicas importantes nesses vírus recombinantes. As funções auxiliares propostas do FeLV-A incluem aumento da eficiência da replicação, evasão do sistema imune e auxílio da replicação para vírions defeituosos do FeLV-B e do FeLV-C. Todavia, em certos experimentos, foi possível induzir a replicação na ausência do FeLV-A. Em filhotes recém-nascidos de gatos livres de patógenos específicos, foi estabelecida uma infecção experimental por FeLV-B ou FeLV-C sem o FeLV-A.[27,387] Todavia, todos os gatos com infecção natural apresentam o FeLV-A isoladamente ou em combinação com FeLV-B, FeLV-C ou ambos. Por conseguinte, se houver produção de anticorpos contra o subgrupo A, o gato fica protegido contra infecção pelo FeLV.

A patogenicidade do FeLV-B e do FeLV-C, em combinação com o FeLV-A, é maior do que a do FeLV-A isoladamente.[374] Entretanto, em um experimento, a infecção pelo FeLV-A em combinação com o FeLV-B em condições experimentais foi associada a uma infecção atenuada, em comparação com a infecção exclusiva pelo FeLV-A, quando foi feita simultaneamente a inoculação de diferentes subgrupos.[344] Foi constatado que diferentes propriedades das proteínas do envelope dos vários subgrupos constituem o principal determinante patogênico, porém os mecanismos pelos quais as diferenças no envelope influenciam a patogenia não estão bem elucidados.[317] O FeLV-B está comumente associado a neoplasias malignas, enquanto o FeLV-C está principalmente associado ao desenvolvimento de anemia arregenerativa. Em infecções experimentais, uma cepa do FeLV-B (cepa Rickard) causou linfoma em quase 100% dos filhotes com 1 ano de infecção, enquanto isolados do FeLV-C provocaram repetidamente anemia arregenerativa fatal.[338] O FeLV-B foi associado a uma maioria de gatos com linfomas tímicos.[4]

Genoma e proteínas do vírus da leucemia felina

O FeLV é um retrovírus típico, que contém RNA de fita simples, transcrito pela enzima transcriptase reversa (TR) em DNA, o denominado pró-vírus que é subsequentemente integrado ao genoma celular. A sequência de genes contém repetições terminais longas (LTR; do inglês, *long terminal repeats*) que consistem em sequências repetidas que desempenham uma função reguladora e controlam a expressão dos outros genes virais, mas geralmente não codificam nenhum produto proteico. Da extremidade 5′ até a extremidade 3′, a sequência de genes é LTR-*gag-pol-env*-LTR. As regiões LTR desempenham um papel crítico no tropismo tecidual e no potencial patogênico dos vírus. Dentro das LTR, são frequentemente encontradas sequências amplificadoras recorrentes ou amplificadores de região corrente superior (URE; do inglês, *upstream region enhancers*) em gatos com leucemias mieloides, e acredita-se que desempenham algum papel na oncogênese.[298,325] Dentre os URE, o U3-LTR do FeLV suprarregula genes celulares específicos independentemente da integração. A região U3-LTR não codifica nenhuma proteína, porém efetua uma transcrição de RNA específica. Foi demonstrado que a U3-LTR do FeLV suprarregula a via de sinalização do NFκB por meio da ativação da quinase e degradação de Ras-Raf-IκB, fornecendo novas explicações para a transativação de genes celulares mediada por LTR, que poderia desempenhar um papel na oncogênese.[2] O gene *gag* (antígeno associado ao grupo) codifica as proteínas estruturais internas, incluindo p15c, p12, p27 e p10 (Tabela 11.2). A proteína do *gag*, p27, rotineiramente usada para diagnosticar infecção pelo FeLV, é produzida em células infectadas pelo vírus em quantidades que ultrapassam a necessária para a montagem de novas partículas virais. Por conseguinte, a p27 é encontrada em quantidades abundantes no citoplasma de células infectadas individuais, bem como no sangue de gatos infectados, razão pela qual os testes imunocromatográficos mais disponíveis, como o ensaio imunossorvente ligado a enzima (ELISA; do inglês, *enzyme-linked immunosorbent assay*) e ensaios de imunofluorescência, são planejados para detectar essa proteína no sangue ou dentro das células, respectivamente. A p27 livre não apenas circula no sangue, porém é eliminada nas lágrimas e na saliva, onde também pode ser detectada. O gene *pol* (polimerase) especifica a enzima viral TR, responsável pela síntese de DNA a partir do molde de RNA. O gene *env* (envelope) codifica os componentes dos envelopes gp70 e p15e. A proteína gp70 do gene *env* define o subgrupo viral e parece ser importante na indução da imunidade. Os anticorpos antigp70 são

---

Tabela 11.1	Subgrupos do grupo da leucemia felina.		
Subgrupos virais	**Frequência de isolamento em gatos positivos para o FeLV**	**Doença associada**	**Comparação da replicação *in vitro* por espécie**
A	100% nos gatos infectados, ligeiramente patogênico, porém altamente contagioso, levemente citopatogênico	Imunossupressão e outras doenças associadas ao FeLV, com capacidade de replicação e contagiosa	Gato, coelho, porco, visão, seres humanos
B	Ocorre com o subgrupo A em 50% ou mais dos gatos com doença neoplásica (linfoma)	Neoplasia hematopoética, sem capacidade de replicação e não contagiosa, virulenta em recombinação com o subgrupo A	Gato, cão, vaca, *hamster*, porco, seres humanos
C	Raramente isolado, principalmente em gatos com anemia arregenerativa	Anemia arregenerativa e mielose eritrêmica, sem capacidade de replicação e não contagiosa, virulenta em recombinação com o subgrupo A	Gato, cão, cobaia, seres humanos

Modificada de Jarrett O. 1990. Feline leukemia virus subgroups, pp 473-479. *In* Hardy WD, Essex M, McCleland AJ (eds), Feline leukemia virus. Elsevier, Nova York; Nakata R, Miyazawa T, Shin YS *et al.* 2003. Reevaluation of host ranges of feline leukemia virus subgroups. *Microbes Infect* 5:947-950.

Tabela 11.2	Resumo do mapa genético e função das proteínas do FeLV.[a]		
Gene	**Localização**	**Tipo**	**Função**
gag	Cerne		Base para testes de antígenos (ELISA/ICGA e AIF), papel na doença por imunocomplexos e efeitos citotóxicos
		p15c	Proteína da matriz
		p12	Desconhecida
		p27	Proteína do capsídio usada para teste do antígeno
		p10	Proteína do nucleocapsídio
pol	Cerne	TR	Enzima que efetua uma cópia do RNA viral em fita de DNA complementar ("transcrição reversa")
env	Envelope	gp70	Unidade de superfície externa; antígenos tipos específicos do FeLV-A, FeLV-B e FeLV-C; responsável pela produção de anticorpos neutralizantes e protetores
		p15e	Proteína transmembrânica; papel na imunossupressão

ELISA, ensaio imunossorvente ligado a enzima; *env*, envelope; *FeLV*, vírus da leucemia felina; *gag*, antígeno associado ao grupo; *gp*, glicoproteína; *ICGA*, ensaio de imunocromatografia; *AIF*, anticorpo imunofluorescente; *P*, proteína (o número indicado é o peso molecular em quilodáltons; *pol*, polimerase; *TR*, transcriptase reversa.
[a] Conforme listado, os genes estão localizados entre a extremidade 5′ e a extremidade 3′, com sequências de repetição terminal longas (LTR) em cada extremidade.

específicos de subgrupo e resultam de neutralização do vírus e imunidade à reinfecção. Por conseguinte, a proteína gp70 é importante na resistência natural e, assim, atua como alvo para produção de vacina. Acredita-se que a proteína transmembrânica interfere nas respostas imunes do hospedeiro, facilitando, assim, a persistência do vírus.

Epidemiologia

Na natureza, o FeLV tem sido descrito principalmente em gatos domésticos infectados. Entretanto, há evidências de que alguns felídeos silvestres sejam suscetíveis, e muitos estudos concentraram-se na existência do FeLV em espécies de vida selvagem.

Gama de hospedeiros

O FeLV *in vitro* também pode sofrer replicação em linhagens de células de animais não felídeos (ver Tabela 11.1). Por exemplo, o FeLV-B replica-se em células obtidas de gatos, cães, vacas, porcos, *hamsters*, macacos e seres humanos; o FeLV-C replica-se em células de gatos, cães, cobaias e seres humanos.[214,217,386] Acreditava-se que o FeLV-A só pudesse se replicar em células de gatos *in vitro*, e que a infecção *in vivo* sempre exigia a existência do FeLV-A, razão pela qual não podia ocorrer em animais não felídeos. Entretanto, foi constatado que dois isolados de FeLV-A independentes no Reino Unido e nos EUA também infectaram várias linhagens celulares não felinas, incluindo células de seres humanos, coelhos, suínos e visões.[322] Embora não ocorra transformação maligna em culturas de células não felídeas,[272] foi possível induzir uma infecção experimental pelo FeLV com desenvolvimento de linfomas em cães jovens e saguis.[367] Em infecções experimentais pelo VSF, foi também possível produzir fibrossarcomas em não felídeos *in vivo*.[8] Todavia, não há relatos de transmissão natural do FeLV para não felídeos.

Entretanto, a comprovação do FeLV em felídeos não domésticos torna-se cada vez mais comum e o vírus parece ser enzoótico em alguns felídeos selvagens. A introdução do FeLV em três populações de felídeos não domésticos de vida livre e mantidos em cativeiro tem sérias consequências para a saúde e a sobrevida dos animais. O FeLV infecta pequenos gatos selvagens, incluindo *F. silvestris*[71,460] e linces europeus e ibéricos.[278,306] O FeLV também foi detectado em panteras da Flórida (*Puma concolor coryi*) e causa vários problemas nessa espécie, para a qual foram instituídos, atualmente, programas de vacinação.[37,70] Um linfoma de células T multicêntrico associado à infecção pelo FeLV foi descrito em um guepardo namibiano (*Acinonyx jubatus*).[297] O FeLV também foi detectado em um macho castrado de lince vermelho (*Felis rufus*) criado em cativeiro, de 11 meses de idade,

que apresentava sinais de letargia, anorexia, neutropenia, linfopenia e anemia arregenerativa.[405] Embora em um estudo o FeLV não tenha sido encontrado em 12 jaguatiricas (*Leopardus pardalis*) em Barro Colorado Island,[116] seu DNA pró-viral foi detectado em um macho de jaguatirica criado em cativeiro e em uma fêmea de gato-do-mato (*Leopardus tigrinus*) que vivia em um centro de fauna silvestre no sul do Brasil.[139] Não há evidências de infecção pelo FeLV entre leões africanos (*Panthera leo*) ou leões asiáticos (*P. leo persica*).[90,156a,358,359]

Prevalência

A infecção pelo FeLV ocorre em gatos domésticos de todo o mundo. Os estudos de prevalência concentraram-se na detecção do FeLV principalmente em países do Terceiro Mundo ou em ilhas longínquas, onde a prevalência das infecções pelo vírus em gatos era desconhecida. Nesses estudos, o FeLV foi detectado em quase todas as localidades.[31,54,72,284,307] Apenas gatos da ilha de Granada, nas Antilhas, e da ilha Isabela, em Galápagos, não tinham infecção pelo FeLV.[91,261] Diferentemente da infecção pelo FIV, cuja prevalência varia significativamente, a taxa de infecção do FeLV de gatos criados soltos é semelhante no mundo inteiro, variando de 1% a 8% em gatos sadios.[20,126,264,269,410] A prevalência alcança 38% quando são incluídos apenas gatos doentes nas pesquisas.[15,157,257] Originalmente, certas doenças, como o linfoma, eram associadas a taxas muito altas (até 75%) de infecção pelo FeLV. Os gatos com resultados positivos do teste para FeLV tornaram-se menos comuns, visto que houve diminuição na prevalência global da infecção pelo FeLV, presumivelmente em consequência de medidas de controle.

Diversos relatos documentam a redução da taxa global pelo FeLV. Por exemplo, o Tufts Veterinary Diagnostic Laboratory, onde aproximadamente 2.000 amostras de soro são examinadas anualmente para pesquisa do antígeno do FeLV, relatou a redução de 8% em 1989 para 4% em 1995.[61] Na Alemanha, a redução contínua na prevalência do FeLV, de 6 para 1%, foi observada durante a pesquisa da taxa de infecção do FeLV de 1993-2002.[126] Os estudos realizados relatam a prevalência de 2,3 a 3,3% na América do Norte, de 0 a 2,9% na Ásia e de 1 a 15,6% na Europa.* Existem várias explicações possíveis para essa diminuição da prevalência. Constitui mais provavelmente o resultado de programas de exames e remoção em locais de criação, da prática de testar gatos em abrigos de animais antes de sua adoção e do uso disseminado da vacinação. Nenhuma das vacinas disponíveis demonstrou proporcionar proteção 100% contra a infecção progressiva, porém

---

*Referências 15, 20, 89, 97, 126, 264, 318, 462.

a prática comum de vacinação provavelmente teve impacto sobre a prevalência do FeLV. Embora a vacinação contribua para a doença, os estudos epidemiológicos conduzidos sugerem que a prática de teste e remoção de animais é mais eficaz do que a vacinação.[380] A primeira vacina foi introduzida em 1985, porém o declínio observado na taxa global de infecção começou antes desse ano.[257]

Muitos modelos deterministas foram construídos para prever a dinâmica do FeLV em populações de gatos. Segundo esses modelos, a dinâmica do FeLV depende do tamanho da população de hospedeiros e da relação entre a densidade do hospedeiro e o padrão de contato de gatos individuais. Não foi encontrado nenhum tamanho limiar de população para a persistência do vírus em grandes populações, porém foi observada a possibilidade de extinção do FeLV em populações pequenas.[118] Os modelos levam em consideração que as populações de gatos podem se conectar umas com as outras pela dispersão de animais, que favorece o deslocamento dos gatos e a disseminação da doença.[117] Esses modelos explicam as discrepâncias geográficas da prevalência do FeLV. Embora o número absoluto de gatos de estimação seja notavelmente mais alto na Europa Setentrional (p. ex., 10 milhões no Reino Unido, 8 milhões na Alemanha, 10 milhões na França) do que em países da Europa Meridional (p. ex., 4 milhões na Espanha), as condições de vida diferem de modo considerável. Por conseguinte, o maior número de gatos criados soltos na Europa Meridional aumenta a taxa de contato nesses países, o que aumenta consequentemente a prevalência global da infecção pelo FeLV.[117] Além disso, os resultados discrepantes na prevalência do FeLV baseiam-se no estado de saúde dos gatos em estudo.[269] Toda vez que são incluídos apenas gatos clinicamente sadios, a prevalência é visivelmente menor do que em estudos de gatos doentes.[15,201,441]

Certos fatores de risco contribuem para a maior prevalência. A prevalência do FeLV é mais alta em gatos que têm liberdade para sair de casa,[126,264] visto ser necessário o contato direto para a transmissão do vírus. Em um estudo conduzido nos EUA, a prevalência de anticorpos (que indica exposição) esteve claramente relacionada com o tempo de permanência dos animais fora de casa e com o grau de exposição a outros gatos. Entre os gatos incluídos em um estudo realizado em Boston e Detroit, dos quais muitos tinham liberdade para sair de casa, 63 e 47%, respectivamente, tiveram resultados positivos para anticorpos séricos anti-FeLV, enquanto apenas 5% dos gatos em Nova York, que viviam principalmente confinados em apartamentos, tiveram anticorpos específicos contra o FeLV.[338] Um estudo pesquisou o risco de desastres sobre as taxas de infecção pelo FeLV entre gatos provenientes da área do furacão do Golfo do México em 2005, mas não conseguiu demonstrar qualquer aumento nas taxas de infecção nessa situação.[262] Os grupos de risco para as infecções pelo FIV e pelo FeLV são apenas ligeiramente diferentes. Embora machos felinos criados soltos e que brigam sejam ainda considerados animais principalmente com risco de adquirir infecção pelo FIV, os mesmos fatores de risco facilitam a infecção pelo FeLV. O FeLV não pode mais ser considerado uma infecção de "gatos sociais", embora o FeLV seja facilmente disseminado por meio de contatos sociais. Em estudos anteriores, foi constatado que a taxa de infecção do FeLV era quase igual em machos e fêmeas de felinos. Em um estudo mais antigo, 733 gatos selvagens criados soltos em Raleigh, Carolina do Norte, e 1.143 gatos selvagens criados soltos em Gainesville, na Flórida, foram testados para a infecção pelo FIV e pelo FeLV, e a prevalência da infecção pelo FeLV não foi significativamente diferente entre machos (4,9%) e fêmeas (3,8%).[252] Todavia, dois estudos mais atuais, conduzidos nos EUA e na Alemanha, verificaram risco significativamente maior de FeLV entre os machos.[126,264] Embora a transmissão do FeLV ocorra comumente entre fêmeas e filhotes infectados e entre gatos que convivem em contato próximo prolongado, parece que o comportamento agressivo – uma atitude comum dos machos –desempenha um papel muito maior do que se supunha anteriormente.[129] Por

conseguinte, a opinião comum de que o FeLV é uma doença de gatos "amigáveis" deve ser reconsiderada. Essa constatação também é corroborada pelos achados de que os gatos que exibem comportamento agressivo apresentam maior risco de infecção pelo FeLV,[127] e mais de 8% dos gatos examinados por veterinários devido a lesões causadas por lutas eram positivos para o antígeno do FeLV, prevalência consideravelmente mais alta do que a observada na população de gatos clinicamente sadios.[129] Embora nenhuma raça tenha predisposição a ser infectada pelo FeLV, a infecção é menos comumente encontrada em gatos de raça pura, principalmente pelo fato de que esses animais costumam ser mantidos dentro de casa. Além disso, a conscientização da comunidade de criadores de gatos leva à realização frequente de exames. Em estudos mais antigos, a idade jovem também era considerada fator de risco para a infecção pelo FeLV, porém essa ideia também precisa ser reconsiderada. Em um estudo realizado nos EUA, no qual foram testados 18.038 gatos em 345 clínicas veterinárias e 145 abrigos para animais, os gatos adultos tiveram mais tendência a serem infectados pelo FeLV do que os animais jovens[264] e, em outro estudo, a idade mediana dos gatos infectados pelo FeLV não foi significativamente menor do que a dos gatos não infectados,[127] pelo menos em países com boa assistência veterinária. Esse fato é surpreendente, visto que a suscetibilidade dos gatos ao FeLV depende da idade;[194,201] entretanto, devido à conscientização crescente, um maior número de gatos é testado para o FeLV, e a infecção é identificada mais cedo, de modo que o animal recebe assistência médica durante o estágio inicial da doença. Além disso, a conscientização entre criadores de gatos e abrigos para animais levou à realização rotineira de teste nos novos animais de estimação que entram no ambiente doméstico ou no abrigo. Além disso, a eutanásia de gatos infectados assintomáticos é menos comum.

Conforme demonstrado anteriormente, existe uma redução significativa na prevalência de infecção em muitos países. Todavia, com poucas exceções, os estudos de prevalência do FeLV baseiam-se exclusivamente na detecção do antígeno p27 no FeLV no sangue utilizando o ensaio ELISA ou ensaios imunocromatográficos semelhantes. Entretanto, a patogenia da infecção pelo FeLV é complexa e o antígeno livre só pode ser detectado no sangue de gatos com viremia produtiva, visto que os animais com infecções regressivas só abrigam o pró-vírus em suas células da medula óssea após superarem a antigenemia.[377] Por conseguinte, a pesquisa do antígeno pode subestimar a verdadeira prevalência da infecção. Em um estudo realizado na Suíça foi constatado que, além dos 7% de gatos com existência concomitante do antígeno p27 e o pró-vírus no sangue, 10% apresentaram resultados negativos para o antígeno p27 e resultados positivos para o DNA pró-viral no sangue.[189] Esse resultado é surpreendentemente alto e levanta a questão sobre a ocorrência da mesma situação em outros países.

Transmissão

O FeLV é contagioso e dissemina-se por contato próximo entre gatos que eliminam o vírus e gatos suscetíveis. A transmissão do FeLV ocorre principalmente pela saliva, onde a concentração do vírus é mais alta do que no sangue. Gatos com viremia eliminam constantemente milhões de partículas virais na saliva, e a disseminação por meio da saliva ocorre de modo relativamente consistente em gatos com viremia pelo FeLV.[131,132] A concentração do vírus na saliva e no sangue de gatos sadios com viremia é tão alta quanto a que foi observada em animais com sinais de doença. O FeLV é transmitido de modo eficaz horizontalmente entre gatos de áreas públicas que têm contato próximo prolongado. O comportamento agressivo e de morder,[127,129] bem como o comportamento social, como o compartilhamento de pratos de alimentos e água, a limpeza mútua e o uso de áreas comuns de ninhadas, são os meios mais eficazes de transmissão.

Embora o vírus possa penetrar em muitos tecidos, líquidos corporais e secreções, a sua disseminação pela urina e pelas fezes é menos provável, e nem a urina nem as fezes foram consideradas uma importante fonte de infecção. Entretanto, foi constatado que gatos com antigenemia eliminaram RNA e DNA do FeLV nas fezes e na urina e o vírus infeccioso foi isolado de ambas as amostras.[50,130] Foi até mesmo constatado que gatos sem exposição a outros animais, quando expostos a fezes contendo vírus, desenvolveram anticorpos FeLV, mostrando a ocorrência de infecção por meio das fezes, sem qualquer contato direto entre gatos; todavia, esses gatos permaneceram negativos para o antígeno e o pró-vírus do FeLV no sangue. Esses resultados sugerem que a eliminação fecal do FeLV pode desempenhar um papel na transmissão, embora provavelmente seja de menor importância em circunstâncias naturais. Entretanto, vasilhas compartilhadas em ninhadas por gatos suscetíveis e gatos virêmicos aumentaram a pressão infecciosa ambiental.[130] As pulgas foram consideradas fonte potencial de produção, visto que o RNA do FeLV foi detectado em pulgas e suas fezes;[448,449] entretanto, a transmissão pelas pulgas não parece desempenhar um importante papel na natureza. Pode ocorrer transmissão iatrogênica por meio de agulhas contaminadas, instrumentos, objetos contaminados ou transfusões de sangue.[279]

O envelope viral é lipossolúvel e sensível a desinfetantes, sabões, calor e ressecamento. O FeLV é prontamente ativado no ambiente em poucos minutos. Por conseguinte, o contato íntimo entre gatos é habitualmente necessário para a disseminação da infecção e a transmissão indireta (p. ex., por meio de seres humanos contaminados com fezes) é dificilmente possível. Gatos isolados mantidos rigorosamente no ambiente fechado da casa não correm risco de adquirir a infecção. Devido exclusivamente à latência (em gatos regressivamente infectados) e à reativação potencial, a viremia é, em algumas ocasiões, detectada em gatos de meia-idade a idosos que viveram isolados dentro de casa desde que foram adotados quando filhotes. Devido à labilidade viral, não é necessário um período de espera para introduzir um novo gato no domicílio após a remoção de um gato infectado. O FeLV não representa perigo para hospitais veterinários ou para centros de hospedagem, contanto que os gatos sejam mantidos em jaulas separadas, e a desinfecção rotineira das jaulas e lavagem das mãos sejam realizadas após o contato com cada gato. O FeLV é mantido na natureza porque os gatos infectados podem sobreviver e eliminar o vírus durante muitos anos.

A transmissão vertical da mãe para os filhotes ocorre comumente em gatos com viremia pelo FeLV. Os filhotes no período neonatal podem ser infectados por via transplacentária, ou quando a mãe lambe os filhotes e os amamenta. A transmissão também pode ocorrer em fêmeas regressivamente infectadas (e, portanto, que apresentam resultados negativos nos testes de rotina), visto que a infecção latente pode ser reativada durante a gestação. Além disso, foi descrita a transmissão isolada do FeLV do leite de fêmeas com resultados negativos para o antígeno para os filhotes. Caso ocorra infecção *in utero*, é comum haver perda dos filhotes na forma de reabsorção fetal, aborto e morte neonatal, embora até 20% dos filhotes com infecção vertical possam sobreviver no período neonatal, tornando-se adultos permanentemente infectados.[257] É possível observar que recém-nascidos de gatas infectadas tenham resultados negativos para o antígeno do FeLV por ocasião do nascimento, embora possam apresentar resultados positivos no decorrer das próximas semanas a meses, quando o vírus começa a se replicar. Por conseguinte, se a fêmea ou qualquer filhote da ninhada estiverem infectados, toda a família deverá ser tratada como infectada, devendo ser isolada dos gatos não infectados.

A suscetibilidade ao desenvolvimento de viremia persistente pelo FeLV é maior nos gatos jovens. Estudos em um domicílio com numerosos gatos infectados pelo FeLV mostraram que 7 de 10 filhotes introduzidos no domicílio aos 3 meses de idade desenvolveram viremia em até 5 meses, enquanto apenas 3 dos 17 adultos do mesmo local apresentaram viremia aos 7 anos.[58,59] A infecção experimental é difícil, se não impossível, em gatos adultos sadios. Dependendo da cepa FeLV usada, pode ser até mesmo difícil causar infecção experimental em filhotes de gatos com mais de 16 semanas de idade.[194] A resistência ao FeLV com a idade também é observada na natureza. A prevalência dos anticorpos anti-FeLV aumenta uniformemente com o passar do tempo, indicando exposição aumentada ao vírus durante a vida, e, embora haja acúmulo de exposição ao FeLV com a idade, a suscetibilidade ao desenvolvimento de viremia persistente após a infecção diminui simultaneamente. A resistência descrita com a idade é independente da imunidade por contato prévio ou vacinação. Uma explicação para essa resistência com a idade é a de que o número de receptores celulares necessários para a entrada do FeLV-A nas células-alvo parece diminuir em gatos de mais idade, de modo que o estabelecimento da infecção torna-se mais difícil. A resistência adquirida com a idade também pode estar relacionada com o amadurecimento da função dos macrófagos.[191] Entretanto, a resistência relacionada com a idade não é absoluta e depende da pressão da infecção. O risco de desenvolver viremia persistente aumenta em filhotes de gatos, mas também em certo grau nos gatos adultos, quando passam a conviver com gatos que eliminam o FeLV-A. Esse fato é demonstrado pela taxa aumentada de gatos com viremia mantidos em domicílios com infecção endêmica pelo FeLV, bem como por estudos de exposição natural, em que um determinado percentual de gatos torna-se positivo para o FeLV no decorrer de vários anos, quando convivem com gatos infectados. Entretanto, o risco de um gato adulto adquirir viremia persistente depois do contato de curta duração com um gato que elimina FeLV é certamente muito baixo e, provavelmente, menor do que o risco de desenvolver sarcomas associados à vacina após vacinação contra FeLV. Por esse motivo, o uso da vacinação contra FeLV deve ser considerado com muito cuidado em gatos adultos.

Os receptores celulares do FeLV ainda não estão totalmente identificados, apesar das intensas pesquisas em andamento. Os subgrupos do FeLV utilizam receptores diferentes[40,308,364,402] e parecem existir diferenças dependentes das cepas. Foi identificado um receptor de ligação ao FeLV-A que parece ser idêntico ao receptor felino da proteína de transporte de tiamina 1 (THTR1).[308] O FeLV-C utiliza o receptor do hospedeiro conhecido como FLVCR1, porém a sua ligação a esse receptor parece envolver a interação de dois domínios de ligação do receptor (incluindo o domínio C carboxiterminal) com o receptor do hospedeiro FLVCR1.[364] O FeLV-B utiliza uma proteína celular (o transportador de fosfato 1, Pit-1) como receptor.[40,402] O FeLV-T também pode utilizar o Pit-1 como receptor, porém as gamas de hospedeiros do FeLV-B e do FeLV-T não são exatamente iguais, sugerindo um diferente uso de Pit-1 em nível de pós-ligação.[402] O FeLV-T só pode infectar células se houver tanto uma molécula de receptor clássico que atravesse várias vezes a membrana quanto um segundo correceptor ou fator de entrada. Essa proteína celular pode atuar como proteína transmembrânica ou como componente solúvel para facilitar a infecção.[10]

Patogenia

A evolução da infecção pelo FeLV é muito diferente em cada gato. Embora o desfecho dependa principalmente do estado imunológico e da idade do gato, ele também é afetado pela patogenicidade do vírus, pressão da infecção e concentração do vírus.[161] A evolução da infecção pelo FeLV também reflete variações genéticas tanto no vírus quanto na população de hospedeiros de criação natural. Foi constatado que as alterações mutacionais identificadas em cepas do FeLV não alteram o uso do receptor, mas aumentam significativamente a eficiência da ligação ao receptor. Estudos longitudinais de animais infectados mostraram que determinadas mutações resultam em início significativamente mais rápido da doença, enquanto outras substituições em certos genes modificam por completo a evolução da doença, sugerindo que os genes LTR e de unidade de superfície (SU) distintos medeiam uma patogenia rápida, com manifestações clínicas típicas e mecanismos oncogênicos.[257]

Estágios da infecção pelo vírus da leucemia felina

As discussões sobre a infecção pelo FeLV, que apresenta evolução, desfechos e classificações diferentes (Figuras 11.4 e 11.5 e Tabela 11.3), são controvertidas. As ferramentas diagnósticas, incluindo métodos muito sensíveis de reação em cadeia da polimerase (PCR; do inglês,

polymerase chain reaction), forneceram novos dados que questionam o entendimento tradicional da patogenia do FeLV. Anteriormente, os estudos de patogenia da FeLV eram conduzidos, em sua maioria, com análise de parâmetros, como isolamento do vírus e detecção de antígenos. Em consequência, a infecção era caracterizada por viremia indetectável, transitória ou persistente. Com o uso da PCR em tempo real, o espectro de categorias de resposta dos hospedeiros à infecção pelo FeLV foi refinado pela investigação das cargas de DNA pró-viral e RNA viral. Foi constatado que gatos considerados imunes à infecção pelo FeLV apresentam resultados positivos nos testes para próvírus. Foi constatado que o pró-vírus do FeLV persiste durante anos, e foi observada a recidiva da viremia, bem como desenvolvimento de doença, em alguns gatos. Por conseguinte, os gatos com resultados

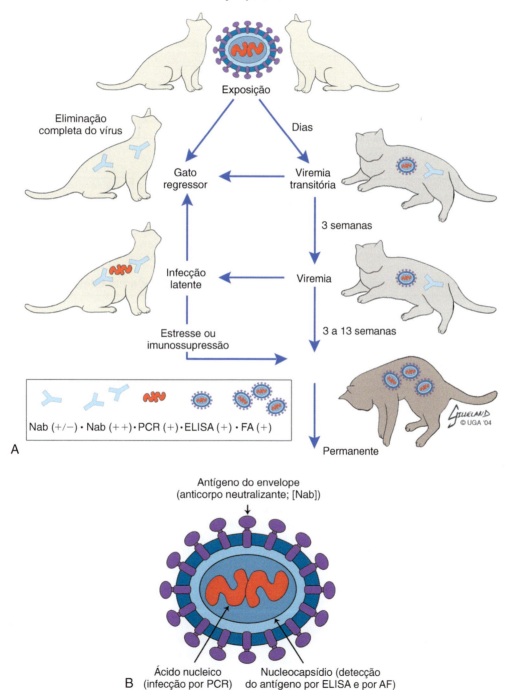

Figura 11.4 A. Sequência temporal da infecção pelo FeLV. **B.** Componentes do FeLV da parte A. *ELISA*, ensaio imunossorvente ligado a enzima; *AF*, anticorpo fluorescente; *FeLV*, vírus da leucemia felina; *PCR*, reação em cadeia da polimerase. (Arte de Brad Gilleland © 2004, University of Georgia Research Foundation Inc.)

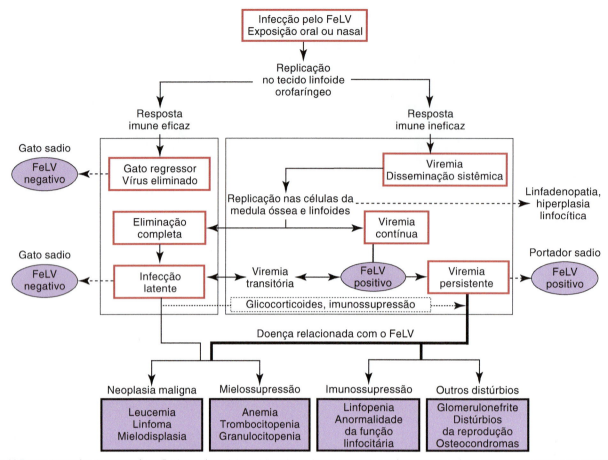

Figura 11.5 Interações do vírus da leucemia felina (FeLV) com células do hospedeiro e sistema imune, resultando em vários problemas clínicos em gatos com respostas imunes ineficazes.

Tabela 11.3	Características dos estágios da infecção pelo vírus da leucemia felina.						
Desfecho da infeção pelo FeLV	Antígeno p27 do FeLV no sangue	Hemocultura do vírus	RNA viral no sangue	DNA viral no sangue	Cultura de tecido viral	Eliminação do vírus	Doença associada ao FeLV
Progressivo	Positivo	Positiva	Positivo	Positivo	Positiva	Positiva	Provável
Regressivo	Negativo	Negativa	Negativo	Positivo	Negativa	Negativa	Pouco provável
Abortivo	Negativo	Negativa	Negativo	Negativo	Negativa	Negativa	Pouco provável
Focal	Negativo	Negativa	Não testado	Não testado	Positiva	Variável	Pouco provável

Progressivo(a) = viremia persistente; Regressivo(a) = viremia transitória, seguida de infecção latente; Abortivo = eliminação completa.
Da Referência 260.

negativos para antígeno e resultados positivos para pró-vírus são portadores do FeLV e, após reativação, podem atuar como fonte de infecção. Entretanto, o DNA viral integrado também pode ser essencial para a proteção sólida e para a manutenção duradoura da imunidade protetora.[187] Por conseguinte, as evoluções potenciais da evolução pelo FeLV foram reclassificadas e os estágios da infecção pelo FeLV são descritos da seguinte maneira: (1) infecção abortiva (comparável aos "gatos regressores" anteriormente), (2) infecção regressiva (comparável à antiga "viremia transitória" seguida de "infecção latente"), (3) infecção progressiva (comparável à "viremia persistente") e (4) infecção focal ou atípica (ver Tabela 11.3).[186,187,436]

No passado, acreditava-se que cerca de um terço dos gatos apresentava viremia persistente, havendo finalmente a resolução da infecção em até dois terços dos animais.[191] Pesquisas mais recentes sugerem que a maioria dos gatos permanece infectada durante toda a vida após a exposição, embora possam reverter para um estado de aviremia (infecção reversiva), em que não há nenhum agente ou vírus passível de cultura no sangue, mas no qual é possível detectar DNA

pró-viral do FeLV no sangue por métodos sensíveis de PCR.[189,343,436] A importância clínica dos gatos com resultados negativos para antígenos, porém com resultados positivos para pró-vírus, ainda não está esclarecida. O pró-vírus está integrado ao genoma do gato, razão pela qual é pouco provável que seja eliminado com o decorrer do tempo.[49] Embora esses gatos provavelmente não eliminem vírus infecciosos na saliva, o DNA pró-viral pode ser infeccioso por meio de transfusão sanguínea.[52] A ocorrência contínua do pró-vírus poderia explicar a longa persistência de anticorpos neutralizantes do vírus em gatos "recuperados" (recuperados da viremia, mas não da infecção latente). Antes do desenvolvimento da PCR, era descrito um estado de "infecção latente" em que a ausência de antigenemia era acompanhada de persistência de vírus passível de cultura na medula óssea e em outros tecidos, mas não no sangue.* Hoje em dia, a "infecção latente" é considerada uma fase pela qual passam os gatos durante a infecção regressiva.[33] O pró-vírus e o RNA viral plasmático do FeLV são habi-

_____

* Referências 186, 290, 334, 340, 351, 377.

tualmente detectados por PCR em até 1 semana após a exposição ao FeLV, mesmo se não houver antígeno detectável do FeLV. Todos os gatos com infecção progressiva e regressiva parecem passar por essa fase e desenvolver cargas semelhantes de pró-vírus e RNA viral plasmático no sangue periférico no início da infecção.[187] Após exposição ao FeLV, a infecção pelo FeLV tem quatro desfechos possíveis, descritos a seguir (ver Tabela 11.3).

Infecção abortiva

Após a infecção inicial, que ocorre mais comumente por via oronasal, o vírus sofre replicação no tecido linfoide local, na área orofaríngea. Em alguns gatos imunocompetentes, a replicação do vírus pode ser interrompida por uma resposta imune celular (IC) e humoral eficaz e esses gatos nunca desenvolvem viremia. Essa exposição abortiva tem sido raramente observada após a inoculação experimental do FeLV e caracteriza-se por resultados negativos na cultura do vírus, determinação do antígeno, RNA viral e DNA pró-viral.[436] Esses gatos eram antigamente designados como "gatos regressores". Esses animais apresentam níveis elevados em anticorpos neutralizantes, porém nem o antígeno do FeLV nem o RNA viral ou RNA pró-viral podem ser detectados no sangue em qualquer estágio do processo. Nesses casos, o vírus nunca sofre disseminação sistêmica e a infecção habitualmente não é detectada. A infecção abortiva tende a ser causada por exposição a uma baixa dose de FeLV, conforme demonstrado em um estado experimental em que, após exposição a baixas doses do FeLV, os gatos só desenvolveram anticorpos como único parâmetro de infecção.[292] Na atualidade, não se sabe a frequência com que essa situação ocorre de fato na natureza, visto que estudos mais recentes, que utilizaram métodos mais sensíveis de PCR, constataram que, em muitos dos animais antigamente considerados "gatos regressores", o vírus pode, de fato, ser recuperado posteriormente, e parece provável que nenhum dos gatos ou apenas alguns possam apresentar resolução completa da infecção pelo FeLV em todas as células. Isso poderia explicar por que os anticorpos neutralizantes contra o vírus persistem nos gatos recuperados durante muitos anos (ou até mesmo durante toda a vida) sem que haja infecção manifesta ou exposição a gatos com viremia. Se este for o caso, o risco dessa persistência, levando à reexpressão potencial do vírus ou ao desenvolvimento de doença associada ao FeLV, deve ser extremamente baixo, visto que os gatos recuperados parecem ter a mesma expectativa de vida que os animais que nunca foram expostos ao FeLV.[279] Isso explica por que a maioria dos gatos em uma população apresenta evidências de exposição pela ocorrência de anticorpos FeLV após contato com o vírus, enquanto apenas uma pequena proporção desenvolve efetivamente viremia. Esses gatos têm uma imunidade muito eficaz e são protegidos contra uma nova invasão viral, provavelmente durante vários anos, senão durante toda a vida. A imunidade protetora é, em parte, humoral e, em parte, celular, e a produção de anticorpos não é obrigatoriamente necessária para a proteção; cerca de 2% dos gatos estão efetivamente protegidos sem anticorpos detectáveis.

Infecção regressiva

A infecção regressiva é acompanhada de uma resposta imune efetiva, e tanto a resposta imune quanto a viremia são refreadas antes ou pouco depois que ocorre a infecção da medula óssea. Após a infecção inicial, o FeLV em replicação sofre disseminação sistêmica dentro das células mononucleares (linfócitos e monócitos). Durante esse primeiro episódio virêmico, pode-se detectar o antígeno p27 livre do FeLV, e os gatos apresentam resultados positivos nos testes que detectam o antígeno livre no plasma (p. ex., ELISA) e podem eliminar o vírus durante esse período. A viremia inicial pode se caracterizar por mal-estar, febre ou linfadenomegalia em consequência da hiperplasia linfocitária. O vírus dissemina-se para os tecidos-alvo, incluindo o timo, o baço, os linfonodos e as glândulas salivares. Nos gatos com infecção regressiva, essa viremia termina em semanas ou meses (anteriormente designada como "viremia transitória"). Na maioria dos gatos, a viremia dura apenas 3 a 6 semanas (com duração máxima de 16 semanas). Durante esses períodos, os gatos eliminam o vírus e são infecciosos. Muitos gatos são capazes de superar a viremia em um estágio muito precoce, antes da infecção da medula óssea. Acreditava-se que esses gatos não apenas venciam a viremia, mas também eliminavam por completo o vírus do corpo. Entretanto, estudos questionam o fato de o vírus poder ser totalmente eliminado e de poder ser encontrado posteriormente nesses gatos. Esses animais também desenvolvem imunidade muito eficaz e são protegidos contra qualquer nova exposição ao vírus. Apresentam baixo risco de desenvolver doenças associadas ao FeLV, embora o vírus esteja integrado em seu genoma (podendo, portanto, ser detectado pela PCR). Uma vez contida a replicação do vírus, a sua eliminação não ocorre.[109,110,282]

Em alguns gatos, a viremia pode persistir por mais de 3 semanas. Depois desse período pode haver infecção das células da medula óssea, e as células precursoras hematopoéticas acometidas produzem granulócitos e plaquetas infectados que circulam pelo corpo. Nessa circunstância, observa-se alto desenvolvimento de viremia, e tanto os órgãos linfoides quanto as glândulas salivares podem se tornar infectados, com até 1×10^6 vírus/mℓ de saliva. A partir desse momento, o antígeno viral também pode ser detectado dentro das plaquetas e dos granulócitos por vários testes, como pesquisa com anticorpo fluorescente (AF) direto, que só pode detectar grandes quantidades de antígenos intracelulares. Diferentemente dos testes para antígenos (p. ex., ELISA), que detectam quantidades menores de antígeno p27 livre e se tornam positivos durante o primeiro episódio de viremia, os resultados do teste do AF direto tornam-se positivos posteriormente e apenas após o estabelecimento da infecção na medula óssea. Isso explica a discordância observada nos resultados positivos do ELISA e negativos do AF direto. Mesmo quando a medula óssea é infectada, a viremia pode ser eliminada por certa porcentagem de gatos (que, portanto, desenvolvem infecção regressiva). Todavia, quanto maior a duração da viremia, menor a probabilidade de eliminação da infecção nesses gatos. Quando ocorre infecção estabelecida nas células da medula óssea (depois de 3 semanas da viremia), os gatos não podem eliminar o vírus do corpo e da medula óssea, mesmo com o término da viremia, visto que a informação para a replicação do vírus (o DNA pró-viral) encontra-se nas células-tronco da medula óssea. Esse estágio tem sido denominado "infecção latente" (atualmente considerado um estágio de infecção regressiva). Embora o DNA pró-viral persista, não há produção ativa de nenhum vírus, e os gatos com infecção regressiva apresentam resultados negativos nos testes de rotina (ELISA e AF) que detectam o antígeno do FeLV. A infecção regressiva só pode ser diagnosticada por meio de cultura *in vitro* de amostras de medula óssea ou uso da PCR para detecção do pró-vírus. O crescimento pode ser facilitado pela adição de glicocorticoides à cultura celular. A infecção viral produtiva pode ser reativada *in vivo* espontaneamente ou em resposta à imunossupressão, e gatos com infecção latente podem desenvolver viremia e apresentar novamente resultados positivos nos testes para o antígeno. Isso ocorre habitualmente após um estresse e pode ser induzido experimentalmente em gatos pela administração de altas doses de glicocorticoides.[337]

As infecções regressivas podem ser reativadas durante a gestação em consequência da imunossupressão decorrente da progesterona endógena, o que também pode explicar a emergência da infecção pelo FeLV nos filhotes. As glândulas mamárias de gatas com infecção regressiva podem começar a produzir partículas virais infecciosas durante a indução da lactação.[334]

A infecção regressiva e o estado latente são características singulares da infecção pelo FeLV. A base molecular da latência é a integração de uma cópia do genoma viral (pró-vírus) no DNA cromossômico da célula. Durante o ciclo de replicação, a enzima TR produz uma cópia do DNA utilizando o RNA viral como modelo. A cópia é integrada no DNA cromossômico celular e mantida na forma de pró-vírus durante o tempo de sobrevida da célula. Durante a divisão celular, o DNA pró-viral é replicado e a informação é transmitida nas células-filhas. Por conseguinte, linhagens celulares completas podem conter o DNA pró-viral do FeLV. Todavia, o DNA pró-viral não é traduzido em proteínas e não há produção de partículas virais infecciosas. Por conseguinte, os gatos com infecção regressiva latente não eliminam o FeLV e não são infecciosos para outros gatos. Embora a latência seja uma sequela da infecção pelo FeLV, a maioria dos gatos elimina por completo os genes virais de suas células em até 9 a 16 meses após a infecção, e todos, com exceção de 10%, conseguem fazê-lo depois de 30 meses.[334] O vírus pode permanecer integrado em pequeno número de células por um longo período, enquanto está sendo mantido sob controle pela resposta imune parcial. À medida que a concentração de anticorpos aumenta, a produção do vírus diminui. Não há produção de vírus prejudicial durante as infecções regressivas e não ocorrem sinais clínicos (com poucas exceções, como neoplasias e síndromes mielossupressoras). Em um estudo conduzido na Suíça, onde 7% dos gatos apresentaram resultados positivos tanto para o antígeno p27 quanto para o teste do pró-vírus, 10% da população de gatos teve resultados negativos para o antígeno p27 e teste positivo para o pró-vírus no sangue, indicando infecção latente.[189]

A infecção regressiva pode ser reativada diante da informação genética para a produção de partículas gerais completas, que pode ser potencialmente reinduzida quando a produção de anticorpos diminui (p. ex., após imunossupressão). A reativação é tanto mais provável quanto mais cedo surge o fator de estresse após a fase de viremia. Nas primeiras semanas após a ocorrência de viremia, é possível reativar experimentalmente a replicação do vírus na maioria dos gatos. Com o passar do tempo, a reativação das infecções regressivas torna-se mais difícil, mesmo com altas doses de glicocorticoides. Embora seja passível de ocorrer em até 1 ano após a infecção, a reativação é considerada improvável e muito difícil depois de 2 anos. Isso pode ser explicado por erros na leitura do código genético, que podem ocorrer se a informação for frequentemente reproduzida nessas células de rápida divisão. Por conseguinte, há perda da informação para produzir partículas virais infecciosas e a reativação torna-se cada vez mais improvável com o passar do tempo. A proporção de gatos com infecção experimental que tiveram infecções regressivas pelo FeLV na medula óssea diminuiu com o tempo após o desaparecimento da viremia.[340] Nos primeiros 3 meses após a recuperação da viremia, foi possível isolar o vírus integrado da medula óssea de cerca de 50% dos gatos com infecção experimental. Foi observada a redução pronunciada na incidência de infecções regressivas em até 190 dias após a viremia.[334,340] Mais de 1 ano depois, apenas 5 dos 19 gatos previamente expostos que tiveram resultados negativos do ELISA para o FeLV ainda tinham o FeLV detectável em vários tecidos (p. ex., medula óssea, baço, linfonodos, intestino delgado).[174] Em até 3 anos após a viremia, apenas cerca de 8% dos gatos ainda eram portadores de infecção latente na medula óssea, nas células mielomonocíticas e nos fibroblastos do estroma.[189,290,334,340,377] A infecção regressiva constitui provavelmente um estágio no processo de eliminação do vírus.

Na maioria dos casos, as infecções regressivas não são clinicamente significativas, visto que a reativação viral não é um evento habitual em circunstâncias naturais. Enquanto a infecção permanece confinada, os gatos não são contagiosos. Entretanto, a latência viral explica a viremia recidivante, o período prolongado de incubação e os títulos persistentemente elevados de anticorpos. Surge sempre questão sobre a possibilidade de a infecção regressiva pelo FeLV ser responsável pela ocorrência de sinais clínicos. Todavia, para a maioria dos mecanismos patogênicos pelos quais o FeLV provoca sinais

clínicos, é necessário haver a replicação ativa do vírus; contudo, isso não ocorre nas infecções regressivas pelo FeLV, nas quais o vírus encontra-se sob forma "dormente" e não produtiva. Foi constatado que a infecção regressiva pelo FeLV, em comparação com a produtiva, ocorre mais comumente em gatos idosos provenientes de abrigos para animais e, com mais frequência, esteve associada a anemia, panleucopenia e processos inflamatórios purulentos, mais do que ao linfoma.[419a] As infecções regressivas ajudam a explicar como a mielossupressão ou a neoplasia maligna hematopoética podem estar relacionadas com o FeLV em gatos com resultados negativos para pesquisa do antígeno do FeLV. Em um estudo realizado, 2 de 37 gatos (5%) com citopenias arregenerativas e antígeno negativo para FeLV apresentaram resultados positivos na PCR da medula óssea, sugerindo que a regressão progressiva de FeLV pode causar mielossupressão.[419] Alguns estudos também detectaram o pró-vírus do FeLV em linfomas de gatos que tiveram resultados negativos na pesquisa de antígeno do FeLV no sangue.[122,204] O pró-vírus do FeLV pode ser introduzido em numerosos sítios diferentes do genoma do hospedeiro, transportando sinais reguladores potentes. No desenvolvimento de distúrbios mielossupressores ou tumores, o pró-vírus do FeLV integrado pode interromper ou inativar genes celulares nas células infectadas, ou características reguladoras do DNA viral podem alterar a expressão de genes adjacentes. Além disso, como as células do microambiente da medula óssea (p. ex., células progenitoras mielomonocíticas e fibroblastos do estroma) fornecem um reservatório para infecções regressivas para o FeLV, parece provável que o pró-vírus integrado altere as funções celulares e contribua para a patogenia dos distúrbios mielossupressores. Por fim, o FeLV não apenas contribui com seus genes no hospedeiro, mas também demonstrou apropriar-se de genes celulares. Vários desses genes transduzidos que também estão localizados em células com infecção regressiva foram implicados na oncogênese viral.[365,373,395] Em um gato SPF (isento de patógeno específico; do inglês, *specific-pathogen free*), experimentalmente infectado pelo FIV e pelo FeLV, ocorreu infecção regressiva, e o gato tornou-se avirêmico durante 8,5 anos. Uma variante do FeLV geneticamente alterada desse vírus reapareceu no sangue, juntamente com o desenvolvimento de linfossarcoma multicêntrico.[175a]

Infecção progressiva

Nos gatos com infecção progressiva pelo FeLV, o vírus não é contido no início da infecção e ocorre replicação extensa, inicialmente nos tecidos linfoides e, a seguir, na medula óssea e nos tecidos epiteliais mucosos e glandulares na maioria dos gatos infectados.[376] A infecção da mucosa e a infecção glandular estão associadas à excreção de vírus infecciosos. Nas infecções progressivas a resposta imune não é forte o suficiente, em consequência a viremia persiste por mais de 16 semanas e os gatos permanecem persistentemente virêmicos e infecciosos para outros gatos durante o resto da vida. Essa condição foi denominada "viremia persistente" e, hoje em dia, é designada como infecção progressiva. A infecção progressiva caracteriza-se por imunidade específica contra o FeLV insuficiente. Os gatos com infecção progressiva apresentam baixos níveis de anticorpo neutralizante detectável, e ocorre replicação persistente do vírus na medula óssea, no baço, nos linfonodos e nas glândulas salivares. Esses gatos desenvolvem doença associada ao FeLV, e a maioria morre de doença relacionada com o FeLV em até 3 anos.

O risco de desenvolvimento de infecção progressiva fatal depende principalmente do estado imunológico e da idade do gato, mas também da pressão da infecção. Gatos jovens e imunossuprimidos correm maior risco de desenvolver infecção progressiva. Em um gato com primeiro contato com outro gato que elimina FeLV, o risco de desenvolver infecção progressiva é de, em média, apenas 3%. Entretanto, se o gato que elimina o FeLV for introduzido em um grupo de gatos que nunca tenham sido expostos e os gatos forem mantidos juntos por um período extenso, o risco de adquirir infecção progressiva aumenta para 30%, em média.[19]

As infecções regressivas e progressivas podem ser diferenciadas por testes repetidos de antígeno viral no sangue periférico.[436] Muitos gatos infectados desenvolvem inicialmente resultados positivos para pesquisa de antígeno em 2 a 3 semanas após a exposição ao vírus. No caso de infecção regressiva, o gato desenvolve um teste negativo de antígeno viral em 2 a 8 semanas ou, em casos raros, até mesmo depois de vários meses. Tanto as infecções progressivas quanto as regressivas quase sempre são acompanhadas de DNA pró-viral persistente do FeLV no sangue. Entretanto, as cargas de RNA pró-viral e viral do FeLV em subgrupos de leucócitos, quando analisadas por PCR quantitativas, indicam que a infecção progressiva pelo FeLV está associada à viremia secundária com origem na medula óssea, enquanto os gatos com infecção regressiva só apresentam infecção viral não produtiva diante de baixo número de linfócitos.[47] Durante a infecção aguda, as cargas de RNA pró-viral e viral no sangue de gatos com infecções progressivas e regressivas não são significativamente diferentes. Apenas subsequentemente, o desfecho da infecção está associado a cargas diferentes do FeLV, e não são as cargas globais, mas aquelas de subgrupos de leucócitos específicos que podem influenciar o desfecho da infecção.[343]

Infecção focal ou atípica

Em estudos preliminares, foram relatadas infecções focais ou atípicas em até 10% dos gatos infectados em condições experimentais. Infecções focais ou atípicas também podem ser raramente observadas em infecções naturais, consistindo em replicação local atípica e persistente do vírus (p. ex., nas glândulas mamárias, na bexiga e nos olhos).[191] Ocorrem também em gatos com infecção pelo FeLV restrita a determinados tecidos, como baço, linfonodos, intestino delgado ou glândulas mamárias.[175,335] Isso pode levar à produção intermitente ou de baixo grau do antígeno p27. Por conseguinte, esses gatos podem apresentar resultados fracamente positivos ou discordantes nos testes de antígeno, ou podem ser observados resultados positivos e negativos alternados. As fêmeas com infecção atípica das glândulas mamárias podem transmitir o vírus aos filhotes pelo leite na fase de resultado negativo dos testes de antígeno.

Imunidade

Experimentalmente, filhotes de gatos suscetíveis podem ser protegidos da infecção pelo FeLV após imunização passiva com soro contendo altas concentrações de anticorpo anti-FeLV.[196] Todavia, uma vez estabelecida a viremia persistente, o tratamento com anticorpos monoclonais (MAB; do inglês, *monoclonal antibodies*) neutralizantes contra o FeLV é ineficaz.[452]

Os gatos que superam a viremia pelo FeLV apresentam, em sua maioria, altos títulos de anticorpos dirigidos contra o vírus.[283,381] Os anticorpos são dirigidos contra todos os componentes do vírus.[283] Na maioria dos gatos que superam a viremia, mas não em todos, é possível detectar anticorpos neutralizantes contra o vírus.[109] Como nem todos os gatos imunes desenvolvem níveis elevados de anticorpos, foi concluído que os linfócitos T citotóxicos (CTL; do inglês, *cytotoxic T lymphocytes*) também são importantes na imunidade contra o FeLV.[283] CTL específicos para o FeLV aparecem antes dos anticorpos neutralizantes contra o vírus, e foi possível reduzir a carga viral em gatos com infecção progressiva pelo FeLV após transferência passiva de FeLV específicos contra o FeLV estimulados *in vitro*, em concordância com um importante papel dos CTL na imunidade contra o FeLV.[109]

Achados clínicos

O FeLV pode causar sinais clínicos variáveis. A prevalência de neoplasia hematopoética, mielossupressão e doenças infecciosas é mais alta em domicílios com múltiplos gatos infectados com FeLV do que na população em geral. A taxa de mortalidade dos gatos com infecção progressiva em domicílios com múltiplos gatos foi de aproximadamente 50% em 2 anos e 80% em 3 anos.[62,257] Todavia, hoje em dia, as taxas de sobrevida de gatos com infecção progressiva mantidos em domicílios com um único gato, sem acesso à rua, com boa assistência veterinária, são significativamente mais altas. Em contrapartida, a infecção pelo FeLV tem maior impacto sobre a taxa de mortalidade em gatos que vivem em domicílios com coronavírus felino endêmico, FeLV, FIV ou todas essas infecções.[3] Um estudo de grande porte conduzido nos EUA comparou a sobrevida de mais de 1.000 gatos infectados pelo FeLV com mais de 8.000 gatos de controle não infectados da mesma idade e do mesmo sexo,[263] e constatou que, nos gatos infectados pelo FeLV, a sobrevida mediana foi de 2,4 anos, em comparação com 6 anos para os gatos de controle.

Embora o vírus tenha recebido o seu nome com base na neoplasia maligna contagiosa que inicialmente o tenha feito chamar a atenção, os gatos infectados chegam, em sua maioria, ao veterinário não devido a tumores, mas sim a anemia ou imunossupressão. Entre 8.642 gatos infectados pelo FeLV examinados em hospitais veterinários universitários na América do Norte, os achados mais frequentes (15%) consistiram em várias coinfecções (incluindo peritonite infecciosa felina [PIF], infecção pelo FIV, infecção das vias respiratórias superiores, micoplasmose hemotrópica e estomatite), seguidos de anemia (11%), linfoma (6%), leucopenia ou trombocitopenia (5%) e leucemia ou doença mieloproliferativa (4%).[59]

Os mecanismos exatos envolvidos nas diferentes respostas clínicas dos gatos com infecção progressiva não estão bem esclarecidos. É evidente que a evolução clínica é determinada por uma combinação de fatores virais e do hospedeiro. Algumas dessas diferenças podem ser atribuídas às propriedades do próprio vírus, como o subgrupo que determina diferenças no quadro clínico (p. ex., o FeLV-B está principalmente associado a tumores, enquanto o FeLV-C está principalmente associado à anemia arregenerativa). Um estudo procurou definir os mecanismos efetores imunes dominantes do hospedeiro responsáveis pela evolução da infecção, utilizando alterações longitudinais nos CTL específicos contra o FeLV. Conforme assinalado anteriormente, níveis circulantes elevados de CTL efetores específicos contra o FeLV aparecem antes dos anticorpos neutralizantes nos gatos que se recuperam da exposição ao FeLV. Em contrapartida, a infecção progressiva com viremia persistente tem sido associada ao silenciamento dos mecanismos efetores da imunidade celular e humoral específica contra o vírus.[109] Provavelmente, o fator mais importante do hospedeiro que determina a evolução clínica dos gatos infectados pelo FeLV seja a idade do animal por ocasião da infecção.[194] Filhotes de gatos no período neonatal desenvolvem atrofia pronunciada do timo após a infecção ("síndrome de enfraquecimento dos filhotes"), resultando em imunossupressão grave, debilitação e morte precoce. À medida que os gatos crescem, eles adquirem resistência progressiva. Quando os gatos de mais idade tornam-se infectados, tendem a apresentar infecção abortiva ou regressiva, ou, se houver desenvolvimento de infecção progressiva, pelo menos sinais mais leves e período mais prolongado de saúde aparentemente boa.[257] Os sinais clínicos associados à infecção pelo FeLV podem ser classificados em tumores induzidos pelo FeLV, distúrbios hematológicos, imunossupressão, doenças imunologicamente mediadas e outras síndromes (incluindo distúrbios reprodutivos, síndrome do enfraquecimento dos filhotes e neuropatia).

Tumores

O FeLV causa vários tumores em gatos, mais comumente linfoma maligno e leucemia e, com menos frequência, outros tumores hematopoéticos. Os linfomas detectáveis também ocorrem quando não há FeLV detectáveis.[451] Além disso, foram descritos outros tumores, incluindo osteocondromas, neuroblastoma olfatório e cornos cutâneos, em gatos infectados pelo FeLV.

O mecanismo pelo qual o FeLV causa neoplasias malignas pode ser explicado pela inserção do genoma do FeLV no genoma celular próximo a um oncogene celular (mais comumente *myc*), resultando em ativação e hiperexpressão desses genes. Esses efeitos levam à proliferação descontrolada da célula (clone). Em consequência, surge uma neoplasia maligna quando não há uma resposta imune apropriada. O FeLV-A também pode incorporar o oncogene, formando um vírus recombinante (p. ex., FeLV-B, VSF) que contém sequências do oncogene celular que, em seguida, sofrem rearranjo e ativação. Quando entram em uma célula, esses vírus recombinantes são oncogênicos. Em um estudo de 119 gatos com linfoma, ocorreram transdução ou inserção do *locus myc* em 38 gatos (32%).[439] Por conseguinte, as neoplasias induzidas pelo FeLV são causadas, pelo menos em parte, por mutagênese insercional adquirida somaticamente, em que o pró-vírus integrado pode ativar um proto-oncogene ou perturbar um gene supressor tumoral. A região U3-LTR do FeLV transativa vias de sinalização relacionadas com o câncer por meio da transdução de RNA não codificante de 104 bases, que ativa o NFκB.[112] Foram identificados sítios de integração comuns para o FeLV associado ao desenvolvimento de linfoma em seis *loci*: *c-myc, flvi-1, flvi-2* (contêm *bmi-1*), *fit-1, pim-1* e *flit-1*. A associação oncogênica dos *loci* inclui que o *c-myc* é conhecido como proto-oncogene; o *bmi-1* e o *pim-1* foram reconhecidos como colaboradores do *myc*; o *fit-1* parece estar estreitamente ligado ao *myb*; e foi constatado que a inserção do *flit-1* está associada à hiperexpressão de genes celulares, como o receptor de ativina A tipo II semelhante 1 (*ACVRL1*).[120] O *flit-1* parece desempenhar um papel importante no desenvolvimento de linfomas tímicos e representar um novo domínio de integração comum pró-viral do FeLV, capaz de influenciar a linfomagênese como mutagênese insercional. Entre 35 tumores relacionados com o FeLV, 5 de 25 linfomas tímicos demonstraram uma inserção pró-viral dentro do *locus flit-1*, enquanto nenhum dos 4 linfomas alimentares e dos 5 linfomas multicêntricos e de 1 caso de leucemia linfoide T examinados apresentou qualquer rearranjo nessa região. A expressão do RNA mensageiro (mRNA) do *ACVRL1* foi detectada nos dois linfomas tímicos com rearranjo do *flit-1*, enquanto o timo normal e 7 tumores linfoides sem rearranjo do *flit-1* não tiveram nenhuma expressão detectável do mRNA do *ACVRL1*.[119]

O antígeno de membrana celular do oncornavírus felino (FOCMA; do inglês, *feline oncornavirus cell membrane antigen*), um antígeno existente na superfície das células transformadas, foi detectado em 1973, porém continua sendo objeto de discussão e confusão entre os pesquisadores. Seu valor como ferramenta clínica (diagnóstica ou preventiva) certamente é limitado. O FOCMA foi inicialmente detectado na superfície de células de linfoma cultivadas, incubadas com soro de gatos que não desenvolveram tumores, embora fossem infectados pelo VSF, um FeLV recombinante com potencial oncogênico.[102,407] O FOCMA foi encontrado na superfície de células de linfoma felino e fibrossarcomas induzidos pelo FeLV, mas não sobre a superfície de linfócitos felinos normais.[154,447] O FOCMA foi inicialmente considerado um antígeno celular, expresso após infecção pelo FeLV ou transformação tumoral.[100,154,407] Foi também proposto que o FOCMA seja um antígeno viral do FeLV-C.[447] Todavia, em outros estudos, foi constatado que o FOCMA e a gp70 do FeLV-C são semelhantes, mas não totalmente homólogos.[408] Alguns autores acreditam que o desenvolvimento de grandes anticorpos contra o FOCMA pode

proteger contra o desenvolvimento de linfomas induzidos pelo FeLV por lise dependente do complemento das células tumorais.[63,98,133] Foram obtidas evidências disso quando se constatou que filhotes de gatos com infecção experimental pelo FeLV não desenvolviam neoplasia caso produzissem ou recebessem passivamente quantidades suficientes de anticorpos contra FOCMA.[99,102] Muitos gatos com FeLV em domicílios apresentam anticorpos contra o FOCMA. Os animais com títulos mais elevados tendem mais a permanecer livres de neoplasias malignas. Entretanto, alguns gatos que inicialmente apresentaram viremia com altos títulos de anticorpos anti-FOCMA desenvolveram linfoma ou leucemia em vários meses ou anos após o declínio dos títulos.[62] As opiniões acerca da identidade e da importância do FOCMA continuam divergentes. O FOCMA pode ser considerado um grupo não homogêneo de antígenos virais que podem, embora nem sempre, estar localizados nas superfícies das células infectadas pelo FeLV. No mínimo, os anticorpos anti-FOCMA indicam a exposição ao FeLV, mas podem não significar mais do que isso. De modo alternativo, os anticorpos anti-FOCMA podem proporcionar um mecanismo protetor contra o desenvolvimento de tumores.

Linfoma e leucemia

Na década de 1960, os estudos realizados constataram que as neoplasias malignas primárias felinas mais comuns consistem em tumores hematopoéticos, dos quais cerca de 90% são linfomas. Os linfomas e as leucemias são responsáveis por cerca de 30% dos tumores felinos, constituindo a maior proporção registrada em qualquer espécie animal.[66,87,88,145,146] Na década de 1960, a incidência estimada de linfoma e leucemia felinos era de 200 casos por 100.000 gatos por ano.[62] Os linfomas felinos são mais comumente de alto grau, com morfologia imunoblástica ou linfoblástica, mas podem apresentar morfologia linfoblástica e linfocitária mista ou, em certas ocasiões, linfocitária de baixo grau.[444,445]

A associação entre o FeLV e os linfomas foi claramente estabelecida de diversas maneiras. Em primeiro lugar, essas neoplasias malignas podem ser induzidas em filhotes de gatos por meio de infecção experimental pelo FeLV.[150,215,368] Em segundo lugar, gatos com infecção natural pelo FeLV correm maior risco de desenvolver linfomas do que os gatos não infectados.[98,150] Em terceiro lugar, a maioria dos gatos com linfoma apresenta resultados positivos para o FeLV em testes que detectam o vírus infeccioso ou antígenos do FeLV. Anteriormente, até 80% dos linfomas e leucemias felinos eram descritos como relacionados com o FeLV*; todavia, isso não é mais considerado verdadeiro. Desde a década de 1980, foi observada uma notável redução da prevalência de viremia em gatos com linfoma.[167,299,314] A diminuição da prevalência da infecção pelo FeLV em gatos com linfoma ou leucemia também indica um desvio na etiologia do tumor. Embora 59% de todos os gatos com linfoma ou leucemia tenham apresentado resultados positivos nos testes de antígeno para o FeLV em um estudo conduzido na Alemanha de 1980-1995, apenas 20% dos gatos tiveram resultados positivos para antígenos do FeLV entre 1996 e 1999 na mesma instituição.[167] Em 1975, um levantamento com 74 gatos com linfoma ou leucemia na área de Boston mostrou que 70% dos animais tiveram resultado positivo nos testes para antígeno do FeLV, porém apenas três gatos tiveram a forma alimentar.[58] Entre 1988 e 1994, 72% de todos os linfomas felinos tratados no Animal Medical Center, em Nova York, foram da forma alimentar, e apenas 8% dos gatos acometidos tiveram resultados positivos nos testes de antígeno para o FeLV.[62] Em um estudo realizado nos Países Baixos, apenas 4 de 71 gatos com linfoma tiveram resultados positivos para antígeno do FeLV, embora 22 desses animais tivessem linfoma mediastinal, que previamente era associado de modo significativo à infecção pelo

---

* Referências 63, 113, 118, 152, 157, 360, 396.

FeLV.[430] Foi observada maior prevalência de linfoma em gatos de maior idade. Um importante motivo pela associação decrescente do FeLV ao linfoma parece ser a redução da prevalência da infecção por esse vírus na população geral de gatos, em consequência da vacinação contra FeLV, bem como de programas de teste e remoção.

De modo global, a proporção de gatos com linfomas que apresentam resultados negativos para o antígeno do FeLV (*versus* gatos com linfomas que têm resultados positivos) aumentou significativamente nos últimos 20 anos. Todavia, a prevalência dos linfomas causados pelo FeLV pode ser maior do que a indicada pelos testes convencionais para antígenos no sangue. Gatos de domicílios com agrupamento de FeLV tiveram taxa 40 vezes mais alta de linfoma FeLV negativo do que os da população em geral. Ocorreram também linfomas FeLV negativos em gatos de laboratório previamente infectados pelo FeLV.[373] O DNA pró-viral do FeLV foi identificado em linfomas de gatos de mais idade que apresentaram resultados positivos para o antígeno do FeLV, sugerindo também que o vírus pode estar associado a maior proporção de linfomas do que se acreditava anteriormente. A PCR detectou DNA pró-viral em tecido tumoral preparado em parafina e fixado com formol em 7 de 11 gatos com linfoma e resultado negativo para o antígeno do FeLV.[204] Todavia, outros grupos obtiveram evidências do pró-vírus em apenas 1 de 22[395] e em nenhum de 50 casos de linfomas com resultados negativos para o antígeno do FeLV.[167] Os linfomas induzidos pelo FeLV e com resultados negativos para o antígeno do FeLV podem ser explicados de várias maneiras. Em primeiro lugar, a infecção regressiva pelo FeLV sem viremia pode ser responsável pelo desenvolvimento de tumor. Em segundo lugar, o FeLV pode ser responsável pelo desenvolvimento do tumor, induzindo um clone de células malignas, porém não persistentemente integrado no genoma das células neoplásicas e, portanto, eliminado enquanto o tumor cresce e alcança um tamanho detectável. Em terceiro lugar, a infecção pelo FeLV pode acometer outras células (e não ser detectável) e induzir oncogênese por mecanismos como liberação de citocinas ou estimulação imune crônica.

O estado dos gatos com linfomas quanto ao FeLV varia, dependendo do tipo e da localização dos tumores. Os linfomas associados ao FeLV originam-se principalmente de células T; os linfomas negativos para FeLV são principalmente de origem celular de B.[113,146,154,323] Uma possível razão é a de que o FeLV tem a capacidade de transformar células T maduras e imaturas ou pró-timócitos, células nulas e, possivelmente, monócitos. Não parece ocorrer transformação das células B maduras, visto que as linhagens celulares do linfoma felino e os tumores primários carecem de expressão de imunoglobulinas de superfície.[379] O grande linfoma linfocitário granular felino, de ocorrência rara, é uma variante morfologicamente distinta do linfoma felino com prognóstico grave, que não parece estar comumente associado ao FeLV. Em um estudo de 45 gatos com grande linfoma linfocitário granular, nenhum dos animais teve resultados positivos no teste de antígeno do FeLV.[240] De forma semelhante, os linfomas de baixo grau não estão habitualmente associados ao FeLV; em um estudo de 41 linfomas linfocíticos de baixo grau, nenhum dos gatos apresentou resultados positivos para o antígeno do FeLV.[233] Os linfomas também podem ser classificados, de acordo com a sua localização anatômica, em linfoma mediastinal (tímico), linfoma alimentar (intestinal), linfoma multicêntrico, linfoma extranodal (diverso/atípico/de órgão solitário), incluindo linfomas renal, nasal e ocular, e leucemia.

O *linfoma mediastinal* ou *linfoma tímico*, frequentemente associado à infecção pelo FeLV e que é observado principalmente em gatos com menos de 3 anos de idade, era anteriormente a forma mais prevalente de linfoma em gatos. Todavia, atualmente ocorre com menor frequência. Dos gatos com linfoma mediastinal, foi relatado que 80 a 90% foram positivos no teste do antígeno de FeLV,[61] porém essa taxa também está diminuindo de acordo com outros estudos,[430] e observa-se a ocorrência de linfoma mediastinal não associado ao FeLV até mesmo em gatos jovens.[390] Em um estudo conduzido na Alemanha, nenhum dos 23 gatos observados teve resultado positivo para o antígeno do FeLV, embora quatro deles tivessem linfoma mediastinal.[404] O tumor surge na área do timo e acaba causando derrame pleural (Figuras 11.6 e 11.7). A célula nuclear fluída é habitualmente responsável por mais de 8.000/μℓ; a maioria consiste em linfócitos grandes imaturos. O sinal clínico mais comum consiste em dispneia; todavia, em certas ocasiões, ocorre regurgitação em consequência da pressão exercida sobre o esôfago ou síndrome de Horner devido à pressão sobre os nervos simpáticos no tórax.[62]

O *linfoma alimentar* ou *intestinal* é observado principalmente em gatos de mais idade que apresentam resultados negativos para o FeLV. Os sinais clínicos do linfoma alimentar incluem vômitos ou diarreia; entretanto, muitos gatos apresentam apenas anorexia e perda de peso.[291] Os tumores do estômago e do intestino podem ser focais ou difusos, e os linfonodos mesentéricos são habitualmente acometi-

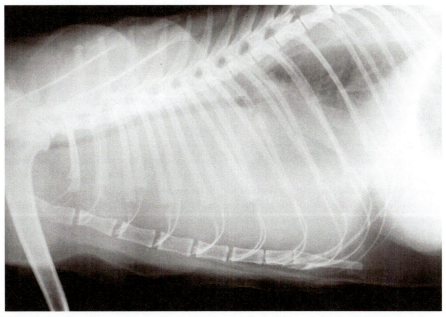

Figura 11.6 Radiografia lateral do tórax de um gato com derrame pleural grave e massa mediastinal. A traqueia é deslocada dorsalmente e não aparece a sombra cardíaca.

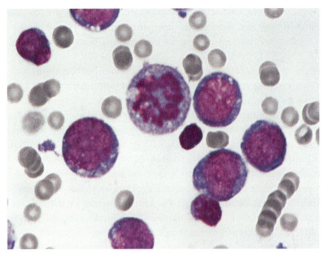

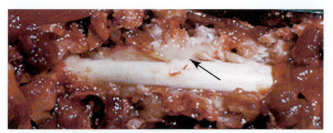

Figura 11.8 A dissecção *post mortem* do canal vertebral revela massa gelatinosa cor de creme (*seta*) no espaço epidural. Os achados histológicos foram diagnósticos de linfoma. (Fotografia de Craig Greene ©2004, University of Georgia Research Foundation Inc.)

Figura 11.7 Exame de aspirado do líquido torácico de um gato, mostrando uma população de células linfoides pleomórficas composta de blastos, uma figura mitótica e um pequeno linfócito. Foi estabelecido o diagnóstico de linfoma (coloração de Wright, 1.000×). (Fotografia de Ken Latimerl ©2004, University of Georgia Research Foundation Inc.)

dos. As estimativas da prevalência da antigenemia do FeLV em gatos com linfomas alimentares variaram de 25 a 30%.[62] Todavia, em outro estudo, apenas 6% dos gatos com linfomas alimentares tiveram resultados positivos para o antígeno do FeLV, o que representa apenas cerca de duas vezes a prevalência do FeLV na população geral dessa área.[167] Esses dados sugerem que outros estímulos (como antígenos ou componentes alimentares e/ou doença intestinal inflamatória) no trato gastrintestinal (GI) de gatos de mais idade podem ser fatores predisponentes mais importantes para o desenvolvimento do tumor.

O *linfoma multicêntrico* é um tumor que acomete vários locais. Cerca da metade dos gatos com linfoma multicêntrico apresenta resultados positivos para o antígeno do FeLV. A medula óssea é acometida em cerca de 70% desses gatos, embora o hemograma completo possa estar dentro dos limites de referência.

Os *linfomas extranodais*, os *linfomas diversos* ou *linfomas atípicos* ou *linfomas de órgãos solitários*, não associados ao FeLV, têm sido observados com frequência relativa aumentada nesses últimos 20 anos, devido à prevalência diminuída do FeLV e seus linfomas linforreticulares associados. Os linfomas extranodais referem-se à doença limitada a regiões diferentes dos locais alimentar, mediastinal, dos linfonodos ou multicêntricos, e incluem linfomas renais, nasais/paranasais, do sistema nervoso central (SNC), oculares, laríngeos e cutâneos. Na atualidade, essas formas atípicas representam cerca de 20% dos casos.[277] De 149 gatos com linfoma extranodal, apenas 4 tiveram resultados positivos para o FeLV (três linfomas nasais, um linfoma do SNC).[429] Em outro estudo, 5 de 51 gatos com linfoma nasal apresentaram resultados positivos para o antígeno do FeLV.[142] O linfoma renal está algumas vezes associado ao FeLV. Em geral, é bilateral e não provoca sinais de doença até os rins estarem extensamente infiltrados a ponto de ocorrer insuficiência renal. Nesses casos, os rins estão aumentados e habitualmente irregulares. O linfoma epidural pode causar início súbito ou gradual de paralisia posterior (Figura 11.8).[297,413]

A *leucemia* pode acometer células linfoides (forma mais comum), mas também acomete todas as outras linhagens de células hematopoéticas. Mais da metade dos gatos com leucemia não linfoide apresenta resultados positivos no teste do antígeno de FeLV. Todas as linhagens de células hematopoéticas são suscetíveis à transformação pelo FeLV, resultando em doença mieloproliferativa ou síndrome mielodisplásica (SMD; Figuras 11.9). Por conseguinte, ocorrem os tipos linfoide e mieloide (incluindo granulocítico, eri-

troide e megacariocítico). O prognóstico para os gatos com doença mieloproliferativa é geralmente mau. Na leucemia aguda ou na SMD de qualquer tipo, a medula óssea é ocupada por células blásticas, e a hematopoese normal é suprimida.[184] Os sinais clínicos na leucemia aguda estão relacionados com a perda das células hematopoéticas normais e incluem letargia em consequência da anemia, sinais de sepse com neutropenia e sangramento com trombocitopenia. Com frequência, verifica-se hepatomegalia com icterícia e esplenomegalia, devido à infiltração maligna ou à hematopoese extramedular. O diagnóstico de leucemia aguda é estabelecido com base no hemograma completo e no exame da medula óssea. As anormalidades citológicas da medula óssea incluem aumento da celularidade, maturação megaloblástica, mielofibrose aumentada e células blásticas imaturas.[397] Nos gatos com grande número de células blásticas circulantes, o hemograma completo pode ser diagnóstico. Embora tenham sido propostas várias classificações para a leucemia aguda, pode ser difícil identificar o tipo celular predominante, mesmo com corantes histoquímicos. A transformação, particularmente nas leucemias não linfoides, ocorre habitualmente no nível das células-tronco ou muito próximo a elas, de modo que mais de uma linhagem celular pode ser acometida. Em alguns gatos com leucemia aguda verifica-se infecção pelo FeLV; foi descrito um gato com uma forma rara de leucemia mielomonocítica aguda e infecção pelo FeLV,[320] bem como um gato com leucemia monoblástica aguda e infecção pelo FeLV.[353] Um estudo que enfocou a leucemia mielocítica aguda (LMA) constatou que certas alterações da LTR do FeLV nesses gatos podem diferir das LTR de outras cepas conhecidas do FeLV, devido a três repetições diretas em série de 47-pb em URE, e que as variantes do FeLV que apresentam repetições URE em sua LTR estão fortemente associadas à indução de SMD e LMA nos gatos. Os pesquisadores injetaram FeLV clone33 (proveniente de um gato com LMA) nos gatos e constataram que 41% desses animais desenvolveram SMD, caracterizada por citopenias do sangue periférico e alterações displásicas na medula óssea, e verificaram que alguns dos gatos com SMD desenvolveram finalmente LMA. A medula óssea da maioria dos gatos com SMD induzida pelo clone33 produziu menos colônias eritroides e mieloides em culturas com eritropoetina ou com o fator de estimulação de colônias de granulócitos-macrófagos do que a medula óssea de gatos de controle normais. Além disso, a medula óssea de alguns dos gatos expressou altos níveis dos genes do fator de necrose tumoral (TNF; do inglês, *tumor necrosis factor*)-α e da survivina relacionados com a apoptose. A análise das sequências pró-virais obtidas de 13 gatos com SMD de ocorrência natural também observou as repetições URE características.[182] As leucemias crônicas são raras em gatos e raramente estão associadas ao FeLV. Incluem leucemia linfocítica crônica bem diferenciada, leucemia mielógena crônica, policitemia vera e trombocitopenia. Na mielose eritrêmica, a proliferação dos precursores eritroides está habitualmente associada ao FeLV-C, e a maioria apresenta resultados positivos para o FeLV. Os gatos com esse distúrbio apresentam baixos valores do hematócrito (12 a 15%), com contagem normal de neutrófilos e trombocitopenia variável.

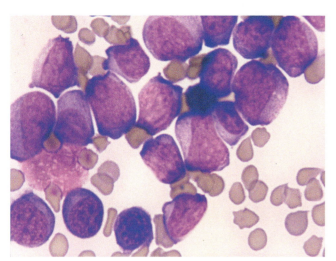

Figura 11.9 Esfregaço de sangue periférico de um gato com eritroleucemia. O gato teve anemia grave, sem reticulocitose. Mais de 95% das células nucleadas circulantes consistiram em precursores eritroides com graus variáveis de maturidade. Foi observada granulocitopenia grave (coloração de Wright, 1.000×). (Fotografia de Ken Latimer © 2004, University of Georgia Research Foundation Inc.)

A anemia é habitualmente arregenerativa ou pouco regenerativa, e, com o passar do tempo, o valor do HCT não aumenta. Apesar da falta de regeneração, o volume corpuscular médio (VCM) e as contagens de eritrócitos nucleados estão habitualmente elevados. São observados estágios anormais dos eritrócitos na medula óssea e, com frequência, no sangue periférico. A SMD pode ocorrer como proliferação clonal de células hematopoéticas, que constitui um estado pré-leucêmico da leucemia mieloide aguda.[183,400] A leucemia eosinofílica pode ser um subtipo de leucemia mielógena crônica e foi descrita em associação ao FeLV-A. Foi descrito um gato com leucemia eosinofílica crônica associada à infecção pelo FeLV.[123] A diferenciação entre síndrome hipereosinofílica (eosinofilia reativa grave) e neoplasia maligna é difícil, visto que ambas têm sido associadas a grandes números de eosinófilos morfologicamente normais na medula óssea, no sangue periférico e em outros órgãos.[62,169]

Fibrossarcoma

Os fibrossarcomas que estão associados ao FeLV são causados pelo VSF, um vírus recombinante que se desenvolve *de novo* em gatos infectados pelo FeLV-A por recombinação do genoma do FeLV-A com oncogenes celulares. Por meio de um processo de recombinação genética, o VSF adquire um de vários oncogenes, como *fes, fms* ou *fgr*. Em consequência, o VSF é um vírus de transformação aguda (causador de tumor) que provoca neoplasia maligna policlonal, com tumores multifocais que surgem simultaneamente depois de um curto período de incubação. Com a diminuição na prevalência do VSF, também se tornou menos comum. Os fibrossarcomas induzidos pelo VSF são multicêntricos e ocorrem habitualmente em gatos jovens. Várias cepas do VSF, que foram identificadas a partir de tumores de ocorrência natural, são defeituosas. São incapazes de sofrer replicação se não houver o FeLV-A como vírus auxiliar para suprir proteínas (como as codificadas pelo gene *env*) ao VSF. A gama de hospedeiros do VSF depende do FeLV-A auxiliar. Por meio de manipulação do vírus auxiliar no laboratório, o VSF consegue penetrar nas células de espécies que não são naturalmente suscetíveis à infecção. A inoculação experimental do VSF tem produzido tumores em gatos, coelhos, cães, carneiros, ratos e primatas não humanos.[431] Muitos desses tumores regridem de modo espontâneo, mesmo após alcançar grandes dimensões.[62] As células do fibrossarcoma expressam FOCMA, assim como as células do linfoma. A infecção experimental pelo VSF faz com que os tumores progridam

em alguns gatos e regridam em outros. Os animais cujos tumores regridem apresentam títulos elevados de anticorpo anti-FOCMA.

Os fibrossarcomas causados por várias cepas do VSF tendem a crescer rapidamente, muitas vezes com múltiplos nódulos cutâneos ou subcutâneos, localmente invasivos e que conferem metástase para os pulmões e outros locais. Os fibrossarcomas solitários em gatos idosos não são causados pelo VSF. Esses tumores, de crescimento mais lento, são localmente invasivos, lentamente conferem metástase e, em certas ocasiões, são passíveis de cura por meio de excisão combinada com radioterapia e/ou terapia gênica. Esses sarcomas associados ao local de injeção são causados pela reação inflamatória granulomatosa no local de injeção após a inoculação de vacinas contendo adjuvantes. Foi demonstrado que nem o VSF nem o FeLV desempenham qualquer papel nos sarcomas associados ao local de injeção.[94]

Além dos fibrossarcomas, o VSF tem causado experimentalmente melanomas, mostrando que o VSF é capaz de transformar células de origem ectodérmica e mesodérmica.[58] A inoculação intradérmica ou intraocular do VSF em filhotes de gatos produziu melanomas da pele ou da câmara anterior do olho.[62] Todavia, o VSF não tem sido associado a melanomas de ocorrência natural em gatos.

Outros tumores

Vários outros tumores foram encontrados em gatos infectados pelo FeLV; alguns deles podem exibir associação com um FeLV, enquanto outros foram observados de modo casual simultaneamente em um gato infectado. Por exemplo, os melanomas da íris não estão associados a infecções pelo FeLV, como se acreditava anteriormente como resultado de um estudo em que 3 de 18 olhos apresentaram resultados positivos para o DNA pró-viral do FeLV-VSF.[416] Todavia, em um estudo subsequente, a coloração imuno-histoquímica e a PCR não revelaram FeLV ou VSF no tecido ocular de quaisquer gatos com esse distúrbio.[67]

Os *osteocondromas múltiplos* (exostoses cartilagíneas nos ossos planos) têm sido descritos com prevalência aumentada em gatos infectados pelo FeLV. Embora sejam histologicamente benignos, podem causar morbidade significativa quando ocorrem em uma área como as vértebras e exercem pressão sobre a medula espinal e as raízes nervosas. A patogenia desses tumores não é conhecida.[276,350]

Os *neuroblastomas olfatórios felinos espontâneos* são tumores histologicamente não homogêneos e agressivos do epitélio gustativo e olfatório do nariz e da faringe, que apresentam alta taxa de metástases. Observou-se o brotamento de partículas do FeLV nos tumores e nas metástases de linfonodos, e foi detectado DNA do FeLV no tecido tumoral.[389] Dois de 3 gatos descritos apresentaram resultados positivos para antígeno do FeLV. O papel exato do FeLV na gênese desses tumores não está bem estabelecido.

Os *cornos cutâneos* constituem uma hiperplasia benigna dos ceratinócitos, que têm sido descritos em gatos infectados pelo FeLV.[339] O papel exato do FeLV na patogenia não está bem definido.

Distúrbios hematológicos

Os distúrbios hematopoéticos, particularmente citopenias causadas por supressão da medula óssea, constituem um achado em gatos infectados pelo FeLV (Tabela 11.4). A neoplasia hematopoética ("distúrbios mieloproliferativos"), incluindo leucemia, pode causar síndromes de supressão da medula óssea. Além disso, em uma alta porcentagem de gatos infectados observa-se o desenvolvimento de disfunção hematológica não neoplásica. A SMD, caracterizada por citopenias do sangue periférico e alterações displásicas da medula óssea, representa um pré-estágio da LMA. Foi constatado que a ocorrência de alterações na LTR do FeLV (três repetições diretas em séries de 47pb no URE) está fortemente associada à indução de SMD.[182]

Tabela 11.4	Distúrbios hematológicos relacionados com a infecção pelo vírus da leucemia felina (FeLV).	
Causas	**Mecanismo**	**Achados hematológicos e tratamento**
ANEMIA		
Anemia hemolítica causada por infecções secundárias (regenerativa)	Imunossupressão induzida pelo vírus, que possibilita a replicação de espécies hemotrópicas de *Mycoplasma* causando doença	*Achados*: anemia regenerativa, icterícia variável e hemoglobinemia, detecção do *Mycoplasma* spp. em esfregaços sanguíneos ou pela reação em cadeia da polimerase (PCR) *Tratamento*: doxiciclina
Anemia hemolítica imunologicamente mediada (regenerativa)	Expressão induzida pelo vírus de antígenos estranhos sobre a superfície dos eritrócitos	*Achados*: anemia regenerativa (macrocitose e reticulocitose), icterícia e hemoglobinemia variáveis, teste de Coombs positivo *Tratamento*: imunossupressão (p. ex., glicocorticoides)
Por perda sanguínea (regenerativa)	Supressão da produção de plaquetas pela medula óssea induzida pelo vírus ou por defeitos funcionais das plaquetas associados ao FeLV	*Achados*: anemia regenerativa, trombocitopenia (< 50.000 plaquetas/$\mu\ell$), baixo nível sérico de proteínas *Tratamento*: transfusão sanguínea e tratamento da causa da trombocitopenia
Aplasia eritroide pura (AEP) (arregenerativa)	Comumente, infecção pelo FeLV; interação do FeLV-C com receptores de superfície celular, bloqueando a diferenciação dos progenitores de eritroides entre as unidades formadoras de salvas e unidades formadoras de colônias, interferindo em vias de transdução de sinais	*Achados*: anemia arregenerativa com macrocitose (volume corpuscular médio [VCM] elevado), enquanto outras linhagens celulares estão habitualmente dentro das faixas de referência *Tratamento*: transfusão de sangue, pode responder à imunossupressão
Anemia de doença crônica ou anemia de inflamação crônica (arregenerativa)	Vírus ou estimulação bacteriana ou neoplásica secundária das citocinas inflamatórias que sequestram ferro	*Achados*: anemia arregenerativa *Tratamento*: remoção ou tratamento da doença inflamatória ou do tumor coexistentes; ausência de resposta à eritropoetina
Anemia causada por exclusão (arregenerativa)	Linfoma ou leucemia, bem como doenças infecciosas secundárias, como micose sistêmica ou micobacteriose, levando à infiltração da medula óssea e "exclusão" das células medulares	*Achados*: anemia arregenerativa *Tratamento*: remoção ou tratamento da infecção secundária ou tumor coexistentes
ANORMALIDADES PLAQUETÁRIAS PURAS		
Trombocitopenia	Trombocitopenia imunologicamente mediada induzida por vírus ou diminuição da produção de plaquetas em consequência de supressão da medula óssea induzida pelo FeLV ou infiltração leucêmica	*Achados*: trombocitopenia pura *Tratamento*: em caso de destruição imunologicamente mediada, imunossupressão (p. ex., glicocorticoides) ou tratamento da doença subjacente (p. ex., tratamento antitumoral)
Trombocitopatia	Replicação do FeLV nas plaquetas, resultando em déficits funcionais e redução do tempo de sobrevida das plaquetas, algumas vezes com proliferação neoplásica dos megacariócitos induzida pelo vírus levando à trombocitose	*Achados*: déficits funcionais das plaquetas (p. ex., prolongamento do tempo de sangramento das mucosas), em caso de neoplasia, trombocitose pronunciada (> 600.000 plaquetas/$\mu\ell$) *Tratamento*: em caso de neoplasia, resposta deficiente à quimioterapia antitumoral
ANORMALIDADES LEUCOCITÁRIAS PURAS		
Linfopenia	Destruição dos linfócitos por meio de replicação direta do vírus nos linfócitos	*Achados*: linfopenia pura *Tratamento*: quimioterapia antiviral
Neutropenia	Mais provavelmente, neutropenia persistente ou cíclica imunologicamente mediada e induzida pelo vírus, com frequência após um episódio estressante	*Achados*: neutropenia pura, pode ocorrer com ou sem desvio para a esquerda: achados normais nas outras linhagens celulares *Tratamento*: imunossupressão (p. ex., glicocorticoides)
Síndrome semelhante à panleucopenia felina (SSPLF), também denominada enterite associada ao FeLV (EAF), ou mieloblastopenia	Provavelmente causada pela infecção secundária do vírus da panleucopenia felina (FPV; do inglês, *feline panleukopenia virus*)	*Achados*: leucopenia grave (< 3.000 células/$\mu\ell$) com enterite e destruição do epitélio das criptas intestinais, com vômitos e diarreia, que simulam a panleucopenia felina *Tratamento*: tratamento sintomático (ver Capítulo 10) e tratamento da sepse maciça
PANCITOPENIA		
Anemia aplásica ou pancitopenia grave (arregenerativa)	Alteração da expressão gênica hematopoética induzida por vírus (comumente FeLV-C) que acomete os precursores medulares iniciais; acomete múltiplas linhagens de células (próximo ao nível das células-tronco)	*Achados*: anemia arregenerativa, trombocitopenia, leucopenia *Tratamento*: resposta deficiente a estimulantes da medula óssea ou terapia imunossupressora ou transplante de medula óssea
Leucemia	Processo neoplásico induzido pelo vírus, acometendo leucócitos das linhagens celulares mieloides ou linfoides	*Achados*: anemia arregenerativa; em geral, ocorrem também neutropenia e trombocitopenia, com grande aumento dos linfócitos ou precursores granulocíticos no sangue periférico *Tratamento*: resposta deficiente à quimioterapia antitumoral

(continua)

Tabela 11.4	Distúrbios hematológicos relacionados com a infecção pelo vírus da leucemia felina (FeLV). *(Continuação)*	
Causas	**Mecanismo**	**Achados hematológicos e tratamento**
Doença mieloproliferativa (eritroleucemia/mielose eritrêmica, reticuloendoteliose, várias leucemias granulocíticas)	Transformação neoplásica dos precursores eritroides, dos precursores granulocíticos ou plaquetários ou das células-tronco, ou de todos eles induzida pelo vírus	*Achados:* anemia arregenerativa, frequentemente com macrocitose e número e tipos variáveis de eritrócitos nucleados, células neoplásicas nos esfregaços de sangue *Tratamento:* resposta deficiente à quimioterapia antitumoral
Mielofibrose	Proliferação anormal dos fibroblastos em consequência da estimulação crônica da medula óssea, como atividade crônica da medula óssea devido à regeneração hiperplásica ou neoplásica causada pelo FeLV	*Achados:* pancitopenia grave, endósteo dentro da cavidade medular obliterada, alterações habitualmente não diagnósticas no aspirado da medula óssea com agulha, necessidade de biopsia com agulha de calibre grosso (biopsia de núcleo) *Tratamento:* tratamento do distúrbio subjacente, prognóstico mau

A mielofibrose, outra causa de supressão da medula óssea, é uma condição caracterizada pela proliferação anormal de fibroblastos em consequência da estimulação crônica da medula óssea, como atividade crônica da medula óssea por regeneração hiperplásica ou neoplásica causada por FeLV. Nos casos graves, pode haver obliteração de todo o endósteo dentro da cavidade medular. Para o diagnóstico dessa condição, é habitualmente necessário efetuar uma biopsia com agulha de calibre grosso (biopsia de núcleo) da medula óssea, em lugar de aspirado com agulha.

Os distúrbios hematológicos descritos em associação ao FeLV incluem anemia (arregenerativa ou regenerativa); neutropenia persistente, transitória ou cíclica; síndrome semelhante à panleucopenia; anormalidades plaquetárias (trombocitopenia e anormalidades da função plaquetária); e anemia aplásica (pancitopenia). Para a maioria dos mecanismos patogênicos em que o FeLV causa a supressão da medula óssea, é necessária a replicação ativa do vírus. Todavia, foi demonstrado que, em alguns gatos com resultados negativos para antígeno, a infecção regressiva pelo FeLV sem viremia pode ser responsável pela supressão da medula óssea. Em um estudo com 37 gatos com mielossupressão que apresentaram resultados positivos para o antígeno do FeLV no sangue periférico, 2 gatos (5%) tinham infecção regressiva pelo FeLV com base na PCR da medula óssea (ambos apresentavam anemia arregenerativa).[419] Nesses gatos, o pró-vírus do FeLV pode interromper ou inativar genes celulares nas células infectadas, ou características reguladoras do DNA viral podem alterar a expressão de genes adjacentes. Além disso, pode haver regulação da função celular do progenitor mielomonocítico contendo pró-vírus e fibroblasto do estroma que proporcionam o microambiente da medula óssea. De modo alternativo, o pró-vírus do FeLV pode causar distúrbios da medula óssea ao induzir a expressão de antígenos na superfície celular, resultando em destruição imune da célula.

Anemia

A anemia é uma importante complicação não neoplásica que ocorre na maioria dos gatos sintomáticos infectados pelo FeLV.[126] De acordo com a literatura mais antiga, mais de dois terços de todos os casos de anemia arregenerativa em gatos resultam da infecção pelo FeLV. À semelhança de todas as síndromes associadas ao FeLV, isso representa claramente uma superestimativa, devido à diminuição da prevalência global do vírus. Em um estudo que investigou 79 gatos anêmicos, o FeLV foi detectado em apenas dois deles (ambos com anemia hemolítica).[243] A anemia nos gatos infectados pelo FeLV pode ter várias etiologias (ver Tabela 11.4). Cerca de 10% das anemias associadas ao FeLV são regenerativas, com base na elevada contagem de reticulócitos, VCM alto e anisocitose, eritrócitos nucleados e policromasia.[397] Independentemente da causa, as anemias regenerativas

associadas ao FeLV demonstram habitualmente uma resposta favorável ao tratamento. Entretanto, a maioria das anemias associadas ao FeLV é arregenerativa, causada pelo efeito supressor do vírus na medula óssea, em consequência da infecção primária das células-tronco hematopoéticas e infecção das células do estroma que constituem o ambiente de sustentação das células hematopoéticas. A exposição *in vitro* de medula óssea felina normal a algumas cepas de FeLV provoca supressão da eritrogênese.[62] Além do efeito direto do vírus sobre a eritropoese, outros fatores podem causar anemia arregenerativa em gatos infectados pelo FeLV.

Pode ocorrer *anemia hemolítica causada por infecções secundárias* (regenerativa) em gatos imunossuprimidos infectados pelo FeLV. Os sinais clínicos associados à anemia hemolítica são letargia, anorexia, depressão, palidez das mucosas, icterícia, desidratação e esplenomegalia. As infecções secundárias mais comuns responsáveis pela anemia hemolítica em gatos infectados pelo FeLV são infecções hemotrópicas por *Mycoplasma* spp. (ver Capítulo 31). Esses microrganismos nem sempre são encontrados em esfregaços de sangue periférico; todavia, é possível estabelecer o diagnóstico com técnica de PCR.[124,157]

Foi também descrita a ocorrência de *anemia hemolítica imunomediada induzida pelo FeLV* (AHIM; regenerativa). Há suspeita de que o FeLV possa induzir uma resposta imunomediada, levando ao desenvolvimento de AHIM secundária, com teste de Coombs positivo, autoaglutinação e esferocitose. A AHIM ocorre mais frequentemente em gatos do que em cães, porém a infecção pelo FeLV constitui um fator desencadeante potencial. Em um estudo da AHIM em gatos, 2 de 19 animais tiveram resultados positivos para estudo do FeLV.[237] Todavia, em um estudo mais extenso, os resultados positivos do teste de Coombs em gatos com anemia não foram estatisticamente associados à infecção por retrovírus ou hemoplasma.[427a]

Pode-se obervar *anemia por perda de sangue* (regenerativa) em alguns gatos com infecção pelo FeLV. Essa anemia ocorre habitualmente em gatos que apresentam hemorragia em consequência de trombocitopenia associada ao FeLV ou defeitos funcionais plaquetários.

A *aplasia eritroide pura* (AEP) arregenerativa é uma anemia arregenerativa isolada grave (inferior a 15%) sem regeneração. Pode ser causada por infecção pelo FeLV-C por meio de interações do vírus com receptores de superfície celular.[356,423] As interações com os receptores de superfície celular bloqueiam a diferenciação dos progenitores eritroides entre as unidades em salvas e as unidades formadoras de colônias, interferindo em vias de transdução de sinais essenciais para a eritropoese.[355,397,463] O exame de medula óssea revela a ausência quase completa de precursores eritroides (pelo menos formas maduras), com precursores mieloides e megacariócitos normais e aumento da razão mieloide-eritroide.[62,257] Tipicamente, esses gatos apresentam macrocitose (raramente normocitose), sem qualquer evidência de resposta dos reticulócitos. Sempre que ocorrer anemia macrocítica (VCM superior a 60 fℓ) em um gato sem reticulocitose, deve-se suspeitar de infecção pelo FeLV. A macrocitose é causada por defeitos induzidos pelo FeLV, com mitoses omitidas na divisão celular durante o processo de eritropoese. Esses gatos não apresentam deficiência de folato ou de vitamina B$_{12}$. Existe ferro nos macrófagos, mas não nos precursores eritrocitários; todavia, a cinética do ferro está normal. Os níveis séricos de eritropoetina estão acentuadamente aumentados, indicando que a anemia não é causada por deficiência de eritropoetina.[257] A AEP associada ao FeLV não é um processo neoplásico ou imunomediado, visto que se mostra resistente ao tratamento. O tratamento com agentes imunossupressores (glicocorticoides e ciclofosfamida ou ciclosporina) levou à resolução da anemia em 3 a 5 semanas; todavia, ocorreu recidiva quando o tratamento foi interrompido.[418]

A *anemia das doenças crônicas* ou *anemia da inflamação crônica* (arregenerativa) é causada pela produção excessiva de citocinas inflamatórias em gatos infectados pelo FeLV. Caracteriza-se por anemia leve (hematócrito de 20 a 30%). Com frequência, o hematócrito aumenta espontaneamente quando o problema subjacente é tratado com sucesso, mesmo se o gato continuar apresentando resultados positivos no teste para FeLV.

A *anemia causada por deslocamento* (arregenerativa) é causada quando agentes infecciosos ou células neoplásicas infiltram a medula óssea e substituem as células precursoras eritroides. O linfoma ou a leucemia, bem como doenças infecciosas secundárias, como micose sistêmica ou bacteriose, podem causar anemia grave por "deslocamento" das células da medula óssea.

A *anemia aplásica* ou *pancitopenia grave* (arregenerativa) pode ser observada em gatos infectados pelo FeLV e acomete todas as linhagens celulares. A citologia da medula óssea é habitualmente hipocelular ou pode exibir necrose.[401] Os gatos com pancitopenia frequentemente tinham, no passado, resultados positivos para o antígeno do FeLV; entretanto, em um estudo de 13 gatos com anemia aplásica entre 1996 e 2004, apenas dois desses animais apresentaram resultados positivos para o antígeno do FeLV.[456] Nessa condição, o vírus provavelmente acomete os precursores próximos ao nível das células-tronco. Em alguns gatos, pode-se observar a ocorrência de hematopoese cíclica, com flutuação periódica dos reticulócitos, granulócitos e plaquetas. A causa pode estar na alteração das células acessórias dentro do microambiente da medula óssea que fornecem a base estrutural, moléculas citoadesivas e citocinas reguladoras do crescimento, necessárias para a hematopoese normal. O FeLV pode afetar a viabilidade, o crescimento e a produção das células acessórias da medula óssea ou de todas essas substâncias reguladoras do crescimento dos progenitores hematopoéticos, alterando os níveis de mRNA das citocinas em padrões gerais e específicos de cepas.[266–268] Na citologia da medula óssea podem ser observados poucos precursores ou nenhum, e pode ser necessário obter amostras por biopsia com agulha de calibre grosso (biopsia de núcleo). A medula óssea aplásica pode representar, mais do que a AEP, um estado avançado de mielossupressão. O transplante de medula óssea ou a imunossupressão não têm sido bem-sucedidos nesses gatos.

Anormalidades das plaquetas

A infecção pelo FeLV pode causar diminuição da contagem de plaquetas. Além disso, pode ser responsável por déficits das funções plaquetárias.

Pode ocorrer *trombocitopenia* em consequência da produção diminuída de plaquetas, devido à supressão da medula óssea ou infiltração leucêmica induzida pelo FeLV. O tempo de sobrevida das plaquetas encontra-se reduzido em alguns gatos pelo FeLV. As plaquetas abrigam proteínas do FeLV em consequência da infecção. Além disso, os megacariócitos, os precursores medulares das plaquetas circulantes, constituem alvos frequentes da infecção progressiva pelo FeLV. A trombocitopenia imunomediada, que raramente ocorre como doença isolada em gatos, acompanha frequentemente a AHIM em gatos com infecção subjacente pelo FeLV. A trombocitopenia pode resultar em tendência hemorrágica.

A *trombocitopatia* em gatos infectados pelo FeLV envolve alterações das plaquetas, não apenas na quantidade, mas também no tamanho, formato e função. O FeLV sofre replicação nas plaquetas e pode alterar a função plaquetária. O tempo de sobrevida nas plaquetas apresenta-se reduzido em alguns gatos infectados pelo FeLV. Em alguns gatos com infecção progressiva, foram observadas plaquetas gigantes e trombocitose.[397]

Anormalidades dos leucócitos

Os gatos infectados pelo FeLV podem apresentar diminuição das contagens ou comprometimento da função dos neutrófilos ou linfócitos. Além disso, foi descrita síndrome semelhante à panleucopenia felina (SSPLF) em gatos infectados pelo FeLV.

A *linfopenia* resulta principalmente da replicação direta do vírus nos linfócitos. Os gatos acometidos podem desenvolver atrofia tímica e depleção das zonas paracorticais dos linfonodos após a infecção. Em alguns gatos, a linfopenia pode se caracterizar pela perda preferencial das células T auxiliares CD4+, resultando em inversão da razão CD4/CD8.[355] Com mais frequência, ocorrem perdas substanciais de células auxiliares e células supressoras citotóxicas (células CD8+).[185]

A *neutropenia* é comum em gatos infectados pelo FeLV[38] e, em geral, ocorre isoladamente ou em associação a outras citopenias. Em alguns casos, observa-se hipoplasia mieloide de todos os estados granulocíticos, sugerindo uma infecção citopática direta dos precursores dos neutrófilos pelo FeLV. Em alguns gatos infectados pelo FeLV, com neutropenia, pode ocorrer uma parada no processo de maturação de medula óssea nos estágios de mielócito e metamielócito. Foi aventada a hipótese de um mecanismo imunomediado como responsável nos casos em que as contagens de neutrófilos se recuperam mediante tratamento com glicocorticoides ("neutropenia responsiva aos glicocorticoides"). Foi também relatada a ocorrência de neutropenia cíclica em gatos com infecção pelo FeLV, que habitualmente é tratada de modo eficaz com glicocorticoides, sugerindo que provavelmente os mecanismos imunomediados também atuem nessa síndrome. Os ciclos são, em geral, regulares, variando de 8 a 14 dias. O exame citológico da medula óssea durante a fase neutropênica pode indicar hiperplasia ou hipoplasia dos granulócitos, com número desproporcional de células no estágio pró-mielocítico. Achados semelhantes na medula óssea podem resultar de doenças inflamatórias ou imunomediadas, mielodisplasia ou leucemia granulocítica. Em geral, os gatos com neutropenia apresentam febre recidivante ou infecções bacterianas persistentes. Alguns gatos exibem gengivite persistente, algumas vezes sem os sinais habituais de inflamação, como hiperemia e exsudato purulento, visto que os granulócitos são necessários para a resposta inflamatória.[62] Além dos problemas associados às baixas contagens de neutrófilos, os neutrófilos de gatos com infecção progressiva podem exibir diminuição da função de quimiotaxia e fagocitose.

A *SSPLF*, também conhecida como *enterite associada ao FeLV (EAF)* ou *mieloblastopenia*, consiste em leucopenia grave (menos de 3.000 células/$\mu\ell$), com enterite e destruição do epitélio das criptas intestinais, que simula a panleucopenia felina causada por infecção pelo vírus da panleucopenia felina (FPV) (ver Capítulo 9). O antígeno do FPV foi demonstrado por imunofluorescência em cortes de intestino de gatos que morreram dessa síndrome após infecção experimental pelo FeLV.[280] O FPV também foi demonstrado por microscopia eletrônica, apesar dos resultados negativos para antígeno do FPV. Parece que essa síndrome pode, na realidade, não ser causada pelo próprio FeLV, como se acreditava anteriormente, mas pela coinfecção com FPV. A síndrome também foi designada como EAF em gatos com infecção progressiva pelo FeLV, visto que os sinais clínicos observados são habitualmente GI, incluindo diarreia hemorrágica, vômitos, ulceração oral ou gengivite, anorexia e perda de peso.[230,231] Não se sabe ao certo se todas essas síndromes são simplesmente causadas pela coinfecção com FPV (e até mesmo vacinas vivas modificadas contra FPV foram questionadas) ou se são causadas pelo próprio FeLV.[280] Em estudos experimentais foi possível induzir uma síndrome semelhante, resultando em enterite com proliferação do antígeno do FeLV dentro dos enterócitos, quando gatos foram infectados experimentalmente por variantes FeLV-FAIDS do FeLV. A infecção pelo FeLV-FAIDS começa com um período prodrômico de hiperplasia linfoide associada à replicação viral nos folículos linfoides seguida de depleção linfoide associada à extinção da replicação do vírus. Os gatos desenvolvem enterocolite com necrose das criptas e atrofia vilosa.[193] A diarreia refratária e a perda de peso estão associadas à imunodeficiência caracterizada por linfopenia, estimulação suprimida dos linfócitos, comprometimento da rejeição de aloenxerto cutâneo, hipogamaglobulinemia e infecções oportunistas, como doença respiratória ou estomatite. Essas observações sugerem que talvez o desenvolvimento da SSPLF e/ou da EAF possa ser dependente da cepa do FeLV.

Imunossupressão

As doenças secundárias à imunossupressão são responsáveis por grande parte da morbidade e da taxa de mortalidade dos gatos infectados pelo FeLV.[84,330,337] Os gatos com infecção progressiva pelo FeLV têm predisposição a infecções secundárias, principalmente devido à imunossupressão semelhante à que ocorre em pacientes humanos infectados pelo vírus da imunodeficiência humana (HIV; do inglês, *human immunodeficiency virus*), porém a imunossupressão é mais grave do que a causada pela infecção por FIV. A avaliação do verdadeiro estado imunológico dos gatos infectados pelo FeLV é dificultada pela falta de testes bem caracterizados. Por esse motivo, os clínicos dependem essencialmente do hemograma completo e da apresentação clínica para estabelecer o diagnóstico de disfunção imune. Alguns laboratórios comerciais oferecem contagens seletivas das células CD4+ e CD8+, porém o valor desses parâmetros raramente foi avaliado em gatos com infecção natural.[185]

Os mecanismos exatos pelos quais o vírus causa lesão do sistema imune não estão bem elucidados, assim como a razão pela qual diferentes animais apresentam graus variáveis de imunossupressão em resposta ao mesmo vírus. Em certas ocasiões, a imunossupressão está associada ao DNA viral não integrado de variantes virais com defeito da replicação.[333] Essas variantes imunossupressoras patogênicas, como o FeLV-T, necessitam de uma molécula receptora que atravessa a membrana (Pit1) e de uma segunda proteína correceptora (FeLIX) para infectar os linfócitos T.[251] Esta última proteína é uma proteína de expressão endógena, codificada por um pró-vírus endógeno que surge a partir do FeLV-A, que se assemelha à proteína de ligação do receptor de FeLV do FeLV-B.[24] Os gatos acometidos podem desenvolver atrofia tímica e depleção das zonas paracorticais dos linfonodos após a infecção. Linfopenia e neutropenia são comuns. Além disso, os neutrófilos de gatos com viremia apresentam diminuição das funções de quimiotaxia e fagocitose em comparação com gatos normais. Essa anormalidade persiste por um período desconhecido, mesmo quando a viremia é transitória. Em alguns gatos, a linfopenia pode caracterizar-se pela perda preferencial de células T auxiliares CD4+, resultando em razão CD4/CD8 invertida (mais típica da infecção pelo FIV).[185,355] Com mais frequência, ocorrem perdas substanciais de células auxiliares e células supressoras cito-

tóxicas (células CD8+).[185] Foram relatados resultados anormais em muitas provas de função imune de gatos com infecção natural pelo FeLV, incluindo resposta deficiente a mitógenos das células T, reação prolongada do aloenxerto, redução da produção de imunoglobulinas, depressão da função dos neutrófilos e depleção do complemento. A interleucina (IL)-2 e a IL-4 estão diminuídas em alguns gatos.[257,267] Entretanto, os estudos realizados discordam sobre a deficiência ou aumento da interferona (IFN)-γ. O FeLV não parece suprimir a produção de IL-1 dos macrófagos infectados. Foi observado nível sérico aumentado de TNF-α em gatos infectados e células infectadas em culturas. Embora cada citocina possa desempenhar um papel vital na produção da resposta imune saudável, a produção excessiva de determinadas citocinas, como o TNF-α, também pode causar doença.

As respostas humorais primárias e secundárias dos anticorpos aos antígenos específicos são tardias e estão diminuídas em gatos infectados pelo FeLV. Em estudos de vacinação, gatos infectados pelo FeLV não foram consistentemente capazes de produzir uma resposta imune adequada a vacinas como a vacina antirrábica. Por conseguinte, a proteção em um gato infectado pelo FeLV após vacinação não é comparável à de um gato saudável, e é possível considerar a vacinação mais frequente (p. ex., a cada 6 meses). As células T de gatos infectados pelo FeLV produzem níveis significativamente mais baixos de fatores estimuladores das células B do que as células de gatos normais.[84] Esse defeito torna-se progressivamente mais grave com o passar do tempo. Todavia, quando células B de gatos infectados pelo FeLV são estimuladas *in vitro* por células T não infectadas, sua função permanece normal. Embora haja diminuição da imunidade humoral à estimulação específica, foram observados aumentos específicos de IgG e IgM.

Doenças imunomediadas

Além da imunossupressão, gatos infectados pelo FeLV estão sujeitos a várias doenças imunomediadas, causadas pela resposta imune hiperativa ou desregulada ao vírus. As doenças imunomediadas associadas ao FeLV incluem anemia hemolítica autoimune,[237] glomerulonefrite,[9] uveíte com depósito de imunocomplexos na íris e no corpo ciliar[35] e poliartrite.[339] A poliartrite progressiva crônica pode ser desencadeada pelo FeLV; em cerca de 20% dos gatos com poliartrite, o FeLV parece constituir um agente associado.[339] Uma síndrome semelhante também pode ser causada pelo vírus espumoso felino, e pode ocorrer infecção concomitante pelo FIV em ambos os casos (ver Capítulo 15).[326a]

A perda de atividade das células supressoras T e a formação de complexos antígeno-anticorpo contribuem para essas doenças imunomediadas.[338] A determinação dos antígenos do FeLV mostrou que os gatos com glomerulonefrite apresentam mais proteínas virais circulantes do que outros gatos infectados pelo FeLV, embora um estudo tenha revelado que os gatos infectados pelo FeLV em geral demonstram hipergamaglobulinemia com mais frequência na eletroforese do plasma, em comparação com gatos infectados pelo FIV,[309] e que a hiperproteinemia não é um problema comum em gatos infectados pelo FeLV (diferentemente da infecção pelo FIV).[127] Os antígenos que podem levar à formação de complexos de antígeno-anticorpo incluem não apenas partículas virais integrais, mas também as proteínas gp70, p27 ou p15E.[76,440] Foram também observados complexos imunes circulantes (CIC) após tratamento experimental da viremia persistente com MAB anti-gp70, bem como em estudos de inoculação de fatores depletores do complemento.

Outras síndromes

Outras síndromes diretamente causadas pela infecção pelo FeLV incluem distúrbios reprodutivos, síndrome do enfraquecimento dos filhotes e neuropatia associada ao FeLV. Além dessas síndromes, outros sinais clínicos observados provavelmente resultam de infecções secundárias e, do ponto de vista clínico, é importante reconhecer que muitas dessas doenças secundárias são passíveis de tratamento. Houve numerosos relatos de gatos infectados pelo FeLV que apresentaram infecções bacterianas, virais, fúngicas e por protozoários concomitantes, porém existem poucos estudos mostrando que esses gatos apresentam maior taxa de infecção do que os gatos FeLV-negativos, ou que esses animais têm uma resposta menos favorável ao tratamento. Por conseguinte, embora o FeLV seja bem conhecido pela sua capacidade de suprimir a função imune, não se deve concluir que todas as infecções concomitantes sejam o resultado da infecção pelo FeLV. As infecções secundárias que podem estar associadas ao FeLV incluem PIF, coccidiose e infecções das vias respiratórias superiores.[257,361,362] Alguns estudos enfocaram o papel e a influência da infecção pelo FeLV sobre a infecção hemotrópica pelo *Mycoplasma* spp. com resultados controvertidos, visto que em alguns estudos a infecção pelo *Mycoplasma* foi associada à infecção pelo FeLV,[26,422] ao passo que, em outros, não houve essa associação.[244,284,459] Não foi constatada nenhuma associação com a leishmaniose em gatos.[295] Em dois estudos, a estomatite ulcerativa crônica não foi associada à infecção pelo FeLV.[28,357] Gatos naturalmente infectados pelo FeLV tiveram a probabilidade de desenvolver e não eliminar infecções por *Bartonella henselae*; entretanto, a evolução e o desfecho clínico da bartonelose não foram diferentes em gatos sem coinfecção pelo FeLV.[38a]

Outras doenças também podem ser indiretamente influenciadas pelo FeLV, como uma hepatopatia descrita em gatos pelo FeLV com icterícia e várias doenças hepáticas inflamatórias e degenerativas.[361,362] A lipidose hepática é um fator importante de complicação, que pode explicar alguns desses casos; todavia, foi também observada a ocorrência de necrose hepática focal inexplicada. Foi descrita a ocorrência de doença cutânea em alguns gatos infectados pelo FeLV. Os gatos com infecção pelo FeLV exibem maior diversidade da microflora cutânea e mucosa, em comparação com os gatos não infectados,[403] e as infecções associadas a distúrbios dermatológicos são habitualmente causadas por imunossupressão.[347] As lesões traumáticas são acompanhadas de infecções bacterianas secundárias ou abscessos. Pode haver desenvolvimento de otite externa e dermatite miliar causadas por ectoparasitas ou alergias, porém essas condições persistem devido a infecções bacterianas secundárias.

Distúrbios reprodutivos

As fêmeas infectadas pelo FeLV podem transmitir o vírus por via transplacentária. O fracasso reprodutivo, na forma de reabsorção fetal, aborto e morte neonatal, é comum se houver infecção pelo FeLV *in utero*. A aparente infertilidade pode consistir, na realidade, em reabsorção precoce dos fetos. O aborto ocorre habitualmente em uma fase avançada da gestação, com expulsão de fetos de aparência normal. Esses abortos podem ser acompanhados de endometrite bacteriana, particularmente em gatas com neutropenia.[62]

Síndrome de enfraquecimento dos filhotes

Filhotes nascidos de fêmeas infectadas podem ser expostos ao FeLV por via transplacentária; todavia, ocorre também exposição maciça por ocasião do nascimento e durante todo o período de amamentação. Alguns filhotes tornam-se imunes, porém a maioria é progressivamente infectada e morre em idade jovem, devido à denominada síndrome de enfraquecimento dos filhotes, caracterizada por incapacidade de mamar, desidratação, hipotermia, atrofia tímica e morte nas primeiras 2 semanas de vida.[257]

Neuropatia

Foi descrita a ocorrência de disfunção neurológica em gatos infectados pelo FeLV. Embora os sinais neurológicos observados pelo FeLV sejam, em sua maioria, causados por linfoma e infiltração linfocitária no encéfalo ou na medula espinal, resultando em compressão, em alguns casos não há nenhum tumor detectável com métodos de imagem ou à necropsia. Foram encontradas anisocoria, midríase, cegueira central ou síndrome de Horner em gatos infectados pelo FeLV sem alterações morfológicas. Em algumas regiões (como o sudeste dos EUA) foi descrita a ocorrência de incontinência urinária causada por neuropatia em gatos infectados pelo FeLV.[44] Os efeitos neurotóxicos diretos do FeLV foram discutidos como mecanismos patogênicos. As glicoproteínas do envelope do retrovírus podem ser capazes de produzir aumento do cálcio livre intracelular, resultando em morte neuronal, conforme observado em seres humanos infectados pelo HIV. Foi constatado que um polipeptídio do envelope do FeLV provoca neurotoxicidade dependente da dose, associada a alterações na concentração intracelular de íons cálcio, sobrevida neuronal e expansão de neurites. O polipeptídio de uma cepa do FeLV-C foi significativamente mais neurotóxico do que o neuropeptídio derivado de uma cepa do FeLV-A.[104,310]

Os sinais clínicos observados em 16 gatos com infecção progressiva pelo FeLV e sinais neurológicos consistiram em vocalização anormal, hiperestesia e paresia progredindo para paralisia. Alguns gatos desenvolveram anisocoria ou incontinência urinária durante a evolução da doença. Outros tiveram problemas relacionados com o FeLV, como doença mielodisplásica. A evolução clínica dos gatos acometidos desenvolveu uma disfunção neurológica gradualmente progressiva. Ao exame microscópico foi constatada degeneração da substância branca, com dilatação da bainha de mielina e tumefação dos axônios na medula espinal e no tronco encefálico dos animais acometidos.[44] A coloração imuno-histoquímica dos tecidos acometidos revelou a expressão consistente do antígeno p27 do FeLV nos neurônios, nas células endoteliais e nas células gliais e o DNA próviral foi amplificado a partir de vários cortes da medula espinal.[44] Esses achados sugerem que, em alguns gatos infectados pelo FeLV, o vírus pode afetar diretamente as células do SNC de modo citopático.

Diagnóstico

O teste para FeLV e, consequentemente, a prevenção da exposição dos gatos sadios a gatos infectados pelo FeLV constituem a maneira mais eficaz de evitar a disseminação da infecção. O teste para a identificação de gatos infectados constitui a base da prevenção da transmissão, e a vacinação contra FeLV não deve ser considerada substituto do teste. A American Association of Feline Practitioners (AAFP) estabeleceu diretrizes para a realização de testes para o FeLV em gatos.[260] De acordo com essas orientações, deve-se estar a par da ocorrência do FeLV em todos os gatos, visto que a infecção tem graves consequências para a saúde que influenciam o tratamento do paciente, tanto na doença quanto nos cuidados para o bem-estar. O diagnóstico acurado da infecção é importante para gatos tanto infectados quanto não infectados. A identificação e segregação dos gatos infectados são consideradas o método mais eficiente de prevenção de novas infecções em outros gatos. A não identificação de gatos infectados pode levar à exposição inadvertida de gatos não infectados e à transmissão do vírus. O diagnóstico incorreto de infecção em gatos não infectados pode resultar em mudanças inapropriadas no estilo de vida do animal ou até mesmo em eutanásia.[260] Para eliminar por completo qualquer risco para um domicílio estabelecido quando se introduz um novo gato, deve-se proceder ao exame de acompanhamento pelo menos 90 dias após o teste inicial ou a possível exposição ao FeLV, visto que os gatos podem se encontrar no estágio inicial da infecção por ocasião do primeiro teste; o teste deve ser realizado antes de se introduzir o gato no domicílio.[255]

Os gatos podem ser testados em qualquer idade. Como os testes de rastreamento detectam antígenos, e não anticorpos, nem os anticorpos maternos nem os anticorpos em decorrência de vacinação ou a exposição prévia ao vírus interferem nesses testes. Entretanto, é preciso reconhecer que filhotes infectados por algum tipo de transmissão materna podem não apresentar teste positivo durante várias semanas a meses após o nascimento.[259] Em geral, a vacinação contra FeLV não afeta o teste, visto que os testes para FeLV detectam o antígeno, e não anticorpos. Entretanto, amostras de sangue coletadas imediatamente após a vacinação podem conter antígenos detectáveis do FeLV provenientes da própria vacina, de modo que as amostras para diagnóstico devem ser coletadas antes da administração da vacina contra FeLV.[260] Não se sabe por quanto tempo essa interferência no teste persiste. Pode ser necessário realizar um teste para retrovírus em diferentes momentos da vida dos gatos; por exemplo, gatos que preenchem determinados critérios (Boxe 11.1) devem ser testados para a infecção pelo FeLV.[260]

Detecção direta do vírus

Para o diagnóstico da infecção pelo FeLV, prefere-se habitualmente o uso de métodos diretos de detecção do vírus, visto que existem testes de rotina disponíveis para a detecção do antígeno p27 do FeLV (produzido em quantidades abundantes por células infectadas pelo vírus) livre no sangue. Os métodos de detecção direta do FeLV

| **Boxe 11.1** | Critérios na realização de teste para infecção pelo FeLV em gatos[a] |

Gatos doentes (mesmo se o teste foi negativo no passado).

Gatos e filhotes recém-adquiridos.

Mesmo gatos que não convivem com outros gatos por vários motivos. A existência do FeLV pode influenciar a sua saúde, outros gatos podem ser introduzidos no domicílio no futuro, ou gatos confinados em ambientes fechados podem escapar e serem expostos a outros gatos.

Os testes devem ser realizados por ocasião da adoção, e os gatos com resultados negativos podem ser novamente testados dentro do período mínimo de 28 dias.

Gatos com exposição recente a um gato infectado pelo FeLV ou a um gato com estado desconhecido, como, por exemplo, por meio de ferida de mordedura.

O teste deve ser realizado imediatamente e, se for positivo, deve ser repetido dentro do prazo mínimo de 28 dias.

Gatos que vivem em domicílios com outros gatos infectados pelo FeLV devem ser testados anualmente, a não ser que estejam isolados.

Gatos com estilos de vida de risco devem ser testados de modo regular (p. ex., gatos que têm acesso ao ambiente externo, em regiões com alta densidade de gatos, e gatos com evidências de luta, como feridas de mordedura e abscessos).

Os gatos devem ser testados antes da vacinação inicial contra FeLV.

Gatos usados para doação de sangue ou de tecido devem ter resultados negativos nos testes de triagem para FeLV, além de resultados negativos no teste da PCR em tempo real.

Não há necessidade de repetir intermitentemente o teste para gatos com estado negativo confirmado para infecção, a não ser que tenham alguma oportunidade de exposição a gatos infectados ou que fiquem doentes.

[a]Da Referência 260, com permissão.

---

incluem a detecção do antígeno do FeLV livre (por ELISA ou por outros métodos imunocromatográficos) ou ligado às células (por AF direto), detecção do ácido nucleico viral pela PCR, incluindo detecção do pró-vírus (DNA) ou do vírus (RNA), e isolamento do vírus.

Detecção dos antígenos do FeLV

A triagem de rotina para o FeLV tornou-se disponível com o desenvolvimento de ensaios por imunofluorescência para vírus em 1973.[150] Em 1979, o primeiro ELISA comercial foi aprovado. Era muito sensível para a detecção de baixas concentrações de antígeno no soro de gatos infectados,[274] porém não era muito específico. Lutz e colaboradores[282] desenvolveram um ELISA contendo MAB contra três epítopos diferentes do antígeno p27, que não apresentavam reação cruzada com proteínas de outros retrovírus; dessa maneira, o teste assim desenvolvido tornou-se mais específico. São utilizados vários ELISA e outros ensaios imunocromatográficos (ICGA; do inglês, *immunochromatographic assays*) ou ensaios imunomigratórios rápidos. Os ICGA fixados à membrana e os ensaios imunomigratórios rápidos baseiam-se em um princípio semelhante ao do ELISA, em que há produção de cor em consequência de uma reação imunológica; todavia, os ensaios têm planejamento ligeiramente diferente do que é feito para o ELISA. Todos os métodos com base no ELISA estão disponíveis para o uso como testes laboratoriais rápidos realizados no local de assistência ao animal (*point-of-care tests*).[371]

Os ensaios colorimétricos realizados no local de assistência com base no ELISA constituem, hoje em dia, a base dos testes clínicos, porém o teste AF direto para antígeno viral continua sendo utilizado.[153] Tanto o AF direto quanto os métodos baseados no ELISA detectam a proteína do cerne p27 do FeLV, produzida em quantidades abundantes na maioria dos gatos acometidos. Todavia, os métodos baseados no ELISA são mais sensíveis e detectam níveis mais baixos de p27 solúvel livre de FeLV no plasma ou no soro, enquanto o AF direto só detecta quantidades maiores do antígeno p27 no citoplasma das células sanguíneas infectadas. Tanto os métodos baseados no ELISA quanto o AF direto são clinicamente úteis. Os gatos que apresentam *apenas* resultados positivos em testes baseados no ELISA tendem mais a apresentar posteriormente resultados negativos do que aqueles com resultados positivos *tanto* nos testes baseados no ELISA *quanto* no AF direto. Para diferenciar a infecção regressiva da progressiva, é necessário submeter os gatos a um novo teste com métodos baseados no ELISA 6 semanas após o primeiro resultado positivo. Se o gato ainda tiver um resultado positivo, deverá ser testado mais uma vez depois de 10 semanas. Se, nessa ocasião, o gato ainda tiver um resultado positivo, é mais provável que ele apresente infecção progressiva e tenha resultados positivos durante toda a sua vida. Outro método sem o prazo para repetição do teste é o teste imediato de um gato com resultado positivo em métodos baseados no ELISA com AF direto. Se o resultado do AF direto for positivo, a probabilidade de viremia transitória (infecção regressiva) é pequena. Apenas 3 a 9% dos gatos com resultados positivos no AF direto apresentam viremia transitória.[146,153,212,216,282] Um pequeno número de gatos com resultados discordantes nos testes, que apresentam resultados persistentemente positivos com métodos baseados no ELISA e resultados negativos com métodos de AF direto, pode apresentar infecções focais ou atípicas, as quais são mantidas localizadas pelo sistema imune do animal.[216] O resultado negativo por um método baseado no ELISA, porém com resultado positivo pelo AF direto, é sempre um resultado falso, seja ele resultado falso-negativo do ELISA (o que é muito improvável) ou, com mais probabilidade, resultado falso-positivo do AF direto.

Os *métodos baseados no ELISA* detectam o p27 solúvel livre do FeLV e constituem os testes de triagem recomendados para a detecção do FeLV. Um resultado positivo com método baseado no ELISA em amostra de sangue, soro ou plasma indica viremia no gato. Esses testes tornam-se positivos na primeira fase da viremia, nas primeiras semanas após a infecção, antes do comprometimento da medula óssea. Por conseguinte, os resultados positivos podem refletir viremia transitória (em gatos com infecção regressiva) ou viremia persistente (em gatos com infecção progressiva).[25] Em condições experimentais, a maioria dos gatos apresenta resultado positivos em até 28 dias após a infecção.[212] Até mesmo os métodos mais aprimorados baseados no ELISA podem fornecer resultados falsos-positivos por numerosas razões. Embora possam ser realizados em amostras de soro, plasma ou sangue total, em alguns estudos, foram relatadas taxas mais altas de resultados falso-positivos quando foram usadas amostras de sangue total, particularmente quando as amostras foram hemolisadas. Por esse motivo, os métodos de ELISA padronizados devem ser realizados *apenas* com amostras de plasma ou de soro. Todavia, os testes baseados em ICGA contêm uma membrana de filtração, de modo que o sangue total e o soro e plasma não produzem resultados diferentes.[170] A obtenção de resultados falso-positivos também foi um problema em alguns sistemas de testes que usaram reagentes de origem murina em gatos que tinham anticorpos antimurinos de ocorrência natural,[274] observados em cerca de 1 a 2% de todos os gatos. Os testes aprimorados resolveram esse problema pela inclusão de etapas de controles adicionais. Erros técnicos e do usuário também contribuem para a obtenção de resultados falso-positivos.[153,285] Esses erros tendem mais a ocorrer durante as etapas de lavagem de *kits* com formatos em micro-orifícios ou placas. Os testes baseados em membrana eliminam as etapas separadas de lavagem e incluem controles positivos e negativos para cada amostra de teste. Foram realizados estudos comparativos de muitos testes baseados no ELISA desde a sua comercialização, particularmente na Europa.[168,170,345,384] Na maioria desses estudos, as sensibilidades e especificidades foram comparáveis, os valores preditivos positivos para a maioria dos testes foram de cerca de 80%,[168,170] enquanto os valores preditivos negativos aproximaram-se de 100%.[136,170] A confiabilidade de um teste (seus valores preditivos) depende da taxa de infecção em uma população de gatos. Hoje em dia, os resultados falso-positivos são mais importantes, visto que o declínio na prevalência de FeLV está levando à obtenção de valores preditivos positivos mais baixos para os testes disponíveis. Por conseguinte, devido à existência do FeLV na maioria dos gatos com linfoma tímico, é provável que um resultado positivo seja apurado nessa situação, ao passo que, em uma população de menor risco, como um gatil fechado, comprovadamente livre de FeLV, a obtenção de um teste positivo pode ser considerada mais suspeita, devendo-se efetuar testes confirmatórios.[257] Por conseguinte, os resultados negativos são altamente confiáveis devido à baixa prevalência do FeLV na maioria das populações; entretanto, os resultados positivos precisam ser interpretados com cuidado, e deve-se considerar a realização de testes confirmatórios após a obtenção de um resultado positivo. Se não houver testes confirmatórios (p. ex., isolamento do vírus, PCR) disponíveis, ou se a sua realização for muito dispendiosa, deve-se efetuar, no mínimo, um segundo teste baseado no ELISA para excluir um resultado falso-positivo. O fato de um segundo teste ser positivo aumenta significativamente o valor preditivo.[170] A repetição do teste deve ser feita imediatamente e não tem nenhuma relação com os diferentes estágios da viremia; é apenas usada para compensar a fraqueza dos sistemas de testes. Foram desenvolvidos alguns ELISA para amostra de lágrimas e de saliva, em lugar de sangue.[171] Em geral, esses testes não são tão acurados quanto os testes realizados com amostras de sangue, visto que a eliminação do antígeno é intermitente, e os testes estão sujeitos a mais erros técnicos[18,171]; não são recomendados, visto que as consequências de resultados falso-negativos e falso-positivos podem ser desastrosas para gatos individuais ou para populações de gatos.[29,171,172,281]

O *teste com AF direto*, realizado em esfregaços de sangue ou de medula óssea, detecta o antígeno p27 associado a células dentro das células sanguíneas infectadas, principalmente neutrófilos e plaquetas. O período mais cedo em que o teste se torna positivo após infecção da medula óssea é depois de pelo menos 3 semanas de viremia (viremia secundária). Os resultados positivos tendem a refletir uma viremia persistente (infecção progressiva).[147,149,257] Por conseguinte, não se recomenda o teste de AF direto como teste de triagem, pois os gatos que se encontram nas primeiras semanas de viremia, mas que já são infecciosos para outros gatos, não são detectados. O teste com AF direto pode ser usado para fins prognósticos ou para confirmar resultados positivos ou suspeitos. Os métodos com AF direto exigem processamento especial e microscopia fluorescente e precisam ser realizados por um laboratório de referência qualificado. Em geral, dois ou mais esfregaços sanguíneos de qualidade devem ser secos ao ar e enviados ao laboratório sem fixação. Como há antígeno em concentrações mais altas nos neutrófilos e nas plaquetas, podem ser obtidos resultados falso-negativos quando essas duas linhagens celulares estão deficientes. Ocorrem resultados falso-positivos quando os esfregaços são muito espessos, quando a fluorescência de fundo é alta ou o teste é preparado e interpretado por profissional inexperiente. O uso de sangue anticoagulado, em lugar de sangue fresco, para efetuar os esfregaços também pode causar erros.[209,454] Foram relatadas variações no controle de qualidade entre instituições, e deve-se dispensar atenção cuidadosa ao laboratório de referência.[257]

Detecção de ácido nucleico

A PCR difere do AF direto e dos métodos baseados no ELISA, visto que não detecta o antígeno viral (proteína), porém sequências de ácido nucleico viral (RNA viral ou DNA pró-viral [associado à célula]). Pode ser realizada em amostras de sangue, medula óssea e tecido. A PCR é um método muito sensível, pois o processo envolve a amplificação das sequências dos genes do FeLV para melhorar a detecção. O teste de PCR está disponível em vários laboratórios comerciais. Quando realizada em condições ideais, a PCR pode constituir a metodologia mais sensível para o diagnóstico do FeLV e pode ajudar a solucionar casos com resultados discordantes dos testes de antígenos. Todavia, a PCR deve ser realizada por laboratórios bem equipados e bem treinados, pois alterações muito pequenas no processamento da amostra podem destruir o delicado material de ácido nucleico ou introduzir minúsculas quantidades de contaminação cruzada, levando à obtenção de resultados falso-negativos ou falso-positivos, respectivamente. Erros técnicos podem reduzir significativamente a sensibilidade e a especificidade dos resultados de PCR. Não existe nenhum estudo comparativo sobre a acurácia diagnóstica de vários laboratórios comerciais que oferecem a PCR para o FeLV. Além disso, a PCR é altamente específica para cepas. O FeLV, por ser um retrovírus, sofre mutação natural, e variações mínimas das cepas podem impedir a ligação dos *primers*, uma etapa necessária para amplificar o genoma viral. Os gatos infectados com FeLV que tenha sofrido mutação podem ter reações negativas com a PCR específica. Por conseguinte, a obtenção de um resultado negativo não significa necessariamente que o gato não esteja infectado. A PCR é mais acurada quando fornece resultado positivo e quando é realizada por um laboratório respeitável, de modo que se possa excluir a possibilidade de contaminação. Diante disso, a PCR aumentou acentuadamente as possibilidades de detecção de infecção pelo FeLV em amostras de sangue, culturas, tecido sólido e amostras fixadas.

A principal indicação para a PCR é a suspeita de infecção regressiva (latente) em gatos com linfomas, síndromes de mielossupressão ou lesões gengivais com inflamação crônica.[174,204,419,442] Na infecção regressiva, verifica-se replicação mínima do vírus ou nenhuma; por esse motivo, testes como ELISA/ICGA, que detectam antígenos virais, são negativos. Além disso, a PCR em tempo real é usada para quantificar as cargas de pró-vírus e de vírus.[14,48,49,346,437] Utilizando a PCR quantitativa (em tempo real), foi constatado que as cargas virais em gatos com infecção experimental e resultados negativos do ELISA (i. e., que apresentavam infecção regressiva), que desenvolvem resposta imune efetiva, foram muito mais baixas (300 vezes menores) do que as cargas virais de gatos com resultados positivos dos testes de antígenos (i. e., que apresentavam infecção progressiva).[189] Quando a PCR quantitativa é usada para investigar cargas pró-virais e de RNA viral em subgrupos de leucócitos, ela também possibilita a diferenciação da infecção regressiva e progressiva pelo FeLV.[47] Além disso, estudos que utilizaram a PCR em tempo real constataram que 5 a 10% dos gatos com testes negativos para antígeno eram positivos para o pró-vírus do FeLV na PCR.[131,189] Embora a importância clínica do estado antígeno negativo e do pró-vírus positivo não seja conhecida, parece que a maioria desses gatos não apresenta viremia, não elimina o vírus e tem pouca probabilidade de desenvolver doenças associadas ao FeLV. A PCR de amostras de medula óssea de gatos com mielossupressão[419] e amostras de tecido tumoral de gatos com linfoma demonstrou infecção regressiva pelo FeLV nos gatos negativos para o antígeno do FeLV.[167,204,206] As taxas de detecção são maiores na medula óssea do que no sangue de gatos com infecção regressiva que apresentam resultados negativos nos testes de antígeno.[419] Por conseguinte, o ideal é obter amostras de medula óssea, aspirados de linfonodos ou neoplasias em lugar do sangue.

É também possível detectar a eliminação do vírus com a saliva por métodos de PCR sensíveis. Um estudo do padrão de eliminação do RNA do FeLV na saliva verificou que a eliminação ativa era uma característica consistente em gatos com infecção progressiva, enquanto gatos com infecção regressiva e baixa carga pró-viral não eliminaram ácido nucleico viral na saliva. O RNA e o DNA do FeLV permaneceram estáveis por mais de 64 dias em amostras de saliva conservadas em temperatura ambiente, e, nos gatos com infecção natural, os testes realizados em amostras de saliva apresentaram alta sensibilidade e especificidade quando comparados com testes para antígeno no sangue.[131,132] Os autores sugeriram que a detecção do RNA viral na saliva por PCR pode constituir uma ferramenta não invasiva confiável pelo FeLV. Em outro estudo,[97] foram identificados gatos de campo com resultados positivos para o antígeno do FeLV no sangue, porém com resultados negativos de DNA e RNA por PCR em amostras de saliva. Esses resultados sugerem que alguns métodos de PCR em amostras de saliva podem não ser sensíveis o suficiente para substituir o teste em amostra de sangue, pelo menos no futuro próximo.

Isolamento do vírus

O isolamento do vírus foi originalmente desenvolvido para identificar gatos infectados pelo FeLV.[82,213] Não é prático para diagnóstico de rotina, visto que a sua realização é difícil e demorada e exige instalações especiais. Pode ser ainda utilizado para confirmação de resultados positivos e amostras suspeitas.

Métodos de detecção de anticorpos

A detecção de anticorpos não é útil para o diagnóstico de infecção pelo FeLV, pois muitos gatos imunes ao FeLV apresentam anticorpos, enquanto gatos com infecção progressiva não têm anticorpos detectáveis. A vacinação ou a infecção regressiva ou abortiva são seguidas de produção de anticorpos ou imunidade. De fato, alguns desses gatos imunes terão infecção pelo FeLV (p. ex., infecção regressiva), o que não ocorrerá em outros gatos (p. ex., gatos vacinados), e os sistemas de testes para anticorpos não diferenciam anticorpos causados pela vacinação dos anticorpos produzidos pela infecção natural. Além disso, muitos gatos simultaneamente podem ser vacinados e apresentar infecção regressiva, pois um estudo demonstrou que a vacinação não impede a infecção.[187] Em condições experimentais, foi constatado que a exposição a baixas doses do FeLV pode resultar na produção de anticorpos durante uma produção abortiva; os gatos apresentam anticorpos FeLV, porém nenhum antígeno ou ácido nucleico do FeLV detectável.[292]

Por outro lado, a pesquisa de anticorpos pode prever a imunidade contra a infecção pelo FeLV; por conseguinte, gatos que apresentam anticorpos anti-FeLV provavelmente não irão se beneficiar da vacinação contra FeLV. Entretanto, a conexão entre anticorpos e imunidade não é absoluta, visto que muitos gatos vacinados não desenvolvem anticorpos,[97] e haverá gatos protegidos contra o FeLV, apesar de apresentarem anticorpos detectáveis.[248,412] O teste para anticorpos pode ser útil para revelar o estado de uma população quanto ao FeLV. Em um estudo que avaliou o estado de infecção pelo FeLV em uma população de gatos no sul da Alemanha, foi constatado que muitos gatos tinham anticorpos anti-FeLV, apesar dos resultados negativos dos testes de antígeno e PCR.[97]

Tratamento

Apesar da associação da viremia persistente pelo FeLV a uma redução da expectativa de vida, muitos proprietários decidem fornecer tratamento para as numerosas síndromes clínicas que acompanham a infecção. Alguns estudos mais antigos sugeriram que os gatos infectados pelo FeLV têm sobrevida máxima de apenas 3 anos após o estabelecimento do diagnóstico; todavia, esses estudos envolveram gatos criados em grupo em ambientes endêmicos para o FeLV com numerosos gatos. Quando recebem cuidados apropriados, os gatos infectados pelo FeLV podem sobreviver muito mais do que 3 anos e, de fato, podem morrer em idade avançada por causas totalmente não relacionadas com a infecção retroviral.[160] Por conseguinte, as decisões quanto ao tratamento ou a prática de eutanásia nunca devem se basear exclusivamente na infecção pelo FeLV. É importante reconhecer que os gatos infectados pelo FeLV estão sujeitos às mesmas doenças que acometem gatos não infectados, e o fato de existir uma doença relacionada com o FeLV não indica que ela tenha sido causada pelo FeLV.[162,260]

Tratamento dos gatos infectados pelo vírus da leucemia felina

É preciso considerar um tratamento especial quando se adquire um gato infectado pelo FeLV. Esses protocolos de tratamento devem incluir os companheiros do gato infectado pelo FeLV.

Domicílios infectados pelo vírus da leucemia felina

Em um domicílio com gato infectado pelo FeLV, todos os gatos devem ser testados, de modo que o estado de cada um deles seja conhecido. Se um ou mais gatos com resultado negativo para o antígeno do FeLV forem identificados em um domicílio com gatos infectados pelo FeLV, os proprietários precisam ser informados sobre o risco potencial para os gatos não infectados. Devem ser orientados no sentido de que o melhor método de prevenção da disseminação da infecção consiste em isolar os animais infectados em outros aposentos para impedir a sua interação com os companheiros não infectados. Em geral, há eliminação do vírus pelas glândulas salivares, e pode ocorrer transmissão de um gato para outro por meio do asseio realizado entre eles, tigelas de alimento e de água e caixas sanitárias compartilhadas e comportamento de luta e mordedura. O risco de transmissão não é muito alto, visto que os gatos que conviveram com outros gatos que eliminam o FeLV já foram expostos ou infectados e são mais provavelmente imunes a uma nova infecção. Entretanto, estudos em domicílios com aglomerações mostraram que a neutralização do vírus não é permanente; por conseguinte, um gato previamente imune pode desenvolver viremia, podendo refletir a reativação de uma infecção regressiva. Todavia, não é possível excluir por completo infecções verdadeiramente novas (embora improváveis).[162] O risco de que um gato adulto com resultado previamente negativo para o antígeno do FeLV desenvolva um teste positivo é de 10 a 15% se o gato tiver convivido com um gato que tenha eliminado vírus por vários meses.[59] Se o proprietário recusar separar os companheiros, os gatos infectados deverão receber vacinação contra FeLV, na tentativa de aumentar o nível natural de imunidade nesse ambiente de alta exposição viral. Todavia, a vacinação não proporciona boa proteção nessas circunstâncias. Se não houver introdução de novos gatos no domicílio, os gatos com resultados negativos no teste do antígeno do FeLV tendem a ter sobrevida maior do que a dos gatos com infecção progressiva; por conseguinte, depois de vários meses ou anos, os gatos remanescentes estarão imunes.

Gatos individuais infectados pelo vírus da leucemia felina

Os gatos infectados pelo FeLV devem ser mantidos em ambientes fechados, não apenas para evitar a disseminação de outros gatos da região, mas também para proteger os gatos imunossuprimidos vulneráveis de outros agentes infecciosos transportados de outros animais. Boa nutrição e criação são essenciais para obter boa saúde. Os gatos infectados pelo FeLV devem receber dieta comercial de alta qualidade para gatos. Carnes cruas, ovos e leite não pasteurizados devem ser evitados, devido ao risco de adquirir infecções bacterianas ou parasitárias transmitidas por alimentos.[255]

Devem ser feitas consultas com o veterinário pelo menos a cada semestre para detectar prontamente a ocorrência de alterações no estado de saúde e manter o bem-estar do animal. As consultas devem incluir a história detalhada e o completo exame físico, com atenção especial para a palpação dos linfonodos, exame da cavidade bucal para detecção de doenças dentárias e gengivais e da pele para detectar infestações parasitárias externas ou doença fúngica, exame oftalmológico para investigar os segmentos anterior e posterior de ambos os olhos e medição acurada e registro do peso corporal como marcador do estado geral do gato. Além disso, deve-se efetuar o hemograma completo a cada visita, com perfil bioquímico, exame de urina (incluindo cultura bacteriana) e exames de fezes (em gatos com possível exposição ou história de problemas GI) pelo menos anualmente. Os machos e as fêmeas intactos devem ser castrados para reduzir o estresse associado ao estro e ao comportamento de acasalamento e para reduzir o desejo de circular em ambientes externos. Em geral, a cirurgia é bem tolerada por gatos assintomáticos infectados pelo FeLV. Devem-se administrar antibióticos no peroperatório durante cirurgias e procedimentos dentários.[255,260]

A vacinação com vacinas essenciais (contra FPV, herpes-vírus felino e calicivírus felino) deve ser feita de modo regular, mesmo se o gato for mantido rigorosamente em ambiente interno. Se não for possível convencer o proprietário a manter um gato infectado pelo FeLV em ambiente interno, deve-se administrar a vacina antirrábica (de acordo com os regulamentos estaduais e locais). Os gatos infectados pelo FeLV podem não ser capazes de desenvolver resposta imune adequada às vacinas administradas, o que tem sido observado com as vacinas antirrábicas, mas isso provavelmente também ocorre com

outras vacinas. Por conseguinte, a proteção de um gato infectado pelo FeLV após vacinação não é tão completa nem duradoura quanto a de um gato não infectado, e foi considerada a realização de vacinações mais frequentes (p. ex., a cada 6 meses) em gatos infectados pelo FeLV,[279] particularmente quando o gato tem permissão para sair de casa. Deve-se evitar o uso de vacinas com vírus vivo modificado em gatos infectados pelo FeLV, se possível, pois os agentes atenuados podem readquirir a sua patogenicidade em animais imunossuprimidos. Não se recomenda a administração de vacinas contra FeLV a gatos com infecções progressivas ou regressivas pelo FeLV, visto que essas vacinas não têm nenhum efeito sobre a viremia, o estado de portador ou a eliminação ou a doença clínica causada por FeLV em gatos já infectados.

Tratamento das doenças associadas ao vírus da leucemia felina

Na maioria dos casos, as doenças secundárias em gatos infectados pelo FeLV são tratadas do mesmo modo que em gatos não infectados. Entretanto, devem-se efetuar exames complementares de maneira mais rigorosa e instituir o tratamento tão logo seja identificado um gato infectado. O proprietário deve ser avisado de que a resposta ao tratamento pode levar mais tempo do que o esperado. As condições infecciosas secundárias podem exigir tratamento mais rigoroso e prolongado em gatos infectados pelo FeLV. O FeLV por si só não provoca febre, razão pela qual é preciso investigar uma infecção concomitante em gatos com febre. A febre de origem indeterminada que não responda aos antibióticos pode ser causada por coinfecção por vírus, protozoário ou fungo.

Sempre que possível, deve-se evitar o uso de glicocorticoides e outros agentes imunossupressores em gatos infectados pelo FeLV, a não ser que claramente indicados para um problema específico. Esses fármacos interferem na quimiotaxia, fagocitose e destruição das bactérias pelos granulócitos, agravando, assim, o risco de infecção.[62] Os gatos com resultados negativos ao teste de antígeno do FeLV que convivem em um domicílio com gatos que eliminam o vírus não devem receber tratamento com glicocorticoides, pois esses fármacos aumentam o risco de reativação de uma infecção regressiva. Todos os agentes mielossupressores devem ser evitados em gatos infectados pelo FeLV, uma vez que potencializam as síndromes mielossupressoras causadas pelo FeLV.

Tumores

Embora o prognóstico seja mais grave quando o FeLV está associado a tumores,[103,241,430,443] deve-se considerar a terapia antitumoral para gatos infectados pelo FeLV, visto que alguns deles obtêm grande benefício.

O *linfoma e a leucemia* são habitualmente fatais em 1 a 2 meses; todavia, devem ser tratados com sucesso em muitos gatos com quimioterapia, e são obtidas remissões em alguns animais, que podem durar vários anos. Antes de se considerar o tratamento, o diagnóstico de linfoma deve ser confirmado por citologia ou histologia, a condição do gato deve ser avaliada para confirmar o diagnóstico e deve-se efetuar o estadiamento do linfoma. Em geral, os gatos com linfoma alimentar têm prognóstico pior do que aqueles com linfomas em outros locais devido à ocorrência frequente de anorexia e debilitação. Todavia, os gatos com massa intestinal passível de ressecção ou com massa cujas características histológicas são bem diferenciadas podem apresentar sobrevida ampliada após o tratamento. Gatos com linfoma mediastinal geralmente apresentam resposta favorável à quimioterapia.[293,430] O linfoma nasal aparentemente permanece localizado por mais tempo do que os linfomas que se desenvolvem em outros locais, e a radioterapia em combinação com a quimioterapia tem prolongado significativamente a sobrevida desses animais. As combinações de fármacos quimioterápicos oferecem a melhor oportunidade de remissão completa. Os glicocorticoides administrados com agentes isolados têm eficácia mínima e seu uso só deve ser considerado para alívio quando os clientes rejeitam a opção de poliquimioterapia. Os fármacos mais frequentemente administrados em combinação incluem ciclofosfamida, vincristina e prednisona, um protocolo denominado COP. Apesar de ser um protocolo antigo, a combinação *COP* ainda é usada com frequência e sucesso. Em comparação com resultados descritos com outros protocolos de poliquimioterapia, o protocolo *COP* produz a maior porcentagem de remissões e as taxas de sobrevida mais longa para gatos com linfoma.[430] A combinação *COP* tem sido eficaz, obtendo taxas de remissão completa de até 75%.[430] Em um relato mais antigo de 38 gatos (dos quais a maioria estava infectada pelo FeLV, sendo o mediastino o local mais frequente do tumor, tratados com *COP*, 75% obtiveram remissão completa, com duração mediana da remissão de 150 dias e taxa de 20% de remissão por 1 ano.[57] Em um relato posterior, gatos da mesma região geográfica foram tratados com o mesmo protocolo e tiveram taxa de remissão completa de apenas 47%, com duração mediana da remissão de 86 dias.[314] Alguns gatos estavam infectados pelo FeLV, e a forma alimentar foi o tumor mais frequente.[314] Por conseguinte, a infecção pelo FeLV não deve impedir o tratamento do linfoma em gatos.

Outros oncologistas utilizam o protocolo de vários agentes contendo doxorrubicina da Universidade de Wisconsin-Madison (UWM). Todavia, em um estudo, a taxa de resposta de 66 gatos tratados com *COP* foi de 92%, com obtenção de remissão completa em 73% dos animais, enquanto foi obtida resposta em apenas 72% dos gatos aos quais foi administrado protocolo UWM e, destes, 64% tiveram remissão completa. Por conseguinte, os gatos tratados com protocolo UWM demonstraram probabilidade significativamente menor de responder ao tratamento do que os gatos aos quais foi administrado o protocolo *COP*.[429] Com menos frequência, a L-asparaginase, a citosina arabinosídio e o metotrexato são incluídos nos protocolos para tratamento do FeLV.

É difícil tratar gatos com leucemia aguda, visto que a medula óssea é invadida por células blásticas neoplásicas, que precisam ser removidas para que os precursores hematopoéticos normais possam novamente ocupar a medula óssea. Esse processo pode levar 3 a 4 semanas, de modo que a neutropenia e a anemia podem não ser imediatamente reversíveis. A taxa de remissão para gatos com leucemia aguda, tratados inicialmente com vincristina e prednisona, é de aproximadamente 25%, enquanto a taxa observada para gatos com LMA tratada com doxorrubicina ou citosina arabinosídio aproxima-se de zero.[62] O motivo dessa resposta extremamente deficiente pode ser o acometimento de uma célula-tronco de estágio muito inicial, sendo necessária a ablação quase total da medula óssea para remover o clone maligno.[62] Um gato com suspeita de leucemia linfocítica crônica associada ao FeLV foi tratado com sucesso com uma combinação de prednisona, clorambucila, ciclofosfamida, doxorrubicina e lomustina.[242]

Todos esses fármacos quimioterápicos são imunossupressores e alguns deles são mielossupressores, de modo que alguns deles podem aumentar o risco de doenças associadas ao FeLV. Os proprietários devem ser avisados no sentido de observar o animal à procura de sinais de doença. As infecções precisam ser tratadas rapidamente e de modo rigoroso, particularmente quando ocorrem na ocasião da contagem mínima de granulócitos. Embora antibióticos profiláticos não sejam administrados de modo rotineiro no tratamento de leucemia ou linfoma felinos, devem-se administrar antibióticos bactericidas de amplo espectro aos gatos infectados pelo FeLV, particularmente se houver febre ou outros sinais de infecção secundária. O momento em que a quimioterapia pode ser interrompida com segurança é controvertido, mas a tendência é usar tempos mais curtos de trata-

mento para os gatos em remissão completa contínua. Anteriormente, a maioria dos protocolos estendia-se por 1 ano ou mais; hoje em dia, muitos interrompem o protocolo depois de 6 meses de remissão completa contínua.

Os *sarcomas felinos induzidos por vírus* devem ser tratados em estágio precoce, com excisão cirúrgica ampla e profunda. Se não existir metástase, porém houver tumores microscópicos depois da cirurgia, a radioterapia poderá ser bem-sucedida para retardar as recidivas. Fibrossarcomas experimentais induzidos por VSF em filhotes de gatos regrediram algumas vezes após tratamento com soro anti-FOCMA, porém é pouco provável que essa resposta resulte em eficácia clínica.[62]

Distúrbios hematológicos

Embora os distúrbios hematológicos sejam, em sua maior parte, irreversíveis em gatos infectados pelo FeLV, pode haver uma evolução cíclica e/ou alguma melhora com o passar do tempo. Por esse motivo, pode-se considerar o tratamento com transfusões sanguíneas (para suporte temporal da vida) ou citocinas estimuladoras da medula óssea.

A *anemia* pode ser potencialmente fatal em gatos infectados pelo FeLV, e, em alguns gatos, a transfusão sanguínea constitui uma parte muito importante do tratamento, particularmente se a anemia for arregenerativa. A maioria dos gatos responde depois da primeira transfusão. De 29 gatos infectados pelo FeLV com anemia (hematócrito inferior a 20%) tratados com transfusões de sangue (no decorrer de 2 semanas), o hematócrito retornou a faixas de referência em 8 gatos. Isso pode ser explicado pela citopenia cíclica ocasionalmente observada em gatos infectados pelo FeLV. A prednisona pode aumentar o tempo de sobrevida dos eritrócitos se qualquer componente da anemia for imunomediado; todavia, só deve ser utilizada se houver prova de uma reação imunomediada (p. ex., resultado positivo no teste de Coombs). Em certas ocasiões, a anemia é causada por infecções secundárias (p. ex., infecções por *Mycoplasma* hemotrópico). Esse tipo de anemia (regenerativa) tem prognóstico mais favorável e, portanto, deve-se sempre considerar a possibilidade dessas doenças infecciosas. As deficiências de ferro, de folato ou de vitamina B_{12} são raras; por conseguinte, a terapia de reposição não tende a ser útil.[62] Embora as concentrações de eritropoetina estejam frequentemente elevadas em gatos com anemia relacionada com o FeLV, o tratamento com eritropoetina humana recombinante (rHuEPO; do inglês, *recombinant human erythropoietin*) pode ser útil. O tratamento com rHuEPO não apenas aumenta as contagens de eritrócitos, mas também aumenta o número de plaquetas e de megacariócitos em animais e seres humanos com doença clínica.[328] Em um estudo, a rHuEPO também aumentou as contagens de leucócitos nos gatos.[13] Não foi realizado nenhum estudo envolvendo gatos infectados pela rHuEPO; todavia, em um estudo conduzido em gatos infectados pelo FIV, todos os animais tratados tiveram aumento gradual nas contagens de eritrócitos, concentração de hemoglobina e hematócrito, bem como aumento das contagens de leucócitos, consistindo em números aumentados de neutrófilos, leucócitos ou uma combinação de ambos.[13] A dose recomendada é de 100 UI/kg administrada por via subcutânea (SC), a cada 48 h, até alcançar o hematócrito desejado (habitualmente 30%) e, em seguida, quando necessário para mantê-lo em 30%. Pode não se observar uma resposta durante 3 a 4 semanas e, caso não ocorra, pode ser necessária a suplementação com ferro. O ferro não deve ser administrado a gatos que receberam transfusões, visto que o sangue total contém 0,5 mg/mℓ de ferro, e pode ocorrer hemossiderose no fígado. Pode ocorrer desenvolvimento de anticorpos antieritropoetina em 25 a 30% dos animais tratados depois de 6 a 12 meses. A ligação desses anticorpos à rHuEPO e à eritropoetina nativa anula suas ações fisiológicas sobre as células progenitoras eritroides, causando insuficiência medular e anemia refratária. Todavia, ocorre dissipação dos anticorpos antieritropoetina após a interrupção do tratamento. Alguns gatos infectados pelo FeLV não respondem ao tratamento com rHuEPO. As razões para a resistência à eritropoetina, além do desenvolvimento de anticorpos antieritropoetina e da deficiência de ferro, incluem infecção das células do estroma medular pelo FeLV ou até mesmo infecções concomitantes da medula óssea por outros agentes infecciosos. Em alguns gatos que não respondem, as transfusões sanguíneas repetidas podem constituir o único tratamento possível.

A *neutropenia* pode levar à imunossupressão grave, e pode ser necessário o uso de antibióticos em alguns gatos para evitar translocação bacteriana secundária e desenvolvimento de sepse. O tratamento com filgrastim, um fator de estimulação de colônias de granulócitos (G-CSF; do inglês, *granulocyte colony-stimulating factor*), comercializado como produto humano recombinante (rHuG-CSF) para o tratamento da neutropenia nos seres humanos, tem produzido respostas transitórias. O filgrastim é administrado a gatos, na dose de 5 µg/kg SC a cada 24 h, pelo período de até 21 dias. Os efeitos colaterais potenciais incluem desconforto ósseo, esplenomegalia, reações alérgicas e febre.[13,134] Aumentos a curto prazo nas contagens de neutrófilos podem ser seguidas de neutropenia com o uso continuado do filgrastim, devido ao desenvolvimento de anticorpos neutralizantes dependentes de dose a esse produto heterólogo depois de 10 dias a 7 semanas. Por esse motivo, o tratamento não deve ser ministrado por mais de 3 semanas.[13,134] Outro risco potencial é o desenvolvimento de anticorpos persistentes contra o G-CSF felino endógeno (com doses mais altas), resultando em neutropenia de rebote. Um estudo sugeriu que o filgrastim está contraindicado para gatos infectados pelo FIV, visto que leva a aumento da carga viral;[13] todavia, os dados sobre o uso desse fármaco na infecção pelo FeLV são limitados. Em um estudo, um pequeno número de gatos com infecção natural pelo FeLV foi tratado com filgrastim; todavia, o tratamento não produziu mudanças significativas nas contagens de neutrófilos.[239] Outros autores relataram que o fármaco foi usado com algum sucesso em gatos infectados pelo FeLV que apresentavam neutropenia cíclica.[257] Em alguns gatos com neutropenia infectados pelo FeLV, há suspeita de que um mecanismo imunomediado possa levar a uma parada de maturação da medula óssea nos estágios de mielócito e metamielócito. As contagens de neutrófilos podem ser corrigidas em alguns desses gatos com doses imunossupressoras de glicocorticoides. Em animais com hipoplasia mieloide, e se não houver precursores mieloides, suspeita-se de efeitos diretos do FeLV, e os glicocorticoides não devem ser usados.

Tratamento antiviral e imunomodulador

Em muitos estudos, gatos com infecção natural ou experimental pelo FeLV foram tratados com diversas substâncias. Foram publicados mais estudos de tratamento antiviral ou imunomodulador para a infecção pelo FeLV do que qualquer outra doença infecciosa em gatos. Infelizmente, muitos resultados são difíceis de interpretar, e a avaliação dos gatos é dificultada pela falta de ensaios clínicos bem controlados, em que novos tratamentos são comparados com o tratamento padrão ou placebo. Nenhum tratamento demonstrou ser eficaz para eliminar a infecção pelo FeLV. Para ser eficaz, o fármaco precisa inibir a replicação viral e possibilitar a recuperação do sistema imune. Pode ser necessário o tratamento vitalício; por conseguinte, um agente deve ser eficaz quando administrado por via oral e deve ser relativamente atóxico e de baixo custo. Nenhum fármaco desse tipo foi encontrado para tratar gatos com infecção pelo FeLV (ver Capítulo 2).[162]

Tratamento antiviral

Os antivirais disponíveis são, em sua maior parte, fármacos para uso humano, especificamente desenvolvidos para o tratamento da infecção pelo HIV; entretanto, alguns fármacos mostram-se ativos contra o FeLV *in vitro*. Alguns dos fármacos anti-HIV têm sido usados no tratamento de gatos com infecção experimental e natural pelo FeLV, e podem-se obter a melhora dos sinais clínicos e o prolongamento da vida em alguns gatos que recebem tratamento antiviral (ver Capítulo 2).

A *zidovudina* (3'-azido-2', 3'-dideoxitimidina [AZT]) (ver Capítulo 2) é eficaz contra o FeLV *in vitro* e tem sido usada em ensaios clínicos experimentais e de campo em gatos infectados pelo FeLV.[428] Ver *Zidovudina*, no Capítulo 2, e *Formulário de fármacos*, no Apêndice, para informações específicas sobre o seu uso no tratamento de gatos infectados pelo FeLV.[158,159,166]

A *didanosina* (ddI) também é usada no tratamento da infecção pelo HIV e tem sido administrada com sucesso a gatos com infecção experimental pelo FIV (ver Capítulo 2). Esse fármaco inibe a replicação do FeLV *in vitro*;[428] entretanto, não se dispõe de estudos *in vivo* controlados para verificar a eficácia da ddI em gatos com infecção pelo FeLV.

A *zalcitabina* (ddC) também é usada hoje em dia no tratamento da infecção pelo HIV (ver Capítulo 2). Mostra-se eficaz contra o FeLV *in vitro*[197,348,428] e tem sido usada em estudos experimentais para o tratamento de gatos infectados pelo FeLV.

A *suramina* é um dos agentes antimicrobianos mais antigos conhecidos. Tem sido utilizada contra doenças parasitárias, mas também exerce alguma atividade antiviral. Foi utilizada no tratamento de gatos infectados pelo FeLV, embora apenas um número limitado de gatos tenha sido avaliado (ver Capítulo 2).

O *foscarnete* é um pirofosfato que inibe a síntese de ácidos nucleicos (ver Capítulo 2). Apresenta atividade *in vitro* contra o FeLV,[421] porém não existem dados confiáveis sobre a sua eficácia em gatos *in vivo*. A toxicidade limita o seu uso, visto que causa nefrotoxicidade e mielossupressão em gatos (ver *Formulário de fármacos*, no Apêndice).

A *ribavirina* (RTCA) é um nucleosídio triazólico de amplo espectro, que tem atividade contra uma variedade de vírus de RNA e de DNA (ver Capítulo 2). A RTCA mostra-se ativa contra o FeLV *in vitro*,[135] porém é de utilidade limitada, pois os gatos são extremamente sensíveis à sua toxicidade (ver *Formulário de fármacos*, no Apêndice).

Tratamento com anticorpos

O tratamento com anticorpos tem sido utilizado na tentativa de tratar o FeLV. Foram obtidos anticorpos de gatos imunes ou na forma de MAB murinos para epítopos da gp70. Os anticorpos têm sido usados com sucesso em gatos com infecção experimental, porém apenas quando administrado em até 3 semanas após a infecção. Os gatos com infecção natural não apresentam nenhuma resposta, embora os MAB tenham persistido por mais tempo nos gatos virêmicos do que em animais de controle normais. Gatos infectados pelo FeLV e tratados com anticorpos desenvolveram complexos imunes circulantes (CIC) residuais,[62] que podem potencialmente causar reações adversas.

Tratamento imunomodulador

Os imunomoduladores ou indutores de citosinas têm sido usados no tratamento de gatos infectados pelo FeLV. A tentativa de estimular a resposta imune foi efetuada mais extensamente na infecção pelo FeLV do que em qualquer outra doença infecciosa em medicina veterinária. Todavia, para a maioria desses agentes não existem estudos controlados, incluindo um grande número de gatos com infecção natural.

A *IFN-α humana* tem atividade imunomoduladora e antiviral (ver Capítulo 2 e *Formulário de fármacos*, no Apêndice). A replicação do FeLV é inibida *in vitro* pela IFN-α humana e foram realizados vários estudos sobre o uso da IFN-α humana em gatos infectados pelo FeLV. Para avaliar o efeito direto sobre as células infectadas, foram adicionadas IFN-α humana e IFN-ω felina a uma linhagem celular FL74 infectada cronicamente pelo FeLV. As IFN não afetaram aparentemente a expressão das proteínas virais; entretanto, a atividade da TR, diretamente proporcional à quantidade de vírions livres infecciosos, diminuiu com concentrações crescentes de IFN e tratamento mais prolongado. Além disso, as IFN diminuíram a viabilidade e aumentaram a apoptose das células infectadas pelo FeLV, mas não das células não infectadas.[56] Foram utilizados dois esquemas de tratamento com IFN-α humana recombinante em gatos: injeção SC em altas doses (10^4 a 10^6 UI/kg a cada 24 h) ou administração oral de base baixa (1 a 50 UI/kg a cada 24 h). A administração parenteral (SC) de IFN-α leva ao desenvolvimento de anticorpos neutralizantes que inativam o fármaco. Com uso oral os efeitos antivirais são improváveis, porém a atividade imunomoduladora pode ser mantida. A IFN-α, quando administrada por via oral, é inativada pelo ácido gástrico e, à semelhança de outras proteínas, é destruída pela tripsina e por outras enzimas proteolíticas no duodeno; por conseguinte, não é absorvida e não pode ser detectada no sangue após a sua administração oral.[43] Todavia, a IFN-α pode ligar-se a receptores da mucosa na cavidade bucal, estimulando o tecido linfoide oral e levando à liberação de citocinas nas células linfáticas na área oral ou faríngea, desencadeando uma cascata de respostas imunológicas que finalmente atuam de modo sistêmico.[236] Por conseguinte, a justificativa para o uso de doses baixas orais consiste em simular os processos de defesa natural, e, quando as doses baixas orais de IFN-α são comparadas com doses orais mais altas, essas últimas não melhoram o efeito.[68] O tratamento de gatos com infecção experimental com IFN-α humana em altas doses ($1,6 \times 10^4$ UI/kg a $1,6 \times 10^6$ UI/kg SC), isoladamente ou em associação com AZT, resultou em diminuição significativa do antígeno p27 circulante do FeLV. Entretanto, os gatos tornaram-se refratários ao tratamento em 3 ou 7 semanas após o seu início, devido ao desenvolvimento de anticorpos anti-IFN-α.[467] Entretanto, em gatos com infecção natural pelo FeLV, para os quais foi utilizado um esquema de tratamento semelhante em altas doses, o tratamento com IFN-α (1×10^5 UI/kg SC, a cada 24 h, durante 6 semanas), com ou sem AZT, não resultou em melhora estatisticamente significativa dos parâmetros clínicos, laboratoriais, imunológicos ou virológicos.[160] A IFN-α oral em doses baixas foi usada em um estudo controlado com placebo de infecções pelo FeLV induzidas experimentalmente: 0,5 UI/gato (8 gatos) ou 5 UI/gato (5 gatos) foram administradas por via oral (após estímulo experimental) durante 7 dias consecutivos, em semanas alternadas, durante 1 mês.[69] Não foi observada nenhuma diferença no desenvolvimento de viremia nos grupos; todavia, os gatos tratados tiveram significativamente menos sinais clínicos e sobrevida mais longa em comparação com o grupo placebo (com resposta mais satisfatória nos gatos nos quais foi administrada a dose de 0,5 UI/gato). Vários estudos não controlados relataram resposta benéfica em gatos de campo quando tratados com doses baixas de IFN oral;[414,435,457] todavia, incluíram apenas um número limitado de gatos, e a sua interpretação é difícil na ausência de grupos de controle. Em um estudo de maior porte, o desfecho de 69 gatos infectados pelo FeLV com sinais clínicos, que foram tratados com IFN oral em baixa dose (30 UI/kg durante 7 dias consecutivos, em semanas alternadas) foi comparado com controles históricos, e foi constatado tempo de sobrevida significativamente

mais longo nos gatos tratados.[457] Em um estudo controlado com placebo, o tratamento de gatos infectados pelo FeLV pertencentes a clientes doentes com IFN-α por via oral em doses baixas (30 UI/gato durante 7 dias consecutivos, em esquema de semanas alternadas), isoladamente ou em associação com a proteína A estafilocócica (SPA, de *Staphylococcus protein A*), não resultou em qualquer diferença estatisticamente significativa no estado do FeLV, tempo de sobrevida, parâmetros químicos ou hematológicos ou melhora subjetiva na percepção do proprietário, em comparação com um grupo ao qual foi administrado placebo.[303] Por conseguinte, esse estudo controlado não foi capaz de demonstrar qualquer eficácia.

A *IFN-ω felina* foi aprovada para uso em medicina veterinária em alguns países da Europa e no Japão (ver Capítulo 2 e *Formulário de fármacos*, no Apêndice). Os gatos não desenvolvem anticorpos contra a IFN-ω em virtude de sua origem homóloga. É possível o uso parenteral a longo prazo. A IFN-ω felina inibe a replicação do FeLV *in vitro*[372] ao diminuir a viabilidade e aumentar a apoptose das células infectadas pelo FeLV.[56] Em um estudo de campo controlado por placebo realizado na França, 48 gatos com infecção pelo FeLV foram tratados com IFN-ω com 1×10^6 UI/kg a cada 24 h SC por 5 dias consecutivos, em três ciclos de 5 dias, iniciando nos dias 0, 14 e 60. Foram usados tratamentos de suporte em ambos os grupos, e os gatos foram monitorados por até 1 ano. Foi constatada diferença estatisticamente significativa no tempo de sobrevida dos gatos tratados *versus* não tratados depois de 9 meses, mas não depois de 1 ano.[80] Não foi medido nenhum parâmetro virológico durante o estudo para sustentar a hipótese de que IFN-ω teve, de fato, efeito anti-FeLV, em lugar de inibir infecções secundárias. Por conseguinte, são necessários estudos adicionais. Um protocolo de tratamento de 1×10^6 UI/kg de IFN-ω a cada 24 h SC, em 5 dias consecutivos, foi sugerido,[80] mas pode ser modificado no futuro. Não foi relatado nenhum efeito colateral nos gatos.

A SPA é um produto polipeptídico bacteriano purificado das paredes celulares do *Staphylococcus aureus* Cowan I que tem sido usada em várias modalidades no tratamento de gatos infectados pelo FeLV (ver Capítulo 2 e *Formulário de fármacos*, no Apêndice). Inicialmente, houve interesse quando o plasma de gatos com linfoma e infectados pelo FeLV foi aplicado em colunas com SPA ou *S. aureus* para remover os CIC e, em seguida, reintroduzido nos gatos. Muitos gatos foram tratados dessa maneira, e em alguns relatos foi observada alta taxa de remissão do tumor e conversão para o estado de FeLV negativo; em outros, as respostas foram menos pronunciadas e de pouca duração. Subsequentemente, foi determinado que a SPA e outros produtos podem ter sido lixiviados dos filtros e das colunas usados para imunoabsorção, retornando aos gatos como contaminantes no plasma tratado.[156] A possibilidade de que esses produtos tenham exercido efeito imunomodulador positivo fez com que os pesquisadores tratassem gatos com pequenas doses de SPA. Em um estado desse tipo, incluindo filhotes de gatos com infecção experimental pelo FeLV, o tratamento com SPA (7,3 mg/kg por via intraperitoneal [IP], 2 vezes/semana, durante 8 semanas) não corrigiu a anemia nem melhorou a função imune humoral.[303] Em um estudo experimental que envolveu 17 gatos (5 gatos infectados pelo FeLV com viremia, 6 gatos infectados pelo FeLV sem viremia e 6 controles não infectados), não foi observada nenhuma diferença na viremia nem na resposta imune, porém foi possível detectar a estimulação da linhagem granulocítica da medula óssea.[246] Em um estudo de campo controlado por placebo, o tratamento de gatos infectados pelo FeLV pertencentes a clientes doentes com SPA (10 mg/kg, IP, 2 vezes/semana por até 10 semanas) não produziu nenhuma diferença estatisticamente significativa no estado do FeLV, no tempo de sobrevida ou nos parâmetros clínicos e hematológicos, em comparação com um grupo tratado com placebo, porém produziu melhora significativa na saúde dos gatos de acordo com a impressão subjetiva dos proprietários. É interessante assinalar que, quando a SPA foi combinada com uma baixa dose (30 U/dia) de IFN-α por via oral, em semanas alternadas, o efeito foi menor do que o observado com a SPA isoladamente.[303]

Propionibacterium acnes, anteriormente *Corynebacterium parvum*, consiste em um produto bacteriano morto que estimula os macrófagos, resultando na liberação de várias citocinas (ver Capítulo 2 e *Formulário de fármacos*, no Apêndice). Está disponível para uso veterinário e tem sido utilizado no tratamento de gatos infectados pelo FeLV, porém nenhum estudo prospectivo foi realizado. Os veterinários descreveram sua experiência clínica em mesas redondas e em relatos informais,[257,265] porém sua eficácia ainda não foi avaliada em estudos controlados.

O *bacilo Calmette-Guérin* é um extrato da parede celular de uma cepa não patogênica do *Mycobacterium bovis* que tem efeitos imunomoduladores (ver Capítulo 2) e tem sido usado no tratamento de filhotes de gatos com infecção experimental pelo VSF. Todavia, o bacilo não foi capaz de impedir o desenvolvimento de tumores nem de aumentar a taxa de sobrevida.[19]

O *extrato biológico de Serratia marcescens* está comercialmente disponível e estimula os macrófagos felinos normais derivados da medula óssea a liberar IFN, resultando em elevação da temperatura corporal e da contagem de leucócitos (ver Capítulo 2). Em um estudo de gatos com infecção experimental pelo FeLV, o tratamento semanal com extrato biológico de *S. marcescens* não conseguiu evitar nem reverter a viremia nos gatos quando a sua administração foi iniciada antes ou 6 semanas depois da inoculação do FeLV.[94]

O *Parapox virus avis* e o *parapox virus ovis* são pós-vírus atenuados, que induzem a IFN e fatores de estimulação de colônias e ativam as células *destruidoras naturais* (ver Capítulo 2). Relatos iniciais sugeriram que esses compostos eram capazes de curar 80 a 100% dos gatos infectados pelo FeLV.[198] Todavia, dois ensaios clínicos duplocegos e controlados por placebo, utilizando o mesmo protocolo de tratamento, não conseguiram repetir esses resultados notáveis.[163,164] Foram examinados mais de 20 parâmetros imunológicos, clínicos, laboratoriais e virológicos (incluindo a concentração do antígeno p27 do FeLV, sinais clínicos, subgrupos de linfócitos e tempo de sobrevida), porém não foi possível demonstrar nenhuma diferença estatisticamente significativa entre a administração do indutor da imunidade e a administração de placebo.[32,163,164]

O *acemannan* é um polímero de carboidrato complexo de cadeia longa (manana), hidrossolúvel, derivado da planta *Aloe vera* (babosa), que exibe atividade imunomoduladora (ver Capítulo 2 e *Formulário de fármacos*, no Apêndice). Em um ensaio clínico aberto não controlado, 50 gatos com infecção natural pelo FeLV foram tratados com acemannan (2 mg/kg, IP, a cada 7 dias, durante 6 semanas). No final do estudo de 12 semanas, 71% dos gatos estavam vivos.[394] Todos os gatos permaneceram positivos para o antígeno do FeLV e não foi detectada nenhuma alteração significativa nos parâmetros dos sinais clínicos ou hematológicos. O fato de o estudo não ter incluído um grupo de controle e a incapacidade das avaliações clínicas e laboratoriais de documentar qualquer melhora em comparação com as avaliações antes do tratamento tornam difícil determinar se o uso do acemannan melhorou o desfecho da infecção.

O *levamisol* (ver Capítulo 2) é um anti-helmíntico de amplo espectro, com atividade imunomoduladora, que tem sido administrado em gatos com FeLV,[59] todavia, seu efeito nunca foi corroborado por estudos controlados. O levamisol continua sendo um tratamento em fase de pesquisa.

A *dietilcarbamazina* (DEC) é outro agente antiparasitário e imunomodulador amplamente utilizado (ver Capítulo 2), que pode atenuar a evolução da infecção pelo FeLV nos gatos. Estudos não controlados sugeriram que o tratamento oral contínuo com DEC, administrado pouco depois das evidências de infecção pelo FeLV, pode impedir ou retardar a linfopenia associada ao vírus e prolongar a sobrevida.[234,235] Em um estudo controlado, seu efeito terapêutico contra a infecção pelo FeLV foi pesquisado em filhotes de gatos sem patógenos específicos e infectados experimentalmente por uma cepa de FeLV causadora de linfoma. Os filhotes foram divididos em quatro grupos e receberam uma dose alta de DEC (12 mg/kg a cada 24 h), uma dose baixa de DEC (3 mg/kg a cada 24 h), AZT (15 mg/kg a cada 12 h) ou placebo por via oral durante 10 semanas. Embora a AZT tenha sido eficaz na prevenção da infecção progressiva, nenhuma das doses de DEC foi eficaz. Entretanto, tanto a AZT quanto ambas as doses de DEC impediram o desenvolvimento de linfoma.[324] A DEC pode causar efeitos colaterais graves, incluindo lesão hepática.[39]

Prevenção

Os métodos de prevenção, incluindo precauções gerais, estratégias de teste e remoção e vacinação, têm sido bem-sucedidos na redução significativa na prevalência da infecção pelo FeLV.

Prevenção geral da infecção

O FeLV é prevalente nas excreções corporais (com concentrações mais altas na saliva) em gatos com infecção progressiva, representando um risco imediato para outros gatos no ambiente. Devido à sua labilidade ambiental, o contato direto entre gatos e a transferência imediata por meio de fômites constituem os principais fatores de risco. Os gatos com infecção progressiva devem ser fisicamente separados de outros gatos no ambiente. Em um hospital veterinário, os gatos que eliminam o FeLV podem ser colocados na mesma enfermaria com outros pacientes hospitalizados, desde que sejam colocados em gaiolas separadas e sejam tomadas certas medidas de precaução. O FeLV é muito frágil e sobrevive apenas por alguns minutos, no máximo, fora do hospedeiro animal. O vírus é sensível a todos os desinfetantes, incluindo sabão comum; por conseguinte, as precauções simples (p. ex., lavagem das mãos) e os procedimentos de limpeza de rotina podem impedir a transmissão no ambiente hospitalar. Os pacientes infectados pelo FeLV devem ser colocados em gaiolas individuais e permanecer confinados durante toda a sua hospitalização. Nunca devem ser colocados em uma "enfermaria contagiosa" com gatos que apresentem outras infecções, como doença respiratória viral. Os cuidadores dos animais e outros membros da equipe hospitalar devem ser orientados para lavar as mãos entre contatos diretos com os pacientes (principalmente para proteger o gato imunossuprimido infectado pelo FeLV) e após limpeza das gaiolas e das caixas sanitárias. Os instrumentos odontológicos e cirúrgicos, os tubos endotraqueais e outros dispositivos potencialmente contaminados com líquidos corporais de um gato infectado pelo FeLV devem ser cuidadosamente limpos e esterilizados entre os usos. Os acessos venosos, os recipientes de medicações de múltiplas doses e o alimento podem ser contaminados com líquidos corporais (particularmente sangue ou saliva) e não devem ser compartilhados entre pacientes. O FeLV pode ser transmitido por via hematogênica; por conseguinte, todos os doadores de sangue felinos devem ser submetidos a triagem, e a ausência de infecção deve ser confirmada antes da doação de sangue.[255,260] O FeLV foi detectado nos tecidos da córnea de gatos por PCR e imuno-histoquímica;[179] por conseguinte, a triagem de doadores potenciais de córnea para infecções pelo FeLV também deve ser geralmente efetuada.

Estratégia de teste e remoção

Quando o FeLV foi descrito pela primeira vez em meados de 1960, a maior taxa de infecção foi encontrada em grandes domicílios e gatis com numerosos gatos. Por outro lado, gatos com deslocamento livre tinham taxas mais baixas de infecção, e aqueles criados em domicílios com um único gato apenas raramente eram infectados. Um teste conveniente e confiável tornou-se disponível em meados da década de 1970. Rapidamente, os criadores de gatos implementaram programas de teste e remoção, que demonstraram ser extremamente eficazes para eliminar o vírus dos gatis. O exemplo mais notável foi um programa de teste e remoção obrigatório nos Países Baixos, em 1974, que foi imposto a todos os criadores de gatos.[453] Quando o teste foi implementado pela primeira vez, a prevalência do FeLV em gatis de raças puras era de 11%. Em 4 anos, a taxa declinou para menos de 2% e, desde 1984, não foi relatado nenhum gato infectado. O FeLV deve ser considerado uma anormalidade em gatis bem administrados. Muitos abrigos de gatos de rua também implementam o teste em seus protocolos, reduzindo, assim, ainda mais a taxa de infecção pelo FeLV.[257] Os estudos epidemiológicos sugerem que as estratégias e testes de remoção exercem mais influência do que a vacinação sobre a redução da prevalência.[380]

Vacinação

Como os gatos com exposição natural produzem, em sua maioria, anticorpos contra o vírus, tornando-se imunes, é teoricamente possível produzir uma vacina eficiente. Entretanto, essa tarefa provou ser mais difícil do que o esperado. O mecanismo de proteção contra o FeLV e o papel dos anticorpos neutralizantes e da IC não estão completamente elucidados.

Desenvolvimento de vacinas e sua eficácia

O desenvolvimento de uma vacina segura e eficaz contra o FeLV representa um desafio não observado com outras infecções. As primeiras vacinas apresentaram maior risco de anafilaxia do que outras vacinas felinas. Os protótipos originais das vacinas de vírus inativado não apenas eram ineficazes, como também aumentavam a gravidade da imunossupressão. As vacinas de vírus vivo produziam imunidade, porém alguns filhotes vacinados desenvolviam doença clínica pelo vírus atenuado. Os pesquisadores também estavam preocupados com a possibilidade do vírus da vacina se integrar no genoma do hospedeiro e, posteriormente, causar linfomas com antígeno negativo para o FeLV; por esse motivo, a maioria das pesquisas sobre a vacina concentrou-se no uso de preparações de vírus morto integral ou de vacinas de subunidades.

A primeira vacina anti-FeLV foi aprovada em 1985. Desde então, essa vacina original sofreu várias modificações, e vários outros produtos apareceram no mercado. As vacinas aprovadas usam vírus morto integral, e a maioria contém adjuvante ou partes recombinantes do vírus obtidas por engenharia genética. A vacinação não interfere no teste para o FeLV, a não ser que a amostra de sangue obtida seja coletada imediatamente após a administração da vacina.[260] As recomendações para a maioria das vacinas consistem em duas doses SC para proteção inicial, seguidas de vacinações de reforço; algumas vacinas estão aprovadas para reforços anualmente, algumas para reforços de até 3 anos, e aquelas com intervalos mais longos entre os reforços são geralmente preferidas (ver Capítulo 100 para informações adicionais sobre as recomendações para vacinação contra FeLV).[219a,366] Não é necessário administrar vacinas do mesmo fabricante para os reforços.[222] Nem todos os gatos respondem igualmente à vacinação contra FeLV, e os gatos imunossuprimidos podem não desenvolver imunidade. Os resultados de estudos de campo de 5 anos para controle da infecção pelo FeLV com vacinação em uma colônia em 30 gatos adultos domésticos com exposição natural à infecção sugeriram que a vacinação era eficaz para gatos FIV-negativos, porém não conseguiu proteger os gatos infectados pelo FIV contra o FeLV.[20]

A eficácia relativa das vacinas é objeto de muita controvérsia. Muitos dos ensaios clínicos publicados sobre a eficácia das vacinas foram realizados ou financiados pelos fabricantes, sem a avaliação simultânea de mais de uma vacina. Além disso, os protocolos de teste variam amplamente entre os estudos, o que torna difícil uma comparação significativa. Devido à resistência natural dos gatos (particularmente gatos idosos) à infecção pelo FeLV, os pesquisadores frequentemente utilizam imunossupressão artificial (p. ex., glicocorticoides) e a administração de grandes doses virais para aumentar a virulência de estudos em vacina contra FeLV. Alguns utilizam gatos vacinados e de controle imunossuprimidos antes da administração intranasal do vírus virulento, enquanto outros têm efetuado a estimulação parenteral com grandes doses do vírus, sem imunossupressão. A relação desses estímulos com a exposição natural tem sido questionada,[53,181,191,253,254] tornando difícil saber qual o verdadeiro efeito da vacina no ambiente de exposição natural. Alguns estudos envolveram exposições naturais quando gatos vacinados e de controle conviveram com gatos que eliminavam o FeLV.[137,245] Esse tipo de exposição é preferível, visto ser mais comparável com a situação natural; entretanto, nenhum protocolo de exposição padronizado foi aceito pelos fabricantes de vacinas. Esse tipo de experimento com exposição natural, em que gatos virgens de exposição são criados juntos com um gato que elimina o FeLV (comparável à situação natural de domicílios com vários gatos), proporciona ambiente com pressão de infecção muito alta. Nessa situação de alta pressão, nenhuma das vacinas aprovadas demonstrou ter eficácia suficiente. Por conseguinte, não é seguro colocar um gato que esteja eliminando o FeLV em domicílio com gatos negativos para o FeLV, mesmo se os animais estiverem vacinados. Além disso, até o momento, os estudos de vacinas contra FeLV foram conduzidos, em sua maioria, com ensaio de parâmetro, com isolamento do vírus e detecção de antígeno. Com o uso da PCR em tempo real, foi constatado que gatos inicialmente considerados imunes à infecção pelo FeLV, com resultados negativos no teste ELISA, ficaram infectados pelo pró-vírus após exposição ao vírus. Por conseguinte, verificou-se que as vacinas contra FeLV que protegem os gatos da antigenemia não impedem a integração pró-viral e a replicação viral mínima após a sua administração. Entretanto, as vacinas protegeram gatos das doenças associadas ao FeLV e prolongaram a expectativa de vida;[186] todavia, foi constatada a persistência do pró-vírus pelo FeLV durante anos, mesmo nos gatos vacinados, e foi observada a ocorrência de recidiva da viremia e desenvolvimento de doença em alguns gatos.[187] Um estudo independente, que usou um modelo de exposição simultânea, foi conduzido comparando a resposta à exposição IP de gatos, vacinados há 4 meses, com cada uma das vacinas contra FeLV comercialmente disponíveis, aprovadas pelo USDA.[438] As vacinas inativadas de células integrais e com adjuvantes protegeram totalmente os gatos contra a viremia pós-exposição, conforme detectado por métodos de antígeno e de ácido nucleico, enquanto as vacinas com subunidades inativadas e sem adjuvante forneceram apenas proteção parcial.

Com exceção do estímulo com vírus virulento, não existe nenhuma medida pós-vacinação acurada que possa determinar se os gatos ficam protegidos após a vacinação. Observa-se o desenvolvimento de títulos de anticorpos neutralizantes apenas em alguns gatos vacinados, apesar de serem protegidos contra a infecção,[210] e muitos gatos adequadamente vacinados e protegidos nos estudos de campo e de estimulação não apresentam anticorpos detectáveis.[97,438] O mecanismo imune que protege os gatos da viremia persistente é a IC por meio dos efeitos dos CTL.[110,143] Embora os títulos de anticorpos neutralizantes não indiquem proteção pós-vacinação, eles podem prever que os gatos estão protegidos após recuperação da infecção natural. A ocorrência de anticorpos neutralizantes nos gatos correlaciona-se claramente com a resistência do animal à infecção subsequente, e a transferência passiva de anticorpos pode proteger os gatos. Em um estudo em que gatos foram imunizados com a proteína do envelope transmembrânica p15E, do FeLV, foram induzidos títulos elevados de anticorpos neutralizantes específicos contra o FeLV. Por outro lado, o soro de animais com infecção progressiva pelo FeLV não conseguiu reconhecer os epítopos relevantes de neutralização na p15E.[248] Embora se disponha do ensaio ELISA e de outros ensaios de anticorpos contra diferentes antígenos do envelope, apenas os títulos de anticorpos neutralizantes são preditivos de proteção. Infelizmente, um teste para anticorpos neutralizantes não está disponível no comércio.

Sarcomas associados ao local de injeção

Existe uma clara associação epidemiológica entre as vacinações contra FeLV (e antirrábicas) e o desenvolvimento posterior de sarcomas de tecido mole no local de injeção (sarcomas designados como *sarcomas do local de injeção* [SLI, *sarcomas felinos associados ao local de injeção, sarcomas associados ao local da vacina* e *sarcomas felinos associados à vacina*)* (ver Capítulo 100). O tipo de sarcoma de tecido mole de ocorrência mais frequente é o fibrossarcoma; todavia, foi também observada a ocorrência de sarcomas indiferenciados, rabdomiossarcomas, condrossarcomas, osteossarcomas e histiocitomas fibrosos malignos. A incidência estimada varia de 1 tumor por 1.000 vacinas a 1 tumor por 10.000 vacinas.[286] As taxas relatadas de reações foram de 0,32 sarcoma associado à vacina por 10.000 vacinas e 11 por 80 reações inflamatórias pós-vacinais por 10.000 vacinas nos gatos.[128] Se as reações inflamatórias forem um prelúdio necessário para o desenvolvimento de sarcoma, essas taxas sugerem que 1 em 35 a 40 reações inflamatórias notificáveis sofre transição para o sarcoma. Esses tumores podem ocorrer em apenas 4 meses após a vacinação ou pode surgir mais tarde, em até 2 anos, com ocorrência mediana de aproximadamente 1 ano.[225] Os tumores derivam da inflamação granulomatosa no local de injeção. Além das vacinas contra FeLV e contra raiva, outras vacinas[79] e potencialmente outras injeções SC, intradérmicas ou intramusculares (p. ex., determinadas medicações injetáveis de ação longa)[226] e outros irritantes (p. ex., lascas, feridas por mordeduras) podem causar esses tumores em gatos (embora isso seja muito menos provável). Além disso, a predisposição genética parece desempenhar um papel nos gatos individuais. Um estudo de casos-controles de gatos (50 gatos domésticos de pelo curto com diagnóstico histológico confirmado de SLI e 100 controles livres de doença) investigou a associação de polimorfismos na sequência genômica no gene p53 felino com predisposição ao SLI, e foi encontrada forte associação entre o SLI e nucleotídios específicos em dois dos sítios polimórficos, sendo a associação mais forte para uma inserção de base única no íntron 7.[21] Todavia, não foi possível confirmar absolutamente a associação aparente entre a associação ou lesão no local de injeção e o risco de desenvolvimento do tumor. Os gatos parecem ter uma resposta incomum aos adjuvantes, frequentemente acrescentados às vacinas inativadas.[45] Todavia, esses tumores também foram descritos em furões[319] e, em raras ocasiões, em cães.[446] Acredita-se que a inflamação associada à vacina promova a transformação maligna. Traços de adjuvantes podem ser observados na reação inflamatória e, posteriormente, em cortes histológicos de tumores nos fibroblastos transformados.[176] Foi detectado material particulado cristalino intracelular em um estudo ultraestrutural em 5 de 20 tumores investigados e, em um caso, foi constatado que esse material continha alumínio.[289] Embora nenhuma vacina ou

adjuvante específico tenham sido incriminados,[226] a irritação local causada por adjuvantes poderia estimular os fibroblastos a ponto de ocorrer transformação maligna.[253] Os próprios FeLV e VSF não estão envolvidos no desenvolvimento dos tumores.[94] Além disso, a replicação ou a expressão de retrovírus endógeno obviamente não estão envolvidas.[229]

O reconhecimento das neoplasias malignas associadas à vacinação anual disseminada levou a AAFP a efetuar uma revisão das recomendações para a vacinação de gatos[366] e a criar novas diretrizes para os testes para infecção por retrovírus felinos.[260] Em todos os gatos, deve-se ter o cuidado de avaliar o risco de infecção pelo FeLV em relação ao risco de receber a vacina. A AAFP questiona a revacinação anual automática nos gatos e recomenda a individualização dos protocolos de vacina para cada paciente felino.[366] Apenas os gatos com risco de contrair a infecção devem ser vacinados.[232] Os gatos que vivem em domicílios fechados não correm nenhum risco de adquirir a infecção pelo FeLV e não devem ser vacinados. Novos gatos em domicílios com vários gatos ou em abrigos devem ser testados antes de sua introdução. Recomenda-se o teste por métodos baseados no ELISA antes da vacinação contra FeLV, de modo que apenas os gatos com resultados positivos para o antígeno do FeLV sejam vacinados. A vacinação contra FeLV de gatos com resultados positivos para o antígeno do FeLV não é benéfica, embora não leve à progressão da infecção pelo FeLV. A ausência de antigenemia, medida por métodos baseados no ELISA, constitui o menor previsor para estabelecer se o gato poderá se beneficiar da vacina. Não se recomenda o teste com PCR antes da vacinação, na tentativa de identificar o pró-vírus ou o vírus em gatos com infecção latente. Os gatos adultos apresentam resistência relacionada com a idade, e, em um gato idoso, o risco de desenvolver sarcoma associado à vacina provavelmente é maior do que o risco de desenvolver viremia persistente pelo FeLV. Infelizmente, não existe nenhum estudo que forneça dados sobre a idade em que se deve interromper a vacinação.

A AAFP recomenda a administração de qualquer vacina com componente do FeLV por via SC na pata traseira esquerda, enquanto a vacina contra raiva é administrada na pata traseira direita ("esquerda para a leucemia, direita para a raiva") o mais distalmente possível.[366] A injeção intramuscular de vacinas está contraindicada, visto que os tumores desenvolvem-se com a mesma frequência, porém a sua detecção precoce é difícil. Qualquer nódulo existente por mais de 3 meses em um local de injeção deve ser removido e examinado histologicamente. A injeção distal na pata ajuda no tratamento subsequente dos sarcomas (com amputação da pata), visto ser muito difícil efetuar uma excisão completa desses tumores, que frequentemente sofrem recidiva após a sua ressecção.[286] A administração da vacina entre as escápulas está contraindicada, pois a ressecção do tumor é quase impossível nesse local. Para avaliar a aceitação das recomendações da AAFP, um estudo que incluiu 392 gatos com SLI comparou a localização anatômica dos tumores entre os SLI diagnosticados antes e depois da publicação das recomendações para a vacinação da Vaccine Associated Feline Sarcoma Task Force em 1999.[11] Entre os períodos antes e depois da publicação das recomendações para a vacinação, a proporção de SLI diminui significativamente nas regiões interescapular (53 para 40%) e torácica direita e esquerda (10 para 4% e 9 para 1%, respectivamente), enquanto a proporção de SLI aumentou significativamente no membro torácico direito (1 para 10%) e nas regiões combinadas do membro pélvico direito com a face lateral direita do abdome (13 para 25%) e membro pélvico esquerdo com face lateral esquerda do abdome (11 para 14%). Por conseguinte, apesar da publicação das recomendações sobre vacinação, continua havendo uma alta proporção de tumores

---

* Referências 77, 176, 177, 225, 226, 286.

que se desenvolvem na região intraescapular. Houve também um aumento dos SLI de localização abdominal lateral, cujo tratamento é mais difícil e que são provavelmente atribuíveis à aplicação aberrante de injeções que deveriam ser feitas nos membros pélvicos. Por conseguinte, os veterinários estão cumprindo, até certo ponto, as recomendações de vacinação, porém precisam concentrar o seu foco na administração de vacina o mais distalmente possível em um membro, a fim de possibilitar margens cirúrgicas complexas se houver necessidade de amputação de um membro.[393] As vacinas contra FeLV aprovadas para reforços de 3 anos devem ser usadas, quando disponíveis. As vacinas que não contêm adjuvantes devem ser usadas em lugar das que contêm adjuvante. Uma vacina recombinante aprovada contendo genes do FeLV foi clonada em um vírus vetor canaripox, de modo que a informação genética das proteínas do FeLV está integrada no genoma do canaripox com o qual penetra na célula. Assim, são produzidas proteínas do FeLV no gato, levando à produção de anticorpos e a uma resposta da imunidade celular. A segurança desse tipo de vacina foi provada, e foi estabelecida a boa eficácia tanto imediata quanto a longo prazo dessa vacina.[352,427] Em um experimento de exposição natural, gatos vacinados foram alojados com gatos que eliminavam FeLV durante 27 semanas; a vacina com vírus canaripox demonstrou ser tão eficaz quanto outras vacinas comercialmente disponíveis.[137] Essa vacina também pode ser administrada com um sistema por ar sem agulha. A vantagem da tecnologia canaripox é não haver necessidade de inflamação no local da injeção, visto que ocorrem distribuição no corpo pelo vírus canaripox e exposição ao sistema imune por outros mecanismos. Em um estudo realizado em ratos, a inflamação no local de injeção foi menor com a vacina canaripox recombinante, em comparação com as vacinas convencionais.[287,288] Em um estudo conduzido em gatos, não houve desenvolvimento de inflamação granulomatosa típica no local de injeção quando se utilizou esse tipo de vacina.[24] Um estudo que investigou a resposta do tecido subcutâneo à administração de uma dose única de vacina de vários componentes no gato relatou achados semelhantes. Três grupos de 15 gatos receberam 1 de 3 produtos de vacina, e foi utilizado soro fisiológico como controle negativo; os gatos do grupo A receberam vacina sem adjuvante; os do grupo B receberam vacina com adjuvante à base de lipídio; e os do grupo C foram vacinados com um produto contendo adjuvante com uma mistura de alum-Quil A. Nos dias 7, 21 e 62 após a vacinação, foi observada inflamação significativamente menor associada à administração de vacina sem adjuvante, e os gatos aos quais foram administradas vacinas com adjuvante tiveram evidência de acúmulo de material adjuvante residual dentro dos macrófagos 62 dias após a vacinação.[74] Foi também desenvolvida uma vacina de DNA para o FeLV que contém todos os genes do vírus e o gene IL-18 felino como adjuvante. Essa vacina tem sido alta-

mente protetora em experimentos com filhotes de gatos produzindo CTL específicos contra o FeLV e proteção contra a infecção experimental,[110,143,211] porém esse tipo de vacina ainda não está disponível. Para informações mais detalhadas sobre a vacinação para a infecção pelo FeLV, ver o Capítulo 100.

Considerações de saúde pública

Devido à contagiosidade conhecida do FeLV, surgiram preocupações acerca do possível perigo desse vírus para os seres humanos. Numerosos fatos sugerem que a infecção humana não é impossível. O vírus cresce eficientemente em cultura de células humanas da medula óssea.[315] Linfomas foram experimentalmente induzidos pela injeção de grandes doses do vírus em filhotes de cães no período neonatal e em saguis.[367] Um estudo epidemiológico associou o contato prévio com gatos doentes ao desenvolvimento subsequente de leucemia infantil. O contato entre gatos infectados pelo FeLV e crianças com leucemia foi duas vezes maior do que o contato entre crianças e gatos sadios.[36,342] Supõe-se que o anticorpo ligado às células, considerado dirigido contra a TR do FeLV, foi detectado em células malignas de seres humanos com leucemia mielocítica crônica durante a crise blástica. Foi constatado que os veterinários têm maior taxa de mortalidade por leucemia do que a população de controle de médicos e dentistas.[30,53,58,106,140] Todavia, o aumento da taxa de mortalidade também pode ser explicado pela maior taxa de exposição à radiação.

Os estudos epidemiológicos que pesquisaram o FeLV ou anticorpos dirigidos contra qualquer um desses componentes nos seres humanos têm sido confusos e inconclusivos. Alguns pesquisadores detectaram anticorpos anti-FeLV em seres humanos com leucemia e proprietários de gatos com viremia,[41,107,208,331] enquanto outros, utilizando radioimunoensaios mais específicos, obtiveram resultados negativos. Nunca foi encontrado um ser humano com viremia pelo FeLV. A PCR foi usada sem sucesso para identificar sequências do FeLV no sangue e na medula óssea de seres humanos jovens e adultos com leucemia.[326] Até hoje, nenhum caso de leucemia humana foi atribuído ao FeLV. Uma explicação para a discrepância entre a cultura do vírus em células humanas e a ausência de prova de infecção humana pode estar relacionada com a ação lítica do complemento humano sobre o vírus. Embora seja quase impossível provar uma hipótese negativa, parece que o FeLV não representa perigo para a saúde humana. Um risco potencial para pessoas imunossuprimidas que vivem em contato íntimo com gatos infectados pelo FeLV não pode ser excluído por completo e deve ser discutido com esses proprietários. Todavia, o risco envolvido consiste, principalmente, em infecções zoonóticas secundárias que um gato imunossuprimido poderia adquirir e transmitir potencialmente a um ser humano imunossuprimido.

Capítulo 12

Infecção pelo Vírus da Imunodeficiência Felina

Rance K. Sellon e Katrin Hartmann

Etiologia

O vírus da imunodeficiência felina (FIV; do inglês, *feline immunodeficiency virus*), um lentivírus que compartilha muitas características e propriedades de outros vírus, assim como o da imunodeficiência humana (HIV; do inglês, *human immunodeficiency virus*), desperta grande interesse como modelo de seu grupo em termos de patogenia e prevenção. Sua descrição ocorreu pela primeira vez em 1986, e, diante do enorme volume de literatura produzido desde então, o principal objetivo deste capítulo é levar ao leitor os conceitos atuais de importância clínica. Os interessados em uma revisão da organização genética, da biologia e do ciclo biológico do FIV, detalhes sobre sua função e seus produtos gênicos, bem como comparações com outros lentivírus, devem consultar outras fontes.*

Embora a discussão do genoma do FIV e de seus produtos não seja o foco deste capítulo, vários genes dele apresentam aspectos de importância clínica. Regiões na enzima integrase viral determinam o local de ligação e integração do seu provírus no DNA da célula do hospedeiro, o que pode influenciar a função desta célula.[927,928] O gene do envoltório (ou envelope, *env*) viral e suas proteínas[768] também têm importância clínica. Isolados de campo do FIV são divididos em vários subtipos (clades) com base, em parte, nas diferenças de sequência em uma região hipervariável do gene *env*.[766,1056] Devido ao alto nível de recombinação genética, há numerosos subtipos nas regiões, em especial do gene *env*. Foram reconhecidos cinco subtipos principais em todo o mundo: A, B, C, D e E. Além disso, foram descritos subtipos novos em gatos do Texas (subtipo F), da Nova Zelândia e de Portugal.[251,394,728,779,1071] Os estudos disponíveis sugerem que os subtipos A e B predominam nos EUA e no Canadá, com alguns gatos infectados pelo subtipo C e F.[37,78,850,1070a,1099] Tais estudos também sugerem diferenças regionais na distribuição dos subtipos.[1070a] Na Austrália, foi descrita a existência dos subtipos A e B[467,505] e, na Nova Zelândia, dos subtipos A e C.[393a,394,503,506] Na África, encontrou-se o subtipo A e, na América do Sul, foram encontrados os subtipos B e E.[155,654,1000] Os subtipos B, C e D predominam no Japão e em outros países da Ásia, embora os subtipos A e E também tenham sido observados.[413,542,722,728,1032] Na Europa, os gatos infectam-se com os subtipos A, B, C e D, sendo A o principal nos países do norte de tal continente (p. ex., Alemanha e Holanda) e B o mais importante nos países do sul (p. ex., Itália).[250,803,980,979] A análise dos subtipos europeus do FIV sugeriu que também é possível ter subgrupos em determinado subtipo, o que reflete a plasticidade genética desse vírus.[980] Diferenças nos determinantes antigênicos do *env* representam obstáculos potenciais ao desenvolvimento de vacinas anti-FIV que protejam contra isolados mais prevalentes e diferentes do vírus[409,936,939] (ver *Prevenção*). Gatos com infecção natural podem abrigar inúmeros subtipos[545,748] e a superinfecção indica ausência de proteção cruzada entre os subtipos.[151,545,748] Evidência sugere que há possibilidade de ocorrência da troca de segmentos gênicos que codificam a proteína do *env* de diferentes subtipos entre isolados em gatos superinfectados.[151] Tais eventos de recombinação seriam um fator na emergência de novos subtipos.

As propriedades do *env* também têm relevância clínica porque determinam o tropismo celular* e influenciam a patogenicidade.[480,484,531,766,1056] As interações das proteínas do *env* do FIV com a célula do hospedeiro são etapas iniciais críticas durante a infecção na célula do hospedeiro, o que as torna alvos potenciais para a intervenção terapêutica.[426,691,1080] As proteínas do *env* são alvos de respostas imunes,† com as diferenças em suas sequências, ou a conservação delas, podendo refletir as pressões de seleção exercidas pela resposta imune do gato infectado. As sequências do *env* do FIV evoluem pela aquisição de mutações durante a progressão da infecção, o que constitui uma contribuição potencial para o surgimento de variantes que resistem à neutralização ou contribuem para a evolução da doença.[538]

Epidemiologia

Prevalência

O FIV é comum em todo o mundo e sua prevalência varia entre as localizações geográficas. Em todos os EUA e Canadá, a prevalência relatada do anticorpo para o FIV varia de aproximadamente 4% a 24%;[587,613,614,629,847a] o maior estudo norte-americano, realizado com mais de 18.000 gatos, identificou a prevalência global do anticorpo de 2,5%, com predominância de 18,2% do anticorpo em gatos doentes que foram testados.[594] Nesse estudo, a prevalência do anticorpo em gatos da região oeste foi mais baixa que naqueles de outras regiões, em contraste com estudos anteriores realizados com alguns animais e que fizeram poucos registros a respeito das diferenças regionais.[167,567] Na Europa, a prevalência do anticorpo é altamente variável. Alguns países (p. ex., os do norte da Europa)[352] relatam poucos gatos infectados, enquanto outros, como a Itália, com grandes populações de gatos de rua, têm taxas de prevalência em que é possível chegar a quase 30%.‡ Por motivos semelhantes, o Japão também apresenta taxas de prevalência muito altas.[721] É possível detectar bolsões de alta prevalência em países com baixos índices de infecção, como 47% em um grupo de gatos não domesticáveis (*feral* [selvagens]) no Reino Unido,[151] provavelmente refletindo populações locais dinâmicas.[29]

Em determinada população, a prevalência do FIV em gatos sadios costuma ser mais baixa que nos gatos doentes.§ A prevalência do anticorpo em praticamente todas as fontes é maior nos machos do que nas fêmeas, o que podemos considerar como resultado das taxas mais altas de transmissão do vírus entre gatos que se mordem e lutam

---

* Referências 11, 12, 25, 66, 71, 80, 119, 120, 142, 147, 157 – 159, 218, 231, 257, 265, 267, 268, 278, 326, 328, 333, 334, 338, 340, 377, 458, 461, 462, 514, 515, 551, 552, 564, 597, 606, 618, 620, 630, 631, 651, 652, 683, 709, 710, 714, 717, 724, 736, 757, 776, 807, 837, 888, 897, 917, 919, 926, 966, 988, 990, 996, 1015, 1038, 1076, 1098, 1102, 1113, 1114, 1117, 1136.

* Referências 411, 531, 574, 766, 938, 1039.
† Referências 132, 225, 301, 431, 658, 893, 937.
‡ Referências 29, 43, 243, 349, 563, 655, 690, 712, 720, 786, 966, 1032.
§ Referências 71, 594, 613, 645, 712, 716, 966, 1115.

entre si.[||] De maneira similar, o risco de infecção é maior em gatos que ficam mais tempo em ambientes externos.[352,594] Gatos adultos infectam-se com maior frequência do que os jovens (na adolescência e na infância), o que, mais uma vez, parece ser o reflexo provável do comportamento agressivo entre gatos como o meio predominante de transmissão natural. Nas pesquisas de anticorpo é incomum confirmar resultados positivos ao ensaio imunossorvente ligado à enzima (ELISA; do inglês, *enzyme-linked immunosorbent assay*) por outros métodos; portanto, a prevalência verdadeira da infecção pode ser subestimada, em especial na população de gatos sadios, por causa de resultados falso-positivos ou gatos que possam ter sido vacinados.

A evidência de pesquisas retrospectivas sobre o anticorpo sugere que o FIV é encontrado na população de felinos domésticos desde, pelo menos, 1966.[921] Foi relatada infecção com lentivírus relacionada com o FIV em panteras (*Puma concolor coryi*) na Flórida e muitas outras espécies de felinos nos zoológicos dos EUA, bem como em felídeos não domésticos que vivem em liberdade nos EUA, na Europa, na África, na Arábia Saudita e na Ásia.[¶] É interessante notar que a existência de anticorpos contra o FIV foi relatada em hienas pintadas (*Crocuta crocuta*),[375] mas não se sabe se essa observação reflete reatividade cruzada com um lentivírus novo de hienas ou reações que surgem de sua exposição ao lentivírus de leões (*Panthera leo*). A maior diversidade de sequências de ácido nucleico do vírus e a menor patogenicidade dos isolados de felídeos não domésticos, em comparação com os que afetam gatos domésticos, sugerem que os felídeos não domésticos estejam vivendo com o vírus há mais tempo e as cepas dos gatos domésticos podem ter emergido daquelas não domésticas.[129,750] Os leitores interessados em aprofundar os conhecimentos sobre as infecções causadas por lentivírus em felinos não domésticos devem consultar outras fontes.

Os gatos domésticos são suscetíveis à infecção persistente com isolados de felídeos não domésticos, mas as anormalidades clínicas e imunológicas que se desenvolvem após a infecção com isolados de gatos domésticos em geral não são observadas.[1004,1051] Além disso, estudos sobre infecção cruzada sugerem que a infecção com um lentivírus de felídeo não doméstico (de leões ou pumas) pode bloquear as respostas imunológicas e virológicas à infecção subsequente pelo FIV.[1048,1049] Também foi documentada a transmissão provável de um isolado de FIV de gatos domésticos para uma espécie silvestre.[729]

Transmissão

Em contextos naturais, o FIV é transmitido primariamente por inoculação parenteral de vírus existente na saliva ou no sangue, presumivelmente por ferimentos causados por mordidas e lutas, sendo responsável pela maior prevalência em felinos machos. A evidência que confirma a importância dessa via de transmissão está na observação de que o FIV pode ser encontrado no epitélio de glândulas salivares[662,772] durante a infecção aguda, bem como na saliva, em linfócitos sanguíneos e no plasma ou no soro.[662] Mordidas induzidas experimentalmente podem transmitir o vírus de gatos infectados para aqueles que não estão. No contexto experimental, a transmissão do FIV por todas as vias parenterais (intravenosa, subcutânea, intramuscular, intraperitoneal) é fácil mediante o uso do vírus associado ou não à célula.

No âmbito experimental, foram documentadas altas taxas de transmissão (acima de 50%) *in utero* e pelo leite após o parto, em gatas com infecções agudas e crônicas pelo FIV.[*] Cargas virais maiores no leite do que nas células que secretam o leite ou no plasma sugerem que o vírus está concentrado no leite.[9] Em determinada ninhada,

alguns filhotes podem adquirir a infecção *in utero*, enquanto outros não.[878] Também há relatos de transmissão experimental após inoculação oral,[698,915] intrarretal e intravaginal do vírus associado ou não à célula e esses modelos de transmissão do FIV em mucosas são comumente usados para o melhor entendimento da biologia e da patogenia do HIV.[†] O trato reprodutivo da fêmea felina contém células T CD4+ e CD8+, células B, macrófagos e células dendríticas, todas sendo alvos conhecidos de infecção pelo FIV. Pode ocorrer disseminação sistêmica após inoculação em mucosas em questão de dias.[138,740] A infecção pelo FIV em gatos também tem sido usada como modelo de infecção fetal/neonatal pelo HIV.[98,152,536]

Apesar da evidência experimental de transmissão do FIV via mucosas, não há comprovação de que ela seja importante na administração de infecções naturais. A transmissão de uma gata para os filhotes, *in utero* ou após o parto, é considerada um evento raro em circunstâncias naturais. No entanto, as pesquisas epidemiológicas e de anticorpo disponíveis não excluem a possibilidade de transmissão ocasional por essas vias. A alta mortalidade em neonatos positivos para o FIV ou infecções rapidamente progressivas, conforme o que se observa em alguns estudos experimentais,[‡] podem levar a subestimativas de transmissão *in utero* e neonatal em contextos naturais. Além disso, a observação de que filhotes de gatas infectadas pelo FIV podem ter o provírus do FIV em seus tecidos, mas não necessariamente no sangue, na ausência de anticorpos detectáveis, complica ainda mais o entendimento da transmissão congênita em condições naturais.[8]

O vírus infeccioso foi documentado em frações de sêmen associadas ou não à célula de gatos com infecção aguda ou crônica.[486,490] A infecção pode estabelecer-se após a inseminação laparoscópica de gatas com sêmen de gatos infectados.[487,488] Embora a contribuição da transmissão pelo sêmen para infecções naturais seja desconhecida, é provável que seja baixa.

A transmissão horizontal do FIV em ambientes com vários gatos geralmente não é uma situação comum, alguns estudos sugerem que seja rara, mas outros propõem que pode ser comum.[3,780] Pode ser que tal discrepância reflita diferenças de comportamento, como tendências à luta, entre os gatos dos ambientes estudados. Há situações em que gatos com resultados positivos ao teste de DNA do FIV estavam abrigados por longos períodos (meses a anos) em colônias experimentais em que havia felinos com resultados positivos ao teste de anticorpo específico contra o FIV (infecção ativa ou produtiva de vírus). Nessas circunstâncias, foram detectados animais com resultados positivos ao teste de DNA do FIV, mas negativos ao teste de anticorpo específico do FIV (infecção latente). É interessante notar que os gatos com infecção latente estavam assintomáticos e não desenvolveram as anormalidades imunológicas típicas observadas naqueles com infecção ativa que coabitavam.[193] Foram observados casos similares de gatos clinicamente sadios com infecções latentes em outras condições.[8,739] As consequências clínicas, se é que há alguma, desse tipo de infecção "latente" são desconhecidas até o momento.

Experimentalmente, foram documentados outros modos diversos de infecção, como o uso de sutura contaminada com sangue de um gato positivo para o FIV.[249] A inoculação experimental do DNA proviral, sem partículas completas do vírus, também ocasionou infecção.[796,868,967] Embora a infecção tenha sido estabelecida com esses modos, é improvável que ocorram infecções naturais por tais vias.

Patogenia

A patogenia da infecção pelo FIV reflete a interposição de um grande número de fatores, inclusive a idade do animal no momento da infecção (animais jovens desenvolvem sinais clínicos mais cedo), as pro-

---

[||] Referências 92, 175, 195, 243, 327, 351, 352, 354, 422, 513, 527, 590, 594, 613, 614, 712, 716, 725, 734, 959, 1097.
[¶] Referências 54, 76, 111, 112, 128, 248, 314, 279, 323, 750, 762, 819, 847, 1093.
[*] Referências 143, 752, 753, 877, 878, 915, 1068.

[†] Referências 30, 33, 124, 440, 529, 740.
[‡] Referências 8, 9, 165, 738, 739, 752, 753.

priedades do isolado do FIV (alguns são inerentemente mais patogênicos que outros), a quantidade de vírus usada para a infecção, a via de infecção (parenteral *versus* mucosa ou outra) e se o inóculo está na forma de vírus associado à célula (*i. e.*, células infectadas) ou não.* Aliados, esses fatores afetam as diferenças na cinética viral, no caráter das respostas imunes ao FIV após a infecção, nas manifestações clínicas e na progressão da infecção pelo FIV.

Após inoculação experimental, as partículas virais são depuradas pelos tecidos ricos em macrófagos e, então, a replicação viral ocorre nas células-alvo de órgãos linfoides (timo, baço, linfonodos) e em outros tecidos ricos em linfócitos.[†] É fácil detectar o vírus em linfócitos plasmáticos ou do sangue periférico com a reação em cadeia da polimerase (PCR; do inglês, *polymerase chain reaction*) ou cultura viral, cerca de 2 semanas após a infecção ou mesmo mais cedo,[662] com a viremia alcançando o auge várias semanas após a inoculação.[67,201] O FIV também é disseminado para células mononucleares (linfócitos e macrófagos) em órgãos tais como a medula óssea, os pulmões, o trato intestinal, o cérebro e os rins.[67,879,898] Os resultados de estudos *in vitro* indicam que as células dendríticas infectadas pelo FIV podem transmiti-lo diretamente para células CD4+,[319,971] confirmando estudos anteriores que sugeriram que células dendríticas foliculares infectadas pelo vírus em linfonodos poderiam infectar novas células CD4+ migrando pelos linfonodos.[36,1022] Um surto de replicação viral após ativação de células CD4+, visto em um estudo, levanta a possibilidade de que o FIV leva vantagem das interações entre as células dendríticas e as CD4+ para facilitar a infecção.[971]

Após o pico da viremia, a quantidade de vírus circulante diminui para níveis baixos, pois o hospedeiro elabora uma resposta imune ao FIV. Por fim, é criada uma resposta humoral vigorosa, mas que acaba sendo ineficaz contra o vírus (Figura 12.1). Em geral, os anticorpos contra o FIV são detectáveis pela primeira vez em gatos infectados experimentalmente 2 a 4 semanas após a inoculação, embora a exposição a quantidades menores do vírus possa atrasar o surgimento de respostas detectáveis.[71] São produzidos anticorpos contra muitas proteínas do FIV,[264,286,431,870] em especial as de seu envoltório,

---

* Referências 132, 133, 420, 739, 740, 781.
† Referências 83, 478, 635, 735, 739, 879, 1024, 1101.

do capsídio e transmembrana.[658] Anticorpos neutralizantes do vírus podem ser detectados mediante ensaios *in vitro*,[40,131,760,1023] mas eles não são eficientes para entrar nas células e, portanto, não eliminam a infecção pelo vírus; seu papel na supressão da viremia *in vivo* não está claro.[212,341,460,663,667] Alguma evidência sugere que a resposta imune humoral ao vírus em replicação em gatos infectados na verdade é responsável por determinar a emergência de variantes do FIV resistentes à neutralização *in vitro*.[346] É interessante o fato de que alguns gatos têm resultados positivos ao teste para o DNA do provírus, mas negativos para o anticorpo contra o FIV (ver discussão anterior sobre latência, em *Transmissão*), o que sugere um mecanismo pelo qual o vírus que não se replica pode escapar dos mecanismos de defesa do hospedeiro.

Embora seja documentada uma resposta de imunidade humoral ao FIV, evidências sugerem que as células CD8+ desempenhem papel importante na supressão da produção do vírus após infecção inicial,[123,124,179,332,414] conforme demonstrado *in vitro* por mecanismos que envolvem tanto interações celulares como a secreção de fatores solúveis, incluindo a interleucina 16 (IL-16) ou outros.[579,598,790] A atividade antiviral de fatores solúveis não se restringe a um isolado específico do FIV,[162,179,302,416,579] e o mecanismo por trás dessa atividade supressora do vírus inespecífica e não citolítica pode ser a inibição da transcrição do RNA mensageiro (mRNA; do inglês, *messenger ribonucleic acid*) viral.[412,418] A atividade inibitória pode ser detectada em alguns gatos aproximadamente 1 semana após a infecção e antes da detecção da resposta imune humoral.[303] A atividade supressiva mediada por célula CD8+ é mantida por todo o período assintomático, porém, à medida que a infecção progride para a fase crônica, essa atividade pode diminuir nos gatos infectados.[302,414,419] A atividade citotóxica específica do vírus sobre a célula T surge semanas após a infecção e também desempenha um papel no controle do vírus por parte do hospedeiro.[132] Determinado estudo descreveu perda de atividade citotóxica sobre a célula T em gatos timectomizados infectados pelo FIV, mas nenhuma alteração nas cargas plasmáticas de vírus foi apresentada no decorrer do estudo.[389]

Após infecção aguda e supressão da viremia, os gatos entram em um período clinicamente assintomático de duração variável. Tal período não é a latência viral verdadeira porque a produção do FIV continua em células infectadas nos tecidos e o vírus ainda pode ser

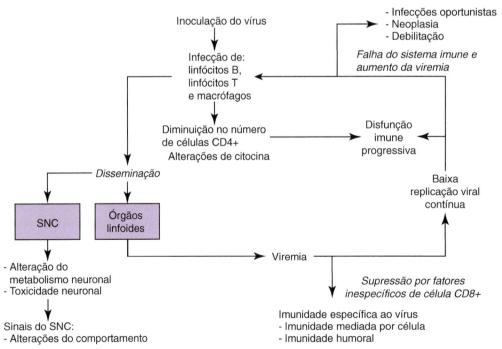

Figura 12.1 Patogenia da infecção pelo FIV. *SNC*, sistema nervoso central; *FIV*, vírus da imunodeficiência felina.

recuperado de linfócitos sanguíneos, soro ou plasma, líquido cerebrospinal (LCS), sêmen e tecidos linfoides.[36,71,357,532] Os níveis plasmáticos de vírus e RNA viral podem tornar a aumentar durante as fases terminais da infecção, com possível variação nas cargas virais periodicamente (ver Figura 12.1).[236,357,532]

O FIV infecta uma ampla variedade de tipos celulares *in vitro* e *in vivo* (Tabela 12.1), mas o tropismo celular depende do isolado,[202,245] sendo definido pela expressão das proteínas de superfície que servem como receptores do FIV. Ao contrário do HIV, o FIV não usa a molécula felina CD4 como receptora para infectar as células visadas (alvos).[436,733] Foram caracterizadas duas proteínas com função receptora para o FIV: a CD134 e um receptor de quimiocina designado CXCR4.* A CD134 parece expressar-se mais nas células CD4+ que nas CD8+, células B, macrófagos ou células dendríticas,[849] e seu nível de expressão nas células CD4+ aumenta com a ativação,[217,849] o que provavelmente é responsável, pelo menos em parte, pelo aumento bem documentado na produção do vírus a partir das células CD4+ ativadas. É possível demonstrar a expressão do RNA de CXCR4 ou antígeno em um grande número de tipos celulares suscetíveis à infecção pelo FIV, inclusive linfócitos, monócitos, macrófagos, células dendríticas[849,1024] e astrócitos. A CXCR4 foi detectada em células intraepiteliais mononucleares e epiteliais do reto, do cólon e do trato reprodutivo feminino, possivelmente sendo responsável, até determinado ponto, pela transmissão vertical ou transmucosa observada em estudos experimentais.† A CD134 também pode cumprir um papel na infecção celular em isolados de gatos não domésticos.[952]

O principal marco da patogenia do FIV é a deterioração progressiva da função imune normal. As anormalidades imunológicas iniciais e persistentes que ocorrem após infecção experimental[2,46,1018] e natural[407,737] tanto em felídeos domésticos como não domésticos são diminuições no número e na proporção relativa de células CD4+ (ver Figura 12.1) no sangue periférico e na maioria dos tecidos linfoides primários examinados.[126] As causas de perda de células CD4+ podem incluir diminuição da produção secundária à infecção da medula óssea ou do timo, lise de células infectadas induzida pelo próprio FIV (efeitos citopáticos), destruição pelo sistema imune das células infectadas pelo vírus ou morte por apoptose.‡ A apoptose é um fenômeno que ocorre após a recepção de um sinal de membrana que inicia uma série de eventos intracelulares programados que, por fim, acarretam a morte celular. A apoptose de células CD4+, CD8+ e B foi documentada em linfonodos, no baço e no timo de gatos infectados pelo FIV;[421,899,1017] o grau de apoptose tem correlação inversa com o número de células CD4+ e a proporção entre CD4 e CD8.[421] A maior expressão de proteínas que medeiam a apoptose, como foi demonstrado em linfócitos de gatos infectados pelo FIV, sugere um mecanismo pelo qual os linfócitos são suscetíveis a sinais apoptóticos *in vivo*.[127,1036] As proteínas codificadas pelo gene *env* do FIV são capazes de induzir apoptose em outras células.[329] Por fim, a perda de células CD4+ prejudica as respostas imunes porque tais células têm papéis críticos na promoção e na manutenção da imunidade humoral e mediada por célula (IMC). A apoptose também pode contribuir para a perda de células CD8+ no seu reconhecimento do antígeno do FIV.[765]

O exame de um subconjunto de células CD4+ denominado *Treg* (de T regulatórias) trouxe novas percepções sobre a disfunção imune induzida pelo FIV. Em condições normais, as células Treg são capazes de supressão específica e inespecífica de antígeno de respostas imunes. Foram encontradas células Treg com atividade supressora durante o início da doença em gatos infectados pelo FIV[307,680] e naqueles com infecção crônica.[307,789] Foi demonstrado que essas células inibem a

Tabela 12.1 Tropismo do FIV *in vivo* e *in vitro*.

In vivo	In vitro
Linfócitos (células CD4+, CD8+, B)[45,62,80,879]	Linfócitos
Monócitos/macrófagos[69,245,450,879,993]	Macrófagos[101,653]
Células dendríticas foliculares[36,740,879,1022]	Células endoteliais do cérebro[891]
Astrócitos[635]	Astrócitos[244,246]
Células microgliais do cérebro[398]	Células microgliais do cérebro[244,246]
Fibroblastos da medula óssea[993]	
Megacariócitos[69]	
Células epiteliais do timo[879]	
Epitélio de glândula salivar[772]	

produção de interferona gama (IFN-γ) pelas células CD8+, sugerindo que houvesse possibilidade de prejudicar as respostas imunes ao FIV. É possível também que a maior atividade das células Treg desempenhe um papel na supressão das respostas imunes a antígenos estranhos ou patógenos em gatos infectados pelo FIV, o que provavelmente, em parte, seja responsável pela suscetibilidade à infecção por outros patógenos. Além disso, as próprias células Treg são alvos da infecção pelo FIV[492,493,680] e uma forma inativa delas mantém a infecção latente *in vivo*, com ativação da produção viral provocada pela estimulação de mitógeno.[494] Portanto, as células Treg podem servir como reservatório de FIV capaz de aumentar a produção de vírus com ativação ou estimulação apropriadas.[494] A inibição experimental dessas células com o uso de anticorpo monoclonal contra seu marcador de superfície CD25 [hi] possibilitou que gatos infectados pelo FIV elaborassem uma resposta humoral mais potente ao antígeno estranho, em comparação com aqueles sem inibição de célula T.[680a]

Similar à infecção pelo HIV em seres humanos, a perda de células CD4+ em gatos infectados pelo FIV causa uma inversão na proporção CD4/CD8 (ver Figura 12.1), que é possível ocorrer semanas a meses após a infecção, dependendo do isolado viral estudado.[2,1018] O aumento na proporção de células CD8+, em particular uma população conhecida como "células CD8+α-hi, carentes em β", pode contribuir para isso.* Embora essa inversão seja um aspecto consistente tanto de infecções naturais como experimentais, seu uso como recurso prognóstico em gatos é questionável, em contraste com seu valor prognóstico em seres humanos infectados pelo HIV.[88,1061] Gatos infectados pelo FIV podem mostrar inversão grave por períodos prolongados sem desenvolver sinais clínicos e não há correlação da proporção com o estágio clínico da infecção ou viremia plasmática.[358,407]

Ocorrem várias outras anormalidades imunológicas na infecção pelo FIV.[1019] Com o passar do tempo, linfócitos de gatos infectados perdem a capacidade de proliferar em resposta à estimulação com mitógenos de linfócitos, ou de atrair antígenos novamente, e prejudicaram a ativação de linfócitos por imunógenos *in vitro*.† A função dos linfócitos também pode ser prejudicada pela redução ou alteração da expressão de moléculas da superfície celular tais como CD3, CD4, antígenos do complexo II de histocompatibilidade principal, outras moléculas coestimuladoras e moléculas sinalizadoras e receptores de citocinas.‡ Muitas dessas moléculas têm papel crítico na apresentação de antígeno ou na amplificação e no controle de respostas imunes.

---

* Referências 103, 216, 217, 219, 220, 222, 263, 322, 437, 816, 864, 930, 1078–81, 1087, 1088, 1090, 1091.

† Referências 148, 331, 535, 537, 719, 913.

‡ Referências 84, 365, 366, 476, 694, 696, 697, 706, 744, 745, 797, 1017.

---

* Referências 2, 407, 791, 931, 932, 1082.

† Referências 46, 87, 88, 373, 431, 994, 995, 1020.

‡ Referências 163, 309, 695, 730, 746, 866, 1036, 1083.

A infecção pelo FIV está associada à alteração da produção de citocinas, moléculas essenciais para a função imune normal.[1036] Os padrões de citocina detectados em culturas de linfócitos infectados pelo FIV até certo ponto dependem do isolado e do compartimento tecidual estudado.[205,611] As alterações relatadas na produção de citocina em gatos infectados pelo FIV, em comparação com os não infectados, incluíram aumento da produção de IFN-γ, fator de necrose tumoral α, IL-4, IL-6, IL-10 e IL-12.[575,599,758,872] Em comparação com gatos não infectados, foram observadas diferenças nas proporções de IL-10/IL-12 naqueles infectados pelo FIV e coinfectados pelo *Toxoplasma gondii*,[593] padrão que poderia prejudicar o desenvolvimento de resposta mediada por células ao *T. gondii*. Também foi documentado aumento da IL-10 em gatos coinfectados com o FIV e *Listeria monocytogenes*, com os infectados pelo FIV exibindo depuração tardia e sinais clínicos mais graves da infecção, em comparação com os gatos negativos para o FIV.[201] Foi notada alteração nas proporções de IL-10/IL-12 em células dendríticas derivadas da medula óssea em resposta à estimulação de vários receptores que funcionam como um pedágio,[571] reconhecendo patógenos microbianos responsáveis pela iniciação das respostas imunes. Respostas aberrantes desse tipo de receptor também poderiam aumentar o risco de algumas infecções oportunistas.

Em gatos infectados pelo FIV, foram descritas alterações na função de defesas inespecíficas, tais como o comprometimento da adesão e da emigração de neutrófilos em resposta a produtos bacterianos,[372,401,540] deficiências que melhoraram com o tratamento com o fator estimulante de colônia de granulócitos e macrófagos (GM-CSF; do inglês, *granulocyte-macrophage colony-stimulating factor*). A atividade de células destruidoras naturais foi relatada como diminuída[1119] ou aumentada[1127] em gatos infectados pelo FIV, dependendo de a infecção ser aguda ou assintomática, respectivamente.

Outra manifestação da falha da regulação imunológica observada em muitos gatos infectados pelo FIV é hipergamaglobulinemia, em princípio por aumentos na IgG.[2,299] A hipergamaglobulinemia costuma ter distribuição policlonal e a IgG produzida não é inteiramente específica do FIV. No entanto, é consequência direta da infecção pelo FIV porque gatos clinicamente sadios infectados por esse vírus e isentos de patógeno específico também apresentam hipergamaglobulinemia.[299] Além do aumento na IgG, foi detectado aumento nos complexos imunes circulantes em gatos infectados pelo FIV,[670,823] vírus também incriminado como causador de um atraso no desvio de classe de isótipos de anticorpo de IgM para IgG com base no trabalho em gatos infectados com o FIV e o *T. gondii*.[560]

Foi descrita função neurológica anormal em felinos infectados pelo FIV, e o gato continua a ser um modelo para o estudo da doença neurológica relacionada com a síndrome da imunodeficiência adquirida (AIDS) em seres humanos. De acordo com todos os estudos, é notório que a origem dos sinais neurológicos em gatos infectados pelo FIV é multifatorial.* Embora os resultados de alguns estudos tenham ligado a disfunção neurológica e a lesão neuronal à quantidade de vírus no cérebro de gatos infectados,[483,640] os resultados de muitos outros confirmam a hipótese de que a disfunção neurológica e as alterações histológicas no sistema nervoso central (SNC) são eventos indiretos e não necessariamente uma consequência imediata da infecção de células do SNC ou da replicação viral no SNC.[672,774,825,886] A inflamação do SNC é provocada pela produção de vírus e pelo aumento da expressão do complexo de histocompatibilidade principal I microglial, com o trânsito de células inflamatórias mononucleares que pode ser administrado por propriedades das células microgliais e astrócitos.[443] Também foi demonstrada lesão neurológica mediada por célula CD8+.[1128] Infecções experimentais *in vivo* causaram lesões cerebrais na ausência de infecção maciça do SNC.[886] Neurotoxinas como o glutamato foram implicadas como causa de perda neuronal.[93,102,835,942,1118] Os resultados de outros estudos incriminaram um papel das metaloproteinases da matriz, que têm a possibilidade de desdobrar o colágeno e alterar as propriedades da barreira hematencefálica, o que modifica as propriedades citoesqueléticas dos neurônios ou causa um desequilíbrio nos neurotransmissores[164,640] na patogenia da disfunção neurológica em gatos infectados pelo FIV.[469,480,484] Estudos *in vitro* e, ocasionalmente, *in vivo* sugerem que astrócitos e macrófagos cerebrais infectados podem prejudicar o metabolismo normal das células do SNC ou ser uma fonte de neurotoxinas, tais como as citocinas inflamatórias ou moléculas sinalizadoras de células.† As anormalidades documentadas da função de astrócitos e macrófagos incluem alteração da comunicação intercelular; atividade anormal da glutationa redutase, que pode tornar as células mais suscetíveis a lesão oxidativa; alterações no potencial da membrana mitocondrial, o que prejudica a capacidade de produção de energia da célula, e comprometimento da manutenção das concentrações intracelulares de cálcio.[99] Alguns estudos sugerem que as sequências na proteína do envoltório viral e os níveis de expressão de quimiocina no SNC são importantes para as propriedades de neurovirulência,‡ e outros indicam que a disfunção da célula neurológica não se correlaciona necessariamente com a capacidade de replicação mediada pelo envoltório.[82,480] Também foi observada disfunção de nervo periférico associada a lesão de axônio e ativação de macrófagos em gatos infectados com clones neurovirulentos do FIV.[516]

A patogenia de algumas manifestações clínicas do FIV permanece inexplicada, porém, como no caso da doença neurológica, pode resultar de função anormal ou inflamação nos órgãos atingidos. Observou-se doença debilitante na ausência de causas óbvias, tais como diarreia ou neoplasia. Função renal anormal e nefrite também foram relatadas em gatos infectados pelo FIV.[586] Muitos aspectos da doença clínica causada pelo FIV vão refletir a patogenia de doenças secundárias, tais como infecções e neoplasias às quais os gatos infectados pelo FIV são considerados mais suscetíveis.

Achados clínicos

Assim como a infecção humana pelo HIV-1, a infecção experimental pelo FIV progride por vários estágios. Os estágios clínicos reconhecidos em gatos incluem uma fase aguda, uma clinicamente assintomática de duração variável e uma terminal de infecção, geralmente conhecida como AIDS felina.[274,358] Alguns pesquisadores descreveram duas outras fases em gatos infectados experimentalmente usando a terminologia empregada para a infecção pelo HIV: linfadenomegalia generalizada progressiva, subsequente à fase assintomática e seguida pelo complexo relacionado com a AIDS (CRA).[358,465,466,780] Outros pesquisadores ainda descrevem uma sexta categoria, que abrange outras doenças, como neoplásicas, oculares e imunomediadas, observadas em alguns gatos infectados.[780]

Embora a divisão da infecção pelo FIV nesses estágios clínicos possa ser útil para se estabelecer o prognóstico, não há uma distinção nítida entre elas e nem todos os estágios serão evidentes na maioria dos gatos com a infecção natural. Além disso, não há como prever de maneira confiável a transição da fase assintomática para o CRA, embora nenhum estudo tenha detectado a associação de altos níveis de viremia durante o estágio agudo da infecção a uma progressão mais rápida para as fases terminais da doença.[237] Em um estudo realizado com gatos infectados naturalmente, notou-se a tendência à viremia crescente com a progressão dos sinais clínicos, em que os gatos na categoria de infecção da AIDS exibiram cargas virais mais

---

* Referências 173, 295, 296, 444, 671, 1052, 1128, 1131.

† Referências 82, 101, 192, 534, 673, 731, 1123, 1130.
‡ Referências 102, 364, 400, 480, 482, 639, 731.

altas que aqueles na fase do CRA ou na assintomática da infecção.[358] Em contraste com as pessoas infectadas pelo HIV, gatos classificados como estando na fase de AIDS (alta carga viral, sinais clínicos graves decorrentes de infecção secundária) podem recuperar-se, ficar assintomáticos novamente e suas cargas virais terem uma diminuição acentuada. Portanto, o estadiamento clínico, como na infecção pelo HIV, não é válido em gatos infectados pelo FIV.

Os sinais clínicos da infecção pelo FIV são inespecíficos. É provável que a maioria deles, atribuídos diretamente à infecção pelo FIV, com a possível exceção da doença neurológica induzida pelo FIV, passe despercebido em muitos gatos com a infecção natural. Durante a infecção experimental, geralmente os sinais clínicos são transitórios e tão discretos que não são notados. Alguns gatos têm febre e mal-estar. Sinais de enterite aguda, estomatite, dermatite, conjuntivite e doença do trato respiratório foram descritos em gatos com a infecção experimental. Aumento generalizado de linfonodos é comum durante infecção experimental aguda.[739] A fase aguda pode durar vários dias a poucas semanas, depois do que pode sobrevir um período em que os gatos parecem clinicamente sadios. A duração da fase assintomática varia e é provável que dependa de fatores como o potencial patogênico do isolado infectante e a exposição dos gatos infectados a outros patógenos, mas em geral leva alguns anos. Documentou-se viremia por mais de 8 anos sem sinais clínicos em um gato infectado experimentalmente que foi mantido isolado de outros gatos.[532] A idade do gato na época da infecção também pode influenciar a duração do estágio assintomático e a gravidade da doença clínica, dependendo do isolado estudado.[781,812] Durante os últimos estágios da infecção, os sinais clínicos são o reflexo de infecções oportunistas, neoplasia, mielossupressão e doença neurológica.

Foram relatadas infecções com patógenos oportunistas de origem viral, bacteriana (Figura 12.2), protozoária e fúngica em gatos infectados pelo FIV. No entanto, poucos estudos compararam a prevalência da maioria dessas infecções em grupos correspondentes de gatos infectados ou não pelo FIV. Em um determinado relato, não foi encontrada relação entre a infecção pelo FIV e aquela por *Cryptococcus* ou *Cryptosporidium*.[711,1063] Outro estudo revelou um número maior de gêneros de fungos isolados da pele, da orofaringe e do reto de gatos infectados pelo FIV, em comparação com os não infectados, mas os infectados pelo FIV não tinham sinais de infecção fúngica na época do exame,[647] e nenhuma correlação foi encontrada entre a infecção pelo FIV e a existência de *Cryptococcus neoformans* ou dermatófitos.[941] Em um estudo, a prevalência de anticorpos contra o *T. gondii* foi similar em gatos infectados pelo FIV e nos não infectados pelo mesmo vírus, sem eliminação detectável de oocistos pelos infectados.[986] Em outros estudos, houve alta correspondência estatística entre os gatos com resultados positivos com relação à existência de anticorpo sérico contra o FIV e aqueles com aumento dos títulos séricos de anticorpo específico contra o *T. gondii*.[243,627] A prevalência da infecção com *Bartonella henselae* e *Bartonella clarridgeiae*, os agentes da doença humana causada pela arranhadura do gato, não teve associação positiva em gatos infectados pelo FIV,[124a,350,402,655,656] como se observou que teve em alguns estudos sobre a infecção pelo vírus da leucemia felina (FeLV; do inglês, *feline leukemia virus*).[124a] Em contraste, foi relatada maior prevalência de infecção pelo FIV em gatos com reatividade sérica para o anticorpo contra o *Bornavirus*,[445] vírus detectado em gatos dos países do leste e do norte da Europa (ver Capítulo 19) e os vírus (ver Capítulo 17).[1028] Também foi descrita uma associação estatística entre a infecção pelo FIV e a por *Mycoplasma haemofelis* ou *Mycoplasma haemominutum*,[60,335,637,991] mas não ficou claro se a infecção pelo FIV é um fator de risco real ou se a infecção com ambos os agentes reflete fatores de risco comuns (p. ex., felino solto em ambiente externo, machos). Os resultados de dois estudos não indicaram efeito da infecção preexistente pelo FIV sobre o número de organismos das espécies *M. hae-*

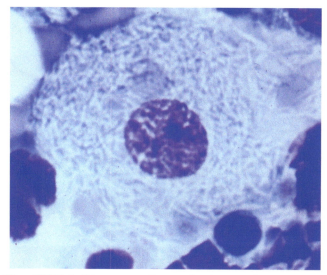

Figura 12.2 Micobactérias em um macrófago sanguíneo de um gato infectado pelo FIV com infecção bacteriana disseminada. (Cortesia de Julie Levy, University of Florida, Gainesville, FL.)

mofelis, *M. haemominutum* ou "*Mycoplasma turicensis candidatos*" no sangue, conforme determinado pela PCR.[998,1093] Experimentalmente, a infecção pelo FIV agravou a doença respiratória observada em um modelo experimental de toxoplasmose aguda.[196]

A doença clínica também pode ser causada por infecções oportunistas em locais que abrigam flora endógena ou por outros patógenos secundários que não tenham sido especificados. Pode-se observar doença respiratória em gatos infectados pelo FIV, que provavelmente resulte de infecções bacterianas, fúngicas, por protozoários ou parasitárias.[57] Observou-se diarreia em gatos infectados experimentalmente na ausência de patógenos entéricos detectáveis. Foi proposto que a proliferação bacteriana que envolve flora endógena e induz inflamação é uma causa possível.[770]

Estomatite é um achado comum em gatos infectados pelo FIV e pode ocorrer durante qualquer estágio da infecção. A patogenia da estomatite é incerta, embora as pesquisas histológicas de linfócitos, plasmócitos e graus variáveis de infiltrados neutrofílicos e eosinofílicos sugiram uma resposta imune à estimulação antigênica crônica ou falha de regulação imune. Estomatite não tem sido um achado consistente com infecção pelo FIV (ver Capítulo 88)[846] e, geralmente, gatos sem patógeno específico infectados experimentalmente pelo FIV não são portadores da doença, sugerindo que a exposição a outros patógenos também pode desempenhar um papel.[586] A coinfecção com o calicivírus felino de gatos infectados pelo FIV, tanto experimental como natural, resultou em doença bucal mais grave (ver o Capítulo 14 e *Gengivoestomatite ulceroproliferativa linfocitária plasmocitária felina | Faucite*, no Capítulo 88).[857,1005] Foram relatadas lesões odontoclásticas reabsortivas com maior prevalência em gatos infectados experimentalmente pelo FIV do que nos não infectados; especulou-se que tais lesões sejam consequência de gengivite ou estomatite já existente nos gatos em questão.[408]

Foram descritos sinais neurológicos em infecções naturais e experimentais pelo FIV, tanto agudas como terminais.* O comprometimento neurológico após infecção pelo FIV parece depender do isolado.[834] Os sinais neurológicos mais comumente observados são alterações do comportamento. Outras anormalidades descritas incluem convulsões, paresia, anormalidades motoras multifocais, comprometimento da aprendizagem e alteração do padrão de sono.[367,839,975] Os sinais neurológicos podem melhorar se ocorrer durante o estágio agudo da infecção, embora déficits residuais sejam

---

* Referências 1, 80, 246, 277, 794, 815.

possíveis. Também foram documentadas anormalidades na atividade elétrica no prosencéfalo e nos potenciais visuais e auditivos evocados em gatos que pareciam normais nos demais aspectos.[52,796,812,814] Menos comumente, infecções secundárias tais como a peritonite infecciosa felina, a toxoplasmose ou a criptococose causam os déficits neurológicos observados.

Gatos infectados pelo FIV podem desenvolver doença ocular,[275,559,755,1094] sendo possível encontrar anormalidades nos segmentos anterior e posterior. Uveíte anterior pode resultar de infecções secundárias, como a toxoplasmose, ou ter relação direta com a infecção pelo FIV.[275,755,1094] Também foi descrito glaucoma, com e sem uveíte.[275,755,1094] As alterações no segmento posterior que podem ser vistas incluem inflamação da parte plana (infiltração de leucócitos, principalmente plasmócitos, no humor vítreo, atrás do cristalino), degeneração focal da retina e hemorragias na retina.[275,1094]

Neoplasia é uma razão comum para o gato infectado pelo FIV ser levado ao veterinário. Estatisticamente, os gatos infectados pelo FIV são muito mais propensos a desenvolver linfoma ou leucemia que os não infectados por esse vírus.[144,818] Linfomas, leucemias e uma variedade de outros tipos de tumores têm sido relatados em associação à infecção pelo FIV.* A maioria dos linfomas em gatos infectados pelo FIV é o tumor de células B.[144,327,818,1006] O provírus do FIV só é detectado ocasionalmente em células tumorais,[62-64,1066] sugerindo um papel indireto do FIV na formação do linfoma, como a diminuição na vigilância imunomediada por célula ou hiperplasia crônica de célula B.[64,270] No entanto, encontrou-se DNA clonado integrado do FIV em células de linfoma de um gato que tinha sido infectado experimentalmente 6 anos antes,[62,63] levantando a possibilidade de um papel oncogênico direto ocasional do FIV. A prevalência da infecção pelo FIV em uma coorte de gatos com linfoma foi de 50%,[327] muito maior do que a prevalência do FIV na população de gatos sem linfoma, o que confirma a relação de causa e efeito entre o FIV e o linfoma felino.

Na fase terminal da infecção, pode ocorrer uma síndrome debilitante. Gatos sem patógeno específico infectados experimentalmente com alguns isolados do FIV particularmente patogênicos desenvolveram uma síndrome debilitante terminal 6 a 8 semanas após a infecção.[235,237]

Diagnóstico

Achados clinicolaboratoriais

Foram descritas muitas anormalidades clinicopatológicas em gatos infectados pelo FIV, mas nenhuma específica ou patognomônica da infecção. Durante a fase aguda da infecção, os gatos podem exibir neutropenia e linfopenia, que são resolvidas à medida que há progressão para a fase assintomática da infecção,[609,648] durante a qual os resultados do hemograma completo e das análises bioquímicas costumam estar dentro dos limites de referência,[523,609,612,648,925] mas pode-se encontrar leucopenia.[29,925] Gatos clinicamente doentes, infectados pelo FIV, podem ter uma variedade de citopenias. A linfopenia, causada principalmente por diminuição do número de células CD4+, é mais comum (ver *Patogenia*). A citometria de fluxo de linfócitos do sangue periférico, disponível em muitos hospitais veterinários de universidades, pode demonstrar inversão das proporções de CD4/CD8, que é compatível com a infecção pelo FIV, mas não patognomônica.

Anemia e neutropenia também podem ser observadas, embora tais anormalidades possam ser muito mais um reflexo de doença concomitante que efeito direto da própria infecção pelo FIV.† Anemia, em geral arregenerativa, leucopenia e neutropenia, trombocitope-

nia ou combinações de citopenias que incluem pancitopenia foram observadas em gatos infectados pelo FIV assintomáticos, na ausência de outras causas identificáveis.[29,325,351,378,381] Em um estudo de campo feito com grande número de gatos (3.784), foram comparados os parâmetros hematológicos nos infectados pelo FIV com os encontrados nos não infectados por esse vírus. Apenas a neutropenia ocorreu de maneira mais significativa, sendo detectada em cerca de 25% dos gatos infectados pelo FIV. Foram descritas anormalidades na morfologia dos eritrócitos e das plaquetas, bem como anticorpos ligados às plaquetas em gatos trombocitopênicos infectados pelo FIV.[325,533] Mostrou-se que fatores solúveis inibem a função da medula óssea nos gatos infectados pelo FIV, tendo-se associado a infecção da medula óssea à menor capacidade de manter o potencial hematopoético *in vitro* ou propôs-se a existência de um mecanismo subjacente ao desenvolvimento das citopenias.[325,993]

Em geral, as anormalidades dos perfis bioquímicos em gatos infectados pelo FIV são pequenas. Alguns gatos têm um aumento na proteína total, causado por hiperglobulinemia, geralmente policlonal.[351,684,850] Foi relatada azotemia em gatos infectados pelo FIV na ausência de outras causas detectáveis de doença renal,[586,822,1008] e um estudo demonstrou que gatos com menos de 11 anos de idade e doença renal crônica eram mais propensos a ter resultados positivos para o anticorpo sérico contra o FIV,[1075] resta esclarecer se esse vírus tem ligação como uma causa definitiva de doença renal. Outras anormalidades bioquímicas, quando encontradas, em geral refletem doença concomitante. Em um estudo, foi constatado que só após 9 meses de infecção experimental pelo FIV em gatos observa-se aumento da hiperglobulinemia e das concentrações de glicose, triglicerídios, ureia e creatinina, além de redução nos níveis de colesterol.[409] Em um estudo feito com gatos infectados naturalmente, apenas a hiperglobulinemia foi um achado consistente.[351] Prolongamentos do tempo parcial de tromboplastina ativado foram relatados em gatos infectados pelo FIV na ausência de outras causas óbvias de coagulopatia, embora tais prolongamentos fossem discretos e não evidentes à avaliação clínica.[378]

Foram feitas poucas descrições de alterações no LCS de gatos infectados pelo FIV com doença neurológica. Há relatos de pleocitose celular e aumento nas concentrações de IgG no LCS;[246] o aumento no número de células e de proteína total no LCS não é razoável. É possível encontrar o RNA viral no LCE de alguns gatos e isso sugere infecção parenquimatosa.[886]

Teste para anticorpo

O diagnóstico definitivo de infecção pelo FIV é realizado mais frequentemente pela detecção de anticorpos específicos contra esse vírus no sangue. A maioria dos gatos produz anticorpos 60 dias após a exposição, mas o desenvolvimento de anticorpos detectáveis pode ser bem mais demorado em alguns gatos. Como o FIV acarreta uma infecção persistente da qual os gatos não se recuperam, os infectados geralmente desenvolvem grande quantidade de anticorpos específicos contra ele. Em termos históricos, a detecção de anticorpo tem sido sinônimo de infecção. Geralmente, os anticorpos são detectados, na prática, pelo ELISA ou por ensaios do tipo imunomigração rápida, disponíveis em ampla escala e fáceis de realizar.[387,824] Esses *kits* de teste clínico detectam anticorpos para diferentes antígenos virais, mais comumente o p24. Um estudo sugeriu maior sensibilidade quando os ensaios incluem uma combinação de proteínas do FIV.[881]

Os testes para o FIV à beira do leito disponíveis são altamente sensíveis e específicos. Vários estudos mostraram desempenho excelente desse tipo de *kits* para o FIV e o FeLV na detecção do FIV.[387,798,895] Como as consequências de um resultado positivo podem ter grande importância clínica, recomenda-se fazer o teste confirmatório, em especial nos gatos de baixo risco e assintomáticos, mais propensos a apresentarem um resultado falso-positivo.[468] Ainda assim, podem ocorrer resul-

---

* Referências 50, 128, 145, 179, 294, 456, 818.
† Referências 114, 850, 923, 924, 969, 972.

tados falso-positivos, particularmente em gatos que habitam áreas com baixa prevalência da infecção;[387,388,874,895] erros técnicos e o uso de sangue total em vez de soro em alguns dos *kits* de teste têm sido descritos como causas de resultados falso-positivos.[387,388] Resultados negativos são altamente confiáveis, por causa da alta sensibilidade e da baixa prevalência da infecção na maioria das populações.

Há várias opções para confirmação de um teste de triagem positivo. A cultura do vírus é o melhor padrão para identificação de infecção pelo FIV, mas não está disponível em ampla escala. Uma alternativa é um segundo teste de anticorpo com base no ELISA, de preferência com um teste à beira do leito de um fabricante diferente.[387] Os métodos do *Western blot* e do anticorpo fluorescente indireto detectam anticorpos contra vários antígenos do FIV, mas em um estudo descobriu-se que têm menos especificidade que os testes de triagem com base no ELISA, especialmente em gatos vacinados contra a infecção pelo FIV.[589]

Embora muito conveniente, e altamente confiável na maioria das situações, um teste de anticorpo para se estabelecer o diagnóstico definitivo de infecção pelo FIV também tem algumas armadilhas. Os testes para anticorpo têm de ser interpretados com cuidado em filhotes de gatos com menos de 6 meses de idade, porque até então eles podem ter anticorpos adquiridos de maneira passiva de mães infectadas ou vacinadas.[636] Raramente os filhotes são infectados a partir das mães em circunstâncias naturais; portanto, a maioria daqueles com testes inicialmente positivos ficarão negativos quando perderem os anticorpos maternos. É aconselhável fazer um novo teste nesses filhotes após completarem 6 meses de idade. Se o resultado do segundo teste for negativo, é provável que o primeiro resultado positivo tenha sido causado por anticorpos maternos. Caso o resultado continue positivo, é provável que o filhote esteja infectado. Se um filhote com menos de 6 meses de idade teve um resultado negativo para anticorpo, é provável que realmente seja negativo, porém, há uma pequena possibilidade de não ter tido tempo para desenvolver a resposta de anticorpo detectável. Portanto, deve-se repetir o teste para anticorpo em filhotes com antecedentes desconhecidos após 60 dias. Se os resultados ainda forem negativos, é improvável que estejam infectados. As orientações atuais da American Association of Feline Practitioners (Boxe 12.1) recomendam que cada filhote de gato, de qualquer idade, seja testado. Os que não forem testados podem vir a ser uma fonte de infecção para outros gatos se não forem identificados e segregados. Tanto proprietários como veterinários também não seguem à risca as recomendações para fazer o teste retroviral, e o adiamento do teste de filhotes recém-adquiridos pode resultar em grande número de gatos que nunca foi submetido aos testes para detecção do FIV.[354]

Gatos na fase inicial da infecção podem apresentar resultados negativos ao teste para anticorpo, de maneira que, quando os resultados são negativos mas não se pode excluir infecção recente, deve-se repetir o teste no mínimo 60 dias após a última exposição potencial. Embora a maioria dos gatos desenvolva uma resposta de anticorpo detectável 60 dias após a infecção, em alguns estudos experimentais não se observou desenvolvimento de anticorpo até 70 dias após inoculação e, ocasionalmente, em animais quando o adiamento foi de 6 meses ou mais.[412,780] Tais observações provenientes de infecções experimentais sugerem que um único resultado negativo ao teste pode, em algumas circunstâncias, ser insuficiente para discriminar animais recém-infectados dos não infectados. Além disso, pode não ocorrer aumento de anticorpos em todas as infecções rapidamente progressivas.[754] É fácil detectar anticorpos específicos contra o FIV no sangue da maioria dos gatos na fase assintomática da infecção, mas têm sido encontrados filhotes assintomáticos com títulos muito baixos de anticorpo ou sem anticorpos detectáveis após infecção experimental. Em tais filhotes, só se poderia demonstrar evidência de infecção pelo FIV com a cultura do vírus ou a PCR.[739,754] Além disso, em razão da debilitação do sistema imune, alguns gatos que estejam

entrando na fase terminal da infecção podem ter uma redução no número de anticorpos detectáveis,[236] embora isso seja muito improvável nas infecções naturais. Em tais gatos, o *Western blot* pode mostrar anticorpos específicos contra o FIV não detectados por alguns testes imunocromatográficos.

A disponibilidade da vacina anti-FIV nos EUA criou uma complicação adicional para os veterinários diagnosticarem infecções pelo FIV com base nos ensaios para detecção de anticorpo.[178] Gatos vacinados produzem anticorpos que não podem ser distinguidos daqueles induzidos pela infecção natural em qualquer teste comercial, incluindo o *Western blot*.[590] Em geral, esses anticorpos são detectados poucas semanas após a vacinação e mostrou-se que, em alguns gatos, persistem por mais de 3 anos.[591] Os anticorpos também são transmitidos para os filhotes que mamam em gatas vacinadas. Anticorpos adquiridos passivamente associados à vacina persistem depois da idade do desmame (8 semanas) em mais da metade dos filhotes.

Foi desenvolvido no Japão um método de ELISA experimental que detecta anticorpos contra vários antígenos. Com o uso desse método para testar amostras de soro de gatos nos EUA e Canadá, pesquisadores conseguiram distinguir, com alto grau de acurácia, gatos vacinados contra o FIV dos infectados.[591] Contudo, esse teste ainda não se encontra disponível no comércio.

Em gatos adultos que têm a confirmação de não terem sido vacinados, os testes para anticorpo ainda são confiáveis para diagnosticar infecção pelo FIV. O diagnóstico errôneo de gatos não infectados pelo FIV (p. ex., resultados positivos nos gatos vacinados) pode levar à eutanásia de gatos vacinados ou filhotes de gatas vacinadas. Em abrigos, isso particularmente torna-se um problema porque os testes confirmatórios costumam ser caros e inviáveis. Evidência experimental também sugere que a superinfecção com subtipos diferentes é possível (*i. e.*, proteção cruzada inconsistente) e, portanto, o gato que tenha recebido uma vacina com dois subtipos ainda poderia estar infectado com um subtipo não incluso nela. Os ensaios para anticorpo não são úteis para determinar o estado da infecção nesses animais. Assim, em gatos que não se sabe se foram vacinados, pode ser difícil determinar se o resultado positivo ao teste de anticorpo para o FIV significa que ele realmente está infectado, vacinado, mas não infectado ou vacinado e infectado pelo vírus.

Nos felinos silvestres é comum diagnosticar infecções relacionadas com o FIV que ocorrem com alta prevalência utilizando-se os ensaios comerciais para detecção de anticorpo contra o FIV. Dados de um estudo indicaram que os *immunoblots* comerciais com base no FIV para gatos domésticos e ELISA tiveram capacidade razoável para reconhecer amostras positivas para o anticorpo sérico contra o FIV em felídeos silvestres, quando comparados com *immunoblots* específicos da espécie para a triagem de linces e jaguatiricas, mas não foram confiáveis em pumas.[316]

Detecção do vírus

Com a introdução da vacina anti-FIV e os problemas associados para interpretar os resultados do teste para anticorpo em animais vacinados, têm sido empregados outros métodos que ajudam a confirmar infecção pelo FIV. Gatos infectados pelo FIV têm baixas cargas virais durante a maior parte da vida, de modo que não foi possível desenvolver ensaios de triagem com base no ELISA para a detecção de antígeno, como no caso da infecção pelo FeLV. A detecção de infecção por meios mais sensíveis, como o isolamento do vírus e a PCR, foi sugerida para se determinar o estado infeccioso verdadeiro de um gato. Embora a detecção clássica do vírus por cultura de célula do sangue e o isolamento viral a partir de plasma seja possível durante todo o período de infecção, demanda tempo, é cara e requer habilidade. Portanto, não é um método prático para o diagnóstico rotineiro.

Os métodos de PCR têm sido sensíveis e específicos quando usados em gatos com infecção experimental. A vacina comercializada não deve resultar em produção de provírus e, assim, não deve interferir nos ensaios de PCR que detectam o DNA viral.[1033] Entretanto, futuramente podem surgir conflitos potenciais com os testes de PCR, dependendo do nível de atenuação de uma vacina. A PCR requer equipamento sofisticado, razão pela qual só é feita em laboratórios especializados. Os testes de PCR não são padronizados entre os laboratórios. É possível obter resultados falso-positivos com a PCR para o FIV, como em todos os ensaios de PCR.[28,79] A variabilidade acentuada do genoma do FIV levantou questões sobre a capacidade de algum método de PCR detectar todas as variantes do vírus, ou isolados de outros subtipos.[16] Os reagentes da PCR, incluindo as sequências de *primer* e sondas, geralmente são selecionados com base nas sequências genéticas das poucas cepas bem caracterizadas do FIV e, portanto, podem não detectar todos os isolados. Além disso, alguns gatos de laboratório com infecção documentada pelo FIV têm cópias de provírus circulante insuficientes para a detecção pela PCR convencional.[8,586]

Embora a PCR tenha sido promovida em ampla escala como um método para determinar o verdadeiro estado de um gato com relação ao FIV, a investigação da sensibilidade e da especialidade dos testes de PCR para esse vírus oferecidos por alguns laboratórios mostrou resultados bastante variáveis. Em um estudo, a sensibilidade dos testes variou de 41 a 93% e a especificidade foi de 81 a 100%.[180] Inesperadamente, houve mais resultados falso-positivos em gatos vacinados contra o FIV que nos não vacinados, o que aumentou ainda mais a preocupação com a confiabilidade da PCR. A falha em identificar gatos infectados (p. ex., resultados negativos à PCR causados por variações de cepa) pode levar à exposição e à transmissão inadvertidas do FIV a gatos não infectados. Portanto, não se pode recomendar a PCR como teste para o diagnóstico definitivo de infecção pelo FIV em campo. Todavia, a pesquisa está focada na melhora da acurácia diagnóstica da PCR para o FIV. A detecção pela PCR quantitativa do DNA dos vários subtipos de FIV integrado à célula do hospedeiro foi bem-sucedida no sentido de distinguir gatos vacinados dos infectados, mas a taxa de detecção positiva em gatos infectados foi de apenas 60%.[1063a]

Recomendações diagnósticas

Resumindo, o estado de anticorpo para o FIV de todos os gatos avaliados deve ser estabelecido porque há consequências da infecção em termos de saúde, que influenciam o tratamento do paciente, tanto na doença como no bem-estar.[584] A falha em identificar gatos infectados pode levar à exposição e à transmissão inadvertidas para gatos não infectados. O diagnóstico incorreto da infecção em gatos não infectados pode acarretar alterações impróprias no estilo de vida ou até a eutanásia. Gatos que vivem sozinhos em uma casa devem ser submetidos ao teste por várias razões: seu estado com relação ao FIV pode influenciar sua saúde, outros gatos podem vir para a casa futuramente e os gatos que vivem confinados e sejam positivos para o FIV podem escapar e expor outros felinos. Além disso, pode ser necessário fazer o teste para retrovírus em gatos em épocas diferentes da vida deles. As orientações da American Association of Feline Practitioners para o teste do FIV em gatos estão no Boxe 12.1.

Achados patológicos

Ocorrem numerosas alterações patológicas como resultado da infecção pelo FIV. Os linfonodos de gatos com infecção experimental por esse vírus podem estar hiperplásicos durante a fase aguda da infecção e naqueles na fase terminal pode haver ruptura da arquitetura normal, com perda de folículos e depleção celular.[272,739,1110] Foram relatadas alterações displásicas na medula óssea de gatos infectados pelo FIV, junto com o aparecimento de hiperplasia granulocítica e a formação de agregados linfoides medulares.[105] Também foi observada inflamação nos tratos respiratório e gastrintestinal (GI). Os gatos infectados podem desenvolver pneumonite intersticial linfoide, característica de infecções por lentivírus em outras espécies.[140] As lesões renais encontradas em gatos infectados pelo FIV incluem glomeruloesclerose e infiltrados glomerulointersticiais.[586,822] Também foi documentada a existência de miopatia associada ao FIV e caracterizada por infiltrados de linfócitos e plasmócitos nas áreas perivasculares e pericapilares, bem como infiltrados de miofibras nos músculos esqueléticos em conjunto com necrose de miofibra. Entretanto, os animais acometidos não exibiram sinais clínicos de miopatia.[811] Gatos com a infecção experimental que desenvolvem doença neurológica podem ter infiltração linfocitária de áreas perivasculares (Figura 12.3).[1] A perda e a reorganização de neurônios, o brotamento de axônios e gliose são descritos em gatos infectados pelo FIV; muitas dessas alterações podem ser encontradas em gatos sem evidência óbvia de sinais clínicos de infecção.[674,685,686,820] Também há relatos de formação de célula gigante.[367] Algumas das anormalidades patológicas comuns observadas em gatos infectados pelo FIV estão relacionadas na Tabela 12.2.

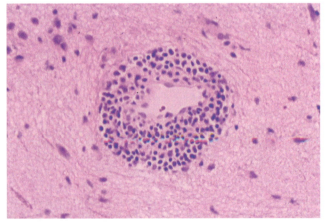

Figura 12.3 Inflamação perivascular no SNC de um gato com infecção pelo FIV e polioencefalomielite (coloração por H&E, 100×). (Cortesia de Bob English, North Carolina State University, Raleigh, NC.)

Tabela 12.2	Anormalidades patológicas descritas em gatos positivos para o FIV.*
Área	**Anormalidade**
Linfonodo	Involução folicular Hiperplasia folicular Plasmocitose folicular
Timo	Atrofia e involução corticais Hiperplasia folicular linfoide e formação de centro germinativo
Trato intestinal	Abaulamento de vilosidades Colite piogranulomatosa Estomatite linfoplasmocitária
Fígado	Hepatite periporta
Medula óssea	Hiperplasia mieloide, agregados linfoides
Rim	Nefrite intersticial Glomeruloesclerose
Sistema nervoso central	Acolchoamento perivascular Gliose Mielite Menor densidade de neurônios, brotamento de axônios, mielinopatia vacuolar
Pulmão	Pneumonite intersticial, alveolite
Músculo esquelético	Miosite linfocitária Necrose de miofibra Acolchoamento perivascular

FIV, vírus da imunodeficiência felina.
*Das Referências 67, 69, 105, 115, 143, 146, 206, 235, 246, 282, 455, 478, 635, 661, 674, 685–687, 811, 820, 822, 823, 865, 1110.

Tratamento

Na maioria dos gatos com a infecção natural, o FIV não causa diretamente uma doença clínica grave. Com os cuidados adequados, gatos infectados pelo FIV podem viver muitos anos com excelente qualidade de vida e, de fato, morrer idosos por outras causas que não tenham relação com a infecção pelo FIV. O monitoramento a longo prazo de 26 gatos com infecções endêmicas pelo FeLV e pelo FIV em uma casa revelou que todos os gatos infectados pelo FeLV morreram em 5 anos, mas a infecção pelo FIV não afetou a sobrevida do grupo.[3] Um estudo minucioso comparou a sobrevivência de mais de 1.000 gatos infectados pelo FIV com mais de 8.000 gatos de controle não infectados com idade e sexo correspondentes.[592] Nos infectados pelo FIV que não foram submetidos à eutanásia na época do diagnóstico, a sobrevida média foi de 4,9 anos, comparada com 6 anos nos gatos de controle. Em contraste, nos gatos infectados pelo FeLV, a sobrevida média foi de 2,4 anos apenas. Portanto, com os cuidados adequados, a maioria dos gatos infectados pelo FIV pode viver vários anos com boa qualidade de vida,[352] e uma decisão pelo tratamento ou pela eutanásia não necessariamente deve basear-se apenas no fato de haver infecção pelo FIV.[423]

É importante reconhecer que gatos infectados pelo FIV estão sujeitos às mesmas doenças que acometem gatos não infectados por retrovírus, e uma doença diagnosticada em um gato infectado pelo FIV pode, em muitos casos, não ter qualquer relação com infecção por retrovírus. Apesar disso, o tratamento específico para a infecção pelo FIV tem sido uma área de investigação não apenas pelo fato de ajudar gatos infectados pelo FIV como também pelos benefícios potenciais para pessoas infectadas pelo HIV. O tratamento inclui quimioterapia antiviral, terapia imunomoduladora, boas práticas de criação e cuidados de suporte.

Quimioterapia antiviral

Os coquetéis antirretrovirais muito ativos são a pedra fundamental do tratamento de pacientes infectados pelo HIV atualmente e resultam em mais tempo de sobrevida e melhor qualidade de vida. A maioria dos antivirais desenvolvidos para infecções por lentivírus tem o intuito específico de tratar a infecção pelo HIV, e poucos podem ser usados para tratar a infecção pelo FIV, apesar das similaridades na sensibilidade de algumas enzimas do FIV e do HIV aos inibidores. Em cultura celular, muitos compostos são ativos contra o FIV e muitos estudos sobre o tratamento da infecção causada por ele fazem a triagem de novos compostos *in vitro* ou *in vivo* para documentar algum benefício potencial para pessoas infectadas pelo HIV. A observação de que os resultados do tratamento de culturas de células infectadas pelo FIV com inibidores da transcriptase reversa (TR) de análogo de nucleosídio variaram de acordo com o sistema de cultura celular usado tem o potencial de confundir a interpretação dos estudos *in vitro*.[1045] Embora o tratamento antiviral tenha sido usado em gatos infectados pelo FIV, os fármacos atualmente disponíveis para tratar gatos são limitados, tendem a ser mais tóxicos para esses animais que para seres humanos e há poucos estudos controlados que corroborem seu uso clínico. Para obter mais informações sobre os fármacos aqui discutidos, consultar o *Formulário de fármacos*, no Apêndice, e o Capítulo 2.

O tratamento com análogos de nucleosídio como a zidovudina (AZT), sozinha ou combinada com outros fármacos, foi investigado *in vitro* e *in vivo*.* O AZT bloqueia a atividade da TR do lentivírus e é o fármaco anti-FIV mais estudado, está integrado no filamento de DNA em desenvolvimento, inibindo a infecção de novas células. Além disso, ele reduz a carga plasmática de vírus, melhora o estado imunológico e clínico dos gatos infectados pelo FIV, aumenta a qualidade e a expectativa de vida.[380,381] Dependendo do estudo, o tratamento com AZT antes da inoculação do FIV não impede a infecção nem a replicação do vírus nos tecidos visados, mas retarda o início de viremia detectável e algumas alterações imunológicas,† melhorando as anormalidades neurológicas em gatos infectados pelo FIV.[586] Em estudos controlados com placebo, observou-se regressão da estomatite em gatos com a infecção natural pelo FIV tratados com AZT.[261,384,386] Ele também melhorou as proporções CD4/CD8. Como no caso do HIV, a evidência de estudos *in vitro* sugere que o HIV pode tornar-se resistente ao AZT e a outros análogos de nucleosídios.[353,853,854] De fato, uma mutação de ponto único no gene do FIV pode criar resistência a um ou mais análogos de nucleosídio.[668,954] Estudos *in vivo* de gatos infectados pelo FIV tratados com análogos de nucleosídio têm mutações associadas no gene da TR do FIV com tal terapia.[654] Durante o tratamento com AZT, é necessário solicitar hemograma completo regularmente porque a anemia arregenerativa é um efeito colateral comum, principalmente se forem usadas doses elevadas.[261,956] Os hemogramas completos devem ser feitos semanalmente no primeiro mês. Alguns gatos podem ter uma discreta diminuição no hematócrito nas primeiras 3 semanas, que se resolve mesmo que o tratamento continue. Se o hematócrito cair para menos de 20%, recomenda-se interromper o tratamento, dessa maneira, a anemia é resolvida em poucos dias. Se os valores ficarem estáveis após o primeiro mês, o hemograma completo mensal é suficiente. Gatos com supressão da medula óssea não devem ser tratados por causa do risco de anemia potencialmente fatal. No caso de gatos com insuficiência renal crônica concomitante, deve-se reduzir a dose para evitar toxicidade em decorrência do acúmulo do composto. Estudos em gatos tratados com AZT por 2 anos mostraram que ele é bem tolerado na maioria dos gatos infectados pelo FIV. A Tabela 12.3 mostra um esquema posológico para administrar o AZT. Em contraste com os nucleosídios inibidores da TR, os inibidores não nucleosídios da TR não são ativos contra o FIV.[31]

---

* Referências 90, 261, 379, 380, 384, 385, 668, 795, 956, 1037.
† Referências 261, 384, 385, 390, 391, 675, 795.

Tabela 12.3	Tratamento medicamentoso, usado com eficácia variável, para tratar a infecção pelo FIV.			
Fármaco	**Dose**[a]	**Via**	**Intervalo (h)**	**Duração (semanas)**
Antiviral				
Zidovudina[b]	5 mg/kg	VO SC[c]	12	prn
Citopenias				
Eritropoetina	100 UI/kg	SC	48	2[d]
Fator estimulante de colônia de granulócitos	5 µg/kg	SC	12	De 1 a 2
Interferona humana α	Total de 50 UI por gato	Tópica na mucosa oral	24	7[e]
Interferona felina ω	106 UI/kg	SC	24	5[f]
Estomatite				
Metronidazol	5 mg/kg	VO	8	De 2 a 4
Clindamicina	5 a 11 mg/kg	VO	12	De 2 a 4
Prednisona, prednisolona	1 a 2 mg/kg	VO	24	De 2 a 4
Lactoferrina bovina	40 mg/kg	Tópica na cavidade oral	24	prn

FIV, vírus da imunodeficiência felina.
[a]Dose por administração a intervalos especificados. Ver informação adicional no *Formulário de fármacos*, no Apêndice.
[b]Monitorar o hemograma completo regularmente para detectar anemia com corpúsculos de Heinz.
[c]Se VO, administrar em cápsulas de gelatina com a dose calculada específica; se SC, diluir liofilato em 5 mℓ de cloreto de sódio.
[d]Até o hematócrito desejado ser alcançado.
[e]Tem sido administrada de maneira contínua por 7 dias corridos ou alternativos durante 6 meses, seguida pelo intervalo de 2 meses, quando o tratamento é repetido.
[f]Esse tratamento de 5 dias foi repetido nos dias 0, 14 e 60.[214]

Ante o papel da molécula CXCR4 na transmissão viral, foram desenvolvidos ligandos como o fator 1 derivado do estroma e investigados quanto ao seu potencial anti-FIV, mas a atividade inibitória foi inconsistente, provavelmente refletindo o papel de outras moléculas na infecção celular.[271,426] Estudos *in vitro* demonstraram atividade antiviral de antagonistas do peptídio de CXCR4.[692] Os biciclamatos bloqueiam de maneira seletiva os receptores de CXCR4 em células felinas e humanas. Quando ligados à CXCR4, os biciclamatos impedem a interação desse receptor com ligandos, como o HIV ou o FIV, inibindo assim a entrada desses vírus na célula.[242,263,911] O plerixafor (AMD3100) é o composto protótipo entre os biciclamatos. Ele inibiu de maneira seletiva a replicação do FIV *in vitro*[263] e reduziu bastante a carga viral de gatos com a infecção natural pelo FIV, sem induzir resistência em um ensaio clínico duplo-cego controlado por placebo.[981] O uso de AMD3100 poderia ser uma abordagem viável no tratamento de gatos infectados pelo FIV. Os níveis de magnésio e cálcio devem ser monitorados regularmente durante o tratamento (ver *Plerixafor*, no Capítulo 2).

A inibição da infecção via bloqueio de CD134 também está produzindo estudos.[1089] O potencial promissor de alvejar CD134 está ilustrado em um estudo que demonstrou correlação com baixa carga de vírus e melhores condições de saúde em gatos positivos para o FIV com altas concentrações de anticorpo para CD134.[359]

Os inibidores da proteinase, que foram usados com sucesso no controle da doença em pessoas infectadas pelo HIV, são fortemente específicos da espécie de retrovírus. Um fármaco experimental desenvolvido para combater o FIV, conhecido como TL-3, foi eficaz na prevenção e na resolução da doença do SNC induzida pelo FIV, mas o tratamento precisa continuar para manter a remissão.[395,454] Novos fármacos contra o HIV, como os inibidores da transferência da integrase do filamento, prejudicaram a capacidade de replicação do FIV *in vitro*, mas sua utilidade clínica ainda precisa ser demonstrada.

Foram avaliados outros compostos (ver Capítulo 2) com ampla variedade de estrutura e função, porém sua eficácia clínica ainda não foi estabelecida.*

Tratamento imunomodulador

Têm sido tentadas estratégias de tratamento centradas em torno do reforço da imunidade em gatos infectados pelo FIV. Em algumas, têm sido usados linfócitos estimulados pelo antígeno do FIV ou células dendríticas infectadas pelo FIV, sem benefício óbvio nos parâmetros virais a longo prazo.[306,321] Sugeriu-se o uso de agentes imunomoduladores ou imunoestimulantes tais como acemanana, a proteína A de estafilococo e o *Propionibacterium acnes* em gatos infectados pelo FIV para restaurar a função imune comprometida, possibilitando que o paciente controle a carga viral e se recupere das síndromes clínicas associadas. É difícil interpretar a maioria dos relatos que surgem na literatura veterinária por causa de critérios diagnósticos não esclarecidos, ausência de estadiamento clínico ou acompanhamento, da variabilidade natural na progressão da infecção, da ausência de grupos de controle com placebo, do pequeno número de gatos estudados e da administração concomitante de outros tratamentos de suporte.[586] Não há evidência conclusiva de estudos controlados que mostrem que os imunomoduladores ou outros fármacos tenham quaisquer efeitos benéficos sobre a saúde ou a sobrevivência de gatos infectados pelo FIV assintomáticos ou sintomáticos.

Sugeriu-se o tratamento com substâncias antioxidantes para gatos infectados pelo FIV, pois a atividade da glutationa peroxidase sanguínea diminui bastante durante a infecção crônica pelo FIV, o que potencialmente sugere estresse oxidativo nos gatos infectados.[1072] A suplementação oral com o antioxidante superóxido dismutase em seis gatos com infecção experimental aguda aumentou a proporção CD4/CD8, indicando um efeito positivo sobre esse parâmetro imune que não influencia a carga viral.[1073]

As interferonas são imunomoduladores, mas as do tipo I (p. ex., IFN-α humana, IFN-ω felina) também agem como antivirais verdadeiros, apresentando efeitos imunomoduladores e antivirais diretos (ver Capítulo 2). A IFN-α humana tem sido usada em gatos com infecção pelo FIV.[784,871] Seu efeito antiviral é mais provável com a administração parenteral que com a oral.[908] A IFN-α humana pode ser administrada em doses altas (10^5 a 10^6 UI/kg) parenterais por até 6 ou 7 semanas, após este período é provável que os gatos desenvolvam anticorpos.[1120] Como alternativa, é provável que a IFN-α humana administrada por via oral em doses baixas, conforme

---

* Referências 90, 229, 232, 259, 260, 342, 345, 385, 454, 511, 512, 568, 633, 641, 642, 657, 670, 691, 702, 706, 707, 727, 732, 747, 782, 920, 1029, 1035.

usada por muitos veterinários para tratar infecções por retrovírus, não seja absorvida, e sim destruída, no trato GI de modo que não ocorrem níveis séricos mensuráveis. No entanto, a IFN-α oral pode agir mediante estimulação do tecido linfoide local na cavidade bucal. Administrou-se uma dose baixa (50 UI a cada 24 h) de IFN-α humana na mucosa bucal por 7 dias em semanas alternadas durante 6 meses, interrompida pelo intervalo de 2 meses e então repetiu-se o tratamento por 6 meses. Esse esquema foi usado como ensaio com gatos clinicamente doentes com a infecção natural pelo FIV. Apenas um dos 24 gatos no grupo de tratamento não teve alívio em 18 meses, em comparação com apenas um dos 6 gatos tratados com placebo. Embora houvesse diferença significativa na taxa de sobrevida e na condição clínica dos gatos, não houve diferença nas cargas de vírus, sugerindo que a melhora deveu-se ao tratamento de infecções oportunistas.[784] Esse estudo confirmaria a validade do uso de uma dose oral baixa de IFN-α humana em gatos infectados. No entanto, é possível que a estimulação inespecífica do sistema imune em gatos infectados pelo FIV seja contraproducente, pois pode levar à progressão da infecção pelo FIV.

A IFN-ω felina está disponível como produto recombinante para uso em alguns países (p. ex., na Europa e no Japão) há vários anos. Ela inibe de maneira eficaz a replicação *in vitro* do FIV,[992] mas não mostrou benefício em gatos assintomáticos infectados pelo FIV.[149] Foi realizado um estudo de campo em 62 gatos com a infecção natural pelo FIV tratados com IFN-ω na dose subcutânea de 10^6 UI/kg a cada 24 horas em 5 dias consecutivos, na forma de ensaio multicêntrico controlado com placebo. Esse estudo não mostrou alterações significativas na taxa de sobrevivência dos gatos tratados, em comparação com o grupo que recebeu placebo, embora se tenha notado alguma melhora clínica.[214] No entanto, é provável que o esquema de tratamento empregado tenha sido muito curto para tratar a infecção pelo FIV. A IFN-ω felina pode ser usada por via parenteral por períodos ilimitados porque os gatos não desenvolvem anticorpos contra ela. Outros ensaios serão necessários para avaliar a eficácia da IFN-ω felina contra a infecção pelo FIV. Outras interferonas têm sido investigadas apenas *in vitro*. A IFN-ω mostrou alguma eficácia contra o FIV *in vitro*, mas estudos *in vivo* ainda não foram relatados.[828]

Tratamento de gatos infectados pelo FIV

Deve-se saber o estado de todos os gatos com relação ao FIV porque, a longo prazo, a infecção por esse vírus afeta o tratamento. O tratamento de gatos infectados pelo FIV deve diferir do tratamento dos gatos não infectados. A estratégia com maior probabilidade de prolongar a vida de um gato infectado pelo FIV é mantê-lo estritamente em ambientes internos,[3] o que previne tanto a exposição do gato imunossuprimido aos agentes infecciosos de outros animais como a disseminação do FIV para outros gatos. Doenças secundárias causam a maioria dos problemas de saúde em gatos infectados pelo FIV, assim como os sinais clínicos nesses gatos influenciam a evolução clínica da infecção pelo FIV e ainda desempenham um papel em sua progressão. Boa nutrição, condições favoráveis de criação e estilo de vida satisfatório são essenciais para manter a saúde do animal em bom estado. Os gatos devem receber alimentação balanceada e completa em termos nutricionais. Carne crua e laticínios devem ser evitados por causa do risco de infecções bacterianas e parasitárias que implicam. Um esquema de controle rotineiro de parasitos GI, ectoparasitos e dirofilariose, sempre que possível, deve ser implementado.[584] Exames veterinários regulares (pelo menos semestrais) devem ser estimulados para possibilitar a detecção de alterações na saúde do animal. Hemograma completo, perfil bioquímico e urinálise anuais também devem ser recomendados.[584,858] Se gatos infectados pelo FIV estiverem doentes, a identificação imediata e acurada de doença secundária é essencial para a instituição precoce da intervenção terapêutica e o sucesso do tratamento. Portanto, os testes diagnósticos intensivos devem ser feitos logo no início da evolução da doença do gato com um teste positivo para anticorpo contra o FIV que poderiam ser recomendados para o gato não infectado. Além de um exame físico abrangente e dados laboratoriais básicos, podem ser solicitadas radiografias ou ultrassonografia abdominais para identificar a ocorrência de doença secundária. Devem ser consideradas citologia e cultura de amostras pertinentes (p. ex., urina, sangue, efusões, lavado traqueal) como recursos diagnósticos adicionais e orientação para as escolhas farmacológicas. Em gatos com citopenias, pode haver necessidade de aspirado da medula óssea ou biopsia para a identificação de causas subjacentes.

Quando são identificadas causas subjacentes em gatos infectados pelo FIV, é recomendável o tratamento com antibióticos ou antifúngicos apropriados porque nenhuma evidência sugere que um gato infectado pelo FIV seja incapaz de responder ao tratamento. Em alguns animais, podem ser necessários esquemas terapêuticos mais prolongados. Infecções fúngicas sistêmicas em gatos infectados pelo FIV devem ser tratadas da mesma maneira que nos não infectados, mas os infectados que também tenham infecções por dermatófitos não devem ser tratados com griseofulvina porque esse fármaco esteve associado ao desenvolvimento de neutropenia grave em gatos com a infecção pelo FIV adquirida naturalmente.[922] O itraconazol é útil como agente sistêmico no tratamento da dermatofitose (ver Capítulo 56 e o *Formulário de fármacos,* no Apêndice).

Alguns gatos infectados pelo FIV podem ter anemia secundária à supressão da medula óssea. Em gatos cujas causas subjacentes de anemia não são encontradas, deve-se considerar o tratamento com eritropoetina (100 UI/kg, via subcutânea, em dias alternados até o HCT desejado ser alcançado, em seguida, conforme necessário para mantê-lo). Em um estudo sobre o uso de fatores hematopoéticos, a administração do fator estimulante de colônia de granulócito e macrófago recombinante humano (rHuGM-CSF), mas não de eritropoetina, foi associada a aumento na produção de vírus tanto *in vitro* como *in vivo*.[26] Em outro estudo, em que se investigaram os benefícios do fator estimulante de colônia de granulócito recombinante humano (rHuG-CSF) em gatos infectados pelo FIV, não foram detectadas alterações no estado infeccioso, mas houve desenvolvimento de anticorpos neutralizantes com reação cruzada para o G-CSF felino[792] associado à diminuição do número de neutrófilos. Portanto, os benefícios potenciais da administração de rHuGM-CSF a gatos neutropênicos devem ser contrabalançados com cuidado por causa dos riscos potenciais de aumento da replicação do vírus ou indução de neutropenia. Para mais informações, consultar o Capítulo 2 e o *Formulário de fármacos,* no Apêndice.

Costuma ser difícil tratar a estomatite associada ao FIV. O tratamento repetido com limpeza dentária e antibacterianos pode proporcionar alívio paliativo, mas raramente é suficiente para a resolução das lesões. Embora a patogenia da estomatite seja considerada imunomediada, deve-se evitar o uso de glicocorticoides na estomatite associada ao FIV. Em alguns casos, o tratamento com AZT pode ser benéfico (ver Tabela 12.3). A lactoferrina bovina tópica também foi benéfica na estomatite relacionada com o FIV (ver também Capítulo 2 e o *Formulário de fármacos,* no Apêndice).[903] A lactoferrina, uma glicoproteína localizada em secreções exócrinas e neutrófilos, desempenha papel importante no sistema de defesa do hospedeiro, seu efeito anti-inflamatório na estomatite de gatos infectados pelo FIV foi atribuído em parte ao seu envolvimento na regulação da função dos neutrófilos. A evidência disponível sugere que a lactoferrina bovina talvez tenha o potencial de melhorar e proteger contra as consequências de linfócitos hiperativados, ao modular a proliferação e o ciclo celulares, bem como a expressão de citocina nos gatos infectados pelo FIV.[528] Se essas medicações não forem úteis nos casos graves, a extração de todos os dentes (Figura 12.4) pode ser eficaz, aten-

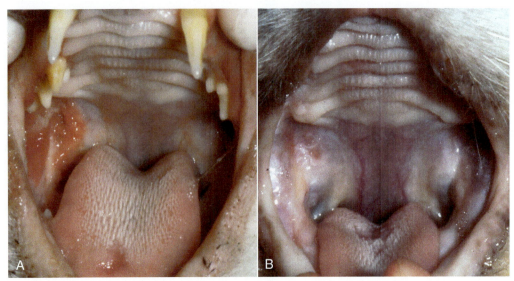

Figura 12.4 A. Estomatite nas fauces glossofaríngeas em um gato infectado pelo FIV antes da extração dentária. **B.** Estomatite com menos inflamação após a extração dentária no mesmo gato. (A. Cortesia de Julie levy, University of Florida, Gainesville, FL.)

tando para a retirada de todas as raízes dentárias. Em muitos casos, consegue-se resolver a inflamação a longo prazo e os gatos voltam a ter a alimentação normal.

Em alguns gatos com distúrbios neurológicos relacionados com o FIV, o tratamento com AZT foi benéfico, enquanto outros precisam ser tratados com glicocorticoides para ajudar a reduzir a inflamação. Os glicocorticoides têm sido usados em infecções experimentais agudas e crônicas pelo FIV. Nas infecções agudas, foram observados aumentos na viremia plasmática e diminuição na atividade da célula CD8+, enquanto os efeitos benéficos incluíram demora no surgimento de anormalidades nos potenciais auditivos evocados do tronco cerebral ou sua normalização nos gatos com a infecção crônica.[52] Por causa dos efeitos sobre a viremia, deve-se evitar o tratamento indiscriminado com glicocorticoides ou outros fármacos imunossupressores, a menos que haja uma indicação indiscutível para seu uso.[14,585]

Gatos e gatas não castrados e que são infectados pelo FIV devem ser castrados para reduzir o estresse associado ao estro e ao comportamento de monta, bem como o desejo de sair de casa ou interagir agressivamente com outros gatos. Geralmente a cirurgia é bem tolerada por gatos assintomáticos infectados pelo FIV, embora se deva considerar a administração perioperatória de um antibacteriano. Como o vírus sobrevive apenas alguns minutos fora do hospedeiro e é inativado por todos os desinfetantes, inclusive o sabão comum, precauções simples e procedimentos rotineiros de limpeza previnem a transmissão hospitalar. Os pacientes infectados pelo FIV devem ser mantidos em gaiolas individuais durante a hospitalização.[14,584,585,858]

As opiniões acerca da vacinação geral de gatos infectados pelo FIV diferem. Evidência experimental mostra que eles são capazes de elaborar respostas imunes aos antígenos administrados,[198,562] mas essas respostas podem estar prejudicadas durante a fase terminal da infecção.[308] Gatos infectados pelo FIV desenvolveram doença após terem recebido a vacina para panleucopenia com vírus felino vivo modificado (ver *Complicações pós-vacinais* e *Doença sistêmica*, no Capítulo 100), daí serem consideradas as vacinas inativadas.[861] Há debate sobre o efeito negativo da imunoestimulação induzida pela vacina em gatos infectados pelo FIV. Alguns estudos sugerem que a estimulação imune pode ajudar a estabilizar o número de células CD4+.[855] Em contraste, também se sabe que a estimulação de linfócitos infectados pelo FIV promove a produção do vírus *in vitro*. *In vivo*, a vacinação de gatos infectados de maneira crônica pelo FIV com um peptídio sintético foi associada à diminuição na proporção

CD4/CD8.[573] Conforme descrito anteriormente, é provável que a estimulação de linfócitos aumente a expressão de receptores celulares para o FIV e a produção do vírus, combinação que poderia acelerar a progressão da infecção. Portanto, a vacinação e a estimulação antigênica podem ser desvantajosas, com o potencial de proteção contra a infecção transformando-se no de progressão secundária ao aumento da produção do vírus, embora isso não tenha sido comprovado em estudos experimentais. Se gatos adultos infectados pelo FIV forem mantidos estritamente em ambientes internos, o risco de se infectarem com outros patógenos pode ser menor do que o efeito danoso possível da vacinação. Caso não se possa excluir exposição potencial a parvovírus, herpes-vírus ou calicivírus, só se deve considerar a vacinação principal (contra panleucopenia e infecção do trato respiratório superior) e, quando disponível, com vacinas inativadas.

Prevenção

A identificação e a segregação de gatos infectados são consideradas o método mais eficaz para a prevenção de novas infecções em outros gatos. Apesar disso, devido à utilidade como modelo para o HIV, investiu-se muito no desenvolvimento de uma vacina contra o FIV, mas o sucesso foi pequeno, mesmo com as abordagens diferentes na tentativa de criar vacinas anti-FIV,* incluindo aquelas com subunidades de DNA com ou sem adjuvantes tais como citocinas,† peptídio ou vetor recombinante, usando-se vários elementos do vírion do FIV ou do HIV,‡ vírus mutantes,[108,530,619,801] células infectadas fixas ou não,[320,851] ou vírus inativados ou atenuados.§ Também foram exploradas as várias vias para a administração das vacinas, inclusive a aplicação em mucosas e a injeção diretamente em um linfonodo.[290,291,565,985] Um resultado desse trabalho foi o lançamento de uma vacina anti-FIV liberada nos EUA. A comercialização dessa vacina enfrentou controvérsias quanto ao seu uso, à interpretação dos testes comerciais para detecção do FIV e à extensão da proteção que ela confere.[171,406,495,699] Quando são utilizados os testes disponíveis para detecção de anticorpo, inclusive os de *immunoblotting* (*Western blot*), os anticorpos detectados após a vacinação não podem ser distinguidos dos causa-

---

* Referências 269, 355, 804, 1011, 1057.
† Referências 185, 256, 304, 370, 416, 448, 450, 451, 453, 802.
‡ Referências 96, 133, 168, 184, 290, 300, 317, 576, 577, 863, 1001, 1010.
§ Referências 254, 291, 344, 415, 427, 433, 508, 209, 664, 666, 667, 805.

dos pela infecção natural.[363] Outra preocupação é a acentuação teórica da infecção, manifestada por aumento na carga viral e/ou aceleração do desenvolvimento de viremia. Essa acentuação foi observada *in vitro* e *in vivo*, com as vacinas de peptídio e recombinante, subunidades vacinais e aquelas com vírus mutante.* A suprarregulação de CD134 com ativação de linfócito, como aconteceria após vacinação, pode ser responsável por alguns dos elementos da acentuação causada pela vacina porque tais eventos aumentariam o número de células suscetíveis à infecção pelo FIV.[254,449]

Um obstáculo importante na elaboração de uma vacina eficiente contra a infecção pelo FIV é a grande diversidade genética entre os isolados virais. A divergência de sequência em um subtipo varia de 2 a 15% e aquela entre subtipos chega a 26%. Um estudo[893] sugeriu que a modificação de apenas dois aminoácidos em uma parte de uma proteína do envoltório pode resultar em evasão imune, o que enfatiza ainda mais os empecilhos impostos pela diversidade genética do vírus. Vacinas com uma única cepa só conferiram proteção adequada contra cepas homólogas e estritamente relacionadas, mas não contra as moderadamente a bastante heterólogas. A vacina liberada nos EUA contém os subtipos A e D do FIV inativados mais um adjuvante.[842,1033] A combinação de dois subtipos geneticamente distintos elicia forte imunidade celular anti-FIV[751] e a produção de anticorpos de amplo espectro neutralizantes do vírus. Ela não foi submetida a testes de campo contra a infecção natural pelo FIV em estudos controlados. Em condições experimentais, mostrou alguma capacidade de proteção contra os vírus do subtipo B,[441,442,543,841] frequentemente encontrado nos EUA. Em alguns gatos, a proteção contra desafio infeccioso após a vacinação é conferida por até 48 semanas.[441] Ante os desafios[424,425] de desenvolver vacinas altamente eficazes, os resultados de um trabalho[644] sugerem que um dos objetivos da vacinação seria a preservação da função imune ou a prevenção da doença, em vez da prevenção da infecção. Como a vacina contém vírus total, os gatos respondem à vacinação produzindo anticorpos indistinguíveis dos produzidos durante infecção natural.[1033]

A literatura existente sobre as vacinas anti-FIV dão alguma razão para um exame minucioso quando se utiliza uma delas. Primeiro, embora muitos estudos com elas tenham mostrado proteção contra a infecção pelo FIV após desafio com isolados homólogos ou, em algumas circunstâncias, heterólogos, os resultados são bastante inconsistentes. Em um determinado estudo, os gatos vacinados com o vírus total inativado não ficaram protegidos contra o desafio com um isolado heterólogo, embora os isolados usados no estudo fossem do mesmo subtipo (A) daquele existente na vacina.[427] Os isolados

desse estudo eram todos de patogenicidade diferente, o que enfatiza a importância de conhecer os inóculos do desafio e a estratégia empregada para fazer a vacina. O clínico precisa entender as dificuldades para se desenvolveram vacinas anti-FIV ao avaliar queixas contra elas e, no caso do FIV, talvez seja preciso considerar mais facetas que no caso de outros agentes infecciosos.[424,425] Embora não tenha sido demonstrada com relação à vacina disponível no comércio, em algumas circunstâncias existe a preocupação de que a vacinação contra o FIV na verdade possa acentuar a infecção.[344,508,509,862] Por todas as razões mencionadas, a melhor prevenção contra a infecção pelo FIV continua sendo a separação de gatos infectados pelo FIV dos não infectados.[3]

Outras estratégias para prevenir a infecção têm sido exploradas. A proteção contra isolados homólogos tem sido conseguida por imunização passiva e transferência adotiva de linfócitos de gatos vacinados.[844] Filhotes de gatos podem ficar protegidos contra a infecção se a gata tiver alta concentração de anticorpo específico para o FIV, sugerindo que a estimulação de imunidade humoral desempenhe um papel nessa proteção.[417,843] A detecção de atividade linfocitária citotóxica após vacinação implica um papel da IMC na proteção.[305,844,1002]

Considerações de saúde pública e outras

O FIV é um patógeno de felinos e não se encontrou evidência demonstrada de que possa infectar seres humanos, mesmo veterinários, que correm grande risco de exposição.[137] No entanto, a infecção de células mononucleares do sangue periférico humano foi conseguida *in vitro* com um isolado do FIV mantido em laboratório,[482,485] e a doença clínica foi induzida em macacos cinomolgos após transfusão autóloga desse mesmo tipo de células infectadas *in vitro*.[481] Entretanto, não se encontrou evidência de ligação da infecção pelo FIV com qualquer doença humana, incluindo a AIDS. As investigações não conseguiram identificar anticorpos em pessoas mordidas por gatos infectados ou que, inadvertidamente, injetaram em si, material contendo o vírus.[1106]

Um grande número de estudos documentou o potencial do FIV de servir como um sistema liberador de gene com o objetivo final de tratar doenças não causadas por lentivírus. Mostrou-se que isolados do FIV manipulados geneticamente são um tanto promissores como vetores para a transferência gênica em numerosos sistemas envolvendo linhagens celulares derivadas de seres humanos e outras espécies, bem como para o tratamento de modelos de doença humana em camundongo (p. ex., a hemofilia).*

---

*Referências 73, 343, 450, 526, 799, 800.

*Referências 55, 56, 160, 283, 374, 471, 500, 521, 546, 547, 550, 918, 934, 943, 944, 946, 1043.

Capítulo 13

Infecção pelo Adenovírus Felino

Frances A. Kennedy

A doença clinicamente aparente causada pela infecção primária por adenovírus é mais comum em animais com comprometimento imunológico.[1,2] Em estudos realizados com gatos na Hungria, na Escócia, na Holanda, na República Tcheca e nos EUA, os achados sorológicos indicaram exposição ao adenovírus em 15, 10, 20, 25 e 26% dos gatos, respectivamente.[6,7,10] No entanto, foi relatado apenas um caso confirmado de infecção disseminada pelo adenovírus em um gato.[4,5] Hepatite com corpúsculo de inclusão em uma pantera negra[3] foi sugestiva de infecção por adenovírus, porém não foi possível confirmar o agente causador à microscopia eletrônica (ME) nem mesmo pela identificação virológica.

No caso confirmado de infecção disseminada por adenovírus, uma fêmea doméstica castrada, com 8 anos de idade, apresentava petéquias na mucosa bucal. Os achados hematológicos anormais incluíram leucopenia (2.100/μℓ) e trombocitopenia (73.000/μℓ). O tratamento intravenoso com solução de lactato de Ringer, dexametasona e vitamina K não deu resultado. A gata morreu 4 h após a apresentação.

À necropsia, a cavidade abdominal e o saco pericárdico estavam cheios de líquido seroso. As superfícies serosas e mucosas dos intestinos delgado e grosso estavam vermelho-escuras de maneira difusa, com petéquias dispersas nas serosas, e o conteúdo intestinal era líquido e também vermelho-escuro. O fígado e os rins estavam intumescidos, o primeiro com um padrão lobular acentuado.

Uma amostra não diluída de líquido abdominal seroso foi positiva para o antígeno específico do grupo (p27) do vírus da leucemia felina (FeLV; do inglês, *feline leukemia virus*) e negativo para o anticorpo contra o vírus de imunodeficiência felina (FIV; do inglês, *feline immunodeficiency virus*). Uma amostra do íleo foi positiva para o coronavírus felino pelo teste do anticorpo imunofluorescente direto. O resultado de um ensaio imunossorvente ligado à enzima (ELISA; do inglês, *enzyme-linked immunosorbent assay*) para detectar o vírus da panleucopenia felina foi negativo em amostras de fígado, rins, íleo, linfonodos mesentéricos e baço. Uma partícula de adenovírus foi identificada à ME do conteúdo intestinal.

À histologia, havia descamação de células endoteliais de artérias intramiocárdicas. Tais células eram grandes, fusiformes e, em alguns casos, multinucleadas (Figura 13.1). Seus núcleos eram grandes e pleomórficos, com muitas delas contendo corpúsculos de inclusão intranucleares. Havia múltiplas inclusões eosinofílicas arredondadas em alguns núcleos, com inclusões granulares anfófilas preenchendo outros núcleos. Alguns núcleos estavam quase cheios de inclusões basofílicas bem delineadas, com marginação da pequena quantidade de cromatina circundante (Figura 13.1, *detalhe*). Alguns desses últimos núcleos apresentavam bordas indistintas que resultavam em um aspecto de "célula esfumaçada". O citoplasma das células descamadas era eosinofílico. Havia infiltrados perivasculares mínimos de linfócitos no miocárdio.

No estômago, havia edema difuso da submucosa. No intestino delgado, encontrou-se enterite necrosante superficial e hemorrágica difusa, também com edema da submucosa. A necrose era mais grave no íleo, em toda a espessura da mucosa sobre as placas de Peyer. Havia ainda depleção linfoide moderada e hemorragia periférica no tecido linfoide da submucosa. Os cortes do cólon mostravam alterações comparáveis com edema de submucosa e necrose particularmente grave da mucosa sobrejacente a áreas de tecido linfoide, também na submucosa. Os vasos sanguíneos da submucosa e mesentéricos em todos os níveis do trato gastrintestinal tinham lesões endoteliais como as descritas no coração. Foram observadas lesões vasculares semelhantes em pequenas artérias hepáticas, nas artérias pulmonares, na traqueia, no resquício do timo, na bexiga, nas glândulas tireoides e adrenais, na medula óssea, no baço, em linfonodos e nos rins. Havia depleção de tecido linfoide no baço e em linfonodos.

A ME das células endoteliais descamadas revelou partículas virais de inclusão intranucleares medindo, aproximadamente, 65 nm de diâmetro (Figura 13.2). Algumas dessas partículas eram ligeiramente icosaédricas, com a parte central densa. Em algumas áreas elas formavam arranjos cristalinos frouxos.

Como os adenovírus são considerados altamente específicos do hospedeiro,[1] equinos, cães e um caprino saudáveis que habitavam a propriedade foram fontes improváveis de infecção da gata.

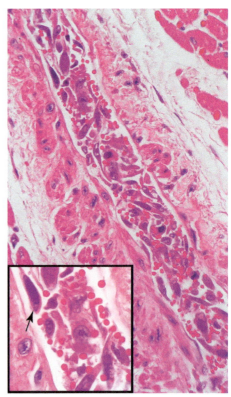

Figura 13.1 Microfotografia de uma artéria intramiocárdica com descamação de células endoteliais. As células fusiformes no lúmen arterial apresentavam núcleos grandes e pleomórficos, alguns com corpúsculos de inclusão (coloração por H&E, 400×). *Detalhe*: núcleos contendo um corpúsculo de inclusão (*seta*; coloração por H&E, 1.000×). (Cortesia de Frances A. Kennedy, Michigan State University, East Lansing, MI.)

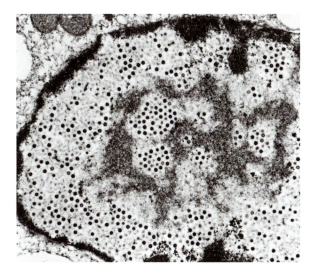

Figura 13.2 Micrografia eletrônica de uma célula endotelial com partículas virais intranucleares. A alteração autolítica moderada é responsável pela ruptura dos arranjos do adenovírus (17.900×). (De Kennedy FA, Mullaney TP. 1993. *J Vet Diagn Invest* 5:273-276.)

Outros gatos existentes na propriedade também estavam clinicamente sadios. É possível que a infecção pelo FeLV tenha provocado um estado de imunodeficiência na gata acometida, predispondo-a a desenvolver infecção disseminada pelo adenovírus. É possível que a leucopenia tenha sido consequência de infecção pelo FeLV, endotoxemia terminal ou ambas. É mais provável que a trombocitopenia tenha sido consequência da consunção secundária às lesões vasculares porque o número de megacariócitos na amostra de medula óssea era adequado. Possivelmente o teste do anticorpo fluorescente direto para o coronavírus felino no íleo seja indicativo de uma infecção subclínica com o coronavírus entérico felino. Não foram encontradas lesões macroscópicas típicas da peritonite infecciosa felina.

Os resultados de estudos sorológicos em gatos, para medida do anticorpo sérico contra o adenovírus felino, indicaram que há infecção subclínica persistente com o adenovírus na população felina. Foram encontrados aumentos significativos nas taxas de resultados positivos de títulos com o avançar da idade e entre gatos com sinais respiratórios ou gastrintestinais.[10] No entanto, até o momento, apenas um caso de infecção pelo adenovírus foi confirmado em um gato pela reação em cadeia da polimerase.[8,9] O gato acometido teve um período de insuficiência hepática transitória e a sorologia confirmou a infecção pelo adenovírus. O ácido nucleico do capsídio hexagonal do adenovírus foi detectado em dois *swabs* retais obtidos a um intervalo de 1 ano e um *swab* faríngeo obtido com a segunda amostra desse gato. Tal achado sugere que, além de infecções subclínicas persistentes, os gatos podem ser uma fonte de eliminação constante do adenovírus.

Em um caso de gastrenterite em uma menina de 1 ano de idade, uma amostra fecal foi positiva para uma cepa de adenovírus altamente homóloga com o adenovírus felino.[12] Não havia gatos na casa dessa criança, mas a infecção foi interpretada como sugestiva da transmissão de adenovírus entre felinos e seres humanos. Foi sugerida a adaptabilidade cruzada entre espécies de adenovírus pelo achado de um isolado desse vírus que poderia replicar-se em células *Vero* de macaco e *HeLa* humanas.[11]

Doença Respiratória Felina

Rosalind M. Gaskell, Susan Dawson e Alan Radford

Etiologia

A doença respiratória infecciosa felina é mais comumente observada em gatos pertencentes a grandes grupos, como casas em que convivem vários felinos, gatis e criações. A doença é multifatorial, com vários agentes etiológicos envolvidos e um número significativo de outros fatores de risco identificados.*

A maioria dos casos deve-se a um de dois vírus: o herpes-vírus felino 1 (HVF-1, ou vírus da rinotraqueíte felina [VRF]) e o calicivírus felino (CVF). Em geral, o HVF-1 induz doença mais grave que o CVF, mas o último parece ser relativamente mais comum.† Pode ser que essa prevalência maior tenha relação com a diversidade antigênica do CVF e com a incapacidade das vacinas atuais de proporcionar a mesma proteção contra todas as cepas do vírus em questão.[2,69,90,110,131]

A *Bordetella bronchiseptica*, um patógeno primário de gatos, induz doença respiratória tanto em infecções experimentais[15,199] como naturais.[6,40,43,67,169] É interessante notar que pode ocorrer transmissão do microrganismo entre cães e gatos, o que implica o controle da doença em ambas as espécies (Capítulo 6).[6,8,22,40]

A *Chlamydophila felis* (antes denominada *Chlamydia psittaci* var. *felis*) também está envolvida na doença respiratória felina, embora seja considerada predominantemente um patógeno conjuntival (ver também Capítulo 28). Outros agentes que têm sido implicados na síndrome incluem micoplasmas (ver Capítulo 32) e outras bactérias (ver Capítulo 87), o reovírus felino (ver Capítulo 9) e o vírus da varíola bovina (ver Capítulo 17).[47,50]

Herpes-vírus felino 1

O HVF-1 é um típico herpes-vírus alfa, com filamento duplo de DNA e envoltório de glicoproteína e lipídio. Assim como a maioria dos herpes-vírus, é relativamente frágil fora do hospedeiro e muito suscetível

---

* Referências 3, 6, 7, 29, 34, 67, 128, 176.
† Referências 7, 10, 17, 67, 110, 203.

aos efeitos de desinfetantes comuns,[36,44] podendo sobreviver até 18 h em ambiente externo úmido e menos em condições secas. Também é relativamente estável em aerossol.

Além de infectar gatos domésticos, mostrou-se que afeta vários outros membros da família Felidae.[‡] Tem ainda estreita relação genética e antigênica com o herpes-vírus canino 1 e o herpes-vírus 1 de focas (PhV-1; *do inglês, phocine herpesvirus-1*), havendo relato de proteção cruzada entre o HVF-1 e o PhV-1.[44,104,200]

O HVF-1 tem pouca variação em termos de cepas. A maioria dos isolados provoca uma doença relativamente uniforme, embora alguns exibam diferenças na virulência.[44,58] Em termos antigênicos, todas as cepas pertencem a um sorotipo e, exceto por algumas diferenças mínimas, são relativamente homogêneas à análise da enzima de restrição de seu DNA.[44,57,59] Portanto, não se dispõe de um método fácil para estudar o papel de isolados individuais do HVF-1 na doença.

Calicivírus felino

O CVF é um vírus pequeno de filamento único de RNA, membro do gênero *Vesivirus* da família dos calicivírus, que pode infectar gatos domésticos e outros membros da família Felidae.[20,32,62,83,115] Embora os cães tenham seu próprio calicivírus geneticamente distinto,[105,156] vírus com relação antigênica e genética com o CVF (ver Capítulo 8) também foram detectados em cães com diarreia,[30,64,103,159] e alguma evidência epidemiológica sugere ligação entre os dois.[7] O papel de cepas do CVF na doença canina e o significado de cães como reservatório da infecção felina não são conhecidos.

Há um grande número de cepas diferentes do CVF com pouca variação na antigenicidade e na patogenicidade, embora todas apresentem reação cruzada suficiente para serem classificadas como um sorotipo.[141] Embora na antigenicidade geral não esteja associada à patogenicidade, alguma evidência sugere que isolados de enterite crônica podem mostrar diferenças antigênicas mínimas.[23,134] Em termos genéticos, as cepas do CVF parecem representar um grupo grande diverso ou genogrupo, com pouca evidência de aglomerados dentro de grupos,[51,53,122,141] exceto por dois possíveis tipos gênicos identificados no Japão.[160] Entretanto, pode-se observar variabilidade considerável entre isolados individuais, em particular nas regiões imunogênicas do gene do capsídio viral.[*] Essa diversidade genética é útil em termos epidemiológicos porque possibilita a diferenciação entre cepas do CVF.[140,142,143,144,178]

A maioria das cepas do CVF tem estreita relação entre si e induz alguma proteção cruzada, mas ainda assim gatos podem infectar-se de maneira sequencial com diferentes cepas do vírus e exibir graus variáveis de doença clínica. Alguns isolados parecem ser mais imunogênicos e ter maior reação cruzada do que outros. As cepas mais comumente usadas em vacinas produzidas têm sido a F29 e a 255, mas também foram desenvolvidas outras, algumas para uso em vacinas bi ou trivalentes.[75,104a,133] Há discussão contínua quanto à magnitude da proteção cruzada oferecida por tais vacinas, em particular as originais monovalentes contra o CVF. Evidências indicam que elas ainda têm uma razoável reatividade cruzada contra a maioria dos isolados de campo, enquanto outros estudos sugerem que a porcentagem de isolados neutralizados por tais cepas vacinais pode estar diminuindo, possivelmente por pressões de seleção imune decorrente do uso disseminado da vacina.[2,11,90,110,131] Contudo, pode ser difícil fazer uma comparação direta entre estudos porque é possível que os resultados variem de acordo com fatores como a população testada (inclusive talvez se são obtidas amostras de gatos doentes e saudáveis[75]) e a metodologia empregada nos testes. Apesar disso, o monitoramento rotineiro estruturado da eficácia da vacina contra isolados de campo seria útil.

O CVF é um pouco mais resistente que o HVF-1, sobrevivendo no ambiente externo por vários dias a várias semanas em superfícies secas à temperatura ambiente e por mais tempo em condições frias úmidas.[141] O vírus não é suscetível como o HVF-1 aos efeitos de desinfetantes,[36] mas um desinfetante útil contra ambos é a água sanitária doméstica (hipoclorito de sódio a 5,25%), 1 parte diluída em 30 de água (1.750 ppm) com acréscimo de detergente.[141,196] A suscetibilidade do CVF à desinfecção tem sido bastante estudada por causa da relação estreita com os norovírus humanos (ver Capítulo 93).

Bordetella bronchiseptica

A *B. bronchiseptica* é um cocobacilo gram-negativo aeróbico bem conhecido como patógeno respiratório em cães, suínos e roedores. Também causa infecções oportunistas ocasionais em pessoas; na verdade, foi relatado um caso em um estudante de veterinária[40] (ver mais informação sobre esse risco em *Considerações de saúde pública*, no Capítulo 6, e nos Capítulos 99 e 100). Acredita-se que a *B. bronchiseptica* represente apenas um papel secundário na doença respiratória felina, mas agora já está estabelecido como patógeno primário em gatos. Reproduziu-se experimentalmente doença respiratória em gatos sem *Bordetella* e isentos do patógeno específico (SPF, do inglês *specific-pathogen free*) após experimentos em aerossol e nasal,[15,74,79,199] além de haver relato de um grande número de infecções naturais associadas à doença clínica.[*] No entanto, é provável que diversos fatores desempenhem um papel na doença em circunstâncias naturais, tendo-se identificado vários fatores de risco para a infecção por *B. bronchiseptica* em gatos, de acordo com estudos epidemiológicos.[6] Para mais informações sobre o controle ambiental desse microrganismo, ver *Tratamento de surtos*, no Capítulo 6.

Outros microrganismos

A *Cp. felis* causa conjuntivite aguda a crônica em gatos, embora também possam ser observados sinais respiratórios. Em estudos nos quais foi usada a reação em cadeia da polimerase (PCR; do inglês, *polymerase chain reaction*), a prevalência relatada de *Cp. felis* em gatos com doença conjuntival ou do trato respiratório superior variou entre 14,3[176] e 59%.[10,62a] A doença é estudada mais detalhadamente no Capítulo 28. Ocasionalmente, o reovírus tem sido isolado do trato gastrintestinal (GI) ou do trato respiratório de gatos e, após inoculação experimental, foram induzidos sinais conjuntivais e respiratórios. Todavia, não se encontrou evidência clínica de que os reovírus sejam importantes como patógenos respiratórios naturais em gatos no campo (ver *Infecção pelo reovírus felino*, no Capítulo 9).

A infecção pelo vírus da varíola bovina em gatos causa, primariamente, lesões cutâneas, mas em alguns casos também é possível observar sinais respiratórios ou oculares (ver Capítulo 17). Na Europa, os hospedeiros reservatórios desse vírus são pequenos mamíferos silvestres, e os gatos às vezes se infectam pelo contato devido ao hábito de caçar. Existem outros ortopoxvírus que podem infectar gatos em outras partes do mundo, tendo sido, inclusive, relatado um vírus da varíola do guaxinim infectado um gato doméstico na América do Norte.[201]

O papel dos micoplasmas na doença respiratória felina não está claro (ver Capítulo 32). Sem dúvida, eles podem ser importantes como patógenos secundários, porém seu papel como agentes primários é mais duvidoso. A infecção é comum tanto em colônias de gatos como nos felinos de estimação mantidos em casa, tendo-se isolado micoplasmas tanto de animais doentes como sadios. Evidência cada vez maior indica que eles podem estar associados à doença no trato respiratório inferior[42,43] e, possivelmente, também no superior, inclusive conjuntivite.[†] Acredita-se que outras bactérias, tais como

---

[‡] Referências 20, 32, 44, 115, 138, 188.
[*] Referências 4 , 18, 51, 53, 72, 86, 145.

[*] Referências 43, 73, 92, 169, 184, 194.
[†] Referências 3, 13, 55, 62a, 70a, 82, 146, 189.

espécies de estafilococos e estreptococos, *Pasteurella multocida* e *Escherichia coli*, desempenhem um papel como invasores secundários na doença respiratória felina.

Epidemiologia

Infecções pelo herpes-vírus felino 1 e pelo calicivírus felino

O HVF-1 e o CVF estão razoavelmente disseminados na população geral de gatos, com prevalência geralmente alta em casas onde há vários gatos, abrigos e também entre animais jovens.[3,7,67,128] Os vírus são eliminados principalmente em secreções oculares, nasais e bucais, disseminando-se, em grande parte, por contato direto com um gato infectado. Sem dúvida, os animais com a infecção aguda são uma das fontes virais mais importantes, mas também é comum que a infecção seja transmitida por gatos portadores que se recuperaram clinicamente. Em algumas situações, em particular em gatis, também pode ocorrer transmissão indireta. Pode haver secreções contaminadas em gaiolas, nos recipientes de comida e de dejetos dos animais, bem como nas pessoas que cuidam deles. No entanto, como a vida desses vírus é relativamente curta fora do hospedeiro, em geral o ambiente não é uma fonte de infecção em longo prazo. Alguma evidência experimental sugere que fezes de pulgas alimentadas artificialmente com sangue contaminado pelo CVF podem infectar filhotes de gatos por via oronasal,[109] mas é improvável que sejam uma fonte significativa de infecção. Não se acredita que aerossóis tenham muita importância para a disseminação do HVF-1 e do CVF. Os gatos não parecem capazes de produzir um aerossol infeccioso com esses agentes durante a respiração normal, embora microgotículas eliminadas em espirros possam transmitir a infecção pela distância de 1 a 2 m.

Apesar da vacinação, os portadores estão disseminados na população e é provável que seja a principal razão pela qual esses vírus são tão bem-sucedidos. É importante entender os estados de portador do HVF-1 e do CVF para ajudar a determinar estratégias para seu controle.

Estado de portador do herpes-vírus felino 1

Como no caso de outros herpes-vírus alfa, praticamente todos os gatos que se recuperam tornam-se portadores com a infecção latente, mas podem ocorrer episódios de eliminação viral detectável (reativação), em particular após períodos de estresse (Figura 14.1). Durante tais episódios, o vírus infeccioso está localizado nas secreções oronasais e conjuntivais, sendo possível que os gatos que as eliminam contaminem outros gatos. Estudos empregando a PCR, inclusive a PCR em tempo real, mostraram maior sensibilidade para detectar portadores do que o uso das técnicas tradicionais de cultura viral. Embora não esteja claro o significado epidemiológico dos gatos positivos para o HVF-1 pela PCR, mas negativos ao isolamento viral, é provável que eles sejam menos infecciosos.[9,44,177,193]

Pode ocorrer reativação viral espontânea, porém é mais provável após estresse, como por exemplo, a ida para um gatil de resgate, exposição ou plantel.[44] Assim que ocorre reativação, dependendo de fatores como as precauções de higiene, a infecção pode disseminar-se com muita rapidez, particularmente em abrigos.[3,84,128] O tratamento com glicocorticoides também pode induzir a eliminação do HVF-1 por

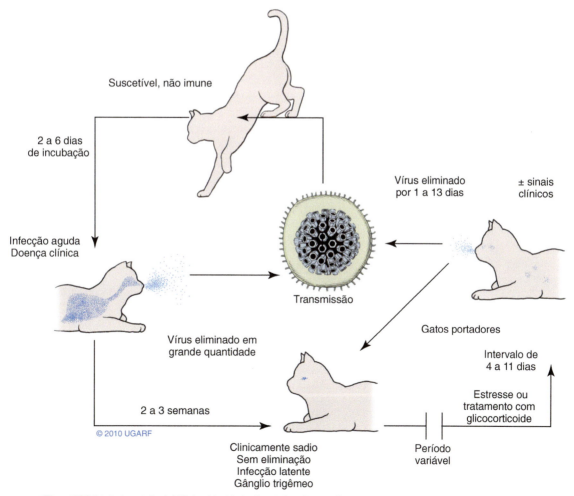

Suscetível, não imune

2 a 6 dias de incubação

Infecção aguda
Doença clínica

Vírus eliminado em grande quantidade

2 a 3 semanas

Transmissão

Vírus eliminado por 1 a 13 dias

± sinais clínicos

Gatos portadores

Intervalo de 4 a 11 dias

Estresse ou tratamento com glicocorticoide

Período variável

Clinicamente sadio
Sem eliminação
Infecção latente
Gânglio trigêmeo

© 2010 UGARF

Figura 14.1 Estado de portador do HVF-1: epidemiologia. (Arte de Brad Gilleland © 2010, University of Georgia Research Foundation, Inc.)

portadores, mas não é aconselhável usar esse fármaco para detectá-los porque em alguns casos pode resultar em doença grave. Alguns gatos portadores parecem eliminar o vírus com mais frequência que outros e, portanto, têm maior importância epidemiológica.

A eliminação não ocorre imediatamente após estresse; há um período aproximado de 1 semana para que isso aconteça, seguido por um episódio de eliminação de 1 a 2 semanas.[44] Assim, é mais provável que os gatos portadores sejam infecciosos por até 3 semanas após um fator de estresse. Em alguns casos, pode haver recrudescência de sinais clínicos leves nos portadores enquanto estão eliminando o vírus, o que pode ser um indicador útil de que devem estar infecciosos.

O estresse do parto e da lactação também pode precipitar eliminação viral em gatas com a infecção latente, mas o desenvolvimento da doença nos filhotes vai depender dos níveis de anticorpos de origem materna (ACM) que eles tiverem. Em algumas ocasiões, filhotes de gatos com níveis baixos de ACM podem ter a infecção subclínica e tornar-se portadores latentes, sem exibir sinais clínicos.[44] É evidente que tal mecanismo é o ideal para o vírus, porque assim ele pode disseminar-se para a próxima geração sem prejudicar o hospedeiro.

Como ocorre com outros herpes-vírus, o HVF-1 permanece latente nos gânglios trigêmeos dos portadores, embora também tenha sido detectado em outros tecidos pela PCR.[124,153,193] Provavelmente o estado de portador latente dure toda a vida do gato, mas ocorre uma fase refratária de vários meses após o período de eliminação viral, quando os animais ficam menos propensos a ter outro episódio de reativação.[44]

Estado de portador do calicivírus felino

O estado de portador parece estar disseminado na população de gatos, com aproximadamente 10% dos gatos de estimação criados em casas e 25 a 75% daqueles de abrigos ou colônias sendo positivos para o CVF (Figura 14.2).[16,67,131,141,203] O vírus persiste nos tecidos tonsilares e outros orofaríngeos dos portadores. Embora o mecanismo exato da persistência não esteja esclarecido, é provável que inclua a pressão de seleção imune determinando a variação antigênica na proteína do capsídio viral, o que possibilita ao vírus escapar da resposta imune do hospedeiro,[18,86,145] mas sem dúvida outros fatores do hospedeiro, virais e do ambiente também desempenham um papel.

Em situações como resgate e nas instituições de hospedagem, há tendência a muitas cepas diferentes do CVF, provavelmente refletindo a renovação relativamente rápida de gatos portadores trazendo suas próprias cepas individuais de fontes diferentes.[17,143] Em contraste, nas colônias de gatos em que o CVF é endêmico, costuma haver apenas uma ou duas cepas distintas circulantes.[16,18] Estudos longitudinais realizados com essas colônias com infecção endêmica mostraram que, embora muitos gatos pareçam ser portadores a longo prazo, apenas uma pequena minoria (cerca de 10%) de fato tem a infecção persistente, com o restante sofrendo ciclos de reinfecção dentro da colônia.[18] Aqueles com infecção persistente verdadeira evoluem continuamente sua própria cepa viral com o tempo e, ao contrário dos portadores do HVF-1, não parece haver fase latente para tais portadores do CVF.[16] O restante dos portadores a longo prazo parece apresentar ciclos de reinfecção, ou com uma variante da mesma cepa ou, em alguns casos, com uma cepa circulante diferente na mesma colônia. É interessante o fato de que alguns gatos nessas situações endêmicas pareçam ser resistentes à infecção, o que sugere mecanismos de resistência relacionados com a idade ou determinados geneticamente.[16] Em primeiro lugar, tais achados ajudam a explicar a taxa mais baixa de portador de aproximadamente 10% encontrada em gatos de estimação que vivem em casas, onde a oportunidade de que ocorra reinfecção é menos provável, e, em segundo lugar, a incapacidade de alguns estudos experimentais prévios de induzir um estado de portador em grupos pequenos de gatos.

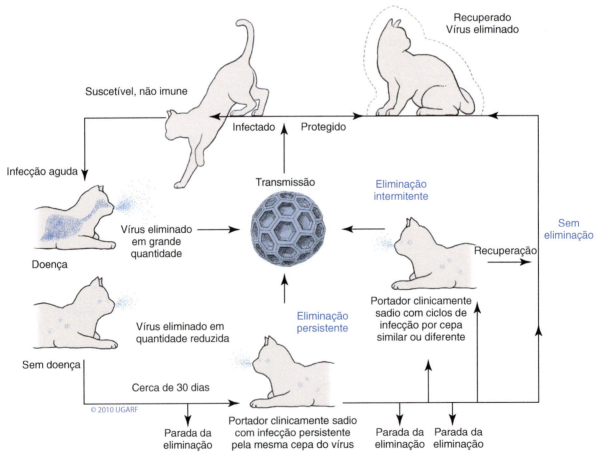

Figura 14.2 Estado de portador do CVF: epidemiologia. (Arte de Brad Gilleland © 2010, University of Georgia Research Foundation, Inc.)

Infecção por *Bordetella bronchiseptica*

Pesquisas sorológicas mostraram que a *B. bronchiseptica* está disseminada na população de gatos. Foram relatadas taxas de soroprevalência entre 24 e 79% e de isolamento até de 47%, dependendo do tipo e das condições clínicas da população testada.* Em uma pesquisa epidemiológica em larga escala feita no Reino Unido com gatos com e sem doença respiratória, foram encontrados 11% de 740 gatos eliminando *B. bronchiseptica* da orofaringe, com um número positivo maior em abrigos e casas com grande número de gatos.[6] Encontrou-se uma associação entre a infecção por *B. bronchiseptica* e doença respiratória na população de gatis de resgate, o que confirma observações empíricas prévias de que é mais provável o microrganismo causar doença em situações estressantes, de superpopulação.

Também parece evidente que pode ocorrer transmissão dessa bactéria entre cães e gatos, o que sem dúvida tem implicações para seu controle, especialmente quando há cães e gatos nas mesmas instalações. Estudos epidemiológicos mostraram que o contato com cães portadores de doença respiratória recente é um fator de risco para a infecção por *B. bronchiseptica* em gatos.[6] Além disso, a tipagem de isolados de cães e gatos empregando-se a eletroforese em gel de campo pulsado mostrou que isolados de ambas as espécies nas mesmas instalações tendem a ser semelhantes.[8,40] Em outro relato, dois gatos desenvolveram doença respiratória após contato com dois cães que tinham a tosse dos canis e foi encontrado isolado de *B. bronchiseptica* em todos os 4 animais usando-se o mesmo método da eletroforese em gel de campo pulsado.[22] É importante lembrar que Foley *et al.*[40] notaram que a maioria dos isolados circulantes em cães e gatos em dois abrigos nos EUA pareceram similares a uma cepa vacinal canina e felina.

A evidência epidemiológica sugere que pode haver um estado de portador em gatos com infecção por *Bordetella*, com 7 a 9% dos gatos clinicamente sadios eliminando o microrganismo.[6,112] Trabalho experimental mostrou que a *B. bronchiseptica* é eliminada tanto em secreções orofaríngeas como nasais, em alguns casos por pelo menos 19 semanas após a infecção.[15] No mesmo estudo, detectou-se *B. bronchiseptica* em duas gatas soropositivas após o parto, apesar de negativas anteriores sugerirem que o estresse do parto pode ter iniciado a eliminação detectável.

Patogenia

Herpes-vírus felino 1

As vias naturais de infecção pelo HVF-1 são a nasal, a oral e a conjuntival, com a replicação viral ocorrendo predominantemente nas mucosas do septo nasal, turbinados, nasofaringe e tonsilas. Pode-se detectar eliminação viral em *swabs* da orofaringe e nasais 24 h após a infecção, em geral persistindo por 1 a 3 semanas. Raramente se observa viremia, pois a replicação do vírus normalmente é restrita às áreas do corpo de temperatura baixa, como no trato respiratório. No entanto, há relato de viremia e doença generalizada particularmente em animais debilitados ou filhotes de gatos recém-nascidos.[44]

A infecção resulta em áreas de necrose epitelial multifocal, com infiltração de neutrófilos e exsudação com fibrina. Nas infecções iniciais, podem ser vistos corpúsculos de inclusão intranucleares. O dano causado pelo vírus também pode acarretar alterações osteolíticas nos ossos turbinados. A resolução das lesões normalmente leva 2 a 3 semanas para ocorrer, embora haja possibilidade de o dano ósseo aos turbinados ser permanente. Pode ocorrer acometimento pulmonar primário, mas é raro. Infecção bacteriana secundária pode acentuar o efeito patogênico do HVF-1, sendo possível haver sinusite ou pneumonia.

---

* Referências 5, 6, 40, 67, 74, 169.

Calicivírus felino

Como no caso do HVF-1, as vias naturais de infecção pelo CVF são a nasal, a oral e a conjuntival. A replicação viral ocorre principalmente nos tecidos bucais e respiratórios, embora seja possível encontrar algumas diferenças entre as cepas, umas têm predileção pelos pulmões, enquanto outras têm sido encontradas em macrófagos na membrana sinovial de articulações.[21,183] O vírus também pode ser encontrado em tecidos viscerais, fezes e, ocasionalmente, na urina. Úlceras bucais são o aspecto patológico mais proeminente da infecção pelo CVF[141] e começam como vesículas, que depois se rompem, com necrose do epitélio sobrejacente e infiltração de neutrófilos na periferia e em sua base. Ocorre cicatrização em 2 a 3 semanas.

As lesões pulmonares parecem resultar de alveolite focal inicial, que dá origem a áreas de pneumonia exsudativa aguda que, em seguida, evolui para pneumonia intersticial proliferativa. Embora possa ocorrer pneumonia intersticial primária na infecção pelo CVF, em particular com cepas mais virulentas, é provável que no passado isso tenha sido superenfatizado devido a estudos experimentais em que se usou aerossol, em vez das vias oronasais mais naturais.

As lesões observadas nas articulações infectadas pelo CVF consistem em sinovite aguda com espessamento da membrana sinovial e aumento da quantidade de líquido sinovial dentro da articulação. Nos casos de doença sistêmica virulenta relacionada ao CVF (ver discussão adiante), o vírus tem acesso a compartimentos celulares que normalmente não são associados a ele.[129] As lesões são disseminadas e incluem edema subcutâneo, ulceração da boca e níveis variáveis de ulceração da pele, em particular nos pavilhões auriculares, coxins plantares e narinas.[19,76,126,154,162] Outras lesões são mais variáveis e incluem pneumonia broncointersticial e necrose hepática, do baço e do pâncreas. Foram detectados antígenos virais na pele, na mucosa nasal, nos pulmões, no pâncreas e em células endoteliais da derme, associados à necrose.[130] Em outro estudo, o antígeno viral foi encontrado no fígado de gatos ictéricos.[19]

Bordetella bronchiseptica

Na maioria das espécies, a via primária de infecção com *B. bronchiseptica* parece ser a cavidade oronasal, onde o microrganismo coloniza as superfícies mucosas.[169] A bactéria usa vários fatores de virulência para aderir aos cílios do epitélio respiratório. Uma vez aderida, ocorrem cilioestase e destruição dos cílios, que resulta em falha do mecanismo de depuração mucociliar, facilitando a colonização adicional e a persistência da bactéria. A liberação das toxinas de *B. bronchiseptica* após a colonização é responsável pelo dano inflamatório local e sistêmico.

Em cães, o microrganismo parece visar principalmente à mucosa da traqueia e dos brônquios, acarretando traqueobronquite (ver Capítulo 6). Embora a patogenia exata da doença em gatos não esteja esclarecida, o acometimento do trato respiratório superior parece mais comum. Em alguns casos, o trato respiratório inferior também pode ser atingido, pois é possível ocorrer broncopneumonia e tosse. Ainda que a *B. bronchiseptica* pareça ser um patógeno primário em gatos, não há dúvida de que outros fatores, tais como infecções combinadas por outros vírus respiratórios e eventos estressantes como desmame, superpopulação, má higiene e pouca ventilação também desempenhem um papel importante. Tais fatores podem ser responsáveis pelos casos graves de broncopneumonia relatados.

Achados clínicos

Qualquer que seja o patógeno respiratório, os sinais clínicos observados vão depender de vários fatores, como a dose infectante e a cepa do agente, a saúde geral e as condições de criação do gato, a natureza de sua flora microbiana e qualquer imunidade preexistente

(Tabela 14.1). Infecções concomitantes com vírus imunossupressores tais como o da imunodeficiência felina e o da leucemia felina podem acarretar doença mais grave.[24,150,151]

Infecção pelo herpes-vírus felino 1

Em animais suscetíveis, a infecção pelo HVF-1 geralmente causa uma doença respiratória superior grave. O período de incubação costuma ser de 2 a 6 dias, mas pode ser maior quando o desafio com vírus é baixo.[44] Os primeiros sinais incluem depressão, espirros acentuados, inapetência e pirexia, seguidas rapidamente por corrimentos serosos ocular e nasal (Figura 14.3). Esses sinais clínicos iniciais podem ser acompanhados por salivação excessiva com gotejamento de saliva. É comum haver conjuntivite, às vezes com hiperemia grave e quemose, além de corrimento oculonasal abundante que se torna gradualmente mucopurulento, com possibilidade de ocorrer formação de crostas na parte externa das narinas e pálpebras (Figura 14.4). Nos casos graves também podem surgir dispneia e tosse. Ulceração bucal é possível, mas rara. Em alguns casos, pode haver infecções generalizadas e pneumonia viral primária, em particular em animais jovens ou debilitados; sinais neurológicos têm sido descritos com muita raridade.[44] Em filhotes de gatos muito jovens ou gatos adultos imunodeprimidos, a taxa de mortalidade pode ser muito alta, mas em geral a mortalidade causada pelo HVF-1 é baixa.

Há muito se sabe do envolvimento do HVF-1 na conjuntivite e, em alguns casos, da queratite ulcerativa (Figura 14.5),[44] mas o aprimoramento da detecção viral com a PCR levou ao maior reconhecimento de seu papel na doença aguda, bem como nas lesões oculares mais crônicas, como a queratite do estroma.* Todavia, o papel do HVF-1 em outras condições oculares como sequestros da córnea, queratite eosinofílica, uveíte e ceratoconjuntivite seca é menos claro e requer maior avaliação.[97,118,172,173,191] Em gatos, foi descrita uma síndrome com úlceras cutâneas, dermatite ulcerativa facial e nasal acompanhada de estomatite, caracterizada por infiltração eosinofílica, que ocasionalmente é persistente e similar a uma síndrome relatada em

---
* Referências 62a, 117, 118, 172, 173, 174.

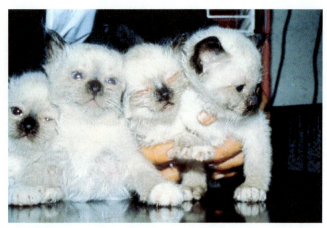

Figura 14.3 Ninhada de gatinhos com infecção pelo HVF-1. (De Gaskell RM, Radford AD, Dawson S. 2004. Feline infectious respiratory disease, p 588. *Em* Chandler EA, Gaskell CJ, Gaskell RM [eds]: *Feline medicine and therapeutics*, 3ª ed, Blackwell Publishing, Oxford. Usada com permissão.)

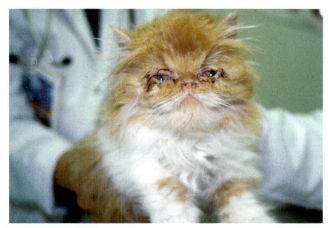

Figura 14.4 Filhote de gato com infecção exibindo corrimentos mucopurulentos típicos dos últimos estágios da doença. (Cortesia de Susan Dawson, University of Liverpool.)

Tabela 14.1	Aspectos essenciais da doença respiratória clínica[a] relacionados com o patógeno envolvido.			
Aspecto	**HVF-1**	**CVF[b]**	**Bb**	**ChF**
Letargia	+++	+	+	+
Espirros	+++	+	++	+
Conjuntivite	++	+	–	+++[c]
Hipersalivação	++	–[d]	–	–
Corrimento ocular	+++	+	(+)	+++
Corrimento nasal	+++	+	++	+
Ulceração bucal	(+)	+++	–	–
Queratite	+	–	–	–
Tosse	(+)	–	++	–
Pneumonia	(+)	(+)	+	±/–
Claudicação	–	+	–	–

+++, Acentuado(a); ++, moderado(a); +, leve; (+), menos comum; ±/–, subclínico(a); –, ausente; *Bb, Bordetella bronchiseptica; ChF, Chlamydophila felis;* CVF, calicivírus felino; *HVF,* herpes-vírus felino.
[a]Ver mais no texto sobre sinais de doença sistêmica virulenta associada ao CVF.
[b]Variação de cepa.
[c]Em geral persistente.
[d]Pode-se observar ligeira umidade em torno da boca se houver úlceras.
Adaptada da Referência 50. Usada com permissão.

guepardos.[60,61,70,115] Todavia, em um estudo envolvendo gatos domésticos,[91] só foi encontrada infecção pelo HVF em 2 de 30 gatos com o complexo do granuloma eosinofílico. Embora o aborto seja um aspecto de algumas outras infecções por herpes-vírus alfa, estudos experimentais sugeriram que, no caso do HVF-1, o aborto é mais provável devido aos efeitos sistêmicos graves da doença, mais que pelos efeitos diretos do próprio vírus.[44] Na verdade, em uma investigação feita com um surto natural de infecção pelo HVF-1 em gatos sem patógeno específico, nenhum caso de aborto foi registrado, mesmo em gatas prenhes com acometimento grave.[68]

Os sinais clínicos de infecção pelo HVF-1 geralmente são resolvidos em 10 a 20 dias, mas em alguns gatos o dano agudo pode ser grave o bastante para acarretar lesão permanente de mucosas e dos turbinados, deixando os gatos propensos a rinite bacteriana, osteomielite dos turbinados, sinusite e conjuntivite. Devido à propensão do HVF-1 de replicar-se nos turbinados durante a fase aguda da doença e nos estágios iniciais de reativação, considerou-se o papel contínuo do próprio vírus na rinite crônica. Contudo, em um estudo, não foi encontrada diferença na taxa de detecção entre casos e controles,[81] sendo provável que essa síndrome esteja relacionada mais com o dano causado na doença aguda e a infecção bacteriana crônica subsequente. Gatos de raça pura com o focinho curto como os da raça Persa ou Himalaia parecem ter maior tendência ao desenvolvimento de complicações respiratórias superiores crônicas, embora as razões para este fato ainda não estejam esclarecidas.

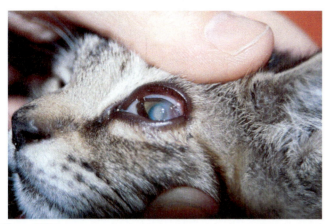

Figura 14.5 Gato com queratite ulcerativa causada por infecção pelo HVF-1. (Cortesia de Susan Dawson, University of Liverpool.)

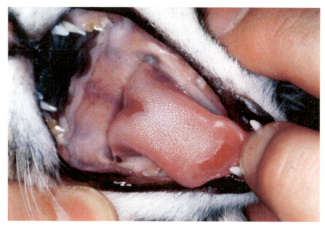

Figura 14.6 Duas úlceras linguais em um gato infectado pelo CVF. (De Gaskell RM, Radford AD, Dawson S. 2004. Feline infectious respiratory disease, p 588. *Em* Chandler EA, Gaskell CJ, Gaskell RM [eds]: *Feline medicine and therapeutics*, 3ª ed, Blackwell Publishing, Oxford. Usada com permissão.)

Infecção pelo calicivírus felino

As cepas do CVF podem diferir no tropismo e na virulência, portanto, é possível observar uma ampla gama de sinais clínicos. A maioria das cepas induz uma síndrome discreta razoavelmente característica, salientada por pirexia, ulceração bucal e sinais respiratórios e conjuntivais leves. Contudo, algumas cepas do CVF não são patogênicas e outras são mais virulentas, chegando a induzir doença sistêmica mais grave. Foram descritos vários surtos de uma doença sistêmica aguda grave febril com alta mortalidade, em particular nos EUA e na Europa, causados por cepas particularmente virulentas do CVF (doença sistêmica virulenta associada ao CVF [DSV-CVF]).*

Em um caso típico de infecção pelo CVF, os primeiros sinais incluem depressão e pirexia, embora os gatos costumem ficar melhores do que aqueles com a infecção pelo HVF-1. A ulceração bucal é o aspecto mais característico da infecção pelo CVF, pode ser o único sinal clínico existente e é possível que em muitos casos passe despercebido (Figura 14.6). Em geral, a ulceração é na língua, mas pode ocorrer na boca, nos lábios e no nariz. Ulceração cutânea em outras partes do corpo é rara. Espirros, conjuntivite e corrimento ocular e nasal são comuns, mas geralmente muito menos proeminentes em comparação com a infecção pelo HVF-1. Gatos com úlceras bucais podem ter hipersalivação e umidade nos pelos em torno da boca, mas não costuma haver gotejamento de saliva. Algumas cepas podem causar pneumonia com dispneia associada.

Outros isolados do CVF causam uma doença febril com claudicação e pirexia.[181] A claudicação pode estar associada ou não a sinais bucais e respiratórios, e é provável haver superposição considerável entre as condições.[181] Geralmente os gatos acometidos estão abatidos e com anorexia. Na maioria dos casos, ocorre recuperação completa em 24 a 48 h e, daí por diante, não é mais possível encontrar evidência de quaisquer efeitos a longo prazo nas articulações. Também foi observada claudicação aguda após vacinação e, em alguns desses casos, é possível que os vírus originários vivos de vacinas estivessem envolvidos.[142]

A maioria dos surtos de DSV-CVF é de infecções nosocomiais, com cada um parecendo ter sido causado por uma cepa diferente do CVF.† Embora o vírus seja altamente contagioso em grupos de gatos, todos os surtos parecem ter sido contidos e a doença não se disseminou para a população geral. As possíveis razões para o aparecimento de tais cepas e seu subsequente desaparecimento não são entendidas, mas são discutidas em outros textos.[141,154] A alta mortalidade entre

os gatos acometidos e a contenção da doença podem ser dois fatores importantes que limitam a disseminação desses surtos, embora outros fatores possam desempenhar algum papel.[141]

Gatos com DSV-CVF variavelmente mostram edema facial e das patas, pirexia, sinais clássicos de ulceração bucal e infecção respiratória superior, icterícia e hemorragias provenientes do nariz e nas fezes, e a mortalidade é alta. Os achados de necrose também são um tanto variáveis nos casos individuais, mas incluem pneumonia, hepatomegalia, pancreatite e pericardite.[19,76,126,154,162] Muitos dos gatos acometidos estão com as vacinações em dia, sugerindo que, como ocorre com as cepas mais típicas do CVF, é provável que as vacinas não proporcionem proteção completa contra esses isolados causadores de doença sistêmica virulenta. Embora os surtos tenham sido relativamente bem controlados com quarentena e isolamento estritos, como o CVF é um patógeno inerentemente variável, os clínicos precisam estar vigilantes caso surjam outros surtos dessa doença.

O complexo de doença bucal e gengivoestomatite crônicas em felinos também foi associado à infecção pelo CVF. No Reino Unido, a prevalência dessa condição foi estimada em 0,7% das primeiras consultas a veterinários[65] e pode ser um problema particular por causa das dificuldades de seu tratamento. Em vários estudos, mais de 80% dos gatos com doença bucal crônica eliminavam o CVF, em comparação com aproximadamente 20% dos controles,[141] mas esses valores podem variar, dependendo dos critérios usados para selecionar os casos clínicos.[180] A infecção pelo CVF foi associada à faucite aguda[150] e, em uma colônia de gatos, ocorreu estomatite crônica após a introdução acidental do CVF.[192] No entanto, outros agentes, em particular o vírus da imunodeficiência felina, e vários fatores do hospedeiro parecem estar envolvidos na condição, cuja patogenia ainda não é entendida (ver *Gengivoestomatite ulceroproliferativa linfocitária plasmacitária felina*, no Capítulo 88).

Infecção por *Bordetella bronchiseptica*

Na doença de ocorrência natural, foi relatada uma grande variedade de sinais clínicos em gatos infectados pela *B. bronchiseptica*, desde do trato respiratório superior tais como espirros, corrimento oculonasal e tosse até dispneia grave, cianose e morte causada por broncopneumonia.[6,22,169,184,194] Em geral, a tosse parece menos acentuada em gatos que em cães infectados pela *B. bronchiseptica*. Filhotes bem jovens de gatos parecem ser mais suscetíveis à doença, em particular à broncopneumonia. Em estudos experimentais realizados com gatos isentos de patógeno específico (SPF; do inglês *specific-pathogen free*), os principais sinais clínicos de infecção por *B. bronchiseptica* foram

---

* Referências 19, 62, 76, 126, 154, 162.
† Referências 39, 76, 126, 129, 141, 154, 162.

pirexia, letargia, tosse, espirros, corrimento oculonasal e linfadenopatia submandibular, que foram resolvidos depois de aproximadamente 10 dias.[15,73,74,79,199]

Diagnóstico

Pode-se tentar fazer o diagnóstico com base apenas nos sinais clínicos. Por exemplo, ulceração predominantemente bucal poderia ser indício de infecção pelo CVF, enquanto espirros acentuados com sinais respiratórios mais graves e conjuntivais seriam sugestivos de infecção pelo HVF-1 (ver Tabela 14.1). No caso de infecção por *Chlamydophila*, o principal sinal clínico é a conjuntivite persistente acentuada (ver Capítulo 28).

A confirmação do diagnóstico de infecção pelo HVF-1 ou pelo CVF geralmente é realizada com *swabs* orofaríngeos, embora às vezes possam ser usadas amostras conjuntivais ou outras. O isolamento viral em culturas de células felinas para detectar HVF-1 e CVF é tradicional. É menos comum usar a imunofluorescência, em particular para a detecção do HVF-1 em esfregaços de conjuntiva ou córnea.[182] Já a PCR é bastante usada para se detectar o HVF-1 pois geralmente ela é mais sensível que o isolamento viral, principalmente nos estágios mais crônicos da infecção.[44,177,193] Entretanto, a sensibilidade das técnicas de PCR varia nos diferentes laboratórios,[95] devendo-se interpretar um resultado positivo de acordo com o contexto clínico (ver discussão adiante).

No caso do CVF, há várias técnicas de PCR com a transcriptase reversa em que se empregam diversas abordagens, inclusive com o alvo em regiões diferentes do genoma.* Tais ensaios ainda não foram usados em ampla escala com finalidades diagnósticas porque é possível que a variabilidade das cepas do CVF acarrete resultados falso-negativos. Apesar disso, a PCR e o sequenciamento, em particular da região hipervariável do gene do capsídio, são úteis para a distinção entre isolados do CVF e têm sido bastante usados para se entender melhor a epidemiologia da doença.[140,142,143,144] Geralmente, a sorologia não é útil para o diagnóstico de infecção pelo HVF-1 ou pelo CVF, por causa da existência disseminada do anticorpo em decorrência da vacinação.

Para o diagnóstico de infecção por *B. bronchiseptica*, pode-se fazer cultura bacteriana ou PCR.[67,169] Para a cultura, devem ser obtidos *swabs* orofaríngeos ou nasais e colocados em meio de transporte antes de se usar o meio seletivo apropriado para enviar ao laboratório e impedir a proliferação de outros micróbios respiratórios.[169,189] Podem ser usadas amostras de lavado transtraqueal ou broncoalveolar para o isolamento de *B. bronchiseptica* de gatos clinicamente acometidos. A sorologia não está disponível em ampla escala e muitos gatos sadios são soropositivos em qualquer situação. O diagnóstico de infecção por *Cp. felis* é descrito no Capítulo 28. Deve-se considerar a infecção por *Cp. felis* quando o sinal clínico predominante é conjuntivite.

Quando se detecta um microrganismo no animal portador de doença respiratória, é razoável supor que o agente esteja envolvido no processo. Contudo, em especial no caso do CVF e de *Bordetella*, um número relativamente grande de gatos saudáveis em termos clínicos também estará eliminando os microrganismos, de maneira que a interpretação de um resultado positivo pode ser problemática, a menos que considerada em conjunto com outros fatores, como os sinais clínicos característicos. Como ocorre com relação ao HVF-1, gatos com a infecção latente também podem eliminar o vírus reativado e, assim, um resultado positivo também pode não ser compatível com os sinais clínicos observados. Todavia, no contexto epidemiológico, o resultado positivo indica que o gato se infectou com o HVF-1 e, portanto, tem o potencial de infectar outros gatos. No caso

do HVF-1, a PCR quantitativa em tempo real pode dar informação adicional a respeito da carga viral e do estágio da infecção, em especial se forem obtidas amostras consecutivas.[190] Nos países onde se dispõe das vacinas intranasais, um resultado positivo pode ser indicativo dos vírus vacinais, e não do HVF-1 ou do CVF do tipo selvagem.

Tratamento

Vários fármacos antivirais têm sido considerados para tratar a infecção pelo HVF-1. O aciclovir, bastante usado nas infecções pelo herpes-vírus humano, e seu profármaco valaciclovir não parecem ter boa atividade contra o HVF-1. Além disso, ambos são tóxicos para gatos nos níveis terapêuticos de administração oral.[93a,94,116,119,187] No entanto, outros antivirais, tais como o ganciclovir, o cidofovir e o penciclovir parecem ter maior eficácia *in vitro* contra o HVF-1.[77,94,157,187] Foi relatada alguma evidência de eficácia do fanciclovir em uma pequena série de casos de várias manifestações da doença causada pelo HVF-1, embora ainda não tenham sido feitos ensaios clínicos controlados a respeito.[101] Em seres humanos, o fanciclovir é convertido em penciclovir após administração oral, mas pode ser que isso não ocorra em gatos.[93a]

Atualmente, o tratamento de escolha da queratite herpética é com o uso tópico de trifluridina, idoxuridina e vidarabina, muito tóxicas para administração sistêmica; mais uma vez, não há relatos de ensaios clínicos em grande escala.[93a,171,172,182] É interessante notar que o uso tópico e frequente do aciclovir também pode ter alguma eficácia na queratite herpética.[198] Além disso, um estudo experimental demonstrou a eficácia do aciclovir tópico na infecção ocular primária pelo HVF-1,[41] embora a preocupação com corrimento nasolacrimal decorrente de seu uso em pessoas leve a crer que sua segurança a longo prazo ainda precisa ser avaliada.[93a] A dosagem sugerida desses antivirais contra a infecção pelo HVF-1 é fornecida na Tabela 14.2 e em outras partes deste livro[182] (ver nos Capítulos 2 e 92 e no *Formulário de fármacos*, no Apêndice, mais informação sobre o tratamento antiviral de infecções oculares virais).

Estudos *in vitro* mostraram que o HVF-1 é suscetível à interferona recombinante felina ω (IFN-ω) e à IFN-α recombinante humana.[44,158,165] Em geral, admite-se que essas interferonas podem ser úteis no tratamento da doença clínica causada pelo HVF-1,[172,182] embora resultados de um estudo experimental com um pequeno número de gatos não tenham mostrado efeitos benéficos e, na verdade, os índices de queratite epitelial no grupo tratado foram até maiores, em comparação com os observados no grupo de controle.[56] Os esquemas posológicos sugeridos constam da Tabela 14.2 e de outros textos,[172,182] mas são necessários mais estudos clínicos controlados para a avaliação completa da eficácia das interferonas no tratamento da infecção pelo HVF-1.

Os dados de estudos tanto *in vitro* como *in vivo* sugerem que a administração oral de lisina pode ser útil no tratamento de gatos infectados pelo HVF-1, reduzindo a gravidade da conjuntivite causada por esse vírus, quando a lisina é administrada antes da infecção primária, e diminuindo o número de episódios de eliminação associados à reativação da infecção latente.[96,99,175] No entanto, há evidências de que a suplementação dietética com lisina pode não ser eficaz no sentido de amenizar os sinais clínicos em grupos de gatos com doença respiratória superior de ocorrência natural.[31,100,148]

No caso do CVF, a ribavirina mostrou-se eficaz em cultura celular, mas muito tóxica para uso *in vivo*.[136,137] As cepas do CVF mostraram suscetibilidade variável ao IFN *in vitro*.[121] Alguns autores defendem o uso da interferona para tratar o complexo da gengivoestomatite crônica felina, embora não haja estudos com controle de caso que corroborem tal uso.[139] Durante surtos naturais de DSV-CVF, foi realizado um ensaio em filhotes de gatos com a sequência nucleotídica antissenso sintética, o oligômero morfolino fosforodiaminato, que se liga especificamente ao calicivírus felino; os resultados sugeriram

---

* Referências 1, 66, 102, 161, 195, 197.

Tabela 14.2 Tratamento das infecções respiratórias em felinos.

Fármaco	Dose[a]	Via	Intervalo (h)	Duração (dias)	Indicações
ANTIVIRAIS					
Idoxuridina (solução a 0,1%)	Uma gota	Tópica no olho	4 a 6	21	Queratite ulcerativa pelo HVF-1
Trifluridina	Uma gota	Tópica no olho	4	Conforme necessário	Infecções oculares por herpes-vírus
Ganciclovir	Uma gota	Tópica no olho	4	Conforme necessário	Infecções oculares por herpes-vírus
Aciclovir (pomada a 0,3%)[198]	Uma aplicação	Tópica no olho	3 a 4	21	Infecções oculares por herpes-vírus
Cidofovir (solução a 0,5%)[41]	Uma gota	Tópica no olho	12	10	Infecções oculares por herpes-vírus
Fanciclovir[101]	62,5 mg/gato 125 mg/gato	VO VO	12 8	21 a 30 21 a 30	Infecções oculares, respiratórias ou cutâneas por herpes-vírus
Interferona α	30 U	VO	24	7[b]	Infecções respiratórias agudas e oculares por herpes-vírus
Interferona α[120] (25 a 50 U/mℓ da solução)[c]	Uma gota	Tópica no olho	4 a 6	Conforme necessário	Infecções oculares por herpes-vírus
L-Lisina[d]	400 mg	VO	24	Conforme necessário	Infecções agudas e latentes pelo HVF-1
ANTIBACTERIANOS[e]					
Tetraciclina	15 a 22 mg/kg	VO[f]	8	14 a 21	Bordetelose, infecções por *Chlamydophila* e *Mycoplasma*
Doxiciclina	5 mg/kg	VO[f]	12	14 a 21	Bordetelose, infecções por *Chlamydophila* e *Mycoplasma*
Trimetoprima-sulfonamidas[g]	15 mg/kg	VO	12	7 a 14	Bordetelose[g]
Enrofloxacina[h]	5 mg/kg	VO	24	7 a 14	Variedade de bactérias aeróbicas, Bordetelose, infecção por *Chlamydophila*
Azitromicina	5 a 10 mg/kg	VO	24	3 a 5	Variedade de bactérias aeróbicas, infecção por *Mycoplasma*[i]

HVF-1, herpes-vírus felino 1; *VO*, via oral; U, unidades.

[a]Dose por administração a um intervalo específico. Para mais informações sobre os antimicrobianos, consultar o *Formulário de fármacos*, no Apêndice.

[b]O fármaco é administrado em ciclos alternados de 7 dias por um período indefinido.

[c]Nota: a interferona ω não se mostrou benéfica para uso tópico nem por via oral.[56]

[d]Não mostrou benefício em um estudo de infecção latente reativada,[99] porém, como suplementação dietética, foi benéfica na doença respiratória enzoótica em abrigos de animais.[32,100]

[e]Para mais informação sobre o tratamento de infecções por *Chlamydophila* e *Mycoplasma*, consultar os Capítulos 28 e 32, respectivamente.

[f]As tetraciclinas, em especial na forma de sais de cloridrato, podem causar esofagite, a menos que sejam tomadas precauções. Ver o *Formulário de fármacos*, no Apêndice.

[g]Esse fármaco pode ser mielossupressor ou nefrotóxico em gatos, devendo-se fazer o monitoramento com hemograma completo e provas de função renal quando se repete o tratamento ou ele é feito a intervalos mais prolongados. A dose em mg/kg baseia-se na combinação dos dois fármacos. Consultar o *Formulário de fármacos*, no Apêndice. As taxas de resistência *in vitro* de isolados caninos e felinos de *B. bronchiseptica* a esse fármaco foram maiores do que aos outros antimicrobianos listados aqui para tratar a bordetelose (ver Capítulo 6). A dose em mg/kg baseia-se o total de miligramas dos dois fármacos combinados.

[h]Quando usado em doses maiores ou por períodos prolongados, esse fármaco pode causar toxicidade retiniana e cegueira em gatos. Consultar o *Formulário de fármacos*, no Apêndice. A eficácia desse fármaco foi similar à da doxiciclina no tratamento da conjuntivite causada por *Chlamydophila felis*.[52]

[i]Após um tratamento consecutivo de 3 a 5 dias, o fármaco tem sido administrado a cada 72 h. Apesar da resolução dos sinais clínicos na clamidofilose em gatos, a infecção não foi eliminada com a azitromicina, em comparação com a doxiciclina.[123]

o aumento na sobrevida dos gatos tratados, em comparação com os não tratados.[165a] Embora ainda não esteja disponível em âmbito comercial, o tratamento antiviral específico com base na genética é promissor quando o objetivo é controlar a doença com efeitos colaterais mínimos. Para mais informação sobre o uso desses antivirais, ver a Tabela 14.2, o item sobre quimioterapia antiviral no Capítulo 2 e o *Formulário de fármacos*, no Apêndice.

Na maioria dos casos de doença respiratória de etiologia viral, é provável que não haja necessidade de tratamento antibacteriano, porém, nos casos mais graves, os antibacterianos de amplo espectro com boa penetração no trato respiratório podem ser administrados para ajudar no controle da infecção bacteriana secundária. Como a deglutição de comprimidos sólidos pode ser muito dolorosa para os gatos, é possível que os antibióticos sejam administrados na forma de xaropes pediátricos ou injeções de ação prolongada. Os gatos devem ser examinados novamente após 4 a 5 dias, e, se necessário, realizam-se cultura bacteriana e testes de sensibilidade.

Estudos *in vitro* sugeriram que as tetraciclinas, e em particular a doxiciclina com sua meia-vida mais longa, são os antibióticos de escolha para o tratamento da bordetelose felina, embora tenha-se observado

alguma resistência ocasional.[40,168] Todavia, evidência experimental limitada sugere que o tratamento com doxiciclina pode não eliminar o microrganismo do gato durante os estágios finais da infecção.[15] É notável o fato de que, em termos teóricos, as tetraciclinas estão contraindicadas em gatas prenhes ou filhotes jovens com o desenvolvimento dentário em andamento, o que é um problema menor com a doxiciclina, embora outros efeitos colaterais, como esofagite, possam estar associados ao seu uso.[107,108] Ver também o *Formulário de fármacos*, no Apêndice. Outros antibacterianos que mostraram boa atividade contra *B. bronchiseptica* incluem sulfametoxazol-trimetoprima, enrofloxacino e pradofloxacino.* Derivados mais novos da eritromicina, como a azitromicina e a claritromicina, foram eficazes contra isolados humanos de *Bordetella*[71] e poderiam ser eficazes contra a *B. bronchiseptica*, que é resistente aos antimicrobianos citados, mas ainda não foram liberados para uso em felinos nos EUA.

Bons cuidados de enfermagem são essenciais nos casos de doença respiratória felina e, nos casos leves, é melhor que sejam proporcionados em casa pelo proprietário. Muitos gatos deixam de comer por

_____

* Referências 12, 40, 63, 168, 170.

alteração no olfato ou em razão de úlceras na cavidade bucal e devem ser estimulados oferecendo-se alimentos mais palatáveis e aromáticos; a comida fresca, ainda morna, preparada em casa pode ter mais sabor e ser mais cheirosa, mas se o animal sentir dor ao comer é melhor oferecer alimentos para bebês ou especiais macios. Os casos graves podem requerer hospitalização e tratamento com líquidos e, quando a anorexia é prolongada, pode estar indicada uma sonda nasogástrica ou de gastrotomia. Corrimentos nasais devem ser limpos com solução fisiológica, colocando-se uma pomada adequada no local. Foi sugerida a administração de mucolíticos (p. ex., cloridrato de bromo-hexina) para ajudar na limpeza das vias respiratórias na fase mais crônica, mas a inalação convencional de vapor (p. ex., colocando-se o gato em uma sala com vapor úmido) ou a nebulização com solução fisiológica também podem ser úteis.

Prevenção

Imunidade

Tanto no caso do HVF-1 como no do CVF, a imunidade geralmente é estimada pelos níveis séricos de anticorpos neutralizantes contra o vírus (NV), embora com relação ao HVF-1 seja provável que a imunidade mediada por célula reflita melhor o estado imune. A estimativa da quantidade de anticorpos por esse método sempre foi considerada o marco da imunidade para o CVF e sem dúvida é importante como proteção, conforme foi demonstrado por estudos realizados com anticorpos quiméricos de camundongo e gato.[185,186] No entanto, alguns gatos sem anticorpos contra o CVF à NV demonstraram imunidade ante um novo desafio com uma cepa heteróloga, tendo sido relatados vários tipos de respostas imunes mediadas por célula.[85] É provável que as respostas imunes locais a ambos os vírus sejam importantes, mas, tanto para o HVF-1 como para o CVF, houve correlação razoável com a sorologia (NV e ensaio imunossorvente ligado à enzima) em termos de se prever a resistência ou a suscetibilidade à doença após desafio clínico.[87,135] Sem dúvida, o teste definitivo de imunidade é a resposta ao desafio.

Na infecção pelo HVF-1, logo após a doença primária, os gatos em geral são resistentes ao desafio, embora os títulos de anticorpos à NV costumem estar baixos e, em alguns casos, indetectáveis. Depois de 6 meses ou mais, a proteção pode ser apenas parcial e, na verdade, há a possibilidade de gatos portadores terem recrudescência da doença. Após reativação ou desafio de campo, os títulos de anticorpo à NV aumentam para níveis mais moderados e, a partir daí, permanecem relativamente estáveis, independentemente de episódios de eliminação viral.

A maioria dos gatos adquire proteção razoável após o uso de vacinas com o HVF-1 vivo modificado ou inativado, embora os níveis de anticorpos à NV em geral sejam baixos. Contudo, a imunidade não é necessariamente completa e uma proporção de animais terá sinais discretos, mesmo com o desafio 3 meses após a primeira vacinação.[44] Apesar disso, geralmente é possível observar redução significativa na doença clínica em animais vacinados, comparados com os de controle 3 anos depois ou mais, embora tenha-se observado que o nível de proteção diminui com o tempo.[54,132,164]

Na infecção pelo CVF, os títulos de anticorpos homólogos à NV em geral são maiores do que para o HVF-1 e têm melhor correlação com a potência,[135] além de a imunidade ser mais duradoura. Entretanto, há alguma variação, dependendo da cepa viral envolvida e se a potência homóloga ou heteróloga está sendo considerada. A reinfecção com uma segunda cepa em geral desencadeará respostas a ambas as cepas. Foi relatada proteção razoável por pelo menos 3 anos após a vacinação contra o CVF e níveis moderados de anticorpo por pelo menos 4 anos,[54,87,114,163,164] embora isso dependa de se estar avaliando a proteção homóloga ou heteróloga.

Os ACM (i. e., essencialmente do colostro) podem persistir em filhotes de gatos por 2 a 10 semanas no caso do HVF-1, com os níveis médios caindo abaixo dos detectáveis por volta das 9 semanas de idade.[44] No caso do CVF, os ACM persistem por 10 a 14 semanas na maioria dos filhotes de gatos,[139] mas há variação considerável com relação a ambos os vírus. Em um estudo, 20 a 26% dos filhotes de gatos não tinham anticorpos detectáveis às 6 semanas de idade.[25] Em contraste, em alguns animais os níveis de ACM que interferem na vacinação podem persistir até 12 a 14 semanas de idade.[25,132,149] Níveis baixos de ACM contra ambos os vírus não protegem necessariamente contra a infecção subclínica, sendo interessante notar que alguns animais sem anticorpo detectável contra o HVF-1 parecem estar protegidos contra a doença, mas não contra a infecção.[44]

Os estudos sobre a imunidade na infecção por *B. bronchiseptica* se concentraram na estimativa dos níveis de IgG no soro, conforme medidos pelo ensaio imunossorvente ligado à enzima. Por volta de 4 semanas após infecção primária, os títulos de anticorpo alcançam valores razoavelmente altos. Estudos experimentais com uma vacina IN contra *B. bronchiseptica* para felinos mostrou que a proteção contra desafio já existia 72 h após a vacinação e durou pelo menos 1 ano.[199] Os ACM contra *Bordetella* foram detectados em gatos infectados experimentalmente, embora pareçam ter uma vida relativamente curta, durando apenas 2 a 6 semanas.[15,74,79]

Vacinação

Há muitos anos dispõe-se de vacinação contra os dois vírus respiratórios que tem sido relativamente bem-sucedida no controle da doença. No entanto, a enfermidade ainda pode ser um problema, especialmente quando os gatos são mantidos agrupados e filhotes perdem os ACM antes da vacinação. Ambos os vírus estão muito disseminados na população de gatos e é comum haver portadores, o que assegura exposição plena. Portanto, a prevenção e o controle geralmente requerem a abordagem combinada de vacinação e tratamento.

Existem três tipos de vacinas comerciais contra o HVF-1 e o CVF: com vírus vivo modificado (VVM) ou IN e as inativadas, ambas para administração parenteral. A última, em geral, tem um adjuvante, mas em algumas partes do mundo pelo menos um produto está disponível em que o componente do CVF inativado não tem adjuvante. Além disso, na literatura científica há relatos sobre um número significativo de vacinas produzidas por engenharia genética tanto contra o HVF-1 como contra o CVF, embora nenhuma tenha sido comercializada.

Para esquemas rotineiros de vacinação contra o HVF-1 e o CVF, todos os tipos de vacina parecem ser adequados. Em gatos que não foram expostos previamente, todas as vacinas induzem proteção razoável contra a doença. Quanto ao CVF, há evidência cada vez maior de que os animais vacinados eliminem menos vírus.[80,131] Todavia, nem o CVF nem o HVF-1 protegem completamente contra a infecção ou o desenvolvimento do estado de portador e, como resultado, os animais vacinados ainda podem agir como reservatório importante da infecção pelo HVF-1 ou pelo CVF na população.

Várias cepas do CVF são usadas em vacinas comerciais, inclusive a F9 e a 255. Além disso, foram desenvolvidas vacinas bi e trivalentes e, em alguns casos, comercializadas, contendo cepas adicionais de CVF, até aquelas associadas à DSV.[75,80,104a,133,135] A maioria dessas cepas parece proteger contra grande parte dos isolados do CVF. Contudo, a diversidade antigênica do CVF de todas as vacinas significa que o grau de proteção oferecido pelas cepas das diferentes vacinas provavelmente varia. Há evidência de que as vacinas multivalentes podem aumentar a proporção de cepas contra as vacinas eficazes,[69,75,104a,133,135] porém são necessários mais estudos para confirmar este estudo.

As vacinas contra o CVF estão liberadas apenas para o controle da doença do trato respiratório superior. Não se conhece o efeito da vacinação contra a estomatite crônica. No caso de doença sistêmica virulenta, é notório que muitos surtos foram relatados em animais vacinados. Não se sabe se há outras cepas potencialmente virulentas em campo, mas continuam não sendo detectadas porque são neutralizadas pela vacinação. Em estudos experimentais de desafio, foi demonstrado que as vacinas contra certas cepas do CVF que causam DSV exercem alguma proteção.[75,135] No entanto, todos os surtos de DSV foram causados por cepas distintas e não há evidência de que vírus virulentos tenham um único perfil antigênico, distinto da maioria das cepas típicas.[129,141] Portanto, é improvável que tais vacinas protejam contra todas as cepas causadoras de DSV, ainda sendo necessário aumentar a reatividade cruzada geral das vacinas anti-CVF.

As vacinas parenterais de VVM devem ser administradas com cuidado porque é possível que surjam sinais clínicos se o vírus vivo delas alcançar a mucosa bucal ou a respiratória (*i. e.*, se o gato lamber o local da injeção ou a seringa formar um aerossol). O vírus da vacina não deve ter acesso sistêmico, mas às vezes pode ocorrer disseminação do componente de vírus vivo do CVF no gato após inoculação parenteral, sendo possível ocasionar doença no gato com a possibilidade de disseminá-la para outros gatos.[127,140] Entretanto, a tipagem genética de isolados do CVF a partir de reações vacinais mostrou que a maioria está associada à infecção coincidente com o vírus de campo, enquanto os similares aos da vacina são isolados apenas raramente de casos de reações vacinais ou da população geral de gatos.[17,18,140,142,144]

A vacina intranasal com VVM induz uma melhor proteção, mas em geral há efeitos colaterais leves, tais como espirros e corrimento oculonasal. Contudo, as vacinas são úteis para se obter proteção de início rápido (de 2 a 4 dias).[44,88,89] As vacinas intranasais usadas em conjunto com a vacina parenteral reduziram a gravidade da doença respiratória superior em gatos que chegaram ou foram mantidos em abrigos contaminados por 3 dias ou mais.[33]

As vacinas inativadas com adjuvante podem ter eficácia razoável e os adjuvantes modernos levaram à melhora na imunogenicidade (ver Capítulo 100). Todavia, os adjuvantes podem causar reações locais ou sistêmicas. Muito raramente, podem surgir sarcomas associados à vacinação em gatos, em particular após o uso de adjuvantes à base de alumínio,[48,49,93,113] enquanto as vacinas que não contêm adjuvante mostraram induzir inflamação menos significativa, que pode ser precursora da formação de sarcoma.[27] Tais preocupações levaram à comercialização, em algumas partes do mundo, de uma vacina sem adjuvante contendo antígenos do CVF, embora as frações do HVF-1 e da panleucopenia permaneçam "vivos". As vacinas inativadas são úteis em colônias sem vírus porque não há risco de disseminação ou reversão da virulência. A vacinação com uma vacina inativada durante a prenhez pode ajudar a proteger os filhotes ao prolongar a duração dos ACM.[78] Contudo, é importante que a informação fornecida pelo fabricante do produto seja consultada para determinar se está aprovado.

Na maioria dos casos, recomenda-se o esquema primário com vacinas parenterais aproximadamente às 9 e 12 semanas de idade. Pode ser apropriada uma terceira vacinação 3 a 4 semanas mais tarde, quando se acredita que os níveis de ACM estejam altos o bastante para interferir nas duas primeiras vacinas.[25,132,149] Quando não são conhecidos os níveis de ACM, é válido fazer a terceira vacinação em populações de gatos nas quais a doença já ocorreu e em gatos recém-vacinados antes do primeiro reforço anual.

A revacinação anual contra o CVF e o HVF-1 era a recomendação tradicional, com o primeiro reforço após a primeira dose sem dúvida sendo importante. Porém, como demonstrado anteriormente, há evidência de que a imunidade ao CVF e ao HVF-1 pode ser mais duradoura e os esquemas de revacinação a cada 3 anos apropriados, a menos que haja alto risco de exposição. Agora, várias instituições internacionais – a American Association of Feline Practittioners (AAFP),[155] o Advisory Board on Cat Diseases (ABCD)[35,139,182] e a World Small Animal Veterinary Association (WSAVA)[26] – recomendam tais esquemas de vacinações junto com a avaliação individual da relação entre risco e benefício para determinar a estratégia de vacinação mais apropriada para cada animal.*

No caso da *B. bronchiseptica*, há uma vacina intranasal com VVM que mostrou duração da imunidade de pelo menos 1 ano[199] e é similar aos produtos intranasais disponíveis para cães. Após a vacinação, podem ocorrer sinais respiratórios leves, tais como espirros e corrimento nasal, como acontece com as vacinas virais intranasais. A vacina não é considerada essencial, mas está indicada nos casos em que gatos correm risco específico de adquirir infecção por *Bordetella*, como, por exemplo, em gatis de resgate ou hospedagem, ou onde a bordetelose é um problema conhecido.[35] Em alguns países, foi comercializada uma vacina baseada em uma subunidade de fímbria, que não está mais disponível.

Controle da doença

As medidas descritas a seguir em geral aplicam-se tanto à doença respiratória como à infecção por *B. bronchiseptica*. A vacinação rotineira contra os vírus respiratórios está indicada, mas contra essa bactéria é provável que só seja recomendada em situações de alto risco, tais como instituições de manutenção e abrigos. A possibilidade de transmissão dessa bactéria entre cães e gatos também deve ser considerada.

Gatos de estimação em casa

Após o primeiro reforço anual, os animais devem ser vacinados regularmente contra o CVF e o HVF-1 (de 1 a 3 anos), e a sua frequência depende do risco percebido para o gato em questão, da vacina a ser usada e da duração alegada da imunidade que ela proporciona. Contudo, para gatos sob alto risco (p. ex., aqueles criados em ambientes internos e os que vivem em áreas de baixa densidade de gatos, onde a população deles costuma ser estável) em geral é provável que a vacinação trienal seja suficiente, enquanto gatos expostos a situações de alto risco (p. ex., gatis de hospedagem e de resgate) devem ser vacinados anualmente. Para evitar a transmissão de doenças infecciosas, na ausência do proprietário, como quando viaja nas férias, o ideal é que um amigo ou vizinho cuide do gato na casa do dono em vez de o animal ficar hospedado em um gatil. Os gatos devem ser protegidos o máximo possível contra estresse e contato social, para evitar que sejam expostos.

Gatis de hospedagem

Todos os gatos que chegam a um gatil devem ter a carteira de vacinação atualizada para o HVF-1 e o CVF. No entanto, algumas diretrizes recomendam o esquema trienal de revacinação, mas em gatis de hospedagem, onde os gatos podem ficar estressados e a exposição a portadores seja provável, reforços anuais são aconselháveis. Quando é necessária proteção rápida, pode-se administrar a vacina intranasal. Os proprietários devem ser alertados de que as próprias vacinas podem desencadear sinais clínicos leves.

Os proprietários de gatis não devem confiar apenas na vacinação para o controle da doença, pois é inevitável haver patógenos em um gato que esteja com a doença incubada ou em portadores. Portanto, é necessário tomar providências para impedir a disseminação da infecção e reduzir a concentração de agentes infecciosos no ambiente (Boxe 14.1). Tais providências podem parecer complicadas, mas, na prática, não é difícil implementá-las e, na experiência dos autores deste capítulo, na verdade podem aumentar a eficiência em um gatil.

---

* Referências 26, 46, 48, 49, 139, 155, 167, 182.

Boxe 14.1	**Recomendações para prevenir a disseminação dos vírus respiratórios em um gatil de hospedagem**

Aceitar apenas gatos com a vacinação completa em dia, de preferência tendo sido revacinados até 1 ano antes da chegada ao gatil.

Manter os gatos em cercados individuais com divisões sólidas entre eles, exceto os gatos provenientes da mesma casa.

Assegurar a distância de pelo menos 1 metro na frente de cada cercado.

Colocar gatos portadores conhecidos ou aqueles com antecedentes de doença respiratória em área separada, ou pelo menos nos fundos do gatil, mantendo as instalações sempre limpas, com acesso à água e alimento frescos para os animais.

As superfícies dos cercados devem ser fáceis de lavar e os recipientes de alimento, água e dejetos precisam ser retirados com facilidade, sem que seja necessária a entrada dos cuidadores no cercado (i. e., não manipular os gatos além do estritamente necessário).

Alimentar os gatos na mesma sequência todos os dias e cuidar completamente de cada cercado antes de passar para o seguinte.

Desinfetar as mãos antes de cuidar de cada cercado ou ter luvas de borracha para uso exclusivo em cada um deles.

Desinfetar bem as luvas antes de ir para outro cercado ou usar luvas descartáveis.

Usar botas de borracha e manter um recipiente com desinfetante para limpá-las, se for preciso ir para outro cercado.

Usar bandejas descartáveis para alimentos e água ou ter dois conjuntos para uso em dias alternados. Deixá-los de molho em solução de alvejante doméstico (hipoclorito de sódio a 5,25%) e detergente por várias horas e então enxaguá-los e deixar secar até sua reutilização 24 h depois.

Preparar o alimento em área central.

Usar sistema semelhante para as vasilhas de alimento e água e as bandejas de dejetos.

Quando um gato hospedado voltar para casa, desinfetar bem o cercado ou gaiola em que ele ficou, colocando para secar e, de preferência, deixar o local vazio por 2 dias antes de ser reutilizado.

Reduzir a concentração de vírus no ambiente, proporcionando ventilação adequada, umidade relativa baixa e temperatura ambiental ideal.

Adaptado da Referência 50. Usado com permissão.

Abrigos

Em geral, aplicam-se as mesmas medidas usadas em gatis de hospedagem. Embora no caso de abrigos isso seja mais difícil, estudos de tipagem molecular demonstraram que é possível limitar a disseminação de isolados individuais do CVF em um abrigo se forem usadas medidas de boa higiene.[17,143] Como em geral não se conhece o estado imune em uma instituição desse tipo, os animais que chegam devem ser colocados em quarentena e isolados dos demais. Aqueles com sinais clínicos devem ser mantidos à parte. A menos que os animais possam ser isolados assim que chegarem por 3 a 4 semanas, pode não haver tempo para as vacinas parenterais serem eficazes.[80] Em tais circunstâncias, pode ser aconselhável usar as vacinas intranasais, se disponíveis. Cães infectados, que podem agir como fonte de infecção por *B. bronchiseptica* em gatos, devem ser mantidos separados sempre que possível, em especial se houver um surto de traqueobronquite infecciosa canina.

Gatis de reprodução

Em colônias sem doença, os gatos devem ser vacinados regularmente se tiverem contato direto ou indireto com outros gatos. As vacinas inativadas são preferíveis. É ter cuidado para evitar a entrada de vírus na colônia; qualquer gato com história de doença respiratória ou em contato com algum que a tenha pode ser um portador. Gatos vacinados também podem ser portadores e os filhotes ter infecção subclínica por causa dos ACM. Portanto, gatos de canis de reprodução e novas aquisições devem vir de uma colônia isenta de doença respiratória. O risco de infecção em gatos que participam de exposições é possível, mas o maior risco de infecção em criações sem a doença vem de gatis de reprodução e novas aquisições, casos em que a exposição é prolongada.

Gatos que chegam a uma colônia sem a doença devem ser colocados em quarentena por 3 semanas, para que possam ser identificados aqueles que estejam incubando a doença. Devem ser feitos *swabs* para a detecção do vírus pelo menos 2 vezes/semana durante o período de quarentena. Tal prática aumenta a probabilidade de detectar o HVF-1 (que pode apresentar reativação após troca de ambiente) e alguns portadores do CVF que possam eliminar apenas baixos níveis de vírus. Mesmo assim, ainda há risco de importar um portador latente do HVF-1 ou um portador do CVF com baixo nível viral que possam ser fontes de infecção. Os *swabs* faríngeos também devem ser testados para infecção por *B. bronchiseptica*. Em colônias de reprodução nas quais a doença é endêmica, é difícil conseguir ou manter um estado isento de vírus ou de *Bordetella*. Portadores de ambos os vírus e da *B. bronchiseptica* são comuns e constituem uma fonte frequente de infecção. Na maioria das situações, o único recurso razoável é tentar o controle da doença (Boxe 14.2).

Boxe 14.2	**Programa de controle da doença respiratória felina em um gatil de reprodução com doença endêmica**

Instituir esquemas de vacinação regulares.

Administrar reforços a gatas antes da monta ou durante a prenhez (apenas com vacina inativada, mas só as liberadas para uso).

Manter os gatos o mais livres de estresse possível e usar boas práticas de manejo para reduzir a disseminação de vírus na colônia.

Evitar usar gatas para reprodução cujos filhotes tenham antecedentes de doença bucal ou respiratória.

Deixar as gatas isoladas pelo menos por 3 semanas antes do parto, para que os filhotes não fiquem expostos a portadores na colônia e qualquer episódio de eliminação de vírus pela gata tenha terminado antes do parto, como resultado da modificação de ambiente.

Desmamar os filhotes e mantê-los isolados da gata assim que for viável (o ideal é entre 4 e 5 semanas antes da diminuição dos ACM, se houver probabilidade de que a gata seja portadora).

Vacinar todos os filhotes logo que o nível dos ACM não cause interferência (normalmente às 9 semanas de idade ou mais) e mantê-los em isolamento estrito até 1 semana após a segunda dose (em geral às 12 semanas de idade, mas em alguns casos após uma terceira dose da vacina, 3 a 4 semanas depois).

Podem ser empregados esquemas de vacinação mais precoces contra o HVF-1 e o CVF com vacinas intranasais (se disponíveis) ou parenterais, embora nem sempre tais vacinas estejam liberadas para uso precoce e devam ser usadas com cuidado. As vacinas parenterais podem ser administradas a partir das 6 semanas de idade até 12 semanas e, se indicado, até as 15 ou 16 semanas de idade. A vacinação intranasal deve ser feita com um intervalo de 7 a 10 dias ou mais antes da ocorrência da doença e depois novamente às 12 semanas. Alguma evidência indica que doses múltiplas não são necessárias, embora já tenham sido defendidas.

CVF, calicivírus felino; *HVF*, herpes-vírus felino; *ACM*, anticorpos de origem materna.

Considerações de saúde pública

Os vírus associados à doença respiratória felina são específicos da espécie e não implicam risco para a saúde humana. Já se acreditou que a *Chlamydophila felis* causasse infecções oculares em pessoas, mas tal conceito foi reconsiderado (ver Capítulo 28). A *B. bronchiseptica* pode causar infecções em pessoas imunocomprometidas ou infecções oportunistas ocasionais (ver Capítulos 6, 99 e 100).

Infecção pelo Vírus Espumoso Felino

Craig E. Greene e Martin Löchelt

Etiologia

O vírus espumoso felino (FFV, do inglês *feline foamy virus*), anteriormente conhecido como vírus formador de sincício, é um retrovírus da família Retroviridae, subfamília Spumavirinae.[24] Vírus desse gênero específicos do hospedeiro foram isolados de algumas espécies de mamíferos. Tal como outros retrovírus, mas após ou mesmo antes da infecção, o FFV produz uma cópia de DNA, usando seu genoma de RNA como molde, junto com a enzima transcriptase reversa. Esse DNA pró-viral é integrado no cromossomo da célula do hospedeiro, podendo resultar em infecção persistente, com ou sem produção viral. Em geral, os vírus espumosos são altamente associados a células, e seu potencial patogênico costuma ser nulo ou baixo.[4] A prevalência da infecção pelo FFV é alta tanto em gatos saudáveis como doentes. O vírus foi isolado de culturas primárias de tecidos e secreções corporais em até 90% de uma população de gatos.[15] Mais comumente, a prevalência da infecção na população de gatos varia entre 25 e 50%, dependendo da idade, da localização geográfica e do ambiente local dos gatos.* Cinquenta por cento ou mais dos filhotes de gatas infectadas pelo FFV são positivos para o vírus ao nascimento[30] e 15% das culturas de fetos felinos também, sugerindo que haja possibilidade de transmissão vertical.[14] É provável que ocorra infecção *in utero* por transferência de leucócitos maternos infectados através da placenta, mas a infecção também pode ser transmitida pelo leite de gatas em lactação.[30]

Em contraste com a maioria das doenças infecciosas de felinos, a taxa de infecção pelo FFV em colônias pode ser mais baixa que na população aleatória de gatos. Gatos de rua ou os que vivem em ambientes externos têm a mais alta prevalência do FFV, sugerindo a possibilidade de transmissão por feridas que ocorrem durante lutas entre eles (tal como no caso do vírus da imunodeficiência felina [FIV; do inglês, *feline immunodeficiency virus*]), porém é mais provável que seja pelo contato social íntimo (como no caso do vírus da leucemia felina [FeLV]).[47] Isso também é confirmado por evidência sorológica de que gatos e gatas, castrados ou não, têm taxa igual de sororreatividade positiva.[29] Algumas espécies silvestres de felinos apresentam taxa de prevalência relativamente alta de reatividade sérica, mas não se dispõe de pesquisas em ampla escala.[7,33]

O FFV é um transtorno para os virologistas e fabricantes de vacinas para felinos porque aparece em muitos tecidos e culturas de células de felinos submetidos a passagens múltiplas, mais que em culturas primárias de células.[22] *In vitro*, o FFV não é altamente específico do hospedeiro; quando acrescentado a células de gato, infecta as de cães, galinhas, seres humanos e morcegos.[35] Ao ser produzido, o FFV tem envoltório e longas espículas de glicoproteína (Figura 15.1 A), podendo haver acúmulo de partículas virais no citoplasma de células do hospedeiro dentro de vesículas ligadas à membrana, dando às células o aspecto de espuma. Com 1 a 2 semanas de crescimento em cultura celular, ele produz sincícios multinucleados que se multiplicam rapidamente em determinados tecidos (Figura 15.1 B). A lise celular é evento tardio, porque sincícios grandes não são viáveis. A formação de sincício em cultura de células não é exclusiva do FFV, e tem sido associada a uma variante do FeLV em que a inserção no gene da glicoproteína do vírus é responsável por esse efeito citopático.[36] Nunca foram vistas inclusões intranucleares de partículas do FFV, mas é fácil visualizar o vírus no citoplasma à microscopia eletrônica (ME). É possível distingui-lo do FeLV, que só é visto como brotações da célula, enquanto o FFV em geral forma nucleocapsídios pré-montados reconhecíveis dentro do citoplasma antes do brotamento (Figura 15.1 A).

Foi demonstrada a adequação do FFV como vetor para antígenos de vacinas para felinos.[41] O genoma competente para replicação completa do DNA pró-viral do FFV foi clonado,[49,50] tendo-se mostrado que é eficiente para expressar antígenos de vacinas e genes heterólogos.[3,11,20,21] Como um retrovírus não patogênico, parece ser bom candidato para uso em gatos[41] ou outras espécies hospedeiras.

Patogenia

O FFV nunca foi associado de maneira não ambígua à doença. Muitos gatos infectaram-se natural e experimentalmente e não tiveram doença clínica, o que pode refletir a coadaptação muito próxima entre o vírus e o hospedeiro.[39,42] Sua replicação parece ser controlada e regulada pelo gato infectado por meio das proteínas APOBEC3 e por outros fatores de restrição, como parte da imunidade intrínseca.[25,28]

Os relatos sobre a patogenicidade do FFV são controversos e conflitantes. A existência do vírus foi relatada em 100% dos gatos com poliartrite progressiva crônica.[32] Encontrou-se infecção concomitante pelo FeLV em 70% desses gatos. A prevalência da infecção com ambos os vírus foi 2 a 10 vezes maior do que em gatos da mesma idade sem poliartrite progressiva crônica. Ao alterar o sistema imune do hospedeiro, o FeLV pode potencializar a capacidade do FFV de causar

---

* Referências 19, 23, 26, 29, 30, 37.

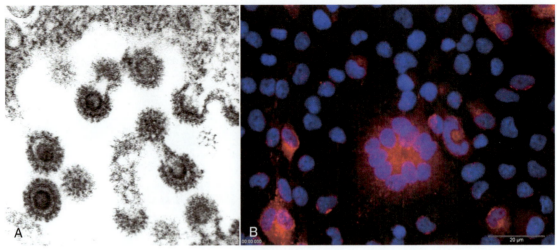

Figura 15.1 Partículas e proteínas do vírus espumoso felino (FFV) em células CRFK produtivas infectadas por ele. **A.** Microscopia eletrônica de corte delgado de partículas do FFV em brotamento e liberadas, exibindo as espículas regulares de glicoproteína do envoltório na membrana que circunda a parte central do vírus. As células CRFK foram processadas para microscopia eletrônica 5 dias após a infecção pelo FFV. (Aumento de 160.000×.) **B.** Detecção de proteínas do FFV em células infectadas 2 dias após a infecção pelo vírus em questão. Antígenos proteicos corados em vermelho são visíveis em uma célula multinucleada. Foram detectados antígenos específicos do FFV usando-se soro felino 8014 de referência e uma anti-IgG de gato acoplada à 594 de caprino à luz do dia (*em vermelho*). Os núcleos foram corados com o corante de Hoechst (*em azul*). Um sincício multinucleado induzido pelo FFV (fusão celular, no centro) e células não exibindo efeitos citopáticos são claramente positivos para antígenos do FFV. (A,Cortesia de Birgit Hub, Hanswalter Zentgraf, and Dragana Slavkovic, German Cancer Research Centre, Heidelberg. B, Cortesia de Anne Bleiholder, German Cancer Research Centre, Heidelberg.)

doença. Infecções combinadas com o FFV e o FIV também costumam ser encontradas.[2] No entanto, a coinfecção com esses dois últimos vírus não aumenta a gravidade dos estágios iniciais da doença.[50] É mais provável que uma infecção combinada seja resultado do modo comum de transmissão, e não um mecanismo patogênico mútuo. *In vitro*, as cepas do FFV infectam células linfoblásticas, e provocam alteração da replicação, formação de sincícios e a fragmentação do DNA celular.[18] Esses aspectos da apoptose podem ser responsáveis pelas alterações imunes independentes nos gatos infectados.

A artrite, que se acredita resultante da estimulação antigênica crônica e da deposição de complexo imune, caracteriza-se histologicamente por infiltrados linfoplasmocitários que respondem temporariamente ao tratamento imunossupressor. A tendência genética inerente pode explicar a razão pela qual determinados machos felinos são mais propensos a desenvolver a doença, apesar da alta prevalência dessas infecções virais na população geral. Ainda não está claro se o FFV ou qualquer vírus felino persistente contribui para a artrite ou doença imunopatológica relacionada de gatos.

Achados clínicos

A maioria dos gatos infectados é assintomática. A poliartrite progressiva crônica de gatos, em geral, acomete naturalmente machos infectados entre 1 ano e meio e 5 anos de idade.[27,31,32,44] Foram descritas duas variedades da doença: uma com osteoporose e proliferação perióstea periarticular e outra com erosões periarticulares, colapso do espaço articular e deformidades articulares. Linfadenomegalia, articulações tumefatas e marcha rígida são causadas por ambos os tipos. Em gatos com a infecção experimental pelo FFV que são monitorados pelo período de 6 meses após a infecção, foram observadas alterações histopatológicas de glomerulonefrite discreta e pneumonia intersticial moderada,[10] mas nenhum dos gatos de controle que habitavam o mesmo local foi avaliado para confirmar a associação da infecção pelo vírus a essas lesões discretas.

Diagnóstico

Como as infecções estão associadas à produção de anticorpos específicos contra o vírus nos hospedeiros infectados, são usados ensaios fundamentados nos métodos de imunodifusão, fluorescência

indireta, *immunoblotting* e ensaios imunossorventes ligados a enzima para verificar a existência de anticorpos específicos contra o vírus.[8,32,37,48] Filhotes de gatos infectados podem ser detectados ao nascimento mediante a realização de culturas de células do sobrenadante de seu sangue periférico. Os animais infectados durante a vida desenvolvem títulos de anticorpos persistentes contra o vírus, mas não protetores.[1] Por essa razão, presume-se que os gatos que apresentam resposta sorológica para o FFV estejam infectados. Foram identificados pelo menos dois genótipos e sorotipos, que compartilham ampla reatividade sorológica cruzada, mesmo ao ecodomínio específico do sorotipo da glicoproteína SU do envoltório do FFV.[5,33,46] Filhotes de gatos recém-nascidos de gatas infectadas perdem seus anticorpos maternos por volta de 6 a 8 semanas de idade, se não estiverem infectados. Os títulos séricos de anticorpo aumentam depois disso, se eles ficaram infectados.[14]

Além da sorologia, podem ser realizadas culturas do vírus para a triagem de gatos quanto à infecção pela detecção de antígenos específicos do FFV e efeitos citopáticos (sincícios). O vírus pode ser isolado da maioria dos tecidos, mas isso requer de uma a quatro passagens *in vitro*. Além disso, a imuno-histoquímica foi estabelecida para detectar diretamente infecção pelo FFV e replicação.[43] Na realidade, o FFV é detectado *in vitro* em células diferentes e secreções da orofaringe e em órgãos linfoides.[1,43] Parece que a replicação do FFV em leucócitos do sangue periférico é suprimida pelo hospedeiro. Esse vírus latente pode ser reativado pela cultura simultânea de leucócitos do sobrenadante com células felinas permissivas.[1]

Podem ser utilizados métodos genéticos para se detectar o vírus diretamente com objetivos diagnósticos em leucócitos sanguíneos ou células de outros líquidos ou tecidos corporais. Há uma correlação de 100% entre os resultados soropositivos em gatos e a detecção de DNA pró-viral em leucócitos.[46] Não foi detectado DNA do FFV em tecido de local de vacinação associado a sarcomas em gatos pela reação em cadeia da polimerase.[20]

Tratamento e prevenção

Não se conhece cura para a poliartrite progressiva crônica, e as alterações clínicas e patológicas que ela causa, em geral, respondem temporariamente por semanas a meses ao tratamento imunossupressor, como aquele com prednisolona (10 a 15 mg/dia/gato) e ciclofosfamida 2,5 mg/dia/gato VO, por 4 dias a cada semana). Gatos identificados como portadores de poliartrite devem ser afastados dos projetos de pesquisa e da produção de vacinas e colônias isentas de patógeno específico, porque não se pode excluir a etiologia infecciosa ou contagiosa.

Considerações de saúde pública

Todas as espécies de primatas não humanos abrigam cepas distintas específicas da espécie de hospedeiro de vírus espumosos de símios que são geneticamente diferentes do FFV.[45] Não se dispõe de dados para documentar a existência de um vírus espumoso humano autêntico, porém pessoas expostas ocupacionalmente a primatas não humanos têm a taxa mais alta de exposição aos diferentes vírus espumosos humanos e infecção zoonótica causada por eles.[17] Quanto aos outros vírus espumosos de animais domésticos, inclusive o FFV, eles podem infectar uma variedade de tipos celulares de espécies diferentes *in vitro*. Não foi documentada transmissão *in vivo* desses outros vírus para pessoas.[4,45] Além disso, os dados de estudos de sororreatividade entre veterinários e outras pessoas expostas ocupacionalmente a gatos não confirmam o risco maior de infecção.[6]

Capítulo 16

Infecções por Paramixovírus Felinos

Craig E. Greene e Hans Lutz

Os vírus da família Paramyxoviridae (gêneros *Paramyxovirus*, *Morbillivirus* e *Henipavirus* [contendo os vírus *Nipah* e *Hendra*]) causam infecções no sistema nervoso central (SNC) de felídeos domésticos e silvestres de grande porte, embora nenhum dos vírus desse grupo seja conhecido como vírus primariamente de felinos.

Infecção pelo vírus aviário de Newcastle

O vírus da doença aviária de Newcastle (*Paramyxovirus*) foi inoculado experimentalmente no SNC de gatos domésticos adultos e filhotes, causando encefalomielite disseminada.[22,33] Filhotes recém-nascidos também podem infectar-se por exposição intraocular ou intranasal a grandes quantidades de vírus. O período de incubação do vírus administrado por via oculonasal foi relativamente longo (de 11 a 17 dias), em comparação com o observado após inoculação direta no SNC (de 3 a 4 dias). Os sinais clínicos de encefalomielite foram convulsões, oscilação da cabeça e mioclonia. Houve paralisia progressiva do neurônio motor inferior nos membros e na musculatura de nervos cranianos. Em alguns animais acometidos, houve alterações no comportamento. Ao exame histológico, encontrou-se uma meningoencefalite não supurativa disseminada. O vírus pareceu disseminar-se por todo o sistema nervoso, ao longo das vias neuronais descendente e ascendente.

Infecção por paramixovírus não tipado

Um agente similar ao paramixovírus também foi isolado do SNC de gatos infectados naturalmente que tiveram encefalite desmielinizante e formação de corpúsculo de inclusão.[11] O vírus foi isolado de gatos acometidos mediante o cultivo conjunto de tecido do SNC com linhagens de células renais felinas fetais. O vírus isolado, sem relação sorológica com paramixovírus conhecidos, foi inoculado no SNC de camundongos recém-nascidos que desenvolveram uma encefalite similar 5 meses depois.

Também foram observados nucleocapsídios semelhantes aos do paramixovírus à microscopia eletrônica em culturas explantadas de tecido do SNC de gatos clinicamente saudáveis ou com lesões desmielinizantes do nervo óptico que foi cultivado em conjunto com células renais felinas ou da linhagem Vero.[64] O significado desses achados ultraestruturais é incerto.

Foi relatada encefalite não supurativa em um tigre-siberiano (*Panthera tigris*) adulto em cativeiro, no qual corpúsculos de inclusão detectados à microscopia óptica e material de nucleocapsídio à microscopia eletrônica eram semelhantes aos dos vírus da família Paramyxoviridae.[21] Essas observações poderiam representar infecções pelo vírus da cinomose (VC) ou uma variante, mas não se dispõe de informação definitiva. Um morbilivírus, suspeito de ser o VC, foi detectado por métodos imuno-histoquímicos no SNC de um tigre-siberiano (*Panthera tigris altaica*) de vida livre com disfunção neurológica.[50a]

Infecção pelo vírus da cinomose

O VC, um *Morbillivirus*, infecta uma grande variedade de carnívoros terrestres. Ele foi inoculado experimentalmente em gatos domésticos, mas não ocorreram sinais clínicos (ver *Epidemiologia*, no Capítulo 3). Gatos domésticos que vivem junto com cães na mesma casa tinham anticorpos neutralizantes do VC, mas não foi documentada doença clínica.[30,32] Em contraste com gatos domésticos, grandes felinos silvestres parecem ser mais suscetíveis à infecção pelo VC. Os animais isolados parecem ser imunologicamente semelhantes aos isolados virulentos de outros carnívoros, mas tal achado não exclui diferenças nos biotipos virais.[5] Cepas virais mutantes, originárias de cães silvestres e domésticos que viviam bem próximos de felinos silvestres, são a explicação mais provável para a prevalência comum de resultados soropositivos para o VC e surtos da infecção pelo mesmo vírus em felinos silvestres não vacinados contra ele.* Carnívoros não canídeos, tais como guaxinins, também podem agir como vetores do VC para felinos silvestres em zoológicos.[31]

---

* Referências 6, 10, 13, 18, 20, 27, 41, 50-52.

Há relatos de várias investigações sobre o papel possível do VC como causa de doença clínica em felinos silvestres. Ele e outros vírus não foram identificados como causadores de mielopatia crônica progressiva em guepardos (*Acinonyx jubatus*),[56] mas foi descrita uma meningoencefalite não supurativa crônica progressiva, semelhante em termos clínicos e patológicos à causada pelo VC em cães, em um tigre-de-bengala (*P. tigris*).[2] Foram encontrados aumentos acentuados nos anticorpos séricos e do líquido cerebrospinal contra o VC. A mioclonia foi similar à observada em infecções por outros paramixovírus em cães e gatos. Há suspeita de que o VC foi a causa de doença respiratória e neurológica em dois leopardos-das-neves (*Uncia uncia*) que tiveram panleucopenia felina simultânea.[19] O VC não foi isolado, porém as lesões histológicas, as inclusões intranucleares, a ultraestrutura do vírus, a imunofluorescência e os testes sorológicos foram todos positivos para infecção pelo VC. Presume-se que a imunossupressão induzida pelo vírus da panleucopenia felina tenha possibilitado o desenvolvimento da infecção pelo VC.

Pesquisas sequenciais feitas com leões (*Panthera leo*) em cativeiro de um zoológico do Japão indicaram soroconversão em mais de 50% dos animais, consubstanciando um surto.[14] Ocorreram surtos de cinomose em leopardos (*Panthera pardus*), tigres, leões (*P. leo*) e um jaguar (*Panthera onca*), todos vivendo em cativeiro, na América do Norte.[5,66] A doença inicial manifestou-se de maneira sistêmica por anorexia, sinais respiratórios ou gastrintestinais (ou ambos), seguidos por sinais do SNC de ataxia, mioclonia, convulsões e coma. A fonte de infecção de um desses últimos surtos epizoóticos foram guaxinins e gambás infectados pelo VC, que tiveram um surto concomitante. Os vírus isolados dos felinos acometidos foram identificados como VC pelo teste do anticorpo monoclonal e por análise genética. Os isolados foram ligados a cepas de hospedeiros não felídeos selvagens e não ao vírus da vacina.[26] As lesões do SNC eram focais e discretas, consistindo em poliencefalite, meningite linfocitária e microgliose discreta não supurativas na substância branca. Tais lesões eram menos extensas e graves e não tinham desmielinização nem manguito perivascular, como é comum observar em cães infectados. Tais aspectos são mais típicos da infecção aguda pelo VC em carnívoros suscetíveis (ver Capítulo 3).[61]

Em 1994, houve um surto de infecção pelo VC em leões no Serengeti, na Tanzânia.[24,38,54,58] Os sinais clínicos incluíram convulsões, mioclonia e outros sintomas neurológicos. Os achados patológicos foram encefalite e pneumonia. As alterações histopatológicas típicas da infecção pelo VC foram observadas em 18 de 19 leões examinados. Foram identificados corpúsculos de inclusão com reação cruzada imunológica com a proteína do VC em amostras de 14 dos 19 leões disponíveis para exame. De 83 amostras de soro testadas para anticorpos contra o VC, 71 foram positivas para esse vírus.[54] Para determinar a relação genética do vírus envolvido no surto da doença com outros morbilivírus, células coletadas do sobrenadante de amostras de dois leões com sinais neurológicos foram submetidas à reação em cadeia da polimerase com transcriptase reversa, e a sequência nucleotídica do gene P conservado foi determinada.[54] Esses testes sugeriram que o isolado do VC de leão tinha estreita relação com a cepa Ondersteporst do VC. Acredita-se que o surto de cinomose em leões originou-se de infecções em cães domésticos que viviam nas cercanias do parque Serengeti. No entanto, para a transmissão entre cães e leões, é provável que as responsáveis fossem hienas. Com base nos sinais neurológicos, foram encontradas várias hienas acometidas ficando comprovado que estavam infectadas pelo VC. Além disso, sabe-se que as hienas, em contraste com os leões, vagueiam pelos vilarejos dos habitantes locais, onde podem ter causado em contato com cães domésticos. Mostrou-se que ocorrem exposição natural ao VC ou infecções com ele em canídeos silvestres na África.[1,57] Para determinar se a existência de outros vírus em leões pode ter favorecido a suscetibilidade ao VC, amostras de soro foram testadas quanto à existência de anticorpos contra o vírus da imunodeficiência felina, o herpesvírus felino1, o calicivírus felino, o vírus da panleucopenia felina e os coronavírus felinos. Não foi encontrada qualquer relação entre a ocorrência do VC e anticorpos contra esses outros patógenos. Apesar do surgimento recente de surtos de infecção pelo VC em felídeos silvestres, a análise retrospectiva de casos indicou infecções desde 1972.[45] A mortalidade pelo VC em leões de vida livre foi correlacionada com surtos simultâneos de hemoparasitismo com *Babesia*, em conjunto com estiagem/seca e condições climáticas extremas.[42]

Para reduzir a probabilidade de surtos futuros de VC em leões, foi iniciado um programa de vacinação dos cães domésticos que vivem nos arredores de parques, recomendado também para todos os felídeos em cativeiro. Para proteger os grandes felídeos silvestres contra a infecção por esse vírus, foi indicada a vacina com o vírus inativado.[5] Contudo, a eficácia de vacinas inativadas em cães e outros carnívoros exóticos, sem mencionar gatos, não foi documentada. Visto que as vacinas adaptadas em embrião de galinha (cepa Onderstepoort) ou baseadas no vetor recombinante em geral são mais seguras que as adaptadas em cultura de tecido (cepa Rockborn), elas devem ser consideradas para avaliação em grandes felídeos.[4,5]

Infecção pelo vírus Hendra | Morbilivírus equino

Em setembro de 1994 ocorreu um surto de doença respiratória aguda em equinos em Hendra, subúrbio de Brisbane, Queensland, Austrália.[16,43] Os cavalos tiveram pneumonia, caracterizada clinicamente por anorexia, depressão, pirexia, taquipneia e ataxia. Na fase terminal, ocorriam pressão da cabeça e corrimento nasal espumoso. Um tratador e um treinador desses animais tiveram uma doença semelhante à influenza. O tratador ficou doente por 6 semanas e o treinador morreu por insuficiência respiratória. Foi isolado um novo vírus bastante relacionado com o *Morbillivirus*, mas distinto dele, tanto dos cavalos como de pessoas. Outro episódio foi identificado de maneira retrospectiva em Mackay, uma cidade na Costa Norte de Queensland, em um fazendeiro que teve encefalite aguda progressiva.[55] O fazendeiro havia ajudado no tratamento e na necropsia subsequente dos cavalos acometidos. O mais interessante é que os cavalos tiveram espasmos mioclônicos semelhantes aos observados em cães com cinomose. Depois foi documentada meningoencefalite em cavalos infectados experimentalmente.[65]

As lesões patológicas predominantes nos cavalos acometidos pelo surto de Hendra foram encontradas nos pulmões, que estavam congestionados e edematosos. Ao exame histológico, era evidente pneumonia intersticial com degeneração de pneumócitos e capilar.[29] O vírus foi detectado imunologicamente nas células endoteliais por anticorpos fluorescentes diretos. No episódio de Mackay, o vírus foi detectado pela reação em cadeia da polimerase positiva no líquido cerebrospinal e, no episódio de Hendra, no tecido cerebral e no soro.[48]

O vírus Hendra era incomum em sua capacidade de crescer em culturas de células originárias de um número significativo de espécies de animais, inclusive vertebrados submamíferos.[8] O vírus foi inoculado experimentalmente por via subcutânea em um grande número de espécies de animais de laboratório, inclusive cães e gatos.[29,63] Cães e gatos foram vacinados contra as doenças virais comuns, mas notavelmente os cães contra o VC. Os cães não ficaram doentes, mas os gatos tiveram inapetência e taquipneia no quinto dia após a inoculação e morreram no sexto e no sétimo dia. Os gatos tinham lesões macroscópicas de edema pulmonar, linfadenomegalia hilar, pneumonia e efusão pleural. As lesões histológicas de vasculite eram semelhantes àquelas dos cavalos acometidos. O vírus foi isolado dos pulmões, baço, rins e cérebro. Os gatos que sobreviveram não desenvolveram anticorpo neutralizante viral sérico específico. Gatos também foram infectados experimentalmente por via intranasal e exposição oral ao vírus, bem como por contato direto com gatos previamente infectados.[28] Como o vírus Hendra é tão geneticamente distinto de outros morbilivírus, supõe-se que exista há muito tempo e foi adquirido de um hospedeiro reservatório mamífero. De todas as espécies de laboratório inoculadas, os gatos foram a mais suscetível e desenvolveram uma doença semelhante à de equinos e pessoas. O vírus penetra no sistema nervoso de gatos, mas eles não desenvolvem sinais de disfunção neurológica.

Uma pesquisa limitada com soro de gatos na área metropolitana de Brisbane não revelou anticorpo detectável contra o vírus.[63] Estudos subsequentes em gatos mostraram que eles podem ser infectados por vias não parenterais e que o vírus pode disseminar-se naturalmente entre gatos.[62] Dentre muitas espécies silvestres testadas, os morcegos *Pteropus* têm anticorpos séricos contra o vírus e podem ser a espécie reservatório.[67] A transmissão de morcegos para outras espécies, tais como equinos, pode ser necessária para a exposição humana.

Estudos de transmissão por contato mostraram que o vírus não é altamente contagioso. Equinos em contato direto com gatos infectados experimentalmente e equinos infectados em contato com outros equinos ou gatos não transmitem a infecção.[65] De maneira similar, gatos infectados experimentalmente não transmitem a infecção para equinos. Em animais de qualquer espécie infectados experimentalmente, os organismos foram mais prevalentes nos rins e na urina, o que sugere transmissão urinária como meio de disseminação.[65] O organismo foi isolado até 3 semanas após a infecção de um equino e 14 meses em uma pessoa que desenvolveu a infecção, sugerindo a persistência viral e o estado de portador.

Infecção pelo vírus Nipah

Um surto de encefalite humana fatal durante 1998 e 1999 foi atribuído a um paramixovírus recém-reconhecido, adquirido de suínos. Suínos, pessoas que eram predominantemente seus criadores, cães e gatos foram infectados. Embora as outras espécies tenham tido a doença, em suínos ela foi autolimitada e, em alguns casos, subclínica. A infecção humana foi atribuída ao estreito contato com suínos. A atribuição de cães ou gatos como fontes secundárias da infecção não pode ser excluída. Os resultados de pesquisas sorológicas de gatos selvagens em áreas endêmicas sugerem que a transmissão entre morcegos e gatos pode ser incomum.[15] Em gatos infectados experimentalmente, o vírus Nipah teve comportamento muito semelhante ao do vírus Hendra estreitamente relacionado. Dois gatos foram infectados por via oronasal com o vírus Nipah de um surto que causou sinais respiratórios e neurológicos em suínos.[35] A doença respiratória e neurológica foi observada nos gatos e o vírus foi encontrado em secreções da orofaringe e excretado na urina. O vírus causa vasculite disseminada em muitos órgãos, especialmente no trato respiratório e no SNC. São observadas inclusões eosinofílicas, predominantemente citoplasmáticas, dentro dos neurônios. As lesões pulmonares são pneumonia de células gigantes, e as secreções e tecidos contêm grandes quantidades do vírus. Também ocorre infecção transplacentária em gatas prenhes, com infecção resultante dos filhotes.[12,39] As subunidades de vacinas experimentais contendo a glicoproteína G solúvel do vírus Hendra ou do Nipah protegeram gatos contra desafio subsequente com o vírus Nipah virulento.[34,40]

Suspeitou-se que cães fossem reservatórios de infecção durante a epidemia humana na Malásia de encefalite febril causada pelo vírus Nipah.[49] O vírus foi identificado por coloração imuno-histoquímica de tecidos dos dois cães acometidos de maneira fatal.[29] Suínos foram prontamente infectados a partir de morcegos frugívoros reservatórios; cães foram examinados porque viviam com porcos e pessoas e poderiam ter servido como hospedeiros reservatórios secundários. Apesar da alta prevalência de sororreatividade entre cães na época do surto inicial,[17] ela foi muito baixa em cães fora da área imediata de doença endêmica.[36] Portanto, os cães infectados agiram como hospedeiros mortos terminais. A infecção não se disseminou na ausência dos suínos infectados, que foram descartados da população.

Infecções por Poxvírus

Craig E. Greene

Etiologia e epidemiologia

Os poxvírus são os maiores vírus existentes, com um DNA de filamento duplo linear que codifica centenas de poplipeptídios. Existem oito gêneros na subfamília Chordopoxvirinae, sendo o principal o *Orthopoxvirus*, que inclui a maioria dos membros causadores de doença em pessoas e animais domésticos: o vírus da varíola, o da vacínia, o da varíola bovina, o da varíola dos macacos, o da ectromelia, o da varíola dos camelos, o taterapox e o da varíola do guaxinim (Tabela 17.1). A infecção por poxvírus mais bem descrita e mais comum em gatos é causada pelo vírus da varíola bovina.[3] A varíola do guaxinim também foi observada em um gato (ver *Achados clínicos*). Os membros de três outros gêneros, *Parapoxvirus*, *Yatapoxvirus* e *Molluscipoxvirus*, também contêm espécies patogênicas para mamíferos. Foram relatadas infecções de gatos por membros dos gêneros *Parapoxvirus*[7,17] e poxvírus não caracterizados na Índia e na América do Norte[34] (ver *Achados clínicos*). Os poxvírus são relativamente estáveis no ambiente e podem permanecer infectantes em condições secas por vários meses a anos, mas são prontamente inativados por muitos desinfetantes, em especial hipocloretos.

Tabela 17.1	Características de algumas infecções por poxvírus em pessoas e animais domésticos.		
Vírus (relatos geográficos)	**Reservatório**	**Não natural em pessoas ou animais domésticos**	**Referências**
Varíola bovina (Eurásia)	Roedores	Gatos, cães, seres humanos, muitos outros	Muitas
Vacínia (em todo o mundo)	Desconhecido	Seres humanos	11, 25, 31
Varíola (em todo o mundo)[a]	Seres humanos	Nenhuma	1
Ectromelia (Europa)	Roedores	Raposas, visões	22
Varíola dos macacos (África, importada para os EUA)	Roedores na África; cão das pradarias nos EUA	Seres humanos	25
Varíola do guaxinim (Canadá)	Guaxinim	Gatos	45
Parapox (América do Norte,[b] Nova Zelândia)	Ovinos, caprinos (ectima contagioso)	Gatos, seres humanos	17

[a]Erradicada pela vacinação.
[b]Relatos não comprovados.

O vírus da varíola bovina é encontrado apenas na Eurásia.[3] Na Europa Ocidental e no norte do mesmo continente, os hospedeiros reservatórios são os arganazes (*Clethrionomys* spp. e *Microtus* spp.) e camundongos da madeira (*Apodemus* spp.),* enquanto na Turcmênia e na Geórgia os hospedeiros reservatórios são esquilos do solo (*Citellus fulvus*) e gerbilos (*Rhombomys opimus* e *Meriones libycus*).[3]

Apesar do nome, a infecção pelo vírus da varíola bovina é incomum em bovinos, dos quais foi isolado pela primeira vez. Embora o gato doméstico seja o hospedeiro incidental mais frequentemente reconhecido,[1,7,8,28,30] também é possível o vírus da varíola bovina infectar seres humanos,[4,15] bovinos, equinos e vários animais exóticos em cativeiro.[3] Um pequeno número de casos também foi relatado em cães domésticos.[8] Ratos domésticos (*Rattus norvegicus*) e camundongos domésticos (*Mus musculus*) também podem ser hospedeiros incidentais raros.

A varíola bovina felina é observada primariamente em gatos que vivem em ambientes rurais e caçam roedores, e a maioria dos casos ocorre no verão e no outono,[6,8] quando as oportunidades de infecção dos hospedeiros silvestres são maiores. Não há predisposição sexual ou etária à infecção. Ocorre transmissão ocasional de um gato para outro, bem como de gatos para seres humanos.[4]

Os relatos de infecção natural pelo ortopoxvírus em cães silvestres ou domésticos são raros, embora tenham sido encontrados anticorpos específicos em 6 a 20% de raposas na Alemanha.[22,28] A inoculação intradérmica de 2×10^5 unidades formadoras de placa do vírus da varíola bovina em raposas vermelhas (*Vulpes vulpes*) provocou lesões cutâneas discretas com replicação viral mínima.[9] Não foram encontradas lesões após a inoculação oral do vírus. Outro ortopoxvírus, o da ectromelia murina, causou doença congênita em raposas prateadas criadas em uma fazenda (*Vulpes vulpes* com pelagem de inverno), raposas azuis (*Alopex lagopus* com pelagem de inverno) e visões (*Mustela vison*) na República Tcheca.[27] A infecção pelo ortopoxvírus foi identificada em um cão, um gato e no proprietário em uma residência na Alemanha.[44] Presume-se que a infecção tenha se disseminado a partir de um gato, e as lesões no cão cicatrizaram depois de 1 a 4 meses. Uma infecção natural pelo ortopoxvírus, caracterizada por dermatite ulcerativa no local da mordida suspeita de um rato, foi identificada em um cão doméstico no Reino Unido.[42] É provável que tal infecção tenha sido causada pelo único ortopoxvírus existente no Reino Unido, pois a varíola foi erradicada lá. O reservatório natural do vírus da ectromelia não é conhecido.

---

* Referências 5, 10, 13, 14, 21, 23, 24a.

Patogenia

A via habitual da infecção pela varíola bovina em gatos é a inoculação cutânea, provavelmente por uma mordida ou outro ferimento cutâneo, embora a infecção oronasal também seja possível.[33] A replicação local do vírus acarreta uma lesão cutânea primária, e a disseminação para os linfonodos de drenagem e uma viremia associada a leucócitos aumentam a disseminação secundária das lesões cutâneas. Durante o período virêmico, é possível o vírus ser isolado do trato respiratório. Embora seja incomum em gatos domésticos, a morte pode ser causada por pneumonia viral.

Achados clínicos

Gatos

Infecção pelo vírus da varíola bovina

A varíola causada por esse vírus felino geralmente causa lesões cutâneas disseminadas, porém, a maioria dos gatos tem histórico de apresentar uma única lesão cutânea primária, em geral na cabeça, no pescoço ou em um membro anterior. As lesões primárias costumam ser acompanhadas por uma infecção bacteriana concomitante, e seu aspecto pode variar – desde uma ferida superficial pequena com escama sobre ela a um grande abscesso ou área de celulite.

Embora alguns gatos possam ter apenas uma única lesão primária, a maioria deles desenvolve lesões cutâneas secundárias em 1 a 3 semanas. Inicialmente as lesões aparecem como pequenos nódulos epidérmicos distribuídos aleatoriamente, e aumentam de tamanho (1 cm de diâmetro) em 3 a 5 dias, formando úlceras bem circunscritas em que logo se cria uma casca (Figura 17.1 A e B), secam gradualmente e, após 4 a 5 semanas, sofrem esfoliação (Figura 17.1 C). Logo ocorre novo crescimento de pelos, embora algumas lesões possam resultar em placas pequenas permanentemente sem pelos.[7,8,29,32]

Muitos gatos não exibem sinais clínicos além das lesões cutâneas. Em geral, os sinais de doença sistêmica são discretos e ocorrem durante o período virêmico, pouco antes do desenvolvimento de lesões cutâneas secundárias. Os gatos podem ter pirexia, inapetência ou ficar deprimidos; alguns têm coriza ou diarreia transitória. Doença mais grave é rara em gatos domésticos e costuma estar associada à infecção bacteriana grave ou disfunção imune, geralmente resultado de uma infecção concomitante com o vírus da leucemia felina, o da imunodeficiência felina, o da panleucopenia felina ou o herpes-vírus felino, ou ainda de tratamento com glicocorticoide.[7,24,36] Entretanto, em felídeos exóticos (p. ex., guepardos), é comum ocorrer pneumonia fatal. Foi descrita pneumonia em gatos domésticos.[23,24,37,38] O prognóstico em gatos gravemente doentes é desfavorável, podendo ser aconselhável a eutanásia.

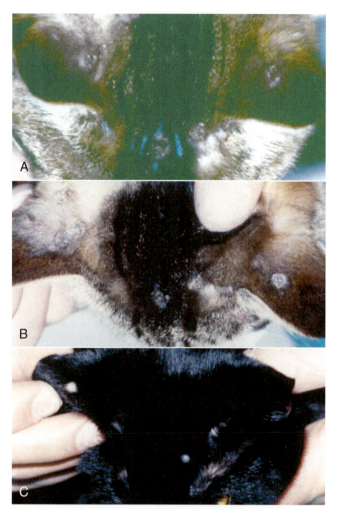

Figura 17.1 Vários estágios das lesões de varíola na cabeça de três gatos. **A.** Pápulas secundárias. **B.** Lesões secundárias com casca. **C.** Lesões cicatrizando após a queda da casca. (Cortesia de Malcolm Bennett, University of Liverpool, Liverpool, UK.)

Infecção pelo parapoxvírus

A infecção pelo parapoxvírus, provavelmente a partir de ovinos ou caprinos com ectima contagioso, também causa múltiplas lesões cutâneas crostosas, que cicatrizam em poucas semanas. Há relatos não comprovados de condições similares na América do Norte. A infecção de gatos na Nova Zelândia com o paramixovírus do ectima contagioso de ovinos foi confirmada pela reação em cadeia da polimerase,[17] e a variação de hospedeiro desse vírus deve incluir gatos.

Infecção pelo vírus da varíola do guaxinim

Um gato doméstico no Canadá teve uma lesão ulcerativa com secreção hemorrágica purulenta no dedo de uma das patas anteriores.[45] O dedo foi amputado cirurgicamente, e desenvolveu-se uma lesão secundária perto do dedo adjacente, que por fim foi resolvida após tratamento antibacteriano. Acredita-se que a causa tenha sido reação às suturas.

Cães

A infecção pelo vírus da varíola bovina em cães é semelhante à observada em gatos, exceto pelo fato de que, nos poucos casos encontrados, desenvolveu-se apenas um pequeno número de lesões. Deve-se suspeitar de infecções por poxvírus em animais com lesões cutâneas ulcerativas, principalmente se tiverem tido contato com roedores. Em geral, não são vistos sinais clínicos nos hospedeiros roedores, embora a infecção possa estar associada a diminuição da fecundidade e da sobrevivência.[43]

Diagnóstico

Material seco de descamação pode ser enviado para laboratórios sem meio de transporte, pelos correios, em recipiente vedado. O vírus da varíola bovina pode ser isolado facilmente em várias culturas celulares, e, em geral, os vírions podem ser vistos em homogeneizados de lesões descamadas à microscopia eletrônica. Com o equipamento necessário, a microscopia eletrônica é a maneira mais fácil de reconhecer os parapoxvírus em razão de sua morfologia característica e de seu crescimento em cultura celular ser difícil. Para diagnosticar infecção por poxvírus, faz-se o uso da reação em cadeia da polimerase pelos laboratórios, devido à rapidez e à disponibilidade dessa técnica.[17,20,24,39,45] Os anticorpos séricos específicos para poxvírus podem ser detectados por vários métodos, incluindo ensaios de hemaglutinação-inibição ou imunofluorescentes.[14]

Achados patológicos

O aspecto histológico da varíola felina inclui hiperplasia e hipertrofia epiteliais, com formação multilocular de vesículas e ulceração. Muitas células infectadas contêm corpúsculos de inclusão intracitoplasmáticos eosinofílicos.[5] A imunocoloração e a hibridização *in situ* são úteis para o diagnóstico histopatológico.[36]

Tratamento e prevenção

Antibacterianos de amplo espectro são recomendados para o controle de infecções bacterianas secundárias, e há a possibilidade de que o tratamento geral de suporte, inclusive com líquidos, seja necessário. Glicocorticoides estão contraindicados porque podem exacerbar a condição. Mostrou-se que o cidofovir é ativo contra o vírus da varíola bovina em cultura de células e alguns sistemas animais,[11,41] porém não há relatos de seu uso em gatos. O fármaco tem de ser administrado no início da evolução da infecção experimental e a animais imunocompetentes para ser mais eficaz.

Não existem vacinas, mas o vírus da vacínia pode ser considerado para coleções valiosas de zoológicos sob risco de infecção pelo vírus da varíola bovina. O vírus da vacínia parece ter infectividade e patogenicidade baixas em gatos e guepardos, mas sua capacidade de provocar uma resposta imune protetora é desconhecida.

Considerações de saúde pública

Todos os poxvírus que infectam pessoas são zoonóticos, com exceção do vírus da varíola, do da vacínia e do moluscipoxvírus. O da varíola foi eliminado pela vacinação. O da vacínia foi usado por Jenner para a vacinação contra a varíola (ver discussão posterior, sobre a vacínia).

Varíola bovina

Pessoas podem adquirir infecção por ortopoxvírus de gatos por meio de mordida ou arranhadura. A lambedura de mucosas também foi suspeita como meio potencial de transmissão.[33] Uma única lesão cutânea dolorosa desenvolve-se no local da inoculação, embora possam surgir lesões mais graves e disseminadas em pessoas com doenças cutâneas preexistentes ou que estejam imunossuprimidas. A lesão cutânea pode ser necrótica na região central, com pseudovesículas circundantes e erosões. Os linfonodos regionais podem estar aumentados e tornar-se necróticos, com secreção purulenta.[33]

Além da lesão cutânea dolorosa, em geral o vírus causa doença sistêmica, que pode necessitar de hospitalização, mas raramente leva à morte.[4,15,20,24b] A varíola bovina em seres humanos é rara (com um ou dois casos ocorrendo a cada ano no Reino Unido), mas acredita-se que os gatos sejam a fonte de mais de 50% desses casos.[4] Se tomadas as precauções higiênicas básicas, o risco de transmissão de gatos para pessoas é pequeno. Com poucas exceções, a doença não justifica a eutanásia do gato. É improvável que até mesmo uma vacinação recente contra a varíola forneça proteção contra as lesões primárias da varíola bovina, embora pareça ajudar a prevenir doença mais grave.[2] (Ver discussão mais detalhada sobre os riscos zoonóticos das infecções pela varíola bovina, no Capítulo 99.)

Vacínia

É um ortopoxvírus que originalmente infectava bovinos e posteriormente foi desenvolvido por Jenner como uma cepa vacinal para a varíola em seres humanos. Não tem reservatório natural. A maioria dos mamíferos, incluindo espécies domésticas, é suscetível ao vírus da vacínia. Com o advento da vacinação disseminada contra a varíola, há a preocupação de que animais domésticos de estimação possam infectar-se a partir de pessoas e agir como hospedeiros transportadores. A transmissão interespécie de pessoas vacinadas para cães e gatos pode ser minimizada se as lesões forem protegidas e os curativos descartados apropriadamente.[35] Infecções secundárias generalizadas por vacínia, especialmente em crianças, podem ocorrer após a vacinação com o vírus da vacina. Tal condição, conhecida como *eczema da vacinação*, caracteriza-se por dermatite difusa com vesículas abertas, febre, linfadenomegalia e, raras vezes, encefalite.[40] As vesículas contêm grandes quantidades de vírus que podem contaminar o ambiente e colocar as pessoas e os animais de estimação em risco. No caso de pessoas com imunossupressão, tais como aquelas infectadas com o vírus da imunodeficiência humana, o risco é extremo. Evidência experimental e epidemiológica mostra que as infecções em animais de estimação são autolimitantes.

O vírus da vacínia tem sido usado como um vetor para a glicoproteína do vírus da raiva em programas de iscas orais usados para o controle da raiva silvestre em todo o mundo. Uma pessoa desenvolveu uma infecção localizada e autolimitada após autoinocu-lação inadvertida da isca com a vacina oral (ver *Vacinação oral de animais semisselvagens e silvestres*, no Capítulo 20.) Problema semelhante foi enfrentado por um funcionário do laboratório que preparava o vírus da vacina.[30] Pessoas imunocomprometidas desenvolvem lesões mais progressivas e disseminadas.[12]

Varíola dos canários

O vírus causador tem sido usado como vetor em algumas vacinas novas disponíveis para cães e gatos, incluindo uma antirrábica para gatos e uma contra a cinomose (para cães). O canaripoxvírus não está associado a qualquer risco de saúde pública conhecido. Sua replicação em cães e gatos é autolimitada após administração parenteral.

Varíola dos macacos

O vírus causador é encontrado nas florestas úmidas tropicais de países da África Ocidental e Central. O reservatório é o esquilo arborícola. Uma criança pequena desenvolveu essa varíola 2 semanas após ter sido mordida por um cão das pradarias (*Cynomys* spp.) criado em casa, que fora comprado em uma loja de animais onde pode ter tido contato com um rato de Gâmbia (*Cricetomys gambianus*) da África. A família que teve contato adquiriu a doença sistêmica e teve lesões cutâneas multifocais. Uma pessoa da família desenvolveu vesiculação em torno da arranhadura de um gato da casa; no entanto, essa vesícula pode ter sido incidental à infecção sistêmica adquirida da criança. Cães e gatos não são considerados hospedeiros dessa doença, porém vários roedores são motivo de preocupação.[23a,28a]

Outras infecções por poxvírus

Outros poxvírus, inclusive muitos parapoxvírus, também podem ser zoonóticos, mas o risco de transmissão desses vírus de um animal para uma pessoa é desconhecido. (Ver, no Capítulo 99, uma discussão sobre o risco de infecções por poxvírus em pessoas imunocomprometidas.)

Capítulo 18
Infecções por Papilomavírus

Claude Favrot

Etiologia

Os membros do gênero *Papilomavirus* (PV) são vírus pequenos (30 a 60 nm) sem envoltório, com simetria icosaédrica e genoma de DNA de duplo filamento circular. São categorizados, junto com os poliomavírus, na família Papovaviridae. O fato de não apresentarem envoltório lipídico pode explicar sua resistência no ambiente.[42] Os PV estão disseminados na natureza e infectam muitas espécies de mamíferos e aves.[85] São muito estritamente específicos do hospedeiro e sua replicação está intimamente associada à diferenciação da célula do hospedeiro.[28] Por exemplo, a inoculação do papilomavírus oral canino (COPV; de *canine oral papillomavirus*) em filhotes de gatos, camundongos, ratos, cobaias, coelhos e primatas não humanos não resultou na formação de papilomas. No entanto, foi relatada infecção cruzada de equinos pelo PV bovino dos tipos 1 e 2.[18]

O PV animal causa proliferações benignas cutâneas e em mucosas, que em geral são autolimitadas e apenas raramente progridem para tumores malignos.[1,89] Já os papilomavírus humanos (HPV; de *human papillomavirus*) induzem uma ampla gama de infecções; alguns são comensais, enquanto outros causam transformação neoplásica, em especial nas mucosas.[2,3,108,109]

Foram isolados, clonados e sequenciados completamente mais de 100 HPV e muitos mais parcialmente.[27] Eles foram agrupados nos gêneros PV-α, β, γ, δ e μ. Não apenas os HPV foram detectados na pele lesada e sadia de mamíferos, aves e até mesmo répteis, mas também um número crescente de PV de animais. Pode-se esperar que cada espécie animal, bem como seres humanos, abrigue um grande conjunto de tipos de PV.

Até o momento, foram publicadas as descrições de sete genomas virais obtidos de cães e dois obtidos de gatos.* Além disso, foram descobertas sequências genéticas únicas menores em outras amostras de felinos e caninos, o que sugere que haja outros PV nessas espécies.[63,67,107] Munday e colaboradores detectaram duas ou três sequências diferentes de PV na mesma amostra de felino, o que reflete a situação em seres humanos, nos quais em geral são identificados múltiplos PV infectantes.[61a,64]

A classificação dos PV em geral baseia-se nas sequências do gene L1, mas tem correlação apenas parcial com manifestações clínicas, como o potencial oncogênico e a localização de lesões induzidas.[27] Os dados da árvore filogenética representada na Figura 18.1 confirmam a suposição de que a similaridade da genética não se correlaciona com a dos achados clínicos. Por exemplo, o CdPV3 (hospedeiro: PV do *Canis lupus familiaris*) e o CdPV7 foram descobertos em lesões de carcinoma *in situ*, mas são filogeneticamente distintos. O FdPV1 e o FdPV2 (hospedeiro: *Felis catus*) não pertencem ao mesmo gênero de PV, mas ambos foram extraídos de carcinoma bowenoide *in situ* (CBIS). Papilomas invertidos foram descritos em associação ao COPV, ao CdPV6, mas também ao CdPV2.[48] Sarcoides felinos da América do Norte e da Nova Zelândia continham papilomavírus geneticamente idênticos formando o FeSarPV, que não foi detectado

---

* Referências 26, 47, 50, 95, 99, 106.

em amostras que não eram de sarcoide, incluindo aquelas de gatos com outros tumores e amostras de pele e mucosa oral clinicamente saudáveis.[62a,63a]

Epidemiologia

A entrada do HPV no epitélio descamativo pode induzir uma infecção latente que não mostra evidência clínica nem microscópica de doença, uma infecção subclínica que revela lesões microscópicas quando não há lesões macroscópicas visíveis, ou uma doença clínica franca.[41] Para o início bem-sucedido de infecção produtiva, as partículas infecciosas precisam penetrar nas células da camada basal, o que requer, na maioria dos casos, a ruptura do epitélio.[28] Contudo, em todos os casos, a infecção inicial é seguida por um período de latência viral, durante o qual o genoma viral sofre replicação como elementos extracromossômicos autônomos.[4] Tipicamente, após a diferenciação de células basais no epitélio em maturação, a expressão dos genes do capsídio é induzida a produzir vírus maduros e as correspondentes lesões macroscópicas visíveis. No entanto, os sarcoides equinos e felinos permanecem como infecções latentes, ou seja, não estão associados à produção de novas partículas virais.

A prevalência das infecções subclínicas por PV em cães e gatos é incerta. Todavia, em um único estudo sorológico,[49] 7,4 a 50,2% dos cães sadios tinham anticorpos contra o COPV e/ou o CdPV3. A variação refletiu a região geográfica pesquisada e o valor de corte empregado nessa determinação.

Para que ocorra infecção clínica franca o PV precisa superar a resposta imune do hospedeiro para se replicar, de modo que o significado da infecção por PV pode ser maior em pacientes imunocomprometidos.[18,45] A imunidade inerente está implicada pela aparente predisposição racial para o desenvolvimento de uma condição canina específica associada ao PV, as placas pigmentadas, que foi estabele-

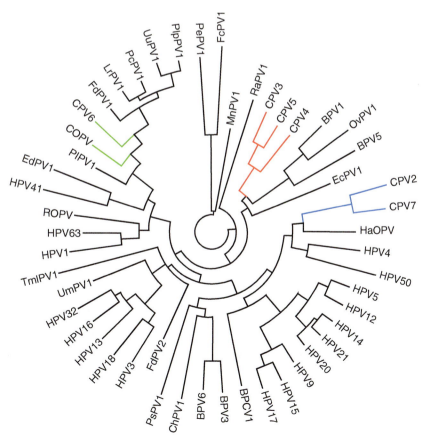

Figura 18.1 Árvore filogenética baseada em L1 mostrando que o PV de carnívoros pertence a quatro clades diferentes e que a genética não se correlaciona com as manifestações clínicas.

cida em cães da raça Pug.[13,66,11] De maneira semelhante, cães das raças Cocker Spaniel e Kerry Blue Terrier podem ser propensos a ter papilomas cutâneos.[78,80]

Técnicas aprimoradas de detecção tornaram possível não apenas a caracterização de novos PV de carnívoros, mas também a detecção de ácidos nucleicos de PV em ampla variedade de lesões cutâneas, como carcinomas escamocelulares (CEC) *in situ* e invasivos. Entretanto, como os ensaios mais sofisticados da reação em cadeia da polimerase (PCR; do inglês, *polymerase chain reaction*) agora são capazes de detectar até uma única cópia do genoma do PV entre 100 ceratinócitos, é preciso interpretar com muito cuidado qualquer resultado positivo obtido com tais ensaios.[73] De fato, a capacidade apresentada por poucos vírus de exercerem influência no desenvolvimento de neoplasia no tecido que os abriga é muito duvidosa. Por exemplo, com a detecção pela PCR, encontrou-se FdPV2 na pele de 52% de gatos clinicamente sadios, independentemente de sua idade, do sexo ou de estarem infectados pelo FIV.[64a] Em contrapartida, os resultados positivos obtidos com outras técnicas, como a imuno-histoquímica (IHQ), foram mais significativos. Tais ensaios só são positivos se houver uma quantidade apreciável de proteínas do capsídio viral na amostra. Portanto, quando os resultados são positivos, a imuno-histoquímica (IHQ) demonstra não apenas a existência do vírus, mas também sua replicação ativa, o que mais provavelmente tem significado clínico. Só foram demonstrados resultados positivos à IHQ em verrugas caninas, placas pigmentadas caninas, placas virais e CBIS felino.[105] Além disso, mostrou-se que havia o DNA do PV na maioria (17 de 20) dos CEC invasivos da pele de felinos e em raros CEC (1 de 20) bucais invasivos.[62,63]

Patogenia

O ciclo biológico do PV em geral está limitado à epiderme e ao epitélio e bastante associado à célula epitelial em diferenciação.[78] Os genes precoces do HPV (genes E) expressam-se nos níveis basal e suprabasal da epiderme, enquanto os genes tardios (L1 e L2) expressam-se nas camadas celulares espinhosa e granular.[28] A montagem do vírion, por fim, ocorre no estrato granuloso superior e no estrato córneo. Após a infecção ocorre hiperplasia do estrato córneo, e a proliferação do epitélio (acantose, hiperqueratose, com formação de verrugas) torna-se clinicamente evidente 4 a 6 semanas após a inoculação.[70] Inclusões intranucleares (agregados de partículas virais) são detectadas apenas na epiderme superior, enquanto outros efeitos citopáticos (pseudoinclusões intracitoplasmáticas, coilocitose, grânulos cerato-hialinos aglomerados) em geral estão no meio e na parte superior da epiderme.[36] A regressão espontânea das verrugas é a evolução habitual e ocorre após 6 a 8 semanas.[70] Verrugas em regressão geralmente são observadas em cães jovens, enquanto as infecções persistentes por PV são relatadas principalmente em cães adultos. Da mesma maneira, têm sido relatadas lesões em filhotes de gatos com 6 a 7 meses de idade, porém a maioria dos casos ocorreu em gatos com 6 a 13 anos de idade.[30,93] A imunodeficiência está associada não apenas a uma possibilidade maior de manifestação clínica, mas também à persistência da infecção e ao seu potencial de transformação neoplásica.[19,29,30,32,70]

A existência de anticorpos neutralizantes em cães após a regressão das verrugas foi identificada.[21,22] Esses anticorpos evitam a reinfecção pelo PV na maioria dos cães, mas não induzem a regressão de tumores estabelecidos. Isso sugere que a regressão de tumores está associada a uma resposta mediada por célula. Tal hipótese foi confirmada pela existência de infiltrados de linfócitos na maioria das verrugas em regressão em cães em muitas outras espécies.[70]

O desfecho da infecção por PV depende da patogenicidade intrínseca da cepa de PV e da imunidade do hospedeiro e de sua base genética. Na verdade, fazer uma associação causal entre a mera existência da infecção por PV em carnívoros e a resultante transformação neoplásica ainda é problemático. Embora evidências epidemiológicas sugiram tal associação, pelo menos em gatos (ver discussão prévia), a causalidade direta nunca foi confirmada *in vitro* em cães ou gatos. O CdPV3, por exemplo, foi recuperado em um Ridgeback Rodesiano Europeu com múltiplos CEC cutâneos *in situ* e invasivos, mas anticorpos contra o mesmo vírus foram detectados em até um terço dos cães sadios na África do Sul.[49] Além disso, infecções com vírus bastante relacionados parecem ter desfechos diferentes. O PV de carnívoros tem oncogenes (E6, E7, E5 para alguns deles), mas é provável que a expressão eventual desses genes dependa de interações com a resposta imune do hospedeiro. Goldschmidt e colaboradores, por exemplo, isolaram o CdPV2 de papilomas invertidos e CEC invasivo de cães da raça Beagle imunocomprometidos.[32] Isso não significa que o mesmo vírus induza câncer de pele em um hospedeiro imunocompetente.

Achados clínicos

Nas infecções pelo PV de carnívoros desenvolvem-se pápulas ou placas (pigmentadas em cães, pigmentadas ou cor de carne em gatos) que às vezes evoluem para CEC *in situ* ou invasivo, verrugas clássicas (inclusive o papiloma invertido em cães) e lesões hipercerató sicas a córneas. Além disso, os gatos podem ter fibropapilomas nodulares (sarcoides).

Cães

As verrugas ocorrem tipicamente em cães jovens (Figura 18.2). A mucosa bucal é principalmente acometida por essa condição associada ao COPV. Pálpebras, lábios, o esôfago e a pele com pelos também podem ser acometidos secundariamente. Em geral, a regressão ocorre em poucas semanas. A pele de cães adultos também pode ser acometida por outras formas de papilomatose, em especial os coxins digitais e a pele perigenital (Figura 18.3). Kerry Blue Terriers e Cocker Spaniels podem estar super-representados nesse grupo de pacientes. Surgiram múltiplas verrugas na pele de um cão adulto no local da preparação para laparotomia durante o pós-operatório.[61b] Ocorreram surtos de papilomatose em grandes grupos de cães de canis.[105b] Lesões semelhantes a verrugas nos coxins plantares de cães da raça Greyhound não parecem estar associadas ao papilomavírus como lesões similares em cães de outras raças.[4a]

A contrapartida canina da placa felina (ver item *Gatos*, adiante) denomina-se placas pigmentadas caninas e consiste em lesões escuras pequenas a médias, hipercerotóticas e semelhantes a placas,

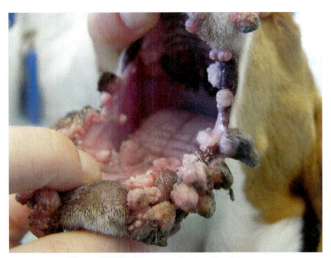
Figura 18.2 Papilomatose oral em um Beagle jovem.

que em geral ocorrem nos membros ou no abdome (Figura 18.4). Tais placas eram antes conhecidas como lentiginose profusa, e os cães da raça Pug são considerados predispostos à formação delas.[13] A origem viral foi demonstrada subsequentemente por Nagata.[65] Os mesmos autores sugeriram que essas lesões em carnívoros poderiam ser a contrapartida da epidermodisplasia verruciforme humana. No entanto, há algumas diferenças importantes entre essas condições e, portanto, deve-se evitar qualquer comparação prematura.[36] Tobler et col. demonstraram que quatro cães da raça Pug acometidos foram infectados pelo mesmo PV, o CdPV4.[101] Outros PV caninos, o CdPV3, o CPV5 e o CdPV7, foram associados à mesma apresentação clínica em outras raças.[47,100] Essas lesões às vezes evoluem para um CEC *in situ* ou invasivo (Figura 18.5).[35,47,100]

Papilomas invertidos são verrugas que crescem para dentro da pele, resultando em nódulos elevados e lisos, em geral com 1 a 2 cm de diâmetro e um poro central preenchido com queratina (Figura 18.6). Em geral, ocorrem no abdome e podem ser solitários ou múltiplos. A regressão espontânea é incomum, e a cirurgia é o tratamento de escolha. Esse tipo clássico de papilomas invertidos foi descrito pela primeira vez por Campbell e colaboradores.[16] Foram descritos três outros tipos, e cada um pode ser associado a um PV específico.[32,48,52,80]

Gatos

O aspecto macroscópico das lesões clássicas induzidas pelo PV felino, conhecidas como placas virais, não é típico dos papilomas vistos em outros animais domésticos.[19,29,30,93] Embora a superfície das lesões seja verrucosa, elas mais parecem placas ligeiramente mais elevadas do que verrugas (Figura 18.7). As placas têm vários milímetros de diâmetro, sendo às vezes possível notar lesões alongadas, e podem ser tanto brancas ou pigmentadas quanto descamativas e oleosas ao toque. Essas lesões estão localizadas na cabeça, no pescoço, na parte dorsal do tórax e no abdome. Elas não parecem regredir espontaneamente. Às vezes ocorrem placas virais com lesões do CBIS no mesmo paciente felino (Figura 18.8), o que confirma a hipótese de que o CBIS surge de placas virais.[105]

Uma síndrome semelhante às verrugas bucais típicas em cães foi relatada em felinos silvestres que apresentaram pequenas lesões sésseis multifocais moles, rosa-claras, ovais, planas e ligeiramente elevadas, localizadas principalmente na superfície ventral da língua.[93] Em contraste, verrugas exofíticas foram descritas muito raramente em gatos.[20]

Os sarcoides felinos são lesões raras que ocorrem no nariz, nos dedos, lábios, pavilhões auriculares e na cauda. Os gatos em geral são jovens, e os que vivem em ambiente externo ou áreas rurais (tipicamente em contato com bovinos) tendem a ser acometidos com maior frequência.[76] Em geral, as lesões são solitárias e parecem nódulos firmes com até 2 cm de diâmetro. Desenvolvem-se lentamente e podem infiltrar.

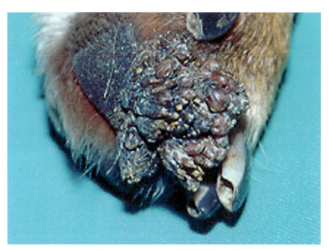

Figura 18.3 Papiloma no coxim digital de um cão idoso.

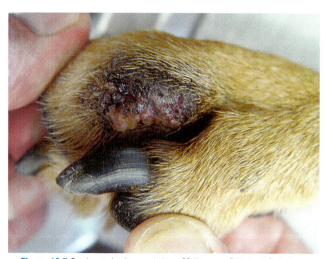

Figura 18.5 Carcinoma *in situ* associado ao CPV3 em um Ridgeback Rodesiano.

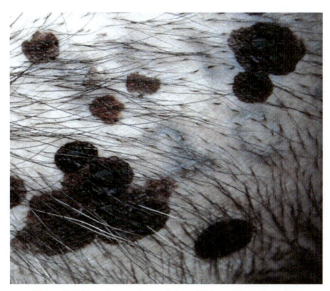

Figura 18.4 Placa pigmentada associada ao CPV4 no abdome de um Pug.

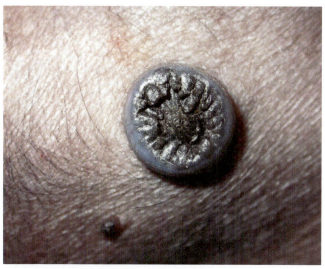

Figura 18.6 Papiloma invertido típico associado ao COPV. (Cortesia de L. Ordeix, Barcelona, Espanha.)

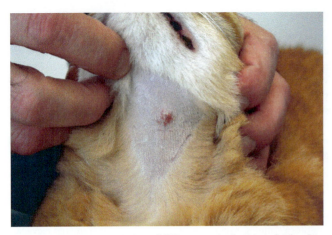

Figura 18.7 Placas virais associadas ao FdPV2 em um gato. (Cortesia de C. Mège, Dijon, França.)

Diagnóstico

O diagnóstico de papilomatose baseia-se na epidemiologia e no aspecto macroscópico dos tumores. Em algumas lesões induzidas pelo PV, como os papilomas oculares pigmentados em cães e as placas virais em cães e gatos, devem ser feitas biopsias para exame histológico, porque esses papilomas não são tão morfologicamente distintos quanto os papilomas bucais em cães. Em tais circunstâncias, uma biopsia de espessura total de uma lesão inteira com tecido normal adjacente deve ser obtida e processada para exame histopatológico, IHQ ou à microscopia eletrônica.

O exame histológico de verrugas clássicas revela hiperplasia papilomatosa da epiderme com hiperqueratose ortoceratótica extensa. Em geral há todas as alterações típicas da infecção por PV, como grânulos cerato-hialinos aglomerados no estrato espinhoso, coilócitos (ceratinócitos com citoplasma tumefato e transparente e núcleos picnóticos [encolhidos]), células claras (ceratinócitos com citoplasma azul-acinzentado tumefato e núcleos aumentados) e corpúsculos de inclusão intranucleares.[36]

Todos os papilomas invertidos compartilham o aspecto de taça bem demarcado, caracterizado por projeções papilares centrípetas de epitélio escamoso hiperplásico com um ponto central de camadas de queratina e células paraceratósicas.[48] As camadas basais são hiperplásicas, com números moderados de figuras mitóticas. Em termos multifocais, o epitélio subcorneano mostra número variável de coilócitos, ocasionalmente com inclusões intranucleares basofílicas e poucos grânulos grandes cerato-hialinos.[16]

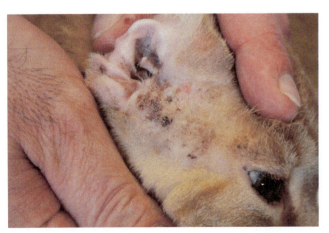

Figura 18.8 Carcinoma bowenoide *in situ* associado ao FdPV2.

No entanto, os pacientes com um subtipo descrito por LeNet e colaboradores apresenta grandes inclusões intranucleares eosinofílicas.[52]

Em geral, o exame histopatológico é desnecessário para confirmar o diagnóstico de placa pigmentada canina. Ele revela acantose moderada, com configuração em leque, numerosos grânulos nos ceratinócitos e grânulos cerato-hialinos aglomerados no estrato espinhoso.[36] Inclusões virais e coilócitos raramente são observados.

Já as placas virais felinas apresentam hiperplasia epidérmica moderada a acentuada, com numerosos ceratinócitos tumefatos (células semelhantes aos coilócitos ou células claras).[105] Às vezes são observadas inclusões intranucleares. Quase sempre são observadas pseudoinclusões intracitoplasmáticas, em geral fibrilares no estrato espinhoso e compactas no estrato granuloso, compostas por filamentos de queratina rearranjados. Algumas vezes, o mesmo paciente felino apresenta placas virais com lesões do CBIS, o que confirma que o CBIS surge de placas virais.[105]

O CBIS canino e o felino compartilham os mesmos aspectos histológicos, com hiperplasia epidérmica irregular moderada a grave, formando uma rede de cristas. Quando há hiperpigmentação, em geral é acentuada. Há displasia em toda a espessura, com perda da polaridade nuclear e alteração da estratificação do epitélio.[36] Há também figuras mitóticas e ceratinócitos hipercromáticos. Células semelhantes a coilócitos também são regularmente observadas, embora com menos frequência do que nas placas virais felinas.

Os sarcoides felinos são nódulos dérmicos pouco demarcados, compostos de um acúmulo compacto de células fusiformes. A epiderme sobrejacente é hiperplásica e desenvolvem-se "espículas" ou colunas de células epidérmicas para a parte inferior do tumor.[36]

Para a identificação definitiva, pode-se fazer a coloração IHQ em cortes feitos em lesões cutâneas selecionadas usando-se um antissoro de ampla reatividade específico para o gênero. A coloração de antígenos específicos para o grupo de PV é encontrada principalmente nos estratos granuloso e córneo do papiloma. Além da detecção do antígeno do PV, pode-se realizar a PCR para demonstrar se há DNA do PV nas lesões. A PCR também pode ser empregada para a identificação específica das cepas virais. Além disso, as técnicas de amplificação do ácido nucleico (PCR, amplificação em círculo giratório), em geral realizadas no contexto de protocolos de pesquisa, podem ser úteis para determinar o tipo de PV.

Tratamento

Há um século, M'Fadyean e Hobday[58] observaram que "o crédito atribuído a alguns métodos de tratamento (para o papiloma canino) pode não ser merecido".[69] De fato, a regressão espontânea da maioria dos papilomas bucais caninos tornou possível (e ainda o faz) que os pesquisadores atribuíssem eficácia a muitas abordagens terapêuticas provavelmente ineficientes.[69]

A regressão das lesões em geral ocorre em 3 meses, sem qualquer tratamento. A persistência (por mais de 4 meses) deve levar à reavaliação do estado imune do cão acometido. Deve-se considerar a excisão cirúrgica quando as lesões estão associadas a comprometimento grave da qualidade de vida. No entanto, é importante ressaltar que tal intervenção cirúrgica foi associada a infecção latente e maior recorrência.[23] Alguns autores propuseram tratamentos com interferonas (IFN-α ou IFN-φ), mas nunca foram realizados estudos extensos a respeito.[104] O autor considera que as IFN provavelmente aceleram a regressão das lesões, mas sozinhas não são capazes de induzir tal involução. Em seres humanos, o tratamento de escolha é realizado com imiquimod. Esse fármaco é um ligando sintético de receptores similares ao Toll e induz a secreção de citocinas antivirais como as IFN. Numerosos estudos confirmam o uso em dermatologia humana para uma variedade de indicações, como verrugas e condilomas, CEC superficiais e doença de Bowen.[75,82] Entretanto, o fármaco nunca foi avaliado no tratamento das verrugas caninas. O único estudo veterinário que relatou o uso desse fármaco na infecção por PV de animais enfocou o tratamento de sarcoides equinos, também induzidos por PV, tendo demonstrado alguma eficácia.[71] Em um relato,[105a] cães com papilomas bucais ou cutâneos foram tratados com azitromicina (10 mg/kg VO a cada 24 h por 10 dias) e a melhora clínica foi formidável nos animais tratados em comparação com os não tratados. É necessário investigar melhor essa modalidade de tratamento.

Prevenção

A proteção contra o desafio viral com COPV foi conseguida por meio de doses sequenciais de imunização via liberação do DNA de um plasmídio que codifica a proteína L1 principal do capsídio do COPV ou oncoproteínas E1 ou E2 para locais cutâneos e da mucosa bucal em Beagles.[61,83,84] As sequências do gene E1 otimizadas pelo códon (mas não as sequências do gene do tipo selvagem) proporcionaram proteção completa após vacinação com o DNA de cães da raça Beagle com o COPV.[61] Foram detectadas respostas imunes mediadas por célula e humorais. Não existe vacina disponível comercialmente.

Capítulo 19
Infecções Virais Diversas

Infecção pelo hantavírus

Craig E. Greene e Bruno B. Chomel

Etiologia

Os hantavírus são vírus esféricos de RNA com envoltório, pertencentes à família Bunyaviridae, que contém outros três gêneros importantes que podem ser distinguidos em termos genéticos, morfológicos e antigênicos. Ao contrário de outros membros da mesma família, a transmissão dos hantavírus não requer vetores artrópodes (para comparação, ver *Bunyaviridae*, no Capítulo 24, *Infecções Virais Transmitidas por Artrópodes*). Cada cepa de *Hantavirus* está adaptada exclusivamente a seu respectivo reservatório roedor com infecção subclínica. Tal relação evolutiva é um produto de milhões de anos de coadaptação. O gênero *Hantavirus* compreende muitas cepas patogênicas para seres humanos. No Velho Mundo, em Hantaan, Seul, Dobrava e Puumala, esses vírus estão associados a febre hemorrágica com síndrome renal, enquanto no Novo Mundo o principal vírus envolvido em casos humanos de síndrome pulmonar por hantavírus na América do Norte é o vírus Sin Nombre (Sem Nome). Entretanto, em Monongahela, Nova York, Bayou e Black Creek Canal, os vírus também causam síndrome pulmonar por hantavírus e são encontrados no leste do Canadá e nas regiões leste e sudeste dos EUA. Nas Américas do Sul e Central, foram identificados vários hantavírus como causadores de síndrome pulmonar, incluindo vírus dos Andes na Argentina e no Chile; vírus similares ao dos Andes, como o Oran, o Lechiguanas e o Hu39694 na Argentina; o vírus Laguna Negra na Bolívia e no Paraguai; o vírus Bermejo na Argentina; o vírus Juquitiba no Brasil; e o vírus Choclo no Panamá (Tabela 19.1).[101]

Epidemiologia

A transmissão por aerossol a partir de excrementos de roedores infectados é o principal meio de transmissão dos hantavírus; no entanto, foram documentadas a transmissão por mordidas entre roedores e a transmissão inadvertida para pessoas. O vírus aerossolizado é o meio provável de disseminação da infecção entre roedores e seres humanos. Não é necessário contato físico direto com roedores. As infecções de roedores domésticos e silvestres por hantavírus são subclínicas. Existem diferenças relacionadas ao tempo de sobrevivência do vírus na excreção salivar das espécies entre roedores, havendo variações de até 1 ano. Acredita-se que os roedores infectados abriguem o vírus nos pulmões e rins por toda a vida. A doença atinge o auge durante as estações e anos em que as densidades populacionais são maiores e têm a maior possibilidade de contato com populações humanas. A maior incidência da infecção em pessoas ocorre quando ficam expostas a roedores em decorrência de suas atividades profissionais ou recreativas. A infecção ocorre em fazendas, subúrbios e áreas residenciais, dependendo do *habitat* do hospedeiro reservatório. Em ratos de laboratório nos EUA, a infecção pelo vírus Seul foi controlada por testes sorológicos e pela produção de roedores por cesariana, mantidos sob estritas condições de barreira.

Embora as infecções por hantavírus em pessoas recebam maior atenção, o vírus tem ampla variação de hospedeiros potenciais entre outros mamíferos. É bastante improvável que gatos ou cães exerçam algum papel na transmissão do hantavírus de roedores para pessoas, conforme indicado pela taxa relativamente baixa de soropositivos. A possibilidade de gatos correrem o risco de ter infecção por hantavírus foi levantada inicialmente por um estudo epidemiológico feito na China, que indicou um fator de risco elevado de proprietários de gatos desenvolverem infecção por hantavírus.[110] Vários estudos conduzidos na Europa mostraram anticorpos contra hantavírus em gatos domésticos. Na Áustria, foram encontrados 5% de gatos soropositivos entre os que viviam ao ar livre, com títulos maiores da cepa Puumala do que da Hantaan.[75] Similarmente, estudos sorológicos com gatos na Grã-Bretanha mostraram taxa positiva geral de 9,6%.[6] A taxa soropositiva foi muito maior (23%) em gatos com várias doenças crônicas. Gatos que tinham a oportunidade de ficar em ambientes externos ou caçar tiveram a maior

Tabela 19.1	Comparação das características de algumas infecções zoonóticas por hantavírus.

Doença	Cepa do vírus	Distribuição geográfica	Hospedeiro reservatório	Contato habitual
Febre hemorrágica com síndrome renal (FHSR)	Hantaan	Coreia, China, Repúblicas Soviéticas do leste, Bálcãs	*Apodemus agrarius* (camundongo do campo rajado)	Atividades agrícolas
Nefropatia epidêmica (FHSR mais branda)	Puumala	Escandinávia, Repúblicas Soviéticas do leste, Europa	*Clethrionomys glariolus* (arganaz das encostas)	Florestas e campos agrícolas, jardins rurais e suburbanos, florestas cultivadas altas
	Dobrava, Belgrado	Alemanha, Bálcãs, Rússia, Estônia	*Apodemus agrarius* (camundongo do campo rajado), *Apodemus flavicollis* (camundongo do campo de pescoço amarelo)	Atividades ao ar livre
FHSR mais branda, insuficiência renal hipertensiva crônica	Seul	Mundial	*Rattus norvegicus* (rato da Noruega) e *Rattus rattus* (rato dos telhados)	Fazendas e áreas residenciais, ratos de laboratórios fora dos EUA
Síndrome pulmonar por hantavírus	Sin Nombre[a]	Oeste e sudoeste dos EUA, Canadá	*Peromyscus maniculatus* (camundongo do cervo)	Habitações humanas e seus anexos
Síndrome cardiopulmonar aguda	Andes[b]	Argentina, Chile	*Oligoryzomys longicaudatus* (rato do arroz de cauda longa)	Contato com roedores e interpessoal
	Laguna negra	Paraguai, Bolívia	*Calomys laucha* (camundongo vespertino)	Contato com roedores
	Juquitiba	Brasil	Desconhecido	Desconhecido

FHSR, febre hemorrágica com síndrome renal.
[a]As cepas estreitamente relacionadas são Nova York, *Peromyscus leucopus* (camundongo de pata branca, leste dos EUA); Monongahela, *Peromyscus maniculatus* (camundongo do cervo, leste dos EUA e Canadá); Black Creek Canal, *Sigmodon hispidus* (rato do algodão, Flórida); Bayou, *Oryzomys palustris* (rato do arroz, sudeste dos EUA).
[b]As cepas estreitamente relacionadas são Oran, *Oligoryzomus longicaudatus* (noroeste da Argentina); Lechiguanas, *O. flavescens* (região central da Argentina); HU39694, reservatório desconhecido (região central da Argentina).

soroprevalência. Entre 100 de tais gatos, a detecção do antígeno do hantavírus por imunofluorescência (usando-se três amostras séricas policlonais anti-Puumala diferentes) em pulmões e rins mostrou o vírus em amostras de pulmões de dois gatos.[79] Uma pesquisa sorológica feita com gatos e cães de ambientes rurais das pradarias do sudoeste do Canadá revelou taxa de soroprevalência de 2,9% em gatos, enquanto anticorpos específicos contra o vírus não foram encontrados em cães.[56] Nos EUA, quatro estados fronteiriços entre si (Arizona, Colorado, Novo México e Utah) foram a localização da maioria das infecções humanas. Em uma pesquisa sorológica sobre a infecção por hantavírus no Arizona, cães e gatos tiveram baixa prevalência (3,5 e 2,8%, respectivamente) de sororreatividade às proteínas do nucleocapsídio do vírus Sin Nombre.[66] Em alguns animais, o teste com a reação em cadeia da polimerase não amplificou quaisquer sequências de hantavírus. Nem coiotes, cães ou gatos parecem desempenhar um papel importante na manutenção e transmissão do vírus Sin Nombre. Como os seres humanos, é provável que esses animais adquiram a infecção de roedores e dos excrementos deles.

Patogenia

Cepas diferentes do vírus mundial associam-se a disfunção pulmonar, cardíaca e/ou renal. Em pessoas infectadas, a síndrome pulmonar causada por hantavírus resulta de edema pulmonar agudo e choque. Os antígenos virais nos capilares pulmonares causam início súbito de edema pulmonar intersticial, comprometimento cardiopulmonar e morte. Alguns pacientes também apresentam insuficiência renal.

Achados clínicos

Nenhum sinal clínico foi atribuído à infecção por hantavírus em gatos. É provável que a infecção felina seja assintomática, pois esses animais apresentam baixo índice de transporte e pequena quantidade do vírus.[79]

Em pessoas, os sinais clínicos variam de acordo com a cepa causadora da infecção. Os sinais de infecções pelas cepas Hantaan, Seul e Puumala são febre, cefaleia, dor abdominal, disfunção renal e diátese hemorrágica. A síndrome pulmonar por hantavírus causada pela cepa Sin Nombre começa com febre e sintomas semelhantes aos da gripe, que progridem para sinais de edema pulmonar e choque. As radiografias revelam infiltrados pulmonares intersticiais bilaterais, que têm sido atribuídos a vasculite pulmonar. A maioria das mortes associadas à síndrome pulmonar por hantavírus está mais relacionada com insuficiência cardíaca do que com insuficiência pulmonar; portanto, a expressão "síndrome cardiopulmonar aguda por hantavírus" é mais apropriada do que "síndrome pulmonar por hantavírus".[101]

Diagnóstico

O diagnóstico em pessoas é feito pela demonstração sorológica de IgM e IgG antivirais no soro e no líquido cerebrospinal. Em roedores e carnívoros (gatos, cães), o diagnóstico é estabelecido por teste sorológico (IgG). É possível fazer cultura porque os roedores excretam o vírus na saliva, na urina e nas fezes. Alguns excretam o vírus na saliva por períodos curtos, enquanto outros o excretam na urina por até 1 ano.

Tratamento

A ribavirina, o fármaco antiviral inibidor do RNA (ver Capítulo 2), tem sido eficaz por via intravenosa no tratamento das infecções humanas por hantavírus quando usada no início da doença. É preciso evitar a administração excessiva de líquido porque pode acarretar edema grave, além de aumentar a gravidade do edema pulmonar já existente.

Considerações de saúde pública

Em sua maioria, as pessoas são infectadas por aerossóis ao inalarem poeira após mexerem em ninhos de roedores ou em espaços fechados habitados por camundongos. Foram documentados poucos casos em que a infecção resultou de contato com lixo contaminado por urina e/ou mordidas de roedores. Evitar contato com roedores e seus excrementos é a maneira mais eficiente de reduzir a prevalência da doença. Roedores ferozes não devem ser mantidos em cativeiro. Estruturas infestadas por roedores e solo contaminado pelas fezes deles devem ser evitados porque aerossóis podem disseminar a infecção. É preciso cuidado ao entrar em construções fechadas infestadas por roedores ou limpá-las. Pessoas que limpam áreas infestadas por roedores sempre devem usar máscaras e, em alguns casos, respiradores. As áreas a serem limpas devem ser bem lavadas com desinfetantes, como hipoclorito de sódio diluído, antes de serem esfregadas. O uso de vácuo e vassouras deve ser evitado, para minimizar a formação de poeira. Embora tenham sido detectados infecção subclínica e teste soropositivo para exposição em gatos, é improvável que ocorra transmissão entre indivíduos dessa espécie e deles para pessoas. Na América do Norte e na Europa, não houve suspeita de ligação epidemiológica entre o fato de ter gatos e a doença por hantavírus.[79] Estudos sorológicos em coiotes e gatos e cães domésticos no sudoeste dos EUA indicaram taxas de 0%, 2,8% e 4,7% de soropositivos, respectivamente.[66] Os dados sugerem que esses animais não são importantes na manutenção viral ou na transmissão da infecção para seres humanos.

Febre aftosa
Craig E. Greene

A febre aftosa (doença do pé e da boca) é uma afecção altamente contagiosa de animais biungulados silvestres e domésticos, causada por cepas de um *Aphthovirus* da família Picornaviridae. Ocorre em todo o mundo, mas sua erradicação teve sucesso variável na Austrália, na Nova Zelândia, no Japão, nas ilhas britânicas e na América do Norte. Animais carnívoros são relativamente resistentes à infecção e não desempenham papel importante na disseminação da doença nem a abrigam em condições de exposição natural. O vírus foi propagado em culturas de células caninas.[95] Cães e gatos podem ser infectados experimentalmente,[36] mas não foram encontradas epizootias entre carnívoros, que podem infectar-se de maneira incidental durante surtos em herbívoros devido ao contato com esses animais ou com seus restos e excrementos. Há relatos de cães que se infectaram ao fuçar restos de animais mortos.[46,87]

Em decorrência de epizootias, foram estabelecidas diretrizes para os proprietários de cães em áreas onde se sabe da existência de animais infectados.[3] Os cães precisam ser mantidos sob controle – acorrentados ou em jaulas/canis fechados – o tempo todo, não devendo circular pelos arredores de fazendas, tendo contato mínimo com rebanhos e animais silvestres. Certas atividades esportivas que envolvem cães não devem ser permitidas em áreas sob quarentena. As restrições são mínimas para gatos, embora eles devam ser mantidos em ambientes internos o máximo possível. Os desinfetantes disponíveis para inativar os vírus são carbonato de sódio a 4%, ácido cítrico a 0,5%, formalina a 2% ou hidróxido de sódio a 2%.[84] Desinfetantes fenólicos, compostos de amônio quaternário e biguanidas não são eficazes. Halogênios, como o hipoclorito de sódio ou iodo, são menos eficientes por causa da inativação por matéria orgânica.

Exantema vesicular
Craig E. Greene

Um calicivírus que causa exantema vesicular em suínos produz lesões na boca, nos lábios, no focinho e nos pés, sintomas que geralmente levam essa enfermidade a ser confundida com a febre aftosa. Cães desenvolveram sinais clínicos da doença, que se caracteriza por erupções vesiculares após surtos de infecção pelo vírus do exantema vesicular em suínos.[5] O vírus não foi isolado de maneira definitiva nesses casos. Contudo, em outros estudos, cães infectados experimentalmente tiveram febre 24 h após a inoculação e erupções vesiculares na língua e na cavidade bucal.[5] Tais lesões cicatrizaram em poucos dias. O vírus foi isolado do baço de um cão que ficou febril após a inoculação.

Hepatite e infecção viral
Craig E. Greene

O vírus da hepatite E (HEV; de *hepatitis E virus*) não está classificado e causa uma hepatite aguda autolimitada em pessoas, suínos e galinhas em países tropicais e subtropicais. Os suínos são reservatórios importantes para a infecção humana.[111] A infecção pelo HEV é a forma de hepatite aguda mais comum em homens adultos em regiões da Ásia. Foi relatada em países em desenvolvimento do sudeste e da região central da Ásia, no Oriente Médio e no norte da África. Ocorreram surtos mais esporádicos no México, nos EUA e em outros países do hemisfério ocidental. O vírus é esférico e não tem envoltório, seu diâmetro varia de 30 a 32 nm, com seu ácido nucleico em uma molécula de RNA de filamento único em sentido positivo. Embora sua estrutura lembre a de um calicivírus, seu genoma é mais parecido com o do vírus da rubéola, um membro da família Togaviridae. As cepas encontradas em todo o mundo podem ser classificadas em três genótipos principais. O vírus é eliminado nas fezes, sendo o contato fecal–oral o meio de transmissão.

Houve suspeita, sem comprovação, de que cães e gatos desenvolvem doença clínica a partir da infecção com o HEV ou a transmitem para pessoas.[4,55,103,109] Foram detectadas globulinas anti-HEV em espécies de animais silvestres e domésticos.[97] Em âmbito experimental, o vírus tem uma ampla variedade de hospedeiros. Chimpanzés, macacos do Velho e do Novo Mundos, suínos, roedores e ovinos foram infectados experimentalmente. Um isolado de suíno mostrou ter a mais ampla gama de hospedeiros. Houve evidência de transmissão zoonótica da infecção entre um suíno doméstico e seus proprietários.[86] Em um relato, suspeita-se que uma pessoa com hepatite E que vive no Japão e não viajou tenha se infectado no ambiente doméstico.[55] Febre, mal-estar, icterícia e urina acastanhada foram observados nos familiares, que eram soronegativos, mas o gato do paciente apresentou alto título de IgG do HEV. Embora gatos e cães do Japão tivessem anticorpos contra o HEV no soro, o vírus não foi detectado pela PCR em amostras fecais.[68] Uma alta porcentagem (33%) de gatos de estimação no Japão exibiu aumento do título sérico de anticorpo contra o HEV,[81] porém o DNA do HEV não foi detectado nos gatos[81] nem no fígado de 98 cães com diversas formas de hepatite.[17]

Em geral, as epidemias de infecção pelo HEV em pessoas são causadas por alimentos ou água contaminados. Para a prevenção em áreas endêmicas, é preciso manipular com cuidado as fezes dos animais. Medidas sanitárias gerais ajudam a evitar a infecção.

Doença hemorrágica de coelhos
Craig E. Greene

A doença hemorrágica de coelhos (DHC) é uma afecção aguda fatal de coelhos (*Oryctolagus cuniculus*) que foi detectada primeiramente na Europa, causada por um vírus da família Caliciviridae. Além da Europa, a doença foi relatada na Ásia, na África e nas Américas. Gatos ferozes na Nova Zelândia têm anticorpos contra o vírus em questão e a reação em cadeia da polimerase (PCR; do inglês, *polymerase chain reaction*) com transcriptase reversa (RT) o identificou no fígado de um gato soropositivo.[113] Gatos que comeram o fígado de coelhos com esse vírus desenvolveram títulos sorológicos para o vírus, e o RNA viral foi detectado nas tonsilas, em linfonodos mesentéricos, no baço e no fígado. Embora o vírus tenha sido encontrado em grandes quantidades, não foi observada doença clínica. A replicação ativa do vírus não foi demonstrada.

Coriomeningite linfocitária

Craig E. Greene

Como um grupo, os arenavírus contêm um número de membros distintos em termos geográficos e genéticos, dos quais alguns causam doença grave em pessoas. Em geral, cada espécie de arenavírus está associada a um hospedeiro roedor reservatório em particular.[47] O vírus da coriomeningite linfocitária é um arenavírus zoonótico onipresente do camundongo doméstico (*Mus musculus*), transmitido *in utero* ou ao nascimento e que persiste por toda a vida em altas concentrações em vários tecidos. Vários surtos foram associados a *hamsters* de estimação, inclusive a transmissão acidental da infecção para receptores de órgãos.[23] Surtos de coriomeningite linfocitária despertaram a preocupação de que cães ou gatos domésticos pudessem servir como reservatórios ou vetores do vírus para exposição humana. Filhotes caninos (com 8 a 12 semanas de idade) não desenvolveram doença clínica após inoculação parenteral ou cerebral.[27] Os animais foram submetidos a desafio com títulos elevados de anticorpo neutralizante para o vírus e a infecção foi transmitida de filhotes caninos infectados para não infectados. Exceto pelas inclusões intranucleares no córtex adrenal, não foram observadas alterações patológicas nos animais, indicando que a infecção era subclínica. É improvável que cães ou gatos se infectem ou disseminem o vírus por exposição natural, porque a maioria das infecções humanas resultou do contato direto com roedores. Pessoas imunocomprometidas são mais suscetíveis; infecções pós-natais causam meningoencefalite asséptica aguda, ao passo que infecções congênitas acarretam malformações do sistema nervoso central (SNC) e oculares.

Infecção pelo vírus da encefalomiocardite

Craig E. Greene

Este membro onipresente da família Picornaviridae e do gênero *Cardiovirus* dissemina-se por transmissão fecal–oral e infecta uma variedade de animais domésticos e silvestres, sendo os roedores hospedeiros reservatórios. Suínos são mais suscetíveis e podem desenvolver miocardite ou infecção transplacentária, com morte neonatal resultante em vários períodos da gestação. Os sinais em pessoas infectadas podem variar de febre baixa aos associados a meningoencefalite grave. Na Áustria, houve reatividade de anticorpo ao vírus da encefalomiocardite em 0,5% de 200 amostras de soro de felinos, mas não foram observados sinais clínicos.[76] O antígeno do vírus da encefalomiocardite foi encontrado no cérebro de quatro cães e quatro gatos com meningoencefalite não supurativa.[93] A relação causal desse vírus com lesões neurológicas ainda não foi confirmada.

Infecção pelo vírus Ebola

Craig E. Greene

O vírus Ebola, um membro da família Filoviridae, causa febre hemorrágica fulminante em seres humanos e primatas não humanos. Durante o surto de 2001-2002 do vírus Ebola no Gabão, África,

foram observados cães comendo carcaças de animais. Amostras de soro que continham IgG específica do vírus Ebola foram mais prevalentes (25,2%) de cães na área epidêmica do que os níveis de cães de áreas não epidêmicas do Gabão (15,2%) ou da França (2%).[1a] Nos vilarejos da área epidêmica, os habitantes consumiam carne de carcaças de animais infectados encontradas na floresta que, subsequentemente, serviram como fonte de infecção para outras pessoas no vilarejo. A taxa de prevalência em cães desses vilarejos com uma fonte animal e infecção humana subsequente chegou a 31,8%. Não foram detectados antígenos do vírus Ebola nem de sequências nucleotídicas ou do vírus cultivado em qualquer das amostras de sangue de cães, soropositivas ou soronegativas. Não foram observados sinais clínicos em cães expostos, sugerindo que ocorre infecção assintomática ou leve pelo vírus Ebola em cães. Não se sabe ao certo se eles servem como fonte de infecção para pessoas. No entanto, a manipulação de cães que tinham sido expostos a carcaças infectadas pode implicar algum risco para os seres humanos. Pode ser que isso ajude a explicar a infecção de pessoas que não tiveram contato com outras pessoas infectadas. A prevalência da infecção em cães do Gabão fora das áreas epidêmicas pode ter relação com o contato com pequenos animais terrestres, morcegos ou aves infectados.

Doença de Borna | Meningoencefalomielite

Jonas J. Wensman, Anna-Lena Berg e Mikael Berg

Etiologia e epidemiologia

O vírus da doença de Borna (VDB) é um vírus de RNA com envoltório, não segmentado, de filamento negativo, da família Bornaviridae, na ordem Mononegavirales.[30] Outros membros dessa ordem incluem Paramyxoviridae e Rhabdoviridae. O VDB reside persistentemente no SNC após infecção natural e experimental de várias espécies animais, de aves a primatas, e infecta naturalmente cavalos, gatos, ovinos, bovinos, coelhos, avestruzes e numerosas outras espécies, provavelmente incluindo seres humanos.[58,89] Foi descoberta uma nova variante do VDB em papagaios doentes com dilatação do proventrículo, também conhecida como doença debilitante das araras.[42,53,88] Casos de encefalomielite clássica causada pelo VDB, conhecida como doença de Borna (DB), em equinos, ovinos e bovinos são restritos às regiões endêmicas na Alemanha, na Suíça e na Áustria. A DB felina de ocorrência natural, que se caracteriza por disfunção do comportamento e motora ("doença da vertigem"/encefalite), foi descrita pela primeira vez na Suécia.[39,64,107a] Embora a infecção pelo VDB tenha sido relatada em gatos com ataxia e outros sinais neurológicos no Reino Unido,[85] no Japão[72,82] e na Bélgica,[28] não foi estabelecido um papel etiológico direto do VDB nesses casos. Um caso de DB felina, verificado por imuno-histoquímica, foi relatado na Suíça.[18] Há um relato de dois cães que tiveram DB, um na Áustria e outro no Japão.[81,106] O VDB foi detectado em cães na China, associado à importação de ovinos infectados da Alemanha.[112a] Um felino silvestre de grande porte (*Lynx lynx*) na Suécia também foi diagnosticado com DB clássica.[29]

Anticorpos específicos contra o VDB foram detectados em cavalos e gatos em várias regiões do mundo. Em cavalos, a doença pode ser em grande parte subclínica, porque a prevalência de anticorpos no soro é muito maior do que na doença clínica.[98] Com base na triagem sorológica e do ácido nucleico, muitas infecções em felinos também são subclínicas.[73] Estudos sorológicos indicam que gatos foram expostos a animais com infecção subclínica em outras regiões além da Europa: nas Filipinas, Indonésia, Turquia, Japão e Austrália.[40,43,49,50] Também foram detectados anticorpos contra o VDB em gatos com ampla variedade de sinais clínicos.[40] Embora as manifestações clínicas possam não ser causadas diretamente pelo VDB, podem indicar que o vírus é um patógeno oportunista. Os resultados sorológicos de dois estudos sugerem que gatos infectados com o vírus da imunodeficiência felina são mais propensos à infecção pelo VDB.[40,44]

A doença associada ao VDB ocorre com mais frequência na primavera e no verão, daí a suspeita de transmissão por artrópode. Não foi documentada a existência de um hospedeiro reservatório definitivo, mas suspeita-se de roedores, insetívoros e aves.[11,41,52,98]

O ácido nucleico viral foi detectado em secreções salivares, nasais e conjuntivais de equinos e ovinos; os animais se infectam por contato direto com essas secreções ou com fômites como alimento ou água contaminados.[89,105] A infecção não parece disseminar-se com facilidade entre gatos. Estudos epidemiológicos sugerem que os fatores de risco de aquisição da infecção em felinos são maiores para machos não castrados que caçam camundongos em ambientes rurais madeireiros.[10]

Patogenia

O vírus é altamente neurotrópico e provavelmente tem acesso ao SNC após penetração transmucosa nas terminações nervosas das mucosas olfatórias, orofaríngeas ou gastrintestinais.[89] De disseminação similar à do vírus da raiva, o VDB dissemina-se pelo SNC e através dele por transporte intra-axônico e daí centrifugamente para os nervos periféricos.[37] Ao contrário do que ocorre com o vírus da raiva, a taxa de replicação do VDB é lenta. A resposta imune aos antígenos virais não é protetora, mas incita uma resposta imunopatológica. Surgem anticorpos neutralizantes no soro e no líquido cerebrospinal (LCS), mas essa resposta não elimina a infecção; a inflamação diminui e o VDB persiste em níveis baixos no SNC do hospedeiro,[57] onde infecta neurônios, astrócitos, oligodendrócitos e células ependimárias.[99] Foi mostrado que a infecção experimental de astrócitos felinos prejudica sua função de captação de glutamato, mecanismo proposto para lesão neuronal adicional.[12]

Em ratos infectados experimentalmente, a imunidade da fase aguda é celular, sendo as células T o infiltrado celular predominante. Na infecção crônica, os infiltrados de plasmócitos e títulos de anticorpo aumentam e podem exacerbar a reação inflamatória.[99] Tais achados são semelhantes aos encontrados em gatos infectados naturalmente com a encefalite-DB felina, em que células T predominam no SNC e na circulação periférica.[9] Acredita-se que células T CD8+ citotóxicas induzam essa resposta imune contra o vírus. Os títulos de anticorpo aumentam com a infecção persistente do SNC. A vacinação de ratos antes da infecção reduz a carga viral no SNC, mas aumenta sua reação inflamatória ao vírus e a magnitude resultante do comprometimento neurológico.[57]

Gatos infectados experimental e naturalmente desenvolvem respostas imunes humorais às proteínas p24 e p40 do VDB. Um grupo japonês também relatou anticorpos séricos contra outra proteína do VDB, a p10, em gatos com ataxia.[82] Além da resposta humoral sistêmica, anticorpos específicos do VDB são produzidos no cérebro de gatos infectados natural e experimentalmente.[48] A inoculação intracerebral do VDB produz altos títulos de anticorpo contra as proteínas imunodominantes no LCS, mas as infecções naturais induzem uma resposta imune humoral fraca, direcionada primariamente contra a p24 do VDB.[48]

Achados clínicos

Os sinais clínicos da encefalite-DB felina incluem ataxia de membro pélvico, ausência ou diminuição acentuada nas reações posturais, alteração mental, anorexia, hipersalivação, hipersensibilidade à luz e comprometimento auditivo e visual.[59] As garras costumam ficar protraídas, primariamente nas patas dos membros pélvicos. Os sinais progridem em 1 a 4 semanas, até que a condição clínica deteriora, levando à eutanásia, ou estabiliza, deixando a maioria dos gatos permanentemente com disfunção motora, alterações da personalidade ou ambas (Figura 19.1). Nesses casos, na maioria das vezes os sinais clínicos retornam. Leucopenia é a única anormalidade hematológica, podendo-se notar pleocitose mononuclear e aumento típico da proteína de inflamação viral à análise do LCS. Às vezes o tratamento com glicocorticoides é benéfico, em especial quando iniciado em estágio precoce da doença.[7]

Achados patológicos

A reação inflamatória no SNC caracteriza-se por meningoencefalite não supurativa na substância cinzenta do bulbo olfatório, do córtex cerebral, do hipocampo, dos gânglios basais e do tronco cerebral. A medula espinal é menos acometida. Infiltrados perivasculares de células mononucleares que consistem em linfócitos e macrófagos acompanham a degeneração neuronal (Figura 19.2). O antígeno e o ácido nucleico do VDB persistem no tecido cerebral de gatos, em particular nos astrócitos, causando lesões inflamatórias crônicas (Figura 19.3). Em um gato foi encontrado grande número de vírus, mas não inflamação nos neurônios, presumivelmente em decorrência da persistência do vírus pela infecção em estágio inicial.[8]

A DB em cães foi caracterizada por início rápido de déficits intracranianos progressivos no SNC, semelhantes aos observados na cinomose.[81,106] As lesões histopatológicas, que predominam no prosencéfalo e no mesencéfalo, foram ocasionadas por meningoencefalite não supurativa com infiltrado perivascular e difuso de célu-

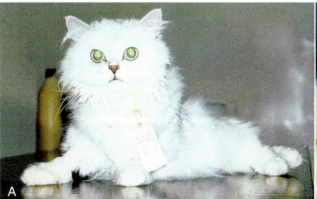
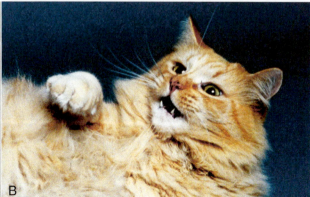

Figura 19.1 A. Gato com doença de Borna mostrando paresia posterior. **B.** Gato com doença de Borna e aspecto desorientado no olhar fixo. (*A* e *B*, cortesia de Anna-Lena Berg, AstraZeneca R&D, Södertälje, Suécia.)

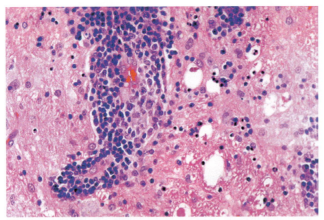

Figura 19.2 Achados histopatológicos mostrando infiltrados perivasculares não supurativos característicos na substância cinzenta do SNC (coloração por H&E, 200×). (Cortesia de Anna-Lena Berg, AstraZeneca R&D, Södertälje, Suécia.)

las mononucleares do neurópilo adjacente. O antígeno e o RNA do vírus estavam localizados nos neurônios, conforme demonstrado por imuno-histoquímica e hibridização *in situ*. A maioria das células inflamatórias nos infiltrados consiste em células T CD3+.

Diagnóstico

Como o VDB causa uma infecção persistente no SNC, é difícil obter o diagnóstico confiável do animal vivo. O diagnóstico da encefalite ou DB felina é considerado hipotético, quando são excluídas outras explicações para os sinais clínicos. Entretanto, vários métodos sorológicos e moleculares podem ser empregados como orientação para o clínico. O método sorológico de uso mais comum é o teste do anticorpo fluo-

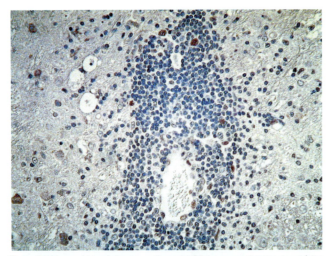

Figura 19.3 Imuno-histoquímica com antígeno do VDB (*em marrom*) dentro de astrócitos. Coloração para o anticorpo contra a p24 do VDB. (Cortesia de Anna-Lena Berg, AstraZeneca R&D, Södertälje, Suécia.)

rescente indireto, para medir os títulos de anticorpos contra o VDB.[52] Esse método é considerado específico, porém insensível. Grupos de pesquisa de todo o mundo desenvolveram e utilizaram vários ensaios imunossorventes ligados a enzima, mas não há consenso quanto ao uso rotineiro de um método para o diagnóstico.[15,19,48,58] A RT-PCR tem sido bastante usada em contextos de pesquisa para detectar o RNA do VDB em monócitos do sangue periférico ou tecido cerebral.[91,114] Esse método tem a grande vantagem da alta sensibilidade, porém, por causa do alto risco inerente de contaminação laboratorial, os resultados têm sido questionados.[98] Para superar esse problema, ensaios de RT-PCR em tempo real foram desenvolvidos e usados para detectar o RNA do VDB em tecido cerebral de animais com a infecção natural, embora seu uso como recurso para o diagnóstico clínico em animais vivos ainda não tenha sido comprovado.[92,108] Ainda não se sabe se o vírus de RNA pode ser encontrado fora do SNC em gatos ou cães.

A detecção do antígeno do VDB no SNC por imuno-histoquímica, do RNA do VDB por hibridização *in situ* ou ambas em combinação com alterações neuro-histopatológicas é considerada o método mais confiável para se confirmar doença ativa do SNC (DB clássica). O VDB pode ser isolado de tecido do SNC por inoculação de cultura celular ou em ratos.[39]

Embora as lesões da DB felina lembrem as da polioencefalomielite, nenhuma evidência sugere uma relação entre esses distúrbios. Os aspectos histológicos e clínicos da DB devem ser contrastados com a polioencefalomielite felina, que acomete predominantemente a medula espinal, causando disfunção progressiva do neurônio motor inferior, com acometimento mais discreto do tronco cerebral (ver Capítulo 82, *Doenças Neurológicas com Suspeita de Origem Infecciosa Suspeita e Doença Priônica*).

Considerações de saúde pública

O VDB foi examinado como causa de doenças neuropsiquiátricas humanas.[21,31] Foram detectados anticorpos contra o vírus no soro de pacientes com distúrbios psiquiátricos na Alemanha,[14] na Polônia,[90] no Japão[102] e nos EUA.[21] Assim como gatos com a infecção pelo vírus da imunodeficiência felina, pessoas com a infecção pelo vírus da imunodeficiência humana correm maior risco de adquirir infecções oportunistas. A prevalência de anticorpos específicos contra o VDB é quatro vezes maior em pacientes com a infecção pelo HIV, em comparação com pacientes de controle.[16]

Como em alguns aspectos do diagnóstico em animais, os achados a respeito do significado da infecção humana pelo VDB são discutíveis.[34,94] Os riscos potenciais de contaminação quando se usa a RT-PCR aplicam-se tanto a pessoas como a animais. O isolamento e a detecção imunológica do VDB em pacientes soropositivos foram inconsistentes. No trabalho mais definitivo, o antígeno específico e o RNA do VDB foram encontrados no cérebro de pessoas com esclerose do hipocampo e esquizofrenia.[26,32,71] Os modos de transmissão do VDB para seres humanos é desconhecido. Embora não haja provas formais de transmissão direta entre espécies, o potencial do VDB como agente zoonótico deve ser levado em consideração.

Capítulo 20

Raiva e Outras Infecções por *Lyssavirus*

Craig E. Greene

Etiologia

Raiva

O vírus da raiva é o protótipo do gênero *Lyssavirus* da família Rhabdoviridae.[89] São vírus com envoltório e RNA em forma de projétil que, em geral, medem 75 × 180 nm (Figura 20.1). O único filamento do RNA não segmentado (de sentido negativo) codifica cinco proteínas estruturais: uma do nucleocapsídio (N), uma fosfoproteína (P), uma da matriz (M), uma glicoproteína (G) e uma polimerase do RNA dependente do RNA (L). Esses vírus têm sido isolados em todo o mundo e já foram considerados pertencentes a um tipo antigênico comum. No entanto, técnicas em que se utilizam anticorpos monoclonais (MAB; do inglês, *monoclonal antibodies*) elaboradas contra proteínas virais e técnicas de sequenciamento gênico forneceram evidência de diferenças antigênicas e genéticas (variantes) entre vários isolados dos principais animais silvestres e domésticos hospedeiros em determinada região geográfica. Existem pelo menos sete genótipos distintos de vírus da raiva. A análise de sequências do gene da nucleoproteína de isolados mundiais do vírus confirma os estudos de tipagem de MAB, que sugerem que as cepas atualmente circulantes do vírus da raiva de mamíferos terrestres podem ter-se originado em cães domésticos do sul do subcontinente indiano há 1.500 anos.[45] A colonização europeia subsequente foi seguida pela disseminação para áreas fora daquela região, como as Américas, a Ásia e a África.[314,316] Por exemplo, o vírus da raiva canina começou a circular nos últimos 200 anos na África, associado à influência da colonização europeia; nos últimos 100 anos, disseminou-se do leste para oeste.[323] Como se tornou bem estabelecido, sua erradicação será difícil.[215] A infecção

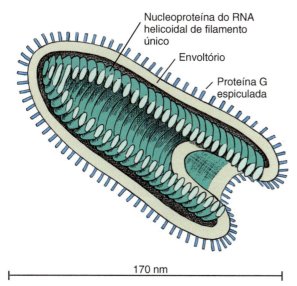

Figura 20.1 O rabdovírus em forma de projétil. (Arte de Kip Carter ® 2004 University of Georgia Research Foundation Inc.)

Labels na figura:
- Nucleoproteína do RNA helicoidal de filamento único
- Envoltório
- Proteína G espiculada
- 170 nm

em cães domésticos importados pode ter contribuído para a disseminação do vírus para espécies silvestres, com o estabelecimento de focos zoonóticos na vida selvagem nessas áreas.[216] A distribuição regional de cepas do vírus da raiva por espécies hospedeiras e localização geográfica sugere que, uma vez introduzido, o vírus se dissemina gradualmente em populações nas quais os animais coabitam.

O vírus da raiva se replica por brotamento a partir das membranas das células hospedeiras, e o nucleocapsídio viral desenvolve-se no citoplasma. Partículas virais completas podem ser formadas na superfície celular, porém é mais comum que elas brotem das membranas intracitoplasmáticas. Partículas livres do vírus infectam células novas ou adjacentes fundindo seus envoltórios com a membrana da célula hospedeira, o que possibilita a entrada direta do material genético viral.

O vírus da raiva tem envoltório e é inativado por várias concentrações de formalina, fenol, álcool, halogênios, mercuriais, ácidos minerais e outros desinfetantes. É extremamente lábil quando exposto à luz ultravioleta e ao calor.

O vírus da raiva é capaz de permanecer viável em uma carcaça por vários dias a 20°C, embora possa sobreviver muito mais quando o corpo da vítima é refrigerado.[221] Testes imunofluorescentes ou genéticos, comumente usados para o diagnóstico da raiva, não dependem da existência de partículas virais viáveis. Às vezes é possível detectar o antígeno viral ou o ácido nucleico, além da ocorrência de vírus viáveis. A sobrevivência do vírus para isolamento por inoculação em camundongos pode aumentar bastante em tecido não refrigerado armazenando-o em glicerol a 50% em solução fisiológica tamponada com fosfato à temperatura ambiente (20°C). Também é possível preservá-lo melhor fazendo uma suspensão a 20% de tecido infectado ou cultura viral com uma solução rica em proteína ou aminoácidos. O armazenamento a temperaturas muito baixas (–30°C a –80°C) prolonga a atividade viral por anos em tecido fresco congelado não tratado. Entretanto, o congelamento de amostras em um *freezer* doméstico com ciclos subsequentes de descongelamento danifica o tecido e destrói o vírus, impossibilitando sua detecção.

Outras infecções por *Lyssavirus*

Além do vírus da raiva, foram descritos pelo menos seis outros genótipos de *Lyssavirus* (Tabela 20.1); esperam-se, no futuro, relatos de mais tipos à medida que a vigilância aumente, em particular entre morcegos.[16] (Ver *Outras infecções por Lyssavirus*, em *Epidemiologia*.)

Epidemiologia

Suscetibilidade

Todos os animais de sangue quente são vulneráveis à infecção pelo vírus da raiva, mas os mamíferos são os únicos vetores e reservatórios conhecidos na natureza. Fatores como a variante viral, a quantidade de vírus inoculada e o local da mordida afetam a suscetibilidade.

Tabela 20.1	Classificação do gênero *Lyssavirus*.				

Genótipo	Grupo filogenético	Sorotipo	Descrição de cepas (abreviatura)	Localização geográfica (hospedeiros reservatórios)
1	I	1	Vírus clássico da raiva, inclusive variedades de rua e fixas	Mundial, terrestre (carnívoros e morcegos)
2	II	2	Vírus Lagos de morcegos (LBV) 1, 2 e 3	África (morcegos)
3	II	3	Vírus Mokola (MOKV) 1, 2, 3 e 5	África (desconhecidos)
4	I	4	Vírus Duvenhage (DUVV) 1, 2 e 3	África (morcegos)
5 e 6	I	5	*Lyssavirus* europeu do morcego (EBLV) 1 e 2	Europa (morcegos)
7	I	6	*Lyssavirus* australiano do morcego (ABLV)	Austrália (morcegos)
Suposto	I		Vírus Aravan (ARAV)	Quirguizistão (morcegos)
Suposto	I		Vírus Khujand (KHUV)	Quirguizistão (morcegos)
Suposto	I		Vírus Irkut (IRKV)	Leste da Sibéria (morcegos)
Suposto	III		Vírus West Caucasian de morcegos (WCBV)	Montanhas do Cáucaso ocidental

Modificada das Referências 178 e 365.

Além disso, o grau de suscetibilidade das espécies varia consideravelmente. Raposas, coiotes, chacais, lobos e certos roedores estão entre os grupos de animais mais suscetíveis. Gambás, guaxinins, morcegos, coelhos, bovinos e alguns membros das famílias Felidae e Viverridae têm alta suscetibilidade. Os grupos com suscetibilidade apenas moderada incluem cães domésticos, ovinos, caprinos, equinos e primatas não humanos. Aves e mamíferos primitivos, como o gambá americano, por vezes apresentam baixa suscetibilidade. Os gatos na verdade são mais resistentes do que os cães à infecção experimental com alguns isolados caninos do vírus da raiva, porém muito mais propensos a desenvolver a infecção com alguns isolados de campo da vida selvagem e com o vírus da vacina. Em geral, animais jovens são mais suscetíveis à infecção pela raiva do que os mais velhos.

Transmissão

A doença quase sempre é causada pela mordida de um animal infectado que tem o vírus da raiva na saliva. Outros modos de transmissão estão envolvidos com menos frequência nas infecções de cães e gatos, mas podem servir para manter a infecção no ambiente selvagem. Foi sugerida a transmissão do vírus exalado ou excretado para disseminação entre animais de colônias extremamente grandes de morcegos em cavernas e infecções após exposição em laboratório.[124,161] É provável que tais infecções aerógenas envolvam grandes quantidades de vírus aerossolizados em condições de má ventilação e um hospedeiro exposto suscetível. Ocasionalmente, é possível que a raiva resulte da ingestão de tecido ou secreções infectadas.[132] Foi relatada suspeita de infecções transplacentárias pela raiva em gambás, morcegos e uma vaca.[93] A transmissão ambiental por fômites é rara, se é que ocorre. Em geral a raiva humana é causada pela mordida, mas também já foi adquirida por transplante de córnea. O número preocupante de casos de raiva humana críptica em que não se consegue determinar uma fonte óbvia de exposição é um argumento contra a complacência com relação à doença. Foram observadas infecções decorrentes da eliminação salivar do vírus antes que se vissem sinais clínicos óbvios; portanto, a inexistência de alterações neurológicas importantes não pode ser usada para se excluir absolutamente a possibilidade de infecção pela raiva.

Hospedeiros e abrangência

Anualmente, são relatados mais de 27.000 casos de raiva animal no mundo. O número atual estimado de casos é muitas vezes maior. Cães com raiva são a principal fonte de infecção para pessoas. A transmissão do vírus da raiva de cães para pessoas é intensificada à medida que a densidade de cães suscetíveis excede 4,5 cães/km.[2,31] Medidas combinadas de imunocontracepção e vacinação antirrábica foram propostas para ajudar a amenizar esse risco zoonótico.[31,368]

A Organização Mundial da Saúde estima que ocorram 55.000 a 100.000 casos de raiva humana anualmente, a maioria nos países tropicais da Ásia e da África.* Esse número é igual a uma fatalidade decorrente de raiva a cada 10 min. Como resultado da exposição potencial ao vírus da raiva, anualmente cerca de 10 milhões de pessoas recebem profilaxia pós-exposição (PPE). A maioria das vítimas acometidas nessas regiões é composta de crianças com menos de 15 anos de idade que não receberam PPE apropriada após terem sido mordidas por cães com raiva. Por outro lado, conseguiu-se uma redução maior na incidência da doença nas Américas por meio de programas coordenados de vacinação de cães. Por exemplo, nos EUA, onde a vacinação antirrábica de cães é obrigatória, três ou menos pessoas morrem por causa de raiva anualmente, e cerca de mais de 45.000 recebem PPE. A incidência da raiva canina nativa baixou tanto nos EUA que a doença foi declarada oficialmente extinta no país em 2007.[60] Os casos caninos observados ocorreram em cães importados. A baixa indução de infecções caninas na América do Norte possibilitou que ela fizesse parte do Pet Travel Scheme (PETS), similar ao que existe nos países da União Europeia para cães que entram na Grã-Bretanha.[53,180] Houve reconsiderações semelhantes das restrições de quarentena em cães e gatos que entram no Japão provenientes dos EUA.[182] Na América Latina, os programas de vacinação para cães foram intensificados nos últimos 20 anos e resultaram em redução nas fatalidades anuais pelo vírus da raiva em pessoas de mais de 150 para aproximadamente 20.[52,289a,367] Em muitas nações insulares ou peninsulares, como a Antártida, Nova Zelândia, Taiwan, algumas ilhas do Caribe, Irlanda, Noruega, Finlândia, Suécia, Islândia, Havaí e Japão, sabe-se que a raiva foi erradicada. Na Europa ocidental, países como Espanha, Portugal, Itália e Grécia erradicaram a raiva terrestre a um custo considerável mediante a vacinação oral de animais silvestres, em especial a raposa vermelha (*Vulpes vulpes*). Contudo, há um risco contínuo de reintrodução da raiva pela importação de animais infectados.[357] Na União Europeia, a maioria dos animais com raiva importados entrou a partir do Marrocos.[252a] A vacinação parenteral compulsória e testes sorológicos de animais importados também foram instituídos em algumas áreas para ajudar a manter essas condições.

Embora todos os mamíferos sejam suscetíveis ao vírus da raiva, os membros das famílias Canidae, Viverridae e espécies de quirópteros são os vetores mais capazes da doença. Em todo o mundo, na maior

---

*Referências 71, 72, 276, 361, 369, 367 373.

parte do Hemisfério Norte a raiva é predominantemente uma doença silvestre de animais selvagens, enquanto no Hemisfério Sul cães ferozes que vivem em áreas urbanas são a principal espécie envolvida na transmissão da doença (Figura 20.2). A Turquia é o único país da Europa onde a raiva canina ultrapassa a de animais silvestres e a raiva urbana mediada por cães ainda persiste.[177a,225] Em geral, o vírus da raiva em determinada área enzoótica é uma variante distinta que se adapta a um único hospedeiro reservatório dominante. Portanto, há ciclos enzoóticos independentes de infecção específica do hospedeiro entre as espécies individuais de hospedeiros. Por exemplo, espécies reservatórios na vida selvagem em várias áreas geográficas dos EUA são guaxinins, gambás, raposas, coiotes e morcegos insetívoros (ver *Carnívoros silvestres* e *Morcegos*). Na Europa e em partes da Ásia, as espécies silvestres primárias são raposas e um tipo de guaxinim (*Nyctereutes procyonoides*), enquanto na África do Sul os chacais (*Canis adustus* e *Canis mesomelas*) e raposas com orelhas de morcego (*Otocyon megalotis*) são os hospedeiros reservatórios predominantes.[34,130a, 260,283] Na vizinha Botsuana, os isolados encontrados em animais domésticos vêm de chacais e do mangusto amarelo (*Cynictis penicillata*).[176] Os reservatórios de raiva na Mongólia incluem lobos (*Canis lupus*), raposas (*V. vulpes*) e gatos-de-pallas (*Felis manul*).[260] Em certas nações caribenhas, suricatos (*Suricata suricata*) são os hospedeiros reservatórios importantes. Embora os morcegos possam transmitir sua infecção a carnívoros terrestres, os genótipos que afetam morcegos ou carnívoros também permanecem distintos.

Em áreas enzoóticas, a raiva parece ser cíclica. Ela dissemina-se em populações silvestres suscetíveis não expostas em uma região; quedas e aumentos subsequentes na prevalência da doença são causados pela mortalidade e pela imunidade na população, que tem ciclos periódicos na população silvestre. Esses animais silvestres servem como hospedeiros de manutenção para a transmissão do vírus para cães, gatos, bovinos e equinos. A maioria das exposições humanas resulta do contato com essas espécies domésticas.

Outras infecções por *Lyssavirus*

Como o vírus da raiva, outros lissavírus são mantidos em hospedeiros reservatórios silvestres, embora existam independentemente do vírus da raiva. São conhecidos 11 genótipos de *Lyssavirus* no mundo (Figura 20.3 e Tabela 20.1): vírus da raiva, vírus Lagos de morcegos (LBV; de *Lagos bat virus*), vírus Mokola (MOKV; de *Mokola virus*), vírus Duvenhage (DUVV; de *Duvenhage virus*), duas cepas de *Lyssavirus* europeu de morcegos (EBLV; de *European bat Lyssavirus*) e um tipo de *Lyssavirus* australiano de morcegos (ABLV; de *Australian bat Lyssavirus*).[332] Também foram identificados quatro novos lissavírus: Aravan (ARAV; de *Aravan virus*), Khujand (KHUV; de *Khujand virus*), Irkut (IRKV; de *Irkut virus*) e West Caucasian (WCBV; de *West Caucasian bat virus*).[207–209] Embora orgulhosas pela erradicação da raiva, a Grã-Bretanha e a Austrália têm essas cepas de *Lyssavirus* em morcegos.[113,177,360] Ocasionalmente, cepas de EBLV infectam mamíferos terrestres como um "efeito secundário nefasto". Não foi encontrada evidência de que essas infecções tenham resultado em adaptação a esses hospedeiros terrestres inadvertidos. Animais domésticos infectados têm doença terminal, de modo que a infecção não é transmitida. Foram detectados anticorpos contra o EBLV-1 em um gato doméstico na Dinamarca.[335] A infecção pelo EBLV-1 foi documentada em dois gatos na França, tendo-se suspeitado de transmissão por morcego.[82] Desde 1987, o EBLV do tipo 2 foi identificado em morcegos de Daubenton (*Myotis daubentonii*) na Inglaterra.[113,116,143,177,360]

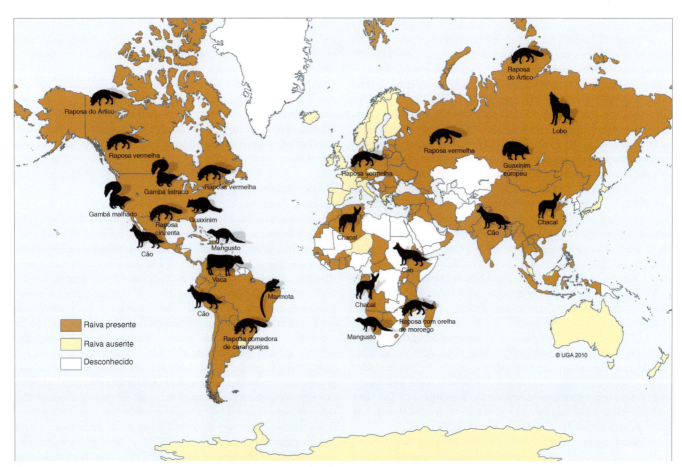

Figura 20.2 Principais vetores animais das muitas regiões do mundo. Alguns países já erradicaram a raiva (ver *Hospedeiros e abrangência*, no texto). (Arte de Brad Gilleland ® 2010 University of Georgia Research Foundation Inc.)

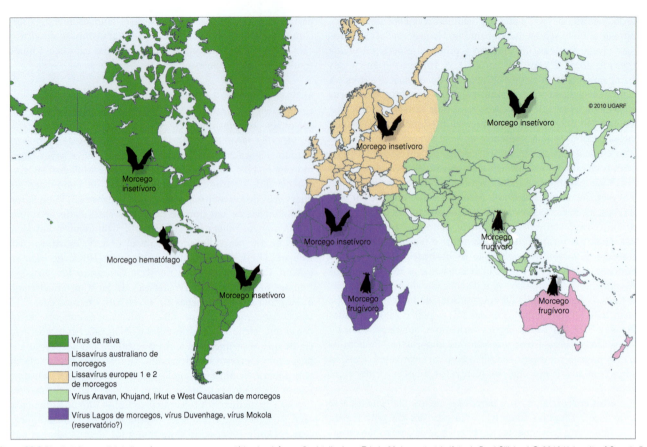

Figura 20.3 Distribuição mundial de lissavírus e morcegos reservatórios (ver informação detalhada na Tabela 20.1 e no texto). (Arte de Brad Gilleland ® 2010 University of Georgia Research Foundation Inc.)

Uma pesquisa sorológica conduzida com esses morcegos na Escócia revelou que 6 a 19% dos soros de morcegos eram positivos para anticorpos contra *Lyssavirus*,[15] indicando um reservatório endêmico. Raposas foram suscetíveis à inoculação experimental intracraniana mas não à intramuscular do EBLV-1 e do EBLV-2, sugerindo resistência à infecção natural.[76] Apenas as raposas infectadas por via intracraniana com o EBLV-1 desenvolveram doença neurológica. Alguns pesquisadores acreditam que o papel dessas cepas de *Lyssavirus* semelhantes às de morcegos na disseminação da infecção para pessoas seja marginal.[365] Infecções de pessoas com o EBLV-1 têm sido raras, tendo ocorrido um caso na Rússia em 1985.[178] Subsequentemente, foi relatado um caso de raiva humana fatal causado pelo EBLV-2a na Finlândia em 1985, e depois foi descrito outro caso no Reino Unido em um cuidador de morcegos não vacinado.[253] Esse último incidente foi o primeiro caso nativo de infecção por *Lyssavirus* em uma pessoa no Reino Unido nos últimos 100 anos. O restante das infecções humanas pela raiva naquele país foi adquirido em viagens ao exterior.[174] Para uma revisão das infecções humanas por *Lyssavirus* em âmbito mundial, devem ser consultadas outras referências.[178]

O ABLV, ou vírus *Ballina*, foi identificado em morcegos frugívoros ("raposas voadoras") na Austrália[120] e, além disso, em todas as espécies de morcegos australianos silvestres e cativos.[111,353] Foram relatadas infecções fatais em duas pessoas.[6] Evidência sorológica sugere que há um vírus estreitamente relacionado nas Filipinas.[18] Devido à estreita relação antigênica do ABLV com o vírus da raiva, presume-se que a proteção cruzada da vacinação seja eficaz.[332]

A inoculação experimental de cães e gatos com cepas de *Lyssavirus* derivadas de morcegos mostrou ausência relativa de suscetibilidade à inoculação, em comparação com cepas do vírus da raiva terrestres.[232] Embora os desfechos tenham variado de acordo com a cepa utilizada

e a idade dos animais estudados, foram observados sinais clínicos transitórios ou discretos com períodos de incubação prolongados. Observou-se soroconversão após a inoculação, porém as lesões no tecido nervoso foram leves e houve dificuldade de detectar em cultura o vírus, o antígeno viral ou seu ácido nucleico. Tais achados, que também foram observados em outros carnívoros e pessoas com a infecção natural, sugerem diferenças nas infecções de mamíferos com *Lyssavirus* derivado de morcegos em comparação com as cepas terrestres.

Cães e gatos

Em geral, a maior incidência de raiva em cães e gatos nos EUA ocorre em áreas onde a raiva silvestre é endêmica. A maioria dos cães e gatos é infectada com a variante terrestre prevista do vírus da raiva associada ao hospedeiro reservatório predominante na vida selvagem em sua respectiva região geográfica.[236] Embora a prevalência da raiva silvestre tenha aumentado, o número de casos de raiva em cães e animais pecuários diminuiu (Figura 20.4). A vacinação de cães e programas de controle animal foram os principais fatores responsáveis por esse declínio. Embora o número de casos de raiva em cães tenha diminuído, esses animais são os responsáveis pela maioria das mordidas de animais relatadas nos EUA (ver *Infecções de Ferimentos por Mordeduras*, Capítulo 51). Muitas dessas mordidas fazem as pessoas procurarem profilaxia contra a raiva. Apesar da erradicação geral da raiva em cães, foram identificadas variantes do vírus canino estabelecidas em alguns focos de carnívoros silvestres terrestres.[340] Conforme já mencionado, variantes do vírus canino foram disseminadas para chacais e mangustos na África. Nos EUA, o Texas teve um aumento transitório na ocorrência de raiva canina por causa da infecção com uma cepa particular do vírus da raiva de cães domésticos encontrada em coiotes (*Canis latrans*) que começou a circular no final da década de 1980 (Figura 20.5).[205] Foi iniciado um programa de vacinação oral para interromper a disseminação dessa variante e não houve relatos de sua ocorrência desde 2004, o que indica sua eliminação dos EUA.* Em todo o mundo, cães domésticos e não domesticados são responsáveis pela maioria dos casos de morte causada pela raiva humana e PPE.[64] Em nações menos desenvolvidas, onde a raiva canina ainda não foi controlada, a prevalência dela e da raiva humana é bastante alta.[72,382] Pode ser necessária a vacinação adequada de pelo menos 50% a 70% dos cães em uma população para bloquear a ocorrência de epidemias de raiva.[78]

A maioria dos casos de raiva em cães nos países onde a doença foi erradicada nessa espécie, como os EUA ou os da União Europeia, ocorreu em filhotes caninos importados, destinados a venda comercial ou resgate humano.[59,116,121,235,317] Por causa do período de incubação de 4 a 8 semanas, cães clinicamente sadios provenientes de países onde a raiva é endêmica podem estar incubando a infecção. Nos EUA, as leis federais de importação exigem a vacinação de cães provenientes de áreas endêmicas a partir das 12 semanas de idade, mas admitem a entrada de filhotes não vacinados desde que os proprietários os mantenham em confinamento por 30 dias. As exceções à vacinação incluem a dispensa para cães provenientes de países onde a raiva já foi erradicada. Infelizmente, o relaxamento nessas normas de importação tem resultado em desobediência e aumento do número de casos documentados de raiva importada em cães jovens nos EUA.[57,58,227,235]

_____

*Referências 39, 41, 41a, 42, 307, 310.

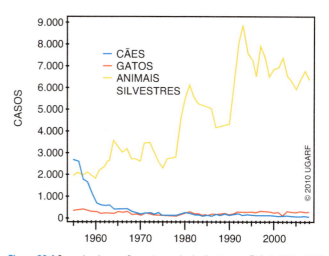

Figura 20.4 Casos de raiva em cães, gatos e animais silvestres nos EUA, de 1955 a 2008. A prevalência em cães diminuiu com a vacinação, e agora a ocorrência de raiva é maior em gatos. (Dados de registros mantidos nos Centers for Disease Control and Prevention, Atlanta; Arte de Thel Melton ® 2010 University of Georgia Research Foundation Inc.)

O aumento do número de casos de raiva em gatos geralmente está relacionado com a disseminação da infecção para animais silvestres, porque não há relato de qualquer variante específica do vírus atribuída a gatos. A importância relativa da raiva em gatos como fonte de exposição humana em determinada área geográfica depende

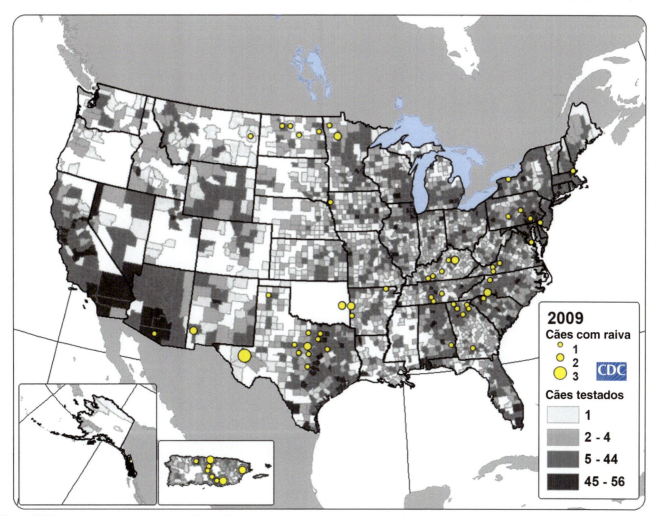

Figura 20.5 Casos relatados de raiva em cães nos EUA em 2008. (Dados por cortesia dos Centers for Disease Control and Prevention, Atlanta, GA, conforme relatado na Referência 42; arte realçada por Thel Melton, University of Georgia, Athens, GA.)

do controle da raiva canina pela vacinação. Nos EUA, desde 1979, a raiva em gatos mostrou pequeno aumento no período prévio de 7 anos. Desde 1981, foram relatados mais casos de raiva em gatos do que em cães anualmente. É provável que esse aumento reflita o pequeno número de gatos vacinados contra a raiva, a tolerância da comunidade com relação a gatos semisselvagens e a epidemia de raiva silvestre nas regiões mesoatlântica e nordeste dos EUA (Figura 20.6). Em termos numéricos, os gatos têm sido os animais domésticos mais importantes acometidos desde 1992, com 200 a 300 casos anualmente.[42,286,295] A frequência das exposições à raiva humana atribuídas a gatos com raiva está aumentando para taxa maior do que a relacionada com cães. Gatos com raiva, que em geral se isolam, costumam ficar agressivos e podem atacar pessoas e outros animais quando incomodados.[100]

Carnívoros silvestres

O gambá listrado (*Mephitis mephitis*), o gambá mais comum nos EUA, é uma das espécies mais importantes na perpetuação da raiva silvestre nas regiões centrais dos EUA (Figura 20.7). Estudos com base na tipagem antigênica demonstraram a existência de pelo menos três variantes distintas em gambás: uma nos estados centrais do sul, outra nos estados centrais do norte estendendo-se para o Canadá e outra na Califórnia. Os gambás listrados são comumente encontrados em interfaces urbanas-suburbanas-silvestres e interagem com muitas outras espécies de carnívoros, o que implica risco proeminente de que esses animais se infectem e transmitam a raiva para outros animais e pessoas.[356] Os comportamentos mais frequentes relatados em gambás listrados com raiva foram a existência deles em ambientes externos durante o dia, a entrada em canis e o ataque a animais de estimação.[261] Embora o gambá malhado (*Spilogale* sp.) tenha representado uma séria ameaça de raiva no oeste dos EUA durante o início do século XIX, hoje o envolvimento desse pequeno animal arisco é relativamente menor.

A ameaça de transmissão da raiva dos gambás para pessoas baseia-se na suscetibilidade do animal ao vírus, na alta prevalência da infecção pela raiva na sua população, em sua capacidade de viver perto do ser humano e na excreção de quantidades relativamente grandes de vírus na saliva durante o período prolongado de doença clínica. Em geral, gambás com raiva atacam com extrema fúria qualquer coisa que se mova e costumam vagar durante o dia, comportamento incomum nesse animal noturno.

As raposas são reservatórios importantes na ecologia da raiva silvestre em todo o Hemisfério Norte, embora sejam responsáveis por relativamente poucos casos de exposição humana. Na América do Norte, a raiva ocorre em raposas de todo o *habitat* da raposa vermelha (*V. vulpes*), da raposa cinzenta (*Urocyon cinereoargenteus*) e da raposa do Ártico (*Alopex lagopus*). É provável que um surto ocorrido em raposas vermelhas em 1990 no norte do estado de Nova York tenha sido a extensão de uma epidemia em raposas no Canadá. Coiotes têm um papel na manutenção da doença no sul do Texas. Foi encontrado um foco de outra variante do vírus da raiva em raposas cinzentas no Arizona e no Texas. A prevalência da doença

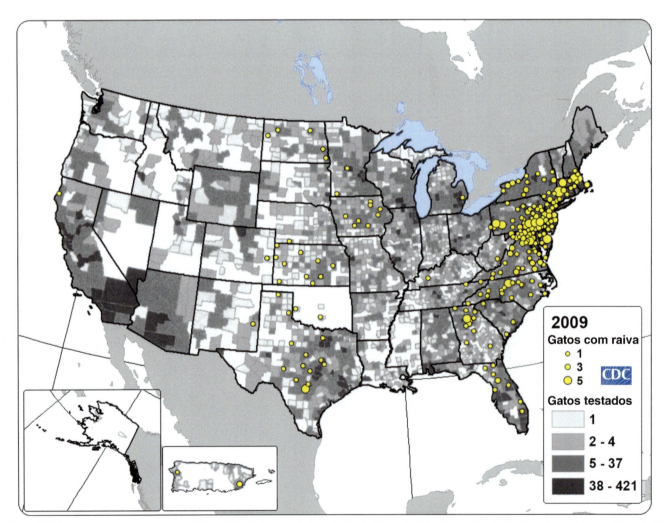

Figura 20.6 Casos relatados de raiva em gatos nos EUA em 2008. (Dados por cortesia dos Centers for Disease Control and Prevention, Atlanta, GA, conforme relatado na Referência 42; arte realçada por Thel Melton, University of Georgia, Athens, GA.)

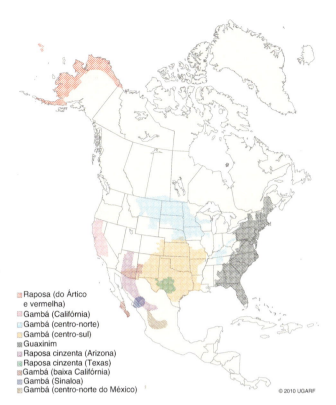

Raposa (do Ártico e vermelha)
Gambá (Califórnia)
Gambá (centro-norte)
Gambá (centro-sul)
Guaxinim
Raposa cinzenta (Arizona)
Raposa cinzenta (Texas)
Gambá (baixa Califórnia)
Gambá (Sinaloa)
Gambá (centro-norte do México)

Figura 20.7 Áreas de raiva endêmica em animais silvestres terrestres atualmente reconhecidas nos EUA e Canadá. (Dados compilados de mapas fornecidos pelos Centers for Disease Control and Prevention, Atlanta, GA, e outras referências citadas no texto do item *Carnívoros silvestres*; arte de Thel Melton, University of Georgia, Athens, GA.)

parece declinar quando as populações de raposas são reduzidas para níveis equilibrados com os recursos disponíveis, em decorrência da mortalidade natural ou de programas de redução de sua população. Programas de vacinação oral que utilizaram a vacina com vírus vivo modificado (VVM) ou recombinante colocada em isca tiveram sucesso considerável no controle da raiva em raposas vermelhas na Europa e em Ontário, no Canadá, bem como em raposas cinzentas e coiotes no Texas.[318] Apesar da vacinação de animais silvestres na Europa, o ninho de raposas infectadas no leste da Europa mantém o ciclo da infecção.[273] A emergência da raiva canina no norte de Israel foi atribuída à aquisição do vírus de raposas com raiva.[85]

As raposas com raiva exibem as formas furiosa ou paralítica da doença, mas qualquer uma delas é invariavelmente fatal. Apesar da evolução mais curta da doença clínica, as raposas realmente podem transmitir o vírus para outras espécies, mas a necessidade de PPE humana em decorrência da exposição direta a raposas com raiva tem sido bastante baixa.

Antes da década de 1950, a raiva não era um problema sério entre guaxinins nos EUA. No entanto, de 1950 a 1970, a ocorrência de raiva nesses animais começou a cair bastante na Flórida e na Geórgia e logo disseminou-se para o Alabama e o norte da Carolina do Sul.

Nos estados da costa mesoatlântica, no final da década de 1970, começou um surto epidêmico importante causado pela aparente translocação de animais infectados do sudeste. O surto no mesoatlântico disseminou-se pelos estados do nordeste e no sul da Carolina do Norte em meados da década de 1990. Focos dessa epidemia e da que ocorreu na Flórida, na Geórgia e no Alabama emergiram agora. A epidemia disseminou-se para o norte ao longo dos estados da costa do Atlântico até o Canadá.[10,42,349] Os guaxinins se adaptaram bem a ambientes suburbanos e semiurbanos; portanto, o número de casos de raiva em cães e gatos e outros animais domésticos no nordeste aumentou bastante.[46] Guaxinins com raiva foram identificados em centros urbanos.[218] O perigo de exposição humana a esses animais aumentou, e foi confirmada pelo menos uma morte associada a eles na Virgínia. A exposição de pessoas a animais domésticos com raiva como gatos, que comumente se infectam por causa de ataques de guaxinins, resultou em alto risco de saúde pública. Mostrou-se que a vacinação oral de guaxinins com iscas nessas regiões é eficaz para reduzir a disseminação da raiva na zona de imunização.[281] Ocasionalmente os guaxinins estão infectados também pelo vírus da cinomose, que pode alterar a resposta imune no sistema nervoso e confundir o diagnóstico como a causa da disfunção neurológica.[134]

Morcegos

Os lissavírus foram identificados em morcegos nas Américas, África, Austrália e Eurásia. Devido à sua mobilidade e à oportunidade de infectarem novas áreas, não é possível considerar nenhuma região geográfica como verdadeiramente livre de lissavírus.[44] A raiva em morcegos insetívoros na América do Norte foi reconhecida pela primeira vez no início da década de 1950, mas estudos sugerem que morcegos com raiva já estavam nessa região muito antes. A raiva em morcegos está disseminada por toda a América do Norte. Nos EUA, a infecção atinge menos de 1% de morcegos capturados aleatoriamente, mas é possível que 5 a 15% dos mortos ou doentes submetidos a exame tenham raiva.[23] Morcegos que interagem com pessoas são mais propensos a ter raiva do que aqueles que as evitam; os que mordem pessoas têm a mais alta prevalência.[270] Os morcegos com raiva podem desenvolver paresia ou paralisia, ficar desorientados e bater em obstáculos durante o voo. Em alguns casos, observou-se agressividade. Nos EUA, a maioria dos morcegos silvestres é insetívora. A infecção subclínica foi sugerida nesses morcegos em jardins zoológicos na Europa, mas é necessária mais investigação.[285,304]

Embora possam ser encontradas múltiplas variantes cocirculantes do vírus da raiva em morcegos insetívoros, a maioria dos submetidos a exame e daqueles com raiva é formada por apenas algumas das espécies comuns (primariamente *Eptesicus fuscus*, *Myotis lucifugus*, *Lasiurus borealis* e *Tadarida brasiliensis*). Estudos filogenéticos mostraram que as variantes de vírus da raiva de morcegos encontradas em animais terrestres são distintas, e as variantes identificadas em diferentes espécies de morcego também são bastante distintas. É incomum o fato de que as variantes do vírus da raiva de morcegos tenham vindo de animais terrestres, com transmissão secundária.[220] Por exemplo, desde 2001, uma variante do vírus da raiva de morcegos disseminou-se para gambás e raposas no norte do Arizona.[15a,66] De 1980 até 2007, 61 do total de 178 casos de raiva humana nos EUA e no Canadá foram causados pela variante do vírus da raiva de morcego.[90] Os casos de raiva pela variante de morcego tornaram-se mais predominantes do que os causados pela variante de animais terrestres a cada ano sucessivo.[90] Os tecidos cerebrais da maioria deles foram examinados por técnicas de MAB ou sequenciamento gênico ou ambas. Variantes associadas a morcegos insetívoros foram identificadas mais frequentemente e em geral associadas ao morcego prateado (*Lasionycteris noctivagans*) ou ao pipistrelo do leste (*Pipistrellus subflavus*), mas as vítimas não tinham história de mordida. Os morcegos são pequenos e causam lesões mínimas, por isso as pessoas não percebem que foram expostas.[124,240,241,313] O número de pessoas que desenvolvem raiva a partir de exposição que não por mordida é maior no caso de contato com morcegos, em comparação com carnívoros terrestres; entretanto, é necessário educar o público sobre outras formas de transmissão além de mordidas, por causa da maior preocupação em perceber e procurar a profilaxia no caso de lesões por mordidas.[33] Apesar desses relatos sobre pessoas, foram relatados poucos casos comprovados de transmissão da raiva por morcegos insetívoros (*E. fuscus*) para gatos e menos ainda para cães.[268] Morcegos com raiva raramente atacam; em geral, as mordidas de morcegos ocorrem quando são encontrados paralisados ou semiparalisados ou mesmo com aspecto normal em construções.

Os morcegos hematófagos, que se alimentam exclusivamente de sangue, são uma das principais ameaças de raiva para pessoas e animais no México, na América Central e em partes da América do Sul. Anualmente, ocorrem mais de 100.000 casos de raiva em bovinos atribuídos a morcegos hematófagos na América Latina. A alimentação noturna rotineira desses morcegos os torna extremamente eficazes na transmissão do vírus da raiva, e a existência da doença neles é paralela à observada nos morcegos insetívoros e em animais terrestres. Os morcegos hematófagos não são encontrados na América do Norte, exceto no México. O uso da mesma caverna por esses morcegos e outras espécies de morcego pode ser uma fonte de transmissão entre espécies. A caracterização genética de isolados de raiva dos morcegos hematófagos e cães no Brasil indicou dois ciclos da infecção mantidos de maneira independente.[162] Foi encontrado um foco na Colômbia em cães domésticos e seres humanos, causado por variantes do vírus encontradas em morcegos insetívoros.[268] Além disso, um foco independente em marmotas (*Callithrix jacchus jacchus*) foi associado a infecções humanas.[106]

Roedores e lagomorfos

A prevalência da raiva clínica entre ratos, camundongos, esquilos, coelhos e lebres é muito baixa.[99] Roedores e coelhos são responsáveis por uma alta porcentagem de mordidas de animais em pessoas, mas nenhum caso de raiva humana foi associado a essas espécies, provavelmente porque elas são extremamente suscetíveis à infecção e, em geral, não sobrevivem ao ataque de um carnívoro com raiva. Por essas razões, tais espécies não são examinadas rotineiramente quanto à raiva nos laboratórios de saúde pública (ver *Exposição incidente* e *Profilaxia pós-exposição para pessoas*). Nos EUA há relatos de raiva em grandes roedores como marmotas (*Marmota monax*) e castores (*Castor canadensis*); a maioria dos casos ocorreu nos estados do leste, onde existe epizootia de guaxinins.[14] Portanto, encontros não provocados com grandes roedores agressivos devem ser considerados uma fonte possível de exposição à raiva.

Patogenia

O período de incubação é influenciado pelo tempo decorrido desde a mordida, pelo grau de inervação do local da mordida, pela distância de ponto de inoculação até a medula espinal ou o cérebro, pela variante e pela quantidade do vírus introduzido, pela PPE e por outros fatores. Às vezes não é possível detectar o vírus nos tecidos locais após a mordida e ele não entra na corrente sanguínea. A raiva é única quanto ao período de incubação, que é relativamente prolongado em comparação com o de outras doenças infecciosas, resultante primordialmente do trajeto do vírus a partir de sua entrada e da disseminação no sistema nervoso central (SNC) (Figura 20.8).[305]

Entrada do vírus

Após inoculação IM, o vírus é capaz de entrar em nervos periféricos diretamente ou replicar-se no local em tecidos não nervosos. É possível que ele entre em junções neuromusculares e fusos neurotendinosos após um período variável de dias, semanas ou meses.[61] A glicoproteína do vírus da raiva tem homologia com certas neurotoxinas e se liga a terminais axônicos por meio de receptores de lipoproteína, inclusive aqueles para a acetilcolina. O vírus dissemina-se passivamente pelo fluxo intra-axônico em nervos periféricos a uma velocidade de até 100 mm (variação de 10 a 400) por dia. O vírus pode ser transportado tanto por fibras motoras quanto sensoriais. Quanto maior o grau de inervação no local da mordida, mais

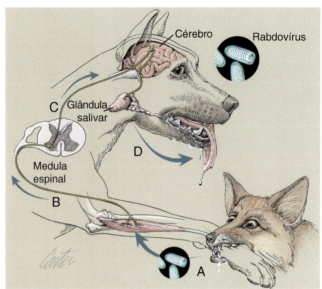

Figura 20.8 Patogenia da infecção pelo vírus da raiva. Ele entra por nervos periféricos, ou pode replicar-se em miócitos e disseminar-se para terminações nervosas motoras (*A*). A disseminação intra-axônica retrógrada (centrípeta) para o SNC ocorre em nervos motores periféricos (*B*). O vírus replica-se em neurônios da medula espinal e dissemina-se rapidamente por todo o sistema nervoso, causando paralisia progressiva do neurônio motor inferior (*C*). O vírus entra no cérebro, causando déficits de nervos cranianos e alterações do comportamento. Em seguida, dissemina-se de maneira centrífuga nos nervos periféricos e cranianos, a partir dos quais entra nas glândulas salivares e na saliva (*D*) e em outros tecidos. (Arte de Kip Carter ® 2004 University of Georgia Research Foundation Inc.)

curto o período de incubação. Nos casos de raiva de ocorrência natural, o período de incubação relatado antes do surgimento de sinais do SNC varia de 3 a 24 semanas (média de 3 a 8 semanas) em cães, 2 a 24 semanas (média de 4 a 6 semanas) em gatos e 3 semanas a 1 ano ou mais (média de 3 a 6 semanas) em seres humanos.

Embora incomum, a infecção por outras vias que não mordidas é possível. Após exposição intranasal, o vírus entra nos nervos trigêmeos e gânglios em seu trajeto para o SNC. Sugeriu-se que a lâmina cribriforme e os bulbos olfatórios são uma via de disseminação, mas isso não foi bem documentado. Após a ingestão, é possível que o vírus infecte células da mucosa bucal, botões gustativos, o sistema pulmonar (por aspiração) e a mucosa intestinal. A partir desses locais, o vírus migra para ramos dos nervos cranianos e dissemina-se para o tronco cerebral.

A capacidade de transmissão de variantes do vírus da raiva por outros meios que não mordidas pode variar. Ao compararmos cepas de cães e coiotes com as do morcego prateado, as últimas foram mais capazes de infectar células epiteliais, replicar-se em temperaturas mais baixas e apresentar tendências neuroinvasivas.[122,144,248]

Disseminação no sistema nervoso central

A disseminação interneuronal do vírus corresponde à progressão dos sinais clínicos notados. O vírus entra na medula espinal ou no tronco cerebral ipsilateral ao local da inoculação inicial do vírus por fluxo axoplasmático retrógrado. Uma vez no SNC, dissemina-se por meio intra-axônico até envolver os neurônios contralaterais e ascende rápida e bilateralmente na medula espinal ou no tronco cerebral para o prosencéfalo. Nos cães com a infecção natural, o vírus no cérebro localiza-se preferencialmente nas áreas límbicas, nos núcleos talâmicos, na formação reticular e nos núcleos trigêmeos e vagais.[319] O dano aos neurônios motores causa doença progressiva do neurônio motor inferior (NMI) que, por sua vez, acarreta a típica paralisia flácida ascendente (hiporreflexa) da raiva. O dano causado pelo vírus da raiva ao SNC tem sido atribuído principalmente à invasão viral direta do sistema nervoso. O dano ao tecido neural é visivelmente limitado em comparação com a paralisia grave; a inibição da função ou da síntese de neurotransmissores neurais é suspeita. A apoptose, ou morte celular prematura induzida geneticamente, talvez seja importante no percentual limitado de necrose neuronal observada.[165] As respostas imunes do hospedeiro ao vírus da raiva podem acentuar a inflamação e a degeneração do tecido nervoso. A interferência no controle cardiorrespiratório resulta na morte.

Disseminação a partir do sistema nervoso central

Após replicação no SNC, o vírus segue para outros tecidos do corpo via nervos periféricos, sensoriais e motores, a uma velocidade de 100 a 400 mm por dia. Tanto partes viscerais quanto somáticas dos nervos cranianos e da medula espinal são envolvidas, inclusive o sistema nervoso autônomo. O vírus também se dissemina via nervos cranianos para as células acinares das glândulas salivares nesse momento. A existência do vírus na saliva demonstra que o cérebro já foi infectado. De maneira semelhante, disfunção neurológica craniana indica que a saliva provavelmente contém o vírus. Embora praticamente todos os tecidos possam ser infectados, não ocorre disseminação no sistema nervoso periférico em todos os casos. A taxa (20 a 88% de positivos) de infecção da glândula salivar também varia, dependendo em parte da espécie infectada e da variante do vírus. É possível que a morte ocorra antes do comprometimento da glândula salivar.

Recuperação

A recuperação da raiva é extremamente rara.[166] Muitas vezes, pode ser difícil demonstrar a existência do vírus. Durante o período de incubação inicial, é possível que o vírus da raiva seja sequestrado no local da inoculação enquanto se replica em miócitos e nervos. O longo período entre a exposição e o surgimento dos sinais clínicos talvez seja o resultado da replicação local e tem sido associado a altos títulos de anticorpos contra o vírus no líquido cerebrospinal (LCS) e nos tecidos do SNC. Títulos séricos adequados de anticorpos contra o vírus da raiva, adquiridos por imunização ativa ou passiva, foram correlacionados com proteção contra a infecção e replicação viral restrita.[175] A imunidade eficaz mediada por célula é essencial para a eventual eliminação do vírus da raiva. A recuperação deve ser considerada de importância extremamente mínima na epidemiologia da doença e não relevante nas considerações de saúde pública. Com o tratamento clínico intensivo apropriado e imunoterapia passiva, algumas pessoas se recuperam (ver *Exposição incidente*, no item *Profilaxia pós-exposição para pessoas*).

Excreção do vírus

A excreção do vírus ocorre tipicamente por um breve período desde o início dos sinais neurológicos e continua até a morte do animal em poucos dias. A maioria das leis de saúde pública requer o período de observação de 10 dias após a mordida de um cão ou gato suspeito, porque o período de eliminação do vírus antes do início dos sinais neurológicos em animais com a infecção natural geralmente é de 1 a 5 dias. Cães que desenvolvem sinais neurológicos e morrem subitamente na verdade podem ter concentrações do vírus no cérebro e nas glândulas salivares mais baixas do que aqueles que sobrevivem por mais tempo. A excreção do vírus em gatos infectados experimentalmente costuma começar 1 a 2 dias antes a 3 dias após o início dos sinais clínicos.

Achados clínicos

A infecção pelo vírus da raiva é dividida classicamente em dois tipos principais: raiva furiosa e raiva paralítica. A classificação e a progressão da infecção são artificiais, porque a raiva pode ser bastante variá-vel em sua apresentação, sendo comum a observação de sinais atípicos. Nem todos os animais progridem por todos os estágios clínicos. É possível que a história inicial revele que o animal de estimação foi mordido. Por causa da gravidade dos ferimentos, nem sempre se suspeita que os sinais sejam decorrentes de mordidas.

Cães e gatos

Durante a fase prodrômica em cães, que em geral leva 2 a 3 dias, é possível observar apreensão, nervosismo, ansiedade, isolamento (solidão) e febre variável. Animais amigáveis podem ficar ariscos ou irritáveis e tentar morder, enquanto os irascíveis são capazes de ficar mais dóceis e afetivos. Costuma haver evidência de dilatação pupilar com ou sem flacidez palpebral ou reflexos corneanos. A maioria dos animais lambe constantemente o local da inoculação do vírus. É possível que alguns cães apresentem prurido no local da exposição e arranhem e mordisquem a área até ulcerar. O comportamento de gatos durante o período prodrômico é semelhante ao de cães, mas nos gatos picos febris e comportamento incomum ou errático são mais comuns por apenas 1 ou 2 dias.

O tipo furioso ou psicótico da doença em cães geralmente dura 1 a 7 dias e está associado a acometimento do prosencéfalo. Os animais ficam inquietos e irritáveis, exibindo respostas exacerbadas a estímulos auditivos e visuais. É comum ficarem excitáveis, com fotofobia e hiperestesia, latindo ou mordendo objetos imaginários. À medida que ficam mais inquietos, começam a vagar, em geral tornando-se mais irritáveis e compulsivos. Cães podem comer objetos incomuns (pica), em especial madeira, que se tornam corpos estranhos gastrintestinais. Por vezes, eles evitam o contato com pessoas e preferem ficar escondidos em lugares escuros ou silenciosos. Quando enjaulados ou confinados, os cães costumam tentar morder ou atacar as grades. Em geral desenvolvem incoordenação muscular, desorientação ou convulsões generalizadas de grande mal durante essa fase. Se não morrerem durante uma convulsão, é possível que tenham um estágio paralítico curto e em seguida morram (Figura 20.9).

Gatos podem desenvolver a fase furiosa de maneira mais consistente, exibindo comportamento errático e incomum. Nessa situação, tais gatos são descritos como ansiosos, com olhar cintilante, selvagem, espectral ou vago.[112] Quando confinados em gaiolas, são capazes de fazer movimentos compulsivos e de ataque, tentando morder ou arranhar objetos em movimento. Além disso, é possível que apresentem tremores musculares e fraqueza ou incoordenação. Alguns gatos podem correr continuamente até parecerem morrer de exaustão.

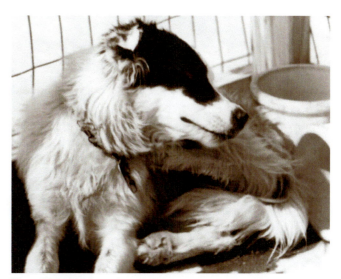

Figura 20.9 Cão com o estágio paralítico da raiva em decúbito esternal com torcicolo. (Cortesia de CDC, Atlanta.)

O tipo paralítico ou apático de raiva em geral se desenvolve em 2 a 4 dias (variação de 1 a 10 dias) após a observação dos primeiros sinais clínicos. A paralisia do NMI costuma progredir do local da lesão até acometer todo o SNC. A paralisia de nervo craniano pode ser a primeira síndrome clínica reconhecível se a mordida tiver ocorrido na face. Quando o tronco cerebral é acometido, é possível observar alteração da tonalidade do latido, resultante da paralisia laríngea. Os cães, que mais comumente apresentam a doença desse tipo, começam a salivar ou espumar excessivamente em decorrência da incapacidade de deglutir e da respiração forçada profunda que ocorre. A mandíbula fica "caída" por causa da paralisia dos músculos mastigatórios (Figura 20.10). Os cães podem emitir um som rouco, que faz o proprietário pensar que algo está preso na garganta do animal. Proprietários ou veterinários correm o risco, então, de ficarem expostos ao vírus na saliva do animal enquanto tentam remover um objeto estranho suspeito. A evolução da fase paralítica em geral dura 2 a 4 dias. O animal costuma evoluir para o coma e morre por insuficiência respiratória.

A doença paralítica em gatos geralmente segue-se à forma furiosa da doença e começa por volta do quinto dia de doença clínica. Embora a evolução total da doença possa levar 10 dias, gatos com raiva em geral morrem após 3 a 4 dias.[295] Como em cães, a paralisia inicial da extremidade mordida pode progredir para paraparesia, incoordenação e paralisia ascendente ou generalizada, terminando em coma e morte. A paralisia mandibular e laríngea é menos comum em gatos. A frequência maior de vocalização é um sinal comumente relatado em gatos, e os proprietários costumam reconhecer alteração na tonalidade da voz do gato.[112] Ocasionalmente os gatos desenvolvem a forma paralítica logo após a fase prodrômica, com poucos ou nenhum sinal de excitação.

Formas atípicas abortivas de infecção pelo vírus da raiva podem ocorrer, mas são consideradas fenômenos muito raros. Não foram encontrados cães domésticos como portadores clinicamente sadios em áreas enzoóticas.[380] Cães infectados experimentalmente que desenvolveram paralisia aguda progressiva do NMI apresentaram melhora clínica poucos dias a meses depois. A sobrevivência com infecção crônica foi relatada como ocorrência rara após infecção experimental em gatos, mas não se observou recuperação clínica da paralisia.

Seres humanos

A síndrome clínica da raiva em seres humanos tem duração e variabilidade similares às da observada em cães e gatos. Estudos genéticos de isolados virais de raiva humana indicam que manifestações clínicas

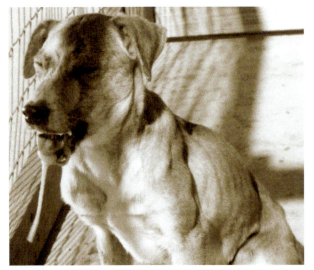

Figura 20.10 Cão com raiva. Notar a mandíbula aberta e a língua com visível excesso de secreção salivar, resultante da incapacidade de deglutir. (Cortesia de CDC, Atlanta.)

como encefalite ou raiva paralítica não são determinadas por variantes diferentes do vírus, mas por outros fatores, como o local da inoculação e a disseminação do vírus no sistema nervoso.[150] Foram relatados febre, cefaleia, ansiedade, nervosismo e hiperestesia no local da mordida. À medida que a síndrome progride para a fase excitável, os sinais clínicos consistem em excitabilidade, inquietação, hipercinesia e comportamento violento. As pessoas salivam incessantemente e podem recusar-se a beber água. Elas têm espasmos faríngeos dolorosos quando tentam deglutir líquidos, o que justifica o termo "hidrofobia". Conforme a desorientação e a excitabilidade continuam, alguns pacientes morrem durante episódios convulsivos, enquanto outros desenvolvem paralisia generalizada do NMI e parada respiratória. Embora a rara circunstância de recuperação tenha sido relatada após esforços extraordinários, a doença é considerada invariavelmente fatal após o início dos sinais clínicos.

Diagnóstico

Em geral suspeita-se de raiva por causa das anormalidades neurológicas em um animal acometido. No entanto, devido à natureza atípica dos sinais clínicos agora reconhecidos, deve-se considerar a raiva em qualquer animal que desenvolva subitamente alterações comportamentais profundas ou características de paralisia do NMI ou ambas.

Para revisão do diagnóstico de raiva, ver também o *website* dos Centers for Disease Control and Prevention (CDC), www.cdc.gov/rabies/. O teste diagnóstico definitivo é a demonstração do antígeno do vírus da raiva pelo teste do anticorpo fluorescente (AF) direto em tecido cerebral apropriado.[30] Métodos imunoquímicos para microscopia óptica têm tido acurácia comparável.[217] Nenhum teste diagnóstico antemorte é sensível o bastante para ser consistentemente confiável quanto ao diagnóstico de raiva em animais. Apesar disso, pode haver algumas indicações limitadas para testes séricos, com LCS ou amostras de biopsia antes da morte do animal. Não há alterações hematológicas ou bioquímicas séricas características ou específicas da raiva. As alterações bioquímicas no LCS foram mínimas em cães infectados experimentalmente e raras vezes relatadas em infecções naturais. Em cães com encefalomielite após vacinação antirrábica, foi relatado aumento da proteína (de 110 a 150 mg/dℓ) e dos leucócitos (de 120 a 1.140 células/$\mu\ell$) no LCS, com predominância de pequenos linfócitos.[29] Gatos com raiva após a vacinação também tiveram aumento da proteína (de 55 a 80 mg/dℓ) e da contagem de linfócitos (de 5 a 17 células/$\mu\ell$) no LCS.

Detecção do vírus em tecidos dérmicos

É um método usado predominantemente para o diagnóstico de raiva antemorte em pessoas. Como o vírus entra nos tecidos extraneurais via disseminação a partir do SNC, ele chega às terminações nervosas na pele e às glândulas salivares simultaneamente. Graças à inervação sensorial maciça, a pele da nuca (em pessoas) e as vibrissas sensoriais nas áreas maxilares (em animais) podem ser selecionadas para teste de AF direto. A partir de uma biopsia cutânea, o teste de AF direto tem 25% a 50% de probabilidade de ser positivo na época em que a raiva clínica se desenvolve; a acurácia aumenta à medida que a doença progride. De todos os cães e gatos testados que foram confirmados como portadores de raiva pelos resultados positivos de imunofluorescência cerebral, os sinais neurológicos surgiram até 10 dias depois da mordida.[328] As vacinas antirrábicas inativadas ou recombinantes de uso comum em cães e gatos não dão resultados falso-positivos. A técnica de biopsia cutânea nunca deve substituir o exame cerebral de um animal não vacinado com sinais neurológicos suspeitos. Tal teste parece ser acurado se houver o vírus, mas um resultado negativo não exclui a possibilidade de que o animal esteja infectado. Em seres humanos, o teste cutâneo pela reação em cadeia da polimerase (PCR;

do inglês, *polymerase chain reaction*) mostrou níveis muito mais altos de sensibilidade e especificidade em comparação com os métodos de AF direto.[83] No momento, o uso desses métodos é restrito ao diagnóstico em pessoas e não foi aprovado como diagnóstico laboratorial rotineiro de animais.

Teste da saliva para o vírus

Testes salivares para detectar o vírus da raiva têm sido empregados para diagnosticar a raiva em pessoas. O vírus da raiva foi detectado em saliva de cão por aglutinação em lâmina usando-se partículas de látex cobertas com imunoglobulina policlonal.[184] A carga de partículas virais na saliva é menor do que no tecido cerebral, e resultados negativos precisam ser confirmados por meios mais confiáveis, como o procedimento de AF direto com material cerebral. É possível aumentar a sensibilidade e a especificidade do teste com saliva usando-se isolamento viral ou métodos de detecção genética (ver discussão adiante).

Sorologia

Raramente são usados em pesquisas epidemiológicas ou para diagnóstico, por causa da baixa porcentagem de animais que sobrevivem o suficiente para desenvolver anticorpos após a inoculação. Os testes sorológicos são usados para se determinar a imunogenicidade da vacina. Alguns países exigem um título de anticorpo positivo para importação.[9] A inoculação em camundongos era feita antigamente para teste sorológico, mas foi substituída por métodos de cultura celular. O teste da inibição rápida de foco fluorescente (RFFIT; do inglês, *rapid fluorescent-focus inhibition test*) pode quantificar as concentrações de anticorpos específicos contra o vírus da raiva no soro. Outros testes para detectar anticorpos contra o vírus da raiva, baseados no ensaio imunossorvente ligado a enzima (ELISA [do inglês, *enzyme-linked immunosorbent assay*], ou neutralização do vírus por anticorpo fluorescente [FAVN; do inglês, *fluorescent antibody virus neutralization*]), foram propostos para complementar o RFFIT no diagnóstico sorológico ou confirmar imunização. Testes comparativos em condições de campo em cães indicam que os resultados do ELISA são mais altos do que os do RFFIT, o que torna os métodos baseados no ELISA menos confiáveis para estimar a soroconversão adequada após vacinação.[27,190a] Foram descritos aprimoramentos nos métodos com ELISA que superaram alguma inacurácia.[379]

Durante o período de incubação da raiva, em geral não se observa resposta de anticorpo e talvez o vírus esteja oculto para o sistema imune. Após o surgimento dos sinais neurológicos, os anticorpos aparecem no soro e depois no LCS.[276] Os testes para detectar anticorpos séricos contra o vírus da raiva em cães e gatos que determinam a exposição recente ao vírus podem ser ambíguos, porque títulos elevados talvez resultem de vacinação ou de exposição prévia ou recente ao vírus. Portanto, é possível que uma resposta sorológica não diferencie definitivamente vacinação e infecção. Testes para anticorpos antirrábicos no LCS são um meio possível de documentar a infecção, porque o anticorpo é produzido no local e os títulos podem aumentar 2 a 3 semanas ou mais após o início da raiva clínica. Por causa dessa demora, um título negativo não elimina a possibilidade de infecção pelo vírus da raiva.

Documentação da imunização antirrábica com títulos de anticorpos

A Organização Mundial da Saúde e o Office International des Épizooties elaboraram diretrizes mínimas como evidência de confirmação da imunização antirrábica em animais. Tal estimativa tem sido adotada como exigência para a importação de animais em áreas de quarentena (ver discussão adiante, *Quarentena e embarque*

de animais). Em uma atualização dessas diretrizes, o teste RFFIT foi complementado pela FAVN,[8] que se tornou outro padrão internacional para o embarque de animais. Não se observou diferença alguma na sensibilidade ou especificidade de ambos os métodos comparando-se o soro de animais vacinados e não vacinados.[49,309] A modificação da FAVN usando-se MAB e conjugados da peroxidase tornou possível a automatização do procedimento para cães.[158,262] Os títulos de anticorpos após vacinação podem variar de acordo com o grau de similaridade entre a cepa viral usada no sistema de teste e a da vacina.[247] Muitos outros fatores são capazes de influenciar o aumento no título de anticorpo em cada cão ou gato.[231] Por exemplo, o momento da coleta de soro após a vacinação; a raça, o tamanho (porte) e a idade do animal; o número de reforços prévios; se foi usada uma vacina mono ou polivalente; se o cão ou gato está vacinado; e a escolha da vacina podem ser determinantes importantes do nível de título medido.[187,242,339] Um título de 0,5 UI/mℓ era usado como nível padrão esperado como título adequado em pessoas e animais. Embora a vacinação parenteral possa fazer com que esse nível seja alcançado mais rapidamente, a vacinação oral com a cepa SAG2 nem sempre induz esse nível de soroconversão.[297] Apesar disso, cães com qualquer título mensurável após vacinação estavam protegidos. É necessário um título de 0,5 UI/mℓ para animais exportados para a maioria das áreas onde a raiva foi erradicada. Nenhum título "protetor" foi encontrado em animais. A interpretação individual é responsabilidade do veterinário que faz o teste com a amostra e do órgão que requisita a realização do teste.

Achados patológicos

Realização dos testes com as amostras

A escolha das amostras apropriadas e a realização dos testes com elas são críticas para o diagnóstico acurado de raiva. A manipulação de animais vivos suspeitos de terem raiva precisa ser feita com extremo cuidado. A pessoa que vai coletar a amostra deve usar luvas protetoras grossas, e em geral postes de couro, gaiolas e outros equipamentos facilitam a captura e o transporte desses animais. Deve-se fazer a eutanásia no animal por um método humanitário, protegendo seu cérebro de qualquer dano. Não se deve usar machado ou serra potente para abrir o crânio do animal, porque isso pode produzir aerossóis perigosos. Um procedimento para remover o cérebro de um animal suspeito de estar com raiva foi publicado.[333] É possível submeter amostras pequenas, como de camundongos e filhotes de gatos, inteiras a exame. Foi descrita a técnica para a remoção retro-orbitária de amostras de cérebro para coleta de material para estudos epidemiológicos.[244] A remoção completa do cérebro ainda está indicada quando ocorreu exposição humana. Quando o tecido cerebral tiver sido danificado ou destruído inadvertidamente, a medula espinal é uma alternativa, mas um substituto menos desejável.

Deve-se resfriar imediatamente a cabeça (ou o corpo) de um animal suspeito de ter raiva que morreu ou foi submetido a eutanásia e manter assim (em gelo úmido) ou sob refrigeração até que o exame seja realizado. Não se deve congelar a cabeça ou o cérebro porque isso retarda o exame, e o processo de descongelamento causa dano ao tecido cerebral. A história completa deve acompanhar cada amostra. Há vários recipientes aprovados para envio de instituições de saúde pública ou controle animal e precisam proteger a amostra, bem como os que manuseiam o recipiente. Deve haver sempre no recipiente uma indicação de que contém amostras laboratoriais perigosas.

As amostras devem ser enviadas para o laboratório o mais rapidamente possível. Em geral, aguarda-se o resultado do laboratório para instituir o tratamento após a exposição. As recomendações são de que as amostras sejam entregues pessoalmente ou por portador sempre que possível, para minimizar a demora ou perda potencial.

Foi descrito um método para submeter tecido cerebral com papel seco ou de filtro, que possibilita submeter as amostras a exame sem refrigeração.[247] O cérebro de animais com raiva e de controle era distribuído sobre o papel de filtro que, então, se deixava secar para armazenar por até 222 dias. A análise era realizada por amplificação baseada na sequência do ácido nucleico e PCR com transcriptase reversa (RT-PCR).

Lesões macro e microscópicas

Na infecção pela raiva, não há lesões macroscópicas detectáveis no SNC. Apesar dos sinais neurológicos notáveis e da alta mortalidade, as alterações neuropatológicas são discretas. As alterações patológicas dependem da gravidade e da duração da infecção no momento do exame. Bem no início da evolução da infecção observa-se polioencefalite aguda, que se caracteriza por neuronofagia mínima, degeneração neuronal e inflamação não supurativa. Na fase seguinte da infecção observa-se encefalite necrosante, que corresponde a um aumento gradualmente constante no título sérico e no LCS. As infecções crônicas caracterizam-se por disseminação focal ou dispersa de linfócitos e plasmócitos perivasculares e infiltrados focais de células mononucleares no SNC. Em geral há ganglioneurite. Quanto mais longa a evolução da doença, mais pronunciada a resposta inflamatória não supurativa no cérebro e na medula espinal. Em alguns gatos, lesões espongiformes aparecem como vacuolização no neurópilo da substância cinzenta, mais comumente no tálamo e nas camadas internas do córtex cerebral.

Teste do anticorpo fluorescente direto e imuno-histoquímico de tecido nervoso

É um exame pós-morte rápido e sensível, o método preferível, mais confiável e usado atualmente para diagnosticar infecção potencial pela raiva em animais.[142] Resultados falso-negativos são raros em comparação com a inoculação em camundongos.[327] São usados esfregaços finos por impressão da medula, do cerebelo ou do hipocampo para fazer o teste. Ao se decompor cérebro canino à temperatura ambiente de 25 a 29°C, o resultado do teste do AF direto continua positivo na maioria dos casos por até 96 h, enquanto a inoculação correspondente em camundongos fica negativa em 48 h.[5] A menos que esteja completamente decomposta, a cabeça deve ser submetida porque a fluorescência específica ainda pode ser detectada. O vírus da raiva também foi detectado por técnicas de imunoperoxidase em tecido fixado em formalina, parcialmente autolisado e embebido em parafina.[20,133,212,351] Não é preciso que os animais tenham exibido sinais neurológicos no momento do exame, e todos os animais que excretam o vírus na saliva o terão detectável no SNC ao exame imuno-histoquímico. Nas infecções naturais em cães, o vírus em geral está localizado no pericário neuronal, estendendo-se ao longo para as regiões dendríticas.[319]

Detecção genética do vírus e sequenciamento genético

O RNA do vírus da raiva foi detectado no tecido nervoso pela RT-PCR.[131,147,163,183,351] As sequências amplificadas incluíram genes de fosfoproteína, nucleoproteína e glicoproteína. A PCR tem sido usada como exame confirmatório em amostras negativas ao AF direto ou em tecido cerebral decomposto difícil de avaliar pelos métodos de AF direto ou cultura viral,[84,146,264] mas a capacidade preditiva de um resultado negativo ainda não foi discutida. A hibridização *in situ* pode detectar o RNA genômico do vírus da raiva em tecidos cerebrais embebidos em parafina.[167,351] Para a detecção da raiva em pacientes humanos vivos foram usados saliva, LCS e urina para

RT-PCR[81,257,344,345] e, em cães, saliva e LCS para fazer a PCR quantitativa;[300] no entanto, não é considerada uma alternativa desejável para detectar animais que potencialmente tenham raiva expostos a pessoas, nos quais é preferível tecido cerebral para confirmação. Em seres humanos, a análise da saliva pela RT-PCR foi o meio mais acurado de diagnóstico antemorte de raiva em comparação com outros métodos de detecção, e é tão acurado quanto a biopsia cerebral.[257] Foram desenvolvidos métodos de PCR quantitativos (em tempo real) com esse propósito.[252] O sequenciamento direto de produtos da PCR junto com o sequenciamento gênico automatizado também pode ajudar a distinguir variantes do vírus para determinar o reservatório silvestre mais provável de um isolado proveniente de infecção humana ou em animal. Foi desenvolvido um ensaio de PCR quantitativa para detectar o vírus da raiva em amostras de cérebro humano e de animais.[346,348] A PCR quantitativa também foi mais acurada do que outros ensaios de PCR usados para detectar lissavírus no cérebro de morcegos.[117]

Inclusões intracelulares

O teste clássico para detectar a existência de raiva é o exame de cérebro para identificar inclusões intracitoplasmáticas, conhecidas como corpúsculos de Negri, nos neurônios maiores (Figura 20.11),[206] encontradas mais comumente no tálamo, no hipotálamo, na ponte, no córtex cerebral e nos cornos dorsais da medula espinal. Os corpúsculos de Negri são mais comuns em neurônios do hipocampo em carnívoros e nas células de Purkinje em herbívoros. Em cortes de tecido ou impressões do tecido cerebral, eles são mais bem demonstrados com as colorações de Seller ou Van Gieson, em que são vistos corados em magenta. Infelizmente, os corpúsculos de Negri demoram a se desenvolver e não podem ser encontrados durante todos os estágios da infecção nem em todos os gatos infectados. Em geral, não é possível detectá-los até que os sinais neurológicos sejam evidentes; portanto, o abate prematuro do animal reduz as possibilidades de encontrar essas inclusões. Os corpúsculos de Negri podem ser encontrados em cerca de 50% das amostras positivas no teste de AF direto. Em alguns casos, tecidos sem raiva exibiram inclusões que lembravam os corpúsculos de Negri. É possível encontrar inclusões citoplasmáticas confundidas com os corpúsculos de Negri no cérebro de gatos saudáveis.[50,51] Elas ocorrem nas células piramidais do hipocampo e nos neurônios da parte dorsal do núcleo geniculado lateral. A detecção de corpúsculos de Negri não é mais usada na maioria das nações desenvolvidas para a confirmação rotineira do diagnóstico.

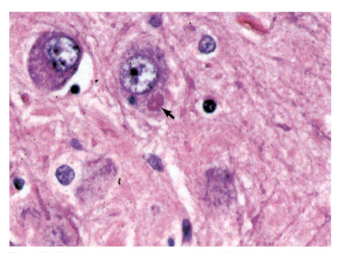

Figura 20.11 Corpúsculo de Negri (*seta*) em um neurônio no SNC (coloração por H&E, 400×). (Fotografia de Elizabeth Howerth ® 2004 University of Georgia Research Foundation Inc.)

Inoculação em camundongos e isolamento do vírus

A inoculação intracerebral de tecido homogeneizado fresco ou fresco congelado em camundongos de laboratório é um teste confirmatório para a raiva, mas não é feito em ampla escala para o diagnóstico rotineiro de casos em que se suspeita de raiva nos EUA. O anticorpo neutralizante específico é incubado com tecido extraído antes de sua inoculação para confirmar que o vírus da raiva é responsável pelos sinais neurológicos observados. Os tecidos cerebrais dos camundongos infectados são examinados em busca do vírus por AF direto. Esse exame não distingue o vírus virulento do vacinal porque, qualquer que seja a atenuação, muitas das cepas virais acarretam doença semelhante em camundongos. A substituição da inoculação em camundongos pela inoculação viral em cultura de tecido agora é viável porque o vírus virulento já pode crescer em várias linhagens celulares.[288]

Caracterização do anticorpo monoclonal

Os MAB produzidos contra o nucleocapsídio específico do vírus da raiva e as metades de glicoproteína são capazes de distinguir diversas variantes antigênicas. As cepas do vírus a serem testadas estão crescendo em cultura de tecido ou são encontradas em cortes de tecido e testadas pelo AF direto para se determinar a composição antigênica do vírus. O padrão de coloração com MAB diferentes é comparado com o de referência das cepas do vírus. Essa técnica é extremamente valiosa para distinguir as cepas vacinais das virulentas do vírus da raiva, em especial nos casos de exposição humana a animais com doença neurológica após a vacinação.

Tratamento

O tratamento de suporte para animais com raiva não é recomendado porque nenhum tratamento provou ser eficaz em animais com essa encefalite fatal. É provável que cuidados intensivos como os praticados em alguns casos humanos não sejam viáveis em termos financeiros em animais e implicariam risco importante de saúde pública. Um cão ou gato assintomático suspeito de ter contraído raiva deve ser colocado em quarentena, conforme recomendado[172] ou, como todas as demais espécies, submetido a eutanásia de maneira apropriada e seu cérebro examinado.

Prevenção

Para o controle da raiva em populações caninas, teoricamente é necessária a vacinação de no mínimo 70% dos cães.[78,136,239,366,367] Apenas a eliminação de populações de cães semisselvagens não vacinados não provou ser eficaz e é dispendiosa. A eliminação de populações silvestres é quase impossível e também dispendiosa. Portanto, as medidas de controle centradas na vacinação de cães e gatos são mais justificáveis e eficazes. Programas subsidiados resultaram no maior número de animais de estimação vacinados nos países em desenvolvimento onde a raiva em cães domésticos é endêmica.[97,98,215,280]

Tipos de vacina

Vacinas vivas parenterais modificadas

Nenhuma medida ajudou a reduzir a incidência da raiva humana de maneira tão eficaz quanto a vacinação em ampla escala da população de cães domésticos. As primeiras vacinas foram desenvolvidas a partir do crescimento do vírus em tecido nervoso e depois em embriões de aves. A baixa passagem do vírus da vacina em ovos foi feita em aproximadamente 50 passagens seriadas do vírus em embriões de pinto. O vírus perdeu suas propriedades viscerotrópicas, mas reteve alguns de seus traços neurotrópicos. Há relatos oca-

sionais de raiva induzida pela vacina quando o produto foi administrado a gatos. A vacina originária de alta passagem em embrião de pinto foi produzida por aproximadamente 180 passagens do vírus. Ela não causou mais sinais neurológicos em camundongos de laboratório, exceto quando injetada por via intracerebral em neonatos. A vacina foi segura para cães e apenas ocasionalmente causou encefalomielite em espécies mais suscetíveis, como gatos e bovinos. As vacinas mais modernas com VVM foram produzidas em cultura de tecido. Esses produtos causaram poucas reações alérgicas em comparação com as vacinas originárias de embrião de pinto. Embora as vacinas com VVM forneçam melhor imunidade em comparação com as inativadas, a raiva ocasional após a vacinação ainda é uma desvantagem distinta. Nos EUA, atualmente não há vacinas antirrábicas parenterais com VVM. Elas ainda estão sendo usadas para controlar epidemias de raiva em países onde os cães domésticos são reservatórios da raiva e os recursos financeiros para medidas mais onerosas são limitados.[35,36,214,263]

Vacinas vivas modificadas orais

Embora sejam pouco usadas para vacinação parenteral, várias cepas vivas modificadas estão sendo usadas para a vacinação oral de animais semisselvagens ou silvestres. A cepa SAD B19 foi usada por muitos anos. Em filhotes de raposa com menos de 2 semanas de idade, os anticorpos de origem materna inibiram a resposta imune à cepa SAD B19 na vacina oral.[249] Uma nova cepa SAG2, isolada como um mutante que escapou por seleção com MAB, é derivada da cepa SAD.[211] A cepa SAG2 é avirulenta após inoculação intracerebral em camundongos imunocompetentes. A vacina oral com SAG2 protegeu a maioria dos cães vacinados contra o desafio que matou todos os controles não vacinados.[75,135,265,297] Títulos de anticorpos neutralizantes protetores e proteção contra desafio foram demonstrados por até 2 anos após a vacinação de cães.[380] Também foi útil na proteção de cães selvagens africanos (*Lycaon pictus*), que se tornaram problemáticos por causa de sua alta suscetibilidade à doença.[189] A vacina com a cepa SAG2 não produz doença clínica em animais vacinados e é difícil isolá-la da cavidade bucal, mesmo até 24 h após a administração.[109,265] Não é provável que esse vírus seja transmitido para outros hospedeiros.

Vacinas parenterais inativadas em cultura celular

Para o desenvolvimento de vacinas antirrábicas inativadas eficazes, o vírus teve de ser produzido em altas concentrações, o que inicialmente era feito por seu crescimento em sistema nervoso de camundongos lactentes. Foram escolhidos camundongos recém-nascidos porque eles não têm a mielina antigênica responsável pela encefalomielite alérgica precoce causada pelas vacinas originárias de tecido nervoso. Um avanço importante no desenvolvimento de vacinas antirrábicas inativadas foi a produção em cultura de células teciduais, resultando assim em grandes quantidades de vírus. Os adjuvantes mais modernos aumentaram a resposta imune ao antígeno nesses produtos, mas também causaram alguns eventos adversos associados à vacina, como alergenicidade e oncogenicidade (ver *Complicações pós-vacinais*, no Capítulo 100).[246]

Vacinas recombinantes parenterais ou orais

Nessas vacinas, é possível empregar vírus da raiva modificado geneticamente ou vírus vetores alternativos com genes do vírus da raiva para produzir proteínas imunogênicas. A vacina recombinante com vírus da raiva administrada por via parenteral, modificada para aumentar a expressão dos genes da glicoproteína (G) da superfície externa, tem sido eficaz na prevenção da raiva em animais *Lyssavirus*.[104] Quanto às vacinas com vetor, uma glicoproteína recombinante (V-RG) de vírus da vacínia-vírus da raiva, capaz de expressar a proteína G do vírus da raiva, imunizou a maioria dos principais reservatórios carnívoros. Por exemplo, a vacina oral V-RG foi eficaz no sentido de induzir a resposta sorológica em filhotes de raposa (*V. vulpes*)[43] em cativeiro e algum controle da infecção em coiotes selvagens (*C. latrans*).[107] Os anticorpos de origem materna não interferiram na vacinação oral com V-RG em filhotes de raposa. A vacina oral V-RG foi eficaz para proteger cães (*C. familiaris*), raposas (*V. vulpes*) e uma espécie de guaxinim (*N. procyonoides*) do desafio com vírus virulento.[74] Vacinas antirrábicas com subunidade purificada podem ser as recomendadas no futuro. Nas vacinas com glicoproteína purificada, são necessárias 5 a 50 vezes a quantidade de glicoproteína purificada apenas para produzir a resposta imune, em comparação com vacinas que contêm vírion intacto. Algumas teorias sugerem que a incorporação da glicoproteína em complexos lipídicos aumentaria bastante a potência das subunidades vacinais. Foram desenvolvidas vacinas recombinantes em que se utilizam outros poxvírus (p. ex., o do guaxinim) ou adenovírus (p. ex., o canino) ou herpes-vírus como vetores. Após a administração, essas vacinas induzem a síntese da glicoproteína do vírus da raiva nas células infectadas, anticorpos neutralizantes do vírus e proteção em animais suscetíveis.[91,148,160,334,358,375,377] Também foram criados vegetais transgênicos que expressam antígenos do vírus da raiva. Em alguns países, a vacina antirrábica recombinante parenteral que usa um canaripox vírus como vetor é comercializada para gatos.[54,326] (Ver também *Recomendações para vacinação antirrábica de cães e gatos*, no Capítulo 100.)

Vacinas com ácido nucleico

A imunização intramuscular com DNA de vetores plasmídios bacterianos que codificam a glicoproteína do vírus da raiva protegeu cães contra o desafio letal com uma variante do tipo selvagem do vírus da raiva de cão.[275] Foram detectados anticorpos neutralizantes contra o vírus da raiva e EBLV, mas os títulos para os últimos vírus foram baixos. Em outros estudos, a resposta sorológica de cães foi maior à imunização intramuscular; gatos tiveram uma resposta maior por via intradérmica.[266] No entanto, cães vacinados por essa última via no pavilhão auricular com uma vacina de DNA que expressava a glicoproteína do vírus da raiva desenvolveram níveis elevados e duradouros de anticorpo neutralizante que protegeram camundongos nativos contra o desafio após a transferência passiva de soro imune.[223] Além disso, cães vacinados uma vez por via intradérmica no pavilhão auricular (mas não por via intramuscular) com uma vacina contendo DNA que expressa a glicoproteína do vírus da raiva ficaram protegidos contra a doença quando submetidos a desafio 1 ano após a vacinação.[222] Estudos semelhantes mostraram a superioridade da vacina intradérmica de DNA em gatos.[330] Em camundongos, uma única dose da vacina de DNA mostrou-se tão eficaz quanto cinco injeções de vacina derivada de cultura celular.[26] A versatilidade dos métodos de DNA recombinante possibilitou a criação de glicoproteínas quiméricas de *Lyssavirus* para proteção contra as muitas cepas silvestres, e tais produtos podem ser liberados no futuro próximo, em particular se for necessária uma única dose para se obter eficácia.

Agentes antirrábicos específicos

Mostrou-se que certos oligodesoxinucleotídios complementares do RNA genômico ou mensageiro do vírus da raiva interferem na replicação desse vírus em cultura.[122] Tais estudos *in vitro* são promissores, mas o tratamento de infecções ativas é uma possibilidade distante, especialmente no caso de seres humanos.[166]

Recomendações para vacinação
Profilaxia pré-exposição

Atualmente, muitas vacinas são comercializadas para a profilaxia pré-exposição à raiva em cães e gatos. Nos EUA, os produtos liberados precisam proteger pelo menos 88% dos animais vacinados contra o desafio com vírus virulento, enquanto pelo menos 80% dos

não vacinados são submetidos a desafio e desenvolvem a doença. Isso é calculado como uma fração de prevenção (FP) de pelo menos 85% (ver no Capítulo 100 a fórmula para essa determinação). As exigências em alguns estados, como a Califórnia, são mais estritas: 100% de proteção de todos os animais vacinados e 80% a 100% de mortes pela raiva em todos os controles (FP = 100%) (Calif. Code, Título 17). As vacinas inativadas disponíveis atualmente mostraram-se seguras e eficazes quando administradas a filhotes recém-nascidos de cães e gatos. Contudo, devido à interferência potencial pelo bloqueio dos anticorpos de origem materna e a uma resposta imune relativamente fraca em animais jovens, a primeira vacinação é feita no mínimo aos 3 meses de idade e depois repetida anualmente (Tabela 20.2).[2] Uma exceção é a vacina com vetor recombinante para a glicoproteína da raiva liberada para gatos, que pode ser administrada até as 8 semanas de idade. As vacinações subsequentes são repetidas a cada 1 ou 3 anos, dependendo do produto e das regulamentações locais de saúde pública. A dose total deve ser dada a cada animal, qualquer que seja seu tamanho, pela via recomendada pelo fabricante. Os protocolos de vacinação antirrábica de cães e gatos devem ser consultados no site *www.nasphv. org/* e no Capítulo 100.[172]

Estudos mostraram que uma injeção de vacina antirrábica inativada a um animal nativo não produz um título duradouro de anticorpo em proporção significativa de cães.[301,329] Entretanto, é possível que os títulos séricos de anticorpo sejam enganadores como medida de proteção porque cães previamente vacinados em geral exibem uma resposta anamnésica aos reforços, mesmo quando os anticorpos não são mais detectáveis no soro deles. Apesar disso, a segunda vacinação 1 ano após a primeira inoculação é extremamente importante. Pode-se considerar o esquema da vacinação antirrábica primário com múltiplas doses e reforços anuais para cães em países onde a raiva é endêmica, nos quais o risco para pessoas é alto. Os reforços são recomendados para cães e gatos sempre que a história de vacinação não puder ser estabelecida por causa do potencial de falhas da vacina.[79,112,170] Nos EUA, uma proporção muito pequena de cães (4,9%) e gatos (2,6%) identificados com raiva tinha sido vacinada pelo menos uma vez durante a vida, e uma porcentagem ainda menor de cães (0,38%) ou gatos (0,36%) foi classificada como "com a vacinação atualizada".[87,118,251] Nenhuma vacina antirrábica disponível atualmente é 100% eficaz; portanto, recomenda-se administrar uma dose de reforço imediata a um cão ou gato previamente ("atualmente") vacinado logo após uma exposição conhecida à raiva. Todavia, é possível que a vigilância da vacinação em um país não ajude a proteger contra variantes do vírus importadas em ampla escala, mesmo com monitoramento sorológico. As restrições à validação da vacina podem variar entre países diferentes. Portanto, os animais vacinados precisam de monitoramento estrito após exposição a mordidas, porque ainda ocorrem surtos.[87,159,181] Felizmente, as vacinas veterinárias atuais conferem proteção cruzada contra algumas cepas de *Lyssavirus*, como as africanas[351a] e uma da Austrália.[125] Em contraste, gatos vacinados previamente desenvolveram infecção pelo MOKV.[299a]

Vacinação oral de animais semisselvagens e silvestres

Apesar do reservatório disseminado de raiva na vida selvagem, a doença em cães domésticos, semisselvagens ou silvestres é o único fator isolado de alto risco para a saúde humana. A vacinação parenteral de cães ajudou a reduzir a ameaça de raiva para pessoas, mas em muitos países ela é difícil em termos financeiros e práticos. A ingestão oral de vírus virulento da raiva poderia resultar em infecção, porém mais comumente estimula uma resposta imune. A ingestão oral de uma cepa atenuada do vírus da raiva leva a uma resposta imune pro-

Tabela 20.2	Recomendações para vacinação antirrábica de animais e pessoas nos EUA.[a]
Animal exposto	**Recomendações**
PRÉ-EXPOSIÇÃO	
Cães e gatos	Vacinar aos 3 meses de idade e revacinar 1 ano depois ou a cada 1 ou 3 anos, dependendo das recomendações do produto
Furões	Podem ser vacinados aos 3 meses de idade e revacinados anualmente com uma vacina aprovada
Animais silvestres	Aconselhar os proprietários a não os manter; não há vacina parenteral aprovada; vacinação oral nos programas governamentais
Seres humanos	Três doses de uma vacina aprovada pela FDA na dose de 1 mℓ, com base na recomendação do fabricante, no deltoide superior, nos dias 0, 7 e 21 ou 28; reforço baseado no grupo de risco
PÓS-EXPOSIÇÃO	
Cães e gatos	Não vacinados: eutanásia imediata ou quarentena em cativeiro seguro por 6 meses; vacinar 1 mês antes de liberar Vacinação não atualizada: avaliar cada caso individualmente Vacinação atualizada: revacinar imediatamente e manter sob o controle do proprietário por 45 dias
Furões	Fazer eutanásia se não vacinados; se vacinados com uma vacina aprovada e a vacinação estiver atualizada, revacinar imediatamente e colocar em isolamento estrito por 45 dias
Animais silvestres	Considerar como portador de raiva e submeter à eutanásia para exame
Seres humanos	Não vacinados: H-RIG,[b] 20 UI/kg infiltrados no local da mordida uma vez nos dias 0 a 7; vacinas de cultura celular aprovadas pela FDA[c] na dose IM recomendada no deltoide superior nos dias 0, 3, 7 e 14; uso ID não apropriado Vacinados: três doses de uma vacina aprovada na dose IM recomendada no deltoide superior nos dias 0, 7 e 21 ou 28 após a exposição sem H-RIG. Com evidência sorológica do título adequado ou série completa prévia de PPE, são necessárias apenas duas doses nos dias 0 e 3 sem H-RIG

FDA, Food and Drug Administration; *H-RIG*, globulina humana antirrábica; *ID*, intradérmica; *IM*, intramuscular.
[a]Informação da Referência 65. Para informação mais atual sobre a pré-exposição de pessoas, consultar as recomendações do Advisory Committee on Immunization Practices (ACIP) *online* em *www.avma.org/pubhlth/rabprev.asp*. Para informação mais atual sobre exposição prévia e pós-exposição de animais, consultar *http://www.nasphv.org/Documents/RabiesCompendium.pdf*
[b]Imogan Rabies-HT (Connaught Laboratories, um subsidiário de Pasteur-Merieux Serum et Vaccins, Marnes La Coquette, França); BayRab (Bayer Corp, Research Triangle Park, NC).
[c]Os produtos antirrábicos aprovados são: (1) vacina antirrábica humana com célula diploide (HDVC) IM (Imovax Rabies, Pasteur-Merieux Serum et Vaccins, Connaught Laboratories); (2) vacina antirrábica adsorvida (RVA), IM (Rabies Vaccine Adsorbed, Bioport Corporation); (3) vacina purificada em embrião de pinto (PCEC), IM (RabAvert, Chiron Corporation).

tetora mais consistente e favorável. As vacinas com essa finalidade têm de ser de vírus vivo para penetrar nas mucosas. A vacinação oral via dispersão de iscas seguras e eficazes foi benéfica em reduzir a ameaça de populações silvestres e várias caninas.[259] Vacinas com a cepa viva modificada SAD B19, a V-RG recombinante e a SAG2 têm sido empregadas com essa finalidade.[24] Embora essas vacinas colocadas em iscas possam ser eficazes em animais silvestres, sua capacidade de induzir imunidade protetora em cães depende da aceitação da formulação da preparação utilizada.[296,376] O contato de pessoas com iscas contendo vacina V-RG não implica risco importante de saúde pública para exposição ao vírus da vacínia.[234] No entanto, já houve casos de infecção com vírus da vacina e tais exposições devem ser relatadas.[84,292] Para informação adicional sobre a preocupação com a transmissão do poxvírus da vacínia para pessoas, ver *Infecções por Poxvírus*, Capítulo 17.

Complicações pós-vacinais

Para informação adicional sobre as complicações discutidas a seguir, o leitor deve consultar *Complicações pós-vacinais*, no Capítulo 100, e as referências lá citadas.[118] No passado, observou-se encefalomielite em gatos e cães causada pela vacina antirrábica com VVM. Como resultado, tais vacinas não estão mais disponíveis em muitos países. As complicações neurológicas mais frequentes associadas à vacina com o vírus da raiva são sensibilidade local, claudicação e linfadenomegalia no membro injetado. Às vezes observam-se febre e sinais sistêmicos ou anafilaxia, mais frequentemente com as vacinas modernas inativadas em cultura de tecido, devido à necessidade de maior massa antigênica e adjuvantes para induzir resposta imune igual à dos produtos mais antigos com VVM. Vasculite cutânea focal e granulomas foram descritos em cães 3 a 6 meses após a inoculação,[342] consistindo em reações inflamatórias subcutâneas bem circunscritas que envolvem a derme sobrejacente. Ocasionalmente,

vasculite mais disseminada pode resultar em lesões cutâneas simétricas e em outros locais além daquele da vacina, como os pavilhões auriculares e extremidades ou a face.[255a] As lesões consistem em úlceras e descamação com eventual hiperpigmentação e fibrose causadas pela vasculite cutânea. As lesões cutâneas disseminadas podem resolver-se com tratamento sistêmico com anti-inflamatórios e glicocorticoides, com ou sem pentoxifilina. Reações cutâneas pós-vacinais locais semelhantes resultam em nódulos palpáveis em gatos, passíveis de serem detectados pelos proprietários ou veterinários.[306]

Reações inflamatórias mantidas que se desenvolvem nos locais de vacinação são consideradas precursoras de sarcoma, que pode desenvolver-se meses a anos mais tarde.[96,155,185] Os sarcomas pós-vacinais são capazes de desenvolver-se em cães e gatos, mas são documentados com maior frequência em gatos. Os sarcomas que se desenvolvem após vacinação costumam ser agressivos e invasivos. Para mais detalhes, ver *Sarcomas associados ao local de vacinação em gatos*, no Capítulo 100.

Observou-se polirradiculite imunomediada com vacinas inativadas originárias de cérebro de camundongos lactentes e, teoricamente, podem resultar após qualquer tipo de vacinação. Uma pequena proporção de cães vacinados com esses produtos desenvolveu paralisia aguda difusa do NMI, com a sensação de dor preservada e hiperestesia (ver *Complicações pós-vacinais*, no Capítulo 100).

Controle de epizootias

Onde houve epizootias de raiva, os programas de vacinação mostraram reduzir bastante a disseminação de um surto. O tratamento de gatos e cães sem dono e indesejáveis é essencial por meio de medidas de controle reprodutivo, e os que não são não reclamados devem ser submetidos a eutanásia.[279,280] As leis que obrigam o uso de coleira e guia devem ser reforçadas. A redução na população de vetores silvestres foi usada em escala limitada quando epidemias de raiva em cães e gatos foram rastreadas até uma espécie silvestre particular que servia de reservatório, mas isso foi praticamente ineficaz. O controle mediante o uso de armadilhas e iscas envenenadas não é apenas difícil; é possível que cause protestos no público e repercussões ecológicas. Conforme foi descrito, a vacinação oral de carnívoros silvestres foi proveitosa em base mundial limitada e pode ser expandida no futuro.

Tratamento de cães e gatos após exposição

O tratamento de um cão ou gato que tenha sido mordido ou arranhado por um mamífero potencialmente com raiva é difícil quando o animal que mordeu não é capturado para teste, porque é preciso considerar que o cão ou gato foi exposto a um animal com raiva (ver Tabela 20.2). As diferenças no tratamento dependem de o animal exposto ter sido imunizado e das leis de saúde pública locais. A decisão final quanto ao tratamento de animais expostos em geral é das autoridades de saúde pública locais ou estaduais.

Vacinação pós-exposição

A National Association of State Public Health Veterinarians recomenda a eutanásia ou confinamento por 6 meses para cães e gatos não vacinados expostos a um animal com raiva e a vacinação antirrábica 1 mês antes de sua liberação.[254] Embora não seja aceita em ampla escala para todos os animais, a PPE foi instituída no Texas por causa das consequências emocionais e financeiras adversas quando é preciso fazer a eutanásia de um animal.[364] Em tal protocolo, a vacinação antirrábica imediata foi seguida pelo período de isolamento estrito de 90 dias com reforços da vacina durante a terceira e a oitava semanas desse período. Com tais medidas, foram observadas 4 falhas e o total de 830 animais, incluindo 621 cães e 71 gatos, que receberam PPE. Em um estudo experimental que envolveu a PPE de cães, os resultados ficaram abaixo do ideal.[138] Em contraste, a vacinação imediata combinada com AOM contra a glicoproteína do vírus da raiva forneceu proteção a esses cães. Infelizmente, tal imunoglobulina não é comercializada. No entanto, em outro estudo, no qual os cães foram submetidos a desafio com o vírus da raiva e vacinados com uma das duas vacinas disponíveis em um esquema de PPE com três (nos dias 0, 5 e 28) ou cinco doses (nos dias 0, 3, 7, 14 e 28), eles ficaram protegidos contra a raiva.[228]

Destino de animais que mordem pessoas

Cães e gatos com as vacinas em dia não constituem preocupação verdadeira com o risco de transmissão, embora o fato de o animal estar com a vacinação em dia não elimine a necessidade de acompanhamento (Tabela 20.3). Qualquer enfermidade ou doença neurológica em animais em quarentena precisa ser relatada imediatamente às autoridades locais de saúde pública. O tratamento de animais além de cães ou gatos potencialmente com raiva depende da espécie, das circunstâncias da mordida e da epidemiologia da doença na área.

Quarentena e embarque de animais

O padrão atual de embarque de animais para áreas "isentas de raiva" envolve um plano de identificação em quatro partes, exame de saúde, vacinação e exame de sangue (Boxe 20.1). As embaixadas devem ser consultadas quanto às exigências atuais com relação à raiva.

Considerações de saúde pública

Prevenção em cães e gatos

Em todo o mundo, mais de 30.000 pessoas morrem por causa de raiva a cada ano, com muitos mais casos documentados, e 10 a 12 milhões recebem PPE.[95] Com o passar dos anos, essas estatísticas diminuíram em decorrência de práticas de saúde pública. A vacinação parenteral de cães foi o único meio importante de controlar a raiva humana em todo o mundo. Onde ela é de alto risco, a vacinação de cães não ocorre. Mediante medidas de controle que incluem a vacinação parenteral de cães domésticos e a vacinação oral de cães selvagens, a cepa da raiva transmitida entre cães foi eliminada dos EUA em 2007. Nenhuma cepa nativa da raiva foi relatada, mas ocorreram casos com a importação de filhotes caninos provenientes de áreas endêmicas ainda muito jovens para serem vacinados ou que não o foram.[57–59,227] Graças às medidas de controle em cães, agora nos EUA os gatos os substituíram como os animais domésticos acometidos mais comumente pela raiva. Mais cautela e a vacinação de gatos vão reduzir a necessidade de PPE, em especial nos estados dos EUA envolvidos em epizootias de raiva de guaxinim.[255] A restrição ao comportamento de vagar à vontade de cães e gatos muito jovens para serem vacinados reduzirá sua possibilidade de infectar-se. À medida que a vacinação de cães e gatos se torne mais uniforme e a vacinação oral de carnívoros terrestres seja ampliada, o risco relativo de infecção a partir de morcegos poderá parecer mais proeminente.[92]

Profilaxia pós-exposição para pessoas

A fonte mais comum de infecção para pessoas é a mordida de animais infectados, embora nas áreas em que morcegos são uma fonte seja possível reconhecer a exposição a eles. Assim que a infecção se desenvolve, é incurável; portanto, o tratamento pós-exposição imediato como indicação precoce é crítico.[166,354] Embora a cada ano ocorram pouco mais de 5 casos de raiva humana nos EUA, cerca de 20.000 a 40.000 pessoas recebem PPE anualmente.[65,229] Em países menos desenvolvidos, o custo da profilaxia é proibitivo e, assim, muitos casos não são evitados. Em muitas partes do mundo, crianças, pessoas pobres e outras desfavorecidas não recebem a educação apropriada a respeito da raiva. Tais medidas poderiam evitar muitas das fatalidades que ocorrem. Organizações de saúde pública e veterinários propuseram um Dia Mundial da Raiva para aumentar a conscientização relativa às medidas preventivas negligenciadas desse sério problema social.[47]

Cuidados com a ferida

Nos casos de mordidas conhecidas, o tratamento das feridas deve ser rigoroso porque se mostrou que a lavagem abrangente e imediata é eficaz em reduzir a possibilidade de infecção pelo vírus da raiva. Etanol (a 43% ou mais forte) ou soluções comerciais de iodo com povidona podem ser aplicados no local em feridas abertas. As mordidas também devem ser irrigadas com grande quantidade de uma solução aquosa de sabão a 20% ou composto de amônio quaternário sob pressão. Mostrou-se que a concentração ótima de cloreto de benzalcônio, um composto de amônio quaternário, é de 1% a 4%, porém a maioria dos desinfetantes hospitalares comerciais tem concentração de 0,13%. É possível limpar eficazmente ferimentos puntiformes profundos por irrigação com seringa de 15 mℓ e agulha romba de calibre 19 preenchida com solução fisiológica estéril. Isso fornece 20 libras de pressão por polegada (2,54 cm) quadrada, suficiente para limpar, mas não tão excessiva para causar maior dano tecidual.

Imunoglobulina

A profilaxia específica em pessoas não foi bem-sucedida em reduzir o número de mortes causadas pela raiva quando a imunização ativa é combinada com a imunoglobulina antirrábica humana (H-RIG; do

Tabela 20.3	Recomendações pós-exposição no caso de pessoas expostas à raiva nos EUA.[a]		
Fonte potencial de infecção	**Situação**	**Destino do animal**	**Profilaxia pós–exposição para pessoas**
Cães, gatos ou furões[b]	Todas as mordidas; saudáveis, com dono Todas as mordidas; saudáveis, sem dono (ao alcance ou escapou) Todas as mordidas; sinais do SNC ou doença	Confinar; observar pelo menos por 10 dias, em especial se houver ataque não provocado Se disponível, eutanásia imediata; submeter cabeça a exame Eutanásia imediata; submeter cabeça a exame	Nenhuma ou considerar, se não provocado; sim, se o animal apresentar sinais do SNC Sim; parar se os resultados de laboratório foram negativos, ou continuar se o animal não estiver disponível Sim; se o resultado do AF direto for negativo, parar
Morcegos	Mordida, arranhão, exposição de mucosa ou probabilidade razoável de contato direto (p. ex., no mesmo ambiente interno)	Recolher o animal com segurança; submeter a exame	Sim; se o resultado do AF direto for negativo, parar
Carnívoros silvestres	Todas as mordidas	Se capturado, eutanásia imediata; submeter cabeça a exame	Sim; se o resultado do AF direto for negativo, parar
Pequenos roedores[c]	Todas as mordidas	Em geral não são examinados	Nenhuma, mas consulta a autoridades de saúde pública se as circunstâncias de mordida foram comprovadas
Inoculação de vacina atenuada[d]	Qualquer episódio	Não se aplica	Nenhuma profilaxia pós-exposição é necessária

Dados, em parte, de Human Rabies Prevention – EUA, 1999. Recomendações do Advisory Committee on Immunization Practices (ACIP), *MMWR Morb Mortal Wkly Report* 48:RR-1.
SNC, sistema nervoso central; *AF*, anticorpo(s) fluorescente(s).
Mordida: qualquer penetração da pele por dentes; as lesões causadas por morcegos podem ser pequenas e passar despercebidas.
Não mordida: contaminação de ferimentos abertos, abrasões, mucosas ou arranhões com saliva ou tecido neural de animal com raiva.
Não exposição: cuidados com animais de estimação, contato com sangue, urina ou fezes (p. ex., guano) de animal com raiva, em especial se secos ou expostos ao sol, o vírus é inativado.
[a]Outros países têm diretrizes diferentes.
[b]*Não* se deve usar a condição de vacinação de um animal para tomar a decisão quanto à profilaxia. Um ataque não provocado por um animal é um indício mais provável de raiva do que um ataque provocado. Mordidas de um cão, gato ou furão sadios durante sua alimentação ou manipulação devem ser consideradas provocadas. A prole do cruzamento de animais silvestres com cães e gatos domésticos é considerada como de carnívoros silvestres e manuseada de acordo com essa categoria. Nos EUA, a probabilidade de transmissão de raiva ocorre por região. A raiva ocorre predominantemente ao longo da fronteira com o México. A raiva em gatos é mais prevalente e associada primariamente à raiva de guaxinins na região leste. Em muitos países em desenvolvimento os cães são os principais vetores da raiva; portanto, o risco de transmissão é maior e a profilaxia mais provável.
[c]Esquilos, *hamsters*, cobaias, gerbilos, tâmis, ratos e camundongos. Os lagomorfos também estão incluídos. Roedores maiores, como marmotas e castores, foram infectados em áreas onde a raiva de guaxinins é endêmica e devem ser testados.
[d]Inoculação acidental.

inglês, *human rabies immune globulin*) (ver Tabela 20.2).[65] A H-RIG é preferível à gamaglobulina não purificada por causa de sua potência maior e menor alergenicidade. A H-RIG é administrada uma vez, simultaneamente com a dose inicial da vacina, ou até 7 dias mais tarde. No entanto, não se repete a dose porque poderia interferir na resposta imune ativa a vacinações subsequentes. Se viável, a H-RIG é infiltrada na área em torno das feridas e o volume restante é administrado por via intramuscular em local afastado daquele da vacinação. Em todo o mundo, a H-RIG é um suprimento disponível em pequena quantidade e, em muitos países, usa-se a imunoglobulina antirrábica equina.[362] Infelizmente, sua produção foi suspensa em muitos países.

Vacinação

A vacina antirrábica humana com célula diploide (RHDCV; do inglês, *rabies human diploid cell vaccine*) é altamente eficaz e segura para imunizações antes e após exposição, porém muito cara para uso em muitos países em desenvolvimento. Outras duas vacinas antirrábicas são a adsorvida, uma cultura de células de pulmão fetal de macaco *rhesus* existente em quantidade muito limitada, e uma em célula de embrião de pinto purificada. São as únicas vacinas antirrábicas comerciais atualmente disponíveis nos EUA (ver notas de rodapé e Tabela 20.2). Elas são mais imunogênicas e menos alergênicas do que as vacinas antirrábicas humanas antes disponíveis.[343] No passado, 5 doses de 1 mℓ cada eram administradas por via intra-

muscular. As recomendações foram modificadas para o esquema atual de 4 doses.[65,243, 293,294] No caso de pessoas já vacinadas, são administradas 3 doses. O tratamento após exposição com RHDCV, vacina antirrábica de célula de embrião de pinto ou a adsorvida e a H-RIG precisa ser iniciado o mais cedo possível, de preferência em 24 h ou menos (ver, na Tabela 20.2, *Pós-exposição*, *Seres humanos*). Foram notadas falhas após exposição quando a RHDCV foi administrada no músculo glúteo em vez do deltoide. Se pessoas já imunizadas forem expostas a animais potencialmente com raiva, são administrados reforços intramusculares nos dias 0 e 3. Em algumas regiões, doses intradérmicas (ID) de reforço de 0,1 mℓ substituíram algumas das doses intramusculares consideradas o padrão como uma solução segura, conveniente e mais econômica, como nos países em desenvolvimento.[325] A via intradérmica não é recomendada para PPE nos EUA. Veterinários e outros profissionais da área de saúde animal não devem receber reforços, a menos que não exibam títulos detectáveis. Com base em evidência sorológica de testes bienais, aproximadamente 80% dos veterinários vacinados continuarão a ter títulos protetores, não devendo receber reforços quando é identificada uma exposição.

Exposição incidente

A decisão de administrar PPE em pessoas é uma urgência médica e baseia-se em grande número de fatores relativos ao incidente da mordida. A espécie de animal que inflige o ferimento por mordedura

Boxe 20.1	Diretrizes gerais para a importação de cães e gatos em áreas "isentas de raiva"[a]

1. Certificação antirrábica e condição de saúde do animal
   a. Nome do proprietário, endereço, telefone
   b. Identificação com nome do cão, gato ou furão
   c. Espécie, raça, sexo, marcas, idade
   d. Data da vacinação
   e. Prazo de validade da vacinação
   f. Número da vacinação
   g. Fabricante da vacina e nome do produto
   h. Número da série ou lote do fabricante
   i. Confirmação de que o animal se encontra com boa saúde
   j. Assinatura do veterinário
   k. Endereço e registro do veterinário
   l. Cópia original com o proprietário
   m. O proprietário põe a coleira com a marcação no animal com segurança
2. Identificação
   a. Implantação de microchip eletrônico.
   b. Legível com leitor ISO compatível.
   c. Implantar no momento da sorologia
   d. O número do microchip deve estar nos formulários do laboratório

3. Vacinação para o Havaí, EUA[b]
   a. Não vacinado: precisa de pelo menos duas vacinações com intervalo de 3 ou mais meses
   b. Filhotes caninos vacinados com mais de 3 meses de idade pela primeira vez
   c. Filhotes de gatos vacinados com mais de 2 meses (vacina recombinante) ou 3 meses (vacina inativada) de idade pela primeira vez
   d. Vacinados: precisam de reforço entre 90 dias e 12 meses a partir da chegada
   e. A vacinação mais recente é válida por 12 meses para qualificar para 30 dias de quarentena
   f. Nenhuma vacinação antirrábica nos 90 dias imediatos antes da chegada
4. Exame de sangue
   a. Realizado de acordo com os padrões do Office International des Épizooties (OIE)
   b. Usado teste de FAVN ou RFFIT
   c. Passar resultado de 0,5 UI/ml ou mais
   d. Os resultados são relatados diretamente aos veterinários
   e. Coletar sangue pelo menos 10 a 14 dias após a vacinação
   f. Não pode entrar pelo menos até 90 dias a partir do momento em que o laboratório recebe a amostra

FAVN, neutralização do vírus por anticorpo fluorescente; *RFFIT*, teste de inibição rápida com foco fluorescente.
Para o Havaí: 30 dias de quarentena se as qualificações anteriormente citadas forem satisfeitas; do contrário, 120 dias de quarentena.
Para o Reino Unido: o período de quarentena é de 6 meses, com as seguintes exceções, já que a quarentena é dispensada para animais negociados comercialmente: (1) O animal deve ter nascido em uma instituição registrada onde não tenha ficado em contato com animais silvestres suscetíveis à raiva. (2) Ter sido vacinado com uma unidade (padrão da OMS) de produto inativado quando tinha pelo menos 6 meses de idade e pelo menos 6 meses antes da exportação. (3) Precisa ter um certificado com exame de sangue e um atestado de saúde assinado por veterinário, registro da vacinação e microchip implantado como delineado anteriormente. (4) O Departamento de Agricultura do Reino Unido deve ser notificado da entrada do animal até 24 h depois de sua chegada.
Para a Austrália: o período mínimo de quarentena em geral é de 30 a 60 dias se os critérios listados foram satisfeitos e é variável, dependendo do país de origem e do intervalo entre o teste para título sanguíneo e a chegada. Um período de 180 dias entre o momento da obtenção do título e a viagem é mantido porque esse é o período máximo de incubação para cães e gatos.[219] É necessária apenas uma única vacinação, de preferência 6 a 12 meses após a chegada. (1) Os animais devem ter mais de 6 meses de idade, não estar prenhes nem ser de certas raças proibidas. (2) Se a vacinação for a primeira, precisa ser feita pelo menos aos 3 meses de idade; no caso de reforços, são feitos 3 a 12 meses após a chegada. (3) Os animais devem ter atestado de saúde e certificado de vacinação antirrábica, além de um microchip implantado ou tatuagem exclusiva, bem como um resultado aprovado do teste de neutralização viral por anticorpo, conforme delineado no boxe. Além de algumas outras triagens parasitárias, cães precisam ter resultados soronegativos ao teste para *Ehrlichia canis* e *Brucella canis* 45 dias antes da viagem e *Leptospira canicola* 21 dias antes da viagem. Se residentes na África, os cães precisam receber tratamento profilático para babesiose.
[a]Informação da Organização Mundial da Saúde, do Office International des Épizooties e de autoridades reguladoras dos vários países mostrada no boxe.
[b]As diretrizes podem variar, devendo-se consultar os respectivos consulados do país de interesse para a obtenção de informação atualizada. Algumas exceções às diretrizes supracitadas estão listadas de acordo com a área geográfica indicada.
Para mais informação atualizada, ver: http://www.pettravel.com/passportnew.cfm e http://www.aphis.usda.gov/regulations/vs/iregs/animals.

é importante porque cães, gatos e especialmente carnívoros silvestres e morcegos são mais propensos a transmitir o vírus. Muitas pessoas poderiam ter sido poupadas da preocupação e da inconveniência do tratamento profilático, pois tinham gatos vacinados rotineiramente. Mordidas de roedores como esquilos, tâmis, ratos, camundongos e lagomorfos raramente resultam em PPE humana, se é que isso acontece (ver, na Tabela 20.3, *Roedores*), sendo administrada de acordo com o caso.[99]

O tipo de exposição é importante para determinar se a PPE deve ser instituída. Canídeos são os vetores mais importantes da transmissão da raiva para pessoas na Ásia, na África e na América Latina. Em outras partes do mundo, em que os programas de vacinação são mais extensos, mamíferos silvestres, em especial morcegos, predominam como vetores. A exposição à raiva ocorre via mordida, arranhão ou outra situação em que saliva ou tecido do SNC de um animal que potencialmente tenha raiva entra em uma ferida aberta ou recente ou em contato com as mucosas dos olhos, do nariz ou da boca. Quase todos os casos de raiva humana foram adquiridos por exposição a saliva em feridas causadas por mordidas ou, muito raramente, em pele abrasada ou arranhada. Além

do contato com morcegos, exposições não por mordida raramente resultam em infecção pelo vírus da raiva. A exposição indireta não por mordedura nunca resultou em infecção humana. Tal situação poderia ocorrer se um animal com raiva tivesse mordido um cão e o proprietário limpasse os ferimentos. A manipulação de sangue ou urina em carcaças de cães infectados não parece implicar risco.[311] O vírus vivo da raiva não pode ser isolado de sangue ou urina, embora o RNA viral tenha sido encontrado em amostras de urina e tecidos urinários, especialmente na bexiga. Em muitas infecções humanas com variantes da raiva de morcego, o tipo de exposição em geral não é evidente,[257] mas acredita-se que seja uma mordida não reconhecida. A ausência de mordida ou arranhão demonstrável e, portanto, de suspeita clínica em geral retarda o diagnóstico e a potencial profilaxia precoce. Portanto, uma nova recomendação, embora geralmente polêmica e de implementação dispendiosa, tem sido considerar a PPE se houver uma possibilidade razoável de exposição quando estão envolvidos morcegos.[11,138] Infelizmente, a tendência ao erro mais a cautela significam que a PPE em geral é administrada sem confirmação.[257,374] A PPE é sempre indicada em pessoas com o sistema imune comprometido, como aquelas com

AIDS.[1] O uso da PPE pode ser associado a efeitos adversos potenciais, como tumefação local, mialgia, pirexia, vômitos ou reações alérgicas sistêmicas.

A epidemiologia do incidente que resultou na mordida também é importante para determinar a necessidade de iniciar a profilaxia antes da confirmação laboratorial (ver Tabela 20.3). Mordidas de animais infectados pela raiva em geral ocorrem sem provocação. Animais que exibem sinais neurológicos no momento da mordida ou logo após devem ser considerados com raiva. É muito mais provável que exposições a mordidas resultem em infecção pela raiva do que arranhões, a menos que os últimos estejam contaminados pela saliva do animal. A prevalência da raiva na área geográfica também é importante. Pessoas que receberam injeção acidental de vacinas antirrábicas não precisam de PPE. Foi documentada recuperação em seis pessoas em todo o mundo, e sabe-se que apenas uma que não recebeu PPE sobreviveu à raiva.[363] O tratamento hospitalar intensivo envolveu a indução medicamentosa de coma, suporte ventilatório, ribavirina e imunoglobulina específica do vírus da raiva. Em outra pessoa, suspeitou-se de uma infecção pela raiva abortada.[156]

Para mais informação sobre a raiva em pessoas expostas, consultar a página dos CDC na internet (www.cdc.gov/rabies).

Profilaxia pré-exposição para pessoas

É indispensável em pessoas sob alto risco ocupacional ou recreativo de contato com animais com raiva (ver Tabela 20.2). Uma série inicial de 3 doses (nos dias 0, 7 e 21 ou 28) proporcionou proteção superior no acompanhamento por 10 anos, em comparação com a sequência primária de imunização com duas doses (nos dias 0 e 28).[316] Veterinários, técnicos em saúde animal e cuidadores, agentes de controle animal, biólogos da vida selvagem, manipuladores de morcegos, trabalhadores de laboratório e espeleólogos em áreas onde a raiva é endêmica e epidêmica devem receber vacinação pré-exposição. A resposta pessoal a um desastre também deve considerar a vacinação pré-exposição por causa do grande número de cães que implicam risco em tais circunstâncias.[145] Apesar das recomendações dos CDC para a vacinação de profissionais de saúde animal, uma grande proporção de pessoas em risco nessas áreas não foi vacinada.[336] O custo ou empregos temporários podem ser barreiras para a obediência uniforme. Infelizmente, muitos países onde a raiva é endêmica não têm meios para administrar vacinas antirrábicas em pessoas na quantidade desejada.

A substituição de uma dose de 0,1 mℓ da ID:RHDCV também é eficaz para a imunização primária e é uma alternativa eficaz com relação ao custo em países subdesenvolvidos às vacinas derivadas de tecido nervoso menos onerosas em geral usadas.[325] São necessários reforços mais frequentes com o uso intradérmico em comparação com o intramuscular por causa da menor duração da imunidade.[17] As preocupações com a consistência das vacinas usadas para procedimento ID e a resposta imune que resulta têm sido superficiais.[352] O uso de vacina antirrábica intradérmica foi suspenso nos EUA como decisão empresarial, mas não por motivos de saúde pública. Reações de hipersensibilidade foram os efeitos colaterais principais notados em aproximadamente 6% das pessoas que receberam reforços das vacinações com RHDCV após terem recebido a série local. Ocorreram reações alérgicas locais e sistêmicas mediadas por imunocomplexo com o uso de RHDCV, embora as reações sejam menores do que as observadas com os produtos antes disponíveis. Vergões, urticária, artralgia, febre, náuseas e vômitos podem surgir 1 semana após os reforços.

O risco de veterinários expostos a animais com raiva é mais de 300 vezes maior do que o da população em geral.[128] Em um estudo, a maioria (230) de 380 exposições ocorreu a veterinários durante contato não por mordida enquanto examinavam animais com raiva. Dezessete casos resultaram de exposições à necropsia. Muitas dessas exposições potenciais resultaram de contato com bovinos infectados, embora um resumo tivesse apontado apenas 13 circunstâncias conhecidas confirmadas de transmissão de raiva de bovinos para pessoas em todo o mundo. A raiva humana não foi documentada após exposição prévia à administração da vacina pela via IM.

Informações na internet

Ver, na Tabela 20.4, os locais de referência na internet sobre a raiva.

Tabela 20.4	Locais de referência na internet sobre a raiva.
Organização	**Endereço na internet**
Department for Environment, Food and Rural Affairs (DEFRA), Reino Unido	*http://www.defra.gov.uk*
Pet Travel Scheme (PETS)	*http://www.defra.gov.uk/wildlife-pets/pets/travel/pets*
Compendium of Animal Rabies Vaccines, EUA	*http://www.nasphv.org/documentsCompendia.html*
Human Rabies Prevention EUA 2008	*http://www.cdc.gov/mmwr/preview/mmwrhtm/rr57e507a1.htm*
Human Rabies Information, EUA	*http://www.cdc.gov/RABIES*
Rabies International Travel	*http://www.nlm.nih.gov/medilineplus/rabies.html*
World Rabies	*http://www.WoorldRabiesDay.org*
Organização Mundial da Saúde	*http://www.who.int/immunization/topics/rabies/en/index.html*
Organização Mundial da Saúde Animal (OIE)	*http://www.ioe.int/en/animal-health-in-the-world/rabies-portal/*

Capítulo 21

Pseudorraiva

Diana Henke e Marc Vandevelde

Etiologia

O vírus da pseudorraiva (PRV; do inglês, *Pseudorabies virus*), também conhecido como herpes-vírus-1 porcino, é um vírus de DNA com envoltório e um herpes-vírus α. Como outros herpes-vírus, o PRV pode causar infecção latente, sendo o DNA viral incorporado ao genoma da célula do hospedeiro. O vírus é relativamente resistente a fatores ambientais e é possível que sobreviva fora do hospedeiro por vários meses em condições climáticas desfavoráveis. A sobrevivência do PRV depende da temperatura (10 dias a 37°C, 40 dias a 25°C) e do pH (ótimo de 7); é rapidamente inativado pelo ressecamento e pela exposição à luz ultravioleta.[6] A biologia molecular do PRV foi extensamente estudada porque é provável que ele seja um dos vírus mais usados na neurociência experimental.[38]

Epidemiologia

A infecção pelo PRV (conhecida como *doença de Aujeszky*, *prurido incômodo* e *paralisia bulbar*) ocorre na maioria dos países do mundo, com exceção da Austrália, e tem sido responsável por perdas econômicas consideráveis na indústria suína. No passado, foram relatados surtos da doença clínica em vários países da Europa, da América do Sul e da Ásia. Nos EUA, México, Brasil e China há áreas endêmicas restritas.[55] No entanto, em muitos países não há um esquema de vigilância para o PRV. Vários países europeus em que a doença já ocorreu são agora considerados isentos dela. Sem dúvida, isso se deve à vacinação sistemática da população de suínos.

Embora muitas espécies de mamíferos sejam suscetíveis à infecção pelo PRV, lesão é um problema predominante em suínos, o principal reservatório do vírus. Entretanto, bovinos, animais produtores de couro, caprinos, ovinos, cães e gatos são acometidos esporadicamente.[18,27,42] Ele não parece acometer seres humanos; a maioria dos relatos foi circunstancial e não documentada. A infecção costuma ser subclínica em suínos porque eles se adaptaram bem ao vírus. A doença dissemina-se pela movimentação comercial de suínos infectados ou por produtos originários deles contaminados. Ocorre transmissão venérea quando varrões infectados eliminam o PRV no sêmen. Embora animais silvestres como guaxinins, panteras[12] e ratos possam agir como reservatórios transitórios, não são importantes para a manutenção da infecção na natureza, pois seu papel limitado é à disseminação local temporária do vírus em áreas enzoóticas. Contudo, em vários países, como a Suíça, a Espanha e os EUA, a infecção é endêmica em porcos selvagens, criando um reservatório para o vírus.[24,51,56] Acredita-se que a infecção pelo PRV em cães e gatos ocorra apenas em áreas onde a doença é enzoótica em suínos. Tal interação epidemiológica entre espécies foi documentada por estudos de biologia molecular com isolados virais.[13] De fato, a ocorrência de sinais típicos da pseudorraiva em animais de estimação pode ser a primeira indicação de que a doença é enzoótica na população suína local. Os animais de estimação se infectam quase invariavelmente pelo consumo de carne suína crua contaminada. Cães também desenvolveram pseudorraiva após terem mordido porcos infectados. Não foi demonstrada disseminação direta de um cão para outro.[37] Todavia, relatou-se um surto em animais sem contato direto com suínos. Cepas do PRV isoladas mostraram diferenças consideráveis nos padrões de DNA para vacina e as cepas obtidas de suínos na mesma região.[42] Nos últimos anos, foram relatados apenas alguns casos em felinos e caninos na Polônia, na Itália, na Áustria, na Alemanha e nos EUA.[3,16,23,42,44] A doença parece ser muito rara no leste europeu, de onde a infecção se disseminou,[32,45] assim como na América do Norte.[26] Foram registrados um caso em um cão em Portugal em 2003 e 12 casos na Bulgária em 2004.[55]

Patogenia

A infecção adquirida naturalmente em cães e gatos ocorre após a ingestão do vírus, embora ocorra uma sequência similar de eventos após a inoculação parenteral do vírus. O PRV entra nas terminações nervosas do local de inoculação e segue de maneira retrógrada pelo axoplasma das fibras nervosas para o cérebro. O tempo de incubação em cães e gatos, independentemente do local de inoculação, é de 3 a 6 dias. Estudos experimentais em gatos infectados por via oral mostraram que o PRV se replica nas tonsilas e segue a partir da mucosa bucal pelos ramos sensoriais do nono e do décimo nervos cranianos para o trato do núcleo solitário e a área postrema no bulbo.[17] O quinto nervo craniano foi envolvido com menor frequência. Infecções experimentais em ratos mostraram que o PRV se dissemina de maneira altamente específica através de conexões sinápticas.[5,9] As interações do vírus com células foram estudadas em grandes detalhes em modelos experimentais.[38]

Achados clínicos

Em sua maioria, os cães e gatos que se infectam desenvolvem sinais clínicos graves. O início da doença clínica é hiperagudo e os sinais progridem rapidamente até que ocorra a morte; é raro que a evolução total leve mais de 48 h. Com muito poucas exceções, a pseudorraiva é quase sempre fatal em cães. Os gatos podem ser um pouco mais resistentes, mas raras vezes se recuperam da doença.

O sinal inicial geralmente notado pelo proprietário é a mudança de comportamento, como inatividade, letargia e indiferença, embora alguns animais fiquem agressivos ou inquietos. Por vezes, dispneia, diarreia e vômitos são observados. A dispneia em geral é causada por edema pulmonar grave. A temperatura do corpo pode estar normal ou anormal, e hipersalivação é comum. No entanto, o sinal mais característico é prurido intenso, que em geral ocorre na região da cabeça e raramente em outras áreas do corpo, como o pescoço e os ombros. Os animais arranham a face e as orelhas de maneira violenta e esfregam a cabeça contra o piso ou as paredes. Um lado da cabeça e do pescoço pode ficar inchado. A automutilação resulta em eritema, escoriação e ulceração da pele e dos tecidos subjacentes (Figura 21.1).

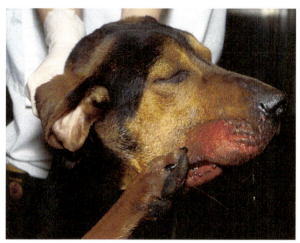

Figura 21.1 Cão com pseudorraiva e lesões por automutilação. (Cortesia de Daniel Harrington, Purdue University, West Lafayette, IN.)

O ato de se arranhar torna-se cada vez mais frenético e pode terminar em convulsões generalizadas. A maioria dos outros sinais neurológicos observados na infecção pelo PRV refere-se a lesões no tronco cerebral inferior e consiste em um ou vários déficits na função de nervo craniano. Em geral, tais déficits são unilaterais e incluem anisocoria, midríase, ausência de reflexos pupilares luminosos diretos ou consensuais, trismo, paresia e paralisia de músculos faciais, oscilação da cabeça, impossibilidade de deglutir e alterações vocais. A anisocoria e a voz rouca são consideradas sinais altamente consistentes em gatos.[33] Os sinais neurológicos menos comumente observados incluem anormalidades do comportamento, como agressividade, hiperestesia generalizada, o ato de pressionar a cabeça e convulsões generalizadas, estas últimas em geral como sequelas do ato frenético de se arranhar. Às vezes, observam-se paresia e paralisia dos membros pouco antes da morte. Embora menos comum, em alguns gatos a morte é precedida predominantemente por sinais gastrintestinais agudos.[52] Arritmias podem manifestar-se por pulso irregular e diminuição dos batimentos em decorrência de miocardite.[47]

Também se observou uma evolução atípica da doença em gatos que morreram subitamente sem desenvolver sinais neurológicos.[21] Em alguns casos de infecção espontânea pelo PRV em cães[54] e na infecção experimental oral em gatos,[14] não houve prurido. Os sinais gastrintestinais foram o aspecto predominante em alguns cães infectados.[11]

Diagnóstico

Na pseudorraiva, não são encontradas anormalidades hematológicas ou bioquímicas. Os achados eletrocardiográficos podem incluir arritmias cardíacas.[31,47] É possível que o líquido cerebrospinal mostre aumento da concentração de proteína e pleocitose mononuclear, achado fortemente indicativo de encefalite viral, mas não específico da pseudorraiva.

Os testes comumente usados para detectar anticorpo sérico contra o PRV em suínos são a neutralização viral, a imunodifusão e o ensaio imunossorvente ligado a enzima. Estudos sorológicos têm sido valiosos para determinar a prevalência da doença em populações de porcos. Não foram encontrados anticorpos neutralizantes do vírus no soro de cães testados durante um surto de infecção pelo PRV.[22]

Os métodos diagnósticos incluem exame do anticorpo fluorescente para antígeno viral em esfregaços ou cortes congelados de vários tecidos. O cérebro e as tonsilas são os tecidos preferidos em tais estudos. Várias técnicas da reação em cadeia da polimerase (PCR; do inglês, *polymerase chain reaction*) para diferentes genes virais também são eficazes para detectar o PRV.[25,30,43] A PCR tem sido usada com sucesso para detectar o vírus em gatos e cães[19,42] e é o método de escolha para detectar a existência do PRV na população suína.[41,43]

O vírus pode ser isolado de cultura de pulmão e baço e especialmente de cérebro e tonsilas de animais com pseudorraiva (Figura 21.2). Embora tenham sido usadas muitas linhagens celulares, a maioria dos laboratórios utiliza células epiteliais de rim suíno. Um efeito citopático definido que consiste em formação de sincício é visível após 12 a 24 h (Figura 21.3). O isolamento do vírus em cães nem sempre é fácil, mesmo em casos bem substanciados.[2] Lavados faríngeos, *swabs* tonsilares e saliva não são adequados para o isolamento viral em cães.[22]

Achados patológicos

Não há lesões macroscópicas diagnósticas da pseudorraiva, com exceção de lesões cutâneas que resultam do prurido intenso. Em alguns casos, havia conteúdo gástrico anormal por causa de pica. Edema e congestão pulmonares foram achados consistentes. Foi encontrada miocardite focal em cães e gatos. As lesões no sistema nervoso central localizam-se quase exclusivamente no tronco cerebral e envolvem primariamente núcleos de nervos cranianos.[10] Elas podem ser unilaterais e consistem em manguitos perivasculares com células mononucleares e proliferação pronunciada de astrócitos e células microgliais (Figura 21.4 A e B). As áreas de gliose focal costumam exibir degeneração (cariorrexe) no centro e às vezes progridem para a formação

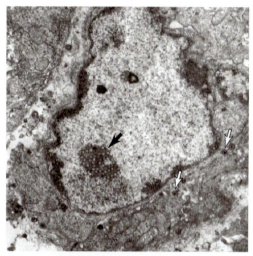

Figura 21.2 Micrografia eletrônica de cultura de células infectada pelo PRV. Partículas virais intranucleares (*seta negra*) e citoplasmáticas (*setas brancas*). (Cortesia do Dr. R. Maes, Michigan State University, East Lansing, MI.)

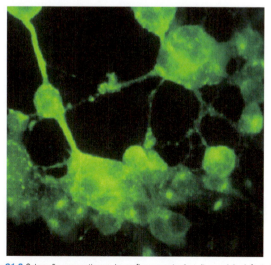

Figura 21.3 Coloração para anticorpo imunofluorescente de cultura celular infectada com o PRV. Notar o efeito citopatológico como sincícios multinucleados. (Cortesia do Dr. R. Maes, Michigan State University, East Lansing, MI.)

de microabscessos. Ocorrem alterações graves em neurônios, com cromatólise e desintegração do núcleo (Figura 21.4 C). O achado mais definitivo é a existência de corpúsculos de inclusão virais eosinofílicos fracos nos núcleos de astrócitos e neurônios. É possível demonstrar o antígeno específico ou o ácido nucleico do vírus em tecidos fixados com formalina e embebidos em parafina utilizando-se métodos imunocitoquímicos[8] ou de hibridização *in situ*, respectivamente.[39,50] Também podem ser encontradas alterações inflamatórias nos nervos e gânglios associados ao local de entrada do vírus. Também foi relatada inflamação grave do plexo mioentérico no canal alimentar de cães com a infecção natural pelo PRV.[11,15] Cães infectados experimentalmente apresentaram ganglioneurite de nervos autônomos do coração.[31]

Tratamento

Em geral, o tratamento da pseudorraiva é inútil porque a doença é quase sempre fatal. Sedação maciça e anestesia podem diminuir ou aliviar o prurido e as convulsões; entretanto, nada é capaz de alterar o resultado da doença. O tratamento com soro anti-PRV não melhorou a condição de um cão com doença de Aujeszky[40] e é considerado ineficaz na prevenção da infecção.[37]

Prevenção

A prevenção é o meio mais importante de controlar a infecção pelo PRV em cães e gatos. Deve-se evitar o contato com porcos, e em especial o consumo de carne crua desses animais provenientes de áreas endêmicas como alimento para animais. É possível vacinar pequenos animais contra o PRV, embora isso só seja indicado em áreas endêmicas, onde possa ocorrer exposição a suínos infectados. A infecção natural com o PRV não foi observada em cães e gatos vacinados.[1] Entretanto, estudos de desafio com vacinação experimental mostraram que pode ser difícil proteger cães com a vacina inativada, embora a maioria dos animais desenvolva anticorpos séricos neutralizantes contra o PRV.[37] Por vezes, as vacinas atenuadas contra o PRV causam reações após a vacinação que podem ser tão letais quanto a infecção natural. A deleção de mutantes do PRV foi desenvolvida para a vacinação de suínos.[4,28,29,34,35] Tais vacinas com "deleção" são seguras e muito úteis no controle da doença, porque pesquisas sorológicas são capazes de distinguir anticorpos contra o PRV induzidos por elas e os naturais. Tais vacinas foram testadas em guaxinins, embora com sucesso limitado.[53] Também foram desenvolvidas vacinas com DNA.[17] O adenovírus humano foi utilizado como vetor para a imunização experimental de gatos contra antígenos do PRV.[14] De acordo com o conhecimento dos autores (DH, MV), nenhuma dessas vacinas modernas foi testada ou aplicada sistematicamente em cães e gatos. Houve um progresso considerável na erradicação da infecção pelo PRV em suínos em muitas partes do mundo.[36] Como resultado, a doença de Aujeszky tornou-se uma condição muito rara em cães e gatos, e o desenvolvimento e a aplicação de vacinas anti-PRV em pequenos animais permaneceu insignificante. Ante a frequência extremamente baixa da doença em cães e gatos, será difícil o surgimento de novos progressos.

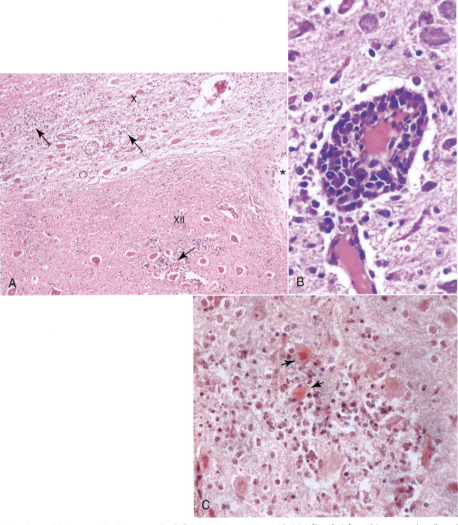

Figura 21.4 Achados histológicos de encefalite por pseudorraiva em um cão. **A.** Bulbo (*asterisco*, quarto ventrículo). Infiltração inflamatória mononuclear disseminada (*setas*) nos núcleos dos nervos vago (X) e hipoglosso (XII) (coloração por H&E, 40×). **B.** Manguito perivascular mononuclear e gliose no tronco cerebral (coloração por H&E, 250×). **C.** Bulbo, núcleo sensorial do nervo trigêmeo. Degeneração neuronal disseminada com cromatólise e alguns neurônios eosinofílicos encolhidos (*setas*) associados a invasão grave de células inflamatórias (coloração por H&E, 250×).

Capítulo 22

Infecções por Enterovírus

Craig E. Greene

O gênero *Enterovirus* pertence à família Picornaviridae, formada pelos menores vírus de RNA. As espécies desse gênero costumam infectar seres humanos e classicamente eram separadas em poliovírus, vírus Coxsackie (tipos A e B), entéricos citopatogênicos humanos órfãos (ECHO) e vírus entéricos ainda não classificados. Por causa da sobreposição reconhecida nesses grupos virais, os membros mais novos do gênero são chamados de enterovírus (EV) e designados por um sistema de numeração sequencial (p. ex., EV 70). Os enterovírus são resistentes no ambiente, infectando pessoas primariamente por via fecal-oral. Após a replicação em tecidos linfáticos de submucosas, os vírus podem disseminar-se por via sistêmica para vários outros tecidos.

Cães foram testados para verificar se abrigam uma variedade de EV humanos, por causa do possível potencial zoonótico (Tabela 22.1). Não há informações com relação a gatos. Foi mostrado que os cães são expostos e eliminam os EV de maneira crônica, mas a evidência sorológica de infecção nem sempre se correlaciona com a eliminação do vírus. Embora pareça que os cães se infectam com esse vírus, os sinais clínicos não foram aparentes. Os vírus podem ser encontrados nas fezes por um período de meses, mas não se sabe se a eliminação prolongada representa uma nova exposição. Os EV recuperados de culturas nasofaríngeas ou fecais de cães crescem em cultura de tecido e causam efeitos citopatogênicos, principalmente em linhagens de rim de macaco, mas não em células caninas, confirmando o fato de que são vírus humanos. Além disso, testes de neutralização mostraram que eles são indistinguíveis de isolados humanos.[11,12] Em algumas circunstâncias, os EV foram encontrados em fezes caninas sem causar infecção. Pode ser que esses vírus tenham sido obtidos de fontes contaminadas por fezes humanas. Como alternativa, é possível que sejam EV relacionados antigenicamente com EV humanos ou outros vírus neutralizados por substâncias inespecíficas nos testes séricos. As técnicas mais modernas para determinar homogeneidade viral por análise genética precisam ser utilizadas com isolados para resolver essa questão.

O fornecimento alimentar de vírus ECHO 6 ou vírus Coxsackie B1 a cães produziu mínimos sinais sugestivos de doença entérica. Embora o vírus pudesse ser isolado das fezes, não foi possível demonstrar soroconversão.[10,14] A infecção parece ser limitada ao trato alimentar de cães e não se dissemina por via sistêmica como infecções desse tipo em pessoas. Embora os cães eliminem esses vírus em quantidades pequenas, a disseminação viral para cães suscetíveis resultou em infecção.[14] Não se sabe se os cães infectados podem ser uma fonte de infecção humana.

Tabela 22.1 Enterovírus humanos recuperados de cães assintomáticos.		
Vírus	**Fonte da amostra**	**Localização geográfica**
Poliovírus 1	Fezes Fezes	Oeste de Bengala[3] Costa Rica[7]
Vírus ECHO 6	Fezes Nasofaringe, fezes	Califórnia[1] Novo México[1,9,13]
Vírus ECHO 7	Fezes	Oeste de Bengala[3]
Vírus Coxsackie A9, A20	Fezes	Costa Rica[7]
Vírus Coxsackie B1	Nasofaringe, fezes	Texas, Novo México[1,9]
Vírus Coxsackie B3	Nasofaringe, fezes	Novo México[9]
Vírus Coxsackie B5	Nasofaringe, fezes	Novo México[9]
Enterovírus não classificados	Fezes	Filipinas[17]

Capítulo 23

Infecções pelo Vírus Influenza

Thomas W. Vahlenkamp, Craig E. Greene e Katrin Hartmann

Os vírus influenza são da família Orthomyxoviridae, de RNA de sentido negativo, monofilamentar segmentado, e infectam uma variedade de mamíferos e aves. Em geral, seus reservatórios assintomáticos são aves aquáticas. Mamíferos, tanto domésticos (suínos, equinos, cães, furões) quanto não domésticos (visões, aquáticos), aves de granja e seres humanos contraem inadvertidamente essas cepas, que se disseminam entre os vários hospedeiros.[98] Em quase todo inverno, dois gêneros – tipos A e B – causam surtos de uma doença febril aguda autolimitada em pessoas suscetíveis. Os tipos B e C são patógenos principalmente humanos, vistos apenas raramente em animais. Os vírus do tipo A, que têm a mais ampla variedade de hospedeiros silvestres e a maior capacidade de mutação, podem evoluir rapidamente para novos subtipos genéticos. É possível que cães e gatos vivendo em grande proximidade com seus proprietários ocasionalmente se infectem durante surtos de influenza humana do tipo A. Além disso, cães ou gatos muito próximos de aves de granja, suínos ou equinos, ou que ingerem subprodutos de carne não cozida desses animais podem contrair essas infecções causadas pelos vírus influenza. O Boxe 23.1 apresenta uma lista de fontes de mais informações sobre as infecções por vírus influenza em cães e gatos.

Os subtipos de vírus influenza A são especificados pela natureza antigênica de duas glicoproteínas de superfície (hemaglutinina [H1-H16] e neuraminidase [N1-N9]). Os vírus influenza evoluem continuamente por meio de mutações de ponto em seu ácido nucleico, levando a um "desvio" em seu genoma que codifica as proteínas de superfície. A resposta imune seleciona cepas virais mais novas, fazendo com que escapem da resposta mediada por anticorpo para replicar-se. Esse processo resulta na emergência contínua de novas cepas a cada estação de "gripe". Entre as aves, as aquáticas costumam ser o reservatório subclínico dos vírus influenza do tipo A, enquanto frangos e perus desenvolvem doença após infecção. Os vírus são eliminados nas fezes de aves e contaminam o ambiente onde hospedeiros podem ficar expostos. Cepas menos patogênicas talvez sejam capazes de causar doença respiratória leve ou queda na produção de ovos das aves hospedeiras; no entanto, mutações em cepas com hemaglutininas dos subtipos H5 ou H7 às vezes resultam em cepas do vírus influenza de aves altamente patogênicas (HPAIV; do inglês, *highly pathogenic avian influenza virus*), que podem causar mortalidade significativa.

Boxe 23.1   Fontes *on-line* sobre a infecção por influenza em cães e gatos

Informação sobre influenza canina e estatísticas nos EUA
Cornell University Veterinary Diagnostic Laboratory
http://ahdc.vet.cornell.edu/news/civ.cfm

Site da AVMA sobre influenza
http://www.avma.org/public_health/influenza/default.asp

Controle da influenza canina em cães
Perguntas, respostas e diretrizes (AVMA)
http://www.avma.org/public_health/influenza/canine_guidelines. asp

Influenza canina: *podcast*
Da Dra. Cinda Crawford (AVMA)
http://www.avmamedia.org/display.asp?sid=184&NAME=Canine_ Influenza

Fatos fundamentais sobre a influenza canina
Centers for Disease Control and Prevention
http://www.cdc.gov/flu/canine

Influenza canina
Perguntas frequentes de proprietários de cães (University of Florida College of Veterinary Medicine)
http://www.vetmed.ufl.edu/college/pr/documents/ CanineinfluenzaFAQDogowners_001.pdf

Perguntas frequentes de veterinários sobre influenza canina
University of Florida College of Veterinary Medicine
http://www.vetmed.ufl.edu/college/pr/documents/ CanineinfluenzaFAQ.Veterinarians_000.pdf

Fatos sobre a influenza canina
Iowa State University
http://www.cfsph.iastate.edu/Factsheets/pdfs/canine_influenza.pdf

Influenza canina
University of California-Davis Shelter Medicine Program
http://www.sheltermedicine.com/shelter-health-portal/information-sheets/canine-influenza

Laboratórios que fazem a identificação de amostras clínicas
http://ahdc.vet.cornell.edu/
http://www.idexx.com/view/xhtml/en_us/reference-laboratories/testmenu/innovative-tests/real-pcr. isf?conversationid=1829976

Teste por PCR para H1N1 em cães e gatos
http://www.idexx.com/pcr
1-888-433-9987

Vacinas
http://www.intervetusa.com/products/nobivac-canine-flu-h3n8/ ProductDetails_130_121109.aspx
http://www.aphis.gov/animal_health/vet_biologics/publications/ notice_11_08.pdf

Modificado da Referência 3.

Além disso, o genoma segmentado dos vírus influenza possibilita extensa redistribuição durante coinfecção com uma única espécie hospedeira. Isso direciona a evolução de vírus influenza em espécies de aves e também em mamíferos. Por exemplo, suínos podem infectar-se simultaneamente com cepas humanas e aviárias, porque receptores diferentes de ácido siálico no epitélio respiratório possibilitam a entrada simultânea de cepas virais de influenza suínas, humanas e aviárias. No hospedeiro suíno, é possível que novas cepas do vírus influenza A se originem de maneira súbita e notável, mediante "desvio" antigênico da redistribuição genética. Os segmentos do genoma da progênie de vírus podem ser derivados de espécies diferentes. Portanto, acredita-se que os suínos sejam como um "vaso de mistura" dessa redistribuição genética. Se ocorrer recombinação genética, pode surgir uma nova cepa humana do vírus influenza, com a capacidade de disseminar-se rapidamente de suínos para pessoas, mas com a composição antigênica acentuadamente diferente da cepa humana infectante original. Uma nova cepa antigenicamente distinta pode evoluir para outra contra a qual a população humana mundial não tem imunidade,[106] ocasionando uma pandemia. Em alguns casos, os vírus que estejam circulando naturalmente na população suína também são capazes de causar influenza em pessoas expostas ocupacionalmente. Em termos históricos, esses vírus não são transmitidos de maneira eficiente entre seres humanos.[101] Isso também se aplica a cepas virulentas do vírus influenza de aves que às vezes se disseminam diretamente para pessoas, causando alta mortalidade, porém com disseminação limitada. A carne de aves de granja ou suínos não implica risco de infecções humanas quando bem cozida.

As infecções por vírus influenza endêmicos são restritas aos tratos respiratório e gastrintestinal (GI). Infecções humanas mais contemporâneas foram associadas aos vírus influenza B ou aos subtipos H1N1 e H3N2 de influenza A. Febre, mialgia e sinais de infecções do trato respiratório superior ou inferior são as manifestações mais comuns em pessoas. A mortalidade resulta de complicações pulmonares. Embora o vírus 1918 H1N1 tenha sido derivado do reservatório aviário, atualmente não se sabe ao certo se ele precisou de uma adaptação em suínos antes de causar pandemia em pessoas ou se foi transmitido diretamente entre seres humanos e porcos, sem adaptação em uma ou outra espécie. A pandemia de influenza A pelo vírus H1N1 em 2009 foi totalmente diferente da encontrada previamente em porcos e pessoas.[63]

Os vírus influenza têm envoltório e são relativamente suscetíveis a influências ambientais. Sua sobrevivência é prolongada por temperaturas mais frias e condições úmidas. Desinfetantes comuns e temperaturas ambientais quentes com baixa umidade são mais eficientes para sua inativação. Se não houver matéria orgânica, os desinfetantes mais comuns (hipoclorito de sódio a 1%, compostos de amônio quaternário e etanol a 70%, aldeídos e solventes lipídicos) inativam o vírus após contato por 10 min (ver Capítulo 93). Em pH 7, as concentrações de cloro tipicamente usadas na água potável são suficientes para inativar o vírus aviário após um período de exposição tão curto quanto 1 min.[75] A radiação ionizante e ácidos (pH 2) também são virucidas. Sem desinfecção, a sobrevivência do vírus em condições úmidas não ultrapassa 30 min a 56°C ou algumas horas a 55°C, é de vários dias à temperatura ambiente de 22°C e de pelo menos 1 mês quando congelado. Isolados caninos do vírus sobreviveram em superfícies, roupas ou nas mãos por 48, 24 ou 12 h, respectivamente, a temperaturas ambientes.[5]

Os vírus influenza disseminam-se primariamente pela transferência de secreções respiratórias que o contenham via partículas aerossolizadas (com menos de 10 μm) de um indivíduo infectado para um suscetível. Também pode ocorrer a transmissão de fômites por contato com superfícies contaminadas ou pelo uso comum de itens.

Infecções pelos vírus da influenza humana | H3N2 e H1N1

Considerações históricas em cães

As infecções experimentais intranasais ou intravenosas de cães com os vírus influenza dos tipos A,[28,50,68,92] B[68,92] e C[53,54,60–62] forneceram evidência convincente de que esses vírus podem replicar-se em hospedeiros caninos. Entretanto, os animais infectados não apresentaram sinais clínicos ou estes consistiam em conjuntivite branda, corrimento nasal seroso e febre variável. Quanto às infecções naturais, foram observadas respostas sorológicas ao vírus influenza A em cães durante surtos de doença humana.[26,52,78,100] Dados limitados, com base no isolamento viral a partir de secreções respiratórias, documentam a transmissão natural esporádica e infecção subclínica de cães com os vírus influenza A humano H3N2[16,32,38,59,78] e do tipo C.[53,54] No entanto, não há evidência de cadeias mantidas de transmissão de vírus influenza humanos em cães. É possível supor que espécies de barreiras estejam estreitamente ligadas à ocorrência da transmissão natural,[42] embora os vírus influenza humanos repliquem-se rapidamente em células de rim canino Madin-Darby (MDCK; do inglês, *Madin-Darby canine kidney*).

Condições históricas em gatos

Em gatos, a detecção de anticorpo realizada na década de 1970 revelou inibição da hemaglutinação (IH) de anticorpos contra o vírus influenza do subtipo H3N2 no sangue de gatos clinicamente sadios.[26,64,67,68,78] Não foram encontrados anticorpos contra os subtipos H1, H2, H4 até H8 nesses animais.[64] Como as epidemias de influenza humana com o vírus H3N2 ocorreram nos países de investigação, é possível que os gatos tenham sido expostos a esse vírus particular.

Em investigações experimentais, gatos foram suscetíveis a isolados de vírus influenza humano (H3N2), aviário (H7N3) e de foca (H7N7).[31,67,68,78] Após a infecção eles desenvolvem anticorpos e às vezes até eliminam o vírus, mas nunca ficam doentes. Em alguns experimentos, a infecção pelos vírus influenza H3N2, H2N2 e B também pôde ser transmitida para outros não infectados em gaiolas. Esses primeiros estudos sugeriram que gatos poderiam representar outro hospedeiro para os vários vírus influenza na natureza.[31] Contudo, em condições naturais, os vírus previamente incriminados foram isolados de gatos com ou sem sinais de doença.

Infecção pelo vírus influenza H1N1 em 2009

Uma situação similar poderia ocorrer com o vírus influenza A/H1N1/09 pandêmico de origem suína. Antes de sua disseminação conhecida para cães e gatos, esse vírus era conhecido como infectante apenas para seres humanos, suínos, equinos e aves (Tabela 23.1).

Em cães, as primeiras detecções de H1N1 foram relatadas na China.[73] Duas de 52 amostras de cães doentes foram positivas ao teste para detecção do vírus. A análise da composição genética revelou que os vírus em cães tinham 99% de homologia com os H1N1 dos casos humanos, confirmando que os cães foram infectados com o vírus pandêmico. Em Nova York, um cão com 13 anos de idade e doença respiratória associada a letargia, tosse, anorexia e febre tinha evidência radiográfica de pneumonia,[4] mas melhorou após tratamento sintomático com líquidos, antibacterianos e nebulização, tendo recebido alta do hospital após 48 h. Testes com reação em cadeia da polimerase (PCR; do inglês, *polymerase chain reaction*) confirmaram que o cão foi infectado com o vírus H1N1.

Também foram encontrados gatos infectados com o H1N1 e doença clínica resultante. Em incidentes separados, dois gatos com 13 anos de idade de Iowa[9] e Utah,[107] mais um de 8 anos da Califórnia[4] e dois do Oregon[48a] desenvolveram sinais de uma infecção respiratória após pessoas das famílias que os mantinham terem ficado doentes.

Tabela 23.1	Resumo das cepas do vírus influenza A que infectam pessoas e animais domésticos.	
Hospedeiro infectado	**Hospedeiro adaptado – alta transmissão entre espécies**	**Transmissão entre espécies com disseminação subsequente limitada ou não**
Seres humanos	H1N1 1918 pandêmico[a] em 2009 H2N2 pandêmico[b] em 1957 H3N2 ("Hong Kong"), pandêmico[b] em 1968	H5N1, H7N2, H7N3, H7N7, H9N2
Cães	H3N8 1999 a 2009, pandêmico[a] nos EUA[c,18,20,34,49,70,95]	H5N1 natural[8,14,28,72,86] H5N1 experimental[e,28,50] H3N2 natural[38,45,52,59,78,83] H3N2 experimental[e,68,84,92] H1N1 2009 natural (ver texto)[10] H3N8, surtos em 2002 a 2007 no RU,[c,20,58,82] na Austrália[c,39] H3N8 experimental[d,48,109]
Gatos	Nenhum	H5N1, natural em gatos domésticos[40,47,85,108,110] H5N1, gatos domésticos, experimental[44,76,99] H5N1, gatos exóticos[37,48,89,105] H3N2 natural[52,67] H3N2 experimental[31,66,68] H2N2 experimental[31] H1N1 2009 natural (ver texto)[87]
Frangos	H3N2 2007 H5N1,[f] pandêmico em 1999 a 2006 H7N2, H7N3, H7N7, H9N2	Muitos tipos
Suínos	H1N1, H1N2, H3N2	H1N1, H1N2, H3N2 natural[101]
Equinos	H7N7 (antes de 1979) H3N8 (começando em 1963)	Não relatada

[a]Vírus predominantemente de origem suína.
[b]Redistribuição das cepas aviária e humana.
[c]Vírus de origem equina.
[d]Vírus de origem equina, disseminado entre cães, foi sugerido por eliminação viral, porém não mais avaliado.
[e]O vírus H5N1 de origem aviária não se dissemina rapidamente entre cães experimentais em contato, como o H3N2.
[f]H5N1 = HPAI, influenza aviário altamente patogênico.

Como exemplo particular, um dos gatos com 13 anos de idade de Iowa desenvolveu dispneia e ortopneia 6 dias após uma infecção respiratória nas pessoas da família com que vivia.[87] Ao exame físico, o gato estava afebril e desidratado. Foram observadas densidades alveolares caudodorsais bilaterais multifocais em radiografias torácicas (Figura 23.1 A e B). Os achados citológicos de lavado broncoalveolar consistiram em macrófagos espumosos, neutrófilos não degenerados e linfócitos pequenos. Todos esses gatos tinham anticorpo sérico reativo para o vírus da influenza pandêmico A/H1N1/09; esses foram os primeiros relatos de gatos infectados com esse vírus particular. Os gatos e seus proprietários se recuperaram da doença, e não há evidência de que os gatos tenham transmitido o vírus para alguma pessoa. Os resultados da PCR visando ao vírus H1N1 foram positivos em um gato.[87] Entretanto, os resultados de outros casos em geral foram negativos, talvez por causa do baixo índice e da natureza transitória da eliminação viral em hospedeiros heterólogos. Nos gatos que morreram, encontrou-se pneumonia broncointersticial necrosante com o vírus em todos os tecidos do trato respiratório inferior.[48a]

Como a quantidade de H1N1 excretada por cães e gatos é pequena, o risco de infecção nos seus hospedeiros humanos mais suscetíveis parece ser baixo. Suínos infectados com a cepa A/H1N1/09 não a abrigam em seus tecidos por mais de 3 dias após exposição ao vírus.[103] Há um teste comercial de PCR para o H1N1, capaz de detectar essa cepa do vírus em cães e gatos.

Considerações de saúde pública

A estreita associação entre animais de estimação e seres humanos levou ao aumento, embora desnecessário, da preocupação de que cães e gatos possam ser importantes na disseminação ou na manutenção da infecção por influenza em pessoas. Há muitos relatos de anticorpos contra cepas do vírus influenza humano em cães e gatos. A infecção por influenza que passa para diferentes espécies em geral tem disseminação limitada e não é transmitida entre animais em contato. Ver no Boxe 23.2 as recomendações para o controle de surtos de influenza. Nenhuma evidência sugere que o vírus se replique o suficiente para disseminar-se de animais infectados de volta para pessoas. Graças ao seu potencial de infecção clínica ou subclínica em cães e gatos, tais espécies podem ser úteis como hospedeiros sentinelas para a vigilância de infecções com o vírus influenza.[17] A prevenção da infecção humana envolve minimizar o contato direto com reservatórios animais, como suínos e aves de granja.

Infecções pelo vírus influenza aviário | H3N2 e H5N1

Etiologia

É possível encontrar todos os tipos H e N de influenza em combinações variáveis em diferentes aves aquáticas, que representam o reservatório natural de todos os vírus influenza (ver Tabela 23.1). Em geral, as infecções pelo vírus influenza em aves aquáticas são de baixa patogenicidade e não associadas a sinais clínicos. A replicação viral restringe-se ao trato GI e a transmissão da infecção é facilitada pela via cloacal-oral. Os vírus influenza aviários de baixa patogenicidade (LPAIV; do inglês, *low-pathogenic avian influenza viruses*) dos subtipos H5 e H7 são excepcionais porque podem sofrer mutação, o que possibilita sua replicação no hospedeiro aviário infectado. As infecções com esses LPAIV estão associadas a diversos sintomas em aves aquáticas e sinais clínicos graves nas aves domésticas de granja. Alguns desses vírus também adquirem um espectro amplo de hospedeiros.[1,98]

Infecção pelo vírus influenza H3N2

Atualmente, a HPAIV H5N1 tem sido a cepa aviária predominante que infecta cães e gatos, e a maior parte deste item sobre influenza aviária discute essa infecção. Contudo, um surto de infecção res-

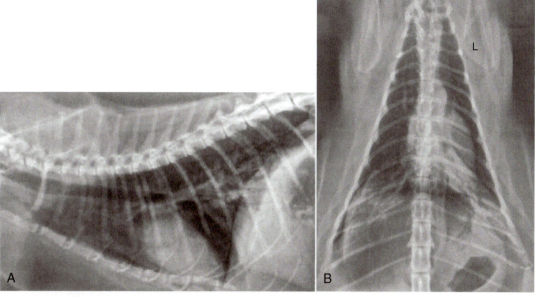

Figura 23.1 Radiografias do tórax de um gato com infecção confirmada pelo vírus influenza pandêmico (H1N1) 2009. **A.** Incidência lateral direita. **B.** Incidência dorsoventral. Opacidades assimétricas de tecido mole são evidentes nos lobos direito e caudal esquerdo. O padrão alveolar, composto de broncogramas aéreos com vasos pulmonares adjacentes de bordas indistintas, é mais pronunciado no lobo caudal esquerdo (*L*). Uma pequena lucência no espaço pleural aparece na cavidade caudal direita e torácica dorsal. Um tubo endotraqueal é visível na entrada torácica nesse gato moderadamente obeso. (Da Referência 87.)

piratória na Coreia do Sul em cães em três clínicas veterinárias e um canil foi associado a uma cepa H3N2 de vírus provavelmente originário de aves.[83] Todos os cães, exceto um, das clínicas veterinárias morreram; o desfecho nos cães de canis não foi relatado. A infecção com uma cepa estreitamente relacionada foi encontrada no sul da China.[47a] Os sinais clínicos nesses cães incluíram febre, coriza com corrimento nasal, tosse e anorexia. Os cães tinham sinais de lesões pulmonares graves à necropsia. O teste para anticorpo poderia ter sido útil para distinguir o tipo de infecção por vírus influenza, mas não foi feito de acordo com esse relato. A PCR foi usada para identificar o tipo do vírus. Em cães infectados experimentalmente, o H3N2 é eliminado por até 6 dias após o início da doença. Ao contrário das cepas de H5N1 altamente patogênicas de origem aviária, que causam doença respiratória e sistêmica, o isolado H3N2 da linhagem aviária, que se adaptou à disseminação entre cães, causou apenas infecção do trato respiratório em cães inoculados experimentalmente.[34b]

Boxe 23.2 Recomendações para ajudar no controle de surtos de influenza[a]

Confinar os animais com doença clínica. Impedir a entrada daqueles com sinais de doença respiratória na instituição animal.

Diminuir a aglomeração de animais no mesmo espaço.

Lavar as mãos com frequência antes e após manusear tanto animais sadios quanto doentes, limpar suas jaulas, secreções ou excreções ao chegarem e deixarem a instituição.

Vacinar cães "em risco" antes da exposição.

Usar procedimentos de isolamento para animais infectados suspeitos admitidos no hospital ou que estejam aguardando e nas salas de exame. Usar luvas ao manusear esses animais.

Desinfetar superfícies e fômites em contato com animais doentes.

Lavar roupas com detergentes para eliminar vírus eficazmente.

[a]Ver, no Capítulo 93, recomendações específicas sobre a implementação desses procedimentos de controle.

Infecção por influenza H5N1

O HPAIV pandêmico do subtipo H5N1 surgiu na China em 1996 e disseminou-se até 2003 para outros países no Sudeste Asiático. Os vírus, formados continuamente por vários eventos de redistribuição e por desvio antigênico, estabeleceram infecções endêmicas, determinadas por populações de patos com infecção subclínica nessa área. Uma incursão de HPAIV H5N1 do aglomerado filogenético 2.2 ("linhagem Qinghai") na população de aves silvestres do noroeste da China em 2005 marcou o início de uma disseminação sem precedentes para outras regiões da Ásia, a Europa e a África em um único ano. Além de causar sinais clínicos graves em populações de galináceos, o HPAIV H5N1 também exibiu o potencial de infectar mamíferos, inclusive seres humanos. Próximas de pessoas, as espécies de mamíferos infectadas naturalmente eram membros da ordem dos carnívoros (Canidae, Felidae, Mustelidae e Viverridae).[13,40,77,91]

Quanto ao HPAIV H5N1 em cães e gatos, foi relatada na Tailândia uma infecção fatal em um cão após o consumo de carcaças de frangos infectados com o HPAIV H5N1.[86] Vários surtos de infecção com o HPAIV H5N1 foram relatados em felídeos em condições naturais. O primeiro surto foi visto em 2003, quando dois tigres e dois leopardos com febre alta e dificuldade respiratória morreram em um zoológico em Suphanburi, na Tailândia.[37] Logo em seguida, um leopardo morreu em Chonburi, também na Tailândia, de infecção pelo H5N1. Um mês depois, foi encontrado um tigre infectado no mesmo zoológico, mas que se recuperou da doença.[25] Durante um surto em um zoológico de tigres em Sriracha, ainda na Tailândia, 147 tigres morreram ou foram submetidos a eutanásia.[89] A primeira evidência de que gatos domésticos correm risco surgiu em 2004, quando três gatos domésticos de um abrigo na Tailândia, em que 14 gatos haviam morrido, tiveram testes positivos para o vírus influenza H5N1.[25] O vírus também foi detectado em um gato doméstico na Tailândia que morreu com febre alta, dispneia, convulsões e ataxia.[85]

A inoculação experimental de cães com HPAIV H5N1 resulta em doença clínica grave, o que indica o alto grau de suscetibilidade dessa espécie.[16a] Infecções experimentais com o HPAIV H5N1 confirmaram que gatos podem desenvolver sinais clínicos graves após infecção[44,99] ou ingestão de frangos infectados.[44] Os primeiros casos de infecção por HPAIV H5N1 em gatos domésticos na Europa foram detectados durante um surto de influenza aviária na ilha alemã de Rügen em fevereiro de 2006, durante o qual três gatos de rua encontrados mortos tinham o vírus.[40] Aproximadamente na mesma época, três gatos que não exibiram sinais clínicos tiveram testes positivos para o vírus influenza H5N1 à PCR em um abrigo em Graz, na Áustria, após um ganso infectado ter sido levado para o abrigo.[47]

Epidemiologia

Uma infecção fatal de um cão após consumir carcaças de frango infectadas com HPAIV H5N1 foi documentada na Tailândia.[86] A análise filogenética do vírus revelou que ele era altamente similar ao da influenza aviária circulante em aves de granja na mesma época. Não foi necessário um evento de redistribuição para a transmissão do vírus para o cão. Investigações sorológicas na região central da Tailândia revelaram cerca de 25% de 629 cães de um vilarejo com testes positivos para anticorpos específicos de H5.[14] Não foi fornecida referência alguma ao método aplicado e, assim, isso também não foi confirmado de maneira independente. Ainda é preciso verificar se é possível encontrar um grande número de cães com teste positivo para anticorpo em áreas onde a prevalência de infecções por HPAIV em aves de granja e silvestres é alta. Para avaliar o potencial epidemiológico de cães na disseminação da infecção por H5N1 em particular para seres humanos, foram realizados estudos de inoculação com duas cepas diferentes de HPAIV H5N1.[28,50] A eliminação do vírus da cavidade nasal a curto prazo foi observada de maneira inconsistente e apenas em títulos baixos. Todos os cães inoculados desenvolveram anticorpos. Não se observou transmissão da infecção para cães e gatos em contato.[28] Portanto, embora os cães sejam suscetíveis ao HPAIV H5N1, não se obteve evidência de papel importante dos cães na disseminação desse vírus.

Como em cães, foram documentadas infecções de felídeos com o HPAIV H5N1 em áreas onde aves de granja ou silvestres em torno estavam infectadas com o mesmo vírus.[37,47,87] As análises filogenéticas mostraram que isolados virais de gatos e tigres são altamente semelhantes ao vírus aviário circulante nas aves de granja na mesma época, indicando que não ocorreram eventos de redistribuição genética com os vírus influenza de mamíferos. Várias mutações pontuais foram identificadas como associadas à maior virulência em mamíferos, porém nenhuma delas parece ser essencial para a infecção em felídeos.[6,7,37,105]

Doença esporádica fatal decorrente da infecção natural pelo HPAIV H5N1 em gatos domésticos, leopardos e tigres chamou bastante a atenção do público (revisão de Harder e Vahlenkamp[30]). Foram relatadas infecções em felídeos em oito países da Ásia (China, Tailândia, Vietnã, Indonésia, Iraque) e Europa (Áustria, Alemanha). A existência de anticorpos e evidência clínica de infecções por HPAIV H5N1 em espécies diferentes de felinos silvestres (p. ex., gato dourado asiático, leopardo) foram relatadas no Camboja.[23]

Apesar dos casos esporádicos descritos de infecção por HPAIV H5N1 em felídeos, a prevalência entre gatos de estimação nos países europeus parece baixa. Um estudo conduzido na Alemanha incluiu 171 gatos que tinham acesso ao ambiente externo em áreas nas quais foram encontradas aves infectadas na época da pesquisa. Não foram detectados anticorpos nem excreção do vírus em gatos.[55] Na Itália, outro estudo epidemiológico realizado incluiu gatos na cidade de Milão.[65] Nesse estudo, não houve evidência de anticorpos para o HPAIV H5N1. Como não ocorreu surto algum de influenza aviária na área de amostragem na época, a probabilidade de encontrar gatos positivos com anticorpos foi menor. Como os testes realizados nesses estudos são capazes de detectar anticorpos contra todos os vírus influenza A, as pesquisas também confirmaram que gatos não são propensos a infecções com os vírus influenza sazonais circulantes

em seres humanos. Em contraste com essas pesquisas, 7% de gatos semisselvagens (8 de 111) testados em um estudo não publicado do National Institute of Animal Health em Bancoc e 20% de 500 gatos testados na Indonésia[51] tinham anticorpos contra o influenza A H5N1. É possível que as cepas circulantes do vírus na Ásia sejam mais virulentas para gatos, em comparação com as cepas europeias do vírus, e, portanto, um número maior de gatos se infecte na Ásia. Existem pelo menos duas linhagens distintas em termos genéticos e antigênicos (clades 1 e 2) do HPAIV H5N1, com distribuições geográficas diferentes na Ásia. A clade 1 foi isolada principalmente no Vietnã e na Tailândia, enquanto a clade 2 foi encontrada principalmente na China e na Indonésia. Daí, a sublinhagem "similar à Qinghai" disseminou-se para o Oriente Médio, a Europa e a África e separou-se em três subaglomerados diferentes.[80,105,110] Todos os casos asiáticos relatados em felídeos foram causados por infecções com vírus da clade 1. O surto em gatos domésticos no Iraque e os casos fatais na Alemanha foram causados por vírus da clade 2 similares ao Qinghai. Portanto, os gatos parecem ser suscetíveis a diferentes cepas circulantes de vírus H5N1.[105,110] Ainda é preciso investigar se essas diferenças contribuem para as diferentes prevalências de anticorpos relatadas da Ásia e da Europa. Parece mais provável que a diferença na prevalência entre gatos se deva ao maior risco de exposição ao vírus na Ásia. Em comparação com a situação na Ásia, apenas um número relativamente pequeno de aves silvestres e de granja em fazendas foi acometido na Europa nos últimos anos. Além disso, gatos incluídos nos estudos europeus eram de estimação, alimentados por seus proprietários e, portanto, é provável que tenham sido expostos ao vírus apenas ao caçar aves.

Patogenia

A infecção de felídeos ocorre principalmente por contato direto com aves infectadas, em particular pela ingestão de aves de granja infectadas.[37,44,85] Tanto a inalação quanto a ingestão parecem ser vias potenciais de entrada do vírus,[44,76,110] que se dissemina para o trato respiratório inferior, onde pode causar pneumonia grave.[37,40,85] Investigações imuno-histológicas mostraram que o influenza H5N1 em gatos fixou-se nos pulmões, predominantemente a pneumócitos do tipo II e macrófagos alveolares.[102] O padrão de fixação do vírus influenza H5N1 ao trato respiratório inferior em gatos lembrou mais o observado em tecido humano e é consistente com a respectiva patologia e os resultados imuno-histoquímicos da infecção experimental pelo H5N1 em gatos.[102] O acometimento predominante do trato respiratório inferior e a incapacidade do vírus de se fixar a células do trato respiratório superior podem ser as razões pelas quais os gatos o excretam em concentrações relativamente baixas.[44,102] Os gatos infectados desenvolveram sinais clínicos, incluindo o aumento significativo na temperatura corporal desde o primeiro dia após a inoculação, menos atividade, protrusão da membrana nictitante, conjuntivite e respiração forçada no segundo dia após a inoculação. Ao contrário de outros vírus influenza, que em geral mostram replicação restrita no trato respiratório em mamíferos, a infecção pelo HPAIV H5N1 em gatos acarreta viremia e infecção sistêmica, causando necrose e inflamação graves em muitos órgãos, com uma doença de desfecho fatal. Mostrou-se o mesmo após infecção experimental intratraqueal e oculonasofaríngea.[44,76,99] Ocorre excreção viral em animais doentes pelos tratos respiratório e digestivo, conforme demonstrado por detecção e isolamento do vírus em *swabs* faríngeos, nasais e retais, bem como em amostras de urina. A excreção viral começa entre 1 e 3 dias após a inoculação e dura até 7 dias.[44,76] A alimentação com frango cru infectado também indica que a ingestão de aves infectadas pode ser uma via de transmissão para gatos em condições naturais.[44] As vias respiratórias e GI de infecção também são capazes de causar transmissão horizontal, que foi demonstrada após infecções experimentais[44] e também foi pressuposta em condições naturais no surto do zoológico de tigres de Sriracha, na Tailândia.[89]

Achados clínicos

O período de incubação parece variar, dependendo da via de infecção, e é mais curto após infecção experimental direta pelas vias respiratória e oral (1 a 2 dias) do que no caso de transmissão de um gato para outro (5 dias).[43,76] As manifestações clínicas mais comumente observadas são distúrbios do trato respiratório. Os sinais clínicos descritos em felídeos acometidos incluem febre, letargia, dificuldade respiratória, conjuntivite e protrusão da terceira pálpebra.[37,44,85,89] Os sinais neurológicos resultam de congestão cerebral e cerebelar e meningoencefalite não supurativa acompanhada por vasculite.[85,89] Nos gatos infectados não se observou diarreia, como descrito em aves de granja acometidas e também em pessoas infectadas pelo HPAIV H5N1.[11,93] É possível ocorrer morte súbita em gatos infectados até 2 dias após o início dos sinais clínicos.[85,99]

A infecção pelo HPAIV H5N1 também pode resultar em infecção subclínica. Três gatos de um abrigo de animais na Áustria excretaram o vírus após contato com um ganso infectado, e dois gatos desenvolveram anticorpos contra o vírus influenza H5N1, mas nenhum deles desenvolveu sinais clínicos.[47] Experimentalmente, o desenvolvimento de sinais clínicos provou ser dependente da dose. A infecção com uma dose alta de vírus resulta em sua excreção e doença fatal. Quando gatos são expostos a uma dose moderada não desenvolvem sinais clínicos, mas desenvolvem anticorpos e eliminam apenas pequenas quantidades do vírus. Gatos expostos a doses baixas de vírus não se infectam.[99]

As anormalidades laboratoriais descritas em tigres incluem leucopenia grave, trombocitopenia e aumento da atividade das enzimas alanina aminotransferase e aspartato aminotransferase.[89] Também se encontrou aumento acentuado da atividade das enzimas hepáticas em gatos domésticos doentes.[40]

Diagnóstico

A doença do trato respiratório é o principal aspecto clínico da influenza em gatos. Portanto, a influenza é um diagnóstico diferencial importante em gatos com acesso ao ambiente externo em regiões com surtos esporádicos ou endêmicos do vírus influenza H5N1 em aves. Devido à replicação sistêmica do vírus em cães e gatos doentes, a detecção é possível não apenas em *swabs* faríngeos, nasais e retais, mas também em amostras fecais e de urina, tecidos orgânicos e líquido pleural.[76,85,110] A obtenção de *swabs* faríngeos é conveniente e também possibilita a detecção de gatos com infecção subclínica.[47,99] Os *swabs* devem ser colocados em um tubo estéril com algumas gotas de solução fisiológica. Não se deve usar meio de transporte bacteriano. O RNA do vírus influenza pode ser identificado pela reação em cadeia da polimerase reversa em tempo real (rRT-PCR; do inglês, *real-time reverse transcription polymerase chain reaction*) com *primers* específicos para o gene da matriz (M). Subsequentemente, é possível usar um subtipo específico de rRT-PCR para identificar os genes da hemaglutinina e da neuraminidase envolvidos.[37,40] O isolamento do vírus pode ser feito por inoculação de suspensões de amostra de *swab* em ovos de galinha embrionados ou em culturas de células (p. ex., MDCK) e depois ser identificado por ensaios de rRT-PCR ou IH.[76,85,86] A imuno-histoquímica é capaz de detectar o antígeno do vírus influenza em órgãos acometidos.[76,85] Não há no comércio testes diagnósticos para a triagem específica de gatos com a infecção. Nenhum dos testes investigados apresentou sensibilidade para produzir resultados confiáveis em amostras derivadas de gatos infectados experimentalmente.[56]

Podem ser detectados anticorpos contra os vírus influenza em amostras de soro por ensaios de neutralização viral 3 semanas após a inoculação.[99] Ensaios de IH e um ensaio comercial imunossorvente ligado a enzima competitivo independente da espécie com base na nucleoproteína são mais sensíveis para a detecção de anticorpos contra os vírus influenza. Ambos também são capazes de detectar anticorpos 2 semanas após a inoculação, e é possível utilizá-los para estudos de sorovigilância.[36,47,99]

Tratamento

Não se sabe muito sobre a eficácia do tratamento antiviral em gatos infectados com o HPAIV H5N1. O inibidor da neuraminidase oseltamivir mostrou boa atividade antiviral contra o HPAIV H5N1 *in vitro*[33] e em camundongos e furões infectados experimentalmente,[29,46] sendo recomendado para o tratamento e a profilaxia da infecção por HPAIV H5N1 em seres humanos.[81] No entanto, o tratamento com oseltamivir (75 mg/60 kg 2 vezes/dia) não foi bem-sucedido em tigres durante um surto no zoológico de Sriracha em 2004. É evidente que falhou em proteger animais contra a infecção e a doença. Talvez isso se deva a diferenças entre pessoas e felídeos na farmacocinética do medicamento e no metabolismo dos hospedeiros.[6,89] A análise da sequência do vírus obtido de tigres tratados excluiu a possibilidade de que tivessem surgido mutantes resistentes ao fármaco.[6]

O prognóstico para gatos infectados no campo é incerto. Infecções subclínicas são possíveis, mas todos os gatos domésticos que desenvolveram sinais clínicos até o momento morreram ou foram submetidos a eutanásia. Portanto, o valor do tratamento sintomático continua desconhecido.

Prevenção

Embora as transmissões do HPAIV H5N1 em gatos na Ásia e na Europa não tenham resultado em cadeias mantidas de transmissão entre gatos, o número de países que relataram essas infecções demonstra que as transmissões não representam eventos isolados excepcionais, mas sim um evento esperado se a exposição ou a pressão da infecção no ambiente for alta o bastante. O papel de gatos na adaptação do HPAIV H5N1 em mamíferos ainda não foi elucidado e, portanto, esquemas de vacinação têm sido discutidos. Todavia, não se dispõe ainda de uma vacina liberada contra influenza.

Uma vacina inativada de vírus total com adjuvante heterólogo baseada em um LPAIV do subtipo H5N6 provou proteger gatos mesmo contra um desafio com dose letal alta de infecção por HPAIV H5N1.[99] A vacina, administrada duas vezes por via subcutânea com intervalo de 4 semanas entre cada injeção, induziu altos títulos de anticorpos por reação cruzada à IH contra o HPAIV H5N1 antes do desafio. Os gatos vacinados não desenvolveram qualquer sinal clínico e mostraram redução significativa na excreção viral.[99] Outros estudos experimentais usaram vírus da varíola aviária que expressava o vírus da influenza aviária H5 derivado de um vírus influenza H5N8,[36] H5 de um vírus influenza H5N1,[94a] ou um adenovírus canino que expressa o H5 de um isolado recente de tigre como vetor da vacina,[27] mas essas vacinas baseadas em vetor nunca foram testadas em experimentos de desafio. Entretanto, uma vacina recombinante com um vetor canaripox produzindo a proteína hemaglutinina protegeu gatos contra desafio com dois isolados de HPAIV H5N1 provenientes de seres humanos.[81a]

Cães vacinados com duas doses de uma vacina com o vírus H3N2 inativado e com adjuvante ficaram protegidos contra infecção por desafio com o isolado da influenza canina de linhagem aviária.[44a] Mesmo assim, ainda não se dispõe de um produto liberado.

Considerações de saúde pública

Cães são suscetíveis à infecção pelo HPAIV H5N1, mas não há evidência de um papel importante da espécie na disseminação do vírus. Gatos também parecem não exercer um papel na epidemiologia das infecções em todo o mundo. Não há relatos de seres humanos que tenham contraído a infecção de cães ou gatos doentes. No entanto, é preciso tomar medidas preventivas para minimizar o risco de transmissão para seres humanos quando se suspeitar de que cães ou gatos estejam infectados com o HPAIV H5N1. Todas as infecções naturais em cães e gatos tinham uma conexão direta com a ocorrência de HPAIV H5N1 em aves. Portanto, é preciso evitar o contato de cães e gatos com aves infectadas pelo HPAIV H5N1. Ver no Boxe 23.2 as recomendações para o controle de surtos de influenza. Nas áreas onde ocorrem surtos de HPAIV, é aconselhável manter os gatos em ambientes internos e não os alimentar com carne de aves de granja não cozida. Se houver suspeita de animais infectados ou a infecção for confirmada, eles deverão ser isolados e o contato restrito ao mínimo. Pessoas que manuseiam animais infectados devem usar roupas protetoras (luvas, máscaras faciais etc.). Gatos irascíveis devem ser sedados quando for necessário manuseá-los. Quarentena apropriada, higiene e medidas sanitárias são importantes. Dependendo da dose infecciosa, os gatos podem desenvolver sintomas clínicos graves e morrer em 5 a 7 dias ou superar a infecção e se recuperar dos sinais clínicos, com cessação da excreção viral após 3 a 5 dias.[99] Deve-se proceder à descontaminação com qualquer detergente que contenha um desinfetante clínico padrão.

A transmissão da infecção de gatos para cães que nunca tiveram a infecção e de cães infectados para gatos que nunca tiveram a infecção foi investigada experimentalmente, com condições de contato semelhantes às comuns em casas onde há animais de estimação.[28] Os cães e gatos ficaram em contato íntimo e compartilharam as vasilhas de água e comida. Pelo menos nessas condições experimentais, não houve transmissão entre as duas espécies. Portanto, a transmissão transespécie de infecções pelo HPAIV H5N1 entre cães e gatos parece ser baixa.

Infecção pelo vírus influenza canino | H3N8

Etiologia e epidemiologia

Cepas do vírus influenza canino

A circunstância de infecção clinicamente aparente pelo vírus influenza associada à transmissão mantida em populações caninas ocorreu nos EUA, na Flórida. Já em 1999, uma cepa do vírus influenza equino H3N8 que circulava em equinos evoluiu de maneira adaptativa via alterações induzidas por mutação genética na proteína HA e logo infectou cães de corrida da raça Greyhound nos EUA.[18,34,96,111] O isolamento do vírus foi feito pela primeira vez a partir de cães em um surto de doença respiratória na Flórida em 2004, tendo sido encontrados isolados homólogos em Greyhounds e outras raças nesse e em outros estados daí em diante.[24] Parece que a disseminação da infecção foi esporádica e envolveu a integração de cães infectados nas populações de cães suscetíveis.

Determinou-se que o isolado do vírus H3N8 do surto da Flórida era um vírus influenza canino (CIV; do inglês, *canine influenza virus*) adaptado ao hospedeiro, que se replicou com facilidade em cães e mostrou disseminar-se de maneira esporádica por todos os EUA. Essa nova cepa canina tem todo o genoma do vírus equino, com modificações mínimas identificadas na parte que codifica a HA do genoma,[24,70,104] resultando em cinco substituições de aminoácidos na proteína HA. O exame sequencial dos isolados caninos indica alterações genéticas mínimas com a tendência contínua de mutações típicas dos vírus influenza.[31a] Esse vírus H3N8 modificado que se replica e dissemina-se com facilidade entre cães[34a] não estabelece uma infecção produtiva em equinos.[24a,27a,76a,109a] De modo semelhante, esse CIV adaptado a cães não se replica em espécies aviárias como frangos, perus ou patos domésticos.[56a]

Cepas do vírus influenza equino

Estudos retrospectivos de detecção de anticorpo com documentação genética no Reino Unido e na Austrália entre 2002 e 2007 substanciaram novas infecções independentes de cães com cepas equinas de H3N8 que tiveram contato direto ou indireto com equinos.[20,24,39,57a,58,82] Tais infecções representam episódios individuais de exposição de cães a equinos infectados pelo vírus influenza equino, com replicação e disseminação limitadas em cães, mais do que adaptações mutacionais independentes aos cães infectados. A disseminação horizontal entre cães acometidos nesses surtos não foi demonstrada como nos EUA. Em um estudo experimental, cães que coabitavam com equinos infectados por um isolado H3N8 equino também se infectaram; no entanto, embora o vírus tenha sido encontrado nas vias nasais de cães acometidos, a disseminação horizontal do vírus entre cães não foi confirmada.[109] Houve achados similares em um surto natural em que os cães acometidos estiveram em contato com equinos infectados ou muito próximos deles.[39] Entretanto, os cães daquele estudo não se infectaram quando expostos apenas aos proprietários que tinham contato com equinos infectados. Além disso, os cães infectados daquele estudo foram transportados e mantidos com outros cães em locais urbanos e não houve mais disseminação da infecção para cães em contato. A transmissão cruzada do vírus influenza de equinos para cães aumenta a preocupação com surtos futuros de infecção respiratória em cães expostos a equinos ou novas adaptações possíveis do vírus equino a cães preferencialmente infectados.

Patogenia

A inoculação experimental do isolado do vírus Flórida adaptado a cães de volta em equinos provocou uma doença mais branda em equinos do que a causada pela cepa equina original.[49] Camundongos também podem ser infectados experimentalmente e desenvolver inflamação do trato respiratório.[15a] A inoculação experimental intratraqueal e intranasal em cães do vírus isolado em laboratório produziu febre (acima de 39°C) por 2 dias, sem sinais de doença respiratória.[18] Em outros estudos, filhotes caninos de 14 a 15 semanas de idade negativos para anticorpos e infectados por via intranasal desenvolveram sinais respiratórios e lesões pulmonares (Figura 23.2), com demonstração de replicação viral e soroconversão.[21] Tais lesões também foram encontradas em outros estudos nos quais cães adultos foram infectados pela administração intranasal e intratraqueal do vírus.[15a] Embora a inflamação de via respiratória e linfonodos seja proeminente, o acometimento pulmonar ao ponto de consolidação

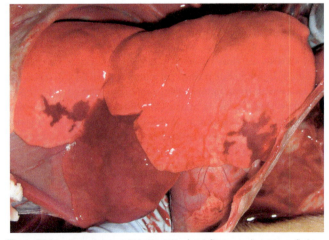

Figura 23.2 Lesões pulmonares induzidas pelo vírus influenza canino em um cão jovem 3 dias após exposição experimental. São visíveis congestão e consolidação pulmonares, além de hemorragias petequiais. (Cortesia de Merck (MSD) Animal Health.)

é incomum em cães infectados experimentalmente.[15a,24] A replicação e a eliminação do vírus foram maiores durante o período inicial de incubação, que durou 2 a 5 dias, e diminuíram rapidamente em seguida; um nível menor de eliminação durou até 7 a 10 dias.[97] A eliminação do CIV é de menor magnitude e duração mais curta do que nas infecções por vírus influenza de outras espécies. Todavia, mesmo cães com infecção subclínica ainda eliminam o vírus, embora em níveis inferiores aos observados nos cães mais gravemente acometidos.

Sinais clínicos

Podem ser documentadas infecções subclínicas por soroconversão sem doença em cães. Contudo, após a introdução do vírus em instituições com cães suscetíveis, é possível que a gravidade e a prevalência da infecção sejam subitamente mais notáveis do que com outras causas de doença respiratória infecciosa canina (ver Capítulo 6). Quanto mais tempo cães que nunca se infectaram permanecem em um abrigo endêmico, maior a probabilidade de que se infectem.[31b] Os sinais clínicos em cães acometidos nos primeiros surtos identificados variaram de febre, taquipneia e corrimento nasal mucopurulento a tosse autolimitada (de 10 a 14 dias). À medida que a infecção se disseminou e a vacinação foi implementada, a gravidade dos sinais e a proporção de cães com doença grave diminuíram nos canis em questão. As manifestações respiratórias mais graves e persistentes estão associadas ao desenvolvimento de pneumonia, que pode ser confirmada por meio de radiografias torácicas. É possível encontrar leucocitose com desvio para a esquerda à avaliação dos parâmetros hematológicos em cães com pneumonia. A maioria dos cães se recupera, a minoria morre com doença hiperaguda e, à necropsia, observa-se que a morte está associada a hemorragia pulmonar, mediastínica e pleural.[15a,18,111] As infecções de Greyhounds em canis tiveram a maior gravidade de complicações respiratórias, incluindo pneumonite, que pode ter relação com infecção concomitante por estreptococos do grupo C (ver Capítulo 33) e outras bactérias.[15a,111] As alterações histológicas incluíram traqueíte, bronquite e broncopneumonia supurativa. Em seguida a esses surtos, é possível que cães sem antecedentes de doença respiratória apresentem altos títulos de anticorpos contra esses vírus, indicando disseminação rápida da infecção com doença subclínica em muitos cães e para muitos outros canis, instituições de abrigo e animais de estimação individuais.

Diagnóstico

Os sinais de infecção pelo CIV são semelhantes aos causados por outros agentes de doença respiratória infecciosa canina (ver Capítulo 6). Os testes específicos, embora nem sempre indiquem a situação clínica, devem ser feitos para se confirmar a causa da doença. Isso às vezes é importante em surtos de grandes proporções, quando é preciso confirmar as causas para ajudar nas medidas de controle. Uma variedade de testes pode ser feita para confirmar a causa viral. A partir da determinação sérica de anticorpo, que em geral é o método mais confiável, devem ser obtidas amostras das fases aguda e de convalescença nos primeiros 7 dias de doença e novamente 14 dias depois. Uma alteração de quatro vezes no título de anticorpo é indicativa de infecção ativa. Determinações positivas isoladas de título ou ausência de demonstração de uma alteração significativa no título confirmam apenas exposição. Os títulos de anticorpos específicos do vírus podem ser medidos usando-se ensaios de IH e microneutralização.[18,24,41] O segundo método é a detecção do vírus, isolado de *swabs* nasais (os melhores) ou faríngeos (menos produtivos) durante os primeiros 4 dias de infecção. Embora os lavados traqueais ou pulmonares possam ser superiores, envolvem custo adicional e o risco da coleta em pacientes clínicos. O vírus pode ser cultivado em células epiteliais MDCK ou ovos embrionados, isoladamente ou em combinação.[24] É

possível usar antissoros específicos e PCR para identificar o isolado como um vírus H3N8. A PCR também pode ser usada diretamente a partir de amostras clínicas, de preferência *swabs* nasais, porém, como no isolamento viral, os resultados são positivos apenas nos primeiros 4 dias de doença. Com coloração imuno-histoquímica ou hibridização *in situ*, é possível detectar o vírus em todo o trato respiratório associado a lesões inflamatórias. Deve-se submeter tecido pulmonar a cultura, PCR ou avaliação patológica de cães que morrem.

Os sinais clínicos dessa infecção são semelhantes aos causados por estreptococos do grupo C (*Streptococcus equi* subsp. *zooepidemicus*), que podem causar surtos de doença respiratória aguda, geralmente fatal, em muitas espécies de hospedeiros, inclusive cães de canis (ver Capítulo 33).

Tratamento

O tratamento com antibacterianos de amplo espectro é capaz de amenizar a gravidade da doença relacionada com infecção bacteriana secundária e complicações pneumônicas, mas não é um meio prático de se evitar sua disseminação e não diminui a evolução da doença em animais sem infecções bacterianas secundárias significativas. Não se recomenda o uso de fármacos específicos para antivírus influenza, como o oseltamivir, porque sua eficácia não foi investigada (ver o *Formulário de fármacos*, no Apêndice). A hospitalização, em geral necessária para animais com acometimento grave, requer isolamento e tratamento sintomático com líquidos parenterais para manter a hidratação. A recuperação em geral ocorre em 2 a 3 semanas, embora possa ser mais demorada em cães que desenvolvem pneumonia (ver, no Capítulo 6, informação específica sobre o tratamento de infecções respiratórias virais).

Prevenção

Em estudos experimentais, as vacinas recombinantes com vetor H3 da sequência gênica da hemaglutinina aumentaram as concentrações séricas de anticorpo específico do vírus em cães e os protegeram contra desafio experimental.[35,79] Estão disponíveis no comércio vacinas contra essa infecção para equinos e cães. Uma vacina com vírus influenza equino inativado foi avaliada antes da disponibilidade de uma vacina anti-influenza canina, mas não forneceu proteção.[24] Uma vacina anti-CIV comercial subcutânea, com adjuvante, inativada protegeu filhotes desafiados 13 dias após a segunda vacinação.[22] A gravidade dos sinais clínicos, as lesões patológicas e a magnitude da eliminação viral foram menores nos filhotes vacinados do que nos de controle. A vacina é administrada em duas doses de 1 mℓ com intervalo de 2 a 4 semanas. É recomendada para cães com estilo de vida propenso à exposição a essas e outras infecções do trato respiratório (ver Capítulos 6 e 100). Cães abrigados em grupo em instituições com alta rotatividade de animais (p. ex., abrigos) ou em comunidades com alta densidade populacional e alta prevalência viral correm maior risco. Cães em contato com equinos também poderiam ser vacinados, mas a proteção cruzada proporcionada pela vacina canina contra cepas equinas do vírus requer mais estudo. Aqueles criados como únicos animais em uma casa são menos propensos a contrair infecção. Filhotes caninos devem ter pelo menos 6 meses de idade quando receberem a primeira dose. A vacinação anual é recomendada. Por causa do nível e da duração limitados da eliminação do vírus influenza por cães infectados, a disseminação geográfica da infecção tem sido gradual e esporádica. A implementação de programas de vacinação para cães pode ajudar a controlar a disseminação adicional desse vírus. Para mais informações sobre a vacinação contra essa infecção, ver *Doença respiratória infecciosa canina*, Capítulo 6.

As medidas preventivas devem ser instituídas para evitar a infecção cruzada entre espécies pelos vírus influenza onde se sabe que eles existem. Ver no Boxe 23.2 as recomendações para o controle de surtos de influenza. A transmissão viral de equinos para cães pode ter sido facilitada pela alimentação dos últimos com carne crua de equinos, uma prática comum no manejo de certas raças usadas em esportes ou trabalho, como a Greyhound. Como os cães no relato do Reino Unido eram de caça e Foxhounds, também ficaram expostos a equinos durante viagens e caçadas.

Considerações de saúde pública

Embora as cepas humanas do vírus influenza ocasionalmente infectem cães e gatos (ver discussão anterior sobre influenza humana), não há evidência de que o vírus influenza canino H3N8 possa dis-

seminar-se de cães para pessoas. Apesar disso, pessoas imunocomprometidas devem evitar contato direto com animais com doença respiratória (ver Capítulo 99). Os veterinários devem comunicar surtos de doença respiratória em pessoas e animais, por causa da rara possibilidade de que vírus adaptados a uma ou outra espécie possam ter trocado de afinidade, com o risco de disseminação subsequente. Não há evidência de que o CIV infecte outros animais, como gatos. Ao se tratarem cães doentes, devem ser instituídas medidas terapêuticas e preventivas para minimizar a disseminação da infecção.

Capítulo 24

Infecções Virais Transmitidas por Artrópodes

Todos os vírus transmitidos por artrópodes (arbovírus) reconhecidos como causadores de infecção em cães e gatos pertencem às famílias Togaviridae, Flaviviridae, Bunyaviridae ou Reoviridae (Tabela 24.1). Esses vírus de RNA são habitualmente mantidos na natureza por um ciclo silvestre que envolve um artrópode vetor e um vertebrado como hospedeiro reservatório (Figura 24.1). A distribuição mundial das infecções transmitidas por mosquitos é apresentada na Figura 24.2 A e B. Os arbovírus multiplicam-se habitualmente em seus insetos vetores e causam lesão celular mínima ou nenhuma lesão. Em contrapartida, as células dos hospedeiros vertebrados são frequentemente danificadas por citólise. Embora animais domesticados sejam habitualmente hospedeiros acidentais dessas infecções, em alguns casos servem de reservatórios. É provável que sejam acometidos de modo subclínico ou exibam sinais de doença (habitualmente encefalite neurotrópica não supurativa, aborto ou teratologia) por serem hospedeiros não naturais. A suscetibilidade clínica dos seres humanos, cães e gatos a cada doença também varia. Os resultados de testes sorológicos indicam que grande número de cães e gatos pode ser exposto a esses vírus; entretanto, a doença clínica é incomum. Devido à possível ocorrência de reatividade cruzada sorológica entre determinados vírus, e tendo em vista que os cães e os gatos podem apresentar infecção subclínica, a discussão que se segue irá ressaltar casos em que foram obtidos achados patológicos consistentes e o isolamento do vírus, ou em que foi realizada a inoculação experimental de cães ou gatos.

Os métodos clássicos de diagnóstico das infecções por arbovírus incluem isolamento e replicação do vírus, produção de extratos antigênicos e preparação de antissoros policlonais ou monoclonais. Na atualidade, técnicas mais recentes que envolvem imuno-histoquímica, hibridização de ácido nucleico, reação em cadeia da polimerase (PCR; do inglês, *polymerase chain reaction*) e sequenciamento de ácidos nucleicos, substituíram ou facilitaram a identificação dos vírus por meio de isolamento e sorotipagem como procedimentos de triagem iniciais. A informação genotípica e fenotípica deve ser complementar; todavia, na maioria dos casos, ainda não é possível deduzir o fenótipo desses vírus a partir das sequências genômicas conheci-

das. Embora a genômica tenha sido usada epidemiologicamente para rastrear cepas virais, é difícil avaliar a patogenicidade e a proteção cruzada sem isolados.

Infecções transmitidas por mosquitos e por borrachudos

Craig E. Greene e Richard A. Bowen

Togaviridae

Os alfavírus nesta família são reunidos em sete complexos antigênicos, dos quais três (ver Tabela 24.1) ocorrem no Novo Mundo e causam infecções equinas, humanas, caninas e felinas esporádicas. A suscetibilidade natural e experimental de cães ao vírus da encefalite equina venezuelana (EEV) foi bem descrita.[66] Nas infecções tanto naturais quanto experimentais que envolvem mosquitos, ocorrem viremia e soroconversão na ausência de doença clínica. Por isso, os cães são considerados como bons hospedeiros sentinelas para a infecção humana pelo vírus da EEV. Os cães também foram usados para monitorar a disseminação da EEV em áreas geográficas. A inoculação parenteral do vírus da EEV em cães produziu febre, leucopenia e déficits neurológicos no pico da resposta febril, com alta taxa de mortalidade.[45] Foi detectada a ocorrência de hemorragia vascular cerebral e infarto. Houve também suspeita de que a EEV de ocorrência natural tenha causado encefalite em um filhote.[66] O vírus de Everglades é uma variante do complexo da EEV que circula entre hospedeiros roedores e mosquitos vetores na Flórida. Causa doença febril em seres humanos, com manifestações neurológicas raras. Foram observadas apenas infecções subclínicas em cães, em que os resultados soropositivos foram usados para monitorar a sua distribuição.[42] A encefalite equina do leste (EEL) foi diagnosticada no final da primavera ou no verão em filhotes de cães com infecção natural (com idade de 10 dias a 6 meses) da região centro-sul da Geórgia.[12,53] Todos os filhotes com EEL tinham menos de 6 semanas de idade, febre (acima de 40°C) e

| Tabela 24.1 | Infecções virais transmitidas por artrópodes que acometem cães e gatos. |

Doença	Distribuição geográfica	Artrópode vetor	Hospedeiros habituais: reservatórios (domésticos)	Suscetibilidade dos seres humanos, cães e gatos
TOGAVIRIDAE (ALFAVÍRUS)				
Encefalite equina do leste	Leste dos Estados Unidos, América Central, Ilhas do Caribe, Brasil, Guiana, Argentina	*Culiseta melanura, Aedes* spp., *Culex* spp.	Aves (cavalos, codornas, faisões, gado, ovinos)	H, C
Encefalite equina do oeste	Estados Unidos, Canadá, América Central, Guiana, Brasil, Argentina	*Culiseta melanura, Culex* spp.	Aves, pequenos mamíferos, serpentes (cavalos)	H, C
Encefalite equina venezuelana	Flórida, Texas, parte norte da América do Sul, América Central	*Psorophora confinnis, Aedes* spp., *Culex* spp.	Roedores (cavalos)	H, C, G
Infecções pelos vírus do Rio Ross e da Floresta Barmah	Austrália, da Tasmânia até Queensland	*Ochlerotatus vigilax*	Cangurus pequenos (*wallabies*), cangurus	H, C[a], G[a]
FLAVIVIRIDAE[b]				
Encefalite de St. Louis	Estados Unidos, Canadá, América Central, Ilhas do Caribe, Colômbia, Brasil, Argentina	*Culex* spp.	Aves (habitualmente inaparente)	H, C[a], G[a]
Encefalite japonesa	Sibéria, Japão, China, muitos países do Extremo Oriente	*Culex* spp.	Aves (suínos, cavalos)	H, C, G[a]
Infecção pelo vírus do Nilo Ocidental	África, Ásia, Oriente Médio, Europa, Estados Unidos	*Culex* spp.	Aves	H, C, G
Infecção pelo vírus Powassan	Estados Unidos, Canadá	*Ixodes cookei, Ixodes marxi*	Roedores (ovinos)	H, C[a]
Louping-ill	Escócia, Irlanda	*Ixodes ricinus*	Ovinos(?), lagópode escocês (ovinos, bovinos)	H, C
Encefalite transmitida por carrapato	Europa, Repúblicas Soviéticas	*Ixodes* spp., *Dermacentor* spp.	Roedores, aves (ovinos, caprinos, gado)	H, C
Doença de Wesselsbron	África do Sul	*Aedes* spp.	Ungulados, ovinos	C
Febre amarela	América do Sul, África	*Aedes* spp.	Primatas não humanos, seres humanos (nenhum)	H, G[a]
BUNYAVIRIDAE[c]				
Infecção pelo vírus Tenshaw	Sudeste dos Estados Unidos	*Anopheles* spp.	Roedores (bovinos, cães)	C, G
Infecção pelo vírus La Crosse	Meio-oeste, leste e sul dos Estados Unidos	*Aedes* spp.	Pequenos mamíferos (tâmias)	C[d]
Febre do Vale Rift	África Oriental	*Culex theileri, Aedes caballus*	Ungulados (ovinos)	H, C[d], G[e]
REOVIRIDAE (ORBIVÍRUS)				
Doença equina africana	África, Oriente Médio, Mediterrâneo	*Culicoides* spp., mosquitos(?)	Equidae (equinos)	C[f]
Febre catarral	Mundial	*Culicoides* spp.	Ovidae (ovinos)	C[g]

G, Gato; *C*, cão; *H*, seres humanos;?, incerto.
[a]Subclínica.
[b]Também inclui os vírus da encefalite de Kunjin, Alfuy, Kokobera, Koutango (subtipos do vírus do Nilo Ocidental) e da encefalite do Vale Murray na Austrália.
[c]Dezesseis sorogrupos estão nessa família. Os membros do sorogrupo da Califórnia incluem os vírus de Jamestown Canyon, La Crosse e Tahyna.
[d]Filhotes de cães.
[e]Filhotes de gatos.
[f]Subclínica, carnivorismo.
[g]Contaminante de vacina inoculado por via parenteral.

sinais de encefalite difusa, manifestada por depressão mental, ataxia, nistagmo, tremor, salivação excessiva, paralisia e convulsões.

Foram observadas hemorragias petequiais macroscopicamente evidentes na superfície do cérebro na necropsia. As lesões histológicas no cérebro consistiram em inflamação com infiltração por macrófagos e manguito perivascular, edema, gliose, hemorragia e necrose multifocal (Figura 24.3). Constatou-se a existência de infiltrados mononucleares e neutrofílicos nas meninges. A distribuição das lesões era aleatória; todavia, foram mais prevalentes na substância cinzenta do cérebro e mesencéfalo. As lesões foram mais leves no cerebelo, com manguito perivascular leve e formação de nódulos na micróglia. Foram observados focos de degeneração miocárdica e necrose com infiltração mononuclear no coração. A associação viral foi confirmada por neutralização específica do vírus da EEL por meio do soro disponível de um filhote, uso da PCR-transcriptase reversa (TR) no tecido cerebral de dois filhotes, e isolamento por meio de cultura viral com detecção específica do antígeno e ácido nucleico virais da EEL por meio de imunofluorescência e PCR, respectivamente. O vírus da EEL também foi isolado do sistema nervoso central (SNC) de uma ninhada de filhotes de 6 meses de idade que morreram, nos

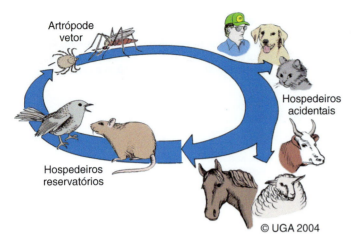

Figura 24.1 As infecções virais transmitidas por artrópodes têm ciclo silvestre que envolve artrópodes vetores que se alimentam em hospedeiros reservatórios. Os animais domésticos e os seres humanos são habitualmente hospedeiros acidentais, porém podem servir de reservatórios em alguns casos (ver Tabela 24.1). (Arte de Allison Lucas Wright © 2004 University of Georgia Resarch Foundation Inc.)

quais não foi possível demonstrar quaisquer lesões microscópicas.[13] A infecção pode ter sido coincidente. Em estudos experimentais, cães desenvolveram encefalite difusa após inoculação intracerebral ou parenteral do vírus da encefalite equina do oeste.[144]

Os vírus do Rio Ross e da Floresta de Barmah são endêmicos na Austrália e acometem, principalmente, cangurus e pequenos cangurus (*wallabies*) (família Macropodidae) como principais reservatórios mamíferos. Os anticorpos neutralizantes séricos estão disseminados nos seres humanos e em populações de mamíferos, e alguns cães e gatos apresentam anticorpos neutralizantes contra esses vírus. Cães e gatos com infecção experimental pela ingestão de mosquitos infectados por esses vírus foram relativamente resistentes a ambas as infecções virais.[26] Apenas alguns animais sofreram soroconversão, e nenhum deles desenvolveu viremia ou sinais clínicos. Embora esses animais sejam expostos naturalmente, eles não tendem a ser importantes reservatórios desses vírus.

Bunyaviridae

O vírus tenshaw, um bunyavírus encontrado no sudeste dos EUA, foi inoculado em cães e gatos, produziu viremia assintomática e foi demonstrada a transmissão mediada por mosquitos a partir de cães

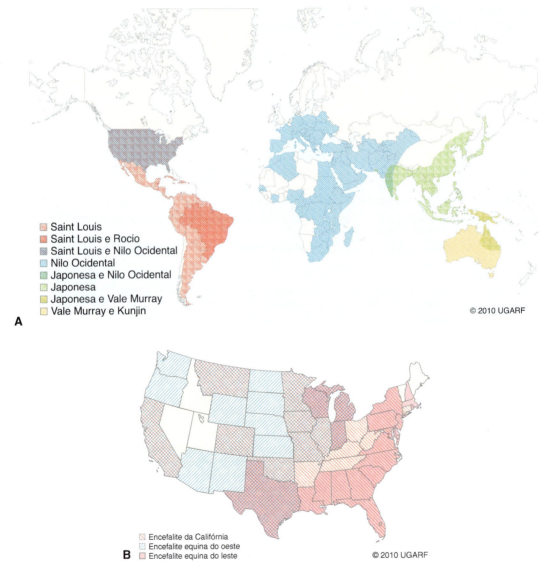

Figura 24.2 A. Distribuição mundial das infecções por flavivírus de acordo com a Organização Mundial da Saúde. **B.** Distribuição das infecções por togavírus e bunyavírus nos EUA. (Alguns estados apresentam mais de um tipo de infecção e são mostrados no mapa utilizando mais de uma cor.) (Arte de Thel Melton © 2010 University of Georgia Research Foundation Inc.)

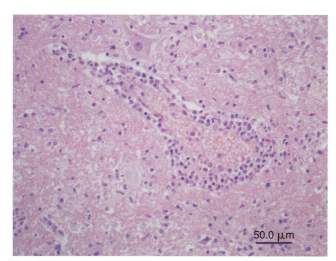

Figura 24.3 Manguito perivascular no cérebro de um cão com infecção pelo vírus da EEL (coloração pela H&E, 40×). (Fotografia de Charles A. Baldwin © 2004 University of Georgia Research Foundation Inc.)

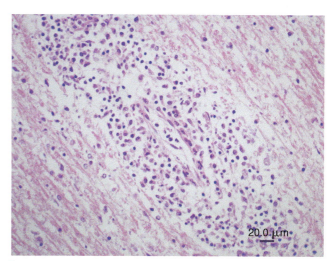

Figura 24.4 Manguito perivascular no cérebro de um filhote de cão com infecção pelo vírus La Crosse (coloração pela H&E, 40×). (Fotografia de Charles A. Baldwin © 2004 University of Georgia Research Foundation Inc.)

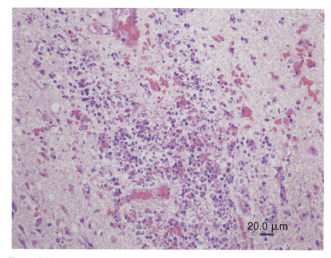

Figura 24.5 Necrose perivascular no cérebro de um filhote de cão com infecção pelo vírus La Crosse (coloração pela H&E, 40×). (Fotografia de Charles A. Baldwin © 2004 University of Georgia Research Foundation Inc.)

infectados.[153] O vírus da febre do Vale Rift (VFVR) produziu viremia, necrose hepática grave, miocardite, congestão esplênica, meningite, petéquias difusas e morte em filhotes de cães e gatos com menos de 3 semanas de vida.[84,116,170,171] O vírus também pode ser transmitido de filhotes de cães para sua mãe e para outros filhotes. Os filhotes de mais idade não sucumbem à infecção, porém desenvolvem viremia. O vírus pode causar aborto e natimortos em cadelas grávidas, que constitui a sua característica essencial em ruminantes. Em circunstâncias normais, pode ocorrer inalação ou ingestão do vírus a partir de carcaças infectadas. (Para uma discussão completa da infecção pelo VFVR, ver item seguinte.)

A infecção pelo vírus La Crosse é notável pela sua adaptação a pelo menos um de seus vetores, *Aedes triseriatus*. A infecção no vetor é permanente, e a transmissão do vírus é transovariano a gerações subsequentes de mosquitos. Trata-se da principal causa de encefalite pediátrica por arbovírus nos EUA. Duas ninhadas de filhotes de cães com menos de 3 meses de idade apresentaram início súbito de convulsões e disfunção neurológica após infecção pelo vírus La Crosse.[20] Um cão adulto da Flórida desenvolveu sinais do SNC de doença do prosencéfalo, que respondeu ao tratamento simultâneo com agentes bacterianos e glicocorticoides; no entanto, em seguida esse animal apresentou crises convulsivas.[157] Nos cães acometidos descritos anteriormente (Figuras 24.4 e 24.5), foi observada a ocorrência de meningoencefalite necrosante agranulomatosa difusa grave, que acomete, principalmente, o córtex cerebral. A realização de teste imuno-histoquímico no SNC demonstrou a existência do vírus La Crosse no tecido cerebral acometido. Ainda não foi estabelecido se o vírus La Crosse constitui uma causa de meningoencefalite granulomatosa idiopática em cães (ver Capítulo 82, *Doenças Neurológicas com Suspeita de Origem Infecciosa e Doença Priônica*).

Febre do Vale Rift

O VFVR, uma infecção por *Phlebovirus* da África e do Oriente Médio, pode ser transmitido por muitas espécies de mosquitos. Entre as espécies domésticas, o VFVR acomete predominantemente ovinos, bovinos e caprinos e, em certas ocasiões, seres humanos. Nos seres humanos, a doença caracteriza-se por insuficiência hepatocelular, insuficiência renal aguda e manifestações hemorrágicas.[2] Amostras de soro de cães e gatos selvagens e domésticos em regiões endêmicas apresentaram resultados positivos no teste para anticorpos contra o VFVR. Todavia, em um estudo que utilizou o teste de neutralização

por redução de placa mais específico, apenas leões de áreas onde ocorreram três surtos anteriores apresentaram resultados positivos.[75] O mamífero reservatório para a infecção pode ser encontrado em carnívoros exóticos, como o leão; entretanto, cães e gatos domésticos podem ser infectados experimentalmente e manter viremia de grau suficiente para infectar mosquitos.

A doença clínica em cães inoculados só é observada nas primeiras semanas de vida.[170] Alguns filhotes apresentaram hipertermia durante a infecção, embora todos tenham chegado a óbito em estado hipotérmico terminal. Alguns dos animais demonstraram sinais de disfunção do SNC próximo da morte. Em animais mais velhos, 50% desenvolvem viremia e observa-se elevação correspondente no título de anticorpos neutralizantes séricos. Os sinais clínicos em animais de mais idade foram inaparentes; todavia, foi demonstrada a transmissão da infecção dos filhotes para a mãe e de um filhote para o outro.

Foi constatada uma alta taxa de mortalidade quando filhotes de gatos com menos de 3 semanas de idade foram inoculados com VFVR.[171] Uma resposta febril transitória foi seguida de hipotermia terminal. Os sinais neurológicos consistiram em ataxia seguida de postura em decúbito, e foram observados movimentos em patinhar dentro de 24 h antes da morte. À semelhança dos filhotes de cães, as evidências indicaram que o vírus se dissemina para outros filhotes de gatos e adultos.

Na necropsia de filhotes de cães e gatos, o fígado e o baço estavam aumentados e com consistência mole.[116] No fígado, focos cinza-claro a amarelos, de 1 mm de diâmetro, eram circundados por margens hiperêmicas delgadas. Foram observdas hemorragias petequiais e equimóticas na superfície serosa do coração, dos linfonodos abdominais e mucosa do trato gastrintestinal. Ao exame histológico, a necrose hepatocelular constituiu o achado mais consistente. Em áreas de menor acometimento são observados focos de necrose, ao passo que, nos casos mais graves, todo o fígado está necrótico, com pouco parênquima normal. A inflamação multifocal e a necrose são evidentes no miocárdio. No SNC foi observada meningoencefalite não supurativa perivascular, característica de outras infecções por arbovírus. As lesões em cães e gatos com infecção experimental não exibiram as inclusões citoplasmáticas eosinofílicas intra-hepáticas características ou corpúsculos semelhantes aos de Councilman observados em outros hospedeiros.[116]

Reoviridae

Os orbivírus constituem um dos nove gêneros da família Reoviridae. Os cães, que possivelmente apresentem infecção subclínica pelo vírus da doença equina africana, desenvolvem resposta sorológica e viremia, tornando-os capazes de transmitir a infecção.[44,141] Acredita-se que os cães adquiram a infecção de modo natural, desenvolvam a doença e morram em consequência da ingestão de carne de cavalo infectada ou da picada de mosquito-palha infectado do gênero *Culicoides*.[76] Ocorreram aborto em cadelas grávidas, e morte subsequente, dentro de 7 a 9 dias após imunização com uma vacina canina combinada de vírus vivos modificados, contaminada pelo vírus da língua azul.[1,52,180] As lesões na cadela consistiram em pneumonia intersticial, degeneração do miocárdio, vasculite hepática e glomerulite renal.[52] A doença natural por esse vírus em cães provavelmente não é fundamentada na baixa soropositividade observada dos cães testados em áreas endêmicas.[77]

Flaviviridae

Os flavivírus são pequenos vírions icosaédricos envelopados (45 a 60 nm de diâmetro; 45 nm para o Vírus do Nilo Ocidental (VNO) com o genoma de RNA de filamento simples e sentido positivo.[122] A espécie tipo do gênero é o vírus da febre amarela (*flavi*, em latim para "amarelo"); o gênero também inclui o vírus da encefalite de St. Louis, que exibe reação cruzada sorológica com o VNO.

Os vírus da encefalite de Saint Louis, da encefalite do Vale Murray e Kunjin, juntamente com outros vírus estreitamente relacionados, pertencem ao sorocomplexo da encefalite japonesa. As infecções causadas por esses vírus são mantidas na natureza por ciclos e envolvem aves como hospedeiros vertebrados e predominantemente mosquitos do gênero *Culex* como vetores. Embora os cães pareçam ser resistentes ao vírus da encefalite de Saint Louis, pesquisas sorológicas demonstraram que eles desenvolvem anticorpos durante epidemias humanas, o que sugere uma infecção subclínica. A inoculação parenteral do vírus da encefalite japonesa resultou em infecção subclínica, enquanto a inoculação intracraniana levou ao desenvolvimento de encefalite, com déficits neurológicos correspondentes.[79] Os cães apresentaram febre, viremia e resposta sorológica ao vírus Powassan.[56] O vírus da doença de Wesselsbron foi isolado do SNC de um cão com encefalite.[149] A inoculação do tecido cerebral desse animal, em cães virgens de infecção, produziu soroconversão, viremia e paralisia transitória em um cão. O vírus da febre amarela causou viremia transitória em gatos após inoculação; todavia, não foi possível infectar produtivamente filhotes de cães, mesmo quando esplenectomizados.

A encefalite transmitida por carrapato europeu e a *louping-ill* – duas infecções por flavivírus transmitidas por carrapato que podem infectar cães – estão discutidas posteriormente neste capítulo.

Foram descritos gatos refratários ao vírus da encefalite de Saint Louis, visto que não desenvolveram resposta imune humoral após infecção experimental e não demonstraram níveis detectáveis de anticorpos em estudos sorológicos de campo.[94] Os gatos desenvolveram anticorpos dirigidos conta o vírus Powassan.[94]

Infecção pelo vírus do Nilo Ocidental

Richard A. Bowen e Craig E. Greene

Etiologia

O VNO é um vírus transmitido por mosquito da família Flaviviridae do gênero *Flavivirus* e membro do sorocomplexo da encefalite japonesa, que inclui patógenos notáveis como os vírus da encefalite japonesa, encefalite do Vale Murray e encefalite de St. Louis. O VNO foi originalmente isolado, em 1937, de uma mulher febril na área do Nilo Ocidental de Uganda. Foram identificadas duas principais linhagens genéticas do VNO. Atualmente, o vírus endêmico na América do Norte é membro da linhagem 1 e está mais estreitamente relacionado com o isolado de um surto ocorrido em gansos de Israel, em 1998, que causou epidemias maciças de doença em aves, cavalos e seres humanos.[5,15,19,100] O VNO de linhagem 2 foi identificado como causa de doença neurológica humana e equina e de mortalidade aviária na África do Sul e Centro da Europa.[11,23,51,169] Foram sugeridas três linhagens adicionais de VNO, com base em vírus isolados da Europa, Rússia e Índia.[10,22]

Epidemiologia

O VNO é um dos arbovírus mais amplamente distribuídos que ocorre na África, Oriente Médio, Ásia, Austrália (variante Kunjin) e América do Norte, Central e do Sul; é também observado com certa frequência em algumas partes da Europa. O VNO é mantido em um ciclo silvestre de ave-mosquito-ave e espalha-se em populações de mamíferos, que geralmente são hospedeiros não competentes ou *dead-end*.* Na década de 1990 ocorreram vários surtos com doença neurológica em seres humanos e cavalos na Europa e no Oriente Médio, e um surto em Israel, em 1998, foi o primeiro relatado com taxa de mortalidade aviária significativa.[9,32,91,121] O VNO não era reconhecido no Hemisfério Ocidental antes de sua emergência na Cidade de Nova Iorque, em 1999. Subsequentemente, o VNO disseminou-se com surpreendente velocidade pelos EUA e no Canadá, México e América Central e do Sul.[69,162]

Antes da emergência do VNO nos EUA, a doença clínica causada pela infecção por VNO havia sido relatada em um único cão e em nenhum gato. O cão acometido morreu de doença neurológica há 35 anos em Botsuana; o agente isolado desse caso foi originalmente identificado como vírus Wesselsbron, posteriormente foi demonstrado ser o VNO por sequenciamento genômico.[29,149] Pesquisas sorológicas indicaram que cães em áreas endêmicas de VNO frequentemente adquirem infecção subclínica por este vírus: 37% na África, em 1988; 24% na Índia, no início da década de 1990; 5% na Cidade de Nova Iorque, em 1999; 2,4% em Missouri, em 2002; 26% em Louisiana, em 2002; 38% na Turquia, em 2005; e 55% em 2003 a 87% em 2006 em Harris County, no Texas.† O estudo conduzido em um foco de transmissão em Louisiana, em 2002, demonstrou que 9% dos gatos eram soropositivos para o VNO, sustentando o conceito de que uma grande maioria de infecções por VNO é subclínica tanto em cães quanto em gatos.[86]

---

*Referências 58, 78, 82, 91, 99, 133, 162.
†Referências 21, 27, 86, 93, 117, 131.

A epizootia da infecção pelo VNO nos EUA foi a maior epidemia de arbovírus até então registrada. Divergiu dos surtos históricos de VNO pela sua acentuada mortalidade aviária e diversidade aumentada das espécies hospedeiras acometidas. A taxa de mortalidade em corvídeos (corvos e gralha-azul) foi particularmente alta. Foram relatados casos de morte associados ao VNO em mais de 150 espécies de aves.*As aves constituíram a fonte direta de disseminação do vírus, uma vez que ele é eliminado na saliva e nas excreções da cloaca, e os carnívoros podem ingerir as carcaças.[8,14,92] No surto ocorrido nos EUA, além da doença disseminada em aves, seres humanos e cavalos, relatos publicados documentaram a ocorrência de doença pelo VNO em esquilos, cães, lobos, ovinos, uma alpaca e várias centenas de jacarés de criação.† Estudos de vigilância sorológica identificaram vários outros animais que podem ser infectados pelo VNO, incluindo morcegos, cangambá, guaxinim, gambá e gatos.[17,86,95,99]

Os mosquitos constituem os principais vetores da transmissão do VNO, embora outros ectoparasitos, como os carrapatos, possam ser vetores viáveis, enquanto as aves representam o principal hospedeiro reservatório vertebrado. Embora a maior parte da transmissão natural nos EUA tenha sido associada a três subespécies de *Culex* (*pipiens, quinquefasciatus* e *torsalis*), o VNO foi isolado de pelo menos 59 espécies de mosquitos.[70,117] A maioria dos casos de doença pelo VNO está associada à estação dos mosquitos, e a doença alcança habitualmente o seu pico no final do verão. Todavia, a maneira pela qual o vírus passa o inverno não foi claramente estabelecida, e a doença pode ocorrer no meio do inverno.[14,57]

Em geral, os mamíferos são considerados hospedeiros acidentais ou não competentes ("*dead-end*"). Acredita-se que a viremia seja muito baixa para a transmissão aos mosquitos; ocorrendo, no máximo, transmissão ineficaz rara.[8,28,71,91] Em infecções experimentais iniciais de cães e gatos, estes últimos desenvolveram níveis séricos mais altos de vírus (10^3 a 10^4 unidades formadoras de placa [PFU; do inglês, *plaque-forming units*] por mililitro, 0,5 a 8 dias após a inoculação) do que os cães ($10^{1,6}$ a $10^{2,2}$ PFU/mℓ entre 0,5 e 3,5 dias após a inoculação).[8] Entretanto, os níveis observados nos gatos ainda foram baixos e transitórios, em comparação com aqueles encontrados em espécies de aves competentes; por conseguinte, até mesmo os gatos provavelmente não são reservatórios eficientes para a infecção do mosquito. O nível viral necessário para a transmissão varia de acordo com a espécie de mosquito e não está precisamente definido, mas provavelmente exige concentrações acima de 10^4 PFU/mℓ para uma eficiência razoável.

Foram identificadas outras vias de transmissão sem vetor durante a epizootia de infecção pelo VNO na América do Norte, incluindo ingestão (predação, consumo de leite durante a amamentação), transfusão sanguínea, transplante de órgãos, transferência transplacentária e picada de agulha.[8,71] A transmissão oral foi documentada experimentalmente em gatos, jacarés e aves de rapina e constitui a provável via de um grande surto em jacarés de criação alimentados com carne de cavalos infectados.[8,89,115,126] O verão de 2002 foi a primeira vez em que a doença causada pelo VNO foi identificada em canídeos na América do Norte; foram apresentados detalhes em várias ocasiões (em cães adultos e em lobos jovens em cativeiro).[27,31,102,104,135] Mais de 30 cães adicionais e 3 gatos foram descritos como possivelmente acometidos em bancos de dados de vigilância.

Patogenia

A evolução da infecção pelo VNO em aves varia consideravelmente entre as espécies, incluindo desde viremia de alto grau e mortalidade quase uniforme em corvídeos até viremia de baixo grau e mortali-

dade muito baixa em galinhas. Outras aves, como o pardal doméstico, desenvolvem altos títulos de viremia, porém apresentam taxa de mortalidade relativamente baixa.[92] Os mamíferos são facilmente infectados pelo VNO, porém a maioria (cavalos, cães, gatos, ruminantes) desenvolve viremia de magnitude insuficiente para infectar os mosquitos hematófagos. Ocorrem exceções a essa generalização. Por exemplo, cães desenvolvem baixos títulos de viremia e são considerados incompetentes como hospedeiros amplificadores; entretanto, o tratamento dos cães com glicocorticoides antes da infecção resultou em níveis de viremia de aproximadamente 50 vezes aqueles observados em cães não tratados.[25]

A característica essencial da doença induzida pelo VNO em mamíferos consiste em encefalite ou encefalomielite. A invasão neurológica parece ser possível por diversas vias, incluindo disseminação hematogênica por meio do endotélio da barreira hematencefálica, transporte por meio dos leucócitos infectados ou transporte axônico retrógrado a partir do sistema nervoso periférico.[87] A maior parte da pesquisa sobre a imunologia da infecção pelo VNO utilizou camundongos, e as células, tanto B quanto T, participam na prevenção ou na eliminação da infecção.[46] Os anticorpos humorais podem impedir a infecção produtiva, conforme observado após imunização passiva ou vacinação, e também limita a disseminação do vírus. A imunidade celular, mediada por células T CD4+ e CD8+, é essencial para a eliminação do vírus do SNC; todavia, em alguns casos, as respostas imunes celulares parecem contribuir para as lesões imunopatogênicas no SNC.[173]

Achados clínicos
Cães

Cães com infecção experimental pelo VNO por meio de mosquito hematófago desenvolveram viremias de baixa magnitude e curta duração e não apresentaram manifestações clínicas da doença, exceto pela pirexia transitória em um dos animais. O vírus não foi detectado na saliva de nenhum dos cães durante a evolução da infecção.[8]

Com base em pesquisas sorológicas, é comum a ocorrência de infecções naturais em cães, porém a doença clínica parece ser excepcionalmente rara. Cães virgens de infecção em áreas endêmicas sofrem soroconversão durante o monitoramento temporal, de modo que esses animais são usados como sentinelas para a infecção.[140] Com base nos casos caninos publicados, espera-se a ocorrência de febre, doença neurológica central (particularmente ataxia) e, possivelmente, doença cardíaca.[27,104,135] Os achados neurológicos comuns nos canídeos consistem em letargia, fraqueza e ataxia; alguns também apresentaram defeitos proprioceptivos conscientes, inclinação da cabeça, estupor e cegueira. Não há relatos publicados de canídeos que sobreviveram à doença natural pelo VNO. Todos os cães descritos apresentaram encefalite, mielite e miocardite.[27,104]

Gatos

Gatos com infecção experimental permaneceram clinicamente sadios quando foram infectados por meio do consumo de camundongos infectados.[8] Entretanto, alguns dos gatos com inoculação experimental por meio de mosquito hematófago desenvolveram sinais clínicos leves e transitórios de febre, inapetência e letargia. À semelhança dos cães, o vírus não foi detectado na saliva dos gatos; todavia, a viremia foi mais intensa e mais sustentada do que aquela observada em cães correspondentemente infectados. Os três gatos provêm de bancos de dados de vigilância, e os cães e gatos com infecção experimental carecem de dados histopatológicos.

Seres humanos

O período de incubação na infecção humana é de 2 a 15 dias (habitualmente 2 a 6 dias).[70,71,133] Entre os seres humanos infectados na epidemia ocorrida nos EUA, a infecção foi assintomática em aproxi-

*Referências 55, 91, 92, 99, 112, 127, 151, 154.
†Referências 27, 31, 72, 88, 102, 104, 115, 165, 181.

madamente 80% das pessoas infectadas, e foi observada uma doença febril leve em cerca de 20%. Nos seres humanos que ficam enfermos, aproximadamente 1 em 150 desenvolve doença neurológica.[119] A maioria dos pacientes com acometimento neurológico apresentou meningoencefalite, embora alguns tenham desenvolvido mielite grave e paralisia flácida.[85] A taxa de mortalidade foi de até 10%, e cerca de 35% dos pacientes recuperados apresentaram déficits neurológicos residuais.[133] A doença não é restrita à idade; todavia, os indivíduos idosos são mais suscetíveis, provavelmente devido ao declínio da imunocompetência.

Outros animais

À semelhança dos seres humanos, a encefalomielite constitui a principal manifestação da doença pelo VNO em cavalos.[28,32,130,134,175] A taxa de mortalidade em cavalos com comprometimento neurológico é de aproximadamente 40%.[134,175] Muitas aves, particularmente corvídeos, desenvolvem antígenos em grandes quantidades em múltiplos órgãos e morrem sem alterações histopatológicas importantes, aparentemente devido à rapidez do óbito. Nas aves, o antígeno viral é mais abundante no coração e nos rins e, frequentemente, também pode ser detectado no baço e no cérebro. Outras aves, particularmente aves de rapina, tendem a apresentar encefalite e miocardite por ocasião da morte.[55,126,154]

Diagnóstico

A detecção de anticorpos específicos contra o vírus no soro confirma a exposição ao VNO, porém, a associação com doença clínica exige a demonstração de títulos crescentes em amostras pareadas de soro ou a demonstração de IgM antiviral. As opções para testes sorológicos incluem neutralização do soro (neutralização de placa), ensaio imunoabsorvente ligado a IgG-enzima e ensaios de captura para IgG ou IgM. A duração dos títulos de anticorpos é pouco documentada em animais. Acreditava-se que os títulos de IgM fossem de curta duração; todavia, em seres humanos, os títulos de IgM anti-VNO no soro persistem por até 500 dias e, portanto, podem não constituir um marcador específico de infecção ativa aguda.[142] A demonstração de IgM antiviral sérica constitui o exame diagnóstico padrão para a doença equina pelo VNO,[156] e, em qualquer espécie, a elevação de quatro vezes ou mais no título de neutralização constitui evidência de infecção.[130]

Na necropsia, o diagnóstico baseia-se nas lesões (encefalite, mielite e miocardite) e na documentação do vírus nos tecidos: antígeno viral por imuno-histoquímica, genoma viral por RT-PCR ou vírions viáveis pelo isolamento do vírus.*

Para imuno-histoquímica foram usados tanto anticorpos policlonais de coelho quanto preparações de anticorpos policlonais e monoclonais murinos para marcar o antígeno do VNO em tecidos fixados. Todavia, a marcação por diferentes anticorpos não é necessariamente congruente.[27] Nos três casos publicados de canídeos, o antígeno viral foi documentado (número positivo/número testado) no cérebro (1/3), coração (3/3), rim (2/3) e adrenais (2/2).[27,104,135] Os dois baços que foram testados não exibiram a existência de antígeno.

O RNA do VNO é detectado por RT-PCR. Os casos publicados de canídeos enfermos são muito poucos para validar a coleta ótima de tecido, porém o RNA do VNO foi demonstrado (número positivo/número testado) no cérebro (2/2), no rim (2/2), no fígado (1/2) e no coração, pulmão e baço (cada um 1/1).[27,104] Embora os estudos de PCR em canídeos publicados tenham usado tecidos frescos ou criopreservados, o tecido fixado em formol também deve ser adequado.[88]

O VNO é habitualmente isolado utilizando células Vero, uma linhagem celular que desenvolve um efeito citopático dentro de 3

a 5 dias após a inoculação.[8,28,151] A identificação do vírus pode ser confirmada por neutralização do soro ou ensaios de PCR. Todavia, o isolamento do vírus não é facilmente disponível, devido à necessidade de um laboratório com biossegurança de nível 3. Além disso, o isolamento do vírus não constitui um método sensível para confirmar a doença pelo VNO em mamíferos infectados, devido à viremia baixa e transitória e ao fato de que ela é tipicamente eliminada antes do aparecimento dos sinais clínicos.[80,134,142]

Achados patológicos

Foram publicados três casos de doença natural em canídeos, três casos de infecção experimental em cães e um caso em gato, porém os estudos experimentais carecem de dados histopatológicos.[8,21,25,27,104] Não foi observada nenhuma alteração específica na bioquímica do soro ou no hemograma completo, e, em geral, não há achados macroscópicos na necropsia, embora a miocardite possa ser visível. Histologicamente, é esperada a existência de encefalomielite e miocardite.

A encefalomielite é de intensidade variável e caracteriza-se por gliose, infiltrado linfocitário e necrose neuronal (Figura 24.6). A inflamação acomete mais intensamente a substância cinzenta que a substância branca e inclui nódulos gliais e manguito vascular leve. Até o momento, a meningite não foi reconhecida como componente da doença em canídeos. A intensidade da miocardite entre pacientes caninos varia de mínima a grave. Nas áreas de miocardite, os miócitos estão degenerados e necróticos, e os linfócitos predominam no infiltrado, com poucos neutrófilos (Figura 24.7). Em pelo menos dois casos canídeos foram observados pequenos focos dispersos de necrose e infiltrado linfoide no córtex da adrenal associados à imunomarcação do vírus (Figura 24.8 A e B).[104] O antígeno viral foi identificado por imuno-histoquímica em neurônios, miócitos (Figura 24.9), células tubulares renais e adrenais (ver Figura 24.8 B). Um cão apresentou doença renal clínica não especificada e nefrite granulomatosa com antígeno viral. Embora o rim desse cão tivesse 1.000 vezes mais genoma viral do que o coração, cérebro ou baço,[27] a nefrite pode ter consistido em doença renal preexistente, tendo em vista a natureza da inflamação e o fato de que canídeos e outras espécies de hospedeiros apresentam o antígeno do vírus do Nilo Ocidental no rim, sem quaisquer lesões. Na África, a existência de doença renal inespecífica rara foi associada a casos humanos.[82] Cães e gatos com infecção expe-

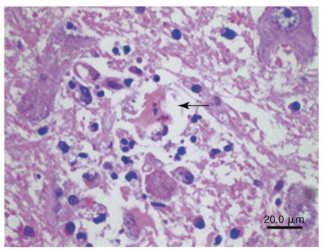

Figura 24.6 Encefalite pelo vírus do Nilo Ocidental no tronco encefálico de um cão. O infiltrado é formado por células gliais e alguns linfócitos. *Seta*, neurônio necrótico. Dos três canídeos descritos, o lobo apresentou encefalite mais pronunciada, e foi o único cérebro a ser marcado com imuno-histoquímica para o antígeno viral (coloração pela H&E; barra, 20 μm). (Cortesia de Veterinary Pathology, University of Illinois, Urbana, IL.)

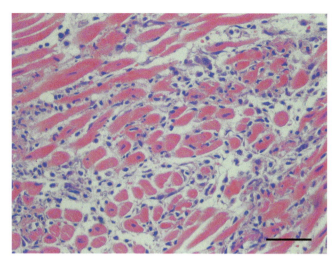

Figura 24.7 Miocardite pelo vírus do Nilo Ocidental no átrio de um cão. Miocardite acentuada com infiltrado de linfócitos e alguns neutrófilos e necrose dos miócitos (coloração pela H&E; barra, 50 μm). (Cortesia de Veterinary Pathology, University of Illinois, Urbana, IL.)

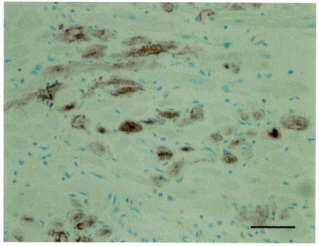

Figura 24.9 Antígeno viral em quantidade abundante marcado nos miócitos do cão na Figura 24.7. Imuno-histoquímica do vírus do Nilo Ocidental (barra, 50 μm). (Cortesia de Veterinary Pathology, University of Illinois, Urbana, IL.)

rimental pelo isolado do vírus do Nilo Ocidental NY99 não apresentaram lesões macroscópicas, e os estudos publicados não incluíram dados histopatológicos.[8]

Tratamento

Não se dispõe de nenhum tratamento específico para os cães ou gatos acometidos; o tratamento limita-se a cuidados de suporte ao paciente e tratamento de qualquer doença imunossupressora subjacente. Alguns pacientes humanos imunossuprimidos apresentaram melhora após tratamento com transfusões de imunoglobulinas específicas.[148]

Prevenção

Dispõe-se de vacinas contra VNO aprovadas apenas para cavalos. Foi demonstrado que uma das vacinas equinas contra VNO protege tanto cães quanto gatos da infecção experimental,[83] porém a incidência muito baixa de infecção natural nessas espécies fornece pouco incentivo para o desenvolvimento de vacinas. Em cães e gatos, assim como nos seres humanos, o principal método de prevenção consiste na proteção contra mosquitos.

Como ocorreu transmissão em pessoas por meio de transfusões sanguíneas, os cães doadores de sangue devem ser protegidos de exposição aos mosquitos. Embora o seu papel na epidemiologia natural não esteja definido, a transmissão oral pode ocorrer; por esse motivo, pode-se justificar a prevenção de predação ou consumo de carcaças, particularmente de esquilos, cavalos e aves.[8]

Infecções transmitidas por carrapatos

Encefalite transmitida por carrapatos da Europa Central

Andrea Tipold e Marc Vandevelde

Etiologia

A encefalite transmitida por carrapatos (ETC) da Europa Central é causada por um flavivírus e transmitida por carrapatos (*Ixodes ricinus*).[62] A doença foi descrita em seres humanos, cães, cavalos,[120] macacos e ruminantes selvagens, mas não em gatos. A doença foi observada em cães da Europa Central (Suíça, Áustria, Alemanha e República Tcheca), bem como na Suécia, Noruega, Itália e Grécia;

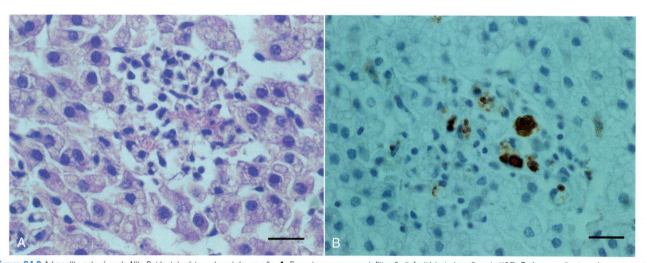

Figura 24.8 Adrenalite pelo vírus do Nilo Ocidental, córtex adrenal de um cão. **A.** Foco de necrose com infiltração linfocitária (coloração pela H&E). **B.** A marcação do antígeno viral está associada ao foco necrótico. Imuno-histoquímica do vírus do Nilo Ocidental (barras, 50 μm). (Cortesia de Veterinary Pathology, University of Illinois, Urbana, IL.)

tende a ser endêmica em áreas focais.[43,159] A ETC da Europa Central encontra-se em uma região de superposição entre as formas oriental e ocidental da doença, que acompanha a distribuição dos respectivos vetores, *I. ricinus* e *Ixodes persulcatus* (Figura 24.10 A e B).

Achados clínicos

No cão, são observadas três evoluções diferentes da doença.[90,139,160] Os cães podem ser assintomáticos,[54,90] ou desenvolver a encefalite grave,[62,160] da qual se recuperam ou morrem. Os cães gravemente acometidos apresentam febre (mais de 39°C) e sinais neurológicos multifocais, que consistem em mioclonia, convulsões, hemiparesia a tetraparesia, estupor, hiperestesia e múltiplos déficits dos nervos cranianos.[103] Os reflexos espinais podem estar reduzidos em consequência do comprometimento do neurônio motor inferior devido à poliencefalomielite.[160] Os cães da raça Rottweiler são sobrerrepresentados na literatura (8 Rottweilers em 22 casos descritos).[159] Os sinais são habitualmente progressivos, e os cães morrem dentro de 4 a 7 dias ou são submetidos à eutanásia. Alguns cães podem se recuperar, exibindo títulos crescentes de anticorpos.[90] Em um caso, houve suspeita de neurite óptica após infecção pelo vírus da ETC.[150]

Diagnóstico

À semelhança de outras infecções virais do SNC, observa-se pleocitose mononuclear no líquido cerebrospinal.[160] Anticorpos contra o vírus podem ser medidos no soro e no líquido cerebrospinal.[54,90] Todavia, devido à elevada soroprevalência nas áreas endêmicas, os cães clinicamente sadios, bem como cães portadores de outras doenças do SNC, também podem exibir títulos significativos de anticorpos.[43,54] Por conseguinte, o estabelecimento do diagnóstico clínico firme continua sendo difícil. Apenas títulos crescentes de anticorpos podem confirmar o diagnóstico. Tendo em vista a rápida progressão da doença em muitos casos, apenas a histopatologia *post mortem* possibilita o estabelecimento do diagnóstico definitivo.

Achados patológicos

Observa-se a ocorrência de meningoencefalomielite não supurativa, com lesões predominantes na substância cinzenta do tronco encefálico e cerebelo.[111,160,176,177] A coloração imuno-histoquímica revelou a existência do vírus da ETC da Europa Central nas células de Purkinje, neurônios de núcleos do tronco encefálico, processos das células neuronais e citoplasma de macrófagos.[177] Aparentemente, ocorre rápida eliminação do vírus, visto que o antígeno viral não é facilmente detectado nos casos avançados.

Tratamento e prevenção

O tratamento pode ser apenas de suporte e os glicocorticoides podem agravar o processo mórbido. Não existem vacinas específicas nem calendários de vacinação para cães, embora vacinas humanas tenham sido usadas em cães em áreas endêmicas. Pode-se demonstrar a produção de anticorpos nesses cães; todavia, a prova da eficácia dessas vacinas em animais tem sido limitada. Em algumas áreas endêmicas, a determinação dos títulos de anticorpos séricos contra o vírus da ETC da Europa Central é usada para examinar a disseminação dos carrapatos infectados.[90]

Louping-ill | Encefalomielite infecciosa dos ovinos

Hugh W. Reid e Kim Willoughby

Etiologia

A encefalomielite *louping-ill* é uma encefalomielite viral aguda transmitida pelo carrapato de ovinos *I. ricinus*. Embora a encefalomielite *louping-ill* ocorra mais frequentemente em ovinos, foi também relatada em seres humanos, cavalos, porcos, bovinos, caprinos, veados de criação e cães, mas não em gatos.[73,106]

O vírus é um membro do complexo antigenicamente relacionado de vírus transmitidos por artrópodes (família Flaviviridae), conhecidos como vírus da ETC, conforme descrito anteriormente. Esses vírus, encontrados nas latitudes nortes de clima temperado, estão principalmente associados à doença em seres humanos. A infecção de animais domésticos nas Ilhas Britânicas tem sido identificada de modo regular apenas em áreas de pastagens pobres, onde os carrapatos de ovinos são prevalentes. Todavia, a encefalomielite em ovinos, em consequência da infecção pelo vírus *louping-ill* ou por vírus estreitamente relacionados também ocorreu na Bulgária, Turquia,

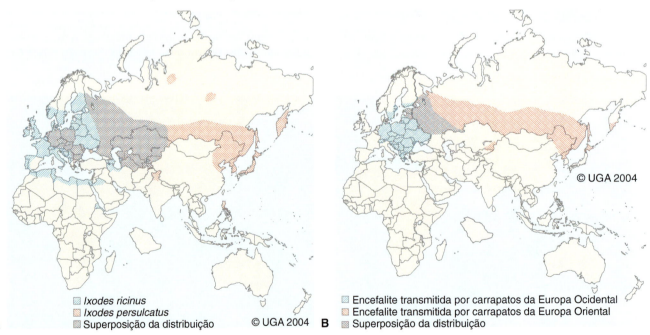

© UGA 2004

A
▨ *Ixodes ricinus*
▨ *Ixodes persulcatus*
▨ Superposição da distribuição

B
▨ Encefalite transmitida por carrapatos da Europa Ocidental
▨ Encefalite transmitida por carrapatos da Europa Oriental
▨ Superposição da distribuição

Figura 24.10 A. Mapa da distribuição dos carrapatos *Ixodes ricinus* e *Ixodes persulcatus* no Hemisfério Ocidental. **B.** Mapa da distribuição da infecção por vírus da encefalite transmitido por carrapatos da Europa Ocidental e Oriental, mostrando a correspondente distribuição e superposição. (Arte de Thel Melton © 2004 University of Georgia Research Foundation Inc.)

Espanha e Noruega, sugerindo que a doença pode ser mais disseminada.[136] Conforme descrito no item anterior sobre ETC, a meningoencefalite causada por esse complexo de vírus em cães foi relatada na Áustria, Alemanha e Suíça,[138,179] sugerindo uma ampla distribuição na Europa.

Em geral, o risco de infecção é restrito aos períodos de atividade dos carrapatos, principalmente na primavera e no início do verão, com recrudescência em algumas áreas durante o outono. Todavia, os períodos precisos de atividade dos carrapatos variam de acordo com a latitude e altitude. Nos cães, a infecção tem sido diagnosticada com mais frequência com pastores de trabalho e cães de caça, porém qualquer animal que visite áreas enzoóticas durante períodos de atividade dos carrapatos pode ser infectado.

Acredita-se que a infecção seja adquirida pela picada do carrapato; entretanto, métodos alternativos de transmissão não devem ser omitidos, uma vez que a doença em seres humanos é encontrada em trabalhadores em matadouros. Os ovinos e suínos jovens podem ser infectados pela ingestão de leite e carcaças infectados pelo vírus, respectivamente.

Achados clínicos

A fase sistêmica inicial após a infecção geralmente não está associada a sinais clínicos; todavia, durante esse período, o animal apresenta viremia. O vírus invade o SNC, e a evolução subsequente da doença é variável. Muitas infecções tendem a não ser reconhecidas clinicamente, visto que o vírus é eliminado pela resposta imune, que subsequentemente mantém a proteção e títulos detectáveis de anticorpos séricos, provavelmente durante toda a vida dos animais. Nos animais que desenvolvem doença clínica, os sinais iniciais, que são principalmente causados pela disfunção cerebelar, consistem em paresia leve, ataxia e tremores, que algumas vezes estão associados a dificuldades na alimentação. Dentro de 24 h, ocorre incoordenação pronunciada. Em geral, o animal acometido permanece em decúbito lateral, patinhando os membros, porém essa condição pode evoluir para a tetraplegia completa ou opistótono.

Pode ocorrer morte a qualquer momento; todavia, nos cães que sobrevivem, a recuperação é lenta e a disfunção locomotora pode persistir por vários meses. Com a recuperação, podem-se observar alterações temperamentais e físicas, e o animal mostra-se nervoso, intolerante ao exercício e menos tratável.

Diagnóstico

O diagnóstico depende da detecção de uma resposta crescente dos anticorpos séricos contra o vírus *louping-ill* durante a evolução da infecção. Nos casos fatais, a doença pode ser confirmada pelo exame histopatológico do cérebro e detecção do vírus por isolamento ou amplificação de ácido nucleico. As alterações histopatológicas

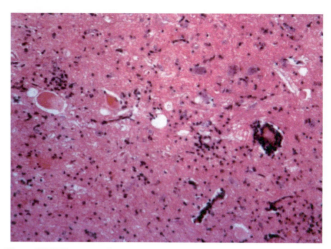

Figura 24.11 Tronco encefálico de um animal clinicamente acometido com "*louping-ill*", mostrando a necrose neuronal, gliose e manguito perivascular linfocitário (coloração pela H&E, 1.000×). (Cortesia de D. Buxton, Moredun Research Institute, Edinburgh, Escócia.)

incluem necrose neuronal e acúmulos perivasculares de células linfoides, que são particularmente proeminentes na medula espinal e no cerebelo (Figura 24.11).

A coloração imuno-histoquímica para o vírus em amostras de tecido é utilizada, porém pode fornecer resultados falso-negativos nos casos mais prolongados.[97] O vírus pode ser isolado de um homogeneizado de tecido cerebral em células de cultura tecidual ou RNA do vírus pode ser detectado pela PCR.[113]

Tratamento e prevenção

Não se dispõe de nenhum tratamento específico. Os cães acometidos devem ser mantidos de preferência em ambiente escuro com pouca estimulação e receber tratamento de suporte durante o estágio agudo. Dispõe-se de uma vacina inativada, de propagação em cultura tecidual, incorporada em óleo adjuvante; essa vacina é administrada para proteção dos bovinos, dos ovinos e dos caprinos e tem sido usada em cães. Todavia, os cães parecem necessitar de pelo menos duas injeções para desencadear uma resposta detectável dos anticorpos séricos, e uma proporção deles desenvolve edema de líquido indolor no local de injeção, que pode exigir drenagem cirúrgica.[158]

A ecologia do vírus *louping-ill* depende, em grande parte, de um ciclo de ovino-carrapato, com pouca participação da fauna nativa. A vacinação sistemática dos ovinos pode reduzir a prevalência do vírus e, portanto, pode diminuir o risco de infectar outros hospedeiros incidentais, como os cães. Na Europa Continental, o vírus é mantido principalmente em um ciclo que envolve carrapatos e roedores da mata, e o controle limita-se, em grande parte, à vacinação dos seres humanos.

Capítulo 25

Infecções por *Neorickettsia* e *Wolbachia*

Neorickettsia e *Wolbachia* são gêneros de α-proteobactérias da família Anaplasmataceae, da ordem Rickettsiales. Vários organismos desse gênero têm importância clínica em cães e gatos.

Infecção por *Neorickettsia risticii*

Shimon Harrus, Trevor Waner e T. Mark Neer

A *Neorickettsia* (antigamente *Ehrlichia*) *risticii* é o agente da neorriquetsiose monocitotrópica equina ou febre do cavalo de Potomac. A *N. risticii* foi reclassificada por causa de sua estreita relação com a *Neorickettsia helminthoeca*, o agente etiológico da intoxicação por salmão (ver discussão mais adiante), e a *Neorickettsia* (antigamente *Ehrlichia*) *sennetsu*, o agente da neorriquetsiose monocitotrópica humana (febre Sennetsu). Esses agentes são transmitidos por hospedeiros intermediários invertebrados, além de vetores carrapatos. A Tabela 25.1 apresenta um resumo desses organismos e sua relação com os vetores, hospedeiros reservatórios e distribuição geográfica. A detecção do DNA de *N. risticii* em insetos aquáticos levantou a possibilidade de que esses artrópodes sirvam como vetores de infecção.[4] Em equinos, determinou-se que a *N. risticii* é adquirida experimentalmente pela ingestão de caramujos infectados.[55] O vetor da *N. sennetsu* não foi determinado, mas, como no caso da *N. helminthoeca*, a transmissão pode ocorrer devido à ingestão de peixe cru contendo os organismos patogênicos adquiridos pelo peixe ao ingerir um caramujo infectado.

Gatos

Etiologia e epidemiologia

Embora os gatos possam infectar-se experimentalmente por *N. risticii*, o significado da infecção natural em gatos ainda não foi determinado. Há alguma evidência sugestiva de que a infecção por *N. risticii* resulte em doença clínica em gatos infectados naturalmente.[22] A inoculação experimental de seis gatos com *N. risticii* confirmou que os gatos são suscetíveis à infecção.[17] No estudo em questão, a *N. risticii* só foi isolada do sangue de dois gatos que desenvolveram sinais clínicos de doença, os quais se limitaram a depressão aguda, febre baixa e anorexia, diarreia intermitente e linfadenomegalia. Todos os gatos inoculados com *N. risticii* apresentaram soroconversão entre 10 e 23 dias após a inoculação. Não houve alterações hematológicas claramente definidas associadas à infecção.

A infecção natural por *N. risticii* foi identificada em vários gatos.[2,8,64] As tentativas de isolar o organismo de cinco gatos com a infecção natural não tiveram êxito, mas a análise do soro dos gatos pelo *Western blot* revelou anticorpos para quatro dos nove principais antígenos da *N. risticii*.[64] Uma pesquisa sorológica feita com gatos (n = 344) nos EUA estabeleceu que 14% dos gatos testados tinham apenas anticorpo sérico reativo para *N. risticii* e mais 5% tiveram reação para *N. risticii* e *Ehrlichia canis*.[53,85] Não se detectou predileção sexual ou etária. Contudo, encontrou-se uma relação entre o aumento de anticorpos para *N. risticii* e gatos que viviam em ambientes externos ou exibiam sinais de vômitos. Uma pesquisa sorológica feita com

Tabela 25.1 Espécies de *Neorickettsia* que infectam animais domésticos e seres humanos.

Espécies (doenças)	Distribuição geográfica	Tipo de célula infectada	Vetor	Hospedeiros infectados		
				Reservatório	Naturalmente, domésticos[a]	Experimentalmente
Neorickettsia risticii (erliquiose monocitotrópica equina)	EUA, Canadá	Mono, entero	Trematódeo	Caramujos:[b] *Elimia livescens, Juga yrekaensis* Insetos aquáticos?	Equinos	Cães, gatos, camundongos, primatas não humanos
N. risticii (subesp. *atypicalis*)	EUA	Mono, mast, entero	?	?	Cães	ND
Neorickettsia helminthoeca (doença da intoxicação por salmão, febre causada pelo trematódeo Elokomin)	Costa noroeste dos EUA (Brasil? Ver o texto)	Mono, macro	Trematódeos: *Nanophyetus salmincola*	Primeiro: caramujo *Oxytrema silicula* Segundo: peixe (salmonídeos) e salamandra gigante do Pacífico	Cães	Ursos Cães (por inoculação de tecidos ou líquidos infectados de trematódeos ou hospedeiros, ou por carrapatos; ver o texto)
Neorickettsia sennetsu (febre Sennetsu humana)	Japão, Malásia, outras áreas na Ásia	Mono	Trematódeo	Primeiro: caramujo? Segundo: peixe	Seres humanos	ND

Entero, enterócitos; *macro*, macrófagos; *mast*, mastócitos; *mono*, monócitos; *?*, incerto.
[a]Hospedeiros infectados naturalmente também foram infectados experimentalmente; no entanto, também não foram listados nessa coluna. Algumas dessas infecções experimentais são subclínicas ou transitórias. Canídeos domésticos e silvestres são naturalmente suscetíveis à infecção por *N. helminthoeca*.
[b]Caramujos infectados por trematódeos; Pleuroceridae (*Elimia livescens, Juga yrekaensis*).

gatos na Espanha revelou que três de 122 deles (2,4%) tinham anticorpos reativos com *N. risticii*.[2] As amostras séricas de dois desses gatos também foram reativas para *E. canis*. Todas as amostras de sangue analisadas pela reação em cadeia da polimerase (PCR; do inglês, *polymerase chain reaction*) deram resultados negativos. Os autores concluíram que, até a realização do isolamento, da PCR e do sequenciamento, os resultados devem ser interpretados com cuidado, porque são raros os relatos desse agente infeccioso fora da América do Norte.

O modo de infecção natural pela *N. risticii* em gatos é desconhecido, mas é provável que envolva um vetor artrópode. No entanto, em um estudo no qual se verificou *N. risticii* em pulgas de gatos (*Ctenocephalides felis*) residentes no Alabama, em Maryland e no Texas, o resultado do teste com todas as pulgas foi negativo para a existência de *N. risticii* pela PCR.[53] A detecção do DNA de *N. risticii* em insetos aquáticos levantou a possibilidade de que esses artrópodes sirvam como via de infecção.[4] A *N. risticii* foi adquirida experimentalmente em equinos mediante a ingestão de caramujos infectados.[55]

É necessário considerar a probabilidade de que a *N. risticii* seja transmitida por meio de transfusões sanguíneas, porque estudos sorológicos demonstraram que ocorre exposição de gatos a esse organismo no contexto natural. Portanto, alguns autores sugerem a triagem de gatos quanto à existência de anticorpos para *N. risticii* antes de serem usados como doadores.[71] Para mais informações sobre o papel da transfusão de sangue na transmissão dessa e de outras infecções, ver Capítulo 93.

Patogenia
Foram feitos estudos limitados para definir a patogenia e a evolução da doença aguda. Entretanto, há evidência clínica de que organismos de *N. risticii* podem persistir após tratamento.[64] A sequência de eventos em cinco gatos infectados naturalmente indicou que, apesar dos protocolos padrões de tratamento, ainda houve persistência de organismos de *N. risticii* e isso continuou a resultar em anormalidades hematológicas nesses gatos.

Achados clínicos
Os sinais clínicos documentados em gatos incluem anorexia, depressão, letargia, febre intermitente, vômitos, diarreia, linfadenomegalia, poliartrite, claudicação, perda de peso e corrimento ocular.[17,73,85]

Diagnóstico

Achados clinicolaboratoriais. Não foram demonstradas anormalidades nítidas em gatos após infecção experimental por *N. risticii*.[1,17] Todavia, foram descritos achados anormais em cinco gatos infectados naturalmente, inclusive anemia, leucopenia, linfopenia, trombocitopenia e disproteinemia.[64]

Em geral, é difícil demonstrar mórulas em esfregaços de sangue periférico, pois nem sempre são específicas de *N. risticii*. Portanto, o diagnóstico presuntivo de neorriquetsiose felina deve basear-se na combinação de sinais clínicos, detecção apropriada de anticorpo para *N. risticii*, exclusão de outras causas da condição clínica e resposta a fármacos antirriquetsianos. É possível que a demonstração das proteínas específicas que servem de padrão no *Western blot* confirme o diagnóstico. Entretanto, um diagnóstico definitivo só pode ser estabelecido por PCR e sequenciamento.

Achados patológicos. Não há estudos que detalhem os achados patológicos da infecção por *N. risticii* em gatos.

Tratamento
A doxiciclina oral (5 mg/kg a cada 12 h por 21 dias) foi eficaz no tratamento de gatos com neorriquetsiose felina. No entanto, esse esquema não foi totalmente bem-sucedido no tratamento de cinco gatos com infecção natural (soropositivos) que tiveram recorrência da trombocitopenia e da leucopenia até a dose por quilograma ser duplicada.[64] Os gatos foram tratados pelo período de 200 dias e, no fim do tratamento, os autores concluíram que podem ser indicados períodos repetidos ou prolongados de tratamento antibacteriano se não houver resposta clínica e hematológica, apesar da eliminação de anticorpos detectáveis.

Prevenção
O tratamento profilático de gatos contra infestações por carrapatos e pulgas é fortemente recomendado. Para minimizar o risco de transmissão da doença de um doador de sangue para um receptor, recomenda-se a triagem dos hemoderivados para *N. risticii* antes da administração.[71]

Cães
Foi documentado que várias espécies do gênero *Neorickettsia* infectam cães. A Tabela 25.1 apresenta o resumo desses organismos com relação a seus vetores, hospedeiros reservatórios e distribuição geográfica. Alguns dados sorológicos indicam que a *N. risticii* pode estar amplamente distribuída em cães por todos os EUA, embora uma pesquisa sorológica feita na Carolina do Norte e na Virgínia não tenha indicado evidência de exposição.[86] Em contrapartida, verificou-se que 38% de cães na Tailândia (n = 49) com sinais de febre, anemia ou trombocitopenia tinham anticorpos reativos com a *N. risticii*.[87] Também foi demonstrada reatividade sorológica à *N. risticii* em cães do noroeste da Espanha,[3] mas é necessário considerar a possibilidade de reação cruzada sorológica com outros organismos do tipo de erliquia nesses últimos estudos.

Cães infectados experimentalmente por *N. risticii* não mostraram sinais clínicos.[75] Em outro relato, seis cães com suspeita de infecção adquirida naturalmente tiveram ampla gama de sinais, que incluíram febre, tendências hemorrágicas, edema, sinais neurológicos, poliartrite, anemia e trombocitopenia. Nesses seis cães, não houve certeza de que o agente etiológico era realmente *N. risticii* ou uma cepa do patógeno equino adaptada a caninos, ou possivelmente outra riquétsia. Os cães tiveram títulos baixos de anticorpos fluorescentes indiretos positivos para *N. risticii* e os resultados foram confirmados pelo *Western blot*. Nesses cães, a *N. risticii* foi isolada e propagada a partir de amostras de sangue e o agente foi visualizado à microscopia eletrônica. A identificação do agente foi então confirmada por PCR, alvejando o gene parcial 16S do rRNA (100% de similaridade na sequência em 719 pares de bases). Os autores denominaram a condição vista nesses cães como "erliquiose canina atípica".

Em geral, o tratamento com tetraciclina é eficaz em cães considerados infectados naturalmente por *N. risticii*. Contudo, em um cão o organismo persistiu no sangue por muito tempo após o tratamento ter sido iniciado.[44]

Infecção por *Neorickettsia helminthoeca*
John R. Gorham, William J. Foreyt e Jane E. Sykes

Etiologia
A intoxicação ou envenenamento por salmão é uma doença de canídeos domésticos e silvestres causada por riquétsia e transmitida por helminto, que ocorre nas vertentes ocidentais das Montanhas da Cascata do norte da Califórnia à região central do estado de Washington (Figura 25.1). Se não tratada, costuma ser fatal. Ocasionalmente, ocorrem casos dessa doença fora de sua área nativa, em áreas onde peixes infectados migram ou são transportados. A existência de casos na Colúmbia Britânica (Canadá) pode indicar

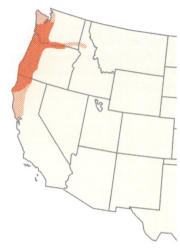

☒ Casos esporádicos de intoxicação por salmão

☒ Distribuição de *Oxytrema silicula* e distribuição habitual da intoxicação por salmão

© UGA 2004

Figura 25.1 Distribuição da intoxicação pelo salmão nativa. As áreas mais escuras representam a distribuição de *Oxytrema silicula* e a distribuição habitual da intoxicação pelo salmão. As áreas com sombreado mais claro representam casos esporádicos de intoxicação pelo salmão que em geral resultam da migração de peixes infectados. (Arte de Thel Melton, © 2004 University of Georgia Research Foundation Inc.)

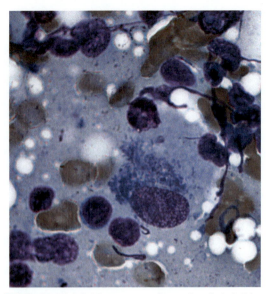

Figura 25.2 *Neorickettsia helminthoeca* em um esfregaço de aspirado de linfonodo (coloração de Wright, 100×). (De Sykes JE. 2010. *Em*: Ettinger SJ, Feldman EC [eds.]: *Textbook of veterinary internal medicine*, 7ª ed. Saunders, Philadelphia.)

que a área nativa da doença é maior do que a relatada antes.[6] Uma doença semelhante, similar em termos filogenéticos e antigênicos, foi relatada em cães do Brasil.[38,40]

O salmão como agente da doença

O agente etiológico da intoxicação pelo salmão é a *Neorickettsia helminthoeca*, uma riquétsia cocoide ou cocobacilar com aproximadamente 0,3 μm de tamanho.[16,65] Foram observados bastões pleomórficos com até 2 μm de comprimento, às vezes enrolados em forma de anéis ou crescentes. Essas riquétsias gram-negativas são cor de púrpura à coloração de Giemsa, vermelhas à de Macchiavello, negras ou castanho-escuras com o método de Levaditi e azul-pálidas com hematoxilina e eosina. As riquétsias quase preenchem o citoplasma de células do sistema de fagócitos mononucleares (MPS; do inglês, *mononuclear phagocyte system*), que infectam primariamente (Figura 25.2). As riquétsias cresceram bem em monócitos caninos,[29] leucócitos caninos e células de sarcoma, linfoblastos de camundongo e uma linhagem de macrófagos.[61,74] Em termos antigênicos e genéticos, a *N. helminthoeca* é estreitamente relacionada com as espécies de *Ehrlichia*. Com base nas sequências do gene 16S do rRNA, a *N. helminthoeca* está mais estreitamente relacionada com a *N. risticii*, o agente da febre do cavalo de Potomac, e a *N. sennetsu*, o agente da febre humana Sennetsu no Japão, na Malásia e em outras áreas da Ásia (ver Tabela 25.1).[20]

No peixe morto, as riquétsias em metacercárias de *Nanophyetus salmincola* não sobrevivem 30 dias a 4°C.[28] Nos linfonodos, os organismos resistem ao congelamento a −20°C por 31 a 158 dias,[66] permanecendo ainda viáveis em leucócitos a 4,5°C e 52,5°C por 48 h e 2 min, respectivamente, mas não a 60°C por 5 min.[83] A −80°C, o agente pode ser mantido em líquido de cultura celular por até 3 meses.[12]

Trematódeo agente da febre Elokomin

É altamente provável que o trematódeo agente da febre Elokomin (EFF; de *Elokomin fluke fever*)[23] seja outra cepa de *N. helminthoeca*.[29,30] Em cães, a doença associada a esse agente resulta em alta

morbidade, porém mortalidade mais baixa do que a da intoxicação por salmão. Parece que as metacercárias podem abrigar os agentes de ambas essas doenças ao mesmo tempo. O EFF raramente é reconhecido como uma entidade distinta na doença de ocorrência natural. Em termos histológicos, as infecções pelo EFF em cães são semelhantes mas menos graves do que a intoxicação por salmão. Em uma pesquisa de 331 clínicos em áreas endêmicas, 35% relataram ter diagnosticado intoxicação por salmão em cães que tinham sido tratados antes por causa da mesma doença.[32] Embora geralmente se aceite que cães que sobrevivem à intoxicação por salmão tenham uma imunidade sólida, os dados agora sugerem que outras cepas, como a da EFF, podem ser patogênicas em condições de campo,[6] ou a infecção inicial da intoxicação por salmão falhou no sentido de evocar uma imunidade durável.[7]

Epidemiologia

O vetor da intoxicação por salmão é um trematódeo, o *N. salmincola*, que abriga as riquétsias em todos os estágios de seu ciclo biológico, de ovo a adulto.[47] São necessários três hospedeiros para o trematódeo completar seu ciclo: caramujos, peixes e mamíferos ou aves (Figura 25.3). Listas de hospedeiros intermediários e definitivos podem ser encontradas em outros textos.[47] O hospedeiro intermediário caramujo, *Oxytrema silicula*, é um pleurocerídeo que habita águas correntes doces ou salobras nas áreas costeiras dos estados de Washington, Oregon e norte da Califórnia. Portanto, as áreas de infecção pelo trematódeo dependem da distribuição do *O. silicula*. As cercárias (larvas do trematódeo que nadam livres) deixam o caramujo e penetram no segundo hospedeiro intermediário, em geral um peixe salmonídeo, certas espécies de outros peixes ou a salamandra gigante do Pacífico (*Dicamptodon ensatus*). As metacercárias geralmente se localizam nos rins do peixe (Figura 25.4), mas podem ser encontradas em qualquer tecido e no muco da pele do peixe, que se infecta na água doce e retém o trematódeo e a infecção por riquétsia durante sua migração oceânica antes de voltar para a água doce até 3 anos depois.[92]

Aproximadamente 6 dias após a ingestão de peixe infectado por metacercárias, pele de peixe ou suas entranhas, os trematódeos adultos se desenvolvem no intestino de cães e alguns outros mamíferos comedores de peixe, que servem como hospedeiros definitivos, como ursos e guaxinins, além de certas aves. Os sinais clínicos da doença causada por essa riquétsia ocorrem em canídeos, principalmente

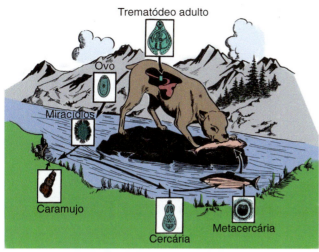

Figura 25.3 Ciclo biológico do *Nanophyetus salmincola*.

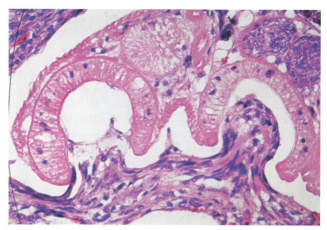

Figura 25.5 *Nanophyetus salmincola* ingerindo a mucosa intestinal e iniciando a infecção por *Neorickettsia helminthoeca* em um cão (coloração por H&E, 300×).

cães, raposas e coiotes, mas dois ursos polares cativos que receberam tratamento prolongado com glicocorticoide para condições cutâneas sucumbiram a uma doença semelhante à intoxicação por salmão após terem comido salmão congelado de maneira inadequada,[79] e também foi relatada uma doença semelhante à intoxicação por salmão em dois ursos malaios cativos após terem sido alimentados com trutas vivas de um reservatório do norte da Califórnia.[31] Gatos não são suscetíveis à intoxicação por salmão, mas os trematódeos se desenvolvem quando eles ingerem peixe infectado.[47]

A intoxicação por salmão também pode ser transmitida por injeção parenteral de sangue infectado, suspensões de baço e linfonodos, trematódeos adultos, fígado de caramujos infectados pelo helminto e ovos do helminto. Observou-se sucesso parcial na transmissão por carrapatos (*Haemaphysalis leachi* e *Rhipicephalus sanguineus*) que tinham se alimentado em cães infectados e depois se alimentaram em cães suscetíveis e pela injeção parenteral de suspensões de *R. sanguineus* em cães.[65] Cães suscetíveis também foram infectados experimentalmente por organismos de *Neorickettsia* cultivados em células[74] e suspensões aerossolizadas de linfonodos de cães infectados; em raras ocasiões, suspeitou-se da transmissão direta da infecção entre cães.[7]

Patogenia

Após um cão ingerir peixe salmonídeo cru ou malcozido infectado por metacercárias, os trematódeos maduros e no estágio adulto fixam-se à mucosa do intestino e, por algum mecanismo ainda desconhecido, inoculam as riquétsias (Figura 25.5). É provável que a replicação inicial das riquétsias ocorra nas células epiteliais das vilo-

sidades ou no tecido linfoide intestinal. A inflamação de folículos linfoides solitários ou das placas de Peyer ao longo do trato intestinal contribui para a enterite. É possível observar enterite leve em cães infectados apenas pelos trematódeos, mas sem riquétsias.

As riquétsias entram no sangue no início da evolução da doença e disseminam-se para os linfonodos, o baço, as tonsilas, o timo, os pulmões e o cérebro.[30] Embora geralmente ocorram infecções bacterianas secundárias, a causa exata da morte na intoxicação por salmão é desconhecida. É possível que a translocação de bactérias através da parede intestinal lesada resulte em sepse. Hipoalbuminemia grave e anemia secundária a hemorragia gastrintestinal (GI) e perda de líquidos podem contribuir. As investigações que visam demonstrar uma toxina têm sido limitadas.

Achados clínicos

Intoxicação por salmão

Os sinais de intoxicação por salmão são consistentes em todos os canídeos. O período habitual de incubação após a ingestão de peixe parasitado é de 5 a 7 dias, embora alguns cães tenham períodos de incubação até de 19 a 33 dias. O primeiro sinal geralmente é uma resposta febril súbita, que tipicamente alcança o máximo de 40 a 42°C (Figura 25.6). A temperatura diminui gradualmente para o normal ou menos nos 4 a 8 dias seguintes. Os cães costumam estar com hipotermia quando a morte ocorre, 7 a 10 dias após a evidência clínica inicial da infecção. Alguns animais apresentam apenas um leve aumento na temperatura ou um período febril curto, mas ainda assim podem morrer se não receberem tratamento.

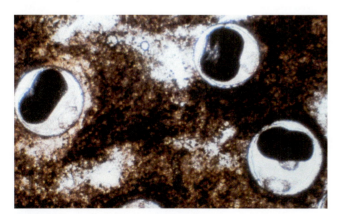

Figura 25.4 Preparação de rim de salmão esmagado contendo numerosas metacercárias de *Nanophyetus salmincola* (200×).

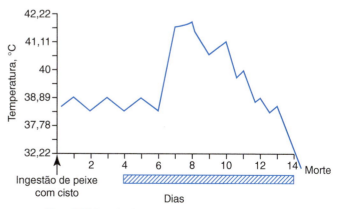

Figura 25.6 Evolução clínica da intoxicação por salmão em um cão.

O início da febre sempre é seguido ou acompanhado por inapetência ou anorexia completa. Os animais acometidos continuam com inapetência durante a evolução da doença e em geral os cães ficam deprimidos. Podem seguir-se perda de peso acentuada e fraqueza. Com 14 dias da ingestão do peixe infectado, coiotes de um experimento controlado perderam cerca de 58% do peso corporal, em comparação com coiotes não infectados.[28] Por vezes, ocorrem diarreia e vômitos, com agravamento progressivo da diarreia, que em geral consiste em sangue no momento da morte. Ocasionalmente, os animais acometidos exibem muita sede e bebem quantidades abundantes de água. Pode surgir um corrimento nasal seroso no início do período febril. Foram descritos sinais neurológicos em alguns cães acometidos.[88] Depois, é observado um exsudato conjuntival mucopurulento. É possível palpar linfonodos mandibulares, cervicais superficiais e poplíteos aumentados já com 5 dias de infecção.

Cães com intoxicação por salmão podem exibir sinais GI graves, em geral indistinguíveis clinicamente da enterite por parvovírus canino (ver Capítulo 8). A cinomose representa outro diagnóstico diferencial possível.

Febre pelo trematódeo Elokomin

O período de incubação do EFF em geral é de 5 a 12 dias. O período febril, que difere do apresentado na intoxicação por salmão, é assinalado por um platô de temperatura elevada que dura 4 a 7 dias, seguido por um declínio, às vezes para a temperatura subnormal.[25] Outros sinais são semelhantes aos da intoxicação por salmão.

Diagnóstico

Achados clinicolaboratoriais e radiográficos

Os achados hematológicos e bioquímicos em cães domésticos com intoxicação por salmão em geral são inespecíficos, e as contagens totais de leucócitos variaram de leucopenia a leucocitose.[74] Em um estudo, foram analisados 45 cães representando 17 raças e várias raças mistas infectadas naturalmente com a intoxicação por salmão.[54] Houve trombocitopenia em 88% dos cães testados. Linfopenia (77%), eosinofilia (77%), aumento da atividade da fosfatase alcalina sérica (64%) e queda na concentração sérica de albumina (49%) foram outros achados frequentes.[40] Comparados com coiotes não infectados, nos infectados experimentalmente foram detectados números muito altos de neutrófilos imaturos, números baixos de eosinófilos, baixas concentrações séricas de creatinina, glicose, cálcio e fósforo inorgânico, bem como queda de albumina e da atividade da fosfatase alcalina.[28]

As radiografias abdominais nada revelam de notável ou apenas áreas focais de detalhe diminuído e alças intestinais cheias de líquido. O ultrassom abdominal geralmente revela linfadenomegalia abdominal, alças intestinais cheias de líquido e, às vezes, aumento do fígado e do baço.[88]

Microscopia fecal

Ovos operculados de trematódeos aparecem nas fezes de cães 5 a 8 dias após a ingestão de peixe infectado. Os ovos de cor castanho-clara têm aproximadamente 87 a 97 μm de comprimento e 35 a 55 μm de largura, com um pequeno ponto cego na extremidade oposta ao opérculo indistinto (Figura 25.7). Os ovos podem ser detectados em esfregaços diretos ou pela técnica de lavagem e sedimentação.[24] Além disso, os autores deste capítulo recuperaram rotineiramente ovos de *N. salmincola* com a técnica de flutuação em zinco e açúcar. É possível que os ovos recuperados pelo método da flutuação fiquem um tanto deformados, mas é fácil reconhecê-los.[26] A combinação de flutuação e sedimentação aumenta a probabili-

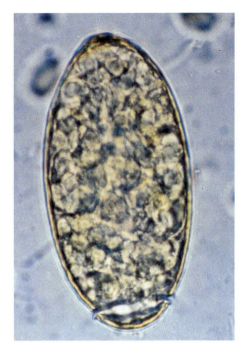

Figura 25.7 Ovo de *Nanophyetus salmincola* (480×).

dade de encontrar ovos de trematódeos. Algumas técnicas de flutuação em sal não são confiáveis para detectar ovos. O diagnóstico de doença causada por riquétsia não pode basear-se inteiramente na existência de ovos de trematódeos nas fezes, porque a infecção por trematódeo não implica necessariamente infecção por riquétsia. Além disso, animais que se recuperaram de infecção por riquétsia podem continuar a eliminar ovos nas fezes e ser infectados pelo trematódeo. A infecção por trematódeo é capaz de permanecer patente por 60 a 250 dias.[28]

Achados citológicos

O líquido aspirado de linfonodos aumentados pode ser seco ao ar em lâmina de microscopia, fixado, desengordurado por 1 min com a mistura de partes iguais de éter e álcool absoluto e, então, corado com o corante de Giemsa ou o de Macchiavello. Além disso, é possível usar a técnica rápida de coloração pelo Giemsa que envolve a coloração de esfregaços fixados por 2 min com partes iguais do corante e água tamponada em pH 7,2, lavando-se a lâmina em água corrente.[24] Os achados citológicos incluem atividade linfoide e hiperplasia histiocitária.[43] A detecção de corpúsculos intracitoplasmáticos típicos de riquétsias dentro de histiócitos é característica (ver Figura 25.2). Não é fácil sepzarar organismos extracelulares de artefatos e não devem ser considerados diagnósticos da intoxicação causada pelo salmão.

Genética molecular e detecção imuno-histoquímica

É possível confirmar o diagnóstico de infecção por *N. helminthoeca* por ensaios de PCR para o organismo, que podem ser feitos com aspirados de linfonodos ou *swabs* retais de cães acometidos. Foram descritos ensaios de PCR tanto em tempo real quanto convencionais para *N. helminthoeca*.[88] São necessários outros estudos para verificar a sensibilidade e a especificidade desse método para o diagnóstico de intoxicação por salmão. Também foi usada imuno-histoquímica para demonstrar e caracterizar antígenos de *N. helminthoeca* em cães no Brasil.[38]

Achados patológicos

Os principais achados macroscópicos à necropsia são alterações nos tecidos linfoides. As tonsilas, o timo e alguns linfonodos viscerais e somáticos estão acentuadamente aumentados. O aumento mais pronunciado ocorre nos linfonodos ileocecais, cólicos, mesentéricos, portais e lombares. Em geral, os linfonodos estão amarelados, com focos brancos proeminentes representando os folículos corticais. Ocasionalmente, os linfonodos exibem petéquias difusas, e em geral observa-se edema.

O tamanho do baço costuma variar de tumefação leve ao dobro do normal. Os folículos esplênicos, que em geral aparecem como nódulos cinza-esbranquiçados em raposas, não são afetados em cães. O baço de animais que morrem com intoxicação por salmão tem tipicamente a cor vermelho-azulada escura, é liso, macio e cheio de sangue. O fígado de cães geralmente é normal, embora o de raposas costume estar amolecido e amarelo-acastanhado pálido. Pode haver hemorragias na parede da vesícula biliar. É possível que petéquias sejam a única alteração no pâncreas. Os rins de cães são normais à observação macroscópica, enquanto os de raposas por vezes apresentam leve alteração na cor e ficam amarelo-acastanhados pálidos. A mucosa da bexiga pode apresentar petéquias.

Ao longo do trato intestinal, é possível visualizar as petéquias na mucosa da parte inferior do esôfago, no intestino grosso, na valva ileocólica, no cólon distal, no reto e na serosa gástrica. Por vezes, há úlceras sangrantes no piloro. Também pode ocorrer intussuscepção do íleo no cólon. O conteúdo intestinal costuma ter sangue livre. Não se descarta a possibilidade de encontrar sangue no cólon e no reto. Os intestinos tipicamente estão vazios, exceto por haver algum muco tingido de bile. Os trematódeos no tecido intestinal, encontrados principalmente no duodeno, causam algum dano tecidual, mas geralmente não são patogênicos.

À observação microscópica, nota-se o padrão característico nos tecidos linfocíticos. Os linfonodos exibem depleção acentuada e consistente no número de linfócitos maduros, com hiperplasia das células do MPS no córtex e na medula. A maioria das raposas e cães tem focos de necrose nas células do MPS. O sistema nervoso central geralmente é envolvido por meningite não supurativa ou meningoencefalite.[37]

Tratamento

A maioria dos cães com intoxicação por salmão requer hospitalização para receberem monitoramento e cuidados de enfermagem adequados. Apesar da menção a outros agentes antimicrobianos, o tratamento de escolha para a riquetsiose é a doxiciclina, em geral administrada por 1 a 2 semanas. Cães que estejam vomitando e não consigam tolerar medicações orais devem ser tratados com doxiciclina parenteral ou oxitetraciclina (Tabela 25.2). A maioria dos cães responde bem a esse tratamento, com resolução da febre, da trombocitopenia e dos sinais GI em 24 a 72 h. Deve-se considerar a possibilidade de sepse em cães com diarreia hemorrágica grave e parâmetros de perfusão anormais. Devem ser feitas hemoculturas para ajudar a determinar a bactéria agressora, e é necessário que o tratamento seja iniciado com antimicrobianos de amplo espectro parenterais.

O alívio da desidratação, da êmese e da diarreia também é importante. Deve-se administrar fluidoterapia intravenosa com os eletrólitos apropriados. Também pode ser necessário tratamento de suporte com coloide intravenoso. Em cães com diarreia hemorrágica grave, não se descarta a necessidade de transfusão de papa de hemácias ou sangue total. Antieméticos parenterais podem ser necessários em cães com vômitos. O uso de bloqueadores H_2 ou inibidores da bomba de prótons, bem como de sucralfato, também deve ser considerado. De início, pode ser necessário retirar o alimento, seguindo-se a introdução gradual de uma dieta leve rica em calorias. É preciso considerar o início de nutrição parenteral em cães gravemente acometidos. Cuidados de enfermagem para manter os cães limpos, secos e aquecidos também são importantes.

O praziquantel, quando administrado nas dosagens apropriadas (ver Tabela 25.2), é altamente eficaz contra *N. salmincola* em coiotes e cães.[27] A eliminação de *N. salmincola* dos animais infectados ameniza a diarreia associada às infecções apenas por trematódeos e minimiza ou elimina os ovos de trematódeos das fezes. Os cães também devem receber tratamento e avaliação para infecções parasitárias concomitantes do trato GI.

Prevenção

Não foram desenvolvidas vacinas contra a intoxicação por salmão; portanto, a melhor maneira de evitar a infecção é impedir que os cães comam peixe infectado. Como as metacercárias podem permanecer viáveis por meses nas carcaças de peixes em decomposição, cães são infectados pelo trematódeo se comerem peixe podre, embora possam não desenvolver a intoxicação por salmão. Além disso, em muitas áreas, aparentemente as metacercárias contêm riquétsias não patogênicas.[36] Congelar peixes a –20°C por 24 h ou cozinhá-los bem mata as metacercárias e riquétsias dos que estiverem infectados.[24] Métodos suplementares de prevenção incluem o isolamento de cães com intoxicação por salmão e a esterilização do equipamento usado em torno dos cães infectados.

A infecção de peixes em criadouros pode ser evitada usando-se água que não seja habitada por caramujos. No entanto, isso não é possível na maioria dos criadouros que não usam água bem tratada e sim água corrente. Outras técnicas de controle, como a eliminação dos caramujos, são impraticáveis.

Tabela 25.2	Tratamento medicamentoso para a intoxicação por salmão.			
Fármaco[a]	Dose[b] (mg/kg)	Via	Intervalo (h)	Duração (dias)
Oxitetraciclina[c]	7,5 a 10	IV[d]	8[3a]	3 a 5
Doxiciclina[c]	10	IV, VO[d]	12	7
Tetraciclina[c]	22	VO	8	3 a 5[39a]
Praziquantel[e]	10 a 30	VO, SC	24	3 a 5

IV, intravenosa; *VO*, via oral; *SC*, subcutânea.
[a]Ver informação adicional no *Formulário de fármacos*, no Apêndice.
[b]Dose por administração no intervalo especificado.
[c]Para infecção por riquétsia.
[d]O tratamento parenteral é preferido por causa dos sinais gastrintestinais.
[e]Para infecção por trematódeo.[27]

Infecção por *Wolbachia pipientis*

C. Thomas Nelson

Etiologia e epidemiologia

Endossimbiontes bacterianos gram-negativos residem em artrópodes (insetos, aranhas, ácaros e crustáceos) e nematódeos filarianos.[42,58] O gênero *Wolbachia* contém uma única espécie, a *Wolbachia pipientis*.[41] Uma porcentagem de 20 a 75% da população de determinadas espécies de insetos, inclusive a pulga do gato (*C. felis*), abriga *Wolbachia*.[94] Dezenove espécies de nematódeos filarianos, incluindo a *Dirofilaria immitis*, abrigam *Wolbachia*, infectando 100% da população.[89] O sequenciamento molecular identificou cepas diversas filogeneticamente de *W. pipientis* que foram divididas em alguns supergrupos, os primeiros designados A a F, com o A e o B contendo cepas de *Wolbachia* encontradas na maioria dos artrópodes; os supergrupos C e D incluem as encontradas em nematódeos filarianos.[13,76]

A transmissão de *Wolbachia* nos artrópodes é vertical e horizontal. Cepas filogênicas distintas podem infectar mais de uma espécie de artrópode, e é possível que múltiplas cepas de *Wolbachia* infectem determinado hospedeiro artrópode. Também há evidência de recombinação genética nos supergrupos A e B. A relação simbiótica entre *Wolbachia* e artrópodes pode ser descrita como parasitismo reprodutivo, em que o simbionte influencia a reprodução estimulando a partenogênese ou ovogênese, causando a morte dos embriões machos ou a feminização de machos genéticos, ou acarretando incompatibilidade plasmática.[18,59,84]

A transmissão transovariana de *Wolbachia* ocorre nos nematódeos filarianos. A bactéria é transmitida através do citoplasma do ovo e cada nematódeo filariano tem sua própria cepa distinta filogeneticamente de *Wolbachia*.[13] É possível descrever como obrigatória a relação simbiótica com *Wolbachia* e os nematódeos filarianos, porque os nematódeos filarianos que abrigam *Wolbachia* não podem reproduzir-se e, em alguns casos, morrem se a *Wolbachia* for eliminada da espécie hospedeira por exposição à tetraciclina ou a seus derivados. Os nematódeos filarianos que não abrigam *Wolbachia* não são afetados pela exposição às tetraciclinas.[57] Também ocorre infecção transestágio de *Wolbachia*, porque ela pode ser encontrada em todos os estágios da vida e em muitos tecidos de nematódeos infectados (Figura 25.8).[49]

Patogenia

Neste item e nos restantes deste capítulo, vamos focalizar a *Wolbachia* dentro dos nematódeos filarianos parasitos, com ênfase na *D. immitis*. A *Wolbachia* não é capaz de produzir lipopolissacarídio, mas tem moléculas em sua membrana de superfície que exercem atividade inflamatória. Essas proteínas de superfície da *Wolbachia* (WSP; de *Wolbachia surface proteins*) ativam a transcrição da interleucina 8 e estimulam a quimiocinese em neutrófilos caninos.[5] Em cães infectados por *D. immitis*, os neutrófilos acumulam-se nas paredes de suas

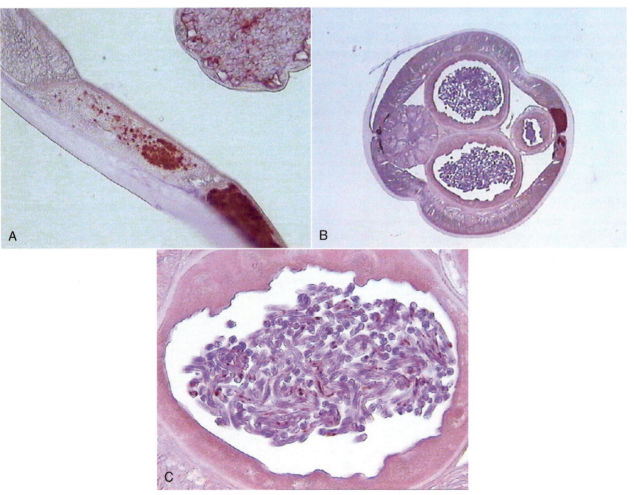

Figura 25.8 Cortes microscópicos de fêmea adulta de *Dirofilaria immitis* com coloração imuno-histoquímica positiva (em castanho-claro) para a proteína de superfície de *Wolbachia* em seu interior. **A.** Cordões laterais e ovário (100×). **B.** Cordões laterais em corte transversal (100×). **C.** Microfilárias dentro de útero grávido (100×). (Fotos por cortesia de Laura Kramer, Universidade de Parma, Parma, Itália.)

artérias pulmonares e podem ajudar a incitar as alterações que se desenvolvem na vasculatura pulmonar. A coloração imuno-histoquímica de capilares glomerulares de cães infectados por dirofilária detectou WSP (Figura 25.9),[52] o que sugere que a glomerulopatia associada à dirofilariose pode ser o resultado direto do fato de a *D. immitis* estar abrigando *Wolbachia*.

A WSP também estimula respostas da interleucina 10 e da prostaglandina E_2, a produção de interferona γ e respostas de anticorpo IgG1 em seres humanos com oncocercose.[9] Essas respostas implicam que a WSP é um dos principais indutores da atividade inflamatória de *Wolbachia*, e que outras moléculas inflamatórias ainda não descritas possam contribuir para o processo mórbido.

O hospedeiro infectado por *D. immitis* é exposto à *Wolbachia* e/ou WSP (1) por causa da morte do verme adulto ou de algum estágio de larva, via atrito natural ou intervenção farmacológica, (2) após expulsão de microfilárias do útero do nematódeo ou (3) quando produtos solúveis de *Wolbachia* são transferidos através da rede canalicular da filária e eventualmente eliminados por seus canais excretores.[48]

A *Wolbachia* não foi cultivada *in vitro*; portanto, não há estudos que determinam seu efeito sobre um animal sem a existência do nematódeo filariano parasito. Em vez disso, os estudos têm focalizado as diferenças entre as alterações patológicas induzidas por nematódeos filarianos que abrigam *Wolbachia* e os que tiveram a *Wolbachia* de ocorrência natural eliminada por tratamento antibacteriano.[77] A *Wolbachia* pode ser encontrada em *C. felis*, a pulga mais comum de cães e gatos, e, embora possa ocorrer transmissão horizontal em artrópodes, não há evidência de que essas cepas de *Wolbachia* sejam capazes de infectar mamíferos diretamente.

Achados clínicos

Os achados clínicos baseiam-se na localização do parasito. É difícil diferenciar os sinais atribuíveis ao nematódeo filariano e aqueles causados pelo seu endossimbionte *Wolbachia*, porque se sobrepõem. Os achados clínicos associados à *D. immitis* podem ser encontrados no Capítulo 83, *Dirofilariose canina*.

Diagnóstico

O diagnóstico depende da identificação da infecção pelo nematódeo filariano, que pode ser feita pela detecção de microfilárias ou um antígeno específico produzido pelo nematódeo. O DNA de

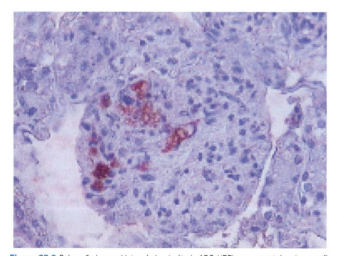

Figura 25.9 Coloração imuno-histoquímica (método ABC-HRP) para a proteína de superfície de *Wolbachia* em um cão com infecção natural por *Dirofilaria immitis* mostrando reação positiva em um glomérulo renal (40×). (Da Referência 52, com permissão.)

Wolbachia foi detectado pela PCR no sangue de cães infectados por *D. immitis*.[76a] Anticorpos contra WSP também são detectáveis e é possível utilizá-los para indicar infecção recente ou em andamento. Anticorpos anti-WSP podem ser detectados em pessoas infectadas por *D. immitis* e usados para aumentar a suspeita de infecção por esses nematódeos, mas mesmo títulos positivos de anticorpo para WSP não são definitivos.[82]

Achados patológicos

As alterações patológicas nas infecções associadas a *Wolbachia* dependem do nematódeo filariano envolvido. As lesões associadas à *D. immitis* são discutidas com mais detalhes no Capítulo 83, *Dirofilariose canina*. Estudos mostraram que cães com dirofilariose tratados com doxiciclina e ivermectina para eliminar *Wolbachia* antes de receberem o tratamento filaricida (melarsomina) têm inflamação perivascular pulmonar e trombose menos graves, em comparação com os que recebem apenas o tratamento filaricida ou só doxiciclina antes dele (ver Figuras 83.6 e 83.7).[50,56] Foram detectadas quantidades menores de *Wolbachia* em cães que receberam ivermectina e doxiciclina, em paralelo com a redução nas alterações patológicas. Contudo, não se pode excluir o papel da ivermectina e da doxiciclina na redução do número de microfilárias e da carga de macrofilárias no coração, independentemente do efeito sobre os níveis de *Wolbachia*.[35] Em outros estudos, houve gradações de lesões pulmonares semelhantes em grupos de cães com dirofilariose, com ou sem antígenos ou ácido nucleico de *Wolbachia* detectados em lesões pulmonares, ou aumento dos títulos séricos de anticorpo para o antígeno específico de *Wolbachia*.[19] Ver, no Capítulo 83, mais informações sobre a dirofilariose.

Tratamento

A *Wolbachia* é suscetível às tetraciclinas, inclusive doxiciclina, azitromicina e rifampina. A doxiciclina é o tratamento de escolha, administrada na dose oral de 10 mg/kg 2 vezes/dia durante 4 semanas, podendo eliminar mais de 95% dos organismos de *Wolbachia*. A população de *Wolbachia* permanecerá reduzida por 3 a 4 meses, depois do que começará a repopular a filária hospedeira.[51] Ver no Capítulo 30 e no *Formulário de fármacos*, no Apêndice, mais informações sobre esses fármacos.

Prevenção

A prevenção básica é a da infecção por filárias. Aspectos específicos da prevenção da infecção por *D. immitis* podem ser encontrados no Capítulo 83.

Considerações de saúde pública

Os efeitos sobre pessoas após infecção por filárias que abriguem *Wolbachia* podem ser devastadores. Em geral, a infecção humana por *Wolbachia* se desenvolve como resultado da infecção por filárias parasitos específicas, incluindo *Onchocerca volvulus*, *Wuchereria bancrofti*, *Brugia malayi* e *Dirofilaria repens*.[81,95,96] As principais lesões produzidas por *D. immitis* em seres humanos são nódulos pulmonares granulomatosos que se desenvolvem em torno das filárias imaturas nas artérias pulmonares e parecem "moedas" nas radiografias, sendo indistinguíveis de adenocarcinomas pulmonares. É comum serem diagnosticadas por exame histopatológico após uma cirurgia torácica em pessoas para remoção de um lobo pulmonar. Também foram relatadas infecções por *D. immitis* na câmara ocular anterior.[90] Espera-se que as reações inflamatórias a esses parasitos estejam associadas à infecção concomitante por *Wolbachia*. O controle da dirofilariose em canídeos ajudará a reduzir a exposição de pessoas aos mosquitos infectados, necessários para a transmissão do parasito.

Capítulo 26

Infecções por *Ehrlichia* e *Anaplasma*

As riquétsias que provocam erliquiose e anaplasmose são classificadas como bactérias, dentro do grupo das α-proteobactérias. São intermediárias entre os vírus, microrganismos intracelulares obrigatórios, e as bactérias, que utilizam oxigênio, têm enzimas metabólicas, são sensíveis a alguns fármacos antibacterianos e têm paredes celulares. Os membros das α-proteobactérias, dentro das famílias Rickettsiaceae e Anaplasmataceae da ordem Rickettsiales, passaram por uma reclassificação em 2001. A reclassificação foi indicada após a elucidação das sequências gênicas bacterianas 16S rRNA e groESL por análises moleculares.[243] Os gêneros *Ehrlichia* e *Wolbachia* (ver Capítulo 25) saíram da família Rickettsiaceae e passam a pertencer à família Anaplasmataceae. Os gêneros *Rickettsia* e *Orientia* (ver Capítulo 27) permaneceram na família Rickettsiaceae. Além disso, espécies previamente incluídas no gênero *Ehrlichia* (*Ehrlichia phagocytophilum*, *Ehrlichia equi* e *Ehrlichia platys*) passaram para o gênero *Anaplasma*, *Ehrlichia risticii* e *Ehrlichia sennetsu* vieram do gênero Neorickettsia (ver Capítulo 25). Um novo gênero proposto, *Neoehrlichia*, contém o microrganismo *Candidatus Neoehrlichia mikurensis*, que foi isolado de roedores e de um ser humano com septicemia.[276a] Outros microrganismos estreitamente relacionados, identificados em carrapatos e na fauna silvestre ainda não foram classificados.

O gênero *Ehrlichia* consiste em bactérias Gram-negativas intracelulares obrigatórias, transmitidas por carrapatos, que infectam principalmente leucócitos (monócitos, macrófagos, granulócitos). Esses cocobacilos pleomórficos sensíveis ao ácido, com aproximadamente 0,5 μm de diâmetro, são aeróbios que não dispõem de via glicolítica.[675] *Ehrlichia canis*, *Ehrlichia chaffeensis*, *Ehrlichia ewingii* e *Ehrlichia muris* continuam membros do gênero *Ehrlichia*. *Ehrlichia ruminantium* (anteriormente denominada *Cowdria ruminantium*), a causa da caudriose (*heartwater*) dos bovinos na África, foi acrescentada a esse gênero.

A família Anaplasmataceae é composta de microrganismos Gram-negativos intracelulares obrigatórios que parasitam leucócitos, eritrócitos, células endoteliais ou plaquetas. Esses agentes são transmitidos naturalmente a seres humanos e a uma ampla variedade de animais domésticos, incluindo cães e gatos, por carrapatos específicos que adquirem a infecção durante a sua alimentação em reservatórios mamíferos silvestres. A designação *Anaplasma phagocytophilum* como espécie de grupo compreende as designações anteriores dos seguintes microrganismos: todas as cepas de *Ehrlichia* granulocitotrópica humana (HGE) descritas no mundo inteiro; *Ehrlichia equi* no oeste dos EUA; e o agente europeu que infecta ruminantes e provoca a febre transmitida por carrapato, *Ehrlichia phagocytophila/um*. Parecem biologicamente semelhantes, exceto por adaptações geográficas, do hospedeiro e patogênicas. Diferenças genéticas sutis, descritas posteriormente na seção sobre *A. phagocytophilum,* ajudam a explicar essas variantes. *Anaplasma bovis, Anaplasma platys* e *A. phagocytophilum* foram todos classificados como gênero *Anaplasma*, em virtude de sua estreita relação genética com *Anaplasma marginale*. Os dados de genética molecular sugerem que cães no Japão podem ser infectados por *A. bovis*.[749]

Este capítulo discute as doenças caninas e felinas causadas pelos microrganismos descritos anteriormente. Do ponto de vista histórico, foram designadas de acordo com o gênero do agente infeccioso, a célula-alvo parasitada (de preferência, mas não exclusivamente) e o animal hospedeiro (p. ex., erliquiose monocitotrópica canina [microrganismos que residem predominantemente em monócitos e macrófagos], anasplasmose granulocitotrópica canina/felina [microrganismos que residem predominantemente em neutrófilos e eosinófilos] e anaplasmose trombocitotrópica canina [microrganismos que residem em plaquetas]) (Tabela 26.1). Com o advento dos testes de genética molecular para confirmar o gênero e a espécie dos microrganismos infecciosos e evitar qualquer ambiguidade, sempre que for possível, este capítulo utiliza as designações específicas dos microrganismos.

Infecção por *Ehrlichia canis*

Shimon Harrus, Trevor Waner e T. Mark Neer

Etiologia e epidemiologia

A erliquiose monocitotrópica canina (EMC) é causada por *E. canis,* um microrganismo intracelular obrigatório (ver Tabela 26.1).[243] Essa pequena bactéria Gram-negativa cocoide pleomórfica tem localização intracitoplasmática, dentro de monócitos e macrófagos, e ocorre em grupos de microrganismos denominados mórulas (Figura 26.1). O microrganismo foi inicialmente identificado em cães por Donetein e Lestoquard na Argélia, em 1935.[223] Entretanto, a doença só recebeu considerável atenção quando grandes números de cães militares norte-americanos, a maioria da raça Pastor-alemão altamente suscetíveis, morreram da doença durante a Guerra do Vietnã. *E. canis* esteve em evidência no final da década de 1980, quando houve a suspeita errônea de que as riquétsias pudessem infectar seres humanos. Todavia, em 1991, foi constatado que uma nova espécie do gênero *Ehrlichia, E. chaffeensis,* era a causa da erliquiose monocitotrópica humana.[27]

E. canis foi estabelecida como causa ubíqua de morbidade e mortalidade em cães. Sua distribuição é mundial, incluindo Ásia, África, Europa e Américas. A Austrália parece estar livre de infecção por *E. canis*.[545] A doença foi relatada no Japão.[827] Os hospedeiros vertebrados de *E. canis* incluem membros da família Canidae. O coiote, a raposa e o chacal, além do cão doméstico, são considerados hospedeiros reservatórios (ver Tabela 26.1). Apenas uma publicação sugere que a *E. canis* ou um microrganismo estreitamente relacionado também poderiam infectar gatos (ver discussão sobre erliquiose monocitotrópica felina, mais adiante).[111] O artrópode vetor de *E. canis* é o carrapato marrom do cão, *Rhipicephalus sanguineus* (Figura 26.2). Esse carrapato de um único hospedeiro alimenta-se preferencialmente em cães em todos os estágios de seu ciclo de vida e pode viver em ambientes fechados, em domicílios onde residem cães. Em nível experimental, a infecção também foi transmitida por *Dermacentor variabilis,* o carrapato do cão americano.[419] O modo de transmissão

| Tabela 26.1 | Espécies de *Ehrlichia* monocitotrópica e *Anaplasma* que infectam animais domésticos. |

				Animais hospedeiros infectados		
Espécies (doença)	Distribuição geográfica	Tipo de célula infectada	Vetor	Reservatórios	Naturais, domésticos	Experimentais[a]
***EHRLICHIA* MONOCITOTRÓPICA**						
Ehrlichia canis (erliquiose monocitotrópica canina)	Mundial, tropical e região temperada, exceto a Austrália	Mono, macro	*Rhipicephalus sanguineus, Dermacentor variabilis*[b]	Canídeos selvagens e domésticos	Canídeos	Documentada apenas em cães
(E. canis) (Agente da erliquiose venezuelana)	Venezuela	Mono, macro	*R. sanguineus*	?	Humanos, cães	Camundongos
Ehrlichia chaffeensis (Erliquiose monocitotrópica humana)	EUA (primariamente no sul), Missouri, Camarões	Mono, macro, neut, linf	*Amblyomma americanum, Amblyomma testudinarium, D. variabilis, Ixodes ovatus, Haemaphysalis yeni, Haemophysalis flava, Ixodes persulcatus*	Cervo de cauda branca, coiotes, gambás, guaxinim, rato-calunga	Seres humanos, cães, cabras, lêmures em cativeiro	Camundongos de patas brancas, raposa vermelha
Ehrlichia ruminantium (Caudriose)	África Sub-saariana	Endotel, mono, macro, neut	*Amblyomma hebraeum*	Ungulados selvagens?	Bovinos, ovinos, caprinos, cães	Cães
Ehrlichia spp.	EUA, França, Índias Ocidentais, Brasil, Quênia, Tailândia	Mono	?	?	Gatos	?
***EHRLICHIA* GRANULOCITOTRÓPICA**						
Ehrlichia ewingii	Meio-oeste e Sul dos EUA[c]	Granulócitos	*A. americanum*	Cães, canídeos selvagens?	Cães, seres humanos	?
***ANAPLASMA* GRANULOCITOTRÓPICO**						
Anaplasma phagocytophilum	Distribuição mundial, Hemisfério Norte nas zonas temperadas	Granulócitos	*Ixodes* spp.	Cervo de cauda branca, camundongos selvagens, rato-calunga, aves migratórias	Cães, gatos, seres humanos, equinos, gatos, ovinos, caprinos, lhamas	Igual ao hospedeiro natural e primatas não humanos
***ANAPLASMA* TROMBOCITOTRÓPICO**						
Anaplasma platys	Distribuição mundial	Plaquetas	Carrapatos, outros vetores hematófagos suspeitos	Canídeos? Pequenos ruminantes?	Cães Ovinos da África do Sul? Caprinos de Chipre?	Documentada apenas em cães

Endotel, células endoteliais; *linf,* linfócitos; *macro,* macrófagos; *mono,* monócitos; *neut,* neutrófilos;?, incerto.
[a]Hospedeiros com infecção natural também foram infectados experimentalmente; entretanto, estão sempre relacionados nesta coluna. Algumas dessas infecções experimentais são subclínicas ou transitórias.
[b]Apenas infecções experimentais são documentadas com esse vetor.
[c]A identificação preliminar de *E. ewingii* no Brasil[632] e em Camarões[602] por análise genética molecular exige a realização de estudos para determinar a extensão de sua ocorrência e seu significado nessas regiões.

é transestadial, em que a infecção é transmitida para estágios subsequentes do carrapato, mas não para os ovos maternos da geração seguinte. Os carrapatos adquirem *E. canis* na forma de larvas ou ninfas, alimentado-se em cães com riquetsiemia e transmitem a infecção durante pelo menos 155 dias a cães suscetíveis.[342] Essa capacidade possibilita ao patógeno hibernar no carrapato e, em seguida, na primavera seguinte, possibilita que o carrapato infeste e infecte cães suscetíveis. A maioria dos casos de EMC acontece durante a estação quente, quando os carrapatos vetores são abundantes; entretanto, a doença pode ocorrer durante o ano inteiro, em consequência do período subclínico prolongado nos animais com infecção crônica.

Ainda não foi determinado o tempo mínimo necessário para que o carrapato fixado transmita a infecção por *E. canis*.[439] Os cães que residem em áreas endêmicas ou que viajam para essas regiões são candidatos à doença.

Patogenia

O sequenciamento do genoma completo de *E. canis* ajudou a identificar genes envolvidos na evolução da doença, possibilitando melhor compreensão da patogenia da EMC. O genoma consiste em um único cromossoma circular composto de 1.315.030 nucleotídios. Um achado notável consiste em seu tamanho pequeno (984 genes) em

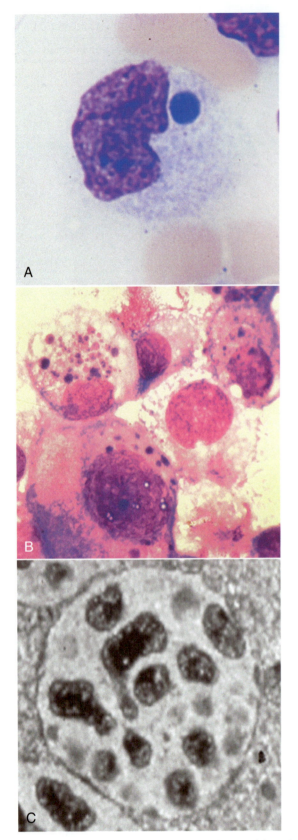

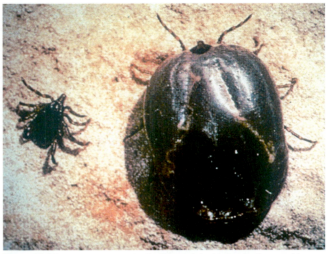

Figura 26.2 O carrapato marrom do cão, *Rhipicephalus*. Um macho (*à esquerda*) e uma fêmea ingurgitada (*à direita*). (Cortesia do Prof. Israel Yeruham, Koret School of Veterinary Medicine, The Hebrew University of Jerusalem, Israel.)

Figura 26.1 A. Mórula de *Ehrlichia canis* dentro do citoplasma de um monócito, conforme observado em esfregaços sanguíneos (originalmente fotografada em 1.000×). **B.** Mórulas com células em cultura DH82, vistas ao microscópio óptico (originalmente fotografadas em 400×). **C.** Mórula em células de cultura DH82, vistas ao microscópio eletrônico de transmissão (originalmente fotografada em 20.000×). Observe o grande número de microrganismos dentro da mórula. Dois dos microrganismos estão sofrendo divisão binária. (Parte A, Cortesia do Dr. Itamar Aroch, Koret School of Veterinary Medicine, The Hebrew University of Jerusalem, Israel.)

relação a outras erlíquias com número semelhante de genes previstos. De acordo com a existência intracelular obrigatória do microrganismo, o genoma sofreu uma acentuada perda de enzimas das vias metabólicas.[562]

Em virtude da estreita semelhança genética entre *E. canis* e *E. chaffeensis*, é razoável supor que os achados científicos de qualquer um desses dois microrganismos possam ser aplicáveis a ambos. Desses dois microrganismos, *E. chaffeensis* foi mais extensamente estudado, em virtude de sua importância para a saúde humana. Foram identificadas proteínas de superfície imunorreativas que talvez sejam adesinas em *E. chaffeensis* e *E. ruminantium*, que têm unidades repetidas com alto conteúdo de serina e treonina. Foi sugerido que as adesinas estejam envolvidas na fixação e entrada das erlíquias na célula hospedeira.[562,676,944] Devido à ausência de muitos genes envolvidos no metabolismo, o microrganismo precisa captar vários nutrientes do meio ambiente por intermédio de poros e canais que existem em sua membrana externa. As proteínas de membrana externa P28 e OMP-1F em *E. chaffeensis* têm atividades de porina e devem proporcionar a regulação da captação de nutrientes pelo microrganismo durante o desenvolvimento intracelular.[467] A análise dos genes rDNA 16S e codificadores de antígenos mostrou a existência de múltiplas clades de *E. canis*.[388a,389a] Essa informação pode ser futuramente benéfica para caracterizar microrganismos isolados para fins epidemiológicos.

O período de incubação da EMC é de 8 a 20 dias. Os microrganismos multiplicam-se nos macrófagos do sistema mononuclear fagocitário por divisão binária (ver Figura 26.1 C) e disseminam-se por todo o corpo (Figura 26.3). Acredita-se que a infecção se dissemine entre as células por meio de saída do microrganismo e sua captação por projeções citoplasmáticas adjacentes.[846a] A replicação no hospedeiro ocorre em vacúolos delimitados por membrana isolados e protegidos do sistema de imunovigilância do hospedeiro, dos lisossomas e de intermediários reativos de oxigênio. Um mecanismo de adaptação que possibilita a residência das erlíquias dentro de vacúolos e a sua comunicação com a célula hospedeira por meio do retículo endoplasmático foi identificado em um grupo de genes de anquirina que codificam proteínas que talvez possam mediar interações específicas entre proteínas.[562] As proteínas de anquirina também afetam a expressão de citocinas pró-inflamatórias e a infrarregulação de reguladores do ciclo celular. As erlíquias podem ser liberadas para infectar novas células por meio de ruptura da membrana celular do hospedeiro em um estágio avançado de formação das mórulas.[846a]

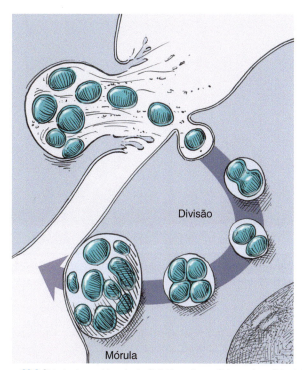

Divisão

Mórula

Figura 26.3 Ciclo de desenvolvimento de *Ehrlichia canis* em células caninas. (Arte de Kip Carter© 2004 University of Georgia Research Foundation Inc.)

Semelhante a outras erlíquias, *E. chaffeensis* carece de enzimas para a biossíntese de peptidoglicanos e lipopolissacarídio (LPS), que conferem resistência à membrana externa.[504] A ausência de LPS e de peptidoglicanos também tem implicações importantes para a infecção e a sobrevida das erlíquias tanto no carrapato quanto no hospedeiro mamífero. O sistema imune do carrapato consegue responder à existência de LPS, de modo que a ausência de LPS nas erlíquias confere a esses microrganismos um benefício quanto à sua sobrevida. No hospedeiro mamífero, os macrófagos ou neutrófilos utilizam receptores de reconhecimento de padrões, como receptores semelhantes a Toll, para ligar moléculas com padrões conservados associados ao patógeno, como LPS ou peptidoglicano. Essa reação desencadeia uma intensa resposta imune inata destinada a eliminar os microrganismos agressores; consequentemente, a ausência de LPS e de peptidoglicanos conferem à *E. chaffeensis* e a outras riquétsias estreitamente relacionadas uma vantagem adicional para a sua sobrevida intraleucocitária.

O período de incubação é seguido de três estágios consecutivos: agudo, subclínico e crônico. A fase aguda pode ter uma duração de 1 a 4 semanas. A maioria dos cães recupera-se da doença aguda com tratamento adequado. Os cães não tratados e os que são tratados inadequadamente podem se recuperar clinicamente, porém, em seguida, passam para a fase subclínica, durante a qual apenas as contagens plaquetárias podem estar subnormais.[356,890] É provável que cães nessa fase continuem portadores persistentes "clinicamente sadios" de *E. canis* durante meses e até mesmo anos, conforme descrito em um estudo de acompanhamento de 3 anos.[356] Os resultados dessa infecção experimental indicam que o baço tem mais tendência a abrigar *E. canis* durante a fase subclínica da EMC e constitui, provavelmente, o último órgão a acomodar as riquétsias antes de sua eliminação. Além disso, nas infecções naturais, a detecção de mórulas foi efetuada mais provavelmente de aspirado esplênico do que do esfregaço do creme leucocitário do sangue periférico.[276] É provável que o baço desempenhe um importante papel na patogenia e consequente expressão clínica da doença. Foi constatado que cães com infecção experimental por *E. canis* e submetidos a esplenectomia apresentam doença clínica leve em comparação com a doença mais grave observada em cães não esplenectomizados.[363]

Os cães com infecção persistente podem recuperar-se espontaneamente da doença, ou desenvolver doença grave crônica. Nem todos os cães evoluem para a fase crônica da EMC, e as condições que levam ao desenvolvimento dessa fase ainda não estão esclarecidas. A comparação do rRNA 16S de erlíquias isoladas de cães nas fases aguda e crônica da doença não revelou qualquer diferença, e indica que as diferenças entre cepas de erlíquias não são responsáveis pelas diferentes síndromes clínicas observadas em cães.[783] Todavia, como o rRNA 16S é um gene conservado, deve-se efetuar a comparação de outros genes.

A pancitopenia grave, que ocorre em consequência da hipoplasia da medula óssea, é um achado típico da doença crônica. Foi constatado que contagens de leucócitos e plaquetas e hematócritos significativamente mais baixos constituem fator de alto risco de mortalidade. A leucopenia grave, a anemia grave, o prolongamento do tempo de tromboplastina parcial ativado (aPTT; do inglês, *activated partial prothrombin time*) e a hipopotassemia constituem, cada um, previsores de mortalidade, com probabilidade de 100%.[781] Pode ocorrer morte em consequência de hemorragias e/ou infecções secundárias.

As alterações hematológicas na EMC estão associadas a processos inflamatórios e imunes desencadeados pela infecção. A trombocitopenia, a anormalidade hematológica mais comum de cães infectados por *E. canis*, ocorre em todas as fases da doença.[359,365,892] Quanto maior a magnitude da trombocitopenia, maior a possibilidade de detecção do rRNA 16S de *E. canis* no sangue de cães que residem em regiões endêmicas.[131] Vários mecanismos estão envolvidos na patogenia da trombocitopenia, incluindo aumento do consumo de plaquetas e diminuição de sua meia-vida, provavelmente em consequência do sequestro esplênico e da destruição imunologicamente mediada. Foram detectados anticorpos ligados a plaquetas e antiplaquetários circulantes no sangue total e no soro, respectivamente, de cães na fase aguda após infecções artificiais e naturais por *E. canis*.[893] Além disso, constatou-se a existência de citocina sérica, o fator inibidor da migração plaquetária (PMIF; do inglês, *platelet migration-inhibition factor*) em cães com erliquiose, e o seu nível está inversamente relacionado com a contagem de plaquetas.[1] Níveis mais altos do PMIF foram associados a cepas mais virulentas de *E. canis*. O PMIF inibe a migração plaquetária e é produzido por linfócitos quando estes são expostos a monócitos infectados. A diminuição da produção de plaquetas em consequência da hipoplasia da medula óssea é considerada mecanismo responsável pela trombocitopenia na fase crônica.[359] Apesar da insuficiência medular e da pancitopenia observada em cães com infecção crônica, não ocorre mielofibrose.[597] A trombocitopenia também é acompanhada de disfunção plaquetária nos cães infectados. A disfunção plaquetária, juntamente com a baixa contagem de plaquetas, contribui para as hemorragias observadas na EMC.[360,365] É possível que anticorpos antiplaquetários estejam envolvidos na trombocitopatia da EMC por meio de ligação competitiva aos receptores plaquetários.[360]

A maioria dos cães infectados por *E. canis* desenvolve hiperproteinemia devido à hipergamaglobulinemia, que habitualmente é policlonal, mas que pode ser monoclonal em alguns cães.[358,912] A função dos anticorpos circulantes específicos contra *E. canis* na eliminação das infecções por erlíquias intracelulares é mínima. Altos títulos de anticorpos anti-*E. canis* não proporciona proteção quando os animais são expostos.[65,729] Além disso, é possível que tenham efeito prejudicial sobre a progressão da doença, em virtude de suas consequências imunopatológicas.[729] Cães com gamopatia monoclonal podem desenvolver hiperviscosidade, com sinais clínicos associados e lesões patológicas (p. ex., hemorragia sub-retiniana e descolamento da retina levando à cegueira aguda).

Evidências cada vez mais numerosas sustentam a hipótese de que mecanismos hiperimunes podem estar envolvidos na patogenia da EMC. Alguns desses mecanismos foram elucidados, incluindo infiltração extensa da medula óssea e dos órgãos parenquimatosos por plasmócitos; hipergamaglobulinemia policlonal que não corresponde à magnitude dos títulos de anticorpos específicos anti-*E. canis*; resultados positivos dos testes de Coombs e autoaglutinação; indução da produção de anticorpos antiplaquetários após infecção natural e experimental; e os imunocomplexos circulantes em cães com infecção natural e experimental por *E. canis*.[340,352,359] Embora algumas manifestações patológicas e clínicas na EMC pareçam ser mediadas por imunocomplexos, não foram identificados anticorpos antinucleares em cães com infecção natural ou experimental por *E. canis*.[352]

Em geral, os anticorpos IgG anti-*E. canis* aparecem cerca de 15 dias após a infecção experimental.[891] A produção de anticorpo IgG2 contra *E. canis* constitui a principal resposta observada em todas as fases da EMC.[364,566] Foi proposto que a mudança de isótipo para anticorpos da subclasse IgG2 em cães está associada a uma resposta de células T auxiliares tipo 1 e a uma produção correspondente de interferona (IFN)-γ.[566] Essa hipótese foi reforçada pelo achado de expressão persistente da IFN-γ e do RNA mensageiro (mRNA; do inglês, *messenger ribonucleic acid*) do fator de necrose tumoral (TNF; do inglês, *tumor necrosis factor*)-α 2 a 8 dias após a infecção de cães pela cepa Oklahoma de *E. canis*, persistindo até o dia 56 de pós-inoculação (PI).[832] Além disso, a IFN-γ e o TNF-α exercem efeito contra as riquétsias por meio da indução da síntese de ácido nítrico.[280] Aparentemente, a imunidade induzida por células T e a secreção de IFN-γ desempenham um papel predominante na recuperação da erliquiose.[119,891] A resposta dos anticorpos IgM na EMC é inconsistente e pode não ser observada na fase aguda da doença.[566] Foi constatado que cães da raça Pastor-alemão são mais suscetíveis à EMC do que outras raças e a doença é apresentada na forma mais grave, com maior taxa de mortalidade. Foi demonstrado que a resposta imune celular dos cães dessa raça é deprimida, em comparação com a de cães da raça Beagle, enquanto não foram relatadas diferenças significativas na resposta humoral entre as duas raças.[617] Esse achado sustenta um importante papel para a imunidade celular durante a infecção por *E. canis*.

A persistência de *E. canis* é obtida pela evasão do sistema imune do hospedeiro devido a alterações constantes dos antígenos de superfície do microrganismo e à expressão de diferentes variantes proteicas. Nesse aspecto, proteínas com repetições em série (tandem) desempenham um importante papel na patogenicidade e na interação entre patógeno e célula hospedeira. Foram identificadas doze proteínas que contêm repetições em série no genoma de *E. canis*, e, com a exceção de três proteínas que aparentam ser específicas de *E. canis*, todas as demais apresentam ortólogos em outros genomas de Rickettsiales.[562] É possível que a evasão imune persistente envolva a infrarregulação de receptores do complexo principal de histocompatibilidade classe II. Estudos *in vitro* de culturas de células mononucleares indicaram infrarregulação da expressão que provavelmente leva ao comprometimento das vias de sinalização, afetando a apresentação de antígenos, adesão entre células, produção de citocinas, reações humorais, mudança de isótipos e atividade contra riquétsias.[362] A sobrevida e a multiplicação de *Ehrlichia* em células infectadas são ainda mais aumentadas pela capacidade do microrganismo de inibir a fusão dos fagossomas com lisossomas, conforme demonstrado em *Neorickettsia risticii*. Foi constatado que a oxitetraciclina restaura a capacidade fagocitária do hospedeiro, provavelmente ao inibir a síntese de uma proteína de impedimento da fusão bacteriana.[902]

Achados clínicos

Sinais multissistêmicos

A EMC é um distúrbio multissistêmico. As infecções por *E. canis* podem ser agudas, subclínicas ou crônicas em cães. Os sinais clínicos comuns consistem em depressão, letargia, anorexia, perda de peso e tendência hemorrágica. Em geral, o sangramento manifesta-se como petéquias dérmicas ou equimoses ou ambas (Figuras 26.4 e 26.5). Frequentemente observa-se a ocorrência de epistaxe na EMC (Figura 26.6). O exame também pode revelar linfadenomegalia e

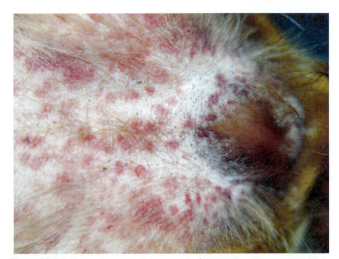

Figura 26.4 Petéquias na pele do abdome devidas à trombocitopenia em uma cadela infectada por *Ehrlichia canis*. (Cortesia do Dr. Pedro Paulo Diniz, Western University of Health Sciences, Pomona, CA.)

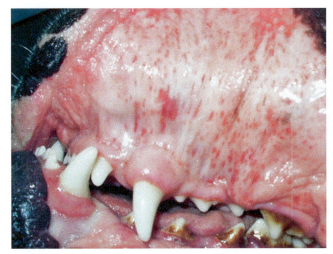

Figura 26.5 Petéquias na mucosa devido à infecção por *Ehrlichia canis*. (Cortesia do Dr. Pedro Paulo Diniz, Western University of Health Sciences, Pomona, CA.)

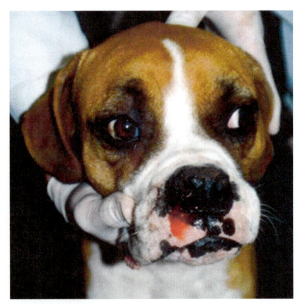

Figura 26.6 Epistaxe em um cão devido a *Ehrlichia canis*. (Cortesia do Dr. Pedro Paulo Diniz, Western University of Health Sciences, Pomona, CA.)

esplenomegalia em 20 e 25% dos pacientes, respectivamente.[925] Como o microrganismo é transmitido por *R. sanguineus*, a doença pode ser complicada pela coinfecção por outros patógenos, como *Babesia canis vogeli* e *Hepatozoon canis* transmitidos pelo mesmo vetor.[306,638,699]

Sinais oculares

Os cães podem apresentar alterações na cor ou na aparência dos olhos, ou desenvolver cegueira em consequência de paraproteinemia, hipertensão sistêmica, hifema, sangramento sub-retiniano e descolamento da retina (Figuras 26.7 a 26.9).[355] A uveíte anterior e a doença da retina, como corrorretinite, papiledema, hemorragia da retina, infiltrados perivasculares retinianos e descolamento bolhoso da retina, constituem os achados mais comuns na EMC.[457,643]

Sinais neuromusculares

As manifestações neurológicas da erliquiose resultam principalmente de meningite, sangramento meníngeo ou ambos, em consequência de lesão dos tecidos adjacentes do sistema nervoso central (SNC) ou sistema nervoso periférico.[643] Observou-se ocorrência de convulsões, estupor, ataxia com disfunção do neurônio motor superior ou infe-

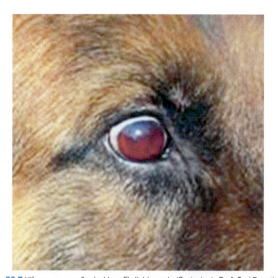

Figura 26.7 Hifema em um cão devido a *Ehrlichia canis*. (Cortesia do Prof. Gad Baneth, Koret School of Veterinary Medicine, The Hebrew University of Jerusalem, Israel.)

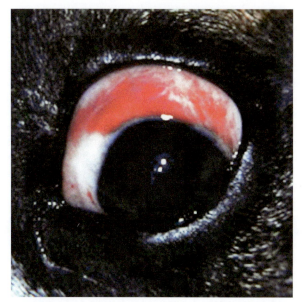

Figura 26.8 Sangramento da esclera em um cão devido a *Ehrlichia canis*. (Cortesia do Dr. Pedro Paulo Diniz, Western University of Health Sciences, Pomona, CA.)

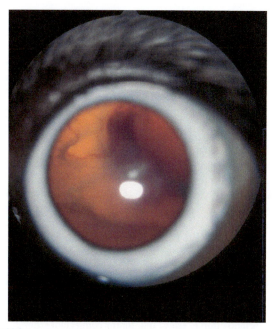

Figura 26.9 Descolamento de retina hemorrágico em consequência de erliquiose monocitotrópica canina em um cão com cegueira aguda e pupilas dilatadas fixas. Os vasos retinianos e a hemorragia significativa da retina são visíveis através da pupila, mesmo sem o uso de oftalmoscópio. (Cortesia do Prof. Ron Ofri, Koret School of Veterinary Medicine, The Hebrew University of Jerusalem, Israel.)

rior, disfunção vestibular central ou periférica aguda, anisocoria, disfunção cerebelar, tremor intencional e hiperestesia generalizada ou localizada. Em raros casos, também foram encontradas mórulas em células no líquido cerebrospinal (LCS).[577]

Infecções concomitantes ou secundárias

Os carrapatos podem abrigar múltiplos microrganismos patogênicos que resultam em coinfecções no cão infectado.[186,306,460] Consequentemente, os resultados positivos para reatividade de anticorpos ou detecção de ácido nucleico devem ser interpretados com cautela para o estabelecimento de *E. canis* como única causa da doença clínica, a não ser que outros patógenos potenciais transmitidos por carrapatos tenham sido excluídos. Além disso, cães com aberrações imunológicas em consequência de erliquiose podem tornar-se secundariamente infectados por bactérias, fungos ou protozoários oportunistas.[236]

Sinais cardiológicos

Há evidências de que erliquiose possa ser um fator de risco para lesão do miocárdio, conforme sugerido pelo achado de níveis elevados de troponina cardíaca 1 em cães com infecção aguda por *E. canis*.[230] Há relato de um caso em que foram detectadas alterações eletrocardiográficas aparentes em associação à infecção por *E. canis*.[894]

Diagnóstico

O diagnóstico de erliquiose baseia-se habitualmente na associação de anamnese (*i. e.*, residência em área endêmica, história de viagens, infestação por carrapatos), sinais clínicos, anormalidades hematológicas e achados sorológicos. Atualmente, a reação em cadeia da polimerase (PCR; do inglês, *polymerase chain reaction*) está sendo usada no contexto clínico para o estabelecimento do diagnóstico (consultar *Detecção genético-molecular*, neste capítulo). Como *E. canis* é transmitida por *R. sanguineus,* deve-se investigar sempre a possibilidade de coinfecção por outros patógenos transmitidos por esse mesmo carrapato vetor.[418]

Achados clinicolaboratoriais

Na fase aguda, as anormalidades hematológicas típicas consistem em trombocitopenia característica, de moderada a grave, anemia discreta e leucopenia. A trombocitopenia constitui a característica essencial do estágio agudo e caracteriza-se por megatrombocitose.[892] A anemia observada durante a fase aguda da EMC é considerada "anemia de doença inflamatória" e, classicamente, é uma anemia normocítica normocrômica moderada e arregenerativa.[888] Em cães com infecção crônica, observa-se a redução do depósito de hemossiderina na medula óssea,[597] sugerindo que a deficiência de ferro associada à perda crônica de sangue pode estar envolvida na anemia, ao invés de ser totalmente uma função de sequestro inflamatório ou insuficiência mieloide.

Cães que se recuperam da doença aguda, seja os que não tiveram tratamento ou que receberam tratamento incompleto ou inadequado, podem passar para a fase subclínica. O achado hematológico mais pronunciado que diferencia cães pré-infectados de cães com EMC subclínica consiste na existência de trombocitopenia neste último grupo. Em um estudo, 8 de 9 cães examinados apresentaram trombocitopenia leve (menos de 200.000 plaquetas/$\mu\ell$).[890] Também foi observado o aumento concomitante do volume plaquetário médio em todos os cães com trombocitopenia. Em estudos experimentais, cães infectados por *E. canis*, que foram coinfectados por *E. platys,* desenvolveram contagens de plaquetas significativamente mais baixas do que cães com uma das infecções isoladamente.[313] Outros parâmetros hematológicos estatisticamente significativos incluíram declínio da contagem total de leucócitos em 7 de 9 cães, redução da contagem absoluta de neutrófilos em 5 de 9 cães, diminuição do hematócrito e da concentração de hemoglobina em 3 de 9 cães, redução do volume corpuscular médio em 5 de 9 cães e aumento da concentração de hemoglobina corpuscular média em 4 dos cães testados.

A forma crônica grave da EMC caracteriza-se por hipoplasia da medula óssea e comprometimento de todas as células medulares, resultando em pancitopenia. O prognóstico para cães com a forma crônica grave é ruim. As alterações hematológicas e clínicas resultantes nesses animais não regridem mediante tratamento com doxiciclina.[354] A fase crônica grave ocorre mais frequentemente em cães da raça Pastor-alemão[925] e potencialmente em cães de raça Spitz Hound.[781]

A linfocitose granular tem sido identificada como achado ocasional na infecção por *E. canis*.[370] Os cães acometidos apresentaram contagens absolutas de linfócitos que variaram de 5.200 a 17.200 células/$\mu\ell$, com granularidade citoplasmática típica da leucemia linfocítica bem diferenciada. Alguns desses cães também apresentaram gamopatias monoclonais, que podem levar ao diagnóstico incorreto de leucemia linfocítica. Consequentemente, deve-se efetuar o teste para *Ehrlichia* em cães que apresentam linfocitose bem diferenciada no hemograma completo.

As anormalidades mais frequentes na bioquímica do soro incluem hiperproteinemia, hiperglobulinemia, hipoalbuminemia e atividade elevada da alanina aminotransferase e fosfatase alcalina.[353,600,606] A hiperproteinemia resulta dos níveis elevados de globulina, porém não existe nenhuma correlação direta entre os níveis séricos de globulinas e os anticorpos séricos anti-*E. canis*. Em geral, a eletroforese do soro revela hiperglobulinemia policlonal,[358,868] embora seja possível a ocorrência de gamopatia monoclonal. Os títulos de anticorpos anti-*E. canis* devem ser medidos em todos os cães que apresentam gamopatia monoclonal. Cães com *E. canis* frequentemente apresentam plasmocitose na medula óssea ou em outros tecidos, e isso pode ser confundido com mieloma de plasmócitos.[567] Os cães infectados com pancitopenia geralmente têm concentrações séricas mais baixas de gamaglobulina, em comparação com cães sem pancitopenia.[358,868]

Outros achados clinicopatológicos incluem prolongamento do tempo de sangramento, opacidade radiológica intersticial pulmonar, que varia desde o padrão linear discreto até infiltração intersticial pronunciada com opacidades peribrônquicas, hematúria e proteinúria. Em nível experimental, observa-se a perda máxima de proteína urinária, que consiste principalmente em albumina, dentro de 2,5 a 3,5 semanas após a inoculação, e essa perda pode persistir por um período de tempo variável após a infecção.[188,189] Durante a perda máxima, a proporção proteína/creatinina urinária variou de 4,5 a 23,2 (proporção de referência inferior a 1,0). Foi observada redução correspondente nas concentrações séricas de albumina (média de 2,1 g/dℓ). A análise do LCS em cães com sinais de doença do SNC revelou aumento das concentrações de proteínas e predominantemente pleocitose linfocitária, semelhante àquela observada em infecções virais. Foram obtidos achados comparáveis do LCS na erliquiose monocitotrópica humana.[702]

Foram estudados os indicadores prognósticos de sobrevida e fatores de risco para a mortalidade em cães com EMC. A leucopenia grave, a anemia grave, a hipopotassemia e o prolongamento do aPTT foram identificados como previsores de mortalidade, com probabilidade de 100%. Por outro lado, a contagem total de leucócitos de 5,8 × 10^3/$\mu\ell$, contagens plaquetárias acima de 89,5 × 10^3 $\mu\ell$, hematócrito superior a 33,5%, aPTT abaixo de 14,5 segundos e níveis de potássio acima de 4,75 mmol/ℓ foram identificados como previsores de sobrevida com probabilidade de 100%.[781]

Citologia

O diagnóstico de EMC pode ser estabelecido pela demonstração de mórulas em monócitos no esfregaço sanguíneo ou em macrófagos de aspirado tecidual, como baço, pulmão e linfonodos. O achado de mórulas é difícil e requer tempo, mas pode ser melhorado pela realização de esfregaço do creme leucocitário ou exame de esfregaços sanguíneos finos preparados a partir de uma amostra do leito capilar periférico da margem da orelha. As mórulas podem ser observadas dentro dos monócitos no esfregaço de sangue periférico, no líquido sinovial ou, raramente, no LCS. Todavia, foi constatado que o esfregaço de creme leucocitário tem alta sensibilidade para a detecção de mórulas.[598] As plaquetas, os grânulos azurófilos dos linfócitos, os corpúsculos linfoglandulares e o material nuclear fagocitado podem ser confundidos com inclusões de *Ehrlichia*.

Sorologia

Teste de anticorpo fluorescente.
O teste do anticorpo fluorescente (AF) indireto é o teste sorológico mais amplamente usado e considerado como padrão de referência, indicando a exposição a *E. canis*. A conservação antigênica de proteínas imunorreativas foi demonstrada em diversos estudos, revelando uma imunorreatividade forte e consistente de múltiplas proteínas imunorreativas em cães com infecção por *E. canis* diagnosticada por AF indireto.[7,564,628] Entretanto, é possível que infecções por outros membros do gênero *Ehrlichia* e, algumas vezes, por *Anaplasma* produzam resultados positivos. Além disso, o teste do AF indireto para *E. canis* ainda não foi padronizado entre laboratórios veterinários de diagnóstico. Consequentemente, variações no procedimento do AF indireto, bem como variações na qualidade e quantidade de antígeno de *E. canis* usado na preparação das lâminas, resultam em variabilidade significativa nos resultados do teste entre diferentes laboratórios.[619]

O diagnóstico precoce de infecção por *E. canis* durante a fase aguda, seguido de tratamento adequado ou eliminação natural do microrganismo pelas defesas imunológicas do hospedeiro resulta habitualmente em recuperação completa. A suspeita de exposição atual ou pregressa de cães a *E. canis* baseia-se no achado dos resultados do teste AF indireto de IgG anti-*E. canis* sérico, com títulos de 40 ou mais a 80 ou mais, dependendo dos laboratórios de referência. A interpretação dos resultados do teste de AF indireto deve levar em consideração a anamnese, os sinais clínicos e os achados laboratoriais (Tabela 26.2). Com base em estudos que definiram a fase subclínica da EMC, é evidente que a existência anticorpos IgG pode apenas ser uma indicação de exposição prévia a *E. canis*. Existe a possibilidade de cães manifestarem sinais clínicos de outra doença (infecciosa ou não infecciosa) e ainda estarem infectados por *E. canis* com títulos de anticorpos anti-*E. canis*.[890] Por exemplo, um cão na fase subclínica da EMC com doença ou distúrbio concomitante não relacionado pode apresentar altos títulos de anticorpos anti-*E. canis*, porém ainda assim pode não ter sinais francos de EMC. Essa possibilidade é sustentada pelos resultados de pesquisas sorológicas prévias que indicam que uma alta porcentagem de cães clinicamente sadios são sororreativos para *E. canis*.[57,102,677] Também existe a possibilidade de que um cão possa ter uma doença concomitante não relacionada após tratamento bem-sucedido da infecção por *E. canis*, mas ainda apresentar anticorpos séricos persistentes contra *E. canis*.[298] Em ambas as circunstâncias, não é possível diferenciar a infecção por *E. canis* como causa dos sinais clínicos ou enfermidade de outra doença baseando-se simplesmente no uso de um único título de anticorpos anti-*E. canis*. Pode ser útil repetir o teste de AF indireto ou a PCR dentro de 1 ou 2 semanas para interpretar os resultados sorológicos nessas circunstâncias; todavia, alterações nos títulos frequentemente não são observadas nesse curto intervalo de tempo.

Após tratamento da EMC, os títulos de anticorpos geralmente irão declinar e, subsequentemente, desaparecer.[408] Entretanto, pode haver a persistência de anormalidades clínicas e/ou hematológicas, juntamente com a de anticorpos séricos reativos contra o antígeno de *E. canis*.[68] Foi constatado que os títulos de anticorpos séricos permanecem elevados pelo período de até 15 a 31 meses após o início do tratamento.[660] Em um estudo, 40% dos cães apresentaram títulos de anticorpos persistentemente altos dentro de 1 ano após o diagnóstico e o tratamento da EMC.[68] As razões para essa persistência de anticorpos reativos por longo período de tempo após o tratamento e pela aparente eliminação dos microrganismos, com base na avaliação com PCR, ainda não estão esclarecidas.

A reatividade cruzada sorológica comprovada entre os numerosos agentes relacionados com *E. canis* complica o diagnóstico de EMC quando este depende apenas dos resultados do teste de AF indireto (ver Tabela 26.2). Ocorre pouca ou nenhuma reatividade cruzada entre *E. canis* e *Rickettsia rickettsii*, o agente etiológico da febre maculosa das Montanhas Rochosas. Como a apresentação clínica dessas

---

Tabela 26.2 | Erros na avaliação da sorologia e resolução sugerida para infecção de cães por *Ehrlichia canis*.

Teste para *Ehrlichia canis*	Nível mais baixo de sororreatividade significativa usado	Razões de resultados falso-positivos	Razões de resultados falso-negativos	Outras opções de testes sorológicos e genéticos sugeridas para resolver resultados potencialmente falsos
ELISA "SNAP® 4-Dx Plus Test "dot" para anticorpos séricos no local de assistência 4-Dx (teste de triagem)	> 160	Exposição ou infecção por *Ehrlichia chaffeensis* ou *Ehrlichia ewingii*[a] *E. canis* previamente eliminada (exposição pregressa)	Nível de anticorpo abaixo do ponto de corte de 160	Obter o título de AF indireto para determinar o nível de anticorpos e para futuro monitoramento dos títulos após tratamento Efetuar a PCR específica de espécies ou o *immunoblot*
Anticorpos séricos AF contra antígeno de microrganismo integral (teste de triagem)	Geralmente ≥ 64 (varia de acordo com o laboratório)	Infecção ou exposição prévia a *Neorickettsia helminthoeca*, *E. ewingii*, *E. chaffeensis*, *Anaplasma phagocytophilum*	Infecção muito precoce Nível abaixo do ponto de corte de 64	Títulos ≥ 2.048 geralmente devidos a *E. canis*[371] Efetuar teste ELISA para ajudar a eliminar todos os microrganismos, com exceção de *E. chaffeensis* Efetuar a PCR específica de gênero; se for positiva, efetuar a PCR específica do microrganismo Efetuar a PCR se os títulos permanecem persistentemente elevados após o tratamento, porém é necessário um período suficiente de espera, ou efetuar *immunoblot*
Anticorpos séricos por *immunoblot* (teste confirmatório)	Diferenciar *E. canis* de *E. ewingii* por reatividade contra antígenos proteicos separados, bem como de outras riquetsioses	Antígenos proteicos comuns entre diferentes microrganismos	Amostra muito precoce, são necessários pelo menos 21 dias após inoculação	Efetuar PCR para estabelecer se os títulos de anticorpos representam infecção atual ou prévia e para ajudar a resolver casos de suspeita de coinfecções
PCR de sangue total (teste confirmatório)	Determinar geneticamente a espécie existente. É possível que a PCR quantitativa (em tempo real) possibilite o monitoramento da eficácia do tratamento	Contaminação da amostra, amplificação inespecífica	Extração inapropriada da amostra; problemas técnicos laboratoriais; seleção inapropriada da amostra; baixo nível de infecção; problema de sensibilidade, que parece ser mais frequente nas infecções naturais *vs.* experimentais; tratamento prévio com agentes antibacterianos	Efetuar PCR em aspirado esplênico Efetuar PCR em tempo real (quantitativa) para determinar os níveis de microrganismos quanto ao significado ou gravidade ou monitorar o efeito do tratamento?

ELISA, ensaio imunoabsorvente ligado à enzima; *AF,* anticorpo fluorescente; *PCR,* reação em cadeia da polimerase.
[a]Além da detecção de anticorpos contra *E. canis,* esse teste também detecta anticorpos dirigidos contra *E. ewingii* e contra muitas cepas de *E. chaffeensis.*

duas doenças é semelhante, os cães com sinais clínicos de erliquiose e soronegativos para *E. canis* devem ser testados para a febre maculosa das Montanhas Rochosas ou outra riquetsiose do grupo das febres maculosas (ver Capítulo 27).

Os anticorpos caninos dirigidos contra *E. canis* no teste de AF indireto exibem reação cruzada com antígenos de *N. helminthoeca* e *N. risticii*, e, inversamente, anticorpos caninos contra *N. helminthoeca* apresentam reação cruzada com antígenos de *E. canis,* o que pode complicar o estabelecimento do diagnóstico em regiões em que esses microrganismos são coendêmicos[128] (ver Capítulo 25, *Infecções por Neorickettsia e Wolbachia*). Os títulos contra outras espécies de *Ehrlichia* devem ser obtidos, dependendo da área geográfica e da história de viagem do cão se houver sinais clínicos compatíveis. Os antígenos de *E. ewingii* exibem reação cruzada com *E. canis* e *E. chaffeensis*; por conseguinte, o teste de AF indireto para qualquer uma dessas três espécies de *Ehrlichia* fornecerá resultados positivos. Além disso, o soro com altos títulos de anticorpos anti-*E. canis* pode exibir reação cruzada com antígenos de *A. phagocytophilum*. Embora antígenos de *E. ewingii* tenham reação cruzada com outras espécies de *Ehrlichia,* essa espécie não pode ser cultivada *in vitro*; por isso, não se dispõe de nenhum teste sorológico específico. Antígenos de reatividade cruzada também são observados entre *E. chaffeensis* e *A. phagocytophilum* utilizando soro humano, mas não soro de cão.[568,726]

Ensaio imunoabsorvente ligado à enzima no ambulatório.
Além do teste de AF indireto, *kits* de ensaio imunoabsorvente ligado à enzima (ELISA; do inglês, *enzyme-linked immunosorbent assay*) "dot", contendo um ou vários antígenos, tornaram-se populares como "testes no ambulatório" para a detecção de anticorpos anti-*E. canis*.[349] Os resultados obtidos com esses *kits* são qualitativos e semiquantitativos em alguns casos; entretanto, podem ser rapidamente obtidos no contexto clínico. Os testes usados são sensíveis e específicos, particularmente quando os títulos de AF indiretos são superiores a 320.[163a,349] Os *kits* têm a vantagem de ter o custo relativamente baixo e fornecer evidências de exposição a *E. canis*, o que ajuda no estabelecimento de um diagnóstico precoce com o mínimo de equipamento e funcionários (ver Tabela 26.2).[628]

Com o advento de um teste de triagem múltiplo prontamente disponível, foi constatado que animais clinicamente sadios apresentam títulos de anticorpos séricos contra *Ehrlichia* ou *Anaplasma*. O usuário desses testes precisa estar ciente de que podem ser obtidos resultados falso-positivos em consequência de exposição à riquétsias menos patogênicas de reação cruzada. Pode ser necessária a realização de testes de AF indireto, *immunoblotting* ou PCR e sequenciamento para confirmar uma exposição ou infecção (ver Tabela 26.2). O tratamento de cães assintomáticos soropositivos é uma questão controversa. Quando se utiliza o método de ELISA "dot" como método de triagem para cães clinicamente sadios, não se recomenda o tratamento com base, exclusivamente, nos resultados positivos do teste.[371] Animais infectados clinicamente sadios podem servir como reservatório de *E. canis,* embora esse risco possa ser superado pelo controle mais intensivo dos vetores. A progressão de todos os animais com infecção subclínica para a fase crônica da doença é incerta e talvez improvável. Alguns animais poderão nunca desenvolver imunidade permanente, e é possível que a infecção sofra recidiva com reexposição. Teoricamente, o tratamento indiscriminado de todos os animais soropositivos pode levar a uma futura resistência desses microrganismos às tetraciclinas; todavia, essa resistência não foi relatada.

Immunoblotting.
Conforme descrito anteriormente, existe uma reatividade cruzada antigênica que utiliza o teste de AF com microrganismos integrais, entre *E. canis* e outros microrganismos.[372,891] Observa-se também alguma reatividade cruzada entre espécies de *Ehrlichia,* o que pode criar problemas na interpreta-

ção da sorologia com AF indireto em certas áreas geográficas. Foi detectado um desvio na reatividade a vários determinantes antigênicos de *E. canis* em cães durante a evolução da infecção.[566,895] O *Western immunoblotting* e a PCR foram usados para caracterizar e diferenciar as infecções por diferentes microrganismos, causando erliquiose, anaplasmose ou neoriquetsiose, e esses testes têm o potencial de resolver dilemas que envolvem reatividade cruzada* (ver Tabela 26.2).

Em um estudo destinado a identificar todos os principais antígenos imunorreativos de *E. canis* e a determinar a cinética da resposta humoral a *E. canis,* cães foram infectados experimentalmente por vias que representam melhor a inoculação pela picada de carrapato, e a primeira resposta humoral foi detectada no dia 21 PI.[566] Nesse estágio, a resposta humoral foi dirigida contra as proteínas de 37 e 19-kDa. Dos dias 21 a 28, os principais antígenos imunorreativos identificados foram as proteínas de 19-, 37-, 75- e 140-kDa. Os antígenos menores foram proteínas de 72 e 79-kDa. As proteínas reativas mais tardias identificadas nos dias 28 a 42 foram as proteínas de 28-, 42-, 72-, 95- e 200-kDa.

Em resumo, dentro de uma perspectiva clínica prática, o teste do AF indireto ou o dot-ELISA na clínica constituem os exames de triagem de escolha iniciais (ver também *Diagnóstico* nas discussões sobre infecções por *E. ewingii* e *A. phagocytophilum*, posteriormente neste capítulo). O *Western immunoblotting* demonstrou ser útil para distinguir entre infecções por *E. canis* e *E. ewingii*.[723] Essa característica é benéfica, visto que a maioria dos cães com infecção por *E. ewingii* apresenta títulos de AF indireto positivos para *E. canis*. Não se dispõe de nenhum teste de AF indireto para *E. ewingii*. Foram encontradas discrepâncias entre o AF indireto e análises do *Western blot* para amostras de soro com baixos títulos.[619] Como alternativa para procedimentos de *immunoblot*, a PCR (ver *Detecção genético-molecular*, mais adiante) pode ser útil para ajudar a resolver as polêmicas e questões associadas às reações cruzadas sorológicas descritas anteriormente.

Cultura dos microrganismos.
As hemoculturas podem levar até 8 semanas para o crescimento de microrganismos e, portanto, não são práticas no contexto clínico. Além disso, esse método é dispendioso e não está rotineiramente disponível. A cultura é altamente específica para o microrganismo que provoca infecção e, portanto, é considerada um importante instrumento de pesquisa. *E. canis* foi cultivada em células DH82 caninas, bem como em células J774.A1.[438]

Detecção genético-molecular.
A PCR demonstrou ser um método sensível para a detecção de infecção experimental aguda por *E. canis* em cães,[565] frequentemente dentro de 4 a 10 dias PI e antes da ocorrência de soroconversão. A sensibilidade da PCR no sangue na avaliação do cão com infecção natural não está muito bem definida. Resultados falso-negativos causados por dificuldades na extração do DNA do microrganismo, problemas inerentes na técnica e a seleção de amostra inadequada constituem motivos para essa diferença dos resultados experimentais (ver Tabela 26.2). A principal razão pela obtenção de resultados falso-positivos consiste em amplificação inespecífica ou contaminação da amostra durante a manipulação ou a realização do teste. Dispõe-se de poucos relatos sobre o uso da PCR no sangue para o diagnóstico inicial de erliquiose canina de ocorrência natural,[601] quando os resultados da PCR do sangue foram comparados com resultados de AF indireto. Em um estudo, foi observada correlação fraca entre os títulos de AF indireto e os resultados da PCR.[820] Nesse estudo, apenas 13 de 49 cães (27%) apresentaram resultados positivos para PCR do sangue, enquanto os resultados do

---

*Referências 121, 197, 372, 407, 408, 422, 557, 717, 723, 959.

teste de AF indireto para anticorpos contra *E. canis* foram positivos em todos os cães. Foi também constatada uma correlação fraca dos resultados de PCR do sangue em comparação com os resultados de AF indireto em um estudo de cães do Tennessee, em que 10 de 90 cães tiveram resultados positivos para o teste do AF indireto, enquanto nenhum foi positivo para PCR do sangue.[767] Essa falta de correlação no contexto clínico pode indicar falta de sensibilidade do método de PCR no sangue ou a exposição ao microrganismo, com sua eliminação subsequente. Isso também foi relatado em seres humanos com infecção da HGE.[50] Nesse estudo com seres humanos, os títulos de AF indireto na fase convalescente foram mais sensíveis do que a PCR do sangue para confirmação diagnóstica da HGE. A falta de sensibilidade da PCR do sangue é evidente, visto que o DNA de *Ehrlichia* pode ser amplificado a partir do baço, enquanto a sua amplificação não foi possível a partir de amostras correspondentes de sangue.[356] Consequentemente, a escolha apropriada de amostras de tecido ou de líquido corporal é importante para a obtenção do diagnóstico positivo por amplificação do DNA de *Ehrlichia*. A sensibilidade da PCR no sangue para a confirmação inicial de infecção por *Ehrlichia* não é consistentemente alta o suficiente para recomendar a sua determinação como único teste para o diagnóstico de erliquiose. A PCR deve ser usada em associação com métodos de detecção de anticorpos para identificar animais portadores de infecção aguda antes da ocorrência de soroconversão. A PCR de aspirado esplênico pode ser considerada como alternativa mais sensível para a PCR do sangue.[354] Com o passar do tempo, a PCR tornou-se mais aperfeiçoada e disponível. Mostra-se útil para diferenciar animais tratados com infecção persistente por *E. canis* de animais que mantêm títulos de AF indireto persistentemente altos após tratamento bem-sucedido.[408,905] A PCR e o sequenciamento são métodos muito específicos para determinar a espécie de riquétsia causadora de infecção em um animal. Além disso, podem ser construídos *primers* para triagem específica de gêneros, a fim de reduzir ao mínimo o número de reações específicas que precisam ser realizadas. A PCR em tempo real é mais sensível e menos sujeita a contaminação do que métodos convencionais e está se tornando o método preferido para o diagnóstico de *E. canis*. Além disso, fornece resultados quantitativos, bem como qualitativos, possibilitando acompanhar a cinética da infecção por *Ehrlichia*.[56,657]

Achados patológicos

Os achados patológicos macroscópicos em cães infectados por *E. canis* consistem em hemorragias petequiais e equimóticas na superfície serosa e mucosa da maioria dos órgãos, incluindo cavidade nasal, pulmões, rins, bexiga, trato gastrintestinal e tecido subcutâneo. Com frequência, verifica-se linfadenomegalia generalizada, esplenomegalia e hepatomegalia durante a fase aguda.[214,335] Todos os linfonodos podem estar aumentados e apresentam coloração acastanhada. Outro achado nos casos crônicos consiste em emaciação com perda da condição física global.[380] A medula óssea apresenta-se hipercelular e vermelha na fase aguda; todavia, na doença crônica, torna-se hipoplásica e pálida, em decorrência da infiltração gordurosa.

Um dos achados histopatológicos mais característicos consiste em um infiltrado de plasmócitos perivascular em numerosos órgãos, que incluem pulmões, cérebro, meninges, rins, linfonodos, medula óssea, baço e, algumas vezes, pele ou mucosa. O grau de infiltrado de células linfoides e plasmócitos parece aumentar nos cães cronicamente acometidos.[855] É difícil detectar as *Ehrlichia* histologicamente em tecidos fixados com formol ou solução de Bouin. Raramente, são observadas mórulas em células fagocitárias mononucleares de tecidos corados pela hematoxilina e eosina.[335]

No SNC, pode-se observar meningoencefalite não supurativa multifocal que acomete o tronco encefálico, o mesencéfalo e o córtex cerebral. A maioria das lesões é de localização ventral no tronco encefálico, bem como ao redor da substância cinzenta e branca periventricular.[855] Ocorre apenas encefalite muito leve do cerebelo. A meningite na EMC é frequentemente acompanhada de manguito vascular neuroparenquimatoso leve e gliose.[380] O infiltrado de células inflamatórias nas meninges pode ser monocítico ou linfoplasmocitário ou ambos.[606,643] São observadas lesões meníngeas microscópicas em quase todos os cães na necropsia; todavia, alguns animais exibem sinais clínicos de meningite.

Foram relatados sinais oculares que acometem quase todas as estruturas do olho. Esses sinais incluem conjuntivite, petéquias e equimoses da conjuntiva ou da íris, edema da córnea, uveíte e hifema. Além disso, podem ocorrer hemorragia sub-retiniana e descolamento da retina. Em um estudo em que os olhos de cães foram infectados experimentalmente por *E. canis* e examinados histologicamente, ocorreu uveíte em todos os cães infectados pelo microrganismo.[643] O infiltrado inflamatório foi predominantemente linfocitário, monocitário e plasmocitário. A inflamação ocular foi mais comum no corpo ciliar, tornando-se menos intensa, respectivamente, na corioide, na íris e na retina.

As alterações pulmonares na erliquiose são compatíveis com pneumonia intersticial. Inicialmente, observa-se o acúmulo subendotelial de células mononucleares, e podem ocorrer hemorragias intersticiais e alveolares. *E. canis* pode ser encontrada em células mononucleares septais e em macrófagos do endotélio vascular pulmonar.

A glomerulonefrite é rara em cães com EMC.[707] Pode ocorrer plasmocitose renal intersticial em cães com erliquiose, sendo responsável pela proteinúria em alguns casos. Foram observadas alterações histológicas mínimas nos rins de cães com infecção experimental por *E. canis*. Todavia, o exame ultraestrutural revelou fusão dos processos dos podócitos, coincidindo com o desenvolvimento de proteinúria.[188]

Tratamento

O tratamento da infecção por *E. canis* consiste em agentes antibacterianos e cuidados de suporte. Os fármacos eficazes incluem as tetraciclinas e o cloranfenicol (Tabela 26.3). Em geral, quanto mais cedo o tratamento de cães com infecção aguda for iniciado, mais favoráveis o prognóstico e os resultados. Cães na fase crônica geralmente não respondem ao tratamento devido às alterações causadas pela doença multissistêmica e à mielossupressão grave.[34,781]

A doxiciclina e, em alguns países, a minociclina são consideradas o tratamento de escolha, embora a tetraciclina e a oxitetraciclina tenham sido usadas inicialmente e ainda sejam eficazes. A doxiciclina é uma tetraciclina lipossolúvel semissintética prontamente absorvida, que produz concentrações sanguíneas, teciduais e intracelulares altas. Tendo em vista que a *Ehrlichia* pode persistir de forma intracelular, a penetração do fármaco na célula é essencial para eliminar a infecção. A doxiciclina tem as vantagens adicionais de meia-vida mais longa e maior penetração no SNC em comparação com a tetraciclina ou a oxitetraciclina. Em um estudo, foi constatado que a doxiciclina (10 mg/kg/dia), durante 7 dias, foi ineficaz na eliminação da infecção por *E. canis* induzida experimentalmente em 3 de 5 cães.[409] Em outros estudos, a doxiciclina (5 mg/kg 2 vezes/dia), administrada durante 10 ou 14 dias, foi totalmente eficaz na eliminação da infecção experimental por *E. canis*, conforme detectado pela PCR, de, respectivamente, 8 e 13 cães com infecção aguda.[114] Ainda não foi estabelecido se esses ciclos mais curtos de tratamento são adequados nas infecções de ocorrência natural. Por exemplo, foi constatado que um ciclo de 6 semanas de doxiciclina (10 mg/kg VO, diariamente) não foi suficiente para eliminar *E. canis* de todos os cães com infecção subclínica, porém natural.[357] Todavia, em outros estudos que envolveram infecções experimentais, o tratamento de 16 a 23 dias ou 28 dias de duração com doxiciclina foi suficiente para eliminar os microrganismos de todos cães infectados.[313,354] Além disso, coinfecções experimentais por *E. platys* parecem responder de modo satisfatório à mesma terapia com doxiciclina usada na infecção por *E. canis*.[313] Parte da discrepância entre a eficácia dos tratamentos pode estar relacionada com a duração da infecção antes da instituição do tratamento. Embora cães com infecções agudas e subclínicas por *E. canis* possam ser tratados com sucesso com o esquema de 28 dias de doxiciclina, o tratamento dos animais com infecções crônicas não foi bem-sucedido.[573a] Após o tratamento de cães com infecção crônica, os resultados de PCR permaneceram positivos no sangue e nos carrapatos que se alimentaram desses animais. O tratamento subsequente com rifampina oral diminuiu a taxa de infecção dos carrapatos, embora a rifampina por si só não tenha sido eficaz;[573a] por conseguinte, as recomendações quanto a seu uso suplementar não estão bem definidas. A duração padrão do tratamento com doxiciclina nas infecções naturais variou de 21 a 28 dias, e o *Ehrlichial Consensus Statement* do *American College of Veterinary Internal Medicine*, em 2002, recomendou a dose mínima de 10 mg/kg/dia, durante 28 dias.[607] Os esquemas posológicos para as tetraciclinas e outros fármacos estão resumidos na Tabela 26.3.

Em geral, observa-se melhora clínica notável dentro de 24 a 48 h após iniciar o tratamento com tetraciclina em cães com doença na fase aguda ou doença leve na fase crônica. A contagem de plaquetas começa correspondentemente a aumentar durante esse período e, em geral, alcança a faixa de referência dentro de 10 a 14 dias após o tratamento. A recuperação não é sinônimo de imunidade permanente, e os cães podem ser reinfectados por *E. canis* após tratamento previamente eficaz. Além disso, a reinfecção experimental por cepas heterólogas provocou manifestações mais graves da doença do que as cepas homólogas.[114] Pode-se considerar a administração intramuscular de oxitetraciclina reposítol de ação longa quando a administração oral do fármaco for difícil, devido a sinais gastrintestinais ou neurológicos, ou quando se prevê baixa adesão à administração do fármaco.[440]

O cloranfenicol tem sido recomendado para filhotes com menos de 5 meses de idade para evitar a pigmentação amarela dos dentes em erupção causada pelas tetraciclinas. Todavia, a doxiciclina, por ser uma tetraciclina liposolúvel, tem menos probabilidade de produzir esse efeito do que as tetraciclinas iônicas (ver *Formulário de fármacos*, no Apêndice). O cloranfenicol deve ser administrado a cães que apresentam infecções persistentes, apesar do tratamento com tetraciclinas.[855] Todavia, levando-se em consideração os riscos de saúde pública associados ao cloranfenicol, e tendo em vista que o fármaco interfere diretamente na síntese do heme e da medula óssea, sempre que possível sua administração em cães com anemia ou pancitopenia deve ser evitada.

Os agentes antibacterianos que não são eficazes contra espécies de *Ehrlichia* monocitotrópicas em seres humanos incluem a eritromicina, novos macrolídios (azitromicina, claritromicina e telitromicina), penicilinas e aminoglicosídios. A eficácia das quinolonas mostra-se variável de acordo com o fármaco usado e o microrganismo envolvido. O enrofloxacino para o tratamento da infecção experimental por *E. canis* foi avaliado, e foi constatado que não é eficaz. Além disso, a eficácia do enrofloxacino contra *E. canis* foi avaliada em um estudo *in vitro*, que mostrou que *E. canis* apresenta resistência natural mediada por girase às quinolonas.[608]

O dipropionato de imidocarb, um fármaco antiprotozoário, foi usado no passado para o tratamento de infecções por *E. canis*.[556] Constatou-se que o crescimento de *E. canis in vitro* não é afetado pela exposição de curta duração (3 dias) a níveis aparentemente baixos ou altos de imidocarb.[116] Em 10 cães com infecção experimental por *E. canis*, não houve resolução da infecção após tratamento com dipropionato de imidocarb (6,6 mg/kg por via intramuscular [IM], duas injeções administradas com intervalo de 2 semanas).[259]

Devido à possível ocorrência de coinfecção por *B. canis* e/ou *Hepatozoon canis* (microrganismos transmitidos pelo mesmo vetor de *E. canis*), o dipropionato de imidocarb pode ser usado, nesses casos, em associação com tetraciclinas.

Além do tratamento antimicrobiano, o tratamento de suporte com líquidos para a desidratação ou transfusões de sangue pode ser justificado se o cão tiver anemia grave. As transfusões sanguíneas não aumentarão significativamente a contagem de plaquetas; consequentemente, pode ser necessário o uso de plasma rico em plaquetas em uma situação de emergência. O acetato de desmopressina (DDAVP) tem sido usado em seres humanos e em cães para tratar uma variedade de distúrbios da coagulação associados a disfunção plaquetária.[375a,749a] A administração subcutânea de DDAVP (1 µg/kg a cada 24 h, com 12 h de privação de água, para três tratamentos consecutivos) a três cães infectados por *E. canis* com sangramento clínico foi associada a interrupção da hemorragia dentro de 1 h, redução do tempo de sangramento da mucosa bucal em 2 h, e aumento da contagem de plaquetas e da concentração de fibrinogênio e redução do tempo de coagulação dentro de 48 h após o primeiro tratamento.[320a] É necessária pesquisa adicional desse método terapêutico para cães infectados com sangramento ativo. Não se dispõe de dados para apoiar o uso de fatores de crescimento, como a eritropoetina humana recombinante (rHuEPO; do inglês, *recombinant human erythropoietin*) e o fator de estimulação de colônias de granulócitos (filgrastim, G-CSF; do inglês, *granulocyte colony-stimulating factor*). Entretanto, os resultados de um único relato de caso sugerem que o tratamento prolongado com esses agentes terapêuticos pode ser útil no tratamento da erliquiose crônica grave.[34] Ver *Formulário de fármacos*, no Apêndice, para mais informações sobre esses fármacos.

O tratamento a curto prazo (de 2 a 7 dias) com baixas doses imunossupressoras de glicocorticoides (de 1 a 2 mg/kg de prednisolona VO) pode ser benéfico precocemente no período de tratamento, quando há trombocitopenia grave ou potencialmente fatal. Os glicocorticoides não devem ser excluídos nessas situações se a hemorragia

---

Tabela 26.3	Tratamento antimicrobiano da erliquiose monocitotrópica canina.			
Fármaco[a]	**Dose[b] (mg/kg)**	**Via preferida (alternativa)**	**Intervalo (horas)**	**Duração (dias)**
Doxiciclina	10	VO (IV)	24	21 a 28[c]
	5	VO, IV	12	21 a 28
Minociclina	10	VO	12	21 a 28
Tetraciclina	22	VO	8	21 a 28
Oxitetraciclina	7,5 a 10	IV	8	21 a 28
Cloranfenicol	25 a 50	VO (IV, SC)	8	21 a 28

IV, intravenosa; *VO*, via oral; *SC*, subcutânea.
[a]Ver *Formulário de fármacos*, no Apêndice, para informações adicionais.
[b]Dose por administração em intervalo especificado.
[c]A rifampina (15 mg/kg, a cada 12 h, durante 7 dias), com eficácia incerta, tem sido administrada *após* tratamento com doxiciclina, na tentativa de eliminar a infecção de cães com infecção crônica.[573a] *Não foi eficaz* quando administrada *isoladamente*, e estudos com outras infecções intracelulares mostram que a rifampina sempre deve ser administrada *simultaneamente* com outros agentes antimicrobianos para melhorar a eficácia e evitar a resistência. Precauções com o uso incluem hepatotoxicidade. Ver o *Formulário de fármacos*, no Apêndice, para informações adicionais.

apresenta risco de vida, visto que ajudarão a reduzir a tendência à hemorragia em consequência de várias causas de distúrbios trombocitopênicos primários, uma vez que estes últimos estão associados a mecanismos imunomediados.[360,365,893] O monitoramento da resposta ao tratamento da infecção por *Ehrlichia* é importante, visto que *E. canis* pode causar infecção persistente por vários meses a anos, e alguns cães podem desenvolver a forma crônica grave da doença.[356] Pode ocorrer resolução da trombocitopenia dentro de 10 a 14 dias após o tratamento, quando há um modo fácil e conveniente de monitorar a resposta ao tratamento. Como a infecção pode sofrer recidiva após a interrupção do tratamento, devem-se efetuar contagens de plaquetas pelo menos dentro de 1 a 3 meses após a interrupção do tratamento. As alterações das proteínas séricas causadas pela hiperglobulinemia podem levar até 12 meses para a sua resolução. Alguns cães apresentam resolução de todas as anormalidades clínicas e laboratoriais, porém continuam apresentando títulos persistentemente altos de anticorpos. Nesses casos, a realização de PCR de um aspirado do baço pode ser justificada. A quantificação molecular do DNA de *E. canis*, utilizando a PCR em tempo real, é um meio sensível de rastrear a resolução da infecção.[56] A exemplo de outras doenças infecciosas, os títulos de anticorpos séricos podem permanecer elevados após a eliminação do microrganismo; entretanto, deve ocorrer resolução de todas as anormalidades clínicas e laboratoriais para que se possa chegar a essa conclusão. Os cães, particularmente aqueles que estão em ambientes endêmicos, podem ser reinfectados após a sua recuperação; por esse motivo, pode ser difícil provar a eliminação da infecção após o tratamento. Se um animal não apresentar melhora clínica após os esquemas de tratamento recomendados, deve-se considerar outra causa ou uma causa combinada de doença. Na maioria dos cães com erliquiose aguda, ocorre resolução da doença clínica dentro de 24 a 72 h após a instituição do tratamento, mesmo quando os parâmetros laboratoriais clínicos permanecem anormais. Embora se possa eliminar rotineiramente a infecção com esquemas de tratamento apropriados em cães com infecção experimental, ainda existe a preocupação de que, nas infecções naturais, algumas cepas de *Ehrlichia* possam ser mais resistentes ao tratamento, o que sugere diferenças de virulência em várias regiões do mundo.

Prevenção

No momento atual, não se dispõe de nenhuma vacina; por conseguinte, o modo primário de prevenção consiste em medidas de controle dos carrapatos e quimioprofilaxia. A soroconversão foi reduzida em cães por ocasião de sua entrada em uma área endêmica de infecção por *E. canis* quando foram tratados para infestação de carrapatos com aplicação mensal de fipronil, em comparação com cães não tratados.[203] Para as infecções por *E. canis* em cães de canil, constatou-se que a tetraciclina é um fármaco profilático eficaz contra a infecção inicial ou a reinfecção quando administrada por via oral (VO), na dose de 6,6 mg/kg/dia. Todavia, o uso indiscriminado desse fármaco em todos os cães pode, teoricamente, levar ao desenvolvimento de resistência ao fármaco.[26] Em outro estudo conduzido em cães de trabalho na África e no Oriente Médio, foi constatado que a administração diária total de 100 mg de doxiciclina VO protegeu os cães da infecção por *E. canis*.[202]

O controle em áreas endêmicas pode ser obtido por meio de manutenção de programas de controle estrito de carrapatos para cães e instalações, uso de sorologia para identificar cães expostos e infectados e tratamento de todos os cães acometidos com o esquema terapêutico de tetraciclinas. Todos os animais recém-introduzidos em um canil devem ser submetidos à sorologia, tratados para carrapatos e isolados até a obtenção dos resultados. Quando essas medidas falham, o único recurso pode consistir em manter todos os cães com níveis profiláticos de tetraciclina. Se essas diretrizes forem seguidas,

deve-se interromper o ciclo de infecção de *E. canis* no carrapato, visto que a transmissão transovariana de *E. canis* não ocorre no carrapato *Rhipicephalus*. Por ser um carrapato domiciliado, e tendo em vista que todos os estágios do carrapato alimentam-se em cães, o *R. sanguineus* é importante na manutenção das infecções por *E. canis* em canis. A importação de cães infectados por *E. canis* ou de carrapatos *R. sanguineus* infectados representa um risco contínuo para países como o Reino Unido e a Austrália, onde *E. canis* não é endêmica.[777] Devido à falta de acurácia da triagem de cães recentemente infectados por importação, utilizando um único título de anticorpos na ocasião, podem ser necessárias precauções, incluindo acompanhamento dos títulos, períodos de quarentena ou uso de métodos diagnósticos adicionais. Para as outras espécies de *Ehrlichia*, anaplasma e neoriquétsias, os carrapatos em ambientes externos constituem fonte potencial de infecção, juntamente com múltiplos hospedeiros reservatórios da fauna silvestre ainda não identificados. As medidas de controle de carrapatos para cães suscetíveis são recomendadas como solução viável. Para o controle dos carrapatos, ver informações adicionais em *Remoção dos carrapatos e prevenção em animais de estimação*, no Capítulo 93, e suas referências associadas.[636–638]

O risco potencial de transmissão da erliquiose a cães por meio de transfusões sanguíneas é uma preocupação na medicina da transfusão, e recomenda-se que todos os hemoderivados sejam testados para *E. canis*. Apenas produtos sem anticorpos anti-*E. canis* ou sem DNA de *E. canis* devem ser usados. Ver *Precauções com transfusões de hemoderivados*, no Capítulo 93.

Considerações de saúde pública

Foi sugerido que o agente da erliquiose humana venezuelana é uma variante ou uma subespécie da *E. canis* transmitida por carrapatos *R. sanguineus*.[861] Consequentemente, na América do Sul, os cães podem atuar como reservatório da erliquiose humana venezuelana, enquanto *R. sanguineus* pode servir como vetor. Foram descritos casos equivalentes em outras partes do mundo, onde *E. canis* não é atualmente considerada como microrganismo de potencial zoonótico.

Infecção por *Ehrlichia chaffeensis* | Erliquiose monocitotrópica humana

Shimon Harrus, Trevor Waner e T. Mark Neer

Há suspeita de um microrganismo estreitamente relacionado, *E. chaffeensis*, o agente etiológico da erliquiose monocitotrópica humana (EMH), infecte canídeos, com base na detecção molecular de fragmentos gênicos do microrganismo no sudeste da Virgínia, em Oklahoma e na Carolina do Norte (ver Tabela 26.1).[115,596,631,933] No leste dos EUA, essa riquétsia é transmitida pelo *Amblyomma americanum* (carrapato da estrela solitária) e, em menor grau, por *D. variabilis*. *E. chaffeensis* ou um microrganismo estreitamente relacionado. Foram encontrados em várias espécies de carrapatos e animais vertebrados em muitos países.[930] Por exemplo, o DNA de *E. chaffeensis* foi detectado como microrganismo predominante em carrapatos *R. sanguineus* coletados de cães camaroneses.[604] As sequências de nucleotídios de *E. chaffeensis* e *E. canis* do gene da proteína de formação de pontes de dissulfeto amplificado (374 bp), obtidas dos carrapatos *R. sanguineus* camaroneses, foram idênticas aos genótipos norte-americanos.[602]

Na América do Norte, o veado-de-cauda-branca (*Odocoileus virginianus*) e, possivelmente, cães ou outros carnívoros servem de hospedeiros reservatórios. Foi detectada reatividade sorológica em guaxinins (*Procyon lotor*) e gambás (*Didelphis virginianus*) criados em liberdade na Geórgia,[517] bem como em camundongos de patas brancas (*Peromyscus leucopus*) de Connecticut.[531] Foram detectadas infecções clinicamente silenciosas em cabras e lêmures (ver Tabela 26.1).

E. chaffeensis foi inoculada experimentalmente em filhotes de cães, e os sinais foram leves em comparação com animais correspondentes inoculados com *E. canis*.[208] Apenas a existência de febre foi aparente. Esse achado, que pode estar relacionado com diferenças entre espécies ou com a atenuação do agente em cultura celular, contrapõe-se à síndrome clínica observada em seres humanos infectados por *E. chaffeensis*. A importância clínica das infecções naturais em cães ou gatos ainda está sendo definida. Cães com infecção experimental por *E. chaffeensis* desenvolveram trombocitopenia sem outras manifestações sistêmicas de doença (Boxe 26.1).[954] Foi possível cultivar os microrganismos de amostras de sangue por até 102 dias após a infecção, e a existência de DNA por até 117 dias foi identificada. Títulos elevados de anticorpos foram mantidos durante até 6 meses de observação, sugerindo que os cães se tornaram portadores crônicos inaparentes e, portanto, possíveis reservatórios da doença. A sorologia e o teste para PCR sugeriram que cães em abrigos de animais e canis no sudeste da Virgínia são infectados naturalmente.[207] Três cães apresentaram doença clínica de ocorrência natural secundária à infecção por *E. chaffeensis*.[115] Esses cães exibiram sinais muito semelhantes aos da infecção clássica por *E. canis*, que consistem em uveíte anterior, epistaxe e linfadenopatia. Nos seres humanos, a doença induzida por *E. chaffeensis* é mais grave nos indivíduos imunocomprometidos;[742] podem-se esperar achados similares em cães.

Antes de 1986, a única espécie de "*Ehrlichia*" reconhecida como capaz de infectar seres humanos era *Neorickettsia sennetsu* (ver Capítulo 25). Esse agente, isolado pela primeira vez no Japão, é responsável por uma síndrome leve semelhante à mononucleose. Nos EUA, *E. chaffeensis* é considerada o agente etiológico EMH,[27,759,799] que se manifesta como doença aguda semelhante à influenza, caracterizada por febre, cefaleia, mal-estar e, algumas vezes, morte em pacientes gravemente acometidos. A EMH é predominante no centro sul e sudeste dos EUA, onde a variedade dos hospedeiros reservatórios, o veado-de-cauda-branca, e o carrapato vetor, *A. americanum*

(ou possivelmente *D. variabilis*) se superpõem. O ciclo silvestre e a distribuição da doença são, portanto, muito semelhantes aos da infecção por *E. ewingii* (ver adiante). Embora reservatórios da fauna silvestre, como coiotes (*Canis latrans*), sejam muito importantes, os cães podem ser portadores de *E. chaffeensis* em regiões geográficas endêmicas.[452] Os cães podem transportar carrapatos em proximidade mais estreita aos seres humanos, e o papel do manuseio dos carrapatos ou suas excreções ou líquidos corporais pode representar um risco possível, porém não comprovado. Para informações mais detalhadas sobre essa doença em seres humanos, ver *Erliquiose e anaplasmose*, no Capítulo 99.

Infecção por *Ehrlichia ruminantium* | Pericardite exsudativa

Shimon Harrus, Trevor Waner e T. Mark Neer

E. ruminantium, que provoca pericardite exsudativa nos bovinos, foi detectada por métodos moleculares no sangue de cães clinicamente sadios e enfermos em países da África subsaariana, incluindo Quênia, Uganda, Etiópia e Mali (ver Tabela 26.1).[19] O microrganismo não foi isolado do sangue canino em cultura ou sangue testado para a sua infectividade; consequentemente, a sua virulência, vetores potenciais e classificação definitiva não estão bem definidos. Não se sabe ao certo se os sintomas clínicos que se assemelham aos da infecção por *E. canis* foram causados pela infecção por esse microrganismo ou acidentais.

Infecção por *Ehrlichia* spp. | Erliquiose monocitotrópica felina

Michael R. Lappin e Edward B. Breitschwerdt

Etiologia e epidemiologia

As espécies de *Ehrlichia* que infectam gatos após exposição natural não foram totalmente determinadas. Apenas quatro estudos com gatos naturalmente infectados confirmaram o DNA de uma cepa de *Ehrlichia* geralmente encontrada em células mononucleares.[77,111,224,318] No relatório norte-americano,[111] o DNA mais compatível com *E. canis* foi documentado em amostras de sangue de três gatos clinicamente enfermos. Os DNA de *E. canis* amplificados de três gatos no Brasil apresentaram homologia de 99% entre si e homologia de 100% com sequências registradas de cães na mesma área, sugerindo que a mesma cepa era responsável pela infecção de cães e gatos.[224] No relatório francês,[77] as sequências de rDNA 16S de *Ehrlichia* obtidas de dois gatos foram idênticas àquelas obtidas de gatos norte-americanos. O DNA de *E. canis* foi amplificado da amostra de sangue de um gato de Trinidad, nas Índias Ocidentais.[318] Em outros relatos, foram detectados corpos e mórulas semelhantes aos de *Ehrlichia* em linfócitos ou monócitos periféricos de cães com exposição natural nos EUA (Figura 26.10),[103] Quênia,[135,137] França,[76,79,81,172] Brasil,[22] e Tailândia.[417] O exame de um microrganismo isolado das células mononucleares felinas na microscopia eletrônica revelou microrganismos de 0,54 a 1,3 μm, ou seja, de tamanho intermediário entre *E. canis* e *N. sennetsu*.[135]

Com base no conhecimento dos autores deste capítulo, foi conduzido apenas um estudo de inoculação experimental em cães com *E. canis*.[475] Quando gatos foram inoculados por via subcutânea com uma cepa de *E. canis* (isolado canino da North Carolina State University) mantida em cultura celular, o DNA do microrganismo ou anticorpos que reagiram contra mórulas de *E. canis* não foram detectados durante o período de acompanhamento de 8 semanas.[475] É possível que esses resultados sejam interpretados da seguinte maneira: o

---

| Boxe 26.1 | Sinais clínicos e valores laboratoriais em cães com infecção natural por *Ehrlichia* spp. |

Infecção por *Ehrlichia canis*[a]

Sinais clínicos: febre, anorexia, perda de peso, arritmias cardíacas, diátese hemorrágica, sinais do SNC, linfadenomegalia, esplenomegalia, uveíte anterior, poliartrite, cegueira em consequência de edema sub-retiniano ou sangramento e descolamento da retina

Achados laboratoriais: trombocitopenia, anemia, leucopenia, hiperglobulinemia, pancitopenia, proteinúria, pleocitose linfocitária, plasmocitose da medula óssea

Infecção por *Ehrlichia chaffeensis*[b]

Sinais clínicos: uveíte anterior, vômitos, epistaxe, eritema multiforme, linfadenomegalia

Achados laboratoriais: trombocitopenia, pleocitose linfocitária

Infecção por *Ehrlichia ruminatium*[19]

Sinais clínicos: nenhum documentado

Infecção por *Ehrlichia ewingii*[c]

Sinais clínicos: febre, anorexia, rigidez, edema articular, sinais do SNC. Os sinais raramente observados incluem hemorragia, perda de peso, uveíte, prurido, vômitos e diarreia

Achados laboratoriais: anemia arregenerativa leve, poliartrite neutrofílica, pleocitose neutrofílica do LCS

SNC, sistema nervoso central; *LCS*, líquido cerebrospinal.
[a]Referências 188, 189, 230, 351, 353, 457, 577, 606, 643, 702, 781, 855, 894.
[b]Referências 115, 207, 596, 606, 631, 933.
[c]Referências 316, 320, 322, 324, 456, 499, 807, 808.

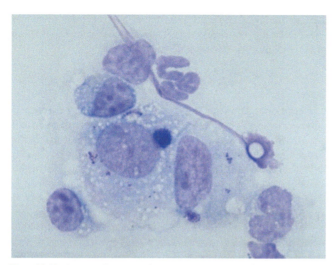

Figura 26.10 Inclusão de *Ehrlichia* na célula mononuclear de um gato. (Coloração de Wright, 1.000×.) (Cortesia de Mike Lappin, Colorado State University, Fort Collins, CO.)

DNA semelhante ao de *E. canis* ampliado a partir de gatos com infecção natural pode pertencer a uma espécie diferente de *Ehrlichia* mais infecciosa para gatos (nem todas as cepas de *E. canis* irão infectar gatos, e nem todos os gatos são suscetíveis à infecção por *E. canis*), ou a inoculação subcutânea não constitui um método eficaz para infectar gatos com *E. canis*.[111] Também é possível que os níveis de DNA de *E. canis* no sangue e os níveis de anticorpos contra *E. canis* no soro estivessem abaixo dos limites de sensibilidade dos ensaios utilizados.

Amostras de soro de gatos foram avaliadas para anticorpos contra espécies de *Ehrlichia,* usando o AF indireto ou o Western immunoblot. Com o uso do AF indireto, foram detectados anticorpos séricos que reagem contra mórulas de *E. canis* em gatos de vários estados dos EUA,[103,813] França,[80,81] Itália,[254,873] Espanha,[9,44,634,793] Quênia[559] e Brasil.[281] Em um bairro no Colorado, onde foi identificado um gato com uma forma mononuclear de *Ehrlichia,* 14 de 17 gatos (82,4%) e 9 de 17 gatos (52,9%) apresentaram anticorpos séricos detectados pelo teste do AF indireto contra *E. canis* e *N. risticii,* respectivamente.[103] Os gatos com anticorpos dirigidos contra ambas as espécies geralmente apresentaram títulos mais altos de antígenos de *E. canis.* Em gatos da Espanha, foram detectados anticorpos dirigidos contra *E. canis* (13 de 122 gatos) e *N. risticii* (3 de 122 gatos).[9]

Muitos gatos sadios apresentam anticorpos séricos em consequência da exposição a outros patógenos (p. ex., *Bartonella henselae*[793]) que podem exibir reação cruzada com antígenos de *E. canis,* conforme observado em cães.[813] Além disso, ocorre reatividade cruzada sorológica variável entre espécies de *Ehrlichia, Neorickettsia* e *Anaplasma*; consequentemente, a sororreatividade a um antígeno de teste específico não comprova definitivamente a exposição às mórulas de *Ehrlichia* spp. usadas para o teste.[121,241,607,813] As pesquisas epidemiológicas que utilizam testes sorológicos para anticorpos contra antígenos de microrganismos integrais de *Ehrlichia* em gatos domésticos ou exóticos mostraram essa reatividade cruzada que provavelmente superestima a prevalência da infecção.* Não foi efetuada a padronização das metodologias sorológicas para *Ehrlichia* spp. entre os laboratórios, e tampouco foram definidos os pontos de corte mais apropriados. Os resultados de testes sorológicos realizados por diferentes laboratórios não exibiram concordância de 100%.[111] Por conseguinte, os resultados de pesquisas baseadas em anticorpos devem ser interpretados com cautela até o momento em que os laboratórios poderão correlacionar os resultados sorológicos com isolados de espécies de *Ehrlichia* felinas ou achados de PCR.

Não se sabe o modo pelo qual os gatos com exposição natural e clinicamente doentes com erliquiose, descritos na literatura, foram infectados. A comprovação de exposição a artrópodes nos casos comprovados tem sido variável. Entretanto, foi detectada a existência de *Haemaphysalis leachi* em quatro gatos com erliquiose clínica no Quênia.[135,137] *C. felis* obtido de gatos nos EUA e na Austrália foi negativo para DNA de *Ehrlichia* e *Anaplasma* spp.[67,477]

Patogenia

A patogenia da doença associada à erliquiose em gatos não é conhecida. Com base nos achados clínicos, laboratoriais e radiográficos, a patogenia da doença provavelmente assemelha-se àquela da infecção por *E. canis* em cães. Nos três gatos com DNA semelhante ao de *E. canis* no sangue, foram detectados anticorpos antinucleares, de modo semelhante aos resultados relatados em cães infectados.[111]

Achados clínicos

Foram descritas manifestações clínicas da erliquiose em 22 gatos com suspeita de mórulas em células mononucleares† e em três gatos com DNA semelhante ao de *E. canis* no sangue[111]. Também houve suspeita de erliquiose em 33 casos felinos relatados, em que o diagnóstico presuntivo foi fundamentado na associação de resultados sorológicos positivos para *E. canis* ou *N. risticii,* achados clínicos ou laboratoriais consistentes com infecção por *Ehrlichia* e resposta a fármacos conhecidos contra *Ehrlichia.*[76,80,81,103,653] Dessa maneira, foram relatados pelo menos 55 casos em que a erliquiose felina foi implicada. Além disso, outros dois gatos com anticorpos séricos positivos na Espanha apresentaram sinais clínicos compatíveis com erliquiose, porém os resultados do tratamento não foram relatados.[44]

A maior parte dos gatos cuja idade foi relatada tinha, em sua maioria, mais de 1 ano e eram gatos domésticos de pelo curto. Tanto machos quanto fêmeas foram acometidos. A febre e os sinais inespecíficos de letargia, inapetência e perda de peso constituem manifestações clínicas comuns, observadas na maioria dos gatos. A hiperestesia, dor articular e disposição irritável também foram comuns. Em alguns gatos, também foi constatada a ocorrência de dispneia, vômitos, diarreia e perda de peso. No exame físico, foram relatadas anormalidades que consistiram em esplenomegalia, linfadenomegalia, dispneia, petéquias, descolamento da retina, hemorragias vítreas e palidez das mucosas. Em alguns gatos, foi detectado linfossarcoma ou infecção concomitante por *Mycoplasma haemofelis, Cryptococcus neoformans,* pelo vírus da leucemia felina ou vírus da imunodeficiência felina.

Diagnóstico

Achados clinicolaboratoriais

Dispõe-se de avaliações completas ou parciais das células sanguíneas em muitos dos gatos. A anemia foi mais comumente arregenerativa e ocorreu em gatos com história de doença crônica. Um gato com anemia regenerativa estava coinfectado por uma espécie hemotrópica de *Mycoplasma* (anteriormente *H. felis*).[172] Em alguns gatos, ocorrem leucopenia, leucocitose, neutrofilia, neutropenia, linfocitose, monocitose e trombocitopenia, isoladamente ou em associação. A avaliação da medula óssea de gatos com citopenias revelou principalmente a ocorrência de hipoplasia da linhagem celular acometida. Todavia, um gato apresentou características citológicas da medula óssea compatíveis com leucemia mieloide.[111] Deve-se considerar a erliquiose no diagnóstico diferencial de gatos com leucocitose ou citopenias inexplicadas.

*Referências 9, 281, 494, 579, 634, 793, 830.

†Referências 22, 76, 80, 103, 135, 172.

Anormalidades bioquímicas foram raramente relatadas em gatos com suspeita de erliquiose clínica, e essas anormalidades foram aparentemente inespecíficas. A hiperproteinemia constitui a anormalidade mais consistente, e foi detectada a existência de gamopatia policlonal em quatro dos gatos submetidos a eletroforese das proteínas.[76,79] Em um estudo separado, foi feita uma associação epidemiológica entre a gamopatia monoclonal e gatos soropositivos para anticorpos contra *E. canis*.[813] Com base nesses resultados, a erliquiose deve ser incluída na lista diferencial para gatos com hiperglobulinemia.

Achados radiográficos

Entre os gatos com achados compatíveis com doença respiratória na anamnese ou no exame físico, as únicas anormalidades relatadas em associação à erliquiose felina consistiram em padrões pulmonares intersticiais. As radiografias de tórax e de abdome foram comumente consideradas dentro dos limites normais.

Sorologia

A maioria dos gatos com mórulas documentadas dentro de células mononucleares apresentou anticorpos no soro que reagiram contra mórulas de *E. canis*. Entretanto, alguns gatos com erliquiose clínica tiveram resultados negativos nos testes de anticorpos na avaliação inicial, de modo que pode ser necessário efetuar mais de uma avaliação sorológica para documentar uma soroconversão. Não há resultados sorológicos para todos os gatos com DNA de *E. canis* no sangue. Em determinado estudo, dos três gatos com DNA semelhante ao de *E. canis,* no sangue, nenhum apresentou anticorpos contra mórulas de *E. canis* em dois laboratórios diferentes, apesar da existência de doença crônica.[111] Esses resultados sugerem que nem todos os gatos sofrem soroconversão quando infectados por *Ehrlichia* spp., que existe outro microrganismo semelhante a *E. canis* em nível molecular, que não induz a produção de anticorpos de reação cruzada, ou que a sensibilidade dos ensaios sorológicos atualmente disponíveis é fraca. Em outro estudo, cinco gatos com suposta erliquiose apresentaram anticorpos séricos que reagiram contra mórulas de *N. risticii*, mas não contra mórulas de *E. canis*.[653] Além disso, *A. phagocytophilum* provoca sinais clínicos semelhantes em gatos e, em geral, não induz a produção de anticorpos de reação cruzada com antígenos de *E. canis*.[96,476] Consequentemente, a erliquiose não pode ser excluída em gatos com base na incapacidade de detectar uma sororreatividade às mórulas de *E. canis* pelo teste de AF indireto. Por esse motivo, o diagnóstico de erliquiose felina clínica nunca deve basear-se apenas em resultados positivos da sorologia. Os clínicos sempre devem excluir outras causas potenciais da síndrome clínica. Para confirmação, devem-se considerar testes que envolvem metodologias de detecção do microrganismo ou do ácido nucleico.

Outros exames

Os resultados do teste para anticorpos antinucleares foram positivos em alguns gatos.[111] O teste de Coombs foi habitualmente negativo. A poliartrite neutrofílica e concentrações aumentadas de proteína no LCS foram confirmadas em um gato.[111] O aspirado de linfonodos, quando realizado, revelou hiperplasia linfoide ou de plasmócitos.

Detecção do microrganismo

A existência de mórulas pode ser utilizada para reforçar o diagnóstico de erliquiose em gatos. Foi relatado que as células infectadas são mais comuns em amostras de sangue coletadas de uma veia da orelha do que de uma grande veia.[79] Todavia, podem ser obtidos resultados falso-positivos e falso-negativos. Além disso, não se pode utilizar a documentação de mórulas para determinar a participação de *Ehrlichia* spp. Por exemplo, em gatos com suspeita de infecção por *E.*

canis no Brasil e no Quênia, foi constatada a infecção dos neutrófilos e das células mononucleares; entretanto, foram encontrados maiores números de mórulas nas células mononucleares.[23,135]

Cultura do microrganismo e detecção genética molecular

A infecção por *Ehrlichia* spp. pode ser confirmada por meio de cultura celular ou pela PCR. O microrganismo foi isolado do sangue total de gatos domésticos em culturas de monócitos,[135] mas não de uma leoa no Quênia.[137] Embora os resultados dos ensaios de PCR provavelmente sejam usados para ajudar a definir melhor a erliquiose felina, os clínicos devem auxiliar os laboratórios de pesquisa nos esforços envidados para obter isolados felinos de espécies de *Ehrlichia* para estudos microbiológicos comparativos. Devem-se utilizar ensaios de PCR que amplificam o DNA dos gêneros *Ehrlichia*, *Anaplasma* e *Neorickettsia* (i. e., esses *primers* de PCR devem amplificar todos os membros do gênero); subsequentemente, um ensaio de PCR específico para espécie, o sequenciamento do DNA ou ambos podem ser realizados para determinar o microrganismo envolvido. Embora a PCR tenha sido usada com sucesso para diagnosticar a infecção em alguns casos felinos,[111,224,318,476] são necessárias informações mais detalhadas sobre a sensibilidade diagnóstica da PCR específica para espécie.

Até que o exame diagnóstico para erliquiose em gato seja mais bem definido, será necessário combinar os resultados do ensaio de PCR com os do teste de anticorpos séricos contra múltiplas espécies de *Ehrlichia,* de modo a confirmar ou excluir esses microrganismos do diagnóstico diferencial de gatos clinicamente enfermos.[607]

Achados patológicos

Antes do tratamento, detectou-se linfadenite piogranulomatosa no linfonodo mesentérico de um gato do Colorado com anticorpos dirigidos contra *E. canis* e *N. risticii*.[103] Foram detectados infiltrados perivasculares de plasmócitos e linfócitos nos pulmões, nos rins e no fígado da leoa não tratada no Quênia.[137] Após tratamento de um gato com doxiciclina, houve desenvolvimento da síndrome de angústia respiratória aguda que levou à morte do animal.[111] Os achados predominantes consistiram em miocardite neutrofílica e histiocitária e pneumonia, nefrite linfoplasmocitária multifocal e pancreatite linfoplasmocitária multifocal. Todavia, espécies de *Ehrlichia* ou outras causas infecciosas não foram identificadas após a morte.

Tratamento

O tratamento com tetraciclina, doxiciclina ou dipropionato de imidocarb foi tentado na maioria dos casos com suspeita de erliquiose monocitotrópica felina clínica. A administração de uma dose de 5 mg/kg de doxiciclina, 2 vezes/dia VO, durante 21 dias, levou à resolução dos sinais clínicos da doença em três gatos.[103] Um gato foi soropositivo 180 dias após receber alta, porém soronegativo depois de 1.365 dias. Houve acompanhamento sorológico de múltiplos casos presuntivos na França;[80,81] a maioria tornou-se soronegativa com o passar do tempo. Todavia, podem ser obtidos títulos crescentes ou persistentes, conforme relatado para o cão.[68] O dipropionato de imidocarb, administrado na dose 5 mg/kg por via intramuscular e repetido dentro de 14 dias produziu a resolução clínica da doença em dois gatos no Quênia.[135] Esse fármaco tem sido usado para o tratamento de cães infectados[556] e demonstrou ser seguro quando administrado a gatos com hemoplasmose crônica.[479] Foi usado o enrofloxacino para o tratamento de dois gatos com suspeita de erliquiose mononuclear.[81] Todavia, esse fármaco é considerado inferior às tetraciclinas para o tratamento da erliquiose em cães.[607,608] Na atualidade, o *Infectious Disease Study Group* do *American College of Veterinary Internal Medicine* recomenda o tratamento de gatos com suspeita de erliquiose clínica com doxiciclina, na dose de 10 mg/kg VO, a cada 24 h, pelo período mínimo de 28 dias.[607] Atualmente, não se sabe se os protocolos de tratamento usados eliminam o microrganismo.[408,908]

Dois gatos com mórulas documentadas nas células mononucleares foram submetidos à eutanásia devido ao fracasso do tratamento com tetraciclina[172] ou doxiciclina,[79] e devido à ocorrência de morte em outro.[111] Alguns gatos com suspeita de erliquiose, com base nos sinais clínicos e nos resultados positivos da sorologia, não responderam à administração de doxiciclina.[76] Todavia, como a erliquiose não foi definitivamente diagnosticada por cultura ou PCR, não se sabe se esses casos representam fracassos do tratamento. Para o resumo dos fármacos e doses recomendadas para o tratamento da erliquiose felina, ver a Tabela 26.4.

Prevenção

Como as vias de transmissão da infecção natural em gatos não são conhecidas, não é possível formular quaisquer afirmações definitivas sobre a prevenção. Além disso, são necessários estudos adicionais para determinar se a infecção de roedores por *E. muris* pode ser transmitida a gatos.[427,904] Deve-se evitar a exposição de gatos a artrópodes vetores potenciais e à ingestão de roedores. Aparentemente, as espécies de *Ehrlichia* podem ser transmitidas pelo sangue; por conseguinte, os gatos usados para doação de sangue devem ser submetidos à triagem para infecção, usando tanto testes sorológicos quanto PCR. Os gatos que apresentam resultados positivos devem ser excluídos como possíveis doadores (ver também *Precauções com transfusões de hemoderivados*, no Capítulo 93).[346,710]

Consideração de saúde pública

Embora espécies de *Ehrlichia* possam infectar tanto seres humanos quanto gatos, a infecção humana nunca foi associada a qualquer contato com gatos. Se os gatos forem mantidos dentro de casa, e for efetuado o controle de artrópodes, o risco para seres humanos é mínimo.

Infecção por *Ehrlichia ewingii* | Erliquiose granulocitotrópica canina

Christine G. Cocayne e Leah A. Cohn

Etiologia e epidemiologia

E. ewingii, uma pequena bactéria Gram-negativa, intracelular obrigatória, é o agente etiológico da erliquiose granulocitotrópica em cães.[3,132,216,324] Uma infecção de granulócitos caninos transmitida por um vetor semelhante, a anaplasmose canina, é causada pelo microrganismo microscopicamente indistinguível *A. phagocytophilum* (ver

discussão mais adiante).[454] Ambos os patógenos também infectam os seres humanos e pequenos ruminantes.[243,519] Os relatos de erliquiose granulocitotrópica canina remontam à década de 1970, porém sem distinção entre as infecções causadas por *E. ewingii* e por *A. phagocytophilum* (conhecida como *E. equi*).* O microrganismo *E. ewingii* foi geneticamente confirmado como causa de erliquiose granulocitotrópica em 1992.[28] Diferentemente da maioria das outras riquétsias discutidas neste capítulo, *E. ewingii* nunca foi cultivada *in vitro*, e a detecção da infecção depende de testes sorológicos ou métodos de detecção genética.

O carrapato estrela solitária, *A. americanum*, que reside em regiões das Américas (Figura 26.11), é o único vetor competente comprovado de *E. ewingii*, embora tenha sido identificada por PCR tanto em *D. variabilis* quanto em *R. sanguineus*.[31,176,225,596,802] O veado-de-cauda-branca (*O. virginianus*), a principal espécie hospedeira do *A. americanum*, atua como reservatório para *E. ewingii*; ocorrem infecções nos locais onde as duas espécies coexistem, no sudeste e centro-sul dos EUA.[176,641,869,935] No Missouri, Oklahoma e Arkansas, a exposição a *E. ewingii* é responsável pela maioria dos resultados soropositivos para qualquer espécie de *Ehrlichia* em cães; em um estudo, até 26% de cães em abrigos em uma região endêmica apresentaram resultados positivos para anticorpos séricos.[499,621] Os resultados de testes genéticos moleculares em cães também apontam para *E. ewingii* como o patógeno predominante, em comparação com *A. platys*, *E. chaffeensis* e *E. canis*.[510] Fora dos EUA, o DNA de *E. ewingii* foi detectado preliminarmente em cães do Brasil e República dos Camarões, regiões em que outros carrapatos podem ser responsáveis pela transmissão da doença,[603,632] de modo que estudos subsequentes serão valiosos para confirmar e ampliar essas observações. Uma vez infectados, os carrapatos permanecem com a infecção em todo o seu ciclo de vida (transmissão transestadial) e transmitem a infecção a cães (ou a outros animais suscetíveis, incluindo seres humanos) durante o repasto sanguíneo seguinte.[31,867] Embora tanto os cães quanto os seres humanos sejam habitualmente descritos como hospedeiros acidentais, os cães podem atuar como reservatório alternativo ou adicional para a infecção.[499]

A doença clínica causada por *E. ewingii* é mais aguda do que crônica, de modo que a doença ocorre quando os carrapatos vetores são ativos, de maio a agosto.[456] Embora infecções por *E. ewingii* tenham sido detectadas durante os meses de inverno, a grande maioria é observada no final da primavera e no verão.[316,324] Dos 28 cães diagnosticados no *Medical Teaching Hospital* com doença clínica

---

*Referências 31, 85, 145, 273, 526, 540, 807.

Tabela 26.4	Tratamento antimicrobiano para a erliquiose monocitotrópica felina e anasplasmose granulocitotrópica.

Fármaco[a]	Dose[b] (mg/kg)	Via preferida (alternativa)	Intervalo[c] (horas)	Duração (dias)
Tetraciclina	22	VO	8	21
Doxiciclina	10	VO[d]	24	28
Doxiciclina	5	VO (IV)[d]	12	21 a 28
Cloranfenicol	25 a 50	VO (IV, SC)	8	≤ 14[e]
Dipropionato de imidocarb[f]	5	IM	Em dose única	Repetir no dia 14

IM, intramuscular; *IV,* intravenosa; *VO,* via oral; *SC,* subcutânea.
[a]Ver o *Formulário de fármacos*, no Apêndice, para informações adicionais.
[b]Dose por administração em intervalo especificado.
[c]Expresso em horas, a não ser que indicado de outro modo.
[d]A doxiciclina em comprimidos ou pó pode causar esofagite, de modo que a dosagem deve ser a mais próxima do tamanho integral do comprimido ou da cápsula, e deve-se fornecer água depois de cada dose. A administração por via intravenosa deve ser feita com cautela (ver *Formulário de fármacos*, no Apêndice).
[e]A mielossupressão é uma preocupação, e devem-se repetir as contagens hematológicas no final do tratamento.
[f]A eficácia do imidocarb é incerta para o tratamento de gatos infectados.

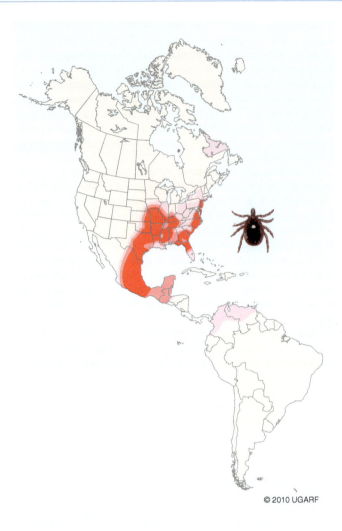

© 2010 UGARF

Figura 26.11 Mapa mostrando a disposição aproximada do *Amblyomma americanum* e a representação de uma fêmea adulta do carrapato estrela solitária, com a "estrela branca" característica em sua superfície dorsal. As tonalidades mais escuras de vermelho indicam prevalência crescente do carrapato. (Arte de Thel Melton and Brad Gilleland © 2010 University of Georgia Research Foundation Inc.)

compatível com *E. ewingii* e mórulas granulocitrópicas, apenas dois foram identificados fora dos meses de maio a agosto (em setembro e novembro).[316]

Patogenia

Após picada por um carrapato infectado, *E. ewingii* invade os granulócitos, formando colônias intracitoplasmáticas de microrganismos delimitadas por membrana, conhecidas como mórulas.[28] O tempo necessário entre a fixação do carrapato e a transmissão do patógeno não é conhecido. As mórulas podem ser detectadas dentro dos granulócitos 12 dias após a inoculação experimental, com observação de sinais clínicos de infecção dentro de 18 a 28 dias.[31,808]

Uma vez liberados pela medula óssea, os neutrófilos permanecem na circulação periférica por apenas 6 a 8 h.[182] Todavia, essas células de vida curta constituem o local preferido de multiplicação de *E. ewingii*. Como influência aparente da infecção das células hospedeiras por riquétsias granulocitotrópicas, *A. phagocytophilum* retarda a apoptose dos neutrófilos, proporcionando maior tempo para a replicação do patógeno.[757,938] De modo semelhante, foi demonstrado um atraso na apoptose de até 5 dias em neutrófilos obtidos de 5 cães com infecção experimental e de um cão com infecção natural por *E. ewingii*.[928] A resolução dessa infecção em cães com infecção experimental levou à normalização da sobrevida dos neutrófilos.

A imunossupressão pode exacerbar a infecção por *E. ewingii*. Tipicamente, a erliquiose granulocitotrópica humana ocorre em seres humanos com condições imunossupressoras ou submetidos a esquemas com agentes imunossupressores.[132,247,639] As infecções experimentais foram mais bem-sucedidas em cães que receberam ciclofosfamida ou glicocorticoides.[31,808,928] Todavia, não ocorre doença clínica em cães na ausência de distúrbio imunossupressor subjacente aparente.[324]

Infelizmente, a patogenia dos achados clínicos ainda está pouco elucidada. Um componente imunomediado pode ser responsável pela poliartrite e pela destruição das plaquetas. Como *E. ewingii* não se propaga *in vitro*, é difícil estudar esse patógeno.[928] Todas as infecções foram produzidas pela transferência de sangue infectado ou por meio de alimentação de carrapatos infectados, ambas com implicações na produção de infecção por outros microrganismos contaminantes.

Achados clínicos

Os resultados de infecção experimental, a documentação de *E. ewingii* em cães aparentemente sadios e a ausência de mortalidade relatada sugerem que a infecção possa ser leve ou inaparente.* Quando os cães ficam efetivamente doentes, os achados mais comuns consistem em febre e sinais musculoesqueléticos, como claudicação, relutância em ficar de pé ou andar, marcha rígida e/ou derrame articular (ver Boxe 26.1).[85,324,499,807] Além disso, pode-se observar letargia, anorexia e sinais do SNC (p. ex., inclinação da cabeça, tremores e anosocoria).[320,324] Achados raramente relatados incluem hemorragia, perda de peso, organomegalia, uveíte, prurido, vômitos e diarreia.[320,322,324,499]

Diagnóstico

O diagnóstico clínico presumível é estabelecido com base em sinais compatíveis em cães de regiões endêmicas durante a primavera ou o verão, bem como na resposta ao tratamento. Muitos veterinários só realizam o hemograma completo para identificar trombocitopenia e possibilitar a inspeção visual dos leucócitos antes de iniciar o tratamento. Frequentemente, o teste de triagem realizado na clínica é usado para detectar anticorpos sororreativos contra um ou mais patógenos transmitidos por carrapatos (*E. canis, E. ewingii, Borrelia burgdorferi, A. phagocytophilum, A. platys*) em cães com sinais compatíveis. É importante assinalar que na infecção clínica aguda por *E. ewingii*, um único teste para anticorpos pode fornecer resultados falso-negativos.

Achados clinicolaboratoriais

A trombocitopenia constitui a anormalidade clinicopatológica mais consistente associada à infecção por *E. ewingii*, porém contagens de plaquetas dentro dos limites de referência não podem excluir o diagnóstico.[31,320,324,807] Em certas ocasiões, verifica-se anemia leve e linfócitos reativos.[324,499] As anormalidades bioquímicas são discretas e inespecíficas. A artrocentese de articulações acometidas por poliartrite revela inflamação neutrofílica.[324] Em certas ocasiões, são identificadas mórulas em granulócitos do sangue periférico (Figura 26.12), LCS, líquido articular, líquido prostático[316] ou, potencialmente, outros líquidos corporais.[320,324,807] Infelizmente, a identificação de mórulas não é sensível nem específica; a diferenciação microscópica das mórulas de *A. phagocytophilum* ou *E. ewingii* é impossível.

Sorologia

No momento em que este capítulo está sendo redigido, só há um único teste sorológico comercialmente disponível para realização no ambulatório para a detecção de anticorpos contra *E. ewingii* em cães. O *locus* genômico que contém vários genes das principais

---

*Referências 31, 324, 499, 807, 808, 928.

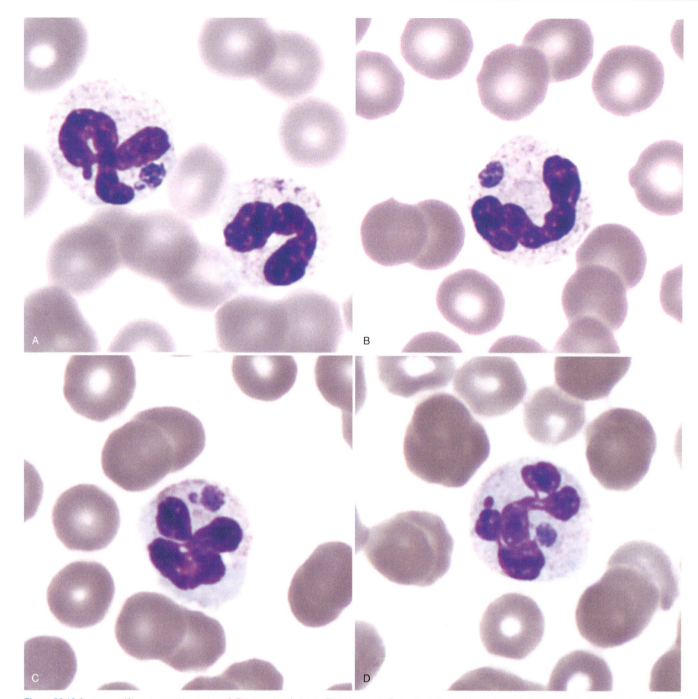

Figura 26.12 Quatro neutrófilos segmentados caninos (**A-D**) contendo mórulas de *Ehrlichia ewingii*. (Coloração de Wright-Giemsa, 1.000×). (Cortesia da Dra. Marlyn Whitney, University of Missouri, Veterinary Medical Diagnostic Laboratory, Columbia, MO.)

proteínas de membrana externa foi clonado, e foram identificados alvos para ensaios sorológicos.[344,620,952] Além de detectar anticorpos contra *E. ewingii*, o "spot" para *erlichia* no teste comercial também detecta anticorpos direcionados contra *E. canis* e algumas cepas de *E. chaffeensis*, que fornecem uma triagem abrangente para exposição a espécies de *Ehrlichia* spp. Embora não haja nenhuma reatividade cruzada sorológica entre *E. ewingii* e *A. phagocytophilum,* existe reatividade cruzada entre a resposta a *E. ewingii* e *E. canis* por algumas metodologias (como o método do AF indireto; ver *Diagnóstico* em *Infecção por Ertlichia canis*), mas nem todas[†] (ver Tabela 26.1). Independentemente da metodologia empregada, nenhum teste sorológico distingue entre a resposta humoral à infecção atual e à exposi-

ção pregressa. Além disso, a realização de um único teste sorológico pode fornecer resultados negativos durante a infecção clínica aguda por *E. ewingii*.

Detecção de ácido nucleico

Ensaios de PCR podem ser usados para detectar especificamente *E. ewingii* e diferenciar esse patógeno de espécies relacionadas de *Erlichia, Anaplasma* e neorriquétsias. Dependendo da elaboração dos *primers*, os testes de PCR podem ser mais ou menos específicos, sendo capazes de detectar apenas *E. ewingii* ou qualquer um de vários patógenos relacionados.[84,115] O primeiro gene a ser amplificado, clonado e sequenciado, identificando *E. ewingii* como espécie distinta de *Ehrlichia*, foi o rRNA 16S, e esse gene continua sendo comercializado nos testes da PCR comumente utilizados e clinicamente disponíveis.[115,132,324,499]

[†] Referências 115, 199, 322, 324, 619, 807.

Cultura do microrganismo

E. ewingii ainda não cresceu com sucesso em qualquer sistema de cultura *in vitro*.[928,952]

Achados patológicos

Existem poucos relatos publicados de achados *post-mortem* de cães infectados. O exame histológico de cães com infecção experimental por *E. ewingii* não revelou lesões oculares nem cerebrais.[643]

Tratamento

Os sinais clínicos da infecção por *E. ewingii* respondem rapidamente (24 a 48 h) ao tratamento antimicrobiano. Em geral, recomenda-se o ciclo de 14 a 28 dias de doxiciclina, com a dose mínima de 10 mg/kg/dia VO, porém outros esquemas de tetraciclina podem ser usados (Tabela 26.5).[320,324] É possível que haja necessidade de cuidados de suporte, incluindo analgesia para a poliartropatia. As evidências sugerem que os cães podem eliminar espontaneamente o patógeno dentro de algumas semanas a vários meses.[808] Os cães clinicamente sadios que residem em áreas endêmicas, com resultado positivo do teste de AF indireto para antígeno de *E. canis*, não necessitam de tratamento.

Prevenção

A prevenção consiste em reduzir a exposição a picadas de carrapatos. Se não for possível evitar áreas infestadas por carrapatos, devem-se aplicar acaricidas tópicos (p. ex., fipronil/S-metopreno, imidacloprid/permetrina) ou colares impregnados de inseticidas (ver *Remoção dos carrapatos e prevenção em animais de estimação*, no Capítulo 93, e Tabelas 93.9 e 93.10).[635] A remoção manual dos carrapatos pode ser útil, porém não se sabe a duração necessária de fixação do carrapato para a transmissão da infecção por *Ehrlichia ewingii*.

Considerações de saúde pública

A infecção humana ocorre em indivíduos imunocomprometidos, porém é relativamente incomum.[132,308,639,846] Embora os cães tenham sido implicados como reservatório potencial de *Ehrlichia ewingii*, não há relatos de transmissão de cães para seres humanos, seja diretamente ou por meio da picada de carrapatos. Para mais informações sobre essa doença em seres humanos, ver *Erliquiose e anaplasmose*, no Capítulo 99.

Infecção por *Anaplasma phagocytophilum* | Anaplasmose granulocitotrópica canina

Pedro Paulo Diniz e Edward B. Breitschwerdt

Etiologia

A. phagocytophilum é o agente etiológico da anaplasmose granulocitotrópica em seres humanos e animais domésticos. Os nomes anteriores desse agente etiológico incluem *E. equi, E. phagocytophila* e, nos seres humanos, o agente da HGE. Com base no sequenciamento do DNA, o agente etiológico foi excluído do gênero *Ehrlichia* e colocado no gênero *Anaplasma* (ver introdução deste capítulo)[243]; consequentemente, o termo erliquiose granulocitotrópica é, atualmente, uma designação incorreta para as infecções por *A. phagocytophilum* (ver Tabela 26.1).

As riquétsias da família *Anaplasmataceae* são microrganismos Gram-negativos cocoides a elipsoides imóveis, frequentemente pleomórficos, cujo tamanho varia de 0,2 a 2,0 μg de diâmetro. Trata-se de aeróbios obrigatórios que carecem de via glicolítica, e todos são parasitos intracelulares obrigatórios. Diferentemente de outras bactérias Gram-negativas, os membros da família *Anaplasmataceae* não têm parede celular e são extremamente sensíveis ao estresse mecânico, como sonicação, congelamento e descongelamento e alterações da osmolaridade.[504,731]Esses microrganismos são envolvidos por uma membrana externa fina e ondulada, que carece de espessamento do folheto interno ou externo e que não demonstra sinal de camada de peptidoglicano ou LPS.[504,718,719,727] Todas as espécies do gênero *Anaplasma* residem em vacúolos derivados da membrana celular de células hematopoéticas imaturas ou maduras de hospedeiros mamíferos.[243] *A. phagocytophilum* infecta preferencialmente células da linhagem mieloide da medula óssea, predominantemente neutrófilos.[243] Raramente foram identificados microrganismos nos eosinófilos. São observadas duas morfologias ultraestruturais: uma pequena forma de núcleo denso com protoplasma condensado, com tamanho de 0,2 a 0,4 μm (também denominada corpúsculo elementar); e uma forma reticulada maior, de 0,8 a 2,0 μm (também denominada corpúsculo reticulado).[243,268] Ambas são encontradas no mesmo vacúolo e podem sofrer divisão binária igual ou desigual. A replicação no interior dos vacúolos produz 20 ou mais microrganismos, formando a "mórula clássica" (do latim *morum*: "amora"),[675] uma estrutura basofílica detectável no exame microscópico de esfregaços sanguíneos, do creme leucocitário ou do líquido sinovial citocentrifugado (Figura 26.13). Nas células de mamíferos, as mórulas têm habitualmente 1,5 a 2,5 μm de diâmetro, mas podem alcançar até 6 μm.[675] Na microscopia óptica, as mórulas de *A. phagocytophilum* são indistinguíveis daquelas de *E. ewingii*.

O genoma de *A. phagocytophilum* baseia-se em um único cromossoma circular com 1,47 megabase (Mb), 1.369 fases de leitura abertas e 458 proteínas hipotéticas. Também existem múltiplas sequências repetidas, associadas a numerosas funcionalidades importantes, incluindo a expansão de proteínas da membrana externa da família msp2/p44, sistema de secreção tipo 4 (ambos discutidos posteriormente, neste capítulo) e biossíntese de vitaminas/cofatores.[388]

Epidemiologia

Vetores

Os principais vetores de *A. phagocytophilum* são carrapatos do gênero *Ixodes* (complexo *I. persulcatus*), com diferentes espécies distribuídas em todo o Hemisfério Norte (Figura 26.14).[829] Nos EUA, *Ixodes scapularis* é encontrado no nordeste e parte superior do meio oeste, enquanto *Ixodes pacificus* ocorre nos estados do oeste (e 43.3 B). Na Eurásia, *Ixodes ricinus* é o principal vetor de *A. phagocytophilum*, entretanto, outros carrapatos são importantes vetores em várias regiões (ver Figura 26.14).

Hospedeiros e reservatórios

A. phagocytophilum pode infectar grande número de mamíferos no mundo inteiro; todavia, a ocorrência de doença clínica só foi documentada em cães domésticos, equinos, bovinos na Europa, ovinos, caprinos, lhamas, gatos e seres humanos.* Ver a Figura 26.15 para a lista detalhada desses animais com base na sua região geográfica.

Tabela 26.5	Tratamento antimicrobiano para a infecção por *Ehrlichia ewingii* canina.			
Fármaco[a]	Dose[b] (mg/kg)	Via preferida (alternativa)	Intervalo (horas)	Duração (dias)
Doxiciclina	5 a 10	VO (IV)	12	14 a 28

IV, intravenoso; *VO*, por via oral.
[a]Ver o *Formulário de fármacos*, no Apêndice, para informações adicionais.
[b]Dose por administração em intervalo especificado.

*Referências 5, 49, 59, 61, 63, 76, 265, 269, 326, 330, 337, 454, 819.

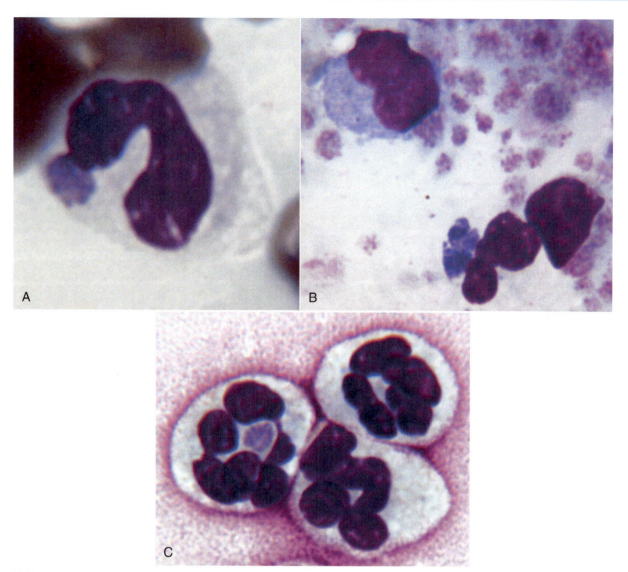

Figura 26.13 Mórulas de *A. phagocytophilum* em neutrófilos caninos. **A.** Sangue periférico de um cão. Pode-se observar uma mórula circular, pontilhada e intensamente basofílica dentro de um neutrófilo em bastão. Alguns eritrócitos estão densamente aglomerados no fundo (Wright Giemsa, 100×). **B.** Creme leucocitário de um cão. Observam-se de forma intracelular duas mórulas contíguas, grandes, circulares, pontilhadas e intensamente basofílicas, com margens irregulares, dentro de um neutrófilo (*parte inferior, à direita*). Há também um linfócito e um monócito. São observadas numerosas plaquetas no fundo, o que é esperado em um esfregaço direto do creme leucocitário (Wright Giemsa, 100×). **C.** líquido sinovial de um cão com poliartrite inflamatória. Verifica-se mórula circular, pontilhada e basofílica dentro de um neutrófilo (à esquerda). São observados três neutrófilos em fundo eosinofílico granular, que reflete o conteúdo de mucina do líquido sinovial, esperado nessas preparações de esfregaço direto (Wright Giemsa, 100×). (Cortesia de Heather L. Wamsley, University of Florida, Gainesville, FL.)

Um número significativo de pequenos animais e o cervo foram implicados como reservatórios naturais do *A. phagocytophilum*. No leste e no meio oeste dos EUA, 10,1 a 53,2% dos camundongos de patas brancas (*P. leucopus*) são sororreativos para *A. phagocytophilum*, e outros pequenos mamíferos, como a tâmia oriental (*Tamias striatus*), a ratazana de dorso vermelho do sul (*Clethrionomys gapperi*), e grandes mamíferos, como o veado-de-cauda-branca, também são considerados importantes reservatórios.[88,798,841,885] Nos estados do oeste, o rato de patas escuras (*Neotoma fuscipes*) é uma das espécies mais extensamente expostas (cuja soroprevalência varia de 17 a 80%),[234,613] seguido do esquilo cinzento do oeste (*Sciurus griseus*) (soroprevalência de 70,7% e prevalência por PCR de 12,1%).[611] Outros pequenos mamíferos, como o esquilo de Douglas (*Tamiasciuris douglasii*), o esquilo cinzento do leste (*Sciurus carolinensis*), o rato-veadeiro (*Peromyscus maniculatus*) e a tâmia de bochecha amarela (*Tamias ochrogenys*) também são frequentemente expostos.[296,950] Todavia, existe uma considerável disparidade na escala espacial entre casos clínicos em seres humanos, cães e cava-los no oeste dos EUA e a infecção dos supostos reservatórios. Esses dados sugerem que múltiplas distintas de *A. phagocytophilum* podem circular nos ecossistemas do oeste dos EUA.[289]

Na Europa, a ratazana de ribanceira (*Clethrionomys glareolus*), o camundongo da madeira (*Apodemus sylvaticus*), o camundongo de pescoço amarelo (*Apodemus flavicollis*), o musaranho-comum (*Sorex araneus*) e a corça e o veado-vermelho são provavelmente reservatórios naturais.[514,665] Na Alemanha, foi aventada a hipótese de que o aumento da temperatura média durante o inverno, em consequência do aquecimento global, poderia aumentar a densidade populacional de roedores e intensificar os ciclos de infecção entre carrapatos e reservatórios de *A. phagocytophilum*.[366]

Além dos mamíferos terrestres, as aves podem ser importantes na distribuição geográfica ou disseminação dos carrapatos infectados. Foi constatado que larvas de *I. ricinus* que se alimentam em aves migratórias na Suécia são infectadas por *A. phagocytophilum*.[95] De modo semelhante, entre 46 aves de 18 espécies diferentes testadas por PCR na Espanha, 8 espécies continham DNA de *A.*

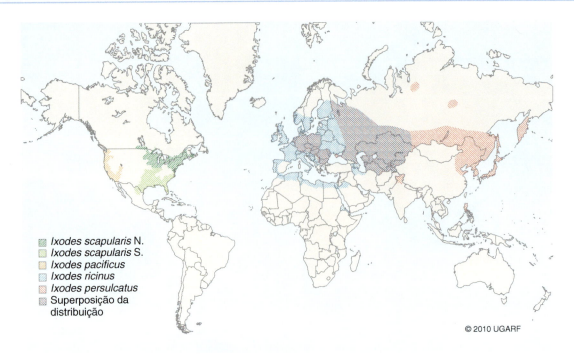

Ixodes scapularis N.
Ixodes scapularis S.
Ixodes pacificus
Ixodes ricinus
Ixodes persulcatus
Superposição da distribuição

© 2010 UGARF

Figura 26.14 Distribuição mundial aproximada de quatro espécies de *Ixodes* spp., vetores do *Anaplasma phagocytophilum* e suas regiões superpostas. (Arte de Melton © 2010 University of Georgia Research Foundation Inc.)

phagocytophilum.[217] Essas aves têm zonas de invernação na Europa Continental e África. Na América do Norte, as aves também são infectadas, e as evidências sugerem que, além de disseminar infecção, elas também podem atuar como reservatórios, transmitindo a infecção para larvas de carrapatos que se alimentam juntamente com ninfas infectadas.[197] Foi estimado que as aves migratórias dispersam 50 a 175 milhões de carrapatos *I. scapularis* por todo o Canadá em cada primavera; todavia, em um estudo realizado nesse país, apenas 0,4% de 209 ninfas de *I. scapularis* exibiu positividade para *A. phagocytophilum* pela PCR.[625]

Transmissão

A transmissão pelo carrapato, que envolve membros do complexo *Ixodes persulcatus* (p. ex., *I. scapularis, I. pacificus, I. ricinus* e *I. persulcatus*), constitui o modo predominante de infecção natural de seres humanos e animais.[919] Semelhante a *B. burgdorferi*, a infecção de carrapatos por *A. phagocytophilum* ocorre quando larvas suscetíveis alimentam-se em hospedeiros reservatórios vertebrados que foram infectados por ninfas.[201a]

Todavia, foi relatada na China a transmissão nosocomial de *A. phagocytophilum* para vários seres humanos por contato direto com sangue ou secreções respiratórias de um paciente doente.[953] Nos EUA, três seres humanos expostos ao sangue de cervo e que não tiveram nenhuma história de picada de carrapatos desenvolveram anaplasmose granulocitotrópica.[51] Além disso, foi relatada a transmissão do *A. phagocytophilum* a um paciente humano por meio de transfusão sanguínea em Minnesota.[433] Foi documentada a ocorrência de transmissão perinatal em pessoas.[227,386] Estudos experimentais demonstraram a ocorrência de infecção transplacentária em vacas, o que resulta em natimortos e aborto no final da gestação,[196] bem como em doença clinicamente aparente em bezerros recém-nascidos.[683] Além disso, *A. phagocytophilum* foi detectado nos leucócitos em amostras de leite de vaca durante a fase aguda da doença;[689] consequentemente, deve-se considerar o risco de disseminação da anaplasmose para recém-nascidos. A duração e o grau de riquetsiemia no hospedeiro devem ser de magnitude suficiente para infectar os carrapatos que se alimentam. A duração da riquetsiemia em cães e

seres humanos é de 28 dias; e esses hospedeiros são considerados de menor importância na transmissão da infecção pelo carrapato a outras espécies de hospedeiros.[48]

Distribuição geográfica e prevalência

A distribuição mundial da infecção por *A. phagocytophilum* acompanha a distribuição de seu principal carrapato vetor *Ixodes* spp. no hemisfério norte (ver Figura 26.14). Diferentemente da infecção por *E. canis*, que é mais prevalente nas regiões do sul dos EUA, a infecção por *A. phagocytophilum* predomina nos estados do oeste e parte norte do meio oeste,* porém os veterinários de outros estados, incluindo na região nordeste, frequentemente observaram infecções caninas suspeitas (Figura 26.16). Vários estudos avaliaram a frequência de cães expostos em áreas específicas dos EUA, com soroprevalência que varia de 0,0 a 67,4%.[†] Embora a variação geográfica na exposição a carrapatos constitua a principal razão da acentuada variação observada na prevalência entre os estudos conduzidos, os critérios de inclusão usados para selecionar os cães (cães enfermos ou sadios, população hospitalar ou de consultório de pronto-socorro e sazonalidade) também fazem com que as comparações entre estudos sejam problemáticas. Com base em um ensaio de dot-ELISA em clínica, dados sorológicos de 479.640 cães examinados em clínicas veterinárias nos EUA demonstraram que 92,2% dos cães com resultados sororreativos positivos residiam em 12 estados (4 estados na parte superior do meio oeste [Dakota do Norte, Minnesota, Península Superior de Michigan e Wisconsin] e 8 estados no nordeste [Nova York, Nova Jersey, Connecticut, Rhode Island, Massachusetts, Vermont, New Hampshire e Maine]). Foram observados resultados de prevalência positiva mais baixa nos estados do oeste, onde a Califórnia e Oregon responderam por 2,7% de todos os cães com sororreatividade positiva (ver Figura 26.6).[104] A menor prevalência foi encontrada nos estados do sudeste. A proteína recombinante nesse ensaio exibiu reação cruzada com anticorpos direcionados con-

---

*Referências 38, 74, 234, 337, 374, 674, 937.
†Referências 74, 290, 293, 374, 533, 732, 820.

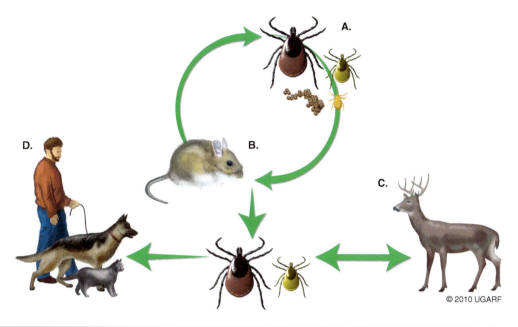

Agente	Anaplasma phagocytophilum			E. ewingii e E. chaffeenis
Distribuição dos carrapatos				
A. Carrapato vetor: hospedeiro reservatório primário	*Ixodes scapularis*	*I. pacificus, I. spinipalpis*	*I. ricinus, I. persulcatus, I. trianguliceps*	*Amblyomma americanum*
B. Hospedeiro reservatório primário	*Peromyscus leucopus* (camundongo de patas brancas)	*Neotoma fuscipes* (rato de patas escuras)	*Apodemus sylvaticus* (rato do campo)	*Odocoileus virginianus* (veado de cauda branca)
C. Hospedeiro de fauna silvestre	*O. virginianus* (veado de cauda branca)	*O. hemionus columbianus* (veado de cauda preta), *Cervus elaphus* (alce)	*Caprelolus capreolus* (corça), *Cervus elaphus* (veado vermelho)	*O. virginianus* (veado de cauda branca) raposas, coiotes etc.
D. Hospedeiro doméstico	Seres humanos, cães, equinos, gatos	Seres humanos, cães, equinos, gatos	Seres humanos, cães, equinos, gatos	Seres humanos, cães

Figura 26.15 Ciclo de vida, distribuição geográfica, vetores e vertebrados hospedeiros envolvidos nas infecções granulocitotrópicas por *Anaplasma* e *Ehrlichia*. (Arte de Brad Gilleland ©2010 University of Georgia Research Foundation Inc.)

tra antígenos de *A. platys*; por conseguinte, os resultados sorológicos positivos para *A. phagocytophilum* em cães de áreas com prevalência de *A. plastys* (incluindo a maioria dos estados do sul) podem ser devidos a resultados falso-positivos.[104,229]

Quanto a outros países das Américas, entre agosto de 2000 e setembro de 2003, não foi obtido nenhum resultado positivo em 288 cães examinados em clínicas veterinárias no sul de Ontário e Quebec, no Canadá, por AF indireto ou PCR para *A. phagocytophilum*,[311] apesar da detecção do DNA de *A. phagocytophilum* em carrapatos *I. scapularis* coletados de uma região endêmica do sul em Ontário.[235] Entre janeiro de 2004 e dezembro de 2007, 335 cães

canadenses avaliados em clínicas veterinárias de 7 províncias do Canadá foram testados no mesmo laboratório para anticorpos contra *A. phagocytophilum* com um dot-ELISA comercial realizado em ambulatório. O soro de 3 cães foi reativo (0,9%), um de Ontário e 2 da Colúmbia Britânica.[228] O primeiro caso de um cão enfermo infectado por *A. phagocytophilum* com confirmação sorológica e molecular foi relatado na Ilha de Vancouver em 2005,[489] e, posteriormente, foi confirmada a infecção de 3 outros cães de Saskatoon de amplificação de PCR.[187] Recentemente, uma grande pesquisa sorológica no Canadá, utilizando o mesmo ELISA em ambulatórios detectou a prevalência global de 0,19% de cães expostos entre 86.251 testados.[872] As maiores

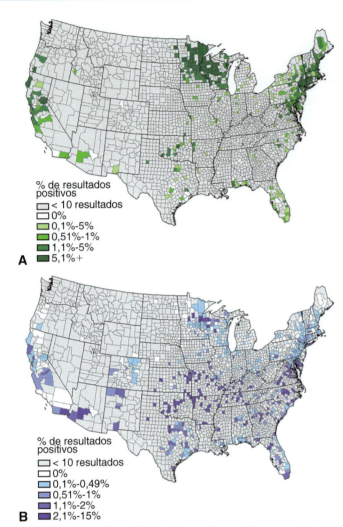

Figura 26.16 Distribuição geográfica dos cães com anticorpos séricos mensuráveis contra (**A**) *Anaplasma phagocytophilum* e (**B**) *Ehrlichia canis* (para comparação) por condados dos EUA, reunidos de acordo com a porcentagem de resultados positivos. A ausência de resultados (< 10) é indicada em cinza. (De Bowman D, Little SE, Lorentzen L *et al.* 2009. Prevalence and geographic distribution of *Dirofilaria immitis, Borrelia burgdorferi, Ehirlichia canis*, and *Anaplasma phagocytophilum* in dogs in the United States: results of a national clinic-based serologic survey. Vet Parasitol 160:1-2, 138-148. (Reimpressa com autorização.)

frequências de cães soropositivos foram da província de Manitoba (101 resultados positivos de 13.456 animais testados, 0,75%) e da província de Ontário (49 resultados positivos de 56.943 animais testados, 0,09%), demonstrando a prevalência habitualmente baixa desse microrganismo nesse país.[872] Na América do Sul, *A. phagocytophilum* ainda não foi encontrado em animais domésticos ou selvagens.[231,525,821] Nas regiões da Europa e África do Norte, o DNA de *A. phagocytophilum* foi detectado em cães de vários países. Semelhante aos EUA, a soroprevalência dos cães na Europa exibe grande variabilidade, de 5 a 70,5%, de acordo com a região e a população canina selecionadas.* Na África do Sul, foi identificada uma nova espécie de *Anaplasma* distinta do *A. phagocytophilum* e do *A. platys* em 3 cães.[404] Na Tailândia, o teste para DNA em cães com suspeita inicial de infecção por *A. phagocytophilum* detectou apenas uma infecção por *A. platys*.[821] Anticorpos dirigidos contra *A. platys* podem confundir o teste sorológico para *A. phagocytophilum*, devido à ocorrência de reações cruzadas com todos os testes sorológicos disponíveis (ver *Sorologia*, adiante). Aparentemente, *A. platys* é a espécie preva-

*Referências 25, 69, 256, 261, 416, 697, 703, 752, 794, 850.

lente de *Anaplasma* na população de cães na América do Sul,[1,390,755] na África,[460] na Ásia,[389,398,672,870] e na Oceania[126] (ver *Infecção por Anaplasma platys* [Anaplasmose Trombocitotrópica], adiante), e, até o momento em que este capítulo foi redigido, nenhum caso canino de infecção por *A. phagocytophilum* foi confirmado nessas áreas.

Sazonalidade

Na parte superior do meio-oeste e nordeste dos EUA, a doença humana e canina causada por *A. phagocytophilum* é diagnosticada no início da primavera até o início do verão e, mais uma vez, no outono; poucos casos são diagnosticados em pleno verão ou no inverno.[49,51,331,337] Na Suécia, foram diagnosticados casos caninos do verão até o outono.[265] A sazonalidade e a distribuição geográfica das infecções por *A. phagocytophilum* são determinadas pelos hábitos alimentares e variedade dos carrapatos vetores. Como os carrapatos *Ixodes* têm três hospedeiros, a transmissão de *A. phagocytophilum* entre carrapatos só ocorre de modo transestadial, os estágios de ninfa e adulto são vetores potenciais.[243]

Diversidade genética

Apesar de ser designado como único agente, várias cepas de *A. phagocytophilum* foram isoladas por cultura ou identificadas por amplificação do DNA. Essas cepas diferem na sua sequência de DNA, distribuição geográfica, tropismo dos hospedeiros ou virulência. Existem 262 cepas e 230 isolados de *A. phagocytophilum* depositados no banco de dados GenBank,[317] o que representa uma fração de todas as sequências genéticas desse microrganismo criadas mundialmente. Não se dispõe de nenhum método de genotipagem padrão, e não foi realizada a comparação genética abrangente das cepas detectadas de diferentes hospedeiros (animais domésticos, carrapatos e seres humanos) de vários países, particularmente entre a América do Norte e a Europa. As análises filogenéticas do gene da proteína do choque térmico (groEL) demonstraram que as cepas estão agrupadas em uma linhagem norte-americana e outra linhagem europeia,[13] porém são heterogênicas entre as linhagens (ver Tabela 26.4). A análise das sequências do gene ank foi capaz de separar a linhagem norte-americana em duas clades, clade superior do meio-oeste e nordeste,[549] e a análise da sequência do gene GroEL subdividiu a linhagem europeia em três outras clades.[13,151] Isso pode ter indicações clínicas, visto que as cepas americanas de *A. phagocytophilum* parecem estar associadas a taxas mais altas de morbidade e de mortalidade nos seres humanos do que cepas correspondentes na Europa.[5,97] Existe também diversidade antigênica entre isolados de *A. phagocytophilum*, demonstrada pela ocorrência de reações sorológicas variáveis em ensaios *immunoblot* de isolado específico de *A. phagocytophilum* entre amostras de soro de animais infectados de diferentes regiões geográficas.[40] Além disso, clades distintas podem estar associadas a diferenças na patogenicidade da anaplasmose canina. Podem existir cepas silvestres ou de baixa patogenicidade de *A. phagocytophilum* em áreas específicas onde a evidência sorológica de exposição não se correlaciona com a ocorrência de casos clínicos.[151]

Quando outros genes foram usados para comparação genética entre microrganismos isolados, foram detectadas três variantes distintas. Cada amostra examinada de *A. phagocytophilum* de um paciente humano com caso confirmado de anaplasmose granulocitotrópica humana do nordeste ou da parte superior do meio-oeste dos EUA demonstrou sequências idênticas de rDNA 16S.[546] Designada como sequência de assinatura da anaplasmose humana por *A. phagocytophilum* (AP-ha), essa variante difere em dois pares de bases de uma sequência obtida do veado-de-cauda-branca e de carrapatos I. scapularis na Ilha Rhode em Connecticut, Maryland, Pensilvânia e Wisconsin,[194] designada AP-Variante 1. A AP-V1 pode ter um tropismo de hospedeiro para espécies de ruminantes,[547] uma vez que é incapaz de estabelecer uma infecção persistente em camundongos de patas brancas ou em camundongos gravemente imunocomprometidos[550] e guaxinins,[934] e nunca foi associada à infecção humana.[194] A análise do local de expressão de msp2/p44 da AP-V1 demonstrou semelhança mais estreita com uma cepa em ovino na Noruega do que com os microrganismos isolados humanos e caninos, que foram indistinguíveis.[585] A AP-V1 foi capaz de infectar ninfas de carrapatos *I. scapularis* quando colocadas no veado-de-cauda-branca com infecção experimental e foi transmitida de modo tranestadial para carrapatos adultos; todavia, não foram obtidos resultados similares quando isolado humano (NY-18) foi testado.[709] A terceira cepa geneticamente distinta foi descrita em pequenos roedores na província de Zhejiang, no sudeste da China;[953] todavia, a sua patogenicidade para seres humanos, animais de companhia ou bovinos permanece desconhecida.

Devido à diversidade das manifestações clínicas, dos hospedeiros mamíferos e da distribuição geográfica entre cepas patogênicas entre *A. phagocytophilum* no mundo inteiro, as três nomenclaturas anteriores – *E. equi*, *E. phagocytophila* e agente da HGE – foram usadas para a classificação das cepas. Todavia, essa classificação não é abrangente e não define diferenças nas manifestações clínicas e na composição genética entre cepas norte-americanas e suas correspondentes na Europa. A doença clínica do HGE na Europa é menos grave do que na América do Norte, e um número muito pequeno de seres humanos desenvolve a doença clínica, sem relatos de casos de morte na Europa.[97] Por outro lado, a anaplasmose na Europa é uma doença bem documentada de ovinos, bovinos e caprinos, caracterizada por doença febril aguda, com taxas de mortalidade de até 30% em rebanhos de cordeiros,[321,812,866] enquanto a anaplasmose em ruminantes da América do Norte é menos patogênica, com poucos sinais clínicos aparentes.[547] Apesar da existência de diferenças clínicas, genéticas e fenotípicas entre os isolados históricos de cepas de *E. phagocytophila* e do agente HGE, todos os três compartilham uma homologia de sequência do gene rRNA 16S de 99,1% e exibem forte reatividade cruzada sorológica antigênica.[243] Em comparação, *A. phagocytophilum* apresentou uma homologia de sequência do gene rRNA 16S de apenas 94,1% com qualquer outra espécie do gênero de *Ehrlichia* recentemente reorganizado, e a reatividade cruzada sorológica entre *A. phagocytophilum* e *E. canis*, *E. chaffeensis* e *E. ewingii* é incomum a rara, exceto na existência de títulos muito altos de anticorpos séricos.

Coinfecções e múltiplas infecções

Em consequência de vetor e roedores reservatórios comuns, a distribuição da soroprevalência da infecção por *A. phagocytophilum* acompanha a da *Borrelia burgdorferi sensu lato* (ver Figura 43.2). As coinfecções por esses dois microrganismos são comuns entre carrapatos, e o início de doença dentro de 20 dias após a exposição a esses carrapatos tem mais tendência a ser causado por *A. phagocytophilum* do que por *B. burgdorferi* cujo período de incubação é mais longo, de até 60 a 90 dias.[512] Os resultados de um estudo indicaram que os carrapatos *I. scapularis* infectados têm menor capacidade de transmitir *B. burgdorferi* e *A. phagocytophilum*, comparado com a transmissão de qualquer um dos agentes por carrapatos monoinfectados.[492] Todavia, em hospedeiros acidentais, como cães e seres humanos, a infecção concomitante ou sequencial pode aumentar a ocorrência e a gravidade dos sinais clínicos. Um estudo *in vitro* demonstrou que a transmigração de *B. burgdorferi* através das células endoteliais microvasculares do cérebro humano foi facilitada quando neutrófilos infectados por *A. phagocytophilum* foram coincubados, o que pode contribuir para o aumento das cargas de espiroquetas no sangue e nos tecidos.[616] Com efeito, foi detectado um número aumentado de espiroquetas nas orelhas, na base do coração e na pele de camundongos com infecção experimental por *B. burgdorferi*, quando previamente infectados por *A. phagocytophilum*.[385] Quando uma população de 731 cães com exposição natural de uma clínica veterinária em Minnesota foi avaliada, a sororreatividade para ambas as espécies de *A. phagocytophilum* foi detectada mais frequentemente nos casos suspeitos de cães com sinais clínicos compatíveis com doença transmissível por carrapatos nos cães sadios.[74] A frequência de coinfecção ou coexposição nos cães enfermos pode alcançar 43%,[74] bem como 60% em camundongos de patas brancas[798] e 28,1% no adulto de *I. scapularis* no nordeste dos EUA[160] e 66% em ratos-do-mato no oeste dos EUA.[165] Outros hospedeiros reservatórios também poderiam ser importantes no ciclo natural do *A. phagocytophilum*, devido à observação de disparidades com o ciclo de *B. burgdorferi* em carrapatos.[491] A metanálise de 61 estudos sobre a coinfecção de *A. phagocytophilum* e *B. burgdorferi* em diferentes espécies, incluindo seres humanos, cães, pequenos roedores e carrapatos, não detectou nenhuma associação entre coinfecção e coexposição com qualquer tipo e espécie particular de hospedeiros ou vetores ou qualquer etiologia específica. Na verdade, ocorreram coinfecção e coexposição de modo um tanto imprevisível em diferentes estudos, áreas distintas e diferentes hospedeiros.[612]

Pode também haver outros patógenos além de *B. burgdorferi* em um cão infectado por *A. phagocytophilum*. No norte da Califórnia, cães que apresentaram níveis aumentados de anticorpos séricos contra *A. phagocytophilum* tiveram tendência 18,2 vezes maior a exibir níveis séricos elevados de anticorpos contra *Bartonella vinsonii* subespécie *berkhoffii* (uma bactéria transmitida por artrópodes em cães, coiotes e seres humanos [ver Capítulo 52]).[290] Em cães altamente expostos a ectoparasitos, espera-se a ocorrência de múltiplas infecções, e tanto a morbidade quanto a mortalidade podem estar acentuadamente aumentadas. Em um canil de Walker hounds na Carolina do Norte, 40% de 27 cães densamente infestados por carrapatos e pulgas tiveram evidências sorológicas de exposição simultânea a quatro dos seguintes microrganismos: *Anaplasma* spp., *Babesia canis*, *Babesia vinsonii*, *E. canis* ou *Rickettsia rickettsii*.[460] Nesse estudo, 63% dos 27 cães estavam clinicamente enfermos, 52% tinham anemia, e 74% apresentaram perda de peso.[460]

Fatores de risco

A falta de controle adequado dos carrapatos constitui o fator de risco mais importante para o desenvolvimento da anaplasmose granulocitotrópica em cães, particularmente quando associada a atividades ao ar livre durante a estação dos carrapatos. Os cães mais velhos têm maior probabilidade de apresentar resultados soropositivos do que animais mais jovens devido à oportunidade de maior exposição com o decorrer do tempo (idade mediana dos cães clinicamente enfermos: 6 a 8 anos; faixa de 6 meses a 14 anos).[152,269,337,674] Trinta e sete por cento dos cães em Minnesota e Wisconsin com diagnóstico de infecção por *A. phagocytophilum* tinham 8 a 10 anos de idade, e 56% tinham pelo menos 8 anos.[337] Um terço dos cães suecos com infecções diagnosticadas tinham mais de 9 anos de idade.[265] Apenas 3% dos cães de Minnesota e Wisconsin tinham menos de 1 ano, e nenhum dos cães suecos tinha menos de 1 ano de idade.[265,337] É interessante assinalar que os pacientes humanos tendem a estar em sua quinta e sexta décadas de vida, sendo a infecção rara em crianças.[49,51,87]

Não foi confirmada nenhuma predisposição de raça, e a doença foi descrita em várias raças diferentes, embora os cães da raça Golden Retriever estejam sobrerrepresentados em mais de um estudo.[261,265,337] De 178 cães em Minnesota e Wisconsin com infecção por *A. phagocytophilum*, 28% eram da raça Labrador Retriever, 18% Golden Retriever, 14% raças mistas, 9% Cocker Spaniel, 6% Samoyeda, 4% Shih-Tzu, 3% Brittany Spaniel, 3% Chow Chow e 3% Springer Spaniel. Desses 178 cães, havia dois da raça Doberman Pinscher, dois Vizsla, dois da raça Lulu-da-pomerânia, dois da raça Pug e um cão de cada uma de 11 outras raças.[337] Dos 14 cães suecos com diagnóstico de infecção por *A. phagocytophilum*, seis eram Golden Retrievers, dois Samoyedas e um cão de cada seis outras raças.[265] Em Minnesota, os da raça Labrador Retriever não foram significativamente sobrerrepresentados quando comparados com a população de cães examinados no mesmo centro médico-veterinário durante o período do estudo.[330] Não foi observada nenhuma predisposição sexual para a infecção canina por *A. phagocytophilum.* [265,337]

Patogenia

É necessário um tempo mínimo de alimentação de 24 h e até 48 h para que espécies de carrapatos *Ixodes* spp. transmitam *A. phagocytophilum* a hospedeiros mamíferos suscetíveis.[226,382,426] Essa bactéria tem a capacidade de residir nas glândulas salivares de espécies de carrapatos *Ixodes* spp. não alimentados; consequentemente, se estiver em estado infeccioso e em números adequados, pode ser potencialmente transmitida com mais rapidez.[439] O período de incubação da doença após a picada do carrapato é de 1 a 2 semanas. O período de incubação médio para equinos na transmissão experimental de *A. phagocytophilum* por carrapato é de 10,5 dias.[692]

A patogenia de *A. phagocytophilum* envolve multiplicação precoce, adesão celular, internalização, transporte secretor, aderência endotelial e inibição da apoptose, evasão do sistema imune e multiplicação e liberação. Ainda não se sabe exatamente como *A. phagocytophilum* provoca doença. A doença em cães está associada a trombocitopenia leve a moderada, linfopenia e anemia discreta. Os mecanismos propostos incluem mielossupressão com citocinas, autoanticorpos, infecção de precursores hematopoéticos e consumo de células sanguíneas, particularmente plaquetas. *In vitro*, os neutrófilos infectados por *A. phagocytophilum* estimulam a produção aumentada de interleucina (IL-8 e de outras citocinas (proteína inflamatória dos macrófagos 1α [MIP-1α; do inglês, *macrophage inflammatory protein*-1α], MIP-1β, proteína quimioatrativa de monócitos 1 [MCP-1; do inglês, *monocyte chemoattractant protein*-1] e a quimiocina expressa e secretada por células T normais, regulada por ativação (RANTES; do inglês, *regulated upon activation, normal T-cell expressed and secreted*).[446] A MIP-1α, a MIP-1β, a MCP-1 e a IL-8 inibem a hematopoese tanto *in vitro* quando *in vivo*.[129,130,443,446] A IL-8 é quimiotática para os neutrófilos e linfócitos T virgens intensifica a fagocitose, potencializa a atividade da explosão respiratória celular dos neutrófilos e aumenta a angiogênese, enquanto a MIP-1α e a MIP-1β são quimioatrativas para os monócitos, os macrófagos e os linfócitos T.[98,128] A MCP-1 e a RANTES ativam os monócitos, macrófagos e linfócitos T.[98,128] A produção desses atrativos leucocitários, que também são capazes de suprimir a hematopoese, resulta em mielossupressão. Foram detectados anticorpos antiplaquetários no soro de seres humanos e cães com anaplasmose granulocitotrópica, sugerindo um mecanismo imunomediado associado.[152,454] Entretanto, em um modelo murino de trombocitopenia induzida por *A. phagocytophilum*, foi constatado que a produção hematopoética diminuída ou a destruição imunomediada constituem mecanismos improváveis para a trombocitopenia observada na infecção aguda.[100] *A. phagocytophilum* pode infectar os megacariócitos, que também expressam o ligante de glicoproteína seletina P 1 (PSGL-1; do inglês, *P-selectin glycoprotein ligand-1*), embora essa infecção não pareça comprometer a capacidade dessas células de produzir plaquetas.[331] Além disso, foi documentada *in vitro* a produção aumentada de atividade pró-coagulante tecidual de monócitos em células mononucleares do sangue periférico e também há a suspeita de consumo aumentado das plaquetas.[82]

Nos seres humanos, a infecção por *A. phagocytophilum* pode ser autolimitante. Pode-se observar a eliminação semelhante do microrganismo em cães e outros animais com infecção natural. Alguns veterinários não prescrevem agentes antibacterianos para cães com doença clínica muito leve.[228] Com base na amplificação do DNA, foi descrita infecção crônica sem manifestações clínicas em cinco equinos,[299] embora nunca tenha sido descrita em cães ou seres humanos com infecção natural. Camundongos de tipo selvagem podem eliminar a infecção dentro de 2 semanas. Os mecanismos pelos quais os hospedeiros são capazes de superar a imunomodulação humoral e celular induzida por *A. phagocytophilum* foram extensamente estudados. As citocinas que envolvem a IFN-γ desempenham um importante papel no controle inicial do grau de riquetsiemia.[10,94] Nos primeiros dias de infecção, a IL-12, IL-18, IL-23 e IFN tipo I produzidas pelas células dendríticas estimulam a produção de IFN-γ pelos linfócitos T exterminadores naturais (NK, do inglês *natural killers*).[655,656] Os níveis séricos de IFN-γ aumentam precocemente na infecção por *A. phagocytophilum* durante os primeiros 8 a 10 dias.[10] Como os camundongos com deficiência de células B e de células T tornam-se persistentemente infectados,[134,876] a parte adaptativa do sistema imune é criticamente importante no controle de *A. phagocytophilum*.[94] Presume-se que as células TCD4+ desempenhem um importante papel na eliminação das bactérias, com base em modelos murinos.[94] Estudos anteriores também apontaram para a imunidade humoral como fator essencial no controle da infecção,[544,826,913] visto que os anticorpos são dirigidos contra riquétsias durante as fases extracelulares da infecção e dentro das inclusões de replicação, aumentando a atividade fagocitária.[152]

A modulação da expressão de citocinas por neutrófilos associada ao comprometimento da fagocitose e atividades bactericidas pode predispor o hospedeiro a infecções oportunistas secundárias. A redução global da resposta imune é objeto de controvérsia contínua, visto que a proporção de neutrófilos infectados *in vivo* é altamente variável e habitualmente baixa,[312] e nenhum modelo experimental consegue simular o grande número de variáveis possíveis. Na Europa, ovinos infectados pela cepa de *E. phagocytophila* podem apresentar infecções oportunistas frequentes e fatais.[819] Nos equinos, as infecções bacterianas e fúngicas secundárias também são frequentes.[339] Nos seres humanos, de 7 pacientes relatados com casos fatais, 3 morreram por infecções oportunistas.[49,52,348,881] Embora a morte seja rara nos seres humanos (taxa de casos de fatalidade de 0,5%), cerca de 50% dos pacientes sintomáticos necessitam de hospitalização, e 3 a 7% dos pacientes sintomáticos exigem cuidados intensivos.[245,248] Nenhum caso fatal em cães foi associado à infecção por *A. phagocytophilum.*[74,265,330,337]

Achados clínicos

Infecção natural

Os achados clínicos relatados estão quase exclusivamente associados à doença aguda, durante a fase de riquetsiemia. Tendo em vista o potencial imunomodulador desse microrganismo, deve-se esperar a ocorrência de infecção persistente em cães. Apesar de infecções experimentalmente estabelecidas de longa duração (ver discussão adiante), a ocorrência natural de formas crônicas da doença clínica em cães, como aquela observada com *E. canis*, não foi documentada com *A. phagocytophilum*. Em uma série de casos em Minnesota, 7 cães estiveram clinicamente enfermos por 8 a 60 dias antes do diagnóstico,[330] e pelo menos um cão sueco foi acometido de maneira semelhante por 30 dias antes do estabelecimento do diagnóstico.[265] A falta de associação entre o grande número de cães expostos e o baixo número de cães clinicamente enfermos em áreas endêmicas sugerem que alguns cães são capazes de controlar a infecção sem desenvolver manifestações clínicas francas.[74,104] Por isso, a anaplasmose granulocitotrópica canina pode ser uma doença autolimitante em um grande número de cães imunocompetentes; todavia, os cães enfermos devem ser tratados com agentes antibacterianos apropriados para facilitar a regressão mais rápida dos sinais. Coinfecções com *B. burgdorferi* podem ser responsáveis pelo desenvolvimento de uma doença mais grave ou de anormalidades laboratoriais clínicas em alguns cães.[74,563]

Os cães com infecções por *A. phagocytophilum* apresentam, em sua maioria, sinais inespecíficos de doença (Boxe 26.2). A febre (de 39,2°C ou mais), que é observada em 61 a 90% dos cães acometidos, constitui a anormalidade mais frequente. A letargia ou a depressão e anorexia também são achados consistentes, que ocorrem em mais de 75% dos cães.* A dor musculoesquelética ou desconforto é evidente em mais da metade dos cães e caracteriza-se por relutância em se mover, fraqueza e claudicação.[265,337] Menos de 10% dos casos exibem dor articular franca.[265,337] A poliartrite neutrofílica (ver Figura 26.13 C) pode constituir a causa da claudicação em alguns cães.[287] Outras anormalidades clínicas observadas com menor frequência incluem vômitos ou diarreia (ou ambos), sinais respiratórios, como tosse (infrequente, leve e não produtiva) ou respiração laboriosa.[152,265,337,688] Os cães também podem exibir linfadenomegalia, esplenomegalia, hepatomegalia, congestão da esclera, polidipsia e mucosas pálidas.[265,330,337,454,540] Diferentemente da infecção por *E. canis*, apenas 3 a 11% dos cães infectados por *A. phagocytophilum* exibem sinais de distúrbios hemorrágicos (petéquias, melena e epistaxe).[454,835] Raramente foram observados sinais do SNC de convulsões, ataxia e déficits proprioceptivos em cães com erliquiose granulocitotrópica;[540] entretanto, estudos com PCR não estavam disponíveis ou não foram realizados para confirmação. Em dois estudos do mesmo grupo de pesquisa na Suécia não foi confirmada a associação entre sinais neurológicos e infecções em cães.[413,414] Discute-se se os sinais neurológicos em casos previamente relatados em cães poderiam ser devidos a doenças concomitantes ou a uma coinfecção por outros microrganismos transmitidos por carrapatos. Nos seres humanos, foi relatada a ocorrência de cefaleia e confusão em 85% e 17% de 41 casos da região superior do meio-oeste, respectivamente,[52] e foi descrita encefalopatia com convulsões em um paciente infectado por *A. phagocytophilum*; todavia, esse paciente estava coinfectado por *E. chaffeensis*.[939] Os veterinários devem excluir cuidadosamente outras causas potenciais de sinais neurológicos em cães com anaplasmose granulocitotrópica, mas não descartar um possível efeito primário da infecção por *A. phagocytophilum*.

Os cães parecem ser suscetíveis à reinfecção por *A. phagocytophilum*. Na Suécia, foi estabelecido duas vezes o diagnóstico de infecção por *A. phagocytophilum*, com o intervalo livre de doença de 5 meses ou mais entre a infecção documentada em cães.[265] Os níveis de anticorpos séricos dos cães tratados retornaram a níveis baixos ou não reativos dentro de 7 a 8 meses após o tratamento, o que provavelmente deixa os cães suscetíveis a uma reinfecção.[265]

Infecção experimental

Infecções caninas experimentais por *A. phagocytophilum* foram induzidas em sete cães da raça Beagle na Suécia[260] e em 4 da mesma raça em um relato preliminar (porém não revisado) nos EUA.[16,886] Na Suécia, todos os cães foram infectados por uma cepa canina sueca de *A. phagocytophilum* geneticamente idêntica à cepa de HGE. Nos EUA, dois cães foram inoculados com um microrganismo isolado humano, a cepa NY18 de *A. phagocytophilum*, cultivada em células endoteliais de feto de macaco *rhesus*; os outros dois cães foram inoculados com uma cepa canina do sangue com parasitemia de um cão com infecção natural. No estudo conduzido na Suécia, 5 dos 7 cães infectados desenvolveram febre e tornaram-se deprimidos, e 3 tiveram anorexia e febre; 1 cão apresentou claudicação, e 1, marcha cambaleante durante o pico da infecção.[260,264,501] Depois desse estudo, 2 dos 7 cães com infecção experimental foram avaliados durante 6 meses e outro,

---

Boxe 26.2 | **Anormalidades clinicolaboratoriais em cães infectados por *A. phagocytophilum*[a]**

Sinais clínicos: febre, anorexia, letargia, linfadenomegalia, esplenomegalia, hepatomegalia, claudicação, rigidez, edema articular, sinais de SNC e tendências hemorrágicas são incomuns. É rara a ocorrência de vômitos, diarreia e tosse.

Achados laboratoriais: trombocitopenia leve a grave, hipoalbuminemia leve, alta atividade da FA sérica, linfopenia, eosinofilia, monocitose, neutropenia ocasional ou desvio para a esquerda regenerativo, anemia normocítica normocrômica arregenerativa leve, poliartrite neutrofílica, pleocitose do LCS predominantemente neutrofílica.

FA, fosfatase alcalina; *SNC*, sistema nervoso central; *LCS*, líquido cerebrospinal.
[a]Referências 31, 63, 65, 68, 122, 183, 184, 265, 287, 330, 337, 339, 413, 414, 454, 563, 674, 688, 851.

durante 4 meses. Foram administrados glicocorticoides em doses imunossupressoras durante pelo menos 1 mês após os cães terem se recuperado da doença clínica e eliminado as bactérias da infecção, conforme evidenciado pela ausência de mórulas circulantes e resultados negativos da PCR para *A. phagocytophilum*. Após imunossupressão, foram detectados neutrófilos com inclusões em todos os 3 cães, e obtidos resultados positivos da PCR, embora todos os cães tenham permanecido clinicamente sadios. Foi observada recrudescência mesmo quando ocorreu imunossupressão dentro de 6 meses após a infecção inicial.[164] Em estudo realizado nos EUA, dois cães foram inoculados com uma cepa humana de *A. phagocytophilum* (cepa NY18), e outros dois cães foram inoculados com uma cepa canina do sangue com parasitemia em um cão com infecção natural. Apenas um cão infectado pela cepa canina apresentou febre intermitente. Os resultados da PCR em cães infectados pela cepa humana foram intermitentemente positivos para *A. phagocytophilum* até o dia 247 PI, enquanto os resultados de cães infectados pela cepa canina foram intermitentemente positivos até o dia 157 PI, quando ambos os grupos foram tratados com doxiciclina.[886] Em uma pesquisa molecular realizada em cães examinados em uma clínica particular em Baxter, Minnesota, 7 de 222 (3%) cães clinicamente sadios apresentaram resultados positivos da PCR para *A. phagocytophilum*; todavia, não foi realizado nenhum teste de PCR subsequente para documentar infecções crônicas adquiridas naturalmente.[74] Com base nesses estudos, parece que os cães têm o potencial de serem portadores subclínicos crônicos, o que pode ser significativo, devido à possibilidade de recrudescência da infecção latente, bem como ao potencial de transmissão da doença. Além da febre intermitente, não foi observada doença clínica em cães com infecções experimentais crônicas.[264,886]

Diagnóstico

De acordo com os Centers for Disease Control and Prevention (CDC), a definição de caso para a anaplasmose granulocitotrópica em pessoas tem três níveis diferentes: (1) caso suspeito, quando evidências laboratoriais de infecção pregressa ou atual são detectadas, porém não se dispõe de nenhuma alteração clínica; (2) caso provável (compatível), quando os critérios de evidências clínicas são preenchidos (febre e um ou mais dos seguintes: cefaleia, mialgia, anemia, leucopenia, trombocitopenia ou qualquer elevação das aminotransferases hepáticas), com resultados laboratoriais sustentados em evidências sorológicas de exposição, ou identificação de mórulas em neutrófilos ou eosinófilos; (3) caso confirmado, quando um caso clinicamente compatível apresenta confirmação laboratorial, com base em evidências sorológicas de uma alteração de quatro vezes dos títulos de anticorpos IgG específicos contra *A. phagocytophilum*, ou na amplificação de DNA específico por PCR ou isolamento das riquétsias em cultura celular.[157] Embora nenhum procedimento padronizado tenha sido proposto para o diagnóstico de *A. phagocytophilum* em cães, devem-se utilizar critérios semelhantes, com adaptações devido ao acesso limitado a certos métodos de diagnóstico.

A identificação de mórulas nos neutrófilos circulantes constitui o método mais rápido e com relação custo-benefício mais favorável; entretanto, nem todos os casos naturais relatados de infecção por *A. phagocytophilum* canina foram identificados pelo achado de mórulas nos neutrófilos circulantes.[30,330,454,578,857] Em nível morfológico, as inclusões de *A. phagocytophilum* são indistinguíveis daquelas de *E. ewingii* (ver discussão anterior dessa doença), e eles também podem ser confundidos com artefato de coloração ou precipitados basofílicos; por conseguinte, são necessárias outras técnicas diagnósticas se o paciente não apresentar manifestações clínicas e anormalidades laboratoriais típicas. Com os progressos realizados nos métodos fundamentados em ácidos nucleicos, é possível detectar um número extremamente baixo de microrganismos em determinada amostra. A PCR constitui o método mais confiável no laboratório clínico para o diagnóstico específico e precoce de anaplasmose granulocitotrópica em animais.[269] A estação do ano, a exposição a carrapatos, outros fatores de risco, a anamnese, os sinais clínicos, os dados hematológicos e de bioquímica clínica e a sorologia devem ser considerados para confirmar a infecção por *A. phagocytophilum*.

Achados clinicolaboratoriais

Infecção natural

Nas áreas endêmicas, 38% dos cães com sinais clínicos compatíveis com anaplasmose granulocitotrópica canina apresentam mórulas dentro dos neutrófilos.[74] Nesses cães, a porcentagem de neutrófilos que contém mórulas de *A. phagocytophilum* varia de 7 a 32%.[265,337,688] Mais de 75% de todos os achados clínicos e laboratoriais relatados são de amostras coletadas durante a fase de bacteriemia durante a infecção aguda, embora um em 4 cães com exposição natural a *A. phagocytophilum* e *B. burgdorferi* em dois estudos realizados nos EUA tenha apresentado sinais clínicos de 1 semana a 2 meses.[74,330]

Excluindo a existência de mórulas, o achado laboratorial de maior utilidade para o diagnóstico consiste em trombocitopenia leve a grave, identificada em 18 a 95% dos casos relatados.* Essa ampla faixa de porcentagem ocorre devido a diferentes critérios de inclusão empregados nesses estudos. Na Alemanha, 6 de 10 cães tiveram resultados positivos para anticorpos ligados a plaquetas, sugerindo que a trombocitopenia imunomediada secundária parece constituir um mecanismo fisiopatológico potencial para a trombocitopenia nessa população.[454] Em um estudo, a trombocitopenia foi mais pronunciada no cão que apresentou resultados soropositivos para *B. burgdorferi* e *A. phagocytophilum versus* cães com resultados positivos apenas para anticorpo anti-*A. phagocytophilum*.[563] Foi relatada a ocorrência de neutrofilia ou neutropenia.[330] A linfopenia, a eosinofilia e a monocitose também são achados anormais frequentes, embora seja detectada monocitopenia em cães nos EUA.[197,158,418] Além disso, 13 a 61% dos cães infectados apresentam anemia normocítica normocrômica arregenerativa leve a moderada.[74,265,337] Os perfis de bioquímica do soro também revelam anormalidades: 44 a 66% dos cães apresentam hipoalbuminemia leve a moderada;[330,337,454] 52 a 61% têm atividade leve a moderadamente elevada da fosfatase alcalina sérica[337,454]; 27% exibem níveis diminuídos de ureia e potássio; e 27 a 37% têm concentrações aumentadas de bilirrubina total.[337,454] Foi relatada baixa densidade da urina (isostenúria ou hipostenúria) em 3 de 13 cães (23%) avaliados nos EUA.[330] Foi documentada a ocorrência de proteinúria em 2 de 13 (15%) cães testados nos EUA (relação de proteína-creatinina urinária de 2,2 a 1,5) e em 7 de 8 (87%) cães na Europa.[337,454] Foram detectados cilindros no sedimento urinário de 4 dos 8 cães avaliados na Alemanha.[454] A atividade da amilase sérica estava aumentada em 50% dos cães em uma pequena série de casos.[337] Um de 34 cães em Minnesota apresentou prolongamento do aPTT; todavia, esse cão foi diagnosticado com síndrome de resposta inflamatória grave.[330] Os resultados da análise do líquido sinovial em um cão consistiram em líquido turvo com acentuada diminuição da viscosidade e contagem de células nucleadas de 15.800 a 21.000/$\mu\ell$. Mais de 90% dessas células eram neutrófilos.[454] Em outros cães, os achados citológicos do líquido sinovial consistiram em pleocitose dominada por neutrófilos não degenerados.[92]

Infecção experimental

Cães com infecção experimental pela cepa sueca de *A. phagocytophila* desenvolveram trombocitopenia com aumento do volume plaquetário médio, linfopenia de 1 a 3 dias de duração seguida de linfocitose, com eritrócitos estimulados por blastos, anemia normocítica normocrômica arregenerativa leve e mórulas em 3 a 34% dos neutrófilos circulantes.[260,264] Foram observadas mórulas nos neutrófilos durante 4 a 9 dias.[260,264,501] Ocorreu eosinofilia enquanto os cães apresentavam bacteriemia.[501] Houve diminuição do nível sérico de ferro e da capacidade total de ligação do ferro durante a bacteriemia, porém os níveis retornaram a seus valores de referência dentro de 1 semana após o desaparecimento das mórulas.[501] Ocorreram hipoalbuminemia e hiperfibrinogenemia quando os cães apresentaram febre, e os valores retornaram à sua faixa de referência dentro de 1 semana após o desaparecimento da febre.[260] Nos EUA, dados preliminares de dois cães infectados por uma cepa humana de *A. phagocytophilum* não relataram quaisquer anormalidades clínicas, hematológicas ou bioquímicas durante 340 dias PI.[16]

Achados citológicos

A observação de mórulas nos líquidos corporais ou no aspirado de tecido provavelmente estabelece o diagnóstico de infecção por riquétsia granulocitotrópica. Entretanto, as inclusões de *A. phagocytophilum* são morfologicamente indistinguíveis daquelas de *E. ewingii* e também podem ser confundidas com artefato de coloração ou precipitados basofílicos; consequentemente, deve-se considerar a confirmação por métodos de PCR.

Detecção genético-molecular

A PCR é um instrumento diagnóstico mais sensível do que a pesquisa de mórulas circulantes e fornece a confirmação confiável específica da espécie. Foram descritas várias técnicas de PCR para a detecção do DNA de *A. phagocytophilum* em amostras de sangue periférico, creme leucocitário, medula óssea, aspirados de linfonodos, aspirado esplênico ou tecido.* Alguns genes-alvo incluem rRNA 16S, groEL, anka, msp2, 100 KDa, 130 KDa e Hsp-70.[74,229,551] A PCR possibilita o diagnóstico específico, enquanto teste sorológico pode ser dificultado por exposição prévia ou reatividade cruzada a riquétsias estritamente relacionadas. Outra vantagem das técnicas de diagnóstico baseadas no DNA é a detecção precoce, visto que cães infectados por *A. phagocytophilum* apresentam resultados positivos da PCR 6 a 8 dias antes do aparecimento de mórulas no sangue periférico.[260] Dispõe-se do teste de PCR para *A. phagocytophilum* em poucos laboratórios veterinários de diagnóstico estaduais ou particulares – nos EUA. A amostra ideal para PCR consiste em sangue periférico anticoagulado com EDTA; todavia, deve-se coletar a amostra de sangue antes da administração de agentes antibacterianos, visto que, de outro modo, a probabilidade de detectar o DNA bacteriano fica significativamente reduzida.

---

*Referências 74, 265, 330, 337, 454, 523, 674.

*Referências 12, 74, 229, 684, 763, 818.

Na experiência dos autores (PPD e EB), os médicos devem escolher cuidadosamente os laboratórios de diagnóstico molecular para o teste de PCR. Apesar de sua acurácia, os ensaios de PCR estão sujeitos a resultados falso-positivos e falso-negativos, assim como qualquer outra técnica diagnóstica.[101,739] As consequências de um diagnóstico laboratorial incorreto são perigosas em ambos os sentidos: a administração de agentes antibacterianos a pacientes não infectados com os efeitos colaterais potenciais da medicação, ou a falta de tratamento adequado de indivíduos infectados. Dependendo do tipo de ensaio utilizado e da concentração de outros microrganismos na amostra, o DNA de outras α-proteobactérias, particularmente *A. platys* poderia ser amplificado e produzir resultados falso-positivos.[821] O DNA de várias α-proteobactérias também pode ser encontrado em reagentes e *kits* de testes comerciais,[582,663] até mesmo na denominada água de grau molecular.[193,428] As técnicas de PCR que utilizam DNA polimerases com aquecimento inicial (ativação da enzima apenas após uma etapa inicial de aquecimento a 95°C), com métodos de detecção com base em hibridização de sondas, como a PCR em tempo real com sondas de DNA contendo fluoróforos ou hibridização *blot* de linha reversa, podem evitar a detecção de DNA inespecífico e resultados incorretos.[32,138,228] Apesar de ter sensibilidade aumentada, a técnica de PCR aninhada foi suspensa em vários laboratórios de diagnóstico, em virtude do alto risco de contaminação cruzada entre as amostras.[228,761] De forma ideal, programas de controle de qualidade em laboratórios de diagnóstico devem incluir o sequenciamento frequente do DNA de amostras para confirmação de especificidades. Por fim, o sequenciamento do DNA de um segmento representativo de um gene deve ser a confirmação final, e deve-se evitar ter como alvo pequenos fragmentos de genes conservados, incluindo o rRNA 16S. A sensibilidade analítica e o limite de detecção (número de microrganismos detectados por reação ou microlitro de amostra) das técnicas de PCR publicadas podem variar entre protocolos e laboratórios.[551] Os clínicos devem questionar os laboratórios acerca das técnicas realizadas para amplificação do DNA, limites de detecção dos ensaios e controle de qualidade utilizado para garantir resultados precisos (ver Capítulo 1).

Sorologia

Estudos experimentais em equinos e cães documentaram a ocorrência de soroconversão para *A. phagocytophilum* dentro de 2 a 5 dias após o aparecimento inicial de mórulas no sangue periférico.[260,692] Após a infecção, os títulos de anticorpos contra *A. phagocytophilum* podem reverter para níveis indetectáveis (negativos) dentro de 7 a 8 meses, ou permanecer detectáveis por 9 a 24 meses.[265] O diagnóstico de infecção por *A. phagocytophilum* pode se basear na sorologia se não forem encontradas mórulas nos neutrófilos do sangue periférico, e se não houver disponibilidade de ensaio de PCR. Foram desenvolvidos testes de AF indireto policlonal e ensaios sorológicos de *Western immunoblot*, porém a maioria dos laboratórios de veterinária só oferece o teste de AF indireto, que pode exibir reatividade cruzada com microrganismos deste e de outros gêneros.

A obtenção de um único resultado positivo nos títulos de anticorpos não comprova uma infecção ativa por *A. phagocytophilum*, visto que esses anticorpos podem persistir por certo período de tempo após recuperação natural ou tratamento. Além disso, pode ser difícil atribuir a doença clínica à infecção por *A. phagocytophilum*, visto que muitos cães com resultados soropositivos são clinicamente sadios.[74,104] Na prática clínica, a documentação de soroconversão tem sido o método mais comum de diagnóstico de infecção por *A. phagocytophilum* na ausência de mórulas. Em regiões em que as infecções caninas por *E. ewingii* e *E. canis* são incomuns, incluindo regiões do norte dos EUA[104] e regiões do noroeste da Europa,[854] a soroconversão (alteração de quatro vezes nos títulos de AF indireto ou ELISA pelo mesmo laboratório) confirma o diagnóstico de infecção por *A.*

phagocytophilum. Por outro lado, não foi documentada a ocorrência de reatividade cruzada entre anticorpos contra *Anaplasma* spp. ou *Ehrlichia* spp. em cães utilizando o dot-ELISA no ambulatório; por conseguinte, pode ser utilizado para distinguir as infecções causadas por esses gêneros.

Como todas as infecções por *Ehrlichia* spp. e *Anaplasma* spp. respondem ao tratamento com tetraciclinas, a diferenciação entre infecções por esses microrganismos é habitualmente mais uma preocupação zoonótica para o proprietário ou academicamente importante, e não de relevância clínica para o cão enfermo. A exclusão da infecção por *E. canis* é uma exceção, visto que *E. canis* tem o potencial de causar doença crônica potencialmente fatal no cão, e essa infecção exige tratamento antibacteriano mais longo do que o da infecção por *Anaplasma* spp.

Teste com anticorpo fluorescente

Quando se utiliza o AF indireto, é necessária a soroconversão de quatro vezes para *A. phagocytophilum* da fase aguda para convalescente para estabelecer de modo confiável o diagnóstico de infecção ativa, visto que até 40% dos cães agudamente enfermos e com mórulas positivas podem apresentar resultados soronegativos por ocasião da apresentação, sendo possível que os animais exibam níveis detectáveis de anticorpo em consequência de exposições anteriores.[265,337] É importante considerar este último aspecto quando se interpreta um título isolado no cão clinicamente enfermo ou sadio que não apresenta mórulas circulantes. São observadas diferenças de cepas suficientes entre isolados de *A. phagocytophilum*, de modo que os títulos podem variar em alíquotas do mesmo soro enviadas a diferentes laboratórios.[534] É particularmente importante utilizar o mesmo laboratório quando são realizados ensaios seriados para determinar a mudança de título para diagnóstico ou redução dos títulos na resposta ao tratamento.

Western immunoblotting

Para a determinação dos anticorpos, os ensaios de *immunoblot* são mais específicos de espécies; entretanto, pode ocorrer reação cruzada com outras espécies relacionadas com o *immunoblot*, assim como o teste do AF indireto. A reatividade cruzada sorológica é causada por proteínas de superfície imunodominantes, e apresentam tamanho molecular similar, particularmente as da família de proteínas de membrana externa imunodominantes existentes tanto em espécies de *Ehrlichia* quanto em *A. phagocytophilum*.[243] Foi avaliada a reatividade cruzada sorológica entre *A. phagocytophilum* e outros microrganismos, particularmente outros agentes transmitidos por carrapatos. A reatividade cruzada sorológica é forte entre as cepas de *A. phagocytophilum* e entre *A. phagocytophilum* e *A. platys*. A reatividade cruzada é incomum entre *A. phagocytophilum* e espécies de *Ehrlichia* (*E. canis*, *E. ewingii* ou *E. chaffeensis*) e inexistente entre *A. phagocytophilum* e *B. burgdorferi*, *Bartonella* sp., ou *R. rickettsii*.* A proteína de 44-kDa da membrana externa imunodominante (p44) em *A. phagocytophilum*, usada no *Western immunoblotting*, foi identificada como marcador consistente de soroconversão para *A. phagocytophilum*, com reatividade cruzada mínima com *Ehrlichia* e outras espécies de *Anaplasma*.[534,536] Amostras de soro da fase aguda e de soro da fase convalescente de cães com infecção natural por *A. phagocytophilum* em Minnesota e Wisconsin não apresentaram reação cruzada com antígenos de *E. canis*.[337] Não houve nenhuma reatividade cruzada entre antissoropositivos para *E. canis* e entre antissoropositivos para *A. phagocytophilum* de cães em Nova York e Connecticut, utilizando tanto o teste de AF indireto quanto o *Western immunoblotting*.[533] Por outro lado, em um relato de infecções caninas naturais por *A. phagocytophilum* na Suécia, todas as amostras

---

*Referências 243, 265, 533, 536, 820, 896.

de soro da fase aguda não foram reativas para *E. canis* com o AF indireto, enquanto 50% das amostras de soro da fase convalescente foram reativas para *E. canis*.[265] Além disso, as amostras de soro convalescente de dois cães da Carolina do Norte e da Virgínia com infecções por *E. ewingii* confirmadas pela PCR reagiram contra o antígeno de *A. phagocytophilum*, utilizando o teste de AF indireto.[322]

ELISA no ambulatório

Há um teste comercial com base no ELISA disponível para a detecção de anticorpos contra *A. phagocytophilum* em cães no contexto clínico.[104,163a,164,229] Esse ensaio utiliza uma proteína msp2/p44 recombinante, que deve ser detectada em todas as cepas de *A. phagocytophilum* nos EUA. Desenvolvido como teste de triagem, os resultados positivos devem ser sempre associados aos sinais clínicos e às anormalidades laboratoriais (ver Boxe 26.2). Nos cães sororreativos e clinicamente sadios, devem-se obter sempre o hemograma completo e o perfil bioquímico do soro à procura de anormalidades. Se não for detectada nenhuma outra anormalidade clínica ou laboratorial, o tratamento antibacteriano não é indicado. Além disso, clínicos que trabalham em áreas geográficas endêmicas para a anaplasmose trombocitotrópica (ver item sobre anaplasmose trombocitotrópica, neste capítulo) devem estar atentos para o fato de que o antígeno de *Anaplasma* utilizado no ELISA e no teste de AF exibe reação cruzada com anticorpos dirigidos contra *A. platys*,[229] embora o tratamento de escolha para ambas as doenças consista em doxiciclina.

Cultura dos microrganismos

Cepas de *A. phagocytophilum* podem ser cultivadas *in vitro* em linhagens celulares de embriões de carrapatos e na linhagem celular leucêmica humana, células HL-60.[152,323] Esse método foi extensamente usado no laboratório para o estudo dessa doença; todavia, não está disponível comercialmente, e isolamento do microrganismo exige várias semanas de incubação de linhagens celulares.

Achados patológicos

As lesões patológicas induzidas pela infecção por *A. phagocytophilum* são leves na maioria dos pacientes humanos e em gatos, cães, macacos, camundongos, equinos e ovinos com infecção experimental.* A ocorrência de doença natural e fatal não foi documentada em gatos ou cães. Em modelos animais (camundongos e macacos *rhesus*), ocorrem depleção ou hiperplasia linfoide esplênica com histiocitose ou eritrofagocitose. Os linfonodos exibem histiocitose benigna, com linfopenia ou hiperplasia paracortical benigna leve. As lesões hepáticas incluem apoptose hepatocelular dispersa, infiltrados linfo-histiocitários periportais ou peribiliares leves, hepatite lobular leve e histiocitose sinusoide benigna leve. Em muitos tecidos, podem ser encontrados infiltrados perivasculares linfo-histiocitários discretos. A medula óssea exibe celularidade normal ou hipercelularidade e pode apresentar plasmocitose leve e histiocitose benigna leve.† Um paciente humano na fase de recuperação da doença desenvolveu plasmocitose da medula óssea com folículos linfoides intramedulares. Observa-se também a ocorrência de infiltração intersticial pulmonar em alguns pacientes humanos.[711] Em um estudo realizado em equinos, foi relatada a ocorrência de vasculite e acentuada população de células inflamatórias mistas perivasculares no musculoesquelético e nos tendões.[488]

Tratamento

No teste de sensibilidade *in vitro*, *A. phagocytophilum* é inibido por doxiciclina, rifampicina e levofloxacino.[561] Os derivados da tetraciclina são quase exclusivamente recomendados para o tratamento das

infecções por *A. phagocytophilum*. Para filhotes de cães com menos de 1 ano de idade, foi recomendado o uso de cloranfenicol para evitar a pigmentação amarelada dos dentes, embora a doxiciclina tenha menos tendência do que as tetraciclinas hidrossolúveis a causar esse problema (ver o *Formulário de fármacos*, no Apêndice). Por conseguinte, a doxiciclina é o tratamento geralmente indicado; ver a Tabela 26.6 para as doses recomendadas desse fármaco e de outros fármacos. Como alguns cães apresentam coinfecção por *B. burgdorferi*, visto que ambos os microrganismos compartilham a mesma distribuição geográfica e são transmitidos pelo mesmo vetor, foi recomendado o tratamento mais longo de 4 semanas com doxiciclina. Um estudo em andamento na *North Carolina State University* avaliou cães clinicamente enfermos infectados com *A. phagocytophilum* e tratados com doxiciclina durante 4 semanas. De 15 cães com infecção natural, nenhum apresentou resultados positivos de PCR imediatamente após o tratamento e cerca de 30 dias após a interrupção da doxiciclina.[228] Não há provas de que o tratamento a longo prazo além do intervalo previamente recomendado seja benéfico, e tampouco há evidências de doença crônica induzida pela infecção persistente de gatos ou cães por *A. phagocytophilum*. Não foi observada a ocorrência de doença clínica em quatro cães com infecções crônicas experimentais, nos quais o tratamento com doxiciclina não eliminou o estado de portador.[16,686] A maioria dos cães respondeu rapidamente ao tratamento, e os animais frequentemente estão clinicamente sadios dentro de 24 a 48 h após a instituição do tratamento; todavia, os proprietários relatam a necessidade de várias semanas ou anos para que haja recuperação completa dos cães.[265] Isso pode ser devido à transmissão concomitante de outro microrganismo que não responde à doxiciclina. As doenças concomitantes devem ser adequadamente tratadas. Se a resposta aos derivados da tetraciclina for precária, o clínico deve considerar diagnósticos alternativos.

Prevenção

Não se dispõe de nenhuma vacina para prevenção da infecção por *A. phagocytophilum*. A prevenção baseia-se em (1) evitar a exposição aos carrapatos vetores da primavera até o outono, (2) uso profilático de acaricidas e (3) administração profilática de doxiciclina ou tetraciclina quando estiver visitando regiões endêmicas com *A. phagocytophilum*. Embora a remoção manual dos carrapatos possa evitar a transmissão, ela não é viável em cães com acesso frequente ao ar livre.

Considerações de saúde pública

A infecção humana por *A. phagocytophilum* foi relatada pela primeira vez em 1994 em residentes de Minnesota e Wisconsin.[49] Com base em dados de vigilância de 2001 a 2002, a incidência de infecção por *A. phagocytophilum* em seres humanos nos EUA foi de 1,4 caso por 1 milhão de pessoas por ano, com maior incidência no nordeste, médio atlântico, região superior do meio-oeste e norte da Califórnia.[222] Nos EUA, são relatados mais de 700 casos humanos a cada ano.[158] Foram também diagnosticadas infecções humanas em países da Europa e da Ásia.[245,436,953] A doença clínica é indistinguível das manifestações da doença induzida por *E. chaffeensis*, *E. ewingii* ou muitas outras doenças infecciosas sistêmicas. Nos seres humanos, a infecção por *A. phagocytophilum* pode simular uma doença de tipo gripal autolimitada.[4,245] Os sinais clínicos mais frequentes consistem em febre, mal-estar, cefaleia e mialgia.[49,28,528] Os sinais exibidos com menor frequência, porém ainda comuns, consistem em artralgia, vômitos, diarreia, tosse, pescoço rígido e confusão. Raramente ocorre exantema.[49,52,882] Os achados laboratoriais mais consistentes são trombocitopenia, leucopenia e elevações discretas da atividade da alanina aminotransferase e aspartato aminotransferase no soro.[49,52,882] São observados neutrófilos no sangue periférico

---

*Referências 100, 260, 294, 381, 383, 488, 544.
† Referências 100, 294, 381, 383, 488, 544.

Tabela 26.6	Tratamento antimicrobiano da infecção canina por *A. phagocytophilum*.			
Fármaco[a]	**Dose**[b] **(mg/kg)**	**Via preferida (alternativa)**	**Intervalo (horas)**	**Duração**[c] **(dias)**
Tetraciclina	22	VO	8	14 a 21
Doxiciclina	5 a 10	VO (IV)	12 a 24	10 a 21
Minociclina	10	VO (IV)	12	10
Cloranfenicol	25 a 50	VO (IV, SC)	8	14 a 21

VO, via oral; IV, intravenosa; SC, subcutânea.
[a]Ver *Formulário de fármacos*, no Apêndice, para informações adicionais.
[b]Dose por administração em intervalo especificado.
[c]Para a infecção por *E. canis*, as recomendações atuais consistem na duração de pelo menos 28 dias; todavia, intervalos mais curtos são eficazes para outras riquétsias.

contendo mórulas em apenas 80% dos casos, e, até mesmo quando se observam mórulas, apenas um pequeno número de neutrófilos pode estar infectado.[52] Pacientes com infecções por *A. phagocytophilum* morreram, porém todos os casos de morte foram provocados por complicações em consequência de infecções oportunistas.[882] Uma pequena porção de pacientes que se recuperam queixa-se de sintomas persistentes da doença dentro de 1 a 3 anos após o tratamento.[700] O potencial de cães, equinos, ovinos e outros animais domésticos com risco zoonótico para infecções humanas por *A. phagocytophilum* não é conhecido; todavia, os dados de prevalência em animais domésticos, particularmente animais de estimação, constituem uma importante parte epidemiológica da informação. Tendo em vista que os animais de estimação compartilham o ambiente com seus proprietários e são expostos aos mesmos vetores, os cães podem desempenhar papel como sentinelas de antropozoonose.[185,248] Dados revelados a partir de animais de estimação podem fornecer informações únicas a respeito da incidência, dos fatores de risco e das fontes de exposição antes da ocorrência de surtos de doença humana.[231] Os hospedeiros da fauna silvestre, como roedores, provavelmente constituem os reservatórios de manutenção do *A. phagocytophilum*, em que os estágios imaturos dos carrapatos atuam como vetores. Os veados podem ser infectados ou estar envolvidos na manutenção dos vetores. Os vetores consistem em espécies de *Ixodes* que também transmitem *Borrelia* spp. (ver Capítulo 43), explicando a distribuição geográfica mundial sobreposta dessas doenças no hemisfério norte. É possível que as coinfecções por *Borrelia* e *Ehrlichia* spp. resultem em doença mais grave nos hospedeiros infectados. A suspeita é a de que as pessoas se tornam infectadas enquanto manipulam sangue ou carcaças de veados ou carrapatos infectados ingurgitados.[52,840] Os indivíduos acometidos tinham manipulado grande número de carcaças de veado e sofrido numerosos cortes durante o processo. Foi também usada uma serra elétrica, produzindo partículas de sangue em aerossol. É preciso sempre tomar as devidas precauções quando são realizadas necropsias em animais com suspeita de abrigar esse microrganismo. Para informações mais detalhadas sobre essa doença em seres humanos, ver *Erliquiose e anaplasmose*, no Capítulo 99.

Infecção por *Anaplasma phagocytophilum* | Anaplasmose granulocitotrópica felina

Michael R. Lappin e Edward B. Breitschwerdt

Etiologia e epidemiologia

A. phagocytophilum (anteriormente *E. equi*, *E. phagocytophila*, *Ehrlichia* granulocitotrópica canina e agente da HGE)[243] infecta uma variedade de animais, incluindo pequenos mamíferos,[105,885] leões da montanha,[292] coiotes,[686] ovinos,[623] bovinos,[696] veados,[88] cães,[263,460] equinos,[39,685,696] e pessoas (ver Figura 26.15 e Tabela 26.1). Existem variantes biologicamente diferentes do microrganismo, que podem diferir nos hospedeiros reservatórios e carrapatos e na sua patogenicidade.[585,815] Ver a discussão sobre epidemiologia e anaplasmose

canina para mais informações sobre o ciclo silvestre dessa infecção e das cepas encontradas em várias regiões geográficas do mundo.

A suscetibilidade de gatos à infecção por *A. phagocytophilum* foi documentada pela primeira vez em um estudo de inoculação experimental.[495] Embora não tenha sido relatada nenhuma anormalidade clínica, 2 dos 5 gatos inoculados com "*E. equi*" desenvolveram mórulas dentro dos eosinófilos, bem como eosinofilia. Em um estudo, gatos com ou sem vírus da imunodeficiência felina (FIV; do inglês, *feline immunodeficiency virus*) foram inoculados com *A. phagocytophilum* e desenvolveram sinais clínicos da doença, embora os gatos infectados pelo FIV tivessem uma resposta atenuada das citocinas.[295]

Foi detectado DNA compatível com *A. phagocytophilum* no sangue de gatos domésticos com infecção natural na Finlândia,[372a] Suécia,[96,828] Dinamarca,[774] Irlanda,[772] Suíça,[758] Reino Unido,[773] Itália[849] e EUA.[476] O DNA de *Ehrlichia* ou de *Anaplasma* spp. foi amplificado a partir de outro gato na Espanha, porém não houve disponibilidade de DNA adequado para sequenciamento.[830] Foram detectadas mórulas compatíveis com *A. phagocytophilum* no exame citológico de neutrófilos de gatos com infecção natural na Suécia,[96,828] Brasil,[22,23] Kenya,[135] e Itália.[834,836] Com exceção dos casos geneticamente confirmados na Suécia, não se sabe se as estruturas semelhantes a mórulas eram *A. phagocytophilum* ou outro microrganismo.

Foi usado o teste para anticorpos séricos para monitoramento epidemiológico da prevalência da infecção em gatos domésticos e exóticos.* Em áreas endêmicas para *Ixodes* spp., anticorpos contra *A. phagocytophilum* são comumente identificados no soro de gatos. Por exemplo, as taxas de soroprevalência em gatos no nordeste dos EUA e em Portugal foram de 38 e 13,5%, respectivamente.[24,532] Infelizmente, os testes sorológicos podem produzir resultados falso-positivos, quando a metodologia, como o AF indireto, emprega microrganismos integrais como antígenos. Isso se assemelha à situação observada em cães. Por conseguinte, os estudos de prevalência realizados até o momento podem superestimar as taxas de exposição. Os laboratórios de diagnóstico que fornecem resultados sorológicos a veterinários que trabalham em áreas endêmicas de *Ixodes* spp. devem efetuar, idealmente, ensaios como o *immunoblotting* ou usar antígenos recombinantes para detectar anticorpos específicos contra *A. phagocytophilum*.[93,532]

O *A. phagocytophilum* em hospedeiros não felinos é transmitido por carrapatos Ixodes spp.† Dos gatos com infecção natural nos quais foi identificado DNA do *A. phagocytophilum* no sangue, todos residiam em uma região endêmica de *I. scapularis*, *I. pacificus* ou *I. ricinus*, acredita-se que todos tivessem a liberdade de perambular fora de casa, e quatro estavam comprovadamente infestados por *Ixodes* spp. na ocasião do exame inicial.‡ É possível que esse gênero de carrapatos sirva de vetor para transmitir *A. phagocytophilum* aos gatos. *C. felis* obtido de gatos nos EUA, Portugal e Austrália apre-

---

*Referências 9, 24, 44, 93, 532, 740, 758, 793, 849.
† Referências 62, 105, 272, 623, 685, 640.
‡ Referências 96, 372a, 476, 758, 773, 849.

sentou resultados negativos para DNA de *Anaplasma* e de *Ehrlichia* spp. [24,477] Os roedores são comumente infectados por *A. phagocytophilum*; todavia, não se sabe se a ingestão ou o contato direto com roedores desempenham algum papel na infecção de gatos por *A. phagocytophilum*. [67,531]

Patogenia

A patogenia da doença associada ao *A. phagocytophilum* em gatos não é conhecida. Com base em achados clínicos, laboratoriais e radiográficos, a patogenia é provavelmente semelhante àquela da infecção por outras espécies (ver anteriormente, *Infecção por Anaplasma phagocytophilum | Anaplasmose granulocitotrópica canina*). Alguns gatos nos quais foi realizada a inoculação experimental com *A. phagocytophilum* produziram anticorpos antinucleares, e a observação de níveis aumentados de mRNA de IFN-γ, sugeriu que a patogenia imune da doença pode contribuir para os achados clínicos. [295]

Achados clínicos

Apesar dos numerosos relatos sobre essa infecção, as informações seguintes provêm apenas dos oito gatos com infecções confirmadas por *A. phagocytophilum*, com base no teste de PCR positivo e no sequenciamento gênico. [96,372a,476,758] As anormalidades clínicas mais comuns consistiram em febre, anorexia e letargia. O gato da Suécia também apresentou taquipneia. Foram detectados carrapatos do gênero *Ixodes* em 5 dos 8 gatos. De modo global, os sinais clínicos associados à infecção por *A. phagocytophilum* nesses gatos foram leves e regrediram rapidamente após a instituição do tratamento com líquidos parenterais e tetraciclinas. Os sinais clínicos da doença e a rápida resposta ao tratamento foram semelhantes em outros 15 gatos com suspeita de infecção por *A. phagocytophilum*, com base na existência de mórulas no interior dos neutrófilos. [836]

Diagnóstico

Achados clinicolaboratoriais

Cada um dos gatos relacionados nessa pesquisa apresentou contagens de eritrócitos dentro dos limites de referência. Foi detectada trombocitopenia (faixa de referência de 175.000 a 500.000/$\mu\ell$) no gato 3, (118.000/$\mu\ell$) no gato 4 (84.000/$\mu\ell$) e no gato 5 (66.000/$\mu\ell$), porém foram relatados agregados plaquetários no gato 5. Detectou-se neutrofilia com desvio para a esquerda e linfopenia no gato 6. Foram identificadas mórulas em 24% dos neutrófilos do gato 6. [96] As anormalidades regrediram rapidamente após o início do tratamento com doxiciclina. A hiperglicemia leve detectada nos gatos 2 e 6 foi atribuída ao estresse. Nenhuma outra anormalidade bioquímica do soro foi detectada nos gatos. No gato 5, o exame de urina foi normal, e a cultura aeróbica da urina não resultou em crescimento de bactérias. Cada um dos gatos teve resultado negativo para o antígeno p-27 do vírus da leucemia felina e para anticorpos séricos contra o FIV.

Observação dos microrganismos

A detecção microscópica de corpúsculos de inclusão nos neutrófilos constitui uma forma clínica rápida de estabelecer o diagnóstico; entretanto, os resultados são habitualmente negativos, e, em geral, são necessários métodos sorológicos ou de detecção de ácido nucleico para a confirmação do diagnóstico. Em um relato[836] constatando inclusões em 1 a 21% dos neutrófilos, não foram usados outros métodos para confirmar que o *A. phagocytophilum* foi o microrganismo observado. Nos 8 gatos com DNA de *A. phagocytophilum* no sangue, apenas 3 exibiram mórulas detectáveis. Um gato (gato 6) apresentou citologia negativa em todos os testes subsequentes.

Sorologia

Conforme discutido anteriormente, os anticorpos séricos detectados pelo teste do AF indireto nem sempre podem ser específicos de infecção por *A. phagocytophilum* (ver itens sobre *Etiologia* e *Epidemiologia*). Além disso, os testes de dot-ELISA de antígenos recombinantes realizados no local de assistência, disponíveis para cães, não são acurados para gatos, visto que são utilizados conjugados específicos de espécie no sistema de ensaio.

A obtenção de um único ensaio positivo para anticorpos séricos não é capaz de distinguir a infecção atual da exposição pregressa. Consequentemente, quando se constata doença aguda compatível com anaplasmose felina, amostras de soro tanto da fase aguda quanto da fase convalescente devem ser examinadas, ou deve-se usar o teste de PCR (ver discussão adiante) para documentar a infecção. À semelhança da erliquiose canina, a doença clínica aparentemente pode desenvolver-se antes da soroconversão em gatos, de modo que um único resultado negativo para anticorpos em um gato com infecção aguda não exclui a possibilidade de infecção. Esses dois gatos tiveram resultados negativos para anticorpos contra *A. phagocytophilum* pelo método do AF indireto no dia 0, porém sete dos oito gatos finalmente exibiram anticorpos séricos contra *A. phagocytophilum*. Além disso, o DNA de *A. phagocytophilum* foi amplificado do sangue de oito leões da montanha (*Felis concolor*) que não apresentavam anticorpos séricos reagindo contra o microrganismo no teste de AF indireto. [292] A reavaliação dos títulos de anticorpos dos gatos 5 e 6 também sugeriu que a administração de agentes antibacterianos durante a fase aguda da infecção não atenuou por completo a soroconversão. Nenhum dos gatos relacionados na pesquisa desenvolveu anticorpos que reagiram contra mórulas de *E. canis*, sugerindo que o teste sorológico de AF indireto pode ser específico de *A. phagocytophilum* em pelo menos alguns gatos.

Detecção de ácido nucleico

Além dos testes sorológicos, recomenda-se que o sangue de gatos com suspeita de erliquiose ou anaplasmose clínica também seja avaliado subsequentemente com um ensaio de PCR incluindo gênero que amplifica todas as espécies de *Ehrlichia* spp. e de *Anaplasma* spp. sequenciadas ou avaliado usando ensaios que incluam *primers* específicos para *E. canis* e *A. phagocytophilum*. Se forem usados ensaios de PCR incluindo gêneros, o sequenciamento de acompanhamento dos produtos da PCR pode ser utilizado para determinar se uma espécie de *Ehrlichia* spp. ou de *Anaplasma* spp. está causando infecção, ou se existe coinfecção. [96,111,476,825] O DNA de *A. phagocytophilum* foi detectado em todos os oito gatos relacionados na pesquisa no dia 0, e, portanto, o teste de PCR pode ser mais sensível do que os anticorpos para o diagnóstico de anaplasmose aguda.

Achados patológicos

Não foram realizadas biopsias de tecidos nem necropsias em nenhum dos gatos com infecção natural por *A. phagocytophilum*; consequentemente, os achados patológicos não são conhecidos. Não foi possível identificar nenhuma lesão macroscópica ou microscópica atribuída à infecção por *A. phagocytophilum* em gatos inoculados experimentalmente. [495]

Tratamento

O tratamento de suporte, que consiste na administração subcutânea ou intravenosa de soluções balanceadas de eletrólitos, foi fornecido a todos os seis gatos com evidências moleculares de infecção por *A. phagocytophilum*. [96,476] As doses usadas para o tratamento dos gatos estão resumidas na Tabela 26.4. Foi também administrado tratamento antimicrobiano aos gatos relacionados na pesquisa e aos 15 gatos com mórulas semelhantes às de *A. phagocytophilum* nos neutrófilos. O enrofloxacino (gatos 1 e 2), a penicilina e a gentamicina (gato 3) ou o cloranfenicol (gato 4) foram administrados por via parenteral por 1 dia antes da administração de doxiciclina, na dose aproximada de 5 mg/kg VO, durante 28 a 30 dias. O gato 5 foi tratado com duas doses intravenosas de doxiciclina, porém desenvolveu flebite no local do cateter. A ampicilina foi administrada por um dia, e o gato recebeu alta com administração de amoxicilina mais clavulanato na dose de 13,75 mg/kg VO, durante 10 dias. Houve recorrência da letargia e inapetência após a interrupção do agente antibacteriano.[476] Tendo em vista que foram obtidos resultados positivos para *A. phagocytophilum* naquela ocasião, o veterinário prescreveu tetraciclina, na dose de 22 mg/kg VO, a cada 8 h, durante 21 dias. O gato 6 foi inicialmente tratado com doxiciclina em dose única de 10 mg/kg IV e, em seguida, com doxiciclina, na dose de 10 mg/kg VO, diariamente durante 20 dias. O gato 7 também foi tratado com doxiciclina durante 20 dias. O gato 8 recebeu 8,4 mg/kg de doxiciclina durante 30 dias. Os gatos (gato 5 após recidiva dos sinais clínicos) tiveram melhora da condição clínica a partir de 24 a 48 h após iniciar a administração de tetraciclina, e não foi relatada ocorrência de recidiva. As anormalidades clínicas e hematológicas nesses oito gatos foram leves e poderiam regredir sem tratamento. Os gatos clinicamente enfermos com evidências sorológicas ou moleculares de infecção semelhantes àquelas de *E. canis* geralmente apresentaram citopenias mais graves e foram mais refratários aos tratamentos do que os gatos descritos aqui.[111] Nos cães, a infecção por *E. canis* também induz, aparentemente, uma doença mais grave do que a infecção por *A. phagocytophilum* ou por *E. ewingii*.[607]

Depois de 21 a 30 dias de tratamento com tetraciclina, o soro dos gatos 1 a 6 relacionados na pesquisa ainda tinha anticorpos que reagiam com *A. phagocytophilum*, quando testados dentro de 32 a 242 dias após a interrupção do tratamento. Esses resultados são semelhantes àqueles observados em cães infectados por *E. canis*, que frequentemente apresentam títulos persistentes de anticorpos após o tratamento.[68] Os gatos 2 e 3 ainda apresentaram resultados positivos da PCR no sangue dentro de 17 a 90 dias após o tratamento; os cães com infecção experimental também podem ser infectados por vários meses.[263,356] Esses resultados, quando associados à persistência dos títulos de anticorpos, sugerem que o tratamento com tetraciclinas durante 21 a 30 dias pode não ser adequado para eliminar esses microrganismos do corpo. Os cinco gatos que se tornaram negativos na PCR podem ter sido persistentemente infectados apesar do tratamento, estando os microrganismos sequestrados em baixos números em tecidos como o baço, conforme descrito para os casos observados em cães.[408] Nesse momento, não se sabe se os gatos podem ser reinfectados.

Prevenção

A. phagocytophilum é aparentemente transmitido a pessoas e gatos por espécies de *Ixodes* spp. Por isso, deve-se evitar a exposição de gatos a artrópodes vetores potenciais, ou manter o controle dos ácaros com acaricidas de uso aprovado para gatos. *A. phagocytophilum* provavelmente pode ser transmitido pelo sangue; sendo assim, os gatos usados como doadores de sangue devem ser submetidos à triagem para a infecção por meio de teste para anticorpos séricos ou ensaios de PCR, e os gatos com resultados positivos devem ser excluídos como doadores (ver também *Precauções com transfusões de hemoderivados*, no Capítulo 93).[346,710]

Considerações de saúde pública

Embora se saiba que *A. phagocytophilum* possa infectar tanto pessoas quanto gatos, não foi constatada nenhuma associação entre a infecção humana e o contato com esses animais.[574] Se os gatos forem mantidos dentro de casa, e for efetuado o controle de artrópodes, o risco de infecção para pessoas deve ser mínimo. Para informações mais detalhadas sobre essa doença em seres humanos, ver o item *Considerações de saúde pública* para cães, bem como *Erliquiose e anaplasmose*, no Capítulo 99.

Infecção por *Anaplasma platys* | Anaplasmose trombocitotrópica

John W. Harvey

Etiologia

Cães

A trombocitopenia cíclica infecciosa em cães é causada por *Anaplasma platys*, uma pequena riquétsia parasito de plaquetas, originalmente classificada como *E. platys*.[301,369] Entretanto, com base em comparações das sequências do gene do rRNA 16S, esse microrganismo está mais estreitamente relacionado com *Anaplasma* do que com *Ehrlichia*.[15,243] Essa classificação como espécie de *Anaplasma* é ainda mais fundamentada com base nas sequências de nucleotídios determinadas para o gene da proteína do choque térmico groEL, *operon* do choque térmico groESL e gene da citrato sintase gltA.[399,946] *A. platys* foi descrito pela primeira vez nos EUA, em 1978,[47,369] e, subsequentemente, foi relatado no sul da Europa[459,745,752,754] na Ásia,* na América do Sul,[1,36,755,821] no Oriente Médio,[307,350] na Austrália,[125,126] no Caribe,[318,934] e na África.[403,524,750]

Os microrganismos da espécie *A. platys* aparecem como inclusões azuis nas plaquetas quando o esfregaço sanguíneo é corado pelo método de Giemsa ou pelo novo azul de metileno (Figura 26.17). Em nível ultraestrutural, os microrganismos variam de 350 a 1.250 nm de diâmetro, têm formato redondo, oval ou em feijão e são circundados por membrana dupla. As plaquetas infectadas podem conter um a três vacúolos circundados por membrana, com 1 a 15 microrganismos por vacúolo (Figura 26.18).[36,369,554] Os microrganismos parecem penetrar nas plaquetas pela sua aderência à superfície plaquetária,

---

*Referências 165, 389, 398, 401, 442, 672, 822.

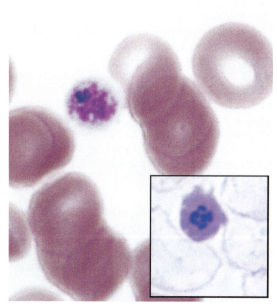

Figura 26.17 *Anaplasma platys* na plaqueta de um cão com anaplasmose trombocítica (coloração de Giemsa, 2.500×). *No detalhe*, plaqueta contendo mórula de *A. platys* (novo azul de metileno; 2.300×).

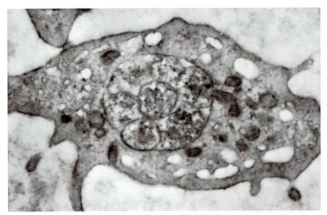

Figura 26.18 Ultraestrutura de *Anaplasma platys*. Plaqueta com vacúolo circundado por membrana, contendo sete microrganismos visíveis. (Da Referência 369. Reimpressa com autorização da *University of Chicago*.)

seguida de endocitose. Por conseguinte, a membrana vacuolar provavelmente provém da membrana externa da plaqueta. A repetida divisão binária dos microrganismos dentro do vacúolo resulta na formação da mórula.

Os megacariócitos na medula óssea não contêm microrganismos, nem antes nem durante a parasitemia. Foi identificado o antígeno de *A. platys* em macrófagos utilizando a coloração imunofluorescente de tecidos congelados 14 dias após a infecção experimental, porém isso pode representar o destino das plaquetas infectadas, mais do que o local de replicação. A tentativa de cultivar o microrganismo não teve sucesso. Um microrganismo relacionado com *Anaplasma* foi cultivado em células de carrapato, sugerindo que a abordagem poderia ter sucesso para *A. platys*.[595]

Gatos e outros animais

Foram observadas inclusões de aparência idêntica ao *A. platys* em plaquetas do esfregaço de sangue corado de um gato no Brasil,[751] porém, a tentativa de infectar um gato por meio de inoculação intravenosa de um microrganismo isolado canino da Flórida não teve sucesso.[368] Foi usada a microscopia eletrônica de transmissão para o exame de sangue de 7 impalas na África do Sul, e foram observados microrganismos semelhantes nas plaquetas.[250] Além disso, nas amostras de sangue de ovinos da África do Sul, foram identificadas sequências do gene rRNA 16S, 99,5% idênticas àquelas de *A. platys*,[21] e foi relatada a existência de *A. platys* no sangue de cabras em Chipre, que exibiu homologia de 100% com cepas publicadas desse microrganismo.[178] Entretanto, a morfologia desses parasitos ou das células infectadas não foi descrita. Houve suspeita de infecção por *A. platys* em pessoas na Venezuela, com base no aparecimento de inclusões de plaquetas em esfregaços sanguíneos corados. Todavia, a morfologia dessas inclusões observadas por meio da microscopia eletrônica de transmissão não foi compatível com *A. platys*, e as amostras de soro dos pacientes não foram reativas contra antígenos de *A. platys*.[35]

Patogenia

O modo natural de transmissão não foi demonstrado de modo conclusivo, porém é provável que envolva um carrapato vetor. Embora as tentativas de transmitir o agente por meio de carrapatos *R. sanguineus* não tenham sido bem-sucedidas,[787] *A. platys* foi detectado por meio de PCR em carrapatos *R. sanguineus* em Okinawa, no Japão,[406,587] na República Democrática do Congo, na África[750] e na Itália.[797] As sequências dos fragmentos do gene rRNA 16S amplificado desses carrapatos foram idênticas àquelas obtidas de cães infestados pelos carrapatos. *A. platys* também foi detectado em carrapatos *Dermacentor auratus* coletados de cães na Tailândia[650] e em carra-

patos *Haemaphysalis longicornis* (larvas, ninfas e adultos) e *Ixodes persulcatus* coletados de pequenos mamíferos selvagens capturados e do ambiente na Coreia.[442] Além dos carrapatos, foram detectadas evidências de *A. platys* pelo DNA no piolho mastigador do cão *Heterodoxus spiniger* na Austrália.[127]

O período de incubação após infecção experimental IV em cães é de 8 a 15 dias. A maior porcentagem de plaquetas parasitadas é observada durante o episódio inicial de parasitemia (Figura 26.19). Dentro de poucos dias após o aparecimento de plaquetas parasitadas, a contagem plaquetária diminui acentuadamente e, em geral, os microrganismos não são mais observados. Em geral, as contagens de plaquetas caem abaixo de 20.000 μℓ em associação aos episódios de parasitemia. Após o aparecimento dos microrganismos, as contagens de plaquetas aumentam rapidamente, alcançando os valores de referência dentro de 3 a 4 dias.[387]

A parasitemia e os episódios de trombocitopenia subsequente sofrem recidiva a intervalos de 1 a 2 semanas (ver Figura 26.19). Embora a porcentagem de plaquetas infectadas diminua para 1% ou menos com episódios subsequentes de parasitemia, os episódios de trombocitopenia são tão graves quanto aqueles que ocorrem após a parasitemia inicial. Considerando que a trombocitopenia inicial possa se desenvolver principalmente como resultado da lesão direta das plaquetas pelos microrganismos em replicação, os mecanismos imunomediados de remoção das plaquetas podem ser mais importantes durante os episódios subsequentes de trombocitopenia.[301] A natureza cíclica dos episódios de parasitemia e de trombocitopenia diminui com o passar do tempo, resultando em trombocitopenia leve em resolução lenta em associação à ocorrência esporádica de microrganismos nas plaquetas do sangue circulante.

Em alguns casos, reduções transitórias das contagens totais de leucócitos ocorreram concomitantemente com os episódios de parasitemia, porém os valores habitualmente não caem abaixo do intervalo de referência para cães. Pode ocorrer anemia normocítica normocrômica leve durante o primeiro mês de infecção. Com base nos níveis séricos de ferro e em exames da medula óssea, a diminuição do hematócrito pode ser atribuída à anemia da síndrome de inflama-

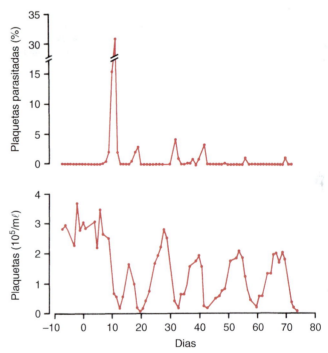

Figura 26.19 Porcentagem de plaquetas parasitadas e contagens de plaquetas de um cão inoculado via IV com *Anaplasma platys*; O na abscissa representa o dia de inoculação. (Da Referência 369. Reimpressa, com autorização, da *University of Chicago*.)

ção.[46] Nas amostras de soro, podem-se observar elevações discretas a moderadas das proteínas de fase aguda e das imunoglobulinas e níveis ligeiramente diminuídos de albumina.[46]

Achados clínicos

Foram identificados sinais clínicos mínimos em cães com infecção experimental por microrganismos encontrados nos EUA (Boxe 26.3). Uma ligeira elevação da temperatura retal foi algumas vezes observada durante as parasitemias iniciais, e foi constatada a ocorrência de hematoquezia leve em alguns cães com trombocitopenia. A esplenectomia realizada antes da infecção experimental resulta em contagens de plaquetas mais altas antes da inoculação, porém não altera a periodicidade da parasitemia, nem a gravidade da doença. A idade do animal não parece ter efeito significativo sobre a evolução da infecção; os achados clínicos e hematológicos em um grupo de três filhotes recém-desmamados foram semelhantes aos de cães adultos.[301] Também aparecem sinais clínicos mínimos na maioria dos cães com infecção natural,[108] porém foram relatados sintomas mais graves, incluindo febre e uveíte em um cão e hemorragias petequiais e equimóticas e epistaxe em outro cão em casos naturais nos EUA.[911]

Relatou-se a ocorrência de cepas mais patogênicas de *A. platys* fora dos EUA.[350,459] Foram descritos sinais clínicos, incluindo febre, letargia, palidez das mucosas, hemorragias petequiais da pele e das mucosas bucais, diminuição do apetite, perda de peso, secreção nasal purulenta e linfadenomegalia, em estudos experimentais e naturais de cães infectados por uma cepa grega de *A. platys*[459] e em casos naturais de cães infectados por *A. platys* em Israel.[350] Embora a sorologia para *E. canis* tenha sido negativa para alguns desses cães enfermos, positivos para *A. platys*, não foram efetuados ensaios de PCR para determinar se os cães também estavam infectados com outras doenças transmitidas por carrapatos.

A possibilidade de coinfecções em cães com exposição natural não pode ser eliminada como potencialmente responsável por alguns dos sinais apresentados. Foi relatada coinfecção por até seis patógenos transmitidos por carrapatos (p. ex., *E. canis*, *B. canis*), em cães por meio de ensaios com base na PCR;[460] consequentemente, a infecção por um ou mais agentes adicionais pode contribuir para as manifestações observadas da doença atribuída a infecções naturais por *A. platys*, ou pode potencializá-las. É possível que as coinfecções alterem a imunocompetência do hospedeiro, desencadeando sinais clínicos em cães infectados por *E. platys*. Semelhante a *E. canis*, determinadas raças de cães ou outros animais podem estar mais imunocomprometidos, resultando em sinais mais graves, em comparação com os cães estudados experimentalmente. Cães infectados por *A. platys* que apresentam trombocitopenia podem sofrer sangramento após o estresse e a lesão associados a traumatismo ou cirurgia. Por fim, mesmo se a infecção por *A. platys* raramente produz doença clínica como único agente nos EUA, ele deve ser considerado no diagnóstico diferencial de causas de trombocitopenia em cães.

Diagnóstico

Detecção do microrganismo

Pode-se estabelecer o diagnóstico de infecção por *A. platys* pela identificação dos microrganismos dentro das plaquetas em esfregaços sanguíneos corados. Em muitos casos, esse método de diagnós-

---

Boxe 26.3 **Anormalidades clínicas e laboratoriais em cães infectados por *Anaplasma platys*[350,367]**

Sinais clínicos: febre moderada, uveíte, petéquias e equimoses, frequentemente assintomáticas.
Achados laboratoriais: trombocitopenia.

---

tico não é confiável, devido à obtenção de resultados falso-negativos quando não há parasitos ou quando estão em números muito pequenos. Além disso, podem ocorrer resultados falso-positivos quando outras inclusões podem ser algumas vezes confundidas com esses microrganismos. Foi descrito um procedimento de coloração imunocitoquímica de avidina-biotina que pode identificar especificamente as mórulas de *A. platys* nas plaquetas e ajudar a diferenciar os microrganismos de grandes grânulos plaquetários ou remanescentes de núcleos de megacariócitos.[786] Além disso, inclusões em plaquetas apresentaram coloração positiva no teste de AF indireto que utilizou soro anti-*A. phagocytophilum* de camundongo.[398]

Sorologia

Teste de anticorpo fluorescente. Está disponível no mercado um teste de AF indireto para detecção de anticorpos séricos dirigidos contra *A. platys*.[301] A reatividade cruzada sorológica entre *A. platys* e *E. canis* não parece ocorrer quando se utiliza o teste de AF indireto, enquanto ocorre reatividade cruzada entre *A. platys* e microrganismos estreitamente relacionados da espécie *A. phagocytophilum*.[398] Os resultados de sororreatividade de cães com infecção experimental por *A. platys* passam de negativos para positivos concomitantemente ou pouco depois do pico do primeiro episódio de parasitemia.[301] Com base em estudos sorológicos, a infecção por *A. platys* está amplamente distribuída nos EUA. Até um terço dos cães com trombocitopenia na Flórida e Louisiana apresenta títulos positivos, e mais de 50% dos cães soropositivos para *E. canis* também exibem títulos positivos para *A. platys*.[301,387] Evidências de reações sorológicas positivas a ambos os microrganismos em amostras de soro em alguns cães provavelmente representam infecções combinadas, visto que outros cães apresentam títulos positivos contra um agente isoladamente.[301,745] Infecções combinadas por *A. platys* e *E. canis* foram confirmadas usando a PCR e análises de sequência do gene rRNA 16S.[307,389,460,821]

Teste no ambulatório. Um *kit* comercial ELISA que utiliza proteínas recombinantes destinadas a detectar anticorpos séricos contra *A. phagocytophilum* pode fornecer resultados positivos em cães com anticorpos contra *A. platys*, visto que esses dois microrganismos estão estreitamente relacionados.[18] Esse componente do teste não apresenta reação cruzada com qualquer outra espécie de riquétsia. Entretanto, quando um cão esteve em áreas geográficas onde *A. phagocytophilum* é endêmico (ver os mapas na Figura 26.15), é necessário efetuar um ensaio à base de PCR para determinar qual dos dois agentes é responsável pelos resultados positivos.

Detecção genética

Foram usados ensaios com base na PCR para detectar cães infectados por *A. platys*.[167,347,542,788,797] A seleção de *primers* apropriados para estes ensaios é de importância crítica. Constatou-se que a combinação de *primers* considerada específica para *A. phagocytophilum* pode também amplificar *A. platys*.[347] Foram usados ensaios com base na PCR para determinar a prevalência de *A. platys* no sangue de várias populações de cães. Foram obtidos valores baixos de apenas 4% em cães na Sicília, Itália,[220] e foram relatados valores altos de até 43% em comunidades aborígenes na Austrália.[125] Os ensaios com base na PCR adequadamente realizados constituem os ensaios mais sensíveis disponíveis para o diagnóstico de infecção por *A. platys*; todavia, podem ser obtidos resultados falso-negativos mesmo em infecções agudas. Em alguns casos, os resultados dos testes com base na PCR podem ser positivos em aspirados de determinado órgãos, como o baço e a medula óssea, quando os resultados são negativos no sangue.[258]

Achados patológicos

A linfadenomegalia generalizada foi o único achado macroscópico na necropsia de um estudo experimental de cães submetidos à eutanásia nas primeiras semanas de infecção.[47] As lesões histopatológicas geralmente foram leves e consistiram em hiperplasia linfoide e plasmocitose nos linfonodos e no baço, hemorragias perifoliculares em forma de hemorragia crescente no baço e hiperplasia multifocal das células de Kupffer do fígado. O número de megacariócitos na medula óssea estava dentro da faixa esperada ou aumentado.

Tratamento e prevenção

Com base em estudos preliminares, as tetraciclinas e o enrofloxacino, nas doses recomendadas nas infecções por *E. canis*, são aparentemente eficazes contra *A. platys* (Tabela 26.7).[167,295,458] Como os carrapatos (e, possivelmente, outros artrópodes) são, sem dúvida alguma, responsáveis pela transmissão natural dessa doença, recomenda-se o controle adequado dos vetores para prevenir a sua disseminação (ver *Infecções transmitidas por vetor*, no Capítulo 93).

Tabela 26.7	Tratamento antimicrobiano para a anaplasmose trombocitotrópica canina e felina.				
Fármaco[a]	**Espécie**	**Dose[b] (mg/kg)**	**Via preferida (alternativa)**	**Intervalo (horas)**	**Duração (dias)**
Tetraciclina	C	22	VO	8	14 a 21
	G[c]	17 a 20	VO	8	14 a 21
Oxitetraciclina	C	7,5 a 10	IV	8	14 a 21
Doxiciclina	C	5 a 10	VO	12	10
	G[d]	10	VO	12	10
Minociclina	C	10	VO (IV)	12	10
Enrofloxacino	C	5	VO (IV, SC)	12	14 a 21

G, gato; *C,* cão; *IV,* intravenosa; *VO,* via oral; *SC,* subcutânea.
[a] Ver *Formulário de fármacos*, no Apêndice, para informações adicionais.
[b] Dose por administração em intervalo especificado.
[c] Formulações líquidas disponíveis para dosagens mais acuradas, com menor risco de esofagite.
[d] Se comprimidos forem administrados, é preciso precaução para evitar a esofagite. Ver *Formulário de fármacos*, no Apêndice.

Capítulo 27

Febres Maculosas das Montanhas Rochosas e do Mediterrâneo, Doença Similar ao Tifo Transmitida pela Pulga do Gato, Varíola por Riquétsia e Tifo

Craig E. Greene, Linda Kidd e Edward B. Breitschwerdt

Febre maculosa das Montanhas Rochosas

Etiologia e epidemiologia

A febre maculosa das Montanhas Rochosas (FMMR) é uma doença causada por riquétsia, transmitida por carrapato e que ocorre nas Américas, acometendo cães e pessoas. Embora gatos e outros animais domésticos possam ter anticorpos séricos que reagem com o agente causal, o conhecimento quanto à ocorrência da doença nesses outros animais é mínimo.[137]

A FMMR foi identificada pela primeira vez no oeste dos EUA antes de 1930, mas agora sabe-se que ocorre em todas as regiões contíguas, com exceção do Maine. Em termos globais, a prevalência relatada da doença humana parece ter aumentado desde sua descoberta; a incidência anual mais alta agora é relatada nos estados meso-atlânticos, no leste e em alguns dos estados do meio-sul (Oklahoma e Arkansas) dos EUA (Figura 27.1). É possível que esse aumento reflita maiores reconhecimento e número de relatos, além da disseminação geográfica da doença.

Fora dos EUA, há relatos da doença em pessoas que vivem no oeste do Canadá, no México, no Panamá, na Costa Rica, em Honduras, na Nicarágua, na Colômbia, na Argentina e no Brasil.[65] Florestas decíduas, umidade elevada e temperaturas quentes são fatores associados à alta prevalência dessa doença, a qual é transmitida por carrapatos em tais áreas.

A *Rickettsia rickettsii*, o agente etiológico da FMMR, é um membro da ordem Rickettsiales e da família Rickettsiaceae (Figura 27.2), atualmente constituída por dois gêneros: *Orientia* e *Rickettsia*. Os membros do gênero *Rickettsia* já foram divididos nos grupos da febre maculosa (SFG, do inglês *spotted fever group*), do tifo e do tifo *scrub* (ou fluvial rural), com base em critérios fenotípicos. A análise gené-

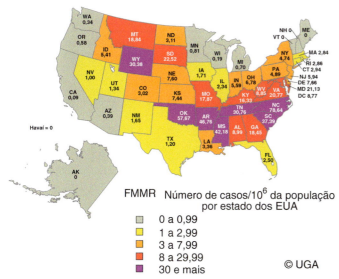

Figura 27.1 Distribuição de casos de febre maculosa das Montanhas Rochosas em pessoas nos EUA de 1981 a 2002, relatados como incidência média anual por milhão na população. (Dados da Referência 40 e relatos subsequentes dos Centers for Disease Control and Prevention, Atlanta. Arte de Thel Melton, © 2004 University of Georgia Research Foundation Inc.)

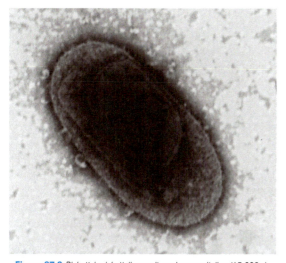

Figura 27.2 *Rickettsia rickettsii* em cultura de saco vitelino (15.000×).

tica resultou na eliminação do último grupo, cujo único membro, *Rickettsia tsutsugamushi*, agora pertence ao gênero *Orientia*. Hoje usa-se uma combinação de características para a classificação taxonômica de *Rickettsia*, embora os critérios para a determinação de gênero e espécie ainda estejam evoluindo.[176] Atualmente, o gênero *Rickettsia* é dividido nos grupos SFG e do tifo (Tabela 27.1). Foi proposto o acréscimo de um grupo de transição e de um grupo ancestral com base em critérios genotípicos,[69] embora essa seja uma questão discutível.

As riquétsias, bactérias intracelulares obrigatórias transmitidas por um vetor, são causas importantes de doença infecciosa emergente nas populações humanas.[164] Os carrapatos servem como vetores para as riquétsias do SFG, com exceção da *Rickettsia akari* e da *Rickettsia felis*, cujos vetores são ácaros e pulgas, respectivamente. O SFG contém mais de 20 membros de *Rickettsia*; a maioria das espécies do SFG tem sido descoberta desde o advento dos métodos de detecção genética. É difícil cultivar esses organismos e estudá-los em laboratório, por causa de sua natureza intracelular obrigatória e endoteliotrópica. Portanto, ao contrário do que ocorre com relação à maioria das bactérias, é difícil diferenciar as espécies pelo fenótipo em um contexto clínico. A reatividade cruzada sorológica extensa entre as riquétsias

do SFG dificulta ainda mais a diferenciação entre espécies infectantes. Em termos históricos, as espécies infectantes de riquétsia do SFG foram categorizadas com base na localização geográfica. Presumiu-se que a maioria das riquetsioses consideradas febre maculosa seria FMMR causada por *R. rickettsii* no Hemisfério Ocidental e febre maculosa do Mediterrâneo (FMM) causada por *Rickettsia conorii* na Europa. Avanços nas técnicas de diagnóstico molecular levaram à identificação e à caracterização de muitas novas espécies e de riquétsias antes consideradas não patogênicas como agentes causadores de doença em pessoas. Neste capítulo, damos ênfase à FMMR como a doença modelo das riquetsioses pelo SFG em cães. Embora ainda não estejam bem caracterizadas, é provável que outras riquétsias do mesmo grupo também causem doença em cães e que eles desempenhem um papel como sentinelas para as pessoas com as quais convivem, assim como para a FMMR e a FMM.

A história natural e a distribuição da FMMR nos EUA sempre se centralizaram principalmente na distribuição de dois carrapatos, o *Dermacentor andersoni* e o *Dermacentor variabilis*, que servem como hospedeiros naturais, reservatórios e vetores da *R. rickettsii*. O *D. andersoni* (carrapato da madeira) é um carrapato de três hospedeiros encontrado desde a região das Montanhas da Cascata até as Montanhas Rochosas (Figura 27.3). É o principal vetor da FMMR nos EUA e também está nas províncias do Canadá ao sul da Colúmbia Britânica, em Alberta e Saskatchewan. O *D. variabilis* (o carrapato americano dos cães) é outro carrapato de três hospedeiros encontrado desde as regiões das Grandes Planícies ao leste até a costa do Atlântico nos EUA e sul do Canadá; também foi relatado na Califórnia, no sul do Oregon e do estado de Washington, em Idaho e no norte do México.

Novos vetores têm desempenhado um papel na expansão da distribuição geográfica da FMMR nos EUA. O *Rhipicephalus sanguineus* (o carrapato marrom dos cães) causou um surto de FMMR em uma área não endêmica do Arizona.[46,48a] A infecção existiu na população canina antes do surto fatal em pessoas.[147,148] O *R. sanguineus* é encontrado em todos os EUA, no sul do Canadá, no México e na América do Sul. Ao contrário de outros carrapatos vetores, ele se alimenta em cães durante todos os três estágios de sua vida. Embora prefira alimentar-se em cães, habita construções e alimenta-se em pessoas de maneira oportunista. Os aumentos na temperatura global implicaram aumentos recentes na hematofagia em seres humanos.[41,165]

Outros carrapatos vetores têm o potencial de transmitir a *R. rickettsii* nos EUA. O DNA da *R. rickettsii* foi encontrado no carrapato *Dermacentor occidentalis* na Califórnia, que, embora ainda não tenha sido incriminado na transmissão da doença, alimenta-se em seres humanos.[233] Devido ao papel de novos vetores na expansão geográfica da *R. rickettsii*, veterinários que atuam em áreas não endêmicas dos EUA devem ficar vigilantes com relação à doença.

Em outras partes do Hemisfério Ocidental, o *R. sanguineus* e o *Amblyomma cajennense* são os carrapatos mais comumente implicados na transmissão de *R. rickettsii* para pessoas no México e nas Américas Central e do Sul, respectivamente. Cães no Brasil têm anticorpos séricos reativos com a *R. rickettsii* e são sentinelas da doença (conhecida como febre maculosa brasileira) em pessoas.[113,169] Foi relatada infecção experimental em cães com a cepa brasileira, e os achados clínicos e laboratoriais são semelhantes aos causados pela *R. rickettsii* na América do Norte.[170] Pela primeira vez, foi relatada doença clínica associada à infecção em cães brasileiros.[114]

Embora cães no Brasil sejam fortemente soropositivos para anticorpos contra a *R. rickettsii*[169,189] e outras riquétsias do SFG,[113] o primeiro organismo não foi detectado pela reação em cadeia da polimerase (PCR; do inglês, *polymerase chain reaction*) em amostragem muito limitada de carrapatos da espécie *A. cajennense* em regiões onde foram encontradas altas taxas de resultados positivos ao teste sorológico em cães e equinos.[189] Em outras áreas do Brasil o orga-

Tabela 27.1	Comparação de alguns organismos vetores da ordem Rickettsiales que afetam cães e gatos.[a]			
Doença (agente)	**Localização geográfica**	**Vetores artrópodes**	**Hospedeiros incidentais**	**Hospedeiros reservatórios**
Gênero *Rickettsia* – Grupo da febre maculosa (SFG)[b]				
Febre maculosa das Montanhas Rochosas (*R. rickettsii*)	Américas do Norte, Central e do Sul	Carrapatos (*Dermacentor, Amblyomma, Rhipicephalus*)	Pessoas, cães, gatos	Roedores, pequenos mamíferos, aves
Febre botonosa ou do Mediterrâneo (*R. conorii* ssp. *conorii*)	Litoral do Mediterrâneo e do Mar Cáspio, Oriente Médio, África	Carrapatos (*Rhipicephalus*)	Pessoas	Roedores, cães?
Infecção similar ao tifo transmitido pela pulga do gato ou febre maculosa transmitida pela pulga (*R. felis*)	Mundial	Pulga do gato (*Ctenocephalides*)	Pessoas	Gambás, gatos?, cães?
Varíola por riquétsia (*R. akari*)	Mundial	Ácaros (*Liponyssoides*)	Pessoas, cães[c]	Camundongos domésticos, ratos
Gênero *Rickettsia* – Grupo do Tifo				
Tifo epidêmico (*R. prowazekii*)	América do Sul, África, Ásia	Piolho do corpo (*Pediculus*)	Animais domésticos	Pessoas
Tifo recrudescente (*R. prowazekii*)	Leste dos EUA, México, Guatemala	Piolhos e pulgas	Pessoas	Esquilos voadores
Tifo murino (endêmico) (*R. typhi*)	Mundial, tropical e subtropical Texas, Califórnia	Pulga do rato (*Xenopsylla*) Pulga do gato (*Ctenocephalides*)	Pessoas Pessoas	Ratos, gatos Gatos, gambás
Gênero *Orientia*				
Tifo *scrub* (*Orientia tsutsugamushi*)	Ásia, Índia, Austrália	Ácaros (*Leptotrombidium*)	Pessoas, cães (subclínica)	Ratos, aves

[a]Quanto à erliquiose e outras riquétsias relacionadas, ver Tabela 26.1. Quanto à neorriquetsiose, ver Capítulo 25.
[b]Também inclui o grupo da febre maculosa (SFG) – riquétsias que causam doenças humanas reconhecidas: febre maculosa japonesa (*Rickettsia japonica*: Japão), tifo transmitido pelo carrapato de Queensland (*Rickettsia australis*: Queensland e Nova Gales do Sul, Austrália), tifo transmitido pelo carrapato do norte da Ásia (*Rickettsia sibirica*: Sibéria, Mongólia), febre transmitida pelo carrapato africano (*Rickettsia africae*: África Subsaariana, Índias Ocidentais, muitas ilhas do Caribe; *Rickettsia aeschlimannii*: região do Mediterrâneo na Europa, África), linfadenopatia transmitida pelo carrapato europeu (*Rickettsia slovaca*: Hungria, França; *Rickettsia helvetica*: Suíça, Holanda, França, Eslovênia, Suécia; *Rickettsia mongolotimonae*: Europa) e febre maculosa da Ilha Flinders e tifo transmitido pelo carrapato indiano e Thai (*Rickettsia honei*: sudeste de Vitória, Ilha Flinders e Tasmânia, Austrália; Índia; Tailândia; sul do Texas, EUA). A riquétsia da febre astracã é estreitamente relacionada com a que causa o tifo transmitido pelo carrapato de Israel e ambas são genótipos do complexo *Rickettsia conorii*. A *R. parkeri*, antes considerada não patogênica, é transportada pelo carrapato da espécie *Amblyomma maculatum* e foi identificada como causa de infecção por riquétsia do SFG em pessoas no sul dos EUA.[159,161] Acredita-se que um agente provisional, *Rickettsia amblyommii*, transmitido pelo *Amblyomma americanum*, cause uma riquetsiose similar à FMMR na Carolina do Norte.[7]
[c]Há evidência sorológica de exposição e foi estabelecida evidência de doença clínica associada a infecção pela PCR em uma circunstância.[238]

nismo foi identificado no *Amblyomma aureolatum*, que pode servir como um vetor em algumas regiões de infecção.

Carrapatos ixodídeos que se alimentam uma vez a cada estágio da vida e exercem a hematofagia em hospedeiros sucessivos transmitem a infecção para novos hospedeiros mamíferos. Os carrapatos se infectam por dois meios (Figura 27.4). Primeiro, pode ocorrer transmissão horizontal à medida que os carrapatos não infectados se alimentam em pequenos mamíferos, inclusive tâmias, arganazes e esquilos terrestres, que desenvolvem riquetsemia significativa durante a infecção aguda. O ciclo silvestre primário, que mantém o ciclo de transmissão na natureza, ocorre entre esses pequenos roedores e os estágios imaturos do carrapato (de larva e ninfa), sendo possível que mamíferos de porte médio como guaxinins, gambás e raposas sejam fontes adicionais de carrapatos infectantes. Ainda que de menor importância, aves são um meio pelo qual carrapatos infectados podem ser transportados para novas áreas. Em segundo lugar, é possível haver infecção transestágio dos carrapatos e passagem transovariana entre gerações. Por vezes, a transmissão venérea da *R. rickettsii* também ocorre quando os carrapatos adultos copulam;[201]

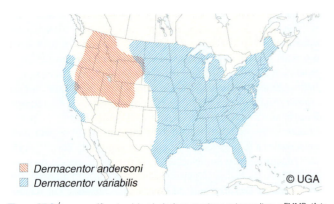

Figura 27.3 Área geográfica dos dois principais carrapatos que transmitem a FMMR. (Arte de Thel Melton, © 2004 University of Georgia Research Foundation Inc.)

Dermacentor andersoni
Dermacentor variabilis

© UGA

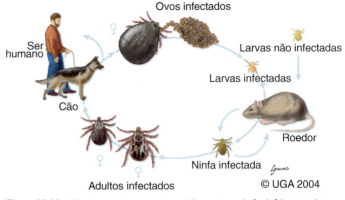

Figura 27.4 Relação do carrapato com os hospedeiros na transmissão da febre maculosa das Montanhas Rochosas. (Arte de Brad Gilleland, © 2004 University of Georgia Research Foundation Inc.)

no entanto, as fêmeas de carrapato que se infectam dessa maneira não transmitem a infecção para a prole por via transovariana. A *R. rickettsii* inicialmente se replica nas células epiteliais do intestino médio do carrapato, entra na hemocele e daí se dissemina e multiplica-se em outros tecidos, incluindo as glândulas salivares e ovários. É preciso que os carrapatos ingiram numerosas riquétsias para que a transmissão transovariana, o principal meio pelo qual a *R. rickettsii* é mantida na natureza, seja bem-sucedida.

Várias restrições podem explicar por que a FMMR está limitada a ilhas geográficas nas Américas. A baixa prevalência global da infecção em carrapatos, inferior a 2% mesmo em áreas com alta prevalência de FMMR, sugere que a maioria dos hospedeiros mamíferos de carrapatos adultos, como os cães, raramente desenvolve riquetsemia de magnitude e duração suficientes para infectar grande número de carrapatos. Além disso, a infecção de carrapato por riquétsia não é uma relação simbiótica ideal, pois pode prejudicar a reprodução do carrapato ou causar sua morte. Por último, os carrapatos desenvolvem resistência à infecção por *R. rickettsii* e, possivelmente, hospedeiros mamíferos também, como resultado da infecção com outras riquétsias comuns do SFG de patogenicidade desconhecida.

Por motivos ainda não inteiramente entendidos, em geral os carrapatos não infectam um novo hospedeiro até que completem um mínimo de 5 a 20 h de adesão a ele. Acredita-se que ocorre um período de reativação dentro do carrapato, com um aparente aumento na virulência das riquétsias depois que ele volta a aderir ao hospedeiro e faz sua primeira refeição de sangue da estação. Também é possível que seja necessário um período de hematofagia para a replicação contínua das riquétsias infectantes nas glândulas salivares do carrapato. A transmissão tardia também pode estar relacionada com a necessidade do carrapato de produzir um colar de cimento em torno de suas peças bucais antes de começar a se alimentar. As infecções que as pessoas adquirem a partir de picadas de carrapatos requer adesão extensa deles à pele do indivíduo. Por outro lado, as infecções adquiridas a partir do contato de mucosas com as fezes ou hemolinfa de fêmeas de carrapato já ingurgitadas de sangue nos animais ou do contato com culturas de laboratório infectadas ou sangue de mamíferos infectado não parecem envolver períodos extensos de contato.

Patogenia

Em geral, a *R. rickettsii* entra no corpo por meio de picadas de carrapatos infectados (Figura 27.5). As riquétsias então se disseminam via sistema circulatório, invadem e replicam-se nas células endoteliais de pequenas artérias e vênulas. A fosfolipase e proteases têm sido incriminadas como mecanismos para os danos causados pelas riquétsias nas membranas celulares. O dano subsequente à célula endotelial inicia uma vasculite com ativação de plaquetas e do sistema da coagulação, acompanhada por queda nos níveis plasmáticos de antitrombina III e plasminogênio e aumento dos produtos de degradação do fibrinogênio. Essas alterações hematológicas coincidem com a ativação simultânea dos sistemas fibrinolítico e da coagulação. Em geral, o consumo de fator da coagulação não é extenso o suficiente para causar hipofibrinogenemia ou coagulação intravascular disseminada (CID) franca.[225] Os resultados da análise de fatores da coagulação sugerem ativação das vias extrínseca e intrínseca. Níveis elevados de imunoglobulinas associadas às plaquetas em cães com FMMR natural e induzida experimentalmente sugerem uma causa imunomediada da trombocitopenia.[76] A vasculite necrosante progressiva pode ser causada de maneira sequencial por ativação do complemento, quimiotaxia celular e subsequente necrose vascular, e é possível que o extravasamento de sangue mais o consumo coagulatório contribuam para a trombocitopenia. Os órgãos com circulação endarterial, como a pele, o cérebro, o coração e os rins, são afetados de maneira mais adversa pela trombose.

Em infecções experimentais de primatas não humanos, foi descrito aumento significativo do volume plasmático e do líquido extracelular. Acúmulo de líquido extracelular e eletrólitos, retenção de água nos rins e edema foram correlacionados com o aumento das concentrações de aldosterona e hormônio antidiurético em pessoas. A hiponatremia, que ocorre em cães e pessoas, pode estar relacionada com a síndrome da liberação inadequada de hormônio antidiurético. Sobrecarga de líquido na circulação e edema do bulbo em animais de experimentação sugerem que o tratamento intravenoso com líquido deve ser usado com parcimônia em cães com FMMR. É possível que os sinais do sistema nervoso central (SNC) e a morte tenham relação

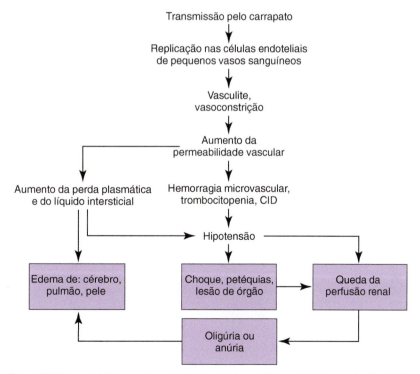

Figura 27.5 Patogenia da febre maculosa das Montanhas Rochosas. *CID*, coagulação intravascular disseminada.

com a depressão cardiorrespiratória em decorrência do edema que envolve os centros medulares. A infecção fulminante pode resultar em colapso vascular periférico e morte na primeira semana de infecção, antes que ocorram lesões proliferativas e trombóticas. Insuficiência renal aguda, uma complicação fatal da FMMR em seres humanos, não foi relatada com frequência em cães.

Achados clínicos

Foram relatadas doenças clínicas e subclínicas em cães com FMMR de ocorrência natural e provocada experimentalmente. A imunidade adquirida por meios naturais tem um papel importante na proteção contra a doença clínica, e parece que a *R. rickettsii* é depurada do corpo após a recuperação da infecção natural. É possível encontrar anticorpos anti-SFG de riquétsia na população canina saudável em áreas endêmicas. Tal observação pode ser consequência de infecções subclínicas ou o resultado da exposição a riquétsias não patogênicas do SFG em carrapatos. O contato imunogênico com *R. rickettsii* induz uma resposta protetora à reinfecção em cães de experimentação por pelo menos 3 anos.[26] A maioria dos cães é examinada em busca da doença nos meses de março a outubro. Cães de raças puras parecem mais propensos a desenvolver doença clínica do que os mestiços, e a prevalência da doença é particularmente alta no Pastor-alemão. Pessoas com deficiência da glicose-6-fosfato desidrogenase e cães da raça English Springer Spaniel com suspeita de deficiência de fosfofrutoquinase têm evolução mais fulminante da doença, sendo mais propensos a desenvolver necrose dérmica,[231] como os animais que demoram a ser tratados. Os sinais clínicos da doença em cães são semelhantes aos de pessoas com a infecção natural (Boxe 27.1).

A febre, um dos primeiros e mais consistentes sinais, pode ocorrer 2 a 3 dias após a aderência do carrapato. O período de incubação varia de 2 a 14 dias. As primeiras lesões cutâneas em alguns cães são edema e hiperemia dos lábios, da bainha peniana, do escroto, dos pavilhões auriculares, de outras extremidades (Figura 27.6) e raramente da parte ventral do abdome. Foram observadas vesículas transparentes discretas e máculas eritematosas focais na mucosa bucal. Em geral, machos caninos que desenvolvem edema escrotal ou do epidídimo apresentam marcha rígida e relutam para andar. As anormalidades da marcha resultam de inflamação das articulações, músculos e meninges.

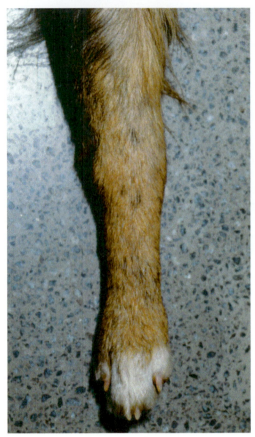

Figura 27.6 Edema em membro pélvico em um cão com FMMR. (Fotografia de Craig Greene, © 2004 University of Georgia Research Foundation Inc.).

Podem surgir hemorragias petequiais e equimóticas logo após a doença aguda em alguns cães e, se existentes, ocorrem nas mucosas oculares, bucal e genitais, mais do que na pele (Figura 27.7). O exame fundoscópico é um meio mais sensível para detectar essas lesões hemorrágicas (ver Figura 92.22).[45] É possível notar epistaxe, melena e hematúria em animais gravemente acometidos.

Foram encontrados sinais neurológicos de acometimento generalizado cerebral e da medula espinal (ver Boxe 27.1). Anormalidades neurológicas mais graves causadas pela meningite e que progridem para encefalomielite são encontradas em cães e pessoas que demoram a ser diagnosticados e tratados. Sinais neurológicos focais ou

---

Boxe 27.1	Problemas clínicos associados à febre maculosa das Montanhas Rochosas

Anamnese
Letargia, anorexia, perda de peso, vômitos, diarreia, sazonal (meses quentes)

Exame físico
Febre, sinais oculares (p. ex., congestão de escleróticas, conjuntivite, uveíte anterior, hemorragia na íris, retinite), linfadenomegalia, edema, hiperemia, taquicardia, taquipneia, dispneia, necrose cutânea, edema subcutâneo, icterícia, hepatomegalia, petéquias, equimoses, mialgia, artralgia, tumefação e rigidez articulares, sinais neurológicos (p. ex., hiperestesia, tetraparesia, ataxia, sinais vestibulares, convulsões)

Procedimentos diagnósticos auxiliares
Hematológicos: trombocitopenia, leucocitose com desvio, hipoalbuminemia, atividade sérica elevada da fosfatase alcalina, hiperbilirrubinemia, hiponatremia, hipocalcemia por artefato, tempos de coagulação prolongados
Exame citológico: poliartrite supurativa, meningite supurativa, hiperplasia de linfonodos
Radiografia: pneumonia intersticial

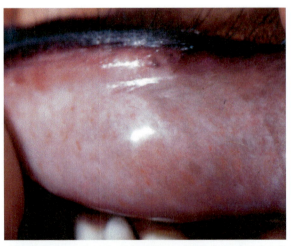

Figura 27.7 Petéquias na mucosa bucal de um cão com FMMR. (Fotografia de Craig Greene, © 2004 University of Georgia Research Foundation Inc.)

localizados, como doença vestibular, são comuns nas fases iniciais da doença e em geral constituem o motivo para o animal ser levado ao veterinário.

Por vezes os cães infectados têm recuperação rápida e completa se o acometimento for leve ou o tratamento antimicrobiano for instituído cedo. Pode ocorrer dano orgânico permanente, em particular disfunção neurológica residual, 1 a 2 semanas após o início dos sinais clínicos em cães com acometimento grave que sobrevivem aos estágios agudos da doença. Nesse momento, é possível que ocorra necrose das extremidades nas partes antes hiperêmicas ou edematosas do corpo (Figura 27.8). Os cães podem morrer nos estágios agudos da doença, em decorrência de diátese hemorrágica ou trombose de órgãos vitais. Danos cardiovasculares, neurológicos e renais são as causas mais consistentes de morte ou disfunção orgânica permanente. A morte em cães com acometimento grave tem sido causada por meningoencefalite disseminada que progride rapidamente. Choque, colapso cardiovascular e oligúria tornam-se evidentes nos estágios terminais da doença.

Diagnóstico
Achados clinicolaboratoriais

A leucopenia discreta, que pode desenvolver-se no início da evolução da doença, é seguida por leucocitose moderada, em geral caracterizada por leucograma de estresse ou acompanhada por desvio mínimo para a esquerda e granulação tóxica de neutrófilos. Quanto maior a duração dos sinais clínicos antes do diagnóstico, mais pronunciada a leucocitose. Anemia normocítica normocrômica e elevação da taxa de sedimentação eritrocitária são alterações hematológicas inespecíficas. A concentração de fibrinogênio, que aumenta em decorrência de uma reação de fase aguda em cães com acometimento leve a moderado, pode estar diminuída naqueles gravemente acometidos, como resultado do consumo rápido secundário à vasculite.

A trombocitopenia é uma das anormalidades hematológicas mais consistentes em cães infectados. As contagens de plaquetas em geral variam de 23.000/$\mu\ell$ a 220.000/$\mu\ell$. Em geral, megatrombocitose é detectável na maioria dos casos. A trombocitopenia na FMMR não costuma ser inferior a 75.000/$\mu\ell$, mas há relatos de tendência a ser menor.[67] A contagem eletrônica de amostras com trombocitopenia abaixo desse nível em geral é menor do que com os métodos de

hemocitometria nas mesmas amostras quando são feitas correlações. É possível que o prolongamento discreto do tempo de coagulação ativada seja a única anormalidade da coagulação.[43,44] Raramente, ocorre CID franca em cães, caracterizada por prolongamento do tempo de coagulação ativado, do tempo de protrombina, do tempo parcial de tromboplastina ativado e do tempo de trombina com elevação dos produtos de degradação do fibrinogênio.[45]

As anormalidades bioquímicas podem incluir aumento discreto da concentração de glicose e elevação da atividade sérica da fosfatase alcalina, da alanina aminotransferase e da aspartato aminotransferase. Hipercolesterolemia foi um dos achados mais consistentes em cães acometidos. Em geral observa-se hipoalbuminemia, provavelmente causada pelo extravasamento associado ao dano endotelial vascular generalizado. Hiponatremia, hipocloremia e acidose metabólica são achados variáveis. O nível sérico de ureia nitrogenada pode aumentar nos estágios terminais da doença, correspondendo a oligúria e insuficiência renal. Ocorrem proteinúria e hematúria como resultado de incoagulabilidade ou lesão glomerular e tubular. Proteinúria quando não há leucócitos ou eritrócitos na urina indica fontes tubulares ou glomerulares. Ocorrem bilirrubinúria e hiperbilirrubinemia em alguns cães, mas geralmente discretas. Também em alguns cães ocorre aumento leve a moderado da creatinoquinase sérica. Os resultados da análise do líquido cerebrospinal costumam estar dentro dos valores de referência, mas é possível encontrar pequeno aumento de proteína (25 a 150 mg/dℓ; valor de referência inferior a 25 mg/dℓ) e células polimorfonucleares e mononucleares (total de 5 a 50 células nucleadas/$\mu\ell$; valor de referência inferior a 5 células/$\mu\ell$). A análise do líquido sinovial em cães com poliartrite mostrou alterações inflamatórias, com aumento predominante de neutrófilos. Os resultados de célula do lúpus eritematoso, fator reumatoide, anticorpo antinuclear, autoanticorpo plaquetário e do teste de Coombs de hemocultura bacteriana em geral são negativos. A existência de outras infecções simultâneas por outros agentes transmitidos por carrapatos, como *Ehrlichia* ou *Babesia*, pode resultar em teste de Coombs positivo (ver Capítulos 26 e 76, respectivamente).

Quando existentes, as anormalidades eletrocardiográficas são disfunção do nodo sinoatrial, depressão do segmento ST e da onda T e contrações ventriculares prematuras. A radiografia torácica revela aumento difuso da densidade intersticial, especialmente em cães com dispneia e tosse.[51] Embora os sinais do SNC sejam típicos de infecções por riquétsias do SFG, foram relatados potenciais de fibrilação à eletromiografia em um cão com manifestações concomitantes de FMMR no SNC[142] e paralisia pronunciada de neurônio motor inferior na infecção por FMM em pessoas.[213] Ainda não foi confirmado se essa evidência elétrica de desnervação axônica distal resulta de polimiosite e/ou polineurite, mas os sinais se resolvem após o tratamento antirriquétsia.

Exames sorológicos

A estimativa do nível de anticorpos séricos contra *R. rickettsii* é o principal método de confirmação da FMMR na prática clínica. A especificidade da resposta imune dos hospedeiros mamíferos às riquétsias difere. Hospedeiros bem adaptados, como os camundongos, desenvolvem títulos de anticorpo altamente específicos contra cada espécie desses organismos. As respostas sorológicas humanas em geral são reações fortes com anticorpos reativos do grupo, mas sem distinção consistente entre riquétsias do grupo do tifo e do SFG. A sororreatividade de cães parece estar entre a dos roedores e a dos seres humanos. Ocorrem reações cruzadas entre antígenos do SFG no soro de cães, mas em geral o título é mais alto para espécies de riquétsias específicas que causam infecção. Em geral, ocorrem reações mínimas às riquétsias do grupo do tifo ou outras. Cães clinicamente sadios na costa do Atlântico apresentam 5 a 15% de soropositividade às riquétsias do SFG, indicando infecção por riquétsias não virulen-

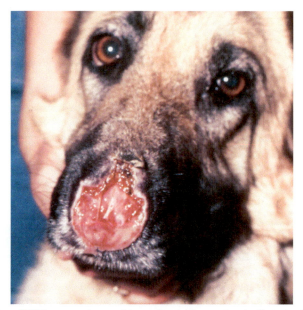

Figura 27.8 Necrose no plano nasal de um cão com febre maculosa das Montanhas Rochosas. (Fotografia de Craig Greene, © 2004 University of Georgia Research Foundation Inc.)

tas relacionadas antigenicamente ou infecção subclínica. Alguns cães doentes apresentam reatividade mais forte aos antígenos de *Rickettsia bellii* e do grupo do tifo do que aos da *R. rickettsii*, sugerindo que outra riquétsia ainda não identificada possa ser patogênica.[24]

Foram desenvolvidos vários testes sorológicos para detectar anticorpos contra a FMMR em pessoas, incluindo o teste Weil-Felix, a fixação de complemento, a imunofluorescência microscópica (Micro-IF; do inglês, *microscopic immunofluorescence*), a microaglutinação, a hemaglutinação indireta, o ensaio imunossorvente ligado a enzima (ELISA; do inglês, *enzyme-linked immunosorbent assay*) e a aglutinação em látex.[95] A Micro-IF, o ELISA e a aglutinação em látex parecem ser os mais adequados para se examinar soro canino.[74]

É necessário o aumento no título de IgM ou o aumento de quatro vezes no de IgG para confirmar infecção ativa com *R. rickettsii*. A Micro-IF, um teste de anticorpo fluorescente (AF) indireto, e o ELISA têm as vantagens de requerer pequenas quantidades de soro e reagentes, ter alta sensibilidade e servir para classificar os anticorpos contra *R. rickettsii* como IgM ou IgG. A estimativa de anticorpos IgG contra *R. rickettsii* pelo método de Micro-IF é usada pela maioria dos laboratórios diagnósticos que testam soro canino. Em geral, os títulos de IgG das fases aguda e de convalescença são inferiores a 64 em cães não infectados e naqueles com erliquiose, embora possam variar entre os laboratórios. Cães com infecção aguda podem ou não ter aumento dos títulos (≥64) quando surgem os sinais clínicos e obtém-se a primeira amostra. Os títulos de IgG em cães infectados experimentalmente com manifestações da doença 3 a 6 dias após a infecção não aumentam até 2 a 3 semanas após a infecção. Portanto, resultados soronegativos não descartam a possibilidade de FMMR, devendo-se testar uma amostra da fase de convalescença em data posterior. Os cães com disfunção neurológica são mais propensos a ter títulos sorológicos elevados na época do exame, porque esses sinais surgem em estágios mais avançados da doença. É necessário o aumento de quatro vezes ou mais no título de IgG para se documentar infecção ativa de maneira definitiva. Os títulos altos de IgG que surgem em cães com a infecção ativa geralmente caem após 3 a 5 meses, embora às vezes permaneçam elevados (≥128) por pelo menos 10 meses.[60,75] Portanto, a menos que haja aumento acentuado (≥1.024) em títulos únicos, não é possível ter certeza absoluta da existência de infecção ativa, devendo-se obter amostras pareadas. Podem ser encontradas diferenças entre os laboratórios que realizam o teste e nos que testam a mesma amostra em data posterior. Portanto, é recomendável submeter amostras das fases aguda e de convalescença simultaneamente. A avaliação simultânea dos títulos de IgM e IgG pode ser mais acurada durante a evolução da infecção quando se avalia uma única amostra de soro. A soroconversão para o antígeno de *R. rickettsii* é suprimida pela administração de antimicrobianos no início da doença.[27]

Uma modificação do teste (Micro-IF ou ELISA) que torna possível a estimativa de IgM tem as vantagens de oferecer o diagnóstico mais específico de infecção recente com um único título da fase convalescente, e os títulos de IgM podem estar aumentados antes que ocorra aumento nos títulos de IgG. À Micro-IF, os títulos de IgM só aumentam (pelo menos 8 vezes) em cães com a infecção experimental durante a primeira semana após a infecção e diminuem depois de 4 a 8 semanas ou menos. A magnitude dos títulos medidos máximos em geral é duas a quatro diluições menores do que os títulos correspondentes de IgG no mesmo animal.

O teste de algutinação em látex parece ser um ensaio rápido e específico para infecção recente por *R. rickettsii* em cães.[75] Como sua sensibilidade é inferior à da Micro-IF, ocorrem resultados falso-negativos, embora um único aumento no título medido pela aglutinação em látex (32) pareça ser diagnóstico de FMMR em cães.

Imunodetecção direta

Embora seja possível detectar riquétsias em preparações histológicas usando-se colorações especiais, sua existência é inconsistente. Os métodos imunoquímicos são mais sensíveis e específicos. Por causa da reatividade cruzada, a identificação de espécies não é específica. No passado, usava-se a coloração direta de AF em tecidos infectados para o diagnóstico clínico rápido de FMMR ou após a morte. Os procedimentos de AF direto também têm sido usados para detectar organismos em ovos embrionados ou cultura de tecido, tecidos de necropsia, carrapatos e biopsias cutâneas de pessoas e cães com a infecção aguda. As biopsias cutâneas de espessura total devem ser obtidas mediante cirurgia de lesões visíveis na pele ou em mucosas e colocadas em solução fisiológica isotônica ou gelo derretido ou em formalina à temperatura ambiente até serem processadas. A fixação em formalina diminui um pouco a sensibilidade da detecção de riquétsias, que podem ser encontradas em aproximadamente 75% das amostras obtidas de lesões e raras vezes o são nas retiradas de pele não acometida. São necessárias digestão de tripsina e desparafinização para examinar amostras processadas para microscopia óptica. Os cortes de tecido são corados por anticorpo conjugado a fluoresceína para *R. rickettsii*, para se detectarem organismos cocobacilares em células endoteliais e paredes vasculares da derme.

A vantagem do procedimento de AF direto em tecido é a de ser capaz de confirmar o diagnóstico em uma única amostra já no terceiro ou quarto dia de doença. Os procedimentos de AF direto podem ser realizados por laboratórios veterinários ou humanos, sem diferenças quanto às espécies hospedeiras. São encontrados resultados falso-positivos com o teste de AF direto, mas por vezes ocorrem muitas (30 a 40%) reações negativas falsas, em geral como resultado de tratamento prévio com cloranfenicol ou tetraciclina ou falha ao obter uma amostra em área de vasculite. As amostras devem ser obtidas no início da infecção, porque os organismos são eliminados do tecido em poucos dias, especialmente após a instituição do tratamento antimicrobiano. Como habitualmente não há petéquias cutâneas em cães, as amostras para biopsia podem ser obtidas de hemorragias em mucosas ou vesículas que tenham se desenvolvido na mucosa bucal. A adaptação desse método usando-se coloração com imunoperoxidase aumenta a sensibilidade e a especificidade do teste.[120] Têm sido usados métodos imuno-histoquímicos para consubstanciar infecção em pessoas que morrem por causa de FMMR que não tenha sido detectada por meios sorológicos.[160]

Detecção genética

A PCR tornou-se o método de referência para confirmar infecção em amostras de sangue de pacientes. Muitos genes foram alvejados e metodologias diferentes de PCR utilizadas para detectar infecção por riquétsias do SFG em pessoas.[34,58,64,122] Alguns ensaios podem detectar tão pouco quanto uma cópia de DNA alvejado por reação *in vitro*. No entanto, a sensibilidade varia de 14% a 71% quando são testadas amostras de pacientes, presumivelmente por causa dos números baixos de organismos circulantes no sangue periférico.[34,122] A PCR que amplifica uma parte do gene 16S do DNA é mais sensível do que a cultura para detectar DNA de riquétsias em cães após tratamento e permanece positiva por mais tempo do que a cultura, possivelmente por causa da persistência de ácido nucleico não viável.[27] Outra PCR desenvolvida para detectar riquétsias do SFG em sangue canino amplifica uma região do gene *ompA* de riquétsias do SFG.[108] A sensibilidade da PCR convencional é de 100% para 15 cópias e de 45% para 3 cópias do DNA de riquétsias do SFG *in vitro*, quando são testadas amostras rejeitadas de DNA extraído do sangue de cães saudáveis. A sensibilidade da adaptação quantitativa dessa PCR é de 96% para 5 cópias de DNA alvejado. Usando a PCR convencional, o DNA de riquétsias foi detectado em 5 de 6 (83%) testes com amostras sanguíneas de cães com títulos séricos negativos para anticorpo e 2 de 9 (22%) cães com resultados positivos para anticorpo sérico. Portanto, como no caso de seres humanos, a PCR pode confirmar a infecção, mas um resultado negativo não exclui a consideração da doença. Também se usa a PCR para detectar os organismos em amostras de tecido, carrapatos e comparação com isolados.[200,222] É possível utilizar alguns tipos de PCR para diferenciar espécies de riquétsias do SFG que infectam pessoas e cães.[61,108,208] A PCR documentou ainda que muitos cães infectados com *R. rickettsii* também podem estar infectados com várias espécies de *Ehrlichia*, *Bartonella*, *Babesia* e outras riquétsias, ou uma combinação delas, o que torna incerto o diagnóstico específico e causa maior morbidade do que a infecção com um único agente.[111]

Isolamento de riquétsia

Bioensaios envolvendo o isolamento de *R. rickettsii* em espécies suscetíveis de animais de laboratório têm sido um meio de diagnosticar a FMMR na pesquisa laboratorial.[42] Pode-se inocular tecido fresco ou congelado (–80°C), como fígado, baço ou cérebro, ou sangue coagulado de amostras de biopsia ou necropsia em arganazes do prado ou cobaias, testando-se o soro desses animais quanto à existência de anticorpo contra *R. rickettsii*. Tecidos ou sangue dos animais acometidos ou de laboratório podem ser inoculados em ovos embrionados ou cultura de tecido para se isolar e purificar o agente. Foi descrito um método em frasco em formato de concha, que envolve o uso de inóculo concentrado para infectar um pequeno número de células, possibilitando a detecção em cultura celular já com 24 a 48 h.[167] Uma técnica de coloração em que se usa carbol fucsina básica é bastante usada para a identificação de riquétsias do SFG e do grupo do tifo. As riquétsias podem replicar-se o suficiente em vários dias com procedimentos de isolamento *in vitro*, enquanto os bioensaios geralmente levam 1 mês para se completar. O isolamento de *R. rickettsii* requer um sistema de cultura de tecido apropriado e o nível 3 de biossegurança laboratorial, porque o organismo poderia infectar o pessoal que trabalha no laboratório por inoculação inadvertida parenteral ou em aerossol.

Achados patológicos

Quando se comprova que a FMMR é fatal, as lesões macroscópicas (se existentes) consistem em hemorragias petequiais e equimóticas disseminadas em todos os tecidos. Em geral, são encontradas linfadenomegalia e esplenomegalia hemorrágicas generalizadas. Os achados microscópicos consistem em vasculite necrosante com infiltrações perivasculares de células polimorfonucleares e linforreticulares. As lesões vasculares são mais proeminentes na pele, no epidídimo, nos testículos, no trato gastrintestinal (GI), no pâncreas, nos rins, na bexiga, no miocárdio, nas meninges, retina e musculatura esquelética. Encontra-se meningoencefalite aguda com vasculite e gliose nodular focal pequena no parênquima cerebral de cães com infecções agudas (Figura 27.9). Necrose focal miocárdica e hepática e pneumo-

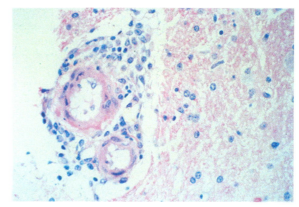

Figura 27.9 Manguito perivascular de meninges de um cão que morreu de febre maculosa das Montanhas Rochosas de progressão rápida associada a meningoencefalite (coloração por H&E, 400×). (Fotografia de Craig Greene, © 2004 University of Georgia Research Foundation Inc.)

nia intersticial são lesões comuns. As riquétsias podem ser detectadas em muitos tecidos pelos procedimentos já descritos de coloração e isolamento, mas não pelos métodos histológicos rotineiros.

Tratamento

A mortalidade em cães com FMMR em geral está associada ao diagnóstico e ao tratamento incorretos ou a choque rapidamente progressivo ou infecções graves do SNC. Os títulos de anticorpo costumam não estar disponíveis quando o cão é hospitalizado e, então, por vezes os resultados da primeira amostra não são diagnósticos porque a resposta máxima de IgG pode levar 1 a 3 semanas. Por essa razão, usa-se a resposta ao tratamento para aumentar o índice de suspeita. É melhor começar o tratamento logo após a obtenção inicial de amostras para testes diagnósticos e não esperar pelos resultados dos testes sorológicos. É possível fazer um diagnóstico presuntivo de FMMR com base na ocorrência sazonal e nas anormalidades clínicas e laboratoriais. Os antibacterianos usados para tratar a FMMR são considerados bacteriostáticos (Tabela 27.2). Embora prolonguem um pouco a riquetsemia, doses anti-inflamatórias e imunossupressoras de glicocorticoides não agravam a doença em cães infectados experimentalmente,[23] podendo ajudar a revelar os sinais de trombocitopenia[76] imunomediada concomitante ou edema cerebral, porém seu uso não costuma ser recomendado porque o tratamento antimicrobiano apropriado leva à cura. Penicilinas, cefalosporinas, sulfonamidas e aminoglicosídios são ineficazes no tratamento da FMMR. Tetraciclinas, especificamente a doxiciclina, são os antibacterianos de escolha para tratar a FMMR em cães.[87]

Deve-se administrar tetraciclina ou oxitetraciclina por pelo menos 7 dias. As tetraciclinas lipossolúveis, como a minociclina ou a doxiciclina, também se mostraram eficazes no tratamento de infecções humanas por riquétsias quando usadas por pouco mais de 7 dias. Seu uso no início da evolução da doença pode atenuar a resposta soroló-

Tabela 27.2	Tratamento da febre maculosa das Montanhas Rochosas.			
Fármaco[a]	**Dose**[b] **(mg/kg)**	**Via preferida (via alternativa)**	**Intervalo (h)**	**Duração (semanas)**
Tetraciclina	22	VO (IV)	8	1 a 2
Cloranfenicol	25 a 50	VO[c]	8	1
Doxiciclina	5	VO (IV)	12	1
	10	VO (IV)	24	1
Enrofloxacina	3	VO (SC)	12	1

IM, intramuscular; *IV*, intravenosa; *VO*, via oral; *SC*, subcutânea.
[a]Para mais informação sobre cada fármaco, ver o *Formulário de fármacos*, no Apêndice.
[b]Dose por administração no intervalo especificado.
[c]As formas de succinato parenteral do fármaco em geral não estão disponíveis, sendo necessário o uso oral.

gica à infecção, mas na maioria das vezes não interfere na confirmação sorológica (uma alteração de quatro vezes no título de anticorpo) de FMMR. Só se deve administrar doxiciclina parenteral intravenosa em cães que não possam ingerir alimento ou água por via oral por causa de disfunção neurológica ou GI. Para mais informação sobre esse fármaco de escolha, ver o *Formulário de fármacos*, no Apêndice. O cloranfenicol também é eficaz e pode ser considerado para animais prenhes ou filhotes caninos jovens (com menos de 6 meses de idade), para evitar alteração da cor dos dentes; entretanto, a doxiciclina tem efeitos mínimos sobre a cor dos dentes quando usada por 7 dias ou menos e foi mais eficaz do que o cloranfenicol.[125,173] Quinolonas como o enrofloxacino ou o trovafloxacino também podem ser eficazes,[22,27] mas, como têm o potencial de causar lesão cartilaginosa, seu uso deve ser restrito a animais idosos. A josamicina, um antimicrobiano macrolídeo mais recente com atividade similar à da eritromicina, foi usada com sucesso no tratamento de mulheres grávidas com infecção por *R. conorii*.[50] A azitromicina e a claritromicina, os derivados mais novos da eritromicina, foram eficazes no tratamento de riquetsioses causadas por organismos do SFG em pessoas.[31,33,196] A azitromicina foi menos eficaz na eliminação da riquetsemia em cães com FMMR, em comparação com a doxiciclina ou o trovafloxacino[27] e, portanto, não é recomendada. A administração parenteral de antimicrobianos pode ser necessária nos pacientes em semicoma ou que estejam com náuseas ou vomitando. Cães tratados no início da evolução da doença têm melhora clínica rápida, geralmente 24 a 48 h após a instituição do tratamento. Defervescência em 12 h não é rara. Recuperação tardia ou incompleta está associada a alguma insuficiência orgânica ou dano ao SNC. Alguns cães tratados com cloranfenicol e, menos frequentemente, com tetraciclina desenvolvem depressão, náuseas e vômitos, que podem parecer retardar sua recuperação clínica. Os antibacterianos só são eficazes em reduzir a gravidade da doença se administrados antes do desenvolvimento de alterações patológicas avançadas, como trombose e necrose tecidual. As extremidades de cães que desenvolvem gangrena acral e se recuperam acabam cicatrizando, mas ficam com cicatrizes permanentes ou desfiguradas para sempre.

O tratamento de suporte é obrigatório em cães com choque, distúrbios da coagulação e evidência clínica ou laboratorial de insuficiência orgânica. O tratamento IV com líquidos deve ser empregado com cautela, porque o aumento da permeabilidade vascular e a expansão do volume de líquido extracelular podem exacerbar o edema pulmonar e cerebral.

Prevenção

Cães que se recuperam da infecção por *R. rickettsii* mostram-se imunes à reinfecção quando submetidos a desafio 6 a 36 meses depois. Experimentalmente, a infecção com riquétsias não patogênicas como a *R. montanensis* não parece proteger cães de infecção subsequente com a *R. rickettsii* mais virulenta. Cães infectados naturalmente que se recuperam da FMMR nunca mais são reinfectados.

Não há vacinas para cães nem seres humanos. O desafio da infecção em pessoas após vacinação com produtos inativados foi associado a um período de incubação prolongado, evolução mais curta e mais leve da doença e menor prevalência de recidivas, mas não evitou a reinfecção. Vacinas experimentais inativadas, originárias de cultura de tecido, parecem proporcionar proteção contra a infecção em animais de experimentação. Foram identificados componentes antigênicos específicos de *R. rickettsii* responsáveis pela produção da resposta protetora de anticorpo. Vacinas contendo proteínas recombinantes da membrana externa de *R. rickettsii* ou *R. conorii* mostraram-se imunoprotetoras em roedores.[6,39,217]

As melhores maneiras de evitar a FMMR em cães são evitar áreas infestadas por carrapatos e remover rapidamente e com segurança os carrapatos aderidos. Animais de estimação devem ser protegidos com uma coleira impregnada de inseticida ou por acaricidas tópicos ou sistêmicos se frequentarem áreas habitadas por carrapatos. A erradicação de carrapatos do ambiente é impossível por causa da manutenção do ciclo biológico por roedores e outros hospedeiros reservatórios. A eliminação de pequenos roedores terrestres é difícil, se não impossível. Em alguns locais do leste e do sul dos EUA, conseguiu-se reduzir o número de carrapatos mediante a aplicação de inseticida na vegetação, na forma de suspensão aquosa ou em pó. Para maior discussão sobre o controle de vetores, ver o Capítulo 93.

Considerações de saúde pública

As infecções por riquétsias do SFG são doenças zoonóticas importantes por causa de sua natureza endêmica, da alta prevalência e da gravidade quando tratadas ou diagnosticadas erroneamente. Doenças de aspecto semelhante são causadas por essas riquétsias em todo o mundo.[93] Dos mais de 1.000 casos de doenças causadas por riquétsias relatados a cada ano nos EUA, aproximadamente 90% são de FMMR. A taxa de mortalidade em pessoas, a maior entre as doenças transmitidas por carrapatos, permanece entre 2 e 10%.[40,135] A taxa de incidência anual provavelmente reflete um somatório de fatores, inclusive a invasão humana de áreas madeireiras subdesenvolvidas, melhor reconhecimento e maior número de relatos da doença, e a ciclicidade periódica da infecção. A prevalência de reações soropositivas em cães em uma determinada área em geral é paralela ao risco de infecção humana.

A ocorrência sazonal da FMMR em pessoas é paralela à observada em cães.[40] A taxa de infecção é mais alta em crianças e adultos jovens e maior em homens do que em mulheres. Os pacientes de áreas rurais têm maior proporção de diagnósticos confirmados do que os das áreas suburbana e urbana. No entanto, as infecções em pessoas nos EUA foram adquiridas em focos urbanos como o sul do Bronx, em NY,[138] e Filadélfia, na Pensilvânia.[149]

Aproximadamente 60% das pessoas infectadas relataram uma picada de carrapato e outras 30% disseram que estiveram em área madeireira pouco antes do desenvolvimento da doença clínica. A ausência de exposição conhecida não elimina o envolvimento de carrapatos na infecção, em especial porque os pequenos estágios de larva e ninfa podem se alimentar transitoriamente sem ser detectados. A maioria das exposições no leste dos EUA ocorre em áreas residenciais, mas há relatos de exposição durante atividades recreativas ao ar livre. Cerca de 10% dos casos humanos relatados ocorrem apenas após exposição conhecida a cães ou a seus carrapatos, mas isso não deve implicar uma associação absoluta; a exposição comum à mesma população de carrapatos é a fonte mais provável de infecção. A associação da infecção em pessoas causada por *R. sanguineus* acrescenta uma nova dimensão ao risco de saúde pública de cães e seus carrapatos em contato com pessoas nos ambientes domésticos.[48,53] A alta mortalidade da doença humana resulta, em grande parte, de suas manifestações graves, porém em muitos casos o diagnóstico é tardio, por causa da ampla região geográfica envolvida, da natureza esporádica de sua ocorrência e da diversidade de suas manifestações clínicas. Os veterinários podem desempenhar papel importante no reconhecimento da doença humana, porque cães em uma casa geralmente estiveram doentes junto com seus proprietários ou antes.[54,158] Os veterinários devem ser proativos, orientando os proprietários de cães e entrando em contato com profissionais de saúde humana para alertá-los a observarem se a forma humana da doença está associada a um cão com infecção por riquétsia do SFG.

Além da exposição comum a carrapatos, os cães também são uma fonte potencial de infecções humanas porque levam carrapatos infectados para ambientes não endêmicos ou mais próximos de pessoas. Carrapatos que não estejam aderidos a cães podem sair desses animais e aderir à pele de pessoas. Mais frequentemente, as pessoas expõem a pele com abrasões ou as conjuntivas à hemolinfa ou excretas de carrapatos ingurgitados ao removê-los.[198] Não são as secreções de cães infectados, mas os efluentes de carrapatos infectados ingurgitados que constituem o maior perigo. A exposição a aerossóis de secreções de cães infectados é improvável em condições naturais, porque o organismo não sobrevive fora das células do hospedeiro ou do carrapato. Só ocorreu exposição a aerossol em laboratório, onde também pode ocorrer a inoculação inadvertida de tecidos infectados. Amostras clínicas de pessoas e animais infectados devem ser manuseadas sempre como riscos biológicos.

As manifestações clínicas em pessoas acometidas são bastante paralelas aos sinais observados em cães (ver Boxe 27.1). Os Centers for Disease Control and Prevention de Atlanta, na Georgia (EUA), desenvolveram um conjunto de critérios para a definição de um caso definitivo (Boxe 27.2). Os primeiros sinais em pessoas são vagos e podem simular uma infecção do trato respiratório superior. Embora o exantema seja considerado típico da FMMR, nunca se desenvolve em até 12% das pessoas e, quando o faz, em menos de 50% dos casos é observado nos primeiros 3 dias de doença. Nem todas as pessoas desenvolvem todas as manifestações da FMMR, embora febre e cefaleia sejam as mais frequentemente observadas. Os sinais neurológicos em geral se desenvolvem mais tarde na evolução da doença. A morte parece ser mais problemática em pessoas que desenvolvem hepatomegalia grave, icterícia, estupor e azotemia (ureia sérica acima de 25 mg/dℓ). Arritmias cardíacas em decorrência de miocardite, meningoencefalite e CID em geral são detectadas em pacientes terminais. Ocorre suspeita de infecções subclínicas em pessoas, mas o papel de riquétsias não patogênicas como causadoras das respostas sorológicas observadas não foi determinado. A infecção primária ou coinfecção com organismos de *Ehrlichia* pode confundir o diagnóstico de FMMR em pessoas. As manifestações da FMMR e das infecções por *Ehrlichia chaffeensis* ou *Anaplasma phagocytophilum* (ver Capítulo 26) são clinicamente indistinguíveis e ocorrem em localizações geográficas superpostas. Na maioria das circunstâncias, é preciso incorporar testes sorológicos amplos para determinar a causa da doença.

Ver no Capítulo 93, *Fatores Ambientais nas Doenças Infecciosas*, mais informação sobre o controle de carrapatos em pessoas.

Boxe 27.2 **Definição de caso de febre maculosa das Montanhas Rochosas**[a]

Define-se um caso confirmado de FMMR como clinicamente compatível se confirmado por exames laboratoriais de acordo com os seguintes critérios:
- Evidência sorológica de alteração significativa no título sérico de anticorpo reativo com o antígeno de *Rickettsia rickettsii* entre amostras pareadas das fases aguda e de convalescença, obtidas idealmente com intervalo de 3 semanas, ou
- Ensaio de PCR positivo para *R. rickettsii*, ou
- Demonstração pela imunofluorescência positiva de lesão cutânea (biopsia) ou tecido de órgão (necropsia), ou
- Isolamento de *R. rickettsii* de uma amostra clínica.

Um caso provável é aquele clinicamente compatível com uma única amostra de soro em título considerado indicativo de infecção atual ou passada (títulos limítrofes são determinados por laboratórios individuais).

PCR, reação em cadeia da polimerase; *FMMR*, febre maculosa das Montanhas Rochosas.
[a]Dos Centers for Disease Control and Prevention, Atlanta Surveillance Human Case Definitions and Laboratory Criteria – RMSF.

Febre maculosa do Mediterrâneo | Infecção por *Rickettsia conorii* ssp. *conorii*

A *R. conorii* ssp. *conorii* é a causa de uma doença humana endêmica transmitida por carrapatos na bacia do Mediterrâneo e na África, conhecida como FMM ou febre botonosa do Mediterrâneo (ver Tabela 27.1). Estudos sorológicos indicam alta taxa de prevalência de exposição entre cães[197,208] e gatos[206] clinicamente sadios. Várias outras subespécies de *R. conorii* (*indica, caspia* e *israelensis*) são responsáveis por infecções clínicas ou subclínicas em pessoas na Índia, no leste da Europa e no Oriente Médio, respectivamente. Não se sabe ao certo se subespécies que não a *conorii* infectam ou causam doença clínica em cães ou gatos. O quadro clínico, o diagnóstico e o tratamento da FMM são semelhantes aos da FMMR, e aqui serão comentadas apenas as distinções notáveis entre ambas. Como as espécies de *Rhipicephalus* são os carrapatos vetores primários, acredita-se que os hospedeiros reservatórios da infecção sejam roedores e, possivelmente, cães.[107,136] Apesar de os cães serem um hospedeiro habitual do *R. sanguineus*, não se conhece ao certo seu potencial como hospedeiro reservatório, desenvolvendo uma riquetsemia alta o bastante e mantida para transmitir a infecção para os carrapatos. Como ocorre com a *R. rickettsii*, a taxa de infecção dos carrapatos em áreas endêmicas é baixa (< 1%).[163] Suspeita-se que ocorre transmissão transovariana e transestágios, mas isso nunca foi comprovado.[164] Como seria de esperar, a taxa de exposição, conforme medida por resultados soropositivos, é muito mais alta do que a de prevalência da doença clínica em cães. É provável que a imunidade do hospedeiro seja importante, como na FMMR, para determinar se ocorre doença clínica com a FMM. Machos da raça Yorkshire Terrier foram os únicos acometidos no primeiro relato clínico de doença natural.[207] Com base no teste para riquetsemia em grande número de cães na Itália, essa raça teve a maior taxa de infectividade.[209] Suspeita-se que essa raça tenha uma suscetibilidade inerente à infecção com esse organismo, mas ainda não há certeza. Os achados de estudos clínicos e laboratoriais em cães infectados experimental e naturalmente com a FMM são análogos aos descritos na FMMR. As anormalidades ao exame físico incluíram temperatura retal elevada (geralmente 40,1°C a 41°C), hiperestesia, edema periférico, eritema, marcha rígida, linfadenomegalia, taquicardia, claudicação, edema conjuntival e desidratação.[101,207] As anormalidades laboratoriais foram leucocitose neutrofílica com desvio variável para a esquerda, trombocitopenia, hipoproteinemia e hipoalbuminemia concomitante, hiperglobulinemia e aumento de ureia sérica, da proteína C reativa e da atividade da aminotransferase hepática. Embora se observe α-hiperglobulinemia na FMMR em cães como uma reação da fase aguda, a observação adicional de aumento das globulinas β e γ em casos naturais de FMM sugeriria uma infecção de longa duração antes do início da doença clínica. O diagnóstico é feito por sorologia, com o título alto de anticorpo IgM ou o aumento de quatro vezes no de IgG ou a PCR positiva e melhora clínica correspondente após o tratamento antirriquétsia indicando doença clínica. Os soros reagem ao teste com antígenos tanto de *R. conorii* quanto de *R. rickettsii*. O tratamento antimicrobiano é igual ao da FMMR. Presume-se que o risco de saúde pública de cães infestados com carrapatos portadores de *R. conorii* seja maior do que o de FMMR, porque *R. sanguineus* pode ficar dentro de casas e em ambientes internos de canis e alimentar-se em cães durante todos os estágios de seu desenvolvimento. Uma associação maior da FMM em pessoas com o fato de terem cães[4] confirma essa contenção. Picadas inadvertidas de carrapatos durante sua remoção dos cães têm sido associadas à transmissão para pessoas.[157] É provável que o controle de carrapatos em cães tenha um efeito benéfico no sentido de reduzir a prevalência dessa doença tanto em pessoas quanto em cães.

Outras febres maculosas causadas por riquétsias

Embora a FMMR e a FMM sejam as febres maculosas causadas por riquétsias mais bem caracterizadas no mundo, também foram descritas cepas de riquétsias do SFG distintas em termos sorológicos, genéticos e patogênicos como agentes importantes causadores de doença em pessoas.[18,42,59,164] Nos EUA, foram detectadas ou isoladas de carrapatos muitas espécies de riquétsias do SFG de patogenicidade desconhecida e bastante relacionadas entre si. A *Rickettsia parkeri* era uma riquétsia do SFG considerada não patogênica, que tem como vetor o *Amblyomma maculatum* (o carrapato da Costa do Golfo), mas já se mostrou que ela causa doença clínica em pessoas nos EUA.[159] Suspeita-se que muitos casos de FMMR diagnosticados em áreas onde o *A. maculatum* é endêmico sejam causados mais pela *R. parkeri* do que pela *R. rickettsii*. A doença parece ser mais branda e caracteriza-se pela ocorrência de escara e linfadenomegalia, sinais não observados comumente na FMMR.[163] Também se suspeita de que várias outras espécies provisionais, como a "*Rickettsia texiana*", a "*Rickettsia amblyommii*" e a cepa 364D de riquétsia do SFG, causem doença humana nos EUA.[7,17,32] Outras espécies do SFG que não a *R. rickettsii* isoladas de carrapatos associados a cães nos EUA incluem a *Rickettsia montanensis* (antes *R. montana*), a *Rickettsia rhipicephali*, a *Rickettsia bellii* e a *Rickettsia massiliae*,[42,57] esta última recentemente caracterizada como patógeno humano na Europa.[224] O carrapato de coelhos, *Haemaphysalis leporispalustris*, habita todo o Hemisfério Ocidental, inclusive os EUA. Uma riquétsia do SFG bastante relacionada com a *R. rickettsii* foi recuperada desse carrapato. A patogenicidade dessa espécie em cães é desconhecida. No entanto, deve-se considerar uma nova riquetsiose em cães com sinais clínicos atípicos ou naqueles de áreas não endêmicas. É possível empregar alguns ensaios de PCR e outras técnicas moleculares biológicas para diferenciar espécies em casos clínicos.

Foram descritas doenças semelhantes à FMM em pessoas no Hemisfério Oriental. O tifo causado pelo carrapato de Queensland (*Rickettsia australis*), a febre maculosa da Ilha Flinders (*Rickettsia honei*), a febre maculosa australiana (*Rickettsia marmionii*), a febre africana transmitida por carrapato (*Rickettsia africae*), a febre astracã (*Rickettsia conorii* ssp. *caspia*), a febre maculosa japonesa (*Rickettsia japonica*), a febre maculosa do Extremo Oriente (*Rickettsia heilongjiangensis*), o tifo transmitido por carrapatos do Norte da Ásia (*Rickettsia sibirica*) e a linfadenopatia europeia transmitida por carrapatos (*Rickettsia helvetica*, "*Candidatus* Rickettsia sibirica spp. mongolotimonae*", *Rickettsia slovaca*, *Rickettsia aeschlimannii*, *Rickettsia massiliae*) são doenças análogas de seres humanos, causadas por outras riquétsias do SFG e transmitidas por artrópodes em regiões geográficas distintas.* A *R. helvetica* é encontrada em carrapatos *Ixodes* spp. e tem ampla distribuição na Europa e no Extremo Oriente. O DNA da *R. helvetica*, junto com o da *R. japonica*, foi identificado pela PCR em carrapatos removidos de cães e gatos no Japão.[86] Cães e gatos apresentaram reação sorológica a essa riquétsia, indicando exposição, e o DNA da *R. japonica* foi amplificado a partir de sangue canino.[190,218] Anticorpos contra a *R. australis* foram documentados em cães do sudeste da Austrália. Foram detectados anticorpos para riquétsias do SFG no sangue de cães e gatos na região da Tasmânia, na Austrália, porém não houve correlação entre a sororreatividade e a saúde do animal.[92] A infecção experimental em cães foi subclínica e, embora tenha ocorrido soroconversão, não foi possível isolar novamente a *R. australis*.[199] O significado clínico ou estado de reservatório de cães ou gatos para a maioria dessas infecções no Hemisfério Oriental não foi determinado.

---

*Referências: 3, 16, 97, 134, 164 e 171.

Varíola causada por riquétsia

A varíola causada por riquétsia é uma zoonose febril não fatal causada pela *R. akari*, uma riquétsia do SFG que afeta predominantemente pessoas em áreas urbanas. Foram encontrados anticorpos contra essa riquétsia em cães examinados durante cuidados rotineiros em New York.[36] Aproximadamente 7% dos resultados de uma triagem com o ELISA para anticorpo contra a *R. rickettsii* foram positivos e a soroprevalência aumentou com a idade avançada e a história de infestação por carrapatos. Os cães também tiveram resultados soropositivos para *R. rickettsii*, mas estudos de absorção cruzada indicaram uma reação mais forte à *R. akari*. A única fonte possível de exposição para uma pessoa na Carolina do Norte que desenvolveu varíola por riquétsia foi um camundongo capturado e trazido por um gato de estimação.[112] No México, foi encontrado um cão de 8 meses de idade infectado com *R. akari* e que tinha hiporexia, febre, vômitos e melena.[238] As anormalidades ao exame físico foram perda de peso, desconforto abdominal, suspeita de mialgia e hepatoesplenomegalia. As anormalidades hematológicas e bioquímicas foram leucocitose neutrofílica, anemia, trombocitopenia, aumento da atividade da aminotransferase hepática, hipoalbuminemia e hipoglobulinemia. O tratamento foi instituído com doxiciclina oral (100 mg 2 vezes/dia durante 7 dias), tendo ocorrido remissão clínica em 48 h. O organismo também foi detectado pela PCR em dois carrapatos da espécie *R. sanguineus* encontrados no cão. A manutenção da *R. akari* envolve a transmissão horizontal entre o camundongo doméstico (*Mus musculus*) e seu ácaro (*Liponyssoides sanguineus*). Ocorre transmissão transovariana e transestágios no ácaro. A soropositividade em cães indica a possível existência de uma forma alternativa desse ciclo. Supõe-se que os ácaros se alimentem em cães, mas pode ser que um carrapato como o *R. sanguineus*, que tem uma variedade maior de hospedeiros além de cães, ou outro carrapato vetor ainda desconhecido sejam responsáveis pela exposição de cães. Não se sabe se a infecção em cães resulta em sinais clínicos.

Doença similar ao tifo transmitida pela pulga do gato | Infecção por *Rickettsia felis*

Uma doença semelhante ao tifo causada por *R. felis* foi relatada em pessoas de muitos países. Embora o organismo compartilhe algumas características fenotípicas com as riquétsias do grupo do tifo, estudos do genótipo mostram que ele está mais estreitamente relacionado com as riquétsias do SFG.[182] Na América do Norte, gambás (*Didelphis virginiana*) têm sido implicados como hospedeiros reservatórios e o vetor nessa e em outras regiões geográficas é a pulga do gato (*Ctenocephalides felis*). No sul do Texas e na Califórnia, a doença se sobrepõe ao tifo humano murino causado pela *Rickettsia typhi*, encontrando-se gambás e pulgas coinfectados com ambas essas riquétsias em tais áreas,[20] onde a infecção da pulga do gato com *R. felis* é mais comum do que com *R. typhi*.[193,194,236] Foi detectado um ciclo de infecção com *R. felis* e *C. felis* em pessoas na França, na Alemanha e no Brasil.[177,183] As pessoas acometidas desenvolvem reações cutâneas às picadas das pulgas, febre, hiperestesia, mialgia e exantema maculopapular.[183,239] É provável que a infecção exista em todas as áreas mundiais onde as pulgas são prevalentes. A *R. felis* (antes chamada "agente ELB")[83] é indistinguível, ultraestrutural e sorologicamente, da *R. typhi* e da *R. prowazekii*, tendo sido identificada pela PCR em pulgas infectadas, gambás e pessoas na mesma área dos EUA relatada como endêmica para a *R. typhi*.[193,194] Apesar dessas similaridades morfológicas e sorológicas, a análise genética com comparação filogenética colocou a *R. felis* no SFG das riquétsias.[21] A PCR e o polimorfismo do comprimento do fragmento de restrição identificaram a *R. typhi* em quatro de cinco pessoas do Texas que tiveram tifo, e a *R. felis* foi encontrada na quinta pessoa.[193] Além de gambás, gatos (mas não cães ou ratos) foram soropositivos para o antígeno da *R. typhi* nessas áreas.[194,212] O agente *R. felis* recém-reconhecido é a riquétsia predominante (mais do que a *R. typhi*) em pulgas de gatos, tendo sido encontrada alimentando-se em gambás nessas regiões endêmicas.[194,236] Ela não foi cultivada, embora tenham sido empregadas técnicas moleculares para demonstrar sua existência. A *R. felis* é transmitida por vias transovariana e transestágio em gerações sucessivas de *C. felis*.[9,84] A infecção pode ser mantida em pulgas de gatos por até 12 gerações sem que elas tenham se alimentado em hospedeiros infectados[77] e também foi transmitida entre gatos por pulgas infectadas.[229] Mais de 90% das pulgas comercializadas com fins de pesquisa têm a infecção, enquanto a porcentagem nas pulgas infectadas naturalmente é muito menor e depende da área geográfica. Gatos podem ser os hospedeiros prováveis que transportam as pulgas infectadas para *habitats* humanos. O potencial de gatos como reservatórios de *R. felis* e a patogenicidade dessa riquétsia para os gatos não foram determinados. Febre não foi associada à exposição natural à *R. felis* em um estudo.[14] Outro estudo sugeriu que pode haver linfadenopatia e policitemia associadas à infecção.[25] A infecção experimental em gatos acarretou infecção subclínica com soroconversão entre 2 e 4 meses.[229] Entretanto, nem o organismo nem seu ácido nucleico foram identificados no sangue de gatos infestados naturalmente com *C. felis* infectada.[79] Por vezes, tal discrepância indica que há outros reservatórios naturais do organismo, como gambás, o organismo está em baixas concentrações no sangue de felinos ou abaixo do nível detectado pelos métodos rotineiros de identificação.

Nos EUA, a *R. felis* foi detectada em pulgas de gatos obtidas de gatos ou cães dos estados onde foi realizada a amostragem.[8,79] Em termos mundiais, essa riquétsia foi encontrada em pulgas de muitos países* e em carrapatos do Japão.[91] Embora a *R. typhi* e a *R. felis* nunca tenham sido encontradas nas mesmas pulgas nessas regiões, infecções experimentais resultaram em pulgas coinfectadas.[152] A infecção é transferida pelas picadas das pulgas, mas as fezes das pulgas contêm organismos viáveis que poderiam ser inoculados nas picadas cutâneas ou arranhões, de maneira semelhante à transmissão suspeita de *Bartonella henselae* (ver Capítulo 52). Os sinais clínicos em seres humanos incluem febre, cefaleia e exantema. Também se observam fadiga, mialgia, fotofobia, conjuntivite, desconforto abdominal, vômitos e diarreia.[104] A doxiciclina é o tratamento preferido, mas muitos dos outros fármacos usados para tratar as infecções por riquétsias do SFG também são eficazes. A eliminação da infecção em gatos com o uso de antimicrobianos não foi determinada. O controle de pulgas é essencial para reduzir o risco de suspeita em áreas endêmicas.

---

* Referências 13, 30, 68, 94, 96, 102, 106, 113, 115, 129, 155, 184, 192, 220, 235, 241.

Tifo

O tifo refere-se a doenças causadas por riquétsias do grupo do tifo. Os seres humanos são os reservatórios primários do *tifo transmitido por piolhos*, ou *tifo epidêmico*, uma doença esporádica causada pela *R. prowazekii* (ver Tabela 27.1). A doença ocorre quando eventos favorecem a proliferação e a disseminação de piolhos, como más condições sanitárias e catástrofes naturais. Acredita-se que os casos humanos de tifo recrudescente ou recém-introduzido iniciem os surtos. O organismo infecta o trato alimentar do piolho e é excretado em suas fezes. A irritação da picada dos piolhos faz a pessoa arranhar a pele ao se coçar, contaminando assim a área de abrasão com fezes infectadas do piolho. A infecção também pode ocorrer após esfregação das mãos contaminadas em superfícies de mucosas. Os piolhos infectados com a *R. prowazekii* morrem 1 a 3 semanas após a ingestão de sangue infectado. Os piolhos não transmitem a infecção por via transovariana para sua progênie. Outro reservatório dessa infecção em pessoas nos EUA parece ser o esquilo voador do sul. Geralmente, os sinais clínicos da doença em pessoas são semelhantes aos da FMMR. Observou-se reatividade de anticorpo às riquétsias do grupo do tifo no soro de cães suspeitos de terem doença causada por riquétsia.[24] Coelhos foram infectados experimentalmente por inoculação, em tentativas de transmitir a infecção para piolhos.[88] A *R. prowazekii* não causou doença nem infecção mantida em cães imunocompetentes que receberam inoculação experimental.[24] Nenhuma informação esclarece se esse organismo infecta gatos.

O *tifo murino*, ou *tifo endêmico*, tem uma distribuição mais mundial do que a do tifo transmitido por piolhos e é causado pela *R. typhi*, transmitida por pulgas (ver Tabela 27.1). É mais prevalente em regiões de climas temperados e subtropicais, onde são encontrados os roedores que servem como hospedeiros reservatórios e suas pulgas. A doença é transmitida pelas fezes infectadas de pulgas em uma ferida causada pela picada da pulga e arranhada em decorrência de prurido. Ocorre alguma transmissão transovariana, de modo que picadas diretas de pulgas também podem desencadear a doença. Os sinais clínicos em pessoas são muito semelhantes aos da FMMR. Nos EUA, o tifo murino é endêmico no sul da Califórnia e do Texas. Gambás e a pulga do gato são os hospedeiros naturais e os sistemas vetores. Proprietários de cães e gatos não foram mais soropositivos do que não proprietários, indicando que o contato com animais de estimação não é um fator de risco para exposição.[232]

O *tifo scrub* é uma doença humana causada pela riquétsia *Orientia* (antigamente *Rickettsia*) *tsutsugamuchi* no sudeste da Ásia, no Pacífico Sul e na Austrália. É transmitida pelo ácaro micuim, tendo como hospedeiros reservatórios roedores silvestres e aves. Os sinais clínicos são semelhantes aos da FMMR. Cães foram infectados experimentalmente com *O. tsutsugamuchi* sem desenvolver sinais de doença clínica. O organismo foi suscetível às tetraciclinas e ao cloranfenicol, porém a infecção com cepas resistentes teve de ser tratada com quinolonas.

Capítulo 28

Infecções por Clamídias

Jane E. Sykes e Craig E. Greene

Etiologia

O gênero *Chlamydophila* é um membro da ordem Chlamydiales e da família Chlamydiaceae. As clamídias são parasitos intracelulares obrigatórios, geralmente gram-negativos, que, à semelhança das bactérias, apresentam parede celular, DNA e RNA, porém carecem dos mecanismos metabólicos necessários para a sua sobrevida e replicação autônomas. Esses microrganismos multiplicam-se por divisão binária dentro dos vacúolos citoplasmáticos delimitados por membrana da célula hospedeira. As clamídias apresentam um ciclo de desenvolvimento incomum, que envolve formas tanto extracelular (corpúsculo elementar) quanto intracelular (corpúsculo reticulado) (Figura 28.1).

Os corpúsculos elementares são pequenas partículas infecciosas (0,2 a 0,6 μm) resistentes e metabolicamente inativas, com paredes celulares rígidas. Eles sofrem migração extracelular transitória para infectar novas células, onde, no interior de inclusões vacuolares, transformam-se em formas replicativas vegetativas maiores. Essas formas maiores (com 0,5 a 1,5 μm), conhecidas como corpúsculos reticulados, carecem de paredes celulares e não são infecciosas. Os corpúsculos reticulados proliferam por brotamento e divisão dentro da vesícula citoplasmática ou fagossoma da célula hospedeira.

Em seguida, os corpúsculos reticulados transformam-se e passam a constituir uma grande população de corpúsculos elementares delimitada por membrana. Esse ciclo leva aproximadamente 2 dias. Os corpúsculos elementares são liberados da célula após a sua lise e são capazes de infectar novas células hospedeiras.

As clamídias são encontradas nas mucosas ocular, respiratória, gastrintestinal (GI) e geniturinária. Causam infecções desde inaparentes a francas em uma variedade de hospedeiros. Os hospedeiros proporcionam um reservatório natural para esses microrganismos suscetíveis ao ambiente. Disseminam-se diretamente entre hospedeiros por meio de contato ou aerossóis e sobrevivem apenas por alguns dias no ambiente, à temperatura ambiente. A imunidade a esses microrganismos envolve mecanismos tanto celulares quanto hormonais. Sua tendência a causar infecções crônicas, recidivantes ou latentes indica que a resposta imune do hospedeiro é apenas parcial.

A família Chlamydiaceae foi dividida em dois gêneros: *Chlamydia* e *Chlamydophila* (Tabela 28.1).[26] As espécies que compõem esses gêneros estão aproximadamente associadas a hospedeiros, embora haja cada vez mais evidências de expansão na gama de hospedeiros para diferentes espécies. O gênero *Chlamydia* inclui *Chlamydia trachomatis*, que causa doença ocular crônica (tracoma) e doença urogenital em seres humanos; *Chlamydia muridarum*, que infecta

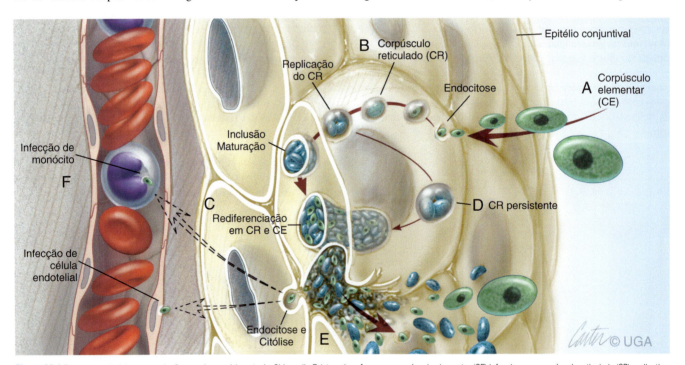

Figura 28.1 Etapas sequenciais na reprodução e no desenvolvimento de *Chlamydia*. Existem duas formas, o corpúsculo elementar (CE) infeccioso e o corpúsculo reticulado (CR) replicativo. Nas etapas *A* e *B*, o CE transforma-se em CR e sofre replicação. Alguns CR diferenciam-se em CE (*C*), e a célula do hospedeiro sofre lise (*E*), resultando em infecção das células adjacentes do hospedeiro e disseminação (raramente) para outros tecidos (*F*) por meio de fagócitos. Nos casos em que a resposta imune do hospedeiro consegue controlar a infecção, alguns CR persistem dentro da célula (*D*) sem sofrer replicação. (Arte por Kip Carter, © 2004 University of Georgia Research Foundation Inc.)

Tabela 28.1	Comparação da classificação de *Chlamydophila* e *Chlamydia*.	
Hospedeiros	**Tecidos preferenciais**	**Espécies**
Chlamydophila		
Aves, seres humanos	Tecido genital, pulmonar, olhos, órgãos internos	*Chlamydophila psittaci*
Bovinos, ovinos	Cérebro, olhos, articulações	*Chlamydophila pecorum*
Seres humanos, coala, equinos	Pulmão, articulações, olhos, endotélio	*Chlamydophila pneumoniae*
Ovinos, mamíferos	Intestino, placenta, olhos	*Chlamydophila abortus*
Cobaias	Bexiga, olhos, baço	*Chlamydophila caviae*
Gatos, seres humanos[a]	Olhos, órgãos genitais, articulações, pulmões	*Chlamydophila felis*
Chlamydia		
Seres humanos	Ocular e urogenital, pulmão neonatal	*Chlamydia trachomatis*
Roedores	Muitos órgãos internos	*Chlamydia muridarum*
Suínos, ovinos	Olhos, intestino, pulmões	*Chlamydia suis*

[a] A infecção de seres humanos por *Cp. felis* é questionável.

roedores; *Chlamydia suis*, que infecta suínos e ovinos.[74] O gênero *Chlamydophia* (*Cp*) contém várias espécies de importância médica e veterinária, incluindo *Cp. psittaci*, *Cp. pneumoniae*, *Cp. pecorum*, *Cp. abortus*, *Cp. suis*, *Cp. caviae* e *Cp. felis*.[26] *Cp. psittaci* é a espécie tipo do gênero e o agente etiológico da psitacose em aves e seres humanos; recentemente, foi também associada ao tracoma em seres humanos.[12] *Cp. pneumoniae* é um patógeno humano que causa infecções respiratórias e também foi associado a doença arterial coronária, asma, doença vascular encefálica, sarcoidose, sarcoma e artrite reativa. Esse microrganismo também está associado ao linfoma de tecido linfoide associado aos anexos da mucosa ocular em seres humanos.[28] *Cp. pecorum* infecta bovinos e ovinos. *Cp. abortus* infecta ovinos e também foi identificada em um cão; *Cp. caviae* infecta cobaias e também foi identificada em um cão; e *Cp. felis* é o microrganismo predominante que infecta bovinos e foi identificado em cães.[73]

Além das diferenças genéticas, as diferentes espécies de clamídias podem ser diferenciadas, em nível fenotípico, pela sua reatividade a anticorpos monoclonais (MAB) e, em certo grau, em nível morfológico e pelas suas propriedades tintoriais. A morfologia ultraestrutural de *Cp. psittaci* e *C. trachomatis* é praticamente idêntica; todavia, *Cp. pneumoniae* produz corpúsculos elementares piriformes.[30] *C. trachomatis* forma inclusões rígidas e compactas na parede celular, contendo glicogênio, e se cora com iodo, característica que a diferencia de *Cp. psittaci*. Em geral, cada espécie de clamídia tem uma gama preferida de hospedeiros, frequentemente algumas espécies animais ou uma única espécie, causando algumas vezes doença respiratória, genital e sistêmica.

A sequência completa do genoma de *Cp. felis* foi elucidada.[2] O genoma contém um cromossoma circular de 1.166 kb, que codifica 1.005 genes codificadores de proteína, e um plasmídio circular de 7,5 kb. Com base na análise de sequência do gene da proteína da membrana externa (ompA; do inglês, *outer membrane protein*) de clamídia, os microrganismos isolados de gatos no mundo inteiro são geneticamente semelhantes. Por outro lado, a amplificação aleatória da "impressão digital" [*fingerprinting*] de DNA polimórfico (RAPD; do inglês, *random amplification of polymorfic DNA*) revelou pelo menos dois subtipos.[8,77,96] As relações sorológicas podem ser mais diversas.[49,76]

Existem também microrganismos semelhantes a *Chlamydia*, como endossimbiontes de amebas de vida livre. As amebas são ubíquas no solo e em fontes ambientais de água e comumente podem ser isoladas da superfície mucosa de seres humanos, causando, em certas ocasiões, queratite e infecções disseminadas.[86] O ciclo de vida das clamídias endossimbiontes assemelha-se ao das clamídias, exceto por apresentar um terceiro estágio de desenvolvimento, o corpúsculo crescente.[35] Os endossimbiontes foram agrupados na família Parachlamydiaceae e incluem *Neochlamydia*, *Parachlamydia*, *Protochlamydia*, *Rhabdochlamydia*, *Criblamydia*, *Simkania* e *Waddlia* spp. *Neochlamydia hartmannellae* foi detectada por meio da reação em cadeia da polimerase (PCR; do inglês, *polymerase chain reaction*) em gatos com doença ocular, e foram identificados agentes semelhantes nas brânquias da truta do Ártico com epitelio-ciste.[23] *Parachlamydia acanthamoebae* foi associada à pneumonia em seres humanos, e a patogenicidade pulmonar de *Protochlamydia naegleriophila*, *Simkania negevensis* e *Waddlia chondrophila* está sendo objeto de pesquisa.[34] As espécies de *Parachlamydia* têm sido associadas à ocorrência de aborto em bovinos e pequenos ruminantes.[82,83]

A discussão que se segue trata das infecções de gatos e cães por clamídias.

Epidemiologia

Gatos

Foram detectados títulos de anticorpos positivos contra clamídias em até 8% dos gatos sadios[43] e 45% de gatos de fazenda. Apesar dessa alta prevalência de sororreatividade, *Chlamydophila* foi isolada de 6% de *swabs* da conjuntiva e de 4% dos *swabs* retais de gatos clinicamente sadios. Foram relatadas taxas de isolamento de até 30% dos gatos domésticos domiciliares com conjuntivite.[106] Nos gatos domiciliares, gatos clinicamente sadios, gatos com história pregressa ou com conjuntivite e naqueles com conjuntivite ativa, os resultados positivos na PCR foram 0%, 4,6% e 7,3%, respectivamente.[55] Em gatos de abrigo, a prevalência da infecção por *Cp. felis* variou de 0%[4,45,56,103] a 15%.[4] Em gatos de gatis europeus, com ou sem doença respiratória clínica, as taxas de prevalência de infecção foram de 3 e 10%, respectivamente.[41] Estudos sorológicos em gatos, juntamente com cultura ou detecção genética do microrganismo, indicam que a probabilidade de exposição e aumento da imunidade são maiores com o avanço da idade.[78,95,106] Gatos de 2 a 6 meses de idade têm probabilidade de ter infecção por *Cp. felis*, assim como gatos de até 1 ano de idade. Posteriormente, a prevalência da infecção diminui, e é pouco provável que gatos com mais de 5 anos de idade sejam infectados por *Cp. felis*. A infecção é menos provável em gatos com menos de 8 semanas de idade, presumivelmente devido à imunidade passiva adquirida por meio da amamentação.

Acredita-se que o principal modo de transmissão da infecção em filhotes de gatos no período neonatal seja a partir da mucosa genital da fêmea durante o parto. Em gatos de mais idade, a transmissão ocorre por contato direto estreito ou aerossóis. A transmissão venérea, como aquela descrita em outros hospedeiros, ainda não foi confirmada em gatos. Em levantamentos epidemiológicos de doença respiratória, a prevenção da detecção depende do método empregado, da localização geográfica, da ocorrência de doença clínica e da idade dos gatos. Gatos com mais de 1 ano de idade apresentam taxas de isolamento progressivamente menores com o avançar da idade, o que provavelmente está relacionado com o aumento natural da imunidade e a eliminação da infecção com a idade. A conjuntivite está mais provavelmente associada à infecção por *Chlamydophila*, enquanto os espirros têm mais probabilidade de ocorrer nas infecções por herpes-vírus felino tipo 1 (HVF-1).[95] As taxas de prevalência de *Chlamydophila* têm sido mais altas nos meses de verão.[95]

Foi detectado o DNA de clamídia não pertencente à espécie *Cp. felis* em amostras de conjuntiva felina, que apresentou 99% de homologia com a sequência de *N. hartmannellae*, uma ameba endossimbionte.[104] Essas clamídias foram encontradas associadas ao hospedeiro ameboide obrigatório *Hartmannella vermiformis*. Essa ameba foi identificada como causa de infecção da superfície ocular em pessoas e pode desempenhar algum papel nas infecções oculares felinas (ver Capítulo 92). As clamídias não foram observadas ao exame citológico. *Parachlamydia acanthamoebae* e gêneros relacionados da ordem Chlamydiales foram encontrados em amostras de córnea de gatos com e sem doença da córnea que não estavam abrigando amebas.[80a] Por conseguinte, os microrganismos podem persistir nos olhos dos gatos na ausência de hospedeiros ameboides. A detecção de microrganismos semelhantes a *Chlamydia* nos tecidos de outras espécies de hospedeiros dependeu do uso de métodos imuno-histoquímicos e de microscopia eletrônica.

Cães

Há poucas informações acerca da epidemiologia das infecções por clamídias em cães.

Patogenia

Gatos

Os gatos infectados por *Cp. felis* desenvolvem sinais das vias respiratórias inferiores, incluindo febre, secreção ocular e espirros. O aparecimento da conjuntivite ocorre paralelamente à eliminação ocular de clamídias. A característica predominante é a inflamação da conjuntiva ou da prega semilunar da conjuntiva. Após a inoculação conjuntival, os microrganismos podem sofrer disseminação sistêmica e colonizar numerosos tecidos, incluindo tonsila, pulmões, fígado, baço, trato GI e rins.[59] A infecção foi transmitida experimentalmente por transfusão sanguínea, com desenvolvimento subsequente de sinais sistêmicos e conjuntivite.[99]

Com frequência, as infecções por *C. felis* tornam-se crônicas e insidiosas. Os gatos podem tornar-se assintomáticos, porém abrigam o microrganismo na conjuntiva por 2 meses ou mais. Os microrganismos foram isolados da conjuntiva em até 215 dias após infecção experimental.[71,105] Ainda não foi esclarecido se a doença crônica resulta de reinfecção repetida ou da existência persistente de clamídias. Clamídias persistentes na forma de corpúsculos reticulados atípicos e não cultiváveis foram identificadas nas articulações de pessoas com artrite reativa, bem como no trato intestinal de suínos infectados por *Cp. suis*.[75] Foi constatado que *Cp. pneumoniae* sobrevive e multiplica-se dentro dos neutrófilos até que eles sofram apoptose, quando então o microrganismo é fagocitado por macrófagos pulmonares, que secretam citocinas anti-inflamatórias como parte do processo de eliminação apoptótico. Dessa maneira, o microrganismo garante a propagação silenciosa no interior dos macrófagos.[84]

Quando infectados aos 4 a 6 meses de idade, os gatos eliminam, em sua maioria, os microrganismos do trato reprodutor em até 1 semana após a inoculação ocular. A eliminação do trato reprodutivo não foi documentada em filhotes de gatos com menos de 13 semanas de idade, apesar da eliminação de microrganismos das secreções oculares.[99] É possível ocorrer reativação da eliminação no final da gestação. Esses fatores sugerem que a influência hormonal sobre os tecidos reprodutivos ou o sistema imune pode ser importante para a replicação dos microrganismos do trato reprodutor. O trato intestinal é outro local potencial de infecção persistente em gatos, conforme observado em outras espécies de hospedeiros. Não se descarta a possibilidade de que coinfecções por outros agentes, como calicivírus felino, HVF-1, *Bordetella* ou *Mycoplasma*, aumentem a gravidade clínica da infecção e a duração da eliminação. Outras bactérias, incluindo as que normalmente colonizam o saco conjuntival sadio, também podem atuar como invasores secundários, agravando a doença.

A resposta febril na clamidiose está associada à ocorrência de clamidemia e reação de fase aguda, com liberação de interleucina (IL)-1, IL-6, fator de necrose tumoral e interferonas. Os reagentes de fase aguda e a IL-6 estão aumentados no plasma de gatos com infecção experimental.[99]

Cães

Pouco se sabe acerca da evolução da infecção por clamídias em cães. Alguns relatos de casos descrevem a existência de clamídias em cães com ceratoconjuntivite, sinais respiratórios, insuficiência reprodutiva, artrite, aterosclerose e encefalite. As manifestações da doença crônica no cão podem refletir a disseminação e a resposta imune aos microrganismos que persistem nos tecidos mais profundos do hospedeiro, conforme demonstrado em infecções por clamídias em outras espécies de hospedeiros (ver discussão sobre a infecção humana em *Considerações de saúde pública*). Com o uso da imuno-histoquímica com MAB e PCR, foram identificadas clamídias em lesões ateromatosas da aorta, artérias coronárias e artérias esplênicas de cães.[85]

Achados clínicos

Gatos

As clamídias foram identificadas como causa de infecções oculares, nasais e das vias respiratórias inferiores de gatos; todavia, predominam os sinais oculares. Tipicamente, ocorre conjuntivite aguda, crônica ou recorrente, e apenas algumas vezes são observados outros sinais respiratórios. Os sinais clínicos são hiperemia conjuntival, quemose, blefarospasmo e secreção ocular mucopurulenta a serosa (Figura 28.2). A doença da córnea é rara, e, quando ocorre, é provavelmente causada por outros patógenos ou patógenos coinfectantes, como HVF-1 ou bactérias. A maioria dos gatos permanece bem e continua se alimentando. A pneumonia é, em geral, subclínica; por conseguinte, os sinais de tosse ou dispneia são raramente observados ou não ocorrem. A cepa e a via de infecção podem influenciar a extensão do comprometimento respiratório. Alguns gatos apresentam secreção nasal e espirros; entretanto, é pouco provável que os sinais de rinite, como espirros ou secreção nasal na ausência de comprometimento ocular, sejam causados pela infecção por *Cp. felis*.[95] Em certas ocasiões, *Cp. felis* foi isolada de conjuntivite em filhotes de gatos no período neonatal, embora a maioria dos filhotes pareça estar protegida por anticorpos maternos.[93] Ainda não foi esclarecido se esses casos estão associados a uma infecção genital na fêmea, como a que ocorre em pessoas infectadas por *C. trachomatis*.

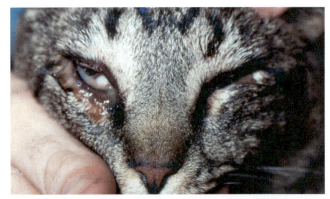

Figura 28.2 Quemose pronunciada e inflamação conjuntival em um gato com infecção ocular por *Chlamydophila*. (Fotografia de Craig Greene © 2004 University of Georgia Research Foundation Inc.)

A infecção experimental de gatos resulta na fase sistêmica da doença, que tem sido relatada com menor frequência nas infecções naturais. Foi observado o desenvolvimento de sinais sistêmicos de febre, letargia, claudicação e perda de peso em até 2 semanas após inoculação ocular em alguns gatos.[99] Embora a poliartrite constitua o mecanismo proposto para explicar o desenvolvimento de claudicação, são necessários estudos adicionais que incluam a análise do líquido sinovial.

Foram isoladas clamídias das células superficiais produtoras de muco da mucosa gástrica de alguns gatos.[37] Essa infecção não foi consistentemente associada a sinais GI ou respiratórios e pode representar uma infecção subclínica de portador. Em um relato, foram isoladas clamídias da mucosa gástrica de gatos jovens em colônias de pesquisa com sinais de perda de peso. A inoculação experimental dos microrganismos gástricos isolados nas vias respiratórias causou infecção das vias respiratórias superiores semelhante à causada por isolados respiratórios e apenas gastrite leve em alguns gatos. A peritonite também foi atribuída à infecção por *Chlamydophila*.[13]

Ocorrem eliminação de microrganismos do trato reprodutor e secreção vaginal após inoculação conjuntival experimental de gatos com *Cp. felis*, embora os sinais clínicos de disfunção reprodutora não tenham sido confirmados em infecções experimentais ou naturais. A inoculação intravaginal e intrauretral tem produzido secreção e sangramento vaginais em fêmeas, uretrite e secreção uretral em machos e proctite em ambos os sexos. A instilação direta de microrganismos nas tubas uterinas resultou em 2 meses de eliminação e suspeita de infertilidade devido à inflamação, resultando em cicatrizes e aderências. Foi documentada a ocorrência de infecção placentária em uma gata com infecção experimental por meio de exposição intraocular durante a gestação. Não foi encontrada nenhuma evidência histológica de inflamação nos tecidos placentários, nem infecção nos recém-nascidos; entretanto, a eliminação vaginal começou na fêmea após o parto. Por vezes, a disseminação hematogênica possibilita a relocação do agente no trato reprodutor. A fase da gestação em que a infecção ocorre, a coinfecção por outros microrganismos, a imunossupressão concomitante, a via da infecção e a cepa envolvida podem ser importantes na determinação da capacidade de *Cp. felis* de causar disfunção reprodutiva, se isso de fato representar uma entidade clínica nos gatos. É possível que o HVF-1 seja responsável por grande número de casos suspeitos de doença genital e perinatal induzida por *C. felis*.

A infecção concomitante pelo vírus da imunodeficiência felina em gatos prolongou a duração da conjuntivite e os sinais clínicos observados após a inoculação ocular de *Cp. felis*.[71] Foi observada a excreção prolongada de *Chlamydophila* em gatos infectados pelo vírus da imunodeficiência felina, em comparação com gatos de controle, sendo a duração da eliminação de 270 e 70 dias, respectivamente.

Cães

A clamidiose não tem sido bem documentada como entidade de ocorrência espontânea em cães. Os levantamentos sorológicos detectaram anticorpos dirigidos contra clamídias em até 50% dos cães sadios. Existem múltiplos relatos de casos que documentam clamídias em cães com uma variedade de doenças clínicas, incluindo ceratoconjuntivite, insuficiência reprodutiva, poliartrite e encefalite. As clamídias foram sugeridas como causa de queratite superficial crônica em cães. Todavia, podem ser encontradas como flora ocular em animais clinicamente sadios. Foi detectada a existência de *C. abortus* em um cão com ceratoconjuntivite.[42] *Cp. psittaci* foi detectada pela PCR em cães com ceratoconjuntivite recorrente, angústia respiratória e múltiplos natimortos de um local de criação de Pastor-alemão.[90] Embora nunca tenham sido estabelecidas como causa, as clamídias foram isoladas de cães com encefalite e doença sistêmica. *Chlamydophila* isolada de um ovino com poliartrite causou febre, anorexia, depressão, pneumonia, dor articular e diarreia inoculada experimentalmente em cães.[110] O microrganismo foi novamente isolado de tecidos parenquimatosos do intestino e do líquido sinovial. As lesões consistiam em hepatite focal, hiperplasia linfoide, poliartrite fibrinopurulenta e meningite. Foram detectadas clamídias em um cão febril com claudicação intermitente.[1] Os microrganismos foram demonstrados no citoplasma de macrófagos no líquido torácico, cuja cultura foi positiva para uma cepa aviária, e ocorreu soroconversão do cão. Foram também descritos sinais sistêmicos, incluindo linfadenomegalia e artrite, em um cão.[50] Houve relatos de microrganismos semelhantes a clamídias detectados por meio de teste com anticorpo fluorescente (AF) direto e PCR no líquido articular do cão.

Diagnóstico

Cultura

A cultura do microrganismo tem sido tradicionalmente considerada como padrão de referência para o diagnóstico de clamídia. No entanto, hoje em dia é habitualmente realizada com propósito de pesquisa. O isolamento em gatos costuma ser maior em *swabs* conjuntivais, embora amostras nasais e faríngeas tenham sido usadas. A cultura de *swabs* retais e vaginais também pode levar ao crescimento dos microrganismos. A coleta vigorosa utilizando um *swab* de algodão na superfície mucosa é essencial para obter células epiteliais em quantidades suficientes que contenham o microrganismo. Para melhorar a sobrevida dos microrganismos, os *swabs* devem ser colocados imediatamente em meio de transporte para clamídias, como 2-SP (sacarose 0,2 M e fosfato 0,02 M). Os meios de transporte virais de rotina contendo agentes antibacterianos inativam os microrganismos. A amostra deve ser refrigerada (4°C) se não for enviada imediatamente ao laboratório e, de modo ideal, deve chegar ao laboratório em até 24 h após a sua coleta. Também é possível congelar as amostras a –70°C, porém isso pode resultar em perda de alguns microrganismos, com consequente resultado falso-negativo.[51] Por vezes, os microrganismos são cultivados a partir de *swabs* por até 8 dias a 22°C e 30 dias quando estão em tecidos.[65] No laboratório, os microrganismos podem crescer no saco vitelino de ovos embrionados ou em monocamadas de células de camundongo, macaco ou humanas.[25] Os microrganismos isolados são geralmente diferenciados com o uso de métodos de tipagem genética.

Detecção microscópica e por ensaio imunossorvente ligado a enzima

Para citologia, os *swabs* ou espátulas conjuntivais são deslizados através do fórnix da conjuntiva, e efetua-se um esfregaço das células em lâminas de vidro. As lâminas são secas ao ar e fixadas em acetona antes de sua coloração. As inclusões intracitoplasmáticas, compostas de conjuntos de corpúsculos cocoides (0,5 μm de diâmetro), têm habitualmente 10 μm de diâmetro nas células epiteliais e apresentam coloração basofílica (Figura 28.3). A coloração de Giemsa é o corante tradicional para a demonstração de Chlamydiaceae; entretanto, artefatos no citoplasma podem exibir coloração semelhante. Em geral, as inclusões são visíveis apenas no início da evolução da infecção, ou não são visualizadas. Por vezes, grânulos de melanina no citoplasma das células epiteliais da conjuntiva produzem resultados falso-positivos. As técnicas de AF diretas, utilizando MAB, proporcionam a identificação mais específica.

A metodologia do ensaio imunossorvente ligado a enzima pode detectar diretamente antígenos em amostras de pacientes. Foram desenvolvidos diversos *kits* comerciais de imunoensaio enzimático para detecção de antígenos, que foram comercializados para a detecção das infecções humanas por clamídia no passado; todavia, hoje em dia, os testes de amplificação de ácidos nucleicos substituíram,

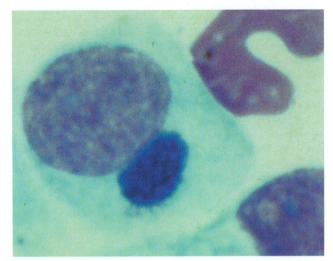

Figura 28.3 Inclusão de clamídia em uma célula epitelial de raspado conjuntival de um gato. (Fotografia de Craig Greene © 2004 University of Georgia Research Foundation Inc.)

em grande parte, o uso desses ensaios.[87] Ocorriam reações cruzadas com todos os membros dos gêneros *Chlamydia* e *Chlamydophila* com os imunoensaios enzimáticos antigamente comercializados, de modo que eles podiam ser usados para a detecção de infecção felina. Infelizmente, foi constatado que os *kits* variam consideravelmente em sensibilidade e especificidade. Em geral, os métodos de ensaio imunossorvente ligado a enzima apresentam menor sensibilidade e especificidade em comparação com a cultura celular, os métodos de AF diretos e a PCR para a detecção das infecções felinas.

Detecção genética

O uso dos testes de amplificação de ácidos nucleicos, como a PCR, revolucionou o diagnóstico das infecções por clamídias. Esses métodos são rápidos e sensíveis e possibilitam a identificação da espécie isolada em cultura ou tecidos infectados.[84a] Além disso, como não há necessidade de que o microrganismo seja viável para o teste da PCR, as condições especiais de transporte não são de importância crítica em comparação com a cultura. A PCR seguida de digestão por restrição ou análise da curva de desnaturação [*melting*] de alta resolução pode ser usada para diferenciar as espécies de Chlamydiaceae.[25,81] Nos seres humanos, dispõe-se de vários ensaios comerciais para a detecção específica de *C. trachomatis*, incluindo os que utilizam a amplificação mediada por transcrição combinada à captura magnética de alvo. A PCR quantitativa em tempo real tem sido usada para a detecção de *Cp. felis* em gatos.[40] A PCR tem sido usada para a detecção de *Chlamydophila* em ateromas de vasos sanguíneos em cães.[85] A variação nos métodos de PCR pode ser atribuída a diferenças na extração dos ácidos nucleicos e seleção de *primer*. Os métodos de PCR são habitualmente mais sensíveis do que a cultura em comparações realizadas em gatos com infecção natural. Em estudos experimentais, a PCR foi mais sensível do que a cultura (PCR 85,7%, cultura 72,9%) em gatos não tratados, com ou sem doença clínica.[97] A PCR e a cultura apresentaram sensibilidade equivalente (100%) durante o primeiro mês de infecção em gatos clinicamente doentes; todavia, a PCR foi mais sensível durante o segundo mês (PCR 72,9%, cultura 47,9%). Durante o tratamento de gatos infectados, os resultados de cultura são positivos por 1 dia após o início do tratamento, enquanto os resultados da PCR são positivos por até 5 dias.[97] Presume-se que essa diferença reflita a maior sensibilidade da PCR e a sua capacidade de detectar microrganismos não viáveis. Ocorre discrepância na viabilidade com a morte do microrganismo durante o transporte para o laboratório ou persistência de ácido nucleico quando os microrganismos mor-

rem no hospedeiro. Foi detectado o DNA de clamídia em amostras mantidas no ambiente por até 10 semanas a 22°C, bem além de sua viabilidade com base na cultura.[65]

Sorologia

O teste para anticorpos séricos contra clamídias tem sido de valor limitado para diagnóstico na identificação de infecção ativa, visto que a elevação dos títulos de anticorpos IgG é variável ou prolongada, enquanto os títulos de anticorpos IgM estão inconsistentemente elevados. Todavia, os títulos mais elevados de anticorpos estão geralmente associados a gatos sintomáticos.[106] Os animais soronegativos têm menos probabilidade de serem portadores. As infecções por clamídias persistem quando há níveis séricos elevados de anticorpos; por conseguinte, não é possível usar a sorologia para avaliar a proteção oferecida pelas vacinas. Títulos mais altos de AF indireto correlacionam-se com uma infecção recente e podem corresponder ao isolamento de *Chlamydophila* em animal clinicamente sadio.[65] Não se dispõe amplamente de testes sorológicos. Não se descarta a necessidade de obtenção de títulos seriados para documentar infecções ativas, e a vacinação recente pode interferir na interpretação dos resultados positivos. Recentemente, a sorologia para anticorpos contra a proteína pgp3, uma proteína codificada por plasmídios, foi investigada para o diagnóstico de infecção ativa por *Cp. felis*.[20]

Tratamento

Os fármacos antimicrobianos têm sido a base para o tratamento das infecções por clamídias. Na avaliação da resposta ao tratamento, é preciso considerar a existência concomitante de causas virais das vias respiratórias superiores felinas (ver Capítulo 14). O tratamento de gatos coinfectados pode resultar apenas em melhora temporária em consequência da resolução das infecções bacterianas secundárias e por *Chlamydophila*.

As doses recomendadas de todos os fármacos estão listadas na Tabela 28.2. A maior parte da informação sobre a eficácia terapêutica provém de gatos. A administração oral de doxiciclina, 5 a 10 mg/kg 2 vezes/dia, durante 3 a 4 semanas, leva à resolução clínica na maioria dos gatos. Pode-se utilizar também uma dose de 10 mg/kg, 1 vez/dia.[36,89,92] Taxas de dosagem mais altas de doxiciclina são usadas em gatos para evitar a administração de comprimidos partidos. Os comprimidos esmagados ou partidos contendo o sal hiclato de doxiciclina não são recomendados, devido ao risco de causar esofagite; a administração de suspensão de doxiciclina tende menos a estar associada a esse problema. As tetraciclinas também foram associadas à hepatite tóxica ou pigmentação dos dentes. Todavia, é pouco provável que a doxiciclina produza coloração dos dentes, em virtude de sua afinidade reduzida pela ligação ao cálcio (ver *Formulário de fármacos*, no Apêndice). As infecções oculares podem responder inicialmente à pomada ocular de tetraciclina aplicada 3 vezes/dia; entretanto, foram documentadas infecções recorrentes,[21] possivelmente como consequência da natureza sistêmica da infecção.

Gatos com infecção experimental, tratados com doxiciclina oral, demonstraram melhora clínica que começou em 24 a 48 h após a instituição do tratamento, em comparação com gatos tratados com placebo ou aqueles tratados com terapia antimicrobiana tópica.[89,97] A duração de 3 semanas tem sido eficaz.[97] Utilizando a PCR quantitativa mais sensível em gatos com infecção experimental, o tratamento com doxiciclina de 7 ou 14 dias de duração diminuiu o número de cópias de *Cp. felis* e a doença clínica nos gatos.[11] Todavia, a recidiva da doença e o aumento no número de cópias exigiram 21 dias de terapia de resgate, que não eliminou por completo a infecção em alguns gatos. Foi necessário o ciclo de 28 dias de tratamento para eliminar a infecção em todos os gatos infectados remanescentes. Por conseguinte,

Tabela 28.2 Opções de tratamento para a clamidiose.

Fármaco[a]	Espécie	Dose[b] (mg/kg)	Via	Intervalo (horas)	Duração (semanas)
Amoxicilina-clavulanato	CG	12,5 a 25	VO, SC, IV	8 a 12	4
Doxiciclina[c]	CG	5 a 10	VO, IV	12	3 a 4
	G	10 a 15[d]	VO	24	3 a 4
Enrofloxacino	G	5	VO	24	2 a 3
Pradofloxacino	G	5 a 10	VO	24	6

CG, tanto cães quanto gatos; C, gato; IV, intravenosa; VO, por via oral; SC, subcutânea.
[a] Para informações adicionais, ver *Formulário de fármacos*, no Apêndice.
[b] Dose por administração a intervalo especificado.
[c] Tratamento de escolha.
[d] A dose deve ser arredondada para a concentração mais próxima de comprimido integral ou meio comprimido para ajudar a evitar a esofagite quando se utiliza o hiclato de doxiciclina. Prefere-se o uso de suspensões; além disso, pequenas quantidades de alimento ou de água devem ser ingeridas após cada dose para ajudar a eliminar a doxiciclina do estômago.

em colônias de gatos com infecção por clamídias, recomenda-se que todos os gatos sejam tratados simultaneamente durante 4 semanas. O tratamento deve prosseguir durante pelo menos 2 semanas após a resolução dos sinais clínicos. Pode ser necessário continuar o tratamento por até 6 a 8 semanas para assegurar que todos os gatos tenham sido tratados com sucesso. Em outros estudos, gatos com infecção experimental foram tratados com amoxicilina-clavulanato, doxiciclina ou placebo durante 19 dias.[92] Ambos os grupos tratados tiveram redução nas taxas de isolamento e a melhora dos sinais clínicos, com eficácia inicial ligeiramente superior em 2 a 4 dias com o uso de amoxicilina-clavulanato. Entretanto, a maioria dos gatos tratados com amoxicilina-clavulanato sofreu recidiva da infecção 14 a 20 dias após a interrupção do tratamento. Foi necessário tratá-los novamente por mais 4 semanas, e a recuperação foi completa quando o monitoramento se estendeu por 6 meses. Tanto a doxiciclina quanto a amoxicilina-clavulanato podem ser consideradas tratamentos eficazes para a clamidiose. Fármacos como as sulfonamidas ou o cloranfenicol são ineficazes, e a penicilina só é inibitória *in vitro* em doses mais altas.[93]

As infecções por *C. trachomatis* em seres humanos são sensíveis ao tratamento com outros fármacos, como eritromicina e seu derivado mais recente, a azitromicina, e quinolonas e rifampicina. Em gatos, o enrofloxacino (5 mg/kg por via oral, 1 vez/dia, durante 14 dias) teve eficácia semelhante à da doxiciclina em um ensaio clínico randomizado prospectivo, em que foi usado o método de AF direto em *swabs* conjuntivais para monitorar a infecção após o tratamento.[29] Alguns gatos em cada grupo apresentaram evidências de infecção persistente no final do período de tratamento. O enrofloxacino é menos desejável do que a doxiciclina, devido à possibilidade de cegueira em consequência da toxicidade da retina como efeito adverso nos gatos. O pradofloxacino, que tem baixo potencial de toxicidade para a retina, demonstrou eficácia no tratamento da clamidiose felina em um estudo de gatos com infecção experimental, embora, em alguns gatos, não tenha ocorrido eliminação da infecção, conforme determinado pela PCR.[39] Em contrapartida, todos os gatos do estudo que foram tratados com doxiciclina tiveram a infecção eliminada. A azitromicina tem sido recomendada em base empírica para o tratamento de gatos, em esquema de dose única ao dia ou 1 vez/semana.[80] Foi administrada suspensão de azitromicina, 10 a 15 mg/kg por via oral, diariamente durante 3 dias e, em seguida, 2 vezes/semana, para o período total de tratamento de 4 semanas em um estudo de gatos com infecção experimental por *Cp. felis* e livres de patógenos específicos.[72] Esse esquema levou a uma rápida resolução dos sinais clínicos, e não foi mais possível isolar os microrganismos depois de 6 dias. Entretanto, *Cp. felis* foi isolada subsequentemente dentro de 14 dias após a instituição do tratamento. Mesmo a administração diária de azitromicina durante período semelhante não foi eficaz para eliminar a infecção. Em comparação, gatos aos quais foram administrados comprimidos de doxiciclina, 10 a 15 mg/kg, 1 vez/dia,

durante 4 semanas, tiveram a infecção eliminada após 6 dias, durante o período de observação. Em virtude desses achados, a azitromicina não é recomendada para o tratamento de infecções por *Cp. felis*.

Em gatos com doença natural confirmada por PCR, o tratamento com fármacos anticlamídia ou com glicocorticoides não foi associado a menor prevalência de infecção.[97] Esse achado pode indicar a falta de eficácia dos fármacos atualmente usados, ou a sensibilidade aumentada da PCR para a detecção de infecções latentes. Também é possível que o ácido nucleico que foi detectado pela PCR não seja viável. Podem ser necessários estudos adicionais, utilizando a PCR em gatos com infecção natural, para determinar se há eliminação do estado de portador.

Prevenção

Os filhotes de gatos adquirem anticorpos maternos contra *Cp. felis*, que habitualmente os protegem contra a infecção até 7 a 9 semanas de idade. Há vacinas tanto inativadas quanto vivas modificadas para proteger gatos contra a doença respiratória por clamídias (ver *Prevenção*, no Capítulo 14, e *Infecções por Chlamydophila*, no Capítulo 100.)[59a] Mesmo as vacinas vivas modificadas, as que proporcionam melhor proteção, não impedem totalmente a colonização das mucosas e a eliminação de clamídias após exposição. As vacinas minimizam a replicação do microrganismo e, portanto, reduzem os sinais clínicos em gatos com infecção subsequente. Em uma pequena porcentagem de gatos foi relatada a ocorrência de reação pós-vacinal tardia de febre transitória, anorexia, letargia e dor ocasional dos membros 7 a 21 dias após a administração de vacinas combinadas contendo *Chlamydophila* viva modificada (ver *Complicações pós-vacinação*, no Capítulo 100).[96] Essas vacinas estão apenas indicadas para gatos com alto risco de adquirir infecção, como aqueles em gatis com clamidiose endêmica. Esses gatos devem ser vacinados após o tratamento de todos os gatos com agentes antimicrobianos. A transmissão do microrganismo também é minimizada com boa higiene, quarentena e práticas de desinfecção nos gatis. O microrganismo é prontamente desativado por detergentes.

Considerações de saúde pública

Chlamydophila de origem felina tem sido suspeita como causa de conjuntivite humana em várias ocasiões. Muitas dessas associações nunca foram confirmadas, devido à falta de testes científicos válidos para identificar espécies e isolados específicos.[7] Métodos relativamente grosseiros, como semelhanças sorológicas ou características bioquímicas, foram usados para caracterizar os microrganismos isolados.[18] Muitos dos relatos de clamidiose humana a partir de gatos antes do advento da tipagem genética não podem ser confirmados. Por exemplo, *Chlamydophila* foi associada à doença da arranhadura do gato em pessoas; entretanto, estudos recentes sugerem que essa associação não é acurada porque houve reatividade cruzada entre algumas espécies de *Chlamydophila* e *Bartonella* em testes sorológicos.[61,62,102]

Com o novo foco na detecção genética, muitos dos problemas na identificação de espécies específicas de clamídias podem ser solucionados. *Cp. felis* foi isolada da conjuntiva de uma pessoa com infecção por *Chlamydia* sem tracoma.[38] Esse microrganismo era geneticamente indistinguível de um isolado posteriormente recuperado do gato do paciente. Embora seja difícil documentar essas associações, as pessoas devem tomar precauções ao medicarem gatos com conjuntivite, e pode ser necessário tratar gatos infectados com antimicrobianos sistêmicos simultaneamente com as pessoas da casa, as quais desenvolvem conjuntivite por clamídias.

A transmissão entre espécies da clamidiose aviária (psitacose, ornitose, *Cp. psittaci*) de aves para seres humanos é um problema veterinário e de saúde pública mais comprovado.[24] Houve suspeita de que a *Chlamydophila* que estava provocando conjuntivite em um gato foi adquirida de uma arara de estimação na mesma residência.[52] A cepa de *Cp. psittaci* que causa infecção em aves causa reconhecidamente psitacose humana. Em outra residência, três seres humanos e três cães desenvolveram infecção atribuída à psitacose de um periquito.[33] Embora a ave tenha sido submetida a eutanásia, as pessoas e os cães acometidos tiveram recuperação clínica com o tratamento.

A *Cp. pneumoniae* é a principal causa de pneumonia adquirida na comunidade em seres humanos e foi incriminada como causa de doença coronariana e vascular encefálica.[9,31] As pessoas parecem atuar como hospedeiro reservatório para esse agente, e a infecção não é conhecida em cães ou gatos. Todavia, lesões vasculares semelhantes foram atribuídas à infecção por clamídias em cães (ver discussão anterior em *Patogenia*). É possível que coelhos e camundongos sejam infectados experimentalmente por esse microrganismo. Os veterinários devem conhecer essa relação, visto que eles podem ser indagados sobre o risco de animais de estimação transmitirem essa infecção para seres humanos. A maioria das pessoas é infectada em algum momento por *Cp. pneumoniae*, e muitas são reinfectadas. A prevalência de anticorpos contra esse microrganismo aumenta com a idade. Após tratamento, esse microrganismo pode ser detectado por PCR em tecidos de pessoas, mesmo quando já não puder ser mais cultivado. Os corpúsculos elementares metabolicamente inativos não são afetados por antibacterianos e é possível que persistam no corpo por tempo indefinido. Estudos morfológicos demonstraram esse microrganismo em placas ateromatosas de vasos coronários e vasos sanguíneos de grande calibre. A relação definitiva entre a sua existência e a doença vascular ainda não foi estabelecida. Em pacientes humanos, as infecções crônicas por *C. trachomatis* têm sido associadas a artrite, enquanto as infecções persistentes por *Cp. pneumoniae* podem desencadear doença aterosclerótica.

Doenças Causadas por Micoplasmas e Bactérias

Capítulo 29

Diagnóstico Laboratorial de Infecções Bacterianas

Brenda C. Love e Robert L. Jones

O objetivo da bacteriologia clínica é fornecer informação rápida e acurada quanto à existência ou não de um agente bacteriano em um processo mórbido infeccioso. Em geral, são necessárias pelo menos 24 a 72 h para isolar bactérias, mas raras vezes se pode aguardar tanto tempo para instituir o tratamento. O conhecimento da prevalência de patógenos específicos responsáveis por síndromes clínicas definidas e tendências nos padrões de suscetibilidade antimicrobiana fornece a base para a tomada de decisões racionais quanto ao tratamento e escolha do antimicrobiano com maior probabilidade de eficácia. Tal conhecimento só pode ser desenvolvido e atualizado submetendo-se amostras a isolamento, identificação e testes de suscetibilidade antimicrobiana em laboratório. Portanto, o uso do laboratório produz um banco de dados em que há possibilidade de orientar a elaboração de planos de tratamento para o futuro, bem como para os pacientes atuais.

O uso do laboratório de microbiologia é sujeito a armadilhas únicas, impostas pela diversidade dos agentes bacterianos, cada um com necessidades exclusivas para sua identificação: locais múltiplos e geralmente pouco acessíveis para coleta das amostras, contaminação das amostras com flora nativa e a necessidade de interpretação subjetiva dos resultados. É possível que ocorram problemas na comunicação entre o laboratório de microbiologia e o clínico quanto à adequação da amostra para exame laboratorial, incerteza com relação ao significado dos isolados bacterianos, na interpretação dos resultados e demora entre o envio da amostra para o laboratório e a produção da informação necessária. O empenho do clínico para fornecer informação relativa à história e aos dados do paciente junto com a amostra ajuda o laboratório a reconhecer e relatar resultados significativos.

O funcionamento dos laboratórios de microbiologia foi modificado devido aos grandes avanços na tecnologia. Atualmente a identificação bacteriana é conseguida, em grande parte, com o uso de sistemas compactos miniaturizados, muitos deles automatizados. Os testes de suscetibilidade antimicrobiana costumam ser realizados com um sistema comercial de microdiluição ou outra maneira de instrumentação. Os métodos de imunodiagnóstico para a detecção de antígeno e anticorpo foram bastante beneficiados dos testes de radioimunoensaio, anticorpo fluorescente (AF) direto e indireto, ensaio imunossorvente ligado à enzima, aglutinação em látex e *immunoblotting*, bem como do desenvolvimento da tecnologia de

anticorpo monoclonal. A tecnologia do ácido nucleico está direcionando o laboratório de microbiologia para uma nova era de diagnósticos moleculares visando à detecção e à identificação de microrganismos. Contenções de custos das novas tecnologias podem limitar o alcance a serviços que poderiam ser fornecidos razoavelmente por qualquer laboratório. Portanto, não se aconselha esperar capacidade diagnóstica comparável em todos os laboratórios de microbiologia com relação a todos os microrganismos. Cada vez mais, é preciso enviar amostras para laboratórios de referência que realizem testes diagnósticos especializados.

Métodos diagnósticos

Os testes microbiológicos complementam o julgamento clínico, ajudam o profissional a selecionar os antimicrobianos específicos e, por fim, melhoram a assistência fornecida aos pacientes, mediante a detecção e identificação dos agentes etiológicos.

Exame microscópico direto

O exame microscópico direto de exsudatos ou líquidos corporais infectados é o procedimento laboratorial isolado mais importante e eficaz com relação ao custo, e, com ele, há a possibilidade de se chegar ao diagnóstico e instituir o tratamento de infecções bacterianas. As avaliações podem ser realizadas em vários contextos clínicos para se obter informação imediata sobre o número, as características morfológicas, as propriedades de coloração pelo Gram dos microrganismos (Tabela 29.1) e a resposta celular do hospedeiro. Respostas inflamatórias purulentas são mais sugestivas de infecção bacteriana. O exame microscópico também indica a adequação da amostra para cultura, a probabilidade de infecção, os patógenos prováveis e os organismos predominantes em uma infecção mista. Essas informações podem ser usadas como base para a interpretação do significado dos resultados de culturas subsequentes.

Bactérias são observadas com facilidade em esfregaços de uma amostra quando ocorrem na concentração de cerca de 10^4 a 10^5 por mililitro. O exame de amostras tais como sangue ou líquido cerebrospinal (LCS) para detecção de bactérias geralmente não compensa porque, mesmo quando elas existem, são em número muito pequeno para detecção. Algumas, como espiroquetas e micoplasmas, não se

Tabela 29.1	Aspecto de material clínico em preparações coradas pelo Gram.
Componente	**Reação ao corante**
Bactérias gram-positivas	Os organismos retêm o complexo de cristal violeta com iodo e aparecem em azul-escuro ou púrpura.
Bactérias gram-negativas	Os organismos perdem o complexo primário, captam o corante secundário safranina e aparecem em vermelho.
Fungos (leveduras)	Os organismos em geral parecem gram-positivos.
Células inflamatórias	Os organismos parecem gram-negativos. Células epiteliais podem parecer gram-positivas, gram-negativas ou ambas, dependendo da espessura do esfregaço.
Fundos	Em geral, os organismos parecem gram-negativos, mas podem parecer gram-positivos. Fibrina, muco e eritrócitos costumam ser negativos à coloração de Gram.

coram bem pelo Gram. A microscopia em campo escuro possibilita a observação de espiroquetas, mas os micoplasmas são muito pequenos para serem observados à microscopia óptica. Há a possibilidade de material de fundo e artefatos interferirem na interpretação. Muco ou outros materiais proteináceos negativos à coloração de Gram podem misturar-se no fundo a bacilos finos que se coram fracamente, o que dificulta sua observação. Técnicas de coloração diferenciais que melhoram a observação de bactérias gram-negativas incluem aquelas com azul de metileno e os corantes de Giemsa e Wright.

Isolamento e identificação

Tentar o isolamento e a identificação depende de muitos fatores, os mais importantes são a fonte da amostra e se é possível ou não fazer o diagnóstico microscópico presuntivo. As bactérias piogênicas mais comumente encontradas crescem com facilidade quando são inoculadas em placas de ágar que se apresentam rotineiramente com sangue. Meios líquidos são enriquecidos para a recuperação de organismos em pequeno número e facilitam o isolamento de organismos exigentes. Em alguns casos, é preciso usar meios seletivos para suprimir o crescimento de contaminantes e flora normal, mas possibilitar o do patógeno.

Algumas doenças infecciosas podem ser diagnosticadas com mais eficiência pela detecção direta de antígenos, ácidos nucleicos ou toxinas. Para o diagnóstico de algumas doenças causadas por clostrídios, tais como o botulismo (ver Capítulo 40), o tétano (ver Capítulo 41) e

a enterocolite (ver Capítulo 37), é indispensável identificar a toxina, em vez de apenas isolar a bactéria. As colorações direta ou indireta para AF são extremamente úteis para o diagnóstico presuntivo rápido de infecção com algumas bactérias. Como *Yersinia pestis* (ver Capítulo 45) e *Francisella tularensis* (ver Capítulo 46) são perigosas para os profissionais de laboratório, a detecção do antígeno por coloração direta de AF em exsudato ou tecido é o melhor recurso para sua identificação rápida e específica. Sondas de DNA e técnicas de amplificação de ácido nucleico são úteis para a identificação de microrganismos difíceis de cultivar e submeter a métodos sorológicos, muito caros ou indisponíveis.

Coleta da amostra

As amostras precisam ser coletadas do local real da infecção, com o mínimo de contaminação por tecidos, órgãos ou secreções adjacentes (Figura 29.1). Em seguida, elas precisam ser transportadas para o laboratório sem contaminação ou modificação no número relativo de bactérias. É provável que algumas amostras sejam contaminadas com flora nativa durante o processo de coleta. É preciso muito cuidado para usar técnica asséptica ao coletar amostras, para reduzir a quantidade e a probabilidade de contaminação. Algumas amostras são simplesmente inacessíveis, exceto por aspirado ou biopsia de tecidos profundos. Ao obter qualquer amostra por biopsia ou aspirado com agulha fina, deve-se proceder à descontaminação da pele como são realizados os procedimentos anteriores a uma cirurgia. As amostras devem ser coletadas o mais cedo possível durante a evolução do processo mórbido. À medida que a doença progride e ocorre necrose tecidual, alguns microrganismos podem morrer ou ser substituídos por outras bactérias.

Sempre que possível, as amostras devem ser obtidas antes da administração de antimicrobianos. No entanto, seu uso não exclui necessariamente a recuperação de bactérias de tecidos selecionados em que são alcançadas concentrações antimicrobianas baixas ou de animais infectados com bactérias resistentes aos antimicrobianos. Se não for possível coletar a amostra antes da administração de quaisquer antimicrobianos, deve-se fazer isso logo antes da administração da próxima dose. Se houver concentração de antimicrobianos no local da amostra, tal como ocorre durante a coleta de urina, é melhor aguardar 48 h após a última dose antes de obter a amostra.

Deve-se obter a quantidade adequada de material (vários mililitros ou gramas) para os testes laboratoriais apropriados. Também é muito frequente dispor de quantidade inadequada de material com *swab*, o que praticamente impossibilita o laboratório de fazer esfregaços apropriados e inocular nos meios de cultura adequados. *Nunca* se deve encaminhar *swab* de tecido ou de material proveniente de locais de curetagem, bem como de materiais de biopsia, de líquidos (articularmente urina) ou que tiveram remoção cirúrgica.

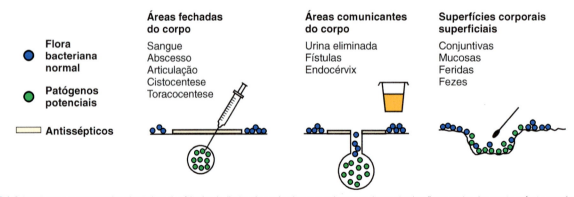

Figura 29.1 Coleta de amostras para cultura bacteriana de vários locais, ilustrando as abordagens usadas para evitar contaminação excessiva da amostra e fontes prováveis de contaminação. (De Jones RL. 1985. Laboratory diagnosis of bacterial infections, pp. 110-147. *Em* McCurnin DM [ed.]: *Clinical textbook for veterinary technicians*. WB Saunders, Philadelphia.)

Quando há lesões em vários locais ou solicita-se mais de um procedimento de laboratório, devem ser examinadas múltiplas amostras. Para a detecção de bacteriemia, são necessárias várias amostras de sangue. Também estão indicadas algumas amostras de fezes para a detecção de patógenos entéricos tais como salmonelas.

Dispositivos para coleta e transporte de amostras

São necessários dispositivos de coleta e sistemas de transporte de amostras apropriados para assegurar a sobrevivência do microrganismo sem proliferação e para otimizar seu isolamento e sua identificação. Há diversos recipientes disponíveis no comércio, desde um simples *swab* e combinações de tubos de plástico até dispositivos complexos para coleta de amostras (Figura 29.2). Os *swabs* devem ser feitos de materiais não inibitórios e transportados em recipiente estéril. Muitas bactérias são suscetíveis ao ressecamento durante o transporte. *Swabs* só são aceitáveis para transporte de amostras quando em câmara umidificada ou colocados em meio de transporte. Há vários sistemas de meio de transporte de *swabs*, em geral disponíveis nos laboratórios clínicos. Tecido, exsudato, fezes ou líquido devem ser enviados em recipiente estéril fechado (à prova de vazamentos) apropriado. Potes de plástico com tampa de rosca e tubos para coleta de sangue que não contenham anticoagulantes ou preservativos são exemplos de recipientes recomendados para amostras. Cada tecido ou amostra tem de ser colocado em um recipiente separado. O aspirado direto com uma seringa costuma ser um meio conveniente e satisfatório de coletar tecido e líquido. Entretanto, é preciso remover a agulha para evitar lesões e tampar a seringa antes de enviá-la.

Podem ser usados vários tipos de meios para transportar amostras para o laboratório. Meios de transporte e dispositivos anaeróbicos (frequentemente disponíveis nos laboratórios de microbiologia) são formulações não nutritivas tamponadas que preservam a viabilidade de organismos exigentes na amostra e minimizam a proliferação de bactérias de crescimento rápido que possam existir. O tipo comum de nutriente de caldos de cultura como os contidos em frascos para hemocultura só pode ser usado quando são coletados *swabs* ou aspirados de locais do corpo normalmente estéreis (p. ex., LCS, sinóvia) e quando se tomou o máximo de cuidado para evitar contaminação. É preciso usar dispositivos especiais para transporte anaeróbico, de modo a evitar a exposição de anaeróbios obrigatórios a concentrações letais de oxigênio (ver Capítulo 39). Como o nível reduzido de oxigênio não é letal para aeróbios e anaeróbios facultativos, eles podem ser transportados nos mesmos dispositivos de transporte anaeróbico. Tecido em formalina, *swabs* secos e urina coletada há várias horas e não refrigerados são exemplos de amostras inadequadas para cultura bacteriana.

Sangue

O isolamento bem-sucedido de microrganismos do sangue requer o entendimento da intermitência e da baixa ordem de magnitude da maioria das bacteriemias (ver em *Hemocultura*, no Capítulo 86, a técnica apropriada). É preciso coletar várias amostras para cultura em um período determinado. Se possível, a primeira amostra para hemocultura deve ser coletada assim que se inicia a febre. Outra sugestão é obter três ou quatro amostras para cultura no espaço de 1,5 a 3 h; se mais de uma cultura produzir o mesmo organismo, é provável que seja significativo.

Urina

A coleta, o transporte e o armazenamento de amostras de urina são aspectos importantes para a confiabilidade dos resultados da cultura. A urina é um meio de crescimento excelente para alguns organismos; a menos que sejam tomadas as precauções adequadas, a urina possibilita a multiplicação rápida de um número pequeno e insignificante de bactérias. Os resultados da cultura de uma amostra obtida por micção sem limpeza da genitália só serão úteis se não houver crescimento bacteriano; por exemplo, o crescimento pode ser resultante de contaminação uretral, infecção ou ambas. É preciso considerar a contaminação da amostra de jato médio quando são isoladas menos de 10^5 unidades formadoras de colônia (UFC) por mililitro, embora as contagens totais de bactérias viáveis possam estar reduzidas em algumas infecções. A coloração pelo Gram de uma gota (deixada secar sem ser espalhada) de urina bem misturada não só proporciona um meio de se determinar a adequação da coleta, como também fornece os achados para o diagnóstico de bacteriúria significativa (mais de 10^5 UFC/mℓ) quando são encontradas pelo menos duas bactérias por campo de imersão em óleo ($1.000\times$). É muito mais fácil observar

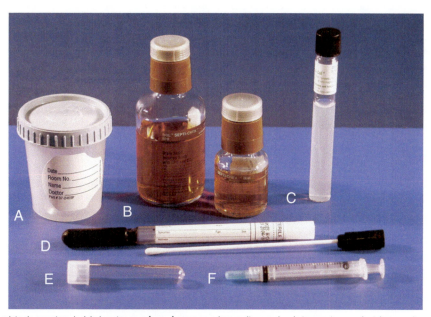

Figura 29.2 Dispositivos para coleta de amostras, incluindo potes para fezes, frascos para hemocultura, meios de transporte e *swabs*, tubos e seringas. As amostras fecais devem ser transportadas em potes com tampa de rosca (*A*). Sangue e líquidos corporais retirados de maneira asséptica como o articular devem ser coletados e transportados em frascos para hemocultura (*B*). Amostras em *swabs* podem ser transportadas em meios de transporte anaeróbicos (*C*) ou câmaras especiais (*D*). Amostras de líquidos podem ser transportadas em tubos (*E*) ou seringas com tampa (*F*). (Cortesia de Robert L. Jones, Colorado State University, Fort Collins, CO.)

bactérias gram-positivas em esfregaços que gram-negativas, sendo preciso cautela para evitar que bacilos gram-negativos passem despercebidos.

A coleta de urina para cultura por cateterismo uretral raras vezes está indicada, exceto em animais nos quais o cateterismo é necessário por motivos diagnósticos ou terapêuticos. A melhor maneira de prevenir a contaminação da urina com flora uretral é fazer a coleta por cistocentese, procedimento relativamente simples e seguro quando realizado por um técnico experiente (ver Capítulo 90). Tal procedimento resolve o problema de contagens erradas e o risco de infecções nosocomiais do trato urinário associadas ao cateterismo.

A urina deve ser coletada e armazenada em uma seringa estéril com tampa ou um recipiente com tampa ou tubo, não meramente em um pote "limpo" ou *swab*. Se a cultura de urina não puder ser feita até 1 a 2 h após a coleta, deve ser refrigerada por, no máximo, 8 h. Para o armazenamento mais prolongado ou transporte e armazenamento, um tubo para preservação de urina possibilita a análise e a cultura de amostras mantidas até por 48 h à temperatura ambiente e para cultura quantitativa por até 72 h em temperaturas refrigeradas (4°C).

Transudatos e exsudatos

Deve-se usar seringa estéril com agulha para coletar uma quantidade generosa de material líquido de abscessos não abertos e cavidades corporais após antissepsia da superfície do corpo. Após aspirar, o ar remanescente na seringa deve ser expelido e a extremidade tampada ou a amostra transferida imediatamente para um dispositivo de transporte anaeróbico. Quando se usar uma solução de lavado para ajudar na coleta de amostra como aspirado traqueal, é indispensável que a solução não contenha um preservativo bacteriostático. É possível esperar os melhores resultados quando se usa uma solução tamponada como lactato de Ringer, em vez de soluções fisiológicas isotônicas, que tendem a ser ácidas.

Fezes

A coleta e a preservação adequadas de fezes costumam ser negligenciadas, mas há exigências importantes para o isolamento de bactérias patogênicas que contribuem para doença intestinal. Caso a amostra seja enviada imediatamente para o laboratório e manipulada da maneira adequada para o envio, salmonelas podem não sobreviver em razão das alterações no pH que ocorrem com a redução da temperatura corporal. Uma quantidade pequena de fezes (2 a 3 g) é preferível; uma amostra coletada com *swab* retal é menos satisfatória, e produz poucos resultados positivos. Partes das fezes contendo muco e sangue podem conter um número maior de organismos patogênicos do que amostras de aspecto comum. As amostras fecais devem ser coletadas em recipientes limpos, vedados e à prova de vazamentos para serem enviadas para o laboratório. Caso se suspeite de *Tritrichomonas foetus* como causa de diarreia em gatos, as fezes devem ser inoculadas em meios apropriados em poucas horas para transporte e cultura (ver Capítulo 77).

Em geral, é necessário repetir a cultura para fazer a triagem de amostras fecais porque alguns patógenos só podem ser eliminados vários dias após o início da diarreia, enquanto outros organismos, em uma fase mais tardia da doença, podem estar em pequeno número ou mesmo ausentes. Embora não seja absolutamente indispensável fazer três culturas, é recomendável repetir o procedimento se o quadro clínico sugerir infecção gastrintestinal por bactérias patogênicas e as primeiras culturas não forem confiáveis. No caso de algumas cepas enteropatogênicas, a análise para detectar toxina pode ser mais benéfica que a cultura.[4]

Amostras de tecido

Amostras de biopsia cirúrgica têm importância considerável e podem representar todo o processo patológico. Em geral, são obtidas a um custo considerável e com algum risco para o paciente. Portanto,

devem ser manipuladas com cautela para evitar contaminação ou ressecamento, que poderiam diminuir seu valor diagnóstico. Quando a lesão é grande ou o indivíduo tem várias lesões, é importante coletar múltiplas amostras de locais diferentes que devem incluir pus e uma parte da parede do abscesso. Ao coletar amostras de necropsia, é melhor considerar que serão necessárias amostras para análise microbiológica antes de começar a necropsia e coletá-las primeiro, antes que a manipulação excessiva e a exposição dos tecidos cause contaminação adicional. As amostras do trato gastrintestinal devem ser obtidas por último, para evitar a contaminação de outros tecidos. Ao coletar líquido de um compartimento corporal (p. ex., articulações, LCS, líquido pericárdico), deve-se usar uma seringa com agulha, em vez de um *swab*. Amostras de líquido devem ser aspiradas de maneira asséptica. Colocar as amostras de tecido (não fixadas e sem preservativo) em recipientes estéreis vedados, à prova de vazamentos, para evitar contaminação ou ressecamento. Se houver demora para enviá-las para o laboratório, elas precisam ser refrigeradas.

Exame da amostra, história e assinalamento

O tratamento da amostra é um processo em microbiologia clínica que tem influência máxima sobre a acurácia dos resultados laboratoriais. É muito provável que amostras selecionadas, coletadas, transportadas ou armazenadas de maneira imprópria forneçam informações errôneas e venham a resultar em diagnóstico incorreto e tratamento inapropriado. O ideal é que o laboratório de microbiologia forneça ao clínico as orientações para a coleta e o transporte de amostras conforme os exames solicitados. Por sua vez, o clínico deve informar ao laboratório dados suficientes sobre a história e o assinalamento do animal, bem como descrever a fonte da amostra para seu processamento adequado e a interpretação correta dos resultados. Informações sobre o animal ajudam na escolha dos meios apropriados para inoculação e de outros exames, além de aumentar a probabilidade de obter resultados significativos, interpretá-los corretamente e relatá-los ao clínico. O tempo extra que é gasto e o esforço para submeter informação adequada ao laboratório constituem a melhor maneira de assegurar resultados de qualidade e prevenir a necessidade de repetir a coleta de amostras.

Na maioria dos casos de infecção de causa desconhecida que não produza resultados após as primeiras tentativas de cultura, recomenda-se uma troca de ideias entre o microbiologista e o clínico. A mera repetição da cultura é dispendiosa e geralmente inútil.

Interpretação dos resultados de cultura

Amostras adequadamente coletadas, transportadas com cuidado para o laboratório e processadas para cultura bacteriológica e submetidas a teste de suscetibilidade antimicrobiana costumam proporcionar informação importante sobre a causa da infecção e os antimicrobianos que seriam mais eficazes. Contudo, a identificação laboratorial de uma bactéria não constitui evidência irrefutável de doença. É preciso interpretar os resultados em comparação com os sinais clínicos ou lesões, o local em que a amostra foi coletada, a existência de flora normal ou outros contaminantes, o método de manipulação e transporte da amostra até o laboratório e o número de bactérias diferentes isoladas e a recuperação quantitativa dos agentes.

Flora normal

Todas as mucosas e superfícies externas do corpo podem ser colonizadas com bactérias como parte da flora normal. Essas bactérias podem ser patogênicas se invadirem o tecido e causarem inflamação, ou podem colonizar as próprias superfícies. Portanto, os resultados de cultura precisam ser correlacionados com os sinais clínicos. A quantificação dos resultados de cultura geralmente ajuda a avaliar o significado dos achados. O isolamento da mistura de quatro ou mais organismos aeróbicos em número pequeno ou moderado é típico da flora normal. O número de espécies de bactérias isolado de uma amostra costuma ser inversamente proporcional ao valor do cuidado com o paciente que consta do relatório.

Quantificação do crescimento

A quantidade de crescimento bacteriano pode ajudar a interpretar o significado de isolados, embora o número de bactérias possa estar relacionado com o vigor na obtenção do *swab* para a coleta da amostra e a manipulação subsequente. O relatório do laboratório deve indicar se o crescimento é pequeno, moderado ou acentuado. O achado de um único microrganismo em grande número em uma cultura quase pura constitui forte indício de significado. Um crescimento pequeno, inclusive apenas em caldo de cultura enriquecido, costuma ser típico de flora normal, contaminantes insignificantes ou supressão do crescimento por antimicrobianos. Tais resultados de cultura em geral têm significado limitado, a menos que a amostra tenha sido obtida de local normalmente estéril do corpo e se saiba que foi adequadamente coletada.

Ausência de patógenos específicos

Às vezes, é mais importante saber que o laboratório procurou isolar patógenos específicos, mas não conseguiu encontrá-los, que receber um relatório identificando os microrganismos existentes. Por exemplo, um relatório de cultura fecal afirmando que não foram isolados organismos de *Salmonella* ou *Campylobacter* é muito mais útil que um relatório nomeando várias espécies da flora fecal normal, porque indica ter sido feito um esforço direcionado de maneira específica para identificar patógenos particulares na amostra.

Ausência de crescimento em culturas

A falha em isolar bactérias pode ser um resultado falso-negativo por numerosas razões, inclusive erros na obtenção e no transporte da amostra, como ressecamento ou meios de transporte impróprios, tratamento antimicrobiano prévio e infecções causadas por microrganismos exigentes para os quais não foram realizados procedimentos apropriados de cultura, como micoplasmas, aeróbios obrigatórios, espiroquetas e riquétsias. Se o exame microscópico da amostra revelar microrganismos, mas se não forem isolados microrganismos comparáveis, os procedimentos de transporte e cultura devem ser avaliados durante uma troca de ideias com o microbiologista clínico. Técnicas inovadoras de detecção molecular e imunoquímica estão sendo desenvolvidas para aplicação direta em amostras, com o objetivo de identificar microrganismos difíceis de cultivar.

Detecção molecular e identificação

Protocolos de sonda de hibridização direta de ácido nucleico e amplificação gênica apresentam o enorme potencial de detectar patógenos microbianos, e ultimamente percebemos um progresso significativo no desenvolvimento desses ensaios.[9,12] Houve muito aprimoramento na especificidade e na sensibilidade, bem como nos protocolos de processamento de amostras. Os ensaios com sonda de DNA são particularmente bem adequados para hibridização *in situ* em tecido no qual a localização e a distribuição dos organismos precisam ser confirmadas para a identificação de culturas bacterianas de crescimento lento (p. ex., *Mycobacterium* spp. e *Leptospira* spp.) e de cepas toxigênicas de bactérias que não podem ser diferenciadas das não toxigênicas pelos métodos convencionais (p. ex., genótipos enteropatogênicos de *Escherichia coli* e *Clostridium perfringens*).[5] Os ensaios de amplificação do ácido nucleico que podem ser realizados *in situ* ou em amostras empregam *primers* e a reação em cadeia da polimerase para

proporcionar especificidade e sensibilidade suficientes para detectar apenas um único organismo ou até 10 cópias de uma sequência gênica específica (ver Capítulo 1). Além de serem bastante específicos para detectar um único genótipo com base na seleção do *primer*, estão surgindo estratégias para se usar *primers* universais no caso de grandes grupos de agentes infecciosos relacionados ou ensaios múltiplos utilizando um conjunto selecionado de *primers*. Microarranjos de nucleotídios sintéticos (sondas de detecção) inseridos em uma matriz de silicone (chip) possibilitam a pesquisa automatizada de centenas a milhares de sequências para a identificação de genótipos específicos (cepas) mediante a amplificação de uma única amostra.

Por fim, o objetivo dessas técnicas moleculares é a determinação direta da identidade de microrganismos em amostras clínicas e a previsão de seus padrões de suscetibilidade antimicrobiana. Como estabelece atualmente a tecnologia de amplificação do ácido nucleico, a aplicação do procedimento é limitada a laboratórios de referência e pesquisa. A automação parcial ou total e o aprimoramento tecnológico estão reduzindo os custos e aumentando o acesso a esses ensaios. A manipulação e a preparação da amostra continuam sendo as etapas limitantes mais críticas, a preparação da amostra precisa liberar os ácidos nucleicos do organismo visado (alvo), impedir a degradação dos ácidos nucleicos livres, remover quaisquer substâncias que inibam a amplificação ou a hibridização dos ácidos nucleicos, concentrá-los em um volume pequeno, colocá-los em um tampão de amplificação ou hibridização e prevenir a ocorrência de resultados falso-positivos causados por contaminação dos ácidos nucleicos. Várias amostras têm de ser processadas de maneira diferente para a extração dos ácidos nucleicos de sua matriz. Portanto, para obter resultados úteis, os clínicos precisam consultar o laboratório antes de coletar as amostras.

Apesar de sua sensibilidade e especificidade, os procedimentos de detecção molecular nunca substituirão totalmente os procedimentos convencionais de cultura e sorológicos porque os resultados dos procedimentos de amplificação e os da cultura ou da sorologia têm objetivos diferentes. Os procedimentos de detecção de ácido nucleico determinam se o DNA ou RNA de um organismo particular está na amostra. Eles não podem definir se o organismo está envolvido em um processo infeccioso nem revelar algo sobre a viabilidade do organismo porque podem detectar DNA de organismos mortos. Em comparação, a cultura demonstra com clareza a viabilidade do organismo, e o aumento no título de anticorpo contra um organismo específico sugere fortemente infecção ativa. Sem dúvida, a maior qualidade do diagnóstico molecular é a sensibilidade para detectar quantidades muito pequenas de sinal. Todavia, é preciso reconhecer o potencial de contaminação das amostras e o transporte assintomático de pequeno número de microrganismos, talvez em locais antes considerados estéreis pelos procedimentos convencionais de cultura. Esses recursos têm o poder de facilitar a detecção de novos agentes e capacitar os clínicos a reconhecer novas associações mórbidas, mas requerem vigilância contínua na avaliação da causa das doenças. Em alguns casos, a caracterização epidemiológica da doença pode requerer abordagens diferentes. Por exemplo, as variantes sorológicas de *Leptospira* não têm uma correlação precisa com genótipos que podem ser identificados por análise de ácido nucleico, embora continuem a ser o melhor correlato de padrões epidemiológicos de doença (ver Capítulo 42). Ver no Capítulo 1 a discussão adicional sobre os métodos de diagnóstico molecular.

Testes de suscetibilidade antimicrobiana

Testar a suscetibilidade de bactérias aos antimicrobianos é um procedimento de laboratório que tem impacto significativo na prescrição desses fármacos. Para melhorar o valor preditivo dos testes de suscetibilidade, as indicações desses testes e suas limitações precisam ser entendidas. *Suscetível* e *resistente* são termos relativos (e definidos de maneira um tanto arbitrária), porque um microrganismo dentro do animal pode ser suscetível em determinada localização como resultado de concentrações antimicrobianas alcançáveis, mas resistentes à outra. Os testes de suscetibilidade medem a menor concentração de antimicrobiano necessária para inibir macroscopicamente o crescimento do microrganismo, o nível denominado *concentração inibitória mínima* (CIM). Pressupõe-se que a concentração de antimicrobiano que inibe o agente infeccioso, destruindo-o diretamente ou lentificando seu crescimento o bastante para que os mecanismos de defesa normais do corpo possam fazê-lo, seja semelhante à CIM *in vitro*. A comparação da CIM com a concentração de antimicrobiano que pode ser alcançada em vários compartimentos corporais possibilita a prevenção da suscetibilidade ou resistência do organismo ao fármaco no local da infecção.

Indicações

Sabe-se que alguns microrganismos são suscetíveis a um antimicrobiano particular altamente eficaz, sendo desnecessário testá-los. O teste de suscetibilidade está indicado para qualquer microrganismo que contribua para um processo infeccioso se sua suscetibilidade não puder ser prevista de maneira confiável ou esperar-se resistência com base no conhecimento da identidade do organismo. Em geral, isolados de locais do corpo normalmente estéreis devem ser testados, embora tenham surgido questões sobre sua eficácia com relação ao custo de testes rotineiros de todos os isolados do trato urinário. O teste de suscetibilidade de múltiplos isolados bacterianos de abscessos e feridas ou flora normal é insignificante. O teste de suscetibilidade de aeróbios continua sendo um problema técnico e uma questão não resolvida; a maioria dos anaeróbios, exceto os que produzem β-lactamase, são previsivelmente suscetíveis.

Método de teste

O método de referência de teste de suscetibilidade antimicrobiana mede a CIM em microgramas por mililitro, incorporando diluições seriadas duplicadas de antimicrobianos em meio de crescimento bacteriológico (Figura 29.3). Essas diluições podem ser feitas em frascos de microdiluição, procedimento usado por muitos laboratórios de grande porte. O significado clínico é determinado pela interpretação dos resultados de acordo com os critérios que constam da Tabela 29.2.

Em contraste com o método da microdiluição, o teste de suscetibilidade antimicrobiana mais comum realizado em pequenos laboratórios e clínicos veterinários é o de difusão em ágar. Nesse método, usam-se discos de papel impregnados com antimicrobianos que são aplicados à superfície do ágar em que foram inoculadas culturas puras do organismo em teste (Figura 29.4). O diâmetro da zona de inibição do crescimento em torno do disco tem relação inversa com a CIM. A técnica de difusão em disco não é difícil, mas é preciso seguir estritamente as orientações para usar a cartela de interpretação padrão do tamanho da zona de cada fármaco. Qualquer variação na técnica muda a relação entre o tamanho da zona e a CIM, levando à possibilidade de má interpretação do resultado do teste.

Os métodos convencionais de teste de suscetibilidade avaliam os efeitos *in vitro* de antimicrobianos sobre o crescimento em condições laboratoriais definidas. Em alguns casos, a melhor maneira de prever a resposta clínica é mediante a determinação direta da produção de enzimas modificadoras dos antimicrobianos, mesmo em níveis baixos (p. ex., betalactamases por *Staphylococcus* spp. e *Bacteroides fragilis*).

Na última década, surgiram métodos de teste de suscetibilidade genética que têm o potencial de proporcionar a avaliação mais rápida e confiável da resistência antimicrobiana, em comparação com os métodos de crescimento (fenotípicos). Os testes genéticos podem ser realizados diretamente em amostras clínicas, eliminando a necessi-

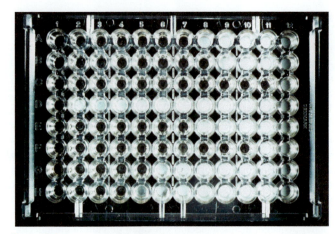

Figura 29.3 Teste de suscetibilidade antimicrobiana pelo método da microdiluição. Cada fileira de microtubos contém diluições seriadas duplicadas de um antimicrobiano. A concentração mais baixa do fármaco que inibe o crescimento de bactérias é definida como a CIM. Por exemplo, a primeira fileira contém ampicilina (256 µg/mℓ no tubo A1, diminuindo para 0,25 µg/mℓ no tubo A11). O aglomerado de bactérias no fundo de quatro tubos (A8 a A11) indica que 4 µg/mℓ (frasco A7) é a CIM. A suscetibilidade a sete outros fármacos também foi testada nesse conjunto de microtubos. (Cortesia de Robert L. Jones, Colorado State University, Fort Collins, CO.).

dade de isolar um organismo quando é difícil cultivá-lo. A maioria dos testes genotípicos inclui a amplificação do gene de resistência, mediante o uso de reação em cadeia da polimerase e métodos de confirmação subsequentes, similares aos usados para identificação microbiana. A existência genética de resistência pode ser detectada para enterococos resistentes à vancomicina, *Staphylococcus aureus* resistente à meticilina, resistência à betalactamase de espectro ampliado na família Enterobacteriaceae e genótipos de resistência de *Helicobacter* spp. e *Mycobacterium* spp., organismos de crescimento difícil ou lento.

Interpretações

Em geral, os testes de suscetibilidade *in vitro* são úteis e confiáveis apenas quando usados para detectar microrganismos comuns de crescimento rápido como estafilococos, enterococos, Enterobacteriaceae

Tabela 29.2	Categorias de interpretação dos testes de suscetibilidade antimicrobiana.
Categoria	**Definição**
Suscetível	Infecção causada por uma cepa que pode ser tratada de maneira apropriada com a dosagem padrão de antimicrobiano recomendado para aquele tipo de infecção e espécie infectante, a menos que contraindicado por algum motivo.
Intermediário	Infecção causada por uma cepa com CIM antimicrobianas que se aproximam dos níveis sanguíneos e teciduais geralmente alcançáveis; as taxas de resposta terapêutica podem ser inferiores às de isolados suscetíveis; fármacos selecionados devem ser fisiologicamente concentrados (p. ex., quinolonas e β-lactâmicos na urina) ou administrados em dosagem alta sem toxicidade (β-lactâmicos).
Resistente	Infecção causada por uma cepa não inibida pelas concentrações sistêmicas em geral alcançáveis do antimicrobiano nas dosagens habituais; mecanismos específicos de resistência são prováveis, e a eficácia clínica não foi confiável em estudos sobre o tratamento.

CIM, concentração inibitória mínima.

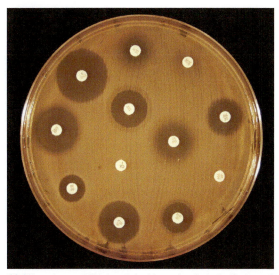

Figura 29.4 Teste de suscetibilidade antimicrobiana pelo método de difusão em ágar com discos contendo antimicrobianos. O diâmetro da zona de crescimento inibido de micróbios tem correlação inversa com a suscetibilidade do microrganismo. (Cortesia de Robert L. Jones, Colorado State University, Fort Collins, CO.)

e *Pseudomonas aeruginosa*. Infecções causadas por bactérias exigentes geralmente são tratadas de maneira mais confiável com base em orientações publicadas. Um guia útil para tratamento empírico pode ser compilado monitorando-se as tendências de suscetibilidade de microrganismos recém-isolados de animais na região em que se trabalha.

Os resultados dos testes de suscetibilidade são a predição da resposta esperada ao tratamento, não a garantia. Na maioria deles, são empregados fármacos representativos de cada classe, e não cada antimicrobiano possível. Além disso, os critérios para interpretação baseiam-se nos níveis sanguíneos médios de antimicrobianos que podem ser alcançados com a dose fixa padrão. O uso em pacientes de outra espécie, idade e tamanho corporal diferentes ou em dosagens modificadas que não constam da bula pode alterar bastante a distribuição do fármaco. Em geral, seus níveis nos tecidos diferem dos observados no soro (p. ex., baixos no LCS e altos na urina). Embora os testes de suscetibilidade *in vitro* prevejam a eficácia do fármaco, pode ser que ele não seja capaz de penetrar no local da infecção. Além disso, ao interpretar os resultados e planejar a dosagem subsequente, é preciso considerar a farmacodinâmica da destruição bacteriana (dependente do tempo *versus* dependente da concentração). Portanto, o valor preditivo dos testes de suscetibilidade em termos de uma resposta favorável é, no máximo, moderado. O valor da CIM na previsão de falha é muito melhor, mas, mesmo assim, não é totalmente acurado. Por exemplo, um técnico que interpreta a CIM como resistente de acordo com os níveis sanguíneos pode ter deixado de considerar que o organismo foi recuperado de urina, onde o fármaco está concentrado, ou que está sendo empregado um tratamento tópico com as concentrações do fármaco em miligramas por mililitro, e não microgramas por mililitro.

Sorologia

A detecção de anticorpos específicos no soro de um animal pode ser uma indicação de exposição prévia, infecção em andamento, vacinação ou anticorpo adquirido passivamente. Nem sempre é fácil discernir a origem desses anticorpos. Portanto, a sorologia é mais eficaz como recurso diagnóstico quando a prevalência de anticorpos em uma população for baixa ou quando são coletadas amostras pareadas de soro para avaliar alterações nos títulos de anticorpos. As infecções bacterianas mais comuns em que os testes sorológicos são úteis incluem a brucelose (ver Capítulo 38), a leptospirose (ver Capítulo 42), a borreliose (ver Capítulo 43) e as infecções por riquétsias e *Ehrlichia* (ver Capítulos 25 a 27).

Para a obtenção dos melhores resultados dos testes sorológicos, o soro deve ser transferido para um tubo estéril o mais rápido possível após a coagulação completa e a centrifugação para separá-lo dos elementos celulares. A hemólise excessiva interfere em alguns testes. O crescimento bacteriano no soro pode alterar as moléculas de imunoglobulinas. Uma vez separadas, as amostras de soro devem ser refrigeradas até a realização dos testes em 72 h. No caso de períodos mais longos de armazenamento, o soro deve ser preservado por mais tempo em congelador (a –20°C). Amostras de soro congeladas devem ser embaladas e enviadas com isolamento adequado e gelo para evitar que descongelem antes da chegada ao laboratório.

Capítulo 30
Quimioterapia Antibacteriana

Craig E. Greene e Dawn M. Boothe

Os termos *antibiótico*, *antibacteriano* e *antimicrobiano* são frequentemente usados como sinônimos, apesar de terem significados diferentes. Os *antibióticos* são substâncias químicas (p. ex., penicilinas) produzidas por microrganismos ("naturais") cujo propósito é suprimir outros microrganismos (bactérias em geral, mas não exclusivamente), enquanto os *antimicrobianos* referem-se a qualquer composto, seja ele natural, sintético ou semissintético, capaz de cessar o suprimento microbiano. Os *antibacterianos* têm como alvo as bactérias; os antifúngicos têm como alvo os fungos, e assim por diante.[61] Os antibacterianos, que estão entre os fármacos mais amplamente usados na clínica veterinária, são algumas vezes administrados sem comprovação adequada sobre a existência de infecção bacteriana. Embora essa prática possa não prejudicar imediatamente o paciente, o uso rotineiro e irracional dos antimicrobianos pode ter várias consequências indesejáveis. O uso irrestrito estimula a seleção de cepas de bactérias resistentes, o que limita subsequentemente a escolha de agentes eficazes.[135] O tratamento prolongado com antibacterianos pode suprimir a microflora residente do animal, possibilitando, assim, o crescimento excessivo de microrganismos mais resistentes.

É preciso ter cuidado para não confundir a *resistência* a antimicrobianos com a *virulência* microbiana. Esta última refere-se à capacidade de um micróbio de causar doença devido à ocorrência de infecção (*versus* colonização) que prejudica o hospedeiro. Em geral, a patogenicidade depende de fatores de virulência (p. ex., adesinas, citotoxinas), embora haja exceções notáveis no paciente imunoincompetente, no qual os comensais oportunistas, que não apresentam fatores de virulência, podem causar doença clínica. Em geral, sob a perspectiva evolutiva, o aumento da resistência a antimicrobianos tem sido associado a *diminuição* da virulência das bactérias patogênicas. Entretanto, com base em evidências mais recentes, esse paradigma geralmente aceito tem sido reconsiderado.

O aumento mundial da resistência a antimicrobianos acompanhou o uso de fármacos destinados a combater infecções microbianas tanto em seres humanos quanto em animais.[406] Por exemplo, em diversos estudos de dados de sensibilidade a antibacterianos em vários intervalos de tempo nas últimas duas décadas, foram observados aumentos na prevalência de bactérias multirresistentes.[29,204,438] Comparando os intervalos de 1990 a 1992 e de 2002 a 2003, foi constatada redução significativa na sensibilidade de bactérias caninas isoladas a antimicrobianos comumente utilizados.[26] A seleção de subpopulações bacterianas com maior resistência a antimicrobianos do que a população original é a consequência inevitável do tratamento indiscriminado com agentes antibacterianos. As pressões de seleção são máximas quando as bactérias são expostas a esquemas de doses subótimas (*i. e.*, concentrações do fármaco abaixo da concentração inibitória mínima [CIM]). O objetivo terapêutico consiste em tratar por um intervalo de tempo apropriado, em dose terapeuticamente ativa que alcance concentrações bactericidas no local da infecção. Quando a resistência emerge, a pressão de seleção a força a permanecer, se o uso do antimicrobiano for continuado. Por conseguinte, os hospitais veterinários precisam desenvolver protocolos que minimizem o uso inadequado e indiscriminado de agentes antimicrobianos.[442,555] O uso criterioso desses fármacos é essencial, visto que existem pouquíssimos agentes antibacterianos novos em desenvolvimento, com mecanismos distintos de ação.[110] O uso excessivo de agentes antimicrobianos e o desenvolvimento de resistência dos microrganismos a fármacos eficazes tornaram-se um importante problema para a comunidade científica veterinária. O American College of Veterinary Internal Medicine,[379] a American Association of Feline Practitioners (AAFP),[12,163] a American Animal Hospital Association[11] e a American Veterinary Medical Association[13] publicaram declarações de consenso e diretrizes sobre essas questões. Um hospital universitário de veterinária publicou suas experiências na implementação sobre a supervisão do uso de antimicrobianos.[607]

A seleção dos antimicrobianos pode ser empírica ou baseada nos resultados de sensibilidade dos microrganismos envolvidos. As escolhas empíricas baseiam-se no sistema orgânico acometido, nos microrganismos suspeitos e no conhecimento dos fármacos disponíveis e sua atividade antimicrobiana. O conhecimento das infecções específicas de sistemas orgânicos pode ser obtido nos Capítulos 84 a 92. Infelizmente, o uso disseminado e crescente de antimicrobianos em cães e gatos provocou um aumento paralelo nos padrões de resistência dos microrganismos infecciosos. Por conseguinte, a realização de testes de sensibilidade e a interpretação correta dos resultados são

necessárias. Ver os Capítulos 84 a 92 para os vários métodos de coleta e as amostras coletadas dos tecidos e líquidos corporais, bem como o Capítulo 29 e Boothe[61] para uma discussão sobre os métodos de testes de sensibilidade e a interpretação dos resultados. Este capítulo e o *Formulário de fármacos*, no Apêndice, podem ser utilizados para ajudar a selecionar o fármaco adequado e o esquema posológico apropriado.

Uma boa administração do uso de antimicrobianos começa com a avaliação crítica da necessidade de administrar agentes antimicrobianos em determinada situação clínica. A determinação dessa necessidade inclui tanto a identificação de que a infecção está causando doença clínica quanto a confirmação de que há indicação de antimicrobianos para o tratamento dos sinais clínicos em questão. Uma vez confirmada a necessidade de terapia antimicrobiana, a etapa seguinte é selecionar o fármaco que corresponda ao microrganismo implicado, de modo que se possa selecionar o antimicrobiano de espectro mais estreito. A consideração final e igualmente importante consiste em planejar um esquema posológico que seja adequado para o paciente. Essa decisão precisa levar em consideração inúmeros fatores apresentados pelo triângulo quimioterápico: os fatores do hospedeiro (p. ex., tecido-alvo, impacto da inflamação, imunocompetência), os fatores microbianos (p. ex., fatores de virulência, biofilme, resistência) e os fatores farmacológicos (p. ex., lipofilicidade, dependência da concentração *versus* tempo, eventos adversos).[60] A resolução dos sinais clínicos é de suma importância para o sucesso da terapia antimicrobiana. Para o uso criterioso desses fármacos, é fundamental otimizar o esquema posológico para evitar o desenvolvimento de resistência. As duas metas não são mutuamente inclusivas.

Os antibacterianos podem ser divididos em dois grupos, com base nos seus padrões de atividade bactericida: *fármacos dependentes da concentração* e *fármacos dependentes do tempo*.[62,127] Para os fármacos dependentes da concentração, obtém-se a atividade ótima com concentrações máximas altas do fármaco em comparação com a CIM do microrganismo infectante. Esse grupo compreende os aminoglicosídios e as quinolonas (fluoroquinolonas) e, em determinadas circunstâncias, outros fármacos. A eficácia das quinolonas também está associada à área sob a curva (ASC). A maior concentração segura passível de ser alcançada constitui o fator mais importante para o aminoglicosídio e as quinolonas. A infusão em pulsos ou a administração de uma dose única ao dia tendem a maximizar a eficácia desses agentes e a induzir o menor grau de resistência bacteriana.

A maioria dos antimicrobianos remanescentes consiste em *fármacos dependentes do tempo*, que apresentam atividade ótima quando são mantidas concentrações plasmáticas de cerca de quatro vezes a CIM durante 50 a 80% do intervalo entre as doses.[562] Esses fármacos incluem os betalactâmicos (penicilinas, cefalosporinas, monobactâmicos, carbapenens), a vancomicina, as tetraciclinas, os fenicóis, a clindamicina e a maioria dos macrolídios. Para as tetraciclinas, os macrolídios e a vancomicina, a eficácia está relacionada com a ASC, que proporciona um índice relativo à manutenção das concentrações sanguíneas ou teciduais necessárias. A administração desses fármacos por infusão contínua ou múltiplas doses diárias é mais eficaz para aqueles que pertencem a esses grupos de meia-vida curta.

O efeito pós-antibacteriano (EPA) refere-se à supressão persistente do crescimento bacteriano após a exposição de determinado agente antimicrobiano. Todos os antibacterianos parecem ter esse efeito sobre as bactérias gram-positivas sensíveis. No caso das bactérias gram-negativas, esse efeito só é observado com inibidores da síntese de proteínas ou de ácidos nucleicos, como os aminoglicosídios, as quinolonas, as tetraciclinas, os macrolídios, o cloranfenicol e a rifampicina. Em alguns casos, como ocorre com as quinolonas e os aminoglicosídios, o EPA é mais longo *in vivo*, pois esses fármacos alcançam concentrações mais altas nos leucócitos, nos locais de inflamação.

As combinações de antimicrobianos são amplamente usadas na clínica veterinária, porém ocorreram poucos casos em que foi documentado um resultado sinérgico; em muitos casos, o uso combinado pode reduzir a eficácia ou aumentar a toxicidade. A terapia de combinação pode estar mais indicada para o tratamento de infecções nas quais exista alto risco de resistência. Todavia, dispõe-se de várias combinações potencialmente eficazes. Os betalactâmicos atuam sobre as paredes celulares das bactérias e aumentam a captação dos aminoglicosídios. Os agentes ativos sobre a parede celular, como as penicilinas, as cefalosporinas, o imipeném e a vancomicina, demonstraram ser sinérgicos com os aminoglicosídios estreptomicina, gentamicina e amicacina.[2] Os agentes que atuam de modo sequencial em determinada via, como, por exemplo, as sulfonamidas e as diaminopirimidinas (ver discussão das diaminopirimidinas-sulfonamidas, mais adiante), também têm sido eficazes e mais bactericidas do que cada fármaco isoladamente. As combinações de agentes que atuam sobre a parede celular, como a aminopenicilina (ampicilina, amoxicilina), com uma cefalosporina (cefotaxima, ceftriaxona) têm sido mais eficazes contra bactérias *in vitro* e *in vivo*, presumivelmente pela sua fixação a diferentes proteínas de ligação na parede celular bacteriana. As estreptograminas (ver discussão das estreptograminas, mais adiante), consistem em dois componentes que atuam de modo sinérgico para inibir a síntese proteica das bactérias. Os inibidores da betalactamase (ver discussão sobre outros inibidores da betalactamase, mais adiante) aumentam a atividade e o espectro dos betalactâmicos contra diversas bactérias. Outras associações sinérgicas de outros antimicrobianos incluem quinolonas, macrolídios ou tetraciclinas com rifampicina, particularmente contra microrganismos intracelulares persistentes localizados em áreas de difícil acesso, como lesões piogranulomatosas ou meninges. A rifampicina presumivelmente facilita a penetração intracelular dos outros fármacos. As associações de quinolonas com betalactâmicos ou aminoglicosídios também podem ser benéficas.[487] As aplicações clínicas que justificam a terapia de combinação incluem endocardite bacteriana, infecções por *Pseudomonas* resistentes, meningite, neutropenia febril e infecções por *Brucella*, *Helicobacter* e *Mycobacterium*.

É possível evitar o antagonismo antimicrobiano que pode ocorrer em certas circunstâncias. Como recomendação geral, os fármacos que inibem a parede celular, como os betalactâmicos, não devem ser usados com agentes bacteriostáticos, como as tetraciclinas e o cloranfenicol, visto que é necessária a rápida replicação dos microrganismos para que os agentes que atuam na parede celular sejam eficazes. Os macrolídios não devem ser associados a lincosamidas devido ao desenvolvimento de resistência cruzada antibacteriana completa.

O uso profilático de antimicrobianos na prevenção de infecções antecipadas é controvertido devido ao risco aumentado de seleção de microrganismos resistentes.[157] O uso indiscriminado de agentes antibacterianos pode alterar a microflora microbiana do paciente e possibilitar a colonização por bactérias resistentes. Por exemplo, isso pode ocorrer quando antibacterianos concomitantes e cateteres urinários de demora são usados em pacientes na unidade de terapia intensiva.[404] Todavia, em outras circunstâncias a administração profilática tem sido benéfica, como nos casos em que a infecção é prevista devido à contaminação de tecidos normalmente estéreis. Esses casos incluem feridas contaminadas após traumatismo, procedimentos cirúrgicos quando se espera a contaminação, cirurgia em pacientes imunossuprimidos e procedimentos cirúrgicos que envolvam a exposição prolongada de tecido sadio ao ar. Os agentes antibacterianos também podem estar indicados de modo profilático antes de procedimentos dentários significativos e condições clínicas de alto risco, incluindo diabetes melito, hiperadrenocorticismo, quimioterapia imunossupressora ou antineoplásica e doença broncopulmonar crônica. Nos seres humanos submetidos à quimioterapia antineoplásica, a administração profilática de quinolona para a neutropenia diminuiu a taxa de desenvolvimento para infecções; todavia,

quando ocorreram, as infecções foram causadas por microrganismos altamente resistentes.[37] Para uma discussão mais pormenorizada dos antimicrobianos profiláticos em feridas traumáticas e cirúrgicas, ver *Infecções de Feridas Cirúrgicas e Traumáticas*, Capítulo 53.

Este capítulo apresenta uma revisão das propriedades gerais dos agentes bacterianos por grupos farmacológicos. Informações sobre agentes antibacterianos específicos usados em cães e gatos podem ser encontradas no *Formulário de fármacos*, no Apêndice, no final deste livro. Devido à limitação do espaço, foi omitida aqui a discussão dos princípios gerais de quimioterapia antibacteriana. Para uma cobertura mais detalhada da resistência a agentes antibacterianos e profilaxia, ver o Capítulo 93. Nos Capítulos 84 a 92, são fornecidas tabelas de posologia para a administração de agentes antibacterianos no tratamento de infecções bacterianas de vários sistemas orgânicos.

Agentes betalactâmicos

Esse grupo de fármacos, que inclui as penicilinas, as cefalosporinas, os monobactâmicos e os carbapenéns, atua ao interromper a síntese da parede celular bacteriana. Esses fármacos são mais eficazes quando os microrganismos se reproduzem rapidamente, devido à alta de taxa de formação da parede celular. O mecanismo mais comum de resistência bacteriana aos betalactâmicos consiste na produção da enzima betalactamase, que danifica o anel betalactâmico desses compostos. Foram descritas mais de 300 enzimas diferentes. A combinação das penicilinas com um protetor contra a betalactamase (p. ex., clavulanato ou sulbactam) melhora a eficácia e, assim, amplia o espectro da penicilina contra microrganismos sensíveis que tenham adquirido resistência por meio da produção de betalactamase. As cefalosporinas são, em geral, mais resistentes às betalactamases produzidas por espécies de *Staphylococcus*, porém são mais suscetíveis àquelas produzidas por microrganismos anaeróbicos.[620] Mais problemática é a emergência de betalactamase de espectro ampliado, que tem como alvo a maioria dos fármacos de terceira geração, mas não por fármaco de segunda geração, a cefoxitina ou o clavulanato ou carbapenéns.[104] Em geral, as betalactamases de espectro ampliado não são detectadas por métodos de sensibilidade de rotina.[23] Os genes da betalactamase, que são codificados em cromossomas bacterianos ou plasmídios, podem propagar-se dentro e entre essas populações e bactérias. Um número crescente de estafilococos tem uma proteína de ligação à penicilina modificada em suas paredes celulares, que apresenta afinidade reduzida por todos os agentes betalactâmicos. Esses microrganismos foram classificados como tipos resistentes à meticilina e constituem a maioria dos microrganismos hospitalares de pacientes em hospitais humanos. A resistência à meticilina no *Staphylococcus aureus* (MRSA) e no *Staphylococcus pseudintermedius* (MRSP) está indicada pelo gene *mecA*, que codifica uma mutação na PBP2a, reduzindo, assim, a sua afinidade pelo anel betalactâmico e tornando, consequentemente, o microrganismo resistente a todos os betalactâmicos.[69,320] Em geral, a detecção de MRSA ou de MRSP nos testes de sensibilidade baseia-se na resistência à oxacilina, que é mais estável do que a meticilina nos discos empregados nos testes. Embora a cepa USA300 MRSA adquirida na comunidade pareça estar mais comumente associada a aumento da colonização em cães e gatos clinicamente sadios, é a cepa USA100, mais frequentemente associada a infecções hospitalares por MRSA nos seres humanos, que causa mais comumente infecções em cães e gatos (ver *Infecções Estafilocócicas*, Capítulo 34).[171]

Os fármacos betalactâmicos atuam de modo sinérgico com os aminoglicosídios, facilitando a sua entrada nas células bacterianas; entretanto, nunca devem ser misturados previamente antes da administração, visto que o aminoglicosídio pode danificar o anel betalactâmico. Foi observada ação sinérgica quando um betalactâmico, como a ticarcilina, foi associado a uma quinolona no tratamento de infecções por *Pseudomonas*.

Penicilinas
Penicilinas naturais

A penicilina G (benzilpenicilina) é um antibiótico bactericida de ocorrência natural, produzido por certos fungos filamentosos do gênero *Penicillium*. Inibe principalmente a síntese da parede celular das bactérias gram-positivas, causando fragilidade osmótica das bactérias sensíveis. A penicilina G tem três limitações terapêuticas importantes: é degradada pelo ácido gástrico, o que diminui a sua disponibilidade sistêmica após a administração oral; é inativada por betalactamases produzidas por certos estafilococos e por muitos microrganismos gram-negativos; e, em doses terapêuticas habituais, seu espectro limita-se principalmente aos microrganismos aeróbicos gram-positivos e anaeróbicos facultativos (Tabela 30.1). Penicilinas semissintéticas mais recentes foram produzidas para superar essas desvantagens. Em geral, acredita-se que essas penicilinas atuem de modo sinérgico com os aminoglicosídios *in vivo*.

Apesar da produção de novos derivados, a penicilina G continua sendo o fármaco mais ativo contra numerosas bactérias aeróbicas gram-positivas. Os estreptococos, com exceção dos enterococos, são, em sua maioria, sensíveis (ver Capítulo 33). Muitos bacilos gram-positivos e bactérias anaeróbicas, com exceção do *Bacteroides fragilis* produtor de betalactamase, também são sensíveis. Os estafilococos são frequentemente resistentes, devido à produção de betalactamase. A penicilina procaína e a penicilina benzatina são compostos pouco solúveis, que se dissolvem lentamente no local de injeção, liberando penicilina G.

A penicilina V (fenoximetilpenicilina) é um derivado estável em ácido, que é mais bem absorvido pelo trato gastrintestinal, embora as concentrações sanguíneas alcançadas sejam muito mais baixas do que as obtidas com a administração parenteral da mesma dose de penicilina G. Efeitos terapêuticos equivalentes aos obtidos com penicilina V podem ser alcançados com menor custo pela administração de penicilina G por via oral a animais em jejum, em dose equivalente a 4 vezes a dose parenteral habitual.

Tabela 30.1	Propriedades das penicilinas e derivados betalactâmicos associados.[a]						
				Espectro antimicrobiano			
Nome genérico	Via de administração	Estabilidade em ácido gástrico	Resistência à betalactamase estafilocócica	Gram-positivos	Gram-negativos	Anaeróbicos	*Pseudomonas*
Penicilinas naturais							
Penicilina G	IM, IV	−	−	+	−	+	−
Penicilina V	VO[b]	+	−	+	−	+	−
Penicilinas resistentes à betalactamase							
Meticilina	IM, IV	−	+	+	−	−	−
Nafcilina	IM, IV	±	+	+	−	−	−
Cloxacilina	VO[b]	+	+	+	−	−	−
Dicloxacilina	VO[b]	+	+	+	−	−	−
Flucloxacilina	VO	+	+	+	−	−	−
Oxacilina	VO, IM, IV	+	+	+	−	−	−
Aminopenicilinas[c]							
Ampicilina	VO,[b] SC, IM, IV	+	−	+	±	±	−
Amoxicilina	VO, IM	+	−	+	±	±	−
Hetacilina	VO	+	−	+	±	±	−
Carboxipenicilina de espectro ampliado							
Carbenicilina	IM, SC, IV	−	−	±	+	+	+
Ticarcilina	IM, SC, IV	−	−	±	+	+	+
Ureidopenicilinas[d]							
Mezlocilina	IM, IV	−	−	+	++	±	++
Piperacilina	IM, IV	−	−	+	++	±	++
Outros betalactâmicos							
Aztreonam	IM, IV	−	++	−	++	−	++
Imipeném-cilastatina	IV	−	++	++	++	++	++
Inibidores betalactamases							
Clavulanato [CA][e]	VO, IV	+	++	−	−	−	−
CA + amoxicilina	VO	+	++	++	++	+	−
CA + ticarcilina	IV	−	++	±	+	+	+
Sulbactam [SB][e]	IV		++	+	±	±	−
SB + ampicilina	IV		++	+	+	+	+
Tazobactam[e]	IV		++	+	+	±	±
TZ + piperacilina	IV	−	++	+	++	±	++

IM, via intramuscular; *IV*, via intravenosa; *VO*, via oral; *SC*, via subcutânea; − nenhum; ± variável; + bom; ++, excelente.
[a] Ver *Formulário de fármacos*, no Apêndice, para as doses.
[b] Para obter melhores resultados, administrar com o estômago vazio.
[c] Também inclui bacampicilina, ciclacilina, epicilina, pivampicilina e talampicilina.
[d] Inclui também a azlocilina.
[e] Os dados de sensibilidade indicam eficácia do inibidor isoladamente, embora o fármaco por si só não esteja disponível.

Penicilinas resistentes à betalactamase

A meticilina, a primeira penicilina semissintética desenvolvida, é resistente à betalactamase, porém, é inativada pelo ácido gástrico e precisa ser administrada por via parenteral, o que limita a sua utilidade clínica. De modo semelhante, a nafcilina tem pouca disponibilidade sistêmica após a sua administração oral e é habitualmente administrada por via parenteral. Os derivados isoxazolil (cloxacilina, dicloxacilina, flucloxacilina, oxacilina) podem ser administrados por via oral com absorção razoável pelo intestino e são resistentes à betalactamase estafilocócica, porém menos ativos em comparação com a penicilina G contra outros microrganismos sensíveis à penicilina G. Essas substâncias são fármacos que se ligam altamente às proteínas, o que retarda a sua eliminação e mantém concentrações plasmáticas elevadas do fármaco. Todavia, essa ligação à proteína limita a penetração do fármaco no tecido. Indicações possíveis para esses fármacos incluem infecções causadas por estafilococos produtores de betalactamase, como piodermite ou osteomielite.

Aminopenicilinas

Embora a ampicilina, a amoxicilina e a hetacilina sejam sensíveis à betalactamase, esses fármacos podem ser administrados por via oral ou parenteral. As aminopenicilinas são ligeiramente menos ativas do que a penicilina G contra patógenos gram-positivos e anaeróbicos, porém exibem atividade mais ampla contra bactérias gram-negativas aeróbicas, como *Escherichia, Proteus* e *Salmonella*. A amoxicilina apresenta espectro antibacteriano idêntico ao da ampicilina, porém é mais bem absorvida por via oral e apresenta ação mais rápida e mais longa em comparação com a ampicilina. A hetacilina é um derivado inativo da penicilina; é mais estável no ácido gástrico do que a ampicilina e é rapidamente hidrolisada a ampicilina *in vivo*. A bacampicilina, a pivampicilina e a talampicilina são derivados semelhantes.

Carboxipenicilinas

A carbenicilina e a ticarcilina exibem atividade aumentada contra aeróbios gram-negativos, incluindo *Acinetobacter, Proteus, Enterobacter,* algumas espécies de *Klebsiella* e alguns anaeróbios. A ticarcilina é particularmente ativa contra *Pseudomonas*. As carboxipenicilinas são destruídas pela betalactamase e são menos eficazes contra microrganismos gram-positivos. Em geral, esses fármacos não são bem absorvidos por via oral e precisam ser administrados por via parenteral para a sua atividade sistêmica; entretanto, a carindacilina e a carfecilina são dois ésteres da carbenicilina que estão disponíveis para administração oral. As CIM para microrganismos sensíveis são relativamente altas; por conseguinte, é necessária a administração de grandes doses, e os fármacos devem ser administrados a intervalos mais curtos. A coadministração com um aminoglicosídio melhora a administração contra *Pseudomonas* e reduz o desenvolvimento de resistência ao fármaco. A ticarcilina e a ticarcilina-clavulanato têm sido usadas com sucesso no tratamento da otite externa canina causada por *Pseudomonas aeruginosa* (ver *Formulário de fármacos*, no Apêndice, e, no Capítulo 84, *Otite externa*).[396] O custo geralmente limita o uso sistêmico das carboxipenicilinas.

Ureidopenicilinas

A azlocilina, a mezlocilina e a piperacilina apresentam instabilidade em ácido e resistência à betalactamase semelhantes às das carboxipenicilinas, porém exibem maior atividade contra aeróbios gram-negativos, incluindo *Pseudomonas*, e menos atividade contra alguns anaeróbios. A principal área de interesse reside em sua atividade antipseudomonas; todavia, a piperacilina é um dos poucos fármacos consistentemente eficazes contra enterococos e *B. fragilis*. O custo é um fator limitante para o uso desses fármacos; todavia, pode-se considerar a sua coadministração com cefalosporina ou quinolona no tratamento de infecções por bactérias gram-negativas aeróbicas difíceis de tratar.

Farmacocinética

A absorção e a duração da atividade das penicilinas dependem da dose administrada, do veículo para o fármaco e da solubilidade da formulação de sal. Os sais de potássio e de sódio são solúveis e podem ser administrados pelas vias oral, intramuscular, subcutânea, intravenosa e tópica, enquanto os tri-hidratos insolúveis são absorvidos menos rapidamente pelas vias oral, intramuscular e subcutânea. Os derivados solúveis da penicilina são absorvidos pelas superfícies serosas e mucosas, mas não através da pele intacta. Alimentos no estômago podem afetar adversamente a biodisponibilidade das penicilinas administradas por via oral, com maior impacto na penicilina, em comparação com a amoxicilina. Todas as penicilinas são eliminadas pelos rins, através de secreção tubular ativa. Em consequência, os derivados solúveis da penicilina precisam ser administrados a cada 4 h para manter concentrações sanguíneas terapêuticas do fármaco. A probenecida inibe essa eliminação rápida. A atividade também pode ser prolongada ao se retardar a liberação das penicilinas do local de injeção, colocando-as em veículos insolúveis em água ou associando-as a sais orgânicos. Exemplos são a penicilina procaína e a penicilina benzatina.

Em geral, as penicilinas distribuem-se amplamente na maioria dos tecidos altamente perfundidos, líquidos corporais e osso. O cérebro e o líquido cerebrospinal (LCS) constituem exceções, porém as concentrações no LCS são mais altas quando as meninges estão inflamadas. A penetração nos líquidos corporais e tecidos pelos derivados isoxazolil altamente ligados às proteínas é mais limitada. Pode não haver necessidade de reduzir a dose em pacientes com insuficiência renal, apesar do comprometimento da eliminação, devido à baixa toxicidade inerente e ao aumento da secreção biliar das penicilinas semissintéticas. As penicilinas que contêm potássio não devem ser administradas por via intravenosa a pacientes com oligúria em razão do risco de hipopotassemia.

As soluções aquosas de penicilinas são instáveis, particularmente em temperaturas mais altas. Devem ser administradas em pH de 5,5 a 7,5 e não acrescentadas a soluções que contenham bicarbonato ou outros ingredientes alcalinizantes. Com exceção da amoxicilina, as suspensões orais de penicilina devem ser mantidas refrigeradas após reconstituição. Deve-se consultar a bula do produto para conservação e prazo de validade após reconstituição.

As penicilinas nunca devem ser misturadas com sangue, plasma ou outros líquidos proteináceos, nem com outros antibacterianos antes de sua administração. Podem exibir antagonismo *in vivo* com a tetraciclina e o cloranfenicol; interações variáveis com a eritromicina, novobiocina e lincomicina; ausência de antagonismo com as sulfonamidas; e possível sinergismo com os aminoglicosídios, as cefalosporinas e as polimixinas. As penicilinas não devem ser misturadas na mesma seringa com aminoglicosídio devido à inativação potencial de ambos os fármacos.

Farmacodinâmica

Os horários de administração das doses de betalactâmicos baseiam-se na manutenção de níveis sanguíneos acima da CIM durante todo o intervalo ou a maior parte do intervalo entre as doses.[574] Os betalactâmicos são fármacos dependentes do tempo. Para o efeito ótimo, as concentrações plasmáticas do fármaco devem ultrapassar a CIM durante 50 a 80% ou mais do intervalo, de modo que as paredes celulares das bactérias possam ser destruídas à medida que se formem. Em geral, obtém-se o efeito bactericida entre 1 e 4 vezes o valor da CIM. Com frequência, doses mais altas de betalactâmicos têm sido usadas para infecções mais graves, porém a única medida necessária pode ser alcançar a CIM, e o comprometimento dos mecanismos excretores em animais com sepse pode possibilitar o uso de doses mais baixas.[343] Em virtude de sua baixa toxicidade, as doses dos betalactâmicos geralmente podem ser aumentadas para manter concentrações eficientes, com risco mínimo de reações adversas. São necessários estudos adicionais de bioatividade e farmacocinética em animais enfermos e com comprometimento orgânico para estabelecer os horários das doses desses fármacos. Diferentemente dos aminoglicosídios e das quinolonas, as penicilinas e as cefalosporinas não têm EPA sobre as bactérias gram-negativas em concentrações clinicamente alcançáveis. Foi observado EPA para determinados microrganismos gram-positivos, como alguns estafilococos. É o EPA que possibilita a queda das concentrações antibacterianas abaixo da CIM durante parte do intervalo entre as doses sem comprometer a eficácia do tratamento. Todavia, para a maioria das infecções, os betalactâmicos devem ser administrados em uma dose e a intervalos suficientes para manter concentrações plasmáticas altas o suficiente para atacar o microrganismo-alvo nos tecidos acometidos. Nas infecções graves por microrganismos resistentes, essa ação pode exigir infusões intravenosas constantes.

Toxicidade

As reações tóxicas são relativamente raras com as penicilinas, e, em geral, esses fármacos têm uma alta margem de segurança. A infusão intravenosa rápida ou as injeções intramusculares ocasionais podem provocar sinais neurológicos e convulsões. Foram observadas reações de hipersensibilidade, como urticária, febre, dor articular e anafilaxia aguda, imediatamente após a administração de penicilinas a cães e gatos. Deve-se evitar a administração de qualquer derivado da penicilina a animais comprovadamente sensibilizados devido à reatividade cruzada.

O sangramento tem sido um efeito colateral importante em seres humanos tratados com penicilinas antipseudomonas e de espectro ampliado. Esse efeito foi atribuído a diversos fatores, incluindo polimerização tardia da fibrina, supressão de procoagulantes dependentes da vitamina K e disfunção plaquetária. A azotemia pós-operatória aguda (em até 5 dias) foi atribuída à administração de nafcilina a cães durante a cirurgia.[423]

A diarreia tem sido um efeito colateral do tratamento oral ou parenteral com penicilinas e é causada pela indução de alterações seletivas da microflora intestinal.[217] Em estudos experimentais realizados em cães, a administração oral de betalactamase recombinante eliminou a fração intestinal da ampicilina administrada por via parenteral e preservou os níveis séricos do fármaco, porém impediu a ocorrência de alterações da microflora fecal associadas à diarreia.[231]

Outros agentes betalactâmicos

Monobactâmicos

O aztreonam, o único membro desse grupo clinicamente disponível, mostra-se resistente à betalactamase e é ativo contra uma ampla variedade de bactérias gram-negativas aeróbicas e facultativas, incluindo muitas cepas resistentes a outros fármacos. Entretanto, carece de atividade contra patógenos gram-positivos ou anaeróbicos. O aztreonam é administrado por via parenteral e penetra em muitos tecidos corporais e líquidos de cães, incluindo o LCS. Os efeitos adversos são mínimos e incluem diarreia e vômito. O principal uso do aztreonam tem sido no tratamento de pacientes com infecções graves por microrganismos gram-negativos, para as quais há previsão de resistência ou toxicidade dos aminoglicosídios.

Carbapenéns

Esse grupo compreende o imipeném, o panipeném, o biapeném, o meropeném e o ertapeném. O imipeném é ativo contra a maioria dos aeróbios e anaeróbios gram-positivos e gram-negativos. Seu uso está principalmente indicado para o tratamento das infecções causadas por membros da família Enterobacteriaceae resistentes às cefalosporinas e a alguns anaeróbios. Foi constatado o aparecimento de isolados resistentes a *Pseudomonas* durante o tratamento. A degradação do imipeném pela desidropeptidase-1 nos rins e em outros tecidos produz metabólicos nefrotóxicos e diminui as concentrações urinárias do fármaco ativo. A coadministração de cilastatina, um inibidor metabólico da desidropeptidase-1, aumenta as concentrações do fármaco na urina e diminui a nefrotoxicidade potencial. A administração parenteral de imipeném-cilastatina é necessária, visto que esses fármacos não são absorvidos por via oral. A dose deve ser reduzida se houver insuficiência renal. O panipeném é combinado com betamiprona pelo mesmo motivo. O biapeném e o meropeném são mais estáveis e não necessitam da administração concomitante de qualquer inibidor. A farmacocinética do meropeném foi estudada em cães.[48] A ligação do meropeném às proteínas é tal que as concentrações plasmáticas acompanham paralelamente as que são alcançadas no líquido intersticial.[49] O ertapeném apresenta um espectro de atividade mais estreito do que os outros agentes dessa classe. A dose deve ser reduzida na insuficiência renal. Os efeitos adversos são náuseas, vômitos, diarreia, flebite no local de infusão, febre e convulsão. Ver *Formulário de fármacos*, no Apêndice, para informações detalhadas sobre cada um desses fármacos.

Inibidores da betalactamase

Alguns agentes betalactâmicos de ocorrência natural apresentam baixa atividade antibacteriana intrínseca, porém ligam-se de modo irreversível à betalactamase bacteriana, inativando-a. A administração concomitante desses agentes aumenta a atividade das penicilinas e diminui a CIM *in vitro* necessária para inativar muitos microrganismos produtores de betalactamase, como estafilococos, *Escherichia*, *Capnocytophaga canimorsus*, algumas espécies de *Proteus* e *Klebsiella*, *B. fragilis*, *Salmonella* e *Campylobacter* (Tabela 30.2). Microrganismos como *Enterobacter*, *Serratia*, *Citrobacter* e *Pseudomonas* permanecem resistentes.

Clavulanato

O clavulanato apresenta atividade antibacteriana fraca contra uma ampla variedade de microrganismos, porém é um potente inibidor da betalactamase. É rapidamente absorvido, não é afetado por alimentos e distribui-se amplamente em locais extravasculares, com exceção do sistema nervoso central (SNC). O clavulanato é excretado rapidamente em sua forma inalterada na urina.

Um produto de administração oral que combina a amoxicilina com clavulanato potássico foi aprovado para uso em pequenos animais. Essa associação é mais apropriada para o tratamento de infecções resistentes causadas por membros da família Enterobacteriaceae (exceto algumas *Pseudomonas* spp.) e anaeróbios. Costuma ser administrada para o tratamento de infecções da pele, do trato respiratório inferior, dos tecidos moles, da orelha média e dos seios paranasais. O principal efeito colateral tem sido a diarreia. Estudos realizados durante o período de 9 anos em bactérias isoladas de cães e gatos mostraram pouca diminuição da sensibilidade relativa a essa combinação de fármacos.[582] Todavia, as evidências indicam resistência crescente, pelo menos de *Escherichia coli*.[500] Uma formulação parenteral de ticarcilina com clavulanato potássico foi aprovada para uso em seres humanos e equinos.

Sulbactam

Esse fármaco, um inibidor irreversível da betalactamase, apresenta atividade antibacteriana intrínseca fraca contra a maioria dos microrganismos gram-positivos e alguns microrganismos gram-negativos, com melhor atividade contra *Neisseria* e *Bacteroides*.

Tabela 30.2 — Comparação da atividade antibacteriana de combinações selecionadas de betalactâmicos e inibidores da betalactamase.[a]

Penicilina	Inibidor	Sensibilidade das bactérias			
		Gram-positivo	Gram-negativo	Anaeróbios	*Pseudomonas*
Amoxicilina	Clavulanato	+	+	+	−
Ticarcilina	Clavulanato	++	++	+++	+
Ampicilina	Sulbactam	+	+	+	−
Piperacilina	Tazobactam	++	+++	++	++

+++, Excelente; ++, muito boa; +, boa: − fraca.
[a] Ver o *Formulário de fármacos*, no Apêndice, para informações mais detalhadas sobre fármacos e doses.

O sulbactam estende o espectro bacteriano da ampicilina para incluir *Staphylococcus*, *Bacteroides* e a maioria das espécies de *Escherichia*. O sulbactam tem sido administrado com ampicilina no tratamento da meningite antibacteriana resistente em seres humanos, bem como no tratamento de infecções intra-abdominais, pélvicas, cutâneas, dos tecidos moles, osso e articulações.

Tazobactam

Esse inibidor da betalactamase foi acrescentado para aumentar o espectro antibacteriano da piperacilina. Mostra-se ativo contra muitos espectros resistentes de *Enterobacteriaceae*, *Staphylococcus* e *Bacteroides*.

Cefalosporinas

As cefalosporinas são um grupo de antibióticos derivados quimicamente de uma substância produzida pelo fungo *Cephalosporium acremonium*. Vários compostos relacionados também podem ser relacionados no grupo das cefalosporinas, visto que apresentam atividade antibacteriana, farmacologia e indicações semelhantes. Esse grupo inclui a cefoxitina e a cefotetana (ambas cefamicinas), o loracarbefe (carbacefém) e o latamoxefe (oxacefém).

Assim como as penicilinas, as cefalosporinas são antibacterianos betalactâmicos bactericidas que inibem a síntese da parede celular bacteriana, resultando em fragilidade osmótica. Em geral, esses fármacos são mais eficazes do que a penicilina para penetrar nas paredes celulares externas das bactérias gram-negativas e são menos sensíveis à inativação por betalactamases bacterianas.

As cefalosporinas foram divididas em quatro gerações ou classes com base na cronologia de sua descoberta, estrutura química e atividade terapêutica. Em geral, as gerações crescentes estão associadas a diminuição da sensibilidade à destruição por betalactamases, embora a ESBL (betalactamase de espectro ampliado) tenha alterado essa distinção. As características das classes são comparadas na Tabela 30.3, enquanto os aspectos importantes das cefalosporinas comuns são apresentados na Tabela 30.4. Para informações mais detalhadas sobre fármacos específicos e doses, ver *Formulário de fármacos*, no Apêndice.

Primeira geração

As cefalosporinas de primeira geração são principalmente ativas contra as bactérias gram-negativas, com exceção de algumas espécies resistentes de *Staphylococcus* e alguns aeróbios gram-negativos, como *Escherichia*, *Klebsiella* e *Proteus mirabilis*. A atividade desses fármacos contra aeróbios e anaeróbios facultativos sensíveis não é tão acentuada quanto a da penicilina G. Não são tão eficazes contra anaeróbios, incluindo *Bacteroides*. As cefalosporinas de primeira geração podem ser administradas por via oral ou parenteral, dependendo do fármaco, e apresentam uma proteína de ligação variável, com ampla distribuição nos líquidos pleural, pericárdico, peritoneal e sinovial e na maioria dos tecidos moles. As cefalosporinas de primeira geração só podem entrar no LCS se houver inflamação meníngea. A maior parte é excretada de modo inalterado na urina. As cefalosporinas podem exibir reações atípicas ou falso-positivas com os métodos de redução do cobre para a determinação da glicose urinária.

Dois membros desse grupo são de importância histórica, embora não sejam mais usados. A cefalotina, que não está mais disponível comercialmente nos EUA, é encontrada em discos para testes de sensibilidade, porém é de uso limitado, devido à dor e aos abscessos estéreis produzidos por sua injeção intramuscular. A cefaloridina produz complicações semelhantes e é nefrotóxica. A cefalotina é a única cefalosporina de primeira geração que penetra adequadamente no LCS. Os agentes de primeira geração disponíveis para uso parenteral

Tabela 30.3 — Comparação da atividade antimicrobiana das cefalosporinas.

Geração	Sensibilidade bacteriana				
	Gram-positivas	Gram-negativas	Anaeróbios	Resistentes à betalactamase	Microrganismos sensíveis selecionados
Primeira[a]	+++	+	++	+	*Staphylococcus*
Segunda[b]	++	++	++	+	*Proteus*
Terceira[c]	+	+++	+	++	*Pseudomonas*
Quarta[d]	+	+++	+	+++	Enterobacteriaceae

+++, Excelente; ++, muito boa; +, boa; −, fraca.
[a] Primeira geração: essas cefalosporinas são principalmente ativas contra aeróbios gram-positivos e anaeróbios facultativos; são resistentes à betalactamase estafilocócica, que é responsável pela falta de eficiência das penicilinas, porém são menos eficazes em base ponderal contra anaeróbios obrigatórios em comparação com a penicilina G.
[b] Segunda geração: essas cefalosporinas têm características semelhantes às da primeira geração, mas (à semelhança das aminopenicilinas) são também ativas contra alguns aeróbios gram-negativos e anaeróbios facultativos; trata-se do segundo melhor grupo de cefalosporinas contra anaeróbios.
[c] Terceira geração: essas cefalosporinas têm atividade ampliada contra aeróbios gram-negativos e anaeróbios facultativos, porém baixa atividade contra anaeróbios obrigatórios; todavia, são menos ativas contra aeróbios gram-positivos e anaeróbios facultativos; atividade variável contra *Pseudomonas*; ver a Tabela 30.4 para a eficácia antipseudomonas de cefalosporinas selecionadas.
[d] Quarta geração: essas cefalosporinas são muito ativas contra *Enterobacteriaceae* e *Staphylococcus* (incluindo cepas resistentes à meticilina); atividades antipseudomonas moderadas.

Tabela 30.4 Propriedades das cefalosporinas.[a]

Nome genérico	Via de administração	Comentários
PRIMEIRA GERAÇÃO[b]		
Cefalexina	VO	Menos ativa contra *Staphylococcus*
Cefazolina	IV, IM	Alcança a maior concentração sanguínea; meia-vida mais longa; mais ligada às proteínas; mais ativa contra *Escherichia, Klebsiella, Enterobacter* do que outras cefalosporinas de sua classe
Cefapirina	IV, IM	Resistente à betalactamase; altas doses para infecções potencialmente fatais quando o microrganismo etiológico demonstra sensibilidade aos fármacos de primeira geração
Cefadroxila	VO	Absorção oral rápida e completa mesmo com alimentos; penetra na próstata
Cefradina	IV, IM, VO	Espectro semelhante ao da cefalexina; menos ativa contra alguns microrganismos gram-negativos
SEGUNDA GERAÇÃO[c]		
Cefaclor	VO	Espectro semelhante, porém mais ativo do que as cefalosporinas de primeira geração contra *Proteus, Escherichia, Enterobacter* e *Klebsiella*; alcança concentrações adequadas nos tecidos moles; quantidade mínima excretada na urina na forma inalterada
Cefotetana[d]	IV, IM	Indicações semelhantes às da cefoxitina, porém pode ser de menor custo
Cefoxitina[d]	IV, IM	Dor na injeção IM; ativa contra *Bacteroides fragilis* e *Serratia*; particularmente eficaz contra a maioria dos anaeróbios
Cefuroxima	IV, IM	Atravessa a barreira hematencefálica; boa para infecções do trato respiratório inferior e do sistema nervoso central
TERCEIRA GERAÇÃO[e]		
Cefixima	VO	Alta biodisponibilidade e meia-vida longa em cães; para infecções do trato urinário e respiratórias causadas por bactérias resistentes; não é ativa contra *Pseudomonas* e *Bordetella*
Ceftiofur	IV, IM	Aprovado para o tratamento da doença respiratória bovina; bom para tratamento de amplo espectro de infecções sistêmicas; baixa atividade contra *Staphylococcus*
Cefotaxima	IV	Ativa contra *Leptospira* e aeróbios gram-negativos, exceto *Pseudomonas*; metabolizada no fígado ao fármaco ativo; boa para penetração no sistema nervoso central
Ceftriaxona	IV, IM	Duração mais longa com uma única dose ao dia; ativa contra microrganismos gram-negativos resistentes, exceto *Pseudomonas*; boa contra *Borrelia*
Cefpodoxima	VO	Profármaco administrado por via oral; excreção principalmente urinária; não é ativa contra a maioria dos anaeróbios obrigatórios, *Pseudomonas* e enterococos
Cefovecina	SC	Não é absorvida por via oral; a alta ligação às proteínas prolonga a atividade; administração 1 vez/semana, amplo espectro, mas não contra *Pseudomonas* ou *Enterococcus* spp.
TERCEIRA GERAÇÃO ANTIPSEUDOMONAS[f]		
Ceftazidima	IV	Principalmente ativa contra aeróbios gram-negativos e a melhor das cefalosporinas contra *Pseudomonas*
Cefoperazona	IV	Menos ativa do que outros fármacos de terceira geração contra aeróbios gram-positivos e gram-negativos; a segunda cefalosporina melhor de sua classe contra *Pseudomonas*; pode produzir deficiência da coagulação; penetração errática no sistema nervoso central; excreção biliar predominante (80%)
QUARTA GERAÇÃO[g]		
Cefepima	IV	Altos níveis sanguíneos e ampla distribuição nos tecidos sanguíneos; boa contra *Pseudomonas* e *Mycobacterium avium-intracellulare*: atividade variável contra microrganismos gram-positivos e anaeróbios

IM, via intramuscular; *IV*, via intravenosa; *VO*, via oral.
[a] Ver *Formulário de fármacos*, no Apêndice, para informações mais detalhadas sobre a farmacocinética e as doses adequadas de cada fármaco.
[b] Inclui também a cefaloglicina, a cefalotina e a cefaloridina.
[c] Inclui também a cefuroxima axetila, o cefmetazol, a cefonicida e três outras cefalosporinas (administradas por via oral): cefprozila e loracarbefe.
[d] A cefoxetina e a cefotetana são cefamicinas.
[e] Inclui também ceftriaxona, ceftizoxima, flomoxefe, ceftibuteno, cefmenoxima e latamoxefe.
[f] Inclui também cefsudolina e cefpiramida.
[g] Inclui também a cefpiroma.

incluem a cefazolina, a cefapirina e a cefradina. Os agentes por via oral incluem a cefadroxila e a cefalexina, ambas comercializadas para uso veterinário. Esses dois fármacos orais são usados no tratamento de infecções urinárias por microrganismos gram-negativos e infecções da pele por microrganismos gram-positivos em cães, bem como no tratamento de infecções da pele e dos tecidos moles em gatos. Ambos os fármacos alcançam concentrações plasmáticas eficazes em cães e gatos após a sua administração oral.

Segunda geração

As cefalosporinas de segunda geração têm espectro de atividade antibacteriana mais amplo e maior eficácia contra bactérias aeróbicas gram-negativas e anaeróbios do que as de primeira geração (ver Tabela 30.3). Essa atividade resulta, em grande parte, da maior resistência desses fármacos às betalactamases. São mais eficazes do que os fármacos de primeira geração contra *Proteus* (espécies distintas de *P. mirabilis*), *Escherichia*, *Klebsiella*, *Enterobacter* e bactérias anaeróbicas. Assim como os fármacos de primeira geração, as cefalosporinas de segunda e de terceira gerações são relativamente ineficazes contra *Bacteroides*. As exceções são a cefoxitina e a cefotetana, eficazes contra a maioria dos anaeróbios obrigatórios. A cefoxitina também é efetiva contra *Serratia*. Em geral, os agentes de segunda geração são administrados por via parenteral, porém os fármacos eficazes por via oral incluem o cefaclor, a cefuroxima axetila (um profármaco), a cefprozila e o loracarbefe.

Terceira geração

As cefalosporinas de terceira geração têm duração de atividade mais longa em comparação com as outras duas classes. A sua excreção na urina ou na bile é variável, dependendo do fármaco, embora a maioria sofra alguma inativação e excreção pelo fígado. Os fármacos de terceira geração – exceto o latamoxefe, a ceftriaxona e a cefotaxima – não penetram adequadamente no LCS quando não há inflamação. As cefalosporinas de terceira geração exibem atividade pronunciada contra microrganismos gram-negativos aeróbios e são menos eficazes contra microrganismos gram-positivos aeróbicos e anaeróbicos do que as gerações precedentes (ver Tabela 30.3). São mais ativas do que os agentes de segunda geração contra *Citrobacter*, *Acinetobacter*, *Pseudomonas* e *Serratia*. As cefalosporinas de terceira geração são, em sua maioria, administradas por via parenteral, porém há alguns fármacos orais, como a cefixima e a cefpodoxima proxetila (um profármaco). Infelizmente, essas preparações orais nem sempre são tão eficazes quanto os outros membros dessa classe contra microrganismos de tratamento difícil. A cefpodoxima proxetila, que foi aprovada para uso no tratamento de cães, foi tão eficaz quanto a cefalexina quando administrada 2 vezes/dia no tratamento de cães com piodermite bacteriana associada a *S. pseudintermedius*.[105] Outro fármaco de terceira geração, a cefovecina, foi aprovado para uso no tratamento de cães e gatos. Essa cefalosporina tem duração de ação prolongada. É administrada por via subcutânea a intervalos de 14 dias. As cefalosporinas de terceira geração têm sido recomendadas para uso intravenoso no tratamento de septicemia, bacteriemia, infecção intra-abdominal e endocardite. As cefalosporinas de segunda e de terceira gerações tiveram boa eficácia contra *Salmonella* resistente a fármacos isolada de seres humanos.

Cefalosporinas antipseudomonas

Diferentemente de outras cefalosporinas, a cefoperazona e a ceftadizima estão entre os fármacos mais eficazes contra *P. aeruginosa*. Entretanto, as cefalosporinas de terceira geração não são, em sua maioria, tão eficazes contra *Pseudomonas* quanto as penicilinas de espectro ampliado mais recentes.

Quarta geração

As cefalosporinas de quarta geração não são afetadas por algumas betalactamases mediadas por cromossomas e por muitas betalactamases mediadas por plasmídios. A cefepima e a cefpiroma são membros dessa classe. Apresentam boa atividade contra *Staphylococcus*, *Enterobacteriaceae* e *Pseudomonas*; todavia, à semelhança dos fármacos de terceira geração, não são confiáveis contra anaeróbios (ver Tabela 30.3).

Indicações

As indicações variadas para o uso das cefalosporinas incluem o tratamento de infecções bacterianas dos tratos respiratório, urinário e genital, bem como dos tecidos moles, ossos, articulações e pele. As cefalosporinas mostram-se eficazes quando administradas de modo profilático para as infecções intra-abdominais polimicrobianas após cirurgia intestinal. Além disso, as cefalosporinas também são reco-

mendadas com finalidade profilática na cirurgia biliar e para tratamento de infecções biliares, visto que muitas delas são excretadas em sua forma inalterada na bile. Todavia, esses fármacos não penetram no trato biliar quando há obstrução biliar completa e icterícia. A incapacidade das cefalosporinas de evitar infecções estafilocócicas pós-operatórias foi associada às cepas que hidrolisam esses fármacos.[286] A cefotaxima, o latamoxefe e a ceftriaxona são eficazes para o tratamento da meningite causada por bactérias resistentes a fármacos. Em geral, a eficácia das cefalosporinas é mínima contra enterococos. Nenhuma das cefalosporinas é eficaz contra estafilococos resistentes à meticilina.

As cefalosporinas administradas por via oral a pequenos animais são, em sua maioria, agentes de primeira geração; entretanto, dispõe-se de fármacos de segunda e de terceira gerações por via oral (ver Tabela 30.4). A cefazolina e a cefapirina são as cefalosporinas de primeira geração mais comumente usadas por via parenteral. Os agentes de segunda geração, como a cefoxitina, apresentam maior eficácia contra infecções por microrganismos anaeróbicos. Entre os fármacos de segunda geração, a cefuroxima apresenta alto grau de penetração no SNC e no LCS para o tratamento da meningite. Surgiu alguma preocupação quanto ao uso crescente de fármacos de terceira geração em animais, situação que provavelmente irá se tornar mais frequente com a aprovação da cefpodoxima proxetila e da cefovecina para uso em animais de companhia.[34] Essa preocupação deve-se ao risco de produzir cepas resistentes a antimicrobianos capazes de se disseminar em seres humanos.

Toxicidade

A toxicidade das cefalosporinas é mínima quando comparada com a de outros antibacterianos. Nesse aspecto, as cefalosporinas assemelham-se aos derivados da penicilina.[388] Foram relatadas reações cutâneas alérgicas às cefalosporinas em cães. Foi observada maior prevalência de diarreia associada a agentes que sofrem excreção biliar. A cefaloridina é nefrotóxica, porém esta não é uma característica dos fármacos mais recentes. Como os rins excretam a maioria das cefalosporinas, as concentrações plasmáticas desses fármacos estão aumentadas e as suas meias-vidas prolongadas quando há insuficiência renal ou quando são usados probenecida, diuréticos de alça ou aminoglicosídios. Todas as formulações parenterais das cefalosporinas podem causar flebite e miosite após administração intravenosa e intramuscular, respectivamente. A irritação intestinal pode causar vômitos e diarreia com a administração oral. Nos seres humanos, distúrbios hemorrágicos em consequência do antagonismo da vitamina K, disfunção plaquetária e trombocitopenia imunologicamente mediada foram associados às cefalosporinas de terceira geração, mais frequentemente cefamandol, cefoperazona e latamoxefe. Discrasias sanguíneas induzidas por cefalosporinas, devido à destruição imunologicamente mediada das células sanguíneas e toxicidade direta da medula óssea, ocorreram em cães aos quais tenham sido administradas cefalosporinas em altas doses e por longos períodos.[138] A mielossupressão desaparece com a interrupção do tratamento. Para as características de cada fármaco em particular, consultar o *Formulário de fármacos*, no Apêndice.

Ácidos fosfônicos

O primeiro membro desse grupo a ser aprovado foi a fosfomicina, um antibiótico natural produzido por *Streptomyces fradiae*. Está disponível como sal de trometamina. Trata-se de um análogo da fosfoenolpiruvato transferase e, portanto, inibe a síntese de peptidoglicano da parede celular microbiana.[178] A biodisponibilidade torna-se máxima após administração subcutânea; entretanto, o seu uso oral em cães resulta em níveis urinários eficazes,[220] de modo que a fosfomicina constitui um fármaco de escolha no tratamento das infecções urinárias resistentes.[70] Embora o seu mecanismo de ação seja semelhante ao dos fármacos betalactâmicos, a fosfomicina não é suscetível à destruição pelas betalactamases. Verifica-se o desenvolvimento de resistência bacteriana devido a enzimas codificadas por cromossomas, com consequente desenvolvimento de resistência a um único fármaco, em lugar de múltiplos fármacos. Além disso, a resistência é habitualmente parcial, resultando em comprometimento da replicação e patogenicidade reduzida dos isolados.[340,341] Para informações mais detalhadas, ver *Formulário de fármacos*, no Apêndice.

Aminoglicosídios

Esses antibióticos bactericidas interferem na síntese de proteínas bacterianas. Os aminoglicosídios (AG) são moléculas hidrossolúveis relativamente pequenas e principalmente básicas, que são ativos contra determinadas bactérias gram-negativas e gram-positivas aeróbicas e anaeróbicas facultativas, incluindo numerosos estafilococos e algumas micobactérias. Os aminoglicosídios são particularmente eficazes contra bacilos gram-negativos aeróbicos, como *Escherichia*, *Klebsiella*, *Proteus* e *Enterobacter*, e alguns são eficazes contra *Pseudomonas*. Os AG não são ativos contra fungos ou bactérias anaeróbias obrigatórias e não devem ser usados no tratamento de abscessos ou infecções granulomatosas. Sua captação através da membrana celular bacteriana requer oxigênio. Por esse motivo, os AG exibem pouca atividade contra anaeróbios e têm capacidade diminuída de penetrar em bactérias localizadas dentro de abscessos com tensão de oxigênio limitada. Quando usados isoladamente, os AG são relativamente ineficazes contra *Streptococcus*, porém são eficazes contra *S. pseudintermedius*. A coadministração com betalactâmicos aumenta sua atividade contra alguns aeróbios gram-positivos, incluindo *Enterococcus* spp. Nas infecções sistêmicas graves, nas quais há presumivelmente microrganismos mistos, a administração de um AG com um betalactâmico, mais a combinação de inibidor de betalactamase, atua contra um amplo espectro de microrganismos. As propriedades e as indicações de vários AG estão resumidas na Tabela 30.5.

A di-hidroestreptomicina, a estreptomicina, a neomicina e a canamicina foram extensamente usadas durante muitos anos. Entretanto, como resultado desse uso frequente, desenvolveu-se extensa resistência bacteriana. Os dois primeiros fármacos citados não estão mais disponíveis no comércio em muitos países. A amicacina e a gentamicina são mais eficazes e administradas rotineiramente. Em geral, a amicacina é mais eficaz em comparação com a gentamicina contra cepas resistentes. A tobramicina e a netilmicina foram desenvolvidas para aumentar a atividade antibacteriana e reduzir a toxicidade. A sisomicina, a isepamicina e a dactimicina foram avaliadas para fins clínicos. Os dois últimos fármacos têm amplo espectro de atividades contra aeróbios gram-positivos e gram-negativos.

Quanto à sua eficácia, pode ocorrer sinergismo antibacteriano quando os AG são associados a fármacos betalactâmicos. Os betalactâmicos também podem aumentar a atividade dos AG em condições de tensão reduzida de oxigênio. Os AG estão indicados para o tratamento de infecções por bactérias gram-negativas; todavia, precisam ser administrados por via parenteral para as infecções sistêmicas. Os AG são usados em associação com outros antibacterianos para o tratamento de infecções difíceis, como endocardite enterocócica.

Tabela 30.5	Propriedades dos aminoglicosídios.[a]	
Nome genérico	**Via de administração**	**Comentários**
Estreptomicina	IM, SC	Uso IM ocasional para bacteriemias, *Brucella canis*, portadores de *Leptospira*; disponibilidade limitada
Diidroestreptomicina	IM, SC	Iguais aos da estreptomicina; muitas cepas resistentes; disponibilidade limitada
Neomicina	VO, tópica	VO para efeitos GI locais, uso tópico em soluções, pomadas etc., espectro semelhante ao da canamicina; absorvida e tóxica se houver lesão da parede intestinal
Canamicina	VO, IM, SC	VO para efeitos GI locais; útil na infecção do trato urinário, infecções superficiais e sistêmicas; espectro semelhante ao da gentamicina, porém com desenvolvimento muito mais comum de cepas resistentes; eficaz contra *Staphylococcus*
Gentamicina	IM, SC, IV, aerossol, tópica	Para bacteriemia; em aerossol para infecções respiratórias causadas por *Escherichia*, *Pasteurella*, *Pseudomonas*, *Proteus*, *Staphylococcus*, *Enterobacter*, *Serratia*, *Klebsiella*, *Bordetella*
Paromomicina	VO	VO para efeito GI local; para *Staphylococcus*, *Escherichia*, *Salmonella* sensíveis e protozoários (*Entamoeba*, *Balantidium*, *Cryptosporidium*)
Tobramicina	IM, SC	Espectro de microrganismos gram-negativos semelhantes aos da gentamicina; eficaz contra algumas cepas de *Pseudomonas* resistentes à gentamicina; menos nefrotóxica do que a gentamicina
Amicacina	IM, SC	Aminoglicosídio de espectro antibacteriano mais amplo; eficaz contra *Pseudomonas* e muitos bacilos gram-negativos resistentes à gentamicina e tobramicina (p. ex., *Klebsiella*)
Sisomicina	IM, SC	Mais ativa do que a gentamicina contra micobactérias, particularmente *Pseudomonas* e *Escherichia*; não é eficaz contra microrganismos resistentes à gentamicina; toxicidade semelhante à da gentamicina
Netilmicina	IM, SC	*Staphylococcus* altamente sensível, ativa contra alguns microrganismos resistentes à gentamicina; mais ativa do que a sisomicina ou tobramicina; ligeiramente menos ativa do que amicacina contra *Pseudomonas*; menos tóxica do que a tobramicina
Framicetina	VO, tópica	VO para efeito GI local; uso tópico em pomadas, gotas etc.; espectro de microrganismos gram-negativos semelhante ao da neomicina
Dactinomicina[b]	IM, SC	Infecções intra-abdominais; ampla atividade contra aeróbios gram-positivos e gram-negativos; pode ser associada ao metronidazol para espectro anaeróbico; aminoglicosídio mais ativo contra *Acinetobacter* e *Staphylococcus*
Isepamicina[b]	IV, IM, SC	Atividade excepcional contra *Enterobacteriaceae* e *Pseudomonas*

GI, gastrintestinal; *IM*, intramuscular; *IV*, via intravenosa; *VO*, via oral; *SC*, via subcutânea.
[a] Ver *Formulário de fármacos*, no Apêndice, para doses adequadas.
[b] Não disponível comercialmente.

Farmacocinética

A farmacocinética de muitos AG foi estudada em cães e gatos.[60] Os AG são pouco absorvidos pelo trato gastrintestinal (GI) e devem ser administrados por via parenteral para alcançar concentrações plasmáticas terapêuticas; entretanto, alguns AG, como a neomicina e a paromomicina, são administrados por via oral para tratamento local da enterite bacteriana ou por protozoários, ou para supressão da microflora entérica no coma hepático. Esses fármacos são pouco absorvidos através da pele intacta, mas podem penetrar no epitélio escamoso, mucoso ou visceral lesado, resultando em toxicidade potencial. Os cremes e as soluções de AG de aplicação tópica podem ajudar a controlar o crescimento bacteriano e facilitar a cicatrização de feridas abertas. São absorvidos após administração intramuscular ou subcutânea,[624] embora mais lentamente pela via subcutânea. A administração intravenosa é melhor para a obtenção de efeitos imediatos. Após a administração intravenosa intraoperatória, os AG penetram nas feridas cirúrgicas em um período que acompanha paralelamente as concentrações plasmáticas. A ligação às proteínas plasmáticas é mínima; todavia, os AG são pouco lipossolúveis e altamente ionizados. Por conseguinte, penetram pouco além do compartimento extracelular, incluindo os espaços sinovial, peritoneal e pleural. Além disso, sofrem pouca difusão no SNC, na próstata e no líquido amniótico e nos olhos, mesmo havendo inflamação. As concentrações plasmáticas são mais baixas em animais mais jovens, devido à maior proporção de água corporal, de modo que pode ser necessário aumentar a frequência de doses. Todavia, pode ser necessário restringir as doses devido à toxicidade potencial. Os gatos obesos têm menores volumes de distribuição dos AG do que os gatos magros, porém pode não ser conveniente reduzir a dose, visto que esses fármacos dependem de sua concentração para atingir a eficácia.[629] Ocorre pouca excreção na bile e nas fezes, porém os AG em sua forma inalterada são eliminados rapidamente na urina por filtração glomerular e excreção tubular. Em até 1 h após a sua administração, as concentrações urinárias de AG são 25 a 100 vezes maiores do que a concentração plasmática máxima e permanecem acima dos níveis terapêuticos durante vários dias. Esses fármacos podem acumular-se nas células tubulares renais e são eliminados lentamente do tecido renal; a administração de uma dose única ao dia produz menos acúmulo renal do que a sua administração 3 vezes/dia, com concentrações teciduais máximas mais altas. O pH em que ocorre atividade antibacteriana ótima é de 7,5 a 8,0. Os AG, como a gentamicina, têm sido eficazes no tratamento das infecções broncopulmonares caninas quando administrados em aerossóis: a concentração do fármaco nas vias respiratórias é aumentada, enquanto a toxicidade é reduzida em razão da pouca absorção nesse local.

A variabilidade individual na distribuição e eliminação dos AG responde pela variabilidade imprevisível observada nas concentrações sanguíneas e teciduais. Em consequência, o monitoramento das concentrações plasmáticas é comum em medicina humana. A encapsulação lipossômica dos AG tem sido usada na tentativa de aumentar a eficácia terapêutica e diminuir a toxicidade.[540]

Farmacodinâmica

Diferentemente de alguns outros antibacterianos, os AG exibem acentuada atividade bactericida dependente da concentração, após a qual se observa um EPA distinto, uma fase bacteriostática sem retorno do crescimento. Com a atividade antibacteriana dependente de concentração, a taxa e a eficácia da ação bactericida aumentam como concentrações mais altas dos fármacos: todos os microrganismos podem morrer se as concentrações forem altas o suficiente. Quando a concentração plasmática máxima é inferior a aproximadamente 10 vezes a CIM, o tempo de exposição à concentração do agente bacteriano ainda pode ser importante, e deve-se considerar

toda a ASC nesses casos. Devido à necessidade da concentração máxima, o tratamento com dose única diária de AG tem sido considerado superior a múltiplas doses para produzir concentrações mais altas e, incidentalmente, menor toxicidade. Todavia, a redução da toxicidade com a administração menos frequente do fármaco não foi bem demonstrada.[306] A gentamicina tem sido administrada a cães, 1 vez/dia, durante 5 dias, com nefrotoxicidade mínima ou ausente.[7] Acredita-se que os AG tenham um EPA após a exposição de alguns microrganismos gram-negativos ou gram-positivos ao agente antibacteriano. Foi observada uma lesão não letal induzida por fármaco em decorrência da supressão bacteriostática de cepas infecciosas contra cepas de bactérias tanto gram-positivas quanto gram-negativas.

As bactérias tendem a desenvolver resistência aos AG por um dos três mecanismos: alterações dos locais receptores nos ribossomas bacterianos, diminuição da penetrabilidade da célula bacteriana ou produção de enzimas associadas a plasmídios que inativam os AG. A resistência bacteriana aos AG é maior com os fármacos antigos e menor com os compostos mais recentes. A resistência cruzada é uniforme entre todos os membros da classe. Por exemplo, embora muitas espécies de *Klebsiella* sejam resistentes à canamicina e à gentamicina, elas são sensíveis à amicacina, um derivado da canamicina. Em geral, o grau de resistência cruzada entre a gentamicina e outros AG é alto, exceto para a amicacina e a tobramicina.

Toxicidade

Os efeitos tóxicos dos AG são relativamente comuns e dependem do fármaco específico e da dose, da duração do tratamento e do estado do paciente, da existência de infecção do trato urinário (ITU) superior e de tratamento prévio da função renal. A nefrotoxicidade pode ser atribuída à captação dos AG pelas células renais proximais e retenção dos fármacos nos lisossomas dessas células no córtex. Acima de determinada concentração, ocorre necrose celular. Embora existam diferenças entre espécies, o grau de nefrotoxicidade por ordem decrescente é o seguinte: neomicina, canamicina, gentamicina, tobramicina, amicacina e estreptomicina. A nefrotoxicidade tem sido associada a concentrações plasmáticas mínimas elevadas (acima de 2,0 μg/mℓ para a gentamicina e 5,0 μg/mℓ para a amicacina). A administração frequente de pequenas doses para manter as concentrações plasmáticas constantes de AG é considerada mais tóxica do que a administração menos frequente de doses mais altas. Não parece haver nenhuma vantagem com a administração de mais de uma dose ao dia. Os AG podem ser administrados em doses mais altas e a intervalos menos frequentes do que as recomendações habituais. Foi constatado que a administração em pulsos de grandes doses (10 mg/kg) de gentamicina por via intramuscular, a intervalos de 5 dias, mantém uma concentração tecidual eficaz em cães. A administração em pulsos deve ser menos nefrotóxica do que o uso de doses frequentes, visto que as concentrações plasmáticas do fármaco diminuem o suficiente entre as administrações; todavia, é necessária maior documentação da eficácia desses esquemas.[198] A disfunção renal tubular proximal é o efeito colateral mais comum e mais grave da administração de AG. É importante manter a hidratação e a administração 1 vez/dia para minimizar o risco de toxicidade. Dietas hiperproteicas têm protegido cães contra o desenvolvimento de nefrotoxicidade induzida pela gentamicina.[209] A absorção inadvertida da gentamicina de administração tópica durante a lavagem de um abscesso causou nefrotoxicidade em um gato.[361] Alguns pacientes (p. ex., cães no período neonatal, com menos de 14 dias de idade e pacientes com diabetes melito ou hipotireoidismo) estão protegidos contra a nefrotoxicidade induzida por AG (gentamicina), visto que o acúmulo nos tecidos corticais renais é limitado.[80,126]

O melhor método para detectar a ocorrência precoce de disfunção renal na prática consiste em examinar a urina à procura de cilindros de proteinúria. Embora seja principalmente uma ferramenta de pesquisa, o método mais sensível para detectar a toxicidade dos AG em cães e gatos consiste em medir a capacidade de concentração da urina e a atividade das enzimas urinárias.[210] As concentrações séricas de ureia e de creatinina são principalmente medidas da filtração glomerular e fornecem uma indicação menos sensível de nefrotoxicidade dos AG. Tipicamente, ocorre desenvolvimento de insuficiência renal aguda após vários dias do tratamento; todavia, pode desenvolver-se também vários dias após a interrupção do fármaco. Devido ao acúmulo dos AG nas células tubulares renais, a lesão persiste após a interrupção da administração do fármaco. O prognóstico para a recuperação da insuficiência renal induzida por AG é mau em cães e gatos. Nos seres humanos, as concentrações de AG são monitoradas para evitar os efeitos tóxicos; as doses são modificadas de modo que as concentrações plasmáticas do fármaco sejam altas o suficiente em até 1 h após a sua administração para serem bactericidas, porém abaixo do limiar tóxico 1,5 h após a sua administração.

Relatos clínicos de hospitais humanos assinalaram aumento da nefrotoxicidade quando os AG foram administrados com cefalosporinas; todavia, estudos realizados em ratos indicam que a combinação pode ser, na realidade, protetora, e isso pode refletir a ligação do AG pela penicilina. De modo semelhante, foi constatado que as combinações de piperacilina com gentamicina ou cefaloridina apresentam nefrotoxicidade reduzida. A furosemida pode aumentar a nefrotoxicidade e a ototoxicidade dos AG, provavelmente devido ao volume de líquido extracelular diminuído e à redução da excreção do fármaco, resultando em concentrações plasmáticas aumentadas de AG. Outros diuréticos podem ter efeitos semelhantes e devem ser evitados em associação com AG. Os cães e os gatos devem estar bem hidratados sempre que for instituído o tratamento com AG. Outros fármacos nefrotóxicos, como a anfotericina B e a cisplatina, devem ser evitados, visto que eles podem potencializar a nefrotoxicidade.

Esferas de metilmetacrilato e cimento de metilmetacrilato impregnados de gentamicina têm sido aplicados com sucesso para profilaxia na cirurgia ortopédica.[539] A liberação local da gentamicina no osso circundante, tecidos moles e líquido sinovial possibilitou um tratamento a longo prazo, com cura efetiva e sem efeitos colaterais. Os AG também foram incorporados em lipossomas para reduzir a toxicidade sistêmica.

A ototoxicidade irreversível tem sido um problema com os AG. Foi relatada a ocorrência de comprometimento tanto vestibular quanto auditivo em consequência da lesão dos órgãos-alvo sensoriais. Os AG em altas concentrações permanecem no líquido perilinfático na orelha por longos períodos em comparação com o plasma. Os AG são potencialmente ototóxicos quando instilados diretamente no canal da orelha externa de cães e gatos, particularmente se tiver ocorrido ruptura da membrana timpânica; todavia, não foi observada a ocorrência de ototoxicidade em preparações óticas comerciais.[531] A Tabela 30.6 fornece um resumo da ototoxicidade (vestibular ou auditiva) e da nefrotoxicidade relativas dos AG em cães e gatos. As ototoxicidades dos AG em gatos por ordem decrescente é a seguinte: estreptomicina, di-hidroestreptomicina, gentamicina, tobramicina e metilmicina, com maior probabilidade de lesão vestibular do que de lesão auditiva. Assim como a nefrotoxicidade, a ototoxicidade tem mais probabilidade de ocorrer com doses mais altas, duração mais prolongada do tratamento e em animais desidratados ou com perfusão renal deficiente.

Os AG, associados a fatores de risco subjacentes, podem produzir bloqueio neuromuscular por antagonismo competitivo da acetilcolina na junção mioneural. Além de seus efeitos bloqueadores neuromusculares, os AG amplificam as ações de outros agentes bloqueadores neuromusculares e anestésicos gerais.[180] Por conseguinte, a irrigação das cavidades corporais ou a administração parenteral de AG devem ser evitadas durante uma cirurgia que exija anestesia geral.

Tabela 30.6 — Toxicidade relativa dos aminoglicosídios em cães e gatos.

Fármaco[a]	Renal	Vestibular	Auditiva
Estreptomicina	–	+	–
Di-hidroestreptomicina	?	–	+
Neomicina	+	–	+
Gentamicina	+	+	±
Canamicina	+	–	+
Tobramicina	+	+	+
Amicacina	±	–	+
Netilmicina	±	±	±

–, Não foram detectadas lesões; +, foram detectadas lesões;?, falta de informação sobre a ocorrência de lesões; ± , lesões mais leves do que +.
Adaptada dos dados das Refs. 118, 353 e 429.
[a]Ver *Formulário de fármacos*, no Apêndice, para doses apropriadas.

Foi constatada a ocorrência de depressão circulatória, manifestada por diminuição da pressão arterial sistêmica e da frequência cardíaca, em gatos, cães e primatas não humanos aos quais foram administrados AG durante a anestesia com pentobarbital. Foi relatada a ocorrência de parada cardíaca em seres humanos com superdosagem de canamicina. Quando possível, deve-se evitar a administração de AG a animais em estado de choque ou com insuficiência cardiovascular. O gliconato de cálcio, administrado por via venosa, pode reverter o bloqueio neuromuscular ou a depressão miocárdica induzidos pelos AG e restaurar a pressão arterial.

Doses orais altas e prolongadas de neomicina ou de paromomicina podem causar diarreia e má absorção devidas ao crescimento excessivo da microflora intestinal ativa resistente. Raramente, foram relatadas reações de hipersensibilidade e alérgicas em seres humanos tratados com AG. Os AG não devem ser administrados a fêmeas animais prenhes, visto que podem atravessar a placenta e causar intoxicação fetal. As penicilinas e os AG nunca devem ser misturados na mesma solução antes de sua administração – dependendo do tipo e da concentração de penicilina, a mistura pode inativar o AG. Os AG não devem ser administrados por via intravenosa com soluções que contenham cálcio ou agentes antimicrobianos, heparina ou bicarbonato de sódio. Para as características e doses de cada fármaco, consultar o *Formulário de fármacos*, no Apêndice.

Espectinomicina

Antibiótico aminocíclito composto por uma estrutura cíclica básica com um grupo amino, inclui os AG, juntamente com a espectinomicina e seus derivados. A espectinomicina compartilha muitas propriedades com os AG, incluindo baixa ligação às proteínas plasmáticas, elevada hidrossolubilidade, baixa absorção GI, excreção renal primária, inibição da síntese proteica ribossômica de bactérias e atividade antibacteriana ótima em pH 8.

A espectinomicina tem atividade bacteriostática, principalmente contra patógenos gram-negativos aeróbicos, como *Escherichia*, *Klebsiella*, *Salmonella*, *Enterobacter* e *Proteus*, além de micoplasmas. A eficácia da espectinomicina é baixa contra aeróbios gram-positivos, a maioria das pseudomonas e das clamídias. Os anaeróbios obrigatórios são resistentes. A administração parenteral de espectinomicina pode ser útil no tratamento da bacteriemia associada à gastrenterite infecciosa causada por bactérias enteropatogênicas sensíveis e para a sepse intra-abdominal (ver *Infecções intra-abdominais*, no Capítulo 88). Assim como alguns AG, o desenvolvimento de bactérias resistentes constitui um problema com o uso da espectinomicina. A trospectomicina é um análogo com atividade semelhante contra enterobactérias, porém com atividade aumentada contra aeróbios gram-positivos.

Peptídios

Vancomicina

Essa molécula glicopeptídica complexa tem atividade bactericida, inibe a formação da parede celular e a síntese de RNA e altera as membranas citoplasmáticas em bactérias sensíveis em fase de replicação. A vancomicina é primariamente ativa contra microrganismos gram-positivos, incluindo *Staphylococcus* (incluindo cepas resistentes à meticilina), *Streptococcus* e *Clostridium*. A maioria das bactérias gram-negativas é resistente.

A vancomicina pode ser administrada por via oral no tratamento das infecções entéricas. É pouco absorvida pelo trato GI e precisa ser administrada por via intravenosa no tratamento das infecções sistêmicas. O fármaco tem boa distribuição nas cavidades corporais e através das meninges inflamadas. A excreção ocorre, em grande parte, por filtração glomerular, com pequenas quantidades na bile.[639]

Nos seres humanos, os efeitos colaterais mais frequentes da vancomicina são febre, calafrios e flebite no local de injeção. Esses efeitos podem ser reduzidos se o fármaco for administrado lentamente em um grande volume de líquido. Foi relatada a ocorrência de leucopenia e eosinopenia.

Os possíveis usos da vancomicina em animais são limitados, porém a sua administração pode ser considerada no tratamento de infecções estafilocócicas graves e persistentes e colite associada ao crescimento excessivo de *Clostridium difficile*. A princípio, a resistência à vancomicina não parecia ser um problema associado à microflora fecal de cães e gatos, conforme observado com outros agentes antimicrobianos mais frequentemente usados[455]; todavia, foi constatado o isolamento crescente de enterococos resistentes à vancomicina.[245,608] Ver o *Formulário de fármacos*, no Apêndice, para informações mais detalhadas. Em alguns países, como nos EUA, foram estabelecidas restrições para o uso de glicopeptídios em animais produtores de alimentos.[18]

Teicoplanina e dalbavancina

A teicoplanina é um glicopeptídio complexo, cuja estrutura, atividade e outras propriedades se assemelham às da vancomicina. A teicoplanina é primariamente ativa contra microrganismos gram-positivos aeróbicos e alguns anaeróbicos. A teicoplanina liga-se mais às proteínas e é mais lipofílica do que a vancomicina. A meia-vida plasmática é muito mais longa, o que possibilita a sua administração 1 vez/dia. As possíveis indicações para uso veterinário são iguais às da vancomicina. Informações mais detalhadas são fornecidas no *Formulário de fármacos*, no Apêndice. A dalbavancina é um glicopeptídio em fase de desenvolvimento clínico, com meia-vida de duração longa, porém com resistência cruzada mínima com outros compostos desse grupo. Apresenta espectro semelhante, porém é geralmente mais bactericida em comparação com a vancomicina ou a teicoplanina.[498]

Polimixinas

Esses agentes formam um grupo de peptídios cíclicos e catiônicos estreitamente relacionados. Entre os tipos A a E, a polimixina B e a polimixina E (colistina) são terapeuticamente mais importantes. As polimixinas parecem exercer seus efeitos bactericidas como detergentes catiônicos, ligando-se aos fosfolipídios da membrana celular e aumentando a permeabilidade celular das bactérias gram-negativas. Os microrganismos gram-negativos, como *Pasteurella*, *Escherichia*, *Shigella*, *Salmonella*, *Bordetella* e algumas espécies de *Klebsiella* e *Pseudomonas*, são, em sua maioria, sensíveis, enquanto *Brucella* e *Proteus* são frequentemente resistentes. A resistência também é um fator de uso aumentado, e, embora sejam observadas cepas emergentes durante a administração desses agentes, elas novamente se tornam sensíveis uma vez interrompido o tratamento com as polimixinas.

As polimixinas são pouco absorvidas quando administradas por via oral e topicamente não produzem concentrações plasmáticas elevadas após sua administração parenteral, presumivelmente devido à alta afinidade pelas membranas celulares do hospedeiro. As polimixinas difundem-se pouco através das membranas biológicas e são excretadas em sua forma inalterada na urina.

Esses fármacos são apresentados principalmente como preparações tópicas para o tratamento de infecções localizadas no meato acústico externo, olhos, intestino e trato urinário. O tratamento das vias respiratórias pode ser efetuado por meio de nebulização. A administração intratecal tem sido efetuada com preparações aquosas, porém são extremamente irritantes. Para uso tópico, as polimixinas têm sido associadas a neomicina e bacitracina ou tetraciclina para ampliar a atividade antibacteriana.

As polimixinas têm sido administradas sistemicamente (p. ex., por via intramuscular) para o tratamento de infecções resistentes aos AG e demonstraram algum efeito sinérgico com sulfonamida e trimetoprima. O sulfometato de colistina (colistimetato de sódio) é a preparação parenteral menos tóxica. O principal efeito colateral das polimixinas é a nefrotoxicidade, embora se tenha também observado a ocorrência de dor no local de injeção, sinais do SNC e bloqueio neuromuscular. Houve desenvolvimento de pênfigo vulgar em um cão após uso tópico de polimixina B para tratamento da otite externa.[470] A toxicidade tem limitado a utilidade desses fármacos para tratamento sistêmico.

Cloranfenicol, florfenicol e tianfenicol

O cloranfenicol é um antibacteriano de amplo espectro e altamente lipossolúvel, que é predominantemente bacteriostático e inibe a síntese de proteína microbiana. Mostra-se eficaz contra uma variedade de patógenos, incluindo *Mycoplasma*, *Rickettsia*, *Ehrlichia*, *Anaplasma*, *Neorickettsia*, *Chlamydia*, *Staphylococcus*, *Streptococcus*, *Pasteurella*, *Bordetella*, *Haemophilus* e Enterobacteriaceae, incluindo muitas espécies de *Escherichia*, *Proteus* e *Salmonella*. Esse agente antibacteriano tem boa atividade contra a maioria dos patógenos bacterianos anaeróbicos obrigatórios. O tianfenicol e o florfenicol, que são fármacos estreitamente relacionados, têm sido comercializados para uso em animais produtores de alimento.

Administração

O cloranfenicol deve ser administrado por via oral ou parenteral, e sua absorção depende da formulação. O fármaco é habitualmente administrado por via oral em forma de cápsulas, porém pode ter sabor amargo, causando salivação e anorexia se as cápsulas não forem deglutidas intactas. Esse problema pode ser superado com os comprimidos orais revestidos. O palmitato de cloranfenicol é uma suspensão oral que requer hidrólise pelas enzimas digestivas para que possa ocorrer absorção. As concentrações plasmáticas são inicialmente mais baixas com essa forma fisiológica em cães e precárias nos animais que não estão se alimentando. Por conseguinte, as cápsulas ou comprimidos podem ser preferíveis em gatos. O succinato sódico de cloranfenicol, um éster hidrossolúvel, é recomendado para uso sistêmico. Também estão disponíveis preparações óticas, oftálmicas e tópicas.

Farmacocinética

Menos de 50% do fármaco estão ligados às proteínas plasmáticas. Em cães e gatos, a maior parte do fármaco é metabolizada pelo fígado a metabólitos inativos, que são excretados na urina, enquanto uma quantidade mínima é excretada na bile, a partir da qual entra na circulação êntero-hepática. O cloranfenicol sofre difusão rápida e adequada na maioria dos tecidos e penetra em todos os líquidos corporais. Concentrações mais altas são encontradas no fígado, nos rins, na bile, no baço, nos pulmões, no pâncreas e na urina. São necessárias várias horas para que a concentração no cérebro se aproxime daquela do plasma; todavia, a concentração no tecido cerebral permanece adequada por até 12 h, embora a concentração plasmática diminua antes desse prazo. A concentração de cloranfenicol ativo na urina é habitualmente suficiente para que o fármaco seja eficaz contra bactérias sensíveis. A eliminação do florfenicol foi relatada em cães e gatos.[418] A eliminação no cão parece ser muito rápida para uso clínico. O tianfenicol também liga-se fracamente às proteínas, não é metabolizado em grau extenso pelo fígado e é excretado principalmente de modo inalterado na urina.

Indicações

O cloranfenicol é eficaz contra a maioria dos patógenos bacterianos aeróbicos e anaeróbicos em cães e gatos. Trata-se do antibacteriano preferido para o tratamento de infecções do trato GI causadas por *Salmonella* e *Escherichia*. O cloranfenicol tem sido recomendado para uso profilático antes de cirurgia intestinal ou procedimentos dentários, porém está contraindicado para anestesia com pentobarbital. O cloranfenicol pode ser considerado no tratamento de ITU em cães com função renal subnormal, visto que o fármaco tem pouca probabilidade de se acumular nesses animais, a não ser que a insuficiência renal seja avançada.

O cloranfenicol penetra adequadamente na córnea, pois é lipossolúvel e tem baixo peso molecular. A sua administração sistêmica é necessária para o tratamento de infecções intraoculares e orbitais e lesões profundas da córnea.

Toxicidade

Os efeitos colaterais mais comuns da administração de cloranfenicol a cães e gatos consistem em depressão, anorexia, disfagia, salivação, náuseas, vômito e diarreia esporádica. Nos seres humanos, foi relatada a ocorrência de supressão reversível da medula óssea e insuficiência medular irreversível grave. A pancitopenia persistente é idiossincrásica e não está relacionada com a dose. Todavia, apenas alterações reversíveis da medula óssea foram demonstradas em cães e gatos, com supressão variável da eritropoese e granulopoese. O cloranfenicol é mais tóxico para gatos do que para cães, talvez devido à capacidade relativamente deficiente de glicuronidação hepática, que é importante na eliminação do cloranfenicol em outras espécies. Nos gatos, podem ocorrer alterações da medula óssea depois de 1 semana de tratamento. Os gatos não desenvolvem alterações tóxicas se o fármaco for administrado de modo intermitente ou em altas doses. Em geral, ocorrem melhora clínica e resolução das alterações hematológicas em vários dias após a interrupção do tratamento. A obtenção de um hemograma normal não exclui a toxicose, visto que as alterações da medula óssea precedem as do sangue periférico. O cloranfenicol é um potente inibidor das enzimas envolvidas no metabolismo de substâncias.[4,475] Seu uso deve ser evitado em cães ou gatos aos quais se administra outro fármaco metabolizado pelo fígado. Isso inclui, porém não se limita a, fármacos ativos no SNC (p. ex., anticonvulsivantes) e agentes anti-inflamatórios não esteroides.

O perigo raro, porém grave para a saúde pública, da anemia aplásica, associado ao contato inadvertido com cloranfenicol levou à proibição de seu uso em espécies produtoras de alimentos e pode aumentar a responsabilidade do veterinário para com os proprietários que manipulam o medicamento destinado a animais de estimação.

O tianfenicol, um análogo do cloranfenicol, tem sido amplamente usado na Europa como substituto. Apresenta propriedades antibacterianas semelhantes, está associado a aumento da excreção renal do fármaco ativo e, segundo relatos, não causa insuficiência medular irreversível em seres humanos. Outro fármaco relacionado com o tianfenicol, o florfenicol, foi aprovado para o gado, e não há relatos de que tenha causado anemia aplásica em seres humanos. Para informações mais detalhadas sobre o cloranfenicol, o tianfenicol e o florfenicol e seus esquemas posológicos, consultar o *Formulário de fármacos*, no Apêndice.

Tetraciclinas

As tetraciclinas são antibióticos bacteriostáticos que interferem na síntese proteica do RNA bacteriano por meio de um mecanismo dependente da concentração. Exercem efeitos semelhantes, porém mais fracos, sobre as células eucarióticas. As tetraciclinas, como grupo, têm amplo espectro de atividade, que inclui certas bactérias gram-positivas e gram-negativas aeróbicas e anaeróbicas, micobactérias, espiroquetas, micoplasmas, riquétsias, clamídias e alguns protozoários (Tabela 30.7). Entre as tetraciclinas, a doxiciclina, a

Tabela 30.7	Propriedades das tetraciclinas.[a]	
Nome genérico	**Via de administração**	**Comentários e indicações específicas**
DE AÇÃO CURTA, HIDROSSOLÚVEIS		
Tetraciclina	VO, IV, IM	Uso terapêutico ou profilático para *Ehrlichia*; as injeções IM são dolorosas; não injetar por via articular
Oxitetraciclina	VO, IV, IM	Alcança concentrações elevadas nos pulmões, fígado e rim e sistema fagocitário mononuclear; mais bem tolerada por via oral por gatos
Clortetraciclina	VO	O pH é muito importante para a sua atividade
AÇÃO INTERMEDIÁRIA[b]		
Demeclociclina[c]	VO	Pode ocorrer fotossensibilidade; diabetes insípido nefrogênico dependente da dose
DE AÇÃO LONGA, LIPOSSOLÚVEIS		
Minociclina	VO, IV	Mais eficaz contra *Ehrlichia*, *Babesia*, *Brucella*; maior atividade contra *Nocardia*, *Staphylococcus*, anaeróbios; ampla distribuição nos tecidos
Doxiciclina	VO, IV	Iguais aos da minociclina; trata-se da tetraciclina de escolha para infecções extrarrenais com insuficiência renal concomitante; mais ativa contra *Bacteroides*; profilaxia para cirurgia intestinal; usada no tratamento da prostatite crônica
Tigeciclina	IV	Nos seres humanos, é usada em lugar da doxiciclina e da minociclina quando indicada por via parenteral. Seu uso deve ser evitado em cães ou gatos para evitar o desenvolvimento de resistência bacteriana

IM, intramuscular; *IV*, intravenosa; *VO*, por via oral.
[a] Ver *Formulário de fármacos*, no Apêndice, para doses adequadas.
[b] Inclui também a metaciclina.
[c] Anteriormente, dimetilclortetraciclina.

minociclina e a tigeciclina são mais lipossolúveis do que outras tetraciclinas e apresentam atividade aumentada contra anaeróbios e vários microrganismos intracelulares facultativos, como *Ehrlichia canis* e *Brucella canis*, presumivelmente em virtude de sua capacidade de penetrar nas paredes celulares bacterianas. A doxiciclina e a minociclina são as tetraciclinas mais comumente prescritas, devido à redução na frequência das doses e ao aumento da penetração intracelular do fármaco. Derivados mais recentes da glicilciclina, como a tigeciclina, estão se tornando disponíveis para uso clínico; todavia, seu uso deve ser evitado, visto que podem induzir o desenvolvimento de cepas resistentes capazes de infectar os seres humanos.[217,454] Para informações adicionais sobre a sensibilidade dos patógenos a cada uma das tetraciclinas, consultar o *Formulário de fármacos*, no Apêndice.

A resistência bacteriana às tetraciclinas ocorre entre vários gêneros de bactérias e pode estar relacionada com a magnitude desse fármaco. A resistência é habitualmente mediada por plasmídios, embora possa ocorrer após mutação genética. A resistência tem sido menos problemática com o uso de algumas tetraciclinas, porém ocorre menos frequentemente com a doxiciclina e a minociclina. A resistência tem sido um menor problema entre patógenos intracelulares obrigatórios, como *Chlamydophila* e *Rickettsia*. Todavia, foram isoladas cepas de *Chlamydia suis* resistentes às tetraciclinas de suínos aos quais foram administradas baixas doses de tetraciclinas em sua ração.[319]

Farmacocinética

Todas as tetraciclinas podem ser administradas por via oral. Esses fármacos variam acentuadamente sua solubilidade em lipídios, um fator que determina a sua absorção entérica e penetração tecidual relativas. A doxiciclina e a minociclina, que são altamente lipossolúveis, exibem melhor absorção e distribuição tecidual mais ampla do que outras tetraciclinas, embora sejam mais ligadas às proteínas. A absorção, um processo passivo que ocorre principalmente no duodeno, é impedida pelo bicarbonato de sódio e por cátions divalentes e trivalentes existentes nos alimentos, no leite, em géis de hidróxido de alumínio, em sais de cálcio e de magnésio e em preparações de ferro. Como a preparação da doxiciclina e da minociclina é ligeiramente menos afetada pelos alimentos ou pela existência de cátions, esses dois fármacos são frequentemente administrados com refeições para reduzir a irritação GI. Todavia, as tetraciclinas sofrem circulação êntero-hepática, e os cátions multivalentes intraintestinais ainda podem quelar e reduzir a biodisponibilidade do fármaco por via parenteral.

A tetraciclina e a oxitetraciclina, que são agentes menos lipossolúveis, são excretadas principalmente na urina: 60% são recuperados como fármaco inalterado na urina, enquanto 40% são excretados pelo fígado e encontrados nas fezes. Por outro lado, a minociclina lipossolúvel é eliminada principalmente por metabolismo hepático, e apenas 10% são encontrados na urina. A excreção da doxiciclina não é controlada por excreção hepática ou renal; esse fármaco é singular, visto que a principal forma de eliminação parece ser a difusão através da parede intestinal. A doxiciclina liga-se altamente às proteínas em cães, de modo que as concentrações plasmáticas do fármaco são mais altas do que no líquido intersticial durante a sua infusão intravenosa constante.[49] A minociclina e a doxiciclina podem não alcançar concentrações altas o suficiente na urina para serem eficazes contra alguns patógenos, embora a doxiciclina tenha sido administrada para eliminar o estado de portador renal de *Leptospira*.

Indicações

As tetraciclinas penetram na maioria dos tecidos, incluindo os olhos e o SNC de cães. Elas também penetram adequadamente nos seios e secreções paranasais e, portanto, mostram-se úteis no tratamento da sinusite bacteriana. As tetraciclinas são menos ativas em meio alcalino, particularmente no caso da clortetraciclina. A doxiciclina e a minociclina têm mais capacidade de penetrar nas paredes celulares das bactérias, como o fazem nos tecidos, sendo, portanto, mais eficazes contra patógenos intracelulares persistentes, como espécies de *Brucella*, *Ehrlichia*, *Wolbachia* e *Mycobacterium*. As tetraciclinas têm sido eficazes, particularmente para aplicação tópica, facilitando a cicatrização de úlceras de córneas indolentes em cães[102a] ou reduzindo a progressão da doença periodontal em cães (ver Capítulo 88).[641]

As tetraciclinas inibem as atividades das metaloproteinases de matriz neutras, talvez como resultado da quelação de cátions multivalentes. Essas enzimas estão envolvidas na progressão da degeneração da cartilagem na osteoartrite. Cães com lesões do ligamento cruzado anterior induzidas experimentalmente tiveram menos osteoartrite grave quando tratados com doxiciclina, em comparação com cães não tratados.[637] Esse efeito protetor inespecífico deve ser considerado em cães que melhoram da poliarterite responsiva às tetraciclinas, que é frequentemente considerada de causa infecciosa.

As tetraciclinas também parecem exercer atividade anti-inflamatória em doenças não esqueléticas, presumivelmente também ao inibir inibidores da enzima metaloproteinase. Em associação com a niacinamida, as tetraciclinas têm sido úteis no tratamento de algumas doenças de pele mediadas imunologicamente, como lúpus eritemaso discoide, pênfigo foliáceo, dermatite piogranulomatosa estéril, histiocitose cutânea canina e pododermatite linfoplasmocitária felina.[46,381] Em um estudo controlado, as tetraciclinas não foram eficazes no tratamento de alterações inflamatórias das vias respiratórias de gatos com asma.[317] Apesar desse efeito imunossupressor, o tratamento não interfere na resposta imune humoral à vacinação.[381]

Toxicidade

Numerosos efeitos colaterais foram associados às tetraciclinas e são apresentados de modo detalhado em cada fármaco específico no *Formulário de fármacos*, no Apêndice. Os distúrbios GI resultam de irritação esofágica, gástrica e intestinal, bem como de alterações da microflora entérica. A esofagite tem sido problemática, particularmente em gatos tratados com doxiciclina. É preciso ter cuidado para fornecer líquido após a administração oral das cápsulas. Como a doxiciclina e a minociclina são bem absorvidas pelo trato GI superior, esses fármacos tendem menos a alterar a microflora intestinal inferior. As tetraciclinas administradas por via oral frequentemente causam febre em gatos, com ou sem desconforto GI intenso, devido à irritação local. À semelhança do cloranfenicol, as tetraciclinas inibem as enzimas microssômicas hepáticas e podem retardar a eliminação dos fármacos com metabolismo hepático. Foi constatada a ocorrência de hepatotoxicidade (incluindo aumento na atividade sérica da alanina aminotransferase) em gatos tratados com tetraciclina.[281]

Com exceção da doxiciclina, as tetraciclinas devem ser evitadas em pacientes com insuficiência renal, visto que a excreção do fármaco é tardia e pode haver agravamento da azotemia. O uso de tetraciclinas em cães tem sido associado a nefrotoxicidade direta devido à necrose tubular aguda. Nos seres humanos, o uso de tetraciclinas de prazo vencido ou os produtos de degradação do fármaco têm causado um distúrbio semelhante à síndrome de Fanconi, com disfunção tubular renal reversível. Os achados no exame de urina incluíram glicosúria, fosfatúria e aminoacidúria, com ou sem proteinúria. A nefrotoxicidade ocasionalmente produzida pela anestesia com metoxiflurano é acentuada pelas tetraciclinas quando administradas antes da cirurgia. Foi constatado que a demeclociclina induz diabetes insípido nefrogênico agudo e reversível em seres humanos.

Em certas ocasiões, foram observadas reações anafiláticas às tetraciclinas administradas por via parenteral ou seus veículos em cães e gatos. Reações fototóxicas caracterizadas por eritema e edema da pele têm sido associadas a certas tetraciclinas após exposição à luz ultravioleta.

As tetraciclinas fixam-se em estruturas ósseas em crescimento. Podem ocorrer pigmentação dos dentes decíduos de recém-nascidos e hipoplasia do esmalte quando as tetraciclinas são administradas a uma cadela ou gata nas últimas 2 ou 3 semanas de gestação. Os dentes decíduos dos filhotes de cães ou gatos também podem ser acometidos se esses fármacos forem administrados durante os primeiros meses de vida. A doxiciclina tende menos a causar esse problema (ver *Formulário de fármacos*, no Apêndice).

Com frequência ocorre tromboflebite após injeções intravenosas de tetraciclinas, e é observada mais frequentemente com os agentes lipossolúveis. A administração intramuscular de tetraciclinas solúveis é desencorajada, visto que provoca dor e necrose.

As tetraciclinas podem produzir resultados falso-positivos nos testes para glicose urinária se forem empregados reagentes de sulfato de cobre e podem ser obtidos resultados falso-negativos com reagentes de glicose oxidase. Foi relatada a ocorrência de leucocitose, linfócitos atípicos, granulação tóxica e anemia hemolítica imunologicamente mediada com o uso de tetraciclinas nos seres humanos. Foi também observada a interferência das tetraciclinas nos fatores da coagulação.

Macrolídios e lincosamidas

Os macrolídios inibem a formação de peptídios pela subunidade ribossômica 50s. A eritromicina é o fármaco original dos macrolídios. A oleandomicina e a troleandomicina, dois membros mais antigos do grupo, são menos ativas e mais tóxicas e, hoje em dia, são raramente administradas. A rosamicina assemelha-se à eritromicina no seu espectro antibacteriano e uso clínico. A josamicina é mais bem absorvida e menos tóxica e tem menos probabilidade de resultar em resistência bacteriana do que a eritromicina. A rocitamicina alcança concentrações plasmáticas mais altas após administração oral e causa menos efeito colateral (GI) do que a eritromicina. A diritromicina, um profármaco, é um derivado potente que demonstrou produzir concentrações plasmáticas mais altas e mais duradouras do que a eritromicina base. É hidrolisada durante a absorção intestinal ao componente ativo, eritromicilamina.

Os macrolídios são efetivos principalmente contra bactérias gram-positivas, *Chlamydophila*, *Mycoplasma*, *Helicobacter*, *Campylobacter* e algumas riquétsias. A eficácia dos macrolídios contra patógenos extracelulares depende da concentração do fármaco livre e da sensibilidade do microrganismo. Os macrolídios são lentamente bactericidas, com pouca relação entre concentrações crescentes e rapidez da ação bactericida.

Ocorre acúmulo intracelular em todos os macrolídios, principalmente nos neutrófilos e nos macrófagos. Vários macrolídios, em particular eritromicina, azitromicina, claritromicina e tilosina, são discutidos aqui de modo sucinto e mais detalhadamente no *Formulário de fármacos*, no Apêndice. Em virtude de sua eficácia contra protozoários, a espiramicina é discutida no Capítulo 71.

As lincosamidas são antibióticos que não têm relação estrutural com os macrolídios, mas que apresentam características bacterianas e farmacocinéticas semelhantes. A lincomicina e a clindamicina são discutidas mais adiante, e informações adicionais são obtidas no *Formulário de fármacos*, no Apêndice.

Os macrolídios inibem as enzimas do citocromo P450.[222] Os macrolídios também podem competir com a eliminação da p-glicoproteína ou inibi-la causando altas concentrações de outros fármacos que atuam como substratos.[536]

Eritromicina

A eritromicina inibe a síntese de proteínas nas células bacterianas e é bacteriostática para os microrganismos sensíveis em doses habituais. Como o seu mecanismo de ação se assemelha ao do cloranfenicol e ao das lincosamidas, a eritromicina pode competir com esses fármacos pelos locais de ligação.

A eritromicina é uma base fraca e é instável na existência de ácido gástrico, o que reduz a sua disponibilidade sistêmica após administração oral. Foram desenvolvidas diferentes formulações de eritromicina para superar esse efeito, incluindo revestimento entérico, sais estáveis em ácidos (estearatos), ésteres (etilsuccinato) e sais de ésteres (estolato) (Tabela 30.8). A absorção GI de eritromicina base e estearato é afetada pela ingestão e na existência de ácido gástrico. Os ésteres de lactobionato e glucetato podem ser administrados por via parenteral, porém são de custo relativamente alto. Estão disponíveis também preparações tópicas para uso geral e como pomada oftálmica para o tratamento da conjuntivite causada por clamídias e micoplasmas.

A eritromicina difunde-se prontamente na maioria dos tecidos e líquidos celulares, e são alcançadas concentrações terapêuticas em até 2 a 3 h. A eritromicina é concentrada pelo fígado e excretada na bile em alta concentração, sofre circulação êntero-hepática e finalmente é excretada nas fezes. São encontradas altas concentrações do fármaco na maioria dos líquidos corporais e secreções, com exceção do LCS e da urina.

A eritromicina tem espectro principalmente contra microrganismos gram-positivos e é eficaz contra *Streptococcus*, *Staphylococcus*, *Erysipelothrix*, *Clostridium*, *Bacteroides*, *Borrelia* e *Fusobacterium*. É também eficaz contra alguns microrganismos gram-negativos, como *Pasteurella* e *Bordetella*, mas não contra bactérias entéricas aeróbicas, a não ser que o pH do ambiente seja alcalino (aproximadamente 8,0). A eritromicina exibe atividade excepcional contra *Campylobacter*, *Legionella*, *Mycoplasma*, clamídia, riquétsias, espiroquetas, algumas micobactérias atípicas, *Leptospira* e amebas. Houve desenvol-

Tabela 30.8 Comparação das formulações da eritromicina para uso oral.[a]

Nome genérico	Absorção como base livre	Absorção afetada pelo ácido gástrico/ingestão	Formulação	Comentários
Eritromicina base	+	+/±	Comprimidos	Os comprimidos de revestimento entérico reduzem a irritação
Estearato de eritromicina	+	±/+	Comprimidos	A absorção é aumentada com a ingestão de grandes quantidades de água
Estolato de eritromicina	–	–/–	Gotas, comprimidos, suspensão	Associada ao risco aumentado de colestase e hepatotoxicidade
Etilsuccinato de eritromicina	–	±/±	Gotas, cápsulas, comprimidos, suspensão	O leite aumenta a sua absorção

+, Sim; ±, variável; –, não.
[a] Ver o texto para as propriedades e as indicações de cada produto. Ver o *Formulário de fármacos*, no Apêndice, para doses adequadas.

vimento de resistência em algumas bactérias com o uso aumentado do fármaco. A eritromicina raramente constitui um fármaco de primeira escolha, exceto para o tratamento das infecções causadas por *Campylobacter* ou *Legionella*, e, com mais frequência, é usada como fármaco alternativo para a penicilina G ou lincosamida.

A toxicidade da eritromicina é relativamente baixa, e o efeito colateral mais frequente consiste em irritação GI, resultando em náuseas, vômitos e diarreia. A água ou uma solução diluída de antiácido, quando administrada com o fármaco, pode diminuir a irritação e facilitar a absorção. O estolato de eritromicina e, em certas ocasiões, o etilsuccinato de eritromicina têm sido associados ao risco aumentado de hepatotoxicidade, podendo causar aumento das concentrações sanguíneas de bilirrubina e da atividade das enzimas hepáticas. Todas as preparações parenterais causam irritação no local de injeção.

Azitromicina, claritromicina e tulatromicina

Essas azalidas são derivadas da eritromicina, com melhor absorção entérica e resistência aumentada à destruição do ácido gástrico. Após administração oral, distribui-se amplamente pelos tecidos em altas concentrações, exceto no cérebro e nos olhos.[587] A azitromicina produz baixas concentrações extracelulares, porém demonstra alta penetração intracelular, enquanto a claritromicina apresenta altas concentrações tanto no líquido extracelular quanto em locais intracelulares. Esses fármacos alcançam concentrações elevadas nas células fagocitárias em todo o corpo e são liberadas lentamente, no decorrer de vários dias, após a administração de dose única. São menos ativas do que as bactérias gram-negativas, porém exibem mais atividade contra aeróbios e anaeróbios gram-negativos. A azitromicina e a claritromicina apresentam forte atividade contra *Mycoplasma*, *Borrelia* e *Leptospira*. A claritromicina foi sugerida como tratamento alternativo para infecções causadas por *Toxoplasma* e *Mycobacterium* atípico. A azitromicina tem sido eficaz na regressão de papilomas virais em cães.[634] Para informações mais detalhadas sobre esses fármacos e sobre um derivado mais recente, a tulatromicina, para animais produtores de alimentos, ver o *Formulário de fármacos*, no Apêndice.

Tilosina

Assim como outros macrolídios, a tilosina geralmente é bacteriostática contra bactérias sensíveis. As bactérias gram-positivas, *Campylobacter* e *Mycoplasma* mostram-se particularmente sensíveis aos efeitos desses fármacos, assim como a maioria dos microrganismos sensíveis à eritromicina. A absorção oral da tilosina é variável, dependendo da absorção do produto. O fármaco é metabolizado pelo fígado e excretado tanto na urina quanto na bile. A tilosina apresenta efeitos benéficos ao alterar a microflora microbiana do trato GI e tratar alguns casos de diarreia crônica em cães.[535a] A tilosina também foi sugerida para o tratamento da enterite causada por clostrídios (ver Capítulo 37), doença intestinal inflamatória e colite crônica em cães e gatos (ver *Infecções Gastrintestinais e Intra-abdominais*, Capítulo 88), bem como para o tratamento de suporte de doenças sistêmicas por coronavírus em gatos (ver *Infecções pelo Coronavírus Felino*, Capítulo 10). Todavia, faltam provas de sua eficácia neste último distúrbio. O fármaco é eficaz no tratamento da piodermite estafilocócica em cães.[490a,492,493] Para informações mais detalhadas, consultar o *Formulário de fármacos*, no Apêndice.

Lincomicina e clindamicina

As lincosamidas ligam-se às subunidades ribossômicas 50s e inibem a síntese de proteínas em bactérias sensíveis. Seu modo de ação assemelha-se ao do cloranfenicol e dos macrolídios. Dependendo das concentrações alcançadas, a lincomicina é bacteriostática a bactericida. A clindamicina, uma lincomicina com substituição de um

átomo de cloro, apresenta aumento da atividade bactericida e da taxa de absorção e demonstrou ter menos toxicidade nos animais do que a lincomicina.

A lincomicina e a clindamicina distribuem-se amplamente nos tecidos e líquidos corporais, incluindo bile, líquido peritoneal, líquido pleural, leite, placenta, líquido prostático e osso. Por exemplo, os níveis médios de clindamicina no osso da mandíbula em cães foram de 8,18 µg/g depois de 5 dias de tratamento, com doses de 11 mg/kg.[642] Nenhum dos fármacos penetra no LCS nem nas estruturas oculares, a não ser que haja inflamação. Tanto a lincomicina quanto a clindamicina acumulam-se nos neutrófilos, nos macrófagos e nos abscessos, o que as torna úteis no tratamento de infecções causadas por patógenos intracelulares anaeróbicos ou persistentes.

Ambos os fármacos estão principalmente indicados para o tratamento de infecções causadas por aeróbios gram-positivos e anaeróbios obrigatórios. A lincomicina foi recomendada para uso em uma variedade de infecções cutâneas, respiratórias, GI, dos tecidos moles e do osso, particularmente quando estão envolvidos microrganismos gram-positivos. A clindamicina mostra-se eficaz contra uma variedade maior de microrganismos, incluindo bactérias anaeróbicas e protozoários, como *Babesia*, *Toxoplasma* e *Neospora* e *Sarcocystis* (ver *Tratamento*, nos Capítulos 39, 76, 79 e 80, respectivamente, e o *Formulário de fármacos*, no Apêndice). A clindamicina tem sido benéfica no tratamento de infecções orofaríngeas, incluindo doença periodontal associada a bactérias anaeróbicas.[390]

A toxicidade desses fármacos tem sido relativamente baixa em cães aos quais foram administradas doses supraterapêuticas por períodos relativamente longos. Podem ocorrer irritação GI, vômitos e diarreia com a administração oral a cães e gatos, em consequência de esofagite, gastrite e enterite (ver *Formulário de fármacos*, no Apêndice).

A colite pseudomembranosa, uma complicação observada em alguns seres humanos tratados com ambos os fármacos, manifesta-se na forma de dor abdominal, febre e existência de muco nas fezes. Acredita-se que o crescimento exagerado de cepas de *C. difficile* produtoras de toxina e resistentes sejam responsáveis por essa complicação. A diarreia em cães e gatos tratados não parece ser causada pela toxina de *C. difficile*.[215] Caso esse efeito colateral ocorra, o veterinário deve interromper o fármaco e substituí-lo por vancomicina ou metronidazol.

Metronidazol

Para a discussão desse agente antimicrobiano contra infecções por bactérias anaeróbicas e protozoários, ver *Quimioterapia Antiprotozoária*, Capítulo 71, e *Formulário de fármacos*, no Apêndice.

Novobiocina

Esse antibiótico tem espectro de atividade semelhante ao da penicilina G, porém não tão consistente. Muitas bactérias gram-positivas aeróbicas, incluindo *Streptococcus* e *Staphylococcus*, são sensíveis, enquanto a eficiência contra *Proteus* e *Pasteurella* é variável. A novobiocina inibe o DNA bacteriano e a síntese subsequente de RNA e de proteínas, e a resistência antibacteriana a esse fármaco não é transferida para outros antibacterianos.

A novobiocina é bem absorvida após administração oral e é excretada predominantemente na bile e nas fezes. O fármaco tem sido comercializado principalmente em combinação fixa com tetraciclina. Estudos *in vitro* sugeriram possíveis reações de inibição com esses compostos. Todavia, uma avaliação subjetiva relatou melhora clínica mais satisfatória de infecções das vias respiratórias superiores em cães tratados com a combinação de novobiocina e tetraciclina, em comparação com cães que foram tratados apenas com um dos fármacos.[350]

Nitrofuranos

Esses compostos antibacterianos sintéticos são derivados químicos do 5-nitrofuraldeído. O mecanismo exato de sua ação não está bem definido, embora se saiba que eles interferem em muitas enzimas celulares. Os nitrofuranos são bacteriostáticos ou bactericidas, dependendo dos microrganismos e da quantidade de fármaco no local da infecção. Os nitrofuranos têm um espectro de atividade relativamente longo; todavia, em geral, são mais eficazes contra microrganismos gram-negativos. *Escherichia*, *Salmonella*, *Staphylococcus* e *Streptococcus* são habitualmente sensíveis, enquanto *Pseudomonas* e algumas espécies de *Proteus* e *Klebsiella* são resistentes. Com efeito, *Pseudomonas* pode crescer em muitas preparações com nitrofurazona, podendo resultar em infecção hospitalar de feridas. Raramente observa-se o desenvolvimento de resistência durante o tratamento com nitrofurano. A Tabela 30.9 fornece um resumo dos usos dos nitrofuranos na clínica veterinária.

A nitrofurantoína é rapidamente absorvida após administração oral, porém as baixas concentrações plasmáticas alcançadas não são suficientes para o tratamento de infecções sistêmicas. A maior parte da nitrofurantoína é excretada rapidamente na urina, o que a torna útil no tratamento de ITU. Todavia, o tratamento com nitrofurantoína provavelmente não se justifica quando outros fármacos falharam. A nitrofurantoína na urina pode produzir resultados positivos em testes para glicose quando se emprega o método de redução com sulfato de cobre. A alcalinização da urina que aumenta a quantidade excretada de nitrofurantoína deve ser evitada, visto que o fármaco é mais eficaz em pH ácido. A formulação macrocristalina é absorvida mais lentamente, reduzindo a irritação GI e prolongando seus efeitos. O nifuratel, um análogo com padrão de absorção semelhante ao da nitrofurantoína, não é afetado pelo pH urinário e apresenta espectro de atividade mais amplo, incluindo eficácia contra *Candida*.

A furazolidona não é absorvida após administração oral e tem sido administrada no tratamento de infecções locais causadas por patógenos entéricos. A nitrofurazona, que não é absorvida, é aplicada topicamente na forma de pó, creme ou solução para *spray*. Os resultados de estudos conduzidos por animais de laboratórios sugerem que alguns nitrofuranos podem ser carcinogênicos.[472] A nitrofurazona é frequentemente incorporada em base oleosa em lugar de creme hidrossolúvel; todavia, essa prática diminui a sua eficácia antibacteriana e pode retardar a sua cicatrização, causando maceração dos tecidos.

As reações adversas aos nitrofuranos são raras. Com frequência, a nitrofurantoína provoca náuseas e vômitos em cães e gatos. Um autor (CEG) observou a ocorrência de polineuropatia aguda e miopatia em um cão tratado com nitrofurantoína. Para informações mais detalhadas sobre a nitrofurantoína e a furazolidona, consultar o *Formulário de fármacos*, no Apêndice.

Sulfonamidas

As sulfonamidas foram desenvolvidas inicialmente na era da quimioterapia bacteriana e foram superadas por muitos dos agentes antimicrobianos mais recentes. Todavia, o retorno da terapia com sulfonamidas ocorreu com a introdução dos compostos diaminopirimidínicos, que potencializam a eficácia antimicrobiana das sulfonamidas. As sulfonamidas são derivadas da sulfanilamida e atuam ao interferir na síntese bacteriana do ácido fólico a partir do ácido para-aminobenzoico (PABA). São bacteriostáticas e ineficazes quando há pus, tecido necrótico ou sangue contendo PABA. As bactérias altamente sensíveis às sulfonamidas incluem *Streptococcus*, *Bacillus*, *Corynebacterium*, *Nocardia*, *Campylobacter*, *Pasteurella* e clamídias. Todavia, *Bacteroides*, *Enterococcus*, *Pseudomonas*, *Serratia* e *Klebsiella* são geralmente resistentes. É preciso ter cuidado com a interpretação dos resultados do antibiograma com esses fármacos, visto que eles frequentemente não se correlacionam com a sensibilidade *in vivo*. Um número cada vez maior de organismos está desenvolvendo resistência a sulfonamidas. A resistência parece surgir mais comumente com o tratamento a longo prazo.

Com poucas exceções, as sulfonamidas sofrem absorção fácil e rápida e alcançam concentrações plasmáticas bacteriostáticas. Os níveis alcançados dependem do fármaco, de sua via de administração e da dose. As sulfonamidas, cuja ligação às proteínas plasmáticas é variável, distribuem-se amplamente por todos os tecidos e pelos líquidos pleural, peritoneal, sinovial e ocular. Atravessam a placenta e penetram facilmente no LCS. Em geral, as sulfonamidas sofrem metabolismo hepático, e os metabólitos são excretados principalmente na urina, com quantidades menores na bile. As sulfonamidas têm sido usadas isoladamente no tratamento de uma variedade de infecções humanas; todavia, hoje em dia, a combinação de sulfonamidas com uma diaminopirimidina (ver discussão mais adiante) é usada principalmente em cães e gatos. As sulfonamidas de absorção oral podem ser divididas em quatro grupos (Tabela 30.10). Os fármacos de ação curta, que são absorvidos e excretados rapidamente, exigem doses a intervalos de 8 h. Os fármacos são administrados para tratamento de infecções sistêmicas e ITU. As sulfonamidas de ação intermediária são excretadas mais lentamente, administradas a cada 12 a 24 h e usadas principalmente no tratamento de ITU; o sulfisoxazol é frequentemente usado com essa finalidade. As sulfonamidas de ação longa, como a sulfadoxina, são excretadas lentamente e exigem administração a intervalos de vários dias.

Algumas sulfonamidas, que são pouco absorvidas pelo trato GI, irão alterar a microflora entérica, mas não irão romper o seu equilíbrio e, raramente, causam superinfecção. O ftalilsulfatiazol tem sido administrado para reduzir a microflora coliforme, a massa fecal e os gases antes de cirurgia colônica.

Tabela 30.9	Propriedades dos nitrofuranos.[a]	
Nome genérico	**Via de administração (formulação)**	**Usos/comentários**
Nitrofurantoína	VO (comprimidos, suspensão) IM (solução)	ITU; evitar o seu uso na insuficiência renal; a forma macrocristalina é absorvida mais lentamente e é menos tóxica
Nifuratel	VO (comprimidos)	ITU; também eficaz contra *Candida* em qualquer valor de pH urinário
Furazolidona	VO (comprimidos, suspensão)	Para patógenos entéricos, não é absorvida VO; usada para *Salmonella*, *Giardia* e coccídios
Nitrofurazona	Tópico (pomada, pó, solução, creme, supositório)	Para infecções da pele e das mucosas; pode haver contaminação por *Pseudomonas*
Nifuroxima	Tópico (supositório, creme)	Propriedades antifúngicas; usada com outros nitrofuranos

IM, intramuscular; *VO*, por via oral; *ITU*, infecção do trato urinário.
[a] Ver *Formulário de fármacos*, no Apêndice, para doses dos fármacos de administração sistêmica.

Tabela 30.10	Propriedades das sulfonamidas comumente usadas na prática de pequenos animais.[a]	
Nome genérico	**Via de administração**	**Indicações e comentários**
De AÇÃO CURTA[b]		
Sulfadiazina	VO, IM	Sistêmica e ITU e nocardiose; frequentemente combinada em sulfonamidas tríplices para minimizar a precipitação tubular renal; pode ser associada a trimetoprima (ver adiante)
Sulfametazina	VO, IM	Iguais aos anteriores
Sulfametoxazol	VO, IM	Iguais aos anteriores
DE AÇÃO INTERMEDIÁRIA[c]		
Sulfisoxazol	VO	ITU
Sulfadimetoxina	VO	ITU
PREPARAÇÕES GASTRINTESTINAIS[d]		
Succinilsulfatiazol	VO	Efeitos antibacterianos locais no trato GI; administrar com caolim-pectina
Ftalilsulfatiazol	VO	Enterite por *Shigella*, profilaxia pré-operatória para cirurgia GI; o óleo mineral, os laxantes e purgativos interferem na sua ação
DE APLICAÇÕES ESPECIAIS/COMBINAÇÃO		
Sulfassalazina	VO	Colite; o salicilato componente pode ajudar no tratamento
Mafenida	Tópico	Queimaduras; apenas para profilaxia
Sulfametoxazol e trimetoprima	VO, SC, IV	Infecções sistêmicas, respiratórias e urinárias; pneumonia por *Pneumocystis*, *Brucella*; deve ser administrada a cães pelo menos 2 vezes/dia para as infecções sistêmicas; a combinação é eficaz quando administrada 2 vezes/dia para ITU e coccidiose
Sulfadiazina e trimetoprima	VO, IM	Igual ao sulfametoxazol-trimetoprima
Sulfadimetoxina e ormetoprima	VO	Pele e ITU, ferida, coccidiose
Sulfadimetoxina e baquiloprima	VO, IM	Infecções cutâneas, respiratórias, urogenital, GI e dos tecidos moles

GI, gastrintestinal; *IM*, intramuscular; *VO* via oral; *ITU*, infecção do trato urinário.
[a] A maior parte desses fármacos foi aprovada para uso humano. Ver *Formulário de fármacos*, no Apêndice, para informações e doses específicas.
[b] Absorção e excreção rápidas.
[c] Absorção rápida e excreção lenta.
[d] Absorção precária.

Embora sejam comercializadas para aplicação tópica, as sulfonamidas são relativamente ineficazes quando há exsudatos. A mafenida, a única exceção, é útil para a profilaxia de pacientes queimados em virtude de sua capacidade de inibir *Pseudomonas*.

Certas sulfonamidas têm sido administradas para aplicações específicas. A sulfapiridina, que é relativamente tóxica, é usada apenas no tratamento da dermatite herpetiforme. A sulfassalazina (salicilazosulfapiridina) é usada no tratamento da colite em cães. A sulfassalazina é hidrolisada pela microflora colônica a sulfapiridina e 5-aminossalicilato.

As reações tóxicas às sulfonamidas são relativamente comuns em cães e gatos. As complicações hemolíticas agudas e a precipitação dos metabólitos das sulfonamidas nos túbulos renais que são observadas em seres humanos não ocorreram em cães. A incapacidade dos metabólitos acetilados insolúveis de causar problemas renais em cães pode ser explicada pelo fato de que a desacetilação dos metabólitos ocorre mais rapidamente do que a sua formação. Cães aos quais são administradas altas doses de sulfonamidas podem desenvolver urólitos císticos por sulfonamidas. Ocorreram cristalúria de sulfonamida e sinais neurológicos, incluindo convulsões, em um cão que ingeriu creme de sulfonamida.[182] As reações adversas às sulfonamidas e sua predileção em cães refletem o desvio da estrutura sulfanilamida arilamina comum a esses fármacos para uma via oxidativa de fase I em cães com a acetilação deficiente. Os metabólitos resultantes são imunogênicos[564] e podem resultar em distúrbios de hipersensibilidade mediados por imunocomplexos em cães. Diferentemente dos cães, os gatos podem desenvolver azotemia e insuficiência renal durante a terapia com sulfonamida ou sulfonamida-trimetoprima (S-T).[564] Pode-se verificar o desenvolvimento de queratite seca em cães sob tratamento agudo ou a longo prazo.[143] O teste da lágrima de Schirmer deve ser efetuado em cães antes da administração desses fármacos, e deve-se evitar o uso de sulfonamidas se a produção de lágrimas for baixa. O prognóstico para o retorno do lacrimejamento é reservado, porém a ciclosporina tópica parece ser eficaz em alguns casos.[143] As sulfonamidas atuam como inibidor de substrato reversível da tireoide peroxidase, impedindo a iodação e o acoplamento dos resíduos de tirosina necessários para a formação da tiroxina e da tironina. Pode ocorrer hipotireoidismo reversível com o uso de doses altas.[223] Para informações mais detalhadas, consultar a discussão seguinte sobre a S-T e a lista de sulfonamidas no *Formulário de fármacos*, no Apêndice.

Diaminopirimidinas-sulfonamidas

As sulfonamidas inibem a síntese bacteriana de ácido di-hidrofólico. A trimetoprima e compostos relacionados semelhantes à pirimidina (ormetoprima, baquiloprima) interferem na di-hidrofolato redutase, enzima que impede a conversão do ácido di-hidrofólico (ácido fólico) em ácido tetraidrofólico (ácido folínico), que é essencial para a síntese das purinas e das pirimidinas e, consequentemente, do DNA. Diferentemente dos microrganismos, os mamíferos adquirem a maior parte do ácido fólico pré-formado na dieta, o que explica a ação seletiva das sulfonamidas contra micróbios. A produção aumentada de di-hidrofolato redutase por bactérias entéricas torna esses microrganismos mais resistentes aos efeitos do fármaco. A trimetoprima tem menos afinidade pela di-hidrofolato redutase dos mamíferos do que dos microrganismos, o que explica a toxicidade reduzida do fármaco nas células de mamíferos. Cada fármaco isoladamente é, em geral, bacteriostático, porém espera-se uma interação sinérgica quando a trimetoprima e a sulfonamida são coadministradas na razão de 1:5, atividade bactericida sempre que for alcançada a razão *in vivo* ideal de 1:2.

A trimetoprima e suas sulfonamidas coadministradas sofrem absorção rápida e completa e distribuem-se amplamente após administração oral. Concentrações terapêuticas são alcançadas no LCS, no cérebro, nos olhos, na próstata, nos olhos e nas articulações. As concentrações no LCS podem alcançar até 80% das concentrações plasmáticas. Não há necessidade de reduzir as doses na insuficiência renal, salvo quando for grave. A sulfadiazina foi escolhida para administração com trimetoprima em cães. Utiliza-se o sulfametoxazol nas preparações humanas. A trimetoprima isoladamente está disponível em alguns países, porém oferece pequena vantagem, visto que é menos ativa e tão tóxica quanto o produto combinado.

A S-T tem sido recomendada no tratamento de infecções respiratórias e ITU causada por *Escherichia*, *Streptococcus*, *Proteus*, *Salmonella* e *Pasteurella*. Uma atividade menor e mais variável é observada contra *Staphylococcus*, *Klebsiella*, *Corynebacterium*, *Clostridium* e *Bordetella*. *Moraxella*, *Nocardia* e *Brucella* exibem sensibilidade moderada. A S-T tem sido administrada simultaneamente com AG para aumentar a atividade contra microrganismos gram-negativos. A S-T tem sido usada em seres humanos e cães submetidos a quimioterapia para o câncer a fim de reduzir a ocorrência de sequelas das infecções.[107] Infelizmente, houve desenvolvimento de resistência bacteriana com o uso continuado. Devido à boa penetrabilidade no SNC, a combinação é uma escolha excelente para patógenos gram-negativos que causam meningite.

Todos os efeitos colaterais observados previamente com as sulfonamidas também podem ocorrer com a combinação desses fármacos (ver sulfonamida-trimetoprima, reações adversas no *Formulário de fármacos*, no Apêndice). A S-T causa maiores reações adversas e tem menor margem de segurança nos gatos, que tendem mais a desenvolver anorexia, vômitos, azotemia, anemia e leucopenia.

Foram relatados outros efeitos tóxicos em cães e gatos. Algumas vezes, foi observada ataxia quando foram administradas doses terapêuticas mais altas. Foi observado o desenvolvimento de hepatite colestática reversível em cães com doença hepática preexistente.[214] Foi relatada a ocorrência de necrose hepática fatal e insuficiência hepática como reação idiossincrásica em cães,[553,575] sem qualquer relação com a dose e a duração do tratamento. Acredita-se que a substância hepatotóxica do metabolismo do sulfametoxazol seja um metabólito que se concentra nas áreas hepatobiliares periportais, induzindo uma resposta citotóxica.[200] A anemia aplásica foi associada à administração de sulfadiazina-trimetoprima e fembendazol em um cão.[610] A anemia, que regrediu após a interrupção dos fármacos, pode refletir idiossincrasia ou hipersensibilidade imune ao fármaco, mais do que a inibição do metabolismo do folato. A síntese de hormônios tireóideos também está afetada, resultando em níveis diminuídos nos cães tratados com S-T por 10 semanas ou mais.[621] Ver *Formulário de fármacos*, no Apêndice, para informações mais detalhadas.

O tratamento com a combinação de sulfadiazina-trimetoprima tem sido associado a reações alérgicas por imunocomplexos em cães, particularmente em consequência da sulfonamida. Foi observada a ocorrência de febre, poliartrite, linfadenomegalia, polimiosite, glomerulonefrite (proteinúria), urticária, pneumonite eosinofílica, pancreatite, retinite focal, suspeita de meningite, anemia hemolítica, paralisia facial, leucopenia (neutropenia) e trombocitopenia.[216,566] Os cães da raça Doberman Pinscher podem ter predisposição a essas reações. Em uma revisão de 40 cães com hipersensibilidade potencial às sulfonamidas, houve também uma representação significativa da raça Samoyeda (8%) e Schnauzer miniatura (13%).[566] Ocorreram erupções farmacogênicas cutâneas imunologicamente mediadas em cães tratados com sulfametoxazol-trimetoprima (ver *Formulário de fármacos*, no Apêndice). Foi descrita uma suposta meningite imunologicamente mediada em seres humanos tratados com sulfametoxazol-trimetoprima. Existe uma associação contra a hipersensibilidade após o uso de sulfonamidas e uma reação subsequente a sulfonami-

das não antibacterianas, porém isso parece ser uma predisposição a reações alérgicas, visto que esses indivíduos também apresentam maior taxa de reações a penicilinas.[533] Em alguns casos, seres humanos desenvolveram concentrações séricas elevadas de potássio e creatinina.[344] Ver o *Formulário de fármacos*, no Apêndice, para um resumo das reações adversas associadas ao uso de S-T.

Quinolonas

Farmacocinética

As quinolonas constituem um grupo distinto de derivados fluorados bactericidas da naftiridina, que impedem a síntese de DNA bacteriano pela inibição parcial da topoisomerase (TP)-II (DNA girase) e TP-IV bacterianas. As quinolonas afetam principalmente a TP-II nos microrganismos gram-negativos e a TP-IV em alguns microrganismos gram-positivos. Apresentam menos atividade contra as TP de mamíferos. A menor sensibilidade da TP-IV às quinolonas pode explicar, em parte, a CIM mais alta para numerosos microrganismos gram-positivos. Em comparação com alguns compostos de primeira geração normalmente usados (ácido nalidíxico, flumequina, ácido pipemídico, cinoxacino), as quinolonas de segunda geração, como ciprofloxacino, pradofloxacino, marbofloxacino, difloxacino, orbifloxacino, ibafloxacino e enrofloxacino (Tabela 30.11), apresentam melhor espectro antibacteriano, biodisponibilidade aumentada, farmacocinética favorável e menor toxicidade e resistência bacteriana. Os últimos seis fármacos são comercializados para uso em pequenos animais. O danofloxacino foi aprovado para uso em gatos e o sarafloxacino, em aves. As quinolonas de segunda geração apresentam ligação limitada às proteínas plasmáticas e diferem quanto à extensão e taxa de biotransformação, eliminação e via de excreção. O enrofloxacino é convertido em ciprofloxacino, e aproximadamente 50% da quantidade administrada são excretados na urina, na forma de ciprofloxacino e seus metabólitos. O difloxacino é, em grande parte, metabolizado e excretado na bile, com quantidades mínimas na urina, enquanto aproximadamente 40% do orbifloxacino são excretados na urina. Cerca de 50% do marbofloxacino são excretados de modo inalterado na urina, com excreção de quantidades iguais na bile, na forma inalterada.

As quinolonas de terceira geração aprovadas em medicina humana incluem levofloxacino, clinafloxacino, esparfloxacino, gatifloxacino, gemifloxacino, grepafloxacino, trovafloxacino e moxifloxacino. O grepafloxacino e o trovafloxacino tiveram o seu uso suspenso devido à ocorrência de efeitos colaterais hepáticos e cardíacos, respectivamente. O pradofloxacino é um fármaco de terceira geração desenvolvido para uso veterinário. Esses fármacos apresentam farmacocinética ampliada e aumento do espectro de atividade contra patógenos importantes, incluindo anaeróbios. Foram desenvolvidos para uso no tratamento de infecções mistas (por microrganismos aeróbios e anaeróbios). Infelizmente, em consequência do uso de antibacterianos, *Fusobacterium* spp. isolados de feridas por mordedura por cães e gatos, bem como outras espécies de anaeróbios, demonstraram aumento da resistência antibacteriana a várias quinolonas de terceira geração.[117] Nos seres humanos, esses fármacos são, em geral, bem absorvidos por via oral e apresentam meias-vidas longas, o que possibilita a sua administração em dose única ao dia. Embora o levofloxacino seja excretado principalmente pelos rins, os outros são eliminados predominantemente na bile. A dose de levofloxacino deve ser reduzida se houver insuficiência renal, enquanto a dos outros fármacos deve ser reduzida em pacientes com disfunção hepática. São necessários estudos adicionais para verificar se os achados são semelhantes em animais.

As quinolonas sofrem absorção GI variável. Alimentos e antiácidos inibem a sua absorção. A absorção de todas as quinolonas é afetada pela administração concomitante de preparações contendo

Tabela 30.11 — Quinolonas aprovadas para uso humano e veterinário.[a]

Nome genérico	Biodisponibilidade oral (%)	Formulações
PRIMEIRA GERAÇÃO[b]		
Ácido nalidíxico	95	Comprimidos: 500 mg
Cinoxacino	95	Comprimidos: 250 mg, 500 mg
SEGUNDA GERAÇÃO[c]		
Seres humanos		
Norfloxacino	30 a 50	Comprimidos: 400 mg
Ciprofloxacino	75 a 80	Comprimidos: 250 mg, 500 mg, 750 mg Injeção: frascos de 200 mg e 400 mg
Ofloxacino	> 95	Comprimidos: 200 mg, 300 mg, 400 mg
Lomefloxacino	> 95	Comprimidos: 400 mg
Enoxacino	90	Comprimidos: 200 mg, 400 mg
Fleroxacino	> 80	Comprimidos: 200 mg, 400 mg
Uso veterinário[a]		
Enrofloxacino[d]	> 80	Comprimidos: 22,7 mg, 68 mg, 136 mg Injeção: 22,7 mg/mℓ
Marbofloxacino	> 90	Comprimidos: 5 mg, 20 mg e 80 mg; ou 25 mg, 50 mg, 100 mg e 200 mg
Orbifloxacino	97	Comprimidos: 5,7 mg, 22,7 mg, 68 mg Suspensão oral: 30 mg/mℓ
Difloxacino	> 80	Comprimidos: 11,4 mg, 45,4 mg, 136 mg
Ibafloxacino	69 a 81	Comprimidos: 30 mg, 150 mg, 300 mg, 900 mg
TERCEIRA GERAÇÃO		
Uso humano		
Levofloxacino	Cerca de 100	Comprimidos: 250 mg, 500 mg, 750 mg Injeção: frascos de 250 mg e 500 mg
Moxifloxacino	> 90	Comprimidos: 400 mg Injeção: bolsa de 400 mg
Uso veterinário		
Pradofloxacino	100 (cães), 70 (comprimido, gatos), 60 (suspensão, gatos)	Comprimidos: 15 mg, 60 mg, 120 mg Suspensão oral: 2,5%
QUARTA GERAÇÃO[e,f]		
Gemifloxacino	Cerca de 61	Comprimidos: 320 mg

[a] Apenas os fármacos de segunda geração estão aprovados para uso veterinário. As preparações listadas estão aprovadas para cães e gatos. Em alguns países, o sarafloxacino, o benofloxacino, o enrofloxacino e o ofloxacino estão aprovados para uso em aves; o enrofloxacino, o danofloxacino e o orbifloxacino estão aprovados para bovinos e suínos.
Ver *Formulário de fármacos*, no Apêndice, para informações mais específicas e doses.
[b] Fármacos restritos para uso de infecções do trato urinário por microrganismos gram-negativos; não recomendados, devido à sua alta toxicidade.
[c] Fármacos principalmente ativos contra bactérias gram-negativas aeróbicas, *Mycoplasma*, clamídias, algumas espécies de *Mycobacterium* e riquétsias.
[d] Metabolizado a ciprofloxacino. A biodisponibilidade foi extrapolada a partir da absorção do ciprofloxacino.
[e] Semelhante aos fármacos de segunda geração, porém com maior atividade contra estafilococos, estreptococos e anaeróbios obrigatórios. O grepafloxacino, o temafloxacino e o esparfloxacino foram retirados do mercado ou têm o seu uso restrito em pessoas devido aos efeitos adversos, como arritmias cardíacas, necrose hepática ou síndrome hemolítico-urêmica. O balofloxacino, o pazufloxacino e o tosufloxacino não estão disponíveis nos EUA.
[f] Inclui também o clinafloxacino, o sitafloxacino e o prulifloxacino, que não estão disponíveis nos EUA.
O trovafloxacino foi retirado do mercado para uso clínico.

cátions multivalentes (magnésio, bismuto, ferro, zinco, alumínio), como antiácidos, e preparações contendo sucralfato. Para melhorar as concentrações plasmáticas em cães e gatos nessas circunstâncias, pode ser preferível administrar a quinolona pelo menos 2 h antes da administração dessas preparações ou usar a administração parenteral.

As quinolonas apresentam alta biodisponibilidade, baixa ionização e baixa ligação às proteínas. São lipofílicas. Em consequência, as concentrações alcançadas nos tecidos e nos líquidos corporais são frequentemente iguais ou superiores às observadas no plasma. São obtidos altos níveis na próstata, no fígado e nos pulmões, enquanto ocorrem concentrações mais baixas, porém terapêuticas, nas secreções respiratórias, na saliva e no líquido prostático. As concentrações urinárias estão bem acima das CIM da maioria dos patógenos urinários, e as concentrações no LCS são adequadas em caso de inflamação. Os níveis fecais são adequados para inibir a maioria dos enteropatógenos GI. As quinolonas exibem ação bactericida dependente da concentração. A concentração máxima elevada alcançada *in vivo* e a persistência de boas concentrações, que juntas contribuem para a ASC, são importantes para determinar o esquema posológico no tratamento de determinada infecção.[331,562] A quantidade total de fármaco administrada diariamente, mais do que o esquema posológico, é que determina basicamente a potência desses fármacos *in vivo*.[16] Todavia, a administração de dose única ao dia produz concentrações máximas mais altas nos líquidos e tecidos do que a dose fracionada, e espera-se melhor adesão do proprietário do animal ao tratamento. O marbofloxacino e o difloxacino apresentam meias-vidas duas vezes maiores do que a do enrofloxacino; por conseguinte, a dose é ligeiramente mais baixa para os patógenos sensíveis. Por serem fármacos dependentes da concentração, a concentração máxima ideal do fármaco deve ultrapassar a CIM em pelo menos 10 vezes. De modo alternativo, a razão ASC/CIM deve ultrapassar 125 para as infecções causadas por microrganismos gram-negativos. Para as infecções por microrganismos gram-positivos, foi recomendada a razão ASC/CIM acima de 65, porém esse valor é controvertido, e a razão ASC/CIM mais alta pode ser prudente, particularmente para evitar o desenvolvimento de resistência.[360] Quando a concentração de quinolona em determinado tecido ou líquido corporal equivale a 8 vezes ou mais que a CIM, pode-se evitar o novo crescimento de bactérias em decorrência da seleção de subpopulações resistentes. Concentrações plasmáticas mais altas melhoram a penetração das quinolonas nos líquidos corporais, nas secreções e em outros tecidos de entrada mais difícil, incluindo o LCS, a próstata e o osso.[164] As concentrações de quinolonas na bile ou na urina podem ser centenas de vezes mais altas do que a CIM para bactérias sensíveis. Os fármacos também penetram na pele, onde podem acumular-se, particularmente se houver inflamação. São alcançadas altas concentrações nas células fagocitárias, ultrapassando as concentrações plasmáticas pelo fator 100. Os leucócitos estão envolvidos no transporte e na interação desses fármacos no local de infecção.[65] Foram obtidas concentrações teciduais experimentalmente mais altas, como nos pulmões, pela incorporação desses fármacos em microesferas.[543] A coadministração com probenecida, teofilina, furosemida e anti-inflamatórios não esteroides, como flunixino, altera as concentrações plasmáticas de quinolonas.[405] Para os microrganismos coexistentes, as doses mais baixas recomendadas na bula podem não ser apropriadas, podendo ser necessário o uso de doses mais altas ou administradas 2 vezes/dia. A rotulação atual para as quinolonas veterinárias aprovadas nos EUA requer uma posologia flexível. Para essa determinação, é útil reconhecer a concentração que provavelmente será alcançada nos locais de infecção e os dados de CIM para o patógeno envolvido. As concentrações passíveis de serem alcançadas nos tecidos após a administração das doses pretendidas estão listadas nas bulas dos produtos e no *Formulário de fármacos*, no Apêndice.

As quinolonas matam bactérias em concentrações próximas aos valores de CIM e apresentam EPA pronunciado, o que explica a sua capacidade de inibir o crescimento bacteriano por até 4 a 8 h após o fármaco ser eliminado do corpo. As altas concentrações do fármaco nos fagócitos significam que eles alcançam concentrações maiores nos locais de inflamação.[54] As quinolonas são parcialmente metabolizadas pelo fígado e excretadas na bile e na urina na forma do composto original ou metabólitos, ou ambos, e a maior parte deles tem atividade antibacteriana. As concentrações obtidas na bile e na urina são 10 a 20 vezes mais altas do que as do plasma. A recuperação da urina varia de 30 a 70%, dependendo do fármaco. A fração biliar excretada de algumas quinolonas sofre circulação êntero-hepática. Para as doses recomendadas em cães, os níveis de enrofloxacino são adequados para matar a maioria dos patógenos; todavia, foram necessários níveis mais elevados para obter um nível bactericida para microrganismos mais resistentes, como *P. aeruginosa*.[67]

O uso das quinolonas em recém-nascidos e gatos é restrito devido à sua toxicidade potencial sobre a cartilagem e o tecido retiniano em crescimento (ver *Toxicidade*, mais adiante). A farmacocinética do enrofloxacino em filhotes de gatos durante a amamentação foi comparada à de gatos jovens e adultos.[497] A meia-vida de eliminação do enrofloxacino administrado por via intravenosa ou subcutânea a filhotes de gatos de 2, 6 e 8 semanas de vida foi mais curta do que a dos adultos, resultando em concentrações plasmáticas máximas mais baixas. A administração subcutânea resultou de captação precária de filhotes de gatos de 2 a 4 semanas de vida. A administração oral a filhotes de todas as idades resultou em baixa biodisponibilidade e concentrações terapêuticas inadequadas. Ver o *Formulário de fármacos*, no Apêndice, para informações mais detalhadas.

Indicações

No tratamento de infecções de cães e gatos, as quinolonas de segunda geração são consideradas intercambiáveis; entretanto, as suas propriedades farmacocinéticas e farmacodinâmicas fazem com que cada fármaco tenha uma eficácia terapêutica independente.[62] O metabolismo do enrofloxacino a ciprofloxacino tornou possível o seu uso por laboratórios de diagnóstico em testes de sensibilidade para o enrofloxacino e até mesmo para alguns dos outros fármacos aprovados. Todavia, o teste de sensibilidade para o ciprofloxacino não indicou acuradamente resultados semelhantes do enrofloxacino com bactérias isoladas dos tecidos da orelha média de cães com otite externa de estágio terminal.[114] As gerações das quinolonas foram usadas para classificar o espectro antibacteriano dos fármacos incluídos. As quinolonas de segunda geração são ativas principalmente contra bactérias gram-negativas aeróbicas e algumas anaeróbias facultativas e são mais eficazes em pH alcalino (acima de 7,4). Embora muitas bactérias gram-positivas patogênicas sejam sensíveis, a faixa de CIM é habitualmente mais alta do que a dos microrganismos gram-negativos. As quinolonas de segunda geração não são ideais para o tratamento de infecções causadas por anaeróbios obrigatórios ou por *Streptococcus*, e deve-se considerar inicialmente o uso de outros fármacos. O pradofloxacino, uma quinolona de terceira geração, apresenta o maior efeito entre as quinolonas de uso veterinário contra anaeróbios (ver *Formulário de fármacos*, no Apêndice). A atividade contra *Staphylococcus* mostra-se variável, porém alguns estafilococos resistentes a muitos outros fármacos podem ser sensíveis às quinolonas. As quinolonas de terceira geração são consideradas agentes antimicrobianos de amplo espectro, com excelente atividade *in vitro* contra bactérias gram-positivas e gram-negativas, incluindo atividade contra patógenos intracelulares. Em comparação com gerações anteriores, essas quinolonas exibem atividade ligeiramente superior contra alguns microrganismos gram-positivos (p. ex., estreptococos, *S. pseudintermedius*) do que contra bactérias gram-negativas.[446a] Apresentam também melhor atividade contra micobactérias de crescimento rápido.[207a] Os fármacos de quarta geração, como o gemifloxacino, exibem atividade ampliada contra bactérias gram-positivas, particularmente contra estreptococos, e, embora sua eficácia contra bactérias gram-negativas seja preservada, ela frequentemente é menor do que a das quinolonas de gerações anteriores.[476] Essa menor atividade contra bactérias gram-negativas com gerações sucessivas de quinolonas aplica-se particularmente a *P. aeruginosa*. Tanto as quinolonas de segunda quanto as de terceira geração foram igualmente eficazes *in vitro* contra *P. aeruginosa* isolada de cães com queratite ulcerativa.[315] Embora as quinolonas de terceira e de quarta gerações tenham atividade aumentada contra anaeróbios, essa atividade mostra-se variável e não é tão acentuada quanto a dos outros fármacos de primeira escolha para anaeróbios. Além disso, nos seres humanos, seu uso tem sido associado a resistência crescente de *Bacteroides* spp. e *C. difficile*.[527] Algumas riquétsias são sensíveis às quinolonas. Alguns dos fármacos têm atividade contra clamídias, *Mycoplasma*, *Bartonella* e algumas micobactérias.[535] O enrofloxacino foi tão eficaz quanto a doxiciclina no tratamento da infecção por *Chlamydophila felis* em gatos com conjuntivite (ver Capítulo 28).[196] O enrofloxacino demonstrou ser eficaz no tratamento da infecção por *Mycoplasma haemofelis* em gatos (ver Capítulo 31), porém apenas em doses mais altas, que apresentavam risco de toxicidade para a retina.[154] Todavia, o enrofloxacino não foi eficaz no tratamento da infecção por *Ehrlichia canis* em cães infectados experimentalmente.[387] O ciprofloxacino, o enrofloxacino e o ofloxacino mostram-se ativos contra *Mycobacterium tuberculosis* e algumas micobactérias atípicas, mas não contra o complexo *Mycobacterium avium*. As quinolonas têm boa atividade contra enteropatógenos bacterianos, como *Salmonella*, *Shigella*, *Campylobacter*, *Yersinia enterocolitica* e *Escherichia*. Os fármacos de segunda geração apresentam atividade apenas fraca contra alguns anaeróbios, como *Bacteroides*, *Clostridium*, *Fusobacterium*, *Porphyromonas*, *Bilophila* e *Prevotella*. Por conseguinte, desse grupo de fármacos, apenas as quinolonas de terceira geração são consideradas eficazes em infecções causadas por esses microrganismos.

As principais indicações para as quinolonas de segunda geração consistem em ITU recorrentes causadas por microrganismos de eliminação difícil, como *Pseudomonas*, *Proteus* e *Klebsiella*. Esses fármacos são muito eficazes no tratamento da prostatite bacteriana. No tratamento de infecções por microrganismos intracelulares persistentes, como *Brucella*, as quinolonas devem ser usadas em associação com outro fármaco, como a doxiciclina, para reduzir o risco de recidiva. As quinolonas também têm sido usadas no tratamento de infecções entéricas e respiratórias causadas por microrganismos resistentes a outros agentes. O marbofloxacino, o enrofloxacino, o ciprofloxacino e o difloxacino demonstraram ser eficazes, em níveis variáveis, contra *Bordetella bronchiseptica in vitro*.[91] As concentrações de quinolonas no osso são adequadas para o tratamento da oesteomielite se o patógeno for sensível. A administração oral é uma vantagem para o tratamento a longo prazo. Na existência de microflora mista em infecções intra-abdominais, as quinolonas demonstraram ser eficazes contra bactérias aeróbicas e facultativas quando administradas em associação com um fármaco eficaz contra anaeróbios, como clindamicina ou metronidazol. O gemifloxacino e o moxifloxacino foram aprovados para uso nas infecções do trato respiratório de seres humanos. Ver as Tabelas 30.12 e 30.13 para as informações sobre as quinolonas utilizadas em cães e gatos.

Resistência a fármacos

Na atualidade, as quinolonas são frequentemente usadas em pequenos animais. Infelizmente, como foi observado em medicina humana, essa tendência levou a uma resistência bacteriana crescente em isolados de cães e gatos.[485,548,569] Em essência, as quinolonas só devem ser prescritas quando se espera que esses fármacos tenham atividade ótima contra o patógeno em determinado sistema orgânico, enquanto outros fármacos de uso mais empírico apresentam resistência esperada ou conhecida. Um conceito comum, porém incorreto, é supor que as bactérias não se tornam resistentes durante o tratamento com quinolonas. A resistência, que ocorre mais frequentemente durante o tratamento por infecções causadas por *Pseudomonas*, *Klebsiella*, *Enterobacter*, *Acinetobacter*, *Serratia*, *Enterococcus* e *Staphylococcus*, é mediada por cromossomas e não por clamídias.[329,330] A prevalência da resistência de isolados de *P. aeruginosa* a antimicrobianos em infecções caninas foi alta, porém variável, entre as quinolonas; de modo geral, foi mais baixa do que a de outros agentes antimicrobianos frequentemente usados.[173,465] As bactérias podem desenvolver resistência cruzada a várias quinolonas, mas não necessariamente a antimicrobianos de outras classes. Todavia, embora o mecanismo mais comum de resistência consista em mutações pontuais nas TP-alvo, ele também pode envolver a indução de enzimas alternativas e bombas de efluxo de fármacos, que também contribuem para a resistência a múltiplos fármacos.[501]

O termo *concentração para a prevenção de mutantes* (CPM) foi originalmente sugerido com base em observações sobre a emergência gradual de resistência às quinolonas em decorrência de mutações pontuais sequenciais de TP.[158] A *janela de seleção de mutantes* é delimitada por duas concentrações farmacológicas: a CIM do microrganismo infectante como limite inferior e a CPM como limite superior, refletindo, esta última, a CIM mais alta de qualquer uma das unidades formadoras de colônia existentes nos inóculos infectantes do paciente. Se a concentração do fármaco cair dentro dessa janela, haverá um grande risco de mutação dos microrganismos para uma colônia resistente. A CPM de uma população infectante não pode ser prevista pela CIM dos microrganismos isolados em cultura de amostra clínica. A razão de CPM e de CIM pode variar acentuadamente,

Tabela 30.12	Atividade relativa de quinolonas de uso veterinário selecionadas contra bactérias isoladas por animais, conforme determinado pela CIM90.[a]				
	Concentrações (µg/mℓ)				
Microrganismo	**Difloxacino**	**Enrofloxacino**	**Marbofloxacino**	**Orbifloxacino**	**Pradofloxacino**
GRAM-NEGATIVOS					
Escherichia coli	0,25 a 16	0,06 a 2,0	0,06 a 2,0	0,5 a 4,0	ND
Klebsiella pneumoniae	0,5	0,12 a 0,25	0,01 a 0,06	0,25	ND
Proteus spp.	1,0	0,25 a 0,5	0,125	1,0	ND
Pasteurella multocida	ND	0,016 a 0,03	< 0,008 a 0,5	ND	ND
Salmonella spp.	0,125	0,03 a 0,25	0,03	0,25	ND
Bordetella bronchiseptica	4,0	0,5	0,5	2,0	ND
Pseudomonas aeruginosa	4,0 a 8,0	1,0 a 8,0	0,06 a 4,0	4,0 a 16	ND
GRAM-POSITIVOS					
Staphylococcus intermedius	1,0	0,12 a 0,5	0,25	0,5	ND
Staphylococcus aureus	1,0	0,12	0,25 a 0,5	0,5	ND
Enterococcus spp.	ND	1,0 a 2,0	1,0 a 4,0	16 a 32	ND
Streptococcus beta-hemolítico	ND	ND	2,0	1,0 a 2,0	ND
ANAERÓBIOS					
Clostridium	ND	0,5	ND	ND	0,5
Bacteroides	ND	0,5	ND	ND	1,0
Porphyromonas gingivalis	ND	1,5	ND	ND	0,25
Bifidobacterium	ND	2,0	ND	ND	ND
Grupo da *Prevotella oralis*	ND	1,0	ND	ND	0,062

ND, não determinadas.
Dados das Refs. 54, 432, 509 e 591 e de Nielsen D. 1999. Clinical experience with an enrofloxacino-metronidazol combination in the treatment of periodontal disease in dogs and cats, *In* Proc Third Int Vet Symp Fluoroquinolones, *Compend Com Educ Pract Vet* 21:88-94.
[a]A concentração mais baixa indica maior sensibilidade. Essa tabela deve ser usada como guia para eficácias. Os microrganismos isolados da mesma espécie bacteriana podem diferir na sua resistência a antimicrobianos, dependendo de diferenças no tempo, na geografia, na metodologia do laboratório e na exposição prévia a fármacos antibacterianos.

Tabela 30.13	Concentrações séricas máximas de quinolonas em cães e gatos aos quais se administram várias doses.			
Fármaco	**Espécie**	**Via de administração**	**Dose (mg/kg)**	**Concentração sérica máxima (μg/mℓ)**
Difloxacino	Cães	VO	5,0	1,1 a 1,8
			10,0	3,6
Enrofloxacino	Cães	VO	2,75	0,7
			5,0	1,2 a 1,41
			5,5	1,4
			7,5	1,9
			11,0	2,1
		SC	20,0	4,4 a 5,2
Marbofloxacino	Cães	VO	1,0	0,8
			2,0	1,4 a 1,47
			2,5	2,0
			2,75	2,0
			4,0	2,9
			5,0	4,2
			5,5	4,2
Orbifloxacino	Cães	VO	2,5	1,37 a 2,3 (1,6 a 2,1)[a]
	Gatos		7,5	6,0 a 6,9 (5,0)[a]
Ibafloxacino	Cães	VO	7,5	3,72
			15	6,04
			30	12,15
Pradofloxacino	Cães	VO	3,0	1,6
	Gatos	VO	5,0	2,1

VO, via oral; *SC*, subcutânea.
Dados adaptados das Referências 53, 67, 125, 243, 244 e 593 e de Drug Insert, Orbax Tablets, Schering Pharmaceuticals, and Drug Insert, Zeniquin, Pfizer Animal Health.
[a]Dados para gatos.

não sendo rara a obtenção de faixas de 10 a mais de 100 entre microrganismos e fármacos.[158] Por conseguinte, no caso das quinolonas é prudente alcançar a maior concentração possível (porém segura) do fármaco no local da infecção.

As quinolonas foram proibidas para uso fora das indicações da bula em animais produtores de alimento, na esperança de impedir o desenvolvimento de cepas de patógenos zoonóticos resistentes a fármacos.[18] Espécies de *Escherichia* resistentes a múltiplos fármacos e às quinolonas têm sido isoladas com frequência crescente de animais de companhia sob cuidados veterinários.[119,598] Foi observada resistência significativa crescente em microrganismos isolados da urina de caninos, como *P. mirabilis*, *S. pseudintermedius* e *E. coli*, entre 1992 e 2001 para o ciprofloxacino e o enrofloxacino.[113] Um motivo de preocupação é que esses microrganismos, que podem ser isolados de muitas áreas no ambiente hospitalar, possam desenvolver resistência com frequentes exposições a uma variedade de agentes antimicrobianos de amplo espectro.[474] Para evitar a resistência crescente, as quinolonas devem ser usadas com prudência e cuidado, e não como fármacos de primeira linha, nem para infecções que provavelmente irão responder a outros fármacos. Um exemplo é o tratamento de infecções por anaeróbios ou piodermite, em que outros fármacos devem ser inicialmente administrados. As doses para o tratamento de infecções sempre devem ser adequadas o suficiente para impedir a indução de resistência a antimicrobianos, visto que concentrações subinibitórias de enrofloxacino causaram a seleção de mutantes de *S. pseudintermedius* resistentes ao fármaco em cultura.[190] Estudos *in vitro* com bactérias caninas isoladas de otite externa e de ITU mostraram que *P. aeruginosa* e *Enterococcus* spp. desenvolvem resistência mais rapidamente e de maneira mais consistente do que *Klebsiella*, *Proteus* e *Streptococcus* quando expostos ao enrofloxacino.[77]

Toxicidade

Ver Tabela 30.14 para um resumo dos efeitos tóxicos das quinolonas.

Trato gastrintestinal

As reações adversas mais comuns induzidas pelas quinolonas são vômito, diarreia, desconforto abdominal e alterações do paladar. Esses efeitos são habitualmente leves ou moderados e podem ser aliviados pela redução ou interrupção temporárias do tratamento. As reações alimentares associadas às quinolonas estão relacionadas com o produto e a dose administrada. O mecanismo é incerto, porém está provavelmente relacionado com a irritação direta do trato GI e com a estimulação do SNC, visto que pode ocorrer com a administração tanto VO quanto parenteral. Os cães aos quais foram administradas

Tabela 30.14	Toxicidade das quinolonas em cães e gatos.
Sistema envolvido	**Reações adversas observadas**
Sistema nervoso central	Convulsões, cegueira retiniana (gatos)
Cardiovascular	Arritmias cardíacas (seres humanos)
Musculoesquelético	Artropatia em animais jovens
Hepático	Aumento das concentrações hepáticas de aminotransferases e fosfatase alcalina
Renal	Disfunção renal induzida por cristalúria
Gastrintestinal	Anorexia, vômitos, diarreia
Dermatológico	Urticária, fotossensibilização, prurido

altas doses de quinolonas de modo inadvertido ou experimental frequentemente vomitaram e, portanto, podem não desenvolver outras manifestações tóxicas agudas.

Sistema cardiovascular

As quinolonas são relativamente seguras em doses orais e parenterais habituais de rotina. A DNA girase procariótica é parcialmente afetada por esses compostos. Por conseguinte, as quinolonas em concentrações extremamente altas podem causar toxicidade sistêmica. A administração intravenosa rápida de 10 a 30 mg/kg de certas quinolonas a cães ou gatos anestesiados produz hipotensão sistêmica, presumivelmente relacionada com a liberação de histamina. Foi também observada a ocorrência de hipotensão e de taquicardia após administração oral. Nos seres humanos, as quinolonas mais recentes, o esparfloxacino e o grepafloxacino, causaram prolongamento do intervalo QT e arritmias raras e foram retiradas do mercado para uso humano por esse motivo. Todas as quinolonas têm o potencial de causar esse efeito devido à suposta inibição gênica que envolve o canal de potássio. O moxifloxacino, o gatifloxacino e o levofloxacino têm advertências na bula sobre esse efeito.

Sistema nervoso central

Foi observada atividade eletroencefalográfica anormal em cães e gatos após a administração intravenosa de 25 mg/kg ou mais.[108] As quinolonas inibem diretamente o ácido γ-aminobutírico e estimulam os receptores de *N*-metil D-aspartato. Foi relatada a ocorrência de tremores e ataxia. Houve desenvolvimento de convulsões em alguns animais, presumivelmente naqueles com baixo limiar convulsivo. As convulsões foram precipitadas pela administração parenteral de quinolonas com anti-inflamatórios não esteroides concomitantes, como fembufeno e ibuprofeno. Um autor (CEG) também observou a ocorrência de convulsões induzidas por fármaco em um cão ao qual foram administradas quinolonas e fenotiazinas e antieméticos. Além disso, a administração acidental de uma superdosagem de enrofloxacino equivalente a quatro vezes a dose habitual causou convulsão em um cão com linfoma do SNC.

Olhos

As quinolonas têm solubilidade aumentada em pH alcalino e podem cristalizar em vários tecidos. Cães aos quais foram administradas altas doses tiveram formação de cataratas lenticulares subcapsulares e inflamação associada após tratamento durante 8 a 12 meses. Em gatos que receberam doses altas ou intravenosas de enrofloxacino, houve desenvolvimento de cegueira aguda em consequência de retinotoxicidade e lesão dos fotorreceptores.[1,131,193,618,623] Esses animais desenvolveram cegueira aguda e midríase. A administração experimental de doses orais superiores a 30 mg/dia durante 21 dias resultou em degeneração da retina, anormalidades no eletrorretinograma e alterações microscópicas na retina.[1,603] Em gatos aos quais foram administrados 50 mg/kg por via oral, foram observadas alterações da retina ao exame fundoscópico já no primeiro dia de tratamento.[179] Em estudos de casos, gatos aos quais foram administradas doses orais de 4,6 a 54 mg/kg/dia desenvolveram toxicidade da retina no período de 2 dias a 12 semanas.[193] Os gatos receberam, em sua maioria, doses muito acima da dose de 5 mg/kg/dia administradas 2 vezes/dia, ou receberam infusões intravenosas do fármaco. As recomendações na bula indicam que os gatos não devem receber dose acima de 5 mg/kg/dia, e deve-se evitar o uso de injeções intravenosas de enrofloxacino. Foi observada toxicidade semelhante com a administração de orbifloxacino em doses acima das recomendadas.[282,618] Diferentes quinolonas variam na sua ligação à melanina e retinotoxicidade subsequente.[367] Por exemplo, o marbofloxacino não foi associado à toxicidade da retina quando administrado na dose de 55 mg/kg por via oral, 1 vez/dia, durante 2 semanas.[618] A degeneração da retina associada às quinolonas é a toxicidade relacionada com a dose, e não uma reação idiossincrásica. Deve-se evitar a coadministração de fármacos que aumentem as concentrações plasmáticas das quinolonas. A cegueira pode ser transitória se for reconhecida precocemente e se o medicamento for interrompido.

Fígado

As doses terapêuticas podem causar aumento das atividades das enzimas hepáticas no sangue, particularmente em associação com outros fármacos hepatotóxicos. As quinolonas inibem o metabolismo de fármacos selecionados mediado pelo citocromo P450.[251] Em consequência, podem aumentar as concentrações e a toxicidade potencial de fármacos coadministrados que são metabolizados por esse sistema. Ocorreram aumento da hepatotoxicidade ou retardo do metabolismo, causando anorexia e elevação das concentrações sanguíneas de aminotransferases hepáticas, quando esses fármacos foram coadministrados com outros medicamentos, como o itraconazol, que também são metabolizados pelo fígado e são potencialmente hepatotóxicos.[213] O trovafloxacino, uma quinolona de quarta geração, foi retirada do mercado em virtude de sua hepatotoxicidade.

Rim

Em doses altas ou supraterapêuticas administradas a cães, houve desenvolvimento de toxicidade renal em consequência de cristalúria e depósito de cristais no lúmen tubular, particularmente em pH urinário alcalino. A nefrotoxicidade também foi observada raramente em seres humanos e cães tratados com doses terapêuticas habituais. O temafloxacino, uma quinolona de terceira geração, foi retirado do mercado por ter causado síndrome hemolítico-urêmica e hipoglicemia.

Esqueleto

As quinolonas inibem a atividade da desidrogenase mitocondrial e síntese de proteoglicanos, resultando em lesão da cartilagem.[246] As quinolonas também quelam o magnésio, alterando os receptores de integrina da superfície dos condrócitos e a integridade da cartilagem-matriz.[88] Esses achados são acentuados pela deficiência de magnésio. Os defeitos na cartilagem em crescimento de cães jovens[86,87] foram acentuados pelo exercício, e sua ocorrência foi evitada pela restrição de exercício. Os níveis posológicos podem ser importantes na produção de lesão articular, visto que cães jovens não desenvolveram artropatia quando tratados com ofloxacino[631,636] ou ciprofloxacino[590] em doses mais baixas. Todavia, as quinolonas estão contraindicadas para cães durante a fase de crescimento: entre 2 e 8 meses nas raças pequenas e de porte médio, até 1 ano nas raças grandes e até 18 meses nas raças gigantes. Ocorreram tendinite e ruptura de tendões em seres humanos.

Órgãos reprodutores

Devido aos efeitos sobre a síntese de DNA e a toxicidade fetal conhecida em outras espécies, esses fármacos não devem ser dados a cães ou gatos jovens (com menos de 6 meses de idade) nem a fêmeas prenhes. Esses fármacos em altas doses têm sido tóxicos para os fetos em animais. Como as quinolonas são excretadas no leite, seu uso deve ser evitado em animais durante a amamentação. A administração de altas doses (100 mg/kg) por mais de 3 meses foi associada a comprometimento da espermatogênese e atrofia testicular em cães.

Pele

Em seres humanos tratados com quinolonas, foi constatado o desenvolvimento de reações alérgicas e dérmicas fotossensíveis. Foi observada fotossensibilização suspeita, manifestada por inflamação do plano nasal, toda vez que um cão foi tratado com enrofloxacino.[213] As quinolonas apresentam alta afinidade pelos pigmentos melanínicos e são captadas pela íris, coroide e melanócitos dérmicos. Por conseguinte, as toxicidades ocular e cutânea podem ter mecanismo semelhante. A absorção da luz ultravioleta resulta na formação de produtos de fotodegradação citotóxicos que podem levar à inflamação cutânea observada.

Reações sistêmicas

As reações alérgicas caracterizam-se por eritema e edema das faces e orelhas e calafrios ou tremores. Gatos aos quais foram administradas altas doses de ciprofloxacino desenvolveram eritema das orelhas, vômitos e espasmos musculares crônicos.

Homeostasia da glicose

Algumas quinolonas, como ciprofloxacino, levofloxacino e moxifloxacino, causaram alterações discretas no nível de glicemia e na produção de glicemia em seres humanos. O gatifloxacino foi associado a distúrbios mais graves, particularmente em indivíduos com diabetes ou idosos.

Estreptograminas e oxazolidinonas

A quinupristina-dalfopristina são duas estreptograminas antibacterianas comercializadas em combinação, na proporção 30:70, para o tratamento de infecções por bactérias gram-positivas resistentes em seres humanos.[167] Esses fármacos atuam de modo sinérgico sobre a síntese de proteína ribossômica bacteriana, exercendo efeito bactericida. Essa combinação foi aprovada para o tratamento das infecções por estafilococos resistentes à meticilina e à vancomicina e *Enterococcus faecium* em seres humanos. A quinupristina-dalfopristina é inativa contra o *Enterococcus faecalis*. Esses fármacos também são eficazes contra *Mycoplasma* spp. e *Clostridium perfringens*. No mundo inteiro, as bactérias gram-positivas nos seres humanos têm sido altamente sensíveis; entretanto, foram encontrados genes que medeiam a inativação da dalfopristina em cepas resistentes a *E. faecium* isoladas de alguns animais, como galinhas, que recebem antibacterianos como aditivos alimentares.[241,355]

A linezolida é uma oxazolidinona sintética antimicrobiana, que também inibe a síntese de proteína ribossômica. É bem absorvida quando administrada por via oral. À semelhança das estreptograminas, a linezolida mostra-se eficaz contra bactérias gram-positivas, incluindo *E. faecium* e *E. faecalis*, e foi aprovada para cepas de bactérias resistentes semelhantes.[167] Em virtude de seu importante papel nas infecções bacterianas humanas resistentes a fármacos e devido ao risco de induzir cepas bacterianas resistentes em alimentos ou animais de companhia, o uso desses dois fármacos deve ser restrito ou evitado em pacientes veterinários.

Pleuromutilinas

A tiamulina e a valnemulina são membros de uma classe de antibióticos comercializados para uso exclusivo em animais produtores de alimento. Esses fármacos atuam ao interferir na síntese de proteína ribossômica. Esse grupo de fármacos é altamente ativo contra *Mycoplasma* e espiroquetas. Tem sido usado no tratamento de infecções por espiroquetas resistentes a fármacos por suínos, como na disenteria suína, na enteropatia proliferativa dos suínos, na espiroquetose colônica suína e na doença respiratória suína causada por micoplasmas. A tiamulina e a valnemulina são formuladas como aditivos alimentares e só foram estudadas de modo limitado em cães.[157a] A valnemulina foi usada no tratamento de infecções por *Mycoplasma* resistente a fármacos em dois seres humanos imunocomprometidos.[242] Ocorre toxicidade quando esses fármacos são administrados em associação com agentes antimicrobianos ionóforos.

Cetolídios

A teritromicina é o primeiro fármaco aprovado nessa nova classe de antibacterianos. Apresenta um espectro de atividade contra microrganismos gram-positivos. As indicações para seres humanos incluem tratamento das infecções das vias respiratórias superiores e inferiores. Devido a seu importante papel nas infecções bacterianas humanas resistentes a fármacos e ao risco de induzir cepas bacterianas resistentes a alimentos ou animais de companhia, o uso desse fármaco deve ser restrito ou evitado em pacientes veterinários.

Antissépticos urinários

A metenamina (hexametilenotetramina), um composto orgânico altamente hidrossolúvel, sofre absorção após administração oral e é excretada principalmente na urina. Decompõe-se na urina ácida, formando formaldeído, e é usada apenas no tratamento e profilaxia a longo prazo das ITU. Os comprimidos são de revestimento entérico para evitar a degradação pelo ácido gástrico e, com frequência, contêm ácidos orgânicos (sais dos ácidos mandélico, hipúrico, sulfossalicílico) para reduzir o pH urinário e facilitar a produção de formaldeído. A atividade antibacteriana limita-se, em grande parte, à bexiga, visto que o trânsito pelo trato urinário superior é rápido, resultando em tempo insuficiente para a produção de formaldeído.

Fármacos antituberculose

Isoniazida

A isoniazida, um derivado hidrazida do ácido isonicotínico, é um dos compostos mais ativos contra *M. tuberculosis*. A isoniazida interfere na síntese dos ácidos micólicos da parede celular das micobactérias e atua apenas contra bactérias em fase de replicação, não afetando os microrganismos de crescimento lento ou inativos. A absorção da isoniazida pelo intestino é rápida, porém é inibida por antiácidos, e grande parte da dose é excretada principalmente na urina em até 24 h. A isoniazida penetra adequadamente na maioria dos tecidos. A concentração no LCS corresponde a 20% da concentração plasmática, porém alcança 100% se houver inflamação do SNC. As cepas são, em sua maioria, sensíveis à isoniazida, porém a resistência desenvolve-se habitualmente durante o tratamento. Por conseguinte, recomenda-se a realização do teste de sensibilidade ao fármaco.

Os principais efeitos colaterais da isoniazida, a hepatotoxicidade e a elevação das concentrações sanguíneas das enzimas hepáticas, são revertidos se o tratamento for imediatamente interrompido. A neuropatia periférica e a excitabilidade do SNC podem ser causadas por antagonismo da monoamina oxidase e níveis diminuídos de ácido γ-aminobutírico. Nos seres humanos foi também relatada a ocorrência de irritação GI, reação cutânea alérgica e vasculite. Ver o *Formulário de fármacos*, no Apêndice, para informações mais específicas sobre a toxicidade e seu tratamento.

Rifampicina

A rifampicina (ou rifampina), uma hidrazona semissintética derivada da rifampicina B, interfere na síntese de RNA. A rifampina é bem absorvida pelo trato GI. É lipossolúvel, e 75 a 90% do fármaco estão ligados à proteína sérica. A rifampicina penetra em todos os tecidos corporais e alcança concentrações mais altas do que as concentrações sanguíneas no pulmão, no fígado, na bile, na parede colecística e na urina. Concentrações terapêuticas são obtidas no exsudato pleural, na ascite, no leite, na parede vesical, nos tecidos moles e no LCS. Grande parte da rifampicina é metabolizada pelo fígado e excretada na bile. Apenas 6 a 30% aparecem na urina.

A rifampicina apresenta atividade antibacteriana e contra clamídias, bem como alguma atividade antiviral. É utilizada principalmente no tratamento de infecções causadas por *M. tuberculosis* e outras bactérias. A rifampicina também é um dos antibacterianos mais ativos contra *Staphylococcus* e mostra-se eficaz contra alguns patógenos gram-negativos. Com frequência, esse antibacteriano é útil em associação com fármacos betalactâmicos no tratamento da endocardite estafilocócica resistente ou osteomielite. O fármaco tem sido associado a vancomicina ou a cefalosporinas para aumentar a eficácia contra *Staphylococcus*. A rifampicina demonstrou ser superior à tetraciclina no tratamento da infecção experimental por *Brucella* em animais de laboratório, porém foi inferior à minociclina no tratamento da brucelose canina de ocorrência natural. A rifampicina aumentou a eficácia da doxiciclina no tratamento de cães com infecção experimental crônica por *E. canis*.[351a] A rifampina também demonstrou ser eficaz no tratamento da bartonelose felina (ver Capítulo 52). Embora seja ineficaz contra fungos quando administrada isoladamente, a rifampicina demonstrou aumentar o efeito da anfotericina B e do miconazol contra *Candida*.

A resistência à rifampicina pode desenvolver-se rapidamente quando o fármaco é usado como monoterapia, mas pode ser evitada pela sua associação com outros fármacos. Os efeitos colaterais incluem coloração alaranjada da urina, das lágrimas, da saliva e do suor. A sua administração diária prolongada pode estar associada a exantema, sinais GI e aumento da atividade das enzimas hepáticas no soro. Foram observados muitos outros efeitos colaterais em doses mais altas; por conseguinte, a rifampicina sempre deve ser reformulada para dose calculada quando administrada a cães e gatos. A rifampicina acelera o metabolismo hepático de outros fármacos e reduz a atividade dos glicocorticoides, da digoxina, da quinidina, dos barbitúricos, da isoniazida, da dapsona e da teofilina administrados concomitantemente. Trata-se de um substrato da p-glicoproteína; a rifampicina pode estar envolvida com outros fármacos que atuam como substratos dessa bomba de efluxo.

Rifabutina

Esse fármaco assemelha-se, estruturalmente, à rifampicina, porém é mais lipossolúvel. A rifabutina exibe melhor distribuição nos tecidos, porém a sua biodisponibilidade oral é menor. A rifabutina é extensamente metabolizada a intermediários ativos e pode ser usada como substituto da rifampicina. Tem menos efeito sobre o metabolismo hepático de outros fármacos.

Etambutol

Esse fármaco tuberculostático interfere na síntese de RNA e mostra-se ativo apenas contra microrganismos em divisão. É bem absorvido pelo trato GI e distribui-se amplamente pelos tecidos corporais, incluindo LCS. O fármaco é excretado, em sua maior parte, na urina sem ser metabolizado, e é necessário reduzir a dose em pacientes com insuficiência renal. O principal efeito tóxico consiste em neurite óptica e periférica.

Outros fármacos

O ácido *para*-aminossalicílico é um análogo do PABA, que é micobacteriostático, interferindo na síntese de ácido fólico. Potencializa o efeito da isoniazida ao retardar o seu metabolismo. A pirazinamida, um fármaco tuberculostático cujo modo de ação é desconhecido, é relativamente hepatotóxica. A ciclosserina inibe a síntese da parede celular bacteriana e é excretada principalmente pelos rins. A etionamida inibe a síntese de proteínas e distribui-se amplamente pelos tecidos. O PABA é combinado na terapia quando se observa o desenvolvimento de resistência a outros fármacos. A viomicina, a

capreomicina, a canamicina e a amicacina demonstraram ser eficazes contra micobactérias quando associadas a outros fármacos. Ver o Capítulo 38 para a discussão sobre a tuberculose entre cães e gatos.

Fármacos contra micobactérias oportunistas de rápido crescimento

Alguns agentes antituberculose, como a isoniazida, a rifampicina e os AG, são eficazes no tratamento de outras micobactérias. Em alguns casos, outros agentes antimicrobianos também foram bem-sucedidos, incluindo eritromicina, claritromicina, doxiciclina, minociclina, enrofloxacino, clofazimina, S-T e fármacos usados no tratamento da hanseníase humana (ver *Tratamento*, no Capítulo 48).

A dapsona é um derivado da sulfona, que é bacteriostática a bactericida contra *Mycobacterium leprae*. É absorvida por completo no intestino, metabolizada no fígado e eliminada principalmente por excreção renal. Os efeitos tóxicos observados em cães consistem em anemia hemolítica, leucopenia, trombocitopenia e aumento da atividade das enzimas hepáticas. A acedapsona é um derivado com duração de ação mais longa. A clofazimina, um corante com atividade antiprotozoária e antifúngica, mostra-se ativa contra *M. leprae*, microrganismos do complexo *M. avium* e micobactérias oportunistas. Pode causar dermatite actínica associada à fotossensibilização.[42] Esse fármaco sempre deve ser administrado em associação com outros fármacos. Para informações mais detalhadas sobre a dapsona e a clofazimina, ver o Capítulo 48 e o *Formulário de fármacos*, no Apêndice.

Agentes antibacterianos tópicos

Bacitracina

Essa mistura de peptídios cíclicos tem atividade bactericida contra numerosos patógenos gram-positivos aeróbicos, incluindo *Staphylococcus*, *Streptococcus*, *Corynebacterium*, *Clostridium* e *Actinomyces*. A bacitracina não é absorvida após administração tópica e oral e é nefrotóxica quando administrada por via parenteral. Por conseguinte, seu uso limita-se à aplicação superficial no tratamento de infecções de pele, das orelhas e dos olhos. Com frequência, a bacitracina é administrada juntamente com um AG (habitualmente neomicina) e polimixina. O principal efeito tóxico da bacitracina é a hipersensibilidade associada à sua aplicação tópica.

Mupirocina

Esse novo antibacteriano, cuja estrutura e ação não têm nenhuma relação com a de outros antimicrobianos conhecidos, inibe a síntese de proteínas bacterianas. É bactericida contra *Staphylococcus*, *Streptococcus* e alguns patógenos gram-negativos aeróbicos. O fármaco é comercialmente disponível na forma de pomada para uso tópico. O único efeito observado tem sido a ocorrência de reação dérmica de hipersensibilidade no local de aplicação em alguns animais.

Ácido fusídico

O principal interesse do ácido fusídico reside na sua excelente atividade contra *Staphylococcus* spp., incluindo cepas produtoras de betalactamase e resistentes à meticilina. O ácido fusídico está disponível em alguns países em preparações para uso entérico, parenteral e tópico.

Solução de EDTA tamponada para uso tópico

Muitas bactérias gram-negativas são sensíveis aos agentes quelantes, como o EDTA. O efeito bactericida parece ocorrer pela remoção de cátions da parede celular pela bactéria, resultando em extravasamento dos solutos celulares. O pH alcalino parece facilitar a atividade bactericida. As pesquisas demonstraram a segurança do EDTA quando aplicado topicamente aos tecidos de animais. O pH apropriado é mantido pela sua combinação com tampões amino estáveis, como hidrocloridrato de trometamina (Tris) em pH 8. A administração dessa combinação limita-se à sua aplicação tópica ou irrigação, visto que a toxicidade pode resultar da remoção de cátions do sangue, como cálcio e da produção de nefrocalcinose. A solução de EDTA tamponada pode ser preparada com ingredientes de fácil obtenção ou pode ser encontrada no comércio (Boxe 30.1). A incorporação do dodecil sulfato de sódio, um detergente iônico, melhora a sua eficácia. Soluções de EDTA tamponadas têm sido administradas isoladamente ou em associação com diversos agentes antimicrobianos no tratamento de diversas infecções bacterianas resistentes em cães e gatos. Um importante uso tem sido contra microrganismos *Pseudomonas*, que são resistentes a numerosos agentes antibacterianos. Foi tentado o seu uso com lisozima, gentamicina ou oxitetraciclina para aumentar a potência desses fármacos e diminuir a incidência da resistência a agentes antimicrobianos.[174,175,516] A permeabilidade aumentada das pareces celulares das bactérias gram-negativas pode facilitar a penetração do fármaco e a sua atividade antimicrobiana. Pode ocorrer proliferação excessiva de fungos durante esse tratamento, a não ser que um agente antifúngico seja usado simultaneamente. Essa proliferação excessiva também tende mais a ocorrer no tratamento de infecções de regiões do corpo que carecem de microflora competitiva normal, como a bexiga. O cateterismo e lavagens repetidas com essas soluções também podem favorecer a introdução de cepas bacterianas resistentes e a sua persistência.

Boxe 30.1	**Fórmula melhorada para a solução de EDTA tamponada[a]**

1. Dissolver 1,2 g de EDTA em 1 ℓ de 0,05 M (6,05 g) de trometamina (hidroximetil) aminometano (Tris) e 1,9 g/ℓ de sulfato de dodecil sódico.[b]
2. Ajustar o pH para 8,0 (o que requer, habitualmente, NaOH concentrado).
3. Esterilizar em autoclave (121°C por 20 min) ou filtrar com filtro de 0,22 μm.
4. Conservar em garrafas estéreis em temperatura ambiente. Estável por 1 ano.
5. Pode-se acrescentar gentamicina (3 mg/mℓ) ou amicacina (9 mg/mℓ).

EDTA, ácido etilenodiaminotetracético; *NaOH*, hidróxido de sódio.
[a] Também disponível comercialmente.
[b] O sulfato de dodecil sódico melhora a eficácia.

Segurança dos fármacos antibacterianos e diretrizes para a sua seleção

A Tabela 30.15 fornece uma lista de fatores de segurança de diversos agentes antimicrobianos em várias condições clínicas.

A Tabela 30.16 fornece uma lista das diretrizes gerais para a seleção dos fármacos bacterianos.

Tabela 30.15	**Segurança dos fármacos antibacterianos em diversas situações clínicas.**

	Disfunção renal	Disfunção hepática	Gravidez	Recém-nascido
Provavelmente seguros	Cloranfenicol, doxiciclina, griseofulvina, macrolídios, penicilina (incluindo clavulanato)	Aminoglicosídios, cefalosporinas, penicilinas (incluindo clavulanato)	Cefalosporinas, eritromicina, lincomicina, penicilinas (incluindo clavulanato)	Cefalosporinas, macrolídios, penicilinas (incluindo clavulanato)
Considerar o ajuste da dose	Quinolonas, lincomicina, sulfonamida-trimetoprima (cães)	Clindamicina, metronidazol	Nitrofurantoína, sulfonamidas, sulfonamida-trimetoprima, tilosina	Lincomicina
Uso com cautela, pode ocorrer acúmulo[a]	Cloranfenicol (gatos), flucitosina, nitrofurantoína, tetraciclina (mas não a doxiciclina)	Cloranfenicol, lincomicina, macrolídios, metronidazol, sulfonamidas, tetraciclinas	Aminoglicosídios, anfotericina B, cloranfenicol, fluconazol, flucitosina, cetoconazol, metronidazol	Aminoglicosídios, polimixinas
Potencialmente tóxicos, evitar o uso	Aminoglicosídios,[b] anfotericina B, polimixinas, sulfonamida-trimetoprima (gatos)	Clortetraciclina, estolato de eritromicina, griseofulvina, cetoconazol, sulfonamida-trimetoprima (cães)	Quinolonas, griseofulvina, ácido nalidíxico, tetraciclinas	Quinolonas, nitrofuranos, cloranfenicol, sulfonamidas, tetraciclinas, sulfonamida-trimetoprima

[a] Ou potencialmente prejudicial na gravidez.
[b] Se houver necessidade de usar um aminoglicosídio em caso de insuficiência renal, manter a dose, porém aumentar o intervalo, multiplicando o intervalo habitual em horas pelo nível de creatinina do paciente, dividido pelo maior valor de referência da creatinina.

Tabela 30.16	**Algumas diretrizes gerais para a seleção de fármacos antibacterianos.[a]**

Microrganismos	Condições clínicas	Primeira escolha	Alternativas	Geralmente ineficazes
Staphylococcus	Piodermite canina, osteomielite	Cefalosporinas de primeira geração, isoxazolil penicilinas, macrolídios, clindamicina	Cloranfenicol, sulfonamida-trimetoprima, amoxicilina-clavulanato, quinolonas	Penicilina G, aminopenicilinas
Pseudomonas	Infecções dos tecidos moles	Gentamicina, ticarcilina, ceftazidima	Cefoperazona, carbenicilina, quinolonas	Aminopenicilinas, cefalosporinas de primeira e segunda gerações
	Infecções do trato urinário	Tetraciclinas, quinolonas	Carbenicilina	

(continua)

Tabela 30.16	Algumas diretrizes gerais para a seleção de fármacos antibacterianos.[a] (Continuação)			
Microrganismos	**Condições clínicas**	**Primeira escolha**	**Alternativas**	**Geralmente ineficazes**
Helicobacter	Inflamação e ulceração gástricas	Combinação de bismuto, doxiciclina, metronidazol	Azitromicina, claritromicina	
Leptospira, Borrelia	Leptospirose, borreliose de Lyme	Aminopenicilinas, tetraciclinas, aminoglicosídios	Macrolídios	Cefalosporinas de terceira geração, azitromicina
Microrganismos intracelulares persistentes[b]	Inflamação piogranulomatosa, granulomas	Combinações de tetraciclinas e aminoglicosídios	Claritromicina, azitromicina, quinolonas, clofazamina, rifampicina	Betalactâmicos
Outros aeróbios e facultativos gram-positivos, mais Pasteurella	Infecções bucais, feridas de mordeduras, infecções das vias respiratórias superiores	Penicilina G, isoxazolil penicilinas, macrolídios, lincosamidas	Aminopenicilinas, sulfonamida-trimetoprima, cloranfenicol	Quinolonas de terceira geração
Outros aeróbios e facultativos gram-negativos	Infecções do trato urinário, infecções do intestino delgado e intestino grosso	Amoxicilina-clavulanato, cefalosporinas de primeira geração, sulfonamida-trimetoprima	Aminoglicosídios, cefalosporinas de segunda e terceira gerações, quinolonas, tetraciclinas	Penicilina G, isoxazolil penicilinas, aminopenicilinas
Anaeróbios obrigatórios[c]	Estomatite, gengivite, feridas de mordedura, abscesso, pleurite, colite, peritonite	Clindamicina, metronidazol, penicilina G	Amoxicilina-clavulanato, cloranfenicol, cefoxitina, cefotetana	Quinolonas de quarta geração

[a] Para diretrizes específicas, ver os capítulos mencionados nas condições clínicas. Para Chlamydiae e Mycoplasma, ver tabelas de tratamento nos Capítulos 28, 31 e 32.
[b] Brucella, micobactérias e Bartonella.
[c] Clostridium, Prevotella, Bacteroides, Fusobacterium etc.

Capítulo 31

Micoplasmose Hemotrópica | Hemobartonelose

Joanne B. Messick e John W. Harvey

Etiologia

Os micoplasmas hemotrópicos são bactérias sem paredes celulares, que se fixam à superfície dos eritrócitos, onde crescem. São gram-negativos e não são álcool-ácido-resistentes; apesar de numerosas tentativas, a sua cultura em meios artificiais não tem sido bem-sucedida. Esses microrganismos epicelulares foram classificados como riquétsias dos gêneros Haemobartonella e Eperythrozoon durante muitos anos; entretanto, os resultados de sequenciamento dos genes de RNA ribossômico (rRNA; do inglês, ribosomal RNA) 16S[20,58,70] e de ribonuclease (RNase) dos genes P RNA indicam que são micoplasmas.[67] Consequentemente, os gêneros Haemobartonella e Eperythrozoon foram excluídos, e esses microrganismos hemotrópicos passaram para o gênero Mycoplasma. Essa transferência provocou controvérsias. Em virtude das propriedades biológicas específicas e de dados de sequência, alguns argumentam que os micoplasmas hemotrópicos deveriam formar um gênero diferente do Mycoplasma.[88] Entretanto, os nomes das espécies frequentemente incluem o prefixo "haemo-" (p. ex., Mycoplasma haemofelis) para identificar que esses micoplasmas singulares que se fixam aos eritrócitos, enquanto novos táxons incompletamente descritos recebem a designação de Candidatus. O termo hemoplasmas foi proposto como nome geral para referir-se a esses micoplasmas hemotrópicos. Os micoplasmas hemotrópicos contêm DNA e RNA e multiplicam-se por divisão binária. Podem ter o formato de bastonete, ou ser esféricos ou anulares e são encontrados individualmente ou em cadeias sobre os eritrócitos.

Micoplasmas hemotrópicos em gatos

Três hemoplasmas – M. haemofelis, "Candidatus Mycoplasma haemominutum" e Candidatus Mycoplasma turicensis" – são conhecidos por infectar o gato. As semelhanças das sequências genéticas de 16S e RNase P RNA entre esses microrganismos é de apenas cerca de 83%.[21] Um microrganismo foi previamente designado como variante grande de Haemobartonella felis (Hflg), devido à sua aparência maior do que o segundo microrganismo, que foi designado como variante pequena de H. felis (Hfsm).[20] Atualmente, o microrganismo Hflg é classificado como M. haemofelis[65] e o microrganismo Hfsm classificado como "Candidatus M. haemominutum."[21] Os microrganismos anteriormente classificados como isolados Florida, Ohio, Oklahoma e Illinois de *H. felis* são atualmente classificados como isolados de *M. haemofelis*, e os microrganismos previamente classificados como isolados California e Birmingham de *H. felis* são, hoje em dia, classificados como isolados de "*Candidatus* M. haemominutum", com base em semelhanças na sequência do gene rRNA 16S (Tabela 31.1).[82] Foi descrita uma cepa australiana de *M. haemofelis* com sequência gênica rRNA 16S idêntica aos isolados Ohio e Florida.[13] "*Candidatus* M. turicensis", um terceiro hemoplasma, foi descrito em um gato suíço. As sequências do gene rRNA 16S desse microrganismo exibiu uma semelhança de 88 e 83% com *M. haemofelis* e "*Candidatus* M. haemominutum", respectivamente.[95]

Em esfregaços sanguíneos com coloração policrômica, os micoplasmas hemotrópicos aparecem como pequenos bastonetes de coloração azul-escuro, tais como cocos (0,3 a 0,8 μm) ou como formatos anulares maiores, que estão habitualmente fixados aos eritrócitos. O tamanho do genoma de *M. haemofelis* é de cerca de 1.200 kb[2], um achado sustentado pela construção de um mapa óptico de seu genoma completo. Em esfregaços sanguíneos espessos ou em áreas espessas de esfregaços finos, quase todos os microrganismos aparecem como cocos. Os microrganismos em formato de anel e bastonete são observados mais facilmente em esfregaços sanguíneos finos ou nas bordas afiladas de esfregaços sanguíneos espessos (Figura 31.1). "*Candidatus* M. haemominutum" raramente é observado em esfregaços sanguíneos corados de gatos infectados. Quando identificado, "*Candidatus* M. haemominutum" aparece na forma de pequenos bacilos ou microrganismos cocoides e, raramente, em formato de anel; detecta-se baixo número de microrganismos por eritrócito, que se coram menos densamente e medem cerca da metade do tamanho (aproximadamente 0,3 μm) do *M. haemofelis* (Figura 31.2).[20,21,23] Entretanto, essa diferença de tamanho relatada foi contestada pelo achado de um isolado de "*Candidatus* M. haemominutum" na Grã-Bretanha, cujo diâmetro era de cerca de 0,6 μm.[82] A aparência morfológica não é confiável para diferenciar os microrganismos isolados e a análise genética é necessária para a identificação específica. Em nenhum dos gatos infectados por "*Candidatus* M. turicensis" foi possível identificar definitivamente hemoplasmas pela microscopia óptica ou eletrônica.[95] Os tamanhos genômicos de "*Candidatus* M. haemominutum" e "*Candidatus* M. turicensis" não foram relatados.

A natureza epicelular de *M. haemofelis* sobre os eritrócitos é facilmente aparente por meio de exame com microscopia eletrônica (ME) de varredura (Figura 31.3). Os microrganismos aparecem parcialmente inseridos em focos recortados sobre a superfície dos eritrócitos. Foram observados microrganismos discoides, cônicos, cocoides, em formato de bastonete e de rosca. Os eritrócitos parasitados podem perder o seu formato bicôncavo normal, tornando-se esferócitos ou estomatoesferócitos. A ME de transmissão (Figura 31.4) sustenta a natureza epicelular desse microrganismo.[73] Uma zona clara de 15

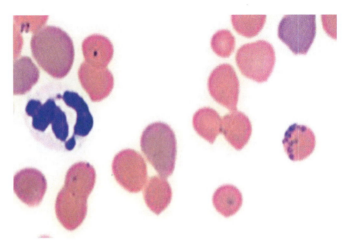

Figura 31.1 *M. haemofelis* em esfregaço sanguíneo de um gato infectado; formas em anel, bastonete e cocoide com anemia regenerativa. (Coloração de Wright, 1.000×.)

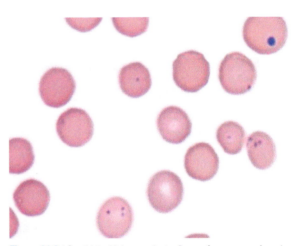

Figura 31.2 "*Candidatus* M. haemominutum" em esfregaço sanguíneo de um gato infectado; formatos cocoides com ausência de regeneração e anemia leve. (Coloração de Wright, 1.000×.)

a 25 nm separa o microrganismo da membrana eritrocitária, com delicadas fibrilas do microrganismo que se estendem por toda essa zona, fixando o microrganismo à membrana eritrocitária em pontos de contato intermitentes. Embora se tenha relatado o borramento da membrana eritrocitária em associação à fixação do microrganismo, não foi documentada a ocorrência de erosão completa da membrana. Os microrganismos são circundados por uma única membrana.

Tabela 31.1   Comparação dos micoplasmas hemotrópicos de gatos.

Espécie	*Mycoplasma haemofelis*	*Mycoplasma haemominutum*	*Mycoplasma turicensis*
Sinônimos	Variante grande *Haemobartonella felis* Cepa Ohio, cepa Florida, cepa Oklahoma, cepa Illinois	Variante pequena *Haemobartonella felis* Cepa California, cepa Birmingham	Variante suíça Cepa Zurich
Achados morfológicos	Comum em esfregaços sanguíneos Cocoide em esfregaços espessos Em forma de anel e bastonetes em áreas finas	Raramente em esfregaços sanguíneos, coloração leve Pequenos bacilos, cocoides e raramente forma em anel	Não observado, apenas caracterização molecular
Doença clínica	Depressão mental, febre, anemia, desidratação, hepatosplenomegalia, linfadenomegalia, icterícia, dispneia	Mínima ou ausente; cofatores envolvidos na anemia mais grave	Anemia leve a grave em gatos com infecção experimental; cofatores envolvidos na anemia de gatos com infecção natural

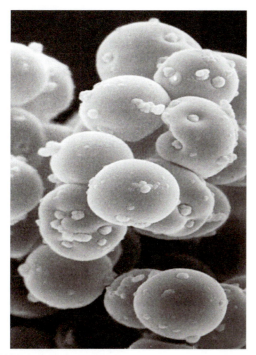

Figura 31.3 Fotomicrografia eletrônica de varredura de eritrócitos de um gato infectado por *M. haemofelis* (5.000×). (Cortesia de Dallas Hyde, University of California, Davis, CA.)

O citoplasma é composto de grânulos, que variam no seu tamanho e densidade, entretanto, não foi identificada nenhuma organela citoplasmática. Em alguns microrganismos, aparecem áreas eletrontransparentes (vacúolos). Do ponto de vista estrutural, "*Candidatus* M. haemominutum" assemelha-se a *M. haemofelis* e outros Mollicutes. Apesar de ser ligeiramente menor, contém uma membrana plasmática delimitante, sem parede celular nem estruturas membranosas internas.[21]

Microrganismos hemotrópicos do gênero *Mycoplasma* em cães

Mycoplasma haemocanis (anteriormente *Haemobartonella canis*)[54,60] é considerado como o agente etiológico da micoplasmose hemotrópica em cães; todavia, a sequência do gene rRNA 16S de *M. haemocanis* assemelha-se notavelmente (99% de homologia) àquela de *M. haemofelis*, sugerindo que esses agentes podem representar diferentes cepas do mesmo microrganismo.[10] Outros estudos que avaliaram sequências do gene RNase P demonstraram menor grau de homologia de sequência entre os dois microrganismos (cerca de 95%), indicando que os microrganismos podem consistir em espécies diferentes.[7]

M. haemocanis difere morfologicamente de *M. haemofelis*, uma vez que forma mais frequentemente cadeias que se estendem através da superfície dos eritrócitos acometidos (Figura 31.5). Todavia, os microrganismos individuais também podem aparecer como pequenos cocos, bacilos ou formas em anel.

Os resultados de estudos de *M. haemocanis* com ME de varredura e transmissão indicam que ele é ultraestruturalmente semelhante ao *M. haemofelis*. Embora microrganismos isolados produzam depressões na superfície dos eritrócitos hospedeiros, de modo semelhante ao descrito previamente para *M. haemofelis*, cadeias de microrganismos são frequentemente encontradas em sulcos ou pregas profundas, podendo distorcer acentuadamente o formato do eritrócito.

Um novo hemoplasma pequeno, "*Candidatus* Mycoplasma haematoparvum", que, do ponto de vista genético está mais estreitamente relacionado com "*Candidatus* M. haemominutum" do que com *M. haemofelis*, foi isolado do sangue de um cão com neoplasia hematopoética submetido à esplenectomia.[74] Em um estudo envolvendo a reação em cadeia da polimerase (PCR; do inglês, *polymerase chain reaction*) em tempo real do sangue de cães no sul da França, esse novo microrganismo foi mais prevalente do que o *M. haemocanis*.[42] Utilizando o mesmo método de detecção, foi constatada baixa prevalência de infecções caninas por hemoplasma na Suíça.[92] Um estudo fundamentado na PCR convencional em cães criados soltos no Sudão constatou elevada taxa de infecção por hemoplasmas.[37]

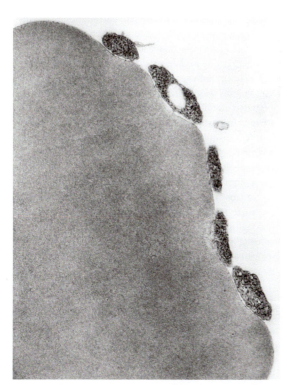

Figura 31.4 Fotomicrografia eletrônica de transmissão de cinco *M. haemofelis* em contato intermitente com o plasmalema de um eritrócito parasitado (17.000×). (Da Referência 73.)

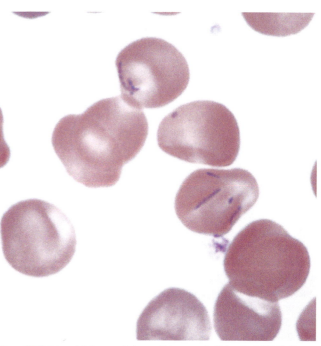

Figura 31.5 Vários eritrócitos parasitados por *M. haemocanis*. (Coloração de Wright-Giemsa, 1.800×.)

Epidemiologia e patogenia

Prevalência da infecção

A comparação de vários estudos que avaliaram a prevalência dos hemoplasmas é problemática, pois as populações de gatos que foram testados são habitualmente muito diferentes. Algumas vezes, a população estudada é constituída por gatos anêmicos, ao passo que, em outros estudos, a população consiste em animais doentes ou enfermos, e, em outros estudos ainda, todos os gatos são testados, independentemente de seu estado de saúde. Além disso, os fatores geográficos e climáticos na pesquisa podem afetar acentuadamente a prevalência.

Utilizando ensaios fundamentados na PCR, pesquisadores nos EUA[38] e na Espanha[15] relataram que cerca de 30% dos gatos anêmicos com suspeita de micoplasmose hemotrópico apresentam resultados positivos para micoplasmas hemotrópicos pela PCR, obtendo resultados positivos para *M. haemofelis* isoladamente ou em associação com "*Candidatus* M. haemominutum" na maioria dos gatos. Além disso, cerca de 14% dos gatos de controle sadios no estudo dos EUA[38] tiveram resultados positivos na PCR para micoplasmas hemotrópicos. Desses gatos sadios com PCR positiva, 19 estavam infectados apenas por "*Candidatus* M. haemominutum", e um deles por ambas as variantes.[38] É necessário cautela na interpretação desses resultados, visto que apenas uma variante foi identificada subsequentemente pela PCR em alguns gatos infectados experimentalmente com ambas as variantes.[93] Em outro estudo conduzido na Espanha, foram encontrados resultados positivos em 3,7% dos gatos para *M. haemofelis* e em 9,9% dos gatos para "*Candidatus* M. haemominutum", enquanto um pequeno número de gatos apresentou infecções combinadas.[70a] Foi encontrada correlação positiva entre a infecção por hemoplasmas e o acesso ao ar livre, a coinfecção pelo vírus da imunodeficiência felina (FIV; do inglês, *feline immunodeficiency virus*) e o sexo masculino. No Canadá, infecções subclínicas por hemoplasmas foram encontradas em 12% de gatos em abrigos e 4% de gatos adquiridos por proprietários; entretanto, não foi constatado nenhum fator de risco correlacionado com a taxa de infecção.[65a] Em um estudo de gatos domésticos no Japão com suspeita de infecção por hemoplasma, 67% tiveram resultados positivos na PCR para *M. haemofelis*, 22% tiveram resultados positivos para *M. haemominutum*, e foi constatada coinfecção em 11%.[91] Na Austrália, as taxas de prevalência de infecção em gatos infestados por pulgas foram de 0,9% para *M. haemofelis* e de 15,3% para "*Candidatus* M. haemominutum".[2a]

Em gatos anêmicos e não anêmicos examinados pela PCR em um hospital universitário veterinário na Costa Oeste dos EUA, a prevalência de infecções por hemoplasmas foi de 16% para "*Candidatus* M. haemominutum", porém apenas de 0,4% para ambos os *M. haemofelis* e o "*Candidatus* M. turicensis". A possibilidade de um quarto hemoplasma em gatos, um microrganismo semelhante ao "M. haematoparvum", foi também identificado em 0,7% dos gatos.[75] Em um estudo com gatos na Inglaterra, menos de 2% dos gatos enfermos (anêmicos ou não anêmicos) e menos de 2% dos gatos sadios estavam infectados por *M. haemofelis*. A prevalência do "*Candidatus* M. haemominutum" foi de cerca de 20% nos gatos enfermos (anêmicos ou não anêmicos); todavia, apenas 8% dos gatos sadios nesse estudo estavam infectados por "*Candidatus* M. haemominutum".[77] Em um estudo de gatos selvagens no norte da Flórida, 8% apresentaram resultados positivos na PCR para *M. haemofelis*, e 12% tiveram resultados positivos para "*Candidatus* M. haemominutum".[55] Semelhante a outros relatos, os machos foram mais comumente infectados do que as fêmeas, e foi constatada correlação positiva entre infecções por micoplasmas hemotrópicos e as infecções por FeLV e iFIV. As infecções por "*Candidatus* M. turicensis" foram comparadas na Suíça, no Reino Unido, nos EUA, na Austrália e na África do Sul.[70a,97] A porcentagem de gatos (clinicamente doentes e sadios) que apresentou resultados positivos na PCR em tempo real foi de 1%, 2,3%, 10% e

26% nesses respectivos países.[96] Em outro estudo, realizado no leste da Austrália, a taxa de prevalência de infecção em gatos infestados por pulgas foi de 0,9%[2a] Na Espanha, a prevalência de infecção em gatos (clinicamente doentes e sadios) foi de 7,9%.[70a]

M. haemocanis foi identificado em cães tanto na América do Norte quanto na Europa. Amostras de sangue de cães residindo no sul da França revelaram que 9,6% estavam infectados por "*Candidatus* M. haematoparvum", enquanto apenas 3,3% apresentaram infecção por *M. haemocanis*. Todavia, na Suíça, apenas 1,2% dos cães apresentou resultados positivos da PCR em tempo real para hemoplasmas caninos. A prevalência na Europa é maior nos países do Mediterrâneo.[96b] Um estudo utilizando a PCR convencional em cães que vivem livremente no Sudão encontrou taxas muito mais altas de infecção por hemoplasmas.[37] Foi postulado que a existência ou não de um vetor apropriado para transmissão dos microrganismos podem explicar essas diferenças.[92]

Gatos

Com base na aparência morfológica dos microrganismos, nos sinais clínicos e nos achados laboratoriais, parece que a maioria das publicações relativas a infecções felinas por micoplasmas hemotrópicos antes de 1998 envolveu *M. haemofelis*. As cepas Florida e Ohio do microrganismo usadas nos estudos experimentais citados neste capítulo demonstraram ser *M. haemofelis* pela PCR e pelo sequenciamento do gene rRNA 16S.[70] Frequentemente, *M. haemofelis* produz anemia e sinais clínicos de doença, enquanto "*Candidatus* M. haemominutum" literalmente resulta em infecções inaparentes e alteração mínima do hematócrito, a não ser que a infecção seja complicada pela infecção pelo vírus da leucemia felina (FeLV; do inglês, *feline leukemia virus*) ou outra doença concomitante.[20,21,23,77,93] A discussão que se segue trata da patogenia da doença associada à infecção por *M. haemofelis*.

Experimentalmente, a infecção por *M. haemofelis* tem sido transmitida por injeção intraperitoneal e intravenosa e pela administração oral de sangue infectado. A disseminação da infecção por artrópodes hematófagos, como as pulgas, é considerada por muitas autoridades como o principal modo de transmissão; entretanto, essa transmissão foi demonstrada experimentalmente em apenas um gato, e a infecção foi transitória, sem quaisquer alterações clínicas ou hematológicas.[98] Foi sugerido que *M. haemofelis* pode ser transmitido de fêmeas com doença clínica para seus filhotes recém-nascidos na ausência de artrópodes vetores. Não se sabe se essa transmissão ocorre *in utero*, durante o parto ou na amamentação, visto que não foram realizados estudos experimentais para examinar esse modo de transmissão. Pode ocorrer transmissão iatrogênica de *M. haemofelis* pela transfusão de sangue de gatos portadores clinicamente sadios.

A gravidade da doença produzida por *M. haemofelis* varia; alguns gatos apresentam anemia discreta e não têm nenhum sinal clínico, enquanto outros exibem acentuada depressão e anemia grave, levando à morte. Para facilitar a nossa compreensão, a doença foi dividida em estágios ou fases pré-parasitêmica, aguda, de recuperação e de portador (Figura 31.6).[33] A fase pré-parasitêmica estende-se, em geral, por cerca de 1 a 3 semanas após a injeção intravenosa. A fase aguda da doença representa o período de tempo entre a primeira e a última parasitemia significativa; geralmente, essa fase dura 1 mês ou mais; todavia, em certas ocasiões, os gatos morrem rapidamente de parasitemia maciça e acentuada diminuição do volume globular (VG) no início da evolução da doença. Em geral, os microrganismos aparecem no sangue de maneira cíclica durante episódios distintos de parasitemia (ver Figura 31.6). O número de microrganismos geralmente aumenta até alcançar o valor máximo durante 1 a 5 dias, sendo essa fase seguida de rápido declínio. O desaparecimento sincronizado dos microrganismos do sangue pode ocorrer em 2 h

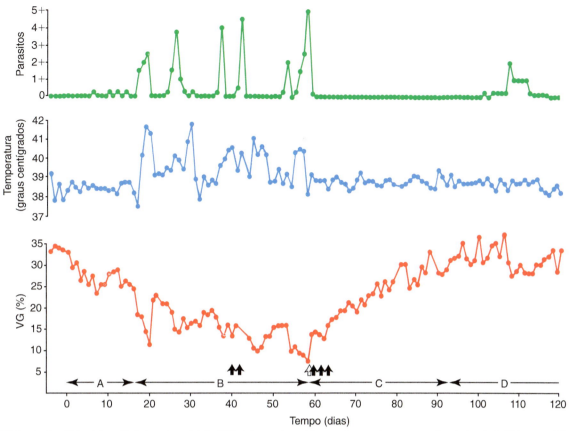

Figura 31.6 Determinações diárias do hematócrito (ou volume globular [VG]), da temperatura retal e parasitos sanguíneos em um gato após inoculação IV de sangue infectado por *M. haemofelis* no dia 0. As *setas cheias* indicam a administração intravenosa de tiacetarsamida sódica (1 mg/kg). A *seta vazia* no dia 60 indica uma transfusão de sangue integral de 25 mℓ IV. As fases da doença estão indicadas por letras e sombreado, em que *A* indica a fase pré-parasitêmica, *B*, a fase aguda, *C*, a fase de recuperação e *D* a fase de portador. (De Referência 33.)

ou menos. São observados poucos ou nenhum microrganismo nos esfregaços sanguíneos durante vários dias após o episódio de parasitemia, embora um pequeno número ainda possa ser detectado no sangue com o uso da PCR.[4,83]

Em muitos casos, observa-se o rápido declínio do VG, seguido de ágil aumento em associação ao aparecimento e desaparecimento de grandes números de microrganismos do sangue. Essas flutuações no VG parecem estar associadas ao sequestro esplênico de eritrócitos parasitados e à liberação posterior de eritrócitos não parasitados. Em outros casos, o VG permanece mais baixo ou continua declinando por um ou mais dias após um episódio de parasitemia, provavelmente em consequência da destruição dos eritrócitos.

Os episódios repetitivos de parasitemia parecem causar lesão progressiva dos eritrócitos e redução do tempo de sobrevida do eritrócito. Parte da lesão dos eritrócitos pode ser causada diretamente pelo microrganismo, porém a lesão imunomediada parece ser mais importante. O teste de Coombs (antiglobulina direta) (37°C) pode fornecer resultados positivos dentro de 1 semana após o primeiro episódio de parasitemia, e o resultado de testes de Coombs geralmente permanece positivo durante o estágio agudo da doença, independentemente da existência de microrganismos. Anticorpos ligados aos eritrócitos, que reagem a 4°C (tanto IgM quanto IgG), apareceram entre 8 e 22 dias após a infecção experimental por *M. haemofelis* e persistiram a 2 a 4 semanas, enquanto anticorpos quentes (37°C) surgiram posteriormente, entre os dias 22 e 29, e persistiram por até 5 semanas.[87] Os autores desse estudo sugeriram que os anticorpos antieritrocitários surgem como sequela à infecção por *M. haemofelis* e/ou hemólise, e não como mediadores da anemia. A fixação dos microrganismos aos eritrócitos expõe antígenos eritrocitários ocultos ou resulta em alteração de antígenos eritrocitários,

com resposta subsequente do hospedeiro, que consiste na produção de anticorpos antieritrocitários. Foram detectados anticorpos específicos contra antígenos do *M. haemofelis* do soro dentro de 14 dias após infecções experimentais.[1] Todavia, deve-se considerar também outro mecanismo possível de lesão imunomediada. Se ocorrer fixação do complemento mediada por anticorpos, a membrana eritrocitária pode ser danificada como "expectador inocente". Todavia, ocorre hemólise intravascular mínima nesse distúrbio. A anemia ocorre principalmente em consequência de eritrofagocitose extravascular por macrófagos no baço, no fígado, nos pulmões e na medula óssea. Diferentemente da infecção por *M. haemofelis*, não foi encontrado nenhum anticorpo frio ou quente ligado a eritrócitos em gatos com infecções por "*Candidatus* M. haemominutum" e "*Candidatus* M. turicensis".[87]

Atuando como filtro rico em linfócitos e macrófagos, o baço é de suma importância na depuração de antígenos particulados transportados pelo sangue e na elaboração de respostas imunológicas específicas a esses antígenos. Os resultados da PCR quantitativa indicam que os tecidos esplênico e pulmonar têm maior quantidade de *M. haemofelis* do que em outros em relação aos níveis sanguíneos.[86] Todavia, a rápida replicação, mais do que a liberação de locais de sequestro, foi considerada como causa dos aumentos cíclicos no número de parasitos.[86] Em outros animais que não o gato, a esplenectomia é geralmente necessária antes que a doença clínica seja produzida pelos vários micoplasmas hemotrópicos específicos de espécies. *M. haemofelis* é removido menos rapidamente em gatos esplenectomizados, que resulta em parasitemia e dura cerca de duas vezes mais que aquela observada em gatos intactos. Todavia, a esplenectomia realizada antes da infecção não parece afetar o período de incubação, nem a gravidade da doença nos gatos. A esplenectomia feita após a recuperação dos gatos resulta em reaparecimento transitório de microrganismos no sangue; todavia, na maioria dos animais, o VG não declina para nível clinicamente significativo.

Sem tratamento, até um terço dos gatos com infecção aguda não complicada por *M. haemofelis* morre em consequência de anemia grave. Os gatos que apresentam uma resposta imune suficiente ao microrganismo e uma resposta regenerativa da medula óssea que compensa a destruição dos eritrócitos recuperam-se da doença. A fase da recuperação – o período que se estende da última parasitemia significativa até a estabilização do VG dentro ou próximo da faixa de referência – frequentemente leva 1 mês ou mais. Nos gatos sem tratamento, os microrganismos são frequentemente observados em baixos números no sangue durante a fase de recuperação, porém não ocorrem habitualmente como episódios distintos de parasitemia.

Os gatos que se recuperam de infecções agudas por *M. haemofelis* permanecem cronicamente infectados por vários meses a anos, senão por toda a vida. Embora um microrganismo extracelular deva ser eliminado por mecanismos imunológicos, foi relatada a existência de microrganismos intactos dentro dos vacúolos fagocitários de macrófagos esplênicos e pulmonares. É possível alguns microrganismos sobreviverem dentro dessas células, o que explicaria o estado cronicamente infectado e indefinido (embora estudos de hibridização *in situ* de um gato infectado, utilizando uma sonda de DNA específica, tenham demonstrado microrganismos apenas nos eritrócitos).[6] Um relato demonstrando a localização intracelular de outra espécie de hemoplasma é integrante, visto que este local também pode proporcionar proteção e responder pelo desenvolvimento de infecção crônica.[25] Os gatos portadores (aqueles com infecções latentes) parecem ser clinicamente sadios. Podem apresentar o VG dentro dos limites de referência ou anemia regenerativa discreta. Observa-se regularmente um baixo número de microrganismos em alguns gatos; todavia, em outros, nenhum microrganismo é visível em esfregaços sanguíneos durante várias semanas. Os gatos portadores parecem estar em estado equilibrado, em que a replicação dos microrganismos é equilibrada pela sua fagocitose e remoção.

M. haemofelis pode constituir um agente oportunista encontrado em gatos sadios, que provoca doença quando o gato é submetido a estresse por outras doenças ou procedimentos cirúrgicos; entretanto, alguns gatos portadores de micoplasmose hemotrópica não apresentam doença predisponente identificável, nem condições de estresse. Abscessos por mordida de gatos parecem constituir o distúrbio mais frequente que precede em algumas semanas o desenvolvimento de micoplasmose hemotrópica.[24] Embora não se tenha dúvida de que um abscesso constitua um fator de estresse, deve-se considerar a possibilidade de transmissão da doença por meio da mordida de gato. Estudos constataram que o *M. haemofelis* não pode ser detectado em amostras de saliva ou glândulas salivares de gatos infectados.[17] Por conseguinte, o contato social e o comportamento de higiene têm pouca probabilidade de resultar em transmissão; todavia, isso não exclui a possibilidade de transmissão por interações agressivas associadas a sangramento, ou talvez, inoculação percutânea de fezes contaminadas de pulgas dos pelos de um gato infectado. Outros fatores associados a maior probabilidade de identificar *M. haemofelis* em esfregaços sanguíneos corados incluem sexo masculino, falta de vacinação, deslocamento dos animais ao ar livre e teste positivo para FeLV e FIV.[24,28]

De interesse particular é a possível inter-relação existente entre *M. haemofelis* e a doença produzida por FeLV. Cerca de 40 a 50% dos gatos com micoplasmose hemotrópica clínica, baseada nos achados microscópicos, são positivos para o FeLV.[24,28,29] O FeLV pode suprimir a resposta imunológica normal a antígenos não relacionados; por conseguinte, essa infecção viral poderia aumentar a suscetibilidade dos gatos à micoplasmose hemotrópica ou converter uma infecção latente por micoplasma hemotrópica em infecção manifesta em

doença clínica. Todavia, foi constatado que, no Brasil, gatos infectados por FeLV correm maior risco de infecção por *M. haemofelis* do que gatos FeLV-negativos.[56]

Estudos experimentais demonstraram que o oposto também pode ocorrer – a infecção por *M. haemofelis* também pode aumentar a suscetibilidade dos gatos à infecção por FeLV.[44] Nos EUA, a infecção de gatos por FeLV e FIV foi associada significativamente à infecção por *M. haemofelis* e pode sustentar essa possível relação.[76] Independente da maneira pela qual as infecções concomitantes ocorrem, a infecção por *M. haemofelis* e por FeLV geralmente resulta em anemia mais grave e sinais clínicos que são observados com a infecção por qualquer um dos agentes isoladamente.[8,28,44] Por outro lado, a infecção concomitante por FIV e por *M. haemofelis* não parece causar anemia mais grave do que a infecção isolada por *M. haemofelis*.[28,68]

Dispõe-se de informações cada vez mais numerosas sobre a patogenia de "*Candidatus* M. haemominutum". A infecção por esse hemoplasma frequentemente não resulta em doença clínica ou anemia significativa e observa-se comumente o estado de portador.[81] É interessante assinalar que pode ocorrer parasitemia substancial, com pouca alteração do VG.[20,75,83,87,93] Todavia, em um estudo, foi demonstrada ligeira redução dos valores do "*Candidatus* M. haemominutum" após infecção experimental por "*Candidatus* M. haemominutum", sugerindo que esse microrganismo pode induzir a destruição dos eritrócitos.[80,81] O número de cópias de DNA dos microrganismos desses gatos com infecção experimental alcançou o máximo em torno de 30 dias, porém não foi observada variação acentuada nem a ocorrência de ciclos no número de microrganismos. Há também relatos de "*Candidatus* M. haemominutum" como única causa identificável de anemia em alguns gatos com infecção natural.[69]

Cofatores podem estar envolvidos na produção de doença clínica na infecção por "*Candidatus* M. haemominutum". Em um estudo, a idade avançada, a exposição ao ambiente, o carcinoma de células escamosas cutâneo e a estomatite foram identificados como fatores de risco para a infecção.[75] Vários estudos mostraram que gatos, tanto de estimação quanto selvagens infectados por FIV, correm maior risco de ter infecção.[55,46,77] Conforme discutido anteriormente para gatos infectados por *M. haemofelis*, os gatos coinfectados por FeLV e "*Candidatus* M. haemominutum" apresentam anemia mais grave do que os gatos que são apenas infectados por "*Candidatus* M. haemominutum".[23] Além disso, o estresse da infecção por "*Candidatus* M. haemominutum" pode induzir o desenvolvimento de doença mieloproliferativa nos gatos infectados por FeLV.[23]

Embora alguns pesquisadores indiquem que a infecção por "*Candidatus* M. haemominutum" seja protetora contra a exposição ao *M. haemofelis* virulento, outros pesquisadores relatam que gatos cronicamente infectados por "*Candidatus* M. haemominutum" não são protegidos contra a infecção por *M. haemofelis*.[21,93] Este último grupo de pesquisadores fornece evidências de que a anemia ocorrendo nas infecções combinadas é mais grave que a que acontece em gatos infectados apenas por *M. haemofelis*. A infecção prévia por uma cepa poderia predispor os gatos a desenvolver respostas imunomediadas intensificadas quando são infectados por uma segunda cepa.[6]

Dispõe-se de informações limitadas sobre a patogenia de "*Candidatus* M. turicensis", hemoplasma singular isolado em uma amostra de sangue coletada de um gato com anemia hemolítica grave.[95] Sua transmissão por inoculação IV a gatos suscetíveis resultou em desenvolvimento de anemia moderada a grave. A parasitemia máxima, medida pela PCR em tempo real, ocorreu 16 a 18 dias após a infecção experimental; todavia, não houve evidências de ciclo definido da carga do hemoplasma. Não foram identificadas inclusões características semelhantes ao hemoplasma nos esfregaços de sangue. Em gatos com infecção natural, o baixo número de cópias de "*Candidatus* M. turicensis" é tipicamente encontrado no sangue.[95] É provável que a eliminação espontânea da infecção por "*Candidatus* M. turicensis" seja possível sem tratamento dos gatos infectados.[95]

"*Candidatus* M. turicensis" também foi detectado na saliva e nas fezes de gatos infectados com o uso de técnicas moleculares.[96] Todavia, a inoculação de saliva hemoplasma-positiva pela via oronasal e subcutânea não resultou em infecção nos gatos receptores.[62] Os estudos realizados sugerem que determinados cofatores, tais como infecção concomitante por FIV, podem aumentar o potencial patogênico desse microrganismo. Infecções por "*Candidatus* M. turicensis" foram frequentemente associadas à coinfecção por outras espécies de hemoplasma, particularmente "*Candidatus* M. haemominutum".[67]

Cães

Foi demonstrada experimentalmente a transmissão de *M. haemocanis* pelo carrapato marrom do cão (*Rhipicephalus sanguineus*).[72] Foi também descrita a ocorrência de transmissão transestadial e transovariana em carrapatos, indicando que o carrapato pode constituir um importante reservatório, bem como um vetor da infecção. A transmissão iatrogênica de *M. haemocanis* por transfusões sanguíneas de cães portadores clinicamente normais também pode ocorrer, porém representa menor problema do que nos gatos, visto que o cão receptor geralmente precisa ser submetido à esplenectomia antes que ocorra doença clinicamente significativa. Foi relatada a ocorrência de micoplasmose hemotrópica que resulta na morte de dois animais de uma ninhada de filhotes de cães de 4 semanas de vida.[31] Estudos experimentais para demonstrar a transmissão a filhotes *in utero* ou por meio da amamentação não tiveram sucesso, porém foram encontradas evidências indiretas de transmissão *in utero*.[47] Foi também relatada a transmissão pela administração oral de sangue infectado.[53]

Descreveu-se que o período pré-patente após a injeção intravenosa de sangue infectado em cães esplenectomizados varia de 1 ou 2 dias a 2 semanas ou mais. Alguns casos foram caracterizados por anemia rapidamente progressiva, associada a parasitemia quase constante. Nesses cães, a morte geralmente ocorre dentro de 1 mês após a inoculação. Em outros cães, o desenvolvimento de anemia é mais gradual, ocorrendo como consequência de episódios repetidos de parasitemia. Em geral, os microrganismos são observados em grandes números no sangue durante 1 semana ou mais, com alguns dias intercalados, durante os quais não se verificam microrganismos. Em geral, são necessários aproximadamente 1 a 2 meses para a ocorrência da diminuição no VG e da concentração de hemoglobina para valores mínimos, e um período igual de tempo é necessário para a sua normalização. Embora a avaliação imunológica dos cães infectados tenha sido limitada, parece que há produção de anticorpos dirigidos contra os eritrócitos.

Em geral, a esplenectomia é necessária antes que ocorra micoplasmose hemotrópica clinicamente significativa em cães.[40,41,46,51,63] Entretanto, foram descritos casos em cães não esplenectomizados com infecções bacterianas, virais e por *Ehrlichia* e *Babesia* concomitantes.[35] A micoplasmose hemotrópica também pode ocorrer em cães aos quais são administrados fármacos imunossupressores,[27] bem como em cães com doença esplênica. Foram observados raros casos de doença aguda em cães com baço intacto, nos quais não havia nenhuma evidência de imunossupressão.

Diferentemente da infecção por *M. haemofelis* em gatos, a maioria dos cães não esplenectomizados infectados por *M. haemocanis* não desenvolve evidências clínicas de doença. Não se tornam anêmicos e não apresentam número suficiente de microrganismos no sangue para serem diagnosticados durante exames de rotina de esfregaços sanguíneos. Há evidências moleculares de que essas infecções crônicas ou latentes por *M. haemocanis* são comuns entre Beagle criados em canil.[40,41] Não foi pesquisado se a transmissão transplacentária é

importante nessa raça ou se a ingestão de sangue por artrópodes ou a suscetibilidade genética podem desempenhar algum papel. Todavia, a infecção crônica por *M. haemocanis* pode afetar ou complicar adversamente os resultados de pesquisa, particularmente quando são utilizados cães dessa raça esplenectomizados criados em canil.

Achados clínicos

Gatos

Os sinais clínicos de infecção por hemoplasma são variáveis e dependem da espécie envolvida. Além disso, o fato de a infecção ser aguda ou crônica e a ocorrência de um processo patológico ou estresse concomitantes podem afetar a gravidade dos sinais clínicos. Diferentemente da infecção aguda por *M. haemofelis*, alguns sinais clínicos podem ser identificados em gatos com infecções subclínicas, e, quando existentes, a anemia é discreta.[63]

Ocorre micoplasmose hemotrópica aguda em gatos de todas as idades. Entre os gatos infectados, os de menor idade têm mais tendência a apresentar doença clínica por *M. haemofelis*.[76a] Vários estudos relataram incidência aumentada em machos adultos, que é atribuída a seu maior comportamento de perambulação e de luta, que resulta em maior exposição a gatos infectados por *M. haemofelis*.[24,28,56] A micoplasmose hemotrópica felina é habitualmente uma doença de gatos individuais, embora múltiplas infecções tenham sido relatadas em residências com vários gatos.[16,63]

Em gatos enfermos com infecção aguda que apresentam anemia grave, os sinais clínicos mais comuns consistem em taquipneia, depressão, fraqueza, anorexia, perda de peso, palidez das mucosas e desidratação.[20,28] Foi também relatada a ocorrência de esplenomegalia, provavelmente associada a destruição extravascular dos eritrócitos e, possivelmente, hematopoese extramedular. Apenas quando a destruição eritrocitária é intensa e ocorre rapidamente, é possível observar icterícia. Conforme assinalado anteriormente, os sinais clínicos dependem do estágio da doença e da velocidade do desenvolvimento da anemia. Quando a anemia se desenvolver gradualmente, o gato pode exibir perda de peso, porém permanecer animado e alerta. Por outro lado, uma acentuada diminuição do VG no início da doença, em associação a parasitemia grave, provoca pouca perda de peso, porém acentuada depressão mental, e ocorrem outros sinais clínicos de anemia. Em geral, a temperatura retal é normal, exceto durante a fase aguda da doença, quando está aumentada aproximadamente 50% do tempo. Podem-se observar temperaturas subnormais em gatos moribundos.

Os sinais clínicos são leves ou ausentes em gatos com infecção experimental apenas por "*Candidatus* M. haemominutum".[20] Algumas vezes, pode ocorrer febre baixa.[93] A infecção por "*Candidatus* M. haemominutum" foi demonstrada mais frequentemente em gatos doentes do que em gatos sadios, porém não se sabe ao certo se os sinais clínicos observados estavam relacionados com a infecção por "*Candidatus* M. haemominutum" ou com outros processos patológicos concomitantes.[77] Em um determinado relato, "*Candidatus* M. haemominutum" constitui a única causa reconhecida de anemia em vários gatos com infecção natural.[69]

O hemoplasma recém-descoberto "*Candidatus* M. turicensis" pode ser patogênico em gatos, causando anemia hemolítica moderada a grave. Relatos iniciais sugerem que os sinais clínicos de infecção são agravados em gatos que apresentam infecção concomitante por FIV ou após a administração de glicocorticoides.[95]

Cães

A não ser que existam também outras doenças, os sinais clínicos raramente são aparentes em cães não esplenectomizados infectados por *M. haemocanis* ou "*Candidatus* M. haematoparvum". Os cães esplenectomizados com infecção experimental por *M. haemocanis* tornam-se apáticos e desenvolvem palidez das mucosas à medida que a anemia progride; entretanto, eles geralmente apresentam temperatura retal e apetite normais. Dentro de 1 semana após a detecção de *M. haematoparvum* no sangue de um cão esplenectomizado com neoplasia linfoide, houve desenvolvimento de anemia regenerativa grave.[74] Todavia, a importância do hemoplasma *versus* a neoplasia linfoide e/ou tratamento com agentes imunossupressores no desenvolvimento da anemia e dos sinais clínicos nesse único relato de casos não é conhecida.

Diagnóstico

Achados clinicolaboratoriais

Gatos

Há *M. haemofelis* apenas em números suficientes para ser facilmente identificado em esfregaços sanguíneos corados em cerca de 50% dos casos durante a fase aguda da doença. O VG está habitualmente abaixo de 20% e, com frequência, abaixo de 10% antes que os sinais clínicos da doença se tornem aparentes para o cliente. O VG nem sempre representa um indicador confiável da massa eritrocitária total em gatos com micoplasmose hemotrópica. Os eritrócitos parasitados, que são principalmente sequestrados no baço e em outros órgãos, podem retornar à circulação geral após a remoção dos microrganismos de sua superfície.

Se o declínio do VG for rápido (menos de 4 dias até a avaliação), o volume corpuscular médio (VCM) pode estar dentro da faixa de referência, com alguns reticulócitos. Todavia, na maioria dos casos, por ocasião em que os sinais clínicos da doença estão aparentes, o gato apresenta anemia regenerativa com policromasia e reticulocitose. Em geral, os eritrócitos são macrocíticos, com VCM acima de 50 fL, e frequentemente hipocrômicos, com concentração de hemoglobina corpuscular média inferior a 31 g/dℓ. Embora a anisocitose, eritrócitos nucleados e quantidades aumentadas de corpúsculos de Howell-Jolly sejam consistentemente observados na circulação durante a fase aguda da micoplasmose hemotrópica felina, esses achados não representam indicadores confiáveis de uma resposta regenerativa à anemia no gato. Os corpúsculos de Howell-Jolly são frequentemente observados em gatos normais, podem aparecer em eritrócitos nucleados em uma ampla variedade de doenças felinas, e foi relatada a ocorrência de anisocitose pronunciada sem policromasia em gatos com doença mieloproliferativa. Em certas ocasiões, gatos com infecções latentes por *M. haemofelis* (portadores) apresentam baixos números de microrganismos visíveis no sangue. O VG flutua com o passar do tempo; pode estar normal ou leve a moderadamente diminuído, porém não abaixo de 20%. Algumas vezes, verifica-se reticulocitose discreta, com policromasia e aumento do VCM.

Tendo em vista a descrição de duas formas morfológicas de reticulócitos em gatos, é importante saber que critérios são utilizados pelo laboratório de referência na contagem de reticulócitos. Ocorrem reticulócitos agregados e uma pequena proporção (0 a 0,4%) dos eritrócitos no sangue de gatos normais. A porcentagem dessa forma correlaciona-se bem com a porcentagem de eritrócitos policromatófilos. Uma proporção maior (até 10%) dos eritrócitos circulantes em gatos normais consiste em reticulócitos pontilhados, que contêm inclusões pontilhadas de ribossomos precipitados. As contagens de reticulócitos não são válidas em amostras de sangue maciçamente parasitado por *M. haemofelis*, visto que os microrganismos também se coram como inclusões azuis com corantes para reticulócitos.

As contagens totais de leucócitos e contagens diferenciais são bastante variáveis e de valor diagnóstico limitado, embora se possa observar aumento da reatividade dos monócitos.[20,28,89] Pode-se obser-

var a ocorrência de eritrofagocitose com monócitos ou macrófagos quando o esfregaço sanguíneo é examinado com baixo aumento. As contagens de plaqueta estão habitualmente dentro da faixa de referência.

A fagocitose dos eritrócitos por células mononucleares na circulação parece ocorrer em consequência da existência de anticorpos, complemento ou ambos na superfície dos eritrócitos. Frequentemente é observada a ocorrência de autoaglutinação em amostras de sangue refrigeradas nos estágios iniciais de micoplasmose hemotrópica aguda;[99] todavia, o significado clínico dessas crioaglutininas IgM não está bem esclarecido.[11] Os resultados do teste de Coombs (37°C) são frequentemente positivos por ocasião em que o paciente chega para avaliação diagnóstica. Em concordância com os achados prévios, todos os gatos com infecção experimental por *M. haemofelis* em um estudo apresentaram autoaglutinação persistente dos eritrócitos lavados ou teste de Coombs positivo em algum momento de sua avaliação clínica. Entretanto, nenhum dos gatos com infecção experimental por "*Candidatus* M. haemominutum" ou por "*Candidatus* M. turicensis" apresentou resultados positivos no teste de Coombs.[87]

A razão entre medula óssea mieloide e eritroide (M:E) está dentro dos limites de referência nos estágios iniciais da doença causada pela infecção por *M. haemofelis*, porém está geralmente diminuída em estágio posterior da doença. A hiperplasia eritroide manifesta-se não apenas por aumento no número total de células eritroides, mas também pela proporção aumentada de formas imaturas. Frequentemente é verificada a ocorrência de eritrofagocitose leve a pronunciada por macrófagos.

O plasma ictérico não é consistentemente observado na micoplasmose hemotrópica felina, mas pode ocorrer dentro de 1 a 2 dias após rápido declínio do VG. O índice de icterícia e a concentração plasmática de bilirrubina nem sempre estão aumentados após reduções rápidas do VG, provavelmente devido ao fato de que os eritrócitos podem ser sequestrados em capilares e espaços vasculares dentro do baço, sem ser destruídos. As concentrações de proteínas plasmáticas estão habitualmente dentro da faixa de referência (6 a 8 g/dℓ), porém podem estar aumentadas em alguns gatos. As afinidades da alanina aminotransferase e aspartato aminotransferase no soro estão, com frequência, levemente aumentadas.[28] Esses aumentos podem ser atribuídos à hipoxia hepática em consequência à anemia ou à lipidose hepática secundária à anorexia. As concentrações séricas de ureia podem estar leve a moderadamente aumentadas, sem elevação concomitante na concentração sérica de creatinina.[28] Acredita-se que as concentrações séricas elevadas de ureia sejam pré-renais, secundariamente à desidratação. Os gatos moribundos podem apresentar hipoglicemia.

Os gatos infectados por "*Candidatus* M. haemominutum" podem apresentar anemia regenerativa leve ou achados hematológicos normais.[69,77] Evidências preliminares sugerem que a infecção aguda por "*Candidatus* M. turicensis" pode ser patogênica, causando anemia hemolítica moderada a grave. Em um estudo conduzido no Reino Unido, não foi constatada nenhuma associação entre a infecção por hemoplasma e a anemia Coombs-positiva em gatos.[85a]

Cães

Há *M. haemocanis* habitualmente quando evidências clínicas de anemia causada por micoplasmose hemotrópica são reconhecidas em cães. Embora a anemia possa variar de leve a grave em estudos de cães com esplenectomia experimental, o VG geralmente tem sido inferior a 20% antes da observação dos sinais clínicos de micoplasmose hemotrópica. Os microrganismos podem ser encontrados incidentalmente durante a triagem hematológica, quando o animal é examinado no início da doença, devido a sinais clínicos atribuíveis a outros distúrbios concomitantes.

Na maioria dos casos, transcorre tempo suficiente entre o desenvolvimento de anemia e o reconhecimento inicial da doença para que haja evidências, no sangue periférico, de uma resposta regenerativa da medula óssea à anemia. Os achados hematológicos incluem reticulocitose com aumento da policromasia e anisocitose, eritrócitos nucleados circulantes e corpúsculos de Howell-Jolly frequentes. A macrocitose leva mais tempo para se desenvolver e, portanto, pode não estar presente quando o animal é inicialmente examinado pelo veterinário.

Não há nenhuma anormalidade consistente do leucograma na micoplasmose hemotrópica canina. Nos casos não complicados, não se observam plasma ictérico nem hemoglobinemia; entretanto, pode ocorrer bilirrubinúria substancial.[63] Em alguns animais, ocorre esferocitose, e obtém-se o teste de Coombs positivo. Todavia, em um estudo envolvendo cães do Reino Unido, as infecções por hemoplasma não foram associadas a anemia com teste de Coombs positivo.[90a] Os cães com infecções latentes geralmente apresentam hemogramas dentro dos limites de referência.[40,41]

Detecção do microrganismo e de ácido nucleico

Gatos

Para identificar micoplasmas hemotrópicos, são necessários esfregaços sanguíneos finos e bem corados, sem artefatos causados por secagem ou fixação inadequados ou por precipitação de corante. Numerosos corantes para sangue do tipo Romanowsky (p. ex., Wright-Giemsa) podem ser usados, embora seja difícil identificar baixos números de microrganismos utilizando esse tipo de corante. Os esfregaços de sangue devem ser examinados antes que o tratamento seja instituído, visto que os microrganismos estão ausentes em gatos durante o tratamento com tetraciclinas. Os microrganismos podem se desprender dos eritrócitos durante a conservação em EDTA, sendo aconselhável preparar os esfregaços de sangue o mais rápido possível após a coleta da amostra.[1] O clínico deve ser capaz de diferenciar os micoplasmas hemotrópicos de corante precipitado, artefatos de secagem, corpúsculos de Howell-Jolly, pontilhado basofílico, inclusões sideróticas e parasitos *Cytauxzoon*, que são pequenos protozoários com um núcleo e citoplasma (Tabela 31.2, ver Capítulo 75).[32] Preparações a fresco com novo azul de metileno e corantes para reticulócitos não devem ser usados para o diagnóstico de infecções por micoplasma hemotrópico, visto que até mesmo os gatos normais apresentam 10% de reticulócitos pontilhados, e o material ribossômico precipitado nos reticulócitos não pode ser precisamente diferenciado dos micoplasmas hemotrópicos.

Em virtude da natureza cíclica da parasitemia, a ausência de *M. haemofelis* em esfregaços sanguíneos não exclui o diagnóstico de micoplasmose hemotrópica. A infecção por *M. haemofelis* é sugerida se houver anemia regenerativa com teste de Coombs positivo, autoaglutinação em amostras de sangue refrigeradas ou eritrofagocitose por monócitos no sangue circulante. Todavia, é preciso considerar também outros hemoplasmas e doenças, como a anemia hemolítica autoimune primária.

"*Candidatus* M. haemominutum" raramente é observado no sangue e, quando existente, é difícil identificá-lo com certeza, devido a seu tamanho muito pequeno.[23,93] Por outro lado, "*Candidatus* M. turicensis" não tem sido identificado conclusivamente em esfregaços de sangue.

Foram desenvolvidos ensaios fundamentados em PCR para felinos altamente sensíveis, que são capazes de detectar micoplasmas hemotrópicos no sangue quando o número desses microrganismos é muito pequeno para estabelecer o diagnóstico a partir de esfregaços sanguíneos corados. Foram desenvolvidos ensaios de PCR convencionais para detectar *M. haemofelis*[5,38,58] e "*Candidatus* M. haemominutum",[20] bem como outro para "*Candidatus* M. turicensis". Existem também ensaios de PCR em tempo real para detectar e quantificar cada uma das espécies de hemoplasma em gatos.[75,82,97]

Utilizando a PCR quantitativa competitiva, foi estabelecida a possibilidade de detectar cerca de 50 cópias de DNA de *M. haemofelis* (~ microrganismos) por PCR.[14] Utilizando o método de PCR com SYBR Green, foi relatado um limite de detecção mais baixo que 1 a 10 cópias de DNA, e foi possível determinar a espécie com análise com curvas de dispersão.[96a] Foram desenvolvidos *primers* específicos para PCR, com o objetivo de diferenciar as infecções por *M. haemofelis* daquelas por "*Candidatus* M. haemominutum" em gatos com base em produtos de DNA amplificados.[20,38,93] Os resultados da PCR foram positivos dentro de 4 a 15 dias após infecções experimentais com micoplasmas hemotrópicos, e os resultados permaneceram positivos até a instituição de tratamento antibacteriano apropriado.[18,20,93] Os resultados da PCR foram geralmente negativos durante o tratamento com agentes antibacterianos, porém a maioria dos gatos exibiu novamente resultados positivos entre 3 dias e 5 semanas após a interrupção do tratamento, embora um pequeno número de animais tenha apresentado resultados negativos por até 6 meses após o tratamento.[4,9,18,20] Utilizando a PCR quantitativa, foi constatado que a concentração de DNA de *M. haemofelis* no sangue é inversamente proporcional ao VG dos gatos infectados.[52,79]

O diagnóstico é habitualmente estabelecido pela observação dos microrganismos em esfregaços sanguíneos ou por detecção com PCR. Todavia, foi desenvolvido um ensaio imunoabsorvente ligado a enzima (ELISA; do inglês, *enzyme-linked immunosorbent assay*) com base em antígeno recombinante, fundamentado em uma proteína imunodominante para detectar anticorpos séricos divididos contra hemoplasmas felinos.[66a,97a] Os resultados do teste foram

---

Tabela 31.2	Imprecisões citológicas na detecção de micoplasmas hemotrópicos em gatos.	
Motivos	**Aspecto**	**Solução**
Falso-positivos		
Corante precipitado	Acima do plano focal, maiores e de consistência mais densa, tamanho variável	Usar corante recentemente filtrado
Artefatos de secagem	Bordas irregulares, refração na focagem	Efetuar esfregaços finos, secar rapidamente
Corpúsculos de Howell-Jolly	Remanescentes nucleares de tamanho maior (1 a 2 mm)	Nenhuma
Inclusões sideróticas	Focais finas, grânulos de coloração azul	Positivas na coloração com azul da Prússia
Falso-negativos		
Parasitemia transitória	Ausência de microrganismos, apesar da anemia regenerativa	Ensaio com PCR
Quantidade excessiva ou tempo de exposição ao EDTA	Ausência de microrganismos, apesar da anemia regenerativa	Nova amostra de sangue, esfregaços frescos, heparina ou ausência de anticoagulante

EDTA, Etilenodiaminotetracético; *PCR*, reação em cadeia da polimerase.

positivos em gatos infectados por *M. haemofelis*, "*Candidatus* M. haemominutum" e "*Candidatus* M. turicensis", mas não nos gatos não infectados.

Independentemente de o diagnóstico ser estabelecido pela identificação de microrganismos de esfregaços sanguíneos ou por ensaios baseados na PCR, o significado das infecções por hemoplasmas hemotrópicos deve ser interpretado à luz dos achados hematológicos e clínicos. A mera existência de micoplasmas hemotrópicos no sangue não indica necessariamente que a doença clínica foi produzida por esse agente, visto que esses microrganismos podem ser observados incidentalmente em gatos portadores de outras doenças. Por outro lado, mesmo quando a anemia parece ser arregenerativa, o clínico não deve desconsiderar automaticamente a importância desses microrganismos nos gatos. Se houver uma diminuição acentuada do VG após a infecção, o gato pode apresentar depressão e anemia durante vários dias antes do aparecimento de uma resposta regenerativa substancial da medula óssea no sangue periférico. Entretanto, anemia arregenerativa persistente deve levar o clínico a pesquisar outras causas de anemia, como infecções por FeLV e FIV.

Os ensaios com base na PCR têm sido benéficos na avaliação de gatos clinicamente sadios submetidos a triagem para doadores de sangue ou para entrada em colônias livres em patógenos específicos. Em uma declaração de consenso do American College of Veterinary Internal Medicine, foi recomendada a triagem de todos os gatos doadores de sangue para a existência de hemoplasmas.[90] Embora não explicitamente declarado, o teste de escolha é a PCR, visto que é mais sensível do que a microscopia. Gatos em abrigos comunitários, gatos de rua e gatos com exposição a pulgas, e que foram submetidos a triagem para doação de sangue por PCR, apresentaram a maior prevalência de infecção.[26] Foi constatado que o sangue infectado conservado em solução anticoagulante CPDA-1 é capaz de transmitir hemoplasmas a gatos virgens de exposição a esses microrganismos – o sangue infectado por *M. haemofelis* foi infeccioso durante apenas uma hora após a sua conservação, enquanto o sangue contaminado por "*Candidatus* M. haemominutum" ainda foi capaz de transmitir a infecção depois de 1 semana.[22] O teste fundamentado na PCR também demonstrou ser valioso em estudos epidemiológicos avaliando a variedade e a prevalência de infecção em populações de gatos.

Cães

Com base nas informações atuais, aparentemente o *M. haemocanis* pode ser identificado no sangue de cães com micoplasmose hemotrópica clinicamente significativa, embora os microrganismos possam ser escassos e difíceis de detectar. À semelhança dos gatos, o clínico deve ser capaz de diferenciar os microrganismos de artefato de coloração, pontilhado basofílico e corpúsculos de Howell-Jolly. O critério de maior utilidade consiste na tendência do *M. haemocanis* a formar cadeias de microrganismos através da superfície do eritrócito. Os corpúsculos cocoides de *Candidatus* M. haematoparvum que medem cerca de 0,3 μm de diâmetro podem facilmente ser omitidos. Em geral, ocorrem isoladamente, com 1 a 4 cocos por eritrócitos, ou em duplas; todavia, não foram descritos formatos em anel, nem cadeias.[74] Os esfregaços de sangue devem ser inspecionados cuidadosamente se houver desenvolvimento de anemia ou se ela se tornar grave em um cão após esplenectomia.

Foram desenvolvidos ensaios com base na PCR para identificar infecções por *M. haemocanis*.[7,10] Esses ensaios parecem ser sensíveis o suficiente para identificar animais com infecções subclínicas.[40,41] Foram também desenvolvidos métodos de PCR quantitativa para infecções por *M. haemocanis* e "*Candidatus* M. haematoparvum".[2]

Achados patológicos

Os achados macroscópicos à necropsia em gatos incluem palidez dos tecidos em todos os casos, emaciação em aproximadamente 75% dos gatos, esplenomegalia discreta a acentuada em cerca de 50% e icterícia leve a moderada.

Os achados histológicos anormais são variáveis e incluem hiperplasia eritroide e, algumas vezes, mieloide da medula óssea e congestão passiva, hematopoese extramedular, hiperplasia folicular, eritrofagocitose e aumento da hemossiderina no baço. Em alguns casos, verificam-se degeneração gordurosa e necrose centrilobular do fígado.

Os achados de necropsia na micoplasmose hemotrópica canina não foram detalhadamente descritos. O sangue aparece aquoso e há palidez dos tecidos. A medula óssea é vermelha e gelatinosa. Pode haver hiperplasia do sistema fagocítico mononuclear.

Tratamento

Gatos

O tratamento com agentes antimicrobianos diminui ou elimina a parasitemia visível, porém não elimina o microrganismo do corpo. Embora se tenha demonstrado que a doxiciclina, o enrofloxacino e o marbofloxacino reduzem os sinais clínicos e a carga de microrganismos em gatos infectados, os esquemas de tratamento com esses fármacos antibacterianos não demonstraram eliminar consistentemente os hemoplasmas infecciosos.*

O tratamento de gatos infectados por *M. haemofelis* com pradofloxacino, uma fluoroquinolona, pode resultar em eliminação a longo prazo mais eficaz dos microrganismos do que a doxiciclina.[19] A doxiciclina (10 mg/kg, por via oral [VO], diariamente) ou os antibacterianos tetraciclina/oxitetraciclina devem ser administrados durante 3 semanas (Tabela 31.3). Infelizmente, as tetraciclinas podem produzir febre, evidências de doença gastrintestinal (p. ex., estenose esofágica) ou ambas em gatos.[57] Os achados preliminares indicam que o enrofloxacino (5 mg/kg VO, 1 vez/dia), durante 2 semanas pode constituir uma alternativa eficaz para gatos que não toleram a tetraciclina como tratamento antibacteriano.[18,84,94] Doses mais altas de enrofloxacino não são recomendadas, devido ao risco de degeneração da retina e cegueira. Foi também constatado que o uso do marbofloxacino (2 mg/kg VO, diariamente) constitui um tratamento eficaz para *M. haemofelis*; todavia, apresentou efeito bem menos pronunciado em gatos infectados por "*Candidatus* M. haemominutum".[80,81] A azitromicina ou o dipropionato de imidocarbe não são eficazes no tratamento de infecções por hemoplasmas hemotrópicos em gatos.[49,93] O cloranfenicol foi anteriormente recomendado para o tratamento de infecções por *M. haemofelis*; entretanto, não deve ser usado para esse propósito, visto que provoca hipoplasia eritroide dependente da dose na medula óssea dos gatos tratados.[32] Dispõe-se de poucos ou nenhum dado sobre o uso de antibacterianos para o tratamento da infecção por "*Candidatus* M. turicensis".

Os glicocorticoides como a prednisolona (1 a 2 mg/kg VO, a cada 12 h), podem ser administrados a animais com anemia grave, para diminuir a eritrofagocitose. A dose de glicocorticoides deve ser gradualmente diminuída com o aumento do VG. São necessárias transfusões de sangue quando a anemia é considerada potencialmente fatal. Recomenda-se o uso de líquidos intravenosos contendo glicose para animais moribundos.

Os animais tratados e não tratados, que se recuperam de infecções por *M. haemofelis*, geralmente permanecem portadores, porém raramente sofrem recidiva com doença clínica, visto que o

---

*Referências 4, 5, 18, 20, 80, 81.

Tabela 31.3	Dosagens de fármacos para micoplasmose hemotrópica canina e felina.				
Fármaco[a]	**Espécie**	**Dose[b] (mg/kg)**	**Via**	**Intervalo (horas)**	**Duração (dias)**
Tetraciclina ou Oxitetraciclina	Cão	20	VO, IV	8	21
	Cão	7,5 a 10	VO, IV	12	21
Doxiciclina	Cão	10	VO	24	21
Doxiciclina	Gato	5	VO	12	21
Enrofloxacino	Gato	5 a 10[c]	VO	24	14
Pradofloxacino	Gato	5	VO	24	14[d]
Marbofloxacino	Gato	2,75	VO	24	28[e]
Prednisolona[f]	Cão, gato	1 a 2	VO	12	quando necessário

IV, intravenosa; *VO*, por via oral.
[a] Ver *Formulário de fármacos,* no Apêndice, para informações adicionais sobre esses fármacos.
[b] Dose por administração com intervalo especificado.
[c] Recomendação baseada em estudo de eficácia na infecção por *Mycoplasma haemofelis* em gatos.[50,84] Entretanto, as doses em nível de > 5 mg/kg/dia podem causar retinotoxicidade em gatos e devem ser usadas com cautela ou substituídos por outros fármacos. Os cães podem ser tratados com a mesma dose, com base em observações de um caso relatado.[35a]
[d] Referência 19; ver o texto para eficácia relatada.
[e] Referências 37a, 80, 81; ver texto para eficácia relatada.
[f] O valor dos glicocorticoides não é confirmado. Gatos com doença experimental responderam ao tratamento com tetraciclinas isoladamente.

VG retorna aos valores de referência.[4,23,34] Após imunossupressão com glicocorticoides, os microrganismos ainda podem ser detectados pela PCR.[4]

Cães

Os estudos experimentais que avaliaram o tratamento para a micoplasmose hemotrópica canina têm sido limitados. A PCR quantitativa foi usada para monitorar o curso do tratamento em um cão esplenectomizado.[35a] O número de cópias de DNA permaneceu alto durante todo o tratamento, diminuiu apenas depois de 11 meses de tratamento, em associação com a melhora clínica e hematológica. O microrganismo nunca foi eliminado da circulação durante o tratamento. Devem-se administrar transfusões de sangue quando a anemia é considerada potencialmente fatal. Foi relatada a eficácia das tetraciclinas administradas por via oral no tratamento das infecções por *M. haemocanis* (ver Tabela 31.3). Os cães que se recuperam de micoplasmose hemotrópica provavelmente apresentam infecções latentes. Não se dispõe de dados sobre a necessidade ou a eficácia do tratamento da infecção por "*Candidatus* M. haematoparvum" em cães.

Prevenção

Recomenda-se a eliminação dos artrópodes hematófagos dos cães e dos gatos, visto que eles podem transmitir doenças infecciosas, incluindo micoplasmose hemotrópica. A transmissão iatrogênica de *M. haemocanis* em cães habitualmente só é problemática se o receptor foi submetido a esplenectomia. A transmissão iatrogênica provavelmente pode ser prevenida em gatos e cães por meio de teste dos doadores de sangue, utilizando testes fundamentados na PCR.

Considerações de saúde pública

Foram observados microrganismos hemotrópicos que se assemelham aos dos cães e dos gatos por meio de exame citológico do sangue de pacientes humanos imunocomprometidos durante muitos anos. Entretanto, antes do advento dos métodos genéticos moleculares, não era possível confirmar as infecções por esses microrganismos não cultiváveis. Com o uso da PCR, foi detectada a coinfecção pelo vírus da imunodeficiência humana (HIV; do inglês, *human immunodeficiency virus*), *Bartonella henselae* e *M. haemofelis* em um homem imunocomprometido no Brasil.[17a] Foi constatada uma coinfecção por *B. henselae* e microrganismo semelhante à *Mycoplasma ovis*[75a] em um veterinário do Texas. *Mycoplasma suis* foi detectado em pessoas que trabalham em fazendas com suínos em Xangai, China.[98a] Esses casos sugerem transmissão por vetores, mordidas ou arranhaduras ou a manipulação do sangue de animais pode levar à infecção por hemoplasmas animais em seres humanos, particularmente indivíduos imunocomprometidos. Por conseguinte, é preciso ter precauções para reduzir o risco de transmissão nessas circunstâncias. Ver o Capítulo 99 para mais detalhes sobre a prevenção de zoonoses em seres humanos imunocomprometidos.

Capítulo 32

Infecções Causadas por Micoplasmas Não Hemotrópicos, Ureaplasma e Forma L

Craig E. Greene e Victoria J. Chalker

Infecções causadas por micoplasmas não hemotrópicos e ureaplasma

Etiologia

Os micoplasmas, os menores microrganismos de vida livre, são procariontes da classe Mollicutes, atualmente divididos nos tipos hemotrópicos e não hemotrópicos. Apenas os não hemotrópicos serão descritos neste capítulo; os hemotrópicos foram discutidos no Capítulo 31, *Micoplasmose Hemotrópica | Hemobartonelose*. O genoma dos micoplasmas é incrivelmente pequeno (de 606 a 1.650 kb no caso dos micoplasmas caninos[16]), com células em replicação tão pequenas como de 300 nm e uma molécula de DNA que expressa apenas 480 genes (Figura 32.1). Embora um genoma desse tamanho seja grande o suficiente para existência extracelular, acaba restringindo a capacidade metabólica. Portanto, para sua nutrição, os micoplasmas dependem de ambiente rico em nutrientes encontrados nas mucosas dos tratos respiratório e urogenital de seus hospedeiros. A ausência de uma parede celular rígida e protetora torna os micoplasmas frágeis fora do hospedeiro, mas confere resistência à lisozima e a antibacterianos que inibem a parede celular, como a penicilina, a cefalosporina, a vancomicina e a bacitracina. Os micoplasmas de animais sobrevivem por períodos variáveis fora do hospedeiro, dependendo da espécie, da quantidade de umidade e da temperatura.[78] Em condições secas, a maioria é estável a 4°C, mas muitos são instáveis em temperaturas mais elevadas. A estabilidade é influenciada pelo pH, sendo os micoplasmas mais estáveis a 7,5 que a 6,5. A existência de matéria orgânica tais como tecidos ou líquidos corporais do hospedeiro ajuda a preservar os micoplasmas. O tempo de sobrevida varia entre as espécies, mas algumas podem sobreviver por 50 a 150 dias a 4°C em meios líquidos e de 7 a 14 dias em condições secas a 30°C.[53] Em meios líquidos, ou seja, congelados (mesmo a –70°C), a estabilidade dos micoplasmas é imprevisível, com uma perda acentuada de organismos viáveis durante 10 anos ou mais. Os ureaplasmas sobrevivem em meios líquidos por menos de 14 dias a 4°C. No entanto, quando liofilizados, micoplasmas e ureaplasmas sobrevivem por 10 anos ou mais se armazenados às temperaturas ambientes (22°C), 4°C ou –70°C.[33]

Apesar de seu genoma limitado, os micoplasmas têm uma acentuada capacidade de alteração genética, o que lhes possibilita variar a expressão das principais proteínas antigênicas de superfície como meio de evitar a vigilância imune do hospedeiro. Estudos genéticos de micoplasmas de animais e pessoas mostraram que a preferência pelo hospedeiro não corresponde à proximidade filogenética,[9] sugerindo que podem ter ocorrido trocas para outros hospedeiros várias vezes durante a evolução dos micoplasmas.

Os micoplasmas não hemotrópicos dos gêneros *Mycoplasma*, *Ureaplasma* e *Acholeplasma* estão representados na flora natural das mucosas de cães e gatos (Tabela 32.1). Neste capítulo, o termo *micoplasma* refere-se a qualquer desses organismos não hemotrópicos. Os ureaplasmas requerem ureia para fermentação e, portanto, têm uma preferência adaptativa pelas mucosas geniturinárias. Foram descritos números limitados de espécies de *Ureaplasma* e algumas foram isoladas de animais e seres humanos junto com os processos mórbidos, mas provou-se que poucos são indiscutivelmente patogênicos. Na Tabela 32.1 há uma lista de doenças de cães e gatos em que os micoplasmas podem ser os fatores causais. Na maioria das vezes, essas doenças envolvem a inflamação de superfícies mucosas ou serosas dos tratos respiratório e urogenital, articulações, glândulas mamárias e conjuntivas. Geralmente a disseminação sistêmica envolve imunossupressão, mas, como resultado de mordidas ou arranhões, é possível que ocorra a inoculação direta de organismos das mucosas em tecidos profundos de animais imunocompetentes nos demais aspectos.

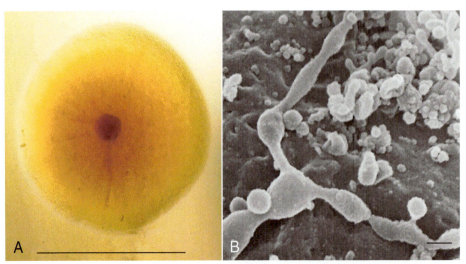

Figura 32.1 A. Colônias de micoplasmas com 4 dias de crescimento em substrato sólido e vista ao microscópio em corte (barra correspondente a 1 mm). **B.** Microfotografia eletrônica de micoplasmas colonizando a superfície de células epiteliais (barra correspondente a 200 μm). (Cortesia de V. Bermudez, Ontario Veterinary College, Guelph, Ontário, Canadá.)

Tabela 32.1	Espécies de *Mycoplasma*, *Acholeplasma* e *Ureaplasma* isolados de cães e gatos.		
Situação	**Cães**		**Gatos**
Trato respiratório superior (orofaringe, nasofaringe, laringe) de animais clinicamente sadios	*M. arginini*, *M. canis*, *M. cynos*, *M. edwardii*, *M. felis*, *M. feliminutum*, *M. gateae*, *M. maculosum*, *M. molare*, *M. opalescens*, *M. spumans*, *Mycoplasma* spp. HRC 689 e VJC358 não classificados, *Ureaplasma* spp., *U. canigenitalum*[19,85]		*Acholeplasma* spp., *M. arginini*, *M. arthritidis*, *M. feliminutum*, *M. felis*, *M. gallisepticum*, *M. gateae*, *M. pulmonis*, *Ureaplasma* spp.,[84] *U. cati*, *U. felinum*[40]
Trato respiratório inferior (pulmão e secreções traqueobrônquicas) de animais clinicamente sadios	*M. arginini*, *M. canis*, *M. cynos*, *M. edwardii*, *M. felis*, *M. maculosum*, *M. spumans*, *Ureaplasma* spp., *Mycoplasma* sp. HRC 689 não classificado[19]		*M. felis*, *M. gateae*[82,84]
Trato respiratório inferior de animais com pneumonia	*M. arginini*, *M. bovigenitalium*, *M. canis*, *M. cynos*, *M. edwardii*, *M. feliminutum*, *M. gateae*, *M. maculosum*, *M. spumans*, *Mycoplasma* spp. HRC 689 e VJC358 não classificados, *Ureaplasma* spp.[19,47,57,85]		*M. arginini*, *M. felis*[20,77]
Abscesso pleuropulmonar	NR		*Mycoplasma* spp.[37,69,104]
Conjuntiva de animais sadios	*M. bovigenitalium*, *M. canis*, *M. cynos*, *M. spumans*[13,16]		Nenhum[39,68]
Conjuntivite[a]	NR		*M. felis*,[39,44a,79] *Mycoplasma* spp.,[68] *M. canadense*,[41a] *M. lipophilum*,[41a] *M. hypopharyngis*,[41a] *M. cynos*[41a]
Cavidade peritoneal	NR		NR
Artrite	*M. spumans*,[4] *M. edwardii*[101]		*M. gateae*,[76,111] *M. felis*[67]
Trato genital	*A. laidlawii*, *M. bovigenitalium*, *M. canis*, *M. cynos*, *M. edwardii*, *M. feliminutum*, *M. gateae*, *M. maculosum*, *M. molare*, *M. opalescens*, *M. spumans*, *Ureaplasma canigenitalum*, *Mycoplasma* sp. HRC 689 não classificado, *Mycoplasma* spp.[62,65]		*M. felis*, *M. gateae*, *Ureaplasma* spp.[11]
Urina	*M. canis*, *M. spumans*, *M. cynos*[48,62]		NR
Epidídimo-orquite	*M. canis*[62]		NR
Meningoencefalite	*M. edwardii*[46a]		NR
Abscessos	NR		Organismos similares a micoplasmas: mordidas de gatos,[b] *M. canis*, *M. spumans*, mordidas caninas[104]

NR, não relatados.
[a] Alguns desses organismos foram identificados em amostras clínicas pela reação em cadeia da polimerase diretamente, e não por isolamento.[41a,44a]
[b] Pode ser que representem infecções pela forma L.

Estudos em infecções experimentais por micoplasmas em camundongos demonstraram que a resposta de IgA é um fator primário na resistência a infecções do trato respiratório.[44] A geração dessa resposta foi mais bem induzida pela administração intrarrespiratória, mas não parenteral, do antígeno de *Mycoplasma*. O acréscimo da toxina da cólera como adjuvante foi benéfico no sentido de fornecer imunidade protetora. Os micoplasmas também podem induzir respostas de células T que tanto trazem benefícios como consequências imunológicas adversas. O aumento de citocinas promove depuração antimicrobiana e acentua a lesão tecidual. Os produtos dos micoplasmas podem agir como superantígenos, capazes de estimular doenças crônicas imunomediadas tal como a artrite reumatoide. Foi encontrada sialidase, um fator de virulência bacteriana, em algumas espécies de micoplasmas infectando cães.[71] Além disso, alguns micoplasmas podem tornar-se intracelulares, resultando em infecções persistentes crônicas.

O DNA dos micoplasmas foi identificado por métodos da reação em cadeia da polimerase (PCR; do inglês, *polymerase chain reaction*) em vacinas veterinárias de vírus vivo, mas nenhum organismo viável foi cultivado.[58] Presume-se que a contaminação durante sua produção tenha sido a causa. Os micoplasmas são contaminantes comuns de sistemas de cultura de células em muitos laboratórios.

Achados clínicos

Infecções oculares

Gatos. O *Mycoplasma felis* é considerado um patógeno significativo na conjuntivite de gatos. Por exemplo, em gatos com doença ocular de dois laboratórios no Canadá, as taxas de identificação de *Mycoplasma* spp. em *swabs* de córnea ou conjuntiva (11 e 27%) ultrapassaram as do herpes-vírus felino 1 (4 e 21%) e de *Chlamydophila felis* (2 e 17%).[96a] A inoculação experimental de micoplasma resultou em conjuntivite apenas quando os gatos eram jovens ou se usou uma grande quantidade de inóculo. Em geral, ocorre conjuntivite observada espontaneamente quando gatos infectados são abrigados em grupos e a desenvolvem logo após o desmame, com perda da imunidade materna. A taxa de prevalência de *M. felis*, conforme detectada por PCR ou cultivo, em *swabs* de conjuntiva de gatos com conjuntivite foi de 9,6 ou 25%, respectivamente, mais alta que as taxas respectivas de 2,3 ou 0% encontradas em gatos clinicamente sadios correspondentes.[39,68] Resultados desse tipo de gatos com e sem conjuntivite felina são compatíveis com o papel potencial desse agente. Os sinais clínicos de conjuntivite por micoplasma foram descritos como corrimento seroso, seguido por exsudato mucoide e viscoso. Inicialmente, a conjuntiva está hiperêmica e edematosa, depois fica endurecida. Os gatos não tratados podem exibir sinais por até 60 dias, mas em geral a córnea não é envolvida. Entretanto, isolou-se *M. felis* ou *Mycoplasma gateae* de gatos com queratite estromática ulcerativa ou ceratomalacia ou ambas. Embora não se acredite que os micoplasmas sejam patógenos primários, as lesões oculares só melhoraram após o uso de antimicrobianos específicos para micoplasma.[35] Os micoplasmas não foram associados a sequestro da córnea em felinos.[25] Alguns laboratórios dispõem de testes comerciais de PCR para a detecção de *M. felis*.

Cães. Foram isolados *Mycoplasma canis*, *Mycoplasma bovigenitalium* e *Mycoplasma cynos* da conjuntiva de cães.[13,87,88] O *M. canis* foi a espécie isolada mais frequentemente, mas não se demonstrou uma ligação conclusiva com a conjuntivite em cães.[13]

Infecções respiratórias

As espécies de micoplasmas formam parte da flora normal do trato respiratório superior, porém, em estudos realizados com gatos que viviam em grupos (casas) com doença do trato respiratório superior, o *M. felis* foi identificado pela PCR em amostras de *swab* de conjuntiva ou orofaringe de 10% dos gatos com doença clínica e 15% de gatos clinicamente sadios em contato.[44a] Em contraste, foram encontrados resultados negativos em todos os gatos de controle de casas onde nenhum era portador da doença clínica. Esses microrganismos também foram isolados em amostras de pulmões de cães e gatos com pneumonia após necropsia, mas podem ser isolados de cães saudáveis.[19,82-85] As taxas de isolamento de cães variam, dependendo da espécie de micoplasma em questão; por exemplo, foi isolado *M. canis* dos pulmões de 13% de cães sadios e 24% daqueles com doença respiratória.[19] Em outros estudos[85] em que foram encontradas várias espécies de micoplasma, a taxa total de isolamento de pulmões de cães sadios foi de 25% e a de cães doentes foi de 21%, indicando nenhuma diferença significativa. Foram isolados ureaplasmas até de 13% de cães sadios e 15% daqueles com doença respiratória e de cães com pneumonia,[3,19] mas raramente são isolados, se é que são, do trato respiratório de gatos sadios ou doentes.[84] Em animais com comprometimento da depuração pulmonar resultante de infecção viral ou bacteriana, os micoplasmas podem transcender o trato respiratório e estabelecer uma infecção no pulmão ou na cavidade pleural, ou em ambos, como patógeno oportunista secundário.[26,77]

Gatos. Como é incomum isolar micoplasmas de lavados do trato respiratório de gatos clinicamente saudáveis, a cultura desses organismos pode ter significado clínico. Veir *et al.* detectaram micoplasmas em até 80% de *swabs* faríngeos e nasais de gatos com doença respiratória.[108] O desafio experimental com *M. felis* induz pneumonia em filhotes de gatos e é provável que seja um patógeno primário de gatos. Um filhote de gato com displasia congênita da valva mitral desenvolveu pneumonia e piotórax associados à infecção com *M. felis*.[69] Foram isoladas espécies de micoplasma em cultura pura de amostras de lavado broncoalveolar de três gatos com bronquite supurativa ou broncopneumonia.[30] Uma espécie de micoplasma foi isolada de um gato com insuficiência respiratória grave e broncopneumonia.[105] Os achados radiográficos foram densidades pulmonares intersticiais a alveolares com efusão pleural. Os achados à tomografia computadorizada do tórax incluíram doença pulmonar intersticial difusa bilateral, semelhantes aos achados de pneumonia intersticial aguda em pessoas causados por micoplasmas. Observou-se um exsudato neutrofílico predominante à avaliação citológica de lavados endotraqueais. Houve recuperação clínica após tratamento com doxiciclina. Foram isolados *Mycoplasma* spp. e *Arcanobacterium* (*Corynebacterium*) *pyogenes* de piotórax em um filhote de gato.[37] Gatos com efusão pleural exibem sinais mínimos de dispneia, em comparação com cães. Nos casos de piotórax por micoplasma sem complicações, há expectoração de líquido inodoro.

Cães. Observou-se micoplasmose pulmonar crônica em cães com discinesia ciliar primária.[5] Essas bactérias tendem a produzir infecção supurativa prolongada das vias respiratórias de condução.[5] Os aspectos histopatológicos consistem em bronquite e bronquiolite purulentas com bronquiectasia inicialmente, seguidas por hiperplasia epitelial brônquica e bronquiolar, infiltração mononuclear, hiperplasia linfoide, pneumonia intersticial e bronquiolite obliterante.[57] A infecção experimental com *M. canis*, *M. gateae* e *Mycoplasma spumans* não reproduziu doença respiratória em cães, enquanto a infecção com *M. cynos* foi documentada por infecção e exposição.[86,89,94] Não há dúvida de que o *M. cynos* contribui para a causa multifatorial de pneumonia canina, e os cães adquirem a infecção durante os primeiros 14 dias em um canil.[19] O *M. cynos* é encontrado com menor prevalência em cães,[19,85] e a soroconversão de anticorpo para *M. cynos* teve correlação com o desenvolvimento de doença respiratória clínica em cães admitidos em um canil.[96] A eletroforese em gel de campo pulsado e a amplificação aleatória da análise do DNA polimórfico indicaram que cães de canis podem ser infectados com tipos de clones idênticos de *M. cynos* e que tipos específicos podem persistir em populações de canis.[70] Foram isolados micoplasmas, sozinhos ou com outras bactérias ou vírus, de lavados de vias respiratórias de cães com doenças das vias respiratórias inferiores.[20,22] As alterações anatômicas comuns mas variáveis nesses cães incluíram colapso da traqueia e doença intersticial, broncointersticial a alveolar pulmonar. Organismos cocoides pleomórficos pequenos (0,3 a 0,9 μm), característicos de micoplasma, foram encontrados em grande quantidade dentro de neutrófilos de líquido de lavado transtraqueal de um filhote canino de 4 meses de idade com pneumonia broncointersticial do qual se cultivou *Mycoplasma* sp.[110] *Escherichia coli* também foi cultivada desse cão, porém foi considerada contaminante. Evidência convincente adicional do papel patogênico primário do *M. cynos* foi seu isolamento de uma ninhada de filhotes caninos com 3 semanas de idade e doença respiratória grave.[112] Infecções virais concomitantes não foram confirmadas pela PCR de *swabs* conjuntivais e sangue total. Os achados clínicos foram febre (de 41°C ou mais), tosse produtiva e leucocitose com desvio para a esquerda. As anormalidades radiográficas foram densidades pulmonares alveolares e broncointersticiais, efusão pleural discreta e aumento de linfonodos mediastínicos. Apesar do tratamento com amoxicilina, que não tem eficácia contra organismos celulares de parede livre como micoplasmas, alguns dos filhotes caninos morreram. Os achados de necropsia foram exsudatos mucopurulentos generalizados agudos nas vias respiratórias, com broncopneumonia fibrinosa necrosante parcialmente hemorrágica. O *M. cynos* foi encontrado em locais de inflamação neutrofílica do pulmão por coloração imuno-histoquímica e isolados em grande quantidade em cultura pura de tecido pulmonar. Só foram encontrados organismos e lesões nos tecidos respiratórios dos filhotes caninos mortos. Foram isolados *M. cynos* e *M. canis* de *swabs* faríngeos dos filhotes caninos que sobreviveram. Administrou-se lincomicina a esses últimos que exibiram melhora mínima. Observou-se recuperação notável e completa após o tratamento ter sido substituído por eritromicina.

Infecções geniturinárias

Não é raro isolar grande quantidade de micoplasmas da urina de cães com infecção do trato urinário.[93] Embora na maioria das situações os micoplasmas estejam misturados em cultura de bactérias, também são isolados ocasionalmente em culturas puras.[48,62,106] As mesmas condições, como tumores e cálculos urinários, que predispõem um animal a infecção bacteriana podem promover infecções por micoplasma. Sem dúvida, a fonte de micoplasmas no trato urinário é a flora abundante no trato urogenital distal.[60,61] Há maior credibilidade quanto ao seu papel na infecção quando a urina é coletada por cistocentese ou se obtém tecido por biopsia via laparotomia e nenhuma outra bactéria é isolada. A coleta de urina por micção ou cateterismo resulta em contaminação da amostra. Condições que causam obstrução e estase urinária da uretra possibilitam a contaminação ascendente do sistema urinário que pode ficar isolada com a cistocentese. *M. felis* e *M. gateae* não sobreviveram nas condições osmóticas existentes na urina felina normal,[11] indicando que os micoplasmas são candidatos improváveis a causadores de distúrbios urinários em gatos. *Ureaplasma* spp. são mais resistentes ao dano osmótico pela urina e candidatos mais prováveis a causadores de infecções do trato urinário em cães e gatos.[11] Não há aspectos que distingam uma infecção do trato urinário causada por micoplasma de outras infecções urinárias bacterianas. Estudos em gatos com doença do trato urinário inferior não implicaram micoplasmas nem ureaplasmas.[1,97]

Os micoplasmas do trato reprodutivo atualmente são considerados oportunistas, mas isolou-se *M. canis* de cadelas com endometrite e a infecção experimental induziu uretrite e epididimite crônicas em 50% dos machos e aumento do útero e do endométrio em fêmeas.[91] São necessários mais estudos para esclarecer o papel do *M. canis* na infecção genital e na infertilidade. É provável que o presumível papel oportunista dos micoplasmas na endometrite passe despercebido em muitos casos de infecções mistas quando são cultivadas bactérias mais convencionais. Uma possibilidade alternativa é a de que infecções bacterianas oportunistas sejam responsáveis pelos distúrbios reprodutivos em canis onde são encontrados micoplasmas e outras bactérias. Em geral, *swabs* vaginais e prepuciais, além de amostras de sêmen, de cães e cadelas com problemas de infertilidade são submetidos à cultura para micoplasma. É muito comum essas amostras serem positivas, mas o significado desses organismos como patógenos é incerto. Para tentar resolver um problema de infertilidade com antibacterianos é importante considerar os resultados de cultura com relação a outros achados e critérios diagnósticos. Culturas de partes profundas da vagina e de sêmen são o meio mais acurado de se determinar a existência dos organismos.

Uma pesquisa mostrou que cães e cadelas inférteis tinham ureaplasmas em amostras vaginais e prepuciais com maior frequência do que os animais férteis da mesma espécie. Tal diferença teve significado estatístico nos machos caninos, mas não nas cadelas.[27] Como os ureaplasmas estão associados a infertilidade em outros animais, a necessidade de outras pesquisas é urgente para se avaliar o papel desses organismos em cães e gatos. As porcentagens de cadelas e cães com cultura de secreção vaginal ou sêmen positiva para micoplasma não tiveram diferença estatística entre cadelas e cães férteis e inférteis.[28]

Infecções sistêmicas

Em geral, supõe-se que os microrganismos da flora natural cruzem a barreira mucosa com regularidade, mas indivíduos sadios eliminam esses invasores por meio de reações de defesa específicas e inespecíficas. Portanto, é possível que micoplasmas da flora natural ocasionalmente sejam isolados de órgãos parenquimatosos de cães e gatos com doenças debilitantes, como malignidades e imunossupressão. Foi documentada sepse por micoplasma em um cão imunossuprimido por glicocorticoides (ver a seguir).

Infecções musculoesqueléticas

Disgamaglobulinemia tem sido uma causa de poliartrite por micoplasma e sepse em pessoas.[63] A injeção intravenosa de *M. gateae* em gatos resultou em poliartrite, o que confirma o potencial de virulência desse organismo. Também foi observada artrite por micoplasma de ocorrência natural em gatos,[29] e a existência de *M. felis* foi documentada em um gato com poliartrite e suspeita de imunodeficiência.[46] Isolou-se *M. felis* das articulações de dois gatos com monoartrite traumática induzida por mordida.[67] A drenagem cirúrgica seguida por doxiciclina durante 4 a 5 semanas levou à cura de ambos os gatos. Infecções similares também foram documentadas em cães. As condições predisponentes não foram identificadas em um Greyhound jovem com poliartrite causada por *M. spumans*.[4] Suspeitou-se de imunossupressão decorrente da suplementação com glicocorticoide exógeno para adrenalectomia bilateral em um cão com sepse e poliartrite aguda causada por *Mycoplasma edwardii*.[101] As anormalidades clínicas foram febre (de 41°C), claudicação com desvio da perna e aumento predominante (acima de 50.000 células/$\mu\ell$) de neutrófilos no líquido articular.

Infecções gastrintestinais

Ocasionalmente são isolados micoplasmas de amostras de biopsia retal e colônica de cães com colite, mas não se encontrou evidência conclusiva de seu papel etiológico na condição inflamatória.

Infecções do sistema nervoso central

Isolou-se *M. edwardii* do sistema nervoso central (SNC) de um cão com 6 semanas de idade e meningoencefalite supurativa.[46a] Suspeitou-se que um ferimento penetrante na pele próxima do crânio tenha sido a fonte de infecção. Uma alternativa é que o organismo pode ter alcançado o SNC por via hematogênica.

Abscessos

Organismos com as características dos micoplasmas têm sido isolados de gatos com abscessos, mais provavelmente introduzidos por ferimentos causados por mordidas.[54] Infelizmente, foi difícil a adaptação *in vitro* dos isolados e, portanto, impossível classificá-los. Em alguns casos, esses isolados podem representar infecções por formas L (ver discussão adiante). Em um gato com abscesso em ferimentos múltiplos causados pela mordida de um cão, foram isolados *M. canis* e *M. spumans*.[104] Em um determinado relato, três gatos apresentaram micoplasmas em abscessos no tecido subcutâneo e muscular, e outro gato foi diagnosticado com um abscesso cervical e um pulmonar. Os abscessos causados por micoplasma caracterizam-se por exsudato neutrofílico inodoro, não degenerado, em que não é possível visualizar bactérias em esfregaços corados pelo Gram. Em todas as situações, os abscessos não responderam ao desbridamento cirúrgico nem a antibacterianos inibidores da parede celular, mas sim ao tratamento com tetraciclina ou tilosina (ver também *Infecções pela forma L*).

Diagnóstico

Em geral, são recuperados micoplasmas como comensais de superfícies mucosas. Para se determinar se eles são agentes causais, devem ser isolados com maior frequência de animais com doença que de sadios. As respostas de anticorpo devem ser mais prevalentes nos animais doentes, devendo ocorrer melhora clínica com a administração de antibacterianos aos quais os micoplasmas são suscetíveis. Foram recuperadas espécies de micoplasma em maior quantidade das vias nasais de gatos quando foi usada a biopsia tecidual, em comparação com irrigação nasal;[52] portanto, é possível obter resultados falso-negativos, dependendo do método de coleta da amostra.

Exsudatos de lesões com secreção, mucosas inflamadas ou efusões em cavidades corporais geralmente contêm neutrófilos intactos, não degenerados, mas não se observam bactérias. Os organismos podem ser visualizados examinando-se exsudato ou colônias em culturas mediante coloração negativa à microscopia eletrônica de transmissão. A coloração de Gram tem pouco uso por causa da ausência de uma parede celular. O clínico deve estar ciente da natureza frágil dos micoplasmas. Caso suspeite de micoplasmose, devem ser feitas recomendações especiais ao laboratório. *Swabs* de algodão colocados em caldo de Hayflick ou à venda no comércio com meio de Amies (sem carvão) ou meio de transporte bacteriano de Stuart modificado podem ser enviados para um laboratório diagnóstico para cultura para micoplasma. As amostras devem ser refrigeradas e enviadas com uma bolsa de gelo se o transporte levar menos de 2 a 3 dias; para mais tempo que isso, devem ser congeladas e enviadas em gelo seco. O sedimento urinário é cultivado após centrifugação a 3.000 × *g* durante 10 min. Micoplasmas de cães e gatos crescem melhor em meios especiais preparados de acordo com a fórmula de Hayflick e podem ser identificados com bastante facilidade, desde que se disponha dos antissoros de referência. A incubação a 37°C em dióxido de carbono a 5% é seguida por condições anaeróbicas por 48 h. As colônias têm o aspecto característico de "ovo frito" e não revertem para a forma parental de bactérias contendo parede celular quando crescem em meios sem antibacteriano.

Os micoplasmas podem ser caracterizados por suas características nutricionais e biossintéticas,[73] porém elas nem sempre seguem padrões consistentes entre as espécies. Um ensaio de imunoligação com antissoros policlonais foi usado para distinguir *M. felis* e *M. gateae* isolados de gatos e outras espécies.[6,10] Infelizmente, esses antissoros diagnósticos específicos da espécie nem sempre são confiáveis ou estão disponíveis. Também foram identificados micoplasmas por técnicas de imunoligação em ponto e de anticorpo fluorescente direto. Os métodos moleculares incluíram hibridização do ácido nucleico e polimorfismo amplificado aleatório. A PCR pode ajudar a diferenciar micoplasmas em cultura[35,106] e amostras clínicas.[18,19,34,41a,49–51] A análise da região espaçadora intergênica 16S-23S do RNA ribossômico pela PCR foi usada para detectar e diferenciar uma variedade de micoplasmas não hemotrópicos caninos e felinos.[17,18,41a,99] Alguns fornecedores limitados dispõem da PCR comercial para a detecção de *M. felis* em gatos.

Tratamento e prevenção

Não há testes rotineiros de suscetibilidade a antimicrobianos para micoplasmas ou ureaplasmas. O tratamento empírico pode se justificar quando a suspeita clínica é alta com base no tipo e na localização da infecção. Em geral, os micoplasmas são suscetíveis *in vitro* aos macrolídeos (tilosina, eritromicina, azitromicina, claritromicina), às pleuromutilinas (valnemulina, tiamulian), tetraciclinas, cloranfenicol, espiramicina, lincomicina, clindamicina, fluoroquinolonas, nitrofurantoína e aminoglicosídeos. Observou-se emergência de resistência aos macrolídeos em alguns isolados humanos de micoplasma.[66] Como nenhum desses agentes é bactericida, é preciso tratar os animais por um longo período (Tabela 32.2; ver as dosagens no *Formulário de fármacos*, no Apêndice). É necessário que o sistema imune esteja competente para erradicar a infecção. Como a tetraciclina e o cloranfenicol não devem ser usados em animais prenhes, a eritromicina e a lincomicina, embora menos eficazes, são mais seguras. A azitromicina causa menos efeitos colaterais gastrintestinais, em comparação com a eritromicina. As fluoroquinolonas mostraram-se eficazes contra micoplasmas *in vitro* e *in vivo*.[23,53,109] Em gatos com infecções do trato respiratório superior, os micoplasmas foram eliminados com o tratamento com pradofloxacino ou doxiciclina por 42 dias.[38] Meningite sistêmica por micoplasma e artrite resistentes a fármacos em pessoas imunocomprometidas foram tratadas com sucesso com pleuromutilinas, uma nova classe de antibacterianos.[42]

Não se dispõe de vacinas para a prevenção de infecções por micoplasma em cães e gatos, embora elas sejam usadas com muito sucesso em outros animais.[81] Estudos realizados no trato respiratório indicam que a IgA é crítica para fornecer imunidade contra esses agentes. A imunização intranasal foi mais eficaz em estudos experimentais, porém a inclusão de adjuvantes de mucosa como a toxina da cólera foi necessária.[44]

Considerações de saúde pública

As infecções de cães e gatos por micoplasma não têm sido consideradas riscos importantes de saúde pública, mas há casos documentados de infecções zoonóticas em seres humanos. Um veterinário desenvolveu tenossinovite supurativa 1 semana após ter sido arranhado em um dedo por um gato que recebeu tratamento para colite.[72] A infecção foi resistente à eritromicina, à cloxacilina e à penicilina, mas foi curada com doxiciclina. Esse relato foi o primeiro de infecção por micoplasma como zoonose e de micoplasma causando abscesso em uma pessoa. Subsequentemente, o *M. felis* causou artrite séptica no quadril e no joelho de uma pessoa com síndrome de imunodeficiência comum variável que estava recebendo tratamento com glicocorticoide.[7] Uma pessoa imunossuprimida por quimioterapia para carcinoma maligno desenvolveu doença respiratória e septicemia.[2] O *M. canis* foi isolado da garganta dos filhos e do seu cão com doença respiratória superior. Embora a colonização com *M. canis* tenha sido documentada em pessoas da casa, a ocorrência de doença por causa da infecção é incerta. O *Mycoplasma maculosum* de um cão foi atribuído como a causa de meningite em um paciente com deficiência primária de anticorpo.[42]

Infecções pela forma L

Etiologia

As formas L de bactérias representam formas deficientes de parede celular e são morfologicamente similares aos micoplasmas. Elas são distinguíveis dos últimos por seu tamanho variável (de 1 a 4 μm de diâmetro), seu maior pleomorfismo e suas afinidades de ligação à penicilina. As deficiências da parede celular podem ser induzidas *in vitro* ou *in vivo* em muitas bactérias, mediante sua exposição a substâncias químicas ou antimicrobianos que danificam a parede celular (p. ex., betalactâmicos) ou respostas imunes do hospedeiro.

Achados clínicos

Foram isoladas bactérias deficientes de parede celular de gatos com uma síndrome de febre e secreção persistente, disseminando celulite e sinovite que em geral envolvem as extremidades.[15,54,83] A fonte habitual de infecção foi a contaminação de ferimentos penetrantes por mordidas ou incisões cirúrgicas. Presumivelmente, os gatos também foram infectados a partir de exsudato de feridas de outros gatos. A infecção começa no ponto de inoculação, e as lesões se disseminam, drenam, apresentam deiscência e não cicatrizam permanentemente (Figura 32.2). Pode ocorrer disseminação bacteriêmica da infecção

| Tabela 32.2 | Tratamento para infecções por micoplasmas e forma L. |

Fármaco[a]	Espécie	Dose[b] (mg/kg)	Via preferida (alternativa)	Intervalo (h)	Duração (semanas)
Doxiciclina	A	5 a 10	VO (IV)	12	≥1
Tetraciclina	A	22 a 30	VO	8	≥1
Eritromicina	A	5 a 18	VO	8	≥1
		15 a 25	VO	12	7 a 10 dias
Azitromicina	C	5 a 10	VO	24	≥1
	G	5 a 15	VO	12 a 24	≥1
Cloranfenicol	C	25 a 50	VO (IV, SC, IM)	8	≥1
	G	10 a 20	VO, SC, IV	12	1 a 2
Clindamicina	A	5 a 11	VO	12	≥1
Enrofloxacina	A	5	VO (SC)	24	≥1
Pradofloxacina	G	5	VO	12	≥1

A, ambos, cães e gatos; *G*, gatos; *C*, cães; *IM*, intramuscular; *IV*, intravenosa; *VO*, via oral; *SC*, subcutânea.
[a] Ver informação adicional no *Formulário de fármacos*, no Apêndice.
[b] Dose por administração no intervalo especificado.

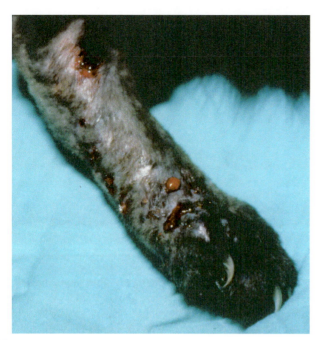

Figura 32.2 Parte distal de membro pélvico com infecção pela forma L e múltiplas fístulas drenando exsudato purulento. (Fotografia de Craig Greene, © 2004 University of Georgia Research Foundation Inc.)

e desenvolver-se poliartrite ou formação de abscesso distante como sequela. Ocorreu poliartrite progressiva, que não respondeu a antibacterianos e glicocorticoides em um cão infectado com uma forma L de *Nocardia asteroides*.[12]

Diagnóstico

Achados laboratoriais

As anormalidades clínicas laboratoriais em gatos com poliartrite podem incluir leucocitose (mais de 25.000 células/$\mu\ell$) com neutrofilia madura e monocitose, linfocitose e eosinofilia.[15] Podem ser encontradas hiperfibrinogenemia e hiperglobulinemia. Os exsudatos contêm predominantemente macrófagos e neutrófilos com poucos linfócitos. Pode haver eritrofagia e os organismos *não podem* ser detectados por várias colorações citológicas. As anormalidades radiográficas incluem tumefação de tecido mole periarticular e proliferação do periósteo.[15] Nos casos graves, ocorre dano à cartilagem articular e ao osso subcondral.

Isolamento do organismo

O diagnóstico é difícil por causa da dificuldade de demonstrar esses organismos à microscopia óptica. Também é difícil cultivá-los em meios para bactérias ou micoplasmas. A infecção foi transmitida experimentalmente por inoculação subcutânea com material isento

de células de tecidos ou exsudatos de gatos acometidos. A avaliação de tecidos à microscopia eletrônica pode mostrar os organismos pleomórficos característicos com deficiência de parede celular em fagócitos (Figura 32.3).[83]

Tratamento

Os organismos com deficiência de parede celular encontrados em gatos respondem mais às tetraciclinas, mas outras opções incluem macrolídeos, lincosamidas, azalidas, cloranfenicol e fluoroquinolonas. (Ver as dosagens na Tabela 32.2.) A eritromicina e o cloranfenicol têm sido usados em infecções caninas, mas elas não respondem à maioria dos antimicrobianos, sendo caracteristicamente resistentes aos inibidores da síntese da parede celular como os antibacterianos betalactâmicos ou muitos outros antimicrobianos de amplo espectro geralmente escolhidos para infecções multifocais persistentes. O tratamento deve continuar por pelo menos 1 semana após a secreção cessar e a resposta ao tratamento deve ocorrer em 2 dias.[15,54,83]

Considerações de saúde pública

O risco de saúde pública das infecções por formas L em cães e gatos é incerto porque nem todos os organismos com deficiência de parede celular foram adequadamente caracterizados. Em um relato, uma pessoa desenvolveu uma infecção por forma L no local de um cateter permanente usado para hemodiálise.[21] O isolado da forma L foi caracterizado como *Streptococcus sanguineus* de origem animal. A mesma cepa desse organismo também foi isolada do cão dessa pessoa.

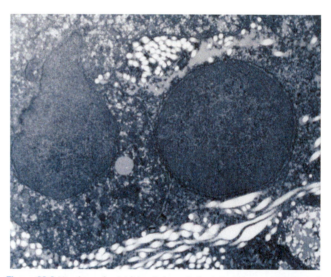

Figura 32.3 Microfotografia eletrônica de transmissão de bactérias com deficiência de parede celular de lesões com secreção do gato da Figura 32.2. (Fotografia do Electron Microscopy Lab, College of Veterinary Medicine, University of Georgia, Athens © 2004 University of Georgia Research Foundation Inc.)

Capítulo 33

Infecções por Bactérias Gram-positivas

Infecções estreptocócicas

Craig E. Greene e John F. Prescott

Os estreptococos são corpos gram-positivos, anaeróbicos facultativos e imóveis, que causam infecções piogênicas localizadas e disseminadas em animais e seres humanos. Embora numerosas espécies sejam patogênicas, muitas fazem parte da microflora comensal da cavidade bucal, nasofaringe, pele e tratos genital e gastrintestinal (GI). As diferenças entre espécies de estreptococos são responsáveis pela diversidade dos hospedeiros e pelos níveis de virulência. Existem vários sistemas de classificação para os estreptococos, com base nas suas características em cultura, composição antigênica e aspectos bioquímicos. Em virtude de sua tendência a apresentar correlação com a patogenicidade, a classificação de Lancefield,[114] com base em diferenças antigênicas dos carboidratos da parede celular, é utilizada para distinguir os grupos. A ação sobre os eritrócitos em meio de cultura também tem sido usada para distinguir diferentes grupos de estreptococos. A β-hemólise caracteriza-se pela lise completa dos eritrócitos e pela ocorrência de uma zona transparente ao redor das colônias de bactérias. A α-hemólise caracteriza-se por uma zona esverdeada e eritrócitos intactos na região colorida. Alguns não são hemolíticos. As cepas beta-hemolíticas tendem a ser mais patogênicas. Os grupos A, B, C, E, G, L e M de Lancefield são habitualmente beta-hemolíticos. O grupo D é, em geral, α-hemolítico, mas pode ser não hemolítico, e inclui numerosas espécies que foram reclassificadas como *Enterococcus* (ver *Infecções enterocócicas* neste capítulo). Os microrganismos α-hemolíticos e não hemolíticos (γ-hemolíticos) são encontrados nas mucosas e na pele de animais clinicamente sadios. Quando presentes em um processo infeccioso, são habitualmente considerados contaminantes ou invasores sem importância. Quando provocam doença, podem causar endocardite valvar ou abscesso embólico. A classificação precisa das espécies de estreptococos em numerosos espectros patológicos descritos adiante continua duvidosa, particularmente a literatura mais antiga. Cada vez mais, a classificação de Lancefield associada a uma caracterização fenotípica detalhada por sistemas de identificação comerciais possibilita a classificação correta dos estreptococos e define mais claramente as cepas responsáveis por infecções significativas em cães e gatos.

Estreptococos do grupo A em cães e gatos

Os seres humanos constituem o principal reservatório natural dos estreptococos do grupo A, e as infecções humanas são causadas, em sua maioria, por esse grupo, cujo único membro é o *Streptococcus pyogenes*. A dermatite, a faringite, a escarlatina e a febre reumática são as principais síndromes causadas por *S. pyogenes* (Tabela 33.1). Raramente, esses microrganismos causam celulite perianal, vaginite e abscessos localizados em seres humanos. Certas cepas produzem exotoxinas pirogênicas, que podem causar síndrome semelhante ao choque tóxico. Entre todos os grupos de estreptococos, os microrganismos do grupo A são os que apresentam maior virulência em adul-

tos humanos, enquanto os microrganismos dos outros grupos, como B, C, D, F e G, causam manifestações mais graves em recém-nascidos humanos.

Streptococcus pyogenes

S. pyogenes, a espécie-tipo desse grupo, é a causa predominante de infecções pelo grupo A em seres humanos. Nas pessoas, a porção inferior da faringe e a região tonsilar são os locais de maior estado portador de estreptococos do grupo A. Os estreptococos do grupo A podem sobreviver em extremos de temperatura ambiente e umidade; todavia, a maioria das infecções está associada ao contato direto ou próximo em indivíduos suscetíveis (Figura 33.1). A dispersão ocorre mais comumente através de gotículas respiratórias ou secreções orofaríngeas. A exemplo de muitas infecções estreptocócicas, alguns indivíduos podem abrigar a infecção por longos períodos sem que haja doença clínica. As taxas de prevalência para estreptococos do grupo A são mais altas em crianças pequenas, principalmente em crianças em creches ou que frequentam salas de aula. Nessas circunstâncias, a prevalência de resultados positivos em culturas de amostras de garganta podem aproximar-se de 50%, mesmo sem epidemia óbvia.[78] As crianças sintomáticas, mais do que as portadoras, tendem mais a levar a infecção para casa. Nessas circunstâncias, a taxa de isolamento em outras pessoas que vivem na mesma residência aproxima-se de 25 a 50%. Se a criança for assintomática, a taxa será de apenas 9%.[96] Os cães e os gatos foram sugeridos como possíveis fontes de infecção de membros tratados da casa, porém nenhuma evidência convincente prova que eles são reservatórios significativos da infecção para as pessoas. Todavia, pode ser necessário consultar o veterinário sobre esse tópico.

Toda vez que foi efetuada uma tipagem dos estreptococos nas regiões orofaríngeas de cães e gatos, foi constatada a existência dos grupos G, C, L e M (por ordem de frequência decrescente). Todavia, a triagem para a colonização das tonsilas de cães e gatos por estreptococos do grupo A em residências aleatórias em ambientes urbanos mostrou que a prevalência aparente varia entre 1 e 10%.[33,36,109,138] Em um estudo em que ocorreu faringite recidivante por estreptococos do grupo A em pessoas, a prevalência na casa foi de 42% para os cães e 36% para os gatos.[33] Todavia, como apenas a sensibilidade à bacitracina foi usada para distinguir entre cepas do grupo A e de grupo não A em muitos dos estudos realizados, esses achados de muita prevalência devem ser considerados desatualizados. Quando foi feita a tipagem de Lancefield, a prevalência do verdadeiro estado de portador do estreptococo do grupo A variou de 0 a 3% dos cães e não teve nenhuma correlação com a infecção no proprietário.[36,242] Os testes bioquímicos dos microrganismos isolados de cães e gatos não são capazes de distinguir apuradamente entre microrganismos dos grupos A e G.[169] Não há evidências convincentes de que os cães ou os gatos representem uma fonte de *S. pyogenes* para as pessoas, embora não se possa excluir essa possibilidade por completo, porém essa sugestão ainda persiste na literatura médica menos informada.[176,177]

Tabela 33.1	Resumo das infecções estreptocócicas e enterocócicas em pessoas, cães e gatos.

Espécie (sorogrupo)	Espécie de hospedeiro[a]	Distribuição da microflora[b]	Síndromes de doenças[b]
STREPTOCOCCUS			
S. pyogenes (A)	H	Tonsilas	Tonsilite, faringite, otite, impetigo, bacteriemia, toxemia,[15] choque tóxico, fasciite necrosante[32]
	H	Nenhuma (reservatório humano)	Assintomático
S. pneumoniae (A)	H	Tonsilas	Pneumonia, otite, bacteriemia, poliartrite, meningite
	G	Nenhuma (reservatório humano)	Poliartrite, bacteriemia,[194] fasciite necrosante[249]
S. agalactiae (B)	H	Reto e ânus, vagina	Neonatal: sepse[53]
			Imunossuprimido: bacteriemia, meningite, endocardite[67,124]
			Pós-parto: metrite, artrite séptica, faringite; infecção respiratória, de pele e da ferida[124]
	C	Região urogenital	Septicemia fatal em filhotes de cães, pneumonia necrosante, bacteriemia, endocardite, pielonefrite[64,106,143]
	G	Região urogenital	Peritonite, septicemia, placentite[54]
S. equi (C)	C	Vias respiratórias superiores de equinos	Linfadenomegalia tonsilar e submandibular[110]
S. equi spp. equi (C)	H	Vias respiratórias superiores de equinos	Meningite[159a]
S. equi ssp. zoopidemicus (C)	C	Pele, região urogenital (reservatório equino)	Endocardite, septicemia, doença das vias respiratórias superiores,[2a,158a] broncopneumonia fibrinopurulenta aguda, morte,[24,27,70,72,104,158,163a] ITU
	G	Pele, região urogenital (reservatório equino)	Doença das vias respiratórias superiores, meningoencefalite[21a]
	H	Pele, região urogenital (reservatório equino)	Meningite, bacteriemia, infecção de muitos órgãos[58a]
S. dysgalactiae ssp. equisimilis (C)	H	Nenhuma (reservatório animal)	Faringite, glomerulonefrite,[167] pericardite
	C	Mucosas	Pneumonia e septicemia em coiotes[71]
S. dysgalactiae ssp. dysgalactiae (C)	C	Região urogenital	Septicemia fatal e pneumonia bacteriana embólica em filhotes de cães[225]
S. suis (D ou nenhum)	G	Orofaringe	Dermatite, pleuropneumonia fibrinonecrótica,[48] meningoencefalite[173]
	C	Mucosas	Infecção do trato urinário[148a]
S. milleri group (S. intermedius [F])	H, C	Pele, mucosas	Infecções oportunistas, abscessos em muitos tecidos[58]
S. canis (G)	G	Nasofaringe, genitália, pele	Abscessos, sepse neonatal, infecções umbilicais,[11,89,76,246] pielonefrite, rinite, sinusite, meningite, fasciite necrosante, choque tóxico, endocardite[112,132,145,157]
	C	Tonsilas, ânus e reto,[130] genitália	Otite média, sepse neonatal (filhote canino debilitado?), infecções umbilicais, poliartrite, abscessos, dermatite, meningoencefalite,[28,166b] colângio-hepatite,[152a] mastite,[40,44,136] infecções genitais: infertilidade, anestro, aborto, incapacidade de conceber,[224a] endocardite,[205a] ITU,[181] pericardite,[192] síndrome do choque tóxico estreptocócico/fasciite necrosante,[50,51,108,160] queratite[220a]
	H	Nenhuma (cão e gato como reservatórios)	Úlceras cutâneas,[112] artrite,[21] septicemia[13,69]
Streptococcus sp. (L)	C	Genitália	Aborto, síndrome do filhote debilitado, esterilidade em cadelas, endometrite[147]
Streptococcus sp. (M)	C	Tonsilas	Colonização assintomática[220b]
Streptococcus sp. (E)	C	Pele, vias respiratórias superiores[136]	Colonização assintomática encontrada como microflora mista na inflamação das mucosas
ENTEROCOCCUS[c]			
E. faecalis, E. avium, E. faecium (todos D)	C, H, G	Intestino, fezes,[136] tonsilas	Colonização assintomática, infecção do trato urinário, infecções cirúrgicas hospitalares, endocardite[85,217]
E. hirae (D)	C	Intestino, fezes	Diarreia, colonização sintomática superior intestinal[47,150a]
	G	Intestino, fezes	Enterite, colangite, pancreatite[116]

[a]*A*, ambos, cães e gatos; *G*, gato; *C*, cão, *H*, seres humanos, *ITU*, infecção do trato urinário.
[b]Os símbolos de rodapé numerados nessa coluna referem-se à lista de referência.
[c]Inclui também *E. cecorum, E. durans* e *E. zymogenes*.

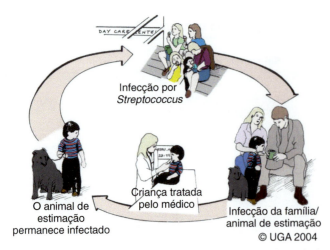

Figura 33.1 Aspectos zoonóticos da infecção por estreptococos do grupo A em animais de estimação. As crianças adquirem habitualmente a infecção na escola. Quando tratadas, a reinfecção pode ocorrer se um animal de estimação da casa tiver adquirido a infecção e não for tratado simultaneamente. O tratamento de outros contatos familiares é igualmente importante para romper o ciclo. (Desenho por Allison Lucas Wright © 2004 University of Georgia Research Foundation Inc.)

Quando animais domésticos de estimação entram em contato íntimo com indivíduos infectados, alguns animais podem desenvolver colonização da faringe por estreptococos do grupo A. Os animais infectados não apresentam doença clínica nem aumento das tonsilas e habitualmente deixam de apresentar infecção no período de 2 a 3 semanas após serem removidos da casa. As pessoas infectadas são portadoras de estreptococos do grupo A por períodos muito mais longos.[171] Não é aceitável considerar a realização de cultura e o tratamento de um cão e/ou gato em uma casa onde a reinfecção ocorre sem adotar a mesma conduta para os contatos humanos. Ver o Capítulo 99 para discussão mais pormenorizada dessa infecção zoonótica nos seres humanos.

O isolamento dos estreptococos do grupo A é afetado pelo método empregado quando se aplica o *swab* à garganta, visto que a proliferação excessiva da microflora nativa pode resultar na morte do estreptococo do grupo A. Pode ser necessário sedar o animal, visto que *swabs* estéreis podem ser empregados sobre a superfície das tonsilas expostas em suas criptas. Os *swabs* que não são refrigerados durante o transporte devem ser mantidos secos; caso contrário, ocorrerá crescimento excessivo da microflora contaminada. Estão disponíveis testes de aglutinação em látex e ensaio de imunoabsorção ligado a enzima para a rápida detecção para estreptococos do grupo A em crianças. Seu valor na detecção de infecções assintomáticas por grupo A em cães e gatos provavelmente é baixo.

O espectro de agentes antimicrobianos eficazes para o tratamento de infecções de estreptococos do grupo A em animais de estimação é igual ao das cepas humanas. É sensato tratar os animais de estimação quando podem constituir uma fonte de infecção recorrente nos membros da casa. Os estreptococos do grupo A isolados de cães demonstraram ter maior sensibilidade a penicilina, eritromicina e cloranfenicol. As doses diárias totais recomendadas são apresentadas na Tabela 33.2. As cepas resistentes podem ser tratadas com cefalosporinas.

Streptococcus pneumoniae

O *Streptococcus pneumoniae* pode causar pneumonia, bacteriemia, otite média, endocardite e meningite em pessoas, porém é de importância incerta em cães e gatos. Embora não tenha nenhum antígeno de Lancefield, é aqui mencionado porque, à semelhança do *S. pyogenes*, é um patógeno quase exclusivamente humano. Um único relato de bacteriemia e artrite séptica em gato atribui a infecção à transmissão de *S. pneumoniae* em um lactente humano na mesma casa.[194] Foi relatada a ocorrência de fasciite necrosante causada por *S. pneumoniae* em um gato que sofreu traumatismo enquanto brincava com crianças.[249] Um Buldogue Francês desenvolveu hiperestesia e doença vestibular central devido a meningoencefalite causada por *Streptococcus pneumoniae*.[93]

Infecções de cães e gatos por estreptococos do grupo B

Os estreptococos do grupo B (*Streptococcus agalactiae*) foram associados principalmente à septicemia neonatal e metrite pós-parto em pessoas e à mastite em vacas. Podem ocorrer infecções cutâneas, faríngeas e de feridas. Nos indivíduos imunossuprimidos, pode ocorrer doença em muitos tecidos (ver Tabela 33.1). Os estreptococos do grupo B são mais frequentemente isolados de pessoas com essa síndrome do que os do grupo G. Fatores por ocasião do parto, como baixo peso ao nascer ou parto difícil, precipitam o desenvolvimento de doença clínica.

As infecções por estreptococos do grupo B são raras em cães e gatos. Foi relatado que causaram septicemia em um cão, endometrite e "síndrome do filhote debilitado", cujos sintomas consistem em bacteriemia, pielonefrite e pneumonia necrosante. Os estreptococos do grupo G têm sido isolados mais comumente do que os do grupo B como causas de sepse neonatal. De forma semelhante, foi descrita a ocorrência de peritonite com septicemia, endometrite e placentite de parturiente em gatos. Não se sabe ao certo se as cepas caninas e felinas são nativas ou de origem humana ou de outros animais. Em um cão, o microrganismo foi isolado da pele e pode ter sido residente transitório de uma forma humana.[64] O tratamento assemelha-se ao das infecções por estreptococos do grupo A (ver Tabela 33.2).

Tabela 33.2 Terapia farmacológica para infecções em cães e gatos.[a]

Fármaco[b]	Espécies	Dose[c] (mg/kg)	Via	Intervalo (horas)	Duração (dias)
Penicilina G (procaína)	Cão e gato	10.000 a 20.000 U/kg	IM, SC	12 a 24	5 a 7
Penicilina V	Cão e gato	10 a 15	VO	8	5 a 7
Eritromicina	Cão	5 a 18	VO	8	5 a 7
		15 a 25	VO	12	5 a 7
Cloranfenicol	Cão	25 a 50	VO, IV, SC, IM	8	5 a 7
	Gato	10 a 20	VO, IV, SC	12	5 a 7
Cefalexina	Cão e gato	22 a 30	VO	12	5 a 7

IM, intramuscular; *IV*, intravascular; *VO*, por via oral; *SC*, subcutânea.
[a] Para doses específicas nas infecções perinatais por microrganismos do grupo G em gatos, ver Tabela 33.3.
[b] Para informações adicionais, ver *Formulário de fármacos*, no Apêndice.
[c] Dose por administração a intervalos específicos, expressa como mg/kg, a não ser quando indicado de outro modo.

Infecções de cães e gatos por estreptococos do grupo C

A doença associada a estreptococos do grupo C foi apenas descrita em cães (embora cães e gatos possam ter esses microrganismos como microflora comensal) em frequência menor do que os estreptococos do grupo G. A identificação dos estreptococos do grupo C em lavados das vias respiratórias inferiores de cães clinicamente sadios e cães com infecções respiratórias infecciosas crônicas em canis foi associada a uma doença respiratória mais grave em populações infectadas.[27] O exame histológico revelou que cães com estreptococos do grupo C tendiam mais a apresentar neutrófilos intra-alveolares do que aqueles sem essa infecção.

Foi descrita a ocorrência de secreção nasal bilateral crônica, de 7 meses de duração, em um cão de 10 meses de idade, do qual foi isolado *S. equi* ssp. *zooepidemicus*.[158a] As anormalidades histopatológicas de amostras de biopsia nasal consistiram em rinite linfoplasmocítica difusa crônica. Foi instituído o tratamento com associação de amoxicilina-clavulanato e marbofloxacino e nebulização com cloreto de sódio a 0,9%. A melhora foi gradual durante 1 mês de tratamento, com resolução da doença. Não foi possível isolar o microrganismo após a interrupção do tratamento. O cão havia sido exposto a equinos em um haras, que podem ter sido a fonte de sua infecção. Em gatos, foi também descrita a infecção das vias respiratórias superiores. Dois gatos adultos alojados em abrigos separados para animais desenvolveram rinite e meningite fatal (em menos de 24 h) associada à infecção por *S. equi* ssp. *zooepidemicus*.[21a]

Foi descrita a ocorrência de pneumonia hemorrágica e purulenta aguda em cães como causa de infecção respiratória aguda por microrganismos do grupo C. Esses surtos foram observados principalmente em galgos de corrida ou cães confinados em abrigos*. Os microrganismos isolados foram identificados como *Streptococcus equi* ssp. *zoopidemicus* na maioria dos casos. Esse microrganismo, juntamente com *Streptococcus canis*, é raramente encontrado como comensal nasal em cães. Trata-se de um comensal comum da pele e das vias respiratórias em equinos e de um patógeno oportunista. Seu isolamento de três cães foi associado a seu estrito contato com equinos.[2a] Nesse relato, um dos cães teve pneumonia, o segundo apresentou-se clinicamente sadio em estreito contato, e o terceiro cão, de outra casa, apresentou rinite crônica, assim como o cão descrito no parágrafo anterior. A prevalência aumentada de isolamento do *S. equi* ssp. *zoopidemicus* nas vias respiratórias superiores de cães foi associada a traqueobronquite e pneumonia. Os animais levemente acometidos apresentam tosse e engasgo, mas continuam comendo e bebendo. Nos animais gravemente acometidos, os sinais clínicos predominantes foram fraqueza, tosse, dispneia, febre, hematêmese e urina avermelhada. Muitos dos cães desenvolveram septicemia e alguns tiveram morte súbita sem quaisquer sinais de doença clínica. As lesões macroscópicas na necropsia dos animais doentes consistiram em hemorragias petequiais e equimóticas disseminadas e congestão pulmonar com hemorragia mediastinal e pleural livre. Ao exame microscópico, foram identificados estreptococos em cachos intracelulares em todo o parênquima pulmonar e no baço. Os achados histopatológicos foram pneumonia fibrinonecrótica e hemorrágica. Níveis mais elevados de mRNA de citocinas pró-inflamatórias (interleucina [IL]-8, IL-6 e fator de necrose tumoral [TNF]-α) nos tecidos de cães acometidos, em comparação com os tecidos de cães de controle, sugeriram uma resposta inflamatória exuberante semelhante ao choque tóxico (ver *Infecções invasivas*, adiante).[163a]

Um surto semelhante de doença respiratória em um grande gatil (cerca de 700 gatos) foi atribuído à infecção por *S. equi* ssp. *zooepidemicus*.[18a] Os gatos acometidos apresentaram secreção nasal purulenta, tosse, dispneia, sinais de pneumonia e morte, assim como foi relatado em cães. Havia lesões inflamatórias em todo o trato respiratório. Foi constatada broncopneumonia difusa aguda grave na maioria dos 39 gatos submetidos a necropsia, e alguns tinham neurite ou peritonite. Meningoencefalite piogranulomatosa, semelhante à descrita em gatos com doença das vias respiratórias superiores, foi encontrada em quatro gatos. *S. equi* spp. *zooepidemicus* foi o microrganismo predominante isolado das lesões.

As circunstâncias que levam à septicemia ou pneumonia por estreptococos do grupo C em cães adultos mantidos em canis ou em grupos não estão bem esclarecidas, e essas infecções parecem ser raras. Todavia, o *S. equi* ssp. *zooepidemicus* é bem reconhecido como patógeno virulento com ampla gama de hospedeiros, e um relato de que os microrganismos isolados de um surto em abrigo eram clonais[158] sugere a disseminação de uma cepa virulenta entre os animais, que podem não ter sido previamente expostos aos microrganismos ou podem ter apresentado predisposição à infecção viral ou bacteriana intercorrente (p. ex., doença respiratória infecciosa canina) ou ambos. O tratamento combinado e precoce com penicilina e um aminoglicosídio demonstrou ser eficaz na regressão da pneumonia.[104] Foi incriminada a coinfecção pelo vírus influenza canino (CIV) e por *S. equi* ssp. *zooepidemicus* como fator que aumenta a gravidade de cada um dos patógenos (ver Capítulo 23).[180a] Há evidências *in vitro* de que a infecção pelo vírus influenza aumenta a incidência e a gravidade das complicações bacterianas associadas à infecção estreptocócica.[79a] A vacinação de cães contra a infecção pelo CIV reduziu a gravidade de doença clínica e a replicação do vírus influenza em cães expostos tanto ao CIV quanto ao CIV mais *S. equi* ssp. *zooepidemicus* (ver Capítulo 100).[180a,180b]

Existe um relato de infecção por *S. equi* ssp. *zooepidemicus* em uma pessoa, adquirida de um cão infectado.[1b] A pessoa era um cuidador de cães, que tinha estreito contato com o animal infectado, e a análise genética confirmou um microrganismo idêntico no cão e na pessoa.

S. equi ssp. *equi*, o agente etiológico do garrotilho, foi isolado de um cão com linfadenomegalia tonsilar mandibular causada pela penetração de corpo estranho na faringe.[110] A caracterização genética confirmou a existência desse patógeno altamente específico de equinos. O cão vivia em locais onde eram mantidos equinos; inesperadamente, nenhum caso clínico de garrotilho foi identificado nos equinos do ambiente local.

Outros estreptococos do grupo C isolados de infecções menos graves (infecções do trato urinário [ITU] ou abscessos) em cães foram identificados como *Streptococcus dysgalactiae* ssp. *equisimilis*, embora essa subespécie tenha causado perdas em consequência de septicemia e pneumonia em coiotes em cativeiro.[71] *S. dysgalactiae* ssp. *dysgalactiae* foi descrito como causa incomum de septicemia neonatal em filhotes de cães.[225] Os fármacos e as doses recomendados para o tratamento assemelham-se aos usados para tratar infecções causadas por microrganismos do grupo A (Tabela 33.2).

Infecções por estreptococos do grupo D

Os estreptococos do grupo D são considerados como microflora GI normais de cães, e muitas dessas espécies foram classificadas como enterococos. Esses microrganismos foram isolados das tonsilas e de outros tecidos de gatos, cães e outros animais domésticos. Esses focos entéricos são frequentemente encontrados em ITU ou infecções teciduais hospitalares de cães. *Streptococcus suis* foi isolado raramente de distúrbios pleuropneumônicos e dermatológicos em cães,[48] mas parece ser de pouca importância. Todavia, *S. suis* foi isolado na necropsia de um gato com meningoencefalite piogranulomatosa.[173] Foi também isolado da urina de um cão com febre e bacteriúria.[148a]

---

*Referências 4, 24, 27, 70-72, 104, 158, 163a, 201, 247.

Os sinais clínicos regrediram em 48 h após o tratamento com cefalexina. Esse cão não teve nenhuma exposição conhecida a suínos, todavia, deixavam-no roer orelhas de porco.

Infecções estreptocócicas do grupo G

Gatos

Os estreptococos beta-hemolíticos fazem parte da microflora comensal da pele, da faringe, das vias respiratórias superiores e do trato genital de gatos e estão associados a lesões nessas áreas. As infecções por estreptococos beta-hemolíticos em gatos são causadas, em sua maioria, por estreptococos do grupo G de Lancefield e aparentemente consistem em *S. canis*. Não se sabe ao certo se existem cepas mais virulentas produtoras de doenças desse microrganismo, porém podem causar infecções graves em filhotes de gatos. Gatinhos no período neonatal são infectados por estreptococos presentes na vagina da mãe. Os estreptococos podem ter acesso pela via umbilical e podem se disseminar por extensão direta na cavidade peritoneal ou por meio do ducto venoso e circulação porta do fígado, resultando em bacteriemia. Em filhotes jovens (3 a 7 meses de idade), pode ocorrer linfadenite cervical após um episódio subclínico de faringite e tonsilite. As infecções de gatos mais velhos por microrganismos do grupo G são frequentemente oportunistas e resultam de feridas, traumatismos, procedimentos cirúrgicos, infecções virais e condições imunossupressoras. Essas infecções supurativas podem resultar em septicemia e lesões embólicas, mais frequentemente no pulmão e no coração.

Embora as infecções em gatos jovens e demais idades geralmente sejam esporádicas, vários filhotes em uma ninhada podem ser acometidos ao mesmo tempo, mais frequentemente na primeira ninhada de fêmeas com menos de 2 anos de idade. As fêmeas jovens que se tornam infectadas são portadoras de maior número de microrganismos na vagina, e o estado de portador consiste durante toda a gestação, enquanto as fêmeas multíparas mais velhas podem eliminar o estado de portador na metade da gestação.

A prevalência da infecção é baixa em filhotes nascidos de gatas com mais idade ou multíparas. Observa-se prevalência mais alta de infecção em gatos que vivem em grupos. Podem ocorrer surtos ocasionais de infecções neonatais com alta taxa de mortalidade em gatis de criação, particularmente após a introdução de estreptococos do grupo G em uma população nunca exposta. Cerca de 50% das fêmeas com menos de 2 anos de idade e 70 a 100% das fêmeas de idade semelhante em gatis de criação podem ser portadoras de estreptococos do grupo G na vagina. As fêmeas de gatis endemicamente acometidos podem desenvolver níveis protetores de anticorpos aos 8 meses de idade. Os filhotes recebem níveis de anticorpos equivalentes aos da mãe por meio do colostro.

Os estreptococos do grupo G também podem ser encontrados nas tonsilas e na faringe ou no prepúcio do macho. A idade, a exposição e a resposta imune são importantes para determinar se esse microrganismo comensal causará a doença.

Os sinais clínicos variam de acordo com o local de infecção e a imunocompetência do hospedeiro. Os locais de infecção estreptocócica em gatos estão listados na Tabela 33.1. Embora gatos de qualquer idade possam ser acometidos, a maioria dos casos é observada em filhotes no período neonatal (com menos de 2 semanas de idade). A maioria dos filhotes infectados tinha menos peso do que os outros filhotes da ninhada e, em certas ocasiões, um filhote acometido apresentava infecção e edema do umbigo. Em geral, a morte ocorre entre 7 e 11 dias de idade, porém filhotes nascidos de fêmeas com exposição prévia mínima podem ter morte súbita com menos de 3 dias de vida em consequência de sepse maciça. Nos filhotes com septicemia a resposta febril é transitória, ocorre em até 24 h após a morte e, com frequência, não é detectada. Filhotes de mais idade apresentam febre

e anorexia com edema e exsudato purulento no local da infecção. A linfadenite cervical é unilateral ou bilateral e acomete os linfonodos cervicais ventrais (Figura 33.2). Outras localizações do processo infeccioso nesse grupo etário incluem abscesso, faringite, pneumonia, discoespondilite, osteomielite e artrite.[89] Os animais com localização respiratória e pneumonia apresentam febre, anorexia, tosse e dispneia. Podem ocorrer ulceração dérmica concomitante da face e dos membros, fasciite necrosante, rinite, sinusite necrosante com erosão subsequente do osso frontal e etmoide. Foi também relatada a evolução do processo para a síndrome semelhante a choque tóxico, sepse e morte.[157] O mesmo relato descreveu a ocorrência de meningite supurativa após ulceração cutânea e infecção respiratória crônica em surtos entre gatos de todas as idades, densamente aglomerados em abrigos. Conforme assinalado anteriormente, os gatos infectados também podem desenvolver bacteriemia e discoespondilite subsequente, caracterizada por febre, hiperestesia paraespinal e paresia progressiva. Febre, edema das articulações e claudicação são características da artrite, podendo acometer uma ou mais articulações dos membros.

O leucograma caracteriza-se por resposta inflamatória típica dos leucócitos, com desvio para a esquerda. Filhotes de gatos no período neonatal (com menos de 2 semanas de idade) habitualmente exibem desvio para a esquerda degenerativo no leucograma, em virtude do reservatório limitado da medula óssea. Se houver sepse maciça, poderão ser observados cocos no citoplasma dos neutrófilos circulantes.

A coloração dos exsudatos dos tecidos acometidos pela coloração de Gram revela cocos gram-positivos isolados e em cadeias. A configuração baseia-se na cultura bacteriológica dos tecidos acometidos. A cultura aeróbica de exsudatos ou de aspirado por agulha de linfonodos aumentados revela *S. canis*. Em recém-nascidos com acometimento fatal, o microrganismo é encontrado mais consistentemente no fígado, nos pulmões, no umbigo e na cavidade peritoneal (Figura 33.3).

Os achados de necropsia em filhotes de gatos acometidos no período neonatal com septicemia incluem onfaloflebite, peritonite e, com menor frequência, hepatite embólica, pneumonia, discoespondilite e miocardite. Os casos não tratados de linfadenite cervical em gatos jovens podem evoluir para miocardite embólica e pneumonia embólica, com infarto pulmonar secundário e pleurite e piotórax.[246] Foi também descrita a ocorrência de endocardite valvar.[132]

Os estreptococos do grupo G são muito sensíveis à penicilina e seus derivados. Gatos jovens e de mais idade com linfadenite devem ser tratados imediatamente com terapia oral ou parente-

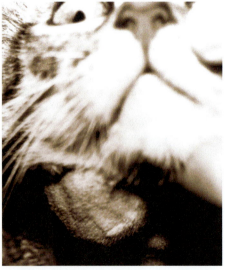

Figura 33.2 Linfadenite cervical unilateral por *S. canis* em um filhote de gato de 4 meses de idade. (Fotografia por cortesia de Patricia C. Blanchard, Tulare, CA.)

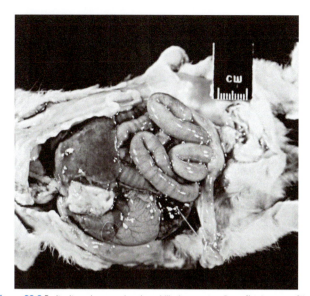

Figura 33.3 Peritonite e abscesso da veia umbilical com extensão no fígado em um filhote de gato de 7 dias de idade.

ral (Tabela 33.3). A drenagem e lavagem dos abscessos aceleram a recuperação. Esses gatos devem ser examinados à procura de condições predisponentes, como leucemia felina, peritonite infecciosa felina, infecções pelo vírus da imunodeficiência felina ou infecções respiratórias virais, síndrome urológica felina e feridas.

Para a prevenção de infecções em recém-nascidos, a imersão do umbigo e do cordão umbilical em tintura de iodo a 2% e o tratamento de todos os filhotes ao nascer com ampicilina, amoxicilina ou penicilina foram bem-sucedidos. Pode ser necessário administrar imediatamente antibacterianos à mãe de uma ninhada infectada no parto. Embora a população de estreptococos do grupo B possa ser temporariamente suprimida pela terapia de agentes antimicrobianos, o estado de portador não pode ser eliminado.

O tratamento dos gatos jovens ou adultos infectados com linfadenite ou artrite pode ser efetuado por via parenteral ou oral (ver Tabela 33.3). As doses são mais altas do que as normalmente utilizadas, visto que o organismo pode residir nas criptas das tonsilas, e forma-se uma quantidade considerável de pus no abscesso. Gatos com discoespondilite podem necessitar de até 6 meses de tratamento. O tratamento parenteral pode ser instituído no consultório do veterinário, e a medicação pode ser dispensada pela administração oral subsequente.

Os estreptococos do grupo G têm recebido atenção cada vez maior como causa de faringite, tonsilite, infecção de feridas, celulite, septicemia neonatal e puerperal e endocardite em seres huma-

nos. Os estreptococos do grupo G em gatos parecem ser *S. canis* e são distintos dos estreptococos do grupo G humanos.[169] Em uma revisão de todas as infecções humanas notificadas por microrganismos do grupo G na Grã-Bretanha, a maioria dos pacientes apresentou doença imunossupressora subjacente.[89] *S. canis*, que aparentemente se origina de um gato e de práticas sanitárias inadequadas, foi responsável por um surto incomum de mastite em gado leiteiro.[219] O leite cru desses animais deve constituir uma fonte de infecção humana.

Cães

Os estreptococos do grupo G constituem o principal tipo de estreptococo isolado como microflora comensal da pele e das mucosas de cães.[17,18] Os estreptococos do grupo G isolados de cães são, em sua maioria, *S. canis*. Todavia, alguns microrganismos do grupo G apresentam as características bioquímicas dos estreptococos humanos do grupo G. São necessários estudos para definir a variação biotípica em *S. canis* e a identidade de estreptococos do grupo G incomuns isolados de cães. No contexto histórico, a literatura veterinária contém numerosos relatos de doenças de cães causadas por esses microrganismos, incluindo aborto, infertilidade, esterilidade e morte neonatal. Além disso, foi descrita a ocorrência de celulite, queratite, mastite, faringite, artrite, pericardite, tonsilite, pneumonia, polissinovite, fasciite necrosante, endocardite, colângio-hepatite, meningoencefalite e infecções genitais (ver Tabela 33.1). Pode ocorrer osteomielite metafisária em filhotes de cães em crescimento.[66] Algumas das descrições históricas de doença, particularmente faringite, tonsilite, infertilidade e esterilidade, causadas por estreptococos do grupo G devem ser cuidadosamente consideradas devido à frequência com que esses microrganismos são isolados de animais clinicamente sadios e à falta de uma descrição clara da microbiologia das infecções. Todavia, como no caso de outros animais e pessoas, é também provável que a importância das infecções por estreptococos beta-hemolíticos tenha diminuído nos últimos 50 anos com o uso disseminado da penicilina e seus derivados.

Em geral, *S. canis* é um patógeno oportunista de cães, que é isolado de uma variedade de infecções inespecíficas, incluindo do trato geniturinário, feridas, glândula mamária e pele (particularmente otite externa). Além disso, pode causar bacteriemia ou septicemia e poliartrite em filhotes no período neonatal, constituindo a síndrome do filhote debilitado, em que o filhote está predisposto devido a falta de calor, desinfecção inapropriada do umbigo e falta de amamentação. A infecção nesses filhotes pode originar-se da microflora ou do ambiente; não foi encontrada nenhuma correlação entre os microrganismos encontrados no leite de cadelas e os isolados de filhotes mortos por septicemia.[179] Os estreptococos do grupo G também são associados a uma infecção sistêmica rapidamente progressiva em cães mais

Tabela 33.3 Tratamento para infecções por *Streptococcus canis* em gatos de gatis com base na idade.

Fármaco[a]	Idade	Dose[b]	Via	Intervalo (horas)	Duração (dias)
PREVENÇÃO POR OCASIÃO DO PARTO					
Ampicilina, amoxicilina	N	25 mg/kg	VO, SC	8	5 a 7
Penicilina procaína e benzatina	N	6.250 UI[c]	SC	48 a 72	3 a 5[d]
	M	150.000 UI[c]	SC	48 a 72	3 a 5[d]
INFECÇÃO (LINFADENITE OU ARTRITE)					
Penicilina procaína e benzatina	J, A	75.000 a 150.000 UI[c]	SC	48 a 72	3 a 5[d]
Penicilina procaína	J, A	50.000 UI[c]	SC	24	5
Penicilina V	J, A	20 mg/kg	VO	8	5

A, adultos; *UI*, unidades internacionais; *J*, jovens, *N*, neonatos, *M*, mães; *VO*, via oral; *SC*, via subcutânea.
[a]Para informações mais detalhadas, ver o *Formulário de fármacos*, no Apêndice.
[b]Dose por administração a intervalos específicos.
[c]Dose total necessária para cada fármaco em combinação fixa, para gatos de 2 a 3 kg. Esse fármaco tem sido associado a sarcomas no local de injeção.
[d]Apenas uma ou duas doses são habitualmente administradas durante esse esquema de tratamento.

velhos (ver discussão sobre a síndrome do choque tóxico estreptocócico neste capítulo). *S. canis* é um comensal comum do trato genital e pode ser um microrganismo oportunista associado à vaginite, porém o seu papel histórico na infertilidade de cadelas não é sustentado pelos achados atuais. Existem dados históricos, mas nenhum relato atual desse microrganismo com a tonsilite aguda e a linfadenite cervical supurativa de cães em canis e outros ambientes. Estreptococos do grupo G também foram isolados do líquido cerebroespinal (LCS) de cães com meningoencefalomielite em consequência de disseminação hematogênica ou lesões penetrantes.[28] A reação em cadeia da polimerase (PCR) foi usada para detectar esses microrganismos no LCS de um cão com meningoencefalite bacteriana.[142] Pode ocorrer formação de abscesso expansivo dentro dos limites do sistema nervoso central (SNC) em alguns casos. Os resultados da análise de amostras de LCS consistem em pleocitose pronunciada (habitualmente superior a 100 células/$\mu\ell$), com predomínio de neutrófilos e, em alguns casos, cocos bacterianos intracelulares. As escolhas dos agentes antimicrobianos para o tratamento das infecções por microrganismos do grupo G assemelham-se às que são feitas para infecções por estreptococos do grupo A (ver Tabela 33.2). Os microrganismos desse grupo são geralmente sensíveis a eritromicina, clindamicina e penicilina (bem como a outros betalactâmicos). A sensibilidade aos aminoglicosídios é variável. Embora seja altamente eficaz, a vancomicina não é recomendada por ser reservada para as infecções humanas resistentes. Para as infecções do SNC, as opções terapêuticas incluem penicilinas intravenosas em altas doses, sulfonamida-trimetoprima, clindamicina ou cefalosporinas de terceira geração por via intravenosa (ver *Infecções Bacterianas do Sistema Nervoso Central*, Capítulo 91).

Infecções invasivas | Síndrome do choque tóxico estreptocócico e fasciite e miosite necrosantes

A última década testemunhou o ressurgimento de infecções humanas invasivas graves por estreptococos do grupo A, caracterizadas por choque séptico associado à falência múltipla de órgãos, com ou sem fasciite e miosite necrosantes (FMN) (Boxe 33.1).[87] Nos cães e nos gatos, o *S. canis* é habitualmente responsável por essa síndrome. Diante de FMN, as bactérias no local de inoculação sintetizam produtos proteolíticos e outras substâncias que facilitam a propagação de microrganismos pelos planos fasciais e nos músculos. Foi também relatado o comprometimento periosteal, adjacente ao músculo acometido.[108] *S. canis* isolados que resistiram à fagocitose foram examinados à procura de genes de virulência comparáveis aos encontrados em microrganismos isolados humanos do grupo A (*S. pyogenes*). Na maioria dos microrganismos caninos isolados, foram identificados apenas genes de proteína M associados à formação de material fibrilar da superfície e genes da estreptomicina O.[50] A maior propriedade de invasão dos estreptococos correlaciona-se com a alteração da proteína M, que inibe a fagocitose pelos neutrófilos e macrófagos. Quando desenvolvem essa nova proteína, os estreptococos são capazes de entrar no corpo e evitar as defesas do hospedeiro.

O comprometimento de múltiplos órgãos na síndrome do choque tóxico estreptocócico (SCTE) sugere que uma toxina produzida pelas bactérias patogênicas também pode estar envolvida na patogenia.[164] Há suspeita da atuação de superantígenos bacterianos, uma família de proteínas altamente mitogênicas que são secretadas pelos microrganismos. Os superantígenos ligam-se simultaneamente a moléculas do complexo principal de histocompatibilidade da classe II e a receptores das células T, resultando em súbita elevação dos níveis de citocina. O enrofloxacino (uma quinolona) *in vitro* causou lise induzida por bacteriófago de uma cepa de *S. canis* isolada de um cão com SCTE.[92] A indução do bacteriófago foi associada a aumento da excreção de um gene de superantígeno relativo ao mesmo microrganismo em culturas não induzidas. A ocorrência desse gene nos bacteriófagos induzidos pelo enrofloxacino pode explicar a associação entre o tra-

---

Boxe 33.1 — Manifestações clínicas das infecções estreptocócicas sistêmicas

Definição de caso do choque tóxico estreptocócico
I. Isolamento de estreptococos de local normalmente estéril
II. Hipotensão
III. Dois fatores prévios, além de duas ou mais das seguintes condições:
   A. Comprometimento renal (nível elevado de creatinina)
   B. Coagulopatia (trombocitopenia ou coagulação intravascular disseminada)
   C. Anormalidades hepáticas (atividade das aminotransferases ou níveis de bilirrubina elevados)
   D. Angústia respiratória aguda (extravasamento dos capilares pulmonares, edema)
   E. Necrose extensa dos tecidos moles (fasciite, miosite, gangrena)
   F. Exantema eritematoso

Definição de caso da fasciite necrosante
I. Necrose dos tecidos moles com comprometimento fascial
II. Fator prévio, além de uma ou mais das seguintes condições:
   A. Morte
   B. Choque (hipotensão < 90 mmHg)
   C. Coagulação intravascular disseminada
   D. Insuficiência de sistemas de órgãos
      1. Respiratória
      2. Hepática
      3. Renal
   E. Isolamento de estreptococos hemolíticos de local normalmente estéril

Achados clínicos
I. Hiperestesia, vômitos, diarreia, dispneia, taquicardia, febre
II. Hipotensão, eritema localizado, tumefação e edemas localizados

Achados laboratoriais
I. Hipoalbuminemia, hipocalcemia, atividade elevada das aminotransferases hepáticas e nível de creatinina
II. Prolongamento do tempo de coagulação, nível elevado de creatinoquinase com fasciite

---

tamento com esse fármaco e a ocorrência de SCTE em cães. Os cães descritos com esse tipo de infecção tinham recebido, em sua maioria, enrofloxacino nos estágios iniciais da doença; entretanto, o fármaco não demonstrou ser eficaz para interromper a evolução da doença, apesar da sensibilidade *in vitro* observada em alguns casos. Com efeito, o enrofloxacino pode ter sido responsável pela deflagração dos eventos patológicos causados por esses estreptococos virulentos.

A SCTE multissistêmica intensa e grave e as infecções localmente invasivas da FMN dos estreptococos do grupo A em seres humanos foram denominadas *infecções do choque tóxico* e *infecções por bactérias canibais*, respectivamente, no jargão popular. Um quadro clínico semelhante causado por vários isolados de *S. canis* foi identificado em cães* e gatos.[157,202,206,234,249] Na maioria dos casos, os animais acometidos eram cães adultos ou gatos com menos de 1 ano de idade previamente sadios. Os cães tinham uma história de traumatismo leve, ferida por mordedura, doença respiratória ou ITU. Os gatos acometidos tinham linfadenomegalia supurativa típica de infecção por microrganismos do grupo G. Além disso, os animais apresentavam

---

*Referências 136, 144, 145, 149, 160, 161.

lesões cutâneas ulcerativas purulentas e multifocais. De modo geral, estavam deprimidos, porém sem febre.[234] Todos os cães tinham febre (40°C a 41°C) desde a sua internação. Os cães com FMN apresentavam celulite grave de rápido desenvolvimento, habitualmente de um membro; todavia, em um caso, foi observada na parte ventral do tórax. O sinal clínico mais consistente na história e no exame físico foi dor excruciante e intensa localizada ao redor da área acometida, porém afetando algumas vezes todo o corpo. Foram identificados calor e edema localizados na apresentação dos animais ou em até 2 dias após a sua hospitalização. Uma vez manifesta, a celulite desenvolveu-se rapidamente (Figura 33.4). É frequente a ocorrência de desvio para a esquerda com contagem variável dos leucócitos e granulação tóxica. A atividade da creatinina quinase do soro está habitualmente aumentada em gatos com comprometimento muscular. Colônias de estreptococos em cadeias podem ser facilmente demonstradas no líquido aspirado nas celulites ou nos tecidos subjacentes ou órgãos internos no exame histopatológico (Figura 33.5). A radiografia de tórax pode revelar densidades intersticiais ou alveolares pulmonares em consequência de êmbolos bacterianos ou hipercoaguláveis. O exame citológico de aspirados com agulha fina das áreas edemaciadas é essencial para acelerar a confirmação de infecção e iniciar precocemente o tratamento antimicrobiano adequado, visto que cepas virulentas de bactérias gram-negativas podem causar essa síndrome.[244] Além disso, deve-se efetuar uma cultura bacteriológica a partir de amostras do material aspirado; todavia, os resultados são frequentemente tardios. Cães com FMN demonstraram estar extremamente deprimidos quando examinados e, finalmente, entraram em estado de choque. Esses animais tinham um extenso acúmulo de exsudato ao longo dos planos fasciais. A fáscia exigiu desbridamento cirúrgico. Em dois cães foi constatado o início agudo de paresia posterior com déficits dos neurônios motores inferiores devido à existência de êmbolos sépticos dos vasos sanguíneos da substância cinzenta da medula espinal e em consequência da extensão da infecção do tecido conjuntivo circundante, músculo e nervos periféricos.

Outros cães com infecção invasiva grave por *S. canis* desenvolveram SCTE sem FMN clinicamente aparentes. Os cães com SCTE apresentaram grave depressão, febre e hipotensão e choque de rápido desenvolvimento. Na maioria desses animais, os pulmões foram considerados como local primário de infecção e a infecção aguda aparentemente estava superposta a uma infecção pulmonar preexistente crônica. Em um dos cães, a suposta fonte consistiu em ITU.[144] De

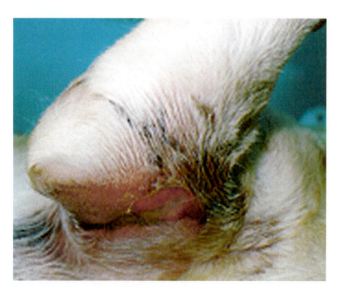

Figura 33.4 Lesão cutânea necrótica com coloração subjacente no cotovelo de um cão com fasciite necrosante estreptocócica. (Fotografia de Craig Greene © 2004 University of Georgia Research Foundation Inc.)

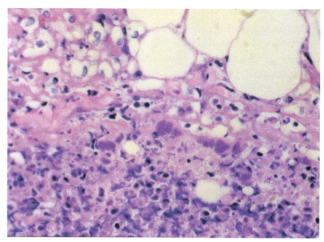

Figura 33.5 Aspecto histopatológico da fasciite necrosante com grande número de colônias com estreptococos em cadeias nas camadas fasciais sobre o músculo (coloração de H&E, 400×). (Fotografia do Department of Veterinary Pathology, University of Georgia © 2004 University of Georgia Research Foundation Inc.)

forma semelhante, gatos com SCTE que não desenvolveram FMN apresentaram localização embólica bacteriana com lesões no coração, nos pulmões e no fígado.[206]

Alguns gatos com FMN responderam favoravelmente ao tratamento com amoxicilina-clavulanato, cuidados de suporte e tratamento da ferida com aplicação tópica de antibacteriano, ao passo que em outros casos os gatos estavam moribundos ou morreram.[234] Os cães com SCTE morreram ou foram sacrificados em até 48 h após a sua hospitalização, enquanto os que apresentavam FMN sobreviveram. Todos os cães tiveram necrose de toda a espessura da pele, exigindo desbridamento rigoroso do tecido necrótico, incisão da fáscia dos músculos acometidos, tratamento antibacteriano apropriado e assistência clínica de suporte intensiva (cristaloides, coloides, plasma, heparina em baixa dose) para tratar o choque com coagulação intravascular disseminada. O plasma intravenoso tem sido usado em pessoas para controlar a hipotensão e neutralizar as toxinas bacterianas.[103] A terapia com IgG intravenosa também demonstrou ter algum benefício na melhora clínica e redução da mortalidade em pacientes humanos tratados *versus* de controle.[39,198] Com menor frequência, foi usado o tratamento com glicocorticoide. Os antibacterianos mais apropriados para o tratamento dessa infecção são penicilina G, aminopenicilinas (ampicilina, amoxicilina), eritromicina e clindamicina. Para a SCTE ou FMN em seres humanos, a clindamicina foi considerada como fármaco de escolha. Além de sua atividade antibacteriana, a clindamicina é um potente supressor de toxinas bacterianas, inibe a síntese de proteína M (que facilita a fagocitose) e suprime a síntese de fator de necrose tumoral (TNF; do inglês, *tumor necrosis fator*) dos monócitos induzidos por lipopolissacarídios.[196] Os autores (CEG e JFP) constataram que esse fármaco é valioso no tratamento de animais de estimação acometidos. Os animais que sobrevivem frequentemente precisam ser submetidos a enxerto de pele extenso ou dermoplastia para fechar as feridas abertas criadas pelo processo necrótico.

Considerações de saúde pública

Em geral, os riscos para a saúde pública associados à colonização ou infecção por *S. canis* em cães ou gatos são baixos. Só raramente houve pessoas infectadas por esse microrganismo.[69,233] Entretanto, quando veterinários procedem à drenagem e ao desbridamento de lesões da FMN, eles devem reconhecer o extremo risco de infecção inadvertida de cortes em suas mãos. Esse risco pode ser provavelmente evitado com o uso de luvas de látex e roupas protetoras no momento de cuidar de cães com SCTE ou FMN. Há um relato dessa síndrome em uma pessoa, e a fonte identificada consistiu em estreptococos do grupo G.[227] Os estreptococos do grupo G são residentes normais da pele, da orofaringe, do trato GI e do trato genital feminino de pessoas, mas raramente *S. canis*. O estado de portador faríngeo assintomático de estreptococos do grupo G é encontrado em até 23% das pessoas. Os microrganismos costumam colonizar a pele humana, e cerca de 5% das mulheres assintomáticas no puerpério apresentam esses microrganismos na mucosa genital. As infecções por estreptococos do grupo G em pessoas não são comuns e envolvem principalmente dermatite e faringite; entretanto, é rara a ocorrência de bacteriemia e septicemia, endocardite, peritonite, sepse periférica, infecção dos tecidos moles e artrite séptica.

Não há evidências de que os cães e os gatos sejam uma fonte significativa de infecção para os seres humanos,[21,69] embora a infecção humana por *S. canis* presumivelmente adquirida de animais possa algumas vezes ocorrer. Nesse relato, os cães foram mencionados como possível fonte de artrite por estreptococos do grupo G em pessoas, porém a associação foi especulativa. A fonte da infecção foi mais provavelmente autógena. Em um relato de meningite,[95] um microrganismo isolado não foi totalmente caracterizado. Em outro relato, *S. canis* foi isolado do sangue de uma pessoa com septicemia.[13] Foi efetuada a tipagem específica do microrganismo com base na sua análise bioquímica e genética. O microrganismo foi presumivelmente transmitido do cão da família e colonizou as várias úlceras varicosas das pernas da pessoa. Foram descritas infecções de feridas semelhantes em três proprietários de cães.[112] Um deles apresentou bacteriemia concomitante por *S. canis*, enquanto outro teve infecção concomitante por *Pasteurella multocida*. A ocorrência dessas infecções provavelmente envolve um contato íntimo entre o animal e feridas cutâneas abertas. É sempre aconselhável a lavagem rotineira das mãos após ter contato com um animal; além disso, não se deve deixar o cão lamber a pessoa, particularmente as feridas.

Outras infecções estreptocócicas de cães e gatos

De modo semelhante, estreptococos do grupo L foram associados a síndromes análogas a algumas daquelas descritas em casos de estreptococos do grupo G (aborto, infertilidade e septicemia em filhotes), embora a frequência de seu isolamento de cães normais e doentes tenha sido baixa (ver Tabela 33.1). Estreptococos dos grupos M e E foram encontrados na microflora normal de cães, embora sejam isolados com frequência muito baixa das mucosas bucal, urogenital e respiratória.[220b]

Infecções enterocócicas

Craig E. Greene e John F. Prescott

Os enterococos são corpos gram-positivos que crescem formando cadeias curtas e cuja diferenciação morfológica dos estreptococos é impossível. Foram inicialmente classificados como estreptococos do grupo D; todavia, hoje em dia, eles têm o seu próprio gênero, que inclui espécies como *Enterococcus faecalis, Enterococcus faecium* e *Enterococcus hirae*. Esses microrganismos podem sobreviver melhor em condições ambientais do que os estreptococos.[84] Além de serem saprófitas, seu principal *habitat* no hospedeiro é o trato GI, onde fazem parte da microflora normal.[42,45,121,150] Com efeito, esses microrganismos têm sido usados em preparações probióticas e fornecidos a cães e gatos na tentativa de suprimir bactérias mais enteropatogênicas (ver *Probióticos*, em *Infecções Gastrintestinais e Intra-abdominais*, Capítulo 88). Em certas circunstâncias, alguns enterococos podem proliferar e colonizar toda a superfície por meio de fímbrias que aderem à borda em escova dos enterócitos. Embora a inflamação seja mínima e não haja produção de toxina,

esses microrganismos podem causar diminuição na atividade das enzimas digestivas da borda em escova. Os enterococos não são tão virulentos quanto outros estreptococos, porém a sua resistência a muitos agentes antibacterianos possibilita a sua resistência nos tecidos do hospedeiro após terapia antimicrobiana.[37,81,154] Nos seres humanos e em animais de estimação, os enterococos têm causado predominantemente infecções em pacientes hospitalizados como complicação nosocomial, e pode-se prever que irão se tornar um problema cada vez maior em hospitais veterinários devido à sua capacidade de permanecer no ambiente e desenvolver resistência a múltiplos agentes antibacterianos.[20,162] Os enterococos resistentes a múltiplos fármacos estão frequentemente associados a infecções persistentes, como ITU persistente, quando, em alguns casos, o tratamento foi baseado na administração de antibacterianos e não na correção dos fatores predisponentes de infecção.[181] As infecções sistêmicas, como bacteriemia e endocardite, e as infecções localizadas da cavidade abdominal, trato geniturinário, tecidos moles ou vias respiratórias têm sido mais frequentes.[179] A resistência de alguns microrganismos isolados a múltiplos fármacos antibacterianos, incluindo resistência notável à vancomicina em casos raros, resultou em proeminência crescente dessas bactérias.

Foi constatado um alto grau de especificidade de hospedeiro no *Enterococcus faecium* resistente à vancomicina (VREF; de *vancomycin-resistant Enterococcus faecium*), o mais resistente dos enterococos e a espécie que passou a ter maior importância nosocomial,[238] com disseminação global de uma linhagem genética (Clonal Complex 17) em hospitais humanos. Esses VREF de complexo clonal 17 adquiriram uma ilha de patogenicidade em sua emergência como cepas hospitalares virulentas, que também se caracterizam pela sua resistência à ampicilina.[239] É interessante assinalar que os cães constituem um reservatório intestinal dessa linhagem clonal, porém os microrganismos isolados de cães carecem de alguns dos genes associados à virulência completa dos isolados hospitalares em seres humanos.[37,38,85a] Tendo em vista a promiscuidade das infecções por *E. faecium* nas infecções por material genético, incluindo genes de resistência e o estado de portador entérico dessa linhagem, parece provável que essas bactérias irão assumir importância cada vez maior em infecções persistentes em cães.

Em geral, os enterococos são resistentes a vários agentes antimicrobianos usados no tratamento dos microrganismos gram-positivos.[135,178] Todavia, os tratamentos de escolha consistem em penicilina, ampicilina e, raramente, vancomicina combinada com aminoglicosídios. A sulfonamida-trimetoprima não é eficaz, apesar da sensibilidade *in vitro*, visto que esses microrganismos são capazes de compensar o bloqueio da síntese de folato *in vivo*.

Cães

Embora infecções enterocócicas hospitalares resistentes tenham sido observadas principalmente no hospital veterinário, relatos publicados implicaram o *E. hirae* como causa de diarreia em cães. O *E. hirae* foi isolado do intestino delgado de um filhote de 11 dias de idade.[32,47] O filhote foi um dos três animais que morreram em uma ninhada acometida com diarreia aguda. No exame microscópico, a colonização bacteriana da superfície apical dos enterócitos do jejuno era difusa, com infiltrados inflamatórios discretos. Na cultura, houve crescimento misto de *Escherichia coli* e *E. hirae*. Embora a fixação das bactérias tenha sido observada no íleo e no cólon de filhotes sadios, ela habitualmente não é encontrada na parte superior do intestino delgado. Embora os enterococos tenham sido associados à má absorção e diarreia em outros animais, o seu papel exato na diarreia ou na morte desses três filhotes é incerto. É possível que tenha ocorrido infecção concomitante por um microrganismo não detectado. A adesão bacteriana também foi relatada em dois outros cães adultos com diarreia.[98] O *E. faecium* foi um dos numerosos microrganismos da microflora isolado das fezes de um dos cães acometidos. O *E. faecium* foi isolado da ferida de um cão.[2] A replicação e a aderência das bactérias na parte superior no intestino delgado devem ser diferenciadas da proliferação bacteriana excessiva, pois elas podem se desenvolver em consequência de outros distúrbios do intestino delgado.

Gatos

O *E. hirae* foi identificado como causa de anorexia e diarreia em um filhote de gato da raça Persa de 2 meses de idade.[116] O filhote era de uma criação comercial, em que os filhotes tinham história de anorexia e diarreia no desmame, e as mães tinham história de perda de peso no final da gestação. O filhote apresentou anorexia intermitente por 4 semanas após o desmame, seguida de diarreia durante 4 dias e, por fim, choque. A hidratação e o tratamento antimicrobiano foram apenas temporariamente benéficos. Na necropsia desse filhote, foram observadas extensões contínuas de enterococos aderentes do epitélio da borda em escova do intestino delgado. Bactérias semelhantes estavam localizadas nos sistemas de ductos hepatobiliares e pancreáticos associadas à inflamação supurativa nas regiões periductais do fígado e do pâncreas. *E. hirae* enteroaderente, identificado por métodos genéticos moleculares, foi encontrado fixado ao epitélio intestinal de filhotes de gatos antes do desmame, cuja morte foi inicialmente atribuída à infecção por *E. coli* enteropatogênica.[150a] Esses microrganismos não foram identificados em filhotes da mesma idade sacrificados por outros motivos, sugerindo seu papel potencial na diarreia e na mortalidade neonatais. A colângio-hepatite foi associada à infecção por *E. faecium* em um gato.[163] Em outro caso, uma gata da raça Himalaia de 10,5 anos de idade apresentou vômitos e diarreia intermitentes durante 7 dias.[85] Extensões contínuas de cocos bacterianos estavam aderentes ao epitélio da borda em escova, e a bactéria foi identificada como *E. faecium*. Em outro relato, *Enterococcus* sp. e *Clostridium perfringens* foram isolados de um abscesso sublombar e de discoespondilite que surgiram 1 semana após orquidectomia.[155]

Considerações de saúde pública

Os enterococos resistentes à vancomicina (VRE; de *vancomycin-resistant enterococci*) estão se tornando uma ameaça à saúde humana, visto que a vancomicina é um antibacteriano de "último recurso" para infecções por bactérias gram-positivas intratáveis e os VRE podem representar um importante problema de infecção hospitalar em pacientes humanos predispostos e habitualmente em estado clínico em hospitais. Com frequência, as pessoas são infectadas em hospital ou no ambiente domiciliar. Na Europa, as infecções adquiridas na comunidade são presumivelmente mais comuns, visto que um glicopeptídio relacionado com a vancomicina, a avoparcina, foi extensamente utilizada como promotor de crescimento para animais produtores de alimento.[139] O VRE tem sido isolado de cães com ITU[187] e de ração para cães vendidas nos EUA.[55] Foi constatado que os cães eliminam altos níveis de enterococos nas fezes.[243] VRE com o mesmo genótipo daqueles encontrados em pessoas foram isolados das fezes de cães e gatos.[38,49,94,172,224]

Infecção por *Rhodococcus equi*

Craig E. Greene e John F. Prescott

Rhodococcus equi é um bacilo gram-positivo pleomórfico encontrado no solo, que foi principalmente associado a infecções em potros e a linfadenite cervical em bovinos e suínos. É adquirido pela inalação a partir do solo, inoculação em uma ferida ou mucosa ou ingestão. Relatos de infecções em gatos são raros, porém estão aumentando e estão provavelmente associados a doença imunossupressora, como aquela causada pela infecção por retrovírus (ver discussão sobre infecções retrovirais de gatos, nos Capítulos 11 e 12). Gatos com infecção pelo *R. equi* devem ser examinados à procura de infecções virais que predisponham ao imunocomprometimento. Embora esses microrganismos tenham sido isolados de cães, estão, em geral, clinicamente sadios e a prevalência de infecção é rara. Foi relatada a ocorrência de infecção disseminada e morte em um cão.[25]

O *R. equi* produz comumente pneumonia piogranulomatosa em potros, linfadenite supurativa em suínos e linfadenite granulomatosa em vacas. *R. equi* também foi isolado de lesões em cães, porém os relatos de isolamento do microrganismo de abscesso em gatos têm sido mais comuns. Esse microrganismo está cada vez mais proeminente em seres humanos, visto que indivíduos imunocomprometidos têm sido acometidos, particularmente os que são infectados pelo vírus da imunodeficiência humana. A infiltração lobar dos pulmões com cavitação, semelhante à observada na tuberculose, tem sido a síndrome mais frequentemente observada em pacientes com síndrome de imunodeficiência adquirida.[213,226] O *R. equi*, um saprófita, é comumente isolado do solo enriquecido com estrume de herbívoros e diretamente das fezes de herbívoros. Algumas vezes, os microrganismos podem entrar no corpo através de uma ferida penetrante contaminada pelo ambiente e, subsequentemente, disseminam-se pelos vasos linfáticos até os linfonodos regionais e pelo sangue até o fígado, o baço e os linfonodos viscerais. O microrganismo também é inalado mais comumente da poeira por potros. O *R. equi* é um parasito intracelular facultativo que invade os tecidos linfáticos e os macrófagos, resultando em inflamação granulomatosa. Acredita-se que a imunossupressão subjacente seja habitualmente responsável pela disseminação hematogênica. O microrganismo interfere na fusão dos fagolisossomas dos macrófagos. Nos equinos, a virulência do *R. equi* foi relacionada com um plasmídio que codifica uma proteína de virulência, VapA, que possibilita a sua persistência nos macrófagos. Essa proteína não foi consistentemente identificada nos seres humanos nem em outras infecções em animais.[25,61,211,212] Em espécies não equinas, a imunodeficiência do hospedeiro provavelmente possibilita a persistência intracelular de cepas menos virulentas.

As lesões piogranulomatosas constituem o achado característico, e a maioria dos gatos acometidos apresentou comprometimento primário de um membro.[59,61] Foi observada a ocorrência de edema localizado com ulcerações ou fístulas e drenagem purulenta. Diferentemente dos abscessos típicos de feridas por mordeduras, as lesões em geral não são dolorosas, e os sinais sistêmicos de febre e anorexia estão habitualmente ausentes. O piotórax da linfadenite mediastinal manifesta-se por anorexia, perda de peso e dispneia. Com a disseminação, podem ocorrer distensão abdominal com onda líquida palpável, hepatomegalia e linfadenomegalia mesentérica.

Em um cão infectado, foi constatada hiperestesia localizada.[25] A disseminação do microrganismo para muitos órgãos causou hepatite piogranulomatosa necrosante, osteomielite e polimiosite. A radiografia possibilitou observar, nos ossos, alterações osteolíticas e osteoproliferativas. Os achados microscópicos incluíram edema intramuscular.

As anormalidades hematológicas podem consistir em leucocitose com desvio para a esquerda. A coloração da secreção purulenta pelo método de Gram revela grandes bacilos gram-positivos pleomórficos, que podem ser encontrados dentro dos macrófagos. Tipicamente, os derrames torácicos ou abdominais consistem em exsudatos com alto conteúdo de proteína (mais de 3,5 g/dℓ) e contagem de células nucleadas (acima de 10.000 células/$\mu\ell$); a maioria das células é composta por linfócitos ou neutrófilos não degenerados. Os microrganismos podem não ser aparentes.

Os abscessos periféricos frequentemente exibem numerosos trajetos fistulosos com drenagem purulenta. Os linfonodos podem estar aumentados e necróticos, com secreção semelhante na sua secção. O exame histológico revela lesões piogranulomatosas ou granulomatosas com focos necróticos. Os macrófagos contêm bactérias gram-positivas fagocitadas. Podem-se observar lesões piogranulomatosas contendo bactérias em órgãos parenquimatosos, como o fígado e os pulmões, em animais com doença disseminada. No laboratório, o organismo cresce facilmente em meio aeróbico e apresenta características distintas das colônicas, porém os laboratórios não familiarizados com microrganismos isolados de equinos podem não identificá-lo corretamente. Os clínicos devem comunicar a sua suspeita ao laboratório para assegurar o uso de técnicas microbiológicas apropriadas para intensificar o crescimento das colônias. A cultura de amostras de tecido macerado parece ser superior à obtenção de *swabs* de exsudatos ou tecidos infectados para o isolamento dessa bactéria intracelular.[156]

A remoção cirúrgica de lesões dos membros é apenas temporariamente eficaz, e é comum o desenvolvimento de novas lesões, mesmo após a amputação do membro. A drenagem cirúrgica dos abscessos é um procedimento adjuvante essencial. Em todos os casos, deve-se efetuar um antibiograma, visto que foram identificadas cepas resistentes. Em geral, a sensibilidade *in vitro* é maior à eritromicina, rifampicina, aminoglicosídeos, glicopeptídios e imipeném.[231] O premafloxacino, uma quinolona de espectro ampliado, apresenta maior atividade *in vitro* contra *R. equi* em comparação com numerosos outros fármacos antimicrobianos, incluindo outras quinolonas.[19] Nos gatos, o tratamento com lincomicina e gentamicina tem sido eficaz, enquanto os resultados com a eritromicina são variáveis. Os gatos com lesões disseminadas também respondem de modo insatisfatório. O tratamento com a amoxicilina-clavulanato foi eficaz para reduzir o tamanho das lesões quando usado durante um período de 14 a 16 dias,[59] porém trata-se de escolha pouco adequada devido à penetração insuficiente nos macrófagos. Nos seres humanos com pneumonia, apenas o tratamento a longo prazo com eritromicina associada a vancomicina ou rifampicina tem sido uma quimioterapia eficaz.[226] Assim como ocorre no tratamento de outros microrganismos intracelulares persistentes, o tratamento de combinação com agentes lipofílicos que penetram adequadamente nas células é superior. Nos potros, o tratamento padrão e altamente eficaz consiste na administração oral prolongada de eritromicina e rifampicina. Essa combinação pode ser recomendada para gatos, embora possa ocorrer maior toxicidade. Todavia, em potros infectados, a combinação de claritromicina-rifampicina foi superior à eritromicina-rifampicina ou à azitromicina-rifampicina na melhora clínica e na resolução radiográfica da pneumonia.[73] Um gato foi tratado com sucesso com a associação de rifampicina e claritromicina.[88] Para a toxicidade e indicações de doses, ver a Tabela 33.4 e o *Formulário de fármacos*, no Apêndice. Esses fármacos devem ser adequados para gatos. Os gatos ou os cães infectados não têm sido considerados uma importante fonte de infecção para pessoas, que habitualmente adquirem a infecção em consequência de exposição ambiental. Todavia, os animais de estimação infectados com secreção de lesões podem representar um risco teórico mínimo para proprietários imunocomprometidos (ver Capítulo 99).

Infecções por *Corynebacterium*

Craig E. Greene e John F. Prescott

Numerosas corinebactérias aparentemente não patogênicas têm sido isoladas como microflora de cães e gatos. Algumas foram implicadas como infecções óticas ou ITU.[1,31] *Corynebacterium urealyticum* foi raramente associado a infecções urinárias em cães com comprometimento dos mecanismos de defesa urinários.[9,57,75,105,200] A infecção também foi encontrada em um gato com obstrução uretral preexistente.[26] Foram implicados, como causas predisponentes, defeitos anatômicos, uso prévio de agentes antimicrobianos, fármacos imu-

Tabela 33.4	Terapia farmacológica para a infecção por *Rhodococcus equi* em gatos.			
Fármaco[a]	**Dose**[b] **(mg/kg)**	**Via**	**Intervalo (horas)**	**Duração (dias)**
Gentamicina	5 a 8	SC, IM, IV	24	5[c]
Lincomicina	20	VO	12	7 a 10[c]
Eritromicina	10	VO	8	14
Eritromicina	15	VO	12	14
Claritromicina	7,5 a 12,5	VO	12	14 a 42
Rifampicina[d]	10	VO	24	14 a 42
Amoxicilina-clavulanato	12,5 62,5 mg total	VO VO	12 12	14 a 16 14 a 16

VO, via oral; *SC*, via subcutânea.
[a]Para informações mais detalhadas, ver o *Formulário de fármacos*, no Apêndice.
[b]Dose por administração a intervalos específicos.
[c]Pode-se efetuar um segundo ciclo de tratamento a intervalos de 1 semana entre os ciclos.
[d]A rifampicina só deve ser usada em associação com outro fármaco, como eritromicina ou claritromicina. Administra-se frequentemente a dose total de 75 mg, a cada 24 h, a gatos adultos.

nossupressores e corpos estranhos. A infecção caracteriza-se notavelmente pela existência concomitante de urina alcalina, estruvita e cristais de fosfato de cálcio que podem precipitar, formando cálculos com ou sem urocistite incrustante. O tratamento consiste em terapia com antimicrobianos adequados, infusão de soluções ácidas e desbridamento mecânico da parede vesical.[105] Foi descrita a ocorrência de ITU em um gato por *Corynebacterium jeikeium* em circunstâncias semelhantes.[165] Para informações mais detalhadas sobre o tratamento da infecção urinária, ver o Capítulo 90.

Cepas toxigênicas de *Corynebacterium ulcerans* foram isoladas de cães clinicamente sadios, que podem atuar como fonte de infecção para outros cães e animais.[52a] Esse microrganismo foi isolado, juntamente com outras bactérias, de lavados transtraqueais de um cão com broncopneumonia supurativa.[205b] *C. ulcerans* foi isolado de *swabs* nasais de dois gatos com secreção nasal.[216] Foi constatado que esses isolados continham o bacteriófago que codifica a toxina diftérica, podendo ter sido responsável pela doença clínica desses gatos. Os microrganismos isolados de gatos assemelham-se geneticamente aos de pessoas, sugerindo que os gatos podem atuar como reservatórios para a infecção humana.[52] De modo semelhante, cepas toxigênicas de *C. ulcerans* foram isoladas de cães clinicamente sadios ou doentes, que foram incriminados na disseminação zoonótica da infecção em pessoas.[86a,118,102] A infecção humana por esse microrganismo é rara, comparada com a da *Corynebacterium diphterial*, todavia, está sendo cada vez mais identificada como causa de sinais respiratórios semelhantes aos da difteria.[1a,20a,227a] Em outro relato, uma pessoa imunocomprometida desenvolveu doença semelhante à difteria, e o microrganismo foi isolado da garganta, das tonsilas, do nariz e da área labial de seu cão, que apresentava rinorreia crônica.[118] Todavia, acredita-se que o consumo de leite cru ou de seus produtos não pasteurizados ou a associação próxima com equinos ou vacas sejam uma fonte mais comum de infecção para as pessoas do que os cães ou gatos. Ver Capítulo 99 para uma discussão dessa infecção nos seres humanos.

Listeriose

Craig E. Greene e John F. Prescott

Listeria monocytogenes é anaeróbio facultativo gram-positivo, beta-hemolítico, em forma de bastonete e patogênico, que é morfologicamente indistinguível dos difteroides e que pode ser considerado incorretamente como contaminante em tecidos. Esse microrganismo tem a capacidade de crescer em ampla faixa de temperatura, incluindo as do refrigerador (4°C a 10°C). Apesar da existência de pelo menos 16 sorotipos, as infecções são causadas, em sua maioria, por apenas alguns sorotipos. *L. monocytogenes*, como saprófita onipresente, pode ser isolado do solo, da água, da água de esgoto, da poeira e da vegetação em decomposição. Geralmente, pode ser encontrado em ações e forragem de animais pecuários e em produtos alimentares obtidos desses animais. Um exame de amostras de fezes em animais no Japão verificou a prevalência de 0,9% nos cães, enquanto nenhuma bactéria foi isolada de gatos.[90]

L. monocytogenes tem a capacidade de persistir indefinidamente como microrganismo intracelular facultativo nos macrófagos e de escapar das respostas imunes humorais. Uma proteína de superfície celular, a internalina, interage com células epiteliais, induzindo a fagocitose. Uma vez dentro da célula, a listeriolisina O, juntamente com fosfolipases, faz com que a bactéria seja capaz de escapar à destruição pela célula hospedeira através de fagossoma. No citoplasma, o microrganismo emite projeções semelhantes a pseudópodes para fora, que são ingeridas por macrófagos, enterócitos ou macrófagos adjacentes. Por meio desse processo, o microrganismo pode mover-se entre as células de uma nova maneira, sem ser exposto a anticorpos ou a linfócitos. A imunocompetência do hospedeiro é importante para o desenvolvimento de doença. A exposição por ingestão é comum, porém a doença é rara. A imunidade celular parece constituir um importante fator na prevenção da persistência intracelular do microrganismo e no desenvolvimento da listeriose clínica. Foi relatada coinfecção pelo vírus da cinomose como fator imunossupressor na listeriose disseminada em um cão-mapache (*Nyctereutes procyonoides*).[7]

A infecção natural resulta habitualmente da ingestão de alimento contaminado, não havendo necessidade de lesão da integridade da mucosa intestinal. É necessário haver mais de 1 bilhão de microrganismos para infectar mamíferos sadios. A alcalinização do estômago por antiácidos pode promover a infecção. As epidemias transmitidas por alimentos estão associadas à ingestão de rações ou forragens contaminadas por herbívoros domésticos ou de carne e laticínios contaminados por pessoas. A infecção por *Listeria* em cães e gatos é incomum; quando ocorre, está habitualmente associada à ingestão de carnes ou de produtos de carne contaminados. A exposição em si não causa habitualmente a doença. O período de incubação em uma pessoa varia de 11 a 70 dias. Relatos de listeriose septicêmica em cães e gatos após a ingestão oral de alimento contaminado têm sido raros. Cepas patogênicas de *L. monocytogenes* podem ser isoladas do trato GI de animais assintomáticos. Após a penetração na mucosa intestinal, *L. monocytogenes* produz bacteriemia, localização nos tecidos mononucleares-fagocitários e embolização séptica de muitos órgãos, incluindo o SNC. O microrganismo tem predileção por localizar-se no SNC e na placenta.

Os sinais clínicos são causados pelo grau de inflamação intestinal e locais de formação de microabscessos embólicos. Febre, diarreia e vômitos têm sido mais frequentes. Em alguns casos, apareceram sinais neurológicos. Houve suspeita de aborto em uma cadela.[199] As infecções localizadas também são raramente relatadas.[111] Foi constatada peritonite em um gato em consequência de uma pragana vegetal que migrou do intestino para a cavidade peritoneal.[222] Outro gato desenvolveu um abscesso na pata dianteira 2 semanas após receber uma picada de inseto no mesmo local.[101]

A avaliação citológica de um cão com septicemia revelou cocobacilos dentro dos macrófagos e neutrófilos.[180] Um gato infectado por FeLV desenvolveu encefalomielite, que acometeu predominantemente o tronco encefálico e a medula espinal cervicotorácica.[166a] O microrganismo foi identificado por coloração imunoclínica de microabscessos no SNC. No caso de infecção do SNC, o microrganismo pode ser identificado *premortem* no sedimento do LCS corado pelo Gram. Os microrganismos aparecem como bacilos curtos a cocobacilos gram-positivos intracelulares e extracelulares. O diagnóstico da infecção é habitualmente estabelecido na necropsia, visto que os animais infectados sucumbem à septicemia. Microabscessos e lesões necróticas em formação focais podem ser observados a olho nu ou ao microscópio em muitos órgãos, particularmente no fígado e no baço. Para confirmar a infecção, foi usada coloração imuno-histoquímica de cortes de cérebro embebidos em parafina e fixados em formol.[230] Se não houver microrganismos contaminantes, *L. monocytogenes* pode crescer e ser identificada em até 36 h em meios convencionais. Como o microrganismo pode ser frequentemente isolado do trato GI de animais assintomáticos, as culturas de amostras do reto podem não ser significativas.

Os agentes antimicrobianos eficazes contra *Listeria in vitro* são penicilina e ampicilina, eritromicina, cloranfenicol, rifampicina, tetraciclina, sulfonamida-trimetoprima e aminoglicosídios. A sulfonamida-trimetoprima e os aminoglicosídios são bactericidas e recomendados como fármacos de primeira escolha para uso clínico. A gentamicina e a tobramicina têm mais atividade do que os outros aminoglicosídios. A combinação de gentamicina e ampicilina é considerada o tratamento mais desejável, embora altas doses ou fármacos alternativos de ampla distribuição, como sulfonamida-trimetoprima e rifampicina, possam ser necessários para alcançar o SNC ou tratar a infecção resistente. A terapia com cloranfenicol não teve sucesso e foi associada à ocorrência de recidiva em pessoas tratadas. As quinolonas são ineficazes.

A infecção de animais por *Listeria* nem sempre foi considerada como risco para a saúde pública, visto que os animais e as pessoas são expostos à mesma fonte de contaminação ambiental. Entretanto, foi feita uma associação entre surtos humanos e animais produtores de alimentos ou seus produtos. A transmissão direta de animais foi observada em veterinário e pessoas que trabalham em fazendas por meio de contato da pele ou das mucosas não protegidas por tecidos animais infectados.[141,168]A maioria dos surtos ocorre em áreas urbanas, onde se suspeita de contaminação por meio dos alimentos. Os lactentes, os indivíduos idosos e as gestantes são mais comumente acometidos. Em um caso de zoonose reversa, houve suspeita de gastrenterite reversa por *Listeria* em uma ninhada de filhotes caninos e em um recém-nascido que receberam leite infectado por *Listeria* obtido da glândula mamária da mãe do lactente.[203]

Infecções por *Erysipelothrix*

Craig E. Greene e John F. Prescott

Erysipelothrix rhusiopathiae (*insidiosa*) e *Erysipelothrix tonsillarum* são bastonetes gram-positivos anaeróbios facultativos, pleomórficos, pequenos, imóveis e sem esporulação. Esses microrganismos, que são encontrados no mundo inteiro, estão associados à criação de suínos. *E. rhusiopathiae* é o agente etiológico da erisipela suína e de outras doenças em animais, como poliartrite (*joint-ill*) em carneiros e gado e septicemia em perus, patos e camundongos de laboratório. Pode-se realizar a cultura dos anaeróbios a partir de amostras das tonsilas de suínos clinicamente sadios, peles de peixes de água doce e água salgada e matéria de vegetal e animal em decomposição em seus ambientes. A exposição ocupacional a essas fontes de bactérias pode causar infecções cutâneas localizadas ou sistêmicas em pessoas. Cães de rua, em oposição a cães criados em laboratório, têm anticorpos contra *Erysipelas* spp., indicando exposição ambiental.[105,185]

A princípio, acreditava-se que o gênero *Erysipelothrix* tivesse uma única espécie – *rhusiopathiae* –, porém as análises bioquímicas e genéticas identificaram *E. tonsillarum*, um comensal não patogênico das tonsilas de suínos.[208] Em cães, endocardite e septicemia foram inicialmente consideradas causadas por *E. rhusiopathiae* após inoculação natural[86] e experimental.[77] Todavia, todos os microrganismos isolados disponíveis de endocardite em cães foram atualmente reclassificados como sorovariante 7 de *E. tonsillarum*, que é um microrganismo não patogênico em suínos.[107,204,208] Os estudos de hibridização do DNA confirmaram essa relação.[209] Foi desenvolvida uma PCR multiplex para ajudar a diferenciar rapidamente *E. rhusiopathiae* do *E. tonsillarum*.[248] Tipicamente, os cães infectados apresentam sinais clínicos de febre, claudicação com deslocamento das patas e sopro cardíaco de início recente. Os abscessos causados pela localização dos microrganismos em tecidos mais profundos provocam uma variedade de sinais, dependendo do órgão acometido.

As cepas isoladas foram sensíveis à penicilina e ampicilina e às quinolonas *in vitro*, porém resistentes aos aminoglicosídios e às sulfonamidas.[108c,208] Na maioria dos casos, a bacteriemia por *Erysipelothrix* está associada à endocardite; por conseguinte, recomenda-se a administração de altas doses de antimicrobianos durante 6 a 8 semanas. As recidivas e a infecção são comuns em pessoas e animais infectados. Na maioria dos casos, as infecções humanas são adquiridas por meio de exposição ocupacional; ocorreram infecções em pessoas que trabalham em abatedouros, pessoas que manuseiam alimentos e caçadores de peles.[141] Os cães infectados não parecem representar perigo para a saúde pública.

Antraz

George E. Moore

Etiologia

O antraz, doença que acomete mamíferos no mundo inteiro, é causado pelo *Bacillus anthracis*, um grande bacilo gram-positivo (1 a 1,2 μm $\times$ 3 a 6 μm), aeróbico, formador de esporos. A doença e o nome da espécie derivam da lesão cutânea negra, com aspecto de carvão, causada em pessoas. Ao exame microscópico, os microrganismos aparecem como longas cadeias de bactérias gram-positivas de extremidades quadradas, semelhantes a uma fileira de vagões; podem-se observar cadeias mais curtas de 2 a 3 células. As células vegetativas de *B. anthracis* produzem uma cápsula polipeptídica visível quando o microrganismo é corado com azul de metileno ou pelo Giemsa. Os microrganismos encapsulados são refratários à fagocitose, o que aumenta a sua capacidade de causar doença. A produção de toxina e a síntese da cápsula pelas bactérias são mediadas por plasmídios denominadas pX01 e pX02, respectivamente.

O *B. anthracis* começa a esporular no final da fase de crescimento de seu ciclo de vida, uma adaptação de importância crítica para a perpetuação do microrganismo na natureza. Os esporos não são observados na coloração direta das amostras; todavia, aparecem em cultura quando há depleção dos nutrientes. O oxigênio atmosférico é considerado necessário para a esporulação, visto que ela não ocorre na carcaça não aberta de um animal que tenha sucumbido ao antraz. Os esporos do antraz são muito resistentes ao calor, à radiação, aos desinfetantes e ao dessecamento, o que possibilita a sua resistência por mais de 40 anos em certos solos e ambientes.

Epidemiologia

Conforme assinalado, o antraz tem distribuição mundial. Nos EUA foi relatado de modo esporádico, mais comumente nas regiões central e delta do Mississipi, desde o Texas e norte de Louisiana até Dakota e Minnesota. As temperaturas amenas (acima de 18°C), a umidade e os solos alcalinos com alto teor de nitrogênio possibilitam o crescimento vegetativo e a proliferação de esporos que tenham sido liberados no solo pelas carcaças de animais que morreram de antraz.[74] Epizotias tendem a ocorrer no verão ou outono, após chuvas intensas ou inundações precedidas de condições de estiagem. Em geral, os bovinos infectam-se após a ingestão de esporos durante a pastagem ou pela ingestão de ração contaminada. Foram relatadas infecções isoladas em cães durante surtos importantes de antraz em animais de pecuária. Com base nas evidências de infecções naturais e experimentais, os cães e os gatos são considerados relativamente resistentes.[35] As pessoas apresentam resistência intermediária, e os ruminantes e equinos são mais suscetíveis à infecção. Foram também relatadas infecções em canídeos e felídeos em cativeiro após a ingestão de carne crua proveniente de carcaças contaminadas; todavia, esses animais são relativamente resistentes ao antraz por inalação.

Eventos recentes nos EUA envolveram a disseminação terrorista comprovada de esporos do antraz para induzir antraz por inalação em seres humanos.[99] Acredita-se que os animais de companhia em ambientes urbanos, embora corram risco reduzido por meio de contato com bovinos infectados, apresentam maior risco de infecção em consequência de atos terroristas. Assim, pode haver maior risco para cães policiais, cães-guia ou cães de busca e salvamento.

Patogenia

A infecção ocorre após a entrada de esporos inertes de *B. anthracis* no corpo do hospedeiro por indução, inalação ou solução de continuidade na pele. O período de incubação é habitualmente de 3 a 7 dias. No local de entrada na mucosa GI, ocorre lesão hemorrágica focal primária. As bactérias migram para os linfonodos regionais e para o baço. Em cães com infecção experimental, as lesões ficaram restritas a focos locais nos pulmões, visto que os microrganismos são geralmente contidos por fibrina e infiltração celular.[74] Após o seu contato com os alvéolos pulmonares, os esporos são fagocitados por esporos que migram através da membrana alveolar e entram nos linfáticos pulmonares, alcançando, por fim, os linfonodos hilares. Dentro das células do hospedeiro, os esporos germinam rapidamente em células vegetativas totalmente encapsuladas que liberam toxinas. As células vegetativas respondem a fatores do hospedeiro de alta temperatura corporal e níveis elevados de dióxido de carbono, o que resulta em ativação da transcrição dos genes da cápsula e da toxina. Acredita-se que a cápsula seja um fator antifagocitário e a toxina induza a produção em larga escala de citocinas, como IL-1, que resultam em choque séptico.[131] A toxina letal do antraz também pode contribuir para o choque por meio de efeitos inibitórios sobre a função do receptor de glicocorticoide.[183] A multiplicação das bactérias resulta em intoxicação e morte dos fagócitos, com consequente liberação contínua de bactérias no sangue. A replicação adicional dos bacilos em grandes números na corrente sanguínea intensifica as manifestações sistêmicas.

Embora a maioria das espécies de *Bacillus* não seja patogênica para animais e pessoas, o *B. anthracis*, por meio de seu plasmídio pXO1, produz três toxinas proteicas: o antígeno protetor (AP), o fator de edema (FE) e o fator letal (FL). Esses três componentes são sorologicamente distintos e não provocam lesão quando injetados separadamente; entretanto, em combinações binárias, produzem toxina do edema (AP e FE) e toxina letal (AP e FL). O AP media a entrada do FE ou do FL no citosol das células hospedeiras. O FE é uma adenililciclase que inibe a síntese de TNF-α e compromete as defesas do hospedeiro. O FL, uma metaloprotease, inibe as proteinoquinases do TNF-α ativadas por mitógeno e induz a lise dos macrófagos.

Se não for sobrepujada por septicemia e pela ocorrência de morte, a resposta do hospedeiro envolve a produção de anticorpos IgG específicos contra o AP, atuando os anticorpos na inibição da germinação dos esporos e na estimulação da fagocitose por macrófagos. A terapia antibacteriana instituída após a infecção inicial não interfere na resposta imune ao *B. anthracis*.

Manifestações clínicas

As infecções do antraz podem ser caracterizadas pela velocidade da evolução da doença (peraguda, aguda ou subaguda/crônica) ou pela via primária de inoculação (GI, por inalação ou cutânea). As duas características são um tanto paralelas, porém os sinais clínicos são influenciados pela sensibilidade da espécie ao antraz. Vários relatos de antraz em cães e gatos sugerem que alguns animais podem ser expostos, porém não desenvolvem infecção ou permanecem assintomáticos durante a infecção. Por conseguinte, a morbidade e a mortalidade causadas pelo antraz em animais de companhia são reduzidas, porém não necessariamente eliminadas.

O antraz de ocorrência natural em canídeos ou felídeos soltos, em cativeiro ou domésticos é mais comumente de origem GI e causado pela ingestão de carne ou carcaças infectadas ou, possivelmente, pela ingestão de esporos em consequência da limpeza de peles de animais contaminadas. Após exposição oral, a infecção em cães e gatos manifesta-se habitualmente na forma de febre (39,4° a 40,5°), anorexia e inflamação, necrose e edema locais dos tecidos do trato GI superior – os primeiros tecidos a entrar em contato com os microrganismos deglutidos. O edema dos tecidos da cabeça e do pescoço é habitualmente aparente. Tipicamente, ocorre disseminação subsequente para linfonodos regionais e mesentéricos, para o baço e o fígado, causando aumento desses órgãos. Pode ocorrer gastrenterite aguda, com frequência hemorrágica, bem como morte súbita, particularmente em animais mais jovens. Os sinais em cães e gatos mais jovens ou imunocomprometidos podem assemelhar-se ao antraz sistêmico nas espécies mais suscetíveis, descrita como septicemia fulminante, em que as lesões principais consistem em edema, hemorragia e necrose.

O antraz cutâneo, que é a manifestação mais comum em pessoas no mundo inteiro, raramente é a forma clínica primária observada em canídeos ou felídeos. Após a sua entrada em um corte ou escoriação da pele, os microrganismos multiplicam-se e produzem toxinas. A lesão cutânea aparece inicialmente como pápula, progride para vesícula, sofre ruptura e, em seguida, aparece uma escara negra em consequência de necrose focal. Embora ocorra rapidamente regressão da infecção cutânea sem tratamento clínico, recomenda-se o uso de antibacterianos, visto que certos casos podem evoluir para comprometimento sistêmico e septicemia fatal.

A exposição experimental de cães a esporos do antraz na forma de aerossol não produziu fielmente uma doença clínica, a não ser pela ocorrência de febre e anorexia em alguns cães.[74] Em espécies mais suscetíveis com suspeita de exposição natural por inalação, os sinais clínicos incluem febre, letargia, tosse, dispneia e septicemia.

Diagnóstico

As amostras de pus ou de tecido de animais com suspeita de infecção devem ser coradas pelo Gram para identificar os bacilos gram-positivos (que têm a aparência de "vagões") e pelo azul de metileno para revelar a cápsula polipeptídica (que tem aspecto de "colar de pérolas").

O teste sorológico, que utiliza um ensaio imunossorvente ligado a enzima para detectar a IgG contra o AP e o antígeno capsular de *B. anthracis* em pessoas, é altamente sensível e específico.[83,166] Embora algumas pessoas com exposição prévia a animais herbívoros ou a seus produtos tenham resultados positivos, é necessária a mudança de quatro vezes nos títulos para informar a infecção ativa ou a exposição recente. Existem poucos outros testes recomendados antes da morte. Um teste cutâneo para diagnóstico de antraz em pessoas foi usado na antiga União Soviética. Esse teste antigo para antraz, que detecta a imunidade celular aumentada contra um microrganismo, era habitualmente positivo depois de 3 dias de doença em 97% dos indivíduos acometidos.[186]

A necropsia de carcaças acometidas não é aconselhável, visto que ocorre esporulação, liberando os esporos resistentes no ambiente. O exame dos esfregaços corados de sangue obtido de uma veia periférica ou de aspirados com agulha fina constitui a maneira mais eficaz e mais segura de se estabelecer o diagnóstico.

A cultura bacteriana é usada para confirmar antraz em amostras. Os microrganismos podem ser isolados de amostras em meios convencionais de cultura se os materiais forem recentes. As colônias têm coloração branco-acinzentada e branca e não são hemolíticas. Os microrganismos isolados são imóveis e têm uma cápsula; exibem positividade para catalase, lise pelo γ-bacteriófago, sensibilidade à penicilina e produção de endósporo. O tratamento prévio com agentes antibacterianos pode reduzir a capacidade de isolamento do microrganismo. Células vegetativas podem ser isoladas de amostras de sangue, escarro, LCS, escara e fezes (se o animal tiver apresentado antraz GI). Nos casos de suspeita de exposição por inalação, os esporos de *B. anthracis* podem ser coletados para cultura utilizando-se *swabs* umedecidos em água estéril obtidos das narinas e do focinho ou da face em até 24 a 48 h após exposição a esporos sob a forma de aerossol.[80]

O exame com anticorpos fluorescentes diretos por imunocitoquímica de esfregaços de *swabs* nasal, esfregaços do líquido pleural ou amostras de biopsia pulmonar utilizando anticorpos contra a parede celular e a cápsula de *B. anthracis* foi utilizado para diagnosticar o antraz por inalação em pessoas.[41] Quando disponível, a PCR de líquidos corporais estéreis (sangue ou efusão pleural) pode ser útil para a rápida confirmação do diagnóstico. Outra maneira de identificação específica do microrganismo é a inoculação de animais de laboratório. Tiras comercialmente disponíveis podem ser úteis para ajudar na identificação.

Os laboratórios de patologia diagnóstica e os expedidores sempre devem ser alertados antes de receber materiais com suspeita de conter *B. anthracis*. As amostras ou carcaças intactas devem ser despachadas utilizando-se um procedimento de biossegurança. Devem ser empacotadas em plástico e mantidas refrigeradas durante o transporte (ver Capítulo 29). Como o antraz é uma doença notificável em todas as espécies, as autoridades de saúde pública também devem ser notificadas quando houver suspeita ou confirmação do diagnóstico em um animal.

Achados patológicos

As carcaças de animais que morreram de antraz geralmente exibem pouca ou nenhuma rigidez pós-morte, e observa-se habitualmente a exsudação de sangue escuro não coagulado das cavidades bucal e nasais e do ânus. Com frequência, a carcaça está inchada e decompõe-se rapidamente. Não é aconselhável efetuar a necropsia em ou cortar qualquer parte dessas carcaças, visto que a exposição ao ar faz com que os microrganismos vegetativos formem esporos resistentes que contaminam o ambiente. As amostras de sangue ou tecido para exame citológico para cultura devem ser repetidas pela coleta de sangue de uma grande veia ou por aspirado percutâneo. Se a necropsia for realizada inadvertidamente em um animal infectado, serão observadas lesões características. O antraz GI apresenta características patológicas significativas associadas à região do trato gastrintestinal onde os microrganismos ingeridos penetraram na mucosa. É comum a observação de edema gelatinoso extenso, com áreas focais de hemorragia e necrose, que pode estar presente ao redor dos linfonodos ou em qualquer área do trato, desde a cavidade bucal até o reto. Podem-se verificar membranas diftéricas e úlceras na superfície das tonsilas. É possível observar colônias de bactérias exsudativas fibrinosas de ulcerações de superfície da mucosa GI. As áreas extensas de necrose nos tecidos submucosos são acompanhadas de infiltrados e neutrófilos. Com frequência, ocorre esplenomegalia e observa-se o fígado friável. Pode haver hemorragia petequial em consequência de septicemia nas superfícies serosas. Tipicamente, o antraz GI também está associado a edema extenso e hemorragia nos linfonodos faríngeos e mesentéricos.

Os estudos de lesões do antraz por inalação em cães descrevem lesões pulmonares escuras, firmes e distintas, que consistem em um cerne hemorrágico circundado por massas densas de fibrina e periferia altamente celular formada pelo acúmulo denso de neutrófilos, plasmócitos, monócitos e grandes macrófagos.[74] Essa resposta local fibrinosa e celular intensa tem sido interpretada como uma reação restritiva pelo hospedeiro canino resistente para conter a invasão por *B. anthracis* (Figura 33.6). Os linfonodos intratorácicos estavam comumente aumentados em virtude da hiperplasia reativa, porém não foram observados bacilos no exame histológico. Nas pessoas, o aumento dos linfonodos provoca alargamento mediastínico, um sinal radiológico patognomônico no diagnóstico do antraz por inalação. Além disso, podem-se detectar radiograficamente infiltrados pulmonares discretos e derrame pleural.

Em amostras patológicas, o antraz pode ser confirmado por coloração imuno-histoquímica específica com anticorpo conjugado, que identifica especificamente a galactose N-acetil-D-glicosamina, um polissacarídio exclusivo do *B. anthracis*.[140] Pode-se utilizar também a microscopia eletrônica com marcação específica com imuno-ouro dos microrganismos vegetativos. Pode-se efetuar a cultura do microrganismo (conforme descrito anteriormente) a partir de amostras de tecidos.

Tratamento

As informações sobre o tratamento recomendado para cães ou gatos com suspeita ou confirmação de antraz clínico são inferidas de relatos de outras espécies na literatura. O *B. anthracis* mostra-se sensível a uma grande variedade de agentes antimicrobianos, incluindo penicilina (que, historicamente, constitui o tratamento de escolha), ciprofloxacino/enrofloxacino e tetraciclinas (Tabela 33.5; ver também *Formulário de fármacos*, no Apêndice). Outros agentes antimicrobianos que demonstraram eficácia *in vitro*, mas que não foram clinicamente avaliados, incluem o cloranfenicol, a eritromicina, os aminoglicosídios e as sulfonamidas. Certos agentes, como a clindamicina ou a rifampicina, também podem inibir a síntese de proteína ou de RNA necessária para a produção de toxinas.[215] Devido à produção bacteriana de uma cefalosporinase, os isolados de *B. anthracis* são tipicamente resistentes à cefalosporina; as sulfonamidas potencializadas também são ineficazes. As doses iniciais de antimicrobianos devem ser administradas por via intravenosa devido ao rápido desenvolvimento potencial de bacteriemia e septicemia nas infecções. A penicilina G intravenosa é o fármaco de escolha para pessoas com bacteriemia associada ao antraz e deve ser fortemente considerada para o tratamento de cães e gatos.[115] Embora as culturas de tecido se tornem negativas em até 24 h após o início do tratamento, os fármacos antibacterianos são habitualmente administrados por 7 a 14 dias. Os protocolos de profilaxia pós-exposição para pessoas recomendaram a administração de antibacterianos durante pelo menos 60 dias, devido à preocupação quanto à persistência dos esporos no ambiente e nos pulmões.[22] A oxitetraciclina é preferida para a profi-

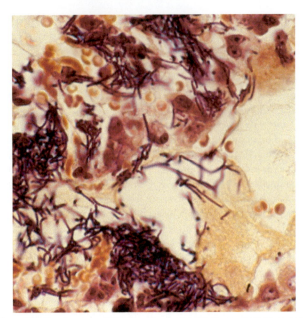

Figura 33.6 *B. anthracis* vegetativo com edema e hemorragia no pulmão de um modelo de laboratório de antraz por inalação (Brown e Hopps, 400×). (Cortesia de Armed Forces Institute of Pathology, Washington, DC.)

laxia pós-exposição, embora possa ser substituída pela amoxicilina ou pela ampicilina quando o ciclo do tratamento for prolongado, ou quando estiver contraindicada durante a gestação ou a lactação. As quinolonas não são recomendadas para profilaxia, visto que o seu uso prolongado pode promover resistência bacteriana geral.[115]

Pode-se indicar também a realização de cuidados adicionais de apoio. Os animais com comprometimento respiratório devido a edema cervical podem necessitar de tratamento com glicocorticoides ou traqueostomia. O derrame pleural pode exigir drenagem. As lesões cutâneas ou superficiais nunca devem ser removidas cirurgicamente. Os curativos com secreção das lesões devem ser incinerados, autoclavados ou descartados como lixo de risco biológico. Um cão ou um gato com suspeita de exposição do pelo ou da pele a aerossóis de antraz devem ser imediatamente descontaminados com sabão e enxaguados com água. Uma solução de hipoclorito de sódio a 0,5% inativa ou mata os esporos do antraz, porém é excessivamente cáustica para uso prolongado na pele. Essa solução deve ser reservada apenas para descontaminação geral e removida depois de alguns minutos. A solução de hipoclorito também pode ser acrescentada à água de enxágue previamente mencionada para descontaminá-la. As pessoas que descontaminam o pelo de um animal de estimação devem usar luvas, máscara e avental descartáveis.

Tabela 33.5	Terapia farmacológica para exposição ao antraz ou para o antraz clínico em cães e gatos.				
Fármaco[a]	**Espécie**	**Dose[b]**	**Via**	**Intervalo (horas)**	**Duração[c] (dias)**
Penicilina G potássica	CG	20 a 40 × 10³ U/kg	IV	8	qn
Doxiciclina	C	5 mg/kg	VO	12	60
	G	50 ou 100 mg por gato	VO	12	60
Amoxicilina	CG	11 a 22 mg/kg	VO	8	60
Ciprofloxacino	C	10 a 15 mg/kg	IV	24	60
		20 a 25 mg/kg	VO	24	60
Enrofloxacino	C	2,5 a 10 mg/kg	IV, VO	24	60
Enrofloxacino	G	2,5 a 5 mg/kg	VO	24	60

CG, Tanto cães quanto gatos; *G*, gato; *C*, cão; *IV*, intravenosa; *VO*, por via oral; *qn*, quando necessário.
[a]Para informações mais detalhadas sobre cada fármaco, ver *Formulário de fármacos*, no Apêndice.
[b]Dose por administração no intervalo especificado.
[c]Devido à persistência do microrganismo no ambiente, recomenda-se um longo intervalo de tratamento para evitar a exposição ou a reinfecção durante um surto. O tratamento IV é usado apenas no início do ciclo do tratamento de animais agudamente enfermos para controlar as manifestações da bacteriemia.

Prevenção

Nas áreas endêmicas ou durante um surto, toda a carne fornecida a cães e gatos deve ser totalmente cozida para eliminar o risco de exposição. Embora os bovinos sob risco devam receber vacinações anuais atualmente comercializadas, essas vacinas não foram testadas em animais de companhia nem foram aprovadas ou recomendadas para uso nessas espécies. As vacinas aprovadas para animais de grande porte utilizam comumente uma cepa de esporos não encapsulada a virulenta (deficiente em pXO2), que foi descoberta por Sterne em 1939.[235] São recomendadas duas doses administradas por via subcutânea com intervalo de 2 a 3 semanas, como reforço anual para animais que se encontram em áreas endêmicas do antraz. Em certas ocasiões são relatadas reações localizadas à vacina, presumivelmente causadas pelo adjuvante. Por outro lado, uma vacina contra antraz aprovada nos EUA para uso em humanos consiste em um filtrado acelular que contém antígeno protetor e alume. São necessárias seis injeções por via subcutânea (0, 2 e 4 semanas e 6, 12 e 18 meses) para imunidade, com recomendação de reforço anual para manutenção. Foi relatada a ocorrência de reações locais e sistêmicas a essa vacina.[218] As reações inflamatórias à vacina têm sido mais comuns em mulheres. Uma vacina viva atenuada para seres humanos, que foi desenvolvida na antiga União Soviética, demonstrou ser eficaz; todavia, não está disponível em outros países.

Considerações de saúde pública

O antraz é uma doença natural de herbívoros, e os seres humanos, os cães e gatos são incidentalmente infectados. O antraz é uma doença notificável, que deve ser comunicada aos órgãos estaduais e federais. É preciso ter cuidado ao se manipular tecidos ou carcaças infectados, visto que o microrganismo pode penetrar em cortes da pele, resultando em infecção localizada com disseminação subsequente.

Nos países desenvolvidos, a maioria dos casos de ocorrência natural em pessoas é de origem cutânea. As lesões consistem em pápulas indolores e pruriginosas, algumas vezes circundadas por vesículas, com uma crosta necrótica negra, ulcerada e circular. Embora de ocorrência menos comum, a inalação ou a ingestão podem resultar em septicemia altamente fatal causada por pneumonite hemorrágica ou orofaringite e gastrenterite, respectivamente. O antraz foi desenvolvido como agente de guerra biológica pelo Japão, Reino Unido, EUA, Iraque e antiga União Soviética. A inalação de um milionésimo de 1 grama de esporos de antraz constitui uma dose letal para o ser humano. Além dos eventos terroristas, a infecção em pessoas é quase sempre transmitida por animais ou seus produtos infectados. Para minimizar a contaminação ambiental por esporos do antraz, as carcaças de animais que morrem por antraz devem ser destruídas por incineração ou enterradas profundamente, com cobertura de cal virgem (óxido de cálcio). O pessoal de limpeza, após um surto ou ataque terrorista que mate os bovinos e contamine ou acometa cães e gatos mais resistentes, devem usar roupas protetoras e respiradores. A descontaminação envolve uma solução esporicida de soda cáustica, visto que os desinfetantes comuns são ineficazes (NaOH a 5% durante 1,5 h a 27,8°C ou 3,6 h a 21,1°C mata 99% dos esporos).[236] Os objetos impermeáveis devem ficar de molho em formaldeído a 10% ou glutaraldeído a 4%, durante um período mínimo de 2 h, para uma ação esporicida.[182] No laboratório, as superfícies podem ser descontaminadas com hipoclorito a 5% ou fenol a 5% (ácido carbólico). Os instrumentos usados devem ser autoclavados ou fervidos a 100°C durante 10 min.[236] Todas as áreas, materiais e construções que possam ter tido contato com animais infectados devem ser limpos e desinfetados. O controle dos insetos voadores e insetos e animais que se alimentam de carniça deve ser implementado. (Para informações mais detalhadas para a descontaminação do ambiente para *B. anthracis*, ver o Capítulo 93.)

Capítulo 34
Infecções Estafilocócicas

J. Scott Weese

Etiologia

Os estafilococos constituem um gênero distinto de bactérias anaeróbicas facultativas, que pertencem à família Micrococcaceae. Trata-se de cocos gram-positivos e catalase-positivos que tendem a ocorrer em cachos. Distribuem-se amplamente entre animais e são comensais comuns da pele e das mucosas. Os estafilococos são patógenos oportunistas clássicos, sendo encontrados em alta porcentagem de indivíduos saudáveis, embora também sejam uma importante causa de doença. As espécies de estafilococos são divididas em 2 grupos principais, com base na produção da enzima coagulase. Os estafilococos coagulase-positivos constituem o grupo mais virulento e provocam doenças com mais frequência. As espécies coagulase-positivas mais

importantes em cães e gatos são *Staphylococcus pseudintermedius*, *Staphylococcus aureus* e *Staphylococcus schleiferi*. O *Staphylococcus intermedius* era anteriormente considerado o *Staphylococcus* mais importante em cães e gatos; todavia, hoje em dia, sabe-se que o microrganismo previamente identificado como *S. intermedius* é, na realidade, a espécie estreitamente relacionada, *S. pseudintermedius*.[53,201] O *S. intermedius* é realmente raro e até mesmo inexistente em cães e gatos. Relatos previamente publicados de *S. intermedius* quase certamente envolviam, na realidade, *S. pseudintermedius*, e, para maior coerência e acurácia, esses microrganismos serão designados como *S. pseudintermedius* em todo este capítulo.

Os estafilococos coagulase-negativos (ECN) são comensais comuns que frequentemente são isolados como contaminantes, embora possam causar doenças. Esse grupo inclui *Staphylococcus epidermidis, Staphylococcus xylosus, Staphylococcus sciuri, S. schleiferi* ssp. *schleiferi* e *Staphylococcus felis,* dentre outros. Tipicamente, as infecções por ECN acometem hospedeiros imunocomprometidos e locais que foram lesados por corpos estranhos e dispositivos invasivos (p. ex., cateteres intravenosos). As infecções primárias são incomuns, com a possível exceção da piodermite e da otite por *S. schleiferi* ssp. *schleiferi* e da infecção do trato urinário (ITU) por *S. felis.*

Epidemiologia

Existem diferenças na epidemiologia da colonização e infecção estafilocócicas entre diferentes estafilococos e entre cães e gatos. Frequentemente, os estafilococos são descritos como espécies adaptadas ao hospedeiro, mas é evidente que cães e gatos podem ser infectados por numerosas espécies diferentes de estafilococos, e foi sugerido que o conceito de "um patógeno-um hospedeiro" não deve ser mais aceito.[156] De qualquer modo, certamente existem diferenças nas espécies predominantes de estafilococos entre espécies animais, porém observa-se também extensa superposição, e a maioria dos estafilococos pode ser encontrada em múltiplas espécies, embora com prevalência variável.

Staphylococcus pseudintermedius

O *S. pseudintermedius* é um comensal canino verdadeiro, e os estudos realizados relataram taxas de colonização de 31 a 68% em cães sadios.[69,69a,90,97,99] Taxas mais altas (de até 100%) foram relatadas em filhotes.[198] É possível, e até mesmo provável, que as taxas de colonização em cães adultos fossem mais altas se tivessem sido usados múltiplos locais e métodos de cultura com enriquecimento, e é razoável supor que uma alta porcentagem de cães sadios seja portadora de *S. pseudintermedius* em alguma parte do corpo em determinado momento. A colonização começa cedo na vida, e os filhotes adquirem *S. pseudintermedius* da mãe em até 8 h após o nascimento.[198] Vários locais do corpo podem ser colonizados, particularmente as passagens nasais, a cavidade bucal, a pele e a mucosa perineal.[69,99] A duração e a dinâmica da colonização não são conhecidas. É provável que alguns cães sejam colonizados por longos períodos de tempo, talvez durante toda a vida, enquanto a colonização em outros é transitória e recorrente. Apenas uma pequena porcentagem de cães desenvolve infecção clínica, apesar da exposição disseminada, e as infecções tipicamente exigem alguma forma de causa subjacente, como traumatismo da pele.

O *S. pseudintermedius* é menos prevalente em gatos, tendo sido notificado em 6,8 a 22% dos gatos sadios.[2,97,132,133] À semelhança dos cães, pode haver nos gatos desenvolvimento de infecções oportunistas, porém a influência da colonização a longo prazo ou transitória sobre o risco de doença não é conhecida. Paralelamente às taxas de colonização, as infecções por *S. pseudintermedius* são menos comuns em gatos, em comparação com cães.[156]

O *S. pseudintermedius* resistente à meticilina (MRSP; de *methicillin-resistant S. pseudintermedius*) emergiu e se propagou amplamente a cada ano sucessivo.* É considerado um problema emergente grave em medicina veterinária de pequenos animais, exigindo medidas urgentes para controlar a sua disseminação.[91] À semelhança das cepas sensíveis à meticilina, o MRSP pode ser encontrado em cães e gatos clinicamente sadios. As prevalências relatadas de colonização variam de 1,5 a 17% em cães e 1,2% em gatos sadios.[60,90,97,98,239] Assim como os estafilococos sensíveis à meticilina, o MRSP é um patógeno oportunista, e a colonização não leva necessariamente ao desenvolvimento de doença. Não se sabe ao certo se a colonização é um fator

de risco verdadeiro para o desenvolvimento subsequente de infecção, mas é razoável supor que ela impõe certo grau de risco ao animal, embora seja presumivelmente bastante baixo. Os fatores de risco para a colonização pelo MRSP não foram adequadamente investigados, porém se a extrapolação das informações sobre o *S. aureus* MR (MRSA; de *methicillin-resistant S. aureus*) for razoável, é provável que a exposição prévia a agentes antimicrobianos seja um fator de risco. As infecções por MRSP não são clinicamente distinguíveis das causadas por cepas sensíveis, porém são cada vez mais problemáticas, devido às opções limitadas de tratamento. Foi realizado um estudo limitado dos fatores de risco para infecção, mas a administração de agentes antimicrobianos, a hospitalização ou a cirurgia em até 30 dias antes do início da infecção foram associadas, em um estudo, à infecção por MRSP *versus S. pseudintermedius* sensível à meticilina.[249]

Staphylococcus aureus

O *S. aureus* pode ser isolado de até 12 a 14% dos cães clinicamente sadios e 4,3 a 20% dos gatos clinicamente sadios,[1a,2,90,97,192a] mas é possível que não seja verdadeiramente um microrganismo comensal. As maiores taxas de isolamento do microrganismo são da pele das orelhas.[64] É possível que o isolamento do *S. aureus* represente uma colonização transitória ou contaminação adquirida de seres humanos. Isso provavelmente se aplica, em particular, a cães. Um estudo de cães e seus proprietários relatou que, em 50% das residências onde o *S. aureus* foi isolado tanto do cão quanto de um dos membros da família, as cepas de *S. aureus* foram indistinguíveis, sugerindo uma transmissão interespécies.[97] A situação com os gatos é menos clara. Tendo-se em vista a maior prevalência aparente do *S. aureus* em gatos em alguns estudos e a ausência de outro *Staphylococcus* sp. coagulase-positivo predominantemente comensal no gato, é possível que o *S. aureus* seja um verdadeiro comensal felino. De qualquer maneira, este é, talvez, um ponto discutível no que diz respeito ao papel do *S. aureus* na doença. Essa espécie pode claramente ser isolada de uma porcentagem pequena, porém ainda apreciável, de cães e gatos clinicamente sadios e também pode causar doença em determinadas situações. Os fatores de risco para colonização não foram adequadamente pesquisados e podem estar relacionados com a magnitude ou o grau de contato humano.

Grande parte da atenção recente dedicada ao *S. aureus* em cães e gatos concentrou-se no MRSA, tanto em termos de saúde dos animais quanto em termos de doença zoonótica. A emergência do MRSA em cães e gatos parece constituir um reflexo direto do MRSA na população humana: foi observada a ocorrência de infecções pelo MRSA em animais de estimação após a emergência do MRSA como importante causa de doença na população humana em geral, e com cepas de MRSA de animais refletindo, habitualmente, cepas humanas predominantes.[†] Na atualidade, o MRSA pode ser isolado de 0 a 3,3% dos cães clinicamente sadios e de 0 a 4% dos gatos clinicamente sadios.[‡] Taxas mais altas podem ser encontradas periodicamente em instituições veterinárias[116a,139,159b,248]; entretanto, os casos de isolamento de MRSA não estão associados, em sua maioria, a hospitais veterinários. Os profissionais de saúde na área humana que são proprietários de animais e a participação em programas de visitação hospitalar foram identificados como fatores de risco para a colonização de cães pelo MRSA utilizando-se como base lógica a probabilidade aumentada de exposição a pessoas colonizadas.[31,130] O contato com crianças também foi identificado como fator de risco.[130] Embora esses e outros fatores de risco potenciais devam ser considerados, o MRSA pode ser identificado em qualquer animal, e a ausência de fatores de risco conhecidos não deve ser motivo para que o MRSA deixe de ser considerado. À semelhança do *S. aureus* sensível à meticilina (MSSA; de *methicillin-sus-*

---

*Referências 118a, 149a, 180c, 192, 239a, 255a, 255b.

---

† Referências 16, 31, 70a, 101a, 130, 144, 152, 164, 243.
‡ Referências 2, 16, 60, 97, 98, 123.

ceptible *S. aureus*), os animais colonizados tipicamente não apresentam qualquer sinal de infecção e podem nunca desenvolver doença clínica. Nos seres humanos e nos equinos, a colonização pelo MRSA é conhecida como fator de risco para a infecção clínica pelo MRSA em certas circunstâncias (p. ex., após internação).[111,112] É razoável assumir que isso também se aplica a cães e gatos, embora não haja provas. Apesar da preocupação zoonótica relacionada com a colonização pelo MRSA (ver posteriormente *Considerações de saúde pública*), as implicações da colonização do MRSA para a saúde animal em animais clinicamente sadios são provavelmente mínimas.

Staphylococcus schleiferi ssp. *coagulans*

Essa espécie tende a ser identificada menos comumente do que *S. pseudintermedius* e *S. aureus*, mas pode ser encontrada em 0,8 a 4% dos cães e em 0 a 2% dos gatos.[2,90,97] A colonização por *S. schleiferi* ssp. *schleiferi* resistente à meticilina (MRSS; de *methicillin-resistant S. schleiferi*) foi identificada em 0 a 2% dos cães,[90,97,98] e infecções por MRSS estão sendo cada vez mais relatadas.[117,119,156]

Estafilococos coagulase-negativos

Os ECN são comumente encontrados em cães e gatos sadios, assim como em praticamente todas as outras espécies de mamíferos. Nos cães, os ECN costumam ser isolados da pele, das cavidades nasal e bucal, faringe, mucosa perineal, trato gastrintestinal e conjuntiva. *S. xylosus*, *S. epidermidis* e *S. sciuri* são isolados, com frequência, de cães clinicamente sadios,[4,46,220] mas várias outras espécies também podem ser encontradas. A prevalência da colonização é alta,[220] e, com esforço dedicado, os ECN provavelmente podem ser encontrados em 1 ou mais locais na maioria dos cães (se não em todos eles). A colonização por ECN também é comum em gatos clinicamente sadios, e são obtidas altas taxas de isolamento da pele, da saliva e da vagina.[42,132,133] O *S. felis* parece ser a espécie mais comum, mas também são isolados *Staphylococcus haemolyticus*, *S. epidermidis*, *Staphylococcus simulans* e *Staphylococcus saprophyticus*.[32,133] O local preferido de residência de diferentes ECN varia e alguns são encontrados em muitos locais, enquanto outros colonizam apenas regiões específicas do corpo. Apesar da colonização disseminada, as infecções por ECN são raras. Na medicina humana, os ECN são uma importante preocupação em pacientes hospitalizados, e praticamente todas as infecções por *S. epidermidis* são adquiridas em hospitais.[11] Nos seres humanos, as infecções por ECN adquiridas na comunidade consistem habitualmente em ITU causadas pelo *S. saprophyticus*.[11] A situação pode ser semelhante em cães e gatos, sendo a maioria dos ECN objeto de preocupação mínima, enquanto algumas espécies (i. e., *S. schleiferi* ssp. *schleiferi* e *S. felis*, conforme descrito adiante) são causas potencialmente importantes de doença adquirida na comunidade. Foi relatada patogenicidade sinérgica ocasional com os ECN e outros microrganismos.[22a] Uma limitação para a compreensão da patogenicidade diferencial das espécies de ECN é a ausência típica de especiação. Em geral, os ECN são notificados como ECN, e não como espécie individual de ECN. Por conseguinte, a identificação de padrões envolvendo espécies individuais é mais difícil.

A resistência à meticilina não é incomum nos ECN comensais. Os estudos realizados relataram prevalências que variam de 5 a 13% em cães clinicamente sadios e de 5% em gatos clinicamente sadios.[14,16,239] As cepas MR não são mais patogênicas do que as cepas sensíveis à meticilina, e as implicações da colonização por ECN-MR tipicamente não têm consequências.

Patogenia

Os estafilococos podem apresentar ampla variedade de fatores de virulência potenciais; entretanto, o papel desempenhado por muitos desses fatores no desenvolvimento efetivo de doença é variável.

Os fatores de virulência podem ser considerados com base em diferentes propriedades gerais. Alguns deles facilitam a adesão aos tecidos do hospedeiro e a sua colonização. Outros codificam enzimas e toxinas secretadas, que são responsáveis pela invasão do microrganismo, bem como pela ocorrência de doença localizada e distante. A fisiopatologia da doença é complexa e foi apenas superficialmente elucidada. As interações entre vários fatores de virulência são, presumivelmente, de importância crítica, pois nenhum fator de virulência isolado demonstrou ser suficiente para estabelecer a infecção.[56]

A capacidade de colonizar partes do corpo é uma característica importante da virulência, já que ela possibilita a permanência dos estafilococos sobre ou dentro do corpo, aguardando a oportunidade de causar infecção, particularmente após algum distúrbio subjacente, como ruptura das barreiras físicas ou imunológicas do corpo. Foi identificada uma grande quantidade de adesinas de superfície. As adesinas não resultam diretamente em lesão dos tecidos do hospedeiro, mas criam um ambiente onde os estafilococos podem permanecer com o potencial de desenvolver infecção em qualquer local do corpo, devido a outros fatores bacterianos e do hospedeiro. As adesinas também podem facilitar a evasão do sistema imune. No caso do *S. aureus*, a adesina mais importante é, provavelmente, a proteína A, que se liga à porção Fc da IgG.[154] Outras proteínas de superfície importantes incluem fatores de agregação, proteínas de ligação da fibronectina, coagulase e proteína de ligação ao colágeno. Sabe-se menos sobre *S. pseudintermedius*, porém as evidências indicam que essa espécie expressa proteínas de superfície semelhantes às do *S. aureus*.[79] Várias enzimas secretadas facilitam o desenvolvimento e a evolução da doença local por meio de degradação dos tecidos do hospedeiro. Isso compromete ainda mais as barreiras físicas e ajuda a bactéria a utilizar esses tecidos como fontes de nutrientes. De modo similar, os estafilococos podem produzir uma gama de toxinas, que podem potencializar a infecção local e a lesão dos tecidos. Várias hemolisinas são capazes de lisar os eritrócitos e outras células do corpo. As proteases têm a capacidade de clivar anticorpos, desempenham um papel na proteção contra defensinas dos neutrófilos e peptídios microbicidas das plaquetas, contribuem para a destruição da proteína tecidual e potencializam a invasão.[103] A hialuronidase e o lisado de hialuronato podem contribuir para a virulência por meio da digestão do ácido hialurônico no tecido conjuntivo, promovendo a degradação dos tecidos.[103] A lipase exerce efeito negativo sobre a função imunológica do hospedeiro e pode ajudar a bactéria a obter nutrientes do ambiente local.[103] A alfatoxina é uma enzima potente que danifica as membranas, podendo causar lesão celular local. As leucocidinas causam lesão dos leucócitos e das membranas lipídicas. Uma delas, a leucocidina Panton Valentine, recebeu muita atenção, em virtude de seu papel potencial nas infecções graves da pele e dos tecidos moles por MRSA, bem como na fasciite necrosante e na pneumonia necrosante nos seres humanos.[74,120,150,241] Essa leucocidina foi encontrada no MRSA de cães e gatos,[31,187,237,240] porém o seu papel na doença ainda não está bem esclarecido. Uma leucocidina semelhante também foi identificada no *S. pseudintermedius*,[184] mas a sua relevância clínica tampouco é conhecida. Foi encontrado um gene para toxina esfoliativa com maior prevalência em isolados de *S. pseudintermedius* de cães com piodermite superficial (23,2%), em comparação com animais com pele clinicamente sadia (6,1%).[116b]

Esses fatores de virulência estão envolvidos, em sua maioria, na produção de doença no local de infecção clinicamente evidente, como infecção de feridas ou piodermite. Em algumas situações, os estafilococos podem causar doenças "distantes" por meio da produção de toxinas selecionadas. Um exemplo bem típico disso é a intoxicação alimentar em seres humanos por meio da ingestão de enterotoxinas pré-formadas produzidas em alimentos inadequadamente conservados.[118,158] A produção de enterotoxinas é mediada por vários genes de enterotoxinas estafilocócicas, dos quais muitos podem ser encontrados em isolados de *S. aureus* e *S. pseudintermedius* de cães.[4,20,58,108] A ocorrência de doença mediada por enterotoxina estafilocócica não foi relatada em cães e gatos, porém não há motivo para se acreditar que animais de estimação sejam inerentemente resistentes aos efeitos das enterotoxinas estafilocócicas. Na verdade, é provável que ocorra exposição menos comum a alimentos contaminados, e que a intoxicação alimentar estafilocócica seja menos considerada quando se examinam cães e gatos com diarreia. Outras toxinas podem causar doenças distantes em seres humanos, embora, no caso das enterotoxinas, o seu papel na doença em cães e gatos seja pouco caracterizado. No *S. aureus*, essas toxinas incluem as toxinas esfoliativas A e B, que causam a síndrome da pele escaldada estafilocócica, e as toxinas da síndrome do choque tóxico, que causam a síndrome do choque tóxico.[154] A toxina esfoliativa de *S. intermedius* pode ser encontrada em isolados de *S. pseudintermedius* de uma grande porcentagem de cães e gatos[62,63,127,225] e ela pode desempenhar um papel na piodermite e na otite, embora isso ainda não tenha sido comprovado.

Outro aspecto potencialmente importante da virulência é a capacidade de formar biofilmes. Os biofilmes são constituídos por redes de polissacarídios extracelulares, que ajudam as bactérias a escapar dos efeitos dos agentes antimicrobianos e do sistema imune. O biofilme pode ser mais relevante para infecções de implantes e dispositivos invasivos (p. ex., cateteres intravenosos). Foi demonstrada a formação de biofilmes em diversos estafilococos, incluindo *S. pseudintermedius* e *S. aureus*.[5,75]

Embora não seja um fator de virulência específico, a capacidade dos estafilococos de adquirir resistência a agentes antimicrobianos pode desempenhar um importante papel na doença. Os estafilococos têm a capacidade impressionante de adquirir fatores de resistência e de sofrer mutação, tornando-se resistentes durante o tratamento. O interesse acerca da resistência antimicrobiana aumentou com a emergência de estafilococos resistentes à meticilina (MRS; de *methicillin-resistant staphylococci*).[250] Os MRS são resistentes a todos os betalactâmicos (penicilinas, cefalosporinas, carbapenens) por meio da produção de uma proteína de ligação à penicilina alterada. Essa proteína é mediada pelo gene *mecA*, localizado em um estojo cromossômico do estafilococo (SCC*mec*).[250] Esse local também tem a capacidade de adquirir outros genes de resistência. Embora a resistência à meticilina só envolva a resistência aos betalactâmicos e alguns MRS sejam resistentes apenas a esses fármacos, muitos MRS demonstram resistência a uma ampla variedade de agentes antimicrobianos. O MRSA e o MRSP estão emergindo como um grave problema em medicina veterinária. Algumas cepas, particularmente as de MRSP, tornaram-se atualmente resistentes a quase todas as opções disponíveis de tratamento, complicando sobremaneira o tratamento da doença clínica na qual essas cepas estão envolvidas.[91] A resistência à meticilina também é comumente encontrada nos ECN; entretanto, isso representa menor preocupação clínica, visto que, sejam eles resistentes ou não, os ECN são menos patogênicos do que as espécies coagulase-positivas. A resistência à meticilina não precisa estar presente para que os estafilococos sejam resistentes a outros agentes antimicrobianos; todavia, os estafilococos resistentes a múltiplos fármacos, porém sensíveis à meticilina, parecem ser relativamente raros.

Achados clínicos

Os estafilococos podem causar ampla gama de infecções oportunistas, que incluem desde piodermite leve até infecções necrosantes rapidamente fatais. Qualquer sistema orgânico pode ser acometido, porém as infecções da pele e dos tecidos moles são as mais comuns. As manifestações graves da infecção estafilocócica incluem a síndrome do choque tóxico estafilocócica, a septicemia e a fasciite necrosante (ver também *Infecções estreptocócicas*, no Capítulo 33).[22a,250]

Staphylococcus pseudintermedius

O *Staphylococcus pseudintermedius* responde pela grande maioria dos casos de piodermite em cães e por uma porcentagem menor nos gatos. Essa espécie também causa uma variedade de outras infecções, incluindo infecções de feridas, infecções do local cirúrgico, artrite séptica, osteomielite, ITU, endocardite, abscesso hepático, peritonite e outras infecções.* A gravidade da doença é altamente variável. Podem ocorrer infecções invasivas graves, inclusive fatais, embora sejam incomuns. Foi relatada a ocorrência de choque tóxico fatal e celulite associados ao *S. pseudintermedius* em um cão.[81] A fasciite necrosante, uma doença rara, porém devastadora, está mais comumente associada ao *Streptococcus canis,* porém o *S. pseudintermedius* também foi implicado.[250]

O MRSP causa o mesmo espectro de doença, com predomínio de infecções da pele, das orelhas e de outros tecidos moles.[247,249] As infecções pós-operatórias, envolvendo particularmente a osteotomia de nivelamento do platô tibial, parecem ser cada vez mais frequentes.[247,249] Outras infecções também podem ser causadas por cepas sensíveis. No momento, não há indicação de que as infecções por MRSP sejam mais graves do que as causadas por cepas sensíveis à meticilina, embora as limitações no tratamento das primeiras possam resultar em maior probabilidade de desfecho mais insatisfatório.

Staphylococcus aureus

O *S. aureus* pode causar uma gama semelhante de infecções. A principal diferença entre *S. pseudintermedius* e *S. aureus* é a menor prevalência de doença com o segundo, e não a localização ou gravidade da doença. As infecções pelo *S. aureus* podem ser mais comuns em gatos em comparação com cães. Clinicamente, as infecções por MRSA são indistinguíveis das causadas por MSSA, ocasionando infecções predominantemente da pele e das orelhas, e menor número de outras infecções oportunistas.† A discoespondilite foi causada por MRSA em 2 cães.[204a] Foi observado maior risco de infecção de cães por MRSA em animais que receberam agentes antimicrobianos, particularmente quinolonas. É possível que infecções mais comumente associadas ao contato humano (*i. e.*, infecções de feridas e locais cirúrgicos contaminados pelas mãos dos proprietários ou profissionais de veterinária) tendam mais a ser causadas pelo *S. aureus* (incluindo MRSA), porém faltam dados objetivos.

Staphylococcus schleiferi ssp. *coagulans*

As manifestações clínicas mais comuns de infecção são piodermite e otite externa, mas podem ocorrer infecções de outros locais, como trato geniturinário e sistema respiratório.‡ Essas infecções são clinicamente indistinguíveis da doença causada por outros estafilococos, embora tenha sido sugerido que essa espécie pode ter tendência a causar doença cutânea mais superficial, em comparação com *S. pseudintermedius* e *S. aureus*.[156] O papel dessa espécie na doença pode ser subestimado, devido à incapacidade de muitos laboratórios diagnósticos de diferenciá-la do *S. pseudintermedius*.

Estafilococos coagulase-negativos

As infecções primárias são incomuns. É provável que sejam estabelecidos muitos diagnósticos falso-positivos, particularmente nas infecções da pele e dos tecidos moles, com base no isolamento de contaminantes de ECN. É razoável considerar os ECN como potencialmente patogênicos e capazes de causar doença em vários locais do corpo, porém de menor relevância em comparação com as espé-

---

*Referências 37, 43, 68, 80, 113, 150a, 182a, 257.
†Referências 64, 66, 90, 131, 155, 156, 164, 167, 187, 243.
‡Referências 23, 72, 90, 116, 148, 156, 191.

cies coagulase-positivas. O risco de infecção e o papel na doença são provavelmente maiores em animais hospitalizados e imunocomprometidos.

Embora os ECN sejam geralmente considerados como grupo, é possível que existam diferenças entre suas espécies. Isso se aplica principalmente a 2 microrganismos: *S. schleiferi* ssp. *schleiferi* e *S. felis*. O *S. schleiferi* ssp. *schleiferi* foi apontado como causa de piodermite e otite.[72,148,156] Foi também sugerido um importante papel do *S. felis* em ITU de gatos, com base em um estudo no qual foi constatada essa espécie em 19,8% dos gatos com ITU.[135] Por conseguinte, essas duas espécies podem constituir patógenos primários em doenças associadas à comunidade, diferentemente da maioria dos outros ECN.

Diagnóstico

Não existem resultados clínicos, clinicopatológicos ou de exames de imagem complementares que sejam patognomônicos ou até mesmo altamente sugestivos de infecção estafilocócica. O exame de esfregaços ou aspirados pode indicar um evento séptico. A identificação de cocos, particularmente cachos de cocos gram-positivos, sugere infecção estafilocócica, porém não deve ser considerada diagnóstica. Evidências citológicas de uma resposta inflamatória infecciosa, em particular a existência de neutrófilos e bactérias intracelulares em grandes quantidades, são especialmente sugestivas.

O isolamento de estafilocócicos de um local infectado é o método padrão para o estabelecimento do diagnóstico. Entretanto, enquanto o isolamento de estafilococos tende a ser relativamente fácil, a interpretação dos resultados pode ser um desafio. Como os estafilococos são comensais comuns, a contaminação de amostras, particularmente as de infecções da pele e dos tecidos moles, é um importante problema. Por conseguinte, é preciso ter cuidado para evitar a contaminação quando for efetuada a coleta de amostras para cultura. É preciso também ter cuidado particular no diagnóstico de infecções causadas por ECN. Os ECN, mesmo as cepas resistentes a múltiplos fármacos, são contaminantes comuns e raramente são patogênicos. O isolamento de ECN de um local superficial deve ser interpretado com cautela, já que pode representar infecção ou contaminação. Se um ECN e outro patógeno potencial forem identificados ao mesmo tempo, o ECN será tipicamente considerado como contaminante. O isolamento de ECN de locais estéreis (*i. e.*, sangue, cavidade pleural) é mais indicador de doença, contanto que as amostras tenham sido coletadas e processadas de modo adequado. Como esses microrganismos são contaminantes da pele, podem ocorrer baixos níveis de contaminação em amostras obtidas de locais cutâneos. Quando são obtidos resultados quantitativos ou semiquantitativos de culturas, um baixo nível de crescimento (1+) de ECN é de relevância questionável e representa, muito provavelmente, contaminação, e não infecção.

A determinação da espécie dos estafilococos é uma área de teste diagnóstico altamente variável. Alguns laboratórios diagnósticos fornecem apenas identificações superficiais, diferenciando apenas estafilococos coagulase-positivos dos coagulase-negativos. Embora possa não haver muitas diferenças no tratamento dos casos entre diferentes espécies coagulase-positivas e coagulase-negativas, a determinação da espécie mostra-se útil quando se procura estabelecer a epidemiologia da doença e quando se avalia o risco de saúde pública, particularmente com cepas MRS. É também útil quando se tenta determinar se múltiplos resultados de cultura podem indicar um agrupamento de infecções hospitalares, visto que infecções por diferentes espécies iriam excluir a exposição a uma fonte comum. O ideal é que os microrganismos coagulase-positivos sejam identificados em nível de espécie, ou pelo menos em nível de *S. aureus versus* outros (predominantemente *S. pseudintermedius*). A determinação da espécie dos ECN é rara e difícil de obter com segurança utilizando meios convencionais. Os métodos moleculares são ótimos, porém raramente disponíveis ou práticos nos laboratórios de diagnóstico. Considera-se frequentemente que há menos necessidade de determinação dos ECN, visto que eles são, em geral, menos patogênicos. Todavia, se determinados ECN forem patógenos primários potencialmente importantes (*i. e.*, *S. schleiferi* ssp. *schleiferi* na piodermite ou *S. felis* na ITU em gatos), a determinação da espécie poderá ser importante para interpretar a relevância do isolamento de ECN. Existe pouca probabilidade de que isso esteja amplamente disponível nos laboratórios comerciais, pelo menos em futuro próximo, porém a realização de testes específicos para diferenciar *S. schleiferi* ssp. *schleiferi* e *S. felis* de outros ECN pode ser mais exequível.

O teste de sensibilidade a antimicrobianos é um componente crítico dos testes diagnósticos. Tendo em vista a variabilidade dos padrões de sensibilidade entre estafilococos e a emergência de cepas resistentes a múltiplos fármacos, como MRSP e MRSA, é importante que o teste de sensibilidade apropriado seja realizado para orientar o tratamento. Os veterinários devem certificar-se de que o laboratório diagnóstico que usam esteja seguindo as diretrizes do Clinical and Laboratory Standards Institute (CLSI) para a execução e a interpretação dos resultados dos testes de sensibilidade, já que, de outro modo, poderão ser obtidos resultados errôneos e enganosos. Em geral, os métodos para detecção de sensibilidade a antimicrobianos entre estafilococos estão bem desenvolvidos e validados. Foram identificados problemas com a identificação de resistência à meticilina com o *S. pseudintermedius*, e há evidências de que os pontos de quebra da oxacilina e cefoxitina usados para determinar a sensibilidade ou resistência identificam incorretamente muitos MRSP como suscetíveis.[21,170,171,247] Mudanças nas orientações do CLSI nos testes de sensibilidade de *S. pseudintermedius* diminuíram os pontos de quebra usados para determinar a sensibilidade, e espera-se que irão retificar essa situação. Outra área de interesse é a determinação da resistência à clindamicina, devido à resistência induzível, conforme discutido em Agentes Antimicrobianos Sistêmicos.

Não se dispõe de outros ensaios diagnósticos viáveis. Os métodos diagnósticos moleculares estão se tornando mais populares para diversos patógenos. Todavia, apesar da existência de testes comercialmente disponíveis, não existem testes moleculares validados para o diagnóstico de infecções estafilocócicas em cães e gatos. Embora os testes com reação em cadeia da polimerase ofereçam o potencial de fornecer resultados rápidos, o desenvolvimento adequado dos testes e a sua validação são necessários para garantir a sua sensibilidade e especificidade. É necessário ter a validação específica da espécie. Dispõe-se de ensaios comerciais para a rápida detecção de MRSA nos seres humanos; todavia, esses ensaios não foram validados em animais e a investigação de um teste em equinos demonstrou baixo desempenho.[10] Por conseguinte, quaisquer testes para cães e gatos precisam ser comprovadamente eficazes para essas espécies. A reação em cadeia da polimerase em tempo real de ampla gama está sendo mais comumente investigada como ferramenta diagnóstica potencial. Esse tipo de teste utiliza *primers* para detectar todas as bactérias conhecidas e pode proporcionar um teste rápido para infecções bacterianas. Todavia, esses testes não foram validados em animais. Além disso, não são tão úteis para infecções de locais não estéreis ou em situações nas quais pode haver infecções mistas, limitando, assim, a relevância para a maioria das doenças estafilocócicas em cães e gatos. Embora a cultura tenha desvantagens, incluindo demora para a obtenção dos resultados, ela ainda deve ser considerada o padrão clínico.

Tratamento

O tratamento das infecções estafilocócicas é altamente variável, devido à natureza distinta da doença. A abordagem geral ao tratamento varia pouco entre diferentes espécies de estafilococos e, na verdade, entre infecções causadas por estafilococos *versus* outros patógenos oportunistas. O local e a gravidade da infecção são os determinantes essenciais para a abordagem necessária. Fatores como intervenção cirúrgica e cuidados de suporte podem ser necessários, porém não são considerados neste texto.

Agentes antimicrobianos sistêmicos

O tratamento deve se basear de forma ideal no teste de sensibilidade *in vitro*. Isso é particularmente verdadeiro, em virtude do aumento na prevalência de estafilococos resistentes a múltiplos fármacos. É difícil fazer recomendações gerais para o tratamento das infecções estafilocócicas, devido à variabilidade nas taxas de resistência a agentes antimicrobianos. A prevalência da resistência a vários antimicrobianos varia entre regiões (e até mesmo na mesma região), de modo que o conhecimento dos padrões locais de sensibilidade é útil. Embora os dados publicados sobre padrões de sensibilidade, como os apresentados aqui, possam fornecer algumas informações úteis, é preciso reconhecer suas limitações. Tendo em vista as variações geográficas nas taxas de resistência, os dados publicados de outras áreas podem não refletir a verdadeira população clínica. Os dados publicados podem superestimar a resistência se forem baseados em casos de referência, ou quando as culturas são obtidas principalmente de casos que não responderam ao tratamento inicial. Por outro lado, podem ocorrer mudanças relativamente rápidas nas tendências à suscetibilidade, particularmente devido à disseminação dos MRS, e os dados históricos, até mesmo aqueles obtidos há poucos anos, podem não ser representativos da situação atual. O conhecimento das tendências de resistência na prática é mais útil para orientar o tratamento empírico enquanto se aguardam os resultados de cultura, porém nada substitui os dados de cultura e de sensibilidade do paciente em questão.

Em geral, a resistência é incomum às cefalosporinas de primeira geração (p. ex., cefalexina) ou penicilinas resistentes à betalactamase ou associações de penicilina/inibidor da betalactamase (p. ex., amoxicilina-clavulanato), e esses fármacos tipicamente devem constituir o tratamento de primeira linha das infecções estafilocócicas.[92,180a,180b] Nos casos em que os fármacos de primeira escolha não são úteis, dispõe-se de vários outros agentes, como cefalosporinas ou doxiciclina, que podem ser usados com sucesso, dependendo da sensibilidade da cepa. Os aminoglicosídios também podem ser eficazes, embora a via de administração parenteral possa ser problemática. O papel das quinolonas no tratamento das infecções estafilocócicas é um tanto controverso. Tendo em vista a sua atividade *in vitro*, a capacidade de penetrar na pele e a forma oral de administração, as quinolonas têm sido escolhas populares para as infecções estafilocócicas. Foi relatada a eficácia clínica das quinolonas para o tratamento da piodermite, embora tipicamente em ensaios clínicos não controlados,[114,172,209] e as quinolonas são usadas como terapia de primeira linha por alguns clínicos. Entretanto, as preocupações sobre a resistência às quinolonas, tanto em termos de fracasso do tratamento clínico quanto em termos das consequências para a saúde pública, levaram à recomendação de que elas sejam usadas apenas quando a resistência a outros agentes antimicrobianos for eficaz ou provável.[92] O uso prudente das quinolonas pode ser particularmente importante no MRSA. Nos seres humanos, as quinolonas estão contraindicadas para o tratamento das infecções por MRSA, devido à resposta clínica insatisfatória e ao rápido desenvolvimento de resistência.[85] Essa situação não foi investigada objetivamente em cães e gatos, porém não há motivo para suspeitar que poderia ser diferente nessas espécies, de modo que as quinolonas provavelmente devem ser evitadas, sempre que possível, para o tratamento de infecções estafilocócicas resistentes, como MRSA e MRSP. Há menos discussão acerca de sua indicação para infecções sensíveis à meticilina. Essas infecções também devem ser tratadas com cautela, já que a presença ou ausência de resistência à meticilina deve ser de relevância limitante para a probabilidade de fracasso do tratamento ou desenvolvimento de resistência ao tratamento com quinolonas. Por conseguinte, é razoável recomendar o uso prudente dessa classe de fármacos para qualquer infecção estafilocócica e evitar esses fármacos em toda infecção estafilocócica grave ou potencialmente fatal, se possível.

A clindamicina pode ser uma opção em alguns casos, inclusive como tratamento de primeira linha para a piodermite superficial,[92] porém o desenvolvimento de resistência é uma questão preocupante e nem sempre facilmente aparente com testes de rotina.[63] Pode haver resistência à clindamicina induzível, particularmente no *S. aureus*.[63] Nesse fenômeno, os microrganismos isolados parecem ser sensíveis à clindamicina *in vitro*; todavia, a resistência é induzida com exposição *in vivo*, e espera-se o fracasso do tratamento. Em um estudo foi relatada a ocorrência de resistência induzível em 71% das cepas de MRSA em animais,[190] enquanto outro estudo relatou que 55% dos MRSA resistentes à eritromicina e sensíveis à clindamicina em cães apresentavam resistência induzível.[65] A resistência induzível pode ser detectada *in vitro* com um "teste D"; todavia, esse teste

---

Tabela 34.1	Terapia farmacológica para infecções estafilocócicas em cães e gatos.				
Fármaco[a]	**Espécie**	**Dose**[b] **(mg/kg)**	**Via**	**Intervalo (horas)**	**Duração (dias)**
Amoxicilina-clavulanato	CG	12,5 a 25	VO	12	prn
Cefalexina ou cefadroxila	C	22	VO	12	prn
Cefalexina	G	22 a 30	VO	12	prn
Cefadroxila	G	22	VO	24	prn
Clindamicina[c]	CG	11	VO	12	14 a 42
Quinolonas[d]	CG	Varia[c]	VO	24	prn
Eritromicina	C	10 a 20	VO	8	prn
Cloranfenicol	C	25 a 50	VO, SC, IM, IV	8	prn
	G	10 a 20	VO, SC, IV	12	prn
Sulfonamida-trimetoprima	C	22	VO	12	prn

CG, cães e gatos; *G*, gatos; *C*, cães; *IV*, intravenosa; *VO*, via oral; *prn* (do latim, *pro re nata*), quando necessário; *SC*, subcutânea.
[a]Para informações adicionais sobre esses fármacos, ver discussão sobre tratamento neste capítulo, bem como o *Formulário de fármacos*, no Apêndice.
[b] Dose por administração a intervalo especificado.
[c] A clindamicina não é recomendada como fármaco de primeira escolha, visto que o seu uso pode induzir o desenvolvimento de estafilococos resistentes a agentes antibacterianos.
[d] Inclui o marbofloxacino, o danofloxacino, o orbifloxacino e o enrofloxacino. Ver o *Formulário de fármacos*, no Apêndice, para a posologia específica de cada fármaco. Esses agentes geralmente não são recomendados como tratamento de primeira linha para as infecções estafilocócicas e, em particular, para *Staphylococcus aureus* resistente à meticilina (ver discussão sobre tratamento neste capítulo).

não está amplamente disponível nos laboratórios diagnósticos veterinários. Os isolados de *S. aureus* descritos como resistentes à eritromicina, porém sensíveis à clindamicina devem ser considerados resistentes à clindamicina, a não ser que um teste D tenha indicado a ausência de resistência induzível. A resistência induzível parece ser rara no *S. pseudintermedius;*[65] todavia, como já foi relatado,[29,63] seria prudente evitar a clindamicina para o tratamento de infecções graves causadas por cepas resistentes à eritromicina sem demonstração da ausência de resistência induzível à clindamicina.

A sulfonamida-trimetoprima é comumente eficaz contra o MRS *in vitro*. Os problemas de segurança são significativos com essa associação de fármacos e incluem ceratoconjuntivite seca, artropatia e outros efeitos idiossincrásicos (ver *Formulário de fármacos*, no Apêndice). A sulfonamida-trimetoprima pode ser usada com segurança na maioria dos pacientes e mostra-se apropriada em situações com poucas outras opções viáveis. Seu uso provavelmente deve ser evitado em animais com alto risco de ceratoconjuntivite seca, bem como no Doberman Pinscher, devido ao alto risco aparente de artropatia idiossincrásica.

O cloranfenicol também é frequentemente eficaz *in vitro* e empiricamente *in vivo*. Há preocupações relacionadas com a saúde humana ligadas à anemia aplásica, que se desenvolve em consequência da exposição ao cloranfenicol. Embora seja uma reação idiossincrásica extremamente rara, ela é fatal e não deve ser desprezada. É preciso fornecer instruções para a manipulação cuidadosa do fármaco e orientação do cliente quanto a seus riscos. O cloranfenicol também pode causar supressão da medula óssea (particularmente em gatos) e está contraindicado para animais que estão sendo tratados com outros agentes mielossupressores. Se houver necessidade de usar o cloranfenicol por período prolongado de tempo, pode ser útil realizar o monitoramento periódico (a cada 14 a 28 dias) com hemograma completo. O florfenicol pode constituir alternativa potencial para o cloranfenicol, visto que não oferece nenhum risco à saúde humana. Pode ser administrado por via oral, embora o animal possa recusá-lo devido ao sabor. Embora o florfenicol tenha sido usado com sucesso empírico no tratamento de infecções por MRSP e MRSA em cães, foram relatados casos de fracasso terapêutico e desenvolvimento de resistência durante o tratamento, e falta avaliação objetiva da eficácia desse fármaco.

A tilosina foi usada no passado para o tratamento de infecções da pele estafilocócicas em cães. Foi constatado que a maioria (82,6%) das cepas de *S. pseudintermedius* isoladas de cães com piodermite era sensível à tilosina *in vitro*.[207a] Eram cães que não haviam recebido terapia antibacteriana durante pelo menos 3 meses antes da apresentação da amostra.

A emergência de MRSP, MRSA e de outros MRS complicou o tratamento. Pode haver cepas altamente resistentes, incluindo algumas para as quais existem poucas opções de tratamento. Essa situação parece ser mais comum com MRSP, e alguns isolados de MRSP que são resistentes a quase todos os fármacos disponíveis estão sendo identificados em algumas regiões. Isso levou a considerar o uso de agentes antimicrobianos de importância crítica em medicina humana, como a vancomicina.[246] A vancomicina, a linezolida, a tigeciclina e a quinupristina-dalfopristina são fármacos importantes para o tratamento de infecções graves resistentes a múltiplos fármacos em seres humanos. Seu uso em animais levanta muitas questões éticas que são difíceis de responder. As preocupações incluem aumento da pressão para a resistência de estafilococos em animais e a sua transmissão subsequente aos seres humanos. As preocupações quanto ao risco para a saúde humana contrapõem-se frequentemente às preocupações com a saúde e o bem-estar dos animais se não for administrado tratamento adequado, e ao fato de que o uso em animais representa minúscula porcentagem do uso global desses fármacos. No momento atual, não existe nenhum consenso sobre esse tópico. No mínimo,

esses fármacos devem ser reservados para situações nas quais não existem outras alternativas viáveis de tratamento, nas quais a infecção não responde a outra terapia (*i. e.*, local), e nas quais a infecção comporta risco de vida, porém é potencialmente tratável. Antes de contemplar o uso desses fármacos, é preciso considerar todas as outras opções terapêuticas. Na atualidade, é raro haver necessidade desses tipos de fármacos, pois quase sempre há outra opção de tratamento.

Como é comum observar em medicina veterinária, há informações objetivas limitadas disponíveis para orientar a duração do tratamento. Isso depende mais do tipo e da localização da infecção do que da espécie de *Staphylococcus* envolvida. Não há evidências de que as infecções causadas por MRS necessitem de tratamento mais longo ou diferente nos demais aspectos, em comparação com infecções causadas por cepas sensíveis, uma vez instituída a terapia antimicrobiana adequada. As doses comumente usadas para o tratamento das infecções estafilocócicas estão listadas na Tabela 34.1 e no *Formulário de fármacos*, no Apêndice, bem como nas infecções da pele, na Tabela 84.1.

Tratamentos antimicrobianos locais

A administração local ou regional de agentes antimicrobianos pode fornecer altas concentrações antimicrobianas passíveis de superar algum grau de resistência a antimicrobianos e produzir níveis elevados do fármaco em algumas áreas difíceis de serem alcançadas pela terapia sistêmica. Deve-se considerar a injeção intra-articular de antimicrobianos (p. ex., amicacina) em casos de artrite séptica para alcançar concentrações locais elevadas. Essa abordagem é usada mais comumente em equinos, mas também é prática em inúmeros pequenos animais, particularmente infecções de joelho associadas a cirurgia em cães de grande porte. A perfusão regional com antimicrobianos (p. ex., aminoglicosídios) é outra abordagem que pode ser considerada para infecções dos membros. Não costuma ser usada em cães e gatos, porém deve ser considerada em alguns casos. A administração local de esferas ou esponjas de colágeno impregnadas de agentes antimicrobianos[167] pode, algumas vezes, produzir níveis duradouros do fármaco. Essa abordagem pode ser útil em infecções associadas a implantes ou infecções de locais pouco vascularizados, como o osso.

Agentes antimicrobianos tópicos

A terapia antimicrobiana tópica pode ser um adjuvante útil ou o único tratamento ministrado. A capacidade de fornecer altas concentrações de antimicrobiano diretamente no local de infecção, com exposição sistêmica mínima, é a abordagem desejável. A resistência dos estafilococos em cães e gatos a agentes antimicrobianos tópicos, como mupirocina ou ácido fusídico, é rara,[138,231] e os altos níveis locais de antimicrobianos que podem ser alcançados podem superar, em grande parte, a resistência adquirida.

A principal limitação do tratamento tópico é a capacidade dos antimicrobianos aplicados topicamente de alcançar o local de infecção. Por conseguinte, o tratamento tópico é mais bem reservado como método único para o tratamento de infecções muito superficiais, como infecção de feridas superficiais e piodermite superficial. O tratamento sistêmico ou a combinação de tratamentos sistêmico e tópico devem ser usados para as infecções mais profundas ou para aquelas que não respondam por completo à monoterapia tópica.

Outros tratamentos tópicos

A aplicação tópica direta de biocidas pode ser uma opção potencial para algumas infecções de pele e dos tecidos moles e pode ser a abordagem preferida para o tratamento da piodermite superficial. A eficácia potencial dos biocidas envolve o equilíbrio entre a atividade bactericida do composto e a lesão tecidual decorrente de sua aplicação. Alguns compostos apresentam propriedades antibacterianas pronunciadas, porém não são úteis em virtude do possível grau de lesão tecidual ocasionada. Para alguns biocidas, os custos *versus* benefícios das propriedades antibacterianas e a lesão tecidual causada não estão bem compreendidos.

À semelhança dos antimicrobianos tópicos, a principal limitação dos biocidas é a sua capacidade de alcançar o local de infecção. Os biocidas podem ser eficazes como tratamento único de infecções superficiais ou como terapia adjuvante para infecções mais profundas. Estão disponíveis dados limitados de eficácia e segurança *in vivo* para cães e gatos. A extrapolação de outras espécies é razoável, porém os dados de segurança específicos de cães e gatos devem ser preferidos. As opções disponíveis incluem clorexidina, iodopovidona e gel de peróxido de benzoíla.[34] O uso tópico de uma escova cirúrgica contendo acetato de clorexidina a 2% mostrou-se eficaz na resolução de lesões cutâneas em cães causadas por *S. intermedius* resistentes à cefalexina.[159a] Outros compostos, como o peróxido de hidrogênio acelerado, também foram propostos como tratamento tópico; todavia, no momento atual dispõe-se de poucas informações acerca de seu uso. Os curativos de prata podem ser úteis no tratamento de infecções de pele e feridas.[230] Os óleos essenciais estão adquirindo popularidade como terapia tópica, embora faltem dados clínicos. Vários óleos essenciais, como o óleo da árvore australiana *tea tree* (*Melaleuca*), o óleo de gerânio, o óleo de lavanda e o extrato de sementes de toronja (*grapefruit*), demonstraram ter propriedades antibacterianas, incluindo atividade contra MRSA e MRSP.[33,59,94,231] Podem ter efeito aditivo, em que o vapor produzido pelo óleo dentro do material da atadura pode penetrar mais profundamente nos locais infectados do que a forma líquida.[59] Entretanto, um aspecto negligenciado é o potencial de lesão tecidual, visto que os óleos essenciais podem ter efeitos citotóxicos sobre as células de mamíferos.[15,219] A preocupação sobre a citotoxicidade levou à recomendação de que o óleo de *tea tree* não seja usado no tratamento de queimaduras.[67] A ingestão de um pequeno volume de óleo de *tea tree* causou doença neurológica em crianças,[52,157] e o risco para animais de estimação que lambam o óleo aplicado topicamente ou do material de atadura tratado não está bem definido. São necessários estudos adicionais de eficácia e segurança.

A aplicação tópica de mel é outra abordagem segura e não antimicrobiana atraente. O mel tem efeitos bactericidas contra várias bactérias, incluindo estafilococos, *in vitro* e *in vivo*.[26,82,126,142] Existem diferenças na atividade bactericida de diferentes tipos de mel, e o mais investigado tem sido o mel Manuka, produzido a partir das inflorescências de *Leptospermum scoparium* (Manuka).[19] O mel Manuka pode ser útil como tratamento isolado ou adjuvante de determinadas condições, como infecções de ferida ou úlceras de perna infectadas em seres humanos.[26,82] Pode também ter benefício adicional em infecções complicadas pela formação de biofilmes, visto que as taxas bactericidas para *S. aureus* em biofilmes são mais altas com o mel Sidr e Manuka do que com antimicrobianos *in vitro*.[5] O uso básico de mel em cães e gatos envolve simplesmente a aplicação direta de mel de grau alimentício ao local infectado, coberto por um curativo. O método preferido de aplicação envolve o uso de curativos impregnados com mel Manuka, devido à atividade bactericida aumentada desse tipo de mel e pré-esterilização do mel e do curativo. Existem preocupações teóricas sobre a contaminação bacteriana do mel, particularmente por *Clostridium botulinum*. Embora o *C. botulinum* possa ser encontrado no mel,[204] o botulismo associado ao mel em seres humanos resulta quase sempre da ingestão de mel contaminado por lactentes, e o autor (JSW) não tem conhecimento de nenhuma infecção associada à aplicação tópica de mel.

Outras considerações

Tanto o *S. aureus* quanto o *S. pseudintermedius* são causas importantes de infecções associadas a implantes cirúrgicos. O tratamento dessas infecções pode ser muito difícil, devido ao implante e a seu biofilme associado. Com frequência, a terapia antimicrobiana pode resultar em melhora dos sinais clínicos e cura clínica inicialmente aparente. Entretanto, a recidiva é muito comum após a interrupção dos agentes antimicrobianos. A eliminação da infecção pode ser difícil e até mesmo impossível com implantes no local, e deve-se considerar a remoção desses implantes o mais rápido possível.

Descolonização

A eliminação ativa da colonização com MRSA nos seres humanos é uma questão controversa. A descolonização ativa, que frequentemente consiste no uso de antimicrobianos tópicos, como mupirocina ou ácido fusídico, algumas vezes com terapia concomitante com antimicrobianos por via oral, é usada como meio de controle do MRSA em determinadas situações em algumas regiões, embora não haja consenso internacional. Embora possa ocorrer colonização a longo prazo por MRSA, a necessidade de terapia de descolonização em indivíduos saudáveis sob os demais aspectos na comunidade é controvertida e não universalmente realizada, em virtude de sua eficácia variável, necessidade questionável e preocupação acerca do desenvolvimento de maior resistência antibacteriana. A descolonização é mais comumente usada em populações específicas, como profissionais na área de saúde, pacientes submetidos a procedimentos cirúrgicos, pacientes em unidades de terapia intensiva ou indivíduos em residências com infecções recorrentes por MRSA.

Em alguns aspectos, a eliminação ativa da colonização por MRSP ou MRSA em cães e gatos pode ser desejável para reduzir o risco de desenvolvimento de infecção clínica ou de transmissão a outros indivíduos, incluindo seres humanos. Todavia, não há evidências de que a terapia para eliminar a colonização seja indicada ou até mesmo potencialmente eficaz em cães e gatos. A aplicação tópica adequada de um agente antimicrobiano às passagens nasais de um cão ou de um gato não é particularmente realista, e o tratamento completo pode causar maior resistência aos antibacterianos. Como a colonização pelo MRSA parece ser transitória na maioria dos cães e gatos, se não em todos eles,[130,243,248] e o uso de medidas de boa higiene geral para reduzir a reinfecção quase sempre resulta em descolonização espontânea, é questionável se a descolonização ativa deve ser mesmo indicada. De modo semelhante, a terapia para descolonização não é recomendada para cães e gatos portadores de MRSP. Embora não haja disponível nenhum estudo longitudinal sobre o MRSP, é provável que, apesar do tratamento, o MRSP persista nas passagens nasais ou no trato gastrintestinal. Isso é particularmente verdadeiro para cães nos quais o *S. pseudointermedius* seja comensal comum. É difícil eliminar um microrganismo residente no nicho ecológico onde habita.

Considerações de saúde pública

Staphylococcus aureus

As questões de saúde pública sobre animais de estimação e *S. aureus* têm envolvido quase exclusivamente o MRSA. A colonização de pessoas em contato com cães e gatos infectados ou colonizados tem sido amplamente relatada.* Os MRSA isolados de animais de estimação tendem a refletir cepas que predominam em pessoas de determinada região geográfica, constituindo, provavelmente, o testamento da origem humana do MRSA em animais de estimação. O achado de cepas de MRSA humanas importantes em animais de companhia, associado à estreita natureza do contato entre pessoas e animais de estimação, causa preocupação quanto a uma transmissão zoonótica. Animais de estimação foram implicados como fontes de infecção

---

*Referências 19a, 31, 131, 145, 217, 237, 243.

para seres humanos em residências[145,217]; todavia, isso foi baseado em evidências circunstanciais. Embora a colonização concomitante de pessoas e animais de estimação pela mesma cepa de MRSA sustente a transmissão interespécies, ela não consegue determinar a direção da transmissão. É provável que ocorra transmissão dos seres humanos para animais pelo menos tão comumente, se não com mais frequência, do que a transmissão de animais para seres humanos. De qualquer modo, embora as informações obtidas da maioria dos estudos devam ser consideradas como preliminares e circunstanciais, é muito provável que possa ocorrer transmissão interespécies em residências, bem como em clínicas veterinárias, e que o MRSA, apesar de ser, em última análise, de origem humana, seja um patógeno zoonótico relevante.

Pode haver também riscos ocupacionais para veterinários e funcionários. Foram realizados numerosos estudos de colonização pelo MRSA em pessoas que trabalham em clínicas veterinárias, relatando, em geral, taxas de colonização de até 18% em veterinários que tratam de pequenos animais.[36,95,139,151,255] Não é possível determinar com certeza se essas taxas de colonização refletem a aquisição do MRSA de animais; entretanto, a identificação de taxas mais altas do que as observadas na população em geral (1,5 a 3%)[86,96] e a semelhança entre cepas humanas e animais fornecem sustento para a origem ocupacional.

É impossível determinar, nesse momento, o verdadeiro papel dos animais de estimação nas infecções humanas pelo MRSA. Tendo em vista a epidemia de infecções por MRSA associadas à comunidade nos seres humanos e a presença endêmica do MRSA em instituições de assistência à saúde, os animais de estimação certamente desempenham um papel mínimo nas infecções humanas. Contudo, considerando o escopo desse problema, uma participação mínima, no contexto populacional, pode ainda representar uma importante fonte de infecção. O papel potencial dos animais de estimação nas infecções humanas pelo MRSA deve ser considerado, porém de forma ponderada.

A aplicação cuidadosa de práticas de controle de infecções é importante para reduzir o risco de transmissão do MRSA de animais infectados para outros animais ou pessoas nas clínicas veterinárias. Como uma pequena porcentagem de animais de estimação (e pessoas) saudáveis é portadora do MRSA em qualquer momento determinado, a implementação de um bom programa de controle rotineiro de infecção é de importância crítica, incluindo higiene das mãos, uso de roupas protetoras, limpeza e desinfecção rotineiras e outros tópicos relacionados.

Concentrar-se exclusivamente no diagnóstico de infecções por MRSA em cães ou gatos é inadequado, visto que a colonização subclínica de animais pode representar uma fonte significativa de exposição. A triagem ativa para identificação de pacientes colonizados pelo MRSA é largamente usada em medicina humana e tem sido efetuada em equinos, porém raramente está indicada na prática veterinária geral. A triagem pode ser útil em situações nas quais pode haver transmissão contínua na clínica ou em casos de alto risco. O uso prudente de agentes antimicrobianos também é importante, devido à associação entre a exposição prévia a antimicrobianos e a infecção por MRSA.[66] A realização de testes rotineiramente ou o tratamento de animais clinicamente sadios para MRSA, incluindo animais de estimação de maior risco que visitam instituições de assistência à saúde humana, não são práticas indicadas. Entretanto, se um animal com colonização reconhecida pelo MRSA desenvolver subsequentemente uma infecção oportunista, em particular infecção da pele ou dos tecidos moles, deve-se efetuar imediatamente um teste para infecção pelo MRSA. Em animais colonizados que desenvolvem infecções graves, deve-se considerar a terapia antimicrobiana empírica que provavelmente deve ser efetiva contra o MRSA.

Precauções no controle de infecção em clínicas veterinárias

Quando se identifica MRSA em um animal, deve-se desenvolver um plano sobre como manipular o animal na clínica e durante exames subsequentes. Todos os animais infectados ou colonizados devem ser tratados como animais infectados e manuseados com precauções de contato (luvas, jaleco protetor). Nas clínicas, esses animais devem ser colocados em isolamento, sempre que possível, e não ter nenhum contato ou apenas contato indireto com outros pacientes. Embora exista pouco risco de transmissão por aerossóis, o alojamento dos animais infectados em isolamento diminui a probabilidade de transmissão através do pessoal ou de fômites. Os pacientes ambulatoriais colonizados por MRSA devem ser internados diretamente em área de isolamento ou sala de exame.

MRSA na equipe clínica

A exposição, a colonização ou a infecção do pessoal pelo MRSA em hospitais veterinários podem constituir uma área difícil de abordar, devido à falta geral de compreensão das questões e à natureza de alto perfil do MRSA. Com frequência, surgem preocupações quando as pessoas percebem que tiveram contato com um animal colonizado ou infectado pelo MRSA, e existe certamente o potencial de exposição ocupacional, tendo em vista as altas taxas de colonização pelo MRSA no pessoal veterinário. Algumas vezes, as pessoas expressam o desejo de efetuar um teste para colonização do MRSA em si mesmas ou em sua equipe. Entretanto, essa prática raramente está indicada e está associada a muitos problemas potenciais, dentre os quais problemas de segurança e saúde ocupacional e questões relacionadas com a privacidade da informação clínica (estado do MRSA). Tendo em vista as taxas de colonização notificadas de veterinários e a exposição presumivelmente frequente a animais colonizados, práticas de controle de infecção rotineiras devem ser estabelecidas para reduzir o risco de transmissão do MRSA por portadores desconhecidos (equipe de trabalho ou animais de estimação). Não se recomenda a realização de teste na equipe de trabalho para colonização pelo MRSA. As taxas de MRSA são altas no pessoal que trabalha em veterinária, e não seria surpreendente encontrar indivíduos positivos na ausência de transmissão conhecida do MRSA. Não é razoável excluir o pessoal colonizado do trabalho, tendo em vista as altas taxas de colonização do MRSA e o risco contínuo de exposição. O tratamento direcionado para a descolonização do MRSA em seres humanos provavelmente não é recomendado pelos médicos, visto que é raramente usado em indivíduos da população em geral na maioria das regiões. Além disso, mesmo com a descolonização bem-sucedida, haveria o risco contínuo de exposição ocupacional.

Os empregados positivos para MRSA devem ser particularmente cuidadosos em seguir todos os protocolos de higiene das mãos na clínica e evitar qualquer contato das mãos com o nariz (pois as narinas constituem o local mais comum de colonização nos seres humanos e as mãos são a principal fonte de transmissão). Não há indicação para remover um indivíduo colonizado de sua função de assistência aos pacientes, embora se possa considerar restringir o contato com pacientes de risco muito alto (i. e., pacientes imunossuprimidos). Entretanto, como a grande maioria do pessoal de veterinária não conhece o seu estado de portador de MRSA, o pessoal da clínica deve assumir que tanto os funcionários quanto seus pacientes podem ser portadores de MRSA. Os empregados preocupados com o MRSA (p. ex., os que trabalharam com um animal MRSA-positivo) devem ser incentivados a procurar o seu médico. O pessoal de veterinária também deve estar alerta para o provável risco aumentado de infecção pelo MRSA e certificar-se de que o seu médico sabe que eles podem correr maior risco do que a população geral, aspecto que pode ser importante considerar em caso de tratamento empírico de infecções ou quando se decide a indicação de triagem pré-operatória para MRSA.

Controle de infecção nas residências

Os princípios de controle do MRSA nas residências são os mesmos empregados nas clínicas veterinárias. As áreas infectadas nos animais de estimação devem ser recobertas por uma barreira impermeável, sempre que possível. Um aspecto fundamental é o reconhecimento de outros locais do corpo de alto risco (nariz, reto), evitando todo contato direto e indireto com essas regiões. Os proprietários devem ser aconselhados a seguir boas práticas de controle de infecção domiciliar, particularmente a higiene regular das mãos. Deve-se evitar que os animais infectados ou colonizados tenham contato com outros animais fora da casa, até que não estejam mais infectados ou colonizados. Embora o MRSA possa ser transmitido em residências, a incidência não está bem definida, assim como os fatores de risco. Os proprietários que demonstrem preocupação, particularmente quando isso diz respeito à existência de pessoas de alto risco na casa (pessoas muito jovens ou muito idosas, indivíduos imunocomprometidos), devem ser incentivados a discutir o problema com seus médicos. Não se indica a realização de teste de rotina em animais clinicamente saudáveis cujos proprietários tenham infecção pelo MRSA, nem de pessoas clinicamente saudáveis cujos animais de estimação sejam portadores do MRSA.[18]

Proprietários de animais de estimação com diagnóstico de MRSA

Os proprietários infectados ou colonizados podem constituir uma fonte de infecção para seus animais de estimação, embora não se conheça a incidência da transmissão de proprietários infectados para seus animais. Os proprietários com diagnóstico de MRSA devem ser ensinados a lavar minuciosamente as mãos *antes e depois* de manusear seus animais, a fim de que se evite a transmissão do MRSA *ao* animal, bem como a transmissão *a partir* do animal caso se torne subsequentemente colonizado. Os proprietários não devem beijar seus animais, nem permitir que seus animais lambam seus rostos ou qualquer área da pele com solução de continuidade. A triagem de animais de estimação para o estado de portador de MRSA está apenas indicada se uma pessoa da casa for persistente ou recorrentemente positiva para MRSA *e* já tiverem sido tomadas as devidas precauções para evitar a transmissão interpessoal, *e* todos os moradores (animal e seres humanos) estiverem sendo avaliados.[18] Não se justifica a triagem de rotina depois da infecção isolada por MRSA em uma pessoa, nem a triagem de animais de estimação sem pesquisa concomitante de todos os moradores da casa.[18] A triagem dos animais de estimação também pode fazer parte da intervenção geral na casa, incluindo triagem simultânea e descolonização do MRSA de todos os moradores. Não existe nenhuma indicação de que o tratamento dos animais colonizados seja necessário ou eficaz.[18] Diferentemente das pessoas com MRSA, a maioria dos animais de estimação, se não todos eles, deverá eliminar naturalmente a colonização pelo MRSA se a reinfecção for evitada. Na atualidade, as boas práticas de controle de infecção domiciliar são recomendadas como abordagem para o manejo dos animais de estimação colonizados. Ver o Capítulo 99 para a discussão mais pormenorizada das infecções de seres humanos imunocomprometidos pelo MRSA, juntamente com seu tratamento e prevenção.

Staphylococcus pseudintermedius

Apesar de já ter sido documentada, existe atualmente uma preocupação limitada quanto à transmissão zoonótica do *S. pseudintermedius*. Foram relatadas infecções oportunistas pelo *S. pseudintermedius* em seres humanos,* embora sejam muito raras. O maior risco de transmissão é de infecções por mordeduras (ver Capítulo 51).[129]

---

*Referências 12, 40, 81, 122, 129, 219a, 223, 232.

A colonização de pessoas pelo *S. pseudintermedius* ocorre mais frequentemente do que a infecção clínica manifesta, porém é incomum, e as taxas notificadas são de 1 a 4% no pessoal de veterinária e nos proprietários de animais de estimação.[73,97,193] O contato com animais de estimação pode representar um fator de risco para a colonização de pessoas pelo *S. pseudintermedius*. Um estudo relatou isolados de animais e seres humanos indistinguíveis em 44% das residências onde havia uma pessoa e um cão colonizados, sugerindo que os animais de estimação constituem a fonte de colonização humana.[97] Esse estudo também indicou que a lavagem regular das mãos após ter contato com os animais esteve associada a menor risco de colonização por *S. pseudintermedius*. Foram também relatadas taxas mais altas de colonização em proprietários de cães com piodermite profunda, em comparação com pessoas sem animais de estimação.[93] Todavia, embora haja evidências relativamente fortes de que o *S. pseudintermedius* possa ser transmitido de animais para pessoas em clínicas veterinárias e residências, as implicações clínicas parecem ser limitadas, tendo em vista o número extremamente baixo de infecções clinicamente manifestas notificadas em pessoas. Podem ocorrer infecções graves, como bacteriemia, em pessoas imunocomprometidas.[41a] O Capítulo 99 apresenta uma discussão das infecções estafilocócicas zoonóticas em seres humanos imunocomprometidos.

A emergência de cepas altamente resistentes de MRSP levantou preocupações relacionadas com o risco para seres humanos. Embora as boas práticas de higiene geral e medidas de controle de infecção estejam indicadas como medidas de prudência, os riscos para pessoas em contato com animais colonizados ou infectados são, presumivelmente, muito baixos, tendo-se em vista a aparente patogenicidade baixa do *S. pseudintermedius* nos seres humanos, e considerando-se que o MRSP representa um problema de saúde pública muito menor do que o MRSA. Até o momento, os relatos de transmissão zoonótica do MRSP são escassos e foram identificadas infecções humanas em pessoas sem exposição conhecida a animais.[38,81] A transmissão do MRSP entre cães e pessoas baseia-se, provavelmente, em relatos de isolados indistinguíveis de pessoas e cães em clínicas veterinárias.[200,235] Nenhum dos indivíduos nesses estudos desenvolveu doença. O risco associado ao MRSP deve ser considerado baixo; entretanto, tendo-se em vista a natureza altamente resistente a fármacos (e dificuldade associada no seu tratamento), é preciso ter cuidado e usar boas práticas de controle de infecção com animais infectados em residências e clínicas veterinárias. A boa higiene tanto nas residências quanto nas clínicas veterinárias deve minimizar acentuadamente o risco de transmissão do MRSP de animais colonizados.

Outros estafilococos

Os problemas de saúde pública relacionados com outros estafilococos são atualmente limitados. Os estafilococos coagulase-negativos são comuns tanto em animais quanto em seres humanos e são de patogenicidade limitada; além disso, os ECN, incluindo MRS, não são considerados um problema de saúde pública relevante. Embora muitas das mesmas espécies de ECN possam causar doença tanto em pessoas quanto em animais de estimação, ainda não foi estabelecido com certeza se os animais constituem uma fonte de infecção. Tendo em vista que a maioria das infecções em seres humanos ocorre em pacientes hospitalizados, não há, atualmente, nenhuma evidência que sugira a necessidade de isolamento ou de outras práticas rigorosas de controle de infecção para animais de estimação com infecções por ECN. As boas práticas de higiene geral devem ser mais do que adequadas para a maioria das situações, se não todas elas. Isso provavelmente é mais importante como medida de prudência para animais de estimação infectados que terão potencialmente contato com indivíduos de alto risco (muitos jovens, idosos, imunocomprometidos).

Capítulo 35

Infecções por Bactérias Gram-negativas

Amie Koenig

Etiologia

A parede celular das bactérias gram-negativas desenvolveu uma membrana externa relativamente complexa, além de sua membrana citoplasmática interna e da camada intermediária de peptidoglicano. Essa membrana externa diferencia esse grupo das bactérias gram-positivas das espiroquetas. A superfície externa dessa membrana é formada predominantemente por um lipopolissacarídio (LPS ou endotoxina), que apresenta uma porção lipídica incorporada na membrana (lipídio A – o componente ativo da endotoxina) e uma porção polissacarídica, que se estende a partir da superfície bacteriana (o antígeno O; Figura 35.1). Além de conferir uma característica de coloração gram-negativa, essas estruturas constituem fatores de virulência importantes e determinam, parcialmente, a sensibilidade a agentes antibacterianos.

As bactérias gram-negativas são classificadas em numerosos grupos filogenéticos heterogêneos, e muitas podem ser patogênicas para cães e gatos. Algumas dessas bactérias são discutidas em outros capítulos: *Pasteurella* spp. (ver Capítulos 50, 51 e 99), *Bordetella brochiseptica* (ver Capítulos 6 e 14) e *Salmonella* spp. (ver Capítulo 37). Este capítulo trata das características gerais das infecções causadas por *Escherichia coli*, *Proteus* spp., *Klebsiella* spp. e *Pseudomonas* spp. Fornece também informações sobre infecções causadas por *Ralstonia pickettii*, *Citrobacter* spp., *Acinetobacter baumannii*, *Providencia* spp., *Serratia* spp. e *Enterobacter cloacae*.

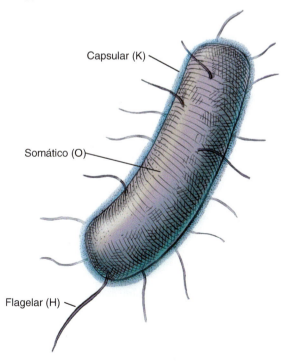

Figura 35.1 Estruturas das bactérias gram-negativas que incluem vários antígenos. (Arte de Kip Carter © 2004 University of Georgia Research Foundation Inc.)

Classificação

E. coli, *Proteus* spp. e *Klebsiella* spp. são membros da família Enterobacteriaceae. Trata-se de bacilos gram-negativos anaeróbicos facultativos, não álcool-ácido-resistentes e não formadores de esporos, habitantes naturais do trato intestinal de mamíferos. A família Enterobacteriaceae tem 28 gêneros, com mais de 100 espécies bem definidas. As espécies de importância clínica são *E. coli*, *Proteus mirabilis*, *Proteus vulgaris* e *Klebsiella pneumoniae*.

Pseudomonas spp. são bactérias gram-negativas não Enterobacteriaceae e ubíquas, encontradas no solo, na água, na vegetação em decomposição e em animais. A pseudomonas patogênica mais importante e onipresente é *Pseudomonas aeruginosa*. Na Ásia, na Europa oriental e na África, *Pseudomonas mallei* é a causa do mormo equino; cães e gatos podem ser infectados a partir do reservatório equino (ver Capítulo 44). *Burkholderia pseudomallei* (anteriormente *Pseudomonas*) é um microrganismo do solo encontrado na Ásia, na África central e na Austrália. Em cães e gatos, pode causar síndromes que incluem desde uma infecção pulmonar benigna até uma doença sistêmica letal (ver Capítulo 44).

Estrutura antigênica

Foi desenvolvido um esquema de classificação sorológica de aceitação internacional para as Enterobacteriaceae, com base nas diferenças antigênicas observadas em moléculas de superfície bacterianas altamente variáveis. O *sorogrupo* é determinado pelos *antígenos O* – açúcares existentes na parte mais externa do LPS (Figura 35.2). O *sorotipo* é determinado pelos *antígenos H* flagelares. Além disso, *antígenos K* podem ser identificados em cepas que apresentam uma cápsula. A fórmula antigênica da cepa indica antígenos específicos (p. ex., O55:K5:H21). Todavia, para a maioria das cepas, apenas os antígenos O e H são determinados. Foram identificados pelo menos 170 sorogrupos diferentes para *E. coli*, e foi constatada alguma correlação entre o sorogrupo e a virulência (p. ex., O157:H7 e a síndrome hemolítico-urêmica (SHU) em humanos).

Epidemiologia e patogenia

As bactérias são comumente isoladas de epitélios normais e de infecções clínicas de ocorrência espontânea em vários sistemas orgânicos de cães e gatos. Podem causar sepse, infecções hospitalares e infecções oportunistas em animais imunocomprometidos, e, em um estudo, representaram cerca de 30% das hemoculturas positivas.[51] Os microrganismos isolados podem ser endógenos ou exógenos para o hospedeiro. A frequência desses tipos de infecções está aumentando em decorrência do uso excessivo de novos fármacos antibacterianos, procedimentos invasivos e terapias imunossupressoras.

Fatores de virulência

Algumas cepas de *E. coli* são patógenos verdadeiros; entretanto, *E. coli*, *Klebsiella*, *Proteus* e *Pseudomonas* são, em sua maioria, patógenos oportunistas. A patogenicidade das bactérias gram-negativas

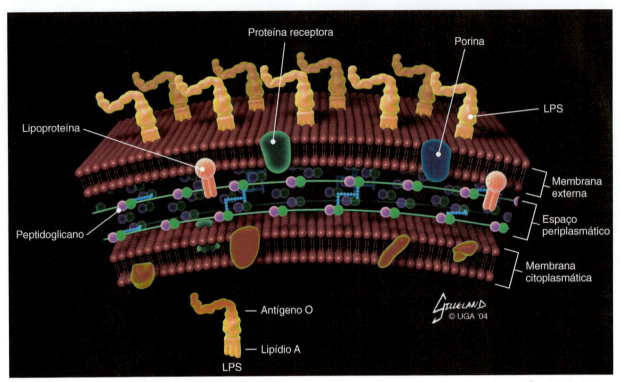

Figura 35.2 Estruturas da superfície celular das bactérias gram-negativas. (Arte de Brad Gilleland © 2004 University of Georgia Research Foundation Inc.)

depende da ocorrência de vários fatores de virulência (p. ex., adesinas, toxinas, sistemas de aquisição de ferro, cápsulas) expressos pelo microrganismo.[25a] É o conjunto dos genes de virulência transportados e expressos pelo microrganismo que confere a sua patogenicidade, mais do que o gênero ou a espécie. Seguem-se exemplos de fatores de virulência.

O estabelecimento da infecção depende, em primeiro lugar, da aderência das bactérias a um epitélio. As adesinas estão localizadas nos *pili* (ou fímbrias) das bactérias, as estruturas delgadas externas que facilitam a fixação do microrganismo à célula hospedeira. Os fatores de colonização antigênicos I e II são adesinas-hemaglutininas específicas dos *pili*, que promovem a colonização de alguns enteropatógenos. Outro antígeno das fímbrias é o virantígeno que está associado à ocorrência de sepse em algumas espécies. As cápsulas bacterianas são polissacarídios, que protegem a membrana externa do complexo de ataque à membrana do complemento e também inibem a fixação das células fagocitárias. Ocorre colonização por *Pseudomonas* spp. quando a camada de fibronectina que recobre as células hospedeiras é rompida por infecção ou traumatismo mecânico. Os *pili* e a exozima S de *Pseudomonas* spp. promovem a fixação do microrganismo às células epiteliais, e o muco extracelular é antifagocítico. Os sideróforos, como a aerobactina, ajudam a bactéria na sua competição com o hospedeiro pelo ferro existente em ambientes com baixo teor de ferro.

A produção de várias toxinas é importante na patogenia das infecções por bactérias gram-negativas. A α-hemolisina secretada lesiona as membranas da célula hospedeira. A endotoxina (LPS) estimula várias cascatas de citocinas, bem como a cascata do complemento. A ativação excessiva desses sistemas causa sepse e choque séptico (ver Capítulo 36). *Pseudomonas* spp. produz variavelmente colagenase, lequitinase, lipase, proteases, hemolisinas, fibrolisina, leucocidina (também denominada *citotoxina*) e enterotoxina. Muitas cepas também secretam exotoxina A, uma citotoxina que causa necrose tecidual, possibilitando a colonização dos tecidos profundos pelo

microrganismo em casos de queimaduras e traumatismos. À semelhança das Enterobacteriaceae, o LPS de *Pseudomonas* pode atuar como endotoxina.

Fatores de virulência associados a infecções intestinais por *Escherichia coli*

A documentação de infecções por *E. coli* patogênica é confusa, visto que muitos desses microrganismos existem como constituintes entéricos normais e podem ser encontrados na flora de animais clinicamente sadios. Pode-se efetuar uma análise dos genes de toxinas específicas ou da tipagem molecular para diferenciar os diversos microrganismos isolados. A análise das toxinas é importante, além dos estudos genéticos, visto que muitos dos genes identificados podem não ser expressos pelos microrganismos isolados. A *E. coli* patogênica tem sido classificada com base nas suas propriedades de virulência em patovares. Os patovares diarreiogênicos incluem a *E. coli* enteropatogênica (EPEC; de *enteropathogenic E. coli*), a *E. coli* êntero-hemorrágica (EHEC; de *enterohemorrhagic E. coli*), a *E. coli* enterotoxigênica (ETEC; de *enteroxigenic E. coli*), a *E. coli* enteroinvasiva (EIEC; de *enteroinvasive E.coli*, incluindo *Shigella*), a *E. coli* enteroagregativa (EAEC; de *enteroaggregative E. coli*) e a *E. coli* difusamente aderente (DAEC; de *diffusely adherent E. coli*), a *E. coli* necrotoxigênica (NTEC; de *necrotoxigenic E. coli*), a *E. coli* invasiva aderente (AIEC; de *adherent invasive E.coli*) e a *E. coli* desprendedora de células (CDEC; de *cell-detaching E.coli*). Os patovares de *E. coli* patogênica extraintestinal (ExPEC; de *extraintestinal pathogenic E. coli*) incluem a *E. coli* uropatogênica (UPEC; de *uropathogenic E. coli*) e a *E. coli* da meningite neonatal (NMEC; de *neonatal meningitis E. coli*) (Tabela 35.1). Nem todos os patovares foram documentados em cães e gatos (Figura 35.3). Os patovares não são distinções bem definidas; alguns enteropatógenos isolados de cães exibem traços predominantemente "uropatogênicos", porém causam diarreia. Os patovares são discutidos adiante.

Tabela 35.1	Características patogênicas e clínicas de cepas patogênicas de *Escherichia coli.*	
Classificação	**Mecanismo da patogenicidade**	**Características clínicas das cepas patogênicas de *Escherichia coli***
E. coli enteropatogênica	Lesões por fixação e apagamento	Perda das microvilosidades, diarreia aquosa e crônica
E. coli e *E. coli* O157:H7 êntero-hemorrágica	Lesões por fixação e apagamento, toxinas	Colite hemorrágica, diarreia, síndrome hemolítico-urêmica
E. coli enterotoxigênica	Toxinas	Diarreia secretora sem febre
E. coli necrotoxigênica	Toxinas	Diarreia, sepse e infecções do trato urinário em pessoas; diarreia, sepse e pneumonia em pequenos animais
E. coli invasiva aderente	Invasão	Colite granulomatosa
E. coli enteroagregativa	Fixação, toxina	Diarreia aquosa não hemorrágica do intestino delgado com alguma inflamação em seres humanos; não documentada em cães e gatos
E. coli enteroinvasiva, *Shigella*	Invasão	Diarreia muco-hemorrágica com leucócitos (disenteria)
E. coli extraintestinal ou *E. coli* uropatogênica	Fixação	Infecções do trato urinário, pneumonia, sepse, meningite
E. coli difusamente aderente	Fixação	Diarreia do intestino delgado e infecções do trato urinário em seres humanos, não documentada em cães e gatos
E. coli da meningite neonatal	Fixação e invasão	Meningite neonatal em seres humanos, não documentada em cães e gatos
E. coli desprendedora de células		Diarreia em crianças, não documentada em cães e gatos

Locais de *E. coli* patogênica

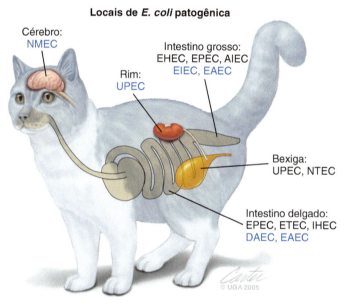

Figura 35.3 Locais de *Escherichia coli* patogênica documentados em gatos, cães e seres humanos (*preto*) e apenas em seres humanos (*azul*). EPEC, *E. coli* enteropatogênica; EAEC, *E. coli* enteroagregativa; ETEC, *E. coli* enterotoxigênica; DAEC, *E. coli* difusamente aderente; EHEC, *E. coli* êntero-hemorrágica; EIEC, *E. coli* enteroinvasiva; NMEC, *E. coli* da meningite neonatal; NTEC, *E. coli* necrotoxigênica; AIEC, *E. coli* invasiva aderente; ExPEC, *E. coli* patogênica extraintestinal; UPEC, *E. coli* uropatogênica. (Arte de Kip Carter © 2005 University of Georgia Research Foundation Inc.)

Escherichia coli enteropatogênica

A EPEC adere às células mucosas do intestino delgado e do cólon, causando perda das microvilosidades (lesões por fixação e apagamento) e formação de pedestais de actina filamentosos ou estruturas semelhantes a taças sob os microrganismos. O *locus* do apagamento do enterócito (LEE; de *locus of enterocyte effacement*) codifica um sistema de secreção tipo III (T3SS) que facilita a translocação de efetores, incluindo receptor de intimina (Tir; do inglês, *translocation of intimin receptor*). A aderência da EPEC às células por meio dos *pili* formadores de feixes é mediada pela ligação do Tir e da proteína da intimina da membrana externa da bactéria, forçando essencialmente a célula hospedeira a formar as fixações às bactérias utilizando a sua própria actina. Outros efetores translocados pelo T3SS debilitam as funções normais das células hospedeiras em muitos aspectos, produzindo rearranjo do citoesqueleto, modulando a resposta imune e contribuindo para a diarreia. Por exemplo, a proteína associada às mitocôndrias (Map; do inglês, *mitochondrial-associated protein*) compromete a função mitocondrial. A proteína secretada EspF desencadeia a morte das mitocôndrias e também pode inibir a fagocitose e interromper a junção firme e celular. Vários outros efetores (EspB, EspI) alteram o trânsito das proteínas e impedem a mitose ou induzem o processo de apoptose (fator inibidor do ciclo Cif). Em certas ocasiões, a EPEC também invade as células mucosas. Clinicamente, a EPEC causa diarreia aquosa em consequência da invasão das células do hospedeiro e alteração dos sistemas de transdução de sinais, mais do que em consequência da produção de toxina.[10,24,146]

Foram isoladas 15 cepas de EPEC de 300 gatos do Brasil, e apenas um gato teve diarreia. Foram identificados 12 sorotipos distintos de EPEC, incluindo dois que são patógenos humanos conhecidos (O111:H25 e O125:H6).[98] No Brasil, foi obtida a cultura de 23 isolados de EPEC a partir de 182 amostras fecais de 146 cães com diarreia e 36 cães sem diarreia. Não houve nenhuma diferença estatística entre a porcentagem de amostras EPEC positivas nos cães com diarreia (13,7%) ou sem diarreia (8,3%). Foram identificados muitos sorotipos, incluindo vários sorotipos humanos típicos e atípicos de EPEC.[100]

Escherichia coli e *Escherichia coli* O157:H7 êntero-hemorrágica

A EHEC liga-se firmemente às células epiteliais e produz o mesmo tipo de lesão fixação-apagamento da EPEC, com localização presencial no íleo distal e no colo. A ligação inicial pode ocorrer através de um *pilus* tipo 4 denominado *pilus coli* hemorrágico, que atua na aderência e formação de biofilme; a ligação também pode ocorrer pelos *pili* comuns e flagelo de *E. coli.*[24] A fixação íntima ocorre pelo mesmo LEE que a EPEC, embora a EHEC tenha quase duas vezes mais efetores do que a EPEC. A EHEC também forma pedestais sob os microrganismos, embora o seu mecanismo de formação seja ligeiramente diferente daquele da EPEC, visto que a Tir não é fosforilada pela célula hospedeira.

A EHEC produz duas formas antigênicas principais de toxinas, denominadas *toxinas Shiga* (Stx 1 e Stx 2 [também conhecidas como verocitotoxinas (VT)-I e VT-II]) ou toxinas semelhantes à *Shiga* (SLT; de *Shiga-like toxins*). A EHEC carece da capacidade de secretar Stx. Dentro das bactérias, os fagos abrigam genes Stx. A Stx é liberada com a lise da bactéria, mediada por fagos em resposta à lesão do DNA bacteriano. Essa denominada resposta SOS é regulada pela enzima repressora, LexA, e pela recombinase, RecA. O uso de antimicrobianos, como as quinolonas, deve ser desencorajado, visto que esses fármacos podem levar à liberação de uma quantidade ainda maior de toxina, possibilitando a infecção e a replicação dentro das células suscetíveis.[125] A Stx é uma toxina AB_5, composta de uma subunidade A enzimaticamente ativa, ligada de modo covalente a cinco subunidades B. A subunidade B liga-se a globotriaosilceramidas (Gb3s) encontradas na mucosa intestinal e nas células epiteliais renais, induzindo a célula a internalizar a toxina. Em seguida, a subunidade A impede a síntese de proteína ao interferir no RNA ribossômico (rRNA; do inglês, *ribosomal RNA*) 28S e provoca necrose e morte da célula. A Stx também pode ser encontrada em células intestinais Gb3 negativas, e acredita-se que penetre nas células por micropinocitose. Nessas células, acredita-se que a Stx reduza a expressão das quimiocinas, diminuindo, assim, a resposta inflamatória.

E. coli O157:H7 (frequentemente denominada *E. coli* verotoxigênica, VTEC; de *verotoxigenic E. coli*) é um sorotipo EHEC responsável por infecções transmitidas por alimentos e pela água em pessoas, particularmente na América do Norte, partes da Europa e Japão. Em pessoas, as infecções por EHEC têm sido associadas a diarreia, colite hemorrágica e SHU. Em quase todos os seres humanos, o microrganismo produtor de toxina origina-se do trato gastrintestinal (GI); todavia, um relato incluiu uma fonte urinária de infecção.[139] O microrganismo reside nos bovinos, porém não causa nenhuma doença clínica, visto que esses animais não têm receptores de Stx. Grandes quantidades de animais testados em abatedouros abrigam essa bactéria; entretanto, nem todas as cepas exibem os fatores de virulência incriminados na doença grave. A carne bovina mal cozida e a água contaminada por fezes de animais ou pessoas infectadas são as fontes mais comuns de disseminação. Foi também documentada a *E. coli* O157:H7 em cães de fazendas e em cativeiro.[56,73,74,125,144] Os cães não estavam clinicamente doentes, e o microrganismo foi isolado das fezes. Os bovinos infectados foram considerados fonte da infecção. Foi também documentada a ocorrência de infecção em um cão de estimação que se alimentava de restos de comida[116] e em cães que frequentavam praias.[38] Em todos esses relatos os cães tinham infecção assintomática, e a maior preocupação foi relativa ao risco de saúde pública.

EHEC tem sido isolada de fezes de cães e gatos normais e daqueles com diarreia. Um estudo de casos de controle sugeriu que os isolados positivos para Stx 2 (VT-II) podem estar causalmente associados à ocorrência de diarreia em cães, enquanto os isolados positivos para Stx 1 (VT-I) não parecem causar diarreia.[10] Em galgos criados em canis, foram identificados genes de enterotoxina de *E. coli* em animais com e sem diarreia; todavia, apenas *Shiga* Stx 1 esteve correlacionada com diarreia.[134] *E. coli* toxigênica em cães clinicamente sadios e doentes indicou risco zoonótico potencial. No Japão, um estudo epidemiológico em cães e gatos relatou apenas um isolado O157:H7 de 614 amostras, sugerindo que essas espécies não representam um reservatório comum.[73]

Gatos em Ontário, Canadá, foram examinados para determinar a prevalência da VTEC em fezes, relacionada com a ocorrência ou não de doença clínica.[132] Os microrganismos foram examinados para os genes VT pela reação em cadeia da polimerase (PCR; do inglês, *polymerase chain reaction*); a prevalência global da VTEC entérica em 179 gatos foi de 12,3%. Todavia, não foi constatada nenhuma associação estatística entre a existência das bactérias e a doença clínica. Os gatos foram positivos para a VT genérica, mas não para os genes VT-I ou VT-II, sugerindo que a VT pode ter sido uma nova variedade não patogênica. Alguns dos sorotipos isolados assemelharam-se aos encontrados em pessoas e nos bovinos, sugerindo que talvez os gatos possam constituir possíveis reservatórios para a infecção humana.[132]

Escherichia coli enterotoxigênica

A ETEC é uma causa comum de "diarreia do viajante" e tem impacto significativo na indústria de suínos, visto que os animais após o desmame são altamente suscetíveis. As bactérias aderem às células mucosas do intestino delgado e causam diarreia pela elaboração de toxinas. A ligação inicial ao epitélio intestinal ocorre por meio de fatores de colonização, que podem ser fimbriais, não fimbriais, helicoidais ou fibrilares, e por meio de flagelos, que estão ligados transitoriamente à EtpA de adesão secretada. A fixação mais íntima ocorre por meio de proteínas da membrana externa, Tia e TibA.[24]

Há pequena inflamação e, em geral, nenhuma inflamação histológica nos tecidos mucosos aos quais se fixam as bactérias. As toxinas termolábeis (HLT, de *heat-labile toxins*) e as toxinas termoestáveis (HST, de *heat-stable toxins*) são bem caracterizadas. As HLT (HLT-I, HLT-II) aumentam a atividade da adenilciclase nas células epiteliais do intestino delgado. Esse processo leva finalmente à inibição da absorção do sódio e do cloreto das células epiteliais das vilosidades e na secreção ativa de cloreto pelas células das criptas, causando extensa perda de água e de cloreto. Os dados divergem quanto ao isolamento de *E. coli* produtora de HLT em cães.[10,34,55,103,146] As HST (HSTa, HSTb) constituem uma família de toxinas pequenas, das quais algumas formas desregulam a guanilil ciclase, com consequente secreção de líquido semelhante àquela induzida pelas HLT. Outras formas estimulam a secreção independente de nucleotídio cíclico. *E. coli* secretora de HST tem sido isolada de cães e gatos com enterite, sustentando uma associação causal.[10,55]

Escherichia coli necrotoxigênica

A NTEC produz fatores necrosantes citotóxicos (CNF, do *inglês cytotoxic necrotizing factors*) e fator distensor citoletal. Os CNF são toxinas proteicas, originalmente denominadas "toxina vir". Os CNF1 e CNF2 têm sido associados à ocorrência de diarreia, bacteriemia e infecções do trato urinário (ITU) em seres humanos. *E. coli* produtora de CNF1 foi isolada de fezes de cães e gatos normais, bem como de cães (mas não de gatos) com enterite.[10,137] Os sorogrupos de cepas de NETC-1 foram iguais aos que infectam seres humanos.[30] A NTEC pode ter sido responsável pela ocorrência de rabdomiólise em um gato com insuficiência renal crônica e por um episódio de enterite aguda e foi isolada dos pulmões de um cão com pneumonia hemorrágica periaguda fatal.[16,89]

Escherichia coli invasiva aderente

Foi estabelecida uma associação entre a colite ulcerativa histiocítica (granulomatosa) em cães da raça boxer e a colonização intramucosa por *E. coli*, que se assemelha filogeneticamente à *E. coli* LF-82 associada à doença de Crohn e que apresenta uma composição de gene de virulência semelhante à *E. coli* patogênica intestinal e à *E. coli* LF-82 associada à doença de Crohn. Todas as cepas foram positivas para o gene que codifica adesina associado à invasão das células epiteliais na UPEC (fimH) e foram negativas para uma variedade de fatores de virulência diarreiogênicos e ExPEC.[130] A AIEC foi implicada em aproximadamente 37% dos casos de doença de Crohn humana. O microrganismo adere à molécula de adesão celular 6 relacionada com antígeno carcinoembrionário no íleo, que está hiperexpressa em pacientes com doença de Crohn. A aderência estimula o fator de necrose tumoral α (TNF-α; de *tumor necrosis fator alfa*) e a interferona γ, que podem promover inflamação e aderência. AIEC penetra na lâmina própria, onde reside e se multiplica dentro dos macrófagos, estimulando a produção de grandes quantidades de TNF-α. Acredita-se que a formação de granulomas seja devida à agregação e fusão dos macrófagos infectados, com recrutamento subsequente dos linfócitos (ver também *Colite granulomatosa*, no Capítulo 88).[120]

Escherichia coli enteroagregativa

A EAEC é a segunda causa mais comum de "diarreia do viajante" e é considerada como patógeno humano emergente. A EAEC não tem sido identificada como causa de doença em pequenos animais. Esse patovar deve o seu nome ao modo característico de agregação no padrão de tijolos empilhados em cultura celular. Os plasmídios codificam fímbrias agregativas de aderência, que medeiam essa aderência à mucosa do intestino delgado e intestino grosso. Isso, por sua vez, induz a resposta da interleucina (IL) 8 e a transmigração dos leucócitos. A dispersina, uma proteína secretada, altera carga eletrostática do LPS e possibilita a formação, pelas bactérias, de um biofilme que se propaga através do epitélio intestinal. A lesão da mucosa induzida pela EAEC é mediada por citotoxinas secretadas em alguns microrganismos isolados. A toxina codificada por plasmídios (PET; do inglês, *plasmid-encoded toxin*) rompe o citoesqueleto de actina e provoca esfoliação das células. A enterotoxina 1 de *Shigella* e a toxina termostável de *E. coli* (EAST1) também podem ser encontradas em alguns isolados de EAEC.

Escherichia coli enteroinvasiva

EIEC e *Shigella* compartilham a mesma patogenicidade. A shigelose é uma doença que provoca diarreia sanguinolenta e disenteria bacilar nos seres humanos. A EIEC difere de outros patovares por ser uma bactéria intracelular obrigatória, que não apresenta nem flagelos nem fatores de aderência para facilitar a sua entrada nas células. A virulência da EIEC e da *Shigella* é codificada em um grande plasmídio. O microrganismo, por meio de transcitose, passa através das células epiteliais especializadas do cólon (células M) para alcançar a submucosa. As bactérias também podem ter acesso à submucosa após inflamação e interrupção das junções firmes celulares. Em seguida, EIEC/*Shigella* penetram nos macrófagos, no interior dos quais se multiplicam, e são liberadas dos macrófagos mortos; em seguida, invadem os colonócitos adjacentes. Os efetores secretados na célula por um T3SS são responsáveis pela subversão dos mecanismos da célula hospedeira para facilitar a replicação, a disseminação das bactérias de uma célula para outra e a evasão do sistema imune.[24]

Escherichia coli difusamente aderente

A DAEC é uma causa comum de diarreia do intestino delgado em crianças pequenas e de ITU em seres humanos adultos, porém não foi reconhecida como causa de doença em pequenos animais. As adesinas (Afa-Dr) ligam o microrganismo difusamente aos enterócitos e ligam-se a um fator acelerador da decomposição, que altera o citoesqueleto e lesiona a borda em escova das microvilosidades. A secreção de IL-8 promove a transmigração dos neutrófilos, a apoptose acelerada dos neutrófilos e a diminuição de sua função.

Escherichia coli patogênica extraintestinal

Algumas cepas de *E. coli* podem causar infecções extraintestinais, incluindo ITU, pneumonia, sepse e meningite; essas cepas são designadas como ExPEC, de acordo com a terminologia empregada para as cepas que causam enterite. Essa classificação tem alguma superposição e algumas *E. coli* isoladas de cães com diarreia exibem características de cepas uropatogênicas e necrotoxigênicas.[137]

E. coli é uma causa frequente de infecções extraintestinais e extraurinárias.[48] Esses casos incluem um relato de endocardite por *E. coli* em um gato[28] e o isolamento de *E. coli* de um cão diabético com

cistite enfisematosa, peritonite enfisematosa e endocardite infecciosa da valva tricúspide.[107] *E. coli* também foi implicada como causa de fasciite necrosante associada a laceração da pele em um cão.[161]

ExPEC também foi implicada em um surto de pneumonia necrosante fatal aguda em gatos em abrigos para animais. Os microrganismos isolados eram hemolíticos, geneticamente relacionados, conforme determinado pela PCR e apresentavam genes para CNF-1 e fímbrias e adesões características de ExPEC.[138] Foi também documentada a ocorrência de infecção em três casos isolados em filhotes de gatos, cada um com um sorotipo distinto (O4H5, O6H7, O6H5) e apresentando genes compatíveis com ExPEC.[61] Um surto de pneumonia hemorrágica fatal e bacteriemia em cães mantidos em canis foi atribuído a *E. coli* patogênica, que demonstrou ser positiva para os fatores de virulência α-hemolisina e para o alelo papG do fator de adesina da classe III.[57] Esses microrganismos apresentam as características fenotípicas e genotípicas das baterias virulentas extraintestinais que representam um risco para pessoas e outros animais. Culturas de amostras de fezes coletadas de uma população clinicamente sadia de filhotes de gatos revelaram que 16 dos 19 animais testados estavam eliminando um total de 10 sorotipos diferentes de *E. coli* hemolítica, exibindo, cada um deles, um perfil genético compatível com o perfil típico de ExPEC.[61]

Escherichia coli uropatogênica

E. coli constitui o isolado mais comum de cães com ITU pela primeira vez e recorrente e o segundo isolado mais comum de cães com cálculos urinários.[83,102] Algumas cepas uropatogênicas de *E. coli* designadas UPEC expressam fatores de virulência que facilitam a colonização do sistema urinário. O principal determinante de sua patogenicidade reside na capacidade de aderir ao uroepitélio por meio de adesinas, como *pili* tipo 1 (mediados por adesão fimbrial H em sua ponta) ou fímbrias P, cujo gene (*pap*G) foi identificado em isolados caninos.[69,71] Após a sua fixação, os *pili* e a endotoxina desencadeiam a migração dos neutrófilos e induzem a liberação de citocinas, levando a uma resposta inflamatória e a sinais característicos de urgência, desconforto e hematúria (ver Capítulo 90).

As exotoxinas, particularmente hemolisinas, também podem ser importantes no desenvolvimento dos sinais clínicos das ITU inferiores. A aquisição de ferro também constitui um importante papel de virulência, assim como as cápsulas bacterianas e os sistemas antifagocitários. Foram identificados numerosos fatores de virulência em cepas de UPEC caninas e felinas, incluindo CNF1 e genes que codificam adesinas, hemolisina e aerobactina.[37,163] A capacidade de algumas UPEC de invadir eficazmente células uroepiteliais foi relatada em cepas isoladas de seres humanos. A UPEC pode multiplicar-se e formar complexos protetores semelhantes a biofilmes dentro das células. É possível que essa internalização característica do microrganismo possa explicar algumas ITU recidivantes em cães e gatos. A UPEC é encontrada no cólon de muitos cães; comparando a base filogenética, os antígenos O e os genótipos de virulência extensos, 54% dos isolados urinários também foram encontrados no intestino. Isso é compatível com a ideia de que a UPEC apresenta um tipo especial de patogenicidade, e que as ITU não resultam da exposição a grandes números de *E. coli* "normal".[68] *E. coli* hemolítica também tem sido encontrada na ITU em gatos.[143] A cistite por EPEC sem tratamento também pode evoluir para pielonefrite se o microrganismo for móvel, e foi constatada uma relação inversa entre a motilidade e o grau de excreção dos *pili* tipo 1. Dentro do rim, os isolados encontrados nas pielonefrites frequentemente expressam fímbrias P e menor número de organelas de motilidade.[78,79,81,129]

Estudos com base na identificação dos genes que codificam adesinas, hemolisinas, CNF1 e aerobactinas sugerem que as cepas uropáticas caninas podem ser semelhantes, senão idênticas, a algumas cepas uropáticas humanas.[71] De modo semelhante, foram caracterizadas cepas de *P. mirabilis* isoladas da urina de cães, e foi constatada a sua semelhança com cepas de *P. mirabilis* uropatogênicas humanas. A importância desses achados para os seres humanos e os cães não é conhecida.[44] A ExPEC também pode infectar quase qualquer local anatômico. A pneumonia, a sepse e a meningite são algumas das infecções observadas. Foram isoladas cepas resistentes a múltiplos fármacos de animais com infecção recorrente, que foram tratados com vários tipos de fármacos.[142]

Infecções por *Klebsiella*

Os microrganismos do gênero *Klebsiella* encontrados na flora da nasofaringe e intestinal podem estar associados a infecções clinicamente significativas do trato GI e do trato geniturinário, bem como à ocorrência de bacteriemia sistêmica. Algumas cepas de *Klebsiella* produzem uma enterotoxina semelhante à ST de *E. coli* enterotoxigênica. Foi relatada a ocorrência de enterite, pneumonia e sepse induzidas por *Klebsiella pneumoniae* em um canil de criação de Mastiff de Bordeaux. Sete de 15 cães adultos foram acometidos, e 4 morreram.[118] Foi também relatada a ocorrência de pneumonia e septicemia por *Klebsiella*, com síndrome de disfunção de múltiplos órgãos subsequente em um cão.[20] *Klebsiella* foi implicada em infecções hospitalares, incluindo infecção de cateteres intravenosos, em hospitais veterinários (ver Capítulo 93).[49]

Infecções por *Pseudomonas*

P. aeruginosa é um microrganismo estável no ambiente, que causa infecções em animais com comprometimento do sistema imune ou dos mecanismos de defesa do hospedeiro. Embora possa ser isolado das vias respiratórias superiores, dos tratos genital e GI e de áreas intertriginosas da pele, os microrganismos são habitualmente controlados por competição da flora bacteriana normal. A inflamação ou a lesão dessas áreas mucosas ou a terapia antibacteriana aguda podem levar à proliferação de *P. aeruginosa*. *P. aeruginosa* liga-se preferencialmente às células lesionadas através da superfície basolateral e penetra nelas. Foi constatado que a bactéria facilita a sua entrada nas células por meio de transformação constitutiva das membranas apicais e membranas basolaterais ao recrutar a fosfatidilinositol-3-quinase e a actina para a superfície basolateral.[75] Além disso, feridas abertas ou incisões cirúrgicas podem ser contaminadas e infectadas subsequentemente por cepas do ambiente hospitalar resistentes aos antimicrobianos. Endoscópios flexíveis defeituosos que se tornaram infectados foram incriminados como fonte de um surto em pessoas.[134] *Pseudomonas* também tem a capacidade de invadir a córnea sadia em seu estado úmido e quente. Por meio de pequenas arranhaduras o microrganismo pode penetrar no citoplasma das células, onde se multiplica rapidamente. Entretanto, algumas cepas produzem uma toxina exoenzimática que destrói as células epiteliais e os macrófagos. Em cães com otite externa, foi possível cultivar *P. aeruginosa* e *Proteus* das orelhas, porém esses microrganismos não foram encontrados nas orelhas de cães clinicamente sadios.[163] *P. aeruginosa* foi implicada como causa de piodermite profunda em cães, manifestando-se, algumas vezes, na forma de dor troncular dorsal de início agudo.[62] Foi também relatada a ocorrência de osteomielite.[107a] Espécies de *Pseudomonas* também são isoladas de infecção mista em cães.[136] *P. aeruginosa*, que tem poucas exigências nutricionais, cresce em ambientes úmidos fora do hospedeiro e cria microcolônias que possibilitam o seu crescimento em superfície úmida, como as de banheiras e sistemas de encanamento e esgoto. Os animais imunossuprimidos ou com cateteres implantados ou feridas abertas são particularmente suscetíveis à contaminação a partir desses ambientes ou superfícies que estejam úmidos. No ambiente hospitalar, muitas das cepas de *P. aeruginosa* adquiriram resistência multimicrobianas

a múltiplos fármacos. A exposição de *P. aeruginosa* de cães às quinolonas *in vitro* ou *in vivo* leva ao desenvolvimento de resistência mais rapidamente do que aquela observada em outras bactérias.[19,141]

Pseudomonas fluorescens tem a capacidade de crescer em concentrados de hemácias.[73a] O crescimento ocorre lentamente a 4°C e mais rapidamente a 20°C. Para evitar a sua ocorrência, as unidades de sangue armazenadas devem ser monitoradas à procura de coloração e identificação por microscopia e confirmação por PCR. Para informações mais detalhadas sobre infecções de hemoderivados, ver o Capítulo 93.

Infecções por *Pasteurella*

Muitas *Pasteurella* spp. são recobertas por uma camada de polissacarídio capsular, que dá origem aos sorotipos específicos. Assim como a maioria das bactérias gram-negativas, esses microrganismos apresentam LPS na superfície celular, com atividade endotóxica. Várias proteínas da membrana externa também estão envolvidas na virulência. As espécies de *Pasteurella* estão habitualmente associadas à cavidade bucal de cães e gatos e, com frequência, são encontradas em infecções de feridas causadas pelas suas mordeduras.[7,24a,95,126a] *Pasteurella canis* foi isolada de filhotes recém-nascidos com infecção sistêmica.[29] Pa*steurella* é sensível a vários agentes antimicrobianos de uso comum. Cerca de 90% de 409 gatos tiveram resultados positivos na cultura de *Pasteurella* das margens gengivais, e a grande maioria desses microrganismos isolados mostrou-se sensível às penicilinas.[42] Foi constatado que as quinolonas exercem efeito pós-antibacteriano de isolados de *P. multocida* de gatos.[36] Ver os Capítulos 50, 51 e 99 para discussão mais detalhada das infecções causadas por espécies de *Pasteurella* em cães e gatos e seu risco zoonótico.

Infecção por *Ralstonia pickettii*

R. pickettii, anteriormente conhecida como *Pseudomonas (Burkholderia) pickettii*, foi relatada como causa de septicemia em um cão imunossuprimido para tratamento de trombocitopenia imunologicamente mediada.[59] *R. pickettii* é um bacilo gram-negativo aeróbico, oxidase positivo e não fermentador encontrado na água e no solo, mais comumente identificado em infecções hospitalares em seres humanos imunocomprometidos. Ver o Capítulo 99 para recomendações sobre a prevenção das infecções zoonóticas.

Infecções por *Citrobacter*

Citrobacter freundii, um membro da família Enterobacteriaceae, é uma bactéria ubíqua no ambiente. O trato GI é a fonte provável de infecção sistêmica em cães e gatos. Os animais no período neonatal ou imunossuprimidos desenvolvem enterite com bacteriemia, e as infecções sistêmicas frequentemente acometem outros órgãos. A disseminação sistêmica pode resultar em hepatite, peritonite, meningite, pneumonia intersticial e sepse.[45] *Citrobacter diversus* foi isolado de um cão maltês com piometra enfisematosa.[21] Essa espécie também foi associada a infecções relacionadas com cateteres intravenosos em cães (ver Capítulo 93).[85]

Infecções por *Acinetobacter baumannii*

O *A. baumannii*, um bastonete pleomórfico, é uma bactéria gram-negativa, aeróbica, oxidase negativa, catalase positiva e não fermentadora. Essa espécie é curta e imóvel durante o seu crescimento rápido e adquire forma cocoide durante períodos de crescimento estático. Trata-se de um patógeno de baixo grau, que produz endotoxina *in vivo*, adesinas e algumas enzimas. O que mais preocupa é a sua capacidade de desenvolver resistência a antimicrobianos em um curto período e transferi-la. Infecções hospitalares por esse microrganismo já são conhecidas há muitos anos em pessoas, e foram também relatadas infecções em cães e gatos hospitalizados.[13,41] Foi descrita a ocorrência de fasciite necrosante e morte com choque séptico em um gato em consequência de infecção por *A. baumannii*, que mais provavelmente começou no local de cateterismo intravenoso.[15] *Acinetobacter* spp. resistentes a múltiplos fármacos foram isoladas juntamente com *Candida albicans* de pericardite purulenta em um cão imunossuprimido.[96a]

Esse microrganismo onipresente pode ser isolado de alimentos, da água e de solo do ambiente. No ambiente hospitalar, pode contaminar superfície; animais submetidos a procedimentos invasivos, como colocação de tubos torácicos, linhas venosas centrais ou cateteres urinários de melhora, tendem mais a ser atingidos. Podem ocorrer surtos, visto que a infecção é transmitida a pacientes suscetíveis por meio do ambiente hospitalar, mãos dos membros da equipe hospitalar ou dispositivos clínicos. Os surtos relatados em hospitais humanos sugerem que a disseminação pelo ar desempenha um papel nas infecções hospitalares, e os sistemas de processamento do ar podem se tornar contaminados. Uma vez infectados, os animais podem eliminar o microrganismo no meio ambiente. A terapia antimicrobiana leva à seleção de microrganismos isolados resistentes e aumenta o risco de infecção hospitalar resistente. O uso de cefalosporinas tem sido um fator de risco para essas infecções em pessoas e animais.[41] (Ver Capítulo 93 para mais detalhes sobre o controle de infecções hospitalares.)

Infecções por *Providencia*

Providencia spp. são bactérias gram-negativas da família Enterobacteriaceae. *Providencia alcalifaciens* foi identificada como patógeno entérico humano e é considerada como causa de diarreia do viajante. Não é um residente entérico típico de animais; entretanto, a contaminação ambiental pelas fezes de pessoas infectadas e de moscas pode disseminar a infecção. Em infecções orais experimentais de coelhos, o microrganismo proliferou e colonizou o trato intestinal, deslocando a flora residente.[2] *P. alcalifaciens* foi associada à ocorrência de diarreia em filhotes criados em uma área de baixo nível socioeconômico com exposição a água de esgoto humano não tratada.[96] A ninhada, com 2 semanas de vida, parou de mamar durante o período de 10 dias, quando começou a vocalizar e apresentou diarreia amarelo-esverdeada com estrias de sangue. Os esfregaços de fezes corados pelo método de Wright revelaram uma população homogênea de bacilos curtos, neutrófilos degenerados e células epiteliais descamadas contendo as mesmas bactérias. Os filhotes mortos tinham exsudatos pseudomembranosos amarelados em todo o intestino delgado. Os achados microscópicos foram necrose superficial difusa grave do epitélio e grande quantidade de bacilos gram-negativos curtos aderidos aos enterócitos. *Providencia stuartii* foi identificada como causa grave de ulceração da pele e celulite em um cão mestiço na Grécia.[105]

Infecções por *Serratia*

As espécies de *Serratia* são bactérias gram-negativas que crescem no ambiente e podem crescer em ambientes úmidos, mesmo diante de agentes antissépticos como cloreto de benzalcônio. Esses microrganismos foram associados a infecções hospitalares relacionadas com procedimentos clínicos, como cateteres intravenosos em cães e gatos hospitalizados (ver Capítulo 93).[40,85]

Infecções por *Enterobacter cloacae*

Assim como *Serratia*, *E. cloacae* tem sido associado a infecções hospitalares de cateteres intravenosos em cães e gatos (ver Capítulo 93).[8]

Achados clínicos

Todas as bactérias citadas colonizam os tecidos normais e mantêm uma relação comensal em cães e gatos. As bactérias são, em sua maioria, oportunistas, exigindo alterações das defesas locais ou sistêmicas e da função imune para haver desenvolvimento de doença. Todavia, não pode ocorrer doença, a não ser que a cepa colonizadora tenha, pelo menos, alguns fatores de virulência. A Tabela 35.1 fornece uma lista de exemplos de infecções significativas por esses microrganismos.

Correlação de *Escherichia coli* patogênica com diarreia

Amostras de fezes de cães clinicamente sadios em canis ou ambientes domésticos e de cães com diarreia aguda ou crônica foram analisadas à procura de *E. coli* patogênica, incluindo cepas de EPEC, ETEC, EHEC/VTEC, EIEC e EAEC.[160] A maioria dos cães com diarreia estava excretando EPEC e VTEC em comparação com cães de controle de canis ou de ambiente doméstico. O gene de fixação e apagamento A (*eaeA*) de EPEC e o gene VT 1 (*VR1*) que codifica VTEC foram frequentemente encontrados juntos. As cepas isoladas de cães com diarreia tinham mais efeitos de agregação e citotóxicos em células cultivadas *in vitro*.

Infecções sistêmicas

Foram relatadas algumas associações clínicas importantes. A sepse por *E. coli* e lesões compatíveis com a síndrome respiratória aguda podem desenvolver-se em filhotes de cães com enterite parvoviral.[147] Foi identificada septicemia neonatal por *E. coli* e *Klebsiella* em filhotes de cães com sinais de falta de ganho ponderal, dispneia, cianose, hematúria e necrose das extremidades ou morte aguda.[111] Foi também relatada a ocorrência de enterite grave e sepse causadas por *K. pneumoniae* em cães adultos.[121] *Klebsiella* spp. produz urease, que decompõe a ureia em amônia; isso pode lesar o uroepitélio e alterar o pH da urina, favorecendo o desenvolvimento de cálculos urinários de estruvita. *Klebsiella* spp. também está associada à pneumonia com consolidação necrosante extensa. *Pseudomonas* spp. só são patogênicas quando colonizam áreas desprovidas de defesas normais. Os pacientes debilitados correm risco de infecção, assim como aqueles que apresentam neoplasia maligna, imunodeficiências, cateteres urinários ou intravenosos, tecidos traumatizados ou alteração da flora normal em consequência da administração de agentes antibacterianos. *Pseudomonas* spp. também estão associadas a úlceras de córnea rapidamente progressivas, causadas por enzimas proteolíticas secretadas pelas bactérias.

Em pessoas, foi descrita a ocorrência de colestase associada a infecções bacterianas não hepáticas, incluindo ITU por *E. coli* e infecções de tecidos moles por *E. coli*, *Klebsiella* spp. e *Proteus* spp. Em cães, foi relatada raramente associada a infecções por *E. coli* e por bactérias gram-positivas.[139] Os achados característicos incluem hiperbilirrubinemia; ligeira elevação na atividade das enzimas hepáticas, retenção de bile dentro dos hepatócitos, das células de Kupffer e dos canalículos; e inflamação hepatocelular mínima ou necrose. A condição, considerada como colestase "funcional" (visto que não há obstrução), resulta principalmente da excreção diminuída de bilirrubina conjugada dos hepatócitos nos canalículos; a prevalência e o significado prognóstico desse achado não são conhecidos em cães e gatos.[77]

As infecções por *A. baumannii* produzem sinais localizados ou sistêmicos, dependendo do sistema orgânico acometido. Os sinais geniturinários, cutâneos e respiratórios são os mais comuns, enquanto as respostas inflamatórias sistêmicas são características de cães com sepse.

Os sinais associados a infecções por *C. freundii* variam, assim como aqueles causados por *A. baumannii*. Foi observada a ocorrência de diarreia muco-hemorrágica em animais que apresentavam sinais extraintestinais, indicando provavelmente a origem da disseminação. A sepse é mais consistente em animais infectados por *C. freundii* que estejam imunossuprimidos.

Síndrome hemolítico-urêmica e vasculopatia cutânea e glomerular renal de galgos | "Podridão de Alabama" ou "Doença de Greentrack"

A SHU em pessoas caracteriza-se por insuficiência renal aguda, anemia hemolítica microangiopática, febre e trombocitopenia e, com frequência, está associada a diarreia ou infecção respiratória superior. Uma das causas da SHU é a infecção pelo sorotipo de *E. coli* produtor de Stx (VT) O157:H7, habitualmente adquirida por água ou carne contaminadas. As VT ligam-se às células endoteliais vasculares e induzem necrose, microtrombose e trombocitopenia consumptiva. Em um pequeno número de cães, foi descrita uma síndrome semelhante à SHU, caracterizada por gastrenterite hemorrágica, insuficiência renal aguda e anemia hemolítica microangiopática; todavia, nesses casos não foi constatada a ocorrência de infecção por *E. coli*.[27,66]

A vasculopatia cutânea e glomerular renal (VCGR) de galgos é uma síndrome aguda e potencialmente letal, de etiologia desconhecida, que foi identificada em 1985.[60] Tipicamente a VCGR acomete galgos jovens, mas também foi descrita em um cão dinamarquês de grande porte.[123] Caracteriza-se por úlceras cutâneas bem demarcadas, distintas e de cicatrização lenta, que acometem os membros, mas poupam a cabeça e o dorso. Alguns cães acometidos não apresentam outros sinais e parecem sadios nos demais aspectos. Todavia, além das lesões cutâneas, alguns cães desenvolvem febre, edema da parte distal dos membros e insuficiência renal aguda (alguns cães desenvolvem insuficiência renal sem febre ou outros sinais sistêmicos), enquanto outros cães apresentam insuficiência renal antes das lesões cutâneas. Verifica-se a ocorrência variável de anemia normocítica normocrômica, com evidências de hemólise microangiopática, trombocitopenia, atividade elevada de alanina transferase e creatinoquinase, hipoalbuminemia, azotemia, hematúria, proteinúria e isostenúria. O tempo de protrombina e o tempo de trombina estão habitualmente no intervalo de referência; o tempo de tromboplastina parcial ativado pode estar prolongado, e pode haver baixos níveis de produtos de degradação de fibrinogênio. O tratamento é de suporte e a taxa de mortalidade é alta nos cães que desenvolvem insuficiência renal.

Ao exame histológico, as lesões glomerulares assemelham-se às observadas na forma infantil da SHU. Era prática comum alimentar galgos de corrida e treino com carne de *qualidade 4D* (i. e., de animais doentes, debilitados, morrendo ou mortos) de instalações sem revestimento adequado. O157:H7 foi isolado desse tipo de carne e recuperado das fezes de cães com VCGR. Com base em algumas semelhanças clínicas (embora as crianças não desenvolvam lesões cutâneas), anormalidades glomerulares histológicas e ultraestruturais e na associação com O157:H7, foi aventada a hipótese de que a VCGR é causada por *E. coli* produtora de VT. O papel do O157:H7 não está totalmente elucidado, visto que a inoculação oral ou intravenosa de galgos adultos com altas doses de O157:H7 produtor de VT não causa VCGR. A idade, a genética, a ocorrência de infecção concomitante ou outros fatores podem estar envolvidos. Empiricamente, parece que houve notável redução na prevalência da VCGR, possivelmente devido ao aprimoramento nas práticas de alimentação.[35,123]

Diagnóstico

Devem-se obter amostras de urina, sangue, exsudato, líquido cerebrospinal e fezes, amostras das vias respiratórias e materiais, como pontas de cateteres para cultura de rotina. Não há necessidade de meios de transportes especiais.

Ao exame microscópico, as Enterobacteriaceae aparecem como bastonetes gram-negativos curtos, de tamanho médio, que podem ser móveis. Os achados morfológicos em amostras coradas variam significativamente nas amostras clínicas. As cápsulas de *Klebsiella* spp. são grandes e regulares. *Pseudomonas* é um bastonete móvel que pode ser encontrado como bactéria isolada, em pares, formando cadeias curtas. Pode haver produção de cápsulas.

As Enterobacteriaceae crescem bem em meios habituais não enriquecidos. Em ágar-sangue as bactérias são semelhantes, aparecendo tipicamente em colônias lisas circulares com bordas distintas. As colônias de *Klebsiella* spp. são grandes e mucosas e tendem a coalescer com incubação prolongada. *Proteus* spp. são ativamente móveis, resultando em "enxame" em meios sólidos. Algumas cepas de *E. coli* produzem hemólise em ágar-sangue. Meios seletivos como ágar Mac-Conkey ou ágar tríplice açúcar ferro contêm corantes específicos e carboidratos e podem ser usados para identificação preliminar rápida. As reações IMViC (indol, vermelho-de-metila, Voges-Proskauer, citrato) podem ser usadas para diferenciar entre *E. coli*, *Klebsiella* spp. e *Proteus* spp.

Pseudomonas spp. são aeróbios obrigatórios, que também crescem em meios nutrientes comuns. Algumas cepas são hemolíticas, e algumas produzem um odor doce ou semelhante a uva devido à aminoacetofenona. *P. aeruginosa* forma colônias arredondadas e lisas, de coloração verde fluorescente, e pode haver produção de vários pigmentos. Uma única cepa pode formar múltiplos tipos de colônia na mesma placa, dando a impressão de que existem várias espécies. *Pseudomonas* spp. podem crescer a 42°C, uma característica utilizada para diferenciá-las de outras bactérias.

As características metabólicas das Enterobacteriaceae são comumente usadas na sua identificação. Em geral essas bactérias fermentam a glicose, com produção de ácido ou de ácido e gás. São catalase positivas e oxidase negativas e reduzem o nitrato a nitrito. Muitos testes bioquímicos podem ajudar a caracterizar os padrões de fermentação de carboidratos e a atividade de aminoácido descarboxilase e outras enzimas. Estão disponíveis no comércio vários *kits* de testes.

Foram desenvolvidos vários esquemas para diferenciar as cepas de *E. coli*, incluindo sorotipagem, biotipagem, tipagem de sensibilidade a fagos, tipagem eletroforética de enzimas, tipagem da colisina e eletroforese em gel de campo pulsado. Foram utilizados métodos genéticos para determinar as fontes de contaminação fecal no ambiente.[93] Esses testes podem não estar disponíveis em laboratórios gerais de referência veterinária.

A cultura de rotina e a identificação de *E. coli* de amostras de sangue ou de tecido profundo são suficientes para o diagnóstico de septicemia por *E. coli* (ver os Capítulos 36 e 86 para o diagnóstico de sepse e bacteriemia) e infecção dos tecidos moles. É necessária a cultura de urina quantitativa para o diagnóstico das ITU. Cães e gatos com diabetes melito, com hiperadrenocorticismo ou tratados com glicocorticoides podem apresentar ITU oculta (i. e., sem identificação de bacteriúria ou piúria no exame do sedimento), tornando necessária a cultura de urina para identificação de ITU.[39,92] Os cães com urolitíase também podem apresentar ITU ocultas. Em um estudo, 18,5% dos resultados negativos de culturas de urina de cães com urolitíase apresentaram resultados de cultura positiva do cálculo urinário ou de biopsias da mucosa vesical. Os *swabs* da mucosa vesical não foram mais sensíveis do que a cultura de urina de rotina.[54]

Os patógenos entéricos podem ser diferenciados dos comensais entéricos pela avaliação dos isolados de cultura à procura de antígenos O, H e K e teste para produção de enterotoxinas. Foram descritos vários bioensaios com base em culturas celulares, bem como o ensaio imunoabsorvente ligado a enzima e outras técnicas de ligação. Ensaios para VT podem ser realizados em amostras fecais quando há suspeita de cepas de EPEC e EHEC. Os animais infectados apresentam níveis crescentes de anticorpos neutralizadores de VT, e podem ser identificados sorologicamente. Os isolados também podem ser testados para genes que codificam toxinas ou outros fatores de virulência por hibridização do DNA ou PCR; os testes de triagem com

PCR sugeridos para isolados de *E. coli* de cães e gatos incluem os genes *HLT, HSTa, HSTb, SLT1, SLT2, CNF1, CNF2* e *EAE* (de fixação e apagamento).[26,135] Cães e gatos normais podem apresentar *E. coli* com esses genes, porém as bactérias nem sempre produzem o produto gênico e podem não ser patogênicas; é preciso identificar a toxina nas fezes para assegurar o estabelecimento do diagnóstico correto.[65] O exame histológico é necessário para descrever as lesões por fixação e apagamento.

Tipicamente, *Pseudomonas* spp. são oxidase positivos e decompõem os açúcares por oxidação, e não por fermentação. São negativas para citrato e indol e reduzem o nitrato. As cepas podem ser identificadas por sorotipagem, imunotipagem com estudos de proteção cruzada em camundongos, tipagem com piocina ou tipagem de fagos. Descrições adicionais sobre o isolamento e a identificação dessas bactérias podem ser encontradas em textos de microbiologia veterinária, e o leitor é incentivado a consultar o seu laboratório específico, indagando sobre a metodologia e a interpretação dos resultados dos testes.

Achados patológicos

Tipicamente, a ETEC fixa-se à borda em escova dos enterócitos da parte distal do jejuno e do íleo proximal, porém provoca alterações histológicas mínimas. A EPEC coloniza o intestino delgado e adere às vilosidades das células epiteliais, onde induz lesões por fixação e apagamento, destruindo a borda em escova e formando estruturas microscópicas semelhantes a pedestais sobre a superfície dos enterócitos. A EHEC coloniza o cólon, causa também lesão por fixação e apagamento e induz necrose das pontas das vilosidades. A lâmina própria pode estar edemaciada e infiltrada com neutrófilos, linfócitos, plasmócitos e macrófagos. Os vasos sanguíneos da submucosa podem estar ocluídos por trombos. Os restos fibrinonecróticos podem formar uma pseudomembrana. As lesões da VCGR (supostamente causadas por O157:H7) acometem a pele e os rins e são principalmente vasculares. As lesões cutâneas incluem necrose fibrinoide das arteríolas de calibre médio a pequeno e necrose de toda a espessura da epiderme. As alterações renais são predominantemente glomerulares, com microangiopatia trombótica e necrose. A AIEC é encontrada em todo o terço superior da mucosa do cólon, localizada principalmente dentro dos histiócitos. Grupos de microrganismos podem ser encontrados onde as células caliciformes e glândulas são substituídas por infiltrado celular.[130]

Nos tecidos moles as bactérias gram-negativas desencadeiam uma resposta aguda dos neutrófilos, e os achados histopatológicos de cistite aguda refletem essa reação. Pode haver desenvolvimento de inflamação granulomatosa (infiltrados nodulares de células linfoides e macrófagos) com ITU inferior crônica. Alterações polipoides também podem complicar a ITU inferior crônica e só podem ser diferenciadas de neoplasia por biopsia. A fermentação bacteriana da glicose dentro da parede vesical cronicamente inflamada e desvitalizada pode resultar em cistite enfisematosa em cães e gatos com diabetes melito mal controlado. Os achados histológicos associados à pielonefrite incluem papilite, pielite e nefrite intersticial. A pielonefrite crônica pode levar ao infarto, fibrose e desenvolvimento de doença renal terminal.

Tratamento

O tratamento baseia-se na administração apropriada de fármacos antibacterianos, bem como desbridamento e drenagem cirúrgica quando necessário. A parede celular das bactérias gram-negativas confere alguma resistência inerente aos fármacos antibacterianos, e é importante administrá-los em doses adequadas. A resistência adquirida aos agentes antibacterianos é comum e está sob o controle

de plasmídios de resistência (R), transferidos entre bactérias por conjugação. A resistência adquirida também pode surgir por meio de outros mecanismos, como mutações nos genes que codificam a subunidade A da DNA girase ou em genes que determinam a permeabilidade da bactéria, levando à resistência às quinolonas antibacterianas.[152] Foi observado aumento da resistência às quinolonas com o decorrer do tempo em isolados de *E. coli* de cães com ITU.[22] Cães com fatores de risco predisponentes, qualquer uso prévio de antibacterianos, tipo de procedimento cirúrgico e duração da hospitalização podem ser suscetíveis a infecções por ExPEC ou *Enterobacter* spp. resistentes a múltiplos fármacos.[48] A resistência adquirida a antibacterianos varia acentuadamente, e indica-se sempre a realização de testes laboratoriais dos isolados para sensibilidade específica.

As recomendações empíricas para casos de suspeita de infecções dos tecidos moles por Enterobacteriaceae variam, porém a maior parte não é sustentada por dados de sensibilidade. Esses dados de sensibilidade também variam amplamente, com base em dados geográficos e exposição prévia do animal a agentes antibacterianos.[23a,100a,122a,122b] Uma pesquisa de bactérias no ambiente de 101 clínicas de animais de companhia em Ontário, Canadá, resultou em uma taxa de isolamento de *E. coli* positiva de 92% dos hospitais; todavia, a prevalência de isolados resistentes a antimicrobianos foi baixa.[99a] Pode ocorrer desenvolvimento de resistência a antimicrobianos com a frequência e a amplitude do uso desses fármacos em uma clínica. A Tabela 35.2 apresenta a sensibilidade antibacteriana de numerosos microrganismos isolados de cães em hospital universitário aos fármacos geralmente recomendados e usados no tratamento de infecções por bactérias gram-negativas. Em geral, as Enterobacteriaceae não são sensíveis ao cloranfenicol, à tetraciclina, ampicilina ou sulfonamida-trimetoprima. Com base na tendência da sensibilidade a antibacterianos, é racional tratar animais clinicamente estáveis que apresentam infecções não potencialmente fatais, supostamente causadas por bacilos gram-negativos, com amoxicilina-clavulanato ou com cefalosporinas de primeira ou de segunda geração, até os resultados de sensibilidade. Enquanto se aguardam os resultados de cultura e antibiograma, os animais com bacteriemia potencialmente fatal devem ser tratados com amicacina, uma cefalosporina de terceira geração ou enrofloxacino. Isolados de *Klebsiella* de numerosas espécies nos países baixos demonstraram alta taxa de resistência à ampicilina (99%) e à cefalexina (43%), porém foram sensíveis à ceftazidima, ceftiofur, tetraciclina, enrofloxacino, gentamicina e sulfametoxazol-trimetoprima.[17]

A excreção renal resulta em alta concentração urinária de alguns agentes antibacterianos, o que facilita o tratamento de ITU baixa causada por bacilos gram-negativos. A ITU baixa causada por *E. coli* geralmente pode ser tratada de modo eficaz com sulfadiazina-trimetoprima. A uva-do-monte, particularmente as proantocianidinas da uva-do-monte, demonstrou reduzir a fixação de *E. coli* às células uroepiteliais e pode constituir uma terapia adjuvante efetiva para pacientes com ITU por *E. coli*.[109] As infecções causadas por *Klebsiella* podem ser tratadas de modo eficaz com cefalexina, enquanto as infecções por *Proteus* spp. podem ser tratadas com ampicilina. (Ver Capítulo 90 para discussão mais detalhada sobre o tratamento da ITU.)

Os dados disponíveis acerca de alterações nos padrões de resistência da *E. coli* são controversos. Os padrões podem depender da localização geográfica e do uso bacteriano. *In vitro*, o enrofloxacino e o ciprofloxacino exercem efeitos aditivos contra *E. coli* isoladas de cães.[80] Na Califórnia, foi relatado aumento da *E. coli* resistente a enrofloxacino em isolados uropatogênicos de um hospital universitário e da comunidade.[22] Os microrganismos isolados mostraram-se resistentes ao enrofloxacino e a múltiplos fármacos antibacterianos, incluindo ampicilina, amoxicilina-clavulanato, cloranfenicol, cefalexina, tetraciclina e sulfonamida-trimetoprima. Foram identificadas

Tabela 35.2 Diretrizes para a terapia antibacteriana inicial de infecções por bactérias gram-negativas.[a]

Fármaco[d]	Espécie	Dose[e,f] (mg/kg)	Via[g]	Intervalo (horas)	Microrganismo (percentual de sensibilidade)[b,c]			
					Escherichia coli	*Klebsiella*	*Proteus*	*Pseudomonas*
Amicacina	C	15 a 30	IV, IM, SC	24	A	A	A	A
	G	10 a 14		24	–	–	–	–
Amoxicilina-clavulanato	C	12,5 a 25	VO	8 a 12	I-A	–	A	B
	G	62,5 mg total	VO	8 a 12	–	–	–	–
Carbenicilina	CG (urinária)	22 a 33	VO	8	–	–	–	A[h]
	CG (sistêmica)	40 a 100	IV, IM, SC	6 a 8	–	–	–	–
Cefotaxima	CG	20 a 80	IV, IM	8 (C)	A[h]	A[h]	A[h]	I[h]
			SC	6 (G)	–	–	–	–
Cefpodoxima	CG	5 a 10	VO	12 a 24	A[h]	–	–	NE[h]
Ceftazidima	CG	25 a 40	IM, SC	8	–	–	–	A
Ceftiofur	C	2,2 a 4,4	SC	12 a 24	A	I-A	A	NE
Ciprofloxacino	C	20 a 25	VO	24	–	–	A	A
	C	10 a 15	IV	24	–	–	–	–
	G	10	VO	24	–	–	–	–
Enrofloxacino[i]	C	5 a 20	VO, IM, IV	24	A	A	A	I
	G	5	VO, IM	24	–	–	–	–
Gentamicina	C	6 a 14	SC, IV, IM	24	A	I	A	I-A
	G	5 a 8	SC, IM, IV	24	–	–	–	–
Imipeném	CG	3 a 10	IV, IM, SC	6 a 8	A[h]	A[h]	A[h]	A[h]
Ticarcilina	CG	40-100[j]	IV, IM, SC	6 a 8	B[h]	NE[h]	A[h]	A[h]
Ticarcilina-clavulanato	CG	40 a 75	IV	6 a 8	I[h]	B[h]	A[h]	A[h]
Tobramicina	C	9 a 14	IV, IM, SC	24	A	A	A	A
	G	5 a 8	IV, IM, SC	24	–	–	–	–

CG, Cães e gatos; *G*, gato; *C*, cão; *A*, alta sensibilidade (> 80%); *I*, sensibilidade intermediária (50 a 80%); *IM*, intramuscular; *IV*, intravenosa; *B*, baixa sensibilidade (< 50%); *NE*, não eficaz (A); *VO*, via oral; *SC*, subcutânea; –, nenhum dado.
[a]O tratamento específico deve se basear nos resultados do antibiograma.
[b]Dados da Ref. 63.
[c]Dados da Ref. 106.
[d]Ver *Formulário de fármacos*, no Apêndice, para informações mais detalhadas sobre cada fármaco.
[e]Dados de Plumb D. 2008. *Plumb's Veterinary Drug Handbook*, ed 6. Wiley, Nova York.
[f]Dados de Kuehn NF. 2008. *The North American Companion Animal Formulary*, ed 8. North American Compendiums.
[g]A via oral não é recomendada para o tratamento inicial das infecções graves.
[h]Os dados de sensibilidade são apenas para microrganismos isolados de cães.
[i]Dispõe-se de pouca informação independente sobre a eficácia clínica do marbofloxacino, difloxacino ou orbifloxacino para tratamento dessas bactérias em cães ou gatos. Nos gatos, deve-se evitar a administração por via intravenosa de enrofloxacino para reduzir a toxicidade.
[j]Doses mais altas para *Pseudomonas*.

várias cepas, sugerindo o aumento coletivo da resistência de *E. coli* na população.[22] Outro estudo de grande porte realizado em Illinois mostrou que a sensibilidade da ExPEC permaneceu "bastante estável" de 1990 a 1998, obtendo-se maior eficácia com amicacina, gentamicina, norfloxacino ou enrofloxacino. O orbifloxacino e o sulfametoxazol-trimetoprima foram menos eficazes, enquanto a sensibilidade à tetraciclina caiu de 80% para menos de 50% durante o período de estudo.[104] De modo semelhante, um estudo retrospectivo realizado na Escócia de 1989 a 1997 documentou resistência crescente da *E. coli* à amoxicilina, amoxicilina-clavulanato e etreptomicina, mas não à ampicilina, ao cloranfenicol, enrofloxacino, gentamicina, oxitetraciclina ou sulfonamida-trimetoprima. Não foi constatado nenhum aumento na proporção de microrganismos isolados que tenham demonstrado resistência a múltiplos fármacos.[101]

O tratamento das infecções causadas por *Pseudomonas* spp. pode ser difícil, visto que a resistência natural e adquirida é comum. Essas bactérias também têm a capacidade de suprarregular a impermeabilidade a muitos fármacos antimicrobianos ou de ativar o seu

efluxo.[84] Além disso, algumas cepas de *P. aeruginosa* adquiridas em hospitais podem ser altamente virulentas. Como terapia empírica inicial, podem-se utilizar a gentamicina, a amicacina, a tobramicina, a carbenicilina, a ticarcilina, a ceftazidima ou o ciprofloxacino (os microrganismos isolados podem sem resistentes ao enrofloxacino) (Boxe 35.1). Todavia, é fundamental efetuar o teste de sensibilidade a antimicrobianos para todos os casos de suspeita de infecção por *P. aeruginosa*. Foi constatado que a identificação e a classificação da sensibilidade variam entre laboratórios.[126] A maioria das cepas de *P. aeruginosa* podem produzir betalactamases mediadas por cromossomas, que hidrolisam todas as penicilinas, exceto a ticarcilina, e muitos isolados apresentam resistência mediada por plasmídios a outras betalactamases. A ticarcilina é muito mais ativa do que a carbenicilina contra *P. aeruginosa*; todavia, ocorre resistência cruzada. As cefalosporinas antipseudomonas incluem a ceftazidima, a cefoperazona e a cefsulodina, todas de terceira geração. Alguns fármacos de quarta geração, como a cefepima, também são agentes antipseudomonas. O aztreonam é o único monobactâmico disponível para tratamento das bactérias; todavia, a ceftazidima é mais eficaz. Os carbapenéns, como o imipeném e o meropeném, são muito eficazes e, em geral, não ocorre resistência cruzada com outros betalactâmicos. Entre as quinolonas, o ciprofloxacino é o que exibe maior eficácia para o tratamento da infecção por *P. aeruginosa*; apenas algumas das quinolonas mais recentes apresentam essa atividade. Em um estudo, o marbofloxacino demonstrou ser mais eficaz *in vitro* do que o enrofloxacino ou o orbifloxacino contra isolados óticos de *P. aeruginosa* em cães.[91] Em outro estudo, os isolados óticos caninos foram significativamente menos sensíveis *in vitro* do que isolados da pele ao enrofloxacino e também foram significativamente menos sensíveis ao enrofloxacino do que ao ciprofloxacino.[158] Muitos dos aminoglicosídios são eficazes contra esse microrganismo. Em situações que comportam risco de vida, quando ainda não se dispõe dos resultados dos antibiogramas, as infecções devem ser tratadas com imipeném-cilastatina como monoterapia, ou com ticarcilina ou carbenicilina em associação com um aminoglicosídio. *Pseudomonas* spp. são habitualmente resistentes a penicilina, ampicilina, tetraciclina, cefalosporinas de primeira e de segunda gerações, cloranfenicol, clindamicina, eritromicina e sulfadiazina-trimetoprima.[106] A maioria dos casos de ITU baixa pode ser tratada de modo eficaz com tetraciclina. As infecções crônicas de orelha em cães estão associadas, em sua maioria, à proliferação excessiva da flora gram-negativa, como *Pseudomonas* spp. [51a,86a] (O tratamento da otite externa por *Pseudomonas* é discutido no Capítulo 84.)

Prevenção

As Enterobacteriaceae são prontamente destruídas pela luz solar e pela dessecação, mas não por congelamento. *E. coli* pode sobreviver nas fezes, na poeira e na água em temperatura ambiente por vários meses. A água potável contaminada tem sido uma importante fonte de infecção para pessoas e animais de estimação. Uma piscina inadequadamente clorada também pode constituir um veículo para a transmissão a pessoas;[43] em um caso, houve suspeita de que o surto tenha sido causado por uma pessoa cujos pés estavam contaminados com fezes de animais quando entrou na piscina. A transmissão por fômites pode ser importante, e a lavagem das mãos e desinfecção dos fômites são essenciais para a prevenção. Foi constatado que os coelhos representam um reservatório de *E. coli* êntero-hemorrágica,[46] por isso as pessoas que têm contato com coelhos podem correr risco de infecção, assim como cães e gatos que caçam coelhos. *Pseudomonas* spp. são patógenos hospitalares importantes que sobrevivem bem no ambiente hospitalar, em locais como torneiras, utensílios, assoalho, instrumentos, umidificadores e material para cuidados respiratórios. *Pseudomonas* spp. também podem sobreviver em soluções desinfetantes, antissépticos e gotas oftálmicas de fluoresceína líquida. O tratamento adequado dos cateteres intravenosos e urinários é de suma importância na prevenção da infecção hospitalar (ver Capítulo 93).[85]

Foi relatado que a administração oral de vacinas autógenas proporciona uma forma de prevenção e tratamento das infecções entéri-

Boxe 35.1 — Fármacos antimicrobianos eficazes contra infecções por *Pseudomonas*

Betalactâmicos
Ticarcilina
Carbenicilina
Piperacilina
Azlocilina
Aztreonam
Imipeném
Meropeném

Cefalosporinas
Ceftazidima
Cefoperazona
Cefsulodina

Quinolonas
Ciprofloxacino
Clinafloxacino
Trovafloxacino

Aminoglicosídios
Gentamicina
Tobramicina
Netilmicina
Amicacina
Isepamicina

cas por *E. coli* de cães e gatos adquiridas em canil, com redução significativa nas taxas de morbidade e mortalidade; todavia, essas vacinas não estão disponíveis para uso geral.[6,154,155]

Considerações de saúde pública

E. coli, *Klebsiella* spp. e *Proteus* spp. são, em sua maioria, patógenos oportunistas; entretanto, algumas cepas patogênicas podem ser transportadas por cães ou gatos e transmitidas às pessoas (ou vice-versa). Em um estudo, 17 isolados de *E. coli* uropatogênicos de cães foram caracterizados pela sua base filogenética e genótipo de virulência e comparados com isolados clínicos humanos com sorotipos semelhantes. Os genótipos de *E. coli* de origem canina foram semelhantes (e, em alguns casos, indistinguíveis) às cepas de ExPEC humanas, sugerindo que os isolados caninos, em lugar de serem patógenos específicos de cães, podem representar uma ameaça de infecção para as pessoas.[69,71] Além disso, 30% das amostras fecais caninas coletadas de um bairro residencial em St. Paul, MN, continham cepas de ExPEC reconhecidas como virulentas aos seres humanos.[70]

Os plasmídios R são transmitidos entre microrganismos gram-negativos, e a resistência a múltiplos fármacos pode representar um problema para a saúde humana. Vinte e um isolados de *E. coli* de feridas, amostras de urina e ambiente de unidade de terapia intensiva de um hospital universitário veterinário apresentaram resistência a múltiplos fármacos (à maioria das cefalosporinas, betalactâmicos e clavulanato, tetraciclina, espectinomicina, sulfonamidas, cloranfenicol e gentamicina).[125] Por conseguinte, foi sugerido que o uso de quinolonas e de cefalosporinas de terceira geração em contextos veterinários deve ser considerado com cuidado e, possivelmente, até mesmo restrito. É preciso reconhecer o potencial teórico de infecção por patógenos resistentes nos proprietários de animais (especialmente os imunocomprometidos), veterinários e técnicos.[115,152]

Deborah Silverstein e Cynthia M. Otto

Etiologia

A *bacteriemia* é definida pela existência de microrganismos vivos na circulação. A *endotoxemia* refere-se à circulação de lipopolissacarídio (LPS), um componente da parede celular das bactérias gram-negativas, e podem ou não estar associadas à existência de bactérias vivas. A *sepse* refere-se aos sinais clínicos associados a uma resposta inflamatória sistêmica a determinado agente infeccioso.[13] A bacteriemia em cães e gatos é observada em várias infecções (p. ex., peritonite, mastite, prostatite, pneumonia, abscesso pulmonar, piotórax, piometra, pielonefrite, abscesso intra-abdominal, infecções do trato biliar), bem como em problemas dentários, porém nem sempre está associada a uma resposta inflamatória sistêmica.[73]

A bacteriemia subclínica provavelmente ocorre também durante a palpação retal, a endoscopia e cirurgias intestinais e quando são colocados cateteres venosos ou arteriais de demora. Normalmente, as bactérias circulantes são eliminadas pelo sistema mononuclear-fagocitário; por isso, as hemoculturas nem sempre são confiáveis para documentar a ocorrência de bacteriemia. As moléculas bacterianas, junto com outros agentes infecciosos (p. ex., fungos, vírus), são designadas como "padrões moleculares associados a patógenos" ou PAMP.[103] Os macrófagos e outras células do sistema imune inato reconhecem esses PAMP por meio de receptores semelhantes a Toll (TLR; do inglês, *Tool-like receptors*) e dão início a uma complexa resposta inflamatória local e suprarregulam as defesas sistêmicas do hospedeiro, preparando o animal para combater a disseminação potencial da infecção.

Os sinais clínicos típicos causados pela bacteriemia consistem em alteração da temperatura corporal, taquicardia, taquipneia e neutrofilia ou neutropenia. Esses sinais representam a síndrome de resposta inflamatória sistêmica (SRIS; do inglês, *systemic inflammatory response syndrome*) que, quando desencadeada por um agente infeccioso, é denominada sepse. Nem todos os pacientes com bacteriemia demonstrarão sinais clínicos de sepse.[73] A SRIS caracteriza-se por uma resposta complexa mediada por citocinas e também pode ser iniciada por sinais de perigo endógeno (patógenos moleculares associados ao risco ou DAMP [do inglês, *danger-associated molecular pathogens*]) provenientes de células lesionadas em consequência de traumatismo, pancreatite, hipoxia e outras agressões.[103] Há benefício para o hospedeiro se a resposta inflamatória permanecer localizada e se for contrabalançada por vias anti-inflamatórias; todavia, a inflamação sistêmica ou a incapacidade de superar a resposta inflamatória podem levar a uma alta taxa de mortalidade.

A terminologia *SRIS* e *sepse* foi esclarecida na década de 1990 na medicina humana;[13] os termos relevantes e as várias categorias de gravidade estão definidos na Tabela 36.1. Entretanto, os critérios para a SRIS consistem em manifestações de sepse pouco sensíveis e inespecíficas, cujo propósito era identificar pacientes elegíveis para ensaios clínicos de tratamento para as sepses (Tabelas 36.2 e 36.3). Uma conferência recente de consenso em medicina humana[98] identificou um sistema de classificação mais elaborado (PIRO; do inglês, *predisposition, infection, response* e *organ failure*) focalizado nos fatores do hospedeiro (predisposição, nos fatores do agente infeccioso [infecção], na interação hospedeiro-microrganismo [resposta] e nas consequências da inflamação sistêmica [falência de órgãos]). A resposta sistêmica generalizada, inapropriada e desregulada, leva a uma progressão de sepse grave, choque séptico e, por fim, síndrome de disfunção de múltiplos órgãos (SDMO).[90a]

Grande parte do conhecimento adquirido sobre a sepse provém de modelos de animais de laboratório e de estudos clínicos em seres humanos (e de alguns estudos em animais). Os modelos animais de sepse podem ser divididos pela via de administração do agente infeccioso ou da substância e pelos parâmetros de avaliação do estudo.[26] A endotoxina tem sido um dos agentes mais comumente usados para estudar a resposta fisiológica a bactérias sistêmicas. A endotoxina (LPS) consiste em um componente lipídico A (o componente tóxico) e polissacarídios (antígenos O). O LPS é liberado da membrana externa das bactérias gram-negativas quando sofre lise, e é normalmente confinado ao intestino e à circulação porta.

Tabela 36.1 Definições da síndrome de resposta inflamatória sistêmica e da sepse.[a]

Termo	Definição
Bacteriemia	Existência de bactérias vivas no sangue circulante
Endotoxemia	Lipopolissacarídios da parede celular de bactérias gram-negativas que circulam no sangue
Síndrome da resposta inflamatória sistêmica	Sinais sistêmicos de inflamação (dois de quatro critérios)
Sepse	Infecção confirmada, juntamente com sinais sistêmicos de inflamação
Sepse grave	Sepse com disfunção orgânica ou hipoperfusão tecidual induzidas pela sepse
Hipotensão induzida por sepse	Pressão arterial sistólica (PAS) < 90 mmHg, pressão arterial média < 70 mmHg ou redução da PAS de > 40 mmHg
Choque séptico	Hipotensão induzida por sepse, apesar da reanimação com hidratação adequada
Hipoperfusão induzida por sepse	Choque séptico com nível elevado de lactato ou oligúria

[a] Dados adaptados da Referência 13.

Tabela 36.2 Critérios da síndrome de resposta inflamatória sistêmica para cães, gatos e seres humanos.

	Gatos	Cães	Seres humanos
Temperatura	< 37,8°C, > 40,0°C	> 39,2°C, < 37,2°C	> 38,0°C, < 36,0°C
Frequência cardíaca, batimentos/min	> 225, < 140	> 140	> 90
Frequência respiratória, movimentos respiratórios/min	> 40	> 30	> 20
Contagem de leucócitos, × 10³/mℓ	> 19.500, < 5.000	> 19.000, < 6.000	> 12.000, < 4.000

A fonte de endotoxina consiste habitualmente em um membro da família Enterobacteriaceae spp. (*Escherichia* spp., *Klebsiella* spp., *Enterobacter* spp., *Proteus* spp.), bem como *Pseudomonas* spp. Os estudos de endotoxemia são altamente reproduzíveis, porém, a administração de endotoxina a modelos animais não leva em consideração todos os fatores envolvidos nas condições clínicas em que essa endotoxina constitui um componente da doença. A forma mais primitiva do sistema imune, o sistema imune inato, evoluiu com a finalidade de reconhecer o LPS e de responder à sua existência nos tecidos e líquidos na fase inicial das infecções causadas por microrganismos gram-negativos.[142] Uma importante função do sistema imune inato consiste em reconhecer ameaças à sobrevida do hospedeiro. Essas ameaças podem ser exógenas ou associadas ao patógeno (PAMP) ou podem ser sinais de dano endógeno liberados de células deterioradas ou que estão morrendo (DAMP).[103] A via de reconhecimento das endotoxinas foi bem definida e constitui o exemplo protótipo de ativação da resposta imune inata. O sistema imune inato também tem a capacidade de reconhecer produtos de bactérias gram-positivas, flagelina, DNA bacteriano ou viral e produtos fúngicos por meio dos TLR.[4,100]

Epidemiologia

A prevalência da sepse de ocorrência natural em cães e gatos não é conhecida, embora o cão tenha sido usado durante muitos anos como modelo biomédico de sepse, endotoxemia e SRIS para seres humanos.[137] Os fatores de risco para endotoxemia, com ou sem bacteriemia concomitante em cães incluem enterite por parvovírus canino (CPV; do inglês, *canine parvovirus*), dilatação gástrica e vólvulo, piometra, mastite, outras infecções por microrganismos gram-negativos e intermação. Verifica-se o desenvolvimento de endotoxemia quando a depuração hepática de LPS está reduzida, como a que ocorre na insuficiência hepática e derivações portossistêmicas. A doença viral destrutiva pode constituir um fator de risco, visto que os sais biliares ligam-se à endotoxina no intestino. A endotoxina pode também desempenhar um importante papel na patogenia da pancreatite aguda grave em cães.[165] No cão, a sepse geralmente está associada à ruptura da barreira mucosa normal e à migração de bactérias para a circulação ou tecidos. As causas mais comumente relatadas de sepse em cães incluem peritonite (de origem gastrintestinal [GI] ou urogenital) e pneumonia.[16,45,91] Os cães tratados com quimioterapia mostram-se suscetíveis ao desenvolvimento de sepse.[187a] Cães de menor porte que apresentam linfoma após tratamento com doxorrubicina ou vincristina correm maior risco.

A sepse é reconhecida com menor frequência em gatos. Os gatos clinicamente acometidos, em particular os com sepse grave, não costumam exibir os sinais hiperdinâmicos clássicos da sepse (taquicardia, mucosas hiperêmicas, febre, pulsos célere/hipercinético), tornando o estabelecimento do diagnóstico um desafio.[25,164] Em um estudo experimental de infusão de endotoxina em dose baixa, os gatos desenvolveram hipotensão, mas não taquicardia.[44] Os fatores de risco para sepse grave em gatos incluem piotórax, peritonite séptica, bacteriemia secundária à doença GI, pneumonia, endocardite, pielonefrite, osteomielite, piometra e feridas de mordedura.[7] Em gatos com piotórax, os fatores de risco identificados consistem em ambiente interno-externo e domicílios com vários gatos.[215] Em gatos com peritonite, as causas mais comumente identificadas consistem em neoplasia[39] ou traumatismo.[148] A endotoxemia provavelmente constitui um componente de algumas dessas infecções. A sepse também é reconhecida como causa de morte natal entre cães e gatos.

Foi realizado um estudo com seres humanos em um hospital de cuidados terciários, e 68% dos indivíduos internados na enfermaria ou na unidade de terapia intensiva apresentaram sinais de SRIS. Desses pacientes, 26% desenvolveram sepse, 18% tiveram sepse com hipotensão ou hipoperfusão (sepse grave) e apenas 4% apresentaram choque séptico. Nem todos os pacientes, até mesmo os que desenvolveram choque séptico, tiveram bacteriemia. A pneumonia e as infecções do trato urinário foram as fontes mais comuns de infecção em pacientes com choque séptico. As doenças associadas ao desenvolvimento de choque séptico incluíram doença cardiovascular, neoplasia, doença GI, diabetes melito, doença renal, doença respiratória e pancreatite.[157] A SRIS-sepse não complicada não constitui um achado prognóstico negativo quando reconhecida precocemente e tratada de modo adequado; todavia, o prognóstico se agrava quando o animal desenvolve sepse grave, choque séptico e SDMO.

Patogenia

A endotoxina é liberada no lúmen intestinal ou nos tecidos quando as bactérias gram-negativas sofrem lise, como a que ocorre com replicação rápida das bactérias ou com a ação bactericida de alguns agentes

Tabela 36.3 Vários critérios propostos para a síndrome de resposta inflamatória sistêmica canina.

Frequência cardíaca (batimentos/min)	Frequência respiratória (movimentos respiratórios/min)	Temperatura (°C)	Contagem de leucócitos (10³/células/µℓ)	Referência
160	20	37,7 a 39,7	4,0 a 12,0	156
120	20	38,0 a 40,0	5,0 a 18	75
120	20	38,1 a 39,2	6,0 a 16,0	15
160	40	37,7 a 39,7	4,0 a 12,0	28
140	30	37,7 a 39,1	6,0 a 19,0	110

bacterianos. No lúmen intestinal, a maior parte da endotoxina liga-se aos sais biliares e é contida pela barreira mucosa; as pequenas quantidades, normalmente absorvidas na circulação porta, são eliminadas pelos macrófagos hepáticos. A endotoxina absorvida pelo sistema linfático é depurada nos linfonodos regionais e os níveis de endotoxina na circulação sistêmica geralmente estão extremamente baixos a indetectáveis. Ocorrem sinais clínicos de endotoxemia somente quando os mecanismos de ligação e de eliminação são sobrepujados. As bactérias vivas também podem sair do lúmen intestinal por meio de ruptura da barreira epitelial, levando à bacteriemia. As bactérias e outros patógenos também podem ter acesso ao sistema circulatório a partir de outras superfícies mucosas, cirurgia, monitoramento e feridas. O sistema imune inato é equipado com receptores de reconhecimento padrões, que possibilitam uma resposta sem exposição prévia ao patógeno. Esses receptores fazem parte da via dos PLR.[4,100]

A primeira etapa no reconhecimento das bactérias gram-negativas é a ligação do LPS, uma proteína de fase aguda (a molécula canina foi descrita e clonada[203]). Ela forma um complexo com o LPS e o transporta até o macrófago, onde o complexo se liga ao receptor de superfície, CD14, uma proteína de membrana ancorada ao glicosilfosfatidil inositol, que carece de um domínio transmembrânico. O CD14 pode desprender-se das células, e os complexos de CD14 solúvel (livre) endotoxina podem ligar-se às células endoteliais e induzir uma resposta das citocinas. Apenas recentemente a identificação do receptor TLR4 forneceu a conexão que faltava entre a ligação do LPS ao CD14 e o início da cascata de sinalização.[80]

Em resposta à ativação do receptor TLR4, o fator de transcrição, o fator nuclear *kappa* B (NF-κB; originalmente identificado nos linfócitos B), é ativado e leva à expressão de muitas das glicoproteínas celulares pró-inflamatórias, denominadas citocinas.[150] Essa ativação exige o recrutamento e a ativação de uma série de proteínas adaptadoras e de moléculas de sinalização. A proteína de resposta primária de diferenciação mieloide 88 (MyD88; do inglês, *myeloid differentiation*) é uma proteína adaptadora encontrada em todos os TLR. A ativação do TLR4 e o recrutamento da MyD88 levam à ativação dos membros da família de quinase associada ao receptor de interleucina (IL)-1 (IRAK) e vias de sinalização subsequente do fator 6 associado ao receptor do fator de necrose tumoral (TNF; do inglês, *tumor necrosis factor*). A IRAK1 fosforilada associa-se ao TRAF6 e forma um complexo com outra molécula de sinalização, a quinase ativada pelo fator transformador de crescimento β (TAK1). O NF-κB é encontrado no citoplasma na forma de complexo com proteínas inibitórias dos inibidores da família do NF-κB (L-κB). Por fim, a ativação da TAK1 leva à fosforilação do complexo I-κB quinase (IKK), liberando o fator de transcrição NF-κB.[4] Isso resulta na ativação da via do NF-κB.[4,100] A ativação do NF-κB por meio da fosforilação das proteínas inibitórias (designada como via canônica [regular] de ativação) pode ser desencadeada por interações celulares com bactérias e produtos bacterianos, vírus, parasitos e citocinas, envolvendo a ativação dos receptores TLR 2, 3, 5, 6 e 9 ou dos receptores de citocinas.[150] A etapa de fosforilação envolve 3 IKK e resulta em degradação proteossômica da proteína inibitória. Uma vez liberado do I-κB inibitório, o NF-κB fica livre para ser transferido ao núcleo e regular a expressão de numerosos genes envolvidos na resposta inflamatória. O NF-κB também pode ser ativado independentemente do complexo IKK por hipoxia, radicais livres e radiação ultravioleta.[150] A ativação do NF-κB pode constituir um biomarcador da inflamação e serve como alvo terapêutico em doenças com inflamação excessiva. Entretanto, é possível que a ampla gama de genes regulados pelo NF-κB resulte em efeitos sistêmicos adversos se o fator de transcrição for totalmente inibido. À semelhança da endotoxina, produtos de bactérias gram-positivas, fungos e DNA bacteriano ou viral são capazes de se ligar aos receptores TLR e ativar a resposta imune inata. Na SRIS, o sistema imune inato é ativado por DAMP, como a proteína de ligação do DNA, o boxe de grupo de alta mobilidade 1 (HMGB1; do inglês, *high mobility group box 1*).[220] Essa proteína nuclear ubíqua, altamente conservada, é liberada das células que são destruídas por necrose e, após acetilação ou ribosilação do ADP, pode ser secretada ativamente por macrófagos, monócitos e por células dendríticas. A proteína HMGB1 ativa os TLR 2, 4 e 9 e o receptor para produtos finais de glicação avançada. Além disso, a HMGB1 pode intensificar a resposta a outros sinais de dano. Os níveis circulantes de HMGB1 persistem por mais tempo do que a maioria das citocinas nos estados inflamatórios agudos e é provável que a HMGB1 represente um alvo terapêutico para limitar a inflamação. A HMGB1 induz a liberação de numerosas citocinas das células inflamatórias, incluindo o TNF-α, a IL-1 α e β, o antagonista do receptor de IL-1, a IL-6, a IL-8 e a proteína inflamatória 1 α e β dos macrófagos.

O macrófago é a principal célula do sistema imune inato que inicia a resposta aos PAMP e DAMP. A resposta inicial dos macrófagos à endotoxina caracteriza-se pela liberação de citocinas pró-inflamatórias multifuncionais, particularmente a IL-1β e a TNF-α. Nos cães, os níveis de TNF-α aumentam dentro de 15 min após a exposição ao LPS, alcançam o máximo em 2 h e retornam aos níveis basais dentro de 4 h. O TNF-α medeia muitas funções imunes e inflamatórias e também estimula os macrófagos a secretar a IL-1, a IL-6, fator de estimulação de colônias de macrófagos e o fator de estimulação de colônias de granulócitos-macrófagos. A IL-1 é liberada de modo semelhante, em explosões; trata-se de um importante coestimulador das células T auxiliares tipo 2 (Th2), que estimula a resposta de fase aguda, induz o desenvolvimento de febre e exerce numerosos outros fatores pró-inflamatórios. Outras citocinas, como IL-6, IL-8 e interferona (IFN)-α, estão sendo reconhecidas como outros mediadores de fase precoce na SRIS-sepse (ver Tizard[197] para discussão mais detalhada das várias citocinas envolvidas na SRIS-sepse). A IL-1, o TNF-α etc. são liberados em uma fase inicial e transitoriamente em resposta à endotoxina, antes de o animal apresentar sinais clínicos. Novas substâncias terapêuticas direcionadas contra esses mediadores não demonstraram ter benefício significativo na maioria dos ensaios clínicos realizados em seres humanos.[113] Todavia, mediadores tardios da SRIS, como a HMGB1, são descritos e podem constituir alvos terapêuticos mais apropriados.[7]

As cascatas de citocinas aumentam os níveis ou a atividade (ou ambos) dos mediadores inflamatórios derivados de fosfolipídios (prostaciclina, tromboxano e fator de ativação das plaquetas),[202] fatores da coagulação, completos, espécies de oxigênio reativo e óxido nítrico (uma importante molécula associada à hipotensão),[53,127,129,152] endotelina 1 (um vasoconstritor),[128] β-endorfina, histamina, serotonina, vasopressina, angiotensina 2 e catecolaminas. Os efeitos biológicos desses mediadores incluem ativação, agregação e quimiotaxia dos neutrófilos, ativação e agregação das plaquetas; estado pró-coagulável, aumento da atividade das proteases plasmáticas; e vasodilatação e hipotensão potencialmente sistêmica, inflamação endotelial generalizada, aumento da permeabilidade vascular e ulceração GI.[121,133] As enzimas lisossômicas, como a elastase e a quimiotripsina, causam depleção da fibronectina e ativam a coagulação sanguínea, desencadeando coagulação intravascular disseminada (CID).

A sepse exerce diversos efeitos sobre a cascata da coagulação.[172] Promove a coagulação, inibe a anticoagulação e compromete a fibrinólise. No estágio inicial da sepse, os pacientes apresentam um estado pró-coagulável, seguido de CID.[68,145] Sabe-se que a inflamação leva à exposição e indução do fator tecidual, um pró-coagulante potente, que forma um complexo com o fator VII(a) para ativar o fator IX e o fator X, que resulta na formação de fibrina. As plaquetas também são ativadas pelo endotoxina, pelas citocinas pró-inflamatórias e pela trombina. A lesão das células endoteliais associada à sepse resulta na liberação do fator de von Willebrand e agregação plaquetária adicional. A ativação das plaquetas leva à liberação de mediadores pró-inflamatórios e ao consumo de plaquetas. No contexto clínico, os pacientes com sepse frequentemente apresentam baixas contagens de plaquetas. Os três principais sistemas de proteínas anticoagulantes, a antitrombina (AT), o inibidor da via do fator tecidual (TFPI; do inglês, *tissue factor pathway inhibitor*) e a proteína C (PC; do inglês, *protein* C), estão acometidos durante a sepse. As células endoteliais estão ativamente envolvidas na produção/ativação do TFPI e do PC. O TFPI é secretado pelas células endoteliais e, em seguida, liga-se a essas células e inibe a ativação do fator X por complexos de fator tecidual-fator VII(a). A sepse impede a ligação do TFPI às células endoteliais e parece diminuir a sua eficiência.

A PC é a outra proteína anticoagulante que depende da função endotelial normal. As células endoteliais sadias expressam uma proteína de superfície, a trombomodulina, que se liga à trombina circulante (Figura 36.1). Quando a trombina se liga à trombomodulina, ela não está disponível para a clivagem pelo fibrinogênio, e o complexo atua para clivar PC em (a)PC ativa. As células endoteliais expostas a citocinas apresentam redução na expressão da trombomodulina; por conseguinte, pode haver ativação de menor quantidade de PC. Além disso, a aPC é consumida na inativação do fator Va e fator VIIIa. Pacientes e cães com sepse apresentam níveis reduzidos de PC, que podem estar relacionados com a sobrevida.[46] O único ensaio clínico de sepse que demonstrou algum benefício quanto aos resultados foi um ensaio clínico de aPC em pacientes com sepse grave.[19] Infelizmente, os benefícios da aPC não parecem ser generalizados para populações maiores.[138] Além disso, o custo e a especificidade de espécie da aPC recombinante impedem a realização de ensaios clínicos em cães. Um grande avanço que resultou da pesquisa da aPC foi o reconhecimento da interação entre coagulação e inflamação. A aPC inibe as interações neutrófilo-endotélio, limita a produção de citocinas pró-inflamatórias, bloqueia a quimiotaxia dos neutrófilos e protege a função da barreira endotelial.[138]

A AT é outra proteína anticoagulante que desempenha funções anti-inflamatórias (*i. e.*, aumento da prostaciclina e diminuição das interações neutrófilo-célula endotelial). A AT encontra-se reduzida na sepse, devido a múltiplos mecanismos.[172] Embora o tratamento com AT fosse aparentemente promissor em modelos experimentais de sepse, não foi demonstrado nenhum benefício da suplementação com AT em ensaios clínicos realizados em seres humanos.[1]

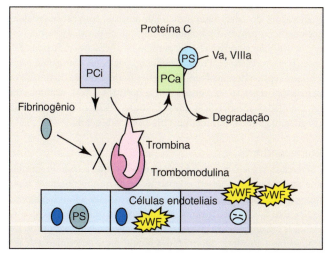

Figura 36.1 Interação da proteína C com a coagulação. O endotélio normal expressa trombomodulina, que se liga à trombina, removendo-a da cascata da coagulação e alterando o seu substrato do fibrinogênio em proteína C (PCi; de proteína C inativada). A ativação da proteína C (PCa; do inglês, *activation of protein* C) possibilita a sua associação com a proteína S (PS), levando à degradação dos fatores V e VIII ativados. A lesão da célula endotelial leva à liberação do fator de von Willebrand (vWF) e diminuição da expressão de trombomodulina.

Além da ativação aumentada de pró-coagulantes e diminuição dos anticoagulantes, na sepse, a fibrinólise também está comprometida. No início, a ativação da plasmina (a principal proteína fibrinolítica) é acelerada pela liberação aumentada de ativadores do plasminogênio (ativador do plasminogênio tecidual e ativador do plasminogênio tipo uroquinase) pelas células endoteliais. Esse efeito é de curta duração, visto que as citocinas induzem a produção e a liberação do inibidor do ativador do plasminogênio.[172] O antígeno inibidor da fibrinólise ativada por trombina estava aumentado em cães com sepse, mas não em outras doenças avaliadas.[89a] A deposição de fibrina resulta do comprometimento de todos os componentes da cascata da coagulação e pode contribuir para a hipoxia tecidual e o desenvolvimento de disfunção de múltiplos órgãos.

Parte do sistema imune inato inclui o sistema complemento.[218] O complemento atua na quimiotaxia dos neutrófilos, arrastando-os para os locais de infecção e inflamação, intensificando a eliminação das bactérias por meio de opsonização e causando lise das células (tanto bacterianas quanto as do hospedeiro). O complemento também está envolvido na integração entre o sistema imune inato e adaptativo e facilita a remoção das células apoptóticas e dos imunocomplexos. O complemento pode ser ativado por uma de três vias, que convergem com a ativação de C3. A clivagem de C3 leva à produção da anafilatoxina C3a e clivagem e ativação final de C5. A clivagem de C5 produz a proteína quimiotática e anafilatoxina C5a e C5b, um importante componente do complexo de ataque da membrana, responsável pela lise das células. A via clássica é ativada por imunocomplexos nas células, células apoptóticas e algumas bactérias e vírus. A via da lectina de ligação à manose fornece um mecanismo independente de anticorpo para ativar a cascata do complemento por meio de ligação dos resíduos de manose bacterianos. Independentemente da ligação de anticorpos, a endotoxina e outras moléculas de superfície das bactérias ativam a via alternativa.[65,218] Na sepse, os níveis elevados de C3a e C5a estão associados a prognóstico pior. Além da sua função como proteína quimiotática, o C5a ativa as células endoteliais, causa vasodilatação e aumenta a permeabilidade vascular. À semelhança de muitos mediadores inflamatórios, os efeitos do C5a parecem ser complexos. O C5 pode ser pró-inflamatório ou protetor ou até mesmo resultar em paralisia imune. A resposta, pelo menos em parte, parece depender da quantidade de C5a, do receptor ao qual se liga e de citocinas pró-inflamatórias ou anti-inflamatórias.[64] As estratégias para limitar a ativação do C5 continuam sendo pesquisadas.

Se o estado inflamatório sistêmico progredir, ocorrem alterações estruturais e metabólicas nas células endoteliais e vasculares. Ocorre suprarregulação das moléculas de adesão endoteliais, e os neutrófilos e as plaquetas são sequestrados em vários órgãos. O endotélio também se torna mais permeável e as proteínas plasmáticas migram do espaço intravascular para o interstício, resultando em edema. Além da vasodilatação mencionada anteriormente, é possível que o endotélio vascular deixe de responder à terapia vasopressora comumente utilizada, condição denominada como *choque vasodilatador refratário às catecolaminas*.

Apesar da normalização dos índices macro-hemodinâmicos (pressão arterial, perfusão e oxigenação tecidual), ainda é possível ocorrer disfunção e falência de múltiplos órgãos em pacientes sépticos. Os progressos na capacidade de estudar a microcirculação levaram à identificação de alterações do fluxo sanguíneo através das arteríolas, capilares e vênulas.* Essas alterações parecem ter implicações significativas para o prognóstico de indivíduos com sepse grave.[200] Os pesquisadores constataram que, embora a porcentagem de vasos de pequeno calibre perfundidos e a densidade vascular fossem semelhantes no início do choque tanto nos sobreviventes quanto nos não

---

*Referências 14, 54, 55, 60, 66, 88,93, 189,211.

sobreviventes, houve melhora na perfusão dos pequenos vasos com o decorrer do tempo apenas nos sobreviventes.[201] Todavia, tanto sobreviventes quanto não sobreviventes tiveram medidas semelhantes nos parâmetros cardiovasculares e de perfusão globais após estabilização inicial, demonstrando que a microcirculação, e não a macrocirculação, é importante para determinar o prognóstico e a sobrevida. Isso pode proporcionar uma valiosa ferramenta de monitoramento em pacientes veterinários para ajudar a orientar as decisões quanto ao diagnóstico e tratamento, bem como monitoramento.

Concomitantemente com a suprarregulação de mediadores inflamatórios, os mediadores anti-inflamatórios são secretados para contrabalançar e limitar a resposta inflamatória. Uma resposta anti-inflamatória insuficiente ou inapropriada pode possibilitar a progressão da sepse.[121]

A teoria prevalecente defende que a sepse resulta de uma *tempestade de citocinas*, levando a uma inflamação sistêmica descontrolada. Estudos mais recentes indicam que, pelo menos em alguns pacientes, o estado hiperinflamatório é seguido de imunossupressão aguda grave, causada pela apoptose das células B, das células T CD4+ e das células dendríticas foliculares. O mecanismo de imunossupressão não é conhecido; todavia, a liberação de glicocorticoides endógenos pode representar um importante fator contribuinte.[83] A produção e a secreção de hormônio tireóideo têm sido comprometidas em cães tratados com endotoxina.[146]

Os PAMP atuam como sinal para o sistema imune, que sinalizam ao hospedeiro a invasão por patógenos, enquanto os DAMP são sinais de dano às células do hospedeiro. Uma resposta localizada, juntamente com a resposta sistêmica iniciada ou controlada, é benéfica para conter e combater a infecção, enquanto uma resposta descontrolada do hospedeiro leva à inflamação sistêmica, imunossupressão, sepse grave, choque séptico e, por fim, falência de órgãos.

Sinais clínicos

As manifestações clínicas da sepse estão associadas à resposta inflamatória sistêmica descrita anteriormente. Com frequência, o diagnóstico de sepse é presuntivo na pratica clínica, com base no acúmulo de dados clinicopatológicos e bioquímicos. Embora não exista nenhum "teste para sepse", é possível utilizar o quadro clínico do paciente em associação a um alto nível de suspeita para estabelecer o diagnóstico bastante acurado em um paciente séptico. Todavia, foi relatado que 82 e 60% dos cães e gatos com bacteriemia, respectivamente, tiveram sepse clínica em um estudo retrospectivo.[73]

Diagnóstico

O diagnóstico de sepse sempre deve começar com a suspeita baseada nos sinais clínicos e na história do paciente. Outros exames complementares que podem ser indicados para ajudar a confirmar sepse incluem exames de imagem do tórax e do abdome, radiografias da coluna, ecocardiografia, lavagem peritoneal diagnóstica, lavagem traqueal e broncoalveolar, artrocentese e coleta do líquido cerebrospinal. O uso de biomarcadores séricos constitui uma área de intensa pesquisa e poderá ser muito útil na diferenciação da SRIS séptica e não séptica em cães e gatos.

Achados clinicolaboratoriais

Achados hematológicos

As anormalidades hematológicas mais comuns em pessoas com sepse consiste em anemia, leucocitose, trombocitopenia e ativação do sistema hemostático.[23] Foram relatadas alterações semelhantes em cães e gatos.[25,39,45,175,223] A leucocitose com número aumentado de bastonetes (desvio para esquerda) e evidências citológicas de neutrófilos

tóxicos indicam a liberação continuada e prematura de leucócitos da medula óssea e inflamação contínua.[175] O aumento da permeabilidade do endotélio vascular devido à vasculite, o sequestro de plaquetas no sistema linforreticular e a CID podem contribuir para a trombocitopenia. É provável que a perda de sangue (p. ex., perda GI em consequência de hipoperfusão e ulceração), a hemólise e/ou a diminuição na produção de eritrócitos levem ao desenvolvimento de anemia (mais comum em gatos sépticos do que em cães). Nos animais com sepse, as causas potenciais de anemia incluem remoção prematura pelo sistema reticuloendotelial com hemólise de baixo grau e aumento da suscetibilidade à lesão oxidativa, que resulta em anemia com corpúsculos de Heinz, particularmente em gatos.[34,35,223,224]

Anormalidades da coagulação

Alterações hemostáticas, designadas como CID, são comuns em seres humanos e animais que apresentam sepse.[2,45,89a,97,145] Tipicamente, as alterações hemostáticas caracterizam-se inicialmente por hipercoagulabilidade; em seguida ocorre hipocoagulabilidade com a evolução da doença. Com frequência, o diagnóstico clínico de hipercoagulabilidade representa um desafio, de modo que esse estágio frequentemente passa despercebido. Alguns indícios potenciais podem incluir diminuição progressiva da contagem de plaquetas e níveis de fibrinogênio, baixa atividade da AT, níveis elevados de dímeros D e produtos de degradação da fibrina/fibrinogênio (PDF), existência de esquistócitos no exame do esfregaço sanguíneo, evidências de hipercoagulabilidade com o uso de índices tromboelastográficos ou evidências clínicas de coagulação anormal (p. ex., cateteres, amostras de sangue anticoagulado, trombose vascular de órgãos principais). O estado de hipocoagulabilidade subsequente é, com mais frequência, reconhecido clinicamente e caracteriza a progressão de um paciente séptico para a CID.[45,145] Foi descrita a ocorrência de atividade mais baixa estatisticamente significativa da proteína C e da AT e maior tempo de protrombina, tempo de tromboplastina parcial, dímero D e PDF em comparação com controles.[45] Cães com enterite por CPV de ocorrência natural apresentaram diminuição da atividade AT e aumento da amplitude máxima no tromboelastograma, compatível com hipercoagulabilidade.[145] As alterações hematológicas e hemostáticas em animais com sepse estão resumidas na Tabela 36.4.

Achados bioquímicos do soro

As alterações do perfil bioquímico em animais com sepse refletem, tipicamente, o processo patológico subjacente (p. ex., azotemia com pielonefrite), mas é possível que resultem de alterações induzidas pela sepse (p. ex., colestase). Frequentemente, pacientes com sepse grave e choque séptico desenvolvem alterações indicativas de disfunção ou falência de órgãos (p. ex., insuficiência hepática, CID). Algumas das anormalidades inespecíficas mais comuns incluem hiperglicemia, hipoglicemia, hipoalbuminemia e hiperbilirrubinemia.[25,45,135,177,193]

Biomarcadores

A detecção precoce da sepse é desejável, visto que a taxa de mortalidade aumenta com o desenvolvimento de disfunção orgânica, hipotensão e hiperlactatemia. Os sinais clínicos iniciais, como taquipneia, taquicardia, febre e leucocitose são inespecíficos, de modo que há pesquisas em andamento que investigam o uso de biomarcadores. Em geral, os biomarcadores são medidas bioquímicas ou celulares de um estado ou processo biológico. Os biomarcadores ideais de sepse devem ser capazes não apenas de detectar infecção, mas também de rastrear temporalmente a gravidade da infecção e a evolução da sepse para a sepse grave e o choque séptico. Sua capacidade de monitorar a resposta ao tratamento e fornecer informações sobre o prognóstico também é importante. As categorias potenciais de biomarcadores diagnósti-

Tabela 36.4 Alterações hematológicas e hemostáticas na sepse.

Parâmetro hematológico	Testes disponíveis	Possíveis anormalidades
Contagem de leucócitos	Contagem de leucócitos, contagem diferencial Esfregaço sanguíneo, exame citológico Avaliação da medula óssea	Leucocitose ou leucopenia Alterações tóxicas; neutrófilos imaturos Hiperplasia mieloide
Contagem de eritrócitos	Hematócrito Contagem de reticulócitos Esfregaço sanguíneo, exame citológico Avaliação da medula óssea	Hemoconcentração ou anemia Anemia arregenerativa Corpúsculos de Heinz (gatos) Hipoplasia eritroide
Plaquetas	Contagem de plaquetas Esfregaço sanguíneo, exame citológico	Trombocitopenia Trombocitopenia
Parâmetros hemostáticos	TP TTP Tempo de coagulação ativado PDF Dímeros D Antitrombina[a] Tromboelastografia[a] Proteína C[a]	Normal (no início) ou prolongamento (tardio) Normal (no início) ou prolongamento (tardio) Normal (no início) ou prolongamento (tardio) Aumentada Aumentada (tardio) Atividade diminuída Aumento do índice de coagulação Diminuída

PDF, produtos de degradação do fibrinogênio; *TP*, tempo de protrombina, *TTP*, tempo de tromboplastina parcial.
[a] Exames realizados com menos frequência; podem ser apenas disponíveis em laboratórios de referência.
De Boller EM, Otto CM. 2009. Sepse, PP 454 a 458. In Silverstein DC, Hopper K (Eds): *Small animal critical care medicine*. Elsevier, St. Louis.

cos precoces podem incluir biomarcadores de infecção (p. ex., LPS, DNA bacteriano), marcadores de responsividade celular (molécula de adesão celular 1 intercelular, CD11/CD18),[226] e produtos de células inflamatórias e ativação humoral (IL, AT, aPC).[45] A procalcitonina e o CD64 de neutrófilos parecem constituir biomarcadores potencialmente úteis para a sepse em seres humanos, porém a sua aplicação a pacientes veterinários ainda não está definida.[79,81,118,139] Foi constatado ser a proteína de ligação da heparina mais preditiva de choque séptico em pessoas, em comparação com vários outros biomarcadores bem estudados.[101] Outros biomarcadores que receberam atenção em pessoas incluem a IL-6, a aPC (também conhecida como drotrecogina alfa ativada), proteínas de fase aguda (proteína C reativa, amiloide A, haptoglobina, fibrinogênio, α1-glicoproteína ácida e ceruloplasmina), o LPS, a proteína de ligação do LPS, concentrações de nitrato/nitrito (subprodutos do metabolismo do óxido nítrico), molécula de adesão celular 1 intercelular solúvel, AT, TFPI, CD14, CD11b/CD18, ensaios para função das células T, IL12, lipocalina associada a gelatinase de neutrófilos e antagonista do receptor de IL-1.[29,30,178,214] A IL-6 sérica foi estudada em modelos experimentais de endotoxemia ou inflamação em cães; esse biomarcador aumenta em poucas horas, permanece elevado por vários dias quando a inflamação persiste e pode desempenhar um papel prognóstico nessa espécie.[130,131,158,170] A concentração sérica inicial de proteína C reativa em cães com sepse não exibiu nenhuma correlação com a taxa de sobrevida.[68a,229a] Todavia, foi observada a redução das concentrações com a redução da sepse. A proteína quimioatraente 1 de monócitos está aumentada em cães em estado crítico e os maiores riscos foram observados em animais com sepse.[56a] Esse nível de mediador de citocinas em cães parece aumentar proporcionalmente com a gravidade da sepse, à semelhança da situação observada em seres humanos. A aPC encontra-se diminuída em pacientes humanos com sepse e modelos caninos de sepse e representa um alvo terapêutico que diminui a taxa de mortalidade em algumas populações com sepse grave.[17,106,179] Todavia, o tratamento com aPC é de alto custo específico da espécie; por conseguinte, o uso clínico desse produto é evitado em medicina veterinária. A concentração plasmática do antígeno do fator de von Willebrand, um marcador de ativação endotelial, esteve aumentado em cães com sepse, em comparação com cães de controle clinicamente sadio.[163a] Entretanto, não houve nenhuma diferença significativa entre os níveis observados em cães que sobreviveram e animais que não sobreviveram.

Isolamento das bactérias

A identificação de um foco séptico e a obtenção de tecido ou líquido infectado para cultura e antibiograma são extremamente importantes. Embora isso possa ser difícil em certos pacientes (p. ex., pacientes instáveis, com coagulopatia), o exame citológico e a histopatologia também podem ser usados para estabelecer o diagnóstico definitivo de infecção.[23,39,25,91] A coleta de amostras é descrita detalhadamente no Capítulo 29.

Achados patológicos

Como a sepse não é uma doença específica, porém uma entidade clínica que descreve a resposta do hospedeiro à inflamação sistêmica desencadeada por um patógeno, não há achados macroscópicos ou histopatológicos específicos que possam ser diagnósticos de sepse. Os achados histológicos associados à SRIS incluem lesão disseminada do endotélio vascular, marginação dos neutrófilos, edema e microtrombose. Com frequência, o foco de infecção representa a anormalidade patológica essencial (p. ex., enterite por CPV, piometra, endocardite bacteriana).

Os estudos de necropsia não revelaram definitivamente a causa de morte em muitos pacientes humanos com sepse e, com frequência, há divergência entre os achados histológicos e o grau de índices clínicos e laboratoriais de disfunção orgânica. Uma possível razão para isso pode ser a ocorrência de *atordoamento celular*, em que a sepse ativa mecanismos de defesa que fazem com que os processos celulares sejam reduzidos às funções básicas de manutenção; todavia, é necessária a realização de mais pesquisas. Muitos animais desenvolvem disfunção orgânica secundária que pode ser potencialmente fatal; os problemas mais comuns consistem em distúrbios dos sistemas da coagulação, cardiovascular, respiratório, renal, GI, hepático e microcirculatório.

Sistema da coagulação

Conforme assinalado anteriormente, as anormalidades da coagulação e das vias fibrinolíticas desempenham um importante papel no desenvolvimento da disfunção orgânica em pacientes com sepse. Existem numerosos mecanismos para os distúrbios do sistema da coagulação, incluindo (1) ativação da cascata da coagulação; (2) vias anticoagulantes fisiológicas defeituosas; e (3) comprometimento da fibrinólise. Clinicamente, a ativação das vias procoagulantes pode levar a um estado hipercoagulável ou protrombótico precoce, cujo diagnóstico é difícil, e que pode contribuir para disfunção orgânica por meio de mediadores inflamatórios e desenvolvimento de microtrombos. Com a progressão da sepse, os distúrbios da coagulação refletem uma coagulopatia de consumo, comprometimento dos mecanismos anticoagulantes e inibição da fibrinólise, processo reconhecido clinicamente como CID.[19,59,92,97,225]

Sistema cardiovascular

O comprometimento da função cardiovascular normal é comum em pacientes com sepse. As citocinas circulantes foram implicadas nessas alterações por meio de três mecanismos primários: aumento da permeabilidade do endotélio vascular, que possibilita o vazamento de líquido intravascular para o espaço extravascular, com consequente hipovolemia e edema tecidual; comprometimento da contratilidade cardíaca e diminuição subsequente do débito cardíaco; e perda heterogênea do tônus vasomotor, que resulta em distribuição inadequada do fluxo sanguíneo. Embora um único "fator depressor do miocárdio" tenha sido previamente implicado como causa do comprometimento do desempenho cardíaco em animais e seres humanos com sepse, foi constatado que várias citocinas circulantes desempenham um papel (p. ex., TNF-α, IL-1β, IL-2 e IL-6).[85,231] Outros fatores podem incluir alterações no tráfego do cálcio intracelular, com redução da concentração intracelular sistólica de cálcio e diminuição da contração dos miócitos; infrarregulação dos receptores beta no coração; e "hibernação" miocárdica para preservar os miócitos cardíacos por meio da diminuição do consumo de oxigênio, das necessidades energéticas e demanda de ATP.[64,166]

Sistema respiratório

A síndrome de angústia respiratória aguda (SARA), uma forma grave de lesão pulmonar aguda (LPA), constitui a manifestação de lesão pulmonar, que pode ocorrer em pacientes humanos e veterinários com sepse e SRIS.[61,104,147,221] A SARA e a LPA são rótulos que descrevem a síndrome de lesão pulmonar associada à SRIS ou à sepse, mais do que entidades patológicas propriamente ditas. O comprometimento da troca gasosa em pacientes com LPA e SARA é multifatorial e envolve lesão endotelial e epitelial; lesão pulmonar dependente de neutrófilo; citocinas pró-inflamatórias; anormalidades do sistema da coagulação; e anormalidades na produção, composição e função do surfactante. Finalmente, ocorrem acúmulo de líquido rico em proteína nos alvéolos e infiltração do espaço intersticial alveolar com células inflamatórias, líquido e resíduos. Tipicamente, esse processo é identificado como infiltrados alveolares na radiografia de tórax. Os pulmões constituem o órgão de choque em gatos e são particularmente vulneráveis à lesão durante a sepse nessa espécie. A taquipneia foi um achado comum em gatos com sepse grave, e, embora em um estudo apenas 11 de 29 gatos tenham apresentado uma causa respiratória subjacente de sepse (pneumonia ou piotórax), 17 dos 29 apresentaram sinais clínicos ou radiográficos de doença respiratória.[25] Os gatos sépticos são comumente intolerantes aos líquidos e muito suscetíveis à sobrecarga hídrica. Foram publicadas definições veterinárias para o desenvolvimento da SARA e da LPA (ver Boxe 36.1).[229]

Sistema renal

A insuficiência renal aguda (IRA), também designada lesão renal aguda, constitui sequela comum da sepse e da SRIS em seres humanos. Embora não haja nenhum estudo clínico veterinário que tenha investigado a incidência da IRA em pacientes com sepse, estudos retrospectivos de sepse e a impressão clínica sugerem que a IRA induzida por sepse é pouco frequente em cães e gatos, exceto em

cães com babesiose grave.[25,28,39,89] É provável que cães com endocardite bacteriana apresentem outra exceção à baixa incidência de IRA em cães e gatos com sepse; todavia, são necessários estudos adicionais.[186] A IRA associada à sepse tem sido historicamente atribuída à necrose tubular aguda em consequência de isquemia renal (p. ex., devido à vasoconstrição arteriolar aferente e/ou débito cardíaco deficiente).[50,128,173,219] Entretanto, a IRA associada à sepse pode ser mais complicada do que uma simples redução do fluxo sanguíneo renal.[50,173,219,220] A lesão tecidual pode ser causada por isquemia/lesão de reperfusão e/ou ativação dos neutrófilos e macrófagos; por alterações no metabolismo do óxido nítrico; por hipoxia citopática; e por apoptose renal. As espécies reativas de oxigênio podem contribuir para a vasoconstrição diretamente ou por meio da depleção de vasodilatadores endógenos, com prostaciclina e óxido nítrico. As vias apoptóticas podem ser ativadas em reação a agressões potencialmente letais (p. ex., TNF, isquemia, toxinas bacterianas).[50,173]

Disfunção neurológica

A disfunção neurológica associada à sepse é pouco caracterizada ou elucidada. Os sinais do sistema nervoso central, como diminuição do estado de alerta, estupor, coma ou crises convulsivas, são comuns em pessoas com choque séptico. As alterações anatômicas, histopatológicas e neurológicas reversíveis podem ser responsáveis por esses distúrbios, incluindo o efeito direto das toxinas dos microrganismos infecciosos, redução do fluxo sanguíneo cerebral, extravasamento capilar e disfunção da barreira hematencefálica.[33,38] A incidência e a patogenia em cães e gatos com sepse ainda não foram estabelecidas.

Sistemas gastrintestinal e hepático

A disfunção GI em pacientes sépticos manifesta-se frequentemente na forma de íleo adinâmico, baixa tolerância à alimentação enteral, vômitos, diarreia, ulceração GI, enema e hematoquezia. Os distúrbios subsequentes incluem, com frequência, perdas hidreletrolíticas e proliferação bacteriana no intestino delgado. Observa-se frequentemente o aumento da permeabilidade da mucosa GI, que pode predispor o paciente à migração das bactérias para os vasos linfáticos e/ou a corrente sanguínea. Devido ao papel proeminente do fígado na defesa do hospedeiro, as alterações da função hepática podem contribuir para o início e a evolução da sepse. O sistema reticuloendotelial do fígado atua como primeira linha de defesa na eliminação das bactérias e seus produtos; consequentemente, a disfunção hepática leva ao transbordamento desses produtos na circulação sistêmica. Os possíveis mecanismos de aumento da permeabilidade epitelial GI e da disfunção hepática incluem falta de regulação do fluxo sanguíneo, alterações no metabolismo energético e na função mitocondrial, estresse oxidativo ou efeitos diretos das citocinas que promovem a apoptose.[62,70,191,208] O órgão costuma ser designado como "órgão de choque" em cães, e a disfunção hepática pode resultar em hipoalbuminemia, coagulopatias, hipoglicemia, icterícia, depressão mental e encefalopatia. A diminuição dos níveis de albumina também pode resultar de sua perda no espaço extravascular, desvio para produção de proteínas de fase aguda e secundariamente à infrarregulação do NF-κB induzida pelo LPS.

Sistema microcirculatório

O sistema microcirculatório pode estar acometido de modo adverso em pacientes com sepse. Além das alterações no tônus do músculo liso e na perfusão microcirculatória, as células endoteliais vasculares também estão frequentemente envolvidas no processo séptico.[84,136,182a] Isso influencia negativamente o papel que normalmente desempenham na antitrombose, pró-fibrinólise e inibição da elevação plaquetária e leucocitária, que frequentemente resultam em CID e efeitos negativos adicionais sobre a perfusão microcirculatória. Além disso, as alterações induzidas pela sepse na função do endotélio vascular e na densidade dos capilares perfundidos podem resultar em síndromes de extravasamento capilar e fluxo sanguíneo heterogêneo nos órgãos. A isquemia tecidual pode resultar de diminuições no aporte de oxigênio por difusão (i. e., edema tecidual) e convecção, (i.e., diminuição da densidade dos capilares perfundidos), possivelmente devido a alterações no glicocálix endotelial.[27a,32,42,43,176] Nesse aspecto, a disfunção endotelial pode estar implicada como "o motor da SDMO". Atualmente, a imagem em campo escuro *sidestream*, uma nova tecnologia, foi estudada em cães e possibilita a visualização e a avaliação de alterações microcirculatórias durante a sepse e em resposta ao tratamento.[171,183,200,201]

Tratamento

A base para o tratamento de pacientes com sepse continua sendo o controle da fonte para remover a causa desencadeante e proporcionar assistência de apoio.

Suporte circulatório

Os pacientes com sepse costumam sofrer colapso circulatório, apesar da reanimação de volume; em consequência disso, o suporte cardiovascular constitui o principal objetivo do tratamento. Para manter a perfusão tecidual adequada e prevenir o desenvolvimento de SDMO, a hidratação agressiva é essencial. Tipicamente, são administrados cristaloides isotônicos, soluções cristaloides hipertônicas, coloides sintéticos e hemoderivados durante a reanimação hídrica e manutenção do paciente séptico.[5,181] Muitos pacientes com sepse apresentam aumento da permeabilidade do endotélio vascular e hipoalbuminemia; consequentemente, recomenda-se o uso criterioso de produtos líquidos. Os coloides sintéticos podem ser úteis em animais com acentuada redução da pressão coloidosmótica, e o tratamento com componentes sanguíneos coloidais, incluindo albumina ou plasma humano/canino, pode ser benéfico em animais com hipoalbuminemia grave ou coagulopatia, respectivamente. Devido à necessidade de grandes volumes de plasma fresco congelado para a reposição de albumina (p. ex., 22 mℓ/kg de plasma para elevar a concentração de albumina em 0,5 g/dℓ),[120] utiliza-se plasma fresco congelado principalmente para animais

com coagulopatia ou para prevenir o declínio adicional em animais com hipoalbuminemia grave.

A albumina sérica humana e a canina ainda estão em sua fase inicial de uso clínico em medicina veterinária, e há pesquisas em andamento. A solução de albumina sérica humana a 25% é hiperoncótica (100 mmHg) e deve ser criteriosamente usada em pacientes com tolerância limitada aos líquidos. É provável que a anemia e a trombocitopenia levem ao uso de produtos contendo eritrócitos ou plaquetas (p. ex., concentrados de hemácia, sangue total fresco, plaquetas liofilizadas). A inserção de um cateter venoso central possibilita o monitoramento das pressões venosas centrais durante a hidratação intensiva. Foi constatado que o uso do tratamento dirigido para as metas iniciais, incluindo saturação de oxigênio venoso central, melhora o desfecho de pacientes com sepse e choque séptico.[162] De modo alternativo, a colocação de um cateter de Swan-Ganz ou o uso de monitoramento não invasivo do débito cardíaco podem ser mais úteis, uma vez que é possível obter as tendências na resistência vascular sistêmica, débito cardíaco e pressão capilar pulmonar em cunha.[216] Essas informações ajudarão nas decisões em relação ao tratamento, incluindo uso de líquidos, vasopressores e/ou agentes inotrópicos. O monitoramento frequente do peso corporal e do débito urinário por meio de cateter urinário de demora também é útil para avaliar o balanço hídrico total. Vários tipos de líquidos e doses podem ser encontrados na Tabela 36.5.

Suporte cardiovascular

A hipotensão persistente (pressão arterial média inferior a 65 mmHg ou Doppler inferior a 90 mmHg), apesar da restauração do volume intravascular normal, indica a necessidade de tratamento com vasopressores e/ou agentes inotrópicos para sustentar o aporte de oxigênio aos tecidos e evitar a ocorrência de lesão orgânica.[166] A escolha do fármaco para tratamento depende do quadro clínico, juntamente com informações objetivas sobre o paciente séptico (Tabela 36.6). Geralmente, são usados vasopressores, como norepinefrina, dopamina, fenilefrina e vasopressina, em pacientes com vasodilatação periférica. A fenilefrina é um α-agonista puro, enquanto a norepinefrina e a dopamina apresentam uma combinação de atividade α e β-agonista.[185] A vasopressina, também conhecida como hormônio antidiurético, é agente vasopressor não adrenérgico, que ajuda na regulação do equilíbrio de água livre em animais sadios, mas atua como importante vasoconstritor endógeno nos estados de hipotensão.[182] Foram observadas concentrações diminuídas de vasopressina em animais e pessoas com choque refratário às catecolaminas, e o tratamento com vasopressina exógena atua de modo sinérgico com substâncias pressoras adrenérgicas, principalmente norepinefrina.* A restauração terapêutica dos níveis sanguíneos de vasopressina em pacientes em estado de choque atua principalmente por meio do receptor de vasopressina 1, causando vasoconstrição da maioria dos vasos capilares, embora os vasos cerebrais, renais, pulmonares e mesentéricos sejam pautados com tratamento em doses baixas.[105,167] A combinação de vasopressina e glicocorticoides pode aumentar ainda mais a sobrevida.[168] Em consequência, o uso de vasopressina em cães e gatos é limitado até o momento, todavia, os achados preliminares em cães são promissores.[74,126,184]

Os animais hipotensos que têm mais probabilidade de se beneficiar do tratamento com vasopressores incluem os que apresentam evidências clínicas de vasodilatação periférica, como mucosas vermelho-vivo, pulso célere e tempo de enchimento capilar rápido. Entretanto, os gatos raramente exibem esses sinais. As medidas invasivas ou não invasivas da resistência vascular sistêmica também podem orientar o uso do tratamento com vasopressores, porém podem ser difíceis no contexto clínico. Frequentemente, os agentes vasoconstritores mostram-se eficazes

---

*Referências 57,58,95,107,132,149.

Tabela 36.5	Escolha de líquidos para suporte circulatório.	
Tipo de líquido	**Dose**	**Comentários**
Cristaloides isotônicos	Cão: até 90 mℓ/kg Gato: até 60 mℓ/kg	Usados em animais para déficits de volume intravascular e intersticial. Podem causar edema em animais com extravasamento capilar ou com baixa pressão oncótica.
Soluções coloides sintéticas (hidroxietil amidos)	Cão: de 5 a 20 mℓ/kg Gato: de 5 a 10 mℓ/kg	Usadas em animais para reposição de volume e suporte oncótico. Podem causar coagulopatias.
Albumina sérica humana	2 g/kg ou calcular o déficit de albumina (g): 10 × (albumina desejada do paciente) × peso (kg) × 0,3	Usada para suporte de albumina e oncótico e para reposição de volume. Monitorar rigorosamente à procura de reações. Recomenda-se uma dose única.
Albumina sérica canina	1 a 2 g/kg/dia	Estudos de segurança limitados até o momento. Usar com cautela.
Plasma fresco congelado	10 a 15 mℓ/kg, quando necessário	Usado no tratamento de deficiências de fatores da coagulação e para fornecer suporte oncótico contendo albumina.
Plasma congelado ou pobre em crioprecipitado		Usado para fornecer suporte oncótico contendo albumina ou tratamento da toxicidade de raticidas.
Concentrados de hemácias	De 10 a 15 mℓ/kg para elevar o VG em 10 a 15%	Usados no tratamento da anemia.
Sangue total fresco	De 20 a 25 mℓ/kg	Usado no tratamento da anemia, trombocitopenia e deficiências de fatores da coagulação e para proporcionar suporte oncótico contendo albumina.

VG, volume globular.

para aumentar a pressão arterial, mas também é provável que resulte em vasoconstrição excessiva em algumas áreas, sobretudo a circulação esplâncnica e/ou renal, podendo levar à isquemia e disfunção GI e/ou renais. No paciente canino com sepse, em particular, a vasoconstrição esplâncnica pode exacerbar a endotoxemia ao comprometer a integridade intestinal normal e possibilitar a translocação de bactérias para a corrente sanguínea.

Em geral, os agentes inotrópicos positivos, como a dobutamina, são usados em pacientes sépticos com evidências de comprometimento da contratilidade miocárdica (p. ex., encurtamento fracional diminuído na ecocardiografia modo M, diminuição do débito cardíaco em medidas invasivas e não invasivas do débito cardíaco). A dobutamina é o β-agonista mais comumente usado para o tratamento da função sistólica diminuída, embora o isoproterenol, a epinefrina e a dopamina também tenham atividade beta-adrenérgica.[185]

Uso de agentes antimicrobianos na sepse

A Surviving Sepsis Campaign (Campanha de Sobrevivência à Sepse) foi atualizada em 2008 e recomenda a administração de tratamento antibacteriano de amplo espectro dentro de uma hora após o diagnóstico de sepse grave ou choque séptico.[48] A localização do foco séptico em tempo oportuno e a obtenção de amostras de tecido ou

líquido infectados para identificação das bactérias e antibiograma são de suma importância no paciente séptico. Todavia, em alguns pacientes, a coleta de amostras pode ser impossível, devido à instabilidade cardiopulmonar ou a coagulopatia. Enquanto os resultados de cultura e antibiograma são aguardados, o tratamento antibacteriano empírico deve ser selecionado nos seguintes fatores: propriedades antibacterianas (bactericida *versus* bacteriostático); a flora bacteriana esperada no tecido acometido; a capacidade de o agente antibacteriano penetrar no tecido infectado; história recente de uso de antibacterianos e considerações quanto à resistência; e fonte da infecção (hospitalar ou adquirida na comunidade). Ver os Capítulos 29 e 30 para mais detalhes.

O tratamento empírico apropriado é de importância vital para o sucesso. Tipicamente, são administrados agentes antimicrobianos bactericidas de amplo espectro a pacientes sépticos por via intravenosa. São efetuados ajustes enquanto se aguardam os resultados do antibiograma. O Boxe 36.2 fornece exemplos de tratamento empírico de quatro quadrantes (*i. e.*, eficaz contra numerosos aeróbios e anaeróbios gram-positivos e gram-negativos). Um estudo ressaltou a importância da seleção apropriada dos antibacterianos; em 5 cães aos quais foram administrados antibacterianos inapropriados de modo empírico, a taxa de mortalidade alcançou 80%.[91] A polimixina B, um

Tabela 36.6	Doses e atividade dos fármacos vasopressores e inotrópicos nos receptores.			
Fármaco	**Atividade alfa**	**Atividade beta**	**Dose (μg/kg/min)**	**Comentários**
Dobutamina	+	B₁+ + +, B₂+ +	2 a 20	Pode causar crises convulsivas em gatos
Dopamina (dose baixa)	0 – +	0 – +	1 a 4	Dose vasodilatadora
Dopamina (dose média)	+ – + +	+ – + + +	5 a 10	Níveis plasmáticos inconsistentes
Dopamina (dose alta)	+ + +	+ – + + +	10 a 20	Níveis plasmáticos inconsistentes
Epinefrina	+ + +	+ + – + + +	0,05 a 1,0	Efeitos colaterais significativos
Norepinefrina	+ + +	+ – + +	0,05 a 1,0	Atividade principalmente alfa-adrenérgica
Fenilefrina	+ + +	0 – +	0,1 a 1,0	Vasoconstrição significativa e efeitos colaterais potenciais
Vasopressina	0	0	0,5 a 5 mU/kg/min	Atividade vasopressora não adrenérgica nos receptores de vasopressina

0, Zero; +, leve; ++, moderada; +++, alta.

Boxe 36.2	Exemplos de tratamento empírico com agentes antibacterianos de amplo espectro (quatro quadrantes) para o tratamento da sepse

Ampicilina e enrofloxacino
Ampicilina e amicacina
Ampicilina e gentamicina
Ampicilina e cefoxitina
Ampicilina e cefotaxima
Ampicilina e ceftazidima
Clindamicina e enrofloxacino
Clindamicina e amicacina
Clindamicina e gentamicina
Ticarcilina-clavulanato e enrofloxacino
Imipeném ou meropeném

antibacteriano que se liga à subunidade lipídica das moléculas de endotoxina, tem sido usada no tratamento de gatos com endotoxemia experimental.[178a] Quando administrado por via intravenosa (IV) na velocidade de 1 mg/kg durante 30 min, a polimixina B reduziu a atividade plasmática do TNF e aumentou as contagens de leucócitos sem nenhum efeito adverso. Estudos adicionais realizados em gatos com infecção natural serão úteis para determinar a sua eficácia clínica. A administração tardia de agentes antibacterianos ou a interrupção de seu uso no paciente séptico aumentam a capacidade de reprodução e disseminação dos microrganismos e induzem maior resposta inflamatória.

Protetores gastrintestinais

A estratégia inicial para evitar complicações GI em cães e gatos em estado crítico consiste em assegurar a perfusão GI adequada e empregar a nutrição enteral precoce. Os pacientes de alto risco devem receber profilaxia farmacológica para a hemorragia GI relacionada com o estresse. Com base nas evidências disponíveis de medicina humana, os inibidores da bomba de prótons (IBP) aparentam ser superiores aos antagonistas dos receptores de histamina 2 (H2RA; do inglês, *histamine-2 receptor antagonists*), que são superiores ao sucralfato na prevenção da doença da mucosa relacionada com estresse em pacientes adultos em estado crítico.[123,124,190] Os fármacos disponíveis incluem omeprazol (IBP), 0,7 a 1,0 mg/kg por via oral a cada 24 h; pantoprazol (IBP) 0,7 a 1,0 mg/kg IV, a cada 24 h; famotidina (H2RA) 0,5 a 1,0 mg/kg IV, a cada 12 a 24 h; ranitidina (H2RA) 0,5 a 4 mg/kg IV, a cada 8 a 12 h; e sucralfato (protetor) 0,25 a 1 g/25 kg por via oral, a cada 6 a 8 h. Doses baixas de 0,1 a 0,2 mg/kg foram consideradas igualmente eficazes.[146a] As evidências sugerem que a ranitidina não diminui a produção de ácido em cães aos quais se administram doses clinicamente recomendadas.[20]

Outras estratégias de tratamento para sepse

Nos últimos anos, foram realizados diversos estudos de referência em medicina humana, que também podem ser aplicáveis à medicina de pequenos animais, embora seja necessária a realização de mais pesquisas. As novas estratégias incluem terapia precoce guiada por metas, tratamento da insuficiência adrenal relativa, controle estrito da glicemia, neutralização da endotoxina e terapia anticoagulante fisiológica.

Foi constatado que a terapia precoce guiada por metas diminui a mortalidade e a gravidade da doença em seres humanos com sepse.[162,163] Essa abordagem utiliza diversos critérios que incluem saturação de oxigênio venoso central acima de 70%, pressão venosa central igual ou superior a 8 a 12 mmHg, pressão arterial média igual

ou superior a 65 mmHg, débito urinário de pelo menos 0,5 mℓ/kg/h, saturação venosa central de oxigênio de pelo menos 93% e hematócrito de pelo menos 30% como metas rápidas dentro das primeiras 6 h de hospitalização. Embora estudos formais não tenham sido conduzidos em pacientes veterinários, parece razoável esperar que a rápida correção dos índices hemodinâmicos e de função orgânica seja benéfica ao animal. O uso do monitoramento da saturação venosa central de oxigênio em animais é limitado, basicamente devido ao custo do material necessário.

O eixo hipotálamo-hipófise-adrenal é de importância decisiva para a resposta do hospedeiro à infecção. A resposta inflamatória precoce à sepse estimula a liberação endógena de cortisol, que modula subsequentemente a síntese e a liberação de mediadores pró e anti-inflamatórios para restringir a inflamação dos tecidos infectados. A causa da insuficiência suprarrenal relativa (ISRR) em pacientes sépticos parece ser multifatorial, incluindo fatores como lesão vascular ou isquêmica, inflamação e apoptose dentro do eixo hipotálamo-hipófise-adrenal; uso de fármacos capazes de modificar o metabolismo do cortisol; e/ou resistência tecidual aos glicocorticoides.[153,154] A ISRR pode ocorrer em até 70% das pessoas com sepse e está relacionada com hipotensão e morte nesses pacientes.* As pesquisas preliminares em cães, gatos e potros sugerem que também ocorre um fenômeno semelhante com doença crítica nessas espécies.[27,40,116,117,155] Nos seres humanos, a ISRR induzida por sepse é tipicamente reconhecida pelo nível basal de cortisol inferior a 10 µg/dℓ ou a alteração do cortisol (delta-cortisol) abaixo de 9 µg/dℓ após a administração de adrenocorticotrópico. Cães em estado crítico, com nível de delta cortisol igual ou inferior a 83 nmol/ℓ, tiveram quase seis vezes mais probabilidade de necessitar de tratamento com vasopressores.[117] Foi constatado que o uso de doses fisiológicas de hidrocortisona melhora as taxas de mortalidade de 28 dias e diminui a duração do tratamento com vasopressores em seres humanos sépticos com resposta precária ao teste do hormônio adrenocorticotrópico.[12] Todavia, uma revisão sistemática não constatou qualquer benefício claro dos glicocorticoides sobre a taxa de mortalidade, embora a análise de subgrupo do uso de glicocorticoides em baixas doses seja sugestiva do efeito benéfico sobre a mortalidade a curto prazo.[11] Em resumo, embora o uso rotineiro de hidrocortisona em adultos com sepse continue sendo controvertido, sua administração é recomendada a pacientes adultos com choque séptico que não respondem satisfatoriamente à reidratação e tratamento com vasopressores, bem como para pacientes pediátricos com insuficiência adrenal suspeita ou comprovada.[10,48,111]

A prevenção da hiperglicemia em pacientes sépticos ou em estado crítico tem sido objeto de muita pesquisa, e foi recomendado o controle da glicemia nas diretrizes da 2008 Surviving Sepsis.[41,48,78,99,204] Embora os níveis elevados de glicose tenham várias etiologias em animais com sepse, a resistência hepática à insulina parece desempenhar um importante papel.[232] É possível que a hiperglicemia sirva para potencializar a resposta pró-inflamatória e causar disfunção endotelial e dos neutrófilos.[6,112] Foi constatada a redução da taxa de morbidade e mortalidade, bem como na incidência de sepse, quando a terapia intensiva com insulina foi usada para regular rigorosamente os níveis de glicose (p. ex., 150 a 180 mg/dℓ) em seres humanos em estado crítico.[56,69,122,205,206] Embora o controle glicêmico possa estar associado ao aumento de hipoglicemia, os esquemas de doses de insulina computadorizados e controle menos estrito da glicemia podem reduzir esse risco.[36,90,217,228]

Existem poucos estudos sobre o monitoramento da glicose em pequenos animais, porém os dados preliminares mostram tendência semelhante.[31,159,192,199] Até que sejam obtidas mais evidências de amplo benefício e instituição de monitoramento preciso de pequenos

___
*Referências 15, 86, 108, 164, 174,187.

animais, o risco de hipoglicemia provavelmente supera o benefício do controle estrito da glicose. Os pequenos animais em estado crítico podem ser beneficiados com estratégias para manter a glicose entre 80 e 180 mg/dℓ.

O tratamento guiado da sepse procurou acompanhar os avanços nos conhecimentos da cascata da inflamação.[161] O fator desencadeante mais comum e potente da SRIS na sepse é a endotoxina bacteriana. Foram pesquisadas várias estratégias para eliminar ou neutralizar a endotoxina. A lista de agentes promissores incluiu glicocorticoides, anticorpos antiendotoxina, inibidores competitivos (p. ex., lipídio X) e inibidores naturais (p. ex., proteína de aumento da permeabilidade bactericida). Apesar dos benefícios observados em animais de laboratório em termos de sobrevida, nenhum desses agentes demonstrou ter sucesso em ensaios clínicos humanos ou veterinários (proteína de aumento da permeabilidade bactericida).[71,144] Uma das razões sugeridas para o fracasso dessa estratégia foi a de que a endotoxina é um mediador precoce e transitório, que inicia a cascata de eventos na resposta imune do hospedeiro. Consequentemente, nas demais pesquisas, a atenção foi direcionada para as citocinas inflamatórias e outros mediadores tardios. À semelhança da experiência com a indução da endotoxina, a inibição das citocinas e de outros inibidores inflamatórios individuais não conseguiu demonstrar qualquer benefício e, nesses casos, foi prejudicial. Esses mediadores circulantes foram demonstrados em pacientes veterinários com sepse, porém não foi realizado nenhum ensaio clínico veterinário para investigar a inibição desses compostos. Foi constatada a ocorrência de paralisia imune em alguns pacientes com sepse. A estimulação imunológica com o fator de estimulação de colônias de granulócitos em filhotes de cães com CPV não foi benéfica;[160] todavia, existem pesquisas em andamento em animais de laboratório e ensaios clínicos. Não houve sucesso nas estratégias globais direcionadas para mediadores individuais da sepse.

O uso da terapia com aPC em pessoa com choque séptico foi muito pesquisada nesses últimos 10 anos, visto que constitui a única terapia guiada que demonstrou ter algum benefício em ensaios clínicos de sepse humana. A aPC inibe o fator Va e o fator VIIIa e exerce efeitos sobre a coagulação *in vitro*, a fibrinólise e o sistema imune. Embora os estudos iniciais tenham mostrado redução da mortalidade em pacientes com sepse e choque séptico, um Cochrane Database Review não apoiou o uso desse fármaco.*

O custo da aCP é alto e tem sido associado ao risco aumentado de sangramento grave em pessoas; a formulação humana apresenta meia-vida curta e mostra-se antigênica em cães, de modo que não foi bem estudada em pequenos animais.

Novas terapias com potencial de tratamento

Óxido nítrico

O óxido nítrico (NO; do inglês, *nitric oxide*) é uma molécula importante na regulação vascular e no sistema imune.[195] Nas células endoteliais, a enzima responsável pela produção de NO (NO sintase endotelial) é expressa de modo constitutivo. No sistema vascular, o NO é liberado em baixos níveis e medeia o relaxamento da musculatura lisa vascular opondo-se às interações entre células endoteliais e leucócitos. Na resposta inflamatória, os macrófagos são responsáveis pela produção de grandes quantidades de NO (100 vezes mais do que as células endoteliais), que são importantes na atividade bactericida. A produção excessiva de NO resulta em lesão tecidual, particularmente em consequência de interações com o superóxido e a formação de peroxinitrito altamente reativo. Os efeitos da sepse sobre a síntese de NO são complexos. Embora o NO seja implicado como mediador da

hipotensão séptica e depressão cardíaca (entre outros efeitos), a inibição global do NO tem múltiplos efeitos adversos e não demonstrou benefício em ensaios clínicos realizados em seres humanos.[102]

Estatinas

As estatinas são substâncias que têm sido usadas no tratamento e na prevenção da aterosclerose e na redução dos níveis séricos de líquidos por meio da inibição da 3-hidroxi-3-metilglutaril coenzima A redutase. Foi constatado que esses fármacos também afetam a sinalização intracelular que incluem a ativação do NF-κB envolvido na resposta inflamatória. Os efeitos anti-inflamatórios das estatinas foram documentados no sistema imune (imunidade tanto inata quanto adquirida), no sistema da coagulação (promovendo o estado anticoagulante e aumentando a síntese de aCP) e no endotélio vascular (melhorando a função endotelial e normalizando a produção de NO). Não existe nenhum ensaio clínico controlado e randomizado das estatinas na prevenção ou no tratamento da sepse; entretanto, evidências de estudos experimentais e da metanálise dos estudos observacionais sugerem que existe benefício potencial. São necessários ensaios clínicos para documentar qualquer benefício.[94,194,198]

Antagonistas dos receptores semelhantes a Toll

Em estudos anteriores, a tentativa de intervir na resposta à endotoxina não demonstrou ser benéfica por meio de anticorpos antiendotoxina CD14 solúvel (que aumentou inversamente a resposta inflamatória) ou agentes de ligação do LPS (BPI). Outro alvo da via da endotoxina é o receptor TLR4. Em um ensaio clínico de fase II, um antagonista do TLR4 não apresentou mais eventos adversos do que o placebo e não modificou a taxa de mortalidade. Em pacientes mais gravemente enfermos, foi observada tendência à melhora; entretanto, os pacientes menos gravemente enfermos demonstraram tendência a piorar com o tratamento. O uso das vias do TLR como alvo continua sendo área de pesquisa para o tratamento da sepse.[96,196]

Boxe 1 de grupo de alta mortalidade

O HMGB1 é uma proteína nuclear que demonstrou ser biomarcador tardio na sepse. Os níveis séricos de HMGB1 podem ser medidos em modelos murinos de sepse/endotoxemia dentro de 8 h e permanecem elevados por até 32 h.[220,230] Além de seu valor como biomarcador, é possível que o HMGB1 medeie parte da resposta inflamatória, tornando-o, assim, um alvo potencial para a terapia. Anticorpos dirigidos contra o HMGB1 demonstraram ser protetores no modelo murino de sepse, mesmo quando foram administrados 24 h após o início da sepse.[230] Existem vários agentes que demonstraram modificar a atividade do HMGB1 ou a sua liberação, incluindo agentes anticoagulantes (i. e., AT, trombomodulina), hormônios endógenos (i. e., insulina, peptídio intestinal vasoativo, grelina), estimulação do nervo vago, chá verde, a erva chinesa *danshen* e etilpiruvato. Apesar de estudos experimentais promissores, não há ensaios clínicos documentando o benefício da inibição do HMGB1 em pacientes com sepse.[37,220,227]

Inibidores do fator nuclear κB

Embora o NF-κB seja um importante fator de transcrição envolvido na resposta inflamatória, ele também desempenha papel vital em várias outras vias, incluindo a resposta inflamatória e as vias antiapoptóticas. Vários compostos que influenciam reconhecidamente a sinalização do NF-κB não tiveram sucesso em ensaios clínicos (p. ex., glicocorticoides, anti-inflamatórios não esteroides, antioxidantes). Esses fármacos exercem numerosos outros efeitos e a melhora potencial da especificidade e momento seletivo oportuno de administração deverão desempenhar um papel no futuro do tratamento da sepse.[227]

---

*Referências 18, 19, 49, 109, 115, 180, 209, 212.

Abordagem individualizada

Um conceito que surge do esquema PIRO é o de que cada paciente pode necessitar de tratamento individualizado com base na predisposição, idade, sexo, constituição genética e, no caso de pacientes veterinários, espécie e raça. Além disso, o tipo e a localização da infecção influenciarão o modo pelo qual determinado paciente será abordado. Essa abordagem é usada na seleção de agentes antibacterianos; todavia, à medida que informações adicionais vão se acumulando, também podem guiar o tratamento específico para amplificar ou infrarregular vias de sinalização específicas. A definição da resposta do hospedeiro, com base no monitoramento com biomarcadores, está se tornando mais comum e tem grande potencial de identificar pacientes que poderão se beneficiar da supressão ou amplificação da resposta imune do hospedeiro, dependendo se o paciente se encontra em estado de hiperinflamação ou paralisia imune. O componente final do esquema PIRO é a falência orgânica. Um dos poucos avanços no tratamento de pacientes sépticos provém da implementação de estratégias de "ventilação protetora" em que se utiliza a ventilação mecânica de baixo volume corrente (6 mℓ/kg) em pacientes com SARA. A individualização dos tratamentos e as abordagens multimodais são importantes na sepse, tendo em vista a heterogeneidade dos pacientes, a causa desencadeante e natureza dinâmica da resposta à sepse.[227]

Prognóstico

A maioria dos cães que apresenta sepse tem um prognóstico reservado. A taxa de sobrevida estimada para cães e gatos com sepse é de 33% a 68%, e a sobrevida em animais com choque séptico é ainda menor.[27,45,72,82] A taxa de mortalidade aumenta à medida que aumenta o número de sistemas de órgãos disfuncionais.[90a] Na peritonite séptica, essa taxa de sobrevida não parece ter melhorado nos últimos 20 anos, a despeito dos progressos nos cuidados críticos.[16] Para maximizar o sucesso, tanto o diagnóstico apropriado quanto o suporte terapêutico oportuno e agressivo são necessários. Os futuros estudos em medicina veterinária provavelmente se concentrarão em novas modalidades diagnósticas, bem como em melhores opções de tratamento.

Infecções Bacterianas Entéricas

Infeções por *Campylobacter*

James G. Fox

Etiologia

Campylobacter é um gênero de bacilos gram-negativos, delgados, curvos e móveis (1,5 a 5 μm × 0,2 a 0,5 μm), encontrados singularmente em pares ou cadeias de 3 a 5 espirais (Figura 37.1). As células também podem ser curvas, em formato de S ou de asa de gaivota. As espécies de *Campylobacter* têm um único flagelo polar sem bainha e exigências microaeróbicas para o seu crescimento. *Campylobacter jejuni* é o microrganismo rotineiramente associado à doença diarreica em cães, gatos e seres humanos, bem como em outros animais domésticos, silvestres e de laboratório. *Campylobacter coli*, que se distingue do *C. jejuni* com base na hidrólise de hipurato, também é isolado de animais e seres humanos que apresentam diarreia. Outras espécies de *Campylobacter* intestinais catalase negativas, *Campylobacter upsaliensis*, *Campylobacter helveticus* e *Campylobacter lari* têm sido cada vez mais isoladas de cães e gatos assintomáticos e com diarreia.* Os resultados de análises genéticas indicam que os cães também podem ser colonizados por *C. felis* e por *Campylobacter showae*, além de outras *Campylobacter* spp. previamente identificadas por cultura.[77] Além do isolamento de múltiplas espécies de *Campylobacter*, é provável que exista heterogeneidade genética em isolados de espécies individuais de *Campylobacter* das fezes de animais.[3,324,325,330a]

Epidemiologia

Em geral, cães e gatos adultos de propriedade privada apresentam menores taxas de isolamento de *C. jejuni* do que animais abandonados ou aqueles mantidos em canis ou gatis, laboratórios e abrigos para animais.[4,193] *C. jejuni* foi isolado de 21 e 29% de gatos e cães com diarreia, respectivamente, em comparação 4% dos gatos e cães clinicamente sadios.[114] Em outros estudos, a taxa de isolamento das fezes de cães e gatos adultos com e sem diarreia, variou de 0 a 50%.[44,569] Em determinado relato, a prevalência do *C. jejuni* em cães clinicamente sadios foi significativamente maior (*p* inferior a 0,05) em cães com menos de 6 meses de idade, em cães que vivem em condições domiciliares de alta densidade e coabitação por longos períodos e no outono.[604] Em um estudo longitudinal conduzido na Dinamarca, em 26 cães jovens (3 meses a 1 ano de idade), *C. jejuni* foi mais prevalente nas fezes desses cães, em comparação em animais entre 1 e 2 anos de idade.[245] Os autores também documentaram que os cães eram frequentemente colonizados por *C. upsaliensis* até 21 meses de idade. Em Cheshire, na Inglaterra, os fatores de alto risco para o estado de portador de *C. upsaliensis* por um cão incluíram viver com outro cão também portador de *C. upsaliensis*; ser de pequeno porte, mais do que porte médio; ter menos de 3 anos

---

*Referências 136, 161, 190, 244, 245, 454, 500, 506a, 508, 510.

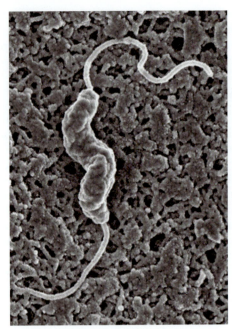

Figura 37.1 Visão de *Campylobacter* na microscopia eletrônica de varredura (30.000×). (Cortesia de M. H. Stoffel, University of Bern, Suíça.)

de idade, viver em domicílio que mantinha peixes; ser alimentados com rações para cães e com guloseimas para seres humanos, particularmente na tigela do cão.[653] Foi constatada maior prevalência de *C. jejuni* e outras bactérias entéricas em cães alimentados com carne crua.[364] Em cães clinicamente sadios ou doentes, avaliados em clínicas veterinárias no Reino Unido, a taxa de isolamento do *C. upsaliensis* superou a do *C. jejuni*, e a maioria dos microrganismos foram isolados de cães mais jovens.[454]

Em um estudo de 6 anos de duração, foram isoladas bactérias microaeróbicas das fezes de 64 de 227 gatos criados para fins comerciais, sem sinais clínicos de diarreia.[533] Todos os microrganismos isolados foram inicialmente identificados como microrganismos semelhantes ao *Campylobacter* (CLO; de *Campylobacter-like organisms*) com base nas características bioquímicas e fenotípicas. O DNA extraído de 51 desses microrganismos isolados foi submetido à reação em cadeia da polimerase (PCR; do inglês, *polymerase chain reaction*) usando *primers* específicos de *Helicobacter* spp. e *Campylobacter* spp. Desses microrganismos isolados, 92% (47 isolados) foram positivos para *Campylobacter* spp; 41% (21 isolados) foram positivos para *Helicobacter* spp., 33% (17 isolados) foram positivos para ambos os gêneros, 59% (30 isolados) foram apenas positivos para *Campylobacter* spp. e 8%[8] foram positivos apenas para *Helicobacter* spp. Dezesseis das 47 culturas positivas para *Campylobacter* foram positivas para mais de uma espécie de *Campylobacter*. Com base em um ensaio de PCR específico para espécie, 83% dos microrganismos isolados foram identificados como *C. helveticus*, 47% foram identificados como *C. upsaliensis*, e 6% foram classificados como *C. jejuni*. Esse estudo demonstrou que as características bioquímicas e fenotípicas dos microrganismos microaeróbicos das fezes de gatos não foi suficiente para caracterizar infecções mistas por *Helicobacter* e *Campylobacter*. O achado do *C. helveticus* em alta porcentagem dos gatos confirma os achados de um estudo prévio conduzido na Inglaterra, em que os microrganismos foram cultivados a partir das fezes de gatos sadios.[565]

Em outra pesquisa sobre coinfecção por *Campylobacter* spp., *Helicobacter* spp. entéricas e *Anaerobiospirillum* spp. em cães e gatos sadios ou com diarreia, 27 animais (10%) estavam infectados por *Campylobacter* spp. e *Helicobacter* spp., enquanto 8 cães e 2 gatos abrigavam todos os três gêneros.[500] O *C. upsaliensis* foi a espécie mais

frequentemente isolada em cães e *C. helveticus* em gatos, enquanto as taxas de isolamento de *C. jejuni* foram semelhantes a ambos os animais. Os isolados mais frequentes foram *Helicobacter bilis* (15,3%) seguido de *Helicobacter canis* (12%) e, por fim, de *Helicobacter cinaedi* (6,2%). Não foi observada nenhuma correlação estatisticamente significativa entre o isolamento de infecções simples ou mistas e a diarreia. Em um relatório, foram coletadas 361 amostras por *swab* retal de gatos e cães na Irlanda (179 gatos e cães em abrigos e 182 gatos e cães em hospitais universitários); 163 de 361 (45,2%) dos animais de estimação investigados foram positivos para *Campylobacter* spp. utilizando a combinação de técnicas de cultura.[1] Os resultados de especificação usando extrato de DNA e PCR específica confirmaram que 50% dos isolados eram *C. upsaliensis* e 41,9%, *C. jejuni*. Uma porcentagem menor de isolados incluiu *C. coli* (2,6%), *C. lari* (1,5%) e *C. helveticus* (1,1%). Em 2,9% dos animais, não foi possível fazer a identificação entre *C. jejuni*, *C. lari* e *C. coli*.[1] Em um estudo conduzido em cães e gatos de estimação em Barbados, foi obtida a cultura de *C. jejuni* de 34 de 66 cães (51,5%), enquanto *C. upsaliensis* foi isolado em 6 de 20 (30%) e *C. helveticus* em 10 de 20 (50%) gatos, respectivamente.[665]

Os filhotes de cães e gatos parecem ter mais tendência a adquirir *C. jejuni* e apresentar doença clínica, provavelmente devido à falta de exposição prévia e de desenvolvimento de anticorpo protetor. Estudos realizados em filhotes de cães mostram que a eliminação de espécies de *Campylobacter* varia de 5 até 90%.

À semelhança da maioria dos patógenos microbianos entéricos, a disseminação fecal-oral com transmissão por alimentos e pela água parece constituir a principal via de infecção. As fontes suspeitas de infecção por *Campylobacter* incluem produtos à base de carne contaminados, particularmente aves domésticas e leite não pasteurizado.[407] Os portadores assintomáticos podem eliminar *Campylobacter* em suas fezes por períodos prolongados e infectar diretamente outros animais ou contaminar produtos alimentares ou água. Ocorre infecção hospitalar em animais internados, assim como exposição a outros animais de estimação nos domicílios (p. ex., furão, *hamster*, pássaros, coelho) e animais pecuários, que podem eliminar o microrganismo. As moscas também foram apontadas na disseminação dos microrganismos.[428]

Patogenia

A gravidade da doença depende do número de microrganismos ingeridos pelo hospedeiro, bem como de exposição prévia e desenvolvimento de anticorpos protetores. Outros patógenos entéricos, como parvovírus e coronavírus, *Giardia* ou *Salmonella*, podem desempenhar papel sinérgico.[64,511] Estresses ambientais, fisiológicos e cirúrgicos também podem exacerbar a gravidade da doença. Nos seres humanos, a existência de sangue e leucócitos nas fezes, a ocorrência de congestão, edema, úlceras da mucosa e sepse ocasional sugerem que provavelmente o microrganismo seja invasivo. O desafio experimental em animais de laboratório também indica que o microrganismo pode ser isolado no sangue vários dias após o desafio com a sua inoculação. Infecções experimentais de filhotes de cães e gatos por cepas isoladas de seres humanos com diarreia são menos graves do que aquelas observadas nos seres humanos a partir dos quais foram isolados os microrganismos. Os animais parecem ser mais resistentes ou mais bem adaptados aos efeitos patogênicos de vários isolados diferentes de *C. jejuni* e, em geral, só apresentam diarreia mucoide aquosa.[372,478,480]

Diversos fatores de virulência – por exemplo, enterotoxinas, citotoxinas ou propriedades de aderência ou invasão – são expressos por diferentes isolados de *C. jejuni-coli*. Uma citotoxina, designada como toxina de distensão citoletal (cdt; do inglês, *cytolethal distending toxin*), foi identificada em *C. jejuni*; todavia, o seu papel na produção de doença intestinal ainda está sendo determinado. Por exemplo, o *C. jejuni* de tipo silvestre contendo cdt provoca gastrenterite em camundongos infectados com deficiência do fator nuclear capa B (NF-κB; de *nuclear fator kappa* B), enquanto mutantes isogênicos de *C. jejuni* que carecem de cdt não induzem doença.[196] *In vitro*, a citotoxina provoca distensão de linhagens celulares e parada do ciclo celular na fase G_2M1 do ciclo celular.

Um relato interessante em seres humanos estabeleceu uma conexão entre o início agudo de diarreia induzida por *Campylobacter* ou *Salmonella* e o desenvolvimento subsequente de doença intestinal inflamatória (DII).[225] Até o momento, não se sabe se essa associação ocorre em cães e gatos.

Achados clínicos

Cães

Em muitos casos, os cães são portadores assintomáticos de espécies de *Campylobacter*. A síndrome clínica ocorre mais frequentemente em cães com menos de 6 meses de idade. Os animais podem ser mais suscetíveis à doença clínica quando estressados por hospitalização, doença concomitante, gestação, transporte ou cirurgia. A diarreia associada ao *Campylobacter* apresenta amplo espectro clínico em cães, bem como em seres humanos, e inclui desde diarreia branda com fezes moles até diarreia aquosa ou mucosa sanguinolenta. A campilobacteriose aguda que se desenvolve em filhotes e em alguns cães adultos manifesta-se na forma de diarreia mucosa, aquosa ou com raias de bile (com ou sem sangue e leucócitos), durante 5 a 15 dias, anorexia parcial e vômito ocasional.[187,189,192] Verifica-se, também, temperatura elevada e leucocitose. Em certos casos, a diarreia pode ser crônica e estender-se por 2 ou mais semanas, intermitente ou, em alguns casos, acontecer por vários meses.[158] Nos seres humanos, *C. jejuni* pode causar complicações extraintestinais, como artrite, meningite, miocardite, colecistite e aborto. *C. jejuni* foi isolado de cães com bacteriemia e colecistite.[443] Os sinais clínicos incluíram anorexia, febre e icterícia. A ultrassonografia revelou a parede da vesícula biliar anormalmente espessa e cheia de líquido em ambos os cães. *C. jejuni* e *Campylobacter fetus* também são isolados, embora raramente, da bile de seres humanos com colicistite.[216,628] Tendo em vista que são encontradas espécies de *Helicobacter* no fígado e na bile de vários hospedeiros (ver *Infecções intestinais e hepáticas por Helicobacter*, neste capítulo), são necessárias descrições bioquímicas e fenotípicas detalhadas para realizar uma caracterização completa e validar se os microrganismos microaerófilos isolados do trato biliar de cães são espécies de *Campylobacter* ou de *Helicobacter*. Foi também observada a ocorrência de aborto associado ao *Campylobacter* em cadelas, embora isso ocorra infrequentemente.

Gatos

Nos gatos, os sinais clínicos de campilobacteriose são pouco documentados na ausência de outros patógenos. Assim como nos cães, os gatos infectados com campilobacteriose tendem a ser clinicamente sadios. Quando há sinais clínicos evidentes, em geral, o animal tem menos de 6 meses de idade. Em uma investigação sobre prevalência em 159 gatos de gatis municipais, 17 eliminaram *C. jejuni* nas fezes, e, destes últimos, apenas 2 tiveram diarreia mucosa e sanguinolenta. Foram constatadas espécies de *Giardia* em ambos os animais, em associação com espécies de *Isospora* em um gato e espécies de *Toxocara* no outro. Outro gato concomitante infectado por espécies de *Salmonella* e por *C. jejuni* apresentou depressão e anorexia, mas não diarreia. Os resultados de cultura das fezes dos 2 gatos após tratamento antibacteriano e melhora clínica foram negativos para *C. jejuni*.[173] A diarreia crônica em outro gato que apresentou anticorpos séricos contra *C. jejuni* e resultados positivos de cultura para o microrganismo regrediu quando o animal foi tratado com cloranfenicol. Não foi possível efetuar uma nova cultura do *C. jejuni* das fezes após o tratamento.[176]

Diagnóstico

Exame microscópico

É possível estabelecer o diagnóstico presuntivo rápido com microscopia em campo escuro ou com contraste de fase. Amostras de fezes frescas são examinadas à procura de bactérias curvas com a motilidade em flecha característica de *C. jejuni*. Esse método é particularmente sensível para os seres humanos (e, talvez, para cães e gatos) durante o estágio agudo da diarreia clínica. À coloração pelo Gram, ficam aparentes bacilos delgados gram-negativos, em formato de asa de gaivota, de coloração fraca. A manutenção do contracorante safranina melhora a sua visão.[394] Entretanto, com base apenas na sua morfologia, esses microrganismos também podem consistir em *Helicobacter* entéricos. Deve-se comprovar a existência de leucócitos fecais, visto que eles podem ser encontrados na enterite causada por infecções naturais ou experimentais por *C. jejuni*.

Identificação por cultura

É possível obter amostras com *swab* retal, ou coletar fezes frescas. Para o diagnóstico de colecistite e bacteriemia por *C. jejuni*, deve-se efetuar os exames complementares apropriados, que incluem ultrassonografia do abdome, aspirado da vesícula biliar com cultura da bile e hemocultura.[443] O transporte de amostras fecais habitualmente não causa dificuldades quanto ao isolamento, visto que *C. jejuni-coli* permanecem viáveis nas fezes em temperatura ambiente, durante pelo menos 3 dias, e em temperaturas de refrigeração durante pelo menos 1 semana. Todavia, podem-se obter taxas mais altas de isolamento com menor atraso de tempo.

Os *swabs* obtidos de fezes frescas são semeados em placas de ágar-sangue para *Campylobacter*, as quais são colocadas em atmosfera com concentração reduzida de oxigênio. O método padrão para cultura utiliza um meio seletivo comercialmente disponível que inibe a flora fecal; todavia, pode não ser necessário para o isolamento de cepas termofílicas de *Campylobacter* de casos de enterite aguda. De modo semelhante, os procedimentos com método de enriquecimento não têm sido mais eficazes do que a semeadura direta em Campy-BAP para isolamento do *C. jejuni* de fezes caninas.

Em uma pesquisa realizada com animais de estimação na Irlanda, utilizando 5 técnicas diferentes de cultura seletiva, o ágar basal de carvão, a cefoperazona, desoxicolato modificado (MCCDA; do inglês, *modified charcoal cefoperazone deoxycholate*) com suplemento seletivo de cefoperazona, anfotericina e teicoplanina (CAT) demonstrou ser o método de escolha para o isolamento das espécies mais comuns de *Campylobacter* detectadas em animais de estimação e seres humanos.[2] Atualmente está disponível no comércio uma tira de teste bioquímico diagnóstico para identificação da espécie de *Campylobacter*.

As placas são incubadas em atmosfera microaeróbica a 37° e 42°C e examinadas dentro de 72 a 96 h. As colônias compostas de bacilos gram-negativos curvos são arredondadas, elevadas, translúcidas e, algumas vezes, mucoides. Os microrganismos isolados são identificados como *C. jejuni* com base nas reações de oxidase e catalases positivas, sensibilidade ao ácido nalidíxico, resistência à cefalotina e incapacidade de crescer a 42°C em condições aeróbicas. *C. upsaliensis* e *C. helveticus* são catalase negativos, e melhora-se o isolamento por meio de filtração seletiva das fezes a serem cultivadas por meio de um filtro de 0,45-μm.[223] Pesquisadores na África do Sul publicaram resultados utilizando um protocolo empregado em seu laboratório diagnóstico desde 1990, que possibilita o isolamento primário de múltiplas espécies de *Campylobacter* e *Helicobacter* de amostras de fezes diarreicas de crianças.[340,341] Os filtrados são colocados em placas de ágar-sangue isentas de antibacterianos e incubadas em atmosfera enriquecida com H_2. Esses autores não apenas documentaram o aumento no número de CLO isolados, mas também foram capazes de cultivar

C. upsaliensis pela primeira vez. Relataram a prevalência de 16,2% de múltiplas espécies de CLO, com base no isolamento primário, nas características bioquímicas e comparação sorológica. Conseguiram isolar frequentemente 2 a 5 espécies de CLO de uma amostra de fezes, sendo os microrganismos mais comumente isolados *C. jejuni* (diferentes sorotipos), *C. coli*, *C. upsaliensis*, *Helicobacter fennelliae* e *H. cinaedi*.[340] A análise adicional utilizando a técnica de isolamento por filtração com fezes de gatos e cães pode fornecer taxas de prevalência para infecções mistas por *Helicobacter* e *Campylobacter* ainda mais altas do que aquelas relatadas em cães[500] e gatos.[533]

Sorologia

Vários procedimentos foram usados, particularmente durante surtos, para identificar diferentes sorotipos de *C. jejuni* por meio de antígenos de superfície termoestáveis e termolábeis.[400] Os microrganismos isolados de seres humanos e de várias espécies de animais mostraram que existe uma extensa heterogeneidade sorológica dentro do *C. jejuni-coli*. Muitos dos microrganismos isolados, frequentemente encontrados em cães e gatos normais e com diarreia, exibiram sorotipos identificados com frequência em pacientes humanos.[157] Por exemplo, o sorotipo 4 (comumente associado a surtos de diarreia relacionada ao *C. jejuni* em seres humanos) também foi um sorotipo comum isolado de cães da raça Beagle criados comercialmente.[177,590] Diversas técnicas podem detectar anticorpos séricos dirigidos contra vários antígenos do *Campylobacter*. Um ensaio bactericida específico foi usado para demonstrar a elevação dos títulos de anticorpos em seres humanos e animais. Foram desenvolvidos outros ensaios sorológicos, como o ensaio imunossorvente ligado à enzima (ELISA; do inglês, *enzyme-linked immunosorbent assay*) para pesquisa de populações humanas durante surtos de campilobacteriose e confirmar exposições anteriores ao microrganismo. Infelizmente, nenhum estudo sintomático foi conduzido em cães e gatos para verificar a importância dos títulos de anticorpos como indicador de infecção em animais com ou sem diarreia.

Identificação molecular de espécies de *Campylobacter*

A caracterização de plasmídios, a análise com enzima de restrição e a ribotipagem também podem ser usadas para a identificação de cepas, porém, essas técnicas exigem a utilização de metodologias especializadas. A técnica de análise do DNA genômico integral com enzima de restrição possibilitou a verificação de transmissão zoonótica do *C. jejuni* às pessoas que trabalham em viveiros cuidando de coiotes selvagens capturados e em cativeiro.[199]

Também foi desenvolvido um ensaio de PCR multiplex para a identificação e a diferenciação de *C. jejuni*, *C. coli*, *C. lari*, *C. upsaliensis* e *C. fetus* ssp. *fetus*.[634] É importante assinalar que há a possibilidade de *primers* específicos para 23SrRNA serem usados como controles internos para identificar os gêneros estreitamente relacionados de *Campylobacter*, *Arcobacter* e *Helicobacter*.[634] A rápida identificação desses 3 gêneros também pode ser obtida em isolados clínicos utilizando a análise do gene 16SrRNA por polimorfismo de comprimento de fragmento de restrição-PCR.[388]

Achados patológicos

Os achados macroscópicos visíveis em recém-nascidos caninos com infecção natural e experimental consistem em conteúdo colônico anormalmente líquido, bem como espessamento, congestão e edema da mucosa colônica.[92] As anormalidades microscópicas observadas no cólon e no ceco consistem em redução da altura das células epiteliais, da borda em escova e do número de células caliciformes. A hiperplasia das glândulas epiteliais resulta em espessamento da mucosa. Observaram-se também congestão subepitelial, hemorragia e infiltra-

dos inflamatórios. Em animais adultos nos quais foi inoculado *C. jejuni*, os achados foram semelhantes aos de alguns cães com campilobacteriose natural: atrofia das vilosidades intestinais, infiltração da lâmina própria com células inflamatórias e hiperplasia das placas de Peyer.[372] As lesões intestinais de ocorrência natural em cães adultos consistiram em hiperplasia da mucosa do cólon caracterizada por células epiteliais hiperplásicas e hipercromáticas imaturas, com elevado índice mitótico e criptas profundas e irregulares.[187] Com o uso da coloração de Warthin-Starry, foram demonstrados CLO fixados ao epitélio colônico, mas não em seu interior. Todavia, na colite por *C. jejuni* produzida de modo experimental em macacos, foi demonstrada a invasão intraepitelial do *C. jejuni* por microscopia eletrônica (ME).[504] Foi observado o aumento relativo do número de linfócitos infiltrando a lâmina própria. As lesões ileais consistiram em criptas superficiais focais e vilosidades rombas e irregulares, ocasionalmente fundidas. Foi constatada a ocorrência de congestão leve e dilatação dos ductos lactíferos. A atrofia e a fusão das vilosidades intestinais e os infiltrados de células mononucleares na lâmina própria também foram observados nos estágios subagudos na infecção por parvovírus, e em um cão com diarreia prolongada associada ao *Campylobacter*.[102] Em condições experimentais, cepas selecionadas de *C. jejuni* produzem hepatite em camundongos, e o microrganismo tem sido isolado do fígado inflamado de cães. Na infecção experimental de macacos *rhesus* por *C. jejuni*, foi constatado que o fígado e a vesícula biliar foram os órgãos mais consistentemente colonizados depois do intestino.[156]

Tratamento

A eficácia da terapia antibacteriana e do tratamento da diarreia associada ao *Campylobacter* em cães e gatos não é conhecida, e tampouco se sabe se os antibacterianos alteram de maneira eficaz a evolução da doença entérica. Todavia, em alguns cães e gatos com diarreia intensa, pode-se justificar o tratamento antibacteriano. Nos animais infectados, o tratamento antibacteriano pode ser instituído para minimizar a exposição às pessoas e outros animais de estimação no domicílio. Felizmente, as cepas de *Campylobacter* isoladas de animais e de seres humanos mostram-se sensíveis a vários agentes antimicrobianos (Tabela 37.1). A eritromicina, o fármaco de escolha para a diarreia induzida por *Campylobacter* em seres humanos, também pode ser eficaz no tratamento da doença em animais. O tratamento de gatos e de cães clinicamente acometidos resultou em regressão da doença e eliminação do microrganismo, com base nos resultados negativos das culturas fecais de *Campylobacter*. Entretanto, foi também observada a incapacidade de eliminar *C. jejuni* de furões alojados em ambiente de pesquisa com o uso de eritromicina oral.[172] A eritromicina também pode provocar irritação gástrica e vômitos em alguns animais.

O cloranfenicol tem sido utilizado com resultados mistos para o tratamento da diarreia associada ao *Campylobacter* em cães e gatos. O tratamento em cães levou à resolução de sinais clínicos. Todavia, os mesmos microrganismos foram novamente isolados após o término do tratamento. É possível que esses animais tenham desenvolvido um estado de portador induzido pelo antibacteriano (conforme observado nas infecções entéricas por *Salmonella*), apresentado um período prolongado de eliminação do *Campylobacter* ou se reinfectado. Foi observada a melhora clínica em um gato com diarreia tratado com cloranfenicol, e os resultados de cultura fecal após o término do tratamento foram negativos para *C. jejuni*. A bacteriemia e a colecistite associadas ao *C. jejuni* foram tratadas com sucesso com cefoxitina intravenosa, uma cefalosporina de segunda geração, ou eritromicina oral (ver Tabela 37.1), durante 21 dias, que resultou em regressão completa de todas as anormalidades clínicas e laboratoriais.[443]

Vários outros antibacterianos são ativos contra cepas de *Campylobacter* isoladas de cães e gatos. Essas cepas exibem sensibilidade *in vitro* à furazolidona, bem como à gentamicina, neomicina,

Tabela 37.1	Tratamento farmacológico de salmonelose não entérica e outras infecções bacterianas entéricas em cães e gatos.

Fármaco[a]	Espécie	Dose[b] (mg/kg)	Via	Intervalo (horas)	Duração (dias)	Infecções indicadas
Eritromicina	C	20	VO	12	5 a 21	Campilobacteriose, helicobacteriose não gástrica
	G	10	VO	8	5	
Sulfonamida-trimetoprima	CG	15 a 30	VO, IV	12 a 24	7 a 10	Salmonelose, shigelose, yersiniose
Amoxicilina, ampicilina	CG	10 a 20	VO, IV	8	7 a 10	Salmonelose, shigelose, DACP
Cloranfenicol	C	25 a 50	VO, SC, IM	8	5 a 7	Salmonelose, shigelose, campilobacteriose, helicobacteriose não gástrica
	G	10 a 25	VO	12	8	
Metronidazol	CG	10 a 15	VO	12	5 a 10	Proliferação bacteriana excessiva, helicobacteriose não gástrica e gástrica, helicobacteriose DACP, ICD
Tetraciclina	CG	20 a 25	VO	8	42	Shigelose, yersiniose, proliferação bacteriana excessiva
Gentamicina[c]	C	9 a 14	SC, IM, IV	24	5	Yersiniose, salmonelose, helicobacteriose não gástrica
Tilosina	CG	6 a 16	VO	12	42	Proliferação bacteriana excessiva, DACP
Cefalosporinas (primeira geração)	CG	20	VO	8	7	Yersiniose
Cefalosporinas (segunda geração)	CG	22	IV	8	21	Campilobacteriose, helicobacteriose não gástrica
Enrofloxacino[d]	C	5 a 10	VO, SC	24	5 a 7	Campilobacteriose, salmonelose
	G	5	VO, SC	24	5 a 7	

CG, cão e gato; *G*, gato; *ICD*, infecção por *Clostridium difficile*; *DACP*, diarreia associada ao *Clostridium perfringens*; *C*, cão; *IM*, intramuscular; *IV*, intravascular; *VO*, por via oral; *SC*, subcutânea.
[a] Ver *Formulário de fármacos*, no Apêndice, para informações mais detalhadas sobre cada fármaco.
[b] Dose por administração a intervalo especificado.
[c] Monitorar para insuficiência renal.
[d] Outras quinolonas são alternativas, como ciprofloxacino, difloxacino ou marbofloxacino, embora as fases variem.

clindamicina e tetraciclina. Todavia, a resistência observada em muitas cepas a várias tetraciclinas e à canamicina é causada por plasmídios, que conferem resistência e podem ser transmitidos dentro dos sorotipos do *C. jejuni*. Os agentes antimicrobianos que habitualmente são ineficazes incluem penicilina, ampicilina, polimixina B, trimetoprima e vancomicina. Observa-se também o desenvolvimento de resistência *in vitro* ao metronidazol e à sulfadimetoxina.[183] Muitas cepas de *Campylobacter* produzem betalactamase, responsável pela resistência à penicilina e à ampicilina. A amoxicilina associada ao clavulanato parece ser eficaz no tratamento da campilobacteriose nos seres humanos.[243] Antes da instituição do tratamento, deve-se proceder ao isolamento do microrganismo e à realização de antibiograma. Alguns animais continuam eliminando o microrganismo, apesar do tratamento antibacteriano. As quinolonas como agentes antibacterianos podem ser úteis na eliminação do *C. jejuni* e do *C. coli* nos portadores assintomáticos, porém a resistência a essa classe de antibacterianos tem impedido seriamente o seu uso no tratamento das infecções por *Campylobacter*.[54] É importante observar que, em um estudo de casos-controles em seres humanos, o tratamento com um inibidor da bomba de prótons, o omeprazol, duplicou o risco de adquirir enterite por *Campylobacter*.[419] A resistência natural conferida pela secreção de ácido gástrico também foi observada com outro enteropatógeno (ver *Salmonelose*).

Considerações de saúde pública

Sabe-se que o *C. jejuni-coli* constitui uma importante causa de doença entérica em seres humanos, e que filhotes de cães e de gatos podem representar fontes de infecção para os seres humanos. A dose infecciosa de *C. jejuni* para seres humanos é baixa, de apenas algumas centenas de microrganismos. A doença é frequentemente grave em seres humanos e, além da diarreia, pode se caracterizar por vômitos, febre e desconforto abdominal. Em geral, os animais de estimação apontados apresentaram diarreia e foram recentemente adquiridos em lojas de animais de estimação ou em canis. Entretanto, cães e gatos assintomáticos também podem constituir uma fonte de infecção para pessoas. O resultado de um levantamento conduzido em Seattle, Washington, indicou que 6% das infecções esporádicas por *C. jejuni* estavam associadas à exposição a filhotes de gatos com diarreia.[19] De acordo com outro estudo, 30% dos casos observados em estudantes universitários foram associados a gatos sadios.[166] Todavia, o principal fator de risco para a aquisição da enterite por *C. jejuni* consiste no consumo de carne crua ou inadequadamente cozida, particularmente a carne de frango.[17,166,207,563,661]

Nas infecções humanas associadas a animais de estimação, os achados de técnicas diagnósticas moleculares demonstraram o isolamento da mesma cepa de *C. jejuni* tanto nos animais quanto nos seus proprietários.[101,663] Por conseguinte, os médicos-veterinários devem alertar os proprietários sobre a implicação zoonótica da infecção por *Campylobacter* para outros membros da casa e ressaltar a importância de seguir medidas higiênicas apropriadas, particularmente quando animais de estimação apresentam diarreia. Outro risco zoonótico é o desenvolvimento da síndrome de Guillain-Barré, polirradiculoneurite desmielinizante em pessoas, que pode ocorrer após a infecção por *C. jejuni*. Os antígenos dos nervos periféricos compartilham epítopos com os lipopolissacarídios dessas bactérias.[408,440]

C. upsaliensis foi isolado de um ser humano com diarreia sanguinolenta, bem como de seu cão que também apresentava diarreia. O perfil plasmídico das duas cepas foi idêntico, sugerindo que a infecção por *C. upsaliensis* também possa ser uma zoonose.[223] *C. upsaliensis* foi isolado do sangue e do tecido fetoplacentário de uma mulher que apresentava diarreia, estava com 18 semanas de gestação e teve contato com um gato que apresentou uma cepa semelhante de *C. upsaliensis* isolada das fezes, sugerindo também a transmissão zoonótica.[239] Foi também relatada a ocorrência de gastrenterite por *C. upsaliensis* em seres humanos que tiveram contato com animais de estimação.[457] Os isolados de *C. upsaliensis* nos seres humanos e em cães apresentam biotipos e perfis de plasmídios distintos, sugerindo que haja a probabilidade de diferenças genotípicas específicas do hospedeiro entre cepas de *C. upsaliensis*.[566] Todavia, essas análises ou outras técnicas de identificação (*fingerprinting*) moleculares devem ser usadas nos casos suspeitos de zoonose por *C. upsaliensis* associada a animais de estimação antes que se possa estabelecer a transmissão definitiva.

Campylobacter spp. e outras infecções por enteropatógenos têm sido prevalentes em animais de estimação usados em contextos de saúde humanos ou como cães-guia.[235,357,359] A crescente popularidade de usar cães em ambientes hospitalares ou de cuidados paliativos como método reconhecido de terapia resultou na recomendação de proceder a uma triagem desses animais para microrganismos zoonóticos, incluindo *Campylobacter* spp.[356,360]

Infecções por *Arcobacter*

James G. Fox

As bactérias do gênero *Arcobacter* estão estreitamente relacionadas com o *Campylobacter* e têm sido associadas à ocorrência de enterite e septicemia nos seres humanos.[483] Foi constatado que cães clinicamente sadios abrigam *Arcobacter butzleri* ou *Arcobacter cryaerophilus* na cavidade bucal ou nas fezes.[278] Não foi detectado nenhum *Arcobacter* em gatos; porém, a população de amostra era pequena. À semelhança do *Campylobacter*, as espécies que servem de reservatório comum para *Arcobacter* são suínos e aves. Não foi estabelecido ao certo se cães ou gatos estão envolvidos na transmissão zoonótica de infecções por *Arcobacter* spp. aos seres humanos.

Infecções gástricas por *Helicobacter*

James G. Fox

Etiologia

Bactérias gram-negativas curvas a espiraladas e microaerofílicas, isoladas da mucosa gástrica de seres humanos e animais, despertaram grande interesse em virtude de seu papel etiológico na doença gástrica.[349,618] O gênero *Helicobacter* inclui 27 espécies formalmente identificadas, bem como outros microrganismos estreitamente relacionados.* Outrora considerado como órgão predominantemente estéril, protegido da colonização microbiana pelo pH gástrico baixo, o estômago eucloridríco é, atualmente, reconhecido como órgão colonizado por bactérias gástricas pertencentes ao gênero *Helicobacter* (Tabela 37.2), enquanto o estômago hipocloridríco é resistente à sua replicação. Esses microrganismos exibem alto nível de atividade de urease, que possibilita a sua sobrevida a ambiente ácido. A espécie-tipo, *Helicobacter pylori*, colonizou o estômago de 20 a 95% da população de adultos no mundo inteiro (ver Figura 37.2 A).[226] *H. pylori* causa gastrite crônica ativa persistente e doença ulcerosa péptica em seres humanos e tem sido ligado ao desenvolvimento de adenocarcinoma gástrico e linfoma associado à mucosa gástrica.[451] *H. pylori* também tem sido isolado do tecido gástrico inflamado de gatos em um gatil comercial e pode infectar gatos experimentalmente.[252,461]

Outras helicobactérias gástricas têm sido associadas à gastrite em vários hospedeiros mamíferos.[167,257,420,435,666] Muitos desses animais infectados apresentam inflamação gástrica assintomática. Outras espécies de *Helicobacter* gástrico têm sido isoladas do estômago de vários hospedeiros mamíferos, incluindo cães (*Helicobacter rappini, Helicobacter felis, Helicobacter bizzozeronii*, semelhante a *Helicobacter heilmannii, Helicobacter salomonis, Helicobacter bilis*), gatos (*H. felis*, semelhante a *H. heilmannii, Helicobacter pametensis, Helicobacter baculiformis*),[31] furões (*Helicobacter mustelae*), hamsters (*Helicobacter aurati*), guepardos (*Helicobacter acinonychis*), golfinhos, baleias, focas-harpa (*Helicobacter cetorum*) e primatas não humanos (semelhante a *H. heilmannii*). (Ver Tabela 37.2, para resumo das espécies de *Helicobacter* gástrico que infectam cães e gatos.)

Historicamente, *Helicobacter* spp. em cães e gatos têm sido descritas histologicamente como bactérias espiraladas gástricas.[167] Foram descritas 3 formas morfologicamente distintas em cães e gatos.[29a368,639,640] Pode-se observar mais de um desses tipos morfológicos de bactérias no estômago de um único animal. Lockard tipo 1 é uma bactéria com múltiplos flagelos bipolares embainhados, entrelaçados com fibras periplasmáticas, que parecem cobrir toda a superfície do microrganismo (ver Figura 37.2 B). Um microrganismo semelhante foi isolado de fetos ovinos abortados e classificado como *Flexispira rappini*.[320,439] Essa bactéria, reclassificada como espécie de *Helicobacter* com base no sequenciamento do RNA 16S, foi isolada das fezes de camundongos, cães e gatos assintomáticos, bem como do estômago de cães.[368,520] *H. bilis*, um membro dos táxons *Flexispira* associado à hepatite e DII em camundongos, também foi cultivado do estômago de cães. Lockard tipo 2 também apresenta fibras periplasmáticas, mas que exibem distribuição mais dispersa no microrganismo, podendo aparecer isoladamente ou em grupos de dois, três ou quatro. Esse microrganismo foi cultivado do estômago felino e designado como *H. felis* (ver Figura 37.2 C).[456] O terceiro tipo de microrganismo, designado como *gastroespirilos*, são bactérias mais comumente encontradas no estômago de mamíferos. Apresentam formato em espiral, porém não têm fibrilas periplasmáticas. Com base nas características morfológicas, parece que os microrganismos Lockard tipo 2 limitam-se principalmente a gatos e cães, enquanto o tipo 3 foi observado em gatos, cães, primatas não humanos, guepardos, suínos e seres humanos. A bactéria tipo 3 recebeu vários nomes em diferentes hospedeiros, incluindo *Gastrospirillum hominis* e *H. heilmannii* (ver Figura 37.2 D).[255,551] As espécies de *Helicobacter* gástrico *H. bizzozeronii* e *H. salmonis, H. felis* e *Helicobacter cynogastricus*[242], isolados de cães, foram formalmente nomeados, com base em análises bioquímicas e genéticas definidas. *H. bizzozeronii* (ver Figura 37.2 E), também foi cultivado a partir do tecido gástrico inflamado de seres humanos.[18] Ao exame por ME, esse microrganismo carece de fibras periplasmáticas, em contraste com *H. felis*. Essa distinção morfológica é confundida com a observação de dois microrganismos semelhantes ao *Helicobacter* gástrico (GHLO; de *gastric Helicobacter-like organisms*). Esses GHLO do estômago de cães, que carecem de fibras periplasmáticas, tiveram a análise genética compatível com *H. felis*. *H. salomonis* (ver Figura 37.2 F) é uma helicobactéria gástrica com características moleculares singulares, que foi isolada de cães.[255,290] Nos gatos, *H. felis, H. pylori, H. pametensis* (isolado pela primeira vez e caracterizado em aves) e *H. heilmannii* foram isolados ou identificados no tecido gástrico. *H. baculiformis*, uma nova espécie, também foi isolado da mucosa gástrica de um gato clinicamente sadio.[31]

Epidemiologia

Embora os animais e seres humanos infectados desenvolvam uma resposta sistêmica significativa de IgG aos microrganismos gástricos, esses anticorpos não são protetores, e os microrganismos persistem

---

*Referências 111, 175, 181, 201, 216, 350, 439, 567, 568.

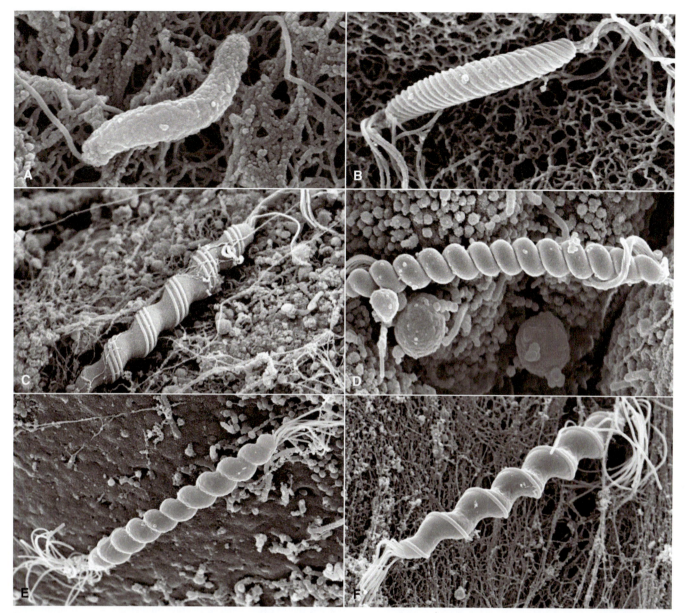

Figura 37.2 Micrografias eletrônicas de varredura de: **A.** *H. pylori*; **B.** *H. rappini*; **C.** *H. felis*; **D.** *H. heilmannii*; **E.** *H. bizzozeronii*; e **F.** *H. salomonis*. (Cortesia de M. H. Soffel, University of Bern, Bern, Suíça.)

na camada mucosa ou aderem estreitamente ao epitélio gástrico, protegidos do ambiente ácido gástrico. Os mecanismos de transmissão não estão bem elucidados. As helicobactérias gástricas apresentam tropismo específico para o tecido entérico e só colonizam o epitélio gástrico, mas não o epitélio intestinal. A transmissão fecal-oral foi sugerida, e helicobactérias gástricas foram isoladas das fezes de animais e de seres humanos.[452] *H. mustelae* foi isolado das fezes de furões, particularmente quando esses animais apresentavam hipocloridria induzida por fármacos.[194] *H. pylori* foi isolado das fezes de crianças de um país do terceiro mundo, bem como em adultos infectados de um país mais desenvolvido.[312,599] Helicobactérias gástricas foram isoladas do ambiente em águas superficiais,[262] provavelmente em consequência de contaminação fecal. Esse tipo de transmissão indireta pode resultar em disseminação mais ampla. Uma preocupação é que esses microrganismos sejam mais resistentes do que os coliformes à cloração.

A transmissão oral-oral é mais provável e confirmada por observações clínicas de infecção de seres humanos por exposição às secreções gástricas,[452] isolamento do *H. pylori* de placa dentária e tecido e

infecção hospitalar em consequência de desinfecção inadequada de sondas de pH gástricas e equipamento endoscópico. Vias de transmissão semelhantes também são prováveis para *Helicobacter* gástrico em animais. Foi também detectado o DNA de *Helicobacter* spp. na cavidade bucal de cães.[489] Vômitos contendo *Helicobacter* gástrico constituem outra fonte provável de transmissão.[152] Em filhotes de cães, foi efetuada a inoculação experimental de *Helicobacter* gástrico durante o período de lactação, e os filhotes infectaram-se uns aos outros.[254] Gatos com infecção natural pelo *H. pylori* foram submetidos a triagem por cultura e PCR para identificação do microrganismo nas secreções salivares, suco gástrico, tecidos gástricos e fezes.[195] Foi efetuada a cultura de *H. pylori* a partir das secreções salivares (50%) e de amostras de líquido gástrico (91%) de gatos. Um produto específico de PCR para uma proteína de superfície do *H. pylori* foi amplificado em 42% das amostras de placas dentárias felinas e em 80% das amostras de fezes felinas. O isolamento do *H. pylori* das secreções mucosas felinas sugere a existência de risco zoonótico para pessoas que manuseiam gatos infectados por *H. pylori* em viveiros.[252] Comparativamente, a infecção por *H. pylori* não foi detectada em gatos abandonados,[133] o que pode refletir uma antropozoonose no gatil comercial fechado onde foi constatado o *H. pylori* em 100% dos animais. São necessários estudos adicionais com o uso de técnicas moleculares, com culturas histológicas, para averiguar se o *H. pylori* coloniza naturalmente cães e gatos.

A prevalência das infecções gástricas por *Helicobacter* spp. em cães e gatos clinicamente sadios, criados em colônias, em densidade populacional alta, aproxima-se habitualmente de 100%, e indica a capacidade singular dos microrganismos de colonizar eficientemente e de modo seletivo o estômago de numerosos hospedeiros.[539] Em cães da raça Beagle criados em laboratório, foram observados *H. felis* e outras helicobactérias espiraladas em grandes quantidades nas glândulas gástricas na junção fundo-pilórica e cárdia. Esses microrganismos foram associados à ocorrência de hiperplasia linfoide e degeneração das células.[264,368] Em cães e gatos de companhia, foi examinada uma série de amostras de biopsia gástrica para a existência de GHLO.[268] Foram observados GHLO em 82% dos cães e 76% dos gatos; foram constatadas bactérias no muco do epitélio foveolar, fovéolas gástricas e células parietais. São encontrados mais folículos linfoides no estômago de gatos idosos de pontes aleatórias com grande número de GHLO na mucosa gástrica, em comparação com gatos mais jovens com menores números de GHLO.[444] Foi observada alta prevalência de infecção associada à inflamação gástrica histológica em 89,2% de gatos abandonados.[27a] Constatou-se *Helicobacter* spp. na cavidade bucal e no estômago de gatos abandonados; todavia, as espécies existentes na cavidade bucal nem sempre correlacionam-se com aquelas encontradas no estômago.[584a]

Patogenia

A gastrite crônica ou ativa crônica que ocorre em consequência da inoculação oral de espécies de *Helicobacter* foi experimentalmente produzida em seres humanos, suínos e cães isentos de micróbios, gatos isentos de patógenos específicos, camundongos e primatas não humanos com *H. pylori*; em furões com *H. mustelae*; em filhotes de gatos com *Helicobacter acinonychis* e *H. heilmannii* e em cães isentos de micróbios, cães isentos de patógenos específicos, camundongos e ratos com *H. felis*.[167] Nos seres humanos, a gastrite associada ao *H. pylori* consiste em infiltrados de células polimorfonucleares e células mononucleares e é classificada como gastrite ativa crônica. As infecções persistentes por *H. pylori* em seres humanos (particularmente em crianças) e no gato doméstico também se caracterizam frequentemente por agregados linfoide e folículos linfoides gástricos.[174,253] A inflamação e os folículos linfoides associados estavam localizados principalmente no antro, que correspondia à concentração mais elevada de *H. pylori*.[252] Em nível ultraestrutural, os microrganismos estavam numerosos no muco gástrico, com menos frequência apresentavam-se fortemente aderidos ao epitélio gástrico e formavam pedestais entre as membranas bacterianas e as microvilosidades epiteliais.[252]

Os elementos linfoides gástricos foram considerados como achado histológico normal em cães e gatos. Entretanto, evidências experimentais e clínicas sugerem que esses elementos resultam da resposta do hospedeiro aos antígenos de *Helicobacter*.[542] A existência de GHLO frequentemente está associada a uma redução do conteúdo de muco do epitélio superficial, à existência ocasional de leucócitos intraepiteliais e a algumas glândulas de degeneração. A gastrite observada em cães e gatos com helicobactérias diferentes de *H. pylori* geralmente é leve. Os eosinófilos na mucosa gástrica de animais também constituem um importante componente da inflamação, particularmente na fase aguda da infecção.[174,350,486] Observam-se infiltrados de neutrófilos e eosinófilos, leucócitos globulares interepiteliais, displasia epitelial e suprarregulação de determinadas interleucinas pró-inflamatórias mucosas (IL)-1β e IL-8 e interferona-γ em gatos infectados por *H. pylori*, mas não em gatos de controle não infectados.[142,541,575] O grau de colonização dos GHLO exibiu boa correlação com os folículos linfoides nos gatos, mas não nos cães. Quando o número de GHLO nos cães era classificado como alto, observava-se maior tendência a folículos linfoides. Nas infecções de alto grau por GHLO, a degeneração glandular foi mais pronunciada em gatos do que em cães.[268,585,657] Em outros cães,[343] a gravidade da gastrite correlacionou-se com a infecção, mas não com o sinal clínico de vômitos. Em outros estudos,[129] 100% dos cães de laboratório e de abrigos para animais e 67% dos cães de estimação estavam colonizados por GHLO, morfologicamente compatíveis com *H. heilmannii* ou *H. felis*. Independentemente da intensidade de colonização, todos os cães apresentaram gastrite moderada e o *H. pylori* não foi isolado.

Experimentalmente, a infecção de cães por *H. felis* durante 26 semanas não se correlacionou com o número observado de *H. felis*, nem com o grau de inflamação ou a quantidade de folículos linfoides acometidos.[538] Além disso, não houve perturbação do eixo secretor gástrico em cães infectados por *H. felis* ou cães naturalmente infectados com GHLO.[540]

A inibição competitiva, por meio da qual a colonização por determinado microrganismo suprime a colonização de outras helicobactérias, pode ocorrer na helicobacteriose gástrica. Esse fenômeno também foi sugerido como responsável pela rara ocorrência de infecção concomitante em seres humanos e primatas não humanos por grandes microrganismos espiralados gástricos e *H. pylori*.[119,120,263,349,571] A inoculação experimental da cepa felina do *H. pylori* em gatos anteriormente não expostos sem infecção gástrica por GHLO confirmou que o *H. pylori* provoca uma gastrite persistente idêntica àquela observada em gatos naturalmente infectados por *H. pylori*.[174] *H. pylori* foi isolado em uma série de biopsias e na necropsia 7 meses após inoculação de todos os gatos.[174] São necessários estudos adicionais para averiguar se as úlceras duodenais e gástricas têm um componente infeccioso em cães e gatos.[178]

Achados clínicos

Embora as helicobactérias gástricas produzam gastrite em seres humanos e animais, essas bactérias habitualmente causam infecção assintomática em seus hospedeiros. Todavia, ocorrem sinais clínicos em animais de estimação atribuíveis à gastrite associada ao *Helicobacter*.[657] Os sinais incluem vômitos crônicos, perda de peso e, em alguns casos, emaciação grave ou diarreia.[130,268] Os vômitos em cães com gastrite superficial crônica atribuída a microrganismos espiralados gástricos têm sido caracterizados como intermitentes, e consistem em secreções mucosas ou gástricas, algumas vezes contendo bile. Nos gatos, vários relatos assinalaram uma taxa ligeiramente mais alta de GHLO apresentando vômito crônico.[268,420,444,448] Em certas ocasiões, foi também observada a ocorrência de pica, eructação, anorexia e perda de peso. Os sinais atribuídos à helicobacteriose gástrica basearam-se no achado desses microrganismos em amostras de biopsia gástrica de animais com doença gastrintestinal (GI). Como esses microrganismos podem ser identificados em animais clinicamente sadios, a relação causa-efeito direta com a doença clínica nem sempre pode ser verificada.[423] Com base na existência de GHLO em casos felinos de linfoma gástrico, foi aventada a hipótese de que existe uma associação entre essa neoplasia e os GHLO, de modo semelhante àquela reconhecida no linfoma gástrico associado ao *H. heilmannii* em seres humanos.[60,409,414,668]

Diagnóstico

O diagnóstico de gastrite crônica em animais, assim como nos seres humanos, não pode ser estabelecido pelo exame visual macroscópico da mucosa gástrica por endoscopia (Figura 37.3). É necessário proceder a uma avaliação histológica de amostras de biopsia gástrica utili-

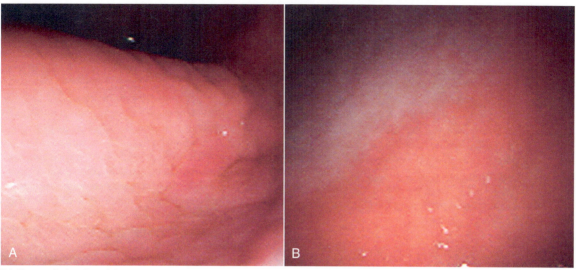

Figura 37.3 A. Mucosa gástrica edemaciada com pregas excessivas e secreções de um cão com gastrite por *Helicobacter.* **B.** A região congestionada da mucosa é evidente. (Fotografia de Craig Greene © 2004 University of Georgia Research Foundation Inc.)

zando um corante de prata especial ou o corante de Giemsa modificado para revelar se há GLHO (Figura 37.4). O diagnóstico definitivo exige a realização de cultura e o isolamento de espécie específica de *Helicobacter.* Infelizmente, *H. heilmannii* constitui o microrganismo espiralado mais comum em cães e gatos, e a sua cultura tem sido extremamente difícil em meios artificiais.[255] *H. felis* também é difícil de ser isolado. Na prática, os achados histológicos de alterações inflamatórias, acompanhadas de microrganismos espiralados gástricos na mucosa gástrica ou na camada mucosa gástrica, têm sido usados para o estabelecimento do diagnóstico. *H. felis* é diferenciado do *H. heilmannii* por exame histológico, e exige a avaliação na ME e molecular.

Como é possível que as bactérias bucais e bactérias por refluxo do duodeno (p. ex., Enterobacteriaceae, difteroides, estreptococos e anaeróbios) se proliferem excessivamente e superem as espécies exigentes de *Helicobacter,* dispõe-se de meios seletivos para o seu isolamento. Os meios consistem em ágar de *Brucella* com sangue de equino a 10% contendo vancomicina (10 mg/ℓ), polimixina B (2.500 U/ℓ) e trimetoprima (5 mg/ℓ). Recomenda-se o uso de meios frescos para obter o crescimento ótimo. Várias espécies de *Helicobacter* apresentam diferentes sensibilidades a antibacterianos, e a seleção

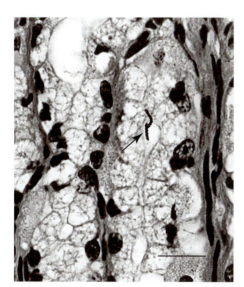

Figura 37.4 *Helicobacter* (seta) na cripta do estômago de um gato (coloração de Warthin-Starry 1.000×). (Fotografia de Elizabeth Howerth © 2004 University of Georgia Research Foundation Inc.)

do tipo e quantidade de antibacterianos nos meios de cultura pode determinar o sucesso do isolamento do microrganismo. As helicobactérias, à semelhança das espécies de *Campylobacter,* exigem condições ambientais e de cultura especiais para o seu crescimento. Os microrganismos são termofílicos e crescem a 37°C (algumas espécies, a 42°C). O crescimento em ágar-chocolate ou ágar-sangue leva de 3 a 5 dias. Para o isolamento de *H. bizzozeronii,* a incubação necessita de 5 a 10 dias.[255] As helicobactérias não crescem em condições aeróbicas ou anaeróbicas, porém alcançam o crescimento ótimo quando há alto teor de umidade em condições microaeróbicas.

É possível melhorar o isolamento das helicobactérias por meio de processamento apropriado do tecido gástrico. A fragmentação do tecido gástrico com lâminas de bisturi estéreis ou com o uso de um homogeneizador para tecido melhora o isolamento. Se o processamento imediato da amostra de biopsia não for possível, o tecido pode ser colocado em glicerol a 30% estéril com caldo de *Brucella* a 4°C, durante pelo menos 5 h. Amostras nesse meio também podem ser congeladas a –80° por períodos mais longos para cultura subsequente da amostra de biopsia ou transporte dos microrganismos isolados.

O diagnóstico provisório das *Helicobacter* gástrico recorre a uma característica bioquímica desses microrganismos: a capacidade de reproduzir grandes quantidades de urease. Amostras de biopsia gástrica podem ser colocadas em um caldo de ureia contendo um indicador de pH (vermelho-fenol) e um conservante (azida sódica). No comércio encontra-se um teste semelhante, que pode ser usado de modo muito eficaz e econômico em cães.[668] Outro teste para urease usado em seres humanos e animais de laboratório é o teste da ureia no ar exalado, que mede o dióxido de carbono marcado exalado, subproduto de um produto do teste de ureia marcada com carbono, que é ingerido pelo paciente.[633] O uso desse teste só é aplicável em animais de laboratório.

São usados ensaios sorológicos para o diagnóstico da infecção por *H. pylori* em seres humanos, da infecção por *H. mustelae* no furão e da infecção por *Helicobacter* spp. em cães[178,562,577] e em gatos.[579] Todavia, não proporcionam um teste diagnóstico não invasivo confiável e de rotina para a infecção gástrica por *Helicobacter* em cães e gatos. Análise do soro e das secreções mucosas por ELISA em gatos com infecção natural pelo *H. pylori* revelaram uma resposta da IgG específica contra *H. pylori,* bem como níveis elevados de IgA anti-*H.pylori* nas secreções salivares e gástricas locais.[195] Esse ensaio provavelmente não pode ser usado na clínica para gatos, devido à elevada prevalência dos GHLO espiralados grandes em gatos de companhia e aos antígenos de reação cruzada compartilhados por essas bactérias e por *H. pylori.*

Em uma pesquisa realizada com 101 cães, a combinação de ELISA e *immunoblotting* utilizando os antígenos ureA, ureB e proteína do choque térmico demonstrou ser um indicador altamente específico e moderadamente sensível de infecção por GHLO.[577] O grau de soropositividade determinado pelo ELISA não foi relacionado com o grau de densidade de colonização de *Helicobacter* gástrico, com o grau de inflamação da mucosa ou a existência de folículos linfoides.

Foi desenvolvido um teste para *H. pylori* com base em antígeno para o diagnóstico do *H. pylori* nas fezes. Atualmente, não se dispõe de teste semelhante para GHLO nas fezes de animais de estimação. Para a identificação definitiva de várias espécies de *Helicobacter* gástrico isoladas de cães e gatos, o sequenciamento do gene 16SrRNA, do gene 23SrRNA, do gene Hsp60, dos genes Urease A e B e do gene gyrB mostra-se útil, assim como o perfil das proteínas das células integrais.[32,112,242]

Tratamento

Nos seres humanos, é possível que as infecções por *Helicobacter* spp. resultem em úlceras pépticas e neoplasia gástrica. Por conseguinte, o tratamento antibacteriano visa à erradicação das helicobactérias gástricas. Vários ensaios clínicos utilizando diferentes tratamentos antimicrobianos foram inicialmente conduzidos para avaliar a sua capacidade de erradicar a sua infecção por *H. pylori* nos seres humanos. Um esquema de terapia tríplice, que consiste em amoxicilina e metronidazol ou tetraciclina e metronidazol, em associação com subsalicilato de bismuto, administrado durante 2 a 3 semanas, demonstrou ser o tratamento mais eficiente para a erradicação do *H. pylori*. De fato, esse esquema antimicrobiano, associado à ranitidina, teve sucesso no tratamento de pacientes com úlceras gástricas induzidas por *Helicobacter*. Em estudos comparando esse tratamento com ranitidina isoladamente, não apenas as úlceras cicatrizam mais rápido, como também a recidiva é significativamente menor do que aquela observada em pacientes que só recebem antibacterianos. Os esquemas que utilizam inibidores da bomba de prótons (p. ex., omeprazol) em associação com antibacterianos (p. ex., amoxicilina) também demonstraram ter considerável eficácia na erradicação do *H. pylori*. Não foi avaliado consistentemente se esse tratamento antimicrobiano deve ser instituído em cães e gatos domésticos com gastrite ou doença ulcerosa. Os resultados de estudos *in vitro* indicam que as espécies de *Helicobacter* spp. encontradas no estômago de cães e gatos são sensíveis à ampicilina, claritromicina, enrofloxacino, gentamicina, tetraciclinas e neomicina.[619] Os esquemas de combinações de fármacos sugeridos, com doses para cães e gatos baseadas naquelas eficazes para seres humanos infectados por *H. pylori*[633] estão relacionados na Tabela 37.2. Estudos realizados em furões indicam que a terapia tríplice, que consiste em amoxicilina, metronidazol e subsalicilato de bismuto, 3 vezes/dia, durante 3 a 4 semanas, teve sucesso na erradicação do *H. mustelae* desses animais.[444] O omeprazol parece ser altamente eficaz para reduzir o ácido gástrico e as lesões gástricas associadas em cães,[471a,659a] quando administrado a furões, 1 vez/dia, induz eficientemente a hipocloridria e pode ser administrado em associação com antibacterianos para tratamento de úlceras duodenais ou gástricas associadas ao *H. mustelae*. Casos de úlceras hemorrágicas agudas devem ser tratados como emergência, e a administração de líquido e transfusões sanguíneas é essencial.

Como as infecções por GHLO podem ser observadas em cães e gatos clinicamente sadios, a decisão quanto ao uso de agentes antimicrobianos deve basear-se nas evidências de lesões gástricas com doença clínica compatível. A duração do tratamento antibacteriano de cães e gatos com helicobacteriose não foi extensamente estabelecida. Nos casos em que o tratamento foi avaliado, observou-se uma melhora clínica; entretanto, não foi obtida a erradicação a longo prazo por *Helicobacter* spp. A seguir, são discutidos estudos de trata-

mentos específicos. Gatos com infecção natural pelo *H. pylori* receberam ciclo de 21 dias de amoxicilina, metronidazol e omeprazol por via oral.[462] Todos os 6 gatos tratados tiveram resultados negativos na cultura de amostras de vários locais (saliva, suco gástrico e mucosa gástrica) para *H. pylori*. Todavia, conforme determinado pela PCR, realizada 2 e 4 semanas após o tratamento, a maioria dos gatos teve amostra de biopsia gástrica positiva para *H. pylori*. Seis semanas após o tratamento, todos os 6 gatos tiveram culturas negativas para *H. pylori* a partir de amostras de vários locais gástricos obtidas na necropsia, e *H. pylori* foi cultivado do suco gástrico de apenas 1 gato. A análise por PCR revelou que 5 dos 6 gatos ainda apresentavam DNA do *Helicobacter* em amostras de placa, saliva e biopsia gástrica, utilizando *primers* de 26-kDa específicos para *Helicobacter*. Todavia, não se sabe se esses *primers* amplificam o DNA de outras espécies de *Helicobacter*. É provável, embora não comprovado, que os *primers* de *Helicobacter* para PCR amplificassem o DNA de helicobactérias entéricas em gatos.

Em um segundo estudo, o tratamento com amoxicilina, metronidazol e famotidina produziu melhora clínica em mais de 90% de 63 cães e gatos colonizados por GHLO; quando os animais foram novamente examinados por endoscopia, não foi detectada nenhuma lesão.[109] Infelizmente, o teste diagnóstico usado para avaliar se há GHLO não foi mencionado, nem o intervalo de tempo para a realização da endoscopia após o tratamento.

Em um terceiro estudo que utilizou amoxicilina, metronidazol e famotidina durante 2 semanas, os resultados indicaram que, 28 dias após o tratamento, o teste da ureia no ar exalado continuava positivo na maioria dos cães.[93] Resultados também insatisfatórios foram documentados em gatos em uso de azitromicina, tinidazol, bismuto e ranitidina ou claritromicina, metronidazol, bismuto e ranitidina, durante 4 a 7 dias.[422]

Um quarto estudo de 24 cães com vômitos crônicos e *Helicobacter* spp. gástrica envolveu uma terapia tríplice antibacteriana, com ou sem famotidina.[361] As biopsias endoscópicas foram submetidas a exame histopatológico à procura de microrganismos e lesões visíveis 4 semanas e 6 semanas após o período de tratamento de 2 semanas. As taxas de erradicação não foram diferentes entre os grupos de tratamento; foi observada maior redução da frequência de vômitos em cães com menos lesões histopatológicas após o tratamento. O tratamento para suprimir a acidez gástrica pode não ser necessário no tratamento de cães.

Em um quinto estudo, 3 cães e 2 gatos com doença GI crônica associada a *Helicobacter* spp. foram tratados com terapia antibacteriana tríplice oral, que consistia em suspensão de metronidazol, amoxicilina, subsalicilato de bismuto, durante 21 dias.[293] Além disso, cada animal recebeu uma de várias dietas GI comerciais exclusivamente durante e após o período de tratamento de 21 dias. Os animais foram monitorados por meio de exame de biopsias endoscópicas ou cirúrgicas antes e depois do tratamento utilizando histopatologia, fluorescência, hibridização *in situ* e PCR. O tratamento clínico resultou em regressão dos sinais clínicos e eliminação das *Helicobacter* spp. visíveis nas amostras de estômago; todavia, a inflamação gástrica persistiu.

Em seres humanos com infecção grave por GHLO (i. e., *H. heilmannii* ou *H. felis*), o subsalicilato de bismuto, a amoxicilina, a tetraciclina e o metronidazol em várias combinações erradicaram com sucesso os GHLO da mucosa gástrica com resolução da gastrite.[263,600] Em dois relatos separados, o tratamento prolongado com subsalicilato de bismuto (4 semanas) ou subcitrato de bismuto (8 semanas) também erradicou com sucesso os GHLO dos pacientes.[263,411] A erradicação do *H. heilmannii* com agentes antibacterianos em pacientes com linfoma de baixo grau do tecido linfoide associado à mucosa levou à remissão completa do tumor nos pacientes tratados.[409] A documentação crescente de resistência ao metronidazol e à ampici-

Tabela 37.2	Tratamento da helicobacteriose gástrica em cães e gatos.

Fármaco[a]	Espécie	Dose[b]	Via	Intervalo (horas)	Duração (dias)[c]
AGENTES DE REVESTIMENTO					
Subsalicilato de bismuto[d]	C	0,22 a 0,5 mℓ/kg	VO	6 a 8	14 a 28
	G	0,5 a 1 mℓ/kg	VO	4 a 6	14 a 28
Subcitrato de bismuto	CG	6 mg/kg	VO	12	14 a 29
ANTIBACTERIANOS					
Metronidazol[e]	G	62,5 mg total	VO	24	14 a 28
	CG	15 mg/kg	VO	12	14 a 28
Amoxicilina	CG	22 mg/kg	VO	12	14 a 28
Tetraciclina	CG	20 a 25 mg/kg	VO	8	14 a 28
Claritromicina[f]	CG	7,5 a 10 mg/kg	VO	12	14 a 28
ANTISSECRETORES					
Antagonistas H$_2$					
Cimetidina[g]	CG	5 a 10 mg/kg	VO, IV	8	14 a 28
	CG	5 a 6 mg/kg	IM, IV	8 [h]	14 a 28
Famotidina	CG	0,5 mg/kg[i]	VO	12	14 a 28
	C	20 a 40 mg total	VO	12 a 24	14 a 28
Ranitidina	C	0,5 a 4 mg/kg	IV	8 a 12	14 a 28
	G	2,5 mg/kg	IV	12	14 a 28
		3,5 mg/kg	VO	8 a 12	14 a 28
Ranitidina citrato de bismuto[f]	G	24 mg/kg	VO	8	14 a 28
INIBIDORES DA BOMBA DE PRÓTONS					
Omeprazol	CG	0,7 a 1 mg/kg[j]	VO	24	14 a 28
	C (> 20 kg)	20 mg total	VO	24	14 a 28
ANÁLOGO DA PROSTAGLANDINA					
Misoprostol	C	2 a 5 mg/kg	VO	12	14 a 28
PROTETOR GÁSTRICO PARA ÚLCERAS					
Sulcralfato[k]	CG	0,5 a 1 g	VO	4	7

CG, cães e gatos; *G*, gato; *C*, cão; *IM*, intramuscular; *IV*, intravenosa; *VO*, via oral.
[a] Ver *Formulário de fármacos*, no Apêndice, para informações mais detalhadas.
[b] Administração da dose a intervalos especificados.
[c] A duração do tratamento em seres humanos levou até 8 semanas para regressão bem-sucedida.
[d] Subsalicilato de bismuto, fórmula original. A dose calculada baseia-se em 17,5 mg/kg quando são utilizados outros produtos. Os compostos de salicilato devem ser usados de modo criterioso em gatos, e deve-se considerar o uso de outros substitutos, como subcitrato de bismuto.
[e] Foi observada resistência ao metronidazol com frequência crescente em seres humanos com infecções por *H. pylori*. O esquema de combinação de metronidazol (30 mg/kg/dia), espiramicina (15.000 UI/5 kg/dia) e omeprazol (1 mg/kg) durante 7 dias tem sido usado em cães.[346]
[f] A ranitidina citrato de bismuto e a claritromicina têm sido usadas como terapia bimodal combinada, com alta eficácia em furões com infecção experimental.[379]
[g] A cimetidina inibe a absorção do cetoconazol; a metoclopramida inibe a absorção da cimetidina. Além da ranitidina, fármacos semelhantes incluem a nizatidina e a roxatidina.
[h] Não administrada como injeção IV direta, mas por infusão lenta.
[i] Doses baixas de 0,1 a 0,2 mg/kg foram consideradas de igual eficácia.[126a]
[j] Disponível na forma de cápsula de 20 mg; a dose máxima para cães é de 20 mg. Os grânulos devem ser fracionados e colocados em cápsulas de gelatina para doses menores. Os fármacos alternativos incluem lansoprazol, pantoprazol, esomeprazol e rabeprazol. Mais eficaz na dose de 1 mg/kg em cães.[471a] O omeprazol foi superior à famotidina na prevenção de lesões gástricas induzidas por exercício em cães de corrida de trenós.[659a]
[k] O seu uso deve ser evitado dentro de 2 h após a administração de muitos fármacos orais, visto que ele interfere na absorção deles.

lina em *H. pylori* isolado de seres humanos sugere a possibilidade de resistência a antibacterianos em várias espécies de helicobactérias gástricas isoladas de cães e gatos.[191]

Considerações de saúde pública

Como o *H. heilmannii* (atualmente classificado como *H. bizzozeronii* em cães) e, em menor grau, o *H. felis* colonizam uma pequena porcentagem de seres humanos com gastrite, e tendo em vista que nenhuma fonte ambiental dessas bactérias foi identificada, os animais de estimação foram implicados na transmissão zoonótica.[108,437] As cepas de "*H. heilmannii*" no estômago de cães e gatos foram geneticamente distintas daquelas encontradas em seres humanos,[481] sugerindo que o risco zoonótico de infecção a partir de animais de estimação é baixo. Todavia, existem alguns relatos que indicam risco zoonótico potencial, por exemplo, em uma descrição de infecção por *H. heilmannii* em uma criança, em cujo domicílio havia dois gatos,

a biopsia gástrica de um gato indicou infecção por microrganismos espiralados gástricos que apresentavam características morfológicas semelhantes àquelas detectadas no estômago da criança.[348] Em outro relato, uma menina que mudou para o ambiente rural desenvolveu histórico de dor epigástrica, náuseas, vômitos e anorexia de 18 meses de duração. Foi constatada gastrite crônica ativa no antro associada ao *H. heilmannii*.[600] A instituição de vários tratamentos antimicrobianos anti-*Helicobacter* foi bem-sucedida apenas temporariamente. A criança tinha dois cães, um dos quais com vômitos intermitentes crônicos que frequentemente lambia o rosto da menina, e outro que era assintomático. O cão sintomático tinha gastrite crônica ativa associada a grandes números de *H. heilmannii*, ao passo que o cão assintomático apresentava gastrite leve associada a menor número de *H. heilmannii*. A menina e os cães foram simultaneamente submetidos a um ciclo de 6 semanas de amoxicilina e bismuto. Os sintomas regrediram no cão, porém a menina necessitou de tratamento adicional com omeprazol. Embora a análise de DNA das cepas de *H. heilmannii* não tenha sido efetuada para confirmar a identidade dos microrganismos, a associação zoonótica é altamente sugestiva. Todavia, em outro caso, *H. heilmannii* foi geneticamente idêntico em um menino de 12 anos de idade com gastrite e em seus dois cães.[126]

Na Alemanha, um levantamento realizado em 125 indivíduos infectados por GHLO forneceu informações em um questionário sobre contato com animais. Desses pacientes, 70,3% tiveram contato com 1 ou mais animais, em comparação com 37% da população de controle clinicamente sadia.[571] Foi relatada a preponderância mais de três vezes maior de homens, em comparação com mulheres, com GHLO. Como *H. bizzozeronii* e *H. felis* podem ser cultivados em meios artificiais, é necessário fazer a comparação entre as várias espécies que infectam animais e seus marcadores genéticos. Um pesquisador que realizou estudos fisiológicos com estômago de gatos desenvolveu gastrite aguda, presumivelmente devida ao *H. felis*, com base no exame de ME.[342] Foram demonstradas bactérias espiraladas gástricas semelhantes na mucosa gástrica de gatos usados por esse cientista.

Se *H. pylori*, conforme demonstrado em gatos criados comercialmente,[195,252] for isolado de gatos de estimação, o potencial zoonótico da helicobacteriose dos gatos obviamente aumentaria de modo substancial. A infecção por *H. pylori* é uma importante causa de gastrite humana. A maioria dos estudos epidemiológicos não aponta o contato com animais de estimação na infecção humana por *H. pylori*. Em estudos sorológicos de seres humanos com infecção por *H. pylori*, a existência de animais de estimação foi inversamente relacionada com os títulos de anticorpos IgG anti-*H.pylori*; entretanto, nesses estudos, o fato de ser proprietário de um animal de estimação esteve associado ao maior nível socioeconômico.[152,226] Além disso, os proprietários de animais de estimação não foram separados por serem os animais cães ou gatos, pelo número e idade dos animais ou pelo tempo de aquisição do animal. Em outro estudo, embora o número de pacientes com animais de estimação fosse pequeno, a exposição a gatos e a cães no ano precedente não foi estatisticamente associada à infecção por *H. pylori*.[627] Um estudo epidemiológico conduzido na Alemanha não demonstrou qualquer risco aumentado de *H. pylori* pelo fato de ser proprietário de um gato.[25]

Em uma pesquisa sorológica medindo os anticorpos anti-*H. pylori*, a soropositividade esteve associada ao nível socioeconômico mais baixo, e não ao fato de ser proprietário de um animal de estimação ou ter atendimento por cuidadores.[562] Em uma pesquisa realizada em homens empregados na Inglaterra, ter sido dono de um animal de estimação quando criança foi marginalmente associado à infecção atual por *H. pylori*; todavia constatou-se que a aglomeração e o contato interpessoal construíram o principal fator de risco.[638] Apenas um estudo sugeriu o risco epidemiológico. Trabalhadores agrícolas soropositivos com IgG anti-*H.pylori* tiveram mais tendência a relatar maior contato com gatos do que com cães.[598] Para informações mais detalhadas sobre o risco zoonótico dessas infecções, ver *Helicobacteriose Gástrica*, Capítulo 99.

Infecções intestinais e hepáticas por *Helicobacter**

James G. Fox

Etiologia

Além de sua associação à mucosa gástrica, um número crescente de outras espécies de *Helicobacter* tem sido isolado da parte inferior do trato intestinal de mamíferos e aves.[488] Algumas dessas espécies

(p. ex., *H. cinaedi*, *H. fennelliae* e *H. rappini*) foram associadas à proctite, colite e septicemia em seres humanos imunocomprometidos.[316,605] *H. cinaedi* foi isolado de uma série de pacientes que desenvolveram celulite e bacteriemia após cirurgia ortopédica.[321] Além disso, *Helicobacter hepaticus* e *H. bilis* foram isolados do fígado de camundongos com hepatite e carcinoma hepatocelular, bem como do intestino de camundongos assintomáticos no mundo inteiro.[181,201] *H. bilis* também foi isolado de uma amostra gástrica de um cão, e *H. canis* do fígado de um cão com hepatite.[129,182] Os autores de uma publicação recomendam que os microrganismos classificados taxonomicamente como *H. bilis* sejam ampliados para incluir as cepas de referência de *Helicobacter flexispira* 2, 3 e 8 e as cepas flexispira caninas e felinas finlandesas.[256]

Um desses microrganismos gram-negativos espiralados com flagelos bipolares embainhados recebeu o nome do grupo *H. canis*, pois apresenta homologia fraca do DNA com *H. cinaedi* e *H. fennelliae*, porém, é fenotipicamente distinguível desses microrganismos pelas suas características morfológicas (Figura 37.5); é também resistente à polimixina B e incapaz de reduzir o nitrato. À semelhança de *H. hepaticus*, *H. bilis* e *Helicobacter pullorum*, a acentuada resistência do *H. canis* à bile provavelmente torna o microrganismo capaz de colonizar o fígado.[181,201,567,568]

É interessante mencionar o isolamento (com base na análise de ácidos graxos celulares) do *H. cinaedi* das fezes de cães e de um gato.[316] *H. cinaedi* foi isolado de um macaco *rhesus* com colite e hepatite, bem como de macacos *rhesus* sem diarreia.[150,185] *H. fennelliae* também foi identificado nas fezes de um cão e de um macaco. À semelhança de *H. cinaedi*, o *H. fennelliae* (anteriormente conhecido como *Campylobacter fennelliae* ou CLO-2) foi isolado pela primeira vez de indivíduos homossexuais que estavam infectados pelo vírus da deficiência humana (HIV; do inglês, *human immunodeficiency virus*) e apresentavam colite e proctite.[605] Todavia, diferentemente do *H. cinaedi*, essa espécie do *Helicobacter* entérica não causa frequentemente bacteriemia em seres humanos adultos.[313,427]

Epidemiologia

Com base em análises bioquímicas, fenotípicas e do rRNA 16S, *H. canis* foi isolado de gatos de bengala com e sem diarreia crônica.[161] Como os gatos estavam coinfectados por outros patógenos potenciais, que incluem *C. helveticus*, tendo em vista o isolamento do *H. canis* de gatos não diarreicos, não foi possível comprovar o papel etiológico do *H. canis* na produção de diarreia. O isolamento do *H. canis* em gatos levanta a possibilidade de que essa espécie, à semelhança do *H. hepaticus* e do *H. bilis* em camundongos, possa causar infla-

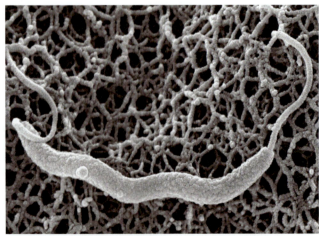

Figura 37.5 Microfotografia eletrônica de varredura de *H. canis*. (Cortesia de M. H. Stoffel, University of Bern, Bern, Suíça.)

*Referências 171, 181, 201, 529, 567, 568.

mação do cólon, particularmente em hospedeiros com desregulação imunológica. São necessários estudos adicionais para determinar a importância do *H. canis* como patógeno entérico primário em gatos, bem como a função dos gatos na possível disseminação zoonótica do *H. canis* a seres humanos.

Em estudos epidemiológicos sobre a incidência de CLO em 1.000 cães, 4% dos animais abrigavam um microrganismo, que foi posteriormente identificado como *H. canis*, isolado das fezes.[68,567] O microrganismo também foi isolado das fezes de uma criança com gastrenterite durante um estudo semelhante de juvenis para determinar a prevalência dos CLO.[70]

Com base em dados do rRNA 16S, o *H. canis* também foi identificado do fígado de um filhote de cão com diagnóstico de hepatite multifocal ativa.[182] São necessários estudos adicionais para estabelecer se esse microrganismo é capaz de induzir experimentalmente hepatite em cães, ou se ocorre como infecção hepática natural em seres humanos. O potencial patogênico é reforçado pelo isolamento do *H. canis* de um ser humano com bacteriemia[439] e por estudos que demonstram que o *H. hepaticus*, um *Helicobacter* intestinal de camundongos, pode induzir experimentalmente hepatite em camundongos consanguíneos e livres de germes.[188,202,635] É possível que *H. hepaticus* cause tumores hepáticos em cepas suscetíveis de camundongos.

Em um estudo com 64 de 227 gatos criados comercialmente, durante o período de 6 anos, foram isoladas bactérias microaeróbicas das fezes dos animais. Todos os microrganismos isolados foram inicialmente identificados como CLO, com base nas suas características bioquímicas e fenotípicas. O DNA extraído de 51 desses microrganismos isolados foi submetido à PCR, utilizando *primers* específicos para espécies de *Helicobacter* e para espécies de *Campylobacter*. Dos isolados, 92% (47 de 51) foram positivos para *Campylobacter* spp., 41% (21 de 51) foram positivos para *Helicobacter* spp., 33% (17 de 51) foram positivos para ambos os gêneros, 59% (30 de 51) foram positivos apenas para *Campylobacter* spp., e 8% (4 de 51) foram positivos apenas para *Helicobacter* spp.

Os produtos da PCR de 1,2 kb dos genes do rRNA 16S de 19 espécies de *Helicobacter* isoladas foram submetidos à análise de polimorfismo de comprimento de fragmentos de restrição (RFLP; do inglês, *restriction fragment length polymorphism*). Dos cinco padrões de RFLP diferentes obtidos, dois agruparam-se com *Helicobacter* (*Flexispira*) táxon 8, um agrupou-se com *H. bilis*, outro com *H. canis* e o padrão remanescente foi estreitamente relacionado com uma nova cepa de *Helicobacter* isolada de uma marmota. Os dados de sequência dos genes do rRNA 16S de 10 espécies de *Helicobacter* validaram a identificação desses isolados com base no RFLP.

Em uma pesquisa de coinfecção por *Campylobacter* spp., *Helicobacter* spp. entérico e *Anaerobiospirillum* spp. em 52 cães sadios, 138 cães com diarreia, 63 gatos com diarreia e 21 gatos sadios, 27 animais, ou aproximadamente 10% entre cães e gatos, estavam infectados por *Campylobacter* spp. e *Helicobacter* spp., e 8 cães (4 sadios, 4 com diarreia) e 2 gatos com diarreia tiveram resultados positivos para todos os três gêneros.[500] *C. upsaliensis* foi a espécie isolada com mais frequência nos cães e *C. helveticus* nos gatos, enquanto as taxas de isolamento do *C. jejuni* foram semelhantes em ambos os animais. O isolado mais frequente de *Helicobacter* em cães foi *H. bilis* (15,3%), seguido de *H. canis* (12,1%) e, por fim, de *H. cinaedi* (6,3%). Nos gatos, 14,3% foram positivos para *H. canis*, 5,9% para *H. bilis* e 2,4% para *H. cinaedi*. Não foi observada nenhuma correlação estatisticamente significativa entre o isolamento de infecções simples ou mistas e a diarreia.

As marmotas (*Marmota monax*) exibem uma enorme prevalência de carcinoma hepatocelular associado à infecção crônica pelo vírus da hepatite da marmota e servem como modelo de carcinoma hepatocelular associado ao vírus da hepatite B em seres humanos. Para determinar se as marmotas abrigam uma espécie de *Helicobacter* capaz de desempenhar um papel na potencialização da inflamação ou neoplasia hepática, foi conduzido um estudo para determinar se o fígado desses animais era infectado por uma espécie de *Helicobacter*.[198] Uma sequência espécie-específica de *Helicobacter* de 1.200 pares de bases foi amplificada a partir de 14 amostras de fígado. A hibridização *southern* confirmou a identidade específica dos produtos PCR. Foi isolado uma bactéria urease, catalase e oxidase positiva de uma amostra de fígado de uma marmota com tumor hepático. Com base na análise do rRNA 16S e nas características bioquímicas e fenotípicas, o microrganismo foi classificado como nova espécie de *Helicobacter*. Subsequentemente, foi constatado que quatro cepas bacterianas adicionais isoladas das fezes de gatos e caracterizadas por análise química, fenotípica e do rRNA 16S eram idênticas ao microrganismos isolados de marmotas. A nova helicobactéria foi denominada *Helicobacter marmotae*.[198] Tendo em vista que os gatos são frequentemente diagnosticados com colângio-hepatite crônica de etiologia desconhecida, é interessante averiguar se essa nova espécie de *Helicobacter* provoca doença em gatos e em outros mamíferos.[55,212] Espécies de *Helicobacter* semelhantes àquelas encontradas no intestino e distintas daquelas existentes no estômago, foram identificadas no fígado e no trato biliar de gatos com colângio-hepatite supurativa.[231]

Patogenia

O nicho ecológico normal de certas espécies de *Helicobacter* é a parte inferior do intestino, porém o mecanismo pelo qual esses microrganismos colonizam o fígado não é conhecido. À semelhança do outro enteropatógeno intestinal *Salmonella typhi*, os microrganismos podem ter acesso ao fígado pela captação inicial dos enterócitos ou células M no intestino e disseminação para o fígado pela circulação porta. Em seguida, a bactéria pode ser transportada do fígado para o trato biliar.[276] De modo alternativo, provavelmente as helicobactérias sofram migração retrógrada do lúmen do intestino para o ducto biliar. Não se sabe se a existência de parasitos intestinais facilita a capacidade do *H. canis* (e de outras helicobactérias) de colonizar o fígado e provocar hepatite. Microrganismos com características morfológicas de *H. bilis* foram anteriormente observados nos canalículos biliares de ratos com infecção experimental por *Fasciola hepatica*, o trematódeo hepático.[165] Além disso, *Flexispira* (H.) *rappini* foi associada à ocorrência de aborto em ovinos, hepatite necrótica nos fetos abortados e doença intestinal em animais e seres humanos. Experimentalmente, *H. rappini* provoca abortos semelhantes e hepatite necrótica em cobaias.[28,320,497] É concebível, mas certamente não comprovado, que filhotes de cães e gatos possam ser infectados *in utero*. Todavia, a sua importância como patógeno em animais de estimação ainda não foi determinada.

Macacos da espécie *Macaca nemistrina* foram experimentalmente infectados por via oral com *H. cinaedi* e *H. fennelliae*.[159] Embora tenha ocorrido infecção nesses macacos, causando fezes anormais e lesões focais do intestino grosso, apenas um dos cinco animais infectados por *H. fennelliae* apresentou proctite aguda, enquanto *H. cinaedi* só induziu hiperplasia linfoide.[159]

O genoma completo do *H. hepaticus* foi sequenciado.[581] Com base na análise dos dados dessa sequência, acredita-se que serão elucidados os mecanismos pelos quais esse microrganismo (bem como outras helicobactérias êntero-hepáticas) exerce seu potencial patogênico nos hospedeiros. É interessante assinalar o achado de que o *H. hepaticus* compartilha vários genes semelhantes com *C. jejuni* e *H. pylori*, sugerindo um mecanismo patogênico comum entre essas três espécies de bactérias. Na atualidade, dispõe-se de um banco de dados público sobre os genomas de cinco outras helicobactérias entéricas, *H. cinaedi*, *H. fennelliae*, *H. bilis*, *Helicobacter canadensis* e *Helicobacter winghamensis*.[61]

Achados clínicos

Não se sabe se o *Helicobacter* intestinal pode causar doença diarreica primária em animais de companhia imunocompetentes, ou apenas naqueles que apresentam imunocomprometimento. *H. hepaticus* e *H. bilis* estão cada vez mais associados à ocorrência de DII grave[179] e adenocarcinoma do cólon[138,139] em camundongos imunocomprometidos, e camundongos selecionados isentos de germes, inoculados com o microrganismo, desenvolve enterite segmentar.[181,188,202] De modo semelhante, se for estabelecido que as helicobactérias constituem uma causa comum de hepatite ou enterite em cães e gatos, a realização de provas de função hepáticas apropriadas e culturas microaeróbicas de amostras de biopsias hepática ou intestinal deverá fornecer informações sobre a sua associação à doença GI.

Diagnóstico

Muitos laboratórios hospitalares têm dificuldades em isolar as helicobactérias. Em virtude do crescimento lento do *H. cianedi*, o diagnóstico laboratorial é improvável se forem usados procedimentos de hemocultura que dependem da detecção visual dos meios de cultura.[316,317] Em um estudo retrospectivo em seres humanos com doença associada ao *H. cinaedi*, a maioria dos pacientes teve o microrganismo isolado do sangue utilizando um sistema de hemocultura automatizado.[317] A microscopia em campo escuro ou o uso de coloração dos meios de hemocultura com laranja de acridina em lugar da coloração Gram aumentam a probabilidade de observação do microrganismo. De modo semelhante, o isolamento fecal é difícil; são necessários meios antibacterianos seletivos, e a recuperação é facilitada pela passagem dos homogeneizados fecais através de um filtro de 0,45 μm.[215,530] Além disso, algumas cepas de *H. cinaedi* e de *H. fennelliae* são inibidas por concentrações de cefalotina e cefazolina usadas frequentemente em meios seletivos para o isolamento de bactérias microaerofílicas entéricas.[316] Esses microrganismos também necessitam de ambiente rico em hidrogênio para o seu crescimento ótimo *in vitro*. *H. canis* pode ser diferenciado do *H. fennelliae* pela capacidade de crescer a 42°C, pela incapacidade de produzir catalase e pela acentuada tolerância à bile.

Para o melhor isolamento de microrganismos semelhantes ao *Helicobacter*, as amostras de fezes devem ser colocadas em meio de glicerol para transporte. São necessários níveis mais altos de hidrogênio (5 a 10%) para o isolamento ótimo de espécies de *Helicobacter*. Infelizmente, essa atmosfera não está disponível nos *kits* diagnósticos disponíveis no comércio, utilizados para o isolamento de *Campylobacter*.

Foram mantidas condições microaeróbicas em jarras GasPak ventiladas, sem catalisador, por evacuação a – 20 mmHg, e, em seguida, repressurização com mistura gasosa contendo 80% de nitrogênio, 10% de hidrogênio e 10% de dióxido de carbono, para obter a concentração final de oxigênio de 5%.[190]

A identificação de múltiplas espécies de bactérias microaeróbicas nas fezes de um animal representa um desafio diagnóstico, particularmente quando esses microaeróbios crescem em meios semelhantes, em condições atmosféricas comparáveis. O isolamento primário dessas bactérias microaerofílicas pode ser enganoso, visto que espécies de *Helicobacter* podem estar localizadas em pequenos números e crescer em velocidade mais lenta do que espécies de *Campylobacter*. Os traços fenotípicos e os perfis bioquímicos semelhantes desses gêneros também confirmam o diagnóstico. O uso de ensaios de PCR específicos para os gêneros *Campylobacter* e *Helicobacter* possibilita distinção entre os dois gêneros. O ensaio PCR-RFLP também foi útil para a identificação de espécies de *Helicobacter*.

Achados patológicos

Embora as criptas do intestino sejam o nicho ecológico normal de *H. canis*, *H. hepaticus* e *H. marmotae*, esses microrganismos também podem colonizar o fígado. Em camundongos A/JCr, a lesão hepática

mais bem caracterizada causada por *Helicobacter* é a hepatite associada ao *H. hepaticus*. Nos camundongos infectados, o microrganismo provoca uma lesão hepática multifocal com colangite e vasculite, cuja gravidade evolui para incluir hiperplasia dos ductos biliares, hepatomegalia, hiperplasia de células ovais, proliferação hepatocelular e – em camundongos A/JCr, B6C3F1, AXB machos idosos – hepatoma ou carcinoma hepatocelular.[182] Uma lesão hepática associada ao *H. canis* observada em um cão jovem consistiu em hepatite necrosante multifocal aguda.[182] É interessante assinalar a existência de microrganismos semelhantes ao *Helicobacter* na periferia de lesão hepática, que pareciam estar localizados nos canalículos biliares. Esse padrão de colonização também é observado em fígado infectado por *H. hepaticus* e por *H. bilis*.[181,188,201,629]

O isolamento do *H. rappini* do sangue de cobaias com infecção experimental dentro de 1,5 semana após a inoculação indica a capacidade de esses microrganismos causarem bacteriemia.[65] Por exemplo, microrganismos semelhantes ao *H. rappini* foram isolados de uma criança de 9 anos de idade com bacteriemia e pneumonia.[593] Além disso, esse ponto de vista é sustentado pela observação de translocação de microrganismos semelhantes ao *H. rappini* nos enterócitos de saguis cabeça-de-algodão (*Saguinus oedipus*) com colite ulcerativa ou de camundongos coinfectados por *Serpulina hyodysenteriae*, o agente da disenteria suína.[80,280]

Vários estudos foram conduzidos para determinar se as espécies de *Helicobacter* estão associadas à colecistite e outras doenças hepatobiliares em seres humanos. Nesses estudos, a existência de espécies de *Helicobacter* foi detectada por DNA específico por PCR e sequenciamento.[30,180,197,431,433] A dificuldade em obter amostras de tecido da vesícula biliar e do fígado de populações selecionadas ressalta a necessidade de ensaios sorológicos não invasivos para determinar a prevalência das helicobactérias hepáticas em várias doenças biliares e hepáticas em seres humanos e animais.

Com exceção do isolamento do *H. pylori* do fígado de um paciente com doença de Wilson,[484] esses estudos não conseguiram cultivar o *Helicobacter* de amostras de fígado ou de bile. São necessários estudos adicionais que utilizam métodos de detecção específicos e sensíveis, para averiguar a associação da infecção por *Helicobacter* com doenças hepatobiliares em diferentes populações humanas, bem como em cães e gatos. Todavia, é interessante mencionar o achado em camundongos com infecção experimental por *H. hepaticus*, em que a colonização do intestino, mas não do fígado, pelas bactérias foi suficiente para promover o desenvolvimento de tumores hepáticos em camundongos expostos à aflatoxina, bem como em camundongos transgênicos com hepatite C.[184]

As helicobactérias êntero-hepáticas causam DII e câncer intestinal em camundongos imunocomprometidos. Além disso, foram isoladas várias espécies novas de *Helicobacter* de macacos *rhesus* e do sagui cabeça-de-algodão com colite debilitante crônica.[137,186,518] Será interessante verificar se a colite crônica e o câncer intestinal em cães e gatos estão relacionados com a infecção por *Helicobacter*.[161]

Helicobacter spp., incluindo *H. cinaedi*, *H. pullorum*, *H. bilis*, *H. hepaticus*, à semelhança de *C. jejuni*, expressam cdt que, *in vitro*, provoca parada do ciclo celular na fase C_2/M de crescimento. A toxina no *H. hepaticus* e no *H. cinaedi* promove o desenvolvimento de tiflocolite associada ao *Helicobacter* em camundongos com deficiência de IL-10.[534,672]

Tratamento

O teste de sensibilidade a antimicrobianos com o *H. cinaedi* indica que a tetraciclina, o cloranfenicol e vários aminoglicosídios devem ser eficazes no tratamento de infecções por *H. cinaedi*.[317] (Ver Tabela 37.1 para informações sobre doses apropriadas). Foi constatada a ocorrência de recidivas aparentes da bacteriemia por *H. cina-*

edi tratados com ciprofloxacino, apesar de seu uso prévio no tratamento bem-sucedido da infecção por *H. cinaedi*. O desenvolvimento de resistência *in vitro* de isolados de *H. cinaedi* ao ciprofloxacino sugere que as quinolonas devem ser usadas com cautela.[316,317]

Há poucas informações sobre o tratamento de infecções causadas por microrganismos semelhantes ao *H. rappini* em cães e gatos. Seres humanos com imunodeficiência de células B (humoral) têm mais tendência a desenvolver infecções por microrganismos semelhantes ao *H. rappini*. As infecções intravasculares e intralinfáticas resultantes nos seres humanos são difíceis de tratar com agentes antibacterianos. Em alguns casos, o tratamento de combinação com fármacos como aminoglicosídios, metronidazol e carbapenéns tem sido eficaz.[592,649] Se esses sinais clínicos forem observados em cães e gatos, os clínicos devem averiguar se as helicobactérias estão associadas à síndrome; todavia, o tratamento pode envolver a terapia de combinação baseada no antibiograma.

Considerações de saúde pública

Tendo em vista o isolamento do *H. cinaedi* da flora intestinal normal de *hamsters*, foi sugerido que os *hamsters* de estimação podem servir como reservatório para a transmissão do microrganismo em seres humanos.[215] *H. cinaedi* foi isolado do sangue e das fezes de um recém-nascido humano com septicemia e meningite.[441] A mãe da criança tinha trabalhado com *hamsters* durante os primeiros dois trimestres de gravidez e teve doença diarreica no terceiro trimestre. O recém-nascido provavelmente foi infectado durante o parto, embora esse fato não tenha sido comprovado. São necessários estudos adicionais para confirmar o risco zoonótico de manusear *hamsters* infectados por *H. cinaedi*, e, possivelmente, outros animais.[215]

H. bilis ("*rappini*") foi descrito pela primeira vez em dois seres humanos com diarreia crônica e em seus cães de estimação.[28] Em outros casos, ocorreu celulite associada ao *H. bilis* após arranhadura de gato; é possível que o paciente tenha adquirido colonização entérica pelo *H. bilis*, e que o microrganismo tenha conseguido acesso ao sangue por translocação. Todavia, a transmissão zoonótica desse microrganismo é possível.[28,497,557]

Embora *H. canis*, *H. cinaedi*, *H. fennelliae* e *H. bilis* (*rappini*) tenham sido isolados de cães, gatos e seres humanos, são necessárias pesquisas adicionais para verificar se essas helicobactérias em cães e gatos representam um reservatório potencial para transmissão zoonótica aos seres humanos. Embora *H. canis* e *H. pullorum* tenham sido isolados de crianças e adultos com gastrenterite e diarreia, as evidências de que ambos os microrganismos possam causar hepatite nos seres humanos é indireta. *H. canis* foi isolado do sangue de seres humanos, o que aumenta a probabilidade de que ocorra também infecção hepática por *H. canis* nos seres humanos.[14,116,439] Além disso, um paciente com diarreia associada ao *H. pullorum* apresentou elevações persistentes das enzimas hepáticas, bem como hepatomegalia na ultrassonografia do abdome.[69] Com o uso de meios diagnósticos e condições de cultura microaeróbica apropriados, várias outras espécies de *Helicobacter* também podem ser isoladas de seres humanos portadores de hepatite e de animais de companhia. Para informações mais detalhadas sobre o risco zoonótico dessas infecções, ver *Campilobacteriose* e *Helicobacteriose intestinal*, no Capítulo 99.

Infecção por *Anaerobiospirillum*

Craig E. Greene

À semelhança do *Helicobacter*, como *H. rappini* e *H. cinaedi*, as bactérias anaeróbias espiraladas e móveis, *Anaerobiospirillum thomasii*, *Anaerobiospirillum succiniciproducens* e outras *Anaerobiospirillum* spp. foram implicadas como causa de diarreia com ou sem bacteriemia em seres humanos. Esses microrganismos não são isolados

das fezes de pessoas clinicamente saudáveis, porém são encontrados comumente nas fezes de cães e gatos clinicamente sadios.[377,500] Não foi constatada nenhuma correlação estatística significativa com a ocorrência ou não de diarreia em cães ou gatos e a infecção por determinada espécie de *Anaerobiospirillum*.[500] De fato, os microrganismos foram isolados pela primeira vez da faringe e do conteúdo fecal de cães da raça Beagle.[104] Em um filhote de cão com diarreia sanguinolenta, foram isoladas bactérias espiraladas, que consistiram em *C. upsaliensis*, *H. cinaedi*, *H. rappini* e duas *Anaerobiospirillum* spp.[401] Foram identificados microrganismos estreitamente relacionados com *A. succiniciproducens* em lesões intestinais de seis gatos com ileocolite.[107] Foi observada a ocorrência de vômitos, diarreia ou sinais não relacionados com o trato GI. A existência de *Anaerobiospirillum* foi demonstrada com base na morfologia ultraestrutural das bactérias espiraladas associadas às lesões intestinais, bem como na amplificação por PCR de um gene rRNA 16S específico de gênero dos tecidos acometidos de cada gato. O cólon de três gatos clinicamente sadios sem lesões e de um gato com colite leve não associada a bactérias espiraladas foi negativo para espécies de *Anaerobiospirillum* com o uso do mesmo ensaio. À semelhança das infecções por *Campylobacter*, o risco de seres humanos adquirirem infecção por *Anaerobiospirillum* a partir de seus cães e gatos com diarreia é grande e foram relatados alguns casos.[219,375-377,593] Esses microrganismos podem ser diferenciados de outras bactérias espiraladas por métodos genéticos e ultraestruturais.

Salmonelose

Craig E. Greene

Etiologia

O gênero *Salmonella* consiste em bacilos gram-negativos não formadores de esporos e primariamente móveis da família Enterobacteriaceae. Membros do gênero *Salmonella* são patógenos onipresentes que infectam uma ampla variedade de mamíferos, aves, répteis e até mesmo insetos. Apesar de serem parasitos primariamente intestinais, esses microrganismos podem causar doença sistêmica e ser isolados de outros órgãos e do sangue. As *salmonellae* têm importantes implicações de saúde pública, visto que são capazes de causar gastrenterite leve a grave nos seres humanos.

A taxonomia de *salmonellae* sofreu muitas mudanças, e os esquemas de classificação baseiam-se em diferenças bioquímicas ou sorológicas. Como as salmonelas estão relacionadas, acredita-se que elas pertencem a uma única espécie: *Salmonella enterica*. Existem mais de 2.400 sorotipos de *S. enterica* identificados por reações de aglutinação de seus antígenos somáticos (O) e flagelares (H). É prática comum substituir o nome da espécie pelo nome do sorotipo. As espécies (sorotipo) identificadas como de grande importância patogênica em microbiologia veterinária e humana incluem *S. ser. choleraesuis*, *S. ser. arizonae*, *S. ser. enteritidis* e *S. ser. typhimurium*. *S. ser. typhi* que é de suma importância como causa da febre tifoide em seres humanos, não é normalmente patogênica em animais e tem pouca ou nenhuma importância zoonótica. *S. ser. enteritidis* foi ainda subdividida em mais de 1.700 biossorotipos, tendo, cada um deles, um nome distinto, como *S. enteritidis dublin*. Apesar de ser taxonomicamente incorreto, o nome da espécie é frequentemente omitido a favor do uso do biossorotipo exclusivamente (p. ex., *S. dublin*).

Algumas espécies de salmonelas exibem preferência por certos hospedeiros animais, e cada uma das espécies de animais domesticados de fazenda parece ter uma espécie de *Salmonella* adaptada: cavalo – *Salmonella abortus equi*, vaca – *S. dublin*, carneiro – *S. abortus ovis*, porco – *S. choleraesuis* e aves – *Salmonella pullorum* e *Salmonella gallinarum*. Raramente, *S. choleraesuis* e *S. dublin* produzem doenças em seres humanos e outros animais.

Os sorotipos remanescentes de *Salmonella* exibem pouca ou nenhuma adaptação a hospedeiros específicos e são igualmente patogênicos para seres humanos e outros animais. Muitas salmonelas foram isoladas de vertebrados e de invertebrados e do ambiente. Esses sorotipos de *Salmonella* ou isolados individuais de determinados sorotipos variam amplamente na sua capacidade de infectar e produzir doença em determinado hospedeiro animal, e os sorotipos mais virulentos parecem ter capacidade de sofrer multiplicação intracelular. As cepas mucoides e encapsuladas são mais patogênicas do que outras cepas; *S.typhi*, que provoca infecções prolongadas e sistêmicas em seus hospedeiros humanos, é notável por essa característica. A espécie mais comumente isolada de animais e pessoas com doença é *S. typhimurium*.

Epidemiologia

Fontes de infecção

Na natureza, os biotipos de *S. typhimurium* são, em sua maioria, onipresentes e facilmente transmitidos entre animais e seres humanos e o ambiente (Figura 37.6). A fonte mais comum de infecção, que ocorre por via GI, consiste em contato com alimento, água ou objetos contaminados. Em certas ocasiões, a transmissão pelo ar, que produz infecção respiratória, ocorre devido à capacidade do microrganismo de sobreviver em partículas secas transportadas pelo ar na ausência de material orgânico.

As salmonelas podem sobreviver por períodos relativamente longos fora do hospedeiro. O achado de *Salmonella* no ambiente indica habitualmente contaminação fecal direta ou indireta. Uma grande parte da biosfera aquática é contaminada por *Salmonella*, provavelmente em consequência da poluição de rios e lagos com esgoto não

tratado e lixo. Peixes e moluscos que vivem em águas previamente infectadas são monitores microbiológicos, visto que podem abrigar os microrganismos em seu trato digestório por extensos períodos após o isolamento direto da água não ser mais possível. É provável que cães e gatos adquiram a infecção ao beber água contaminada, embora isso seja um problema menor em áreas onde os animais de estimação bebem água de suprimentos municipais clorados. A contaminação ambiental originada de cães portadores foi sugerida a partir de um cão que pode ter adquirido a infecção enquanto fazia caminhadas.[516]

A contaminação do alimento representa outra fonte de infecção para cães e gatos, bem como para seus proprietários. Antigamente isso era um sério problema, pois os animais de estimação eram alimentados com carne não cozida ou não processada. A carne e seus derivados, particularmente carne de cavalo contaminada, foram os alimentos mais comumente apontados. O isolamento de *Salmonella* de animais infectados tem sido mais comum em suínos, bovinos, perus e cavalos (nessa sequência). *S. typhimurium* foi, sem dúvida alguma, o isolado mais comum. Mesmo a carne de animais clinicamente sadios para consumo humano não é estéril, e, com frequência, pode conter enteropatógenos que se depositam na carne durante o processamento. O processamento térmico das rações para cães ajudou a reduzir a contaminação. Todavia, tornou-se modismo ou tendência a alimentar cães com dietas à base de carne crua. Os galgos de corrida frequentemente recebem dieta contendo carne crua, pois acredita-se que essa alimentação aumentará a sua resistência. Os cães usados para corrida de trenós são alimentados com dietas extremamente saborosas com alto teor calórico. Essas dietas de carne crua, que têm alta prevalência de contaminação por *Salmonella*, geralmente compreendem rações comerciais ricas em gordura suplemen-

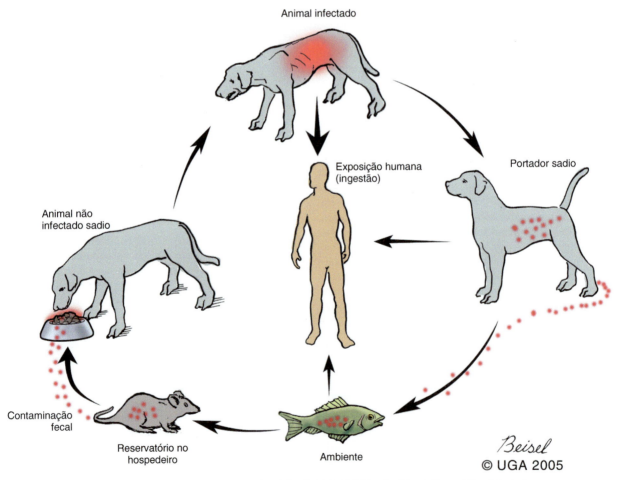

Animal infectado

Exposição humana (ingestão)

Portador sadio

Animal não infectado sadio

Contaminação fecal

Reservatório no hospedeiro

Ambiente

Beisel
© UGA 2005

Figura 37.6 Epidemiologia da salmonelose. (Arte de Dan Beisel © 2005 University of Georgia Research Foundation Inc.)

tadas com carne de vaca, cavalo, cordeiro, peixe ou gordura crua ou parcialmente cozida.[72,410,644] Os carnívoros em jardins zoológicos alimentados com dietas à base de carne crua são comumente expostos a salmonelas e as eliminam em suas fezes.[90] Alguns seres humanos também alimentam seus animais de estimação com dietas contendo carne não cozida.[364,410,466] Os cães de estimação alimentados com dietas suplementadas com carne crua têm maior prevalência de salmonelas do que animais de controle alimentados com rações comercialmente preparadas.[296,357] Nesse estudo, foram isoladas salmonelas de 80% do frango cru adquirido para alimentar os animais. Em outras pesquisas, foram constatadas salmonelas em 20 a 30% das carcaças de aves destinadas a consumo humano.[34,73] Em um exame de alimentos para animais de estimação crus e preparados, *Salmonella* foi isolada de 5,9% das dietas, que continham, todas elas, carne crua.[578] Os produtos alimentares crus para cães ou gatos ou inadequadamente cozidos, preparados a partir de fontes contaminadas, têm maior prevalência do que as rações granuladas e submetidas a processamento térmico, que têm menos tendência a conter *Salmonella*, visto que são adequadamente esterilizadas durante o preparo. Todavia, tem ocorrido salmonelose em cães e gatos alimentados com rações comercias contaminadas.[106,151,524] Foi constatado que preparados comerciais direcionados para cães, para mascar, feitos a partir de peles de animais, contêm *Salmonella*.[660] Guloseimas para cães, derivadas de animais, como orelhas de porco ou carne seca, contêm vários isolados de *Salmonella*, alguns dos quais demonstraram ter cepas resistentes a múltiplos fármacos.*

Infelizmente, devido aos processos de embalagem e manipulação, os alimentos secos comercialmente processados podem se tornar contaminados durante a fabricação, a embalagem, o armazenamento e o transporte se forem expostos a mamíferos, aves, répteis, anfíbios ou insetos infectados ou a condições não higiênicas. Os alimentos secos são habitualmente extrudados e aquecidos durante a sua produção; entretanto, são frequentemente recobertos por *spray* com gordura animal para intensificar o sabor. Os alimentos enlatados para animais de estimação têm menos tendência à contaminação por patógenos, visto que o processo de fabricação envolve aquecimento e acondicionamento do alimento em recipientes impermeáveis até que sejam servidos. As salmonelas podem se multiplicar rapidamente no alimento umedecido que permanece em temperatura ambiente. A suplementação de alimentos processados com restos de comida não cozidos ou produtos derivados da carne constitui outra fonte comum de infecção. Nos EUA, a carne crua (carne 4-D), usada para alimentar galgos de corrida, é altamente contaminada por *Salmonella*.[84,572,659]

Os alimentos contaminados, como, por exemplo, pratos, gaiolas de hospital, equipamento endoscópio e banheiras, podem constituir uma fonte de disseminação da doença no hospital veterinário. Em certas ocasiões, as salmonelas podem ser transmitidas por meio de preparações farmacológicas ou diagnósticas contaminadas de origem animal, como extratos pancreáticos, extratos hepáticos, sais biliares, gelatina, vitaminas e extratos hormonais. Os cães e gatos que se deslocam livremente têm ampla oportunidade de exposição à *Salmonella*, visto que são carnívoros e, em certas ocasiões, coprófagos. Esses animais podem ser infectados por numerosas cepas e, simultaneamente, podem eliminá-las.[67,582,640,669] Os gatos podem exibir maior resistência à infecção do que os cães, conforme sugerido pelo isolamento menos frequente de *Salmonella* dos gatos.

Os tratadores de animais infectados também podem constituir uma fonte de infecção por *Salmonella* em hospital, canil ou gatil. As infecções humanas por salmonelas não tifoide são habitualmente autolimitadas, e a eliminação do microrganismo habitualmente não é persistente. As infecções em animais são mais importantes na manu-

tenção do microrganismo em instalações para animais. Os portadores humanos cronicamente infectados por *Salmonella* que causam febre tifoide não representam nenhum perigo para a saúde dos animais.

Prevalência

A salmonelose em cães e gatos é mais comum do que sugerido pela prevalência da doença clínica, sendo isolados numerosos sorotipos de cada espécie. A frequência de isolamento fecal de cães clinicamente sadios ou hospitalizados é de 1 a 36% e, de gatos sadios, de 1 a 18%. A verdadeira prevalência da infecção é provavelmente maior que a estimada pelos resultados de cultura de *swabs* fecais e procedimentos de isolamento de rotina, visto que a cultura de amostras de linfonodos intestinais obtidas na necropsia fornece uma prevalência muito mais alta de microrganismos do gênero *Salmonella*. É provável que a prevalência esteja diminuindo, pois atualmente um maior número de animais de estimação é sustentado com alimentos comercialmente processados. A infecção por *Salmonella* continua sendo um problema em jardins zoológicos onde carnívoros exóticos são alimentados com carne crua.

Resistência do hospedeiro

A possibilidade de infectar experimentalmente animais com *Salmonella* e estabelecer a doença clínica depende de numerosos fatores. A idade é uma variável importante. Filhotes de cães e gatos com menos de 1 ano de idade são mais suscetíveis à infecção e doença clínica do que animais adultos. Os recém-nascidos podem adquirir infecções a partir das secreções contaminadas das fêmeas. A transmissão *in utero* pode levar à morte e aborto dos fetos ou ao nascimento de filhotes fracos ou doentes.

As considerações nutricionais também são importantes no estabelecimento da salmonelose. A obesidade e a alimentação em excesso diminuem a resistência de cães com infecção experimental à salmonelose. Deficiências dietéticas de metionina ou de colina em animais prenhes aumenta a suscetibilidade dos filhotes à salmonelose.[426] A suplementação dietética com frutano a 1% (fruto-oligossacarídios de cadeia curta) foi eficaz na proteção contra respostas adversas à administração oral de *Salmonella* a filhotes de cães desmamados.[26]

O estresse causado por hospitalização, anestesia, tratamento cirúrgico e tratamento clínico e ainda as aglomerações têm sido correlacionados com o risco aumentado de salmonelose em cães e gatos. A anestesia com tiamilal aumentou a virulência da endotoxina de *Salmonella* em animais experimentalmente infectados.

É provável que o comprometimento das defesas imunes do hospedeiro que ocorre na desnutrição, neoplasia maligna e tratamento com glicocorticoides, aumente a prevalência de salmonelose clinicamente grave. A imunossupressão associada ao diabetes melito e à infecção pelo vírus da leucemia felina pode ter contribuído para o desenvolvimento de salmonelose em dois gatos.[117] Houve suspeita de que a vacinação intranasal com vírus vivo da panleucopenia felina modificada tenha causado imunossupressão e um surto de salmonelose em filhote de gatos.[162] Foi observada a prevalência aumentada de salmonelose clínica no pós-operatório em cães aos quais foram administrados glicocorticoides em altas doses para cirurgia intervertebral e intraocular.[228] Foi também relatada a ocorrência de salmonelose como complicação da quimioterapia antineoplásica em cães e em um gato com linfossarcomas multicêntricos,[272] bem como em um cão com hematopoese cíclica.[405] A gravidade da salmonelose aumenta em pessoas com anemia hemolítica crônica ou grave, quando o sistema mononuclear fagocitário é sobrepujado pela eritrofagocitose.

O trato intestinal normalmente é protegido da colonização por patógenos entéricos, o que explica a prevalência clínica da gastrenterite ser menor do que a frequência de isolamento da *Salmonella* da população de animais de estimação. A motilidade intestinal normal

---

*Referências 132, 151, 154, 155, 318, 470, 654.

propele as *Salmonellas* ingeridas para o ceco e o cólon, onde a população bacteriana residente produz ácidos graxos voláteis, incluindo os ácidos acético e butírico, que limitam a replicação dos patógenos. Consequentemente, qualquer fator passível de suprimir a população microbiana nativa do animal aumentará a sua suscetibilidade à infecção por *Salmonella*. Cães alimentados com dietas probióticas que contêm grandes quantidades de *Enterococcus faecium* tiveram redução mínima na concentração de *Salmonella* e *Campylobacter* nas fezes, porém redução significativa no número de clostrídios.[615] O muco intestinal em si não é bactericida; todavia, ele contém fatores imunes humorais e celulares que são importantes na proteção do hospedeiro contra a salmonelose.

O tratamento antibacteriano diminui a resistência à salmonelose e prolonga a evolução da doença em animais de laboratório. Uma dose única de penicilina ou de estreptomicina aumenta acentuadamente a suscetibilidade dos camundongos à salmonelose por alterar a flora intestinal normal que protege o intestino contra a colonização por patógenos entéricos. Em hospitais onde ocorreram surtos de salmonelose, cães tratados com antimicrobianos, como ampicilina ou clindamicina, que alteram a flora GI, tiveram maior risco de desenvolver salmonelose.[85,477]

Patogenia

Experimentalmente, numerosos microrganismos[145,147-149] precisam ser ingeridos para produzir colonização GI por *Salmonella* com ou sem doença clínica. Como ocorre destruição de uma grande proporção dos microrganismos ingeridos pelo pH baixo do estômago, a redução da quantidade de acidez gástrica pela administração de compostos tamponados ou pela realização de vagotomia ou gastrectomia parcial leva a maior risco de salmonelose em animais de laboratório. Os microrganismos que sobrevivem à sua passagem pelo estômago são capazes de colonizar as porções médias do íleo no dia da ingestão. No íleo, os microrganismos se fixam preferencialmente às pontas das vilosidades, que invadem e nas quais se multiplicam. Cepas de *Salmonella* de determinado sorotipo variam quanto à sua virulência, que é parcialmente determinada pela sua capacidade de invadir células epiteliais não fagocitárias do hospedeiro. As salmonelas têm projeções semelhantes a pelos que facilitam a inserção de proteínas bacterianas nas células epiteliais após o contato. Isso desencadeia uma cascata que resulta em captação das bactérias pelos enterócitos ou células M.[213] A localização e persistência dos microrganismos no epitélio intestinal e linfonodos levam à sua eliminação, que ocorre por 3 a 6 semanas na maioria dos casos. A eliminação é contínua na primeira semana, mas, em seguida, torna-se intermitente. As células fagocitárias nos linfonodos intestinais, no fígado ou no baço podem abrigar persistentemente os microrganismos, mesmo na ausência de sua eliminação. A reativação da eliminação ou da doença clínica pode ocorrer após estresse, imunossupressões, infecções virais sistêmicas concomitantes e aglomeração.

A invasão da mucosa, a resposta inflamatória do hospedeiro e a consequente lesão e descamação epitelial GI são mais comuns na salmonelose do que na diarreia bacteriana decorrente de outros tipos de infecções. As cepas de *Salmonella* diferem na sua patogenicidade, que se correlaciona com a capacidade de se fixar à mucosa e invadi-la, propriedade associada à aderência e invasão das células. Todavia, o grau de lesão não é suficiente para explicar a quantidade de perda de líquido associada à diarreia.[78] Evidências adequadas sugerem que algumas salmonelas produzem enterotoxinas termolábeis que aumentam a adenilciclase. Esse aumento estimula a secreção de líquido pela mucosa intestinal, processo que ocorre em outras diarreias associadas a bactérias enterotoxigênicas não invasivas (ver Figura 88.8 A).

Pode ocorrer endotoxemia ou bacteriemia durante a infecção entérica manifesta ou quando não há sinais de doença intestinal e é possível que também ocorra febre, leucopenia, choque endotóxico

e morte. Nos animais que sobrevivem, pode-se observar a ocorrência de supuração focal com localização dos microrganismos no trato biliar, nos rins, no coração, no baço, nas meninges, nas articulações e nos pulmões. A diminuição da bacteriemia e a eliminação dos microrganismos do sangue estão associadas a títulos crescentes de anticorpos contra o antígeno O da parede celular; o antígeno H flagelar não desempenha nenhum papel na proteção. A bacteriemia prolongada ou a sepse maciça indicam habitualmente o comprometimento dos mecanismos de defesa do hospedeiro. A bacteriemia intermitente prolongada após salmonelose não é um problema tão comum em animais quanto em seres humanos com infecção por *S. typhi*. O antígeno K ou capsular (denominado *vi* para *S. typhi*) desse microrganismo possibilita a sua persistência intracelular por longos períodos de tempo, a despeito das defesas adequadas do hospedeiro. Os plasmídios de virulência encontrados em alguns sorotipos de *Salmonella* aumentam o seu crescimento extraintestinal e a produção de bacteriemia.[153,329] Para causar bacteriemia, as salmonelas precisam apresentar fatores de virulência que possibilitam a sua resistência à destruição por fagolisossomas no interior dos leucócitos.

A endotoxemia em consequência de salmonelose maciça está associada a vários efeitos sobre o hospedeiro e está relacionada com a composição de lipopolissacarídio de sua parede celular (ver *Sepse*, Capítulo 36). Pode ocorrer acúmulo de leucócitos, eritrócitos e plaquetas na vasculatura periférica, hipoglicemia, ativação do complemento, liberação de aminas vasoativas e desenvolvimento de coagulação intravascular disseminada (CID).

Achados clínicos

Os achados clínicos na salmonelose variam de acordo com o número de organismos infectantes, o estado imunológico do hospedeiro e os fatores de complicações ou doenças concomitantes. Em surtos associados a alimentos contaminados, quando numerosos animais podem ser expostos a uma fonte comum do microrganismo e serem infectados, eliminados os microrganismos nas fezes, apenas os animais suscetíveis poderão apresentar doença clínica. As síndromes podem ser artificialmente divididas em gastrenterite, bacteriemia e endotoxemia, localização orgânica e persistência do estado de portador assintomático.

Gastrenterite

São vários os sinais clínicos associados à gastrenterite por *Salmonella*. Os episódios agudos começam, em sua maioria, dentro de 3 a 5 dias após a exposição ao microrganismo ou após estresse nos portadores. Os animais muito jovens ou idosos apresentam sinais clínicos mais graves. Inicialmente, ocorrem febre de 40°C a 41,1°C, mal-estar e anorexia, seguidos de vômitos, dor abdominal e diarreia. Com frequência, os gatos hipersalivam em consequência dos vômitos persistentes. A diarreia varia quanto à consistência em aquosa a mucoide, e observa-se sangue fresco nos casos graves. A perda de peso e a desidratação tornam-se evidentes dentro de vários dias após o início da doença. Os animais gravemente acometidos apresentam mucosas pálidas, fraqueza, desidratação acentuada, colapso cardiovascular, choque e icterícia imediatamente antes da morte. Em alguns animais, os sinais do sistema nervoso central incluem hiperexcitabilidade, incoordenação, paresia posterior, cegueira e convulsões. A pneumonia pode estar associada à gastrenterite aguda por *Salmonella*. Observa-se a ocorrência de tosse, dispneia e epistaxe nos animais acometidos.

Bacteriemia e endotoxemia

A bacteriemia e a endotoxemia são habitualmente manifestações subclínicas transitórias da gastrenterite por *Salmonella* que se tornam clinicamente significativas em cães e gatos muito jovens ou imunossuprimidos. Os gatos alimentados com dieta à base de carne crua, maciçamente contaminada por *Salmonella*, desenvolveram gastrenterite grave, septicemia e morte.[570] Outros cães e gatos podem apresentar bacteriemia e febre persistente na ausência de sinais GI. Filhotes de cães e gatos acometidos, com menos de 7 semanas de idade, podem não exibir uma resposta febril, apesar da bacteriemia e da endotoxemia. Nos casos graves, pode-se observar a ocorrência de depressão mental, palidez das mucosas, fraqueza, taquicardia, hipotermia e colapso cardiovascular, com ou sem sinais GI. Podem ocorrer disfunção orgânica em consequência da trombose ou tendências hemorrágicas devidas à CID.

Localização orgânica

É possível ocorrer infecção metastática após bacteriemia clínica ou subclínica, e os microrganismos podem se localizar em determinados sistemas orgânicos por certo período antes de produzir sinais clínicos manifestos. A localização tem mais probabilidade de ocorrer em tecidos lesionados ou desvitalizados, mas pode se disseminar para estruturas saudáveis. Os sinais clínicos são referíveis à localização do microrganismo no sistema orgânico. Por exemplo, um gato desenvolveu pneumonia causada por *S. choleraesuis* sem manifestações entéricas ou resultados positivos da cultura de fezes.[495] Abscessos, piotórax, meningite, osteomielite e celulite são outros exemplos de doença focal.[40]

Outras síndromes

A infecção *in utero* pode resultar em aborto, natimortos e nascimentos de filhotes de cães ou gatos fracos. As secreções vaginais, a placenta e o mecônio habitualmente contêm *Salmonella*. A cadela ou a gata geralmente apresentam secreções vaginais prolongadas e involução pós-parto tardia. Os filhotes que sobrevivem são fracos, debilitados e emaciados, e pode-se isolar *Salmonella* de vários órgãos. A conjuntivite tem sido uma importante manifestação observada em alguns gatos infectados, que também apresentam linfadenomegalia regional e eliminação fecal persistente de salmonelas.

Febre da ave canora

As migrações sazonais de aves têm sido associadas à *S. typhimurium* e a uma doença febril aguda em gatos, cuja duração habitual é de 2 a 7 dias. Foram documentados casos de aves silvestres migrando no nordeste dos EUA, Reino Unido e Suécia.[278a,467,589,589a] Os gatos acometidos viviam principalmente ao ar livre e caçavam aves ou frequentavam comedouros de pássaros. Os sinais clínicos incluem depressão aguda, anorexia, febre (de 40°C a 40,6°C), diarreia frequentemente hemorrágica e vômitos variáveis. A recuperação é habitualmente rápida; todavia, em alguns casos, o comportamento normal de alimentação não retorna durante o período de várias semanas. A taxa de mortalidade pode ser alta, alcançando 10%, e outras doenças que causam imunossupressão podem aumentar essa porcentagem. O tratamento e a prevenção dessa síndrome são iguais aos de outras infecções por *Salmonella*.

Infecções subclínicas e recuperação clínica

Apenas uma pequena proporção (menos de 10%) dos animais infectados morre durante os estágios agudos da salmonelose. Cães e gatos infectados por pequeno número de microrganismos e aqueles que apresentam mecanismos de defesa normais sob os demais aspectos apresentam doença clínica transitória ou nenhuma doença. Alguns gatos podem apresentar uma doença febril crônica persistente, caracterizada por anorexia e letargia sem diarreia. Os animais acometidos com diarreia aguda recuperam-se habitualmente depois de 3 a 4 semanas. Pouco se relatou a ocorrência de diarreia crônica ou intermitente de até 8 semanas de duração.[117] Os animais recuperados e clinicamente normais eliminam habitualmente os microrganismos pelo período de até 6 semanas.

Diagnóstico

Deve-se suspeitar de salmonelose em animais com qualquer doença GI aguda ou crônica, pois, frequentemente ela passa despercebida em razão da enterite viral mais notória causada por parvovírus ou coronavírus caninos ou pelo vírus da panleucopenia felina. As características clínicas e patológicas dessas doenças podem ser indistinguíveis daquelas da salmonelose (ver *Achados clínicos*, nos Capítulos 8 e 9).

Achados clinicolaboratoriais

As anormalidades hematológicas variam, dependendo do estágio da doença. Observa-se a ocorrência de anemia hipocrônica arregenerativa, linfopenia, trombocitopenia, neutropenia com desvio para a esquerda e leucócitos tóxicos para animais com doença sistêmica e endotoxemia. Podem-se verificar bacilos nos leucócitos de cães e gatos com sepse maciça. A leucocitose de neutrófilos maduros é mais característica de animais com infecção crônica ou animais com localização da infecção em determinado sistema orgânico. Os tempos prolongados nos testes da coagulação são aparentes em animais com CID grave.

Em geral, as anormalidades bioquímicas são apenas observadas em animais com doença clínica grave. Essas anormalidades incluem hipoproteinemia, particularmente hipoalbuminemia, hipoglicemia e azotemia pré-renal moderada. Os cães com salmonelose apresentam anormalidades eletrolíticas, hiponatremia e hiperpotassemia típica de hipoadrenocorticismo primário.

Isolamento das bactérias

O isolamento de *Salmonella* constitui o método mais definitivo para confirmar a infecção. Entretanto, o mero isolamento dos microrganismos da cavidade bucal, do vômito ou das fezes não indica que constituem o fator etiológico da doença clínica, devido à alta prevalência de portadores subclínicos nas populações de cães e gatos. Animais que se recuperam da salmonelose clínica eliminam os microrganismos durante pelo menos 4 a 6 semanas, e a eliminação pode ser reativada por estresse ou por doença recorrente.

O achado de microrganismos em amostras de secreções ou líquidos orgânicos normalmente estéreis, como sangue, urina, líquido sinovial, lavado transtraqueal, líquido cerebrospinal e medula óssea, pode possibilitar o estabelecimento do diagnóstico definitivo de salmonelose sistêmica em animais cronicamente febris ou durante as fases agudas da doença. Devem-se obter amostras para cultura do fígado, baço, medula óssea, pulmão, linfonodos mesentéricos e trato intestinal na necropsia. A vesícula biliar e a bile não parecem constituir a localização consistente de infecção em animais, embora sejam infectadas por *S. typhi* nos seres humanos.

Os resultados normais de cultura não eliminam necessariamente a possibilidade de infecção, em razão da dificuldade de se isolarem salmonelas diante de outros microrganismos. Amostras de tecidos normalmente estéreis, como por exemplo sangue, medula óssea, líquido articular e líquido cerebrospinal, podem ser cultivadas em meios habituais. As amostras obtidas da cavidade bucal ou do intestino, que apresentam alta concentração de microrganismos comensais, devem ser cultivadas em meios especiais. Os animais tratados não devem ser considerados livres de infecção durante o monitoramento até pelo menos três tentativas sucessivas de cultura a intervalos de 2 a 3 semanas. Para evitar a perda de microrganismos durante o transporte até o laboratório, as amostras de fezes frescas devem ser colocadas em meio de transporte Amies com carvão.

São utilizados caldos de enriquecimento (p. ex., selenita e tetrationato) para aumentar o rendimento e inibir o crescimento de microrganismos competitivos. Foram desenvolvidos numerosos meios aprimorados para semeadura.[127,501] O oxigênio atmosférico pode causar lesão da *Salmonella*. Dispõe-se de meios comerciais que contêm absorvedores de oxigênio para facilitar a cultura.[275] Depois de 24 h, efetua-se a subcultura em meio inibitório, como desoxicolato, que favorece o crescimento de *Salmonella*. Após isolamento, as salmonelas são identificadas por coloração de Gram, motilidade e reações bioquímicas. As salmonelas fermentam certos açúcares, incluindo a glicose (mas não a lactose) e reagem positivamente com substâncias, tais como ureia, indol e vermelho de metila.

Identificação imunológica e genética

Além da cultura, outros métodos podem ajudar a identificar hospedeiros infectados. O método da PCR em tempo real tem sido usado para detectar salmonelas em amostras fecais caninas.[333] Além disso, o ELISA com anticorpo monoclonal (MAB; do inglês, *monoclonal antibodies*) foi usado para a detecção de antígenos de *Salmonella* na urina de seres humanos com bacteriemia. A mistura de amostras fecais pode aumentar a sensibilidade dos ensaios com PCR.[544]

Sorologia

A demonstração da elevação nos títulos de anticorpos séricos dirigidos contra antígenos O e H tem sido usada em medicina humana como método menos específico de se detectar doença clínica. Nem todos os cães e os gatos com infecção subclínica apresentam títulos sorológicos positivos; sendo assim, a sorologia não constitui um meio acurado de detectar portadores. Os gatos respondem de modo consistente com títulos elevados apenas quando clinicamente doentes. Por esse motivo, a cultura dos líquidos orgânicos ou de secreções constitui o meio mais simples e mais definitivo de estabelecer o diagnóstico.

Exame citológico

O exame citológico mostra-se útil para a detecção de patógenos GI invasivos em doenças diarreicas. Doenças passíveis de causar ruptura da mucosa intestinal podem ser identificadas pela existência de leucócitos nas fezes. Efetua-se a preparação a fresco pela mistura de pequenas partículas de muco com uma gota de novo azul de metileno em lâmina de microscópio, aplicando uma lamínula sobre a mistura. A ausência de leucócitos fecais indica diarreia viral, bacteriana leve ou inespecífica, que não exige tratamento extenso. A existência de grandes números de leucócitos é típica da salmonelose aguda e de outras formas de diarreia que provocam extensa ruptura da mucosa. Esses casos exigem, habitualmente, tratamento parenteral intensivo com líquidos e antibacterianos.

Achados patológicos

São observadas lesões macroscópicas da necropsia apenas em uma pequena porcentagem de animais infectados que desenvolveram doença clínica grave. A enterite mucoide difusa e hemorrágica é acompanhada de palidez das mucosas e desidratação. As lesões na mucosa intestinal variam desde inflamação catarral até desprendimento da mucosa, com desnudação extensa do intestino. É provável que as lesões GI sejam extensas, porém limitam-se habitualmente à parte distal do intestino delgado, ceco e cólon. Hemorragias petequiais a equimóticas difusamente dispersas, observadas na maioria dos sistemas orgânicos, estão associadas à trombose focal e necrose. Pode-se verificar derrame sero-hemorrágico na cavidade abdominal com fibrina aderida às vísceras inflamadas. Frequentemente os pulmões estão edematosos ou consolidados, e os linfonodos mesentéricos e periféricos estão aumentados e hemorrágicos.

Em nível histológico, as lesões variáveis incluem pneumonia fibrinosa a fibropurulenta, hepatite e esplenite necrosantes multifocais e meningite supurativa, todas associadas à linfadenite intestinal necrótica e gastrenterite ulcerativa hemorrágica. O exame histológico ou citológico pode revelar a disseminação das bactérias para muitos órgãos, incluindo a medula óssea, o baço e os linfonodos.

Tratamento

O tratamento apropriado para a salmonelose canina e felina varia de acordo com o tipo e a gravidade da doença clínica. O melhor tratamento para a gastrenterite aguda por *Salmonella*, na ausência de sinais sistêmicos, consiste em líquidos isotônicos poliônicos por via parenteral para repor as perdas causadas pelos vômitos e pela diarreia. Os líquidos podem ser administrados por via oral quando os vômitos não representam um problema. Soluções hipertônicas contendo glicose têm sido eficazes para repor a perda de líquido na diarreia infecciosa (ver Capítulo 88). A transfusão de plasma pode ser mais benéfica do que a reidratação quando a ruptura da mucosa e o aumento da permeabilidade GI reduzem a concentração sérica de albumina para menos de 2 g/dℓ.

Os inibidores das prostaglandinas, como a indometacina, têm sido eficazes para reduzir as perdas de líquido em animais com gastrenterite por *Salmonella* induzida experimentalmente. O aumento da perda efetiva de água na parte inferior do intestino resulta da secreção intestinal aumentada induzida pela endotoxina bacteriana e mediada pela síntese de prostaglandinas. Os inibidores das prostaglandinas devem ser administrados no estágio inicial da doença para serem eficazes e precisam ser usados com cautela se a hemorragia GI for grave. A flunixino meglumina tem sido mais comumente administrada a cães e gatos, porém, o sangramento GI e a insuficiência renal têm sido fatores associados.

Paradoxalmente, foi recomendado o uso de laxantes osmoticamente ativos, como a lactulose, para o tratamento da gastrenterite aguda por *Salmonella*. Por ser um açúcar não absorvível, a lactulose provoca diarreia osmótica por meio da formação de metabólitos ácidos na parte distal do intestino delgado e cólon. A redução do tempo de trânsito e o ambiente ácido diminuem o tempo de sobrevida das salmonelas. Esse tratamento só deve ser usado nos casos que não respondem, em que os déficits hídricos já foram corrigidos.

Os agentes antibacterianos de rotina que demonstraram ser eficazes contra *Salmonella* incluem cloranfenicol, sulfonamida-trimetoprima e amoxicilina ou ampicilina. Pode-se considerar o uso de aminoglicosídios, como gentamicina e amicacina ou cefotaxima, quando se prevê a ocorrência de resistência bacteriana, porém o risco de toxicidade renal impede o seu uso rotineiro. Os microrganismos isolados geralmente são sensíveis às quinolonas e ao imipeném; entretanto, em virtude de seu alto custo e tendo em vista o desejo de reduzir o desenvolvimento de resistência a antimicrobianos, esses fármacos constituem uma segunda escolha, a não ser que haja sepse maciça aparente. Foi relatada resistência variável à eritromicina, clindamicina, ampicilina, cefapirina, sulfonamidas e nitrofuranos. A resistência é maior à estreptomicina, tetraciclina e sulfonamidas usadas de modo isolado. Infelizmente, a resposta *in vivo* da *Salmonella* aos agentes antibacterianos nem sempre se correlaciona com os resultados dos testes *in vitro*. Por exemplo, um gato com salmonelose que não respondeu à amoxicilina ou cefapirina foi tratado eficazmente com cefalexina.[117]

Os agentes antibacterianos não são recomendados para o tratamento de animais com gastrenterite não complicada por *Salmonella*, porém são indicados para animais com sinais concomitantes de infecção não entérica (sistêmica) ou história de imunossupressão (ver Tabela 37.1). Estudos realizados em pacientes humanos indicaram que o uso rotineiro de antimicrobianos no tratamento da salmonelose leva ao desenvolvimento de cepas resistentes a fármacos e prolonga o período de excreção convalescente. Todavia, essa opinião amplamente sustentada foi questionada em estudos que demonstraram a erradicação efetiva da *Salmonella* de seres humanos e animais por meio de tratamento antibacteriano combinado. Uma hipótese aventada é a de que o tratamento com agentes antimicrobianos pode suprimir a flora endógena que normalmente inibe a colonização intestinal por espécies de *Salmonella*. A exclusão competitiva é um procedimento usado em fazendas para reduzir o estado de portador de salmonelas entéricas nos bovinos. Os animais são tratados com antimicrobianos para eliminar a *Salmonella*, seguidos da administração oral de um probiótico. Os probióticos (suplementos alimentares contendo microrganismos vivos que ajudam a restabelecer a flora intestinal) não foram usados em cães; todavia, em um estudo controlado de cavalos infectados por *Salmonella*, não foi observado nenhum benefício.[449]

Outro problema inerente com a administração rotineira de antibacterianos para o tratamento da gastrenterite por *Salmonella* é a possibilidade de os microrganismos infectantes adquirirem resistência transferível (mediada por plasmídios). Foi demonstrada prevalência aumentada de resistência transferível entre isolados de *Salmonella* de cães, gatos e seres humanos. As quinolonas têm tendência reduzida a produzir resistência mediada por plasmídios em bactérias, em comparação com outros agentes antibacterianos; todavia, foram encontradas salmonelas resistentes às quinolonas em surtos humanos associados ao uso frequente do fármaco em hospitais.[438] Surgiram preocupações semelhantes com isolados veterinários.[468] Outras desvantagens do tratamento antibacteriano de rotina para a salmonelose são as de que ele pode aumentar a suscetibilidade à infecção ou ativar a doença clínica em um portador latente.

Os animais com sinais mais graves de endotoxemia ou bacteriemia devem ser tratados diferentemente dos que apresentam gastrenterite simples. Transfusões plasmáticas de pelo menos 250 mℓ para cães com mais de 15 kg reduziram a taxa de mortalidade nos animais aos quais foi administrada endotoxina de *Salmonella*. Volumes iguais de líquido isotônico ou volumes menores de plasma não foram úteis. À semelhança dos cães não tratados, aqueles que foram tratados com plasma desenvolveram leucopenia, trombocitopenia e lesão tecidual extensa, porém tiveram melhor taxa de sobrevida. Cães com choque endotóxico experimentalmente induzido foram protegidos pela infusão de MAB dirigidos contra o componente de lipídio A endotóxico da parede celular de *Salmonella*.[502] Dispõe-se de um antissoro policlonal no comércio para esse propósito (ver discussão do soro antiendotoxina em *Tratamento*, nos Capítulos 8 e 36).

Prevenção

A prevenção da salmonelose em cães e gatos pode ser frustrante, em virtude da tendência de alguns animais a desenvolver o estado de portador subclínico crônico ou infecção latente. Salmonelas não tifoides que infectam animais de estimação também são encontradas em muitos outros animais e persistem no ambiente, dificultando a sua erradicação. As salmonelas podem persistir durante pelo menos 1 mês em assoalho seco e são transferidas para alimentos caídos imediatamente após contato.[105] O saneamento é essencial para prevenir a disseminação dessas bactérias.

A higiene e o isolamento de cada animal de estimação devem ser reforçados durante a hospitalização, devido à natureza altamente infecciosa e contagiosa da salmonelose. Para prevenir o desenvolvimento e a disseminação de infecções em um hospital universitário veterinário, cavalos recém-internados foram apenas colocados em estábulos onde *Salmonella* tinha sido previamente isolada, depois de dois ciclos de limpeza e desinfecção.[10] A infecção a partir de fontes alimentares pode ser minimizada com o uso de produtos processados pelo calor comercialmente disponíveis. O saneamento apropriado durante o manuseio e o armazenamento dos alimentos processados também é importante, visto que eles ficam frequentemente contaminados por contato com utensílios, roedores ou insetos. A carne, os ovos e laticínios devem ser conservados ou descongelados em temperaturas abaixo de 4,4°C e ser cozidos em temperaturas internas de pelo menos 74°C. Foi detectada *Salmonella* em produtos de mascar comerciais importados para cães, feitos a partir de peles de animais.[660]

Gaiolas e hospitais, canis ou gatis devem ser rotineiramente limpos e desinfetados entre usos por diferentes animais (ver Capítulo 93). Compostos fenólicos ou alvejante doméstico (diluído a 1:32) podem ser aplicados como desinfetantes de superfície, porém o seu contato com gatos deve ser evitado. Animais que vivem em uma situação de confinamento em grupo devem ser segregados se desenvolverem diarreia ou vômitos. As tigelas de alimentos e utensílios devem ser desinfetados a frio ou, de preferência, autoclavados entre os usos. Os pratos descartáveis podem ser simplesmente jogados fora. O equipamento endoscópico também deve ser corretamente desinfetado (*i. e.*, submetido a óxido de etileno gasoso ou imerso em glutaraldeído [2%] ou formol [20%] pelo período mínimo de 1 h). O equipamento deve ser totalmente arejado ou enxaguado antes do uso (ver Capítulo 93).

Os seres humanos portadores de *Salmonella* não tifoide podem transmitir a infecção como zoonose reversa, possibilidade que não deve ser omitida em uma instituição para animais que tem problema recorrente com salmonelose. Os hóspedes a longo prazo ou os doadores de sangue não devem ser alojados com a população hospitalar temporária, pois podem ser expostos, tornando-se futuras pontes de infecção por *Salmonella*.

Considerações de saúde pública

Os sinais clínicos de salmonelose adquirida por animais em seres humanos incluem hipersensibilidade abdominal, náuseas, vômitos e diarreia acompanhada de febre, mialgia, cefaleia e desidratação. Assim como os animais, os seres humanos podem desenvolver formas localizadas ou septicêmicas de doença, dependendo da imunocompetência.

A salmonelose é uma doença de grande importância zoonótica. Todas as espécies de *Salmonella,* exceto as que causam febre tifoide humana (*S. typhi* e *S. paratyphi*), infectam seres humanos e animais. Tem sido demonstrada ênfase considerável em surtos de salmonelose não tifoide transmitida por alimentos em seres humanos com produtos contaminados de origem animal. Os alimentos tais como carne, ovos ou laticínios inadequadamente armazenados, preparados ou manuseados antes de seu consumo são os mais frequentemente apontados. As infecções esporádicas associadas a animais de estimação não receberam tanta atenção. Os cães são reconhecidos como importantes vetores nas infecções não transmitidas por alimentos em seres humanos, devido ao hábito canino de coprofagia e de ingerir carniça, juntamente com a eliminação prolongada dos microrganismos e estreita proximidade com pessoas. Os lactentes e adultos idosos são particularmente sujeitos a infecções adquiridas de animais de estimação.[448] Os animais de estimação usados para visitação em serviços de saúde devem ser submetidos a triagem para patógenos entéricos potenciais, visto que podem abrigar *Salmonella*.[356,357] Os cães e os cavalos representam o maior potencial zoonótico para aqueles com exposição ocupacional. Os répteis e os anfíbios são mais frequentemente apontados nos casos associados a animais de estimação.[134,287] São comuns relatos de surtos em seres humanos causados pela exposição a cavalos infectados.[609] O contato com fezes de animais de estimação infectados ou com rações contaminadas para animais de estimação tem constituído uma importante fonte de exposição em seres humanos, particularmente em crianças pequenas.[106,151,155,470] Os gatos, que são comprovadamente reservatórios importantes, porém infectados com menos frequência, eliminam microrganismos por via oral, pela conjuntiva e focalmente. Consequentemente, podem contaminar o seu alimento, a sua pele ou fonte de água, que podem atuar como fonte de infecção com cepas resistentes a antimicrobianos para os seres humanos.[624]

Foi constatada a ocorrência de salmonelose causada por microrganismos resistentes a múltiplos fármacos em clínicas para pequenos animais, onde a contaminação inadvertida do ambiente por gatos com diarreia causou surtos de infecção em seres humanos e gatos nos estabelecimentos.[23,85,667] A ingestão inadvertida de fezes animais ou de alimento contaminado com fezes provavelmente ocorreu em consequência de higiene e saneamento precários das instalações veterinárias. O uso de agentes antimicrobianos nos animais provavelmente contribuiu para as cepas resistentes aos fármacos. Os seres humanos que manuseiam dietas à base de carne crua ou que são expostos às fezes de cães ou gatos domésticos ou selvagens alimentados com essas dietas também correm risco aumentado de exposição. As infecções causadas por S. sorovariante *enteritidis* estão associadas, em grande parte, a produtos à base de ovos. A cepa DT 104 de S. ser. *typhimurium* resistente a múltiplos fármacos tem sido uma cepa animal prevalente transmitida por alimentos, que infecta seres humanos no Reino Unido e nos EUA, também foi encontrada em gatos, cães e outros animais não usados para alimentação humana.[20,487] A maior parte dos microrganismos isolados apresenta resistência codificada por cromossomas à ampicilina, cloranfenicol, estreptomicina, sulfonamidas e tetraciclina, e alguns isolados mostram-se resistentes às quinolonas e à trimetoprima.[509]

Para reduzir o risco de infecção a partir de animais de estimação, as mãos devem ser cuidadosamente lavadas com água e sabão após manusear animais ou objetos, como camas para animais, calçados ou roupas contaminadas com fezes. Não se deve ingerir alimentos ou água dentro das áreas de tratamento ou de espera dos animais. Toda contaminação fecal deve ser imediatamente removida, e a área limpa e desinfetada. Deve-se usar sempre luvas durante o tratamento e a manipulação de animais de estimação, e as mãos devem ser imediatamente lavadas de modo minucioso após retirar as luvas. Os detergentes e alvejantes adicionados às roupas de lavar eliminam os microrganismos. Lactentes e crianças com menos de 5 anos de idade devem ser afastadas das áreas de alimentação dos animais de estimação e ser proibidos de manusear ou ingerir rações secas, guloseimas ou suplementos.[106]

Há uma crescente preocupação sobre a frequência com que cepas de *Salmonella* resistentes a antibacterianos têm sido isoladas de cães e gatos. A maior parte da resistência é mediada por plasmídios e intensificada pela administração indiscriminada ou frequente de antibacterianos por veterinários.[103,218] Em virtude da resistência antibacteriana, a salmonelose recém-adquirida tornou-se mais difícil de tratar em pessoas. As infecções humanas, principalmente entre crianças, têm sido associadas a alimentos industriais secos para animais de estimação.[43a] A doença entre lactentes foi associada a contato com cães e animais de estimação que eram alimentados na cozinha. O microrganismo responsável foi isolado dos alimentos e das fezes dos cães. Há receio quanto ao desenvolvimento de resistência às quinolonas, cuja ocorrência foi relatada em salmonelas nos EUA, exigindo o uso restrito desses fármacos em animais para alimentação.[267] No Reino Unido, foi documentada a resistência a antimicrobianos em salmonelas de animais para alimentação e seu ambiente.[303] As infecções por *Salmonella* têm sido mais frequentes e graves em seres humanos infectados pelo HIV. Para informações mais detalhadas e riscos para a saúde humana, ver *Salmonelose*, Capítulo 99.

Shigelose

Craig E. Greene

Etiologia

Shigella é um gênero de bactérias gram-negativas imóveis, que são morfologicamente indistinguíveis de outras enterobactérias e que provocam uma condição diarreica, conhecida como *disenteria bacilar*, em macacos e seres humanos. Com base nas suas propriedades bioquímicas e sorológicas, são divididas em quatro sorogrupos:

Shigella dysenteriae, Shigella flexneri, Shigella boydii e *Shigella sonnei*. Cada grupo é ainda subdividido em numerosos subsorotipos, que variam na sua patogenicidade. As shigelas não são tão resistentes no ambiente quanto as salmonelas; não conseguem sobreviver a temperatura de 55°C por mais de 1 h e são destruídas pelo fenol diluído (1%) em 30 min. São sensíveis à inativação pela luz solar e pH ácido, mas podem permanecer viáveis durante alguns dias em fezes não ácidas mantidas no escuro. As shigelas sobrevivem melhor em matéria fecal seca sobre roupas mantidas em local escuro e úmido. Em virtude de seu curto tempo de sobrevida, o hospedeiro portador é mais importante na manutenção desses microrganismos na natureza.

Epidemiologia

As shigelas são principalmente patógenos de primatas, que causam disenteria (enterite hemorrágica grave). A doença, que se dissemina principalmente por contato fecal-oral, representa mais comumente um problema em colônias de primatas não humanos com saneamento ou condições higiênicas abaixo dos padrões de referência. Embora raros, surtos transmitidos pela água, associados à contaminação do abastecimento doméstico de água por esgoto podem ocorrer em seres humanos.

Os cães podem tornar-se infectados após contaminação do alimento ou do suprimento de água com fezes humanas infectadas. Em virtude de seus hábitos coprofágicos, alguns animais de estimação podem ficar expostos em áreas com tratamento impróprio de esgoto. Uma vez adquirida a infecção, os cães provavelmente não são portadores, mas apenas excretam os microrganismos de modo transitório. Não foi relatada a ocorrência de infecção natural em gatos.

Patogenia

As shigelas podem causar lesão orgânica, devido à produção de uma endotoxina gram-negativa. A toxina Shiga é um dos agentes biológicos mais tóxicos quando administrada sistemicamente. Alguns microrganismos (p. ex., *S. dysenteriae* tipo 1) produzem enterotoxinas que aumentam a secreção de líquido intestinal e podem provocar ulceração. As shigelas provavelmente produzem diarreia por invasão das células epiteliais intestinais, com consequente necrose e hemorragia, e pelos efeitos da toxina Shiga que também é sintetizada por outras espécies de bactérias patogênicas e pode constituir um importante fator de virulência nesses microrganismos. As manifestações sistêmicas da toxina em seres humanos infectados consistem em CID com insuficiência renal, trombocitopenia e anemia hemolítica microangiopática.

Achados clínicos

Nos primatas, o microrganismo provoca diarreia hemorrágica grave e mucoide do intestino grosso. As lesões são habitualmente ulcerativas e disseminam-se da parte distal para a parte proximal do cólon com o passar do tempo. Em crianças e (embora raramente) em adultos, pode haver desenvolvimento de septicemia, com ou sem diarreia. Diferentemente dos primatas, os cães são relativamente resistentes, enquanto os gatos exibem alta resistência à infecção por *Shigella*. Foram isolados microrganismos de um pequeno número de cães clinicamente normais, porém não foram diretamente implicados como causa de diarreia nessa espécie.

Diagnóstico

A demonstração de microrganismos em cultura é essencial para diferenciar a enterocolite por *Shigella* da diarreia causada por outras bactérias. Em virtude da natureza exigente do microrganismo, as amostras coletadas em *swabs* devem ser transportadas imediatamente ao laboratório e não devem ser expostas à luz solar. O exame citológico das fezes revela grande número de exsudatos celulares inflamatórios associados à invasão da parede intestinal pela *Shigella*.

Tratamento

O tratamento sintomático com líquidos parenterais e agentes antimicrobianos assemelha-se àquele para a salmonelose e a diarreia enteropatogênica (ver Tabela 37.1). Diferentemente das espécies de *Salmonella,* muitas shigelas continuam sendo sensíveis à ampicilina, sulfonamidas, tetraciclina e estreptomicina. O tratamento com agentes antimotilidade foi prejudicial para pessoas com shigelose experimentalmente induzida.[125]

Prevenção

As medidas de controle para shigelas assemelham-se muito àquelas descritas para as salmonelas. A prevenção da shigelose é mais fácil em cães e gatos que a da salmonelose, visto que o reservatório de *Shigella* limita-se ao hospedeiro primata.

Yersiniose

Craig E. Greene

Etiologia e epidemiologia

Três importantes membros patogênicos do gênero *Yersinia* infectam cães e gatos: *Yersinia enterocolitica, Yersinia pseudotuberculosis* e *Yersinia pestis* (*Y. enterocolitica* e *Y. pseudotuberculosis* são aqui discutidas, enquanto *Y. pestis*, a causa da peste, é discutida no Capítulo 45). *Y. enterocolitica,* que mede 0,5 a 1 μm × 1 a 3 μm, é um cocobacilo gram-negativo, facultativo e móvel, que provoca enterocolite em seres humanos. Uma característica incomum dessa bactéria consiste na sua replicação em cultura em temperaturas de refrigeração, o que possibilita o seu crescimento seletivo no laboratório e em alimentos refrigerados. O aquecimento do alimento a 60°C durante alguns minutos mata o microrganismo caracterizado por biotipos e sorotipos. Os biotipos patogênicos são 1B, 1, 2, 3, 4 e 5, com sorotipos O:e, O:5,27, O:8 e O:9.[599a,674] As bactérias isoladas das fezes de vários reservatórios animais domésticos e selvagens, bem como do ambiente, têm distribuição mundial. O biotipo 1A, que é considerado avirulento para cães, mas que algumas vezes causa doença em seres humanos, foi isolado das tonsilas de cães abandonados na Irlanda.[415a] A prevalência do isolamento desses microrganismos de animais aumenta nos meses mais frios, talvez devido à afinidade do microrganismo por temperaturas mais frias. *Y. enterocolitica* provoca doença pela invasão de muitos tecidos orgânicos e elaboração de uma enterotoxina termoestável. Os fatores relacionados com a virulência do microrganismo aparecem principalmente em temperaturas mais baixas, de modo que a aquisição da infecção por seres humanos tem maior probabilidade de ocorrer por meio de contaminação do ambiente ou dos alimentos, e não diretamente do hospedeiro portador. Os seres humanos parecem ser hospedeiros não naturais desse microrganismo, uma vez que desenvolvem febre, diarreia, dor abdominal, septicemia ou erupções cutâneas, sinais que simulam estreitamente os da apendicite aguda. Pode ocorrer desenvolvimento de artrite não supurativa como sequela após recuperação da doença GI. As condições associadas à sobrecarga de ferro parecem predispor o hospedeiro à disseminação sistêmica do microrganismo.

Y. pseudotuberculosis constitui uma causa de enterite em muitos animais, particularmente durante os meses úmidos e frios do inverno e da primavera. Vários animais, incluindo aves, roedores, gatos e porcos, foram apontados como hospedeiros reservatórios. Os seres humanos são mais gravemente acometidos e desenvolvem linfadenite mesentérica e septicemia.

Achados clínicos

Tendo em vista o isolamento de *Y. enterocolitica* das fezes de cães e gatos clinicamente normais, acredita-se que seja um microrganismo comensal. Foi também isolada de seres humanos com doença clínica, que presumivelmente adquiriram a infecção por meio de contato com excrementos de animais de estimação domésticos infectados. Infecções experimentais em cães adultos não produziram doença clínica, apesar da eliminação fecal periódica durante 52 dias e recuperação do microrganismo dos linfonodos mesentéricos e de outros tecidos.[564] A ingestão de carne de porco crua contaminada produziu transferência subclínica da infecção em cães.[204] Os cães infectados desenvolveram resistência à reinfecção. *Y. enterocolitica* também foi cultivada a partir das fezes de cães jovens com doença GI sintomática.[144,447] A síndrome caracterizou-se pela história de várias semanas de diarreia associada a frequência aumentada de evacuações, tenesmo, sangue e muco. Diferentemente dos seres humanos infectados, os cães com infecção não tiveram doença sistêmica. Cães e gatos podem ser portadores assintomáticos de *Y. pseudotuberculosis*. Um gato persa infectado por *Y. pseudotuberculosis* desenvolveu anorexia, desconforto abdominal, perda de peso e desidratação.[282] Foi relatada a ocorrência de infecções por *Y. pseudotuberculosis* em felídeos exóticos em cativeiro alimentados com carne crua.[531,588] A yersiniose hepática fatal, caracterizada por anorexia e icterícia, foi relatada em um puma (*Felis concolor*) em cativeiro alimentado com carne crua.[445] Em um filhote de Rottweiler de 4 meses de idade, infectado por *Y. enterocolitica*, a morte súbita foi causada por miocardite transmural. Foi constatada hepatite granulomatosa multifocal. Houve suspeita de disseminação bacteriêmica do intestino para o fígado e a circulação sistêmica.[655]

Diagnóstico

O diagnóstico de yersiniose baseia-se na cultura do microrganismo a partir de amostras de fezes ou de tecidos mais profundos de animais acometidos. À semelhança de outras infecções bacterianas enteropatogênicas, o simples isolamento do microrganismo do trato intestinal pode não ser diagnóstico de patogenicidade, uma vez que ele pode ser encontrado em animais clinicamente sadios. O isolamento do microrganismo de tecidos mais profundos, tais como sangue, urina, linfonodos, feridas ou abscessos, é mais significativo. As yersínias não são habitualmente cultivadas em meios convencionais, pois elas produzem pequenas colônias posteriormente superadas por microrganismos da flora normal. O meio seletivo contendo cefsulodina, triclosana e novobiocina melhora acentuadamente a capacidade de isolamento de *Yersinia* de amostras entéricas. A sorotipagem de cepas de *Yersinia* assemelha-se àquela da *Salmonella*. Em indivíduos sistemicamente acometidos, são observados pequenos abscessos amarelo pálidos espalhados pela superfície e em todo o parênquima do fígado e do baço. Ao exame macroscópico, essas lesões podem assemelhar-se àquelas da peste ou da tularemia. O exame histológico em um cão clinicamente acometido com infecção por *Y. enterocolitica* revelou enterite crônica com infiltrados de células mononucleares e plasmócitos na mucosa intestinal e nos linfonodos mesentéricos.[144] Um gato com infecção por *Y. pseudotuberculosis* apresentou microabscessos focais com microtrombose do fígado e do baço.[282]

Tratamento

Deve-se tentar o tratamento da yersiniose em cães ou gatos mais jovens em que o microrganismo foi isolado das fezes e que apresentam diarreia ou estão em contato com seres humanos com infecções confirmadas. O microrganismo é habitualmente sensível a doses regulares de cloranfenicol, tetraciclina, gentamicina, cefalosporinas e sulfonamida-trimetoprima (ver Tabela 37.1). A penicilina e seus derivados não são habitualmente eficazes em doses habituais. Assim como em outras bactérias enteropatogênicas, o consumo de laticínios ou produtos à base de carne crua ou de carcaças de animais silvestres predispõe os animais à infecção e deve ser evitado. Os animais de estimação não devem ser alimentados com carne crua.

Considerações de saúde pública

Embora os porcos sejam o principal reservatório, a infecção por *Y. enterocolitica* patogênica pode ser adquirida por seres humanos a partir de seus animais de companhia se forem alimentados com carne crua contaminada, o que resulta na excreção fecal dos microrganismos.[205] Foram relatados surtos de gastrenterite em seres humanos expostos a cães de companhia infectados.[240] Crianças pequenas que beberam água de poça e brincaram em tanque de areia frequentado por um gato de vida livre tornaram-se infectadas por *Y. pseudotuberculosis*.[210] O microrganismo foi isolado da água, da areia e do solo. É preciso tomar precauções para evitar a exposição de crianças pequenas a esses tipos de situações. Como afirmado anteriormente, os animais de estimação não devem ser alimentados com carne crua.

Infecção por *Plesiomonas shigelloides*

Craig E. Greene

Plesiomonas shigelloides é uma bactéria gram-negativa, facultativamente anaeróbica e móvel da família Vibrionaceae, que constitui uma causa zoonótica de diarreia aguda em seres humanos. (Em raros casos, a infecção sofre disseminação sistêmica em seres humanos imunocomprometidos.) Esse microrganismo associado à água e ao solo é encontrado em ambientes de água doce em climas temperados e tropicais e prevalece no trato intestinal de animais aquáticos. O meio habitual pelo qual os seres humanos adquirem infecção consiste na ingestão de água ou alimentos contaminados por fezes de animais infectados, tais como mariscos, aves, bovinos e cães ou gatos.[7] A alimentação de cães e gatos com peixe, mariscos ou produtos alimentares aquáticos pode constituir uma fonte de infecção.[288]

A doença diarreica em cães e gatos tem sido atribuída algumas vezes a *P. shigelloides*;[164,288] todavia, o microrganismo é encontrado nas fezes de gatos clinicamente sadios[559] e foi isolado de *swabs* fecais e material *post-mortem* de gatos.[37] Por outro lado, na maioria dos seres humanos infectados, ocorre diarreia que pode variar desde levemente autolimitada até intensa, com consistência mucoide sanguinolenta. É possível que a bacteriemia resulte em disseminação embólica para muitos órgãos, e ocorra geralmente em seres humanos imunocomprometidos. Foram isolados sorotipos semelhantes de seres humanos e gatos associados, sugerindo a transmissão zoonótica.[220] Com frequência, o microrganismo é sensível à sulfonamida-trimetoprima, quinolonas, cefalosporinas e combinações de penicilina-clavulanato.[220] Se os microrganismos forem encontrados nas fezes de um cão ou gato diarreico, deve-se investigar outra causa.

Infecção por *Lawsonia intracellularis*

Craig E. Greene

A porção caudal do intestino delgado é habitada por uma bactéria gram-negativa intracelular obrigatória, *Lawsonia intracellularis*, anteriormente designada como microrganismo semelhante ao *Campylobacter*. *L. intracellularis* tem sido associada a enteropatias proliferativas em suínos e outras espécies e pode ter sido associada a uma enterite proliferativa semelhante relatada em dois filhotes de cães.[92] Subsequentemente, o microrganismo foi identificado com PCR nas fezes e no tecido intestinal de um cão com DII e anticorpos séricos dirigidos contra o microrganismo.[279,603] Utilizando a PCR, o

microrganismo foi detectado nas fezes de 7% de cães com diarreia[265] e 43,5% de cães com sinais GI de doença.[322] Todavia, os anticorpos séricos apresentam-se elevados em cães com ou sem doença GI,[322] que podem abrigar o microrganismo de modo subclínico,[314] indicando que os animais podem constituir um dos hospedeiros portadores do microrganismo. As tetraciclinas, o cloranfenicol, a eritromicina, a azitromicina e a rifampicina mostram-se eficazes contra esse microrganismo.[146]

Infecção por *Brachyspira pilosicoli*

Craig E. Greene

Espiroquetas vêm sendo identificadas nas criptas colônicas e fezes de cães clinicamente sadios há décadas. Além disso, existem numerosos relatos de espiroquetas como causa de diarreia em cães e gatos.[227,353] Seu papel na doença tem sido controverso. Há controvérsias semelhantes sobre esse microrganismo como agente etiológico de diarreia humana.[141] Sabe-se que um grupo diversificado de espiroquetas anaeróbicos relacionados constitui parte da flora normal do trato GI de cães e gatos, sendo o maior número observado na cavidade bucal, no ceco e no cólon. Uma vez que os espiroquetas não são demonstráveis pela coloração com hematoxilina e eosina, a sua existência tem sido omitida em amostras de biopsia por patologistas. Historicamente, existe confusão com o exame histológico de helicobactérias espiraladas (ver anteriormente, neste capítulo). A ME de varredura ou transmissão e procedimentos de coloração especiais podem ajudar a confirmar se há espiroquetas, que estão habitualmente fixados ao epitélio intestinal, na base das criptas. Embora originalmente incluídos no gênero *Serpulina*, muitos desses microrganismos são atualmente classificados no gênero *Brachyspira*.[249] As espécies de *Brachyspira* têm, em sua maioria, uma gama restrita de hospedeiros; todavia, *Brachyspira* (*Serpulina*) reside no trato intestinal de uma variedade de mamíferos e aves. A espiroquetose intestinal causada por *B. pilosicoli* tem sido documentada em seres humanos como doença entérica, com implicações zoonóticas potenciais.[123,249,250,415] Esse microrganismo era um espiroqueta residente no intestino grosso e nas fezes de primatas não humanos, cães, porcos e aves.[378] Apesar de ser mais prevalente em suínos e frangos, os cães podem constituir um dos vários reservatórios de animais domésticos para essas infecções nos seres humanos. Em uma aldeia rural da Nova Guiné, foram encontrados cães que abrigam cepas humanas de *B. pilosicoli*, presumivelmente pelo consumo de fezes humanas.[608] A doença clínica também tem sido produzida em suínos com *S. pilosicoli* e esse microrganismo pode ser responsável pela doença observada em outros animais imunocomprometidos.[556] Os seres humanos imunossuprimidos ou debilitados podem desenvolver espiroquetemia quando infectados por *B. pilosicoli*.[35,378,607] Além disso, um segundo espiroqueta, *Brachyspira* (*Serpulina*) *canis*, foi identificado como comensal não patogênico, visto que foi primariamente isolado de cães clinicamente sadios.[123,268a] Embora *B. pilosicoli* e *B. canis* sejam os isolados predominantes de cães no mundo inteiro, foram descritas novas cepas semelhantes a *Brachyspira alvinipulli* e escandinavas.[297]

Devido à aderência intestinal, os espiroquetas não são eliminados nas fezes formadas de cães e gatos. Durante episódios de diarreia do intestino grosso, particularmente em filhotes de cães, os microrganismos desprendem-se do epitélio e aparecem em grandes quantidades nas fezes. Os espiroquetas nas fezes não podem ser apontados como causa de diarreia, apesar de sua estreita relação com *Serpulina* (*Treponema*) – *hyodysenteriae* – a causa da disenteria suína[122] – e com espiroquetas de seres humanos com diarreia.[352,354] Um filhote de Beagle livre de patógenos específicos, com história de diarreia crônica e giardíase concomitante, apresentou suspeita de espiroquetose colônica.[121,122] Os espiroquetas estavam fixados à lâmina própria em áreas de erosões da mucosa superficial à semelhança dos microrganismos observados na espiroquetose intestinal suína e humana. Em um estudo epidemiológico, a diarreia em cães foi estatisticamente associada à eliminação de *B. pilosicoli*, e a prevalência foi maior em cães com menos de 1 ano de idade.[268a] O tratamento recomendado para infecções intestinais por espiroquetas concentra-se frequentemente na tilosina; entretanto, os estudos realizados mostraram resistência genética crescente dos espiroquetas intestinais caninos a esse agente antimicrobiano.[476] O metronidazol tem sido eficaz no tratamento de seres humanos acometidos, embora ocorra resolução espontânea em alguns pacientes.[141] *Brachyspira* é sensível a vários desinfetantes de uso comum, mesmo em material orgânico.[95]

Doença de Tyzzer

Boyd R. Jones e Craig E. Greene

Etiologia

A doença de Tyzzer é causada por *Clostridium piliforme* (anteriormente conhecido como *Bacillus piliformis*), uma bactéria gram-negativa intracelular obrigatória, formadora de esporos, medindo 0,5 μm × 10 a 40 μm, que se locomove por meio de flagelos peritríquios. As sequências de RNA desse microrganismo estão estreitamente relacionadas com as dos clostrídios, razão pela qual o nome *C. piliforme* foi proposto[124] e geralmente adotado. Descrita originalmente como doença de roedores, sabe-se, atualmente, que ela acomete uma ampla variedade de animais. Existem relatos de doença espontânea em cães e gatos.*

Epidemiologia

O *C. piliforme,* um microrganismo comensal do trato intestinal de roedores de laboratório, é identificado em culturas fecais de animais clinicamente sadios e doentes. A doença clínica nos roedores parece ser desencadeada por estresse, como aglomeração, condições de higiene precária, desmame ou transporte e irradiação, infecções concomitantes, tratamento com glicocorticoides ou outras formas de imunossupressão.

Cães e gatos podem adquirir a infecção por contato com fezes de roedores que contêm esporos bacterianos ou a sua ingestão, embora essa transmissão entre espécies nunca tenha sido confirmada. A doença experimental tem sido difícil de produzir em cães e gatos sadios. Os casos felinos ocorreram, em sua maioria, em gatos criados em laboratório, alguns dos quais tiveram contato conhecido com roedores. É possível que cães e gatos abriguem o microrganismo sem apresentar doença clínica.

Grande parte dos animais infectados tiveram doenças imunossupressoras naturais ou induzidas experimentalmente, como leucemia felina, panleucopenia felina, peritonite infecciosa felina e cinomose.[284,285,298] Um grupo de filhotes de gato acometidos apresentou deficiência de lipoproteína lipase familiar e lipidemia persistente.[300]

Em estudos experimentais, a gravidade da doença foi aumentada pela aglomeração dos animais, administração de glicocorticoides ou ciclofosfamida, esplenectomia, irradiação, hepatectomia parcial e bloqueio mononuclear-fagocitário.

Patogenia

A patogenia da doença de Tyzzer é incerta. Os mecanismos pelos quais o *C. piliforme* se fixam às células do hospedeiro e penetra nelas não são conhecidos. A infecção endógena ou exógena é seguida de proliferação local dos microrganismos nas células epiteliais intestinais. Após estresse ou imunossupressão do hospedeiro, os microrganismos disseminam-se pela circulação porta até o fígado. A colonização no parênquima hepático resulta em necrose hepática periporta multifocal, presumivelmente em consequência de uma toxina ainda não identificada.

Achados clínicos

Os sinais clínicos têm sido relativamente consistentes entre cães e gatos nos quais a doença foi descrita. O início de letargia, depressão, anorexia e desconforto abdominal é muito rápido. Hepatomegalia e distensão abdominal são seguidas de hipotermia, e o animal torna-se moribundo muito rápido, morrendo dentro de 24 a 48 h. A diarreia é de ocorrência infrequente; fezes pastosas em quantidades escassas são mais características. A icterícia tem sido aparente em alguns animais, particularmente gatos.

Diagnóstico

Em virtude da evolução rapidamente fatal da doença de Tizzer, o diagnóstico é habitualmente estabelecido com base no exame macroscópico de amostras coletadas na necropsia. Imediatamente antes da morte, foram observadas elevações pronunciadas na atividade da alanina aminotransferase. Os achados característicos incluem múltiplos focos cinza esbranquiçados a hemorrágicos, de 1 a 2 mm de diâmetro, na cápsula e na superfície de corte do fígado (Figura 37.7). Lesões semelhantes podem aparecer em outras vísceras. Podem ocorrer espessamento e congestão da mucosa intestinal na região do íleo terminal e parte proximal do cólon. Em geral, verificam-se fezes marrom-escuras e espumosas no lúmen, e os linfonodos mesentéricos geralmente estão aumentados.

Os achados histológicos incluem habitualmente necrose hepática periporta multifocal e ileíte ou colite necrótica; outros tecidos, tais como o miocárdio, podem ser acometidos em alguns animais. Em geral, são observados infiltrados de neutrófilos e células mononucleares nas margens das lesões necróticas. Numerosos microrganismos filamentosos intracelulares são apenas fracamente visíveis pela coloração de hematoxilina e eosina nos hepatócitos, nas margens das lesões necróticas e nas células epiteliais intestinais. É necessário usar corantes especiais, como o corante de Giemsa ou o corante de prata de Warthin-Starry ou Gomori para confirmar a morfologia dos microrganismos, que exibem aparência em esfera característica (Figura 37.8). Corantes imunoquímicos também podem ser usados para detectar antígenos específicos de *C. piliforme*.[261] A hibridização do ácido nucleico ou a PCR podem ser usadas para demons-

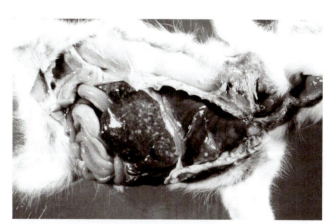

Figura 37.7 Doença de Tizzer em filhote de gato. As manchas brancas multifocais no fígado consistem em necrose hepatocelular. Lesões de aparência semelhante, visíveis através do saco pericárdico, são causadas por miocardite focal. (A partir da Referência 300.)

---

*Referências 45, 57, 261, 300, 328, 331, 396, 417, 472, 473, 485, 521, 522, 658.

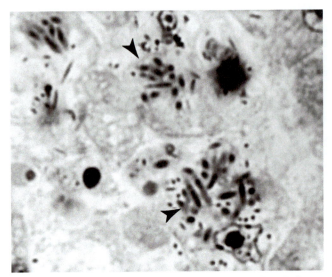

Figura 37.8 Hepatócitos nas margens de foco necrótico na doença de Tizzer. Verificam-se bactérias semelhantes a *C. piliforme* (*pontas de setas*) dentro de células viáveis e de forma extracelular no tecido necrótico (azul de toluidina, 1.500×). (A partir da Referência 300.)

trar o ácido nucleico específico do microrganismo nos tecidos.[56] Os microrganismos também podem ser demonstrados em esfregaços por impressão corados pelo azul de metileno, preparados a partir de lesões em tecidos frescos. Foram detectadas formas filamentosas e em esporos de *C. piliforme*. O *C. piliforme* não pode ser isolado em meio artificial que careça de células vivas e, até o momento, tem sido apenas cultivado em ovos ou culturas celulares.[560]

Os métodos sorológicos tornaram-se uma ferramenta comum no diagnóstico de infecções latentes em colônias de roedores. Testes com base em MAB ajudaram na investigação da doença. Antígenos flagelares foram purificados de *C. piliforme* em diferentes espécies, e existem diferenças antigênicas significativas. Todavia, esses testes sorológicos podem ser aplicados na pesquisa de cães e gatos. Os testes diagnósticos moleculares comercialmente disponíveis (p. ex., PCR em fezes) são sensíveis e específicos e podem ser aplicados em cães e gatos. No entanto, como animais clinicamente sadios podem abrigar o microrganismo, um resultado positivo só confirma o estado de portador, que pode ou não ser responsável pela doença. Pode-se iniciar a realização de pré-teste para situações experimentais ou clínicas para as quais se prevê a necessidade de procedimentos ou tratamentos imunossupressores.

Tratamento e prevenção

Até o momento, o tratamento da doença de Tyzzer não foi bem-sucedido em cães ou gatos, uma vez que os animais acometidos morrem antes de o tratamento exercer algum efeito. A eficácia dos antibacterianos não está determinada. O microrganismo demonstrou sensibilidade *in vitro* aos aminoglicosídios, eritromicinas e tetraciclinas; todavia, a eficácia *in vivo* não está estabelecida. Em potros com infecção natural, foi relatado um tratamento antibacteriano bem-sucedido com ampicilina, aminoglicosídios (amicacina ou gentamicina) ou penicilina. A administração suplementar de líquidos por via parenteral também foi utilizada. Foi obtido sucesso com vacinas inativadas por formol, que produzem imunidade à infecção em camundongos. Quando possível, os fatores predisponentes que têm sido associados à infecção em cães e em gatos devem ser identificados e evitados.

Considerações de saúde pública

A doença de Tizzer ocorre em hospedeiros imunocomprometidos. O único relato de infecção em um ser humano foi associado à síndrome de imunodeficiência adquirida pelo HIV.[547] A fonte da infecção nessa pessoa não foi determinada. Como a transmissão da doença entre hospedeiros parece ser incomum, espera-se que os cães e gatos constituam um baixo risco para a infecção de seres humanos.

Diarreia associada ao *Clostridium perfringens* e ao *Clostridium difficile*

Stanley L. Marks

Clostridium perfringens e *Clostridium difficile* são duas das bactérias mais comumente apontadas na diarreia canina.[76,251,395a] Por diversas razões, os veterinários deparam-se com um dilema quando procuram determinar se esses supostos enteropatógenos provocam diarreia em cães e gatos. *C. difficile* e *C. perfringens* são constituintes normais da flora intestinal endógena, e a sua taxa de isolamento são frequentemente semelhantes em animais diarreicos e não diarreicos.[76,384] As manifestações clínicas das doenças associadas são extremamente variáveis. As indicações para a realização de painéis entéricos fecais, incluindo coloração de Gram, cultura de fezes e imunoensaios para detecção de toxina são pouco definidas, levando à realização indiscriminada de testes e interpretação incorreta dos resultados. Além disso, a maioria dos veterinários de pequenos animais não tem as instalações ou a experiência de que necessitam para a realização desses testes, exigindo o envio das amostras fecais para laboratórios diagnósticos comerciais de veterinária para avaliação. Infelizmente, a demora no processamento dos painéis entéricos fecais pode resultar em menor isolamento de supostos enteropatógenos bacterianos ou resultados falso-negativos dos imunoensaios. Existem vários outros enteropatógenos além de *C. perfringens* e *C. difficile*, e não há nenhum consenso uniforme entre laboratórios diagnósticos veterinários quanto à necessidade de definir as espécies bacterianas ou determinar os ensaios diagnósticos a serem usados. Esse problema é complicado pela falta de validação de muitos dos imunoensaios comerciais que são rotineiramente usados para a detecção das toxinas bacterianas.

Diarreia associada ao *Clostridium perfringens*
Etiologia

Clostridium perfringens é um bacilo gram-positivo anaeróbico e formador de esporos, que tem sido associado a surtos de diarreia aguda e frequentemente grave em seres humanos, cavalos, cães e gatos.[87] O microrganismo é dividido em cinco biotipos, de A a E, com base na existência de um ou mais dos quatro genes de toxinas principais: alfa (α), beta (β), iota (ι) e epsilon (ε) (Tabela 37.3). Cada biotipo também pode expressar um subconjunto de pelo menos 10 outras toxinas estabelecidas, incluindo a enterotoxina de *C. perfringens* (CPE; de *C. perfringens enterotoxin*), um fator de virulência bem caracterizado, cuja produção é corregulada com a esporulação.[99] Embora todos os cinco tipos possam abrigar o gene da enterotoxina (*cpe*), a distribuição global das cepas enterotoxigênicas é relativamente baixa (cerca de 5%), e a maioria das cepas pertence ao tipo A.[327,554,616] Praticamente

Tabela 37.3 Esquema de tipagem para *Clostridium perfringens*.

	Principal toxina				
Tipo	**Alfa**	**Beta**	**Iota**	**Epsilon**	**Enterotoxina**
A	+	–	–	–	±
B	+	+	–	+	±
C	+	+	–	–	±
D	+	–	–	+	±
E	+	–	+	–	±

–, negativo; +, positivo; ±, positivo ou negativo.

todas as cepas isoladas de cães são do tipo A, e apenas um relato publicado documentou uma infecção pelo tipo C em cinco casos de enterite hemorrágica letal peraguda canina.[29,397] Um estudo que examinou 843 isolados de *C. perfringens* coletados de 103 cães revelou que todos os isolados testados eram do tipo A, com o gene *cpe* em 15%.[384] O *C. perfringens* enterotoxigênico do tipo A tem sido associado à intoxicação alimentar e diarreia esporádica em seres humanos; à diarreia canina aguda e crônica do intestino grosso e intestino delgado; e a uma síndrome de diarreia hemorrágica aguda.[76,384,398,380] A CPE foi detectada nas fezes de 8 de 12 cães (67%) que apresentavam sinais clínicos compatíveis com a síndrome de diarreia hemorrágica aguda. Dos 4 cães que tiveram sintomas peragudos e morreram em consequência da doença, todos tinham amostras fecais com resultados positivos para a CPE. Embora vários estudos tenham demonstrado associação entre a imunodetecção da CPE em amostras fecais e a diarreia canina, a patogenia da diarreia associada ao *C. perfringens* (DACP) no cão não está totalmente elucidada, visto que a CPE também é detectada em até 14% dos cães que não apresentam episódios diarreicos.[384,645] Além disso, vários outros fatores de virulência, como a toxina beta2 (β2) também podem desempenhar um papel na diarreia. Esses fatores de virulência podem explicar por que o isolamento de cepas tipo A não enterotoxigênicas de uma amostra diarreica não descarta a sua participação na doença. A toxina β2 de *C. perfringens* tem sido associada à enterite necrótica em leitões e à tiflocolite em cavalos.[214,217,266] O papel do *C. perfringens* β2 toxigênico em cães não está tão bem elucidado, visto que, até o momento, foi publicado apenas um estudo que avaliou 24 isolados coletados de cães que apresentavam episódios diarreicos. Nesse estudo, os microrganismos isolados foram positivos para o gene da enterotoxina (33%) para o gene da β2 (33%) ou para ambos (17%); todavia, a interpretação dos resultados desse estudo é difícil, devido ao pequeno número de cães e à falta de uma população de controle não diarreica.

Patogenia

O papel da CPE no desenvolvimento da diarreia canina não está totalmente elucidado, devido à detecção da CPE em até 34% dos cães que apresentam episódios diarreicos e em 5 a 14% dos cães que não apresentam esses episódios.[384,645] Essa questão é ainda mais complicada pela detecção de isolados enterotoxigênicos esporulados em até 14% dos cães que não apresentam episódios diarreicos.[384] Diferentemente dos seres humanos, em que a DACP resulta habitualmente da ingestão de isolados enterotoxigênicos, a DACP em cães parece ser mais provavelmente secundária à ruptura do microambiante intestinal, que possibilita a proliferação ou esporulação do *C. perfringens* enterotoxigênico comensal. A prevalência da DACP em gatos aparenta ser muito mais baixa que a dos cães, com detecção da CPE nas fezes de nove de 62 gatos que apresentam episódios diarreicos (14,5%), em comparação com 0 de 51 gatos não diarreicos sadios.[381]

A CPE é uma proteína de 35 kDa codificada pelo gene *cpe,* cuja excreção é corregulada com a esporulação do microrganismo.[98,99] As cepas de *C. perfringens* que apresentam um gene *cpe* cromossômico foram primariamente associadas à doença humana transmitida por alimentos, enquanto cepas com um gene *cpe* de plasmídio foram associadas a doenças humanas e animais não transmitidas por alimentos, que inclui a diarreia canina.[91,94] Acredita-se que as doenças não transmitidas por alimento associadas à CPE envolvam cepas enterotoxigênicas comensais que são de algum modo estimuladas a sofrer esporulação maciça. O deflagrador pode ser um de vários fatores diferentes, que incluem mudanças súbitas na dieta, administração de antibacterianos ou coinfecção com outro patógeno intestinal.[91,94,404] A CPE é inicialmente produzida em grandes quantidades (pelo menos 15% da proteína total existente) por cepas enterotoxigênicas durante a esporulação e, em seguida, é liberada com a lise da célula-mãe.[99,390] Após a ingestão de alimento contaminado com grandes números de *C. perfrin-*

gens enterotoxigênico, os microrganismos que sobrevivem à passagem pelo meio ácido do estômago sofrem esporulação no intestino delgado, que liberam grandes quantidades de enterotoxina.[391] Uma vez liberada no lúmen intestinal, a CPE interage com proteínas epiteliais específicas da junção firme, formando um pequeno complexo proteico de cerca de 90 kDa, onde fica retida na superfície da membrana.[326,391,656] Em seguida, o pequeno complexo de CPE interage com proteínas adicionais do hospedeiro, que forma vários complexos maiores, incluindo complexos de aproximadamente 155 kDa e de cerca de 200 kDa, que contêm a proteína da junção firme, a ocludina.[391] Os estudos realizados sugeriram que o complexo de aproximadamente 155 kDa é responsável pela lesão citotóxica e histopatológica que proporciona o acesso da CPE à ocludina, que causa alterações na estrutura e na função das junções firmes, resultando em alterações da permeabilidade paracelular, que contribuem para a diarreia.[391] Em coelhos, a CPE liga-se ao epitélio do intestino tanto delgado quanto grosso, exercendo maior efeito histopatológico no íleo, com pouco ou nenhum efeito citotóxico observado nas alças colônicas.[392,393] Não se sabe se esse fenômeno ocorre no intestino do cão, porém são necessárias pesquisas tendo em vista os relatos de colite como a principal manifestação clínica da DACP canina.

Achados clínicos

Não existe nenhum achado clínico patognomônico passível de indicar DACP canina, e o espectro da doença atribuído a esse microrganismo varia acentuadamente. A DACP está associada a manifestações clínicas de doença do intestino delgado, do intestino grosso ou intestinal difusa.[76,645] A gravidade da doença varia desde uma diarreia discreta e autolimitada até uma diarreia hemorrágica aguda e potencialmente fatal, com inflamação grave da mucosa intestinal.[76,515] Não se deve incentivar a caracterização simplista da DACP pela localização anatômica dos sinais clínicos.

Diagnóstico

Não existe padrão de referência para a confirmação da DACP canina. Historicamente, o diagnóstico dependia da ocorrência simultânea de sinais clínicos "típicos", detecção de grande número de endósporos de *C. perfringens* em esfregaços de fezes (três ou mais por campo de grande aumento) (Figura 37.9) e imunodetecção da CPE em amostras fecais. O autor (SLM) não aconselha a implementação de métodos citológicos e ressalta que a abordagem diagnóstica ideal deve usar uma combinação de imunodetecção da CPE fecal e técnicas moleculares.

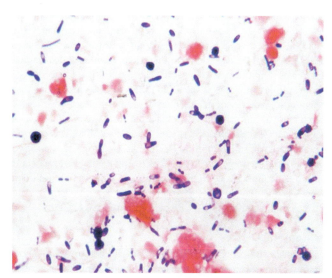

Figura 37.9 Esfregaço corado de fezes (coloração de Wright modificada) de um filhote de cão não diarreico sadio, mostrando numerosos endósporos de *C. perfringens* (aumento de 1.000×).

Cultura. Tendo em vista que o *C. perfringens* é um microrganismo comensal normal da flora intestinal, a simples cultura de um isolado de amostra de fezes tem pouco significado diagnóstico.[384,391,645] Além disso, as taxas de isolamento do *C. perfringens* são semelhantes em cães que apresentam episódios diarreicos e naqueles que não apresentam (Figura 37.10). A cultura pode ser útil para identificação de isolados para a aplicação de técnicas moleculares, como PCR, para identificação de genes de toxina específicos, ou tipagem molecular de cepas isoladas para estabelecer a clonalidade em surtos suspeitos.

Endósporos fecais. Como a esporulação é corregulada com a produção de enterotoxina, a contagem de endósporos fecais em esfregaços de fezes corados pelo método de Wright ou Gram (três ou mais esporos por campo de grande aumento) foi sugerida como ferramenta para o diagnóstico de DACP enterotoxigênica.[236,611] Vários estudos não relataram qualquer associação entre as contagens de endósporos fecais e a ocorrência de diarreia, ou entre as contagens de esporos e a detecção de CPE em amostras de fezes.[384,385,645] Além disso, foi demonstrado que a esporulação das cepas enterotoxigênicas ocorre continuamente em cães tanto não diarreicos quanto diarreicos.[384]

Imunodetecção da enterotoxina fecal. A detecção da CPE em amostras fecais constitui a ferramenta diagnóstica mais amplamente usada para *C. perfringens* tanto em seres humanos quanto em animais. Dispõe-se apenas de um *kit* de ELISA comercial para a detecção da CPE em amostras fecais; todavia, as características de desempenho desse ensaio não foram validadas no cão ou no gato. Esse fenômeno é ressaltado pelo achado de que até 14% dos cães sadios apresentam concentrações detectáveis de CPE que utilizam o ELISA comercialmente disponível.[384] Um ensaio de aglutinação com látex passiva reversa é raramente usado por laboratórios diagnósticos humanos e veterinários comerciais, tendo em vista a alta incidência de resultados falso-positivos em comparação com o método de ELISA, influenciando adversamente a especificidade do RPLA.[48,406] A detecção da CPE também pode ser afetada pela demora no processamento da amostra fecal,[381] e é importante que as amostras de fezes frescas sejam transportadas no momento adequado aos laboratórios de referência para análise. De modo alternativo, pode-se aumentar o valor diagnóstico do ensaio de ELISA se um tampão de estabilização apropriado (diluente fornecido em *kit* ELISA comercial) for acrescentado imediatamente à amostra de fezes antes de seu transporte ao laboratório.

Técnicas moleculares. A análise da CPE fecal e as contagens de endósporos fecais e o isolamento e detecção por PCR do *C. perfringens* enterotoxigênico após tratamento com choque térmico foram realizados em 32 cães diarreicos e 100 cães não diarreicos (ver Figura 37.10).[384] A CPE foi detectada em amostras fecais por meio de ELISA em 14% dos cães não diarreicos e em 34% dos animais diarreicos. Embora essa associação seja significativa, o fato de mais da metade das amostras positivas no ELISA ter sido de cães não diarreicos obscurece a associação. Todavia, as amostras fecais de cães não diarreicos tiveram menos tendência a ser positivas para CPE e para o gene *cpe* (4%) do que as dos cães diarreicos (28%). É preciso ter cautela para não realizar muitas interpretações dos achados positivos para a detecção do gene *cpe* por PCR isoladamente, na ausência de ensaio concomitante de ELISA para a CPE, uma vez que foi documentado que 31% dos cães diarreicos positivos para o gene *cpe* por PCR foram negativos para a CPE pelo ensaio ELISA.[64]

Tratamento

Os animais com doença aguda (gastrenterite hemorrágica) necessitam de tratamento antimicrobiano adequado, embora os antibacterianos sejam comumente administrados de modo não criterioso, mesmo nos casos de diarreia leve ou crônica. Alguns casos são leves

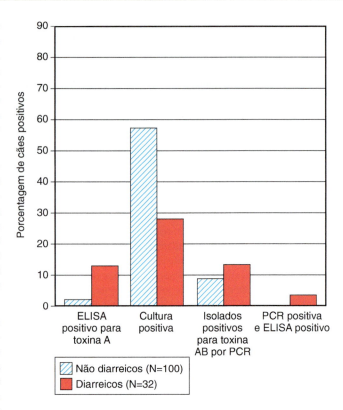

Figura 37.10 Porcentagem de cães não diarreicos e diarreicos positivos para a enterotoxina de *C. perfringens* (CPE) pelo ensaio imunossorvente ligado à enzima (ELISA), cultura do *C. perfringens* e *C. perfringens* enterotoxigênico em reação pela cadeia da polimerase (PCR). (A partir da Referência 384.)

e autolimitados e não respondem a nenhuma intervenção ou abordagem conservadora, como modificação temporária da dieta. Os agentes antimicrobianos ideais para o tratamento da DACP canina incluem amp(amox)icilina, metronidazol e tilosina (ver Tabela 37.1).[230,646] Deve-se evitar o uso de tetraciclina, devido à alta prevalência (21%) de resistência *in vitro* a esse agente antimicrobiano.[382] Estudos preliminares documentaram a alta incidência (96%) de isolados que apresentam um gene que codifica uma bomba de efluxo para as tetraciclinas – o gene *tetA*(P).[307] As concentrações inibitórias mínimas para esses microrganismos isolados variaram de 1 a 64 μg/mℓ. Esses achados são extremamente importantes tendo em vista o fato de que a tetraciclina tem sido há muito tempo aclamada como fármaco de escolha no tratamento de cães com suspeita de DACP ou diarreia responsiva a antibacterianos.[236,611] Os relatos informais que defendem os benefícios do aumento das fibras na dieta ou da administração de probióticos a animais infectados para alterar a flora comensal não foram validados até o momento. O Boxe 37.1 fornece um resumo da DACP em cães.

Diarreia associada ao *Clostridum difficile*
Etiologia

C. difficile é um bacilo gram-positivo anaeróbico, formador de esporos, que é reconhecido como uma das causas mais comuns de infecções hospitalares em seres humanos.[41,312,338] O papel do *C. difficile* foi extensamente caracterizado tanto em seres humanos quanto em cavalos, em que as infecções variam quanto à sua gravidade, desde um estado de portador assintomático até a ocorrência de colite pseudomembranosa fatal em seres humanos e enterocolite hemorrágica necrosante aguda em potros.[301,310,312] Além de fazer parte da flora comensal, o microrganismo é encontrado no ambiente de hospitais veterinários para animais de companhia.[415b] O papel desempenhado pelo *C. difficile* no cão não está tão bem documentado quanto aquele

Boxe 37.1 Resumo da diarreia associada ao *Clostridium perfringens* em cães

Os sinais clínicos de DACP não se limitam à colite.

A contagem de endósporos fecais não constitui um teste confiável para estabelecer a ocorrência de DACP no cão.

Os resultados dos ensaios de imunodetecção da enterotoxina de *C. perfringens* (CPE) devem ser interpretados com cautela, particularmente o ensaio de aglutinação em látex passiva reversa (RPLA; do inglês, *reverse passive latex agglutination*), que demonstrou fornecer resultados mais discordantes do que outros métodos de imunodetecção.

O uso da PCR isoladamente para a detecção do gene da enterotoxina (*cpe*) do *C. perfringens* não é suficiente para estabelecer o diagnóstico de DACP.

O isolamento de cepas não enterotoxigênicas de uma amostra diarreica não exclui a participação na doença, visto que outros fatores de virulência podem estar envolvidos.

Não se deve estimular o uso de tetraciclinas para o tratamento da DACP em cães.

A abordagem diagnóstica ideal para a DACP canina consiste no uso do ELISA para imunodetecção da CPE, juntamente com PCR para a detecção de cepas enterotoxigênicas após tratamento de choque térmico ou com álcool.

nos seres humanos e no cavalo, e a maior parte da literatura dedicada à infecção por *C. difficile* (ICD) em cães baseia-se no isolamento do microrganismo, que varia de 0 a 40% em cães aparentemente sadios e diarreicos.[382,492,579,645] Apesar da falta de diferenças nas taxas de isolamento entre cães sadios e diarreicos, foi documentada a associação entre a detecção da toxina A ou da toxina B e a diarreia canina. Um surto de ICD foi relatado em cães em um hospital universitário veterinário, com taxa de incidência de 19 casos por 1.000 internações.[641] A despeito da escassez de informações sobre a ICD em gatos, estudos preliminares usando um imunoensaio comercial para a detecção da toxina documentaram a incidência de 5% em 62 gatos diarreicos e de 0% em 51 gatos sadios não diarreicos.[381]

Foram descritas três toxinas produzidas pelo *C. difficile*: a toxina A (TcdA, uma enterotoxina), a toxina B (TcdB, uma citotoxina) e a toxina binária CDT (uma ADP-ribosiltransferase).[515] As doenças associadas ao *C. difficile* foram principalmente atribuídas à atividade da TcdA e da TcdB, e, historicamente, acredita-se que as cepas produzam ambas as toxinas (isolados toxigênicos) ou nenhuma (não toxigênicos). Há relatos crescentes de cepas variantes isoladas de casos clínicos humanos de ICD que produzem apenas toxina A ou toxina B.[6,38,332]

Patogenia

A doença clínica está associada ao crescimento de cepas de *C. difficile* produtoras de toxina no trato intestinal, seguido da liberação das toxinas e desenvolvimento subsequente de doença. Embora os agentes antimicrobianos estejam frequentemente associados a uma ruptura da flora comensal normal e à proliferação excessiva subsequente de cepas toxigênicas de *C. difficile* em pessoas e cavalos,[43,63,312] não há, no momento atual, evidências convincentes de antimicrobianos ou outros fatores de risco envolvidos em cães e gatos.[76,384,645] Os agentes antimicrobianos comumente apontados como causa de ICD em seres humanos incluem as cefalosporinas, as penicilinas e a clindamicina, embora qualquer antimicrobiano possa predispor um indivíduo à ICD.[63,312]

Toxinas A e B. A TcdA e a TcdB constituem os principais fatores de virulência que se acredita estar envolvidos na patogenia da ICD. Os genes que codificam essas duas toxinas foram sequenciados, e, juntamente com três genes acessórios, formam um *locus* de pato-

genicidade de aproximadamente 19,6 kb, encontrado apenas nas cepas toxigênicas.[248] O mecanismo de ação para ambas as toxinas envolve a inativação das proteínas Rho por glicosilação que causa a despolimerização dos filamentos de actina, ruptura do citoesqueleto, arredondamento das células e morte celular.[304,305] Foi constatado que a TcdA induz lesão histológica com necrose hemorrágica da mucosa, bem como na secreção hemorrágica nas alças do intestino delgado de coelhos, *hamsters* e camundongos.[371,402] A administração de TcdA às alças colônicas de coelho provoca lesão histológica semelhante àquela observada no íleo tratado com TcdA, porém com menos hemorragia e infiltração celular.[402] Em contrapartida, não se observa nenhuma lesão tecidual nem secreção de líquido em alças intestinais tratadas com TcdB, embora seja citotóxica para linhagens celulares *in vitro*.[366,371] Todavia, vários estudos sugerem que a TcdA e a TcdB podem ter efeito sinérgico, em que a lesão da mucosa provocada pela TcdA possibilita a atividade citotóxica da TcdB.[371,402] Os efeitos de ambas as toxinas são dependentes da dose e da espécie, e alguns animais parecem ser mais sensíveis aos efeitos citopáticos das toxinas. Nenhum estudo foi conduzido para avaliar a sensibilidade do epitélio intestino canino à toxina TcdA ou TcdB. Além disso, os efeitos da TcdA e da TcdB parecem ser dependentes da idade nos seres humanos; são detectados altos níveis de toxinas nas fezes de recém-nascidos, na ausência de sinais clínicos de doença.[365,366] Esse fenômeno também pode ocorrer em cães, nos quais o *C. difficile* toxigênico pode ser isolado de até 94% dos cães no período neonatal, na ausência de sinais clínicos de doença.[463] O ponto de vista tradicional de que as cepas patogênicas de *C. difficile* sempre produzem tanto TcdA quanto TcdB está sendo atualmente questionado, devido a relatos adicionais de cepas TcdA negativas e TcdB positivas que foram isoladas de casos clínicos de *C. difficile*, particularmente em seres humanos e cavalos.[6,8,332,471]

ADP-ribosiltransferase. A ADP-ribosiltransferase do *C. difficile* (CDT; de *Clostridium difficile toxin*) é uma toxina binária que consiste em dois componentes proteicos codificados independentemente: um componente de ligação (CDTb) e um componente enzimático (CDTa), que catalisa a ADP-ribosilação da actina monomérica, que induz alterações no citoesqueleto.[237,474] O papel desempenhado por cepas produtoras de CDT (binárias) nas doenças associadas ao *C. difficile* humanas e equinas ainda não foi bem esclarecido. A prevalência relatada de cepas positivas para toxina binária, isoladas de pacientes clínicos acometidos, é de 6 a 30% para cepas humanas e de até 36% para cepas equinas.[58,460,580] Cepas positivas para a CDT foram identificadas em cães, porém a prevalência não está bem definida.[355]

Achados clínicos

Os sinais clínicos associados à infecção por *C. difficile* canina variam desde o estado de portador subclínico até uma síndrome diarreica hemorrágica a aguda e potencialmente fatal.[76,384] À semelhança do *C. perfringens*, não parece haver localização anatômica específica dos sinais clínicos, e os estudos conduzidos mostraram que cães com ICD geralmente apresentam sinais de diarreia do intestino delgado e do intestino grosso, bem como doença difusa caracterizada pelo acometimento concomitante do intestino delgado e intestino grosso.[76,384,645]

Diagnóstico

O diagnóstico de ICD em cães e gatos pode representar um desafio, visto que não existe nenhum previsor específico ou clínico de ICD, e os imunoensaios usados para a detecção da TcdA e da TcdB não foram validados em cães e gatos. Seria ideal que os testes fossem realizados em amostras de fezes frescas, embora a TcdA e a TcdB pareçam ser imunologicamente estáveis por várias semanas em fezes de cavalos,[645] e é provável que essas toxinas também sejam estáveis no cão e no gato.

Cultura. Embora as taxas de isolamento do *C. difficile* sejam semelhantes entre cães não diarreicos e diarreicos (0 a 40%),[384,579,645] uma cultura negativa tem valor preditivo negativo satisfatório. O valor preditivo positivo da cultura é limitado, visto que algumas cepas são não toxigênicas, e as cepas toxigênicas podem ser eliminadas na ausência de ICD.[384,389] A cultura pode ser útil para obter cepas para detecção dos genes de toxinas e tipagem.

Glutamato desidrogenase. O antígeno comum, a glutamato desidrogenase (GDH), é produzido de modo constitutivo por cepas tanto toxigênicas quanto não toxigênicas e pode ser detectado por meio de testes ELISA comerciais. Tipicamente, esses testes são rápidos e de baixo custo e tendem a ser altamente sensíveis, porém pouco específicos. Um estudo que avaliou as características de desempenho do teste para antígeno comum em cães documentou a sensibilidade de 100% com baixa especificidade, ressaltando o valor desse teste como ferramenta de triagem para cães com suspeita de ICD.[86] O teste é usado frequentemente como teste de triagem em lugar das culturas fecais de *C. difficile,* em virtude de seu alto valor preditivo negativo. O valor preditivo positivo do teste é fraco, e os resultados positivos sempre devem ser confirmados por meio da detecção da TcdA e/ou da TcdB nas fezes.

Detecção da toxina fecal. O diagnóstico tradicional de ICD baseia-se primariamente na detecção da TcdA e/ou TcdB em amostras de fezes por ELISA.[147,312] Os testes ELISA comercialmente disponíveis são usados em laboratórios de referência veterinários; entretanto, as características de desempenho desses ensaios com base em seres humanos são uniformemente fracas para cães, com sensibilidade que varia de 7 a 60% e especificidade que varia de 65 a 100%.[86] Tendo em vista os relatos crescentes de cepas negativas para toxina A e positivas para toxina B isoladas de casos clínicos, o uso de *kits* de ELISA para a detecção de ambas as toxinas está sendo preferido. O padrão de referência para exame na ICD é o ensaio de citotoxicidade em cultura celular, que detecta a atividade da TcdB;[96] todavia, o teste raramente é realizado em laboratórios humanos e veterinários de referência, devido a seu elevado custo e ao tempo despendido para a sua realização. Consequentemente, o diagnóstico de ICD em cães e gatos deve basear-se na combinação de testes, que inclui a cultura fecal positiva e/ou teste para antígeno comum (GDH) seguidos do ELISA para a detecção da TcdA e da TcdB em animais com resultados positivos para GDH. Essa abordagem pode ser incorporada pelo uso de um *kit* separado para antígeno comum e ELISA, ou, de modo alternativo, pode-se usar um *kit* combinado para antígeno comum e ELISA para toxina A.[9,337] Uma limitação do *kit* de combinação é que o ELISA não detectará animais negativos para a TcdA e positivos para a TcdB. Há a possibilidade de os resultados positivos no ELISA serem confirmados por meio de cultura ou detecção do antígeno comum e teste subsequente dos isolados por PCR para os genes de toxina.

A interpretação de resultados discrepantes (resultados positivos do antígeno comum e/ou cultura com resultados negativos do ELISA para a TcdA e a TcdB, ou resultados negativos do antígeno comum e/ou da cultura com resultados positivos para toxinas) pode representar um desafio. As possíveis considerações diante de resultados negativos para toxinas por ELISA, com resultados positivos da cultura ou do antígeno comum, incluem a existência de *C. difficile* não toxigênico, resultado falso-negativo do ELISA, em virtude da pouca especificidade, ou resultado negativo do ELISA que só detecta a toxina A em um animal que abriga uma cepa negativa para TcdA, porém positiva para TcdB.

Técnicas moleculares. A taxa de detecção de cepas de *C. difficile* toxigênicas por meio de PCR após a realização de cultura é semelhante em cães diarreicos e não diarreicos (Figura 37.11), diminuindo o valor diagnóstico do isolamento em cães. Além disso, o isolamento

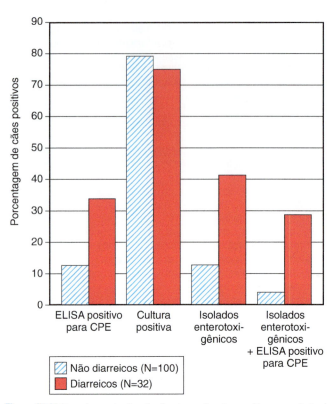

Figura 37.11 Porcentagem de cães não diarreicos e diarreicos positivos para a toxina A de *Clostridium difficile* por ELISA, cultura de *C. difficile* e *C. difficile* toxigênico. *CPE,* enterotoxina do *Clostridium perfringens; ELISA,* ensaio imunossorvente ligado à enzima. (A partir da Referência 384.)

do microrganismo é difícil, de alto custo e demorado. Estudos realizados em seres humanos começaram a omitir a cultura do microrganismo e determinar diretamente a existência de genes específicos de toxinas no DNA obtido de amostras fecais. A sensibilidade dos métodos de detecção pela PCR usados em seres humanos foi de 96 a 100%, em comparação com o ensaio de citotoxicidade.[238,662] Embora a maioria dos laboratórios de diagnóstico veterinário comerciais não ofereça a PCR como exame diagnóstico para ICD, essas técnicas podem ser valiosas, particularmente quando se consideram os resultados falso-positivos potenciais do ELISA para a detecção da TcdA ou da TcdB. A realização direta da PCR em fezes também pode estar associada a resultados falso-negativos, devido à existência de proteases fecais ou outros inibidores da PCR.

Tratamento

O tratamento de suporte, que consiste na administração de líquido por via parenteral ou subcutânea, deve ser instituído quando indicado. Se houver suspeita de que a ICD está associada ao uso de antimicrobianos, o tratamento antimicrobiano deve ser imediatamente interrompido. O metronidazol administrado por via oral, na dose de 10 a 15 mg/kg a cada 12 h, durante 5 a 7 dias, constitui o fármaco de escolha para cães e gatos com suspeita de ICD (ver Tabela 37.1). As indicações específicas para a administração de metronidazol são pouco documentadas, mas o fármaco deve ser utilizado em todos os animais com síndrome diarreica hemorrágica aguda. Embora se tenha relatado a ocorrência de isolados de *C. difficile* resistentes ao metronidazol em potros e cavalos adultos, um estudo que avaliou a sensibilidade *in vitro* de 70 isolados de *C. difficile* caninos não demonstrou qualquer evidência de resistência ao metronidazol.[382] O segundo fármaco de escolha em pacientes humanos e, em certas ocasiões em cavalos, é a vancomicina; todavia, esse fármaco é apenas usado em casos de ICD refratária, ou quando são encontradas cepas resistentes ao metronidazol. Em um estudo de

70 isolados fecais de cães, todos apresentaram a concentração inibitória mínima de 1 μg/mℓ para o metronidazol e a vancomicina.[382] Os gatos diarreicos que abrigavam cepas toxigênicas de *C. difficile* responderam ao tratamento com metronidazol.[355,648]

Existe a possibilidade de administração de absorventes intestinais por via oral com base na pressuposição de que eles se ligam às toxinas dos clostrídios no lúmen intestinal e reduzem a gravidade da doença. A esmectita dioctaédrica demonstrou ter a capacidade de se ligar às toxinas do *C. difficile* e do *C. perfringens in vitro* [642] e tem sido usada no tratamento da diarreia causada por clostrídios em cães e gatos[641]; todavia, não se dispõe de nenhum dado de eficácia. Foram realizados poucos estudos controlados randomizados para avaliar a eficácia dos probióticos no tratamento da infecção por *C. difficile* em pessoas, e a maioria utilizou a levedura *Saccharomyces boulardii* para essa finalidade. *S. boulardii* libera uma protease que inibe os efeitos intestinais da TcdA por meio da proteólise da toxina e inibição da ligação da TcdA a seu receptor na borda em escova.[74] A terapia probiótica com *S. boulardii* foi associada a uma redução significativa dos episódios recorrentes de infecção por *C. difficile* (17% dos pacientes *versus* 50% dos pacientes que receberam placebo).[584] Nenhum estudo relatou qualquer efeito benéfico dos probióticos no tratamento da diarreia canina ou felina por clostrídios. O Boxe 37.2 fornece um resumo da diarreia associada ao *C. difficile* em cães.

Prevenção

Os produtos alimentares contaminados podem levar à enterotoxemia, ressaltando a importância da higiene adequada das mãos. Cães e gatos com diagnóstico de DACP ou de ICD devem ser alojados em área de isolamento com precauções para qualquer contato. Deve-se evitar qualquer contato direto e indireto entre animais infectados e todos os outros animais. Além disso, devem-se utilizar precauções de barreira, que consistem em avental e luvas sempre que for manusear o animal. As mãos devem ser lavadas por completo com sabonete bactericida e água após qualquer contato com o animal ou ambiente de isolamento, mesmo quando se utilizam luvas. Recomenda-se a lavagem das mãos em lugar do uso de antisséptico para mãos à base de álcool, visto que os endósporos são resistentes ao álcool. Os esporos podem sobreviver até 70 dias no ambiente e ser transportados nas mãos dos membros da equipe que tiveram contato direto com outros pacientes. A adesão estrita às técnicas de lavagem das mãos e o manuseio correto dos dejetos contaminados são eficazes para prevenir a disseminação da doença. Os animais infectados devem ser colocados em uma área separada de outros pacientes, e as fezes devem ser imediatamente removidas. Os esporos do *C. difficile* são altamente resistentes à maioria dos desinfetantes. O hipoclorito de sódio (alvejante doméstico) é um desinfetante eficaz que demonstrou ter boa atividade esporicida quando aplicado na diluição de 1:10, contanto que haja resíduos orgânicos mínimos e tempo de contato adequado de pelo menos 10 min (ver Tabela 93.1). Os compostos de amônio quaternário e os fenóis não são esporicidas e mostram-se eficazes contra o *C. difficile* apenas no estado vegetativo.

Boxe 37.2 Resumo da diarreia associada ao *Clostridium difficile* em cães

- A ICD não se limita aos sinais clínicos de colite.
- Devido à falta de um imunoensaio diagnóstico padronizado, a interpretação dos resultados positivos dos ensaios para toxinas fecais é difícil quando não é confirmado por meio de cultura ou teste para antígeno comum.
- Não se pode omitir o papel potencial das cepas com toxinas variantes que são negativas para TcdA e positivas para TcdB, ressaltando a importância do uso de imunoensaios capazes de detectar ambas as toxinas.
- A cultura fecal, seguida de teste por PCR dos isolados de *C. difficile* para os genes de toxina pode diferenciar as cepas toxigênicas daquelas não toxigênicas, melhorando a especificidade da cultura.
- A informação relativa à ICD em gatos é limitada, embora o *C. difficile* tenha sido isolado de uma porcentagem maior de gatos com diarreia.
- O metronidazol é um agente antimicrobiano altamente eficaz para o tratamento da ICD, com incidência extremamente baixa de resistência ao antimicrobiano.

ICD, infecção por *Clostridium difficile*; *PCR*, reação em cadeia da polimerase; *TcdA e TcdB*, principais fatores de virulência do *C. difficile*.

Considerações de saúde pública para *Clostridium perfringens* e *Clostridium difficile*

Os clostrídios normalmente não são considerados patógenos zoonóticos, embora muitas espécies acometam tanto seres humanos quanto animais domésticos. As cepas de *C. perfringens* que produzem CPE são tipicamente transmitidas a seres humanos por meio de alimentos contaminados inadequadamente manuseados. O *C. difficile* tem sido associado à doença tanto em seres humanos quanto em animais, e o exame de carnes vendidas a varejo por meio de cultura bacteriológica revelou genótipos do *C. difficile* que, em muitos casos, são idênticos àqueles observados em animais produtores de alimento e seres humanos doentes. No entanto, a transmissão de animais para alimentos próprios para seres humanos é apenas hipotética, pois atualmente não há evidências conclusivas sobre a transmissão direta. Em um estudo realizado, cães que estiveram em postos de saúde que tratam de seres humanos tiveram risco 2,4 e 4,7 vezes maior de adquirir *C. difficile* e *Staphylococcus aureus* resistente à meticilina do que cães em outras intervenções de assistência a animais.[358] Em um estudo de cães domiciliares, o *C. difficile* foi isolado de 14/139 (10%) cães e de 44/836 (5,2%) dos locais em 26/84 (31%) dos domicílios.[642a] Embora *C. difficile* tenha sido isolado concomitantemente de cães e do ambiente em quatro dos domicílios, os ribotipos entre cães e domicílios foram diferentes. Para informações mais detalhadas sobre o risco zoonótico dessa infecção, ver *Infecção por Clostridium difficile*, no Capítulo 99.

Capítulo 38

Brucelose Canina

Craig E. Greene e Leland E. Carmichael

Etiologia e epidemiologia

Brucella canis é um pequeno microrganismo cocobacilar (1,0 a 1,5 μm) gram-negativo, aeróbico. A morfologia rugosa em colônias, produzida por níveis mais baixos de lipopolissacarídios (LPS) lisos e as diferenças observadas nas reações bioquímicas e antigênicas o distinguem de outros membros do gênero *Brucella*. Diferentemente da morfologia lisa das espécies de *Brucella* que infectam várias espécies de animais domésticos, *B. canis* tem uma gama limitada de hospedeiros, e apenas cães e Canidae selvagens demonstraram suscetibilidade a esse microrganismo. É possível que gatos sejam infectados de modo experimental e apresentem bacteriemia transitória, porém são relativamente resistentes. Constatou-se também a suscetibilidade de coelhos e primatas não humanos à infecção experimental. Nenhuma outra espécie animal apresentou títulos de aglutinação significativos. Foram relatados casos humanos em consequência de acidentes laboratoriais e contato com cães infectados, porém as pessoas parecem ser relativamente resistentes (ver *Considerações de saúde pública*).

O gênero *Brucella* é composto por seis espécies clássicas, com base na preferência por determinados hospedeiros e na análise genética[42]: *Brucella abortus* (bovinos), *Brucella canis* (cão), *Brucella melitensis* (caprinos, ovinos), *Brucella neotomae* (roedores), *Brucella ovis* (ovinos) e *Brucella suis* e seus biovares (suínos, bovinos, lebres, roedores e ungulados silvestres). Foram isoladas novas espécies de *Brucella* (*Brucella ceti* e *Brucella pinnipedialis*) de cetáceos e pinípedes[19,77]; todavia, esses isolados parecem infectar exclusivamente mamíferos marinhos. Outras espécies novas foram isoladas de pessoas[34] e camundongos.[111] Embora a maioria das espécies de *Brucella*, com exceção das biovares de *B. suis*, exiba preferência por determinado hospedeiro, elas também podem infectar outras espécies de hospedeiro. Os cães mostram-se suscetíveis à infecção por *B. abortus*[9,41,109] e por *B. suis*.[13] Até mesmo cepas de vacina atenuadas de *B. melitensis*[52] ou de *B. abortus*[94] podem infectar cães. Acredita-se que a infecção natural ocorra após a ingestão de placenta contaminada e fetos de bovinos abortados. Em geral, os cães abrigam os microrganismos nos linfonodos no trato gastrintestinal por um extenso período. Não se acredita que cães sejam tão importantes na disseminação e manutenção dessas infecções não causadas por *B. canis* quanto seus respectivos reservatórios constituídos por animais pecuários. Entretanto, o exame e a remoção dos cães e bovinos acometidos das fazendas infectadas constituem as melhores medidas preventivas de erradicação.

Brucella tem a capacidade de sofrer replicação intracelular e ser transmitida a novos indivíduos, mantendo a infecção dentro da população de seu respectivo hospedeiro reservatório. *B. canis* infecta um hospedeiro canino suscetível ao penetrar nas mucosas, particularmente as da cavidade bucal, vagina e conjuntiva. A dose infecciosa oral mínima para cães é de aproximadamente 10^6 bactérias, enquanto a dose conjuntival é de 10^4 a 10^5 microrganismos. Por conter as mais altas concentrações de microrganismos, as secreções vaginais e o sêmen são as fontes mais prováveis de infecção por contaminação de mucosas.

A transmissão natural da brucelose canina ocorre por diversas vias. As cadelas infectadas transmitem a *B. canis* durante o estro, no acasalamento ou após aborto por meio de contato oronasal com secreções vaginais. A transmissão é mais comum por contato oronasal com materiais abortados, que contêm até 10^{10} microrganimos/mℓ. A eliminação da *B. canis* pode ser observada por períodos de até 6 semanas após um aborto. O leite de cadelas infectadas contém concentrações mais baixas de microrganismos e parece ser menos importante na transmissão da infecção aos filhotes que sobrevivem, uma vez que a maioria já foi infectada *in utero* ou de modo congênito.

O líquido seminal e a urina foram incriminados como fonte de infecção em animais que abrigam microrganismos na próstata e no epidídimo. A taxa de isolamento de *B. canis* do sêmen de cães infectados é habitualmente alta nas primeiras 6 a 8 semanas após inoculação (pós-inoculação, PI). Foi observada a eliminação intermitente do microrganismo em baixos números pelo período de até 60 semanas PI, podendo continuar durante pelo menos 2 anos. A excreção urinária começa entre 4 e 8 semanas após o início da bacteriemia e continua por pelo menos 3 meses. Foram encontradas concentrações de 10^3 a 10^6 microrganismos/mℓ na urina em machos, com menores números de bactérias na urina de fêmeas. Antigamente, acreditava-se que a urina de machos infectados tivesse um número de microrganismos muito pequeno para ser infeccioso por via oronasal; entretanto, estudos realizados demonstraram que a *B. canis* pode ser transmitida de machos caninos adultos infectados para cães não infectados depois de várias semanas ou meses de contato próximo com cães infectados.[25,113] A tendência dos machos a eliminar os microrganismos na urina provavelmente está relacionada com sua localização na próstata e no epidídimo, que estão em estreita associação com a bexiga. A castração ajuda a reduzir significativamente esse risco.

Outros meios alternativos de transmissão ocorrem menos frequentemente em circunstâncias naturais. Foram encontrados baixos números de microrganismos nas fezes e em secreções nasais e oculares. Há relatos de transmissão por meio de objetos após vaginoscopia, transfusão sanguínea, inseminação artificial e uso de seringas contaminadas. As brucelas são estáveis no ambiente por até 2 meses quando as temperaturas estão mais frias e se houver restos orgânicos. Nas demais condições, *B. canis* é de vida relativamente curta fora do corpo, sendo prontamente inativada por desinfetantes comuns, como iodóforos ou compostos de amônia quaternária, e pela luz solar.[46]

A prevalência da infecção varia de acordo com a idade do animal, as condições de alojamento, raça e localização geográfica. Os cães de estimação que habitam ambientes suburbanos têm menor prevalência em comparação com cães abandonados em áreas de baixo nível econômico, o que pode refletir a maior densidade da população e o acasalamento descontrolado dos cães. A infecção também tem sido mantida em canis de criação visando ao comércio de animais e tem sido disseminada após o transporte de cães infectados para novas localidades.[20] Foi relatada prevalência relativamente baixa nos EUA e no Japão (faixa de 1 a 18%), em comparação com faixas de até 28% no México e no Peru.[22] O sul dos EUA parece ter prevalência da infecção relativamente mais alta (aproximadamente 8%). Entre as raças encontradas nessa região, Beagle e Labrador Retriever apresentam maior prevalência da infecção, assim como cães selvagens. A determinação da soroprevalência é fortemente influenciada pelo método de teste usado e sua interpretação. Foram também identificados casos em outros países da América Central e América do Sul, bem como Alemanha, Espanha, Checoslováquia e Tunísia.[27] A doença também parece ser prevalente em regiões da República Popular da China.[55] Tendo em vista a natureza insidiosa de *B. canis* em cães, foram detectadas infecções isoladas em cães importados, mesmo nos países de entrada como Reino Unido, onde as leis de quarentena são muito rigorosas.[37] Os cães importados de regiões endêmicas do mundo sempre devem ser submetidos a uma triagem sorológica para essa infecção, visto que ocorreram surtos em países que não exigem a triagem dessa doença para entrada de animais.[3]

Patogenia

A sequência geral de eventos após infecção por *Brucella* está resumida na Figura 38.1. As brucelas carecem de fatores de virulência clássicos (exotoxinas, cápsulas, citolisinas, plasmídios etc.) e apresentam um LPS que é menos tóxico que o de outras bactérias gram-negativas.[112] Esses microrganismos são capazes de sobreviver dentro dos macrófagos ao evitar ou suprimir os mecanismos bactericidas do hospedeiro. As brucelas são fagocitadas nas mucosas contaminadas por macrófagos teciduais e outras células fagocitárias e são transportadas até os linfáticos e tecidos do trato genital, onde se multiplicam. Alguns dos microrganismos são capazes de persistir dentro dos fagócitos mononucleares.[106] O microrganismo inibe o fator de necrose tumoral α, comprometendo a atividade bactericida das células exterminadoras naturais e dos macrófagos.[96] As brucelas escapam da fusão com fagolisossomas e replicam-se em um compartimento dentro do retículo endoplasmático da célula.[35,48] Ocorre bacteriemia associada a leucócitos, que se inicia dentro de 1 a 4 semanas PI e que pode persistir por 6 a 64 meses. Durante o curso da infecção, ocorrem hiperplasia linforreticular generalizada (Figura 38.2) e desenvolvimento de hiperglobulinemia. À semelhança de outros parasitos intracelulares, a imunidade celular provavelmente constitui o mecanismo mais importante de defesa contra *B. canis*. Estudos realizados em seres humanos indicaram a diminuição da responsividade dos linfócitos T às proteínas citoplasmáticas de *Brucella* nas infecções mais crônicas.[45] Títulos persistentes de anticorpos não protetores são característicos dessas infecções e parecem exercer pouca influência sobre o nível de bacteriemia ou o número de microrganismos nos tecidos. Os maiores números de *B. canis* são encontrados nos linfonodos, no baço e nos tecidos dependentes de esteroides gonadais. Embora as brucelas fiquem habitualmente confinadas nos fagócitos mononucleares, elas podem penetrar em outras células, como o epitélio placentário. De fato, o útero não constitui um local favorito de crescimento na fêmea não prenhe no diestro. Nos machos, a inflamação do epidídimo e dos testículos provoca extravasamento de espermatozoides, e induz o sistema imune a produzir um complexo de anticorpos aglutinantes antiespermatozoides e reações de hipersensibilidade de tipo tardio contra os espermatozoides que não têm relação com os anticorpos dirigidos contra *B. canis*. As respostas imunes produzidas contra os espermatozoides contribuem para a epididimite, a infertilidade e, por fim, a parada da espermatogênese observada na maioria dos machos infectados.

Semelhante a outras bactérias transmitidas pelo sangue, *B. canis* pode ser localizado em tecidos não reprodutores, como a circulação endarterial do disco intervertebral, causando discoespondilite (ver Capítulo 85). Outros tecidos que filtram microrganismos transportados pelo sangue ou imunocomplexos podem ser acometidos, incluindo o olho (uveíte anterior), os rins (glomerulopatia) e as meninges (meningoencefalite).

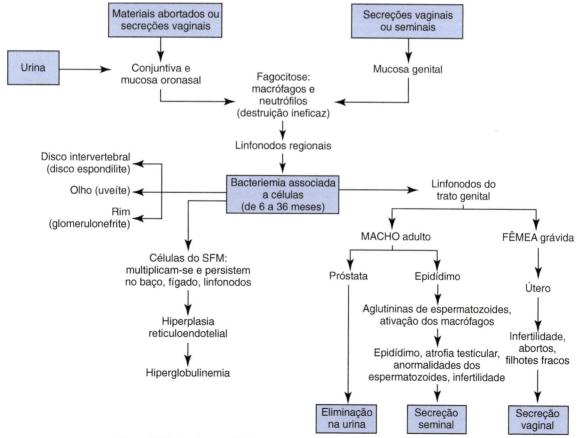

Figura 38.1 Patogenia sequencial da brucelose canina. Sistema fagocitário mononuclear (SFM).

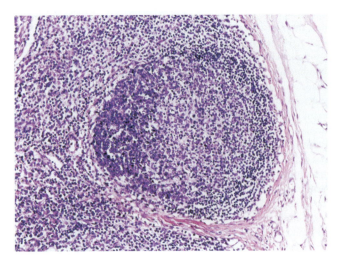

Figura 38.2 Hiperplasia folicular de linfonodo de um cão com infecção crônica por *B. canis* (Coloração por H&E, 40×).

Pode ocorrer recuperação espontânea da infecção dentro de 1 a mais de 5 anos PI; entretanto, cães com infecções de discos intervertebrais ou oculares, ambas sequestradas do sistema imune, apresentam habitualmente evolução da doença, a menos que seja tratada. O tratamento com agentes antibacterianos pode acelerar a recuperação clínica de todos os animais, exceto machos com epididimite ou orquite, que habitualmente evoluem, a despeito do tratamento, devido à patogenia imunodestrutiva. É possível que alguns cães apresentem bacteriemia persistente durante esse período, enquanto outros abriguem bactérias nos tecidos por vários meses após a resolução da bacteriemia. A próstata pode constituir um local de persistência dos microrganismos nos machos. Apesar de sua persistência nos tecidos, quando *B. canis* não é mais detectada no sangue, os títulos de aglutinação séricos diminuem.

Cães que se recuperam naturalmente apresentam títulos de aglutinação baixos ou negativos e, apesar disso, são imunes à reinfecção, sugerindo que a imunidade protetora é mediada por células. Cães recuperados que foram expostos por via oral ou intravenosa dentro de até 4 anos após recuperação espontânea de infecção experimental mostraram-se totalmente imunes.[86] Todavia, cães com infecção crônica que foram tratados com sucesso com fármacos antibacterianos mostraram-se totalmente suscetíveis a exposição oronasal 12 semanas após a interrupção do tratamento. A imunossupressão com glicocorticoides e soro antilinfocitário parece aumentar a suscetibilidade dos cães à infecção inicial, porém não aumenta a gravidade da doença nem altera a evolução da infecção em cães com infecção experimental.

Achados clínicos

Apesar da infecção sistêmica generalizada por *B. canis*, os cães adultos raramente apresentam doença grave. A febre é incomum e, com exceção dos machos que costumam apresentar epididimite, a maioria das infecções não é diagnosticada pelo histórico de rotina ou pelo exame físico. Em certas ocasiões, proprietários de cães de trabalho relataram pelos secos e sem brilho, perda do vigor e diminuição da tolerância ao exercício nos animais. As fêmeas não grávidas não exibem qualquer sinal de doença, a não ser linfadenomegalia que ocorre em ambos os sexos.

Os sinais clínicos manifestos habitualmente envolvem distúrbios reprodutores nos animais sexualmente maduros. As cadelas geralmente abortam filhotes mortos entre 45 e 60 dias de gestação, porém não apresentam nenhum outro sinal clínico. Em geral os filhotes estão parcialmente autolisados, com edema subcutâneo e congestão e

hemorragia da região abdominal (Figura 38.3). São encontradas quantidades moderadas de derrame peritoneal serossanguinolento. Sua aparência sugere morte fetal *in utero* algum tempo antes do aborto. Geralmente os fetos decompostos não são encontrados, pois são ingeridos pela fêmea. O aborto caracteriza-se por uma secreção vaginal marrom ou cinza-esverdeada, que continua por 1 a 6 semanas. Deve-se suspeitar de brucelose em qualquer circunstância quando cadelas aparentemente sadias abortam 2 semanas antes do parto.

Embora o aborto de filhotes mortos seja o principal sinal clínico relatado da brucelose, é possível haver incapacidade de concepção a qualquer momento após o acasalamento. Pode-se suspeitar de morte *in utero* com reabsorção fetal ou aborto e ingestão dos fetos se a cadela não consegue conceber depois de um acasalamento aparentemente bem-sucedido. Pode ocorrer morte embrionária com apenas 20 dias após o acasalamento, embora a maioria dos casos de fracasso de concepção sejam, na realidade, abortos não detectados. Menos frequentemente, cadelas podem ter filhotes infectados a termo e dar à luz filhotes tanto vivos quanto mortos em uma única ninhada. A maioria dos filhotes que nascem vivos morrerá dentro de poucas horas ou dias; todavia, os que sobrevivem ou que estão infectados apresentam habitualmente linfadenomegalia periférica generalizada como principal manifestação clínica da doença até alcançarem a maturidade sexual. Em geral, esses filhotes têm hiperglobulinema persistente (Figura 38.4), e é provável que alguns apresentem febre transitória, leucocitose ou convulsões como manifestações sistêmicas de sua infecção.

À semelhança da brucelose observada em outras espécies, as infecções por *B. canis* não interferem nos ciclos estrais normais. Uma alta proporção de cadelas que abortam podem ter subsequentemente ninhadas normais. Entretanto, mesmo após apresentar ninhadas normais, algumas cadelas infectadas sofrem falhas reprodutivas intermitentes.

Devido às anormalidades testiculares proeminentes, os machos são levados mais frequentemente do que as fêmeas para exame, embora o comprometimento do desempenho reprodutor masculino seja menos percebido. A inflamação microscópica do epidídimo começa habitualmente 5 semanas depois da infecção, com progressão gradual dos sinais. Os machos parecem ter boa saúde, porém apresentam aumento de volume do escroto, devido ao acúmulo de líquido serossanguinolento na túnica. A dermatite escrotal resulta da lambe-

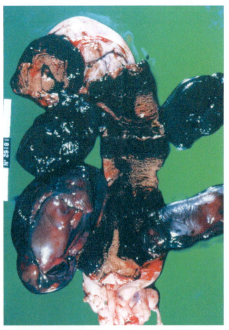

Figura 38.3 Fetos parcialmente autolisados com placenta e útero de uma cadela infectada por *B. canis* que foi castrada com 45 dias de gestação. (Fotografia de Craig Greene © 2004 University of Georgia Research Foundation Inc.)

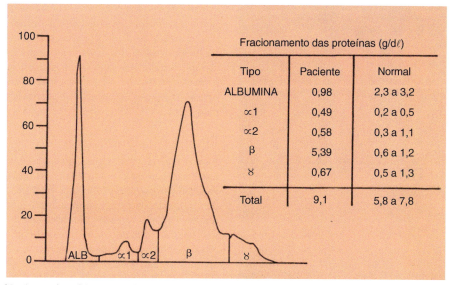

Figura 38.4 Padrão eletroforético das proteínas séricas em um cão com hiperglobulinemia de base ampla com infecção crônica por *B. canis*. (Arte de Harsh Jain © 2004 University of Georgia Research Foundation Inc.)

dura constante e da infecção secundária com estafilococos não hemolíticos (Figura 38.5). Uma importante causa de edema testicular é o aumento da cauda do epidídimo (Figura 38.6); a orquite e o aumento testicular primário raramente estão visíveis. De fato, os machos com infecção crônica habitualmente desenvolvem atrofia testicular lateral ou bilateral. Em geral, há diminuição do volume de ejaculado, com perda da libido. A dor aguda não é evidente na palpação do escroto ou do testículo, mas pode se observar algum desconforto na ocasião da ejaculação. Observa-se um grau variável de infertilidade masculina em todos os casos.

Podem ocorrer também anormalidades não reprodutivas. Em alguns cães, a esplenomegalia pode acompanhar a linfadenomegalia difusa. Cães com discoespondilite apresentam, inicialmente, dor espinal e, posteriormente, paresia e ataxia se houver desenvolvimento de compressão da medula espinal (Figura 38.7). A osteomielite ou a poliartrite do esqueleto apendicular provoca claudicação do membro acometido. Foi relatada a ocorrência de meningoencefalite após infecções experimentais e naturais; entretanto, a neurobrucelose, que ocorre frequentemente em pessoas, não é comum em cães.[84] Um dos

autores (CEG) observou um macho com infecção confirmada por *B. canis* e meningoencefalite supurativa, que apresentou alterações do comportamento, anisocoria, ataxia, hiperestesia, inclinação da cabeça e comportamento de girar. Os sinais neurológicos surgiram dentro de 3 semanas após o primeiro acasalamento do cão.

Também foi relatada ocorrência de dermatite piogranulomatosa multifocal crônica, semelhante a lesões granulomatosas por lambedura em um cão infectado, porém não foi estabelecida nenhuma relação causal direta. As lesões oculares incluem uveíte anterior, glaucoma secundário, hifema, descolamento da retina, coriorretinite, neurite óptica, turvação vítrea, endoftalmite com glaucoma secundário ou atrofia ocular (*phthisis bulbi*) e edema da córnea com opacificação (Figura 38.8)[122] É possível observar a cicatrização residual hiper-refletida coriorretiniana após tratamento de cães com uveíte.[72,122] Ver Capítulo 92 para a revisão da brucelose ocular.

Diagnóstico

Achados laboratoriais

Em casos de brucelose canina, os valores hematológicos e bioquímicos estão inalterados ou são inespecíficos. A hiperglobulinemia (β e γ) com hipoalbuminemia concomitante tem sido o achado mais

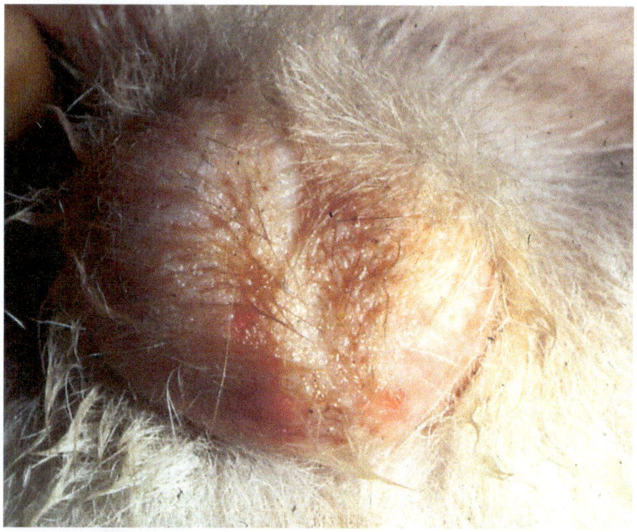

Figura 38.5 Aumento testicular e dermatite da bolsa escrotal em um cão experimentalmente infectado 35 semanas após a inoculação. (Cortesia de Leland Carmichael, Cornell University, Ithaca, NY.)

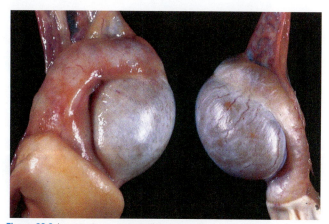

Figura 38.6 Aumento da cauda do epidídimo no testículo de um cão experimentalmente infectado 60 semanas após a inoculação, em comparação com um cão não infectado. (Cortesia de Leland Carmichael, Cornell University, Ithaca, NY.)

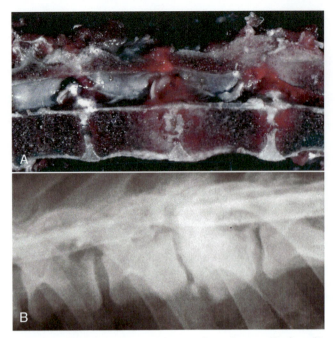

Figura 38.7 A. Corte sagital da coluna vertebral de um cão com discoespondilite. O osso lítico é evidente no interespaço vertebral. **B.** Mielograma de um cão com discoespondilite, mostrando hiperestesia torácica e abdominal e paralisia do membro pélvico. Observar a obstrução ao fluxo do meio de contraste radiológico no espaço discal acometido. (Fotografia *A*, por Craig Greene, e *B*, por P. Anthony Moore © 2004 University of Georgia Research Foundation Inc.)

espaço discal; a arquitetura vertebral é habitualmente preservada, e tipicamente observa-se o comprometimento mínimo do tecido mole espinal adjacente. A cintilografia com radionuclídeos constitui uma forma sensível de detectar alterações inflamatórias no osso e a obtenção de modalidades de imagem adicionais, tais como tomografia computadorizada ou ressonância magnética também pode ser útil. Apesar da existência variável de bacteriúria, o exame de urina geralmente está dentro dos limites de referência.

Exame do sêmen

As anormalidades do sêmen, que são evidentes dentro de 5 semanas PI, tornam-se pronunciadas com 8 semanas PI. As anormalidades incluem espermatozoides imaturos, acrossomas deformados, aumento da peça intermediária e gotículas protoplasmáticas retidas. Com 15 semanas PI, observam-se caudas curvas, cabeças desprendidas e aglutinação entre cabeças. Grandes agregados de células inflamatórias que habitualmente consistem em neutrófilos circundam macrófagos aderentes contendo esperma fagocitado (Figura 38.9). Mais de 90% dos espermatozoides estão anormais com 20 semanas PI. A aspermia na ausência de células inflamatórias corresponde ao desenvolvimento de atrofia testicular bilateral. A morfologia dos espermatozoides sempre deve ser avaliada em cães com infertilidade, devido às anormalidades óbvias que ocorrem na brucelose.

Sorologia

A sorologia constitui o método diagnóstico mais comumente utilizado para detectar a brucelose canina. Os testes que incorporam antígenos da parede celular estão sujeitos a consideráveis erros de interpretação, visto que os antígenos de LPS de várias espécies bacterianas exibem reação cruzada com *B. canis*.[80,82] O problema de reações cruzadas falso-positivas é mais comum do que as reações falso-negativas. Todas as amostras de soro não devem apresentar hemólise, visto que a hemoglobulina provoca aglutinação falso-positiva do antígeno no tubo de ensaio.

A determinação de um único título pode estar sujeita a resultados falso-positivos ou falso-negativos. Os resultados dos testes sorológicos, que utilizam qualquer método, são frequentemente negativos durante as primeiras 3 a 4 semanas PI, apesar da existência de bacteriemia com 2 semanas PI. Por isso, animais recentemente adquiridos devem ser testados sequencialmente pelo menos duas vezes a intervalos de 30 dias antes de sua introdução em um canil de criação.

consistente em cães com infecção crônica. Foi relatada a incidência aumentada de resultados positivos no teste de Coombs na ausência de anemia. O exame de aspirado ou de amostras de biopsia dos linfonodos aumentados revela hiperplasia linfoide com grandes quantidades de plasmócitos. Os resultados de análise do líquido cerebrospinal consistem em pleocitose, principalmente constituída por neutrófilos, e em elevação das concentrações de proteína com meningoencefalite; todavia, não são notáveis quando há discoespondilite isoladamente. A demonstração radiográfica de infecção discal intervertebral deve ser sempre seguida de sorologia e, quando possível, confirmação bacteriológica de *B. canis*. Pode ser difícil observar as alterações radiográficas da discoespondilite nas primeiras semanas de infecção, visto que a espondilite brucelar é um processo lento. A discoespondilite brucelar pode ser unifocal ou multifocal. A infecção acomete o

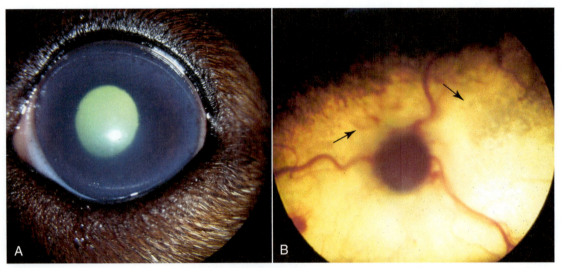

Figura 38.8 Uveíte (A) e (B) lesões coriorretinianas cicatrizadas (*setas*) de um cão com brucelose. (*A*, Cortesia de Leland Carmichael, Cornell University, Ithaca, NY e *B*, University of Georgia, Athens, GA.)

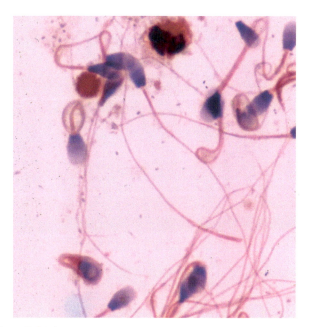

Figura 38.9 Esfregaço corado de amostra de espermatozoides de um cão 35 semanas após a inoculação. Anormalidades dos espermatozoides. (Cortesia de Leland Carmichael, Cornell University, Ithaca, NY.)

Os títulos obtidos por qualquer método são habitualmente positivos dentro de 8 a 12 semanas da infecção. Títulos baixos ou intermediários podem indicar doença prévia ou infecção muito recente, e o teste deve ser repetido ou deve-se tentar isolar o microrganismo por hemocultura. É possível que os machos abriguem o microrganismo na próstata ou no epidídimo por longos períodos após a resolução da bacteriemia. Nesses casos, os títulos de aglutinação podem declinar naturalmente ou como resultado do tratamento, fornecendo resultados falso-negativos.[125,130] Entretanto, também são obtidos resultados falso-positivos, visto que os títulos sorológicos podem permanecer positivos por até 36 meses em alguns cães após resolução da bacteriemia. Cadelas com infecção crônica podem apresentar títulos de anticorpos equívocos e hemoculturas negativas. Nas fêmeas, ocorrem recrudescência da bacteriemia e aumento dos títulos de anticorpos durante o pró-estro, estro, gestação ou aborto. Estas são as ocasiões mais confiáveis para a triagem de cadelas para infecção. O tratamento antibacteriano pode suprimir a bacteriemia e a resposta sorológica associada, contribuindo, possivelmente, para a sorologia falso-negativa e a incapacidade de isolar o microrganismo de cães infectados. Os antibacterianos não devem ser administrados até a realização dos exames complementares. As tetraciclinas causam redução da bacteriemia e diminuição correspondente dos títulos de anticorpos, que podem exibir rebote após a interrupção do tratamento, visto que as tetraciclinas não são bactericidas.

A Tabela 38.1 fornece a comparação dos testes sorológicos descritos a seguir. Os testes sorológicos devem ser avaliados tendo em vista os achados clínicos do cão (Figura 38.10). Um único título elevado de aglutinação para *B. canis* indica habitualmente a infecção ativa, porém esse achado deve ser confirmado por outros testes. Cães assintomáticos, mas que apresentam resultados positivos nos testes de aglutinação, nunca devem ser considerados como infectados até a confirmação dos achados positivos pelos resultados de hemocultura ou pelo teste mais específico de imunodifusão em ágar gel (CPAg; do inglês, *cytoplasmic protein antigen*) – antígeno de proteína citoplasmática (AGID; do inglês, *agar gel immunodiffusion*). Anticorpos direcionados contra antígenos de LPS da parede celular de *Brucella* exibem reação cruzada com os da mesma espécie ou de algumas outras espécies de *Brucella* e de outros gêneros de bactérias, como

gêneros das α-proteobactérias. Em consequência, todos os testes disponíveis no comércio, com exceção do método CPAg-AGID, medem anticorpos contra antígenos de LPS e é provável que forneçam resultados inespecíficos. Se a reação em cadeia da polimerase (PCR; do inglês, *polymerase chain reaction*) for realizada com precisão e controles apropriados, os resultados positivos podem ser considerados como confirmação, visto que esse método pode ser altamente específico; todavia, a sensibilidade varia de acordo com a amostra testada (ver *Detecção genética*).

Teste rápido de aglutinação em lâmina

O teste rápido de aglutinação em lâmina com 2-mercaptoetanol (ME-RSAT, do inglês, *mercaptoethanol rapid slide agglutination test*) é preferido como procedimento de triagem realizado no consultório, em virtude de seu baixo custo, realização rápida e sensibilidade. Além disso, o teste detecta anticorpos precocemente. Existe uma correlação de 99% entre um resultado negativo e a ausência de infecção. O *kit* do teste usa *B. ovis* corada com rosa de bengala, visto que o seu crescimento é menos mucoide do que *B. canis*. Este último exibe reação cruzada com todas as espécies de *Brucella* rugosas e com outras espécies de bactérias, como cepas mucoides de *Pseudomonas aeruginosa* e *Staphylococcus* spp., *Bordetella bronchiseptica* e *Actinobacillus equuili*, contra as quais pode haver anticorpos séricos. Entretanto, a maioria das causas de reações cruzadas não foi identificada. Algumas raças (p. ex., Wolfhound Irlandês e Old English Sheepdog) apresentam uma taxa de resultados falso-positivos excepcionalmente alta por motivos desconhecidos.[27] Testes como o RSAT utilizam a cepa de *B. ovis* rugosa e é possível que não detectem anticorpos de cães infectados de cepas lisas de *B. suis*.[39a] O ME-RSAT reduz substancialmente as reações falso-positivas ao eliminar os anticorpos IgM de reações menos específicas. O 2-mercaptoetanol (2-ME) é lábil e precisa ser mantido em frasco escuro hermeticamente tampado a 4°C; o uso de ME inativado produz resultados falso-positivos. A modificação do RSAT que utiliza uma variante menos mucoide de *B. canis* reduz ainda mais a taxa de resultados falso-positivos.[80,82,128] Consequentemente, o ME-RSAT com antígeno M de *B. canis* pode ser utilizado para a confirmação de resultados positivos de testes de triagem.

Teste de aglutinação em tubo

O teste de aglutinação em tubo (TAT) tem sido o procedimento de diagnóstico sorológico mais amplamente usado para a confirmação da infecção em cães positivos para ME-RSAT. Todavia, nos EUA, a disponibilidade do antígeno antigamente fornecido pelo United States Department of Agriculture (Ministério da Agricultura dos EUA) é errática. Semelhante ao RSAT, o TAT também é comprometido por reações heteroespecíficas com outros agentes infecciosos e por títulos equívocos em animais com infecção crônica; por isso, utiliza-se a modificação com ME. Infelizmente, o ME-TAT também apresenta falta de especificidade e as elevações dos títulos de anticorpos no ME-TAT demora habitualmente de 1 a 2 semanas a mais do que o TAT e 2 a 4 semanas a mais em comparação com o ME-RSAT. Todavia, os resultados do ME-RSAT correlacionam-se bem com os do ME-TAT de modo que ambos devem ser considerados como testes de triagem.

Em virtude da falta de reagentes ou métodos padronizados, as comparações dos títulos absolutos no ME-TAT são difíceis. Entretanto, o título de 50 pode indicar uma infecção em seu estágio muito inicial (menos de 3 semanas) ou em processo de recuperação. Títulos de 50 a 100 devem ser considerados suspeitos de infecção; e títulos de 200 ou mais são altamente presuntivos de infecção ativa, visto que estão frequentemente relacionados com hemoculturas positivas. Todavia, foi constatado que o soro de cães não infectados apre-

| Tabela 38.1 | Comparação dos procedimentos sorológicos para a brucelose canina. |

Sorologia	Antígeno utilizado	Título mais precoce[a] (semanas PI)	Vantagens	Desvantagens
MÉTODOS DE DETECÇÃO DE ANTICORPOS				
Teste rápido de aglutinação em lâmina com mercatoeptanol (ME-RSAT)	Parede celular	3 a 4	Rápido, alta sensibilidade, poucos resultados falso-negativos (1%)	Resultados falso-positivos comuns; deve ser confirmado com outros testes
Teste de aglutinação em tubo (TAT)	Parede celular	3 a 6	Determinação semiquantitativa	Resultados falso-positivos semelhantes aos do RSAT
ME-TAT	Parede celular	5 a 8	Iguais às do TAT, ligeiro aumento de especificidade	Maior tempo para obter títulos positivos, em comparação com o TAT
Imunodifusão em ágar gel (AGID) antígeno da parede celular (somáticos)	Parede celular	5 a 10	Muito sensível, positivo mais cedo do que com o uso do CPAg	Procedimento e interpretação complexos, reações inespecíficas, pouca disponibilidade
AGID-antígeno proteico citoplasmático interno (CPAg)	CPAg	8 a 12	Teste mais específico (confirmatório) detecta casos crônicos quando outros testes fornecem resultados negativos; detecta infecções por outras espécies de *Brucella*	Procedimento complexo, menos sensível para triagem inicial, duração variável com resultado positivo; pode permanecer positivo por até 1 ano após a recuperação da infecção.
AF indireto	Parede celular (LPS)	Desconhecido	Disponível e conveniente para laboratórios de diagnóstico	Pode ser menos sensível do que o ME-TAT como teste de triagem; não foi extensamente avaliado
ELISA	Parede celular (LPS) ou CPAg	Desconhecido	Bons resultados com *B. canis* mutante (M-) para extrato de parede celular ou com *B. abortus* para CPAg	Pureza do antígeno e preparação críticas
MÉTODOS DE DETECÇÃO DE MICRORGANISMOS				
Hemocultura	Não aplicável	2 a 4	O resultado positivo confirma a infecção	Possibilidade de resultados falso-negativos
PCR	Não aplicável	2 a 4	Resultados rápidos; o resultado positivo indica infecção se forem usados *primers* específicos e se for excluída a possibilidade de contaminação	Possibilidade de resultados falso-positivos com contaminação e resultados falso-negativos com métodos de extração inadequados

ELISA, ensaio imunossorvente ligado à enzima; *AF*, anticorpo fluorescente; *LPS*, lipopolissacarídio; *PCR*, reação em cadeia da polimerase; *PI* pós-inoculação.
[a]Primeiro título significativo a aparecer. Dados baseados em cães adultos.

senta títulos de 50 a 100, e, em certas ocasiões, mais altos. O ME-TAT como teste semiquantitativo é melhor em programas de controle para quantificar as respostas sorológicas de cães no decorrer de vários meses para estabelecer a eliminação da infecção com quimioterapia (ver *Tratamento*). O TAT foi adaptado para um sistema em placas de microtitulação, que reduz a quantidade de reagentes e aumenta o número de amostras que podem ser processadas dentro de determinado período.[66]

Teste de imunodifusão em ágar gel

Esse teste, que utiliza antígenos selecionados, foi desenvolvido em procedimento tanto sensível quanto específico para o soro diagnóstico da brucelose canina. Quanto à sua sensibilidade, o teste de AGID da parede celular revela precipitinas no soro de cães infectados dentro de apenas 5 a 10 semanas PI; todavia, os anticorpos persistem por várias semanas ou meses após a resolução da bacteriemia. O teste de AGID, que utiliza antígeno de LPS da parede celular (somático), tem os mesmos problemas de reação cruzada dos testes de aglutinação, porém os soros positivos podem ser diferenciados dos soros falso-positivos por uma faixa de precipitina distinta no caso da *B. canis* (Figura 38.11 A). Entretanto, o antígeno LPS somático raramente é usado no esquema diagnóstico, devido à falta de padronização e dificuldade de interpretar os resultados do teste.

O teste CPAg-AGID, altamente específico para *Brucella* spp., utiliza antígenos citoplasmáticos internos liberados por sonicação de *B. canis* (Figura 38.11) ou *B. abortus*.[11] Os antígenos citoplasmáticos são compartilhados apenas entre espécies de *Brucella* e não reagem com anticorpos dirigidos contra outros genes de bactérias, como no caso de aglutinação. O teste CPAg detecta especificamente precipitinas no soro de cães quando outros testes se tornam equívocos ou até mesmo negativos. Ele deve ser usado como teste confirmatório após outros métodos sorológicos. Uma alta proporção de soros enviados a um laboratório de referência para testes com CPAg-AGID, que são positivos ou suspeitos no ME-RSAT ou ME-TAT comerciais, apresentam reações falso-positivas.[27]

A elevada proporção de resultados falso-negativos é uma desvantagem dos testes com CPAg.[59] Existe um período mais prolongado (de 8 a 12 semanas) entre a infecção e a existência de precipitinas detectáveis[26] em comparação com outros testes de antígeno com AGID (ver Tabela 38.1). Podem ser obtidos resultados falso-positivos, visto que uma ou mais linhas de precipitinas podem persistir por até 12 meses e, em certas ocasiões, por até 36 meses após a resolução da bacteriemia.[82] Diferentemente dos antígenos LPS, tanto as espécies rugosas quanto lisas de *Brucella* compartilham os antígenos proteicos internos. Consequentemente, deve-se considerar a possibilidade de infecção por outras espécies de *Brucella* (p. ex., *B. suis* ou *B. abortus*), quando se utiliza o CPAg. Não foram observadas reações falso-posi-

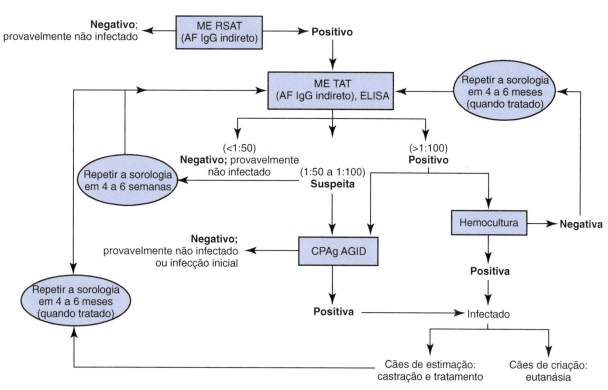

Figura 38.10 Algoritmo diagnóstico para a brucelose canina. Os testes de anticorpo fluorescente (*AF*) indireto e o ensaio imunossorvente ligado à enzima (*ELISA*; do inglês, *enzyme-linked immunosorbent assay*) estão sendo comumente usados como testes de triagem, devido à falta de disponibilidade dos antígenos para o teste rápido de aglutinação em lâmina com 2-mercaptoetanol (*ME-RSAT*) e teste de aglutinação em tubo com 2-mercaptoetanol (*ME-TAT*). A PCR pode ser usada para confirmação em várias etapas em que surge alguma incerteza. Ver o texto para a justificativa na tomada dessas decisões. *CPAg-AGID*, Imunodifusão em gel de ágar-antígeno proteico citoplasmático.

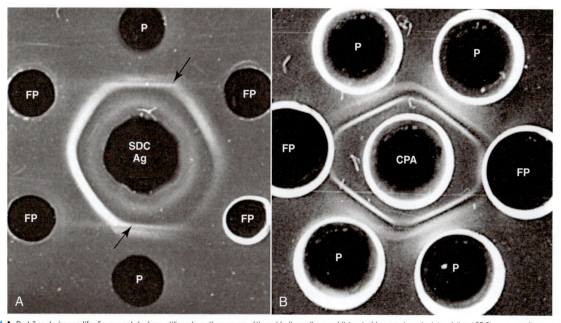

Figura 38.11 A. Padrões de imunodifusão em gel de ágar utilizando antígenos somáticos (de lipopolissacarídio) extraídos em desoxicolato sódico (*SDC*) para reação com soros positivos (*P*) e falso-positivos (*FP*). As reações cruzadas são evidentes. As *setas* indicam linha de precipitina específica de *B. canis*. **B.** Antígeno proteico citoplasmático (*CPAg*). As linhas de precipitina só ocorrem com soros de cães infectados por *Brucella* utilizando CPAg.

tivas com espécies diferentes de *Brucella*. Podem ser obtidos resultados falso-negativos na AGID em alguns cães, presumivelmente com infecções no estágio inicial, cujos soros são positivos no RSAT e negativos na AGID. Raramente, nas infecções crônicas, *B. canis* pode sofrer replicação em locais sequestrados do sistema imune, e os níveis de anticorpos declinam, levando a resultados falso-negativos na AGID.[130] A hemocultura ou o teste com PCR, quando positivos,

constituem a única maneira definitiva de solucionar essas diferenças (ver *Isolamento das bactérias* e *Detecção genética*, mais adiante).

Teste com anticorpo fluorescente indireto

Em consequência da escassez temporária de produção do *kit* do teste RSAT e da falta de disponibilidade de reagentes para TAT, muitos laboratórios diagnósticos passaram a usar teste do AF indireto[129] ou

ELISA[14] para triagem sorológica. Apesar de serem amplamente realizados, esses testes não têm sido avaliados tão consistentemente quanto os métodos ME-RSAT, ME-TAT e AGID. O AF indireto possibilita a observação do microrganismo no procedimento do teste e o uso potencial de conjugados de IgG específicos; entretanto, ainda ocorrem reações inespecíficas. Com qualquer um dos testes, a pureza e a especificidade do antígeno e a homogeneidade do conjugado de anticorpo são críticos. A sensibilidade do método AF indireto é incerta, mas pode ser inferior à do MET-TAT e do ELISA, o que significa que alguns cães infectados podem não ser identificados durante a triagem.

Ensaio imunossorvente ligado à enzima

Métodos mais recentes para a detecção da infecção por *Brucella* envolveram o uso do ELISA.*À semelhança de outros ensaios, a fonte do antígeno é de importância crítica para estabelecer a sensibilidade e a especificidade do teste. Infelizmente, não foi desenvolvida nenhuma metodologia padronizada para antígeno de teste. A sensibilidade e a especificidade com o ELISA também melhoraram com o uso de um extrato salino quente (HS; do inglês, *hot saline*) da cepa variante M de *B. canis*.[69,83,88,126] Os antígenos de recombinantes também melhoraram a especificidade.[7,29,30a,89,120] Os resultados do ELISA – que mede os anticorpos contra a proteína citoplasmática lumazina sintase – exibem alta correlação com a AGID utilizando proteína citoplasmática.[126] Com o propósito de produzir um *kit*, o ELISA foi adaptado para um procedimento imunocromatográfico.[64] Os resultados do ELISA foram habitualmente positivos dentro de 30 dias após a infecção.[126] Em virtude de sua conveniência, os métodos de ELISA podem ser avaliados mais detalhadamente como testes de triagem e para a quantificação da resposta sorológica em cães com infecção natural e experimental;[11,79] todavia, é importante reconhecer que não existe nenhum teste que seja mais específico ou sensível que o antígeno utilizado.

Isolamento das bactérias

O isolamento de *B. canis* é demorado, porém não é difícil, uma vez que o microrganismo apresenta um bom crescimento em condições aeróbicas ou em meios convencionais usados para outras espécies de *Brucella*. Somente o resultado positivo é considerado definitivo, visto que existem numerosas razões para o não isolamento do microrganismo. Dentre as brucelas que infectam cães ou pessoas, *B. canis* é a única com morfologia *mucoide* (rugosa) consistente das colônias, visto que a sua parede celular contém porções truncadas de LPS. Todavia, verifica-se o desenvolvimento de cepas rugosas menos comuns de outras espécies, particularmente após culturas em meios artificiais.

O isolamento do microrganismo do sangue, o tecido ou líquido mais prático para isolamento do microrganismo, constitui o procedimento diagnóstico mais definitivo. A hemocultura não deve ser o único teste usado para o diagnóstico da infecção, visto que a bacteriemia, embora seja geralmente duradoura, pode estar ausente ou intermitente em animais com infecções mais crônicas. A administração de agentes antibacterianos pode interferir no isolamento bem-sucedido do microrganismo e quando os testes sorológicos são ambíguos a hemocultura pode ser útil. Deve-se obter sangue total para cultura, visto que os microrganismos estão associados à fração leucocitária. A bacteriemia é detectada 2 a 4 semanas após a infecção oronasal e, quando não tratada, persiste por longos períodos (1 a 2 anos ou mais). Cães com infecção experimental têm permanecido por hemoculturas positivas por até 5 anos e meio. O número de bactérias no sangue ultrapassou 10^3/mℓ depois de 4 a 5 semanas PI e permaneceu elevado durante muitos meses (em geral, pelo menos 6 meses).[28]

---

*Referências 11, 12, 30, 76, 88, 89, 114, 126.

A cultura de urina é positiva em alguns caninos, particularmente machos, quando as hemoculturas são negativas; todavia, a não ser que a cistocentese seja realizada, o isolamento de *B. canis* da urina pode ser difícil, devido à proliferação excessiva de contaminantes uretrais. Entretanto, a urina coletada pela uretra pode apresentar maiores níveis de espermatozoides, que constituem uma fonte predominante de *B. canis*. A coleta do sêmen por ejaculação é valiosa para cultura nos primeiros 3 meses de infecção, quando a concentração dos microrganismos é maior. Se houver discoespondilite, pode-se efetuar a cultura de amostras de disco ou de osso obtidas na cirurgia, ou de material de aspirado com agulha do espaço discal. Todavia, se o cão apresentar bacteriemia, os resultados de biopsia por agulha podem refletir os microrganismos no sangue, e não nas amostras de osso.

B. canis pode ser isolada na cirurgia ou na necropsia de vários tecidos de cães com hemoculturas positivas. Os linfonodos, o baço, o fígado, a medula óssea e os órgãos reprodutores masculinos constituem as fontes mais comuns, embora lesões macroscópicas raramente sejam observadas. Em cadelas, o útero, a placenta e os líquidos vaginais ou uterinos constituem os tecidos mais consistentes para isolamento do microrganismo.[17] É possível obter resultados falso-negativos em animais com infecção crônica, devido a níveis extremamente baixos de microrganismos. Os métodos de lise por centrifugação podem ser valiosos nessas circunstâncias, visto que eles aumentam a possibilidade de cultivar patógenos intracelulares.

Cultura de laboratório

A contaminação de amostras para cultura de *B. canis* deve ser evitada devido à proliferação de bactérias de crescimento mais rápido. Em geral, antibacterianos, como bacitracina, polimixina e cicloeximida são acrescentados aos meios antes da cultura. O sangue total ou amostras de líquido são habitualmente cultivados durante 4 a 5 dias a 37°C em Albimi, soja tripticase ou caldo de triptose, com adição de citrato como anticoagulante. Depois de 4 a 7 dias de crescimento, as culturas são semeadas em meios sólidos, como caldo de *Brucella*, ágar triptose, ágar-sangue de cavalo ou de vaca, ágar soja tripticase ou meios de Trayer-Martin. Os sistemas de cultura automáticos têm sido úteis para obter tempos de isolamento consistentes entre 48 e 72 h a partir do momento de uso da amostra de sangue total.[104] *Swabs* ou amostras teciduais podem ser semeados diretamente em meios sólidos e incubados em condições aeróbicas a 37°C. Em geral, não há crescimento antes de 48 h. No início, as colônias aparecem pequenas e transparentes, porém tornam-se mucoides depois de vários dias de intubação. Os métodos bioquímicos e imunológicos e a tipagem de fagos ajudam a identificar os microrganismos isolados como *B. canis*, todavia, a diferenciação das cepas individuais é difícil. De todos os métodos empregados, a análise dos ácidos graxos celulares tem sido a mais informativa.[20]

Detecção genética

A PCR também tem sido usada para detectar várias espécies de *Brucella* em tecidos e líquidos corporais.[10,18,32,60] O seu uso pode ser considerado quando os sinais clínicos forem compatíveis com brucelose, porém os resultados de outros testes de triagem laboratoriais forem negativos.[60] A PCR também pode ser usada além da hemocultura ou em seu lugar, devido ao tempo e à conveniência (ver Figura 38.10). Constatou-se que a PCR no sangue total é mais sensível do que a hemocultura ou a sorologia na detecção da infecção canina.[60] O teste com a mostra de soro, em lugar de sangue total, reduz acentuadamente a sensibilidade do ensaio.[59a] Os resultados da PCR em amostras de tecido de linfonodos na necropsia foram idênticos na cultura bacteriana; todavia, os resultados com a PCR foram disponíveis dentro de 24 h.[6a] A PCR no sêmen foi comparável à hemocultura ou PCR com amostra de sangue e mais sensível do que sorologia.[58,65] A PCR de amostras de *swab* vaginal foi um teste confirmatório adequado para a suspeita de infecção em cadelas por *B. canis*, cujos resultados de hemocultura ou de PCR em sangue foram negativos.[58] A PCR em amostras de sangue e humor aquoso também foi útil para a confirmação de infecção ocular em um cão.[72] Utilizando métodos de PCR, foram identificadas pelo menos duas biovares de *B. canis*.[69] A caracterização molecular dos microrganismos isolados foi útil para diferenciar espécies de *Brucella* no laboratório clínico.[43,49,53] As sequências de rRNA 16S conservadas de espécies de *Brucella* de animais domésticos apresentam semelhança de mais de 98%, e *B. suis* foi a espécie mais difícil de ser diferenciada da *B. canis*.[67a] Os resultados de análise genética indicam que as brucelas estão estreitamente relacionadas com *Bartonella* e *Agrobacterium*.

Nos seres humanos, os resultados dos testes com PCR para *Brucella* spp. podem permanecer positivos por semanas a meses após o término do tratamento e a recuperação clínica e não constituem previsor de recaída subsequente.[1] A PCR quantitativa tem sido usada para reduzir infecções ativas de infecções com resolução em seres humanos; todavia, a correlação entre o número de cópias e resolução clínica nem sempre foi possível.[103,123] Não se sabe ao certo se esses resultados positivos de PCR estão medindo bactérias vivas *versus* remanescentes de ácidos nucleicos. São necessários estudos adicionais em cães para determinar se os métodos de PCR podem ser usados como previsores de erradicação bem-sucedida do microrganismo.

Achados patológicos

As alterações macroscópicas em adultos ou nos filhotes que sobrevivem limitam-se, habitualmente, à linfadenomegalia e esplenomegalia. As alterações histológicas são relativamente uniformes. O aumento dos linfonodos resulta de hiperplasia linforreticular difusa (Figura 38.12). Nos cães com bacteriemia crônica, os sinusoides dos linfonodos e o baço estão repletos de plasmócitos e macrófagos que contêm bactérias fagocitadas. É preciso utilizar corantes especiais (p. ex., corante de Brown-Brenn) para identificar os microrganismos intracelulares.

Ocorre infiltração linfocitária difusa da submucosa em todos os órgãos geniturinários. Observa-se vasculite necrosante nos tecidos-alvo de esteroides gonadais, incluindo próstata, escroto, bainha ou vulva. As lesões são mais proeminentes na próstata, no epidídimo e no útero, enquanto são observadas alterações mais discretas na pele renal, nos testículos, no ducto deferente, na bexiga e nos ureteres. A necrose extensa no parênquima prostático e dos túbulos seminíferos é causada pela infiltração de células inflamatórias, levando

à atrofia ou fibrose (Figura 38.13). Pode-se observar a endometrite crônica a subaguda no útero, com hiperplasia glandular e nódulos de células reticulares (Figura 38.14). Foi também descrita a ocorrência de necrose hepática focal, miocardite e meningoencefalite. São observadas anormalidades renais em alguns cães que consistem em espessamento hialino da membrana basal dos glomérulos, com infiltração ou proliferação celular mínima. Observa-se também a ocorrência de nefrite intersticial discreta. A doença ocular inclui iridociclite granulomatosa e retinite exsudativa, que consiste em infiltração difusa de linfócitos, plasmócitos e neutrófilos. O endotélio da córnea apresenta citoplasma vacuolado com infiltração variável de plasmócitos; observam-se exsudatos com linfócitos na câmara anterior (ver *Brucelose canina*, no Capítulo 92).

Tratamento

A brucelose canina é notificável em certas jurisdições, e, nesses casos, as autoridades sanitárias competentes devem ser notificadas assim que o diagnóstico for estabelecido. O objetivo é erradicar a doença em um animal de estimação solitário ou em populações de cães, o que pode exigir o sacrifício de alguns animais ou de suas capacida-

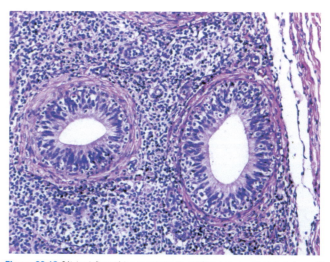

Figura 38.13 Células inflamatórias na cabeça do epidídimo em um cão infectado por *B. canis*. (Coloração de H&E, 40×). (Cortesia de Leland Carmichael, Cornell University, Ithaca, NY.)

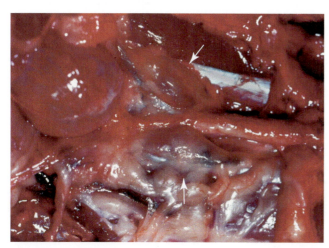

Figura 38.12 Linfonodos sublombares aumentados (*setas*) na necropsia de um cão com brucelose crônica. (Fotografia de Craig Greene© 2004 University of Georgia Research Foundation Inc.)

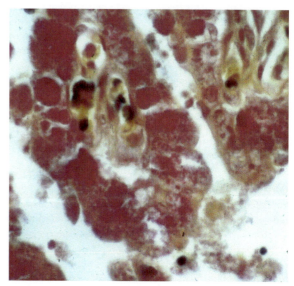

Figura 38.14 Endometrite com hiperplasia glandular e inflamação multifocal de um cão com infecção por *B. canis*. (Cortesia de Leland Carmichael, Cornell University, Ithaca, NY.)

des reprodutoras. Antes do tratamento, todos os cães que estão ou estiveram previamente em contato direto com o animal ou animais implicados devem ser avaliados quanto à infecção. Essas medidas são necessárias para prevenir qualquer disseminação futura da doença.

Em virtude da localização intracelular persistente de *B. canis*, o resultado do tratamento antibacteriano da brucelose canina é incerto. O microrganismo é sensível a vários agentes antibacterianos, porém a ineficiência do tratamento *in vivo* geralmente leva a fracassos ou recidivas e nenhum dos esquemas de tratamento é eficaz. Para obter o máximo de eficácia, os cães com brucelose *não* devem ser tratados com um *único* esquema antibacteriano; em *todos* os casos, deve-se utilizar a terapia combinada. Infelizmente, o esquema mais estudado (tetraciclina + di-hidroestreptomicina) é difícil, devido à disponibilidade restrita da estreptomicina ou di-hidroestreptomicina. Com frequência, a bacteriemia sofre recidiva dentro de vários dias a meses após a interrupção do tratamento, o que torna a avaliação de acompanhamento essencial, uma vez que os animais ainda podem ser portadores da infecção em determinados tecidos. Os tecidos reprodutores do ovário ou do útero e dos testículos e epidídimo devem ser cirurgicamente removidos dos animais infectados. Além disso, as infecções oculares podem exigir a enucleação dos olhos gravemente acometidos. (Ver discussão em *Infecção ocular*, adiante.)

O acompanhamento sempre é necessário depois de qualquer ciclo de tratamento antimicrobiano e devem-se efetuar a cultura bacteriana ou o teste de AGID citoplasmático no término do tratamento e, posteriormente, em intervalos de 3 meses, até que os resultados sorológicos sejam negativos em pelo menos duas ocasiões sucessivas. Ver as informações fornecidas anteriormente no Diagnóstico para a interpretação dos resultados desses testes. Os esquemas antimicrobianos devem ser repetidos caso os resultados indiquem que a infecção não foi eliminada.

Animais reprodutores

Os canis devem ser mantidos em quarentena quando houver suspeita do diagnóstico. Recomenda-se que os cães infectados sejam isolados e eliminados de programas de reprodução tão logo o diagnóstico seja confirmado. O tratamento só deve ser considerado em circunstâncias excepcionais, visto que a terapia é de alto custo e, frequentemente, não apresenta sucesso, particularmente nos animais com infecção crônica. É possível as fêmeas que abortam produzirem ninhadas normais posteriormente; todavia, até mesmo nesses casos, o sucesso do tratamento permanece incerto. As cadelas infectadas clinicamente sadias podem transmitir a infecção aos filhotes que sobrevivem. Apesar do tratamento, os machos intactos frequentemente desenvolvem esterilidade reversível, anulando o seu uso como animais reprodutores. Estudos limitados sugerem a incapacidade de eliminar a infecção da próstata na maioria dos casos. Fêmeas infectadas foram reintegradas em programas de reprodução após isolamento e tratamento prolongados; todavia, existe um grande risco de fracasso. O risco de infectar machos durante o acasalamento com fêmeas previamente infectadas foi minimizado por inseminação artificial criteriosa. O acasalamento desses animais só deve ser feito em circunstâncias excepcionais, quando for considerado essencial (p. ex., para evitar a perda de uma linhagem sanguínea valiosa) e após ter explicado o risco ao proprietário.

Animais de estimação

Os proprietários de cães de estimação podem solicitar tratamento, visto que não há preocupação com a capacidade reprodutiva do animal. Os proprietários sempre devem ser inteirados do potencial zoonótico da doença; todavia, com tratamento apropriado, muitos cães tratados foram mantidos no domicílio. Os animais de estimação infectados devem ser, no mínimo, castrados e tratados com o esquema de agentes antibacterianos para reduzir a probabilidade de infectar membros da família por meio das infecções genitais. O microrganismo pode per-

sistir nos tecidos dos animais castrados, porém acredita-se que a sua eliminação seja menos provável. São recomendados ciclos repetidos de tratamento antibacteriano, com base no acompanhamento necessário com testes sorológicos e hemoculturas.

Não se deve pressupor a cura da brucelose, uma vez que a bacteriemia pode sofrer recidiva dentro de várias semanas ou meses após a administração de medicamentos antibacterianos. A tentativa de cultura das bactérias ou sorologia imediatamente após a interrupção do tratamento é enganosa e os relatos de curas bem-sucedidas devem ser considerados com cautela, a não ser que culturas e sorologias subsequentes e a PCR tenham sido realizadas durante pelo menos 6 meses.

O uso dos títulos quantitativos de ME-TAT constitui a melhor maneira de monitorar a eliminação bem-sucedida do microrganismo. O exame deve ser realizado a intervalos de 6 a 9 meses após o esquema de tratamento. Os valores dos títulos devem declinar se o tratamento for eficaz. Títulos abaixo de 100 devem ser alcançados, ou indica-se a administração de ciclos adicionais de tratamento. Os resultados dos títulos de AGID correspondentes também devem ser negativos. A persistência de títulos elevados (superiores a 100) deve levantar suspeita sobre a persistência da infecção.

Tratamento antibacteriano

Diversos fármacos foram usados no tratamento da brucelose canina, porém o microrganismo raramente é eliminado se a combinação e o esquema de antibacterianos apropriados não forem usados.[90] Em geral, o tratamento com um único agente antibacteriano *não* é eficaz para erradicar espécies de *Brucella*. Com base na concentração inibitória média, foi demonstrada a sensibilidade *in vitro* a tetraciclinas, cloranfenicol, aminoglicosídios, espectinomicina, rifampicina, cefalosporinas de terceira geração, ampicilina, sulfonamidas potencializadas e quinolonas. Foi observado efeito sinérgico *in vitro* entre a tetraciclina e as quinolonas e os aminoglicosídios e as sulfonamidas.[81] Cães infectados podem responder precariamente ou não responder a esses fármacos quando administrados em um único ciclo de terapia. Ocorre recidiva pouco depois do término do tratamento.

A terapia oral com minociclina ou doxiciclina em alta dose, combinada com estreptomicina intramuscular (Tabela 38.2) tem produzido a maior taxa de sucesso em estudos de cães com infecção experimental.[40] Nesses estudos, doses mais baixas dessa combinação ou outros agentes antibacterianos isoladamente ou combinados não foram tão eficazes. A doxiciclina e a minociclina são mais lipossolúveis do que outros membros do grupo e são melhores para penetrar nos tecidos e alcançar concentrações intracelulares elevadas. A tigeciclina, uma tetraciclina lipossolúvel, apresenta propriedades semelhantes e demonstrou ter eficácia *in vitro* contra *B. melitensis*,[36] particularmente em combinação com aminoglicosídios.[39] Devido à falta de disponibilidade da estreptomicina e seus derivados na década de 1990, foi substituída pela gentamicina, porém a eficácia foi menor que a observada com a di-hidroestreptomicina.[91] Com frequência, a gentamicina tem sido utilizada como o aminoglicosídio mais disponível para esquemas combinados na clínica veterinária. Todavia, no tratamento da brucelose ocular (ver discussão adiante), o esquema de combinação com estreptomicina, em lugar da gentamicina, demonstrou ser mais eficaz. Nos EUA, a disponibilidade da estreptomicina farmacêutica é baixa, e o seu custo pode ser muito alto. Ver *Formulário de fármacos*, no Apêndice, para fontes comerciais. O esquema de tratamento mais prolongado de tetraciclina durante 28 dias, combinado com estreptomicina durante 14 dias, teve sucesso, particularmente no tratamento de cães infectados durante menos de 1 a 2 meses.[90]

O uso de uma tetraciclina lipossolúvel e aminoglicosídio também demonstrou maior eficácia no tratamento da brucelose humana.[1,96] Por conveniência, os médicos de seres humanos frequentemente têm evitado o uso do aminoglicosídio com resultado menos favorá-

Tabela 38.2	Fármacos recomendados na terapia de recombinação para a brucelose canina.[a]			
Fármaco[b]	**Dose**[c] **(mg/kg)**	**Via**	**Intervalo (horas)**	**Duração (semanas)**
TETRACICLINA				
Minociclina ou Doxiciclina[d,40]				
Sem infecção ocular	25	VO	24	4
	12,5	VO	12	4
Infecção ocular	15	VO	12	8
Tetraciclina[90]	30	VO	12	4
AMINOGLICOSÍDIOS				
Estreptomicina[e,90]				
Sem sinais oculares	20	IM	24	2 (semanas de tratamento 1 e 4)
Infecção ocular	20	IM	24	4 (semanas de tratamento 1, 3, 5, 7)
Di-hidrostreptomicina[e,40]	10	IM, SC	12	2 (semanas de tratamento de 1 e 4)
	20	IM, SC	24	2 (semanas de tratamento 1 e 4)
Gentamicina	2,5	IM, SC	12	2 (semanas de tratamento 1 e 4)
	5,0	IM, SC	24	2 (semanas de tratamento 1 e 4)
QUINOLONAS				
Enrofloxacino[f]				
Sem infecção ocular	5	VO	12 a 24	4
Infecção ocular	10	VO	24	8
OUTROS FÁRMACOS USADOS APENAS QUANDO HÁ INFECÇÃO OCULAR				
Rifampina[g]	7,5	VO	24	Quando necessário
Acetato de prednisona (1%)	1 gota	Tópico no olho	6 a 8	Quando necessário
Pomada de atropina	Quando necessário	Tópico no olho	12	Quando necessário

IM, intramuscular; *VO*, por via oral: *SC*, subcutânea.

[a]A terapia combinada é *sempre* indicada. As tetraciclinas são administradas nas doses terapêuticas mais altas para o tratamento das infecções por *Brucella*. Um aminoglicosídio e uma tetraciclina devem ser selecionados e administrados pelo período de 4 semanas, conforme indicado, sendo o aminoglicosídio administrado em semanas alternadas durante duas dessas semanas. Os cães devem ser examinados no final do tratamento, e os testes devem ser repetidos dentro de 1 e 3 meses. Se o tratamento não tiver sucesso, relatou-se a melhora da eficácia terapêutica com a repetição do esquema. Na infecção ocular, a estreptomicina e a doxiciclina, usadas nas doses especificadas, são preferidas e uma quinolona, administrada diariamente, é acrescentada ao esquema, sendo a duração do tratamento combinado ampliada para pelo menos 8 semanas. Recomenda-se a rifampina como fármaco suplementar nos casos de infecção em locais sequestrados, como o olho ou o disco intervertebral. Pode ser administrada concomitantemente como quarto fármaco,[122] ou como substituto da estreptomicina, concluído o esquema inicial de 8 semanas. O tratamento é continuado até alcançar um estado soronegativo, e os fármacos precisam ser monitorados quanto ao aparecimento de efeitos adversos (ver o texto).
[b]Ver *Formulário de fármacos*, no Apêndice, para informações mais detalhadas para esses fármacos.
[c]Dose por administração em intervalo específico.
[d]Pode ser substituída por doxiciclina genérica na mesma dose, com menor custo. O monitoramento semanal dos níveis séricos de atividade da aminotransferase e fosfatase alcalina hepáticas é necessário para detectar a ocorrência de hepatotoxicidade.
[e]A di-hidroestreptomicina e a estreptomicina não estão amplamente disponíveis (ver *Formulário de fármacos*, no Apêndice, para uma fonte). Pode ser substituída por gentamicina na dose indicada, porém a sua eficácia é incerta. A toxicidade dos aminoglicosídios deve ser avaliada 1 vez/semana pela determinação dos níveis séricos de creatinina e ureia e exame de urina completo com exame do sedimento.
[f]Recomendado para uso em associação com tetraciclina e aminoglicosídio. Em um surto com doença reprodutiva, em que apenas o enrofloxacino foi usado,[127] os cães foram tratados com 5 mg/kg a cada 12 h, durante 30 dias e novamente durante as fases de estro e lútea subsequentes (ver o texto). Pode ser substituído por outras quinolonas; todavia, não foram avaliadas quanto à sua eficácia.
[g]A rifampina foi iniciada no final de 8 semanas de tratamento substituindo a estreptomicina e mantendo a doxiciclina e o enrofloxacino.[72] O tratamento é mantido até alcançar um estado soronegativo. Ver o texto para essa determinação.

vel.[98] Em pessoas com brucelose, a combinação de aminoglicosídio e rifampicina ou doxiciclina tem sido superior à doxiciclina e rifampicina e quinolona-doxiciclina.[61,95,115] O uso de três ou quatro fármacos combinados pode aumentar ainda mais a sua eficácia. Essas combinações são recomendadas em casos de recidiva ou tratamento de locais difíceis de infecção (ver discussão adiante).

As quinolonas, tais como ciprofloxacino, norfloxacino e enrofloxacino, demonstraram ser eficazes *in vitro* contra espécies de *Brucella*,[62] porém, poucos estudos foram conduzidos *in vivo*. A monoterapia com quinolonas em cães tem sido associada a fracassos do tratamento e recidivas, particularmente em casos mais crônicos de localização focal, como uveíte ou discoespondilite.[50,122] Em pacientes humanos com brucelose, foi constatada uma limitação na eficácia das quinolonas, relacionada com a eficácia e a atividade bactericida *in vivo*.[97] Em um surto agudo em canil,[127] o enrofloxacino foi eficaz na prevenção de abortos, embora o tratamento tenha sido ministrado durante os períodos subsequentes de estro e diestro. Além disso, nenhum dos cães teve localizações clinicamente evidentes no

epidídimo, discos intervertebrais ou intraoculares associadas a dificuldade de eliminação da infecção. Por ocasião do término do estudo, todos os cães tiveram resultados negativos no teste de ME-RSAT e em culturas vaginais pós-parto; todavia, alguns cães apresentaram resultados consistentemente elevados no ELISA utilizando o antígeno proteico citoplasmático lumazina sintase. Consequentemente, a doença reprodutiva clínica poderia ter sido evitada; entretanto, não foi possível confirmar a erradicação do microrganismo.

A azitromicina tem sido associada a gentamicina no tratamento da brucelose em seres humanos, com menos eficácia do que a doxiciclina e a gentamicina.[116] Sulfonamidas potencializadas têm sido usadas no tratamento da brucelose humana e canina com eficácia variável; todavia, os esquemas combinados não foram extensamente estudados. Observa-se uma sensibilidade *in vitro* parcial à eritromicina, penicilina, novobiocina e lincomicina. Existe uma sensibilidade diminuída às cefalosporinas, ao ácido nalidíxico e à ciclosserina. Nenhum dos antibacterianos pertencentes a esses últimos dois grupos deve ser administrado para o tratamento da brucelose canina.

Discoespondilite

As infecções localizadas em áreas de difícil alcance, como o disco intervertebral, devem ser tratadas com dois ou mais ciclos sequenciais ou intermitentes de 4 semanas de terapia antimicrobiana após castração. Pode ser necessário tratamento durante 6 semanas ou mais, que deve ser fundamentado em monitoramento clínico, radiográfico e sorológico.[21] Recomenda-se a combinação de doxiciclina e aminoglicosídio para esse tratamento. A recidiva de episódios hiperestésicos é comum em cães com discoespondilite da brucelose canina. Os proprietários de animais infectados devem ser alertados sobre a necessidade de tratamento repetido. A intervenção cirúrgica raramente é necessária, a não ser que a pesquisa diagnóstica exija a obtenção de tecido intervertebral para a cultura. Deve-se evitar a cirurgia descompressiva em cães paraparéticos, quando possível, avaliando inicialmente a resposta clínica à terapia antimicrobiana. Radiografias sequenciais e títulos obtidos a intervalos de 3 a 6 meses são usados para monitorar a evolução. Deve-se efetuar o monitoramento sorológico com métodos quantitativos, de modo que possam ser detectadas alterações relativas. Para informações mais detalhadas sobre discoespondilite, ver o Capítulo 85.

Infecção ocular

A endoftalmite por *B. canis* tem sido extremamente difícil de tratar e exige ciclos prolongados de terapia, com combinações potentes de três ou quatro fármacos. Existem poucos relatos de eliminação bem-sucedida da infecção ocular em cães. O microrganismo penetra no olho,[50] e os tecidos oculares são difíceis de alcançar, particularmente com aminoglicosídios. A enucleação é necessária se o olho estiver levemente lesado, uma vez que a visão nunca retornará e atua como nicho persistente do microrganismo; mesmo com o uso de agentes antimicrobianos associado a taxas de recidiva da inflamação ocular de 6 a 21%. A terapia de combinação com múltiplos fármacos, incluindo doxiciclina, gentamicina, enrofloxacino e adição subsequente de rifampina, foi bem-sucedida na eliminação da inflamação ocular em um cão infectado.[122] Embora o cão estivesse clinicamente sadio durante 3 anos de monitoramento, e os resultados de AGID fossem negativos, o animal ainda apresentava o título de AF indireto positivo, sugerindo a persistência do microrganismo. Por outro lado, a terapia de combinação com doxiciclina, estreptomicina, enrofloxacino e substituição subsequente da estreptomicina pela rifampina depois de 8 semanas foi eficaz na evolução clínica e sorológica (cura aparente) depois da duração mediana de 96 semanas de tratamento.[72] O tratamento foi continuado por 8 semanas após a obtenção dos resultados soronegativos e, depois disso, o monitoramento sorológico foi mantido periodicamente. Na opinião dos autores deste capítulo, é possível que o uso da estreptomicina em lugar da gentamicina tenha sido responsável pela maior eficácia na eliminação do microrganismo. Ver o *Formulário de fármacos*, no Apêndice, para informações mais detalhadas sobre a disponibilidade da estreptomicina. A terapia com glicocorticoides tópica ou subconjuntival ou as medicações oculares tópicas podem ser necessárias de temporariamente ou de modo contínuo para controlar a inflamação intraocular, a fim de evitar a ocorrência de panoftalmite irreversível. Ver *Brucelose canina*, em *Infecções Oculares*, Capítulo 92, para informações mais detalhadas sobre as manifestações clínicas e o tratamento ocular específico.

Meningoencefalite

À semelhança de outras infecções do sistema nervoso central (SNC), o tratamento com antimicrobianos deve ser efetuado em níveis máximos para obter uma concentração razoável dos fármacos no local de infecção. Além disso, com a cura da barreira hematencefálica, será muito mais difícil alcançar as concentrações necessárias. Os aminoglicosídios são de pouca valia na eliminação das infecções do SNC.

Controle de canis infectados

O controle da brucelose canina em um canil com casos confirmados por sorologia e isolamento do microrganismo é difícil, demorado e constitui uma experiência angustiante tanto para os proprietários dos cães quanto para os veterinários. As dificuldades agravam-se se a terapia antibacteriana for instituída quando houver suspeita de brucelose, porém esta não é confirmada, visto que o isolamento de *B. canis* torna-se incerto, e os resultados dos testes sorológicos são questionáveis. O canil deve ser colocado em quarentena tão logo seja estabelecido o diagnóstico de *B. canis*, e os animais infectados devem ser prontamente eliminados. Procedimentos de desinfecção apropriados devem ser implementados para interromper a disseminação da infecção por meio dos objetos. As pessoas que trabalham com cães infectados e suas secreções devem usar luvas até que os testes sorológicos sejam realizados para determinar a extensão da infecção. Animais não podem ser admitidos nem liberados do canil até que a doença seja erradicada. O movimento de cães dentro de uma colônia também deve ser restrito à remoção dos casos comprovados e suspeitos para alojamentos de isolamento. Novos animais introduzidos correm alto risco de infecção, particularmente se os cães não tiverem jaulas individuais, o que também aumenta o número de animais exigindo testes repetidos durante o processo de erradicação. Os animais não devem ser liberados para venda ou para qualquer outro propósito, uma vez que eles podem eliminar a doença. Todos os cães de um canil infectado devem ser submetidos a testes sorológicos durante pelo menos 3 meses após a obtenção do estado soronegativo, particularmente antes de cada acasalamento, mesmo se for usada a inseminação artificial. Se os animais forem mantidos como animais de estimação ou cães para trabalho, ou se o tratamento for contemplado, devem ser castrados e transferidos para um abrigo separado. Embora seja importante determinar a origem das infecções, isso tem sido difícil em virtude da relutância dos proprietários em revelar as fontes efetivas ou suspeitas.

Os cães portadores são importantes na manutenção de *B. canis* na população canina, visto que a sua sobrevida fora do hospedeiro é de curta duração. A desinfecção com compostos de amônio quaternário ou iodóforos tem sido eficaz como bactericida.

Prevenção

Em áreas desprovidas de brucelose, onde existem regulamentos sobre importação, a vigilância deve ser mantida pela realização de testes sorológicos nos animais que chegam, à semelhança daquela implementada na prevenção da raiva e da erliquiose na área. Um cão que chegou do Reino Unido foi posteriormente identificado como animal infectado.[37] Os animais castrados representam menor risco de transmissão da infecção, caso venham entrar inadvertidamente em áreas livres de brucelose.

As medidas preventivas são particularmente importantes em grandes canis de criação ou sempre que for mantido um grande número de cães; todavia, não existem medidas de controle exigidas por lei e, nos EUA, a brucelose canina não é doença notificável na maioria dos estados. A prevenção é efetuada em quarentena de todos os animais adquiridos até que dois resultados de sorologia, obtidos a intervalos de 1 mês, sejam negativos. Os animais de canis que tiveram problemas de reprodução devem ser rejeitados, a não ser que os resultados dos testes sejam negativos.[56] Os animais com qualquer sinal clínico de brucelose canina devem ser rejeitados e aqueles usados para acasalamento devem ser testados 3 a 4 semanas antes de cada cruzamento para ter tempo suficiente de obter os resultados dos testes. As matrizes não devem ser acasaladas com padreadores, a não ser que tenham sido submetidos aos testes necessários e sejam comprovadamente negativos. Quando deixam uma colônia, os cães devem ser testados antes de sua readmissão. Todos os doadores caninos de sangue devem ser submetidos à triagem para brucelose, visto que foram documentadas infecções em pessoas por transfusão de hemoderivados contaminados.[1]

Não se dispõe de nenhuma vacina, e os resultados de estudos experimentais têm sido insatisfatórios. A necessidade de uma vacina é questionável, particularmente quando se dispõe de testes diagnósticos, uma vez que é necessário que uma vacina eficaz proporcione imunidade valiosa sem complicar o diagnóstico sorológico.

Considerações de saúde pública

Quatro das espécies de *Brucella* causam doenças em seres humanos: *B. abortus*, *B. suis*, *B. melitensis* e *B. canis*. As espécies de *Brucella* spp. variam quanto à sua virulência nos seres humanos, porém a sua exposição a animais ou a seus tecidos ou secreções constitui um denominador comum. A brucelose é a infecção adquirida em laboratório mais comumente relatada.[110] Os veterinários também podem ser infectados por inoculação acidental ou absorção ocular das vacinas atenuadas vivas contra *B. abortus* ou *B. melitensis*. A maior virulência é observada por infecções causadas por *B. melitensis* e biovares de *B. suis*, enquanto *B. abortus* exibe virulência modesta. Nessas infecções, a espondilite, a poliartite, a conjuntivite e a uveíte estão entre as manifestações mais comuns. As complicações raras incluem trombocitopenia, endocardite valvar, meningite, pneumonia, neurorretinite, glomerulonefrite, hepatite e abscessos viscerais.[4,51,85,132,133] Foi relatada a ocorrência de infecção laboratorial pelo grupo de microrganismos isolados de mamíferos marinhos.[31]

Foram relatadas infecções naturais e adquiridas em laboratório por *B. canis* em vários países; todavia, o verdadeiro número de casos não é conhecido, visto que as infecções humanas são, com frequência, diagnosticadas de modo incorreto.[22,100,118] O contato com fêmeas abortando constituiu fonte de infecção na maioria dos proprietários de animais de estimação infectados, enquanto machos caninos e fontes indeterminadas foram implicados em outros casos. Embora a infecção humana seja habitualmente explorada, um surto incomum de infecção simultânea acometendo 6 pessoas foi associado ao contato com uma fêmea infectada e seus filhotes.[74] Em virtude da pouca quantidade ou ausência de LPS liso em sua parede celular, *B. canis*

é menos virulenta do que algumas das outras espécies de *Brucella*. As pessoas são relativamente resistentes à infecção por *B. canis*, e a doença é relativamente leve em comparação com infecções causadas por outras espécies de *Brucella*. Todavia, a ocorrência de infecção foi até mesmo relatada com a denominada cepa M laboratorial menos virulenta de *B. canis* que é utilizada para diagnóstico sorológico.[124] Todavia, a infecção de uma pessoa infectada pelo HIV por *B. canis* virulento de ocorrência natural não foi grave, e o tratamento com agentes antibacterianos foi bem-sucedido.[76a] Uma proporção de infecções humanas por *B. canis* conforme determinado por sorologia é assintomática; todavia, a taxa global de infecção em relação à exposição é baixa. Em pacientes sintomáticos, foi constada a ocorrência de febre, calafrios, fadiga, mal-estar, linfadenomegalia e perda de peso. Nos seres humanos, as infecções por *B. canis* produzem bacteriemia e, em alguns casos, endocardite.[131] Não foi descrita a ocorrência de espondilite em pessoas infectadas por *B. canis*.[117] O diagnóstico de infecções humanas deve incluir exame bacteriológico por hemocultura e avaliação sorológica. Foram relatados resultados falso-positivos, embora testes sorológicos aprovados não tenham sido usados.[101] Anticorpos contra *B. canis* no soro humano reagem em testes sorológicos utilizados em cães e, conforme observado nos cães, não exibem reação cruzada com antígeno de *B. abortus* usado em testes de rotina para brucelose humana. Na maioria dos casos ativos, são obtidos títulos de 200 ou mais utilizando o ME-TAT. As infecções humanas podem ser tratadas imediatamente e de modo eficaz com tetraciclina. À semelhança dos cães infectados, as pessoas sofrem recidiva com o uso de ampicilina.

Os clientes sempre devem ser informados do perigo potencial para a saúde em manter animais de estimação infectados por *B. canis*. Os veterinários devem ter uma boa higiene quando examinam cães suspeitos, particularmente fêmeas que abortaram.

Os funcionários de laboratório sempre devem usar proteção pessoal, incluindo óculos, máscaras, luvas e roupa protetora e só trabalhar com o microrganismo em uma câmara de segurança biológica. Devem ser tomadas precauções para risco biológico no laboratório quando manusear ou pipetar amostras para testes diagnósticos. Todos os materiais residuais devem ser autoclavados. Para informações mais detalhadas sobre essa infecção em seres humanos imunocomprometidos, ver *Brucelose*, no Capítulo 99.

Infecções por Bactérias Anaeróbicas

Craig E. Greene e Spencer S. Jang

Etiologia

Os anaeróbios obrigatórios podem ser bacilos ou cocos gram-positivos ou gram-negativos (Tabela 39.1). São incapazes de crescer quando há oxigênio molecular, visto que não produzem superóxido dismutase, e a maioria não produz catalase. Essas enzimas são necessárias para a decomposição de intermediários de oxigênio reativo (p. ex., ânion superóxido, peróxido de hidrogênio), normalmente produzidos quando as bactérias crescem em ambiente com oxigênio. Apenas espécies do gênero *Clostridium* formam endósporos em condições anaeróbias, o que as diferencia do gênero *Bacillus*, que forma esporos em condições anaeróbias.

Tabela 39.1	Características das bactérias anaeróbicas obrigatórias mais comumente isoladas de cães e gatos.

Microrganismo	Reação Gram	Formato
Bacteroides spp.	Negativa (pálida)	Bastonete
Prevotella spp.	Negativa (pálida)	Bastonete (cocobacilo)
Porphyromonas spp.	Negativa (pálida)	Bastonete (cocobacilo)
Fusobacterium spp.	Negativa (pálida)	Bastonete (habitualmente fino)
Peptostreptococcus anaerobius, cocos gram-positivos anaeróbicos	Positiva	Coco
Clostridium spp.	Positiva	Bastonete (esporo)
Eubacterium spp.	Positiva	Bastonete
Actinomyces spp.	Positiva	Bastonete

Os anaeróbios constituem uma porção significativa da microflora bacteriana normal de cães e gatos.[16,63] Os microrganismos predominantes que vivem na maioria das mucosas são anaeróbios, e os subprodutos metabólicos produzidos por esse grupo são importantes na regulação do número de espécies aeróbicas (facultativas e obrigatórias) que também compõem a microflora normal. Por conseguinte, as bactérias anaeróbicas desempenham um importante papel na proteção das mucosas contra interações que envolvem outros microrganismos com potencial patogênico. Por exemplo, é necessário aproximadamente 1 milhão de salmonelas para causar doença em animais com a microflora anaeróbica intacta, enquanto são necessárias menos de 10 para causar doença em animais com pequeno número de anaeróbios. A importância dessa observação é comprovada clinicamente. Os cães tendem mais a desenvolver salmonelose quando são medicados com antibacterianos, particularmente os que são eficazes para reduzir o componente anaeróbico da microflora normal (p. ex., ampicilina).[102]

Os anaeróbios, além de serem responsáveis por uma parte significativa da imunidade inata (a microflora normal), também são patógenos oportunistas que causam doenças clínicas.[39,44,49,60,61] O comprometimento de uma mucosa ou de uma área adjacente por perfuração ou por outro traumatismo pode disponibilizar uma porta de entrada para a microflora anaeróbica normal em local normalmente estéril. Nessa situação, esses anaeróbios, além de outros membros da microflora normal, tornam-se clinicamente relevantes. Essas considerações são importantes, já que a prevenção de uma infecção por anaeróbios só é bem-sucedida se o tratamento antibacteriano for iniciado antes da obtenção dos resultados da análise microbiológica de material exsudativo. O conhecimento da microflora normal em determinado local ajuda a elaborar uma suposição fundamentada sobre os possíveis microrganismos que poderão causar a infecção. Se bactérias anaeróbicas estiverem envolvidas em um processo infeccioso, haverá em média duas espécies diferentes quase sempre misturadas com bactérias aeróbicas. As bactérias aeróbicas mais comumente associadas são microrganismos entéricos (principalmente *Escherichia coli*), membros do gênero *Pasteurella* e estafilococos coagulase-positivos (ver *Infecções de Ferimentos por Mordedura*, Capítulo 51).

As bactérias anaeróbicas, quando contêm os fatores de virulência apropriados, também podem causar infecções das mucosas. Além da doença periodontal, os anaeróbios estão associados a doenças em outras regiões do trato gastrintestinal (ver Capítulo 88); os mais importantes desses anaeróbios do intestino são *Clostridium difficile* e *Clostridium perfringens* (ver Capítulo 37).[96,100] Ambas as espécies podem fazer parte da microflora normal em cães e gatos, embora as evidências sugiram que elas podem ser transmitidas a animais previamente não colonizados.[57,77,83]

Epidemiologia

Os processos infecciosos que acometem um local normalmente estéril habitualmente surgem como consequência de contaminação por membros da microflora residente. A composição da microflora normal da superfície contígua reflete, com frequência, os achados no processo infeccioso. Nos seres humanos, os processos infecciosos que acometem estruturas acima do diafragma tendem mais a apresentar anaeróbios que se originam na boca, enquanto doenças que surgem abaixo do diafragma envolvem habitualmente anaeróbios do trato intestinal.[97] Nos animais, as diversas espécies de anaeróbios não parecem ter predileções diferentes por determinado local.[51]

Embora a doença causada por *C. difficile* seja o resultado de sua proliferação no trato intestinal do hospedeiro após um evento desencadeante (p. ex., certos agentes antibacterianos e quimioterápicos), as evidências epidemiológicas de hospitais humanos sugerem que o agente pode ser transmitido de paciente para paciente, resultando em surtos de doença associada ao *C. difficile* (ver Capítulo 37).[89] Essas observações indicam que o microrganismo é contagioso ou tem o potencial de sê-lo. Entretanto, é difícil determinar se o *C. difficile* é verdadeiramente contagioso, pois ele também é encontrado no trato intestinal de animais clinicamente sadios.[83,96]

Ainda não foi estabelecido se o *C. perfringens* toxigênico é contagioso. Esse microrganismo provavelmente causa doença pela sua proliferação no trato intestinal e produção de enterotoxina. O fator desencadeante que estimula a sua proliferação não é conhecido, e, além disso, é preciso determinar se o microrganismo é de origem endógena, adquirida de outro animal infectado ou adquirido do ambiente. O relato de surtos de diarreia associada ao *C. perfringens* em hospitais de pequenos animais sugere que ele seja contagioso, embora seja importante lembrar que alguns *C. perfringens* estão no trato intestinal de cães clinicamente sadios.[57,100] Geralmente não são encontrados níveis detectáveis de enterotoxina de *C. perfringens* nas fezes de animais clinicamente sensíveis (ver Capítulo 37).[100]

O gênero *Fusobacterium* inclui numerosas espécies, uma das quais – *Fusobacterium nucleatum* – tem cinco subespécies.[11] É comum encontrar *Fusobacterium canifelium* na cavidade bucal de cães e gatos, e ele foi isolado em feridas por mordedura de cães e gatos em pessoas. Infelizmente, esse microrganismo exibe resistência típica às quinolonas, diferentemente dos isolados em seres humanos.

Patogenia

As bactérias anaeróbicas obrigatórias não podem viver em tecidos sadios. Em certas superfícies mucosas (p. ex., trato intestinal, sulco gengival, trato genital), elas vivem com outros microrganismos (anaeróbios facultativos) que decompõem o oxigênio molecular, o que resulta em ambiente local com potencial redox muito baixo (E_h, uma medida da tensão de oxigênio). De modo semelhante, no tecido comprometido, as células inflamatórias e os microrganismos aeróbicos coinoculados reduzem o E_h o suficiente para possibilitar o crescimento dos anaeróbios. Numerosos fatores que predispõem o corpo a infecções anaeróbicas estão relacionados na Tabela 39.2.

Sabe-se que os componentes das bactérias anaeróbicas desencadeiam respostas inflamatórias potentes. Os anaeróbios gram-negativos apresentam lipopolissacarídios com atividade endotóxica, assim como seus correspondentes aeróbicos. O peptidoglicano dos anaeróbios positivos produz a mesma resposta inflamatória que os microrganismos aeróbicos gram-positivos. Algumas bactérias anaeróbicas produzem cápsulas (p. ex., *Bacteroides fragilis*, *Prevotella* spp. pig-

Tabela 39.2	Fatores que contribuem para o desenvolvimento de infecções por bactérias anaeróbicas.
Lesão fisiológica	**Causas**
Imunossupressão	Quimioterapia citotóxica Terapia com glicocorticoides Neoplasia maligna Neutropenia Hipogamaglobulinemia Terapia com antibacterianos de espectros estreitos para aeróbicos Diabetes melito
Alteração da oxigenação tecidual	Comprometimento vascular Hipotensão Anoxia tecidual Obstrução ou estase GI Traumatismo tecidual
Contaminação tecidual	Perfuração GI ou urogenital Feridas de tecidos moles por mordedura ou punção Migração de corpo estranho

GI, gastrintestinal.

mentadas e *Porphyromonas* spp.) que desencadeiam respostas inflamatórias, resultando em formação de abscesso; em outras palavras, cápsulas sem bactérias viáveis também podem induzir a formação de abscessos.[101] Algumas evidências sugerem que os microrganismos aeróbicos coinoculados induzem a formação de cápsula por anaeróbios. As cápsulas também desempenham um papel mais tradicional na inibição da fagocitose.[9,42]

Os microrganismos aeróbicos e anaeróbicos podem ter uma relação sinérgica.[9] Os anaeróbios atuam com aeróbios facultativos, como *E. coli*, para induzir a formação de abscesso mais rapidamente do que ambos os grupos isoladamente. O *Actinomyces*, um gênero de anaeróbios facultativos, costuma ser encontrado em associação a infecções por anaeróbios em migrações de corpos estranhos ou em associação ao piotórax ou peritonite (ver Capítulo 47). As bactérias facultativas reduzem o potencial de oxirredução do ambiente tecidual, facilitando a proliferação de bactérias anaeróbicas. O tecido necrótico ou de abscesso pode proteger os microrganismos facultativos dos antimicrobianos e das defesas do hospedeiro, como a fagocitose. Além de ajudar a desencadear a formação da cápsula, os microrganismos aeróbicos utilizam o oxigênio e diminuem a fagocitose do componente anaeróbico da amostra (e vice-versa).[103] Enzimas como a betalactamase, produzidas por um membro da parceria aeróbio-anaeróbio, protegem os microrganismos sensíveis na vizinhança da destruição pelos antibacterianos betalactâmicos. É importante ter em mente essas interações sinérgicas no momento de planejar os esquemas terapêuticos, visto que a terapia antibacteriana deve ser direcionada para ambas as populações a fim de se obter a regressão ótima da infecção.

Algumas bactérias anaeróbicas produzem toxinas. *Fusobacterium necrophorum* produz uma toxina que forma poros nas membranas dos leucócitos.[42] *C. difficile* produz toxinas (A e B) que desorganizam os elementos citoesqueléticos da célula epitelial intestinal, resultando em morte celular.[1,87] *C. perfringens* produz uma enterotoxina que interage com a membrana celular alvo, resultando na formação de poros criados, em parte, pela enterotoxina e, em parte, pela célula-alvo.[87] Ocorre perda de eletrólitos através desses poros, que resulta em reversão do fluxo de íons e de água (diarreia) e, por fim, em morte da célula.

Algumas espécies de anaeróbios produzem moléculas de adesinas (*pili* ou fímbrias).[42] Em geral, essas proteínas estão associadas a anaeróbios mais virulentos. Entretanto, as adesinas provavelmente não desempenham papel importante na patogenia, além de sua associa-

ção a locais específicos nas mucosas. As moléculas de adesina provavelmente não são expressas e não desempenham um papel importante quando expostas às células fagocitárias às quais podem aderir – um evento que leva à fagocitose e morte do anaeróbio. De acordo com esse modelo, foi constatado que os isolados de *B. fragilis* do sangue ou de abscessos raramente apresentam *pili*, enquanto aqueles encontrados na superfície mucosa quase sempre os exibem.[9]

Achados clínicos

As condições que envolvem bactérias anaeróbicas que infectam um local normalmente estéril variam quanto à localização, porém todos os casos envolvem a formação de um processo pionecrótico. Esse processo depende principalmente da resposta inflamatória desencadeada pelo material capsular do anaeróbio, pelos constituintes da parede celular dos microrganismos anaeróbicos e aeróbicos que podem existir e pelas tentativas frustradas de fagocitose, que levam ao depósito de conteúdo lisossômico no tecido circundante. Os achados clínicos dessas infecções estão relacionados no Boxe 39.1 e na Tabela 39.3. Os exsudatos de processos infecciosos que contêm anaeróbios frequentemente apresentam odor fétido e podem exibir coloração escura.

A fasciite necrosante geralmente tem sido associada a infecções por bactérias gram-positivas microaerofílicas toxigênicas em cães e gatos (ver Capítulos 33 e 34), embora microrganismos gram-negativos também possam estar envolvidos. A necrose e a disseminação da infecção estão habitualmente associadas à coinfecção por bactérias anaeróbicas que contaminam o local de infecção. Em alguns casos, as bactérias anaeróbicas são isoladas como microrganismos predominantes.[36a]

Em geral, a bacteriemia em cães e gatos está associada a infecções por anaeróbios aparentemente localizadas, embora com frequência não sejam identificadas.[30,31] Os animais com infecções intraperitoneais ou intrapleurais apresentam disseminação sistêmica dos microrganismos na corrente sanguínea. Febre, leucocitose, hipoglicemia, aumento da fosfatase alcalina no soro e hipoalbuminemia refletem as manifestações sistêmicas de uma reação de fase aguda à infecção por anaeróbios. A hipoalbuminemia pode ser agravada pela perda de proteínas séricas em efusões ou de feridas que drenam.

Diagnóstico

Além das manifestações clínicas, a análise citológica frequentemente é útil para determinar se há infecção por anaeróbios. Em geral, são encontradas quantidades abundantes de neutrófilos degenerativos

Boxe 39.1	Achados clínicos sugestivos de infecção por bactérias anaeróbicas

Febre, dor e edema
Ferida por mordedura ou punção
Ferida ou secreções de odor fétido
Ocorrência inesperada de gás em tecidos e cavidades corporais
Formação de abscesso
Infecção contígua da mucosa pela flora anaeróbica
Fasciite necrosante (coinfecção)
Tecido necrótico ou desvitalizado
Tecido gangrenoso
Exsudatos de coloração escura
Grânulos de enxofre nos exsudatos
Coloração mista de microrganismos ou formas filamentosas identificadas por microscopia
Incapacidade de efetuar cultura dos microrganismos por métodos atuais

Tabela 39.3	Manifestações clínicas comparativas por infecções por anaeróbios.	
Local	**Manifestações clínicas particulares**	**Fontes**
TEGUMENTO	Febre, edema subcutâneo com consistência firme, flutuação ou bolsas de gás, úlcera com secreção	Feridas por punção ou mordedura, via hematogênica[36a,85]
CABEÇA E PESCOÇO	Abscessos cranianos ou cervicais: edema subauricular, anorexia, dificuldade na deglutição, gengivite e estomatite, abscesso para-aural, abscessos tonsilares, infecções da orelha interna Meningoencefalite, abscesso cerebral: hiperestesia, déficits neurológicos, ataxia Orbital: exoftalmia, dor ao abrir a boca, secreção ocular, hiperemia conjuntival, panoftalmite[107] Úlceras de córnea[58]: miose, lacrimejamento, fotofobia, opacidade da córnea	Separações traumáticas do canal auditivo,[66] penetração de corpo estranho na faringe (lesão por entalamento),[34,79] infecções dentárias,[33] sinusite crônica,[104] abscessos tonsilares ou das glândulas salivares, otite média crônica,[15] feridas por mordeduras, meninges[82] Lesão preexistente da córnea por traumatismo ou cirurgia ocular, frequentemente misturados com aeróbios
INTRATORÁCICO		
Pulmonar	Tosse, febre, dispneia, consolidação (abscesso) lobar ou multifocal, osteopatia hipertrófica	Pneumonia, endocardite,[23] pneumonia por aspiração[37]
Intrapleural ou mediastinal	Febre, dispneia, bulhas cardíacas abafadas, leucocitose, piotórax	Lesões torácicas penetrantes, corpos estranhos inalados, perfuração do esôfago por corpo estranho[7,54,77a,81,86]
INTRA-ABDOMINAL		
Peritoneal	Febre, distensão abdominal, anorexia, abscessos intra-abdominais, aderências	Materiais de sutura estranhos no pós-operatório (p. ex., seda, náilon de múltiplos filamentos, material trançado), ovário-histerectomia, extravasamento do intestino, infecção do trato genital, actinomicose
Hepatobiliar	Anorexia, letargia, vômitos, diarreia, febre, desidratação, hepatomegalia, icterícia, sangramento de mucosa	Bacteriemia, traumatismo hepático, necrose ou neoplasia, infecção biliar ascendente,[76,106] imunossupressão no diabetes melito[21]
Entérico	Diarreia crônica, sangue, muco	Estase intestinal, síndrome da alça cega, colite, ulceração, cólica
Retroperitoneal	Edema no flanco lombar, tratos ou drenagem sinusal, febre, anorexia, relutância a caminhar	Osteomielite de vértebras lombares devido à penetração de praganas vegetais, ligaduras ovariana ou uterina,[53] actinomicose, ruptura da uretra e abscessos perirrenais
PARAESPINAL	Dor, relutância a caminhar, febre, hiperestesia paraespinal, paresia ou paralisia	Habitualmente epidural devido à penetração local ou extensão de infecção paraespinal ou nasofaríngea, feridas por mordedura, *meningitis*: menos provavelmente de fontes anaeróbicas e, com frequência, de fontes hematogênicas[3]
MUSCULOESQUELÉTICO	Osteomielite, febre, claudicação, incapacidade de sustentar peso, edema dos membros com flutuação variável ou bolsas de gás	Feridas por mordedura ou punção[a], fraturas expostas, fontes hematogênicas[10]

[a] Para informações mais detalhadas, ver Capítulos 50 e 51.

com formas múltiplas e, com frequência, morfologicamente distintas de bactérias intracelulares e extracelulares. A morfologia grande e filamentosa geralmente é típica de anaeróbios. As bactérias extracelulares podem resultar da contaminação bacteriana de uma amostra ou contaminação da solução para coloração. O exame microscópico da morfologia e a coloração de Gram devem ser realizados quando a amostra é coletada, de modo que os resultados possam ser comparados com os resultados de cultura ou o tipo de microrganismo pressuposto com base na sua morfologia e propriedades de coloração (ver Tabela 39.1). O isolamento de amostras clínicas é o procedimento padrão para determinar se há anaeróbios em um processo infeccioso. É difícil isolar esses microrganismos na prática clínica, a não ser que sejam tomadas as devidas precauções. Os erros no processamento e análise das amostras e no envio são os principais motivos pelos quais os anaeróbios não são rotineiramente isolados. Seu crescimento é intensificado pelo uso de uma câmara anaeróbica, pela melhora dos meios de transporte e pelas práticas de coleta.[5] Quando se pretende efetuar uma cultura de bactérias anaeróbicas, as amostras devem ser processadas com extremo cuidado antes de chegarem ao laboratório (Boxe 39.2).

Conforme assinalado anteriormente, os anaeróbios são sensíveis ao oxigênio e, em virtude de seu crescimento lento, também crescem facilmente em amostras que contenham microrganismos aeróbios; mais de 70% dos casos são mistos. Com frequência, são encontrados múltiplos anaeróbios na mesma amostra. Por conseguinte, os meios e o tempo de transporte e a temperatura são aspectos importantes (ver Capítulo 29). Foi também constatado que a refrigeração prejudica o isolamento das bactérias anaeróbicas; por esse motivo, as amostras não devem ser mantidas a temperaturas abaixo de 4°C. Em comparação, os microrganismos aeróbicos em amostras mantidas a 25°C multiplicam-se, e, em alguns casos, proliferam mais do que o componente anaeróbico. Entretanto, a 15°C, os aeróbios não se multiplicam em qualquer grau, e tampouco os anaeróbios, que morrem. Como os *swabs* tendem a secar e a ficar oxigenados, seu uso não deve ser incentivado. Caso se utilize um *swab*, a ponta precisa ser umidificada com um meio pré-reduzido, como o caldo de infusão cérebro-coração. O tempo despendido entre a coleta de amostra e a cultura depende da amostra, do meio de transporte usado e do volume da amostra. Os microrganismos anaeróbicos em meios de tecido ou em grandes quantidades de líquido (mais de 2 mℓ) são relativamente protegidos da interação tóxica com o oxigênio e podem sobreviver até 24 h antes de sua cultura, o que habitualmente não ocorre com anaeróbios em amostras menores ou em *swab*. O meio de transporte anaeróbico aumenta acentuadamente a sobrevida dos anaeróbios e inibe o crescimento dos aeróbios. Estão disponíveis meios anaeróbicos para transporte de material aspirado, tecido ou material de biopsia ou material de *swab*.[65]

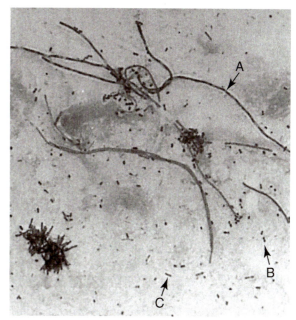

Figura 39.1 Esfregaço de exsudato corado pelo Gram, obtido de gato com piotórax. O microrganismo filamentoso (*A*) é provavelmente *Filifactor (Clostridium) villosus*[12,61,98]; os cocos são, provavelmente *Peptostreptococcus* (*B*); e os bastonetes são um microrganismo entérico (p. ex., *E. coli*), um microrganismo não entérico (p. ex., *Pasteurella*), um anaeróbio (*Bacteroides, Prevotella, Porphyromonas, Fusobacterium*) ou uma combinação. Os microrganismos filamentosos (*C*) no tórax de um cão são, mais provavelmente, membros microaerofílicos do gênero *Actinomyces*.

A cultura de bactérias anaeróbicas é trabalhosa, dispendiosa e demorada. No laboratório, os meios devem ser inoculados com amostras no momento de sua chegada. O uso de meios pré-reduzidos e esterilizados por métodos anaeróbicos melhora o sucesso do isolamento. Após a inoculação, o meio é colocado em dióxido de carbono sem oxigênio até que possa ser colocado em uma câmara anaeróbica com atmosfera de 5% de dióxido de carbono, 5% de hidrogênio e 90% de nitrogênio. As placas devem ser sempre manipuladas em capela anaeróbica ou em câmara vaporizada com gás anaeróbico. Por exemplo, o isolamento e a identificação de um anaeróbio em amostra que contenha apenas uma espécie leva, no mínimo, 4 dias. O custo, somente para o meio de cultura, é de aproximadamente 10 dólares. Como a maioria dos processos infecciosos contém, em média, duas espécies de anaeróbios e pelo menos um aeróbio, é necessário um esforço significativamente maior.

Por causa das dificuldades na realização de culturas no laboratório, o diagnóstico de infecção por anaeróbios frequentemente é estabelecido com o uso de outros métodos. Dependendo do local anatômico, da condição, das características do exsudato (p. ex., odor e, algumas vezes, coloração) e do conteúdo identificado em esfregaços corados, pode-se estabelecer um diagnóstico presuntivo de infecção por bactérias anaeróbicas (ver Boxe 39.1, Tabela 39.3 e Figura 39.1). Quando examinados ao microscópio, alguns bastonetes anaeróbicos gram-negativos são de coloração pálida e apresentam morfologia sugestiva de anaeróbios – com frequência são finos, algumas vezes deformados e, em certas ocasiões, apresentam extremidades pontuadas.

A doença da mucosa produzida por anaeróbios é de diagnóstico um pouco mais difícil. O isolamento de locais onde os anaeróbios obrigatórios fazem parte da microflora residente, como a cavidade bucal ou faríngea, a vagina, o meato acústico externo, a conjuntiva ou a pele, pode ser difícil de associar à patogenicidade. O isolamento de *C. difficile* e *C. perfringens* do trato intestinal envolve o uso de ágar especializado para isolamento, testes imunológicos para determinar

a existência do microrganismo ou da toxina nas fezes ou em cultura de caldo, ou a reação em cadeia da polimerase para genes de toxinas nas fezes ou nos microrganismos isolados.[75] (Ver Capítulo 37 para discussão mais detalhada do diagnóstico desses distúrbios por clostrídios entéricos.)

Tratamento

O tratamento bem-sucedido de processos infecciosos com microrganismos anaeróbicos envolve intervenções clínicas e cirúrgicas (p. ex., correção dos desequilíbrios hidreletrolíticos, drenagens) combinadas com terapia antibacteriana apropriada. A terapia antimicrobiana sem drenagem cirúrgica não é, em geral, bem-sucedida. Os abscessos ou cavidades repletas de pus têm pouco suprimento sanguíneo, e a drenagem possibilita a entrada de líquidos recentemente exsudados contendo o agente antimicrobiano. Além disso, alguns fármacos antibacterianos atuam eficazmente quando há pus acumulado. Como as infecções por anaeróbios são frequentemente polimicrobianas, o tratamento antimicrobiano dos processos infecciosos com um componente anaeróbio deve ser direcionado para os componentes anaeróbicos *e* aeróbicos supostos. Os aeróbicos mais comumente isolados são microrganismos entéricos (*E. coli*), membros do gênero *Pasteurella* e *Staphylococcus pseudintermedius*.[49] Quanto à sensibilidade desses microrganismos aos agentes antimicrobianos aeróbicos, veja o Capítulo 47, para o tratamento das infecções associadas às espécies de *Actinomyces*.

É difícil e dispendioso determinar a sensibilidade dos anaeróbios a agentes antimicrobianos. Foram estabelecidas orientações para esse teste; entretanto, os resultados do ensaio nem sempre têm sido reproduzíveis ou compatíveis com todas as espécies anaeróbicas.[35] Por esses motivos, poucos laboratórios realizam esses ensaios (embora seja utilizado o teste com discos para previsão terapêutica a fim de determinar se um microrganismo isolado produz betalactamase. Nesse teste, efetua-se um esfregaço de parte de uma colônia isolada em um disco contendo substrato que muda de cor quando há betalactamase. As betalactamases anaeróbicas mais comuns são cefalosporinases (que atuam nas cefalosporinas de primeira geração, como cefalexina e cefazolina), penicilina G, ampicilina e amoxicilina. O clavulanato liga-se irreversivelmente a essas enzimas.

Como é difícil testar a sensibilidade a antimicrobianos, o tratamento antimicrobiano para o componente anaeróbico é habitualmente empírico e baseia-se em dados retrospectivos. As bactérias anaeróbicas exibem resistência inerente a determinados agentes antibacterianos (p. ex., aminoglicosídios e quinolonas de segunda geração [aprovadas para uso veterinário]), embora as quinolonas de espectro ampliado (de terceira e quarta gerações) comercializadas para uso humano (p. ex., levofloxacino, esparfloxacino, gemifloxacino e moxifloxacino) e as desfluoroquinolonas, como o delafloxacino, tenham atividade razoável contra anaeróbios nas doses terapêuticas geralmente usadas (ver *Quinolonas*, no Capítulo 30).[8,25-27]

Todavia, à semelhança das bactérias aeróbicas, as bactérias anaeróbicas estão desenvolvendo resistência a esses fármacos.[14] Dentre as quinolonas de uso veterinário, o pradofloxacino exibe maior atividade contra anaeróbios.[88,94,95] Os antimicrobianos mais ativos para bactérias anaeróbicas são o metronidazol, a amoxicilina-clavulanato, o cloranfenicol e a clindamicina (Tabela 39.4).[36] Numerosas combinações inibidoras da betalactamase, como ampicilina-sulbactam, ticarcilina-clavulanato e piperacilina-tazobactam, demonstraram ser muito ativas contra anaeróbios humanos isolados, porém não foram testadas em microrganismos isolados veterinários.[4,36] Os fármacos do grupo dos carbapenéns de amplo espectro, como o imipeném, o meropeném e o ertapeném, têm sido muito eficazes em infecções anaeróbicas associadas a populações aeróbicas mistas. Embora os anaeróbios possam ser sensíveis à sulfonamida-trimetoprima *in vitro*, são encontrados inibidores (principalmente timidina) *in vivo* que fazem com que essa combinação seja um tratamento imprevisível para infecções causadas por microrganismos anaeróbicos.[47] As tetraciclinas também são imprevisíveis.[39] Isolados de *C. difficile* mostram-se sensíveis ao metronidazol e à vancomicina *in vitro*, e a doença produzida por esse microrganismo responde a ambos os fármacos. Isolados de *C. perfringens* são sensíveis e respondem ao tratamento com macrolídio (tilosina, eritromicina), metronidazol e ampicilina.[100] Ver o Capítulo 37 para discussão mais detalhada do tratamento dessas infecções por clostrídios.

Considerações de saúde pública

Estima-se que, a cada ano, vários milhões de pessoas sejam mordidas por cães e gatos.[24] Embora as feridas provocadas por mordeduras de animais contenham, em sua maioria, microrganismos aeróbicos, cerca de um terço contém anaeróbios. Acredita-se que todos sejam membros da microflora normal da boca de cães e gatos. Os anaeróbios mais comuns pertencem aos mesmos gêneros que os anaeróbios encontrados em processos patológicos em cães e gatos.[24,71] Foi comprovada a transferência de patógenos periodontais, como *Tannerella forsythia*, em gatos e seus proprietários.[7a] Alguns membros da microflora bucal de cães e gatos causam doença grave em indivíduos imunocomprometidos e indivíduos asplênicos ou com doença hepática (ver *Infecções de Ferimentos por Mordedura*, Capítulo 51).

C. difficile é uma importante causa de doença em seres humanos e tem sido encontrado em animais produtores de alimentos e carnes no varejo. As cepas identificadas foram associadas a infecções humanas; todavia, a prevalência e o número de esporos foram muito baixos.[91,105,108] Os dados indicam que as cepas de *C. difficile* encontradas em animais de estimação nem sempre são as mesmas identificadas em pacientes humanos.[38,77] Não foi observada nenhuma associação entre o transporte fecal de *C. difficile* e o consumo de carne crua em cães; todavia, foram detectados outros patógenos entéricos, como *Salmonella*.[59] *C. perfringens* pode ser transmitido a pessoas em alimentos contaminados de animais de produção. Não há dados a respeito da contagiosidade do *C. perfringens* de cães e gatos para pessoas. Entretanto, como esse microrganismo parece ser adquirido de ambientes contaminados, é provável – embora não haja comprovação – que o *C. perfringens* de qualquer fonte possa infectar cães, gatos ou pessoas. Ainda não foi determinado se o desenvolvimento da doença depende de um evento desencadeante (ver Capítulo 37).

Tabela 39.4 — Posologia de fármacos para infecções por anaeróbios.

Fármaco[a]	Espécie	Dose[b]	Via	Intervalo (horas)
Penicilina C	CG	20.000 U/kg	IM, IV	6 a 8
Ampicilina (sódica)	CG	20 a 40 mg/kg	VO, IV, IM, SC	6 a 8
Ampicilina (triidratada)	CG	10 a 40 mg/kg	IV, IM, SC	12 a 24
Amoxicilina	CG	10 a 25 mg/kg	VO	8 a 12
Amoxicilina-clavulanato[c]	G	62,5 mg total	VO	12
	CG	12,5 a 25 mg/kg	VO	12
Cefalexina	CG	10 a 20 mg/kg	VO	8
Cefoxitina	CG	30 mg/kg	IV, IM	6 a 8
Clindamicina	C	11 a 33 mg/kg	VO	12
	G	11 a 33 mg/kg	VO	24
	CG	10 mg/kg	IV, IM	12
Cloranfenicol	C	25 a 50 mg/kg	VO, SC, IM, IV	8
Metronidazol[d]	C	10 a 12 mg/kg	VO, IV	8
	CG	15 mg/kg	VO, IV	12
	G	10 a 25 mg/kg	VO	24

CG, cães e gatos: *G*, gato: *C*, cão: *IM*, intramuscular; *VO*, via oral; *SC*, subcutânea.
[a] Ver *Formulário de fármacos*, no Apêndice, para informações específicas para cada fármaco.
[b] Dose por administração em intervalo específico.
[c] Recomenda-se o uso de amoxicilina com clavulanato para infecções por anaeróbios. Outras combinações também são eficazes, como ampicilina-sulbactam, ticarcilina-clavulanato e piperacilina-tazobactam.
[d] Embora tenham sido usadas, as doses de 30 mg/kg/dia NÃO são recomendadas, visto que podem provocar toxicidade do sistema nervoso central em cães e gatos.

Jeanne A. Barsanti

Etiologia

O botulismo é uma doença neuroparalítica que resulta da intoxicação por uma neurotoxina produzida mais comumente pelo *Clostridium botulinum*. O *C. botulinum* inclui um grupo de microrganismos distintos em cultura, semelhantes apenas por serem clostrídios que produzem toxina com as mesmas propriedades farmacológicas, embora as próprias toxinas sejam antigenicamente distintas.[13,40,59] Os microrganismos da espécie *C. botulinum* são bastonetes gram-positivos aeróbicos, saprófitas, formadores de esporos, móveis, de formato retilíneo a ligeiramente curvo, encontrados no solo no mundo inteiro.[13,14] Medem 0,5 a 2 μm de largura por 1,6 a 22 μm de comprimento, com esporos subterminais ovais.[13] Os esporos são resistentes ao calor, à luz, ao ressecamento, a substâncias químicas e à radiação. Para a germinação dos esporos e a divisão celular são necessárias condições anaeróbicas, com ambiente nutritivo apropriado (grandes quantidades de material orgânico). O microrganismo exibe melhor crescimento em condições anaeróbicas e diante de calor (15 a 45°C), embora algumas cepas possam crescer a temperaturas baixas de até 6°C. O microrganismo produz toxina em condições anaeróbicas, de baixa acidez (pH acima de 4,6) e com baixo teor de solutos.[59]

Foram identificados sete tipos de neurotoxina botulínica (BoNT; do inglês, *botulinal neurotoxin*) antigenicamente distintos: A, B, C, D, E, F e G.[13,29] Todos esses tipos apresentam estrutura semelhante e exercem o mesmo efeito neurotóxico. Foram determinadas as sequências nucleotídicas de todos os tipos,[2,59] porém a estrutura tridimensional só é conhecida para o tipo A.[40] Os tipos A, B, E e F estão associados a doença humana.[10,30] O tipo D prevalece em herbívoros, enquanto o tipo C prevalece em aves e carnívoros.[13,59] Até o momento, todas as ocorrências em caninos e felinos foram causadas pela toxina tipo C, com exceção de dois casos de tipo D em cães relatados no Senegal.[23,24] O botulismo tipo C foi relatado em leões (*Panthera leo*), porém jaguares (*Panthera onca*) e quatis (*Nasua nasua*) que comeram do mesmo alimento dos leões não foram acometidos.[5,18] Em geral, um único microrganismo expressa um único tipo de toxina.[14] As toxinas dos tipos C e D são produzidas por um grupo de *C. botulinum* que é parcialmente proteolítico e não fermenta a glicose.[14] Embora o pH levemente alcalino estimule o crescimento da maioria dos tipos de *C. botulinum,* o pH de 5,7 pode ser ideal para as cepas produtoras de toxina tipo C.

As toxinas botulínicas são as mais potentes substâncias agudamente tóxicas conhecidas, de ocorrência natural, com LD_{50} de 1 a 5 ng/kg.[48,56] Nas pessoas, a toxina botulínica é 10.000 vezes mais tóxica do que o cianeto[8] e 15.000 vezes mais potente do que o gás sarin.[59] A toxina botulínica é liberada das células vegetativas apenas quando há lise da célula ou do esporo. A toxina não é secretada pela célula nem pelo esporo.[14] A quantidade de toxinas nos esporos é de apenas cerca de 1% da encontrada nas células vegetativas, porém a toxina intraesporal é resistente à desnaturação pelo calor. A toxina tipo C é estável em uma faixa de pH de 2,7 a 10,2.[34] As células vegetativas produzidas por esporos em germinação começam a produzir toxina vários dias após a germinação.

Patogenia

O botulismo é habitualmente causado pela ingestão de toxina pré-formada. Nas pessoas, com frequência resulta do consumo de alimentos enlatados ou conservados de modo inadequado. Outras formas de botulismo nos seres humanos incluem o botulismo intestinal do lactente (a forma mais comum da doença nos seres humanos), o botulismo intestinal do adulto, o botulismo de feridas, o botulismo por injeção inadvertida e o botulismo por inalação. O botulismo do lactente é causado pela produção *in vivo* de toxina no intestino após ingestão e, em seguida, germinação dos esporos e colonização intestinal por clostrídios neurotoxigênicos, não necessariamente *C. botulinum*.[10,13] Os adultos normais são resistentes à colonização intestinal por *C. botulinum,* em grande parte devido à microflora intestinal. A colonização só pode ser induzida em animais adultos ou pessoas se esses indivíduos forem desprovidos de germes ou estiverem recebendo tratamento com antibacterianos.[5] A colonização intestinal persistente por *C. botulinum* em adultos raramente causa doença clínica.[5] A colonização intestinal foi estabelecida experimentalmente em filhotes de cães de 8 a 11 dias de vida, porém não houve intoxicação.[5] Ocorreu colonização intestinal em um caso natural de botulismo em um cão de 6 meses de idade.[5] Todavia, o cão se recuperou sem terapia antibacteriana, embora a colonização intestinal tenha permanecido por vários meses. O botulismo de ferida, em que os microrganismos infectam uma ferida e produzem toxina, é uma forma rara de botulismo em pessoas, habitualmente associado ao uso de drogas ilícitas injetáveis.[13] O botulismo relacionado com injeção é um evento adverso potencial após injeção de toxina botulínica farmacêutica.[38] Foi descrita a ocorrência de botulismo por inalação em três funcionários de laboratórios após a realização de necropsia de um animal que morreu de botulismo.[38] Embora a toxina botulínica nunca tenha sido usada com sucesso na guerra química ou no bioterrorismo, há preocupação quanto a seu potencial como arma biológica.[38]

A fonte da toxina botulínica raramente é identificada nos casos relatados em cães. A toxina tipo C foi isolada de larvas de mosca e de carniça, e acredita-se que a maioria dos casos em caninos esteja associada à ingestão de carniça.[26,30,39] Outros casos em caninos foram associados a pântanos durante a estação quente, que são as áreas associadas à epizootia de botulismo aviário.[52] Um surto em gatos foi associado à ingestão de uma carcaça de pelicano.[25]

Todos os diferentes sorotipos de BoNT são constituídos por uma única metaloproteinase polipeptídica de 150 kDa.[2,56] Todas as BoNT são compostas de uma cadeia pesada (H) de 100 kDa e de uma cadeia leve (L) de 50 kDa. A cadeia H é constituída por um domínio aminoterminal de 50 kDa e em uma extremidade carboxiterminal de 50 kDa.[13] As cadeias H e L são unidas por uma única ponte de dissulfeto intercadeias.[2,35] A ponte de dissulfeto intercadeias é essencial para a toxicidade.[55] A BoNT é inativa quando inicialmente liberada. A ativação ocorre por meio da clivagem proteolítica específica de uma ligação peptídica em uma alça exposta na superfície.[2,55] Essa clivagem pode ser realizada por proteases bacterianas ou do hospedeiro. Após a clivagem, a toxina continua na forma de cadeias H e L associadas por meio da ponte de dissulfeto e por interações proteína-proteína não covalentes.[50]

As toxinas botulínicas são produzidas como toxinas progenitoras, a toxina ligada de modo não covalente a proteínas atóxicas. As toxinas progenitoras são liberadas com autólise das bactérias.[56] A toxina progenitora, por ser muito estável em pH baixo, protege a neurotoxina do ataque proteolítico no ambiente gástrico.[56] Essa estabilidade faz com que o complexo alcance o intestino delgado, onde o pH alcalino é propício para a dissociação do complexo, liberando a neurotoxina.[14,40] Isso explica por que a toxina progenitora é mais tóxica do que a neurotoxina isoladamente quando administrada por via oral.[35] O número e o tamanho das proteínas não tóxicas associadas diferem entre os tipos de toxina. A toxina tipo C pode estar associada a até cinco proteínas adicionais, o que resulta na liberação de um complexo de tamanho molecular de 500 a 900 kDa.[14]

Uma vez ingeridas, as toxinas tipos C e D são absorvidas principalmente pela parte superior do intestino delgado para o sistema linfático por meio de endocitose, assim como as proteínas nutritivas. A toxina pode continuar sendo absorvida pela porção inferior do intestino delgado e cólon, porém esse processo ocorre mais lentamente. A partir do sistema linfático, a toxina passa para a corrente sanguínea. Uma razão para a diferença de suscetibilidade às toxinas é a capacidade da proteína hemaglutinina (HA) no complexo da toxina de romper a barreira paracelular do epitélio intestinal.[41] As proteínas HA dos tipos A e B rompem a barreira das células epiteliais intestinais humanas, enquanto as proteínas HA do tipo C são incapazes de fazê-lo, porém podem romper e causar citotoxicidade das células epiteliais caninas.[41]

A toxina absorvida encontra-se em sua forma de duas cadeias unidas por ponte de dissulfeto.[14] Em seguida, a toxina botulínica penetra nos líquidos teciduais, alcançando as terminações nervosas colinérgicas periféricas.[56] O elevado peso molecular da toxina botulínica impede que ela atravesse a barreira hematencefálica; por isso, todos os sintomas neurológicos do botulismo estão relacionados com o sistema nervoso periférico.[38]

Ocorre paralisia dos neurônios motores inferiores (NMI) no botulismo porque a toxina impede a liberação pré-sináptica de acetilcolina na junção neuromuscular. Tanto a liberação espontânea de acetilcolina quanto a sua liberação causada por um potencial de ação do nervo são inibidas.[40] Os sinais de disfunção autônoma (parassimpática e simpática) coexistem com a disfunção neuromuscular esquelética, porém são de menor gravidade.[38,40] A intoxicação neural ocorre em quatro etapas: ligação rápida e específica a receptores de superfície celular pela extremidade carboxiterminal da cadeia H, internalização da toxina em compartimentos semelhantes aos endossomas, translocação da cadeia L da membrana para o citosol facilitada pela extremidade aminoterminal da cadeia H e clivagem enzimática das proteínas-alvo pela cadeia L (Figura 40.1).

A extremidade carboxiterminal da cadeia H é responsável pela ligação à membrana pré-sináptica (ver Figura 40.1).[35,49] Essa extremidade da cadeia H é composta de dois subdomínios, um N terminal e um C terminal.[14,37] A extremidade C terminal é a mais crítica para a ligação e a mais variável dentre os tipos de toxinas, o que talvez explique parte da diferença na suscetibilidade das espécies a diferentes toxinas.[37,55] A ligação ocorre muito rapidamente e é irreversível, não é afetada pela temperatura e não depende da atividade neural. Os receptores da membrana celular para a toxina devem ter afinidade muito alta, pois apenas quantidades minúsculas (menos de 10^{-12} mol) de toxina botulínica são suficientes para causar a morte.[30,35] Os locais receptores no neurônio não estão bem elucidados, mas postula-se que a ligação requeira tanto componentes de polissialogangliosídios quanto outros componentes proteicos.[13,14,37] As variações na afini-

dade do receptor por diferentes tipos de toxina também ajudam a explicar as diferentes sensibilidades de espécies animais às diferentes toxinas botulínicas.[30,35,47] Durante esse estágio, a toxina é suscetível à inativação por antitoxina. Após a sua ligação, a toxina atravessa a membrana celular por meio de endocitose mediada pelo receptor.[10] Uma vez no interior da célula, a toxina é mais resistente à inativação pela antitoxina. Entretanto, alguns experimentos mostram que alguns tipos de anticorpos podem penetrar nos neurônios colinérgicos e inativar a neurotoxina internalizada.[2]

A toxina é internalizada dentro de uma vesícula dotada de uma bomba de prótons de ATPase.[48,56] A extremidade aminoterminal da cadeia H governa a translocação da toxina (ver Figura 40.1). Esse processo depende da temperatura e de energia.[49] A translocação depende do pH e requer uma etapa com pH baixo. A ocorrência de pH baixo desencadeia uma alteração da toxina para um estado de maior capacidade hidrofóbica, levando à sua capacidade de penetrar a bicamada lipídica da membrana.[14] A translocação pela membrana é desencadeada pela acidificação da luz da vesícula, induzindo a liberação da cadeia L da vesícula no citosol.[56]

A cadeia L livre, uma enzima metaloproteinase que contém zinco, é a proteína mais metabolicamente ativa da molécula da toxina.[33a] O bloqueio da liberação de acetilcolina é causado pela clivagem dependente de zinco de um ou dois dos três componentes proteicos do cerne do aparelho de neuroexocitose (as proteínas SNARE).[14,40,48] As proteínas SNARE são essenciais para a atracagem e a fusão das vesículas sinápticas com a membrana pré-sináptica – eventos que levam à liberação de acetilcolina na junção neuromuscular (ver Figura 40.1).[13,14] Um notável achado é o fato de que a proteólise de uma pequena quantidade das SNARE totais é suficiente para bloquear a liberação de acetilcolina.[55] Diferentes tipos de toxina botulínica clivam ligações diferentes nesse sistema de proteínas da membrana. Acredita-se também que as diferenças nos alvos das toxinas entre espécies explique a falta de sensibilidade de determinadas espécies a certos tipos de toxina. A toxina tipo C tem como alvo as proteínas sintaxina e SNAP-25, sendo a clivagem da sintaxina a mais significativa.[40,55] A clivagem da sintaxina pela toxina tipo C impede a regulação dos canais de cálcio pela proteína G associada aos locais pré-sinápticos de liberação de neurotransmissores. Normalmente, o influxo de cálcio através desses canais iônicos estimula a fusão das vesículas e a liberação de neurotransmissor na sinapse. Por conseguinte, se houver toxina tipo C, a formação das vesículas sinápticas, a sua quantidade e a sua distribuição ao longo da membrana pré-sináptica são normais, porém o neurotransmissor não poderá ser liberado, já que as vesículas não podem se fundir com a membrana pré-sináptica.[2] O tempo de vida da toxina intracelular pode ser muito longo, e, até que a última molécula da cadeia L seja degradada, ocorrerá proteólise das proteínas SNARE mediada pela toxina.[55] As proteínas SNAP-25 clivadas também inibem a liberação de neurotransmissor e são muito estáveis.[48,56] Quanto mais ativo o neurônio, mais rápida a sua inibição.[48,56] A duração do efeito inibidor das BoNT varia de acordo com o tipo de toxina, a dose, o tipo de terminação nervosa e a espécie animal.[56] O efeito inibitório das BoNT não se limita à Ach, afetando a liberação de outros neurotransmissores e neuropeptídios.[56]

As BoNT não causam a morte do neurônio acometido. Provocam bloqueio duradouro da liberação de acetilcolina nas terminações nervosas somáticas e autônomas. Ao exame com microscópio óptico, não se observa nenhuma lesão na junção neuromuscular. Todavia, foram observadas alterações nos axônios terminais, nas fendas sinápticas e em fibras musculares adjacentes nas junções neuromusculares na microscopia eletrônica de casos humanos. Se o animal sobreviver, ocorrerá recuperação por inativação das cadeias L, remoção das proteínas SNAP truncadas e síntese *de novo* do sistema SNARE – em

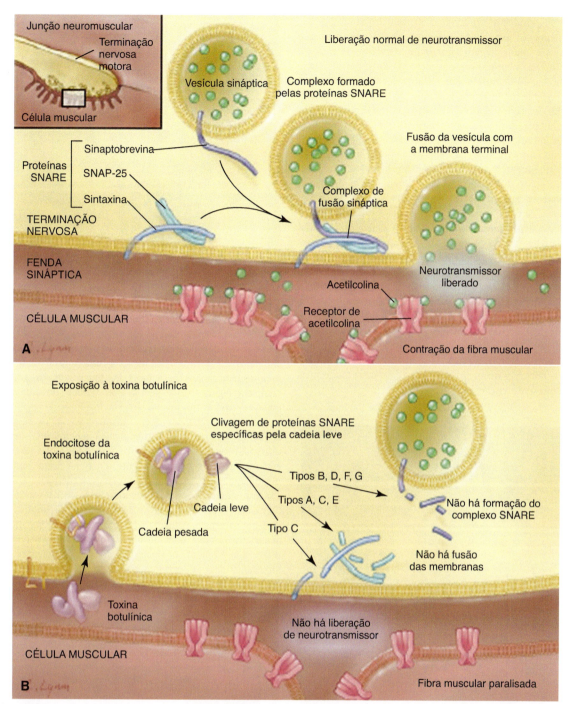

Figura 40.1 Mecanismo de ação da toxina botulínica. **A.** A liberação do neurotransmissor, acetilcolina, pelas vesículas intra-axônicas, na junção neuromuscular no espaço sináptico, é mediada pela montagem de um complexo de fusão sináptico. O complexo, composto das proteínas SNARE (sinaptobrevina, SNAP-25 e sintaxina), facilita a fusão da membrana da vesícula com a membrana da célula neuronal. Após a fusão das membranas, a acetilcolina é liberada na fenda sináptica e, em seguida, liga-se a receptores na célula muscular adjacente, desencadeando a contração muscular. **B.** Por meio do componente carboxiterminal da cadeia pesada (HC), a toxina botulínica circulante liga-se à membrana da célula neuronal, na terminação nervosa, e penetra no neurônio por endocitose. Uma vez no interior do axônio, a cadeia leve (L) é liberada no citosol e cliva sítios específicos nas proteínas SNARE, bloqueando a completa montagem do complexo de fusão sináptica e impedindo, assim, a fixação e fusão da membrana, com consequente liberação de acetilcolina. Sem a liberação de acetilcolina, o músculo não consegue se contrair. As proteínas específicas clivadas variam entre os tipos de toxinas (ver parte A). A toxina tipo C, que acomete cães e gatos, cliva a sintaxina e a SNAP-25, que estão associadas à membrana da célula neuronal. *SNAP-25,* proteína associada ao sinaptossoma de 25 kDa; *SNARE,* receptor proteico de fixação de NSF solúvel.

outras palavras, nova formação de junções neuromusculares funcionais. Os animais com botulismo têm o potencial de recuperação completa da função neurológica, sem quaisquer sequelas.

Achados clínicos

Em todas as espécies, o botulismo caracteriza-se por disfunção generalizada dos NMI, com consequente fraqueza e paralisia flácida.[14]

Ocorre também disfunção autônoma. Nos casos mais graves, a falência dos músculos respiratórios leva à morte. Deve-se considerar a ocorrência de botulismo em cães e gatos com doença difusa do NMI.

Cães

Os sinais clínicos do botulismo canino tipo C são iguais, seja ele induzido experimentalmente ou de ocorrência natural.[5,8,52,61] A gravidade dos sinais varia de acordo com a quantidade de toxina ingerida e a suscetibilidade individual. O primeiro sinal é a fraqueza ascendente dos membros posteriores para os anteriores, que pode resultar em quadriplegia (Figura 40.2). O abano da cauda é mantido. O exame neurológico completo revela hiporreflexia e hipotonia, indicando disfunção generalizada dos NMI. Os nervos cranianos frequentemente são acometidos: foi constatada a ocorrência de midríase com resposta lenta das pupilas, diminuição do tônus da mandíbula, diminuição do reflexo do vômito com excesso de salivação, diminuição dos reflexos palpebrais e vocalização fraca em cães acometidos. A percepção da dor e a atitude mental alerta são mantidas (Figura 40.3) nos cães gravemente acometidos, e pode haver diminuição do tônus dos músculos do abdome e respiração principalmente diafragmática.

A frequência cardíaca é variável (aumentada ou diminuída), e podem-se desenvolver constipação intestinal e retenção urinária. Foi observada a ocorrência de megaesôfago em alguns cães acometidos (Figura 40.4). A atrofia muscular é variável. Não há hiperestesia. Pode-se verificar o desenvolvimento de conjuntivite e queratite ulcerativa devido à fraqueza do reflexo palpebral. Foi observada a ocorrência de ceratoconjuntivite seca bilateral, visto que a produção de lágrimas pode estar diminuída. A morte pode resultar de paralisia respiratória ou de infecções respiratórias ou urinárias secundárias. A necropsia não apresenta anormalidades macroscópicas nem microscópicas do sistema nervoso. A progressão dos sinais é explicada por diferenças nos músculos acometidos, sendo o diafragma muito mais resistente do que o músculo esquelético.

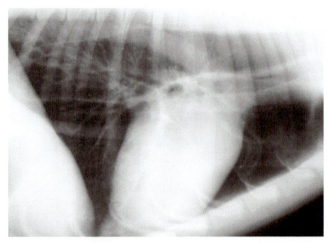

Figura 40.4 Radiografia de tórax lateral de um cão com botulismo mostrando o megaesôfago. (Fotografia de Jeanne Barsanti © 2004 University of Georgia Research Foundation Inc.)

O período de incubação após a ingestão de alimento contaminado em cães tem sido de algumas horas a 6 dias. Quanto mais cedo o aparecimento dos sinais, mais grave a doença. A duração da doença nos cães que se recuperaram variou de 14 a 24 dias. As funções dos nervos cranianos, do pescoço e dos membros anteriores tendem a ser as primeiras a retornar nos cães acometidos. Quando ocorre, a recuperação é completa (Figura 40.5). Espera-se a recuperação dos animais, a não ser que ocorram infecções secundárias ou insuficiência respiratória.

Nos casos relatados de botulismo tipo D, os cães morreram subitamente com sinais de hemorragia generalizada, sem que fosse observado qualquer déficit neurológico.[5] Os sinais podem ter sido causados por uma toxina diferente, a toxina C2, que aumenta a permeabilidade vascular e causa hemorragia e edema.[51]

As possíveis causas de doença do NMI em cães incluem polirradiculoneurite, miastenia grave, toxicidade de organofosfatos e paralisia por carrapato. A toxicidade do veneno da cobra coral e a forma silenciosa da raiva também têm sido consideradas no diagnóstico diferencial.[15] Embora os sinais dessas doenças possam se sobrepor, as anormalidades dos nervos cranianos e os sinais colinérgicos são mais comuns no botulismo do que na polirradiculoneurite e na paralisia por carrapato. Diferentemente do que ocorre nas doenças inflamatórias do NMI, como a polirradiculoneurite e a polimiosite, os cães com botulismo não apresentam hiperestesia com a flexão, extensão ou palpação do músculo.

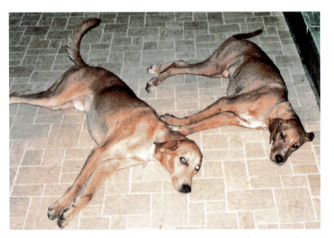

Figura 40.2 Cães com quadriplegia causada por botulismo. (Fotografia de Jeanne Barsanti © 2004 University of Georgia Research Foundation Inc.)

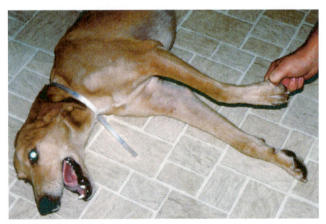

Figura 40.3 Cão com botulismo mostrando percepção normal da dor, porém com ausência do reflexo de retirada. Observar a pupila dilatada, evidenciada pelo tapete refletivo. (Fotografia de Jeanne Barsanti © 2004 University of Georgia Research Foundation Inc.).

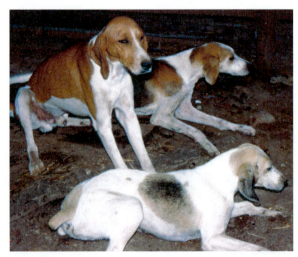

Figura 40.5 Cães em recuperação do botulismo, que readquiriram a capacidade de assumir o decúbito esternal e movimentar a cabeça e o pescoço. (Fotografia de Jeanne Barsanti © 2004 University of Georgia Research Foundation Inc.)

Gatos

Os gatos acometidos têm apresentado paralisia ascendente difusa semelhante dos NMI.[25] Quatro gatos morreram de paralisia flácida e dispneia, enquanto outros quatro com doença menos grave tiveram notável recuperação em 5 a 7 dias após a ingestão, tempo de recuperação muito mais rápido do que o observado em cães. As respostas dos nervos cranianos foram normais nos gatos afetados.

A relação da disautonomia com o botulismo tem sido investigada. A maioria dos casos de disautonomia felina foi relatada no Reino Unido, enquanto os casos de disautonomia canina foram observados, em sua maioria, nos EUA. A causa dessa síndrome tem sido indefinível. Em um surto de disautonomia em uma colônia fechada de gatos, foi constatado o aumento dos títulos de anticorpos IgA contra antígenos de superfície do *C. botulinum* e toxoide no íleo e nas fezes dos gatos acometidos, em comparação com gatos de controle.[49] A toxina foi detectada nas fezes de gatos acometidos e de alguns gatos subclínicos, mas não nos animais de controle. Além disso, a toxina foi encontrada na ração seca para gatos. Esses resultados sustentam o papel da intoxicação botulínica nessa síndrome nos gatos. Na disautonomia de cães e gatos, os sinais clínicos incluem regurgitação ou vômitos, anorexia variável, disfagia, constipação intestinal, retenção urinária e dilatação das pupilas. Além da disfunção autônoma, cães com essa síndrome também podem apresentar paralisia dos NMI da musculatura esquelética.[49] Foi constatado que algumas toxinas botulínicas (tipos C2 e C3) não são neurotóxicas e podem estar envolvidas em doenças de etiologia atualmente desconhecida.[11] São necessários estudos adicionais para confirmar se a disautonomia está associada ao botulismo.

Diagnóstico

Todos os resultados dos exames laboratoriais de rotina (hemograma completo, perfil bioquímico do sangue, exame de urina) apresentam-se dentro dos limites de referência, a não ser que haja desenvolvimento de complicações secundárias, como desidratação ou infecções cutâneas (úlcera de decúbito), urinárias ou respiratórias (pneumonia por aspiração).[5,25,52] Um gato acometido apresentou concentrações séricas moderadamente elevadas de creatinoquinase e desidrogenase láctica.[25] O líquido cerebrospinal mostra-se normal nos cães e nas pessoas acometidos. As radiografias de tórax podem revelar megaesôfago em cães (ver Figura 40.4).

A eletromiografia (EMG) mostra que a disfunção do NMI em cães clinicamente acometidos é causada por um problema na junção neuromuscular e, talvez, na condução nervosa periférica.[5,65] Quando se estimula um nervo motor, os potenciais de unidade motora são de amplitude subnormal, mas não polifásicos (Figura 40.6). Os decrementos nos potenciais das unidades motoras variam após estimulação repetitiva. Foram observados potenciais de fibrilação em um estudo,[5] mas não em outro,[62] o que pode estar relacionado com a diferença no tempo de desempenho da EMG (média de 16 e 12 dias, respectivamente). A velocidade de condução nervosa apresentou leve redução em um relato, mesmo com correção para a hipotermia.[62] Com a recuperação dos cães, foram observados aumentos na atividade no eletrodo de inserção e ondas agudas positivas. O diagnóstico definitivo de botulismo baseia-se no achado da toxina no soro, nas fezes, no vômito ou no conteúdo gástrico, ou em amostras do alimento ingerido. O soro deve ser coletado o mais cedo possível na evolução da doença e quando os sinais clínicos tornam-se máximos. Para a realização de exames diagnósticos, são necessários aproximadamente 10 mℓ de soro ou 50 g de fezes, vômito, conteúdo gástrico ou alimento. As amostras devem ser refrigeradas, mas não congeladas, a não ser que haja probabilidade de um atraso de vários dias na análise, e devem ser exa-

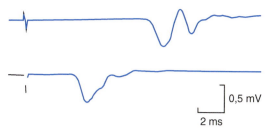

Figura 40.6 Traçado eletromiográfico após estimulação do nervo tibial direito de um cão com botulismo. O traçado superior é a resposta à estimulação na altura do trocânter do fêmur, enquanto o traçado inferior é a resposta à estimulação no nível da fossa poplítea. As amplitudes dos potenciais evocados estão acentuadamente subnormais.

minadas o mais rápido possível. O congelamento não afeta a toxina, mas afeta a capacidade de detecção do microrganismo. As amostras enviadas a um laboratório distante devem ser colocadas em recipientes estéreis à prova de vazamento e, em seguida, em contentores para expedição isolados e com líquido refrigerante. O contentor deve ter um rótulo indicando que contém material de risco biológico e deve ser refrigerado no momento de sua chegada; além disso, deve-se optar pelo meio de transporte mais rápido disponível.[7]

O método padrão e mais confiável para a identificação da toxina continua sendo o teste de inoculação em camundongos.[13,28,29,59] Nesse teste, o soro ou um extrato de fezes, vômito, conteúdo gástrico ou alimento são injetados isoladamente e em associação com uma antitoxina tipo-específica na cavidade peritoneal de camundongos. Em seguida, os camundongos são observados à procura de sinais de botulismo. A sobrevida de um grupo protegido com um tipo de antitoxina e a morte dos outros grupos com sinais compatíveis com botulismo confirmam a ocorrência de toxina botulínica. Esse teste é altamente sensível, porém é dispendioso e envolve a morte de animais de laboratório. A segurança também é um problema. Foi constatado que a toxina do tipo C é tão eficaz quanto a do tipo A para uso terapêutico humano;[54] por conseguinte, a toxina do tipo C pode acometer pessoas contaminadas por exposição laboratorial. A necropsia de animais que morrem de botulismo também comporta risco semelhante.[38] Minúsculas quantidades de toxina botulínica adquiridas por ingestão, inalação ou absorção através dos olhos ou de uma solução de continuidade na pele podem causar intoxicação. Por isso, todos os materiais do teste devem ser manipulados por pessoas experientes, de preferência imunizadas com toxoide botulínico.[13] Diante da preocupação crescente com o bioensaio, surgiu a necessidade de testes *in vitro*. Foram desenvolvidos vários ensaios imunoabsorventes ligados a enzima para medir a atividade de endopeptidase da toxina botulínica pela clivagem de substratos artificiais.[14,29,60] Esses ensaios têm sido usados para detectar se há toxina botulínica em alimentos nos casos de surtos humanos. Esses ensaios continuam sendo menos sensíveis do que o bioensaio em camundongos.[42] Um método com base na espectrometria de massa parece ser promissor.[3] Recomenda-se a tentativa de isolar o *C. botulinum* das fezes ou do conteúdo gástrico de pessoas.[14,59] Os microrganismos podem ser isolados das fezes de aproximadamente 60% das pessoas com botulismo. O isolamento do microrganismo em associação com sinais clínicos fornece evidências para o diagnóstico, porém não é tão conclusivo quanto a identificação da toxina. O isolamento do microrganismo de alimentos ou do ambiente é habitualmente considerado de pouco significado, já que os esporos são onipresentes no ambiente.[59] A cultura do microrganismo tipo C é uma das mais difíceis, por se tratar de um anaeróbio estrito. A ocorrência de toxina em um extrato de fezes cultivadas é frequentemente usada como evidência de que há microrganismo.[5,19] Como o isolamento dos microrganismos consome tempo e exige instalações especializadas e pessoas especificamente treinadas, estão sendo investigadas outras maneiras de se realizar essa identificação. A caracterização molecular dos genes dos microrganismos levou em consideração a possibilidade da análise do DNA como método útil. Foram desenvolvidos testes de detecção com base na reação em cadeia da polimerase (PCR; do inglês, *polymerase chain reaction*) para as toxinas dos tipos A, B, E e F. Todavia, em virtude do potencial de resultados falso-positivos produzidos por genes normalmente não expressos para a produção de toxina, esses testes são inadequados para estabelecer a neurotoxicidade de determinada bactéria. Um teste de PCR para *C. botulinum* tipo C foi usado em amostras de aves e do ambiente em um surto de botulismo aviário.[31] Os resultados do teste de PCR para o microrganismo tiveram boa correlação com o bioensaio de camundongos conduzido após o enriquecimento da amostra. Todavia, o problema é que a ocorrência de parte do gene do microrganismo não confirma que ele produz neurotoxina.[31]

Como a identificação da toxina é difícil, a medição da resposta humoral à toxina é outro método potencial de diagnóstico. Foi constatada a elevação de quatro vezes nos títulos de BoNT/C aproximadamente 3 semanas após a ingestão de toxina em um cão e o resultado foi confirmado pela identificação da toxina.[12] Os títulos nesse cão foram semelhantes aos obtidos de cães sadios de controle nas primeiras 2 semanas após a ingestão de toxina, quando os sinais clínicos são mais graves. Por conseguinte, esse teste limita-se ao diagnóstico da doença somente após iniciado o processo de recuperação. Uma tentativa anterior de utilizar a detecção de anticorpos no diagnóstico de um caso canino não teve sucesso em até 114 dias após a exposição.[27] A detecção de anticorpos anti-BoNT também foi usada como exame complementar para diagnóstico nos bovinos, em aves, cavalos e seres humanos.[12]

Nos seres humanos, pelo menos um teste laboratorial para botulismo teve resultado positivo em 65% dos pacientes com suspeita da doença. Ocorreram grandes surtos em pessoas, das quais nenhuma das amostras ou apenas uma pequena porcentagem delas forneceu resultado positivo. Por conseguinte, nos seres humanos, o diagnóstico é frequentemente estabelecido com base na história e nos achados clínicos.[14]

Tratamento

Tratamento de suporte

O tratamento de suporte é de suma importância, pois haverá recuperação espontânea se a quantidade ingerida de toxina não for muito grande e se for possível evitar o desenvolvimento de infecções das vias respiratórias e do trato urinário. Se a ingestão for recente, a remoção do material do trato intestinal por lavagem gástrica, catárticos ou enemas poderá ser útil. Deve-se evitar o uso de agentes catárticos que contenham magnésio em razão da preocupação teórica de que o magnésio possa aumentar a ação da toxina botulínica.[59] Os animais acometidos devem ser ajudados a comer, beber e locomover-se. Colchões de água ou gaiolas acolchoadas reduzem a incidência de úlceras de decúbito. A capacidade de urinar deve ser monitorada e a bexiga deve ser comprimida, se necessário. Enemas e amolecedores do bolo fecal devem ser usados para evitar constipação intestinal. Devem-se administrar líquidos parenterais, quando necessário, para que se evite a desidratação, sobretudo se houver comprometimento da deglutição. Caso haja infecção, deverão ser administrados antibacterianos; todavia, os aminoglicosídios devem ser evitados, pois esses fármacos têm o potencial de bloquear a transmissão neuromuscular. Para evitar alterar a microflora intestinal, que pode possibilitar o crescimento do *C. botulinum,* os antibacterianos só devem ser administrados quando necessário.[5] Pomadas oftálmicas sem substâncias medicamentosas ou antibacterianas tópicas devem ser aplicadas para evitar a queratite por exposição em cães com função palpebral defi-

ciente. Nos casos mais graves, poderá ser necessário o suporte de ventilação mecânica. Suporte ventilatório rigoroso e cuidados intensivos meticulosos levaram a acentuada melhora da sobrevida de pessoas acometidas.[13]

Antitoxina

O tratamento com antitoxina só é eficaz se for administrado precocemente na evolução da doença, pois a antitoxina deixa de ser eficaz após a ligação da toxina às terminações nervosas, que ocorre rapidamente após a absorção da toxina.[13] Como a maioria dos casos em cães e gatos tem sido do tipo C, é necessária a antitoxina específica. Infelizmente, a antitoxina disponível nos EUA é um produto equino com anticorpos contra as toxinas tipos A, B e E,[59] de modo que não é útil.

Fármacos antibacterianos

A penicilina ou o metronidazol têm sido administrados a cães e pessoas na tentativa de reduzir qualquer população intestinal potencial de *C. botulinum*.[5] Há dúvida quanto à eficácia desses fármacos, já que a doença é habitualmente causada pela ingestão de toxina pré-formada e não há certeza de que esses dois fármacos sejam capazes de erradicar o *C. botulinum* do intestino.[5] Foi também sugerida a possibilidade de que esses fármacos agravem a doença por meio da liberação de mais toxina com a lise das bactérias ou pela promoção de infecção intestinal.[5] Mesmo no botulismo do lactente, que pode envolver a colonização intestinal por *C. botulinum*, a penicilina não tem nenhum efeito sobre a recuperação.[5] Por conseguinte, a administração de antibacterianos não está indicada.

Potencializadores neuromusculares

Dois fármacos, o cloridrato de guanidina e a 3,4-diaminopiridina, foram usados em casos clínicos de animais com base nos dados de literatura em pessoas.[5,19,21] A administração de cloridrato de guanidina a um leão acometido resultou em convulsões e pirexia, com morte 2 dias após a administração do fármaco.[5] A diaminopiridina foi administrada a dois leões, com melhora dos sinais por apenas 30 min. Hoje em dia, sabe-se que esses fármacos ou fármacos relacionados não atuam diante de toxina tipo C, pois eles são incapazes de bloquear o efeito específico dessa toxina. Não há disponível nenhum fármaco para pessoas ou animais capaz de neutralizar os efeitos da BoNT.[2]

Terapia com anticorpos

Devido à ameaça de bioterrorismo com toxina botulínica, um esforço contínuo de pesquisa levou ao primeiro composto passível de ser produzido em massa para evitar ou tratar o botulismo humano em adultos.[16] Os cientistas isolaram e identificaram três anticorpos contra a toxina botulínica e os combinaram. Cada anticorpo tem a capacidade de ligar-se a uma parte diferente da toxina, neutralizando-a mais eficazmente do que um único anticorpo. A administração de uma dose única protege as pessoas por 6 meses, sendo necessária apenas uma pequena dose. Esse tratamento provavelmente não seria útil em cães e gatos. Os anticorpos produzidos são de origem humana e dirigidos principalmente contra os tipos de toxinas comuns em pessoas, e não contra a toxina tipo C. Um fragmento de imunoglobulina heptavalente contra o botulismo equino em fase de investigação tem sido objeto de estudo.[43]

Prevenção

O aquecimento do alimento a 80°C durante 30 min ou a 100°C durante 10 min destrói a toxina botulínica. Impedir o acesso a carniça e o cozimento completo de qualquer alimento fornecido a cães e gatos evita a doença. Os animais recuperados não desenvolvem imunidade, pois a quantidade de toxina necessária para produzir sinais clínicos é muito baixa.[15]

A vacinação com toxoide contra as toxinas tipos A, B, C, D e E tem sido bem-sucedida em bovinos, funcionários de abatedouros, funcionários de laboratório expostos e alguns militares.[14] Essa vacina tem um número significativo de desvantagens. Ela não proporciona proteção igual contra todos os sorotipos (protegendo principalmente contra os tipos A e E) e exige a produção da toxina ativa. São necessários vários meses para o desenvolvimento da proteção, e a imunidade não é vitalícia.[59] Esforços foram envidados para produzir vacinas recombinantes que possam ser preparadas sem o isolamento de toxinas de clostrídios, e os primeiros relatos são alentadores.[13,24a,59a] Por exemplo, uma variante tipo C recombinante, em que três aminoácidos foram substituídos na cadeia L, foi atóxica para camundongos e não clivou a sintaxina *in vitro*.[2] Esse produto estimulou altos níveis de anticorpos e imunidade protetora em animais quando administrado por via oral ou subcutânea. Esses estudos sugerem a possibilidade de novas estratégias para vacinas. A vacinação provavelmente não será recomendada para a população humana em geral, pois isso iria bloquear o uso atual da toxina botulínica para distúrbios musculares hiperativos, como as distonias. A vacinação de cães e gatos não se justifica devido à raridade da doença. A administração de anticorpos, conforme descrito no item *Tratamento*, também está sendo desenvolvida para a prevenção da doença em seres humanos.

As pesquisas intensificadas na prevenção devem-se ao potencial do uso intencional da toxina como arma biológica.[38] A toxina botulínica é relativamente fácil de produzir e é altamente letal em pequenas quantidades. A possibilidade de que cães e gatos sejam acometidos por um ataque desse tipo depende do tipo de toxina e do método de administração.

Considerações de saúde pública

Os animais acometidos por botulismo não representam um risco para as pessoas enquanto estão sendo examinados ou tratados, visto que a toxina é intracelular. Entretanto, deve-se tomar cuidado ao manusear amostras que possam conter toxina, e as amostras enviadas a laboratórios devem ser adequadamente rotuladas. As pessoas que realizam exames laboratoriais em amostras ou que efetuam necropsias de animais que morreram de botulismo correm risco de contrair a doença.[38]

Uso terapêutico da toxina botulínica

A toxina botulínica é utilizada terapeuticamente em pessoas com distonias e rugas.[48] Um caso canino de provável blefarospasmo essencial respondeu de modo satisfatório à terapia com toxina A botulínica.[44] Foi usada a dose total de 200 unidades Allen-Doisy em cada olho. Essa dose total foi dividida e injetada com agulha de calibre 25 em seis locais subcutâneos para cada olho na região do músculo orbicular do olho. Posteriormente, o cão foi novamente tratado com 100 unidades Allen-Doisy para cada olho, quando necessário. O primeiro tratamento foi realizado no primeiro mês, o próximo no terceiro e, em seguida, a cada 4 meses. Depois de mais de 3 anos de tratamento, não foi observado nenhum efeito adverso. A toxina botulínica foi avaliada como tratamento a longo prazo potencial para secreções excessivas da mucosa, como na rinite vasomotora.[58] A toxina botulínica tipo A (50 unidades) foi aplicada em uma passagem nasal de cães pelo período de 1 h. Como controle, na outra narina foi usada uma gaze embebida em soro fisiológico. Quando testado por eletroestimulação 6 dias depois, o lado em que foi aplicada a toxina apresentou redução da rinorreia. A injeção local de toxina botulínica também tem sido avaliada para reduzir o tônus do esfíncter de Oddi no controle da retenção biliar em cães.[64] A toxina botulínica foi administrada por via intra-arterial a cães com ostcoartrite unilateral do cotovelo ou do quadril, tendo sido observada alguma melhora na marcha e na sustentação do peso.[34a] A toxina botulínica foi injetada por cistoscopia na parede da bexiga de cadelas com incontinência, em uma tentativa de reduzir a força do detrusor.[43a] Os resultados positivos perduraram por 5 meses em 70% dos animais tratados. É preciso ter cautela, visto que a infecção urinária em consequência da instrumentação e retenção urinária foi uma complicação de procedimento semelhante em seres humanos.[48a]

Capítulo 41

Tétano

Craig E. Greene

Etiologia

O tétano é causado pela ação de uma poderosa neurotoxina formada no corpo durante o crescimento vegetativo de *Clostridium tetani*, um bacilo gram-positivo não encapsulado, anaeróbico, formador de esporos e móvel. Apesar da existência de diferenças nas cepas de *C. tetani* distribuídas por todo o mundo, todas elas produzem uma toxina antigenicamente homogênea. Esporos resistentes do microrganismo podem ser encontrados no ambiente, sobretudo no solo, onde a maior umidade, o cultivo e a fertilização favorecem a sua sobrevida. Os microrganismos são rotineiramente isolados das fezes de muitos animais domésticos, incluindo o cão e o gato.[15] O isolamento das fezes humanas é obtido com maior frequência em pessoas com exposição ocupacional a animais pecuários. Os esporos sobrevivem a condições climáticas adversas, sem exposição à luz solar direta por meses ou anos, e podem ser facilmente encontrados na poeira e detritos de ambientes fechados. Os esporos são resistentes à água fervente, ao fenol, cresol e bicloreto de mercúrio e também resistem à temperatura de autoclave de 120°C durante 15 a 20 min. Entretanto, a fase vegetativa de *C. tetani* não é mais resistente à inativação química e física do que a de outros microrganismos.

Epidemiologia

Ocorre tétano quando esporos são introduzidos em feridas ou lesões penetrantes. Os esporos vegetam em resposta a condições anaeróbicas no local de lesão. A existência de corpo estranho, necrose tecidual, outros microrganismos ou a formação de abscesso contribuem para a germinação. Foram identificadas duas toxinas de *C. tetani*. A *tetanolepsina* provoca hemólise dos eritrócitos durante o rápido crescimento *in vitro* das bactérias; todavia, essa toxina não é considerada clinicamente significativa. Em contrapartida, a *tetanospasmina* (peso molecular de 176.000) penetra no corpo a partir do local de ferida e produz efeitos pronunciados sobre a função neurológica. Não é absorvida pelo trato gastrintestinal (GI), visto que é habitualmente destruída pelos sucos digestivos. Nos recém-nascidos pode ocorrer absorção, e essa síndrome tem sido observada em seres humanos. O alto peso molecular da tetanosplasmina impede a sua entrada na placenta.

A prevalência da doença em cães e gatos é relativamente baixa em comparação com a de outros animais domésticos, o que pode estar relacionado com a resistência natural dos cães e dos gatos a essa toxina. A resistência inerente está relacionada com a incapacidade da toxina de penetrar e ligar-se ao tecido nervoso; as injeções diretas da toxina no sistema nervoso central (SNC) produzem os mesmos sinais em diferentes espécies (Tabela 41.1). O tétano também parece ser mais grave em animais mais jovens.[7] Isso pode estar relacionado com a imunidade natural associada à idade ou com a maior exposição ambiental resultante do avanço da idade.

Patogenia

Foram realizados numerosos estudos experimentais com cães, gatos e outros animais de laboratório para elucidar o mecanismo pelo qual a tetanospasmina penetra no SNC e o acomete. O local e a via de administração da toxina são importantes na determinação do tipo de doença que irá se desenvolver. O tétano localizado pode ser produzido pela injeção intramuscular ou subcutânea da toxina em um local específico. A tetanospasmina é um dímero composto de (1) uma cadeia pesada (100 kDa), que se liga às células neuronais e proteínas de transporte, e (2) uma cadeia leve (50 kDa), que bloqueia a liberação de neurotransmissores.[34] A toxina penetra nos axônios dos ner-

vos motores mais próximos na placa motora neuromuscular e migra por transporte retrógrado dentro dos axônios motores, na velocidade de 75 a 250 mm por dia, até o corpo celular do neurônio dentro da medula espinal (Figura 41.1). Na medula espinal, a toxina ascende bilateralmente até alcançar o encéfalo (Figura 41.2).

A administração intravenosa sistêmica de grandes quantidades de toxina resulta habitualmente em sinais intracranianos, como convulsões, espasmos dos músculos faciais ou parada respiratória, antes do desenvolvimento de rigidez generalizada dos membros. Acredita-se que pequenas quantidades da toxina transportada pelo sangue entram no SNC através da barreira hematencefálica intacta. De modo alternativo, a toxina disseminada por via hematogênica pode se localizar preferencialmente nas terminações neuromusculares de numerosos nervos motores no corpo, a partir dos quais pode ascender por transporte axônico retrógrado simultaneamente em muitas áreas do sistema nervoso. O comprometimento inicial da musculatura facial após a disseminação hematogênica da toxina ocorre porque os axônios motores dos nervos cranianos (p. ex., nervos faciais) são mais curtos do que os dos membros. Embora todos os músculos sejam acometidos no tétano generalizado, são observadas posturas características, como membros estendidos ou mandíbula contraída e fechada. O mais forte dos grupos musculares oponentes predomina, como os extensores, em lugar dos flexores, para sustentação antigravitacional, ou os músculos usados para fechar a mandíbula, em lugar de abri-la.

Os sinais clínicos da infecção do tétano podem ser explicados pelos efeitos fisiopatológicos conhecidos da toxina tetânica sobre o sistema nervoso. A toxina inibe a liberação da glicina e do ácido γ-aminobutírico (GABA) – neurotransmissores dos interneurônios inibitórios do cérebro e da medula espinal. Ocorre bloqueio pré-sináptico das sinapses das células de Renshaw e fibras 1ª dos neurônios motores alfa. A ligação da toxina tetânica a locais pré-sinápticos desses neurônios inibitórios é irreversível; a recuperação depende do brotamento de novas terminações axônicas.[34] A maioria das evidências experimentais confirmou o efeito da toxina na medula espinal; todavia, o cérebro, as junções neuromusculares e o sistema nervoso autônomo também podem ser acometidos. A toxina tetânica tem afinidade pelos gangliosídios no interior da substância cinzenta do SNC, o que pode explicar os sinais cerebrais que surgem em alguns animais sem comprometimento óbvio da medula espinal. Os efeitos da toxina tetânica também foram atribuídos à sua afinidade por ligar-se na junção neuromuscular, o que pode induzir facilitação neuromuscular direta antes da migração da toxina para o SNC. A toxina tetânica pode acometer neurônios inibitórios simpáticos, assim como afeta neurônios inibitórios motores dentro da medula espinal, causando sinais de disfunção autônoma. A bradicardia associada ao tétano provavelmente resulta de hiperatividade vagal-parassimpática. A toxina tetânica também bloqueia os neurotransmissores no centro inibitório cardíaco parassimpático do núcleo ambíguo, resultando em aumento do tônus vagal e bradiarritmias pronunciadas. O aumento da liberação de catecolaminas associado à estimulação adrenérgica também pode causar episódios de hipertensão ou taquicardia no tétano.

Achados clínicos

Os sinais clínicos do tétano ocorrem habitualmente em 5 a 10 dias após o surgimento de uma ferida, embora tenham sido relatados na faixa de 3 a 18 dias.[25] Esse período varia e é mais curto quando a ferida está localizada mais próximo do SNC, quando há numerosos microrganismos e quando o ambiente é mais anaeróbico, o que favorece a produção de toxina. Devido à resistência aumentada dos gatos e dos cães ao tétano, o início da doença pode ser tardio, ocorrendo em até 3 semanas. Essa demora pode explicar a ausência de ferida detectável por ocasião do exame. Entretanto, devido à maior resistên-

Tabela 41.1	Suscetibilidade relativa de animais à toxina tetânica.
Animal	**Suscetibilidade**[a]
Cavalo	1 (mais suscetível)
Cobaia	2
Seres humanos	3
Camundongo	12
Coelho	24
Cão	600
Gato	7.200
Galinha	360.000 (menos suscetível)

[a]Foi atribuído um valor arbitrário de 1 para o cavalo, em que 1 indica *mais suscetível*. Os valores de suscetibilidade relacionam-se à quantidade comparativa de toxina necessária para produzir doença clínica, em que valores crescentes indicam suscetibilidade decrescente.

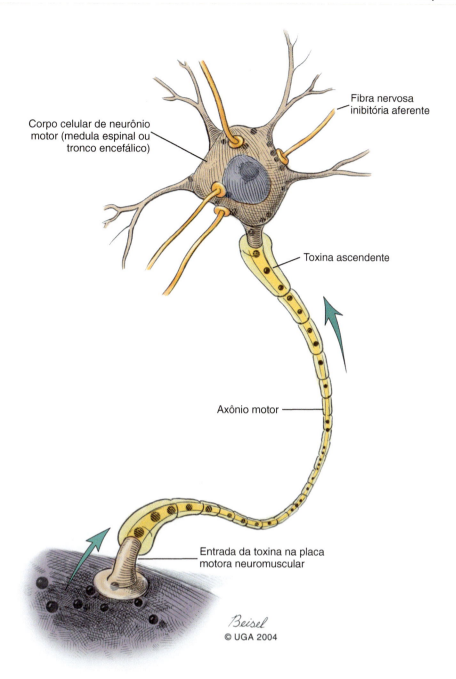

Corpo celular de neurônio motor (medula espinal ou tronco encefálico)

Fibra nervosa inibitória aferente

Toxina ascendente

Axônio motor

Entrada da toxina na placa motora neuromuscular

Beisel
© UGA 2004

Figura 41.1 Transporte intra-axônico retrógrado da toxina tetânica no SNC. (Arte de Dan Beisel © 2004 University of Georgia Research Foundation Inc.)

cia inata dos gatos em comparação com os cães, a ferida necessária para produzir doença é tão extensa que habitualmente é evidente. As feridas mais próximas à cabeça (*i. e.*, cérebro) estão associadas ao início mais rápido e a sinais generalizados do SNC do que as lesões em extremidades distantes. Além das feridas externas, o tétano também tem sido observado com frequência como complicação de corpos estranhos, dentes quebrados ou decíduos, no pós-operatório de ovário-histerectomia e após gravidez ou parto, particularmente quando associado a morte fetal.[3–5,23,25]

O *tétano localizado* é mais comum do que o tétano generalizado em cães e gatos, em comparação com seres humanos e outros animais domésticos, devido à relativa resistência dos carnívoros à toxina. O tétano localizado é mais comum em gatos[9] do que em cães, presumivelmente devido à maior resistência dos gatos à toxina. A rigidez aumentada de um músculo ou de todo um membro é inicialmente observada em estreita proximidade ao local de ferida (Figura 41.3).

No membro torácico, o cotovelo está habitualmente em extensão, e o carpo pode estar em flexão ou extensão. Em geral a rigidez se propaga, acometendo gradualmente o membro oposto. Embora a rigidez possa permanecer localizada em ambos os membros torácicos e associada a regiões paraespinais,[11] habitualmente se propaga ao longo de um período variável e acaba acometendo todo o corpo.[28] O tétano localizado nos membros pélvicos tem sido comumente associado ao trato reprodutor feminino de cães e gatos. Nos animais em que uma única extremidade é acometida, o diagnóstico pode não ser bem definido.

Os animais acometidos com tétano *generalizado* têm marcha rígida e, em geral, a cauda estendida ou dorsalmente curvada. Não sentem dor, porém têm dificuldade em permanecer de pé ou deitar em posição confortável, devido à extrema rigidez muscular (Figuras 41.4 e 41.5). Geralmente, a temperatura retal mostra-se aumentada em virtude da atividade muscular excessiva. O teste de

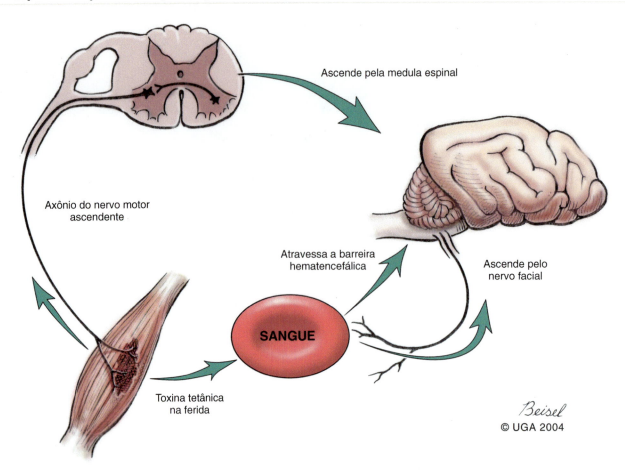

Figura 41.2 Vias potenciais de disseminação da toxina tetânica no SNC. (Arte de Dan Beisel © 2004 University of Georgia Research Foundation Inc.)

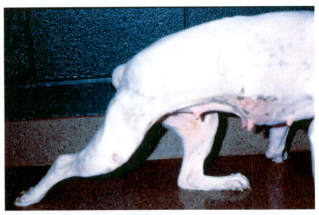

Figura 41.3 Tétano localizado no membro direito posterior de uma cadela com metrite pós-parto. A rigidez progrediu, acometendo todos os quatro membros, bem como os músculos faciais. (Fotografia de Craig Greene © University of Georgia Research Foundation Inc.)

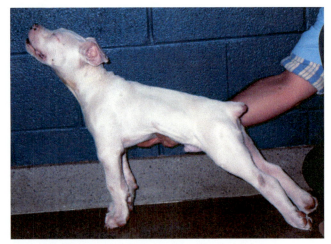

Figura 41.4 Postura "em cavalete" característica de um cão com tétano generalizado. (Fotografia de Craig Greene © University of Georgia Research Foundation Inc.)

reação postural, como avaliação do posicionamento proprioceptivo, revela habitualmente início normal, porém desempenho rígido da resposta motora. Se o animal apresentar extrema rigidez, as tentativas de corrigir o membro articulado poderão falhar. Quando se efetua esse tipo de teste, é importante proporcionar a sustentação do peso para obter avaliação mais acurada. Os reflexos miotáticos estão geralmente acentuados e os reflexos flexores estão deprimidos, mas pode ser difícil produzir ambos em virtude da rigidez muscular.

Os sinais intracranianos desenvolvem-se nos estágios tardios do tétano localizado. Aparecem mais cedo em animais com tétano generalizado e rigidez muscular habitualmente generalizada. Os núcleos dos nervos motores cranianos estão acometidos, resultando em hipertonicidade da respectiva musculatura. A protrusão da terceira pálpebra e a enoftalmia resultam da retração do bulbo, causada pela hipertonicidade dos músculos extraoculares (Figura 41.6). Além disso, frequentemente há miose. As orelhas são mantidas eretas, os lábios ficam recuados (*riso sardônico*) e a fronte está enrugada em consequência do espasmo dos músculos faciais. O trismo ("mandíbula fechada") é causado pela contração excessiva dos músculos da mastigação. Outras causas mecânicas de trismo[17] podem ser diferenciadas do tétano, visto que elas habitualmente não envolvem outros

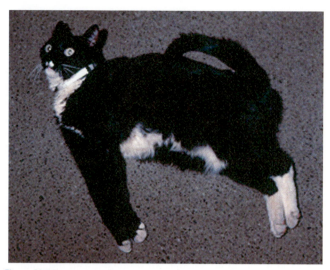

Figura 41.5 Postura característica de gato com tétano generalizado, mostrando os membros rígidos e a cauda estendida. (Fotografia de Craig Greene © University of Georgia Research Foundation Inc.)

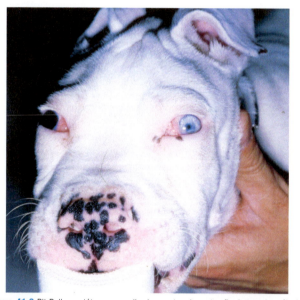

Figura 41.6 Pit Bull com tétano generalizado, mostrando protrusão da terceira pálpebra e contratura dos músculos faciais. (Fotografia de Craig Greene © University of Georgia Research Foundation Inc.)

locais do corpo, e a mandíbula não pode ser aberta durante a anestesia. O aumento da salivação, a frequência cardíaca e a frequência respiratória elevadas, o espasmo laríngeo e a disfagia podem resultar do comprometimento dos núcleos dos nervos cranianos parassimpáticos e somáticos. No espasmo laríngeo os sinais de inspiração laboriosa podem ser proeminentes e a fonação pode estar alterada, embora esses sinais possam ser agravados pela espasticidade dos músculos da parede torácica.

Complicações clínicas

Ocorrem espasmos musculares reflexos em animais com tétano generalizado ou comprometimento intracraniano. Os animais tornam-se apreensivos e reagem fortemente a estimulações táteis ou auditivas. Uma estimulação leve pode precipitar contração tônica generalizada periódica de todos os músculos, com opistótono, ou causar convulsões de tipo grande mal. Quando contrações tônicas começam a ocorrer, o intervalo entre os espasmos diminui até o animal alcançar o estado convulsivo. Os cães e os gatos permanecem

habitualmente conscientes até desenvolver convulsões. Os espasmos musculares reflexos são dolorosos, de modo que os animais podem vocalizar durante esses episódios. Em geral, animais com tétano têm desejo de comer; todavia, em virtude da rigidez da mandíbula, podem ter dificuldades na preensão ou em deglutir alimentos sólidos. Os animais com hérnia de hiato começam a regurgitar.[2,7,13,40] Disúria, retenção urinária, constipação intestinal e distensão gasosa são resultados comuns das contrações persistentes dos esfíncteres anais e uretrais. As infecções urinárias complicam o tratamento do tétano quando são utilizados cateteres de demora em animais em decúbito. Com frequência, desenvolvem-se úlceras de decúbito nos animais que permanecem deitados por longos períodos. A luxação do quadril, que tem sido observada em pessoas com tétano em consequência de contração muscular intensa, foi relatada em cães acometidos.[3,19] A hipertermia é uma complicação importante das contrações musculares constantes ou convulsões. A pneumonia hospitalar é uma complicação comum do tétano e é causada por diversos fatores, como postura em decúbito, reintubação ou traqueostomia, aspiração, uso de agentes paralisantes ou distúrbios autônomos.[8] A progressão dos sinais clínicos culmina em morte, que é habitualmente causada por comprometimento respiratório, em consequência da rigidez da musculatura respiratória, espasmos reflexos da laringe, aumento das secreções da via respiratória e parada respiratória central em decorrência de intoxicação bulbar ou anoxia.

Diagnóstico

A história de ferida recente e os sinais clínicos constituem a principal maneira de estabelecer o diagnóstico de tétano. As feridas que podem existir causam anormalidades hematológicas, incluindo leucocitose com neutrofilia e desvio para a esquerda. Os valores da bioquímica do soro e do líquido cerebrospinal não estão alterados, embora possa haver elevações moderadas a pronunciadas das atividades das enzimas musculares (creatinoquinase, aspartato aminotransferase). Presumivelmente, essa elevação resulta da lesão muscular provocada pela hipertonicidade mantida e pela posição de decúbito.

Frequentemente os resultados dos exames cardíacos são anormais.[5,7,27] Pode-se observar a ocorrência de taquiarritmias e bradiarritmias em indivíduos com tétano. É comum a ocorrência de hipertensão sistêmica com acentuada elevação da pressão arterial sistólica. A frequência cardíaca rápida está habitualmente associada a taquicardia sinusal ou supraventricular e, com menos frequência, a taquicardia ventricular. A bradicardia (menos de 70 bpm) caracteriza-se por bloqueio cardíaco atrioventricular, parada sinusal ou parada atrial e complexos de escape ventricular. Os casos fatais podem resultar de taquiarritmias, levando à fibrilação ventricular, ou de bradiarritmias, levando à parada cardíaca.

Em cães que desenvolvem hérnia de hiato e megaesôfago ocorrem alterações radiográficas do tórax na região caudal, incluindo aumento da densidade e dilatação esofágica. O aumento da densidade alveolar é visível em animais que desenvolvem pneumonia por aspiração em consequência de aumento da salivação, decúbito e disfunção faríngea e laríngea. Os resultados citológicos de lavados das vias respiratórias inferiores são compatíveis com aspiração e incluem inflamação supurativa com bactérias intracelulares.

Os espasmos musculares que ocorrem em animais com tétano são habitualmente reduzidos, mas nem sempre abolidos com anestesia geral. A anestesia profunda em animais levemente acometidos pode eliminar todas as evidências de hipertonicidade muscular. Mesmo quando ocorre relaxamento clinicamente evidente, habitualmente é possível detectar alterações eletromiográficas características. A inserção da agulha ou a punção dos músculos ou tendões são seguidas por descargas elétricas persistentes das unidades motoras, em lugar do período esperado de silêncio elétrico. Um achado característico é a descarga espontânea e contínua das unidades motoras com atividade simultânea em músculos tanto agonistas quanto antagonistas.[10,39] Habitualmente, os resultados de biopsia muscular são inespecíficos nos casos agudos de tétano, e qualquer anormalidade observada pode ser atribuída ao traumatismo muscular causado por hipertonicidade constante ou decúbito prolongado.

A determinação dos títulos de anticorpos séricos contra a toxina tetânica tem sido usada para fundamentar o diagnóstico de tétano. Os valores precisam ser comparados com os de animais de controle. Essas determinações podem ser úteis em situação clínica para confirmar a causa de rigidez muscular não diagnosticada.

O isolamento do *C. tetani* de feridas pode ser um procedimento difícil, que não é compensador na maioria dos casos. Comumente existem microrganismos em concentrações muito baixas, e, embora os esfregaços corados pelo método de Gram possam demonstrar bastonetes gram-positivos e endósporos esféricos de coloração escura, a morfologia do *C. tetani* não difere daquela de muitas outras bactérias anaeróbicas. A cultura, quando tentada, deve ser realizada em condições anaeróbicas estritas a 37°C durante 12 dias. As reações bioquímicas ou bioensaios podem ser avaliados na tentativa de classificar o microrganismo. A inoculação de isolados em camundongos não é um procedimento facilmente disponível.

Tratamento

Em geral, os animais levemente acometidos respondem de modo satisfatório ao tratamento e têm tempo de hospitalização mínimo. O tratamento do tétano em animais gravemente acometidos é oneroso e demorado, e os proprietários dos animais precisam ser avisados quanto à possibilidade de complicações e de hospitalização prolongada. O tempo de hospitalização de animais gravemente acometidos pode variar de 7 a 40 dias, com média em torno de 20 dias. Felizmente, em geral a doença é localizada ou leve em cães e gatos, em virtude de sua resistência inata. Todavia, casos não tratados podem ser fatais. Por outro lado, quando há recuperação bem-sucedida, não são observados déficits neurológicos residuais. Em virtude de sua resistência natural, os cães e os gatos não são vacinados com toxoide como meio de profilaxia ou tratamento. As doses recomendadas dos fármacos usados no tratamento seguinte estão resumidas na Tabela 41.2.

Antitoxina

A antitoxina para o tétano consiste em soro antitetânico (SAT) equino ou imunoglobulina humana antitetânica (IGHAT). Nos EUA, a IGHAT está aprovada para uso intramuscular, enquanto o SAT é aprovado para uso intramuscular ou intravenoso. A IGHAT contém timerosal e agregados de imunoglobulina e pode tender mais a produzir reações quando administrada por uma via diferente da via intramuscular.[1]

A preocupação imediata no tratamento do tétano consiste na administração de antitoxina para neutralizar qualquer toxina que não esteja ligada ao SNC ou que ainda não esteja formada. O momento adequado e a via de administração da antitoxina são importantes para determinar a eficácia da destoxificação. O uso de antitoxina deve constituir rotina; entretanto, a eliminação da toxina ligada pelo animal acometido é gradual, e a administração de antitoxina tem pouco efeito para acelerar o processo. Por conseguinte, habitualmente a recuperação é lenta e progressiva. A dose para profilaxia é muito menor do que aquela necessária para tratamento. Em cães ou gatos levemente acometidos, ou naqueles com tétano localizado, o tratamento com antitoxina pode não ser necessário, em virtude de sua resistência inata à toxina.

A *administração intravenosa* de antitoxina é superior à administração intramuscular ou subcutânea para produzir o aumento rápido e pronunciado de antitoxina circulante. São necessárias 48 a 72 h para que a antitoxina administrada por via subcutânea alcance concentrações terapêuticas. A dose de antitoxina equina é administrada lentamente durante 5 a 10 min. Animais de maior porte devem receber uma dose proporcionalmente mais baixa, com base no peso corporal. Doses totais acima de 20.000 U não parecem ser mais eficazes, visto que aumentam a massa antigênica; além disso, também são mais onerosas.

Infelizmente, a antitoxina intravenosa está associada a uma elevada prevalência de anafilaxia; por conseguinte, é preciso tomar as devidas precauções durante a sua administração. As primeiras manifestações de reações alérgicas são vômito e taquipneia durante a infusão. Deve-se administrar uma dose-teste inicial de antitoxina (0,1 a 0,2 mℓ), por via subcutânea ou intradérmica, 15 a 30 min antes da administração da dose intravenosa. O aparecimento de uma pápula no local de injeção pode indicar que haverá desenvolvimento de reação anafilática. A epinefrina, os glicocorticoides e os anti-histamínicos devem estar prontamente disponíveis em caso de reação adversa, ou podem ser administrados glicocorticoides e anti-histamínicos antes da injeção intravenosa de antitoxina se for prevista a possibilidade de reação. A epinefrina, 0,1 mℓ/kg (diluição 1:10.000; 10 µg/kg ou faixa de 2 a 10 µg/kg), administrada por via intravenosa, é o fármaco de escolha no tratamento da reação anafilática. Pode ser necessário diminuir a velocidade de infusão da antitoxina ou interrompê-la até o desaparecimento das manifestações adversas da injeção. Não é aconselhável repetir a dose a qualquer momento durante o tratamento. O nível sanguíneo terapêutico de antitoxina persiste nos cães por 14 dias após a injeção, e a administração de doses repetidas aumenta a probabilidade de reação anafilática.

A *injeção intramuscular local* de uma pequena dose de antitoxina (500 a 1.000 U) em torno do local da ferida e proximalmente demonstrou ser benéfica em estudos experimentais de tétano localizado. Essa dose total é extrapolada da medicina humana, porém não comprovada quando a IGHAT é usada em pacientes veterinários, em virtude de seu maior custo, em comparação com o SAT. A faixa posológica total em seres humanos é de no mínimo 250 U para profilaxia em criança de qualquer tamanho até 6.000 U para tratamento de um paciente gravemente acometido de qualquer idade. A dose mínima para seres humanos adultos, baseada no peso corporal, é de 4 U/kg. Teoricamente, a quantidade de antitoxina necessária depende mais da quantidade de toxina produzida no local de ferida do que do peso corporal do animal; todavia, a quantidade de concentração de anticorpos é importante na obtenção de níveis mais altos para ajudar a neutralizar a toxina circulante e penetrar nas terminações nervosas dos tecidos, particularmente quando não é possível identificar o local de ferida.

A *injeção intratecal* de antitoxina em animais de laboratório demonstrou ser benéfica no tratamento do tétano em condições experimentais. As imunoglobulinas antitetânicas não podem atravessar a barreira hematencefálica para neutralizar a toxina que já penetrou no sistema nervoso. Presumivelmente, a instilação direta no LCS possibilita alcançar a concentração do anticorpo ao redor das raízes nervosas, próximo ao SNC. Definitivamente, o uso intratecal em pessoas acometidas não demonstrou ser eficaz.[1,42] Muitos dos estudos realizados em seres humanos não foram randômicos ou avaliaram um pequeno número de pacientes. Em uma metanálise de estudos clínicos randomizados na literatura, envolvendo 942 pacientes, a administração intratecal de soro antitetânico equino ou de imunoglobulina humana antitetânica foi mais benéfica do que a administração intramuscular.[24a] A injeção intratecal de apenas 1% da dose intravenosa recomendada reduziu a taxa de mortalidade e de morbidade em cães com tétano leve a moderado, em comparação com animais acometidos de modo similar que receberam injeções intravenosas ou intratecais lombares. A vantagem da injeção da antitoxina no SNC e no líquido cerebrospinal, em lugar da administração

Tabela 41.2 Posologias de fármacos recomendados para o tétano.

Fármaco[a]	Espécie	Dose[b]	Via	Intervalo (horas)	Duração (dias)
AGENTES ANTIMICROBIANOS					
Penicilina G potássica[c]	CG	20.000 a 40.000 U/kg	IV, IM	6 a 8	10
Penicilina G procaína	CG	20.000 a 40.000 U/kg	IM, SC	12 a 24	10
Amoxicilina-clavulanato	CG	12 mg/kg	VO	12	10
Metronidazol	C	10 a 12 mg/kg	VO, IV	8	10
	CG	15 mg/kg	VO, IV	12	10
	G	10 a 25 mg/kg	VO	24	10
Tetraciclina	CG	20 a 22 mg/kg	VO	8	10
Clindamicina	C	11 a 33 mg/kg	VO	12	10
	G	11 a 33 mg/kg	VO	24	10
	CG	10 mg/kg	IV, SC, IM	12	10
AGENTES IMUNOTERAPÊUTICOS					
Antitoxina equina[d]		100 a 1.000 U/kg	IV, IM, SC		Dose única
		500 a 1.000 U por local	Intralesional		Dose única
		1 a 10 U/kg	Intratecal		Dose única
Imunoglobulina humana antitetânica	CG	500 a 2.000 U próximo à ferida, quando encontrada	IM		Dose única
SEDATIVOS E ANALGÉSICOS					
Acetilpromazina	CG	0,01 a 0,07 mg/kg[e]	IV	2 a 6	Quando necessário
	CG	0,1 a 0,25 mg/kg[e]	IM	4	Quando necessário
	CG	1,0 mg/kg	VO	6 a 8	Quando necessário
Clorpromazina	C	0,5 mg/kg	IM, SC	6 a 8	Quando necessário
	G	0,2 a 0,4 mg/kg	IM, SC	6 a 8	Quando necessário
Midazolam	CG	0,1 a 0,2 mg/kg	IM, IV	2 a 4	Quando necessário[f]
Diazepam	C	5,0 a 10 mg total	IV, VO, IM	2 a 4	Quando necessário
	CG	0,2 a 0,5 mg/kg	IV	4 a 6	Quando necessário[g]
Pentobarbital	CG	3 a 10 mg/kg	IV, IM	2 a 6	Quando necessário[h]
Fenobarbital	CG	1 a 6 mg/kg	VO, IM	6 a 12	Quando necessário[i]
Propofol	C	1 a 2 mg/kg	IV	Quando necessário	Quando necessário[j]
Butorfanol	C	0,2 a 0,4 mg/kg	IV	4 a 6	Quando necessário
RELAXANTES MUSCULARES					
Metocarbamol	CG	22 a 44 mg/kg, até 130 mg/kg	VO, IV	8	Quando necessário[k]
Dantroleno	C	1 a 5 mg/kg	VO[l]	8	Quando necessário
Magnésio	C	100 mg/kg	IV	24	Quando necessário[m]
AGENTES AUTÔNOMOS					
Atropina[n]	CG	0,05 mg/kg	SC	Quando necessário	Quando necessário
Glicopirrolato[n]	CG	0,005 a 0,01 mg/kg	SC, IV	Quando necessário	Quando necessário
		1 mg total	VO	8	Quando necessário
Metoclopramida	CG	0,28 mg/kg	VO[n]	8	Quando necessário
SUPLEMENTO					
Piridoxina	CG	100 mg total	VO	24	Quando necessário

CG, cão e gato; *C*, cão; *G*, gato; *IV*, intravenosa; *IM*, intramuscular; *SC*, subcutânea; *VO*, via oral.
[a]Ver *Formulário de fármacos*, no Apêndice, para informações adicionais sobre esses fármacos.
[b]Dose por administração em intervalo especificado. Os fármacos IV devem ser sempre infundidos lentamente na forma de solução diluída por gotejamento ou bomba de infusão. O valor mais baixo da faixa aplica-se a animais com maior peso corporal.
[c]Para a penicilina G: 1.440 a 1.680 U = 1 mg.
[d]A via IV é preferida e mais eficaz. Recomenda-se a administração de uma dose-teste por via intradérmica ou SC (0,1 a 0,2 mℓ) antes da infusão IV para detectar a ocorrência de hipersensibilidade.
[e]Dose máxima IV de 3 mg para qualquer cão.
[f]Se for administrado em infusão de taxa constante, usar 0,6 a 1,8 mg/kg por hora.
[g]A dose inicial de diazepam em bolo pode ser de até 0,95 mg/kg IV, seguida de infusão de velocidade constante de 0,2 a 0,4 mg/kg por hora.
[h] A velocidade constante de infusão IV de pentobarbital é de 0,4 a 0,85 mg/kg por hora.
[i]Quando administrado em infusão com velocidade constante, usar 1 mg/kg por hora.
[j]Se houver rigidez muscular intensa ou excitabilidade do sistema nervoso central, usar a infusão com velocidade constante de 0,5 a 2 mg/kg por hora.
[k]A infusão de bolo IV de uma dose total de metocarbamol pode ser repetida a cada 1 a 2 h. De modo alternativo, tem sido administrado em infusão com velocidade constante de 3 a 5 mg/kg por hora durante 10 h. Não se deve ultrapassar a dose diária máxima de 330 mg/kg.
[l]Administrar por meio de sonda nasal, faríngea, esofágica ou gástrica cirurgicamente colocada.
[m]Essa dose de manutenção é administrada na forma de gotejamento IV contínuo durante o período de 24 h. Pode ser necessária uma dose de ataque inicial temporária de 70 mg/kg nos primeiros 30 min para aumentar os níveis séricos. Ver o texto para precauções contra a superdosagem, que é principalmente devida à hipocalcemia iatrogênica.
[n]Pode ser necessário administrá-lo por via IV como infusão contínua no início do tratamento.

de uma dose sistêmica semelhante, é que ela não precisa atravessar a barreira hematencefálica e pode neutralizar parcialmente a toxina ligada. A antitoxina, por ser uma proteína estranha, pode ser tóxica no espaço subaracnóideo. Por esse motivo, a terapia intracisternal deve ser reservada para animais com grave comprometimento.

Tratamento antimicrobiano

O tratamento local e parenteral com agentes antibacterianos deve ser instituído na tentativa de destruir qualquer *C. tetani* vegetativo existente na ferida (ver Tabela 41.2). Embora os agentes antibacterianos possam não neutralizar a toxina circulante, eles reduzem a quantidade de antitoxina necessária para tratar o tétano experimental quando os sinais clínicos já estão aparentes. A penicilina G, que é o fármaco de escolha, pode ser administrada por via intravenosa na forma de sal potássico ou sódico aquoso, ou por via intramuscular na forma de sal procaína. Uma porção da dose, na forma de penicilina procaína, pode ser injetada por via intramuscular próximo ao local da ferida identificada. Como a eficiência da penicilina contra os microrganismos vegetativos pode variar, foi recomendada a tetraciclina como alternativa. A penicilina também é um antagonista conhecido do GABA, assim como da toxina tetânica. Os derivados da penicilina, como a ampicilina, não são tão eficazes contra o microrganismo, e o seu uso pode produzir pouca ou nenhuma resposta. O metronidazol demonstrou ser superior à penicilina G e à tetraciclina no tratamento do tétano clínico e experimental, embora esteja associado a maior risco de causar toxicidade. O metronidazol pode ser mais ativo e preferido para o tratamento do tétano, visto que é bactericida, atinge a maioria dos anaeróbios e alcança concentrações terapêuticas eficazes, mesmo em tecidos anaeróbicos. A clindamicina e as tetraciclinas também são eficazes contra *C. tetani*, embora geralmente não sejam usadas. A eficácia das quinolonas contra *C. tetani* é questionável, e, por isso, não devem ser usadas. O tétano em um gato progrediu da forma localizada para a forma generalizada, apesar do tratamento com enrofloxacino.[29]

Sedativos

Vários fármacos, isoladamente ou em associação, têm sido administrados para controlar os espasmos reflexos e as convulsões associadas ao tétano. Esses fármacos também ajudam a controlar a hipertermia que resulta das contrações musculares excessivas. O agente ideal é aquele que controla a excitabilidade e a espasticidade, sem interferir na função motora voluntária ou na consciência. Infelizmente, não se dispõe desse tipo de fármaco; todavia, a associação de fenotiazina e barbitúrico aproxima-se do ideal.

Quando administrada isoladamente ou em associação com barbitúricos, as fenotiazinas parecem ser altamente eficazes no controle do estado de hiperexcitabilidade. A clorpromazina é o fármaco de escolha, embora a acetilpromazina e a metotrimeprazina possam ser administradas como substitutos. As fenotiazinas são ineficazes no tratamento de sinais de aspecto semelhante causados pela estricnina ou por outras causas de convulsões. O tétano é uma exceção da condição para a qual as fenotiazinas são administradas a animais com propensão a convulsões. Acredita-se que esses fármacos atuem em nível central no tronco encefálico, deprimindo as vias excitatórias descendentes nos neurônios motores inferiores dentro da medula espinal. Em geral, são altamente eficazes no controle dos espasmos musculares e com frequência superiores a outros fármacos usados para relaxamento muscular.

Os barbitúricos podem ser administrados para controle bem-sucedido das convulsões de tipo grande mal, rigidez corporal generalizada e opistótono, que podem ocorrer no tétano. O pentobarbital pode ser administrado a cada 2 a 3 h, porém a dose eficaz deve ser ajustada de acordo com a gravidade dos sinais clínicos do paciente,

visto que a superdosagem pode suprimir desnecessariamente a frequência respiratória e a consciência. O fenobarbital oral ou injetável pode ser administrado quando houver necessidade de um fármaco de ação mais longa. Com frequência, é usado como apoio, durante a hospitalização de duração prolongada e durante o período inicial de alta. Quando se utiliza a associação de fenotiazina e pentobarbital é necessária uma dose menor de barbitúrico para controlar a tetania, embora essa associação possa resultar em bradicardia. Quando a frequência cardíaca diminui para menos de 60 bpm, pode-se administrar glicopirrolato, se necessário, para reverter a bradicardia.

Os derivados benzodiazepínicos, como diazepam ou midazolam, constituem alternativas para os barbitúricos no controle das convulsões e da hiperexcitabilidade nervosa. Esses fármacos bloqueiam os reflexos polissinápticos dentro do bulbo e da medula espinal. O baclofeno, um depressor e antiespasmolítico que atua como agonista do GABA no SNC, tem sido benéfico quando administrado por via intratecal no tratamento do tétano grave em pessoas.[33,42] Os narcóticos têm sido evitados no tratamento do tétano, visto que deprimem os centros respiratórios e podem estimular outras áreas do SNC. O butorfanol tem sido usado para reduzir o desconforto associado às contrações musculares excessivas.

Relaxantes musculares, agentes autônomos e outros fármacos

O metocarbamol (carbamato de guaifenesina) é recomendado com frequência, porém é menos comumente usado como relaxante muscular de ação central. Exerce numerosos efeitos farmacológicos, incluindo relaxamento da musculatura esquelética de ação central, por meio de supressão da transmissão dos neurônios internunciais. Tem sido administrado por via oral; entretanto, o seu uso parenteral é necessário para animais gravemente acometidos, a não ser que estejam com sondas de alimentação enteral. O metocarbamol é comumente usado no controle inicial da rigidez muscular, porém a sua eficácia no controle da rigidez muscular no tétano canino é questionada.[7] Além disso, tem duração de ação relativamente curta. O dantroleno, um relaxante muscular de ação direta que interfere na ligação do cálcio no músculo, tem sido usado para controlar a espasticidade no tétano humano.[32,36] A dose para cães está listada na Tabela 41.2. Não deve ser usado se houver doença hepática subjacente. A manutenção de níveis séricos suprafisiológicos de magnésio por meio de infusão intravenosa contínua tem sido usada para controlar os espasmos musculares em pacientes humanos com função renal adequada.[8a] O tratamento é titulado para reduzir a rigidez muscular e os reflexos, sem provocar parada respiratória nem outros sinais de toxicidade do magnésio.[25a]

Em certas ocasiões, são necessários agentes autônomos para controlar o ritmo cardíaco. Em geral, os agentes simpaticolíticos não são usados no tratamento das taquiarritmias, visto que essa complicação é habitualmente controlada por outros sedativos. A bradiarritmia (frequência cardíaca abaixo de 60 bpm) que persista poderá ser controlada pela administração a curto prazo de um agente parassimpaticolítico, como atropina ou glicopirrolato, quando necessário. Esse tipo de arritmia frequentemente regride depois de alguns dias em animais que começam a apresentar resolução da rigidez muscular. Deve-se evitar também o uso de fármacos parassimpaticolíticos, como a atropina, nos casos de rotina; todavia, broncospasmo, hipersecreção brônquica e instabilidade cardiovascular têm sido controlados por infusões contínuas de atropina em pessoas com tétano grave.[14] Além de auxiliar nas arritmias cardiovasculares, o broncospasmo, a hipersecreção brônquica e a hipersalivação são reduzidos pela atropina. A clonidina, um fármaco simpaticoplégico de ação central, diminui a disfunção autônoma no tétano e pode ser benéfica em animais gravemente acometidos.[38]

O tratamento com glicocorticoides nunca demonstrou ser benéfico no tétano e, em geral, deve ser evitado. Em um estudo controlado de pacientes humanos com tétano grave, a betametasona diminuiu a necessidade de traqueostomia e de ventilação no espasmo laríngeo. Todavia, o tratamento com glicocorticoides tem sido associado a ulceração GI em pacientes caninos e humanos com tétano.[7] Deve-se evitar o uso de glicocorticoides, se possível.

A oxigenação hiperbárica tem sido administrada a pessoas e cães com tétano, na tentativa de inativar o *C. tetani*; entretanto, não há provas suficientes de seu benefício para justificar o tempo e o custo com esse procedimento. Agentes bloqueadores neuromusculares, como o curare, foram usados em seres humanos com tétano, na tentativa de controlar as convulsões ou de paralisar os pacientes, que então são colocados em respiradores artificiais. Todavia, a ventilação de pressão positiva pode não ser prática em certas situações na medicina veterinária devido ao monitoramento intensivo necessário. A depressão respiratória pode constituir uma complicação quando o uso de qualquer um desses relaxantes musculares for excessivo. A piridoxina (vitamina B_6) é uma coenzima que catalisa ações na via de produção do GABA. Tem sido usada principalmente em casos de tétano humano que ocorrem em recém-nascidos. A suplementação com piridoxina parece diminuir a duração dos espasmos e a taxa de mortalidade em pacientes tratados, em comparação com aqueles que permanecem não tratados.[12,18]

Cirurgia e cuidados da ferida

A cirurgia pode ser necessária se a necrose tecidual ou a formação de abscesso forem extensas. Deve-se administrar antitoxina antes da cirurgia, já que a toxina é liberada na circulação durante a manipulação dos tecidos. Geralmente, há necessidade de anestesia geral para o desbridamento das feridas e a remoção do tecido necrótico. O tecido desvitalizado e o material estranho visível ou dentes enfermos devem ser removidos, e a ferida irrigada. O peróxido de hidrogênio pode ser benéfico para irrigar a ferida, pois aumenta a tensão de oxigênio, o que inibe os anaeróbios obrigatórios. Existe um risco potencial de embolia gasosa quando se emprega esse método. O prognóstico para a recuperação será sempre mais satisfatório se o local de ferida for localizado e se for possível efetuar o seu desbridamento.

Cuidados de enfermagem

As medidas de suporte são indispensáveis para o tratamento bem-sucedido de um animal com tétano. Podem ser necessários cuidados de enfermagem constantes para os animais gravemente acometidos. O animal deve ser colocado em ambiente escuro e tranquilo, com estimulação mínima. As gaiolas devem ser cobertas para reduzir a luz, e devem-se colocar pequenas compressas de algodão ou de gaze nas orelhas para reduzir a transmissão dos sons. Todas as medidas terapêuticas devem ser coordenadas e realizadas ao mesmo tempo diariamente, de modo que haja um grau mínimo de manipulação e estimulação. Os animais devem ser estimulados a comer e beber sozinhos. O enxágue da boca com solução de acetato de clorexidina a 0,1% ajuda a limpar e a lubrificar as mucosas. Com frequência os animais com tétano têm dificuldade na preensão e deglutição dos alimentos sólidos, mas em geral podem ingerir alimentos passados no liquidificador ou líquidos voluntariamente, sugando através dos dentes cerrados. Em geral, os animais com tétano mais leve são capazes de pegar e deglutir pequenos "bolinhos" feitos com alimentos úmidos. A alimentação do animal na postura ereta com seringa também é possível; todavia, todos os procedimentos envolvidos com alimentação artificial ou colocação de sonda podem causar estimulação neural excessiva indesejável. Sondas nasoesofágicas podem ser colocadas em animais incapazes de comer ou deglutir eficazmente; todavia, o espasmo esofágico ou a hérnia de hiato podem restringir a passagem da sonda ou causar regurgitação e aspiração subsequentes. As sondas gástricas podem ser introduzidas por cirurgia ou endoscopia sob anestesia geral, que também produz relaxamento da mandíbula, faringe e laringe para intubação bem-sucedida para ventilação e anestesia inalatória e para a colocação endoscópica da sonda. Apenas oferecidas frequentemente, pequenas quantidades de alimento devem ser dadas por meio de sonda gástrica, devido ao elevado risco de refluxo gastresofágico ou vômitos e consequente pneumonia por aspiração. Os animais com tétano frequentemente apresentam refluxo gastresofágico, e a sua postura lateralmente rígida impede o auxílio da gravidade para seus esforços de deglutição. O hematócrito, os níveis plasmáticos de proteínas e o peso corporal devem ser avaliados diariamente para determinar se o equilíbrio hídrico adequado e de nutrientes está sendo mantido. Devem-se administrar líquidos isotônicos poliônicos balanceados para corrigir qualquer déficit. A alimentação parenteral pode ser útil para suprir as necessidades calóricas de alguns animais; entretanto, exige a administração intravenosa contínua de líquidos especiais por meio de cateter venoso central e é de alto custo.

Os animais gravemente acometidos com comprometimento respiratório em consequência dos espasmos tetânicos incontroláveis podem ser sedados ou anestesiados, incubados e colocados sob ventilação com pressão positiva. Em alguns casos, o tratamento com oxigênio nasal pode ser benéfico, sem necessidade de suporte com respirador. Os animais que apresentam espasmo laríngeo, manifestado por dispneia, inquietação, estridor das vias respiratórias superiores e cianose, podem exigir traqueostomia. Geralmente essas medidas tornam-se muito onerosas para os proprietários dos animais e, com frequência, resultam em complicações cardiorrespiratórias.

Complicações

As complicações em cães e gatos com tétano são numerosas. Deve-se providenciar uma cama confortável e macia para animais, visto que o tétano causa incapacitação, resultando frequentemente em úlceras de decúbito. Essas úlceras podem aparecer sobre proeminências ósseas de cães em decúbito, mas podem ser evitadas acolchoando-se adequadamente a jaula e mudando o animal de posição a intervalos de poucas horas. O traumatismo provocado durante espasmos musculares ou convulsões de ocorrência súbita pode resultar em fraturas dos ossos longos, da coluna ou do crânio, ou em luxações articulares. Outros problemas incluem sepse em consequência do cateterismo intravenoso e da pneumonia por aspiração causada pela dificuldade de deglutição. A hérnia de hiato esofágica e o megaesôfago podem resultar em reflexo gastresofágico e regurgitação. Ocorre retenção urinária e fecal como resultado da hipertonia dos esfíncteres uretral e anal. Podem ser necessários cateterismos urinários repetidos se houver disúria ou dissinergia reflexa. A cateterização limpa intermitente, quando necessária, é preferida a manter um cateter de demora, visto que existe menos probabilidade de adquirir infecção bacteriana. Quando possível, a expressão manual da bexiga, a cada 4 a 6 h, pode ser preferível ao cateterismo para evitar o risco de introduzir uma infecção. A simeticona administrada por via oral, a intubação gástrica e os enemas podem ajudar a aliviar os gases GI ou a constipação intestinal. Uma solução de glutamina (10 g por 500 mℓ de água) pode ser administrada por via oral, na dose de 0,5 g/kg/dia, em doses fracionadas por gavagem ou por sonda de demora como suplemento para ajudar a manter a integridade da mucosa GI. A hipertermia causada pelas contrações musculares generalizadas pode ser controlada com líquidos parenterais, ventiladores e aplicação de álcool nas patas e pavilhão auricular. A pneumonia hospitalar é uma complicação importante em pacientes com tétano grave.[8] As razões da sua ocorrência em animais com tétano incluem imobilidade diafragmática, decúbito com atelectasia ou aspiração da ingesta, ventilação mecânica prolongada, traqueostomia e uso de agentes paralisantes ou sedativos. Foi relatada a ocorrência de síndrome de resposta inflamatória sistêmica, insuficiência renal, tromboembolismo pulmonar, coagulação intravascular disseminada e falência múltipla de órgãos em seres humanos com tétano e em cães gravemente acometidos.[7] Esses processos podem resultar de hipertermia não controlada, translocação de bactérias do intestino ou pneumonia por aspiração, todos os quais podendo causar hipercoagulabilidade e liberação de citocinas, resultando em disfunção múltipla de órgãos.

Prognóstico

O prognóstico para a recuperação do tétano varia, dependendo da gravidade da rigidez por ocasião da instituição do tratamento. Os pacientes com sinais mais leves podem ser tratados com terapia oral e hospitalização mínima. Os animais gravemente acometidos necessitam de hospitalização com monitoramento intensivo. A maioria dos cães e gatos apresenta evolução autolimitada do tétano quando se institui rapidamente o tratamento adequado. Os animais com tétano localizado apresentam prognóstico mais satisfatório e recuperação mais rápida do que aqueles com forma generalizada. Os indivíduos com doença rapidamente progressiva têm prognóstico pior.

Os animais com rigidez que os impede de manter a posição ereta ou de andar rigidamente sem auxílio são os que apresentam prognóstico mais reservado. Os animais com opistótono ou episódios convulsivos contínuos, que não podem se mexer da posição de decúbito lateral rígida, frequentemente correm risco de parada respiratória. Aqueles com complicações secundárias também correm risco. A duração, a intensidade e o custo do tratamento são maiores para os animais com tétano generalizado. A taxa de mortalidade das complicações também é elevada nos animais que apresentam doença generalizada ou disfunção autônoma grave. A melhora após a instituição do tratamento é habitualmente percebida em até 1 semana, e observa-se geralmente a recuperação gradual, porém completa, em 3 a 4 semanas. Em certas ocasiões, a rigidez persiste por períodos mais longos de até 16 semanas. Foram observados movimentos motores anormais durante o sono em cães em semanas a meses após a recuperação do tétano.[7]

Prevenção

O toxoide antitetânico é aprovado para uso em cães em alguns países; todavia, a doença em carnívoros é incomum. A imunoprofilaxia ativa com toxoide antitetânico não é recomendada para cães e gatos; é usada para espécies mais suscetíveis, como seres humanos e cavalos. Não há necessidade de reforços de rotina, nem de profilaxia pós-exposição. Os cuidados apropriados das feridas infectadas e o tratamento antibacteriano racional devem minimizar a ocorrência do tétano. Ocorreu epizootia em hospitais veterinários que esterilizavam inadequadamente seus instrumentos cirúrgicos. Não se deve usar a esterilização a frio dos instrumentos para procedimentos cirúrgicos.

Capítulo 42

Leptospirose

Craig E. Greene, Jane E. Sykes, George E. Moore, Richard E. Goldstein e Ronald D. Schultz

Etiologia

A leptospirose, doença zoonótica de importância mundial que acomete muitas espécies de animais, é causada pela infecção por espiroquetas da espécie *Leptospira interrogans sensu lato*. As leptospiras são bactérias filamentosas, finas e flexíveis (0,1 a 0,2 μm de largura e 6 a 12 μm de comprimento) que formam espirais finas com extremidades em forma de gancho (Figura 42.1). São compostas de um cilindro citoplasmático ou protoplasmático circundado por uma membrana interna, envolvida em torno de um filamento axial central retilíneo, constituído de dois flagelos periplasmáticos de orientação longitudinal, não superpostos, que saem do espiroqueta em locais subterminais. O cilindro espiralado interno e o filamento axial superposto são circundados por um envelope externo ou membrana. As leptospiras são móveis e fazem movimentos de contorção e flexão enquanto giram ao longo de seu eixo longitudinal. Como ocorre com as bactérias gram-positivas, a parede celular de peptidoglicano está estritamente associada à membrana interna, assim como algumas lipoproteínas (LipL31) e proteínas transmembrânicas, como a peptidase de sinal e ImpL63. A membrana externa é composta de lipopolissacarídios (LPS), múltiplas lipoproteínas antigênicas (LipL21, LipL32, LipL36, LipL41) e proteínas transmembrânicas integrais (p. ex., porina OmpL1) e secretinas (p. ex., GspD).

A nomenclatura e a taxonomia das leptospiras são complicadas, pois, antes de 1989, foram classificadas inicialmente com base no seu isolamento em cultura e reatividade imunológica. Uma reclassificação subsequente utilizou a tecnologia genética. Classicamente, o gênero foi dividido em duas espécies: *L. interrogans sensu lato*, que contém todas as cepas patogênicas, e *Leptospira biflexa sensu lato*, que contém todas as cepas saprofíticas do ambiente. Nesses dois grupos de leptospiras foram identificados diferentes sorovares, com base na reatividade humoral distinta a diferentes componentes de carboidratos no LPS da membrana externa. Os sorovares são microrganismos antigenicamente e, com frequência, epidemiologicamente distintos em determinada espécie. Mais de 250 sorovares de *L. interrogans* foram descritos e ainda classificados em sorogrupos antigenicamente relacionados,[59] dos quais pelo menos 10 são importantes em cães ou gatos. O termo *sorogrupo* define sorovares que compartilham antígenos comuns, que levam frequentemente a reações cruzadas com métodos de detecção por anticorpos. Embora

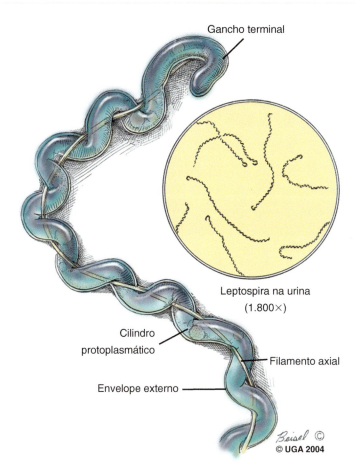

Gancho terminal

Leptospira na urina

(1.800×)

Cilindro
protoplasmático

Filamento axial

Envelope externo

Beisel ©
© **UGA 2004**

Figura 42.1 Ultraestruturas de leptospiras patogênicas. (Arte de Dan Beisel © 2004 University of Georgia Research Foundation Inc.)

os sorogrupos não tenham, no momento atual, nenhuma base taxonômica, eles foram historicamente úteis para estudos epidemiológicos e para a compreensão da doença. Nos casos em que o diagnóstico é estabelecido por meios sorológicos e o microrganismo não pode ser cultivado ou geneticamente identificado, a reatividade do sorogrupo constitui, tecnicamente, o maior nível de incriminação passível de ser estabelecido. Além disso, as tentativas de correlacionar características clínicas específicas da leptospirose com determinado sorogrupo ou sorovar podem ser enganosas, visto que os sorovares de diferentes áreas geográficas, que imunogenicamente fazem parte de um sorogrupo, são capazes de exibir composição genética, patogenicidade e hospedeiros de manutenção amplamente diferentes. Além disso, os sorovares do mesmo sorogrupo podem pertencer a múltiplas genomoespécies diferentes de leptospiras (ver parágrafo seguinte). Por exemplo, é possível encontrar sorovares do sorogrupo Grippotyphosa tanto em *L. interrogans* quanto em *Leptospira kirschneri*.[8] Os sorovares são mantidos na natureza por numerosos mamíferos silvestres e domésticos reservatórios com infecção subclínica ou hospedeiros de manutenção, que atuam como fonte potencial de infecção e doença para os seres humanos e outros hospedeiros animais acidentais (Tabela 42.1). Os hospedeiros acidentais infectados desenvolvem doença clínica mais grave e eliminam os microrganismos por um período mais curto do que os hospedeiros reservatórios. Os estudos epidemiológicos realizados mostraram que as preferências quanto ao hospedeiro podem mudar com o passar do tempo e a região geográfica.

Com o advento dos métodos genéticos, microrganismos do gênero *Leptospira* foram classificados em 20 genomoespécies com base na sua relação genética (Tabela 42.2).[46,59,172,176] Nessa nova clas-

sificação genética, sorovares tanto patogênicos quanto não patogênicos podem ocorrer na mesma genomoespécie. Estão disponíveis as sequências dos genomas completos de seis cepas de leptospiras, incluindo dois sorovares de *L. interrogans* (Lai e Copenhageni), duas cepas de *L. borgpetersenii* sorovar Hardjo e duas cepas de *L. biflexa* sorovar Patoc. Os tamanhos dos genomas desses microrganismos variam de 3,9 a 4,6 Mbp.

Cães

Na maioria dos estudos, a reatividade comum a sorovares em casos de leptospirose canina relatados nas últimas três décadas tem sido para microrganismos de sorogrupos *distintos* de Canicola e Icterohaemorrhagiae. Desde 1980, o aumento nos testes sorológicos e sorovares adicionais fora desses dois sorogrupos podem ter contribuído para o maior reconhecimento da leptospirose canina. Outros sorogrupos foram implicados na infecção de cães antes de 1980;* todavia, passaram aparentemente despercebidos quanto à doença clínica causada, pesquisa e desenvolvimento de vacinas. É possível que a introdução de vacinas contendo sorovares dos grupos Canicola e Icterohaemorrhagiae, há mais de 50 anos, também tenha sido responsável pela relativa diminuição das notificações de doença causada por leptospiras dos sorogrupos Canicola e Icterohaemorrhagiae. O surgimento de doença associada a microrganismos de outros sorogrupos pode decorrer de fatores adicionais além da vacinação, incluindo maior exposição de hospedeiros não naturais, como cães, a hospedeiros reservatórios silvestres em ambientes rurais ou suburbanos. O guaxinim foi implicado como fonte do sorogrupo Icterohaemorrhagiae no nordeste dos EUA[283] e em infecções pelo grupo Grippotyphosa nas regiões do meio-oeste e nordeste dos EUA e Canadá Oriental,† podendo estar envolvido em infecções pelos sorogrupos Autumnalis, Bratislava ou Pomona no estado de Washington.[71] Os bovinos ou um reservatório silvestre não definido podem estar envolvidos na alta prevalência do sorogrupo Pomona no norte da Califórnia.[44,100,328] Diferentemente desses estudos, o sorovar predominante em um estudo conduzido no México foi do grupo Canicola.[247] Ao norte de Queensland, na Austrália, a prevalência de sororreatividade em cães clinicamente acometidos foi maior contra sorovares nos grupos Australis e Zanoni.[54] No nordeste da Alemanha, a maior reatividade observada em cães clinicamente doentes foi contra os grupos Bratislava, Grippotyphosa e Pomona.[161a] No sul da Alemanha, Grippotyphosa e Saxkoebing foram os sorogrupos predominantes clinicamente relevantes.[98] Em Bolonha, na Itália, a reatividade contra microrganismos do sorogrupo Australis foi mais prevalente em cães acometidos.[199]

Em pesquisas sorológicas de cães clinicamente sadios em regiões geográficas, a prevalência de sororreatividade entre sorogrupos é muito maior do que a da doença clínica, sugerindo a ocorrência de infecções subclínicas e de exposição a sorovares não patogênicos. Os critérios sorológicos para a pesquisa sorológica de cães não vacinados são menores do que os usados para o diagnóstico da doença; são usados critérios maiores para sorogrupos com vacina quando existe história de vacinação (ver *Diagnóstico*). Muitos dos soros submetidos a pesquisa sorológica são reativos a múltiplos sorogrupos, e, como critérios de seleção, os cães não apresentam manifestações clínicas da doença. A reatividade sorológica em cães clinicamente sadios de Berna, na Suíça, foi para os sorogrupos Grippotyphosa, Pomona, Bratislava e Australis, além de Icterohaemorrhagiae e Canicola.[320] Os resultados de triagem sorológica de cães não vacinados e vacinados clinicamente sadios da região mais baixa da Península de

*Referências 9a, 36, 62, 207, 231, 332.
†Referências 43, 181, 223, 266, 269, 281.

| Tabela 42.1 | Gama de hospedeiros para alguns isolados de sorogrupos comuns de *Leptospira* que infectam animais. | | | | | |

Sorogrupo selecionado	Principais hospedeiros reservatórios conhecidos	Hospedeiros acidentais			Outros animais domesticados	Animais silvestres representativos
		Cão	Gato	Ser humano		
Bratislava	Rato, porco, cavalo?	+	–	+	Vaca, cavalo	Camundongo, guaxinim, gambá, porco-espinho, rato-toupeira, raposa, doninha, marsupiais *bandicoot*, nútria
Autumnalis	Camundongo	+	–	+	Vaca	Rato, guaxinim, gambá, marsupiais *bandicoot*
Icterohaemorrhagiae	Rato	+	+	+	Vaca, cavalo, porco, cobaia[a]	Camundongo, guaxinim, gambá, porco-espinho, raposa, marmota, nútria, macaco, doninha, almiscareiro, rato-calunga, mangusto
Pomona	Vaca, porco, doninha, gambá	+	+	+	Cavalo, carneiro, cabra, coelho, cobaia[a]	Camundongo, guaxinim, porco-espinho, lobo, raposa, marmota, rato-toupeira, leão-marinho, cervo, almiscareiro
Canicola	Cão	+	+	+	Vaca, cavalo, porco	Rato, guaxinim, porco-espinho, tatu, mangusto, marsupiais *bandicoot*, nútria, rato-calunga, chacal, doninha
Batavia	Cão, rato, camundongo	+	+	+	Vaca	Porco-espinho, rato-calunga, tatu, marsupiais *bandicoot*, musaranho, gato-leopardo
Hardjo	Vaca	+	–	+	Porco, cavalo, carneiro	Bovidae silvestres
Australis	Rato, camundongo	+	–	+	Cão	Marsupiais *bandicoot*
Zanoni	Rato, camundongo	+	–	+	Vaca, cão	Marsupiais *bandicoot*
Grippotyphosa	Rato-calunga, guaxinim, doninha, gambá	+	+	+	Vaca, porco, carneiro, cabra, coelho, gerbo, cobaia[a]	Camundongo, rato, raposa, marsupiais *bandicoot*, esquilo, lince, musaranho, porco-espinho, rato-almiscarado, doninha, toupeira, gato-leopardo

[a]Cobaia.

| Tabela 42.2 | Genomoespécies de isolados de leptospiras patogênicas do mundo inteiro, classificadas por sorogrupo.[a] |

Sorogrupo	Genomoespécies dos isolados[b]
Australis	*interrogans, kirschneri, noguchii, borgpetersenii*
Australis (sorovar Bratislava)	*interrogans*
Autumnalis	*interrogans, kirschneri, noguchii, borgpetersenii, santarosai*
Canicola	*interrogans, kirschneri*
Grippotyphosa	*interrogans, kirschneri, santarosai*
Hardjo	*interrogans, borgpetersenii*
Icterohaemorrhagiae	*interrogans, kirschneri, weilii*
Pomona	*interrogans, kirschneri, noguchii, santarosai*
Saxkoebing	*interrogans*
Sejroe	*interrogans, borgpetersenii, weilii, santarosai*
Não classificado	*wolffii*[c]

[a]Sorovares mais comuns relatados em infecções caninas. Dados adaptados da Referência 56. Uma genomoespécie é definida por microrganismos isolados cujos DNA apresentam < 5% de bases não pareadas e > 60% de reabsorção de determinadas temperaturas.
[b]Outras genomoespécies não listadas aqui são de patogenicidade intermediária ou baixa ou são saprófitas.
[c]Essa genomoespécie foi identificada na urina de uma grande porcentagem de cães no Irã, onde foram identificadas infecções humanas pelo mesmo microrganismo.[364]

Michigan consistiram em reatividade a uma variedade de sorogrupos, incluindo, por ordem decrescente, Grippotyphosa, Bratislava, Canicola, Pomona e Icterohaemorrhagiae.[322] Em Trinidad, amostras de soro de cães clinicamente sadios de domicílios, fazendas ou abandonados mostraram-se mais reativas aos sorogrupos Mankarso, Autumnalis e Icterohaemorrhagiae.[3] Amostras de soro de cães clinicamente sadios em abrigos, em toda a Austrália, também foram reativas a uma variedade de sorogrupos.[369] Na Polônia, o sorogrupo reativo predominante em cães sadios foi Serjoe.[164] Em cães de canis, na Itália, a sororreatividade a sorogrupos foi, por ordem decrescente, de Bratislava, Grippotyphosa, Canicola, Icterohaemorrhagiae, Serjoe e Tarassovi, com múltiplas reações cruzadas.[297] Com base nesses estudos, a reatividade a sorogrupos e a taxa de exposição prevista são, em geral, menores para Canicola e Icterohaemorrhagiae, que são usados em vacinas comerciais bivalentes, indicando tanto benefícios potenciais quanto uma preocupação relativa às práticas de imunização. Em outras áreas, a prevalência de sororreatividade é baixa,[234] sustentando a contestação de que as leptospiras patogênicas não são ubíquas e exibem amplas variações na sua prevalência geográfica.

Gatos

Apesar da existência de títulos de anticorpos contra leptospiras na população felina,[235] os relatos de leptospirose clínica manifesta são raros em gatos. Embora os gatos exibam soroconversão após exposição às leptospiras, eles parecem ser menos suscetíveis do que os cães a infecções tanto espontâneas quanto experimentais.[7,80,92,169,351] Estudos sorológicos realizados em gatos selvagens e gatos em abrigos no meio-oeste dos EUA demonstraram uma prevalência muito baixa (inferior a 3%) de gatos com resultados positivos para anticorpos contra os sorogrupos Autumnalis, Bratislava, Canicola, Grippotyphosa, Hardjo, Icterohaemorrhagiae e Pomona.[299a] Foi constatada uma taxa de soroprevalência positiva de 10% em gatos na Escócia,[7] que alcançou 20% na Alemanha.[29] Todavia, na França, foi observada uma taxa de soroprevalência positiva muito mais alta, de 48%, em gatos com sinais de disfunção renal ou hepática; 87,5% dos animais com polidipsia e poliúria e 40% daqueles sem polidipsia e sem poliúria tiveram títulos de anticorpos positivos.[13] A porcentagem de reatividade a sorogrupos positiva foi a seguinte: Canicola, 55%; Sejroe, 30%; Australis, 12%; e Icterohaemorrhagiae, 8%.

Epidemiologia

As leptospiras são transmitidas entre hospedeiros por contato direto ou, mais comumente, indireto. A transmissão direta ocorre por meio de contato com urina infectada, transferência venérea e placentária, ferida de mordedura ou ingestão de tecidos infectados. As aglomerações de animais, como as observadas em canis, teoricamente poderiam ser consideradas como risco ambiental de infecção; todavia, essa transferência não foi bem documentada. Foi constatado que cães recuperados ou com infecção subclínica excretam microrganismos viáveis intermitentemente na urina por dias a meses após a infecção inicial por uma variedade de sorovares isolados, incluindo nos grupos Canicola e Pomona.[51,62,141,207]

A transmissão indireta, que é relativamente comum, ocorre por meio da exposição de animais suscetíveis a fontes de água, solo e alimentos contaminados. Uma vez fora do hospedeiro, as leptospiras não se replicam. O espiroqueta é capaz de permanecer viável por vários meses em solo úmido saturado com urina. Embora existam evidências de que os espiroquetas sobrevivem em insetos e outros hospedeiros invertebrados, a importância desse achado no que concerne à transmissão da doença não é conhecida. A transmissão indireta de leptospiras pode aumentar quando os fatores ambientais que favorecem a sobrevida dos microrganismos são ideais. A água quente estagnada ou de movimento lento, apesar de não ser essencial, proporciona um *habitat* apropriado para os espiroquetas. Nos ambientes aquáticos, as leptospiras formam biofilmes sobre superfícies orgânicas e inorgânicas que contêm agregados de microrganismos em colônias.[284] A sobrevida ótima no solo é favorecida pelo pH neutro ou ligeiramente alcalino. Os espiroquetas sobrevivem apenas transitoriamente na urina ácida não diluída (pH de 5,0 a 5,5), enquanto as condições opostas proporcionam *habitats* mais propícios. Temperaturas ambientes entre 0° e 25°C favorecem a sobrevida das leptospiras, enquanto o congelamento, a desidratação e a exposição à radiação ultravioleta diminuem acentuadamente a sobrevida desses microrganismos.

Cães

Em algumas regiões geográficas, existe um aumento aparente na incidência sazonal da leptospirose canina no final do verão e no outono[48,96a,96b,216] ou nas regiões com estações frias e chuvosas no inverno.[328]

Existem vários cenários para a ocorrência geográfica e temporal da leptospirose em cães, e foram feitas observações semelhantes para a doença nos seres humanos. Devido à necessidade de água, a incidência da doença ou os surtos frequentemente aumentam durante períodos de maior pluviosidade ou enchentes, respectivamente, sobretudo em regiões tropicais. Nos EUA e no Canadá, foi constatada correlação entre o maior número de casos de leptospirose em cães em hospitais universitários veterinários e a pluviosidade média mais alta.[347] Todavia, em outros estudos, não foi possível documentar associação a drenagem deficiente ou enchente.[350]

Como o tempo exato transcorrido entre a ocorrência da infecção natural e o desenvolvimento da doença clínica manifesta não foi determinado, é possível que alguns casos descritos nos meses de outono e inverno estejam relacionados com a exposição anterior a fontes de água contaminadas durante os períodos mais quentes de seca. Em regiões áridas, ou em condições de seca, as infecções de hospedeiros acidentais são mais comuns nas proximidades de fontes de água que também são usadas com grande frequência por hospedeiros reservatórios. Observa-se a ocorrência de infecções em cães de áreas rurais ou suburbanas que, por meio de suas atividades ou utilidade, bebem ou são expostos a águas paradas, lagos ou riachos.[100,324,350] Alguns estudos demonstraram que cães machos de pastoreio, cães de caça, cães de trabalho e cães de raças mistas correm maior risco nos EUA.[348,350]

O número de relatos de doença em cães que residem em áreas urbanas ou cães farejadores também em áreas urbanas aumentou, presumivelmente em consequência do contato com roedores infectados ou sua urina.[110,331] A reação em cadeia da polimerase (PCR; do inglês, *polymerase chain reaction*) detectou infecção em roedores encontrados em áreas do centro da cidade.[6,84,342] Existe risco potencial de infecção direta para os seres humanos nessas áreas (ver *Considerações de saúde pública*). A maior prevalência de infecção em roedores de áreas urbanas tem sido associada aos que residem em esgotos.[166] A leptospirose também parece apresentar maior prevalência em cães mantidos em canis aglomerados com condições de pouca higiene;[297] entretanto, conforme assinalado anteriormente, a transmissão direta da infecção entre cães com espiroquetúria e suscetíveis e outros hospedeiros não tem sido bem documentada. Um dos autores (CEG) dispõe de resultados de dados epidemiológicos que sugerem a associação entre a aquisição de infecção em um canil e uma fonte de água comum como um fator mais consistente do que o alojamento conjunto de cães infectados e cães não infectados.[111]

Os cães têm sido possivelmente implicados como fonte de leptospiras transmitidas pela água, infectando populações de animais silvestres. Um estudo mostrou associação entre a leptospirose em leões-marinhos na Califórnia, que estavam cronicamente infectados por leptospiras do sorogrupo Pomona, e a proximidade e densidade de parques para cães que drenavam para o oceano na vizinhança.[243] São necessárias mais pesquisas para determinar a prevalência da eliminação crônica desses espiroquetas em cães, assim como a interação entre a leptospirose em cães e em populações de animais silvestres.

Gatos

Embora a prevalência da leptospirose clínica seja muito baixa em gatos, os animais são provavelmente expostos a leptospiras excretadas por animais silvestres. Pesquisas sorológicas geralmente mostram uma taxa de exposição de 10% ou menos. Os gatos de rua apresentam a maior soroprevalência, o que possivelmente decorre da exposição a fontes contaminadas de água. Sorovares dos sorogrupos Canicola, Grippotyphosa e Pomona foram isolados de gatos. Os gatos domiciliares também podem ser expostos à urina de cães que coabitam, e há suspeita de transmissão de roedores que apresentam sorovares *Ballum* ou *Icterohaemorrhagiae*.

Patogenia

As leptospiras penetram nas mucosas intactas da boca, nariz ou olhos ou pela pele escoriada, arranhada ou amolecida pela água. Uma vez dentro do ambiente mais aquecido do corpo de um mamífero, ocorrem alterações de transcrição que intensificam a patogenicidade do espiroqueta.[186,202,251] Os microrganismos multiplicam-se rapidamente após entrar no espaço vascular (Figura 42.2). Em seguida, disseminam-se e replicam-se em muitos tecidos, incluindo rins, fígado, baço, sistema nervoso central e trato genital. Em alguns estudos expe-

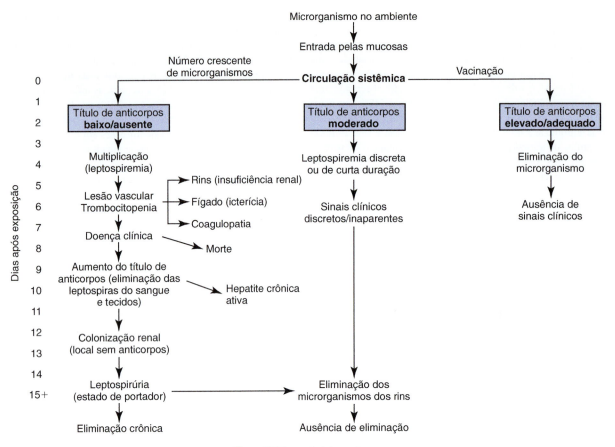

Figura 42.2 Patogenia da leptospirose.

rimentais, o período de incubação até o aparecimento de sinais clínicos foi de 7 dias; entretanto, esse período pode variar de acordo com a dose infectante, as condições de exposição natural, a cepa infectante e a imunidade do hospedeiro. Com a ocorrência de elevações posteriores apropriadas dos anticorpos séricos, o hospedeiro consegue eliminar os espiroquetas da maioria dos órgãos; entretanto, é possível que os microrganismos persistam nos rins, sendo eliminados na urina durante dias a meses (ver discussão anterior sobre epidemiologia). O grau de lesão dos órgãos internos é variável, dependendo da imunidade do hospedeiro, da virulência do microrganismo e da capacidade do hospedeiro de manter a infecção.[114,115,213] Muitos animais desenvolvem mais de uma das manifestações clínicas, e a expressão da doença por vezes varia entre surtos e áreas geográficas. Podem ocorrer edema tecidual e vasculite nas infecções rápidas e graves, que resultam em lesão endotelial aguda e manifestações hemorrágicas. Essas manifestações são típicas da síndrome de resposta inflamatória sistêmica (SRIS) associada à sepse (ver Capítulo 36). O LPS das leptospiras estimula a aderência dos neutrófilos e a ativação das plaquetas,[143] o que talvez contribua para as anormalidades inflamatórias e da coagulação observadas. A ativação da coagulação mediada por fatores teciduais e o comprometimento da fibrinólise ou da ativação das plaquetas podem resultar das respostas das citocinas inflamatórias. Os mecanismos exatos envolvidos são controvertidos e ainda não foram demonstrados.[344,361] A LipL32 é a principal lipoproteína de superfície externa das leptospiras patogênicas. Numerosas pesquisas foram conduzidas para mostrar sua relação com a doença clínica. Entretanto, as lesões patogênicas com mutante de LipL32 foram indistinguíveis das produzidas por infecções de tipo silvestre.[233]

Classicamente, as infecções de cães por vários sorogrupos Canicola, Bratislava e Grippotyphosa têm sido associadas ao comprometimento predominantemente renal ou hepático, enquanto os soro-

grupos Icterohaemorrhagiae e Pomona causam mais doença hepática. Em outros estudos, títulos elevados contra o sorogrupo Pomona foram associados a doença renal grave.[106] Em geral, os estudos que procuraram estabelecer uma ligação entre as manifestações específicas da doença e o sorogrupo infectante basearam-se em diagnóstico sorológico, que *não* é consistentemente confiável para a identificação acurada do microrganismo infectante isolado (ver *Etiologia*). São necessárias mais análises genéticas de microrganismos isolados de surtos de doença natural para determinar se os sinais clínicos variam em decorrência de diferenças na composição genômica e patogenicidade resultante de cepas sorologicamente relacionadas.

A recuperação, caso ocorra, está associada à elevação de anticorpos específicos na circulação em apenas 7 a 8 dias após infecção experimental. Com a recuperação e eliminação completa da infecção, os microrganismos são finalmente eliminados do corpo. Entretanto, observa-se a persistência de alterações patológicas no tecido renal gravemente acometido, apesar da melhora clínica. Os cães recuperados que não são tratados com terapia antimicrobiana têm maior probabilidade de tornar-se portadores renais persistentes, eliminando *Leptospira* na urina; a duração da eliminação dos microrganismos não foi determinada em todos os casos e provavelmente varia de acordo com a cepa infectante (ver *Epidemiologia*).

Ocorre colonização renal na maioria dos animais infectados, visto que o microrganismo replica-se e persiste nas células epiteliais dos túbulos renais, mesmo quando há anticorpos neutralizantes séricos (ver Figura 42.2).[61,225] A expressão diferencial de antígenos de superfície do espiroqueta pode ser responsável pela capacidade do microrganismo de escapar das respostas imunológicas do hospedeiro durante o período de eliminação crônica.[224] O microrganismo penetra nos capilares renais e entra no interstício, e, em até 2 semanas após a infecção, é possível observar leptospiras dentro das células tubulares proximais e no lúmen tubular, coincidindo com o início da eliminação. A IgG antileptospira nos túbulos renais também pode não ser capaz de matar os espiroquetas devido à falta de complemento no interstício hipertônico.[225]

É possível que a capacidade invasiva das leptospiras nos tecidos esteja correlacionada com a sua patogenicidade, já que as leptospiras não patogênicas não penetram tão facilmente nas células quanto as leptospiras patogênicas.[26] O comprometimento agudo da função renal pode resultar da redução da filtração glomerular causada pelo edema dos rins que compromete a perfusão renal. A lesão do endotélio dos pequenos vasos sanguíneos por vezes resulta em lesão isquêmica do parênquima renal. Além disso, diversos fatores das leptospiras exercem efeito tóxico sobre as células localizadas no parênquima renal. A lesão renal significativa provavelmente resulta do LPS e de outros componentes proteicos da membrana externa das leptospiras. O LPS das leptospiras é um potente ativador dos macrófagos, que estimula a secreção da interleucina-1 e interferona por essas células, além de aumentar a sua capacidade bactericida.[144] A incubação de células mononucleares do sangue periférico com LPS de leptospira resulta em liberação do fator de necrose tecidual α e da interleucina-10 dependente da dose. A expressão dessas citocinas, bem como do fator transformador de crescimento β e da citocina de recrutamento de células T, a proteína induzível de interferona-10, também foi detectada em modelos de infecção de *hamster*. O fator de necrose tecidual α e a proteína induzível 10 são citocinas pró-inflamatórias que podem desempenhar um papel na resposta inflamatória às leptospiras.[190] As proteínas de membrana externa das leptospiras, como LipL32, induzem uma resposta inflamatória nas células tubulares proximais renais por meio de receptores semelhantes a Toll ou outros ligantes.[225,343,361]

Os ácidos graxos insaturados existentes em uma fração glicolipídica de leptospiras inibem especificamente a sódio-potássio adenosina trifosfatase (Na⁺, K⁺-ATPase), que pode ser responsável pela perda urinária de potássio observada em muitos pacientes com leptospirose.[183,236,363] Foi constatado que frações de endotoxina de *L. interrogans* interferem nos mecanismos de concentração renal.[52]

Várias hemolisinas foram identificadas em leptospiras patogênicas. A primeira delas (esfingomielinase C) foi purificada de *Leptospira borgpetersenii* de sorovar Hardjo.[33] A esfingomielinase H induz a formação de poros nas membranas das células-alvo e só é altamente conservada nas leptospiras patogênicas.[170] A hemoglobinemia, a hemoglobinúria e a icterícia que se desenvolvem nos bovinos com leptospirose resultam de uma toxina hemolítica específica de sorovares, produzida por microrganismos isolados do sorogrupo Pomona. Todavia, a hemólise em outros hospedeiros é incomum, a despeito da existência de outros componentes de superfície de hemolíticos conhecidos. Por outro lado, foi detectada uma redução da fragilidade osmótica na leptospirose canina,[292] tornando a hemólise menos provável.

Várias proteínas de ligação da fibronectina foram identificadas na superfície de leptospiras patogênicas, incluindo LipL32, assim como proteínas Lig expostas de superfície (LigA e LigB).[203] As cepas virulentas são capazes de se ligar à proteína de ligação do complemento 4, interferindo, assim, na neutralização sérica dos espiroquetas.[23] Alguns desses fatores de virulência podem explicar como a *Leptospira* patogênica escapa melhor dos mecanismos de defesa do hospedeiro do que cepas de vacina atenuadas ou microrganismos isolados cultivados. É necessário investigar o grau com que esses fatores provocam lesão tecidual na leptospirose.

O fígado é outro órgão parenquimatoso importante que é danificado durante a leptospiremia. Pode ocorrer disfunção hepática profunda sem alterações histológicas significativas devido à lesão subcelular produzida por toxinas das leptospiras. Como não ocorre hemólise, o grau de icterícia na leptospirose tanto canina quanto humana corresponde habitualmente à gravidade da necrose hepática. A hepatite ativa crônica tem sido uma sequela documentada na infecção pelo sorovar Grippotyphosa em cães.[36] Cães de uma colônia reprodutora de cães da raça Beagle na França apresentaram doença semelhante associada à infecção pelo sorogrupo Australis.[2] Presumivelmente, a lesão hepatocelular inicial e a persistência do microrganismo no fígado resultam em alteração da circulação hepática, fibrose e distúrbios imunológicos, que perpetuam a resposta inflamatória crônica. Esse processo pode causar fibrose hepática extensa e falência hepática. Deve-se considerar a possibilidade de leptospirose em cães com inflamação e fibrose hepática.

A lesão pulmonar aguda ocorre em consequência dos efeitos das toxinas do microrganismo sobre o tecido pulmonar. A exsudação de líquido no pulmão pode resultar de vasculite, e, raramente, ocorre hemorragia pulmonar grave aguda.[35,323] O grau de comprometimento pulmonar frequentemente reflete o prognóstico para recuperação.[102,196] Entre cães com leptospirose, é possível observar uma variação geográfica na prevalência da hemorragia pulmonar grave aguda. Foram também relatados surtos de hemorragia pulmonar associada à leptospirose em seres humanos, e esses surtos também parecem ocorrer em cães.

Outros sistemas orgânicos que são lesados durante ou após a infecção não foram frequentemente documentados em cães. O desenvolvimento de meningite benigna, cuja ocorrência é documentada em seres humanos, resulta quando algumas leptospiras invadem o sistema nervoso ou o líquido cerebrospinal (LCS) durante a fase aguda da doença. Após o início da resposta humoral e a eliminação dos microrganismos teciduais, os microrganismos que persistem no sistema nervoso central de alguns pacientes, particularmente crianças, podem levar ao desenvolvimento de meningite mediada por imunocomplexos.[76] Foi também documentada a ocorrência de uveíte em seres humanos, cães e cavalos, provavelmente por meio de um mecanismo patogênico semelhante.

Achados clínicos

Cães

O Boxe 42.1 fornece um resumo de todas as manifestações clínicas das leptospiroses. Os sinais clínicos da leptospirose canina dependem da idade e da imunidade do hospedeiro, de fatores ambientais que afetam os microrganismos e da virulência do sorovar infectante. Os animais jovens são, em geral, mais gravemente acometidos do que os adultos. Os cães de raça grande (mais de 15 kg), cães de rua e cães adultos são os mais comumente acometidos.[216] Em uma pesquisa de casos notificados de hospitais universitários nos EUA, os cães de pastoreio, os cães de caça e os cães de trabalho apresentaram maior risco de infecção em comparação com os de outras raças.[348] Entretanto, as raças acometidas nos relatos publicados podem variar, dependendo da área geográfica, do contexto da prática ou da base de referência. Cães de raças pequenas foram mais frequentemente acometidos em casos observados no hospital universitário da University of Minnesota (40%), em comparação com os da University of California (16%).[328] Infecções peragudas por leptospiras por vezes se manifestam na forma de lesptospiremia maciça e morte, com poucos sinais premonitórios. Nas infecções agudas, os primeiros sinais clínicos são febre (39,5°C a 40°C), calafrios e hipersensibilidade muscular generalizada. Subsequentemente, ocorrem vômitos, desidratação rápida e colapso vascular periférico. Foi observada a ocorrência de taquipneia, pulso rápido e irregular e perfusão capilar deficiente. Os defeitos da coagulação e a lesão vascular são aparentes, como hematêmese, hematoquezia, melena, epistaxe e petéquias disseminadas. Os cães com doença terminal ficam deprimidos e apresentam hipotermia,

Boxe 42.1 Problemas clínicos associados à leptospirose

História

Os animais jovens são mais gravemente acometidos do que os adultos; os cães de raças grandes e que vivem ao ar livre são comumente acometidos.

Achados clínicos

Aguda: febre de 39,5°C a 40°C, calafrios, hipersensibilidade muscular, vômitos, animal deitado, desidratação, colapso vascular periférico, taquipneia, pulso irregular e rápido, perfusão capilar precária, hematêmese, hematoquezia, melena, epistaxe, petéquias disseminadas, icterícia, intussuscepção intestinal, oligúria ou anúria.

Subaguda: febre, anorexia, vômitos, desidratação, polidipsia e poliúria, relutância em se mover, hiperestesia paraspinal causada por inflamação muscular, meníngea ou renal, congestão das mucosas, hemorragias petequiais ou equimóticas, conjuntivite, uveíte, rinite, tonsilite, oligúria ou anúria, tosse ou dispneia, icterícia.

Achados clinicolaboratoriais

Hematologia: leucocitose, trombocitopenia, prolongamento dos tempos de coagulação.

Bioquímica: hiponatremia, hipocloremia, hipopotassemia ou hiperpotassemia, hiperfosfatemia, hiperglicemia, atividade da ALT, atividade ↑ da AST, atividade ↑ da LDH, atividade ↑ da fosfatase alcalina, bilirrubina sérica ↑, ácidos biliares séricos ↑, retenção da sulfobromoftaleína, das atividades da amilase sérica (intussuscepções), atividade ↑ da lipase sérica, azotemia ↑, creatinina sérica ↑, creatinoquinase sérica ↑, proteína C reativa sérica ↑, troponina cardíaca I sérica ↑, colesterol sérico ↑, globulina sérica ↑, albumina sérica ↓, distúrbios variáveis dos minerais e eletrólitos.

Exame de urina: densidade ≤ 1,029, isostenúria ou hipostenúria, glicosúria, proteinúria tubular ou glomerular, bilirrubinúria, números ↑ de cilindros granulosos, piúria, hematúria, aumento da relação proteína/creatinina na urina.

Exames de imagem

Densidades intersticiais e alveolares nodulares

Ultrassonografia do sistema urinário: renomegalia, pielectasia, ecogenicidade cortical ↑

Eletrodiagnóstico

Taquiarritmias ventriculares

ALT, alanina aminotransferase; *AST*, aspartato aminotransferase; *LDH*, desidrogenase láctica.

normalize em 2 a 3 semanas, ou pode-se observar o desenvolvimento de insuficiência renal poliúrica compensada crônica. Esses cães com disfunção renal crônica podem apresentar polidipsia e poliúria como principais manifestações durante longos períodos, até haver progressão da azotemia e, por fim, desenvolvimento de uremia.

É possível que ocorram icterícia ou elevações mais discretas das concentrações séricas de bilirrubina em cães acometidos com a forma aguda da doença (Figura 42.3). A colestase intra-hepática em consequência da inflamação hepática pode ser completa a ponto de resultar em mudança de coloração das fezes, de marrom para cinzenta. Cães com hepatite ativa crônica ou fibrose hepática crônica como sequelas da leptospirose finalmente podem demonstrar sinais francos de insuficiência hepática, incluindo inapetência crônica, perda de peso, ascite, icterícia ou encefalopatia hepática. Por vezes, ocorre doença hepática progressiva crônica sem sinal clínico de outro comprometimento orgânico.[2]

Ocorre intussuscepção intestinal com alguma frequência em cães com infecções agudas, presumivelmente em associação à inflamação gastrintestinal (GI). Deve-se proceder a uma cuidadosa palpação do abdome em cães que desenvolvem vômitos e diarreia persistentes. As fezes podem tornar-se escassas nesses casos, e a hematoquezia ou melena tornam-se aparentes. O desenvolvimento de pancreatite é uma sequela documentada da infecção por *Leptospira* em seres humanos e pode explicar a ocorrência de dor abdominal aguda em cães, bem como vômito e anorexia persistentes em cães cuja azotemia tenha regredido após hospitalização.

As manifestações pulmonares incluem respiração laboriosa e tosse.[280] Tanto a pneumonia intersticial quanto a hemorragia pulmonar com consolidação alveolar foram documentadas como causa em seres humanos[32,139] e em cães (Figura 42.4).[30,35,271]

Podem ocorrer manifestações cardíacas em cães gravemente acometidos.[199] Os distúrbios do ritmo passíveis de serem identificados ao exame físico e as anormalidades eletrocardiográficas consistem em taquiarritmias ventriculares. Há suspeita de lesão do miocárdio com base nos achados laboratoriais (ver *Achados clinicolaboratoriais*, adiante) e em achados semelhantes na leptospirose humana.[306]

A uveíte é frequentemente identificada na leptospirose natural e experimental em seres humanos e certos animais, como o cavalo. Foi relatada a ocorrência de panuveíte em associação à leptospirose em um cão,[333] assim como em vários cães examinados pelos autores deste capítulo.

O aborto é um problema clínico em éguas, vacas e porcas; todavia, existem poucos relatos em cães. Um sorovar Buenos Aires (sorogrupo Djasiman) foi isolado de um feto abortado de uma cadela soro-

não havendo tempo para o desenvolvimento de insuficiência renal e hepática.

As infecções subagudas caracterizam-se por anorexia, vômitos, desidratação e aumento da sede. Em muitos cães com leptospirose subaguda, a temperatura retal encontra-se na faixa de referência. A relutância em se mover e a hiperestesia paraspinal podem resultar de inflamação muscular, meníngea ou renal. É possível que ocorra perda de peso, habitualmente associada a uma redução da ingestão de alimento em consequência da hiperestesia associada à inflamação, ou da uremia. A palpação do abdome por vezes indica hiperestesia e desconforto abdominal devido à inflamação visceral. Os rins podem estar dentro dos limites de seu tamanho de referência, ou ligeiramente aumentados e dolorosos à palpação. As mucosas podem ter aparência congesta. A conjuntivite, a rinite e a tonsilite por vezes são acompanhadas de tosse e dispneia. A deterioração progressiva da função renal manifesta-se por oligúria ou anúria. É possível que a função renal em alguns cães que sobrevivem à infecção subaguda se

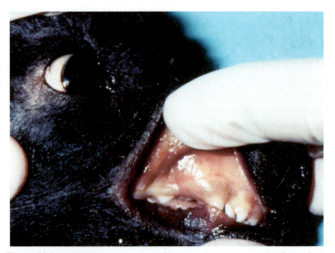

Figura 42.3 Icterícia das mucosas de um filhote com leptospirose aguda. (Fotografia de Craig Greene © 2004 University of Georgia Research Foundation Inc.)

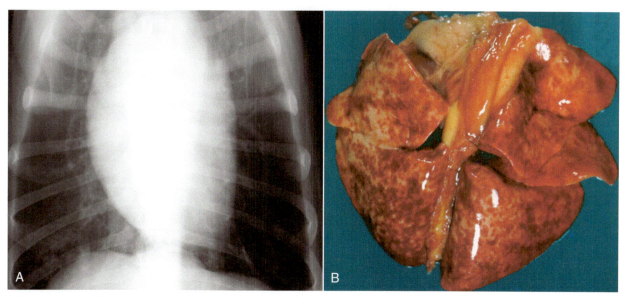

Figura 42.4 A. Radiografia de tórax de um cão com leptospirose aguda mostrando infiltrados pulmonares intersticiais. **B.** Hemorragias petequiais e equimóticas na superfície serosa dos pulmões de um cão com infecção fatal. (Fotografia de Craig Greene © 2004 University of Georgia Research Foundation Inc.)

positiva.[286] O aborto e a infertilidade foram associados a infecção por *Leptospira* do sorogrupo Batavia em um cão.[85]

Com base em pesquisas sorológicas de cães clinicamente sadios, muitas infecções por leptospiras em cães são crônicas ou subclínicas (ver discussão anterior em *Etiologia*).[297] O foco clínico para sorologia em cães tem sido animais com disfunção renal ou hepática; entretanto, a avaliação sorológica e microbiológica para leptospirose pode ser realizada em cães com febre de origem indeterminada, uveíte anterior ou meningite, bem como em cães sadios de canis, domicílios e vizinhança com múltiplos cães ou outros ambientes onde tenha sido documentada a ocorrência de infecção em outros membros.

Gatos

Os sinais clínicos são habitualmente discretos ou inaparentes na leptospirose felina, a despeito da existência de leptospiremia, leptospirúria e evidências histológicas de inflamação renal e hepática.[169] Exames mais disseminados de gatos com doença hepática e renal aguda para leptospirose podem levar ao maior reconhecimento da doença clínica nessa espécie.

Diagnóstico

Achados clinicolaboratoriais

Nos casos típicos de leptospirose canina, os achados hematológicos são trombocitose e trombocitopenia. As contagens de leucócitos flutuam, dependendo do estágio e da gravidade da infecção. A leucopenia, comum na fase leptospirêmica, evolui para a leucocitose, com desvio para a esquerda. Nos estágios mais avançados, as contagens de leucócitos variam habitualmente de 16.500 a 45.000 células/$\mu\ell$. Com frequência, a trombocitopenia é uma manifestação prognóstica de casos graves de leptospirose, e o seu grau correlaciona-se com a gravidade da angústia respiratória e alterações pulmonares radiológicas.[271] Anemia de gravidade leve é frequentemente observada em cães com leptospirose. Em geral é arregenerativa, o que pode refletir a existência de insuficiência renal oligúrica aguda com hiper-hidratação; diminuição na produção de eritrócitos da insuficiência renal crônica ou doença inflamatória crônica, ou perda aguda de sangue de menos de 4 dias de duração) em consequência de trombose tecidual e/ou hemorragia pulmonar ou GI aguda.

A maioria dos cães com leptospirose apresenta azotemia ao exame inicial. São observadas elevações nas concentrações séricas de ureia e creatinina em cães com doença renal de gravidade variável, embora os exames possam apresentar certa tendência, visto que, na maioria dos relatos de casos retrospectivos, apenas cães com azotemia foram testados. Pode-se observar hipoalbuminemia,* (provavelmente devido à proteinúria ou SRIS), e a razão albumina: globulina no soro está habitualmente reduzida. Por vezes, a concentração sérica de globulina está aumentada em alguns cães.[111] A hiperglobulinemia desproporcional pode estar relacionada com a estimulação antigênica crônica da infecção prolongada, ou da desidratação superposta da insuficiência renal ou de ambas. Entretanto, é preciso investigar infecções persistentes concomitantes associadas à hiperglobulinemia. As alterações eletrolíticas acompanham habitualmente o grau de disfunção renal e GI, exceto pela hipopotassemia pronunciada observada em muitos casos. Ocorrem hiponatremia, hipocloremia, hipopotassemia e hiperfosfatemia na maioria dos casos, enquanto a hiperpotassemia só se desenvolve em cães com insuficiência renal oligúrica terminal. Nos seres humanos, acredita-se também que a hipopotassemia na insuficiência renal aguda esteja provavelmente associada à leptospirose.[236] Foi também relatada a ocorrência de hipomagnesemia nos estágios agudos da doença humana grave.[67] Não foram documentadas associações semelhantes na infecção em cães. A hipocalcemia discreta está relacionada com hipoalbuminemia e concentração diminuída da fração do cálcio ligado às proteínas. O pH do sangue e a concentração sérica de bicarbonato estão reduzidos nos animais gravemente acometidos, refletindo a existência de acidose metabólica. Em certas ocasiões, ocorre hipoglicemia com insuficiência hepática grave. A disfunção hepática pode ser aparente em alguns cães; todavia, é habitualmente menos pronunciada do que a insuficiência renal ou está associada a insuficiência renal concomitante. A lesão hepática é demonstrada pelo aumento na atividade sérica da alanina aminotransferase, aspartato aminotransferase, desidrogenase láctica e fosfatase alcalina e concentração de bilirrubina. O aumento na atividade da fosfatase alcalina sérica é, com frequência, proporcionalmente maior do que o da atividade da alanina aminotransferase. A concentração de bilirrubina pode estar aumentada no

_____

* Referências 48, 81, 106, 199, 280, 320.

soro e na urina, e a magnitude é habitualmente proporcional ao grau de comprometimento hepático, um achado muito comum. A bilirrubinúria pronunciada precede habitualmente a hiperbilirrubinemia. O nível sérico de bilirrubina alcança o seu valor máximo em 6 a 8 dias após o início da doença. Pode-se observar a retenção aumentada de sulfobromoftaleína (mais de 5%) na leptospirose aguda antes do início da icterícia, bem como em cães que posteriormente desenvolvem hepatite ativa crônica. O aumento observado na atividade sérica de amilase e lipase pode resultar de sua liberação dos tecidos inflamados do fígado e do intestino delgado e da excreção renal diminuída. Observa-se aumento na atividade da amilase e lipase sérica, bem como da imunorreatividade da lipase pancreática, em alguns cães com pancreatite secundária aparente. As concentrações séricas de troponina cardíaca mostram-se aumentadas em alguns cães, sugerindo lesão miocárdica.[199] A atividade da creatinoquinase sérica está aumentada quando ocorre inflamação da musculatura esquelética.[199] Com frequência, o exame de urina caracteriza-se por glicosúria, proteinúria tubular e glomerular e bilirrubinúria e, em alguns casos, por números aumentados de cilindros granulosos, leucócitos e eritrócitos no sedimento. Alguns cães apresentam aumento da relação entre proteína e creatinina na urina quando há sedimento urinário de baixa celularidade, indicando o rim como fonte da proteína urinária. A existência concomitante de glicosúria ou cilindros com proteinúria pode ser explicada pela lesão tubular aguda. Os achados de proteínas urinárias de peso molecular predominantemente baixo e, algumas vezes, de alto peso molecular são compatíveis com fontes tubulares e glomerulares, respectivamente,[199,365] embora a doença glomerular não seja a característica primária da leptospirose, que predominantemente é uma nefrite tubulointersticial. As leptospiras não são identificadas na urina sem coloração especial ou microscopia de campo escuro.

Na leptospirose de ocorrência experimental e natural em cães são observados graus variáveis de trombocitopenia, concentração reduzida de fibrinogênio, prolongamento do tempo de tromboplastina parcial ativado e tempo de protrombina, atividade reduzida da antitrombina, aumento da concentração do dímero D e aumento dos produtos de degradação do fibrinogênio, presumivelmente em consequência da coagulação intravascular excessiva.[161a,199,238] Em muitos cães os parâmetros da coagulação estão dentro dos limites de referência, ou a trombocitopenia variável pode ser a única anormalidade, sugerindo mecanismos hemostáticos compensados. O grau de trombocitopenia em cães com leptospirose tem sido correlacionado com a gravidade das manifestações pulmonares e maior taxa de mortalidade.[161a,271] Embora a meningite não esteja bem documentada em cães, o aumento da concentração de proteínas com predomínio de neutrófilos deve ser detectado pela análise do LCS.

Nos seres humanos, a avaliação dos achados clínicos e laboratoriais possibilitou a previsão da gravidade e mortalidade nos pacientes acometidos.[82,196] Os achados de pior prognóstico incluem dispneia e infiltrados alveolares graves na radiografia de tórax, contagem elevada de leucócitos, trombocitopenia, oligúria e anormalidades de repolarização no eletrocardiograma. Foram feitas associações semelhantes para a doença pulmonar e a trombocitopenia[271] e para a albumina sérica, a troponina cardíaca I, a relação proteína C reativa/haptoglobina, albumina urinária e relação proteína total/creatinina na urina,[199] sugerindo pior prognóstico para cães acometidos.

Achados na radiografia e ultrassonografia

Embora a tosse e a dispneia não sejam manifestações consistentes da leptospirose canina, são detectadas densidades alveolares intersticiais a nodulares, provavelmente associadas à hemorragia pulmonar em decorrência de lesão endotelial e vasculite, na radiografia de tórax de muitos cães.[30,161a,271] As lesões são mais efetivamente detectadas nos campos pulmonares caudodorsais. Ocorre regressão completa das lesões nos cães recuperados. As anormalidades na ultrassonografia do sistema urinário incluem, por ordem decrescente de prevalência, renomegalia, pielectasia, aumento da ecogenicidade cortical, acúmulo discreto de líquido perirrenal e banda medular de ecogenicidade aumentada (Figura 42.5).[93] A banda ecogênica medular não é específica da leptospirose em cães e corresponde a uma região de edema, necrose e hemorragia renais, observada macroscopicamente e ao exame histológico. Alterações sugestivas de inflamação pancreática também podem ser detectadas na ultrassonografia do abdome.

Sorologia
Aglutinação microscópica

O método sorológico padrão para o diagnóstico de leptospirose, o teste de aglutinação microscópica (TAM), exige microscopia de campo escuro e é necessário enviar as amostras de soro a laboratórios diagnósticos comerciais. Os microrganismos vivos, que representam vários sorogrupos, crescem em meios líquidos e são expostos a diluições seriadas do soro do paciente. O parâmetro de avaliação é a maior diluição do soro que provoca aglutinação de 50% ou mais dos microrganismos. Contrariamente à crença popular, e devido a reações cruzadas imunológicas entre as proteínas de superfície externa das leptospiras, o TAM é um ensaio específico de sorogrupos; por conseguinte, ele não discrimina os microrganismos em nível de sorovar.[176,177] Entretanto, a sua capacidade de discriminar entre reatividades de sorogrupos é uma vantagem sobre outro ensaio imunossorvente ligado a enzima (ELISA; do inglês, *enzyme-linked immunosorbent assay*), aglutinação em látex ou métodos de detecção indiretos com anticorpos fluorescentes. Utilizando diversos antígenos, as amostras de soro são habitualmente examinadas em uma diluição inicial de 1:100. Diluições adicionais de duas vezes são efetuadas contra antígenos de reação positiva para determinar qual o anticorpo existente nas maiores concentrações. Muitos laboratórios efetuam o teste com diluições de 1:3.200; todavia, outros fornecem os resultados para o parâmetro de avaliação. O título é habitualmente expresso como recíproca da diluição; assim, o parâmetro de avaliação com diluição 1:3.200 seria o título de 3.200. Alguns laboratórios efetuam o teste com até sete ou mais sorogrupos: Autumnalis, Bratislava, Canicola, Grippotyphosa, Hardjo, Icterohaemorrhagiae e Pomona; todavia, isso varia de acordo com a localização geográfica.

O relato fornecido aos veterinários lista os vários sorogrupos a partir dos quais leptospiras selecionadas foram usadas como antígenos, juntamente com os títulos de anticorpos correspondentes. Cães

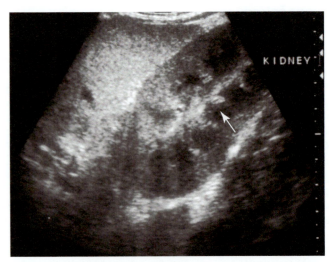

Figura 42.5 Aspecto do rim na ultrassonografia, com banda de hiperecogenicidade medular. (Fotografia de Craig Greene © 2004 University of Georgia Research Foundation Inc.)

com títulos positivos (acima de 100) frequentemente apresentam soros que exibem reação cruzada contra uma variedade de microrganismos do teste representando cada sorogrupo. O título mais elevado é interpretado como pertencente ao sorogrupo infectante. Por conseguinte, é apropriado interpretar os títulos como específicos de sorogrupos, e não de sorovares. Por exemplo, em cães com infecção natural e experimental por sorovares isolados de Grippotyphosa, o título mais elevado é contra os microrganismos do teste usados nesse sorogrupo, enquanto os títulos mais baixos são contra sorovares utilizados do grupo Pomona. Quando os títulos são iguais ou superiores a 3.200 para mais de um sorovar, a reação com o sorogrupo em questão é classificada como mista e ocorre devido a epítopos compartilhados entre microrganismos do mesmo grupo. Além disso, é possível a ocorrência de reações "paradoxais", em que a resposta imune inicial pode ser mais acentuada contra sorogrupos heterólogos até uma fase avançada da infecção, quando o título mais alto é habitualmente contra os microrganismos do sorogrupo envolvido. Em estudos realizados em seres humanos, mesmo quando o sorogrupo infectante é incluído no TAM, os resultados podem identificar corretamente o sorogrupo infectante em apenas 50% dos casos.[176,177] É possível que os microrganismos do sorogrupo Autumnalis utilizados no TAM produzam a maior reatividade paradoxal em cães infectados por leptospiras do sorogrupo Pomona.[231] Por vezes, também é difícil interpretar os títulos vacinais, visto que os cães vacinados com o sorogrupo Pomona também podem exibir títulos elevados contra Autumnalis e Bratislava, embora esses sorogrupos não estejam incluídos na vacina.[28,111] Por fim, o TAM realizado por numerosos laboratórios não tem padrão universal quanto aos antígenos utilizados e a metodologia envolve o crescimento e a cultura de espiroquetas em cada situação.[58] Isso pode explicar a acentuada variação observada entre os resultados, quando uma única amostra é enviada a vários laboratórios diagnósticos.[218] Devido a essas discrepâncias, os laboratórios que realizam o teste foram incentivados a participar de um programa de garantia de qualidade, como o programa de ensaio de proficiência International Leptospirosis MAT organizado pela Sociedade Internacional de Leptospirose.[5]

Podem ser obtidos resultados falso-negativos se uma leptospira do sorogrupo infectante não for incluída como antígeno do teste, ou se houver baixa afinidade a qualquer um dos microrganismos do teste escolhido como representativos de um sorogrupo. A maioria dos laboratórios diagnósticos de veterinária testa 6 a 8 sorogrupos no ensaio; por outro lado, devido às viagens internacionais, muitos laboratórios diagnósticos humanos, como os Centers for Disease Control and Prevention, incluem mais de 20 sorogrupos. Se o painel de sorogrupos usados por determinado laboratório não for representativo daqueles que circulam na região geográfica local, a capacidade do ensaio de identificar acuradamente o sorovar infectante provavelmente é ainda mais limitada.

A magnitude esperada para que um único título seja positivo depende sempre da exposição antecedente de uma população. Em qualquer região geográfica, os títulos medidos em cães clinicamente sadios ou que sofrem de outras síndromes podem ajudar na determinação e interpretação da sororreatividade de base. Em algumas circunstâncias, é possível encontrar títulos de base de certos sorogrupos (p. ex., Autumnalis e Bratislava) representados no TAM que não estão bem associados à doença clínica.[320] Por vezes, alguns desses títulos aumentados estão relacionados com uma reação cruzada com antígenos de vacinas nas quais foram usados produtos quadrivalentes (ver *Prevenção*, mais adiante).

A demonstração de uma *elevação* ou *diminuição* de quatro vezes nos títulos do TAM é classicamente necessária para a confirmação sorológica definitiva da doença aguda potencialmente autolimitada, como a leptospirose. Entretanto, os anticorpos aglutinantes medidos no TAM são principalmente IgM e alguma IgG.[127] Conforme tipicamente observado na primeira classe de anticorpos, a IgM aumenta e cai quando há microrganismo durante a infecção por leptospiras patogênicas e não patogênicas, porém não aumenta de modo tão acentuado nem por um longo período após o uso repetido de vacinas inativadas. Muitos cães com infecção natural irão apresentar títulos de 800 ou mais, o que, em uma única amostra, é a indicação de leptospirose com doença clínica compatível e nenhuma vacinação contra leptospirose recente (nos últimos 4 meses).

Apesar de seu maior custo, o uso de teste de acompanhamento ajuda a melhorar a sensibilidade e a especificidade dos resultados do TAM. Quando apenas um único título tiver sido considerado no diagnóstico, a especificidade de um único título de 800 para cães doentes foi elevada (69 a 100%) e a sensibilidade variou entre 22 e 67%, quando comparada com o padrão de cães que exibiram títulos crescentes em avaliações subsequentes.[218] Os resultados que mostram a acurácia de um único título elevado (acima de 800) podem ter sido mais adequados quando títulos tanto crescentes quanto decrescentes foram considerados no diagnóstico. Por vezes, títulos iniciais elevados (superiores a 800) são reavaliados para a redução ou o aumento do título 1 mês ou mais após o tratamento para ajudar a confirmar a existência de infecção ativa. Acredita-se que títulos mais baixos ou negativos sejam mais comuns em cães com início rápido da doença clínica, em comparação com aqueles que apresentam progressão mais lenta.[111,199] Nesse casos, em que os resultados dos títulos são negativos na primeira semana até 10 dias de doença aguda, deve-se obter uma segunda amostra de soro e, algumas vezes, uma terceira a intervalos de 1 a 2 semanas para evitar a omissão de uma elevação abrupta e declínio subsequente dos títulos após tratamento antibacteriano. Em muitos casos, a obtenção de um título convalescente antes da alta hospitalar, mesmo quando realizado em até 1 semana após a primeira amostra, pode constituir o intervalo suficiente para mostrar a ocorrência de soroconversão e também superar os problemas relacionados com a perda de confirmação de acompanhamento.

Outros cães acometidos irão apresentar títulos muito altos (pelo menos de 1.600 a 12.800) no momento da hospitalização inicial, sem nenhuma mudança adicional observada nas primeiras 2 a 3 semanas após o tratamento; por conseguinte, aconselha-se o período de espera de pelo menos 3 a 4 meses.[111] Títulos muito altos, com ou sem hiperglobulinemia concomitante, podem sugerir persistência e replicação prolongadas dos microrganismos, e o declínio desses títulos é, com frequência, tardio. De modo notável, a magnitude inicial dos títulos ou a sua mudança não se correlacionam, de qualquer modo, com a gravidade da doença clínica. Não foi constatada nenhuma diferença no aumento ou na duração dos títulos do TAM para o sorogrupo Grippotyphosa, entre cães não infectados e cães que foram tratados e se recuperaram da infecção por *L. kirchneri* do sorogrupo Grippotyphosa e que não eram mais soropositivos no momento da vacinação com produto quadrivalente.[111] A infecção prévia ou a vacinação estão habitualmente associadas a um resultado do TAM inferior a 800,[14,156,221,299,320] embora possam ser observados títulos de até 3.200.[14] Se houver desenvolvimento de títulos vacinais mais altos (800 ou mais), foi constatado que eles não persistem por mais de 3 meses após a vacinação de cães experimentalmente confinados,[28,111,127] embora, de modo empírico, tenha sido verificada a persistência de resultados de até 800 em cães naturalmente expostos por períodos mais longos contra alguns sorogrupos, em particular com as vacinas quadrivalentes.[327] Em geral, títulos a partir de 800 indicam infecção ativa ou estado de portador renal subclínico. Essas infecções subclínicas podem resultar de leptospiras virulentas em cães parcialmente protegidos ou de infecções por leptospiras não patogênicas. Todavia, alguns cães infectados pelo sorovar Canicola ao qual estão bem adaptados por vezes apresentam títulos inferiores a 400, enquanto estão ativamente infectados e excretando microrganismos.

Vários fatores podem afetar os resultados do TAM e a sua interpretação. É possível que a terapia antimicrobiana administrada em uma fase muito inicial da evolução da doença diminua a magnitude da elevação dos títulos. Com frequência, observa-se a redução dos títulos de anticorpos após terapia antimicrobiana bem-sucedida das infecções ativas.[111] Esta é a razão pela qual um aumento de quatro vezes nos títulos é considerado como diagnóstico de infecção ativa. Caso a infecção tenha sido eliminada com sucesso, espera-se a redução dos títulos sorológicos até no máximo 200 em um período de 1 a 4 meses após a conclusão do tratamento.[111,123] O teste realizado nos animais tratados depois desse intervalo e o achado de título não reativo podem ser de algum auxílio para estabelecer se o animal está livre de infecção; todavia, são necessários estudos adicionais para confirmar essa pressuposição. Títulos mais baixos (inferiores a 400) contra antígenos de leptospira utilizados no TAM também podem indicar alguma exposição à infecção por espiroquetas não lesptospira (p. ex., *Borrelia burgdorferi*). Cães inicialmente vacinados com vacina de Lyme de células integrais inativadas e, em seguida, vacinados vários meses depois com vacina contra leptospirose tiveram títulos mais altos no TAM contra determinados sorovares de Leptospira, em comparação com cães de controle aos quais não foi administrada a vacina de Lyme.[299a] Entretanto, cães expostos a carrapatos portadores de *B. burgdorferi*, que desenvolveram títulos elevados contra esse microrganismo, não apresentaram aumentos significativos dos títulos no TAM.[309] Em contrapartida, infecções por leptospiras podem afetar os resultados de testes sorológicos para a borreliose, quando são utilizados ensaios com células integrais (ver *Diagnóstico*, no Capítulo 43). O Boxe 42.2 fornece um resumo dos critérios de diagnóstico quando são utilizados títulos do TAM e outros testes. Para informações mais detalhadas sobre o uso e a interpretação dos resultados do TAM, ver Consensus Statement of the American College of Veterinary Internal Medicine on Canine Leptospirosis.[329]

Ensaio imunossorvente ligado a enzima

Os métodos de ensaio, como o ELISA, têm sido utilizados em cães para a identificação de anticorpos IgG ou IgM contra leptospiras.[147,282,352] Em comparação, aumentos dos títulos no TAM acompanham mais estreitamente os títulos no ELISA-IgM do que o título de IgG, embora ambas as classes de anticorpos possam causar aglutinação.[126,127,129] Em estudos experimentais, o ELISA-IgM aumenta em até 1 semana após a infecção inicial e os títulos máximos são alcançados em até 2 semanas com declínio subsequente. O ELISA-IgM parece ser mais sensível na detecção de anticorpos e é mais específico de sorogrupos do que o TAM para identificar a ocorrência de infecção muito precoce em cães. Cães que morreram na primeira semana de doença tiveram títulos elevados do ELISA-IgM, apesar de títulos negativos no TAM.

Em cães, títulos elevados no teste ELISA-IgG desenvolvem-se 2 a 3 semanas após a infecção, sendo o título máximo alcançado em aproximadamente 1 mês. Os títulos no teste ELISA-IgG acompanham melhor a proteção contra a infecção do que os títulos do TAM. Diferentemente dos títulos do TAM e de IgM, os títulos de IgG aumentam acentuadamente após a vacinação e persistem por muitos meses. Utilizando medidas combinadas de IgG e IgM, o ELISA é mais apropriado para diferenciar a infecção natural da imunidade induzida por vacina, em comparação com o TAM. O teste ELISA em cães que receberam mais de uma vacina demonstra títulos elevados de IgG acompanhados de títulos baixos ou negativos de IgM, mesmo nas primeiras semanas após a vacinação. Infelizmente, a disponibilidade do teste ELISA para aplicação clínica não é ampla. Além disso, a não ser nas infecções muito iniciais, os resultados do teste ELISA com células integrais demonstra uma especificidade mais baixa para sorovares do que os métodos que utilizam TAM.[316]

Foram desenvolvidos métodos de ELISA com base em antígenos recombinantes com o uso de proteínas geneticamente conservadas que podem detectar anticorpos dirigidos contra uma variedade de sorovares patogênicos.[77,291] As *Leptospira* patogênicas têm diversas proteínas de superfície externa imunodominantes, semelhantes às imunoglobulinas (LigA, LigB e LigC), que são expressas e que induzem uma resposta imunológica durante a infecção.[250] A detecção de anticorpos específicos contra essas proteínas recombinantes tem sido acurada no diagnóstico da leptospirose aguda em seres humanos.[68] Uma lipoproteína imunodominante conservada em leptospiras patogênicas, a LipL32, foi usada em um teste ELISA com base na IgG para cães e demonstrou ser sensível e específica em comparação com o método de TAM.[77,78,145] Em geral, o TAM é considerado superior na sua sensibilidade e especificidade globais aos ensaios sorológicos fundamentados nos ensaios ELISA, de modo que o uso exclusivo de metodologias de ELISA não tem sido recomendado.[5]

Outros imunoensaios

Um teste de aglutinação macroscópica em lâmina, desenvolvido para o diagnóstico de leptospirose humana, detecta anticorpos tão precocemente quanto o ELISA-IgM na evolução da infecção.[45,69] A vantagem desse ensaio consiste em que é possível utilizá-lo como teste de campo, já que pode ser realizado sem microscopia. O teste ELISA e ensaios de aglutinação estão disponíveis na forma de *kits* comerciais para realização no local de tratamento, a fim de detectar infecções recentes ou ativas em seres humanos e cães.[142,179] Os ensaios de aglutinação podem ser usados sem qualquer modificação em uma variedade de animais. Utilizando a LipL32, foi desenvolvido um teste de aglutinação à base de látex com alta especificidade e sensibilidade para uso em cães e seres humanos.[79] Para triagem de infecções humanas, dispõe-se também de um teste de triagem comercial que utiliza um antígeno de leptospira altamente reativo para anticorpos IgM no soro.[302,313] Está disponível um *kit* comercial para laboratórios adequadamente equipados para a detecção de IgG no soro ou no plasma de cães por ensaio imunofluorescente indireto.

Identificação do microrganismo
Cultura bacteriana

Os veterinários são incentivados a obter amostras para isolamento de leptospiras de cães a fim de ampliar a compreensão da epidemiologia da leptospirose. É necessária a realização de outros testes para

---

> **Boxe 42.2** **Critérios para o diagnóstico da leptospirose**
>
> **Sorologia por aglutinação microscópica**
> Vacinação realizada há mais de 3 meses[a]
> Elevação de 4 vezes em títulos pareados a intervalo de 3 semanas ou título isolado de 800 ou mais[a]
> Outros achados clínicos compatíveis
>
> **Microscopia**
> Lesões compatíveis ao exame macroscópico ou microscópico em amostras obtidas por biopsia ou na necropsia
> Tecidos com coloração pela prata ou imunocoloração
>
> **Identificação do microrganismo**
> Microscopia da urina em campo escuro
> Imunocoloração do sedimento urinário
> Resultados positivos da reação em cadeia da polimerase em tecidos ou líquidos corporais
> Cultura

[a] Embora isso não seja reconhecido em estudos experimentais, foram observados alguns cães vacinados com exposição natural concomitante apresentando resultados com títulos persistentemente altos (≥ 800) no TAM por mais de 6 semanas após a vacinação (ver o texto).

o diagnóstico, visto que, se não for estritamente controlada, a cultura será relativamente insensível e o tempo necessário para a obtenção dos resultados será longo. Deve-se entrar em contato com um laboratório que tenha experiência no isolamento de leptospiras. O momento apropriado e a técnica empregada são fundamentais para o isolamento das leptospiras, em virtude de suas necessidades exigentes para crescimento e suscetibilidade a condições ambientais adversas. As amostras devem ser obtidas *antes* de se iniciar a terapia antibacteriana. Os cães apresentam leptospiremia durante a primeira semana de infecção, porém o número de microrganismos circulantes diminui subsequentemente à medida que aumentam os títulos de anticorpos séricos. A ocorrência de leptospiras no LCS acompanha a do sangue; posteriormente, ocorre eliminação urinária dos microrganismos.[285,293] Por conseguinte, o sangue é a melhor amostra para cultura nos primeiros 10 dias de doença e, depois desse período, as amostras de urina são ideais. Entretanto, são necessárias várias amostras, em virtude da eliminação intermitente desses microrganismos. Se os animais forem adequadamente hidratados, a administração de pequena dose de um diurético, como furosemida (0,5 mg/kg), imediatamente antes da coleta de urina pode facilitar a recuperação dos microrganismos.

A urina cateterizada ou da micção é frequentemente contaminada pela flora normal, que interfere no crescimento das leptospiras; por esse motivo, prefere-se a cistocentese.[208] Substâncias inibidoras, como anticorpos nos tecidos e líquidos do hospedeiro, exigem diluição da amostra em pelo menos 1:10 (vol/vol) com solução salina tamponada, 1% de albumina sérica bovina ou meio de cultura. Como alternativa, uma amostra de 0,25 a 0,5 mℓ de sangue, urina ou LCS obtida no estágio apropriado da infecção pode ser inoculada diretamente em 7 a 10 mℓ de meio de transporte. O sangue deve ser anticoagulado com heparina sem conservante ou polietileno sulfonato de sódio (como em garrafas de hemocultura) para transporte até o laboratório se não for possível efetuar uma diluição imediata. Os anticoagulantes de citrato devem ser evitados, pois eles inibem as leptospiras. A urina deve ser alcalinizada para o pH de 8 ou mais durante o transporte, visto que as leptospiras são incapazes de sobreviver em condições máximas de algumas horas. O isolamento *pre mortem* é preferido, visto que os contaminantes no tecido *post mortem* proliferam mais do que as leptospiras exigentes, a não ser que sejam utilizados meios seletivos. Um pequeno volume de tecido (de preferência fígado ou rim) ou de líquido orgânico para cultura deve ser coletado com técnica asséptica em um recipiente de vidro ou de plástico limpo e estéril. As amostras de tecido ou de líquido, se forem despachadas, devem ser mantidas em meio de transporte ou em gelo, mas não congeladas. Para fins de pesquisa, os microrganismos podem ser congelados em meios semissólidos ou de transporte e conservados a temperaturas de –60°C a –70°C por um período de até 6 anos antes da cultura.

Os meios para o isolamento de leptospiras são líquidos, semissólidos ou sólidos. Há um meio líquido ou semissólido que contém polissorbato 80 e soro fetal de vitelo ou albumina sérica bovina. A modificação do meio padrão pela adição de antibacterianos ou 5-fluoruracila tem produzido resultados melhores para o isolamento de certos sorovares de leptospiras. As leptospiras costumam perder a sua virulência em cultura com meios artificiais, porém essa perda pode ser revertida pela sua passagem em animais suscetíveis. A cultura de espiroquetas a partir de tecidos ou líquidos orgânicos não é em si diagnóstica de doença clínica, já que esses microrganismos podem ser recuperados de líquidos e tecidos de cães sadios.

A identificação do sorovar infectante exige o uso de técnicas sorológicas ou de tipagem genética após o isolamento. O TAM com anticorpos policlonais ou monoclonais é a melhor maneira de efetuar a classificação sorológica. A eletroforese em gel de campo pulsado após

digestão por restrição do DNA cromossômico integral identifica acuradamente os sorovares e é mais rápida do que os métodos sorológicos.[64,137] Ver *Detecção genética*, mais adiante.

Exame microscópico

O exame em campo escuro é necessário para a identificação rápida das leptospiras viáveis, visto que não é possível corar esses microrganismos por métodos simples com corantes de anilina. São também necessárias preparações a fresco para ajudar a caracterizar seus movimentos de contorção e flexão. Diversas bactérias que podem ser confundidas com as leptospiras exibem movimentos mais aleatórios em preparações a fresco. Fibrilas celulares ou extrusões e filamentos de fibrina por vezes são interpretados incorretamente como microrganismos. A microscopia de campo escuro também não consegue identificar infecções ativas, já que são necessários aproximadamente 10^5 microrganimos/mℓ.[39] Pode-se efetuar a centrifugação para concentrar as amostras. Devido à falta de precisão do exame em campo escuro, ele deve ser sempre seguido de cultura ou sorologia. Em virtude dessa falta de acurácia, o exame em campo escuro não é mais recomendado.

As leptospiras podem ser observadas ao microscópio óptico em cortes de tecido ou em esfregaços secos ao ar utilizando-se a coloração de Giemsa ou a impregnação com prata.

Técnicas imunoquímicas diretas foram adaptadas para identificar sorovares de leptospiras em impressões teciduais (*imprints*) de fígado e de rim e em líquidos orgânicos, como sangue ou urina (Figura 42.6).[353] O teste do anticorpo fluorescente (AF) direto pode ser utilizado como método de triagem para identificar animais que eliminam os microrganismos na urina, quando a realização de cultura não é possível ou consome muito tempo. Os microrganismos podem não ser eliminados na urina até 4 a 10 dias após o início dos sinais clínicos. Em geral, os conjugados disponíveis não discriminam entre sorovares e o método é incapaz de diferenciar os microrganismos viáveis dos não viáveis.

Imunodetecção

Técnicas de aglutinação-adsorção, que utilizam anticorpos monoclonais, têm sido empregadas em laboratórios especializados para sorotipagem de microrganismos isolados. Foi desenvolvida a captura de antígenos utilizando-se anticorpos semelhantes no ELISA para a identificação de antígenos de *Leptospira* na urina de seres humanos infectados.[242,289] Embora não seja amplamente disponível, esse método é muito sensível e específico e pode ser utilizado com baixo custo e sem necessidade de equipamento especializado.

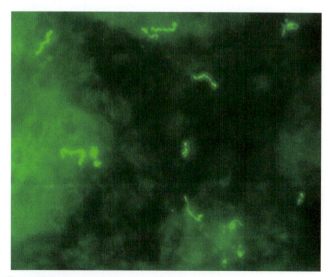

Figura 42.6 Coloração por anticorpo fluorescente direto de leptospiras no rim (60×). (Fotografia de Wayne Roberts © 2004 University of Georgia Research Foundation Inc.)

Detecção genética

As leptospiras têm sido detectadas em líquidos biológicos por ensaios de PCR muito sensíveis. A PCR pode ser usada para diferenciar rapidamente microrganismos isolados patogênicos de não patogênicos, porém ainda não foi desenvolvida para a diferenciação confiável dos sorovares.[256,279] Os métodos genéticos possibilitam a determinação mais específica das cepas infectadas, o que não é possível com a determinação dos títulos de anticorpos séricos. Sondas genéticas específicas de gênero foram usadas em seres humanos para a detecção de leptospiras no sangue, LCS, humor aquoso e urina.[22,163,210,285] A PCR tem sido utilizada para detectar leptospiras no humor aquoso de seres humanos e cavalos com uveíte.[63,88] À semelhança da cultura, o sangue ou plasma anticoagulado é o líquido preferido para a detecção das leptospiras por PCR nos estágios iniciais da infecção. Depois de 10 a 14 dias de inoculação pós-experimental em roedores, os resultados dos exames na urina foram mais sensíveis.[284a] Como o momento de ocorrência da infecção em animais com exposição natural é incerto, recomenda-se que o teste seja realizado em amostras tanto de sangue quanto de urina dos animais com suspeita de infecção. O uso de agentes antimicrobianos pode estar associado a resultados negativos da PCR, devido à eliminação dos microrganismos. Nos seres humanos, a PCR tem menor sensibilidade e maior especificidade do que a sorologia ou a cultura de urina ou de sangue com a evolução da doença; todavia, tem maior acurácia para a doença de duração aguda.[50,72,73] A Nested PCR para uma sequência no gene LipL32 foi usada para diferenciar leptospiras não patogênicas de patogênicas e outras bactérias patogênicas na urina.[149] Os métodos PCR têm sido eficazes para a identificação de leptospiras na urina, sangue e sêmen caninos,* embora a sensibilidade e a especificidade variem de acordo com o momento de coleta da amostra e a metodologia empregada. Em alguns casos, os resultados da PCR em amostras de urina foram mais sensíveis do que os do TAM no soro de cães com suspeita de infecção por leptospiras.[124,125,161a] Assim como a cultura e a sorologia (títulos no TAM), a PCR pode fornecer resultados falso-positivos. Alguns ensaios são capazes de detectar sorovares não patogênicos, e todos os ensaios podem detectar microrganismos eliminados por portadores subclínicos. Por conseguinte, os resultados positivos precisam sempre ser interpretados levando-se em consideração os sinais clínicos. Além disso, sequências genômicas de *Leptospira* não viáveis podem ser detectadas em cães recuperados ou tratados. Além disso, é possível obter resultados falso-negativos na PCR, devido ao momento de coleta das amostras em relação ao número de espiroquetas em determinado líquido corporal, ao baixo nível de microrganismos quando há inibidores (particularmente na urina), à baixa sensibilidade de alguns ensaios e à ineficiência de alguns procedimentos de extração de ácidos nucleicos. Não existe nenhuma padronização entre os métodos de PCR usados pelos laboratórios diagnósticos, e não foram efetuadas comparações cegas entre laboratórios com grande número de amostras. Foram obtidos resultados positivos da PCR em amostras de urina de seres humanos ou cães clinicamente sadios habitantes de áreas endêmicas, com e sem evidências sorológicas de exposição.[96,284a] A imunocaptura magnética tem sido usada para aumentar a sensibilidade da detecção pela PCR.[330] A PCR quantitativa também foi utilizada para a detecção da infecção em cães[191] e tem a vantagem de exibir maior especificidade, menor taxa de resultados falso-positivos em consequência de contaminação e possibilidade de automatização. Os métodos de PCR, como PCR arbitrariamente *primed*, possibilitaram o rastreamento epidemiológico da fonte e associação de determinadas cepas envolvidas em surtos de doenças nos seres humanos.[259] São necessários estudos adicionais para determinar a sensibilidade e a confiabilidade dos métodos de

PCR para o diagnóstico clínico da leptospirose canina. Entretanto, os sinais clínicos compatíveis com a doença e a obtenção de um resultado positivo da PCR em amostras de sangue ou de urina sustentam fortemente o diagnóstico. A PCR pode ser utilizada associada a testes sorológicos para melhorar a sensibilidade do diagnóstico. Para uma discussão mais pormenorizada da PCR no diagnóstico da leptospirose canina, ver Consensus Statement of the American College of Veterinary Internal Medicine.[329]

Achados patológicos

As lesões macroscópicas externas variam acentuadamente, dependendo da gravidade da doença, e podem consistir em congestão e icterícia das mucosas, com petéquias difusas. São observadas ulcerações focais na língua e na cavidade bucal, provavelmente secundárias à uremia. Pode haver aumento do tecido tonsilar ou linfoide. Os rins estão aumentados em animais que morrem de infecção aguda. Apresentam coloração pálida ou amarela-acinzentada e formam uma protuberância na superfície de corte (Figura 42.7). A cápsula renal pode ser aderente à superfície do rim, e é comum a ocorrência de hemorragias subcapsulares. A pelve renal frequentemente está dilatada. Nos casos menos agudos, por vezes são observadas manchas brancas focais no córtex renal, na superfície de corte, e a sua ocorrência é mais proeminente ao longo da junção corticomedular. Em cães cronicamente infectados ou tratados e recuperados, os rins podem estar retraídos e com cicatrizes (Figura 42.8). É possível cultivar as leptospiras a partir de tecido renal macerado. O trato respiratório pode estar edemaciado, com congestão ou hemorragia pulmonar, e por vezes são observados infiltrados pneumônicos difusos e variegados. É comum observar a ocorrência de hemorragias petequiais e equimóticas na superfície subpleural (ver Figura 42.4 B). Em caso de comprometimento hepático, o fígado está aumentado e friável, com tramas interlobares pronunciadas e coloração castanho-amarelada (Figura 42.9). Petéquias e equimoses são encontradas em todas as leptomeninges. Com frequência, há gastrite ulcerativa e hemorrágica em animais urêmicos.

Em certas ocasiões, ocorrem necrose e hemorragia no intestino, com intussuscepção intestinal. Sangue livre ou fezes acólicas podem ser encontrados no cólon e no reto de alguns animais. O baço pode estar pálido e retraído.

Observa-se alguma variabilidade no aspecto histológico do rim, que é atribuída à virulência do sorovar infectante e à duração da infecção. Os cães com leptospirose aguda, que ocorre antes de

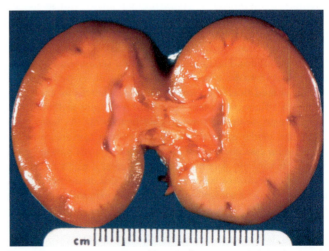

Figura 42.7 Rim edemaciado de um filhote de cão que morreu de leptospirose aguda. (Fotografia de Craig Greene © 2004 University of Georgia Research Foundation Inc.)

---

* Referências 53, 124, 125, 154, 161a, 173.

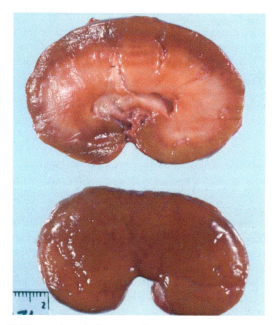

Figura 42.8 Rins retraídos e fibróticos de um filhote de cão de 8 meses de idade que teve icterícia aguda e insuficiência renal; a doença foi diagnosticada como leptospirose por sorologia 5 meses antes. O cão foi tratado e permaneceu clinicamente saudável até o momento de sua morte por acidente automobilístico. (Fotografia de Craig Greene © 2004 University of Georgia Research Foundation Inc.)

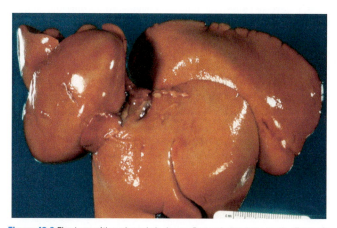

Figura 42.9 Fígado necrótico edemaciado de um cão com leptospirose aguda. (Fotografia de Craig Greene © 2004 University of Georgia Research Foundation Inc.)

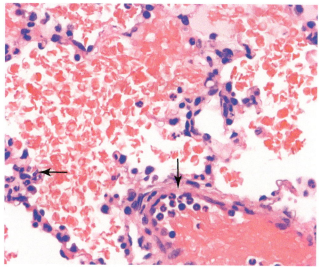

Figura 42.10 Hemorragia pulmonar aguda em um cão com leptospirose aguda. Os alvéolos contêm grandes números de eritrócitos extravasados. Observar a marginação dos neutrófilos dentro dos vasos sanguíneos (*setas*). (Coloração pela H&E, 400×). (Fotografia de Cathy Brown © 2004 University of Georgia Research Foundation Inc.)

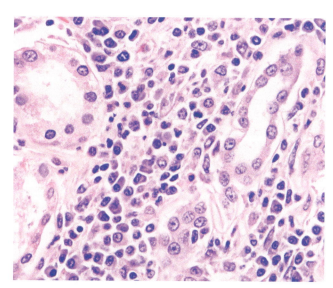

Figura 42.11 Lesões renais da leptospirose subaguda. Os túbulos renais no córtex profundo são separados por grande número de plasmócitos, pequeno número de macrófagos e neutrófilos espalhados (Coloração pela H&E, 400×). (Fotografia de Cathy Brown © 2004 University of Georgia Research Foundation Inc.)

uma resposta sorológica significativa (*i. e.*, os resultados dos títulos são frequentemente negativos), apresentam disfunção renal grave. Entretanto, do ponto de vista histológico, as lesões renais são sutis e consistem em necrose tubular renal discreta e edema intersticial. A inflamação intersticial é mínima ou não existe. É comum a ocorrência de lesões secundárias de uremia, como mineralização pulmonar, mineralização da mucosa gástrica e necrose fibrinoide vascular. A hemorragia pulmonar multifocal grave é aparente (Figura 42.10). A leptospirose na forma subaguda caracteriza-se por inflamação renal intersticial difusa, que é mais grave na junção corticomedular (Figura 42.11). O infiltrado é composto principalmente de plasmócitos, com menor número de linfócitos e macrófagos. Com frequência, há neutrófilos dispersos e células epiteliais necróticas no lúmen tubular. Os rins de cães cronicamente acometidos caracterizam-se principalmente por fibrose intersticial difusa, com inflamação linfoplasmocitária multifocal leve a moderada e macrófagos dispersos. Essas lesões histológicas da leptospirose mais crônica são inespecíficas e encontradas na maioria dos casos de doença renal terminal.

São necessários corantes especiais para observar as leptospiras nos tecidos. Na coloração pela prata, que é relativamente inespecífica, resíduos globulares e espiroquetas intactos podem ser encontrados aderidos à superfície luminal das células epiteliais tubulares renais. Microrganismos intactos são mais frequentemente identificados nos casos subagudos, e, com frequência, os corantes de prata não conseguem detectar microrganismos nos casos agudos ou crônicos. Embora não sejam mais sensíveis do que os corantes de prata, os corantes imuno-histoquímicos são altamente específicos para a identificação das leptospiras.[355] A coloração imuno-hiostoquímica é uniformemente positiva nos casos subagudos e revela principalmente a existência de material globular dentro do lúmen tubular, nas células epiteliais tubulares e macrófagos intersticiais. Microrganismos intactos amplamente dispersos podem ser detectados em grupos ou individualmente dentro dos túbulos em alguns casos subagudos, mas não em todos eles (Figura 42.12). Observa-se também a existência de material de coloração positiva nos cocos inflamatórios na doença

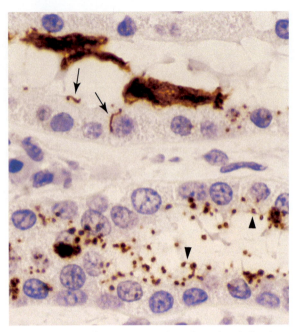

Figura 42.12 Imuno-histoquímica de *Leptospira*; leptospirose subaguda. Grandes agregados de restos de coloração positiva e alguns espiroquetas intactos (*setas*) estão dentro dos túbulos, além da coloração intraepitelial globular proeminente (*pontas de setas*) (peroxidase, 60×). (Fotografia de Cathy Brown © 2004 University of Georgia Research Foundation Inc.)

renal crônica da leptospirose. O antígeno de leptospira é detectado na coloração imuno-histoquímica em alguns dos casos agudos, mas não em todos eles. O exame de AF direto em amostra de rim não fixado é um método mais sensível e amplamente disponível para a detecção do antígeno de leptospira e identifica tanto microrganismos intactos quanto restos de leptospiras.

As alterações histológicas nos pulmões consistem em necrose fibrinoide nos vasos sanguíneos e hemorragias perivasculares, intra-alveolares e subpleurais. Os vasos pulmonares trombosados são circundados por infiltrados de células mononucleares. Pode haver necrose focal do parênquima hepático. Os hepatócitos são arredondados, com núcleos picnóticos e contêm citoplasma granular eosinofílico. Nos animais com icterícia, estase da bile intra-hepática e lesão hepatocelular grave são habitualmente evidentes. A gravidade clínica da doença hepática acompanha a gravidade das alterações histológicas no fígado. Em geral, os casos subclínicos exibem alterações gordurosas discretas nos hepatócitos, enquanto cães com doença moderada apresentam cordões hepáticos fragmentados, com infiltrados linfocitários em áreas de necrose. Os cães gravemente acometidos têm necrose disseminada do parênquima hepático e desintegração dos núcleos. Os cães com infecção crônica desenvolvem hepatite ativa crônica e fibrose hepática. Os microrganismos podem ser demonstrados em localizações intercelulares dentro dos cordões hepáticos. Foram também observados infiltrados neutrofílicos nos pâncreas de cães com infecção experimental.[115]

A lesão neurológica consiste em hemorragia perivascular, infiltrado de células mononucleares e, em certas ocasiões, trombose vascular. Quando se aplica um corante de prata, é possível identificar as leptospiras em áreas pericapilares. Embora não ocorram lesões macroscópicas no coração, a miocardite linfocitária focal pode ser evidente ao exame histológico.

Procedimentos imuno-histoquímicos, que foram desenvolvidos para detectar leptospiras em tecidos caninos,[355] mostraram-se eficazes em amostras fixadas com formol, e os anticorpos monoclonais proporcionam um alto grau de especificidade. Os métodos de PCR demonstraram ser um método muito sensível para a detecção do DNA de leptospira em amostras de tecido humano[90,192] e também estão comercialmente disponíveis para tecidos caninos.

Tratamento

O tratamento de suporte para animais com leptospirose depende da gravidade da infecção e da existência de disfunção renal e hepática, bem como de outros fatores que causam complicações. Ocorrem desidratação e choque em animais gravemente acometidos. Em geral, recomenda-se a colocação de um cateter venoso jugular ou central para ajudar na obtenção de amostras repetidas, administração de grandes volumes de líquidos e medição da função venosa central. Podem ser necessários cateteres urinários de demora em animais com oligúria, a fim de obter a medição precisa do débito urinário; todavia, com frequência resultam em infecções bacterianas hospitalares. Os vômitos e a diarreia levam à perda de líquido, e devem-se utilizar líquidos intravenosos poli-iônicos balanceados para corrigir os déficits. A alimentação oral deve ser suspensa em animais com vômitos. A uremia e a gastrite urêmica nesses animais constituem causas químicas e viscerais de vômitos. Podem ser necessários antieméticos de ação central e protetores gástricos (p. ex., bloqueadores dos receptores H_2, inibidores da bomba de prótons), administrados por via parenteral; todavia, será impossível administrar protetores gástricos por via oral se os vômitos persistirem. As hemorragias petequiais e equimóticas indicam trombocitopenia devida à vasculite ou coagulação intravascular disseminada em animais gravemente acometidos, e deve-se considerar uma anticoagulação apropriada, com ou sem reposição de fatores da coagulação. O plasma ou transfusões de sangue total fresco, com a finalidade de aumentar a pressão oncótica vascular ou a expressão do volume, devem ser administrados se houver hipoalbuminemia grave concomitante ou suspeita de pancreatite.

A oligúria (menos de 2 mℓ/kg/h) e a anúria são inicialmente tratadas com reidratação. Diuréticos osmóticos, como glicose a 10 a 20% (5 μℓ/kg) ou manitol a 20% (0,5 g/kg), devem ser administrados por via intravenosa durante 30 a 60 min quando o comprometimento da função renal persistir após a reidratação. Se o tratamento com esses diuréticos não tiver êxito, podem-se administrar dopamina (2,5 a 5 μg/kg/min) ou agentes dopaminérgicos por infusão intravenosa. É possível administrar diuréticos tubulares, como a furosemida (2 a 4 mg/kg), por via parenteral, juntamente com a dopamina para aumentar o fluxo urinário; entretanto, o efeito sobre a melhora da filtração glomerular é controvertido. Todavia, em um estudo controlado com insuficiência renal aguda leve em seres humanos, a associação de dopamina e furosemida foi estatisticamente benéfica para minimizar o grau de disfunção renal e reduzir o tempo de recuperação clínica.[241] A hidratação deve ser ajustada de acordo com o débito urinário do paciente. Deve-se considerar o tratamento de emergência com diálise peritoneal ou, de preferência, hemodiálise ou terapia de reposição renal contínua (quando disponível) se a oligúria persistir, visto que a disfunção renal aguda é potencialmente reversível.[4] A hemodiálise precoce ou a terapia de reposição renal contínua têm sido associadas a menor desfecho em seres humanos. Nem sempre é possível prever quais os cães que irão responder à diurese aquosa com base nos valores laboratoriais.

Nos seres humanos, a hemorragia pulmonar maciça está frequentemente associada a uma alta taxa de mortalidade. A terapia adjuvante consiste em hemofiltração para remover as citocinas e uso de inalação de óxido nítrico para ajudar a abrir os alvéolos repletos de sangue.[102] Em seres humanos com leptospirose pulmonar grave, o tratamento precoce com metilprednisolona intravenosa em dose de choque, durante 3 dias, seguido de doses orais anti-inflamatórias por 7 dias, foi associado a uma acentuada redução da taxa de mortalidade.[308] A plasmaférese e a ciclofosfamida tiveram benefícios semelhantes em outro estudo.[335] A terapia imunossupressora exige uma maior avaliação para as manifestações pulmonares graves em cães. Caso seja considerada, a dose sugerida de glicocorticoides está listada na Tabela 42.3. Em certas ocasiões, a ventilação assistida pode ser necessária nesses pacientes.

Os agentes antibacterianos habitualmente reduzem a febre e a espirotecmia poucas horas após a sua administração. Esses fármacos inibem de imediato a multiplicação do microrganismo e reduzem rapidamente as complicações fatais da infecção, como insuficiência hepática e renal. Quanto mais cedo esses agentes antimicrobianos forem usados na evolução da infecção, melhor a probabilidade da reversão da lesão tecidual causada pelos espiroquetas. Por conseguinte, esse tratamento deve ser instituído imediatamente quando houver suspeita e antes da obtenção dos resultados definitivos dos exames. Em um estudo em seres humanos com leptospirose, os antibacterianos não demonstraram nenhum benefício quando a sua administração foi retardada em 4 dias após o exame inicial.[152] Há uma sensibilidade *in vitro* e *in vivo* experimental às penicilinas, cefalosporinas, aminoglicosídios, tetraciclinas e macrolídios.[116,254] A penicilina e seus derivados são os antibacterianos de escolha para interromper a leptospiremia (ver Tabela 42.3); todavia, esses fármacos não eliminam de modo confiável os microrganismos dos rins em estudos limitados com *hamsters* ou cães.[336,362] A princípio, é possível administrar penicilina ou ampicilina por via parenteral ao animal com vômitos, uremia ou comprometimento hepático. Uma vez iniciada a alimentação oral, institui-se o tratamento oral com amoxicilina ou doxiciclina. O tratamento oral pode ser usado desde o início para tratar cães com leptospirose subaguda ou crônica que estejam se alimentando normalmente. A ampicilina oral não deve ser usada, já que é menos adequadamente absorvida pelo trato GI em comparação com a amoxicilina. O uso precoce da doxiciclina oral é incentivado, pois esse fármaco é capaz de eliminar rapidamente os microrganismos do rim em animais experimentais. A doxiciclina também pode ser administrada por injeção parenteral, dependendo do estado de alimentação do animal, embora o seu uso por essa via seja consideravelmente mais dispendioso do que o da ampicilina. A dose não precisa ser ajustada em animais com insuficiência renal, visto que a doxiciclina é predominantemente excretada nas fezes. Os aminoglicosídios, apesar de serem altamente eficazes para eliminar o estado de portador renal em cães,[51,141] nunca devem ser administrados para eliminar o estado de portador, a não ser que os resultados das provas de função renal tenham retornado aos valores de referência. Outros fármacos que demonstraram ser eficazes na eliminação dos microrganismos nos tecidos e líquidos orgânicos incluem macrolídios, como a eritromicina e seus derivados (claritromicina, azitromicina).[10,226,227] Nos seres humanos, a azitromicina foi eficaz no tratamento da leptospirose, porém não é tão ativa quanto as penicilinas ou a doxiciclina. Seu uso tem sido recomendado para pacientes com doença leve ou clinicamente estáveis, quando a alimentação oral for possível.[101,261] As cefalosporinas de terceira geração, como o ceftiofur, eliminaram o estado de portador renal nos bovinos.[11] A ceftriaxona, que é frequentemente usada no tratamento da borreliose humana, também foi eficaz no tratamento da leptospirose grave aguda em seres humanos.[252,274] A tilmicosina, comercializada para uso em animais de grande porte, demonstrou ter alta eficácia *in vitro* contra espiroquetas;[154] todavia, são necessários estudos em animais. Os fármacos ineficazes incluem cloranfenicol e sulfonamidas.[83] As quinolonas demonstraram ter alguma eficácia *in vitro* e *in vivo* contra cepas virulentas de leptospiras, porém a sua aplicação clínica a seres humanos tem sido limitada e não está bem estabelecida.[116,307] Por exemplo, o enrofloxacino teve menor eficácia *in vitro* do que a tilmicosina contra espiroquetas.[154] O orbifloxacino, nas doses recomendadas, não foi eficaz em comparação com a amoxicilina oral no tratamento de um cão,[109] e as quinolonas não têm sido eficazes na eliminação da infecção em alguns estudos em animais com infecção experimental.[336] Para informações adicionais sobre o tratamento da leptospirose canina, consultar o Consensus Statement of the American College of Veterinary Internal Medicine on Canine Leptospirosis.[329]

Prevenção

A prevenção da leptospirose envolve a eliminação do estado de portador. Infelizmente, os reservatórios dos animais silvestres e animais domésticos subclinicamente acometidos continuam abrigando os microrganismos e a eliminá-los de modo intermitente. Por conseguinte, o controle dos roedores em canis, a manutenção de condições ambientais para dificultar a sobrevida das bactérias e o isolamento dos animais infectados são importantes para evitar a disseminação da doença. A doxiciclina tem sido administrada em dose baixa (200 mg, 1 vez/semana) a seres humanos para profilaxia em áreas endêmicas. O uso dessa dose mais baixa não impede a infecção, mas ajuda a reduzir a morbidade e a mortalidade em seres humanos infectados.[301] Esse tratamento pode levar ao desenvolvimento de resistência bacteriana e, em geral, não é recomendado para pessoas nem para seus animais de estimação.

Tabela 42.3	Tratamento recomendado para a leptospirose.				
Fármaco[a]	**Espécie**	**Dose**[b]	**Via**	**Intervalo (horas)**	**Duração (semanas)**
Penicilina G	CG	25.000 a 40.000 unidades/kg	IM, SC, IV	12	3
Ampicilina	CG	22 mg/kg	SC, IV	6 a 8	3
	CG	20 a 40 mg/kg	VO	8	3
Amoxicilina	CG	10 a 20 mg/kg	VO	8 a 12	3
Doxiciclina[c]	C	5 mg/kg	VO, IV	12	3
Tetraciclina[d]	CG	22 mg/kg	VO	8	3
Azitromicina[e]	C	20 mg/kg	VO	24	3
Metilprednisolona[f]	C	5 a 10 mg/kg	IV	24	3

CG, tanto cão quanto gato; C, cão; IM, intramuscular; IV, intravenosa; VO, via oral; SC, subcutânea.
[a]Consultar o *Formulário de fármacos*, no Apêndice, para informações adicionais sobre esses fármacos.
[b]Dose por administração no intervalo especificado.
[c]Pode ser usada como o principal tratamento ou para eliminar o microrganismo de portadores renais, visto que a excreção não é afetada pela azotemia.
[d]Usada para eliminar os microrganismos do portador renal, após resolução da azotemia. A oxitetraciclina reposital (LA-200) tem sido usada para tratar grandes números de cães da raça Foxhound acometidos, na dose IM de 20 mg/kg, 1 vez/semana, durante 4 semanas.
[e]A eficácia dos macrolídios não foi bem estudada, embora tenham um espectro *in vitro* apropriado. Outras alternativas incluem a eritromicina ou a claritromicina.
[f]Apenas recomendada para tratamento de emergência da doença pulmonar grave. Podem ocorrer complicações com essa dose alta. Depois de 3 dias, recomenda-se o tratamento oral com 1 mg/kg/dia, por mais 7 dias, durante um período limitado.

A imunidade contra as leptospiras é predominantemente humoral, e pode-se obter proteção por meio de transferência passiva de imunoglobulinas em estudos experimentais; todavia, a imunidade celular desempenha um papel em todas as espécies hospedeiras. Os anticorpos são dirigidos principalmente contra o LPS e proteínas associadas da membrana externa, cuja composição antigênica varia entre diferentes sorovares. O grau de proteção dos soros correlaciona-se melhor com anticorpos opsônicos (fagocitários). Embora sejam usadas para diagnóstico, as aglutininas séricas, que são medidas pelo TAM, não neutralizam ou destroem por completo o microrganismo, e a determinação dos níveis, que frequentemente diminuem após o uso de bacterinas, *não* pode ser usada para prever qualquer proteção contra a exposição. De fato, os cães podem ser protegidos contra a exposição experimental, quando os anticorpos séricos circulantes detectáveis estão muito baixos ou ausentes, conforme determinado pelo TAM.

Foram desenvolvidas vacinas atenuadas contra leptospirose, que produzem uma imunidade mais poderosa do que as vacinas inativadas; entretanto, em virtude de sua estabilidade contra a inativação e reversão para a virulência, as vacinas inativadas são os produtos atualmente utilizados.[316] Em alguns países, dispõe-se de bacterinas que contêm antígenos dos quatro sorogrupos principais – Canicola, Icterohaemorrhagiae, Grippotyphosa e Pomona – para cães. É necessário adquirir melhor compreensão da epidemiologia da leptospirose em cães para determinar os antígenos mais apropriados do microrganismo para inclusão em vacinas específicas de sorogrupos. As vacinas atuais não proporcionam proteção cruzada completa contra outros sorogrupos causadores de doença potencial (mas não comprovada), como Bratislava, Sejroe e Autumnalis. Entretanto, vacinas disponíveis que contêm antígenos dos sorogrupos Grippotyphosa e Pomona podem aumentar desproporcionalmente os títulos de Autumnalis e Bratislava medidos pelo TAM, resultando em confusão diagnóstica.[28,111,228,299a] Não foi documentada a existência de doença clínica em cães com sorovares do sorogrupo Autumnalis nos EUA, e, se microrganismos desse sorogrupo forem usados no TAM, poderão exibir reação cruzada com anticorpos dirigidos contra outros sorogrupos.[270] Estudos experimentais documentaram que os antígenos LPS são responsáveis pela proteção homóloga, enquanto os antígenos proteicos proporcionam proteção homóloga e alguma proteção heteróloga.[318] Algumas vacinas comercializadas são preparadas a partir de culturas integrais quimicamente inativadas, tornando-as relativamente alergênicas, em comparação com vacinas contra vírus preparadas a partir de cultura tecidual (ver discussão sobre reações imunológicas tipo 1 em *Complicações pós-vacinação*, no Capítulo 100).

A imunização tem sido eficaz para evitar a prevalência e a gravidade da leptospirose canina. Anteriormente, as bacterinas inativadas não evitavam o estado de portador, que está associado a um risco zoonótico potencial. Vacinas mais recentes, comercializadas para cães e outras espécies, conseguiram evitar a colonização renal e a eliminação do microrganismo durante estudos de exposição a curto prazo.[41,299] A proteção contra a eliminação pós-infecção, que variou entre as vacinas testadas, foi observada em um produto, quando cães foram expostos em até 7 semanas após a segunda de duas doses de três vacinas comerciais.[14] Em geral, a proteção contra a eliminação diminui à medida que aumenta o intervalo de exposição.

A imunização inicial adequada, que emprega muitos dos produtos disponíveis, requer duas a três injeções, administradas a intervalo de 2 a 4 semanas, iniciando quando o animal tem pelo menos 9 semanas de idade para produzir imunidade contra a infecção, que irá durar pelo menos 6 a 8 meses, período que depende do produto e do sorogrupo. As vacinas contra leptospiroses não são recomendadas para filhotes com menos de 9 semanas de idade, para reduzir a gravidade das reações de hipersensibilidade potenciais pós-vacinais. Estudos de exposição em cães mostraram que algumas vacinas contra leptospirose fornecem proteção contra a exposição com 3, 27 e 56 semanas (ver Tabela 100.5).[156] A proteção foi completa com 3 semanas; entretanto, alguns microrganismos podem ser isolados do sangue de alguns animais com 27 e 56 semanas, indicando declínio da proteção imune com o passar do tempo. Apesar do declínio da imunidade com o tempo, por um período de até 56 semanas, todos os cães vacinados foram protegidos contra o desenvolvimento de doença clínica. Outras vacinas tiveram imunidade de 12 a 15,5 meses de duração após exposição com alguns sorovares, mas nem todos eles.[105,221,255] Nesses estudos, foi constatada a ocorrência de espiroquetúria ou espiroquetemia na maioria dos animais vacinados, enquanto a maioria dos cães não vacinados adquiriu infecção e eliminou leptospiras.

Em geral, os títulos de aglutinação, que consistem predominantemente em IgM, não alcançam níveis elevados na maioria dos cães após vacinação com duas doses de vacina inativada. Entretanto, a administração de uma terceira dose em até 3 meses após a segunda dose e, em seguida, de reforços anuais tem sido associada a uma resposta mais sustentada no TAM, e esse protocolo foi recomendado nas áreas endêmicas.[299a] A IgG, que, em parte, consiste em anticorpos neutralizantes, permanece aumentada durante pelo menos 1 ano após a terceira vacinação em cães não expostos.[127] Como a imunidade declina com o passar do tempo, e devido à produção de títulos mais elevados com múltiplas injeções, os cães de áreas endêmicas devem receber vacinas pelo menos anualmente. Quando disponíveis, a frequência dos reforços deve se basear na informação fornecida pelo fabricante sobre a duração da imunidade encontrada nos estudos de exposição. Para orientações adicionais sobre a vacinação contra leptospirose, ver o Capítulo 100 e o Consensus Statement of the American College of Veterinary Internal Medicine on Canine Leptospirosis.[329]

Vacinas experimentais foram produzidas a partir da fração do envoltório externo das leptospiras, que é o local de atividade leptospiricida dos anticorpos e do complemento.[184,200,359] O material antigênico foi reduzido por cultura em meio isento de proteína; os adjuvantes foram removidos, e até cinco sorovares de *Leptospira* foram incluídos nessas vacinas. Uma vacina canina comercial utiliza antígenos do envoltório externo, e foram produzidos títulos máximos de anticorpos em cães em até 2 semanas após uma única vacinação, proporcionando proteção contra a infecção e eliminação urinária após exposição. Proteínas de superfície externa semelhantes às imunoglobulinas recombinantes (LigA, LigB, LigC) demonstraram produzir resultados promissores como antígenos de vacinas em estudos de exposição em camundongos e *hamsters*.[89,162,310]

Considerações de saúde pública

Os seres humanos adquirem a infecção por meio de atividades ocupacionais, recreativas ou não vocacionais. A *Leptospira* necessita de ambiente úmido para a sua sobrevida, e os cães infectados, assim como outros animais, podem disseminar o microrganismo por meio da urina em fontes de água para beber, tomar banho ou recreativas. As enchentes sazonais têm representado um importante fator risco em alguns surtos observados em países em desenvolvimento. As enchentes elevam o nível do lençol freático, saturam o solo com leptospiras, impedem a evaporação da urina contaminante de animais e prolongam a sobrevida dos espiroquetas na água de superfície. Nos seres humanos, a maioria das infecções acomete indivíduos com exposição ocupacional a animais hospedeiros silvestres ou domésticos infectados, que praticam esportes em água ou têm contato com urina de animais ou objetos contaminados em suas vidas diárias.[91,94] As evidências de exposição por sororreatividade foram de 2,5% em um grupo de veterinários que participaram de uma conferência de veterinária da América do Norte.[354] Os estudantes de veterinária infectaram-se durante o seu treinamento clínico em áreas de inspeção de alimentos, trabalho agrícola e contato com carnívoros e comerciantes de animais.[312] Alguns surtos foram associados ao consumo de alimentos contaminados com urina de roedores.[160] A exposição a atividades externas relacionadas com água é um risco para infecção; entretanto, foi também identificada uma alta taxa de infecção de leptospirose em centros urbanos.[34,157,278,342] Houve suspeita de exposição das mucosas ou da pele lesionada de seres humanos que viviam em ambientes com condições sanitárias precárias e contaminados por urina de roedores.[95] Não foi eliminada a probabilidade de que os cães pudessem estar envolvidos.

Em alguns surtos, pode ocorrer exposição simultânea de pessoas e cães.[341] A transmissão direta (não pela água) da infecção de cães para pessoas ou entre outros hospedeiros incidentais é raramente relatada e ainda não foi confirmada por análise genética.[159] Entretanto, a urina contaminada é altamente infecciosa para os seres humanos e para espécies de animais suscetíveis, de modo que é necessário evitar qualquer contato. Os espiroquetas não penetram na pele intacta; entretanto, as feridas abertas na pele ou o amolecimento ou maceração da pele em consequência de imersão prolongada em água, ou a exposição às mucosas ou a ingestão de água aumentam acentuadamente o risco de infecção.[120,262]

Durante o tratamento de animais com suspeita de infecção, é preciso tomar as devidas precauções. Os animais devem ser fisicamente separados para evitar qualquer contato inadvertido com outros animais ou seres humanos. Devem-se utilizar luvas de látex ao se manipular a urina ou objetos de animais contaminados com urina. Máscaras faciais ou óculos também devem ser usados quando áreas contaminadas do canil são lavadas com mangueira. Em um caso, foi constatada a ocorrência de infecção canina e leptospirúria em cães sadios vacinados, com consequente desenvolvimento da doença em seres humanos.[298] Os cães que eliminam os microrganismos podem ser identificados por PCR da urina; todavia, como a eliminação pode ser intermitente, a obtenção de um resultado negativo não descarta uma possível eliminação. Os animais com suspeita de eliminação dos microrganismos ou com eliminação reconhecida devem ser tratados com agentes antibacterianos. Uma vez instituída a terapia antimicrobiana adequada nos animais acometidos, o risco de saúde pública é minimizado, pois não haverá eliminação ativa de microrganismos. Pode ocorrer nova eliminação quando o tratamento antimicrobiano for interrompido, se não forem usados fármacos para eliminar o estado de portador renal. As áreas contaminadas com urina infectada devem ser lavadas com detergente e, em seguida, tratadas com desinfetantes iodóforos (ver Capítulo 93), aos quais o microrganismo é muito sensível. Informações adicionais sobre a manipulação de cães infectados em um hospital veterinário podem ser obtidas no Consensus Statement of the American College of Veterinary Internal Medicine on Canine Leptospirosis.[329]

Os seres humanos com o vírus da imunodeficiência humana correm risco particular de infecção grave;[148] por conseguinte, se estiverem em uma área endêmica, seus cães devem ser submetidos a uma triagem sorológica para exposição e possível infecção. Em seguida, esses animais devem receber vacinação multivalente de modo periódico. A quimioprofilaxia com tetraciclinas tem sido usada para evitar a infecção em seres humanos temporariamente expostos a ambientes de alto risco.

Capítulo 43

Borreliose

Craig E. Greene, Reinhard K. Straubinger e Steven A. Levy

As borrelioses são infecções transmitidas por vetores, cujos hospedeiros são mamíferos e aves. Os membros do gênero *Borrelia*, que contêm pelo menos 31 espécies, são habitualmente classificados em dois grupos: as borrélias que causam a borreliose de Lyme e as borrélias que causam febre recorrente (Tabela 43.1). Ambos os grupos contêm espécies patogênicas, além de outras borrélias que foram isoladas apenas de carrapatos ou de animais assintomáticos. A borreliose de Lyme é a doença transmitida por vetores mais comumente diagnosticada nos seres humanos. Foi relatada na América do Norte, na Europa e na Ásia. Há relatos não confirmados da doença na Austrália, América do Sul e África. A borreliose de Lyme induzida experimentalmente e de ocorrência espontânea foi descrita em cães, gatos e outros animais. Em virtude da dificuldade de confirmar o diagnóstico, e tendo em vista a diversidade de espécies de borrélias isoladas de carrapatos, ainda existem controvérsias sobre a exata prevalência e distribuição geográfica da infecção. As borrélias que causam febre recorrente acometem pessoas e animais domésticos. Existem poucos casos confirmados em que esses microrganismos foram isolados de cães clinicamente enfermos. A não ser que especificamente indicado, a discussão que se segue concentra-se principalmente na borreliose de Lyme.

Etiologia

Borreliose de Lyme

Assim como a maioria dos espiroquetas (p. ex., leptospiras), as borrélias são bactérias finas e alongadas em forma de espirais (0,2 μm × 30 μm), constituídas por um cilindro protoplasmático enrolado em torno de um filamento axial composto de múltiplos endoflagelos periplasmáticos (ver Figura 24.1). São praticamente invisíveis ao microscópio óptico, de modo que é necessário utilizar a microscopia de campo escuro ou de fase para a observação efetiva dos microrganismos (Figura 43.1). *Borrelia burgdorferi lato sensu* abrange um grupo de pelo menos 13 genoespécies, das quais as mais importantes em termos de doença estão listadas na Tabela 43.1.[47,88] *B. burgdorferi*

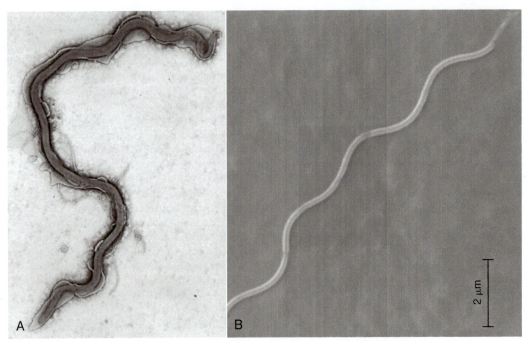

Figura 43.1 A. Micrografia eletrônica de transmissão de *B. burgdorferi* mostrando flagelos periplasmáticos que foram liberados dos limites da membrana externa em consequência da preparação da amostra (ácido fosfotúngstico, 7.100×). **B.** Observação de *B. burgdorferi* na microscopia de varredura (15.000×). (Cortesia de R. Straubinger, University of Munich, Munique, Alemanha.)

sensu stricto é o principal isolado nos EUA. Nas pessoas, esse patógeno está associado a lesões cutâneas anulares, poliartrite, meningite e cardite. Nos EUA, *Borrelia andersonii* e *Borrelia bissettii* foram isoladas de carrapatos *Ixodes* em coelhos ou roedores e aves, respectivamente, porém a sua importância patogênica permanece incerta.

As três principais genoespécies de *Borrelia* na Eurásia (*Borrelia garinii, Borrelia afzelii, B. burgdorferi sensu stricto*) parecem ter hospedeiros comuns em roedores e aves, e muitos desses hospedeiros abrigam múltiplos agentes infecciosos.[290,295] A maior diversidade das espécies na Eurásia sugere que esse complexo de microrganismos teve origem nessa região.[360] Entretanto, outras evidências sugerem que *B. burgdorferi sensu stricto* pode ter sido reintroduzida na Eurásia. A meningopolineurite (síndrome de Bannwarth) na Eurásia constitui o principal sinal clínico em seres humanos infectados por *B. garinii,* enquanto a soropositividade devido à infecção por *B. afzelii* tem sido associada a artrite crônica e dermatite aguda e crônica (eritema migratório e acrodermatite atrófica crônica, respectivamente).[76] *Borrelia lusitaniae* foi isolada de uma pessoa em Portugal com eritema migratório e causou infecção experimental em camundongos.[378] *Borrelia valaisiana* foi isolada de carrapatos *I. ricinus* em vegetação e aves; o seu DNA também foi identificado em um ser humano com meningoencefalite.[70] *B. afzelii* foi isolada de um cão com infecção natural,[329] e foram descritas infecções mistas por esta e outras espécies da Europa.[329] *Borrelia japonica* foi isolada de carrapatos encontrados em cães e pessoas no Japão.[12] Na mesma região, duas outras espécies, *Borrelia tanukii* e *Borrelia turdi,* foram isoladas de carrapatos em pequenos animais; todavia, a sua importância patogênica é incerta.

Febre recorrente de borreliose

Numerosas espécies de borrélias (pelo menos 15) formam o grupo de agentes transmitidos por vetores da febre recorrente, que causa doença em animais domésticos e seres humanos (ver Tabela 43.1). Com exceção de *Borrelia recurrentis,* que provoca a febre recorrente transmitida por piolho, todas são transmitidas por carrapatos. Uma espécie variante de *Borrelia* foi associada a lesões cutâneas do eritema

migratório em seres humanos no sudeste e centro-sul dos EUA.[229,230] Foi designada como doença do exantema associado a carrapato do sul (STARI; do inglês, *southern tick-associated rash illness*) e *Borrelia lonestari* foi cultivada ou detectada pela reação em cadeia da polimerase (PCR; do inglês, *polymerase chain reaction*) a partir desses indivíduos e dos carrapatos *Amblyomma americanum* (o carrapato estrela solitária).[41,52,354,355] As diferenças nas cepas ou espécies podem explicar as diferenças regionais nos achados clínicos relatados. Estudos de inoculação com *B. lonestari* demonstraram que o cervo de cauda branca (*Odocoileus virginianus*) infecta-se e desenvolve espiroquetemia, enquanto a infecção de cães não teve sucesso, embora tenha sido observado aumento nos títulos de anticorpos.[242]

A ocorrência de infecções em cães e gatos pelos espiroquetas causadores de febre recorrente, que foram descritos anteriormente, não foi fundamentada. Entretanto, foi observada a ocorrência de espiroquetemia visível acompanhada de doença clínica em cães no Texas e na Flórida.[34,364] Esses espiroquetas patogênicos foram geneticamente identificados como *Borrelia turicatae*.[309] *Borrelia persica* é um espiroqueta transmitido por carrapato, causador de febre recorrente, que foi encontrado em países do sul da antiga República Socialista da União Soviética, no Irã, Iraque, Síria, Jordânia, Turquia, Israel, Egito e Chipre; essa espécie é transmitida por *Ornithodoros tholozani,* e sabe-se que infecta seres humanos, cães e gatos.[11,136,139]

Epidemiologia

Borreliose de Lyme

Diferentemente dos microrganismos do gênero *Leptospira,* as borrélias são incapazes de sobreviver como microrganismos de vida livre no ambiente. São associadas a hospedeiros e transmitidas entre hospedeiros reservatórios vertebrados (mamíferos, aves e lagartos) e artrópodes vetores hematófagos. As infecções causadas por *B. burgdorferi lato sensu* são geograficamente dispersas (ver Tabela 43.1). Em geral, a borreliose de Lyme ocorre em todo o Hemisfério Norte, nas latitudes temperadas com condições climáticas mais frias. Na América do Norte os casos em cães e seres humanos foram relata-

| Tabela 43.1 | Espécies de *Borrelia* de importância médica e veterinária.[a] | | | | |

Espécie	Doença	Localização geográfica	Vetor	Animais selvagens como reservatório	Hospedeiros domésticos
BORRELIAE LYME – *B. BURGDORFERI* LATO SENSU					
B. burgdorferi sensu stricto	Borreliose de Lyme, eritema migratório (lesões cutâneas anulares), poliartrite, meningite, cardite	América do Norte	*Ixodes scapularis, Ixodes pacificus* e *Ixodes neotomae*	Larvas e ninfas: roedores, pequenos mamíferos, aves Adultos: cervos, mamíferos de maior porte, aves	Ser humano, cão, gato
	Borreliose de Lyme	Europa	*Ixodes ricinus*	Iguais aos anteriores, exceto que as aves são mais prevalentes em todos os estágios	Ser humano, cão
B. garinii	Eritema migratório, meningopolineurite, artrite	Europa, Ásia	*I. ricinus, Ixodes persulcatus*	Aves, pequenos mamíferos	Ser humano, cão?, gato?
B. afzelii	Eritema migratório, meningopolineurite, artrite, ACA	Europa, Ásia	*I. ricinus, I. persulcatus*	Pequenos mamíferos	Ser humano, cão?, gato?
B. japonica	Desconhecida	Japão	*Ixodes ovatus, I, persulcatus*	Roedores, aves	Desconhecido
B. bissettii[b]	Eritema migratório, linfocitoma	Eslovênia	*I. ricinus*	Roedores, aves	Ser humano
	Desconhecida	América do Norte	*I. neotomae, I. scapularis*	Roedores, aves?	Roedores[c]
B. valaisiana[a]	Meningoencefalite	Europa, Ásia	*I. ricinus*	Aves	Ser humano
B. spielmanii	Meningoencefalite	Alemanha, Eslovênia	*I. ricinus*	Aves?	Ser humano
B. lusitaniae	Eritema migratório	Europa, América do Norte	*I. ricinus*	Roedores, lagartos	Ser humano, roedores[d]
FEBRE RECORRENTE DE BORRELIAE					
B. turicatae	Espiroquetemia visível, linfadenomegalia, claudicação, uveíte anterior	Flórida, Texas	*Ornithodoros turicata*	Desconhecido	Cão
B. lonestari	STARI	Sudeste e Centro-Sul dos EUA	*Amblyomma americanum*	Cervo	Ser humano
B. miyamotoi lato sensu		Japão, Connecticut, Europa	*Ixodes* spp.	Roedores?	Desconhecido
B. recurrentis	Febre recorrente epidêmica transmitida por piolhos	África Central e Oriental, América do Sul, Europa, Ásia	*Pediculus humanus* (piolho do corpo)	Nenhum	Ser humano
B. anserina	Espiroquetose aviária	Mundial	*Argas persicus*	Aves	Aves domésticas
B. hermsii, B. turicatae, B. parkeri	Febre recorrente endêmica transmitida por carrapato, espiroquetemia visível	América do Norte	*Argas persicus Ornithodoros* spp.	Roedores, pequenos mamíferos	Ser humano
B. persica	Igual ao anterior	Ásia	Igual ao anterior	Igual ao anterior	Igual ao anterior
B. hispanica	Igual ao anterior	Espanha	Igual ao anterior	Igual ao anterior	Igual ao anterior
B. duttonii	Igual ao anterior	África Oriental	Igual ao anterior	Igual ao anterior	Igual ao anterior
B. coriaceae	Aborto enzoótico	Oeste dos EUA	*Ornithodoros coriaceus*	Cervo	Vaca

ACA, acrodermatite crônica atrófica; *STARI*, doença exantemática associada ao carrapato do Sul; *?*, acometimento incerto.
[a]Outras espécies isoladas de carrapatos ou seus hospedeiros reservatórios, mas cuja infecção não foi estabelecida em hospedeiros domésticos incluem: *B. andersonii* em *I. dentatis*, EUA; *B. californiensis* sp nov., Oeste dos EUA; *B. carolinensis* sp nov., Sudeste dos EUA; *B. americana* sp nov., Sudeste e Oeste dos EUA; *B. tanukii* em *I. tanuki*, Japão; *B. turdi* em *I. turdis*, Japão; *B. sinica* em *I. ovatus* e *Niviventer confucianus*, China.
[b]Existem relatos isolados de infecção de seres humanos por essas espécies de *Borrelia*.
[c]Infecção experimental.[301]
[d]Infecção experimental.[378]

dos, em sua maioria, no meio Atlântico até os estados costeiros da Nova Inglaterra, estados do nordeste no sul do Canadá e estados do meio-oeste superior. A ecologia que sustenta a doença de Lyme é encontrada em estados adjacentes, bem como na costa oeste até o nordeste do México, e as áreas acometidas estão aumentando à medida que se expandem as populações de carrapatos, os hospedeiros reservatórios e as populações de cervos de cauda branca (Figuras 43.2 e 43.3 A). Em áreas de emergência da doença de Lyme, com frequência, os casos em cães são detectados antes e em maiores números do que os casos humanos. Embora 1% dos relatos tenha sido de outros estados, o microrganismo nunca foi cultivado de seres humanos ou de cães fora das áreas endêmicas mencionadas. Em uma pesquisa sorológica de cães nos EUA, as taxas globais de prevalência positivas foram mais altas no nordeste (11,6%), seguidas do meio-oeste (4,0%), do oeste (1,4%) e do sudeste (1%), por ordem decrescente.[31] Esses dados refletem os dados de prevalência da doença em seres humanos. No Canadá, a borreliose de Lyme humana é endêmica no sudeste de Ontário. Pouco se sabe sobre a soroprevalência da infecção ou exposição caninas no Canadá. Os principais vetores de *B. burgdorferi lato sensu* incluem várias espécies de carrapatos duros de alimentação lenta do complexo *Ixodes,* cuja distribuição está associada à prevalência da doença (Tabela 43.2). Nos EUA e no Canadá, os carrapatos de patas pretas estreitamente relacionados, *Ixodes scapularis* (nos estados do nordeste, meio-oeste e sudeste até o nordeste do México e acima até o sul do Canadá) e *Ixodes pacificus,* juntamente com *Ixodes neotomae* (nos estados do oeste),[36] parecem estar envolvidos (Figura 43.3 B). Os carrapatos no centro-norte dos EUA preferem florestas decíduas, secas a úmidas, e solos arenosos ou argilosos assentados em rocha sedimentar.[131] Os carrapatos não estão associados a pastos, florestas de coníferas ou solos ácidos de baixa fertilidade ou consistência semelhante à da argila. Nos estados costeiros, a infecção por carrapatos e a soroprevalência em cães são maiores nos municípios do litoral,[336] presumivelmente refletindo a preferência dos carrapatos pela umidade.[142b]

Esses pequenos carrapatos (menos de 3 mm) ixodídeos geralmente alimentam-se em mais de um hospedeiro durante o seu ciclo de vida (Figura 43.4). O número de hospedeiros varia, dependendo da espécie do carrapato. Na América do Norte, onde aproximadamente 50 a 80 espécies de vertebrados servem como hospedeiros, as larvas e as ninfas do *I. scapularis* no norte alimentam-se geralmente em pequenos mamíferos, enquanto os estágios imaturos do *I. sca-*

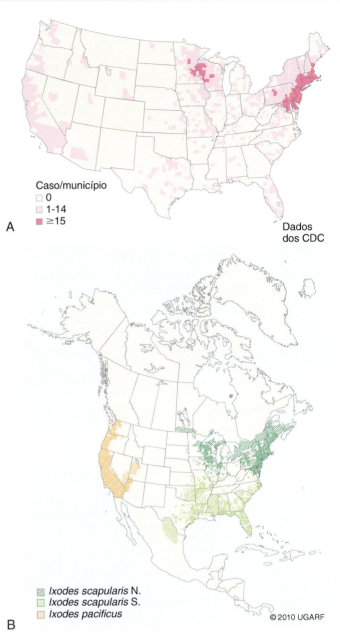

A Caso/município
- ☐ 0
- ☐ 1-14
- ■ ≥15

Dados dos CDC

Ixodes scapularis N.
Ixodes scapularis S.
Ixodes pacificus

B © 2010 UGARF

Figura 43.3 A. Incidência anual da borreliose de Lyme humana nos EUA em 2000 por município. A cor mais escura indica a maior concentração de casos, conforme indicado na legenda. **B.** Distribuição dos carrapatos *Ixodes* na América do Norte. (Dados de **A** e **B** dos Centers for Disease Control and Prevention, Atlanta, GA. Dados de **B** também obtidos das referências 113a, 133a, 259a). (Arte de Thel Melton © 2004 e 2010, respectivamente, University of Georgia Research Foundation Inc.)

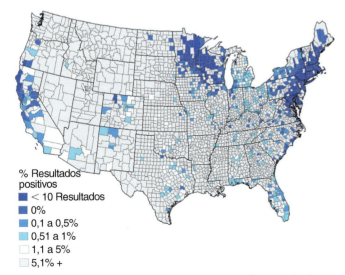

% Resultados positivos
- ■ < 10 Resultados
- ■ 0%
- ■ 0,1 a 0,5%
- ■ 0,51 a 1%
- ☐ 1,1 a 5%
- ☐ 5,1% +

Figura 43.2 Resultados de prevalência do teste para anticorpo C₆ no soro de cães, por município, agrupados de acordo com o percentual de resultados positivos. Não foi obtido nenhum resultado (< 10) dos municípios em cinza. As cores indicam a concentração de casos, conforme indicado na legenda. (Da Referência 31, com autorização.)

pularis no sul alimentam-se frequentemente em uma variedade de hospedeiros, incluindo lagartos.[263,264] Quando adultos, esses carrapatos alimentam-se em cervos ou mamíferos de maior porte. Os répteis e outros hospedeiros preferenciais do *I. scapularis* na região do sul não são hospedeiros reservatórios competentes, e as diferenças na época de alimentação nesses hospedeiros não possibilitam a transferência eficiente da infecção para a sua hibernação nos carrapatos. Por conseguinte, a taxa de infecção dos carrapatos *I. scapularis* do sul (menos de 1%) é muito menor do que a dos carrapatos *I. scapularis* do nordeste dos EUA (10 a 50%).[262] Pelo menos um lagarto apresenta uma substância exterminadora de borrélias em seu sangue, semelhante ao complemento, que reduz ou impede a infecção por *B. burgdorferi.*[181] Além disso, como os carrapatos *I. scapularis* do sul nem sempre se alimentam em mamíferos, a prevalência da borreliose

Tabela 43.2	Vetores selecionados de *Borrelia burgdorferi*.[a]			
Espécie	**Localização geográfica**	**Preferências de alimentação**		
		Larvas, ninfas	**Adultos**	**Prevalência da infecção**
Ixodes scapularis do norte (anteriormente *Ixodes dammini*)	EUA (costa do meio Atlântico e Atlântico Norte, Norte do Meio-Oeste)	Camundongo de patas brancas (*Peromyscus leucopus*), pequenos mamíferos, aves	Cervo, mamíferos de maior porte	Larvas <1% Ninfas 10 a 25% Adultos 10 a 50%
I. scapularis do sul	EUA (sudeste)	Lagartos	Lagartos (ocasionalmente mamíferos)	Larvas <1% Ninfas <1% Adultos <1%
Ixodes pacificus, Ixodes neotomae	EUA (oeste)	Lagartos	Lagartos (ocasionalmente mamíferos)	1 a 5%
Ixodes ricinus	Europa (ocidental e central)	Pequenos mamíferos, aves, camundongos (*Apodemus flavicollis, Apodemus sylvaticus, Clethrionomys glareolus*)	Cervo, mamíferos de maior porte	10 a 25%
Ixodes persulcatus	Eurásia, República Soviética	Pequenos mamíferos, aves	Cervo, mamíferos de maior porte	10 a 25%

[a]*B. burgdorferi* ou microrganismos relacionados foram isolados de numerosos outros carrapatos e artrópodes na natureza, porém a sua importância é incerta. Existem muitos ciclos silvestres na natureza, em que carrapatos vetores não se alimentam em mamíferos de grande porte. Apenas os vetores estabelecidos para os seres humanos e animais domésticos estão listados aqui.

de Lyme em seres humanos e animais domésticos é baixa nas regiões do sul.[372] Os carrapatos *Ixodes* infectados podem ser dispersos para novas áreas em consequência de sua alimentação em aves migratórias.[152,168b,177,312,324] Na Europa, *B. garinii, B. afzelii* e *B. burgdorferi sensu stricto* são responsáveis pela maioria das infecções, e a maioria dos casos tem sido documentada nos países escandinavos e na Europa Central, em áreas com temperatura e umidade moderadas (Áustria, Bélgica, Croácia, República Checa, partes da França, Alemanha, Hungria, Países Baixos, Portugal, Eslovênia, Suíça etc.)

em associação ao *I. ricinus* (Figura 43.5). Os carrapatos *I. ricinus,* ao longo do Mediterrâneo no norte da África, também são infectados por *B. burgdorferi lato sensu*.[298] Os carrapatos *I. ricinus* também são infectados por outras genoespécies de *Borrelia*, incluindo *B. bissettii, B. valaisiana* e *B. lusitaniae*.[65,292] Nesses casos, a infecção é mantida na natureza; todavia, a importância clínica dessas infecções nos seres humanos ou nos animais domésticos não é conhecida. A distribuição da infecção estende-se em direção ao leste pela Eurásia, correspondendo ao *habitat* do carrapato *Ixodes persulcatus*, que transmite

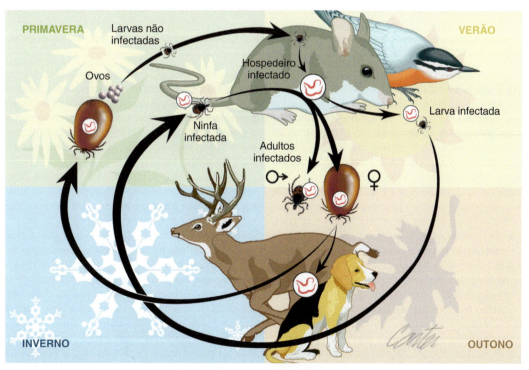

Figura 43.4 O ciclo de vida do *Ixodes scapularis* ("*I. dammini*") do norte tem duração de 2 anos. A oviposição ocorre na primavera, e as larvas emergem aproximadamente 1 mês depois. Alimentam-se uma vez no verão habitualmente em aves e pequenos mamíferos e, em seguida, hibernam. Na primavera seguinte, as larvas transformam-se em ninfas, que então se alimentam no final da primavera ou no início do verão. As ninfas alimentam-se em camundongos e mamíferos de maior porte, como cães, cervos ou seres humanos, e são consideradas a fonte mais provável de infecção para cães e seres humanos. Em seguida, elas transformam-se em adultos no outono. Em geral, os adultos alimentam-se em mamíferos de maior porte (frequentemente o cervo de cauda branca), onde se acasalam. As fêmeas morrem após depositar os ovos, e o ciclo de 2 anos se repete. (Arte de Kip Carter © 2004 University of Georgia Research Foundation Inc.)

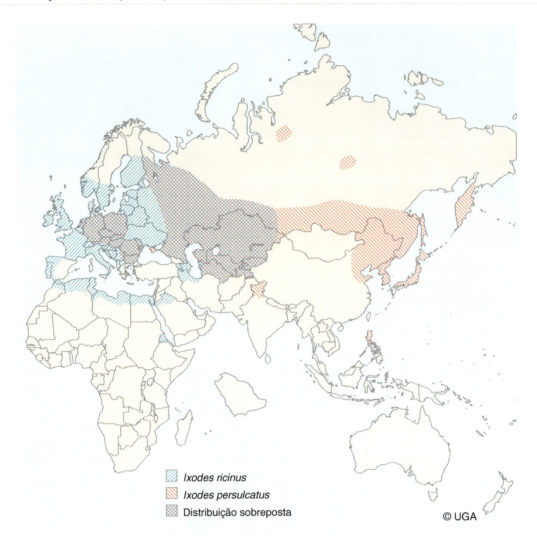

Ixodes ricinus
Ixodes persulcatus
Distribuição sobreposta

© UGA

Figura 43.5 Distribuição dos carrapatos *Ixodes ricinus* e *Ixodes persulcatus* no Hemisfério Oriental. A distribuição da borreliose de Lyme segue essa faixa geográfica. (Arte de Thel Melton © 2004 University of Georgia Research Foundation Inc.)

apenas *B. garinii* e *B. afzelii*. Enquanto *B. burgdorferi* e *B. afzelii* estão associadas a roedores reservatórios, *B. garinii* e *B. valaisiana* estão associadas a aves como reservatórios.[103] *I. ricinus* e *I. persulcatus* parasitam mais de 200 espécies de vertebrados. Várias espécies de camundongos, ratos-calungas e ratos são importantes hospedeiros reservatórios. Esquilos, ouriços, musaranhos e aves também estão envolvidos na manutenção do ciclo de infecção.

Nos continentes da América do Norte e Eurásia, ungulados de maior porte, como o cervo e o alce, são importantes no ciclo de vida, pois os carrapatos *Ixodes* adultos alimentam-se nesses animais. Entretanto, o nível de infecção nesses grandes mamíferos não é suficiente para a sua transmissão aos carrapatos que se alimentam, tornando-os hospedeiros reservatórios inapropriados.[159,250,348] Os carrapatos *Ixodes* que transmitem a borreliose de Lyme têm ciclo de vida de 2 anos e mantêm a infecção na natureza ao abrigar o microrganismo durante o inverno (ver Figura 43.4). No nordeste e parte superior do meio-oeste dos EUA, *I. scapularis* é principalmente infectado quando os estágios imaturos (especialmente larvas) alimentam-se em camundongos de patas brancas (*Peromyscus leucopus*) infectados. A transmissão direta das borrélias entre hospedeiros reservatórios é pouco provável, e a transmissão transovariana nos carrapatos é praticamente inexistente.[275] As larvas, que se tornaram infectadas durante a sua alimentação no outono, abrigam o microrganismo durante o inverno e transformam-se em ninfas infectadas.[42] Quando essas ninfas alimentam-se na primavera, transmitem os microrganismos a

hospedeiros reservatórios competentes. Acredita-se que as ninfas, por se alimentarem em uma ampla variedade de animais, sejam as principais responsáveis pela transmissão da infecção a animais domésticos e a seres humanos, bem como pela infecção de novos hospedeiros reservatórios roedores. Todavia, elas tendem mais a alimentar-se em gatos do que em cães.[191]

As larvas e outros estágios dos carrapatos também podem ser infectados a partir de hospedeiros previamente não infectados pela sua alimentação concomitante com carrapatos infectados que se fixaram em estreita proximidade temporal e espacial.[259,287] Todavia, em outros estudos, a coalimentação de carrapatos *I. ricinus* infectados e não infectados não foi tão eficiente na transmissão da infecção por *B. afzelii* quanto a transmissão do microrganismo de camundongos previamente infectados para larvas não infectadas.[290,291] As fêmeas adultas dos carrapatos alimentam-se em mamíferos de maior porte, como cervos de cauda branca, cães e bovinos. Embora a alimentação no cervo seja necessária para manter a população de carrapatos, ele não é um hospedeiro reservatório eficaz para a infecção.[159] As ninfas tendem mais a causar infecções humanas, já que permanecem indetectáveis por causa de seu pequeno tamanho (Figura 43.6). Isso possibilita que elas permaneçam fixadas por um período suficiente para a transmissão bem-sucedida dos espiroquetas. Apesar do risco zoonótico dos carrapatos no estágio de ninfa, os carrapatos adultos parecem apresentar a maior taxa de infectividade entre os estágios, presumivelmente devido à exposição repetida a mamíferos e aves infectados.

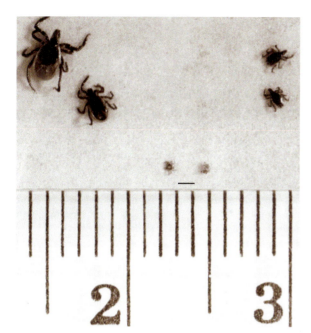

Figura 43.6 *Ixodes scapularis* do norte (anteriormente "*I. dammini*") é menor do que outros carrapatos comumente encontrados em cães. Do maior para o menor, dois adultos (macho e fêmea), duas ninfas e duas larvas (barra = 1 mm). (Cortesia de Mike DeRosa, West Somerville, MA.)

No oeste dos EUA, a transmissão da infecção pelo *I. pacificus* envolve dois ciclos silvestres. O ciclo de manutenção envolve o *Ixodes spinipalpis,* que se alimenta em ratos de madeira de patas escuras (*Neotoma fuscipes*) e ratos-canguru da Califórnia (*Dipodomys californicus*). *I. pacificus* imaturo é infectado quando se alimenta nesses roedores reservatórios, e os carrapatos adultos transmitem a infecção a mamíferos de maior porte durante a alimentação subsequente. Conforme observado na Eurásia, as aves podem ser importantes no ciclo silvestre da infecção no oeste dos EUA.[373] *Ixodes trianguliceps* é capaz de desempenhar um papel análogo, porém menos importante, na Eurásia, mantendo a infecção na natureza, à semelhança do *I. spinipalpis* no oeste dos EUA, alimentando-se exclusivamente em roedores reservatórios.[114]

Os carrapatos *Ixodes* podem ser infectados simultaneamente por outros patógenos de animais e seres humanos, incluindo *Rickettsia* spp., *Anaplasma phagocytophilum* (ver Capítulo 26 e Tabela 26.1), espécies de *Babesia* (*Babesia microti, Babesia odocoilei* e *Babesia gibsoni* [ver Capítulo 76]) e múltiplas espécies de *Borrelia*.[145,148,246] O diagnóstico e a interpretação dos testes sorológicos e a sua correlação com sinais específicos da doença clínica são problemáticos quando há coinfecção (ver *Diagnóstico*).

Foi constatado que numerosos artrópodes hematófagos, incluindo outras espécies de carrapatos, pulgas, moscas, ácaros e mosquitos, são portadores de espécies de *Borrelia* na natureza. Não se sabe ao certo se esses achados indicam competência dos vetores ou contaminação acidental, porém o seu papel na transmissão da infecção em relação aos carrapatos é insignificante. Há suspeita de contaminação pela alimentação em vertebrados infectados; portanto, não foi documentado que esses outros artrópodes sejam capazes de transmitir a infecção a novos hospedeiros.[280] Apenas o *I. scapularis* – mas não o *A. americanum* ou *Dermacentor variabilis* – tem transmitido efetivamente *B. burgdorferi* na América do Norte.[280]

Embora a borreliose de Lyme geralmente esteja associada a florestas, ela também pode ser adquirida em parques de grandes centros metropolitanos.[161] Nessas áreas, os ratos parecem constituir o hospedeiro reservatório efetivo para os carrapatos que se alimentam.[233,325]

Na parte norte do meio-oeste dos EUA, a soropositividade em cães foi associada positivamente a numerosos fatores de risco, incluindo maior exposição a carrapatos, tempo de permanência ao ar livre e residência em *habitats* com floresta ou urbanos arborizados e solos arenosos e férteis.[133]

Ocorreu transmissão direta entre várias espécies de hospedeiros, algumas vezes em situações experimentais. Entretanto, a maioria dos estudos de contato em que ocorreu transmissão em cães foi realizada por meio de exposição que coincidiu com o momento da inoculação parenteral.[54] Cadelas prenhes foram inoculadas por via parenteral a cada 2 semanas durante a gestação, que foi induzida por meio de inseminação artificial de sêmen de cães infectados.[134] A infecção na prole foi determinada por meio de detecção de sequências de DNA por PCR. A maioria das fêmeas teve pelo menos um recém-nascido infectado quando a ninhada foi testada com até 6 semanas de vida. A existência de anticorpos IgM em um filhote não amamentado sugeriu que a infecção tinha ocorrido *in utero*. Entretanto, a infecção por inoculação parenteral pode ter vencido a barreira uteroplacentária. Em um estudo de modelo de infecção mais natural com carrapatos, cães de controle que tiveram contato direto com cães infectados por até 1 ano não sofreram soroconversão, e não foi possível isolar microrganismos da urina ou da bexiga dos cães infectados.[8] A urina do cão é uma fonte pouco provável de infecção. Além disso, os resultados de estudos de infecção natural não foram compatíveis com a disseminação *in utero*, apesar da soroconversão da cadela.

B. burgdorferi pode sobreviver ao congelamento e armazenamento, por isso o sêmen para inseminação artificial é uma fonte potencial de infecção.[176] De modo semelhante, as transfusões de sangue devem ser consideradas como outra fonte de infecção. *B. burgdorferi* é capaz de sobreviver no sangue processado para transfusão e conservado nas condições existentes nos bancos de sangue.[163,248] Todavia, não foi documentado nenhum caso isolado de infecção por *B. burgdorferi* causada por transfusão sanguínea em seres humanos[29,102] ou animais, e não existe nenhum modelo animal no qual a borreliose de Lyme possa ser induzida por inseminação artificial ou pela injeção intravenosa de *B. burgdorferi*.

Febre recorrente de borreliose

A febre recorrente é uma doença zoonótica típica, em que o patógeno é mantido na natureza entre hospedeiros reservatórios suscetíveis e carrapatos de corpo mole competentes. Os carrapatos de corpo mole (Argasidae), que são mais suscetíveis à dessecação ambiental do que os carrapatos duros (ixodídeos), preferem uma variedade de mamíferos que habitam em tocas como hospedeiros. Por conseguinte, as borrélias que causam febre recorrente apresentam distribuição geográfica mais restrita e nichos vetores também mais limitados do que os microrganismos que causam borreliose de Lyme (ver Tabela 43.1). *Borrelia hermsii* é a causa mais comum de febre recorrente transmitida por carrapatos na América do Norte e envolve pelo menos três vetores principais. No oeste dos EUA e no México, *Ornithodoros turicata* infesta tocas de roedores, tartarugas e serpentes, bem como *habitats* domésticos de pessoas e animais. Além disso, no oeste dos EUA, *Ornithodoros hermsi* e *Ornithodoros parkeri* alimentam-se em roedores esquilos e vivem em árvores mortas, troncos caídos, cabanas e casas. Nos EUA, a febre recorrente transmitida por carrapatos não foi descrita em estados orientais do Texas e Oklahoma; entretanto, esses espiroquetas foram isolados esporadicamente de carrapatos e seres humanos fora dessa área. No sul dos EUA, foi constatado que *A. americanum* abriga *B. lonestari*, uma suposta espécie que provoca exantema semelhante ao eritema migratório em seres humanos e que pode estar associada à soropositividade para *Borrelia* spp. em seres humanos e animais em áreas onde não são encontrados carrapatos *Ixodes*.[314] Cervos, mas não camundongos nem cães (ver *Achados clínicos*, adiante), foram infectados experimentalmente por *B. lonestari*, e os microrganismos foram identificados em esfregaços de sangue corados pelo Giemsa.[207] É possível que o cervo atue como reservatório para esse microrganismo. Além de *B. lonestari*, *A. americanum* pode ser coinfectado por *Ehrlichia ewingii* e *Ehrlichia chaffeensis* (ver Capítulo 26). Todos esses três microrganismos são patogênicos para o ser humano.

No Hemisfério Sul, foi descoberta uma doença semelhante à doença de Lyme (síndrome de Baggio-Yoshinari) no Brasil.[330a] Os sinais clínicos assemelham-se aos da borreliose de Lyme no Hemisfério Norte, com febre, eritema migratório, claudicação intermitente e edema articular. A espiroquetemia visível, mais típica dos espiroquetas que causam febre recorrente, é aparente no sangue periférico dos seres humanos acometidos. Os cães na área da doença são soropositivos nos ensaios para *Borrelia* spp.; todavia, os espiroquetas envolvidos não foram isolados por meio de cultura nem identificados geneticamente em seres humanos acometidos ou em cães soropositivos. Um espiroqueta semelhante ao que causa febre recorrente (*Borrelia brasiliensis*) foi isolado do carrapato mole, *Ornithodoros brasiliensis*, que infesta predominantemente cães. São necessários estudos adicionais para determinar se ele é a causa dessa infecção.

No norte da África foram isoladas borrélias semelhantes às que causam febre recorrente do *Ornithodoros erraticus*, um importante vetor que se alimenta em ratos, camundongos, gerbos e outros mamíferos pequenos. *O. tholozani* é encontrado no Oriente Médio, nos Bálcãs e no sul da antiga União Soviética, onde habita em abrigos construídos pelo homem e em cavernas, alimentando-se em vários hospedeiros animais selvagens e domésticos e pessoas. *O. tholozani* transmite *B. persica*.

Patogenia

Borreliose de Lyme

Inúmeras informações foram sendo acumuladas para explicar as manifestações patogênicas das borrélias com base na sua constituição genética. Os genes no cromossomo de *B. burgdorferi* são, em sua maioria, típicos de outras bactérias. Além disso, *B. burgdorferi* transporta até 12 plasmídios lineares e 9 circulares. O genoma dos plasmídios não contém fatores de virulência até hoje identificáveis, porém codifica, em grande parte, proteínas de superfície externa, responsáveis pela sobrevida e persistência em hospedeiros vertebrados e pela transmissão bem-sucedida por carrapatos vetores.[345] As borrélias que crescem *in vitro* podem perder plasmídios e, portanto, o seu potencial patogênico.

O início da transmissão dos espiroquetas requer a fixação do carrapato por 1 a 2 dias, período durante o qual os microrganismos multiplicam-se, e atravessam o epitélio intestinal e passam para a hemolinfa, com disseminação para as glândulas salivares e infecção do hospedeiro por meio da saliva do carrapato.[68,131,261] A proteína de superfície externa (Osp)A, a proteína de superfície predominante, expressa-se na superfície externa das borrélias, ajudando-as a aderir ao intestino médio dos carrapatos infectados. Nos carrapatos não alimentados, praticamente todos os espiroquetas residem no intestino médio. Durante a alimentação, e devido ao calor do novo ambiente (temperatura da pele do hospedeiro), os espiroquetas infrarregulam a expressão da proteína OspA e expressam a OspC, que se correlaciona com a migração dos espiroquetas do intestino médio para a hemolinfa e, por fim, até as glândulas salivares do carrapato durante a alimentação.[273]

Após inoculação na derme do hospedeiro mamífero, OspC, em combinação com a proteína da saliva 15 (Salp15) do carrapato ixodídeo, bloqueia a eliminação dos espiroquetas e possibilita a sua disseminação, presumivelmente por evasão da imunidade do hospedeiro.[147,284,285] A produção de OspC torna possível que o micror-

ganismo se estabeleça no hospedeiro; todavia, não é necessária para a sua persistência depois de várias semanas.[350] Os níveis do componente lipoproteico de superfície variável (VlsE) imunodominante aumentam nos últimos 2 dias de ingurgitamento do carrapato; o aumento continua após cessar a produção de OspC.[281] O VlsE e outras proteínas estão envolvidos na persistência crônica do parasito e sua capacidade de evitar a resposta imune do hospedeiro. Uma região invariável e geneticamente conservada da proteína VlsE é fortemente imunodominante e importante no sorodiagnóstico (ver adiante, em *Diagnóstico*, anticorpo contra proteínas de superfície externa específicas).

Apesar do grande número de seres humanos e animais que são picados por carrapatos infectados, apenas alguns desenvolvem doença clínica. As reações imunológicas do hospedeiro provavelmente estão envolvidas na prevenção de muitas dessas infecções. Os estudos realizados mostram que a porcentagem de cães que desenvolvem sinais clínicos graves da doença é baixa quando comparada com a frequência de exposição, com base na soropositividade (3 a 10% na Europa Central; 75% em áreas endêmicas dos EUA) e taxa de infecção demonstrada em carrapatos.[173,197] Parte dessa soropositividade em cães pode indicar infecção por um pequeno número de microrganismos *B. burgdorferi* em um hospedeiro com sistema imunológico eficiente, ou pode representar a exposição a isolados infecciosos, mas não patogênicos, de *Borrelia*.[3] Até mesmo entre cepas geneticamente semelhantes de *B. burgdorferi sensu stricto* é possível que a patogenicidade varie, devido ao conteúdo de plasmídios.

A partir do local de picada do carrapato, os microrganismos multiplicam-se e migram pela pele e tecidos conjuntivos. Posteriormente, colonizam muitos tecidos, incluindo as articulações. A migração ativa nos tecidos é mais comum do que a disseminação passiva pelo sangue. Sua exigência de N-acetilglicosamina, um componente da síntese de colágeno, pode explicar esse tropismo tecidual.[173a]

Uma vez no interior do corpo, *B. burgdorferi* atua como patógeno persistente. Mesmo sem tratamento antibacteriano, a resposta imunológica do hospedeiro é capaz de reduzir o número de espiroquetas. Embora o espiroqueta não seja eliminado do hospedeiro depois de algumas semanas de infecção, *B. burgdorferi* praticamente não é detectável nos líquidos orgânicos ou órgãos internos, e um número extremamente pequeno dos microrganismos é encontrado em outros tecidos.[8,61,118] O microrganismo pode escapar dos anticorpos do hospedeiro e adentrar o meio extracelular, sobrevivendo em tecidos protegidos, variando ou ocultando suas proteínas imunorreativas[284,374] e modificando todo o seu formato. As borrélias espiraladas móveis podem assumir uma forma de vida esférica poucos minutos após encontrar condições ambientais desfavoráveis (Figura 43.7).[2,35] Dessa maneira, elas sobrevivem por vários dias sem alimentação nem atividade metabólica e retornam à forma espiralada bem conhecida quando as condições melhoram. Essas borrélias esféricas são capazes de infectar camundongos.[130] Isso pode explicar o motivo pelo qual *B. burgdorferi* ainda é capaz de persistir e ser detectada em amostras de tecido por PCR ou, em certas ocasiões, por cultura, mesmo depois de vários meses de tratamento antibacteriano. A doença clínica resulta da própria resposta inflamatória do hospedeiro. Alguns dos eventos imunopatológicos no tecido nervoso podem estar relacionados com a resposta imune produzida contra os antígenos específicos das borrélias. A flagelina, uma das proteínas mais imunogênicas, pode desencadear a produção de um anticorpo que se liga às proteínas neuroaxônicas do hospedeiro.[319] Por sua vez, é possível que essa sequência estimule a resposta inflamatória no tecido nervoso.[320] A análise clonal indica que a resposta imune no tecido nervoso pode ser dirigida contra o patógeno e contra autoantígenos neurais.[174] A coinfecção por *A. phagocytophilum* pode aumentar a proliferação dos espiroquetas e sua penetração no endotélio vascular e na barreira hematencefálica.[115,257]

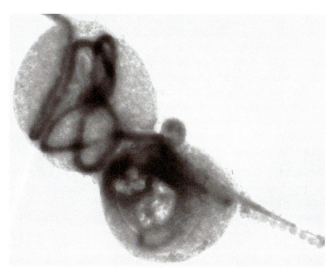

Figura 43.7 Microscopia eletrônica de transmissão (12.000×) mostrando o aspecto da forma cística de *Borrelia burgdorferi,* um mecanismo de defesa do microrganismo para sobreviver em condições adversas, como terapia antimicrobiana ou defesas imunológicas do hospedeiro. (Cortesia de R. Straubinger, University of Munich, Munique, Alemanha.)

A liberação de citocinas regula a resposta inflamatória a fim de reduzir a carga do microrganismo, mas também resulta em lesão do tecido adjacente. Nas articulações, a suprarregulação da interleucina-8, que recruta neutrófilos para locais de inflamação, foi observada na membrana sinovial de cães com infecção experimental.[340] Isso pode constituir um importante mecanismo na produção de poliartrite supurativa. Em alguns animais, o desenvolvimento de artrite provavelmente está relacionado com reações imunes perpétuas patológicas do hospedeiro. Seres humanos que apresentam certos haplótipos do complexo principal de histocompatibilidade estão sujeitos a manifestações clínicas da doença mais graves e resistentes ao tratamento, em que *B. burgdorferi* não pode ser detectada.[331]

Os tecidos de localização preferencial podem variar de acordo com a espécie de *Borrelia* e determinar a patogenicidade e, portanto, a diferença nas manifestações clínicas observada em diversas regiões geográficas. *B. garinii* foi encontrada no fígado de cães com atividade elevada das enzimas hepáticas, um achado não associado a *B. burgdorferi sensu stricto.*[150] Apesar de haver glomerulonefrite em cães soropositivos, os espiroquetas ou seus subcomponentes são raramente ou nunca encontrados em lesões renais.[57,153,313] A lesão glomerular pode estar relacionada com o depósito de imunocomplexos circulantes secundariamente à infecção, e não à localização principal dos espiroquetas. Foram encontrados imunocomplexos circulantes específicos para *B. burgdorferi* de cães infectados.[109]

Febre recorrente de borreliose

A febre recorrente transmitida por carrapato, causada por *B. hermsii* e transmitida por *O. hermsi,* constitui o modelo de espiroquetose do grupo das febres recorrentes. Os principais reservatórios mamíferos para essa infecção são roedores diurnos; os seres humanos e outros animais são infectados como hospedeiros acidentais. Diferentemente dos carrapatos *Ixodes,* os carrapatos *Ornithodoros* abrigam espiroquetas por longos períodos, já que o seu ciclo de vida leva anos para se completar. Os hospedeiros mamíferos apresentam apenas espiroquetemia intermitente durante 14 a 30 dias; por conseguinte, os carrapatos são os principais responsáveis pela manutenção da infecção na natureza. Diferentemente de outras espécies de *Ornithodoros,* *O. hermsi* não excreta líquido coxal durante a sua alimentação; deve transmitir o microrganismo enquanto pica o hospedeiro. Enquanto *B. burgdorferi* em carrapatos *Ixodes* migra do intestino médio para a saliva, as glândulas salivares, o intestino médio e outros tecidos de *O. hermsi* são permanentemente contaminados por *B. hermsii,* o que possibilita a rápida transferência dos espiroquetas. Além disso, os carrapatos Argasidae alimentam-se e transferem a infecção mais rapidamente do que os carrapatos ixodídeos e podem infectar de imediato o hospedeiro durante o curto intervalo de alimentação do carrapato.

No hospedeiro mamífero, *B. hermsii* desenvolveu mecanismos altamente adaptados para escapar do sistema imunológico. Cada espiroqueta inoculado pode produzir 30 variantes antigênicas singulares, cada uma delas expressando uma proteína imunodominante principal, que define um sorotipo específico. No hospedeiro mamífero, os episódios de espiroquetemia cíclica são causados por ondas de replicação dos espiroquetas com sorotipos relativamente homogêneos. À medida que cada nova onda de replicação é reconhecida pelas defesas do hospedeiro uma nova proteína é expressa, possibilitando a proliferação da geração subsequente – daí a natureza recorrente da infecção. Análises das proteínas de superfície de *B. hermsii* mostraram que o microrganismo expressa proteínas principais variáveis, como Vsp 33; entretanto, após ingestão pelo carrapato, uma nova proteína principal é suprarregulada na superfície celular e confere o sorotipo específico exclusivo. A proteína Vsp 33 é homóloga à proteína OspC de *B. burgdorferi* e, em consequência, possibilita que o microrganismo mantenha a sua infectividade dentro do carrapato que não se alimenta. À semelhança da VlsE em *B. burgdorferi,* os espiroquetas causadores da febre recorrente dependem da diversidade antigênica por meio de rearranjo de cassetes genéticos silenciosos no gene vmp para modificar seu perfil de antígenos de superfície externa em poucos dias, escapando, assim, do sistema imunológico do hospedeiro.[288]

Achados clínicos

Borreliose de Lyme

Além da soroconversão assintomática, as manifestações clínicas da borreliose de Lyme em seres humanos são dermatite, artrite, meningoencefalite e miocardite. Algumas dessas manifestações também foram observadas em cães e gatos. As coinfecções são comuns, particularmente doenças transmitidas por carrapatos, em que vários patógenos podem ser transmitidos de modo simultâneo. É possível que a doença clínica em animais infectados seja precipitada ou exacerbada por outros patógenos infectantes, como *Anaplasma phagocytophilum* (ver Capítulo 26).[25]

Cães

As tentativas iniciais de reproduzir a borreliose de Lyme experimental em cães com cepas obtidas em laboratório não tiveram sucesso, como ocorreu em gatos.[43,125] Entretanto, a febre e a poliartrite foram produzidas experimentalmente após inoculação ou exposição natural a *B. burgdorferi* derivada de carrapatos.[8,54,118,361] A inoculação de espiroquetas por meio de alimentação de carrapatos coletados de outros animais foi bem-sucedida.[8] A doença clínica em cães com infecção experimental ocorreu 2 a 6 meses após a exposição aos carrapatos, e a gravidade e propensão a desenvolver sinais de doença parecem variar inversamente com a idade e o estado imunológico do animal. Na infecção experimental, o início da doença clínica correlaciona-se habitualmente com a elevação inicial nos títulos de anticorpos séricos. Em geral, os sinais da doença experimental são mais leves do que os da doença natural descritos a seguir.

Sinais sistêmicos. Sinais agudos de febre (39,5 a 40,5°C), claudicação intermitente, edema articular, linfadenomegalia, anorexia e mal-estar, que respondem aos agentes antimicrobianos, surgem mais comumente em cães soropositivos com exposição experimental e natural.[193,197,205,236] É difícil determinar a acurácia do diagnóstico em muitos cães com doença espontânea, visto que os sinais dos membros e das articulações (edema, claudicação e dor) com febre e inapetência têm sido observados com igual frequência em cães com e sem anticorpos específicos contra *B. burgdorferi*.[59,219,220]

Artrite. A poliartrite constitui a síndrome experimental e clinicamente documentada mais ostensiva causada pela infecção aguda por *B. burgdorferi* em cães (Figura 43.8). A disseminação do microrganismo na pele, nos tecidos conjuntivos, nas articulações e tecidos musculares é mais provavelmente responsável por parte da claudicação observada. O primeiro membro acometido é habitualmente o mais próximo do local de fixação do carrapato. O início da claudicação pode corresponder a uma elevação da temperatura corporal. A claudicação em determinado membro frequentemente dura alguns dias e, em seguida, pode passar para outro membro ou desaparecer. Apesar da natureza transitória da artrite, é possível que as alterações inflamatórias persistam na articulação, conforme demonstrado pela análise anormal do líquido sinovial.[118] As lesões têm sido mais consistentemente observadas na pele, nos tecidos linfáticos e nas articulações, embora o microrganismo possa ser isolado de outros tecidos. Foi constatado que cães com artropatia do ligamento cruzado cranial de ocorrência natural, em uma área endêmica com borreliose de Lyme, apresentam alta prevalência de sequências gênicas de *B. burgdorferi* e de outras bactérias em tecido de biopsia sinovial, em comparação com cães com articulações do joelho clinicamente sadias e cães com ruptura experimental do ligamento cruzado cranial.[243,244] Essas bactérias podem ser importantes na etiologia e patogenia da artrite inflamatória.

Doença renal. Foi descrita a ocorrência de glomerulopatia perdedora de proteínas em cães com infecção natural.[97,98,117,239] Uma insuficiência renal progressiva aguda associada a azotemia, uremia, proteinúria, edema periférico, tromboembolia, derrames em cavidades corporais e sinais neurológicos ocasionais foi caracterizada em cães de áreas endêmicas com *Borrelia*.[62,209] Cães das raças Labrador e Golden Retriever foram mais acometidos. A duração da doença clínica variou de 24 h a 8 semanas, com início súbito de anorexia, vômitos e letargia. Os cães com progressão mais crônica apresentaram perda de peso. Alguns cães tinham claudicação recente ou concomitante. As anormalidades laboratoriais observadas incluem anemia arregenerativa, leucograma de estresse, trombocitopenia, hipoalbuminemia, azotemia, hipercolesterolemia, hiperfosfatemia e hiperpotassemia e hiperalbuminemia variáveis. As anormalidades no exame de urina incluíram proteinúria, com perda variável da capacidade de concentração, hemoglobinúria, hematúria, glicosúria, bilirrubinúria

e sedimento ativo.[62] Todos os cães morreram ou foram submetidos a eutanásia em consequência da insuficiência renal. Os cães tinham anticorpos específicos contra *B. burgdorferi*. A exposição natural à *B. burgdorferi*, e não à vacinação contra *B. burgdorferi*, foi provavelmente envolvida, com base nos dados relatados. Em cães montanheses de Berna, foi observada uma associação semelhante entre a prevalência aumentada de anticorpos contra *B. burgdorferi lato sensu* e a ocorrência de glomerulonefrite.[97,98a,99] Na doença glomerular rapidamente progressiva, o papel da vacinação no desenvolvimento da lesão, se houver, ainda não está determinado.

Meningite. Com frequência, as manifestações tardias da borreliose de Lyme em seres humanos incluem sinais neurológicos, que são mais prevalentes nas infecções causadas por *B. garinii*.[269] Infecções experimentais de primatas não humanos, o único modelo animal que exibe essa forma clínica predominante, produziram manifestações semelhantes.[293] Cães com infecção experimental desenvolveram meningite focal leve, encefalite e perineurite; todavia, não foram observados sinais neurológicos.[56] Em cães supostamente com infecção natural, com base nos resultados positivos dos testes sorológicos, os sinais clínicos de disfunção neurológica não foram correlacionados com reatividade sorológica positiva à *B. burgdorferi*.[158] Não foram encontrados ácidos nucleicos de *B. burgdorferi* no tecido cerebral ou no sistema nervoso central (SNC) de cães com uma variedade de doenças naturais do SNC.[18]

Outras manifestações. Observa-se o desenvolvimento de uma pequena lesão avermelhada na pele de cães no local de fixação do carrapato, que desaparece na primeira semana (Figura 43.9). O microrganismo pode ser isolado da pele durante um período prolongado. Essa lesão não se assemelha à lesão notável associada ao eritema migratório nos seres humanos.

Outras síndromes relatadas em alguns cães com doença espontânea incluem artrite reumatoide[294] e arritmia cardíaca induzida por miocardite.[195] Esses outros sinais assemelham-se aos relatados em seres humanos. Infelizmente, o diagnóstico nesses cães com doença natural é frequentemente circunstancial, com base em dados sorológicos ou em evidências microscópicas, porém sem isolamento do microrganismo. Nos seres humanos foi relatada a ocorrência de conjuntivite, vitreíte, coroidite, hepatite e miosite ou fasciite, como síndromes raras, que não foram descritas em cães. A cepa usada ou o período de observação relativamente curto nos estudos experimentais podem ser as razões por que as síndromes não artríticas não foram reproduzidas em animais com inoculação experimental.

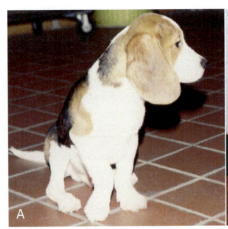
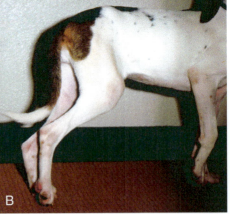

Figura 43.8 Artrite induzida experimentalmente por *Borrelia* (**A**) no membro torácico de um cão Beagle e (**B**) no membro pélvico de cão de caça. Houve desenvolvimento de febre e claudicação móvel 60 a 90 dias após a inoculação. A claudicação ocorre mais cedo e é mais grave no membro mais próximo do local de inoculação. (**A**, Cortesia de R. Straubinger, University of Leipzig, Leipzig, Alemanha; **B**, Fotografia de Craig Greene © 2004 University of Georgia Research Foundation Inc.)

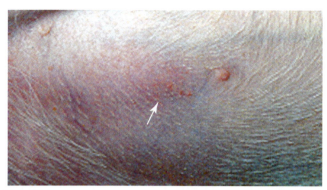

Figura 43.9 Pequena lesão avermelhada (*seta*) na pele, no local de inoculação de um cão experimentalmente inoculado. (Fotografia de Craig Greene © 2004 University of Georgia Research Foundation Inc.)

Gatos

Apesar das evidências de soropositividade para *B. burgdorferi* em gatos, a doença natural não foi descrita como entidade clínica distinta. Em áreas endêmicas do nordeste dos EUA, os gatos tornam-se infestados por carrapatos *Ixodes*. As taxas de prevalência relatadas de exposição a *B. burgdorferi* variou de 13 a 47% com base nos resultados soropositivos pelo teste de anticorpo fluorescente (AF) direto, ensaio imunossorvente ligado a enzima (ELISA; do inglês, *enzyme-linked immunosorbent assay*) ou confirmação por *immunoblotting*; todavia, não foi encontrada nenhuma diferença nos resultados positivos entre gatos com ou sem claudicação.[218,221] Coincidentemente, os gatos nesses estudos também apresentaram resultados soropositivos para *A. phagocytophilum,* sugerindo a exposição simultânea por meio dos carrapatos *Ixodes*.[221] De modo semelhante, gatos submetidos a triagem como pacientes clínicos no Reino Unido tiveram uma baixa taxa (4,2%) de sororreatividade.[237] Os gatos soropositivos no estudo conduzido no Reino Unido não apresentaram nenhum sintoma de claudicação.

Os gatos podem ser mais resistentes do que os cães ao desenvolvimento de sinais clínicos da borreliose de Lyme. Gatos inoculados por diversas vias não naturais (*i. e.*, parenteral, oral, conjuntival) com espiroquetas de cultura desenvolveram soropositividade IgG; entretanto, os microrganismos só foram encontrados no sangue dos gatos infectados pelas vias intravenosa e ocular.[44] A espiroquetemia foi transitória, desaparecendo no vigésimo quarto dia, e apenas um dos gatos apresentou microrganismos nos tecidos por ocasião da necropsia. Em contrapartida, quando gatos foram inoculados com microrganismos diretamente de artrópodes, desenvolveram claudicação em vários membros e demonstraram inflamação articular, pulmonar, linfoide e do SNC na necropsia.[104,105] Artrite ou meningite parecem ser as manifestações predominantes que justificariam a investigação da borreliose de Lyme nos gatos.

Febre recorrente de borreliose

Os exantemas eritematosos nos seres humanos, outrora considerados como característicos do estágio inicial da borreliose de Lyme, podem não ser específicos. No sul dos EUA, erupções focais (Figura 43.10), febre e mal-estar transitórios associados à picada de carrapatos *A. americanum* foram atribuídos à infecção por *B. lonestari,* uma *Borrelia* causadora de febre recorrente.[46,160] Apesar da soroconversão em cães, os animais não se tornaram infectados após a inoculação desse microrganismo.[242]

A borreliose causada por *B. turicatae* foi descrita em dois cães da Flórida[34] e em três cães do Texas.[364] Os sinais clínicos nos cães incluíram elevação da temperatura retal, claudicação móvel, hepatoesplenomegalia, espiroquetemia visível e uveíte anterior, semelhantes aos sinais da febre recorrente endêmica transmitida por carrapato. Nos

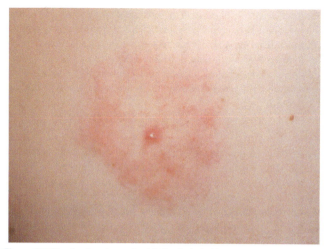

Figura 43.10 Lesão eritematosa no local de fixação do *Amblyomma americanum* associado à infecção humana por *B. lonestari* na Geórgia. (Fotografia de Craig Greene © 2004 University of Georgia Research Foundation Inc.)

cães infectados do Texas, os únicos sinais foram elevação da temperatura retal, letargia e claudicação. Muitos dos outros espiroquetas que causam febre recorrente podem infectar cães e gatos como hospedeiros incidentais do mesmo modo como infectam os seres humanos (ver Tabela 43.1). São necessários estudos adicionais para determinar a importância clínica dessas infecções.

Diagnóstico

Não existe nenhum teste patognomônico para a borreliose de Lyme; entretanto, cães com sinais clínicos compatíveis em áreas endêmicas que foram expostos a carrapatos devem receber maior consideração. Com frequência, os relatos de borreliose de Lyme ultrapassam os limites geográficos dos focos endêmicos conhecidos; todavia, as viagens são responsáveis por um número mínimo de disparidades. Com frequência, a superestimativa do número de casos resulta de reatividade cruzada com outros agentes infecciosos, em consequência de infecções subclínicas, falta de acurácia dos procedimentos sorológicos ou experiência insuficiente dos laboratórios. É possível que cães com testes soropositivos apresentem outras doenças ou infecções que provocam sinais semelhantes aos da borreliose.[89,328] Além disso, a interpretação dos resultados sorológicos pode ser confusa, em virtude da transmissão de múltiplos microrganismos pelos carrapatos *Ixodes* spp. Em uma pesquisa de cães em Baxter, MN, onde *I. scapularis* é endêmico, os animais com doença clínica tiveram mais tendência a apresentar resultados positivos para anticorpos e PCR para ambas as espécies *A. phagocytophilum* e *B. burgdorferi* (mais do que para uma delas), em comparação com cães clinicamente sadios na mesma população clínica.[25] Esses achados sugerem que as coinfecções podem ser importantes para determinar se um animal infectado irá desenvolver doença clínica. O diagnóstico de borreliose deve se basear na exposição a carrapatos na região endêmica, nos sinais clínicos e achados laboratoriais compatíveis, com exclusão de outras doenças, e na resposta favorável à administração de agentes antimicrobianos seletivos.

A triagem sorológica de cães clinicamente sadios para infecção por *B. burgdorferi* é controversa. Sob uma perspectiva positiva, a infecção ou exposição pode ser identificada em um estágio pré-clínico da doença, antes da ocorrência de consequências imunopatológicas, como disfunção renal. Por outro lado, se inicialmente for detectada proteinúria, a avaliação para determinar a sua causa deverá incluir a triagem para anticorpos contra *B. burgdorferi* em cães de áreas endêmicas.[97,98] A identificação de cães soropositivos proporciona maior suporte convincente para o uso de medidas de prevenção contra carrapatos, vacinação e reconhecimento, pelos proprietários, da própria possibilidade de exposição a carrapatos em áreas frequentadas pelos seus animais. Por outro lado, sob uma perspectiva negativa, o teste de rotina pode levar a um diagnóstico exagerado, com consequência potencial de tratamento excessivo ou preocupação desnecessária do proprietário.

Achados clinicolaboratoriais

Não existe nenhuma alteração hematológica ou bioquímica específica que seja patognomônica da borreliose, embora o líquido cerebrospinal (LCS), o líquido articular e a urina possam revelar evidências de alterações inflamatórias. Se um cão em uma área endêmica para borreliose apresentar leucopenia ou trombocitopenia, provavelmente será confirmado que essas anormalidades hematológicas são causadas pela infecção ou coinfecção por uma riquétsia patogênica (p. ex., *A. phagocytophilum;* ver Capítulo 26). As alterações no líquido sinovial de cães com borreliose têm sido mais bem confirmadas por contagens aumentadas de 5.000 a 100.000 células/$\mu\ell$, com predomínio de neutrófilos (até 95%). Há aumento na concentração de proteínas e turvação. O LCS de pacientes humanos com neuroborreliose demonstra pleocitose linfocitária e leve aumento das proteínas. Não foram encontrados valores consistentes no LCS de cães com suspeita de disfunção neurológica. Os achados laboratoriais para cães com disfunção renal são descritos em achados clínicos.

Sorologia para borreliose de Lyme

A existência de um título elevado de anticorpos contra *B. burgdorferi* significa exposição ao espiroqueta, mas não prova que a doença clínica atual seja causada pelo microrganismo. Em áreas endêmicas os animais assintomáticos são, com frequência, soropositivos, possivelmente em consequência de uma resposta imunológica adequada do hospedeiro ou, nos ensaios menos específicos, da exposição a formas não patogênicas de *B. burgdorferi* ou outros espiroquetas estreitamente relacionados.[9] Além dos resultados soropositivos com ensaio validado, o animal deve ter uma história de exposição a carrapatos, com sinais clínicos compatíveis e rápida resposta ao tratamento antimicrobiano.

O diagnóstico de borreliose de Lyme tornou-se um diagnóstico sorológico, visto que a cultura e a detecção microscópica ou genética do microrganismo a partir de amostras de tecido ou líquidos orgânicos são incomuns. Os testes sorológicos devem ser considerados como determinação de "sororreatividade a *B. burgdorferi*"[319] mais do que evidência definitiva de doença causada pelo espiroqueta. No passado, os testes sorológicos com células integrais de borrélias apresentavam falta de acurácia, e esse problema diminuiu com o uso do *immunoblotting*, do ELISA com proteína recombinante e métodos de detecção genética. A determinação seriada dos títulos de anticorpos e as respostas correspondentes ao tratamento podem ajudar a estabelecer a natureza ativa ou especificidade da infecção.

Determinação dos anticorpos utilizando preparações de espiroquetas integrais

Os primeiros testes imunodiagnósticos disponíveis foram realizados com antígenos de preparações de espiroquetas integrais. Esses métodos não foram padronizados e apresentavam alto nível de reatividade cruzada com outras bactérias.* Por exemplo, o ELISA com células integrais e os métodos de AF indiretos forneceram resultados positivos para reatividade à *B. burgdorferi* com soropositivo para *Leptospira*. Além disso, os anticorpos dirigidos contra *B. turicatae*

---

*Referências 45, 92, 123, 204, 236, 318.

semelhante ao microrganismo da febre recorrente, descritos em cães da Flórida e do Texas, exibem reação cruzada com antígenos derivados de *B. burgdorferi*.[34,364]

Cães com infecção experimental desenvolveram títulos positivos de IgG no ELISA (células bacterianas integrais) 4 a 6 semanas após a exposição.[81,118] Os títulos alcançaram seus maiores valores até 3 meses após a exposição e permaneceram durante pelo menos 2 anos.[342] Com frequência, os títulos de anticorpos declinam após o tratamento e os pacientes podem tornar-se clinicamente sadios; todavia, títulos mensuráveis de IgG no ELISA com microrganismos integrais frequentemente persistem durante muitos anos. Os níveis elevados de anticorpos séricos parecem declinar ou desaparecer com o tratamento antibacteriano, porém elevações que ocorreram 6 meses ou mais após o término do tratamento foram interpretadas como proliferação de espiroquetas sobreviventes.[338,340] Embora os níveis de anticorpos protetores possam declinar após vacinação, os cães vacinados exibem sororreatividade com ensaios de espiroquetas integrais durante meses a anos, tornando difícil o estabelecimento do diagnóstico de infecção por *B. burgdorferi* com base apenas no ELISA com preparações de células integrais.[156] Devido aos inconvenientes das determinações de anticorpos com antígenos de células integrais, esse tipo de teste sorológico foi em grande parte abandonado. Em seu lugar, são utilizadas proteínas separadas ou recombinantes como antígenos para os testes.

Immunoblotting

Embora raramente usado para triagem inicial, o *immunoblotting*, quando as proteínas dos espiroquetas são separadas, tem sido empregado como segunda fase do diagnóstico para ajudar a confirmar os resultados positivos de outros testes sorológicos. Trata-se de uma ferramenta útil para diferenciar animais infectados dos vacinados, bem como para detectar a reatividade em algumas infecções por *B. afzelii* que podem ser omitidas com o uso de métodos de ELISA com base em proteína recombinante. O padrão de reatividade dos anticorpos após infecção natural por carrapatos difere do produzido por vacinação. O soro de alguns cães em áreas endêmicas que são vacinados com qualquer produto (lisado ou antígenos recombinantes derivados de *B. burgdorferi*) exibe reatividade predominantemente contra OspA, que é expressa apenas na superfície de *B. burgdorferi* em temperaturas ambientes (nos carrapatos ou em borrélias em cultura).[95,119,146,223,317] O verdadeiro tamanho medido das bandas (em quilodáltons [kDa]) descrito a seguir varia em diferentes pesquisas, devido ao uso de técnicas variadas e a diferenças nas cepas, e só deve ser usado como orientação. Após exposição natural a *B. burgdorferi*, são produzidos anticorpos contra proteínas na faixa de 100/83, 75, 66, 60, 58, 43, 41 (flagelina), 39, 30, 23 (OspC) e 21 kDa.[337] Pode-se observar reatividade contra a proteína de superfície VlsE quando o antígeno VslE recombinante é incorporado nas tiras do *Western blot* (Figura 43.11). A reatividade, particularmente a 31 kDa (OspA), ocorre em cães vacinados, porém está ausente ou ocorre (raramente) em uma fase muito tardia em cães com infecção natural.[8,126,128,196] Em um estudo conduzido na Europa, os resultados do *immunoblotting* entre animais com infecção natural e vacinados não foram facilmente diferenciados.[187] Para uma discussão mais detalhada do *immunoblotting* e interpretação de bandas específicas, consultar outras referências.[173a]

Anticorpo contra proteínas de superfície externa específicas – VlsE e C₆

A variação que ocorre nos genes que codificam a lipoproteína de superfície VlsE imunodominante de *B. burgdorferi* ajuda o espiroqueta a escapar da resposta imunológica do hospedeiro quando entra no hospedeiro. Uma região imunodominante da VlsE, conhecida como IR₆, é altamente genética, estrutural e antigenicamente con-

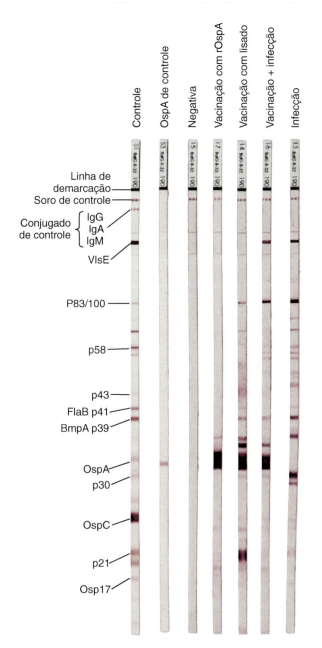

Linha de demarcação
Soro de controle
Conjugado de controle { IgG IgA IgM
VlsE
P83/100
p58
p43
FlaB p41
BmpA p39
OspA
p30
OspC
p21
Osp17

Controle
OspA de controle
Negativa
Vacinação com rOspA
Vacinação com lisado
Vacinação + infecção
Infecção

Figura 43.11 *Immunoblotting* do soro de cães não infectados por *B. burgdorferi* (negativos); imunizados com OspA recombinante (vacinação rOspA); imunizado com vacina de lisado (vacinação com lisado); imunizados e infectados por *B. burgdorferi* (vacinação + infecção); e infectados apenas por *B. burgdorferi* (infecção); a tira da esquerda mostra todos os principais sinais disponíveis no *blot* (controle); a segunda tira da esquerda é corada com anticorpo monoclonal contra OspA (OspA de controle). (Cortesia de R. Straubinger, Ludwig-Maximilians-Universität, Munique, Alemanha.)

servada entre numerosas cepas e genoespécies de *B. burgdorferi*. Os genes para a IR$_6$ são expressos apenas durante a infecção e a replicação no hospedeiro mamífero, mas não durante a cultura *ex vivo* ou no artrópode vetor. Um peptídio sinteticamente produzido, conhecido como C$_6$, é codificado pela sequência do gene da IR$_6$. A resposta humoral do hospedeiro ao C$_6$ tem sido usada no sorodiagnóstico de seres humanos e animais como marcador de invasão e infecção do hospedeiro. O teste para C$_6$ substituiu o ELISA de células integrais convencional e *immunoblotting* subsequente no diagnóstico clínico da borreliose humana.[14,226,370]

Existe um teste laboratorial para ser utilizado no internamento (teste *point-of-care*) disponível no comércio, o qual detecta anticorpos séricos contra o peptídio C$_6$. O teste comercial para C$_6$ pode

ser realizado para diferenciar com mais acurácia cães vacinados de cães infectados, em comparação com os métodos dos testes com espiroquetas integrais e *immunoblot* (Tabela 43.3). Em estudos conduzidos em cães, a proteína C$_6$ foi usada em um ELISA para avaliar animais com infecção experimental[202,279] e natural.[100,189] A resposta dos anticorpos contra C$_6$ aumentou 3 a 5 semanas após infecção experimental de cães e antes da elevação dos anticorpos com ensaios convencionais e do aparecimento de claudicação clínica. Os títulos de anticorpos anti-C$_6$ declinaram mais rapidamente após o tratamento do que a resposta dos anticorpos medida por ELISA utilizando extratos de antígenos de espiroquetas integrais de *B. burgdorferi*.[279] Os níveis de anticorpos anti-C$_6$ não aumentaram no soro de cães sadios não infectados, de cães com outras infecções (p. ex., dirofilaríase, babesiose, erliquiose, febre maculosa das Montanhas Rochosas, leptospirose) ou de cães vacinados com OspA, vacinas de espiroquetas integrais ou vacinas comumente administradas para outras doenças.[202,258] O uso dessa proteína em testes sorológicos ajuda a determinar a existência de infecção. Em uma comparação, quando o *immunoblotting* foi utilizado como padrão de referência para a infecção em cães, a sensibilidade e a especificidade do teste laboratorial para uso no internamento (teste *point-of-care* C$_6$) foram de 98,8 e 100%, respectivamente.[55a] Como nem todos os cães infectados por espiroquetas ficam doentes, e tendo em vista que as espécies e cepas que fazem parte do complexo *B. burgdorferi lato sensu* variam quanto à patogenicidade, a resposta do anticorpo anti-C$_6$ nem sempre se correlaciona com a doença clínica em cães. A cautela contra a interpretação exagerada do significado de um teste positivo em cães clinicamente sadios foi assinalada pela declaração de consenso do American College of Veterinary Internal Medicine.[209] Podem ser obtidos resultados falso-positivos em filhotes jovens, como resultado da transferência de anticorpos *in utero* ou no colostro.[84] Esses resultados tornam-se negativos na avaliação subsequente durante o período pós-natal.

Está disponível um teste quantitativo para anticorpos anti-C$_6$ para monitoramento dos níveis e das alterações na resposta dos anticorpos durante o tratamento. Os níveis de anticorpos anti-C$_6$ permanecem elevados durante o período de monitoramento de 69 semanas em cães não tratados com infecção experimental.[279] Em cães clinicamente sadios, com infecção natural e tratados, que apresentavam níveis moderados a altos de anticorpos anti-C$_6$, os títulos quantitativos de anticorpos declinaram quando acompanhados pelo período de 12 meses.[200] Esse declínio foi mais notável do que o observado em cães de controle não tratados e clinicamente sadios (também com títulos originalmente moderados a altos de anticorpo anti-C$_6$) a intervalos de 6 e 12 meses. Houve alteração mínima dos níveis de anticorpos anti-C$_6$ em cães com baixos valores iniciais. Por conseguinte, a determinação dos títulos basais e de acompanhamento a intervalos de 6 meses pode ser benéfica para monitorar a eficácia do tratamento.[200] O tratamento antimicrobiano por outras razões distintas da borreliose de Lyme ou antes de sua confirmação por métodos sorológicos pode produzir uma redução inesperada da carga de espiroquetas e, consequentemente, uma resposta subdesenvolvida dos anticorpos anti-C$_6$ à infecção por *Borrelia*. Essa situação limitaria o uso do C$_6$-ELISA como ferramenta para monitorar o tratamento bem-sucedido. Não foram conduzidos estudos semelhantes com cães clinicamente doentes para possibilitar a correlação dos achados sorológicos com os parâmetros da doença clínica.

O ELISA para C$_6$ também foi avaliado em gatos de modo limitado.[199] Dos 24 gatos testados em uma área endêmica, 17 tiveram resultados soropositivos, que corresponderam aos obtidos por um método de anticorpo fluorescente com espiroquetas integrais. Cinco gatos tiveram resultados negativos para ambos os ensaios de anticorpos, e duas amostras com resultado negativo apresentaram resultados positivos em baixas diluições com o método do anticorpo fluorescente; uma dessas

Tabela 43.3 — Resultados comparativos dos testes sorológicos para borreliose em cães.

Teste sorológico	Infecção natural por carrapatos	Vacina de células integrais	Vacina de OspA
ELISA de células integrais IgM ou AF indireto[a]	Resultado positivo nos primeiros 60 a 90 dias para duração transitória	Resultado positivo em 2 a 4 semanas, podendo durar por vários meses a anos	Resultado positivo em 2 a 4 semanas, podendo durar por vários meses a anos
ELISA de células integrais IgG ou AF indireto[b]	Depois de 60 a 90 dias, resultado positivo por vários meses ou anos	Resultado positivo a partir de 4 a 6 semanas, com duração de meses a anos	Resultado positivo a partir de 4 a 6 semanas, com duração de meses a anos
Immunoblot[c]	Numerosas bandas, mas *não* OspA ou OspB	OspA predominante e alguns produzem bandas OspC, bem como numerosas outras bandas	OspA e algumas bandas na faixa molecular mais baixa
Ensaio ELISA C$_6$[d]	Positivo	Negativo	Negativo
Teste de múltiplos anticorpos[e]	Positivo para OspC (>2 a 3 semanas) e OspF (>6 a 8 semanas)	Positivo (OspA)	Positivo (OspA)

ELISA, ensaio imunossorvente ligado a enzima; *AF*, anticorpo fluorescente; *Osp*, proteína de superfície externa.
[a]Os ensaios de células integrais IgM são os mais inespecíficos. Ocorrem elevações baixas a moderadas dos títulos com reação a numerosos espiroquetas e a algumas outras bactérias. Apenas títulos muito altos devem ser considerados como produzidos por espiroquetas. Nesse aspecto, o AF indireto pode ser mais específico.
[b]Resultados falso-positivos com células integrais IgG podem ser produzidos por infecções prévias em animais recuperados, por vacinas e por reações a muitos outros espiroquetas estreitamente relacionados. O AF indireto é mais específico nesse aspecto, porém não tão específico quanto os ensaios com base em proteínas específicas.
[c]Os resultados falso-positivos do immunoblot incluem reações com isolados patogênicos e não patogênicos. Os resultados positivos podem persistir, mesmo após a eliminação da infecção.
[d]Ocorre infecção subclínica por cepas de *B. burgdorferi* quando a imunidade do hospedeiro controla adequadamente a infecção.
[e]Referência 355a.

amostras teve resultado positivo utilizando o *immunoblotting*. Os gatos foram selecionados quanto à sua probabilidade de exposição, e não foi feita nenhuma correlação com a doença clínica. À semelhança dos cães, se um gato for avaliado com sinais clínicos, como febre e edema articular, o ensaio do C$_6$ pode ser útil como teste adjuvante para o diagnóstico de borreliose de Lyme; todavia, é preciso considerar também a possibilidade de coinfecções por *A. phagocytophilum* (ver Capítulo 26) ou outras doenças coincidentes.

Anticorpos no líquido cerebrospinal

Outras abordagens foram propostas para ajudar a estabelecer o diagnóstico de borreliose neural em seres humanos. Os títulos de anticorpos no LCS foram comparados com os títulos séricos na tentativa de diagnosticar a neuroborreliose em pacientes humanos.[142,366] A produção intratecal de anticorpos específicos contra *B. burgdorferi* pode ser demonstrada se a razão dos títulos de anticorpos contra *B. burgdorferi* no LCS ou o soro for maior do que a albumina, a IgG total ou a IgG específica contra outro agente infeccioso no LCS ou no soro (ver o diagnóstico da cinomose, no Capítulo 3, e o Capítulo 79). Quando se utiliza o mesmo método de ensaio para IgG específica, o método específico tem maior confiabilidade.[137,331]

Foi demonstrada uma concentração elevada de anticorpos intratecais em cães com disfunção neurológica.[86,225] É difícil avaliar esses resultados, uma vez que os cães eram de áreas endêmicas e não foi fornecido nenhum achado histopatológico ou de cultura para confirmação.

Identificação do microrganismo

Apesar de serem definitivos para infecção, os métodos para a identificação de microrganismos podem ser difíceis ou de alto custo e, em virtude de equipamentos ou considerações especiais, são frequentemente indisponíveis na prática.

Por esse motivo, os métodos sorológicos discutidos anteriormente são mais comumente usados para ajudar a confirmar a infecção.

Identificação microscópica

B. burgdorferi é raramente ou nunca observada em líquidos orgânicos, como o líquido sinovial, utilizando a microscopia de fase ou de campo escuro, ou em tecidos após métodos de coloração inespecíficos pela prata ou imunológicos específicos. A densidade dos espiroquetas nas amostras clínicas é baixa, assim como a sensibilidade da microscopia.[358] É mais bem utilizada para detectar microrganismos em preparações de carrapatos (carrapatos esmagados entre lâminas de microscópio).

Cultura *in vitro*

A cultura de espiroquetas de amostras de um paciente doente é o método mais definitivo de diagnóstico; todavia, na maioria dos casos, é difícil em virtude do baixo número de microrganismos existentes. A probabilidade de isolar borrélias do sangue é extremamente baixa, visto que os espiroquetas migram através dos tecidos conjuntivos e só acidentalmente penetram no sistema circulatório.[341] É necessário um meio de cultura especial, denominado *meio de Barbour-Stoenner-Kelley* (*BSK*), para o isolamento das borrélias. A pele e os tecidos conjuntivos ricos em colágeno (fáscia, pericárdio, peritônio, meninges, sinóvia) são os tecidos mais consistentes para cultura *pre mortem* ou *post mortem* de cães, quando são coletadas amostras no local de fixação do carrapato ou próximo a ele.[49,341] A pele é cortada para remover os pelos, um anestésico local é instilado e a área é cuidadosamente desinfetada. Efetua-se uma biopsia com saca-bocado de 6 mm, e as amostras são colocadas em tubos estéreis. As amostras são processadas com pilões estéreis em meio de cultura, sequencialmente transferidas em maiores volumes de meio, cultivadas a 33°C e examinadas ao microscópio a intervalos de 2 semanas, durante 6 semanas. A cultura pode ser mais sensível do que a PCR antes do tratamento antimicrobiano;[338] todavia, a cultura é mais demorada do que a PCR.

Detecção de ácido nucleico

Anunciada como teste supremo para a identificação de microrganismos, a PCR tem, na verdade, restrições que limitam o seu uso. Embora a maioria dos pesquisadores atribua altas especificidade e sensibilidade a esse teste, os resultados da PCR podem variar de acordo com o planejamento dos *primers* selecionados, o processamento, a amostra e os métodos de extração. *Primers* direcionados para sequências de DNA conservadas podem ser utilizados para a detecção de várias genoespécies e cepas. Acredita-se que *primers* direcionados para o DNA de plasmídios sejam muito mais sensíveis, já que pode haver múltiplas cópias de plasmídios em uma única bactéria.[277,337] A PCR deve ser realizada em amostras de biopsia de pele ou tecido sinovial (ou de tecido acometido), e não em líquidos corporais ou articulares, visto que eles têm mais probabilidade de conter os microrganismos em cães com infecção crônica, tratados ou não tratados.[338] No que diz respeito a essas preocupações, os resultados de PCR do LCS e do sangue de cães com doenças neurológicas têm sido negativos.[157] Foram obtidos resultados positivos da PCR em amostras de sangue de cães com suspeita de borreliose clínica;[323,367] entretanto, não foram relatados estudos correspondentes de cães de controle para confirmar a correlação com a doença ou excluir resultados falso-positivos. A PCR é incapaz de diferenciar formas vivas de formas mortas ou não viáveis do espiroqueta. Em virtude dessas minúsculas concentrações, o DNA de *B. burgdorferi* raramente é identificado em tecidos de cães com infecção natural, em particular quando são examinados tecidos fixados com formol em lugar de tecidos frescos.[57] Foi desenvolvida a PCR quantitativa em tempo real para detectar o DNA de espiroquetas em amostras clínicas de seres humanos.[154] A detecção de *B. burgdorferi* por PCR por si mesma pode ser enganosa, e a sua existência nem sempre está correlacionada com doença clínica e achados sorológicos.[316]

Identificação de *Borreliae* por outras técnicas

Amostras de tecido podem ser examinadas ao microscópio à procura de espiroquetas patogênicos com o uso de anticorpos específicos marcados com corantes fluorescentes, sondas moleculares marcadas com corantes fluorescentes (fluorescência com hibridização *in situ*), enzimas que produzem um sinal em uma reação colorida subsequente, ou partículas de ouro que são visíveis na microscopia eletrônica de transmissão. O xenodiagnóstico, em que carrapatos virgens de infecção tornam-se infectados após alimentarem-se em hospedeiros com suspeita de infecção, demonstrou ser muito confiável na pesquisa laboratorial, porém é de alto custo e demorado.

Detecção de espiroquetas causadores de febre recorrente

Como não há testes sorológicos disponíveis para a febre recorrente por borreliose, o diagnóstico é estabelecido pela visualização dos espiroquetas em esfregaços sanguíneos utilizando-se a microscopia de campo escuro. A existência de espiroquetas visíveis confirma a doença como febre recorrente *versus* borreliose de Lyme, pois esta última raramente ou nunca resulta em espiroquetemia visível. Os esfregaços preparados com sangue fresco são superiores aos efetuados com sangue preservado em EDTA.[364] Pode-se melhorar a sensibilidade pelo exame do creme leucocitário ou pela inoculação do sangue em camundongos e, subsequentemente, em meios para espiroquetas. É possível utilizar métodos genéticos para identificar espiroquetas. Pode ocorrer reatividade cruzada com testes sorológicos que utilizam preparações de antígenos de espiroquetas integrais, mas não com o *immunoblotting* ou o uso de proteínas de superfície externa específica (ver, anteriormente, *Sorologia para borreliose de Lyme*).

Achados patológicos

Animais gravemente acometidos apresentam articulações edemaciadas, com derrame sinovial (Figura 43.12). Verifica-se a existência de linfadenomegalia periférica, particularmente nos linfonodos que drenam os membros acometidos.

Em cães com infecção experimental, a inflamação na membrana sinovial e o derrame consistem em fibrina e neutrófilos nos casos agudos. Nas infecções mais crônicas, os cães que sofreram soroconversão desenvolvem inflamação não supurativa e predominantemente linfoplasmocitária na membrana sinovial e na cápsula articular.[347] Alguns cães que nunca desenvolveram claudicação clínica ainda apresentam evidências histológicas de artrite. Foi constatado o desenvolvimento de lesões histológicas nos linfonodos, em articulações, no pericárdio e na pele.[8] Além disso, os vasos sanguíneos (vasculite, arterite), os nervos periféricos (perineurite) e as meninges (meningite) apresentam inflamação associada (Figura 43.13).[343] Histologicamente, o aumento folicular e o maior tamanho das áreas parafoliculares nos linfonodos são evidentes. As amostras de biopsia da pele revelam infiltrados linfoplasmocitários perivasculares superficiais, com acúmulo de mastócitos. Não foram encontradas lesões renais em cães com infecção experimental; todavia, foram evidentes em cães com doença natural.[62] Ocorrem glomerulite, necrose tubular difusa com regeneração e inflamação intersticial. Esses sintomas são mais comumente observados em certas raças, como Labrador e Golden Retriever. As borrélias podem ser demonstradas em tecidos com o uso de métodos de impregnação de prata ou amostras citológicas com coloração de Giemsa. A coloração pela prata dos rins desses cães revelou espiroquetas raros não relacionados com o desenvolvimento das lesões.[62] Além da degeneração hepática, foi observada a ocorrência de hiperplasia esplênica, plasmocitose dos linfonodos regionais, meningoencefalite não supurativa, pneumonite e lesões renais semelhantes em gatos com infecção experimental.[104,105]

Tratamento

Borreliose de Lyme

Devido à dificuldade em estabelecer o diagnóstico acurado, os agentes antibacterianos são, com frequência, administrados empiricamente na tentativa de estabelecer um diagnóstico terapêutico. Existem muitos relatos de recuperação bem-sucedida após a admi-

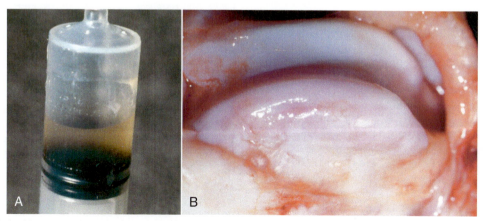

Figura 43.12 A. Líquido sinovial turvo contendo grande número de neutrófilos de cão com infecção experimental por *B. burgdorferi*. **B.** Aspecto macroscópico de alteração artrítica crônica em articulação de cão com infecção experimental. (Fotografias de Craig Greene © 2004 University of Georgia Research Foundation Inc.)

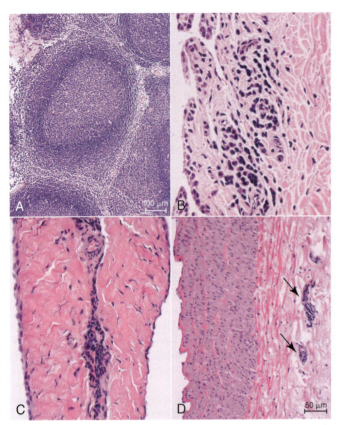

Figura 43.13 Lesões histopatológicas em cão infectado por *B. burgdorferi*. Cortes histológicos representativos de lesões inflamatórias (coloração pela H&E). **A.** Hiperplasia folicular grave de linfonodo axilar esquerdo. **B.** Membrana sinovial do cotovelo esquerdo com artrite supurativa moderada. Observar o acúmulo de plasmócitos no tecido subsinovial. **C.** Pericardite não supurativa leve com vários agregados celulares – principalmente células mononucleares no tecido. **D.** Túnica média e túnica adventícia de artéria com pequenas bainhas de células mononucleares ao redor de um ramo dos *vasa vasorum* (setas). (Cortesia de R. Straubinger, University of Munich, Munique, Alemanha.)

nistração de agentes antimicrobianos a cães com diagnóstico de artrite de Lyme. Com frequência, observa-se melhora 24 a 48 h após o início do tratamento antimicrobiano. O maior sucesso é alcançado com o tratamento nas fases iniciais da doença clínica. A melhora clínica depois de qualquer intervenção terapêutica deve ser considerada com cautela, visto que a disfunção aguda dos membros e das articulações é intermitente e, com frequência, desaparece depois de vários dias a semanas, independentemente da administração de fármacos antimicrobianos.[220] Além disso, a doxiciclina pode causar alterações anti-inflamatórias inespecíficas nas articulações lesadas e demonstrou ser condroprotetora na artrite não infecciosa em cães.[375] Foi constatado que as tetraciclinas lipossolúveis inibem a inflamação associada a *B. burgdorferi*.[26]

O tratamento precoce está associado à redução dos títulos de anticorpos e dos microrganismos nos tecidos e à prevenção ou cura da claudicação clínica e das lesões articulares.[341,343] Os esquemas de tratamento são, em sua maioria, instituídos pelo período mínimo de 30 dias, e foram usadas amoxicilina, azitromicina, ceftriaxona e doxiciclina. Entretanto, com base em estudos de pesquisa, é pouco provável que o microrganismo seja eliminado depois de 30 dias de tratamento em cães e roedores, e podem ocorrer recidiva e recrudescência da infecção após a interrupção do tratamento antimicrobiano.* Foram relatados resultados semelhantes do tratamento em pacientes humanos.[72] Além da incapacidade de eliminar os microrganismos, as alte-

_____
*Referências 28, 193, 194, 224, 271, 338, 341–343, 374a.

rações inflamatórias crônicas que ocorrem em vários tecidos, como as articulações, podem tornar-se autoperpetuantes. Observa-se a persistência intra-articular do ácido nucleico de *B. burgdorferi* (*Borrelia* metabolicamente inativa), embora os microrganismos não possam ser cultivados.[32,343] É possível que a persistência estimule processos imunológicos e inflamatórios crônicos. Os casos com borreliose mais crônica tendem menos a melhorar ou tendem mais a sofrer recidiva, mesmo quando o tratamento prossegue por várias semanas ou meses. É difícil utilizar a melhora clínica observada após o tratamento como base para o diagnóstico de borreliose ou de outras causas de poliartrite bacteriana ou por riquétsias, já que a febre, a distensão articular e a claudicação podem aparecer e, em seguida, desaparecer espontaneamente. Além disso, alguns fármacos antimicrobianos, como as tetraciclinas, têm efeitos anti-inflamatórios.

Todavia, o tratamento antimicrobiano continua sendo a base para o tratamento da borreliose (Tabela 43.4). O teste de sensibilidade a antimicrobianos *in vitro* demonstrou que a ceftriaxona, a eritromicina ou seus derivados, a amoxicilina, a cefuroxima, a doxiciclina, a tetraciclina e a penicilina G variam desde mais eficazes a menos eficazes.[163] A tetraciclina, a ampicilina e a eritromicina foram classicamente usadas no tratamento de pacientes humanos e animais. Os derivados mais recentes da eritromicina, como a azitromicina, ou as cefalosporinas de terceira geração, como a ceftriaxona, têm sido administrados a casos humanos mais refratários.[63] Esses fármacos são mais eficazes para o tratamento das infecções crônicas. A penicilina G intravenosa em altas doses foi recomendada na tentativa de tratar animais que não respondiam. As borrélias não são responsivas aos aminoglicosídios e às quinolonas.[170]

A doxiciclina é, em geral, o fármaco de escolha, por ser uma tetraciclina lipossolúvel, de custo relativamente baixo. As vantagens teóricas da lipossolubilidade incluem a necessidade de uma dose mais baixa, maior distribuição nos tecidos e menor penetração intracelular do que aquela obtida com a tetraciclina convencional. Os possíveis microrganismos coinfectantes (*Rickettsia* spp., *Anaplasma* spp., *Ehrlichia* spp., ou *Bartonella* spp.) também são alvos desse tratamento. Para animais em fase de crescimento recomenda-se a amoxicilina, pois a doxiciclina pode possivelmente causar pigmentação das unhas, da pele e dos dentes. A doxiciclina tem menor probabilidade de causar essa coloração do que outras tetraciclinas.[75] Nos seres humanos, a ceftriaxona é reservada como tratamento parenteral para a inflamação parenquimatosa do SNC (encefalite).[135] Doses de 2 g administradas por via IV a seres humanos, 1 vez/dia durante 30 dias, mostraram-se eficazes.[210] Todavia, a doxiciclina oral (por 3 semanas a 2 meses) é eficaz e ainda recomendada no tratamento da inflamação periférica do SNC (meningite e neurite).[64,74,135]

Em cães com infecção experimental foram administrados ciclos terapêuticos de amoxicilina, azitromicina ou ceftriaxona durante 1 mês, com resolução dos sinais clínicos. Entretanto, foi ainda possível identificar microrganismos nos tecidos por meio de cultura e métodos de PCR. Em outro estudo, após o declínio dos títulos, o tratamento foi interrompido. Seis meses depois do término do tratamento, houve elevação dos títulos e ocorrência de espiroquetas detectáveis.[343] Em alguns cães, os espiroquetas não foram detectados depois de 1 ano ou mais de tratamento.[279,342]

O tratamento de cães soropositivos, porém clinicamente sadios, com terapia antimicrobiana é controverso e foi revisto em outra parte.[209] Aqueles que se opõem ao tratamento antimicrobiano empírico argumentam que, embora ocorra soroconversão, muitos hospedeiros infectados apresentam imunidade natural, impedindo que o microrganismo cause doença clínica. Além disso, o tratamento de muitos cães em áreas endêmicas com possibilidade de apresentar títulos de anticorpos poderia levar ao desenvolvimento de cepas resistentes de espiroquetas e outros residentes da flora bacteriana. Além disso, poderiam ocorrer reações adversas em consequência da

Tabela 43.4	Esquemas antibacterianos sugeridos para a borreliose de Lyme.

Fármaco[a]	Dose[b]	Via	Intervalo (horas)	Duração (dias)	Usos preferidos
Doxiciclina	10 mg/kg	VO	12 a 24	30 a 42[c]	Estágio inicial da doença, artrite ou manifestações neurológicas, não para filhotes de caninos ou felinos
Amoxicilina	20 mg/kg	VO	8	30	Estágio inicial da doença, artrite e manifestações neurológicas, pacientes jovens
Azitromicina	25 mg/kg	VO	24	10 a 20	Estágio inicial da doença
Penicilina G	22.000 U/kg	IV	8	14 a 30	Artrite persistente, manifestações neurológicas ou cardite
Ceftriaxona	25 mg/kg	IV, SC	24	14 a 30	Manifestações neurológicas ou cardíacas tardias, artrite persistente
Cefotaxima	50 mg/kg	IV	12	14 a 30	Manifestações neurológicas
Cloranfenicol	25 a 50 mg/kg	VO, SC, IM	8	14 a 30	Manifestações neurológicas

IM, intramuscular; *IV,* intravenosa; *SC,* subcutânea.
[a]Ver *Formulário de fármacos,* no Apêndice, para informações adicionais. As informações sobre muitos fármacos baseiam-se na extrapolação da literatura sobre seres humanos.
[b]Dose por administração, a intervalos especificados.
[c]Os cães com proteinúria podem necessitar de maior intervalo de tratamento, bem como medicação e dieta apropriada para a enteropatia perdedora de proteína.[209] A doxiciclina pode causar irritação gástrica ou esofágica, levando a vômitos ou inapetência, e deve ser administrada com alimento (ver *Formulário de fármacos,* no Apêndice).

terapia antimicrobiana. Os argumentos a favor do tratamento de cães soropositivos clinicamente sadios são os de que é possível prolongar o período de incubação e de que podem ocorrer consequências imunopatológicas da infecção; o tratamento pode ajudar a evitar a progressão desses eventos durante o período subclínico. Além disso, embora os cães sejam claramente sadios, eles ainda são capazes de exibir anormalidades laboratoriais como manifestações subclínicas, como proteinúria de doença por imunocomplexos e inflamação renal associada. O nível dos títulos quantitativos de anticorpo anti-C6 parece se correlacionar com os níveis de complexos imunes circulantes (CIC). Esses títulos de anticorpos e CIC correspondentes parecem diminuir depois do tratamento.[108,109] Os veterinários a favor do tratamento de cães clinicamente sadios costumam recomendar a vacinação dos animais juntamente com o tratamento para evitar uma reinfecção adicional. As vacinas produzem imunidade à OspA, que constitui uma importante barreira contra a transmissão da infecção pelos carrapatos.[190] Todavia, os cães assintomáticos que apresentam proteinúria (relação entre proteína e creatinina na urina acima de 0,5) não devem ser vacinados até completar um ciclo de tratamento, com redução preferencial dos títulos quantitativos de anticorpos anti-C$_6$ e nível de proteinúria (ver *Prevenção*).[108]

Os agentes anti-inflamatórios não esteroides proporcionam o alívio de muitas das complicações artríticas dolorosas, porém é necessário o seu uso criterioso porque eles tendem a provocar irritação gastrintestinal. Os glicocorticoides também foram administrados com certa hesitação em doses anti-inflamatórias muito baixas para controlar a dor persistente e o edema da artrite crônica, que não podem ser totalmente controlados com um ou mais ciclos de agentes antibacterianos. Uma consequência indesejável da persistência é que a imunossupressão, como a associada à administração de prednisolona na dose de 2 mg/kg/dia, durante 2 semanas, reativa a doença latente.[342] Os cães não exibem sinais clínicos de claudicação enquanto estão sendo tratados; todavia, uma vez interrompido o tratamento, eles desenvolvem sinais de artrite em até 1 semana.[342] Deve-se evitar absolutamente o uso de doses imunossupressoras de glicocorticoides em cães com infecção crônica devido à exacerbação da infecção, ou esses fármacos devem ser administrados em associação com agentes antibacterianos.

O tratamento e o prognóstico da disfunção renal associada à borreliose de Lyme variam de acordo com o estágio e a gravidade da doença por ocasião do diagnóstico. Com a evolução, a proteinúria acentuada pode levar ao desenvolvimento de síndrome nefrótica e hipertensão sistêmica. Nos estágios iniciais, é possível considerar o uso de inibidores da enzima conversora de angiotensina e agentes anti-inflamatórios. Com a evolução da doença, os animais podem desenvolver hipoproteinemia grave e diminuição da perfusão renal, exigindo o uso de expansores de volume, agentes vasoativos e diurese osmótica. Infelizmente, como no caso da poliartrite, as manifestações renais são habitualmente progressivas a despeito do tratamento.

Febre recorrente por borreliose

O tratamento da febre recorrente por espiroquetose assemelha-se ao da borreliose de Lyme e envolve a administração de doxiciclina. Foi observada melhora clínica após o tratamento em cinco dos seis cães descritos com essa doença causada por *B. turicatae*.[34,364]

Prevenção

Tratamento antimicrobiano

Nos seres humanos, uma dose única de doxiciclina administrada por ocasião da fixação dos carrapatos teve eficiência de 87% na prevenção da borreliose de Lyme.[247] Deve ser possível implementar essa prática em cães; entretanto, o tratamento profilático não é prático em virtude da alta taxa de exposição em cães e gatos.

Vacinação

Na América do Norte estão disponíveis comercialmente várias vacinas de OspA recombinante e bacterinas de células integrais para prevenção da borreliose em cães.[61,169,214,215,289] Na Europa, estão disponíveis bacterinas de células integrais (Tabela 43.5). Diferentemente da situação observada nos EUA, a multiplicidade de espécies infectantes

Tabela 43.5	Comparação entre vacinas contra a borreliose de Lyme.[a]						
País(es)	**Tipo de vacina**	**Com adjuvante**	**Via**	**Idade mínima (semanas)**	**Intervalo recomendado para reforço (anos)**	**Intervalo aprovado para o desafio (dias após a segunda dose)**
EUA, Canadá, outros	Bacterina de células integrais	+	SC, IM	*Primeira dose: 6; segunda dose (intervalo): 2 a 3*	1	150
EUA	Bacterina de células integrais bivalente[b]	+	SC	*Primeira dose: 8; segunda dose (intervalo): 2 a 4*	1	366
EUA	Proteína OspA lipidada recombinante	–	SC	*Primeira dose: 9; segunda dose (intervalo): 3 a 4*	1	366
Alemanha e União Europeia	Bacterina de células integrais	+	SC	*Primeira dose: 12; segunda dose (intervalo): 3 a 4*	1	365
Alemanha	Bacterina de células integrais[c]	+	SC	*Primeira dose: 12; segunda dose (intervalo): 2 a 3*	1	80 e 272
Alemanha	Bacterina de células integrais[c]	+	SC	*Primeira dose: 12; segunda dose (intervalo): 2 a 3*	1	80 e 272
República Checa	Bacterina de células integrais	+	SC, IM	*Primeira dose: 12; segunda dose (intervalo): 2 a 3*	1	80[d] e 272[d]
República Checa	Bacterina de células integrais	+	SC (IM, cavalo)	*Primeira dose: 12; segunda dose (intervalo): 2 a 3*	1	?

IM, intramuscular; *OspA*, proteína de superfície externa A; *SC*, subcutânea; +, com adjuvante; –, sem adjuvante.
[a]As vacinas contêm antígenos de uma cepa de *B. burgdorferi sensu stricto*, a não ser que indicado de outro modo.
[b]Contém duas cepas de *B. burgdorferi sensu stricto*.
[c]Contém duas espécies: *B. afzelii* e *B. garinii*.
[d]Dias após a segunda imunização em dois ensaios clínicos separados. Os cães foram acompanhados durante 60 e 91 dias, respectivamente, após desafio para monitoramento dos sinais de infecção.
[e]Contém três espécies: *B. burgdorferi sensu stricto, B. afzelii* e *B. garinii;* para cães, gatos e equinos.

de *Borrelia* torna mais difícil uma proteção por meio de vacinação. Nos cães as vacinas heterólogas produzem reatividade cruzada a anticorpos fracos,[351] sugerindo que são necessárias vacinas com espécies específicas de *Borrelia* para obter a proteção adequada. As vacinas são recomendadas para uso, começando com 6 a 12 semanas de idade, dependendo do produto. Os esquemas de vacinação primária consistem em duas inoculações com intervalo de 3 semanas. As vacinas administradas no início da vida, antes da exposição, oferecem a melhor forma de proteção.[196] A vacinação não deve ser universalmente recomendada ou oferecida como substituto de medidas adequadas de controle dos carrapatos. Os cães devem ser selecionados para vacinação com base na localização geográfica de residência ou viagem e pela localização geográfica de suas atividades e hábitos. Os cães que vivem ao ar livre, que caçam ou aqueles de competição em campo, que frequentam áreas conhecidas infestadas por carrapatos, devem ter prioridade para vacinação. Os cães vacinados com vacinas de células integrais com adjuvante ou vacinas de OspA recombinante antes da infecção desenvolvem maior resistência à infecção.* Esse tipo de proteção não parece ocorrer nos animais com infecção natural. A reinfecção é possível em animais tratados ou que se recuperam de infecções naturais. Embora a OspA seja a proteína predominante em *B. burgdorferi* obtida de cultura (a fonte de antígenos para vacina), os hospedeiros vertebrados infectados por carrapatos geralmente não sofrem soroconversão para OspA.[22,68] A OspA em carrapatos não alimentados é rapidamente convertida em OspC quando o carrapato ingere o repasto de sangue e não está nos espiroquetas dos carrapatos ingurgitados.[272] A conversão em OspC pelo microrganismo parece tornar possível o seu desprendimento do intestino médio do carrapato e sua passagem para as glândulas salivares e entrada subsequente no hospedeiro. Por conseguinte, para serem eficazes, os anticorpos

contra OspA induzidos pela vacina *precisam* estar no hospedeiro *antes* do repasto pelo carrapato. Durante a fase de alimentação dos carrapatos, a conversão dos antígenos de superfície em OspC também parece possibilitar que o espiroqueta evite o seu reconhecimento pelos mecanismos de defesa do hospedeiro.[68,306,307,335,349] Os antígenos OspC estão em níveis mais baixos do que os antígenos OspA em todas as bacterinas de células integrais,[198,258] e uma vacina com bacterina divalente foi especificamente comercializada para induzir anticorpos borreliacidas anti-OspA anti-OspC.[186] Apesar da existência de proteínas OspC, o nível de expressão do componente VlsE codificado por plasmídios é mínimo em isolados para vacina cultivados em laboratório, de modo que a vacinação não produz resultados falso-positivos para anticorpos com o método de ELISA C_6 recombinante.[186,258]

Quando há complemento, os anticorpos anti-OspA do hospedeiro provocam parada de crescimento e impedem a invasão das glândulas salivares nos carrapatos que se alimentam em animais previamente vacinados.[67,68] As borrélias não são eliminadas nesses carrapatos – seu número é apenas reduzido. Dessa maneira, a proteção imunológica induzida pela vacina começa no carrapato, antes da entrada dos espiroquetas no hospedeiro. Quando animais com infecção experimental recebem anticorpos anti-OspA administrados passivamente após o ingurgitamento dos carrapatos, os animais permanecem infectados. A vacinação de um animal já infectado não elimina a infecção nem impede a doença clínica.[23] Em um estudo de cães com infecção natural em uma área altamente endêmica, o ELISA C_6 revelou que os cães vacinados anualmente com bacterina de espiroquetas integrais tiveram uma taxa muito mais baixa de infecção subsequente (5%) do que cães não vacinados (64%), com uma fração preventiva de 92%.[190] Em outro estudo que utilizou uma vacina de OspA comercial, a taxa de infecção subsequente foi de 25% nos animais vacinados *versus* 63% nos não vacinados, com fração preventiva de 60,3%.[192] Em um

_____
*Referências 8, 125, 185, 186, 211, 289, 339, 344.

terceiro estudo, cães receberam uma vacina de OspA comercial com 0 e 3 semanas e 6 meses e, em seguida, anualmente.[142a] Os resultados positivos no soro testado por ELISA C$_6$ foram de 99% nos cães não vacinados, sem vacinação completa ou previamente soropositivos. Todavia, essa alta taxa de prevalência diminuiu durante o período de acompanhamento de 33 meses nos cães aos quais foi administrada uma série completa de vacinação.

Como as vacinas de OspA comerciais não mantêm títulos protetores, recomenda-se a revacinação anual para cães de alto risco, a fim de manter títulos adequados. Além disso, não ocorre uma resposta anamnésica contra OspA, pois as borrélias que entram na pele do hospedeiro não expressam mais essa proteína de superfície. Em um estudo de exposição parenteral em camundongos não foi obtida proteção por imunização prévia com vacinas à base de OspC, enquanto um produto que continha OspA proporcionou proteção.[283] Todavia, o uso de uma bacterina bivalente em cães, que estimulou anticorpos borreliacidas tanto anti-OspA quanto anti-OspC, protegeu os animais, após exposição a carrapatos infectados, contra o desenvolvimento de doença clínica e evidências sorológicas ou por PCR de infecção.[186] Embora a OspC seja altamente imunogênica, a variação considerável observada na OspC entre cepas de *B. burgdorferi* e outras espécies, como *B. afzelii,* torna difícil uma proteção heteróloga com esse antígeno.[20,107,144,377] Os anticorpos borreliacidas induzidos pela bacterina bivalente com adjuvante foram reativos a um epítopo conservado da proteína OspC, que foi encontrado em muitas espécies patogênicas de *Borrelia.*[186] Serão necessários mais estudos para determinar se essa vacina irá proporcionar proteção cruzada contra genoespécies de *Borrelia* heterólogas.

Uma preocupação inicial com a introdução de vacinas para a borreliose foi a indução de anticorpos que produziam resultados falso-positivos com imunoensaios de microrganismos integrais; todavia, esse problema foi solucionado com o uso de testes imunodiagnósticos mais específicos, como o *immunoblotting* e os ensaios C$_6$ anteriormente descritos. Embora as vacinas de células integrais ou potencialmente recombinantes possam levar, teoricamente, a reações imunológicas que produzem anticorpos de reatividade cruzada contra antígenos do hospedeiro, essas preocupações nunca foram confirmadas. Em um estudo preliminar de vacinação de cães com títulos de anticorpos C$_6$, os animais com os títulos mais altos e que receberam bacterinas de células integrais tiveram os maiores níveis de CIC após vacinação, em comparação com animais que apresentaram títulos mais baixos ou que receberam vacina de OspA recombinante.[108,109,200] Nesses casos, foi sugerido completar o tratamento antes da vacinação (ver *Tratamento*) ou utilizar uma vacina recombinante.[108] Outra preocupação teórica, porém não documentada, no que concerne à vacina de células integrais é a possibilidade de ocorrer uma reação de hipersensibilidade se for administrada a um cão que esteja abrigando grandes quantidades do microrganismo.[156] Embora essa reação a um microrganismo específico não tenha sido confirmada, é mais provável que as vacinas de *Borrelia* de células integrais induzam eventos adversos, em comparação com qualquer outra vacina canina.[240] Todavia, a taxa de prevalência dessas reações é relativamente baixa,[196,240] e isso também pode ser esperado com o uso de bacterinas. Em contrapartida, foram também expressas preocupações sobre o uso exclusivo de vacinas de OspA recombinante. A vacinação bem-sucedida com esses produtos exige a ocorrência de altos títulos de anticorpos anti-OspA por ocasião da infecção natural, visto que os títulos de anticorpos borreliacidas não são mantidos em altos níveis por um longo período de tempo. A revacinação regular é muito importante. Os antígenos adicionais em uma preparação de microrganismos integrais podem auxiliar como adjuvantes na ampliação da resposta imune. Utilizando-se uma vacina sonicada de células integrais experimental sem adjuvante foi constatada a produção

de títulos mais duradouros de anticorpos borreliacidas, bem como uma resposta superior à exposição à infecção em cães, em comparação com uma vacina de OspA.[339]

A proteção proporcionada pelas vacinas de *Borrelia* não é absoluta. Nos seres humanos, com frequência a imunidade foi muito mais forte após o acréscimo de uma terceira vacina à série.[321,332] De modo semelhante, independentemente do produto utilizado, quando foi administrada uma terceira dose a cães, foi obtido título mais elevado de anticorpos em comparação com o título em cães imunizados apenas duas vezes no início do esquema de vacinação.[351] Por conseguinte, as recomendações além do mencionado na bula em áreas altamente endêmicas indicam uma terceira imunização 6 meses após as duas doses iniciais, particularmente quando são utilizadas vacinas de OspA sem adjuvante.

Controle dos vetores no cão e no gato

São necessárias medidas de suporte para reduzir a prevalência da infecção em seres humanos e animais de estimação. Os métodos de proteção pessoal receberam maior atenção para o controle de carrapatos em animais de estimação. Os produtos aplicados têm incluído colares, pós para aplicação tópica, xampus, banhos ou espumas, *sprays*, aplicações locais e produtos orais. Os colares carrapaticidas impregnados com Amitraz impediram a transmissão da infecção por *Borrelia* em cães expostos a vetores.[81] Também estão disponíveis soluções tópicas que controlam e, em alguns casos, repelem os carrapatos (ver *Carrapatos*, em *Infecções transmitidas por vetor,* no Capítulo 93, e Tabelas 93.3 e 93.10). Produtos que contêm dietiltoluamida (DEET) devem ser usados com cautela em cães e gatos, devido à possível ocorrência de toxicidade (ver Capítulo 93). Como método não inseticida pode-se considerar também o exame diário, penteando os animais para remover os carrapatos fixados; entretanto, esse procedimento é muito mais difícil em comparação com o achado de carrapatos em seres humanos. Para proteção pessoal dos seres humanos, ver *Considerações de saúde pública*, neste capítulo. Ver o Capítulo 93 para uma discussão mais detalhada do controle dos vetores em seres humanos e animais.

Controle dos vetores no ambiente

A aplicação de acaricidas a áreas relativamente grandes é dispendiosa e difícil. As espécies de *Ixodes* têm ciclo de vida de 2 anos e redistribuem-se em vários hospedeiros após se alimentar, o que torna difícil o tratamento de todos os estágios com uma única aplicação. Compostos residuais ambientalmente destrutivos, como os hidrocarbonetos clorados, têm sido o método mais bem-sucedido para controle dos carrapatos, porém suas desvantagens são evidentes.

Foram examinadas algumas abordagens singulares no controle dos carrapatos, direcionadas para camundongos selvagens e cervos. Foi avaliada a eficácia de um acaricida para roedores ou cervos (fipronil) em vários estudos.[71,282] Os estudos chegaram à conclusão de que a intervenção direcionada para o hospedeiro é uma alternativa eficaz, econômica, segura e ambientalmente favorável para a aplicação em grandes áreas de acaricida em *spray*, a fim de controlar as populações de carrapatos de vida livre. Todavia, sob uma perspectiva prática de manejo, os programas efetivos de acaricidas para a fauna silvestre são de implementação difícil, se não impossível.

Vacinas administradas por via oral, contendo *Escherichia coli* ou o vírus *Vaccinia* para expressar OspA, têm sido usadas experimentalmente para proteger camundongos contra a exposição à infecção por *B. burgdorferi.*[111,299] Quando combinada em um sistema de liberação de isca, essa vacina poderia ser útil para interromper a transmissão dessa infecção. Mesmo se fosse eficaz, a vacinação de um número suficiente de espécies reservatórias seria impossível. Talvez a redução da população de cervos ajudasse a diminuir o número de carrapatos ixodídeos, porém outros hospedeiros mamíferos ainda poderiam propagar os vetores. Seria necessário o despovoamento contínuo para remover os cervos que migram de volta à área.

Considerações de saúde pública

A definição de caso da borreliose da Lyme humana é a seguinte: (1) exantema eritematoso ou um sinal objetivo de doença musculoesquelética, neurológica ou cardiovascular, e (2) confirmação laboratorial da infecção.[5] Em 2006, nos EUA,[24] foram relatados casos em 50 estados e no Distrito de Colúmbia; entretanto, a distribuição da infecção endêmica limita-se a certas áreas geográficas (ver *Epidemiologia*).[15] O ciclo silvestre na natureza parece ser limitado a essas áreas. Entretanto, essas regiões podem ser redefinidas em consequência de futuras mudanças climáticas que irão afetar os carrapatos, migração dos hospedeiros reservatórios e pesquisa adicional de doenças transmitidas por carrapatos. Erros no relato de doenças fora dessas regiões (excluindo a movimentação do hospedeiro) provavelmente têm sido devidos a uma classificação incorreta e diagnóstico exagerado. Por exemplo, a febre recorrente transmitida por carrapatos, causada por *B. hermsii*, produziu soropositividade falsa com testes mais antigos de antígenos de espiroquetas integrais e provavelmente superestimou a prevalência da doença de Lyme devido à reatividade cruzada.[78]

A maior incidência anual da borreliose de Lyme é observada entre crianças com menos de 14 anos de idade e adultos com mais de 30 anos. Em geral, os sinais clínicos surgem vários dias a 1 mês após uma picada de carrapato. Na proximidade da picada pode-se observar o aparecimento de uma lesão eritematosa expansiva, não pruriginosa e semelhante a um anel, de pelo menos 5 cm. A lesão pode ser acompanhada de febre, mialgia, artralgia e cefaleia (sintomas semelhantes aos da gripe). Lesões do eritema migratório associadas a picadas de carrapatos podem ser encontradas em indivíduos em regiões não endêmicas e por vezes estão associadas a microrganismos inoculados por picadas de carrapatos, que não são vetores competentes de *B. burgdorferi* (p. ex., *A. americanum* e *B. lonestari*). Esses seres humanos apresentam sintomas constitucionais leves, porém têm resultados soronegativos para *B. burgdorferi*. Em contrapartida, os seres humanos que ficam doentes em consequência da infecção por *B. burgdorferi* desenvolvem edema articular recorrente e dor musculoesquelética. Os sinais meníngeos incluem dor, perda sensorial, alterações comportamentais e cefaleias recorrentes. A miocardite caracteriza-se pelo desenvolvimento de sintomas característicos de distúrbios da condução atrioventricular. Acredita-se também que ocorram infecções subclínicas; todavia, essas infecções são menos frequentes do que previamente reconhecidas, devido à reatividade cruzada com métodos de imunoensaio mais antigos.[333] Nos seres humanos, o tratamento da borreliose de Lyme é mais gratificante durante as fases iniciais da doença. Em seres humanos com infecção crônica e comprometimento musculoesquelético ou neurocognitivo, o tratamento antimicrobiano não é mais eficaz do que o placebo.[171] Outras referências devem ser consultadas para a revisão completa da doença nos seres humanos.[369a]

Não é difícil instituir medidas de proteção pessoal para o controle dos carrapatos em seres humanos.[6,53,141] As precauções mais eficazes consistem em evitar os *habitats* dos carrapatos, vestir calças compridas e camisas de manga comprida, usar protetores nos punhos, enfiar as calças compridas dentro de meias, usar roupa de cor clara (que ajuda a identificar os carrapatos para a sua rápida remoção) e aplicar repelentes às roupas e à pele exposta. Os agentes que contêm DEET repelem os carrapatos e podem ser aplicados à roupa ou à pele exposta. Os que contêm permetrina são carrapaticidas de contato, porém só podem ser aplicados à roupa. Outras medidas adicionais incluem evitar áreas com grama alta e matagal denso. A inspeção à procura de carrapatos e a sua remoção imediata, logo após deixar uma área infestada de carrapatos, ajudam a evitar a transmissão da infecção. Existe um intervalo entre o início do repasto pelo carrapato e o aparecimento de espiroquetas infecciosos na saliva do carrapato. Estudos conduzidos em animais mostram que existe pouco risco de infecção nas primeiras 24 h de fixação do carrapato, com taxa máxima de infecção entre 48 e 72 h de fixação, ou quando o carrapato infectado alimenta-se até ficar ingurgitado.[69] A incidência da doença também é maior em seres humanos quando os carrapatos permanecem fixados por 72 h ou mais.[326] Uma dose única de doxiciclina administrada em até 72 h após uma picada por *I. scapularis* impediu eficientemente o aparecimento de eritema migratório em seres humanos que residiam em áreas endêmicas.[247]

Embora a borreliose de Lyme seja classificada como zoonose, os cães, os gatos e os seres humanos são hospedeiros acidentais para um ciclo silvestre que ocorre na natureza. Os cães e os gatos não parecem constituir uma fonte de infecção para os seres humanos, visto que eles não excretam quantidades apreciáveis de microrganismos infecciosos em seus líquidos corporais (incluindo a urina).[8] Cães de controle não infectados, mantidos em contato direto pelo período de até 1 ano com cães infectados, não se tornaram infectados nem sofreram soroconversão.[8]

Não há evidências de que os cães ou gatos infectados possam representar um risco direto para os seres humanos, a não ser o fato de introduzirem na casa carrapatos não alimentados em vários estágios do ciclo de vida. Os carrapatos não sobrevivem por muito tempo em ambientes internos, e, quando se alimentam, não voltam a se fixar sem sofrer muda. Entretanto, os carrapatos parcialmente alimentados podem representar maior risco de infecção para o segundo hospedeiro mamífero, já que é necessário um período mais curto de fixação para transmitir a infecção ao segundo hospedeiro. Os carrapatos *Ixodes* são extremamente pequenos e são apenas detectados em pequena porcentagem de casos de borreliose de Lyme (ver Figura 43.6). Experimentalmente, os cães que se tornaram infectados por *B. burgdorferi* após exposição a carrapatos adultos infectados foram capazes de transmitir a infecção a carrapatos imaturos durante a alimentação.[231] Por conseguinte, os cães podem aumentar o risco de expor os seres humanos à infecção, atuando como reservatórios competentes da infecção para os carrapatos, embora os cães não sejam os hospedeiros preferidos desses carrapatos.

Os cães e os gatos parecem ser hospedeiros sentinelas, mas não hospedeiros reservatórios para a infecção humana, e os estudos de sororreatividade ajudam a determinar o risco de infecção para os seres humanos em uma área geográfica definida.[77,162,221,336] No mesmo ambiente, os cães e os gatos correm maior risco de exposição do que os seres humanos em virtude de sua maior probabilidade de entrar em contato com os carrapatos vetores. Os animais de estimação podem introduzir os carrapatos infectados na casa; todavia, os carrapatos geralmente não voltam a se alimentar após desprender-se. Assim como ocorre em outras doenças transmitidas por carrapatos, o manuseio inadequado deles, resultando em liberação dos conteúdos do intestino médio ou salivares na pele ou mucosas escoriadas, pode possibilitar a penetração percutânea do material infeccioso. Mesmo em áreas onde a borreliose é endêmica, o risco de infecção por picada de carrapato ixodídeo é tão baixo, que não se recomenda rotineiramente o uso de tratamento antimicrobiano profilático dos seres humanos expostos.[315]

A vacina humana comercializada nos EUA baseava-se em OspA recombinante, devido à preocupação sobre a segurança da vacina de células integrais.[182] Embora tenha sido demonstrada a eficácia das vacinas recombinantes quando utilizadas antes da exposição,[321] seu uso tem sido limitado, em virtude de preocupações sobre os efeitos colaterais potenciais, porém não provados, de modo que o produto foi retirado em 2002.[1]

Capítulo 44

Infecções Bacterianas Diversas

Carolyn R. O'Brien e Richard Malik

Melioidose

A melioidose é uma infecção causada pela betaproteobactéria saprofítica *Burkholderia pseudomallei* (anteriormente *Pseudomonas pseudomallei*), um bacilo gram-negativo aeróbico e móvel, com um único flagelo polar. Seu *habitat* é geralmente restrito ao ambiente em latitudes de 20° ao norte ou ao sul do Equador. Todavia, o seu nicho ecológico exato ainda não foi identificado. Assim, é endêmica no Sudeste Asiático, norte da Austrália e sul do Pacífico.[16,68] São relatados casos autóctones esporádicos fora da área de alta endemicidade, incluindo Caribe, América Central e América do Sul, África Ocidental e Oriental, subcontinente indiano e Oriente Médio.[16]

A tipagem de sequências *multilocus* (MLST; de *multilocus sequence typing*) de microrganismos isolados, utilizando as sequências de fragmentos internos de sete genes de manutenção, forneceu uma valiosa compreensão da epidemiologia e evolução do microrganismo.[17,22,32,46] Na atualidade, existem 600 tipos de sequências descritos para *B. pseudomallei,* e observa-se uma extensa diversidade molecular do microrganismo particularmente no território do norte da Austrália, onde foram identificados mais de 250 tipos de sequências separados.[18]

A *B. pseudomallei* pode ser isolada de modo mais confiável de solos de argila úmidos e da água de superfície de áreas endêmicas. O número de infecções humanas aumenta após chuvas intensas e ventos das monções, presumivelmente devido à inalação de aerossóis carregados de microrganismos.[7,16,24] Acredita-se que a infecção ocorra por meio de inoculação cutânea através de feridas que entraram em contato com solo contaminado, ou de picadas de artrópodes vetores; inalação de poeira, aerossóis ou água lamacenta (como a que ocorre no quase afogamento); ou ingestão de solo, carcaças infectadas contaminadas, água potável contaminada ou leite (após infecção das glândulas mamárias).[45] Devido aos riscos de inalação ou ingestão, a bactéria foi designada como arma biológica e classificada como agente de bioterrorismo de categoria B pelos United States Centers for Disease Control and Prevention (CDC),[10] embora o verdadeiro potencial desse cenário não esteja bem definido.

B. pseudomallei é um microrganismo intracelular facultativo, que causa uma gama variável de síndromes clínicas em seres humanos e animais, incluindo: (1) infecções leves ou inaparentes, (2) úlceras cutâneas locais, (3) formação de abscessos crônicos e formação de granuloma nos tecidos subcutâneos ou órgãos internos, (4) pneumonia crônica ou (5) septicemia fulminante aguda com consequente pneumonia e/ou encefalomielite. Não houve nenhuma correlação documentada entre os resultados específicos da MLST de determinadas cepas do microrganismo e a respectiva apresentação clínica ou gravidade da infecção.[17]

De modo geral, *B. pseudomallei* tem baixa propensão a causar doença em hospedeiros clinicamente sadios. A doença grave é observada principalmente em indivíduos com comprometimento da imunidade, sobretudo naqueles com função comprometida dos neutrófilos, como diabetes melito e insuficiência renal crônica.[47] A infecção pode permanecer subclínica por longos períodos, com súbito aparecimento de doença depois de muitos anos de dormência, à semelhança da tuberculose. O período de incubação mais longo registrado foi no caso de um veterano norte-americano do Pacífico na II Guerra Mundial, que foi diagnosticado 62 anos após uma suposta exposição.[50] A imunidade nata parece ser primariamente importante para a proteção do hospedeiro contra a infecção. O comprometimento da imunidade celular adaptativa, conforme observado na infecção avançada pelo vírus da imunodeficiência humana, não parece constituir fator de risco para a doença em seres humanos.[16] De modo semelhante, títulos elevados de anticorpos não protegem contra a infecção primária ou a recidiva.[16,41,59]

Embora relatos de melioidose canina e felina sejam infrequentes na literatura, evidências não científicas sugerem que a infecção é mais comum.[51] Sete cães militares estacionados no Vietnã desenvolveram febre, mialgia e formação de abscessos em múltiplos órgãos, incluindo derme, pulmão, fígado, rins, baço, epidídimo e testículos,[63] e um cão australiano apresentou melioidose cutânea disseminada após ingerir miúdos de uma cabra que morreu da doença.[44] De seis gatos com diagnóstico de melioidose,[20,51,53,67] acredita-se que três tinham adquirido a infecção na Malásia, enquanto os outros três tinham domicílio no norte da Austrália. Abscessos multifocais, linfadenomegalia, hepatomegalia e esplenomegalia foram mais comuns nos gatos acometidos. Os autores e seus colegas documentaram a infecção em dois gatos com panoftalmite unilateral.[53]

O método preferido de diagnóstico consiste no isolamento do microrganismo dos líquidos corporais ou tecidos. Em geral, *B. pseudomallei* cresce em meios bacteriológicos de rotina, embora possam ser necessários meios seletivos, como o ágar Ashdown modificado, para isolar o microrganismo de locais onde existem microrganismos contaminantes. O exame minucioso de esfregaços de pus de lesões, corados pelo Gram, algumas vezes pode identificar pequenos números de bacilos gram-negativos de coloração bipolar (frequentemente descritos com aparência de "alfinete de segurança"); é possível que isso aumente a suspeita da infecção em áreas endêmicas (Figura 44.1).

Embora a cultura do microrganismo seja considerada o padrão de referência para o diagnóstico, os resultados tipicamente estão disponíveis depois de 3 a 4 dias. Esse atraso pode contribuir significativamente para a alta taxa de mortalidade dos casos fulminantes. Foram desenvolvidas modalidades alternativas de diagnóstico para ampliar os métodos de cultura, na tentativa de melhorar os resultados do paciente. Há ensaios imunológicos disponíveis para a detecção do antígeno de *Burkholderia* em amostras ou sobrena-

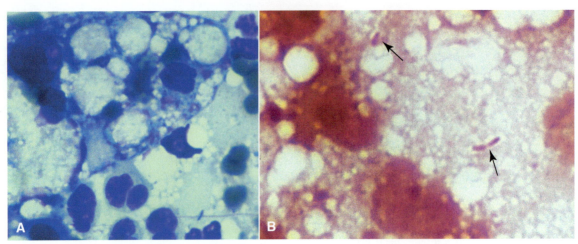

Figura 44.1 Preparação esmagada de lesão hepática de gato com melioidose disseminada obtida em necropsia. **A.** Observar a inflamação supurativa (coloração de Romanowsky aumento original 330×). (Reimpressa de O'Brien CR *et al.* 2003. Disseminated melioidosis in two cats, *J Feline Med Surg* 5:83-89; com autorização da European Association of Feline Medicine.) **B.** Preparação esmagada de lesão hepática de gato com melioidose disseminada obtida em necropsia. Observar os bacilos gram-negativos extracelulares (*setas*). (Modificação de Burke da coloração de Gram; aumento original 330×). (Reimpressa da Referência 51; com autorização da European Association of Feline Medicine.)

dante de cultura ou de anticorpos no soro. Todavia, nenhum desses métodos foi especificamente adaptado para uso em cães ou gatos. Nos seres humanos, a detecção de anticorpos pode refletir exposição pregressa em lugar de doença ativa, embora um único título de 640 ou mais seja altamente sugestivo de infecção atual.[43] A reação em cadeia da polimerase e a amplificação isotérmica mediada por alça podem detectar o DNA de *B. pseudomallei* em amostras do paciente; todavia, foi constatado que ambas as técnicas têm pouca especificidade e/ou sensibilidade, e nenhuma está atualmente disponível no comércio.[11,12,34] Foi usado um ensaio rápido de microanálise de oligonucleotídios para a rápida identificação acurada de *B. pseudomallei* e a sua diferenciação de *Burkholderia mallei*.[60a] Os achados patológicos são abscessos nos órgãos acometidos e drenagem de linfonodos (Figura 44.2). Métodos imuno-histoquímicos podem detectar o microrganismo nos tecidos acometidos.[69] Em veterinária, talvez o melhor método auxiliar para diagnóstico seja

uma alta suspeita clínica, particularmente em áreas onde *B. pseudomallei* possa ser a causa mais comum de sepse adquirida em comunidade em seres humanos.

O tratamento da melioidose pode ser prolongado e, com frequência, não tem sucesso (as taxas de mortalidade em seres humanos com melioidose fulminante variam de 20 a 50%),[23,28a,68] por vezes ocorrendo recidivas. Existem poucos relatos de tratamento bem-sucedido em animais.[45,53] A drenagem cirúrgica de grandes abscessos ou a enucleação em casos de panoftalmite podem ser necessárias, juntamente com o tratamento antimicrobiano. Recomenda-se o tratamento com agentes antibacterianos para lesões pequenas ou disseminadas. O microrganismo tende a ser sensível *in vitro* a trimetoprima-sulfonamidas, amoxicilina-clavulanato, ticarcilina-clavulanato, algumas cefalosporinas de terceira geração e quinolonas, tetraciclinas, cloranfenicol e carbapenéns.[16,66] Em geral, *B. pseudomallei* é resistente à penicilina G, às

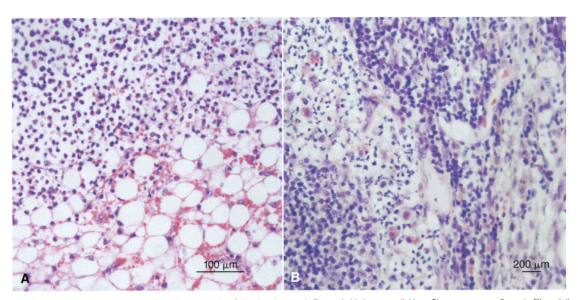

Figura 44.2 A. Histopatologia de microabscessos hepáticos de um gato doméstico de pelo curto de 5 anos de idade com melioidose. Observar a agregação neutrofílica relativamente bem circunscrita e a degeneração gordurosa circundante dos hepatócitos. (Coloração de H&E, barra = 100 μm). (Cortesia de Mark Krockenberger, University of Sydney, Sydney, Austrália.) **B.** Histopatologia de linfonodo do esterno do mesmo caso. Observar o exsudato neutrofílico no seio cortical. Acredita-se que o comprometimento do linfonodo do esterno tenha sido secundário à hepatite observada nesse caso (coloração de H&E, barra = 200 μm). (Cortesia de Mark Krockenberger, University of Sydney, Sydney, Austrália.)

aminopenicilinas, cefalosporinas de primeira e segunda gerações, à maioria dos aminoglicosídios (incluindo gentamicina), maioria dos macrolídios (incluindo azitromicina), às quinolonas de segunda geração e à rifampicina.[14,16,39a] Em pacientes humanos, as recomendações atuais para o tratamento da melioidose aguda consistem em altas doses de ceftazidima por via parenteral mais trimetoprima-sulfonamida, administradas por 2 a 4 semanas, ou meropeném, durante pelo menos 2 semanas, seguido de esquema de manutenção de trimetoprima-sulfonamida por via oral e doxiciclina, com ou sem cloranfenicol, durante 12 a 20 semanas.[14a,36] Durante os estágios agudos, a amoxicilina-clavulanato ou a ticarcilina-clavulanato por via intravenosa podem ser associadas a um ciclo concomitante inicial de carbapeném por via parenteral (p. ex., imipeném ou meropeném). Foi também constatado que a amoxicilina-clavulanato é adequada para tratamento de manutenção.[56] Apesar dessas recomendações de tratamento antibacteriano, faltam estudos clínicos rigorosos que focalizem questões relativas à duração ideal do tratamento intravenoso e esquemas ideais de erradicação do microrganismo. O tratamento adjuvante com fator de estimulação de colônias de granulócitos ajudou a reduzir a taxa de mortalidade em seres humanos com choque séptico causado por melioidose[15] e poderia ser eficaz em pacientes veterinários. Para doses terapêuticas apropriadas, ver o *Formulário de fármacos*, no Apêndice. Após a obtenção de uma resposta ao tratamento, os animais acometidos devem ser rigorosamente monitorados à procura de sinais de recidiva.

Houve suspeita de transmissão hospitalar da infecção.[45] O microrganismo sobreviveu em uma solução anestésica parenteral e, possivelmente, um agente antisséptico de limpeza contendo cetrimida a 3% e clorexidina a 0,3%.[45] Acredita-se que a transmissão zoonótica seja extremamente rara, embora tenham sido documentados relatos inéditos de transferência de animais para seres humanos.[37,45] Em geral, seres humanos em áreas endêmicas tornam-se infectados no ambiente, assim como os animais.

Mormo

O agente etiológico do mormo, *B. mallei* (anteriormente *Pseudomonas mallei*), é uma bactéria gram-negativa intracelular facultativa, imóvel e não formadora de esporos. Está estreitamente relacionada com *B. pseudomallei*, o microrganismo responsável pela melioidose. Diferentemente do *B. pseudomallei*, que é um saprófita, *B. mallei* é um patógeno obrigatório de mamíferos que nunca foi isolado do meio ambiente. *B. mallei* é sensível à inativação fora do hospedeiro com calor (pelo menos 74°C durante 10 min), luz ultravioleta e desinfetantes comuns, embora existam relatos de sobrevida do microrganismo em água tépida durante até 1 mês. É interessante assinalar que a análise de MLST demonstrou perfis alélicos idênticos de isolados de *B. mallei* que foram recuperados em três continentes separados no decorrer de um período de 30 anos. Isso contrasta com *B. pseudomallei*, que exibe genética altamente diversa.[32] Esses resultados também sugeriram que *B. mallei* é uma subespécie de *B. pseudomallei*, e não uma espécie separada.[32]

O mormo acomete principalmente equídeos (cavalos, burros e mulas), embora a sua ocorrência tenha sido relatada ocasionalmente em seres humanos e outros animais, incluindo cães[40] e gatos.[5] A doença é muito rara nos países desenvolvidos; programas de controle a erradicaram dos EUA, Canadá, Europa Ocidental e Austrália em 1965.[27] Na atualidade, limita-se, em geral, a partes da África, Oriente Médio, Ásia, América Central e América do Sul.[32] O mormo é transmitido principalmente entre cavalos por meio de inalação de aerossóis, ingestão de água ou alimento contaminados ou contato com

fômites, particularmente em situações em que o padrão de criação é inadequado.[27]

É possível que a transmissão para espécies não equinas ocorra pelo consumo de carne de cavalo contaminada, inoculação cutânea ou inalação. Para funcionários de laboratórios de microbiologia,[62] pessoas que trabalham em matadouros de cavalos, veterinários e pessoas que tratam de cavalos em regiões endêmicas, a exposição ao microrganismo pode constituir um risco ocupacional significativo, e medidas protetoras apropriadas devem ser implementadas se houver possibilidade de exposição. No laboratório, recomenda-se biossegurança de nível 3.[64] A bactéria é classificada como agente de bioterrorismo da categoria B pelos CDC[10] e também está listada como doença notificável pela World Organization for Animal Health (Organização Mundial de Saúde Animal, OIE).[71]

Por vezes, o microrganismo causa doença cutânea localizada (farcino) ou septicemia aguda e pneumonia tanto em animais quanto em seres humanos. O diagnóstico pode ser estabelecido por meio de isolamento e identificação do microrganismo a partir de lesões ou exsudatos utilizando-se técnicas laboratoriais de rotina.[27] Os ensaios da reação em cadeia da polimerase, complementados com outras técnicas genéticas, também podem ser usados para diferenciar a *B. mallei* da *B. pseudomallei*.[27,35a,60a]

Devido ao risco de transmissão zoonótica e ao potencial de infecção subclínica continuada e eliminação, apesar do tratamento com agentes antibacterianos, não se recomenda com frequência o tratamento dos equinos acometidos. Quanto ao tratamento da infecção em outros hospedeiros, *B. mallei* mostra-se sensível *in vitro* à doxiciclina, aos aminoglicosídios, carbapenéns, trimetoprima-sulfonamidas, ceftazidima, ciprofloxacino, levofloxacino, rifampicina e piperacilina e exibe resistência variável às penicilinas e à estreptomicina.[35,38a,39,60,66] A doença sistêmica é frequentemente fatal nos seres humanos, e recomenda-se o uso de esquemas agressivos e prolongados de agentes antibacterianos para obter a cura. Como o perfil de sensibilidade da *B. mallei* a agentes antibacterianos assemelha-se estreitamente ao da *B. pseudomallei*, os protocolos de tratamento para a melioidose, delineados anteriormente, parecem ser apropriados para o tratamento do mormo. As doses e informações adicionais sobre esses fármacos são fornecidas no *Formulário de fármacos*, no Apêndice. Não existem relatos que descrevam o tratamento em cães ou gatos domésticos.

Infecções por *Chryseomonas*

Chryseomonas luteola (também conhecido como *Pseudomonas luteola* e anteriormente CDC Ve-1) é uma bactéria gram-negativa aeróbica e móvel. O nicho ecológico ambiental exato desse microrganismo não é conhecido, embora tenha sido isolado do solo úmido. *C. luteola* é uma causa rara de doença em seres humanos e está associada principalmente a infecções de dispositivos de demora, como cateteres venosos centrais, cateteres de diálise peritoneal ambulatorial e próteses. A infecção causa sepse, endocardite, osteomielite e peritonite.[9,19,29] As infecções são observadas mais comumente em seres humanos imunocomprometidos; todavia, em certas ocasiões, ocorrem em indivíduos aparentemente sadios.[25,38,56a,57]

Foi documentada a infecção por *C. luteola* em um gato com diabetes melito.[52] O microrganismo foi isolado de uma lesão supurativa do tecido cutâneo da articulação direita do quadril (Figura 44.3). Houve regressão da lesão após 3 semanas de tratamento com enrofloxacino oral.

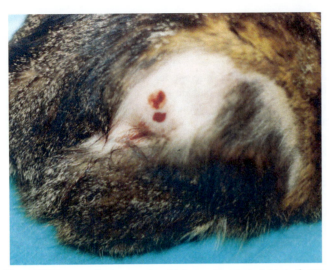

Figura 44.3 Drenagem de abscesso no quadril de um gato contendo *C. luteola*. (Cortesia de Russell Greene, Phoenix Veterinary Internal Medicine Service, Phoenix.)

Infecções por *Chromobacterium*

Chromobacterium violaceum é uma bactéria gram-negativa, móvel, anaeróbica facultativa e não formadora de esporos, membro da ordem Neisseriales. Ocorre como saprófita do solo e da água nas regiões tropical e subtropical, geralmente entre as latitudes de 35° ao norte e ao sul do Equador.[6] A infecção por *C. violaceum* é uma causa rara de doença em seres humanos e animais; todavia, quando a infecção ocorre, é comum resultar em doença sistêmica rapidamente fatal poucos dias após o aparecimento dos sinais.[1] Existem diversos relatos de casos na literatura veteriná-ria, incluindo um cão da Austrália com possível infecção concomitante pelo parvovírus canino[30] e dois cães domiciliados na Flórida.[21] Em um dos cães da Flórida, acredita-se que o problema primário tenha sido pericardite efusiva constritiva secundariamente complicada por *C. violaceum*. No segundo caso, a infecção apareceu no local cirúrgico após castração de rotina; o cão havia nadado no lago de um parque local na véspera da cirurgia.[21] Nos seres humanos, a infecção é principalmente adquirida por inoculação de feridas cutâneas, embora a ingestão de água contaminada seja uma possível fonte.[3,54]

O microrganismo é prontamente cultivado em meios de ágar de rotina, e a sua identificação é relativamente fácil porque as colônias características mostram-se pigmentadas de violeta. Entretanto, nem todos os microrganismos isolados são pigmentados, o que pode levar a alguma confusão.[61] Devido à progressão clínica tipicamente fulminante, o diagnóstico *ante mortem* depende de um alto índice de suspeita e da cultura de sangue, tecido ou exsudatos no momento oportuno.[65]

Os microrganismos isolados são, em sua maioria, sensíveis às quinolonas, aos aminoglicosídios, às trimetoprima-sulfonamidas, aos carbapenéns e às tetraciclinas. *C. violaceum* parece ser resistente a uma gama relativamente ampla de agentes antibacterianos, incluindo betalactâmicos, rifampicina e vancomicina.[28] Devido à raridade dessa infecção, não existem recomendações claras quanto ao tratamento. Por conseguinte, o tratamento deve ter como base principalmente os resultados dos dados de sensibilidade a agentes antibacterianos, embora o tratamento empírico possa ser fundamentado na suspeita clínica. Por exemplo, o tratamento com uma quinolona seria apropriado enquanto se esperam os resultados.[21] Houve um caso de sobrevivência canina; o cão foi tratado com uma combinação de amplo desbridamento cirúrgico, enrofloxacino e tratamento de suporte rigoroso.[21]

Capítulo 45

Peste

Bruno B. Chomel

Etiologia

A peste é causada por *Yersinia pestis*, um cocobacilo da família Enterobacteriaceae. Trata-se de uma bactéria gram-negativa, de coloração bipolar e anaeróbica facultativa. Não é móvel e não forma esporos. A bactéria não é saprofítica e exibe sensibilidade à dessecação e a temperaturas acima de 40°C. Entretanto, pode sobreviver por várias semanas a meses em material orgânico, como carcaças infectadas, a sobrevida em solo contaminado foi confirmada em condições naturais durante pelo menos 24 dias e em condições experimentais por até 40 semanas.[2,17] As temperaturas frias ou o congelamento podem prolongar a viabilidade desse microrganismo por vários anos que cresce lentamente em cultura, mesmo em temperatura ideal (28°C em ágar-sangue ou ágar de MacConkey), razão pela qual as culturas devem ser mantidas durante pelo menos 48 h antes que sejam descartadas. As colônias são muito menores do que as de outras Enterobacteriaceae, e é possível que passem despercebidas.

De 1.500 a 20.000 anos atrás, *Y. pestis* evoluiu a partir da *Yersinia pseudotuberculosis*, uma bactéria entérica relativamente benigna, transmitida por meio de contato com água e alimento contaminados.[16] Como parte de sua transmissão de patógeno entérico para patógeno transmitido por vetores, *Y. pestis* adquiriu dois plasmídios singulares (pPla e pMT1), eliminou genes necessários para a persistência fora do vertebrado ou do vetor e adquiriu funções aparentemente novas para vários genes cromossômicos. *Y. pestis* produz endotoxina lipopolissacarídica e envelope capsular que contém o antígeno principal antifagocítico, a fração I. Três variantes geográficas de *Y. pestis* (*orientalis*, *antiqua* e *mediaevalis*) foram identificadas bioquimicamente, embora tenham virulência idêntica.

Epidemiologia

A peste, uma infecção de roedores, pode ser altamente letal e provoca doença episódica disseminada. Embora esteja mais comumente associada a roedores, quase todos os mamíferos podem ser infectados por *Y. pestis*. A infecção humana ocorre habitualmente quando surtos epizoóticos acometem populações de roedores, ou durante uma infecção acidental em áreas enzoóticas. A infecção é mantida por um ciclo obrigatório de pulga-roedor-pulga que envolve hospedeiros roedores com bacteriemia e pulgas residentes (Figura 45.1). Mais de 80 espécies de pulgas são infectadas naturalmente por *Y. pestis*, e pelo menos 28 espécies de ocorrência na América do Norte foram experimentalmente confirmadas como vetores.[14] Entretanto, a aparente diversidade de hospedeiros mamíferos e pulgas vetores potenciais é enganosa, visto que muitas espécies de mamíferos não desenvolvem a acentuada bacteriemia necessária para infectar pulgas que se alimentam ou abrigar novas pulgas como vetores potenciais. Os hospedeiros reservatórios naturais são relativamente resistentes à peste, porém a suscetibilidade varia enormemente dentro de uma espécie e depende da localização geográfica, da espécie de pulga e de fatores ambientais. Em carnívoros da América do Norte, a soroprevalência é mais alta em mustelídeos; intermediária em ursídeos, felídeos e canídeos; e mais baixa em procionídeos.[37a] Pulgas de gatos e cães (*Ctenocephalides* spp.) são consideradas vetores precários para a peste. Nos EUA, o cão de pradaria (*Cynomys* spp.), esquilos de rocha (*Spermophilus variegatus*) e esquilos terrestres, como *Spermophilus richardsonii* ou *Spermophilus beecheyi* são hospedeiros selvagens comumente infectados, e as pulgas como *Oropsylla montana* são vetores muito eficientes da peste. A taxa de mortalidade nessas espécies de roedores aproxima-se de 100%.

A peste ocorre em várias regiões descontínuas na Ásia, África e Américas (Figura 45.2). Esses focos de peste estão mais frequentemente associados a climas semiáridos e mais frios, habitualmente adjacentes a desertos. Cada foco é singular em termos de seus reservatórios roedores, pulgas vetores e fatores climáticos e ambientais.[34] As características comuns das áreas endêmicas incluem a disponibilidade de hospedeiros roedores com expectativa de vida curta, alto potencial de reprodução e atividade das pulgas durante todo o ano. Nos EUA, os focos de peste estão localizados em uma área delimitada no leste pelas Montanhas Rochosas, com algumas incursões nas grandes planícies do Meio-Oeste e no oeste pelo Oceano Pacífico (Figura 45.3). Em populações de roedores reservatórios, a doença pode apresentar surto epizoótico explosivo e, com frequência, esporádico ou periódico devastador. É possível que seres humanos e animais de estimação expostos a roedores infectados durante esses surtos epizoóticos desenvolvam peste. Eisen *et al.* criaram modelos de regressão logística para identificar características de paisagem associadas a áreas onde seres humanos adquiriram peste, de 1957 a 2004, na região dos quatro cantos dos EUA (Arizona, Colorado, Novo México e Utah) e extrapolaram esses modelos dentro de um sistema de informação geográfica para prever onde casos de peste provavelmente irão ocorrer dentro do foco de doença do sudoeste dos EUA.[15] A probabilidade de uma área ser classificada como *habitat* de alto risco para a peste aumentou com a altitude de aproximadamente 2.300 metros e declinou com o aumento da elevação, bem como com a distância dos tipos-chave de *habitat*s (p. ex., pinheiro-zimbro no sul das Montanhas Rochosas, floresta de pinheiros-zimbros no platô do Colorado, pinheiro-ponderosa das Montanhas Rochosas e floresta de zimbros e savana do sul das Montanhas Rochosas). A variabilidade interanual da incidência da peste humana nessas regiões pode ser influenciada pela precipitação anual.[1a] A umidade do solo no verão favorece a sobrevida das pulgas e o crescimento da vegetação para as populações de roedores, e, com o deslocamento esperado das regiões endêmicas afastando-se do Equador, o aquecimento global provavelmente influenciará a distribuição da peste.[31b]

Os sistemas de tocas de roedores mantêm ecossistemas de peste ao proporcionar ambiente úmido para a reprodução das pulgas e moradia para um número muito grande de animas, como cães de pradaria. As tocas possibilitam a troca de pulgas infectadas e a disseminação interespécie quando aquelas abandonadas são usadas por outras espécies ou recolonizadas por roedores suscetíveis.

A transmissão da *Y. pestis* entre a maioria dos hospedeiros ocorre pela picada de pulga. Embora menos comumente, é possível a transmissão ocorrer por meio de contato do microrganismo com as mucosas ou solução de continuidade da pele ou por inalação de gotículas provenientes de animais com peste pneumônica (ver Figura 45.1). Por outro lado, os gatos e os cães adquirem peste, habitualmente, pela ingestão de roedores ou lagomorfos infectados e, com menor fre-

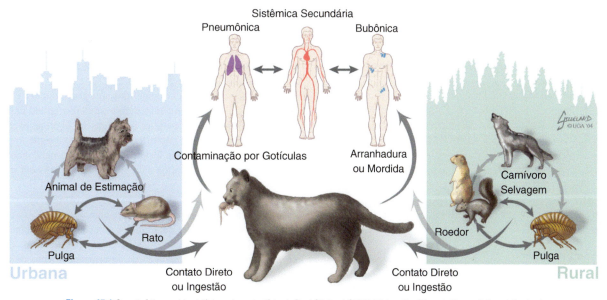

Figura 45.1 Características epidemiológicas da peste. (Arte de Brad Gilleland © 2004 University of Georgia Research Foundation Inc.)

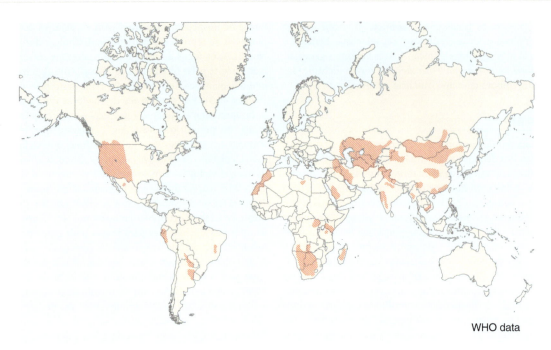

WHO data

Figura 45.2 Áreas e focos conhecidos de peste. (Dados da Organização Mundial da Saúde, Genebra, Suíça. Arte de Thel Melton © 2004 University of Georgia Research Foundation Inc.)

quência, por picadas de pulgas infectadas de suas presas. Conforme relatado por Watson *et al.*,[40] ao examinar tecidos arquivados preparados em parafina e fixados em formol de sete gatos adultos que morreram após infecção experimental por *Y. pestis*, as lesões dos gatos infectados por via oral foram compatíveis com aquelas previamente descritas em infecções naturais de gatos por *Y. pestis*. Isso corrobora a contestação de que os gatos contraem a peste mais comumente pela ingestão de roedores infectados por *Y. pestis* e não pela picada de pulgas. Nesses gatos, a histopatologia da doença por *Y. pestis* foi comparável àquela descrita para a peste humana.[40] Dos 60 gatos diagnosticados com peste, 75% tinham caçado roedores.[13] Os gatos são altamente suscetíveis à peste e, semelhante aos seres humanos, habitualmente desenvolvem peste bubônica. Todavia, podem ocorrer também peste septicêmica e peste pulmônica em gatos, sendo esta última forma a mais perigosa, epidemiologicamente, para os seres humanos.[12,18] Nos EUA, 23 casos de peste humana associada a gatos (dos quais 5 foram fatais) ocorreram em oito estados do oeste entre 1977 e 1998, representando 7,7% do total de 297 casos relatados nesse período.[18] As mordidas, arranhaduras ou outro tipo de contato com material infeccioso durante a manipulação de gatos infectados resultaram em 17 casos de peste bubônica, 1 caso de peste septicêmica primária e 5 casos de peste pneumônica primária. Os 5 casos fatais foram associados a diagnóstico incorreto ou a demora na procura de tratamento, resultando em infecção fulminante e em várias manifestações da síndrome de resposta inflamatória sistêmica.

Dez dias após a ingestão de roedores infectados por *Y. pestis*, as bactérias podem ser isoladas da orofaringe e da corrente sanguínea em cerca de 50 e 20% dos cães, respectivamente. Os cães desenvolvem apenas sinais clínicos discretos, incluindo febre e linfadenomegalia, e sofrem soroconversão. O contato com animais de estimação e animais selvagens foi identificado como fator de risco potencial para a peste humana (ver *Considerações de saúde pública*).

Patogenia

Pulgas geralmente ingerem sangue de um hospedeiro com bacteriemia pronunciada (habitualmente um roedor). Dentro de poucos dias, os bacilos da peste multiplicam-se no proventrículo (estrutura globular situada entre o esôfago e o estômago) e intestino médio da pulga, levando finalmente a um bloqueio no proventrículo. O interior do proventrículo é revestido por uma série de espinhas que lisam mecanicamente os eritrócitos ingeridos, que possibilitam a passagem mais suave pelo estômago e impedem o fluxo retrógrado das células sanguíneas ingeridas para a boca da pulga. Em algumas espécies de pulgas, como a pulga do rato oriental, *Xenopsylla cheopis*, o proventrículo também serve como local de colonização inicial e obstrução (oclusão) eventual do intestino da pulga pela *Y. pestis* em multiplicação.[23]

Após a ingestão de sangue de um hospedeiro reservatório infectado, *Y. pestis* pode ser eliminada por algumas pulgas. Em outras, multiplica-se em grandes quantidades no estômago da pulga. A formação de bloqueio pró-ventricular é regulada por um grupo de genes cromossômicos, denominado *locus* de armazenamento de hemina (hms; de *hemina storage*), suprarregulado em temperaturas ambientes, porém não expresso a 37°C. A hms é necessária para a colonização bem-sucedida do proventrículo, mas não para a colonização

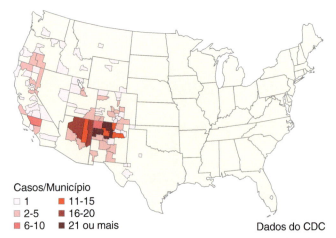

Casos/Município
- ☐ 1
- ☐ 2-5
- ☐ 6-10
- ■ 11-15
- ■ 16-20
- ■ 21 ou mais

Dados do CDC

Figura 45.3 Distribuição da peste humana nos EUA, de 1970 a 1997, por municípios. (Dados dos Centers for Disease Control and Prevention, Atlanta, GA. Arte de Thel Melton © 2004 University of Georgia Research Foundation Inc.)

do intestino médio.[16] Em contrapartida, a toxina murina de *Yersinia* (ymt; de *Yersina murine toxin*), localizada no plasmídio pMT1recém-adquirido, é uma fosfolipase necessária para a sobrevida no intestino médio da pulga. A atividade da ymt surge na *Y. pestis* após exposição ao plasma ingerido com a refeição de sangue. Depois de vários dias de replicação bem-sucedida, as células bacterianas agregam-se e fixam-se ao revestimento do proventrículo. Além do bloqueio proventricular, um biofilme pode causar bloqueio parcial, ou pode ser útil para a formação de grandes agregados bacterianos, que ajudam a impedir a eliminação das bactérias nas fezes. As pulgas bloqueadas ficam privadas de sangue e procuram alimentar-se com mais frequência. Durante essas tentativas, elas regurgitam os microrganismos causadores de peste na ferida da picada de um hospedeiro não infectado. As pulgas bloqueadas transmitem, principalmente, infecção e podem morrer de inanição e desidratação. As pulgas podem permanecer infectadas por mais de 1 ano, possibilitando a transmissão da doença muito tempo após a morte do hospedeiro. O papel das pulgas bloqueadas na disseminação epidêmica ou epizoótica depende da espécie de pulga envolvida, das taxas de infestação e da abundância de pulgas procurando um hospedeiro.[16] *X. cheopis* é bloqueada rapidamente em comparação com a maioria das pulgas e tem constituído o modelo padrão; todavia, ela provavelmente representa mais uma exceção do que a norma. Uma combinação de transmissão na fase precoce e no bloqueio provavelmente ajuda a explicar porque essa pulga é tão perigosa; entretanto, outras pulgas que são importantes na disseminação epizoótica provavelmente dependem, em grande parte, da transmissão na fase precoce.

Dependendo da entrada do microrganismo ser por meio da picada de pulga ou através da mucosa ou solução de continuidade da pele, é possível observar duas apresentações distintas de patogenia. Após uma picada de pulga, o microrganismo é fagocitado pelas células polimorfonucleares, no interior das quais *Y. pestis* é destruída, e por células mononucleares, no interior das quais *Y. pestis* não apenas sobrevive, mas também se multiplica. As células mononucleares infectadas são transportadas até os linfonodos regionais. Com a replicação da *Y. pestis*, os linfonodos tornam-se inflamados e edemaciados, formando o bubão. Os bubões desenvolvem-se mais frequentemente nos linfonodos submandibulares e sublinguais no gato, e sofrem necrose e formação de abscessos, com disseminação final do microrganismo depois de 2 a 6 dias por meio dos canais linfáticos ou da corrente sanguínea para outros órgãos, incluindo os pulmões. A replicação nas células mononucleares leva à produção de um envelope capsular, que torna o microrganismo resistente à fagocitose subsequente. Quando o microrganismo é ingerido ou inalado a partir de tecidos ou líquidos contaminados (em lugar de ser transmitido por meio da picada da pulga), o microrganismo já adquiriu essa cápsula resistente à fagocitose das células mononucleares do hospedeiro precedente. A infecção dissemina-se mais rapidamente, resultando no período de incubação mais curto de 1 a 3 dias.

As lesões no local de inoculação são habitualmente mínimas. As lesões visíveis mais comuns são encontradas nos linfonodos que drenam o local de inoculação. Verifica-se o desenvolvimento de linfadenomegalia pronunciada (formação de bubões), e os linfonodos podem formar abscessos e drenar pus espesso e cremoso através de trajetos fistulosos. De modo semelhante, linfonodos, tanto superficiais quanto profundos em outras partes do corpo, podem ficar infectados após a disseminação hematogênica ou linfogênica das bactérias. No estado de bacteriemia, outros tecidos tornam-se infectados, tais como o olho, o fígado, os rins, o coração, o baço, o cérebro e os pulmões. É possível que áreas coalescentes de infecção e necrose resultem em abscessos parenquimatosos. *Y. pestis* contém endotoxinas que podem resultar em edema, choque séptico e coagulação intravascular disseminada. A evolução clínica pode durar 48 h a 2 ou 3 semanas.

Em um modelo experimental para simular a exposição oral à peste em gatos, gatos sadios (n = 16) alimentaram-se de camundongo morto por infecção experimental por *Y. pestis* para simular a exposição oral à peste; esses animais morreram (6 de 16 ou 38%), desenvolveram doença transitória e recuperaram-se (7 de 16 ou 44%) ou não apresentaram nenhum sinal de doença (3 de 16 ou 19%).[21] Febre contínua (40,7 a 41,2°C) foi associada a prognóstico ruim. Os títulos mais elevados de anticorpos foram observados no grupo que eliminou o bacilo da peste por um período extenso de tempo. As hemoculturas e as culturas de amostras de garganta e da cavidade bucal foram positivas em 100% dos casos fatais. As culturas de garganta foram positivas em 75% dos gatos expostos. *Y. pestis* foi cultivada da orofaringe da maioria dos gatos que se alimentaram de camundongos infectados, e esses gatos poderiam ter transmitido a peste. No ambiente natural, a taxa de mortalidade dos gatos aproxima-se de 50%. Em geral, os gatos com títulos de anticorpos prévios contra a peste apresentam doença mais prolongada, porém não são protegidos da bacteriemia ou da morte.

Achados clínicos

Gatos

Nos gatos, foram reconhecidas três formas clínicas da doença, exatamente como nos seres humanos: as pestes bubônica, septicêmica e pneumônica. A forma mais comum e, provavelmente, menos fatal é a peste bubônica. Nos gatos, a peste bubônica está associada à temperatura elevada (40,6 a 41,2°C), desidratação, linfadenomegalia e hiperestesia. Em geral, é adquirida pela ingestão de roedores infectados, e os linfonodos submandibulares, retrofaríngeos e cervicais na área de inoculação tornam-se aumentados, formam abscessos e podem drenar. A drenagem nem sempre é aparente; todavia, os gatos com abscessos que drenam espontaneamente têm mais probabilidade de sobreviver. Se a sua evolução não for controlada, a peste bubônica pode se disseminar por via hematogênica ou através dos linfáticos, transformando-se na forma séptica.

A peste séptica pode desenvolver-se com ou sem formação de bubões. É provável que a disseminação hematogênica resulte em comprometimento de praticamente qualquer órgão do corpo, embora os órgãos acometidos com maior frequência sejam os pulmões. As manifestações do choque séptico, tais como febre, anorexia, vômitos, diarreia, taquicardia, pulso fraco, hipotensão, extremidades frias, coagulação intravascular disseminada e leucocitose pronunciada, são características da forma séptica da doença no gato. Em geral, a forma séptica é fatal dentro de 1 a 2 dias após o aparecimento de bacteriemia.

A peste pneumônica em gatos pode desenvolver-se *secundariamente* à disseminação hematogênica ou linfogênica do microrganismo e pode ser considerada como sequela das formas bubônica ou séptica da doença, enquanto a peste pneumônica *primária* é contraída por transmissão por meio de gotículas. Embora os gatos normalmente não adquiram a peste pneumônica primária, eles têm sido responsáveis pela ocorrência de peste pneumônica primária em seres humanos que a adquirem deles. A peste pneumônica, seja ela primária ou secundária, é a forma que apresenta o pior prognóstico. Além disso, a febre persistente de mais de 40°C em gatos está associada ao prognóstico reservado.

Em resumo, deve-se considerar a possibilidade de peste quando se examina qualquer gato febril em uma área endêmica. Outros sinais clínicos atípicos incluem secreção ocular, vômitos, diarreia, desidratação, perda de peso, pelagem deficiente, língua edemaciada, aumento das tonsilas, estomatite necrótica, ulceração facial, celulite e distensão abdominal.[7,13]

Cães

A doença clínica é raramente relatada em cães. Em cães com infecção natural, foi observada a ocorrência de febre, anorexia, linfadenomegalia cervical e mandibular e formação de abscessos, bem como tosse.[33] Em um relato de peste em 3 cães os sinais clínicos consisti-ram em letargia (3 cães), pirexia (2 cães) e lesão cutânea purulenta na região cervical (2 cães).[32]

Diagnóstico

Embora o veterinário possa ter alta suspeita de peste em um animal, com base nas informações clínicas e epidemiológicas, o diagnóstico precisa ser confirmado pelo laboratório. *Y. pestis* é habitualmente encontrada em grandes números nos tecidos infectados. No contexto clínico, é importante coletar amostras e iniciar o tratamento antimi-crobiano antes da confirmação da doença. Aspirados de linfonodos com agulha, amostras de sangue ou de tecido infectado podem ser selecionadas com base na forma clínica da doença no paciente. A peste pneumônica pode ser indicada pela existência de lesões pneu-mônicas observadas em radiografias de tórax (Figura 45.4). A colo-ração rápida de Gram desses tecidos habitualmente revela população monomórfica de microrganismos gram-negativos (Figura 45.5), com forma de alfinete de segurança bipolar típica, enquanto os abscessos comuns por mordida de gato contêm habitualmente uma mistura de microrganismos encontrados na cavidade bucal felina. Devem-se examinar amostras coletadas com técnica asséptica de líquidos, teci-dos, aspirados de linfonodos ou sangue. As culturas de amostras de tonsilas de gatos com a infecção experimental têm fornecido resulta-dos consistentemente positivos, que podem constituir fonte de infec-ção da saliva. Quatro ou mais lâminas coradas devem ser preparadas por meio de esfregaços de impressão ou esfregaços citológicos, que são secos ao ar e, em seguida, ligeiramente fixados pelo calor sobre uma chama. É preciso ter cuidado para evitar qualquer contato com o material purulento enquanto essas amostras são obtidas e prepara-das, e as pessoas que trabalham na clínica devem usar equipamento protetor (luvas, óculos, máscara facial). Pessoas com experiência na realização de testes para a peste são geralmente encontradas em laboratórios de saúde pública nas áreas endêmicas. Por exemplo, nos EUA, o diagnóstico de peste é estabelecido em vários laboratórios de saúde pública nos estados onde a peste é endêmica e no laboratório de referência da peste dos Centers for Disease Control and Prevention (CDC) em Fort Collins, Colorado.

Os esfregaços para teste de anticorpo fluorescente direto são rea-lizados com amostras líquidas, aplicadas a lâminas de vidro finas e limpas. São colocadas uma ou duas gotas do líquido da amostra sobre a lâmina, em dois círculos feitos com lápis de cera. As gotas são espa-lhadas com alça. Nas amostras de tecido, são efetuados esfregaços por

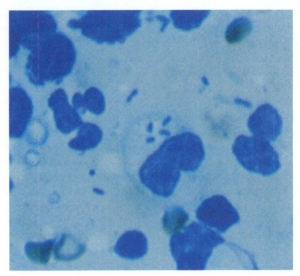

Figura 45.5 Aspirado com agulha fina de bubão de um gato com peste. Observar a popu-lação monomórfica de cocobacilos de coloração bipolar. (Cortesia de Dennis Macy, Colorado State University, Fort Collins, CO.)

impressão dentro de cada círculo. As lâminas devem secar ao ar e ser congeladas se não forem enviadas ou examinadas imediatamente. Esse teste possibilita o estabelecimento do diagnóstico presuntivo mais rápido e com boa confiabilidade.

Para confirmação sorológica, duas amostras de soro devem ser coletadas com intervalo de 10 a 14 dias para a determinação dos títulos de anticorpos contra *Y. pestis*. Nos EUA, o teste sorológico é habitualmente realizado em laboratórios mantidos e credenciados pelo Estado. O teste sorológico comum que continua sendo utilizado é a hemaglutinação passiva-inibição do teste de hemaglutinação. A obtenção de um título sérico de 16 é frequentemente considerada como título positivo em carnívoros.[6] De modo alternativo, foi desen-volvido um ensaio imunossorvente ligado a enzima pelos CDC. Como os cães e os gatos em áreas endêmicas podem apresentar títu-los contra *Y. pestis* que persistem por 1 ano ou mais após a exposição, é necessária a elevação de quatro vezes nos títulos para diferenciar a doença ativa de exposição prévia. No início da evolução da doença, os resultados dos testes sorológicos são frequentemente negativos; por isso, recomenda-se fortemente a obtenção de amostras de soro na fase inicial e na fase tardia para confirmação do teste.

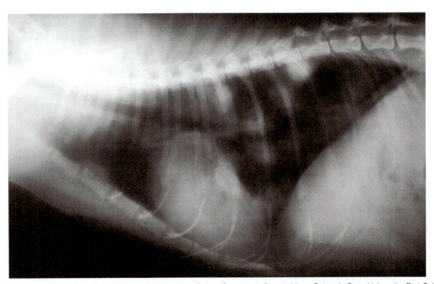

Figura 45.4 Radiografia do tórax de um gato com peste pneumônica. (Cortesia de Dennis Macy, Colorado State University, Fort Collins, CO.)

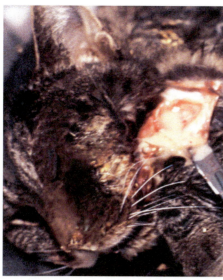

Figura 45.6 Necropsia de gato infectado com peste. Observar o edema acentuado (bubão) e exsudato purulento de um abscesso visível na incisão do linfonodo cervical superficial. (Cortesia de P. W. Gasper, University of Maryland, College Park MD.)

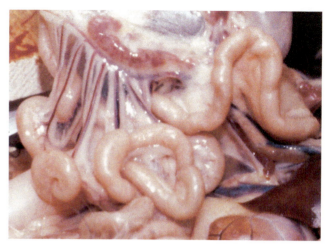

Figura 45.7 Linfonodo mesentérico de gato infectado com peste. O linfonodo está acentuadamente aumentado e hemorrágico. (Cortesia de P. W. Gasper, University of Maryland, College Park, MD.)

De modo alternativo, amostras para cultura podem ser coletadas utilizando seringa estéril para aspiração (antes de instituir o tratamento antimicrobiano) e colocadas em tubos com sangue ou inoculadas em meios de transporte. As amostras refrigeradas, mas não congeladas, devem ser enviadas a um laboratório de referência para confirmação. Nenhum fixador ou conservante deve ser usado e os veterinários não devem tentar obter amostras para cultura, visto que são necessárias precauções de classe II quando se isolam e se identificam culturas de animais com possível existência de peste. As amostras devem ser embaladas em plástico de dupla espessura e acolchoadas para evitar qualquer quebra e vazamento, de acordo com as exigências para o transporte de agentes perigosos. Nos EUA, recomenda-se que o departamento de veterinária ou de saúde do Estado seja comunicado antes do envio de amostras com suspeita de peste aos laboratórios de referência.

No laboratório, são efetuadas colorações de Gram para definir as características de coloração, e são usados corantes de Giemsa ou Wayson para determinar o aspecto bipolar em alfinete de segurança sugestivo de *Y. pestis*. A *Y. pestis* pode ser cultivada em ágar-sangue enriquecido, porém cresce lentamente, sendo necessário o período de incubação de 48 h na temperatura ideal de 28°C para produzir colônias cinzentas não mucoides de 1 a 2 mm. Se for observado algum crescimento, os isolados suspeitos podem ser enviados ao laboratório federal de referência da peste em Fort Collins, CO, nos EUA. Foi desenvolvido um procedimento de reação em cadeia da polimerase para identificar a existência do microrganismo em tecidos, no sangue e nas pulgas.[25]

Achados patológicos

Os gatos, dos quais 50% morrem de forma aguda, podem apresentar lesões necróticas focais das glândulas adrenais, do baço e do fígado, com evidências de disseminação pneumônica secundária da doença. Os animais que sobrevivem por mais tempo desenvolvem abscessos ou bubões cervicais ou submandibulares (Figura 45.6). O comprometimento consistente dos linfonodos cranianos e cervicais foi aparente quando gatos foram infectados experimentalmente por via oral.[40] Nos casos fatais, as tonsilas e os linfonodos submandibulares, torácicos cranianos e mesentéricos também foram acometidos (Figura 45.7). A arquitetura normal dos linfonodos é totalmente substituída por hemorragia, supuração e necrose (Figura 45.8). Os linfonodos dos gatos submetidos à eutanásia após recuperação clínica revelaram apenas hiperplasia linfoide. A infiltração bacteriana do parênquima pulmonar, resultando em pneumonia intersticial difusa, caracteriza-se por áreas focais de hemorragia com agregados de bactérias. Podem ocorrer áreas coalescentes de necrose e formação de abscesso. Como os cães com infecção experimental apresentam apenas febre transitória e linfadenomegalia, não foram descritas características patológicas.

Tratamento

A decisão de tratar um animal com peste raramente baseia-se no diagnóstico definitivo. Quando houver suspeita de peste com base nas informações clínicas ou epidemiológicas, os veterinários não devem aguardar a confirmação laboratorial para instituir o tratamento antimicrobiano específico. Todos os animais com suspeita de peste devem ser manipulados por pessoas que usam luvas, aventais, proteção ocular e máscaras cirúrgicas de alta densidade (quando gatos apresentam manifestações respiratórias, como tosse, espirros ou dispneia). Nos animais com sinais respiratórios, devem-se obter radiografias de tórax para determinar se eles apresentam peste pneumônica. Os animais devem ser examinados à procura de pulgas; se forem encontradas, os pacientes em gaiolas adjacentes e as salas de exame devem ser tratados com carbamatos ou piretrinas. Os bubões devem ser perfurados com lanceta e lavados com diacetato de clorexidina. O material orgânico, incluindo tecidos e gaze contendo pus, deve ser duplamente embalado e incinerado. Os desinfetantes de rotina são eficazes para matar as bactérias da peste e devem ser aplicados como medida de cautela nas jaulas e mesas de exame usadas nos cuidados de animais infectados.

Y. pestis é suscetível a uma ampla variedade de agentes antimicrobianos (Tabela 45.1). Infelizmente, foram isoladas algumas cepas resistentes a múltiplos fármacos, principalmente em Madagascar (África), mas não na América do Norte.[20] O tratamento de escolha para seres humanos com peste é a estreptomicina; todavia, esse fármaco não está disponível para uso veterinário. Nos seres humanos acometidos com peste, a gentamicina, isoladamente ou em associação com doxiciclina, tem sido tão eficaz quanto a estreptomicina e a tetraciclina, respectivamente, que antigamente eram os fármacos preferidos para o tratamento da peste.[4,31a] A gentamicina constitui o fármaco de escolha em medicina veterinária, particularmente para animais gravemente enfermos. A doxiciclina constitui escolha apro-

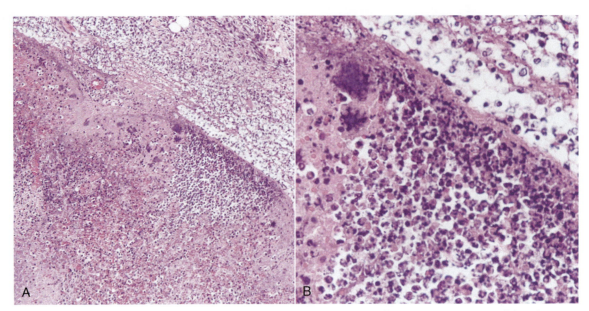

Figura 45.8 Vista de pequeno aumento (**A**) e grande (**B**) de supuração e necrose de linfonodo de um gato com peste. Observar a necrose maciça dos linfócitos, a hemorragia e as colônias de bactérias (coloração pela H&E, ×10 [A] e ×40 [B]). (Cortesia do Armed Forces Institute of Pathology, Washington, DC.)

priada para os casos menos complicados. Outras opções de tratamento incluem tetraciclina e cloranfenicol. As sulfonamidas podem ser usadas, porém apenas quando não se dispõe de outros agentes antimicrobianos. A duração recomendada do tratamento é de 10 a 21 dias; deve-se esperar a rápida melhora, incluindo defervescência, dentro de 3 dias.[33] As tetraciclinas (sendo a doxiciclina preferida) são administradas principalmente para a forma bubônica da doença e para profilaxia. Os pacientes devem ser isolados durante as primeiras 48 a 72 h de tratamento antibacteriano. O tratamento imediato e específico reduz as taxas de casos fatais de mais de 60% para menos de 15% em seres humanos e animais. Os animais com pneumonia da peste devem permanecer hospitalizados por um período de tempo ligeiramente maior, a fim de evitar a exposição inadvertida dos cuidadores no ambiente domiciliar.

O tratamento profilático com tetraciclina está indicado para animais assintomáticos expostos à peste e deve ser mantido por 7 dias. Os seres humanos expostos à peste enquanto cuidam de animais infectados são habitualmente cuidados pelo médico com tratamento semelhante. O prognóstico depende da forma clínica da doença e da espécie infectada.

Prevenção

A maneira de reduzir ou evitar a transmissão da peste é semelhante para os seres humanos e seus animais de estimação. Os seres humanos e animais domésticos entram habitualmente no ecossistema natural em que a peste é mantida, em que a eliminação da peste em populações de roedores selvagens é, em geral, impossível. Os fatores de risco para gatos incluem residência ou visita em áreas rurais de regiões endêmicas, infestação por pulgas e caçar e ingerir roedores ou coelhos infectados. Os veterinários devem estar especialmente atentos quando examinam gatos doentes durante surtos de peste, tomar precauções apropriadas e se proteger e proteger seus funcionários e clientes. O exame das pulgas obtidas dos pacientes pode revelar rapidamente se elas constituem a fonte dos roedores. O controle das pulgas em cães e gatos deve ser enfatizado em áreas enzoóticas, uma vez que os animais de estimação têm grande oportunidade de disseminar as pulgas para seus proprietários. Os repelentes ou inibidores de pulgas, como fipronil, têm sido eficazes no controle das pulgas vetores em esquilos terrestres[31] e devem ser usados em animais de estimação nos ambientes endêmicos. Não se deve permitir que os cães e os gatos tenham contato com tocas ou acesso a carcaças de roedores ou lagomorfos. O acesso de animais de estimação aos quartos de dormir ou até mesmo à cama do proprietário deve ser desaconselhado, visto que vários casos de peste resultaram dessa exposição.[22] Os residentes em áreas endêmicas devem ser incentivados a diminuir a disponibilidade de alimento e *habitat* (como pilhas de lixo) para espécies hospedeiras peridomésticas, que podem se tornar infectadas durante surtos enzoóticos. A dinâmica climática, como aumento da pluviosidade, que aumenta as populações de pulgas e pequenos mamíferos, poten-

Tabela 45.1	Tratamento antimicrobiano para a peste.			
Fármaco[a]	**Dose**[b] **(mg/kg)**	**Via**	**Intervalo (horas)**	**Duração (dias)**
Estreptomicina[c]	5	IM	12	21
Canamicina[c]	20	IV, IM, SC	24	21
Gentamicina[c]	6 a 8	SC, IM, IV	24	21
Sulfonamida-trimetoprima	15	VO, IV, IM	12	21
Tetraciclina	20	VO	8	21
Doxiciclina, *cães*	5 a 10	VO	12	21
Doxiciclina, *gatos*	Dose total de 50 a100 mg[d]	VO	12	21
Cloranfenicol, *cães*	50	VO, SC	8	21
Cloranfenicol, *gatos*	50[e]	VO	12	21

IM, intramuscular; *IV*, intravenosa; *VO*, via oral; *SC*, subcutânea.
[a]Ver *Formulário de fármacos*, no Apêndice, para mais informações sobre esses fármacos.
[b]Dose por administração a intervalo especificado. Expressa em mg/kg a não ser que indicado de outro modo.
[c]A função renal precisa ser rigorosamente monitorada, devido à nefrotoxicidade potencial.
[d]Trata-se da quantidade total a ser administrada por dose a cada gato. Não é uma dose em mg/kg. Não se recomenda partir os comprimidos ou as cápsulas, pois pode causar irritação esofágica. Ver *Formulário de fármacos*, no Apêndice.
[e]O fármaco pode causar mielossupressão nessa dose para o intervalo especificado. Aconselha-se monitorar o hemograma completo.

cializa o risco de peste. Os serviços de saúde locais e estaduais podem instituir medidas de controle de roedores associadas ao controle das pulgas em áreas infectadas pela peste.

No hospital veterinário, a disseminação nosocomial inadvertida para a equipe veterinária hospitalar representa um grave problema, que pode ocorrer antes da confirmação do diagnóstico. Por conseguinte, os veterinários em regiões endêmicas devem estar extremamente atentos quanto à possibilidade de peste. O risco de disseminação por gotículas ou transmissão pelo ar a cuidadores pode ser reduzido com máscaras cirúrgicas e protetores oculares bem ajustados. As gotículas, que podem percorrer distâncias de até 2 metros, podem ser produzidas pela tosse, por espirros ou durante a lavagem ou aspiração de abscessos. Os animais infectados ou possivelmente infectados devem ser isolados de outros animais e ter a sua mobilidade restrita. As gotículas contaminadas não permanecem em suspensão, não havendo necessidade de medidas especiais para ventilação ou processamento do ar. Uma vez excluída a pneumonia, ou após tratamento do animal durante pelo menos 72 h, podem ser implementadas precauções padrões para manipular doenças contagiosas que incluem lavagem das mãos antes e depois de qualquer contato com animais, uso de luvas quando entrar em contato com líquidos corporais ou tecidos, e aventais para minimizar a transferência do microrganismo para roupas, outros animais e ambiente.

Vacinas mortas e vivas modificadas contra *Y. pestis* foram produzidas apenas para uso em seres humanos. Nos EUA, foram utilizadas preparações de microrganismos integrais virulentos mortos, fixados em formol, até 1999. Não existe nenhuma vacina contra a peste aprovada para uso nos EUA. Mesmo em áreas onde se dispõe de vacina, não se recomenda a vacinação da equipe veterinária.[18] No passado, a vacinação era recomendada para todos os funcionários de laboratório e de campo que trabalhavam com *Y. pestis* ou em operações de campo, em áreas de peste enzoótica. Vacinas de subunidades experimentais foram avaliadas e parecem oferecer proteção contra a peste bubônica e pneumônica.[38] Uma vacina administrada por via oral, composta de lipossomas catiônicos e complexos de ácidos nucleicos, mostrou-se eficaz na proteção de camundongos contra a exposição à peste pneumônica.[26a] A imunização experimental de gatos com vacina morta não protegeu os animais da bacteriemia nem da morte e prolongou a evolução clínica da doença.

Considerações de saúde pública

A peste humana é sazonal, e a maioria dos casos no Hemisfério Norte ocorre entre março e outubro. Nos EUA, entre 1970 e setembro de 2009, foram relatados mais de 420 casos em seres humanos. A incidência anual de casos de peste humana relatada em 2006 (n = 17) alcançou o seu maior valor desde 1994 e foi quatro vezes mais alta que a média observada nos 5 anos precedentes. Seis casos foram classificados como peste septicêmica primária, aproximadamente duas vezes a frequência habitual da manifestação dessa doença. Quase metade dos casos notificados em 2006 foi do Novo México (n = 8), e dois desses casos foram fatais. Embora os fatores que determinam a ocorrência da peste não estejam totalmente elucidados, a doença parece flutuar naturalmente em resposta a fatores climáticos. Por ordem decrescente de número de casos, 90% dos casos humanos de peste notificados nos EUA foram registrados no Novo México, Arizona, Colorado e Califórnia. Em uma pesquisa, 82% dos casos de peste humana foram transmitidos por picadas de pulga, 15% por contato direto com animais selvagens infectados e 3% por contato com gatos domésticos infestados. Em uma revisão de 297 casos de peste no oeste dos EUA, foi constatado que 7,7% dos casos em seres humanos foram associados à manipulação de gatos infectados.[9] O risco de transmissão interpessoal da peste pneumônica é considerado baixo.[27a]

Entre 1977 e 1998, os CDC confirmaram 23 casos de peste humana adquiridos por meio da inalação de gotículas infectadas por *Y. pestis* expelidas de gatos com pneumonia secundária da peste.[18] Aproximadamente 20% dos indivíduos infectados morreram, e 25% dos indivíduos infectados foram veterinários ou seus técnicos. Os 75% restantes eram proprietários ou pessoas que cuidavam de gatos doentes. Aproximadamente 75% dos seres humanos desenvolveram peste bubônica. Uma pessoa apresentou peste septicêmica, e o restante teve infecção pneumônica.[33] Nos EUA, a taxa de mortalidade global de seres humanos tratados para a peste é de 15 a 22%. Os dois principais motivos pelos quais os seres humanos morrem em consequência dessa doença tratável são: (1) a demora em procurar assistência médica e (2) o não reconhecimento – por parte médica – da doença como peste. Esses fatores têm mais probabilidade de desempenhar um papel quando os seres humanos adquirem a infecção em áreas enzoóticas e viajam para regiões dos EUA onde médicos nunca examinaram pacientes com peste. É necessária maior percepção para estabelecer o diagnóstico precoce e instituir o tratamento bem-sucedido.[9]

Todos os gatos em vida livre que estão em área endêmica correm risco de exposição à peste. Os veterinários e seus assistentes têm maior probabilidade de serem expostos à peste, em virtude de seu trabalho. Os seres humanos podem ser infectados pela inalação de gotículas respiratórias de animais infectados com peste pneumônica secundária, por meio de solução de continuidade da pele ou mucosas enquanto manipulam tecidos e líquidos corporais infectados, ou por meio de picadas de pulgas infectadas. Foi constatado que dormir com animais de estimação constitui um fator de risco para adquirir a peste.[22,39] Os animais com suspeita de peste devem ser hospitalizados e isolados imediatamente, e deve-se procurar o número de indivíduos que cuidam desses animais infectados. Os proprietários de animais de estimação devem ser educados sobre a transmissão da peste e orientados a usar roupas e óculos protetores enquanto tratam e cuidam de animais de estimação infectados. Devem-se aplicar desinfetantes às jaulas e mesas de exame, e instituir o controle contra pulgas na área onde residem animais infectados. Os veterinários que estabelecem o diagnóstico de peste em gatos devem aconselhar os proprietários a entrar imediatamente em contato com seus médicos, e as autoridades de saúde locais e estaduais devem ser notificadas precocemente sobre o tratamento de animais com peste.

Embora os gatos tenham sido os animais domésticos mais comumente incriminados na transmissão da peste a seres humanos, os cães também podem desempenhar algum papel nesse processo. Em um estudo de controle de casos equiparáveis de 9 seres humanos com peste, 12 membros da mesma residência desses pacientes e 30 controles equiparáveis de 30 anos de idade e na vizinhança com exposição domiciliar e individual, dormindo na mesma cama que o seu cão de estimação, permaneceram significativamente associados à infecção.[22] Esses achados sugerem que os cães podem facilitar a transferência de pulgas na casa, e que as atividades que envolvem íntimo contato prolongado com os cães podem aumentar o risco de infecção.

Carnívoros selvagens, incluindo ursos negros, coiotes, texugos, doninhas e guaxinins, bem como aves de rapina e outras aves, são notavelmente resistentes à infecção por *Y. pestis*, mas podem facilitar a infecção de seres humanos pelo transporte de pulgas infectadas ou carcaças de roedores. Semelhante aos gatos domésticos, os felídeos selvagens são altamente suscetíveis à peste e podem constituir fonte de infecção humana, conforme relatado em um caso de peste pneumônica primária adquirida por um biologista de animais silvestres que foi encontrado morto em sua residência, 1 semana após realizar a necropsia em um leão da montanha.[41] Os carnívoros selvagens foram implicados como fonte em 11 casos de peste humana nos EUA desde 1970, incluindo 8 casos com evidência laboratorial direta.[41]

Dos 11 casos documentados, as fontes de animais carnívoros foram linces (5), coiotes (3), uma raposa cinzenta que infectou 2 membros da família e um texugo. Todos os casos ocorreram em pacientes que esfolaram animais ou manipularam animais esfolados, e pelo menos 8 seres humanos tiveram peste bubônica axilar, compatível com a inoculação de *Y. pestis* por meio de cortes na mão. O contato direto com mamíferos infectados responde por quase 20% de todos os casos de peste humana nos EUA, e a maior parte das exposições envolve animais de estimação ou animais selvagens não carnívoros, como coelhos. Apesar de não serem considerados como hospedeiros reservatórios, os coelhos podem ser infectados durante surtos enzoóticos e atuar como fonte de infecção para caçadores.

Capítulo 46

Infecções por *Francisella* e *Coxiella*

Craig E. Greene

Tularemia

Etiologia

A tularemia é uma infecção bacteriana aguda de muitas espécies de aves e mamíferos, incluindo cães e gatos e, em certas ocasiões, seres humanos. Os mamíferos terrestres e aquáticos servem de reservatório para a doença. Essa infecção ocorre em toda a região temperada do hemisfério norte, predominantemente entre 20 e 70° de latitude.[34,60] O agente etiológico, *Francisella tularensis*, é um pequeno bacilo (0,2 μm × 0,2 a 0,7 μm), gram-negativo, intracelular facultativo, não formador de esporos e pleomórfico. Outro membro do gênero é *Francisella philomiragia*, que será discutido adiante. Esse gênero é um membro da ordem Thiotrichales, na subdivisão gama das *Proteobacteria*, que também inclui *Coxiella burnetii*, a causa da febre Q (ver adiante). O bacilo da tularemia tem dois biovares principais: o tipo A (ssp. *tularensis*; anteriormente *nearctica*) e o tipo B (ssp. *holarctica*; anteriormente *palearctica*). As cepas do tipo A fermentam o glicerol e são altamente virulentas para coelhos de laboratório (*Oryctolagus cuniculus*) enquanto as cepas do tipo B não fermentam o glicerol e são avirulentas para esses coelhos. As cepas do tipo A estão associadas a um ciclo de infecção terrestre carrapato-coelho e só ocorrem na América do Norte. São responsáveis por uma doença clínica em coelhos, gatos e seres humanos. As cepas do tipo B apresentam epidemiologia aquática mais complexa – envolvendo roedores, carrapatos, mosquitos, lama, ratos almiscarados, castores e água – e ocorrem em todo o Hemisfério Norte. Foi constatado que protozoários *Acanthamoeba castellanii* (ver Capítulo 78) abrigam o microrganismo, e podem ajudar em sua sobrevida no ambiente aquático.[1] Ambas as cepas dos tipos A e B foram isoladas de gatos nos EUA.[6,22,69] Em geral, a doença humana e a felina são mais graves que infecções por cepas do tipo A.[33,65] Dois biotipos isolados com menor frequência incluem a subespécie *mediasiatica*, encontrada no Cazaquistão e Uzbequistão, e *novicida*, principalmente da América do Norte. A subespécie *novicida* também foi isolada na Austrália e tem baixa virulência. Dentro de determinada subespécie existem subpopulações de cepas que se correlacionam com diferenças na sua distribuição geográfica, hospedeiros reservatórios específicos e focos de replicação, bem como na sua virulência para hospedeiros mamíferos.[59]

Epidemiologia

A tularemia é endêmica no Hemisfério Norte, entre as latitudes de 30° N e 71° N (Figura 46.1). Essa área inclui grande parte da Eurásia até países do litoral mediterrâneo da África. Na América do Norte, essa região se estende do ciclo ártico até o sul, chegando até Guadalajara, México. A tularemia é uma doença rural nos seres humanos e seus animais de estimação, em consequência do contato com reservatórios da fauna silvestre, seus vetores ou ambiente contaminado. Pode ser transmitida por carrapatos, picadas de moscas, lesões penetrantes, exposição à água, alimentos e aerossóis.[25]

Na Eurásia, os roedores cricetídeos (p. ex., ratos toupeiros, lemingues, ratos almiscarados), lebres e picadas de mosquitos infectados constituem fômites importantes de infecção. Na América do Norte, as principais fômites animais são o coelho de cauda-de-algodão (*Sylvilagus* spp.) e lebres e roedores selvagens, bem como os carrapatos que os infestam. As moscas que picam transferem a infecção mecanicamente.

Nos EUA, quatro espécies de carrapatos constituem os principais vetores para cães e gatos: o carrapato-da-madeira (*Dermacentor andersoni*) encontrado na região das Montanhas Rochosas; o carrapato-de-cão-americano (*Dermacentor variabilis*), encontrado nos dois terços do leste do país, como nos estados Costeiros do Pacífico; o carrapato-do-pacífico (*Dermacentor occidentalis*) encontrado na Califórnia e no Oregon; e o carrapato-da-estrela-solitária (*Amblyomma americanum*), encontrado nos estados do centro sul e sudeste dos EUA. A incidência da infecção em seres humanos nos EUA é mostrada na Figura 46.2.

Tendo em vista a complexidade da epidemiologia da tularemia e a grande diversidade das espécies de hospedeiros,[34] neste capítulo serão discutidos apenas os aspectos importantes na sua transmissão a cães e gatos (Figura 46.3). Várias espécies de carrapatos que constituem os verdadeiros vetores biológicos da doença atuam tanto como reservatórios a longo prazo quanto como vetores da tularemia.[27] O microrganismo deixa o intestino médio do carrapato infectado e migra para as glândulas salivares, a partir das quais é inoculado no hospedeiro durante a alimentação deste. Pode ocorrer contaminação adicional no local de alimentação por meio das fezes do carrapato depositadas durante a alimentação.[25] É possível que ocorra transmissão transovariana nos carrapatos, e a infecção persiste durante toda

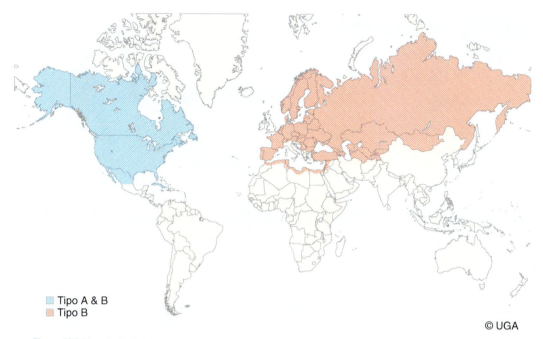

Tipo A & B
Tipo B

© UGA

Figura 46.1 Mapa de distribuição mundial da tularemia. (Arte de Thel Melton © 2004 University of Georgia Research Foundation Inc.)

a vida. Ocorre amplificação da taxa de infecção em uma população de carrapatos quando os carrapatos não infectados alimentam-se em animais com bacteriemia. Embora os carrapatos sejam capazes de transmitir a tularemia em todos os três estágios de seu desenvolvimento, o adulto e, com menor frequência, os estágios de ninfa, são mais importantes na transmissão a cães, gatos e seres humanos. Os resultados da análise genética da tularemia por cepas do tipo A indicam que podem ocorrer na natureza pequenos focos de infecção que envolvam carrapatos e hospedeiros reservatórios.[26a] É possível que ocorram focos epizoóticos durante épocas de elevada virulência do microrganismo, que resulta em amplificação da taxa de infecção e gravidade nos hospedeiros reservatórios e em maior probabilidade de exposição a seres humanos. Todavia, acredita-se que a transmissão da infecção a seres humanos por vetores seja incomum, em comparação com outras formas de transmissão.[25]

Os gatos e os cães também podem ser infectados quando caçam ou alimentam-se de coelhos e roedores infectados. A transmissão também pode ocorrer por meio de mordidas ou arranhaduras de outros predadores com dentes ou garras contaminados. Nos seres humanos, a infecção ocorre após inalação de aerossóis ou poeira ou ingestão de água ou alimentos contaminados pelo microrganismo. Numerosos insetos hematófagos (como mosquitos ou moscas picadoras) podem atuar como vetores mecânicos para a doença quando suas peças bucais tornam-se contaminadas ao picar hospedeiros infectados. Apenas 10 microrganismos das cepas tipo A altamente virulentas podem causar doença.

Os resultados de estudos sorológicos em gatos com proprietários em Connecticut e no estado de Nova York foram de uma taxa de exposição de 12 a 24%, dependendo do imunoensaio utilizado.[47] Os gatos de rua têm mais tendência a ser expostos a carrapatos, roedores e coelhos infectados, contribuindo para a taxa de exposição relativamente alta.

Patogenia

No laboratório, *F. tularensis* exige meios de cultura enriquecidos e multiplica-se em uma variedade de células. *In vivo*, trata-se de um patógeno intracelular facultativo. Os macrófagos constituem as principais células hospedeiras, e acredita-se que a cápsula do microrganismo seja importante para a sua sobrevida intracelular. A dose infecciosa é extremamente baixa, e a inalação de 10 a 50 unidades formadoras de colônia é suficiente para provocar doença.

A apresentação clínica da tularemia humana varia de acordo com a via de infecção e sua localização inicial. Tipicamente, infecção localizada ocorre na área de inoculação primária e está associada ao desenvolvimento de linfadenomegalia regional proeminente. No hospedeiro altamente suscetível, menos de 50 microrganismos podem causar infecção por inoculação parenteral, enquanto são necessários pelo menos 10^8 para a infecção oral. É comum a ocorrência subsequente de bacteriemia e comprometimento de múltiplos órgãos. Os pulmões, o baço, o fígado, os linfonodos e a pele constituem os locais de disseminação embólica (Figura 46.4). As lesões embólicas iniciais, que começam na forma de microabscessos, evoluem para inflamação granulomatosa na tentativa do corpo de isolar a infecção. A doença com bacteriemia, na ausência de infecção localizada antecedente, é denominada tularemia tifoide. A imunidade celular desempenha um importante papel na recuperação.

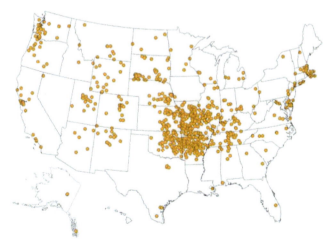

Um ponto colocado aleatoriamente dentro do município de residência de cada caso relatado.

Figura 46.2 Dados de incidência anual da tularemia nos EUA para 2000 a 2006. (Dados de Centers for Disease Control and Prevention, Atlanta, GA.)

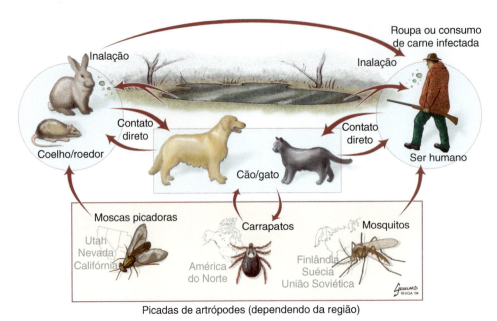

Picadas de artrópodes (dependendo da região)

Figura 46.3 Ciclo silvático da *Francisella tularensis* no ambiente. (Arte de Brad Gilleland © 2004 University of Georgia Research Foundation Inc.)

Parece ocorrer um padrão de doença semelhante em cães e gatos. A gravidade da doença em cães com infecção experimental varia de acordo com a idade; os filhotes são mais suscetíveis que adultos jovens. A ingestão de tecido infectado ou a inoculação intradérmica produziram doença mais leve que a exposição intranasal.[21,36] Quando cães foram alimentados com tecidos infectados, foi constatado o aparecimento de uma doença aguda de 5 dias depois de um período de incubação de 48 h.[36] Foram observadas febre e secreção mucopurulenta pelo nariz e olhos. A inoculação intradérmica foi seguida de tularemia ulceroglandular transitória, com desenvolvimento concomitante de febre, pústulas no local de inoculação e linfadenomegalia regional.

A inoculação subcutânea ou intramuscular foi acompanhada de doença mais grave, caracterizada por septicemia e alta taxa de mortalidade. Abscessos com drenagem surgem nos locais de inoculação e estão associados a linfadenomegalia regional, temperatura elevada e disseminação sistêmica da doença depois de 1 semana. Nessa ocasião, os cães estão obviamente doentes, apresentam secreção ocular e nasal mucopurulenta e desenvolvem erupção cutânea vesiculopapular.

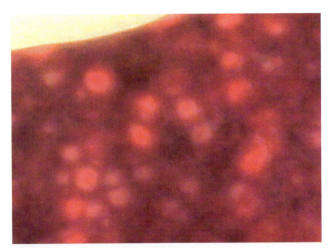

Figura 46.4 Necrose multifocal com inflamação fibrinossupurativa e granulomatosa no baço de um cão infectado por *Francisella tularensis*. (Cortesia de Dept. of Veterinary Pathology, Kansas University, Manhattan, KS.)

Os gatos tornam-se doentes após a ingestão experimental de cobaias infectadas.[68] Embora alguns gatos não pareçam ser acometidos, os gatos mais jovens sucumbem primariamente à infecção sistêmica (tifoide), caracterizada por linfadenomegalia generalizada e formação de abscessos miliares acometendo o fígado e o baço.

Após inoculação subcutânea, são obtidos achados semelhantes, e os filhotes de gatos parecem ser mais suscetíveis.[68] Alguns gatos com inoculação subcutânea e intranasal apresentaram áreas de broncopneumonia a partir das quais foi isolada a *F. tularensis*, bem como esplenomegalia e necrose hepática multifocal.

A doença respiratória que surge em consequência da inalação de *F. tularensis* tem evolução mais virulenta. Essa forma tem sido mais observada em seres humanos que em animais. Ocorrem tosse, febre, linfadenomegalia hilar e infiltração pulmonar. A mortalidade é mais comum com essa forma de doença.

Achados clínicos
Cães

Apesar da capacidade de produzir infecções experimentais e da alta soroprevalência, indicando exposição em áreas endêmicas, as infecções adquiridas naturalmente em cães têm sido raras.* Os cães são considerados relativamente resistentes à tularemia. É típico o cão desenvolver breve episódio de anorexia, apatia e febre baixa. Após farejar um coelho morto que estava infectado, um cão teve morte súbita de causa incerta dentro de poucos dias. Foi observada a ocorrência de febre (acima de 40,5°C), depressão mental e linfadenomegalia mandibular em um cão 36 h após ter ingerido carne de coelho.[55] Outro cão desenvolveu abscessos multifocais com drenagem no tecido subcutâneo e linfonodos superficiais, juntamente com febre, anorexia, mialgia e calafrios. Foi constatada a ocorrência de uveíte e conjuntivite no olho esquerdo, com conjuntivite transitória subsequente e turvação da córnea do olho direito.

Gatos

Com base no grande número de relatos, os gatos são mais suscetíveis à tularemia, em comparação com os cães. O espectro da doença associada à tularemia felina espontânea não foi bem descrito. Em

_____

*Referências 11, 14, 21, 34, 52, 55.

cinco casos de tularemia tifoide, os sinais clínicos pertinentes incluíram febre; depressão acentuada; linfadenomegalia faríngea, cervical, mesentérica, regional ou generalizada (ou qualquer combinação); esplenomegalia e hepatomegalia palpáveis; úlceras bucais ou linguais superficiais agudas (ou ambas); icterícia; e panleucopenia, com alterações tóxicas graves dos neutrófilos.[6,6a] As úlceras bucais e linguais foram compatíveis com infecção resultante de lesão física, associada à ingestão de roedores e coelhos infectados. Em um gato, foi observado um abscesso cutâneo de drenagem crônica, semelhante à forma ulceroglandular descrita em seres humanos.[75] Outros microrganismos que podem causar uma lesão semelhante incluem *Pasteurella*, *Yersinia*, *Nocardia*, micobactérias e *Cryptococcus*.

Foram sucintamente descritas outras ocorrências em gatos em relatos epidemiológicos de casos humanos.* Os gatos envolvidos com frequência tinham comido ou abocanhado coelhos selvagens antes do aparecimento dos sinais clínicos. Foram relatados sinais variáveis de febre, anorexia, apatia, linfadenomegalia, abscessos com drenagem e, em certas ocasiões, icterícia e morte. Alguns gatos não apresentam qualquer sinal de doença.[55,75]

Diagnóstico

As anormalidades laboratoriais na tularemia consistem em leucocitose com desvio para a esquerda, trombocitopenia, aumento das atividades das aminotransferases e fosfatase alcalina hepáticas no soro e, com menor frequência, hiperbilirrubinemia.

O teste para evidência sorológica de aglutinação microscópica (AM) de anticorpos constitui o procedimento diagnóstico mais comumente usado. Tanto os cães quanto os gatos desenvolvem anticorpos, os títulos tendem a ser mais baixos que aqueles observados nos seres humanos. Títulos de 140 a 160 são típicos de infecção recente em cães.[36,65] Utilizando um método de AM em gatos, os títulos de anticorpos séricos contra *F. tularensis* foram superiores a 20.[79] Foram obtidos resultados negativos na triagem de AM utilizando soro de um cão coletado dentro de 48 h após exposição a um coelho infectado.[55] O aumento dos anticorpos pode não ser aparente até 3 semanas e após a exposição.[23] Por conseguinte, podem ser observados resultados falso-negativos com uma única determinação do título no início da evolução da doença.

Foram desenvolvidas técnicas de ensaio imunossorvente ligado a enzima para detectar anticorpos dirigidos contra antígenos específicos de *F. tularensis* em pessoas[7] e gatos infectados,[47] porém, a sua utilidade para a avaliação de amostras de soro canino é incerta. Também foram usados métodos de anticorpos fluorescentes indiretos para teste sorológico. É necessário o aumento de 4 vezes nos títulos de anticorpos para confirmar a doença ativa; todavia, um único título de, pelo menos 160, sugere infecção ativa.[80] Em geral, os microrganismos não são visíveis nos esfregaços corados pelo Gram. Métodos de anticorpos fluorescentes diretos podem ser usados para detectar microrganismos cocobacilares em exsudatos e tecidos, mesmo em tecidos tratados com parafina. A reação em cadeia da polimerase (PCR; do inglês, *polymerase chain reaction*) também tem sido utilizada para confirmar infecção. Os aspirados de linfonodos têm revelado uma população mista de células linfoides, característica de hiperplasia.

O isolamento de *F. tularensis* de exsudatos ou amostras de tecido constitui o método definitivo de diagnóstico. Em alguns casos, tem sido mais sensível que os métodos de coloração imunoquímica de tecidos.[75] O microrganismo é exigente e precisa ser isolado em meios especiais como ágar-chocolate suplementado, ou por inoculação inicial em animal de laboratório suscetível, com cultura subsequente do fígado e do baço. O ágar-sangue-glicose-cisteína

ou ágar com infusão de cérebro-coração suplementado com sangue é necessário para o isolamento do microrganismo a 37°C. São isoladas colônias características em formato de gota de orvalho. A confirmação da identidade do microrganismo pode ser obtida com métodos imunoquímicos ou moleculares. É preciso utilizar medidas de biossegurança de nível 3 para manipular o tecido infectado. Os laboratórios devem ser sempre notificados de antemão sobre a suspeita desse microrganismo.

A dose infecciosa para seres humanos é de menos de 100 microrganismos, inalados como aerossol, acidentalmente inoculados ou borrifados no saco da conjuntiva. Por conseguinte, as culturas de *F. tularensis* e as necropsias de animais com suspeita de tularemia só devem ser realizadas em laboratórios com equipamento adequado de biossegurança. O teste por PCR do pus aspirado tem sido utilizado para o diagnóstico definitivo dessa infecção em seres humanos.[17]

Achados patológicos

Os achados em cães e gatos acometidos à necropsia são semelhantes. A maior parte dessa informação foi obtida em animais com infecção experimental. Com frequência, os linfonodos estão acentuadamente aumentados em padrão regional ou mais generalizados e frequentemente contêm múltiplos focos de necrose. É possível que surjam trajetos fistulosos de drenagem dos linfonodos e verifique-se a existência de hepatomegalia, esplenomegalia ou ambas. Em geral, são observados múltiplos focos acinzentados e pequenos, representando necrose, no baço, no fígado, nos pulmões e, em certas ocasiões, no coração (Figuras 46.4 e 46.5). Em gatos, foi relatada a ocorrência de hemorragia segmentar a difusa do intestino delgado e intestino grosso.[6] Esses mesmos gatos apresentaram ulceração proeminente das placas de Peyer e folículos linfoides colônicos. Em muitos órgãos parenquimatosos, observa-se a ocorrência de inflamação fibrinossupurativa a granulomatosa (Figuras 46.6, 46.7 e 46.8). As bactérias responsáveis não são facilmente demonstradas nas lesões, exceto com corantes imuno-histoquímicos específicos (Figura 46.9).[16] Quando há pequenos números de microrganismos em lesões, a cultura pode ser mais sensível que a imuno-histoquímica para o diagnóstico.[75]

Tratamento

Não se dispõe de relatos substanciais sobre o tratamento antimicrobiano da tularemia canina ou felina. Em um gato, a remoção cirúrgica de uma massa subcutânea localizada, seguida de tratamento com amoxicilina-clavulanato, foi curativa.[75] Nos seres

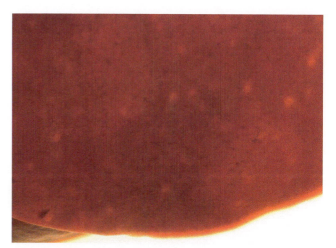

Figura 46.5 Necrose multifocal e inflamação granulomatosa no fígado de um gato infectado por *Francisella tularensis*. (Cortesia de Brad DeBey, Dept. of Veterinary Pathology, Kansas State University, Manhattan, KS.)

*Referências 12, 26, 33, 34, 45, 63, 68, 75.

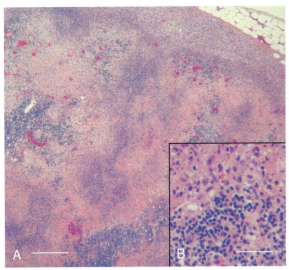

Figura 46.6 **A.** Fotomicrografia mostrando necrose, inflamação fibrinossupurativa e granulomatosa em um linfonodo mesentérico de gato infectado por *Francisella tularensis* (barra = 800 μm). **B.** Detalhe com maior aumento (barra = 160 μm) (coloração de H&E). (Cortesia de Brad DeBey, Kansas State University, Manhattan, KS.)

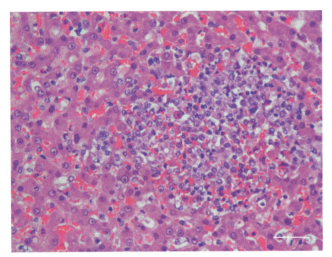

Figura 46.7 Fotomicrografia mostrando necrose hepática focal e inflamação granulomatosa em um gato infectado por *Francisella tularensis* (barra = 40 μm) (coloração de H&E). (Cortesia do Dept. of Veterinary Pathology, Kansas State University, Manhattan, KS.)

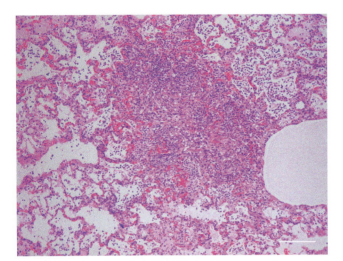

Figura 46.8 Fotomicrografia revelando inflamação granulomatosa e supurativa no pulmão de um gato infectado por *Francisella tularensis* (coloração de H&E; barra = 500 μm). (Cortesia do Dept. of Veterinary Pathology, Kansas State University, Manhattan, KS.)

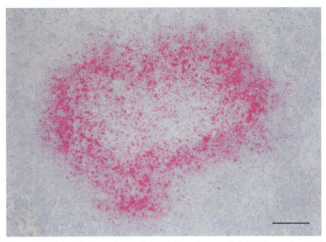

Figura 46.9 Coloração imuno-histoquímica do baço de um gato infectado por *Francisella tularensis*. As áreas vermelhas indicam a localização do antígeno bacteriano específico (barra = 150 μm; peroxidase com contracoloração hematoxilina). (Cortesia do Dept. of Veterinary Pathology, Kansas State University, Manhattan, KS.)

humanos, os aminoglicosídios (estreptomicina e gentamicina) são atualmente considerados os fármacos de primeira escolha, porém a estreptomicina apresenta disponibilidade limitada (ver *Formulário de fármacos*, no Apêndice).[20,58] Por conseguinte, o tratamento com gentamicina parenteral constitui o fármaco de escolha (Tabela 46.1). É preciso sempre tomar as devidas precauções para monitorar a função renal durante o tratamento. A tetraciclina e o cloranfenicol são fármacos alternativos potenciais, porém a ocorrência de recidivas com o seu uso é frequente. A doxiciclina seria a tetraciclina de escolha, em virtude de sua melhor penetração. Historicamente, tanto a estreptomicina quanto a tetraciclina têm sido administradas com sucesso em ensaios clínicos controlados de profilaxia antibacteriana na tularemia humana.[64] As quinolonas, como o ciprofloxacino e o norfloxacino, podem ser eficazes;[67,71] todavia, foram descritos casos de fracasso do tratamento.[13] Vários desses fármacos são comercializados para uso em animais. Consultar o *Formulário de fármacos*, no Apêndice e o Capítulo 30 para doses e informações adicionais sobre cada fármaco. Devido ao risco potencial de manipular um cão ou gato infectado, é preciso utilizar precauções máximas na manipulação de secreções contaminadas com luvas e proteção facial e ocular durante os cuidados de feridas de animais hospitalizados.

Considerações de saúde pública

Nos seres humanos, a tularemia ocorre em duas síndromes principais: ulceroglandular e tifoide.[58] Ambas as síndromes têm o período de incubação de 2 a 10 dias, seguido de início agudo de temperatura elevada, calafrios, mialgia e outros sintomas constitucionais inespecíficos. A tularemia ulceroglandular caracteriza-se por úlcera cutânea que se desenvolve na porta da infecção, com linfadenomegalia regional associada. Na tularemia tifoide são observados poucos sinais localizados de bacteriemia, a pneumonia é mais comum, e a razão de casos-fatalidades pode ultrapassar 30% se a doença não for tratada. Outras síndromes menos comuns que ocorrem localizadas na área de exposição incluem: oculoglandular (síndrome de Parinaud) em consequência da exposição da conjuntiva, glandular com linfadenomegalia localizada, orofaríngea (caracterizada por faringite e tonsilite) e pneumonia primária por inalação.

Nos EUA, a incidência da tularemia humana é baixa: menos de 225 casos anualmente nos últimos 10 anos.[2] Os casos resultaram, em sua maior parte, de infecção transmitida por carrapatos e, em menor grau, do contato com tecidos de animais selvagens, tais como coe-

Tabela 46.1	Tratamento farmacológico para a tularemia.				
Fármaco[a]	**Espécie**	**Dose**[b]	**Via**	**Intervalo (horas)**	**Duração (dias)**
Gentamicina	CG	5 a 6,6 mg/kg	SC, IV, IM	24	7 a 14
Doxiciclina	C	5 mg/kg	VO	12	14
	G	50 a 100 mg[c]	VO	12	14
Cloranfenicol	G	50 mg/kg	VO, SC, IM	12	14
	C	50 mg/kg	VO, SC, IM	8	14
Enrofloxacino[d]	C	5 mg/kg	VO, SC	12	10
	G	5 mg/kg	VO	24	10

CG, cão e gato; *G*, gato; *C*, cão; *IM*, intramuscular; *IV*, intravenosa; *VO*, via oral; *SC*, subcutânea.
[a] Para informações adicionais sobre fármacos selecionados, ver *Formulário de fármacos*, no Apêndice.
[b] Dose por administração a intervalo especificado.
[c] Não quebrar nem esmagar os comprimidos, pois são irritantes para o esôfago. Podem ocorrer recidivas com agentes bacteriostáticos, como doxiciclina ou cloranfenicol.
[d] Outras quinolonas de uso veterinário, como orbifloxacino, danofloxacino ou marbofloxacino, podem ser substituídas em dose adequada.

lhos. Dos 1.041 casos humanos relatados no sudoeste central dos EUA, de 1981 a 1987, 17 (1,6%) casos foram associados a mordidas e arranhaduras de gatos.[72] Foram relatados pelo menos 53 casos adicionais associados a gatos e 8 casos associados a cães na América do Norte, porém alguns deles não foram bem substanciados.* Embora as mordidas de gato tenham sido associadas a essas infecções humanas, nenhum caso de tularemia humana resultou da exposição a gatos com infecção sistêmica sem mordida.[75]

A exposição a microrganismos transportados pelo ar representa um risco particular. Antes da disponibilidade de vacinas de cepas vivas e coifas de biossegurança protetoras, a infecção acidental de funcionários de laboratório era frequente. Os surtos ocasionais na população geral, em consequência da exposição acidental a microrganismos do ambiente por aerossóis, são um lembrete de sua virulência. As ocupações não laboratoriais ou lazeres que têm sido associados ao risco aumentado de infecção incluem fazendeiros, veterinários, pastores de ovelhas, caçadores ou utilizadores de armadilhas e cozinheiros ou pessoas que manipulam carnes. Pessoas que removem ervas daninhas, cortam grama e varrem folhas tornaram-se infectadas em surtos.[24] Como rara ocorrência, uma pessoa foi diretamente infectada por uma ave alimentando-se de carniça (*Buteo buteo*) em consequência de lesão por arranhadura.[57]

Em geral, os casos associados a gatos envolveram pessoas mordidas ou arranhadas, tipicamente com desenvolvimento da lesão inicial no local de traumatismo.[4,12,45,76,81] Embora os gatos frequentemente não tenham nenhuma doença óbvia, uma característica comum tem sido a história de caça ou ingestão da carne de animais selvagens, particularmente coelhos.

Nenhum dos oito casos associados a cães envolveu mordidas ou arranhaduras. Em um caso, uma menina desenvolveu tularemia tifoide dentro de 3 dias após o início de uma doença vaga no filhote canino, que presumivelmente teve contato com coelhos.[34] O cão frequentemente lambia a menina, e a sua saliva foi considerada como provável fonte de infecção. Em outra circunstância, uma família de 7 pessoas que passaram o período de 1 semana em uma casa de campo com seus cães desenvolveu tularemia pulmonar.[73] Após os cães terem caçado coelhos, eles se sacudiam para retirar água dos pelos quando entravam na casa de campo. O aerossol resultante foi considerado a fonte mais provável de infecção. Os cães nunca apareceram doentes; todavia, subsequentemente, apresentaram anticorpos dirigidos contra *F. tularensis*.

Embora nenhum caso tenha sido associado à remoção de carrapatos de animais de estimação, o achado de carrapatos infectados em cães indica um risco potencial.[58] Ver *Tratamento*, anteriormente neste

capítulo, para recomendações sobre a manipulação de cães ou gatos infectados. Os proprietários devem ser orientados sobre os fatores de risco de exposição a seus animais de estimação.

Na Escandinávia, a infecção tipo B em seres humanos tem sido mais comum e associada à água contaminada e animais infectados que habitam em ambientes aquáticos. As infecções pelo tipo B em seres humanos são menos graves e apresentam menor taxa de mortalidade que as infecções do tipo A. A maioria dos surtos ocorreu em fazendeiros que processavam feno contaminado por animais mortos ou suas secreções ou por contato com mosquitos. Todavia, a avaliação epidemiológica de um surto mostrou que trabalhar em fazenda e ter gato constituem fatores de risco inerentes.[18] Pode ser necessário o uso de roupas protetoras e máscaras faciais quando se trabalha ao ar livre em áreas endêmicas. Para informações adicionais sobre essa infecção em seres humanos, ver *Tularemia*, Capítulo 99.

Risco de bioterrorismo e vacinação

A tularemia tem sido classificada como agente potencial de bioterrorismo e surtos de infecção em pessoas ou animais precisam ser notificados às autoridades de saúde pública. O microrganismo é altamente infeccioso, dissemina-se facilmente e pode causar doença grave. Quanto à sua transmissão para bioterrorismo, os aerossóis ou a sua ingestão causam maior preocupação. Dispõe-se de vacina de cepa viva atenuada em base de pesquisa para pessoas que trabalham em ambiente de alto risco, como os laboratórios de pesquisa. A vacina proporciona proteção parcial para a infecção grave para algumas pessoas e proteção completa em outras.

Infecção por *Franciscella philomiragia*

Os seres humanos e os animais podem ser infectados por outro membro do gênero, *Franciscella philomiragia*. Apesar de sua semelhança com *F. tularensis* e suas características genéticas, morfológicas e biológicas, conforme descrito anteriormente em Etiologia, a *F. philomiragia* apresenta diferenças epidemiológicas e patogênicas. É isolada principalmente em *habitats* salobros ou marinhos, e a maioria das pessoas infectadas reside à distância de 80 km do oceano. Diferentemente da *F. tularensis*, a infecção por *F. philomiragia* é adquirida diretamente de uma fonte ambiental, e não de vetores ou outros animais, e infecta principalmente hospedeiros imunocomprometidos.

Um Buldogue macho castrado, de 10 meses de idade, desenvolveu meningite, manifestada por depressão mental, rigidez do pescoço, postura da cabeça em extensão baixa e tremores dos membros.[14a] A manipulação provocou desconforto e as anormalidades hematológicas consistiram em anemia arregenerativa leve, neutrofilia de células

_____
*Referências 12, 34, 45, 73, 76a.

maduras e monocitose. As alterações do líquido cerebroespinal incluíram pleocitose (3.000 células/$\mu\ell$), com concentração aumentada de proteína (175 mg/dℓ). Inicialmente, o cão foi tratado com doxiciclina e clindamicina associadas a doses imunossupressoras de prednisolona, e apresentou melhora clínica. Subsequentemente, o tratamento foi mantido apenas com prednisolona. Sete semanas depois, o cão sofreu recidiva sem melhora após a readministração dos agentes antibacterianos. Por fim, o cão desenvolveu bacteriemia e sepse, com coagulação intravascular disseminada. *F. philomiragia* foi identificada por PCR do esfregaço de sangue e cultura de sangue periférico.

Nos seres humanos, as condições de imunocomprometimento associadas a essa infecção incluem doença granulomatosa crônica e quimioterapia do câncer. Em outros casos, a infecção tem sido associada a "quase afogamento" em água de alta salinidade, quando as defesas pulmonares ficam comprometidas após pneumonia por inalação. O cão anteriormente descrito tinha sido levado a um rio, perto do litoral, para nadar na semana anterior ao aparecimento da doença clínica. Também é possível que a infecção tenha ocorrido após o cão ter alta do hospital, no ambiente de sua casa, enquanto era tratado com glicocorticoides para uma suposta meningite "responsiva" a esteroides.

Febre Q

Etiologia e epidemiologia

A febre Query (febre Q) é causada pela bactéria gram-negativa intracelular obrigatória *C. burnetii*. O microrganismo se cora pela técnica de Gram, razão pela qual se utiliza o método de Gimenez. Anteriormente classificada como membro da ordem Rickettsiales, essa bactéria foi reclassificada como membro da ordem Legionellales, que está na subdivisão gama das Proteobacteria e também inclui *Francisella* (ver itens anteriores), por isso foi incluída neste capítulo. O microrganismo apresenta dois estágios distintos do ciclo de vida, que diferem tanto da sua morfologia quanto funcionalmente. A forma celular grande é o estágio vegetativo intracelular metabolicamente ativo. Acredita-se que a variante extracelular, de células pequenas, seja metabolicamente inativa, representando o estágio resistente ao ambiente. Existe considerável heterogeneidade genética nos microrganismos isolados geograficamente diversos. A febre Q é uma zoonose endêmica mundial, exceto em países geograficamente isolados, como Suécia, Noruega, Islândia e Nova Zelândia, onde os relatos da doença são raros. Nos EUA, as maiores taxas de incidência anual são relatadas, em sua maior parte, nos estados do meio-oeste e oeste.[54] Os hospedeiros reservatórios variam, dependendo da localização geográfica, e incluem animais domésticos e selvagens e seus ectoparasitos. Cerca de 40 espécies de carrapatos e muitos outros artrópodes são naturalmente infectados por *C. burnetii*. O carrapato facilita um ciclo silvestre com reservatórios animais. É provável que a infecção resultante de pessoas e animais domésticos ocorra com picadas de carrapatos infectados. Todavia, as pessoas e os animais domésticos são mais comumente acometidos pela inalação ou ingestão de microrganismos resistentes ao ambiente. Bovinos, ovinos e caprinos constituem os animais domésticos reservatórios mais comuns para a infecção humana. As espécies de vida selvagem e animais pecuários podem constituir os hospedeiros reservatórios para animais domésticos e as aves também podem atuar como reservatórios. Um surto foi associado à exposição aos aerossóis de fezes de pombo e picadas de carrapatos que se alimentam nessas aves. Tipicamente, os animais apresentam infecção subclínica e eliminam microrganismos resistentes ao ambiente em sua urina, fezes, leite e corrimentos da parturiente. O útero e as glândulas mamárias das fêmeas constituem os principais locais de infecção crônica, e esta é reativada durante a gestação, de modo que a eliminação ocorre principalmente durante o parto. Ao final da gestação, a placenta pode conter a maior concentração de *C. burnetii* (10^9 por grama de tecido). Dentro do rebanho, a infecção é mantida, provavelmente, pela inalação de poeira e aerossóis ou por fômites infectados.

C. burnetii sofre esporulação e é altamente resistente, mantendo sua viabilidade apesar de temperaturas elevadas, dessecação, choque osmótico, luz ultravioleta e exposição a substâncias químicas.[66] O hipoclorito (0,5%), os fenólicos (15%), o formol (5%) e os compostos de amônio quaternário (2%) não são totalmente eficazes para destruir o microrganismo depois de 24 h. Após 30 min, as soluções de álcool (70%) ou clorofórmio (5%) mostram-se eficazes para destruir *C. burnetii*.

Estudos sorológicos e de isolamento do microrganismo indicam que cães e gatos são infectados no mundo inteiro. O DNA de *C. burnetii* foi identificado em 8,5% das biopsias uterinas de gatas não parturientes clinicamente sadias adquiridas por proprietários no centro norte do Colorado.[10] É possível que cães e gatos adquiram infecção em circunstâncias naturais pela picada de carrapato ou pela ingestão ou inalação de microrganismos enquanto se alimentam de tecidos, leite, placenta ou carcaças infectados. A prevalência da infecção em cães que têm contato com ovinos é muito mais alta que a dos cães que não têm contato.[8] A inalação de aerossóis infectados também é possível em ambientes contaminados. Em um estudo, os cães tiveram maior prevalência de anticorpos (mais de 50%) que os gatos (9%).[77] Dados de estudos de soroprevalência no Japão mostram taxas positivas mais altas entre gatos abandonados que entre gatos com proprietários.[39] Foi identificada *C. burnetii* no sangue de gatos com infecção experimental durante 1 mês e na urina durante 2 meses. O microrganismo foi isolado de *swabs* vaginais de gatas clinicamente sadias ou doentes em clínicas veterinárias,[56] bem como do útero de gatas e cadelas após o parto.[51] É possível que cadelas eliminem os microrganismos no leite durante 1 mês e, na urina, durante pelo menos 70 dias. Os cães e gatos infectados, particularmente fêmeas parturientes, podem constituir fonte de infecção para os seres humanos. O microrganismo foi isolado de cães em fazendas onde ocorreram surtos humanos de febre Q e de carrapatos *R. sanguineus* que faziam seu repasto nos cães. As pessoas tornaram-se infectadas pelo contato de animais de estimação que adquiriram a infecção em consequência de exposição a herbívoros. Relatos descreveram a infecção de seres humanos após exposição a aerossóis de ambientes ou fômites contaminados com tecidos parturientes ou abortados de gatas[41,48-50,61] e de cadela infectadas.[9]

Patogenia

Os estudos realizados estabeleceram o curso temporal e a evolução da doença para os seres humanos, que provavelmente são semelhantes em animais. Após a inalação de microrganismos de fômites infectados, os pulmões parecem constituir a principal porta de entrada para o microrganismo na circulação sistêmica e verifica-se o desenvolvimento de pneumonia atípica. Se o microrganismo for ingerido, o fígado tende a desenvolver lesões mais graves, com hepatite granulomatosa resultante. O período de incubação é mais curto e a gravidade da doença é maior quando as pessoas são expostas a números crescentes de microrganismos, após exposição a cepas altamente virulentas, ou quando o microrganismo é inalado, em vez de ingerido. Essa bactéria tem predileção pela sua entrada, replicação e persistência em macrófagos; todavia, nos hospedeiros, os tecidos lesados incluem o endotélio vascular e os epitélios respiratório, tubular renal e seroso. A vasculite disseminada provoca pneumonite hemorrágica necrosante focal e necrose e hemorragia de muitos outros órgãos, incluindo o fígado, o sistema nervoso central e o sistema de fagócitos mononucleares. Após a recuperação, o microrganismo virulento pode persistir nos fagócitos mononucleares, e é provável que as pessoas permaneçam com infecção latente pela *C. burnetii* por períodos extensos. Durante a infecção crônica, podem se desenvolver fenômenos de imunocomplexos em muitos órgãos. Durante a replicação na célula, são produzidas variantes de pequenas células do microrganismo altamente resistentes. Em pessoas com infecção crônica e animais com infecção subclínica, o microrganismo permanece latente até o parto, quando entra em grandes números na placenta, nos líquidos das parturientes, nas fezes, na urina e no leite. As variantes de células pequenas altamente resistentes são dispersas no ambiente. Os animais altamente infectados podem continuar eliminando os microrganismos na urina e nas fezes.

Achados clínicos

As infecções em cães e gatos são habitualmente subclínicas. A esplenomegalia constitui habitualmente o único achado clínico em cães infectados. Em gatos com infecção experimental ocorrem febre, anorexia e letargia, que surgem 2 dias após a inoculação e perduram por 3 dias. O aborto ocorre em algumas gatas e também tem sido associado a surtos humanos, porém o microrganismo foi isolado de gatas com parto normal. Uma cadela que transmitiu a infecção a pessoas deu à luz filhotes que morreram dentro de 24 h após o nascimento.[9] Em geral, os animais não desenvolvem a endocardite e a infecção crônica encontradas nos seres humanos.

Diagnóstico

A linfocitose e a trombocitopenia constituem as principais alterações hematológicas inespecíficas em seres humanos infectados. O diagnóstico definitivo de febre Q é estabelecido por sorologia e isolamento do microrganismo que deve ser realizado em cultura celular de linhagens de macrófagos ou fibroblastos, ovos embrionados ou roedores de laboratório. Todos os isolamentos devem ser realizados em laboratórios com nível 3 de biossegurança. O teste de microimunofluorescência constitui o método preferido para a determinação dos anticorpos. Embora se possa obter informação sobre a exposição humana pelo exame de única amostra de soro, recomenda-se o exame de uma segunda amostra dentro de 4 semanas. A elevação de quatro vezes nos títulos de IgG específica contra *C. burnetii* estabelece o diagnóstico. Ocorrem reações cruzadas a microrganismos de gêneros estreitamente relacionados, como *Bartonella*. Mais de 50% dos pacientes com febre Q crônica exibem reação cruzada com níveis mensuráveis, porém mais baixos contra *Bartonella henselae*, outro agente zoonótico de gatos (ver Capítulo 52).[42]

Coxiella sofre variação de fases em suas proteínas de superfície externa durante a evolução da infecção nos seres humanos. Dois antígenos de fases separadas são utilizados na detecção de anticorpos. Os antígenos de fase I são isolados de microrganismos obtidos diretamente dos animais ou seus parasitos. Essa fase natural é altamente infecciosa, contém grandes quantidades de lipopolissacarídios e forma colônias lisas em cultura. Os antígenos de fase II são encontrados em microrganismos que passaram seriadamente em ovos embrionados, apresentam um lipopolissacarídio truncado e carecem de alguns antígenos de superfície celular. Durante a doença aguda, o anticorpo contra o antígeno de fase II aumenta, enquanto o anticorpo contra o antígeno de fase I está baixo. Nas infecções crônicas, o anticorpo contra o antígeno de fase I é igual ou maior que o anticorpo dirigido contra o tipo de fase II.[19] Os títulos em gatos envolvidos em surtos mostraram padrão semelhante de reatividade aos antígenos de fase I e de fase II. Testes diagnósticos mais recentes capazes de estabelecer um diagnóstico convincente em uma única amostra envolvem a determinação da IgM específica contra o antígeno de fase II ou da IgA contra o antígeno de fase I, utilizando métodos de ensaio imunofluorescente ou de imunossorvente ligado a enzima.[15,19] O isolamento do microrganismo é habitualmente realizado por ino-

culação de amostras de tecidos em roedores de laboratório, cujo soro e tecidos linfoides são examinados à procura de sinais de infecção. Podem ser utilizados métodos de PCR ou imuno-histoquímicos para a detecção de *C. burnetii* em cultura ou amostras de tecidos obtidos de pacientes.[70]

Tratamento

Os agentes antibacterianos, como as tetraciclinas e o cloranfenicol, são eficazes no tratamento da febre Q em cães e gatos (Tabela 46.2); todavia, o tratamento das infecções crônicas em pessoas é mais difícil. As doses que alcançam concentrações séricas mais altas (acima de 5 μg/ℓ) de doxiciclina são mais eficazes no tratamento da endocardite.[44] O uso da eritromicina e sulfonamida-trimetoprima tem tido sucesso variável no tratamento de pessoas infectadas. As quinolonas e o esparfloxacino o mais eficaz *in vitro*;[51] entretanto, o uso clínico em pessoas é acompanhado de recidiva. Derivados mais recentes da eritromicina, como a claritromicina, podem ser mais eficazes.[9] Como muitas pessoas acometidas recuperam-se espontaneamente da doença aguda, a interpretação da recuperação é difícil sem população de controle não tratada. As combinações *in vitro* mais bem-sucedidas são a rifampicina associada a doxiciclina e trimetoprima. As infecções crônicas em pessoas com endocardite têm sido tratadas efetivamente com a combinação de quinolonas e doxiciclina durante 3 anos;[44] todavia, as recidivas são habituais.

Prevenção

Não se dispõe de vacinas contra febre Q para animais ou pessoas. Cães têm sido experimentalmente vacinados com antígenos de fase I e de fase II inativados por formol e desenvolveram respostas de imunidade humoral e celular à *C. burnetii*.[78] Infelizmente, as vacinas ou seus adjuvantes provocaram reações significativas nos locais de inoculação.

Considerações de saúde pública

Os ruminantes constituem o reservatório primário de infecção para os seres humanos. Em geral, a febre Q humana é contraída pela inalação de aerossóis infectados, como após o parto ou pela ingestão de alimento cru ou inadequadamente cozido proveniente de bovinos. Por vezes, cães e gatos constituem a fonte de infecções humanas. A inalação foi supostamente o meio de infecção em surtos associados a gatas[41,48-50,54,56a] e a uma cadela[9] parturientes. Devido à exposição ocupacional, os funcionários de abatedouros, separadores de lã, curtidores, agricultores (pastores, leiteiros) e veterinários e funcionários de laboratório são particularmente suscetíveis à infecção transmitida pelos bovinos. Nos EUA, dispõe-se de vacinas inativadas em fase de pesquisa para esses grupos com alto risco de exposição. Em geral, as infecções agudas em pessoas são subclínicas ou estão associadas a uma doença leve semelhante à gripe, com recuperação espontânea. É possível que haja, em algumas pessoas, desenvolvimento de pneumonite mais persistente, miocardite, hepatite, meningite ou outras síndromes em consequência de vasculite por todo o corpo. As pessoas que correm maior risco incluem as que apresentam malformações anteriores de valvas cardíacas, gestantes ou indivíduos com imunossupressão. As infecções crônicas estão associadas ao início tardio de endocardite e incluem miocardite ou meningoencefalite. As crianças, comumente infectadas após a ingestão de leite cru, são habitualmente assintomáticas, independente da fonte de infecção. Pode ocorrer transmissão venérea entre pessoas infectadas, e as mulheres podem transmitir a infecção por via transplacentária.

Em algumas ocasiões, foi relatada transmissão da infecção a pessoas por cães. Em geral, esses casos têm sido exposições rurais associadas a cães de fazenda que foram expostos a ovelhas ou suas vísceras. Alguns dos surtos previamente relatados de febre Q em áreas

Tabela 46.2	Tratamento para a infecção por *Coxiella burnetii*.					
Fármaco[a]	**Espécie**	**Dose**[b]	**Via preferida (Via alternativa)**	**Intervalo (horas)**	**Duração (semanas)**	
Tetraciclina	CG	22 a 30 mg/kg	VO (IV)	8	2	
Doxiciclina	C	5 mg/kg	VO (IV)	12	2	
	C	10 mg/kg	VO (IV)	24	2	
	G	50 a 100 mg no total[c]	VO	12	2	
Cloranfenicol	C	30 a 50 mg/kg	VO (IV, SC, IM)	8	2	
	G	50 mg/kg	VO (SC, IM)	12	2	
Enrofloxacino[d]	C	5 mg/kg	VO (SC)	12	2	
	G	5 mg/kg	VO	24	2	

CG, cão e gato; *G*, gato; *C*, cão; *IM*, intramuscular; *IV*, intravenosa; *VO*, por via oral; *SC*, subcutânea.
[a] Para mais informações sobre cada fármaco, ver *Formulário de fármacos*, no Apêndice.
[b] Dose por administração no intervalo especificado.
[c] Não quebrar nem esmagar os comprimidos, pois podem se alojar no esôfago, causando irritação. As preparações líquidas têm menos tendência de causar esse problema.
[d] Outras quinolonas de uso veterinário, como orbifloxacino, danofloxacino ou marbofloxacino, podem substituir o enrofloxacino em dose apropriada.

urbanas foram relacionados com a exposição a ambientes contaminados por gatos infectados. Na febre Q associada ao gato, o período de incubação, desde o momento de contato até os primeiros sinais de doença, varia de 4 a 30 dias. A aparência radiográfica de pneumonia em pessoas infectadas a partir de gatos está mais frequentemente associada a opacidades pulmonares arredondadas.[50] É provável a exposição a fonte comum nessas circunstâncias, visto que o microrganismo pode se disseminar em roupas, poeira e outros fômites para outras pessoas. A transmissão interpessoal direta é incomum, mas pode ocorrer devido à existência do microrganismo nas secreções corporais das pessoas infectadas. A transmissão direta entre pessoas tem sido mais comum em situações de mulheres grávidas infectadas durante o parto ou em caso de aborto.

Depois de um período de incubação prolongado (de 14 a 39 dias), as manifestações sistêmicas agudas consistem em cefaleia, febre (de 40°C ou mais), calafrios e mialgia. Com menor frequência, observa-se a ocorrência de náuseas, vômitos, diarreia, artralgia ou máculas eritematosas. Embora o trato respiratório seja a fonte habitual de infecção, e possam surgir achados clínicos ou radiográficos de pneumonite intersticial, os sinais respiratórios ocorrem raramente. Além disso, pode haver sinais de hepatite aguda. Em geral, a doença aguda dura 15 dias, e as taxas de mortalidade são baixas, exceto em indivíduos idosos ou imunossuprimidos. Com frequência, o diagnóstico é estabelecido em pessoas infectadas pela determinação dos níveis séricos de anticorpos.

Apenas um pequeno número (menos de 1%) de pacientes com febre Q aguda desenvolve doença crônica. A febre Q crônica é um distúrbio multissistêmico potencialmente fatal, que pode se desenvolver dentro de até 20 anos após um episódio agudo. Ocorrem sinais de endocardite crônica ou hepatite, como febre, letargia, dispneia, sopros cardíacos, hepatomegalia, trombocitopenia e tromboembolia ocasional ou icterícia. Para informações mais detalhadas sobre essa infecção em seres humanos, ver *Coxielose*, Capítulo 99.

Risco biológico potencial

C. burnetii é um agente potencial de bioterrorismo, em virtude de sua resistência ambiental, baixa dose infecciosa, disseminação por inalação e alta resistência ambiental.[3]

Capítulo 47

Actinomicose e Nocardiose

Jane E. Sykes

Actinomicose

Etiologia e epidemiologia

A actinomicose é uma infecção lentamente progressiva, caracterizada por exsudatos pleurais e peritoneais, massas fibrosas densas, abscessos francos, meningoencefalite/meningite e trajetos fistulosos, com seios de drenagem. Pode ser refratária ou sofrer recidiva após ciclos curtos de tratamento antimicrobiano. As infecções causadas por *Actinomyces* são, em sua maioria, complicadas por infecções mistas com outras bactérias. É possível que o diagnóstico de actinomicose represente um desafio, visto que pode ser difícil isolar os microrganismos das lesões. As massas fibrosas são frequentemente confundidas com lesões neoplásicas, embora, em certas ocasiões, lesões neoplásicas possam estar subjacentes a infecções por *Actinomyces*.[2] Na literatura humana, a actinomicose tem sido designada como "a doença mais erroneamente diagnosticada".[42]

A actinomicose é causada por bactérias anaeróbicas ou microaerofílicas, pertencentes, em sua maior parte, aos gêneros *Actinomyces* e *Arcanobacterium*, residentes normais das mucosas, particularmente da orofaringe, mas também dos tratos genital e gastrintestinal (GI). Alguns dos primeiros membros da família Actinomycetaceae, como *A. pyogenes* e *A. bernardiae*, foram reclassificados no gênero estreitamente relacionado *Arcanobacterium*. Os microrganismos nunca foram cultivados a partir do ambiente.[148] Juntamente com outras bactérias, como os estreptococos, os actinomicetos colonizam as superfícies da mucosa periodontal e aderem à superfície dos dentes, formando a placa.[57,190] *Actinomyces viscosus*, *Actinomyces hordeovulneris*, *Actinomyces canis*, *Actinomyces bowdenii*, *Actinomyces odontolyticus*, *Actinomyces coleocanis*, *Actinomyces israelii*, *Actinomyces bovis* e *Actinomyces naeslundii* foram cultivados a partir de amostras de saliva e placa dental de cães, enquanto *Actinomyces coleocanis* foi cultivado da vagina canina.[57,81] *A. viscosus*, *A. hordeovulneris* e *Actinomyces denticolens* foram cultivados da gengiva felina normal.[112] Esses microrganismos normalmente não são patogênicos, porém se *Actinomyces denticolens* forem inoculados em tecidos, juntamente com bactérias associadas, é possível observar o desenvolvimento de doença piogranulomatosa insidiosa em praticamente qualquer região.

Os microrganismos que foram isolados de cães com actinomicose incluíram *A. bowdenii*, *A. canis*, *A. hordeovulneris*, *A. odontolyticus*, *A. viscosus*, *Actinomyces catuli*, *Actinomyces turicensis* e *Arcanobacterium pyogenes*.* *A. bowdenii*, *A. viscosus*, *Arcanobacterium pyogenes* e *Actinomyces meyeri* foram recuperados de gatos infectados.[17,18,110,111,134] A espécie mais comum que infecta os seres humanos é *A. israelii*.[148]

A actinomicose acomete mais comumente cães de raça grande, adultos jovens até a meia-idade, particularmente da raça Labrador Retriever e cães de caça, que têm acesso a ambientes ao ar livre.[74,93] Tanto machos quanto fêmeas podem ser acometidos, e a idade mediana é de aproximadamente 5 anos.[170] A actinomicose que ocorre em cães que vivem ao ar livre está relacionada, em grande parte, a exposição a materiais vegetais, particularmente barba de espiga de gramíneas.[24,59,61,84,130] As barbas de espigas inaladas ou ingeridas são contaminadas na orofaringe, a partir da qual os microrganismos migram para vários locais e atuam como nicho de infecção. Nos gatos, a actinomicose frequentemente está associada à ferida de mordeduras que pode se manifestar na forma de piotórax, peritonite ou celulite.[110,170] Em consequência, a actinomicose é mais frequentemente diagnosticada em machos. Devido à dificuldade em cultivar espécies de *Actinomyces* e tendo em vista a sua sensibilidade a muitos agentes antibacterianos, a prevalência de actinomicose em cães e gatos tem sido provavelmente subestimada.

Patogenia

As espécies de *Actinomyces* são patógenos oportunistas que dependem da ruptura mecânica da barreira mucosa normal ou de sua inoculação em tecidos em local distante da orofaringe, por meio de lambedura ou mordedura. Tipicamente, a doença dissemina-se por extensão direta e não é impedida pelos planos teciduais normais, entretanto, pode ocorrer também disseminação hematogênica.[85] As formas clínicas mais comuns de actinomicose em gatos e cães envolvem a região cervicofacial, o tórax, o abdome e o tecido subcutâneo.

Pode ocorrer infecção da região cervicofacial em consequência de feridas de mordedura, perfuração da orofaringe por corpo estranho, ou doença periodontal crônica. É possível que ocorram infecções

pulmonares em consequência de aspiração de material orofaríngeo, que pode incluir inalação de barba de espiga contaminada de gramínea. A doença pulmonar preexistente, particularmente neoplasia, pode atuar como nicho para a infecção.[52] Vias alternativas de infecção torácica incluem comprometimento do mediastino em consequência de perfuração do esôfago e extensão direta de doença cervicofacial ou abdominal.

É provável que haja desenvolvimento de actinomicose intra-abdominal quando corpos estranhos, particularmente de origem vegetal, penetram na mucosa GI. Nos seres humanos, a infecção é frequentemente precedida de doença GI, ingestão de corpo estranho, traumatismo abdominal ou cirurgia. A extensão direta a partir de tecidos subcutâneos também pode ser acompanhada de comprometimento abdominal. A infecção do espaço retroperitoneal em cães pode ocorrer após migração de barba de espigas através dos pulmões e até o pilar do diafragma em sua inserção dorsal, ou por perfuração da parede intestinal e migração por meio do mesentério até o espaço retroperitoneal.

Ocorrem infecções do sistema nervoso central (SNC) por disseminação hematogênica a partir de um local primário, e é possível que o desenvolvimento de meningite resulte da extensão da infecção a partir de um foco paramenínegeo, tais como orelha média, seio facial ou osteomielite craniana.[13,43] Nos seres humanos, os fatores de risco para a actinomicose do SNC incluem cáries dentárias, extração recente de dente, traumatismo cranioencefálico, cirurgia do trato GI, otite crônica, mastoidite, sinusite, tetralogia de Fallot e infecção de dispositivos intrauterinos por *Actinomyces* spp.[158] Foi relatada a ocorrência de actinomicose do SNC em cães em associação à otite média/interna concomitante[165] ou traumatismo cranioencefálico,[6] bem como em gatos, em associação a abscedação retrobulbar[13] e abscessos cutâneos da base da cauda.[17,164] Raramente foram identificadas infecções da bexiga,[18,49] da vesícula biliar,[75,133] e de valvas cardíacas[85,118,72] em seres humanos, bem como em gatos e cães.

As espécies de *Actinomyces* são habitualmente acompanhadas de micróbios denominados acompanhantes, que ajudam a debilitar as defesas normais do hospedeiro e reduzir a tensão de oxigênio. Por esse motivo, a patogenicidade de *Actinomyces* spp. fica acentuadamente aumentada nas infecções mistas. As bactérias associadas são microrganismos comensais, particularmente anaeróbios, da cavidade bucal ou do trato intestinal. É difícil reproduzir a actinomicose por meio de inoculação de culturas puras de *Actinomyces* spp. isoladamente. As espécies de *Actinomyces* spp. que apresentam fímbrias ligam-se a receptores específicos da superfície celular em outras bactérias, particularmente estreptococos. Essa coagregação bacteriana entre espécies inibe acentuadamente a fagocitose pelos neutrófilos e a atividade bactericida contra o complexo bacteriano.[132] Raramente podem ocorrer coinfecções por *Mycobacterium* spp. e *Actinomyces* spp. em seres humanos,[145,174] bem como em cães.[170] Neoplasia subjacente também pode criar um ambiente anaeróbio que favorece o crescimento de *Actinomyces* spp.

Inicialmente, os microrganismos desencadeiam uma resposta inflamatória aguda por meio de indução da quimiotaxia dos neutrófilos, ativação dos macrófagos e estimulação da hiperplasia dos linfócitos B. Essas interações entre bactérias e células produzem a lesão característica da actinomicose – um denso emaranhado de *Actinomyces* spp. e microrganismos associados, circundados por neutrófilos, macrófagos e plasmócitos. As enzimas proteolíticas derivadas das bactérias associadas, macrófagos e neutrófilos desgranulados destroem o tecido conjuntivo, facilitando a extensão da doença pelos planos teciduais normais.[190] Os microrganismos formam conglomerados conhecidos como "grânulos de enxofre" que consistem em colônias acastanhadas a amarelas de actinomicetos, que podem ser microscópicos ou visíveis a olho nu. Em alguns casos, a relação inflamatória é acompanhada de fibrose extensa. À macroscopia é possí-

---

*Referências 18, 30, 46, 55, 63, 80, 82, 84, 93, 134, 156.

vel observar lesões nodulares ou massas que podem ser confundidas com neoplasia. É possível que o centro das lesões finalmente supure e amoleça, surgindo tratos de drenagem. Os tratos podem fechar e reaparecer no decorrer de várias semanas a meses.[148]

Achados clínicos

Cães

As infecções caninas por *Actinomyces* desenvolvem-se, em sua grande maioria, como infecções cervicofaciais ou cutâneas, ou ainda como piotórax. A pneumonia, a actinomicose intra-abdominal e retroperitoneal e a meningoencefalite são menos comuns. A actinomicose de feridas cirúrgicas e as infecções do sistema geniturinário, esôfago e olho são menos comumente identificadas em cães. Alguns cães podem ter febre de origem indeterminada.

A *actinomicose cervicofacial* provoca edema agudo a crônico do tecido mole subcutâneo, abscessos e lesões semelhantes a massas na cabeça ou na região do pescoço.[46,52,130,168] As áreas da mandíbula, submandibular e cervicais laterais ou ventral são mais frequentemente afetadas, porém foram relatadas infecções que acometeram a face, o espaço retrobulbar e a área temporal. A lesão pode ser flutuante ou firme, endurecida, apresentar seios de drenagem ou, raramente, ser ulcerada. É provável haver comprometimento dos músculos da mastigação. A dor e a febre são variáveis. Em radiografias, o osso adjacente pode exibir formação de novo osso periosteal e a infecção crônica se caracterizar por osteomielite. A ultrassonografia e a ressonância magnética podem ser úteis para identificar corpos estranhos lineares de barba de espigas.[60,161] O material aspirado de massas flutuantes ou secretado de seios aparece como serossanguinolento a purulento e pode conter "grânulos de enxofre". Apesar de seu nome, a cor desses grânulos pode variar de branca a castanho-amarelada a cinzenta (Figura 47.1). O aspirado das lesões firmes frequentemente não é produtivo. Foram também relatadas infecções oculares em cães, incluindo queratite e endoftalmite.[12,98]

A *actinomicose cutânea e subcutânea* caracteriza-se por uma ou mais massas de consistência mole a firme, que pode apresentar um seio de drenagem.[46,61,93,130,168] É possível que essas infecções acometam a parede lateral do tórax, a região do flanco e, em certas ocasiões, os membros.[25,74] As lesões cutâneas observadas nas paredes do tórax ou do abdome podem representar extensões da actinomicose torácica, abdominal ou retroperitoneal. A claudicação, as lesões expansivas com seios drenantes e a formação de novo osso periosteal constituem características do comprometimento dos membros.

Tipicamente, a actinomicose que acomete a cavidade torácica ou abdominal é crônica e progressiva; todavia, em certas ocasiões, pode ser aguda. É possível que ocorra perda de peso, algumas vezes grave, e febre. A *actinomicose torácica* pode ser limitada ao parênquima pulmonar, mas pode acometer várias estruturas dentro do tórax, incluindo o mediastino, a pleura, o pericárdio e a parede do tórax.* Os sinais clínicos incluem tosse e, com menos frequência, hemoptise, taquipneia, diminuição dos sons pulmonares (em consequência do piotórax ou de lesão expansiva) e massas de tecido mole subcutâneas na parede lateral do tórax. Algumas vezes, obtém-se história de dor cervical, ânsia de vômito ou hipersalivação antes do aparecimento de sinais respiratórios, o que provavelmente está relacionado com a existência de um corpo estranho penetrante. As massas na parede do tórax podem desenvolver um seio de drenagem. Nas radiografias, o comprometimento pulmonar pode aparecer na forma de infiltrados intersticiais ou alveolares, algumas vezes com consolidação. Broncogramas aéreos podem ser observados dentro das lesões expansivas, sugerindo um processo não neoplásico. Em certas ocasiões, documenta-se pneumotórax.[170] Os achados variáveis incluem espessamento da pleura, derrame pleural (frequentemente loculado), alargamento do mediastino, lesões expansivas, aumento da silhueta cardíaca (com comprometimento pericárdico) e formação de novo osso periosteal ou osteomielite acometendo costelas adjacentes, corpos vertebrais ou estérnebras. As lesões expansivas pericárdicas podem ser confundidas com hérnias diafragmáticas peritoniopericárdicas na ecocardiografia.

As manifestações clínicas da *actinomicose abdominal* consistem em massas intra-abdominais palpáveis e distensão abdominal devido à ascite.[35,55,63,74] As anormalidades radiográficas e ultrassonográficas incluem quantidades variáveis de derrame peritoneal e lesões expansivas que incorporam estruturas adjacentes e as deslocam. Com frequência, a ascite tem aparência floculenta na ultrassonografia do abdome.

A *actinomicose retroperitoneal* pode se manifestar como dor na coluna, algumas vezes com paresia ou paralisia das patas traseiras.[46,61,84,96] Frequentemente é verificada massa subcutânea com seio de drenagem acometendo a parte caudal do tórax ou a área do flanco. Os achados radiológicos incluem formação de novo osso periosteal que envolve a face ventral de dois ou três corpos vertebrais adjacentes (habitualmente de T-13 a L-3); o comprometimento dos espaços discais é incomum (Figura 47.2). Algumas vezes, essa formação de osso novo pode ser detectada na ultrassonografia do abdome e é possível ocorrer osteomielite e fraturas por compressão dos corpos vertebrais.

---

*Referências 23, 34, 46, 55, 59, 61, 74, 109, 146, 157, 168.

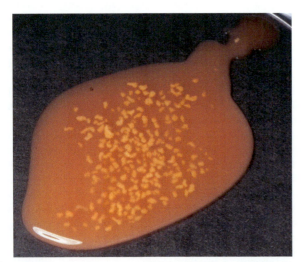

Figura 47.1 Exsudato torácico em placa de Petri, contendo numerosos grânulos de enxofre macroscópicos. (Cortesia de David F. Edwards, University of Tennessee, Knoxville, TN.)

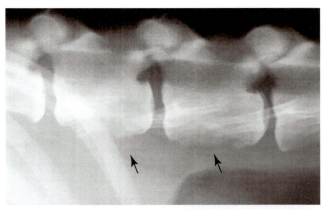

Figura 47.2 Radiografia da coluna vertebral de um Pointer de 8 anos de idade com actinomicose retroperitoneal. Observa-se o crescimento de novo osso periosteal (*setas*) na face ventral dos corpos vertebrais de L2 e L3. (Cortesia de David F. Edwards, University of Tennessee, Knoxville, TN.)

Embora não seja comum, a actinomicose do cérebro e das meninges também ocorre em cães.[6,43,168] Os achados clínicos associados às infecções cerebrais não são localizados e incluem alteração do comportamento, diminuição da consciência, dor cervical, ataxia, tetraparesia, reflexos anormais e convulsões. Os resultados da ressonância magnética podem revelar espessamento das meninges, realce do contraste e lesões expansivas intraparenquimatosas contrastadas.[170]

A cistite em cães tem sido associada ao *Arcanobacterium pyogenes* e a um microrganismo semelhante à *Nocardia*, que mais provavelmente representa *A. turicensis*, microrganismo isolado comum de infecções do trato urogenital.[18,83,86,149] Foi relatada a ocorrência de endocardite actinomicótica em cães.[85,170] Em pacientes humanos, a endocardite actinomicótica está frequentemente associada a complicações tromboembólicas.[118]

Gatos

Provavelmente o piotórax constitua o distúrbio mais comum em gatos a partir dos quais são isoladas espécies de *Actinomyces*, seguido de abscessos subcutâneos de feridas de mordedura, peritonite e meningite.[110,111] Os abscessos podem ter exsudato amarelo a sanguinolento de odor fétido, e espécies geralmente misturadas com um a cinco outros patógenos. Foi relatada a ocorrência de massas intra-abdominais em gatos.[90,155] Foi relatado o comprometimento da região cervicofacial,[36,104,192] cavidade torácica[77] e tecido subcutâneo com extensão para o canal vertebral.[17,164] Também foi relatada a ocorrência de otite externa associada ao *Arcanobacterium pyogenes* em um gato.[118] A infecção retroviral subjacente raramente é relatada e não parece predispor à doença.

Diagnóstico

Achados clinicolaboratoriais

Os resultados dos exames hematológicos em animais com actinomicose variam de acordo com a localização, a extensão e a duração da doença. Os animais com doença crônica extensa apresentam anemia arregenerativa leve a moderada, leucocitose com desvio para a esquerda discreto a moderado e monocitose, hipoalbuminemia e hiperglobulinemia, que podem ser acentuadas. Os cães com derrames em cavidades corporais podem apresentar hipoglicemia. Os aspirados de abscessos ou derrames transtraqueais ou lavados broncoalveolares e as amostras de líquido cerebroespinal (LCS) frequentemente revelam uma resposta inflamatória supurativa a piogranulomatosa (75% dos neutrófilos). Em geral, a proteína total no líquido pleural é superior a 3,0 g/dℓ, e as contagens de eritrócitos e células nucleadas frequentemente ultrapassam 70.000 células/μℓ. A proteína e o conteúdo de células do líquido abdominal tendem a ser ligeiramente menores. O resultado da análise do LCS de cães e gatos com actinomicose cerebral tipicamente demonstra concentrações elevadas de proteína e líquido altamente celular que, macroscopicamente, pode se assemelhar ao pus. Os aspirados de massas de consistência firme podem revelar apenas a existência de sangue. Em algumas amostras, particularmente as de derrames, os grânulos de enxofre são visíveis macroscopicamente ou ao exame microscópico (ver Figura 47.1). Os microrganismos nem sempre são identificados em amostras de líquido pleural, peritoneal ou de LCS. Podem ser observados bacilos filamentosos sugestivos de *Actinomyces* spp. ou outros microrganismos "acompanhantes". Algumas vezes, podem ocorrer populações de bactérias mistas contendo bacilos e cocos. Os actinomicetos são microrganismos gram-positivos filamentosos não ácido-álcool-resistentes, que ocasionalmente são ramificados (Figura 47.3). Os filamentos têm menos de 1 μm de largura, variam de modo considerável quanto a seu comprimento e podem exibir coloração irregular, produzindo a aparência de conta de rosário.[23,35,58,74,93] *Nocardia* spp., *Corynebacterium* spp. e *Filifactor villosus* podem ser confundidos com espécies de *Actinomyces*.[111,180]

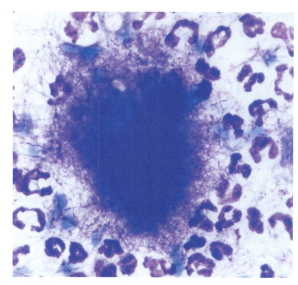

Figura 47.3 Esfregaço de líquido torácico. Emaranhado denso de bacilos filamentosos ocasionalmente ramificados (*i. e.*, grânulos de enxofre). Observam-se outras bactérias (198×). Cortesia de David F. Edwards, University of Tennessee, Knoxville, TN.)

Isolamento e identificação das bactérias

A actinomicose é confirmada pela cultura do microrganismo a partir de tecidos acometidos, juntamente com outros achados. Por ser um comensal da cavidade bucal, *Actinomyces* é comumente deglutido, inalado e transferido por lambedura, por esse motivo, a cultura do microrganismo a partir das vias respiratórias, do trato GI ou da pele não constitui necessariamente infecção. Uma resposta inflamatória piogranulomatosa associada a existência de microrganismos "acompanhantes" típicos e a observação de bactérias filamentosas dentro de tecidos na histopatologia sustentam o diagnóstico de actinomicose.

As amostras podem ser coletadas por meio de aspirado com agulha fina ou biopsia, com ou sem orientação por tomografia computadorizada ou ultrassonografia. Em alguns casos, a cirurgia pode ser necessária para obter uma amostra de tecido para isolamento das bactérias. A cultura pode ser negativa ou revelar apenas bactérias associadas. Como as espécies de *Actinomyces* são sensíveis a muitos agentes antibacterianos, o tratamento do animal antes da obtenção de amostras para cultura pode impedir a recuperação dos microrganismos. Esse fato, associado a amostras inadequadamente manuseadas e ao crescimento polimicrobiano, explica o fracasso frequente no isolamento de *Actinomyces* de animais infectados. Em consequência, o diagnóstico baseia-se frequentemente na identificação citológica ou histológica do microrganismo em amostras de animais com sinais clínicos pertinentes.

As espécies de *Actinomyces* spp. são anaeróbios facultativos (*A. canis, A. catuli, A. coleocanis, A. bowdenii, A. denticolens, A. hordeovulneris, A. naeslundii, A. odontolyticus, A. viscosus, Arcanobacterium pyogenes*) ou obrigatórios (*A. bovis, A.israelii, A. meyeri*).[21,80–82,134] As amostras devem ser coletadas e processadas com técnicas anaeróbicas e cultivadas em ágar-sangue ou meios de tioglicolato enriquecidos em 5 a 10% de dióxido de carbono. As espécies que são anaeróbios facultativos exibem aerotolerância variável e podem crescer em condições aeróbicas. *A. viscosus* cresce melhor em condições aeróbicas. Todas as espécies cultivadas em condições aeróbicas necessitam de dióxido de carbono, exceto *A. bowdenii, A. naeslundii* e *A. odontolyticus*.[78] Recomenda-se a obtenção de amostras para cultura tanto aeróbica quanto anaeróbica em pacientes com suspeita de actinomicose. Amostras de tecido, pus ou grânulos de enxofre representam amostras ideais para cultura anaeróbica, e, se possível, deve-se evitar o uso de *swabs*.[148] O laboratório deve ser alertado se houver suspeita de actinomicose.

O crescimento de *Actinomyces* spp. pode ser observado dentro de 48 h, porém necessita habitualmente de 5 a 7 dias. Pode ser necessário guardar as placas por 2 a 4 semanas. As colônias de ágar-sangue são planas a convexas, circulares com margens inteiras ou irregulares e translúcidas a opacas e brancas; as superfícies são lisas e úmidas ou rugosas (superfície *em miolo de pão* ou *dente molar*). Algumas cepas de *A. israelli* produzem filamentos aéreos, que resultam em aparência de poeira ou bola de algodão. As espécies de *Actinomyces* spp. são heterogêneas e a identificação das espécies é difícil quando se utilizam testes bioquímicos tradicionais.[152] O sequenciamento do gene do rRNA 16S pode ser necessário para a identificação precisa da espécie. Os resultados da análise de sequência de gene do rRNA 16S de espécies previamente identificadas indicam que vários gêneros, além de *Arcanobacterium* e *Actinobaculum*, irão emergir das espécies que atualmente são classificadas no gênero *Actinomyces*.[37,71,139] Foram obtidas variantes de *A. hordeovulneris* com deficiência da parede celular em culturas, sugerindo que as formas L de *Actinomyces* spp. podem estar associadas à doença clínica; entretanto, devido aos requisitos especiais para cultura, essas variantes são isoladas apenas ocasionalmente.[29]

Além dos actinomicetos, uma a cinco outras bactérias associadas são frequentemente recuperadas de amostras adequadamente manipuladas. Os microrganismos mais comumente isolados pertencem à flora residente da cavidade bucal do trato intestinal e incluem *Fusobacterium* spp., *Peptostreptococcus* spp., *Prevotella* spp., *Bacteroides* spp., *Pasteurella multocida*, *Escherichia coli* e *Streptococcus* spp. As bactérias associadas são, em sua maioria, anaeróbios facultativos ou obrigatórios; por conseguinte, o seu isolamento exige o processamento apropriado da amostra. Infelizmente, o crescimento da flora mista pode dificultar o isolamento de *Actinomyces*.[61] Em certas ocasiões, são obtidas culturas puras de *Actinomyces* spp.

Achados patológicos

A actinomicose caracteriza-se por massa pouco definida e frequentemente endurecida, que incorpora estruturas adjacentes* e que pode conter uma ou mais bolsas de exsudato castanho-avermelhado. É possível observar fístulas e grânulos de enxofre. As infecções torácicas e abdominais produzem espessamento difuso, avermelhado,

---

*Referências 34, 35, 55, 77, 109, 168 e 178.

de aparência aveludada a granulosa da pleura e peritônio parietais e do omento. A pleura e o peritônio viscerais podem ser menos acometidos. Verifica-se quantidade variável de exsudato castanho-avermelhado, que pode conter grânulos de enxofre que podem ser identificados quando a amostra de pus é derramada pela parede de um tubo de ensaio, à qual os grânulos tendem a aderir.[148] O comprometimento pulmonar é habitualmente localizado e pode aparecer como consolidação ou massa; em certas ocasiões, são observados múltiplos nódulos pulmonares que podem acometer várias estruturas internas (p. ex., pericárdio, mediastino, pulmão, diafragma e parede torácica) e produzir edema subcutâneo externo, apresentando seio drenante. Na existência de doença abdominal, apenas um órgão pode ser acometido (p. ex., fígado), porém tipicamente uma ou mais massas acometem diversas estruturas adjacentes.[35,55,63] As massas subcutâneas em cães constituem frequentemente a extensão da doença peritoneal.[46,61,84]

A reação histológica à infecção por *Actinomyces* caracteriza-se por um núcleo de neutrófilos encapsulados por tecido de granulação fibrosante. O tecido de granulação contém macrófagos, plasmócitos e linfócitos em uma densa matriz de tecido fibroso. A demonstração de grânulos de enxofre nos tecidos é de grande utilidade para o diagnóstico da actinomicose. Em geral, os grânulos têm localização central, porém pode ser muito difícil encontrá-los, podendo exigir numerosos cortes de tecido para confirmar o diagnóstico. Quando associada a sinais clínicos pertinentes, a identificação de grânulos actinomicóticos verdadeiros estabelece o diagnóstico de actinomicose. Em cortes teciduais corados com hematoxilina e eosina (H&E), os grânulos aparecem como massas sólidas anfofílicas redondas, ovais ou de bordas recortadas, com uma faixa basofílica externa (Figura 47.4 A). Os grânulos variam quanto ao tamanho (30 a 3.000 μm de diâmetro) e, com frequência, são circundados por estruturas radiadas, serrilhadas eosinofílicas ou em formato de cajado parcialmente confluentes, conhecidas como *fenômeno de Splendore-Hoeppli*. Esse fenômeno não é específico da actinomicose e também foi relatado na ficomicose, na esporotricose, em infecções parasitárias, nas reações a corpos estranhos e na síndrome hipereosinofílica.[141,172] Foram detectados complexos de antígeno-anticorpo, complemento e proteína básica principal de eosinófilo dentro do fenômeno de Splendore-Hoeppli. Os neutrófilos frequentemente estão em contato ou aparecem emaranhados no material. Filamentos individuais de actinomicetos não são delineados pela coloração com H&E, enquanto corantes espe-

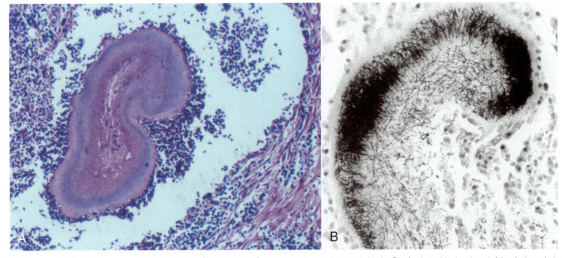

Figura 47.4 A. Corte corado pela H&E de massa abdominal de uma fêmea da raça Boxer, castrada com 5 anos de idade. O grânulo tecidual actinomicótico é circundado por neutrófilos e o tecido fibroso de encapsulação apresenta infiltrado de células mononucleares. (A maior dimensão do grânulo mede 695 μm ×13,2.) **B.** Corte tecidual (Coloração de Gram, procedimento de Brown-Brenn) de massa intratorácica de um Pointer Alemão de pelo curto de 4 anos de idade. Grânulo de tecido actinomicótico mostrando bacilos filamentosos ocasionalmente ramificados, característicos de *Actinomyces* (132×). (A, Cortesia de David F. Edwards, University of Tennessee, Knoxville, TN.)

ciais, como corante de Gram (*i. e.*, procedimento de Brown-Brenn), corante de Giemsa e corantes de prata revelam aglomerados de filamentos emaranhados, intermitentemente ramificados e finos (menos de 1 μm de diâmetro) que são gram-positivos e ligeiramente esféricos na periferia do grânulo (Figura 47.4, B). É possível que bactérias não filamentosas gram-positivas ou gram-negativas estejam misturadas com *Actinomyces* spp. As espécies de *Actinomyces* não são álcool-ácido-resistentes quando coradas pela modificação Fite-Faraco da técnica de Ziehl-Neelsen, que utiliza um agente de descoloração mais fraco de 1% de ácido sulfúrico ou 1% de ácido clorídrico. Com rara exceção de algumas espécies de *Nocardia* spp., outros fungos e bactérias que produzem grânulos teciduais podem ser diferenciados com segurança do *Actinomyces* pelas suas propriedades tintoriais e morfológicas.[33] As características da nocardiose que a diferenciam da actinomicose estão listadas na Tabela 47.1.

Tratamento

O tratamento bem-sucedido da actinomicose envolve a administração prolongada de agentes antibacterianos. A função da cirurgia varia de acordo com a apresentação da doença. O tratamento de escolha consiste na administração de altas doses de penicilina por períodos prolongados (semanas a meses) (Tabela 47.2).[101] Nenhuma cepa de *Actinomyces* spp. demonstrou resistência *in vitro* a concentrações séricas de penicilina facilmente alcançáveis, e não foi confirmada nenhuma resistência adquirida *in vivo*. A pouca penetração do fármaco na reação tecidual granulomatosa densa exige o tratamento prolongado com altas doses. Recomenda-se a dose mínima de penicilina G (benzilpenicilina) ou penicilina V (fenoximetilpenicilina) de 40 mg/kg a cada 8 h.[55] As unidades de equivalência de penicilina por miligrama dependem da formulação (ver *Formulário de fármacos*, no Apêndice). Em seres humanos com actinomicose, são administradas altas doses de penicilina por via parenteral, durante o período de 2 a 6 semanas, seguido de tratamento oral com amoxicilina durante 6 a 12 meses. Se o animal estiver clinicamente estável, pode-se tentar o tratamento oral desde o início.[55,129] Como o alimento reduz a absorção da maioria das penicilinas, a medicação deve ser administrada 1 h antes ou 2 h depois da alimentação. O tratamento precisa ser prolongado significativamente (semanas a meses) após a resolução da doença para prevenir a recidiva; em alguns casos, pode ultrapassar 1 ano.[55,74] Para os animais que desenvolvem reações adversas às penicilinas, outras opções apropriadas incluem eritromicina, clindamicina, doxiciclina, cloranfenicol e ceftriaxona.[101,156,191] Foi relatado empiricamente um tratamento bem-sucedido com ciprofloxacino em paciente humano com actinomicose refratária de 20 anos de duração;[115] todavia, *Arcanobacterium bernardiae* e *Actinomyces neuii* mostram-se resistentes ao ciprofloxacino, e foi relatada resistência *in vitro* às quinolonas fluoradas no caso do isolado de *Actinomyces* de um cão com doença torácica.[21,51] A oxacilina, a dicloxacilina, a cefalexina, o metronidazol e os aminoglicosídios exibem pouca atividade *in vitro* contra a maioria das espécies de *Actinomyces*; todavia, *Arcanobacterium pyogenes* mostra-se sensível aos aminoglicosídios (distintos da estreptomicina), porém é resistente à tetraciclina, minociclina e doxiciclina.[69] É possível que uma resposta insuficiente ou incompleta à penicilina seja atribuída a doses inadequadas ou drenagem cirúrgica inadequada e incapacidade de eliminar as bactérias associadas.[101] Em geral, ocorre resolução das infecções por esses microrganismos com o uso de penicilina; todavia, em certas ocasiões, são necessários antibacterianos de espectro

Tabela 47.1   Comparação da actinomicose e nocardiose.

Infecção por *Actimomyces*	Infecção por *Nocardia*
CULTURA	
1. Anaeróbio facultativo ou obrigatório	1. Aeróbio
2. Crescimento exigente; frequentemente não cultivado.	2. Habitualmente cultivada
3. Dois a cinco microrganismos associados habitualmente recuperados	3. Único microrganismo isolado, a não ser que a amostra esteja contaminada (p. ex., lavado traqueal, pele ulcerada
CARACTERÍSTICAS DE COLORAÇÃO	
1. Coloração irregular que pode produzir leve aparência de pérola	1. Coloração irregular que pode produzir aparência acentuada de pérola
2. Gram-positivo ou não álcool-ácido-resistente utilizando a modificação de Fite-Faraco da técnica de Ziehl-Neelsen	2. Gram-positiva e parcialmente álcool-ácido-resistente utilizando a modificação de Fite-Faraco da técnica de Ziehl-Neelsen
CARACTERÍSTICAS CITOPATOLÓGICAS	
1. Inflamação supurativa a piogranulomatosa com população bacteriana mista; existência frequente de emaranhados macroscópicos e microscópicos densos de bactérias filamentosas longas (ver Figura 47.3)	1. Inflamação supurativa a piogranulomatosa; tipicamente, existência de bactérias filamentosas longas, isoladamente ou em agregados frouxos (ver Figura 47.6); existência ocasional de emaranhados macroscópicos e microscópicos densos de bactérias filamentosas longas
CARACTERÍSTICAS HISTOPATOLÓGICAS	
1. Inflamação piogranulomatosa com acentuada fibrose com encapsulação (ver Figura 47.4)	1. Inflamação piogranulomatosa, fibrose significativa nas infecções cutâneas crônicas (ver Figura 47.8)
2. Existência variável de grânulos teciduais (30 a 3.000 μm de diâmetro)	2. Existência de grânulos mais comumente nas infecções cutâneas (15 a 200 μm de diâmetro)
DOENÇA CLÍNICA	
1. Em cães adultos que vivem ao ar livre (particularmente cães de caça); feridas por mordedura e piotórax em gatos	1. Imunocomprometimento subjacente comum (idade jovem, agentes imunossupressores, neoplasias). Associada a feridas causadas por lutas em gatos.
2. Disseminação direta para estruturas adjacentes	2. Disseminação hematogênica; podem ocorrer lesões em locais não contíguos
3. Sensível a altas doses de penicilina	3. Habitualmente sensível às sulfonamidas
4. Baixa taxa de mortalidade	4. Taxa de mortalidade moderada à elevada

Tabela 47.2	Fármacos usados no tratamento da actinomicose em cães e gatos.			
Fármaco[a]	Espécie	Dose[b]	Via	Intervalo (horas)
Penicilina G	CG	100.000 U/kg	IV, IM, SC	6 a 8
Penicilina G[c]	CG	40 mg/kg[d]	VO	8
Penicilina V	CG	40 mg/kg[d]	VO	8
Clindamicina	CG	5 mg/kg	SC	12
Eritromicina	CG	10 mg/kg	VO	8
Cloranfenicol	C	50 mg/kg	VO, IV, IM, SC	8
	G	50 mg/kg	VO, IV, IM, SC	12
Rifampicina	C	10 mg/kg	VO	12
Minociclina	CG	5 a 25 mg/kg	IV, VO	12
Ampicilina (amoxicilina)[c]	CG	20 a 40 mg/kg	IM, SC, VO	6

CG, cão e gato; *G*, gato; *C*, cão; *IM*, intramuscular; *IV*, intravenosa; *VO*, via oral; *SC*, subcutânea.
[a] Ver o *Formulário de fármacos*, no Apêndice, para informações mais detalhadas sobre esses fármacos.
[b] Dose por administração a intervalos específicos. Para a duração, ver o texto.
[c] Administrar pelo menos 1 h antes ou 2 h depois da alimentação para facilitar a sua absorção GI.
[d] Dose recomendada mínima (ver o texto); 1 mg = 1.600 U (ver *Formulário de fármacos*, no Apêndice).

mais amplo durante o período inicial de tratamento, seguido de administração de penicilina a longo prazo. Gatos com piotórax ou abscesso subcutâneo que desenvolveram reação tecidual granulomatosa podem ser curados com drenagem e tratamento antibacteriano de menor duração.

A cirurgia desempenha uma função controvertida no tratamento da actinomicose. Em medicina humana, foi sugerida uma tentativa inicial de controlar a doença apenas com tratamento clínico, recorrendo ao tratamento cirúrgico se houver resposta inadequada à terapia.[148] A drenagem de abscessos e derrames (torácicos, abdominais e pericárdicos) deve ser sempre efetuada como auxiliar do tratamento antibacteriano.[74,177,146] O aspirado contínuo e técnicas de drenagem intermitente têm sido usadas para os derrames torácicos em cães.[59,178] Os drenos são removidos quando o exsudato purulento passa para transudato serossanguinolento, habitualmente dentro de 4 a 10 dias. As complicações da drenagem incluem pneumotórax e formação subcutânea de abscesso no local de inserção do dreno. Os animais que não respondem à drenagem e ao tratamento antibacteriano apropriado necessitam de cirurgia exploradora.[59,146,178] Em animais com abscessos pulmonares, os lobos pulmonares acometidos podem exigir remoção. Em caso de doença difusa afetando cavidades corporais, a ressecção tecidual deve ser restrita para diminuir a probabilidade de morte. As lesões fibróticas invasivas características obliteram os planos teciduais, impedindo a dissecção conservadora, e o tecido está bem vascularizado; por conseguinte, é comum a ocorrência de sangramento moderado a grave. Em cães com massas solitárias que acometem as paredes do tórax e do abdome, a excisão cirúrgica radical apresenta alta taxa de cura, embora possam ser necessárias cirurgias repetidas.[59] Frequentemente as massas podem ser reduzidas e mais bem definidas com o período inicial de terapia antibacteriana. Flores ou barba de espigas de gramíneas são frequentemente encontradas nessas lesões e durante a exploração cirúrgica de regiões retroperitoneais acometidas.[59,60,84,161] A cirurgia deve ser sempre seguida de tratamento antibacteriano apropriado, e nunca realizada em seu lugar.

O tratamento adequado de cães com actinomicose, que pode envolver o uso extremamente prolongado de agentes antibacterianos e cirurgia, resulta em taxa de cura superior a 90%.[55,59,74] A doença cutânea torácica em gatos tem probabilidade razoável de cura, dependendo dos recursos financeiros do proprietário do animal e da capacidade de medicar o gato. As taxas de cura em caso de meningite/meningoencefalite e doença torácica ou peritoneal avançada com lesões expansivas extensas podem ser menores.

Considerações de saúde pública

Não existem relatos de actinomicose transmitida de animais clinicamente infectados para seres humanos ou outros animais; entretanto, é possível que seres humanos mordidos por cães, gatos ou outras pessoas desenvolvam actinomicose (ver Capítulo 51).[142] As pessoas que trabalham na assistência a animais e que manuseiam tecidos ou secreções infectados devem utilizar luvas protetoras para evitar o contato inadvertido por inoculação ou através da pele lesada.

Nocardiose

Etiologia e epidemiologia

A nocardiose é uma infecção bacteriana supurativa a granulomatosa, localizada ou disseminada, causada por actinomicetos aeróbios, membros da família Nocardiaceae.[14,15] Diferentemente de *Actinomyces* spp., que são comensais das mucosas, as espécies de *Nocardia* spp. são saprófitas onipresentes do solo, que degradam a matéria orgânica; todavia, são também encontradas em água doce e salgada, na poeira e em plantas em decomposição e material fecal.[14,26,122] Podem ser transportadas mecanicamente nas garras ou na pele. As infecções consideradas oportunistas são adquiridas pela inalação de microrganismos ou inoculação através de feridas por punção. Não ocorre transmissão da infecção entre animais.

As espécies pertencem à família Nocardiaceae, que, por sua vez, pertence à ordem Actinomycetales. Diferentemente das micobactérias, as nocárdias têm ácidos micólicos de cadeia curta e exibem ramificações características na coloração pelo Gram. Os métodos laboratoriais tradicionais para a identificação de *Nocardia* spp., que dependem de reações bioquímicas e testes de hidrólise, não diferenciam adequadamente as espécies de *Nocardia*. Historicamente, a diferenciação dessas espécies também era baseada em testes de sensibilidade a antimicrobianos. A aplicação do sequenciamento do gene do rRNA 16S a espécies de *Nocardia* aumentou o número de espécies para mais de 50, cuja metade, aproximadamente, consiste em patógenos humanos e animais, embora a validade de algumas espécies seja questionada.[26] O advento de métodos moleculares levou a uma extensa revisão da taxonomia das espécies de *Nocardia* ssp. Muitos microrganismos isolados, previamente identificados como pertencentes ao complexo de *Nocardia asteroides*, eram classificados erroneamente antes do advento dos testes moleculares, e, de fato, o nome *N. asteroides* poderá finalmente desaparecer da literatura. As espécies pertencentes ao antigo complexo *N. asteroides* são atualmente consideradas como espécies distintas e incluem *Nocardia cyriacigeorgica* (anteriormente *N. asteroides sensu stricto*), *Nocardia abscessus*, *Nocardia nova*, *Nocardia farcinica* e *Nocardia otitidiscaviarum*.[26] Diferentes espécies de *Nocardia* spp. diferem nos seus padrões de sensibilidade a antimicrobianos, na sua epidemiologia e patogenicidade.

A nocardiose é menos frequentemente relatada do que a actinomicose em cães e gatos, embora casos de nocardiose estejam sendo cada vez mais identificados tanto em medicina humana quanto em animais de companhia em associação a um número crescente de hospedeiros imunocomprometidos, incluindo os que recebem tratamento com agentes imunossupressores.[160] Em um hospital universitário veterinário, a prevalência da nocardiose em cães foi de 1/10 da prevalência da actinomicose.[1] Em um estudo, a nocardiose foi considerada mais prevalente em gatos que em cães,[116] porém as infecções caninas podem ser cada vez mais identificadas em associação ao tratamento com múltiplos fármacos imunossupressores para doença imunologicamente mediada. Nos locais em que a vacinação para a cinomose canina é inadequada ou não é amplamente instituída, a nocardiose em cães pode estar associada à imunossupressão, em consequência da infecção concomitante pelo vírus da cinomose canina.[144]

A prevalência da nocardiose e das espécies infectantes também pode variar de acordo com a região geográfica. Nos EUA, a nocardiose tem sido mais comumente notificada em seres humanos na região sudoeste do país. Foi formulada a hipótese de que as condições de seca, poeira e vento nessas áreas podem facilitar a aerossolização e a dispersão das nocárdias.[166] A *Nocardia brasiliensis* é a espécie mais comum que infecta seres humanos em regiões tropicais, como o sudoeste dos EUA, América Central, América do Sul e Austrália. *N. otitidiscaviarum* era a espécie mais comum isolada em cães no Brasil[144] e também foi isolada de um gato na Espanha.[113] Os cães e os gatos da Austrália e do Oeste dos EUA são mais comumente infectados por *Nocardia nova*.[49,116,170] *Nocardia africana* e *Nocardia elegans* foram isoladas de gatos no Japão,[73,76] e foi relatada a ocorrência de infecção por *N. brasiliensis* tanto em cães quanto em gatos.[3] *N. cyriacigeorgica* foi isolada de um gato, e *N. farcinica*, de cães e gatos na Austrália.* Foi detectado um microrganismo semelhante à *Nocardia tenerifensis* em um gato de Indiana.[140] Mais espécies provavelmente serão identificadas no futuro tanto em cães quanto em gatos.

Em um levantamento de 53 cães com diagnóstico de nocardiose na Califórnia, antes de 1983, os machos foram infectados três vezes mais frequentemente do que as fêmeas; 65,4% dos cães tinham menos de 1 ano, e 82,7% tinham menos de 2 anos; 26,9% tiveram uma condição subjacente, mais frequentemente cinomose.[15] A cinomose foi diagnosticada em 5 de 9 cães com nocardiose no Brasil.[144] Aparentemente em cães, bem como em seres humanos, certos fatores predisponentes (*i. e.*, doenças) aumentam a suscetibilidade à nocardiose. Aproximadamente 60% das pessoas com nocardiose apresentam distúrbios imunossupressores subjacentes[160], que incluem a infecção pelo vírus da imunodeficiência humana, a doença pulmonar obstrutiva crônica, doenças autoimunes que necessitam de tratamento com agentes imunossupressores, transplante de órgãos sólidos, distúrbios metabólicos (p., ex., diabetes melito) e neoplasia (particularmente linfossarcoma e leucemia).[14,122,126] Foram documentados casos agrupados de infecção em pacientes humanos oncológicos e de transplante que visitaram postos de saúde, em consequência da exposição comum a uma fonte de microrganismos na poeira ou em objetos contaminados.[26,160] Foi documentada a ocorrência de nocardiose em cães que receberam ciclosporina e tratamento imunossupressor com múltiplos fármacos em um cão com linfoma.[115a,135a,170] Em casos notificados de nocardiose felina, observa-se notável predis-

posição nos machos, com mais de 75 a 80% dos casos ocorrendo em machos.* A idade variou de 5 meses a 16 anos, com idade mediana de 10 anos em um estudo.[116] Não foi identificada nenhuma predileção para qualquer raça. Os gatos infectados apresentam, em sua maioria, feridas drenantes ou abscessos associados a arranhaduras ou feridas por mordedura,[54,116] o que pode explicar a forte predileção dessa doença por machos. Alguns gatos têm distúrbios subjacentes que podem predispor à nocardiose, incluindo história de transplante renal, infecção retroviral subjacente ou administração de glicocorticoides. Outros não apresentam nenhuma doença imunossupressora subjacente óbvia.

Patogenia

É possível que a infecção por *Nocardia* spp. surja em consequência da inoculação direta de microrganismos na pele ou inalação de microrganismos do solo. A infecção é acompanhada de inflamação piogênica aguda. As infecções cutâneas e subcutâneas localizadas após inoculação por meio de arranhadura, mordedura ou ferida com penetração de corpo estranho constituem a via mais comum de infecção nos gatos. Isso é habitualmente seguido pelo desenvolvimento de uma ferida drenante que não cicatriza e que se dissemina circunferencialmente.

A patogenia da nocardiose pulmonar assemelha-se àquelas das micoses profundas. Os filamentos ramificados de nocárdias podem fragmentar-se tardiamente no ciclo de crescimento do microrganismo, que resulta na formação de pequenas partículas unicelulares, e podem ser facilmente aerossolizadas e inaladas, possivelmente na poeira. As lesões por nocárdia desenvolvem-se nos espaços alveolares e, com frequência, erodem nos vasos sanguíneos, resultando em disseminação sistêmica da doença. Pode-se verificar o desenvolvimento de lesões secundárias em consequência de disseminação sistêmica em qualquer tecido, porém particularmente no cérebro, nos olhos, no fígado, no baço, nos linfonodos e nos rins. É possível que ocorra comprometimento de estruturas contíguas dentro do tórax (p. ex., pleura, mediastino, pericárdio). Outros locais extrapulmonares solitários de infecção são provavelmente causados pela localização de bacteriemia transitória. A principal fonte pode persistir em infecção pulmonar inaparente.[14,122]

A patogenicidade das espécies de *Nocardia* spp. é influenciada pela cepa e pela fase de crescimento do microrganismo, bem como pela suscetibilidade do hospedeiro. As cepas virulentas de *Nocardia* são patógenos intracelulares facultativos, que inibem a fusão do fagossoma-lisossoma, neutralizam a acidificação dos fagossomas, resistem ao surto oxidativo, secretam superóxido dismutase e alteram as enzimas lisossômicas dentro dos neutrófilos e macrófagos.[16,160] Esses efeitos estão relacionados, em parte, com o conteúdo e a estrutura dos ácidos micólicos dentro da parede celular da bactéria, que variam entre cepas e durante a fase de crescimento. As células filamentosas de fase *log* encontradas no ambiente podem ser altamente resistentes à fagocitose. Algumas cepas exibem tropismo para órgãos específicos, particularmente no que concerne à invasão do cérebro.[14,122] As espécies de *Nocardia* também são capazes de invadir os vasos sanguíneos, com necrose vascular associada e isquemia.[160]

A resposta normal do hospedeiro à infecção é caracterizada pela mobilização inicial dos neutrófilos, que pode inibir o crescimento dos microrganismos, mas que não causa a sua destruição. A imunidade celular subsequente, constituída por macrófagos ativados e linfócitos T, normalmente é bactericida. A diminuição da resistência do hospedeiro, particularmente na forma de comprometimento da imunidade celular, constitui importante fator na suscetibilidade à nocardiose,

*Referências 3, 15, 76, 79, 113, 116.

*Referências 3, 4, 7, 10, 32, 47, 54, 76, 79, 97, 113, 116, 117, 125, 136, 170, 175, 186.

porém nem todos os animais acometidos apresentam condições predisponentes identificáveis. Nos seres humanos, o nível de imunossupressão está associado à extensão da evolução da infecção.

Achados clínicos

Nocardiose cutânea e subcutânea

Nos seres humanos, a nocardiose cutânea foi dividida em quatro formas clínicas: (1) infecções cutâneas superficiais, na forma de úlceras, pústulas, abscessos, granulomas ou celulite; (2) infecções linfocutâneas que se assemelham à esporotricose, com pápula ulcerada inicial após traumatismo, seguida de linfangite com progressão e nódulos subcutâneos que se estendem ao longo da drenagem linfática; (3) micetomas, que consistem em massas endurecidas com fibrose, necrose, seios drenantes e agregados organizados de bactéria; e (4) infecções disseminadas, nas quais o comprometimento cutâneo é secundário à nocardiose pulmonar avançada.[114] Nos seres humanos, os micetomas são infecções de estágio tardio que habitualmente acometem os membros. Podem afetar o osso subjacente e, tipicamente, formam abscessos que resultam em fístula para a pele. Muitos casos já existiam durante pelo menos 6 meses antes de seu diagnóstico.[26]

A nocardiose cutânea e subcutânea constitui, sem dúvida alguma, a forma clínica mais comum em gatos, responsável por mais de 75% de 37 casos descritos na literatura,[54,116] e assemelha-se àquela descrita em seres humanos. Devido à ocorrência de uma resposta inflamatória piogênica à infecção por nocárdias, as lesões cutâneas podem assemelhar-se, inicialmente, à piodermite estafilocócica. Tipicamente, as lesões são subagudas a crônicas e é possível que acometam os membros,* a região inguinal, o flanco, a ponte do nariz e o pescoço.[†] É provável que também ocorram infecções do trato digestório.[170] Lesões semelhantes ao micetoma na área inguinal podem assemelhar-se àquelas descritas em infecções por micobactérias de rápido crescimento, com múltiplos seios de drenagem. Foi sugerido que essas lesões resultam da contaminação de lesões de arranhadura provocadas pelos membros posteriores durante o comportamento de luta.[116] De modo alternativo, podem resultar de contaminação de feridas traumáticas causadas pela penetração de material vegetal.

A nocardiose cutânea e subcutânea foi documentada em 8 de 9 cães no Brasil, cuja maioria foi infectada por *N. otitidiscaviarum*,[144] por outro lado, representou apenas um terço dos casos de nocardiose canina na Califórnia[170] e 1 de 4 casos na Austrália.[116] Não foi relatado nenhum comprometimento cutâneo isolado em quaisquer 1 de 7 cães com nocardiose no norte da Califórnia.[1] Tipicamente, os cães com comprometimento cutâneo desenvolvem feridas drenantes e massas, que frequentemente estão localizadas na cabeça e nos membros. Foi relatada a ocorrência de osteomielite em associação às lesões cutâneas.[50]

Nocardiose pulmonar

A *nocardiose pulmonar* constitui a forma mais comum relatada nos seres humanos e também pode ocorrer em cães e menos comumente em gatos.[4,7,97,117,136] Nos cães, pode ter início peragudo, caracterizado por dispneia inspiratória, hemoptise, hipotermia, colapso e morte;[105] entretanto, os sinais clínicos subagudos a crônicos são mais característicos.[1,32,45,95,119] Com frequência, os sinais assemelham-se aos da cinomose e consistem em anorexia, perda de peso, tosse, dispneia, secreção oculonasal, diarreia e febre. É possível que os sons pulmonares estejam aumentados (devido à broncopneumonia) ou diminuídos (em consequência de lesão expansiva ou piotórax). Em certas ocasiões, foi relatada a ocorrência de vírus da cinomose.[1,15,144] A aparência radiográfica das lesões varia e inclui múltiplos nódulos pulmonares

difusos, massas solitárias intrapulmonares ou extrapulmonares, infiltrados broncointersticiais a alveolares focais ou difusos, consolidações lobares, derrames pleurais e, com frequência, linfadenopatia hilar acentuada (Figura 47.5).

Nocardiose disseminada

A *nocardiose sistêmica* ou *disseminada*, definida por lesões em 2 ou mais locais não contagiosos no corpo, está tipicamente associada à doença pulmonar e raramente se desenvolve sem doença pulmonar associada evidente. Foi relatada tanto em cães* quanto em gatos.[3,4,76,117,186] Os órgãos extratorácicos acometidos com mais frequência são a pele e o tecido subcutâneo, os rins, o fígado, o baço, os linfonodos, o SNC, os olhos, os ossos e as articulações. Tipicamente, observa-se a formação de abscessos em todos esses órgãos. O comprometimento do fígado, do baço e dos linfonodos pode estar associado ao desenvolvimento de organomegalia. A nocardiose hepática pode estar associada a sinais de insuficiência hepática. O comprometimento do SNC é comum na nocardiose disseminada humana. Em cães e gatos, possivelmente as lesões do SNC causem convulsões, anisocoria, déficits da propriocepção consciente ou obnubilação mental e o comprometimento ocular pode estar associado ao desenvolvimento de coriorretinite. A infecção do osso ou das articulações resulta em edema e claudicação; os achados radiográficos incluem edema dos tecidos moles, lise do osso e novo crescimento de osso periosteal.

Outras manifestações clínicas

A nocardiose peritoneal também foi raramente relatada em gatos, possivelmente em consequência de ferida penetrante no abdome.[116,175] Foi relatada a ocorrência de comprometimento ocular localizado em seres humanos após traumatismo mínimo do olho ou cirurgia ocular, resultando em uveíte, queratite e coriorretinite.[38]

Diagnóstico

Achados clinicolaboratoriais

Os animais com nocardiose frequentemente apresentam anemia arregenerativa, leucocitose neutrofílica com desvio para a esquerda, monocitose e, algumas vezes, hiperglobulinemia acentuada. Foi relatada a ocorrência de hipercalcemia associada à doença granulomatosa.[125] Os derrames pleurais, os lavados brônquicos e os aspi-

---

*Referências 1, 9, 91, 92, 95, 115a, 119, 143, 153, 169.

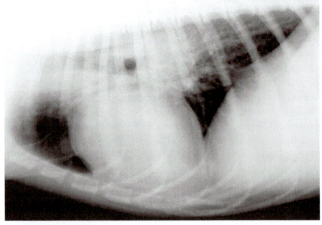

Figura 47.5 Radiografia de tórax lateral direita de um macho de Labrador Retriever de 8 meses de idade com nocardiose pulmonar. As anormalidades radiográficas incluem padrão broncointersticial e linfadenomegalia hilar pronunciada (Fotografia de Royce Roberts © 2004 University of Georgia Research Foundation Inc.)

---

*Referências 47, 79, 91, 113, 117, 186.
†Referências 7, 35, 95, 99, 147, 162.

rados de abscessos são supurativos a piogranulomatosos. É possível visualizar microrganismos gram-positivos, parcial ou fracamente álcool-ácido-resistentes, cocobacilares e filamentosos ramificados, observados isoladamente ou em agregados frouxos (Figura 47.6). Raramente, foram vistos macroagregados (*i. e.*, grânulos de enxofre) em derrames. Diferentemente da actinomicose, as populações bacterianas mistas em tecidos profundos são raras e provavelmente causadas pela contaminação da amostra.[1,9,95,119]

Isolamento e identificação das bactérias

Como as espécies de *Nocardia* são ubíquas no solo e, em certas circunstâncias, podem atuar como saprófitas respiratórios, o isolamento de um pequeno número de microrganismos de lesões cutâneas ulceradas ou do trato respiratório deve ser interpretado em conjunto com os sinais clínicos e a história de imunocomprometimento.[14,26,102,122] As culturas positivas repetidas ou o isolamento de quantidades grandes do microrganismo também sugerem infecção, e o isolamento de uma única colônia de local normalmente estéril é significativo. A observação de microrganismos gram-positivos ramificados em amostras para exame citológico, em associação a células inflamatórias agudas, também ajuda na determinação da importância clínica.

Quando amostras clínicas são examinadas ao microscópio, microrganismos gram-positivos, parcialmente álcool-ácido-resistentes, cocobacilares e filamentosos ramificados, de 0,5 a 1 μm de diâmetro, justifica a instituição de tratamento específico para nocardiose; todavia, deve-se procurar confirmar o diagnóstico por cultura. A sensibilidade de *Nocardia* spp. aos agentes antimicrobianos varia acentuadamente entre diferentes espécies, de modo que a identificação da espécie infectante é de importância crítica para ajudar a orientar o futuro tratamento antimicrobiano adequado (ver *Tratamento*). As espécies de *Nocardia* spp. crescem em condições aeróbias, com ampla faixa de temperatura, em meios simples (p. ex., ágar glicose de Sabouraud, ágar-sangue). O crescimento é potencializado com dióxido de carbono a 10%, meio modificado de Thayer-Martin e ágar extrato de levedura-carvão tamponado, enquanto é retardado por meio inibitório utilizado para o isolamento de fungos. Os microrganismos são habitualmente recuperados em culturas puras, e as colônias são frequentemente visíveis depois de 2 dias. Entretanto, podem ser necessárias 2 a 4 semanas de incubação, particularmente quando as amostras contêm várias espécies de bactérias (p. ex., lavado brôn-

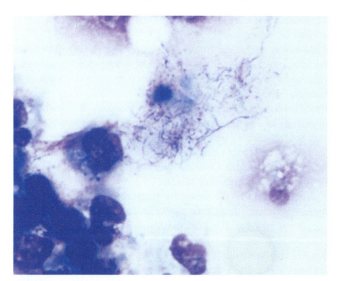

Figura 47.6 Esfregaço por impressão de lesão cutânea ulcerada crônica (15 meses de duração) na parte lateral do tórax de uma gata doméstica de pelo curto de 3 anos de idade. O agregado frouxo de bacilos filamentosos pouco ramificados com formação de esferas com coloração irregular é típico das espécies de *Nocardia* (330×). (Cortesia de David F. Edwards, University of Tennessee, Knoxville, TN.)

quico) ou provêm de animais tratados com agentes antibacterianos. Por conseguinte, o laboratório deve ser notificado se houver suspeita de nocardiose. As colônias podem ser lisas e úmidas ou rugosas, com superfície pulverulenta de filamentos aéreos. Como a maioria das espécies de *Nocardia* spp. produz pigmentos semelhantes aos carotenoides, a cor das colônias varia (cor de creme, amarelas, laranjas, rosas ou vermelhas).[14,102,122] Microscopicamente, as espécies de *Nocardia* que crescem em meios sólidos aparecem como filamentos ramificados, que se fragmentam em elementos pleomórficos, em forma de bastonetes ou cocoides. Com frequência, as espécies de *Nocardia* são parcialmente álcool-ácido-resistentes; por conseguinte, deve-se utilizar a modificação de Fite-Faraco da técnica de Ziehl-Neelsen, com descoloração com 1% de ácido sulfúrico ou 1% de ácido clorídrico para corar as amostras quando houver suspeita de nocardiose. Nem todas as cepas patogênicas de *Nocardia* são álcool-ácido-resistentes – uma característica que pode desaparecer após subcultura.[14,102,122] As espécies de *Nocardia* com formato em L, que são variantes com deficiência de parede celular, foram associadas à doença clínica em pessoas e em um cão.[28] Essas bactérias necessitam de meios especiais para o seu isolamento e cultura, à semelhança dos microplasmas (ver Capítulos 29 e 32).

A identificação da espécie de *Nocardia* spp. infectante ajuda na previsão da sensibilidade aos antimicrobianos. Tradicionalmente, as espécies têm sido diferenciadas pelos seus aspectos fenotípicos, incluindo características de crescimento e padrões de sensibilidade a antibacterianos; todavia, os métodos moleculares modernos proporcionaram um meio mais confiável e rápido de determinação da espécie.[39,94,183] A análise do polimorfismo de comprimento de fragmentos de restrição de produtos da reação em cadeia da polimerase (PCR; do inglês, *polymerase chain reaction*) do gene do rRNA 16S identifica a maioria das espécies de *Nocardia* patogênicas em nível de relevância terapêutica, porém a diferenciação final de espécies estreitamente relacionadas pode exigir a análise do polimorfismo de comprimento de fragmentos de restrição dos produtos do gene *hsp* (proteína do choque térmico), rRNA 16S, sequenciamento do gene *secA1* e *hsp* ou hibridização DNA-DNA,[26,40,147,187] considerada como padrão de referência para a determinação da espécie de *Nocardia*.[26] A acurácia da identificação da espécie também pode depender da qualidade da informação nos bancos de dados de sequência usado para comparações das sequências.[26] Além disso, alguns microrganismos isolados têm várias cópias do gene rRNA 16S, que podem diferir na sequência, representando um problema para a definição da espécie em alguns microrganismos isolados.[41] Ensaios de PCR com base no gene rRNA 16S também foram usados para a detecção direta de *Nocardia* spp. em amostras clínicas, sem isolamento prévio.[26]

Achados patológicos

A nocardiose caracteriza-se por necrose supurativa e formação de abscessos e, raramente, produz granulomas (Figura 47.7). As lesões macroscópicas nos órgãos internos tipicamente consistem em numerosos nódulos pequenos (1 mm) a grandes (vários centímetros), isolados a coalescentes, elevados e de coloração branca a branca-acinzentada.[91,143,153,169] Os nódulos são habitualmente subserosos e, ao corte, têm aparência caseosa a purulenta. O tecido pulmonar acometido pode parecer congestionado. Os linfonodos estão aumentados, frequentemente de modo maciço e são firmes a flutuantes, com centro caseoso a purulento.[45,95,143] Pode-se verificar exsudato castanho-avermelhado no espaço pleural ou peritoneal ou dentro dos abscessos.[1,9,168] Embora *Nocardia* spp. formem raramente grânulos de enxofre, em comparação com *Actinomyces* spp., foram observados grânulos amarelos no exsudato de lesões cutâneas e no líquido pleural e peritoneal.[32,47,79,95,175]

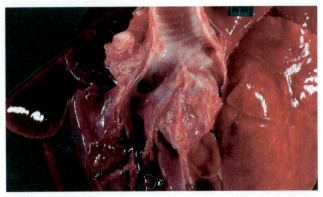

Figura 47.7 Abscesso crônico dos linfonodos hilares e tecido mole hilar de uma fêmea Golden Retriever castrada de 5 anos de idade. A lesão provocou oclusão compressiva completa do bronco principal esquerdo, com atelectasia dos lobos pulmonares esquerdos. O exame histopatológico revelou celulite piogranulomatosa e necrosante, com bactérias filamentosas intralesionais. Foram isoladas espécies de *Nocardia* da lesão. (Cortesia de Chuck Mohr, University of California, Davis, CA.)

A reação histológica à infecção por nocárdias caracteriza-se por uma região central de necrose e supuração circundada por macrófagos, linfócitos e plasmócitos.[143,153,169] Podem-se observar aglomerados de macrófagos epitelioides e células gigantes multinucleadas. Nas infecções cutâneas-subcutâneas crônicas, podem ocorrer focos piogranulomatosos entremeados dentro de uma matriz de tecido fibroso denso.[25,45]

Nas reações com tecido necrótico e supurativo, verifica-se habitualmente a existência de nocárdias, que com frequência são abundantes. A coloração do tecido pelo método de Gram (p. ex., procedimento de Brown-Brenn) é melhor para a observação dos filamentos, porém as amostras de tecido também podem ser coradas por preparações de prata metenamina, particularmente com exposição prolongada ao nitrato de prata (*i. e.*, 80 a 100 min). Os filamentos de *Nocardia* são pouco visíveis em cortes histológicos corados com H&E ou com coloração de Gridley para fungos ou reação do ácido periódico de Schiff. Em geral, são parcialmente álcool-ácido-resistentes e aparecem como filamentos ramificados e em esferas, com 10 a 30 μm de comprimento e 0,5 a 1,0 μm de largura. Os filamentos em geral aparecem individualmente ou em agregados frouxos e emaranhados. Nas infecções cutâneas crônicas foram relatados grânulos teciduais caracterizados por colônias dispostas em grandes arranjos semelhantes a rosetas (Figura 47.8). Na nocardiose humana, os grânulos teciduais são raros; quando existentes, os grânulos são pequenos (15 a 200 μm), não estão habitualmente associados ao fenômeno de Splendore-Hoeppli, e, em geral, são produzidos nas infecções cutâneas crônicas por *N. brasiliensis*.

Tratamento

O tratamento bem-sucedido da nocardiose baseia-se na terapia antimicrobiana apropriada, em associação ao uso de drenagem cirúrgica ou desbridamento.[102,122] As lesões, que contêm paredes espessas e pouco exsudato, podem exigir desbridamento ou ressecção cirúrgica e reconstrução da ferida. Todavia, algumas vezes, o tratamento antimicrobiano apropriado, incluindo drenagem cirúrgica, não é eficaz, possivelmente devido a uma resposta imunológica inadequada do hospedeiro.[116] O tratamento tardio ou inadequado pode estar associado à extensão e/ou fibrose das lesões, que se tornam mais refratárias ao tratamento.

A seleção inicial de agente antimicrobiano ou de combinação de antimicrobianos deve levar em consideração (1) o local e a gravidade da infecção; (2) o estado imunológico do hospedeiro; (3) as interações ou toxicidade potenciais dos fármacos; e (4) a espécie

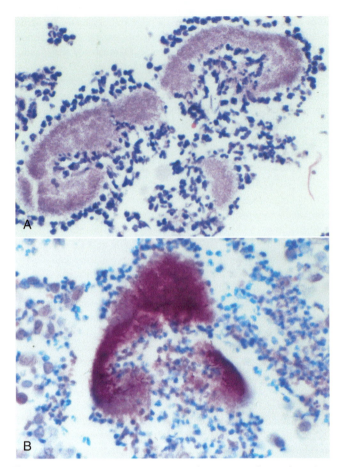

Figura 47.8 A. Corte corado pela H&E de lesão cutânea ulcerada crônica no flanco de um gato doméstico de pelo longo de 3 anos de idade. Os grânulos teciduais de *Nocardia* estão circundados por reação inflamatória piogranulomatosa (a dimensão longitudinal do maior grânulo é de 110 μm; 66×). **B.** Coloração álcool-ácido-resistente (modificação de Fite-Faraco da técnica de Ziehl-Neelsen) do mesmo corte tecidual (132×). (Cortesia de David F. Edwards, University of Tennessee, Knoxville, TN.)

infectante de *Nocardia*.[160] Os padrões de resistência estão relativamente associados à espécie. Os resultados do antibiograma, apesar de serem úteis, devem ser interpretados com cautela, visto que a sensibilidade *in vitro* nem sempre corresponde a resposta clínica *in vivo*.

As sulfonamidas, incluindo combinações de sulfonamida-trimetoprima, constituem os principais fármacos antimicrobianos para o tratamento da nocardiose (Tabela 47.3). A maioria das espécies de *Nocardia* spp. mostra-se sensível às sulfonamidas, porém o tratamento precisa ser mantido por período prolongado. Recomenda-se a duração de 1 a 3 meses de tratamento em pessoas com infecções cutâneas, de até 6 meses para infecções pulmonares não complicadas e de 12 meses ou mais para infecções sistêmicas ou infecções em pacientes imunocomprometidos. Deve-se observar a melhora clínica dentro de 7 a 10 dias após iniciar o tratamento.

As sulfonamidas são frequentemente recomendadas como tratamento empírico de primeira escolha da nocardiose. O National Committee for Clinical Laboratory Standards (NCCLS) recomendou a realização de antibiograma de todos os isolados de *Nocardia* clinicamente significativos.[26] O teste de sensibilidade pode ser útil quando se observa a ausência de resposta ao tratamento inicial, ou quando ocorrer recidiva em consequência de resistência aos fármacos[102,122,138] ou devida a reações adversas[177] às sulfonamidas. A realização do teste está indicada quando se identifica a existência de *N. farcinica* que tende a ser altamente resistente, ou de uma nova espécie de nocárdia. A administração de altas doses de sulfadiazina-trimetoprima por

Tabela 47.3	Fármacos usados no tratamento da nocardiose em cães e gatos.[a]		
Fármaco[a]	**Dose[b]**	**Via**	**Intervalo (horas)**
Sulfonamida-trimetoprima	30 mg/kg[c]	VO, IV	12
Amicacina	10 a 15 mg/kg	IV, IM, SC	24
Imipeném-cilastatina	2 a 5 mg/kg	IV	8
Cefotaxima (gatos)	20 a 80 mg/kg	IV, IM, SC	6 a 8
Cefotaxima (cães)	50 mg/kg	IV, IM, SC	12
Minociclina	5 a 25 mg/kg	IV, VO	12
Eritromicina	10 mg/kg	VO	8
Ampicilina	20 a 40 mg/kg	IV, IM, SC, VO	6
Linezolida	8 a 20 mg/kg	VO	12

IV, intravenosa; *VO*, por via oral; *IM*, intramuscular; *SC*, subcutânea.
[a]Ver o *Formulário de fármacos*, no Apêndice, para informações mais detalhadas sobre esses fármacos.
[b]Dose por administração a intervalo especificado. Para a duração do tratamento, ver o texto; em geral, é necessário o período mínimo de 6 semanas para todos os fármacos.
[c]A dose é para a quantidade combinada de sulfonamida-trimetoprima.

longos períodos a cães e gatos pode produzir mielossupressão reversível (anemia e leucopenia).[44,108]

Foi relatado um tratamento bem-sucedido com amicacina, cefalosporinas de terceira geração, claritromicina, doxiciclina, eritromicina, imipeném, minociclina, ofloxacino e linezolida, isoladamente ou em combinação.[102,103,122,128,173] De modo ideal, a seleção dos fármacos deve basear-se no teste de sensibilidade do microrganismo isolado. A troca de antibacterianos dentro de determinada classe de fármacos pode não ser eficaz para o tratamento; por exemplo, embora seja sensível à amicacina, a *N. farcinica* mostra-se resistente à gentamicina, e, embora seja sensível à minociclina, a *N. brasiliensis* é muito resistente à doxiciclina.[68] *N. nova* mostra-se sensível à amoxicilina, porém é resistente à amoxiclina-ácido clavulânico, devido à indução de β-latctamase cromossômica ligada à membrana pelo ácido clavulânico.[79,116] Foi feita a revisão dos padrões de sensibilidade a fármacos de outras espécies de *Nocardia* isoladas de pacientes humanos.[26] O teste de sensibilidade a fármacos para isolados de *Nocardia* é tecnicamente difícil e deve ser realizado em laboratórios com profissionais experientes. O NCCLS aprovou o padrão para o teste de sensibilidade por microdiluição em caldo de cultura,[188] e foi publicado um estudo comparativo de vários métodos convencionais de teste de sensibilidade.[5] A identificação por PCR e o teste de sensibilidade a fármacos de Nocardia podem ser realizados no University of Texas Health Center em Tyler.

A nocardiose em animais gravemente enfermos ou que apresentam comprometimento do SNC, doença disseminada ou condições predisponentes pode exigir o tratamento inicial com combinação de fármacos. A terapia de combinação rigorosa também pode estar indicada para infecções causadas por *N. farcinica*. Nas doenças do SNC, deve-se considerar o uso de altas doses de sulfametoxazol-trimetoprima (TMS; do inglês, *trimethoprim-sulfamethoxazole*) por via parenteral ou fármacos com excelente penetração no SNC, que incluem cefalosporinas de terceira geração, imipeném e linezolida.

Associações de três fármacos, incluindo TMS, amicacina e ceftriaxona ou imipeném, têm sido utilizadas enquanto são aguardados os resultados do antibiograma para tratar a nocardiose grave em pacientes humanos.[26] A associação de TMS e betalactâmico deve ser eficaz contra todos os microrganismos isolados. A linezolida, uma oxazolidinona, tem atividade *in vitro* contra todas as espécies de *Nocardia*

testadas. Todavia, é de alto custo, e o uso indiscriminado desse agente antimicrobiano relativamente novo é desaconselhado para minimizar o desenvolvimento de resistência antimicrobiana disseminada.[27,40,68] O uso da linezolida a longo prazo em seres humanos provoca mielossupressão reversível[64] e raramente tem sido associado a neuropatias ópticas e periféricas.[99,100]

As associações de imipeném com cefotaxima ou TMS e de amicacina com TMS são sinérgicas *in vitro*, aumentando as concentrações inibitórias mínimas em 4 ou mais vezes para a maioria dos 26 isolados do antigo complexo de *N. asteroides*. As combinações de amicacina com imipeném ou cefotaxima demonstraram ser predominantemente aditivas.[67] Foi sugerida a associação de amicacina ou imipeném com TMS para gatos com infecções causadas por *N. farcinica*.[116]

Em uma revisão de 53 cães com nocardiose, 50% morreram e 39% foram submetidos à eutanásia.[15] Dos 36 gatos com nocardiose, 16 foram submetidos à eutanásia ou morreram.* A alta taxa de mortalidade é atribuída, em parte, a condições predisponentes, estabelecimento tardio do diagnóstico e tratamento inadequado. Com o diagnóstico mais precoce e tratamento mais rigoroso com vários fármacos, a taxa de mortalidade da nocardiose em animais pode diminuir para aquela relatada em pessoas. Apenas 19,8% das pessoas com infecções primárias morrem, enquanto 42,4% dos pacientes com condições predisponentes e mais de 50% dos pacientes com nocardiose sistêmica ou do SNC morreram.[14]

Considerações de saúde pública

Não foi relatado caso de nocardiose humana adquirida em consequência do contato direto com um cão ou gato infectado; entretanto, foram documentados vários casos de nocardiose cutânea transmitida a pessoas pela arranhadura ou mordedura de gatos e cães clinicamente sadios.[8,20,58,106,150] São necessárias precauções especiais quando uma pessoa com imunidade suprimida (p. ex., pacientes submetidos à terapia imunossupressora ou aqueles com infecção pelo vírus da imunodeficiência humana) cuida de um cão ou gato com nocardiose.

---

*Referências 3, 4, 7, 10, 32, 47, 76, 79, 97, 113, 116, 117, 125, 136, 175, 186.

Capítulo 48

Infecções Micobacterianas

As infecções micobacterianas são causadas por bactérias que pertencem à família Mycobacteriaceae, da ordem Actinomycetales. *Mycobacterium* é um gênero que compreende bacilos pleomórficos aeróbicos, não formadores de esporos, imóveis e morfologicamente semelhantes, com ampla variação na afinidade por hospedeiros e potencial patogênico. Historicamente, essas bactérias foram subdivididas em vários grupos e espécies individuais (Tabela 48.1). Os estudos de sequenciamento genético foram capazes de corroborar e ampliar essa classificação taxonômica. O diagnóstico molecular tornou-se mais útil do que os traços fenotípicos, classificando as micobactérias isoladas de acordo com suas relações genéticas. Embora as características de cultura tenham menos utilidade, a velocidade de crescimento e a formação de pigmentos continuam sendo a maneira prática de classificar essas bactérias no laboratório, e as características bioquímicas correlacionam-se frequentemente com a virulência e o tipo de doença produzida no hospedeiro mamífero.

As micobactérias têm propriedade singular de reter a carbolfucsina a quente e outros corantes após tratamento subsequente com ácido ou álcool, ou ambos. O alto conteúdo lipídico do ácido micólico existente na parede celular causa essa resistência ao álcool-ácido. O fator corda e a cera D, outros componentes de superfície das células micobacterianas, são responsáveis, em parte, pela resposta granulomatosa do hospedeiro ao microrganismo.

As micobactérias são mais resistentes ao calor, a mudanças de pH e à desinfecção comum do que outras bactérias patogênicas não formadoras de esporos. Desinfetantes comuns são frequentemente acrescentados às amostras coletadas de locais não estéreis (p. ex., escarro) para a cultura de micobactérias com o objetivo de matar os microrganismos contaminantes estranhos. Os critérios mínimos estabelecidos para pasteurização e desinfecção pelo calor foram desenvolvidos para matar as micobactérias que são altamente sensíveis ao fenol diluído (5%) ou à luz solar direta. Embora sejam relativamente mais estáveis na existência de matéria orgânica, as micobactérias são destruídas pelo alvejante doméstico diluído (5%) dentro de 15 min em temperatura ambiente.

Do ponto de vista clínico, as micobactérias são classificadas com base no seu crescimento em cultura – de crescimento lento, de cultura difícil ou de crescimento rápido – e pela produção de tubérculos ou doença granulomatosa, com ou sem disseminação. Em geral, essas características estão relacionadas com as propriedades dos microrganismos, que dependem de sua relação genética. Neste capítulo, os microrganismos e as doenças causadoras serão divididos em: (1) microrganismos de crescimento lento, que produzem ou não tubérculos, (2) microrganismos produtores de granuloma leproide, cuja cultura não é possível com o uso de métodos padrões, e (3) micobactérias de crescimento rápido, que são facilmente cultivadas. Esses microrganismos e as síndromes causadoras são discutidos nos respectivos títulos que seguem.

Infecções causadas por micobactérias de crescimento lento

Craig E. Greene e Danielle A. Gunn-Moore

Etiologia
Micobactérias da tuberculose

A tuberculose é causada por um grupo de bactérias produtoras de tubérculos e altamente patogênicas (complexo do *Mycobacterium tuberculosis*), que inclui *M. tuberculosis* e *Mycobacterium bovis*. Historicamente, tem sido difícil distinguir essas bactérias, exceto com o uso de alguns testes bioquímicos e sondas de ácido nucleico. Esses parasitos intracelulares facultativos ou obrigatórios crescem mais adequadamente em tecidos com altas concentrações de oxigênio, como os pulmões. *M. tuberculosis* é a espécie tipo, e evidências de doença humana remontam aos primórdios da civilização. Entretanto, *M. bovis*, que infecta muitos animais, é a espécie evolutiva mais antiga, que historicamente se disseminou para seres humanos que começaram a consumir leite após a domesticação dos bovinos. As micobactérias da tuberculose têm moléculas que contêm micolato em suas paredes celulares, incluindo o fator corda original, trealose-6,6′-dimicolato. Essas substâncias estão associadas à virulência e à produção de tubérculos característicos (*i. e.*, identificados macroscopicamente como pequenas lesões granulomatosas translúcidas arredondadas que, ao exame histológico, apresentam caseação central circundada por inflamação granulomatosa). Para se manter na natureza, esses microrganismos precisam infectar hospedeiros mamíferos reservatórios, visto que a sobrevida no ambiente limita-se ao período máximo de algumas semanas em fômites infectados.

Existem outros membros do complexo *M. tuberculosis*. *Mycobacterium canettii* é um patógeno humano, e *Mycobacterium africanum* constitui rara causa de tuberculose humana na África. *Mycobacterium microti* é predominantemente um patógeno de roedores, que infecta ratos-toupeiras, mas que também pode infectar uma variedade muito mais ampla de hospedeiros, incluindo gatos, seres humanos, muitos animais selvagens, camelídeos sul-americanos e até mesmo um cão.* *M. microti* foi anteriormente – e de modo bastante confuso – designado como *M. microti*-símile, visto que exibia propriedades intermediárias entre as do *M. tuberculosis* e do *M. bovis*, e, naquela época, ainda não se tinha certeza de que se tratava efetivamente do *M. microti*. Outro sinônimo para o *M. microti* foi "variante *M. tuberculosis*-*M. bovis*", designação aplicada quando foi identificado como causa comum de infecção tuberculosa em gatos na Grã-Bretanha.[31,71,123,124] O *Mycobacterium pinnipedii* é um microrganismo que infecta focas.

---

*Referências 47, 73, 77, 148, 149, 179, 241, 242, 284, 315, 336.

Tabela 48.1	Características de espécies selecionadas de *Mycobacterium* de interesse veterinário.	
Grupo de espécies	**Hospedeiros naturais acometidos (hospedeiros experimentais)**	**Forma de existência**
MICOBACTÉRIAS DA TUBERCULOSE (COMPLEXO *M. tuberculosis*)		
M. tuberculosis	Seres humanos, cães, gatos, suínos (cobaia, camundongo, *hamster*)	IF
M. bovis	Seres humanos, cães, gatos, vaca, suínos, búfalo e outras espécies em cativeiro em jardins zoológicos (cobaia, coelho, camundongo)	IF
M. microti	Seres humanos, gatos, camundongos, ratos-toupeiras e outros roedores silvestres, lhamas, furão, focas, espécies em cativeiro em jardins zoológicos, cães	IF
MICOBACTÉRIAS SAPROFÍTICAS, OPORTUNISTAS, NÃO TUBERCULOSAS		
De crescimento lento		
M. kansasii	Seres humanos, cães, gatos (*hamster*; variável em camundongos)	S, IF
Complexo *M. avium-intracellulare*a	Aves, suínos, seres humanos, cães, gatos (variável em coelhos e camundongos)	S, IF
M. avium ssp. *paratuberculosis*	Bovinos (doença de Johne), seres humanos (doença de Crohn), cães e gatos (subclínica)	IF
M. genavense	Aves, seres humanos, cães, gatos, furão	S, IF
Complexo *M. terrae*	Seres humanos, gatos	S, IF
M. simiae	Macaco, gatos (camundongos)	S, IF
M. sp. Tarwin	Gatos (granulomas dérmicos)	?
M. sp. CLGS	Cães (granulomas leproides, "hanseníase canina") Gatos (granulomas tuberculoides)	?
M. xenopi	Gatos	S
MICOBACTÉRIAS LEPROMATOSAS		
M. leprae	Seres humanos (tatu, camundongos)	IO
M. lepraemurium	Camundongos, gatos	IO
M. visibile (provisório)	Gatos	?
Micobactérias de crescimento rápido		
M. thermoresistibile	Gatos	S
Grupo *M. chelonae-abscessus*b	Cães, gatos, furão	S
Grupos *M. fortuitum*	Cães, gatos (camundongos)	S
M. phlei	Gatos	S
Grupo *M. smegmatis*	Gatos, cães	S
M. goodii	Seres humanos, cães, hiena	S

IF, intracelular facultativo; *IO*, intracelular obrigatório; *S*, saprófita; *?*, incerto.
aIncluído no grupo da tuberculose neste capítulo, uma vez que produz doença clinicamente semelhante. Crescimento acelerado pelo glicerol e 42°C.
bDevido a incertezas taxonômicas, os microrganismos *M. chelonae* e *M. abscessus* são hifenizados.

Micobactérias não tuberculosas

Complexo *Mycobacterium avium*. Outras micobactérias saprófitas oportunistas, que ocorrem como patógenos produtores de granulomas, que algumas vezes se disseminam, são microrganismos relacionados com *M. avium*, incluindo a própria espécie. Os resultados de análises genéticas levaram à proposta de separar as cepas do *M. avium* em *M. avium* subsp. *avium* para isolados encontrados em aves e *M. avium* subsp. *hominissuis* para aqueles de origem suína ou humana.[73a,127,223a] Observa-se sobreposição considerável entre as propriedades das cepas de *M. avium* e um patógeno estreitamente relacionado, *Mycobacterium intracellulare*. Em virtude dessa separação indistinta, *M. avium-M. intracellulare* ou complexo *M. avium* (MAC; de *M. avium complex*) tem sido usado para se referir a esses microrganismos. Em outros sistemas de classificação, são designados como micobactérias não tuberculosas ou distintas dos microrganismos do complexo da tuberculose. Produzem granulomas, mas não verdadeiros tubérculos. Seu crescimento lento em cultura faz com que sejam semelhantes às bactérias da tuberculose. Em seres humanos adultos, os microrganismos do MAC produzem infiltrados pulmonares e doença disseminada, geralmente em hospedeiros imunocom-

prometidos. Em gatos e em crianças, pode ocorrer linfadenite localizada. Quando foram aplicados métodos mais recentes de análise genética, alguns casos clinicamente classificados como síndrome da hanseníase felina (ver adiante) foram atribuídos à infecção causada pelo MAC. Com frequência, a doença provocada pelo MAC torna-se disseminada em gatos e cães, e, como doença oportunista, a infecção causada pelo MAC acomete mais provavelmente hospedeiros imunocomprometidos.[118] Entre as micobactérias oportunistas encontradas em seres humanos e animais, os microrganismos do MAC têm mais tendência a produzir bacteriemia e doença disseminada em múltiplos órgãos.

A sorotipagem por reações de aglutinação tem sido classicamente usada para diferenciar os microrganismos isolados do MAC. Atualmente são utilizadas sondas de ácido nucleico para sua rápida identificação. Com base em métodos sorológicos, os microrganismos do MAC consistem em 28 sorovares; os sorovares 1 a 6 e 8 a 11 são atribuídos a *M. avium,* enquanto os sorovares 7, 12 a 17, 19, 20 e 25 são atribuídos a *M. intracellulare*.[152,304] Os sorotipos 1 e 3 foram isolados de gatos, enquanto os sorotipos 1, 2 e 4 foram isolados de cães.[162] Na atualidade, os microrganismos incluídos no MAC são diferenciados pelo seu perfil de ácido nucleico (ver *Detecção dos microrganismos*, posteriormente neste capítulo).

Outras micobactérias saprófitas de crescimento lento. *Mycobacterium kansasii, Mycobacterium genavense, Mycobacterium simiae* e o grupo *Mycobacterium terrae* (incluindo *M. terrae, Mycobacterium nonchromogenicum* e *Mycobacterium triviale*) são todos sapróbios de crescimento lento, que exibem características em cultura compartilhadas com os microrganismos do MAC. Em cães e gatos, geralmente produzem doença semelhante aos microrganismos do MAC, caracterizada por lesões piogranulomatosas localizadas, habitualmente nos pulmões, complicadas por piotórax, ou como causa de doença amplamente disseminada. Embora sejam classificados nesse grupo, os microrganismos do grupo *M. terrae* frequentemente provocam lesões cutâneas semelhantes àquelas causadas pelos microrganismos de crescimento rápido (ver discussão mais adiante). *Mycobacterium ulcerans* é uma micobactéria de crescimento lento, que provoca doença na pele e no tecido subcutâneo. Produz uma citotoxina necrosante, a micolactona, responsável pelas lesões ulcerativas características que se desenvolvem nos hospedeiros infectados.

Epidemiologia
Micobactérias da tuberculose

Mycobacterium tuberculosis. Os seres humanos são os únicos hospedeiros reservatórios do *M. tuberculosis*. Cães e gatos são suscetíveis às infecções por *M. tuberculosis* e *M. bovis*. Os gatos são naturalmente muito mais resistentes ao *M. tuberculosis* e ao *M. bovis*. As infecções caninas e felinas por *M. tuberculosis* são consideradas como antropozoonose – isto é, a direção da transmissão é dos seres humanos para animais (Figura 48.1). Embora animais de estimação adquiram a infecção de pessoas, não foi relatada disseminação de cães ou gatos de volta a seres humanos. Os cães demonstraram maior prevalência de infecção por *M. tuberculosis* do que os gatos. Cães com pneumonite tuberculosa eliminam os microrganismos no escarro, assim como pessoas infectadas. Os perdigotos aerossolizados constituem o principal modo de transmissão dessa doença. Núcleos de gotículas transportados pelo ar, provenientes de secreções respiratórias, caem no solo, onde permanecem temporariamente viáveis, porém estacionários e, portanto, relativamente não infecciosos para outras pessoas e animais de estimação. Apenas partículas de diâmetro pequeno (3 a 5 μm) conseguem vencer com sucesso os mecanismos de depuração das vias respiratórias superiores e depositam-se nos alvéolos. As secreções que não são transportadas pelo ar podem ser potencialmente infecciosas para cães e gatos expostos por meio de contato estreito. Em geral, os bacilos da tuberculose não são tão transmissíveis quanto outras bactérias patogênicas, visto que são habitualmente necessários grandes inóculos ou exposição frequente e prolongada. Como resultado de medidas impostas para o controle da infecção em seres humanos, a prevalência global das infecções por *M. tuberculosis* em seres humanos e animais diminuiu nos países desenvolvidos. Ocorreram aumentos relativos em áreas urbanas densamente povoadas e em áreas economicamente desfavorecidas. Os fatores

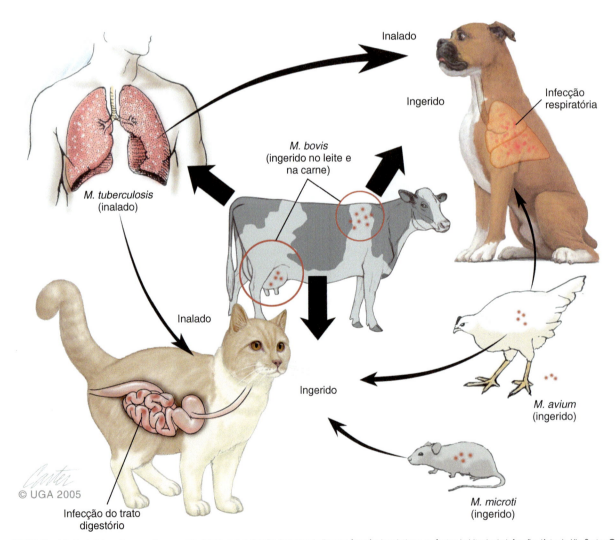

Figura 48.1 Epidemiologia da tuberculose no cão e no gato. A largura e a direção das setas indicam a frequência relativa e as fontes habituais de infecção. (Arte de Kip Carter © 2005 University of Georgia Research Foundation Inc.)

inter-relacionados de pessoas desabrigadas, uso de substâncias ilícitas e infecção pelo vírus da imunodeficiência humana (HIV; do inglês, *human immunodeficiency virus*) causaram aumento inesperado de sua prevalência. A tuberculose resistente a múltiplos fármacos surgiu nessas populações acometidas, devido à adesão irregular ao tratamento farmacológico. Nesses ambientes, os animais de estimação correm risco aumentado de infecção. Nos EUA, a incidência de infecção por *M. tuberculosis* é maior nas regiões metropolitanas do litoral Atlântico e nas regiões do sudeste.

A infecção por *M. tuberculosis* tornou-se importante antropozoonose emergente na fauna silvestre em liberdade. Inicialmente, a infecção foi identificada apenas na fauna silvestre ou em animais em cativeiro em jardins zoológicos, como elefantes, que tinham contato estreito e prolongado com pessoas.[219,232] As infecções causadas por *M. tuberculosis* aumentaram, particularmente em países subdesenvolvidos, como resultado da epidemia da síndrome de imunodeficiência adquirida (AIDS; do inglês, *acquired immunodeficiency syndrome*). Na África, a expansão do ecoturismo e a mobilidade no uso do solo aumentaram o contato entre pessoas infectadas e animais em liberdade. Animais selvagens vivendo em estreita proximidade com habitações humanas e em locais com muito lixo tornaram-se infectados. Certas populações silvestres tornaram-se endemicamente infectadas, como o mangusto-listrado (*Mungos mungo*) em Botsuana e nos suricatas (*Suricata suricatta*), na África do Sul.[8]

Mycobacterium bovis.

Esse microrganismo tem ampla gama de hospedeiros, e sua distribuição geográfica é mundial, incluindo muitos animais e seres humanos.[126] Na maioria dos países industrializados, a tuberculose bovina foi controlada com vigilância, testes e abate, com pasteurização dos produtos derivados do leite. Nos países em desenvolvimento, a tuberculose causada por *M. bovis* tornou-se disseminada e constitui risco potencial para seres humanos e animais expostos.[63] Quanto às infecções por *M. bovis*, o trato gastrintestinal (GI) constitui a porta de entrada mais comum. Cães e gatos podem ser disseminadores potenciais da doença quando o microrganismo localiza-se preferencialmente no intestino ou no sistema respiratório. Devido à localização da infecção, os gatos habitualmente excretam os microrganismos pelas fezes, e os cães, pelo escarro. *M. bovis* não persiste por muito tempo no ambiente, e os hospedeiros reservatórios são essenciais para a sobrevida do microrganismo. Fora de seus hospedeiros, os microrganismos sobrevivem por um período que varia de 4 dias no verão a menos de 28 dias no inverno.[155] Todavia, em matéria orgânica, tais como fezes ou carcaças, os microrganismos podem persistir por vários meses.[273,297,332] Os cães e os gatos adquirem a infecção quando consomem carne ou leite contaminados, e esses animais provavelmente são envolvidos na manutenção da tuberculose bovina em fazendas, onde é enzoótica e, raramente, são responsáveis pela transmissão do bacilo bovino a pessoas (ver Figura 48.1).[326] Subclinicamente, os cães e gatos infectados algumas vezes permanecem em fazendas após identificação do bovino reator e sua remoção do rebanho, e as fazendas ou famílias com infecções por tuberculose recorrente devem proceder a uma verificação periódica dos animais de estimação. Raramente foi relatada a disseminação do *M. bovis* entre pessoas.

Os gatos são mais comumente infectados pelo bacilo bovino do que os cães, e, em condições experimentais, os gatos parecem ser mais suscetíveis ao bacilo bovino do que ao bacilo da tuberculose humana. Parte dessa afinidade está relacionada com a ingestão frequente de leite não pasteurizado contaminado ou de carne ou miúdos não cozidos de bovinos infectados, ou da ingestão de roedores silvestres infectados por *M. bovis*. O leite constitui o meio ideal para o microrganismo, pois tampona o ácido gástrico que normalmente impede a colonização do trato GI inferior pelos bacilos da tuberculose. Em consequência de medidas de erradicação, a prevalência da tuberculose bovina é baixa nos EUA. Na Argentina, gatos domésticos são frequentemente alimentados com pulmão bovino cru, que pode constituir importante fonte de infecção por *M. bovis*.[338] O uso aumentado de rações comerciais para animais de estimação e a tendência à vida urbana reduziram a prevalência de tuberculose bovina em cães e gatos.

Apesar da redução da infecção em animais domésticos, a tuberculose bovina continua sendo um problema de âmbito mundial, exceto na Austrália, visto que se tornou estabelecida em hospedeiros da fauna silvestre que adquiriram a infecção dos bovinos, e esses animais silvestres atuam como reservatórios constantes para a infecção. Em consequência, bovinos e animais domésticos, tais como cães e gatos, continuam sendo infectados.[78,79,164,259,314] Por exemplo, nos EUA, o veado-de-cauda-branca (*Odocoileus virginianus*), em Michigan, é infectado e proporciona reservatório da infecção para bovinos e outros animais domésticos, incluindo o cão e o gato.[164,326] Na Grã-Bretanha e na Irlanda, os texugos (*Meles meles*) tornaram-se importante reservatório da fauna silvestre.[75] Embora a transmissão entre os texugos ocorra predominantemente por aerossóis, foi constatado *M. bovis* em feridas por mordida, sugerindo a ocorrência de inoculação cutânea. Após um surto nos bovinos de Cornwall, no Reino Unido os gatos domésticos infectados na fazenda e os texugos locais compartilharam o mesmo espoligotipo.[229] É interessante observar que o fato de nenhum bovino ser mantido nas instalações sugeriu que os texugos locais infectaram, de algum modo, a população de gatos residentes. Como os gatos e os texugos têm pouca probabilidade de apresentar interação íntima necessária para a ocorrência de infecção cruzada, os gatos mais provavelmente tornaram-se infectados pela ingestão de pequenos mamíferos silvestres secundariamente infectados, encontrados comumente em áreas endêmicas.[75,77] Na Nova Zelândia, o gambá-australiano-de-cauda-espessa selvagem (*Trichosurus vulpecula*) atua como hospedeiro reservatório; o furão selvagem, os suínos, os gatos, espécies de veados introduzidos e cabras servem de hospedeiros amplificadores quando suas carcaças infectam animais que se alimentam de carniça. Os hospedeiros amplificadores podem torna-se infectados pela ingestão de carnívoros. Os ovinos, os equinos e os porcos-espinhos são hospedeiros disseminadores (*spillover hosts*) acidentalmente infectados.[61] Arminhos, cães, lebres, coelhos e muitos roedores pequenos são hospedeiros não competentes ou *dead-end* ("terminais").

Carnívoros silvestres exóticos em cativeiros e em liberdade, incluindo canídeos e felídeos não domésticos, e cães e gatos domésticos e selvagens têm sido mais comumente infectados por *M. bovis*. A ingestão de carniça infectada constitui a fonte mais comum de infecção mantida em herbívoros gregários, enquanto os predadores carnívoros, tais como leões (*Panthera leo*), guepardos (*Acinonyx jubatus*), leopardos (*Panthera pardus*), hienas (*Crocuta crocuta*), lince-ibérico (*Lynx pardina*), lince europeu (*Lynx lynx*), tigres siberianos (*Panthera tigris longipilis*), leopardos das neves (*Uncia uncia*) e gatos domésticos selvagens tornaram-se secundariamente infectados.* Há suspeita de transmissão subsequente adicional da infecção por aerossóis ou mordidas entre carnívoros gregários, como leões.[169]

Mycobacterium microti.

A infecção por *M. microti* tem sido observada com mais frequência na Grã-Bretanha, predominantemente em gatos rurais com forte comportamento de caça. Acredita-se que a fonte da infecção sejam as espécies de presas.[31,122,124,148] A doença resulta de *spillover* (disseminação) da infecção a partir da fauna silvestre. Alguns relatos anteriores dessa infecção podem ter sido confundidos com infecções por *M. bovis*.[124] Todavia, as áreas onde os gatos adquiriram infecção por *M. microti* e por *M. bovis* são geo-

---

*Referências 23, 37, 56, 169, 174, 185, 196, 221, 222, 276, 303.

graficamente distintas.[284] Além disso, os genótipos de *M. microti* estão geograficamente agrupados dentro das áreas endêmicas. A infecção por *M. microti* também foi documentada em um cão com peritonite.[73] A infecção de roedores e de camelídeos sul-americanos é considerada fonte de infecção de gatos e pessoas. Foi constatada a ocorrência de infecção pulmonar em pessoas sem qualquer evidência subjacente de imunodeficiência.

Micobactérias não tuberculosas

Complexo *Mycobacterium avium*. Esses microrganismos são mundialmente onipresentes no solo e na água em determinadas condições. Foram constatados microrganismos do MAC em condições ácidas (pH de 5,0 a 5,5) e solos ricos em matéria orgânica.[175] Essas condições são encontradas em áreas de pântanos e manguezais ácidos, zonas costeiras planas e águas costeiras salobras. Fezes de aves infectadas contêm grandes números de bacilos, e a infecção em cães e gatos ocorre em consequência da ingestão de carne infectada, contato com solo infectado, fômites contaminados por carcaças ou fezes de aves domésticas (ver Figura 48.1). Diferentemente do *M. tuberculosis* e do *M. bovis* os microrganismos do MAC permanecem viáveis durante pelo menos 2 anos no ambiente, incluindo abastecimentos de água municipais, solos, produtos derivados do leite e tecidos de aves e mamíferos. Os abastecimentos de água naturais, potáveis e até mesmo tratados em regiões temperadas e tropicais podem abrigar micobactérias não tuberculosas. Esses microrganismos podem ser encontrados em biofilmes que recobrem as superfícies internas de tubulações de água, acessórios e tanques de armazenamento.[190] Microrganismos do MAC tendem a ser encontrados em sistemas de recirculação da água comumente usados em hospitais de seres humanos.[252] A água quente apresenta maior grau de colonização, e o cloro não inativa esses microrganismos, particularmente em temperaturas mais altas. Em ambientes hospitalares, soluções para banho, enxágue, lavagem e desinfetantes preparados com água potável podem ficar contaminados com microrganismos do MAC e micobactérias não tuberculosas e, da mesma maneira, o equipamento de endoscopia pode ser infectado durante a limpeza.

Apesar da natureza disseminada dos microrganismos do MAC no ambiente, as infecções em cães e gatos têm sido relativamente incomuns em virtude de sua resistência inata. Também incomuns em carnívoros exóticos, o único caso relatado de infecção disseminada por *M. avium* em um tigre (*P. tigris*) em cativeiro foi associado à ingestão de carne de frango crua infectada.[54] Por outro lado, as aves domésticas e suínas são comumente suscetíveis à infecção pelo MAC após contato com água ou alimento infectado.

A importância da infecção por microrganismos do MAC reside na sua capacidade de produzir granulomas em tecidos mais profundos e órgãos parenquimatosos, indistinguíveis daqueles causados pelos bacilos da tuberculose de mamíferos. Não foram encontradas evidências de disseminação dos microrganismos do MAC entre animais ou pessoas.

Outras micobactérias saprófitas de crescimento lento. O ambiente constitui provavelmente o *habitat* natural de microrganismos como *M. kansasii*, *M. simiae*, *M. terrae* e *M. genavense*. Podem ser isolados do escarro e das fezes de pessoas e animais clinicamente sadios, indicando exposição e contaminação ou colonização sem estabelecimento de infecção clínica. Acredita-se que a patogenicidade desses microrganismos seja baixa, e eles provocam doença principalmente em hospedeiros imunocomprometidos. *M. ulcerans* (estreitamente relacionado com a espécie aquática *Mycobacterium marinum*) é encontrado em áreas úmidas em climas tropicais ou subtropicais. Foram relatados casos de infecções em seres humanos (doença de úlcera de Buruli) na África Tropical e Ásia, Austrália, América do Sul e México. Podem ocorrer surtos da infecção após inundações e acredita-se que a picada de insetos ou as feridas cutâneas sejam o modo de transmissão.

Patogenia
Infecções tuberculosas

Os bacilos da tuberculose entram no corpo pelo sistema respiratório ou trato digestório ou por penetração através da pele, dependendo da via inicial de exposição. Pode ocorrer multiplicação local dos bacilos no local inicial de deposição – denominado complexo primário – bem como no linfonodo regional de drenagem. A formação de granuloma é observada em ambos os locais. O complexo primário incompleto refere-se à infecção e localização no linfonodo, sem formação de lesão no local de deposição. Os gatos formam mais comumente complexos primários incompletos onde ocorre infecção das tonsilas, linfonodos mandibulares ou linfonodos ileocecais. Os linfonodos ileocecais constituem os locais mais comuns de localização e eliminação de *M. bovis*. Os cães adquirem mais comumente *M. tuberculosis* e tendem a desenvolver infecção respiratória, com formação de complexo primário completo com lesões tanto nos pulmões quanto nos linfonodos hilares. *M. tuberculosis* infecta mais facilmente o sistema respiratório, em virtude de sua alta necessidade de oxigênio.

Nem todas as exposições iniciais a micobactérias resultam na formação de granulomas persistentes, visto que, na maioria dos indivíduos, as respostas imunes habitualmente limitam a multiplicação subsequente e a disseminação do microrganismo. É provável que a resposta inflamatória inicial diminua em seguida e desapareça, com cicatrização e fibrose se os bacilos da tuberculose remanescentes forem eliminados. A produção de doença focal ou disseminada persistente sugere deficiência da imunidade celular (IC). Ao encontrar resistência imunológica diminuída, as micobactérias simplesmente ficam confinadas dentro das células fagocitárias, onde continuam se multiplicando, devido à ineficiência do hospedeiro em eliminar esses patógenos intracelulares. Por conseguinte, a formação de granuloma reflete a tentativa do corpo de controlar os microrganismos remanescentes, que podem permanecer em estado latente, apenas para sofrerem reativação posterior e disseminação em consequência da imunossupressão.

Diferentemente das lesões tuberculosas e lepromatosas clássicas descritas em seres humanos com micobacteriose, os gatos com infecções mucocutâneas causadas por *M. tuberculosis* ou por microrganismos do complexo *M. avium* desenvolvem infiltrado piogranulomatoso, com variações na quantidade de necrose, células gigantes multinucleadas e graus de infiltração linfoide.[173] O *M. tuberculosis* é frequentemente extracelular, enquanto os microrganismos do complexo *M. avium* são habitualmente intracelulares. O padrão de inflamação não se correlaciona especificamente com o microrganismo etiológico e, em alguns casos, pode assemelhar-se ao da micobacteriose cutânea atípica. O padrão de coloração das citocinas da micobacteriose mucocutânea felina assemelha-se àquele descrito para a hanseníase humana, em que a resposta mediada pelas células T leva à formação de granulomas epitelioides, com quantidades abundantes de células T auxiliares tipo 1 (Th1; do inglês *T helper-1*) CD4+ e suprarregulação das citocinas interleucina (IL)-1b, fator de necrose tumoral α, IL-6 e fator de estimulação de colônias de granulócitos-macrófagos.[173]

Em certa porcentagem de animais, as micobactérias parecem superar os mecanismos de defesa do hospedeiro, resultando em doença progressiva. É provável que essa virulência aumentada seja resultado de alterações na via de exposição, tamanho do inóculo, patogenicidade da cepa e mecanismos de defesa de IC. Após ter produzido lesões primárias, as micobactérias da tuberculose podem se disseminar por todo o corpo, espalhando a infecção no tecido adjacente por extensão direta ou por meios mecânicos. O aspirado e a gravitação dos exsudatos infecciosos podem disseminar a doença em outras áreas do tecido pulmonar. A multiplicação intracelular das bactérias não é impedida à medida que a infecção se dissemina para outros tecidos por via linfática ou hematogênica.

Os fatores que contribuem para a resistência do hospedeiro às micobactérias não estão bem definidos.[154] Tipicamente, a IC está associada a uma proteção contra patógenos intracelulares facultativos, como as micobactérias. O aumento de resistência parece estar associado a maior capacidade dos macrófagos ativados de matar os bacilos da tuberculose ou de inibir sua multiplicidade intracelular. Em seres humanos com micobacteriose pulmonar refratária causada por microrganismos diferentes de *M. tuberculosis,* foi documentado um defeito na secreção de interferona (IFN)-γ.[270]

Infecções não tuberculosas

A infecção por microrganismos do MAC habitualmente começa com a ingestão de microrganismos do ambiente ou de alimento contaminado ou vísceras infectadas não cozidas. Em cães e gatos, os microrganismos do MAC frequentemente sofrem disseminação através dos tecidos linfoides e muitos outros tecidos, sem indicação de granuloma primário no local de entrada. Esses microrganismos estão estreitamente relacionados com *M. avium* subespécie *paratuberculosis,* causa da doença de Johne, uma enterite granulomatosa crônica de ruminantes e outros herbívoros. Animais com doença de Johne podem ter adquirido a infecção quando recém-nascidos, em consequência da ingestão de alimento contaminado ou exposição a ambiente contaminado. As micobactérias podem ser fagocitadas pelos macrófagos intestinais, ocasião em que a infecção torna-se quiescente e, eventualmente, em situações de estresse ou com imunossupressão inata ou adquirida, os microrganismos multiplicam-se, e ocorre a doença. Há suspeita da ocorrência de eventos semelhantes nas infecções de raças de cães ou gatos com predisposição a microrganismos do MAC; esses animais desenvolvem infecções disseminadas nos primeiros anos de vida, provavelmente em consequência de defeitos não identificados da IC. Cães das raças Schnauzer miniatura e Basset hound, bem como gatos da raça Siamês e Abissínio, estão representados em excesso em relatos de casos de infecção pelo MAC. Os gatos Siameses também têm predisposição a infecções por outros microrganismos intracelulares persistentes, e os gatos Abissínios têm aberrações imunes, resultando em alta prevalência de amiloidose reativa. Embora seja provável a ocorrência de defeitos do sistema imune nessas raças, a natureza precisa desses defeitos não está totalmente estabelecida (ver Capítulo 94). Não foi constatada associação bem definida entre a infecção retroviral felina e a micobacteriose. Em alguns animais com imunossupressão grave, pode ocorrer bacteriemia, resultando em disseminação para múltiplos órgãos.

Achados clínicos

A Tabela 48.2 fornece uma revisão das manifestações clínicas da doença causadas pelas várias espécies de micobactérias.

Infecções por micobactérias da tuberculose

Sinais clínicos semelhantes podem ser causados por infecções com *M. tuberculosis, M. bovis* ou *M. microti.* Todavia, a tuberculose canina e felina é, com frequência, uma doença subclínica. Muitos animais de estimação tornam-se inadvertidamente infectados por *M. tuberculosis* e até mesmo por *M. bovis* na mesma residência em que vivem os proprietários com tuberculose.[89,125,282,311] A genotipagem confirmou que a cepa de *M. tuberculosis* que infecta uma pessoa também infecta o seu animal de estimação.[89] Os animais de estimação de fazendas também podem atuar como reservatórios subclínicos de *M. bovis* para os bovinos suscetíveis.

Os sinais clínicos em cães e gatos refletem o local de formação do granuloma. É provável que ocorram infecções cutâneas localizadas, particularmente em gatos com infecção por *M. microti* ou por *M. bovis,* com desenvolvimento de granulomas no local de ferida por mordida ou arranhadura ou outra lesão penetrante (Figura 48.2). Foi constatado o desenvolvimento de infecção por *M. bovis* em cães no local de lesões por mordida ocorridas em ambiente selvagem.[312] Com frequência, as lesões desenvolvem linfadenomegalia regional associada.[122,124] *M. tuberculosis* tem mais tendência a causar infecções pulmonares do que *M. bovis,* que frequentemente acomete o trato GI. Em caso de comprometimento respiratório, a broncopneumonia, a formação de nódulos pulmonares e a linfadenomegalia hilar são mais comuns em cães, resultando em febre, perda de peso, anorexia e tosse áspera não produtiva.[89,105,247,295,307] O comprometimento pulmonar em gatos causa tipicamente dispneia e tosse suave.[124] Cães e gatos podem desenvolver disfagia, ânsia de vômito, hipersalivação e aumento das tonsilas, em consequência de lesões orofaríngeas ulceradas e drenagem crônica. Gatos apresentam localização intestinal primária mais comumente do que cães e exibem perda de peso, anemia, vômitos e diarreia como sinais de má absorção intestinal. Os linfonodos mesentéricos podem estar aumentados à palpação, e, em alguns casos, verifica-se derrame abdominal. O comprometimento intestinal e de órgãos viscerais também foi documentado em cães, presumivelmente devido à ingestão de *M. bovis.*[87]

Observa-se o desenvolvimento de um *continuum* de sinais clínicos na doença disseminada. Provavelmente a extensão direta da doença pulmonar resulte em derrame pleural ou pericárdico, com sinais de dispneia, cianose e insuficiência cardíaca direita. A disseminação do trato GI para outros tecidos, incluindo os pulmões, foi comumente relatada nas infecções prolongadas em leões e guepardos.[168,169] A disseminação de lesões cutâneas para os pulmões foi observada em gatos com infecções por *M. bovis* e *M. microti* e pode causar disfunção respiratória.[110,122,124,227,228] A doença disseminada pode constituir o primeiro sinal de enfermidade em muitos cães e gatos, e os sinais clínicos estão correlacionados com a localização nos órgãos em cada caso. Pode-se observar linfadenomegalia generalizada, anorexia, perda de peso, febre e morte súbita. Massas ou aumentos de volume em muitos órgãos abdominais podem ser detectados, particularmente no fígado e no baço. É comum observar nódulos dérmicos e úlceras que drenam e não cicatrizam em gatos e, algumas vezes, em cães. Gatos com infecções por *M. bovis* desenvolveram coroidite tuberculosa e descolamento da retina.[96] Em alguns casos, foi constatada ocorrência de uveíte granulomatosa e sinais do sistema nervoso central (SNC). Foram observadas claudicação e fraturas espontâneas nos casos de localização óssea e articular.[174] Outros sinais clínicos incluíram hemoptise, hematúria e icterícia.

Infecções por micobactérias não tuberculosas

Complexo *Mycobacterium avium.* A distribuição ubíqua dos microrganismos do MAC no ambiente em comparação com a baixa prevalência de doença sugere que as infecções subclínicas são comuns. Cães com doença induzida pelo MAC apresentaram habitualmente doença granulomatosa extensa do intestino, baço, fígado e linfonodos mesentéricos. A maioria dos cães tinha menos de 4 anos de idade, e é evidente, com base nas lesões, que a doença foi subclínica e progressiva. Perda de peso e letargia constituem sinais clínicos predominantes. Foi observada a ocorrência de vômitos, anorexia, febre e hematoquezia, porém esses sinais podem ser intermitentes. Outros sinais observados em alguns cães incluíram hiperestesia paraespinal, paresia, claudicação, edema subcutâneo, uveíte anterior e dificuldade respiratória.*

---

*Referências 7, 111, 127, 140, 239, 245.

| Tabela 48.2 | Comparação das espécies de *Mycobacterium* que infectam cães e gatos. |

Microrganismo	Fatores ambientais	Manifestações clínicas	Sensibilidade a fármacos ou tratamento bem-sucedido relatado[a]
MICOBACTÉRIAS DA TUBERCULOSE DE CRESCIMENTO LENTO: TUBÉRCULOS E LINFADENITE, DISSEMINAÇÃO OCASIONAL			
M. tuberculosis	Residência urbana, contato íntimo com pessoas acometidas	Habitualmente localização respiratória, pulmonar, pode haver disseminação sistêmica	Isoniazida, rifampicina, etambutol, pirazinamida
M. bovis	Gatos rurais, ingestão de carne crua ou produtos derivados do leite ou fauna silvestre infectada	Habitualmente distúrbios alimentares; pode ocorrer comprometimento respiratório, cutâneo ou linfático, algumas vezes com disseminação sistêmica	Rifampicina, claritromicina, quinolonas, etambutol, isoniazida, excisão cirúrgica das lesões cutâneas
M. microti	Rural, suburbano, caçador, feridas por mordida, exposição a presas, ingestão de roedores	Lesões cutâneas nodulares que drenam, ulceração, linfadenomegalia periférica, miosite local, artrite, osteomielite, algumas vezes pneumonia, infecção peritoneal ou disseminação sistêmica	Claritromicina/azitromicina, quinolonas + rifampicina; rifampicina, isoniazida, etambutol
MICOBACTÉRIAS LEPROMATOSAS: DERMATOSE NODULAR CUTÂNEA			
M. lepraemurium	Climas úmidos mais frios, meses de inverno, gatos com menos de 3 anos de idade expostos a presas compostas de roedores infectados	Nódulos cutâneos e dérmicos subcutâneos solitários a múltiplos na cabeça e nos membros, úlceras, fístulas, abscessos, disseminação regional apenas	Clofazimina, claritromicina, doxiciclina ou minociclina, rifampicina, remoção cirúrgica
Lepra felina, *M.* sp. Tarwin	Costa central da Nova Gales do Sul, Austrália, Nova Zelândia, gatos idosos com mais de 10 anos de idade, predisposição com vírus da imunodeficiência felina	Nódulos dérmicos subcutâneos, ausência de ulceração, algumas vezes disseminação	Claritromicina, rifampicina, clofazimina
Candidatus M. visibile	Exposição ambiental?	Comprometimento cutâneo e disseminado	Clofazimina
MICOBACTÉRIAS NÃO TUBERCULOSAS: PIOGRANULOMATOSAS			
Saprófitas de crescimento lento: lesões cutâneas, linfadenite, disseminação em hospedeiros imunocomprometidos			
Complexo *M. avium*	Exposição a solo, água ou poeira infectados; solos ácidos contaminados com fezes ou carcaças de aves, mais prevalente na raça Basset Hound e gatos de raça Siamês e Abissínio	Linfonodos dérmicos e regionais, granulomas, infiltração do trato digestório, granulomas da córnea, disseminação sistêmica	Claritromicina, clofazimina, doxiciclina ou minociclina, rifabutina, etambutol; prefere-se a rifampicina se houver comprometimento do SNC para melhor penetração
M. genavense	Exposição ambiental em hospedeiro imunocomprometido	Linfadenite disseminada	Claritromicina, etambutol, quinolonas, clofazimina
Complexo *M. terrae*	Exposição ambiental	Lesões cutâneas	Claritromicina, quinolonas, rifampicina
M. simiae	Exposição ambiental	Cutânea e disseminada	Claritromicina, quinolonas, rifampicina?
M. ulcerans	Exposição ambiental	Cutânea	Remoção cirúrgica, claritromicina
Granuloma leproide canino, *M.* sp.	Provavelmente mundial, moscas picadoras	Nódulos subcutâneos, particularmente na cabeça e nas orelhas	Remoção cirúrgica, rifampicina, claritromicina
Micobactérias saprófitas de crescimento rápido: infecções piogranulomatosas cutâneas e subcutâneas			
M. thermoresistibile	Solo e poeira doméstica, água inalada, contaminante de feridas	Pneumonia piogranulomatosa, piotórax, piogranulomas cutâneos e subcutâneos	Doxiciclina, claritromicina
Outras espécies oportunistas de crescimento rápido	Exposição ao solo e à água; feridas por mordida e punção; hospedeiro imunocomprometido	Granulomas cutâneos e subcutâneos, particularmente na região inguinal, úlceras, drenagem, com disseminação regional apenas; infecções secundárias de feridas	Remoção cirúrgica, excisão ampla, sensibilidade variável a quinolonas, doxiciclina, aminoglicosídios, clofazima, claritromicina, trimetoprima-sulfonamida

[a]Para doses e informações detalhadas sobre cada um dos fármacos, ver Tabelas 48.4 e 48.6 a 48.8, bem como o *Formulário de fármacos*, no Apêndice. Dois no mínimo e, com frequência, três fármacos devem ser sempre usados em combinação.

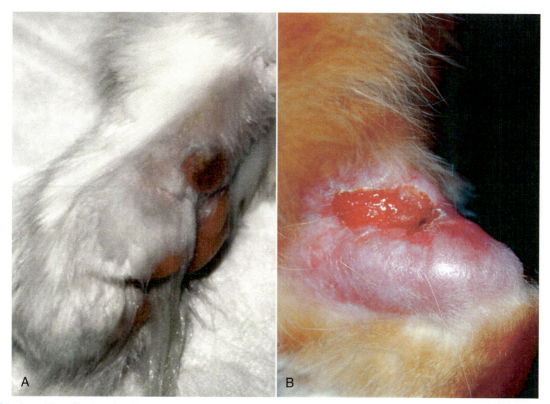

Figura 48.2 Lesões nodulares (**A**) e ulcerativas (**B**) nos membros de gatos com infecção por *Mycobacterium microti*. (Cortesia de D. Gunn-Moore, University of Edinburgh, Escócia.)

Gatos com infecções causadas pelo MAC frequentemente apresentam aumento dos linfonodos regionais e edema subcutâneo, particularmente ao redor da cabeça e face, e alguns gatos desenvolvem queratite (Figura 48.3).* Com frequência, essas infecções ocorrem após feridas da face por mordidas ou arranhaduras. Foi observada ocorrência de perda de peso, anorexia e febre. É provável que ocorra disseminação para muitos tecidos em alguns gatos, e os sinais clínicos refletem a área de acometimento.[19] Os gatos abissínios têm predileção pela infecção disseminada e, habitualmente, desenvolvem doença clínica entre 1 e 5 anos de idade.[14,283] Os gatos podem apresentar doença visceral semelhante àquela dos cães, em que alças intestinas com espessamento, hepatomegalia, esplenomegalia e aumento dos linfonodos intestinais podem ser palpados ou observados (Figura 48.4). A disseminação a partir das vísceras pode produzir disfunção respiratória em consequência de infiltração intersticial nodular pulmonar.

Por ser resistente ao ambiente e oportunista, *M. avium* tem implicado em surtos de hipersensibilidade ou pneumonite granulomatosa em seres humanos.[91] Gotículas aerossolizadas de água desinfetada (p. ex., clorada) foram responsáveis por essas reações inflamatórias nos pulmões de seres humanos e também podem ocorrer em seus animais de estimação.

Micobactérias saprófitas de crescimento lento. *M. avium* ssp. *paratuberculosis* foi identificado por reação em cadeia da polimerase (PCR; do inglês, *polymerase chain reaction*) em biopsias intestinais de 19% dos cães com vômitos ou diarreia crônicos ou ambos, porém em nenhum dos cães de controle correspondentes.[107] Todavia, foi observada uma variedade de alterações patológicas, e não foi determinada a existência de correlação consistente entre o microrganismo e as alterações patológicas específicas. *M. genavense,* um microrganismo exigente semelhante ao MAC, é a causa de definhamento muscular, espessamento da parede do intestino delgado e infiltra-

ção granulomatosa hepática em aves e seres humanos portadores de AIDS.[35] Foi constatada ocorrência de infecção pulmonar e disseminada por *M. genavense* em cães e em um gato infectado pelo vírus da imunodeficiência felina (FIV; do inglês, *feline immunodeficiency virus*).[145,170] *M. kansasii* causou pneumonia com formação de abscessos pulmonares e piotórax em um cão.[257] O complexo *M. terrae* causou espessamento dérmico nodular no dedo de um gato.[135] A infecção por *Mycobacterium xenopi* provocou granuloma traqueal em um gato.[80] Em um gato com infecção por *M. simiae,* foi observada doença disseminada associada a múltiplos nódulos cutâneos e comprometimento ocular (coriorretinite) e pulmonar.[83] *M. ulcerans* produziu edema subcutâneo da ponte do nariz de um gato na costa sul da Austrália.[88] Foi observada ocorrência de inflamação piogranulomatosa em uma amostra citológica obtida por aspirado com

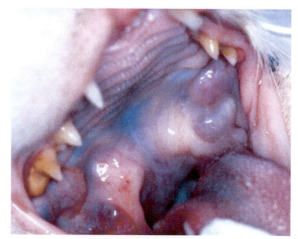

Figura 48.3 Lesão expansiva no palato superior e região maxilar de um gato com infecção localizada por *Mycobacterium avium-intracellulare*. (Fotografia de Craig Greene © 2004 University of Georgia Research Foundation Inc.)

*Referências 69, 73a, 82, 167, 177, 199, 225, 292.

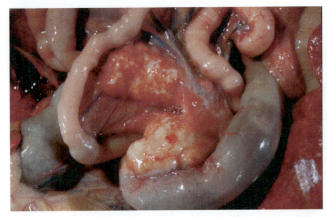

Figura 48.4 Granulomas mesentéricos intestinais examinados por laparotomia exploradora em um gato com infecção disseminada por *Mycobacterium avium-intracellulare*. (Fotografia de Bente Flatland © 2004 University of Georgia Research Foundation Inc.)

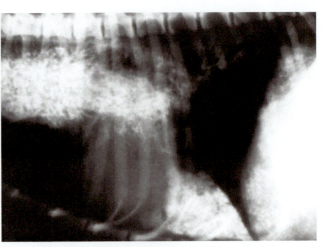

Figura 48.5 Radiografia de tórax lateral de um Yorkshire Terrier macho de 3 anos de idade com tuberculose. Observar múltipla mineralização irregular do tecido mole no tórax craniodorsal e abdome cranial. (Da Referência 195. Reproduzido com autorização.)

agulha fina. Os microrganismos foram identificados em colorações álcool-acidorresistentes de amostras de biopsia tecidual, e a espécie foi identificada por análise genética. Foram observadas lesões cutâneas ulceradas em 4 cães com infecção por *M. ulcerans* geneticamente confirmada.[241a]

Diagnóstico

Achados clinicolaboratoriais

Os achados clínicos e laboratoriais nas infecções micobacterianas são frequentemente inespecíficos e incluem leucocitose moderada e anemia. A anemia, que é habitualmente arregenerativa, é macrocítica em alguns gatos com infecções intestinais.[162] Frequentemente são observados níveis séricos normais a reduzidos de albumina e hiperglobulinemia. A hipercalcemia pode ocorrer em consequência da inflamação granulomatosa, conforme observada em outras infecções micobacterianas.[3,14,217] Os microrganismos podem ser observados em leucócitos de esfregaços de sangue e medula óssea ou em preparações de creme leucocitário ou na urina.[57,309] A parede celular contendo lipídios não se cora com corantes de Romanowsky, de modo que os bacilos aparecem como barras não coradas dentro dos leucócitos.

Na infecção causada pelo MAC, cães apresentaram anemia, leucocitose, linfopenia, hipoalbuminemia e aumento na atividade das enzimas hepáticas. A linfadenomegalia hilar é frequentemente visível na radiografia de tórax. Em um cão, foram observados microrganismos em esfregaços fetais com coloração álcool-acidorresistente.[140] Tipicamente, os gatos apresentam anemia, leucocitose neutrofílica e hiperglobulinemia.

Na radiografia e na ultrassonografia, massas visíveis podem ser aparentes em vários sistemas de órgãos. As anormalidades observadas em radiografias de tórax podem incluir linfadenomegalia traqueobrônquica e infiltrados pulmonares intersticiais; possivelmente são observadas lesões pulmonares calcificadas (Figura 48.5). A consolidação pulmonar e a formação de granulomas têm sido associadas a densidades radiopacas difusas nos lobos pulmonares. Lesões metastáticas em consequência de disseminação são observadas na forma de densidades miliares difusas (Figura 48.6 A e B). Pode-se verificar líquido nas cavidades pleural ou pericárdica. A radiografia de abdome pode revelar aumento dos órgãos parenquimatosos, tais como fígado e baço, ou massas abdominais solitárias. É possível que haja líquido na cavidade abdominal, e linfonodos mesentéricos calcificados podem ser evidentes. As lesões ósseas consistem em pequenas áreas radiotransparentes circunscritas. O comprometimento torácico pode estar associado a osteopatia pulmonar hipertrófica. A discoespondilite ou osteomielite vertebral podem ser aparentes.

Achados citológicos

As amostras devem ser obtidas de aspirados teciduais ou esfregaços por impressão obtidos por biopsia ou na necropsia. A coloração acidorresistente constitui o método mais amplamente disponível para estabelecer rápido diagnóstico presuntivo de infecção micobacteriana. Os corantes acidorresistentes são positivos para amostras de muitos animais com infecções micobacterianas, mas não todos. Esses corantes são mais consistentes para microrganismos recuperados em cultura. As micobactérias podem ser coradas pela sua resistência a ácidos com carbolfucsina ou corantes fluorescentes (*i. e.*, auramina-rodamina). Os corantes de fluorocromos são mais sensíveis e tecnicamente mais difíceis de examinar que os corantes convencionais de carbolfucsina. Foram encontrados corpúsculos semelhantes a calcosferita e restos caseosos granulares no exame citológico de muco traqueal de cão com tuberculose por *M. bovis*, semelhantes aos achados na infecção humana por *M. tuberculosis*.[21] Para infecções entéricas por microrganismos como *M. avium* ou *M. bovis*, a coloração acidorresistente de raspados retais ou muco fetal pode detectar os microrganismos.

Teste tuberculínico

A tuberculina é um derivado proteico purificado (DPP) de *M. tuberculosis*. Pessoas ou animais infectados por micobactérias produtoras de tubérculos desenvolvem reação de hipersensibilidade tardia quando esse antígeno é injetado por via intradérmica. As micobactérias não tuberculosas contêm proteínas análogas ao *M. tuberculosis*, e observa-se considerável reatividade cruzada. O teste cutâneo intradérmico tem sido usado como auxiliar na detecção e no diagnóstico da tuberculose humana e na avaliação de hipersensibilidade de tipo tardio em animais. A Tabela 48.3 fornece o resumo dos dois tipos de tuberculina usados para teste intradérmico. Dependendo da existência ou não de história de infecção ou doença, várias potências de DPP (1, 5 ou 250 unidades de tuberculina/0,1 mℓ) são habitualmente selecionadas para teste cutâneo em seres humanos. Todavia, a maior concentração é necessária para realização do teste em cães. O teste tuberculínico intradérmico em cães é inconsistente e não confiável. Por outro lado, o uso do pavilhão da orelha demonstrou ser confiável na detecção de cães previamente sensibilizados com vacina do bacilo Calmette-Guérin (BCG), uma cepa mutante atenuada de *M. bovis*, usada em pessoas como vacina para induzir resistência à tuberculose e como imunoestimulante inespecífico. Além disso, foi constatado que cães infectados respondem de modo satisfatório ao teste cutâneo intradérmico com BCG. Uma desvantagem do BCG é a sua capaci-

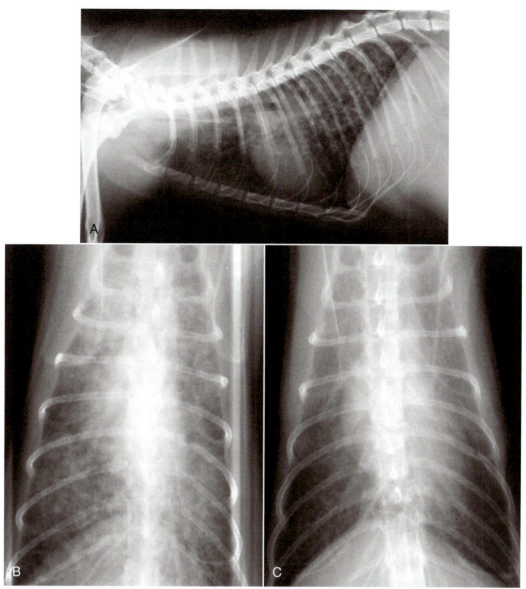

Figura 48.6 A. Radiografia de tórax lateral de um gato com infecção disseminada por *Mycobacterium bovis* e radiografia torácica dorsoventral de um gato com infecção disseminada por *M. avium-intracellulare* antes (**B**) e depois (**C**) do tratamento. (Parte A, cortesia de D. Gunn-Moore, University of Edinburgh, Edinburgh, Escócia. Partes B e C, fotografias de Craig Greene © 2004 University of Georgia Research Foundation Inc.)

dade de induzir reações falso-positivas posteriores no teste cutâneo com DPP. Embora isso não tenha sido estudado em animais, os resultados falso-positivos têm sido mais comuns em pessoas com o uso de certas marcas comerciais de DPP.[269] O BCG precisa ser manuseado com cautela para evitar inoculação inadvertida, visto que pessoas imunossuprimidas, particularmente aquelas com AIDS, ou animais imunocomprometidos que estão sendo testados podem desenvolver doença disseminada.[296,318,319] As infecções por micobactérias tanto da tuberculose quanto não tuberculosas produzem resultados positivos no teste intradérmico da tuberculina ou do BCG.

Os testes são realizados pela injeção intradérmica de BCG ou DPP na face medial da parte proximal do membro pélvico ou, de preferência, na superfície interna do pavilhão da orelha. Uma reação positiva é apenas indicada quando aparece tumefação elevada, endurecida e subsequentemente necrótica no local de injeção dentro de 48 a 72 h. A necrose e a ulceração podem levar até 2 semanas para ocorrer. O aparecimento de eritema discreto após injeção intradérmica de BCG em cães é considerado inespecífico. Foram observados resultados falso-positivos causados por reatividade cruzada com outras espécies de bactérias.

Outro método de teste tuberculínico para cães, recomendado pelo U.S. Department of Agriculture (USDA), requer a medida da temperatura retal basal. Se estiver dentro da faixa de referência, administra-se injeção subcutânea de 0,75 mℓ de DPP *bovis* (fornecido pelo USDA, ver Tabela 48.3). A temperatura retal é monitorada a cada 2 h, durante 12 h. A elevação de 1,1°C na temperatura é interpretada como resultado positivo.

Diferentemente de muitas espécies, os gatos não apresentam reação intensa à administração intradérmica de tuberculina, e, aparentemente, são necessárias doses mais altas para esses animais. Apesar da ausência de resposta a doses mais baixas de DPP usadas em cães, os gatos ainda apresentam imunidade adequada à tuberculose. O teste subcutâneo ou intravenoso com tuberculina não é mais confiável, e os gatos não respondem bem à injeção intradérmica de BCG. Gatos sensibilizados ao BCG responderam à injeção intradérmica de DPP no pavilhão da orelha; infelizmente, a resposta tem sido inconsistente, infrequente ou transitória. Foi observada resposta mais consistente (aumento na espessura do pavilhão da orelha igual ou de mais de duas vezes) ao DPP depois de 72 h em gatos SPF experimentalmente sensibilizados com adjuvante de *M. bovis* morto pelo calor, em

| Tabela 48.3 | Resumo do teste cutâneo intradérmico para tuberculose em cães e gatos.[a] |

Substância	Local preferido	Dose
Cão		
DPP	ID – Face interna do pavilhão da orelha ou coxa	≥ 250 UI[b] (0,1 mℓ)
DPP	Subcutânea	0,75 mℓ
BCG	ID – Face interna do pavilhão da orelha ou coxa	0,1 a 0,2 mℓ[c]
Gato		
DPP (bovino)	ID – Face interna do pavilhão da orelha	2.000 a 3.000 UI[b] (0,1 mℓ)
Leão		
DPP (bovino)	ID – Região cervical	6.000 UI (0,2 mℓ)
DPP (aviário)	ID – Região cervical	5.000 UI (0,2 mℓ)

BCG, bacilo Calmette-Guérin; *ID*, intradérmica; *UI*, unidades internacionais de tuberculina; *DPP*, derivado proteico purificado de tuberculina.
[a]Ver o texto para informações sobre a realização e a interpretação do teste.
[b]Se a tuberculina humana, bovina ou aviária for fornecida em miligramas, o fator de conversão é habitualmente 50.000, 20.000, 30.000 e 25.000 UI, respectivamente, de DPP, quando o DPP é igual a 1 mg. Essa concentração em UI/mg pode variar ligeiramente de acordo com o país e o fabricante de origem. O DPP para teste bovino do U.S. Department of Agriculture é de 30.000 UI/mℓ (1 mg/mℓ). Para preparar pelo menos 250 UI/0,1 mℓ, remover 0,1 mℓ; acrescentar a 1,1 mℓ de água estéril para injeção; misturar em frasco de vidro esterilizado. As soluções diluídas de DPP devem ser preparadas na hora e usadas pouco depois. O volume de 0,1 mℓ de DPP bovino não diluído (≥ 20.000 UI ou 1 mg/mℓ tem produzido resposta consistente em gatos sensibilizados,[91a] e uma dose duas vezes maior tem sido eficaz em leões (ver o texto).[169a] Cepas humanas (*M. tuberculosis*) ou bovinas (*M. bovis*) podem ser usadas como fonte de tuberculina, visto que existem reações cruzadas aos componentes da parede celular. A cepa humana pode produzir reação mais intensa a *M. tuberculosis*, porém a cepa bovina está disponível em maior concentração. São utilizadas concentrações mais altas para testar animais, em comparação com pessoas, quando a sensibilidade, mais do que a especificidade, é mais importante quando há risco de saúde pública. Nota: em seres humanos, são usadas 5 unidades UI em 0,1 mℓ de solução (50 UI/mℓ) na face volar do antebraço, com leitura dentro de 48 a 72 h.
[c]A vacina BCG USP contém 8 a 26 milhões de unidades formadoras de colônias/mℓ de bacilo vivo. Reconstituir a preparação congelada seca em alíquotas de 1 mℓ, de acordo com a recomendação do fabricante. O BCG pode sensibilizar o animal a resultados falso-positivos a um teste tuberculínico posterior.

comparação com gatos SPF não sensibilizados.[91a] O DPP bovino não diluído (1 mg/mℓ) (ver Tabela 48.3, nota de rodapé b) foi usado na face interna do pavilhão da orelha, e foram usados compassos dérmicos para medir a mudança de espessura do pavilhão da orelha. O método subcutâneo não foi avaliado em gatos, e a biopsia, a cultura e a necropsia constituem testes mais definitivos. O teste tuberculínico foi usado de forma eficaz em leões com exposição natural por meio de inoculação intradérmica na região cervical.[169,169a] A resposta mais acurada em leões infectados por várias micobactérias foi obtida com o uso de duas vezes a dose recomendada (0,2 mg ou 0,2 mℓ), de DPP bovino e aviário (ver Tabela 48.3) com comparação das respostas individuais.[169a]

Sorologia

Embora não seja confiável quando comparado com o teste cutâneo, o teste sorológico para anticorpos antimicobacterianos inclui hemaglutinação e fixação do complemento. O teste sorológico tem sido empregado para detectar cães e gatos infectados quando o teste cutâneo não é conclusivo. Em cães e gatos, a resposta sorológica à vacinação com BCG *M. bovis* ou ao antígeno de *M. bovis* morto como adjuvante foi avaliada com *immunoblotting* contra antígenos proteicos específicos.[32,91a] Foi detectado aumento dos anticorpos dentro de 3 a 5 semanas após a vacinação, e os títulos permanece-

ram elevados durante 23 semanas nos cães e por mais de 1 ano nos gatos. O teste sorológico pode detectar potencialmente a exposição às micobactérias, de modo semelhante ao teste cutâneo intradérmico. Infelizmente, os anticorpos contra micobactérias, como o BCG, reagem a uma ampla variedade de bactérias, fungos e protozoários. Essa característica foi utilizada como procedimento histoquímico para a detecção de microrganismos nos tecidos.[33]

Devido à resposta inconsistente dos gatos a doses mais baixas de DPP intradérmico, a produção de IFN-γ específica para antígeno foi usada como teste diagnóstico útil para a identificação de infecções causadas por *M. tuberculosis*, *M. bovis* e *M. microti*.[263,256a,264] Para estabelecer se um gato com suspeita de infecção teve exposição prévia a micobactérias específicas, as células mononucleares do sangue periférico do gato são expostas a DPP aviário, DPP bovino e outras proteínas micobacterianas específicas.

Isolamento das bactérias

A cultura de micobactérias constitui o padrão de referência para o diagnóstico. Na coleta de amostras para *M. tuberculosis*, a inoculação imediata de exsudatos pleurais em meios de cultura proporciona maior rendimento que após o transporte da amostra ao laboratório.[52] A adição de heparina à amostra produziu resultados semelhantes aos obtidos com inoculação direta, presumivelmente porque os microrganismos retidos no material coagulado não podem ser cultivados. Para cultura, amostras derivadas de tecido ou mucosa são habitualmente tratadas com hidróxido de sódio a 4% ou outro desinfetante, como *N*-acetil-L-cisteína, para eliminar quaisquer microrganismos contaminantes. As amostras que são habitualmente estéreis (tecidos internos, líquido cerebrospinal, urina, sangue) não devem ser descontaminadas, visto que a viabilidade do baixo número de micobactérias existentes pode ser perdida. Quando as amostras são pequenas e contêm microrganismos acidorresistentes, toda a amostra deve ser colocada em meio de cultura à base de caldo. O caldo ou os meios líquidos facilitam o crescimento mais rápido e maior rendimento das micobactérias. Meios sólidos ainda são necessários para o isolamento ótimo de micobactérias e para a detecção de mais de uma espécie na amostra. As micobactérias patogênicas da tuberculose são de crescimento lento, necessitam frequentemente de 4 a 12 semanas para estabelecer colônias visíveis em meios sólidos, e o seu crescimento é inibido, a não ser que sejam utilizados meios de enriquecimento. Os meios enriquecidos com ovo, como o meio Lowenstein-Jensen (LJ) e o meio à base de ágar, como Middlebrook, são preferidos aos meios sólidos para o isolamento dos bacilos da tuberculose. O glicerol, que é acrescentado a meios como o LJ para intensificar o crescimento de *M. tuberculosis*, inibe na realidade o crescimento de *M. bovis*. São utilizados meios de Stonebrink ou B83 quando há suspeita de *M. bovis*.[65] O crescimento é mais rápido em dióxido de carbono a 5 a 10%. Algumas espécies saprófitas, como *M. genavense*, exibem melhor crescimento em condições microaerofílicas de tensão de oxigênio reduzida (2,5%).[262] As micobactérias patogênicas e saprófitas têm sido identificadas e diferenciadas pelas características de crescimento e bioquímicas das colônias.

Foram desenvolvidos métodos comerciais para facilitar a rápida detecção e classificação das micobactérias. O método de lise-centrifugação também tem sido usado para facilitar a cultura de patógenos intracelulares, como micobactérias do sangue. Os métodos automáticos radiométricos para cultura em caldo reduziram o tempo levado para a detecção inicial do crescimento de micobactérias para a média de 10 a 13 dias. Utilizando um desses sistemas, foi possível eliminar o meio LJ sem comprometer a acurácia.[281] A identificação final pode ser 4 a 6 semanas mais demorada, porém a PCR seguida de análise de restrição e hibridização de ácido nucleico reduziu esse tempo para alguns dias.[51,253,304,317]

É possível identificar isolados de micobactérias, e laboratórios especializados podem determinar a sua sensibilidade a agentes antimicrobianos. Nos EUA, alguns desses laboratórios são o National Animal Disease Laboratory em Ames, Iowa, e o National Jewish Medical e o Research Center em Denver, no Colorado.

Detecção dos microrganismos

Os componentes micobacterianos são detectáveis em líquidos corporais, como líquido cerebrospinal, utilizando o ensaio imunossorvente ligado a enzima ou radioimunoensaio. A sensibilidade desses métodos para a detecção de microrganismos no interior de leucócitos é muito maior do que a coloração álcool-acidorresistente. A detecção de antígenos micobacterianos no escarro por ensaio imunossorvente ligado a enzima é mais difícil para análise, visto que eles são frequentemente perdidos durante o processamento desses líquidos. Foram detectados microrganismos do MAC dentro de fagócitos em esfregaços fecais pela coloração álcool-acidorresistente em animais com infecções GI.[140]

A inoculação em animais foi realizada historicamente para identificar espécies de micobactérias, bem como aquelas, como *Mycobacterium leprae* e *Mycobacterium lepraemurium,* que são difíceis de cultivar. Animais de laboratório, como cobaias, coelhos, camundongos e *hamsters*, foram inoculados por via intraperitoneal com suspensões de linfonodos, baço e granulomas de casos suspeitos.

A PCR ou a hibridização *in situ* podem ser realizadas com amostras de tecido ou líquidos corporais para detectar ou identificar micobactérias que crescem lentamente ou que não podem ser cultivadas no laboratório de microbiologia.* Em cães com infecção experimental por meio de várias vias com *M. tuberculosis*, os tecidos pulmonares e linfoides apresentaram mais consistentemente resultados positivos da PCR, apesar da ausência de lesões macroscopicamente visíveis.[34] Em situações clínicas, esses métodos têm alta sensibilidade na identificação de micobactérias quando os microrganismos estão prevalentes em amostras citológicas; todavia, têm baixa sensibilidade quando os microrganismos estão em pequeno número ou inaparentes. Deve-se antecipar a obtenção de resultados falso-negativos, devido à dificuldade de extração e purificação de ácido nucleico de amostras biológicas. Além disso, podem ser obtidos resultados falso-positivos. Por exemplo, espécies de *Rhodococcus* geneticamente semelhantes, que exibem coloração álcool-acidorresistente e que podem contaminar o ambiente, podem ser detectadas inadvertidamente no teste de PCR.[261]

Os métodos de detecção de ácidos nucleicos são apropriados para a identificação específica dos microrganismos encontrados em cultura de amostras clínicas. Esses métodos têm sido úteis na investigação de surtos, visto que a genotipagem das cepas pode ajudar a determinar a sua importância patogênica ou a sensibilidade a fármacos, ou facilitar a identificação epidemiológica de sua fonte. Os métodos de ácido nucleico devem complementar, mas não substituir, os métodos convencionais de isolamento de micobactérias para detecção de infecções.

Biopsia tecidual

O diagnóstico definitivo pode ser estabelecido pela demonstração de microrganismos acidorresistentes dentro de uma lesão (por meio de biopsia e exame histológico das lesões), ou por esfregaços diretos de exsudatos e líquidos. Apesar de estarem frequentemente em baixos números, os bacilos da tuberculose intracelulares são reconhecidos pela sua forma em bastonete e aparência em contas. Os bacilos *M. tuberculosis* podem ser proeminentes em locais

---

*Referências 43, 49, 239, 288-290, 295, 299.

extracelulares.[173] Em comparação com os bacilos da tuberculose, os microrganismos do MAC são geralmente menores e estão em grandes números dentro das células infectadas. O método de coloração álcool-acidorresistente é ideal para aspirados de tecidos e granulomas e para a identificação dos microrganismos em culturas bacterianas. A coloração de Dieterle modificada é mais sensível do que os métodos álcool-acidorresistentes na detecção de pequenos números de micobactérias em lesões.[36] Infelizmente, esse método de impregnação de prata cora *Nocardia* e *Bartonella* de modo semelhante, e outros corantes, como a coloração acidorresistente, também coram *Nocardia*. As micobactérias podem ser identificadas de modo mais específico por métodos de anticorpo fluorescente direto ou PCR. Uma alta porcentagem de pacientes humanos apresenta resultados positivos com base na cultura e na PCR; contudo, têm resultados negativos na coloração por métodos acidorresistentes. Esses resultados falso-negativos acidorresistentes podem estar relacionados com o estado dormente do *M. tuberculosis,* em que surge uma alteração na composição da parede celular com a persistência da infecção.[278]

Achados patológicos

Em cães e gatos, a emaciação generalizada constitui um achado frequente na necropsia. Os granulomas multifocais consistem em lesões nodulares branco-acinzentadas a amarelas, circunscritas, que aparecem em muitos órgãos. Os pulmões e os linfonodos brônquicos constituem habitualmente os locais de lesões primárias em cães, e os linfonodos ileocecais e mesentéricos também são acometidos em gatos. A disseminação generalizada é mais comum nos cães do que nos gatos; com mais frequência, são observadas lesões na pleura, no pericárdio, fígado, rim, coração, intestino e SNC (Figura 48.7). Os linfonodos mesentéricos, o baço e a pele são mais comumente acometidos em gatos. Raramente, podem-se observar lesões ósseas, articulares e genitais em cães e gatos, e ocorreram lesões conjuntivais em gatos e furões. Diferentemente dos granulomas primários solitários maiores, as lesões metastáticas são, com frequência, pequenas (1 a 3 mm) e multifocais, ou aparecem como grandes grupos de tubérculos coalescentes em muitos órgãos.

Histologicamente, as lesões granulomatosas consistem em áreas de necrose focal circundadas por infiltração de plasmócitos e macrófagos. A evidência de encapsulação é aparente por camadas periféricas de fibroblastos densamente agrupados em uma cápsula fina

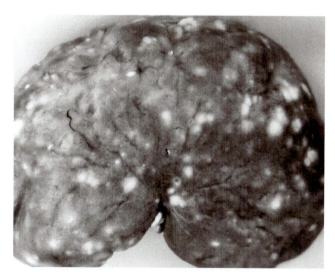

Figura 48.7 Granulomas multifocais no rim de um Boxer macho de 3,5 anos de idade com disseminação sistêmica da infecção por *M. tuberculosis*. (Da Referência 195. Reproduzido com autorização.)

de tecido conjuntivo fibroso. Algumas vezes, ocorre calcificação do granuloma; entretanto, a liquefação da porção caseosa central necrótica raramente ou nunca é observada em carnívoros (Figura 48.8). A zona necrótica é habitualmente delimitada por células epitelioides ou histiocitárias; a formação de células gigantes, que é observada em outras espécies, não é comum. Os bacilos álcool-acidorresistentes, ligeiramente pleomórficos, em cadeias curtas e cordões podem ser detectados de forma intracelular na periferia das lesões necróticas (ver Figura 48.8). Os microrganismos no interior dos macrófagos e das células epitelioides são habitualmente mais numerosos nas infecções pelo MAC e *M. genavense* do que naquelas causadas por *M. bovis* e *M. tuberculosis* (comparar a Figura 48.9 com a Figura 48.8). A infecção por *M. microti* pode resultar em números variáveis de bacilos intracelulares. Em contrapartida, as infecções por *M. tuberculosis* caracterizam-se por bacilos extracelulares.[173]

Tratamento

Devido à demora no isolamento definitivo de micobactérias, o tratamento deve ser instituído com base no diagnóstico citológico ou histológico. Não se aconselha o tratamento de nenhuma infecção micobacteriana em animais com apenas um único fármaco. Com efeito, para obter o máximo de eficácia, é sempre necessário o tratamento de combinação (Tabela 48.4). Pode-se observar o desenvolvimento de resistência aos agentes antimicrobianos quando se utiliza a monoterapia.[4] Pelo menos 2, senão 3 fármacos devem ser administrados simultaneamente. Para informações mais detalhadas sobre os fármacos antimicobacterianos, ver *Quimioterapia antibacteriana*, no Capítulo 30, e *Agentes respectivos*, no *Formulário de fármacos* (no Apêndice).

Infecção por *Mycobacterium tuberculosis*

O tratamento da tuberculose humana envolve vários esquemas farmacológicos, dependendo do paciente ter sido exposto e da demonstração de doença subclínica ou ativa. Esquemas a longo prazo (6 a 12 meses) com um único fármaco (isoniazida) são administrados profilaticamente quando a exposição com imunossupressão concomitante aumenta a probabilidade de produzir doença ativa. O tratamento da infecção ativa por *M. tuberculosis* envolve a combinação de pelo menos dois agentes pelo período mínimo de 6 a 9 meses. Nos seres humanos, a combinação de isoniazida-etambutol-rifampicina constitui o ciclo de tratamento mais eficaz, embora o etambutol esteja sendo substituído mais frequentemente pela pirazinamida. A tuberculose humana passou a ser uma doença curável com o uso desses

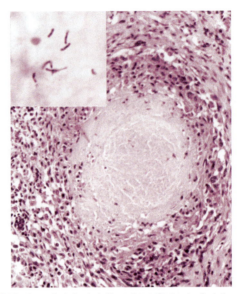

Figura 48.8 Microfotografia de fígado de fêmea da raça Pastor-alemão de 2 anos mostrando um tubérculo caseoso com necrose central, proliferação de histiócitos e fibroblastos na zona média e encapsulação na periferia (coloração pela H&E, 100x). *Detalhe:* bacilos em contas (acidorresistente, 1.000x). (Da Referência 195. Reproduzida com permissão.)

fármacos, e a remoção cirúrgica dos granulomas tuberculosos não é mais necessária. Entretanto, a resistência crescente dos microrganismos a esses fármacos causa preocupação, e o tratamento de rotina das infecções em animais pode contribuir para o desenvolvimento dessa resistência.

Diretrizes semelhantes podem ser aplicadas quando se considera o tratamento de animais de estimação (ver Tabela 48.4). A quimioterapia da tuberculose canina espontânea foi bem-sucedida em certos casos. Foi obtida a rápida regressão das lesões produzidas experimentalmente em cães por meio da administração intravenosa combinada de rifampicina e isoniazida e administração intramuscular de estreptomicina durante 23 meses. Os efeitos colaterais desse tratamento prolongado consistiram em aumentos no tempo de coagulação e na atividade das enzimas hepáticas. Outros fármacos que demonstraram ter atividade contra as micobactérias da tuberculose são as quinolonas, o metronidazol, as oxazolidinonas, a azitromicina e a claritromicina.

A decisão quanto ao tratamento de cães e gatos infectados precisa ser tomada seriamente, devido ao risco evidente que existe para a saúde humana, particularmente quando há suspeita de *M. tubercu-*

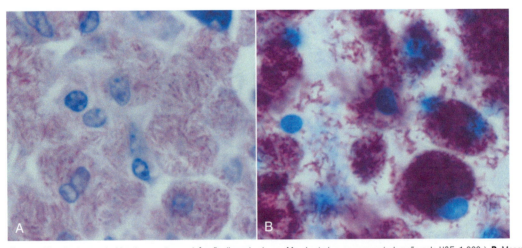

Figura 48.9 A. Macrófagos multinucleados nos tecidos de um gato com infecção disseminada por *Mycobacterium genavense* (coloração pela H&E, 1.000x). **B.** Mesmo corte com agregados de macrófagos e células multinucleadas repletas de bacilos acidorresistentes, Gram-variáveis, curtos (1,5 a 4,0 μm), retos e em contas (acidorresistente, 1.000x). (Cortesia de Paul Canfield, University of Sydney, Sydney, Austrália.)

Tabela 48.4	Dosagens de alguns fármacos antimicrobianos para o tratamento de infecções por micobactérias de crescimento lento.				

Fármacos	Espécie	Dose (mg/kg)[a]	Via	Intervalo (h)	Toxicidades
INFECÇÕES por *M. tuberculosis, M. bovis, M. microti*, GRUPO *M. terrae* E *M. simiae*					
Quimioprofilaxia[b]					
Isoniazida	C	10[c]	VO	24	Hepatotoxicidade, convulsões
Tratamento (Mínimo de duas e, de preferência, três classes diferentes dos seguintes fármacos em associação)[d]					
Isoniazida	CG	10 a 20[e]	VO	24	Hepatotoxicidade, convulsões, insuficiência renal aguda, neurite periférica
Rifampicina	CG	10 a 20[f]	VO	24	Hepatotoxicidade; alteração da cor das mucosas, lágrimas e urina
Etambutol	CG	10 a 25	VO	24	Neurite óptica
Di-hidroestreptomicina	CG	15	IM	24	Ototoxicidade
Pirazinamida[g]	CG	15 a 40	VO	24	Hepatotoxicidade, sinais GI, artralgia
Claritromicina	CG	5 a 15	VO	12	Sinais GI, hepatotoxicidade, eritema cutâneo, reações alérgicas
	G	Total de 62,5	VO	12	
Azitromicina	CG	7 a 15	VO	24	Sinais GI, hepatotoxicidade
Enrofloxacino	CG	5	VO	24	Vômitos, toxicidade da retina, artropatia, convulsões
Marbofloxacino	CG	2,7 a 5,5	VO	24	Vômitos, toxicidade da retina, artropatia, convulsões
Orbifloxacino	CG	2,5 a 7,5	VO	24	Vômitos, toxicidade da retina, artropatia, convulsões
INFECÇÃO PELO COMPLEXO *M. avium*					
Claritromicina	CG	7,5 a 15	VO	12	Eritema cutâneo, hepatotoxicidade
Clofazimina[h]	C	4 a 8	VO	24	Coloração alaranjada dos líquidos corporais, hepatotoxicidade, sinais GI, fotossensibilização
	G	8 a 12	VO	24	Iguais aos anteriores
	G	Total de 25 mg[i]	VO	24	Iguais aos anteriores
Rifampicina	C	10 a 15	VO	24	Hepatotoxicidade, eritema cutâneo, alteração da cor dos líquidos corporais
	G	10 a 20	VO	24	Iguais aos anteriores
	G	Total de 75 mg	VO	24	Iguais aos anteriores
Doxiciclina	CG	5 a 10[j]	VO	12	Vômitos, esofagite

CG, Cão e gato; *G*, gato; *C*, cão; *GI*, gastrintestinal; *IM*, intramuscular; *VO*, via oral.

[a]Dose por administração em intervalo especificado. Após administração diária durante semanas a meses, passar para administração 2 vezes/semana durante 6 a 9 meses. Ver também o *Formulário de fármacos*, no Apêndice. Ver a Tabela 48.2 para Diretrizes Gerais de Sensibilidade e Tratamento de Combinação Recomendado para cada Microrganismo.

[b]Durante 6 a 12 meses.

[c]As doses são extrapoladas das recomendações para crianças e adultos. O tratamento das infecções por *M. tuberculosis* ou *M. bovis* não é recomendado para cães e gatos.

[d]Para cães: *Localizada:* isoniazida e rifampicina diariamente, durante 6 meses, com adição de pirazinamida nos primeiros 2 meses ou isoniazida e rifampicina isoladamente durante 9 meses. *Disseminada:* isoniazida e rifampicina com etambutol ou pirazinamida ou ambos, inicialmente, com tratamento diário além de 9 meses. Para gatos: Tratamento durante 2 meses no mínimo com três fármacos em associação (p. ex., rifampicina com uma quinolona [p. ex., marbofloxacino] e com claritromicina ou azitromicina). Posteriormente, o tratamento de manutenção durante 4 meses consiste nas mesmas doses de dois dos três fármacos.[69]

[e]Máximo de 300 mg/dia.

[f]Doses acima de 10 mg/kg/dia foram associadas ao risco aumentado de hepatotoxicidade. Ver o *Formulário de fármacos*, no Apêndice.

[g]Ineficaz para cepas de *M. bovis*.

[h]Devido à dificuldade de fracionamento líquido em cápsulas, os gatos habitualmente recebem, por conveniência, uma cápsula de 50 mg por dose. O conteúdo da cápsula pode ser dividido em duas porções com uma lâmina de bisturi, utilizando, para isso, luvas descartáveis, e dividindo o conteúdo em duas cápsulas de gelatina. De modo alternativo, uma farmácia de manipulação pode fornecer o tamanho ideal da dosagem. Atualmente não disponível nos Estados Unidos.

[i]De modo alternativo, podem-se administrar 50 mg no total, a cada 48 h.

[j]Pode-se aumentar a dose até 10 mg/kg para melhorar a eficácia, porém apenas se esse nível for tolerado; administrar com alimento ou com água para evitar a lesão esofágica; se possível, usar o sal mono-hidratado para minimizar a irritação gastrintestinal.

losis ou *M. bovis*. O tratamento não é recomendado para infecções confirmadas. O diagnóstico por meio de teste cutâneo ou sorológico não é tão confiável na detecção de animais expostos ou com infecção latente, e pode ser desejável administrar quimioterapia profilática a cães ou gatos expostos à tuberculose humana ou bovina.

Infecção por *Mycobacterium bovis*

M. bovis é resistente à pirazinamida. Gatos com infecção por *M. bovis* foram tratados eficazmente por meio de excisão cirúrgica das lesões cutâneas localizadas e rifampicina oral durante 2 a 5 meses, e pelo uso de protocolos a longo prazo, incluindo rifampicina, uma quinolona e claritromicina ou azitromicina.[79,122] Infelizmente, o uso exclusivo de rifampicina tem o potencial de induzir resistência bacteriana.

Infecção por *Mycobacterium microti*

Gatos com infecção por *M. microti* foram tratados com sucesso em alguns casos com a combinação de rifampicina, enrofloxacino ou marbofloxacino e claritromicina ou azitromicina (ver Tabela 48.4).[122,124] Tendo em vista que as lesões cutâneas isoladas têm prognóstico mais favorável, é importante examinar o gato à procura de evidências de infecção disseminada antes de iniciar o tratamento. A radiografia de tórax é um valioso auxiliar diagnóstico para esse propósito. Gatos com infecção disseminada podem ainda responder ao tratamento, porém necessitam habitualmente de ciclos mais prolongados (de mais de 6 meses).

Outras micobactérias de crescimento lento

O enrofloxacino, a rifampicina e a claritromicina em combinação foram eficazes no tratamento de um gato com infecção localizada pelo complexo *M. terrae*[135] e de outro gato com infecção disseminada por *M. simiae*.[83] A excisão cirúrgica e o tratamento de acompanhamento com claritromicina foram eficazes na resolução da massa subcutânea associada à infecção por *M. ulcerans* em um gato.[88] O tratamento clínico, como a combinação de quinolonas e rifampicina, com ou sem desbridamento cirúrgico, foi eficaz no tratamento de cães infectados por *M. ulcerans*.[241a]

Infecção pelo complexo *Mycobacterium avium*

Diferentemente das micobactérias oportunistas de rápido crescimento, as cepas do MAC são frequentemente resistentes *in vitro* às quinolonas e a um grande número de outros agentes antimicrobianos. O tratamento de cães com infecção pelo MAC não tem sido muito gratificante; todavia, na maioria dos casos, ocorreu infecção visceral disseminada e avançada antes do estabelecimento do diagnóstico. Um cão foi tratado com a associação de clofazimina, ciprofloxacino e rifampicina, com sucesso limitado.[226] Os efeitos colaterais do tratamento com rifampicina consistiram em anemia e hepatotoxicidade. Um Basset Hound com infecção disseminada, que recebeu tratamento de combinação contínuo com enrofloxacino, claritromicina e clofazimina (doses indicadas na Tabela 48.4) permaneceu em remissão durante 2 anos antes de sofrer recidiva.[30] Em outro Basset Hound, esse mesmo esquema teve sucesso e conseguiu deter a progressão da doença, não havendo recidiva durante 2½ anos.[114] Um terceiro Basset Hound desenvolveu granuloma do SNC durante a remissão após tratamento com enrofloxacino, claritromicina e clofazimina, e a progressão da lesão intracerebral foi interrompida pela substituição da claritromicina por rifampicina, um fármaco que penetra mais adequadamente no SNC.[114] Em seres humanos com AIDS, o esquema tríplice de rifabutina, etambutol e clofazimina é mais eficaz em comparação com rifampicina, etambutol, clofazimina e ciprofloxacino.[280]

Em gatos, as infecções localizadas ou cutâneas foram tratadas com sucesso. Um gato com granuloma localizado por MAC foi submetido à remoção cirúrgica apenas; todavia, a massa reapareceu subsequente-mente.[293] Um gato com infecção localizada pelo MAC foi tratado com sucesso por meio de remoção cirúrgica de parte da massa, seguida de tratamento de combinação com clofazimina e doxiciclina.[167] Outro gato tratado apenas com clofazimina após citorredução teve remissão completa.[199] Em outro gato com infecção cutânea, o tratamento com enrofloxacino apenas não teve sucesso.[225] As infecções disseminadas, predominantemente em gatos abissínios, foram tratadas com sucesso com claritromicina em associação com pelo menos outro fármaco, incluindo clofazimina, rifampicina ou doxiciclina, nas doses indicadas na Tabela 48.4.[14,114,283] Os efeitos colaterais durante o tratamento com esses fármacos em combinação incluíram anorexia, vômitos, hepatotoxicidade, febre, reações alérgicas, fotossensibilização e disfunção neurológica. Nesses casos, o tratamento precisa ser modificado para suspender o fármaco suspeito e utilizar um fármaco substituto alternativo. Ver o *Formulário de fármacos*, no Apêndice, para as reações adversas específicas de cada fármaco. O tratamento adequado para massas granulomatosas potencialmente ressecáveis deve envolver excisão da maioria das lesões, senão todas elas, quando possível, seguidas de tratamento com múltiplos fármacos. Na existência de disseminação pulmonar, a eficácia do tratamento pode ser monitorada por meio de radiografias de tórax repetidas à procura de resolução dos campos pulmonares (ver Figura 48.6 C). A ultrassonografia do abdome é melhor para monitorar a redução de tamanho das lesões mesentéricas.

Tratamento adjuvante

As fenotiazinas *in vitro* e *in vivo* inibem o crescimento das micobactérias.[9] Embora os níveis eficazes sejam mais altos do que aqueles que podem ser alcançados terapeuticamente, esses fármacos concentram-se nos macrófagos e podem potencializar os agentes antimicrobianos. O uso diário de baixos níveis de um fármaco como a acepromazina pode ser considerado como tratamento adjuvante para facilitar a eficácia dos agentes antimicrobianos. A imunoterapia com micobactérias avirulentas, como *Mycobacterium vaccae*, foi recomendada no tratamento de seres humanos com tuberculose; todavia, os resultados em ensaios clínicos controlados não foram eficazes.[72] Foram administradas baixas doses anti-inflamatórias de glicocorticoides a seres humanos imunocomprometidos com infecção por *M. avium* quando houve fracasso do tratamento antimicrobiano.[85] Houve resolução da febre e do mal estar, e não foi constatado nenhum aumento de novas infecções oportunistas.

Prevenção

A tuberculose é um grave problema de saúde pública humana. As pessoas são suscetíveis a *M. bovis*, *M. tuberculosis*, *M. microti* e microrganismos MAC. Essa suscetibilidade é importante em relação ao controle da doença em animais. A identificação de infecção por *M. tuberculosis* em pessoas deve ser seguida de teste sorológico ou avaliação clínica dos animais de estimação como possíveis reservatórios. Surtos de infecção por *M. bovis* no gato também devem ser seguidos de avaliação dos cães e gatos na fazenda. É preciso interromper o consumo de leite não pasteurizado ou miúdos crus por animais de estimação. A vacina BCG bacteriana viva tem sido administrada para proteger seres humanos contra a infecção por *M. tuberculosis*. Foram produzidas vacinas de DNA recombinante de bactérias vivas usando micobactérias não virulentas. A eficiência desses produtos está sendo avaliada em base experimental. A tentativa de controlar a tuberculose em cães com vacinas vivas modificadas teve sucesso moderado, visto que alguns cães demonstraram aumento da resistência à infecção; todavia, a imunidade é parcial, e a vacinação não tem sido geralmente recomendada. Essa abordagem também pode produzir resultados falso-positivos nos testes cutâneos, como ocorre em outras espécies.

A manipulação de cães ou gatos infectados por micobactérias saprófitas não representa um grande risco de saúde para seres humanos imunocompetentes, visto que essas bactérias normalmente são encontradas em grandes números no ambiente. Entretanto, representam risco para pessoas e animais imunodeficientes. Em comparação com outras bactérias patogênicas, as micobactérias estão entre os microrganismos mais resistentes à desinfecção, temperaturas elevadas ou luz ultravioleta. A eficácia da desinfecção depende da substância química empregada, do tempo de sua aplicação, da concentração e duração do contato. Os instrumentos que entram em contato com mucosas devem ser tratados com o máximo cuidado para evitar a transferência inadvertida de microrganismos para pacientes não infectados. Os instrumentos que irão entrar em contato com superfícies teciduais precisam ser submetidos a um alto nível de desinfecção, porém não devem ser irritantes. A Tabela 48.5 fornece o resumo dos desinfetantes adequados e suas propriedades. O glutaraldeído a 2% deve ser usado durante 10 min a 20°C. Os alcoóis etílico e isopropílico são agentes micobactericidas, que podem ser usados como enxágue terminal na desinfecção. Independentemente do desinfetante usado, a limpeza manual prévia com detergentes neutros tem efeito máximo na descontaminação do equipamento que teve contato com micobactérias. A água potável nunca deve ser usada como enxágue final para remover os agentes desinfetantes.

Considerações de saúde pública
Infecções por micobactérias da tuberculose
Embora as infecções causadas por M. tuberculosis e M. bovis não sejam mantidas em reservatórios caninos e felinos, os cães e gatos infectados podem servir de fontes temporárias para a disseminação das bactérias no ambiente. Cães com infecção experimental por via oral ou subcutânea por M. tuberculosis ou com infecções subclínicas por microrganismos detectáveis nos tecidos pulmonares, linfoides, intestinais e renais transmitiram a infecção a cães de controle em contato na mesma habitação.[34] Como as secreções respiratórias ou intestinais podem estar contaminadas, recomenda-se que os animais infectados por M. tuberculosis sejam submetidos a eutanásia. Isso leva a uma preocupação especial quando ocorre exposição de pessoas imunocomprometidas. Foi observada alta prevalência de infecção por M. tuberculosis em pessoas com HIV-AIDS. Como recomendação geral para evitar qualquer preocupação potencial, as famílias com membros imunocomprometidos geralmente devem ser aconselhadas a não manter animais de estimação infectados por micobactérias da tuberculose. Infecções por M. tuberculosis foram adquiridas em animais em jardins zoológicos.[219,223,232,244] Os jardins zoológicos constituem uma grande preocupação de saúde pública, devido ao inestimável valor dos animais exibidos e seu íntimo contato com funcionários do zoológico e visitantes. Os animais nessas exposições adquirem a infecção de pessoas com as quais têm contato. Todavia, não foi documentada a disseminação dos animais vivos de volta a seres humanos.[219,244] Um caso de transmissão de M. tuberculosis ocorreu durante a necropsia de um cão com infecção disseminada.[256a] Houve suspeita de transmissão por aerossóis, visto que três patologistas foram expostos, presumivelmente enquanto estavam usando uma serra elétrica para abrir a calvária. Um gato na casa também foi presumivelmente infectado, com base nos resultados positivos de um ensaio de liberação de IFN-γ (ver Sorologia, anteriormente neste capítulo).[264]

Embora as infecções por M. bovis tenham sido frequentes no Reino Unido e na Nova Zelândia, os gatos infectados aparentemente não representaram um importante risco para seus proprietários.[70,78,79] Entretanto, os proprietários devem ser alertados de que esse microrganismo é um patógeno transmissível conhecido. As infecções por M. microti em gatos provavelmente são adquiridas em consequência da caça de presas infectadas; por conseguinte, a única medida preventiva conhecida consiste na restrição dessa atividade. Foram relatados casos esporádicos de infecção humana, aparentemente relacionados com contato direto com roedores.[241]

Infecção por micobactérias não tuberculosas de crescimento lento
Por serem saprófitas do solo, os microrganismos do MAC têm igual probabilidade de serem adquiridos de fontes ambientais por seres humanos e por animais de estimação. As infecções por micobactérias saprofíticas, MAC e M. microti, são infecções micobacterianas apropriadas para tratamento em clínicas de animais de companhia.[124,162,167,226] Apesar de sua raridade, existe um relato de infecção pulmonar por M. microti em um ser humano, a qual pode ter sido contraída de um animal.[99a] Por conseguinte, a manutenção e o tratamento de animais de estimação infectados por estes microrganismos exigem disposição por parte do cliente e orientação veterinária. Foi constatada alta prevalência de M. avium ssp. paratuberculosis por detecção genética em biopsias intestinais de pessoas com doença de Crohn[12] e cães com doenças intestinais variadas,[107] bem como de

Tabela 48.5 Comparação dos desinfetantes ambientais disponíveis para micobactérias.[a]

Desinfetante	Concentração	Vantagens	Desvantagens	Comentários[b]
Glutaraldeído	2%	Não corrosivo; ativo quando há matéria orgânica	Alto custo, vapores nocivos, irritação por contato	20 min a 20°C; limpeza manual prévia; enxágue final com álcool
Iodóforos	50 a 100 ppm	Irritação mínima	Coloração dos materiais com os quais entram em contato; a matéria orgânica diminui a sua atividade	Atividade moderada, aumentada com diluições
Álcoois	70 a 90%	De baixo custo	Amolece colas; danifica a borracha e o plástico	Rápida evaporação, limita o tempo de contato
Cloro	1.000 ppm	De baixo custo	Amolece certos materiais, tóxico com ácidos; ineficaz na água dura quando há matéria orgânica	Comum para desinfecção de sistemas de água; menos ativo em temperaturas de água quente
Peróxido de hidrogênio	6%	Para nebulizadores, equipamento de inalação	Alto custo, pode danificar certos materiais	Irritação da mucosa após uso para endoscopia

ppm, partes por milhão.
[a]As micobactérias não tuberculosas, como microrganismos do complexo M. avium, podem ser mais resistentes à inativação ambiental em comparação com M. tuberculosis e M. bovis.
[b]Os tempos de contato para desinfecção, conforme indicados pela U.S. Food and Drug Administration, são de 45 min a 25°C. O enxágue final com álcool e a secagem são recomendados para a maioria dos equipamentos que entram em contato com tecidos ou mucosas, a fim de remover as substâncias químicas irritantes. Ver o Capítulo 93 para informações mais detalhadas sobre a desinfecção.

tecidos e fezes de uma variedade de aves em liberdade e mamíferos em locais de criação de bovinos.[62] Gatos selvagens residindo em uma fazenda de laticínios com bovinos infectados não apresentaram lesões intestinais, porém tiveram resultados positivos de cultura para *M. avium* ssp. *paratuberculosis* em amostras de tecido intestinal e linfonodos mesentéricos.[246] Presumivelmente, todas essas infecções foram adquiridas de fontes ambientais, e não por transmissão direta; todavia, a sua importância como agentes causadores de doença em animais de estimação ou seres humanos não está bem definida.[258] A eliminação dos microrganismos nas fezes de cães ou gatos infectados não foi determinada. Embora esteja habitualmente associada à exposição a ambientes aquáticos, ocorreu infecção por *M. marinum*, em um paciente humano arranhado por um gato.[245a] Para informações mais detalhadas, ver *Considerações de saúde pública*, de vários tipos de micobactérias, mais adiante.

Síndromes de hanseníase felina

Carolyn R. O'Brien, Janet A. Fyfe e Richard Malik

O termo *hanseníase felina* descreve uma condição em que ocorre formação de granulomas nodulares bem circunscritos solitários ou múltiplos na pele e/ou tecido subcutâneo devido a infecção micobacteriana. As espécies envolvidas são exigentes e habitualmente incapazes de crescer com técnicas micobacteriológicas de rotina, mesmo em laboratórios de referência especializados.

A doença foi descrita pela primeira vez no início da década de 1960,[38] e, durante muitos anos, acreditou-se que o bacilo da hanseníase murina, *M. lepraemurium*, era o único agente etiológico. O desenvolvimento de técnicas moleculares, como a análise de sequência do DNA do gene rRNA 16S e de outros genes, possibilitou a maior compreensão da etiologia e epidemiologia dessa condição. Os achados revelaram que se tratava de uma doença heterogênea causada por uma variedade de agentes etiológicos, incluindo *M. lepraemurium* e pelo menos três novas espécies de micobactérias.[10,103,147]

Etiologia

Brown e colaboradores[38] descreveram inicialmente nove gatos examinados durante o período de 2 anos em Auckland, uma área da Nova Zelândia. Esses gatos apresentavam nódulos cutâneos ou subcutâneos solitários ou múltiplos, contendo grandes números de bacilos acidorresistentes (BAR). O animal índice foi imediatamente submetido à eutanásia, devido a suposta tuberculose cutânea, visto que a tuberculose é endêmica na fauna desse país. Na necropsia, o gato não apresentou nenhuma evidência de doença sistêmica, e foi registrada a "ausência de crescimento" em meio LJ. Esses achados e a incapacidade de transmissão da doença a cobaias excluíram uma micobactéria da tuberculose como agente etiológico nesse paciente. Trabalhos subsequentes demonstraram a transmissão bem-sucedida da doença em animais de laboratório, produzindo lesões típicas da "hanseníase dos ratos", e a infecção foi então transmitida experimentalmente de volta a gatos.[6,188,234,275] Esses achados levaram os pesquisadores a postular que *M. lepraemurium* (uma espécie relacionada com *M. avium* e *M. avium* ssp. *paratuberculosis*[112,147]) era o agente etiológico dessa nova entidade nosológica. Subsequentemente, um estudo de reações de hipersensibilidade de tipo tardio, utilizando material obtido de lesões de hanseníase felina e isolados de *M. lepraemurium*, produziu padrões de reação idênticos em cobaias, sustentando ainda mais a hipótese.[191]

Uma importante mudança de paradigma da etiologia e epidemiologia da doença ocorreu no final da década de 1990.[144] Utilizando a amplificação com PCR e a análise de sequência das regiões hipervariáveis V2 e V3 do gene rRNA 16S de 8 amostras obtidas de gatos da Nova Zelândia e do Reino Unido com suspeita de hanseníase

felina, houve confirmação de infecção por *M. lepraemurium* em apenas aproximadamente 50%. Dois gatos da Nova Zelândia estavam infectados por uma nova espécie de micobactéria relacionada com *Mycobacterium malmoense*; um gato estava infectado por *M. avium*, enquanto outro tinha um agente não identificável.

Entre 1988 e 2000, a análise molecular dos dados clínicos e amostras diagnósticas de 13 gatos com suspeita de "hanseníase felina" levou à proposição de que, pelo menos na Austrália e na Nova Zelândia, a hanseníase felina pode compreender duas síndromes: uma síndrome associada a *M. lepraemurium*, em que os pacientes tendem a ser mais jovens, em sua maior parte imunocompetentes, e outra síndrome causada pela nova espécie de micobactéria (*Mycobacterium* sp. "gato"), possivelmente em gatos imunocomprometidos mais velhos.[201] As sequências parciais do rRNA 16S obtidas de material de biopsia de sete casos associados ao *Mycobacterium* sp. "gato" foram depositados no GenBank com número de registro AJ294740-6. É interessante assinalar que esse estudo incluiu um gato de 2 anos de idade de Vitória, Austrália, infectado por uma terceira espécie de micobactéria, que não compartilhou nenhuma sequência do banco de dados. Inicialmente, suspeitou-se que essa disparidade fosse devida a um erro metodológico; entretanto, o significado desse achado tornou-se posteriormente aparente, quando dois gatos da mesma região geográfica foram subsequentemente diagnosticados com conjuntivite/queratite causadas por uma espécie de micobactéria idêntica à espécie "misteriosa" previamente identificada. As pesquisas em bancos de dados indicam que a sequência parcial do rRNA 16S dessa segunda nova espécie (número de acesso DQ873337 do GenBank, provisoriamente designada como *Mycobacterium* sp. cepa Tarwin) está relacionada com *M. simiae* e com o agente etiológico do granuloma leproide canino (GLC) (ver *Granulomas leproides caninos*, posteriormente), porém não relacionada com *Mycobacterium* sp. "gato". Subsequentemente, foram identificados outros 12 casos, e os dados moleculares e/ou clínicos de todos os 15 casos foram recolhidos.[103]

Os resultados de outro estudo[69] demonstraram que, de 26 gatos da Nova Zelândia e oeste do Canadá (Colúmbia Britânica) com "hanseníase felina", oito estavam infectados por *M. lepraemurium*, quatro por *M. intracellulare* e três por uma espécie de micobactéria possivelmente relacionada com o agente etiológico do GLC, dois por *Mycobacterium mucogenicum* e um por um membro do complexo *M. tuberculosis*, um por *Mycobacterium septicum* e um gato da Colúmbia Britânica com suposta infecção por *Mycobacterium* sp. "gato". É interessante assinalar que este último microrganismo foi apenas previamente documentado em casos da costa leste da Austrália e Ilha Norte da Nova Zelândia.[144,147,201]

Pesquisadores na América do Norte relataram uma doença causada por outra espécie nova de micobactéria. Essa espécie, inicialmente denominada *Mycobacterium visibilis*, mais tarde corrigida para *Mycobacterium visibile*,[305] demonstrou ser a causa de doença cutânea difusa e, algumas vezes, disseminada (também denominada "micobacteriose granulomatosa multissistêmica felina") em três gatos do noroeste dos EUA e oeste do Canadá.[10]

Uma nova espécie de micobactéria, *Mycobacterium lepromatosis* sp., foi identificada como causa de hanseníase lepromatosa difusa em duas pessoas do México.[131] Esse microrganismo parece ser uma espécie separada, porém estreitamente relacionada com *M. leprae*[132] e relacionada com *Mycobacterium* sp. "gato" e *M. visibile*.[129]

Epidemiologia

A hanseníase felina foi descrita em áreas geográfica díspares, incluindo a Ilha Norte da Nova Zelândia,[38,299] Austrália,[6,18,188,201] Reino Unido,[265,327] Holanda,[255] sudoeste dos EUA,[102] oeste do Canadá,[106,274] norte e sul da Itália[183,266] e ilha grega de Kythira.[64] É importante assinalar que muitos casos são observados em áreas litorâneas de clima temperado, o que pode fornecer alguma pista sobre a via de infecção das várias espécies de micobactérias (que, até o momento, continua indefinida), como mordidas de roedores ou insetos vetores ou inoculação de microrganismos do solo por meio de lesões causadas por brigas entre gatos.[208]

Achados clínicos

Em geral, a síndrome de hanseníase felina caracteriza-se pela formação de nódulos solitários ou múltiplos na pele e/ou no tecido subcutâneo, frequentemente na cabeça (incluindo, em certas ocasiões, a língua, os lábios e/ou o plano nasal), membros ou tronco. Em certas ocasiões, a doença acomete locais anatômicos incomuns, como a córnea, que provavelmente refletem a inoculação local em consequência de lesões causadas por luta de gatos.[17,68,94,103,183]

Em geral, as lesões concentram-se inicialmente em uma região anatômica, refletindo, possivelmente, o local de inoculação, embora, em alguns casos, se observe o desenvolvimento de lesões dérmicas disseminadas. Os nódulos são habitualmente indolores e bem circunscritos e podem ser firmes ou de consistência mole à palpação. Em geral, não aderem aos tecidos subjacentes e podem variar de tamanho, de poucos milímetros até aproximadamente 4 a 5 cm de diâmetro. A pele que recobre o granuloma pode estar intacta ou ulcerada na existência de grandes lesões. Posteriormente no curso da doença, a infecção pode invadir linfonodos locais e tecidos locais contíguos ou acometer órgãos internos, como o fígado ou o baço.

Infecção por *Mycobacterium lepraemurium*

Existem diversos relatos de hanseníase felina causada por *M. lepraemurium*, porém apenas duas publicações descrevem dados clínicos de pacientes com infecção efetivamente confirmada por análise com PCR.[69,201] Tipicamente, os felinos acometidos são jovens (menos de 4 anos de idade), são frequentemente machos e tendem a residir em áreas suburbanas ou rurais. Com frequência, as lesões localizam-se nos membros, embora outras áreas, incluindo o escroto, tenham sido descritas (Figura 48.10). Esses achados podem refletir a tendência dessa coorte a estar envolvida na caça de roedores, que constituem a fonte suspeita de infecção, por meio de feridas de mordidas ocorridas durante essas atividades. A evolução clínica das infecções por *M. lepraemurium* é frequentemente agressiva, com tendência à disseminação local, ulceração, recidiva após cirurgia e desenvolvimento de lesões disseminadas no decorrer de várias semanas.

Infecções causadas por novas espécies de micobactérias

***Mycobacterium* sp. "gato" | Número de acesso AJ294740-6 do GenBank.** Os estudos iniciais indicaram que gatos infectados por essa espécie de micobactéria tendem a ter mais de 9 anos de idade;

entretanto, casos observados posteriormente também envolveram gatos mais jovens.[101] Muitos gatos acometidos apresentam condições imunossupressoras concomitantes como insuficiência renal e/ou infecção pelo FIV. A imunoincompetência está associada à histologia lepromatosa, que se manifesta por nódulos localizados, que podem se disseminar lentamente, ou com doença generalizada na apresentação inicial. Não se observa a ocorrência de ulceração da pele (Figura 48.11)

***Mycobacterium* sp. cepa Tarwin | Número de acesso DQ873337 do GenBank.** Não foi constatada nenhuma predisposição evidente quanto à idade ou sexo em gatos infectados por esse microrganismo, embora quase todos os pacientes compartilhem uma notável proximidade geográfica. A distribuição das lesões na face e na parte distal dos membros sugere que o microrganismo é inoculado através da derme por meio de feridas sofridas durante a agressão territorial de gatos ou caça de presas (p. ex., roedores ou fauna silvestre local, como gambás). À semelhança das infecções causadas por outras espécies novas de micobactérias, a evolução clínica é frequentemente indolente, e, apesar de estarem frequentemente localizadas no início, as lesões podem aparecer subsequentemente em regiões anatômicas diferentes. Isso pode refletir disseminação hematogênica ou linfática, ou pode ser devido ao depósito de microrganismos em múltiplos locais (p. ex., pela picada de insetos vetores), com desenvolvimento mais rápido de algumas lesões em comparação com outras. Histologicamente, as lesões são da forma lepromatosa; entretanto, não foi determinada a existência de doença imunossupressora concomitante nesses pacientes.

Os nichos ambientais dessas novas espécies de micobactérias ainda não foram definidos; todavia, a preponderância de gatos de áreas rurais e semirrurais e, em particular, a proximidade geográfica restrita dos gatos acometidos por *Mycobacterium* sp. cepa Tarwin sugerem que esses microrganismos sejam possivelmente saprófitas encontrados mais comumente nessas localidades.

Micobacteriose granulomatosa multissistêmica felina

Uma síndrome semelhante à hanseníase lepromatosa difusa em seres humanos[131] foi descrita em três gatos no oeste do Canadá e noroeste dos EUA (Oregon e Idaho).[10] Todos os três gatos estavam emaciados e tinham doença dérmica ulcerativa extensa, caracterizada por grandes números de BAR em macrófagos espumosos, e, em um gato submetido a exame de necropsia, foi confirmado o comprometimento de todos os órgãos, à exceção do fígado e do rim. Uma nova espécie de micobactéria (*M. visibile*), não relacionada com *M. lepraemurium*, foi identificada por análise genética molecular. Filogeneticamente, apresentou ligeira semelhança com a nova espécie da Nova Zelândia e Austrália.

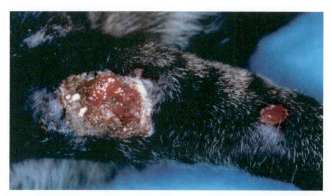

Figura 48.10 Lesões ulceradas de *Mycobacterium lepraemurium* no membro anterior de um gato jovem. (Cortesia de Peter Ihrke, University of California, Davis, CA.)

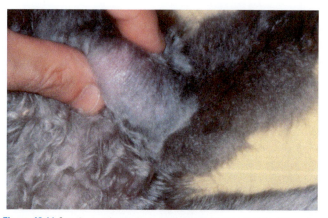

Figura 48.11 Granuloma no jarrete de um gato persa de 11 anos de idade, FIV negativo, infectado por *Mycobacterium* sp. "gato". Embora esta tenha sido a maior lesão evidente, havia numerosas lesões semelhantes em outras partes no tegumento. (Cortesia de Richard Malik, University of Sydney, Sydney, Austrália.)

Diagnóstico

O diagnóstico de hanseníase felina é relativamente simples, contanto que o clínico tenha um alto índice de suspeita. O diagnóstico diferencial para as lesões nodulares cutâneas e subcutâneas inclui neoplasia primária e metastática e outras infecções, como aquelas causadas por fungos (incluindo pseudomicetomas por *Mycrosporum canis* em gatos persas [ver Capítulo 56]), algas e outras espécies de bactérias saprofíticas, como *Nocardia* (ver Capítulo 47).

Aspecto microscópico

O material diagnóstico obtido por aspiração com agulha fina ou biopsia para citologia e/ou histopatologia, corado com o corante de Ziehl-Neelsen (ZN) ou outros corantes similares, como o de Fite, irá demonstrar prontamente a existência de microrganismos álcool-acidorresistentes (embora o número possa ser variável) circundados por inflamação granulomatosa a piogranulomatosa (Figura 48.12). Com corantes de Romanowski como Giemsa ou similar os bacilos podem ser identificados pelo seu aspecto característico de "coloração negativa", localizados habitualmente dentro de macrófagos e células gigantes (Figura 48.13). *M. lepraemurium* não se cora pela hematoxilina, e seu tamanho varia de 2 a 6 μm (habitualmente 2 a 4 μm). *Mycobacterium* spp. "gato" cora-se pela hematoxilina, e seu tamanho varia de 2 a 8 μm (principalmente 4 a 6 μm), assim como *M. visibile* (daí o seu nome). *Mycobacterium* sp. cepa Tarwin não se cora pela hematoxilina e mede 2 a 3,5 μm de comprimento.

Isolamento das bactérias

Embora *M. lepraemurium* e, talvez, as novas espécies de micobactérias possam ser teoricamente cultivados, a cultura é um processo difícil, e, com frequência, infrutífero, de modo que a melhor maneira de detectar esses microrganismos consiste em utilizar material fresco (congelado) ou conservado em parafina, enviado para análise por PCR. Assim sendo, a obtenção de material para cultura pode ser útil em algumas circunstâncias, visto que espécies de micobactérias de crescimento lento algumas vezes "cultiváveis", como membros do *Mycobacterium tuberculosis*, MAC, ou complexos *M. terrae*, *M. genavense*, *M. simiae* ou *Mycobacterium ulcerans*, podem causar nódulos cutâneos ou subcutâneos em pacientes felinos.[69,88,117] Embora esses microrganismos sejam, em geral, rapidamente identificados com o uso de metodologias de PCR, o

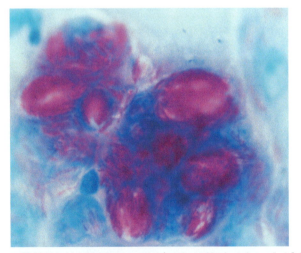

Figura 48.12 Material de biopsia de um gato infectado por *Mycobacterium* sp. "gato". Os macrófagos carregados de BAR intracelulares em quantidades abundantes aparecem com coloração rosada em consequência da captação do corante carbol fucsina. Os BAR são frequentemente agrupados em feixes ovoides (ácido resistente 1.000×). (Cortesia de Patricia Martin, University of Sydney, Sydney, Austrália.)

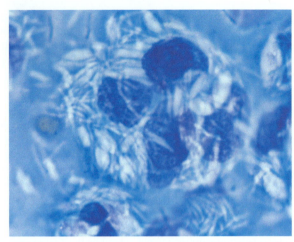

Figura 48.13 Material de biopsia de um gato com *Mycobacterium* sp. "gato". Os bacilos corados negativamente estão evidentes individualmente e em feixes, predominantemente dentro dos macrófagos (corante Romanowsky 1.000×). (Cortesia de Patricia Martin, University of Sydney, Sydney, Austrália.)

tratamento das infecções em algumas dessas circunstâncias pode ser então decidido pelo uso dos dados de sensibilidade a agentes antibacterianos em cada caso individual.

M. lepraemurium pode ser cultivado com dificuldade a partir de grandes inóculos em meio de gema de ovo de Ogawa, em condições de temperatura e atmosférica estritamente controladas ou em meio líquido enriquecido em pH crítico (6,0 a 6,2).[13,166,238,243,248] Existe um relato de cultura bem-sucedida de *Mycobacterium* sp. "gato" em meio LJ (suplementado com ferro) e em meios semissólidos em um de três casos em que foi tentada a realização de cultura, utilizando também um grande inóculo.[201] Os microrganismos de tecido fresco de córnea obtido de dois gatos com queratite causada por *Mycobacterium* sp. cepa Tarwin cresceram em um sistema comercial especializado, e o material obtido de uma lesão sobre o osso frontal de outro gato produziu crescimento escasso em um tubo indicador de crescimento de micobactérias encontrado no comércio, embora tentativas de subcultura não tenham tido sucesso.[103] A cultura de *M. visibile* foi tentada a partir de lesões de dois de três gatos.[10] Foi observado crescimento escasso em superfície inclinada com verde malaquita; todavia, os microrganismos não mantiveram a sua viabilidade.

Detecção de ácido nucleico

Na maioria dos casos, a cultura micobacteriana convencional fornece resultados negativos, em virtude da natureza exigente dos microrganismos. Por conseguinte, a etiologia micobacteriana só pode ser comprovada com o uso de técnicas moleculares, como amplificação com PCR e determinação da sequência nucleotídica de fragmentos de genes, conforme descrito anteriormente. A PCR tem a vantagem adicional de proporcionar o diagnóstico rápido. O tecido fresco (congelado) enviado a um laboratório de diagnóstico com experiência em micobactérias e PCR constitui a amostra ideal, embora amostras congeladas e secas possam ser remetidas mais convenientemente quando é necessário transportar tecidos por longas distâncias. Algumas vezes, a PCR pode ser realizada com sucesso em material preparado em parafina e fixado com formol, embora as condições de fixação sempre provoquem alguma degradação do DNA, o que pode limitar o sucesso do procedimento. Foram desenvolvidos ensaios de PCR específicos para diagnosticar infecções causadas por *M. lepraemurium* e pelas novas espécies.[103,147] Além disso, o uso de uma enzima de restrição simples também possibilita distinguir as cepas de *M. visibile* com esses ensaios.

Achados patológicos

À semelhança da hanseníase humana, a felina é subdividida em duas formas patológicas: lepromatosa e tuberculoide. Acredita-se que essas formas correspondem à resposta imunológica do hospedeiro e diferem quanto ao número de BAR visíveis e à evidência histológica de resposta celular eficaz direcionada contra os agentes micobacterianos da doença.[275]

Acredita-se que a forma lepromatosa ou multibacilar corresponde a uma resposta precária da IC, em que a doença se caracteriza pela infiltração do tecido por grandes números de macrófagos espumosos ou multinucleados contendo números enormes de micobactérias ("virchowcitos"). O quadro histopatológico é primariamente piogranulomatoso, sem necrose dentro das lesões. De modo crítico, os linfócitos e os plasmócitos estão virtualmente ausentes nas lesões lepromatosas.

A forma tuberculoide ou paucibacilar da hanseníase felina caracteriza-se por dermatite piogranulomatosa e paniculite, contendo um número moderado a pequeno de PAR, frequentemente em áreas de necrose coalescente. O quadro histopatológico é dominado por histiócitos epitelioides e números moderados de linfócitos e plasmócitos. Acredita-se que essa forma ocorre quando o paciente apresenta uma resposta mais eficaz da IC, sendo responsável por talvez dois terços dos casos no oeste do Canadá[69] e por uma grande proporção de casos na Nova Zelândia e Holanda; todavia, observa-se uma minoria de casos na Austrália.[201] É interessante assinalar que, nos pacientes humanos, ocorre também uma acentuada disparidade geográfica entre a proporção das formas lepromatosa e tuberculoide da hanseníase.[131]

A invasão dos nervos periféricos, uma característica da hanseníase humana causada por *M. leprae* e por *M. lepromatosis*, geralmente não é observada em pacientes felinos, embora se tenha descrito a ocorrência de neurite isquiática micobacteriana em um gato da América do Norte.[249] Infelizmente, a espécie de micobactéria etiológica não foi estabelecida nesse caso, apesar do uso da metodologia da PCR.

Tratamento

Em virtude da natureza exigente e do crescimento lento do *M. lepraemurium* e das novas espécies de micobactérias, o tratamento para casos individuais de hanseníase felina não pode ser orientado pelos resultados de sensibilidade *in vitro*. A escassez de casos na literatura em que o diagnóstico foi confirmado pela PCR significa que não existem diretrizes estabelecidas para orientar o tratamento. Em geral, as diretrizes para tratamento são extrapoladas do tratamento de outras micobactérias de crescimento lento, dos dados limitados publicados e da resposta individual do paciente ao tratamento.

Dados experimentais limitados de dois isolados de *M. lepraemurium* revelaram que a concentração inibitória mínima (CIM) para a rifampicina foi de 4 e 8 μm/mℓ,[256] que pode ser alcançada com doses terapêuticas baseadas em estudos de farmacocinética em seres humanos e cães.[99] Outros fármacos que demonstraram ter atividade *in vitro* contra esse microrganismo são compostos da ansamicina e sulfonamidas.[160,256]

Muitos autores defendem a excisão cirúrgica rigorosa em bloco das lesões solitárias da hanseníase felina, seguida de técnicas de reconstrução apropriadas, particularmente nos estágios iniciais da infecção suspeita por *M. lepraemurium*, em que a doença está frequentemente localizada ao suposto local de inoculação.[194,250,330] Em alguns casos, a cirurgia pode ser curativa. O tratamento antibacteriano adjuvante, que idealmente deve ser iniciado poucos dias antes da cirurgia, é geralmente recomendado, visto que as lesões podem sofrer recidiva local. O tratamento antibacteriano deve ser mantido durante pelo menos 2 meses após a excisão cirúrgica de nódulos solitários ou após a resolução das lesões deixadas *in situ*.[201,202]

Embora diretrizes terapêuticas específicas não tenham sido estabelecidas, recomenda-se, em geral, a combinação de rifampicina, claritromicina e/ou clofazimina (nas doses listadas na Tabela 48.6 e no *Formulário de fármacos*, no Apêndice), com base em sua ampla atividade contra micobactérias de crescimento lento.[201] Não se recomenda a monoterapia com esses agentes, devido ao risco potencial de desenvolvimento de resistência aos fármacos. A doxiciclina, os aminoglicosídios e a quinolona de terceira geração, o moxifloxacino, também podem ser úteis, embora não se disponha de dados experimentais garantindo o seu uso. Tanto a rifampicina quanto a clofazimina precisam ser preparadas em doses apropriadas para pacientes felinos. Os gatos tratados com um desses fármacos devem ser monitorados regularmente à procura de hepatotoxicidade e efeitos colaterais GI, como vômito e/ou inapetência, que podem exigir a redução da dose ou interrupção temporária do tratamento. Outro efeito colateral documentado da clofazimina em gatos é a fotossensibilidade.[24] O tratamento com clofazimina e clindamicina demonstrou ser curativo em um gato com infecção causada por *M. visibile*.[10]

Considerações de saúde pública

Em geral, os seres humanos adquirem infecções por micobactérias lepromatosas do ambiente, assim como os animais. Os seres humanos são infectados pela sua própria bactéria *M. leprae*, a causa da hanseníase; não existe nenhum potencial zoonótico para *M. lepraemurium*. Todavia, os microrganismos descritos nesta seção podem ser inoculados por feridas causadas por animais. Ver *Considerações de saúde pública* nos vários itens deste capítulo para informações sobre o risco zoonótico de outras micobactérias.

Granulomas leproides caninos
| Hanseníase canina

Richard Malik, Carolyn R. O'Brien e Janet A. Fyfe

Etiologia

O GLC (também conhecido como síndrome de GLC ou hanseníase canina) é um termo usado para referir-se à doença micobacteriana mais comum de cães na Austrália. O microrganismo etiológico é um novo agente micobacteriano, designado pelo número de acesso AF14474 no GenBank,[146] e, embora haja suspeita de uma distribuição

Tabela 48.6	Dosagens de fármacos para o tratamento das infecções por micobactérias lepromatosas em gatos.[a]		
Fármacos[b]	**Dose[c]**	**Via**	**Intervalo (horas)**	**Duração (semanas)**
Clofazimina[d]	25 a 50 mg/gato	VO	24 a 48	≥ 8
	8 a 10 mg/kg	VO	24	≥ 8
Claritromicina	62,5 mg/gato	VO	12	≥ 12
Rifampicina	10 a 15 mg/kg	VO	24	≥ 12

VO, Via oral.
[a]A remoção cirúrgica constitui o tratamento mais eficaz. Para tratamento clínico, usar pelo menos dois fármacos para incluir a claritromicina, a rifampicina ou a clofazimina.
[b]Para informações específicas sobre cada um desses fármacos, consultar o *Formulário de fármacos*, no Apêndice.
[c]Dose por administração em intervalo especificado.
[d]Devido à dificuldade de fracionar o líquido em cápsulas, os gatos recebem habitualmente uma cápsula de 50 mg por dose. De modo alternativo, o conteúdo de uma cápsula pode ser dividido em duas metades com uma lâmina de bisturi, utilizando luvas descartáveis, e preparado em duas cápsulas de gelatina. Uma farmácia de manipulação também pode fornecer o tamanho ideal de dosagem.

mundial, sua prevalência em outros países não foi bem documentada. Pacientes com essa infecção apresentam um ou mais nódulos no tecido subcutâneo ou na pele, porém estão sistemicamente normais sob os demais aspectos.* A condição foi descrita pela primeira vez em Zimbábue, em 1973,[285,286] e, pouco depois, surgiram relatos semelhantes na Austrália.[93,213,325]

Epidemiologia

A síndrome de GLC tem ampla distribuição geográfica, com relatos de casos na Austrália, Nova Zelândia, Zimbábue, Colômbia, Brasil e EUA (incluindo casos na Califórnia, Flórida, Havaí, Geórgia e Nova Iorque).[95,114,186,203,215] A condição parece ser particularmente comum na Austrália e no Brasil.

De maneira interessante, parece existir uma forte propensão para raças de pelo curto, e cães da raça Boxer e cruzamentos com Boxer representam quase metade dos casos relatados. Embora o GLC tenha sido descrito pela primeira vez há quase 30 anos, a sua etiopatogenia ainda não está bem esclarecida. De acordo com o relato inicial, "as lesões aparecem subitamente e, em geral, são observadas em cães incomodados por picadas de moscas."[285,286] Apesar de especulativo, esse achado pode sugerir que artrópodes picadores, como moscas, mosquitos-palha ou mosquitos, inoculam micobactérias em hospedeiros suscetíveis a partir de um nicho ambiental. A predileção pelo desenvolvimento das lesões em regiões do corpo procuradas por insetos vetores que picam, como a cabeça e, em particular, as orelhas, é compatível com essa hipótese, assim como a representação excessiva de cães de raça grande e pelo curto, que geralmente são criados ao ar livre em regiões de clima temperado e subtropical, onde a doença é principalmente relatada.

Achados clínicos

As lesões do GLC consistem em nódulo ou nódulos dérmicos bem circunscritos, solitários ou múltiplos. Essas lesões podem surgir em qualquer parte no cão, embora sejam habitualmente localizadas na cabeça e, tipicamente, nas pregas dorsais das orelhas. Os nódulos são duros e indolores, e seu tamanho varia de 2 mm a 5 cm de diâmetro (Figura 48.14). Pequenos nódulos são detectados como massas subcutâneas duras, enquanto os nódulos maiores podem desenvolver alopecia e/ou ulceração.

Os granulomas leproides limitam-se ao tecido subcutâneo e à pele e não acometem os linfonodos regionais, nervos ou órgãos internos. Em consequência, os cães acometidos não apresentam nenhum efeito sistê-

*Referências 50, 95, 146, 205, 206, 213, 260.

mico aparente. Esse achado sugere que o microrganismo etiológico tem baixa patogenicidade ou pré-requisitos especiais, como necessidade de baixa temperatura, o que possibilita a sua sobrevida e multiplicação apenas nos tecidos superficiais. As lesões podem ser desfigurantes e causar irritação, particularmente quando são múltiplas e infectadas secundariamente por *Staphylococcus pseudintermedius*.

Diagnóstico

Achados clinicopatológicos

O diagnóstico é habitualmente estabelecido de maneira direta quando o clínico tem um índice razoável de suspeita, visto que a distribuição das lesões (particularmente a propensão a acometer a prega dorsal das orelhas), associada à tendência das lesões a serem múltiplas, particularmente em raça de risco, é fortemente sugestiva de GLC. O diagnóstico pode ser confirmado pela obtenção de amostras de lesões representativas para exame citológico ou histológico.[50] Os esfregaços de aspirados de agulha, com coloração pelo Romanowsky, tipicamente revelam numerosos macrófagos com número variável de linfócitos e plasmócitos e menor número de neutrófilos. Em geral, um número pequeno a moderado de bacilos de tamanho médio, corados negativamente, podem ser detectados dentro dos macrófagos ou de forma extracelular (Figura 48.15). Ao exame histológico, as lesões no tecido subcutâneo e na derme consistem em piogranulomas compostos principalmente de macrófagos epitelioides, células gigantes tipo Langerhans com neutrófilos, plasmócitos e pequenos linfócitos espalhados (Figura 48.16). O número e a morfologia dos BAR em cortes corados pelo Ziehl-Neelsen são altamente variáveis de caso para caso. A confirmação do diagnóstico por cultura é impossível, visto que as exigências de crescimento *in vitro* desse microrganismo exigente ainda não foram determinadas.

Detecção de ácido nucleico

Métodos de PCR, utilizando *primers* universais e projetados especificamente, destinados a amplificar regiões do gene rRNA 16S, foram aplicados a amostras de GLC de cães.[146] No total, as metodologias moleculares identificaram essa sequência da nova micobactéria proposta em amostras de mais de 20 cães australianos com GLC, indicando que a espécie representada por essa sequência constitui, provavelmente, o principal agente etiológico do GLC.[146] A análise filogenética da sequência parcial do rRNA 16S sustenta a noção de que a nova espécie é um membro do grupo de micobactérias relacionado com *M. simiae*. Essas espécies de crescimento lento e exigentes, que incluem *M. genavense*, um patógeno significativo de aves em cativeiro,[211] compartilham uma hélice 18 tipicamente curta dentro

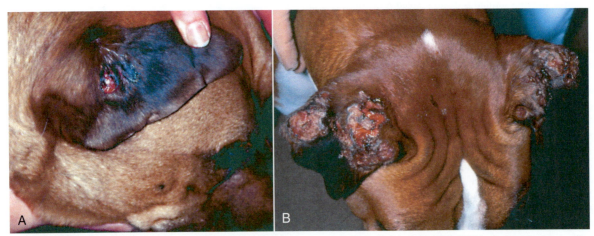

Figura 48.14 Aspecto de lesões do granuloma leproide canino em cães. **A.** Lesão solitária na prega auricular dorsal de um cão Mastiff. **B.** Múltiplas lesões ulceradas em ambas as pregas auriculares de um Boxer. (Cortesia de Richard Malik, University of Sydney, Sydney, Austrália.)

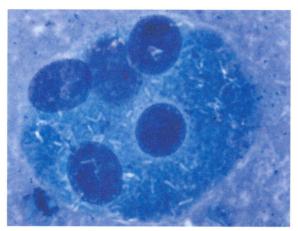

Figura 48.15 Citologia de aspirado de uma lesão de granuloma leproide canino. Observar os bacilos negativamente corados dentro da célula gigante tipo Langerhans (corante Romanowsky 750×). (Cortesia de Patricia Martin, University of Sydney, Sydney, Austrália.)

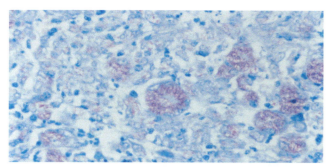

Figura 48.16 Micrografia de granuloma leproide canino. Coloração positiva das micobactérias (*i. e.*, acidorresistentes) com carbol fucsina (coloração rosa) (Ziehl-Neelsen, 300×). (Cortesia de Patricia Martin, University of Sydney, Sydney, Austrália.)

do gene rRNA 16S. A informação de sequências para *loci* adicionais (*i. e.*, região espaçadora transcrita interna 16S-23S e gene que codifica a proteína do choque térmico de 65-kDa) confirmou o estado filogenético dessa espécie de micobactéria dentro do grupo relacionado com o *M. simiae*.[103] É interessante assinalar que a espécie micobacteriana associada ao GLC nunca foi identificada em granulomas micobacterianos que acometem a pele ou o tecido subcutâneo de gatos, cavalos, seres humanos ou outras espécies de mamíferos não caninos. Todavia, uma micobactéria exigente, estreitamente relacionada, porém distinta, foi identificada como agente etiológico de lesões lepromatosas da pele, tecido subcutâneo, córnea e conjuntiva de gatos em Vitória, Austrália.[103]

Tratamento

Existem dados limitados na literatura veterinária a respeito do tratamento de cães com síndrome de GLC.[20,215] Muitos casos são autolimitados, havendo regressão espontânea das lesões cutâneas nodulares com o decorrer do tempo, tipicamente dentro de 1 a 3 meses após o seu aparecimento. O período de tempo estabelecido baseia-se na experiência de um dos autores (RM) e em um dermatologista australiano,[213] que se reuniu com veterinários para casos que foram diagnosticados histologicamente. Com frequência, por ocasião em que os cortes são enviados, processados e têm os seus resultados relatados, e um diálogo é estabelecido com o clínico, as lesões já começaram a regredir, seja espontaneamente ou em resposta a agentes antimicrobianos betalactâmicos (úteis para a infecção secundária por *S. intermedius* mas que provavelmente não têm eficácia para micobactérias). Foi também demonstrada a regressão espontânea em um relatório em que foram observados números moderados de BAR dentro dos

macrófagos de material coletado por aspirado com agulha fina para exame citológico. Quando a massa foi cirurgicamente removida 1 semana mais tarde, não foi possível detectar qualquer evidência de *Mycobacterium* sp. em cortes histológicos adequadamente corados ou no teste da PCR.[310] Ocorre *autocura* presumivelmente em consequência da resposta eficaz da IC desencadeada pelo paciente.

Nos casos com número limitado de lesões, a excisão cirúrgica pode ser curativa e fornece material para a confirmação histológica do diagnóstico e por PCR. Todavia, em outros casos, a infecção progride e produz lesões desfigurantes crônicas que podem persistir indefinidamente. As informações limitadas sugerem que o tratamento com esquemas antimicrobianos convencionais, que utilizam fármacos betalactâmicos, doxiciclina ou uma quinolona (como monoterapia), não conseguem ter impacto significativo sobre a evolução da infecção,[205] embora esses fármacos possam ter algum benefício, uma vez que tratam de forma eficaz as infecções piogênicas secundárias. Um relatório sobre dois cães no Brasil sugeriu que o tratamento antibacteriano tópico e a administração oral de rifampicina podem ser eficazes.[186] De modo empírico, o GLC responde ao tratamento com combinações de agentes antimicrobianos que são reconhecidamente eficazes contra outras micobactérias, incluindo rifampicina, claritromicina, clofazimina e doxiciclina. Com base na experiência dos autores, recomenda-se a associação de rifampicina e claritromicina, ambas administradas por via oral nas doses listadas na Tabela 48.7, para o tratamento dos casos graves ou refratários de GLC.[213] Infelizmente, o componente claritromicina do tratamento é extremamente oneroso em grandes cães. Uma combinação muito mais acessível em termos de custo consiste em rifampicina e doxiciclina, nas doses listadas na Tabela 48.7, e estudos adicionais poderão provar que esse esquema tem eficácia semelhante ao anterior. As quinolonas de terceira geração, o moxifloxacino e o pradofloxacino, também podem demonstrar ser eficazes, porém não se dispõe de dados acerca de sua eficácia. O tratamento deve ser continuado até obter a redução substancial no tamanho das lesões (tipicamente durante 4 a 8 semanas) e, de modo ideal, até a resolução completa dos granulomas. É prudente efetuar o monitoramento periódico para hepatotoxicidade durante o tratamento com rifampicina. Uma formulação tópica contendo clofamizina em veículo apropriado pode ser usada como adjuvante do tratamento sistêmico. Essa fórmula pode ser preparada esmagando (com um martelo) 40 cápsulas de clofazimina de 50 mg em um saco de plástico; o corante líquido extraído é misturado em uma pomada com 100 g de vaselina.[213] Sem dúvida alguma, as farmácias de manipulação podem melhorar essa formulação, utilizando clofazimina, rifampi-

Tabela 48.7	Dosagens de fármacos para o tratamento do granuloma leproide canino.[a]			
Fármaco[b]	**Dose[c]**	**Via**	**Intervalo (horas)**	**Duração (semanas)**
Rifampicina	De 10 a 15 mg/kg[d]	VO	24	De 4 a 8
Claritromicina	De 7,5 a 12,5 mg/kg	VO	12	De 4 a 8
Doxiciclina[e]	De 5 a 7,5 mg/kg	VO	12	De 4 a 8

[a]A remoção cirúrgica constitui o tratamento mais eficaz. Para tratamento clínico, utilizar pelo menos dois dos fármacos listados nessa tabela em associação. Pode-se considerar também o tratamento tópico. Ver o texto para informações mais detalhadas sobre o uso de formulações tópicas.
[b]Para informações específicas sobre cada fármaco, consultar o *Formulário de fármacos*, no Apêndice.
[c]Dose por administração a intervalo especificado.
[d]Hepatotóxica em doses acima de 10 mg/kg.
[e]Utilizar o sal mono-hidratado, quando disponível; para minimizar a irritação esofágica, administrar o fármaco com alimento ou oferecer água em seguida.

cina, rifabutina e, possivelmente também, veículos permeáveis, como DMSO. Esse fármaco não está disponível nos EUA. São necessários mais trabalhos para determinar o esquema de tratamento com relação custo-benefício mais favorável para essa condição.

Considerações de saúde pública

Não há evidências indicando qualquer risco de saúde pública para os proprietários de cães que apresentam GLC.

Infecções causadas por micobactérias de crescimento rápido

Carolyn R. O'Brien, Janet A. Fyfe e Richard Malik

Etiologia

As micobactérias de crescimento rápido (MCR), anteriormente micobactérias do grupo IV de Runyon ou atípicas, são por definição caracterizadas pela sua capacidade de formar colônias em meios sólidos dentro de 7 dias de incubação.[268] Essas bactérias são ubíquas no ambiente e podem ser identificadas em muitas fontes, incluindo solo, bioaerossóis e fontes de água, como água municipal e sistemas de água quente.[67,74,176]

Tradicionalmente, as MCR foram classificadas com base nas suas características fenotípicas; entretanto, a sua taxonomia mudou significativamente desde o advento de métodos moleculares, como análise dos genes RNA ribossômico (rRNA; do inglês, *ribosomal RNA*) 16S, *hsp65, recA, sodA* e *rpoB* e estudos de relação DNA-DNA, e como resultado de informações obtidas de cromatografia líquida de alto desempenho de ésteres de ácido micólico.* As MCR incluem os grupos *Mycobacterium chelonae-abscessus, Mycobacterium fortuitum* e *Mycobacterium smegmatis* (ver Tabela 48.1), o grupo *Mycobacterium wolinskyi*, o grupo *Mycobacterium mucogenicum* e o grupo *Mycobacterium mageritense*, bem como outras espécies, como *Mycobacterium thermoresistibile, Mycobacterium vaccae* e *Mycobacterium phlei*.[2,130,184] Outros estudos veterinários incluíram a determinação de espécies de MCR por métodos moleculares, como análise do gene rRNA 16S,[†] destes, apenas três incluíram informações suplementares obtidas por análise do perfil de ácido micólico[97,141] ou análise do gene *rpoB*.[159] Por conseguinte, na maioria dos casos, o termo *grupo* é adequado quando se refere a isolados em publicações mais antigas que descrevem a ocorrência de doença em cães e gatos.

A MCR provoca doença oportunista em animais e seres humanos tanto sadios quanto imunocomprometidos. Esses microrganismos são saprófitas ambientais oportunistas, e não parasitos adaptados a hospedeiros. Nos indivíduos sadios, a doença tende a ser limitada por uma poderosa resposta imunológica a uma infecção localizada, como paniculite ou linfadenite, habitualmente após inoculação através de uma solução de continuidade no tegumento. De modo semelhante, as MCR não são transmissíveis entre indivíduos. A doença amplamente disseminada tende a ocorrer em pacientes com condições imunossupressoras subjacentes. Um estudo que examinou a variação sazonal do isolamento de cepas clínicas de MCR em pacientes humanos verificou a ocorrência de picos no verão e no outono,[128] embora esse achado não tenha sido investigado no ambiente veterinário.

Achados clínicos

As MCR produzem três síndromes diferentes em cães e gatos: (1) paniculite infecciosa, (2) pneumonia piogranulomatosa, e (3) doença sistêmica disseminada.[207]

Paniculite

As MCR podem causar infecções crônicas da pele e do tecido subcutâneo, conhecidas como "paniculite micobacteriana."[179a,330] A paniculite constitui a apresentação clínica mais comum de infecção por MCR, particularmente em gatos da Austrália, onde foi relatada uma série de 49 casos.[210] Há também numerosos relatos de casos felinos isolados e séries menores de casos na literatura veterinária.* Embora os relatos iniciais tenham sugerido que a doença é mais comum em climas quentes e úmidos, como o sudeste dos EUA,[182] muitos casos são observados em áreas temperadas, como o sudeste da Austrália,[204,210,294,329] e foram descritos casos esporádicos no Canadá,[69,271] Nova Zelândia,[69] França,[302] Finlândia,[3] Holanda,[159] Itália,[22] e Suíça.[5]

É interessante ressaltar que, na Austrália, os microrganismos do grupo *M. smegmatis*[204,210] (particularmente *M. smegmatis sensu stricto*[133]) são responsáveis pela maioria dos casos felinos, ao passo que, nos EUA, predominam as infecções causadas por membros do grupo *M. fortuitum*.[141,158] Essa disparidade possivelmente reflete a convergência de microrganismo no ambiente nessas localizações geográficas distintas, embora isso não tenha sido estudado.

Nos gatos, a infecção começa frequentemente na região inguinal (embora, algumas vezes, possa começar nas axilas, no flanco ou no dorso), possivelmente após contaminação ambiental de lesões causadas por luta entre gatos.[208] Outras soluções de continuidade no tegumento, através de feridas por mordida, corpos estranhos penetrantes, injeções ou cirurgia, também podem permitir que as MCR superem as defesas normais do hospedeiro e estabeleçam uma infecção no tecido subcutâneo, particularmente em áreas de adiposidade. Subsequentemente, a doença pode se disseminar para áreas contíguas da parede lateral e ventral do abdome, períneo e base da cauda. A preferência das MCR pela gordura constitui um fator chave na patogenia dessas infecções e resulta na tendência da doença a acometer indivíduos obesos (frequentemente fêmeas castradas) e tecidos ricos em lipídios, como o panículo subcutâneo e, em particular, o panículo adiposo inguinal dos gatos. Infecções experimentais não conseguem se induzidas em gatos que não apresentam depósitos substanciais de gordura subcutânea.[193] O tecido adiposo oferece ambiente favorável para a sobrevida e a proliferação das MCR, fornecendo os triglicerídios necessários para o crescimento dos microrganismos ou protegendo-os das respostas fagocitárias ou imunes do hospedeiro.

No início, os gatos tendem a apresentar placas ou nódulos circunscritos na pele e tecido subcutâneo em um local de lesão, embora não se tenha relatado a ocorrência de traumatismo em todos os casos.[141] Com frequência, a suspeita clínica inicial consiste em abscesso associado a uma luta entre gatos, embora a ausência de odor fétido e pus turvo deva alertar o clínico sobre a possibilidade da etiologia infecciosa incomum. Com efeito, muitas dessas lesões tratadas com drenagem cirúrgica e fármacos antibacterianos eficazes contra anaeróbios obrigatórios são seguidas de abertura da ferida e desenvolvimento de fístula supurativa que não cicatriza, circundada por tecido de granulação endurecido. Posteriormente, na evolução clínica, ocorre espessamento do tecido subcutâneo, e a pele sobrejacente torna-se aderente e apresenta alopecia e fístulas, que secretam um exsudato aquoso (a denominada aparência de "pimenteira"). Áreas finas de epiderme sobre os acúmulos subcutâneos de pus levam à produção de depressões púrpuras focais características intercaladas com as fístulas (Figura 48.17). Com o passar do tempo, a profundidade e a largura da área infectada aumentam, podendo finalmente acometer todo o abdome ventral, flancos adjacentes e membros.

O problema permanece habitualmente localizado na pele e tecido subcutâneo, e, embora as estruturas adjacentes, como a parede do abdome, possam ser eventualmente acometidas, a disseminação

---

*Referências 1, 2, 28, 39, 84, 171, 306.
†Referências 3, 22, 42, 97, 141, 159.

*Referências 3, 5, 22, 69, 81, 141, 158, 159, 182, 204, 220, 230, 271, 294, 323, 328, 329.

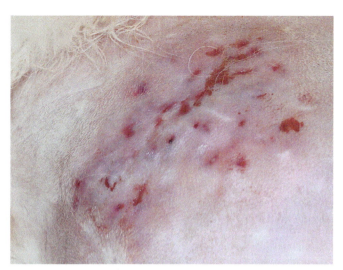

Figura 48.17 Paniculite na parede torácica de um gato causada por *Mycobacterium smegmatis*. Observar os endurecimentos de coloração púrpura da pele intercalados com fístulas, resultando na clássica aparência de "pimenteira" da lesão. (Cortesia de Dr. Gregory Raspbury and Janet Newell, Village Animal Health Care, Trenton, MI.)

para órgãos internos ou linfonodos é muito incomum.[330] Até mesmo gatos com lesões cutâneas extensas podem apresentar poucos sinais de doença sistêmica. Gatos gravemente acometidos podem desenvolver sinais constitucionais de mal-estar, pirexia, inapetência, perda de peso e relutância em se mover. Em certas ocasiões, os gatos desenvolvem hipercalcemia da doença granulomatosa, embora isso seja raramente ou nunca sintomático.

Existe um número substancialmente menor de relatos de infecções da pele e do tecido subcutâneo por MCR em cães, com aproximadamente 20 casos caninos registrados na literatura.* A maioria dos casos representa infecções localizadas em indivíduos imunocompetentes; entretanto, um caso apresentou doença cutânea disseminada,[98] e outro com doença multifocal foi diagnosticado com hiperadrenocorticismo dependente da hipófise concomitante.[42,209] Muitos casos são observados após ocorrência de lesão penetrante do tegumento, como traumatismo causado por veículos, feridas por mordidas, lesão por galhos, locais de injeção (particularmente com o uso de frascos de múltiplas doses) ou intervenção cirúrgica prévia.[158,207,209]

Em muitos casos, quando um cão apresenta uma ferida cutânea crônica que não cicatriza, a suspeita clínica inicial consiste em corpo estranho subcutâneo (p. ex., pragana ou lasca de madeira); entretanto, deve-se suspeitar da possibilidade de infecção micobacteriana se a lesão não responder à drenagem cirúrgica e ao tratamento com agentes antimicrobianos convencionais, e se não for detectado nenhum corpo estranho com o uso de técnicas de imagem avançadas.[207]

Nos cães, as lesões consistem habitualmente em nódulos subcutâneos solitários ou múltiplos, indolores, não pruriginosos e firmes a flutuantes, que podem ou não apresentar ulcerações e fístulas de drenagem. Novas lesões podem aparecer como "satélites" nas margens de lesões mais antigas.[209] Os locais anatômicos em cães acometidos são variáveis, refletindo, presumivelmente, o local de inoculação e podendo incluir o dorso e as regiões cervicotorácica e do flanco. Em um cão, foi também relatada a ocorrência de infecção no local de um cateter de diálise intravenoso.[158] Os animais estão, em sua maioria, sistemicamente bem; todavia, alguns podem apresentar dor, febre e claudicação.[120,182,209]

---

*Referências 42, 98, 120, 158, 182, 209, 324.

Pneumonia

Foi relatada a ocorrência de infecção das vias respiratórias inferiores causada por MCR em vários cães[153,157,158,308,333] e em alguns gatos.[66,97,330] Nos cães e nos gatos, a maioria dos casos de infecção é causada pelos grupos *M. fortuitum* ou *M. chelonae-abscessus*; entretanto, *M. thermoresistibile* foi confirmado como agente etiológico de abscesso pulmonar e pleurite em um gato.[97] Nos seres humanos, a infecção pulmonar por MCR está frequentemente associada a doença respiratória subjacente, como fibrose cística, embora, em certas ocasiões, indivíduos previamente sadios sejam diagnosticados com a doença.[60] Os casos relatados em cães e gatos não tinham nenhuma doença imunossupressora ou respiratória subjacente evidente, embora dois casos felinos tenham sido considerados como secundários à aspiração de medicamento líquido administrado por via oral – em um caso, parafina para o tratamento de bolas de pelos,[330] e, no outro, lactulose (misturada com leite) para tratamento de constipação intestinal crônica.[66] O proprietário do terceiro gato relatou história de 3 semanas de tosse produtiva após um banho (que pode ter resultado em aspiração de água contaminada).[97]

Os cães e os gatos com doença pulmonar por MCR habitualmente apresentam tosse, dispneia, febre, mal-estar e perda de peso. Embora o número de casos seja limitado, não há evidência de predileção por raças ou pelo sexo, embora a maioria dos cães acometidos tivesse menos de 4 anos de idade. Em um cão que apresentou mal-estar, febre, claudicação bilateral dos membros posteriores e edema dos tarsos, constatou-se lesões semelhantes à osteopatia hipertrófica na radiografia dos membros acometidos.[333] As radiografias de tórax revelaram massas pulmonares em dois lobos dos pulmões. Após ressecção dos lobos acometidos, foi isolado um membro do grupo *M. fortuitum* das lesões.

Infecção disseminada

As infecções disseminadas por MCR são raras em animais; foi relatado apenas um caso bem documentado.[119] Os casos humanos também são incomuns; todavia, pacientes com neoplasias malignas hematológicas, transplante de órgãos sólidos ou que recebem tratamento crônico com glicocorticoides correm risco de desenvolver infecção disseminada por MCR. Os seres humanos com defeitos hereditários do sistema imune (afetando particularmente as vias da IFN-γ e IL-12[137]) também correm risco aumentado.

Diagnóstico

Coleta da amostra, citologia e histologia

O diagnóstico de infecção por MCR é razoavelmente direto, contanto que o clínico tenha um índice adequado de suspeita, e o laboratório tenha sido informado da suspeita de infecção micobacteriana, de modo que procedimentos especiais possam ser usados. A amostra para diagnóstico pode ser coletada por aspirado com agulha fina, biopsia ou lavado brônquico. As preparações citológicas e histológicas podem ser coradas para pesquisa de BAR. O pus e/ou homogeneizados de tecido podem ser cultivados utilizando meios micobacterianos de rotina.

Coleta e envio das amostras

Infecções cutâneas e dos tecidos moles. Na experiência de um dos autores (RM), as melhores amostras para citologia e cultura são obtidas por aspirado com agulha fina através de pele intacta, que foi desinfetada com etanol a 70% (para eliminar espécies de micobactérias saprófitas que residem na pele). Uma região adequada pode ser selecionada pela palpação de uma área anormal de tecido subcutâneo, ou pelo uso de ultrassonografia de alta resolução à procura de acúmulos anecoicos ou hipoecoicos de material purulento. Se apenas uma pequena quantidade de material foi recuperada, a amostra pode ser inoculada diretamente em garrafa comercial de cultura micobacteriana. De modo ideal, essa inoculação é realizada dentro de poucos minutos após a coleta da amostra, e esses tubos devem ser solicitados do laboratório antes de realizar a avaliação diagnóstica. O material de drenagem dos trajetos fistulosos habitualmente não é adequado, devido ao grande número de bactérias secundárias contaminantes. As amostras de tecido cirúrgicas coletadas de modo asséptico podem ser misturadas com caldo de infusão de cérebro-coração ou meios líquidos semelhantes, utilizando um almofariz e pilão estéreis, e o homogeneizado assim obtido pode ser então usado para citologia e cultura.

Infecções das vias respiratórias inferiores. Como muitos animais acometidos apresentam consolidação aos abscessos dos lobos pulmonares, o aspirado com agulha fina transtorácica guiada por ultrassonografia pode fornecer um material adequado para cultura. A coleta das vias respiratórias por lavado brônquico também pode fornecer uma amostra diagnóstica útil, particularmente se a tosse for produtiva.[153] O líquido pleural pode ser processado em centrífuga e as amostras resultantes são então submetidas às técnicas citológicas e de cultura já mencionadas.

Doenças disseminadas. As MCR podem ser isoladas da cultura de sangue, material aspirado ou biopsia tecidual de locais normalmente estéreis.

Exame citológico

Os esfregaços devem ser corados utilizando Romanowsky, uma modificação da coloração de Gram de Burke, e um procedimento álcool-acidorresistente modificado (descoloração com ácido sulfúrico a 5% durante apenas 3 a 5 min, visto que as MCR não são tão acidorresistentes quanto outras bactérias). Um quadro citológico piogranulomatoso predomina, e microrganismos Gram-positivos, acidorresistentes ou, no caso de amostras com coloração de Romanowsky, "negativamente corados" são algumas vezes observados no interior de macrófagos espumosos e vacúolos lipídicos (Figura 48.18). Diferentemente das infecções pelo MAC e da hanseníase felina, pode ser mais difícil observar os microrganismos, e, algumas vezes, é necessária a pesquisa exaustiva de vários esfregaços.

Cultura dos microrganismos e antibiograma

As amostras para cultura (p. ex., homogeneizados de tecido ou material purulento) devem ser semeadas em placas duplicadas de ágar-sangue de carneiro a 5%, incubadas em condições aeróbicas a

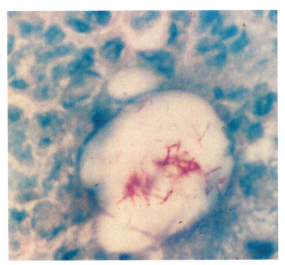

Figura 48.18 Coloração acidorresistente modificada de líquido purulento de um gato com paniculite inguinal. Observar os bacilos acidorresistentes no vacúolo lipídico extracelular. (Cortesia de Patricia Martin, University of Sydney, Sydney, Austrália.)

37°C e em meio micobacteriano, como meio LJ, meio de gema de ovo de Ogawa a 1% ou outro comercial, com incubação aeróbica a 25°C. Sistemas comerciais de cultura em caldo também podem ser usados.

Quando se dispõe apenas de amostras contaminadas, a amostra pode ser tratada com hidróxido de sódio a 2 a 4%, seguido de neutralização com ácido diluído antes da inoculação em meios de cultura. Outro método que pode ser utilizado para diferenciar seletivamente as MCR da flora contaminante consiste em isolamento primário ao redor de discos de sensibilidade de agentes antibacterianos (cefalosporinas de primeira geração ou isoxazolil penicilinas) aplicados à placa após a inoculação.

É indispensável que a identificação da espécie e os dados de sensibilidade sejam determinados em todo animal com diagnóstico de infecção por MCR, visto que esses dados terão impacto significativo na escolha do tratamento antimicrobiano. Em grande parte, essa informação pode ser adquirida de um laboratório de bacteriologia veterinário bem equipado, embora o envio da cepa a um laboratório de referência micobacteriano após isolamento primário também possa fornecer dados adicionais relativos a novos agentes anti-infecciosos de uso humano (p. ex., moxifloxacino, tigeciclina e linezolida) e estabelecer a espécie com o uso de técnicas moleculares avançadas.

O teste de sensibilidade das MCR não é apenas útil para fins clínicos, porém historicamente também foi usado para obter dados fenotípicos para tipagem de isolados (p. ex., sensibilidade à trimetoprima, polimixina B e tobramicina). Dos quatro métodos utilizados para teste de sensibilidade – difusão em disco de ágar, fita plástica encontrada no comércio, eluição em disco de ágar e microdiluição em caldo – o National Committee for Clinical Laboratory Standards Mycobacterial Subcommittee indicou a microdiluição em caldo como padrão de referência,[58] embora esse método seja tecnicamente trabalhoso e não seja oferecido rotineiramente por muitos laboratórios diagnósticos.

Foram relatadas CIM para o ciprofloxacino, o enrofloxacino e o moxifloxacino utilizando o método de microdiluição em caldo para isolados felinos de *M. fortuitum*, *Mycobacterium goodii* e *M. smegmatis* da Austrália.[108] Esse estudo demonstrou que a CIM para o moxifloxacino foi significativamente menor que aquela das quinolonas mais antigas.

As CIM para ciprofloxacino, gentamicina, trimetoprima, claritromicina, doxiciclina, moxifloxacino e tigeciclina podem ser determinadas facilmente com o método da fita comercial.[136] Pode-se também determinar a sensibilidade de isolados clínicos a antimicrobianos utilizando a metodologia de difusão em discos. Tipicamente, os isolados são testados em discos contendo antimicrobianos representativos, incluindo doxiciclina (30 μg), gentamicina (10 μg), ciprofloxacino (5 μg), trimetoprima (5 μg), tobramicina (10 μg), polimixina B (300 μg), enrofloxacino (5 μg), claritromicina (30 μg), moxifloxacino (5 μg) e tigeciclina (15 μg). Alguns agentes antibacterianos são incluídos para determinar um fármaco apropriado para tratamento oral a longo prazo, enquanto outros (trimetoprima, polimixina B, tobramicina) são utilizados para obter informações fenotípicas sobre as cepas. Suspensões de cada microrganismo em soro fisiológico ou caldo nutriente são semeadas em ágar de sensibilidade e incubadas a 37°C. Os resultados são registrados depois de uma incubação de 48 a 72 h.[210]

Achados patológicos

Tipicamente, as lesões histopatológicas são caracterizadas por inflamação piogranulomatosa dos tecidos acometidos. Em geral, poucos BAR são visíveis com o uso de corantes adequados, como ZN modificado. Os BAR são mais frequentemente encontrados em vacúolos lipídicos.

Tratamento

Quadro conceitual

Embora o tratamento clínico e cirúrgico da paniculite micobacteriana esteja bem descrito tanto em cães quanto em gatos,[207] a introdução de novos agentes antimicrobianos, como as novas quinolonas de quarta geração, moxifloxacino e pradofloxacino, e novos derivados da tetraciclina (p. ex., tigeciclina) significa que as recomendações terapêuticas continuam evoluindo.[108,200]

Historicamente, o tratamento dessas infecções era considerado muito difícil, e os problemas relacionados com o estabelecimento imediato do diagnóstico foram apresentados como motivo para a cronicidade, gravidade e a refratariedade dessas infecções. O uso de agentes antimicrobianos lipofílicos com base em dados de sensibilidade e, quando apropriado, a ressecção cirúrgica rigorosa e as técnicas reconstrutivas melhoraram o prognóstico. Apesar desse progresso, alguns casos continuam refratários ao tratamento, particularmente aqueles causados por *M. fortuitum* nos EUA.[141] Na opinião dos autores, a escolha de um cirurgião familiarizado com essas infecções, trabalhando em conjunto com dados fornecidos por um bom laboratório, teve o maior impacto na melhora do prognóstico dos pacientes. Em resumo, o tratamento deve iniciar com um ou dois agentes antimicrobianos orais (doxiciclina, uma quinolona e/ou claritromicina), a princípio escolhidos de modo empírico (levando em consideração o conhecimento local das espécies mais comuns), porém com base subsequentemente em dados de sensibilidade *in vitro*. As dosagens desses fármacos estão listadas na Tabela 48.8. A administração a longo prazo (vários meses) de um ou mais desses fármacos é algumas vezes suficiente para obter a cura; todavia, nos casos mais graves, a ressecção cirúrgica dos tecidos recalcitrantes acaba sendo necessária. Tendo em vista a extensão e a gravidade da doença em muitos desses casos, níveis adequados de agentes antimicrobianos podem não ser alcançados em todos os tecidos acometidos. Nesses casos, a melhor possibilidade para obter resultados bem-sucedidos é remover a maior quantidade possível de tecido infectado após tratamento antimicrobiano preliminar.[254] Os focos residuais de infecção podem ser então tratados com as altas concentrações de agentes antibacterianos alcançados durante e após a cirurgia. O tratamento antimicrobiano perioperatório e pós-operatório é de importância vital para assegurar a cicatrização por primeira intenção da excisão cirúrgica.

Recomendações específicas

Uma vez estabelecido diagnóstico provisório de paniculite micobacteriana, é desejável iniciar imediatamente o tratamento. Como a cultura primária positiva leva 3 a 4 dias, com um período adicional semelhante necessário para o antibiograma, a escolha inicial de um ou mais agentes antimicrobianos deve ser orientada pelos dados de microbiologia adquiridos retrospectivamente. Esses dados são diferentes em diferentes regiões.

Os isolados do grupo *M. smegmatis* mostram-se sensíveis a uma ampla variedade de agentes antimicrobianos apropriados para o tratamento de infecções crônicas. A maioria das cepas exige resistência inerente à claritromicina. Em contrapartida, os isolados do grupo *M. fortuitum* geralmente demonstram resistência a um ou vários agentes e, com frequência, apresentam CIM mais altas para fármacos aos quais as cepas são sensíveis, enquanto os isolados do grupo *M. chelonae-abscessus* tendem a ser resistentes a todos os fármacos comuns disponíveis para uso oral, com exceção da claritromicina e linezolida.[39] Na Austrália, a doxiciclina e/ou uma quinolona (como moxifloxacino ou pradofloxacino) são escolhas sensíveis para tratamento de primeira linha, ao passo que, nos EUA, a claritromicina constitui o fármaco de escolha para tratamento empírico. As recomendações de especialistas em doença infecciosa humana ressaltam a possibilidade de desenvolvimento de resistência das MCR às quinolonas durante um ciclo de tratamento.[39] Por conseguinte, o uso estratégico de quinolonas após citorredução cirúrgica, ou a sua administração inicialmente em combinação com outro agente antimicrobiano eficaz

Tabela 48.8 Dosagens de fármacos para o tratamento de infecções por micobactérias de crescimento rápido.

Fármaco[a]	Espécie	Dose[b] (mg/kg)	Via	Intervalo (horas)	Duração (semanas)
Gentamicina	C	9 a 14 mg/kg	SC, IM, IV	24	2 a 4[c]
	G	5 a 8 mg/kg	SC, IM, IV	24	2 a 4[c]
Amicacina	C	15 a 20 mg/kg	SC, IM	24	2 a 4[c]
	G	10 a 14 mg/kg	SC, IM	24	2 a 4[c]
Doxiciclina	CG	5 a 10 mg/kg	VO	12	12 a 52[d]
Trimetoprima-sulfonamida	C	15 a 30 mg/kg	VO	12	4 a 6[e]
	G	10 mg/kg	VO	12	4[e]
Ciprofloxacino	CG	10 a 20 mg/kg	VO	12	12 a 52[f,g]
Enrofloxacino	C	5 a 15 mg/kg	VO	24	12 a 52[f,g]
	G	5 mg/kg	VO	24	12 a 52[f,g,h]
Clofazimina[i]	C	4 a 8 mg/kg[i]	VO	24	12 a 52[g]
	G	8 a 12 mg/kg	VO	24	12 a 52[g]
Claritromicina	CG	10 a 15 mg/kg	VO	12	12 a 52
	G	Total de 62,5 mg	VO	12 a 24	12 a 52

CG, cão e gato; *G*, gato; *C*, cão; *IM*, intramuscular; *IV*, intravenosa; *VO*, via oral; *SC*, subcutânea.
[a]Para informações específicas sobre cada fármaco, consultar o *Formulário de fármacos*, no Apêndice.
[b]Dose por administração em intervalo especificado.
[c]Monitorar semanalmente o nível sanguíneo de ureia para evidências de nefrotoxicidade; frequentemente associadas a outros fármacos. Não podem ser usadas a longo prazo.
[d]Quando disponível, usar o sal mono-hidratado; para minimizar a irritação esofágica, administrar antes ou com alimento, ou oferecer uma pequena quantidade de água após a sua administração.
[e]É preciso verificar semanalmente o hemograma para evidências de mielossupressão. Não podem ser usados a longo prazo.
[f]Para a dose de outras quinolonas, ver o *Formulário de fármacos*, no Apêndice.
[g]Evitar em animais jovens.
[h]Evitar doses mais altas ou a administração parenteral em gatos, devido ao risco de toxicidade da retina.
[i]Devido a dificuldade de fracionamento do líquido em cápsulas, os gatos recebem habitualmente uma cápsula de 50 mg por dose. O conteúdo da cápsula pode ser dividido em duas metades com bisturi, com o uso de luvas descartáveis, e distribuído em duas cápsulas de gelatina. De modo alternativo, uma farmácia de manipulação pode fornecer o tamanho ideal de dosagem.

pode ser medida prudente para reduzir a probabilidade de desenvolvimento de resistência. Essas considerações não são aplicáveis à doxiciclina ou claritromicina.[39] Por essa razão muitos dermatologistas veterinários na Austrália fazem uso rotineiro de terapia de combinação com doxiciclina e uma quinolona desde o início do tratamento. É preciso ressaltar que, embora algumas cepas de MCR exibam sensibilidade *in vitro* à amoxicilina-clavulanato, essa associação de fármacos não tem nenhuma eficácia *in vivo*.

Uma vez obtidos os dados de sensibilidade, o fármaco ou fármacos ideais são selecionados. Em seguida, pode-se avaliar a resposta *in vivo* a um ou mais fármacos comprovadamente eficazes *in vitro*. Em geral, é necessário administrar as doses mais altas possíveis, visto que os tecidos subcutâneos acometidos não apresentam boa perfusão, e barreiras de difusão consideráveis impedem que os níveis sanguíneos dos agentes antibacterianos alcancem os microrganismos que se encontram na gordura. O tratamento deve ser iniciado utilizando taxas de doses padronizadas. Subsequentemente, aumenta-se a dose lentamente (no decorrer de várias semanas) até a ocorrência de efeitos adversos (inapetência, vômitos), sugerindo a necessidade de ligeira redução da dose, ou até a observação da melhora clínica convincente.

Alguns animais tratados de modo preliminar com agentes administrados por via oral respondem progressivamente a ponto de a cirurgia se tornar desnecessária. Esses animais podem ser curados utilizando apenas tratamento clínico, embora seja necessário o tratamento com agentes antimicrobianos orais de 3 a 12 meses de duração. Como generalização, as lesões que regridem sem necessidade de intervenção cirúrgica acometem menor profundidade do tecido do que aquelas que exigem cirurgia. Entretanto, algumas lesões são tão graves que o tratamento com agentes antimicrobianos apenas só produz melhora limitada, tornando necessária a intervenção cirúrgica. Como é impossível prever os casos que irão necessitar de desbridamento cirúrgico, a recomendação dos autores (CO'B, JF e RM) é iniciar o tratamento empírico, determinar o padrão de sensibilidade *in vitro*, reavaliar em seguida o paciente a cada 3 a 4 semanas para decidir se está ocorrendo melhora continuada, ou se o tratamento alcançou um platô, e a cirurgia se faz necessária. O tratamento clínico preliminar tem grande benefício, visto que, em primeiro lugar, ele diminui a quantidade de tecido exigindo ressecção e, em segundo lugar, minimiza a possibilidade de deiscência da ferida.

A ressecção cirúrgica, a drenagem ou a citorredução de grandes massas piogranulomatosas estão sendo cada vez mais aceitas no tratamento de cães e gatos com infecções por MCR. Entretanto, pode ocorrer recidiva nas margens da ferida, particularmente em gatos. A obtenção de margens cirúrgicas mais radicais teve benefício na experiência dos autores (CO'B, JF e RM), e a probabilidade de sucesso possivelmente se correlacionou com a habilidade e imaginação do cirurgião, que mais comumente utiliza essas técnicas na excisão de tumores de tecido mole e reconstrução dos déficits teciduais resultantes. Se houver necessidade de cirurgia, pode-se administrar um fármaco por injeção com eficácia conhecida contra o agente etiológico. Por exemplo, a gentamicina deve ser administrada no intraoperatório (2 mg/kg a cada 8 h ou 6 mg/kg a cada 24 h; IV ou SC) e no período pós-operatório imediato (de modo ideal, por vários dias, quando economicamente possível). A gentamicina é uma boa escolha, visto que se trata de um fármaco bactericida, disponível em forma parenteral, de baixo custo e com boa atividade *in vitro* contra todas as MCR. A amicacina é superior à gentamicina, embora seja substancialmente mais onerosa na Austrália. Outra opção seria o moxifloxacino (10 mg/kg por via IV lenta, 1 vez/dia), visto que está disponível em formulação parenteral (ver *Formulário de fármacos*, no Apêndice).

A abordagem cirúrgica de importância crítica é remover a quantidade máxima possível de tecido subcutâneo anormal (Figura 48.19), o que, em alguns animais, pode exigir a remoção de porções muito

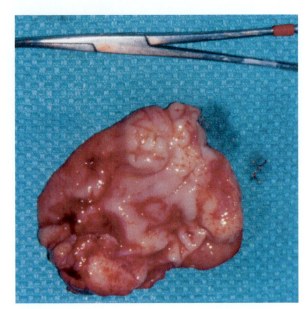

Figura 48.19 Gordura subcutânea e pele removida de um gato com paniculite. A grande porção de tecido foi removida por ressecção em bloco. (Cortesia de Richard Malik, University of Sydney, Sydney, Austrália.)

grandes de tecido infectado. Os casos graves beneficiam-se da técnica de excisão radical desenvolvida por Hunt (Figura 48.20), em que os tecidos infectados são ressecados em bloco, sendo esse procedimento seguido de rearranjo da pele adjacente para preencher os déficits teciduais criados, que são frequentemente substanciais.[150,151] Todavia, em alguns casos, a paniculite é tão extensa que essa técnica não é viável. Casos avançados com lesões extensas necessitam, de modo ideal, da habilidade de um cirurgião experiente em tecidos moles para reconstruir a ferida resultante sem tensão excessiva, particularmente nos casos felinos. A grande quantidade de espaço morto criada pelo desbridamento exige o uso criterioso de drenos de látex ou de aspiração fechada por vários dias no pós-operatório. O fechamento da ferida assistido a vácuo tem sido usado por alguns cirurgiões quando se deparam com casos desafiadores.[121]

Após a cirurgia, fármacos considerados de maior eficácia teórica contra o microrganismo etiológico são administrados no período pós-operatório para assegurar a ocorrência da cicatrização de inten-

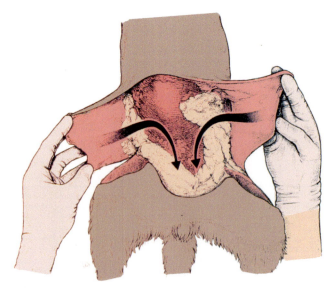

Figura 48.20 Representação diagramática da mobilização das pregas de ambos os flancos para reconstruir o déficit de tecido resultante da ressecção cirúrgica de um panículo adiposo inguinal infectado. (Das Referências 150 e 151.)

ção primária. Por conseguinte, as bactérias residuais nas margens da ferida são alvos dos altos níveis do fármaco ou fármacos eficazes. Devido a considerações de custo e outras praticabilidades, a escolha é geralmente reduzida a uma única ou a combinação de quinolona, doxiciclina ou claritromicina, com base na sensibilidade *in vitro*. As doses desses fármacos estão listadas na Tabela 48.8.

Dentre os agentes adequados para tratamento pós-operatório, as quinolonas (particularmente moxifloxacino ou pradofloxacino) e a doxiciclina são, em geral, os fármacos de escolha para o tratamento de infecções por MCR na Austrália, onde predominam cepas de *M. smegmatis* e *M. fortuitum*. Nos EUA, a claritromicina ou as quinolonas ou ambas representam a base do tratamento para MCR, embora a doxiciclina ainda tenha um lugar de destaque no tratamento de cepas sensíveis.

As quinolonas são bactericidas, penetram adequadamente nos tecidos (incluindo na gordura) e concentram-se nos polimorfonucleares e macrófagos. Preocupações atuais sobre o potencial retinotóxico do enrofloxacino, quando administrado a gatos em doses diárias que ultrapassam 5 mg/kg, provavelmente excluem o seu uso nessa espécie, enquanto o moxifloxacino ou outras quinolonas de uso veterinário podem ser escolhas mais seguras nas altas doses provavelmente necessárias para essas infecções. O pradofloxacino é uma quinolona de uso veterinário, quimicamente relacionado com o moxifloxacino, que está em fase de investigação (ver *Formulário de fármacos*, no Apêndice). Dados *in vitro* sugerem que será um fármaco de grande utilidade no tratamento das infecções por MCR, particularmente em gatos. Os autores (CO'B, JF e RM) não têm experiência com o uso do marbofloxacino ou orbifloxacino no tratamento de infecções micobacterianas, e não se dispõe de nenhum dado publicado sobre o seu uso. Os autores (CO'B, JF e RM) usaram moxifloxacino (10 mg/kg por via oral 1 vez/dia) de farmácia de manipulação em um pequeno número de gatos, e constataram que se trata de um fármaco seguro e eficaz. A doxiciclina tem vantagem em termos de custo sobre as quinolonas e, com base na experiência dos autores, tem eficácia semelhante e é igualmente adequada para tratamento oral a longo prazo. A doxiciclina mono-hidratada é a tetraciclina de escolha para uso em pequenos animais, visto que é bem tolerada, é encontrada em forma prontamente disponível e tem boa lipossolubilidade (ver *Formulário de fármacos*, no Apêndice). Esse fármaco não está facilmente disponível em muitos outros países, o que representa um problema, visto que os outros sais de doxiciclina são mais irritantes, provocam vômitos ou, o que é pior, ulceração do esôfago.[218] Por esse motivo, a doxiciclina deve ser administrada imediatamente antes das refeições com manteiga ou margarina, ou deve ser seguida de uma pequena quantidade de líquido (ver *Formulário de fármacos*, no Apêndice). A formulação comercial mono-hidratada não tem paladar forte e pode ser moída e administrada em pequena quantidade de alimento saboroso em conserva para gatos que são difíceis de medicar. A claritromicina, um macrolídio com espectro estendido de atividade e farmacocinética prolongada, demonstrou ser extremamente útil no tratamento de infecções por MCR em seres humanos e pacientes veterinários. A sua principal desvantagem reside no seu elevado custo, que constitui um problema no tratamento de grandes cães. As informações disponíveis não são suficientes para recomendar a terapia de combinação de rotina nesses animais, porém deve-se considerar a possibilidade de desenvolvimento de resistência durante o tratamento de animais nos quais uma resposta favorável (particularmente às quinolonas) não é duradoura durante um ciclo de tratamento, ou quando ocorrer recidiva.

A duração total do tratamento deve ser de pelo menos 3 a 12 meses. Os fármacos devem ser administrados durante pelo menos 1 a 2 meses depois que os tecidos acometidos adquirem aparência completamente normal. Em casos esporádicos refratários, a clofazimina,[220] a cefoxitina ou a amicacina podem ser usadas como monoterapia ou em associação a outros fármacos que demonstraram ser eficazes *in vitro*. A cefo-

xitina e a amicacina só podem ser administradas por injeção. Vários agentes orais para o tratamento das infecções refratárias por MCR tornaram-se disponíveis, incluindo moxifloxacino, linezolida e tigeciclina (ver *Formulário de fármacos*, no Apêndice). Embora esses agentes sejam muito promissores para algumas infecções micobacterianas anteriormente não tratáveis, o seu alto custo tende a impedir o seu uso rotineiro. Os autores (CO'B, JF e RM) têm experiência limitada com o moxifloxacino em pacientes felinos, nos quais demonstrou ser bem tolerado e eficaz em vários casos refratários. Esse agente e o pradofloxacino, um fármaco de uso veterinário quimicamente semelhante, têm espectro mais amplo de atividade do que as quinolonas anteriores e apresentam CIM mais baixas em comparação com todas as outras quinolonas testadas *in vitro*.[109]

Em resumo, na experiência dos autores (CO'B, JF e RM) a paniculite micobacteriana é uma doença eminentemente passível de tratamento. O diagnóstico é direto, particularmente para profissionais familiarizados com a síndrome. O prognóstico é excelente, mesmo em casos com doença grave, extensa e de longa duração. O tratamento envolve ciclos de longa duração de agentes antimicrobianos selecionados com base em testes laboratoriais, algumas vezes associados a extenso desbridamento cirúrgico e reconstrução da ferida. Por fim, o uso profilático rotineiro de doxiciclina após tratamento de lesões penetrantes em cães e gatos obesos pode impedir o desenvolvimento dessas infecções de localização profunda.

Considerações semelhantes aplicam-se ao tratamento da pneumonia piogranulomatosa causada por MCR. O tratamento empírico deve ser iniciado imediatamente após a obtenção de amostras diagnósticas para citologia e cultura. Pode ser necessário modificar o tratamento com base nos dados de sensibilidade. Inicialmente, o tratamento deve consistir em altos níveis de dois fármacos comprovadamente efetivos *in vitro*, incluindo gentamicina por via intravenosa e amicacina mais moxifloxacino. A nebulização com gentamicina ou amicacina tende a ser um adjuvante útil do tratamento sistêmico. As lesões pulmonares que não respondem totalmente ao tratamento clínico adequado podem exigir ressecção cirúrgica para a obtenção da cura.[97,153,158,308,333]

Futuras orientações

A terapia com oxigênio hiperbárico pode ser benéfica no tratamento de infecções profundas causadas por MCR, e o fechamento da ferida assistido a vácuo pode ocupar lugar de destaque no tratamento cirúrgico de alguns casos. A nova tetraciclina parenteral, a tigeciclina, pode demonstrar ser útil em certos pacientes e pode ser apropriada para tratamento intralesional.

Considerações de saúde pública

Conforme assinalado anteriormente, tendo em vista que esses microrganismos são, em sua maior parte, saprófitas de vida livre, é raro haver transmissão direta entre animais e de animais para seres humanos. Os seres humanos e os animais tornam-se infectados de modo semelhante a partir do ambiente. Com frequência, a infecção é introduzida por meio de exposição a feridas cutâneas existentes ou por lesão penetrante. Todavia, existe um relato na literatura de infecção causada por *M. chelonae*, associada à penetração subcutânea de pelo de cão no tornozelo de um paciente humano.[216] Além disso, os MCR têm sido associados a feridas humanas por mordidas de caninos ou felinos.[240,287] Embora a infecção zoonótica por MCR seja pouco provável, mesmo assim parece prudente seguir precauções higiênicas de rotina (como lavagem das mãos e desinfecção das superfícies) se uma pessoa imunocomprometida tiver contato íntimo com um animal infectado. Para informações mais detalhadas sobre a prevenção e os cuidados de infecções de feridas por mordida, ver *Infecções de Ferimentos por Mordedura*, Capítulo 51.

Capítulo 49

Dermatofilose

Craig E. Greene

Etiologia e epidemiologia

A dermatofilose (esporotricose cutânea) é uma doença cutânea exsudativa causada pelo actinomiceto filamentoso ramificado *Dermatophilus congolensis*, que se replica pelo crescimento de hifas seguido pela divisão transversal e longitudinal para produzir filamentos contendo cocos. As crostas dérmicas que se formam são compostas por camadas alternadas de ceratinócitos, vesículas serosas e infiltrados neutrofílicos. Quando umedecidos, os cocos flagelados são liberados das crostas e migram para novos locais no mesmo animal ou em um diferente. A função da resposta imune do hospedeiro na patogenia da doença foi revista.[1] A exposição crônica da pele a traumatismo ou imunidade e o tratamento imunossupressor ou doenças debilitantes crônicas podem predispor a pele do paciente à proliferação e colonização por *D. congolensis*. Esse aeróbio ou anaeróbio facultativo é um habitante dérmico normal em numerosas espécies de mamíferos, incluindo equinos, ovinos, caprinos e bovinos. Embora não sejam hospedeiros primários, gatos[6,10,13,14] e cães[3,7] podem infectar-se naturalmente. A aquisição do solo, o contato com outro animal portador ou infecção latente em animal infectado não podem ser excluídos em casos relatados.

A dermatofilose foi produzida experimentalmente em cães após a inoculação do organismo em pele previamente lesada[15] e em gatos por inoculação subcutânea.[10] Traumatismo associado a picadas de insetos pode predispor um animal à infecção ou à sua transferência. Presume-se que ocorra contaminação de ferimentos puntiformes em gatos infectados.

Achados clínicos

Cães

A dermatofilose espontânea em cães restringe-se à pele. Como doença dermatológica primária, a dermatofilose produz sinais mínimos de doença sistêmica, embora a emaciação e a debilitação possam estar associadas a um processo mórbido imunossupressor subjacente. As lesões em cães costumam ser encontradas nas porções pilosas da pele e consistem em escamas aderentes secas que ficam aprisionadas nos pelos circundantes (Figura 49.1). A remoção das crostas revela pele subjacente eritematosa e ulcerada.

Gatos

Nos gatos acometidos, abscessos profundos em músculos, linfonodos e tecidos subcutâneos têm sido mais característicos. As lesões são piogranulomas submucosos ou subcutâneos que podem produzir fístulas crônicas drenando secreção. Febre, anorexia e linfadenomegalia regional ou formação de abscessos são comuns. Em gatos, também foram descritos granulomas ulcerativos que envolvem a língua ou a bexiga.[2,14]

Diagnóstico

Os meios mais simples e rápidos de estabelecer o diagnóstico envolvem a remoção de escamas secas das lesões epidérmicas ou amostras de biopsia de tecidos profundos onde os abscessos são encontrados. As amostras são fragmentadas em pequena quantidade de solução fisiológica estéril ou caldo nutriente. Parte do material também é usada para preparar montagens úmidas ou esfregaços secos ao ar

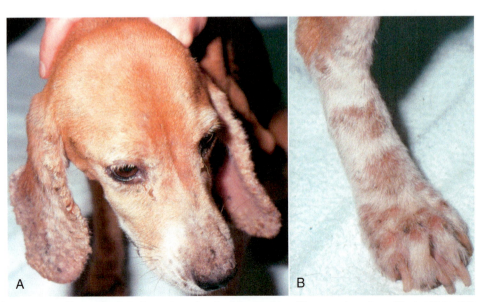

Figura 49.1 Lesões cutâneas de dermatofilose em Beagle. Lesões crostosas circundam tufos de pelo nas (**A**) margens das orelhas e (**B**) extremidades. (Fotografia de Craig Greene, © 2004 University of Georgia Research Foundation Inc.)

para exame microscópico e o restante é submetido à cultura. É possível que as montagens úmidas sejam coradas com o novo azul de metileno; amostras secas são fixadas em calor e coram-se melhor pelo método de Giemsa, embora os corantes de Wright e Gram sejam adequados. Exsudato ou preparações fragmentadas em geral contêm grande número de neutrófilos em aglomerados em torno de organismos filamentosos ramificados Gram-positivos. Os filamentos são reconhecidos por suas divisões transversas e longitudinais que resultam em três a oito fileiras pareadas de esporos cocoides dispostos linearmente (Figura 49.2). Anticorpos monoclonais para *D. congolensis* foram usados com coloração de anticorpo fluorescente indireto para identificar especificamente o organismo em amostras clínicas.[9]

Amostras estéreis de escamas ou biopsia podem ser cultivadas de forma aeróbica a 25°C e tanto aeróbica como anaerobicamente a 37°C em ágar nutriente sólido com sangue ou infusão de cérebro e coração. É típica a produção de colônias pequenas acinzentadas e elevadas, circundadas por uma zona de hemólise. O organismo pode ser identificado de maneira mais específica por suas propriedades bioquímicas ou após inoculação experimental em animais de laboratório. Os cocos são bastante móveis quando obtidos de culturas frescas.

Achados patológicos

Em termos histológicos, o organismo produz dermatite exsudativa supurativa, que se caracteriza por hiperqueratose epidérmica e abscessos subcorneanos com edema e hemorragia dérmicos subjacentes. Hifas ramificadas e aglomerados de corpos cocoides em geral estão na camada paraceratótica (Figura 49.3). Os folículos pilosos são minimamente acometidos. O organismo pode ser identificado em preparações coradas por hematoxilina e eosina na periferia de lesões necróticas. A natureza filamentosa em faixa é mais bem demonstrada pelos corantes de Gram ou Giemsa. O organismo é um aeróbio facultativo e cresce bem em meios de ágar com sangue em CO_2-5 ou 10%. A imunocoloração com anticorpo policlonal contra o bacilo de Calmette-Guérin também foi usada,[4] mas o procedimento não é específico para qualquer bactéria em particular.

Tratamento

O tratamento envolve manter a pele do animal seca e os pelos aparados em torno da periferia das lesões ou no corpo inteiro se as lesões estiverem disseminadas. O corte dos pelos e o banho subsequente com cal sulfurada a 2% ou preparações de iodo orgânico facilitam o amolecimento e a remoção de crostas secas, impermeáveis e aderentes. O banho e a remoção das crostas devem continuar por pelo menos 2 semanas.

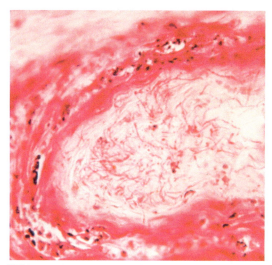

O organismo infectante é suscetível a numerosos agentes antimicrobianos *in vitro*; no entanto, com base no custo e na eficácia, os derivados da penicilina são a escolha mais prática (Tabela 49.1). A penicilina pode ser administrada sozinha ou em combinação com um aminoglicosídio. A ampicilina ou a amoxicilina foram administradas com sucesso para tratar gatos com abscessos.[6] As tetraciclinas também foram eficazes no tratamento de um gato com isolado que não foi sensível às penicilinas.[11] Para que o tratamento da dermatofilose seja bem-sucedido e permanente, é preciso encontrar e eliminar suas causas.

Considerações de saúde pública

Os seres humanos são hospedeiros acidentais secundários do *D. congolensis*. Pessoas que manipulam carcaças ou tecidos infectados ou estão em contato físico com animais infectados podem desenvolver dermatite pustular exsudativa.[1a,5,5b,14a] A doença é extremamente rara em pessoas, e apenas aproximadamente 15 casos foram relatados na literatura.[5] Em geral, as lesões consistem em múltiplas pústulas brancas com 2 a 5 mm de diâmetro no local de contato. Tais lesões não se disseminam nem coalescem, mas são resolvidas em 2 semanas ou mais rapidamente se forem abertas para drenagem. Quase todos os relatos de infecção estão associados à dermatite; há uma envolvendo a cavidade bucal[5a] e outra o esôfago.[14a]

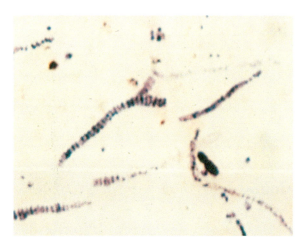

Figura 49.2 Características citológicas do *D. congolensis*. Notar os filamentos de fileiras pareadas de cocos, com aspecto de "moedas empilhadas" (coloração de Gram, 4.300×). (Fotografia de Emmett Shotts, © 2004 University of Georgia Research Foundation Inc.)

Tabela 49.1	**Tratamento medicamentoso da dermatofilose.**				
Fármaco[a]	Espécie	Dose[b] (mg/kg)	Via	Intervalo (h)	Duração (dias)
Penicilina V[c]	CG	10	VO	8	7 a 10
Gentamicina	CG	5 a 8	SC, IM	24	7
Ampicilina ou amoxicilina	CG	20	VO	8 a 12	7 a 10
Doxiciclina	CG	5 a 10	VO	12	7 a 10

CG, cães e gatos; *IM*, intramuscular; *IV*, intravenosa; *VO*, via oral; *SC*, subcutânea.
[a]Ver informação adicional no *Formulário de fármacos*, no Apêndice.
[b]Dose por administração no intervalo especificado.
[c]A fenoximetilpenicilina é administrada por via oral. Pode-se administrar penicilina G parenteral como alternativa. A penicilina pode ser administrada sozinha ou combinada com gentamicina.

Capítulo 50

Abscessos e Botriomicose Causados por Bactérias

Craig E. Greene

Abscessos

Etiologia e patogenia

Os abscessos, que se caracterizam pelo acúmulo de pus, podem ocorrer em quase todos os tecidos (Tabela 50.1). Os abscessos percutâneos constituem as infecções bacterianas mais comuns da pele de felinos e, provavelmente, o local mais habitual de formação de abscessos em cães e gatos. A discussão a seguir trata especificamente dos abscessos cutâneos felinos, embora os princípios de diagnóstico e de tratamento sejam semelhantes em qualquer localização. Ver sobre infecções nos vários capítulos de sistemas (Capítulos 84 a 92) para a discussão dos abscessos nesses locais. Os abscessos desenvolvem-se mais frequente-

mente em gatos do que em cães, devido à natureza resistente elástica da pele felina, que prontamente veda feridas por punção contaminadas, que resulta em acúmulo de exsudatos subcutâneos. Os dentes afiados e o comportamento de luta – particularmente dos machos adultos – constituem fatores predisponentes importantes para a formação de abscessos; e o tamanho e o grau de formação também dependem de numerosos outros elementos, que incluem atenção da pele que recobre o local, a quantidade de espaço morto e a gravitação do exsudato abaixo do ponto de penetração. As cavidades repletas de pus que se formam acima do local de punção são facilmente drenadas; aquelas produzidas abaixo do local de punção sofrem hiperdistensão e podem drenar repetidamente através do local de punção, sem resolução completa.

Tabela 50.1 Vários locais anatômicos de abscessos caninos e felinos.		
Localização (Capítulo)	**Causas físicas**	**Referências**
Subcutânea (50, 51, 84)	Feridas causadas por lutas, feridas cirúrgicas contaminadas, osteomielite subjacente, material estranho, infecções glandulares	14, 21, 27, 32, 76
Para-aural (84)	Traumatismo ou lacerações do pavilhão da orelha	29, 59
Retrobulbar, orbital (92)	Miosite supurativa, celulite ou abscesso, material estranho	5a, 45, 58, 71, 78, 104, 109
Retrofaríngea (88)	Material estranho penetrante	8, 74
Lingual (88)	Material estranho, ferida penetrante	55, 107
Dentária (88)	Fratura de dente, periodontite	105
Periesofágica (88)	Complicação de esofagoscopia	35
Pulmonar (87)	Aspiração, necrose focal, hematogênica	48, 110
Piotórax (87)	Inalação de corpos estranhos, pneumonia, abscesso pulmonar, ferida penetrante	9, 33, 85, 96
Mediastínica (87)	Corpos estranhos penetrantes ou inalados	57, 91
Pericárdica (86)	Translocação bacteriana, penetração de corpos estranhos	83
Miocárdica (86)	Hematogênica, endocardite valvar	60
Intra-abdominal (88)	Perfuração intestinal, lesões penetrantes, pancreatite, material estranho	31, 94, 106
Hepática (89)	Infecções biliares ou neoplasia, hematogênica, circulação arterial ou portal	92, 95, 112
Pancreática (88)	Pancreatite, infecção biliar, lesões	4, 51, 103
Esplênica (88)	Hematogênica	36
Omental (88)	Comprometimento vascular, material estranho	25
Perirrenal, renal (90)	Pielonefrite, nefrolitíase, traumatismo, hematogênica	2, 43, 47, 48, 62, 69, 113
Prostática (90)	Infecção urinária, machos intactos, urolitíase, neoplasia	49, 54, 73, 86, 100
Uterina (90)	Remoção incompleta na ovário-histerectomia	24
Perineal (88)	Perfuração intestinal	70a
Mamária (90)	Gravidez e lactação	21
Intracraniana (91)	Bacteriemia, otite interna, abscesso retrobulbar, ferida penetrante	9, 17, 23, 56, 72, 91, 99
Paravertebral, epidural (85, 91)	Corpos estranhos, feridas penetrantes, discoespondilite	11, 19, 28, 38, 44, 61, 75, 77, 81, 89
Fascial (33, 85)	Fasciite necrosante, infecções habitualmente por microrganismos Gram-positivos e anaeróbicos, migração de corpo estranho	36a, 42, 84
Muscular (85)	Ferida penetrante	13

Como os abscessos felinos habitualmente resultam de mordeduras e arranhaduras, os microrganismos mais comumente encontrados consistem em flora bucal residente (Tabela 50.2).* Apesar da maior dificuldade de cultura, os anaeróbios são mais frequentemente isolados que os aeróbios. Se considerarmos o isolamento concomitante de bactérias anaeróbias é incorreta a suposição de que *Pasteurella multocida* é o microrganismo mais comum envolvido em abscessos nos gatos.[87] Os anaeróbios muitas vezes podem ser isolados com maior frequência. *P. multocida* constitui, provavelmente, o microrganismo aeróbico facultativo mais comum que contamina feridas por mordeduras de gatos (ver Tabela 50.2). Os gatos que sofrem lesões por mordeduras têm mais probabilidade de serem infectados pelo vírus da imunodeficiência felina (FIV; do inglês, *feline immunodeficiency virus*) (ver Capítulo 12) ou pelo vírus espumoso felino (ver Capítulo 15).

Achados clínicos

Os sinais clínicos de formação de abscessos em gatos refletem a gravidade e o local da infecção. Os abscessos localizam-se habitualmente nas pernas, na face, nas costas e na base da cauda dos gatos (Figura 50.1). Alguns gatos exibem edema perceptível, com poucos outros sinais de doença, enquanto a infecção mais extensa está associada a febre (39,7°C a 40,6°C), anorexia, depressão e linfadenomegalia regional. Em geral, ocorre dor no local da infecção, e possivelmente não há edema evidente ou calor. Os abscessos maduros que estão prontos para drenar são habitualmente hipersensíveis, com uma área central flutuante e mole. A pele felina estica-se facilmente sobre os abscessos distendidos. Há hiperemia ou a coloração da pele

---

*Referências 15, 16, 32, 34, 50, 53, 66, 68.

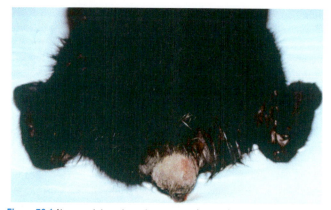

Figura 50.1 Abscesso da base da cauda em consequência de ferida por mordedura em um gato com febre, leucocitose e hiperestesia caudal. A cauda foi amputada devido à ocorrência de infecção grave e tecidual. (Fotografia de Craig Greene © 2004 University of Georgia Research Foundation Inc.)

raramente é evidente, a não ser que tenha ocorrido comprometimento do suprimento vascular. A secreção de material purulento branco e cremoso ocorre espontaneamente ou após punção cirúrgica. Ocorre uma secreção vermelha-acastanhada de odor fétido, particularmente em caso de necrose tecidual e infecção por bactérias anaeróbicas virulentas. Os sinais sistêmicos frequentemente regridem após a ruptura do abscesso, e a única evidência de infecção pode consistir em pelos emaranhados no local de drenagem. Geralmente o exame cuidadoso da área de edema revela pequena ferida por punção coberta por uma crosta. Abscessos recorrentes no mesmo local sugerem osteomielite ou neoplasia subjacentes, drenagem cirúrgica insuficiente, imunodeficiência (p. ex., infecção pelo vírus da leucemia

Tabela 50.2 Bactérias isoladas de abscessos felinos.[a]

Gênero	Espécie	Porcentagem[b]
ANAERÓBIOS		
Porphyromonas[c]	*gingivallis, tectum, heparinolyticus, salivosa,melaninogenicus, corrodens, fragilis, circumdentaria,* outras	26 a 76
Fusobacterium	*nucleatum,* necrophorum, russii, outras	17 a 64
Prevotella	spp.	23
Peptostreptococcus	*anaerobius*	11 a 45
Clostridium	*perfringens, novyi, sordellii, septicum, chauvoei, tetani, villosum*	6,5
Propionibacterium	*acnes, freudenreichii*	4,2
Bifidobacterium	spp.	1,2
Lactobacillus	spp.	1,2
Eubacterium	*lentum*	0,6
ANAERÓBIOS/FACULTATIVOS		
Pasteurella	*multocida*[d]	13 a 36
Actinomyces	*viscosus, odontolyticus*	7 a 18
Nocardia	spp.	
Staphylococcus	spp.	14
Rhodococcus	*equi*	27
Enterobacteriaceae	outras além de *E. coli* listadas a seguir	13
Streptococcus	spp.	4,8 a 13
Enterococcus	spp.	12
Lactobacillus	spp.	1,8
Escherichia	*coli*	0,6 a 3,1

[a]Resumo a partir de dados das Referências 15, 16, 32, 34, 39, 46, 50, 53, 66 a 68,76, 97, 101.
[b]Porcentagem da classe de microrganismos isolados (anaeróbios ou aeróbios) cultivados de abscessos felinos.
[c] Anteriormente *Bacteroides.*
[d] Foi reclassificada; ver *Etiologia,* no Capítulo 51.

felina [FeLV; do inglês, *feline leukemia virus*] ou FIV), resistência a antimicrobianos ou existência de corpo estranho. Os abscessos associados a corpos estranhos, osteomielite subjacente ou determinados microrganismos, como *Nocardia* ou *Mycobacterium*, também tendem a sofrer recidiva, persistir ou disseminar-se nos tecidos (Figura 50.2). Os abscessos em cães e gatos frequentemente estão associados a linfadenopatia regional visível. Algumas vezes, a pele sobrejacente pode tornar-se necrótica, com secreção externa do exsudato (Figura 50.3).

Outras manifestações clínicas refletem várias sequelas que podem ocorrer. A claudicação ou paralisia tornam-se aparentes na miosite, osteomielite, artrite séptica ou discoespondilite. É possível observar a ocorrência de depressão, rigidez, letargia, rigidez de nuca ou convulsões na meningite. A osteomielite também causa fístulas de drenagem crônicas ou recorrentes, que respondem apenas temporariamente a agentes antibacterianos. Observa-se a ocorrência de angústia respiratória, dispneia e estridor no piotórax, na sinusite e rinite. Podem surgir sinais vestibulares se houver desenvolvimento de

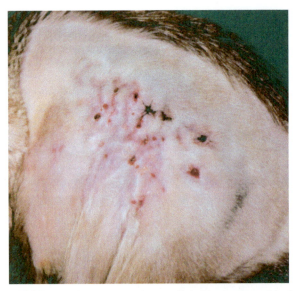

Figura 50.2 Tratos de drenagem recorrentes na região torácica de gato com infecção de ferida por mordedura, causada por *Nocardia* sp. (Fotografia de Craig Greene © 2004 University of Georgia Research Foundation Inc.)

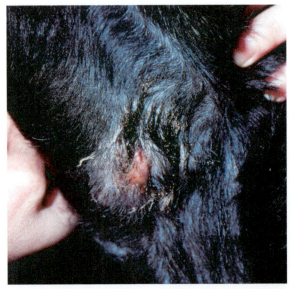

Figura 50.3 Abscessos de linfonodo cervical com drenagem em um cão, causado por lesão da orofaringe, devido a ferimento com galho. Foi isolada uma espécie de *Actinomyces*. (Fotografia de Craig Greene © 2004 University ot Georgia Research Foundation Inc.)

otite média ou interna. Os sinais de bacteriemia e infecção sistêmica incluem mal-estar e febre ou refletem aqueles de outro sistema orgânico de localização hematogênica.

O abscesso retrobulbar ou celulite estão associados a proptose, diminuição da mobilidade do bulbo do olho, secreção oculonasal, quemose, congestão conjuntival, protrusão da terceira pálpebra, dor durante a abertura da boca, edema ou desconforto periocular, letargia, perda de peso e febre. É provável que haja desenvolvimento de úlceras da córnea em consequência de queratite de exposição ou traumatismo físico causado pelo desconforto. Pode haver edema atrás do último molar superior.

Diagnóstico

O estabelecimento de abscesso baseia-se habitualmente na história clínica e no exame. São comuns abscessos em gatos que desenvolvem febre inexplicável de início agudo, anorexia e claudicação, mesmo na ausência de edema evidente, tendo em vista que a formação de abscesso pode ser tardia ou oculta. A contagem diferencial dos leucócitos pode ser útil para determinar a extensão da infecção e a capacidade do animal de controlá-la. A baixa contagem com desvio inapropriado está associada a infecção difusa ou celulite. A neutrofilia de células maduras é mais característica de abscesso encapsulado ou maduro. Há anemia arregenerativa (ocasionalmente microcítica) em conformidade com a inflamação crônica e o sequestro de ferro.[79] Pode-se verificar leucopenia grave (contagem inferior a 4.000/mm^3), com ou sem anemia associada, em gatos infectados por FeLV ou FIV, que desenvolvem abscessos crônicos ou recorrentes em consequência de imunossupressão. Diferentemente dos gatos infectados por FeLV ou FIV, o leucograma melhora habitualmente em gatos imunocompetentes após a drenagem dos abscessos. Tendo em vista que a alta proporção de gatos de rua com feridas cutâneas apresentam infecção por FIV,[37] deve-se pesquisar essa doença por ocasião do exame inicial e pelo menos 30 dias depois para determinar se os animais ficaram infectados em consequência da mordida.

Pode-se realizar a ultrassonografia para visualizar a extensão do edema e do acúmulo de líquido ou pus nos planos de tecidos moles.[1,6] Tipicamente, barbas de espigas aparecem como sombras ecogênicas fusiformes duplas ou triplas dentro dos tecidos moles.[36a] A recuperação minimamente invasiva do material estranho guiada por ultrassonografia também tem sido útil para evitar métodos cirúrgicos padrões.[88] Radiografias de contraste podem ser úteis para determinar a extensão ou a profundidade de um trajeto fistuloso de drenagem. A injeção de meio de contraste através de cateter de Foley de demora pode ser seguida de radiografia, tomografia computadorizada ou ressonância magnética. A avaliação do líquido cerebrospinal e a radiografia são necessárias para detectar abscessos do sistema nervoso central (SNC) dentro da abóbada craniana ou do canal espinal.[75]

As causas de abscessos recorrentes em gatos ou que não cicatrizam, incluem infecções retrovirais, conforme anteriormente discutido, osteomielite subjacente, neoplasia ou corpo estranho, ou infecção por microrganismos como *Nocardia*, *Mycobacterium*, fungos, ou parasitos, como *Cuterebra*. Os abscessos de drenagem crônicos ou recorrentes devem ser avaliados por radiografia à procura de osteomielite subjacente, citologia ou cultura à procura de possível infecção bacteriana incomum ou fúngica, ou por exploração cirúrgica à procura de corpo estranho ou parasito. Em geral, a cultura de feridas de abscessos para bactérias não está indicada, visto que o desbridamento cirúrgico e o tratamento antimicrobiano empírico são frequentemente eficazes. É difícil efetuar a cultura de bactérias anaeróbicas.

Tratamento

Os abscessos variam quanto à sua gravidade e extensão da intervenção terapêutica necessária. Para pequenos abscessos localizados que drenam espontaneamente por ocasião em que o animal é examinado, é necessário cortar os pelos ao redor e limpar as margens da ferida. Quando o abscesso não abre, a drenagem e o desbridamento cirúrgicos podem ser necessários. Seja o abscesso aberto naturalmente ou por cirurgia, a cavidade deve ser irrigada com soluções de peróxido de hidrogênio, clorexidina diluída ou iodóforo diluído. É provável que as infecções mais extensas que provocam sinais de doença sistêmica exijam administração de fármacos antibacterianos, drenagem cirúrgica ou cuidados de suporte.

Tratamento com agente antibacteriano

O tratamento antibacteriano desempenha uma função definida, porém não absoluta, no tratamento de abscessos em gatos. Embora a taxa de mortalidade e as complicações decorrentes de abscessos tenham diminuído com o uso de fármacos antibacterianos, esses agentes não devem ser administrados de modo indiscriminado ou na ausência de outras medidas adjuvantes. Os agentes antibacterianos isoladamente são ineficazes na penetração de abscessos encapsulados que exigem drenagem. O uso indiscriminado de agente antimicrobiano também pode levar ao desenvolvimento de reações farmacogênicas ou de bactérias resistentes a fármacos.[41] O tratamento antibacteriano empírico deve ser interrompido, e deve-se iniciar extensa pesquisa diagnóstica quando os abscessos ou a febre persistirem por mais de 1 a 2 semanas, ou quando o abscesso volta a se formar após drenagem cirúrgica repetida.

Os derivados da penicilina são agentes antibacterianos de escolha para o tratamento dos abscessos, visto que são bactericidas e exibem acentuada atividade contra os microrganismos mais frequentemente encontrados (Tabela 50.3). A penicilina V, a amoxicilina ou a ampicilina podem ser dispensadas em formulações orais para a administração pelo cliente, embora a amoxicilina ou a ampicilina nem sempre possam ser tão eficazes quanto a penicilina no tratamento de infecções anaeróbias. Entretanto, os resultados de testes *in vitro* de microrganismos isolados de abscessos felinos demonstram atividade eficaz superior a 90% para a amoxicilina.[87] Gatos tratados com amoxicilina e terapia adjuvante tiveram resposta favorável ao tratamento. Devido ao espectro antibacteriano semelhante, o cloranfenicol pode substituir a penicilina; todavia, é bacteriostático e, com frequência, causa anorexia, e também pode ser perigoso para seres humanos. Se houver suspeita de anaeróbios, os fármacos de maior eficácia incluem penicilina, cefalosporinas de segunda ou de terceira gerações, cloranfenicol, clindamicina e metronidazol. Uma cefalosporina de terceira geração, a cefovecina sódica, comercializada para uso veterinário, também demonstrou ser tão eficaz quanto uma cefalosporina de primeira geração administrada por via oral[97] ou amoxicilina-clavulanato[101] e exige apenas única administração parenteral. Certas espécies de *Fusobacterium* spp. também demonstraram ser sensíveis à eritromicina e doxiciclina (ver também *Tratamento*, no Capítulo 39).[67] *Rhodococcus* tem sido principalmente sensível aos aminoglicosídios, ao cloranfenicol e à eritromicina (ver também *Infecção por Rhodococcus equi*, Capítulo 33).[34] A aplicação tópica ou a instilação direta de agentes antibacterianos na cavidade do abscesso não são eficazes, visto que, com exceção dos nitrofuranos, nenhum deles atua se houver pus. Soluções de peróxido de hidrogênio ou de clorexidina e a nitrofurazona em pó ou solução são aplicadas de modo empírico a cavidades de abscessos cirurgicamente abertos, sem eficácia documentada. O tratamento sistêmico com agentes antibacterianos pode ser benéfico para minimizar a formação de abscessos quando instituído imediatamente após a contaminação das feridas por mordidas ou na celulite difusa (ver também *Infecções de Ferimentos por Mordedura*, Capítulo 51). Dentro de 24 h após a sessão, é possível que uma única injeção de penicilina G procaína impeça o desenvolvimento de abscesso.[52] Embora a drenagem terapêutica tenha sido recomendada para a maioria dos abscessos, o tratamento clínico por si só demonstrou ser eficaz no tratamento de seres humanos acometidos.[7] O tratamento antimicrobiano de abscessos em gatos pode ser considerado quando a intervenção cirúrgica irá alterar estruturas anatômicas delicadas ou envolverá considerável risco anestésico. Resultados menos favoráveis estão associados a grandes lesões (de mais de 5 cm) ou a populações mistas de bactérias.[7] Sem drenagem cirúrgica, o tratamento clínico deve ser continuado por um período mais longo, por pelo menos 14 a 28 dias.

Cirurgia

A intervenção cirúrgica é reservada para abscessos maduros ou que sofreram ruptura. A celulite difusa ou abscessos iniciais devem amadurecer antes da realização de drenagem cirúrgica. A aplicação de compressas mornas diariamente ou a imersão das extremidades acometidas em soluções saturadas mornas de sal de Epsom podem acelerar o processo de maturação. Ambas as medidas têm sido benéficas para manter abertos os locais de drenagem já estabelecidos, até que ocorra cicatrização apropriada. O tratamento cirúrgico envolve habitualmente a criação de aberturas de drenagem na porção mais ventral da cavidade do abscesso. Há controvérsias quanto ao grau e tipo de fechamento cirúrgico indicado. A maioria dos veterinários efetua o desbridamento da cavidade do abscesso e remove pequena porção da pele sobrejacente para impedir o fechamento prematuro. Para manter a abertura de drenagem, utiliza-se frequentemente um

Tabela 50.3	Tratamento farmacológico dos abscessos felinos.[a]			
Fármaco[b]	**Dose[c]**	**Via**	**Intervalo (horas)**	**Duração (dias)[d]**
Penicilina G	30.000 a 50.000 U/kg	SC, IM, IV	12	5 a 7
Penicilina V	20 mg/kg	VO	12	5 a 7
Ampicilina, amoxicilina	20 mg/kg	VO, SC, IV	8 a 12	5 a 7
Cefadroxila	22 mg/kg	VO	12	5 a 7
Cefovecina	8 mg/kg	SC	Uma vez	NA
Cloranfenicol	15 mg/kg	VO, SC, IV	8	5 a 7
Clindamicina	10 mg/kg	VO, IM	12	5 a 7
Metronidazol	10 mg/kg	VO, IV	8 a 12	5 a 7
Doxiciclina	5 a 10 mg/kg	VO, IV	12	5 a 7

IM, intramuscular; *IV*, via intravenosa; *NA*, não aplicável; *VO*, por via oral; *SC*, via subcutânea.
[a]Ver também *Tratamento farmacológico das infecções anaeróbicas*, Tabela 39.4 e *Infecções por Rhodococcus*, Tabela 33.4
[b]Ver *Formulário de fármacos*, no Apêndice, para informações adicionais sobre esses fármacos.
[c]Dose por administração em intervalo especificado.
[d]O tratamento é necessário durante pelo menos 14 a 28 dias se não for realizada drenagem cirúrgica.

tubo de borracha macia que sai do ponto mais baixo de incisão, com fechamento parcial. Alguns veterinários, que defendem o fechamento primário completo da cavidade do abscesso após desbridamento extenso, argumentam que se obtém uma cicatrização mais rápida, com menos drenagem no pós-operatório.[5] O tratamento antibacteriano sistêmico provavelmente é essencial sempre que for realizado o fechamento cirúrgico parcial ou completo, visto que a probabilidade de permanência de microrganismos na ferida é alta, e o risco de disseminação sistêmica aumenta.

Deve-se estabelecer drenagem cirúrgica sempre que houver formação de abscessos dentro de cavidades fechadas. Os abscessos retrobulbares devem ser drenados pela introdução de sonda imediatamente atrás do último molar superior para o espaço retrobulbar. Em geral, os abscessos infraorbitários estão associados a infecção do dente carniceiro superior, que precisa ser extraído. Os abscessos sinusais, nasais e crônicos da orelha média também exigem drenagem cirúrgica com desbridamento do osso, devido à loculação de pus dentro de cavidades circundadas por osso. Os abscessos associados à osteomielite subjacente precisam ser tratados por desbridamento cirúrgico do osso infectado. Os corpos ou materiais estranhos precisam ser removidos das cavidades dos abscessos antes de sua cicatrização.

Recomenda-se a castração como medida preventiva contra a formação de abscessos, visto que ela reduz o comportamento de luta e de deslocamento dos machos felinos. De modo semelhante, podem ser administrados progestógenos para modificar o comportamento, porém a necessidade de seu uso contínuo provoca numerosos efeitos colaterais indesejáveis.

Botriomicose | Inflamação piogranulomatosa, pseudomicetoma bacteriano

A botriomicose refere-se a reação inflamatória piogranulomatosa crônica causada por bactérias, que se assemelha ao crescimento de fungos. Essas lesões são também conhecidas como pseudomicetomas bacterianos, uma vez que os dermatófitos podem produzir lesões semelhantes a uma massa piogranulomatosa (ver Capítulo 56). Literalmente, a aparência macroscópica desses crescimentos proliferativos lembra um cacho de uvas. Ao exame macroscópico, as lesões apresentam microabscessos circundados por tecido de granulação fibroso. Essa condição semelhante a fungos é frequentemente causada por *Staphylococcus* spp. (presumivelmente *pseudintermedius* [antigamente *intermedius*]); todavia, foram observadas outras bactérias não identificadas em forma de bastonete.[80] *Pseudomonas aeruginosa* e outras bactérias foram isoladas dessas lesões em seres humanos acometidos.[20] As lesões consistem habitualmente em massas localizadas, com grãos brancos amarelados que se assemelham a colônias de bactérias (semelhantes a *Actinomyces* ou *Nocardia*). Essas lesões são compostas de inflamação piogranulomatosa infiltrante. Tipicamente, dentro das lesões, o material eosinofílico homogêneo amorfo é circundado por macrófagos, e massas em formato de cajado contêm colônias de bactérias Gram-positivas. Um grande número de bactérias e fungos saprofíticos, além dos estafilococos, podem produzir lesões semelhantes e precisam ser considerados (Boxe 50.1). Acredita-se que essas lesões sejam causadas por abscessos crônicos que não regrediram. A razão do desenvolvimento dessas lesões ainda não foi esclarecida; todavia,

---

Boxe 50.1	Microrganismos que causam infecções piogranulomatosas

Bactérias:
Bartonella[a] (Capítulo 52)
Staphylococcus[b] (Capítulo 34)
Mycobacterium (Capítulo 48)
Nocardia (Capítulo 47)
Actinomyces (Capítulo 47)

Fungos:
Blastomyces (Capítulo 57)
Histoplasma (Capítulo 58)
Cryptococcus (Capítulo 59)
Coccidioides (Capítulo 60)
Aspergillus (Capítulo 62)
Outros fungos (Capítulo 65)

Oomicetos:
Pythium (Capítulo 65)

Protozoários:
Toxoplasma (Capítulo 79)
Neospora (Capítulo 79)

[a]Particularmente em hospedeiros não reservatórios.
[b] Particularmente cepas resistentes a agentes antimicrobianos; ver o texto.

---

os neutrófilos que circundam colônias de bactérias são posteriormente substituídos por tecido de granulação fibrosante na encapsulação do abscesso. Entre os gatos acometidos, apenas alguns tiveram anticorpos positivos contra FIV; nenhum teve resultados positivos para o FeLV. As lesões são comumente encontradas na região cervical e nas extremidades, além do mesentério abdominal em gatos. Em geral, as lesões desenvolvem-se como massas localizadas. Em cães, essas lesões foram encontradas nos tecidos cutâneos,[108] na cavidade abdominal[93] e nos pulmões e no pericárdio.[26] Em outro relato, uma lesão potencialmente em processo de resolução, acometendo o pericárdio de cão, apresentou características semelhantes sem microrganismos visíveis.[82]

O diagnóstico dessas condições é inicialmente estabelecido pelo exame histológico dos exsudatos. Observam-se neutrófilos degenerados, macrófagos, linfócitos, plasmócitos e bactérias (frequentemente cocos) intracelulares. Os grãos, quando esmagados em lâmina, consistem em massas de bactérias. Se não forem isolados estafilococos, os exames diagnósticos adicionais devem incluir exame histopatológico e cultura para bactérias aeróbicas e anaeróbicas. A coloração especial deve incluir métodos de metenamina de prata e de coloração álcool-ácido-resistente.

O tratamento envolve remoção e drenagem cirúrgica dos tecidos infectados. O tratamento antibacteriano em si é habitualmente inútil; todavia, pode ser útil como medida adjuvante. Geralmente o tratamento a longo prazo com agentes antimicrobianos por até 4 meses é necessário, visto que as bactérias podem residir dentro dos tecidos cronicamente inflamados. Estafilococos resistentes à meticilina foram cultivados ou suspeitos como causa dessa condição; por esse motivo, é provável que o tratamento com antimicrobianos exija a realização prévia de cultura e antibiograma. Os medicamentos anti-inflamatórios, como glicocorticoides ou estatina têm sido usados com cautela para ajudar a resolver a resposta inflamatória quando não é possível identificar microrganismos no interior das lesões.[111]

Capítulo 51

Infecções de Ferimentos por Mordedura

Craig E. Greene e Ellie J. C. Goldstein

Infecções por mordidas de cães e gatos

Os veterinários podem fornecer informações importantes para o público sobre mordidas de animais. Aproximadamente 50% dos americanos são mordidos por um animal em algum momento da vida. Além da preocupação com zoonoses, é comum cães e gatos se morderem, resultando em lesões que devem ser tratadas como emergências.

Epidemiologia das mordidas de animais em pessoas

Os ferimentos causados por mordidas de animais são a quarta doença humana mais comum a cada ano nos EUA. Embora haja relatos de que 4,7 milhões de pessoas são mordidas por animais anualmente nos EUA,[10,47,181,199] pouco mais da metade relata às autoridades e apenas 18% buscam atendimento médico.[172] A comunicação de mordidas de animais de estimação é ainda bem menor. Mais de 90% das mordidas de animais em pessoas são infligidas por cães e gatos.[143,175,216] Dos atendimentos hospitalares de emergência humanos, cerca de 1% (com variação de 0,2 a 1,1%) envolve mordidas de animais.[212,237] Dados de outros relatos sugerem estatísticas similares na Europa.* Setenta e duas horas após uma catástrofe natural em determinada área geográfica, a incidência de pessoas mordidas por cães e gatos aumenta por causa da interação de animais de estimação perdidos com as equipes de resgate, pessoas estranhas e, em especial, as conhecidas do animal.[234] Resultados de estudos sugerem que a incidência de mordidas caninas pode ser controlada pela legislação ou por práticas que restrinjam o número de cães, sem proprietários, soltos nas ruas.[50a,228a]

Os veterinários e demais profissionais ligados à saúde animal correm maior risco de sofrer lesões causadas por cães e gatos do que a população geral.[127] Os resultados de uma pesquisa realizada por um grupo de veterinários nos EUA indicaram que aproximadamente 65% tiveram lesão importante relacionada com animal.[127] As mordidas e arranhaduras de animais são responsáveis por 34 e 3,8%, respectivamente, dos traumatismos. Os cães estão envolvidos em 24% e os gatos em 10% das lesões. No exercício da profissão, 92% dos veterinários pesquisados foram mordidos por cães, 81% por gatos e 72% sofreram arranhões de gatos. A discussão epidemiológica a seguir enfoca as lesões causadas por mordidas que não estão relacionadas com a prática veterinária, e que podem levar alguém a consultar um veterinário para determinar se o cão ou gato responsável pela mordida deve ser eliminado ou não. (No entanto, a informação pode ser aplicada a lesões que ocorrem no contexto da clínica veterinária.) Os procedimentos na pessoa com a lesão também podem ser aplicados para tratar ferimentos de cães e gatos mordidos durante uma briga. As características das lesões relacionadas com cães e gatos estão resumidas na Tabela 51.1.

Mordidas de cães

Em 2008, havia cães em um terço dos lares americanos, totalizando uma população canina de 78 milhões.[112] A prevalência mundial de cães varia, e a maior porcentagem de cães ferozes é encontrada nos países em desenvolvimento. Os fatores de risco para mordidas de cães incluem a idade, a raça, o tamanho, as condições de saúde, o sexo e as condições reprodutivas do cão.* Machos inteiros (não castrados) de grande porte (com mais de 22,7 kg) com 6 meses a 4 anos de idade mestiços e das raças Pastor-alemão e Chow Chow são mais propensos a morder. No entanto, os dados sobre raças podem ser inacurados por causa da popularidade de algumas e da identificação errônea, de estimativas inexatas da prevalência de uma raça e das diferenças no comportamento agressivo.

Das 800.000 mordidas anuais de cães nos EUA que requerem atendimento médico, cerca de 20% são fatais.[8,68,128,200,237] Ocorrem aproximadamente 350.000 consultas anuais a setores de emergência por causa de mordidas de cães;[10,237] o número de internações só é superado pelas decorrentes de lesões causadas por beisebol e *softball* no caso das lesões em atividades recreativas. É provável que relatos citando cães de grande porte como causadores mais frequentes de mordidas subestimem o número de mordidas causadas por cães de pequeno porte,[244] embora mordidas graves em crianças costumem ser infligidas por cães de grande porte.[29,83,133] Independentemente do tamanho, as estimativas são de que os cães possam exercer uma força de 450 psi com a mandíbula, suficiente para causar dano tecidual extenso. É possível que os atos adicionais de puxar e lacerar causem lesões por cisalhamento. As raças caninas citadas como causadoras de alta porcentagem de mordidas graves ou fatais incluíram Pit Bull, Rottweiler, Pastor-alemão, Chow Chow, Cocker Spaniel e Husky.[155,200,201] Entretanto, o estudo em uma cidade da Flórida revelou que cães das raças Golden Retriever e Cocker Spaniel morderam mais pessoas que os das raças Pastor-alemão. Infelizmente, muitos desses estudos sobre a prevalência racial de mordidas não foram ajustados para os números relativos de tipos raciais na população de cães estudada. Por essa e outras razões, a legislação específica que restringe a propriedade de cães de certas raças tem sido questionada.[46a,171a,174a] Observou-se que é comum cães das raças Labrador Retriever e Golden Retriever morderem seus proprietários ou alguém que esteja brincando com eles, enquanto Pastor-alemão, Montanhês de Berna e Collie tenderam a ser agressivos com estranhos.[145] A agressão por dominância foi relacionada com ataques não provocados de cães a pessoas. Em uma clínica de comportamento, as raças mais prevalentes submetidas a tratamento para agressão por dominância foram English Springer Spaniel, Cocker Spaniel, Labrador Retriever, Golden Retriever, Dálmata, Rottweiler e Pastor-alemão.[172] Além do capítulo racial, outro fator contribuinte importante para o ato de morder é o grau de responsabilidade exercido pelo proprietário do animal. Cães menos contidos ou não supervisionados em suas interações com pessoas são mais propensos a mordê-las.[146,170] Certas agressões comportamentais caninas relacionadas com comida, medo, dor, defesa do território, possessão ou dominância podem aumentar o risco de incidentes com mordeduras.

Tabela 51.1 Características epidemiológicas associadas a mordidas ou arranhões causados por cães e gatos.

Características de cães e gatos agressivos		
	Gatos	**Cães**
Idade	Dados insuficientes	Menos de 5 anos (49%)
Sexo	Fêmeas (67%)	Machos (70 a 79%)
Com ou sem proprietário	Sem proprietário (57%)	Com proprietário (um número significativo desses cães agressivos vive em uma casa em que há pelo menos uma criança)
Condições reprodutivas	Dados insuficientes	Inteiros (não castrados)
Tamanho	Dados insuficientes	De grande porte (com mais de 22,7 kg)
Raça	Dados insuficientes	Número total anual de mordidas: mestiços e cães da raça Pastor-alemão Taxas de mordidas: cães das raças Pastor-alemão e Chow Chow Maior índice de mordidas graves/fatais: cães das raças Pit Bull, Pastor-alemão, Chow Chow
Características de pessoas vítimas de lesões causadas por cães e gatos		
	Vítimas de agressão por gatos	**Vítimas de agressão por cães**
Idade	25 a 34 anos	Menos de 20 anos, com ocorrência significativa dos 5 aos 9 anos de idade
Sexo	Feminino (59%)	Masculino (62%)
Relação com o animal	A vítima não é proprietária do gato	A vítima é um membro da família ou amiga dos proprietários Proprietários de cães são mordidos com mais frequência por eles – não necessariamente seus próprios cães (da família – 30%; de um vizinho – 50%)
Características do evento que causou a lesão		
	Cenário comum a uma mordida de gato	**Cenário comum a uma mordida de cão**
Tipo de agressão	Agressão relacionada com medo, brincadeiras, redirecionada, "síndrome da mordida carinhosa"	Agressão por dominância, possessiva, relacionada com medo, protetora/territorial, induzida por punição, desencadeada por dor
Época do ano	Maio a agosto (clima quente)	Maio a agosto (clima quente)
Momento do dia	Das 9h da manhã ao anoitecer	Fim de tarde
Outros fatores	Se o gato tem proprietário, 50% das vítimas são os proprietários	Incidência incomumente alta de mordidas por cães contidos em seu próprio território
Características da mordida típica	80% de todas as mordidas requerem atendimento clínico 50% de todas as mordidas ficam infectadas 29% de todas as vítimas de mordidas de gatos retornam ao clínico após a primeira consulta por causa de complicações As feridas consistem em arranhões (70%), perfurações (27%) e lacerações (3%) em um dedo (21%), no braço (18%), no pé ou na perna (8%), na face ou no pescoço (7%) e em vários locais do corpo (3%)	20 a 60% de todas as mordidas requerem atendimento clínico Dados insuficientes sobre o número de ferimentos que ficam infectados 5% de todas as vítimas de mordidas de cães retornam ao clínico após a primeira consulta em virtude de complicações As feridas consistem primariamente em perfurações e lacerações das extremidades (76%) e da face (15%), 70% de lesões fatais em crianças com menos de 9 anos de idade. A taxa mais alta é em neonatos (menos de 1 mês de idade). Taxas de morte de neonatos de 295 por 100 milhões; no caso de crianças com 1 a 11 meses de idade, 47 por 100 milhões
Localização dos ferimentos por mordedura[a]		
	Mordidas de gatos (%)	**Mordidas de cães (%)**
Face, couro cabeludo ou pescoço	2	16
Tronco	0	2
Ombro, braço ou antebraço	23	12
Mão	63	50
Coxa ou perna	9	16
Pés	3	4

[a]Adaptada da Referência 216.

Uma pesquisa sobre ataques fatais de mordidas caninas nos EUA de 1979 a 1998 listou as raças do tipo Pit Bull, Rottweiler, Pastor-alemão, Husky e Malamute, Doberman Pinscher, Chow Chow, Dinamarquesa e São Bernardo como as mais prevalentes.[201] Esses dados foram obtidos a partir de pesquisa em noticiários e no banco de dados da Humane Society of the United States. As estatísticas de mordidas caninas noticiadas na mídia da América do Norte mostram que até 77% de 931 ataques caninos fatais e mutilantes resultaram dos tipos de Pit Bull, Rottweiler, híbridos de lobo ou a mistura dessas raças.[44] Esses dados, que podem ter sofrido vieses por interesses da mídia, mostram que os cães Pit Bull são a única raça que ataca adultos com a mesma frequência que o faz com crianças; é possível que esses cães não tenham inibição canina normal. Em contraste, os Rottweilers e outras raças atacam crianças com frequência três vezes maior do que adultos, indicando que o tamanho da criança possa ter alguma função. Híbridos de lobo atacam, predominantemente, crianças ainda pequenas (com menos de 7 anos de idade), sugerindo que a predação é uma razão mais forte para os ataques que a territorialidade ou a reatividade.[44] Quando dois ou mais cães estão envolvidos em um ataque, a taxa de fatalidade aumenta. No Canadá, as fatalidades decorrentes de mordidas caninas, pesquisadas em fontes jornalísticas, também foram causadas por cães com proprietários, conhecidos nas localidades onde residiam e onde crianças tinham acesso a eles sem supervisão.[184] Contudo, houve diferenças nos dados relativos aos EUA, pois os incidentes fatais foram causados por cães de localidades rurais e com maior prevalência de cães mestiços e de corrida. Além disso, cães do tipo Pit Bull foram sub-representados; todavia, no Canadá eles estão submetidos a uma legislação rigorosa. Nos EUA, é improvável que a legislação sobre a proibição de criar raças específicas venha a ser exequível.[232]

Existe a preocupação de que os dados de serviços mais novos possam ser sensacionalistas ou contenham vieses nos relatos de incidentes.[172] Além disso, os dados sobre ataques fatais não sobrepujaram a importância médica de lesões não fatais por mordeduras, que provavelmente não apresentam os mesmos vieses raciais. Por fim, pode ser que os proprietários de cães desempenhem função significativa no aumento ou na redução do comportamento agressivo de seus cães ao socializá-los e de acordo com a maneira com que lidam com comportamentos agressivos deles. Nenhum cão nasce agressivo, mas pode ficar assim se não for disciplinado e receber treinamento impróprio. Portanto, os veterinários devem enfatizar e orientar seus clientes sobre a agressividade e a legislação voltada para o controle de comportamentos indesejáveis dos animais ou negligência por parte dos proprietários.[46a,153,171a,174a,240b] Os veterinários devem relatar sempre incidentes agressivos que aconteçam durante a hospitalização de um animal de estimação ao proprietário e a qualquer pessoa que lide com o animal envolvido (Boxe 51.1). Uma revisão excelente sobre como lidar com a agressividade em cães e gatos na prática veterinária foi publicada.[149a]

Menos de 20% das mordidas de cães são estimuladas; homens e crianças são mais propensos a se envolver em ataques provocados.[174] A maioria das mordidas de cães ocorre em alguém da família ou vizinho de proprietários deles e, em geral, não é provocada. Por exemplo, recém-nascidos são vítimas de mordidas caninas fatais quando estão dormindo. Outros fatores envolvidos nas mordidas caninas incluem a pessoa mordida, a relação dessa pessoa com o cão e o contexto.[241] Aproximadamente 75% das lesões por mordedura ocorrem em pessoas com menos de 21 anos de idade, com incidência máxima dos 5 aos 9 anos. As crianças são mais propensas a provocar cães e geralmente não entendem a linguagem corporal do animal. É provável que os relatos de alta prevalência de mordidas em crianças estejam relacionados com a maior atenção dada a elas nessa situação, em comparação com a dada ao fato em adultos.[51,55,151] Embora cerca de 65% de todas as mordidas ocorram em homens, quase 60% de todas as lesões fatais por mordidas ocorrem em meninos e meninas com menos de 6 anos de

---

Boxe 51.1 — Recomendações para limitar as mordidas caninas

Para os profissionais de saúde animal

1. Ter cuidado extra ao manusear Pit Bull, Rottweiler, híbridos de lobo e Chow Chow.
2. Separar cães agressivos e proteger as pessoas que cuidam deles. Providenciar correias e guias.
3. Colocar sempre focinheiras em cães com tendências agressivas conhecidas ou suspeitas.
4. Usar coleira de metal com ganchos e corrente em cães agressivos.
5. Manter cães agressivos em jaulas ou canis com fecho seguro, à prova de mordidas, e providenciar placas alertando sobre a identificação deles como tais.
6. Ter sempre mais duas pessoas por perto ao manipular ou trabalhar com cães agressivos.
7. Orientar os proprietários na escolha de seus animais, como condicioná-los e manipulá-los.

Para os proprietários de cães

1. Evitar escolher cães de raças com tendências agressivas conhecidas.
2. Não incomodar animais doentes ou quando estejam comendo, dormindo ou amamentando filhotes.
3. Socializar os cães desde bem jovens e evitar brincadeiras rudes com filhotes.
4. Adestrar cães quando ainda filhotes.
5. Castrar animais de estimação, em especial machos.
6. Sempre supervisionar crianças quando estiverem próximo a animais de estimação.
7. Nunca deixar um cão sozinho com bebê ou criança.
8. Escolher raças caninas ciente de que algumas têm tendência a morder, evitando-as.
9. Não manter um cão com antecedentes de agressão em casa com crianças.
10. Respeitar o medo das crianças com relação a animais de estimação, e adiar ou evitar ter um até que elas se sintam confortáveis.
11. Conviver algum tempo com um animal de estimação em perspectiva antes de levá-lo para casa.
12. Ensinar um cão a obedecer ao repreendê-lo ou alimentá-lo.
13. Comunicar imediatamente ao veterinário se seu cão mostrar tendências agressivas.
14. Nunca acariciar um cão até que ele tenha tido tempo de ver e cheirar você.
15. Não fazer brincadeiras agressivas com cães, nem olhá-los fixamente.
16. Ensinar as crianças a não se aproximarem de cães desconhecidos sem que animais de estimação os cheirem primeiro. Ao se aproximar de um cão, a criança deve manter os punhos fechados para proteger os dedos.
17. Crianças não devem perturbar cães que estejam dormindo nem correr e gritar em volta deles. Elas não devem invadir o território de um cão, provocá-los com comida, puxá-los, beliscá-los ou apertá-los.
18. Se um cão ficar agressivo, crianças e adultos devem ficar parados, evitar contato visual direto e, se ele avançar, abaixar-se encurvando o próprio corpo e não fazer qualquer movimento.
19. Notificar todos os incidentes de mordida a adultos às autoridades competentes.

Para a comunidade

1. Disseminar informação para as crianças e os pais.
2. Providenciar palestras sobre prevenção nas escolas e para organizações de pais.
3. Instituir leis de controle animal e fiscalizar se são respeitadas.
4. Buscar a punição dos proprietários comprovadamente irresponsáveis de cães, em vez de condenar raças específicas.

idade. Mais de 50% das lesões em crianças ocorrem na cabeça, na face ou no pescoço. *Quaisquer* movimentos diante de *certos* cães podem torná-los agressivos, em especial quando crianças estão envolvidas. Montar sobre cães, persegui-los, apertá-los ou puxá-los pela coleira são comportamentos humanos típicos que podem aumentar o risco de que eles mordam, em especial se forem medrosos, possessivos ou dominadores. Outros tipos de agressão canina e comportamentos que a desencadeiam são discutidos em outros textos.[245,247]

Em geral, é mais provável uma pessoa ser mordida por um cão se tiver um, se estiver diante de um cão de outro proprietário ou se o cão viver em uma casa em que haja pelo menos uma criança.[83,141,244] Muitos cães mordem crianças após interação na ausência de um adulto que os supervisione.[157] Vizinhos de famílias que têm cães constituem o maior contingente de pessoas mordidas que relatam o fato; em seguida vêm os proprietários de cães, embora seja provável que muitos proprietários mordidos por seus próprios cães não comuniquem o fato.[29,247]

Outros fatores que podem afetar a probabilidade de um cão morder incluem se ele fica preso por longos períodos,[83] a localização geográfica, a época do ano, o momento do dia e o clima. No Hemisfério Norte, a maioria das lesões por mordidas caninas ocorre entre abril e setembro, quando o clima quente favorece atividades ao ar livre (ver Tabela 51.1).[244] Os incidentes por mordidas também têm correlação com a fase de lua cheia.[238] No site *www.statefarm.com/consumer/dogbite.htm* ou em *www.avma.org* há um livreto sobre a prevenção de mordidas. Mais informações sobre a prevenção de mordidas caninas podem ser encontradas em *www.hsus.org*. A informação sobre variações nos estatutos a respeito de mordidas caninas nos EUA foi revista.[97] Uma revisão excelente sobre a abordagem à comunidade quanto à prevenção de mordidas caninas foi publicada em um relato da força-tarefa da American Veterinary Medical Association.[9]

Em um estudo sobre mordidas caninas envolvendo cuidadores em um hospital veterinário de ensino, os que interagiam com cães mais velhos foram mais propensos a ser mordidos que os que interagiam com cães jovens.[59] Os cães com propensão a morder já tinham placas alertando para isso em suas jaulas.

Mordidas de gatos

Em comparação com as mordidas de cães, há muito menos relatos de agressão de felinos (mordidas e arranhões) a pessoas.[40] Aproximadamente 400.000 mordidas de gatos são relatadas a cada ano nos EUA, e os ferimentos causados por gatos têm maior propensão a ficar infectados do que os causados por cães. Em 2008, havia gatos em um terço das casas americanas, com a população total desses felinos de 88,3 milhões.[112] As mordidas de gatos constituem 5 a 25% das lesões relacionadas com animais em pessoas, enquanto outros animais domésticos e silvestres são responsáveis por menos de 1% das mordidas relatadas. Um estudo epidemiológico realizado em Valência, na Espanha, revelou a média anual de 6,36 incidentes por agressão de felinos por 100.000 habitantes.[173]

Os casos de mordidas e arranhões de gatos mais comumente relatados envolvem fêmeas que agrediram mulheres adultas (ver Tabela 51.1). Arranhões e mordidas são mais comuns em clima quente (no verão) e no fim da tarde. Em geral, os ferimentos causados por gatos têm sido descritos como arranhões ou perfurações.[243] A maioria das mordidas de gatos é provocada por manipulação. Gatos criados por pessoas as mordem no pescoço, na face e em vários outros locais, enquanto aqueles sem proprietário são mais propensos a morder a mão das pessoas. Pessoas idosas são mais propensas a ser mordidas na mão.

Ferimentos por mordedura

Das lesões para as quais as pessoas procuram atendimento médico, estima-se que entre 4% e 20% dos ferimentos causados por mordedura de cães e 20 a 50% dos ferimentos causados por mordedura de gatos tornam-se clinicamente infectados.[216] Em geral, as infecções clínicas ocorrem 8 a 24 h após a lesão. É provável que as feridas de cães infectadas possam resultar em maior comprometimento funcional, embora as de gatos impliquem maior risco de uma infecção progressiva.[132] Os pequenos incisivos dos gatos causam perfurações mais profundas que podem penetrar em ossos subjacentes, tecidos conjuntivos e musculares e articulações. A maioria das infecções é mínima, porém, pelo menos 10% requerem sutura e entre 1 e 5% resultam em hospitalização.[235]

O organismo infectante em lesões causadas por mordidas ou arranhões em geral corresponde à flora de cães e gatos (Tabela 51.2; comparar com a Tabela 88.1), embora organismos comensais do ambiente ou da pele da vítima em torno da lesão também possam contaminar a ferida. Os ferimentos por mordedura costumam ser polimicrobianos, com a mediana de cinco isolados por ferida compreendendo três aeróbios e dois anaeróbios.[58,216,217] Embora mais de 80% das culturas produzam patógenos, apenas 15 a 20% das feridas por mordida tornam-se infectadas clinicamente.[89] O risco de infecção é maior (aproximadamente 40%) nas lesões por esmagamento, perfurações, feridas em áreas de edema preexistente e nas mãos.[88] Apesar dos inúmeros organismos aeróbicos e anaeróbicos que contaminam as feridas por mordida, apenas poucos, como *Pasteurella multocida*, *Neisseria animaloris* (antigamente designada fermentador eugônico 4ª) e *Capnocytophaga canimorsus* causam manifestações sistêmicas de maneira consistente. No passado, a função de bactérias estritamente anaeróbicas nas feridas por mordida foi sobrepujada por gêneros mais notórios, como *Pasteurella*. No entanto, com os métodos modernos de cultivo anaeróbico, a função dessas bactérias nos ferimentos por mordedura foi esclarecido. Quando existentes, as bactérias anaeróbicas geralmente são isoladas em culturas mistas. Espécies de *Fusobacterium*, *Bacteroides*, *Porphyromonas*, *Prevotella* e outros bacilos gram-negativos anaeróbicos costumam estar envolvidos.[4,124] Isolou-se *Erysipelothrix rhusiopathiae* de mordidas de cães e gatos.[1,216] Uma maneira incomum de doença do neurônio motor, cuja suspeita é de que tenha sido causada por vírus, ocorreu após a mordida de um gato.[109]

Os aspectos de saúde pública em termos de raiva, tétano e bartonelose são discutidos nos Capítulos 20, 41 e 52, respectivamente. É possível que pessoas vítimas de mordidas precisem de hospitalização caso venham a ter infecções locais ou sistêmicas importantes, não respondam aos antibacterianos orais, tenham ferimentos penetrantes em tendões, articulações ou no sistema nervoso central, precisem de cirurgias reconstrutivas ou elevação da ferida, tenham lesões na cabeça ou nas mãos ou imunocomprometimento.[235]

Bactérias relativamente exclusivas de mordidas de cães e gatos

É possível que feridas causadas por cães e gatos contenham algumas bactérias exclusivas ainda não identificadas em pessoas. Embora algumas, como *Pasteurella*, comumente sejam encontradas em ferimentos decorrentes de mordidas de animais, outras, como *Reimerella anatipestifer* na boca de gatos e *Bacteroides tectum*, encontrada em mordidas de cães e gatos, são exclusivas desses animais. *Eikenella corrodens*, patógeno geralmente encontrado em feridas causadas por mordidas humanas, foi detectada em um caso de mordida canina e outro de mordida felina.[216] *Corynebacterium canis*, uma espécie recém-caracterizada, foi isolada de infecção causada pela mordida de um cão.[74a] Infelizmente, alguns dos isolados bacterianos incomuns já descritos podem não responder aos antibacterianos usados convencionalmente.

Pasteurella. Esses organismos são bacilos gram-negativos pequenos, imóveis, de coloração bipolar e clinicamente significativos em muitos ferimentos causados por mordidas de cães e gatos.[72] Normalmente,

Tabela 51.2 Organismos isolados de feridas humanas causadas por mordidas ou arranhões de cães e gatos.

Organismo	% Relatada de isolados[a]		Organismo	% Relatada de isolados[a]	
	Cães	Gatos		Cães	Gatos
VÍRUS			**Aeróbios gram-negativos (continuação)**		
Vírus da raiva	ND	ND	Brevibacterium	6	4
Agente da paralisia motora	NR	R	Stenotrophomonas maltophilia	4	NR
BACTÉRIAS			Riemerella anatipestifer	5	4
Aeróbios gram-negativos			Aeromonas hydrophila	NR	2
Yersinia pestis	NR	ND	**Aeróbios gram-positivos**		
Francisella tularensis	R	R	Lactobacillus (gram-positivo ou variável)	4	2
Bartonella henselae e Bartonella quintana	NR	ND	Enterococcus[f]	4 a 9	NR
Pasteurella spp.[b]	25 a 54	50 a 78	Gemella morbillorum	6	4
Neisseria zoodegmatis (EF 4b)	10	16	Streptococcus spp.[g]	40 a 46	46 a 52
Pseudomonas spp.[c]	6 a 8	5	Staphylococcus (positivos para coagulase)[h]	23 a 36	33
Actinobacillus actinomycetemcomitans	6	NR	Staphylococcus epidermidis[h]	19	7 a 70
Capnocytophaga canimorsus (DF-2)	ND	ND	Corynebacterium spp.[i]	8 a 20	11 a 28
Capnocytophaga cynodegmi (similar à DF-2)	ND	ND	Micrococcus spp.	6	NR
Flavimonas oryzihabitans (VE-2)	2 a 4	2	Difteroides	4	25
Bergeyella (Weeksella) zoohelcum (CDC IIj)	4	7	Bacillus spp.[j]	4	NR
Neisseria weaveri (antigamente CDC M-5)	5	11	Nocardia	R	R
Neisseria spp.[d]	2	11 a 25	Rhodococcus	NR	2
Brucella suis	ND	NR	Erysipelothrix rhusiopathiae	R	R
Acinetobacter lwolffii e A. baumanni	NR	7 a 1	**Anaeróbios**		
Moraxella spp.[e]	ND	22	Porphyromonas[k]	32	22
Haemophilus aphrophilus	4	NR	Prevotella[l]	23 a 28	22
Streptobacillus moniliformis	R	NR	Propionibacterium spp.[m]	18 a 21	NR
Chromobacterium	2	NR	Bacteroides spp.[n]	11 a 32	22
Flavobacterium spp.	4	NR	Eubacterium spp.	4 a 11	2
Eikenella corrodens	2	2	Fusobacterium spp.[o]	5 a 36	30 a 33
Escherichia coli	2 a 6	NR	Peptostreptococcus spp.[p]	5 a 18	5 a 16
Spirium minor	NR	R	Clostridium spp.	5	11
Proteus mirabilis	2 a 4	NR	Clostridium tetani	R	R
Enterobacter cloacae	R	11	Leptotrichia buccalis	5	NR
Klebsiella	2 a 4	2	Veillonella	5	2
Nonoxidizer-1 (NO-1)	2	R	Actinomyces[q]	R	NR
Neisseria animaloris (EF-4a)	6	R	Filifactor villosus	NR	5
M-5 (similar à Moraxella)	R	R	**FUNGOS**		
Citrobacter spp.	4	NR	Blastomyces dermatitidis	R	NR
Mycobacterium fortuitum e M. kansasii	R	R	Coccidioides immitis	R	NR
			Sporothrix schenckii	R	NR
			Paecilomyces sp.	R	NR

G, gato; C, cão; ND, não disponível e pode variar de acordo com a localização geográfica; NR, não relatado; R, raro ou relatos isolados.
Dados das Referências 43, 92,216 e 217.
[a]As porcentagens baseiam-se nos isolados de feridas que levaram os pacientes a buscar atendimento médico e estão listadas em ordem de frequência relativa de isolamento. Quanto à classificação de gênero específico, ver as respectivas notas de rodapé, em que constam as porcentagens de cada isolado de cães e/ou gatos.
[b]P. multocida ssp. multocida G: 52%, C: 14%; P. multocida ssp. septica G: 30%, C: 14%; P. dagmatis G: 4%, C: 5%; P. stomatis G: 4%; P. canis C: 27%; P. multocida ssp. gallicida C: 5%; P. pneumotropica C: 5%; P. stomatis C: 5%.
[c]P. aeruginosa C: 2%; P. vesicularis G: 2%, C: 2%; P. diminuta C: 2%; P. putida G: 2%; P. stutzeri G: 2%.
[d]N. subflava G: 2%, C: 2%; N. cinera-flavescens G: 2%; N. mucosa G: 2%.
[e]M. catarrhalis G: 11%; M. osloensis G: 11%; M. atlantae G: 7%; M. nonliquefaciens G: 4%.
[f]E. faecalis G: 4%, C: 6%; E. avium C: 2%; E. malodoratus C: 2%; E. durans C: 9%.
[g]S. mitis G: 23 a 33%, C: 22 a 36%; S. sanguis II G: 19%, C: 18%; S. equinus G: 11%, C: 5%; S. pyogenes G: 6 a 9%; S. constellatus G: 4%, C: 4%; S. mutans G: 4 a 11%, C: 4 a 12%; S. agalactiae G: 4%, C: 2%; S. sanguis G: 4%, C: 2%, D: 5%; S. sanguis I G: 4%, C: 2%; S. sanguis II G: 12%, C: 8%; S. intermedius G: 4%, C: 6%; S. disgalactiae C: 1%.
[h]S. epidermidis G: 7%, C: 23%; S. warneri G: 7%, C: 5%; S. aureus G: 4%, C: 14%; S. cohnii C: 5%; S. pseudintermedius G: 4%, C: 9%; S. coagulase neg. C: 5%; S. xylosus C: 4,5%; S. haemolyticus G: 4%; S. hominis G: 4%, C: 1%; S. hyicus G: 4%; S. sciuri/lentus G: 4%; S. simulans G: 4%; S. auricularis C: 1%; S. capitis G: 2%; S. saprophyticus G: 2%.
[i]Grupo do Corynebacterium G: 5%, C: 6%; C. minutissimum G: 7%, C: 4%; C. aquaticum G: 14%, C: 2%; C. jeikeium G: 2%, C: 1%; C. afermentans, Grupo E, e C. pseudodiphteriticum, todos C: 2%; Grupo B, Grupo F-1, C. kutscheri, C. propinquum e C. striatum, todos C: 2%.
[j]B. firmus G: 4%, C: 4%; B. circulans G: 2%, C: 2%; B. subtilis C: 2%.
[k]P. macacae G: 7%, C: 6%; P. gingivalis G: 7%, C: 9%; P. cangingivalis G: 4%, C: 5%; P. canoris G: 9%, C: 4%; P. salivosa G: 4%, C: 4%; P. circumdentaria G: 5%, C: 2%; Porphyromonas spp. C: 5%; P. cansulci G: raro, C: 6%; similar do P. levii C: 2%; P. cangingivalis G: 4%, C: 4%.
[l]P. bivia G: 11%; P. heparinolytica G: 9%, C: 14%; P. intermedia/nigrescens C: 5%; P. melaninogenica G: 2%, C: 5%; Prevotella spp. G: 8%; P. zoogleoformans G: 2%, C: 4%; P. denticola G: 2%.
[m]P. acnes G: 16%, C: 14%; P. acidi/propionicus C: 2%; P. avidum G: 2%; P. lymphophilium G: 2%.
[n]B. tectum G: 28%, C: 14%; B. forsythus C: 4%; B. ureolyticus C: 9%; B. gracilis C: 5%; B. fragilis G: 2%, C: 5%; B. ovatus C: 2%.
[o]F. nucleatum G: 26%, C: 18%; F. russii G: 15%, C: 5%; F. gonidiaformans G: 4%, C: 5%; F. alocis C: 2%.
[p]Peptostreptococcus spp. G: 5%, C: 8%; P. assaccharolyticus C: 2%.
[q]A. viscosus G: 2%, C: 4%; A. neuii spp. anitratus C: 2%.

esses organismos habitam as regiões nasal, gengival e tonsilar de aproximadamente 12 a 92% dos cães e 52 a 99% dos gatos, bem como de muitos outros animais. As espécies de *Pasteurella* foram reclassificadas com base na homologia de seu DNA. *P. multocida* ssp. *multocida* e ssp. *septica* foram os isolados mais comuns de gatos clinicamente sadios, enquanto *Pasteurella canis* não foi isolada com frequência de cães sadios.[23,150] P*asteurella dagmatis* foi isolada incomumente da cavidade bucal de cães e gatos, e alguns isolados similares a ela foram reclassificados como nova espécie genômica.[206a] Essa mesma distribuição é encontrada em infecções associadas a mordidas em pessoas. As cepas isoladas de feridas causadas por gatos foram mais comumente patogênicas (71%) que as encontradas em cães (8%). *P. multocida* ssp. *multocida* (*P. multocida*) e ssp. *septica* (*P. septica*) foram isoladas em infecções sistêmicas mais sérias causadas por mordidas ou lambedura de feridas por cães e gatos.[106,167] A frequência do isolamento determinada pelos autores (EJG) é a seguinte: em feridas causadas por mordidas de gatos, isolou-se *P. multocida* em 50% e *P. septica* em 30%; nos ferimentos decorrentes de mordidas caninas, havia *Pasteurella canis* em 27%, *P. multocida* em 13% e *P. septica* também em 13% (ver Tabela 51.2).[90] O isolamento de *P. dagmatis* é raro.[52,96] *P. canis* foi a causa de bacteriemia em paciente com cirrose alcoólica cujo cão tinha lambido sua perna ferida.[2a] Embora muitos gatos e cães abriguem organismos de *Pasteurella* na saliva, o risco de infecção em pessoas é baixo se elas não tiverem sido mordidas.[195]

Embora as mordidas de cães sejam responsáveis por mais de 80% dos atendimentos em emergências por causa de mordidas de animais, os gatos são responsáveis por cerca de 75% das mordidas ou arranhões contaminados com *Pasteurella*. Mais de 50% de todas as feridas causadas por mordidas de gatos e 20 a 30% de todas as causadas por cães estavam contaminadas com *Pasteurella*.[132] Também foram relatadas infecções por *Pasteurella* após lesões decorrentes de mordidas de felídeos exóticos.[42] Nas lesões causadas por arranhaduras infligidas por cães, as infecções por *Pasteurella* são menos prováveis que nos arranhões de gatos, a menos que o arranhão também esteja associado a lesão por mordida.[142] Os gatos frequentemente lambem as próprias patas e, em geral, emitem um som característico quando arranham alguém, eliminando assim secreções em aerossol que contaminam os ferimentos, o que provavelmente está relacionado com a maior prevalência de arranhões infectados por *Pasteurella*. Uma pessoa que teve as mãos lambidas diariamente por seu cão desenvolveu um abscesso na garganta por *Pasteurella* após tonsilectomia.[106] Outra pessoa com cáries dentárias extensas e que regularmente beijava o cão da família teve meningite por *Pasteurella*, também isolada da cavidade bucal de algumas pessoas que beijavam seus cães e gatos, mas não daquelas que não faziam isso.[11,12] A mesma bactéria adquirida de animais de estimação também pode causar várias infecções do trato respiratório superior, incluindo tonsilite,[252] sinusite[13,160] e epiglotite.[198] Uma pessoa antes saudável teve celulite submandibular (angina de Ludwig) 10 dias após ter brincado com um cão.[60] Ocorreu peritonite por *Pasteurella* em pacientes submetidos a diálise após um gato ter arranhado ou mordido o tubo do aparelho doméstico de diálise.[134,195a,202a] A exposição não traumática a um gato doméstico também foi associada a peritonite por *Pasteurella* em uma pessoa com cirrose hepática.[122] Artroplastias de quadril ficaram infectadas com *P. multocida* quando as pessoas que as tinham foram mordidas, arranhadas ou lambidas por gatos ou cães.[27,76,100a]

A maioria das infecções por *Pasteurella* ocorre em pessoas que têm contato frequente com animais pecuários ou de estimação. Presume-se que as mordidas em pessoas que vivem em ambientes urbanos estejam relacionadas com a exposição a cães, gatos ou outros animais pequenos ou roedores.

Embora a maioria das infecções humanas causadas por *P. multocida* esteja relacionada com mordidas de animais, seres humanos também podem ter pasteurelose em decorrência da exposição a um animal. Na maioria desses casos, a lambedura da pele intacta ou lesada de uma pessoa por um animal de estimação e a inalação ou a ingestão de secreções de animais são as fontes mais prováveis de entrada. As infecções associadas a microrganismos inalados ou disseminados frequentemente se localizam no trato gastrintestinal ou no respiratório ou no sistema nervoso central. Pacientes imunossuprimidos ou com doença predisponente subjacente como diabetes melito e disfunção hepática são mais propensos a desenvolver bacteriemia e morrer. Há relatos de meningite em lactentes e crianças que foram lambidos na face por cães das próprias famílias.[221] Até mesmo filhotes caninos recém-nascidos são suscetíveis a certas cepas virulentas de *Pasteurella*, presumivelmente adquiridas da cavidade bucal das mães. Determinou-se que uma cepa virulenta de *P. canis* do biotipo 1 foi a causa de mortalidade em filhotes caninos recém-nascidos com infecção multissistêmica.[56] Para mais informações sobre o risco de zoonoses transmitidas por esses organismos, ver *Pasteurelose*, no Capítulo 99.

Bergeyella zoohelcum. Bacilo gram-negativo, o qual era denominado *Weeksella zoohelcum* e antigamente classificado pelos Centers for Disease Control and Prevention (CDC) como IIj, é um componente da flora bucal normal de cães, gatos e outros animais. Há poucos relatos de sua existência em infecções humanas causadas por mordidas de cães ou gatos.[152,216] Ocorreram abscessos, tenossinovite, meningite e pneumonia. O organismo é suscetível aos antibacterianos betalactâmicos, às quinolonas e ao cloranfenicol.

Neisseria. *N. animaloris* e *N. zoodegmatis* (antigamente denominadas Fermentador Eugônico 4 a e b, respectivamente) fazem parte da flora orofaríngea residente de cães e gatos. As taxas de isolamento variam, com 30 a 90% dos animais clinicamente sadios sendo portadores dessas bactérias.[79] Tais espécies de *Neisseria* são mais prevalentes que *Pasteurella* na orofaringe de cães, podem causar doença grave em pessoas imunocomprometidas ou quando inoculadas em ferimentos perfurantes profundos e, de acordo com suas características bioquímicas, foram divididas em duas variantes biológicas, *N. animaloris* e *N. zoodegmatis*, cada uma com potencial patogênico diferente.[6] *N. animaloris* foi isolada de feridas infectadas causadas por mordidas de cães em pessoas e associada a infecções mais profundas ou sistêmicas também em seres humanos. Em contraste, *N. zoodegmatis* foi encontrada em ferimentos causados por mordidas de cães e gatos[216] e também foi o isolado predominante associado a pneumonia virulenta em cães e gatos (ver *Infecções Respiratórias Bacterianas*, Capítulo 87). *Neisseria weaveri* e *P. multocida* foram isoladas de uma criança mordida por um tigre.[39]

Capnocytophaga. As espécies desse gênero são bactérias capnofílicas (crescem em dióxido de carbono), gram-negativas, deslizantes, estreitamente relacionadas com espécies de *Fusobacterium* e *Bacteroides*, comumente isoladas da cavidade bucal de pessoas e animais. Os organismos são divididos em dois grupos: (1) espécies da cavidade bucal humana (*Capnocytophaga ochracea*, *Capnocytophaga gingivalis*, *Capnocytophaga haemolytica*, *Capnocytophaga granulosa* e *Capnocytophaga sputigena* – antigamente biogrupo fermentador disgônico 1 [DF-1] dos CDC) e (2) espécies encontradas na cavidade bucal de cães, gatos e outros animais (*Capnocytophaga canimorsus* [do latim *canis* = "cão", *morsus* = "mordida"] e *Capnocytophaga cynodegmi* – antigamente biogrupo DF-2 dos CDC). Em pessoas imunocompetentes, é possível que a *Capnocytophaga* produza várias infecções, inclusive no trato respiratório, em ferimentos, ossos e abdome. Nas pessoas imunocomprometidas, pode acarretar sepse bacteriana fatal e endocardite.[43b,96a,100,212a,233]

C. canimorsus é um bacilo aeróbico facultativo gram-negativo, de crescimento lento (3 a 11 dias em cultura), fino, filamentoso, imóvel, pleomórfico e que não forma esporo, associado a septicemia fatal em seres humanos, predominantemente após mordidas de cães e menos comumente após mordidas ou arranhões de gatos,[138,226] tendo sido isolado da cavidade bucal de 16 e 18% de cães e gatos sadios, respectivamente.[235] Há muitos relatos de infecções humanas causadas por ela na literatura, com mortalidade próxima de 30%. Embora sejam prováveis ocorrências múltiplas, existem apenas dois relatos de infecção em uma espécie não humana após mordidas caninas.[147,228] Essa bactéria tem propensão incomum para causar bacteriemia sistêmica, presumivelmente por causa de seu tropismo pelas superfícies endoteliais e sua resistência inerente ao complemento sérico. Ela também resiste à fagocitose por macrófagos e bloqueia a capacidade bactericida dessas células.[82,147] É ainda capaz de evitar o sistema imune humano, pois não interage com o receptor 4 humano similar a Toll, graças à fração A lipídica única de seu lipopolissacarídio. É resistente à fagocitose e à morte por macrófagos. A maioria das infecções por *C. canimorsus* ocorreu em indivíduos imunocomprometidos com mais de 40 anos de idade. Um veterinário submetido à esplenectomia morreu após uma mordida canina. A maioria das pessoas que desenvolve complicações fatais da infecção por *C. canimorsus* tem fatores contribuintes subjacentes, como esplenectomia induzida por quimioterapia citotóxica ou cirúrgica, tratamento com glicocorticoide, doença de Hodgkin, macroglobulinemia, alcoolismo, úlcera péptica, cardiopatia arteriosclerótica, hemoglobinopatia, trombocitopenia imunomediada, doença granulomatosa ou outra doença pulmonar crônica, artrite crônica, neutropenia, má absorção intestinal ou idade avançada (acima de 65 anos). Presume-se que os fatores causaram defeitos nas defesas imunes fagocíticas e por isso os indivíduos não conseguiram eliminar o organismo do sangue. Como na pasteurelose, alguns pacientes com sepse causada por *C. canimorsus* foram expostos a cães, gatos ou outros carnívoros ou a ambientes ao ar livre, mas não foram mordidos.

Também foram relatadas infecções por *C. canimorsus* em animais, incluindo um coelho[228] e um cão[147] mordidos por um cão. O organismo foi isolado das vias nasais de um gato com sinusite e rinite crônicas.[74]

Pessoas que tinham estreito contato com seus cães ou gatos de estimação tiveram queratite e blefarite oculares, mas tais afecções também foram observadas em outras pessoas não expostas a animais. Lesões causadas por arranhões de gatos também causaram queratite em pessoas. Os resultados da hibridização do DNA e estudos bioquímicos mostraram que a espécie mais virulenta isolada de pessoas com septicemia foi *C. canimorsus* e das infecções de feridas localizadas (não invasivas) ou queratite foi *C. cynodegmi* (similar a DF-2). Fora da cavidade bucal de animais, a última foi isolada do trato respiratório de um gato com carcinoma broncoalveolar[69] e *Capnocytophaga* sp. da via nasal de gato com sinusite crônica;[74] no entanto, pode ser que esses isolados representem contaminação faríngea e não acometimento mórbido. Outras espécies de *Capnocytophaga* fazem parte da flora gengival normal de pessoas e causam problemas tais como conjuntivite, periodontite, gengivite, abscessos e infecções de cavidades corporais.[64,71] Além disso, podem causar bacteriemia em indivíduos imunocomprometidos.[91] As infecções com essas outras espécies de *Capnocytophaga* não estão associadas a exposição a animais. Para mais informações sobre o risco zoonótico desses organismos para os seres humanos, ver *Capnocitofagiose*, no Capítulo 99.

Não oxidante 1. O grupo não oxidante 1 (NO-1; de *nonoxidizer*-1) de bactérias, CDC NO-1, abrange isolados de uma bactéria incomum que só foi recuperada de pessoas mordidas por cães (77%), gatos (18%) e outros animais (5%).[117] As mordidas ocorreram em várias partes do corpo e os isolados foram descritos como bastonetes pleomórficos gram-negativos exigentes, similares às cepas assacarolíticas de *Acinetobacter*. Muitas outras bactérias podem ser isoladas de feridas infectadas, mas tal isolamento parece ser exclusivo de mordidas infligidas por animais. Cães e gatos devem ser considerados reservatórios dessas bactérias.

Corynebacterium auriscanis. Antes isolado apenas de cães, foi isolado do ferimento por mordedura em uma pessoa previamente saudável.[35] Um membro recém-descrito do gênero, *C. freiburgense* sp. nov., foi isolado da ferida causada pela mordida de um cão.[75]

Fusobacterium canifelinum. É um bastonete gram-negativo pleomórfico imóvel anaeróbico obrigatório não formador de esporo e intrinsecamente resistente às quinolonas.[46] Várias dessas cepas resistentes foram isoladas de ferimentos causados por mordidas de cães ou gatos em pessoas e originaram a introdução desses fármacos na medicina humana e veterinária.[45]

Staphylococcus pseudintermedius. Espécie de estafilococo positiva para a coagulase que já foi confundida com *S. aureus*, quatro vezes mais comum na flora canina (ver Capítulo 34),[218,219] mas tem atividade de β-galactosidase, o que a diferencia do *S. aureus*. Os isolados podem ser confundidos com *S. aureus* resistente à meticilina por causa dos resultados falso-positivos nos testes de ligação rápida da penicilina à proteína 2ª em látex.[179] Infelizmente, com o tempo e em decorrência do uso veterinário de antimicrobianos, ficou cada vez mais resistente (cerca de 30%) à oxacilina. No Capítulo 34 há uma discussão sobre os vários estafilococos transmitidos entre pessoas, e cães e gatos em mordidas, e por outros meios.

Bartonella. Foi relatada soroconversão em dois pacientes que foram mordidos mas não arranhados por gatos, sugerindo que as mordidas possivelmente contribuam para a transmissão.[239] As mordidas de gatos foram implicadas na transmissão de *Bartonella quintana* em uma pessoa.[28] Para mais informações sobre essas infecções, ver o Capítulo 52, *Bartonelose*.

Organismos saprófitas

Micobactérias. Organismos micobacterianos saprófitas têm sido associados a lesões causadas por mordidas em que se usou profilaxia antimicrobiana para as bactérias isoladas mais comumente. *Mycobacterium fortuitum*[179] e *Mycobacterium kansasii*[211] foram isolados.

Fungos. *Blastomyces dermatitidis,*[62,86] *Coccidioides immitis,*[84] *Sporothrix schenkii*[249] e *Paecilomyces* sp.[251] foram isolados de feridas causadas por mordidas de cães e gatos. Ver mais informações em *Considerações de saúde pública* nos Capítulos 57, 60, 61 e 65, respectivamente.

Epidemiologia das mordidas em cães e gatos

A incidência de ferimentos causados por mordidas em cães e gatos não foi bem estabelecida, mas estima-se que compreendem cerca de 10 e 15% das emergências anuais relacionadas com traumatismo em cães e gatos, respectivamente.[123] Como em pessoas mordidas, é provável que muitos incidentes não sejam registrados e os proprietários não procuram atendimento veterinário imediato. Cães podem causar ferimentos perfurantes, mas suas mandíbulas fortes também podem rasgar, lacerar, esmagar e causar avulsão de ossos e tecidos moles. Os gatos, com seus dentes pequenos e finos, em geral causam lesões por perfuração de tecidos profundos. Embora feridas abertas sejam as lesões teciduais mais imediatas, as decorrentes de perfurações profundas têm maior tendência a resultar em infecções profundas e abscessos, com dano secundário.

Em um estudo, a maioria dos cães mordidos era de machos não castrados.[207] Em geral, os cães mordidos pesam menos que a população canina geral e têm peso mediano de 20 kg. O auge de mordeduras em cães ocorre nos meses quentes do ano, assim como em gatos (Tabela 51.3). Cães pequenos são mais propensos a sofrer lesões torácicas e no dorso que os de grande porte (Figura 51.1). No caso de cães de porte médio, os locais mais comumente mordidos são o pescoço, o dorso e as extremidades, havendo maior prevalência de lesões no dorso e perineais do que nos cães de pequeno porte. Em cães de grande porte, observou-se incidência de 31% de mordidas torácicas e 79% de ferimentos abdominais.[207]

Ataques de cães a cães-guias têm sido investigados.[30a] A maioria ocorreu em locais públicos, enquanto os cães-guia exerciam sua função. A maior proporção de cães que os morderam era de raças do tipo Pit Bull, de acordo com sua representação na população canina. Em alguns casos, alterações no desempenho e no comportamento que resultaram dos ataques levaram ao descarte dos animais que serviam de guias.

Ferimentos causados por mordidas de cães e gatos são razões frequentes para a ida de gatos a clínicas veterinárias e uma das principais causas de traumatismo em gatos.[126] Muitas dessas lesões resultam em traumatismo interno ou formação de abscesso.

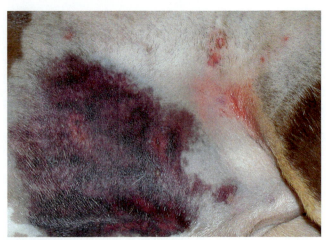

Figura 51.1 Ferimento por mordida na parede abdominal de um cão com perfuração que penetrou na cavidade abdominal subjacente. (Fotografia de Craig Greene, © 2004 University of Georgia Research Foundation Inc.)

Achados clínicos

Pessoas

Os tipos de lesões causadas por mordidas de cães em seres humanos variam e incluem abrasões, perfurações, avulsões e lacerações. As mordidas caninas causam lesões graves por esmagamento e lacerações com ruptura de ligamentos e necrose tecidual. A maioria das lesões em adultos ocorre nas extremidades superiores e no tronco (Figuras 51.2 e 51.3), embora envolvam, menos comumente, as extremidades inferiores (Figura 51.4). Crianças pequenas geralmente têm lesões faciais por causa da baixa estatura e da falta de experiência com cães e porque os cães tendem a morder a face e a boca das pessoas quando estão agressivos. Em comparação, cães que mordem outros cães mais comumente lesam as extremidades do adversário, em seguida a cabeça, o pescoço, o tórax e o abdome (ver Tabela 51.1).[48]

As mordidas de gatos são profundas e os dentes aguçados são mais propensos a causar feridas que os de cães que se tornam focos de formação de abscesso e complicações resultantes, como sepse,

Tabela 51.3	Características de cães e gatos vítimas de mordidas.	
Parâmetro	**Cães[a] (n = 004 185)**	**Gatos[a] (n = 11)**
Idade mediana (variação)	4 anos (2 a 7)	1 ano (0,2 a 9)
Peso	61% pequenos[b] 16% médios 24% grandes[c]	NR
Sexo	71% machos; 99% não castrados[b] 29% fêmeas; 58% não castradas[b]	55% machos; 67% não castrados 45% fêmeas; 100% não castradas
Época do auge (no Hemisfério Norte)	Abril (14%), março (11%) e setembro (11%)	Abril (14%), março (11%) e setembro (11%)
Raças mais prevalentes	37% mestiços 27% Pinscher[b] 5% Terrier[b] 5% Pequinês[b] 4% Pastor-alemão	82% domésticos 9% Persa 9% Siamês
Horário do auge de chegada ao hospital	18 às 22h (43%)	18 às 22h (43%)
Intervalo de tempo até a chegada	Média de menos de 3 h (55%); média de 2 h (0,3 a 96 h)	Média de menos de 3 h (55%); média de 2 h (0,3 a 96 h)
Número de locais lesados	Pequenos: um, 42%; múltiplos, 58% Médios: um, 25%; múltiplos, 75% Grandes: um, 62%; múltiplos, 38%	NR
Localização das lesões (totais em todas as raças)	35% tórax 35% extremidades 31% cabeça 31% costas 28% pescoço 24% abdome 19% membros pélvicos 12% membros torácicos 8% períneo 3% cauda	46% costas 36% tórax 27% abdome 27% extremidades 18% pescoço 18% períneo 18% membros pélvicos 9% cabeça 9% membros torácicos 0% cauda

[a]*NR*, não relatado. Cães: pequenos, ≤ 10 kg; médios, 11 a 20 kg; grandes, > 20 kg.
[b]Significativamente maior que a população hospitalar.
[c]Significativamente menor que a população hospitalar.
Dados da Referência 207.

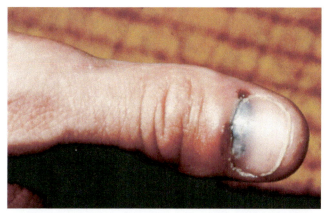

Figura 51.2 Ferimento por mordida no polegar de uma pessoa mostrando alteração da cor. (Fotografia de Craig Greene, © 2004 University of Georgia Research Foundation Inc.)

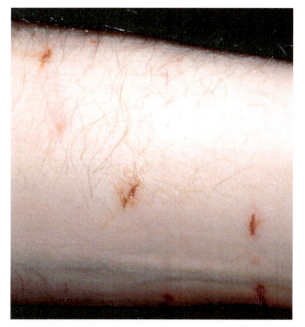

Figura 51.3 Ferimento por mordida no antebraço de uma pessoa. (Fotografia de Craig Greene, © 2004 University of Georgia Research Foundation Inc.)

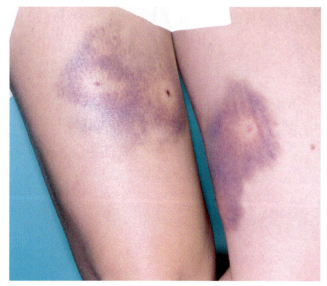

Figura 51.4 Ferimentos por mordida nas coxas de uma pessoa. (Fotografia de Craig Greene, © 2004 University of Georgia Research Foundation Inc.)

meningite, endocardite, artrite séptica ou osteomielite. Arranhões de gatos são frequentes nos braços e nas mãos de quem os manipula e costumam estar associados a tentativas de conter o animal (ver Tabela 51.1). Os arranhões podem ser colonizados pelos organismos que colonizam mordidas. (Ver discussão sobre a doença da arranhadura do gato em *Bartonelose*, Capítulo 52.)

Os sinais indicativos de infecção incluem tumefação localizada ou eritema e dor, com ou sem secreção purulenta. O tipo de organismo causador da infecção e o local da mordida são os fatores mais importantes na determinação da evolução clínica da lesão. Os dois organismos mais significativos são *C. canimorsus* e espécies de *Pasteurella*.

Infecções por *Pasteurella*. Quase dois terços das infecções com *Pasteurella* em pessoas são cutâneas e, em geral, causadas por mordidas ou lambedura de ferimentos ou mucosas lesadas por animais.[63] A disseminação sistêmica ou penetração de tecidos profundos tem causado infecções respiratórias, septicemia e infecções urogenitais e intra-abdominais. As infecções causadas por *Pasteurella* em mordidas são mais progressivas que as ocasionadas por muitas outras bactérias. O tempo decorrido desde a mordida até o início da infecção tem sido de 12,3 h, 15 h e 24 h no caso de estreptococos, espécies de *Pasteurella* e estafilococos, respectivamente.[217] Em geral, surge celulite no local da lesão com espécies de *Pasteurella* em 8 a 48 h. Eritema, sensibilidade e tumefação ocorrem associados a secreção serossanguinolenta a mucopurulenta amarela-escura e fétida. Em alguns pacientes, desenvolvem-se linfadenomegalia e febre baixa (menos de 38°C). Celulite pode ocasionar infecção extensa de tecidos profundos ou septicemia potencialmente fatal. Septicemia caracteriza-se por tremores persistentes, febre e colapso. Podem sobrevir osteomielite crônica, artrite séptica ou pós-traumática, tenossinovite, meningite e abscessos latentes.[129]

Infecções por *Neisseria animaloris* e *Neisseria zoodegmatis*. Como no caso das infecções por *Pasteurella*, esses organismos têm sido associados a infecções cutâneas, sistêmicas, respiratórias e intra-abdominais em pessoas.

Sua existência em uma infecção humana em geral se correlaciona com contato próximo com aerossóis, saliva ou mordida de cães ou gatos. Ocorreu otite externa e média em um homem cujos cães costumavam lamber as orelhas dele.[194]

Infecções por *Capnocytophaga*. Embora inconsistente, a celulite é o achado mais comum associado a ferimentos causados por mordidas contaminadas com *C. canimorsus* e *C. cynodegmi*. As infecções em mordidas causadas por *Eubacterium plautii* podem parecer semelhantes às causadas por *C. canimorsus*.[81] Em alguns casos, são vistas lesões escariformes, caracterizadas pela formação de tecido necrótico cor de púrpura a negro em torno do local da mordida. Pacientes submetidos à esplenectomia ou imunossuprimidos, inclusive idosos ou acometidos com cirrose, desenvolvem a doença mais grave, na forma de septicemia, que se caracteriza por febre, mal-estar, mialgia, vômitos, diarreia, dor abdominal, dispneia, hipotensão, trombocitopenia com púrpura, gangrena periférica simétrica, oligúria, coagulopatia disseminada e morte.[178,227] A taxa de fatalidade tem sido maior que 25% e, em algumas pessoas, tem ocorrido infarto do miocárdio. Qualquer que seja o espectro clínico, a maioria dos pacientes apresenta bacteriemia contínua. Pode ocorrer localização do processo séptico sem a morte, e algumas pessoas desenvolvem endocardite, meningite purulenta e poliartrite. É possível que não se consiga demonstrar os organismos ao exame microscópico de tecidos, embora possam ser encontrados em esfregaços sanguíneos de alguns pacientes com bacteriemia grave e em hemocultura.

Os isolados de *Capnocytophaga* podem ser detectados após 72 h em cultura, mas em geral isso ocorre em 7 a 10 dias. O crescimento é facilitado na existência de dióxido de carbono e com meios enriquecidos com soro. O laboratório deve ser avisado quando se suspeitar de *Capnocytophaga*, para que possam ser realizados os testes específicos para detectar esses organismos gram-negativos incomuns. Como a identificação dos organismos é um tanto demorada, o tratamento antimicrobiano deve ser instituído imediatamente, sem a identificação definitiva.

Infecções por não oxidantes 1. As infecções causadas por NO-1 parecem ser locais e resultam em abscessos ou celulite. Secreção purulenta, hiperestesia, eritema e tumefação são características. Em situações raras, pode ocorrer sepse com febre e tremores; no entanto, em pacientes dos quais esse organismo foi isolado, não foram identificadas imunodeficiências preexistentes.

Cães e gatos

Na pele móvel e elástica de cães e gatos, as lesões por mordidas podem ser menos notáveis ou migrar através de tecidos profundos e não ser detectadas, enquanto as mordidas de animais em pessoas são mais aparentes. Como nas lesões por mordidas de cães ou gatos em pessoas, o organismo inoculado em tecidos de cães e gatos após mordidas são habitantes da flora bucal. As bactérias vêm do ambiente local, de superfícies cutâneas e da cavidade bucal. Em geral, as infecções são mistas e incluem uma combinação de bactérias aeróbicas e anaeróbicas que podem dissecar ao longo de tecidos planos (fasciite necrosante) e nas cavidades corporais mais profundas ou órgãos viscerais.[192] Provavelmente muitas dessas infecções subsequentes demorem a surgir e não sejam reconhecidas até que surjam sinais de infecção sistêmica. (Ver, no Capítulo 50, uma discussão sobre abscessos em felinos.)

Os ferimentos por mordidas são considerados contaminados assim que ocorrem. É provável que os organismos inoculados no tecido danificado proliferem e produzam infecção considerável. A flora bacteriana aeróbica constitui os isolados predominantes de ferimentos por mordidas caninas e felinas (Tabela 51.4), mas é provável que isso seja consequência de técnicas impróprias de coleta e processamento de amostras anaeróbicas e do custo adicional associado à cultura anaeróbica na prática clínica. Estudos em que a coleta e o processamento de amostras anaeróbicas seguiram padrões mais rígidos forneceram melhores resultados.

Manejo e tratamento
Mordidas de animais em cães e gatos

Transporte e avaliação. Quando possível, os proprietários devem ser avisados sobre os procedimentos de transporte de animais vítimas de mordidas. A hemorragia dos ferimentos deve ser controlada com pressão leve, exercida com compressa seca e limpa que não solte fiapos (Boxe 51.2). O animal deve ser colocado fixo, com amarras em uma prancha larga ou cama. É impossível avaliar lesões internas imediatamente, portanto, é muito melhor fazer o exame físico inicial como avaliação básica. Geralmente animais vítimas de mordidas têm dor grave, portanto devem estar com focinheira durante o transporte. O proprietário deve ser avisado para trazer os documentos de vacinação para a clínica, momento em que a obtenção de mais detalhes sobre o incidente da mordida ajuda a determinar se o animal precisa de profilaxia contra a raiva ou são necessárias precauções especiais ao manipulá-lo e observá-lo (ver *Raiva*, no Capítulo 20).[197] Consultar essas fontes quanto às diretrizes específicas publicadas pela American Association of State Public Health Veterinarians e os CDC.

Procedimentos diagnósticos. A avaliação dos sinais vitais, tais como a temperatura corporal, o pulso e a frequência respiratória, e o exame geral dos sistemas são fundamentais para estabilizar o animal com traumatismo. A hipotensão decorrente de choque, infecção ou hipo-

| Tabela 51.4 | Organismos isolados de mordidas de cães e gatos. |

Organismos	Cães[a]	Gatos[b]
VÍRUS		
Da raiva[c]	I	I
Espumoso felino (formados de sincício)[d]	SD	I
Da imunodeficiência felina[e]	SD	I
MICOPLASMA		
Mycoplasma spp.[f]	I	C
BACTÉRIAS		
Aeróbios gram-negativos		
Pasteurella multocida	5 a 21	13 a 27
Escherichia coli	7 a 18	0,6
Pseudomonas aeruginosa	5	SD
Serratia marcescens	3	SD
Proteus spp.	3	SD
Enterobacter	3	SD
Acinetobacter spp.	3	SD
Aeróbios gram-positivos		
Staphylococcus pseudintermedius[g]	12 a 23	14
Enterococcus spp.[h]	15	12
Staphylococcus (negativo para coagulase)[g]	3 a 13	SD
Streptococcus (alfa e beta)[i]	7 a 16	4 a 13
Actinomyces spp.[j]	1 a 3	7 a 18
Corynebacterium	3 a 4	SD
Anaeróbios[k]		
Porphyromonas		26 a 76
Bacillus	5 a 7	SD
Clostridium	7	De 6,5
Bacteroides	SD	SD
Peptostreptococcus	SD	11 a 45
Fusobacterium	SD	17 a 64
Propionibacterium	SD	SD
FUNGOS	SD	SD
PROTOZOÁRIOS		
Babesia gibsoni?[l]	SD	SD

C, comum ou frequente; *SD*, sem dados; *I*, incomum ou menos comum.
[a]Dados compilados das Referências 67, 39, 148, 152, 157a, 32, 86. (Esses ferimentos foram causados por mordidas de cães em outros cães.)
[b]Dados das Referências citadas na Tabela 51.2. (Esses ferimentos foram causados por mordidas de gatos em outros gatos.)
[c]Ver Capítulo 20.
[d]Ver Capítulo 15.
[e]Ver Capítulo 12.
[f]Ver Capítulo 32.
[g]Ver Capítulo 34.
[h]Ver Capítulo 33.
[i]Ver Capítulo 35.
[j]Ver Capítulo 47.
[k]Ver Capítulo 39.
[l]Ver Capítulo 76.

Boxe 51.2 — Avaliação e cuidados com feridas por mordidas | Dicas para veterinários

Cães ou gatos mordidos por outros animais

Obter informação do animal
História da lesão
1. Identificar a espécie do animal que mordeu. Se for um animal silvestre, solicitar sua captura ou seu corpo ou sua cabeça, se possível.[a]
2. Registrar o momento em que ocorreu a mordida.
3. Registrar o comportamento do animal que mordeu ou se houve provocação causando a mordida.

Exame físico das lesões
1. Medir e classificar a profundidade, o dano tecidual e o risco de dano estético e infecção.
2. Determinar a amplitude de movimento e a extensão da tumefação muscular e de tendões.
3. Fazer exame neurológico para verificar a função sensorial e a resposta motora.
4. Avaliar a circulação verificando o aquecimento e a cor corporais.

Medidas diagnósticas
1. Solicitar radiografias simples se houver lesão óssea.
2. Solicitar culturas das feridas (opcional).
   a. Aeróbicas: *swabs* com meios de transporte.
   b. Anaeróbicas: *swabs* com meios redutores.
3. A avaliação citológica ou coloração de Gram de exsudatos é essencial.
4. Solicitar hemograma completo ou perfil bioquímico se houver probabilidade de anestesiar o animal.
5. Providenciar reforço antirrábico.[b]

Tratamento
1. Fazer tricotomia com lâmina nº 40.
2. Limpar escovando as bordas cutâneas em torno da ferida com antisséptico.
   a. Clorexidina.[c]
   b. Iodo com povidona.[d]

3. Irrigar a ferida com quantidade abundante de água e sabão, solução fisiológica ou ambos.
   a. Usar agulha de calibre 18 ou tubo em seringa de 35 a 50 mℓ ou bolsa de líquido.
   b. Lavagem: 8 psi para facilitar a limpeza bacteriana.
   c. Solução fisiológica isotônica ou de lactato aquecida.
   d. Solução desinfetante de clorexidina[c] ou iodo com povidona.[d]
4. Preparar a ferida com desbridamento cirúrgico de estruturas desvitalizadas.
5. Fechar a ferida apenas em circunstâncias especiais (ver o texto).
6. Cobrir a ferida com bandagem ou pomada estéril à base de água.
7. Administrar antimicrobiano (profilático se indicado pela profundidade ou gravidade).
8. Imobilizar e elevar a área da ferida.
9. Providenciar desbridamento estagiado com a aplicação periódica e a remoção de bandagens aderentes.

Pessoas mordidas por cães ou gatos

Obter informação do animal
História da lesão
1. Registrar se o ataque foi provocado.
2. Identificar se houve eventos precipitantes.
3. Registrar o momento em que ocorreu a mordida.

Informação sobre a saúde do animal que mordeu
1. Avaliar as condições de imunização do animal, especialmente com relação à raiva.[e]
2. Verificar a existência de doença recente ou atual.

Confinamento e observação do animal
Notificação às autoridades de saúde pública
Medidas de primeiros socorros imediatos na pessoa mordida
1. Limpar a ferida com bastante água e sabão.
2. Imobilizar e elevar a área ferida.
3. Insistir para que a pessoa procure atendimento médico imediatamente.

---

psi, libras por polegada quadrada.
[a]Ter cautela; animais silvestres ou sem dono podem ter raiva (ver Capítulo 20).
[b]Ver Capítulo 20.
[c]Solução de clorexidina a 2%: 1 parte diluída em 39 partes de água estéril ou solução de cloreto de sódio a 0,9% até a concentração final de 0,05%. Pode precipitar em 4 h, mas ainda é eficaz.
[d]Solução de iodo com povidona a 10%: 1 parte diluída em 9 ou 19 partes de água estéril ou solução eletrolítica isotônica até a concentração final de 1% ou 0,5%, respectivamente.
[e]Ver Capítulo 20.

---

volemia deve ser tratada com líquidos intravenosos; provavelmente sejam necessários antibacterianos e glicocorticoides a curto prazo. O exame físico do local determina a extensão da lesão a nervos, tendões ou ossos. A necessidade de reparo estético precisa ser avaliada imediatamente para reduzir a quantidade de tecido cicatricial na cicatrização final. Pode ser necessária contenção química ou infusão local de lidocaína para realizar melhor avaliação e examinar a ferida. As lesões podem incluir perfurações, lacerações, esmagamento ou avulsões. Lesões de nervos, tendões, ligamentos ou ossos devem ser avaliadas verificando-se a sensação, a mobilidade e as tumefações palpáveis. Pode ser útil fazer um esquema ou obter a fotografia da lesão. Uma radiografia pode revelar lesões ósseas subjacentes ou corpo estranho, tal como um dente, e servir para avaliar osteomielite potencial no futuro.

Culturas e colorações de Gram são úteis se houver sinais de secreção local ou linfadenomegalia regional. Geralmente os sinais de infecção surgem 12 a 24 h após a lesão. Para culturas, a área em torno das feridas deve ser tricotomizada com lâmina nº 40 e em seguida limpa com clorexidina, para o procedimento delineado no Boxe 51.2.

Swabs para cultura são satisfatórios no caso de feridas abertas, mas o aspirado de tecido é melhor no caso de ferimentos perfurantes profundos.

Tratamento geral. Feridas da cabeça e do pescoço, inclusive do esôfago, da medula espinal ou cervicais e de nervos cranianos, podem danificar estruturas respiratórias ou vasculares vitais. É provável que sobrevenham enfisema subcutâneo, pneumomediastino, esofagite, estenoses esofágicas e pneumotórax, este último mais improvável, a menos que haja lesão da pleura parietal. Provavelmente o dano à cavidade torácica resulte em tórax inflável em virtude de costelas fraturadas, hemorragia intratorácica, pneumotórax em decorrência de dano vascular ou à via respiratória. Pode ser necessária toracotomia exploradora para a avaliação acurada do tipo e da magnitude do traumatismo tecidual.[203] O aspirado contínuo para evacuar líquido ou ar da cavidade torácica também pode ser necessário. Possivelmente lesões abdominais resultem em dano ou necrose de vísceras. Pode ser necessária celiotomia exploradora após a estabilização do animal suficiente para anestesia. As complicações da celiotomia incluem peritonite, hérnia diafragmática ou da parede abdominal. Se o esqueleto axial ou nervos periféricos foram danificados, provavelmente o resultado será uma lesão neurológica. Fraturas e luxações requerem consideração imediata de cirurgia para descompressão e estabilização, enquanto estruturas não deslocadas devem ser tratadas de maneira conservadora. Como nos casos de outras lesões compressivas da medula espinal, a sensação de dor é a última a desaparecer e pode ser usada como indicador do prognóstico. Meningite pode ser causada por lesões penetrantes do espaço subaracnoide e é mais difícil de tratar se estabelecida.

Tratamento da ferida. As feridas devem ser irrigadas com bastante solução fisiológica isotônica, agentes de limpeza misturados com ela ou ambas (ver Boxe 51.2). Sabão e detergentes têm propriedades antivirais e mostraram funcionar como profiláticos locais contra o vírus da raiva. Soluções contendo antibacterianos não são fisiológicas, costumam ser irritantes e não funcionam bem em contato direto por curtos períodos. Para lavagem, soluções diluídas de iodo com povidona podem servir como antimicrobianos, mas no meio orgânico da ferida são menos eficazes. A clorexidina tem atividade antibacteriana muito melhor nesse aspecto e não interfere na cicatrização.

Quaisquer escamas, corpos estranhos ou tecido necrótico devem ser removidos durante o desbridamento inicial da ferida e músculo ou gordura necróticos têm de ser retirados com cautela para evitar dano ao restante do suprimento sanguíneo ou nervoso. É preciso cuidado para minimizar a quantidade de tecido viável removido. A remoção conservadora possibilita avaliação posterior (em 72 h) para se determinar melhor a demarcação de tecido viável.

Feridas já infectadas ou existentes há mais de 24 h devem ser tratadas como ferimentos abertos. Em geral não se é a favor da sutura de feridas causadas por mordidas, a menos que as bordas possam ser aproximadas e sejam colocados drenos. Feridas faciais com rico suprimento sanguíneo costumam ser fechadas para evitar fibrose, da mesma maneira que feridas em extremidades, onde há menos tecido subjacente em que possa ocorrer infecção profunda. Tais fechamentos requerem monitoramento estrito e hospitalização do animal ou exames diários.

Deve-se usar bandagem em ferimentos abertos ou fechados, mantendo elevada e imobilizada a área do corpo onde estão para evitar edema e deiscência. Em geral, há necessidade de usar dispositivos de contenção para evitar que os animais retirem as bandagens e interfiram na cicatrização das feridas. Nas extremidades, o uso de gesso e bandagens é o método primário de imobilização. As bandagens protegem o tecido e absorvem secreções da ferida aberta. Curativos úmidos podem ser aplicados se o exsudato for espesso, mas bandagens úmidas são propensas a macerar tecidos e possibilitar proliferação bacteriana. Gaze impregnada com antibacteriano ou vaselina previne a proliferação bacteriana ou a maceração de feridas, porém é possível que interfira no crescimento de tecido de granulação ou epitelial no interior da ferida. As camadas de contato do curativo não devem ser aderentes se a ferida tiver secreção mínima e granulação ativa. Camadas de contato aderentes e umedecidas estão indicadas se a ferida tiver áreas necróticas com secreção viscosa. As camadas adsorventes em curativos úmidos são embebidas em soluções antissépticas ou fisiológicas e colocadas na cavidade da ferida antes do curativo de camadas secas. Por exemplo, o alginato de cálcio, uma fibra hidrofílica, foi incorporado em curativos de feridas. O material de bandagem na superfície externa de feridas abertas deve ser sempre poroso para possibilitar a ventilação das camadas inferiores. As bandagens úmidas são trocadas várias vezes ao dia; o tecido necrótico é removido e a ferida é irrigada com soluções antes de se colocar um novo curativo. Nos últimos estágios de cicatrização da ferida, são usadas bandagens oclusivas criando um ambiente úmido para granulação e crescimento epitelial. Hidrogéis, hidrocoloides ou espuma de poliuretano são incorporados nas bandagens como curativos não aderentes nessa fase.

Geralmente a contenção química é indicada ao fazer os curativos e colocar as bandagens. Podem ser usados analgésicos narcóticos sistêmicos sozinhos ou combinados com sedativos ou anestesia local. Os anestésicos locais podem interferir no crescimento epitelial e devem ser evitados nos estágios finais de cicatrização.

A drenagem é um componente importante do tratamento de feridas. Pode ser necessário colocar compressas quentes em perfurações ou lacerações que tenham causado lesões abaixo da superfície e abri-las para drenagem após a formação de seroma ou abscesso. A cicatrização pode ser por segunda intenção. Quando permanece espaço morto abaixo da superfície da ferida ou a secreção é excessiva, é preciso instituir um sistema de drenagem passivo ou ativo. A drenagem passiva age por ação capilar ou gravidade, enquanto drenos ativos atuam por aspiração externa constante. Os drenos devem ser retirados quando a secreção torna-se viscosa e exsudativa ou séptica.

O fechamento cirúrgico de feridas por mordedura é um tema polêmico e complexo que está além do âmbito deste capítulo. Textos cirúrgicos e outras revisões devem ser consultados para uma discussão mais extensa.[54,107] O fechamento primário é inicialmente indicado se os tecidos parecerem vitais, a infecção ou contaminação for mínima e o espaço morto puder ser eliminado. O fechamento tardio primário ou secundário pode ser indicado 5 dias após a ocorrência da ferida, quando ela estiver em processo de cicatrização ativa e o exsudato for mínimo. A demora ajuda a evitar a fibrose que se desenvolve a partir das margens apostas da ferida. A cicatrização por segunda intenção envolve granulação, contração e epitelização para o fechamento de toda a ferida e resulta na maior parte da fibrose; entretanto, é necessária quando há excesso de secreção, perda de tecido ou infecção no interior da ferida.

Tratamento antimicrobiano. O tratamento antimicrobiano tópico é reservado para o curativo de feridas nas superfícies cutâneas externas. O tratamento antimicrobiano sistêmico empírico pode ser instituído para tratar um amplo espectro de organismos, embora não se tenha demonstrado que os antimicrobianos sozinhos previnam infecções em feridas por mordida. Os ferimentos por mordedura estão sempre contaminados com vários microrganismos do ambiente e flora comensal. Os antibacterianos devem ser considerados para feridas que envolvam perfurações profundas ou desbridamento cirúrgico extenso. Em um estudo sobre contaminação microbiana de feridas por mordidas caninas, *Pasteurella canis* e estreptococos piogênicos foram comuns em feridas infectadas, enquanto *Bacillus* spp., *Actinomyces* e estreptococos bucais em geral estavam localizados em ferimentos contaminados.[148] Misturas de bactérias aeróbicas e anaeróbicas foram mais comuns nesse e em outros estudos.[148,157a] As bactérias anaeróbicas predominantes foram *Prevotella*, *Clostridium* e *Peptostreptococcus*. É provável que animais imunocomprometidos por causa de várias condições, como gatos com infecções retrovirais ou cães com erliquiose ou infecção por outro organismo intracelular persistente, necessitem de tratamento antimicrobiano mais rigoroso. Em geral, o tratamento intravenoso pode ser mais eficaz que antibacterianos bucais na prevenção de infecções associadas a feridas por mordida. A liberação mais rápida de antibacteriano em concentrações maiores ocorre com o uso parenteral.

Deve-se escolher antibacteriano de amplo espectro para que possa ser eficaz contra a maioria da flora bucal de cães e gatos (Tabela 51.5). O tratamento mais eficaz é instituído nas primeiras 3 h após a ocorrência da lesão. Poucos agentes sozinhos podem ser eficazes para combater o amplo espectro de organismos existentes na cavidade bucal. Amoxicilina-clavulanato tem sido a preferência no período de contaminação, pelo amplo espectro de eficácia e baixa toxicidade, agindo contra a maioria dos organismos na cavidade bucal de cães e gatos que também podem ser cultivados de ferimentos por mordedura.[95,148,157a] Em geral, o tratamento oral é usado em pacientes

Tabela 51.5	Tratamento antimicrobiano recomendado para infecções de mordidas.				
Fármaco[a]	**Espécie**	**Dose[b] (mg/kg)**	**Via**	**Intervalo[c] (h)**	**Espectro antibacteriano**
Amoxicilina-clavulanato	C C G	10 a 20 13,75 10 a 20	VO VO VO	8 12 12	Maioria dos aeróbios e anaeróbios gram-positivos e gram-negativos; fármaco de primeira escolha para a maioria das feridas por mordidas
Ampicilina (amoxicilina)	A A	22 11 a 22	VO SC, IV	8 6 a 8	Alguns aeróbios gram-positivos e gram-negativos
Ticarcilina	C	20 a 50	IV	6 a 8	Aeróbios e anaeróbios gram-positivos e gram-negativos
Cefotaxima	A	15 a 30	IV, IM, SC	6 a 8	Sepse decorrente de feridas por mordida causada por aeróbios ou anaeróbicos gram-negativos
Doxiciclina	C	5	VO, IV	12	Alguns aeróbios e anaeróbios; micoplasmas
Clindamicina	A	5 a 11	VO	8 a 12	Aeróbios e anaeróbios gram-positivos
Enrofloxacina[d]	C	5 a 20	VO, SC	24	Aeróbios gram-negativos
Difloxacina[d]	C	5 a 10	VO	24	Aeróbios gram-negativos
Orbifloxacina[d]	C	2,5 a 7,5	VO	24	Aeróbios gram-negativos
Marbofloxacina[d]	C	2 a 4	VO	24	Aeróbios gram-negativos
Azitromicina	C	10	VO	24	Aeróbios gram-positivos; micoplasmas e micobactérias
Cloranfenicol	C	25 a 50	VO, IV, IM, SC	8	Alguns anaeróbios; variável com aeróbios gram-positivos e gram-negativos
Metronidazol	A	10	VO, IV	8	Anaeróbios

A, ambos (cães e gatos); *C*, cães; *G*, gatos; *IM*, intramuscular; *IV*, intravenosa; *VO*, via oral; *SC*, subcutânea.
[a]Ver informação adicional sobre esses fármacos no *Formulário de fármacos*, no Apêndice.
[b]Dose por administração no intervalo especificado.
[c]O tratamento deve continuar por 3 a 4 dias após não haver mais evidência de infecção.
[d]Ver no texto uma lista de combinações apropriadas para alcançar amplo espectro. O uso apenas de quinolonas pode predispor a ferida a fasciite necrosante decorrente da proliferação de bactérias anaeróbicas e gram-positivas.

conscientes ou em casa, embora o tratamento parenteral geralmente acompanhe a sedação ou anestesia para o tratamento de ferida e seja usado para se conseguir níveis sanguíneos mais eficazes. As bactérias costumam ser resistentes a muitas penicilinas sem inibidores da beta-lactamase e cefalosporinas de primeira geração. As cefalosporinas de segunda geração não são tão eficazes como as de terceira geração contra anaeróbios, embora geralmente sejam preferidas pelos cirurgiões veterinários. Em um estudo sobre cães com feridas causadas por mordidas de outros cães, sulfonamidas potencializadas mistas e cefalosporinas de primeira e terceira gerações mostraram a faixa mais ampla de atividade *in vitro* para isolados mistos de bactérias.[148] No entanto, apenas as cefalosporinas de terceira geração têm eficácia *in vitro* consistente contra bactérias anaeróbicas. As cepas de *Pasteurella* costumam ser resistentes à eritromicina, à clindamicina, à penicilina e às cefalosporinas de primeira geração. Portanto, ao tratar infecções em mordidas de gatos, esses fármacos só devem ser usados em combinação com outros agentes. Por exemplo, em infecções graves e estabelecidas de feridas, a clindamicina pode ser combinada com uma fluoroquinolona ou um aminoglicosídio para combater uma ampla gama de bactérias aeróbicas e anaeróbicas. Da mesma maneira, deve-se combinar uma cefalosporina de primeira geração com uma de terceira para se ter o tratamento de amplo espectro similar. Fármacos com espectro anaeróbico de atividade, como o metronidazol, devem ser administrados com outros agentes que sejam eficazes contra bactérias anaeróbicas. O tratamento profilático deve continuar por 3 a 5 dias após não haver mais evidência de infecção, a menos que haja celulite significativa, que possivelmente exija tratamento mais prolongado. Se houver osteomielite, geralmente o tratamento continua por 6 semanas, no mínimo. A infecção já deve estar estabelecida no momento do primeiro exame e o tratamento também deve abranger drenagem cirúrgica. Pode-se obter *swab* para cultura e deve-se examinar outro material corado pelo Gram para ajudar o clínico a escolher os antibacterianos mais eficazes. Em geral, o tratamento é instituído antes da obtenção dos resultados, quando se altera a escolha do fármaco de acordo com o que foi encontrado, se for o caso. Os antimicrobianos com boa penetração no líquido cerebrospinal têm sido recomendados para pessoas com mordidas no crânio e na face, e incluem o metronidazol para bactérias anaeróbicas, cefotaxima para as gram-negativas e vancomicina para as gram-positivas.[140] A vancomicina *não* deve ser usada em cães ou gatos porque cepas de estafilococos e outros patógenos humanos potenciais resistentes a esse antibiótico podem ser adquiridos dos animais de estimação (ver *Tratamento*, no Capítulo 34).

Mordidas de cães e gatos em pessoas

Considerando a discrepância entre o número de mordidas relatadas e o estimado, nem todas as pessoas vítimas de mordidas procuram atendimento médico. Onde é exigida a notificação de tais ocorrências às autoridades de saúde pública, elas têm a incumbência de investigar os incidentes e fazer as recomendações sobre o tratamento da pessoa e o destino do animal envolvido. Apenas alguns estados dos EUA têm diretrizes formais para lidar com casos de mordidas de animais. As pessoas vítimas de mordidas ou arranhões, em especial as imunocomprometidas, devem ser instruídas a procurar *sempre* atendimento médico imediatamente.[31] Os profissionais de saúde devem enfatizar a necessidade de profilaxia antitetânica e antirrábica ou para complicações bacterianas fatais.

Embora não sejam os principais responsáveis pelo tratamento de pessoas vítimas de mordidas, os veterinários devem estar cientes dos protocolos de atendimento médico (ver Boxe 51.2). Tal como é feito com cães e gatos mordidos por outros animais, é essencial lavar bem com água e sabão todos os ferimentos humanos causados por mordidas e arranhões. O uso de solução aquosa orgânica de iodo (com povidona a 1%) também pode ser benéfico, mas pode irritar o tecido e facilitar infecção secundária causada por contaminação com bactérias como *Pseudomonas* e retardar a cicatrização. A escovação cirúrgica não deve ser feita porque é tóxica para o tecido. É importante que as feridas sejam irrigadas com soluções fisiológicas como a normal de cloreto de sódio e o lactato de Ringer. A irrigação intermitente, pulsada e sob alta pressão, em que os líquidos isotônicos incidem diretamente na ferida, é mais eficaz para deslocar bactérias contaminantes. Em geral, a irrigação é feita com agulha romba de calibre 18 a 20 ou cateter em seringa de 20 a 50 mℓ e aproximadamente 150 mℓ de solução.[132]

O grau de intervenção cirúrgica costuma depender do local e do tipo de mordida. Lesões na face sangram bastante e resultam em cicatriz bem visível, razão pela qual o procedimento de rotina é suturá-las. Feridas em extremidades são visíveis e geralmente mais contaminadas e propensas a infecção, sendo frequentemente tratadas como ferimentos abertos. Perfurações com hemorragia mínima devem ser irrigadas, embora alguns médicos excisem as margens com cautela, deixando-as abertas para drenar. Infelizmente, isso pode resultar em uma ferida maior que não cicatriza. Deve-se fazer cultura do material de qualquer ferida que fique infectada. A extremidade acometida deve ficar elevada para evitar a ocorrência de edema.

É discutível se os antibacterianos previnem a ocorrência de infecção após mordidas. Tem-se recomendado o tratamento antimicrobiano com amoxicilina-clavulanato por 3 a 5 dias para todas as lesões penetrantes moderadas a graves, embora estudos tenham questionado a profilaxia rotineira.[68] Tal recomendação é fundamentada no fato de que a maioria dos isolados bacterianos de ferimentos por mordedura são suscetíveis a essa combinação. Não se recomenda mais o uso exclusivo de penicilina, ampicilina ou amoxicilina por causa da resistência inerente dos estafilococos e de alguns anaeróbios. O início precoce da profilaxia antimicrobiana pode reduzir a gravidade da infecção, mas a diferença no número total de infecções não tem significado estatístico quando se institui a profilaxia empírica. Por isso, o tratamento rotineiro é questionado. Quando o tratamento é empírico, fármacos com espectro gram-positivo e anaeróbico como os betalactâmicos costumam ser eficazes com tal finalidade. Em geral, o tratamento de feridas penetrantes é feito por 3 a 7 dias. Amoxicilina-clavulanato tem sido a primeira opção e a penicilina V é uma alternativa para lesões menos graves. Um número cada vez maior de relatos de cepas de organismos produtores de betalactamase omo *Capnocytophaga* levou ao uso de penicilinas combinadas com inibidores como o clavulanato. A doxiciclina tem sido alternativa para pacientes alérgicos à penicilina. Em geral, há pouca necessidade de cultura de ferimentos por mordedura sem infecção clínica, enquanto aqueles com infecção clínica devem ser cultivados por causa de sua natureza polimicrobiana. Bactérias resistentes a antimicrobianos são isoladas mais comumente de feridas infligidas por mordidas de cães e gatos, talvez por causa do uso crescente de antimicrobianos. A tetraciclina é uma alternativa para pacientes alérgicos aos betalactâmicos. O uso de eritromicina, clindamicina, cefalosporinas de primeira geração ou dicloxacilina em geral é associado à resistência microbiana, especialmente a *Pasteurella* spp. Quinolonas não devem ser usadas para tratar infecções mistas que incluam anaeróbios.[213] (Ver uma discussão sobre o tratamento de feridas infectadas com o vírus da raiva, bactérias anaeróbicas ou *Clostridium tetani* nos Capítulos 20, 39 e 41, respectivamente.)

Infecções por *Pasteurella*. A penicilina e seus análogos como a ampicilina são os antibacterianos mais eficazes para o controle de infecção por *Pasteurella* em adultos. As tetraciclinas, o cloranfenicol, trimetoprima-sulfonamidas, quinolonas e cefalosporinas de segunda e terceira gerações têm eficácia similar. Foi relatada resistência bacteriana às penicilinas resistentes à betalactamase e às cefalosporinas em 18 a 50% dos isolados de animais. A eritromicina não controla infecção, e podem ocorrer recidivas após a interrupção de seu uso.

Infecções por *Capnocytophaga*. Muitos casos de sepse por *C. canimorsus* são fatais em pessoas imunocomprometidas, embora algumas possam se recuperar completamente, mesmo sem tratamento antimicrobiano. Médicos e veterinários devem estar cientes do risco potencial de pessoas imunocomprometidas terem um cão e alertá-las para procurar atendimento médico imediato e tratamento antimicrobiano após lesões causadas por mordidas. A resposta ao tratamento em indivíduos tratados logo no início da evolução da septicemia em geral é excelente, mas nem sempre curativa. O organismo exibe suscetibilidade *in vitro* a muitos antimicrobianos, inclusive à penicilina, à ampicilina, amoxicilina-clavulanato, cefalosporinas, tetraciclina, carbenicilina, clindamicina, cloranfenicol, eritromicina, imipeném e quinolona. Os isolados de *C. canimorsus* foram resistentes aos fármacos típicos, tais como a colistina, a gentamicina e a canamicina, escolhidos para tratar infecções causadas por gram-negativos. A suscetibilidade ao sulfametoxazol-trimetoprima variou. Deve-se usar penicilina como primeira opção. Em pessoas gravemente doentes, é recomendável administrar cefalosporina de terceira geração junto com penicilina, porque foram isoladas cepas de *Capnocytophaga* e *Pasteurella* resistentes à penicilina.

Infecção por não oxidantes 1. As bactérias NO-1 são suscetíveis a vários antibacterianos. Todas as cepas foram suscetíveis aos aminoglicosídios, betalactâmicos, tetraciclinas, quinolonas e sulfonamidas.[117] Pelo menos 50% das cepas foram resistentes a trimetoprima. Os betalactâmicos devem ser a primeira opção para tratar essas infecções.

Prevenção

Evitar ações que precipitem agressão em cães e gatos é fundamental para prevenção de lesões por mordidas (ver Boxe 51.1). Os resultados de pesquisas com proprietários de cães indicam conhecimento limitado do comportamento canino e de que devem evitar as ações que aumentam o risco de crianças serem mordidas.[190] Os proprietários de animais de estimação podem evitar a escolha de raças ou mestiços com tendências agressivas conhecidas. Machos não castrados de vida livre das raças Pastor-alemão, Pit Bull ou Chow Chow parecem constituir o maior risco. É recomendável castrar machos caninos agressivos. É essencial que filhotes caninos e de gatos tenham experiências e socialização precoces, inclusive manipulação adequada e atenção durante o período neonatal. Os veterinários devem alertar os clientes que tenham filhos ainda crianças para adquirir um cão jovem, que pode ser socializado com mais facilidade no novo ambiente. Eles podem orientar as famílias que querem adquirir novos animais sobre os riscos relativos conhecidos associados a determinadas raças caninas. Durante o treinamento inicial, é necessário ensinar aos cães que eles não podem dormir na mobília, comer ou pedir as refeições das pessoas da casa da mesma maneira, eles devem saber quando elas estão ocupadas. Crianças devem ser educadas com relação ao comportamento apropriado com os cães. Há referências e programas de treinamento com tal finalidade.[144] As crianças também devem evitar correr ou gritar próximo a cães e não devem expor a mão para tocar ou acariciar cães desconhecidos, mesmo que eles estejam em companhia de outras pessoas; elas sempre devem deixar que um cão as cheire antes de tocar nele. As pessoas que correm maior risco de sofrer mordidas por causa de sua ocupação, como as que lidam com controle animal, carteiros, leitores de consumo de água e energia e profissionais de saúde animal, devem participar de programas educativos que as ajudem a interpretar os comportamentos comunicativos de cães e gatos. A redução da coroa dos dentes caninos, um método endodôntico que os torna menos aguçados, tem sido usada para amenizar as lesões causadas por mordidas de cães e gatos,[147] mas é provável que não seja muito eficaz na prevenção de lesões decorrentes de mordidas caninas.[188,246]

Infecções causadas por mordidas de rato

Dois organismos comensais de roedores são responsáveis por uma doença bacteriana que se desenvolve em cães, gatos e pessoas que tenham contato direto ou indireto com tecidos ou secreções de roedores. O *Streptobacillus moniliformis* é um bacilo pequeno (0,25 a 0,5 μm × 1 a 3 μm), móvel, aeróbico, pleomórfico, gram-negativo, com flagelos unipolares. O *Spirillum minus* é organismo espiralado gram-negativo móvel (3 a 5 μm) com feixes flagelares polares.

Essas espécies de bactérias são residentes da flora nasofaríngea de 50 a 100% dos roedores silvestres, mas incomum nos roedores de laboratório desde que o uso de animais isentos de patógenos específicos tornou-se mais padronizado. Infecções subclínicas de ratos com *S. moniliformis* são prevalentes em todo o mundo, embora em alguns ratos haja formação de abscesso e infecção purulenta. Outros roedores, tais como camundongos e cobaias, mais comumente desenvolvem doença clínica quando infectados. A prevalência da infecção com *S. minus* em ratos é mais variável e depende da localização geográfica, embora a maioria dos casos seja de infecção inaparente.

Cães e gatos contaminam a cavidade bucal com essas bactérias ao caçar roedores.[242] Eles também podem abrigar os agentes de maneira subclínica e agir como vetores mecânicos porque podem transmitir a infecção recém-adquirida para pessoas ao mordê-las.[177] Ocasionalmente, desenvolvem-se abscessos em cães ou gatos, presumindo-se que resultem de mordida de rato.

Pessoas infectadas têm febre, mialgia, poliartralgia migratória, linfadenite e erupções exantematosas generalizadas que podem surgir semanas ou meses após as mordidas.[17] As infecções humanas geralmente ocorrem após contato da flora bucal de roedores com mucosas ou inoculação transcutânea. Há raros relatos de infecções epidêmicas após contaminação laboratorial ou de alimentos. Endocardite, miocardite, meningite e poliartrite são sequelas crônicas. Nas infecções causadas por *S. moniliformis*, o local da mordida original costuma cicatrizar quando os sinais clínicos são observados. Nas infecções causadas por *S. minus*, a ferida cicatrizada pode voltar a inflamar e depois ulcerar durante a evolução da doença febril. Linfadenite e linfangite regionais são comuns na região da mordida.

É possível isolar *S. moniliformis* em cultura com meios enriquecidos com soro, e o diagnóstico notifica ao laboratório que o organismo pode estar envolvido. O isolamento de sangue não deve ser feito em meios para hemocultura porque o anticoagulante típico – sulfonato de polianetol – inibe o crescimento do organismo. O *S. moniliformis* tem propensão a converter as formas L pleomórficas, deficientes de parede celular, *in vivo* e *in vitro*, durante condições de crescimento favoráveis ou tratamento com betalactâmicos (ver *Infecções pela forma L*, no Capítulo 32). O *S. minus* não cresce em meios de laboratório, razão pela qual é necessário exame em campo escuro de exsudatos ou inoculação do sangue dos animais acometidos em camundongos para se confirmar a infecção. Devido à natureza exigente desses organismos e à proliferação de bactérias mais vigorosas, têm sido usados métodos da reação em cadeia da polimerase para identificar esses organismos na cavidade bucal de animais portadores.[242]

A penicilina é o fármaco de escolha para a infecção causada por esses organismos. As tetraciclinas estão indicadas para animais com infecções resistentes ou pela forma L (ver Tabela 32.2 e o *Formulário de fármacos*, no Apêndice). As infecções bucais de cães e gatos em geral são inaparentes, sendo dispensado o tratamento. Em animais com formação de abscesso, a drenagem cirúrgica deve acompanhar o tratamento antimicrobiano.

Bartonelose

Etiologia

Bartonella é um gênero exigente, que compreende pelo menos 22 espécies e subespécies de α-proteobactérias gram-negativas hemotrópicas curvas e pequenas. Cada uma delas tornou-se altamente adaptada a mamíferos hospedeiros preferenciais como reservatórios, nos quais provocam bacteriemia intraeritrocitária de longa duração.[41,89,90,202,229] Entre as espécies de *Bartonella* e seus respectivos hospedeiros, *Bartonella henselae* coevoluiu com gatos, *Bartonella vinsonii* ssp. *berkhoffii* coevoluiu com caninos silvestres, e *Bartonella bovis*, com bovinos.[41,90] As espécies de *Bartonella* são transmitidas por vetores, e a preferência do vetor por determinada espécie hospedeira resultou na evolução de ciclos individuais de transmissão que também pode ocorrer por mordeduras ou por arranhaduras e, algumas vezes, por múltiplos vetores. No hospedeiro reservatório natural, a bacteriemia crônica por *Bartonella* spp. pode ser frequentemente detectada por cultura ou pelo teste com reação em cadeia da polimerase (PCR; do inglês, *polymerase chain reaction*) em indivíduos aparentemente sadios do ponto de vista clínico. Os mecanismos que facilitam a bacteriemia persistente continuam em fase de pesquisa. É provável que a localização intracelular e a alteração de componentes da membrana externa sejam estratégias importantes para a persistência da *Bartonella*; a inibição da apoptose de células endoteliais colonizadas também pode desempenhar um papel.* A colonização intracelular não hemolítica dos eritrócitos pode contribuir para a transmissão eficiente pelo vetor, proteger a *Bartonella* da resposta imune do hospedeiro e contribuir potencialmente para a diminuição da eficácia dos agentes antimicrobianos.[338]

---

*Referências 116, 117, 120, 202, 287, 294, 355, 356.

As espécies de *Bartonella* incluem microrganismos que outrora eram incluídos nos gêneros *Bartonella*, *Rochalimaea* e *Grahamella* (Figura 52.1 e Tabela 52.1).[32,64,357] *Bartonella bacilliformis*, a espécie-tipo, provoca uma doença hemolítica e vasculoproliferativa de ocorrência focal em seres humanos na Cordilheira dos Andes, no Peru. *Bartonella quintana*, a causa da febre das trincheiras na Primeira Guerra Mundial, também causa angiomatose bacilar, endocardite e linfadenomegalia crônica, predominantemente em seres humanos imunocomprometidos.[107,132,224,228] *B. quintana* é transmitida pelo piolho do corpo humano e também foi detectada em pulgas de gato na França;[340] todavia, esse achado potencialmente acidental pode estar relacionado com a alimentação recente em um hospedeiro infectado. *B. henselae*, uma espécie de *Bartonella* adaptada a felinos, tem sido habitualmente isolada de gatos domésticos clinicamente sadios, embora algumas cepas do microrganismo tenham sido associadas a doenças leves e lesões histopatológicas e, em certas ocasiões, à endocardite.[97] De fato, a endocardite tem sido uma característica da doença ocasionalmente relatada nos hospedeiros reservatórios respectivos de espécies de *Bartonella* (ver discussão sobre etiologia em cães, mais adiante). Em contrapartida, seres humanos com infecções por *B. henselae* desenvolvem angiomatose bacilar, peliose (extravasamento de sangue) bacilar visceral, febre recorrente com bacteriemia, meningite, encefalite, neurorretinite, endocardite e linfadenite piogranulomatosa (doença da arranhadura do gato [DAG]), entre outras condições clínicas.[225,187,329,335,362] *B. henselae* também foi associada a várias entidades clínicas em cães.[115,153,291,362,398] A *Bartonella clarridgeiae*, estreitamente relacionada com *B. henselae*, compreende cerca de 10 a 30% das bartonelas de gatos clinicamente sadios* e foi detectada em lesões de endocardite em um cão[177] e em outro cão com hepatopatia utilizando o teste com PCR[158] (ver *Bartonelose canina*, mais adiante). *B. clarridgeiae* foi sorologicamente associada a uma doença semelhante à DAG em seres humanos.[45,234] *Bartonella koehlerae*[133] foi isolada de dois gatos sadios, um ser humano e um cão com endocardite;[11,306] e *B. bovis* (anteriormente *Bartonella weissii*)[27,330] foi isolada de quatro gatos; a importância patogênica dessas duas espécies nos gatos não foi determinada. *Bartonella elizabethae* foi isolada de um ser humano com endocardite infectado pelo vírus

*Referências 45, 91, 178, 179, 235, 318a, 369a.

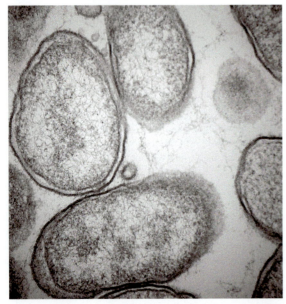

Figura 52.1 Fotomicrografia eletrônica de transmissão de *B. henselae* em meio de cultura (acetato de uranila metanol e, em seguida, citrato de chumbo, 120.000×). (Cortesia de Stanley Hayes, Rocky Mountain Laboratories, Hamilton, MT.)

da imunodeficiência humana (HIV; do inglês, *human immunodeficiency virus*)[114] e pelo teste com PCR no sangue de um cão moribundo com insuficiência renal e anemia.[291] *B. vinsonii* ssp. *vinsonii* foi apenas isolada de rato-calunga. *B. vinsonii* ssp. *berkhoffii* foi isolada de cães sadios e doentes, de coiotes (*Canis latrans*) sadios e de um ser humano com endocardite.[79,236,345] *B. vinsonii* ssp. *arupensis* foi isolada de um pecuarista com febre e bacteriemia e associada a um caso de endocardite em um ser humano.[146,391] *Bartonella washoensis*, cujo reservatório é o esquilo terrícola da Califórnia, foi isolada de um cão com endocardite e de um paciente humano com doença cardíaca.[101,240] *Bartonella alsatica* foi isolada de um ser humano com endocardite e diagnosticada por sorologia em outro paciente humano com endocardite.[204,326] *Bartonella grahamii* foi associada à neurorretinite em um ser humano.[219] Uma nova espécie de *Bartonella* – *Bartonella rochalimae* – foi associada a uma doença clínica em ser humano e é considerada idêntica a um isolado anteriormente descrito (semelhante a "*B. clarridgeiae*") causando endocardite em cães. Raposas, cães e outros canídeos podem servir como reservatório para essa *Bartonella* recentemente caracterizada.[97,142,189] Outras espécies ou subespécies, cujo potencial patogênico em gatos, cães ou seres humanos ainda não foi definido incluem *Bartonella birtlesii*, *Bartonella capreoli*, *Bartonella schoenbuchii*, *Bartonella tribocorum*, *Bartonella talpae*, *Bartonella peromysci*, *Bartonella taylorii*, *Bartonella doshiae* e *Bartonella chomelii*.* Outros hospedeiros reservatórios identificados para membros provisórios do gênero incluem esquilos cinzentos (*Sciurus* spp.: *Candidatus Bartonella durdenii*) esquilos voadores (*Glaucomys* spp.: *Candidatus Bartonella volans*) e marmotas (*Marmota monax*: *Candidatus Bartonella monaxi*). É provável que novos patógenos de *Bartonella* e manifestações de doença sejam observados no futuro. No que concerne às infecções felinas e caninas, a discussão que se segue sobre *Bartonella* em animais concentra-se em *B. henselae*, *B. clarridgeiae* e *B. vinconii* spp. *berkhoffii*. Estas e outras espécies de *Bartonella* que infectam seres humanos e suas implicações zoonóticas são discutidas posteriormente em *Considerações de saúde pública para cães e gatos*.

Bartonelose felina

Lynn Guptill-Yoran

Epidemiologia

Desde a identificação inicial da infecção felina por *B. henselae*, em 1992,[332] foi estabelecido que as infecções naturais de gatos por *Bartonella* spp. são comuns. As hemoculturas e os métodos moleculares detectaram infecções naturais por *B. henselae*, *B. clarridgeiae*, *B. koehlerae*, *B. bovis* e *B. quintana* em gatos.[†] Os dados sorológicos e de hemoculturas indicam que a exposição a *Bartonella* spp., predominantemente a *B. henselae*, é mais prevalente entre gatos nas regiões de clima temperado do mundo.[295] A prevalência em gatos domésticos é mais baixa na Europa Setentrional e nas regiões das Montanhas Rochosas dos EUA e Canadá, e maior em regiões mais quentes e mais úmidas (Figura 52.2). Existem dois genótipos principais de *B. henselae*. O genótipo Houston é mais prevalente no extremo Oriente, enquanto o genótipo Marseille predomina na Europa Ocidental, Austrália e Oeste dos EUA. Ambos os genótipos são igualmente prevalentes no leste dos EUA.[95] Um terceiro genótipo, designado Berlin, foi identificado em um cão na Alemanha.[9] Em geral, os estudos soroepidemiológicos em gatos revelam maior prevalência de sororreatividade com a idade, temperaturas mais quentes e maior umidade, e em gatos selvagens e naqueles infectados por pulgas.[‡] A bacteriemia por

*Referências 27, 28, 119, 187, 188, 267
† Referências 27, 133, 225, 244, 252, 330.
‡Referências 24, 44, 53, 86, 91, 110, 177, 186, 203, 225, 273, 305, 379, 405.

Tabela 52.1	Comparação de membros identificados do gênero *Bartonella*[a] produtores de doença.

Microrganismo (doença clássica)	Ocorrência geográfica	Vetor[b]	Hospedeiro reservatório	Hospedeiro acidental	Manifestações clínicas
B. alsatica	Europa	Pulgas do coelho (*Spilopsy Illuscaniculi*)	Coelhos	Seres humanos	Endocardite
B. bacilliformis (febre de Oroya)	Cordilheira dos Andes	Mosquitos-palha (*Lutzomyia*)	Seres humanos[b]	Seres humanos	Anemia hemolítica, febre, bacteriemia não sintomática, lesões cutâneas angiomatosas indolentes (verruga peruana)
B.[c] quintana (febre das trincheiras)	Primeira Guerra Mundial focal	Piolhos do corpo humano (*Pediculus humanus*) e pulga do gato (*Ctenocephalides felis*)	Seres humanos[b]	Seres humanos, cães, gatos	Anemia hemolítica, infecção tecidual localizada, angiomatose; peliose; inflamação granulomatosa e piogênica, linfadenite, endocardite
B.[c] henselae (doença da arranhadura do gato)	Mundial	Pulgas do gato, carrapato (*Ixodes ricinus, Ixodes pacificus*)[e]	Gatos	Cães, seres humanos	Cães: peliose hepática,[d] hepatite granulomatosa,[d] linfadenite piogranulomatosa generalizada[d], paniculite, endocardite,[d] poliartrite,[d] derrames idiopáticos. Seres humanos: semelhantes às da *B. quintana*, juntamente com neurorretinite, retinocoroidite focal
B. clarridgeiae	Mundial	Pulgas do gato[e]	Gatos	Cães, seres humanos	Cães: endocardite[d]. Seres humanos: semelhantes às da *B. quintana*
B.[c] vinsonii ssp. *berkhoffii*	Mundial?	Carrapatos-marrons-do-cão (*Rhipicephalus sanguineus*)[f]	Coiotes, raposas	Cães, seres humanos	Cães: endocardite,[d] arritmias cardíacas,[d] miocardite,[d] poliartrite,[d] rinite granulomatosa, uveíte anterior, coriorretinite,[d] meningoencefalite,[d] anemia/trombocitopenia,[d] bacteriemia, inflamação granulomatosa e piogênica. Seres humanos: endocardite, febre, linfadenopatia
B.[c] elizabethae	Mundial	Pulgas[e]	Roedores	Cães e seres humanos	Cães: oportunista possível, bacteriemia, perda de peso. Seres humanos: endocardite, bacteriemia
B. koehlerae	?	Pulgas do gato[e]	Gatos[f]	Seres humanos, cães	Endocardite
B. bovis (*B. weissii*), *B. chomelii*	?	Moscas picadoras[e]	Ruminantes	Bovinos	Endocardite
B. grahamii	Europa, EUA	?	Roedores	Seres humanos	Neurorretinite
B. vinsonii ssp. *arupensis*	EUA, outros países?	Carrapatos-do-cervo (*Ixodes scapularis*)[e]	Roedores	Seres humanos	Bacteriemia, febre, sinais neurológicos
B. washoensis	?	Carrapatos[e]	Roedores, esquilos terrícolas[f]	Seres humanos, cães	Doença cardíaca, endocardite
B. rochalimae	EUA, América do Sul	Pulgas do gato[e]	Raposas,[f] roedores[f]	Seres humanos, cães	Bacteriemia e febre (seres humanos), endocardite (cães)

?, desconhecido.

[a] Inclui também outros microrganismos de patogenicidade incerta – *B. birtlesii, B. capreoli, B. doshiae* (roedores), *B. koehlerae* (gato), *B. peromysci* (rodeores), *B. schoenbuchensis, B. talpae* (rodeores), *B. taylorii* (roedores), *B. tribocorum* (roedores), *B. vinsonii* ssp. *vinsonii* (agente do rato-calunga canadense), que infectam pequenos mamíferos de zonas florestais herbívoros, bem como outros animais (peixes e aves)?

[b] Primatas não humanos foram infectados experimentalmente.

[c] Anteriormente *Rochalimaea*.

[d] Indica manifestações de doenças descritas em cães e seres humanos.

[e] Vetor suspeito, porém não comprovado

[f] Suspeita de comprometimento como hospedeiro reservatório.

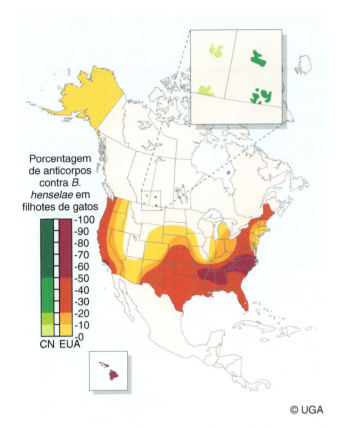

Figura 52.2 Porcentagem de filhotes de gatos com anticorpos contra *B. henselae* nos EUA e em áreas selecionadas do Canadá, com base em amostras recebidas de 29 regiões geográficas dos EUA e de 4 parques no Canadá. (Dados do mapa das Referências 116 e 149; detalhe por The Melton © 2004 University Georgia Research Foundation Inc.)

B. henselae acomete aproximadamente 5 a 40% dos gatos nos EUA, dependendo da localização geográfica, e é mais comum nas regiões de clima temperado.[53,86,177,273] Em algumas colônias de gatos, foi relatada a soroprevalência de mais de 90%.[305] As taxas de prevalência relatadas de infecções por *B. clarridgeiae* são de aproximadamente 10% dos gatos com bacteriemia por *Bartonella* avaliados nos EUA, 16 a 31% dos gatos com bacteriemia por *Bartonella* na França e 31% dos gatos nas Filipinas.[91,186,235] *B. koehlerae* foi isolada de 2 gatos (da mesma residência na Califórnia), enquanto *B. bovis* foi isolada de 2 gatos em Utah e 2 em Illinois.[133,330] Os gatos domésticos são considerados o principal reservatório e vetor de infecções humanas por *B. henselae* e por *B. clarridgeiae*. Os bovinos são o reservatório de *B. bovis*, enquanto os seres humanos constituem reservatório predominante de *B. quintana*. O reservatório de *B. koehlerae* não é conhecido, embora haja suspeita de que sejam gatos.[58a] Na França, métodos moleculares detectaram *B. quintana*, *B. koehlerae*, *B. henselae* e *B. clarridgeiae* em pulgas de gato, juntamente com riquétsias patogênicas.[340] Esse achado sugere que as pulgas possam estar envolvidas na transmissão de muitas dessas espécies de *Bartonella* em seres humanos e animais; todavia, é possível que as pulgas tenham apenas se alimentado em hospedeiro infectado. Outras evidências de que artrópodes possivelmente atuem como vetores de algumas espécies de *Bartonella* provêm do achado desses microrganismos em carrapatos na Califórnia e em carrapatos *Ixodes ricinus* na Itália, entre outras localidades.[76,78,122,298,351] Os carrapatos foram propostos como vetores para a transmissão de algumas infecções por *Bartonella* em seres humanos, cães e outros mamíferos hospedeiros.[23,315,362,391] Além disso, há evidências de infecção transestadual de carrapatos *I. ricinus* por *B. henselae*, e *B. henselae* foi detectado na saliva de carrapatos infectados.[111] Moscas picadoras também foram associadas

à transmissão de *Bartonella*.[104] É interessante assinalar que espécies de *Bartonella* foram isoladas de roedores no Alasca, onde não há nenhum carrapato vetor.[281]

Os felídeos selvagens também são expostos a espécies de *Bartonella* spp.; 18% das panteras (*Puma concolor coryi*) na Flórida e 20% das suçuaranas (*Lynx rufus*) no Texas apresentaram anticorpos séricos dirigidos contra *B. henselae*, e a prevalência de anticorpos séricos contra *Bartonella* em felídeos selvagens em liberdade e cativeiro na Califórnia foi de 30 a 53%.[344,404] A prevalência de anticorpos séricos contra *B. henselae* em suçuaranas e linces vermelhos (*Lynx rufus*) no México, na América Central e na América do Sul variou de 0 a 33%.[98] Foram também documentadas infecções por *Bartonella* em leões africanos selvagens em liberdade e cativeiro (*Panthera leo*) e guepardos (*Acinonyx jubatus*) com uso de sorologia, teste com PCR e hemoculturas.[95,295] A infecção por *B. henselae* foi identificada por PCR em várias espécies de felídeos neotropicais no Brasil.[168]

B. henselae compreende múltiplas cepas geneticamente diversas. Existem dois tipos reconhecidos de *B. henselae* com RNA ribossômico (rRNA; do inglês, *ribosomal RNA*) 16S (Houston 1 [tipo 1] e Marseille [tipo 2]), e pelo menos dois subgrupos são identificados em cada tipo.[276,406] Os gatos podem ser coinfectados por *B. henselae* dos tipos I e II rRNA 16S e coinfectados por *B. henselae* e *B. clarridgeiae*.[178] Nos gatos, observa-se também a coinfecção com espécies hemotrópicas de micoplasma (ver Capítulo 31).[250] Existem diferenças regionais na prevalência da infecção em gatos por diferentes tipos genéticos de *B. henselae*.* Algumas evidências sugerem a existência de variação genômica em *B. henselae* durante a evolução da infecção em gatos.[22,207] Essa variação pode potencializar a capacidade de *B. henselae* de persistir no gato infectado por períodos prolongados de tempo. Ainda não foi determinado se o tipo rRNA 16S constitui a maneira mais acurada de descrever diferenças genéticas entre *B. henselae* isoladas. Foram pesquisados vários outros métodos, e a extensão total da diversidade genética da *B. henselae* ainda está sendo definida.† Essa variação genética dificulta o desenvolvimento de vacinas (ver *Patogenia*), porém é útil nos estudos epidemiológicos e também pode ser útil para entender melhor a patogenicidade de vários isolados de *Bartonella*.

Patogenia

A *B. henselae* é transmitida naturalmente entre gatos por pulgas de gato (*Ctenocephalides felis*). *B. henselae* era transmitida entre gatos pela transferência de pulgas alimentadas em gatos infectados para gatos sem patógenos específicos, bem como pela inoculação intradérmica dos excrementos das pulgas.[93,150] Gatos expostos a pulgas infectadas por *B. henselae* confinadas em cápsulas que permitiam a alimentação das pulgas, mas impediam a contaminação da pele e dos pelos dos gatos com excrementos das pulgas, não foram infectados pela *B. henselae*.[150] Esse achado sugere que a transmissão não ocorre pela saliva da pulga. Conforme assinalado anteriormente, os carrapatos também podem desempenhar algum papel na transmissão.

Gatos foram experimentalmente infectados pela *B. henselae* por meio de inoculação intramuscular ou intravenosa de sangue de gatos infectados,[233] e por meio de material de cultura da bactéria em placas por via intravenosa, subcutânea, intradérmica ou oral.[1,166,167,308] Não houve transmissão da *B. henselae* enquanto gatos infectados coabitaram com gatos não infectados em ambiente sem pulgas,[1,167] indicando que a transmissão entre gatos não ocorre por meio de mordeduras, arranhaduras, limpeza ou compartilhamento de potes para alimentação e caixas sanitárias. Não ocorreu transmissão quando gatos foram inoculados por via intramuscular com urina de gatos com bacterie-

---

*Referências 24, 40, 170, 179, 186, 257.
† Referências 40, 124, 199, 200, 242, 296.

mia.[230] Tampouco houve transmissão entre fêmeas e machos felinos com bacteriemia durante o acasalamento ou dos filhotes de fêmeas infectadas durante a gestação ou no período neonatal,[1,174] também em ambientes sem pulgas.

A bacteriemia por *B. henselae* e *B. clarridgeiae* é comumente crônica e sofre exacerbações e remissões; ocorrem períodos em que a bacteriemia não pode ser detectada nem por cultura nem por teste com PCR. Embora gatos com infecção experimental nem sempre tenham sido acompanhados por períodos extensos de tempo, alguns tiveram bacteriemia persistente por *B. henselae* e/ou *B. clarridgeiae* por períodos de até 454 dias.[233] Ocorreu bacteriemia recidivante a intervalos irregulares entre 1 e 4,5 meses em alguns desses gatos. Aqueles com infecção natural tiveram bacteriemia recorrente persistente por períodos de até 3 anos; entretanto, a reinfecção por pulgas de gatos em domicílios constitui uma causa provável de bacteriemia recorrente prolongada.[10,237] Aumentos da interleucina-4 e dos tipos de anticorpos séricos após o pico da bacteriemia ocorreram concomitantemente com a redução da bacteriemia com níveis baixos ou indetectáveis em um estudo.[208] Entretanto, a eficiência dos anticorpos na eliminação da bacteriemia não é certa. Em outro estudo, filhotes de gatos que não produziram anticorpos IgM ou IgG anti-*Bartonella* mensuráveis tiveram a mesma evolução de bacteriemia do que filhotes que apresentaram altos títulos de anticorpos anti-*Bartonella*.[175] Em um estudo, foi sugerido que a imunidade celular é importante para produzir a bacteriemia em gatos com infecção experimental.[209] Não foi constatada diferença na resposta humoral ou na duração da bacteriemia em gatos esplenectomizados, em comparação com gatos que não foram submetidos a esplenectomia, embora o nível médio de bacteriemia nos gatos esplenectomizados tenha sido 10 vezes maior do que nos gatos não esplenectomizados,[371] sugerindo que a fagocitose é importante para limitar a bacteriemia em gatos infectados. Em um estudo de gatos que vivem em abrigos, a infecção concomitante por *B. henselae* foi mais frequente em gatos coinfectados pelo vírus da leucemia felina do que pelo vírus da imunodeficiência felina ou pelo vírus da panleucopenia felina.[69a] Uma conclusão é a de que a infecção latente por FeLV pode predispor os gatos à infecção pela *B. henselae* ou sua persistência.

A proteção imunológica contra infecções por *Bartonella* foi avaliada em vários estudos. A proteção completa contra uma reinfecção é altamente específica, mesmo com cepas de determinada espécie de *Bartonella* e, provavelmente, na reatividade à membrana externa do microrganismo.[81] Gatos previamente infectados por *B. henselae* rRNA 16S tipo II foram protegidos contra uma infecção por *B. henselae* rRNA 16S tipo II, porém mostraram-se suscetíveis à infecção por *B. henselae* rRNA 16S tipo I.[401] Gatos infectados por *B. henselae* tipo I ou tipo II foram suscetíveis à infecção por *B. clarridgeiae*, e gatos infectados por *B. koehlerae* ou *B. clarridgeiae* demonstraram ser suscetíveis à infecção por *B. henselae* tipo I ou tipo II.[403] Em contrapartida, gatos inicialmente infectados por *B. henselae* tipo I tiveram proteção parcial ou completa contra infecção subsequente por *B. henselae* tipo II.[403] Com base nesses estudos, é evidente que o nível de bacteriemia e o grau de suscetibilidade à reinfecção após inoculação variam de acordo com as cepas, bem como de acordo com a espécie de *Bartonella*.[401]

A variedade de localizações de *Bartonella* em gatos ainda não foi totalmente estabelecida. As espécies de *Bartonella* são bactérias intracelulares e *B. henselae* foi identificada dentro dos eritrócitos de gatos com infecção natural[341,355,356] e *in vitro* (Figura 52.3).[287] *Bartonella* também é endoteliotrópica e provavelmente tenha localização intracelular nas células endoteliais vasculares de gatos infectados, como foi sugerido para roedores (Figura 52.4).[117] *B. henselae* também é encontrada extracelularmente no sangue e nos tecidos de gatos infectados.[176]

Achados clínicos

Infecções naturais

A existência de sinais clínicos foi relatada em poucos gatos com infecção natural por *Bartonella* (Boxe 52.1). Quatro gatos desenvolveram febre após procedimentos cirúrgicos eletivos.[46] Um gato com uveíte

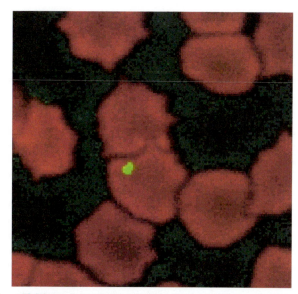

Figura 52.3 *Bartonella henselae* intraeritrocitária vista por microscopia confocal. (*Cortesia de J. M. Rolain, Unité des Rickettsies, Marseille, France.*)

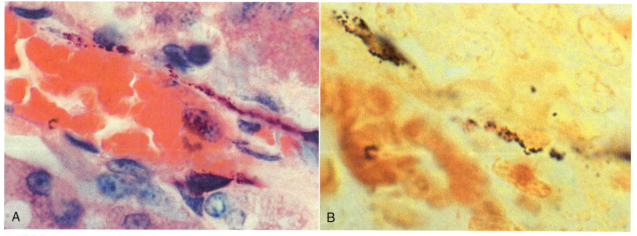

Figura 52.4 Fígado de gato com infecção crônica experimentalmente induzida por *Bartonella henselae*. Em ambas as amostras, os microrganismos são visíveis na região periendotelial com (**A**) corante de prata de Warthin-Starry e (**B**) corante de Giemsa (1.000×). (*Cortesia de Edward Breitschwerdt, North Carolina Station University, Raleigh, NC.*)

Infecção experimental por *B. henselae*
Subclínica[165,334]
Pápulas ou pequenos abscessos no local de inoculação[173,308]
Febre transitória, letargia, anorexia[173,230,308]
Linfadenomegalia[173,230,308]
Hiperplasia de linfonodos e do baço, microabscessos esplênicos, nefrite piogranulomatosa focal, miocardite intersticial[173]
Sinais do SNC: nistagmo, alteração da resposta a estímulos externos, tremores[173,230,293,308]
Mialgia[293,308]
Miocardite[43]
Incapacidade reprodutiva[174]

B. henselae* com *B. clarridgeiae
Hiperplasia de linfonodos e do baço[233]
Infiltrados linfocitários no baço, no coração e nos rins[233]

B. koehlerae*, *B. rochalimae
Subclínica[92,402]

Infecção natural por *B. henselae* determinada por isolamento da bactéria ou identificação pela PCR
Febre[249]
Endocardite valvar[97]

***B. bovis* (anteriormente *B.weissii*)**
Subclínica (suspeita)[330]

SNC, sistema nervoso central; PCR, reação em cadeia da polimerase.
[a]Observados mais consistentemente em infecções experimentais, com variação dos sinais de acordo com a cepa testada. *B. koehlerae* não foi testada.

apresentou níveis séricos aumentados de anticorpos em resposta à *B. henselae*[248] e 7 de 49 gatos com uveíte (14%) tiveram evidências de produção ocular de anticorpos IgG anti-*Bartonella* em níveis mais altos do que aqueles esperados no humor aquoso, em comparação com os níveis séricos.[251] Todavia, em outro estudo, gatos clinicamente sadios tiveram mais tendência a apresentar níveis séricos elevados de anticorpos em resposta à *Bartonella* do que gatos com uveíte.[152] *Bartonella* foi associada à ocorrência de endocardite em dois gatos com infecção natural.[97] Foi detectado o DNA da *B. henselae* nas valvas aórticas desses animais, e observadas estruturas cocoides ocasionais coradas pela prata nas células endoteliais do miocárdio, porém não houve bactéria visível ao exame da valva aórtica com microscopia eletrônica de transmissão. Não se sabe se membros do gênero *Bartonella* contribuíram para casos previamente descritos de bactérias argirofílicas nos linfonodos de gatos com linfadenomegalia persistente.[222] A vascularização plexiforme dos linfonodos, descrita como entidade clínica em gato[393] assemelha-se à peliose visceral de seres humanos, associada a infecções por *B. henselae*. São necessários estudos adicionais dessa afecção e de outras condições (ver Boxe 52.1) para determinar a sua associação a infecções por *B. henselae* em gatos. O DNA de *Bartonella* não foi encontrado nos tecidos de 14 gatos com pododermatite plasmocitária, e 26 gatos com peliose hepática, e a coloração imuno-histoquímica foi negativa para *Bartonella* nesses animais.[30,69]

Foi sugerido que as espécies de *Bartonella* desempenham função etiológica potencial em doenças crônicas de gatos, visto que a bacteriemia por *Bartonella* é prolongada. Em um estudo japonês, foi sugerido que gatos soropositivos para *B. henselae* e para o vírus da imunodeficiência felina tinham mais probabilidade de apresentar gengivite ou linfadenomegalia que gatos soropositivos para apenas um dos agentes patogênicos.[378] Os resultados de um estudo conduzido na Suíça sugere a possível associação entre soropositividade para

B. henselae e ocorrência de estomatite e vários distúrbios do trato urinário.[159] Ambos os estudos obtiveram dos veterinários informações sobre a sorologia e o histórico de saúde desses gatos. A utilidade da sorologia (pesquisa de anticorpos séricos) para estabelecer a infecção por *Bartonella* parece ser limitada, e as conclusões obtidas de estudos que se baseiam em métodos sorológicos para o diagnóstico de infecção por *Bartonella* devem ser interpretadas com cautela (ver *Diagnóstico*). Por exemplo, em uma comparação dos títulos de anticorpos séricos *versus* hemocultura, a gengivoestomatite em gatos foi associada à bacteriemia por *B. henselae* e *B. clarridgeiae*, mas não ao resultado positivo dos títulos de anticorpos séricos.[372a] Não houve associação estatística com a uveíte, a disfunção neurológica ou a doença renal crônica, e foi constatada uma associação fraca com a doença do trato urinário inferior felina. Em outro estudo, gatos que vivem em abrigos, com e sem lesões bucais, foram testados por meio de hemocultura e títulos de anticorpos.[300a] Os gatos com bacteriemia tiveram mais tendência do que os gatos soropositivos a apresentar microrganismos nos *swabs* bucais, porém não houve correlação entre bacteriemia e as lesões bucais. Por outro lado, gatos soropositivos tiveram mais tendência a apresentar lesões bucais do que gatos soronegativos. Em outro estudo envolvendo gatos com e sem gengivoestomatite crônica, foi constatada maior correlação com a existência de lesões bucais quando houve infecção pelo calicivírus felino, e não pelo vírus da imunodeficiência felina, vírus da leucemia felina ou *B. henselae*.[20a]

Não foi verificada qualquer associação das infecções por *Bartonella* com o desenvolvimento de doença crônica em gatos. As condições clínicas sugeridas como atribuíveis à bartonelose felina também podem resultar de outras etiologias, e é difícil determinar em que gatos a infecção por *Bartonella* provoca sinais clínicos. Tendo em vista que possivelmente os gatos abriguem *B. henselae* de modo subclínico, é preciso avaliar grupos de controle adequados para estabelecer se a infecção é responsável ou não pela doença clínica observada. Estudos de controle de casos avaliando gatos com infecção natural não demonstraram associação da *Bartonella* com anemia, gengivoestomatite, condições neurológicas ou uveíte, ou, em alguns casos, os animais com títulos positivos de anticorpos séricos contra *Bartonella* tiveram menos tendência a ser acometidos pela condição clínica estudada do que aqueles sem títulos de anticorpos séricos reativos.[*] Os resultados desses estudos ressaltam a dificuldade em estabelecer associações causais em condições clínicas e um patógeno com alta prevalência na população. Em um estudo, a prevalência do DNA de *Bartonella* no sangue de gatos com febre foi, do ponto de vista estatístico, quase significativamente maior ($P = 0,057$) do que a prevalência do DNA de *Bartonella* no sangue de gatos sem febre.[249] No mesmo estudo, gatos de controle sem febre tiveram tendência significativamente maior a apresentar resultados sorológicos positivos para *Bartonella* que gatos febris, enfatizando a dificuldade de interpretação dos resultados de sorologia para *Bartonella* em gatos e assinalando que a sorologia como teste exclusivo não estava indicada para a avaliação desses gatos. Não houve confirmação de identificação de *Bartonella* como causa de rinossinusite crônica em gatos em um estudo comparando gatos com rinossinusite, gatos com outra doença nasal, gatos com outras doenças sistêmicas e gatos de controle sadios, embora o poder desse estudo em detectar diferença entre grupos tenha sido baixo.[29] De modo semelhante, não houve associação entre a infecção por *Bartonella* spp. e pólipos aurais ou nasofaríngeos inflamatórios em gatos.[223a] Os resultados de outro estudo não indicaram associação entre resultados positivos de testes sorológicos para *Bartonella* e resultados de imunorreatividade da lipase pancreática felina, sugerindo que a sorologia de *Bartonella* não está indicada para gatos com pancreatite.[20]

_____

*Referências 131, 152, 201, 317, 322a, 325.

Em virtude da alta prevalência de exposição à *Bartonella* na população de gatos domésticos, são necessárias mais investigações epidemiológicas cuidadosamente controladas para estabelecer se determinadas condições clínicas estão verdadeiramente associadas a infecções por *B. henselae* em gatos ou se representam ocorrências acidentais. Além disso, é preciso considerar a possibilidade de que algumas condições clínicas tenham múltiplas etiologias, particularmente em gatos com exposição a artrópodes vetores.

Infecções experimentais

Não ocorrem sinais clínicos na maioria dos gatos com infecção experimental e os sinais relatados são habitualmente leves e transitórios, sugerindo que os gatos com infecção natural possivelmente apresentem sinais clínicos que passam despercebidos pelos proprietários. A gravidade dos sinais clínicos em gatos com infecção experimental por *B. henselae* variou de acordo com a cepa de *B. henselae* utilizada para inoculação.[173,233,308] Gatos inoculados por via intradérmica desenvolveram áreas de endurecimento ou abscessos nos locais de inoculação entre 2 dias e 3 a 4 semanas após a inoculação,[165,173,233,293,308] e foram obtidas culturas puras de *B. henselae* a partir de algumas dessas áreas[173] (Figura 52.5). Outros achados clínicos transitórios incluíram linfadenomegalia periférica localizada (com duração de aproximadamente 6 semanas após a inoculação), períodos curtos de febre (mais de 39°C) durante as primeiras 48 a 96 h após a inoculação e, mais uma vez, com cerca de 2 semanas após a inoculação, sinais neurológicos leves (nistagmo, tremores em todo o corpo, convulsões motoras focais, respostas diminuídas ou exageradas a estímulos externos, alterações comportamentais) e dor muscular epaxial. Alguns gatos são letárgicos e anoréxicos durante os períodos febris.[173,230,233,293,308] Foi observada a incapacidade reprodutiva em alguns gatos com infecção experimental por *B. henselae*.[174] *B. henselae* causou miocardite e colângio-hepatite em gato com infecção experimental.[43] Gatos com infecção experimental por *B. koehlerae* ou *B. rochalimae* não apresentaram sinal clínico.[92,402]

Diagnóstico

Em virtude da natureza transitória e variada dos sinais clínicos, é difícil estabelecer os gatos que têm probabilidade de apresentar infecção por *Bartonella*. Além da necessidade de efetuar o exame para infecção por *Bartonella* em gatos doentes, os veterinários são solicitados a realizar exames em gatos sadios que pertencem a clientes com doenças relacionadas com a infecção por *Bartonella*, ou a realizar a triagem de gatos sadios considerados como animais de estimação de pessoas que apresentam maior suscetibilidade às infecções por *Bartonella* (ver *Considerações de saúde pública*).

Achados clinicolaboratoriais

A maioria dos gatos com infecção experimental não apresentou qualquer anormalidade dos resultados de hemograma completo, bioquímica do soro ou exame de urina. Alguns gatos tiveram anemia transitória no início da evolução da infecção, e alguns apresentaram eosinofilia persistente.[233] Ocorreu neutrofilia de células maduras em alguns gatos durante períodos de inflamação cutânea.[173]

Detecção citológica

O achado de *B. henselae* nos eritrócitos de gatos infectados não tem sido um meio eficiente de identificação utilizando métodos de coloração convencionais. Foram utilizadas a microscopia confocal (ver Figura 52.3) e coloração especiais.[355] Foi também documentada a localização eritrocitária de *B. clarridgeiae* e *B. koehlerae* em gatos utilizando métodos de detecção de anticorpo fluorescente (AF) diretos.[341,342] Além disso, foi documentada *B. henselae* extracelular no sangue periférico e em outros tecidos de gatos infectados utilizando métodos imunocitoquímicos e imuno-histoquímicos.[176]

Isolamento bacteriano

O resultado positivo da hemocultura ou da cultura de outro tecido constitui o *exame mais confiável para o diagnóstico definitivo* de infecção ativa por *Bartonella* em gatos. Todavia, em virtude da natureza recidivante da bacteriemia por *Bartonella* felina, a cultura nem sempre constitui ferramenta diagnóstica sensível. Hemoculturas repetidas, mesmo quando realizadas a intervalos de poucos dias, podem aumentar a probabilidade de detecção ativa por *Bartonella*.[33,67] A hemocultura está indicada para gatos doentes, cuja história e apresentação clínica sugerem a possibilidade de infecção por *Bartonella*, ou quando o médico de um cliente solicita este tipo de exame em gatos de estimação. A amostra de sangue para cultura deve ser obtida com técnica estéril, e o sangue deve ser armazenado em tubos contendo EDTA ou tubos de hemocultura para lise por centrifugação utilizando tubos comerciais. Quando coletado em tubos contendo EDTA, o sangue deve ser resfriado ou congelado durante o seu transporte; o ideal é utilizar tubos de plástico com EDTA para evitar quebras. As amostras de sangue devem ser enviadas a laboratórios familiarizados com a cultura desses microrganismos exigentes. Deve-se entrar em contato com o laboratório para instruções laboratoriais específicas relativas à coleta e tratamento da amostra. Embora seja altamente específica para infecção, a hemocultura não é recomendada para confirmação absoluta de que um gato esteja livre da infecção, devido à possibilidade de resultados falso-negativos durante os intervalos na bacteriemia.

Sorologia

A triagem inicial para excluir potencialmente a infecção por *Bartonella* pode ser realizada pela determinação dos títulos de anticorpos, que superestima o número de gatos infectados, mas que tem bom valor preditivo negativo na triagem de gatos não infectados. Dispõe-se de AF indireto, imunoensaio enzimático e *Western blot*. Tendo em vista a diversidade genética de *Bartonella*, as infecções por algumas cepas ou espécies de *Bartonella* podem ser omitidas utilizando qualquer método, dependendo das preparações antigênicas utilizadas.[157] O valor preditivo positivo dos testes de AF indireto ou imunoensaio enzimático (IgG) para a existência de bacteriemia varia de 39 a 46%. A utilidade de um resultado negativo para anticorpos é maior, visto que o valor preditivo negativo para esses testes no que diz respeito à bacteriemia alcança 89 a 97%.[24,86,170,179] Entretanto, exis-

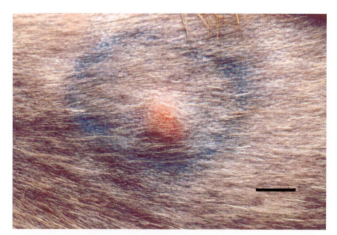

Figura 52.5 Pápula pós-inoculação 20 dias após a inoculação intradérmica de *Bartonella henselae* em um gato. O tamanho da pápula aumentou desde o momento da inoculação, e apenas *B. henselae* foi isolada de cultura bacteriana de um aspirado (Barra = 1 cm.) (Cortesia de Lynn Guptill-Yoran, Purdue University, West Lafayette, IN.)

tem alguns gatos soronegativos com bacteriemia.[102,170,324] Não existe valor de corte que possibilite o uso da sorologia para estabelecer se o gato está atualmente infectado por *Bartonella*. Embora a determinação dos anticorpos séricos não seja considerada útil para constatar se um gato doente apresenta infecção ativa por *Bartonella*, ela é útil para levantamentos epidemiológicos com o objetivo de determinar a exposição de um gato. Os anticorpos IgG séricos permanecem por períodos prolongados em gatos com infecção experimental. Não se sabe por quanto tempo os anticorpos persistem após a resolução da infecção.

O uso do teste *Western blot* foi recomendado para sorodiagnóstico de infecção por *B. henselae* felina, porém a acurácia diagnóstica do *Western blot* aguarda mais investigação. Na medicina humana, a variabilidade dos resultados do *Western blot* continua sendo problemática.[284,348] Os achados de estudos de análise do *Western blot* de gatos infectados por *B. henselae* demonstram resultados diferentes. Os resultados de um estudo não indicaram diferença dos padrões de *Western blot* de gatos avaliados durante o curso da infecção quando amostras de soro obtidas em vários momentos foram incubadas com proteínas separadas por gel de poliacrilamida de bactérias isoladas de múltiplos pontos temporais no curso da infecção.[233] Os resultados de outro estudo indicaram que os anticorpos no soro de gatos infectados reagiram com um número crescente de bandas de proteínas separadas por gel de poliacrilamida durante a evolução da doença.[154,170] Em um estudo foi relatado que o valor relativo preditivo dos resultados do *Western blot* para o DNA de *B. henselae* em amostras de sangue de gatos foi de 18,8%.[249]

O uso de proteínas específicas pode proporcionar uma vantagem de refinamento do teste para exposição ou infecção por *Bartonella* spp. em gatos. O uso de uma proteína P26 recombinante demonstrou ter alta sensibilidade para a detecção de infecção em gatos.[144] Em outros estudos, o teste de anticorpos séricos de gatos contra proteínas produzidas por microanálise específica expressas de áreas previstas do genoma de *B. henselae* foi mais acurado para diferenciar gatos infectados de não infectados, bem como a cepa do microrganismo infectante.[383] O uso de algumas proteínas imunorreativas identificadas em uma tira de teste possibilitou o reconhecimento acurado de 98% dos gatos identificados. Essas metodologias podem proporcionar melhores sensibilidade e especificidade para o diagnóstico utilizando a detecção de anticorpos séricos.

Detecção de ácido nucleico

O teste padrão de PCR para a existência do DNA de *Bartonella* não é, com frequência, mais sensível que a hemocultura para detectar uma infecção ativa por *Bartonella*, e a detecção do DNA nem sempre corresponde à identificação de microrganismos vivos. Com o uso da PCR, foi identificado o DNA de *B. henselae* na polpa dentária de cadáveres de gatos de 1 ano de idade e de 800 anos.[2,243] Os métodos de extração do sangue são de importância crítica para estabelecer a sensibilidade do teste de PCR e ser responsáveis pela obtenção de resultados falso-negativos em comparação com a hemocultura.[164,307] A *nested*-PCR pode aumentar a sensibilidade para a detecção do DNA de *Bartonella* no sangue de gato;[347] todavia, é preciso ter em mente o risco aumentado de contaminação com a *nested*-PCR. A PCR em tempo real também aumenta a sensibilidade, com menor probabilidade de contaminação. Os pares de iniciadores usados para a PCR têm influência acentuada sobre a sensibilidade dos ensaios de PCR.[210] Um dos benefícios da PCR é que o produto obtido na reação pode ser sequenciado e, portanto, é possível identificar a espécie ou a cepa (ou ambas) de *Bartonella*. Além disso, os resultados da PCR estão, com frequência, disponíveis mais rapidamente do que os da hemocultura. Foram descritos métodos de PCR que possibilitam a rápida diferenciação de espécies patogênicas de *Bartonella*.[146,205,335a,374] As amostras de sangue

para ensaio da PCR devem ser obtidas utilizando a mesma técnica estéril recomendada para a hemocultura. É preciso ter cuidado na coleta e no processamento das amostras para evitar a contaminação da amostra e a degradação do DNA. Deve-se entrar em contato com o laboratório para diretrizes de tratamento das amostras.

Em resumo, os testes para diagnóstico de infecção por *Bartonella* em gatos são complexos. A melhor abordagem para o exame laboratorial de infecção por *Bartonella* consiste na combinação de hemocultura e PCR. Ver a discussão em Infecções Naturais para mais informações sobre o uso das hemoculturas e determinação dos títulos de anticorpos e interpretação dos resultados em relação aos sinais clínicos.

Achados patológicos

Gatos com infecção aguda e crônica apresentaram hiperplasia dos órgãos linfoides, pequenos focos de inflamação linfocitária, piogranulomatosa ou neutrofílica em múltiplos tecidos (pulmão, fígado, baço, rim, coração) (Figuras 52.6 e 52.7) ou focos necróticos associados à inflamação piogranulomatosa – habitualmente no fígado ou nos tecidos linfoides (Figura 52.8).[173,233] Nos casos em que se utiliza um método imuno-histoquímico de detecção, podem ser obtidos resultados falso-negativos com *B. henselae* se o tecido for fixado em formol por mais de 9 semanas antes do exame.[390]

Tratamento

A documentação da resolução de infecções por *Bartonella* com tratamento antibacteriano é difícil, devido à bacteriemia recorrente prolongada em gatos infectados. Nenhum esquema de tratamento antibacteriano demonstrou ser eficaz em estudos controlados com acompanhamento a longo prazo para a eliminação consistente e definitiva das infecções por *Bartonella* em gatos.[23,165,235,334] O enrofloxacino (5,4 a 7,6 mg/kg VO, a cada 12 h), durante 14 ou 28 dias, pareceu eliminar a infecção por *B. henselae* ou *B. clarridgeiae* em 4 de 6 ou 5 de 7 gatos tratados respectivamente, que foram acompanhados pelo período de 12 semanas depois do tratamento.[235] Todavia, os estudos mostram que o enrofloxacino provoca degeneração da retina nos gatos, e o uso de doses superiores a 2,5 mg/kg, administradas a cada 12 h, está contraindicado.[396] Os resultados de um estudo mostraram boa eficácia *in vitro* do pradofloxacino contra *B. henselae*.[34] Entretanto, outro relato

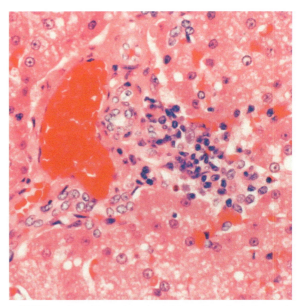

Figura 52.6 Foco microscópico perivascular de inflamação no fígado de um gato com infecção experimental crônica por *Bartonella henselae* (coloração de H&E, 400×). (Cortesia de T. Brown e E. Breitschwerdt, North Carolina State University, Raleigh, NC.)

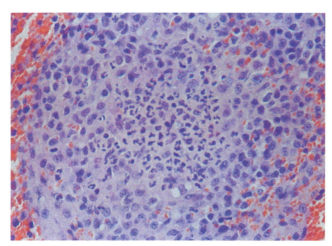

Figura 52.7 Corte histológico de baço felino, mostrando um microabscesso 14 dias após a inoculação de *Bartonella henselae* (coloração de H&E, 400×). (Cortesia de Lynn Guptill-Yoran, Purdue University, West Lafayette, IN.)

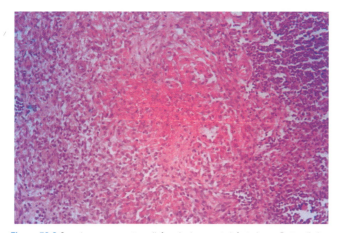

Figura 52.8 Granuloma necrosante no linfonodo de um gato infectado por *Bartonella henselae*, 56 dias após a inoculação (coloração de H&E, 400×). Reimpressa da Referência 173. Usada com autorização.)

documentou resistência à quinolona em *Bartonella* isolada de animais selvagens, e nesse estudo, foi recomendado que as quinolonas não sejam utilizadas no tratamento de qualquer condição clínica em seres humanos que esteja relacionada com a infecção por *Bartonella*.[6] Em geral, as tetraciclinas e os macrolídios têm sido mais eficazes nos testes de sensibilidade a antibacterianos.[375a] A doxiciclina (4 a 12 mg/kg VO, a cada 12 h) eliminou bacteriemia em apenas um em 6 gatos tratados durante 14 dias e em 1 de 2 gatos tratados durante 28 dias.[235] Os agentes antibacterianos testados em outros estudos, incluindo eritromicina, amoxicilina, amoxicilina-clavulanato e tetraciclina, diminuíram rapidamente o nível de bacteriemia nos gatos infectados. Todavia, em um estudo, gatos tratados e não tratados tiveram resultados negativos de hemocultura após o mesmo intervalo de tratamento, dificultando a comprovação da eficácia dos agentes antibacterianos. Em outro estudo, os gatos tiveram acompanhamento por mais de 8 semanas após o tratamento, dificultando a avaliação da eficácia dos fármacos, devido à possibilidade de bacteriemia recidivante crônica nesses animais.[165,334] Em infecções experimentais, a dose eficaz de doxicilina nos gatos foi, no mínimo, de 10 mg/kg 2 vezes/dia,[163] que é semelhante à dose recomendada para tratamento de infecções por outros microrganismos intracelulares persistentes relacionados, tais como *Brucella canis* e *Ehrlichia canis* em cães. Em estudos experimentais de gatos, a rifampicina em associação com a doxiciclina demonstrou ser eficaz na resolução da bacteriemia por *B. henselae*.[163] Todavia, o seu uso não é recomendado, devido à pos-

sibilidade de induzir resistência bacteriana. A azitromicina tem sido recomendada para o tratamento de gatos infectados, porém faltam dados de estudos controlados de eficácia, com acompanhamento a longo prazo. A azitromicina foi utilizada no tratamento de gatos com uveíte que tiveram resultados sorológicos positivos;[183,220] entretanto, não houve documentação de infecção pelo reconhecimento dos microrganismos. De modo semelhante, a azitromicina também foi utilizada no tratamento de gatos com resultados sorológicos positivos que apresentavam gengivite, estomatite e outras condições inflamatórias.[183] Apesar da melhora clínica observada em alguns gatos, não foi encontrada prova de que os resultados sorológicos indiquem a exposição a esse microrganismo ou a microrganismos bucais responsáveis pela inflamação. A azitromicina, no esquema posológico descrito na Tabela 52.2, demonstrou ser eficaz no tratamento e na resolução da bacteriemia e da endocardite valvar causada por *B. henselae* em um gato.[319] Os dados disponíveis sugerem que a eficácia da azitromicina, pelo menos *in vitro*, pode ser limitada, e a resistência ao fármaco também surge *in vitro*.[34,35] Além disso, a azitromicina possivelmente tenha propriedades imunomoduladoras e anti-inflamatórias importantes além do amplo espectro antimicrobiano não relacionado com essas propriedades desse agente antibacteriano.[113,246,247,310] Outro macrolídio relacionado, a eritromicina, diminuiu acentuadamente a proliferação de células endoteliais induzida pela *B. quintana* em um modelo *in vitro*, e esse efeito não foi relacionado com os efeitos bacteriostáticos do fármaco.[286] Devido a essas propriedades, pode ser difícil determinar se os efeitos benéficos relatados após o tratamento de gatos com azitromicina resultam exclusivamente da atividade anti-*Bartonella*, ou representam o resultado de outras propriedades da azitromicina, da ação antimicrobiana da ação da azitromicina sobre outras bactérias ou da combinação de todas essas propriedades (ver Capítulo 30 e *Formulário de fármacos*, no Apêndice).

As doses dos fármacos estão listadas na Tabela 52.2. Devido à incerteza sobre a eficácia antibacteriana, devem-se obter várias hemoculturas de acompanhamento a intervalos de 4 a 8 semanas *após* a interrupção do tratamento antibacteriano.[165,235,334] Tendo em vista que o tratamento de rotina com antibacterianos pode induzir o desenvolvimento de cepas resistentes, a recomendação mais importante consiste em tratar apenas os gatos que apresentam sinais clínicos. Considerando os achados relacionados com a resistência induzida a agentes antibacterianos usados no tratamento das infecções por *Bartonella*, os fármacos de escolha para tratamento de gatos doentes possivelmente consistam em doxiciclina (primeira escolha) e amoxicilina-clavulanato, visto que o desenvolvimento de resistência a esses fármacos é menos provável (ver discussão adiante).[38,39] Embora o tratamento diminua o nível de bacteriemia nos gatos, não há evidências concretas de que o tratamento nesses felinos diminuirá a probabilidade de transmissão da infecção por *Bartonella* a seus proprietários. A orientação ao cliente acerca da incerteza da eficácia do tratamento e da necessidade de acompanhamento prolongado é importante. Deve-se ressaltar a importância do controle das pulgas e outros meios de prevenção da transmissão (ver *Prevenção*).

Os seres humanos com infecções por *Bartonella* que causam angiomatose bacilar, peliose ou endocardite são tratados com vários agentes antibacterianos, incluindo doxiciclina, eritromicina, ciprofloxacino, rifampicina, gentamicina, sulfametoxazol-trimetoprima, claritromicina e azitromicina.[19,39a,272] A resistência à rifampicina foi prontamente induzida em *B. quintana*, e recomendado que os seres humanos com infecções por *Bartonella* nunca sejam tratados exclusivamente com rifampicina, devido a facilidade com que ocorre resistência a esse fármaco.[38] A resistência à gentamicina foi induzida em *B. henselae*, porém apenas depois de múltiplas subculturas *in vitro*, e foi assinalado que o tratamento de seres humanos infectados por *B. henselae* com gentamicina em associação com amoxicilina ou doxiciclina é considerado apropriado.[39] Os pesquisadores não foram

Tabela 52.2	Doses de agentes antibacterianos para a bartonelose felina.[a]			
Fármaco[b]	**Dose[c] (mg/kg)**	**Via**	**Intervalo (horas)**	**Duração[d] (semanas)**
Enrofloxacino[e]	5 mg/kg	VO	24	2 a 4
Doxiciclina	10 a 22 mg/kg[f]	VO	12	2 a 4
Rifampicina (com doxiciclina)[g]	10 mg/kg	VO	24	2
Azitromicina[h]	10 mg/kg	VO	24	1[i]

[a] Dados das Referências 164, 165, 220 e 235. A eficácia desses fármacos na resolução da bacteriemia em gatos é controversa, e apenas os gatos que estão doentes com infecções bem documentadas por *Bartonella* devem ser tratados. Cepas de bactérias resistentes a fármacos podem ser induzidas com o tratamento antibacteriano, particularmente com macrolídios e fluoroquinolonas. A resistência à doxiciclina e à amoxicilina parecem ter menos probabilidade de ocorrer.[37]
[b] Para mais informações sobre esses fármacos, ver o *Formulário de fármacos*, no Apêndice.
[c] Dose por administração a intervalo especificado.
[d] A administração desses fármacos durante 4 semanas parece ser mais eficaz que a sua administração durante 2 semanas.
[e] As doses de 5 mg/kg/dia podem não ser eficazes, porém doses acima de 5 mg/kg/dia foram associadas à ocorrência de degeneração da retina em gatos. Para seres humanos, recomenda-se que as fluoroquinolonas não sejam utilizadas para qualquer infecção por *Bartonella*.[6]
[f] A dose deve ser arredondada para a ingestão de comprimidos ou cápsulas inteiros para evitar a irritação do esôfago. Os gatos devem ser estimulados a comer ou beber após a administração do medicamento. Pode-se utilizar uma suspensão oral em lugar dos comprimidos.
[g] A rifampicina é eficaz em associação com doxiciclina, porém precisa ser reformulada, de modo que a dose indicada aqui possa ser administrada.[164] A rifampicina deve ser administrada em associação com outro fármaco para reduzir a possibilidade de induzir resistência bacteriana em *Bartonella*, podendo eventualmente representar um risco de saúde pública.
[h] Não há estudos publicados avaliando a eficácia da azitromicina no tratamento da bartonelose felina em qualquer dose. Há evidências de que o uso desse fármaco possa induzir o desenvolvimento de cepas resistentes.[34-36]
[i] Depois da primeira semana, a mesma dose é administrada em dias alternados, durante 5 semanas.

capazes de induzir resistência *in vitro* à doxiciclina ou amoxicilina. Em um ensaio clínico controlado, constatou-se que a azitromicina apresenta alguma eficácia para diminuir o tamanho dos linfonodos em seres humanos com DAG.[19] Entretanto, é interessante assinalar a identificação de cepas de *Bartonella* resistentes a macrolídios, e foi relatado que essas cepas possivelmente surjam em consequência do tratamento de animais com antibacterianos,[36] ressaltando a importância de tratar *apenas* animais clinicamente enfermos com suspeita ou documentação de infecção por *Bartonella* e sugerindo que o tratamento de gatos clinicamente sadios com suspeita de infecção ou infectados com azitromicina deve ser evitado.

Prevenção

A melhor maneira de prevenir infecções por *Bartonella* em gatos consiste em evitar a exposição a animais infectados e suas pulgas. A aplicação local de um produto comercial de imidaclopridamoxidectina demonstrou ser eficaz para prevenir a transmissão da *B. henselae* em gatos com infecção experimental.[43] Tendo em vista que *B. henselae* e *B. clarridgeiae* foram transmitidas por meio de inoculação de sangue de gatos infectados,[230] os gatos não devem receber transfusões sanguíneas de outros gatos com estado de *Bartonella* desconhecido ou de gatos com resultados positivos da sorologia para *Bartonella*.[231,260,387] Não se sabe por quanto tempo a *Bartonella* pode sobreviver no sangue armazenado; existe um relato de sobrevida da *Bartonella* em eritrócitos humanos conservados por até 35 dias.[260] No contexto da imunidade protetora após infecção natural, gatos infectados experimentalmente por *B. henselae* não desenvolvem imunidade protetora à exposição heteróloga de outros genótipos de *B. henselae* ou quando expostos a *B. clarridgeiae*.[403] Não se dispõe de vacina para prevenção da infecção por *Bartonella* em gatos. Se fosse desenvolvida uma vacina, ela necessariamente teria de proteger contra uma ampla variedade de cepas e espécies.

Considerações de saúde pública

Várias espécies e subespécies de *Bartonella* são zoonóticas, incluindo *B. henselae*, *B. clarridgeiae*, *B. vinsonii* ssp. *berkhoffii*, *B. vinsonii* ssp. *arupensis*, *B. grahamii*, *B. elizabethae*, *B. kohlerae*, *B. rochalimae*, *B. alsatica*, *Bartonella tamiae* e *B. washoensis*. Os gatos são reservatórios e vetores para a transmissão da *B. henselae* e, possivelmente (porém não frequentemente), de *B. clarridgeiae* aos seres humanos. Os coiotes provavelmente são reservatórios de *B. vinsonii* ssp. *berkhoffii*.

Os roedores tendem a ser reservatório de outras espécies de *Bartonella* zoonóticas. O papel dos animais na epidemiologia das infecções por *B. quintana* em seres humanos não está bem definido. Em dois relatos foi constatada *B. quintana* em gatos, e um relatório sugeriu a transmissão da *B. quintana* de animais de companhia a seres humanos.[60,244] Os seres humanos são considerados reservatórios hospedeiros primários de *B. quintana*. O papel das pulgas, dos carrapatos e de outros artrópodes na transmissão direta de qualquer espécie de *Bartonella* aos seres humanos ainda não está totalmente definido.[298a] Acredita-se que a transmissão da *B. henselae* de gatos a seres humanos ocorra por meio da contaminação de arranhões de gatos com excrementos de pulgas.[93] A transmissão também pode ocorrer por meio de mordeduras de gatos se o local de mordedura for contaminado por sangue de gato ou excremento de pulgas.[394]

As espécies de *Bartonella* provocam ampla variedade de síndromes clínicas nos seres humanos, que incluem DAG (formas típicas e atípicas, incluindo encefalopatia em crianças), angiomatose e peliose bacilares; peliose bacilar parenquimatosa, febre recorrente com bacteriemia; endocardite; neurite óptica; granulomas pulmonares, hepáticos e esplênicos e osteomielite.[*] Em geral, os indivíduos imunocompetentes apresentam infecções mais localizadas (Figura 52.9), enquanto as infecções nos indivíduos imunocomprometidos são mais frequentemente sistêmicas e provavelmente sejam fatais. O diagnóstico em seres humanos é habitualmente estabelecido por sorologia ou PCR, devido ao baixo nível de bacteriemia ou à sua ausência. Em um estudo, foi encontrada alta prevalência de anticorpos contra *B. henselae* em crianças na Itália, sem qualquer evidência de doença óbvia.[280] Esse achado sugere que a exposição e a infecção assintomática ocorreram durante a exposição no início da vida, com resolução espontânea. Em outro estudo conclusivo no Brasil, foi observada alta prevalência de anticorpos em seres humanos infectados pelo HIV, e a prevalência foi maior nos indivíduos proprietários de gatos.[245] As evidências sugerem que certos genótipos de *Bartonella* podem estar mais provavelmente associados a doença ou infecção nos seres humanos, enquanto determinados genótipos podem induzir manifestações patológicas diferentes em seres humanos infectados.[8,77,397] Houve diferença estatisticamente significativa entre a associação de diferentes genótipos de *Bartonella* e seus hospedeiros (seres humanos ou felinos).[8] Em outro relato, apenas isolados com rRNA tipo I foram associados à peliose hepatoesplênica. As tipagens dos micror-

_____

*Referências 153, 224, 272, 302, 345, 362, 391, 395.

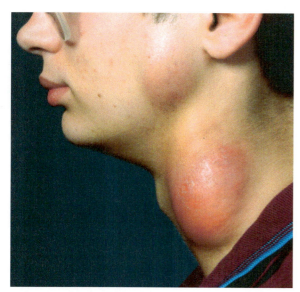

Figura 52.9 Aumento de linfonodos em um indivíduo com doença da arranhadura do gato. (Fotografia de Christopher B. Herron © 2004 University of Georgia Research Foundation Inc.)

ganismos isolados de seres humanos e seus contatos com gatos mostrou existência de relação entre eles, apontado os gatos como fonte de infecção humana.[77,404a] A coinfecção também pode ocorrer e facilitar a doença clínica. Um veterinário no Texas, que desenvolveu uma doença febril associada à disfunção neurológica, foi infectado pela *B. henselae* e por dois microrganismos hemotrópicos semelhantes a *Mycoplasma ovis*.[372a] Os clientes devem ser informados sobre o conhecimento atual de como cães e gatos adquirem infecções por *Bartonella* e como essas infecções podem ser transmitidas aos seres humanos, incluindo a possibilidade de transmissão por carrapatos ou pulgas.

As precauções sensatas para evitar transmissão de espécies de *Bartonella* de animais de estimação para seres humanos incluem controle das pulgas e dos carrapatos, evitar interações com gatos e cães que resultem em arranhaduras ou mordidas, lavagem completa das feridas por mordedura ou arranhadura e aquisição de animais de estimação com confirmação de estado de boa saúde, que sejam livres de ectoparasitos. Os gatos de rua abandonados ou capturados com menos de 1 ano de idade têm mais probabilidade de serem infectados. Não foi encontrada evidência de que a retirada das unhas dos gatos diminua a probabilidade de transmissão de *B. henselae* entre gatos e seres humanos. As orientações para a prevenção de infecções secundárias entre seres humanos infectados pelo HIV fazem as seguintes recomendações para a aquisição de um novo gato: adotar um gato com mais de 1 ano de idade que esteja em boa saúde, evitar brincadeiras brutas com gatos, manter o controle das pulgas, lavar imediatamente qualquer ferida causada por gatos e não deixar um gato lamber feridas ou cortes.[211] Essas orientações assinalam que não se dispõe de nenhuma evidência que indique qualquer benefício de culturas de rotina ou sorologia dos gatos para infecções por *Bartonella* para os gatos ou seus proprietários. Para mais informações de riscos zoonóticos, ver *Considerações de saúde pública*, em *Bartonelose canina*, mais adiante, e *Bartonelose*, no Capítulo 99.

Bartonelose canina

Edward B. Breitschwerdt e Bruno B. Chomel

Etiologia

Para revisão dos membros identificados do gênero *Bartonella* e seus respectivos reservatórios identificados e hospedeiros mamíferos acidentais, ver o item anterior sobre etiologia em *Bartonelose felina*.

Até o momento, *B. vinsonii* ssp. *berkhoffii*, *B. henselae*, *B. clarridgeiae*, *B. washoensis*, *B. quintana*, *B. rochalimae* e *B. elizabethae* foram identificadas como agentes patogênicos de cães.[41,90] Na maioria dos casos, mas não em todos eles, as doenças causadas por espécies de *Bartonella* ocorrem em hospedeiros acidentais, e esses organismos estão sendo cada vez mais implicados como causa de infecções zoonóticas. Entretanto, foi relatada ocorrência de endocardite em cães por *B. vinsonii* ssp. *berkhoffii*, em gatos por *B. henselae* e em vacas por *B. bovis*; por conseguinte, a infecção de valvas cardíacas possivelmente ocorra até mesmo em um hospedeiro adaptado como reservatório. Além do grande número de hospedeiros reservatórios documentados, um número cada vez maior de artrópodes vetores, incluindo moscas picadoras, pulgas, *keds* (família Hippoboscidae, piolho dos ovinos), piolhos, mosquitos-palha e carrapatos, tiveram associação suspeita ou confirmada com a transmissão de espécies de *Bartonella* entre populações de animais.[31] Tendo em vista a diversidade das espécies e subespécies de *Bartonella*, o grande número de hospedeiros reservatórios e o espectro de artrópodes vetores, os desafios clínicos e diagnósticos apresentados pela transmissão de *Bartonella* na natureza parecem ser muito mais complexos do que se acredita atualmente na medicina humana ou veterinária.[41,89,90]

Epidemiologia

A epidemiologia da infecção por *Bartonella* em cães não está bem elucidada e, provavelmente, varia de acordo com a espécie de *Bartonella*. Embora ainda não tenha sido comprovado, *B. vinsonii* ssp. *berkhoffii* é presumivelmente transmitida a cães pela picada de um carrapato infectado, enquanto *B. henselae* é transmitida por meio de contato com pulgas ou, talvez, por meio de arranhaduras de gatos. Se forem semelhantes a outras espécies de *Bartonella* spp. esses microrganismos causam infecções intraeritrocitárias e endoteliotrópicas crônicas, que presumivelmente são bem toleradas pelos cães por longos períodos.

Embora os cães possam ser infectados por *B. vinsonii* ssp. *berkhoffii*, *B. henselae* e outras espécies de *Bartonella*, os dados de soroprevalência para várias espécies de *B. henseale* continuam sendo limitados.* Durante vários anos após a sua descoberta, acreditou-se que a *B. henselae* só infectava gatos; por isso, esse microrganismo foi raramente incluído nas primeiras pesquisas sorológicas em cães. Como *B. vinsonii* ssp. *berkhoffii* foi a primeira espécie de *Bartonella* documentada como causa de doença em cães, dispõe-se de mais dados soroepidemiológicos sobre esse microrganismo. A soroprevalência pelo método de AF indireto, utilizando *B. vinsonii* ssp. *berkhoffii* como fonte de antígeno, foi determinada em 1.920 cães doentes na Carolina do Norte ou em estados vizinhos, que foram avaliados em um hospital veterinário universitário terciário.[315] Utilizando o título superior a 32, apenas 3,6% dos cães doentes apresentaram anticorpos contra *B. vinsonii* ssp. *berkhoffii*. Os fatores de risco associados à sororreatividade incluíram exposição maciça a carrapatos (razão de probabilidades [OR; do inglês, *odds ratio*] 14,2), exposição aos bovinos (OR 9,3), ambiente rural *versus* urbano (OR 7,1) e exposição maciça a pulgas (OR 5,6). Estudos subsequentes realizados em 9.030 cães clinicamente doentes examinados em todos os EUA forneceram resultados globais de prevalência de anticorpos séricos aumentados de 1,7%.[47] Esses casos foram interpretados como passíveis de sustentar a possibilidade de que a exposição à *B. vinsonii* ssp. *berkhoffii* era mais provável em cães de ambientes rurais que tinham liberdade de perambular. Além disso, os cães expostos provavelmente tinham história de infestação maciça de carrapatos. Utilizando o soro de cães com infecção experimental com *Rickettsia rickettsii* ou *E. canis*, não foi detectada reatividade cruzada com antígenos de *Bartonella*.[315] Todavia,

*Referências 49, 90, 161, 191, 198, 315.

36% das amostras de soro obtidas de cães com infecção natural por *E. canis* no sudeste dos EUA também demonstraram reatividade contra antígenos de *B. vinsonii* ssp. *berkhoffii*. Como *E. canis* é transmitida por *Rhipicephalus sanguineus*, esse carrapato pode estar envolvido na transmissão da *B. vinsonii* ssp. *berkhoffii*, ou a exposição a esse carrapato está indiretamente relacionada com a transmissão dessa bactéria a cães. A possibilidade de transmissão por carrapatos foi ainda mais confirmada por dois estudos adicionais realizados na mesma região geográfica, abrangendo cães infectados envolvendo uma ou mais espécies de *Ehrlichia*, em que a sororreatividade a antígenos de *B. vinsonii* ssp. *berkhoffii* foi de 30 e 89%, respectivamente.[51,232] Em contrapartida, não foram detectados anticorpos contra *B. vinsonii* ssp. *berkhoffii* no soro de cães do Canadá, utilizando a mesma plataforma de AF indireto.[162] É importante assinalar que o único caso relatado até hoje de infecção por *B. vinsonii* ssp. *berkhoffii* do genótipo intravenoso IV ocorreu em um cão com endocardite no oeste do Canadá.[108] Os autores (EBB e BBC) também detectaram o genótipo IV em um cão com endocardite no Colorado, sugerindo que esse genótipo pode ser prevalente no oeste dos EUA e no Canadá. Mais provavelmente, esse genótipo distinto tem um hospedeiro reservatório exclusivo e ainda não caracterizado, bem como o modo de transmissão indeterminado nos cães. A soroprevalência, utilizando antígenos de *B. vinsonii* ssp. *berkhoffii*, foi de 10% (4 de 40 cães) em cães de Israel com suspeita de doença transmitida por carrapatos e de 36% em cães de Tailândia com febre e trombocitopenia, muitos dos quais tinham anticorpos concomitantes contra *E. canis*.[14,370] Esses resultados sugerem que, durante a guerra do Vietnã, cães com erliquiose podem ter sido infectados concomitantemente por *B. vinsonii* ssp. *berkhoffii*. O advento da bartonelose exigirá certa reavaliação de relatos pregressos de doenças associadas à erliquiose em cães. Utilizando um ensaio imunossorvente ligado à enzima, 35% de 869 amostras obtidas de coiotes na Califórnia tiveram anticorpos dirigidos contra antígenos de *B. vinsonii* ssp. *berkhoffii*.[79] Os coiotes propagaram-se por grande parte da América do Norte e podem servir como importante reservatório natural de carrapatos vetores transmitindo *B. vinsonii* ssp. *berkhoffii* diretamente a animais de estimação ou seres humanos por meio de mordeduras ou arranhaduras. No Marrocos, a soroprevalência geral de *B. vinsonii* ssp. *berkhoffii* foi de 38% (56 de 147 cães testados).[79] A maior parte dos animais soropositivos foram cães de rua de Rabat (36%, 8 de 22) e Khenifra (47%, 47 de 101). Em contrapartida, anticorpos contra antígenos de *B. vinsonii* ssp. *berkhoffii* foram detectados raramente entre cães de companhia em Rabat (4%, 1 de 24), sugerindo mais uma vez que os cães com exposição mais extensa a vetores correm risco de infecção. *B. vinsonii* ssp. *berkhoffii* também foi isolada de 2 cães na China.[256] Com base na amplificação da PCR e no sequenciamento do DNA, *B. vinsonii* ssp. *berkhoffii*, *B. rochalimae* e uma nova espécie de *Bartonella* foram identificadas em amostras de sangue de cães na Grécia e na Itália.[189] Esses dados indicam que a exposição à *B. vinsonii* ssp. *berkhoffii* pode ser encontrada em grande parte dos EUA e na maioria das regiões tropicais e subtropicais do mundo, e que cães expostos à *E. canis* em algumas regiões têm maior probabilidade de exposição a *B. vinsonii* ssp. *berkhoffii*. As taxas de soropositividade em cães são mais altas nas regiões tropicais e áreas costeiras com altos níveis de precipitação.

Com base nas evidências disponíveis, *B. vinsonii* ssp. *berkhoffii* foi considerada como a espécie de *Bartonella* mais frequente que provoca doença em cães. Todavia, essa confusão parece ser prematura, visto que o soro de cães geralmente não tem sido submetido à triagem sistemática contra um grande painel de antígenos de espécies de *Bartonella*, e foi realizado um número limitado de ensaios de PCR ou hemoculturas otimizadas. Na maioria das regiões geográficas, a soroprevalência de *B. henselae* em cães ultrapassa a da *B. vinsonii* ssp. *berkhoffii*. Estudos realizados no Havaí,[121] no Reino Unido,[17] no Japão,[365] e terras comunais de Zimbábue[214] identificaram uma soroprevalência de *B. henselae* de 6,5% (2 de 31 gatos), 3,0% (3 de 100 cães), 7,7% (4 de 52 cães) e 14% (32 de 228 cães), respectivamente.[66,121,340] No laboratório de um dos autores (EBB), a soroprevalência de *B. henselae* foi, respectivamente, de 10% e 28% em populações de cães sadios e enfermos do sudeste dos EUA, e de 17% na população geral de cães da Espanha.[367,368] De todas as regiões dos EUA, esse laboratório teve resultados globais positivos de anticorpos séricos de 3,4% de 9.030 cães clinicamente doentes.[47] Na Itália, a soroprevalência de *B. henselae* foi de 6% (23 de 381) dos cães no norte da Itália e de 28% (58 de 205) no distrito de Sassari, Sardenha.[123,320] No estudo realizado no distrito de Sassari, não houve diferença estatística na soroprevalência de *B. henselae* em gatos, em comparação com cães. Em um estudo conduzido na Tailândia, *B. clarridgeiae* foi isolada de um cão de uma amostra populacional de 296 cães de rua e 54 cães de companhia.[198] Resultados em evolução sugerem que os cães em todo o mundo podem ser infectados por *B. henselae* e *B. clarridgeiae*. Em um estudo realizado na Coreia, envolvendo 54 animais de estimação, o DNA de *B. henselae* foi amplificado a partir de amostras de sangue (16,6%), saliva (18,5%) e unhas (29,6%), enquanto *B. clarridgeiae* foi isolada de 9 de 54 cães, e 2 cães apresentaram coinfecção por *B. henselae* e *B. clarridgeiae*.[75,221] *B. henselae* e *B. clarridgeiae* também foram isoladas de 3 cães na África.[177] Tanto *B. henselae* quanto *B. clarridgeiae* são transmitidas por pulgas, sugerindo que os cães possam ser infectados por infestação por pulgas ou, de modo alternativo, pela mordida ou arranhadura de um gato infestado de pulgas ou infectado por *Bartonella*.

Um estudo relatou a ocorrência de *B. rochalimae* e *B. vinsonii* ssp. *berkhoffii* dos genótipos II e III em cães do sul da Itália e forneceu evidências por sequenciamento do DNA de uma espécie potencialmente nova de *Bartonella* sp. infectando cães na Grécia e na Itália.[189] Na Califórnia, raposas cinzentas (*Vulpes cineroargenteus*) parecem constituir o hospedeiro reservatório de *B. rochalimae*, as pulgas são consideradas o provável modo de transmissão entre as raposas, e, conforme assinalado anteriormente, essa espécie tem potencial patogênico nos seres humanos e nos cães.[169,239] A inoculação experimental de um microrganismo isolado humano patogênico produziu infecção permissiva em cães com nível mais alto de bacteriemia, em comparação com os níveis observados em cães e cobaias, sugerindo que o cão é um hospedeiro reservatório natural.[92] Foi isolada uma nova espécie de *Bartonella* de cães no sudeste dos EUA, que está geneticamente mais relacionada com *B. volans*.[263] Em seu conjunto, essas observações indicam que as espécies de *Bartonella* transmitidas por pulgas, que frequentemente infectam gatos, roedores ou outros animais, podem causar manifestações da doença quando transmitidas a cães. Ainda não foi comprovado se as pulgas, enquanto se alimentam de sangue, podem infectar um cão com qualquer espécie de *Bartonella* spp. Infelizmente, o modo de transmissão de qualquer espécie de *Bartonella* spp. a um cão ainda não foi confirmado em estudos laboratoriais de transmissão de vetores.[41,90] Embora *B. vinsonii* ssp. *berkhoffii* seja presumivelmente transmitida a cães pela picada de um carrapato infectado, esse modo de transmissão tampouco foi comprovado.[315] Com base em evidências clínicas empíricas, os cães podem ser infectados pela *B. henselae* por mordedura ou arranhadura de gato, de modo análogo à DAG nos seres humanos. Embora o DNA de *Bartonella* spp. tenha sido documentado em amostras de saliva obtidas de gatos e cães,[136,198] não foram comprovadas bactérias viáveis, e tampouco a saliva foi confirmada como fonte de infecção para animais e seres humanos.

Com base em estudos de infecção experimental em gatos, parece haver variabilidade na virulência entre cepas de *B. henselae* encontradas na natureza, sugerindo que as cepas mais virulentas provocarão doença mais grave em cães ou em seres humanos.[308] Além disso, alterações na virulência podem ser induzidas no laboratório durante a cultura *in vitro* do microrganismo, o que, na maioria dos casos, contribui para a diminuição da patogenicidade quando microrganismos que crescem em culturas são usados como inóculos em estudos de infecção experimental.[94,173,174,233,308] Por conseguinte, recomenda-se o uso do vetor natural para a transmissão de determinada espécie de *Bartonella* quando são realizados estudos de infecção experimental em cães para avaliar a patogenicidade, a virulência, o tratamento ou estratégias de vacinação.

Patogenia

Os mecanismos que facilitam a bacteriemia persistente por *Bartonella* em mamíferos não estão bem elucidados, após infecção por mordedura, arranhadura ou infestação por artrópodes, as espécies de *Bartonella* localizam-se nos eritrócitos e nas células endoteliais, constituindo estratégia potencialmente ímpar para a persistência das bactérias dentro dos vasos sanguíneos de hospedeiros reservatórios ou de espécies que não atuam como reservatórios.[97] A infecção *in vitro* de células progenitoras CD34+ humanas por *B. henselae* sugerem que essas bactérias são capazes de infectar as células da medula óssea, contribuindo para a infecção eritrocitária contínua.[269] Todavia, é provável que os estudos iniciais de pesquisa tenham enfatizado demasiadamente a localização intraeritrocitária de *Bartonella*.[229] O desenvolvimento de um modelo de roedor[118] forneceu a evidência inicial para sustentar o conceito de que essas bactérias são microrganismos primariamente endoteliotrópicos, capazes de colonizar a vascularização e induzir periodicamente bacteriemia recidivante.[92,356] Antes do desenvolvimento desse modelo de pesquisa, foi documentado um padrão recidivante de bacteriemia em gatos com infecção experimental por *B. henselae* por meio de transfusão sanguínea.[230] Não se sabe se ocorre um padrão recidivante de bacteriemia nos caes ou em pacientes humanos. Em seu conjunto, essas observações sugerem o sequestro periódico das bactérias em um ou mais tecidos, seguido de sua reentrada na rede vascular, com padrão recidivante de bacteriemia. A documentação de bacteriemia em um cão no qual o microrganismo pode não estar consistentemente dentro dos eritrócitos também permanece problemática. Do ponto de vista da bactéria, a colonização intracelular não hemolítica dos eritrócitos e a localização dentro das células endoteliais preservam a *Bartonella* para sua transmissão eficiente por vetores, protegem o microrganismo da resposta imunológica do hospedeiro, facilitam a propagação vascular disseminada por todos os tecidos do corpo e contribuem potencialmente para a eficácia diminuída dos antimicrobianos.[41,89,90]

Outros estudos *in vitro* indicam que as espécies de *Bartonella* possivelmente infectam os macrófagos, incluindo células dendríticas e da micróglia, monócitos e macrófagos teciduais.[90,300,356] A infecção dos fagócitos mononucleares possibilita a localização das espécies de *Bartonella* em tecidos lesados, como componente do processo inflamatório. Além disso, a infecção experimental de cães por *B. vinsonii* ssp. *berkhoffii* induziu imunossupressão, caracterizada por supressão duradoura dos linfócitos CD8+ do sangue periférico, acompanhada de alteração do fenótipo de superfície celular e aumento dos linfócitos CD4+ nos linfonodos periféricos.[311,313] Em virtude da diversidade de lesões e manifestações da doença atribuídas a essas bactérias em cães e seres humanos, as implicações clínicas relacionadas com a infecção intracelular, a localização nas células intracelulares e o transporte periódico por eritrócitos e macrófagos para novos locais dentro do corpo parecem variar entre os pacientes; todavia, esses fatores ainda estão pouco elucidados em nível experimental e, na maioria dos casos, não foram essencialmente investigados em pacientes animais ou humanos. Além disso, não foi relatada extensão pela qual a infecção por uma ou mais espécies de *Bartonella* contribui para a imunossupressão, predispondo os pacientes a infecções virais, bacterianas ou fúngicas oportunistas.

B. vinsonii ssp. *berkhoffii* foi repetidamente isolada de um cão durante o período de estudo de 15 meses; por conseguinte, provavelmente ocorre infecção crônica por *B. vinsonii* ssp. *berkhoffii* em

cães.[231] Partindo da suposição de que *B. vinsonii* ssp. *berkhoffii* provoca infecções crônicas intraeritrocitárias e das células endoteliais na maioria dos cães infectados, esse microrganismo é presumivelmente bem tolerado por cães durante um período extenso de tempo. À semelhança de outros patógenos intracelulares transmitidos por vetores e altamente adaptados, os fatores que, em última análise contribuem para que essas bactérias causem doença clínica ainda não estão, na maioria dos casos, definidos. Entretanto, é cada vez mais evidente que a administração de agentes imunossupressores para o tratamento da anemia hemolítica imunomediada (AHIM), da trombocitopenia imune ou do lúpus eritematoso sistêmico (LES) constitua um fator passível de facilitar o desenvolvimento de doença clínica em cães. Se a patogenia for semelhante à babesiose, um patógeno intraeritrocitário transmitido por carrapato, o estresse, o trabalho intenso, o parto, a vacinação ou a infecção concomitante por outros microrganismos podem contribuir para o desenvolvimento da doença. A coinfecção por *B. vinsonii* ssp. *berkhoffii* e *Babesia canis* foi diagnosticada em um cão idoso que apresentava histórico de trombocitopenia crônica, atividade aumentada das enzimas hepáticas, síncope e convulsões, que regrediram após tratamento especificamente direcionado contra as bactérias intracelulares e os protozoários eritrocitários, que residem na rede vascular.[377] No contexto da infecção crônica, após inoculação experimental de cães livres de patógenos específicos com *B. vinsonii* ssp. *berkhoffii* obtida de culturas, foi constatada a supressão duradoura dos linfócitos CD8+ do sangue periférico, acompanhada de alteração do fenótipo de superfície celular e aumento dos linfócitos CD4+ nos linfonodos periféricos.[300,311] Por conseguinte, a infecção por *B. vinsonii* ssp. *berkhoffii* e, potencialmente, por outras espécies de *Bartonella* pode induzir um grau de imunossupressão crônica passível de predispor os cães à infecção por outros agentes infecciosos ou ao desenvolvimento de manifestações da doença após a ocorrência de estresse (p. ex., vacinação ou cirurgia). Conforme descrito mais adiante, a infecção oculta por membros do gênero *Bartonella* parece induzir uma ampla variedade de manifestações clínicas em cães com infecção natural.

Embora a patogenicidade de *Bartonella* spp. em cães seja pouco caracterizada, ficou cada vez mais claro que outras espécies, além de *B. vinsonii* ssp. *berkhoffii*, podem infectar cães. De fato, *B. henselae*, e não *B. vinsonii* ssp. *berkhoffii*, constitui o microrganismo mais frequentemente isolado ou a espécie de *Bartonella* amplificada por PCR identificada em cães enfermos no Vector Borne Diseases Diagnostic Laboratory, na universidade do estado da Carolina do Norte, Raleigh, NC. Semelhante aos relatos em seres humanos, *B. henselae* foi amplificada e sequenciada do fígado de um cão com peliose hepática.[223] Trata-se de lesão patológica singular, induzida apenas pela infecção por *B. henselae* em seres humanos.[228] Além disso, o DNA de *B. henselae* foi amplificado de cão com hepatite granulomatosa,[158] lesão histopatológica descrita com alguma frequência em crianças infectadas por *B. henselae*.[149] Patologicamente importante, o DNA de *B. clarridgeiae* foi amplificado e sequenciado do fígado de um Doberman pinscher com doença de armazenamento do cobre, bem como das valvas aórticas de dois cães com endocardite valvar vegetativa.[60,126,212] Frequentemente as técnicas padronizadas de isolamento e PCR não são sensíveis quando usadas para a detecção diagnóstica dessas espécies de *Bartonella*, a não ser que a PCR seja utilizada para infecção localizada, como endocardite, ou que o cão esteja terapeuticamente imunossuprimido, o que parece aumentar o nível de DNA de *Bartonella* no sangue dos animais infectados.[99,158] *B. elizabethae*, uma espécie que infecta roedores, foi amplificada por PCR e sequenciada a partir de uma amostra de sangue em EDTA obtida de um cão que apresentou perda de peso crônica, culminando em morte súbita inexplicável.[291]

O grau com que a infecção por *B. vinsonii* ssp. *berkhoffii* influencia a fisiopatologia da erliquiose, doença de âmbito histórico muito mais longo, merece reavaliação crítica (ver Capítulo 26). Por exemplo, a infecção por *B. vinsonii* ssp. *berkhoffii* em cães que apresentam infecção concomitante por *E. canis* provavelmente contribua para a tendência ao desenvolvimento de epistaxe.[52] A coinfecção por esses dois microrganismos também apresenta relevância clínica, visto que a doxiciclina, o fármaco preferido para o tratamento da erliquiose, não parece eliminar eficazmente a infecção por *B. vinsonii* ssp. *berkhoffii* em muitos cães tratados, apesar da administração de ciclos prolongados de tratamento. Se *R. sanguineus* estiver envolvido, como se suspeita, na transmissão da *B. vinsonii* ssp. *berkhoffii* entre cães, parece haver diferenças importantes que não estão totalmente eluci-dadas na prevalência de *E. canis* e de *B. vinsonii* ssp. *berkhoffii* entre as populações de carrapatos encontradas em várias regiões do mundo. Em algumas regiões tropicais e subtropicais, como Granada e sul do Brasil, a exposição à *B. vinsonii* ssp. *berkhoffii* é infrequente, a des-peito das altas taxas de soroprevalência de *E. canis* e das infestações frequentes por *R. sanguineus*.[127,399] Na medicina, tanto canina quanto humana, há uma preocupação semelhante no achado de cossegre-gação de *Borrelia burgdorferi*, *Anaplasma phagocytophilum*, *Babesia microti* e *B. vinsonii* ssp. *arupensis* ou *B. vindonii ssp. berkhoffii* em carrapatos *Ixodes scapularis* no nordeste, centro-norte, noroeste e oeste dos EUA. As evidências em evolução cada vez mais sustentam a transmissão de *B. henselae* e potencialmente de outras espécies de *Bartonella* por *I. scapularis*, *Ixodes pacificus* e *I. ricinus*.[31] A possi-bilidade de transmissão por carrapatos também foi confirmada por estudos conduzidos na Califórnia, que constataram alta prevalência de bacteriemia por *B. vinsonii* ssp. *berkhoffii* em coiotes e DNA do microrganismo em *I. pacificus* na mesma região.[76,79] As diferenças regionais nas espécies de carrapatos, acompanhadas por diferenças nas bactérias, vírus e protozoários transmitidos por esses carrapatos, criam desafios substanciais para o veterinário no que concerne ao diagnóstico e tratamento clínico desses microrganismos transmiti-dos por vetores.

Em uma perspectiva evolutiva, é evidente que os vetores, os orga-nismos transmitidos por vetores e os hospedeiros animais e huma-nos desenvolveram uma forma de interação altamente adaptada. Em geral, os vetores necessitam de sangue para a sua nutrição, as bacté-rias, as riquétsias e os protozoários precisam de um ambiente intra-celular para sobreviver. Do ponto de vista imunológico, a maioria dos hospedeiros parece ter a capacidade de suportar infecção crônica ou numerosos microrganismos transmitidos por vetores durante meses a anos, sem quaisquer efeitos deletérios óbvios. Esses fatores são importantes para o clínico, quando este procura entender a patogenia da bartonelose em cães e servem para ilustrar a dificuldade potencial em estabelecer a etiologia da doença em cães ou seres humanos coin-fectados por múltiplos patógenos transmitidos por carrapatos.

Achados clínicos

As infecções por *Bartonella* spp. estão sendo reconhecidas com fre-quência cada vez maior em cães, devido à disponibilidade de técnicas diagnósticas mais sofisticadas.[83,127,129,136] As infecções por *Bartonella* em cães, assim como nos seres humanos, são caracterizadas por ampla variedade de sinais clínicos, relacionados com o comprome-timento de muitos sistemas orgânicos (Boxe 52.2). Isso talvez seja devido à natureza endoteliotrópica dessas bactérias e ao fato de que os microrganismos intracelulares localizados dentro da rede vascular possivelmente possam ser redistribuídos por todo o corpo por meio de seu transporte nos eritrócitos e macrófagos. Assim como nos seres humanos, podem ocorrer lesões no SNC,[112,288] nos olhos,[292] na cavidade nasal,[312] no endocárdio,[54] no miocárdio,[48] no fígado,[158,223] nos linfonodos,[138,312] nas articulações,[128,190,288] na pele e nos tecidos subcutâneos.[112,288,312] Nos cães, o espectro clínico da infecção por *Bartonella* aparentemente é muito variável, incluindo desde infec-ções subclínicas crônicas até doenças prolongadas, acompanhadas

---

Boxe 52.2 | **Problemas clínicos associados a infecções por *Bartonella* em cães**

B. vinsonii ssp. berkhoffii
Endocardite[a]
Arritmias cardíacas[a]
Miocardite[a]
Poliartrite[a]
Rinite granulomatosa
Uveíte anterior
Cloriorretinite[a]
Meningoencefalite[a]
Anemia/trombocitopenia [a]

B. henselae
Peliose hepática[a]
Hepatite granulomatosa[a]
Linfadenite piogranulomatosa generalizada[a]
Paniculite
Endocardite[a]
Poliartrite[a]
Derrames idiopáticos

Outras espécies de *Bartonella* spp. (*B. clarridgeiae*, *B. washoensis*, *B. elizabethae*, *B. quintana*)
Endocardite[a]
Doença hepática
Perda de peso

[a] Indica manifestações da doença relatadas em cães e seres humanos.

---

de letargia e perda de peso como únicas anormalidades descritas. *B. vinsonii* ssp. *berkhoffii*, *B. henselae*, *B. clarridgeiae*, *B. washoensis*, *B. quintana*, *B. rochalimae* e *B. elizabethae* foram identificadas como agentes patogênicos em cães.[41,90] *B. vinsonii* ssp. *berkhoffii* foi a pri-meira espécie de *Bartonella* a ser isolada de um cão com endocar-dite.[54,190] Retrospectivamente, a administração prolongada de doses imunossupressoras de glicocorticoides para diagnóstico presuntivo de LES (resultado positivo para anticorpo antinuclear [ANA; do inglês, *antinuclear antibody*]) pode ter facilitado o isolamento do tipo original de cepa de *B. vinsonii* ssp. *berkhoffii* desse cão e contribuído para o desenvolvimento final de endocardite. Subsequentemente, foi constatada associação estatística entre a reatividade do ANA e a sororreatividade para antígenos de *B. vinsonii* ssp. *berkhoffii*, *E. canis* e *R. rickettsii* no soro de cães.[364] Em relatos de casos humanos, a admi-nistração de glicocorticoides para diagnóstico de granulomatose de Wegener precedeu o desenvolvimento de endocardite por *B. henselae*, conforme observado com *B. vinsonii* ssp. *berkhoffii* no cão descrito anteriormente.[376] Em seu conjunto, esses achados indicam vários fatores clinicamente importantes e de relevância potencial para um determinado paciente. Em primeiro lugar, a imunossupressão de um cão ou de um ser humano infectado por *Bartonella* pode predispor o indivíduo ao desenvolvimento de endocardite e de outras seque-las potencialmente graves da progressão da infecção. Em segundo lugar, pode haver superposição substancial entre as manifestações clínicas e hematológicas da endocardite e bacteriemia e da doença autoimune, LES. Em cães com endocardite, pode-se documentar poliartrite, trombocitopenia, anemia, glomerulonefrite e ANA, que constituem características essenciais do LES. Por fim, é possível que a exposição ou a infecção crônica por múltiplos microrganismos transmitidos por vetores, como *B. vinsonii* ssp. *berkhoffii*, *E. canis* e *R. rickettsii*, predisponha ao desenvolvimento de ANA em alguns cães.[364] Essa última sugestão não é sem precedente, visto que moti-vos da citosina-fosfato-guanosina (CPG; do inglês, *cytosine-phos-phate-guanosine*) no DNA bacteriano são muito semelhantes aos da CPG no DNA de mamíferos (cães e seres humanos); por conseguinte, anticorpos dirigidos contra motivos de CPG bacterianos podem exibir reação cruzada com antígenos nucleares de mamíferos durante a pesquisa de ANA.[321] *B. vinsonii* ssp. *berkhoffii* tem sido cada vez mais identificada como causa importante de endocardite com cultura negativa, que pode resultar em arritmias cardíacas, miocardite e insuficiência cardíaca em cães (Figura 52.10).* Ocorre endocardite associada à *B. vinsonii* ssp. *berkhoffii* em cães de raça grande com predisposição ao comprometimento da valva aórtica. Entretanto, 20% dos casos envolvem a valva mitral ou várias valvas. Em alguns cães, o diagnóstico de endocardite pode ser precedido de vários meses por claudicação intermitente, dor óssea, epistaxe ou febre de origem indeterminada, enquanto outros cães apresentam progressão aguda de sinais e rápida descompensação cardiopulmonar. A infecção por *B. vinsonii* ssp. *berkhoffii* foi diagnosticada em cães que desenvolveram angústia respiratória aguda, exigindo suporte ventilatório.[363] As radiografias obtidas não foram clássicas de edema pulmonar cardiogênico, e outros exames complementares confirmaram endocardite valvar. Possivelmente ocorra desenvolvimento de edema pulmonar grave agudo, exigindo suporte ventilatório e terapia antimicrobiana rigorosa, em alguns cães infectados por *B. henselae* ou *B. vinsonii* ssp. *berkhoffii*. Além do edema pulmonar, arritmias cardíacas em consequência de miocardite podem ser detectadas em cães sem qualquer evidência ecocardiográfica de endocardite.[48] Em um estudo de 14 cães com bradiarritmias cardíacas, 4 tiveram títulos séricos elevados para *Bartonella* spp., sugerindo que a miocardite infecciosa tenha sido responsável pelo distúrbio de condução.[374a]

Bartonella vinsonii ssp. *berkhoffii* e *B. henselae* podem induzir inflamação granulomatosa em um único tecido ou em múltiplos sistemas orgânicos.[158,295,312,352] O DNA de *Bartonella* foi amplificado a partir de amostras de tecidos de cães com paniculite granulomatosa acompanhada de poliartrite e meningite.[112,288] A linfadenite granulomatosa induzida por *Bartonella*, acometendo o linfonodo submandibular esquerdo, foi diagnosticada em um cão, com base na sororreatividade para antígenos de *Bartonella vinsonii* ssp. *berkhoffii*, na observação das bactérias coradas pela prata de Warthin-Starry dentro do linfonodo (Figura 52.11) e na amplificação por PCR seguida de hibridização Southern.[312] Sete dias antes do aumento do linfonodo, os proprietários retiraram da orelha esquerda um carrapato ingurgitado. O caso desse cão fornece a melhor evidência clínica, até o

*Referências 70, 108, 259, 316, 363, 372.

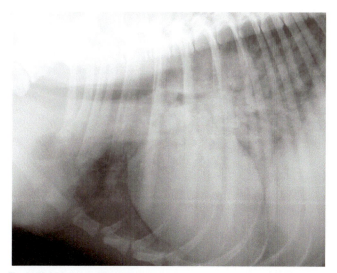

Figura 52.10 Edema pulmonar peri-hilar e cardiomegalia por insuficiência cardíaca induzida por insuficiência aórtica em um cão com endocardite causada por *Bartonella vinsonii* ssp. *berkhoffii*. (Fotografia de Craig Greene © 2004 University Georgia Research Foundation Inc.)

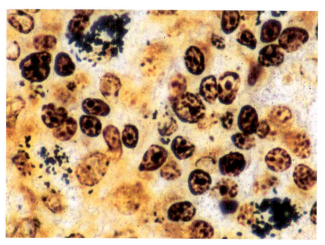

Figura 52.11 Linfadenite granulomatosa em um cão com *Bartonella vinsonii* ssp. *berkhoffii*. Os cocos bacilos estão agrupados entre elementos linfoides (prata de Warthin-Starry, 200×). (Cortesia de T. Brown e E. Breitschwerdt, North Carolina State University, Raleigh, NC.)

momento, de que os carrapatos podem transmitir *Bartonella* spp. a cães e potencialmente aos seres humanos. Apesar das controvérsias e da falta de comprovação, foram relatadas evidências que sustentam a possibilidade de transmissão de espécies de *Bartonella* por carrapatos.[31] A linfadenite granulomatosa que ocorreu nesse cão após fixação do carrapato pode ser análoga à bartonelose aguda (DAG) nos seres humanos, em que a arranhadura ou mordida de um gato injeta os inóculos (habitualmente *B. henselae*), em comparação com a inoculação pela picada de um carrapato. *Bartonella vinsonii* ssp. *berkhoffii* foi identificada em um cão com doença granulomatosa disseminada fatal acometendo o baço, o coração, os linfonodos, o omento, o fígado, os rins, os pulmões, o mediastino e as glândulas salivares.[352] *B. henselae* foi amplificada e sequenciada dos linfonodos de cães com linfadenite granulomatosa generalizada[297] e do tecido hepático em um cão com peliose hepática[223] e de outro cão com hepatite granulomatosa.[158] Esses relatos de casos antecederam o reconhecimento da possibilidade da transferência de DNA de *Bartonella* no equipamento de laboratório durante a necropsia ou processamento histológico de amostras de animais,[380] de modo que a contaminação das amostras durante a manipulação ou processamento dos tecidos antes da análise por PCR não pode ser totalmente eliminada.

Bartonella vinsonii ssp. *berkhoffii* foi isolada em meio de crescimento de α-proteobactérias para *Bartonella* (BAPGM, de *Bartonella* α *proteobacteria growth medium*; ver *Diagnóstico*, mais adiante) do sangue de um cão tratado com doses imunossupressoras de prednisona e azatioprina para pancitopenia, que aparentemente resultaram em predisposição ao desenvolvimento de angiomatose bacilar.[400] Os esforços para documentar infecção concomitante por *B. henselae* ou *B. quintana*, que constituem causas conhecidas de angiomatose bacilar em pacientes humanos, não tiveram sucesso. De modo semelhante à angiomatose bacilar em seres humanos infectados pelo HIV,[228] os microrganismos foram observados nas lesões cutâneas com o uso de corante de prata, e o DNA de *Bartonella vinsonii* ssp. *berkhoffii* foi amplificado diretamente das lesões angiomatosas. Conforme assinalado anteriormente, o microrganismo foi obtido por hemocultura em momento diagnóstico diferente. Após tratamento antibacteriano, houve regressão das lesões vasculares, assim como da pancitopenia, que provavelmente foi secundária ao hiperesplenismo. Apesar de sua ocorrência infrequente, os clínicos precisam ter cautela quando utilizam agentes imunossupressores em pacientes com bartonelose oculta.

Com base em evidências sorológicas, *Bartonella vinsonii* ssp. *berkhoffii* e *B. henselae* podem contribuir para o desenvolvimento de lesões dermatológicas sugestivas de vasculite cutânea, uveíte anterior, poliartrite, meningoencefalite, AHIM e trombocitopenia imune.[49,161,190,315] A claudicação e a poliartrite neutrofílica estão entre as anormalidades mais prevalentes em cães com infecção por *Bartonella*.[49,161,10,315] A esplenomegalia também foi associada estatisticamente à sororreatividade para *Bartonella* em um desses estudos.[190] Foi documentada uma coinfecção por *B. henselae* e *Bartonella vinsonii* ssp. *berkhoffii* no sangue e no líquido sinovial em um cão em múltiplas ocasiões por meio de cultura utilizando BAPMG.[128] O cão foi inicialmente examinado devido à claudicação, e foi constatada trombocitopenia e, por fim, poliartrite neutrofílica. Esse cão não demonstrou qualquer melhora clínica após ciclos repetidos e prolongados de azitromicina e marbofloxacino. Durante o período de monitoramento, a doença articular evoluiu de poliartrite não erosiva para erosiva, caracterizada por grave frouxidão articular e instabilidade, resultando em deformidade dos membros distais.[128] Foi também relatado o diagnóstico clínico ou citológico de poliartrite neutrofílica em cães precedendo o diagnóstico de endocardite por *Bartonella*.[54,372] Estudos futuros terão como foco a frequência com que essas bactérias induzem claudicação por meio de infecção intra-articular direta, em comparação com a lesão imunomediada indireta. Serão necessárias pesquisas adicionais utilizando estudos de controle de casos cuidadosamente planejados para estabelecer a frequência e a extensão com que espécies de *Bartonella* contribuem para anormalidades oculares, ortopédicas, neurológicas, cardiovasculares e hematológicas em cães.

Tanto *Bartonella vinsonii* ssp. *berkhoffii* quanto *B. henselae* foram isoladas de transudatos, transudatos modificados e derrames quilosos obtidos do tórax ou do abdome de cães com derrames cavitários idiopáticos.[83] *Bartonella vinsonii* ssp. *berkhoffii* e *B. henselae* também foram isoladas em BAPGM do sangue e de um seroma maciçamente aumentado após lesão traumática aguda.[128] Embora não se tenha estabelecido o papel etiológico da *Bartonella* no desenvolvimento de edema, seroma ou doença com derrame, a existência de bactérias viáveis nesses compartimentos de líquido extracelular pode complicar o tratamento clínico de cães que apresentam doença com derrame, particularmente quando se utiliza a terapia imunossupressora.

Diagnóstico

A exemplo de outros patógenos intracelulares que induzem infecção crônica em cães após transmissão por vetores, incluindo *E. canis*, *Babesia canis*, *Babesia gibsoni* e *Leishmania infantum* a confirmação diagnóstica de infecção ativa por *Bartonella* spp. em cães pode representar um grande desafio. Como as espécies de *Bartonella* induzem infecção crônica intraeritrocitária, intravascular e potencialmente linfática,[83,136] deve-se considerar o diagnóstico de bartonelose canina (i. e., infecção ativa por *Bartonella* sp.) em associação a um espectro diverso de anormalidades clinicopatológicas.

Achados clinicolaboratoriais

Até o momento, as anormalidades hematológicas, bioquímicas e urinárias indicadoras de infecções por *Bartonella* spp. em cães não foram bem caracterizadas. Claramente, alguns cães infectados não apresentam nenhuma anormalidade ou terão apenas anormalidades laboratoriais muito discretas e inespecíficas. A trombocitopenia foi implicada em associação a infecções por *Bartonella vinsonii* ssp. *berkhoffii* e *B. henselae* em cães.[54,161,364,377] Em um estudo que incluiu cães sororreativos para antígenos de *Bartonella vinsonii* ssp. *berkhoffii*, as anormalidades hematológicas mais comumente detectadas incluíram trombocitopenia, anemia, que consistiu frequentemente em AHIM, e neutropenia ou leucocitose neutrofílica.[49] Ocorreu trombocitopenia em cerca da metade dos cães, e foi constatada eosinofilia em aproximadamente um terço dos cães com manifestações da doença. A documentação de eosinofilia em um cão sem parasitos internos e externos ou evidências de doença cutânea ou pulmonar

deve levar à consideração de bartonelose.[49] Além disso, pode ocorrer monocitose em cães infectados por *Bartonella vinsonii* ssp. *berkhoffii* e por *B. henselae*, particularmente naqueles com endocardite. A hemoglobinúria, geralmente não acompanhada de hematúria, constituiu achado frequente, particularmente em cães com AHIM.[49] Embora se tenha constatado atividade aumentada das enzimas hepáticas (fosfatase alcalina, alanina aminotransferase, γ-glutamiltransferase) em alguns cães, as anormalidades na bioquímica do soro são habitualmente muito leves ou inexistentes.

Imagens radiográficas

Cães infectados por *B. henselae* podem exibir lesões císticas hipoecoicas em órgãos parenquimatosos (Figura 52.12) nas infecções por *Bartonella vinsonii* ssp. *berkhoffii* e por *B. henselae*; a endocardite valvar leva à insuficiência cardíaca, com comprometimento mais frequente do lado esquerdo. Verifica-se o desenvolvimento de edema pulmonar em casos de insuficiência avançada (ver Figura 52.10). As alterações ecocardiográficas consistem em vegetações valvares, e pode-se observar regurgitação do fluxo no Doppler colorido (Figura 52.13).

Sorologia

A detecção de anticorpos contra *Bartonella* spp. por ensaio imunossorvente ligado à enzima ou AF indireto, isolamento bacteriano e amplificação do DNA de *Bartonella* spp. por PCR diretamente de amostras do paciente têm limitações diagnósticas substanciais que precisam ser consideradas na interpretação dos resultados. Por motivos ainda não esclarecidos, a reatividade dos anticorpos contra os antígenos respectivos só é detectada após AF indireto em 50% dos cães e seres humanos nos quais é possível documentar infecção ativa por *Bartonella vinsonii* ssp. *berkhoffii* e *B. henselae*.[83,136] Tipicamente, as espécies de *Bartonella* spp. crescem em várias linhagens celulares para a realização do teste de AF indireto, processo passível de alterar o reconhecimento de antígenos de superfície desse microrganismo quando são examinadas amostras do paciente. Independentemente da causa, a pesquisa de anticorpos em cães e pacientes humanos é altamente insensível, e, quando identificados, os anticorpos só podem ser usados para inferir a exposição prévia a uma espécie de *Bartonella* spp. No entanto, com menos frequência, os gatos também podem ter resultados negativos no teste de anticorpos, apesar da infecção por *Bartonella henselae* (ver *Bartonelose felina*).[249] A extensão precisa com que cães sororreativos são ativamente infectados não é conhecida, visto que os estudos para caracterizar definitivamente o nível

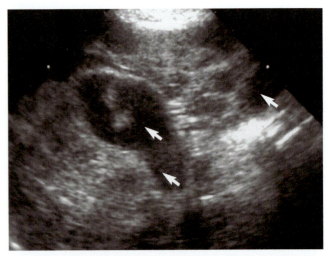

Figura 52.12 Aspecto na ultrassonografia no fígado de cão com peliose hepática associada à infecção por *Bartonella henselae*, mostrando áreas hipoecoicas (*setas*) que representam peliose vascular. (Cortesia de Barbara Kitchell, University of Illinois, Urbana, IL.)

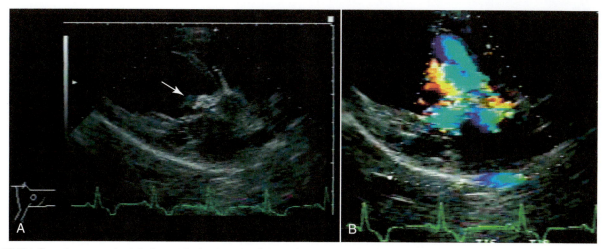

Figura 52.13 A. Ecocardiograma mostrando lesão vegetativa (*seta*) na valva aórtica de cão com endocardite aórtica por *Bartonella vinsonii* ssp. *berkhoffii* e por *B. henselae*. **B.** Doppler colorido do mesmo cão, mostrando a regurgitação do fluxo sanguíneo de vazamento da valva aórtica. (Fotografia de Clay Calvert © 2004 University of Georgia Research Foundation Inc.)

de sensibilidade entre títulos de anticorpos positivos e a confirmação de infecção ativa em cães têm sido limitadas. Entretanto, como anticorpos contra antígenos de *Bartonella vinsonii* ssp. *berkhoffii* são raramente detectados (menos de 4%) em uma população de cães de referência doentes ou sadios (menos de 1%), a detecção de anticorpos contra *Bartonella vinsonii* ssp. *berkhoffii* em um cão doente apresenta forte evidência clínica de exposição prévia ou de infecção potencialmente ativa por esse microrganismo.[315] Como confirmação adicional da alta especificidade do teste de anticorpo AF indireto para *Bartonella vinsonii* ssp. *berkhoffii*, não foi constatada ocorrência de reatividade em cães doentes no Canadá[162] ou em cães expostos a *E. canis* no Brasil.[127] Por esse motivo, deve-se recomendar o tratamento de cães sororreativos para *Bartonella vinsonii* ssp. *berkhoffii* ou de cães nos quais se detecta o DNA de *Bartonella* spp. no sangue ou em amostras de tecido. Todavia, sempre que possível, quando os cães apresentam títulos elevados de anticorpos na triagem inicial para infecção, recomenda-se a realização subsequente de cultura e PCR para documentar infecção ativa antes do tratamento. O título de 64 ou mais é considerado indicação prévia ou infecção ativa por *Bartonella vinsonii* ssp. *berkhoffii* ou *B. henselae* em cães.

É importante assinalar a existência de evidências que sustentam a reatividade cruzada sorológica entre antígenos de *B. henselae* e de espécies de *Rickettsia* em cães e em seres humanos.[368,373] Esse achado tem sido problemático para veterinários que recebem relatos de atividade de anticorpos séricos específicos contra *R. rickettsii* em cães, examinados por laboratórios comerciais que não incluem testes para anticorpos contra *Bartonella* spp. Esses cães, com frequência, respondem inicialmente à doxiciclina como tratamento recomendado para a febre maculosa das Montanhas Rochosas; todavia, em seguida, sofrem recidiva das anormalidades clínicas ou hematológicas durante o tratamento ou após a sua interrupção. Além disso, evidências sorológicas e moleculares indicam que a coinfecção de cães por espécies de *Ehrlichia*, *Babesia*, *Rickettsia* e *Bartonella* pode ser mais frequente do que se acreditava anteriormente.[127,232,377] Quando se avaliam cães doentes que apresentam histórico de exposição a carrapatos, os clínicos devem submeter esses animais a triagem utilizando ambas as modalidades de testes de anticorpos e moleculares, sempre que possível. Do ponto de vista diagnóstico, essa abordagem possibilita a avaliação simultânea de exposição e infecção ativa por um espectro de patógenos transmitidos por carrapatos. Como os testes confirmatórios para a identificação dos microrganismos não exibem sensibilidade de 100%, a determinação dos anticorpos continua sendo importante teste para diagnóstico que fornece ao clínico informações sobre exposição prévia a determinado patógeno.

Isolamento das bactérias

No hospedeiro reservatório natural, a bacteriemia crônica por uma espécie de *Bartonella* frequentemente pode ser detectada por hemocultura ou PCR em indivíduos externamente sadios.[41,89,90] Em contrapartida, a identificação do diagnóstico de *Bartonella* spp. em hospedeiro não reservatório adaptado, como o cão, pode ser extremamente difícil, em virtude dos baixos níveis de bacteriemia.[137] Diferentemente da facilidade de isolamento em cães infectados por *B. henselae*, a documentação de infecção ativa por uma espécie de *Bartonella* por meio de cultura direta do sangue ou de outras amostras para diagnóstico (líquido cerebrospinal [LCS], líquido articular ou derrame cavitário) de cães ou pacientes humanos doentes, inoculadas em placas de ágar-sangue, demonstrou ser muito insensível.[137]

Detecção de ácido nucleico

À semelhança da pouca sensibilidade associada à cultura em placas de ágar-sangue, a amplificação do DNA de *Bartonella* spp. por PCR após extração direta de amostras de sangue ou de líquido de pacientes também é relativamente insensível, em grande parte devido ao baixo nível de bactérias tipicamente encontrado em amostras diagnósticas (Tabela 52.1).[5,83,137] A administração prévia de agentes imunossupressores ou quimioterápicos para o câncer parece aumentar a bacteriemia por *Bartonella* até o nível que melhore a probabilidade de detectar sequências de DNA específicas do microrganismo por PCR, enquanto a administração de alguns agentes antibacterianos antes da obtenção de amostras para cultura em BAPGM diminui a detecção.[54,161,400] Em virtude das limitações associadas às modalidades padronizadas de diagnóstico, foi desenvolvida uma nova plataforma de diagnóstico otimizada para a detecção molecular e o isolamento microbiológico de *Bartonella* spp. de amostras de pacientes animais e humanos.* O uso dessa abordagem diagnóstica continua modificando a compreensão do papel de várias espécies de *Bartonella* spp. como patógenos de importância humana e veterinária.

Cultura de pré-enriquecimento para *Bartonella*

Conforme descrito nos itens anteriores, o diagnóstico de infecção por *Bartonella* deve ser confirmado, de modo ideal, pela cultura do microrganismo a partir de amostras de pacientes obtidas com método asséptico, incluindo amostras de sangue, LCS, aspirado de linfonodos ou outros tecidos, derrames cavitários e exsudatos articulares ou

---

*Referências 26, 27, 57, 59, 61, 65, 113, 137, 164, 268.

oculares e de biopsias cirúrgicas. De modo alternativo, a PCR pode ser usada para amplificar diretamente sequências de DNA específicas dos microrganismos de várias amostras diagnósticas e tecidos, quando obtidos por biopsia cirúrgica. É evidente que o DNA de *Bartonella* pode ser amplificado a partir de tecidos, particularmente valvas cardíacas com infecção maciça, obtidos de cães ou seres humanos com endocardite por *Bartonella*. A sensibilidade da PCR é pouco caracterizada quando direcionada para um número potencialmente baixo dessas bactérias em tecidos parenquimatosos, tais como fígado, baço, rim ou músculo, tecidos que contêm altas concentrações de DNA do hospedeiro que interferem na amplificação do DNA da *Bartonella*-alvo. Além disso, conforme assinalado anteriormente, a contaminação cruzada pelo DNA – em necropsias ou laboratórios de processamento de histopatologia – em que são processadas diariamente inúmeras amostras de várias espécies animais, tem sido um problema para patologistas veterinários e pesquisadores de doenças infecciosas que utilizam amostras arquivadas e de biopsia obtida cirurgicamente e preparadas em parafina para teste de PCR.[380] Em virtude da alta prevalência da bacteriemia por *Bartonella* (alcançando até 100% da população em estudo) em gatos, vacas e várias espécies de pequenos mamíferos e roedores, submetidos rotineiramente à necropsia por patologistas veterinários, a transferência de sangue ou líquidos infectados por *Bartonella* de um caso de necropsia (ou de biopsia) para o próximo constitui um problema inerente, que deverá ser considerado de modo prospectivo se os tecidos forem usados para fins de diagnóstico molecular.

Conforme descrito anteriormente no diagnóstico da bartonelose felina, *B. henselae* e *B. clarridgeiae* frequentemente podem ser isoladas de modo eficaz do sangue de gatos utilizando placas de ágar-sangue padronizadas, incubador com alto nível de CO_2 e tempo de intubação prolongado (2 a 6 semanas); todavia, o isolamento de espécies de *Bartonella* de amostras de sangue de cães, cavalos ou seres humanos utilizando a mesma abordagem é muito insensível, principalmente devido ao baixo nível de bacteriemia que ocorre durante a infecção persistente nessas espécies. Para superar essas limitações de detecção de microrganismos, foi desenvolvido um novo meio de cultura líquido com base em insetos e quimicamente modificado (BAPGM) que sustenta o crescimento, incluindo cocultura de pelo menos 7 espécies de *Bartonella*.[265] Foi desenvolvida uma plataforma de diagnóstico singular, que combina cultura de pré-enriquecimento utilizando BAPGM, seguida de ensaio de PCR altamente sensível (com sensibilidade de 0,5 cópia de genoma bacteriano por mililitro de amostra de modelo de DNA) direcionado para a região ITS 16S-23S ou Pap31, um gene associado a bacteriófago.[261,262] Essa abordagem possibilitou a caracterização e quantificação da infecção por *Bartonella* no sangue,[12a,57,59,60] LCS,[59] líquidos aquosos[265] e articulares,[128] seroma,[128] transudatos e transudatos modificados de cães com derrames cavitários idiopáticos[83] e amostras de biopsia de tecidos obtidas em cirurgia. Existe um número cada vez maior de indicações diagnósticas potenciais para o clínico quando se considera a realização de teste para *Bartonella* (Boxe 52.3). O aspecto mais importante é o fato de que o uso desse meio de crescimento de enriquecimento antes do ensaio da PCR confirmou que os pacientes humanos imunocompetentes, em particular veterinários e técnicos veterinários, podem apresentar infecções intravasculares crônicas por *Bartonella* spp.[57,59,60,142]

A plataforma diagnóstica com BAPGM é trabalhosa e demorada; tendo em vista que o tempo de duplicação de espécies de *Bartonella* spp. é de aproximadamente 24 h, é frequentemente necessária cultura com enriquecimento para aumentar o número de bactérias até um nível detectável. Para cada amostra, o DNA é extraído diretamente da amostra para amplificação por PCR, e, ao mesmo tempo, uma parte da amostra obtida de modo asséptico é inoculada em meio de crescimento de pré-enriquecimento líquido BAPGM. Após incuba-

---

Boxe 52.3 | Problemas clinicolaboratoriais que justificam considerar a pesquisa de infecção por Bartonella em cães

Lesões inflamatórias granulomatosas
Linfadenopatia reativa inexplicável
Endocardite
Miocardite
Poliartrite
Anemia hemolítica imunomediada
Trombocitopenia imunomediada
Eosinofilia
Esplenomegalia
Epistaxe
Derrames cavitários idiopáticos
Doença neurológica inexplicável
Febre de origem indeterminada
Vasculite
Hepatite crônica

ção durante pelo menos 7 dias em cultura líquida, o DNA é novamente extraído em amostra de enriquecimento para ensaio de PCR, e, ao mesmo tempo, efetua-se subcultura pela subinoculação do meio líquido em placa de ágar. Em seguida, a placa de ágar é incubada por um período de até 5 semanas. Se houver crescimento bacteriano, o DNA é extraído para PCR de *Bartonella* spp. Quando se procura documentar infecção por *Bartonella* em várias espécies de animais e em seres humanos imunocompetentes, a combinação de cultura com BAPGM e ensaio da PCR tornou-se a plataforma preferida de pesquisa usada por laboratórios de referência (*www.galaxydx.com*; ver Boxe 52.1)

Quando comparada com métodos mais tradicionais, essa abordagem combinada facilita a detecção da infecção ativa em cães por pelo menos quatro espécies de *Bartonella* (*B. henselae*, *B. quintana*, *B. vinsonii* ssp. *berkhoffii* e *B. bovis*); entretanto, talvez de maior importância microbiológica comparativa, essa abordagem possibilitou o isolamento bem-sucedido de *B. henselae* (entre os únicos isolados clínicos caninos até o momento) de numerosas fontes de amostras obtidas de cães com doença clínica. Em alguns cães, o DNA de *Bartonella* pode ser amplificado a partir de amostras de sangue anticoagulado com EDTA com de outras amostras diagnósticas, porém a inoculação do BAPGM não resulta em crescimento de pré-enriquecimento nem no isolamento subsequente de espécies de *Bartonella* infectantes por meio de subcultura em placa de ágar. Essa discrepância está frequentemente relacionada com a administração de agentes antibacterianos antes de combater a amostra diagnóstica para cultura de enriquecimento com BAPGM. Sempre que possível, tal situação deve ser evitada. Para impossibilitar esse possível resultado falso-negativo, a PCR direta da amostra original do paciente é sempre utilizada como componente da plataforma do teste. Em outros casos, pode haver quantidade insuficiente de bactérias viáveis na amostra, levando a falta de proliferação de bactérias no BAPGM até níveis passíveis de detecção pela PCR (p. ex., a impossibilidade de obter a quantidade mínima de 500 bactérias por mililitro de meio líquido leva ao resultado negativo da PCR). Essas observações ressaltam a importância da coleta apropriada da amostra de modo asséptico e a refrigeração e conservação imediatas das amostras antes do teste com BAPGM. O procedimento do BAPGM leva ao crescimento de numerosas outras bactérias, incluindo flora cutânea, bactérias exigentes do ambiente e bactérias intravasculares não caracterizadas e com possibilidade de serem altamente exigentes, cujo potencial patogênico permanece desconhecido.[71,323] Devido ao tempo de incubação prolongado dessa plataforma de teste diagnóstico e ao risco de contaminação, é preciso ter cuidado com o uso da coleta asséptica (cortar os pelos, uso de novas bolas de algodão, soluções recentes para preparo cirúrgico, nenhum contato com a agulha ou o local de coleta).

O uso de BAPGM poderá ser futuramente útil para resolver alguns dos enigmas envolvidos nas infecções por *Bartonella*. Em um estudo anterior ao uso do BAPGM, não foi obtida evidência sorológica ou genética para confirmar o possível papel das espécies de *Bartonella* em cães com rinite plasmocitária linfocitária.[184] Embora essa conclusão possa ser acurada, é importante lembrar que cerca de 50% dos cães infectados por *B. vinsonii* ssp. *berkhoffii* e *B. henselae* não apresentam anticorpos detectáveis no teste de AF indireto. Além disso, outras espécies de *Bartonella* que efetivamente infectam cães não exibem reação cruzada com os antígenos padrões de *B. vinsonii* ssp. *berkhoffii* e *B. henselae*; as infecções por esses microrganismos seriam omitidas com o uso de método de detecção de anticorpos. Os progressos contínuos na sensibilidade dos testes modificam a compreensão do papel das espécies de *Bartonella* como patógenos de animais e seres humanos.

Achados patológicos

Os achados macroscópicos de necropsia e histopatológicos associados à infecção por *Bartonella* spp. em cães incluem endocardite (Figura 52.14), miocardite, linfadenite granulomatosa, hepatite granulomatosa, paniculite cutânea, angiomatose bacilar, peliose hepática (Figura 52.15) e abscessos esplênicos (Figura 52.16). É possível que áreas multifocais de inflamação grave do miocárdio sejam encontradas em cães com endocardite por *B. vinsonii* ssp. *berkhoffii*.[48,54,316] Embora não sejam específicos das infecções por *Bartonella*, os microrganismos podem ser identificados em tecidos doentes com corantes de prata (ver Figura 52.11), particularmente nas infecções agudas por *Bartonella*, que são análogas à linfadenite regional aguda (DAG) em seres humanos. Durante as infecções crônicas os microrganismos presumivelmente estão presentes em quantidades insuficientes para a sua identificação em tecidos com o uso de corantes de prata, a não ser que a infecção fulminante esteja localizada em valvas cardíacas, ou que o paciente seja imunossuprimido pela administração de fármacos ou doença concomitante e desenvolva angiomatose bacilar.[400] Deve-se considerar a possibilidade de infecção por uma espécie de *Bartonella* em cães com inflamação granulomatosa de etiologia

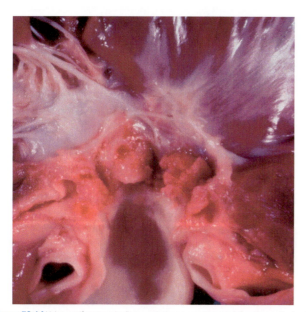

Figura 52.14 Valva cardíaca com lesões vegetativas causadas pela infecção por *Bartonella clarridgeiae*. (Cortesia de B. Chomel, University of California, Davis, CA.)

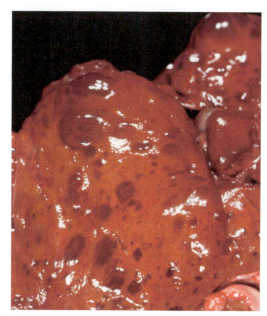

Figura 52.15 Fígado de cão com peliose hepática associada à infecção por *Bartonella henselae*. (Cortesia de Tim Fan, University of Illinois, Urbana, IL.)

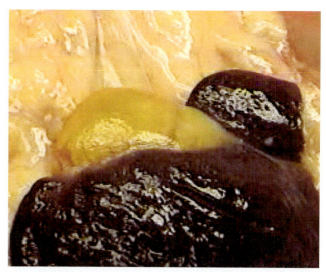

Figura 52.16 Abscesso no baço de cão (ver Figura 52.13) com endocardite por *B. vinsonii* ssp. *berkhoffii*. (Fotografia de Craig Greene © 2004 University of Georgia Research Foundation Inc.)

indefinida, ou em cães com lesões vasoproliferativas indicadoras de angiomatose bacilar ou peliose hepática. O isolamento de *B. vinsonii* ssp. *berkhoffii* de um cão com hemangiopericitoma e de um menino com hemangioendotelioma epitelioide[61] sugere que essa subespécie deve ser investigada como causa de tumores vasoproliferativos em cães e em seres humanos.

Tratamento

As recomendações quanto ao tratamento e as abordagens utilizadas para cães infectados por *Bartonella* spp. provêm predominantemente de experimentos realizados em medicina humana (Tabela 52.3). As experiências de tratamento da infecção por *Bartonella* em seres humanos podem ser classificadas em três categorias principais: (1) tratamento dos indivíduos com DAG,[19,271] (2) tratamento dos indivíduos imunodeficientes (receptores de transplante, receptores de tratamento imunossupressor, indivíduos infectados pelo HIV),[228,326] e (3) tratamento da endocardite por B. *quintana* e *B. henselae*.[326] Tendo em vista os resultados diferentes obtidos de estudos, e a falta global de

Tabela 52.3 — Doses sugeridas de antibacterianos para a bartonelose canina.[a]

Fármaco[b]	Dose (mg/kg)	Via	Intervalo (horas)	Duração (semanas)
Doxiciclina	10 a 15	VO	12	4 a 6
Enrofloxacino[c]	5	VO	12	4 a 6
Azitromicina[d]	5 a 10	VO	24	6[d]
Rifampicina	5	VO	24	6[e]

VO, por via oral

[a] A eficácia desses fármacos no tratamento de cães com essas infecções é precária, particularmente nas lesões endocárdicas. Pode-se considerar terapia de combinação; ver o texto.

[b] Ver *Formulário de fármacos*, no Apêndice, para informações adicionais sobre os medicamentos listados aqui.

[c] Pode-se considerar a substituição por outras quinolonas; todavia, não se dispõe de dados experimentais.

[d] A azitromicina é administrada durante 24 h na primeira semana; em seguida, a cada 48 h nas próximas 5 semanas. Não se recomenda o tratamento de cães clinicamente sadios com títulos elevados de anticorpos contra *B. vinsonii* ssp. *berkhoffii* ou *B. henselae*, devido à indução potencial de cepas resistentes a antibacterianos.

[e] Devido ao alto risco de desenvolvimento de resistência a antibacterianos, a rifampicina só deve ser usada em combinação. Ver também a discussão no tratamento da bartonelose felina.

dados microbiológicos em ensaios clínicos de tratamento, numerosas questões relacionadas com o tratamento das infecções humanas, caninas e felinas por *Bartonella* continuam controversas e essencialmente não pesquisadas. Em contraste com a aparente ausência de resposta ao tratamento antimicrobiano de pacientes humanos com DAG, a angiomatose bacilar, a peliose bacilar parenquimatosa e a bacteriemia aguda por *Bartonella* geralmente respondem ao tratamento antimicrobiano, mesmo quando os indivíduos estão imunocomprometidos. Nestes indivíduos, ocorre resolução das lesões vasoproliferativas ou da doença febril. Entretanto, existem numerosos relatos de casos que envolvem indivíduos imunocomprometidos, nos quais se documenta a ocorrência de recidiva após a interrupção do tratamento antimicrobiano. Com base em testes *in vitro*, numerosos agentes antibacterianos parecem ser eficazes no tratamento das infecções por *Bartonella*.[130] Entretanto, como as espécies de *Bartonella* induzem infecção tanto intracelular quanto extracelular, os resultados dos testes *in vitro* possivelmente confirmem os antibacterianos que não são eficazes e identifiquem aqueles que devem ser testados em ensaios clínicos para a sua eficácia *in vivo*. A doxiciclina, a eritromicina e a rifampicina constituem os antibacterianos mais frequentemente recomendados e usados no tratamento da infecção por *Bartonella* spp. nos seres humanos, porém foi relatada a obtenção de melhora clínica após o uso de penicilina, gentamicina, ceftriaxona, ciprofloxacino e azitromicina.[19,326,337,271] Em medicina humana, recomenda-se, em geral, um tratamento durante 2 semanas para pacientes imunocompetentes e de 6 semanas para pacientes imunocomprometidos. Foi relatada a ocorrência de recidiva da bacteriemia, febre ou outras manifestações da doença em seres humanos imunocomprometidos, apesar do esquema de tratamento de 6 semanas.

A eficácia antimicrobiana de qualquer antibacteriano passível de ser usado para eliminar a bacteriemia por *B. henselae* ou *B. vinsonii* ssp. *berkhoffii* em cães não foi estabelecida. Não foram conduzidos estudos controlados de tratamento utilizando cães com infecção experimental por qualquer *Bartonella* sp. Foi constatada uma dificuldade na eliminação da infecção em outros hospedeiros em condições controladas (ver *Tratamento*, em *Bartonelose felina*). Em resumo, foram relatadas respostas incompletas ao tratamento em gatos com infecção experimental tratados com doxiciclina ou enrofloxacino durante 2 ou 4 semanas,[271] bem como em gatos de proprietários aos quais foram administrados doxiciclina ou orbifloxacino. A ampicilina e a doxiciclina parecem ser eficazes no tratamento de gatos com

infecção experimental por meio de inoculação de *B. henselae* em cultura por meio de agulha; todavia, a duração da bacteriemia foi curta, mesmo em gatos de controle não tratados.[165,334] Os resultados obtidos com inoculação de *Bartonella* spp. de cultura devem ser interpretados com cautela, uma vez que o comportamento biológico da *B. henselae* após cultura *in vitro* parece diferir do comportamento biológico dos mesmos microrganismos quando transmitidos por transfusão sanguínea ou infestações com pulgas.[93,233] Os gatos com transmissão da *B. henselae* por pulgas tiveram febre que rapidamente desapareceu após administração oral de 5 mg/kg de enrofloxacino.[42] Entretanto, não houve grupo de controle sem tratamento, de modo que não se sabe se o tratamento antibacteriano foi eficaz, ou se houve resolução espontânea da febre. O controle das pulgas pode ser de importância crítica para a prevenção de reinfecção após tratamento bem-sucedido. Os cães podem ser coinfectados por mais de uma espécie ou tipo de cepa de *Bartonella*.[83,127] Embora não tenha sido comprovado experimentalmente, é provável que cães e seres humanos (como foi documentado em gatos) possam ser reinfectados por cepas heterólogas da mesma espécie de *Bartonella* ou de outras espécies de *Bartonella* após a eliminação terapêutica da infecção inicial. Tendo em vista o grande número de hospedeiros reservatórios resistentes na natureza, o espectro de diversos artrópodes vetores e a tendência de alguns cães a andarem soltos no ambiente, a exposição a mais de uma espécie de *Bartonella* durante a vida é, talvez, a norma, mais do que a exceção.

Nos últimos anos, e com base na extrapolação da literatura humana, o Intracellular Pathogens Research Laboratory, da Universidade do Estado da Carolina do Norte, Raleigh, NC, recomendou o tratamento de cães com documentação microbiológica de infecção ativa por espécies de *Bartonella* com azitromicina. Um esquema de tratamento padrão utilizando uma dose de azitromicina de 5 a 10 mg/kg/dia, durante 7 dias, seguido de administração em dias alternados por mais 5 semanas, provou ser eficaz na maioria dos gatos e dos cães, mas não em todos eles. As quinolonas, isoladamente ou em associação com amoxicilina, também produziram resposta terapêutica positiva em cães que é acompanhada de redução progressiva dos títulos de anticorpos contra *B. vinsonii* ssp. *berkhoffii*.[49] A doxiciclina pode ou não ser eficaz para o tratamento de *B. vinsonii* ssp. *berkhoffii*, porém os dados obtidos de gatos com infecção experimental e natural por *B. henselae* ou por *B. clarridgeiae* indicam que pode ser necessária a administração de alta dose de doxiciclina (10 mg/kg a cada 12 h), durante 4 a 6 semanas, para eliminar a infecção por *Bartonella* em gatos, cães e outras espécies de animais.[271] Em cães doentes nos quais é possível detectar anticorpos contra *B. henselae* ou *B. vinsonii* ssp. *berkhoffii* antes do tratamento antibacteriano, os títulos de anticorpos diminuem rapidamente após a eliminação terapêutica do microrganismo.[49] De modo surpreendente, muitos cães que apresentam resolução das manifestações da doença já não têm anticorpos detectáveis dentro de apenas 3 a 6 meses após o tratamento. Por conseguinte, o monitoramento dos títulos de anticorpos séricos após o tratamento pode constituir um adjuvante útil da cultura com BAPGM/PCR para determinar se foi obtida a eliminação terapêutica da infecção por *Bartonella*. Infelizmente, conforme assinalado anteriormente, apenas cerca de 50% dos cães infectados por *B. henselae* ou *B. vinsonii* ssp. *berkhoffii* (conforme documentado por meio de cultura com BAPGM/PCR e sequenciamento do DNA) apresentam anticorpos detectáveis por ocasião do teste inicial. Em alguns cães, a bacteriemia persiste, apesar do tratamento com o esquema de azitromicina. Cães que não respondem ao ciclo inicial de 6 semanas de azitromicina são subsequentemente tratados com a combinação de azitromicina e rifampicina (5 mg/kg/dia) ou doxiciclina e rifampicina por mais 6 semanas. Os autores (EBB e BBC) observaram a resolução da doença e o resultado negativo da hemocultura após o tratamento em um pequeno número de cães aos quais foi administrado esse tratamento de combinação; entretanto, observações adicionais indicam que possivelmente *B. henselae* e *B. vinsonii* ssp. *berkhoffii* induzam infecções intravasculares duradouras em seres humanos, a despeito da administração de antibacterianos, como azitromicina e rifampicina, que alcançam altas concentrações intracelulares e são utilizados durante o tratamento de 4 a 6 semanas de duração. Vários ciclos de azitromicina e marbofloxacino não conseguiram eliminar a infecção por *B. henselae* e *B. vinsonii* ssp. *berkhoffii* do sangue e do líquido articular de um cão com artrite crônica debilitante.[128] Independentemente do agente antibacteriano usado, pode ser necessário tratamento de longa duração com antibacterianos (4 a 6 semanas) para eliminar as infecções por *Bartonella* em cães ou seres humanos. A indução de resistência antimicrobiana pode ser responsável pelo fracasso do tratamento em alguns pacientes infectados por *Bartonella*.[6,7,36,38,318] Genes de resistência a antibacterianos específicos foram caracterizados em *B. bacilliformis*, *B. henselae* e *B. quintana* por passagem seriada *in vitro*.[36,38,318] Um dos autores (EBB) observou o desenvolvimento de resistência à azitromicina *in vitro* após segundos isolados de *B. henselae* obtidos de gatos que foram expostos ao fármaco por apenas duas passagens. Esse achado é desconcertante, visto que a incapacidade da azitromicina de eliminar a infecção em um gato ou cão pode predispor ao desenvolvimento de uma cepa de *B. henselae* resistente a antibacterianos, que pode ser potencialmente transmitida ao proprietário do animal ou a um profissional veterinário por meio de mordida ou arranhadura. Esta é talvez outra razão pela qual cães clinicamente sadios com títulos de anticorpos séricos positivos para *Bartonella* spp. devem ser automaticamente tratados com agentes antibacterianos. Em um estudo prospectivo, randomizado, duplo-cego e controlado por placebo que abordou o tratamento antibacteriano da DAG em seres humanos, a azitromicina administrada por via oral, durante 5 dias, demonstrou ser eficaz na redução do tamanho dos linfonodos nas primeiras 4 semanas após o tratamento.[19] Todavia, houve aumento de outros linfonodos ou no tamanho do linfonodo original em alguns indivíduos do estudo, apesar do tratamento com azitromicina. O desenvolvimento de resistência à azitromicina poderia explicar as recidivas ou as falhas do tratamento observados *in vivo* quando se utiliza esse fármaco no tratamento das infecções por *Bartonella*. Poucos isolados clínicos humanos foram testados para suscetibilidade ou resistência antibacteriana.

Com base na abordagem usada para o tratamento de pacientes humanos com endocardite,[326] recomenda-se um aminoglicosídio para cães com infecções agudas ou graves potencialmente fatais (endocardite, pneumonite, meningoencefalite, doença granulomatosa sistêmica) durante o tratamento inicial do paciente, supondo que a função renal esteja estável e a perfusão renal mantida por meio da administração de líquidos intravenosos. Os aminoglicosídios constituem a única classe de antibacterianos que demonstraram ser eficazes contra *Bartonella* spp.[326,337] A administração de um aminoglicosídio a pacientes humanos com endocardite diminui a morbidade, reduz o período de hospitalização e diminui a necessidade de reposição da valva cardíaca. São necessários estudos prospectivos altamente estruturados de cães infectados por *Bartonella* sp. para esclarecer a seleção dos antibacterianos apropriados e a duração ideal do tratamento. Além disso, é necessária maior avaliação dos achados sorológicos e de cultura com BAPGM em pacientes após o tratamento.

Prevenção

Cada vez mais os veterinários desempenham um importante papel na informação do público sobre as implicações epidemiológicas e zoonóticas associadas a patógenos transmitidos por vetores. Com frequência, animais não domésticos servem como reservatório primário de espécies de *Bartonella*. Por exemplo, o coiote parece constituir um importante hospedeiro reservatório para a *B. vinsonii* ssp. *berkhoffii*.[79]

Embora um tanto circunstancial, há evidências cada vez mais numerosas de que possivelmente espécies de *Bartonella* sejam transmitidas por pulgas e carrapatos a gatos, cães ou seres humanos.[31,76,90] Por conseguinte, reduzir ao mínimo ao eliminar a exposição a pulgas e carrapatos seja, talvez, muito importante para a saúde pública e veterinária atualmente, mais do que qualquer momento no passado. Quando medidas rigorosas de controle das pulgas e dos carrapatos forem instituídas (ver Capítulo 93), é muito provável que a transmissão de espécie de *Bartonella* seja acentuadamente reduzida ou até mesmo eliminada.[231]

Considerações de saúde pública

Em virtude do extenso contato com uma variedade de espécies animais, os profissionais veterinários parecem correr um risco ocupacional de infecção, devido à exposição frequente de espécies de *Bartonella* spp.; por esse motivo, esses profissionais devem ter extrema precaução para evitar picadas de artrópodes, exposição a fezes de artrópodes (i. e., pulgas e piolhos), mordeduras ou arranhaduras de animais e contato direto com líquidos corporais e animais infectados.[57,59,60] Os médicos devem ser orientados sobre o grande número existente de espécies de *Bartonella* na natureza, a extensa variedade de hospedeiros reservatórios animais, a diversidade de artrópodes vetores confirmados e potenciais, as limitações atuais associadas ao diagnóstico e à eficácia do tratamento e a complexidade ecológica e médica dessas bactérias intravasculares endoteliotrópicas altamente evoluídas.

Nos seres humanos, pelo menos 6, e, possivelmente, até 11 espécies ou subespécies de *Bartonella* são responsáveis por ampla gama de sintomas, que podem incluir doença em múltiplos sistemas orgânicos induzida pela infecção crônica por essas bactérias.[41,90,149] *B. bacilliformis*, a espécie tipo do gênero, é o agente etiológico da doença de Carrion, na América do Sul, que se caracteriza por infecção bacteriêmica hemolítica aguda, denominada febre de Oroya, e de uma doença vasoproliferativa crônica, denominada verruga peruana, caracterizada por erupções vasculares nodulares cutânea, que se assemelham macroscopicamente à angiomatose bacilar.[228] Os seres humanos são considerados hospedeiros reservatórios, e a infecção não foi relatada em animais. *B. quintana*, o agente da febre das trincheiras, é um dos agentes etiológicos da angiomatose bacilar, uma lesão proliferativa vascular observada em indivíduos imunocomprometidos, mais frequentemente devido à síndrome de imunodeficiência adquirida.[228] Além disso, *B. quintana* tem sido associada à endocardite e bacteriemia crônica em desabrigados.[66] Os seres humanos também são considerados o principal hospedeiro reservatório de *B. quintana*, que é transmitida pelo piolho do corpo humano (*Pediculus humanus*), particularmente durante períodos de guerra, fome e privação. As observações expandiram os conceitos históricos, epidemiológicos e microbiológicos relacionados com essa espécie de *Bartonella* "adaptada ao ser humano". O DNA de *B. quintana* foi amplificado a partir de pulgas[340] e carrapatos[76] de gatos, e o microrganismo foi isolado de gatos selvagens,[60] de cães com endocardite[212] e de um macaco cinomolgo (*Macaca fascicularis*) em uma colônia de pesquisa.[309] Além disso, o DNA de *B. quintana* foi amplificado e sequenciado de aspirados de linfonodos obtidos de cães Golden Retriever sadios e Golden Retriever com linfoma.[136–138] Também é provável que uma mordida de gato tenha resultado em transmissão de *B. quintana* a uma mulher, visto que o microrganismo foi subsequentemente isolado do gato selvagem que provocou ferida por mordedura.[60] Evidentemente, essas observações corroboram uma diversidade ecológica da *B. quintana* muito maior do que aquela suposta há alguns anos, quando os seres humanos eram considerados o único hospedeiro reservatório, e os piolhos eram apontados como os únicos vetores. A angiomatose bacilar humana também é causada por *B. henselae*, que ainda constitui a única espécie de *Bartonella* conhecida como causa de peliose hepática em cães[223] e em seres humanos.[227] *B. henselae* constitui a principal causa, se não a única, da DAG.[237] Com base nos avanços no conhecimento do potencial zoonótico de membros do gênero *Bartonella*, as designações DAG e *febre da arranhadura do gato* podem ser mais apropriadas para definir um subgrupo específico de pacientes ou quando as manifestações da doença humana são consideradas dentro de uma perspectiva histórica. Como a DAG geralmente denota doença autolimitada, caracterizada por febre e por linfadenopatia, e considerando-se que o espectro reconhecido de manifestações da doença humana associadas às infecções por *Bartonella* (que podem não incluir febre ou linfadenomegalia) teve uma expansão considerável, ficou cada vez mais óbvio que a designação de *DAG* para referir-se a todas as doenças humanas induzidas por *Bartonella* carece de utilidade clínica, microbiológica e zoonótica.[41,90,149] Os médicos em sua clínica frequentemente consideram a *bartonelose* e a *DAG* como sinônimos, o que implica de modo inexato que todas as infecções por *B. henselae* são autolimitadas. Embora os gatos sejam um importante reservatório de *B. henselae* e, potencialmente de *B. clarridgeiae*, alguns pacientes negam a possibilidade de arranhadura ou de mordida de gato ou declaram não ter ocorrido contato com gatos. A transmissão de fontes ambientais, de artrópodes vetores ou de outros hospedeiros animais, incluindo cães, é provável, e o termo mais inclusivo *bartonelose humana* pode facilitar a maior compreensão futura da epidemiologia e ecologia de doenças causadas por membros de gênero *Bartonella*. Além disso, os achados indicam que *B. henselae* e *B. vinsonii* ssp. *berkhoffii* causam infecção intravascular persistente acompanhada de fadiga, artrite e anormalidades neurológicas ou neurocognitivas em indivíduos imunocompetentes.[57,59] Embora a causa ainda não tenha sido confirmada, devido à autosseleção e ao desvio das populações estudadas até hoje, compostas, em grande parte, de profissionais veterinários, o extenso contato com animais e a exposição a artrópodes podem representar fatores de risco para infecções por *B. henselae* e *B. vinsonii* ssp. *berkhoffii*.[57] Como as espécies felinas e caninas constituem os respectivos hospedeiros reservatórios dessas bactérias, os profissionais veterinários estão frequentemente expostos a esses microrganismos em consequência do contato com sangue ou outros líquidos corporais, fezes de artrópodes e, algumas vezes, artrópodes vetores. Essas exposições são mais substanciais quando se trata de populações de animais abandonados, selvagens ou resgatados e de populações de vida selvagem. Por exemplo, *B. henselae*, *B. quintana*, *B. koehlerae* e *B. clarridgeiae* foram detectadas por métodos moleculares em pulgas de gatos, sugerindo, assim, o seu possível papel como vetores desses microrganismos para hospedeiros reservatórios e o potencial de transmissão inadvertida a hospedeiros não reservatórios.[340]

Há evidências crescentes que sustentam um importante papel para a *B. vinsonii* ssp. *berkhoffii* como patógeno humano. Esse microrganismo, originalmente isolado de um cão com endocardite, foi isolado subsequentemente de um paciente humano com endocardite, de profissionais veterinários imunocompetentes e de um biologista especializado na vida selvagem.[54,345] Foram encontradas evidências sorológicas de infecção por *B. vinsonii* ssp. *berkhoffii* em uma criança com linfadenomegalia que tinha sido mordida por um cão.[336a] Houve suspeita de transmissão zoonótica da infecção por *B. vinsonii* ssp. *berkhoffii* quando um veterinário foi inadvertidamente

ferido com uma agulha usada para efetuar o aspirado de massa cutânea em um cão.[306a] A infecção por *B. vinsonii* ssp. *berkhoffii* foi documentada em dois membros de duas famílias diferentes, ambos apresentando problemas neurológicos, incluindo cefaleia, insônia, perda da memória ou incoordenação.[56] Com a disponibilidade de métodos mais aperfeiçoados de identificar essas bactérias, são necessários estudos prospectivos para pesquisar a causalidade, que só pode ser implicada por relatos ou séries de casos. Em dois estudos anteriores de seres humanos imunocompetentes nos EUA, houve oito pacientes infectados por *B. vinsonii* ssp. *berkhoffii* com idade média de 47 anos, que apresentaram artrite, fadiga e anormalidades neurológicas ou neurocognitivas, e a partir dos quais o microrganismo foi isolado ou sequenciado de hemoculturas.[57,59] Todos esses indivíduos tiveram extenso contato com animais e exposição a artrópodes como fatores de risco potenciais. Quatro desses oito indivíduos infectados tiveram coinfecção por *B. henselae* e *B. vinsonii* ssp. *berkhoffii*, cujo genótipo II foi sequenciado em todos eles, exceto um, que estava infectado por uma cepa do genótipo I. *B. vinsonii* ssp. *berkhoffii* do genótipo II também foi isolada e sequenciada subsequentemente a partir da amostra de biopsia de um hemangioendotelioma epitelioide, tumor hepático diagnosticado em um menino.[61] De modo semelhante, *B. vinsonii* ssp. *berkhoffii* do genótipo II cresceu em hemocultura e foi retrospectivamente amplificado a partir de tecidos neoplásicos conservados em parafina e obtidos de cão com hemangiopericitoma cutâneo.[61] Até hoje, o genótipo II foi o mais frequente dos quatro genótipos identificados em cães e seres humanos.[264] Ainda não está bem caracterizado até que ponto os cães podem atuar como hospedeiro reservatório para *B. vinsonii* ssp. *berkhoffii* ou outras espécies de *Bartonella*, como *B. henselae*, *B. clarridgeiae* ou *B. elizabethae*. Embora os cães tenham sido implicados na transmissão direta da *B. henselae* a seres humanos por meio de arranhadura ou mordida,[103,353] esse modo de transmissão da *B. henselae* ou da *B. vinsonii* ssp. *berkhoffii* ainda não está bem estabelecido. O DNA de várias espécies de *Bartonella* foi amplificado e sequenciado a partir da saliva de cães tanto sadios quanto doentes.[136,221] *B. henselae* e *B. vinsonii* ssp. *berkhoffii* também foram isoladas ou amplificadas por PCR e sequenciadas a partir de amostras de derrames pleural, pericárdico e abdominal, bem como do líquido articular e do líquido de seroma.[83,128] Historicamente, esses tipos de líquidos, incluindo transudatos, transudatos modificados e derrames quilosos, foram considerados, em sua maioria, estéreis. É possível que espécies de *Bartonella* sejam invasores oportunistas quando ocorre acúmulo de líquido anormal por qualquer razão, ou, de modo alternativo, provavelmente as bactérias constituam uma causa ou atuem como cofator no desenvolvimento de vários derrames. São necessários estudos futuros para definir a função das espécies de *Bartonella* como causa de doença por derrame em cães e outros animais. De qualquer modo, até que esses achados sejam mais esclarecidos, eles sugerem que os profissionais veterinários devem evitar picadas de agulhas e cortes e limitar o contato direto com a saliva e outros líquidos orgânicos de gatos, cães e outros animais. Um veterinário adquiriu infecção por *B. vinsonii* ssp. *berkhoffii* mais provavelmente devido a uma picada de agulha durante o aspirado de neoplasia cutânea em um cão. Para mais informações sobre riscos zoonóticos, ver *Considerações de saúde pública em bartonelose felina*, neste capítulo e em *Bartonelose*, no Capítulo 99.

Capítulo 53

Infecções de Feridas Cirúrgicas e Traumáticas

Craig E. Greene e J. Scott Weese

As infecções de locais cirúrgicos (ILC) que prejudicam a cicatrização de ferimentos operatórios são reconhecidas como um risco relativamente comum, mas inerente de todo procedimento cirúrgico.[51] Embora toda ferida cirúrgica seja contaminada por bactérias, apenas algumas são infectadas. O uso de métodos assépticos e a minimização do trauma tecidual foram os principais fatores para reduzir a ocorrência de infecções pós-operatórias. O desenvolvimento subsequente e o uso de antibacterianos em associação à cirurgia diminuíram ainda mais o número dessas infecções. No entanto, elas ainda continuam a constituir risco inerente, e é provável que isso aumente com o tempo em decorrência de procedimentos cirúrgicos mais invasivos e prolongados, do uso mais disseminado de implantes sintéticos e da emergência e disseminação contínuas de bactérias resistentes a múltiplos fármacos.

Etiologia

A pele é um órgão complexo que serve como barreira para a contaminação. Sua flora endógena complexa compreende dois grupos principais, a população residente e a transitória. A residente persiste na pele o tempo todo, sem causar alterações patológicas, e a transitória é encontrada na pele por períodos temporários. Embora a flora residente seja mais refratária à remoção durante o preparo da pele, a transitória é mais propensa a ser patogênica e causa a maioria das infecções clínicas.

Quando a barreira física da pele é comprometida, como nas incisões cirúrgicas, a ferida resultante tem de passar pelos estágios previsíveis de cicatrização. Conforme mencionado, em todo procedimento cirúrgico há contaminação bacteriana do leito da ferida, mas na maioria das feridas cirúrgicas não ocorre infecção. O sucesso da cicatrização da ferida é influenciado pelas condições gerais de saúde do paciente, pelo procedimento cirúrgico e pelo tipo de ferida, bem como pelo tipo e número de organismos contaminantes introduzidos na ferida. Em um estudo prospectivo de infecções pós-operatórias em locais cirúrgicos em cães e gatos, o risco de infecção foi associado estatisticamente à maior duração da cirurgia, ao número de participantes na sala de operação e à limpeza deficiente do local cirúrgico.[19] Esses e outros fatores ligados às infecções pós-operatórias de locais cirúrgicos serão revistos a seguir.

A principal fonte de bactérias que contaminam feridas cirúrgicas é a flora endógena do paciente. É possível que as incisões cirúrgicas sejam infectadas pelas mãos da equipe veterinária ou dos proprietários e pelo ambiente, mas isso tem menor importância. As infecções com organismos estafilocócicos resistentes à meticilina têm sido um tanto preocupantes por causa de suas implicações zoonóticas (ver Capítulos 34 e 99).[61a] A antissepsia pode reduzir a quantidade de bactérias associadas à pele, mas não as elimina. As bactérias residentes nas partes mais profundas da pele, como os folículos pilosos e glândulas sebáceas, não são removidas nem destruídas pela escovação pré-operatória, e podem penetrar em tecidos mais profundos durante a incisão inicial. Entretanto, o desenvolvimento de ILC não é questão

de mera contaminação bacteriana. A ocorrência de infecção envolve a interação de fatores bacterianos (organismo, virulência, dose, resistência a antimicrobianos), do paciente (imunidade, comorbidades) e do procedimento (lesão tecidual, materiais estranhos).

Nos EUA, o National Research Council (NRC) estabeleceu uma classificação para os procedimentos cirúrgicos. Esse sistema tem sido usado na medicina veterinária, embora sua utilidade em pacientes veterinários tenha sido questionada.[10] Em um estudo com 1.574 cães e gatos com feridas cirúrgicas limpas, limpas contaminadas, contaminadas ou sujas, as taxas de infecção foram de 4,7%, 5%, 12% e 10%, respectivamente.[10] Sempre deve-se supor que bactérias anaeróbias sejam um dos componentes de infecções cirúrgicas mistas,[17] ou pode haver várias falhas terapêuticas.

O processo de cicatrização de ferida deve ser visto como uma interação complexa que envolve o paciente, o ambiente local da ferida e o patógeno contaminante. Cada faceta dessa interação tem muitos fatores associados cujas combinações são exclusivas de cada situação. Ao se preparar para cada procedimento cirúrgico, deve-se considerar uma avaliação abrangente desses fatores e das fontes comuns de contaminação perioperatória (Boxe 53.1), de modo que a maioria das etapas apropriadas possa ser cumprida para minimizar o risco de infecção pós-operatória (Boxe 53.2). Contudo, são poucas as investigações dos fatores de risco de ILC em pequenos animais, com a maior parte da prática atual tendo como base a extrapolação da medicina humana e a determinação subjetiva das "melhores práticas".

Boxe 53.1 — Fontes de infecção associadas à manipulação cirúrgica

Pré-operatórias
Infecção preexistente
Formação de abscesso
Ferimentos traumáticos
Corpos estranhos
Perfuração de víscera

Intraoperatórias
Micróbios do ar, filtração inadequada do ar
Equipe da sala de operação
Mãos ou luvas rasgadas
Mucosas ou pele do paciente
Colocação de dreno
Disseminação hematogênica
Víscera aberta
Materiais cirúrgicos ou extremidade de aspiração

Pós-operatórias
Cateteres intravenosos
Cateteres urinários
Drenos
Hematogênicas para implantes

Métodos para diminuir o risco de infecção de feridas cirúrgicas

Pré-operatórios

Minimizar o tempo de hospitalização pré-operatória

Tratar com antimicrobiano ou não realizar a cirurgia em animais com infecções concomitantes

Tratar locais remotos de infecção antes de operar

Fazer tricotomia ampla em torno do local da incisão

Depilar a pele logo antes da cirurgia

Preparar a pele com iodo-povidona ou clorexidina

Intraoperatórios

Usar antimicrobianos profiláticos (1) ao manipular tecidos contaminados ou intestinos, (2) em procedimentos cirúrgicos prolongados (que durem mais de 3 h) e (3) com implantes sintéticos

Manter a sala de cirurgia sem poeira e insetos

Manter o campo cirúrgico limpo, e usar técnica antisséptica rotineira

Assegurar que a incisão e a dissecção sejam acuradas e cortantes

Evitar uso excessivo do eletrocautério

Impedir ao máximo o contato da flora cutânea ou mucosa normal com cavidades corporais ou tecidos internos

Minimizar o ressecamento e a exposição dos tecidos manuseados

Desbridar cirurgicamente todos os tecidos até encontrar áreas vasculares sadias

Remover todos os corpos estranhos, tecido avascular e espaço morto

Irrigar áreas contaminadas com soluções antimicrobianas ou desinfetantes

Evitar comprometimento circulatório

Usar hemostasia meticulosa para diminuir o risco de hemorragia tecidual e coágulos sanguíneos (formação de hematoma)

Colocar drenos fixos em feridas e outros locais de incisão

Retardar o fechamento cirúrgico com espaço morto

Manusear tecidos moles e vísceras abdominais com delicadeza

Trocar extremidades de aspiração durante procedimentos cirúrgicos prolongados

Reduzir o número de pessoas na sala de operação

Pós-operatórios

Retardar o fechamento de feridas contaminadas

Trocar cateteres intravenosos rotineiramente

Prevenir pneumonia por aspiração

Manter a drenagem estabelecida e irrigar feridas em cicatrização

---

A preparação pré-operatória do local cirúrgico é um fator crítico na prevenção de infecção da ferida (ver Capítulo 93). O traumatismo cutâneo que ocorre durante a preparação cirúrgica aumenta bastante a população bacteriana local. O momento da tricotomia pré-operatória é um fator importante no desenvolvimento de infecções da ferida no pós-operatório.[10] Animais com locais cirúrgicos tricotomizados antes da indução anestésica são três vezes mais propensos a ter infecções da ferida cirúrgica que aqueles em que ela é feita imediatamente antes da cirurgia. Animais tricotomizados horas ou dias antes da cirurgia por causa de exames ultrassonográficos tiveram taxa de infecção pós-operatória três vezes maior.[10] Presume-se que isso tenha correlação com trauma cutâneo leve ou abrasão que predisponha à proliferação bacteriana e à inibição da eficácia da preparação cirúrgica da pele. Animais com endocrinopatias como hipotireoidismo ou hiperadrenocorticismo são muito mais propensos a ter infecções

de ferida no pós-operatório.[46] Também se verificou maior risco de infecção da ferida cirúrgica em machos não castrados, como ocorre em pessoas e roedores e presumivelmente resulta do efeito inibidor da testosterona ou de algumas citocinas inflamatórias.[59] Em seres humanos, foram identificados muitos outros fatores de risco e alguns poderiam aplicar-se aos pacientes veterinários, como diabetes melito, obesidade, desnutrição, tratamento imunossupressor e colonização com patógenos específicos como *Staphylococcus aureus* resistente à meticilina.[4,38]

O uso da técnica cirúrgica adequada talvez seja o fator mais importante na prevenção de infecções pré-operatórias. O risco de infecção tecidual é diretamente proporcional à maior quantidade de tecido manipulada e ao traumatismo. Comprometimento vascular do tecido, uso excessivo do eletrocautério e sangramento nos espaços teciduais são os principais fatores contribuintes. Material estranho e coágulos sanguíneos possibilitam a aderência e a replicação de microrganismos, além de facilitar a formação de biofilmes. Experimentalmente, o uso de agentes fibrinolíticos previne infecções, abscessos e aderência após cirurgias. As bactérias que invadem locais cirúrgicos ou implantes podem permanecer dormentes por meses a anos e, embora menos comum, os locais podem ser penetrados durante as fases de cicatrização e recuperação. Em alguns animais, ocorrem infecções ortopédicas ocultas. As bactérias permanecem no local da fratura cicatrizada, mas não causam evidência clínica ou radiográfica de osteomielite.[16] A infecção pode persistir no local e ser refratária ao tratamento até que os implantes ortopédicos sejam removidos. Feridas cirúrgicas de animais de estimação podem ser contaminadas com o comensal humano *S. aureus*, devido ao contato com a equipe veterinária ou os proprietários, podendo ocasionar infecções resistentes ao tratamento se estiverem envolvidas cepas resistentes à meticilina (ver Capítulo 34).[42,49,64]

Os implantes ortopédicos melhoraram bastante o tratamento de fraturas e da artrite não infecciosa, mas estão associados a um risco elevado de infecção relacionada com o dispositivo ortopédico.[20b,75] Verificou-se que implantes cardiovasculares implicam riscos semelhantes em cães, com *Pseudomonas aeruginosa* e *Staphylococcus* spp. tendo sido os isolados mais comuns.[20] Os implantes vasculares implicam alto risco de infecção em cães, mas isso pode ser parcialmente controlado mediante o uso de materiais impregnados com antimicrobianos.[58] Imediatamente após a colocação do implante, todo material sintético tem sua superfície colonizada por células teciduais e bacterianas da área local. Além dos líquidos corporais contendo proteínas séricas (albumina) e plaquetas, bactérias como estafilococos têm adesinas que promovem sua adesão ao material biológico. A aderência leva à colonização da superfície do corpo estranho, que pode resultar em infecção franca ou bacteriemia. Em tais condições, as bactérias tornam-se sésseis e desenvolvem resistência antimicrobiana nessa fase quiescente. O tratamento antimicrobiano padrão nesse momento pode eliminar a doença clínica, mas há possibilidade de as bactérias persistirem no biofilme. Vários organismos, como estafilococos negativos para a coagulase e *P. aeruginosa*, são capazes de produzir um biofilme patogênico composto de glicocálice polissacarídico. Em condições anaeróbicas estritas ou com técnicas de identificação molecular, anaeróbios como espécies de *Propionibacterium* em geral são reconhecidos.[65] Eles formam uma camada adicional na superfície de implantes protéticos que pode originar-se durante o procedimento cirúrgico.[3] O glicocálice promove adesão intercelular, captura nutrientes e protege os microrganismos contra o tratamento antibacteriano.

O uso e o momento do tratamento antimicrobiano profilático afetam as taxas de infecção em animais com feridas cirúrgicas limpas. Foram estabelecidas diretrizes em cirurgia humana que justificam seu uso e asseguram efeitos máximos com consequências mínimas, porém, a implementação de protocolos padronizados foi inconsistente na clínica veterinária.[71] Em um estudo realizado em hospital de ensino, 72,5% de 1.100 animais com feridas cirúrgicas limpas receberam antibacterianos no perioperatório, que foram associados a menor taxa de infecção.[68] No entanto, em outro estudo comparável no qual 41% de 1.146 animais com feridas cirúrgicas limpas receberam antibacterianos em momentos diversos, a taxa de infecção variou de acordo com o momento da administração do antibacteriano.[10] As taxas de infecção em animais com feridas limpas que receberam antibacterianos no perioperatório, não receberam ou só os receberam no pós-operatório foram de 2,2%, 4,4% e 8,2%, respectivamente. Em outro estudo feito em hospital de ensino, cães submetidos a cirurgia ortopédica eletiva foram divididos em três grupos: um não recebeu antimicrobianos, a outro foi administrada penicilina G e ao último cefazolina 30 min antes da cirurgia, repetindo-se a dose se a cirurgia durasse mais de 90 min.[74] Os cães de ambos os grupos que receberam tratamento antibacteriano tiveram taxas mais baixas de infecção; portanto, o grupo de controle foi abandonado. Os resultados desses estudos enfatizam a importância da atividade antibacteriana máxima no momento do procedimento cirúrgico. (Ver nas Tabelas 53.1 e 53.2 e no *Formulário de fármacos*, no Apêndice, a lista de dosagens.)

A duração da cirurgia é o fator mais influente no risco global de infecção da ferida.[46] O ressecamento do tecido e a contaminação do ar também são fatores importantes. São necessárias contagens teciduais inferiores a 100.000 organismos por grama de tecido para assegurar a cicatrização apropriada da incisão. As contagens bacterianas podem duplicar a cada

hora a mais de tempo operatório. Ocorrem infecções nosocomiais em 1% dos pacientes após procedimentos que duram menos de 30 min e em 14% após os que levam mais de 3 h e meia. Em dois estudos feitos com 712 cães e 1.255 gatos, o risco de infecção pós-operatória foi até duas vezes maior para cada hora adicional de cirurgia.[10,19] Em outro estudo com 112 procedimentos ortopédicos, não foi estabelecido risco relacionado com o tempo.[74] Mostrou-se que salas de cirurgia bem limpas reduzem a prevalência de infecção pós-operatória em seres humanos; contudo, na maioria das salas de operação com alto volume de troca de ar e uso perioperatório de antimicrobianos em procedimentos demorados, o risco de infecção pós-operatória pode ser minimizado. Para cada pessoa a mais na sala de operação, o risco de infecção do local cirúrgico em cães e gatos foi 1 1/3 maior.[19] Outros fatores cirúrgicos que mostraram ter impacto nas taxas de ILC em pessoas incluem a regulação da glicose antes da cirurgia, a regulação da temperatura corporal durante a cirurgia e a experiência do cirurgião.

Infecções localizadas em áreas afastadas do local cirúrgico podem disseminar-se por via hematogênica para as feridas operatórias. A translocação bacteriana denota a disseminação de bactérias viáveis de outras partes do corpo para a corrente sanguínea, em geral do lúmen do trato gastrintestinal (GI) via circulação porta. A manipulação dos intestinos durante a cirurgia pode ocasionar infecção ou sepse pós-cirúrgica distante. A maioria das bactérias cultiváveis que se translocam nos linfonodos mesentéricos e no sangue é *Escherichia coli*.[55] Em experimentos correspondentes, a anestesia sem manipu-

Tabela 53.1 Indicações e fármacos para profilaxia antimicrobiana ou tratamento em cirurgia.

Classe cirúrgica	Exemplos	Bactérias associadas	Tratamento recomendado	
			Primeira escolha	Alternativas
PROFILAXIA				
Limpa[a]	Cirurgia de rotina	Nenhuma	Nenhum	Nenhum
Limpa contaminada	Cirurgia genital	Aeróbios: gram-negativos Anaeróbios	Cefazolina[b]	Fluoroquinolona
	Cirurgia prolongada (mais de 3 h), prótese ortopédica, amputação, redução de fratura aberta	*Escherichia coli*, estafilococos, estreptococos	Cefazolina[b]	Penicilina resistente à β-lactamase
	Intra-abdominais	Aeróbios: gram-negativos Anaeróbios	Cefoxitina[c]	Gentamicina, metronidazol
	Odontológicos	Aeróbios gram-positivos e anaeróbios	Cefazolina[b]	Ampicilina, amoxicilina, cloranfenicol
Contaminada	Feridas por mordidas	Aeróbios e anaeróbios	Ampicilina ou amoxicilina-clavulanato	Clindamicina
	Enterotomia com vazamento, traumatismo abdominal	Aeróbios: estreptococos e enterococos	Cefoxitina[c] ou, se forem enterococos, usar ampicilina ou amoxicilina	Aminoglicosídeo, metronidazol
		Anaeróbios: bifidobactérias, clostrídios, fusobactérias, *Bacteroides*		
	Colecistectomia por causa de infecção biliar	Enterobacteriaceae (*E. coli*, *Klebsiella*, *proteus*), *Bacteroides*, *Clostridium*	Cefoxitina[c] ou cefotaxima[d]	Gentamicina
	Ressecção colônica[e]	*E. coli*, *Bacteroides*	Neomicina e metronidazol na pré-anestesia e enemas	Cefoxitina, gentamicina, clindamicina
TRATAMENTO				
Infectada	Abscessos	Aeróbios	Ampicilina ou amoxicilina-clavulanato	Aminoglicosídeo, clindamicina
	Ruptura intestinal, vazamento colônico	Anaeróbios	Cefotaxima[d]	Metronidazol
	Piometra	Aeróbios e anaeróbios	Cefazolina[b]	Fluoroquinolona

Para mais informações, ver o *Formulário de fármacos*, no Apêndice.
[a] Podem estar indicados antimicrobianos profiláticos se o procedimento durar mais de 90 min ou forem usadas próteses; ver categoria limpa contaminada. A profilaxia rotineira não é recomendada para procedimentos em tecido mole (remoção de cisto, laparotomia envolvendo uma víscera, reparo de hérnia inguinal, mastectomia, tonsilectomia, lacerações simples), neurológicos (laminectomia, fenestração), oftálmicos (extração do cristalino) e ortopédicos (rinotomia ou rinoplastia).
[b] Pode substituir outro fármaco de primeira geração; ver também Tabela 30.4 e o *Formulário de fármacos*, no Apêndice.
[c] Pode substituir outro fármaco de segunda geração; ver também Tabela 30.4 e o *Formulário de fármacos*, no Apêndice.
[d] Pode substituir outro fármaco de terceira geração; ver também Tabela 30.4 e o *Formulário de fármacos*, no Apêndice.
[e] O tratamento oral começando 48 h antes da cirurgia e da anestesia inclui neomicina e metronidazol, assim como enemas para limpeza. Também se pode administrar cefoxitina parenteral durante o procedimento.

| Tabela 53.2 | Tratamento pré-operatório recomendado para profilaxia cirúrgica. |

Fármaco[a]	Espécie	Dose[b]	Via	Momento (minutos de pré-operatório)	Espectro antibacteriano e indicações
Penicilina G	C	40.000 U/kg	IV	30	Bactérias gram-positivas e anaeróbias, com alguma resistência antibacteriana notada entre isolados
Amoxicilina-clavulanato	C	10 a 20 mg/kg	VO	30	Maioria dos aeróbios e anaeróbios gram-positivos e gram-negativos; primeira escolha para a maioria das feridas por mordida
	C	13,75 mg/kg	VO	30	
	G	10 a 20 mg/kg	VO	30	
Ampicilina (amoxicilina)	CG	22 mg/kg	VO	30	Alguns aeróbios gram-positivos e gram-negativos
	CG	11 a 22 mg/kg	SC, IV	30	
Ticarcilina	C	20 a 50 mg/kg	IV	30	Aeróbios e anaeróbios gram-positivos e gram-negativos
Cefazolina[c]	CG	20 a 30 mg/kg	IV	16 a 60	Fármaco de primeira geração: aeróbios gram-positivos, orais, gastroduodenais; e cirurgia ortopédica, cirurgia limpa
Cefoxitina	CG	30 mg/kg	IV	16 a 60	Fármaco de segunda geração: aeróbios gram-negativos
Cefotaxima	CG	15 a 30 mg/kg	IV	16 a 60	Fármaco de terceira geração: aeróbios ou anaeróbios gram-negativos; cirurgia ileocólica e ginecológica
Clindamicina	CG	5 a 11 mg/kg	VO	16 a 60	Aeróbios e anaeróbios gram-positivos
Metronidazol	CG	10 mg/kg	VO, IV	16 a 60	Anaeróbios

CG, cães e gatos; *C*, cães; *G*, gatos *IV*, intravenosa; *VO*, via oral; *SC*, subcutânea.
[a] Para mais informação, ver o *Formulário de fármacos*, no Apêndice.
[b] Dose por administração no intervalo especificado.
[c] Foram alcançadas concentrações do fármaco acima de 4 mg/mℓ na ferida cirúrgica usando-se 20 mg/kg a cada 6 h.[33] Administra-se uma segunda dose se o procedimento cirúrgico durar mais de 90 min.[46] Na artroplastia total do quadril, foram administrados 22 mg/kg antes da cirurgia e a cada 2 h depois, para manter as concentrações teciduais.[39] (Ver, na Tabela 30.4, uma revisão dos fármacos da geração da cefalosporina.)

lação intestinal acarretou bacteriemia mínima. O jejum prolongado (por mais de 48 h), antes e após cirurgia, causou mais bacteriemia em animais submetidos à manipulação intestinal, presumivelmente por causa da estase intestinal e da proliferação bacteriana. A translocação bacteriana também aumenta com endotoxemia, irradiação abdominal, esplenectomia, obstrução biliar e choque hemorrágico.

A imunossupressão do hospedeiro por doença concomitante, tratamento ou distúrbio inerente de imunodeficiência pode aumentar o risco de infecção pós-operatória. Em um estudo, cães imunodeficientes por causa de tratamento com glicocorticoide e azatioprina tiveram maior prevalência de enxertos vasculares infectados do que cães imunocompetentes.[3] Diabetes melito, hiperadrenocorticismo, obesidade e desnutrição são fatores predisponentes. É possível induzir um estado de imunodeficiência em animais com traumatismo como resultado de hemorragia, tratamento com glicocorticoide e baixa imunidade mediada por células decorrente da desregulação de citocina. Cães paraplégicos e que tenham sido submetidos a cirurgia de disco intervertebral correram maior risco de infecções urinárias, que podem ser ocultas, sem sinais clínicos ou piúria.[48a] O uso de cateteres permanentes aumenta bastante esse risco. A administração de dexametasona ou prednisolona a cães antes de cirurgia de disco intervertebral deixou-os muito mais propensos ao desenvolvimento de infecção do trato urinário que os cães que não receberam glicocorticoides.[36] Cães submetidos a transplante renal e ao tratamento imunossupressor associado tiveram complicações de infecções bacterianas.[24] O tratamento imunossupressor associado a transplante renal em gatos aumentou o risco de infecção bacteriana, viral, fúngica ou por protozoário no pós-operatório.[31] Em um relato,[31,57] gatos com diabetes melito tiveram maior risco de infecção após transplante. Mostrou-se que obstrução urinária prévia predispõe gatos a risco maior de infecção pós-operatória após uretrostomia perineal do que gatos sem obstrução submetidos à mesma cirurgia.[25] Embora a anestesia tenha sido associada a alterações *in vitro* na quimiotaxia dos leucócitos, na mobilidade e na estimulação de linfócitos, a documentação real de comprometimento das respostas imunes do hospedeiro *in vivo* não foi confirmada. A colonização bacteriana de

extremidades de aspiração foi fonte de infecção durante cirurgia em cães e gatos.[62] Estafilococos foram os organismos contaminantes mais comuns e provavelmente foram originados do ar ambiente.

A demora na cicatrização da ferida causada por quantidade excessiva de sutura, implantes estranhos ou tecidos desvascularizados pode servir como foco para infecção após contaminação.[3,41] O uso de grampos na pele foi associado a maior risco de infecção pós-operatória do que o de suturas subcuticulares não absorvíveis (náilon) ou absorvíveis em cães submetidos a cirurgia para ruptura dos ligamentos cruzados craniais.[20b] Deve-se evitar espaço morto entre tecidos, aproximando-se o máximo possível toda ferida cirúrgica. Embora drenos colocados cirurgicamente possibilitem a remoção de sangue ou pus do espaço morto, provavelmente retardam o fechamento ou possibilitam a entrada de organismos na ferida.[63] Cateteres intravenosos e intubação em pacientes com traumatismo ou submetidos a cirurgia também aumentam o risco de infecção. Drenos e cateteres intravenosos devem ser retirados o mais rápido possível durante o período de recuperação, para minimizar a colonização direta ou hematogênica do local cirúrgico.

A hospitalização prolongada aumenta o risco de infecção, em particular com bactérias resistentes a antimicrobianos. Curativos úmidos reduzem a formação do selo de fibrina em uma ferida e podem levar à maceração do tecido e à proliferação de bactérias no local da incisão. A profilaxia antibacteriana não deve ser empregada de maneira indiscriminada durante procedimentos cirúrgicos e sim quando se espera que ocorra contaminação de tecidos (ver *Profilaxia antimicrobiana*, neste capítulo).

Achados clínicos

A ILC pode variar de evidente a oculta. A maioria das infecções é superficial e, portanto, identificada com facilidade pelos veterinários ou proprietários (Figura 53.1). É importante diferenciá-la de inflamação no local da cirurgia porque as implicações clínicas, o plano de tratamento e o controle de infecção *versus* inflamação são diferentes.

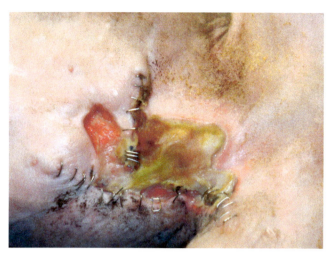

Figura 53.1 Infecção em local de cirurgia associada à deiscência da incisão. Ulceração crônica e exsudação são evidentes.

O uso de definições padrão de classificação de ILC é válido para facilitar o diagnóstico correto e aumentar a consistência entre os indivíduos e as instituições (Tabela 53.3).

Em geral, os sinais de infecção são mascarados no paciente com traumatismo, devendo-se considerar tal complicação quando houver agravamento de quaisquer sinais clínicos. Febre e alterações nos leucócitos nem sempre são preditivas de infecção. Deve-se esperar inflamação local ou secreção serosa no local da incisão de qualquer procedimento cirúrgico. Outros sinais provavelmente associados a infecções sistêmicas são aumento do desconforto respiratório, hiper ou hipoglicemia, insuficiência renal, trombocitopenia, icterícia e depressão mental grave.

Diagnóstico

Em termos clínicos, o diagnóstico de ILC costuma ser direto, mas a infecção que envolve tecidos profundos sem acometimento superficial pode não ser óbvia. Manifestações sistêmicas de infecção, como elevações da temperatura retal e leucocitose ou desvios para a esquerda nos achados hematológicos, são mais indicativas de infecção, mas não altamente sensíveis nem específicas de ILC. Foi feita uma relação entre a temperatura retal com 24 h de pós-operatório e a maior duração do procedimento cirúrgico.[68] No entanto, a elevação da temperatura retal no dia da cirurgia nem sempre indica surgimento de infecção da ferida. No caso de feridas profundas, radiografias do esqueleto ou ultrassonografias de tecidos moles podem revelar dano a tecidos profundos, tumefação em tecido mole ou formação de gás. Nas infecções ortopédicas crônicas, ocorre lise ou proliferação óssea ou sequestro.

A citologia de exsudatos e a biopsia ou cultura de tecidos são mais definitivas. Embora a cultura seja um recurso essencial, pode ser usada de maneira inadequada, resultando em informação inacurada. É possível que a cultura de infecções superficiais ou daquelas com trajetos fistulosos resulte no isolamento de contaminantes cutâneos, alguns deles importantes também em infecções oportunistas e cuja identificação (i. e., *Staphylococcus pseudintermedius*) requer o entendimento da qualidade da amostra. Outros comensais cutâneos comuns, como estafilococos negativos para a coagulase, são minimamente patogênicos e seu isolamento em geral indica contaminação, não infecção. Para aumentar a produtividade diagnóstica, deve-se ter o máximo de cuidado para evitar contato com a superfície cutânea ao coletar uma amostra, principalmente de local profundo, usando precauções cirúrgicas e penetração com agulha. O material obtido dessa maneira deve ser enviado ao laboratório o mais rápido possível, para que os agentes anaeróbios em geral ali existentes possam ser cultivados. A limpeza inicial do local possivelmente reduz o risco de contaminação, mas também resulta em culturas falso-negativas se as infecções forem superficiais. Mesmo assim, é uma prática válida antes de se coletar uma amostra. Amostras de trajetos fistulosos após preparação asséptica do local são mais compensadoras.

Tratamento

O tratamento da ILC é altamente variável e depende da localização e da gravidade da infecção, entre outros fatores. Em geral é necessário tratamento antimicrobiano. Infecções superficiais podem receber tratamento local com limpeza e aplicação de biocidas (p. ex., clorexidina) ou antimicrobianos tópicos (p. ex., sulfadiazina de prata, mupirocina, ácido fusídico, bacitracina/neomicina/polimixina B) ou outras terapias (p. ex., mel de manuka, açúcar/dicloridrato de betaistina) mais a remoção das suturas cutâneas. Infecções profundas quase invariavelmente requerem antimicrobianos sistêmicos, que devem ser escolhidos com base na cultura e em testes de suscetibilidade, com exceção de abscessos focais não acompanhados por celulite ou sinais sistêmicos, tais como febre. Também podem ser necessárias outras medidas complementares, como drenagem cirúrgica, retirada de suturas profundas, implantação de materiais impregnados com antimicrobianos e remoção de implante.

Tabela 53.3	Classificação das infecções de locais cirúrgicos.		
	Em incisões superficiais	**Em incisões profundas**	**Em órgãos ou espaços**
Momento	Até 30 dias após a cirurgia	Até 30 dias após a cirurgia ou 1 ano, se for colocado implante	Até 30 dias após a cirurgia ou 1 ano, se for colocado implante
Localização	Só a pele ou os tecidos subcutâneos da incisão	Tecidos moles profundos (i. e., camadas de fáscia e músculo) da incisão	Qualquer área que não a incisão deixada aberta ou manipulada durante a cirurgia
Aspectos clínicos	Secreção purulenta Organismos isolados de uma amostra de líquido ou tecido coletado assepticamente Um ou mais sinais de dor ou sensibilidade, tumefação localizada, eritema, calor e a incisão é deixada deliberadamente aberta pelo cirurgião, *a menos* que a cultura seja negativa	Secreção purulenta da incisão profunda, mas não de órgão ou espaço Deiscência espontânea de incisão profunda ou deixada aberta deliberadamente quando o paciente tem um ou mais sinais de febre e/ou dor localizada ou sensibilidade, *a menos* que a cultura seja negativa Abscesso ou outra evidência de infecção ao exame direto, durante reoperação ou à histopatologia ou radiologia	Secreção purulenta do dreno colocado no órgão ou espaço Organismos isolados de amostra coletada assepticamente de órgão ou espaço Abscesso ou outra evidência de infecção ao exame direto, durante reoperação ou à histopatologia ou radiologia Diagnóstico clínico de ILC em órgão ou espaço

ILC, infecção(ões) de local cirúrgico.

Pode ser necessário desbridamento extenso ou drenagem cirúrgica de feridas para evitar que infeccionem e para reduzir o edema extenso ou a formação de abscesso. As feridas devem ser cobertas para prevenir ressecamento excessivo de tecidos desvitalizados, e a drenagem deve ser estimulada mediante fechamento incompleto ou colocação de dreno. Curativos oclusivos que contenham material absorvente adequado devem ser trocados sempre que houver secreção. Para estimular a formação de tecido de granulação suficiente, os membros devem ser imobilizados ou colocados sobre sustentação. Tecido cicatricial crônico que não cicatriza deve ser ressecado da ferida. A hospitalização prolongada e o uso indiscriminado de antibacterianos tópicos ou sistêmicos favorecem a proliferação de bactérias resistentes. Drenos cirúrgicos, cateteres intravenosos e intubação em pacientes com traumatismo também aumentam o risco de infecções. No caso de infecção intra-abdominal e suspeita ou confirmação de ruptura de víscera, o tratamento antimicrobiano deve ser providenciado para combater a flora fecal, inclusive bactérias anaeróbias e gram-negativas, como as da família Enterobacteriaceae (ver *Infecções intra-abdominais*, no Capítulo 88). Na vigência de lesões ortopédicas com fraturas mandibulares ou maxilares abertas, em geral são administradas penicilinas ou cefalosporinas, respectivamente. Se estiverem envolvidos implantes, costumam ser indicadas estabilização, irrigação, administração de antimicrobianos, remoção do implante ou desbridamento da ferida.[15]

Prevenção

A prevenção absoluta da ILC é impossível. Qualquer que seja a natureza da cirurgia, tal procedimento sempre implica algum risco de infecção. De acordo com isso, é indispensável implementar práticas ótimas para reduzir a incidência e a gravidade das ILC. Essa é uma área complexa e com poucos dados objetivos, porém, é possível fazer recomendações razoáveis com base na medicina humana, nos dados veterinários limitados e nos princípios gerais de cirurgia e controle de infecção.

Desinfecção e preparo do local cirúrgico

A dose bacteriana é o determinante fundamental do risco de infecção, e as medidas para reduzir a contaminação bacteriana do local cirúrgico constituem um recurso crítico. A tricotomia e a preparação da pele para cirurgia sempre devem ser feitas antes da entrada do animal na sala de operação. É preciso cuidado para não causar lesões na pele durante a tricotomia. A antissepsia cutânea no local da incisão é similar ao procedimento de preparação para a colocação de cateteres intravenosos, seguida pela aplicação final de tintura de iodo ou solução iodófora logo antes da colocação dos panos de campo.

A escolha de antissépticos dérmicos é importante para reduzir a prevalência de infecções no pós-operatório. Tintura de clorexidina (a 0,5% em etanol a 70%), iodo com povidona (0,75% de iodo disponível) e detergentes à base de clorexidina (4%) ou iodo são os agentes mais comumente usados para preparação da pele.[19a,48,53] Soluções alcoólicas de clorexidina são preferíveis às preparações aquosas, porque o álcool é bactericida e promove ressecamento das lesões expostas. Várias formulações de iodo com povidona não exercem efeitos deletérios sobre a cicatrização de feridas.[23] O diacetato de clorexidina em solução antisséptica não detergente a 0,05% peso/volume foi usado para lavar feridas abertas e prevenir a contaminação de tecidos caninos com *Staphylococcus intermedius*.[37] Gliconato de clorexidina e álcool foram igualmente eficazes ao glutaraldeído estabilizado, com ou sem álcool, como um desinfetante cutâneo pré-cirúrgico em cães.[17,33a] A solução de clorexidina foi mais eficaz que a de iodo com povidona como tratamento antibacteriano.[34,56] Em algumas circunstâncias, as soluções de iodo com povidona abrigavam organismos tais como *Pseudomonas*, requerendo tratamento apropriado com soluções de escovação. Os frascos que contêm soluções de escovação não devem ser preenchidos novamente sem esterilização para reduzir o risco de contaminação com bactérias resistentes a biocida. Se forem usados recipientes para embeber compressas de gaze, devem ser limpos e desinfetados regularmente. Além disso, os iodóforos têm menos atividade antibacteriana residual que a clorexidina. Apesar de sua eficácia, a clorexidina pode ser irritante para estruturas intra-articulares.[1] Embora eficaz, o hexaclorofeno caiu em desuso por causa de sua toxicidade potencial para animais e seres humanos. Ferimentos traumáticos em geral são irrigados com solução fisiológica, mas, em um estudo com crianças, as lacerações tiveram a mesma taxa de infecção quando irrigadas com solução fisiológica estéril ou água corrente potável,[67] sugerindo que o mais importante em feridas traumáticas contaminadas para reduzir os níveis bacterianos é o aspecto físico da irrigação. Quanto à lesão tecidual, a solução de lactato de Ringer foi menos traumática que a fisiológica normal ou a água potável para os tecidos conjuntivos caninos *in vitro*,[12] razão pela qual é preferível para preservar a cicatrização tecidual (ver *Infecções de Ferimentos por Mordedura*, Capítulo 51).

A equipe cirúrgica deve sempre usar luvas para minimizar a disseminação da própria flora cutânea para o paciente durante o procedimento. A importância de cobertura apropriada para as pernas durante procedimentos ortopédicos não pode ser subestimada. Devem ser usadas barreiras impermeáveis estéreis em vez das porosas semipermeáveis ou além destas, para proteger a extremidade distal durante procedimentos ortopédicos proximais para melhor prevenção contra bactérias.[70]

Desinfecção do equipamento cirúrgico

A desinfecção do instrumental cirúrgico e das instalações é parte indispensável do procedimento operatório. (Ver, no Capítulo 93, a revisão dos procedimentos de desinfecção hospitalar e do equipamento.) O equipamento cirúrgico deve ser apropriadamente esterilizado em autoclaves a vapor ou com óxido de etileno. *Não se deve* utilizar esterilização a frio em quaisquer instrumentos que possam ser submetidos a outras formas de esterilização. A esterilização a frio deve ser considerada, no máximo, uma desinfecção de alto nível, não verdadeiramente esterilização. A contaminação das soluções para esterilização a frio é comum,[43] em geral elas não são bem usadas, e a esterilização é improvável. Todas as superfícies nas salas de cirurgia que não entram em contato com o paciente também devem ser desinfetadas como parte da rotina. Existem vários desinfetantes que podem diferir no espectro de atividade, na rapidez da desinfecção, na inibição de restos orgânicos e nas características favoráveis ao ambiente. Os agentes oxidantes como peróxido de hidrogênio acelerado ou peroxigênios estão sendo cada vez mais usados por causa de suas propriedades favoráveis, mas outras classes de desinfetantes podem ser eficazes se usadas adequadamente. Os principais aspectos da desinfecção são o uso de uma solução apropriada, a limpeza adequada de superfícies antes da aplicação do desinfetante e um tempo de contato adequado. Pisos podem ser lavados com desinfetantes e encerados ou polidos. Esfregão úmido ou aspiradores a vácuo com filtro podem retirar o excesso de desinfetante e sujidades. Desinfetantes que deixam película podem ser removidos com solução de 0,12 ℓ (meio copo) de vinagre em 3,8 ℓ de água. Esfregões secos e vassouras nunca devem ser usados para limpar pisos de hospitais porque disseminam microrganismos na poeira. Os funcionários devem usar máscaras para minimizar a contaminação por aerossol nas áreas cirúrgicas. (Ver, no Capítulo 93, uma discussão sobre a limpeza de áreas cirúrgicas e esterilidade do equipamento de anestesia e nebulização.)

Lavagem da ferida

Feridas contaminadas cutâneas ou de tecidos moles devem ser lavadas com bastante solução fisiológica preaquecida. A pressão é liberada por uma seringa de 35 mℓ com agulha de calibre 18 ou cateter de tamanho semelhante. A lavagem sem irrigação a jato não é tão eficaz. A instilação local de um antibacteriano nas feridas pode resultar em concentrações mais altas de fármacos no tecido desejado, com toxicidade mínima. Antimicrobianos não devem ser instilados nas cavidades corporais pois há possibilidade de causarem irritação química local ou serem facilmente absorvidos, diminuindo sua eficácia local ou levando à toxicidade sistêmica potencial. Antes do fechamento de incisões de celiotomia, recomenda-se lavagem peritoneal com solução de cloreto de sódio estéril a 0,9% (30 a 40 mℓ/kg) aquecida (39°C), para facilitar a aspiração de fragmentos de tecido mole, bactérias, coágulos sanguíneos e gordura, todos elementos que agem como contaminantes estranhos.[35] Tem-se usado com sucesso diacetato de clorexidina diluído (a 0,05%) ou iodo com povidona (a 0,1 a 1%) como desinfetantes de ferida. Dos dois agentes, a clorexidina é preferível por causa de sua ação residual mais prolongada e menor inibição por material orgânico.

Profilaxia antimicrobiana

É provável que a maioria das infecções nosocomiais ocorra em animais hospitalizados submetidos a cirurgia. A administração do antimicrobiano apropriado no perioperatório pode reduzir a incidência de infecção pós-operatória em certos procedimentos, mas a evidência objetiva disso em pequenos animais é pouca e conflitante. A Tabela 53.1 descreve as indicações de fármacos e recomendações para profilaxia cirúrgica. Os antimicrobianos perioperatórios são mais importantes quando não se pode manter a antissepsia estrita, como durante cirurgia intestinal, do trato respiratório ou biliar ou da região orofaríngea. (Ver, no Capítulo 88, uma discussão da profilaxia durante procedimentos dentários.) No entanto, a profilaxia antimicrobiana nunca deve ser empregada em locais cirúrgicos limpos como substituto para a manipulação não traumática de tecidos e o uso de boas práticas de controle geral de infecção, como a manutenção de assepsia cirúrgica estrita. Os organismos que contaminam tecidos subcutâneos relativamente avasculares, fragmentos ósseos ou superfícies serosas em geral são comensais da pele e de superfícies mucosas. A profilaxia antimicrobiana para cirurgia não está indicada em todas as situações e, quando está, os benefícios precisam ser considerados com relação ao risco de efeitos adversos e de originar cepas resistentes aos antimicrobianos. Em certas situações cirúrgicas, o tratamento antimicrobiano administrado antes do procedimento para uma infecção esperada pode ser benéfico (ver Tabela 53.1). A profilaxia antimicrobiana não foi melhor do que placebo no sentido de reduzir as taxas de infecção em procedimentos cirúrgicos limpos rápidos em cães e gatos, realizados por cirurgiões experientes.[33,69] Entretanto, quando os procedimentos veterinários levavam mais de 90 min, o tratamento antimicrobiano foi benéfico ao diminuir as taxas de infecção.[68] Em contraste, a administração de antibacterianos reduziu significativamente a frequência de infecção de ferida em procedimentos cirúrgicos limpos realizados por estudantes de veterinária em períodos avançados.[68] A administração pós-operatória de antibacterianos, predominantemente cefalosporinas de primeira geração, reduziu o risco de infecção pós-operatória em cães submetidos a cirurgia para estabilização do ligamento cruzado.[20,20b] Em cirurgias humanas, procedimentos com mais de 2 h de duração foram associados a prevalência muito maior de infecção pós-operatória.[52] O tratamento antimicrobiano profilático é benéfico em conjunto com a drenagem cirúrgica de abscessos.

O sucesso da profilaxia depende significativamente da escolha do antimicrobiano (ver Tabelas 53.1 e 53.2). Devido à baixa toxicidade e à eficiência contra os estafilococos infectantes comuns, as cefalospo-

rinas são a pedra fundamental da profilaxia cirúrgica. Graças à duração prolongada de sua atividade, a cefazolina tem sido uma opção popular entre os cirurgiões, sendo uma cefalosporina de primeira geração administrada por via parenteral com espectro desejado contra contaminantes potenciais, de toxicidade relativamente baixa e farmacocinética favorável.[39,54]

O momento da administração de antibacterianos é um fator importante na prevenção de infecção de feridas cirúrgicas. Há na internet artigos sobre as diretrizes para o uso perioperatório de antimicrobianos na medicina humana. O objetivo é que existam os antimicrobianos no local cirúrgico por todo o período de risco de contaminação. O sucesso envolve o momento da administração do fármaco um pouco antes (menos de 1 h no caso da maioria dos fármacos) ou durante a cirurgia para alcançar a concentração máxima possível durante o procedimento operatório, com nova dosagem subsequente durante a cirurgia, dependendo do fármaco e da duração da cirurgia. A infusão parenteral tem sido preferida para profilaxia antimicrobiana, com o tempo de administração ótimo entre 16 e 60 min, dependendo das vias de administração antes da primeira incisão.[21] A administração mais de 1 h antes da cirurgia é associada a níveis inferiores do fármaco no momento da incisão. Se a profilaxia antimicrobiana for considerada a segunda opção, *não* será eficaz, pois foi mostrado que iniciar a administração de antimicrobianos depois da cirurgia equivale a não os utilizar em momento algum.

O tratamento oral é administrado 1 h antes, as injeções intramusculares 30 min antes e o tratamento intravenoso em forma de bolo imediatamente no início da indução anestésica (ver Tabela 53.2). Raramente se usa o tratamento oral por causa da variabilidade potencial de absorção. Com exceção de cirurgia colônica, em que a profilaxia é iniciada anteriormente, a dose inicial de um fármaco administrado por via sistêmica deve ser dada por via parenteral no momento da indução anestésica. Para cirurgia colônica, o tratamento antimicrobiano sistêmico combinado com a limpeza mecânica do intestino grosso para reduzir a flora é iniciado 48 h antes da cirurgia. Em geral, são usados enemas com líquidos de lavagem isotônicos e catárticos.

Mesmo em cirurgias limpas, o campo operatório é considerado contaminado se o procedimento durar mais de 3 h. Por exemplo, bactérias em geral pertencentes à flora cutânea ou mucosa foram cultivadas de 30,6% das culturas intraoperatórias de feridas cirúrgicas de cães submetidos à substituição total do quadril, procedimento que leva mais de 3 h.[6] Uma segunda dose de antimicrobiano deve ser administrada após duas meias-vidas do fármaco (2 h no caso da cefazolina) para manter as concentrações durante a operação. Os antimicrobianos penetram em exsudatos teciduais formados e pouco em coágulos sanguíneos, mas são prontamente incorporados nos coágulos se estiverem no plasma durante a formação dos coágulos. O risco de contaminação existe até que se forme um tampão firme de fibrina entra as margens da ferida, com 3 a 5 h de pós-operatório. Por essa razão, recomenda-se uma dose final de antimicrobiano durante procedimentos contaminados quando o fechamento é completado. O tratamento antimicrobiano adicional, depois do período de exposição, tem pouco efeito sobre o desenvolvimento de infecção pós-operatória. Os antimicrobianos perioperatórios devem ser escolhidos com base no procedimento que estiver sendo realizado e nos contaminantes mais prováveis de penetrar no local da ferida. Diretrizes para a dose específica e a frequência de administração estão disponíveis com base nas variáveis farmacocinéticas e farmacológicas do antimicrobiano escolhido.

O tratamento antimicrobiano nunca deve continuar depois da cirurgia, a menos que haja infecção preexistente ou contaminação visível que ocorreu durante o procedimento. Quando se suspeitar de contaminação, mas a infecção não for documentada, o tratamento antimicrobiano nunca deve ser administrado por mais de 12 a 24 h após a cirurgia. Devem ser tomadas medidas para reduzir o risco de infecção após a profilaxia antimicrobiana, porque a infecção com organismos resistentes é mais provável. Hospitalização, estresse e procedimentos invasivos devem ser evitados em pacientes imunossuprimidos. Se forem usados antibacterianos no perioperatório, devem ser fármacos bactericidas com eficácia limitada o máximo possível ao contaminante suspeito (ver Tabela 53.2). Acredita-se que os antibacterianos sistêmicos penetrem nos tecidos do hospedeiro no momento da cirurgia e devem ser mantidos em concentrações elevadas durante todo o procedimento. Deve-se providenciar esquema completo de antibacterianos na dosagem adequada, pois menos que isso, em geral, é ineficaz em animais com o sistema imune adequado. Se os resultados de testes de suscetibilidade forem duvidosos ou indicarem que os organismos não são suscetíveis ao fármaco em questão, não se deve trocar o antibacteriano se houver indício de que o paciente está respondendo.

A quimioprofilaxia antimicrobiana tem várias desvantagens, algumas tão sérias que os riscos superam os benefícios. Por exemplo, é possível ocorrer resistência bacteriana ou toxicidade medicamentosa. Além disso, o cloranfenicol pode interferir no metabolismo de barbitúricos, algumas cefalosporinas (cefamandol, cefoperazona e cefotetana) podem causar hipoproteinemia e os aminoglicosídios causar bloqueio neuromuscular ou nefrotoxicidade. Embora esses fármacos possam servir para profilaxia perioperatória, é preciso considerar tais riscos e restringir seu uso a situações em que haja necessidade clara. A profilaxia com antimicrobianos pode suprimir a flora normal e aumentar o risco de infecção com microrganismos resistentes (superinfecção). Foram isoladas várias bactérias resistentes a antibacterianos, como enterococos, estafilococos e Enterobacteriaceae, com níveis crescentes de resistência.[1] (Ver mais informações sobre fármacos e suas dosagens em *Quimioterapia Antimicrobiana*, Capítulo 30, e no *Formulário de fármacos*, no Apêndice.)

Modalidades futuras

Na medicina humana, estão sendo desenvolvidos vários procedimentos diagnósticos e terapêuticos que podem ajudar no reconhecimento precoce e no tratamento mais eficiente de infecções adquiridas no período perioperatório.[26,40] Novos testes diagnósticos, como a hibridização fluorescente *in situ*, a reação em cadeia da polimerase quantitativa ou a tecnologia com base em microarranjo, têm sido aplicados a locais cirúrgicos colonizados com bactérias para determinação de sua concentração e dos padrões de resistência antimicrobiana.[11] É provável que tratamentos futuros visem às citocinas bacterianas ou aos fatores de virulência de maneiras altamente específicas. São necessários ensaios clínicos *in vivo* para avaliar melhor essas modalidades de pesquisa. Estratégias de vacinação também podem ser benéficas na prevenção de infecções com bactérias ou na proteção de pacientes contra proteínas patogênicas.

Doenças Fúngicas e por Algas

Capítulo 54

Diagnóstico Laboratorial de Infecções Fúngicas e por Algas

Spencer S. Jang e Richard L. Walker[†]

O diagnóstico específico de infecções fúngicas e por algas em animais requer procedimentos laboratoriais que incluem exame microscópico direto e cultura, quase sempre complementados por testes sorológicos. Muitos desses exames diretos, culturas primárias e alguns testes sorológicos fazem parte do âmbito dos procedimentos diagnósticos da clínica veterinária de ponta. O desenvolvimento de métodos aprimorados de diagnóstico micológico é voltado para procedimentos rápidos em que se utilizam *kits* e reagentes prontos para identificação, *kits* sorológicos, sistemas automatizados e técnicas moleculares.[20] Em alta proporção de tais casos, ainda será necessária a confirmação por laboratório especializado para que o diagnóstico definitivo seja estabelecido.

Amostras para diagnóstico laboratorial

Uma amostra satisfatória deve ser representativa do foco de infecção e ter o tamanho adequado para tornar possível o exame direto e a cultura. Exceto nas infecções sistêmicas sugestivas de fungemia e que requerem hemocultura, devem ser obtidas amostras de local de infecção ativa conforme indicado pelas lesões, sinais ou sintomas. Como as micoses sistêmicas em geral são adquiridas via trato respiratório, as amostras preferidas são de tecido pulmonar ou exsudatos de vias respiratórias. Em certas infecções micóticas disseminadas, urina e medula óssea também podem ser amostras apropriadas para cultura. As culturas de amostras do trato respiratório, trajetos fistulosos, seios nasais, abscessos, córnea, biopsias, cateteres permanentes e unhas são exemplos de amostras não sistêmicas.[16]

Coleta da amostra

Ao coletar raspados cutâneos para cultura de dermatófitos, é essencial limpar a lesão, em particular sua periferia, com álcool a 70%. Deve-se evitar o uso de iodo, pois é prejudicial para os dermatófitos. A antissepsia da superfície, quando viável, ajuda a minimizar a coleta de bactérias do ambiente e dos contaminantes fúngicos, assegurando resultados melhores. Antes da punção venosa, é preciso desinfetar a pele esfregando-a com álcool a 70% e em seguida iodo a 2%.

A melhor maneira de obter raspados para cultura de dermatófitos é com lâmina de bisturi ou com a borda de lâmina de vidro de microscopia em uma parte marginal mais ativa da lesão por tinha. O uso da lâmpada de Wood pode ajudar a identificar pelos infectados com certas espécies de dermatófitos. Para cultura, as raízes dos pelos devem ser arrancadas com pinça. As unhas devem ser cortadas para coleta. Raspa-se a superfície de estruturas bastante queratinizadas para se ter acesso às partes mais profundas. Desinfeta-se a superfície das garras com álcool, bem como a de pústulas, nódulos, vesículas e similares na pele, aspirando-se material com agulha estéril em seringa. Se não houver crescimento de fungos em aspirados, raspados ou *swabs*, pode ser necessário realizar biopsia. Deve-se obter tecido normal junto com partes de todas as zonas da lesão. Lesões cutâneas abertas não são desinfetadas nem limpas, pois tais procedimentos são capazes de remover ou destruir os organismos de interesse.

Swabs têm valor limitado para o isolamento de fungos, razão pela qual seu uso não é estimulado. Caso não haja métodos alternativos de coleta, amostras recebidas em *swabs* em meio de transporte adequado (ver Capítulo 29) devem ser cultivadas sem demora. *Swabs* de esfregaços diretos de preferência não devem ser de algodão porque as taxas de recuperação são baixas e observadores inexperientes podem confundir as fibras de algodão com hifas.

O sangue para cultura é coletado com seringa e agulha e passado diretamente para frascos convencionais e bifásicos para hemocultura, sistemas automatizados e de lise por centrifugação (ver *Isolamento*).[1,13,15] Usa-se agulha nova para transferir o sangue, 1 mℓ para 9 mℓ de meio de cultura, da seringa para o frasco de cultura. Amostras de sangue obtidas com cateteres intravenosos permanentes não são recomendadas.[1,13]

A melhor maneira de coletar urina é por cistocentese percutânea, que assegura uma amostra sem contaminação por bactérias ou fungos do trato geniturinário inferior (ver Capítulo 90). Amostras de fezes para cultura destinadas ao diagnóstico de infecções fúngicas do trato gastrintestinal em geral são enganosas. Amostras de biopsia para exame histológico são melhores.

Líquidos e conteúdo de abscessos são coletados por aspiração com agulha em seringa. É melhor obter volumes grandes, adequados para centrifugação. Quaisquer grânulos devem ser incluídos e caracterizados. As amostras de medula óssea também são obtidas por aspiração com agulha em seringa ou agulha de biopsia para a parte central. Pelo

---

[†]Falecido.

menos 3 mℓ de líquido cerebrospinal (LCS) são necessários via punção lombar ou da cisterna. Para a obtenção de amostras pulmonares, faz-se um lavado transtraqueal ou brônquico (ver Capítulo 87).

Material necrótico ou de curetas e outros coletados durante cirurgia devem ser manipulados de maneira asséptica até o exame e a cultura. Amostras de lesões de córnea são coletadas raspando-se várias vezes com espátula de íris estéril, lâmina de bisturi ou escova de náilon (ver Figura 92.14). A preparação de lâmina e a cultura são feitas no local e no momento da coleta.

Transporte e preservação

Para o envio de amostras de tecido e líquido para laboratório diagnóstico, deve-se optar pelo caminho mais rápido em recipientes seguros, resistentes e à prova de vazamentos, acompanhados pela informação sobre o tipo de amostra e qualquer outro aspecto clínico e demais circunstâncias, para ajudar o laboratório a selecionar os métodos de processamento, inclusive os meios adequados, as condições de incubação e precauções de segurança.

As amostras devem ser transportadas à temperatura ambiente e processadas o mais rápido possível ou até 2 h após a chegada. As que não puderem ser processadas imediatamente podem ser mantidas por até 24 h em meio de transporte bacteriano adequado à temperatura ambiente ou refrigeradas a 4°C se houver probabilidade de contaminação bacteriana (ver Capítulo 29).[15] Há possibilidade de a refrigeração retardar a proliferação de fungos de crescimento lento por 1 a 2 dias. *Aspergillus* e zigomicetos são sensíveis à refrigeração. Se amostra suspeita contendo zigomicetos não puder ser cultivada de imediato, pode passar uma noite à temperatura ambiente em meio de transporte bacteriológico. Alguns fungos são recuperados de amostras que ficaram até 2 semanas em trânsito, mas essa demora não é recomendável, por causa da probabilidade de contaminação bacteriana.

Amostras de urina podem ser mantidas em refrigeração por até 24 h antes de serem submetidas à cultura. A maioria das bactérias e leveduras se multiplica na urina à temperatura ambiente. *Swabs* vaginais em meio de transporte ou aspirados podem ficar à temperatura ambiente antes do processamento.

Se houver demora para o processamento, frascos para hemocultura ou tubos para lise sob centrifugação (ver *Isolamento*) podem ser mantidos à temperatura ambiente por até 16 h. LCS e líquidos de cavidades serosas e articulações devem ser processados o mais rápido possível. A existência de proteínas e carboidratos no LCS contribui para suas qualidades como meio de manutenção. Se não for cultivado imediatamente, o LCS deve ser mantido à temperatura ambiente. Líquidos estéreis devem ser mantidos sob refrigeração por uma noite.

Material nasal coletado com curetas e pólipos excisados podem ser divididos entre recipientes estéreis para cultura e frascos de formalina tamponada a 10% para preparação histológica para o diagnóstico de rinosporidiose (Figura 54.1). Esfregaços por impressão ou raspados de tecido nasal devem ser feitos antes da fixação das amostras (ver Figura 68.3). Se o transporte for demorado, tecido e medula óssea podem ser umedecidos com pequena quantidade de solução fisiológica estéril.

Raspados cutâneos, unhas e pelos podem ser coletados em envelope de papel limpo ou placa de cultura estéril para envio. Os raspados de pele também podem ser colocados entre duas lâminas de vidro de microscopia mantidas fechadas com fita adesiva em ambas as extremidades. Tais amostras não devem ser mantidas em recipientes vedados porque o acúmulo de umidade resultante pode levar ao crescimento de saprófitas. É melhor guardá-las à temperatura ambiente, pois a refrigeração pode prejudicar alguns dermatófitos.

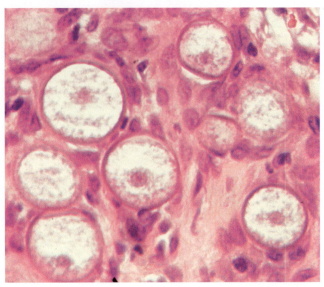

Figura 54.1 *Rhinosporidium.* Corte de pólipo nasal de cão. Esférulas de parede espessa em proliferação (H&E, 500×). (Cortesia de Spencer S. Jang, University of California, Davis, CA.)

Processamento de amostras

O processamento completo de amostras envolve exame microscópico direto, isolamento, identificação e sorologia. Nos itens seguintes, alguns procedimentos são considerados, com referência particular à sua viabilidade como testes feitos no consultório. Para o diagnóstico de fungos, não é necessário equipamento especial além do básico para bacteriologia clínica. Amostras destinadas a cultura devem ser incubadas a 30°C. Para outras finalidades, uma área isolada onde a temperatura ambiente (aproximadamente 25°C) permaneça razoavelmente constante é adequada. Para o reconhecimento precoce de colônias fúngicas, é suficiente uma lupa (que aumente 8 a 10 vezes) ou microscópio de dissecção.

Exame direto

A pesquisa de estruturas fúngicas com significado diagnóstico pode envolver a preparação de montagens úmidas coradas ou não, esfregaços fixados corados e cortes histológicos. Algumas dessas técnicas são simples e de rápida execução, e podem proporcionar ao clínico um diagnóstico presuntivo ou mesmo definitivo e poupar tempo para a instituição do tratamento (Tabela 54.1).

Montagens úmidas

O material da amostra pode ser suspenso sobre lâmina em solução fisiológica, água ou, de preferência, hidróxido de potássio (KOH) a 10%, que elimina misturas de tecido da preparação, deixando os elementos fúngicos intactos. O exame deve começar sob pequeno aumento (100×) e com iluminação leve, com o condensador baixo para obter o máximo de contraste. Quando são observadas estruturas sugestivas de elementos fúngicos, é necessário maior aumento (400×) para confirmação.

O método de digestão do KOH é empregado universalmente na preparação de amostras cutâneas suspeitas de terem dermatófitos (ver Capítulo 56). O pelo ou raspado de pele a ser examinado é colocado em uma gota de KOH a 10% em lâmina limpa (Figura 54.2 A). Talvez seja necessário deixar o material em KOH por algum tempo antes do restante do processamento. O material crostoso é retirado com pinça de dissecção ou agulhas, montado em uma lâmina de vidro limpa e coberto com lamínula, pressionada para eliminar bolhas. Essa preparação é passada sobre chama várias vezes, com cuidado para a mistura não entrar em ebulição. A lâmina é examinada imediatamente

Tabela 54.1	Exame direto de fungos em amostras clínicas.	
Corante ou reagente	**Uso**	**Figuras no texto e desvantagens**
Gram	Cora bactérias, leveduras e outros fungos	*Cryptococcus neoformans* (Figura 54.3); *Malassezia pachydermatis* (Figura 54.4); *Sporothrix schenckii* (Figura 54.5); alguns fungos coram-se de maneira variável ou não se coram
Hidróxido de potássio	Elimina tecido e restos celulares de uma variedade de amostras, proporcionando maior visibilidade de elementos fúngicos	Dermatófitos (Figura 54.2); ocorrem artefatos após o tempo de preparo; é necessário ter experiência
Nanquim	Observação da existência ou ausência de cápsulas de células fúngicas contra um fundo escuro	*C. neoformans* (Figura 59.7 B); podem ocorrer problemas de artefatos, pouca sensibilidade
Calcoflúor branco	Iluminador fluorescente que se liga a polissacarídio como celulose e quitina	Detecta uma variedade de elementos fúngicos; requer microscópio de fluorescência
Wright	Corante para exame citológico de sangue periférico, medula óssea, líquidos corporais e impressões de órgão	*Histoplasma capsulatum* (Figura 58.7); *Aspergillus* (Figura 62.4); *Candida* (Figura 63.2 B); *Prototheca* (Figura 67.3); uso limitado
Metenamina prata de Gomori	Detecção de elementos fúngicos em corte histológico	*Candida albicans* (Figura 63.3 B); não facilmente disponível na maioria dos laboratórios clínicos
Ácido periódico Schiff	Detecção de elementos fúngicos em corte histológico	*C. albicans* (Figura 63.3, A); não facilmente disponível na maioria dos laboratórios clínicos
Hematoxilina e eosina	Corante histológico usado para detecção de alguns elementos fúngicos	*Rhinosporidium* (Figura 68.4); *Coccidioides immitis* (Figura 60.8); *Prototheca* (Figura 67.5); em geral requer grande número de fungos para detecção com esse corante

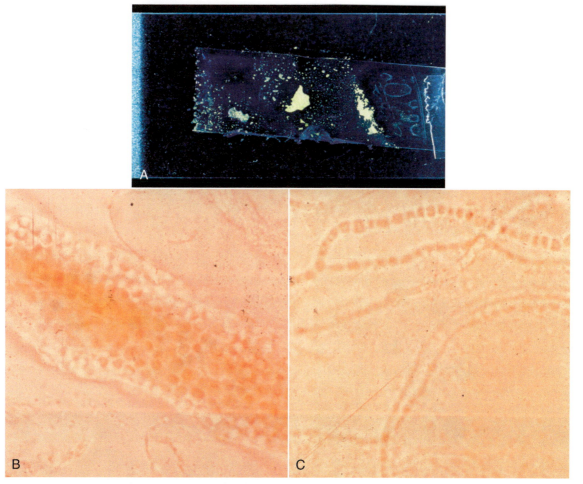

Figura 54.2 A. Pelos de uma lesão cutânea crostosa em preparação de KOH sob aumento de 400× com (**B**) artroconídios ao longo da haste do pelo ou (**C**) cadeias de artroconídios embebidas em material crostoso. (Cortesia de Spencer S. Jang, University of California, Davis, CA.)

em busca de artroconídios ou cadeias fúngicas inseridas no material (Figura 54.2 B e C). Se não forem encontrados organismos nessa primeira observação, examina-se a lâmina novamente 30 min depois. Uma modificação mais sensível da preparação de KOH contém clorazol negro E e dimetilsulfóxido (DMSO), que cora as hifas em verde contra fundo cinza. A mistura de 20% de KOH e 36% de dimetilsulfóxido ou 25% de KOH ou hidróxido de sódio (NaOH) com 5% de glicerol aumenta a penetração e a clareza das amostras. Unhas podem requerer até 2 h para que haja maior nitidez.

O nanquim ou nigrosina (1% aquosa), quando misturado em lâmina com líquidos ou exsudatos contendo *Cryptococcus* spp., fornece fundo escuro que delineia as grandes cápsulas que circundam as células de leveduras (ver Figura 59.7 B). Coloca-se uma gota do material de teste e uma de nanquim separadamente em uma lâmina e então cobre-se com lamínula para que se forme um gradiente de mistura apropriado. Menos de 50% das amostras de LCS positivas em cultura são confirmadas à detecção por esse método.[1]

Métodos menos disponíveis, mas válidos de montagem úmida sem corante incluem a microscopia de fase, em que a visibilidade de estruturas fúngicas contra um fundo de restos teciduais é melhorada, e a microscopia fluorescente, em que uma amostra é preparada misturando-se um volume igual de KOH a 10, a 20 e 0,5% de calcoflúor branco em lâmina. A amostra é examinada em microscópio fluorescente equipado com filtro excitador de 365 nm e filtro de barreira que transmite luz a 410 nm. A parede fúngica fluoresce brilhante. Esse procedimento está disponível em laboratórios diagnósticos comerciais.

Esfregaços fixados

A coloração de Gram é feita comumente com a maioria das amostras clínicas rotineiras e detecta a maioria dos fungos, mas tem uso limitado para diferenciar fungos porque a maioria das amostras é positiva para o corante ou se cora de maneira imprevisível, ocasionando distorção na morfologia da célula. Em geral, podem-se detectar leveduras porque retêm o corante primário cristal violeta (Figura 54.3). As paredes de células fúngicas costumam aparecer como halos não corados. A utilidade do corante de Gram geralmente é limitada a esfregaços em que se suspeita de *Blastomyces*, *Candida*, *Malassezia* (Figura 54.4), *Geotrichum*, *Trichosporum* ou a forma de levedura do "complexo de *Sporothrix schenckii* spp." (Figura 54.5).

Corantes do tipo Romanowsky, como os de Wright, Giemsa e Leishman coram muitos fungos, em especial leveduras, e são os preferidos para a fase tecidual de *Histoplasma capsulatum* (ver Figura 58.7). Como ocorre com a coloração de Gram, as paredes das células fúngicas não se coram com esses procedimentos.

Uma reação com ácido periódico Schiff modificado é aplicável a esfregaços diretos e cora seletivamente em vermelho estruturas micóticas e alguns outros componentes estranhos e teciduais. Tal aplicação está além do âmbito da maioria dos laboratórios que fazem exames rotineiros, mas qualquer laboratório de histologia está capacitado a fornecer esse serviço. A microscopia fluorescente tem aplicação limitada no diagnóstico micológico. Atualmente, não há reagentes diagnósticos fluorescentes no comércio nem serviços que usem essa abordagem.

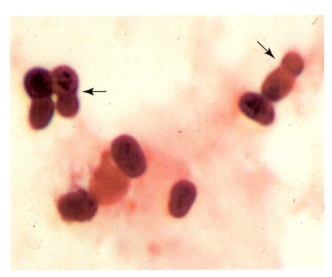

Figura 54.4 *Malassezia* spp. Exsudato da orelha de cão. Células de levedura de base larga brotando (*setas*) com aparência de "pegadas de sapatos" (Gram, 5.000×). (Cortesia de Spencer S. Jang, University of California, Davis, CA.).

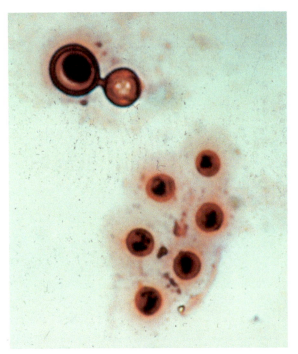

Figura 54.3 *Cryptococcus neoformans*. Granuloma nasal de um gato. Formas em brotamento, *no alto*; a zona enevoada em torno de seis células embaixo representa cápsulas (Gram, 5.000×). (Cortesia de Spencer S. Jang, University of California, Davis, CA.)

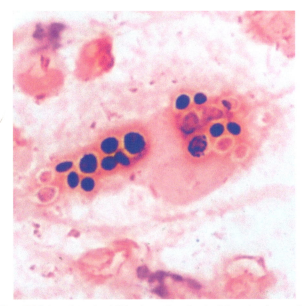

Figura 54.5 *Sporothrix schenckii*. Exsudato cutâneo de gato. Notar as leveduras em brotamento, ovais, em formato de bastão e de cigarro (Gram, 2.000×). (Cortesia de Spencer S. Jang, University of California, Davis, CA.)

Os métodos moleculares para a detecção direta de patógenos fúngicos avançaram bastante e estão encontrando seu caminho no laboratório clínico. Atualmente, o uso desses métodos restringe-se predominantemente a grandes laboratórios clínicos ou aos de referência, por causa do custo associado e da complexidade técnica dos testes.

Os métodos moleculares mais comuns para identificação de agentes fúngicos específicos empregam hibridização do ácido nucleico, em que se usam sondas do ácido nucleico específico de gênero ou espécie ou métodos de amplificação do ácido nucleico como a reação em cadeia da polimerase (PCR; do inglês, *polymerase chain reaction*).[20] Na PCR, são usados *primers* (iniciadores) de DNA para amplificar segmentos específicos do genoma fúngico da amostra. Em alguns casos, a PCR é acoplada ao uso de sondas internas ou análise do polimorfismo do comprimento do fragmento de restrição para melhorar a sensibilidade e a especificidade. Como alternativa, pode-se fazer o sequenciamento do DNA em produtos da PCR específicos do fungo amplificados diretamente de tecidos ou líquidos usando *primers* universais derivados de regiões conservadas no genoma fúngico. Obtida a sequência do DNA, é possível pesquisar em um banco de dados para determinar qual a sequência que se combina melhor. Esse método torna possível a identificação de fungos exigentes ou não cultiváveis.

Achados histopatológicos

Cortes corados de amostras de biopsia e necropsia em geral fornecem informação diagnóstica crítica sobre infecções micóticas. A coloração rotineira com hematoxilina e eosina possibilita a detecção da fase tecidual de fungos dimórficos que causam micoses sistêmicas (coccidioidomicose, histoplasmose, blastomicose, criptococose). Os fungos filamentosos podem demonstrar hifas nos tecidos, geralmente indicando sua natureza septada ou não septada e se são pigmentadas ou não pigmentadas, ajudando na sua classificação. Mais específico para fungos e preferido é o corante metenamina prata de Gomori, que cora estruturas fúngicas em castanho-enegrecido contra um fundo verde-pálido, ou a reação com ácido periódico Schiff, que faz os elementos fúngicos aparecerem vermelho-escuros contra um fundo contrastante, dependendo do contracorante. Muitos laboratórios usam hematoxilina e eosina como contracorante ou só hematoxilina, que possibilita melhor caracterização patológica da lesão do que outros procedimentos. Pode-se usar mucicarmim de Mayer para demonstrar cápsulas de *Cryptococcus* spp.

Isolamento

É necessária a inoculação de amostra preparada da maneira correta em qualquer meio apropriado. A preparação de amostras pode incluir centrifugação de amostras líquidas, esterilização da superfície de amostras de necropsia por ressecamento, lavagem repetida de grânulos de micetomas com solução fisiológica ou filtração de LCS e sangue. Deve-se evitar triturar tecido de biopsia e outros tecidos suspeitos de terem zigomicetos ou outros fungos filamentosos porque isso pode ser prejudicial às estruturas frágeis de suas hifas. É melhor fragmentar ou cortar o tecido em fatias finas.[15] Raspados, *swabs* e sangue podem ser inoculados diretamente sem preparação adicional.

Como muitos fungos patogênicos, quando propagados em meios de ágar, constituem risco para a saúde no ar, os laboratórios *podem* preferir tubos e frascos a placas de Petri, por questões de segurança e restrições de espaço. Se forem usadas placas, devem ser bem vedadas com fita especial ou permeável ao oxigênio. Toda cultura que produza micélios aéreos deve ser examinada em cabines de segurança biológica. A maioria dos fungos cresce nos meios usados rotineiramente em diagnóstico microbiológico (Tabela 54.2), os quais devem ser usados quando se obtém amostra de um local não contaminado, como o sistema nervoso central (SNC), algum órgão interno ou articulações. Esses locais não têm flora residente e não ficam expostos ao ambiente externo. Amostras originárias de fontes cutâneas ou mucosas que abriguem tal flora são cultivadas em meios seletivos que podem conter agentes antibacterianos de amplo espectro e antimicóticos (ver Tabela 54.2) para a supressão de bactérias e fungos não patogênicos, respectivamente. É possível um meio com pH baixo (não acima de 6) limitar ainda mais o crescimento bacteriano. É possível recuperar leveduras seletivamente de amostras bastante contaminadas com bactérias pela propagação em meio de pH 3,5 a 4. A melhor faixa de temperatura para culturas fúngicas é de 25°C a 30°C. A incubação a 37°C possibilita proliferação bacteriana e inibe o crescimento de alguns patógenos fúngicos. A atmosfera de 40 a 50% de umidade é favorável para a maioria dos fungos.

O sistema de isolamento melhorou o número e a taxa de isolamento de fungos do sangue.[13] Tal sistema envolve a lise e a centrifugação de 10 mℓ de sangue. O sobrenadante é removido da camada supe-

Tabela 54.2 Meios para o isolamento de fungos.

Meio	Aspectos seletivos	Uso principal/limitação no diagnóstico micológico
Ágar-sangue	Altamente nutritivo para a maioria dos fungos	Fins gerais, converte alguns fungos dimórficos para a forma de levedura; não inibidor, não seletivo, crescimento fácil
Ágar com flocos de batata	Baixo pH, altamente nutritivo para a maioria dos fungos	Para induzir esporulação de fungos
Ágar inibidor de mofo	Gentamicina e cloranfenicol para supressão bacteriana	Fins gerais; não para dermatófitos
Ágar dextrose de Sabouraud comercializado como SAB DUET com DTM/Mycobiotic em uma placa com dois compartimentos	Baixo pH, qualidade nutricional modesta; o acréscimo de cloranfenicol e ciclo-heximida inibe bactérias e alguns fungos	Fins gerais; acréscimo de antibacterianos para isolamento de ambiente contaminado como recuperação de dermatófitos; a ciclo-heximida inibe *Cryptococcus*; *Aspergillus*, *Scedosporium apiospermum* (*Pseudallescheria boydii*), algumas espécies de *Candida*; o cloranfenicol inibe algumas leveduras
Meio para teste de dermatófitos: Ágar-dextrose-Sabouraud + ciclo-heximida + indicador de pH	Gentamicina, tetraciclina e ciclo-heximida são inibidores; glicose e fenol vermelho são indicadores	Isolamento de dermatófitos, que tornam vermelho o meio amarelo em 48 h; não para esporulação; pode induzir crescimento atípico de colônias; não dermatófitos eventualmente tornam vermelho o meio amarelo
Meio para esporulação rápida	Ciclo-heximida e cloranfenicol são inibidores; glicose e bromotimol azul são indicadores	Para dermatófitos, que mudam de amarelo para azul-esverdeado e depois para azul: o desenvolvimento imediato de conídios e pigmento possibilita a identificação; a alteração de cor do meio para esporulação rápida não é tão intensa como a do meio para teste de dermatófitos com alguns dermatófitos

rior e o concentrado é removido do sedimento e colocado em placas. As taxas de isolamento de *Histoplasma capsulatum*, *Coccidioides* spp. e *Cryptococcus* spp. melhoraram com esse sistema.[13] Não se deve esperar que frascos ventilados com caldo usados para hemoculturas bacterianas sirvam para detectar outros fungos além de certas leveduras. Os frascos bifásicos contêm 50 mℓ de caldo de infusão de cérebro e coração e um pedaço de ágar também com infusão de cérebro e coração. São inoculados 10 mℓ de sangue no frasco, sendo recomendável a proporção ideal de 1:5, ventilação e incubação com o frasco em posição vertical. Após exame diário, vira-se o frasco para que o caldo inunde a superfície do ágar. Os sistemas de hemocultura automatizados são eficientes para laboratórios que lidam com grande volume desse tipo de exame. Para mais informação sobre procedimentos de hemocultura, ver *Hemocultura*, no Capítulo 86.

Identificação

A morfologia microscópica de estruturas fúngicas reprodutivas é o critério mais útil para identificação. Outros critérios são os aspectos macroscópicos das colônias em condições diferentes de incubação, as propriedades nutricionais e metabólicas, as características antigênicas e a patogenicidade para animais de experimentação.

As culturas em ágar são examinadas diariamente durante a primeira semana de incubação e então 2 vezes/semana por até 3 semanas. Aguardar 4 a 6 semanas para detectar fungos de crescimento lento. Notar a cor, a textura, a taxa de crescimento e outros aspectos diagnósticos visíveis sem aumento. Alguns zigomicetos comuns (*Mucor*, *Rhizopus* spp.) crescem rapidamente e em abundância, preenchendo um tubo ou uma placa de Petri em 2 ou 3 dias. Corpúsculos em frutificação podem ser visíveis como pontos negros no micélio incolor (Figura 54.6). O micélio aéreo é bem menos proeminente, porém mais intensamente pigmentado por estruturas em frutificação de *Aspergillus* (Figura 54.7) e *Penicillium* spp. (Figura 54.8). Alguns fungos produzem pigmento solúvel que se difunde através do meio (p. ex., *Microsporum canis*). Em outros, o pigmento fica confinado em partes do organismo e pode ser observado com mais facilidade na superfície ou no outro lado da colônia. A superfície da colônia

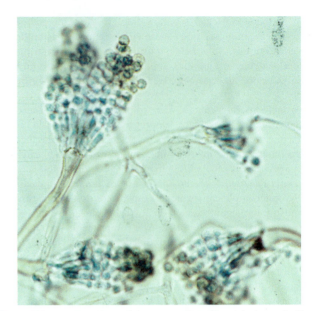

Figura 54.7 *Aspergillus deflectus*. Cabeça colunar de conídio que lembra um fornilho de cachimbo e arranjo bisseriado de fiálides (anilina azul de lactofenol, 500×). (Cortesia de Spencer S. Jang, University of California, Davis, CA.)

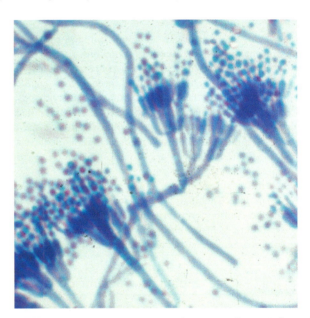

Figura 54.8 *Penicillium* spp. (anilina azul de lactofenol, 500×). (Cortesia de Spencer S. Jang, University of California, Davis, CA.)

varia de acordo com os padrões de crescimento do micélio de lisa ("glabra") a pulverulenta, aveludada e algodonosa. As leveduras, que formam poucos pseudomicélios ou nenhum, produzem colônias mucoides, cremosas, pastosas ou ceruminosas.

A microscopia de pequeno aumento (25× a 50×) ajuda na detecção precoce do crescimento de micélios e aspectos diagnósticos, tais como macroconídios e microconídios de dermatófitos (Figuras 54.9 a 54.11). Assim que se estabelece o crescimento de colônias, a identificação baseia-se, em grande parte, no exame microscópico das características das hifas: septadas *versus* não septadas, pigmentadas (dematiáceas) (Figura 54.12) *versus* não pigmentadas (hialinas), conídios e suas estruturas de sustentação. É evidente que essa etapa envolve a abertura de uma cultura, o que só deve ser feito por pessoal treinado, com experiência e em condições nas quais seja possível evitar a exposição e a contaminação de pessoas e animais no ambiente.

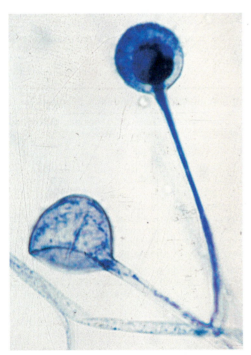

Figura 54.6 *Mucor* em cultura. Esporângios em esporangióforos; notar as hifas amplas não septadas (anilina azul de lactofenol, 2.000×). (Cortesia de Spencer S. Jang, University of California, Davis, CA.)

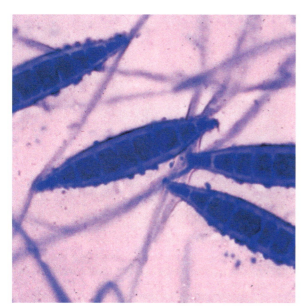

Figura 54.9 *Microsporum canis* em cultura. Macroconídios fusiformes rugosos multicelulares de parede espessa. Notar as extremidades curvas e pontiagudas (anilina azul de lactofenol, 2.000×). (Cortesia de Richard Walker, University of California, Davis, CA.)

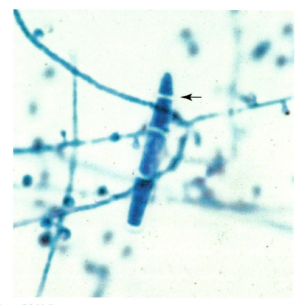

Figura 54.11 *Trichophytum mentagrophytes* em cultura. Microconídios esféricos e um macroconídio multicelular de parede fina em formato de charuto (*seta*) (anilina azul de lactofenol, 2.000×). (Cortesia de Spencer Jang, University of California, Davis, CA.)

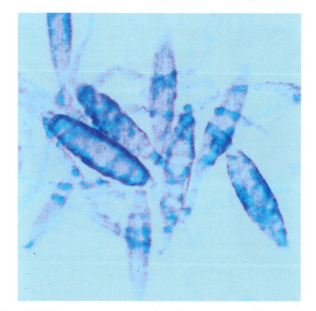

Figura 54.10 *Microsporum gypseum* em cultura. Numerosos macroconídios multicelulares de parede razoavelmente fina e com as extremidades arredondadas (anilina azul de lactofenol, 2.000×). (Cortesia de Spencer S. Jang, University of California, Davis, CA.)

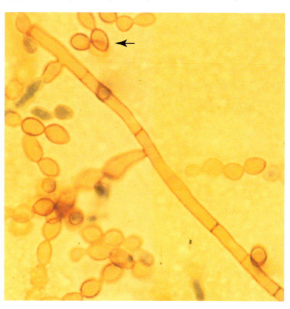

Figura 54.12 *Cladophialophora bantiana* em cultura. Conídios ovais em cadeias. Notar o aspecto dematiáceo (com pigmento escuro) de alguns conídios e do micélio (*seta*) (anilina azul de lactofenol, 2.000×). (Cortesia de Spencer S. Jang, University of California, Davis, CA.)

É possível fazer preparações simples ou de fita de celofane transparente com anilina azul de lactofenol a partir de culturas de mofo em laboratório no consultório, tomando-se as precauções apropriadas. Os aspectos diagnósticos em geral são mais bem preservados em suas inter-relações naturais nas montagens com fita de celofane (Figuras 54.13 e 54.14). Na ausência de cabine de biossegurança com fluxo laminar, tais tentativas devem ser restritas a culturas de dermatófitos positivas à observação macroscópica.

É provável que o procedimento de cultura em lâmina ultrapasse a capacidade da maioria dos clínicos veterinários e seja indicado para os laboratórios clínicos. Este procedimento possibilita o estudo de estruturas fúngicas inalteradas usando-se anilina azul de lactofenol (LPAB; do inglês *lactophenol aniline blue*) (Figuras 54.15 e 54.16).

O teste de germinação em tubo possibilita a diferenciação rápida de *Candida albicans* da maioria das outras espécies do gênero,

que não costumam ser patogênicas. Inocula-se 0,5 a 1 mℓ de soro com suspeita de crescimento e incuba-se a 35°C por 2 a 3 h. Em seguida, examina-se uma gota da suspensão ao microscópio (sob aumentos de 100× e 400×), em busca de brotamento germinativo nos tubos das células de levedura (blastoconídios) de *C. albicans* (Figura 54.17).

Os meios diferenciais de uso comum incluem ágar de Czapek-Dox para a diferenciação de *Aspergillus* spp., ágar com milho para a demonstração de clamidósporos de *C. albicans* e sua ausência na maioria das outras espécies de *Candida*, ágares para *Trichophyton* para a identificação de espécies desse gênero[2] por suas necessidades de fatores de crescimento, ágar de Christensen com ureia para a produção de urease por *Cryptococcus*, *Rhodotorula*, *Trichophyton*[2] e *Trichosporon* spp., e CHROMagar *Candida* para cultura e identificação de *C. albicans*, *C. krusei*, *C. tropicalis* e *Trichosporon* spp.[7]

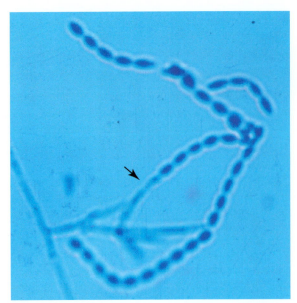

Figura 54.13 *Paecilomyces* spp. em cultura. Cadeias ovoides de conídios aderidas a uma fiálide (*seta*), em geral de extremidade cega (não visível) (anilina azul de lactofenol, 2.000×). (Cortesia de Spencer S. Jang, University of California, Davis, CA.)

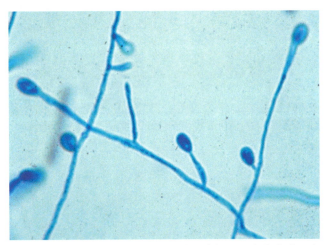

Figura 54.14 *Pseudallescheria boydii* em cultura (= estágio assexuado de *Scedosporium apiospermum*). Conídios isolados elípticos aderidos às extremidades dos coniidióforos surgindo ao longo das hifas (anilina azul de lactofenol, 2.000×). (Cortesia de Spencer S. Jang, University of California, Davis, CA.)

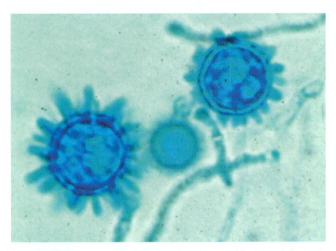

Figura 54.15 *Histoplasma capsulatum* em cultura. Macroconídios tuberculados (anilina azul de lactofenol, 2.000×). (Cortesia de Spencer S. Jang, University of California, Davis, CA.)

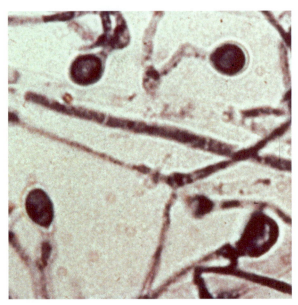

Figura 54.16 *Blastomyces dermatitidis* em cultura. Conídios unicelulares sobre conídios curtos em conidióforos curtos, com aspecto de "pirulito" (anilina azul de lactofenol, 2.000×). (Cortesia de Spencer S. Jang, University of California, Davis, CA.)

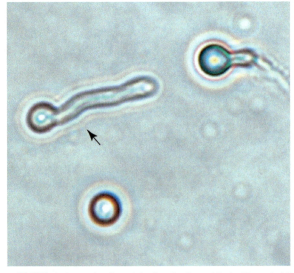

Figura 54.17 Teste da germinação em tubo. Germinação em tubo (*seta*) característica de *C. albicans*. Blastoconídios à esquerda (montagem úmida, 2.000×). (Cortesia de Richard Walker, University of California, Davis, CA.)

Há antissoros comerciais para a identificação definitiva dos fungos dimórficos *Coccidioides immitis*, *H. capsulatum* e *Blastomyces dermatitidis*, próprios para uso no teste de imunodifusão de exoantígeno em ágar. O antígeno é preparado a partir de extrato de crescimento de micélio.[8,12]

Isolados fúngicos possivelmente são identificados até o nível de gênero e espécie por muitos métodos moleculares. Foram usados *primers* universais para regiões no gene 28S do rRNA para amplificar o DNA, que é então testado com sondas de ácido nucleico específicas.[14] Também foi descrito o uso de abordagem de PCR multiplex para a identificação de bateria de leveduras e mofos comumente encontrados.[11] Há sondas de DNA comerciais para a identificação de agentes fúngicos importantes, como *Coccidioides* spp., *B. dermatitidis* e *H. capsulatum*.

Também se pode recorrer ao sequenciamento do DNA de regiões específicas do genoma fúngico para identificação. Os genes do RNA ribossômico são usados mais comumente, porque contêm áreas conservadas existentes na maioria dos fungos e, portanto, servem como locais para a amplificação do DNA de uma variedade de fungos diferentes com um único par de *primers*. Os genes do rRNA também contêm regiões variáveis que são usadas na análise da sequência para se fazer a identificação. No momento, a região mais comumente usada é a região variável D2 da subunidade grande do gene do rRNA. Existem *kits* comerciais para sequenciamento que usam essa região, mas o método é complexo e em geral tem seu uso relegado a laboratórios de referência que têm acesso a instalações para o sequenciamento do DNA. Poucos laboratórios comerciais fazem o sequenciamento de ácido nucleico para identificação de isolados fúngicos. A análise da sequência das regiões espaçadoras internas transcritas (ITS; ITS-5.8S rRNA-ITS2) também foi utilizada para identificar um grande número de espécies de fungos.[6] Oomicetos dos gêneros *Pythium* e *Lagenidium* não são fungos verdadeiros, mas causam doenças granulomatosas semelhantes às causadas por fungos (ver Capítulo 65). Usou-se a PCR para determinar a causa específica dessas infecções,[3,4] e a PCR em tempo real foi usada para testar sangue periférico para o diagnóstico de aspergilose invasiva em pessoas.[10] Uma PCR panfúngica foi utilizada para detectar *Candida* e *Aspergillus* no sangue de pessoas com suspeita de infecções disseminadas.[17] Os resultados de testes moleculares devem ser combinados com os achados clínicos e os aspectos morfológicos do agente em tecidos ou cultura, ou ambos, antes de se estabelecer diagnóstico definitivo.

Entre os *kits* miniaturizados em embalagem fechada para identificação de isolados de leveduras e algas pertencentes ao gênero *Prototheca*, são usados diversos produtos comerciais.[8] Todos baseiam-se em testes com pontuação para produzir único código de perfil, que é incluído em um livro de códigos e traduzido em um nome de espécie. A identificação pode ser completada em 4 h a vários dias, de maneira mais conveniente e geralmente mais rápida que pelos métodos convencionais. Os sistemas de testes bioquímicos múltiplos rápidos não têm bancos de dados para as leveduras mais incomuns. Sistemas automatizados como um cartão comercial bioquímico[18] requerem expansão e atualização contínuas do banco de dados veterinário para aprimorar a qualidade.[5]

Sorologia

Cada vez há mais reagentes comerciais designados para detectar antígenos e anticorpos em líquidos corporais. Um *kit* para detecção de antígeno, o teste de aglutinação em látex de *C. neoformans* é um dos vários *kits* comerciais disponíveis que foi adaptado para uso em laboratórios de consultório (ver Capítulo 59). Há um teste comercial para detectar o antígeno de *H. capsulatum* (ver Capítulo 58).[19] A acurácia desse procedimento para uso em cães e gatos é desconhecida. Foi desenvolvido um ensaio imunossorvente ligado à enzima para o diagnóstico sorológico de ptiose (ver Capítulo 65).[4] A detecção de antígeno está sendo usada para diagnosticar e monitorar a blastomicose em cães (ver Capítulo 57). Para a discussão sobre testes de anticorpo sérico de infecções fúngicas em particular, ver os respectivos capítulos.

Capítulo 55
Quimioterapia Antifúngica

Craig. E. Greene

Agentes antifúngicos sistêmicos

Selecionar o agente antifúngico apropriado e sua dose para o tratamento das infecções fúngicas sistêmicas pode ser difícil. A escolha de um esquema de fármacos antifúngicos com base nos resultados de sensibilidade é problemática por várias razões.[64] As propriedades de crescimento amplamente divergentes das leveduras e dos fungos filamentosos dificultam a sua cultura *in vitro*. Não existem meios padronizados ou acurados para determinar o crescimento quantitativo dos fungos filamentosos. Há dados de sensibilidade aos antifúngicos;[39] todavia, a correlação entre os dados de sensibilidade e a eficácia clínica não foi bem estudada. As determinações farmacocinéticas das concentrações de agentes antifúngicos em diversos tecidos ou líquidos corporais de cães e gatos são mínimas. Embora os fármacos antifúngicos pareçam ser fungicidas *in vitro,* a maioria é fungistática *in vivo*.[64] Por conseguinte, na maioria dos casos, a erradicação bem-sucedida dos microrganismos depende das respostas imunes do hospedeiro. Como orientação geral, a Tabela 55.1 fornece uma lista de vários agentes antifúngicos sistêmicos e as circunstâncias nas quais são usadas. Os Capítulos 56 a 69 fornecem informações sobre o seu uso em doenças específicas, e os detalhes sobre posologia e uso são apresentados no *Formulário de fármacos,* no Apêndice.

Griseofulvina

A griseofulvina é um fármaco antifúngico administrado por via oral, produzido pelo *Penicillium griseofulvum*. A absorção pelo trato gastrintestinal (GI) é facilitada pela adição de gordura à dieta. O fármaco também foi aperfeiçoado pela produção de formulações micronizadas e ultramicronizadas. A griseofulvina é eficaz contra infecções causadas por dermatófitos, mas não por leveduras.

A griseofulvina deposita-se nas camadas epidérmicas da pele e apêndices dérmicos durante o seu processo de formação. São necessárias várias semanas de tratamento para uma distribuição completa do fármaco por todas as camadas celulares e para a inibição do crescimento dos fungos. Raramente desenvolve-se resis-

Tabela 55.1	Fármacos antifúngicos de uso sistêmico.				

| Nome genérico | Via | Formulação clínica | Indicações | |
			Primária	**Alternativa**
Griseofulvina	VO	Cápsulas, comprimidos, suspensão	Dermatofitose	Nenhuma
Iodeto de sódio ou de potássio	VO	Solução (NaI a 20% ou KI a 100%)	Esporotricose	Nenhuma
Anfotericina B	IV, SC	Ver Tabela 55.2	Micose sistêmica rapidamente progressiva ou grave, aspergilose sistêmica, esporotricose ou mucormicose	Criptococose ou outras micoses sistêmicas resistentes ao imidazol
Flucitosina	VO	Cápsulas (250 mg, 500 mg)	Em associação a anfotericina B para a criptococose	Candidíase sistêmica
Miconazol	IV	Ampolas (10 mg/mℓ em 20 mℓ)	Micoses sistêmicas	Nenhuma
Cetoconazol	VO	Comprimidos (200 mg)	Micoses sistêmicas em cães; aspergilose sistêmica, outras infecções fúngicas	Adjuvante com enilconazol para aspergilose resistente, micoses sistêmicas em gatos, dermatofitose
Itraconazol	VO	Cápsulas (100 mg) Suspensão oral (100 mg/10 mℓ)	Esporotricose cutânea, micoses sistêmicas em gatos e cães de pequeno porte, outras infecções fúngicas, malasseziose	Adjuvante na aspergilose nasal, micoses sistêmicas se houver estoques disponíveis, dermatofitose
Fluconazol	VO	Cápsulas (50, 100, 150, 200 mg) Suspensão oral (10 ou 40 mg/mℓ em 35 mℓ)	Micose sistêmica do SNC, meníngea ou ocular	Micoses sistêmicas em gatos, candidíase
	IV	Solução IV (2 mg/mℓ em 50 ou 100 mℓ)		
Voriconazol	VO	Cápsulas (50 mg e 200 mg) Suspensão oral (40 mg/mℓ, 75 mℓ)	Aspergilose invasiva, micose do SNC	Candidíase
	IV	Solução IV (frasco de 200 mg)		
Posaconazol	VO	Suspensão oral (50 mg/mℓ)	Aspergilose ou zigomicose resistentes	Nenhuma
Terbinafina	VO	Comprimidos (250 mg) Solução tópica (1%)	Onicomicose, aspergilose	Outras infecções por fungos filamentosos
Caspofungina[a]	IV	Solução IV (frascos de 50 e 70 mg)	Aspergilose ou candidíase invasivas e disseminadas resistentes	Nenhuma

SNC, sistema nervoso central; *IV,* intravenosa; *KI,* iodeto de potássio; *NaI,* iodeto de sódio; *VO,* via oral; *SC,* subcutânea.
Para informações adicionais sobre fármacos e posologia, ver *Formulário de fármacos,* no Apêndice.
[a]A micafungina e a anidulafungina têm recomendações semelhantes; ver o texto para maiores informações sobre esses fármacos.

tência durante o tratamento. A despeito de seus efeitos teratogênicos, a griseofulvina não exerce efeitos deletérios sobre a qualidade do sêmen em cães.[188]

Iodetos

Uma solução de iodeto de sódio a 20% ou de iodeto de potássio a 100% (supersaturada) tem sido administrada por via oral no tratamento da esporotricose cutânea (ver Capítulo 61). O mecanismo de ação dos iodetos é incerto, pois não são diretamente tóxicos para espécies de *Sporothrix in vitro.* Todos os iodetos são menos tóxicos do que a anfotericina B (ANB), que deve ser reservada como fármaco de segunda escolha para a esporotricose disseminada. O iodismo, que se manifesta clinicamente na forma de erupção dérmica com queda dos pelos, pode ocorrer como resultado do tratamento.

Anfotericina B e outros poliênicos

A *ANB,* um poliênico lipofílico isolado do *Streptomyces nodosus,* liga-se aos esteróis nas membranas celulares dos organismos eucarióticos e provoca aumento da permeabilidade e extravasamento de nutrientes

e eletrólitos. A ANB tem maior afinidade de ligação pelo ergosterol, o principal esterol das membranas celulares dos fungos, do que pelo colesterol, existente nas células hospedeiras dos mamíferos. Em virtude de sua pouca absorção através da mucosa GI ou da pele, a ANB precisa ser administrada por via parenteral (habitualmente por via intravenosa) para o tratamento das micoses sistêmicas. Soluções ou formulações tópicas têm sido usadas para o tratamento de infecções das mucosas ou dérmicas. Os resultados de estudos *in vivo* contra infecções fúngicas mostram eficácia superior quando os fármacos são administrados a cada 3 dias, em comparação com doses diárias, e quando são alcançados níveis plasmáticos máximos mais altos, em comparação com a concentração inibitória mínima.[200] A maior parte do fármaco é metabolizada localmente nos tecidos, e quantidades menores são excretadas na urina. As preparações IV padrão contêm ANB liofilizada combinada com sal biliar, desoxicolato e tampão em estado coloidal (ABD). A ABD é diluída e administrada por via subcutânea, o que parece retardar a sua absorção e reduzir a nefrotoxicidade, possibilitando a administração de maiores quantidades do fármaco.[106] Na atualidade, estão disponíveis formulações lipídicas com menor toxicidade (Tabela 55.2); todavia, a simples administração de ABD em emulsão gordurosa não altera a nefrotoxicidade.[147,190]

Tabela 55.2	Comparação das formulações clínicas de anfotericina B.[a]				
Abreviatura	**Formulação**	**Diâmetro (mm)**	**Composição**	**Proporção**	**DL$_{50}$ (murina)**
ABD	Desoxicolato	≥ 300	Detergente desoxicolato/tampão/ANB	0,8:0,5:1	3
L-ANB[1]	Lipossômica encapsulada	55 a 75	Fosfatidilcolina de soja hidrogenada (HSPC)/colesterol (Chol)/diestearoilfosfatidilglicerol (DSPG)/ANB	2:1:0,8:0,4	175
ABCD[31,37]	Dispersão coloidal, partícula de disco lipídico	Cerca de 115	Sulfato de colesteril/ANB	1:1	38
ABLC[61]	Complexo lipídico, forma em fita	2.000 a 11.000	Dimiristotilfosfatidilcolina/dimiristoilfofatidilglicerol/ANB	7:3:10	40
PEG-ANB-LIP[b]	Lipossômica complexada com PEG	95 a 105	PEG-DSPE-HSPC-Chol-ANB	0,21:1,79:1:0,32 (PEG/ANB/LIP)	ND
ANB-H[b]	Vesículas de hemissuccinato de colesterol	Cerca de 105	ANB em vesículas de hemissuccinato, preparação hidrofílica recoberta de heparina	ND	ND

ABCD, anfotericina B com sulfato de colesteril; *ABD,* dispersão coloidal de anfotericina B e sal biliar, desoxicolato; *ABLC,* anfotericina B com complexo lipídico; *ANB,* anfotericina B; *H,* vesículas de hemissuccinato; *L-ANB,* anfotericina B com lipossomas unilamelares encapsulados; *DL$_{50}$,* dose letal que mata 50% dos camundongos tratados; *LIP,* complexo lipossomal; *ND,* nenhum dado; *PEG,* polietilenoglicol.
[a]Para informações adicionais, ver o *Formulário de fármacos,* no Apêndice.
[b]Apenas em investigação; não está comercialmente disponível.

Em contrapartida, as formulações encapsuladas em lipídio comercialmente preparadas são captadas em órgãos do sistema mononuclear fagocitário, onde residem os microrganismos; acumulam-se em níveis relativamente baixos nos rins.[9,93] As formulações lipídicas podem ser administradas em doses mais altas e podem ser eficazes no tratamento das micoses resistentes ou que não respondem à ABD.[132] A frequência global de doses desses fármacos pode ser maior, em virtude de sua menor toxicidade. As formulações lipídicas de ANB não são tão potentes quanto a ANB convencional na base de mg/kg.[3] Todavia, a sua distribuição pode diferir, pois as concentrações de ANB lipossomal (L-ANB) no tecido cerebral são 6 a 10 vezes mais altas do que as obtidas com outras preparações de ANB[56] e constituem um importante determinante da eficácia do fármaco nas infecções do sistema nervoso central (SNC).[86] O custo dessas formulações lipídicas pode ser proibitivo para certos pacientes veterinários. Em certas ocasiões, as formulações de ANB são usadas para tratamento tópico de doença micótica. (Ver o *Formulário de fármacos,* no Apêndice, para informações sobre as várias preparações e informações específicas sobre o uso da ANB.)

Os fungos atingidos pela ANB estão listados na Tabela 55.1. Os zigomicetos (família Mucoraceae) exibem sensibilidade variável, enquanto *Aspergillus* spp., *Fusarium* spp., *Trichosporon beigelii, Pseudallescheria boydii* e algumas espécies de *Candida* são habitualmente resistentes.[64] Foi também constatado o desenvolvimento de resistência adquirida por *Candida,* causando infecções em alguns seres humanos durante o ciclo de tratamento. Como é possível alcançar níveis posológicos eficazes mais altos de ANB, as formulações lipídicas são mais eficientes contra a zigomicose e a fusariose, podendo constituir a primeira escolha para o tratamento dessas doenças.[69]

A ANB tem sido o tratamento de primeira linha para infecções micóticas profundas rapidamente progressivas ou disseminadas. A resistência raramente ou nunca se desenvolve durante o tratamento; entretanto, podem ocorrer recidivas quando o fármaco é interrompido. Os antifúngicos azóis orais, como o cetoconazol (CTZ), o itraconazol (ITZ) e o fluconazol (FCZ), tornaram-se alternativas para o tratamento das micoses sistêmicas não complicadas.

A *hamicina* é outro poliênico, que se mostra eficaz contra espécies de *Candida, Cryptococcus, Histoplasma, Blastomyces* e *Aspergillus.* Tem sido administrada por vias oral, tópica e intraperitoneal no tratamento de várias condições micóticas, embora ocorra toxicidade. Um

cão com aspergilose disseminada foi tratado com algum sucesso.[83] A encapsulação lipossômica desse fármaco foi associada ao aumento de sua eficácia e redução da toxicidade.[120] A *nistatina* é outro poliênico, que é aplicada topicamente; todavia, existem formulações parenterais em desenvolvimento (ver *Agentes antifúngicos tópicos,* adiante).

Flucitosina

A flucitosina ou 5-fluorocitosina (FCI) é uma pirimidina fluoretada, originalmente sintetizada como agente antineoplásico. É convertida em 5-fluoruracila nas células-alvo. Interfere no metabolismo das pirimidinas por meio da enzima timidilato sintase e de síntese resultante de DNA nas leveduras. A maioria dos fungos filamentosos e as células de mamíferos carecem das enzimas associadas para a sua incorporação intracelular. Em comparação com estudos realizados com a ANB, a eficácia da FCI aumenta quando são administradas pequenas doses com maior frequência.[4] Diante de níveis séricos mais baixos, a toxicidade pode ser reduzida; entretanto, a penetração em áreas de acesso difícil, como o SNC, pode ser comprometida.

A FCI é eficaz contra espécies de *Cryptococcus,* espécies de *Candida* e outras leveduras, porém tem pouco ou nenhum efeito sobre outros agentes micóticos profundos ou sobre espécies de *Aspergillus.* A candidíase localizada ou as infecções criptocócicas respondem de modo mais satisfatório, porém é frequente haver desenvolvimento de resistência à FCI durante o tratamento. Por esse motivo, o fármaco é sempre administrado em associação à ANB. Em cães tratados, foram observadas erupções cutâneas semelhantes às causadas por azóis.[108] Os efeitos GI e mielossupressores são os principais efeitos colaterais observados em pessoas (ver *Formulário de fármacos,* no Apêndice).

Derivados azóis

Os derivados azóis sintéticos foram originalmente produzidos como anti-helmínticos de amplo espectro, com atividade contra algumas bactérias gram-positivas e protozoários. Assim como a ANB, esses fármacos inibem a síntese de esteróis por meio da enzima dependente do citocromo P450 da célula fúngica, a lanosterol 14α-desmetilase, como um de seus principais efeitos; todavia, são geralmente menos tóxicos. A enzima é encontrada na maioria das espécies de fungos filamentosos e leveduras, bem como nas espécies do hemoprotozoário *Leishmania*. Não está presente em *Pythium* spp. Os azóis também apresentam níveis relativamente baixos de inibição da síntese de esteróis em mamíferos. Por conseguinte, podem-se observar efeitos colaterais de redução da testosterona, cortisol, androgênios ou colesterol com alguns desses compostos. Os antifúngicos azóis também inibem a síntese de ácidos nucleicos, triglicerídios e ácidos graxos e alteram a bioquímica das enzimas oxidativas. Em baixas concentrações, são fungistáticos e, em concentrações mais altas, que não podem ser alcançadas sistemicamente, são fungicidas. Quando administrados de modo sistêmico, seus parâmetros farmacocinéticos variam, como biodisponibilidade oral, ligação às proteínas, depuração plasmática e volume de distribuição (ver *Formulário de fármacos*, no Apêndice). A eficácia dos azóis parece depender mais da quantidade total do fármaco administrado no período de 24 h do que do intervalo de administração.[2] Todos os azóis sofrem metabolismo hepático por enzimas do citocromo P450, e essa forma de eliminação pode levar a interações medicamentosas. Os níveis de azóis são diminuídos pela coadministração de fármacos que reduzem a absorção desses fármacos ou que aceleram o seu metabolismo (Tabela 55.3). Pode ocorrer toxicidade inesperada dos fármacos coadministrados, já que os azóis retardam o seu metabolismo (ver Tabela 55.3).

No grupo dos imidazóis, o tiabendazol foi inicialmente reconhecido como fármaco eficaz no tratamento das dermatofitoses humanas. Os imidazóis podem ter eficácia tópica ampliada, uma vez que podem causar lise direta da membrana dos fungos, além de exercerem efeito sobre a síntese de ergosterol.[64] O miconazol, o clotrimazol e o enilconazol estão disponíveis na forma de creme e loção e podem ser formulados em soluções para o tratamento tópico de infecções fúngicas da pele, como dermatofitose e candidíase (ver *Agentes antifúngicos tópicos*, neste capítulo, e *Formulário de fármacos*, no Apêndice). Entretanto, é necessário o tratamento oral com antifúngico azol, griseofulvina ou terbinafina (ver discussão adiante) para as infecções ungueais. A aplicação tópica de imidazóis, incluindo enilconazol ou clotrimazol, tem sido usada no tratamento de infecções nasais e dos seios paranasais com aspergilose. Entre os azóis administrados por via oral, o CTZ é um imidazol, enquanto os fármacos mais recentes (ITZ e FCZ) são triazóis. Os azóis de administração oral estão sendo amplamente usados em medicina humana e veterinária no tratamento das infecções fúngicas sistêmicas e oportunistas. A administração oral tem sido preferida em muitas situações, pois é mais fácil do que a administração intravenosa de ANB. O teste de sensibilidade *in vitro* dos fármacos revela eficácia variável contra diferentes fungos, mas nem sempre se mostra equivalente à eficácia *in vivo*. O pré-tratamento ou a terapia de combinação utilizando antifúngicos azóis com ANB não têm sido recomendados, visto que, em roedores experimentalmente infectados, foi relatada a redução da eficácia do tratamento, presumivelmente porque as concentrações de ergosterol foram reduzidas.[104] É necessário proceder a maior avaliação dessa inibição potencial. Os azóis também têm sido usados em medicina humana como tratamento profilático de superinfecções fúngicas em pacientes imunocomprometidos. Entretanto, infecções inesperadas por fungos resistentes aos azóis da classe Mucorales, que causam zigomicose, têm suscitado preocupação em relação à profilaxia de rotina.[134]

Cetoconazol

O CTZ é menos ativo do que o miconazol, porém é mais bem absorvido pelo trato GI, o que o torna conveniente para o tratamento das micoses sistêmicas e da candidíase mucocutânea crônica. A absorção melhora quando o fármaco é tomado com uma refeição ou meio ácido; por conseguinte, não se devem administrar concomitantemente antiácidos e antagonistas anti-histamínicos dos receptores H_2. O cetoconazol liga-se predominantemente à albumina plasmática e penetra em todos os tecidos e líquidos corporais em concentrações terapêuticas, com exceção do líquido seminal, SNC e olhos. O fármaco distribui-se por toda a pele e tecidos subcutâneos e, por isso, tem sido usado no tratamento das infecções fúngicas superficiais da pele e dos pelos. Os metabólitos do fármaco, que são produzidos no fígado, carecem de atividade antifúngica.

Os problemas GI são os efeitos colaterais mais comuns observados com o CTZ em cães.[115] Pode-se evitar a ocorrência de náuseas ocasionais, anorexia parcial e vômitos em cães se o fármaco

---

| Tabela 55.3 | Interações medicamentosas dos fármacos antifúngicos comumente usados.[37,54,112] |

Fármaco	Uso	Interação com agentes antifúngicos	Complicações clínicas
Cimetidina, ranitidina[a]	Antiácidos do receptor H_2	ITZ, CTZ	Diminuição da absorção dos azóis
Ciclosporina	Imunossupressor	ITZ, CTZ, FCZ, VCZ	Nefrotoxicidade da ciclosporina
Digoxina	Agente inotrópico cardíaco	ITZ	Toxicidade da digoxina
Fenitoína	Anticonvulsivante	ITZ, CTZ, VCZ, FCZ	Aumento do metabolismo dos azóis; toxicidade da fenitoína
Felodipino, nifedipino, anlodipino	Bloqueadores dos canais de cálcio	ITZ	Edema, concentrações dos canais de cálcio
Isoniazida	Antimicobacteriano	CTZ	Aumento do metabolismo dos azóis
Lovastatina	Controle dos lipídios	ITZ, VCZ	Rabdomiólise
Midazolam, diazepam	Sedativos	ITZ, CTZ, FCZ, VCZ	Sedação
Nortriptilina	Antidepressivo	FCZ	Sedação, arritmias cardíacas
Omeprazol[b]	Antiácido	ITZ, CTZ	Diminuição do metabolismo dos azóis
Fenobarbital	Anticonvulsivante	ITZ, CTZ	Aumento do metabolismo dos azóis
Rifampicina	Antibacteriano	ITZ, CTZ, FCZ, VCZ	Aumento do metabolismo dos azóis
Terfenadina	Anti-histamínico	ITZ, VCZ	Arritmias cardíacas, morte
Sucralfato	Agente de revestimento GI	ITZ, CTZ	Diminuição da absorção dos azóis
Sulfonilureias	Agentes hipoglicemiantes	ITZ, CTZ, FCZ, VCZ	Hipoglicemia grave
Zidovudina (AZT)	Antirretroviral	FCZ	Toxicidade da zidovudina

FCZ, fluconazol; *ITZ*, itraconazol; *CTZ*, cetoconazol; *VCZ*, voriconazol.
[a]Qualquer antiácido que produza elevação do pH gástrico irá interferir na absorção dos azóis.
[b]Essa interação é utilizada para aumentar a concentração da ciclosporina para ajudar a reduzir as doses necessárias no tratamento de fístulas perianais em cães.

for administrado com refeições e dividindo-se a dose diária em três ou quatro frações. Outros efeitos colaterais do CTZ assemelham-se aos de outros azóis. Com frequência, ocorrem elevações subclínicas reversíveis na atividade das aminotransferases hepáticas e fosfatase alcalina no sangue como manifestações de hepatotoxicidade. A hepatite clínica, que se desenvolve menos comumente, pode ser fatal se o tratamento for continuado ou se forem administradas doses suficientemente altas. Os achados histológicos em animais acometidos incluem aumento dos tratos portais, proliferação dos ductos biliares e infiltração por células mononucleares. A CTZ pode provocar disfunção endócrina ao suprimir a síntese de testosterona e cortisol.

O CTZ é mais eficaz in vitro contra leveduras e fungos dimórficos, como espécies de *Candida, Malassezia, Coccidioides, Histoplasma* e *Blastomyces,* porém é menos eficaz contra espécies de *Cryptococcus, Sporothrix* e *Aspergillus.* As evidências sugerem que, em micoses sistêmicas rapidamente progressivas, como em muitos casos de blastomicose, os pacientes devem ser inicialmente tratados com ANB e, em seguida, mantidos com CTZ (ver *Anfotericina B e outros poliênicos,* neste capítulo). A ação do CTZ, quando usado como monoterapia, com frequência ocorre tão lentamente (mais de 5 a 10 dias) que a doença evolui antes de o fármaco ter a possibilidade de exercer algum efeito. Por outro lado, o CTZ tem sido administrado isoladamente em cães e gatos no tratamento bem-sucedido da coccidioidomicose e alguns casos de histoplasmose e criptococose, embora as recidivas sejam comuns quando as defesas do hospedeiro são inadequadas. A preferência pelo ITZ ou FCZ mais ativos e, em geral, menos tóxicos tornou-se evidente para o tratamento dessas infecções. Se houver suspeita de que a imunossupressão subjacente seja responsável pela doença fúngica, recomenda-se o tratamento concomitante com ANB. Nenhuma evidência sugere que o CTZ exerça efeitos sinérgicos com outros antifúngicos, à exceção da ANB, e até mesmo essa evidência não é conclusiva. (Para posologia e informações detalhadas sobre a administração, ver *Formulário de fármacos,* no Apêndice, bem como Capítulos 56 a 68).

Infelizmente, conforme observado com muitos outros agentes antifúngicos, a erradicação dos fungos sistêmicos com azóis é, com frequência, incompleta. Podem ocorrer recidivas quando a terapia de manutenção é interrompida. As infecções em áreas às quais o fármaco não tem acesso fácil, como o osso e o SNC, são particularmente difíceis de tratar. O tratamento sempre deve ser mantido durante pelo menos 4 semanas após a doença deixar de ser clinicamente detectável.

Itraconazol

O ITZ é um agente azol lipofílico, altamente ligado às proteínas e de amplo espectro, com atividade *in vitro* mais potente do que o CTZ contra espécies de *Candida, Aspergillus* e dermatófitos. A biodisponibilidade do ITZ é variável e é afetada por diversas influências; por conseguinte, o monitoramento terapêutico tem sido usado para esse fármaco.[27a] Em virtude de sua alta ligação às proteínas, o ITZ não penetra no SNC e não é eliminado na urina. Pode ser administrado por via oral ou parenteral e distribui-se amplamente nos tecidos corporais, com exceção do SNC e dos líquidos corporais aquosos. As concentrações alcançadas nos órgãos parenquimatosos, nos tecidos musculoesqueléticos, na pele e nas unhas são maiores do que as do plasma. Em virtude de seu melhor espectro e menores efeitos colaterais, em comparação com os do CTZ, o ITZ é frequentemente preferido para infecções por *Blastomyces, Histoplasma, Coccidioides* e *Aspergillus* que não acometem o SNC. O sucesso mais notável no tratamento de pacientes humanos (por ordem decrescente) tem sido observado em pacientes com paracoccidioidomicose, blastomicose, esporotricose, aspergilose não invasiva, criptococose meníngea e aspergiloma. Alguns pacientes com zigomicose ou outras infecções fúngicas também respondem ao tratamento com ITZ. Na prática de pequenos animais, o ITZ tem sido mais eficaz no tratamento da blastomicose (ver Capítulo 57), histoplasmose (ver Capítulo 58), criptococose (ver Capítulo 59) e coccidioidomicose (ver Capítulo 60). O ITZ parece ser menos tóxico do que o CTZ, provavelmente porque o ITZ inibe mais seletivamente as enzimas fúngicas do que as dos mamíferos. Por conseguinte, diferentemente do CTZ, o ITZ exerce efeitos mínimos sobre o metabolismo dos androgênios ou do cortisol. É de se esperar que o uso de doses mais altas produza efeitos colaterais semelhantes aos do CTZ. Não parece haver necessidade de ajuste das doses quando há disfunção renal. A biodisponibilidade após a administração oral de cápsulas é errática, porém pode ser aumentada pela administração do ITZ com alimentos ou gorduras. A solução oral melhora a absorção, particularmente em gatos.[14] A formulação intravenosa, que está sendo abandonada em muitos países, era usada para o tratamento de infecções graves e resistentes, como a aspergilose. Concentrações plasmáticas elevadas no estado de equilíbrio dinâmico podiam ser alcançadas sem o período de dose de ataque necessário para as formulações orais. O ITZ é metabolizado pelo fígado a metabólitos primariamente ativos; todavia, ocorre interação do ITZ com fármacos metabolizados pelo citocromo P450 (ver *Formulário de fármacos,* no Apêndice).

Fluconazol

O FCZ (UK-49.858) é um agente ativo por via oral, que tem sido usado no tratamento de micoses sistêmicas, incluindo meningite criptocócica, blastomicose e histoplasmose, bem como no tratamento de infecções superficiais, incluindo candidíase e dermatofitose. As vantagens do FCZ residem na sua boa absorção por via oral e meia-vida de eliminação relativamente longa (12 h em gatos, 14 h em cães), que o tornam valioso no tratamento de infecções fúngicas sensíveis em diversos tecidos. A sua alta hidrossolubilidade e baixa ligação às proteínas facilitam a sua ampla distribuição e penetração na maioria dos tecidos e líquidos corporais. O FCZ atravessa melhor a barreira hematencefálica e a barreira sangue–líquido cerebrospinal do que os derivados azóis mais antigos. É eficaz no tratamento da criptococose, em virtude de sua penetração no SNC.[133] O voriconazol (VCZ), um derivado do FCZ descrito no item seguinte, também apresenta excelente penetração no SNC. Com base nos testes de sensibilidade *in vitro,* o FCZ é, em geral, menos ativo do que o ITZ, particularmente contra fungos filamentosos. Todavia, o FCZ é mais eficaz *in vivo,* provavelmente devido à sua extensa distribuição por todo o corpo. Parece ser menos tóxico do que o CTZ. Quanto aos fungos dimórficos, é mais ativo, por ordem decrescente, contra *Coccidioides immitis, Histoplasma capsulatum* e *Blastomyces dermatitidis.* É relativamente ativo contra *Cryptococcus* spp. e, com frequência, tem sido usado no tratamento de infecções por essa levedura. O FCZ não é muito eficaz contra fungos filamentosos, como espécies de *Aspergillus.* A maior parte (70%) do FCZ é excretada de modo inalterado na urina, o que o torna valioso para o tratamento das infecções do trato urinário inferior por leveduras causadas por espécies de *Candida.* Diante de comprometimento do parênquima renal, outros agentes antifúngicos podem ser tão eficazes quanto o FCZ ou até mesmo mais eficazes, visto que as concentrações teciduais no espaço extracelular do rim, que são baixas no caso do FCZ, são mais importantes do que as concentrações urinárias.[3] As principais recomendações para o uso do FCZ voltam-se para o tratamento de infecções causadas por *Candida* ou *Cryptococcus* com comprometimento do SNC.

Voriconazol

O VCZ é um derivado sintético do FCZ. O VCZ foi aprovado para o tratamento de infecções por *Candida* e *Aspergillus* resistentes a fármacos em pessoas. Trata-se do primeiro fármaco entre uma segunda geração de triazóis, incluindo o posaconazol (PCZ), a ser licenciado. Esses três fármacos apresentam atividade antifúngica de amplo espectro contra espécies de *Candida, Trichosporon, Cryptococcus, Histoplasma, Blastomyces, Aspergillus* e *Fusarium* e contra alguns zigomicetos. Os fármacos também demonstraram poderosa eficácia terapêutica no tratamento da aspergilose pulmonar invasiva e candidíase disseminada e orofaríngea em animais de laboratório. *Candida* spp. de cães e gatos foram mais sensíveis ao VCZ do que ao ITZ.[129] O VCZ pode penetrar através da barreira do SNC com níveis mais altos no tecido cerebral do que no plasma. O VCZ tem sido mais eficaz do que a ANB no tratamento inicial da aspergilose invasiva em seres humanos,[68,137] porém demonstrou certa tendência a produzir hepatotoxicidade nos seres humanos.[146] Os fungos tendem mais a desenvolver resistência ao VCZ quando a sensibilidade inicial ao fármaco é marginal. As recomendações consistem em considerar o uso desse fármaco para infecções por *Candida* ou *Aspergillus* graves ou resistentes ou para aquelas produzidas por gêneros resistentes aos azóis, como *Scedosporium* e *Fusarium*. Pode haver desenvolvimento de neurotoxicidade ou hepatotoxicidade com o uso desse fármaco.[50a,146a] (Ver *Formulário de fármacos*, no Apêndice, para informações mais detalhadas sobre o VCZ.)

Posaconazol

O PCZ (anteriormente SCH 56592), um análogo hidroxilado do ITZ, é menos ativo contra espécies de *Candida* resistentes ao FCZ ou ao ITZ. Todavia, a sua atividade *in vitro* contra espécies de *Aspergillus* é maior do que a do ITZ e do VCZ. A biodisponibilidade após administração oral é um tanto variável.[105a] O PCZ distribui-se amplamente pelos tecidos e líquidos, incluindo as células alveolares pulmonares, porém não penetra no SNC. O PCZ foi formulado em comprimido oral e suspensão e foi aprovado para uso em medicina humana. Os ensaios clínicos preliminares em roedores com aspergilose invasiva pulmonar experimental demonstraram que o PCZ é superior à ANB ou a outros triazóis para reduzir a carga de fungos. O PCZ é principalmente usado como tratamento de segunda linha para infecções resistentes por fungos filamentosos ou leveduras. Para informações mais detalhadas sobre o seu uso em cães e gatos, ver *Formulário de fármacos*, no Apêndice.

Terbinafina

As alilaminas são agentes fungicidas sintéticos que inibem reversivelmente a esqualeno ciclase, uma enzima envolvida na síntese do ergosterol. A butenafina e a naftifina são membros dessa classe de antifúngicos de uso tópico. A terbinafina é um fármaco administrado por via oral que apresenta boa atividade *in vitro* contra *Aspergillus* spp., *Fusarium* spp. e outros fungos filamentosos, porém atividade variável contra leveduras. A terbinafina tem sido extremamente eficaz no tratamento de indivíduos com dermatofitose crônica da pele ou das unhas, esporotricose e infecções superficiais por leveduras. Tem sido usada no tratamento de dermatofitose (Capítulo 56) e esporotricose (Capítulo 61) felinas. Em comparação com a griseofulvina, é mais eficaz, menos tóxica e exige intervalos mais curtos de tratamento. Altas concentrações são alcançadas nos tecidos dérmicos. Em geral, ocorre melhora ou resolução da onicomicose depois de 3 a 6 meses de tratamento. Os efeitos colaterais têm sido mínimos. Esse fármaco tem valor potencial no tratamento da onicomicose canina e felina. A terbinafina tem sido utilizada isoladamente ou em associação a azóis e ANB no tratamento da aspergilose e outras infecções por fungos filamentosos; entretanto, a sua atividade isolada contra infecções sistêmicas é menos notável (ver *Formulário de fármacos*, no Apêndice).

Inibidores da síntese de quitina e da parede celular

As paredes celulares dos fungos são compostas de polissacarídios, predominantemente quitina, quitosana, glicana e manana. Novos compostos que estão sendo investigados como antifúngicos sistêmicos são as polioxinas e nicomicinas, as quais inibem a síntese de quitina nas paredes celulares dos fungos. As nicomicinas são antibióticos peptídicos nucleosídicos que são análogos competitivos de um substrato da enzima quitina sintase e exercem efeitos semelhantes aos dos betalactâmicos sobre as bactérias gram-positivas. Estudos *in vitro* e *in vivo* do membro mais ativo, a nicomicina Z, demonstraram a eficácia do fármaco contra espécies de *Coccidioides* e *Blastomyces* e menor atividade contra espécies de *Candida* e *Cryptococcus*. Os fungos filamentosos parecem ser mais resistentes. A nicomicina Z mostrou-se ativa no tratamento de muitas infecções fúngicas sistêmicas experimentais em roedores; todavia, a terapia de combinação com FCZ ou ITZ pode ser mais benéfica.[105] Em estudos toxicológicos em cães a nicomicina Z foi bem tolerada, sem qualquer toxicidade orgânica consistente, mesmo em níveis supraterapêuticos.[127] A nicomicina Z foi considerada como fármaco órfão para o tratamento seletivo de infecções fúngicas humanas. A lufenurona, uma benzoilfenilureia e inibidor da síntese de quitina usada no controle das pulgas, foi considerada eficaz no tratamento da dermatofitose e da coccidioidomicose; todavia, em estudos controlados, os resultados obtidos foram equívocos. Os resultados de estudos controlados *in vitro* e *in vivo* de lufenurona não demonstraram nenhum efeito inibitório nem melhora das lesões (ver informações adicionais sobre dermatofitose, no Capítulo 56, e coccidioidomicose, no Capítulo 60, bem como no *Formulário de fármacos*, no Apêndice).[8,12,13,206] As benanomicinas e pradimicinas causam lesão da manana, um componente da parede celular dos fungos, por quelação do cálcio; todavia, o seu uso é limitado devido à sua pequena biodisponibilidade oral.

Equinocandinas

As aculeacinas, as equinocandinas e as papulacandinas são lipopeptídios que inibem a síntese de 1,3-β-glicana, um polissacarídio da parede celular de muitos fungos patogênicos.[22a] Juntamente com a quitina, as fibrilas de glicana, que se assemelham a cordas, conferem à parede celular a sua integridade e resistência. Uma das primeiras equinocandinas, a cilofungina, demonstrou ser eficaz contra a candidíase sistêmica e contra espécies de *Aspergillus* em animais de laboratório quando administrada por infusão intravenosa contínua. A caspofungina, a micafungina e a anidulafungina estão disponíveis para uso clínico, e todas precisam ser administradas por via parenteral no tratamento de infecções sistêmicas. Essa classe de fármacos tem poucos efeitos colaterais. A aminocandina é um fármaco em fase de pesquisa, que apresenta alta atividade *in vitro* contra numerosas leveduras e fungos filamentosos. No momento atual, esses fármacos estão disponíveis apenas para infusão intravenosa 1 vez/dia. As interações com outros fármacos que sofrem metabolismo hepático são aparentes. Estudos *in vitro* demonstraram efeito antifúngico ampliado diante de soro ou fagócitos, sugerindo que a lesão das hifas seja seguida de aumento da atividade fungicida. A toxicidade tem sido baixa em estudos de pesquisa realizados em seres humanos. A eficácia clínica aumentada desses fármacos segue paralelamente com razões mais altas entre a concentração sérica e a concentração inibitória mínima. Por não serem substratos do sistema do citocromo P450, as equinocandinas não interagem com muitos fármacos que sofrem metabolismo hepático. Na medicina humana, uma exceção tem sido a caspofungina, que precisa ser administrada em doses mais baixas quando há insuficiência hepática.[22a] Em medicina humana, esses fármacos são principalmente recomendados para uso no tratamento de infecções sistêmicas por *Candida* resistentes ou graves.[136] Seu alto custo faz com que sejam uma alternativa limitada na prática veterinária.

A *caspofungina* (MK-0991, L-753.872) foi aprovada para o tratamento da candidíase mucosa e invasiva e da aspergilose invasiva em indivíduos refratários à ANB ou aos triazóis. Trata-se de um fármaco fungicida, hidrossolúvel, que precisa ser administrado por via parenteral em virtude de sua baixa disponibilidade oral. O metabolismo ocorre predominantemente pelo fígado. É necessário o crescimento do fungo, de modo que o início de ação *in vivo* é mais lento do que o da ANB. Foi também demonstrado que a caspofungina é igualmente ou mais eficaz do que a ANB no tratamento da candidíase invasiva.[122] A caspofungina é mais ativa contra *Candida* e *Aspergillus* spp. (Ver *Formulário de fármacos*, no Apêndice.)

A *micafungina* (FK463) demonstrou ter alta atividade *in vitro* contra espécies de *Aspergillus*. Essa atividade é maior do que a da ANB ou do ITZ. Os resultados preliminares de ensaios clínicos têm sido favoráveis. A micafungina foi aprovada para a prevenção de infecções causadas por *Candida* em pessoas imunocomprometidas, embora também tenha atividade contra algumas *Aspergillus* spp.

A *anidulafungina* (VER-002) é, das equinocandinas, a que apresenta meia-vida mais longa; tem atividade fungistática maior do que a da ANB ou do ITZ em estudos *in vitro*. Foi aprovada para o tratamento da candidíase esofágica. Em estudos de roedores com aspergilose invasiva, a anidulafungina em associação a glicocorticoides demonstrou ser altamente fatal.[23] Acredita-se que isso seja uma complicação que pode ocorrer com qualquer fármaco da classe das equinocandinas.[171] A anidulafungina não é um substrato do sistema do citocromo P450.

Outros fármacos

A *miltefosina,* um agente antiprotozoário, demonstrou ser clinicamente eficaz quando usada em associação a voriconazol e terbinafina no tratamento da osteomielite fúngica (ver discussão sobre tratamento com agentes antiprotozoários, no Capítulo 70, e *Formulário de fármacos*, no Apêndice). O *ciclopirox olamina* é um fármaco hidroxipiridona antifúngico que causa depleção dos constituintes intracelulares da célula fúngica ao bloquear a replicação celular. Esse fármaco tem sido eficaz contra leveduras, dermatófitos e alguns outros fungos filamentosos; entretanto, os estudos realizados limitaram-se a seu uso tópico. As *sordarinas* são inibidores da síntese proteica de fungos patogênicos. Demonstraram ter atividade em modelos animais de candidíase, histoplasmose, coccidioidomicose, aspergilose e pneumocistose.

Terapia de combinação

Em certas circunstâncias, indica-se a administração simultânea de dois ou mais agentes antifúngicos. O uso combinado de ANB e FCI é sinérgico no tratamento das infecções criptocócicas; presumivelmente, a ANB facilita a penetração da FCI na célula fúngica. O sinergismo também foi avaliado subjetivamente no tratamento de blastomicose, coccidioidomicose e histoplasmose com a associação de ANB e derivados azóis. Em geral, a ANB e os azóis são iniciados simultaneamente em casos de infecção de rápida progressão, devido ao intervalo de 2 a 3 semanas para que os derivados azóis sejam eficazes. Depois desse período, a ANB pode ser interrompida.

A associação terapêutica do ITZ e da ANB para infecções resistentes é altamente controvertida. Os azóis lipofílicos, como o CTZ e o ITZ, bloqueiam a interação da ANB com a membrana celular dos fungos.[174] Os azóis hidrossolúveis, como o FCZ, penetram na membrana celular dos fungos e não causam essa interação. O sinergismo entre o FCZ e a ANB foi observado no tratamento da candidíase sistêmica, enquanto combinações de equinocandinas com azóis, ANB ou nicomicinas não demonstraram qualquer antagonismo e merecem mais estudos.[56] Na aspergilose invasiva, a terapia de combinação com ANB e FCI ou com ANB e rifampicina foi mais eficaz do que qualquer um dos fármacos isoladamente e superior à ANB e ao ITZ.[172] As associações de antifúngicos alilaminas, como a terbinafina, a azóis têm sido mais eficazes *in vitro* e *in vivo* do que os fármacos usados isoladamente.[161] As quinolonas parecem aumentar a atividade antifúngica da ANB ou do FCZ.[161]

Imunoterapia

As infecções fúngicas disseminadas frequentemente indicam comprometimento da imunidade do hospedeiro. Foi estabelecida uma relação direta entre doses imunossupressoras de glicocorticoides ou ciclosporina e a disseminação de fungos. Os glicocorticoides podem suprimir a capacidade dos fagócitos de matar os conídios pela inibição dos processos não oxidativos e pelo comprometimento da atividade dos lisossomas.[171] Os glicocorticoides suprimem predominantemente os macrófagos, enquanto a quimioterapia citotóxica diminui o número e a função dos neutrófilos. As citocinas hematopoéticas recombinantes, como o fator de estimulação de colônias de granulócitos, o fator de estimulação de colônias de macrófagos e o fator de estimulação de colônias de granulócitos-macrófagos, reduzem os períodos de neutropenia e o risco de desenvolvimento de micoses invasivas.[125,150] O pré-tratamento de neutrófilos ou fagócitos, com suas respectivas citocinas estimuladoras, pode reverter ou atenuar o efeito inibitório sobre a atividade antifúngica citotóxica. As transfusões de granulócitos não têm sido muito benéficas para potencializar o tratamento de infecções fúngicas em indivíduos, a não ser que os doadores tenham sido preparados com fator de estimulação de colônias de granulócitos. Por conseguinte, o efeito da citocina pode ser de importância crítica nessa facilitação. Os fatores estimuladores de colônias de leucócitos e outras citocinas, como a interferona-γ, que podem aumentar a atividade dos fagócitos contra fungos, demonstraram ter alguma eficácia em estudos *in vitro* e em animais *in vivo*. Agentes antifúngicos associados a interferona-γ e interleucina-12 demonstraram ser sinérgicos no tratamento de infecções sistêmicas em roedores de laboratório.[21,56] A terapia antifúngica e a imunoterapia também foram combinadas e podem ter efeito sinérgico. As vacinas compostas de células integrais de *Pythium insidiosum* ou antígenos solúveis concentrados foram usadas no tratamento de infecções em equinos e cães.[66] A eficiência dessa imunoterapia requer mais pesquisas. A terapia com imunoglobulina intravenosa pode ajudar a reduzir a prevalência das infecções fúngicas em hospedeiros imunocomprometidos; todavia, são necessários mais estudos controlados (ver discussão sobre imunoterapia, no Capítulo 2, e *Formulário de fármacos*, no Apêndice).

Terapia antifibrótica

A fibrose é uma complicação insidiosa das infecções micóticas, particularmente as infecções invasivas ou que se disseminam para muitos tecidos do corpo. Foi observada a ocorrência de inflação piogranulomatosa e fibrosante retroperitoneal em cães com infecções adquiridas naturalmente, com localização abdominal.[22b] A fibrose pulmonar também é uma sequela do tratamento da doença fúngica sistêmica em seres humanos e animais. O tratamento de combinação com pentoxifilina e ITZ reduziu a quantidade de inflamação granulomatosa e fibrose em camundongos com paracoccidioidomicose, em comparação com aqueles que só receberam ITZ.[123a] Não foram conduzidos estudos sobre o uso desse fármaco com propósito semelhante em cães ou gatos; entretanto, justifica-se a realização de um exame mais minucioso. Tem sido usado no tratamento da dermatite vascular inflamatória ou isquêmica em cães, na dose de 10 a 15 mg/kg, 2 ou 3 vezes/dia. Os gatos são tratados com uma dose total de 100 mg por gato, diariamente.

Uso de fármacos antifúngicos durante a prenhez

A griseofulvina, o FCZ e o CTZ são teratogênicos ou embriotóxicos em animais, e o seu uso deve ser evitado. O CTZ também interfere na esteroidogênese e pode alterar a diferenciação sexual. Os iodetos podem causar bócio congênito no feto, levando, assim, a distocias. A ANB e suas preparações lipídicas não são teratogênicas e constituem, provavelmente, os fármacos de escolha para a quimioterapia sistêmica de animais prenhes. O FCZ é seguro em doses baixas durante a gravidez; todavia, níveis mais altos produzem malformações congênitas. Quando administrado em doses acima da dose terapêutica, o ITZ produziu efeitos maternos e embriotóxicos e teratogenicidade em ratos e camundongos. Sempre que possível, recomenda-se a terapia tópica para as dermatomicoses durante a gestação.

Biofilmes fúngicos

As infecções fúngicas nosocomiais podem ser causadas por microrganismos que se adaptaram para produzir biofilmes em objetos inanimados, possibilitando, assim, a infecção ou a colonização de pacientes hospitalizados para diversas condições clínicas, exigindo cateteres de demora, endoscopia ou procedimentos invasivos ou protéticos. Por exemplo, foram identificados biofilmes de espécies de *Candida* em cateteres intravenosos de demora (ver Capítulo 63). Uma vez fixados à superfície dos dispositivos implantados, os microrganismos podem proliferar, formando densas colônias de leveduras, hifas ou pseudo-hifas. Subsequentemente, os microrganismos se desprendem, produzindo septicemia. A importância clínica dessas infecções consiste em resistência ao hospedeiro e a agentes antimicrobianos.[74] As formulações lipídicas de ANB e as equinocandinas demonstraram ser mais eficazes para penetrar nessas infecções associadas a biofilmes.

Resistência a agentes antifúngicos

Foi observado risco aumentado de infecções fúngicas invasivas, como aspergilose, em indivíduos imunossuprimidos tratados previamente com FCZ.[165] A resistência de espécies de *Aspergillus* ao ITZ *in vitro* tem sido associada à suprarregulação de genes transportadores, e o tratamento prévio com FCZ tornou as espécies de *Aspergillus* mais resistentes aos efeitos da ANB *in vitro*.[90] Essas observações sugerem que a profilaxia antifúngica indiscriminada para hospedeiros imunocomprometidos pode causar infecções fúngicas mais resistentes e, portanto, deve ser evitada. A dose cumulativa total de FCZ administrado e o uso de esquemas de doses subterapêuticas intermitentes constituem fatores que mais provavelmente contribuem para a emergência da resistência dos fungos.[196]

Tratamento cirúrgico adjuvante

A cirurgia é frequentemente necessária para desbridar infecções fúngicas em regiões de difícil penetração dos agentes antifúngicos. Pode ocorrer fibrose piogranulomatosa retroperitoneal em infecções sistêmicas por fungos, como *Histoplasma capsulatum* ou *Blastomyces dermatitidis*. A ressecção cirúrgica seguida de quimioterapia antifúngica a longo prazo tem sido curativa em cães acometidos.[22b] A discoespondilite fúngica pode exigir desbridamento e estabilização das lesões intervertebrais infectadas. A osteoproliferação nem sempre ocorre com essas infecções, em comparação com a discoespondilite bacteriana. É também difícil eliminar infecções nos testículos ou no epidídimo, razão pela qual se recomenda a castração quando a infecção é detectada nesses tecidos. Com frequência, ocorre desenvolvimento de endoftalmite endógena consequente à disseminação fúngica sistêmica. A infecção fúngica localiza-se nos vasos retinianos e coroide, com desenvolvimento de lesões exsudativas ao longo dos vasos sanguíneos; posteriormente, a infecção dissemina-se para o vítreo. Os capilares do SNC e do humor aquoso não são fenestrados e, em consequência, são mais resistentes à entrada dos fármacos antifúngicos. As infecções precoces da coroide podem ser tratadas com terapia sistêmica. Até mesmo a ANB pode não penetrar no olho inflamado. Nessas circunstâncias, a ANB é algumas vezes injetada diretamente no humor vítreo. Em alguns casos, o humor vítreo ou o olho podem ser cirurgicamente removidos. Entre os azóis, o FCZ é mais lipossolúvel e alcança concentrações intraoculares entre 25 e 50% das concentrações séricas. É provável que possam ser necessárias doses de FCZ mais altas do que as recomendadas para infecção intraocular.

Agentes antifúngicos tópicos

Muitas formulações são usadas no tratamento da dermatofitose e das infecções superficiais por leveduras (Tabela 55.4; ver *Dermatofitose*, no Capítulo 56). O ácido undecilênico é um ácido graxo insaturado, administrado em conjunto com zinco no tratamento da dermatofitose. Seu mecanismo de ação não é conhecido. Os mercaptanos – compostos mercuriais orgânicos – têm sido usados como fungicidas vegetais e podem ser usados como banho diluído de baixo custo para animais acometidos. A cal sulfurada é uma preparação antifúngica tópica altamente eficaz. O tolnaftato, um composto lipossolúvel sintético, também tem sido utilizado, porém é necessário remover as placas hiperqueratóticas antes de sua aplicação para assegurar a sua eficácia. A cuprimixina tópica é um composto que contém cobre altamente eficaz contra espécies de *Malassezia*. A iodocloridroxiquina é uma oxiquinolona halogenada, que tem sido administrada por via oral como agente antifúngico, antiprotozoário e antibacteriano a cães, embora a superdosagem tenha causado toxicidade do SNC. A solução de clorexidina (0,5%) tem sido recomendada na forma de banho ou xampu diariamente para infecções persistentes por dermatófitos, embora sua eficácia seja baixa.[32,198] A haloprogina é um agente antifúngico tópico de amplo espectro, que pode ser mais útil contra infecções por dermatófitos e espécies de *Candida*.

A nistatina é um antibiótico poliênico, estreitamente relacionado com a ANB e produzido por *Streptomyces noursei*. A nistatina é pouco absorvida após administração oral ou aplicação tópica à pele ou mucosas e é usada no tratamento de infecções fúngicas das mucosas. Em virtude de sua alta toxicidade nos tecidos internos, deve-se evitar a administração parenteral. Embora a nistatina seja ligeiramente eficaz contra dermatófitos e espécies de *Aspergillus,* seu principal uso tem sido no tratamento da candidíase. A nistatina, na dose oral de 15.000 UI/kg a cada 24 h, durante 4 dias, foi associada à resolução da diarreia em um gato e à eliminação de leveduras de *Cyniclomyces guttulatus* das fezes.[141] A nistatina lipossômica apresenta menor toxicidade do que a preparação convencional; entretanto, a eficácia *in vitro* e *in vivo* experimental não tem sido superior à da ANB.[113,171] Tem sido comparável à ANB em ensaios clínicos realizados em seres humanos, com menos nefrotoxicidade do que a ANB. Embora os derivados azóis tenham sido discutidos no item sobre fármacos antifúngicos sistêmicos, vários desses agentes são usados apenas topicamente. O *tiabendazol* (13%) tem sido usado na forma de banho (3 vezes/semana, durante 3 semanas) para tratar gatos com dermatofitose. O *miconazol* foi inicialmente aprovado para uso sistêmico, porém não é mais utilizado dessa maneira por causa de sua toxicidade. Hoje em dia, o miconazol é aplicado topicamente em uma variedade de preparações veterinárias para infecções da pele ou das orelhas por dermatófitos ou leveduras. A polimixina B, incluída em algumas dessas preparações para o tratamento de infecções bacterianas, e o miconazol podem ter efeito sinérgico contra bactérias e fungos. Xampus contendo miconazol e clorexidina estão disponíveis para o tratamento tópico de infecções fúngicas cutâneas. O miconazol tem sido usado com frequência para o tratamento tópico de dermatofitose, em associação à terapia sistêmica simultânea com griseofulvina.

O *clotrimazol* é muito eficaz contra leveduras, dermatófitos e espécies de *Aspergillus*. Em virtude de sua absorção limitada, grave irritação do trato GI e toxicidade sistêmica, tem sido limitado à sua aplicação tópica, particularmente no tratamento da dermatofitose (ver Capítulo 56) e da aspergilose nasal (ver Capítulo 62 e *Formulário de fármacos,* no Apêndice).[26] Existe um problema na instilação e retenção de medicamentos de aplicação tópica nas passagens nasais e seios frontais. Géis de polímero têm sido utilizados na tentativa de melhorar o tempo de contato do clotrimazol.[114] O clotrimazol foi mais eficaz do que o miconazol no tratamento da dermatofitose em cães e gatos quando aplicado em solução a 1%, 2 vezes/dia, durante 2 semanas. O clotrimazol também foi instilado na bexiga para tra-

tamento da cistite por espécies de *Candida* em cães e gatos[46,184] (ver Capítulo 63). O *enilconazol* é um derivado de aplicação tópica, que tem sido valioso no tratamento da aspergilose nasal (ver Capítulo 62 e *Formulário de fármacos,* no Apêndice). Várias outras preparações tópicas de azóis em medicina humana estão listadas na Tabela 55.4. O *voriconazol,* em solução a 1%, tem sido usado no tratamento da ceratomicose em cães.[57a]

Tabela 55.4 — Agentes tópicos comumente usados contra fungos e leveduras.

Nome genérico	Formulação clínica (% de atividade)	Microrganismos sensíveis (por ordem decrescente)	Comentários e recomendações para uso veterinário
DIVERSOS			
Ácido undecilênico e sais	Pó, pomada, creme, sabonete a 2 a 10%, líquido, espuma	Dermatófitos	Tratamento local: os animais podem ingerir o fármaco, sabor amargo
Mercaptanos	Captano Pó de grau técnico (45%)	Dermatófitos	Não recomendados, tóxicos, carcinogênicos, ineficazes
Tolnaftato	Creme, pó, solução, aerossol, líquido (1%)	Dermatófitos	Tratamento local: os animais podem ingerir o fármaco, sabor amargo
Clorexidina	Solução (1%), xampu (0,5%)	Dermatófitos	Baixa eficácia
Haloprogina	Creme, solução (1%)	Dermatófitos, *Malassezia*	Tratamento local, medicamento para orelhas
Cal sulfurada		Dermatófitos	Tem odor, tinge os pelos, boa para a dermatofitose, muito segura em filhotes de cães e gatos, mancha joias e bijuterias
Ciclopirox olamina	Creme, loção (1%)	*Malassezia,* dermatófitos, *Candida*	Tratamento local
Cloridrato de naftifina	Creme, gel (1%)	Dermatófitos	Tratamento local
POLIÊNICOS			
Anfotericina B	Creme, loção, pomada (3%)	*Candida*	Uso limitado como irrigante para tecidos acometidos da mucosa
Nistatina	Pomada, creme ou pó (10^5 µg); suspensão (10^5 U/mℓ); comprimidos 5×10^5 U	*Candida,* dermatófitos, *Aspergillus* variável	Uso limitado como irrigante para tecidos acometidos da mucosa
IMIDAZÓIS			
Tiabendazol	Solução (13%)	Dermatófitos, *Candida, Aspergillus*	Tratamento de terceira escolha para a aspergilose nasal
Cetoconazol	Creme, xampu, solução (2%)	Dermatófitos, *Malassezia*	Baixa eficácia na dermatofitose
Nitrato de miconazol	Pó, xampu, creme, loção (2%)	Dermatófitos, *Candida, Malassezia, Leishmania*	Tratamento local, eficácia do xampu não documentada
Nitrato de econazol	Creme, *spray,* pó (1%)	Dermatófitos, *Candida*	Tratamento local, pode ser necessário tratar todo o animal
Clotrimazol	Creme, loção, solução (1%)	Dermatófitos, *Candida, Aspergillus*	Tratamento de primeira escolha para a aspergilose nasal, lavagem urinária para infecções urinárias resistentes por *Candida*
Enilconazol	Solução (10%)	Dermatófitos, *Aspergillus*	Tratamento de segunda escolha para a aspergilose nasal canina, tóxico para gatos

Capítulo 56

Infecções Fúngicas Cutâneas

Dermatofitose

Karen A. Moriello e Douglas J. DeBoer

Etiologia

Dermatófitos patogênicos

As dermatofitoses de importância veterinária consistem em fungos dos gêneros *Microsporum*, *Trichophyton* e *Epidermophyton*. Esses microrganismos causam infecções cutâneas superficiais do estrato córneo, dos pelos e/ou das unhas. Muitos dermatófitos são conhecidos pela sua capacidade de produzir vários tipos diferentes de esporos por reprodução sexuada ou assexuada. Os dermatófitos isolados da pele de animais são conhecidos como anamorfos, visto que esses microrganismos se reproduzem assexuadamente por meio da produção de conídios (estado imperfeito). Alguns dermatófitos retêm sua capacidade de reprodução sexuada quando em contato com uma cepa do tipo oposto (estado perfeito), levando à formação de esporos (ascósporos); nesses casos, a forma sexuada é designada como telemorfo. Por exemplo, *Microsporum canis* é uma espécie anamórfica, que pertence ao complexo *Arthroderma otae* telemórfico.[149] Apesar da existência de aproximadamente 30 espécies de dermatófitos, relativamente poucos infectam animais, sendo os mais comuns *M. canis*, *Microsporum persicolor*, *Trichophyton* spp., *Trichophyton erinacei* ou a espécie geofílica *Microscoporum gypseum*.[47,143] A prevalência das infecções causadas por cada um dos três agentes etiológicos comuns (*M. canis*, *M. gypseum*, *Trichophyton* spp.) varia de acordo com a região geográfica. Nos gatos, mais de 90% das infecções são causadas por *M. canis* em nível mundial. A prevalência da infecção por *M. gypseum*, mais comum em áreas úmidas, tropicais e subtropicais, varia de acordo com a estação, sendo mais comum no verão e no outono.[143] É possível que ocorram infecções simultâneas de cães com mais de uma espécie de dermatófito. Entre as infecções associadas, aquelas causadas por *M. gypseum* e *Trichophyton* spp. são as mais comuns.

Atualmente, a diversidade fenotípica[148] e genotípica[105,130] é amplamente reconhecida em diferentes cepas da mesma espécie de dermatófito. Várias técnicas de "impressão digital" (*fingerprinting*) de DNA demonstraram a variabilidade das cepas dentro de espécies, como *M. canis* e *Trichophyton* spp., e também levaram à reclassificação de algumas espécies.[105,103,130a,135] A importância prática e as implicações clínicas dessa variação ainda não estão bem definidas, porém estão emergindo. Os resultados de um estudo indicam que um genótipo virulento de *M. canis* pode ser responsável pela maioria das infecções humanas.[258] A aplicação de técnicas de biologia molecular (p. ex., sequenciamento da região do espaçador interno transcrito nos genes do rRNA) a esses fungos está levando a uma reavaliação da taxonomia de muitos dermatófitos.[106] Por exemplo, algumas infecções em cães e gatos, outrora atribuídas a *Trichophyton mentagrophytes*, são atualmente classificadas como *Trichophyton* spp. e como membros do complexo da espécie *T. mentagrophytes*.[85] Neste capítulo, esses microrganismos são designados como espécies de *Trichophyton*.

Flora fúngica dos pelos e da pele

Cães e gatos abrigam muitos fungos filamentosos e leveduras saprófitas em sua pelagem e, provavelmente, também em sua pele.[32a,243a] Os fungos mais comuns isolados da pelagem de gatos clinicamente sadios incluem *Alternaria*, *Aspergillus*, *Cladosporium*, *Penicillium*, *Rhizopus* e *Trichoderma*.[187,188,201] Nos cães, os mesmos fungos são isolados com frequência ligeiramente diferente.[232]

Foi proposto que os gatos sejam reservatórios de dermatófitos patogênicos (*M. canis*, *M. gypseum*, *Microsporum vanbreuseghemii*, *Trichophyton verrucosum*, *T. mentagrophytes*, *Trichophyton rubrum*, *Epidermophyton* spp.). Para investigar essa possibilidade, muitas populações de gatos (animais de estimação, abandonados ou de gatil) de várias regiões geográficas foram examinadas por meio de cultura da pelagem.[94,177,232,247] A prevalência de isolamento de dermatófitos, particularmente *M. canis*, variou entre as populações, dependendo da região geográfica, de o gato ser um animal abandonado ou de estimação e da existência ou ausência de doença dermatológica por ocasião da obtenção da amostra. *M. canis* foi isolado mais comumente de gatos abandonados ou daqueles em clínicas com muitos gatos e de regiões geográficas quentes.

Nas pesquisas de gatos de estimação clinicamente sadios realizadas nos EUA, na Bélgica e no Reino Unido, a prevalência de isolamento do *M. canis* foi de 0% em 172 gatos, de 2,1% em 467 e de 2,2% em 181, respectivamente.[177] Em estudo conduzido no Reino Unido, todos os 4 gatos com resultados positivos para cultura residiam em domicílios com vários gatos e tinham a liberdade de sair de casa. É interessante assinalar que no estudo realizado nos EUA, *T. rubrum* foi isolado de 14 gatos; esse microrganismo é o patógeno humano associado à tinha do pé (pé de atleta).[94] Esses achados ressaltam a importância do estado de portador de dermatófitos potencialmente patogênicos na pelagem de cães e gatos clinicamente sadios; todavia, a infecção por *T. rubrum* é rara em gatos.

Nos gatis, o isolamento de *M. canis* depende, em grande parte, de o gatil ter ou não histórico de dermatofitose. Em um estudo de gatos de gatis em regiões temperadas dos EUA, os gatos sem dermatofitose clínica tiveram resultados negativos das culturas, em comparação com gatos de gatis clinicamente acometidos, em que praticamente todos os animais tiveram resultados positivos.[188] Esses achados foram idênticos aos obtidos de um estudo de menor porte realizado em uma região mais quente dos EUA, em que *M. canis* não foi isolado da pelagem de gatos de gatis de instalações sem a doença.[272]

Em pesquisas realizadas com gatos abandonados e de abrigo, a prevalência do isolamento de *M. canis* foi maior nos abrigos em climas mais quentes. Nos EUA, o isolamento de *M. canis* de abrigos de animais em clima subtropical foi de 17,5% em comparação com 4% em região de clima temperado.[201] Ambos os isolamentos foram realizados na mesma época do ano. Em um estudo conduzido na Bélgica, a pelagem de 134 gatos foi cultivada, e foi isolado *M. canis* em 15,7%.[177] Em um estudo conduzido no sudeste da Inglaterra, a prevalência em 169 gatos foi de 2,16%.[222] Os resultados desses dois estudos ressaltam o impacto do clima e da geografia sobre a prevalência do

M. canis. Em um estudo envolvendo gatos abandonados (n = 40) na Índia, a prevalência foi de 42,5%.[251] Na Itália,[247] foram obtidas coletas de 173 gatos abandonados sem doença dermatológica, e 47% tiveram culturas positivas para *M. canis*. Esses estudos de levantamento da flora fúngica de cães e gatos ressaltam vários aspectos importantes. Em primeiro lugar, os dermatófitos patogênicos (p. ex., *M. canis*) não devem ser considerados como parte da flora fúngica normal de cães ou gatos. Se essas espécies pertencessem à flora nativa, teriam sido isoladas rotineiramente de cães e gatos clinicamente sadios, independente da região geográfica, do estilo de vida (em interiores ou ao ar livre) ou do estado domiciliar (animal de estimação ou animal abandonado). Em segundo lugar, é possível isolar patógenos de animais clinicamente sadios. O isolamento de um fungo potencialmente patogênico conhecido indica infecção (evidente ou subclínica) ou estado de portador em consequência da exposição a ambiente contaminado. Todavia, se o animal não tiver lesão, é frequentemente impossível distinguir essas possibilidades. Por fim, animais com culturas positivas devem ser tratados, visto que a dermatofitose é uma doença zoonótica importante, e há evidências de que, em algumas áreas do mundo, os patógenos de animais constituem zoonoses emergentes. Dados obtidos de um estudo sobre a epidemiologia das infecções por dermatófitos na Europa indicaram que houve um desvio de *Microsporum audouinii, Epidermophyton floccosum* e *T. rubrum* para *M. canis* como o dermatófito mais comum responsável por infecções em seres humanos.[257]

Epidemiologia

A exata prevalência da dermatofitose animal não é conhecida, visto que a doença não é notificável, embora seja uma zoonose. Na prática clínica, a dermatofitose é diagnosticada de modo excessivo, mais provavelmente em virtude de sua semelhança visível com outras doenças dermatológicas. Em todos os estudos de doença de pele de cães e gatos em que foram realizadas culturas, a prevalência das infecções por dermatófitos é de aproximadamente 2% de todos os casos dermatológicos. A porcentagem de culturas positivas de amostras obtidas de animais com suspeita de infecção fúngica variou de menos de 4 a 50%.[32,143,156,261] No Reino Unido, os resultados positivos de cultura foram de 16% de 8.349 amostras de cães ou gatos avaliados em clínicas veterinárias devido à suspeita de dermatofitose, ao passo que, em Turim, na Itália, foram obtidos resultados positivos em 40% dos animais examinados.[156,261] Em um abrigo de animais nos EUA, 10,4% de 5.644 gatos no decorrer do período de 2 anos tiveram resultados positivos de cultura. Houve 381 gatos com lesões cutâneas, dos quais 94 (24,1%) apresentaram infecção por *M. canis*.[6] As taxas de infectividade dos dermatófitos anteriormente citadas podem refletir não apenas a variação geográfica, mas também diferenças nos tipos de casos escolhidos para cultura dos dermatófitos. Fatores ambientais, como maior calor e elevada umidade, e antecedentes dos animais, como sinais de debilitação ou doença concomitante, extremos de idade, comportamento feroz ou alojamento aglomerado, podem aumentar a prevalência da infecção em cães e gatos.[184] Os pelos longos, particularmente em gatos, podem predispor o animal à infecção, pois podem tornar-se emaranhados ou proteger esporos impedindo sua remoção com escovação e aumentando o contato com a pele subjacente.[184]

Patogenia
Transmissão e fatores predisponentes

Os dermatófitos são transmitidos entre animais ou de animais para pessoas por contato direto, contato com pelos e escamas infectados no ambiente ou por meio de fômites contaminados. A porção infecciosa típica do microrganismo é o artrósporo, formado a partir da segmentação e fragmentação das hifas fúngicas. Esses esporos infecciosos são pequenos e podem ser transportados por correntes de ar e partículas de poeira ou fômites sólidos. As pulgas dos animais infectados também podem transmitir a doença. Experimentalmente, foi constatado que *Musca domestica* (mosca-doméstica) transmite mecanicamente os esporos de *M. canis* com a parte externa de seu corpo.[39] A dose ou quantidade de material infeccioso necessária para estabelecer a infecção espontânea não é conhecida; em condições experimentais, são tipicamente necessários, no mínimo, 100 esporos. Casos de infecção foram atribuídos a contato com escovas e coleiras contaminadas, ambientes e contato casual com gatos que apresentavam infecção subclínica. Os resultados de triagem por cultura do equipamento de limpeza dos animais e superfícies de clínicas veterinárias e instalações para limpeza de animais indicaram baixa taxa de isolamento de dermatófitos.[6a] O contato casual representa preocupação particular para pessoas que trabalham em instalações que recebem numerosos animais, visto que não há necessidade de muitos pelos infectados para transmitir a infecção. Foi relatada a transmissão para uma criança a partir do interior contaminado de um carro usado.[273]

Após alcançar a pelagem, os esporos infecciosos devem competir com os mecanismos naturais de defesa do hospedeiro para estabelecer a infecção. Em condições ideais de temperatura (25 a 37°C), os esporos infecciosos podem germinar dentro de 6 h após a sua aderência aos ceratinócitos. O período de incubação até o desenvolvimento de lesões é tipicamente de 1 a 3 semanas. Os artrósporos aderem firmemente à queratina e não são capazes de penetrar na pele intacta sadia; é necessário algum tipo de traumatismo superficial para facilitar a infecção. A quantidade de traumatismo necessária é relativamente mínima, com base em modelos experimentais de infecção.[67] A maior hidratação e maceração da pele (p. ex., em calçados) constitui fator predisponente comum na infecção de seres humanos. A umidade aumenta a capacidade de penetração dos dermatófitos na pele e favorece a sua germinação. Em geral, a condição normalmente seca da superfície da pele e as propriedades fungistáticas do soro e do sebo constituem mecanismos naturais de defesa do hospedeiro. O comportamento de limpeza normal dos gatos distribui o sebo de áreas de alta concentração e produção (queixo e dorso) para outras áreas do corpo e pode remover mecanicamente os esporos.

Nas infecções por *M. canis*, a fonte é tipicamente um gato infectado ou fômites contaminados por gatos. Por outro lado, há suspeita de que a maioria das infecções por *Trichophyton* seja causada por contato com roedores ou seus ninhos. *M. gypseum* é um microrganismo geofílico, que reside em solo rico em matéria orgânica; os gatos e os cães ficam expostos ao cavar em áreas contaminadas. As infecções causadas por espécies antropofílicas são adquiridas, ainda que raramente, como *zoonoses reversas* por meio de contato direto com seres humanos infectados.

A dermatofitose é mais comum em ambientes quentes e úmidos, que podem contribuir para condições que favorecem surtos de dermatofitose em instalações com numerosos animais. Os banhos e a limpeza de cães ou gatos em excesso podem predispor esses animais à infecção pela remoção dos mecanismos normais de defesa do hospedeiro (sebo e soro fungistático), remoção de células epidérmicas que atuam como barreira intacta e aumento da umidade da pele e da pelagem. Além disso, o saneamento de rotina em instalações com numerosos gatos utilizando métodos de limpeza com líquidos também pode aumentar a umidade do ambiente, favorecendo o desenvolvimento de infecções.

As infecções de cães e gatos por dermatófitos acometem os pelos, os folículos e o estrato córneo circundante. Os pelos infectados são frágeis, e fragmentos de pelos que se separam contendo esporos infecciosos representam o modo mais eficiente de transmissão para outros hospedeiros. Esse material pode permanecer infeccioso no ambiente durante muitos meses. Amostras de pelo conservadas por 18 meses possivelmente produzam resultados positivos na cultura.[268]

Fatores de virulência

O processo pelo qual ocorre infecção é complexo; foi feita uma revisão dos achados em nível molecular.[279] O processo infeccioso apresenta três estágios: adesão dos artroconídios aos corneócitos; germinação dos conídios; e invasão da rede de queratina pelo fungo. Pouco se sabe a respeito dos aspectos moleculares desses estágios; entretanto, estudos que utilizaram a epiderme felina reconstituída mostraram que a aderência à pele depende do tempo, começando dentro de 2 h e prosseguindo depois de 6 h. Foi constatada a importância das proteases ceratolíticas e dos fatores de virulência fúngicos no primeiro estágio da infecção.[173] Outras enzimas proteolíticas (queratinase, elastase e colagenase) foram isoladas de dermatófitos e provavelmente estão envolvidas em todos os três estágios de estabelecimento e progressão da infecção.[1,33,34,82] Essas enzimas são produzidas em condições de cultura *in vitro*, e a sua ocorrência pode ser detectada em biopsias de pele infectada.[178] O número e a quantidade de enzimas produzidas variam de uma cepa para outra e podem explicar, em parte, a variabilidade dos achados clínicos.[1]

Fatores imunológicos

O estado imunológico global do hospedeiro influencia o desenvolvimento das infecções. Vários fatores inatos, distintos das respostas imunológicas específicas que são adquiridas em consequência da infecção, estão envolvidos na proteção. As infecções são mais facilmente estabelecidas em animais e seres humanos muito jovens, muito idosos ou imunocomprometidos. Alguns fatores são inerentes nas defesas proporcionadas pela pele sadia. O soro normal inibe o crescimento dos dermatófitos, assim como os ácidos graxos fungistáticos existentes no sebo. A oclusão física leva ao aumento da hidratação da superfície da pele normalmente seca, com maceração subsequente e maior facilidade de infecção. O traumatismo da derme facilita o desenvolvimento de infecção. A imunossupressão concomitante, como a que ocorre na infecção pelo vírus da imunodeficiência felina, provavelmente resulta em frequência aumentada de isolamento de *M. canis*.[150]

Antígenos dermatofíticos. Três componentes físicos diferentes dos dermatófitos receberam maior atenção pelo seu papel desempenhado como antígenos na resposta imune do hospedeiro: os carboidratos da parede celular, as proteínas da parede celular e as queratinases secretadas. O micélio fúngico é composto de aproximadamente 10% de proteínas, 20% de carboidratos (notavelmente quitina e manana) e 70% de lipídios. A porção imunologicamente ativa da parede celular é composta de glicopeptídios, estando a porção de carboidrato principalmente envolvida na hipersensibilidade imediata, enquanto a porção peptídica é importante na hipersensibilidade de tipo tardio. Esses glicopeptídios não são específicos de espécies fúngicas; verifica-se reatividade cruzada abundante entre diferentes gêneros de fungos queratinofílicos. A maioria dos indivíduos infectados também desenvolve imunidade humoral e imunidade celular (IC) contra queratinases fúngicas, isto é, enzimas proteolíticas secretadas nas pontas das hifas invasoras. As queratinases fúngicas, incluindo as de *M. canis* de origem felina, foram isoladas e caracterizadas em nível químico e imunológico.[174,176] Os anticorpos desenvolvidos contra antígenos de dermatófitos exibem reação cruzada com antígenos miceliais de fungos saprófitas comuns, como *Penicillium*, *Hormodendrum* e *Aspergillus*, e as tentativas de classificar os dermatófitos de acordo com a reatividade sorológica não foram bem-sucedidas.

Imunidade adquirida durante a infecção. Embora a resposta imune do hospedeiro à infecção por dermatófitos tenha sido objeto de pesquisa durante quase um século, a imunologia dessa doença só foi minuciosamente estudada recentemente em animais de companhia e foram obtidas mais informações a partir de estudos realizados em

gatos. Os resultados dos primeiros estudos em animais indicaram que a imunidade celular, e não a imunidade humoral, é mais importante na resistência à reinfecção. Os seres humanos com dermatofitose adquirida desenvolvem, em sua maioria, reações positivas ao teste intradérmico com antígenos de dermatófitos. O desenvolvimento de reação tardia ao teste intradérmico (48 a 72 h) representa IC e correlaciona-se de modo satisfatório com o resultado positivo de um teste de blastogênese linfocitária, e, pelo menos, imunidade parcial à reinfecção. O desenvolvimento da reação imediata ao teste intradérmico (15 a 30 min) representa o desenvolvimento da hipersensibilidade mediada por anticorpos reagínicos. Foram feitas tentativas para relacionar o tipo de reação positiva ao teste cutâneo (imediata ou tardia) com o estado clínico do paciente. Como regra geral, os pacientes humanos que se recuperam de infecções agudas por dermatófitos apresentam reações tardias positivas ao teste intradérmico e, em geral, são relativamente imunes a infecções subsequentes. Por outro lado, alguns pacientes humanos desenvolvem dermatofitose crônica inexorável, que persiste por vários meses ou anos. Esses pacientes desenvolvem forte reação imediata ao teste intradérmico, porém frequentemente não exibem reações tardias, mesmo após doença prolongada. Essas evidências levaram à especulação inicial de acentuada resposta de hipersensibilidade mediada por células, de tipo tardio, responsável pela eliminação da infecção, enquanto a resposta de hipersensibilidade de tipo imediato mediada por anticorpos tende a inibir ou a retardar a recuperação.[118]

A infecção natural de gatos por *M. canis* é acompanhada de resposta humoral (títulos de IgG) e, algumas vezes, resultado imediato positivo no teste intradérmico) e de resposta imune celular (blastogênese linfocitária positiva e resultado tardio do teste intradérmico) contra componentes dos dermatófitos, incluindo extratos glicoproteicos.[66,68,194] Os dados disponíveis sugerem que essas respostas não são totalmente específicas para *Microsporum*, isto é, observa-se reação cruzada com *Trichophyton*. Com frequência, as reações tardias ao teste intradérmico são mais fracas em gatos com infecções ativas e naqueles cuja infecção foi abortada com tratamento antifúngico, sugerindo que a infecção precisa seguir toda a sua evolução natural para o desenvolvimento da imunidade completa.[194] Tanto o teste intradérmico quanto os dados *in vitro* em gatos garantem o conceito de que a recuperação da dermatofitose depende do desenvolvimento de acentuada resposta da IC.

Os fatores genéticos também influenciam o desenvolvimento da dermatofitose crônica em seres humanos, com base nas evidências de maior prevalência de infecções crônicas entre indivíduos aparentados *versus* indivíduos não aparentados que residem no mesmo domicílio. Os fatores genéticos também podem ser importantes nos gatos. Em estudo realizado em gatil, foi constatada a ocorrência mais comum de dermatofitose em três instalações em que os gatos estavam geneticamente relacionados.[188] Os gatos com dermatofitose crônica apresentaram níveis significativamente mais elevados de anticorpos antidermatófitos e diferentes respostas de blastogênese linfocitária.

Uma vez recuperado da dermatofitose, o indivíduo geralmente apresenta, pelo menos, imunidade parcial à reinfecção. Essa resistência varia quanto a seu grau e duração, dependendo do indivíduo, da espécie de hospedeiro, da cepa do dermatófito e do local de infecção original. Com frequência, verifica-se que a resistência é generalizada (i. e., abrange todo o corpo), porém é tipicamente maior no local previamente infectado ou na sua proximidade. A resistência é relativa: a indução experimental da segunda infecção em um ser humano ou animal recuperado é geralmente possível, porém exige número muito maior de esporos ou mais condições oclusivas, ou ambos. Além disso, as infecções subsequentes são eliminadas antes que a primeira. O desenvolvimento de resistência máxima pode exigir dois ou mais episódios de infecção.

Achados clínicos

A dermatofitose é uma doença pleomórfica, que não pode ser diagnosticada apenas com base nos sinais clínicos existentes. Trata-se principalmente de uma doença folicular, e os sinais clínicos mais comuns consistem em perda dos pelos, descamação, formação de crostas e prurido variável. Alguns pacientes provavelmente desenvolvam lesão anular clássica, com cicatrização central e pápulas foliculares finas na periferia. Todavia, em geral, os sinais e sintomas são altamente variáveis e dependem do grau de inflamação e da destruição da haste do pelo (Tabela 56.1).

Gatos

A dermatofitose aparentemente pode simular quase qualquer doença dermatológica felina descrita. Em geral, a infecção por *M. canis* não é uma doença localizada, apesar da aparência em contrário. As lesões clínicas podem ser focais ou multifocais, porém são verificados esporos ou áreas de infecção inaparentes ou ambos em toda a pelagem do animal. Pode não haver prurido, porém, quando houver, pode levar até a automutilação. A hiperpigmentação da pele é rara em gatos, porém tem mais tendência a ser observada naqueles com dermatofitose. A descamação pode ser limitada ou generalizada e difusa ou multifocal e, como a perda de pelos constitui achado comum, o proprietário queixa-se habitualmente de perda excessiva de pelos. Os gatos com dermatofitose generalizada frequentemente ingerem grandes quantidades de pelos durante a sua limpeza e podem ter história de vômitos, constipação intestinal, problemas de bolas de pelos ou qualquer combinação desses sinais. O eritema e a descamação das orelhas interna ou externa (ou ambas) é outra apresentação comum em gatos adultos. Placas de descamação com alopecia mínima ou quebra de pelos constituem uma das apresentações mais comuns em gatos de pelos longos. Os padrões felinos de reações cutâneas quando a dermatofitose deve ser considerada como diagnóstico diferencial incluem dermatite miliar, alopecia simétrica, placas eosinofílicas e úlceras indolentes. As lesões ulcerativas são particularmente unilaterais em gatos jovens.

As lesões da dermatofitose em filhotes de gatos tendem a consistir em áreas de perda de pelos e descamação; o eritema é variável, e a sua detecção é frequentemente difícil em gatos de pelos escuros. Com frequência, as lesões são inicialmente observadas como áreas de perda de pelos na região mentoniana, na face, nas orelhas e nas patas dianteiras (Figura 56.1). Dependendo do estado de saúde geral dos filhotes, as lesões podem ser focais, multifocais ou generalizadas. Os filhotes de gatos com lesões limitadas por dermatófitos, que desenvolvem infecções das vias respiratórias superiores ou doenças gastrintestinais ou ambas, correm risco aumentado de desenvolver lesões generalizadas. *M. canis* pode causar lesões semelhantes a comedões (*i. e., acne mentoniana*) em gatos jovens.

As apresentações pouco frequentes da dermatofitose felina consistem em aparência clinicamente idêntica ao pênfigo foliáceo, com descamação e formação de crostas sobre a ponta do nariz e a face ou paroníquia exsudativa crostosa ou ambas. O prurido auricular unilateral ou bilateral constitui outra apresentação pouco reconhecida da infecção por *M. canis*. Nos gatos examinados pelo autor (KAM), os pelos infectados limitaram-se à margem das orelhas ou aos pelos longos dentro da orelha ou ambos. *M. canis* representa raramente uma causa de otite externa recorrente.[107] Raramente foi observada a ocorrência de alopecia difusa, com placas hiperpigmentadas de pelos longos.[244]

A dermatite granulomatosa, na forma de nódulos dérmicos ulcerados e bem circunscritos, é raramente identificada em gatos (Figura 56.2). As lesões são observadas em gatos acometidos com infecções típicas mais generalizadas por *M. canis*. É interessante assinalar um relato que descreveu diferentes cepas de *M. canis* isoladas das lesões granulomatosas e das infecções superficiais do mesmo gato.[178a,179] Essas lesões foram denominadas micetomas, pseudomicetomas e granulomas de Majocchi. Essa forma de doença está associada a prognóstico ruim quanto à resolução.[215a,245]

Cães

As lesões em filhotes de cães consistem habitualmente em áreas focais ou multifocais de perda de pelos e são clinicamente indistinguíveis de outras causas comuns de perda focal de pelos em filhotes, particularmente demodicose e piodermite bacteriana. À semelhança dos filhotes de gatos, a saúde geral do filhote de cão representa importante fator associado à gravidade da infecção.

Diferentemente dos gatos, os cães têm mais tendência a desenvolver os focos *clássicos* de alopecia com pápulas foliculares, escamas e crostas e área central de hiperpigmentação (ver Tabela 56.1). A dermatofitose deve ser considerada quando houver qualquer erupção papular ou pustulosa. Pode-se verificar o desenvolvimento de foli-

Tabela 56.1	Manifestações clínicas diversas da dermatofitose.
Animal	**Manifestações clínicas**
Gatos	Alopecia, pelos desgastados
	Prurido
	Eritema
	Descamação e formação de crostas
	Comedões (acne felina)
	Hiperpigmentação
	Paroníquia
	Pavilhão da orelha pruriginoso (*M. canis*)
	Dermatite miliar (uma causa)
	Nódulos ou úlceras granulomatosas
	Piodermite das dobras faciais, conjuntivite
Cães	Alopecia
	Pápulas ou pústulas
	Crostas, escamas, hiperpigmentação
	Furunculose facial
	Lesões cutâneas nodulares (reações do quérion)
	Onicomicose
	Urticária e erupções papulares

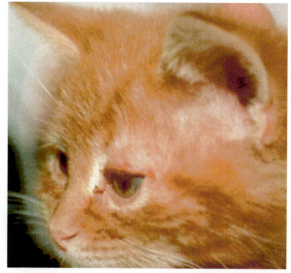

Figura 56.1 A dermatofitose por *Microsporum canis* nesse filhote de gato caracteriza-se por alopecia em placas com acentuada descamação e hiperqueratose. (Cortesia de University of Wisconsin Teaching Materials, University of Wisconsin, Madison, WI.)

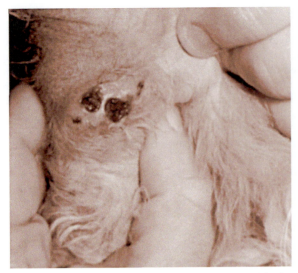

Figura 56.2 Desenvolvimento de dermatite granulomatosa em gato com infecção generalizada por *Microsporum canis*. Ao exame microscópico, essa lesão assemelha-se a um micetoma. (Cortesia de Gail Kunkle, University of Florida, Gainesville, FL.)

culite e furunculose facial, simulando superficialmente uma doença cutânea autoimune (Figura 56.3). As lesões cutâneas nodulares, denominadas *reações de quérion*, podem ocorrer na face e nas pernas (Figura 56.4). Essas lesões aparecem como áreas de piodermite profunda e, com mais frequência, são causadas por infecções por *M. gypseum* ou *Trichophyton* spp.[59a] As lesões disseminadas mais generalizadas devem exigir a pesquisa da causa sistêmica subjacente potencial que predispõe à infecção.[49] A onicomicose pode se manifestar

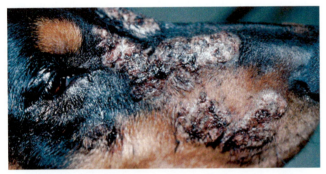

Figura 56.3 A foliculite e furunculose faciais nesse cão foram causadas por *Trichophyton mentagrophytes*. Houve suspeita de pênfigo foliáceo. (Cortesia de University of Wisconsin Teaching Materials, University of Wisconsin, Madison, WI.)

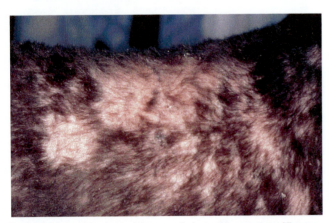

Figura 56.4 Essa lesão cutânea nodular em um cão é um quérion causado por *Microsporum gypseum*. (Cortesia de University of Wisconsin Teaching Materials, University of Wisconsin, Madison, WI.)

por inflamação crônica das pregas ungueais, com ou sem comprometimento do pé, ou as unhas isoladamente podem ser infectadas, causando deformidade e fragilidade. Os granulomas dermatofíticos raramente foram relatados em cães.[10] Um dos autores (DJD) examinou vários cães de pelos curtos com história de urticária recorrente e erupções papulares causadas por dermatofitose.

A demodicose e a dermatofitose podem ser clinicamente indistinguíveis, mas ser diferenciadas de maneira segura por meio de raspado da pele. A foliculite superficial, particularmente quando acompanhada de anéis de disseminação de eritema e esfoliação, que foram caracterizados como *hipersensibilidade estafilocócica* ou *piodermite disseminada superficial*, é mais frequentemente confundida com dermatofitose. As lesões cutâneas estafilocócicas de cães da raça Spaniel com seborreia também são, com frequência, diagnosticadas incorretamente como dermatofitose.

Diagnóstico

Embora algumas pesquisas tenham concentrado o seu foco nas respostas celulares e humorais a infecções por dermatófitos,[68,75,264,266] apenas os trabalhos preliminares de diagnóstico sorológico de dermatofitose canina foram relatados.[98,226,237] São necessários exames de acompanhamento para pesquisa de anticorpos de reação cruzada na dermatofitose felina experimental e de ocorrência natural, visto que a detecção sorológica pode constituir uma ferramenta útil para proteger criadores de gatos da importação de animais infectados em suas instalações. Além disso, a investigação da adequação da resposta imune à infecção em grupos de animais com infecção persistente em breve poderá se tornar possível.[265] Outros avanços no diagnóstico incluem produção de sondas para reação em cadeia da polimerase e corantes imuno-histoquímicos para as várias espécies de dermatófitos.* Essas técnicas são promissoras para a identificação mais rápida em amostras clínicas; todavia, ainda não foram desenvolvidas para uso comercial. O branco de calcoflúor foi mencionado para melhora da acurácia diagnóstica do exame microscópico direto dos pelos (ver discussão adiante).[267]

Exame com lâmpada de Wood

O exame da pelagem com lâmpada de Wood (luz ultravioleta, com comprimento de onda de 320 a 400 nm) é um método de triagem inicial rápido e fácil para a existência de infecções por certos dermatófitos, embora claramente não seja a triagem definitiva. Talvez apenas 50% de todas as cepas de *M. canis* exibirão fluorescência, enquanto outras espécies de dermatófitos de animais não apresentarão fluorescência, tornando a lâmpada de Wood um teste insensível. A fluorescência resulta de um metabólito fúngico produzido apenas quando o microrganismo cresce em pelos, e não em descamações ou unhas. Assim, a verdadeira fluorescência tem cor "verde-maçã" brilhante e só ocorre ao longo das hastes dos pelos, e nunca em escamas (Figura 56.5). Os resíduos, escamadas, fiapos e medicamentos tópicos geralmente produzem fluorescência falsa. Em virtude dessas armadilhas, os pelos com suspeita de fluorescência sempre devem ser cultivados ou examinados ao microscópio ou ambos, a fim de confirmar infecção. Em comparação com a cultura, foi constatado que o exame com lâmpada de Wood apresenta sensibilidade de aproximadamente 50% para a infecção por *M. canis*.[261] O exame com lâmpada de Wood é mais útil para o monitoramento de infecção em gatil ou em uma instalação com vários animais, em que ocorre infecção endêmica por cepa fluorescente. Ao examinar o paciente com lâmpada de Wood, é preciso assegurar que a lâmpada tenha sido aquecida por alguns minutos antes do exame, devendo-se examinar por vários minutos (com a luz da sala apagada) a pelagem do animal lentamente e de

---

*Referências 12, 104, 105, 130, 144, 235, 274.

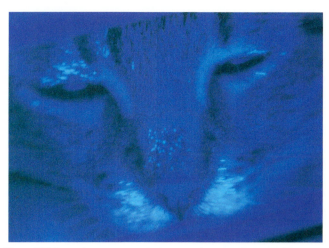

Figura 56.5 Exame de um gato portador de dermatofitose com lâmpada de Wood, mostrando o resultado positivo de fluorescência. (Fotografia de Craig Greene © 2004 University of Georgia Research Foundation Inc.)

modo minucioso para possibilitar tempo suficiente para adaptação ao escuro e evitar omitir pequenas áreas de fluorescência.[191] Os autores consideram as lâmpadas maiores e mais potentes que operam com corrente doméstica superiores aos modelos movidos à bateria.

Exame microscópico direto

O óleo mineral é frequentemente usado para remover e suspender os pelos para exame microscópico. Todavia, as hastes dos pelos são opacas, reduzindo, assim, a visão dos elementos fúngicos. Os pelos e as escamas podem ser preparados a fresco em hidróxido de potássio (KOH) a 10 a 20% durante a noite ou aquecidos suavemente na mesma solução por 10 min para eliminar a queratina e possibilitar a visão dos elementos fúngicos. A preparação em solução de clorfenolaco (50 g de hidrato de cloral, 25 mℓ de fenol líquido e 25 mℓ de ácido láctico líquido) realiza a mesma tarefa em poucos minutos sem aquecimento, porém a solução não está disponível no comércio, e a sua preparação é trabalhosa. O exame direto pode ser efetuado utilizando óleo mineral, e o autor (KAM) recomenda colocar a lâmpada de Wood sobre a lâmina de vidro para localizar os pelos brilhantes. Mesmo em mãos experientes, o exame direto leva tempo e pode ser diagnóstico apenas em alguns casos; todavia, os resultados de um estudo de animais com dermatofitose mostraram que pode constituir um teste doméstico confiável, que possibilita a confirmação da infecção e o início do tratamento enquanto se aguardam os resultados da cultura para fungos.[58] Nesse estudo, o uso de raspados cutâneos de lesões com óleo mineral, em lugar da epilação dos pelos, demonstrou ser superior. Os autores (KAM e DJD) recomendam tanto a epilação dos pelos quanto o raspado das lesões suspeitas para maximizar a identificação da infecção nos casos de alta suspeita. É preciso tomar cuidado, visto que essa prática ainda pode levar a interpretação incorreta se houver esporos de fungos saprófitas na amostra; os restos e a estrutura complexa das hastes de pelos normais podem ser interpretados erroneamente como elementos fúngicos. Os dermatófitos nunca formam macroconídios nos tecidos, porém hifas e artroconídios (*esporos ectotrix*) nos pelos e nas escamas. Uma pesquisa recomendou o exame dos pelos com a solução de corante branco de calcoflúor a 0,5% e corante azul de Evans (solução 1:9) em volume igual de KOH 20% para melhor visão dos elementos dos fungos.[267] O exame microscópico direto tem mais utilidade quando os pelos fluorescentes são localizados e podem ser diretamente removidos com pinça sob iluminação com lâmpada de Wood. A lâmpada de Wood também pode ser usada como fonte luminosa para o microscópio, a fim de auxiliar na visão dos microrganismos. Nesse caso, o achado de

esporos ectotrix ao longo do pelo ou de micélio ou ambos, crescendo para o centro da haste do pelo (Figura 56.6 A e B), constitui uma justificativa para iniciar o tratamento enquanto se aguarda a identificação mais definitiva do patógeno na cultura. Em comparação com os pelos normais, os pelos infectados são mais espessos, desgastados e indistintos, com aparência filamentosa.

Cultura para fungos

O diagnóstico definitivo de dermatofitose é estabelecido por cultura, embora não seja perfeitamente sensível nem sempre específica para o diagnóstico.[261] Para o desempenho ideal desse teste, são necessárias técnicas de coleta apropriadas das amostras, exame regular das culturas durante o seu crescimento e confirmação microscópica da espécie de fungo.

Coleta das amostras. As amostras podem ser obtidas por retirada dos pelos e escamas das lesões suspeitas ou pelo método de escovado; esta última técnica é altamente recomendada. Se os pelos forem retirados, deve-se limpar a área com gaze umedecida em álcool e, em seguida, deixar secar. É necessário coletar hastes de pelos de vários locais suspeitos por meio de sua retirada com pinça ou pinça hemostática na direção do crescimento. Devem-se selecionar pelos que aparecem quebrados e próximos da inflamação ativa. As escamas devem ser incluídas na amostra. O exsudato ou antissépticos não devem ser transferidos para o meio. As técnicas de escovação tornaram-se preferidas, pela possibilidade da obtenção simultânea de amostras de áreas muito maiores da pelagem, diminuindo a probabilidade de omitir uma área ativa de infecção. Para esse método, a escova de dentes humana nova e barata é vigorosamente esfregada sobre as regiões de suspeita de infecção (ou, de modo alternativo, em todas as partes da pelagem) por 2 a 3 min. Essas escovas são micologicamente estéreis em sua embalagem original e não precisam ser previamente esterilizadas. Os pelos devem ser visíveis nas cerdas após a escovação. Em seguida, as cerdas e os pelos presos são comprimidos levemente e de modo repetido (20 a 30 vezes) sobre a superfície do meio de cultura, na tentativa de assegurar o contato de todos os lados da escova com o meio. Não há necessidade de deixar pelos coletados na parte superior do meio ou "plantar" os pelos no meio. É preciso ter cuidado para não exercer pressão excessiva no meio, de modo que o ágar seja removido com a escova. As escovas de dentes são descartadas após uso único. Para culturas de acompanhamento, pode-se ensinar o proprietário a efetuar a coleta de seu animal em casa, escovando o animal e depositando a escova em uma bolsa de plástico vedada, com indicação do nome do animal. Esse procedimento evita o transporte de animais potencialmente infectados para a clínica, contaminando, assim, o veículo e as instalações da clínica veterinária. É necessário observar que o método da escova de dentes exige o uso de meio de cultura em formato de placa, e não em tubos ou frascos, visto que a introdução da escova para inoculação em tubo ou frasco estreito é mecanicamente impossível.

Situações especiais de coleta de amostras. O método da escova de dentes destaca-se pela sua capacidade de possibilitar a identificação de animais com infecções leves, subclínicas ou assintomáticas. Com esse método, obtém-se a amostra de toda a superfície do animal – do nariz até a cauda, incluindo os membros de todas as superfícies do tronco –, e inocula-se o meio, conforme descrito anteriormente. Nos filhotes de gatos, é importante efetuar a escovação da face e dos pelos no *interior* da orelha. As lesões iniciais da dermatofitose frequentemente surgem nesses locais, e, infelizmente, obtêm-se poucas amostras ou nenhuma desses locais durante a escovação dos pelos.

Quando há suspeita de dermatofitose como causa de infecção ungueal ou do leito ungueal, podem ser necessárias técnicas especiais de cultura. Em muitos casos, os pelos que circundam a prega ungueal podem estar infectados e ser cultivados, conforme realizado em

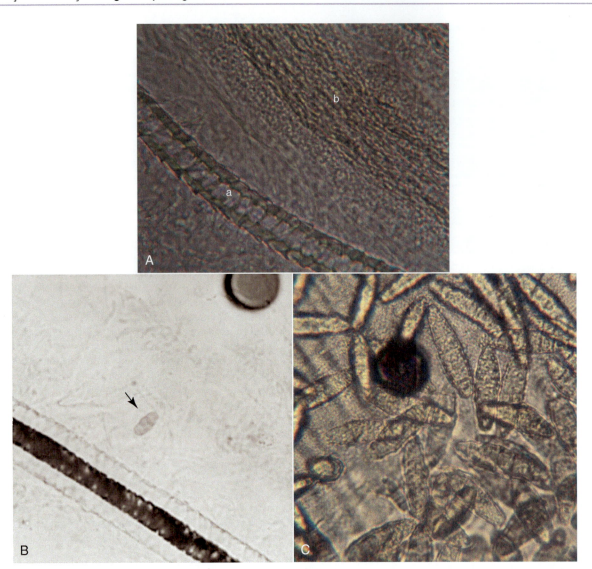

Figura 56.6 A. Aspecto microscópico de pelos infectados tratados com KOH. O pelo da parte inferior da figura (*a*) é normal; observar que o pelo na parte superior (*b*) está aumentado, deformado e apresenta, em sua superfície, minúsculos esporos ectotrix esféricos (sem coloração, 100×). **B.** Essa preparação microscópica tratada com KOH de pelo e escama de um cão contém um esporo fúngico multiloculado, que pode ser confundido com um macroconídio de dermatófito. Trata-se de esporo de *Alternaria* (*setas*). Os dermatófitos nunca produzem macroconídios em tecidos. **C.** Aspecto microscópico de macroconídios em cultura positiva com meio para teste de dermatófitos, demonstrando a morfologia típica de *Microsporum* spp. (sem coloração, 100×). (Cortesia da University of Wisconsin Teaching Materials, University of Wisconsin, Madison, WI.)

outras partes do corpo. Todavia, nos cães, fungos geofílicos podem contaminar as lesões preexistentes dos pés; por conseguinte, pode ser necessário correlacionar os achados de cultura à demonstração histológica de fungos nos pelos ou nas unhas. De outro modo, o isolamento repetido de fungos das lesões pode ser considerado evidência de causalidade. Se apenas as unhas estiverem acometidas, pode-se utilizar a lâmina de bisturi para remover porções finas da extremidade proximal de amostras removidas com pinça ou cirurgicamente excisadas para cultura.

Se for realizada a biopsia cirúrgica de lesões nodulares, o tecido coletado e transportado de modo asséptico deve ser submetido a cultura e exame histológico.

Meios de cultura, incubação e interpretação. A cultura pode ser prontamente realizada no consultório utilizando meio para teste de dermatófitos (DTM). O DTM consiste em um meio nutritivo, juntamente com inibidores do crescimento de bactérias e saprófitas e vermelho de fenol como indicador de pH. Dispõe-se de diversas variantes, algumas das quais sustentam que aceleram o crescimento da cultura, porém essa propriedade não demonstrou ser clinicamente significativa, e o desempenho do meio adquirido

no comércio parece ser semelhante.[86,114,203a,277] O DTM é sólido em frascos ou placas; as placas são preferíveis, visto que possibilitam a inoculação da amostra com escova de dentes. Para incubação, os recipientes de DTM devem ser cobertos ou tampados em temperatura ambiente e protegidos da dessecação. A colocação de culturas individuais em bolsa de plástico de fecho automático ajuda a evitar a dessecação, a contaminação cruzada e a infestação do meio de cultura por ácaros. Colônias de dermatófitos provavelmente aparecem dentro de 5 a 7 dias após a inoculação e desenvolvem-se quase sempre em 14 dias, contanto que o animal não tenha sido tratado. Para animais em tratamento, as placas devem ser mantidas por 21 dias e ser inspecionadas diariamente à procura da mudança de cor do meio para vermelho e crescimento de um micélio branco a amarelo fosco, pulverulento a felpudo. A mudança de cor deve *ocorrer ao mesmo tempo* que a colônia começar a ser visível, e nunca posteriormente. Todo crescimento de fungos, incluindo microrganismos não patogênicos, produzirá a mudança de cor para vermelho após crescimento da colônia por vários dias a 1 semana. As colônias de dermatófitos nunca são verdes, cinza, de cor marrom ou negra.

Em certas ocasiões, variedades disgônicas de *M. canis* (algumas vezes denominadas *M. canis* var. *distortum*) podem ser isoladas, particularmente de colônias de gatos.[231,250] Essas variedades crescem abaixo da superfície do ágar, produzindo aparência emplumada ou semelhante a flocos de neve. Possivelmente não produzam conídios ou mudança para a cor vermelha no DTM[191] e podem ser convertidas em formas mais típicas por um laboratório diagnóstico para identificação.[161] As placas devem ser mantidas pelo período de 21 dias, particularmente no monitoramento de animais tratados, visto que haverá menor número de esporos fúngicos viáveis, e a sua velocidade de crescimento estará frequentemente reduzida.

Com frequência, se o animal estiver verdadeiramente infectado, grandes números de colônias do dermatófito aparecerão na placa. A Tabela 56.2 descreve a aparência dos isolados mais comuns. O número de colônias diminui com a resolução espontânea ou com o tratamento da infecção. Em alguns casos, apenas uma ou algumas colônias de dermatófitos aparecem. Além da recuperação, esse achado provavelmente indica infecção inicial ou leve, ou técnica inadequada de coleta de amostra. Esse resultado também pode ser observado em gatos não infectados que residem no mesmo ambiente de gatos infectados; nesse caso, o pelo do gato foi contaminado com esporos do ambiente (*i. e.*, o gato está atuando como fômite). É impossível distinguir esses gatos *portadores inocentes* daqueles com infecção leve utilizando apenas a cultura para fungos, e, se surgir qualquer dúvida, o gato suspeito deve ser tratado.

Um dos problemas mais comuns associados à cultura realizada internamente consiste na ausência de esporulação ou crescimento ou ambos de *M. canis* no DTM. É importante observar que o crescimento será lento em animais que estão recebendo tratamento. Além disso, a recomendação comum é *incubar em temperatura ambiente*. Foi observado o aumento da esporulação quando as placas foram incubadas em temperaturas mais altas (21 a 23,8°C).[114,277] Em muitas clínicas veterinárias, a temperatura ambiente, em particular durante os meses quentes, quando se utiliza o ar-condicionado, está bem abaixo dessa temperatura. Os autores deste capítulo recomendam a incubação das culturas em temperaturas mais altas. Além disso, não é necessário incubar as culturas no escuro, visto que a exposição à luz não demonstrou acometer adversamente a esporulação.[277]

Confirmação microscópica. A acurácia diagnóstica do DTM na distinção entre fungos patogênicos e não patogênicos não é perfeita, e até mesmo uma mudança imediata para a cor vermelha não é definitiva para fungos patogênicos. Por exemplo, colônias do fungo não patogênico *Scopulariopsis* podem exibir aparência macroscopicamente idêntica às colônias de dermatófitos e provavelmente produzam mudança imediata para a cor vermelha. Por isso, as colônias suspeitas devem ser examinadas ao microscópio. Depois de 7 a 10 dias de crescimento, a maioria das colônias começa a produzir esporos, cuja morfologia possibilita a identificação específica dos patógenos.

A coleta de esporos é obtida ao roçar levemente uma pequena fita adesiva de celofane transparente sobre a superfície da colônia. A fita é então colocada (com o lado adesivo para baixo) sobre uma gota de corante azul de algodão de lactofenol ou novo azul de metileno em uma lâmina microscópica. Outra gota do corante é acrescentada sobre a parte superior da fita. Aplica-se uma lamínula, e a lâmina é então examinada com ampliação 100×. Entre as numerosas hifas, estarão macroconídios (esporos) de dermatófitos, que apresentam formatos típicos de acordo com a espécie (ver Figura 56.6 C, Tabela 56.2 e Capítulo 54). Se não houver esporos visíveis, o procedimento é repetido dentro de 4 a 7 dias; algumas colônias podem esporular somente quando estiverem muito velhas. *M. gypseum* produz rapidamente grandes números de macronídios, em comparação com *M. canis*. Uma colônia suspeita que não produz esporos ou é de identificação difícil, conforme algumas vezes observado no caso de espécies de *Trichophyton,* deve ser enviada a um laboratório diagnóstico qualificado.

Achados histopatológicos

O exame de biopsia não é tão sensível quanto a cultura para o estabelecimento do diagnóstico de dermatofitose. Quando o significado dos resultados de cultura é questionado, a demonstração do microrganismo em amostras de biopsia é mais definitiva. O exame histopatológico é mais útil para a detecção das formas nodulares de dermatofitose (o quérion e a dermatofitose granulomatosa), particularmente porque essas lesões frequentemente fornecem culturas negativas. As amostras de unhas obtidas por raspado, corte ou excisão cirúrgica podem ser submetidas a exame histológico em casos de paroníquia, onicorrexe ou onicomadese. Quando existentes, os fungos serão prontamente visíveis dentro da substância da unha. Quando essas amostras são enviadas ao laboratório de patologia, é necessário indicar a suspeita de doença fúngica, de modo que possam ser efetuadas colorações especiais para fungos, se necessário.

Tratamento

No animal sadio nos demais aspectos, é importante ressaltar que a dermatofitose é, em geral, doença de cura espontânea, com resolução completa após o desenvolvimento da resposta IC apropriada. Nos cães, as lesões localizadas e até mesmo as infecções generalizadas por *M. canis* ou *M. gypseum* podem regredir sem tratamento.[70,164,190] Gatos e filhotes de gatos com doença aparentemente localizada também podem ter resolução espontânea, porém a infecção pode ser prolongada (pelo menos 60 a 100 dias). A obtenção de culturas positivas em gatos não prova que as lesões cutâneas sejam causadas por dermatófitos, visto que esses animais podem abrigar os microrganismos como fômites e que os sinais clínicos são variáveis, simulando outras doenças cutâneas. Entretanto, recomenda-se o tratamento, visto que ele irá acelerar a resolução das lesões causadas por derma-

Tabela 56.2	Comparação dos dermatófitos isolados de cães e gatos.	
Microrganismo	**Características da colônia**	**Aspecto microscópico**
Microsporum canis	Superfície superior branca, com reverso da colônia amarelo-acastanhado; planas com centro deprimido; consistência de algodão ou lã	Macroconídios: fusiformes ou em formato de canoa; cada um contém ≥ 6 células com paredes espessas, com espinhas externas na superfície e botão terminal. As colônias jovens podem ter < 6 células. Microconídios: célula isolada, podendo ser comuns ou raros
Microsporum gypseum	Superfície superior cor de canela, com reverso da colônia amarelado a castanho; colônias planas; consistência de pó facial	Macroconídios: em formato de barco a remo; cadeia contém < 6 células com paredes finas. Microconídios: célula isolada
Trichophyton spp.	Superfície superior de coloração branca a creme; com reverso da colônia de cor acastanhada a marrom	Macroconídios: raros; em formato de charuto. Microconídios: comuns, frequentemente hifas espinais

tófitos, reduzindo, assim, o curso da infecção e o potencial de disseminação para outros animais ou seres humanos. Sempre que possível, é desejável curar a infecção dos animais de estimação, enquanto se procede à descontaminação simultânea do ambiente. Os fármacos e os esquemas posológicos estão resumidos na Tabela 56.3.

Estudos com infecções experimentais ressaltaram que o esquema de tratamento ideal consiste no uso de três elementos (tratamento tópico, sistêmico e ambiental), em que cada um deles desempenha uma função ligeiramente diferente. O tratamento tópico diminui a contaminação da pelagem (e, consequentemente, a contaminação ambiental) e resulta em cura micológica mais rápida do que o tratamento sistêmico isolado.[263] Todavia, com a exceção da cal sulfurada ou do enilconazol, o tratamento tópico parece ter pouco efeito para acelerar a resolução clínica completa no animal. Em contrapartida, o tratamento sistêmico é benéfico para o animal, visto que reduz o número de semanas para obter a cura completa. O tratamento ambiental também diminui a probabilidade de disseminação da infecção para outros animais ou seres humanos na mesma residência.

Tosa completa dos pelos

A tosa completa dos pelos removerá, mecanicamente, os pelos frágeis que, de outro modo, sofrerão fratura e liberarão esporos no ambiente e na própria pelagem. Além disso, possibilita a penetração completa dos medicamentos tópicos, reduzindo tanto a quantidade quanto a duração do tratamento. A tosa completa dos pelos constitui o tratamento ideal em todos os casos de dermatofitose; todavia, nem sempre é possível ou prático. A tosa é um procedimento demorado que frequentemente exige sedação e pode ser irritante para os gatos. Se não for realizada com cuidado, podem ocorrer também queimaduras térmicas em consequência da máquina elétrica. A tosa nas lesões localizadas também pode ser facilmente efetuada utilizando tesouras de

criança, que são descartáveis. Para lesões mais generalizadas, a tosa do pelo com uma lâmina nº 10 é habitualmente adequada. Um dos autores (KAM) tratou com sucesso gatos em abrigos com dermatofitose generalizada leve a grave sem tosa, utilizando a combinação de tratamento tópico e itraconazol (ITZ), 2 vezes/semana.[198,215] Todavia, esse tratamento bem-sucedido só foi obtido por meio de aplicação da solução tópica, uso concomitante de fármaco sistêmico e confinamento do animal. Em algumas situações em gatil, esse procedimento pode ser obrigatório para obter a erradicação bem-sucedida. A tosa dos pelos pode irritar temporariamente a pele e exacerbar as lesões; todavia, essas complicações não devem ser usadas como razão para não tosar o pelo.

Tratamento tópico

Até o momento, não foi obtida evidência que sustente o uso do *tratamento localizado* para a dermatofitose em cães ou gatos. Com efeito, foram obtidas evidências sugerindo que o uso de produtos para tratamento localizado apenas pode predispor os indivíduos a infecções subclínicas crônicas.[31] Em lugar do tratamento localizado, é preferível usar xampu em todo corpo, dar banho em imersão ou enxaguar com agentes antifúngicos tópicos. As recomendações para tratamento tópico geral estão resumidas no Boxe 56.1.

O tratamento tópico generalizado, além da tosa do pelo, ajudará a diminuir a contaminação do ambiente por pelos e esporos, a diminuir a probabilidade de disseminação da doença para outros animais e seres humanos e auxiliará na aceleração da cura micológica da infecção. A escolha do tratamento antifúngico tópico é importante, visto que os estudos realizados demonstraram que muitos agentes tópicos comuns são ineficazes.[42,70,191,197,282] A eficácia relativa de vários fármacos antifúngicos tópicos está resumida na Tabela 56.4. Estudos *in vitro* e *in vivo* demonstraram que os tratamentos corporais totais com agentes antifúngicos tópicos mais consistentemente efica-

Tabela 56.3 Fármacos para o tratamento sistêmico da dermatofitose em cães e gatos.

Fármaco[a]	Espécie	Dose[b] (mg/kg)	Via	Intervalo (horas)	Duração[c] (semanas)
Cetoconazol[d]	C	10	VO	24	4 a 8
Itraconazol[e]	C	5 a 10	VO	24	4 a 8
	G: tratamento diário	10	VO	24	4 a 8 ou até obter a cura
	G: contínuo/em pulsos	10	VO	24	4; em seguida, em semanas alternadas até obter a cura (cerca de 8 a 10 semanas)
	G: ciclo com doses baixas	1,5 a 3	VO	24	Variável[f]
Terbinafina[g]	CG	30 a 40	VO	24	3 a 18
Griseofulvina					
Micronizada[h]	CG	25 a 50	VO	24[i]	6 a 10
Ultramicronizada[j]	CG	10 a 30	VO	24[j]	6 a 10

CG, cão e gato; *G*, gato; *C*, cão; *VO*, via oral.
[a]Ver o *Formulário de fármacos*, no Apêndice, para informações adicionais sobre cada fármaco.
[b]Dose por administração a intervalo especificado.
[c]Os resultados de cultura de escovado para acompanhamento devem ser negativos antes da interrupção do tratamento. São recomendados dois resultados negativos de cultura.
[d]Os gatos frequentemente recebem a dose total de 50 mg/dia; quando existem efeitos colaterais, utiliza-se o tratamento em dias alternados. Seu uso não é recomendado para gatos, devido à ocorrência de efeitos adversos: vômitos, inapetência.
[e]As cápsulas podem ser abertas, e o conteúdo dividido para a administração das doses recomendadas, ou utilizar a solução oral. A biodisponibilidade da solução oral é maior que a da formulação em cápsulas; ver o *Formulário de fármacos*, no Apêndice.
[f]Depois de 15 dias, efetua-se a cultura para fungos, e o ciclo é repetido até a obtenção de culturas negativas. Habitualmente, são necessários 1 a 3 ciclos (15 a 45 dias). Essa prática não é recomendada pelos autores, visto que foi avaliada apenas em pequeno número de animais.
[g]Não foi ainda avaliada em cães. Monitorar as enzimas hepáticas em gatos. Pode substituir o itraconazol em vários esquemas.
[h]Para filhotes de gatos, a cultura é habitualmente negativa dentro de 8 semanas, e obtém-se a cura do animal em 10 semanas.
[i]A dose pode ser fracionada e administrada a cada 12 h. A dose de 50 mg/kg/dia da forma micronizada frequentemente tem sido eficaz depois de 41 a 70 dias de tratamento.
[j]A dose é aproximadamente dois terços da dose da preparação micronizada. Algumas preparações contêm polietilenoglicol para facilitar a absorção. As doses eficazes são mais altas do que aquelas sugeridas pelo fabricante e podem ser tóxicas. Nota: a fabricação desse fármaco pode ser interrompida.

Boxe 56.1 — Recomendações gerais para tratamento antifúngico tópico

- Os agentes antifúngicos tópicos usados mais consistentemente são a cal sulfurada, o enilconazol e o miconazol. Utilizar concomitantemente com um agente antifúngico sistêmico.
  Cal sulfurada: 237 mℓ em 3,55 ℓ de água para obter a diluição adequada
  Enilconazol: ver o *Formulário de fármacos*, no Apêndice; concentrado emulsificável a 0,2%, aprovado para uso como desinfetante ambiental, usado sem indicação na bula para o tratamento da dermatofitose na diluição de 55,6 mℓ em 3,73 ℓ de água como agente antifúngico tópico
  O miconazol está disponível na forma de xampu, como único agente ou em associação a clorexidina
- Recomenda-se a aplicação 2 vezes/semana, como enxágue ou xampu para todo o corpo
- Se o tratamento tópico for usado como único tratamento, deve-se proceder à tosa do pelo, e deve-se aplicar cal sulfurada ou enilconazol
- Não utilizar tratamento localizado
- Não deixar o animal lamber ou remover a solução antifúngica
- Monitorar o animal quanto à ocorrência de hipotermia.

Modificado e usado com autorização da Referência 184.

zes consistem em cal sulfurada, enilconazol e miconazol (este último com ou sem clorexidina).* O captan, a iodopovidona e a clorexidina são consistentemente ineficazes contra *M. canis* e não devem ser usados em lugar dos seguintes produtos listados.

A cal sulfurada foi extensamente testada em modelos infectados por esporos *in vitro* e, quando usada na concentração de 237 mℓ/3,8 ℓ de água (diluição 1:16), demonstrou ter atividade antifúngica superior.[94,197] O tratamento isolado com cal sulfurada, 2 vezes/semana nessa concentração, foi usado por um dos autores (KAM) para o tratamento bem-sucedido da dermatofitose em residências com um e vários gatos, em associação ou não a tosa completa dos pelos e tratamento ambiental adequado. A cal sulfurada é muito segura e pode ser usada em gatos e cães recém-nascidos. Dispõe-se de muitas formulações de cal sulfurada, e não foi constatada diferença na eficácia esporicida contra *M. canis* quando testadas *in vitro*.[84] Em um estudo realizado com gatos (ver discussão do enxágue com miconazol-clorexidina, adiante), a formulação original de cal sulfurada foi mais eficaz do que a preparação semelhante com modificação do odor.[214a]

*Referências 12, 116, 158, 223, 229, 263.

A solução tópica de enilconazol também constitui tratamento eficaz; infelizmente, não está disponível nos EUA e foi aprovada apenas para uso em cães e equinos. Em virtude de sua atividade antifúngica superior, a segurança e a eficácia do enilconazol foram avaliadas em gatos.[115,122] Em dois estudos, o enilconazol foi avaliado como tratamento tópico exclusivo (após tosa completa do pelo) para o tratamento da infecção natural de gatos da raça Persa por *M. canis*.[79,122] Em um estudo, os gatos foram tratados com imersão em água (controle) ou enilconazol a 0,2% (2 mg/mℓ), 2 vezes/semana, durante 8 semanas.[79] Nos gatos tratados com enilconazol, os resultados das culturas para fungos foram negativos dentro de apenas 5 semanas após o início do tratamento e permaneceram negativos até o final do período de monitoramento de 10 semanas. Em contrapartida, 75% dos gatos de controle ainda apresentavam resultados positivos das culturas no final de 10 semanas de monitoramento. No segundo estudo, 22 gatos da raça Persa em um gatil foram tratados com enilconazol a 0,2% a cada 3 dias, para o total de oito aplicações.[122] Todos os gatos tiveram melhora clínica e culturas negativas com 28 dias de tratamento. Em ambos os estudos, os gatos foram observados para a ocorrência de efeitos adversos, e os painéis de bioquímica do soro foram monitorados. O enilconazol foi bem tolerado, mas pode ter sido associado à ocorrência de hipersalivação, anorexia, perda de peso, vômitos, fraqueza muscular idiopática e ligeira elevação da atividade da alanina aminotransferase sérica. Relatos não científicos divulgaram a ocorrência de toxicidade muito grave e até mesmo morte em gatos após a aplicação tópica de enilconazol. Acredita-se que esses casos estejam associados à ingestão da solução pelo gato durante a sua limpeza após a aplicação do medicamento. O enilconazol parece ser seguro para uso em gatos se os animais forem mantidos com um colar elizabetano por algumas horas após cada tratamento, a fim de evitar a limpeza até que o gato esteja seco. Ver o *Formulário de fármacos*, no Apêndice, para informações mais detalhadas.

O miconazol também é um agente antifúngico tópico eficaz em estudos tanto *in vitro* quanto *in vivo*.[158,229] Foi demonstrado sinergismo entre o miconazol e a clorexidina *in vitro*,[229] e foi documentado que os xampus com essa combinação de ingredientes aceleram a cura micológica.[263] Utilizando modelo de infecção isolada por esporos, foi constatado que a formulação de miconazol (5,2%)-gliconato de clorexidina (5,9%) para enxágue é tão esporicida quanto a cal sulfurada.[199] Em estudo não randomizado, gatos foram tratados com ITZ oral e tratamento tópico com cal sulfurada, cal sulfurada com modificação do odor ou formulação comercial de miconazol-clorexidina para enxágue, com taxas de cura micológica dentro de 42 dias após o tratamento de 87,1%, 59,2% ou 52,6%, respectivamente.[214a] É importante assinalar que os produtos à base de miconazol são mais eficazes quando usados como terapia adjuvante e não como único tratamento.

Tabela 56.4 — Eficácia de vários agentes tópicos recomendados para o tratamento da dermatofitose em cães e gatos.[a]

Agente tópico	Formulações disponíveis	Comentários sobre a eficácia
Clorexidina	Xampu, enxágue	Nenhuma vantagem sobre o tratamento de controle na infecção clínica experimental; inferior em testes *in vitro*[b]
Clotrimazol	Creme, loção	Cremes e loções não formulados para penetração nos pelos infectados
Enilconazol	Enxágue, nebulização	Superior em testes *in vitro*
Cetoconazol	Xampu, creme	Testado em modelos animais, boa eficácia; cremes não formulados para penetração nos pelos infectados
Cal sulfurada	Enxágue	Superior em diluição 1:16 em testes *in vitro*
Miconazol	Xampu, creme	Superior em testes *in vitro*[b]
Iodopovidona	Xampu, enxágue, pomada	Baixo desempenho *in vitro*, não recomendado

[a]Testes *in vitro* realizados com pelos infectados.
[b]O xampu com associação de miconazol a 2%/clorexidina não foi mais eficaz do que qualquer um dos agentes isoladamente.

Tratamento sistêmico

O papel do tratamento sistêmico na dermatofitose consiste em acelerar a resolução da infecção no animal. Dispõe-se de vários fármacos eficazes, e a escolha adequada deve ser feita com base em considerações de custo, espécie de fungo, espécie de paciente e toxicidades potenciais. O desenvolvimento de métodos padronizados para teste de sensibilidade dos dermatófitos a agentes antifúngicos[123,128] possibilita testar cepas aparentemente resistentes para determinar qual o fármaco sistêmico possivelmente ideal; todavia, a disponibilidade desse teste é atualmente limitada. Esse problema é ainda mais complicado pelo fato de que o teste com agentes antifúngicos avalia os efeitos dos fármacos contra microconídios e hifas, e não contra os artroconídios naturalmente infecciosos. Estudos que compararam a sensibilidade entre microconídios e artroconídios de *Trichophyton* spp. forneceram resultados acentuadamente diferentes. Os artroconídios e todas as cepas foram mais resistentes a fluconazol (FCZ), griseofulvina (GFV) e ITZ do que os microconídios.[56] Isso pode explicar, em parte, algumas causas de fracasso terapêutico e ressaltar a necessidade de testar os fármacos contra o estado infeccioso do microrganismo. Os agentes antifúngicos sistêmicos devem ser apenas usados quando houver certeza do diagnóstico; enquanto se aguardam os resultados de cultura, devem-se utilizar agentes antifúngicos tópicos para enxágue. Ver o Capítulo 55 e o *Formulário de fármaco*, no Apêndice, para informações mais detalhadas sobre esses fármacos.

Imidazólicos e triazólicos. O cetoconazol (CTZ) é um agente fungistático moderadamente eficaz contra *M. canis* e *Trichophyton* spp. Tem sido usado com sucesso no tratamento da dermatofitose canina e felina.[165] Devido à maior eficácia do ITZ e à disponibilidade da terbinafina genérica, o uso do CTZ também está diminuído. Em virtude de sua toxicidade potencial, o CTZ deve ser reservado para pacientes cuja intolerância à terbinafina represente problema, e nos quais o fármaco não possa ser substituído pelo ITZ, devido aos maiores custos. Os efeitos colaterais do CTZ consistem em vômitos, hepatotoxicidade e inibição da síntese de hormônios esteroides.

O ITZ é um agente triazólico antifúngico oral, fungistático em baixas concentrações teciduais, porém fungicida em concentrações mais altas. O ITZ é mais bem tolerado por cães e gatos, em comparação com o CTZ ou a GFV e é comparável ou superior à GFV em sua eficácia contra *M. canis*.[145,153,190] Em medicina humana, o ITZ demonstrou ser útil na dermatofitose recalcitrante crônica, incluindo a onicomicose.[76,117,119,253] Foram relatados sinais de hepatotoxicidade raramente em gatos, e foi descrita ocorrência de vasculite cutânea idiossincrásica em cães. Todavia, quase todos os pacientes toleram bem o fármaco nas doses recomendadas para o tratamento da dermatofitose. O ITZ não é recomendado durante a prenhez. O fármaco está disponível em cápsulas de 100 mg que podem ser abertas, fracionadas e o seu conteúdo administrado a pequenos animais em manteiga ou alimentos nas doses adequadas, ou na forma de líquido oral (10 mg/mℓ), útil para dosagem em pequenos animais ou filhotes de gatos. A biodisponibilidade da solução oral é maior que a da formulação em cápsulas, de modo que são usadas doses menores (ver *Formulário de fármacos*, no Apêndice). Muitos veterinários usaram o ITZ em filhotes de gatos de apenas 6 semanas de idade.

O ITZ, juntamente com outros agentes triazólicos, persistem na pele e nas unhas por várias semanas a meses após a sua administração a seres humanos, e, com frequência, prescreve-se o tratamento intermitente (em pulsos) para infecções cutâneas ou onicomicose.[125] Não foi relatada persistência do ITZ na pele de cães. Para gatos, foram publicados vários protocolos eficazes para administração em pulsos. Os protocolos usados mais comumente consistem em 28 dias de administração diária, seguidos de administração a cada 2 semanas até a obtenção da cura, ou em semanas alternadas até a cura do animal.[57] Este último protocolo baseia-se em trabalhos realizados pelo fabricante, em que foi documentada a persistência do fármaco na pele.[280] Os autores deste capítulo utilizam rotineiramente o ITZ para a dermatofitose felina em esquema de semanas alternadas, com aparente eficácia e metade do custo total do fármaco. A solução de ITZ (52 mg/mℓ) foi aprovada para uso em gatos em alguns países, mas não nos EUA; todavia, uma preparação semelhante está aprovada para uso em seres humanos. O ITZ tornou-se tratamento comum e, talvez, até mesmo preferido para a dermatofitose felina, em virtude de sua alta eficácia, facilidade de administração e baixa prevalência de toxicidade. Por seu custo ser relativamente alto, esse tratamento geralmente não é prático para a dermatofitose em cães de raça média a grande.

O FCZ é outro agente antifúngico triazólico usado principalmente para o tratamento da candidíase humana. Sua eficácia não foi avaliada no tratamento da dermatofitose em cães ou gatos, embora um dos autores (KAM) tenha utilizado esse fármaco com sucesso no tratamento de um gato, na dose diária de 10 mg/kg, até a obtenção da cura. Em um modelo de cobaia experimental, FCZ e ITZ administrados nas mesmas doses foram igualmente eficazes na resolução das infecções por *Trichophyton* spp.[209] Todavia, estudos realizados *in vitro*, examinando as concentrações inibitórias mínimas (CIM) de agentes antifúngicos para várias espécies de dermatófitos, relataram que as CIM médias para o FCZ foram aproximadamente 10 a 100 vezes mais altas do que as CIM para o ITZ, CTZ ou o voriconazol.[100,228] Esses dados sugerem que o FCZ pode ter menos utilidade no tratamento da dermatofitose que outros fármacos da mesma classe, e essa discussão é garantida por experiências clínicas limitadas. Por conseguinte, nenhuma vantagem terapêutica ou de custo pode ser atribuída ao FCZ, em comparação com o ITZ, nas infecções por dermatófitos. Os derivados triazólicos potencialmente úteis incluem o voriconazol e o posaconazol; nenhum deles está principalmente destinado ao tratamento da dermatofitose, e nenhum foi extensamente avaliado em cães ou gatos.

Terbinafina. Esse agente antifúngico alilamina está indicado principalmente para a dermatofitose, mas também apresenta atividade contra outros fungos, como *Aspergillus* e *Candida*.[249] A terbinafina é fungicida em virtude da inibição da enzima esqualeno epoxidase, necessária para a biossíntese de ergosterol dos fungos. Está disponível em formulações tópica (creme) e oral (comprimidos). As doses orais necessárias para alcançar concentrações fungicidas nos pelos de gatos são duas a seis vezes maiores do que as doses administradas a seres humanos, devido às diferenças no metabolismo do fármaco em gatos.[139,152] Foram usadas várias doses, que variam de 8 a 40 mg/kg/dia para o tratamento da infecção felina por *M. canis*.[138,139,152] As doses na extremidade superior dessa faixa (30 a 40 mg/kg) são comprovadamente superiores a doses mais baixas, que podem não produzir a resolução mais rápida do que a recuperação espontânea.[48,139] Esse fármaco pode ser adequado para tratamento em pulso. Foram administrados 34 a 45 mg/kg a 10 gatos normais, 1 vez/dia, durante 14 dias consecutivos, e a persistência da terbinafina nos pelos com o decorrer do tempo revelou CIM de pelo menos 0,03 ng/mg nos pelos durante mais de 5 semanas após a interrupção da administração do fármaco.[96] Um gato com pseudomicetoma dermatofítico foi tratado com terbinafina, na dose de apenas 15 mg/kg/dia, sem sucesso.[28] Entretanto, dois gatos com dermatofitose generalizada e micetomas por dermatófitos foram tratados com sucesso com 26 a 31 mg/kg de terbinafina depois de 12 a 14 semanas de tratamento.[216] Os efeitos adversos relatados consistem em vômitos ocasionais,[152,184] prurido facial intenso[96] e aumento da atividade da alanina aminotransferase no soro.[52] Este último efeito colateral ocorre em aproximadamente um terço dos gatos tratados e tipicamente não tem significado clínico; todavia, aconselha-se o monitoramento das enzimas hepáticas quando a terbinafina for administrada a gatos. O fármaco alcança concentrações particularmente altas no sebo e no estrato córneo, e as concentrações fungicidas provavelmente persistem na pele por várias semanas após a sua administração a seres humanos, sugerindo mais uma vez a possibilidade de utilizar esquemas de dosagem intermitentes.[152] A terbinafina não está aprovada para uso veterinário; todavia, é provável que o seu uso fora da recomendação da bula aumente, tendo em vista o seu menor custo em comparação com o ITZ.

Griseofulvina. O uso da GFV está declinando, devido a seu custo ainda ser relativamente alto, seus efeitos serem potencialmente tóxicos e pela disponibilidade de outros fármacos mais eficazes. Ver o *Formulário de fármacos*, no Apêndice, para informações mais detalhadas se o uso desse fármaco for considerado.

Lufenurona. A lufenurona (LFN), um fármaco benzoilfenilureia que interrompe a síntese de quitina, é usada no mundo inteiro para o controle de pulgas em gatos e cães. A quitina é um componente estrutural de importância crítica do exoesqueleto dos artrópodes, de modo que a interferência na sua síntese impede o desenvolvimento normal das pulgas imaturas e leva à ruptura do ciclo de vida da pulga.[65] A quitina também é um componente das paredes celulares externas dos fungos, incluindo os dermatófitos. Possivelmente, alguns compostos que interrompem a síntese de quitina também podem ter atividade antifúngica. Um ensaio clínico preliminar não controlado de LFN em cães com infecção por *Coccidioides immitis* sugeriu a sua possível eficácia clínica.[7] Entretanto, em estudos controlados subsequentes, o tratamento com LFN não resultou em atividade inibitória *in vitro* de *C. immitis* nem prolongou a sobrevida de camundongos com coccidioidomicose experimental.[129] Um relato de caso descreveu o sucesso aparente do tratamento da endometrite fúngica equina com LFN.[120] Em um estudo epidemiológico retrospectivo, o tratamento com LFN foi fortemente associado à recuperação de grande número de cães e gatos com variedade de infecções fúngicas superficiais, incluindo dermatofitose.[9] Esse estudo levou à especulação generalizada sobre a possível utilidade da LFN como tratamento antifúngico ou fármaco profilático (ou ambos) para a dermatofitose.

Em um estudo controlado de infecção experimental,[195] o tratamento de gatos com 30 a 130 mg/kg de LFN por via oral (VO) não impediu o estabelecimento de infecção por *M. canis* quando esta foi induzida pela aplicação de esporos do fungo à pele. Entretanto, foi observada pequena demora no estabelecimento da infecção em gatos tratados com LFN, em comparação com os gatos de controle. Em um estudo subsequente, gatos clinicamente sadios tratados com quatro doses de LFN, 100 a 133 mg/kg VO ou 40 mg/kg por via subcutânea, a intervalos mensais, foram expostos a um gato com infecção leve por *M. canis*.[74] Os gatos tratados receberam, em seguida, cinco doses mensais. Todos os gatos sadios tratados ficaram infectados, embora, neste caso também, o início da infecção tenha sido ligeiramente retardado. O tratamento contínuo com LFN não resultou em resolução mais rápida da infecção do que o tratamento com placebo. Um estudo de campo em dois gatis infectados por *M. canis* relatou que a adição de LFN ao tratamento tópico com enilconazol produziu melhora mais rápida dos sinais clínicos em um gatil, mas não no outro.[115] Em outro estudo, a LFN isoladamente não teve efeito, porém foi observado algum efeito aditivo quando o fármaco foi usado como tratamento prévio de gatos que receberam GFN por via oral ou enilconazol tópico.[147a] Em estudos posteriores, os efeitos *in vitro* e *in vivo* da LFN sobre o crescimento dos dermatófitos e as lesões não revelaram atividade inibitória contra *M. canis in vitro* e forneceram resultados questionáveis quanto à sua eficácia na resolução das lesões.[284] Os relatos de eficácia variável associada ao tratamento da dermatofitose felina com LFN podem refletir a variação das cepas fúngicas, variação na metodologia do estudo ou, simplesmente, resolução espontânea da doença. Os autores (KAM e DJD) não recomendam o uso desse fármaco para a prevenção ou o tratamento da dermatofitose, particularmente com a disponibilidade de fármacos com eficácia documentada, como o ITZ.

Duração do tratamento e exames de acompanhamento

No início do tratamento, a localização e a extensão das lesões devem ser cuidadosamente documentadas.[186] Essa documentação pode ser feita com um diagrama e/ou com fotografias. O propósito do mapeamento das lesões é estabelecer a base para a extensão e a gravidade das lesões como ponto de referência. O tratamento da dermatofitose pode levar semanas a meses, e, quando a melhora clínica for gradual, é fácil perder de vista o foco. Frequentemente, os clientes mostram-se bastante dispostos a documentar a progressão de seus animais de estimação.

Os prós e contras do exame com lâmpada de Wood já foram discutidos detalhadamente; entretanto, dentro de uma perspectiva de tratamento, é muito útil saber se a cepa produz fluorescência, visto que esse dado pode ajudar na documentação e no monitoramento das lesões. Se forem encontrados pelos brilhantes por ocasião do primeiro exame, pode-se utilizar a lâmpada de Wood para arrancar e/ou cortar os pelos com tesoura para removê-los. Em animais jovens, particularmente filhotes de gatos, é importante examinar os pelos na face, no focinho e no interior da orelha. Nos exames periódicos, pelos brilhantes na face, nas orelhas ou no focinho sugerem que o paciente esteja com dificuldade na aplicação do tratamento tópico ou hesitante em aplicar soluções tópicas à face.

Os animais infectados devem ser examinados a cada 2 a 4 semanas. É preciso ter cuidado para assegurar que não irão contaminar a clínica veterinária. O ideal é que esses pacientes tenham a sua consulta marcada no último horário do dia. Gatos e pequenos cães devem ser transportados de casa até a clínica em jaula para transporte, não devem ser liberados da jaula na sala de espera e não devem ser transportados por todo o hospital.

Culturas para fungos devem ser realizadas *semanalmente*. Pode-se ensinar o cliente a efetuar em casa culturas fúngicas com escova de dentes. É preciso ter cuidado para assegurar que o cliente obtenha amostras de todas as áreas do corpo, incluindo orelhas, face, abdome, cauda e áreas interdigitais. As áreas de aspecto normal devem ser as primeiras a cultivar, seguidas das áreas com lesões.

A recomendação precedente sobre a realização de culturas para fungos semanalmente origina-se do trabalho realizado com gatos em abrigos submetidos a tratamento, quando culturas eram realizadas semanalmente em todos os gatos.[198,215] Os gatos foram tratados com ITZ oral durante 21 dias e 2 vezes/semana com enxágue com cal sulfurada até obter cura. Quando os dados foram examinados de modo retrospectivo, foi constatado que quase todos os gatos com infecções leves a moderadas tiveram a primeira cultura negativa dentro de apenas 2 a 3 semanas após o início do tratamento. Com 4 semanas de tratamento, a maioria dos gatos apresentou pelo menos dois resultados negativos nas culturas para fungos. A realização de culturas semanais em gatos é onerosa, porém o custo é compensado pela economia feita com fármacos antifúngicos sistêmicos e tratamento tópico.

O parâmetro final para o tratamento é o momento em que o animal de estimação está "micologicamente curado". Essa cura é definida quando forem obtidos pelo menos dois resultados negativos consecutivos nas culturas semanais. As culturas devem ser mantidas por pelo menos 21 dias. Se vários animais estiverem acometidos, ou se o proprietário decidir usar apenas tratamento tópico ou apenas tratamento sistêmico, pode-se utilizar um critério mais estrito de três resultados negativos das culturas. É importante assinalar que a maioria dos animais de estimação parecerá "clinicamente curada" antes da cura micológica.

Utilização do resultado das culturas para fungos na tomada de decisão quanto ao tratamento e ao monitoramento. Tipicamente, os resultados de cultura são interpretados como positivos ou negativos. Com base no programa de triagem e no tratamento estabelecido para gatos em abrigos, esse dado fornece quantidade inadequada de informação para o clínico. Todas as três placas de cultura na Figura 56.7 são "positivas" (*i. e.*, o exame microscópico revelou a existência de *M. canis*); entretanto, quando as unidades formadoras de colônias (UFC) são contadas e interpretadas levando em consideração o estágio do animal no tratamento, torna-se evidente que um simples relato de "cultura positiva ou negativa" é inadequado. Acompanhar o número de UFC ajuda a monitorar a resposta do animal ao tratamento. À medida que o tratamento progride, e o animal responde, o número de UFC por placa diminui. O Boxe 56.2 fornece um breve resumo sobre como utilizar o número de UFC por placa para monitorar o tratamento.

Fracasso do tratamento

Em gatos imunocompetentes com dermatofitose, a doença clínica regride habitualmente dentro de 100 dias.[184] A melhora clínica começa a ser observada habitualmente dentro de 2 a 4 semanas após iniciar o tratamento. A melhora inicial caracteriza-se pela redução em prurido, eritema, descamação e hiperpigmentação. Caso o animal tenha sido tosado, o crescimento do pelo irá começar, porém poderá se completar apenas dentro de vários meses. É preciso proceder a uma cuidadosa verificação do focinho, visto que ele pode continuar acometido, devido à relutância do proprietário em aplicar medicações tópicas na face ou perto, ou devido a reexposição por meio de contato facial com o ambiente ou animais portadores. O diagnóstico incorreto e a não eliminação da infecção ou a ocorrência de reinfecção são motivos para o possível insucesso do tratamento. Tendo em vista que dermatofitose simula muitas outras doenças cutâneas, o diagnóstico incorreto é motivo importante pelo qual os sinais clínicos podem não regredir após o uso de tratamento antifúngico. Em geral, as recidivas resultam da duração ou do tipo inadequado de tratamento. Os fracassos são causados por falta de adesão do proprietário ao tratamento, dose incorreta ou resistência aos agentes antifúngicos. A imunossupressão pode ser causada por infecções concomitantes, doenças sistêmicas ou medicações. Essas condições incluem doenças endócrinas, tais como hiperadrenocorticismo, hipertireoidismo ou hipotireoidismo; tratamento com agentes citotóxicos ou glicocorticoides; demodicose e infecções retrovirais. A reinfecção é causada por descontaminação inadequada do ambiente ou falta de eliminação da infecção em animais inaparentemente portadores. A tosa pode ser imprescindível em alguns animais.

Controle ambiental

Os esporos de *M. canis* e aqueles associados a infecções humanas por dermatófitos podem contaminar o ambiente e persistir nele por longos períodos de tempo. Um estudo mostrou que o grau de contami-

---

Boxe 56.2 Monitoramento do sucesso ou do fracasso do tratamento com o uso das unidades formadoras de colônias

Requisitos do laboratório

Utilizar o sistema de placas de cultura com área de superfície adequada que possibilite a contagem de colônias individuais. As placas de Petri padrões, as placas para cultura de fungos ou placas de duplo compartimento são adequadas.

Inocular toda a superfície da placa e incubar a 25° a 30°C. Manter as placas de animais em tratamento durante pelo menos 21 dias.

Desenvolver o sistema abreviado para registrar o crescimento nas placas de cultura para fungos e a folha de registro. Utiliza-se o seguinte sistema de abreviaturas: SC (sem crescimento), C (contaminantes), CN (contaminantes numerosos) ou patógeno listado (P) e anotado em planilha do Excel para facilitar o registro e a observação dos dados.

Quando se identifica um patógeno, contar o número de colônias na placa. Pode-se utilizar o sistema semiquantitativo que traduz esse resultado em um "escore de gravidade", registrado nos dados do laboratório.

Patógeno escore 1 (de 1 a 4 UFC/placa) ou P1

Patógeno escore 2 (de 5 a 9 UFC/placa) ou P2

Patógeno escore 3 (> 10 até um número demasiado alto para contar) ou P3

Esse sistema facilita o monitoramento dos resultados das culturas e proporciona o registro visual da resposta do animal ao tratamento. Na maioria dos casos, animais com infecções graves terão o escore de cultura inicial de P3. À medida que o tratamento progride, o escore P torna-se menor. Animais curados apresentam culturas sem crescimento ou apenas com contaminantes.

O sistema de escores também é muito útil para identificar animais de estimação submetidos a tratamento, que são expostos à contaminação com fômites. Esses animais costumam apresentar culturas que variam de negativas a P1. Quando se observa esse padrão, o proprietário pode ser instruído a melhorar a higiene na casa; com a remoção da contaminação por fômites, as culturas para fungos tornam-se negativas. Além da identificação de exposição a fômites, esse sistema também alerta rapidamente o clínico sobre animais que não estão respondendo ao tratamento ou que estão sofrendo recidiva por alguma razão. A ausência de resposta ao tratamento será evidente pelo escore P persistentemente alto. As recidivas serão representadas por súbito aumento no escore P.

UFC, unidades formadoras de colônias.
Da Referência 193.

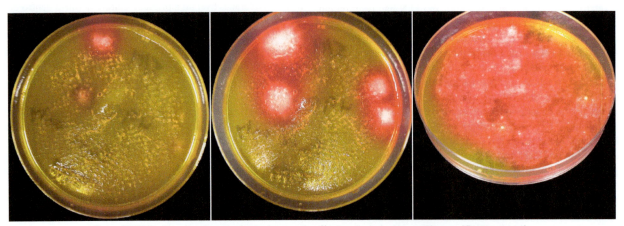

Figura 56.7 Três placas de cultura para fungos de uma cultura fúngica oriunda de gato e positiva para *Microsporum canis*.

nação ambiental está diretamente relacionado com o número de animais envolvidos no surto e o tempo decorrido antes do diagnóstico da infecção.[154] Os fatores que aumentam a contaminação ambiental incluem o número de animais na casa, a idade dos animais (os filhotes de gatos e de cães eliminam mais esporos do que os adultos) e a atitude do proprietário em relação à limpeza geral.

As declarações dos fabricantes nos rótulos sobre a atividade fungicida de desinfetantes são determinadas pela realização de testes do composto contra a forma micelial de um dermatófito ou macroconídios, e não contra a forma efetivamente encontrada em instalações contaminadas (*i. e.*, por fragmentos de pelos infectados, artrósporos). Desinfetante inativa praticamente todos os microrganismos patogênicos reconhecidos em objetos inanimados, mas não necessariamente todas as formas físicas (esporos) do microrganismo. No caso da dermatofitose, um produto pode estar corretamente indicado como fungicida (pela sua capacidade de matar as formas miceliais), porém pode ser ineficaz contra artrósporos (*i. e.*, o estado naturalmente infeccioso no ambiente). Estudos realizados mostraram que muitos desinfetantes e produtos anteriormente recomendados e comumente usados em clínicas veterinárias são ineficazes contra a dermatofitose.[191,196] As únicas soluções que demonstram ser 100% fungicidas após uma única aplicação são agentes como formol a 1% e hipoclorito de sódio a 5,25% não diluído (alvejante doméstico). Nenhuma dessas soluções pode ser usada em casa, devido a preocupações de segurança para a saúde humana, e visto que ambas são demasiado cáusticas. A atividade antifúngica de muitos produtos é limitada na existência de material orgânico. Além disso, os elementos fúngicos dentro das hastes dos pelos podem estar protegidos dos desinfetantes. Esses produtos também podem não ser eficazes ao contato; recomenda-se o tempo mínimo de aplicação à superfície de 10 min.

Estudos que usaram pelos infectados isolados ou esporos ou estudos de campo em ambientes contaminados por dermatófitos demonstraram que os seguintes produtos desinfetantes são consistentemente eficazes: cal sulfurada (1:33), enilconazol (0,2%) e alvejante doméstico a 1:10-1:100,[116,183,196,282] Além disso, a sensibilidade de *M. canis* a desinfetantes não varia entre cepas.[196] Nesse estudo, todas as 10 cepas foram sensíveis à cal sulfurada, ao enilconazol e ao alvejante doméstico 1:10. Nenhuma das cepas mostrou-se sensível a qualquer diluição de clorexidina ou detergente-desinfetante de peróxido, incluindo quatro vezes a concentração recomendada. Em lugar de variações na sensibilidade das cepas a desinfetantes, as infecções "resistentes" são provavelmente causadas por procedimentos de descontaminação inadequados.

Se um gato infectado foi introduzido no domicílio ou gatil previamente não acometido, o grau de infecção em outros gatos e no ambiente frequentemente pode ser limitado por meio de intervenção precoce. Quando o novo animal não é confinado, a infecção é identificada pela primeira vez nos gatos mais sociais e, com frequência, é encontrada na cabeça e nas orelhas. Nessa ocasião, o grau de contaminação ambiental geralmente é baixo. Entretanto, se os resultados de cultura revelarem infecção nos gatos menos sociais, deve-se considerar que o ambiente se tornou contaminado, e justifica-se a realização de procedimentos de desinfecção.

Em um abrigo de animais ou gatil com infecção endêmica, a desinfecção extensa do ambiente é de importância crítica. A primeira fase consiste em limpeza mecânica completa do ambiente; uma vez concluída, não deve haver pelo visível. Essa fase é seguida de limpeza completa com detergente doméstico comum; recomenda-se aspirar a solução das superfícies, o que pode ser feito com aspiradores de pó seco de baixo custo. Após a limpeza, deve-se aplicar alvejante doméstico 1:10 a 1:100 (*i. e.*, 28,5 mℓ/3,8 ℓ) (ver Tabela 93.1 para o alvejante) ou enilconazol adequadamente diluído. Este último está disponível nos EUA como concentrado emulsificável ou como gra-

nulados para uso em geradores de fumaça. Ver *Formulário de fármacos*, no Apêndice, para mais informações. Nos EUA, os produtos de enilconazol são registrados na Environmental Protection Agency para uso em instalações para o controle da aspergilose no ambiente, porém não são registrados para outros usos. O enilconazol é seguro para exposição de seres humanos quando são seguidas as orientações; todavia, pode ser corrosivo. Em abrigos de animais ou instalações semelhantes, desinfetantes ambientais podem ser convenientemente aplicados (com proteção da pele e respiratória apropriada dos funcionários) utilizando pulverizador pressurizado do tipo usado em jardins.

Considerações especiais para instalações com múltiplos animais infectados

O espaço disponível não possibilita discussão detalhada do controle da dermatofitose em abrigos de animais, e o leitor deve consultar leituras recomendadas para mais detalhes; entretanto, aqui são estudados os principais aspectos.[202,215]

A dermatofitose endêmica tem efeitos profundos sobre a saúde, a reputação da comunidade e o estado econômico das colônias de criação de animais e abrigos de animais. Os programas de reprodução devem ser interrompidos, visto que os animais recém-nascidos são infectados rapidamente e com facilidade, levando à sua debilitação e, algumas vezes, morte. A adoção de animais de estimação em abrigos precisa ser temporariamente interrompida para evitar a disseminação zoonótica da infecção para novos proprietários. A erradicação da dermatofitose dessas instalações é perfeitamente possível, porém exige a implementação de programa de triagem e tratamento, o que pode não ser prático nem acessível em muitas instalações. É importante que o programa inicial de triagem e tratamento seja realizado corretamente, e que sejam instituídas medidas preventivas contra futuros surtos. O uso de sistema padronizado de avaliação, cultura e tratamento levou a relatos de erradicação em apenas 2 meses.[45]

É importante reconhecer que os animais com lesões evidentes e visíveis representam apenas a *ponta do iceberg* em uma colônia endêmica, particularmente na instalação infectada por *M. canis*. Muitos animais também terão infecções subclínicas, e muitos mais serão portadores inocentes de esporos de dermatófitos nos pelos. Por conseguinte, o processo de erradicação deve começar pela cultura de material obtido com escova de dentes de cada animal na instalação, independentemente da aparência clínica (ver discussão anterior sobre a coleta de amostras). Enquanto os resultados das culturas iniciais são aguardados, qualquer animal com suspeita ou com infecção óbvia deve ser colocado em quarentena. Essa precaução exige isolamento em espaço ou construção separada *contaminada*, com superfícies que possam ser facilmente desinfetadas. O exame com lâmpada de Wood é muito útil se o surto for causado por uma cepa fluorescente. Uma sala ou edificação *limpa* separada também deve ser preparada, para onde os animais curados serão gradualmente transferidos. Se novos animais forem introduzidos na colônia durante o esforço de erradicação, recomenda-se um terceiro espaço para entrada. Enquanto se aguardam os resultados das culturas para fungos, todos os animais devem ser tratados com cal sulfurada tópica (227 g/3,8 ℓ), 2 vezes/semana. Esse produto é muito seguro e de aplicação fácil e rápida a animais, utilizando um pulverizador de jardim. É importante usar água morna, visto que isso torna a aplicação menos desagradável para o animal de estimação, e manter o pulverizador o mais próximo possível da pele, de modo que tanto a pele quanto os pelos fiquem totalmente molhados. Os procedimentos de descontaminação ambiental devem começar imediatamente em todas as três salas, conforme descrito detalhadamente, e continuados indefinidamente (Boxe 56.3).

Boxe 56.3 Medidas de controle ambiental recomendadas no tratamento da dermatofitose

Confinar os animais de estimação em espaço ou nível da casa de fácil limpeza.

Passar o aspirador de pó nos pisos e utensílios (isso remove muitos pelos infectados e esporos). Descartar ou esvaziar o saco do aspirador de pó.

Lavar o piso e outras superfícies de contato com detergente e água duas vezes.

Limpar outras superfícies com panos laminados especiais encontrados no comércio para remover os esporos. Esses panos são especialmente desenvolvidos para retirar a poeira e os esporos.

Lavar (máquina de lavar com água quente e secadora) tapetes, cama do animal e lençóis quando o animal de estimação puder permanecer em móveis.

Lavar, desinfetar ou descartar brinquedos e materiais de limpeza do animal.

Se possível, desinfetar cuidadosamente as superfícies dos pisos duros com solução de alvejante doméstico 1:100; deixar molhado 10 min.

Passar o aspirador de pó (e desinfetar, se possível) em todos os veículos e jaulas de transporte usados pelos animais.

Repetir a limpeza e a desinfecção 2 vezes/semana.

Após cura ou remoção do animal, obter a cultura das áreas de contaminação passando um pano laminado em pequenos quadrados sobre áreas expostas e inocular a superfície suja do pano na placa de cultura para fungos.

Modificado e usado, com autorização, de Moriello KA "Environmental Decontamination", Visual Veterinary Dermatology, Interzoo Publications.

Com base no trabalho realizado por um dos autores (KAM) em abrigos de animais, é possível ter sucesso no tratamento e na eliminação da infecção. Uma vez obtidos os resultados iniciais, os animais podem ser divididos em dois grupos, com base nos resultados de cultura, partindo do princípio de que os dois grupos de animais possam ser mantidos separados, e que não haja probabilidade de contaminação cruzada. Um grupo, que consiste em animais com resultados negativos de cultura, é mantido em "espaço limpo". O segundo grupo consiste em gatos com resultados positivos de cultura, com ou sem lesões. Idealmente, esses animais devem ser confinados em jaulas e impedidos de se misturarem, visto que isso retarda a resolução da infecção. Todos os gatos com resultados positivos de cultura devem ser tratados com ITZ (10 mg/kg, 1 vez/dia), durante 21 dias, ou com terbinafina (40 mg/kg, 1 vez/dia), durante 21 dias. Além disso, a aplicação de cal sulfurada 2 vezes/semana deve ser continuada até a obtenção de dois resultados consecutivamente negativos de cultura para fungos. De modo alternativo, o tratamento com ITZ é bem aceitável; todavia, se grandes números de gatos forem tratados, com ou sem participação de vários seres humanos, o protocolo em semanas alternadas torna-se confuso, e podem ocorrer lapsos de tratamento.

Devem-se repetir as culturas após transferência dos animais no espaço *limpo,* como medida de precaução. Os animais no espaço *contaminado* devem ter culturas realizadas a cada semana, até que cada animal tenha resultado negativo em pelo menos duas culturas sucessivas. Os animais que inicialmente apresentaram resultados positivos na cultura, mas que são apenas portadores de alguns esporos (em contraposição com aqueles ativamente infectados), rapidamente desenvolverão resultados negativos, e, uma vez obtidas duas culturas com resultados negativos, podem ser transferidos para o espaço limpo. Isso é facilmente reconhecido pela redução sucessiva, acentuada e rápida no número de UFC

por placa de cultura de fungos. O tratamento é mantido no espaço contaminado até que todos os animais estejam curados e então transferidos para o espaço limpo. Nesse momento, o espaço contaminado deve ser totalmente limpo e descontaminado antes de uso posterior.

Durante o tratamento, os animais que tiveram resultados persistentemente positivos de cultura, com numerosas UFC por placa de cultura e pouca resolução aparente, a despeito do tratamento, necessitam de monitoramento e tratamento mais rigoroso. Esses animais, que tipicamente são apenas em número de um ou poucos, provavelmente estejam cronicamente infectados, devido à incapacidade de desenvolver a IMC (imunidade mediada por células) adequada; representam uma grande ameaça à saúde de toda a colônia. Esses animais devem ser tosados para facilitar o tratamento tópico e receber tratamento oral diário com agentes antifúngicos. Além disso, esses animais cronicamente infectados atuam como nicho para reinfecção e devem ser transferidos para instalação separada para tratamento, ou devem ser submetidos à eutanásia.

Prevenção

Em uma casa com gatos que permanecem em ambiente interno, o risco maior provável de infecção é a introdução de um novo gato infectado ou a reintrodução de um gato residente que esteve em hospital veterinário, pensão ou estabelecimento de banho e tosa. Todos os novos cães ou gatos que entram no ambiente sem dermatófitos devem ser submetidos à triagem para infecção por meio de cultura e simultaneamente tratados com cal sulfurada caso provenham de ambiente em que residiam vários gatos. Aqueles que entram em contrato com esporos do meio externo em breve ausência geralmente são capazes de eliminar os esporos por meio de sua própria limpeza; entretanto, recomenda-se banho de imersão preventivo utilizando cal sulfurada antes de sua reintrodução. Os gatos de pelo longo que ficam expostos vários dias a ambientes externos contaminados constituem o maior risco; antes de sua reintrodução, devem ser mantidos em quarentena, e deve-se obter a cultura a partir do escovado dos pelos. Devem ser mantidos separados até a obtenção dos resultados. Para gatis sem dermatofitose, a triagem periódica do ambiente e dos animais por meio de cultura do escovado detectará reintrodução ou recidivas antes da disseminação da infecção. A limpeza e a desinfecção estritas do ambiente, conforme anteriormente delineado, são benéficas na prevenção da introdução e disseminação de infecção. Os gatos em exposição devem ser colocados em carregadores com cobertura para ajudar a protegê-los da contaminação de esporos por aerossóis. Os visitantes no gatil devem usar roupa protetora e não devem entrar em contato com os gatos se tiverem manipulado animais infectados.

O conhecimento da imunologia da dermatofitose levou a alguns programas notavelmente eficazes de vacinação e à erradicação da infecção em animais para alimentação e produtores de pele em muitos países, e existe esperança razoável que, se forem feitos achados semelhantes em animais de companhia, algum dia resultarão na possibilidade de vacinação profilática dessas espécies.

Desenvolvimento de vacinas

Os esforços e a possibilidade de desenvolver vacinas eficazes para a prevenção da dermatofitose foram revisados.[146,172] A indústria de produtos biológicos europeia comercializa algumas vacinas contra dermatófitos para uso em pequenos animais, embora a eficácia desses produtos não tenha sido documentada. Foram publicados os resultados de segurança de um dos produtos sem adjuvante.[281a] Uma vacina desenvolvida para a prevenção da dermatofitose nos EUA não está mais disponível. Nesse momento, não existe vacina profilática contra fungos.

Considerações de saúde pública

Proprietários de animais de estimação e profissionais na área de saúde animal

A dermatofitose é uma doença zoonótica que causa preocupação particular em certas populações de risco. Esses grupos incluem crianças, pacientes submetidos a transplante e com câncer, seres humanos com doenças debilitantes ou de imunocomprometimento e adultos idosos (ver *Dermatofitose*, no Capítulo 99). Os seres humanos com imunodeficiência podem correr risco aumentado de desenvolver infecções e apresentar manifestações mais graves.[136] Além disso, os profissionais na área de saúde humana devem tomar precauções para evitar contrair a doença, visto que ela pode limitar sua capacidade de trabalhar com pacientes. Um surto de infecção por *M. canis* envolvendo quatro estudantes de veterinária, quatro cães e seis gatos foi associado ao contato com uma ninhada de gatos infectados por *M. canis*.[81a] Um dos autores (KAM) conhece um médico que contraiu *M. canis* de um filhote de gato e só conseguiu retornar ao trabalho depois de 4 meses. Qualquer animal adquirido de abrigo, de estabelecimento de recuperação ou estabelecimento de reprodução com dermatofitose endêmica corre risco aumentado de estar infectado ou ser portador mecânico de esporos nos pelos. Nesses animais, devem-se efetuar culturas para fungos com amostras coletadas com escova de dentes como parte do exame de pré-triagem de rotina. Os gatos usados no tratamento facilitado para reabilitação humana devem ser testados duas vezes por ano. Cerca de 50% dos seres humanos expostos a gatos com doença clínica ou infecção subclínica desenvolvem lesões (Figura 56.8), e, em 70% de todas as casas com um gato infectado, pelo menos um ser humano habitualmente contrai a doença.[227] No mundo inteiro, o número relatado de seres humanos infectados por *M. canis* continua aumentando.[245] Os autores deste capítulo opinam que a cultura para fungos deveria ser incluída nos procedimentos de exame e testes de todos os novos animais de estimação.

Os veterinários precisam estar vigilantes para proteger a si e a seus funcionários dessa zoonose.[137] Para os que manipulam pequenos animais, o risco ocupacional de adquirir dermatofitose não é tão grande quanto aquele para os que trabalham com bovinos, em que a tinha é a zoonose mais comumente relatada. Entretanto, de modo não surpreendente, *M. canis* está mais frequentemente implicado em casos que envolvem veterinários de pequenos animais e seus funcionários. Os resultados de uma investigação das clínicas veterinárias na Itália foram de que, em 15 de 50 clínicas, foi possível isolar *M. canis* do piso das salas de espera, salas de exame, salas de radiologia e enfermarias.[151] Uma preocupação relacionada com a equipe de veterinária que trabalha com animais infectados é se as suas casas podem ser ou não contaminadas pelo contato com animais infectados. Em um estudo não publicado, conduzido no laboratório dos autores deste capítulo, foram obtidas amostras das casas dos profissionais (n = 16) expostos a animais infectados no trabalho, e apenas uma colônia de dermatófito (*M. gypseum*) foi isolada de uma dessas residências.[193] Além disso, voluntários que trabalharam em uma clínica de tratamento de dermatofitose não relataram ter contraído a doença ou tê-la transmitida a seus próprios animais de estimação. É importante assinalar que esses indivíduos usaram roupas protetoras antes de trabalhar com os animais infectados.

Transmissão interespécie

Em um estudo da flora fúngica de gatos, foram obtidos 14 isolados de *T. rubrum*; esse microrganismo é um importante patógeno humano associado à tinha do pé.[94,187] Após o relato desse achado, um dos autores (KAM) identificou uma casa em que pelo menos um gato fora diagnosticado com dermatofitose clínica causada por *T. rubrum*. Quando informado do diagnóstico, o proprietário admitiu ter pé de atleta crônico e que tinha o hábito de esfregar os pés descalços contra o pelo de seu gato.[254] *M. canis* também pode ser transmitido de seres humanos para animais de estimação da casa. Gatos infectados por *M. canis* foram implicados como fonte de infecção em animais pecuários, incluindo suínos, ovinos e coelhos.[102,124]

Dermatite por *Malassezia*

Ross Bond

Etiologia

As espécies de *Malassezia* (anteriormente *Pityrosporum* spp.) são leveduras lipofílicas que se reproduzem de modo assexuado por brotamento monopolar ou simpodial. Frequentemente, são isoladas da pele e das mucosas de mamíferos e aves clinicamente sadios. O gênero é dividido em dois grupos, com base na dependência de lipídios em meios de cultura. *Malassezia pachydermatis* é singular dentro do gênero, visto que pode ser cultivada em meios micológicos de rotina, sem suplementação de lipídios. *M. pachydermatis* exibe notável diversidade genética,[270] aparentemente ligada à adaptação evolutiva a uma variedade de hospedeiros animais.

A aplicação das técnicas de biologia molecular levou à revisão taxonômica substancial entre espécies de *Malassezia* dependentes de lipídios, e, atualmente, são reconhecidas muitas "espécies", isto é, *Malassezia furfur*, *Malassezia sympodialis*, *Malassezia globosa*, *Malassezia obtusa*, *Malassezia restricta*, *Malassezia slooffiae*, *Malassezia dermatis*, *Malassezia japonica*, *Malassezia yamatoensis*, *Malassezia nana*, *Malassezia caprae* e *Malassezia equina*.[37] Essas espécies necessitam de suplementação lipídica para o seu crescimento *in vitro*. Com muita frequência, os cães são colonizados por *M. pachydermatis*, porém muito raramente colonizados por espécies de *Malassezia* dependentes de lipídios.[62] Gatos sadios são frequentemente colonizados por *M. pachydermatis* e, em certas ocasiões, por espécies dependentes de lipídios, incluindo *M. sympodialis*, *M. globosa*, *M. furfur*, *M. slooffiae* e *M. nana*.[19,61,63,121] *M. nana* surgiu como a espécie de *Malassezia* mais comum dependente de lipídios, isolada das orelhas de gato. *M. slooffiae* foi isolada das pregas ungueais de gatos com dermatite seborreica.[3] O potencial patogênico das espécies de *Malassezia* dependentes de lipídios na doença cutânea felina exige maior avaliação. Espécies dependentes de lipídios são frequentemente isoladas da pele humana e estão associadas a várias doenças,[134] porém o isolamento de *M. pachydermatis* é raro.

Em cães, *M. pachydermatis* é frequentemente isolada da pele com pelos do queixo e dos lábios, pele interdigital, meato acústico externo e, com menor frequência, de outras áreas intertriginosas, como as axilas e a virilha. Em geral, as concentrações de microrganismos são

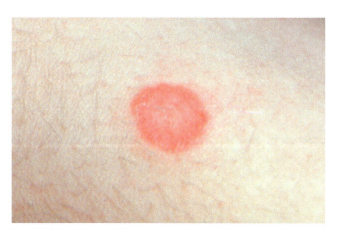

Figura 56.8 Lesão de dermatófito no antebraço do proprietário de um gato. (Fotografia de Craig Greene © 2004 University of Georgia Research Foundation Inc.)

baixas em cães sadios, porém estão acentuadamente aumentadas, com frequência até 10.000 vezes, em muitos casos de dermatite por *Malassezia,* embora se possa observar sobreposição na densidade dos microrganismos entre cães clinicamente sadios e acometidos. Os locais anatômicos colonizados com maior frequência em animais clinicamente sadios correlacionam-se com as regiões frequentemente acometidas em cães com doença cutânea causada pela levedura. Para a discussão dos aspectos zoonóticos de *M. pachydermatis,* ver o Capítulo 99.

Epidemiologia

A dermatite por *Malassezia* provavelmente é a única doença identificada em alguns cães; todavia, em outros, doenças concomitantes, tais como alergias, particularmente doença atópica, defeitos de queratinização, endocrinopatias, e a existência de pregas cutâneas podem ser importantes, favorecendo a levedura. As predileções por raças variam entre regiões geográficas, mas podem incluir: Basset Hound, West Highland White Terrier, Cockier Spaniel, Poodle Toy e miniatura, Dachshund, Boxer, Cavalier King Charles Spaniel, Shih Tzu, Terrier Australiano e Silky Terrier e Pastor-alemão. Sabe-se que os Bull Terrier com acrodermatite letal apresentam comprometimento da função imune e abrigam grandes números de *Malassezia* na pele.[163] A coinfecção por *Candida albicans* pode ser, em parte, responsável pelas lesões nas unhas e plantas dos pés desses cães.

Os gatos acometidos provavelmente apresentam doenças alérgicas e metabólicas subjacentes, mas a infecção também pode ser favorecida por vírus imunossupressores, como o vírus da leucemia felina e o vírus da imunodeficiência felina e por distúrbios paraneoplásicos (alopecia paraneoplásica pancreática, dermatite esfoliativa com timoma). Os gatos Devon Rex têm predisposição a dermatite seborreica associada a alta população de *Malassezia,* que responde ao tratamento sistêmico com ITZ.[3,4] Foram feitos achados semelhantes de dermatite seborreica associada a *Malassezia* em gatos Sphynx.[2,280a]

Patogenia

A dermatite por *Malassezia* é comumente observada em cães, porém é muito menos frequente em gatos. A alteração na imunidade do hospedeiro, a mudança no microclima da pele ou a ruptura da fisiologia da epiderme podem predispor os animais a desenvolver doença clínica, embora os fatores que favoreçam a transição de um estado de comensalismo para parasitismo não estejam bem elucidados. Os resultados de sequenciamento do genoma de *M. globosa* incluem quantidade abundante de genes que codificam lipases, fosfolipases, aspartil proteases e esfingomielinases.[283] A importância relativa dos vários produtos enzimáticos de *M. pachydermatis* na produção de inflamação cutânea não está totalmente estabelecida, embora a atividade mais alta da fosfolipase tenha sido encontrada em isolados de lesões em um estudo.[38] São necessários estudos adicionais para elucidar os eventos inatos e adaptativos envolvidos na imunorregulação da levedura e sua interação com as células da epiderme tanto na saúde quanto na doença. Cães, tanto sadios quanto acometidos, desenvolvem anticorpos IgG séricos que reconhecem proteínas derivadas de *Malassezia;* todavia, os títulos estão aumentados em cães com doença.[17,217] Os resultados do *Western immunoblotting* incluem maior número de bandas de proteína no soro de cães com doença, em comparação com cães clinicamente sadios.[24,54] Alguns cães com doença tópica exibem reatividade imediata a injeções intradérmicas de antígenos de *Malassezia,* sugerindo que a hipersensibilidade aos antígenos da levedura possivelmente exacerbe os sinais clínicos de doença atópica em alguns indivíduos.[16,204] Foram também demonstrados títulos elevados de IgE sérica contra *M. pachydermatis* em cães com doença tópica,[216] associados, frequentemente, a uma imunorreatividade a alérgenos de 45, 52, 56 e 65 kDa.[55] Em contrapartida, cães

da raça Basset Hound com dermatite por *Malassezia* habitualmente apresentam reatividade tardia ao teste cutâneo, em lugar de imediata, a antígenos de *Malassezia,* indicando um espectro de hiper-responsividade imunológica em cães com dermatite causada por *Malassezia.*[27]

Achados clínicos
Cães

As lesões dermatológicas podem ser localizadas ou generalizadas. Em cães, a doença é mais frequentemente observada em locais anatômicos que criam ambiente relativamente quente e úmido da pele. Por conseguinte, a pele interdigital, a parte ventral do pescoço, a região dos lábios, o meato acústico, as axilas, a virilha e áreas com pregas são mais frequentemente acometidos. O prurido, que é normalmente relatado, varia de leve a intenso. Em geral, observa-se eritema acompanhado de exsudação oleosa, particularmente em áreas intertriginosas, em que um exsudato marrom pode cobrir a porção inferior dos pelos; é provável que se sinta odor fétido nas lesões exsudativas extensas (Figuras 56.9 e 56.10). Em cães com prurido acentuado, pode-se observar ocorrência de alopecia traumática, liquenificação e hiperpigmentação (Figura 56.11). A paroníquia (inflamação da prega ungueal) associada a *M. pachydermatis* possivelmente leve a prurido do pé, acompanhado de pigmentação castanho-avermelhada das unhas e exsudação na prega ungueal. A taxa de isolamento de *M. pachydermatis* dos olhos de cães com úlceras de córnea foi maior que a de cães clinicamente sadios,[240] sugerindo alguma função da sua existência no desenvolvimento dessas lesões.

Pode-se observar aumento sazonal no número de casos em regiões geográficas em que há mudança perceptível para condições climáticas quentes e úmidas. Tipicamente, a resposta ao tratamento com glicocorticoides é precária.

Gatos

M. pachydermatis parece ser um patógeno relativamente infrequente nos gatos, pelo menos em comparação com os cães. Esse achado pode refletir menor taxa de estado portador da levedura em gatos sadios.[18,19,64] Espécies de *Malassezia* foram mais comumente isoladas de gatos infectados pelo vírus da imunodeficiência felina e com baixa proporção CD4:CD8, em comparação com a taxa de isolamento de gatos não infectados.[243a] A taxa de isolamento do canal acústico é menor em gatos clinicamente sadios do que naqueles com otite.[211,259a] A otite externa ceruminosa, que responde a gotas otológicas antifúngicas, constitui a apresentação clínica mais comum de doença cutânea associada a *M. pachydermatis* em gatos; entretanto, foram descritos casos esporádicos de dermatite localizada ou gene-

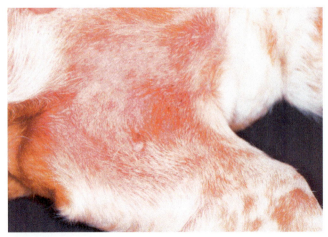

Figura 56.9 Eritema pronunciado com exsudação oleosa na axila de um Basset Hound com dermatite por *Malassezia.* (Cortesia de Ross Bond, Royal Veterinary College, Herts, UK.)

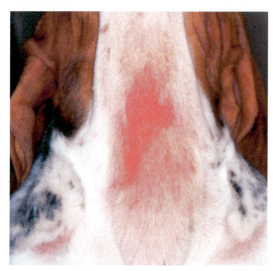

Figura 56.10 Eritema intenso e coloração marrom dos pelos na prega do pescoço de um Basset Hound com dermatite por *Malassezia*. (Cortesia de Ross Bond, Royal Veterinary College, Herts, UK.)

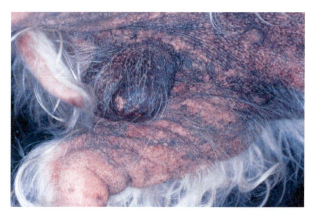

Figura 56.11 Eritema pronunciado, espessamento da pele, hiperpigmentação e alopecia da face medial do membro posterior de um West Highland White Terrier com dermatite causada por *Malassezia*, secundária a doença cutânea pruriginosa crônica. (Cortesia de Ross Bond, Royal Veterinary College, Herts, UK.)

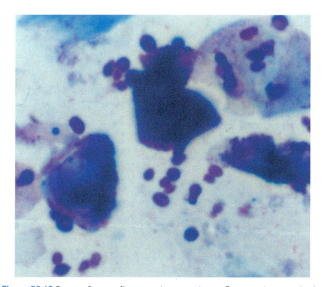

Figura 56.12 Preparações com fita esparadrapo coradas por Romanowsky e examinadas com objetiva 100× são úteis na avaliação das populações de *Malassezia* na pele. Podem ser observadas numerosas células leveduriformes de *Malassezia* com sua morfologia característica associada a brotamento monopolar entre células do estrato córneo, indicando população elevada. (Cortesia de Ross Bond, Royal Veterinary College, Herts, UK.)

ralizada associada a *M. pachydermatis*.[220] Pode-se observar eritodermia esfoliativa, exsudação oleosa e graus variáveis de prurido. Em gatos Devon Rex com dermatite seborreica causada por *Malassezia* spp., um exsudato marrom, oleoso e firmemente aderente nas unhas ou das pregas ungueais é frequentemente acompanhado de exsudato oleoso escuro que cobre os pelos da pele interdigital, axilas e virilha.[3] Os gatos com dermatite esfoliativa associada a timoma[95] e a alopecia paraneoplásica provavelmente apresentam proliferação concomitante de *Malassezia*.[101,230]

Diagnóstico

Os sinais clínicos de dermatite por *Malassezia* não são patognomônicos, e deve-se suspeitar rotineiramente da doença em cães com doenças cutâneas inflamatórias, particularmente aquelas com eritema ou exsudação oleosa como sinal predominante de apresentação. A dermatite causada por *Malassezia* pode simular ou complicar a doença tópica e sensibilidade alimentar. A apresentação seborreica e as doenças associadas às pregas também devem levar à avaliação da existência e do número de leveduras.

O diagnóstico baseia-se nos sinais clínicos, na existência de números elevados da levedura na pele lesada e na resposta clínica e micológica ao tratamento com agentes antifúngicos. Na prática clínica, o exame citológico constitui a maneira mais útil de avaliar o número de leveduras. Esfregaços por decalque podem ser preparados diretamente em lâminas, ou o exsudato pode ser transferido a uma lâmina utilizando *swabs*. Entretanto, o autor (RB) prefere o método da fita adesiva; uma fita de celofane transparente é aplicada à superfície da pele, obtendo-se a coleta das células do estrato córneo e de qualquer microrganismo superficial. Diferentemente das impressões diretas, a fita pode ser usada eficazmente na maioria dos locais anatômicos e em lesões secas ou oleosas. A fita é corada, habitualmente com corante de Wright modificado, e examinada ao microscópio óptico (Figura 56.12). Normalmente, as células leveduriformes características de *Malassezia* spp. em formato de amendoim são raramente observadas na pele sadia, porém são habitualmente identificadas de imediato em amostras de indivíduos acometidos.

Embora alguns autores tenham proposto diretrizes sobre o número de leveduras necessárias para ter algum significado (p. ex., uma ou mais leveduras por campo de grande aumento), essa abordagem não concilia a sobreposição observada nas densidades populacionais de leveduras em amostras de pele de cães clinicamente sadios e doentes. Além disso, pesquisas quantitativas em culturas demonstraram importantes diferenças quanto à raça e aos locais anatômicos no tamanho das populações em cães sadios. Também é possível que as respostas de hipersensibilidade a alérgenos derivados da levedura possibilitem que um número relativamente pequeno de microrganismos produza doença cutânea em indivíduos sensibilizados. Por conseguinte, a prova terapêutica constitui importante componente na avaliação diagnóstica da dermatite causada por *Malassezia*. Deve-se instituir o tratamento sempre que a levedura for identificada em amostras citológicas obtidas de lesões consistentes.

Técnicas de cultura quantitativa, envolvendo a preparação do local com esfoliação por detergente seguida de inoculação de placas de contato, são utilizadas em pesquisa, mais do que na prática clínica de rotina, embora o método da placa de contato seja útil para isolamento da levedura da pele. A obtenção de amostra com fita de celofane anteriormente descrita para citologia também pode ser utilizada para transferência de células para a superfície das placas de cultura,[146a,219] embora se deva considerar a possibilidade do efeito antimicrobiano da fita adesiva. *M. pachydermatis* pode ser isolada utilizando ágar dextrose de Sabouraud, ágar de Dixon modificado, ou meio de Leeming, com crescimento ideal em temperaturas entre 32 e 37°C.[111] Meios suplementados com lipídios devem ser usados quando as amostras são obtidas de gatos, devido à possível existência de espécies dependentes de lipídios. Tipicamente, as amostras de biopsia cutânea revelam acentuada hiperplasia irregular da epiderme, espongiose e infiltrado perivascular ou intersticial superficial de células mononucleares, com acúmulo focal de neutrófilos, eosinófilos e mastócitos. Células leveduriformes podem ser observadas no estrato córneo, porém a ruptura dessa camada que ocorre durante o processamento de rotina do tecido possivelmente resulta em ausência da levedura; a biopsia tem baixa sensibilidade para a detecção da levedura, em comparação com a citologia (Figura 56.13).

Tratamento

O tratamento baseia-se na administração de agentes antifúngicos tópicos e sistêmicos (Tabela 56.5).

Tratamento tópico

A levedura localiza-se no estrato córneo, e, por conseguinte, o tratamento tópico por si só pode ser bem-sucedido quando agentes antifúngicos potentes são aplicados corretamente. Essa abordagem depende da boa adesão ao tratamento e da disponibilidade de produtos eficazes. O tratamento tópico evita os custos e a toxicidade potencial dos fármacos azólicos sistêmicos, porém é mais trabalhoso para o proprietário. Uma revisão sistemática baseada em evidências do tratamento antifúngico da dermatite por *Malassezia* em cães concluiu que há boas evidências para recomendar o uso de xampu de miconazol a 2% e cloredixina a 2%, 2 vezes/semana, durante 3 semanas, como único tratamento.[212] Pode ser necessário o tratamento de manutenção se não for possível identificar e corrigir a causa subjacente. A mesma revisão mostrou que houve evidências insuficientes para recomendar o uso de tratamentos tópicos com miconazol, etilconazol, clorexidina, piroctona olamina ou cloreto de benzalcônio. Outros tratamentos tópicos potenciais que necessitam de maior avaliação incluem o sulfeto de selênio e o peróxido de benzoíla.

Tratamento sistêmico

Uma revisão sistemática baseada em evidências de tratamentos com agentes antifúngicos para a dermatite por *Malassezia* em cães conclui que existem evidências razoáveis para o uso oral de CTZ, na dose de 10 mg/kg/dia, e ITZ, na dose de 5 mg/kg/dia, durante 3 semanas.[212] Os efeitos anti-inflamatórios do CTZ também podem ser benéficos. O ITZ é menos tóxico e tem melhor penetração nos tecidos, em com-

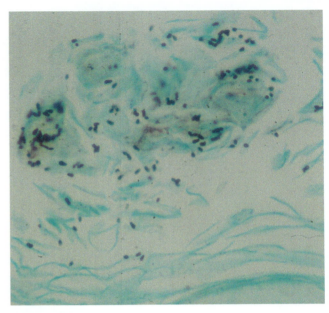

Figura 56.13 Amostra de biopsia de pele de um cão com dermatite por *Malassezia*. Observa-se grande número de leveduras de *Malassezia* em formato de amendoim no estrato córneo (metenamina prata, 1.000×). (Cortesia de Ross Bond, Royal Veterinary College, Herts, UK.)

paração com o CTZ. Foi descrito o esquema de tratamento em pulsos com ITZ, 5 mg/kg VO ao dia, durante 2 dias sucessivos a cada semana, como alternativa às doses diárias.[236] O FCZ também foi usado no tratamento de cães acometidos e demonstrou ter eficácia comparável àquela do CTZ.[259b] O ITZ também foi usado no tratamento de gatos com proliferação de *Malassezia* spp. secundariamente a doenças subjacentes, na dose de 5 a 10 mg/kg/dia.[7a] Para informações adicionais sobre esses fármacos, ver o *Formulário de fármacos*, no Apêndice. A GFV, a medicação usada no tratamento da dermatofitose, *não* é eficaz nas infecções causadas por *Malassezia*.

Prevenção

A incapacidade de identificar e corrigir doenças concomitantes pode resultar em infecção recidivante. Com frequência, o tratamento de manutenção intermitente ou contínuo é necessário em animais que apresentam doença recidivante, particularmente em cães com doença alérgica inadequadamente controlada ou em cães nos quais a razão da suscetibilidade à doença não possa ser identificada.

Tabela 56.5	Fármacos usados para o tratamento sistêmico da infecção por *Malassezia* em cães e gatos.				
Fármaco[a]	**Espécie**	**Dose**[b] **(mg/kg)**	**Via**	**Intervalo (horas)**	**Duração**[c] **(semanas)**
Cetoconazol[d]	C	5 a 10	VO	12 a 24	2 a 4
Itraconazol[e]	C	5 a 10	VO	24	2 a 4
	G: tratamento diário	10	VO	24	2 a 4
	CG: tratamento em pulsos	10	VO	24	Primeiros 2 dias de cada semana
Terbinafina[f]	C	30	VO	24	3 a 4

CG, cão e gato; *G,* gato; *C,* cão; *VO,* via oral.
[a]Ver *Formulário de fármacos*, no Apêndice, para informações adicionais sobre cada fármaco.
[b]Dose por administração em intervalo especificado.
[c]Os resultados de cultura de escovado para acompanhamento devem ser negativos antes de interromper o tratamento.
[d]Os gatos frequentemente recebem a dose diária total de 50 mg; quando há efeitos colaterais, utiliza-se o tratamento em dias alternados.
[e]As cápsulas podem ser abertas, e o conteúdo dividido para a administração das doses recomendadas, ou utilizar solução oral.
[f]Eficaz para reduzir as populações de *Malassezia* na pele sadia do Basset Hound; a sua eficácia na doença ainda não está determinada.[109]

Considerações de saúde pública

M. pachydermatis está raramente associada a doenças nos seres humanos. Proprietários de cães (que são reservatórios naturais dessa levedura) com pele inflamada apresentaram alta taxa de estado de portador do microrganismo.[206] Foi relatada a ocorrência de fungiemia potencialmente fatal em prematuros e, com menor frequência, em adultos imunocomprometidos.[6] Os recém-nascidos acometidos eram, em sua maioria, prematuros, apresentavam doença subjacente grave concomitante, cateteres centrais ou periféricos e, em alguns casos, estavam recebendo emulsões lipídicas, como componente da nutrição parenteral. Em um surto, acredita-se que *M. pachydermatis* tenha sido transmitida de um recém-nascido para outro pelas mãos dos profissionais de saúde; a fonte original da levedura não foi identificada, porém houve suspeita de transferência originária de cães de estimação.[50] Essas observações ressaltam a importância da lavagem das mãos por profissionais de saúde no controle das infecções hospitalares. Para informações mais detalhadas sobre o risco zoonótico das infecções por *Malassezia* spp., ver o Capítulo 99.

Capítulo 57
Blastomicose

Alfred M. Legendre

Etiologia

Blastomicose é uma micose sistêmica provocada pelo fungo dimórfico *Blastomyces dermatitidis*. Essa infecção não deve ser confundida com a blastomicose da América do Sul (paracoccidioidomicose) causada por *Paracoccidioides brasiliensis* e discutida no Capítulo 60. Na natureza, *Blastomyces* cresce na forma de micélio saprofítico (*Ajellomyces dermatitidis*), que se reproduz de modo sexuado e produz esporos infecciosos (aleurioconídios). Na temperatura corporal dos tecidos, o microrganismo transforma-se na forma de levedura e multiplica-se assexuadamente. O gene *bys-1* controla a transformação do fundo da fase de micélio para a da levedura.[27] As leveduras em brotamento têm 5 a 20 µm de diâmetro e apresentam parede celular de contorno duplo, espessa e refrativa. Os cães e os seres humanos são os mais comumente infectados por *Blastomyces*, porém foi constatado o desenvolvimento de blastomicose sistêmica[63,66] em gatos, cavalos,[102,108] leões-marinhos,[113] lobos, furões e ursos-polares, bem como leões e outros felinos não domésticos em cativeiro, tais como tigres, guepardos e leopardos-das-neves.[101] A blastomicose também foi identificada em um macaco *rhesus*.

Epidemiologia

Reservatório natural

Acredita-se que o reservatório de *Blastomyces* seja o solo; entretanto, a recuperação do microrganismo de locais de suspeita de exposição é rara quando foi utilizada a cultura do fungo.[70] Os métodos com base na reação em cadeia da polimerase (PCR; do inglês, *polymerase chain reaction*) podem facilitar a identificação de *Blastomyces* no solo.[28] O crescimento do microrganismo no ambiente parece necessitar de um solo arenoso e ácido e de proximidade de água. O crescimento dos microrganismos é favorecido por subprodutos de madeira em decomposição e substratos de produtos de degradação animais.[13] A sobrevida do *Blastomyces* no ambiente também é restrita, visto que os organismos residentes no solo, na maioria das áreas, destroem o *Blastomyces* inoculado no solo. É necessário um conjunto especial de condições ambientais – um *nicho ecológico* – para sua proliferação. Viver próximo a uma via navegável constitui fator de risco para a blastomicose.[83] Os microrganismos foram recuperados de uma barragem feita por castores, em que numerosas crianças em idade escolar foram expostas ao microrganismo.[60] Em estudos conduzidos em Wisconsin, 95% dos cães com blastomicose viviam à distância de 400 m de massa de água com altitude de menos de 500 m acima do nível do mar.[16,17] A importância da proximidade de água também foi reconhecida em um estudo realizado em Louisiana, em que os cães com blastomicose tiveram 10 vezes mais probabilidade de viver à distância de 400 m de água do que cães de controle.[2] Um estudo conduzido em área endêmica do Tennessee também reconheceu a associação da doença clínica em cães à proximidade de água, porém não encontraram associação a qualquer tipo ou pH do solo ou quantidade de matéria orgânica existente no solo.[30] Embora a proximidade de água constitua fator de risco, não há necessidade de exposição ao ambiente externo, visto que a blastomicose possivelmente ocorra em cães e gatos que vivem estritamente em ambientes internos.[2,15,20,81] A chuva ou o orvalho denso parecem facilitar a liberação de esporos infecciosos. Em um estudo de 219 cães infectados no decorrer de um período de 18 anos, os períodos de maior incidência da infecção foram precedidos de aumento nos níveis de precipitação e temperaturas mais altas.[15a] As taxas de distribuição sazonal dos casos foram: inverno (24%), primavera (18%), verão (36%) e outono (22%). O acesso a locais em que foram feitas escavações também aumenta o risco de infecção, devido à exposição a microrganismos encontrados profundamente no solo.[16] Nos seres humanos, as atividades que movimentam poeira aumentam significativamente o risco de desenvolver blastomicose.[81] Mesmo em regiões endêmicas, as espécies de *Blastomyces* não estão amplamente distribuídas. A maioria dos seres humanos e cães que residem nessas áreas não apresenta evidência de exposição com base na sorologia ou testes cutâneos. É mais provável uma fonte pontual de exposição dentro de uma área enzoótica. Não é raro, por exemplo, encontrar bairros em que são identificados vários cães com blastomicose dentro de um período curto de tempo. Em 14% das residências em que foi diagnosticada a blastomicose em seres humanos ou cães, outro caso é diagnosticado na mesma residência nos próximos vários anos.[15] Foram relatados cães e seres humanos expostos a uma fonte comum de infecção enquanto estavam caçando patos e guaxinins.[4,91]

Em outras infecções fúngicas sistêmicas, como histoplasmose (ver Capítulo 58), coccidioidomicose (ver Capítulo 60) e aspergilose (ver Capítulo 62) muitos animais são expostos, porém poucos desenvolvem doença significativa. Entretanto, a blastomicose canina, a infecção subclínica é incomum. Quando tecidos obtidos de cães de canis municipais em áreas endêmicas foram cultivados para pesquisa de fungos, foram identificadas espécies de *Blastomyces* em 2%, enquanto *Histoplasma* foi encontrado em 50% dos cães.[103]

Em contrapartida, o teste sorológico para anticorpos contra *Blastomyces* pode subestimar a taxa de prevalência da infecção. Dois de 48 cães sadios de uma área enzoótica de blastomicose apresentaram anticorpos contra *Blastomyces* de acordo com o radioimunoensaio, porém os resultados de um ensaio de imunodifusão em gel de ágar (AGID; do inglês, *agar gel immunodiffusion*) para ambos os cães foi negativo.[59] Os cães não apresentaram histórico de doença respiratória, sugerindo infecção subclínica autolimitada.[59] A possibilidade de colonização nasal pelo *B. dermatitidis* como prenúncio de infecção pulmonar foi avaliada com culturas de amostras nasais de cães em área altamente endêmica. Não foi identificado microrganismo em amostras de *swab* nasal de 110 cães clinicamente assintomáticos.

Distribuição geográfica

A blastomicose é uma doença com maior incidência na América do Norte. Todavia, foi identificada na África, Índia, Europa e América Central. Na América do Norte, a blastomicose tem distribuição endêmica bem definida, que inclui os vales dos rios Mississippi, Missouri e Ohio, os estados do Meio-Atlântico e as províncias canadenses de Quebec, Manitoba e Ontário (Figura 57.1);[85] todavia, a distribuição pode ser maior do que a anteriormente identificada ou estar aumentando com casos esporádicos em Nova York.[32,37] Foi identificada a ocorrência de blastomicose ocupacional fora da área endêmica reconhecida em dois seres humanos de Boulder, Colorado, que se tornaram infectados em consequência de escavação para realocar cães de pradaria.[1,37] Foram identificados sete cães com blastomicose no State University Veterinary Hospital, do Colorado, de 1980 a 1990,[87] apesar de não se dispor da história completa de viagens dos animais. Animais de estimação que visitam ou caçam em áreas enzoóticas podem ficar infectados, por conseguinte, as áreas de risco podem ser maiores do que se suponha anteriormente. A história de viagem para uma área endêmica deve levantar suspeita de blastomicose.

A análise genética de microrganismos isolados do solo e de pacientes humanos resultou na identificação de três isolados – A, B e C –, cada um deles com numerosos subtipos.[73] Todos os isolados do tipo A foram da América do Norte, nos estados superiores do Meio-Oeste ou no Canadá. Os isolados B e C também foram encontrados nessa região, no restante dos EUA e outras regiões endêmicas no mundo. A identificação genética é capaz de discriminar cepas isoladas para investigação epidemiológica de fontes de surtos e área geográfica de infecção. Foram encontradas diferenças sorológicas nas respostas dos anticorpos séricos em cães e coelhos infectados com isolados de *Blastomyces* de Tennessee e Wiscosin, sustentando a existência de diferenças regionais nos microrganismos.[5]

Modo de infecção

Os casos de blastomicoses são, em sua maioria, adquiridos pela inalação dos esporos a partir de crescimento micelial no ambiente. Os esporos penetram nas vias respiratórias terminais e estabelecem infecção primária nos pulmões, na forma de levedura em propagação. Quando a levedura cresce na temperatura corporal, ela é muito

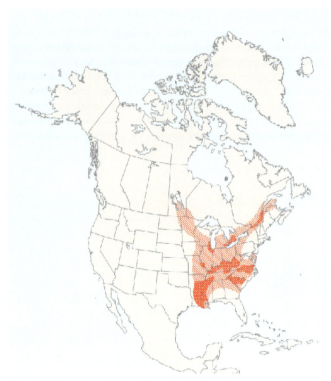

Figura 57.1 As linhas pontilhadas indicam área de blastomicose endêmica. As áreas de maior incidência estão hachuradas. (Desenho de Thel Melton © 2004 University of Georgia Research Foundation Inc.)

grande para penetrar nas vias respiratórias terminais na forma de aerossol; por conseguinte, a transmissão pela tosse é muito improvável. A inoculação do *Blastomyces* em uma ferida a partir do solo parece ser rara no cão; todavia, em cães com infecções cutâneas solitárias sem doença sistêmica, não se pode excluir a possibilidade de inoculação direta.[50,71] Devido à raridade da doença limitada a uma área cutânea focal, a blastomicose cutânea no cão deve ser considerada a manifestação de doença disseminada.

Patogenia

Sinais característicos do hospedeiro

Não foi identificada predisposição da blastomicose quanto a raça, idade ou sexo nos felinos.[65] Nos caninos, os machos são mais frequentemente infectados que as fêmeas;[30] todavia, em um estudo conduzido em Louisiana, a razão macho/fêmea refletiu simplesmente as proporções existentes na população clínica.[2] Em cães com blastomicose igualmente grave, houve maior porcentagem de fêmeas que sobreviveram com o tratamento em um estudo.[69] Todavia, em outro estudo, não foi encontrada diferença na sobrevida.[2] Um estudo epidemiológico utilizando o Veterinary Medical Data Base (Purdue University, West Lafayette, IN) identificou que os cães de esporte e os de caça correm maior risco de blastomicose.[87] Esse achado foi atribuído à atividade ao ar livre como fator de risco para o desenvolvimento de blastomicose; todavia, conforme assinalado anteriormente, a blastomicose também acomete cães e gatos que vivem estritamente em ambientes internos.[15,20,81] Muitas das raças de cães de esporte são levadas a áreas de alto risco para caçar. Certas raças não desportivas, como Dobermann Pinscher, também correm risco aumentado.[2,64,87] Não se sabe ao certo se o risco nessa raça pode ser atribuído a imunodeficiência genética. Em geral, os cães de grande porte são mais comumente infectados que os de pequeno porte. Esse achado também pode refletir a maior exposição dos cães de porte grande a atividades externas e deslocamento. A maior prevalência é observada em cães de 2 anos de idade, e a maioria das infecções desenvolve-se em cães de 1 a 5 anos de idade. Não foi observada diferença sazonal da doença que ocorre no Tennessee, porém, a maioria dos casos é observada desde o final da primavera até o final do outono em Wisconsin.[3] Em Lousiana, maior número de casos foi relatado em agosto, setembro, outubro e janeiro, em comparação com o restante do ano.[2]

Disseminação dos microrganismos

Uma vez estabelecida infecção por *Blastomyces* nos pulmões, ela se dissemina por todo o corpo. Os locais preferidos de infecção no cão incluem a pele, os olhos, os ossos, os linfonodos, os tecidos subcutâneos, as narinas externas, o cérebro e os testículos. Os locais acometidos com menor frequência incluem a boca, as passagens nasais, a próstata, o fígado, a glândula mamária, a vulva e o coração. Raramente são encontradas lesões intestinais em cães com doença sistêmica.[8,78] Acredita-se que a disseminação ocorra pelas vias vasculares e linfáticas. Embora os microrganismos penetrem nos pulmões em quase todos os casos, as lesões pulmonares podem regredir quando os locais de infecção disseminada tornam-se aparentes. Em certas ocasiões, surge lesão focal em ferida de punção;[50,71] todavia, em geral, a lesão solitária é considerada como parte de processo sistêmico.

Resposta do hospedeiro

Diferenças de espécies distintas na suscetibilidade ao *Blastomyces* parecem ser evidentes. O cão parece ser mais suscetível à infecção que os seres humanos, e, em áreas enzoóticas do Arkansas e Wisconsin, a incidência da blastomicose é 10 vezes maior em cães que em pessoas.[11,16] A incidência nos cães foi de 1.420 por 100.000 cães por ano.[16] A idade jovem e a estreita proximidade ao litoral foram consideradas fatores de risco.[18]

Os cães parecem ter um período pré-patente mais curto e tendem a desenvolver a doença mais rapidamente que os seres humanos quando expostos ao mesmo tempo.[91] Os cães podem inalar maior inóculo de microrganismos do que os seres humanos por estarem mais próximos do solo. Suas passagens nasais também são mais eficientes de detenção de microrganismos inalados. Doses maiores de inóculo fazem com que a doença evolua mais rapidamente, com ocorrência mais precoce de morte.[107] A patogenicidade das cepas isoladas tem variação considerável.[77] Os gatos não são comumente infectados por *Blastomyces*. Um levantamento de 5 anos do Veterinary Medical Data Program identificou três gatos infectados, enquanto foram encontrados 324 cães com blastomicose.[5] Relatos de múltiplos casos de blastomicoses em gatos sugerem que a doença pode ser mais comum do que se suponha anteriormente, e, possivelmente, subdiagnosticada.[20,44]

A reposta imune eficaz ao *Blatomyces* pressupõe a existência de linfócitos T, uma resposta imune celular dirigida, em parte, para o fator de virulência de adesão a superfície Wisconsin 1 (WI-1), atualmente denominado *antígeno de adesão do Blastomyces 1* (BAD-1; do inglês, *Blastomyces adhesion 1*).[57] O antígeno BAD-1 é um importante fator de virulência que deprime a produção do fator de necrose tumoral α, importante na destruição do *Blastomyces* por fagócitos e na recuperação da blastomicose.[23,40,58] Anticorpos dirigidos contra o antígeno WI-1 não proporcionaram qualquer proteção contra infecção em um modelo murino.[112] Um achado compatível com as concentrações altas de anticorpos específicos contra espécies de *Blastomyces* em cães com blastomicose progressiva potencialmente fatal. A maioria dos cães infectados de forma *experimental* por meio de exposição a solo contaminado recupera-se da blastomicose sem tratamento.[98] É provável que, quando expostos em *condições naturais*, alguns cães desenvolvam sinais respiratórios leves e tenham recuperação espontânea. Os anticorpos identificados em 2 de 48 cães sadios

em uma área endêmica sem história de doença, sugerem que, em certas ocasiões, os cães desenvolvem doença subclínica autolimitada.[59] Todavia, quase todos os cães com sinais clínicos que justificaram a atenção veterinária apresentam doença disseminada e devem ser rigorosamente tratados, e, em certas ocasiões, cães[2] e seres humanos[90] recuperam-se da blastomicose sintomática sem qualquer tratamento.

Achados clínicos

Cães

Os cães com blastomicose habitualmente apresentam os sinais clínicos que consistem em anorexia, perda de peso, dispneia, doença ocular, claudicação ou lesões cutâneas. Em geral, os sinais da doença já estão presentes há alguns dias até 1 semana, mas podem ter sido aparentes por até 1 ano. Em alguns cães, o processo patológico parece se estabilizar; os animais exibem poucos sinais durante semanas a meses, porém, em seguida, a doença evolui subitamente, e ocorre agravamento dos sinais. Muitos dos cães têm história de tratamento antibacteriano com melhora mínima ou temporária.

Os achados físicos na blastomicose canina variam acentuadamente. A depressão mental é frequente, porém inconsistentemente observada. Cerca de 40 a 60% dos cães têm febre de 39,4°C ou mais. Cães com doença pulmonar crônica frequentemente apresentam emaciação intensa. A linfadenomegalia de um ou mais linfonodos constitui achado comum.

A maioria dos cães (85%) com blastomicose tem lesões pulmonares com sons pulmonares ásperos e secos característicos. Cães com doença pulmonar leve mostram intolerância ao exercício, e os animais gravemente acometidos apresentam dispneia em repouso. A tosse é um achado variável, e as radiografias de tórax estão indicadas para cães com blastomicose, visto que alguns animais exibem alterações pulmonares sem sinais respiratórios. Nas radiografias, os achados comuns consistem em alterações pulmonares intersticiais e broncointersticiais nodulares difusas (Figura 57.2). Em revisão das alterações pulmonares na blastomicose, mais de 50% dos cães apresentaram infiltrados não difusos com padrão alveolar, padrão expansivo, padrão intersticial grande ou associação dessas alterações radiográficas.[34] Outras manifestações menos comuns incluem massas ou nódulos sólidos ou císticos solitários a múltiplos, bem marginados. Foi observada ocorrência de inflamação piogranulomatosa e fibrosante retroperitoneal.[31b] Verifica-se o desenvolvimento de linfadenomegalia traqueobrônquica em cerca de 25% dos cães.[34] Observa-se também ocorrência de derrame pleural e pneumomediastino. Foi constatada ocorrência de bolhas pulmonares por ocasião do diagnóstico em cerca de 5% dos cães, porém ocorre formação de bolhas em mais de 15% dos animais durante o tratamento. As bolhas estão

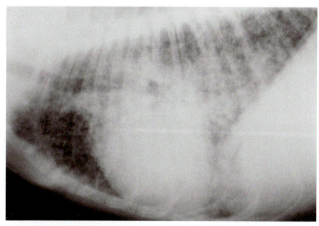

Figura 57.2 Infiltrado pulmonar intersticial miliar difuso a nodular grave.

habitualmente associadas a infiltrados alveolares atuais ou em resolução.[34] O quilotórax e as massas fibrosas sólidas constituem manifestações raras da blastomicose torácica. Massas fibrosas sólidas provavelmente provocam oclusão parcial dos vasos de grande calibre. Em um Dachshund jovem, foi estabelecido o diagnóstico de síndrome da veia cava anterior obstrutiva e granulomas que foram induzidos por *Blastomyces* e provocaram quilotórax.[52] A tromboembolia pulmonar em consequência de blastomicose provavelmente aumenta o grau de dispneia que se desenvolve com a pneumonia fúngica.[74]

Até 40% dos cães com blastomicose apresentam lesões oculares, das quais a uveíte é a mais comum. Os sinais precoces de uveíte consistem em hiperemia conjuntival, hiperemia da íris, secreção aquosa e miose (Figuras 57.3 e 57.4). A blastomicose também provoca coriorretinite (Figura 57.5), neurite óptica, descolamento da retina, granulomas da retina, vitrite e hemorragia vítrea. O edema grave da córnea pode impedir a boa observação das estruturas oculares internas. Verifica-se também o desenvolvimento de glaucoma secundário de ângulo fechado.[21] Ocorreu ruptura da lente em 40% dos cães com endoftalmite, exigindo enucleação. O material da lente provavelmente contribuiu para a formação de catarata e a inflamação ocular.[51] A pan-oftalmite com inflamação orbitária associada é comum na doença ocular grave. Com frequência, observa-se queratite, conjuntivite e inflamação dos tecidos periorbitários. As revisões discutem o espectro das lesões e tratamento específico para a blastomicose que acomete os olhos.[39,62] A uveíte em associação a sinais de doença res-

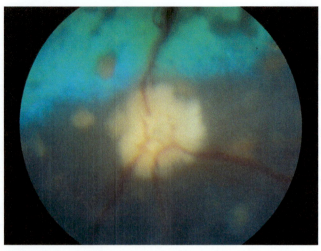

Figura 57.5 Coriorretinite e descolamento da retina associados à blastomicose em cão. (Cortesia de Diane Hendrix, University of Tennessee, Knoxville, TN.)

piratória ou cutânea deve alertar o clínico de que o animal possa ter blastomicose. O diagnóstico precoce e o tratamento adequado são essenciais para a preservação da visão na blastomicose (ver *Infecções Oculares*, Capítulo 92).

As lesões cutâneas, encontradas em 20 a 50% dos cães com blastomicose,[2,63,66] podem ser ulceradas, com secreção de líquido serossanguinolento ou purulento. Outras lesões podem ser granulomatosas, proliferativas e carnosas. É possível observar o desenvolvimento de abscessos subcutâneos bem definidos. Foi constatado o desenvolvimento de calcinose cutânea em três cães durante tratamento com anfotericina B (ANB).[48] As lesões regrediram completamente após o término do tratamento. Embora as lesões cutâneas possam acometer qualquer parte, o plano nasal (Figura 57.6), a face e os leitos ungueais (Figura 57.7) parecem constituir os locais preferidos.

Ocorre comprometimento ósseo em até 30% dos cães infectados. A claudicação constitui o principal sinal nos animais acometidos e pode ser o único sinal da doença. Procedimentos especiais, como cintilografia óssea, podem identificar maior porcentagem de cães com comprometimento ósseo. Em geral, as lesões acometem o esqueleto apendicular e tipicamente são osteolíticas, com proliferação do periósteo e edema dos tecidos moles (Figura 57.8). As lesões ósseas são, em sua maioria, solitárias e desenvolvem-se distalmente à articulação do joelho e cotovelo. A osteomielite fúngica deve ser diferenciada dos tumores ósseos primários e metastáticos e da osteomielite bacteriana.

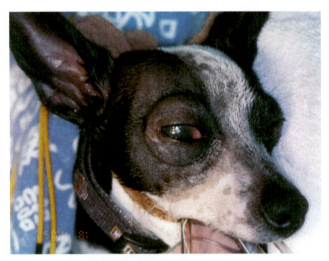

Figura 57.3 Pan-oftalmite com inflamação orbitária associada em um cão com blastomicose. (Cortesia de Diane Hendrix, University of Tennessee, Knoxville, TN.)

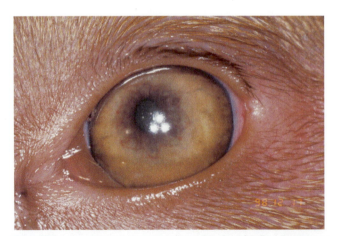

Figura 57.4 Uveíte anterior com hiperemia da íris, *aqueous flare* (efeito Tyndall) e miose em cão com blastomicose. (Cortesia de Diane Hendrix, University of Tennessee, Knoxville, TN.)

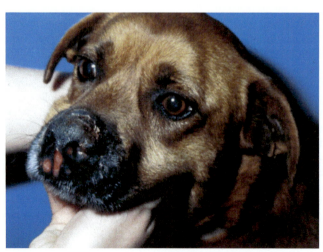

Figura 57.6 Lesão ulcerativa no plano nasal associada à blastomicose em cão.

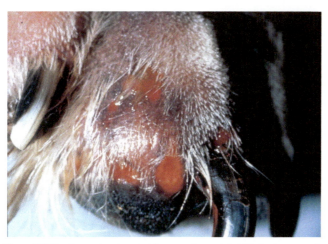

Figura 57.7 Lesão granulomatosa do leito ungueal associada à blastomicose em cão. (Cortesia de Linda Frank, University of Tennessee, Knoxville, TN.)

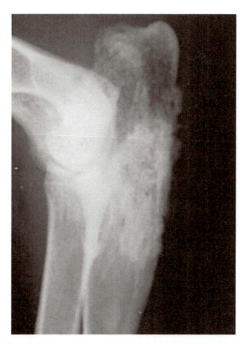

Figura 57.8 Lesão óssea semiagressiva, caracterizada por osteólise e produção de osso amorfo na parte proximal da tíbia de cão.

Vários outros tecidos podem ser infectados com menos frequência, incluindo testículos, próstata, rins, bexiga, cérebro, glândula mamária, articulações, coração e passagens nasais.[2,63,66,104,105] Os testículos e o epidídimo podem estar acentuadamente aumentados e dolorosos. O comprometimento da próstata provoca edema e dor. Os cães com comprometimento dos rins, da bexiga ou da próstata provavelmente apresentam microrganismos na urina. Em geral, ocorre comprometimento meníngeo e cerebral secundário na doença amplamente disseminada, embora possa ser observado na ausência de manifestações multissistêmicas. Nas infecções do sistema nervoso central (SNC), observa-se ocorrência de depressão, convulsões e déficits neurológicos. Verifica-se o desenvolvimento de secreção nasal e obstrução ao fluxo de ar no nariz quando a blastomicose acomete as passagens nasais.[105] Os granulomas cardiovasculares devidos à blastomicose provocam miocardite, bloqueio cardíaco, sopros, pericardite, arritmia, síncope e massas na base do coração e intracardíacas.[93] Foram observadas lesões na maioria dos órgãos de cães infectados. A blastomicose do trato gastrintestinal é rara, porém foi identificada em dois cães com blastomicose generalizada.[8,78]

Gatos

Os gatos com blastomicose apresentam lesões que se assemelham àquelas dos cães; entretanto, foi avaliado um número insuficiente de gatos para estabelecer a caracterização confiável dos sinais predominantes. Os achados mais frequentes incluem dispneia, aumento dos sons broncovesiculares, comprometimento visual, lesões cutâneas com drenagem (Figura 57.9) e perda de peso.[44] Em geral, o comprometimento ocular provoca uveíte piogranulomatosa.[95] Foi também relatada a ocorrência de doença do SNC intracraniano e paralisia posterior.[76,99] Os sinais clínicos refletem os tecidos acometidos: pulmões, linfonodos, rins, olhos, SNC, pele, trato gastrintestinal, pleura e peritônio.[76]

Diagnóstico

Exames de imagem

Os procedimentos radiográficos e de ultrassonografia são valiosos para identificar lesões fúngicas em muitos órgãos. A tomografia computadorizada contrastada do cérebro foi usada para identificar lesões em um cão com blastomicose do SNC.[88] A ressonância magnética pode ser utilizada para detectar granulomas em vários órgãos, incluindo o SNC.[69a] Os locais de infecção por *Blastomyces* em cães podem ser identificados utilizando a tomografia computadorizada por emissão de pósitrons.[72] Trata-se de uma técnica muito sensível, mas que infelizmente não está amplamente disponível para diagnóstico veterinário.

Exames clinicolaboratoriais

Na avaliação laboratorial preliminar, observa-se o desenvolvimento de anemia normocítica normocrômica leve, que pode ser atribuída à inflamação crônica. A maioria dos cães apresenta leucocitose moderada (contagem de leucócitos de 17.000 a 30.000 por microlitro), com ligeiro desvio para a esquerda. A linfopenia é comum. Em geral, os animais apresentam hiperglobulinemia e hipoalbuminemia. As concentrações aumentadas de globulina são causadas pela elevação da α_2-globulina e aumento policlonal das imunoglobulinas. A única outra alteração bioquímica que pode ser observada consiste na hipercalcemia da doença granulomatosa (cálcio sérico total [ligado mais ionizado] = 12,5 a 17,5 mg/dℓ), que pode ocorrer na ausência de lesões ósseas.[38] Foi constatada a ocorrência de hipercalcemia total

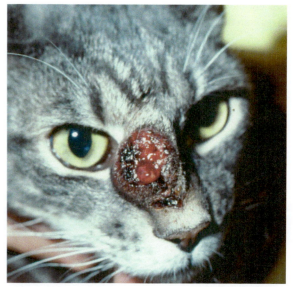

Figura 57.9 Lesões ulcerativas no plano nasal de um gato. (Fotografia de Craig Greene ©2004 University of Georgia Research Foundation Inc.)

em 12 de 87 cães com blastomicose, porém, o aumento foi inferior a 13,4 mg/dℓ em todos os animais, exceto um, que teve aumento de 16,8 mg/dℓ no nível sérico de cálcio total.[2] As concentrações séricas de cálcio ionizado foram mais acuradas que o cálcio total para determinar o aumento nas concentrações de cálcio funcional ("verdadeiro"), e apenas 2 de 38 cães com blastomicose apresentaram hipercalcemia verdadeira.[36] As concentrações séricas elevadas de cálcio (total e ionizado) retornam às faixas de referência após o tratamento. A hipercalcemia pode estar associada à insuficiência renal.

Identificação microscópica

O diagnóstico deve ser estabelecido pela identificação do microrganismo por meio de avaliação citológica e histológica. Pode-se utilizar qualquer um dos corantes citológicos comuns. Devido ao custo do tratamento, prefere-se o diagnóstico citológico definitivo ao diagnóstico sorológico. Os resultados do exame de aspirados de linfonodos aumentados e esfregaços por impressão de lesões cutâneas ou exame citológico dos exsudatos com drenagem identificam organismos *Blastomyces* em mais da metade dos casos (Figura 57.10). Tipicamente, a reação citológica é piogranulomatosa e inclui neutrófilos e macrófagos não degenerados (que exibem aspecto epitelioide), com células gigantes multinucleadas ocasionais. Observam-se também plasmócitos, linfócitos e fibroblastos. Em certas ocasiões, predomina a reação supurativa.[42] Em geral, os microrganismos são abundantes na doença fulminante. Quando a doença é primariamente ocular e os procedimentos diagnósticos menos invasivos falham, é possível efetuar aspirados vítreos ou exame histológico dos olhos cegos enucleados para diagnosticar a doença como blastomicose. Os resultados do aspirado transtraqueal demonstraram existência do *Blastomyces* em 69 a 76% das amostras de cães infectados.[35,75] Aspirados pulmonares podem ser usados quando o pulmão constitui o único local acometido, e os resultados dos aspirados traqueais forem negativos. Os aspirados com agulha fina orientados por ultrassonografia de lesões pulmonares focais identificaram organismos em 5 de 6 cães com blastomicose sem complicações.[109] Outro estudo de aspirado pulmonar transtorácico com agulha fina identificou os microrganismos em 46 de 57 amostras (81%).[35] O pneumotórax constitui complicação potencial do aspirado pulmonar, embora as complicações graves sejam incomuns. Recomenda-se pré-medicação com atropina antes do aspirado pulmonar para evitar a estimulação vagal excessiva. Os microrganismos podem ser identificados no exame de urina de cães com blastomicose do trato urinário ou da próstata. Em um cão com peritonite induzida por *Blastomyces*, o microrganismo foi isolado do líquido do lavado peritoneal.[78] O *Blastomyces* pode ser encontrado em amostras

de fezes se o microrganismo foi expectorado e deglutido.[14] Embora seja uma circunstância rara, em cães com comprometimento cerebral, os microrganismos podem ser identificados no exame do líquido cerebrospinal. Não se recomenda cultura de amostras citológicas para laboratórios clínicos, visto que os funcionários podem ser expostos à forma micelial do microrganismo (ver Figura 54.16).[33] A PCR pode ser utilizada para confirmar a identidade do *Blastomyces*. A PCR foi positiva apenas nos tecidos infectados em que os microrganismos foram identificados ao exame histopatológico.[19]

Pode-se observar o desenvolvimento de massas fibrosas pulmonares atípicas ou massas nasais contendo microrganismos em pequenos focos inflamatórios, em lugar da reação granulomatosa habitual. Essas massas fibrosas apresentam poucos microrganismos, e o exame citológico dos aspirados não é habitualmente bem-sucedido. São necessárias biopsias cirúrgicas, bem como vários cortes histológicos para coloração fúngica e identificação dos microrganismos.

Sorologia

Conforme descrito anteriormente, a identificação dos microrganismos possibilita o diagnóstico mais definitivo de blastomicose. Entretanto, a determinação dos anticorpos no soro contra *B. dermatitidis* ou a detecção de antígeno nos líquidos corporais podem ser realizadas para ajudar no diagnóstico de blastomicose quando os microrganismos não podem ser identificados de modo específico.

O teste de AGID, que mede os anticorpos contra *B. dermatitidis*, tem a sensibilidade de 41 a 90% e especificidade de 90 a 100%.[35,59,67,80] O resultado positivo na AGID é fortemente indicador de blastomicose, porém não estabelece o diagnóstico definitivo. O teste de AGID foi utilizado apenas em alguns gatos infectados, e os resultados foram positivos em apenas 1 de 3 gatos testados.[76] O radioimunoensaio para detectar anticorpos séricos contra *Blastomyces* foi mais sensível que a AGID, detectando 92% dos cães infectados, enquanto a AGID identificou 41%.[59]

Foram desenvolvidos métodos de ensaio imunoabsorvente ligado à enzima para a identificação do antígeno de *B. dermatitidis*.[6,31,100] O teste do antígeno realizado em amostra de urina substituiu a pesquisa de anticorpos séricos para o diagnóstico de blastomicose, com o resultado positivo de 93,5% dos cães comprovadamente infectados, enquanto apenas uma de 43 amostras de cães não infectados produziu reação positiva fraca.[100] Observa-se reatividade cruzada no teste de antígeno entre *Histoplasma* e *Blastomyces*. O monitoramento do tratamento com o teste de antígeno na urina parece ser útil para estabelecer a duração do tratamento, juntamente com avaliação radiográfica das lesões pulmonares. Serão necessários estudos para definir o valor do monitoramento do antígeno urinário.

Achados patológicos

Blastomyces provoca lesões purulentas a piogranulomatosas nos tecidos infectados de cães e gatos. As leveduras estão misturadas com neutrófilos, macrófagos e células gigantes multinucleadas. Os linfonodos exibem hiperplasia e quantidades aumentadas de plasmócitos e macrófagos. Nos tecidos, as leveduras em brotamento de base larga são mais bem observadas com corantes especiais, como ácido periódico Schiff, corante fúngico de Gridley ou corante de metenamina prata de Gomori. Foram encontradas formas filamentosas, em lugar da forma leveduriforme, no tecido de seres humanos e cães,[56] e foram observadas formas gigantes dos microrganismos, medindo 30 a 35 μm de diâmetro em lugar do diâmetro habitual de 20 μm.[54] O organismo *Blastomyces* nos olhos é encontrado principalmente na coroide e, raramente, na retina ou no segmento anterior.[29]

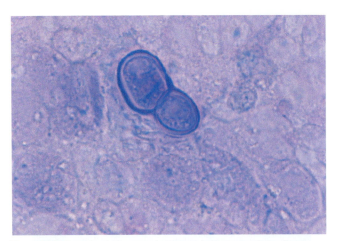

Figura 57.10 Forma leveduriforme em brotamento de *Blastomyces* (coloração pelo novo azul de metileno, ×1.260). (Fotografia de Craig Greene ©2004 University of Georgia Research Foundation Inc.)

Tratamento

Para um resumo dos esquemas posológicos, ver Tabela 57.1 (bem como o *Formulário de fármacos*, no Apêndice, para informações adicionais).

Tratamento antibacteriano

O uso concomitante de agentes antibacterianos raramente é necessário em cães com blastomicose. As culturas de amostras das vias respiratórias, principalmente em cães com padrões radiográficos alveolares, identificaram infecção bacteriana concomitante em apenas 3% dos cães.[35]

Anfotericina B

A ANB é um fármaco fungicida eficaz e de ação rápida para o tratamento de várias infecções fúngicas sistêmicas, incluindo blastomicose. Como a ANB é nefrotóxica e precisa ser administrada por via intravenosa, foi substituída como fármaco de escolha para a blastomicose pelo itraconazol (ITZ), que é igualmente eficaz e mais seguro.[68] (Ver *Formulário de fármacos*, no Apêndice para informações adicionais sobre a ANB e precauções.)

Em cães que não conseguem absorver medicações orais ou que não responderam ao tratamento com IZT, a ANB pode ser um fármaco capaz de salvar a vida. O desoxicolato de ANB deve ser administrado na dose de 0,5 mg/kg, em dias alternados. O período de administração lenta de 2 a 3 h tende a reduzir a toxicidade renal. A concentração sérica de ureia deve ser monitorada rigorosamente, e a ANB deve ser suspensa se a concentração sérica de ureia se aproximar de 50 mg/dℓ. É necessária a dose cumulativa de 8 a 10 mg/kg para curar a blastomicose. Os gatos não devem receber mais do que 0,25 mg/kg, em dias alternados. Ver o *Formulário de fármacos*, no Apêndice, para informações adicionais sobre o uso desse fármaco.

O complexo lipídico de AMP (*Formulário de fármacos*, no Apêndice, e Tabela 55.2) tem sido menos tóxico quando administrado para tratamento de cães com blastomicose sistêmica.[61] A dose eficaz é um pouco mais alta que a do desoxicolato de ANB e é consideravelmente mais dispendiosa, porém, o fármaco é muito menos nefrotóxico, a não ser que o cão tenha doença renal preexistente, é difícil justificar o alto custo do complexo lipídico de ANB como tratamento inicial com esse fármaco.

Itraconazol e outros azóis

Cães. O ITZ é um fármaco azol do grupo triazol (Ver *Formulário de fármacos*, no Apêndice). Os cães com blastomicose respondem ao tratamento com ITZ tão rapidamente quanto ao tratamento com ANB e mais rapidamente do que ao cetoconazol. Em comparação com a ANB, o ITZ é mais fácil de administrar e apresenta menos efeitos colaterais. Como o ITZ é administrado por via oral, os cães podem ser tratados em casa. Embora o ITZ seja de custo mais elevado do que a ANB, o custo do tratamento com ITZ é semelhante se for considerada a despesa relacionada com a administração intravenosa e o monitoramento frequente da função renal com o uso da ANB. Cães cujas medicações orais não possam ser administradas podem receber uma forma intravenosa de ITZ, todavia, essa forma é de alto custo.

Setenta e quatro por cento dos cães tratados com 5 mg/kg/dia de ITZ responderam ao tratamento; foi constatada taxa de resposta de 77% em um grupo de controle histórico tratado com ANB.[68] Entre os cães que responderam inicialmente, 20% dos cães tratados com ANB e 20% dois cães tratados com ITZ sofreram recidiva da doença após completar o tratamento com ITZ.[68] De modo semelhante, em outro estudo, 21 de 31 cães (68%) responderam ao ciclo de 60 a 90 dias de ITZ. Entre os cães que responderam, 5 de 21 cães (24%) sofreram recidiva, e 4 desses cães foram novamente tratados com sucesso com um segundo ciclo de ITZ.[2] As taxas de mortalidade dos cães tratados com ITZ e dos cães tratados com ANB foram muito semelhantes. A dose de ITZ de 5 mg/kg/dia é melhor do que a dose de 10 mg/kg/dia. As taxas de cura e de recidiva são semelhantes, porém o grupo ao qual foi administrada dose mais baixa teve menos efeitos adversos. O ITZ parece penetrar no olho de cães com doença ativa, visto que os cães com blastomicose ocular da câmara posterior frequentemente respondem ao tratamento com ITZ.[25] Para as infecções intraoculares, foi recomendada uma dose 2 vezes/dia, com 5 mg/kg.[46] O ITZ não é excretado na urina, de modo que esse fármaco não pode ser utilizado no tratamento da doença do trato urinário. O fluconazol (FCZ) é excretado na urina e deve ser considerado nesses casos. Em virtude da facilidade de administração, probabilidade diminuída de toxicidade e eficácia, o ITZ constitui o fármaco de escolha para o tratamento da blastomicose. A única desvantagem do tratamento com ITZ é o seu custo relativamente alto. A absorção do ITZ genérico não é confiável, razão pela qual se recomenda o uso de marca comercial de ITZ.

Tabela 57.1 Tratamento farmacológico para a blastomicose.

Fármaco[a]	Espécie	Dose[b] (mg/kg)	Via	Intervalo (horas)	Duração[c] (dias)
Itraconazol (ITZ)	Cão[d]	5	VO	24	60
	Gato	5	VO	12	60
Fluconazol (FCZ)	Cão	5	VO	12	60
Anfotericina B (ANB), complexo lipídico[e]	Cão	1	IV	3 vezes/semana	Varia[f]
ANB	Cão	0,5	IV	3 vezes/semana	Varia[g]
	Gato	0,25	IV	3 vezes/semana	Varia[h]

VO, via oral; *IV*, intravenosa

[a]Ver o texto e o *Formulário de fármacos*, no Apêndice, para informações adicionais sobre a administração de cada fármaco.
[b]Dose por administração em intervalo especificado.
[c]Duração mínima do tratamento. De forma ideal, o tratamento deve continuar durante pelo menos 1 mês após a última detecção de doença clínica ou infecção.
[d]O ITZ é o fármaco preferido. Deve ser administrado a cada 12 h nos primeiros 5 dias (ver o texto). Recomenda-se o intervalo de 12 h (dose total de 10 mg/kg/dia) quando houver comprometimento intraocular.[32] Quando o custo do medicamento representar um fator, podem ser considerados outros esquemas. O FCZ também pode penetrar mais adequadamente no olho no tratamento de infecções intraoculares; todavia, não é tão ativo contra o microrganismo. Pode ser necessária a enucleação.
[e]Dispõe-se de três formulações lipídicas (ver *Formulário de fármacos*, no Apêndice, e Tabela 55.2). A eficácia dessa dose foi estabelecida para ABLC (Abelcet®, Enzon Pharmaceuticals, Bridgewater, NJ).
[f]Interromper quando a dose cumulativa alcançar 12 mg/kg.
[g]Interromper na existência de azotemia ou quando a dose cumulativa alcançar 4 a 6 mg/kg, em seguida, iniciar um agente azólico, ou quando a dose cumulativa for de 8 a 10 mg/kg quando o fármaco for administrado isoladamente.
[h]Interromper na existência de azotemia ou quando a dose cumulativa alcançar 4 mg/kg, em seguida, usar ITZ.

Para os cães, o ITZ deve ser iniciado na dose de 5 mg/kg a cada 12 h, durante 5 dias, para obter rapidamente concentrações sanguíneas máximas. Em seguida, a dose é reduzida para 5 mg/kg/dia para o restante do tratamento. O tratamento do ITZ deve ser continuado durante pelo menos 60 dias e pelo período de pelo menos 1 mês após a resolução de todos os sinais da doença. Na maioria dos casos, cães com comprometimento pulmonar leve a moderado devem ser curados com o ciclo de 60 dias de tratamento. Os cães com comprometimento pulmonar grave devem ser tratados durante pelo menos 90 dias. Ocorre recidiva em cerca de 20% dos animais que respondem habitualmente dentro de 1 ano após completar o tratamento. O FCZ pode ser utilizado no tratamento da blastomicose, porém não é tão eficaz quanto o ITZ. (Ver *Formulário de fármacos*, no Apêndice, para informações adicionais sobre o ITZ e o FCZ).

Gatos. Os gatos com blastomicose têm sido tratados com sucesso com 5 mg/kg de ITZ a cada 12 h. Trata-se de um tratamento eficaz e seguro para a maioria dos gatos. Não foram conduzidos estudos sobre a eficácia de doses mais baixas.

Efeitos adversos. O efeito adverso mais comum do tratamento com ITZ consiste em anorexia associada à hepatotoxicidade. Noventa e dois por cento dos cães aos quais foram administrados 5 mg/kg/dia não tiveram sinal clínico de toxicidade.[68] Apenas 1 de 24 cães estudados apresentou atividade da alanina aminotransferase sérica acima de 200 U/ℓ. Os aumentos das enzimas hepáticas correlacionam-se às concentrações séricas de ITZ. As concentrações séricas de ITZ provavelmente apresentam grandes variações em cães que recebem a mesma dose do fármaco. Se ocorrer toxicidade, o medicamento deve ser interrompido até a normalização do apetite e o retorno das atividades das enzimas hepáticas séricas para menos de 100 U/ℓ. O medicamento deve ser reinstituído com metade da dose anterior, e os níveis séricos das enzimas hepáticas devem ser monitorados a cada 2 semanas.

Foi constatada ocorrência de dermatite ulcerativa em 7,5% dos cães aos quais foram administrados 10 mg/kg/dia de ITZ; todavia, esse efeito adverso não foi observado em cães que receberam 5 mg/kg/dia (Figura 57.11).[68] Em geral, as úlceras foram focais, de 1 a 2,5 cm de diâmetro e circulares, com isquemia da derme devida a vasculite subjacente. As lesões cicatrizaram rapidamente após a interrupção do ITZ. As lesões não sofreram recidiva quando o ITZ foi reiniciado com dose diminuída. Essa reação não deve ser interpretada como recidiva da blastomicose.

A concentração sérica de ITZ pode ser determinada para assegurar que o cão esteja recebendo a medicação em quantidade suficiente.[68] As concentrações séricas de ITZ de 2 µg/mℓ ou mais

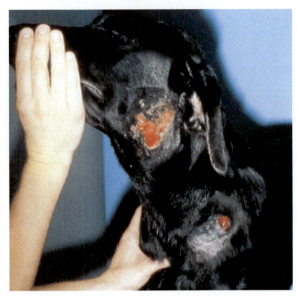

Figura 57.11 Pode ocorrer dermatite ulcerativa em alguns cães tratados com 10 mg/kg/dia com itraconazol. (Da Referência 68.)

parecem ser adequadas. As amostras de soro podem ser enviadas aos Mira Vista Labs ou Fungus Testing Lab, University of Texas Health Science Center, 7703 Floyd Curl Drive, San Antonio, TX 78284.

Prognóstico

O prognóstico para cães e gatos com blastomicose é satisfatório. A maneira de monitorar a resposta ao tratamento consiste na realização de radiografias de tórax de acompanhamento dos animais tratados a intervalos de 4 a 6 semanas após a remissão clínica (Figura 57.12) nos animais com comprometimento pulmonar. O teste de antígeno na urina também pode ser útil para monitorar as respostas. Os dois fatores de prognóstico para sobrevida consistem na gravidade da doença pulmonar e no comprometimento do SNC. A porcentagem de comprometimento do lobo caudal direito do pulmão (menos de 20% *versus* mais de 20%) e o número de lobos pulmonares acometidos foram úteis para prever os resultados.[34] A contagem aumentada de neutrófilos em bastão exibiu correlação à gravidade das lesões pulmonares e a sobrevida *versus* não sobrevida.[35] Em geral, os cães com comprometimento cerebral morrem; todavia, em certas ocasiões, podem ser tratadas com sucesso. Para oferecer a melhor possibilidade de desfecho favorável, os cães com sinais do SNC devem ser tratados inicialmente com ANB, como monoterapia ou em associação a

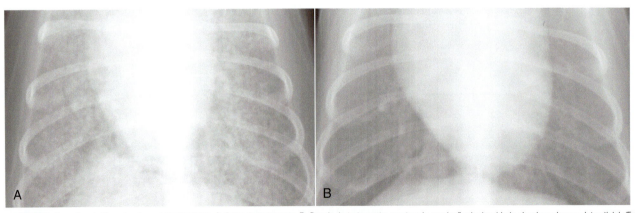

Figura 57.12 Radiografias de tórax de cão com blastomicose. **A.** Antes do tratamento. **B.** Depois do tratamento, mostrando a redução da densidade alveolar pulmonar-intersticial. (Fotografias de Craig Greene ©2004 University of Georgia Research Foundation Inc.)

fármacos azólicos. Um gato com meningoencefalite causada por blastomicose foi curado por meio de tratamento inicial com anfotericina B, seguido de 5 ½ meses de FCZ, na dose de 10 mg/kg a cada 12 h.[99]

A gravidade dos infiltrados pulmonares pode aumentar na semana inicial de tratamento em 23% dos cães. O agravamento dos sinais tem sido atribuído a uma resposta inflamatória aos microrganismos que morrem nos pulmões. O agravamento dos infiltrados observados em radiografias não esteve associado a desfecho menos favorável.[34] Em geral, a morte resulta de insuficiência respiratória e ocorre em 50% dos cães com doença pulmonar grave durante os primeiros 7 dias de tratamento. Em um estudo, nenhum dos cinco cães que necessitaram de ventilação mecânica sobreviveu.[34] A dexametasona, na dose de 0,25 a 0,5 mg/kg IV, durante 2 a 3 dias, pode ser administrada a cães que desenvolvem doença respiratória potencialmente fatal após iniciar o tratamento com fármacos antifúngicos. Os glicocorticoides devem ser administrados apenas em associação ao tratamento antifúngico. Esse esquema deve reduzir a resposta inflamatória no pulmão o suficiente para evitar ocorrência de insuficiência respiratória. Os cães aos quais se administram glicocorticoides devem ser tratados durante pelo menos 90 dias com fármacos antifúngicos. Pode-se obter a melhora das taxas de sobrevida apenas com o diagnóstico mais precoce da blastomicose, antes do desenvolvimento de doença pulmonar grave. Para lesões oculares, os cães com doença leve do segmento posterior, sem separação completa da retina, têm prognóstico satisfatório quanto à manutenção da visão.[21] Os cães com grave comprometimento ocular, com endoftalmite, glaucoma ou ambos apresentam prognóstico ruim quanto à melhora da visão.[62,63,66]

Um estudo realizado em 12 cães com blastomicose que apresentaram comprometimento ocular sustentou o uso de glicocorticoides sistêmicos e tópicos em associação à administração sistêmica de ITZ ou FCZ para melhorar os resultados visuais.[39] *Blastomyces* aparentemente viável e em brotamento foi identificado em 85% dos olhos cegos enucleados apesar do tratamento com ITZ.[51] Os olhos cegos devem ser enucleados quando o animal puder tolerar a anestesia com segurança, para eliminar um foco persistente de infecção.

Tratamento das recidivas

Cerca de 20 a 25% dos cães sofrem recidiva após tratamento com ITZ, com ANB isoladamente ou com ANB mais cetoconazol.[2,68,69] A recidiva após tratamento aparentemente bem-sucedido ocorre habitualmente nos primeiros 6 meses após o término do tratamento; todavia, provavelmente haja recidivas dentro de até 3 anos após completar o tratamento.[2,68,69] A probabilidade de recidiva está relacionada com a gravidade da doença pulmonar inicial. Não parece ocorrer reinfecção após tratamento bem-sucedido, e a recidiva da infecção provavelmente resulta de reativação de um local residual de infecção. A recidiva da doença pode ser tratada eficazmente com outro ciclo de 60 a 90 dias de ITZ. Os microrganismos do gênero *Blastomyces* não parecem desenvolver resistência ao ITZ. O retratamento tem a probabilidade de 80% ou mais de produzir cura.

Prevenção

O nicho ecológico para o crescimento do *Blastomyces* não foi identificado; por conseguinte, as medidas preventivas são impossíveis. Mesmo se o local fosse identificado, a esterilização do solo não é possível. Pode ser útil afastar os animais de lagos e riachos em áreas onde outros cães ficaram infectados. Os cães devem ser afastados de áreas de construção onde pessoas fizeram escavações. Os cães em canis em uma área muito sombreada, onde o solo permanece úmido, podem correr maior risco. O corte de alguns galhos de árvores para possibilitar a passagem dos raios de sol na área do canil pode ajudar a reduzir o risco de infecção. Foi desenvolvida uma vacina de microrganismos vivos modificada potencial para a prevenção da blastomicose por meio de deleção do gene dos fatores de virulência WI-1 ou BAD-1. Esse microrganismo modificado protege os camundongos contra a exposição a *Blastomyces*.[110,111] Essa vacina potencial precisa ser avaliada em cães.

Considerações de saúde pública

A fase de levedura do microrganismo não pode ser transmitida de animais para pessoas, nem de pessoa para pessoa por meio de aerossóis. Os casos humanos adquiridos por inalação ocorrem em áreas endêmicas em que também prevalece a infecção canina.[70] Como os cães têm mais tendência a desenvolver doença clínica uma vez infectado, nesses animais a infecção atua como sentinela para exposição e infecção potencial de seres humanos. As feridas penetrantes causadas por objetos contaminados pelo microrganismo têm produzido infecção em pessoas.[50] É preciso ter cuidado para evitar mordidas quando se manipula um cão com blastomicose (ver Capítulo 51).[47] Os bisturis ou agulhas contaminados podem inocular acidentalmente os clínicos durante a necropsia ou aspirado com agulha fina.[49,82] O microrganismo só deve ser cultivado em laboratórios com instalações apropriadas. A blastomicose pulmonar primária desenvolveu-se rapidamente em funcionários de laboratório expostos a culturas da forma micelial de *B. dermatitidis*.[9,33]

Catharina Brömel e Craig E. Greene

Etiologia

O agente etiológico da histoplasmose americana é o fungo dimórfico do solo, *Histoplasma capsulatum*, que pode sobreviver a amplas flutuações da temperatura ambiente e prefere áreas com condições quentes (temperatura ambiente média de 22 a 29°C) e úmidas (67 a 87% de umidade), com precipitação anual de 889 a 1.270 mm. Essas condições geralmente são encontradas entre as latitudes 40° norte e 30° sul. *H. capsulatum* cresce melhor e acelera a esporulação em solo contendo matéria orgânica rica em nitrogênio, tais como excrementos de aves e morcegos. Embora a maioria dos animais acometidos seja exposta a ambientes ao ar livre, alguns gatos têm sido criados exclusivamente em ambientes fechados e não viajaram para regiões endêmicas. Esse achado sugere que até mesmo o acúmulo de poeira doméstica ou terra em vasos de plantas em casa podem constituir fontes potenciais de infecção.[51]

Epidemiologia

H. capsulatum é endêmico em grandes áreas das regiões temperada e subtropical do mundo (Figura 58.1). Embora infecções tenham sido documentadas em todos os continentes, à exceção da Antártica, elas são mais prevalentes nas Américas, na Índia e no Sudeste Asiático. Além das infecções de cães e gatos nas áreas endêmicas, a infecção também foi documentada em cães e gatos tanto na Europa[22,42] quanto no Japão.[32,34,63] No Japão, os microrganismos que causam infecções podem incluir *H. capsulatum* var. *farciminosum* e *H. capsulatum* var. *capsulatum*.[48] O *H. capsulatum* var. *duboisii*, causa da histoplasmose africana, é confinado a esse continente, enquanto *H. capsulatum* var. *capsulatum* (*H. capsulatum*) foi isolado do solo em 31 estados dos EUA continentais. A maioria dos casos clínicos é observada no meio oeste e sul dos EUA e em regiões ao longo dos Rios Ohio, Missouri e Mississippi. A histoplasmose pode aparecer em regiões tradicionalmente não endêmicas (p. ex., Califórnia),[31] se as condições ambientais locais forem alteradas, favorecendo o crescimento do fungo. O solo rico em fezes de aves ou de morcegos, como locais de criação de aves domésticas ou cavernas, respectivamente, tem mais tendência a abrigar o fungo. É importante obter a história detalhada de viagem para identificar pacientes que provavelmente adquiriram a infecção enquanto se encontravam em regiões endêmicas.[23,31]

É difícil estabelecer as verdadeiras taxas de ocorrência da histoplasmose em animais de companhia, visto que a maioria apresenta infecção subclínica. A prevalência da infecção provavelmente acompanha a da população humana nas regiões endêmicas.

Patogenia

O ciclo de vida do *H. capsulatum* assemelha-se ao de outros dimórficos. O estágio de micélio de vida livre resistente ao ambiente no solo a 25°C produz macroconídios (5 a 18 μm) (ver Figura 54.15)

e microconídios (2 a 5 μm), que constituem a fonte de infecção dos mamíferos. A histoplasmose provavelmente é adquirida pela inalação de microconídios, que são pequenos o suficiente para alcançar as vias respiratórias inferiores. O período de incubação após exposição em hospedeiros suscetíveis é de aproximadamente 12 a 16 dias.[19] Na temperatura de 37°C do corpo, os microconídios são convertidos na fase de levedura nos pulmões e se reproduzem por brotamento. Os organismos leveduriformes são fagocitados por células do sistema fagocitário mononuclear do hospedeiro e sofrem replicação intracelular adicional. A infecção pode ser limitada macroscopicamente pela árvore pulmonar; entretanto, a disseminação linfática e hematogênica do *H. capsulatum* pode ocorrer precocemente no curso da doença, devido à localização intracelular do fungo. É possível ocorrer doença clínica grave se a dose de esporos infecciosos for grande, ou se o sistema imune do hospedeiro estiver comprometido. Na maioria dos pacientes, o sistema imune celular, que predominantemente envolve destruição por macrófagos mediada por citocinas, controlará a infecção rapidamente. A imunidade de células T é de importân-

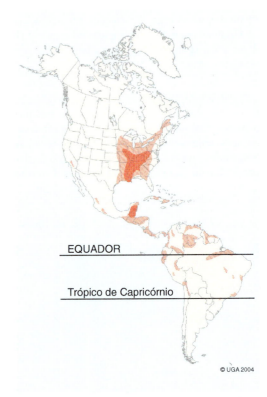

Figura 58.1 Prevalência da histoplasmose na América do Norte e América do Sul com base na soropositividade em seres humanos. As áreas mais escuras indicam zonas de endemicidade muito alta. (Arte de Thel Melton © 2004 University of Georgia Research Foundation Inc.)

cia crítica para a eliminação dos microrganismos. Nos hospedeiros imunocompetentes, o *H. capsulatum* pode estabelecer uma fase dormente e pode não ser totalmente eliminado do sistema fagocitário mononuclear.[20] Com imunossupressão subsequente, pode ocorrer reativação da infecção. Observou-se coinfecção por *Ehrlichia canis* em um cão com diagnóstico subsequente de linfoma de células B.[8] A disseminação envolve principalmente órgãos ricos em fagócitos mononucleares.

A forma leveduriforme do *H. capsulatum* pode ser mais resistente aos mecanismos de defesa do hospedeiro, visto que é mais invasiva. Somente na endocardite é que a forma micelial aparece algumas vezes nas cúspides valvares. Quando os conídios são incubados a 34°C a 37°C, ocorre ativação dos genes que produzem as proteínas do choque térmico 70 e 83, as enzimas do ciclo celular da fase M e proteínas tubulinas. As paredes das leveduras contêm mais quitina e menos manose e aminoácidos do que as células na fase micelial. Essas leveduras transformadas entram rapidamente no citoplasma dos fagócitos, onde são incorporadas por fagolisossomas. As leveduras elevam ligeiramente o pH intracelular por meio da liberação de urease, amônia e bicarbonato, facilitando a absorção de ferro intracelular.

Além do comprometimento dos fagócitos, o fungo induz anergia inespecífica, conforme demonstrado em seres humanos e camundongos com infecções disseminadas. As células leveduriformes produzem quantidades excessivas de interleucina-4 que, quando em altos níveis, pode interferir na resposta imune celular. A levedura também sintetiza melanina ou compostos similares, como o fazem outras leveduras patogênicas, podendo constituir importante fator de virulência.[50]

A ocorrência de histoplasmose gastrintestinal (GI) sem comprometimento das vias respiratórias de histoplasmose cutânea como única manifestação[49] sugere que o trato GI ou a pele também podem constituir locais primários de infecção. Todavia, estudos experimentais não conseguiram produzir doença GI de modo confiável após administração oral de esporos de *H. capsulatum*.

Achados clínicos

Gatos

A histoplasmose constitui a doença fúngica sistêmica mais comumente relatada em gatos.[18] Os gatos são hospedeiros muito suscetíveis e têm pelo menos a mesma probabilidade que os cães de desenvolver histoplasmose clínica. A faixa etária dos gatos acometidos com histoplasmose é de menos de 2 meses a mais de 15 anos, com idade média de 3,9 anos.[18] Os gatos da raça Persa podem ter predisposição; não foi observada predileção sexual aparente.[18]

A maioria dos gatos infectados tem doença disseminada e apresenta ampla variedade de sinais clínicos inespecíficos, incluindo depressão mental, perda de peso, febre, anorexia e palidez das mucosas.[13] A tosse não é comum, porém verifica-se a ocorrência de dispneia, taquipneia e sons pulmonares anormais em mais da metade dos gatos acometidos. Outros achados frequentes incluem linfadenomegalia periférica ou visceral, esplenomegalia e hepatomegalia que pode estar associada à icterícia. No Japão, um gato apresentou lesões granulomatosas no cólon.[34] Foi identificado comprometimento ocular em até 24% dos gatos em uma grande série de casos,[18] podendo incluir blefarite granulomatosa, conjuntivite, coriorretinite, pan-uveíte[52] ou pan-oftalmite, descolamento da retina e neurite óptica.[29,31,43] Alguns gatos apresentaram lesões ósseas com edema associado dos tecidos moles ou derrame articular e claudicação. Raramente, a pele apresenta lesões nodulares ou ulceradas.[54] Os sinais localizados, como úlceras bucais,[37] comprometimento ocular[52] ou lesões da medula espinal,[65] podem constituir o achado predominante; entretanto, a necropsia revela infecção disseminada em quase todos os casos.[18] Os achados clínicos raros incluem pólipos nasais, vômitos, diarreia ou sinais de comprometimento do sistema nervoso central (SNC).

Cães

A histoplasmose foi descrita em cães com idade de 2 meses a 14 anos. Os cães acometidos são, em sua maioria, jovens (menos de 5 anos de idade), e não se observa predileção sexual aparente. As raças Pointer, Weimaraner e Spaniel Bretão, bem como o Terrier e cães de esporte e trabalho, correm maior risco de contrair histoplasmose.[60]

Na maioria dos cães com histoplasmose, ocorre inapetência, perda de peso e febre que não responde ao tratamento com agentes antibacterianos (Figura 58.2). Em alguns cães, os sinais clínicos podem estar limitados à árvore respiratória e consistem em dispneia, tosse e sons pulmonares anormais. Todavia, na maioria dos cães, os sinais clínicos resultam de histoplasmose disseminada com comprometimento GI.[14,38] Os achados clínicos mais comuns consistem em sinais de diarreia do intestino grosso com tenesmo, muco e sangue fresco nas fezes. Observa-se, frequentemente, palidez das mucosas em pacientes com comprometimento da medula óssea ou perda de sangue GI. A infiltração extensa do intestino delgado por *Histoplasma* pode produzir fezes aquosas volumosas, com enteropatia perdedora de proteína associada (Figura 58.3). Os achados associados frequentes incluem hepatomegalia, linfadenomegalia visceral, esplenomegalia, icterícia e ascite. Os sinais incomuns consistem em vômitos, linfadenomegalia periférica e claudicação ou edema articular em consequência da infecção óssea ou articular. As lesões oculares ou cutâneas, conforme descrito em gatos, também foram relatadas em cães. Esses sinais clínicos podem constituir os únicos achados clínicos evidentes e, com frequência, são caracterizados pela evolução crônica da doença.[41] O comprometimento neurológico, reconhecido com a disseminação da infecção em cães, é raro.[45] Com a exceção de um cão que apresentou histoplasmose disseminada,[48] as lesões em cães infectados no Japão foram limitadas à pele ou gengiva, e não houve lesões pulmonares ou GI macroscopicamente aparentes.[32]

Diagnóstico

Achados clinicolaboratoriais

A anormalidade hematológica mais comum tanto em cães quanto em gatos com histoplasmose disseminada consiste em anemia arregenerativa normocítica normocrômica. A anemia provavelmente resulta

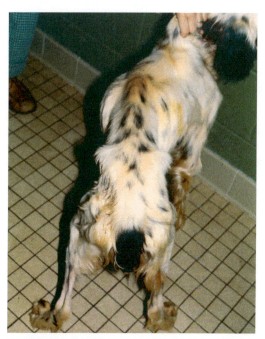

Figura 58.2 Cão com grave perda de peso causada por má absorção em consequência de enterite por *Histoplasma*. (Fotografia de Jeanne Barsanti © 2004 University of Georgia Research Foundation Inc.)

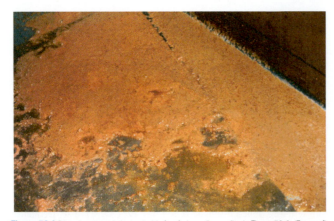

Figura 58.3 Diarreia aquosa intensa devido à má absorção no cão da Figura 58.2. (Fotografia de Jeanne Barsanti © 2004 University of Georgia Research Foundation Inc.)

de doença inflamatória crônica, infecção da medula óssea por *Histoplasma* e perda intestinal de sangue na doença GI. Pode-se observar trombocitopenia em até metade dos cães e um terço dos gatos com histoplasmose.[61] As contagens de leucócitos são variáveis. Frequentemente observa-se ocorrência de leucocitose neutrofílica com monocitose. Foi também relatada leucopenia. Em um estudo de cães com neutropenia, a histoplasmose foi associada como fator de risco.[7] Foi observada ocorrência de pancitopenia grave em alguns gatos, enquanto, em outros, não foi identificada anormalidade hematológica. *Histoplasma* pode ser encontrado durante exame de rotina de esfregaços sanguíneos nos monócitos, neutrófilos e, raramente, eosinófilos circulantes. As contagens diferenciais de 1.000 células ou o exame de esfregaço do creme leucocitário aumentarão a detecção de células infectadas.

Foram encontradas anormalidades nos testes de função da coagulação em alguns cães com histoplasmose disseminada que apresentavam trombocitopenia. Nesses cães, a coagulação intravascular disseminada provavelmente ocorra em consequência da infiltração extensa do fígado por *Histoplasma* ou por meio de outros mecanismos. A hemólise e a tendência aumentada ao sangramento associadas à coagulação intravascular disseminada podem aumentar a gravidade da anemia nesses pacientes.

Os perfis bioquímicos são habitualmente inespecíficos em cães com histoplasmose pulmonar. A hipoalbuminemia constitui um achado bastante consistente em gatos com histoplasmose disseminada. Alguns gatos apresentaram hiperproteinemia, hiperglobulinemia, hiperglicemia ou hiperbilirrubinemia leves e elevações da atividade da alanina aminotransferase. Cães com doença disseminada podem apresentar hipoproteinemia com hipoalbuminemia grave em consequência da perda intestinal de sangue ou da enteropatia perdedora de proteína. O comprometimento hepático em cães acometidos pode causar hipoalbuminemia, hiperbilirrubinemia, níveis séricos elevados de alanina aminotransferase, aspartato aminotransferase e/ou fosfatase alcalina e resultados anormais das provas de função hepática.[10,61] Foi relatada a ocorrência de hipercalcemia (provavelmente associada à doença granulomatosa) em vários gatos.[29]

Os resultados do exame de urina estão habitualmente dentro dos limites de referência em cães e gatos com histoplasmose. A maioria dos gatos apresenta resultados negativos para infecções pelo vírus da leucemia felina e vírus da imunodeficiência felina.

Achados clínicos nos exames de imagem

As radiografias de tórax de cães e gatos com histoplasmose pulmonar ativa revelam habitualmente um padrão intersticial pulmonar linear ou difuso associado à pneumonia fúngica granulomatosa (Figura 58.4 A). Os infiltrados frequentemente coalescem e podem ter aparência

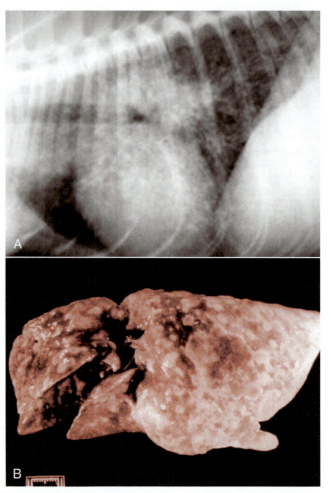

Figura 58.4 A. Radiografia lateral de um cão infectado por *Histoplasma* com linfadenomegalia traqueobrônquica e infiltrados intersticiais difusos nodulares e lineares. **B.** Pulmões de um gato doméstico de pelo curto de 2 anos de idade que morreu de pneumonia granulomatosa fulminante disseminada causada por *H. capsulatum*. (A. Fotografia do Dept. of Veterinary Radiology © 2004 University of Georgia Research Foundation Inc.; B. Cortesia de Alice Wolf, Texas A&M University, College Station, TX.)

miliar ou macroscopicamente nodular. O comprometimento alveolar verdadeiro na histoplasmose pulmonar é raro. A linfadenomegalia hilar é comum em cães, porém é rara nos gatos (ver Figura 58.4 B). A ocorrência de derrame pleural é pouco frequente nos cães. Em certas ocasiões, observa-se calcificação pulmonar em cães, indicando histoplasmose pulmonar inativa.

A interpretação das radiografias de abdome em cães com histoplasmose GI pode ser difícil, devido ao estado de emaciação do paciente, ou à existência de líquido abdominal. As radiografias não contrastadas podem revelar hepatomegalia, esplenomegalia ou ascite. O exame com contraste baritado pode demonstrar irregularidades da mucosa intestinal e espessamento da parede intestinal.

A ultrassonografia em cães com comprometimento hepático pode revelar o parênquima hepático hiperecoico (Figura 58.5).[10] Além disso, é possível observar hepatomegalia, lesões nodulares e infartadas, esplenomegalia e linfadenomegalia mesentérica.[6]

O comprometimento ósseo com histoplasmose é raro no gato e ainda menos comum no cão. O aspecto típico das lesões na radiografia consiste no padrão misto de osteólise, proliferação óssea subperióstea e formação de novo osso periósteo (Figura 58.6). Foi observada ocorrência de infecção intra-articular tanto em cães quanto em gatos, embora seja rara.[30] No gato, o *Histoplasma* infecta mais frequentemente as metáfises dos ossos longos, com predileção pelos ossos das articulações do carpo e do tarso e adjacentes a elas.

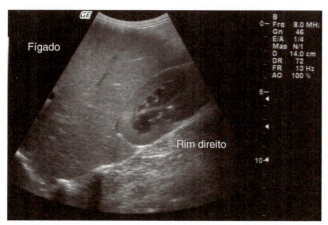

Figura 58.5 Aspecto da hepatomegalia na ultrassonografia de um cão com histoplasmose visceral. (Fotografia do Dept. of Veterinary Radiology © 2004 University of Georgia Research Foundation Inc.)

Achados endoscópicos

O exame endoscópico de cães com histoplasmose colônica revela espessamento da mucosa, granularidade, friabilidade e ulceração.[38] O exame citológico ou histológico de raspados e de amostras de biopsia do reto revela habitualmente grandes números de *Histoplasma*. O *Histoplasma* também pode ser observado em amostras de biopsia do intestino delgado de gatos.[37]

Lavado transtraqueal e lavado broncoalveolar

O lavado transtraqueal (LTT), o lavado endotraqueal (LET) e o lavado broncoalveolar (LBA) têm sido usados como métodos para avaliar pacientes com suspeita de infecções micóticas pulmonares, em que os microrganismos não são recuperados por outros métodos não invasivos.[23,27,31] Em geral, o LBA é superior ao LTT ou LET, visto que as células coletadas são mais representativas das porções intersticiais e mais profundas das vias respiratórias. O LBA e o LET necessitam de anestesia, e o LBA causa mais comprometimento respiratório

que LTT ou o LET. Os pacientes precisam ser avaliados cuidadosamente antes de serem submetidos à anestesia. Os fungos podem não ser numerosos em amostras obtidas por procedimentos de lavagem das vias respiratórias e têm menos probabilidade de ser observados nas infecções crônicas do que nas infecções agudas.[59] A sensibilidade desses exames não foi totalmente avaliada.

Achados citológicos e histológicos

O *Histoplasma* é habitualmente numeroso nos tecidos infectados. Com frequência, pode-se estabelecer o diagnóstico definitivo por meio de aspirado com agulha fina e citologia esfoliativa.[54] Os microrganismos estão habitualmente contidos dentro de células do sistema fagocitário mononuclear; pode-se verificar uma única célula leveduriforme ou múltiplas células no interior de cada célula fagocitária. As colorações hematológicas de Wright ou de Giemsa de rotina revelam o microrganismo como pequeno corpúsculo redondo (2 a 4 μm), com centro basofílico e um halo mais claro produzido pela retração da levedura durante a coloração (Figura 58.7). No gato, o *Histoplasma* é mais facilmente isolado de aspirados da medula óssea, pulmão e linfonodos, mas também foi identificado em raspados de úlceras bucais,[37] em esfregaços por impressão de lesões cutâneas[31] e no líquido sinovial.[53] Os raspados do reto, *imprints* de amostras de biopsia do cólon e aspirados do fígado, pulmão, baço e medula óssea são mais produtivos em cães. O *Histoplasma* tem sido encontrado em macrófagos de derrames peritoneais e pleurais, e esses tecidos, bem como outros, devem ser examinados com base nos sinais clínicos observados em cada caso.[35]

Pode ser necessário obter a biopsia tecidual se os achados da citologia esfoliativa forem negativos. Os tecidos acometidos revelam inflamação granulomatosa ou piogranulomatosa, porém é *difícil detectar* o *Histoplasma* com a coloração pela hematoxilina e eosina de rotina. Devem-se utilizar corantes especiais para fungos (ácido periódico Schiff, metenamina prata de Gomori, corante de Gridley para fungos) para melhorar a detecção dos microrganismos se houver suspeita de histoplasmose. A imunocoloração com anticorpo *Mycobacterium bovis* policlonal (bacilo de Calmette-Guérin [BCG]) ou com anticorpos antilevedura e antimicélio de *Histoplasma* de coelho foi usada para identificar *Histoplasma* e outros agentes infecciosos em amostras de biopsia de pele e gengiva em animais.[4,32]

Exame do líquido cerebrospinal e do sedimento urinário

O comprometimento do SNC é raro em cães ou gatos com histoplasmose. As amostras de líquido cerebrospinal (LCS) de cães acometidos revelam aumento das proteínas e da celularidade.[45] A res-

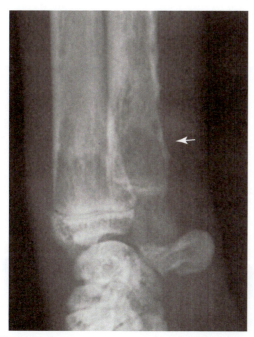

Figura 58.6 Radiografia lateral da parte distal do rádio e da ulna de um gato de 5 anos de idade, mostrando osteólise difusa e nova formação de osso reativo (*seta*), característica da histoplasmose óssea. (Cortesia de Alice Wolf, Texas A&M University, College Station, TX.)

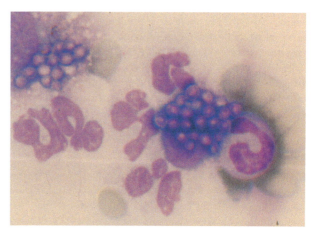

Figura 58.7 *H. capsulatum* em monócitos do sangue circulante. Esse microrganismo também pode ser encontrado em neutrófilos e, raramente, em eosinófilos (Wright, 1.000×). (Fotografia de Ken Latimer © 2004 University of Georgia Research Foundation Inc.)

posta celular granulomatosa consiste em neutrófilos, macrófagos, monócitos e linfócitos ocasionais não degenerados. O *Histoplasma* foi identificado em macrófagos do LCS de alguns pacientes. Nos seres humanos infectados, a coloração do sedimento urinário também pode revelar microrganismos, particularmente quando há hematúria macroscópica em consequência da localização da infecção no trato urinário.[46]

Isolamento do fungo

As tentativas de cultura de *H. capsulatum* na prática de rotina *não* são recomendadas, devido ao potencial patogênico desse microrganismo. O *H. capsulatum* pode ser cultivado a partir de amostras de tecido, aspirado com agulha fina e líquidos corporais. A fase de levedura produz colônias brancas e úmidas quando inoculada em ágar-sangue e incubada a 30°C ou 37°C (ver o Capítulo 54 e Figura 54.15). A fase micelial desenvolve-se dentro de 7 a 10 dias em meios de cultura de rotina para fungos, incubados em temperatura ambiente. Os microconídios produzidos pela fase micelial são infecciosos, e as culturas que exibem crescimento micelial branco e macio ou marrom cor de camurça devem ser manipuladas com cautela.

Imunodiagnóstico

Os testes cutâneos intradérmicos para reatividade à histoplasmina não são confiáveis em animais de companhia e não podem ser usados para confirmar o diagnóstico de histoplasmose. Os testes sorológicos (imunodifusão em ágar-gel, fixação do complemento) para anticorpos direcionados contra antígenos de *Histoplasma* são, com frequência, falsamente negativos em animais com doença de ocorrência natural.[29,35] Os resultados podem ser falso-positivos em um animal com exposição pregressa que tenha se recuperado da infecção. O soro de cães com histoplasmose exibe reação cruzada com antígenos de *Blastomyces dermatitidis* usados no ensaio imunoabsorvente ligado à enzima para a detecção de anticorpos.[66] Atualmente não se dispõe de teste para detecção de anticorpos consistentemente confiável para a identificação da histoplasmose em animais de companhia.

Um ensaio de detecção de antígeno, que identifica um antígeno polissacarídico do *H. capsulatum* no soro, no LCS ou na urina, foi usado para o diagnóstico das infecções em seres humanos[68] (*www. miravistalabs.com*). Esse ensaio tornou-se importante no monitoramento de seres humanos imunossuprimidos, visto que, em geral, fornece 90% de resultados positivos em pacientes com histoplasmose disseminada progressiva. As taxas de resultados positivos são muito mais baixas nas lesões pulmonares confinadas. As concentrações de antígeno diminuem durante o tratamento e a ocorrência de aumentos foi correlacionada às recidivas.[69] Mesmo nas infecções humanas, a reatividade cruzada do teste urinário para antígenos de *Histoplasma* é observada em seres humanos com blastomicose, coccidioidomicose e peniciliose.[70] O teste poderia ser valioso como auxiliar diagnóstico provisório para animais com infecções graves causadas por um desses microrganismos; todavia, são necessários estudos adicionais em animais.

A reação em cadeia da polimerase (PCR; do inglês, *polymerase chain reaction*) tem sido usada de modo limitado no diagnóstico das infecções humanas. A infecção foi confirmada em cães por *nested* PCR ou amostras de biopsia incluídas em parafina.[49,63] A PCR também tem sido usada para examinar diferentes cepas no solo e aquelas de infecções humanas e caninas correspondentes na mesma região geográfica.[47]

Achados patológicos

Os órgãos acometidos na histoplasmose dependerão se a doença é pulmonar ou disseminada. Na forma pulmonar, a lesão pode ser ativa, com focos miliares ou cinzentos maiores ou crônica e calcificada. Na forma disseminada, muitos órgãos viscerais geralmente são acometidos. Observa-se o espessamento da superfície do trato intestinal, e a mucosa é frequentemente hemorrágica (Figura 58.8). Observa-se linfadenomegalia mesentérica. Os órgãos parenquimatosos podem exibir aparência granular a nodular. O fígado está aumentado e exibe um padrão pálido variegado, em consequência da infiltração inflamatória (Figura 58.9). É possível que ocorram derrames peritoneais e pleurais.[35] Em certas ocasiões foi observada a ocorrência de peritonite piogranulomatosa e fibrosante grave.[10a] Os linfonodos mesentéricos, hilares e mediastinais podem estar aumentados e firmes (Figura 58.10), sendo isso suficiente para causar compressão traqueal ou vascular. Ao exame histológico, os nódulos granulomatosos estão infiltrados por macrófagos contendo *Histoplasma*. Pode ser difícil observar os microrganismos *Histoplasma* (Figura 58.11). Os neutrófilos são frequentemente observados em estreita associação, e pode haver infiltração ocasional por linfócitos e plasmócitos. No interior dos pulmões, o espessamento intersticial e peribrônquico pode invadir e preencher os alvéolos.

Tratamento

Fármacos antifúngicos

A histoplasmose pulmonar no cão pode ser autolimitada e regredir sem nenhum tratamento.[19] Todavia, recomenda-se quimioterapia antifúngica, visto que pode ocorrer disseminação no início da evolução da infecção (Tabela 58.1). Atualmente, o itraconazol (ITZ) é o fármaco de escolha para tratamento da histoplasmose em animais. Em geral, o tratamento é iniciado 1 vez/dia; todavia, estudos farmacocinéticos em gatos indicam variabilidade significativa na absorção oral do ITZ, e pode ser necessária uma dose 2 vezes/dia (10 mg/kg) em alguns gatos para obter o efeito terapêutico desejado.[5] A solução oral é absorvida de modo mais consistente, em comparação com as cápsulas, possibilitando a dose de 10 mg/kg 1 vez/dia. No comércio há suspensões orais com sabor. Ver o *Formulário de fármacos*, no Apêndice, para informações mais detalhadas sobre o uso do ITZ.

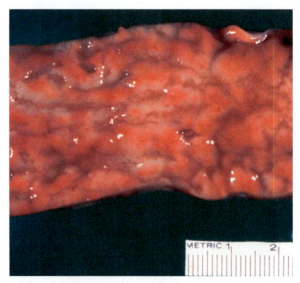

Figura 58.8 Superfície mucosa do cólon, mostrando o espessamento e a ulceração causados pela histoplasmose disseminada. (Fotografia de Jeanne Barsanti © 2004 University of Georgia Research Foundation Inc.)

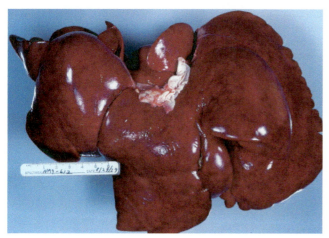

Figura 58.9 Fígado aumentado com aparência variegada de um cão com histoplasmose disseminada. (Fotografia de Jeanne Barsanti © 2004 University of Georgia Research Foundation Inc.)

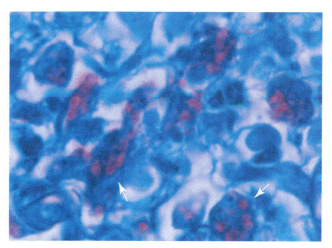

Figura 58.11 Numerosos microrganismos intracelulares de *Histoplasma* dentro de macrófagos (*setas*) em uma amostra de biopsia tecidual de um cão com histoplasmose disseminada (ácido periódico Schiff, 400×). (Fotografia de Jeanne Barsanti © 2004 University of Georgia Research Foundation Inc.)

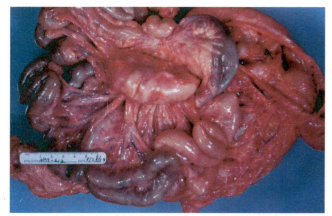

Figura 58.10 Linfonodo mesentérico aumentado e intestino inflamado do cão da Figura 58.9. (Fotografia de Jeanne Barsanti © 2004 University of Georgia Research Foundation Inc.).

Apesar da pouca penetração relatada do ITZ no SNC e no olho, vários gatos com lesões oculares induzidas por *Histoplasma* tiveram resolução completa da doença com o ciclo padrão de tratamento com ITZ.[29,52,75] Pode ser necessária a enucleação nos casos graves que não respondem ao tratamento clínico.[29,52] A anfotericina B lipossomal B (ANB) foi usada no tratamento de seres humanos com histoplasmose do SNC.[68]

Em cães ou gatos com histoplasmose pulmonar ou GI grave ou fulminante com disseminação, a ANB ou o tratamento de combinação com ANB e ITZ ou altas doses de ataque com ITZ podem propor-

cionar o controle mais rápido da infecção fúngica (ver Tabela 58.1). A ANB é nefrotóxica e exige monitoramento dos parâmetros renais antes de cada tratamento. Ver o *Formulário de fármacos*, no Apêndice, para informações mais detalhadas sobre a ANB. O tratamento com ITZ é iniciado simultaneamente com a administração de ANB e continuado após o término do esquema com ANB.

A duração necessária do tratamento antifúngico varia de paciente para paciente e é determinada pela gravidade da infecção e pela resposta clínica do paciente. A resposta ao tratamento deve ser avaliada por meio de monitoramento da resolução dos sinais clínicos, das anormalidades hematológicas e bioquímicas e das lesões radiográficas. A atividade das enzimas hepáticas no soro deve ser monitorada em animais tratados com antifúngicos azóis. Geralmente os pacientes são tratados com fármacos antifúngicos orais durante pelo menos 4 a 6 meses. Além do tratamento antifúngico, pode ser necessário tratamento auxiliar dos sinais respiratórios e GI ou suporte nutricional.

Outro triazol administrado por via oral, o fluconazol (FCZ) tem melhor penetração pelo SNC e no olho do que o ITZ (ver *Formulário de fármacos*, no Apêndice). Teoricamente, o FCZ é preferido para pacientes com comprometimento neurológico ou lesões oculares, que sejam refratários ao tratamento com ANB ou com FCZ. O FCZ também pode ser usado em animais que não toleram o tratamento com ITZ; todavia, não é tão eficaz quanto o ITZ no tratamento de seres humanos com histoplasmose.[44] Estudos similares em animais, citados posteriormente, indicam que o FCZ não é muito eficaz no

Tabela 58.1 Tratamento para a histoplasmose.

Fármaco[a]	Espécie	Dose[b] (mg/kg)	Via	Intervalo (horas)	Duração (meses)
Itraconazol	CG	5 a 10	VO	12 a 24	4 a 6[c]
Cetoconazol	C	10	VO	12	4 a 6
Anfotericina B[d]	CG	0,25 a 0,5	IV	48[e]	[f]

CG, tanto cão quanto gato; *C,* cão; *IV,* intravenosa; *VO,* via oral.
[a]Ver o *Formulário de fármacos*, no Apêndice, para informações adicionais.
[b]Dose por administração em intervalo especificado.
[c]Tempo mínimo; cada caso precisa ser avaliado independentemente; ver o texto. Tratar pelo menos 2 meses após a resolução dos sinais clínicos. A dose varia de acordo com a formulação, e a solução oral tem maior biodisponibilidade e é administrada em doses mais baixas (cerca de 50%). Ver o *Formulário de fármacos*, no Apêndice.
[d]Administrada em associação a um azol oral administrado concomitantemente. Ver a Tabela 55.2 e o *Formulário de fármacos*, no Apêndice, para formulações alternativas e doses de anfotericina B.
[e]Habitualmente utiliza-se o esquema de segunda-feira, quarta-feira e sexta-feira.
[f]Continuar até alcançar uma dose cumulativa de 5 a 10 mg/kg em cães e de 4 a 8 mg/kg em gatos.

tratamento da histoplasmose. O FCZ, mas não o ITZ, antagonizou a eficácia da ANB quando essas combinações foram usadas no tratamento de camundongos com histoplasmose disseminada.[39] Em camundongos com meningite experimental por *Histoplasma*, a monoterapia com FCZ e a terapia combinada com ANB e FCZ foram menos eficazes em comparação com a monoterapia com ANB.[28] Por conseguinte, o FCZ não é recomendado, em lugar da ANB ou do ITZ, para o tratamento da histoplasmose. O ITZ tem sido eficaz no tratamento da histoplasmose do SNC em seres humanos que não responderam ao tratamento com ANB e FCZ.[1] O ITZ é mais ativo do que o FCZ contra *H. capsulatum in vitro,* que corresponde a sua eficiência *in vivo* superior. Embora as concentrações de ITZ no LCS sejam insignificantes, as concentrações no tecido do SNC ultrapassam as do plasma e podem explicar os benefícios desse fármaco no tratamento das micoses do SNC.

O cetoconazol, o primeiro agente antifúngico azol oral licenciado, tem menor potência contra *Histoplasma* e maior toxicidade relativa em comparação com o ITZ e o FCZ. Por essas razões, não é recomendado como tratamento de primeira escolha, a não ser que o aspecto financeiro seja fator limitante. Ver *Formulário de fármacos,* no Apêndice, para informações mais detalhadas.

O voriconazol mostra-se ativo contra *Histoplasma* e penetra no LCS, de modo que o seu uso é considerado no tratamento da infecção do SNC. O posaconazol (SCH 56592) é um triazol mais recente, estruturalmente relacionado com o ITZ. Foi constatado ser altamente eficaz em comparação com a ANB ou o ITZ no tratamento de camundongos imunossuprimidos com histoplasmose disseminada.[15]

A capacidade de tratar com eficácia animais com histoplasmose melhorou significativamente, devido à disponibilidade de fármacos antifúngicos azóis seguros e eficazes por via oral. Cães e gatos com histoplasmose pulmonar apresentam prognóstico satisfatório a excelente. O prognóstico para animais com histoplasmose disseminada é razoável a satisfatório, dependendo da gravidade do comprometimento fúngico. As áreas infectadas pelo *Histoplasma* de tratamento mais difícil consistem nas infecções do SNC, oculares, ósseas e do epidídimo. Para as infecções do epidídimo, aconselha-se a orquiectomia. Para as outras infecções, é necessário o tratamento antifúngico prolongado, embora o prognóstico quanto à recuperação completa seja reservado. O prognóstico para recuperação da visão depende da gravidade da lesão retiniana antes do controle da infecção.[24,36]

Fármacos anti-inflamatórios

A infecção potencialmente fatal com histoplasmose é causada pela rápida proliferação dos microrganismos em muitos tecidos, incluindo os pulmões, e pela obstrução crônica das vias respiratórias por linfadenomegalia hilar. Os glicocorticoides têm sido usados no tratamento de seres humanos com doença inflamatória ativa e obstrução crônica das vias respiratórias. Os sinais clínicos e a obstrução das vias respiratórias associada à linfadenomegalia hilar regrediram mais rapidamente em cães tratados com glicocorticoides, com ou sem quimioterapia antifúngica.[59] A tosse diminuiu mais rapidamente, e os animais tratados com glicocorticoides tiveram melhora no bem-estar geral. Foi observada melhora clínica dentro do período médio de menos de 1 semana, 2,6 semanas e 8,8 semanas em cães com suspeita de histoplasmose pulmonar crônica tratada, respectivamente, com glicocorticoides, glicocorticoides e agentes antifúngicos e antifúngicos isoladamente. Os cães eram incluídos no estudo quando apresentavam anticorpos séricos contra *H. capsulatum* e indicações de obstrução das vias respira-

tórias na radiografia de tórax e broncoscopia. Eram excluídos do estudo quando existiam evidências de histoplasmose disseminada ou ativa (microrganismos isolados em amostras citológicas ou de biopsia) ou de outra doença atual. Nenhum dos cães tratados com glicocorticoides apresentou agravamento ou disseminação da doença em consequência do tratamento com glicocorticoides. A prednisona foi usada na dose de 2 mg/kg por via oral, administrada a cada 24 h, a 2 mg/kg por via oral, a cada 12 h. O tratamento foi mantido durante o período médio de 6,5 semanas, com redução gradual da dose.[59] Em geral, os glicocorticoides não são recomendados para o tratamento da histoplasmose ativa em seres humanos ou animais, visto que esses fármacos provavelmente induzam imunossupressão e disseminação da infecção.

Imunoestimulantes

A interferona (IFN)-γ tem sido administrada isoladamente ou em associação a um esquema subótimo de ANB no tratamento da histoplasmose disseminada experimental em camundongos.[11] A IFN-γ isoladamente administrada por via subcutânea após a infecção prolongou a sobrevida em comparação com controles não tratados, e esquemas combinados de ANB e IFN-γ reduziram a carga fúngica em órgãos, em comparação com ambos os fármacos isoladamente. Para informações mais detalhadas sobre a IFN-γ, ver *Formulário de fármacos,* no Apêndice.

Prevenção

Não se dispõe clinicamente de imunoprofilaxia eficaz para a histoplasmose. Em experimentos laboratoriais, vários constituintes extraídos da parede celular e da membrana celular do *H. capsulatum* protegem camundongos contra a infecção.[20] Uma versão recombinante genética produzida de um desses extratos, a proteína 60 do choque térmico, protege os camundongos contra a exposição a células leveduriformes.[23] A prevenção consiste em evitar a exposição a solo infectado por *Histoplasma* em áreas endêmicas. O solo contendo excrementos de aves ou de morcegos promove o crescimento de *Histoplasma* e é particularmente perigoso. Seres humanos ou animais que remexem o solo ou que se encontram em áreas de pouca ventilação, como cavernas, correm maior risco. Pode-se utilizar formol (3%) ou solução de formaldeído para a descontaminação do solo se forem identificadas pequenas fontes focais de infecção.

Considerações de saúde pública

Tanto os seres humanos quanto os animais de companhia que residem em regiões endêmicas ou que viajam para essas áreas correm risco de exposição ao *H. capsulatum.* Foi observada ocorrência de infecção concomitante de fonte comum em seres humanos e animais; todavia, à semelhança de outras micoses sistêmicas, não foi relatada a transmissão direta da histoplasmose de um animal para outro ou de um animal para seres humanos.[19,71] As culturas fúngicas com crescimento micelial de *H. capsulatum* são altamente infecciosas e devem ser manipuladas com extrema cautela. Não se deve colocar curativo em lesões cutâneas causadas por *H. capsulatum,* visto que isso pode promover o crescimento micelial.[6] As infecções por *H. capsulatum* são mais comuns em seres humanos com imunodeficiências. As infecções em seres humanos têm ocorrido após transplante de rim, obtido de doadores em regiões endêmicas, para pacientes localizados fora de áreas endêmicas.[40] Esse risco também é observado em animais de companhia.

Jane E. Sykes e Richard Malik

Etiologia

A criptococose é uma infecção fúngica importante que acomete seres humanos e animais e constitui a micose sistêmica mais comum em gatos. Acredita-se que a infecção seja adquirida a partir do ambiente, e não foi relatada a ocorrência de transmissão da doença entre indivíduos infectados. Surtos ocasionais de infecção em seres humanos e animais, como os que ocorreram na Colúmbia Britânica, Canadá, podem resultar da exposição a fontes ambientes comuns.[88,140] Tendo em vista que os gatos são mais suscetíveis à infecção do que os seres humanos, eles podem representar uma sentinela para a exposição humana.[30,31] As infecções são quase sempre observadas em animais homeotérmicos ou em aves; entretanto, houve raros relatos de sua ocorrência em animais pecilotérmicos.[109]

Hoje em dia, sabe-se que o gênero *Cryptococcus* contém pelo menos 39 espécies de leveduras variadamente encapsuladas, das quais duas causam doença com mais frequência – *Cryptococcus neoformans* e *Cryptococcus gattii. C. gattii* era anteriormente conhecido como *C. neoformans* var. *gattii.* O *Cryptococcus bacillisporus* é considerado um patógeno emergente de seres humanos imunocompetentes em regiões temperadas da América do Norte. Outras espécies, em particular *Cryptococcus laurentii* e *Cryptococcus albidus,* raramente causam doença em seres humanos, cães ou gatos,[70,84] mas podem estar emergindo em consequência de imunocomprometimento.[80] *Cryptococcus magnus* foi isolado do meato acústico externo de um gato com otite externa[69] e de um gato que apresentava massa granulomatosa acometendo o membro anterior,[132a] enquanto *C. laurentii* foi também isolado do meato acústico externo de cães.[9] A capacidade do *C. neoformans* e do *C. gattii* de crescer a 37°C pode constituir um fator na sua patogenicidade, já que outros membros do gênero exibem crescimento precário nessa temperatura.

C. neoformans e *C. gattii* são fungos basidiomicéticos dimórficos. O ciclo de vida do fungo envolve crescimento vegetativo, na forma de levedura em brotamento haploide, combinado com a capacidade de sofrer transição para uma forma filamentosa (espécie de *Filobasidiella*), também conhecida como *teleomorfo.* Os teleomorfos de *C. neoformans* e *C. gattii* são *F. neoformans* e *F. bacillisporus,* respectivamente. Existem dois tipos de acasalamento de *Cryptococcus* spp., α e **a**, sendo o tipo α muito mais prevalente em amostras ambientais e clínicas.[129] Em condições apropriadas, e em resposta a feromônios de acasalamento, esses dois tipos podem se fundir e adotar um estado filamentoso dicariótico, também conhecido como *estado perfeito.* Esse processo é seguido da produção de basídios, que consistem em pequenas estruturas especializadas, em forma de bastão, sobre as quais se formam os basidiósporos. As células do tipo α de acasalamento também podem responder a dessecação, limitação de nitrogênio e sinais de feromônios, sofrendo reprodução assexuada por meio de um processo conhecido como frutificação haploide, que também envolve filamentação e formação de esporos.[46,62,157] Isso pode explicar sua alta prevalência relativa. Acredita-se que os basidiósporos representem os propágulos infecciosos que dão origem à doença nos mamíferos.[22a,41,141,153] O acasalamento de *Cryptococcus* spp. nunca foi observado na natureza, mas pode ser demonstrado em condições laboratoriais especiais e provavelmente ocorre em determinados ambientes naturais. Diferentemente de outros fungos dimórficos, a fase de levedura do *Cryptococcus* é observada em condições laboratoriais de rotina e em tecidos de mamíferos hospedeiros. Um isolado de *C. neoformans* termossensível incomum, que não cresceria a 37°C, produziu elementos de hifas em um granuloma na passagem nasal de um gato, em cultura a 35°C.[8]

Em tecidos animais, a forma leveduriforme de *C. neoformans* e *C. gattii* é redonda a oval, com tamanho variável da cápsula de polissacarídios. A cápsula proporciona proteção contra agressões ambientais (p. ex., dessecação) e contra a resposta fagocitária do hospedeiro. *Cryptococcus* se reproduz nos tecidos, dando origem a uma ou duas células-filhas (brotos) que estão ligadas à célula-mãe por um istmo estreito. Os brotos podem se desprender quando pequenos, e, portanto, a população celular varia quanto a seu tamanho.[65]

Epidemiologia

As espécies de *Cryptococcus* têm distribuição mundial. Vários mamíferos domésticos e nativos podem ser infectados, incluindo gatos, cães, furões, cavalos, camelídeos, cabras, ovelhas, bovinos, golfinhos, aves, coalas e outros marsupiais.* Diferentemente do que ocorre em outras micoses sistêmicas, a prevalência da criptococose em gatos ultrapassa a dos cães, e, em um estudo, foi relatada incidência oito vezes maior nos gatos do que nos cães.[150]

Historicamente, foram identificados cinco sorotipos de *Cryptococcus* (A, B, C, D, AD) com base em diferenças antigênicas do polissacarídio capsular. *C. neoformans* compreende os sorotipos A e D, conhecidos como *C. neoformans* var. *grubii* e *C. neoformans* var. *neoformans,* respectivamente. Os sorotipos B e C pertencem ao *C. gattii.* Com base nos resultados de métodos de tipagem molecular, incluindo impressão (*fingerprinting*) com reação em cadeia da polimerase (PCR; do inglês, *polymerase chain reaction*), análise de polimorfismo de comprimento de fragmento amplificado e análise de polimorfismo de comprimento de fragmento de restrição dos genes da orotidina monofosfato pirofosforilase (URA5) e fosfolipase, as cepas criptocócicas no mundo inteiro foram divididas em oito tipos moleculares.[80,122] Foram também descritas outras cepas que não estão incluídas nesses grupos principais, incluindo híbridos de ocorrência natural entre *C. gattii* e *C. neoformans.* Diferenças na epidemiologia, patogenicidade, manifestações clínicas e sensibilidade a fármacos foram associadas a espécies, variedades e tipos moleculares.

C. neoformans tem distribuição mundial e infecta principalmente seres humanos imunocomprometidos, em particular pacientes com síndrome de imunodeficiência adquirida (AIDS; do inglês, *acquired*

---

*Referências 30, 31,76, 94, 96, 98, 104, 107.

immunodeficiency syndrome). Acredita-se que o nicho ambiental do *C. neoformans* seja o guano desintegrado de aves (particularmente pombos), no qual se reproduz de maneira prolífica.[65,123] Pode ser também encontrado em matéria vegetal em decomposição em buracos de certas árvores.[87] *C. neoformans* passa pelo trato gastrintestinal (GI) de pombos, porém a infecção sistêmica dessas aves é rara.[98] O guano de pombo fornece um ambiente hiperosmolar alcalino, rico em numerosos compostos contendo nitrogênio, incluindo creatinina, que favorecem o crescimento dos criptococos. Esses microrganismos podem permanecer viáveis durante pelo menos 2 anos em ambientes como pombais, onde o acúmulo de guano é protegido do ressecamento ou da luz solar. A maioria das infecções criptocócicas humanas resulta da infecção pelo *C. neoformans* var. *grubii*. *C. neoformans* é a espécie de criptococo mais comum isolada de seres humanos, cães e gatos no sudeste da Austrália, respondendo por mais de 70% das infecções.[96,104,119,125,139] Na Califórnia, a maioria dos cães com criptocose é infectada pelo *C. neoformans*, enquanto a infecção de gatos por essa espécie parece ser rara.[150]

C. gattii tem sido historicamente associado a climas tropicais e subtropicais.[42] É endêmico na Austrália, Nova Zelândia, Papua-Nova Guiné, no Sudeste Asiático, em partes da América Latina, na Califórnia (particularmente no sul), no México, no Havaí, nas Áfricas Central e do Sul e em certas partes da Europa, incluindo Áustria, Alemanha, França, Itália, Grécia e Espanha.[138,154] Desde 1999, as infecções por *C. gattii* têm sido cada vez mais identificadas em seres humanos e animais domésticos e selvagens na América do Norte, na Colúmbia Britânica, particularmente na Ilha de Vancouver e no noroeste do Pacífico.* Essas infecções têm ocorrido em seres humanos em taxa maior do que a observada em áreas do mundo onde *C. gattii* é endêmico.[92] Nessas zonas[30,31] foram identificadas áreas de nicho para *C. gattii*, caracterizadas por baixas elevações e temperaturas diárias médias acima do ponto de congelamento no inverno, e a proximidade de áreas com distúrbio do solo representou um fator de risco para cães e gatos.[40] Os principais tipos moleculares identificados nessa epidemia foram VGIIa e, em grau bem menor, VGIIb. No norte da Califórnia a maioria dos gatos foi infectada por *C. gattii* VGIII, porém os subtipos moleculares VGIIa e VGIIb também foram identificados em cães e gatos da Califórnia.[150] Por outro lado, a prevalência da infecção por *C. gattii* é menor em gatos do sudeste da Austrália, e a maioria dos isolados de *C. gattii* pertence ao tipo VGI, com predomínio do VGII no sudoeste da Austrália e Território do Norte.[22,107] *C. gattii* VGI na Austrália está exclusivamente associado a matéria vegetal morta em buracos de eucaliptos.[42,78] O tipo VGI também é encontrado em países para os quais foram exportados eucaliptos da Austrália. O nicho ecológico do VGII na Austrália não está bem definido. Na Colúmbia Britânica, Canadá, o microrganismo é consistentemente encontrado na casca de árvores vivas (carvalho [*Quercus guarryana*], bordo, cedro e pinheiro) e no ar, porém também foi encontrado na água doce e água do mar.[4,30,31,88]

No leste da Austrália, cerca de 20 a 30% dos casos de criptococose humana são causados por *C. gattii*,[119,125,139] com porcentagem semelhante em gatos e cães, ao passo que, no oeste da Austrália, aproximadamente 50% dos gatos e cães são infectados por *C. gattii*.[107] Animais em ambientes rurais tendem a ser infectados pelo *C. gattii*, presumivelmente em virtude da exposição aumentada a matéria de eucaliptos, e todos os casos descritos em coalas foram atribuídos ao *C. gattii*, predominantemente VGI. Na Califórnia as infecções *C. gattii* parecem ser raras em cães, enquanto são comuns em gatos.[150]

Diferentemente do *C. neoformans*, o *C. gattii* infecta principalmente indivíduos saudáveis nos demais aspectos,[119,139] embora infecções em indivíduos imunossuprimidos também tenham sido relata-

das.[26] É interessante observar que os coalas atuam como hospedeiro sentinela para a infecção, e, ao mesmo tempo, esses animais parecem ser capazes de amplificar o número de criptococos em determinados ambientes.[78]

Embora a via natural de aquisição da infecção seja habitualmente por inalação, a transmissão também pode ocorrer por meio de inoculação parenteral experimental de animais.[112,114] Foi documentada a transmissão inadvertida da infecção por meio de transplante de órgãos.[1a] Ocorreram lesões cutâneas localizadas em gatos com infecção natural, na região da suposta inoculação dérmica (ver discussão sobre lesões cutâneas em gatos, em *Achados clínicos*).

Patogenia

O modo exato de infecção ainda não foi comprovado, porém a via mais provável é por inalação de microrganismos transportados pelo ar, como basidiósporos ou células leveduriformes dessecadas por exposição ambiental. Com base no pequeno tamanho dos propágulos infecciosos, acredita-se que o pulmão seja o principal local de infecção nos seres humanos. Foram isolados criptococos secos e precariamente encapsulados, pequenos o suficiente para o seu depósito alveolar, do guano de pombos e do solo. O comprometimento clínico é incomum em cães e gatos, embora possam ser detectadas lesões em radiografias e tomografia computadorizada (TC) de tórax, ou na necropsia. Em gatos, cães, coalas e aves psitacíneas, a cavidade nasal por vezes é o principal local de infecção. *C. neoformans* var. *grubii* demonstrou ser um colonizador transitório da mucosa nasal de gatos, cães e coalas na Austrália,[76,105] enquanto *C. gattii* pode ser isolado em números suficientes e com frequência bastante para ser considerado como parte da flora sinonasal normal de coalas em certos ambientes.[76] Estudos realizados em coalas mostraram que a infecção subclínica autolimitada é comum, com invasão limitada, formação de granulomas e erradicação ou contenção bem-sucedida dos microrganismos.[76] A colonização assintomática da cavidade nasal pode ser seguida do desenvolvimento de rinite micótica em alguns cães e gatos, mas não em todos eles, enquanto outros por vezes desenvolvem testes positivos para o antígeno criptocócico se não houver doença.[37,38] Todavia, a disseminação hematogênica pode levar a um certo comprometimento da cavidade nasal, visto que a injeção intracarotídea de *C. neoformans* em gatos foi acompanhada do aparecimento de lesões na ponte do nariz.

A patogenia da criptococose depende do tamanho do inóculo, da virulência da cepa criptocócica e do estado de defesa do hospedeiro. *Cryptococcus* tem vários fatores de virulência, incluindo a sua cápsula de polissacarídio, melanina, manitol, lacase e outras enzimas, como fosfolipase e superóxido dismutase. O microrganismo foi apropriadamente descrito como "um assassino vestindo um casaco de açúcar com genes planejadores."[130] Associada à capacidade de crescer na temperatura corporal dos mamíferos, a existência de uma cápsula e as enzimas lacase e fosfolipase produzidas por *C. neoformans* e *C. gattii* provavelmente contribuem para a maior patogenicidade dessas espécies, em comparação com outras espécies de *Cryptococcus*.[27,129] Após infecção do hospedeiro por *Cryptococcus*, a cápsula aumenta. A cápsula é composta de glicuronoxilomanana, que apresenta carga elétrica altamente negativa. O polissacarídio capsular é continuamente liberado no líquido extracelular do hospedeiro, incluindo líquido cerebrospinal (LCS) e sangue, onde circula por um prolongado período. Embora a cápsula possa ser quimiotática para os neutrófilos, ela também inibe a fagocitose por meio de sua carga negativa e bloqueio da interação da porção Fc dos anticorpos ligados aos receptores dos fagócitos do hospedeiro. Interfere também na migração dos leucócitos da corrente sanguínea para os tecidos infectados, fazendo com que liberem a selectina. Além disso, pode causar depleção do

---

*Referências 5, 21, 30, 31, 47, 140.

complemento e inibir diretamente as respostas das células T,[160] com desvio da resposta imune Th1 para Th2. Os membros do complexo *C. neoformans* também podem sofrer mudança fenotípica, caracterizada por alterações estáveis na composição de esterol e estrutura de glicuronoxilomanana da membrana.[67] Isso possibilita a permanência do microrganismo no hospedeiro ao minimizar a resposta inflamatória.

Uma vez estabelecida a infecção no pulmão, acredita-se que o microrganismo sofra disseminação hematogênica por meio dos macrófagos para outros locais, particularmente o sistema nervoso central (SNC). No SNC, *C. neoformans* atravessa o endotélio capilar ao ser transportado dentro dos macrófagos infectados depositados, ou sofre exocitose no lúmen capilar com transcitose, em que o microrganismo livre cruza as células endoteliais capilares e penetra no parênquima cerebral.[23] O período de incubação pode variar de 2 a 13 meses ou mais.[48,49,91] Foi constatado que os seres humanos são colonizados por *C. neoformans* var. *grubii* bem antes de apresentar doença clínica. Podem ocorrer exposição e infecção autolimitada em alguns indivíduos, com reativação dos criptococos viáveis em focos granulomatosos residuais em meses ou anos. Por esse motivo, é possível obter de animais ou seres humanos infectados que residem em regiões não endêmicas uma história de viagem para áreas onde certos tipos de *Cryptococcus* são endêmicos. Em animais com comprometimento da cavidade nasal pode ocorrer extensão da infecção para o cérebro após osteomielite da lâmina cribriforme, nos bulbos olfatórios e trato olfatório ou osteomielite da parede ventral do seio frontal, com consequente desenvolvimento de meningoencefalite. Foi também documentado o comprometimento da orelha média.[6]

A disseminação da infecção para o olho, seja ao longo dos nervos ópticos a partir do cérebro ou em consequência de disseminação hematogênica, pode resultar em neurite óptica e retinite criptocócicas concomitantes. Tipicamente, a infecção sofre disseminação caudal nas meninges, ao longo do assoalho da abóbada craniana. Em consequência, pode ocorrer desenvolvimento de múltiplas anormalidades dos nervos cranianos, particularmente em cães. A infecção também pode se disseminar pelo LCS até outras superfícies do SNC, como as faces dorsais do cérebro, bem como para fora do forame magno, ao longo da medula espinal. O antígeno criptocócico tem sido identificado persistentemente no LCS poucos dias após inoculação parenteral experimental de gatos com *C. neoformans*.[112]

O comprometimento cutâneo multifocal observado em gatos e cães reflete a disseminação hematogênica a partir do local de infecção primária, assim como lesões no osso (p. ex., dedos) ou tecidos moles periarticulares.[148] Em alguns gatos a infecção dissemina-se para os linfonodos mandibulares, presumivelmente por meio dos vasos linfáticos da cavidade nasal. Foi também relatada a ocorrência de criptococose GI, com comprometimento de segmentos do intestino, linfonodos mesentéricos, estômago, pâncreas e outros órgãos intra-abdominais.[94,97,150]

Pode ocorrer criptococose em indivíduos sadios ou imunodeficientes, embora aqueles com deficiência de células T sejam mais comumente infectados. Embora a AIDS seja a imunodeficiência subjacente mais comum, as neoplasias malignas, a quimioterapia, a terapia com agentes imunossupressores, o diabetes melito ou a sarcoidose representam outras condições predisponentes possíveis.[139] Em comunidades metropolitanas, cerca de 10% dos pacientes com vírus da imunodeficiência humana (HIV; do inglês, *human immunodeficiency virus*)/AIDS tendem a desenvolver criptococose se não for instituída terapia antirretroviral altamente eficaz.[29] A meningite grave e as infecções disseminadas são comuns em pacientes imunodeficientes. Quando ocorre doença em pacientes imunocompetentes, ela frequentemente se caracteriza por apresentar lesões expansivas granulomatosas intracranianas ou pulmonares (criptococomas).

Como o *C. gattii* tende a infectar hospedeiros imunocompetentes, os criptococomas são mais comuns em pacientes infectados por *C. gattii* do que naqueles infectados por *C. neoformans*.[119,139]

Não existe nenhuma predisposição quanto ao sexo em gatos e cães. A faixa etária dos gatos acometidos é ampla,[104] embora gatos adultos jovens (2 a 3 anos de idade) pareçam correr risco aumentado. A criptococose é uma doença que acomete predominantemente cães adultos jovens, e mais de 50% dos cães têm menos de 4 anos por ocasião do diagnóstico.[96,107] Em um estudo a idade mediana dos gatos foi de 6 anos, e a dos cães, de 4 anos.[150]

A maioria dos gatos com criptococose não apresenta doença imunossupressora subjacente identificável. Foi sugerido que as infecções pelo vírus da leucemia felina (FeLV; do inglês, *feline leukemia virus*) e pelo vírus da imunodeficiência felina (FIV; do inglês, *feline immunodeficiency virus*) predisponham os gatos ao desenvolvimento de criptococose. Entretanto, a prevalência da infecção por retrovírus em populações de gatos com criptococose não parece diferir significativamente da observada em populações de gatos sem criptococose.[104,150,155] Os gatos coinfectados pelo FeLV respondem mais lentamente ou não respondem ao tratamento e tendem mais a sofrer recidivas.[65,66] As contagens de leucócitos e dos subgrupos de linfócitos foram iguais em gatos com criptococose que apresentaram resultados positivos ou negativos na pesquisa de anticorpos anti-FIV. Em um estudo, o estado de FIV positivo não indicou prognóstico desfavorável.[155] Muitos gatos com criptococose que também apresentavam resultados positivos no teste do FIV foram curados da infecção fúngica e não tiveram recidiva, apesar da interrupção do tratamento. Em certas ocasiões, relata-se a ocorrência de criptococose em gatos submetidos a terapia imunossupressora ou quimioterapia para neoplasia maligna.[68,150] Foi também relatado o desenvolvimento de criptococose pouco antes do diagnóstico de neoplasia maligna franca, consistindo frequentemente em linfoma.[93,161] Foram descritas infecções oportunistas concomitantes, como toxoplasmose ou aelurostrongilose em outros gatos, sugerindo uma imunodeficiência subjacente.[3,90,150] O tratamento inadvertido de cães e gatos infectados por *Cryptococcus* spp. com glicocorticoides pode ser seguido do desenvolvimento de doença disseminada, incluindo comprometimento do SNC.

É possível que fatores genéticos estejam envolvidos na predisposição ao desenvolvimento de criptococose. Gatos das raças Siamês (Figura 59.1), Birmanês e Ragdoll demonstraram ter predisposição em estudos conduzidos na Austrália, porém não foi constatado que eles correm risco na Califórnia.[125,150] A predisposição em raças também exibiu uma variação geográfica, com predisposição no Pastor-alemão, Dobermann Pinscher e cão dinamarquês na Austrália, com forte predisposição no Cocker Spaniel americano nos EUA, com uma razão de possibilidades de 16.* Nos cães, as doenças imunossupressoras, como a erliquiose, têm sido associadas à criptococose. Assim como os gatos, alguns cães apresentam evidências de infecções oportunistas concomitantes, como neosporose ou infecção pelo papilomavírus.[150] Todavia, a maioria dos cães não tem nenhuma evidência de doença imunossupressora óbvia.[10]

Raramente foi relatada a ocorrência de criptococose cutânea primária em seres humanos, que se manifesta habitualmente em indivíduos imunocompetentes na forma de lesão cutânea solitária em áreas desnudas.[121] Foi constatada a existência do *C. neoformans* sobre a pele de seres humanos sadios sem infecção. A participação em atividades ao ar livre ou a exposição aos excrementos de aves constitui um fator de risco. Raramente podem-se observar casos em gatos, possivelmente após lesões por arranhadura de gatos contaminados.[103] Foi também relatada a ocorrência de comprometimento cutâneo localizado em furões.[94]

___

*Referências 10, 65, 78b, 96, 104, 107, 150.

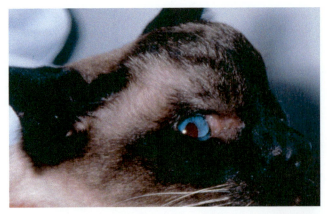

Figura 59.1 Gato Siamês com infecção invasiva da cavidade nasal por *C. neoformans* de longa duração. A infecção penetrou nos ossos sobre a cavidade nasal, e a ponte do nariz e a testa do animal estão acentuadamente tumefatas. Na cirurgia foi constatado que essa tumefação subcutânea consistia quase exclusivamente em criptococos, e não em tecido do hospedeiro. (Cortesia de R. Malik, University of Sydney, Sidney, Austrália.)

Achados clínicos

Gatos

A criptococose com frequência é uma infecção crônica, que causa apatia e perda de peso devido ao apetite precário. Febre é extremamente rara nos gatos acometidos. Os sinais das vias respiratórias superiores são mais comuns e consistem em espirros, coriza e secreção nasal mucopurulenta, serosa ou hemorrágica, que é unilateral ou bilateral. Os sinais são habitualmente crônicos, e, em alguns casos, observa-se massa semelhante a um pólipo na narina (Figura 59.2). Em outros casos, verifica-se uma tumefação subcutânea firme ou flutuante sobre a ponte do nariz (ver Figuras 59.1 e 59.2). Essas tumefações também podem se localizar sobre o seio frontal e comunicar-se com ele, e a palpação das lesões por vezes revela crepitação devido ao enfisema subcutâneo. Os gatos com criptococose nasofaríngea desenvolvem estertores, dispneia inspiratória, tendência a usar a respiração pela boca e, em certas ocasiões, otite média.[63,99] Linfadenomegalia mandibular pode ser evidente, e, em certas ocasiões, desenvolvem-se lesões ulceradas ou proliferativas na cavidade bucal. É possível que a TC da cavidade nasal de gatos acometidos revele opacificação de tecidos moles e líquido da cavidade nasal e do seio frontal, lesões expansivas perifericamente contrastadas do plano nasal e lise associada dos ossos nasais ou da lâmina cribriforme.[71]

Os sinais das vias respiratórias inferiores são incomuns a raros em gatos e incluem taquipneia ou tosse crônica. Com frequência as radiografias de tórax são normais, embora possa haver infiltrados intersticiais a alveolares ou pequenas lesões nodulares. Em certas ocasiões são observados grandes nódulos pulmonares, linfadenomegalia hilar, granuloma mediastinal ou derrame pleural.[65,150]

Os sinais neurológicos associados à infecção criptocócica em gatos variam, dependendo da localização das lesões dentro ou ao redor do SNC. Os sinais comuns incluem obnubilação, alterações no temperamento e comportamento bizarro, hiperestesia, contrações ou tremores, convulsões, deslocamento em círculos, pressão na cabeça, ataxia, paresia, inclinação da cabeça e outros sinais vestibulares, anosmia e cegueira. Esses sinais podem surgir individualmente ou em associação a outros achados físicos e por vezes resultam da existência de criptococomas semelhantes a massas ou meningoencefalomielite. Nos seres humanos, a criptococose cerebral com frequência está associada a elevação da pressão intracraniana,[119] e o mesmo provavelmente ocorre em gatos e cães. Os achados na ressonância magnética incluem lesões expansivas contrastadas isoladas ou mul-

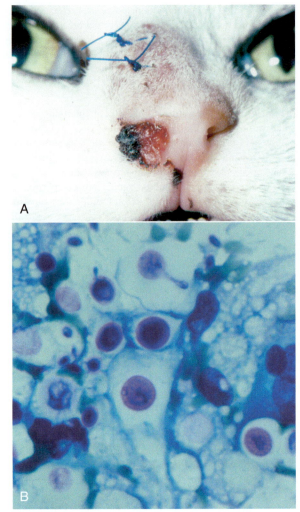

Figura 59.2 A. Gato Doméstico de Pelo Curto com rinite criptocócica invasiva que se disseminou, acometendo os tecidos subcutâneos no lado do nariz. O gato teve tratamento bem-sucedido com desbridamento cirúrgico da lesão e ciclo prolongado de fluconazol. **B.** O exame citológico revela leveduras encapsuladas, com brotamento de colo estreito em um esfregaço corado por variante para fungos do corante de Romanowsky. (Cortesia de R. Malik, University of Sydney, Sidney, Austrália.)

tifocais, que tendem a ser hiperintensas nas imagens ponderadas em T_2 e isointensas nas imagens ponderadas em T_1, bem como alterações indicadoras de meningite.[142]

Observa-se o desenvolvimento de anormalidades oculares em até um terço dos gatos acometidos, constituindo quase sempre um marcador de comprometimento do SNC (Figura 59.3). As anormalidades ao exame de fundo de olho podem incluir coriorretinite granulomatosa, descolamento exsudativo da retina, sinais compatíveis com neurite óptica, papiledema e hemorragia da retina (ver *Micoses sistêmicas de cães e gatos,* no Capítulo 92). Menos frequentemente, observa-se uveíte anterior. As lesões oculares graves podem resultar em cegueira periférica, com pupilas dilatadas e não reativas.

As lesões cutâneas são comuns em gatos com criptococose, particularmente com massas de tecido mole nodulares, solitárias ou múltiplas, localizadas na ponte do nariz (ver Figura 59.2 A). As lesões cutâneas multifocais são o resultado de disseminação hematogênica; consistem em pápulas e nódulos, que são flutuantes a firmes e cujo diâmetro varia de um a vários centímetros. Algumas lesões podem ulcerar, deixando uma superfície em carne viva com exsudato seroso (Figura 59.4). É possível que algumas lesões cutâneas localizadas resultem de inoculação direta de propágulos (p. ex., após arranhadura de gato; Figura 59.5).

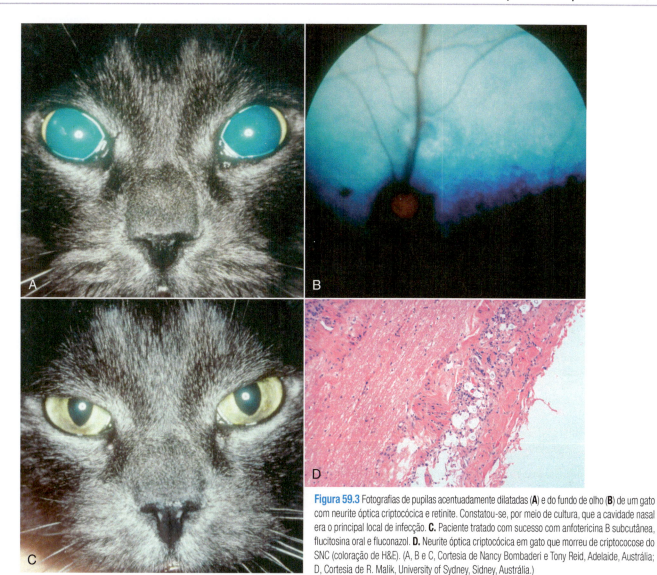

Figura 59.3 Fotografias de pupilas acentuadamente dilatadas (**A**) e do fundo de olho (**B**) de um gato com neurite óptica criptocócica e retinite. Constatou-se, por meio de cultura, que a cavidade nasal era o principal local de infecção. **C.** Paciente tratado com sucesso com anfotericina B subcutânea, flucitosina oral e fluconazol. **D.** Neurite óptica criptocócica em gato que morreu de criptococose do SNC (coloração de H&E). (A, B e C, Cortesia de Nancy Bombaderi e Tony Reid, Adelaide, Austrália; D, Cortesia de R. Malik, University of Sydney, Sidney, Austrália.)

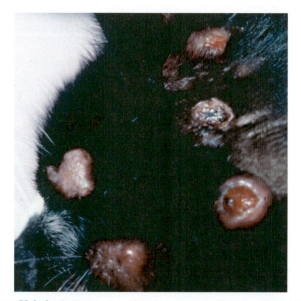

Figura 59.4 Infecção disseminada por *C. neoformans* em gato FIV-positivo. Vários nódulos cutâneos, dos quais alguns sofreram ulceração, são evidentes na cabeça e no tronco. Foi demonstrado ser a cavidade nasal o local de infecção primária. Esse gato teve tratamento bem-sucedido com ciclo prolongado de fluconazol. (Cortesia de R. Malik, University of Sydney, Sidney, Austrália.)

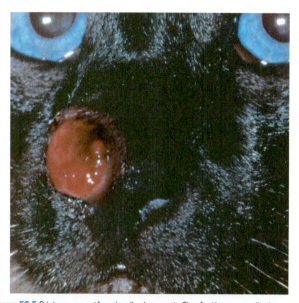

Figura 59.5 Criptococose cutânea localizada em gato Siamês. Houve suspeita de que essa lesão tenha resultado da inoculação de numerosos propágulos infecciosos de *C. neoformans* após lesão por arranhadura de gato. O gato não apresentou sinais nasais concomitantes e respondeu rapidamente a um ciclo de fluconazol de curta duração. (Cortesia de R. Malik, University of Sydney, Sidney, Austrália.)

Gatos com doença disseminada também podem apresentar aumento dos linfonodos torácicos ou abdominais. Por vezes, o comprometimento renal é acompanhado de lesões expansivas isoecoicas a hipoecoicas na ultrassonografia, com ou sem insuficiência renal associada. Essas lesões podem acometer a pelve renal. Alguns gatos com comprometimento renal não apresentam alterações demonstráveis na ultrassonografia.[150] É possível que as glândulas salivares, a tireoide, o baço e o fígado também sejam comprometidos. Em um estudo, mais de 80% dos casos não tiveram achados significativos com base na ultrassonografia do abdome. Outros sinais relatados incluem linfadenomegalia periférica (não associada a lesões cutâneas e frequentemente assimétrica), claudicação devido à osteomielite ou artrite criptocócica e dedos tumefatos.[65,85] Um gato com comprometimento do sistema urinário apresentou sinais do trato urinário inferior.[25]

Cães

Ao contrário dos gatos, os cães frequentemente desenvolvem doença disseminada grave. Em um estudo, 80% dos cães apresentaram comprometimento de vários locais anatômicos, e 50% tiveram comprometimento de locais atípicos (*i. e.*, locais diferentes da cavidade nasal, pele, pulmões, linfonodos, rins, olhos e SNC).[150] Os achados inespecíficos comuns incluem perda de peso, letargia e inapetência. Os cães também podem apresentar sinais relacionados com o comprometimento gastrintestinal ou pancreático.

Os principais sistemas orgânicos acometidos pela criptococose canina incluem SNC, olhos, sistema urinário e cavidade nasal. Foram constatados sinais neurológicos em dois terços dos cães em um estudo conduzido na Califórnia.[150] Tipicamente os sinais do SNC são multifocais, causados por meningite e meningoencefalomielite progressiva e incluem obnubilação, inclinação da cabeça, nistagmo, anisocoria, paralisia facial, paresia, paraplegia, tetraplegia (habitualmente neurônio motor superior), ataxia, deslocamento em círculos, convulsões, contrações, relutância em abrir a boca e, em geral, hiperestesia cervical.[10,11] Alguns cães exibem sinais que se assemelham aos da protrusão de disco cervical. As anormalidades oculares mais comuns são coriorretinite, sinais compatíveis com neurite óptica, papiledema e descolamento da retina, que podem estar associadas a pupilas dilatadas e cegueira. Em certas ocasiões ocorre desenvolvimento de uveíte anterior, bem como tumefação periorbitária e conjuntivite criptocócica. A ressonância magnética pode revelar alterações sugestivas de meningite difusa e/ou meningoencefalite multifocal, lesões expansivas com edema associado e dilatação ventricular (Figura 59.6).

A rinossinusite da criptococose pode ser subclínica; por conseguinte, é possível subestimar sua prevalência, já que com frequência os sinais respiratórios não são relatados em cães que apresentam sinais neurológicos manifestos.[96,150] Todavia, os cães também podem apresentar espirros, secreção nasal mucopurulenta ou evidências de lesão expansiva intranasal. Os achados na TC incluem lesões expansivas perifericamente contrastadas nos seios frontais, parte caudal da cavidade nasal ou nasofaringe ou espaço retrobulbar e alterações compatíveis com osteomielite do crânio.

O comprometimento cutâneo é, como no gato, um marcador de doença disseminada, embora seja incomum em cães. As lesões cutâneas consistem em pápulas, nódulos ou úlceras que podem acometer qualquer parte do tegumento, nariz, língua, gengivas, palato duro, lábios ou leitos ungueais. Alguns cães desenvolvem febre, embora seja tipicamente baixa.

Como no caso do gato, o comprometimento das vias respiratórias inferiores raramente é detectado *ante mortem*. Todavia, 50% dos cães submetidos a necropsia apresentam comprometimento das vias respiratórias inferiores.[150] As alterações nas radiografias de tórax, quando existentes, assemelham-se às descritas nos gatos, embora as lesões nodulares sejam menos comuns, enquanto a linfadenopatia hilar e o derrame pleural micótico podem ser mais frequentes. Os

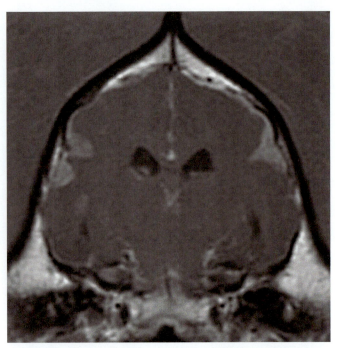

Figura 59.6 Imagem T1 contrastada adquirida no plano transversal na altura do tálamo. Observa-se o contraste meníngeo difuso e intenso. A extensão do realce nos sulcos indica acometimento da pia-máter, bem como da aracnoide/dura-máter. O nervo mandibular direito, ramo do nervo trigêmeo, está levemente aumentado e contrastado em maior grau do que o ramo contralateral, sugerindo o acometimento desse nervo também. (Cortesia de E. Wisner, University of California, Davis, Davis, CA.)

achados na ultrassonografia incluem linfadenomegalia intra-abdominal, espessamento multifocal gástrico e do intestino delgado em cães com comprometimento GI, alterações sugestivas de pancreatite, lesões expansivas renais e ascite.[150]

Os sinais clínicos menos comuns são claudicação causada por lesões ósseas líticas ou comprometimento articular e linfadenomegalia periférica. O Boxe 59.1 fornece um resumo das anormalidades clínicas associadas à criptococose em cães e gatos.

Diagnóstico

Achados clinicolaboratoriais

As alterações no hemograma e na bioquímica de animais com criptococose são geralmente inespecíficas. Os achados mais comuns relatados incluem anemia arregenerativa leve a moderada; leucocitose, frequentemente com monocitose; e eosinofilia. Os cães com doença disseminada grave por vezes apresentam neutrofilia acentuada, com desvio para a esquerda. O perfil bioquímico do soro pode refletir o comprometimento orgânico específico em pacientes com doença disseminada.

O LCS em pacientes com sinais neurológicos pode apresentar concentração elevada de proteína (habitualmente entre 10 e 140 mg/dℓ em gatos, mas é possível que alcance várias centenas ou, raramente, mais de 1.000 mg/dℓ em cães). As contagens de leucócitos podem variar de 2 a mais de 1.000 células/$\mu\ell$, com média de 300 células/$\mu\ell$. Em geral verifica-se pleocitose celular mista, em que os neutrófilos ou grandes células mononucleares com frequência ultrapassam o número dos outros tipos celulares. Raramente, ocorre pleocitose eosinofílica pronunciada em cães.[158]

Coleta de amostras

Na maioria das condições anteriormente mencionadas, o diagnóstico definitivo é direto e baseia-se na obtenção de amostras de tecido representativas para exame citológico, cultura e, em certas ocasiões,

Boxe 59.1   Problemas clínicos em gatos e cães com criptococose

Cavidade nasal
Rinite (espirros, secreção nasal), sinusite frontal, doença sinona-sal causando deformidade, doença do plano nasal, obstrução ou disfunção nasofaríngea

Pulmões e cavidade torácica
Nódulos (solitários ou múltiplos), infiltrados intersticiais (miliares) ou alveolares (macios), linfadenomegalia mediastinal, linfadeno-megalia hilar, derrame pleural

Sistema nervoso central
Meningoencefalomielite, criptococomas do encéfalo ou da medula espinal, aumento da pressão intracraniana, hidrocefalia

Pele e tecidos subcutâneos
Pápulas, nódulos, abscessos subcutâneos, lesões com drena-gem, úlceras, tumefações dos dedos, linfadenomegalia periférica

Olhos
Papiledema, coriorretinite, neurite óptica, uveíte (miose, reação aquosa, hipópio), endoftalmite, pan-oftalmite

Trato geniturinário
Prostatite (prostatomegalia, disúria), abscessos renais, infecção da parede vesical, cultura de urina positiva

Osso e articulações
Lesões osteolíticas, artrite

Coração
Miocardite, pericardite

Trato gastrintestinal
Glossite (tumefação da língua, ulceração; gengivite; lesões no estômago, no intestino delgado e no ceco); hepatite; linfadeno-megalia mesentérica; peritonite, pancreatite

Endócrinos
Tireoidite, granulomas das adrenais

Musculoesqueléticos
Doença da orelha média, artrite, osteomielite

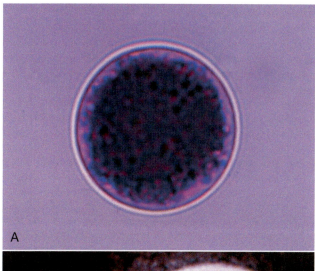

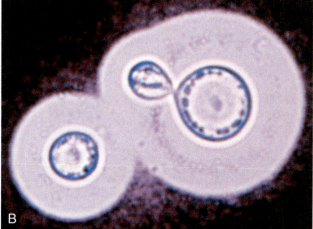

Figura 59.7 A. Coloração do LCS pelo novo azul de metileno mostrando a estrutura interna do *C. neoformans* (1.000×). **B.** Preparação com tinta nanquim da mesma amostra de LCS com dois microrganismos. Um deles apresenta brotamento característico (1.000×). (Fotografias de Craig Greene © 2004 University of Georgia Research Foundation Inc.)

histopatologia.[34] As amostras adequadas podem incluir *swabs* nasais, lavado nasal, aspirado com agulha de lesões expansivas ou linfono-dos aumentados, amostras de lavado broncoalveolar, líquido pleural, LCS e urina. Em um cão com comprometimento retal, o microrga-nismo foi identificado por meio de exame citológico de esfregaços de fezes.[53] É possível estabelecer o diagnóstico definitivo de criptococose pela cultura e identificação do microrganismo por um laboratório respeitável. Todavia, é possível obter um alto índice de suspeita de criptococose pela identificação de leveduras em brotamento de base estreita, encapsuladas e características em esfregaços citológicos ou cortes histopatológicos.

Achados citológicos

O exame citológico pode ser realizado em aspirados, líquidos orgâni-cos ou esfregaços por impressão de amostras de biopsia. Os corantes do tipo Romanowsky (Giemsa e Wright), o novo azul de metileno e o corante de Gram são todos satisfatórios para o estabelecimento do diagnóstico citológico. Há corantes comerciais simples e confiáveis (Figura 59.7 A). Na coloração de Gram o microrganismo retém o cris-tal violeta, enquanto a cápsula adquire coloração ligeiramente rosada com a safranina. Com frequência, o microrganismo é mais facilmente observado em baixo aumento (×10). Historicamente, a tinta nanquim tem sido usada para o exame do LCS à procura de criptococos, que

aparecem não corados, com o seu contorno contra um fundo negro; esse método é ainda utilizado no diagnóstico das infecções criptocóci-cas humanas (ver Figura 59.7 B).[129] Entretanto, é necessário ter muita experiência para utilizar esse método, visto que os linfócitos e as gotí-culas de lipídios são facilmente confundidas com o microrganismo. As leveduras são mais bem demonstradas em amostras de LCS utili-zando-se preparações citocentrifugadas e coradas, combinadas com cultura. A coleta de LCS em cães e gatos com suspeita de criptococose só deve ser realizada quando necessário (ver *Sorologia*, adiante).

O exame citológico de exsudatos nasais ou cutâneos, massas ou líquido ocular quase sempre demonstra os microrganismos, quando existentes. Algumas vezes, os microrganismos existem em número tão pequeno no LCS que o exame citológico dessa amostra fornece resultados falso-negativos. Deve-se examinar uma amostra do sedimento urinário utilizando citologia após concentração por centrifugação, pois muitos cães e alguns gatos apresentam compro-metimento subclínico dos rins ou da bexiga.[65,150] Embora o exame citológico seja rápido e sensível, os resultados negativos não elimi-nam a possibilidade de criptococose. Os microrganismos pouco encapsulados podem passar despercebidos, a não ser que estejam em grande número; se houver um índice suficiente de suspeita, indica-se a realização de outros exames diagnósticos. Em geral, os criptococos são identificados por exame citológico do LCS em apenas 40 a 70% dos pacientes humanos e 60 a 80% dos pacientes veterinários.[116,150]

Biopsia tecidual

Devido à rapidez e à sensibilidade da avaliação citológica, devem-se obter sempre esfregaços por impressão a partir de amostras de biopsia com suspeita de infecção. Se não for observado nenhum microrganismo, parte da amostra poderá ser usada para cultura, e o restante poderá ser processado para histopatologia de rotina. Em cortes corados pela hematoxilina e eosina o microrganismo aparece como um corpúsculo redondo a oval, eosinofílico e pálido, circundado por um halo claro (a cápsula não corada). O microrganismo é mais facilmente observado com ácido periódico Schiff, prata-metenamina ou corante de Fontana-Masson, embora a cápsula ainda não fique bem corada com esses métodos. A mucicarmina de Mayer é o corante definitivo; a cápsula criptocócica adquire uma coloração rosa-avermelhada, e o microrganismo aparece rosado contra o fundo azul. Outros fungos com características morfológicas semelhantes não se coram por esse método. A grande cápsula, o brotamento de base estreita e a parede celular fina das espécies de *Cryptococcus* as diferenciam dos microrganismos do gênero *Blastomyces*. O brotamento e a ausência de endósporos nos microrganismos criptocócicos os diferenciam das espécies de *Coccidioides*. Entretanto, algumas cepas de *Cryptococcus* exibem cápsulas pouco desenvolvidas. Se houver dúvida quanto à existência de criptococos e estiverem disponíveis apenas tecidos fixados em formol, poderá ser utilizada a imuno-histopatologia para diferenciar os microrganismos de outros fungos e, até certo ponto, identificar a espécie e o sorotipo.[77] Essa técnica também é muito útil para examinar material arquivado.

Isolamento dos fungos

O microrganismo pode ser cultivado com facilidade a partir de aspirados, exsudatos e amostras de LCS, urina e tecido. Recomenda-se a tentativa de isolar o microrganismo sempre que possível antes de iniciar o tratamento, visto que o isolamento possibilita a confirmação do diagnóstico, a diferenciação entre *C. gattii* e *C. neoformans*, que tem significado epidemiológico e, possivelmente, prognóstico, e a realização de teste de sensibilidade a antifúngicos para os casos que, subsequentemente, não respondem de modo adequado ao tratamento com agentes antifúngicos. Alguns laboratórios veterinários ainda descrevem todos os isolados criptocócicos como *C. neoformans*, quando não há testes disponíveis para discriminar o *C. neoformans* e o *C. gattii*. Por isso, o laboratório deve ser consultado para determinar se foi efetuada a discriminação da espécie.

Embora *C. neoformans* e *C. gattii* cresçam em quase todos os meios laboratoriais, prefere-se o ágar Sabouraud-dextrose quando se considera a possibilidade de fungos no diagnóstico diferencial. O ágar Sabouraud padrão, sem aditivos antibacterianos, é ideal para cultura de uma amostra normalmente estéril, como o LCS, já que os antibacterianos incluídos nos meios de cultura podem inibir o crescimento de algumas cepas de criptococos.[34] Durante a obtenção de amostra de um local normalmente contaminado por bactérias (p. ex., cavidade nasal), a inclusão de agentes antibacterianos no meio de cultura aumenta a probabilidade de isolar os criptococos. O crescimento das espécies de *Cryptococcus* é inibido por meios contendo ciclo-hexi-mida (p. ex., meios para teste de dermatófitos). A cultura deve ser realizada a 25 e 37°C. As colônias tornam-se visíveis em 2 a 10 dias e, tipicamente, em 2 a 3 dias. Os microrganismos formam colônias cremosas brancas, que amarelam com a idade e são mucoides se as cepas forem maciçamente encapsuladas e secas se as cápsulas estiverem pouco desenvolvidas. Tipicamente, as colônias de *C. gattii* são mais mucoides do que as de *C. neoformans*. As características utilizadas para identificar o microrganismo incluem a sua morfologia (existência de cápsula, brotamento de base estreita), o seu crescimento a 37°C, a hidrólise da ureia, o efeito de pigmentação marrom em ágar alpiste e a resposta aos vários testes de assimilação que estão dispo-

níveis em *kits* comerciais. O *C. neoformans* pode ser diferenciado do *C. gattii* com base no seu crescimento e mudança de cor em ágar de canavanina-glicina-azul-de-bromotimol.[81] Os resultados de cultura de amostras de LCS são frequentemente positivos em pacientes com criptococose do SNC, e deve-se efetuar a cultura do LCS mesmo quando o microrganismo não puder ser demonstrado no exame citológico ou na sorologia. Em virtude do comprometimento renal subclínico, indica-se também a cultura de amostras de urina obtidas por meio de cistocentese. Nos seres humanos a hemocultura é frequentemente útil; todavia, ela não foi bem avaliada em cães e gatos.

O ágar alpiste que contém antibacterianos pode ser útil no diagnóstico da criptococose, particularmente quando são obtidas amostras de locais onde se espera intensa contaminação por bactérias, como o exsudato nasal.[78] Normalmente, o crescimento de bactérias e outros fungos ultrapassa o do *C. neoformans* e do *C. gattii* em placas; o ágar alpiste que contém antibacterianos suprime o crescimento dos contaminantes, enquanto diferencia as colônias de espécies de *Cryptococcus* de outras leveduras e fungos filamentosos pelo efeito de coloração marrom produzido no ágar (Figura 59.8).

Utilizando o teste de sensibilidade a antifúngicos, os criptococos isolados são, em sua maioria, sensíveis a anfotericina B (ANB), flucitosina (FCI) e azólicos, embora se possa detectar, em certas ocasiões, o desenvolvimento de resistência a esses fármacos. Embora não seja tão acurado quanto o teste de sensibilidade *in vitro* a agentes antibacterianos, as cepas que apresentam a concentração inibitória mínima (CIM) baixa para determinado fármaco *in vitro* tendem a ser sensíveis ao fármaco *in vivo*, embora o inverso nem sempre seja verdadeiro. Na literatura humana foi sugerido que, quando ocorre elevação da CIM de microrganismos isolados durante o tratamento, ou se a CIM inicial for de 16 μg/mℓ ou mais para o fluconazol (FCZ), ou de 128 μg/mℓ ou mais para a FCI, o fracasso do tratamento poderá resultar da resistência desenvolvida ao fármaco.[129] Há algumas evidências de que pelo menos algumas cepas de *C. gattii* possam ser mais resistentes ao FCZ do que o *C. neoformans*, embora os dados da literatura sejam conflitantes.[146]

Sorologia

A detecção do antígeno capsular de polissacarídio do criptococo, utilizando um procedimento de aglutinação em látex, é o teste sorológico mais largamente usado, sendo muito útil no contexto veterinário.[100,114] Existem vários métodos de detecção.[34] Os testes detectam todos os sorotipos conhecidos e podem ser usados em amostras de soro ou de LCS. Fornecem um rápido diagnóstico quando os microrganismos não foram observados nem cultivados. Em estudos realizados em seres humanos, os *kits* comerciais tipicamente demonstram sensibilidade de 90 a 100% e especificidade de 97 a 100%.[120,129,144] Os resultados têm sido semelhantes em animais.[76,94,98,100,150] A sensibilidade e a especificidade do teste do antígeno polissacarídico foram melhoradas mediante tratamento prévio das amostras com pronase

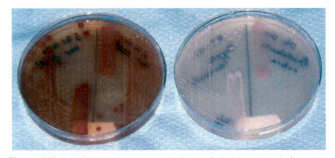

Figura 59.8 *C. neoformans* (à esquerda) e *C. albicans* (à direita) em placa de ágar alpiste de Staib. Observe o efeito proeminente de coloração marrom das colônias de *C. neoformans*. (Cortesia de R. Malik, University of Sydney, Sidney, Austrália.)

(uma proteinase).[54] Essa etapa de digestão é incluída em alguns *kits* do teste, porém deve ser realizada rotineiramente, mesmo quando a enzima não é fornecida pelo fabricante.[34,100] Apesar disso, alguns resultados falso-negativos e falso-positivos ainda podem ser obtidos. Os resultados falso-negativos são mais comuns em pacientes com comprometimento ocular, neurológico ou cutâneo localizado. Em pacientes humanos, os resultados falso-positivos estão geralmente associados a títulos abaixo de 8, embora títulos de até 200 tenham sido detectados em gatos sem criptococose manifesta demonstrável.[150] Em alguns pacientes, isso representa uma infecção subclínica. Recomenda-se tentar obter a confirmação citológica ou histopatológica da infecção em pacientes com títulos de 00 ou menos.

O teste para antígeno criptocócico no soro pode ser valioso quando a coleta de LCS é inaceitavelmente perigosa, ou quando o diagnóstico de criptococose é improvável, porém exige evidências adicionais para a sua exclusão. Por exemplo, todos os gatos e cães com sinais intracranianos devem ser testados para o antígeno criptocócico antes de anestesia para a coleta do LCS ou exame de imagem do cérebro. Em certas ocasiões pode ocorrer acentuada deterioração do estado neurológico após a coleta de LCS, apesar do uso de esquemas apropriados de anestesia. Muitos animais apresentam lesões expansivas intracranianas, com risco adicional de herniação cerebral após punção da cisterna.

Os títulos de antígeno podem ser extremamente altos (acima de 65.536) em gatos e cães com doença disseminada; todavia, até mesmo um título de 2 é considerado como resultado positivo.[100] Os títulos tendem a ser particularmente altos em gatos.[150] Os resultados de diferentes *kits* podem variar de modo considerável; assim, a metodologia empregada não deve ser modificada quando se monitora a resposta ao tratamento. Quando monitorados de maneira consistente, os títulos mostram-se úteis na avaliação do progresso do paciente durante o tratamento. Um prognóstico satisfatório é indicado pela redução dos títulos de antígeno, enquanto um título persistente após tratamento sugere infecção contínua. Tipicamente, as reduções dos títulos ocorrem após a obtenção da melhora clínica. Não foi encontrada nenhuma correlação entre o título absoluto de antígeno antes do tratamento e os resultados.

Em pacientes humanos, a determinação dos títulos de antígeno no LCS é frequentemente mais sensível do que o exame citológico ou a cultura e, portanto, é teoricamente preferível ao soro em animais com sinais neurológicos. Entretanto, a maioria dos pacientes com criptococose do SNC apresenta títulos positivos de antígeno no soro. Por conseguinte, indica-se a obtenção do título em amostra de LCS em cães e gatos com títulos séricos negativos, quando houver suspeita de diagnóstico de criptococose. O antígeno criptocócico também pode ser detectado em outros líquidos orgânicos, como o líquido pleural, embora o uso de testes de antígeno em lavado broncoalveolar e em amostras de urina não tenha sido recomendado na literatura humana.[129]

Apesar da produção de anticorpos anticapsulares em resposta à infecção em gatos, cães e coalas, a doença subclínica com soroconversão é comum. Como os pontos de corte para os títulos não foram definidos com certeza, a determinação dos anticorpos é, hoje em dia, mais uma ferramenta de pesquisa do que uma ferramenta clínica.[43,102]

Detecção de ácido nucleico

A PCR pode ser usada como meio altamente sensível e específico de identificar a infecção criptocócica quando outros métodos falham. Entretanto, a PCR não é considerada como ferramenta clínica rotineiramente útil. A detecção do gene CAP59 foi usada para identificar *C. neoformans* em um gato,[68] e foi desenvolvida uma *nested*-PCR para a identificação do *C. neoformans* no LCS.[133] O gene CAP59 também foi detectado em amostras de urina, soro e biopsia de dois gatos com

criptococose.[127] Foram detectadas espécies de *Cryptococcus* utilizando-se a PCR em amostras do conteúdo do intestino delgado de cães sadios e cães com enteropatias crônicas.[137]

Achados patológicos

As lesões associadas à criptococose podem variar desde massas gelatinosas, constituídas quase exclusivamente por microrganismos, a granulomas ou piogranulomas bem organizados, que tipicamente surgem em pacientes com melhora da resposta imune celular. A aparência gelatinosa é o reflexo das grandes quantidades de polissacarídio capsular nas lesões. A resposta celular primária inclui neutrófilos, macrófagos e células gigantes, com alguns plasmócitos e linfócitos. Pacientes com deficiência da resposta imunológica também podem desenvolver lesões difusas ou multifocais, com pouca evidência de formação de granulomas.

Gatos

Em gatos que morrem ou são submetidos à eutanásia, é possível observar evidências de rinite granulomatosa (Figura 59.9). Os pulmões também podem ser acometidos. A criptococose cerebral consiste em meningoencefalite[41] ou em granulomas cerebrais solitários ou múltiplos (Figura 59.10).[45,51] Em alguns gatos, o bulbo olfatório é substituído por massa gelatinosa de células leveduriformes. As lesões oculares podem consistir em coriorretinite piogranulomatosa a granulomatosa (ver Figura 92.26), neurite óptica (ver Figura 59.3 D), uveíte, endoftalmite, pan-oftalmite e separação da retina. Outros órgãos acometidos incluem a pele e tecidos subcutâneos, os rins e os linfonodos que drenam áreas infectadas. Foram identificados granulomas renais em alguns gatos com doença disseminada, assim como lesões no baço, nas adrenais, na tireoide e no fígado.

Cães

Os cães que morrem ou são submetidos à eutanásia devido à criptococose frequentemente apresentam infecção do SNC, comprometimento ocular e doença amplamente disseminada. As lesões consistem em meningoencefalite; neurite dos nervos óptico, facial ou vestibular; e coriorretinite piogranulomatosa ou granulomatosa. Pode-se observar também a existência de lesões inflamatórias contendo *Cryptococcus* nos rins, no pâncreas, no fígado, no miocárdio, no trato GI e no baço. Com menor frequência, o comprometimento do peritônio, da tireoide, língua, próstata, pleura, das articulações, do

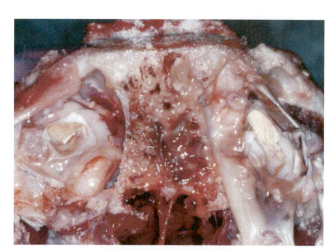

Figura 59.9 Fotografia de corte transversal de necropsia da cavidade nasal de gato Burmês com rinite criptocócica granulomatosa. O gato desenvolveu peritonite infecciosa felina durante o tratamento e foi submetido a eutanásia. Observe o espessamento difuso das conchas nasais. (Cortesia de R. Malik, University of Sydney, Sidney, Austrália.)

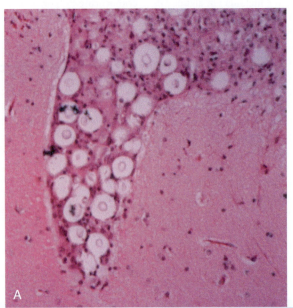

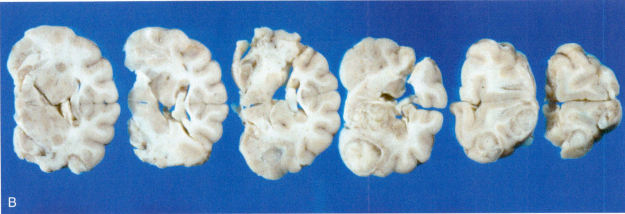

Figura 59.10 A. Meningoencefalite em gato com criptococose e inflamação granulomatosa superficial no sulco do cérebro (coloração de H&E, 100×). (Fotografia de Craig Greene © 2004 University of Georgia Research Foundation Inc.) **B.** Múltiplos granulomas criptocócicos no cérebro de um gato que morreu em consequência de infecção por *C. gattii*. Inicialmente, o gato apresentou sinais de doença da cavidade nasal. Observe os criptococomas em vários níveis do cérebro seccionado. (Cortesia de R. Malik, University of Sydney, Sidney, Austrália.)

mediastino, da bexiga e das adrenais tem sido detectado na necropsia. Pelo menos 50% dos cães nos casos relatados apresentam lesões do trato respiratório – incluindo a cavidade nasal (Figura 59.11), os pulmões ou o mediastino.

Tratamento

Os problemas mais comuns encontrados no tratamento da criptococose incluem o elevado custo, as numerosas visitas ao hospital e a medicação regular do animal por período prolongado. Os hospedeiros imunocomprometidos tendem particularmente a sofrer recidivas ou a apresentar infecção persistente. O Boxe 59.2 fornece a lista dos fatores que desempenham um papel na abordagem terapêutica de cães e gatos com criptococose.

Intervenção cirúrgica

Quando possível, deve-se considerar a excisão cirúrgica de grandes agregados de tecidos infectados pelo fungo antes ou pouco depois de iniciar o tratamento clínico. A intervenção cirúrgica ou endoscópica pode beneficiar pacientes com comprometimento extenso da ponte do nariz, grandes massas nasofaríngeas ou aumento maciço de linfo-

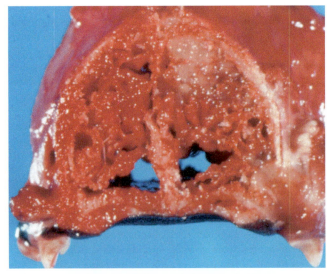

Figura 59.11 Corte transversal de necropsia das cavidades nasais de Galgo com rinite criptocócica granulomatosa. Não foi tentado nenhum tratamento. Observe o espessamento difuso das conchas nasais, em lugar da atrofia observada tipicamente na aspergilose nasal canina. (Cortesia de R. Malik, University of Sydney, Sidney, Austrália.)

Boxe 59.2	Fatores passíveis de afetar o tratamento da criptococose

Duração da infecção
Extensão da invasão local e disseminação
Comprometimento dos tecidos, particularmente comprometimento do SNC ou ocular
Imunossupressão subjacente ou infecção retroviral
Cepa criptocócica
Idade e doença concomitante
Funções renal e hepática
Temperamento e apetite
Recursos financeiros do proprietário
Envolvimento emocional do proprietário

nodos.[63] Isso se deve ao fato de que a difusão dos agentes antifúngicos em tecidos pouco perfundidos pode ser limitada, já que, por vezes, consistem quase exclusivamente em elementos criptocócicos.

Agentes terapêuticos

Estão disponíveis diversos fármacos antifúngicos para o tratamento da criptococose em gatos e cães (Tabela 59.1). Cada um deles desempenha um papel no tratamento, que varia dependendo do animal tratado.

Anfotericina B

A ANB é o agente anticriptocócico mais eficaz. Trata-se de um fungicida, capaz de erradicar permanentemente infecções do SNC. Há também evidências de que a ANB seja um agente proinflamatório e estimule a imunidade do hospedeiro.[145] A ANB deve ser administrada por via parenteral; por conseguinte, a sua administração precisa ser habitualmente realizada em hospital. É possível causar nefrotoxi-

cidade, que, em certo grau, pode ser reversível. A penetração no SNC e no vítreo é precária; contudo, ainda observa-se eficácia contra a doença ocular e do SNC, possivelmente devido ao comprometimento da barreira hematencefálica.

Apesar da pouca capacidade de penetração da ANB no SNC, a combinação de ANB e FCI é considerada ideal para o tratamento de gatos, cães e seres humanos com meningoencefalite criptocócica. As formas mais recentes de ANB, como preparados lipossomais e de complexo lipídico,[75] não são necessariamente mais eficazes, porém são menos nefrotóxicas, o que, no contexto veterinário, traduz-se em maior eficácia, já que podem ser administradas doses mais altas, embora com aumento substancial do custo. Nos seres humanos, doses mais altas de ANB demonstraram esterilizar mais efetivamente o LCS. O pré-tratamento pelo calor (60 a 70°C durante 10 min) de formulações padrão (desoxicolato) de ANB imediatamente antes de sua administração (ver *Formulário de fármacos*, no Apêndice, e Tabela 55.2) diminui substancialmente a nefrotoxicidade do fármaco.[83,131] A maior parte da despesa no tratamento com desoxicolato de ANB relaciona-se com os custos associados a administração intravenosa ou infusão subcutânea.

Flucitosina

Devido à possibilidade de rápido desenvolvimento de resistência quando a FCI é administrada como monoterapia, ela é usada principalmente para melhorar a eficácia de outros agentes antifúngicos.[60] Exibe sinergismo quando associada à ANB e mostra-se particularmente adequada para penetrar no LCS e na barreira hematencefálica. Por conseguinte, o tratamento de combinação com ANB e FCI é o tratamento inicial ideal para a criptococose em seres humanos, e os autores (JES e RM) acreditam que o mesmo se aplique a pacientes caninos e felinos. Ocorrem menos recidivas nos seres humanos quando a FCI é associada a outro fármaco durante as primeiras

Tabela 59.1	Tratamento para a criptococose.				
Fármaco[a]	**Espécie**	**Dose**[b] **(mg/kg)**	**Vias**	**Intervalo**	**Duração (meses)**
Flucitosina	G	30	VO	6 h	1 a 9
		50	VO	8 h	1 a 9
		75	VO	12 h	1 a 9
	G (≥ 3,5 kg)	250 mg total	VO	6 a 8 h	1 a 9
	C	50 a 75	VO	8 h	1 a 12
e/ou					
Anfotericina B (desoxicolato)	C e G	0,25 a 0,5	IV	3 vezes/semana	Varia[c]
	C e G	0,5 a 0,8	SC	2 a 3 vezes/semana	Varia[d]
Anfotericina B (complexo lipídico)	G	1,0	IV	3 vezes/semana	Varia[e]
	C	2 a 3	IV	3 vezes/semana	Varia[e]
Cetoconazol	G	5 a 10[g]	VO	12 h	6 a 18[f]
	C	10	VO	12 a 24 h	6 a 18[f]
Itraconazol	C	10	VO	24 h	6 a 18[f]
	G	5 a 10	VO	24 h	6 a 18[f]
	G (≤ 3,5 kg)	50 mg total	VO	24 h	6 a 18[f]
Fluconazol	C e G	5 a 15	VO	12 a 24 h	6 a 18[f]
	G	30 a 50 mg total	VO	12 h	6 a 18[f]

C e G, Tanto cão quanto gato; *G*, gato; *C*, cão; *IV*, intravenosa; *VO*, via oral; *SC*, subcutânea.
[a]Ver *Formulário de fármacos*, no Apêndice, para informações adicionais sobre esses fármacos.
[b]Dose por administração no intervalo especificado.
[c]Até alcançar a dose cumulativa mínima de 10 mg/kg. Para alguns cães, doses cumulativas de até 40 mg/kg têm sido administradas por períodos prolongados de vários meses. Para gatos aos quais se administram duas infusões por semana, a dose é de 0,5 a 0,8 mg/kg por infusão.
[d]Acrescentar cada dose a 400 mℓ de soro fisiológico a 0,45%, glicose a 2,5%; para cães com mais de 20 kg, acrescentar ANB a 900 mℓ de soro fisiológico a 0,45% e glicose a 2,5%.[95] Ver o texto deste capítulo e o *Formulário de fármacos*, no Apêndice, para precauções especiais quando se utiliza esse método.
[e]Com o fármaco de complexo lipídico, a dose por administração e a dose cumulativa podem ser ligeiramente aumentadas; tem sido eficaz para a blastomicose (ver *Tratamento*, no Capítulo 57); até alcançar a dose cumulativa de 8 a 12 mg/kg; para várias formulações de ANB, ver a Tabela 55.2 e o *Formulário de fármacos*, no Apêndice.
[f]A duração pode variar de 6 a 10 meses, dependendo da remissão dos sinais clínicos e dos títulos de antígeno.
[g]Se não houver resposta ao tratamento, ou se ocorrer toxicidade com essas doses, devem-se utilizar itraconazol, fluconazol ou preparações lipídicas de anfotericina B.

2 semanas de tratamento.[134] Infelizmente, os cães tratados com FCI costumam desenvolver uma reação medicamentosa cutânea grave, tipicamente 10 a 14 dias após a instituição do tratamento.[101] Isso impede o tratamento adicional com FCI. A FCI também foi administrada juntamente com agentes azólicos para melhorar a sua eficácia.[95,117] A FCI pode estar associada a supressão da medula óssea e distúrbios GI, e, como o fármaco acumula-se em pacientes com insuficiência renal, é possível que esses efeitos colaterais tendam mais a desenvolver-se em gatos tratados concomitantemente com ANB, sobretudo nos casos de insuficiência renal preexistente. Os níveis terapêuticos do fármaco podem ser monitorados para minimizar a probabilidade de efeitos colaterais adversos e assegurar, ao mesmo tempo, concentrações antimicrobianas adequadas.

Fluconazol

Sem dúvida alguma, o FCZ é o agente azólico mais eficaz para o tratamento da criptococose, com boa penetração no cérebro, nos olhos e no trato urinário e efeitos colaterais mínimos, embora se tenha constatado o desenvolvimento de resistência ao FCZ entre muitos isolados de *C. gattii* na América do Norte. É hidrossolúvel e excretado pelos rins, alcançando concentrações elevadas na urina. Tem sido recomendado para tratar infecções do SNC, em virtude de sua penetração no SNC[72,134] (ver discussão sobre gatos com comprometimento do SNC, posteriormente). Nos seres humanos, foi recomendado que o uso do FCZ fosse reservado até a redução da infecção fúngica para uma baixa carga com o uso de ANB e FCI, tendo-se em vista que o FCZ é fungistático. A disponibilidade de formulações genéricas levou ao uso mais disseminado do FCZ no tratamento inicial em gatos e cães com criptococose, sendo o uso da ANB e da FCI reservado para pacientes com comprometimento neurológico ou doença disseminada. Em virtude de sua capacidade de inibir as enzimas do citocromo P450, as concentrações de ciclosporina podem aumentar em animais com doença autoimune subjacente e micoses oportunistas.

Itraconazol

O itraconazol (ITZ) é mais eficaz do que o cetoconazol, geralmente com menos efeitos colaterais e maior índice terapêutico, sendo administrado apenas 1 vez/dia. A suspensão oral contendo ciclodextrina tem maior biodisponibilidade do que as cápsulas orais (ver *Formulário de fármacos*, no Apêndice). O ITZ apresenta eficácia comparável ou ligeiramente inferior à do FCZ para infecções que não acometem o SNC, o olho ou o trato urinário. Os efeitos adversos são anorexia, vômitos e doença hepática associada à atividade elevada da alanina aminotransferase. Raramente, pode-se observar o desenvolvimento de vasculite com ulceração cutânea grave. O ITZ é metabolizado pelo fígado e extensamente distribuído pelos tecidos lipofílicos. Sua concentração nos rins, no fígado e na pele é 2 a 20 vezes maior do que a do plasma. Embora não tenha boa distribuição no SNC, o ITZ mesmo assim tem sido usado para o tratamento bem-sucedido de seres humanos, gatos e cães com meningite criptocócica.[33,64,113] As cápsulas de ITZ devem ser tomadas com alimento para maximizar a sua biodisponibilidade, enquanto a solução deve ser administrada com o estômago vazio. O uso concomitante de fármacos que causam supressão do ácido gástrico interfere na absorção do ITZ.

Cetoconazol

Dos fármacos disponíveis, o cetoconazol é o mais barato; todavia, as doses que apresentam boa eficácia *in vivo* frequentemente resultam em inapetência e vômitos, sobretudo em gatos. Todavia, em pacientes com doença focal, o cetoconazol mostra-se eficaz, até mesmo como monoterapia. Foi eficaz quando usado no tratamento do *C. gattii* na região da Ilha de Vancouver.[88] Em medicina humana o seu uso foi, em grande parte, abandonado.

Voriconazol e posaconazol

Outros agentes azólicos que são eficazes no tratamento da criptococose incluem o voriconazol e o posaconazol (ver *Formulário de fármacos*, no Apêndice), embora esses dois fármacos sejam de alto custo. Ambos penetram no SNC, o que pode ser uma vantagem para o tratamento da meningoencefalite criptocócica, embora as concentrações urinárias do fármaco original sejam baixas. Em certas ocasiões foram descritos sinais neurológicos após o tratamento de seres humanos, gatos e cães com voriconazol. Nos seres humanos o posaconazol é bem tolerado, e seu uso foi descrito sem qualquer complicação em gatos.[108,159] Assim como a ANB, o voriconazol parece ter atividade proinflamatória.[145] O voriconazol também é um potente inibidor das enzimas do citocromo P450, de modo que é possível ocorrerem interações medicamentosas significativas com esse fármaco. Por outro lado, o posaconazol não inibe significativamente essas enzimas. Nos seres humanos o posaconacol é administrado com alimentos, e recomenda-se evitar a coadministração de agentes supressores de ácido.[145] Níveis séricos imprevisíveis levaram ao maior interesse na determinação dos níveis séricos terapêuticos em seres humanos.

Esquemas de tratamento

Com base nessas considerações, foi desenvolvido um plano ideal para o tratamento da criptococose em pequenos animais. Em primeiro lugar, obter amostras para cultura do microrganismo, determinar a espécie e a variedade e, de forma ideal, obter dados de sensibilidade *in vitro*. Em segundo lugar, obter uma amostra de sangue para determinar os valores hematológicos e bioquímicos basais e o estado de FeLV e FIV e possibilitar a medida futura dos títulos de antígeno criptocócico antes do tratamento. A conduta ideal consiste em congelar uma porção da amostra de soro, pois os títulos de antígeno sequenciais usados para monitorar o tratamento devem ser processados de forma ideal no mesmo grupo de ensaios. Em terceiro lugar, é possível que acúmulos localizados e de fácil acesso de tecidos infectados por fungos exijam redução cirúrgica. Esse procedimento pode ser realizado no início ou depois de um curto período de terapia farmacológica, dependendo do estado físico do paciente e da resposta inicial ao tratamento. O tratamento subsequente do caso irá depender da gravidade da doença e da existência de comprometimento do SNC.

Gatos com doença leve a moderada, sem comprometimento do SNC

Deve-se iniciar o tratamento com FCZ, 10 mg/kg em gatos, 2 vezes/dia. O tratamento deve ser continuado até se obter a resolução completa dos sinais clínicos e a erradicação dos microrganismos viáveis dos tecidos acessíveis (com base na avaliação por exame citológico e cultura). Nesse momento, o título de antígeno criptocócico deve ser reavaliado. A redução de quatro a cinco vezes sugere uma resposta favorável ao tratamento. Uma vez obtido esse nível, o FCZ deve ser mantido até que o título de antígeno diminua para zero. Tipicamente, isso leva 2 a 12 meses (duração mediana de 4 meses),[126] embora possa ser necessário um período mais longo de tratamento em alguns gatos. Se não houver redução substancial do título de antígeno, deve-se administrar um tratamento mais rigoroso, conforme descrito no próximo item.

Pode-se tentar o ITZ em gatos que não respondem ao FCZ, ou quando este último não estiver disponível.[112,113] A dose é de 10 mg/kg, administrada por via oral, 1 vez/dia. Os gatos com menos de 3,5 kg podem ser tratados com 50 mg, 1 vez/dia. Deve-se considerar também a suspensão oral de ITZ para alcançar a dose apropriada e maior absorção sistêmica. Por esse motivo, a dose da solução deve ser de 25 a 50 mg, 1 vez/dia, em gatos. Alguns gatos desenvolvem hepatotoxicidade durante o tratamento com ITZ, particularmente quando são administradas doses altas da suspensão oral. A hepatotoxicidade pode levar várias semanas a meses para se desenvolver e, em geral, manifesta-se clinicamente por inapetência e/ou vômitos. A hepatotoxicidade induzida pelo ITZ é reversível com a interrupção do fármaco, embora possa ser necessário um período de até 7 dias para a recuperação dos gatos. Se isso ocorrer, o fármaco poderá ser reinstituído em dose reduzida – tipicamente, 50% da dose original. A maioria dos gatos tratados com ITZ como monoterapia necessita de, em média, 8 a 9 meses de tratamento.[66,126]

Em geral, o título de antígeno deve cair em pelo menos uma diluição (duas vezes) por mês durante o tratamento efetivo; a falta de ocorrência dessa redução sugere a necessidade de tratamento mais rigoroso. Todavia, o título de antígeno não precisa ser determinado durante vários meses se o gato estiver bem e houver regressão das lesões visíveis.

Alguns gatos que não respondem ao FCZ respondem quando esse fármaco é substituído pelo ITZ, e vice-versa. Além disso, a qualidade de algumas preparações genéricas pode ser subótima. É possível que as lesões regridam em alguns gatos infectados por *C. gattii*, mas podem persistir títulos elevados de antígeno durante o tratamento. Não se sabe se há necessidade de administrar ANB para obter a cura nesses gatos.

Gatos com doença grave, com comprometimento do SNC ou que não respondem aos fármacos azólicos

Os gatos que apresentam doença avançada, disseminada ou grave e aqueles com comprometimento do SNC podem melhorar com o uso de tratamento com agentes azólicos orais; todavia, esses gatos respondem mais rapidamente e demonstram melhores resultados quando tratados com ANB e FCI.[95] Se o animal estiver debilitado a ponto de necessitar de tratamento com líquidos IV, deve-se administrar a ANB como infusão intravenosa contínua (0,25 a 0,5 mg/kg/dia) em dias alternados da semana (ver *Formulário de fármacos*, no Apêndice).

Nas demais circunstâncias, a ANB pode ser administrada 2 ou 3 vezes/semana como infusão subcutânea.[95] A ANB é preparada pela adição de 10 mℓ de água destilada estéril a um frasco de 50 mg de desoxicolato de ANB para produzir uma suspensão coloidal de 5 mg/mℓ. Uma vez preparada, a suspensão de ANB pode ser congelada por até 4 semanas sem perda da eficácia. Quando necessária, a solução de reserva é descongelada, e a dose calculada é aspirada do frasco com técnica asséptica, sendo o frasco novamente congelado. O descongelamento da ANB congelada em banho-maria a 60°C pode reduzir a sua nefrotoxicidade. Para preparar uma infusão SC de ANB, uma bolsa de 500 mℓ de soro fisiológico a 0,45% em glicose a 2,5% é aquecida a 40°C em forno de micro-ondas e, em seguida, conectada ao equipo de administração; são descartados 100 a 150 mℓ. A dose calculada (0,5 a 0,8 mg/kg; tipicamente, 0,4 a 0,8 mℓ) da suspensão de ANB de reserva é acrescentada à bolsa.

O líquido é administrado por via subcutânea no espaço interescapular por gravidade, utilizando-se uma agulha de calibre 19. A administração leva habitualmente cerca de 10 min. É preferível administrar todo o volume (350 a 400 mℓ) em um local, embora a agulha possa, em certas ocasiões, ser reposicionada caudalmente se o gato ficar desconfortável. Em gatos agitados, pode ser necessário recorrer a sedação ou anestesia leve.

As infusões são continuadas 2 a 3 vezes/semana até se obter a melhora clínica e observar a redução correspondente nos títulos de antígeno. Se o animal estiver hospitalizado, o tratamento será administrado por via intravenosa nas segundas, quartas e sextas-feiras, enquanto os gatos tratados de modo ambulatorial recebem duas infusões por semana (0,5 a 0,8 mg/kg por infusão). Tipicamente, a dose cumulativa de ANB necessária é de 7 a 23 mg/kg (dose mediana de 16 mg/kg).[126] A administração da ANB por via subcutânea retarda a sua absorção na circulação sistêmica e minimiza os níveis sanguíneos máximos elevados que provocam lesão renal. A administração da ANB com um grande volume de líquido também diminui a probabilidade de nefrotoxicidade. As concentrações séricas de ureia e de creatinina devem ser monitoradas regularmente durante o tratamento, que deve ser temporariamente interrompido caso haja desenvolvimento de azotemia. Os gatos recebem ITZ ou FCZ enquanto o tratamento com ANB/FCI estiver temporariamente suspenso.

A FCI é administrada por via oral com ANB, na dose de 250 mg a cada 8 h para gatos de porte médio e a cada 6 h para gatos de grande porte. Em alguns gatos com sinais neurológicos administra-se também FCZ, embora o uso dos fármacos azólicos seja frequentemente reservado para um estágio posterior do tratamento.

Uma vez iniciado, esse tratamento é habitualmente continuado durante pelo menos 6 a 12 semanas, momento em que o paciente geralmente está bem o suficiente para receber tratamento oral com azólicos até o declínio dos títulos de antígeno para zero. Em alguns gatos, é necessário um ciclo adicional de infusão de ANB posteriormente (p. ex., se a redução dos títulos de antígeno não for duradoura durante o tratamento com agentes azólicos).

Tendo em vista que muitos pacientes com comprometimento do SNC deterioram durante o tratamento inicial com ANB e FCI, pode ser necessário administrar glicocorticoides de ação curta, como prednisolona ou dexametasona, para proporcionar suporte ao paciente durante o período crítico de 1 a 2 dias de aumento da pressão intracraniana.[132] Em certas ocasiões os gatos desenvolvem abscessos estéreis nos locais de administração de líquido, os quais podem regredir de modo espontâneo ou exigir drenagem. A concentração da solução também deve ser reduzida para ajudar a aliviar a ocorrência dessa reação (ver item *Cães*, adiante).

Além disso, pode ser necessário um tratamento de suporte com o uso de líquidos IV ou sonda de alimentação para gatos que não bebem e apresentam inapetência. Em geral, os gatos melhoram significativamente em 1 a 2 semanas após iniciar o tratamento.

Cães

A maioria dos cães com criptococose apresenta doença grave, que é tipicamente disseminada e/ou acomete o SNC. Em virtude de seu maior porte, o tratamento com antifúngicos é mais dispendioso do que o dos gatos. Alguns cães com comprometimento do SNC responderam à monoterapia com agentes azólicos, embora possam persistir sinais neurológicos residuais.[142] Outros resultados potenciais incluem recuperação incompleta, com infecção ativa persistente a despeito do tratamento,[128] ou recidiva após remissão clínica prolongada.[147] Em um cão, a infecção da medula espinal foi controlada por meio de desbridamento cirúrgico de granuloma extradural da medula espinal, associado a tratamento com FCZ (na dose oral de 5,5 mg/kg/dia).[72] Nesse caso também, os fármacos azólicos são fungistáticos e dependem da resposta imune celular e da fagocitose para remover os criptococos do hospedeiro, as quais podem estar ausentes em alguns cães com criptococose.

Os agentes azólicos (FCZ ou ITZ) são fármacos importantes para tratar casos menos graves ou continuar o tratamento após o período de indução inicial de 1 a 2 meses de tratamento com ANB. À semelhança dos gatos, muitos pacientes com comprometimento do SNC deterioram durante o tratamento inicial com ANB, razão pela qual pode ser necessária a administração de glicocorticoides de ação curta, como prednisolona ou dexametasona, para sustentar esses pacientes nos primeiros dias de tratamento.[97,132]

A ANB é habitualmente administrada como infusão intravenosa (0,5 mg/kg) durante várias horas, precedida de 30 a 50 mℓ/kg de solução cristaloide IV (durante 1 h), 2 a 3 vezes/semana. Podem ser administradas doses cumulativas altas de até 40 mg/kg com segurança a cães adultos jovens durante um período prolongado, embora seja algumas vezes necessário suspender temporariamente o tratamento por várias semanas para possibilitar a resolução da azotemia.

Os agentes azólicos são administrados durante esse período. Infusões de ANB por via subcutânea podem ser administradas a cães de maneira semelhante à sua administração a gatos – isto é, 2 ou 3 vezes/semana. A ANB é irritante, de modo que não se deve ultrapassar a concentração de 20 mg/ℓ quando são preparadas soluções para administração subcutânea. Para cães com peso acima de 20 kg, a ANB é suspensa em 1.000 mℓ de soro fisiológico a 0,45% e glicose a 2,5%, enquanto os cães com peso abaixo de 20 kg necessitam habitualmente de infusão de 500 mℓ. Apesar dessa precaução, alguns cães desenvolvem abscessos estéreis no local da administração de líquido.

Embora a FCI aumente a atividade da ANB, a erupção medicamentosa que habitualmente ocorre impede, em grande parte, a sua administração a cães.[101] Se a FCI for administrada, o tratamento deverá ser rigorosamente monitorado e interrompido aos primeiros sinais de mal-estar, febre, prurido facial ou ulceração mucocutânea. Deve-se evitar a duração do tratamento por mais de 14 dias.

Acompanhamento a longo prazo

Os autores (JES e RM), tendo observado a ocorrência de recidivas da doença até 10 anos após tratamento aparentemente bem-sucedido, recomendam atualmente a continuação do tratamento antifúngico até que os títulos de antígeno criptocócico alcancem zero. Em alguns casos, isso pode levar 2 anos ou mais, e ainda é possível que haja recidiva. Os pacientes que receberam uma grande dose cumulativa de ANB em associação a FCI tipicamente necessitam de tratamento de duração mais curta, presumivelmente porque essa combinação é fungicida, e os títulos residuais de antígeno refletem a fagocitose de fungos mortos. Em animais recuperados que alcançaram o título de antígeno de 00, os títulos podem ser monitorados a cada 3 a 6 meses, de modo que qualquer recidiva seja diagnosticada precocemente. Em estudos de seres humanos infectados pelo HIV com criptococose, a infecção persistente foi atribuída mais à ocorrência de recidiva do que a reinfecção ou resistência a fármacos antifúngicos.[17] A identificação da mesma cepa criptocócica em um gato com doença recorrente no período de 13 anos confirmou que isso também pode ser verdadeiro para os gatos.[74]

Prognóstico

Em estudos conduzidos na Austrália, cerca de 75% dos pacientes felinos foram tratados com sucesso.[107,126] Até 60% dos gatos podem ser curados depois de um ciclo inicial de tratamento, embora um terço dos gatos que tiveram resposta favorável ao tratamento tenha sofrido recidiva, algumas vezes em até 10 anos após a interrupção do tratamento.[126] Os sinais característicos, a soropositividade para FIV e a espécie de criptococo não afetaram os resultados nesse estudo, que contestou os relatos segundo os quais as infecções por *C. gattii* estão associadas a resultados mais precários em seres humanos.[119] A existência de doença do SNC afeta de maneira negativa os resultados.[39,126] Alguns gatos com doença do SNC e disseminada podem ser tratados com sucesso utilizando-se protocolos que contenham ANB. Com tratamento e monitoramento apropriados, o prognóstico para gatos com criptococose que apresentam doença inicial ou leve é bom a excelente.

A taxa de sucesso do tratamento de cães infectados na Austrália foi de 6 de 11 (55%), e nenhum fator pareceu influenciar o desfecho da doença.[126] Em outro estudo realizado no Canadá, o comprometimento neurológico influenciou os resultados.[39] Em um estudo dos EUA[142] e em outro conduzido no sudoeste da Austrália,[107] a taxa de sucesso foi menor, em torno de 20 a 30%.

Duas observações adicionais aplicam-se aos pacientes com meningoencefalite criptocócica. Em primeiro lugar, o estado neurológico frequentemente deteriora logo após a instituição do tratamento. A morte

dos criptococos, a reversão da imunossupressão local induzida por glicuronoxilomanana e a inflamação resultante levam a uma elevação da pressão intracraniana.[97,132] Além disso, déficits neurológicos, como cegueira e anormalidades da marcha, podem persistir, mesmo após tratamento bem-sucedido.[96]

Os gatos infectados pelo FeLV podem apresentar prognóstico mau a longo prazo, por isso o tratamento farmacológico da criptococose nesses animais deve ser considerado paliativo.[113] São necessárias mais pesquisas para estabelecer se os animais infectados por *C. gattii* no mundo inteiro são mais refratários ao tratamento com agentes antifúngicos do que gatos infectados por *C. neoformans*, embora este último microrganismo possa tender mais a causar doença disseminada grave em hospedeiros imunocomprometidos.

Nos seres humanos, os fatores associados a resultados precários incluem doença imunossupressora subjacente ou fármacos imunossupressores, estado mental anormal, alta carga de microrganismos na apresentação (definida por grande número de leveduras no LCS e/ou títulos elevados de antígeno) e resposta anti-inflamatória deficiente no LCS (menos de 20 células/$\mu\ell$). A insuficiência renal ou hepática crônica e a existência de neoplasia maligna hematológica subjacente também foram identificadas como fatores de risco.[12]

Perspectiva terapêutica

O diagnóstico e o tratamento de gatos e cães com criptococose continuam sendo um desafio. É necessário ter um alto índice de suspeita dessa doença, particularmente nos casos com doença da cavidade nasal ou neurológica, visto que o estabelecimento precoce do diagnóstico melhora acentuadamente os resultados. O advento de fármacos azólicos mais recentes, como o voriconazol e o posaconazol, pode melhorar ainda mais o prognóstico quando o custo desses fármacos diminuir. Embora ensaios clínicos bem documentados ainda não tenham sido conduzidos, muitos infectologistas consideram as formulações lipídicas da ANB um avanço valioso sobre a formulação de desoxicolato, em virtude de sua eficácia comparável, toxicidade reduzida e, portanto, maior índice terapêutico. Infelizmente, o custo muito alto dessa formulação torna difícil o seu uso em veterinária.

Considerações de saúde pública

A criptococose é a infecção fúngica oportunista mais importante em seres humanos infectados pelo HIV. *C. neoformans* var. *grubii* é o principal biotipo associado à infecção em seres humanos com AIDS induzida pelo HIV. A criptococose não é considerada uma doença zoonótica diretamente adquirida de animais, de modo que os gatos e os cães infectados não representam uma ameaça de saúde pública a seus proprietários ou aos veterinários. O microrganismo não sofre aerossolização dos locais de infecção tecidual, de modo que a doença não pode se disseminar entre seres humanos ou animais. A exposição de pessoas a aerossóis de material orgânico rico em excrementos de aves no ambiente tem sido objeto de preocupação zoonótica. A principal importância de animais de estimação infectados em termos de saúde pública é que eles podem atuar como espécie sentinela para a exposição de seres humanos. No laboratório diagnóstico, a cultura de *Cryptococcus* não representa um perigo para a saúde, já que apenas a forma leveduriforme cresce rotineiramente, e essa forma não é aerossolizada dos meios de cultura. Durante a manipulação da levedura ou dos tecidos infectados, é preciso ter precaução para evitar a inoculação inadvertida do microrganismo diretamente no corpo, que tem produzido infecção em animais experimentais (ver também *Criptococose*, no Capítulo 99).

Capítulo 60

Coccidioidomicose e Paracoccidioidomicose

Russell T. Greene

Coccidioidomicose

Etiologia

A coccidioidomicose é uma doença causada por duas espécies distintas de *Coccidioides*, as quais podem ser distinguidas de modo acurado por análise genética. Esse fungo dimórfico encontrado no solo limita-se a determinadas regiões geográficas. Cresce no solo e em meio de cultura na forma de fungo ascomicetoso, enquanto forma esférulas nos tecidos. A doença foi descrita em uma ampla variedade de mamíferos hospedeiros e em alguns répteis em cativeiro, mas não em espécies de aves.[94]

Diferentemente de outros fungos patogênicos, as espécies de *Coccidioides* são microrganismos haploides, sem estado sexual observado conhecido.[25] O isolamento do ambiente tem sido difícil, até mesmo em locais conhecidos de exposição. As técnicas moleculares ajudaram a identificar os locais onde esses microrganismos residem na natureza.[48] Os micélios vegetativos germinam e formam artroconídios multinucleados retangulares, em formato de barril e de paredes espessas, com 2 a 4 μm de largura e 3 a 10 μm de comprimento (Figura 60.1). No interior do micélio, artroconídios viáveis alternam-se com células menores, de paredes finas, não viáveis, que podem persistir indefinidamente no solo. As atividades que perturbam o solo causam degeneração das células não viáveis interpostas, liberando os artroconídios resistentes ao ambiente, dispersados pelo vento. Os artroconídios podem germinar, produzindo novas hifas ou atuar como forma infecciosa em animais e seres humanos (Figura 60.2).

Quando inalados por um hospedeiro, os artroconídios, em temperatura mais alta (37°C) e concentração aumentada de dióxido de carbono, transformam-se em uma forma morfológica diferente. Eliminam todos os constituintes, exceto um núcleo, arredondam-se e aumentam para produzir esférula imatura. O núcleo sofre divisão, seguida de compartimentação interna do plasma, que resulta em uma esférula madura com endósporos no centro. A esférula aumenta gradualmente e alcança 20 a 200 μm de diâmetro e, por fim, sofre ruptura, liberando 200 a 300 endósporos (de 3 a 5 μm). Cada endósporo tem o potencial de formar uma nova esférula se for incubado a 37°C ou micélios em temperatura ambiente. A transformação dos artroconídios em esférulas imaturas pode ocorrer dentro de 2 a 3 dias. No hospedeiro, as esférulas intactas são pouco quimiotáticas para os neutrófilos. Os neutrófilos que se fixam à esférula são incapazes de penetrar em sua parede (Figura 60.3). Todavia, os endósporos constituem o estágio mais vulnerável de *Coccidioides* spp. no corpo; eles atraem grande número de neutrófilos e são suficientemente pequenos para serem fagocitados.

Epidemiologia

Na natureza, a face micelial de *Coccidioides* spp. só é encontrada em uma região ecológica específica, a zona de vida do deserto de Sonora. Geograficamente, essa zona está localizada no sudoeste dos EUA, México e Américas Central e do Sul (Guatemala, Honduras, Colômbia, Venezuela, Paraguai, Brasil e Argentina) (Figura 60.4).[52] Caracteriza-se por solos arenosos e alcalinos, altas temperaturas ambientes (média acima de 26,6°C no verão, média de 4 a 12°C no inverno), baixa precipitação anual (7,6 a 50,8 cm) e baixa elevação (nível do mar até algumas centenas de metros). Durante períodos prolongados de alta temperatura e baixa umidade do solo, as espécies de *Coccidioides* sobrevivem abaixo da superfície do solo, em profundidades de até 20 cm, onde existem poucos microrganismos competitivos. Depois de um período de chuva, as espécies de *Coccidioides* multiplicam-se na superfície do solo, sofrem esporulação e liberam grande número de artroconídios, que são disseminados pelo vento. Ocorreram epidemias em seres humanos após tempestades de poeira e a estação das chuvas ou após terremotos.[91] Pessoas e animais que residem em áreas endêmicas ou que as visitam correm alto risco de exposição durante esses períodos.[12] Endemicamente, a incidência da doença é máxima no início do outono e inverno, quando o solo é seco, e são feitas as coletas. A exposição ocupacional e recreativa de pessoas e animais ao ar livre leva a maior risco de infecção. Nos EUA, a doença é frequentemente designada como *febre do vale*, após a ocorrência de uma epidemia no Vale de São Joaquim, na

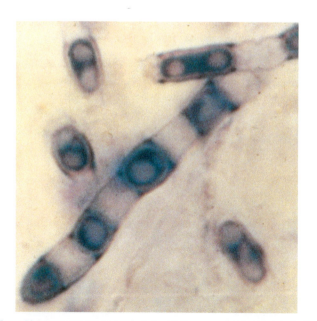

Figura 60.1 Preparação de uma colônia de *Coccidioides* sp. com lactofenol azul de algodão. A disposição dos artroconídios de *Coccidioides* sp. em formato de barril é padrão alternativo característico de artroconídios vivos e mortos. Esses artroconídios são extremamente perigosos, e as culturas de micélios só devem ser manipuladas dentro de uma capela de biossegurança (×100). (Fotografia de Jeanne Barsanti © 2004 University of Georgia Research Foundation Inc.)

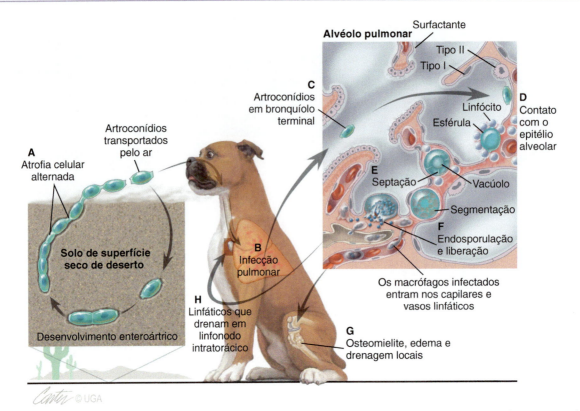

Figura 60.2 Ciclo de vida de *Coccidioides* spp. **A.** No solo (artroconídio) ou em cultura de tecidos infectados (endósporo), a célula isolada germina, transformando-se em hifas, que finalmente formam artroconídios, que se transformam alternadamente em células vivas e mortas. As hifas possivelmente sofram ruptura nos segmentos não viáveis, liberando artroconídios que podem ser disseminados no ar ou entrar no solo, onde formam novas hifas. **B** a **E.** Uma vez inalados, os artroconídios transportados pelo ar entram nos pulmões e modificam-se morfologicamente, transformando-se em uma esférula redonda que sofre repetidas divisões internas até ser ocupada por milhares de endósporos. Cada endósporo tem a capacidade de se transformar em nova esférula. **F.** Disseminam-se também por meio de fagócitos para infectar tecidos distantes, causando a formação de granulomas. **G.** Ocorrem edema e drenagem nos locais de lesão, próximo à superfície da pele e do osso infectado subjacente. **H.** Os linfonodos regionais que drenam os locais de infecção tornam-se aumentados. (Arte de Kip Carter © 2004 University of Georgia Research Foundation Inc.)

Califórnia; todavia, também é prevalente no Arizona e no sudoeste do Texas. A doença é menos comum em Novo México, Nevada e Utah. Algumas áreas endêmicas são encontradas nas Américas Central e do Sul, particularmente na Venezuela. Do ponto de vista taxonômico, *Coccidioides immitis* é a espécie distribuída no Vale de São Joaquim, enquanto *Coccidioides posadasii*, anteriormente designado como isolado não Califórnia, é encontrado em todas as outras áreas endêmicas.[34]

Embora as infecções em animais e seres humanos sejam diagnosticadas, em sua maioria, no sudoeste dos EUA, casos esporádicos podem ser identificados fora dessa área. Em geral, indivíduos envolvidos nesses casos "errantes" têm história de residência ou viagem em área endêmica. O paciente pode ter ficado em uma área endêmica vários anos antes, e o microrganismo permaneceu em estado dormente por algum tempo.[18] Os levantamentos sorológicos indicam que a maioria dos seres humanos e cães que vivem em áreas endêmi-

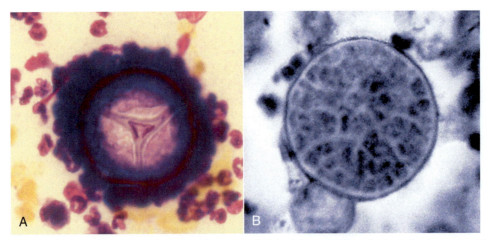

Figura 60.3 Esférula de *Coccidioides* spp. contendo endósporos visíveis, observados no exame citológico. **A.** Observar a inflamação piogranulomatosa que consiste em esférula circundada por neutrófilos e macrófagos (Wright, ×20). **B.** Aumento semelhante de uma esférula livre em exsudato inflamatório (Wright, ×1.000). (Fotografia de Jeanne Barsanti © 2004 University of Georgia Research Foundation Inc.)

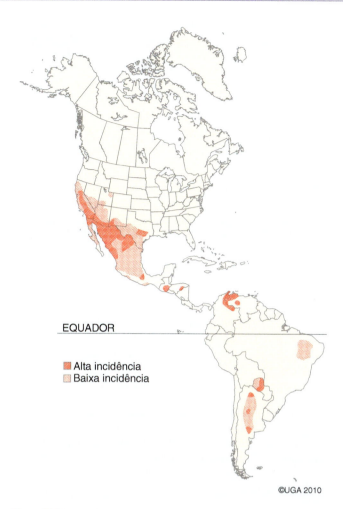

Figura 60.4 Distribuição mundial da incidência e da prevalência da coccidioidomicose. As áreas marcadas por linhas diagonais indicam a incidência; as áreas hachuradas indicam regiões de alta endemicidade. (Arte de Thel Melton © 2010 University of Georgia Research Foundation Inc.)

EQUADOR

■ Alta incidência
▨ Baixa incidência

©UGA 2010

cas tornam-se infectados; todavia, a maioria das infecções é subclínica ou causa apenas sinais respiratórios transitórios e leves. Segundo estimativas, apenas 40% das pessoas infectadas desenvolvem sintomas respiratórios, e um número muito pequeno apresenta manifestações sistêmicas. Nos 60% remanescentes, a soroconversão constitui a única evidência de infecção. Diferentemente de outras espécies, os cães parecem ser mais suscetíveis ao desenvolvimento de doença disseminada. No Arizona, um levantamento sorológico de cães em Pima e Maricopa revelou que 28 de 104 (28%) cães jovens desenvolveram anticorpos dirigidos contra *Coccidioides* spp. depois de 1 ano e, em alguns casos, 2 anos de monitoramento. A análise transversal revelou que 32 de 281 (8%) cães testados nessa área endêmica apresentaram anticorpos positivos.[93]

Patogenia

A doença é altamente infecciosa, mas não tipicamente contagiosa. A inalação constitui a principal via de infecção. É necessário que um número muito pequeno (menos de 10) de artroconídios seja inalado para produzir doença. O período de incubação desde o momento da inalação até o aparecimento de sinais respiratórios anormais é de 1 a 3 semanas. Raramente foi relatada ocorrência de infecção localizada primária de lesões cutâneas por feridas penetrantes. Em condições experimentais, a inoculação intradérmica ou a escarificação da pele só produzem infecção local em pequena porcentagem de animais. Após a sua inalação, os artroconídios entram inicialmente nos bronquíolos e alvéolos e, em seguida, estendem-se para o tecido peribronquiolar, causando lesões subpleurais. A primeira resposta celular é observada nos neutrófilos, seguida dos monócitos, linfócitos e plasmócitos. À semelhança de todas as infecções fúngicas, a imunidade celular é mais importante que a imunidade humoral na eliminação da infecção. Os fagócitos mononucleares são responsáveis pela remoção do microrganismo dos tecidos e líquidos corporais. Há boas evidências de que os receptores de manose desempenhem algum papel no processo de fagocitose.[87] Os endósporos são mais suscetíveis à imunidade celular do hospedeiro. A parede das esférulas proporciona um meio de evasão imune pelo microrganismo. Embora não seja protetora, a resposta humoral a dois antígenos diferentes do fungo tem sido usada para a detecção da infecção (ver *Diagnóstico*).

A recuperação da infecção inicial em seres humanos resulta em imunidade permanente, porém a resistência à reinfecção em animais não está bem definida. Em caso de exposição maciça, prenhez ou depressão da imunidade celular, a infecção pulmonar pode se tornar mais extensa, e é possível que o microrganismo invada os linfonodos hilares e tecidos distantes. Os níveis de interleucinas podem desempenhar um papel na resistência à infecção, conforme demonstrado em camundongos.[33] Nos seres humanos, a etnia é fator de risco conhecido,[80] porém não foi definida predileção de etnia nos cães. Em um relato,[89] os autores constataram que os cães da raça Galgo podem ser mais suscetíveis.[89]

Se a doença progredir além dos linfonodos hilares, o que pode ocorrer dentro de 10 dias após a exposição, é considerada como disseminada. A disseminação envolve o ciclo reprodutivo de esférulas em endósporos em novas esférulas. Se houver disseminação da doença, os órgãos habitualmente acometidos são, por ordem decrescente de frequência: ossos, olhos, coração e pericárdio, testículos, cérebro, medula espinal e órgãos viscerais (principalmente baço, fígado e rins). As lesões oculares começam na forma de coriorretinite e estendem-se na câmara anterior, causando pan-oftalmite. A mucosa intestinal e o endocárdio raramente são acometidos. Praticamente todos os outros tecidos podem ser acometidos. Sinais atribuídos à disseminação habitualmente ocorrem cerca de 4 meses após o desenvolvimento dos sinais pulmonares; todavia, esse período é variável, e a infecção respiratória pode nunca ser observada. Os casos disseminados seguem habitualmente a evolução crônica de meses a vários anos. Entretanto, o autor verificou doença disseminada em um filhote de cão de apenas 10 semanas de idade. Também foi observada disseminação da doença em um cão com linfoma multicêntrico concomitante.[57]

Tipicamente, acredita-se que não ocorra transmissão intrauterina, devido ao grande tamanho das esférulas. Em geral, acredita-se que a transmissão neonatal da doença ocorra em consequência do contato do recém-nascido com trato genital da mãe ou secreções vaginais durante o parto. Todavia, em um relato de caso de lactente humano nascido por cesariana, foi documentada a transmissão transplacentária da mãe para o recém-nascido.[19] Esse lactente do sexo feminino desenvolveu a doença com 15 dias de vida.

Apesar de serem muito raros, existem relatos de isolamento de hifas de *Coccidioides* spp., em lugar de endósporos ou esférulas, de infecções disseminadas acometendo o sistema nervoso central (SNC) de seres humanos.[69,103] Em muitos casos, mas nem sempre, esse tipo de infecção foi observado em associação à colocação cirúrgica de derivação do SNC para hidrocefalia.[51] Essa forma incomum de infecção por micélios não foi relatada em animais.

Achados clínicos

Cães

A alta prevalência de reações positivas a testes cutâneos em levantamentos epidemiológicos de cães sadios indica que a forma mais comum de coccidioidomicose consiste em infecção das vias respiratórias inferiores não diagnosticada, assintomática ou leve. Quando ocorre desenvolvimento de doença respiratória clínica pode ser caracterizada por tosse áspera e seca, semelhante àquela associada à traqueobronquite, ou por tosse produtiva úmida. Em geral, a tosse seca resulta de linfadenopatia hilar ou doença intersticial pulmonar difusa. A tosse produtiva resulta habitualmente de comprometimento alveolar. Em ambas as situações observa-se comumente febre, anorexia parcial e perda de peso. A doença pulmonar pode regredir ou agravar-se. Esta última evolução leva à pneumonia generalizada grave, com agravamento dos sinais respiratórios.

Os sinais clínicos mais comumente associados à doença disseminada incluem, por ordem decrescente de frequência, febre persistente ou flutuante, anorexia, perda de peso, depressão e fraqueza, claudicação, linfadenomegalia periférica localizada, lesões cutâneas com drenagem, convulsões, hiperestesia óssea ou paraespinal, queratite, uveíte e cegueira aguda. Os sinais gastrintestinais (GI), bem como linfadenomegalia periférica generalizada, são extremamente raros. Outras lesões sistêmicas são comuns em cães de áreas endêmicas. A ocorrência de sinais clínicos em relação a cada sistema orgânico depende da localização específica da infecção e é revisada aqui.

Também podem ocorrer sinais de insuficiência cardíaca congestiva direita ou esquerda. A disfunção cardíaca surge em consequência de distúrbios do fluxo sanguíneo, da condução e da contratilidade miocárdica, devido a lesões granulomatosas no pericárdio.[97] Com frequência, a lesão dissemina-se no saco pericárdico, resultando em pericardite constritiva.

A hiperestesia craniana ou paraespinal é típica de cães com localização inicial no SNC, em consequência de localização e inflamação meníngeas.[59] Convulsões, ataxia, alterações do comportamento e coma foram associados à invasão subsequente do SNC por meningoencefalomielite granulomatosa.[13,92a]

A claudicação é habitualmente acompanhada de edema ósseo doloroso (Figura 60.5). Em geral, as lesões ósseas estão inicialmente localizadas em um osso, mas podem progredir e acometer vários locais. As lesões geralmente ocorrem em ossos longos, diáfise distal, metáfise e epífise, e observa-se habitualmente a combinação de lise óssea e produção. Também é possível a ocorrência no esqueleto axial, porém apenas na prevalência de 10%, em comparação com o esqueleto apendicular. A infecção articular não é típica, embora possa haver desenvolvimento de poliartrite imunomediada secundária em cães infectados.

A maior parte do comprometimento cutâneo resulta da disseminação hematogênica sistêmica do microrganismo. As lesões cutâneas que começam na forma de pequenas protuberâncias e progridem para abscessos, úlceras ou fístulas de drenagem são quase sempre encontradas sobre locais de osso infectado (ver Figura 60.5). A infecção cutânea primária de ocorrência natural em consequência de lesão penetrante é extremamente rara em cães.[82]

Gatos

Os sinais associados à infecção por *Coccidioides* spp. em gatos assemelham-se àqueles descritos em cães.[50] Todavia, as lesões cutâneas constituem o tipo mais frequente de infecção observada em gatos. Infecções cutâneas sem comprometimento ósseo subjacente são comuns. Febre, inapetência e perda de peso com frequência são observadas concomitantemente com lesões cutâneas. Tosse, sibilos e dificuldades respiratórias são apenas ocasionalmente observadas nas infecções felinas por *Coccidioides* spp., possivelmente pelo fato de que os gatos limitam a sua atividade física. À semelhança das lesões pulmonares, as lesões ósseas apendiculares são raramente identificadas em infecções felinas, diferentemente das infecções caninas. Quando ocorrem lesões ósseas em gatos, as alterações radiográficas assemelham-se àquelas observadas em cães. As lesões oculares da coriorretinite e da uveíte anterior ocorrem aproximadamente na mesma frequência em gatos e cães. Além das lesões intraoculares, é possível que os gatos desenvolvam edema subpalpebral ou periocular periorbitário (ver *Micoses sistêmicas de cães e gatos*, no Capítulo 92).[101a]

Um relato descreveu lesão granulomatosa intraparenquimatosa distinta na medula espinal de um gato.[35] Essa lesão causou paraparesia progressiva do membro posterior e fraqueza das patas traseiras. Esse tipo de lesão não foi previamente descrito em seres humanos ou cães. Na ressonância magnética (RM), a lesão era contrastada e de ocorrência intradural, porém extramedular.

Diagnóstico

Achados clinicolaboratoriais

As alterações hematológicas podem consistir em anemia arregenerativa leve e leucocitose neutrofílica moderada, frequentemente com desvio para a esquerda e monocitose. A eosinofilia do sangue periférico e líquido cerebrospinal (LCS), comum na coccidioidomicose humana, é bastante variável nos animais. A hiperglobulinemia e a hipoalbuminemia são comuns, refletindo doença inflamatória persistente crônica. Ainda não foi descrita a ocorrência de hipercalcemia não associada a lesões ósseas em cães ou gatos acometidos, porém sua existência foi constatada em outras micoses sistêmicas e em alguns pacientes humanos. Foi postulado um fator osteotrófico semelhante àquele que causa hipercalcemia humoral de neoplasias malignas.

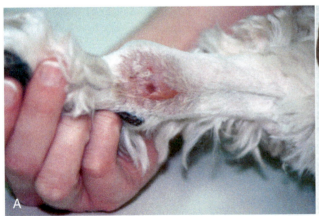
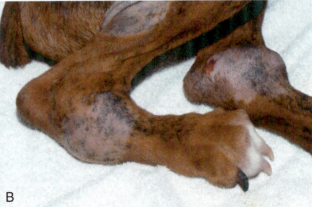

Figura 60.5 Dois cães com coccidioidomicose disseminada e evidências de osteomielite. **A.** Cão com edema carpal esquerdo apresentou fístula de drenagem. **B.** O segundo cão teve edema tarsal bilateral. (Fotografias de Craig Greene © 2004 University of Georgia Research Foundation Inc.)

Achados clínicos nos exames de imagem

Os achados na radiografia de tórax variam de acordo com a gravidade da doença. O padrão intersticial difuso é mais comum, porém está frequentemente misturado com o padrão alveolar localizado (Figura 60.6). Podem-se observar densidades intersticiais miliares a nodulares. Se forem detectados nódulos solitários, eles são frequentemente encontrados na periferia. Se for usada a tomografia computadorizada para a avaliação desses nódulos, pode-se constatar necrose central ou cavitação em até 30% das lesões.[62] Com frequência, observa-se um halo de atenuação homogênea ao redor do nódulo. A formação de abscesso pulmonar, a fibrose e a bronquiectasia (raramente com calcificação) podem constituir sequelas da infecção pulmonar grave. A linfadenomegalia hilar é muito comum e acomete a maioria dos cães com doença crônica, porém a calcificação dos linfonodos hilares ou a linfadenomegalia esternal são raras. É provável que haja desenvolvimento de derrame pericárdico e pleural secundariamente à insuficiência miocárdica direita ou, com mais frequência, pericardite.[97] Os achados radiográficos de osteomielite consistem, tipicamente, na mistura de lise e produção (Figura 60.7).

A ultrassonografia pode ser útil para a identificação de lesões no tórax ou no abdome, e a sua aparência frequentemente depende da localização. Com frequência, os pacientes com doença pericárdica apresentam espessamento do pericárdio e derrame pericárdico leve a moderado; o achado de lesões expansivas é raro. A pericardite constritiva é comum, particularmente se a doença for prolongada. As lesões pulmonares podem aparecer como nódulos hipoecoicos sólidos. Linfadenomegalia hilar hipoecoica dorsalmente ao átrio esquerdo é observada com frequência; todavia, em virtude de sua localização, o aspirado tipicamente não é possível. O autor usou a ultrassonografia endoscópica para acessar esses linfonodos hilares aumentados para coleta por aspirado tecidual. Todavia, os resultados não são muito gratificantes, devido à escassez de microrganismos dentro do linfonodo hilar. Com frequência, as lesões abdominais ou testiculares aparecem como massas sólidas hipoecoicas. Essas lesões podem ser confundidas com neoplasias ou linfonodos no caso do abdome. A citologia por aspirado ou biopsia tecidual são frequentemente necessárias para definir essas lesões como granulomas fúngicos.

Não se dispõe de relatos de alterações na RM em animais, exceto um relato previamente descrito de lesão espinal contrastada em um gato. Em seres humanos com meningite aguda, quando submetidos à RM, pode-se observar contraste focal ou difuso, juntamente com aumento ventricular e infartos profundos.[32]

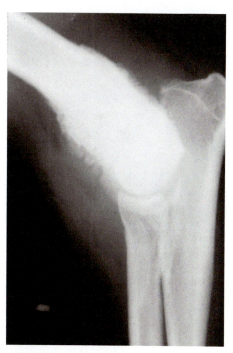

Achados citológicos

A coccidioidomicose é conclusivamente diagnosticada pela observação citológica ou histológica do microrganismo. Tipicamente, o microrganismo é detectado com inflamação piogranulomatosa. Entretanto, devido à localização das lesões e aos custos associados ao uso de procedimentos invasivos, a demonstração do microrganismo frequentemente não é possível. Nesses casos, o diagnóstico baseia-se na anamnese, nos achados clínicos e nos resultados dos testes sorológicos.

Assim como outras doenças intersticiais nodulares, é comum a obtenção de resultados falso-negativos com lavados transtraqueais ou endobrônquicos. A probabilidade de resultado positivo aumenta com doença alveolar. Em seres humanos com doença pulmonar difusa, a coloração de Papanicolaou (Pap) demonstrou ser superior para a detecção dos microrganismos, em comparação com hidróxido de potássio a 10% ou branco de calcoflúor.[90] Esférulas são frequentemente encontradas em aspirados de linfonodos aumentados e/ou esfregaços por decalque de lesões com drenagem (Figura 60.8). As anormalidades do LCS incluem pleocitose, com predomínio de neutrófilos e número menor de células mononucleadas, e são compatíveis com inflamação granulomatosa. Os microrganismos nem sempre podem ser observados.

Os microrganismos podem ser identificados em preparações não coradas sob iluminação reduzida na forma de grandes estruturas (10 a 80 µm) arredondadas, de parede dupla, contendo endósporos. O hidróxido de potássio a 10% pode produzir a clarificação de amostra não corada, porém as preparações coradas são mais úteis. O microrganismo é facilmente identificado na coloração padrão de Wright; todavia, para corar especificamente as estruturas fúngicas, os melhores corantes são o Papanicolaou e o ácido periódico Schiff (PAS; do inglês, *periodic acid-Schiff*). Com o corante de Papanicolaou, a parede capsular é refringente e púrpura-negra, o citoplasma é amarelo e os endósporos, castanho-avermelhados. Nem todas as esférulas contêm endósporos identificáveis. É possível que esférulas menores apresentem parede rugosa transparente. Na coloração de PAS, a parede é vermelha intensa a púrpura, e os endósporos adquirem coloração

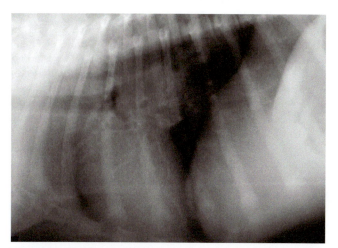

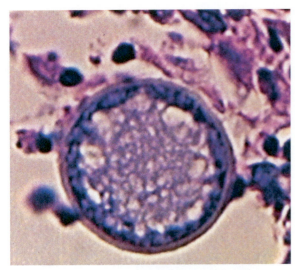

Figura 60.8 Histopatologia de lesão induzida por coccidioidomicose, com uma grande esférula de *Coccidioides* sp. circundada por inflamação piogranulomatosa (coloração pela H&E, ×100). (Fotografia de Jeanne Barsanti © 2004 University of Georgia Research Foundation Inc.)

vermelho-brilhante. As esférulas podem ser circundadas por grande número de neutrófilos, o que dificulta sua observação. Embora as esférulas tipicamente não sejam confundidas com elementos fúngicos de outros microrganismos, *Cokeromyces recurvatus* foi identificado incorretamente como *Coccidioides* spp. no derrame peritoneal de um gato com perfuração jejunal.[74]

Tipicamente, não são observadas formas miceliais de *Coccidioides* spp. em amostras de pacientes. Raramente, em seres humanos com diabetes tipo 2, é possível observar formas miceliais na coccidioidomicose pulmonar. Tipicamente, esses pacientes tinham lesões pulmonares cavitárias e crônicas.[73] Com frequência, esférulas e endósporos são concomitantemente encontrados com a forma micelial.

Achados de biopsia

Em amostras histopatológicas, o microrganismo geralmente pode ser comumente encontrado em microabscessos de inflamação piogranulomatosa. As esférulas são detectadas empregando corantes de hematoxilina e eosina de rotina; entretanto, para a sua observação ótima, devem-se usar corantes especiais, como PAS ou metenamina prata de Grocott-Gomori. Pode ser difícil identificar esférulas em amostras de biopsia óssea, devido ao osso reativo que se forma dentro das lesões. Podem ser necessárias biopsias repetidas para detectar o microrganismo. Os patologistas recomendam a obtenção de várias amostras de biopsia da mesma lesão. O redirecionamento da agulha de biopsia através do mesmo local de introdução para obter várias amostras é, com frequência, bem-sucedido. Técnicas imunofluorescentes também podem ser usadas para identificar especificamente esférulas de *Coccidioides* spp. em tecidos ou preparações citológicas, porém podem ser obtidos resultados falso-negativos, e essas técnicas raramente são necessárias.

Isolamento do fungo

As espécies de *Coccidioides* crescem em ampla variedade de meios de cultura comuns para fungos e ágar-sangue. *Nenhuma* tentativa deve ser feita para a cultura e identificação desses microrganismos em clínicas veterinárias. Com efeito, as amostras devem ser enviadas a laboratórios com precauções de biossegurança. A fase micelial tem melhor crescimento em 25 a 30°C. Em geral, cresce dentro de 3 dias, porém pode ser necessário maior período se o número de microrganismos na amostra for pequeno. O padrão característico de artroconídios vivos e mortos alternados, associado ao aspecto

da colônia, possibilita a identificação presuntiva; todavia, métodos adicionais *in vitro* e *in vivo* podem possibilitar a identificação definitiva dos microrganismos. Uma diferença fenotípica notável é que *C. posadasii* apresenta taxa de crescimento mais lenta em meios ricos em sal, em comparação com o crescimento de *C. immitis*. Veterinários, técnicos e funcionários dos laboratórios precisam reconhecer que os artroconídios do crescimento micelial são altamente infecciosos.

Detecção dos microrganismos

Embora não se disponha atualmente de teste genômico comercial para a coccidioidomicose, vários estudos demonstram a utilidade da reação em cadeia da polimerase ou de testes com antígenos para estabelecer o diagnóstico em amostras de pacientes.[9,11,29] Apesar da disponibilidade desses ensaios, não foram conduzidos estudos controlados para estabelecer sua acurácia como exames diagnósticos clínicos. O sequenciamento genético do genoma completo de isolados de *Coccidioides* spp. tem sido útil para documentar a transmissão da infecção por meio de transplante de órgãos.[31a]

Foram desenvolvidos testes para detecção de antigenemia (galactomanana), usados em base de pesquisa em roedores e seres humanos.[31,41] A detecção de antígeno seria útil nos casos iniciais antes da soroconversão, ou em pacientes com imunodeficiências, nos quais não há desenvolvimento de sororreatividade. A interferência por vários componentes que existem no soro tem sido um sério problema nos testes de antígenos. Todavia, novas técnicas estão sendo desenvolvidas e provavelmente serão usadas no futuro. O autor participou de estudo que avaliou novo teste para antígeno no sangue e na urina de cães, porém os resultados não foram favoráveis. Reconhecidamente, parte do problema na determinação da acurácia do teste de antígeno é a falta de padrão de referência entre os testes de anticorpos como base para o diagnóstico.

Detecção de anticorpos

Cães. Quando não é possível demonstrar a existência do microrganismo por citologia ou biopsia, utiliza-se comumente a detecção de anticorpos contra o microrganismo como teste presuntivo. Os dois antígenos clássicos para teste sorológico são os antígenos de precipitina em tubo (PT) e fixação do complemento (FC). Os nomes desses antígenos diferentemente preparados tiveram como base os tipos de testes inicialmente utilizados para detectar anticorpos. A resposta humoral ao antígeno PT é primariamente IgM, enquanto a resposta humoral ao antígeno FC está mais associada à IgG. Para a interpretação dos títulos de anticorpos PT e FC em cães com infecção natural e para a classe de anticorpos medidos, consultar a Tabela 60.1. A maioria dos laboratórios não realiza mais os testes de PT e FC. Em seu lugar, são utilizadas respectivamente a aglutinação em látex, a imunodifusão em ágar gel (AGID; do inglês, *agar gel immunodiffusion*) ou o ensaio imunossorvente ligado à enzima (ELISA; do inglês, *enzyme-linked immunosorbent assay*) para IgM ou IgG. Os resultados desses testes são tipicamente registrados como positivos ou negativos para IgM ou IgG.

Os avanços realizados no diagnóstico molecular levaram a novos métodos de detecção de anticorpos. Foi usado, por exemplo, um antígeno rico em prolina recombinante purificado de *Coccidioides* spp. para a detecção de infecção e o monitoramento do progresso da doença em seres humanos.[78] Os clínicos sempre devem verificar qual o método usado pelo laboratório que realiza os testes sorológicos. Ver a Tabela 60.2 para a comparação dos vários métodos usados para a detecção de anticorpos. Os antígenos PT e FC ainda são empregados na realização de testes de AGID. Como os antígenos e as respostas humorais foram designados bem antes do desenvol-

Tabela 60.1	Interpretação dos testes sorológicos para coccidioidomicose em cães e gatos.	
	Anticorpo PT: negativo	**Anticorpo PT: positivo (predominantemente IgM)**
Anticorpo FC: negativo	1. Sem infecção 2. Infecção inicial; se houver suspeita de doença, repetir o teste em 4 a 6 semanas para a detecção de resultados positivos para PT ou FC 3. Infecção fulminante rapidamente fatal no animal gravemente imunocomprometido	1. Infecção inicial ou leve: os resultados de PT tornam-se positivos dentro de 2 semanas após a exposição e podem tornar-se negativos depois de 4 a 6 semanas
Anticorpo FC: positivo (predominantemente IgG)	1. Exposição ou doença prévia, lesões cicatrizadas ou localizadas, ou título residual de longa duração (particularmente se houver título de FC fraco, de 4 ou menos) 2. Infecção crônica: com frequência, o anticorpo PT desaparece depois de 4 a 6 semanas; quanto mais elevado o título de FC, maior probabilidade de doença grave ou disseminada. Tipicamente, o título de 16 ou mais é considerado como resultado convincentemente positivo 3. Títulos de FC mais altos de $\geq$ 64 são mais frequentemente observados quando há lesões pulmonares graves ou disseminadas	1. Infecção inicial ou ativa: quanto mais alto o título de FC, mais provavelmente a doença é grave ou disseminada 2. Infecção crônica: são obtidos resultados positivos de PT posteriormente em infecções ou por ocasião de disseminação ou recrudescência

FC, fixação do complemento; *PT*, precipitina em tubo.

vimento dessas novas técnicas, a terminologia sorológica torna-se confusa. Ainda mais confuso é o fato de que muitos desses novos ensaios não foram totalmente avaliados com o uso de soros animais. Suposições acerca de sua acurácia foram realizadas com base em pesquisa limitada de soros humanos. Devido à natureza da doença, e com base nos estudos que foram conduzidos até hoje, é habitualmente difícil estabelecer quais dos testes são corretos e quais são incorretos quando se observam discrepâncias. São necessários estudos sorológicos adicionais com confirmação histológica, citológica ou micológica correspondente. As vantagens dos métodos de AGID e ELISA em relação ao teste FC clássico é que esses novos métodos são de execução menos complicada, e não há interferência por fatores anticomplementares, que podem ser encontrados em 15 a 25% dos soros de cães normais.

Em certas ocasiões, são obtidos resultados negativos nos testes sorológicos, apesar da confirmação microbiológica da coccidioidomicose. Nos seres humanos, foi observada a taxa de prevalência de resultados falso-negativos de até 15 a 20%. Para o autor, a taxa de prevalência de resultados falso-negativos de 5 a 10% é mais típica de cães. Com frequência, esses resultados provêm daqueles com formas dermatológica e neurológica da doença ou com linfadenomegalia hilar primária.[49]

Gatos. As primeiras publicações sugeriram que os testes sorológicos não tinham utilidade no estabelecimento do diagnóstico. Entretanto, a revisão de 48 casos felinos indicou que tanto anticorpo PT quanto anticorpo FC eram rotineiramente detectados em infecções felinas.[50] Ambos os anticorpos parecem persistir por longo período nos gatos, mesmo quando o tratamento é iniciado e mantido.

Teste cutâneo

O teste cutâneo é utilizado para levantamentos epidemiológicos e para a avaliação da imunocompetência a *Coccidioides* spp., e não como ferramenta diagnóstica. A acurácia do teste intradérmico com coccidioidina está sujeita a variabilidade antigênica. A reação posi-

Tabela 60.2	Comparação dos testes sorológicos para coccidioidomicose.[a]	
Teste (abreviatura)	**Imunoglobulina medida**	**Comentários**
PT	IgM	Resultados positivos no início da doença. Os títulos podem aumentar com reativação ou disseminação.
FC	IgG	Teste satisfatório para títulos quantitativos. Considerado o teste de referência para IgG. São obtidos resultados positivos posteriormente na infecção, com elevação na existência de disseminação. Os títulos permanecem elevados dentro de meses após tratamento bem-sucedido ou interrupção. Os títulos diminuem gradualmente com o tratamento bem-sucedido. Ocorrem resultados falso-negativos em alguns animais imunossuprimidos ou anérgicos.
Aglutinação do látex	IgM	São obtidos muitos resultados falso-positivos em soros caninos. Detecta a existência de infecção aguda (< 1 mês).
Imunodifusão (AGID)		
Antígeno PT (IDTP)	IgM	Mais sensível do que a PT na detecção de infecções recentes (< 1 mês).
Antígeno FC (IDCF)	IgG	Boa correlação com IgG por ELISA, utilizando imunodifusão quantitativa. Teste de triagem mais sensível para IgG.
ELISA		
IgM	IgM	Alguns resultados falso-positivos (cerca de 15%) em comparação com IDTP; além disso, ocorre reação cruzada com alguns da blastomicose.
IgG	IgG	Boa correlação com FC e IDCF: as leituras de DO nem sempre se correlacionam diretamente com os títulos de FC. Ocorre reação cruzada com alguns soros da blastomicose.

AGID, imunodifusão em gel de ágar; *FC*, fixação do complemento; *ELISA*, ensaio imunoabsorvente ligado à enzima; *IDCF*, imunodifusão com fixação do complemento; *IDTP*, imunodifusão com precipitina em tubo; *DO*, densidade óptica; *PT*, precipitina em tubo.
[a]Baseada em dados de Greene RT, observações não publicadas (1996) e Referência 81.

tiva é definida por uma área de endurecimento de 5 mm ou mais dentro de 24 a 36 h após a injeção. A obtenção de resultado positivo indica infecção pregressa ou atual. Nos seres humanos, o resultado do teste torna-se positivo dentro de 1 semana após o desenvolvimento de sinais respiratórios, ao passo que, em cães, foi obtido resultado positivo dentro de 3 a 8 semanas após exposição natural. Em seres humanos clinicamente sadios, o teste cutâneo positivo indica exposição prévia e resistência à infecção e permanece positivo durante anos. Cerca de 5% das pessoas e 10% dos cães com doença disseminada apresentam resultados negativos do teste cutâneo, devido à imunossupressão grave. O teste cutâneo não é particularmente específico, visto que provavelmente ocorram reações cruzadas com histoplasmina e blastomicina. O uso de antígeno da fase de esférula, a esferulina, não demonstrou ser superior à coccidioidina para diagnóstico em seres humanos.

Achados patológicos

As lesões induzidas por *Coccidioides* spp. em cães e gatos são habitualmente piogranulomatosas. Com mais frequência, são observados nódulos nos pulmões. Ao exame macroscópico, essas lesões podem variar desde miliares e maciças, de vermelhas a cinza a brancas, de nodulares a difusas e de consistência firme a caseosas ou liquefativas (Figura 60.9). Os linfonodos traqueobrônquicos frequentemente estão aumentados e de consistência firme. Observa-se ocorrência de aumento dos ossos em cães com osteomielite por *Coccidioides*. Na época em que as lesões ósseas são observadas, provavelmente ocorre regressão das lesões pulmonares. Havendo comprometimento do SNC, são observados granulomas no cérebro, no mesencéfalo e na medula espinal. Pode-se verificar uveíte granulomatosa, retinite e queratite. Em cães com pericardite granulomatosa, os microrganismos podem ser encontrados no líquido pericárdico. Nos cães, a insuficiência cardíaca direita é mais comumente causada por pericardite do que por miocardite por *Coccidioides*. Pode-se detectar esférulas dentro das lesões granulomatosas, porém sua ausência é comum.

Tratamento

Devido à falta de estudos controlados e à ampla variedade de manifestações da doença, incluindo desde doença não complicada de resolução espontânea até doença disseminada agressiva, o padrão de cuidados para o tratamento da coccidioidomicose não foi totalmente definido.[61] O tratamento em cães e gatos geralmente envolve a administração de agentes antifúngicos a longo prazo (Tabela 60.3). Tipicamente, são utilizados agentes azólicos. Todavia, o sucesso é imprevisível. Há controvérsias quanto à necessidade de tratar animais com doença pulmonar primária, visto que esses casos podem sofrer resolução espontânea. Em seres humanos com comprometimento pulmonar primário inicial e leve, evita-se o tratamento, a não ser que haja debilitação crônica (de 6 semanas de duração).[39] Existe um consenso segundo o qual muitos pacientes com coccidioidomicose pulmonar primária podem ser tratados sem terapia antifúngica. Para aqueles tratados, é necessário o rigoroso acompanhamento quando o tratamento for interrompido.[38]

Em cães e gatos, o tratamento tem sido geralmente instituído mais cedo, devido ao medo de disseminação. Os candidatos ao tratamento incluem animais com infecções pulmonares graves, aqueles com títulos crescentes de anticorpos FC (particularmente com 16 ou mais) e os que apresentam febre, fraqueza, claudicação ou agravamento dos sinais clínicos. Todos os animais com doença disseminada devem ser tratados. Devido ao custo e à toxicidade potencial do tratamento, é preciso ter cautela quando o diagnóstico se baseia apenas nos dados sorológicos. Títulos de FC positivos de 8 ou menos são apenas suspeitos de infecção em animais. Pacientes com doença clínica e com esses baixos títulos podem ser tratados, e deve-se repetir a sorologia dentro de 4 a 6 semanas para determinar se há elevação dos títulos. Muitos cães em áreas enzoóticas apresentam títulos de 4 ou menos devido à exposição prévia. Animais sintomáticos com esses baixos títulos devem ser submetidos a procedimentos diagnósticos adicionais, em lugar de serem tratados. Embora isso ocorra de modo relativamente infrequente, alguns animais podem ser infectados e, apesar disso, apresentar resultados soronegativos.

A decisão quanto à interrupção do tratamento baseia-se na resolução da doença clínica, no aspecto radiográfico das lesões ósseas e pulmonares e nos títulos sorológicos. Os títulos sorológicos isoladamente podem não ser úteis para determinar se a doença está em remissão, visto que os títulos de FC podem se estabilizar ou diminuir apenas ligeiramente. Todavia, o monitoramento a longo prazo da resposta sorológica é benéfico para determinar se está havendo elevação dos títulos. Títulos crescentes sugerem resposta precária ao tratamento, possivelmente devido à absorção inadequada do fármaco. Quando os níveis sanguíneos do fármaco sugerem a absorção adequada, deve-se considerar o tratamento alternativo.

Se a uveíte constituir o único sinal de infecção ativa, e não for observada melhora com tratamento antifúngico, deve-se proceder à enucleação, visto que os agentes antifúngicos podem não alcançar o local de infecção, e é possível haver um nicho residual. A enucleação foi curativa, sem tratamento subsequente, pelo menos em um gato.[50]

Os três agentes azólicos mais comumente prescritos são o cetoconazol (CTZ), o itraconazol (ITZ) e o fluconazol (FCZ). Devido ao custo diminuído dos azólicos mais recentes (ITZ e FCZ), seja como genéricos ou quando preparados por farmácias de manipulação, esses fármacos estão sendo cada vez mais usados como primeira

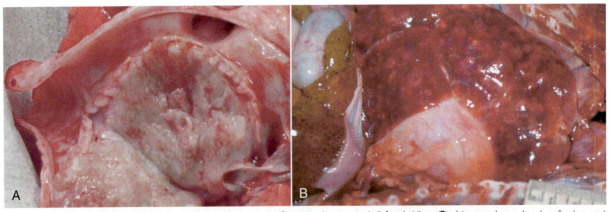

Figura 60.9 Pulmões de cães com coccidioidomicose pulmonar grave, mostrando (**A**) acentuado aumento do linfonodo hilar e (**B**) vários granulomas de coloração clara em todos os lobos pulmonares. (A, Cortesia de Russell T. Greene, Phoenix Veterinary IM Services, Phoenix, AZ; B, Fotografia de Craig Greene © 2004 University of Georgia Research Foundation Inc.)

Tabela 60.3   Tratamento antifúngico da coccidioidomicose.

Fármaco[a]	Espécie	Dose[b]	Via	Intervalo (horas)	Duração (meses)
Cetoconazol	C	5 a 10 mg/kg	VO	12	8 a 12[c]
	G	50 mg (total)	VO	12 a 24	c
Itraconazol	C	5 mg/kg	VO	12	c
	G	25 a 50 mg (total)	VO	12 a 24	c
Fluconazol	C	5 a 10 mg/kg	VO	12	c
	G	25 a 50 mg (total)	VO	12 a 24	c
Voriconazol	C	4 a 5 mg/kg	VO	12	Ver Referência 46
	G	4 a 5 mg/kg	VO	12 a 24	a
Anfotericina B desoxicolato[d]	C	0,15 a 1,0 mg/kg	IV	48 a 72[e]	f
	G	0,15 a 0,25 mg/kg	IV	48 a 72[e]	
Anfotericina B	C	1,0 a 2,0 mg/kg	IV	24 a 72	g
Lipídica encapsulada	G	1,0 a 2,0 mg/kg	IV		g
Lufenurona	C	5 mg/kg	VO	24	4[h]

G, gato; C, cão; *IV,* intravenosa; *VO,* via oral.
[a]Para informações adicionais, ver o *Formulário de fármacos,* no Apêndice.
[b]Dose por administração em intervalo especificado.
[c]Não baseada em estudos controlados, porém a duração típica com disseminação é, em geral, de 12 meses. As doenças respiratórias primárias frequentemente exigem tratamento de menor duração. O fluconazol ou o itraconazol constituem os fármacos mais comuns usados no tratamento de cães e gatos.
[d]O sal desoxicolato de anfotericina é raramente usado, devido à sua nefrotoxicidade. Pode ser administrado isoladamente ou em associação com um agente azólico. Se for usado em associação, a dose cumulativa recomendada é frequentemente da metade.
[e]Administrado na segunda e quinta-feira, ou na segunda, quarta e sexta-feira (*i. e.,* 2 a 3 vezes/semana).
[f]Até alcançar a dose cumulativa de 8 a 11 mg/kg.
[g]O total de 15 tratamentos foi empiricamente recomendado. Todavia, o autor tratou vários pacientes com outros procedimentos. Monitorar os valores renais e a sorologia para ajudar a decidir se há necessidade de mais tratamento.
[h]A eficácia do tratamento e o esquema posológico mínimo não foram estabelecidos. A terapia de manutenção pode ser necessária por períodos mais longos. Esse tratamento ainda é experimental e geralmente não é recomendado pelo autor.

escolha no tratamento de pequenos animais. Embora não se tenha relato de estudo conduzido para demonstrar alguma superioridade dos resultados em animais tratados com esses fármacos, os efeitos colaterais tendem a ser baixos. Acredita-se que o FCZ tenha melhor penetração nos tecidos e os menores efeitos colaterais; o seu uso é recomendado para a coccidioidomicose meníngea. A conduta padrão consiste em tratamento por 3 a 6 meses depois da resolução dos sinais clínicos e normalização dos títulos sorológicos. Como no caso dos seres humanos, o grau de redução dos títulos e o tempo durante o qual se deve administrar o tratamento para evitar a ocorrência de recidivas são controvertidos e ainda não foram determinados.[75,100]

Cetoconazol

O CTZ, o primeiro fármaco azólico comercialmente disponível, foi extensamente usado no tratamento da coccidioidomicose em cães. Ver o *Formulário de fármacos,* no Apêndice, para informações detalhadas sobre esse fármaco. As doses recomendadas de CTZ estão relacionadas na Tabela 60.3. A duração do tratamento tem sido variável, dependendo do local e da extensão da doença. As recidivas são comuns se o CTZ não for administrado diariamente por período adequado de tempo. O tratamento de animais com coccidioidomicose óssea ou disseminada exige tipicamente uma duração mínima de 1 ano. Como a absorção GI do fármaco é variável, a determinação do nível sanguíneo de CTZ dentro de 2 a 4 h após a administração da dose, depois de 2 a 3 semanas de tratamento, é útil. O ambiente gástrico ácido aumenta a absorção do CTZ; por conseguinte, a dose de vitamina C é, com frequência, administrada concomitantemente. Algumas vezes, ocorrem respostas precárias e recidivas com o CTZ. Os testes sorológicos devem ser repetidos depois de 4 a 6 semanas de tratamento. Se o título de FC continua aumentando, ou se ocorre deterioração dos sinais clínicos, deve-se considerar o uso de um agente azólico alternativo ou, raramente, anfotericina (ANB) (ver Tabela 60.3).

Em seres humanos com coccidioidomicose não meníngea, o CTZ parece ser fungistático; a maioria dos pacientes melhora, porém as recidivas são comuns, mesmo com doses mais altas do que as recomendadas, e ocorre cura em apenas aproximadamente 30% dos pacientes. Na doença meníngea, o CTZ tem sido considerado escolha pouco adequada para tratamento, em virtude de sua penetração diminuída no LCS e no SNC. Antigamente, a ANB intratecal era administrada para a coccidioidomicose do SNC, porém o fármaco é irritante quando administrado por essa via. Em virtude de sua excelente farmacocinética e penetração no SNC, o FCZ é recomendado para esses casos (ver *Fluconazol,* no Capítulo 55, e *Formulário de fármacos,* no Apêndice).

Itraconazol e fluconazol

Acredita-se que os azólicos mais recentes, o ITZ e o FCZ, tenham menos efeitos colaterais e sejam mais eficazes para o tratamento da coccidioidomicose em pessoas, em comparação com o CTZ; todavia, não foi conduzido estudo controlado em cães ou em gatos para demonstrar eficácia semelhante. Entretanto, esses azólicos de geração mais nova são geralmente usados como tratamento de primeira linha. Em geral, os gatos toleram o ITZ melhor do que o CTZ, com menos efeitos colaterais. Um estudo duplo-cego randomizado comparou o tratamento de 8 meses de duração com ITZ ou FCZ em seres humanos com coccidioidomicose não meníngea (lesões pulmonares, dos tecidos moles e do esqueleto).[40] Não foi constatada diferença estatística entre a eficácia do ITZ (63%) ou do FCZ (50%). Entretanto, pacientes tratados com ITZ tiveram taxa mais alta de respostas, que foi mais pronunciada naqueles com lesões esqueléticas. Foi observada taxa de recidiva de aproximadamente 15% após a interrupção do tratamento, sugerindo a necessidade de tratamento de maior duração para evitar recidivas. Quando avaliados dentro de 12 meses após o tratamento, os pacientes tratados com ITZ ainda apresentaram taxa estatística de melhora ligeiramente maior. Há uma preocupação sobre a possível ocorrência de alta taxa de recidiva (40%) em seres humanos após a interrupção do tratamento com FCZ, que foi mais alta do que aquela observada com tratamento com ITZ. Em alguns pacientes, os agentes azólicos mais recentes não tiveram sucesso quando tentados inicialmente, apenas com controle subsequente da infecção com CTZ. À semelhança do CTZ, alguns dos animais tratados com ITZ ou FCZ sofreram recidivas.

Além disso, é possível que ocorram efeitos colaterais, como disfunção hepática, desconforto GI e reações cutâneas,[82] como aqueles observados com o uso do CTZ. Foi observado o desenvolvimento de hipertrigliceridemia com ITZ.[102] Não há necessidade de ambiente gástrico ácido para a absorção do FCZ. Embora o elevado custo tenha sido uma das principais preocupações com o uso dos agentes azólicos, o FCZ está atualmente disponível em forma genérica, e, nos EUA, as farmácias de manipulação atualmente preparam cápsulas com custo razoável. As formulações mais recentes do ITZ, na forma de solução oral com ciclodextrina carreadora, parecem proporcionar maior biodisponibilidade.

Outros fármacos triazólicos

Os novos compostos triazólicos, como o voriconazol e o posaconazol, tornaram-se disponíveis para o tratamento das infecções resistentes. O voriconazol assemelha-se estruturalmente ao FCZ, enquanto o posaconazol é estruturalmente semelhante ao ITZ. Esses compostos azólicos mais recentes foram avaliados *in vitro,* em modelos experimentais e, em certas ocasiões, em casos clínicos de coccidioidomicose.* Ver o *Formulário de fármacos,* no Apêndice, para informações mais detalhadas sobre esses fármacos.

Anfotericina B

A ANB, na forma de desoxicolato, era o único fármaco disponível para tratamento. Todavia, em virtude de sua toxicidade renal e necessidade de administração intravenosa e como resultado do desenvolvimento de compostos azólicos mais recentes, a ANB não é mais usada com frequência. Utilizou-se a via de administração subcutânea para infecções criptocócicas, porém não foi avaliada na coccidioidomicose (ver *Formulário de fármacos,* no Apêndice). O autor tentou a via subcutânea em alguns cães com lesões ósseas, porém os sinais clínicos permaneceram inalterados.

Encontram-se disponíveis no comércio formulações lipídicas encapsuladas de ANB com menos complicações renais e melhor eficácia, em comparação com a formulação de desoxicolato (ver Capítulo 55, Tabela 55.2, e Apêndice). As novas preparações foram investigadas *in vitro,*[44,45] em modelo de coelho[22] e em relatos de casos em seres humanos.[64] No modelo de coelho de coccidioidomicose meníngea, a administração sistêmica de ANB lipídica encapsulada resultou em erradicação dos fungos do cérebro e da medula espinal em 3 de 8 animais, resultado não observado anteriormente com qualquer outro tratamento sistêmico estudado.[22] A eficácia e as doses ideais exatas das várias preparações não foram determinadas para cães e gatos. Em um cão com linfoma multicêntrico concomitante, o tratamento simultâneo com formulação lipídica de ANB e quimioterapia citotóxica foi bem-sucedido na produção de remissão inicial de ambas as doenças.[57] As formulações lipídicas encapsuladas de ANB são de custo frequentemente proibitivo para uso geral, em particular quando se considera o elevado custo do fármaco e a necessidade de administração intravenosa frequente ao paciente. Todavia, a ANB lipídica encapsulada tem sido recomendada como primeira escolha no tratamento de seres humanos com infecções pulmonares clinicamente graves.[39] Pode-se tentar abordagem semelhante em cães com doença pulmonar difusa grave, quando pode ser perigoso aguardar o início lento de atividade do tratamento com agentes azólicos. Além

disso, esses compostos podem estar indicados para animais incapazes de tolerar os agentes azólicos. A dose de ANB para induzir remissão, quando usada isoladamente ou em combinação, está listada na Tabela 60.3. Nos seres humanos, é comum a administração intratecal de ANB em associação com um azólico oral para a meningite por *Coccidioides.*[101]

Inibidores da síntese de quitina

Os inibidores da síntese de quitina são novos agentes antifúngicos, que também interferem na formação da parede celular dos fungos. Um fármaco órfão, a nicomicina Z, é fungicida, e não fungistática. Trata-se de inibidor competitivo da quitina sintetase. A nicomicina Z necessita de dose relativamente baixa por um curto período de tempo. É administrada por via oral e apresenta baixa toxicidade em cães (ver Capítulo 55). Em modelo murino de coccidioidomicose, na dose de 20 mg/kg por via oral, a cada 12 h, foi obtida proteção completa após inoculação intranasal de *Coccidioides* sp.[53] Na dose de 50 mg/kg/dia, apenas uma colônia de *Coccidioides* sp. foi identificada nos pulmões dos animais tratados. Esse resultado é superior àquele obtido com os outros fármacos azólicos disponíveis.

Equinocandinas

As equinocandinas atuam sobre as paredes celulares dos fungos por meio da inibição da 1,3-β-D-glicana sintetase. A caspofungina mostrou-se terapeuticamente eficaz em modelo murino de infecção por *Coccidioides* sp., apesar da ausência de atividade *in vitro* contra o fungo, quando foram determinadas as concentrações inibitórias mínimas, utilizando os padrões do National Committee of Clinical Laboratory.[42-44] Houve dois relatos do uso bem-sucedido de caspofungina, uma equinocandina, em casos humanos de coccidioidomicose.[5,56] Até o momento, não foi conduzido estudo controlado desse fármaco na coccidioidomicose. Duas outras equinocandinas, a micafungina e a anidulafungina, foram aprovadas. Para informações mais detalhadas, ver *Equinocandinas,* no Capítulo 55, e *Formulário de fármacos,* no Apêndice.

Lufenurona

A lufenurona, outro inibidor da síntese de quitina, foi aprovada para o controle da infestação de pulgas em cães e gatos. Em um estudo-piloto, envolvendo cães com coccidioidomicose, o fármaco foi administrado diariamente, durante 16 semanas, em lugar de tratamento mensal.[8] A melhora clínica começou depois de 1 semana, porém a resolução das lesões radiográficas nos pulmões foi mínima. Os cães que demonstraram alguma melhora só começaram a apresentar alterações radiográficas depois de 10 semanas. O fármaco não pareceu afetar os títulos, e nunca demonstrou ser eficaz para o tratamento bem-sucedido da coccidioidomicose. Outros estudos sugeriram que a lufenurona não é eficaz contra *Coccidioides* spp.[52]

Terbinafina

A terbinafina é um análogo da naftifina, com mecanismo de ação distinto dos antimicóticos. Dificulta o crescimento dos fungos pela inibição da enzima esqualeno epoxidase, enzima essencial na síntese do ergosterol, um esterol fúngico. A terbinafina tem ampla faixa de atividade *in vitro* e distribui-se amplamente no tecido adiposo e tecidos ricos em queratina. Todavia, em um modelo de coelho de meningite por *Coccidioides,* não foi tão eficaz quanto o FCZ isoladamente, embora se tenha observado alguma atenuação das lesões. A terbinafina não foi detectada no LCS, sugerindo que o fármaco não atravessa bem a barreira hematencefálica. Todavia, esse achado não foi considerado como causa da resposta deficiente, visto que outros fármacos, tais como o ITZ, têm eficácia nesse modelo, porém não são medidos no LCS. Existe a possibilidade de que, em associação com

---

*Referências 4, 15, 16, 24, 26, 44, 67, 70, 83, 84.

outro fármaco, a terbinafina provavelmente exiba atividade sinérgica. São necessários outros estudos para definir a atuação desse fármaco nas infecções por *Coccidioides*.

Imunoterapia

As evidências disponíveis sugerem que a reação imune do hospedeiro ao microrganismo possa proteger contra a disseminação.[10] A imunoterapia foi tentada com sucesso pequeno a variável em seres humanos em uso de uma variedade de fármacos e indutores das citocinas. De modo semelhante, o levamisol e a acemanana foram administrados empiricamente a cães infectados, com pouco sucesso. Os agentes imunossupressores, incluindo glicocorticoides, devem ser evitados ou suspensos antes e no decorrer do tratamento. Entretanto, cães com sinais neurológicos algumas vezes necessitam de glicocorticoides para diminuir a inflamação ao redor da medula espinal ou no cérebro.

Imunomoduladores sintéticos ou produzidos por técnicas de DNA recombinante podem oferecer abordagem no futuro. A interferona gama foi usada como adjuvante no tratamento de um ser humano com coccidioidomicose e insuficiência respiratória, que não respondeu ao tratamento convencional.[66] Para discussão pormenorizada do uso das citocinas no tratamento das infecções fúngicas disseminadas, ver *Imunoterapia*, em *Quimioterapia Antifúngica*, Capítulo 55.

Cirurgia

Em geral, a cirurgia não é recomendada para excisão da lesão de um paciente infectado. Entretanto, os granulomas que comprimem a medula espinal ou outras áreas do SNC frequentemente necessitam de descompressão. A orquite exige remoção dos testículos. A doença pericárdica requer a remoção do derrame para eliminar o tamponamento. Além disso, recomenda-se a pericardiectomia completa do pericárdio espessado para evitar o desenvolvimento final de fibrose e restrição do músculo cardíaco.[54] Essa complicação pode surgir dentro de meses a vários anos após drenagem pericárdica, e tentativas posteriores de remover o pericárdio aderido do coração podem causar arritmias e morte. Tipicamente, justifica-se o tratamento com agentes antifúngicos após a remoção cirúrgica dos tecidos macroscopicamente acometidos, visto que é preciso pressupor que as lesões sejam o resultado de disseminação hematogênica microscópica.

Prognóstico

O prognóstico para cães tratados para coccidioidomicose respiratória localizada é satisfatório. Recomenda-se o tratamento para diminuir a probabilidade de disseminação. Sem tratamento, cães com doença disseminada frequentemente morrem, ou precisam ser submetidos à eutanásia pouco depois da descoberta da doença. As taxas de recuperação completa variam de acordo com a gravidade da doença e o grau de disseminação, desde 90% quando há apenas comprometimento pulmonar a 0% quando há comprometimento ósseo ou orgânico múltiplo. Foi observada a taxa de recuperação global de aproximadamente 60%. O comprometimento do SNC apresenta prognóstico reservado a mau, devido à dificuldade de penetração dos fármacos. A resistência à absorção dos fármacos também é problemática nas infecções intraoculares e testiculares; todavia, esses tecidos infectados podem ser cirurgicamente removidos antes do tratamento. Muitos gatos infectados apresentam melhora clínica com tratamento com agentes azólicos, embora as recidivas tenham sido comuns, particularmente quando o medicamento foi interrompido.[22,50] Alguns gatos sofrem recidivas repetidas correlacionadas toda vez que o tratamento é interrompido.

Prevenção

A estratégia mais benéfica para a prevenção da infecção em seres humanos ou animais consiste em vacinação;[27] todavia, não se dispõe de vacina comercial. Uma vacina com esférulas mortas demonstrou ser altamente protetora contra a infecção por *Coccidioides* em camundongos; todavia, vacina semelhante administrada a pessoas não conseguiu produzir proteção.[79] Estudos estão examinando o uso de antígenos purificados ou recombinantes como vacinas.[1,58,96,104] Há evidências promissoras em camundongos de que algumas dessas vacinas possam atuar em locais variáveis de administração, porém, os pesquisadores deparam-se com dificuldades, uma vez que diferentes cepas consanguíneas de camundongos exibem suscetibilidades diferentes a estímulos e distintas respostas à imunização.[95]

É preciso tentar limitar a exposição a artrósporos infecciosos. Carcaças infectadas não devem ser enterradas. De modo ideal, pacientes em áreas endêmicas devem permanecer em ambientes fechados durante tempestades de poeira, após estações de chuva. Escavações devem ser desestimuladas, particularmente em locais onde o solo foi previamente remexido.

Considerações de saúde pública

A coccidioidomicose é geralmente aceita como doença não contagiosa, visto que os artroconídios infecciosos do fungo não são tipicamente produzidos nos tecidos. As infecções em animais atuam como indicadores de risco para infecção humana. Entretanto, houve dois casos relatados em que infecções disseminadas em animais foram transmitidas a pessoas. Em um caso, houve desenvolvimento de coccidioidomicose meníngea disseminada fatal em um veterinário que realizou a necropsia de um equino com doença disseminada.[65] No outro caso, um gato abandonado com coccidioidomicose disseminada mordeu a mão de um técnico veterinário durante sua contenção. Houve desenvolvimento de coccidioidomicose cutânea no local da ferida da mordida.[37] O técnico nunca desenvolveu resposta sorológica, sugerindo infecção cutânea localizada. Apesar da aparente falta de contagiosidade, os veterinários devem estar cientes do problema potencial de colocar ataduras sobre lesões que drenam. A drenagem do tecido pode contaminar o material da atadura e proporcionar o ambiente apropriado para o desenvolvimento de artroconídios.

Em contrapartida, a manipulação de culturas miceliais do microrganismo no laboratório é extremamente perigosa, e é preciso ter precaução para evitar a liberação de artroconídios no ar. Técnicos de laboratório também desenvolveram lesões cutâneas primárias enquanto trabalhavam com a fase micelial ou quando injetaram culturas suspeitas em roedores de laboratório. As espécies de *Coccidioides* têm sido consideradas como potenciais armas biológicas.[30] Tendo em vista a epidemiologia desses microrganismos, a implementação desse uso tem muitas limitações, e a eficácia provavelmente seria muito variável.

Paracoccidioidomicose

A paracoccidioidomicose, doença fúngica sistêmica de seres humanos e, raramente, de animais nas Américas Central e do Sul, é causada pelo fungo dimórfico *Paracoccidioides brasiliensis*. A doença caracteriza-se por lesões pulmonares granulomatosas e disseminadas. Estudos epidemiológicos e experimentais mostraram que os cães são frequentemente expostos ao agente, porém não desenvolvem a doença.[13a,34a,76] Observa-se alguma reatividade cruzada entre esse microrganismo e outros agentes micóticos, tornando difícil o estabelecimento do diagnóstico com base na reatividade dos anticorpos. Entretanto, o microrganismo foi isolado de um cão com linfadenomegalia cervical.[86] Ao exame histopatológico, foram identificadas leveduras em brotamento, circundadas por inflamação granulomatosa. O microrganismo foi identificado por imunoquímica e análise genética. O cão inicialmente respondeu ao tratamento com CTZ, porém sofreu recidiva depois de 18 meses e foi submetido à eutanásia.[71,72] É observada frequentemente a ocorrência de recidiva semelhante em pessoas infectadas que recebem tratamento. Um felino macho Persa apresentou sinais clínicos de anorexia, febre, hipópio e sinais neurológicos de fraqueza, nistagmo e tremores intencionais.[45a] Foi estabelecido o diagnóstico de paracoccidioidomicose com base na detecção citológica do microrganismo no LCS e no sedimento urinário, sem confirmação adicional. Nas amostras citológicas, o microrganismo caracteriza-se por grandes esporos circundados por múltiplos brotos periféricos, lembrando uma "roda de navio". O gato apresentou proteinúria e anemia leve por ocasião de sua avaliação inicial. Os sinais do SNC foram controlados com FCZ oral. O tratamento da fungúria exigiu a administração subcutânea de ANB pelo período de 12 semanas no segundo ano de tratamento. O gato foi examinado durante os 5 anos de tratamento até que foi submetido à eutanásia, devido à ocorrência de insuficiência renal progressiva.

Capítulo 61

Esporotricose

Tânia Maria Pacheco Schubach, Rodrigo Caldas Menezes e Bodo Wanke*

Etiologia e epidemiologia

Esporotricose é uma doença micótica causada pelo fungo dimórfico térmico *Sporothrix schenckii*. Sua existência foi relatada em pessoas, chimpanzés, gatos, cães, porcos, camundongos, ratos, *hamsters*, mulas, cavalos, burros, bovinos, caprinos, raposas, tatus, golfinhos, camelos e aves domésticas.[11,14,99] *S. schenckii* encontra-se disseminado na natureza e tem sido isolado como saprófita de vegetação em decomposição ou morta, como espinhos, feno, palha, musgo esfagno, madeira e solo rico em matéria orgânica em decomposição. O microrganismo é mais prevalente em regiões quentes de clima tropical e subtropical. Cresce na natureza ou em culturas a 25°C na forma de micélio e transforma-se em pequenas células leveduriformes em brotamento nos tecidos de mamíferos ou em culturas a 37°C. A infecciosidade pode resultar como processo seletivo de cepas adaptadas a crescer a temperaturas acima de 35°C.[39] Embora apenas uma espécie de *Sporothrix* tenha sido classicamente identificada, estudos filogenéticos modernos sugerem a possível ocorrência de espécies distintas em diferentes regiões geográficas.[53]

Em geral, a infecção resulta da inoculação direta do fungo na pele por contato com plantas ou solo contaminados ou, com menos frequência, da inalação de conídios. A transmissão zoonótica ocorre por meio de mordidas ou arranhaduras de animais como camundongos, tatus, esquilos, gatos e cães.[39,59] Os dentes e as garras da maioria dos animais podem ser contaminados por contato com o ambiente. Entretanto, os gatos são os únicos animais que constituem um reservatório comprovado do microrganismo, conforme demonstrado pelo isolamento de *S. schenckii* de lesões cutâneas, que são ricas em fungos, e das cavidades nasal e bucal e das unhas de gatos com esporotricose.[87] A mobilidade dos gatos em moradias e no meio ambiente, seu hábito de arranhar a vegetação e seu comportamento de luta, particularmente dos machos, facilita a dispersão do fungo no meio ambiente. A esporotricose canina pode ser adquirida durante atividades de caça, com possível introdução do microrganismo por meio de lesões causadas por espinhos ou farpas de madeira. Entretanto, em uma epidemia contínua de esporotricose observada no Rio de Janeiro, Brasil, a forma mais frequente de transmissão a cães ocorreu por meio de arranhaduras de gatos durante brigas.[88]

A esporotricose tem distribuição mundial e, na atualidade, é rara na Europa, porém frequente nas Américas, na África, no Japão e na Australásia. Na América Latina, trata-se da micose subcutânea mais comum em pessoas.[11] Epidemias envolvendo grande número de pessoas ou grandes regiões geográficas são raras e estão habitualmente relacionadas com uma fonte comum de infecção no ambiente, como florestas de madeira e musgo esfagno.[16,30,39] Não houve relatos de epizootia antes da ocorrência de uma epidemia transmitida por gatos no Rio de Janeiro, Brasil.[81] Nesse estudo, que se estendeu de 1998 a 2004, 759 seres humanos, 64 cães e 1.503 gatos foram diagnosticados com esporotricose. Em dezembro de 2006, foi relatado o total de 1.137 casos humanos de esporotricose comprovada por cultura, representando, até o momento, a maior epidemia dessa micose na forma de zoonose.[81]

Patogenia

Após a inoculação o fungo penetra nas camadas mais profundas do tecido, onde se transforma na forma leveduriforme. Pode permanecer na derme e no tecido subcutâneo no local de inoculação, disseminar-se para linfonodos regionais e causar linfangite ou linfadenite, ou sofrer disseminação sistêmica através dos vasos sanguíneos. Além disso, em gatos, a alta frequência de sinais respiratórios e lesões pulmonares e da mucosa nasal, além do isolamento de *S. schenckii* de lavado broncoalveolar e dos pulmões de animais submetidos a necropsia, sugere a importância epidemiológica não apenas da via de traumatismo cutâneo, mas também da via inalatória na infecção.[46,84] Podem ocorrer múltiplas lesões cutâneas devido a traumatismo causado pelo próprio animal, limpeza e disseminação hematogênica dos pulmões ou, talvez, da lesão cutânea inicial.[87]

*Os autores agradecem à equipe de veterinários do Laboratório de Pesquisa Clínica em Dermatozoonoses em Animais Domésticos, IPEC, FIOCRUZ: Sandro Antônio Pereira, Isabella Dib Ferreira Gremião e Fabiano Borges Figueiredo, pela revisão do texto e pelas figuras cedidas.

Achados clínicos

A classificação das apresentações clínicas usada para seres humanos inclui várias formas: linfocutânea, cutânea fixa, mucocutânea, extracutânea e disseminada.[71] É difícil transpor essas categorias para a esporotricose em cães e gatos, visto que esses animais exibem, com frequência, mais de uma dessas formas simultaneamente. Embora a forma linfocutânea (Figura 61.1) seja a apresentação clínica observada com mais frequência em seres humanos, esse não é o caso dos gatos nem possivelmente dos cães.[87,88] As lesões mais comuns em cães e gatos consistem em nódulos e úlceras cutâneas, com frequente comprometimento da mucosa. As lesões iniciais são nódulos subcutâneos de consistência firme que amolecem lentamente, drenando, em geral, um conteúdo purulento ou soropurulento e progredindo para formar úlceras exsudativas, com margens bem definidas e ligeiramente elevadas. Além disso, cães e gatos podem apresentar sinais extracutâneos, principalmente respiratórios, como espirro, secreção nasal e dispneia, seguidos de linfadenomegalia. Outros sinais clínicos que podem ser observados incluem anorexia, vômitos, perda de peso, tosse, febre e desidratação.[87,88]

Cães

A esporotricose em cães, assim como em seres humanos, é uma doença essencialmente benigna, apesar do possível desenvolvimento das raras formas osteoarticular e disseminada.[35,94] As lesões cutâneas podem ser solitárias ou múltiplas e localizam-se, com mais frequência, na cabeça, particularmente no nariz (Figura 61.2), seguido pelos membros e tórax. Em um estudo retrospectivo que envolveu

44 cães, a duração das lesões dermatológicas variou de 2 a 48 semanas.[88] A forma linfocutânea só foi observada em três cães (6,8%) e foi habitualmente associada a linfadenomegalia regional. Ocorreu comprometimento da mucosa nasal em nove cães (20,5%), com detecção de lesões isoladas da mucosa em três (6,8%).

Gatos

Os gatos são altamente suscetíveis à infecção por *S. schenckii*, e a evolução da doença costuma ser grave, diferentemente da que ocorre em outras espécies. Presumivelmente em virtude de seu comportamento, observa-se maior prevalência da doença em machos adultos e sexualmente intactos. A gama de sinais abrange desde uma infecção subclínica e lesão cutânea solitária com regressão espontânea até formas sistêmicas fatais, em consequência de disseminação hematogênica. As formas clínicas mais frequentes são múltiplas lesões cutâneas e das mucosas (conjuntival, nasal, bucal ou genital) (Figuras 61.3 e 61.4). Além dos nódulos e úlceras da pele e das mucosas, pode-se observar a ocorrência de linfangite, linfadenite regional e zonas extensas de necrose que expõem o músculo e o osso.[87] As partes mais acometidas do corpo são a cabeça, particularmente o nariz e as orelhas, a cauda e os membros posteriores. Em um estudo retrospectivo que envolveu 347 gatos com esporotricose, a forma linfática cutânea foi observada

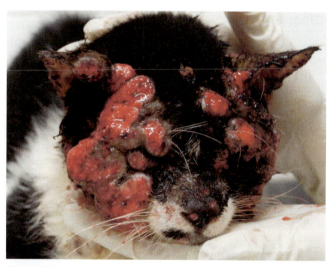

Figura 61.3 Esporotricose felina com múltiplos nódulos, ulceração e tratos de drenagem na cabeça.

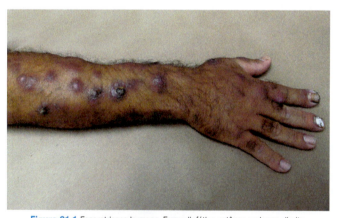

Figura 61.1 Esporotricose humana. Forma linfática cutânea no braço direito.

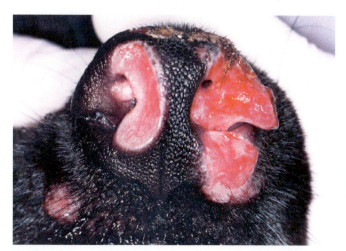

Figura 61.2 Esporotricose canina com úlceras no focinho e plano nasal, com destruição das narinas e comprometimento da mucosa.

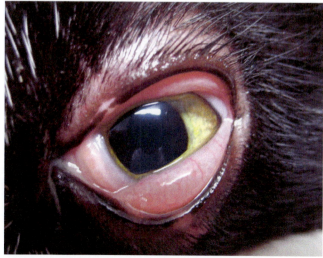

Figura 61.4 Esporotricose felina com lesão granulomatosa na mucosa conjuntival direita inferior e superior.

em apenas 19,3% dos gatos, enquanto ocorreram lesões cutâneas múltiplas em 39,5% dos casos e comprometimento da mucosa das vias respiratórias superiores e trato digestório em 34,9%.[87] Os sinais extracutâneos mais frequentes consistiram em sinais respiratórios, que foram observados em 44,4% dos gatos (incluindo três gatos sem lesões cutâneas).[87] Embora não tenha sido observado nenhum sinal clínico sugestivo de síndrome séptica, *S. schenckii* foi comumente cultivado do sangue periférico tanto de gatos com lesões cutâneas disseminadas quanto de gatos em boa condição geral com lesões localizadas.[85,86]

Alguns autores acreditam que a gravidade da esporotricose felina esteja relacionada com a imunodepressão causada pela coinfecção pelo vírus da imunodeficiência felina (FIV; do inglês, *feline immunodeficiency virus*) ou vírus da leucemia felina (FeLV; do inglês, *feline leukemia virus*). Entretanto, poucos relatos confirmam essa teoria.[15] Não foram observadas diferenças significativas dos sinais clínicos ou achados laboratoriais entre gatos coinfectados com esporotricose e FIV/FeLV e gatos sem coinfecção.[87] Nos gatos com esporotricose sistêmica, a disseminação por via hematogênica não foi associada à imunodeficiência causada por FIV/FeLV.[84] Além disso, diferentemente da doença observada em seres humanos, a alta frequência da esporotricose sem imunossupressão aparente confirma a suposição de que essa doença se desenvolva de maneira diferente em gatos.[87]

Diagnóstico

Os sinais clínicos em cães e gatos são inespecíficos, e o diagnóstico diferencial deve incluir piodermite bacteriana, feo-hifomicose, micobacteriose, nocardiose, actinomicose, criptococose, complexo granuloma eosinofílico, corpo estranho, neoplasia (principalmente carcinoma de células escamosas e linfoma), doenças imunomediadas (p. ex., lúpus eritematoso sistêmico, pênfigo vulgar), doenças alérgicas graves (p. ex., picadas de mosquitos) ou erupção farmacogênica.[51,68] No Rio de Janeiro, Brasil, o principal diagnóstico diferencial, particularmente em cães e seres humanos, é a leishmaniose tegumentar americana.[79] Embora os sinais clínicos, a história do paciente e os dados epidemiológicos possam sugerir esporotricose, o diagnóstico definitivo depende do isolamento de *S. schenckii* em cultura. Todavia, a citologia, a histopatologia e o exame imuno-histoquímico constituem ferramenta de rotina de grande utilidade para o diagnóstico preliminar. As anormalidades hematológicas e bioquímicas do soro são inespecíficas.[84,87,88]

Coleta das amostras

As amostras devem ser obtidas de acordo com a condição clínica e as características das lesões e devem incluir amostras de *swab* da cavidade nasal, das lesões exsudativas e do conteúdo purulento ou soropurulento aspirado de abscessos não ulcerados, bem como de biopsia de pele incisional.[79,87] Os *swabs* devem ser semeados em ágar de Sabouraud e ágar Mycosel, quando possível, e enviados ao laboratório, à temperatura ambiente, para exame micológico. As biopsias cutâneas devem ser obtidas das margens de lesões ativas com remoção cirúrgica de 3 a 4 mm. Duas amostras de tecido podem ser coletadas, uma fixada em formol tamponado a 10% para exame histopatológico e imuno-histoquímico, e a segunda mantida em frasco de vidro estéril com soro fisiológico estéril e agente antibacteriano e transportada sob temperatura refrigerada (4°C) para um laboratório de diagnóstico para cultura fúngica.[46] Os melhores resultados para isolamento do fungo são obtidos de biopsias cutâneas de gatos ou cães.[87,88] Para exame citológico, amostras adequadas podem ser obtidas por meio de esfregaços de impressão em lâminas de vidro para exame microscópico de pele ulcerada ou exsudatos, esfregaços de amostras de *swab*, amostras de tecido obtidas por biopsia

ou raspado de pele, bem como por aspirado de abscessos e nódulos.[8,79,99] Para diagnosticar a disseminação, uma amostra de sangue total pode ser diretamente semeada em frascos de hemocultura.[86] Outra amostra útil para diagnóstico de comprometimento sistêmico *in vivo* é o lavado broncoalveolar.[46] A necropsia possibilita a coleta de amostras de tecido para micologia, citologia, histopatologia e exame imuno-histoquímico, conforme anteriormente descrito.

Achados citológicos

Essa técnica é muito útil e relativamente acurada para o diagnóstico preliminar de esporotricose.[65a] Esfregaços em lâminas de vidro corados por corantes tipo Wright ou Romanowsky ou por metenamina de Gomori ou coloração de prata de Grocott (GSS; do inglês, *Grocott's silver stain*) possibilitam uma boa observação das células leveduriformes.[10,79] Com a coloração tipo Wright ou Romanowsky, um exame citológico positivo, sugestivo de *S. schenckii*, revela microrganismos leveduriformes em brotamento, em formato de charuto a ovais ou redondos, de 3 a 5 μm por 5 a 9 μm, com citoplasma azul e um único núcleo redondo de coloração rosada, circundados por uma parede celular sem coloração (Figura 61.5).[34,99] Esses microrganismos são observados principalmente no citoplasma de macrófagos e neutrófilos, bem como no meio extracelular.[6,99] Esfregaços preparados a partir de lesões de gatos com esporotricose contêm habitualmente grandes números de células leveduriformes, embora, em alguns casos, possa ser difícil observar os fungos. Em cães com esporotricose, os microrganismos são frequentemente escassos.[6,79] Outros microrganismos confundidos com *S. schenckii* incluem formas não encapsuladas de *Cryptococcus neoformans* e *Histoplasma capsulatum*.[10]

Isolamento dos fungos

O material clínico deve ser inoculado em Sabouraud dextrose ágar com cloranfenicol e Sabouraud dextrose ágar com cloranfenicol mais ciclo-heximida (ágar Mycosel) e incubado a 25 a 30°C. O crescimento micelial de *S. schenckii* pode ser observado em 3 a 5 dias. As colônias típicas são inicialmente de cor creme, lisas e úmidas, e adquirem gradualmente a cor marrom-escura ou negra, com textura filamentosa. Entretanto, por vezes observa-se muita variação entre microrganismos isolados e até mesmo entre subculturas do mesmo microrganismo isolado. Vários meios de cultura também podem influenciar

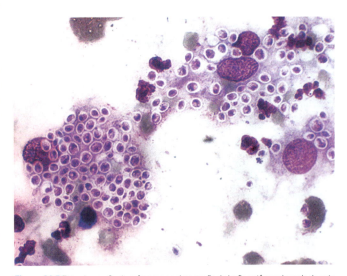

Figura 61.5 Fotomicrografia de esfregaço por impressão de lesão cutânea ulcerada de gato com esporotricose mostrando numerosos microrganismos leveduriformes em brotamento em formato de charuto a ovais ou redondos, com citoplasma azul e um único núcleo redondo de coloração rosada, circundados por uma parede celular não corada no interior de macrófagos e no meio extracelular (coloração pan-óptica, 100×).

a coloração e a textura das colônias. Para hemocultura, são incubados frascos com 3 mℓ de sangue total à temperatura ambiente, em posição invertida. Um mililitro de sedimento é aspirado no segundo e no sétimo dia e inoculado em frascos contendo meio de infusão cérebro–coração (BHI; do inglês, *brain-heart infusion*) ágar, incubado a 25°C e observado por 6 semanas para crescimento de fungos. Efetua-se uma subcultura de isolados suspeitos em ágar-dextrose de batata a 25°C. A confirmação da identificação depende das características morfológicas da forma micelial e de sua conversão na forma leveduriforme em ágar-sangue ou BHI mais ágar extrato de levedura quando incubado a 37°C. As características microscópicas da forma micelial consistem em hifas delgadas, hialinas, septadas e ramificadas, medindo 1,5 a 2 µm de largura. Os conídios surgem isolados diretamente das hifas ou em grupos semelhantes a couves-flores no ápice de conidióforos delgados, com dentículos de arranjo simpodial que carregam conídios, em arranjo semelhante a flores. As culturas recém-isoladas produzem habitualmente dois tipos de conídios: hialinos com paredes delgadas e/ou de cor marrom-escura com paredes espessas. A intensidade de cor de uma colônia é diretamente proporcional ao número de conídios de cor marrom-escura com paredes espessas. A fase leveduriforme pode ser produzida *in vitro* por meio de cultura de micélios ou conídios em meios enriquecidos, como ágar BHI a 37°C. A fase parasitária de levedura é pleomórfica, apresentando células ovais ou em forma de charuto e exibindo brotos isolados ou múltiplos com morfologia alongada.

Achados patológicos

Além das lesões cutâneas e mucosas descritas nos achados clínicos, as principais lesões macroscópicas em gatos consistem em pequenos pontos esbranquiçados, que medem aproximadamente 1 mm de diâmetro, na superfície pleural e no parênquima dos pulmões, bem como em aumento dos linfonodos.[84] Os achados histopatológicos observados em cortes histológicos corados por hematoxilina e eosina não são específicos da doença e podem estar relacionados com outros fungos e protozoários patogênicos.[58a] Por conseguinte, são necessárias técnicas específicas de coloração histoquímica, como GSS e ácido periódico Schiff (PAS; do inglês, *periodic acid-Schiff*), para identificar a estrutura de *S. schenckii*.[18,87] Além disso, cortes histológicos seriados da mesma amostra de tecido podem melhorar acentuadamente a possibilidade de identificação do fungo. As células leveduriformes sugestivas de *S. schenckii* são ovais ou em formato de charuto, variam de 4 µm a 6 µm, exibem geralmente um único brotamento com base estreita e apresentam coloração escura na GSS e rosa com o PAS (Figura 61.6). É possível observar pseudo-hifas.[101] Histologicamente, as lesões cutâneas da esporotricose felina e canina caracterizam-se por uma reação inflamatória piogranulomatosa ulcerativa e variável, porém habitualmente intensa, na epiderme, capaz de alcançar o panículo e os músculos esqueléticos subjacentes. Células leveduriformes podem ser observadas no interior de macrófagos e neutrófilos e no meio extracelular no exsudato purulento ou em áreas inflamadas. Em gatos com esporotricose o número de *Sporothrix* costuma ser elevado, e o microrganismo pode ser detectado em 62% dos exames histopatológicos de biopsias cutâneas.[19,87,101] Todavia, em cães com esporotricose o fungo é observado em amostras de tecido em 17 a 42% dos casos, e, em geral, as formas leveduriformes são raras, conforme observado nos seres humanos. As amostras coradas pela GSS exibiram maior sensibilidade em comparação com aquelas coradas com PAS no diagnóstico histopatológico da esporotricose canina, e 58,3% dos casos de diagnóstico positivo exibiram, no máximo, cinco elementos fúngicos.[58] Não há corpúsculos asteroides, e as células gigantes multinucleadas são infrequentes em cães e gatos, em comparação com a sua ocorrência em seres humanos.[58,79,88] Além disso, existe uma correlação inversa entre a existência de granuloma e o achado

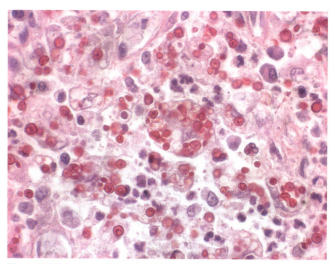

Figura 61.6 Fotomicrografia de corte histológico de lesão cutânea de um gato com esporotricose mostrando intensa reação inflamatória piogranulomatosa na derme e numerosos organismos leveduriformes em brotamento em formato de charuto, ovais ou redondos, de coloração rosa, dentro dos macrófagos (coloração PAS, ×100).

histopatológico de *S. schenckii* em gatos e cães.[58,87] A frequência de granulomas é baixa em gatos, de cerca de 12% em amostras de biopsia cutânea. Todavia, em cães, assim como nos seres humanos, os granulomas bem organizados são frequentes e ocorrem em 38,2 a 45,2% dos animais.[5,58,79,87,88] Diferentemente dos cães, o comprometimento sistêmico é comum em gatos com infiltrado inflamatório misto leve a moderado de células polimorfonucleares e mononucleares e estruturas leveduriformes observadas histologicamente em pulmões, fígado, baço, olhos, rins, adrenais e linfonodos.[18,84,101]

Teste imuno-histoquímico

A imuno-histoquímica com o uso de anticorpos conjugados com fluoresceína pode ser usada para identificar as células leveduriformes de *S. schenckii* no tecido embebido em parafina de animais infectados. Os cortes histológicos não corados são desparafinados e marcados com antiglobulina policlonal de coelho contra *S. schenckii* conjugada com isotiocianato de fluoresceína. Essa técnica possibilita o diagnóstico rápido e específico de esporotricose e é muito útil quando várias culturas fúngicas são negativas e não se correlacionam com os achados citológicos e histopatológicos.[34,101]

Detecção genética

A reação em cadeia da polimerase tem sido utilizada para detectar a infecção por *S. schenckii* em amostras de biopsia de gatos infectados com bons resultados.[31,37] Todavia, essa técnica não foi aplicada a uma população-teste clínica e, no momento atual, não está disponível comercialmente.

Sorologia

Podem-se utilizar testes para anticorpos séricos contra o microrganismo, como aglutinação de levedura integral, aglutinação com látex, imunoensaio enzimático e teste de anticorpo fluorescente indireto;[20a,100] entretanto, essas técnicas não diferenciam a exposição de uma infecção ativa, e pode haver reatividade cruzada com outros fungos.

Tratamento

Os esquemas recomendados de tratamento basearam-se em relatos de casos isolados ou no estudo de uma série de casos com tamanho insuficiente das amostras para comparação de diferentes esquemas de fármacos,[66,67] e o tratamento de animais baseia-se no tratamento da esporotricose humana.[40] O iodeto de sódio (NaI) ou o iodeto de potássio (KI) foram considerados os fármacos de escolha para a esporotricose humana e canina; todavia, a ocorrência de efeitos adversos graves limitou o seu uso. O itraconazol (ITZ) é considerado o fármaco de escolha no tratamento da esporotricose felina (Tabela 61.1) e humana, em virtude de sua maior eficácia e segurança, quando comparado com outros agentes antifúngicos.[40,66,67,99] Outras opções terapêuticas em cães e gatos incluem cetoconazol (CTZ), terbinafina, termoterapia local, anfotericina B (ANB) e ressecção cirúrgica das lesões cutâneas.[27,32,67] O tratamento deve ser continuado durante pelo menos 1 mês após a obtenção da cura clínica aparente para evitar a recidiva dos sinais clínicos.[76,99] O uso de glicocorticoides ou de qualquer agente imunossupressor está contraindicado tanto durante quanto após o tratamento da doença, visto que podem ocorrer agravamento ou recidiva da doença.[49,76] Qualquer infecção bacteriana concomitante deve ser tratada simultaneamente com um agente antibacteriano adequado, durante 4 a 8 semanas, para ajudar na cicatrização das lesões.[73]

Gato

O tratamento da esporotricose em gatos é mais difícil do que em cães, exigindo um período prolongado de tratamento. O número de regiões anatômicas não contíguas acometidas, o estado clínico geral e o grau de comprometimento do sistema imune influenciam os resultados do tratamento. A cooperação e a persistência dos proprietários dos animais são fundamentais para a obtenção de uma resposta bem-sucedida ao tratamento. Quando a esporotricose não é tratada pelo período adequado, frequentemente recidiva, em geral com sinais respiratórios. Nesses casos a cura clínica é mais difícil, já que os sinais respiratórios estão associados a fracasso do tratamento e morte.[66]

Resultados controvertidos foram relacionados com o uso de solução supersaturada de KI (SSKI) ou NaI (SSI) no tratamento da esporotricose felina. Alguns autores relataram a obtenção de cura clínica, enquanto outros constataram o agravamento da condição clínica e a ocorrência de morte.[1,61,62] A dose recomendada (ver Tabela 61.1)[87] deve ser rigorosamente seguida. Os gatos são muito sensíveis aos iodetos, e podem ocorrer efeitos colaterais tóxicos, como anorexia, depressão, vômitos, hipotermia, hipertermia, insuficiência cardiovascular, miocardiopatia, hiperexcitabilidade, espasmos musculares, ptialismo e diarreia.[19]

A dose classicamente recomendada de cápsulas de ITZ para o tratamento da esporotricose felina (ou canina) (ver Tabela 61.1) é administrada com alimento para facilitar a sua absorção.[87,99] A solução de ITZ é preferida às cápsulas, visto que possibilita a medida mais acurada das doses e melhor absorção e biodisponibilidade da dose recomendada, de modo que as doses por unidade de peso corporal são mais baixas (ver Tabela 61.1);[87] todavia, em alguns países essa formulação não está disponível. O ITZ é mais eficaz e seguro do que o CTZ para o tratamento da esporotricose felina. Foram comparadas a eficácia e a segurança do tratamento de 773 gatos infectados por esporotricose com CTZ e ITZ durante o período de 3 anos.[66] Desses gatos, 238 (30,8%) foram curados, 171 com comprimidos de CTZ e 67 com cápsulas de ITZ, nas doses listadas apenas para gatos na Tabela 61.1. A duração mediana do tratamento com ambos os fármacos foi semelhante (26 a 28 semanas). Foram relatados efeitos adversos em 39,6% dos gatos, e a hiporexia foi o mais frequente, seguido de vômitos e/ou diarreia. A ocorrência foi maior nos gatos tratados com CTZ. A alta prevalência de efeitos colaterais foi atribuída ao uso de doses mais altas do que as habitualmente empregadas para o tratamento da esporotricose felina.[76,87,99] Entretanto, as doses foram semelhantes às usadas por outros autores para o tratamento de gatos com micoses sistêmicas, como coccidioidomicose e criptococose.[54,95] Os efeitos adversos observados em gatos durante o tratamento com agentes azólicos podem estar relacionados com a dose administrada.[95] Foram usadas doses mais altas, devido à dificuldade de obter a cura clínica com as doses recomendadas na literatura.[66] No caso de efeitos gastrintestinais adversos relacionados com o uso de CTZ e ITZ, recomenda-se que o fármaco seja administrado a cada 12 h, em lugar de a cada 24 h, na dose diária total reduzida. Além disso, recomenda-se a avaliação seriada da bioquímica do soro para monitoramento das enzimas hepáticas durante o tratamento, devido ao potencial de hepatotoxicidade associado a ambos os fármacos.[76,99] A administração de qualquer agente azólico está contraindicada durante a gravidez.[99]

Existem alguns relatos que envolvem o uso bem-sucedido de SSI, CTZ e ITZ, isoladamente ou em associação, embora nem sempre se tenha obtido a eliminação do microrganismo.[87] Foi obtida cura

---

Tabela 61.1 Tratamento farmacológico da esporotricose.[a]

Fármaco[b]	Espécie	Dose (mg/kg)[c]	Via	Intervalo (horas)	Duração (meses)
SSKI[d]	Cão	40	VO	8	≥ 2
	Gato	10 a 20	VO	12	
SSI	Gato	10	VO	12	≥ 2
Comprimidos de cetoconazol[e]	Cão e gato	5 a 10[f]	VO	24	≥ 2
	Gato	13,5 a 27,0[g]	VO	12 a 24	≥ 6
Cápsulas de itraconazol[h]	Cão e gato	5 a 10[f]	VO	12 a 24	≥ 2
	Gato	8,3 a 27,7[g]	VO	12 a 24	≥ 6
Solução de itraconazol[h]	Gato	1,25 a 1,5	VO	24	≥ 2
Terbinafina[i]	Gato	30	VO	24	≥ 2

VO, Via oral; *SSI*, solução supersaturada de iodeto de sódio; *SSKI*, solução supersaturada de iodeto de potássio.
[a]Continuar o tratamento durante pelo menos 30 dias após a resolução de todos os sinais clínicos – habitualmente 2 meses ou mais de tratamento.
[b]Ver *Formulário de fármacos*, no Apêndice, para informações adicionais.
[c]Dose por administração no intervalo especificado.
[d]Solução supersaturada de iodeto de potássio (ver *Iodeto* e *Formulário de fármacos*, no Apêndice); tratamento de escolha para cães.
[e]Tratamento preferido para cães; toxicidade mais provável em gatos com doses mais altas. A manipulação do fármaco pode possibilitar uma faixa mais estreita de doses listadas aqui.
[f]Doses clássicas para cães e gatos. Na prática, são usadas faixas mais amplas com base na administração de comprimidos ou cápsulas.
[g]Doses mais altas, semelhantes às usadas para tratamento de gatos com micose sistêmica, foram usadas com sucesso no tratamento de gatos com esporotricose, quando a cura clínica não for obtida com a dose clássica.[66]
[h]Tratamento preferido para gatos; toxicidade mais provável em cães com doses mais altas.
[i]Recomendada para uso em associação e apenas nos casos resistentes.[87]

em 68 animais (25,5%), e a duração mediana do tratamento foi de 36 semanas (16 a 80 semanas). Foi observada cura clínica após o tratamento na maioria dos gatos coinfectados pelo FIV ou FeLV, porém o pequeno número de gatos infectados não estabelece o efeito dessas coinfecções sobre a resposta da esporotricose ao tratamento. Além disso, a diferença entre a duração mediana do tratamento e a cura clínica em gatos FIV-positivos e FIV-negativos não foi estatisticamente significativa.[66]

A terbinafina mostrou-se eficaz no tratamento da dermatofitose felina e canina e outras micoses superficiais.[8,43,52] Foi obtido sucesso no tratamento da esporotricose felina utilizando-se a terbinafina oral na dose indicada na Tabela 61.1, isoladamente ou em associação com ITZ, que foi eficaz em 5,9 e 7,4% dos casos, respectivamente.[87] Além disso, o potencial terapêutico para a esporotricose foi confirmado nas formas cutâneas em seres humanos.[22]

A ANB intralesional foi usada com sucesso no tratamento da esporotricose, sem qualquer efeito adverso, em um gato com lesão cutânea refratária e persistente na região nasal. Esse gato também recebeu ITZ intralesional (5 mg/aplicação) 1 vez/semana, durante 3 semanas, e ITZ oral. Essa associação pode constituir um tratamento útil com relação custo–benefício favorável nesses casos.[27] A administração sistêmica de ANB por via intravenosa a gatos é limitada, em virtude dos numerosos efeitos adversos, principalmente nefrotoxicidade e tendência à trombose venosa, bem como ao fato de que não existe nenhum relato de cura clínica.[18,48,62]

O fluconazol (10 mg/kg por via oral, 1 vez/dia, durante 80 semanas) foi bem-sucedido na indução de resolução das lesões cutâneas e no controle da infecção em um gato com esporotricose disseminada.[14] A ressecção cirúrgica de uma lesão em associação com tratamento antifúngico pode ser uma alternativa após fracasso do tratamento antimicrobiano em seres humanos, bem como em gatos, se o local for fisiológica e anatomicamente operável.[26,31,36,93] A termoterapia local utilizando bolsa térmica é uma opção no tratamento de lesões cutâneas fixas em gatos.[32]

Cães

A esporotricose em cães tem bom prognóstico e é facilmente tratada. Pode-se obter cura clínica com SSKI, ITZ ou CTZ. Foi observada a ocorrência de cicatrização espontânea das lesões em cinco (15,2%) cães com esporotricose, os quais permaneceram livres de lesão por 1 a 4 anos nos exames de acompanhamento.[88] O tratamento clássico para cães consiste na administração oral de SSKI com alimento durante 30 dias depois da cura clínica aparente (ver Tabela 61.1). É preciso ter cuidado para observar o cão à procura de qualquer sinal de iodismo (secreção oculonasal mucopurulenta, salivação e fraqueza). Se ocorrer toxicidade, a medicação deverá ser interrompida por 1 semana. Se os efeitos colaterais forem leves, poderão não recidivar, e o tratamento deverá ser, então, reinstituído. Se os efeitos colaterais reaparecerem, ou se as reações iniciais forem graves, deverá ser considerado o uso de outro fármaco.[76]

O ITZ em cápsulas foi usado com sucesso no tratamento da esporotricose canina quando administrado nas doses recomendadas (ver Tabela 61.1) com alimento durante 2 a 5 meses.[88] Os efeitos adversos observados foram anorexia, vômitos, diarreia, atividade elevada das enzimas hepáticas e vasculite da face. Foi relatada a ocorrência de hepatotoxicidade em cerca de 10% dos cães quando o ITZ foi administrado na dose de 5 mg/kg, 2 vezes/dia, e em cerca de 5% dos cães, quando o ITZ foi administrado na dose de 5 mg/kg 1 vez/dia.[44,45]

Embora o CTZ não seja considerado a melhor opção para o tratamento da esporotricose canina, foi obtida cura clínica com a dose recomendada na Tabela 61.1 durante 2 a 5 meses.[88] Em geral, o CTZ é bem tolerado pelos cães, porém a hepatotoxicidade potencial deve ser monitorada durante o tratamento (ver *Formulário de fármacos*, no Apêndice).[73,92]

Considerações de saúde pública

A esporotricose está classicamente associada a contato com plantas ou solo contaminados. A maior prevalência da doença é observada em indivíduos com riscos ocupacionais, como jardineiros, floristas, silvicultores, caçadores, pescadores e carpinteiros. A transmissão zoonótica vem sendo cada vez mais relatada desde a década de 1980 como casos isolados ou em pequenos surtos, sendo tatus e gatos os animais mais frequentemente envolvidos. A primeira epidemia relatada dessa micose, na forma de zoonose, foi identificada na cidade e arredores do Rio de Janeiro, Brasil, e teve início em 1998. Esse surto continuado tem ocorrido em uma área urbana, principalmente entre pessoas de nível socioeconômico desfavorecido. Tomar conta de gatos enfermos constitui o principal fator associado à transmissão zoonótica, em virtude do contato com lesões infecciosas. Além disso, existe maior risco de sofrer arranhaduras e mordidas quando se manipulam gatos enfermos.[4] As donas de casa (30%), os estudantes (18%) e os veterinários (5%) foram as principais populações de risco.[5] A detecção do fungo geneticamente idêntico nas unhas e na cavidade bucal de gatos[69a] sustenta as evidências de que a transmissão zoonótica possa ocorrer por meio de arranhaduras ou mordidas. O isolamento de microrganismos das fossas nasais e das lesões cutâneas implica a possibilidade de transmissão por meio de secreções. É provável que os cães não estejam diretamente envolvidos na transmissão da esporotricose, tendo em vista a escassez de parasitos nas lesões e a ausência de *S. schenckii* na cavidade bucal. Não houve nenhum relato de casos humanos associados à transmissão por cães na epidemia brasileira.[5] Além disso, a esporotricose não é transmitida de pessoa para pessoa.[41]

Nos seres humanos, depois de um período de incubação médio de 14 dias (3 a 30 dias) verifica-se o desenvolvimento de nódulos eritematosos no local de inoculação. Esses nódulos frequentemente aumentam e ulceram, podendo progredir para linfangite nodular. De 178 casos humanos de esporotricose estudados, a apresentação clínica mais frequente foi a forma linfocutânea (55,6%) (ver Figura 61.1), seguida da forma cutânea localizada (25,3%) e de lesões cutâneas disseminadas (16,3%).[5] A esporotricose sistêmica é rara em seres humanos e acomete particularmente pacientes imunocomprometidos com síndrome de imunodeficiência adquirida associada ao vírus da imunodeficiência humana (HIV-AIDS; do inglês, *human immunodeficiency virus-associated acquired immunodeficiency syndrome*), desnutrição, diabetes melito e alcoolismo, ou naqueles tratados com agentes imunossupressores.[24,39] Esses indivíduos podem adquirir infecção a partir do ar ambiente ou por via percutânea e não devem manipular diretamente nem ter associação estreita a gatos infectados.[76] Pacientes com HIV-AIDS podem desenvolver esporotricose sistêmica ou cutânea, ou podem não ficar enfermos após exposição a gatos com esporotricose.[83] Para informações mais detalhadas sobre essa infecção em seres humanos imunocomprometidos, ver *Esporotricose*, no Capítulo 99. Hoje em dia, o ITZ constitui o tratamento de primeira escolha para a esporotricose humana. A duração do tratamento varia de 4 a 36 semanas (com duração mediana de 12 semanas).[5] Todavia, pode-se observar a remissão das lesões sem tratamento antifúngico.[5]

Manipulação do paciente

As pessoas que manipulam gatos com suspeita de esporotricose devem seguir medidas de biossegurança.[25] Além disso, indica-se a separação dos gatos enfermos de outros animais criados no mesmo ambiente. É preciso ter cuidado para evitar cortes ou lesões penetrantes quando se trabalha com gatos infectados, e devem-se usar roupas protetoras. É necessária a restrição física apropriada ou a sedação de pacientes que não cooperam para possibilitar o exame completo das lesões e a coleta de material biológico para exame laboratorial. A descontaminação e a limpeza das gaiolas ou caixas de transporte devem ser efetuadas com *hipoclorito* (1%) ou alvejante, diluído em água 1:3, durante pelo menos 10 min. Se possível, a secagem ao sol também é benéfica. Após contato com animais infectados, as mesas de exame devem ser limpas e desinfetadas com solução de hipoclorito de sódio (1%), seguida de álcool a 70%, durante pelo menos 10 min, com o uso de toalhas de papel descartáveis. Além disso, assoalhos e paredes precisam ser limpos e desinfetados diariamente com solução de hipoclorito de sódio (1%).

Para fins de saúde pública e controle da esporotricose epidêmica transmitida por gatos, é necessário um esquema terapêutico eficaz e viável aplicado aos gatos em condições de campo. Além disso, são necessários programas de conscientização pública sobre a profilaxia da esporotricose, incentivando os seguintes itens: responsabilidade do proprietário, castração, cremação dos gatos mortos, confinamento de gatos dentro de casa, limitação do número de gatos por domicílio, limpeza regular da habitação e cuidados sanitários adequados dos animais. São também necessárias medidas gerais de saúde pública, como saneamento básico, coleta regular de lixo e limpeza de lotes não habitados.[82]

Capítulo 62
Aspergilose e Peniciliose

Espécies de *Aspergillus* e *Penicillium* são fungos saprófitas, onipresentes no ambiente, que geralmente causam infecções sinonasais ou pulmonares e disseminadas em cães e gatos. A característica morfológica que define o gênero *Aspergillus* é a estrutura que sustenta um esporo semelhante ao aspergilo. Em consequência, muitos fungos filamentosos que produzem esporos assexuados (anamórficos ou mitóticos) semelhantes foram incluídos no gênero *Aspergillus*, resultando em mais de 250 espécies. Alguns subsistem no ambiente enquanto outros são patógenos de plantas ou animais. Foram usados métodos de análise genética para delinear as relações dessas espécies. A situação torna-se ainda mais confusa pelo fato de em alguns desses microrganismos existir uma fase sexuada (telomórfica ou meiótica), designada por diferentes nomes de gênero (e, algumas vezes, de espécie também) (p. ex., *Aspergillus versus Neosartorya*). O estado sexual desses microrganismos tende a ocorrer em sua fase de crescimento, quando este for prolongado, e os nutrientes do substrato favorecem a diferenciação sexual. Um aspecto ainda mais confuso relacionado com esses fungos é que as regras clássicas de nomenclatura insistem no fato de que um microrganismo com diferentes nomes seja designado pelo nome de sua fase sexuada. Assim, microrganismos como *Aspergillus nidulans* devem ser denominados *Emericella nidulans*, e *Aspergillus fumigatus* deve ser chamado *Neosartorya fumigatus*. Neste capítulo, e conforme o uso popular e profissional, ainda que em oposição à taxonomia pura e ao Código Botânico, os termos *Aspergillus* e *Penicillium* serão empregados para descrever esses microrganismos morfologicamente classificados com base nos esporos assexuados.

Esses esporos fúngicos são componentes de aerossóis, por meio dos quais se dispersam a distâncias variáveis, depositando-se em superfícies sólidas ou líquidas. Tudo o que existe no ambiente, até mesmo ração para animais de estimação, tem o potencial de apresentar altos níveis de contaminação.[20] Se os microrganismos estiverem em condições apropriadas de temperatura, umidade e nutrientes, eles germinarão. *Aspergillus* e *Penicillium* são contaminantes comuns do corpo ou da superfície das mucosas e do sistema respiratório; por

conseguinte, a simples cultura ou identificação pela reação em cadeia da polimerase (PCR; do inglês, *polymerase chain reaction*), sem qualquer evidência histológica ou citológica de inflamação associada ou invasão tecidual, pode ser enganosa. Em virtude de suas aparências macroscópica e microscópica semelhantes, as espécies de *Penicillium* são frequentemente confundidas com espécies de *Aspergillus* (p. ex., *Neosartorya*), de modo que a sua cultura ou análise molecular são necessárias para diferenciar esses fungos. Frequentemente surgem lesões solitárias dentro das passagens nasais, e, embora possam se estender localmente em gatos, as infecções sinonasais não se disseminam para locais distantes.[75]

Em geral, *Aspergillus* e *Penicillium* são patógenos oportunistas, e acredita-se que a imunocompetência do hospedeiro constitua importante determinante no desenvolvimento dessas infecções. A imunidade celular (IC) provavelmente representa o principal fator que limita a disseminação sistêmica da infecção. Condições imunossupressoras, tais como diabetes melito, neutropenia persistente, quimioterapia citotóxica, terapia com glicocorticoides, infecção concomitante e imunodeficiência celular hereditária, podem estar associadas à doença disseminada. Os cães da raça Pastor-alemão têm predisposição a infecções oportunistas, nas quais a IC é necessária para a proteção do hospedeiro, particularmente no caso da aspergilose sistêmica (conforme descrito adiante) e riquetsioses (ver Capítulos 26 e 27). Para discussão da infecção causada por outros fungos saprófitas oportunistas, ver o Capítulo 65.

Aspergilose-peniciliose sinonasal canina

Michael J. Day, Dominique Peeters e Cecile Clercx

Etiologia

A aspergilose sinonasal (ASN) é observada com muito mais frequência do que a peniciliose sinonasal. Os dois microrganismos são indistinguíveis, a não ser pela aparência microscópica dos conidióforos (Figura 62.1) ou pela sua caracterização molecular. *Aspergillus fumigatus* é a espécie mais comum encontrada, embora *Aspergillus niger*, *Aspergillus nidulans* e *Aspergillus flavus* sejam espécies ocasionalmente envolvidas. As espécies de *Penicillium* que causam peniciliose sinonasal não foram bem caracterizadas, porém o *Penicillium* é considerado rara causa de rinite/sinusite canina. *Aspergillus* e *Penicillium* ramificam-se dicotomicamente (os ramos são aproximadamente iguais ao diâmetro da haste) em ângulos de 45° e hifas septadas não pigmentadas de aproximadamente 3 a 8 μm de diâmetro em cultura e em amostras de tecido.[96] Ambos os grupos de fungos são saprófitas onipresentes e considerados patógenos oportunistas.

Patogenia

As espécies de *Aspergillus* são encontradas no ambiente, onde vivem e crescem sobre restos orgânicos. Os conídios de 2 a 3 μm, transportados pelo ar, são liberados em grandes números e pousam sobre a maioria dos objetos inanimados e animados. Por ser pequeno, seu tamanho faz com que possam ser transportados pelo ar em ambientes tanto internos quanto externos, e a maioria dos hospedeiros inala centenas de conídios diariamente.[73] Nos indivíduos imunocompetentes, esses microrganismos são eliminados por mecanismos do sistema imune inato. Para invadir o hospedeiro, *Aspergillus* precisa aderir ao epitélio respiratório e penetrar nele, matar as células circundantes e resistir à fagocitose.[98] Os conídios ligam-se a várias proteínas de superfície, entretanto, foram identificados apenas alguns dos sistemas de adesão, como as hidrofobinas. *A. fumigatus* também produz um metabólito tóxico, conhecido como gliotoxina, que inibe a fagocitose dos macrófagos e tem ampla diversidade de ações imunossupressoras. Outros metabólitos podem afetar a ação mucociliar e prolongar a residência do microrganismo no epitélio. Enzimas como as proteases possibilitam a invasão tecidual.

A ASN é uma doença comum em cães, que acomete principalmente raças mesaticefálicas e dolicocefálicas, desde animais jovens até a meia-idade. Em um relato de 60 cães com ASN, a idade dos animais acometidos variou de 3 meses a 11 anos (3,3 anos, em média).[104] Em contrapartida, a neoplasia nasal tende a ocorrer em animais idosos.[70] Não é comum obter a história pregressa de traumatismo nasal, embora isso tenha sido relatado em alguns cães.[68] Raramente, a ASN ocorre concomitantemente com tumores nasais e corpos estranhos nasais,

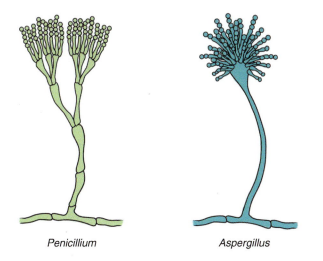

Penicillium   *Aspergillus*

Figura 62.1 As hifas septadas de espécies de *Aspergillus* (*à direita*) (2 a 8 μm) dão origem a conidióforos não ramificados. Cada conidióforo tem uma ponta arredondada (vesícula) coberta por fiálides em formato de frasco, que sustentam cadeias de conídios redondos. As hifas septadas das espécies de *Penicillium* (*à esquerda*) (2 a 5 μm) dão origem a conidióforos ramificados ou não ramificados, com ramos secundários. A ramificação secundária confere ao *Penicillium* aparência semelhante a uma escova. As fiálides em formato de frasco sustentam cadeias de conídios redondos.

como praganas, e, provavelmente, como consequência. Outros distúrbios diferenciais incluem extensão de doença dentária e fenda palatina, bem como rinite linfoplasmocitária, bacteriana e alérgica. A infecção sinonasal por *Cryptococcus neoformans* é menos comum, mas também foi relatada em cães e deve ser considerada como distúrbio diferencial potencial (ver Capítulo 59).[102] Em geral, cães com aspergilose disseminada não apresentam comprometimento nasal clinicamente manifesto (ver *Aspergilose disseminada em cães*, mais adiante).

Foi sugerido que muitos cães com ASN apresentam imunodeficiência subjacente, que os predispõe à infecção. Todavia, apesar da IC comprometida, com base nas baixas respostas de estimulação dos linfócitos, alguns estudos confirmaram a existência de imunocomprometimento, e os pacientes são, em sua maioria, sistemicamente sadios.[5,160] O comprometimento da IC pode ser tanto uma causa quanto o resultado da infecção, visto que foi constatado que produtos do *A. fumigatus* inibem a transformação linfocitária *in vitro*.[32] As respostas alteradas da IC também podem persistir por muito tempo após a eliminação do microrganismo.[160] Em pessoas imunocomprometidas, que recebem baixas doses de itraconazol (ITZ) para a prevenção da aspergilose, constatou-se o desenvolvimento de infecção por fungos não *Aspergillus*, que demonstraram ser menos sensíveis ao fármaco.[117]

A ASN pode estar associada à osteólise extensa do crânio. Isso acomete mais frequentemente as conchas nasais; todavia, em certas ocasiões, provavelmente ocorram extensões para a lâmina cribriforme, o palato ou a órbita. Foi sugerido que essas alterações destrutivas são causadas por invasão direta dos fungos; entretanto, estudos histopatológicos indicam que as placas fúngicas limitam-se, em geral, à mucosa, e que a lesão do tecido subjacente é mediada por infiltração extensa de células inflamatórias mistas.[126] *A. fumigatus* produz uma endotoxina que é tanto hemolítica quanto dermonecrótica.[177] Essa toxina provavelmente contribua para destruição local do tecido.

As manifestações imunopatológicas da ASN canina foram caracterizadas. Os infiltrados inflamatórios da mucosa consistem em resposta piogranulomatosa e linfoplasmocitária mista, com numerosos granulócitos e macrófagos que expressam o antígeno MAC387 e moléculas do complexo de histocompatibilidade principal (CHP) da classe II. Há um predomínio de plasmócitos IgG em relação às células IgA e IgM, bem como uma mistura de linfócitos T CD4+ e CD8+. A população de células T CD4+ expressa predominantemente a forma αβ do receptor de células T.[126] Esses leucócitos infiltrativos apresentam suprarregulação de genes que expressam uma diversidade de citocinas pró-inflamatórias e reguladoras, que incluem a interleucina (IL)-6, IL-8, IL-10, IL-12, IL-18, IL-23, o fator de necrose tumoral (TNF)-α, o fator transformador do crescimento β e a interferona (IFN)-γ. Há também suprarregulação dos genes que codificam as moléculas quimioatraentes (quimiocinas), a proteína quimiotática dos monócitos-1, -2, -3 e -4 e a eotaxina-2 quimioatraente dos eosinófilos.[127,128] Essas observações possibilitam a formação de um modelo para a imunorregulação nessa doença, que envolve elementos da doença mediada por Th1 e Th17, que é parcialmente controlada por células Treg, que podem atuar para limitar a doença tecidual, mas que possibilitam o estabelecimento de infecção crônica.[43]

A aspergilose pulmonar constitui a principal forma de doença localizada observada em pessoas. As longas passagens nasais dos cães podem reter mais eficazmente os esporos de *Aspergillus* antes que alcancem as vias respiratórias inferiores. A aspergilose pulmonar é relativamente incomum no cão.[2,91] Foram observadas lesões da cavidade pulmonar de natureza crônicas em cães da raça Pastor-alemão, sem qualquer evidência de disseminação.[92b,187a]

Achados clínicos

Os sinais clínicos e da anamnese compatíveis com ASN em cães consistem em secreção nasal mucopurulenta, espirros, sinais de desconforto nasal (esfregando a pata na face, ou dor à palpação), epistaxe, diminuição do apetite, letargia e despigmentação ou ulceração das narinas (Figura 62.2). Este último sinal é observado, quase exclusivamente, na ASN. Raramente observa-se a respiração de boca aberta, e, se ocorrer, deve-se provavelmente à obstrução nasal concomitante por outros processos patológicos simultâneos. A secreção nasal é inicialmente unilateral na maioria dos cães; todavia, frequentemente progride para o comprometimento bilateral, causado pela destruição do septo nasal na linha média. Com o passar do tempo, a extensão paranasal pode resultar em edema facial e há possibilidade de a obstrução ou destruição dos ductos nasolacrimais resultar em epífora. A invasão orbital pode levar a secreção oculonasal, exoftalmia, desconforto para abrir a boca, lesão da córnea ou estrabismo. Geralmente é observada ocorrência de enoftalmia e atrofia ocular (*phthiasis bulbi*) nos estágios de cicatrização.[195] A erosão da lâmina cribriforme, quando ocorre, não produz habitualmente sinais clínicos, mas pode impedir o tratamento tópico. Em raras ocasiões, o animal apresenta convulsões ou embotamento, causados pela extensão da infecção dos seios nasais ou seios frontais para o prosencéfalo.[121]

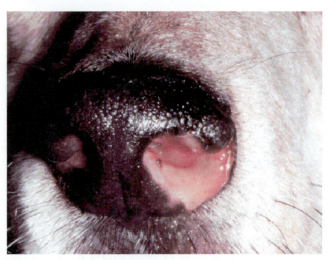

Figura 62.2 Ulceração das narinas externas em associação à infecção por *A. fumigatus*. (Cortesia de Kyle Mathews, North Carolina State University. Raleigh, NC.)

Diagnóstico

O exame físico deve incluir palpação da face à procura de dor ou assimetria, avaliação do fluxo de ar através de cada narina e exame bucal. Não existe padrão de referência para o diagnóstico, e pode ser necessária uma combinação de procedimentos diagnósticos (Figura 62.3). Incluem observação do material fúngico na rinoscopia, alterações características nos exames de imagem (radiografia, tomografia computadorizada [TC] ou ressonância magnética [RM], detecção de hifas fúngicas no exame citológico ou histopatológico de material de biop-

sia, cultura do microrganismo causal, sorologia (para a detecção de anticorpos ou antígenos) ou caracterização molecular dos agentes etiológicos pela PCR.

Achados citológicos e histopatológicos

As amostras para avaliação citológica podem ser coletadas por (1) esfregaço direto da secreção nasal, (2) aplicação cega de *swab* com anestesia, (3) escovação das lesões nasais com rinoscopia, e (4) preparações de amostras de biopsia por impressão ou compressão

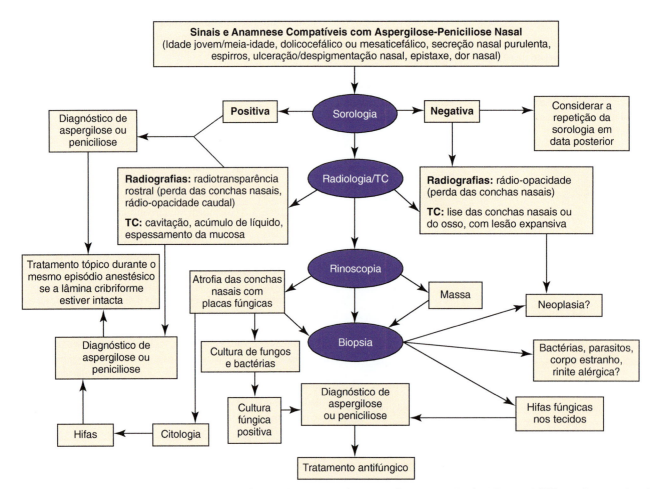

Figura 62.3 Algoritmo para a tomada de decisão na avaliação diagnóstica de cães com sinais clínicos compatíveis com aspergilose/peniciliose nasal. *TC*, Tomografia computadorizada.

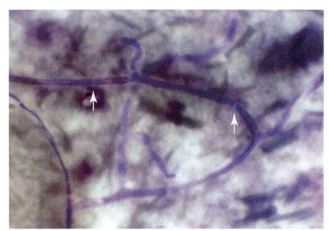

Figura 62.4 Amostra citológica nasal coletada durante avaliação rinoscópica de cão com aspergilose nasal. Observar as hifas septadas (*setas*). (Cortesia de Eleanor Hawkins, North Carolina State University, Raleigh, NC.)

(Figura 62.4). Os achados de um estudo que avaliou essas técnicas consistiram em detecção de hifas fúngicas em todas as situações em que foram feitas preparações por compressão, em 93% dos casos de citologia por escovação, porém em apenas 13% dos esfregaços de secreção e 20% dos *swabs* cegos.[47] As amostras de biopsia da mucosa nasal obtidas por rinoscopia podem ser avaliadas à procura de hifas fúngicas. A coloração pelo ácido periódico Schiff ou Grocott pode ser necessária para realçar essas estruturas; todavia, quando as amostras de biopsia incluem o tecido da mucosa nasal sem placa fúngica sobrejacente, a confirmação histológica de infecção fúngica pode ser omitida.

Cultura dos microrganismos

As espécies de *Aspergillus* podem ser isoladas de culturas das passagens nasais de cães acometidos, e a obtenção de uma cultura positiva em associação a sinais clínicos característicos é altamente sugestiva de ASN. Entretanto, como as espécies de *Aspergillus* frequentemente fazem parte da flora endógena da cavidade nasal, os resultados positivos de cultura nunca devem ser interpretados em uma relação causal, sem a consideração completa de todas as evidências diagnósticas (ver Figura 62.3).[69] A cultura deve ser realizada a partir de amostras de biopsia das mucosas nasal e dos seios sadios e acometidos, bem como do osso adjacente a áreas de necrose. A cultura de amostras de tecido ou de placas fúngicas obtidas com observação endoscópica é mais confiável que a de *swabs* de secreção nasal realizados às cegas; a cultura foi mais confiável quando realizada a 37°C do que em temperatura ambiente.[9] A cultura laboratorial também é necessária para diferenciar as infecções por *Aspergillus* ou *Penicillium* de outras infecções saprofíticas, como aquelas causadas por *Mucorales* ou *Alternaria* spp. Além disso, os resultados de cultura fúngica podem ser afetados negativamente pela proliferação bacteriana secundária. Espécies de *Pseudomonas* e Enterobacteriaceae podem causar infecções secundárias do tecido necrótico dentro da câmara nasal.

Pesquisa de anticorpos

Novas técnicas para a determinação dos títulos séricos de anticorpos específicos anti-*Aspergillus* foram avaliadas, incluindo dupla difusão em ágar gel (AGDD; do inglês, *agar gel double diffusion*), contraimunoeletroforese (CIE) e técnicas de ensaio imunossorvente ligado a enzima (ELISA; do inglês, *enzyme-linked immunosorbent assay*). Historicamente, os testes de AGDD e CIE foram altamente sensíveis e específicos, enquanto o ensaio ELISA parece ser menos confiável.[90,94,137] Todavia, os resultados negativos da AGDD devem ser analisados com certo ceticismo se os achados clínicos, radiográficos e rinoscópicos forem compatíveis com rinite fúngica.

A sorologia (AGDD) foi comparada com a cultura fúngica de tecido obtido de biopsia nasal em um estudo de 21 cães com ASN, 25 cães com rinite não fúngica, 12 cães com neoplasia nasal e 26 cães de controle sadios. A cultura apresentou maior sensibilidade (81%) do que o teste sorológico (67%), porém a especificidade de ambos os métodos foi semelhante (cultura 100% *vs.* teste sorológico 98%).[132]

Uma pesquisa comparou os resultados da AGDD e do ELISA utilizando uma preparação de antígenos de *Aspergillus* purificada, selecionada por meio de triagem de vários extratos comercialmente disponíveis. Amostras de soro de 17 cães com ASN foram testadas paralelamente com amostras de 33 cães clinicamente sadios, 18 com neoplasia nasal e 11 cães com rinite linfoplasmocitária. Os resultados dos testes de 76,5% dos cães com aspergilose foram positivos com o teste da AGDD, porém os resultados dos soros de controle ou de amostras de cães com outras doenças nasais foram negativos. Com o ELISA, 88% dos testes sorológicos realizados em cães com aspergilose foram positivos, porém os resultados de 18% das amostras de cães com rinite linfoplasmocitária também foram positivos. Por conseguinte, a AGDD tem maior especificidade (100 *vs.* 96,8%), porém menor sensibilidade (76,5% *vs.* 88,2%) do que o ELISA.[11]

A peniciliose sinonasal, que é clinicamente indistinguível da ASN, pode resultar em teste de AGDD negativo se forem usados apenas antígenos de *Aspergillus*.[69] Além disso, a obtenção de um resultado positivo não elimina a possibilidade de processo patológico concomitante, como neoplasia. Uma abordagem diagnóstica lógica consiste em solicitar o título de anti-*Aspergillus*, seguido de anestesia geral, avaliação radiográfica ou TC e rinoscopia com a intenção de efetuar biopsia e cultura (ver Figura 62.3).

Detecção de antígenos

Em seres humanos com aspergilose invasiva, os esforços para detectar antígenos de *Aspergillus* nos líquidos corporais concentraram-se na detecção de galactomanana (GM) ou outros carboidratos de aspergilos no soro, líquido cerebrospinal, lavado respiratório ou urina por métodos de aglutinação em látex ou *immunoblot*.[76,153,181] Esse componente da parede celular polissacarídica do microrganismo é liberado em quantidades variáveis nos líquidos corporais durante o crescimento do fungo nos tecidos. Resultados falso-negativos no soro correspondem a um teste de baixa sensibilidade, enquanto resultados falso-positivos na urina correspondem a uma reação a outros fungos e microrganismos que causam infecções do trato urinário.[85,174,190] Nas pessoas, os testes de ELISA são mais sensíveis e reprodutíveis que os métodos de látex. Além disso, os anticorpos séricos específicos contra *Aspergillus* podem interferir no ensaio ELISA.[71] Aumentos nos níveis de GM foram associados a fracassos do tratamento em pacientes com aspergilose invasiva.[16] A aplicação de testes para GM para o diagnóstico de ASN canina tem sido limitada.[58] No estudo sorológico descrito anteriormente, comparando a AGDD e o ELISA,[11] foi avaliado um *kit* de teste utilizando o mesmo conjunto de amostras de soro. Foi obtido resultado positivo em 24% dos soros de cães com ASN, mas também em 11% dos cães com tumores nasais, 9% dos cães com rinite linfoplasmocítica e 24% dos cães de controle. Por conseguinte, os testes atualmente disponíveis para antígenos não podem ser recomendados na avaliação de pacientes com ASN.

Detecção genética

A aplicação de métodos de PCR para o diagnóstico de infecções fúngicas está atualmente se tornando mais disseminada em medicina humana e tem sido realizada em amostras de sangue total, soro, urina, líquido cerebrospinal e líquido de lavado broncoalveolar. Utiliza-se uma variedade de genes-alvo, incluindo aqueles dentro do complexo gênico de rDNA 18S, 5,8S e 28S, que são relativamente conservados entre as espécies de fungos, genes mitocondriais e as sequências variáveis da região do espaçador interno transcrito interveniente.[79,134] Em amostras de sangue de seres humanos, foi constatada correlação entre os resultados positivos da PCR e os níveis elevados de GM.[18] A PCR quantitativa (em tempo real) foi usada para monitorar a carga infecciosa no sangue de pacientes humanos com aspergilose invasiva, e a sensibilidade aumentada desse ensaio possibilita o estabelecimento do diagnóstico mais precoce (dias a semanas), em comparação com métodos sorológicos.[83,194] Os resultados de PCR podem ser positivos em pacientes que apresentam resultados negativos da cultura,[135] e as pessoas com aspergilose invasiva que apresentam resultados positivos da PCR desenvolvem resultados negativos após tratamento bem-sucedido.[97]

Um estudo examinou a aplicação da PCR ao diagnóstico de ASN canina.[129] Foram desenvolvidos ensaios específicos de gênero para detectar todas as espécies de *Aspergillus* e *Penicillium* (PenAsp), bem como para a distinção individual das espécies de *Aspergillus* (*A. fumigatus, A. flavus, A. terreus* e *A. niger*) em amostras de sangue e biopsias teciduais da mucosa nasal de cães com ASN, neoplasia nasal, rinite linfoplasmocitária e de cães de controle. De modo global, esses ensaios não foram tão úteis quanto a detecção sorológica (ver discussão anterior) para o diagnóstico de ASN. Com as amostras de tecido, o ensaio PCR PenAsp teve sensibilidade de 100% e especificidade de 6%, enquanto a PCR específica para *A. fumigatus* teve sensibilidade de 50% especificidade de 97%.[129]

Exames de imagem

A radiografia dos seios nasais e frontais pode ser usada como instrumento de triagem na avaliação de cães com suspeita de rinite fúngica. A radiotransparência rostral (destruição cavitária), causada pela lise das conchas nasais, ou um padrão misto de radiotransparência e opacidade (ou ambas) caudais são habitualmente observados em incidências dorsoventrais, enquanto a rádio-opacidade aumentada e o espessamento do osso frontal são típicos nas incidências rostrocaudais.[173] Com frequência, observa-se o espessamento inespecífico da mucosa da face interna dos ossos dos seio frontal, seio maxilar e cavidade nasal.[148] As alterações podem ser assimétricas, visto que a doença pode acometer inicialmente uma das cavidades nasais e, em seguida, disseminar-se para o lado oposto.

A TC está se tornando mais disponível em medicina veterinária e tem sido muito usada para o exame dos distúrbios da cavidade nasal, uma vez que oferece várias vantagens em relação à radiografia convencional para o exame das cavidades e dos seios nasais.[22,35] A anatomia da cavidade nasal canina mesaticefálica, conforme observado na TC e na RM, foi bem descrita.[48,61] A TC é superior à radiografia para definir a extensão da doença nasal, detectar lesões do osso cortical e avaliar a lâmina cribriforme, bem como para diferenciar a rinite infecciosa da neoplásica.[22,35,120]

Em dois estudos de grande porte, que usaram a TC no diagnóstico de ASN, foram constatadas anormalidades das cavidades nasais em todos os cães, e identificadas anormalidades dos seios frontais em 72 a 74% dos cães.[22,35] Os achados mais comuns na TC foram: (1) destruição cavitária moderada a grave das conchas nasais, com quantidade variável de tecido mole anormal nas cavidades nasais; (2) uma faixa de tecido mole ao longo do osso frontal, seio maxilar e ossos nasais; e (3) osso reativo espessado (maxila, vômer ou frontal) (Figura 62.5). A sensibilidade da TC na detecção de ASN tem sido maior que a da radiografia.[147] Em particular, a TC é superior à radiografia para a demonstração de faixas de tecido mole ao longo dos ossos nasais e frontal, lesões do frontal e processos cavitários.[147] A TC pode detectar melhor a aspergilose nasal restrita às cavidades nasais ou associada a corpo estranho; todavia, nesses pacientes, o diagnóstico ainda pode ser difícil.[147] Além disso, em alguns casos, a TC pode demonstrar a existência de lise da lâmina cribriforme, que não é visível em radiografias.[147] Esse achado não é essencial para o diagnóstico de ASN, mas pode influenciar a escolha do protocolo terapêutico.[164]

A RM também é superior à radiografia para o diagnóstico de ASN.[145] Todavia, a TC demonstra melhor as alterações ósseas, particularmente as alterações corticais, e não há vantagem bem definida em usar a RM em lugar da TC no diagnóstico da ASN.

Avaliação endoscópica

A rinoscopia é considerada o instrumento diagnóstico de maior utilidade para a ASN canina. Na maioria dos casos, possibilita a visualização das placas fúngicas (Figura 62.6)[81,145,198] e constitui, provavelmente, o melhor método para a obtenção de amostras adequadas para análise citológica, histopatológica ou de cultura.[47,48] Além disso, a rinoscopia possibilita o desbridamento guiado por endoscopia, que faz parte do tratamento da doença (ver discussão adiante).

A rinoscopia é realizada sob anestesia geral. Quando a rinoscopia e os exames de imagem são efetuados durante a mesma anestesia, a rinoscopia deve ser realizada após a obtenção de imagens, visto que ela afeta os resultados destas últimas. Ambas as cavidades nasais podem ser exploradas com endoscópio rígido e angulação óptica de 30°, a fim de possibilitar a observação e a exploração dos seios frontais; todavia, essa técnica não é suficiente para identificar todos os casos de ASN. Com frequência, é necessário um endoscópio flexível (broncoscópio pediátrico) para acessar subáreas do seio frontal, e o seu uso é sempre necessário para desbridamento terapêutico e infusão de líquido.

As anormalidades típicas na rinoscopia incluem destruição moderada a grave das conchas nasais, secreções mucopurulentas intranasais, placas fúngicas intranasais e aspereza da mucosa em

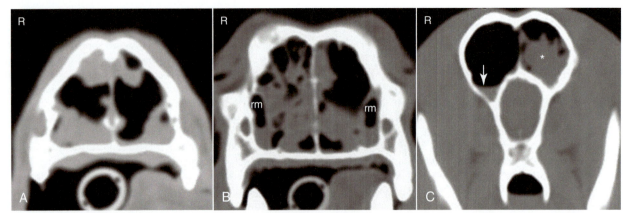

Figura 62.5 Imagens transversas de TC de um cão com aspergilose nasal. **A.** Rostral; **B.** Nasal médio na altura dos recessos maxilares (*rm*); **C.** caudal em nível da lâmina cribriforme e seios frontais laterais. Cavitação causada pela destruição da concha nasal à direita, com pequena quantidade de líquido (*seta*), acúmulo de líquido e granuloma fúngico à esquerda (*asterisco*). (Cortesia de Kyle Mathews, North Carolina State University, Raleigh, NC.)

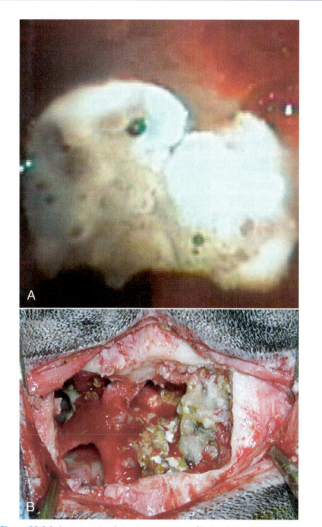

Figura 62.6 A. Aspecto endoscópico de um granuloma fúngico dentro da passagem nasal, próximo à conexão com o seio frontal. A perda da concha nasal é evidente, e a massa tem coloração castanho-dourada. Parte da superfície é branca e de aparência felpuda, devido à existência de conidióforos de *Aspergillus*. **B.** Granuloma fúngico semelhante dentro do seio frontal lateral de Rottweiler com aspergilose nasal, observado por sinusotomia cirúrgica e rinostomia. (A. Fotografia de Christiane Stengel © 2004 University of Georgia Research Foundation Inc.; B. Cortesia de Kyle Mathews, North Carolina State University, Raleigh, NC.)

Achados patológicos

Ver *Patogenia* anteriormente para essas informações. O item *Achados citológicos e histopatológicos*, em *Diagnóstico*, fornece informações adicionais.

Tratamento

O tratamento efetivo da ASN em cães sempre foi difícil e continua sendo um desafio. Os tratamentos incluem terapia sistêmica por via oral, aplicação tópica de agentes antimicóticos e procedimentos cirúrgicos mais invasivos. A taxa de sucesso relatada e os resultados a curto e a longo prazo dependem das expectativas do processo de avaliação.

Tratamento sistêmico

Os tratamentos sistêmicos por via oral não são invasivos, porém exigem administração prolongada (mais de 4 semanas), devido à sua eficácia precária a moderada. Por conseguinte, essa abordagem é de alto custo, e os efeitos colaterais, tais como hepatotoxicose, anorexia ou vômitos, são comumente relatados.[62] Os compostos triazóis usados por via oral são tiabendazol, cetoconazol (CTZ), ITZ e fluconazol (FCZ). Ver a Tabela 62.1 para as doses recomendadas. Obtém-se cura clínica em cerca da metade dos pacientes tratados com administração oral de tiabendazol e CTZ, e em até 70% daqueles tratados com ITZ ou FCZ,* embora nenhum estudo de grande porte para avaliação do tratamento sistêmico com ITZ tenha sido realizado, e o custo do fármaco não genérico seja frequentemente proibitivo.

A anfotericina B (ANB) foi usada no passado para tratar a ASN em cães.[12,168] De modo geral, os resultados não foram bem-sucedidos, e esse fármaco não é recomendado. Tendo em vista que a ANB tem alguma eficácia contra infecções pulmonares e disseminadas em seres humanos e infecções disseminadas em cães (ver *Tratamento e prognóstico*, em *Aspergilose disseminada em cães*), o problema está provavelmente relacionado com as concentrações insuficientes alcançadas nas passagens nasais com administração sistêmica. A terbinafina, um fármaco antifúngico usado no tratamento da aspergilose disseminada em seres humanos, foi tentada em base empírica, isoladamente e em associação a azóis, a fim de tratar casos refratários de aspergilose nasal, porém, são necessários mais estudos para se determinar a eficácia desse fármaco na ASN.

Tratamento tópico

A administração tópica de medicações antifúngicas é mais eficaz em comparação com a administração oral; todavia, para obter melhores efeitos, essa abordagem exige curetagem, lavagem e aspiração, seja por endoscopia ou sinoscopia, a fim de remover o material fúngico antes da aplicação do fármaco.†

Foram desenvolvidos vários procedimentos para a administração tópica das medicações, e esses procedimentos variam quanto à invasão e à facilidade de aplicação. Enilconazol e clotrimazol, os agentes tópicos mais amplamente usados, têm pouca solubilidade e absorção intestinal limitada.[157,164] Esses azóis são fungistáticos em baixas concentrações, porém fungicidas em concentrações mais altas.[109,157] Atuam ao inibir a síntese de esteróis na parede celular dos fungos, bem como a de ácidos nucleicos, triglicerídios, ácidos graxos e enzimas oxidativas.[109,157] O clotrimazol, em concentração local elevada, provoca lesão direta das membranas fúngicas e, ao mesmo tempo, inibe a síntese de ergosterol do fungo.[78] O clotrimazol é irritante para o sistema digestivo e sistemicamente tóxico. Dispõe-se facilmente de uma formulação de clotrimazol a 1% em base de polietilenoglicol (ver

quase todos os casos.[145,198] Com menor frequência, observa-se destruição do septo nasal.[145,198] As placas fúngicas aparecem como placas felpudas esbranquiçadas ou esverdeadas, que aderem à mucosa (ver Figura 62.6 A e B). Um observador inexperiente pode confundir essas colônias de fungos com exsudato mucopurulento em estágio inicial da doença.[107]

Na maioria dos casos de aspergilose com comprometimento dos seios frontais e rinite destrutiva, o(s) seio(s) frontal(is) pode(m) ser explorado(s) por um endoscopista experimente por meio de sinoscopia anterógrada, utilizando endoscópio flexível.[145,198] Em casos muito raros, as placas fúngicas não são observadas na cavidade nasal e serão detectadas apenas no seio frontal, após trepanação do seio e sinoscopia.[81] Nesses casos, esses procedimentos só devem ser recomendados quando o comprometimento dos seios frontais for evidente na TC ou na RM, e quando a infecção fúngica não for detectada por meio de exame rinoscópico, citológico ou histopatológico.

Se for estabelecida a existência de ASN após exame nasal, e se for compatível com os achados na TC e endoscopia, com visualização de placas fúngicas ou hifas ou ambas em amostras citológicas, pode-se iniciar o tratamento tópico durante a mesma anestesia.

---

*Referências 67-69, 101, 156, 158, 160, 162, 163.
†Referências 21, 39, 101, 104, 149, 160, 163, 164, 167, 195, 198.

Tabela 62.1	Tratamento da aspergilose nasal canina.[a]			
Fármaco[a]	**Dose**[b] **(mg/kg)**	**Via**	**Intervalo (horas)**	**Duração (semanas)**
Tiabendazol[63]	10	VO	12	6 a 8
Cetoconazol[64]	5	VO	12	6 a 18
Itraconazol[62]	5	VO	12	10[c]
Fluconazol[158]	2,5 a 5,0	VO	12	10[c]
Anfotericina B (complexo lipídico)	2 a 3	IV	3 dias por semana	[d]
Terbinafina	30 a 40	VO	24	Quando necessário[e]

IV, Intravenosa; *VO*, via oral.
[a]O tratamento sistêmico oral apresenta eficácia precária a moderada em comparação com o tratamento tópico. A toxicidade nos cães também é maior do que com o tratamento tópico. Para informações adicionais de cada fármaco, em particular, ver *Formulário de fármacos*, no Apêndice.
[b]Dose por administração em intervalo especificado.
[c]O tratamento para controlar a infecção pode exigir vários meses a anos, embora possam ser obtidas remissões clínicas; a infecção pode sofrer reativação dentro de um período de tempo variável após a interrupção do tratamento. Em geral, o tratamento tópico com azóis é superior à administração sistêmica para a aspergilose nasal; ver o texto.
[d]Para o total de 9 a 12 tratamentos, até alcançar a dose cumulativa de 24 a 27 mg/kg.
[e]Essa dose foi extrapolada de estudos em seres humanos. Não foi conduzido estudo de eficácia com esse fármaco para o tratamento da aspergilose em cães ou gatos; todavia, tem sido usada de modo empírico nos casos que não respondem.

Formulário de fármacos, no Apêndice) em frasco de 30 mℓ. Em cães de raça média a grande, independentemente do tamanho da cabeça, são administrados 60 mℓ de cada lado, enquanto o uso de 30 mℓ para cada lado deve ser adequado para raças menores. As formulações que contêm polietilenoglicol, álcool isopropílico e propilenoglicol devem ser usadas com cautela, visto que o propilenoglicol provavelmente resulta em irritação e edema da faringe.[4a,27,38]

Em baixas concentrações, o enilconazol é menos tóxico e irritante.[157] O único efeito adverso agudo observado com a administração oral da dose de 640 mg/kg consiste em vômitos.[157] Além disso, o enilconazol também é ativo na fase de vapor dentro da cavidade nasal, a distância de até 1 cm.[164]

O método mais antigo de tratamento padrão da ASN canina envolvia a infusão de emulsão de enilconazol tópica, 2 vezes/dia, durante 7 a 14 dias, por meio de tubos cirurgicamente implantados nas cavidades nasais e seio frontal.[163] Após sinusotomia e colocação de cateteres de demora nas cavidades nasais ou seios frontais, foi administrada uma infusão lenta de 5 a 10 mℓ de uma solução de 50 mg/mℓ de enilconazol. Esse esquema levou à resolução da secreção nasal em 80% dos cães.[164] Todavia, esse método invasivo e de alto custo não foi particularmente aceitável para os proprietários e atualmente foi substituído por outros procedimentos.

Uma técnica alternativa que utiliza clotrimazol levou à resolução dos sinais clínicos em muitos cães acometidos, com resolução de numerosos casos depois de um único tratamento.[104] Nessa técnica, foi administrada infusão de clotrimazol de 1 h sob anestesia geral, após colocação de cateter no seio frontal durante a sinusotomia.[104] Esse método reduziu o tempo de hospitalização e eliminou as complicações associadas à manutenção de cateteres de demora.

Foram desenvolvidas técnicas não invasivas utilizando cateteres introduzidos não cirurgicamente para infusão tópica do fármaco nas cavidades nasais e no seio frontal sob anestesia geral. O uso desses métodos elimina a necessidade de trepanação cirúrgica e está associado a menos complicações.[104,108,198] Foram utilizados vários protocolos de tratamento para melhorar a taxa de sucesso, a tolerância do animal e a aderência do proprietário ao tratamento. Com anestesia geral, os tubos são colocados na cavidade nasal ou no seio frontal às cegas[104] ou de forma perendoscópica,[108,198] e administra-se enilconazol ou clotrimazol em várias concentrações. O cão recebe uma infusão que é repetida uma segunda ou até mesmo uma terceira vez (a intervalos de 3 semanas) em porcentagem variável dos casos, dependendo da técnica empregada. Esses métodos demonstraram ter melhor eficácia, alcançando a taxa de sucesso de até 80 a 90%.[104,108,198]

O primeiro tratamento tópico não invasivo descrito consistiu na infusão intranasal de clotrimazol durante 1 h.[104] Os resultados de um estudo preliminar que avaliou a distribuição de corante injetado em crânios de cadáveres de cães clinicamente sadios consistiram na melhor distribuição do fármaco infundido dentro da cavidade nasal e seios paranasais com a técnica não invasiva para infusão intranasal, em comparação com técnicas que utilizam cateteres colocados por sinusotomia.[136] A administração bilateral de 50 mℓ (100 mℓ no total) através das narinas resultou em excelente distribuição do fármaco infundido em toda a cavidade e nos seios frontais, com base na avaliação de imagens de TC antes e depois da infusão em 12 cães com rinite fúngica confirmada[105] e com vazamento mínimo na faringe.[136]

A resposta clínica da administração tópica de clotrimazol a 1% a cães com ASN foi avaliada por meio de comparação da eficácia da colocação cirúrgica *versus* não cirúrgica de cateteres em 60 cães.[104] O procedimento não invasivo foi realizado sob anestesia geral, e o cão intubado com um tubo endotraqueal com manguito (Figura 62.7). A ponta de um cateter de Foley com diâmetro de calibre 24 (francês) é introduzido pela boca dorsalmente ao palato mole, na junção entre os palatos duro e mole, onde um balão de 30 mℓ é inflado para ocluir a nasofaringe. São colocadas esponjas na faringe para evitar o vazamento dos fármacos na traqueia e para ajudar a manter o cateter de Foley no lugar. Um cateter com diâmetro de calibre 10 a 12 (francês) é avançado dorsomedialmente em cada narina, na altura do ângulo medial do olho da rima da pálpebra. Em seguida, um cateter de Foley com diâmetro calibre 12 (francês) é introduzido em cada narina, e balões de 5 mℓ são inflados logo atrás das narinas para ocluí-las, e todos os cateteres de Foley são clampeados. Os cateteres com calibre 12 (francês) são cateteres de infusão, e cada um deles está conectado por uma peça conectora em formato de T a um tubo de manômetro e a uma seringa de infusão de 6 mℓ contendo o agente tópico. Efetua-se a infusão constante pelo uso de um controlador de seringa. A cabeça do cão é rodada e mantida em decúbito dorsal, lateral esquerdo, lateral direito e ventral, cada um durante o intervalo de 15 min para assegurar o contato do fármaco com todas as superfícies nasais. No final da infusão intranasal, a cabeça é inclinada para baixo, em ângulo de 30°, e os cateteres e esponjas de gaze são retirados, deixando as cavidades nasais drenarem por 20 min. A faringe e a laringe são examinadas antes que o cão se recupere da anestesia. As complicações durante o procedimento incluem vazamento ao redor dos cateteres, através dos ductos incisivos ou do sistema nasolacrimal e, raramente, sangramento com a retirada dos cateteres.[104] A administração tópica de clotrimazol por esse método resultou em cura clínica de 65%

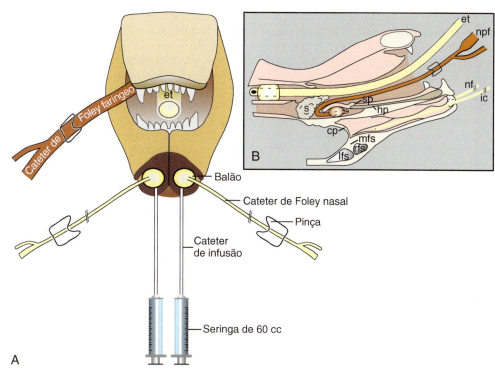

Figura 62.7 A. Posição do cateter com o cão em decúbito dorsal. Um cateter de Foley com balão inflado na nasofaringe e esponjas de gaze (não mostradas) na faringe para minimizar o vazamento da infusão caudalmente. Um tubo endotraqueal com manguito (*et*) diminui ainda mais o risco de aspiração. São utilizadas seringas de 60 mℓ para injetar a infusão no meato nasal dorsal por meio de cateteres de infusão de polipropileno. Os balões inflados do cateter de Foley produzem obstrução das narinas para diminuir o vazamento rostral da infusão. Pinças de tubos nos cateteres de Foley são fechadas quando se observa líquido no lúmen. **B.** Corte sagital mostrando a posição do tubo endotraqueal (*et*), cateter de Foley nasofaríngeo (*npf*), esponjas faríngeas (*s*), cateter de infusão (*ic*) e cateter de Foley nasal rostral (*nf*) em relação ao palato duro (*hp*), palato mole (*sp*), lâmina cribriforme (*cp*), seio frontal rostral (*rfs*), seio frontal medial (*mfs*) e seio frontal lateral (*lfs*). (Da Referência 105. Reimpressa com autorização.)

dos cães depois de um tratamento e em 87% depois de dois ou mais tratamentos. Não foi observada diferença dos resultados entre cateteres colocados cirurgicamente e sem cirurgia.[104]

Foi descrito um avanço nesse procedimento não invasivo,[108] que acompanha o procedimento de rinoscopia diagnóstica. Os cateteres para infusão são colocados sob orientação endoscópica com um broncoscópio flexível na parte caudal do seio frontal. Essa modificação facilita a colocação dos cateteres de infusão na face dorsal do seio frontal, o que parece aumentar a eficácia terapêutica.[108]

A eficiência da administração de enilconazol por duas técnicas não invasivas de infusão foi comparada em um estudo de 26 cães, em que foi usada emulsão de enilconazol a 1% através de cateteres nasais colocados às cegas em 19 cães, enquanto foi infundida uma emulsão de enilconazol a 2% através de cateteres colocados por endoscopia nos seios frontais dos 7 cães remanescentes.[198] O resultado desse estudo demonstrou que a infusão da emulsão de enilconazol a 2% nas cavidades nasais e seios frontais por cateteres colocados por meio de endoscopia aumentou a probabilidade de sucesso, de 89 para 100%, depois de 1 a 3 infusões a intervalos de 3 semanas. Em todos os cães, foram observados dois efeitos adversos principais durante o período imediato após o tratamento: secreção nasal profusa e espirros.[198] Esses problemas desapareceram, em sua maior parte, dentro de 24 h. Nenhum dos cães teve complicações anestésicas ou neurológicas. A administração intrassinusal endoscópica de enilconazol a 2% exigiu menos infusões para obter um resultado bem-sucedido e aparentemente teve êxito na resolução dos sinais clínicos de rinossinusite na maioria dos cães. Os achados na rinoscopia de acompanhamento em todos os cães consistiram em ausência de placas fúngicas e bolhas da mucosa em consequência do procedimento para o tratamento (Figura 62.8).[198] As complicações raras incluíram oclusão parcial de uma ou de ambas as narinas, exigindo correção cirúrgica; essa oclusão resultou da forma-

ção de tecido cicatricial em consequência de ulceração grave. Também ocorreram reações fibróticas na entrada do seio frontal, causando retenção de líquido e sinusite inflamatória recorrente. Existe um relato de desenvolvimento de tumores sinonasais após tratamento com clotrimazol intranasal para ASN, presumivelmente em consequência da reação inflamatória ao fármaco.[62a] Todavia, como não foram realizadas biopsias antes do tratamento, é possível que a neoplasia nasal tenha sido a principal condição nasal deflagradora, sendo a ASN um fator que causou complicação.

A infusão com clotrimazol ou enilconazol através de cateteres está contraindicada para casos em que houver lesão da lâmina cribriforme. Todavia, foram administradas infusões a alguns cães

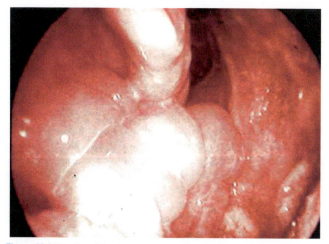

Figura 62.8 Vista rinoscópica da mucosa nasal após tratamento com infusão intranasal de azol, com bolhas proeminentes na mucosa.

com lesão da lâmina cribriforme, sem qualquer complicação e com sucesso terapêutico.[198] As complicações potenciais incluem o desenvolvimento de sinais neurológicos devido à meningoencefalite induzida por irritante químico. Por conseguinte, recomenda-se a realização de TC para avaliar a integridade da lâmina cribriforme antes de cada tratamento.

A infusão tópica não invasiva de agentes antifúngicos é bem tolerada e apresenta alta taxa de sucesso. Entretanto, esses procedimentos consomem tempo e exigem anestesia prolongada. Um estudo prospectivo avaliou a administração invasiva de creme de clotrimazol a 1% no seio frontal. O propósito era produzir o efeito de depósito duradouro para minimizar o tempo de anestesia, proporcionando, ao mesmo tempo, maior período de contato do fármaco.[166] Quatorze cães foram tratados por trepanação do seio frontal e irrigação de solução tópica de clotrimazol a 1% de curta duração (5 min), seguida de instilação de creme de clotrimazol a 1% como agente de depósito. Durante o período de acompanhamento mínimo de 6 meses, 12 dos 14 cães (86%) responderam de modo satisfatório ao tratamento e tiveram resolução da doença clínica ou sinais de rinite leve.[166] Apenas 1 cão necessitou de vários tratamentos. O tratamento foi bem tolerado por todos os pacientes, com complicações mínimas. Foi avaliado o efeito do creme de bifonazol a 1%, instilado nos seios frontais por cateteres colocados por endoscopia, na forma de tratamento único após desbridamento ou tratamento adjuvante após a infusão de enilconazol a 2%.[10] Doze cães foram tratados inicialmente com a terapia combinada (enilconazol e creme de bifonazol): 7 e 3 desses cães ficaram livres da doença depois de um e dois procedimentos, respectivamente, enquanto 2 cães foram curados após um único tratamento com creme de bifonazol usado como segundo procedimento. Cinco cães foram tratados apenas com um único tratamento com creme de bifonazol: em 3 cães com doença moderada, foi obtida a cura após um único procedimento, ao passo que não houve confirmação de cura em 2 pacientes debilitados. Com base nos dados de 33 casos, o uso de terapia combinada (enilconazol e creme de bifonazol) (25 casos) apresentou excelente taxa de sucesso (60% depois de um procedimento e 96% depois de aplicação repetida), ao passo que, após um único tratamento com creme de bifonazol (8 casos), a taxa de sucesso foi de 63% depois do primeiro procedimento e de 100% após procedimento repetido.[8a] Por conseguinte, a administração tópica de creme de bifonazol a 1% parece constituir tratamento eficaz da ASN, seja como terapia adjuvante para a infusão de enilconazol, ou como único tratamento em pacientes moderadamente acometidos.[10]

Os resultados de uma revisão retrospectiva multicêntrica do primeiro resultado de tratamento de 85 casos aos quais foram aplicadas técnicas de tratamento comumente usadas indicou que as razões do fracasso terapêutico são multifatoriais.[153a] Seus autores concluíram que o tratamento da rinossinusite micótica continua sendo um desafio e frequentemente é necessária a administração de múltiplos tratamentos para obter um resultado bem-sucedido.

Cirurgia

Apesar desses procedimentos de tratamento, alguns cães permanecem refratários, e o prognóstico desses pacientes é mau. No entanto, devem-se considerar procedimentos cirúrgicos mais invasivos, incluindo sinusotomia, em cães selecionados que respondem de modo precário, bem como em cães cuja lâmina cribriforme esteja acentuadamente danificada. A turbinectomia não apresenta benefício no controle das secreções nasais e frequentemente é prejudicial.[67,95,164,186,187]

Foi descrito procedimento invasivo em três cães com rinite micótica refratária a vários tratamentos prévios.[74] Foi realizada rinostomia temporária seguida de curativos tópicos de iodopovidona, com a finalidade de produzir a liberação sustentada de iodopovidona. Esse tratamento foi desenvolvido com base em evidências de que a iodopovidona tópica exerce atividade antifúngica. O uso de uma forma de curativo de liberação lenta foi planejado para manter níveis locais adequados de iodo ativo e reduzir a frequência de manipulação do animal. A cavidade nasal e/ou o seio frontal acometidos foram expostos por meio de abordagem dorsal, e foi realizada turbinectomia parcial.[75] O curativo foi substituído a cada 2 a 3 dias, durante 15 a 21 dias, habitualmente sob anestesia geral, até que todo o tecido exposto tivesse sido recoberto por tecido de granulação sadia, momento em que a rinotomia foi fechada por reconstrução do tecido mole. Apesar de ter sido bem-sucedido, o curativo tópico de iodopovidona usado nesse estudo foi mais invasivo do que qualquer outra opção, tornando-o indesejável para uso rotineiro. Embora não se tenha observado efeito tóxico, deve-se investigar a absorção sistêmica de iodo se esse tratamento for considerado. Outro método cirúrgico foi descrito em 7 cães com ASN grave ou recorrente, envolvendo rinotomia e desbridamento cirúrgico, seguidos de administração tópica de enilconazol a 2%.[33] A administração intrassinusal de enilconazol por meio de cateteres colocados endoscopicamente é eficaz e interessante, em virtude de sua natureza não invasiva; todavia, o desbridamento rinoscópico extenso antes da infusão é de importância crítica.[198] Em alguns casos, podem ser necessários métodos invasivos, enquanto se verificam placas fúngicas muito grandes e/ou material necrótico abundante no seio frontal. Essa técnica pode ser recomendada para animais doentes que não responderam ao tratamento não invasivo, que apresentam lesões que não podem ser desbridadas ou que têm lesão da lâmina cribriforme. Em um estudo,[33] o retalho ósseo foi descartado ou deixado fixado cranialmente e fixado novamente no final do procedimento. Em seguida, foi efetuado o desbridamento das passagens nasais, que foram irrigadas com solução de enilconazol durante 1 h. A rinoscopia de acompanhamento foi realizada em todos os cães. A rinotomia com remoção do retalho, associada a infusão de enilconazol a 2% de 1 h produziu resultados satisfatórios, enquanto a não remoção do retalho ósseo resultou em 100% de persistência das colônias fúngicas no retalho ou em nível da cerclagem.

Prognóstico

Uma indicação favorável de tratamento bem-sucedido consiste na rápida resolução da secreção nasal, epistaxe, dor e ulceração das narinas. A persistência de secreção serosa a mucopurulenta leve pode ocorrer devido a rinite/sinusite crônicas induzidas por alterações da arquitetura intranasal, mas também pode refletir a persistência de placas fúngicas. A melhor maneira de avaliar o progresso e a melhora a curto prazo consiste em novo exame das passagens nasais e seios paranasais por um endoscopista experiente.[108,131b,198] Na avaliação das anormalidades na TC, não foi encontrada correlação entre a gravidade das alterações na TC e a resposta à infusão intranasal de enilconazol; todavia, cães com anormalidades menores tiveram a melhor resposta clínica a uma infusão.[146] A sorologia só tem valor limitado na avaliação da resposta ao tratamento.[131b] Embora os títulos demonstrem tendência a declinar dentro de 1 a 2 anos após tratamento bem-sucedido, essa ocorrência não constitui indicador confiável. Títulos positivos podem persistir por mais de 2 anos quando se utiliza a metodologia ELISA ou por 5 anos quando é realizada imunodifusão em ágar gel em cães que permanecem livres da doença.[160]

Poucos estudos analisaram o resultado a longo prazo em cães após cura confirmada.[104,150,164] Em dois estudos que avaliaram os resultados a longo prazo em cães após tratamento tópico bem-sucedido com clotrimazol ou enilconazol, com períodos de acompanhamento que variaram entre 5 e 64 meses, não foi relatado sinal nasal permanente; todavia, foi constatada ocorrência de único episódio de secreção nasal, que respondeu ao tratamento antibacteriano, em 7 de 57 e em 5 de 31 cães, respectivamente.[104,150] Um dos estudos avaliou e comparou os resultados a longo prazo em 27 cães com ASN após tratamento clínico bem-sucedido com administração tópica de enilconazol por meio da técnica de infusão não invasiva.[150] Nenhum dos cães morreu ou foi submetido a eutanásia para distúrbios nasais, porém cerca de 50% dos pacientes ainda apresentavam sinais nasais episódicos ou permanentes leves, que foram considerados como sequelas da extensa destruição das conchas nasais e foram interpretados como infecção bacteriana recorrente ou rinite linfoplasmocitária.[150] Três cães exibiram recorrência clínica da ASN, observada dentro de 2, 23 e 36 meses após a cura. Nesses cães, a cura foi obtida por meio de rinoscopia de acompanhamento, e todos os animais estavam assintomáticos até a recidiva.[150] Há evidências de que a recidiva da ASN, apesar de não ser comum, seja possível.

Considerações de saúde pública

Nenhum caso de infecção em seres humanos a partir de cães ou gatos infectados foi documentado. Em todas as espécies, a infecção ocorre a partir de fontes ambientais comuns. Entretanto, uma medida prudente a ser seguida pelo clínico é informar o proprietário de que os indivíduos imunossuprimidos não devem ser expostos a animais acometidos, os quais podem secretar grandes quantidades de hifas e esporos fúngicos.

Infecções pelo complexo *Aspergillus fumigatus* sinonasal e sino-orbital felino e por *Penicillium*

Michael J. Day e Vanessa R. D. Barrs

Historicamente, as infecções das vias respiratórias superiores (VRS) felinas por *Aspergillus* ou *Penicillium* spp. eram consideradas relativamente raras, sendo a infecção em gatos descrita em relatos isolados de casos e em várias séries pequenas de casos.* Entretanto, o número de casos relatados duplicou com uma série de 23 casos em gatos na Austrália.[6,6a,7,100] Ainda não foi estabelecido se essa doença representa verdadeiramente uma entidade emergente ou se simplesmente está sendo reconhecido com mais facilidade.

Etiologia

Tanto as espécies de *Aspergillus* quanto de *Neosartorya* foram implicadas como patógenos na micose das VRS felinas.[6,7] Esses dois gêneros estreitamente relacionados estão classificados dentro de *Aspergillus*, *Fumigati* subgênero *fumigati*, também denominado complexo *A. fumigatus*. As espécies teleomórficos no complexo de *A. fumigatus*, que se reproduzem de modo tanto assexuado quanto sexuado, foram reunidas no gênero *Neosartorya* (ver início deste capítulo). A diferenciação fenotípica de *A. fumigatus* de outras espécies de *Neosartorya* levou a sugerir que a micose das VRS felina pode não ser possível. A cultura fúngica de amostras clínicas habitualmente revela o estágio anamórfico das espécies de *Neosartorya*, que é fenotipicamente muito semelhante a *A. fumigatus*. A confirmação molecular, utilizando a PCR de genes marcados do fungo, é habitualmente necessária para sua identificação definitiva. As espécies que causam aspergilose das VRS felina que foram identificados pela PCR incluem *A. fumigatus*,[6] *Neosartorya udagawae* e *Neosartorya pseudofischeri*.[6,84,100] Devido às limitações na identificação de espécies utilizando exclusivamente critérios morfológicos, recomenda-se a abordagem taxonômica polifásica para a identificação definitiva das espécies dentro do complexo

A. fumigatus que envolve a combinação de macro e micromorfologia, perfis dos extrolitos (metabólitos fúngicos) e caracterização de genes marcados por PCR, incluindo β-tubulina, calmodulina, ITS e actina.[144]

Patogenia

À semelhança da ASN em cães (ver *Aspergilose-peniciliose sinonasal canina*, anteriormente), a infecção em gatos começa na cavidade sinonasal. Todavia, nos gatos, observa-se a tendência à invasão local, com extensão e consequente comprometimento dos tecidos extranasais (palato e lâmina cribriforme) ou orbitais.* É provável que a ASN felina e a aspergilose sino-orbital (ASO) representem um espectro de doença, em que a ASO constitui a manifestação de infecção invasiva mais crônica. A progressão da ASN para ASO foi documentada em casos individuais.[65] Além disso, em todos os casos de ASO felina, em que foram realizados exames de imagem ou necropsia diagnósticos, houve evidências de comprometimento da cavidade sinonasal. A lâmina orbital, situada entre a órbita e o seio frontal, constitui a região anatômica mais comum onde foi identificada a extensão da infecção da cavidade sinonasal para a órbita.[6] Entretanto, apenas alguns casos de ASN progrediram para ASO. Quando foi realizada a identificação molecular dos agentes etiológicos, foi detectada a existência de *A. fumigatus* apenas em casos de ASN, enquanto foram identificadas espécies de *Neosartorya* em casos de ASN e ASO.[6,6a,7] Os fatores que determinam se as infecções irão progredir da ASN para a ASO em gatos individuais ainda não foram identificados.

Não se observa predileção da aspergilose das VRS felinas quanto à idade ou ao sexo. Entre casos relatados de gatos infectados, a idade mediana e média por ocasião do diagnóstico foi de 6 anos, com faixa de 1,5 a 13 anos. A imunossupressão sistêmica não é de importância crítica para o desenvolvimento da aspergilose nasal ou paranasal no gato.[3,156] Verifica-se predisposição aparente em raças braquicefálicas (particularmente o gato Persa e o Himalaio), o que representa um notável contraste com o cão, em que predominam as raças dolicocefálicas.[6,188] A base dessa associação potencial das raças braquicefálicas nos gatos não está bem esclarecida. A drenagem comprometida das secreções das VRS devido à conformação braquicefálica pode ser importante. Nos seres humanos com ASN invasiva, a diminuição da aeração dos seios paranasais e a drenagem das secreções respiratórias em consequência de infecções, pólipos e rinossinusite foram identificadas como fatores de risco. É provável que haja outros fatores de risco em gatos braquicefálicos, visto que cães braquicefálicos estão insuficientemente representados na ASN. Esses fatores possivelmente incluem defeitos hereditários da imunidade da mucosa ou fatores ambientais comuns, como infecção viral antecedente das VRS.[178] A infecção crônica por herpes-vírus felino altera acentuadamente a arquitetura da cavidade sinonasal, devido à lise das conchas nasais em consequência de inflamação intensa, resultando em alteração dos mecanismos de defesa locais da mucosa. Um terço da coorte australiana de gatos apresentou história de rinossinusite recorrente antes do diagnóstico de aspergilose.[6,7] Não há evidências de associação retroviral a aspergilose das VRS felina; dos 19 gatos acometidos, testados para o antígeno do vírus da leucemia felina (FeLV; do inglês, *feline leukemia virus*), apenas 1 teve resultado positivo, e todos os 19 gatos testados para o vírus da imunodeficiência felina (FIV; do inglês, *feline immunodeficiency virus*) apresentaram resultados soronegativos. Por conseguinte, parece que a aspergilose das VRS em gatos ocorre em animais aparentemente com imunocompetência sistêmica, alguns dos quais apresentam rupturas identificáveis nos mecanismos de defesa locais.

---

*Referências 4, 57a, 61b, 62, 64, 65, 84, 86a, 111, 130, 133, 166a, 178, 188, 192.

*Referências 4, 6, 64, 65, 84, 130, 192.

Achados clínicos

Os sinais clínicos em gatos acometidos estão habitualmente localizados em um lado das cavidades nasais-paranasais-orbitais; todavia, a doença pode ser bilateral. Para gatos que apresentam ASN, os sinais clínicos podem consistir em secreção nasal mucopurulenta crônica, espirros, edema facial ou secreção de fístula sinusal e epistaxe intermitente (Figura 62.9). Tipicamente, gatos com ASO apresentam numerosos sinais clínicos atribuíveis à expansão invasiva de granuloma fúngico na parte ventromedial da órbita. Incluem exoftalmia com prolapso da terceira pálpebra, queratite por exposição, hiperemia conjuntival e massa ou úlcera na fossa pterigopalatina ipsolateral, atrás do último dente molar.[6,7,111] A invasão através do palato ósseo provoca ulceração do palato duro. Também é comum a ocorrência de estertores, linfadenomegalia submandibular e febre. Em geral, há dor com a abertura da boca. A extensão da infecção fora da cavidade sinonasal também pode resultar em distorção facial, incluindo edema da ponte nasal (ver Figura 62.9 B), dos tecidos periorbitais e tecidos moles adjacentes à maxila. Os sinais neurológicos são incomuns e surgem após invasão do sistema nervoso central (SNC) através da lâmina cribriforme ou seio esfenoidal. Embora a maioria dos gatos com ASO apresente histórico de espirros ou secreção nasal nos 6 meses que antecedem a apresentação, é importante observar que, por ocasião da apresentação, os sinais nasais podem ser sutis ou estar ausentes.

Diagnóstico

Doenças de aparência clínica semelhante, que causam problema também associados a ASN e ASO, incluem doença inflamatória (p. ex., pólipo nasofaríngeo), outras causas infecciosas (p. ex., virais, micóticas, bacterianas), corpo estranho e neoplasias (p. ex., linfoma, carcinoma).

O diagnóstico definitivo de aspergilose das VRS em gatos é estabelecido pela observação citológica ou histopatológica de hifas fúngicas no tecido acometido, juntamente com identificação específica do patógeno. É possível que sejam necessárias várias combinações de modalidades diagnósticas, incluindo radiografia, TC, endoscopia, citologia, sorologia, cultura fúngica e técnicas moleculares, para a obtenção do diagnóstico definitivo. A existência de anticorpos séricos anti-*Aspergillus* em gatos acometidos foi documentada por AGDD[62] e por imunoeletroforese do soro[178] e pode ser considerada informação diagnóstica não invasiva útil. Outros estudos são necessários para determinar a prevalência desses anticorpos em gatos clinicamente sadios e naqueles com outros distúrbios nasais não causados por *Aspergillus*. Identificou-se antígeno circulante pelo uso dos ensaios discutidos no item anterior sobre cães e detecção de antígenos, e limitações semelhantes também se aplicam nesse caso.[6]

A erosão óssea e a opacidade focal de tecidos moles são achados radiográficos típicos, porém inespecíficos. Para a investigação mais minuciosa de suspeita de doença da cavidade sinonasal ou sino-orbital, a TC é a modalidade diagnóstica de escolha. Os achados da TC realizados em 10 gatos com aspergilose das VRS, incluindo 3 gatos com ASN e 7 com ASO, consistiram em lise pontilhada da lâmina orbital, opacificação do seio esfenoidal e frontal, devido à densidade causada por líquido ou tecido mole, massa de tecido mole na abertura nasal posterior ou nasofaringe e massa de tecido mole na parte ventromedial da órbita, causando deslocamento lateral e dorsal do bulbo do olho. As massas orbitais revelaram contraste irregular após a administração intravenosa de meio de contraste. O espessamento da mucosa adjacente à face interna dos ossos do seio frontal, um achado típico na ASN canina foi observado em 3 gatos, 1 deles com ASN e os outros 2 com ASO.

Os achados na TC em casos previamente relatados (6 gatos com ASN e 3 gatos com ASO) foram semelhantes, exceto um caso de ASN, em que foi constatada densidade mineralizada irregular livre na parte craniana da cavidade nasal direita (Figura 62.10 A e B).[115,178] No exame histopatológico, a massa foi identificada como tecido necrótico calcificado contendo hifas fúngicas. Outro estudo relatou sobreposição semelhante dos achados de TC entre gatos com infecção fúngica sinonasal (incluindo cinco casos de aspergilose) e neoplasia nasal.

Os achados na rinoscopia e endoscopia nasofaríngea incluem hiperemia difusa da mucosa nasal, secreção branco-acinzentada copiosa, perda profunda das conchas nasais e existência de massa amarelo-esbranquiçada nas cavidades nasais ou nasofaringe (Figuras 62.10 B e 62.11).[6,178] A cultura fúngica é mais bem efetuada com amostras obtidas diretamente das colônias de fungos nas passagens respiratórias ou biopsias da mucosa.[65,129] Para gatos com ASO, é possível obter biopsias das massas retrobulbares por agulha fina sob orientação ultrassonográfica ou TC ou pela cavidade bucal.[111] Diferentemente dos relatos anteriores, em que a cultura

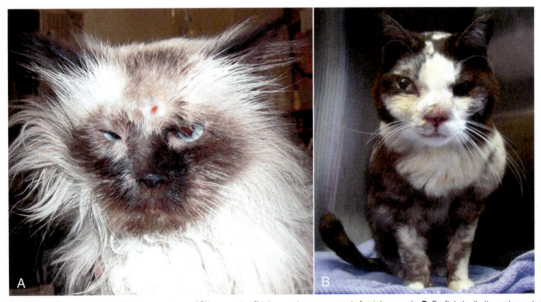

Figura 62.9 A. Além da secreção nasal e dos espirros, esse gato com ASN apresentou fístula com drenagem no seio frontal esquerdo. **B.** Exoftalmia direita, prolapso da terceira pálpebra e distorção facial, incluindo edema da ponte nasal e dos tecidos moles maxilares em um gato com ASO. (Da Referência 6.)

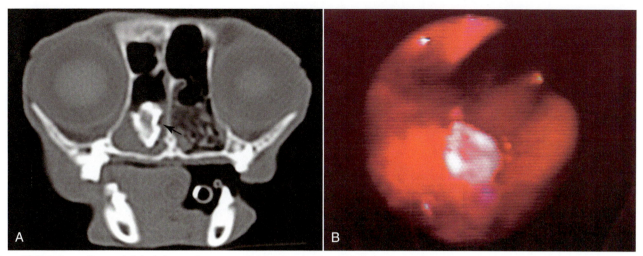

Figura 62.10 A. Tomografia computadorizada de um gato com aspergilose nasal, mostrando a perda das conchas nasais e exsudato bilateralmente, com densidade calcificada (*seta*) na face ventral da passagem nasal. **B.** Vista endoscópica do mesmo gato. (Da Referência 178.)

fúngica não era realizada, ou os resultados de cultura eram negativos, 20 de 21 dos gatos da Austrália apresentaram resultados positivos na cultura.[6] Foi usado ágar Sabouraud dextrose com adição de gentamicina e cloranfenicol nos casos de suspeita de contaminação bacteriana das amostras. As culturas foram incubadas a 37°C e 28°C.

Tratamento

Dispõe-se de poucas informações sobre a abordagem terapêutica ideal para as infecções das VRS felinas causadas por *Aspergillus*, *Penicillium* e *Neosartorya*. As espécies de *Neosartorya* isoladas de gatos com infecções nasais são geralmente sensíveis à ANB e ao posaconazol (PCZ), apresentam sensibilidade intermediária ou dependente da dose ao ITZ e ao voriconazol (VCZ) e mostram-se resistentes à flucitosina (FCI), ao CTZ e ao FCZ.[6] Todavia, a correlação entre os resultados dos testes de sensibilidade a agentes antifúngicos *in vitro* e a resposta *in vivo* ao tratamento é, na melhor das hipóteses, modesta.

Em gatos com essas infecções fúngicas nasais e sino-orbitais, recomenda-se o tratamento sistêmico prolongado com um antifúngico azol em associação com terbinafina e/ou ANB (Tabela 62.2). O ITZ é superior ao CTZ ou FCZ para tratamento sistêmico em gatos.[101,112] O PCZ e o VCZ também foram usados, porém a farmacocinética desses fármacos ainda não foi estabelecida nos felinos.[6,111,166a] Além disso, existem relatos de inapetência, letargia, perda de peso e neurotoxicidade com a administração de VCZ a gatos.[6,133,166a] Nos casos em que a doença é restrita às cavidades sinonasais, pode-se administrar infusão tópica de clotrimazol, juntamente com desbridamento endoscópico das placas fúngicas, à semelhança das metodologias usadas em cães.[57a] Pode-se considerar o tratamento tanto sistêmico quanto tópico para a doença que acomete as cavidades sinonasais e os tecidos paranasais. A citorredução cirúrgica desempenha um papel no tratamento das lesões orbitais, e a sinusotomia foi previamente recomendada para a remoção do material fúngico.[62,197] O prognóstico para a resolução da doença clínica e da infecção fúngica na ASN felina é reservado, e a ASO geralmente apresenta resultados clínicos precários.

Aspergilose disseminada em cães

Michael J. Day

Etiologia e patogenia

A maioria dos casos de aspergilose disseminada em cães ocorreu na raça Pastor- alemão (na faixa etária de 2 a 8 anos) e foi relatada na Austrália[45,89,189] e Califórnia.[45,82,151] A doença também foi documentada na Espanha,[122,131] Bélgica,[34] Reino Unido,[23] África do Sul,[15] Israel[19] e sul dos EUA.[23,36,60,87,131a] A aspergilose disseminada em cães provavelmente é mais ubíqua do que o sugerido pelos relatos. Nos casos em que a espécie foi identificada, a infecção foi causada, por ordem decrescente de frequência, por *A. terreus, Aspergillus deflectus, Aspergillus flavipes* e *A. fumigatus*. Esse achado contrasta com a aspergilose nasal em cães (ver anteriormente, *Aspergilose-peniciliose sinonasal canina*), em que *A. fumigatus* é o microrganismo mais comum. Acredita-se que a porta de entrada de *Aspergillus* sejam as vias respiratórias, com disseminação hematogênica subsequente. Foram relatados casos raros de infecção limitada aos pulmões.[2,58] À semelhança de qualquer patógeno transportado por via hematogênica, os locais comuns de disseminação embólica dos fungos incluem os discos intervertebrais, os glomérulos renais e o trato uveal. É provável que outros órgãos parenquimatosos ou músculos e ossos longos sejam acometidos. Em um caso documentado, houve disseminação da infecção *in utero* de uma fêmea com aspergilose disseminada para um filhote.[55]

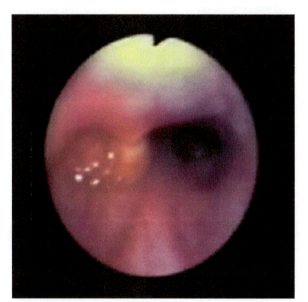

Figura 62.11 Massa na abertura nasal posterior de um gato com ASO observada com endoscópio pediátrico retrofletido, antes de biopsia.

Tabela 62.2	Tratamento das infecções sinonasais e sino-orbitais pelo complexo *Aspergillus fumigatus* e *Penicillium*.			
Fármaco[a]	Dose[b] (mg/kg)	Via	Intervalo (horas)	Duração (semanas)
Itraconazol	5	VO	12	Quando necessário[c]
	10	VO	24	Quando necessário[c]
Posaconazol	2,5 a 3,5	VO	12	Quando necessário[d]
Voriconazol	5	VO	24	Quando necessário[e]
Terbinafina	30	VO	24	Quando necessário[f]
Desoxicolato de anfotericina B (ABD)	0,5	SC	3 dias por semana	[g]
ANB lipossômica (L)	1,0 a 1,5	IV	48	[h]

IV, Intravenosa; *VO*, via oral; *SC*, subcutânea.
[a]Informação das doses adaptada da Referência 6. Para informações adicionais sobre cada fármaco em particular, ver o *Formulário de fármacos*, no Apêndice.
[b]Dose por administração em intervalo especificado.
[c]Se houver sinais de toxicidade GI (anorexia ou vômitos) ou hepática (aumento da atividade das enzimas hepáticas ou icterícia), deve-se reduzir a dose para 5 mg/kg a cada 24 h ou para 10 mg/kg a cada 48 h.
[d]Se houver desenvolvimento de sinais de toxicidade hepática, reduzir a dose para 5 mg/kg, a cada 24 h.
[e]Os sinais de toxicidade consistem em disfunção neurológica, ataxia e transtornos comportamentais.
[f]Podem ocorrer sinais de toxicidade GI, incluindo anorexia, vômitos e diarreia.
[g]Cinco mg/mℓ de solução de desoxicolato de ANB são misturados em um volume (350 mℓ/gato) de NaCl a 0,45% + glicose 2,5% por via SC, 3 vezes/semana, até a dose cumulativa de 10 a 15 mg/kg. Se ocorrer toxicidade, a solução-mãe é aquecida a 60°C durante 5 min (ver *Formulário de fármacos*, no Apêndice). É necessário monitorar os níveis de ureia e de creatinina pelo menos a cada 2 semanas. O tratamento deve ser interrompido até resolução da azotemia.
[h]Fármaco administrado em solução de 1 a 2 mg/mℓ em glicose 5% por infusão IV, durante 1 a 2 h. O tratamento é interrompido quando se alcança a dose cumulativa de 12 a 15 mg/kg. É necessário monitorar os níveis de ureia e de creatinina pelo menos a cada 2 semanas. O tratamento deve ser interrompido até a resolução da azotemia.

Nos seres humanos, a aspergilose disseminada é habitualmente secundária a imunodeficiência ou imunossupressão, embora *Aspergillus* invasivo tenha sido descrito em indivíduos imunocompetentes.[86] Os fatores predisponentes subjacentes mais comuns consistem em leucemia, disfunção dos neutrófilos ou macrófagos, neutropenia, imunodeficiências adquiridas e tratamento crônico anterior com agentes antibacterianos.[1] A resposta imune protetora contra *Aspergillus* foi bem caracterizada em modelos murinos de infecção e consiste em uma variedade de mecanismos inatos (p. ex., expressão do receptor semelhante a Toll 2 pelas células dendríticas pulmonares), além da imunidade adaptativa regulada por células T auxiliares (Th)1, caracterizada pela produção de citocinas como IL-18, IL-12, TNF-α, e IFN-γ. Além disso, sabe-se que a resposta imune protetora ao *Aspergillus* em cães envolve a atividade do subgrupo Th17 de células T auxiliares.[43] Os indivíduos com imunidade Th2 dominante desenvolvem doença progressiva, e sabe-se que o tratamento com glicocorticoides estimula as respostas imunes impulsionadas por Th2.[14,30,99] Em um sistema experimental, camundongos vacinados com antígenos de *Aspergillus* desenvolveram resposta imune de células Th1 protetora; todavia, a vacinação contra aspergilose tem pouca probabilidade de desempenhar algum papel no contexto clínico.[29] Em infecções experimentais, uma vacina sonicada aplicada antes da administração de glicocorticoides protegeu camundongos contra a aspergilose pulmonar letal.[77]

Os fatores predisponentes para a aspergilose canina podem incluir a combinação de condições climáticas ideais, acesso a determinadas cepas de *Aspergillus* e defeito sutil da imunidade da mucosa, que pode ter base genética.[42] Os cães da raça Pastor-alemão também são suscetíveis à infecção disseminada por uma variedade de outros fungos oportunistas.[187] Foram observadas infecções sequenciais por espécies de *Aspergillus* e outros fungos na mesma raça.[92a] Nunca se deve administrar glicocorticoides a cães com aspergilose, e seu uso inadvertido tem precipitado a disseminação da infecção em alguns casos.

Achados clínicos

A doença acomete múltiplos sistemas orgânicos e desenvolve-se ao longo de vários meses; todavia, os cães apresentam, em sua maioria, doença terminal quando examinados pela primeira vez. As manifestações clínicas mais consistentes são dor vertebral que progride para paraparesia, paraplegia ou claudicação dos membros, com edema pronunciado e drenagem de trajetos fistulosos. O início súbito de paraplegia pode resultar da ruptura de disco intervertebral infectado ou de subluxação vertebral devido à instabilidade.

Outros sinais clínicos inespecíficos incluem anorexia, perda de peso, definhamento muscular, pirexia, fraqueza, letargia e vômitos. Em certas ocasiões, os cães apresentam evidências clínicas de comprometimento do SNC, linfadenomegalia com edema cutâneo e piometra. A uveíte ou a endoftalmite podem ser clinicamente aparentes alguns meses antes do desenvolvimento da doença generalizada e, portanto, ser importantes no diagnóstico precoce.

Embora seja um evento raro, a aspergilose também pode infectar as cavidades corporais, seja por disseminação hematogênica ou por extensão local a partir de uma ferida penetrante ou corpo estranho. Pode ocorrer disseminação sistêmica adicional a partir desses locais. É possível que a pericardite e o derrame associado levem a sinais de insuficiência cardíaca direita, como distensão abdominal em consequência de transudato modificado.[25] Pode originar-se da ruptura de abscesso miocárdico, ou de disseminação contígua a partir do pulmão ou fonte hematogênica. As infecções intra-abdominais possivelmente resultam de perfuração intestinal ou colocação de cateter transabdominal ou feridas penetrantes. Nas infecções abdominais, os achados mais comuns consistem em febre, sinais gastrintestinais (GI), distensão abdominal e anorexia. Foram descritos abscessos pulmonares de natureza cavitária em cães da raça Pastor-alemão sem qualquer evidência de disseminação.[92b,187a] Os sinais clínicos consistem habitualmente em tosse crônica associada a hemoptise.

Diagnóstico

Achados clinicolaboratoriais

A anormalidade hematológica mais importante consiste em neutrofilia madura. A eosinofilia ou a monocitose podem ser aparentes. É possível que a análise bioquímica revele elevação da concentração total de proteínas, dos níveis séricos de ureia e fosfatase alcalina e atividade da alanina aminotransferase e amilase.

Achados clínicos nos exames de imagem

As anormalidades radiográficas dos ossos longos acometidos incluem áreas de lise e destruição cortical, com alterações semelhantes das esternébras e corpos vertebrais associadas a discoespondilite (Figura 62.12 A e B). Nos poucos casos com comprometimento broncopulmonar, foram observados padrões alveolares intersticiais ou alveolares consolidados.[34] Lesões cavitárias pulmonares podem ser observadas em cães com localização pulmonar crônica.[92b,187a] Um estudo descreveu a ocorrência de anormalidades ultrassonográficas em vísceras abdominais, particularmente os rins, onde as alterações podem consistir em pielectasia, distorção da arquitetura ou perda da distinção corticomedular e acúmulo de restos dentro da pelve renal.[151]

Identificação dos microrganismos

Os métodos para detecção de *Aspergillus* incluem avaliação citológica, histopatológica e por meio de cultura. Um exame diagnóstico eficaz e simples envolve o exame de amostra de urina com coleta asséptica para a existência de hifas (Figura 62.13). As infecções do trato urinário por *Aspergillus* são, em geral, consequência da disseminação hematogênica e habitualmente observadas em hospedeiros imunocomprometidos. Além disso, podem ser observados elementos fúngicos no exame citológico de amostras de sangue, líquido sinovial, linfonodos, osso ou material de discos intervertebrais. A confirmação do fungo por meio de cultura em ágar Sabouraud dextrose requer pelo menos 5 a 7 dias.

Pesquisa de anticorpos

Devido à natureza ubíqua do *Aspergillus*, o estabelecimento do diagnóstico definitivo pela determinação dos anticorpos séricos pode ser confuso, se não forem considerados outros resultados de modalidades diagnósticas durante a avaliação. Dispõe-se de várias metodologias para medir os anticorpos anti-*Aspergillus* no soro. A AGDD, a CIE, o ensaio ELISA e o teste do anticorpo fluorescente indireto podem proporcionar a rápida confirmação sorológica, porém nem todos os cães com infecção disseminada apresentam anticorpos anti-*Aspergillus* detectáveis. Por exemplo, *kits* utilizando *A. fumigatus* como antígeno podem não detectar anticorpos em cães cuja infecção disseminada é

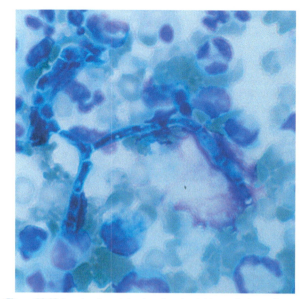

Figura 62.13 Aspecto microscópico do sedimento urinário corado de um cão com aspergilose disseminada. Hifas ramificadas entre leucócitos e eritrócitos (coloração de Wright, 100×). (Fotografia de Edward Mahaffey e Abby Kaufmann © University of Georgia Research Foundation Inc.)

causada por *A. terreus*.[170] As respostas sorológicas podem ser positivas em animais expostos ao fungo, mas não persistentemente infectados. Os títulos podem ser relativamente mais baixos nesses animais.[58]

Detecção de antígeno

A variedade de testes para detecção de antígeno foi discutida anteriormente, em *Aspergilose-peniciliose sinonasal canina*. A aplicação de testes para GM para o diagnóstico de aspergilose canina tem sido limitada.[58] A detecção dos níveis de GM foi inconsistente em cães com doença disseminada.

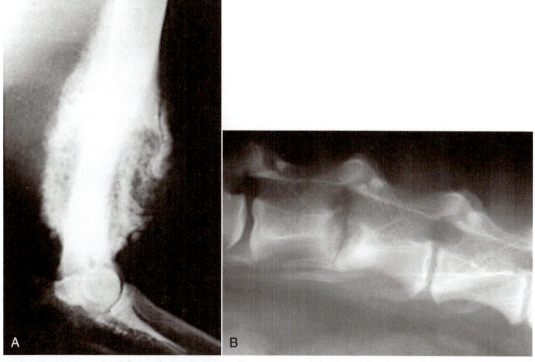

Figura 62.12 Aspergilose disseminada em cães. **A.** Radiografia de lesão do úmero. Observar a extensa destruição cortical e a formação de novo osso. **B.** Discoespondilite em um cão com aspergilose disseminada. (Cortesia de Michael Day, University of Bristol, North Somerset, UK.)

Detecção genética

A caracterização das espécies de fungos pela PCR foi descrita anteriormente, em *Aspergilose-penicilose sinonasal canina*. Em um cão com aspergilose disseminada, a identidade do microrganismo foi confirmada pelo sequenciamento parcial do rDNA 18S.[138] A PCR quantitativa (em tempo real) foi usada para monitorar a carga infecciosa em pacientes humanos com aspergilose invasiva, e a maior sensibilidade desse ensaio possibilita o estabelecimento mais precoce do diagnóstico (de vários dias a semanas), em comparação com métodos sorológicos.[83,194] É possível que os resultados de PCR sejam positivos em pacientes que apresentam resultados negativos na cultura,[135] e os resultados de PCR positivos em pessoas com aspergilose invasiva tornem-se negativos após tratamento bem-sucedido.[97] Outros estudos são necessários para determinar se a PCR é um previsor sensível e reproduzível de doença disseminada no cão.

Achados patológicos

As alterações macroscópicas consistem em osteomielite focal e múltiplos granulomas pálidos nos rins e no baço, que também podem ser observados em linfonodos, no miocárdio, pâncreas e fígado. Em certas ocasiões, é possível observar congestão pulmonar ou hiperemia ou erosões da mucosa GI. Os granulomas microscópicos possivelmente estão associados a áreas de fluxo vascular lento no fígado, nos pulmões, nos olhos e no pâncreas e, em certas ocasiões, na próstata, na tireoide, na submucosa uterina e no cérebro. Foram observadas áreas infartadas em consequência de trombos contendo elementos fúngicos no baço, nos rins (Figura 62.14) e no fígado. As lesões são granulomatosas e contêm quantidades variáveis de hifas ramificadas e septadas, que podem exibir aleuriósporos ramificados laterais característicos (Figura 62.15 A). As hifas intralesionais são mais bem-observadas por meio de coloração com ácido periódico Schiff ou Grocott e foram identificados por marcação imunológica com antissoros específicos (ver Figura 62.15 B).[23,131] Os infiltrados celulares possivelmente são predominantemente neutrofílicos ou também podem incluir macrófagos, células gigantes, linfócitos e plasmócitos.[44,131]

Tratamento e prognóstico

Os cães gravemente enfermos apresentam prognóstico mau, e, nesses casos, raramente tenta-se o tratamento. Em uma série de 30 cães com aspergilose disseminada, 17 foram submetidos à eutanásia dentro de 7 dias após o exame, enquanto 3 tiveram alta sem tratamento.[151] Foi usado amplo espectro de agentes antifúngicos para o tratamento de pacientes individuais com essa doença, porém nenhuma série de grande porte foi documentada, possibilitando a comparação da

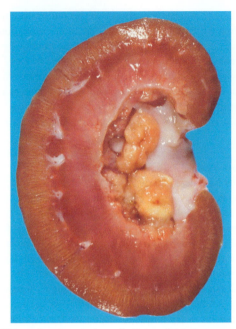

Figura 62.14 Aspergilose disseminada em cão. Corte sagital do rim com massa fúngica na pelve renal e granulomas fúngicos dispersos (*A. terreus*). (Cortesia de Michael Day, University of Bristol, North Somerset, UK.)

eficácia desses fármacos. Desde a primeira descrição da doença, na década de 1970, houve avanços progressivos no desenvolvimento de agentes antifúngicos, e a maioria desses fármacos humanos foi tentada no tratamento de pequenos números de cães com aspergilose disseminada. Em muitos casos individuais, à medida que apareciam complicações relacionadas com agentes específicos, uma variedade de fármacos diferentes ia sendo sequencialmente introduzida. De modo geral, a maioria dos agentes é capaz de prolongar a vida dos cães infectados em vários meses, com sobrevida de alguns animais por até 3 anos.

Os primeiros estudos utilizaram os agentes antifúngicos disponíveis, como o tiabendazol ou o CTZ, com e sem FCI concomitante, porém esses fármacos não tiveram sucesso. A hamicina, um polieno experimental relacionado com a ANB, demonstrou eficiência parcial no tratamento de um cão.[87] A ANB e o ITZ (Tabela 62.3) provavelmente foram mais amplamente usados no tratamento dessa doença. Os efeitos fungicidas e imunomoduladores potenciais da ANB são contrabalançados pela sua nefrotoxicidade, que limita o seu uso em pacientes com disfunção renal. Esse problema foi superado pelo uso de novos sistemas de liberação, que aumentam a captação do fármaco

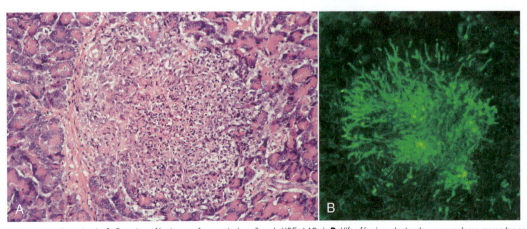

Figura 62.15 Aspergilose canina disseminada. **A.** Granuloma fúngico no pâncreas (coloração pela H&E, 140×). **B.** Hifas fúngicas dentro de um granuloma marcadas com antissoro anti-*A. terreus* (anticorpo fluorescente, 320×). (Cortesia de Michael Day, University of Bristol, North Somerset, UK.)

Tabela 62.3	Terapia farmacológica na tentativa de tratamento da aspergilose disseminada.				
Fármaco[a]	**Espécie**	**Dose**[b] **(mg/kg)**	**Via**	**Intervalo (horas)**	**Duração**
Anfotericina B (desoxicolato)	C	0,25	IV	48	[c]
Itraconazol	C	2,5 a 5,0	VO	12	Quando necessário[d]
	G	10	VO	24	Quando necessário[d]
Anfotericina B (complexo lipídico)	C	2 a 3	IV	3 dias por semana	[e]
	G	1	IV	3 dias por semana	[f]
Terbinafina	C	5	VO	12	Quando necessário[g]

G, Gato; C, cão; IV, intravenosa; VO, via oral.
[a]Para informações adicionais, ver o *Formulário de fármacos*, no Apêndice. Convém assinalar que esses fármacos foram usados isoladamente e em associação com resultados variáveis ou incertos (ver o texto).
[b]Dose por administração em intervalo especificado.
[c]Até alcançar uma dose cumulativa de 4 a 8 mg/kg em gatos e de 8 a 12 mg/kg em cães.
[d]O tratamento para controlar a infecção pode exigir vários meses a anos, embora possam ser alcançadas remissões clínicas; a infecção pode sofrer reativação dentro de um período variável após a interrupção do tratamento.
[e]Para o total de 9 a 12 tratamentos, até alcançar a dose cumulativa de 24 a 27 mg/kg.
[f]Para o total de 12 tratamentos, até alcançar a dose cumulativa de 12 mg/kg.
[g]Dose humana extrapolada. Pode ser necessário reformular os comprimidos para obter esse nível de dose. Não foi conduzido estudo de farmacocinética ou de eficácia para a aspergilose em cães.

pelas células reticuloendoteliais nos locais de inflamação e reduzem o acúmulo nos rins. Essas formulações incluem o complexo lipídico de ANB, a dispersão coloidal da ANB e a ANB lipossômica.[53] O complexo lipídico da ANB tem sido usado no tratamento da aspergilose disseminada em seres humanos[31] e foi avaliado em animais de companhia, porém seu uso é limitado pelo alto custo do medicamento. Uma formulação lipídica intravenosa alternativa demonstrou ser eficaz no tratamento da leishmaniose canina, porém não foi avaliada para a aspergilose.[93] Novos sistemas de liberação lipídicos encontram-se em fase de desenvolvimento – por exemplo, cilindros lipídicos em cocleatos, que consistem em uma lâmina de bicamada lipídica enrolada em espiral sem espaço aquoso externo.[185]

Como resultado da identificação de cepas de *Aspergillus* e de outros fungos resistentes aos azóis, foi desenvolvida uma nova geração de agentes triazóis em medicina humana. O VCZ, o PCZ e o ravuconazol têm atividade contra *Aspergillus* spp.[184] A terbinafina, um fármaco alilamina que inibe a síntese de esteróis dos fungos, tem sido usada no tratamento da aspergilose disseminada resistente em seres humanos, isoladamente ou em associação a outros fármacos antifúngicos. Uma nova classe de agentes antifúngicos, os inibidores da β-glicana sintase (p. ex., caspofungina), atua por meio do bloqueio da síntese de 1,3-β-D-glicana, um componente das paredes celulares dos fungos que não é encontrado nas células de mamíferos. A caspofungina mostra-se eficaz na aspergilose invasiva que acomete seres humanos.[88] A terapia de combinação que utiliza ANB com azóis, FCI ou rifampicina mostrou-se benéfica *in vitro* e em alguns experimentos animais, porém é necessário maior uso na doença invasiva de seres humanos para confirmar a sua eficácia. A caspofungina foi usada em associação a ITZ no tratamento eficaz da aspergilose invasiva em seres humanos.[141] Ver o Capítulo 55 e o *Formulário de fármacos*, no Apêndice, para informações mais detalhadas sobre esses fármacos.

A indução de remissão clínica a longo prazo foi obtida em quatro cães com ITZ por via oral (5 a 10 mg/kg/dia, durante o período de até 1.095 dias).[89,187] Em um cão, a infecção foi eliminada; os outros cães tiveram resolução da doença clínica, porém morreram finalmente de aspergilose disseminada após a interrupção do tratamento. Um cão foi submetido à eutanásia enquanto apresentou melhora clínica durante o tratamento, devido a evidências radiográficas de lesões espondilíticas adicionais. O cão que sobreviveu não era Pastor-alemão. Em seres humanos com aspergilose disseminada, o ITZ também constitui fármaco útil no tratamento, porém fracassos ou recidivas semelhantes são comuns na maioria dos pacientes imunocomprometidos.[51]

Em outro relato de 10 cães com aspergilose disseminada,[151] 5 cães foram tratados apenas com ITZ (5 mg/kg/dia). Desses cães, 3 não retornaram para acompanhamento, 1 deles foi submetido à eutanásia depois de 3 meses, e outro estava vivo depois de 6 meses (todavia, esse cão tinha doença pulmonar localizada e lobectomia cirúrgica). Os 5 cães remanescentes receberam várias terapias de combinação. O primeiro deles recebeu uma combinação de ITZ e complexo lipídico de ANB e foi submetido à eutanásia depois de 4 meses. O segundo cão foi tratado com complexo lipídico de ANB, porém passou a receber ITZ após o início de disfunção renal. Esse cão sofreu deterioração e não retornou ao acompanhamento depois de 6 meses. O terceiro cão recebeu complexo lipídico de ANB e ITZ, porém passou a ser tratado com terbinafina mais ITZ depois de 1 mês. Esse cão também não teve melhora e não retornou ao acompanhamento depois de 3 meses. O quarto cão, com comprometimento pulmonar e dos linfonodos torácicos, foi tratado de modo seriado com ITZ mais complexo lipídico de ANB, VCZ mais complexo lipídico de ANB, terbinafina mais PCZ mais complexo lipídico de ANB e, por fim, caspofungina. Houve remissão da doença durante 1 ano, porém a tentativa de controlar a recidiva não teve sucesso. O último cão (com discoespondilite) foi tratado com VCZ e, posteriormente, o fármaco foi substituído por PCZ; todavia, foi submetido à eutanásia depois de 13 meses.

A terapia imunomoduladora (p. ex., tratamento com citocina recombinante) algumas vezes é usada como tratamento adjuvante na doença micótica invasiva em seres humanos, e, embora se disponha desses agentes para uso em cães (p. ex., fator de estimulação de colônias de granulócitos recombinante, fator de estimulação de colônias de granulócitos-macrófagos), eles não foram aplicados a casos de aspergilose disseminada em cães.[26,56]

Em cães da raça Pastor-alemão com lesões pulmonares cavitárias sem qualquer evidência de disseminação sistêmica, a lobectomia pulmonar, seguida de tratamento antifúngico sistêmico, teve sucesso na produção de remissão.[92b,187a]

Aspergilose disseminada em felinos

Michael J. Day

A aspergilose disseminada em felinos ocorre, em grande parte, em gatos até 2 anos de idade, embora, em um estudo, a maioria dos gatos acometidos fossem animais de meia-idade ou idosos. Não foi constatada predisposição definida por certas raças. Diferentemente dos cães com aspergilose, a maioria dos gatos acometidos apresenta doenças imunossupressoras concomitantes, tais como panleucopenia, peritonite infecciosa felina, infecção pelo FeLV ou várias doenças, ou os animais tiveram distocia ou receberam tratamento com glicocorticoides ou agentes antibacterianos.[119] Não foi relatada ocorrência de aspergilose em gatos com infecção pelo FIV, embora esses animais possam ter outras micoses oportunistas.[24] Gatos infectados pelo FeLV ou FIV tiveram maior diversidade de gêneros fúngicos cultivados a partir de amostras de pele ou mucosas, em comparação com gatos de controle não infectados. Os sinais clínicos estão relacionados com o comprometimento GI ou pulmonar, e os achados inespecíficos assemelham-se aos dos cães. Os achados hematológicos são variáveis e possivelmente refletem outras doenças subjacentes. A aspergilose felina é tão rara que as opções de

tratamento não foram extensamente revisadas. Houve recuperação de raros casos de infecção localizada por *Aspergillus* após desbridamento cirúrgico completo do tecido acometido. Por exemplo, a pneumonia lobar fúngica associada a piotórax foi tratada com sucesso por meio de lobectomia pulmonar, seguida de tratamento antifúngico sistêmico.[69a]

Frequentemente o diagnóstico é estabelecido na necropsia, e os achados podem consistir em granulomas pulmonares, úlceras GI ou pseudomembranas e comprometimento do sistema urinário ou do SNC. As lesões caracterizam-se por hemorragia e necrose, com números variáveis de células inflamatórias e hifas fúngicas que podem invadir os vasos sanguíneos, resultando em trombose.

Capítulo 63

Candidíase e Rodotorulose

Barrak M. Pressler

Candidíase

Etiologia

O gênero *Candida* (filo Ascomycota, classe Saccharomycetes) é composto de mais de 150 espécies de leveduras em brotamento, incluindo o gênero histórico *Torulopsis*.[32,88] As espécies de *Candida* se reproduzem por brotamento assexuado, com um estágio parassexual, que possibilita a redução cromossômica do estado diploide para o estado haploide sem necessidade de divisão meiótica, seguida de recombinação.[66] Em geral, *Candida* tem aparência oval em brotamento, mas também pode apresentar aspecto filamentoso, particularmente após aderir a mucosas e superfícies de cateteres durante a formação de biofilme, ou quando ocorre invasão tecidual.[9,83] A mudança entre os tipos morfológicos é observada em resposta a diversos fatores ambientais que incluem mudanças na concentração de dióxido de carbono ou no pH, contato com superfície sólida ou em resposta a biomoléculas associadas ao estresse oxidativo.[21,101] *Candida albicans* é a espécie *Candida* mais comum isolada de seres humanos e animais, embora várias outras espécies tenham sido identificadas em cães e gatos tanto assintomáticos quanto doentes.[14,41,77,88]

As espécies de *Candida*, particularmente *C. albicans*, são, em sua maior parte, microrganismos comensais, e apenas ocasionalmente são isoladas de fontes ambientais, tais como solo, água ou plantas.[4] Os microrganismos são adquiridos por recém-nascidos quando estes passam pelo canal de parto da fêmea e tornam-se residentes permanentes e habitualmente não patognomônicos da mucosa bucal, gastrintestinal (GI), das vias respiratórias superiores e genital.[32] As espécies de *Candida* não parecem ter categorias específicas de hospedeiros, e são observadas poucas diferenças genéticas detectáveis entre isolados de seres humanos *versus* animais domésticos ou silvestres.[23] Múltiplas espécies de *Candida* foram isoladas de amostras de *swabs* duodenais, mucocutâneos ou vaginais de caninos sadios, porém os resultados sugerem que a frequência de colonização e as espécies predominantes

possam variar de acordo com o estágio do ciclo estral na existência de doença GI concomitante.[14,18,88] Os tipos, o número e a localização das espécies de *Candida* e de outras leveduras que residem na pele de cães variaram entre animais clinicamente sadios e os que sofriam de dermatite seborreica.[105] Espécies de *Candida* também podem ser isoladas da mucosa orofaríngea e da pelagem de aproximadamente 20% dos gatos, fator que não está associado à infecção retroviral.[84]

Epidemiologia

Um número limitado de estudos investigou a prevalência relativa das infecções por *Candida* spp. em cães e gatos enfermos. Menos de 1% das infecções do trato urinário (ITU) em cães e gatos e menos de 2% das ITU recorrentes ou resistentes em gatos são causadas por *Candida* spp. Todavia, diferentemente da cistite bacteriana, as infecções por *Candida* estão comumente associadas a causas predisponentes claramente identificáveis.[67,77,104] Espécies de *Candida* são isoladas com alta frequência das plantas dos pés, leitos ungueais, nariz e região perianal de cães da raça Bull Terrier com acrodermatite letal[55] e de 5 a 10% dos cães com otite externa,[8,13,56,72] porém a colonização ou infecção não foram investigadas em pacientes com doenças cutâneas difusas mais comuns. *C. albicans* é a espécie mais comum que causa doença em seres humanos, cães e gatos, porém as pesquisas e os relatos de casos demonstraram aumento no isolamento de espécies diferentes de *C. albicans* em animais tanto sadios quanto enfermos.[41,77,105] Essa mudança epidemiológica para espécies diferentes de *C. albicans* também foi documentada em pessoas, e foi formulada a hipótese de que isso seja devido ao aumento no número de pacientes cronicamente imunossuprimidos.[17] O uso disseminado do fluconazol (FCZ) também pode contribuir para o aumento de espécies anteriormente identificadas com menos frequência. Em geral, os isolados de *C. albicans* são sensíveis ao FCZ, enquanto outras espécies têm mais tendência a demonstrar resistência a agentes azólicos; por conseguinte, ocorre proliferação após a eliminação da flora residente de *C. albicans* predominante.

A epidemiologia da candidemia e candidúria nos seres humanos varia dependendo da espécie de *Candida*, porém o padrão global de doença é relativamente consistente. As infecções hospitalares ocorrem com mais frequência do que as infecções espontâneas em pacientes ambulatoriais, e mais de 50% das infecções por *Candida* ocorrem em pacientes de unidade de terapia intensiva; as espécies de *Candida* estão entre os cinco microrganismos identificados com maior frequência nos resultados de hemoculturas.[57] Os cateteres urinários de demora, os cateteres venosos centrais, a administração de agentes antibacterianos, o diabetes melito, o uso de agentes imunossupressores, as neoplasias e a quimioterapia e o maior tempo de hospitalização foram identificados consistentemente como fatores predisponentes para todas as infecções por *Candida* spp. (incluindo *Candida rugosa*, *Candida glabrata* e *Candida parapsilosis*).[11,25,57,59,95] Não foram realizados estudos epidemiológicos semelhantes em cães e gatos, porém os resultados de estudos retrospectivos e relatos de casos indicaram fatores predisponentes semelhantes àqueles dos seres humanos.[41,77] Os agentes antibacterianos com eficácia contra bactérias anaeróbias predispõem os camundongos à proliferação GI de *Candida* mais do que os antimicrobianos com espectros de atividade alternativos, provavelmente pela alteração crítica da flora bacteriana entérica comensal, possibilitando a adesão e proliferação preferencial das leveduras.[44]

Patogenia

A patogenicidade das espécies de *Candida* normalmente comensais deve-se, provavelmente, a combinação de ruptura das defesas locais ou sistêmicas do hospedeiro e expressão de fatores de virulência pela flora de leveduras previamente não patogênicas do hospedeiro. Conforme assinalado, o imunocomprometimento sistêmico em consequência de glicocorticoides em excesso, diabetes melito ou quimioterapia citotóxica é comum em pacientes humanos e veterinários com candidíase.[41,77] O imunocomprometimento local provavelmente ocorre após alterações induzidas por agentes antibacterianos ou doença concomitante na flora GI e em pacientes com dermatopatias crônicas após perda da integridade do estrato córneo, desenvolvimento de lesões cronicamente úmidas e devido à implantação de microrganismos durante o ato de se coçar.[44,55] A imunidade local comprometida pode ser particularmente importante no estabelecimento de ITU das vias inferiores por *Candida* com cateteres urinários de demora, estomas permanentes das vias urinárias (p. ex., uretrostomia perineal), neoplasia vesical e diabetes melito em aproximadamente 50% dos cães e gatos acometidos.[41,77]

A aderência e a persistência de muitas espécies de *Candida* são facilitadas pela formação de biofilmes. Biofilmes de *Candida* consistem em polissacarídios poliméricos extracelulares e agregados de microrganismos que formam densa rede de formas leveduriformes em brotamento, com pseudo-hifas e hifas, com expressão aumentada de moléculas de adesão.[9,83] A formação de biofilmes provavelmente é necessária para a colonização de cateteres urinários de demora e cateteres intravenosos a longo prazo, bem como da mucosa vesical de pacientes com candidúria persistente. O crescimento de biofilmes é intensificado pelo aumento na taxa de fluxo e disponibilidade de nutrientes sobre a superfície aderente (p. ex., em pacientes com poliúria ou glicosúria) e, *in vitro*, os cateteres urinários de látex induzem a produção de biofilmes mais extensos do que os cateteres feitos de materiais alternativos.[40,83] A formação de biofilmes também aumenta a resistência de *Candida* aderente aos fármacos antifúngicos, em comparação com *Candida* não aderente, devido à velocidade de crescimento mais lenta das células leveduriformes no centro da matriz do biofilme, tornando-as menos suscetíveis aos agentes antifúngicos dependentes do ciclo de crescimento; à barreira física proporcionada pelos polissacarídios extracelulares; e à suprarregulação das bombas de efluxo de fármacos pelas células leveduriformes do biofilme.[83]

As espécies de *Candida* aderem aos epitélios por meio de moléculas de adesão de carboidratos e semelhantes à integrina.[31,96] Sua penetração superficial no epitélio leva a invasão tecidual mais profunda por meio de desnudamento do endotélio adjacente e extensão das hifas.[10,31] Não se sabe ao certo se as alterações associadas à adesão na expressão gênica de espécies de *Candida* observadas *in vitro* são fatores de virulência verdadeiros, ou se representam respostas do gênero inespecíficas. Todavia, proteínas de importância crítica para o estabelecimento e a persistência da infecção por *Candida* incluem hidrolases secretadas, que asseguram a disponibilidade de nutrientes e promovem a adesão e penetração; genes de estresse, que reduzem a lesão por espécies reativas de oxigênio; e proteínas do choque térmico.[15]

A resistência à infecção por *Candida* spp. ocorre por meio de imunidade celular induzida por TH1.[10] O recrutamento e a ativação de monócitos e neutrófilos acontecem mediante a liberação do fator de necrose tumoral α, interleucina-6 e fator de estimulação de colônias de granulócitos-macrófagos por células do sistema imune inato e macrófagos teciduais residentes. A ativação do complemento e a modulação apropriada da resposta imune dirigida por TH1 são altamente dependentes da ligação da levedura pela lectina de ligação de manana do hospedeiro.[10,16] Embora anticorpos anti-*Candida* spp. sejam detectados em pessoas e animais de laboratório infectados, eles não são suficientes para conferir proteção.[10] A infecção pode persistir pela ligação de *Candida* spp. ao receptor semelhante a Toll 2 e liberação subsequente de interleucina-10, uma citocina de indução do fenótipo T_H2, ou pela geração de células T reguladoras inibidoras, em lugar de células T efetoras ativadas.[10,65]

Achados clínicos

A candidíase em cães e gatos resulta mais comumente em infecções cutâneas ou ITU das vias inferiores, com ocorrência menos frequente de infecções GI, oculares e sistêmicas (Boxe 63.1). A candidíase cutânea pode ser diagnosticada em animais com imunossupressão sistêmica ou em pacientes com doenças cutâneas, com pênfigo foliáceo, acrodermatite ou reações de hipersensibilidade que comprometam a integridade da imunidade dérmica ou mucosa local; todavia, foi também relatada ocorrência de proliferação cutânea sem causas predisponentes identificáveis.* As infecções podem ser localizadas, particularmente na região inguinal ou na orelha externa;[8,13,56,63,72] todavia, a maioria das infecções relatadas em cães apresenta lesões

---

*Referências 5, 45, 55, 62, 63, 75.

Boxe 63.1	Espécies de *Candida* descritas como causa de doença em cães e gatos

Infecções cutâneas[a]
- Cães: *C. albicans*,[6,55,56,62,72] *C. guilliermondii*,[63] *C. parapsilosis*[8]
- Gatos: *C. albicans*[5]

Infecções do trato urinário
- Cães: *C. albicans*,[12,27,41,77] *C. glabrata*,[41,89] *C. krusei*,[41,77] *C. parapsilosis*,[43] *C. rugosa*,[77] *C. tropicalis*[41,71,77]
- Gatos: *C. albicans*,[28,41,77] *C. glabrata*,[41,77,93] *C. guilliermondii*,[41] *C. krusei*,[41] *C. parapsillosis*,[77] *C. tropicalis*[41,77]

Proliferação gastrintestinal[b]
- Cães: *C. albicans*,[39] *C. famata*[58]

Doença sistêmica[c]
- Cães: *C. albicans*,[34,35,46,49,54,61,82]
- Gatos: *C. albicans*[29]

[a]Inclui casos relatados de otite externa por *Candida*.
[b]Inclui casos relatados de estomatite por *Candida*.
[c]Inclui casos relatados de endoftalmite por *Candida*.

difusas. Os sinais clínicos típicos consistem em eritema, escamas e crostas com erosão subjacente da pele e úlceras que não cicatrizam, com prurido variável (Figura 63.1).[62,63]

Cães e gatos com ITU por *Candida* podem exibir sinais típicos de doença das vias urinárias inferiores (*i. e.*, disúria, polaciúria, hematúria micro ou macroscópica) ou podem não ter sinal de disfunção urinária.* Em raras ocasiões, restos floculentos amarelo-esbranquiçados e muco podem ser macroscopicamente visíveis na urina. Animais com diabetes melito ou com excesso crônico de glicocorticoides endógenos ou exógenos parecem ter mais tendência a não apresentar sinais clínicos atribuíveis a infecções urinárias, assim como cães e gatos com diagnóstico prévio de ITU por espécies de *Candida*, porém tratados sem sucesso.

A proliferação GI de *Candida* spp. pode ocorrer secundariamente à administração crônica de agentes antibacterianos ou a enteropatias concomitantes (*i. e.*, infecção por *Parvovirus* ou hipersensibilidade alimentar), resultando em diarreia do intestino delgado ou grosso, e, nos casos graves, podem ocorrer finalmente disseminação e doença sistêmica.[2,58,68,81,102] *C. albicans* foi isolada da cavidade bucal de mais de 10% dos cães com sinais clínicos de estomatite, incluindo halitose, sangramento bucal e gengivite; todavia, não se sabe se os isolados desempenharam um papel etiológico no desenvolvimento dos sinais clínicos.[39] Foi relatada a ocorrência de infecções disseminadas por espécies de *Candida* após tratamento sem sucesso de infecção pulmonar, GI ou ITU e após perfuração intestinal e peritonite por *Candida*.[†] Nesses pacientes, os sinais clínicos refletem os órgãos acometidos, mas podem incluir sinais neurológicos em consequência de infecção do sistema nervoso central, linfadenomegalia generalizada com trajetos fistulosos ou sinais atribuíveis a osteomielite, insuficiência renal, miocardite, pericardite ou coagulação intravascular disseminada. Além disso, também é possível observar febre, leucocitose ou choque fungêmico (mucosas eritematosas, hipotensão, bradicardia).[19,34,35,46,61] Relatos isolados de comprometimento ocular, incluindo conjuntivite, pan-uveíte ou endoftalmite por *Candida*, constituem sequelas presuntivas de feridas locais infectadas, como úlceras de córnea, ou após disseminação sistêmica.[29,49]

Diagnóstico

Tipicamente, as infecções causadas por espécies de *Candida* são inicialmente suspeitas após a observação de elementos fúngicos em raspados de pele, esfregaços de fezes ou sedimento urinário.[34,41,58,63,77] Os microrganismos isolados da pele ou de amostras de fezes aparecem habitualmente em leveduras brotantes, enquanto as leveduras eliminadas na urina podem ser brotantes ou filamentosas.[9] Elementos fúngicos podem ser observados no exame de rotina do sedimento urinário; todavia, em alguns animais, particularmente após resolução parcial da infecção com tratamento antifúngico, a coloração de Wright modificada de preparações de sedimento urinário padrão ou por centrifugação pode ser necessária, devido ao menor número de microrganismos (Figura 63.2). A coloração do sedimento urinário pelo branco de calcoflúor ou azul de algodão (lactofenol) pode ser usada por alguns laboratórios quando houver suspeita de elementos fúngicos.

A cultura específica para fungos é necessária para confirmar que os elementos fúngicos observados ao exame microscópico são, de fato, espécies de *Candida*, bem como para identificar a espécie exata. As espécies de *Candida* crescem facilmente em ágar-sangue dentro de 48 h, que é o tempo padrão de monitoramento das culturas bacterianas aeróbias, de modo que as infecções por *Candida* são frequentemente detectadas, mesmo quando não se realiza cultura específica para fungos.[32,77] Todavia, nos casos em que há suspeita de candidúria, ou esta foi anteriormente documentada, deve-se solicitar cultura para leveduras ou fungos. As amostras para cultura fúngica são inoculadas em meio Sabouraud, que possibilita a identificação morfológica do gênero e da espécie, com base em suas características de crescimento. Tipicamente, as colônias de *Candida* spp. são de cor branca a creme e compostas de células leveduriformes arredondadas, com diâmetro de 5 a 7 μm, pseudo-hifas e hifas septadas de 3 a 5 μm de largura. Todavia, como as espécies de *Candida* são residentes normais da mucosa de cães e gatos, as culturas positivas devem ser interpretadas no contexto dos sinais clínicos e com base na concentração de elementos leveduriformes observados no exame citológico. Além disso, deve haver evidências de invasão tecidual nas amostras histopatológicas. Em pacientes nos quais se observa baixo crescimento de *Candida* spp. na cultura de urina, mesmo quando não foram observados elementos fúngicos no exame do sedimento urinário, a infecção pode ser confirmada por resultados positivos nos testes repetidos, visto que a candidúria transitória é muito rara.

Exames diagnósticos alternativos foram investigados como métodos mais rápidos para o diagnóstico de infecções por *Candida*. A reação em cadeia da polimerase específica para *Candida* spp. de amostras de urina, sangue ou pele foi avaliada em cães e seres humanos e pode ser mais rápida e acurada do que as técnicas microbiológicas tradicionais ou os *kits* de testes comerciais; entretanto, a facilidade do diagnóstico por métodos convencionais e a disponibilidade limi-

---

*Referências 12, 27, 28, 41, 43, 53, 71, 77, 93.

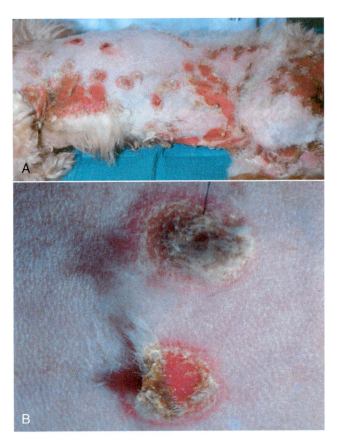

Figura 63.1 Dermatite ulcerativa por *Candida* em um cão com polimiosite concomitante. *Candida* foi cultivada de lesões, e a doença respondeu ao tratamento com cetoconazol. **A.** Distribuição focal de grandes úlceras coalescentes no ventre e face lateral do paciente. A maioria das úlceras apresentava crostas aderidas a pelos circundantes, de modo que foram removidas durante a raspagem. **B.** Vista ampliada de úlceras elevadas com remanescentes de crostas circundantes. (Fotografia de Craig Greene © 2004 University of Georgia Research Foundation Inc.)

---

†Referências 19, 34, 54, 70, 77, 82.

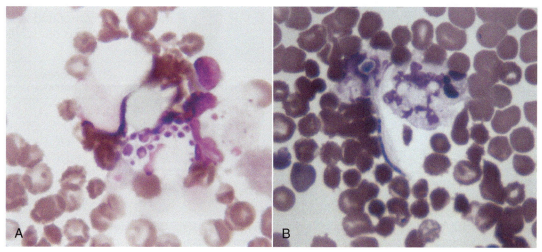

Figura 63.2 *Candida albicans* em preparações por centrifugação do sedimento urinário de uma fêmea castrada de Labrador Retriever de 5 anos de idade, na qual houve desenvolvimento agudo de hematúria e disúria enquanto estava sendo tratada para linfoma multicêntrico. Foram constatados elementos fúngicos tanto (**A**) brotantes quanto (**B**) filamentosos (coloração de Wright modificada, 1.000×).

tada de laboratórios que oferecem a reação em cadeia da polimerase específica para *Candida* não possibilitaram seu uso rotineiro.* Testes sorológicos para o antígeno proteico manana e anticorpos de *C. albicans* e a razão D-/L-arabinitol na urina também foram investigados como possíveis testes diagnósticos em pessoas com candidúria; todavia, não se dispõe de estudos semelhantes em pacientes veterinários.[33,36,91,92,100]

Achados patológicos

Os achados macroscópicos na necropsia de cães e gatos com candidíase sistêmica tipicamente incluem placas caseosas dispersas, brancas a amarelas, na superfície mucosa do trato GI e superfície serosa de outros órgãos, particularmente baço, rins, pâncreas, linfonodos e coração; placas ou nódulos de coloração semelhante podem ser observados em superfícies de corte.† As superfícies mucosas da bexiga de animais com cistite por *Candida* podem exibir biofilmes visíveis, com bezoares fúngicos ocasionais no lúmen vesical ou na

_____

*Referências 14, 43, 60, 64, 71, 88.
†Referências 19, 29, 34, 35, 46, 54, 61, 82.

pelve renal nos casos em que houve extensão proximal da infecção. Os achados na coloração pela hematoxilina e eosina consistem em graus variáveis de inflamação predominantemente granulomatosa com necrose associada nos tecidos acometidos.[7,12,17,18] Com frequência, são observadas leveduras brotantes, pseudo-hifas e hifas verdadeiras nesses focos de inflamação; todavia, podem ser necessários corantes alternativos (p. ex., ácido periódico Schiff [PAS; do inglês, *periodic acid-Schiff*]) diante de baixos números de microrganismos (Figura 63.3). As infecções oculares podem resultar em hifas dentro do humor vítreo ou estendendo-se através do estroma da córnea, com inflamação associada da retina.[29,49] Todavia, independentemente do local ou do número observado de microrganismos leveduriformes, a identificação definitiva dos microrganismos como *Candida* spp. exige a realização de cultura, visto que o aspecto citológico e histológico desse gênero não é singular o suficiente para diferenciá-lo de outros fungos oportunistas ou patogênicos. Em alguns casos, a coloração negativa da parte externa da parede do fungo resultou no estabelecimento de diagnósticos preliminares incorretos tão distintos quanto infecção sistêmica por *Histoplasma capsulatum* ou *Prototheca* spp.

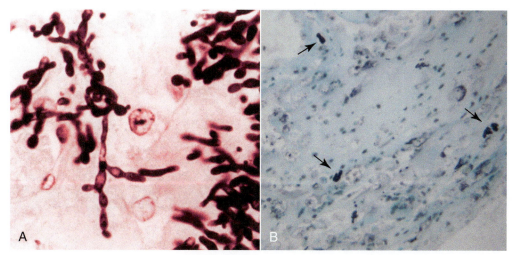

Figura 63.3 Candidíase invasiva. **A.** Brotamento e pseudo-hifas com constrição segmentar de *C. albicans* invadindo a mucosa esofágica (coloração PAS, 700×). **B.** Blastoconídios raros (*setas*) no baço de um gato com candidíase disseminada após ruptura de ducto biliar extra-hepática e peritonite séptica (coloração de metenamina prata de Gomori, 400×). (A, Cortesia de Francis Chandler, Medical College of Georgia, Augusta, GA.)

Tratamento

Devido à associação entre infecções por *Candida* spp. e a suposta existência de imunossupressão, as infecções cutâneas são habitualmente tratadas com a combinação de fármacos antifúngicos tópicos e sistêmicos. São mais comumente utilizados xampus tópicos que contenham agentes antifúngicos e desinfetantes, nistatina, violeta de genciana (1:10.000) ou loções de anfotericina B (ANB), combinados com agentes azólicos orais (cetoconazol ou itraconazol) ou lufenurona (Tabelas 63.1 e 63.2).[6,63,87] O tratamento bem-sucedido das infecções cutâneas também tende a ser melhorado mantendo-se as áreas afetadas limpas e secas.

As recomendações de tratamento para a candidúria em cães e gatos são diferentes daquelas de seres humanos. As ITU sintomáticas por *Candida* em pessoas são tratadas com agentes antifúngicos, porém o tratamento é iniciado para infecções assintomáticas somente se a correção dos fatores predisponentes concomitantes identificados não for capaz de eliminar a infecção por si só.[52] Como os fatores de risco mais comuns em pequenos animais não são facilmente corrigidos (*i. e.*, diabetes melito, estomas permanentes das vias urinárias, neoplasia do trato urinário em cães e gatos *vs.* cateteres urinários de demora em pessoas), não se recomenda a suspensão do tratamento antifúngico, em particular pelo fato de pielonefrite e infecções disseminadas por *Candida* serem observadas secundariamente a infecções persistentes.[29,34,77]

Dos agentes antifúngicos amplamente usados em medicina veterinária, apenas o FCZ e a ANB são excretados em quantidades significativas na urina. O FCZ constitui o tratamento de primeira linha mais comumente usado, em virtude de sua maior margem de segurança.[52] Tipicamente, os isolados de *C. albicans* são sensíveis ao FCZ, porém outras espécies de *Candida*, particularmente *C. glabrata* e *Candida krusei*, são frequentemente resistentes aos fármacos azólicos. Por conseguinte, recomenda-se a realização de teste de sensibilidade de isolados de espécies de *Candida* distintas de *C. albicans* por ocasião do diagnóstico inicial.[51,52,79] O tratamento da candidúria em cães e gatos deve ser mantido pelo período mínimo de 4 a 6 semanas, com realização de exame do sedimento urinário e/ou culturas a intervalos de 2 a 3 semanas para confirmar o sucesso do tratamento. Embora a monoterapia com FCZ não tenha sido avaliada de modo sistemático, cerca de 50% dos casos terão, empiricamente, resolução bem-sucedida da infecção. A probabilidade de cura tem aumento acentuado com a remoção das causas predisponentes concomitantes.

Tabela 63.1	**Fármacos recomendados para o tratamento tópico da candidíase cutânea.**		
Fármaco	**Formulação**	**Intervalo (horas)**	**Duração (semanas)**
Nistatina	100.000 U/mℓ	8 a 12	1 a 2
Miconazol	2%	12 a 24	2 a 4
Clotrimazol[a]	1%	6 a 8	1
Anfotericina B	3%	6 a 8	1

[a]Para infusão intravesical no tratamento da candidúria, ver o texto, o Boxe 63.2 e o *Formulário de fármacos*, no Apêndice.

Em pacientes com ITU persistente por *Candida*, apesar do tratamento adequado com FCZ, ou naqueles com infecções recorrentes, deve-se efetuar inicialmente o teste de sensibilidade a agentes antifúngicos para individualizar o tratamento subsequente.

A ANB em dose única foi usada no tratamento da candidúria em seres humanos,[26,48] e, empiricamente, a administração de múltiplas doses de ANB teve sucesso variável em cães e gatos. Infelizmente, os fármacos triazólicos por via parenteral (p. ex., posaconazol, voriconazol) e a terbinafina não são excretados na urina em sua forma ativa, apesar da sensibilidade *in vitro* da maioria dos isolados de *Candida*.[3,37,52,69] Nos seres humanos, as ITU por *Candida* persistentes ou invasivas foram ocasionalmente tratadas com equinocandinas (*i. e.*, caspofungina, micafungina), apesar da pouca excreção urinária do fármaco ativo,[73] porém os perfis farmacológicos, a segurança e a eficácia dessa classe de agentes antifúngicos não são conhecidos em cães e gatos.[7,47,86] Historicamente, a alcalinização da urina tem sido usada como tratamento adjuvante para a candidúria, devido à inibição do crescimento de *Candida* spp. em valores mais altos de pH *in vitro*; todavia, esse método não é mais rotineiramente recomendado.

A infusão intravesical de fármacos antifúngicos possibilita a instilação direta de grandes volumes de antifúngicos e o uso de fármacos cuja segurança (*i. e.*, ANB) pode ser limitada por doença renal concomitante. Entretanto, as desvantagens incluem a necessidade de instilação do fármaco supervisionada por veterinário, dificuldades associadas ao cateterismo urinário e possível infecção ou ruptura iatrogênica da bexiga. Nos seres humanos, a administração intravesical de ANB possibilita a resolução a longo prazo da candidúria, igual

Tabela 63.2	**Fármacos recomendados para o tratamento sistêmico da candidíase.[a]**				
Fármaco[b] (indicações)	**Espécie**	**Dose[c]**	**Via**	**Intervalo (horas)**	**Duração[d] (semanas)**
Itraconazol (infecção cutânea difusa, doença gastrintestinal, infecção disseminada)	CG	2,5 a 10 mg/kg	VO	12	4
Fluconazol (infecção urinária)	CG	3,5 a 7 mg/kg	VO	12	4
	CG	7 a 10 mg/kg	VO	24	4
Anfotericina B[e] (infecção disseminada)	C	0,25 a 0,5 mg/kg	IV	48	4 a 6
	G	0,1 a 0,25 mg/kg	IV	48	4 a 6
Flucitosina (infecção urinária ou disseminada por *C. glabrata*)[f]	C	35 a 50 mg/kg	VO	6	4
(candidíase distinta dos casos acima)[f]	CG	25 a 50 mg/kg	VO	8	4
Lufenurona (infecção cutânea)	G	50 a 200 mg/kg[f]	VO	24	4 a 8
Caspofungina	H	Total de 50 mg	IV	24	4

CG, Cão e gato; *G*, gato; *C*, cão; *H*, ser humano; *IV*, intravenosa; *VO*, via oral.
[a]Embora outros fármacos (p. ex., cetoconazol, flucitosina) tenham sido usados para o tratamento das infecções por *Candida* spp., os fármacos listados nesta tabela são atualmente recomendados para tratamento de primeira linha das indicações mencionadas.
[b]Para informações mais detalhadas sobre esses fármacos, ver *Formulário de fármacos*, no Apêndice.
[c]Dose por administração em intervalo especificado.
[d]Pode ser necessário estender o tratamento com base na resposta.
[e]Para informações mais detalhadas sobre esquemas posológicos de anfotericina B, ver *Formulário de fármacos*, no Apêndice.
[f]A dose por quilograma varia inversamente com o peso corporal (ver *Formulário de fármacos*, no Apêndice, para decomposição completa por peso).

| **Boxe 63.2** | Protocolo para infusão intravesical de clotrimazol em cães e gatos[a] |

1. Com técnica estéril, cateterizar a bexiga com cateter com balão e esvaziar toda a urina.
   Os cateteres com balão são preferidos, visto que impedem a eliminação prematura dos fármacos infundidos após a infusão.
   Se o pequeno tamanho do paciente impedir a introdução de cateteres com balão (*i. e.*, a maioria dos gatos), o acesso à caixa sanitária ou manter o animal confinado em jaula após a infusão pode ser suficiente para impedir temporariamente a micção.
2. Infundir 7,5 a 10 mℓ/kg de solução de clotrimazol a 1%[b] enquanto palpa a bexiga para evitar a distensão excessiva.
3. Certificar-se de que a solução seja retida dentro da bexiga pelo período mínimo de 15 a 30 min.
   Se possível, mudar a posição do animal de cada lado por vários minutos para assegurar o contato do fármaco com toda a superfície da bexiga.
4. Repetir a infusão 1 vez/semana para o mínimo de três tratamentos.
   O tratamento oral com fluconazol deve ser continuado durante a terapia com infusão de clotrimazol, devido à possível retropulsão dos microrganismos na pelve renal.
   Examinar o sedimento urinário a cada semana para assegurar a redução significativa do número de leveduras com o tratamento.
   Continuar as infusões de clotrimazol até administrar mais um tratamento além do momento em que os microrganismos não sejam mais visíveis no exame do sedimento urinário.
5. Repetir a cultura fúngica após o tratamento inicial para assegurar a resolução bem-sucedida da infecção.
6. Repetir a cultura para fungos dentro de 1 a 2 meses após o último tratamento e, em seguida, regularmente.

[a]Modificado da Referência 76.
[b]Solução comercialmente disponível com polietilenoglicol 400.

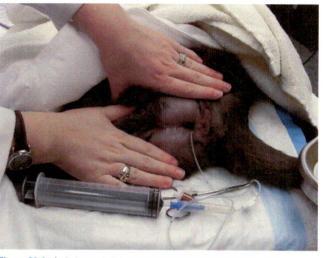

Figura 63.4 Infusão intravesical de clotrimazol a 1% por cateter de Foley urinário em gato castrado de 6 anos de idade com urocistite por *C. glabrata*, que não respondeu à monoterapia com fluconazol. O cateter foi introduzido por meio de uretrostomia perineal que, em associação à obesidade mórbida, foi a suposta causa predisponente da infecção.

terais, como voriconazol, provavelmente como agentes de escolha iniciais. Como as infecções sistêmicas por *Candida* spp. produzem granulomas profundos em uma variedade de tecidos, os animais que sobrevivem ao período de infecção aguda provavelmente devem continuar recebendo antifúngicos por via parenteral (*i. e.*, itraconazol ou fluconazol) por períodos prolongados.

Considerações de saúde pública

Candida faz parte da flora comensal das mucosas de seres humanos e animais. Não foi documentada transmissão zoonótica. Foi documentada a disseminação de outros microrganismos encontrados nas mucosas entre pessoas e seus animais de estimação (ver Capítulo 99). Todavia, o significado dessa transferência seria importante se houvesse transmissão de cepas resistentes a agentes antifúngicos.

Rodotorulose

As espécies de *Rhodotorula* são leveduras saprófitas do filo Basidiomycota, família Sporidiobolaceae.[98] Os microrganismos desse gênero são onipresentes e é possível que sejam isolados rotineiramente de fontes ambientais úmidas, incluindo superfícies de banheiros, laticínios e superfícies vegetais, como flora aquática não aderente e como residentes comensais da pele, do trato GI e das vias respiratórias superiores de mamíferos.[90,97] Em uma pesquisa de residentes de leveduras cutâneas e mucocutâneas em cães sadios, foi isolada uma espécie de *Rhodotorula* da região perianal de 1 em aproximadamente 200 cães (*i. e.*, cerca de 0,5%), e não foi isolado qualquer membro desse gênero da mucosa bucal ou vaginal ou do prepúcio.[14]

As infecções oportunistas por *Rhodotorula* spp. em seres humanos são raras, e observa-se a ocorrência de fungemia mais comumente em pacientes que recebem quimioterapia por meio de cateteres venosos centrais.[97] A espécie mais comum isolada de seres humanos é *Rhodotorula mucilaginosa* (cerca de 70% dos isolados), seguida de *Rhodotorula glutinis* (aproximadamente 7%).[97,98] À semelhança das espécies de *Candida*, as infecções disseminadas por espécies de *Rhodotorula* em seres humanos podem resultar em uma variedade de sinais clínicos, dependendo do órgão ou órgãos primários infectados, incluindo endocardite, peritonite e endoftalmite.[98] Existem dois relatos de espécies de *Rhodotorula* como causa de epididimite granulomatosa ou cistite fúngica em cães. O cão com epididimite granulomatosa não apresentou defeito predisponente relatado da imunidade

àquela obtida com FCZ oral, embora a resolução da infecção possa ser mais rápida com ANB.* Alternativamente, a infusão intravesical de clotrimazol a 1% foi relatada em cães e gatos e pode possibilitar a resolução da infecção em pacientes que não responderam à monoterapia com FCZ (Boxe 63.2; Figura 63.4).[27,93] Entretanto, a administração exige múltiplos tratamentos em casa, e a solução de clotrimazol a 1% é suprida em polietilenoglicol altamente viscoso, de modo que a infusão através dos cateteres urinários de pequeno diâmetro necessários em machos felinos torna-se problemática. Por conseguinte, é possível que esse protocolo não seja conveniente para todos os pacientes. Apesar do sucesso da infusão intravesical de clotrimazol na erradicação da candidúria persistente em muitos cães e gatos que não responderam ao tratamento com FCZ, cerca de 25% dos pacientes ainda terão infecções sintomáticas persistentes. Nesses pacientes, o monitoramento sem repetir o tratamento pode constituir a próxima medida apropriada, sendo o tratamento apenas reiniciado se houver recidiva dos sinais clínicos; entretanto, é necessário que haja vigilância, visto que provavelmente ocorrem pielonefrite e disseminação sistêmica.

O tratamento bem-sucedido da candidíase sistêmica não foi relatado. Entretanto, foi descrito tratamento clínico com sobrevida de um cão com peritonite por *Candida* e manifestações sistêmicas.[70] Neste cão, o tratamento exigiu expansores do volume (plasma e pentamido), juntamente com tratamento antifúngico (fluconazol). Justifica-se a terapia rigorosa, com ANB ou fármacos azólicos paren-

*Referências 22, 24, 38, 48, 94, 103.

local ou sistêmica antes do desenvolvimento de edema escrotal grave; após castração, houve suspeita de infecção pela identificação de grânulos eosinofílicos intralesionais com coloração positiva de PAS e prata de Grocott; a infecção foi confirmada pelo crescimento de *R. glutinis* em placas de ágar-sangue e ágar Sabouraud.[42] *R. mucilaginosa* foi isolada da urina de um único cão em um estudo retrospectivo de ITU fúngica em cães e gatos; todavia, não se dispõe de informação sobre possíveis fatores predisponentes, tratamento ou resultados nesse paciente.[41]

A ANB constitui o agente antifúngico mais comum usado no tratamento de seres humanos com infecções por *Rhodotorula* spp., com taxa de mortalidade de aproximadamente 10%.[97,98] Embora se tenha também relatado o tratamento bem-sucedido com FCZ, as espécies de *Rhodotorula* são resistentes aos agentes triazólicos e às equinocandinas *in vitro*.[30] À semelhança da candidíase, o tratamento da rodotorulose provavelmente inclua a identificação e correção, se possível, de quaisquer causas locais ou sistêmicas predisponentes de alteração da imunidade.

Capítulo 64

Tricosporonose

Craig E. Greene

Etiologia

Trichosporon spp. são fungos leveduriformes que existem na natureza como saprófitas do solo e membros da família Cryptococcaceae. Em cultura, formam-se células leveduriformes hialinas, micélios e artroconídios característicos. *Trichosporon* spp. não são considerados como patógenos primários, visto que estão distribuídos no ambiente no mundo inteiro e são um componente menor da flora cutânea e da mucosa normal de pessoas e animais. Causam infecções superficiais, cutâneas e profundas associadas à mucosa em hospedeiros imunocompetentes e infecções disseminadas e potencialmente fatais em pacientes imunocomprometidos ou no pós-operatório.

Foram identificadas 25 espécies de *Trichosporon* no solo ou em plantas no meio ambiente, como comensais da pele ou das mucosas do trato gastrintestinal ou respiratório, ou como microrganismos causadores de doença. Com base em métodos microbiológicos clássicos, os agentes que causam doença em pessoas foram identificados como *Trichosporon beigelii*; entretanto, a análise genômica indicou que esses microrganismos isolados compreendem pelo menos oito espécies (*Trichosporon asahii* [= *T. beigelii* e alguns anteriormente relatados como *Trichosporon cutaneum*], *Trichosporon asteroides*, *Trichosporon cutaneum*, *Trichosporon inkin*, *Trichosporon mucoides*, *Trichosporon ovoides*, *Trichosporon pullulans* e *Trichosporon loubieri*).[27,47a] Foi relatado que, como microrganismos isolados de animais domésticos, *T. pullulans*, *T. asahii*, *Trichosporon domesticum*, *Trichosporon loubieri* ou espécies não determinadas de *Trichosporon* têm causado infecções em gatos. *T. cutaneum* foi isolado de um cão com problemas cutâneos.[22] Usando a amplificação com a reação da cadeia em polimerase, o DNA de espécies de *Trichosporon* foi amplificado a partir do conteúdo duodenal de cães com e sem enteropatias crônicas em maior frequência do que em cães clinicamente enfermos.[40] *T. asahii* foi associado a surtos de mastite em vacas leiteiras.[11] *T. inkin*, um comensal da pele, é identificado como agente da *piedra* branca, micose nodular de folículos pilosos que acomete pessoas, macacos e equinos que vivem em climas temperados a tropicais. Com frequência, observa-se uma infecção bacteriana corineforme sinérgica nessa condição, sugerindo coinfecção patogênica.[37] *T. asahii* e *T. mucoides* foram associados à síndrome da pneumonite por hipersensibilidade humana tipo verão no Japão.[29,33] *T. asahii* foi encontrado na urina de pacientes humanos com cateteres urinários de demora e pode ser um microrganismo oportunista, causando infecções do trato urinário.[21] *T. mucoides* foi implicado como causa de infecção hospitalar em crianças, em associação a um broncoscópio defeituoso.[39] *T. asahii* foi responsável pela maioria das infecções sistêmicas em pessoas imunocomprometidas, particularmente aquelas tratadas para neoplasias malignas hematológicas, com vírus da imunodeficiência humana/síndrome de imunodeficiência adquirida, hemocromatose, implantes ou cateteres intravasculares, insuficiência renal terminal e deficiências hereditárias dos fagócitos, ou pessoas submetidas a imunossupressão com glicocorticoides ou a transplantes renais ou de medula óssea. Exames bioquímicos e genéticos dos microrganismos isolados de seres humanos indicam que os isolados cutâneos, da mucosa e do meio ambiente diferem dos que causam doença disseminada.[19,23,42]

Patogenia

As espécies de *Trichosporon* são patógenos oportunistas que causam infecções cutâneas e viscerais em hospedeiros imunocomprometidos. Os casos de tricosporonose registrados em pessoas foram, em sua maioria, disseminados e fatais, particularmente em pacientes com imunossupressão grave que também apresentavam neutropenia. Muitos pacientes tinham sido tratados com agentes antibacterianos múltiplos ou de amplo espectro para infecções bacterianas documentadas ou suspeitas, enquanto outros tinham doenças neoplásicas ou transplante de órgãos. Presumivelmente, o fungo invade as mucosas dos tratos respiratório, gastrintestinal ou urogenital de hospedeiros imunossuprimidos, sendo subsequentemente disseminado. Foram relatados alguns casos de endocardite valvar causada por *Trichosporon* spp.[3,18] A plasticidade fenotípica, um processo pelo qual espécies patogênicas dessas leveduras apresentam variações em suas características de superfície e produção de enzimas, pode ser a maneira de evitarem os mecanismos de defesa do hospedeiro.[15]

As infecções felinas têm sido caracterizadas por inflamação supurativa e granulomatosa mista dos tecidos da mucosa e submucosa ou subcutâneos. Não foi relatada a ocorrência de disseminação hematogênica em gatos. Além disso, evidências de imunossupressão não foram aparentes em todos os gatos acometidos, porém um deles apresentou linfossarcoma multicêntrico.

Achados clínicos

Foi descrito um gato com febre, estertor inspiratório e massa nasal unilateral em protrusão (Figura 64.1) semelhante à causada por *Cryptococcus neoformans*.[14] Houve suspeita de disseminação posterior para linfonodos regionais e disseminação aerógena para os tecidos pulmonares. Em outro gato, a massa volumosa na passagem nasal foi associada a uma acentuada destruição das conchas nasais, visualizada por tomografia computadorizada axial do nariz.[17] Um terceiro gato apresentou lesão subcutânea ulcerativa crônica no local de uma ferida por mordida.[7] Um quarto gato tinha hematúria crônica e disúria em consequência de cistite crônica complicada pela infecção fúngica.[7] Um quinto gato, do qual foi isolado *T. domesticum*, também tinha sinais persistentes de hematúria e disúria.[37] Em um sexto gato, com massa nasal causada por *T. loubieri,* o tratamento com fluconazol durante 6 meses foi bem-sucedido, com resolução terapêutica.[38]

Diagnóstico

A simples cultura de espécies de *Trichosporon* da superfície cutânea ou da mucosa pode ser enganosa, já que o microrganismo é um constituinte normal da flora endógena nessas áreas. Em amostras citológicas de esfregaços por impressão de lesões granulomatosas, é possível observar fungos encapsulados redondos a ovais (Figura 64.2). Os microrganismos podem estar livres ou no interior de macrófagos e podem exibir formas com pseudo-hifas ou brotamento de base ampla. As espécies de *Trichosporon* são menos pleomórficas; têm formato esférico a oval e habitualmente apresentam uma cápsula de polissacarídios fina, em comparação com *Cryptococcus* spp. A biopsia com confirmação histopatológica da reação do hospedeiro e invasão dos tecidos mais profundos por elementos fúngicos característicos é mais específica para documentação de patogenicidade. Em gatos com comprometimento nasal, por vezes os achados na radiografia são semelhantes aos de outras infecções fúngicas.[17] Em animais com

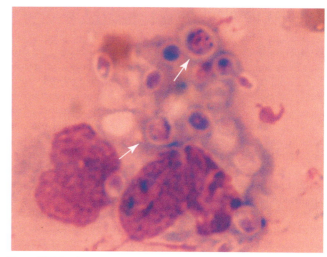

Figura 64.2 Macrófagos com várias leveduras intracitoplasmáticas (*setas*) em esfregaço por impressão a partir da massa excisada mostrada na Figura 64.1 (Wright, 800×). (Fotografia de Craig Greene © 2004 University of Georgia Research Foundation Inc.)

infecções do trato urinário, é possível observar as leveduras no sedimento urinário ao exame microscópico. Nas infecções disseminadas, as espécies de *Trichosporon* podem ser confundidas com *Candida* spp. em amostras citológicas e histológicas.

Trichosporon spp. podem crescer em ágar de Sabouraud ou Mycosel a 25°C; depois de vários dias, são formadas colônias leveduriformes de cor creme. Preparações a fresco coradas pelo azul de lactofenol exibem hifas septadas hialinas, artroconídios (10,4 μm × 2,5 μm) e blastoconídios pleomórficos (2,5 μm a 8,0 μm de diâmetro). Os artroconídios característicos são produzidos por segmentação e fragmentação das hifas. Diferentemente dos blastonídios de *C. neoformans*, os de espécies de *Trichosporon* não apresentam cápsula quando corados com corantes para mucina ou tinta nanquim. As espécies distinguem-se umas das outras por diferenças em várias fontes de carbono e nitrogênio para o seu crescimento.

T. asahii produz um antígeno de parede celular termoestável, que se assemelha ao polissacarídio capsular de *C. neoformans*. O teste de aglutinação em látex, utilizado para detectar o antígeno polissacarídio capsular de criptococos (ver Capítulo 59), tem sido usado no diagnóstico de infecções disseminadas por *T. asahii* em seres humanos e em coelhos com infecção experimental.[28,45] O tratamento prévio do soro com pronase, que presumivelmente destrói a integridade dos imunocomplexos e a ligação de proteínas inespecíficas à cápsula do fungo, aumentou a sensibilidade do teste de detecção de antígenos. Mudanças na conformação da parede celular, surgidas durante o tratamento com agentes antifúngicos, podem fazer com que os resultados do teste sejam negativos, embora o microrganismo seja continuamente detectado.[27,47a] Em um gato com infecção nasal causada por *T. pullulans*, os achados no soro com o teste de antígeno criptocócico foram negativos antes de serem encontradas evidências clínicas de disseminação ou antes da instituição do tratamento.[14]

As características bioquímicas e fisiológicas não distinguem consistentemente os membros desse gênero.[35,36] A reação em cadeia da polimerase tem sido usada para desenvolver *primers* específicos de gênero para a detecção de *Trichosporon* spp. em amostras clínicas e em cultura.[37,43] Espécies patogênicas de *Trichosporon* podem ser detectadas com esse método, enquanto as sequências de DNA de outras leveduras patogênicas semelhantes, como *Malassezia* spp., *Candida* spp. e *C. neoformans,* não são amplificadas. A análise genômica é o método mais acurado de identificar espécies individuais.[6,36,41]

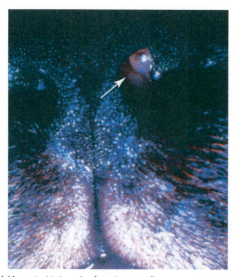

Figura 64.1 Massa (*seta*) da narina fazendo protrusão em um gato com tricosporonose nasal. (Fotografia de Craig Greene © 2004 University of Georgia Research Foundation Inc.)

Achados patológicos

Os achados histológicos na tricosporonose assemelham-se aos da aspergilose disseminada e consistem em abscessos e infartos nodulares, com invasão vascular micótica, trombose e infiltração de neutrófilos e macrófagos.[5] Em cortes de tecido e esfregaços por impressão, podem ser observados microrganismos leveduriformes esféricos a ovais (blastoconídios), de 3 a 8 μm de diâmetro, artroconídios e hifas septadas (Figura 64.3). Nas lesões disseminadas, os elementos fúngicos frequentemente proliferam a partir de um nicho central, configurando um padrão de crescimento radial ou irradiante (Figuras 64.4 e 64.5). Todos os elementos fúngicos são facilmente corados pelo ácido periódico de Schiff e pela metenamina de prata de Gomori, devido à quantidade abundante de polissacarídios nas paredes celulares dos fungos. Com frequência é difícil demonstrar os artroconídios, formados por hiperseptação e desarticulação dos segmentos de hifas, em cortes teciduais. Quando esse problema ocorre, *Trichosporon* spp. e *Candida* spp. podem ser confundidas uma com a outra e devem ser diferenciadas por exames imuno-histológicos ou cultura.[20]

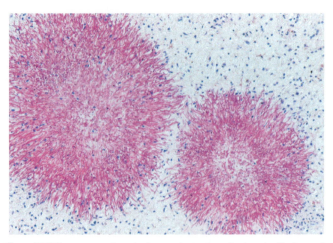

Figura 64.5 Tricosporonose disseminada acometendo o baço. Os elementos fúngicos proliferam em padrão radial ou irradiante, formando duas microcolônias de *T. beigelii* (reação de ácido periódico de Schiff, 120×). (Cortesia de Francis Chandler, Medical College of Georgia, Augusta, GA.)

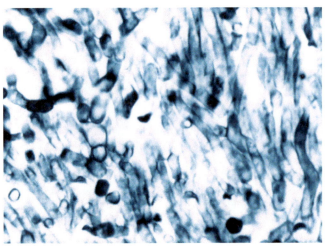

Figura 64.3 Tricosporonose disseminada. Blastoconídios pleomórficos e hifas septadas e ramificadas de *T. beigelii* ocupam um infarto esplênico nodular (coloração de metenamina de prata de Gomori, 850×). (Cortesia de Francis Chandler, Medical College of Georgia, Augusta, GA.)

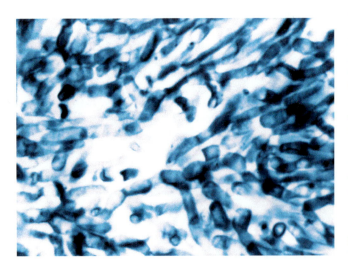

Figura 64.4 Tricosporonose disseminada. Uma microcolônia de *T. beigelii* consiste em células leveduriformes, hifas verdadeiras e artroconídios formados por desarticulação dos septos das hifas (coloração de metenamina de prata de Gomori, 850×). (Cortesia de Francis Chandler, Medical College of Georgia, Augusta, GA.)

Tratamento

Em geral, as espécies de *Trichosporon* são mais sensíveis *in vitro* a compostos benzimidazólicos do que à anfotericina B (ANB) ou flucitosina. A resistência pode variar entre determinadas espécies patogênicas. A infecção cutânea multifocal por *T. asahii* em uma pessoa foi tratada com sucesso com ANB lipossomal e fluconazol em associação.[48] A ANB foi eficaz no tratamento da infecção disseminada em um lactente.[49] O desenvolvimento de resistência à ANB durante o tratamento de pessoas infectadas foi amplamente demonstrado,[34] porém o itraconazol (ITZ) tem sido eficaz.[1] Foi observada resistência crescente das cepas ao fluconazol e ITZ, enquanto os agentes triazólicos (voriconazol, ravuconazol e posaconazol) foram mais eficazes.[1,2,30] Espécies de *Trichosporon* resistentes a múltiplos fármacos em pessoas têm sido sensíveis ao voriconazol.[8,9] A caspofungina também foi usada no tratamento de infecções por *Trichosporon* resistente a fármacos em pessoas,[24] embora não se tenha observado a eficácia consistente desse fármaco.[10] A terapia de combinação pode ser necessária para o tratamento eficaz das cepas resistentes. Ver *Formulário de fármacos*, no Apêndice, para informações mais detalhadas sobre esses novos agentes antifúngicos. É possível tratar gatos inicialmente com ITZ por via oral quando não se dispõe de dados de sensibilidade a agentes antifúngicos (Tabela 64.1). Gatos que desenvolvem anorexia, vômitos ou diarreia podem exigir a redução da dose para 50 mg no total, em dias alternados. Em geral, o ITZ não é tão hepatotóxico quanto o cetoconazol em gatos, porém a sua ocorrência limita a resolução eficaz do processo.[38] A redução da dose de ITZ foi associada a recidiva da doença. O fluconazol é uma alternativa para o ITZ, visto que apresenta melhor penetrabilidade nos tecidos e, por isso, pode ser mais bem tolerado pelos gatos. Foi relatado o tratamento bem-sucedido com resolução do granuloma em um gato tratado com fluconazol.[38] A remoção cirúrgica de um granuloma nasal em um gato com infecção por *T. pullulans* foi incompleta e ocorreu disseminação posterior, apesar do tratamento com cetoconazol ou ANB e flucitosina.[14]

Considerações de saúde pública

Em pessoas imunocomprometidas, os achados clínicos habitualmente são os mesmos observados na sepse fúngica, com febre que não responde ao tratamento antibacteriano. Com mais frequência, documenta-se a ocorrência de lesões cutâneas, coriorretinite e sinais

Tabela 64.1	Fármacos recomendados para o tratamento tópico da tricosporonose.				
Fármaco sistêmico[a]	**Espécie**	**Dose**[b]	**Via**	**Intervalo (horas)**	**Duração (semanas)**[c]
Cetoconazol	C	5 a 11 mg/kg	VO	12	5
Itraconazol	CG	5 a 10 mg/kg	VO	24	4
	G	50 mg no total	VO	24	4
Fluconazol	CG	5 a 15 mg/kg	VO	12 a 24	4

CG, tanto cão quanto gato; *G,* gato; *C,* cão; *VO,* via oral.
[a]Para informações adicionais sobre esses fármacos, ver *Formulário de fármacos,* no Apêndice.
[b]Dose por administração em intervalo especificado.
[c]Pode ser necessário estender o tratamento com base na resposta.

atribuíveis à localização glomerular renal e vascular pulmonar. O risco aumentado de transmissão zoonótica da infecção por *Trichosporon* a partir de animais não está bem definido. Essas leveduras são ubíquas no meio ambiente e na mucosa de animais e seres humanos clinicamente sadios; entretanto, podem proliferar até alcançar grandes números nas lesões de animais acometidos. A contaminação da pele e das mucosas em seres humanos é possível quando eles manipulam animais infectados. Houve suspeita de transmissão da infecção entre vacas leiteiras pela manipulação e equipamento de ordenha ou outros fômites. Por conseguinte, o uso de luvas e a lavagem das mãos são importantes para evitar a colonização de pessoas que trabalham em ambientes contaminados.

Infecções Fúngicas Diversas

Amy M. Grooters e Carol S. Foil

As infecções causadas por fungos e pseudofungos patogênicos diversos incluem a pitiose e a lagenidiose, que são provocadas por patógenos aquáticos da classe Oomycetes, e muitas infecções por fungos oportunistas que esporadicamente acometem cães e gatos. Embora a identificação dos fungos patogênicos específicos geralmente seja impossível sem a realização de cultura, essas infecções frequentemente podem ser classificadas em certo grau com base em suas características morfológicas, tais como pigmentação, diâmetro das hifas e septação nos tecidos. Em geral, as infecções causadas por fungos oportunistas são classificadas pela forma dos elementos fúngicos nos tecidos e pela existência ou não de pigmentação; assim, por exemplo, a feo-hifomicose é causada por hifas pigmentadas, a hialo-hifomicose, por hifas não pigmentadas, e o micetoma eumicótico, por granuloma fibrosante com grãos teciduais que contêm elementos fúngicos pigmentados ou não pigmentados. As doenças e os agentes patogênicos estão resumidos na Tabela 65.1.

Clinicamente, é importante distinguir essas infecções devido às diferenças na epidemiologia, no tratamento e no prognóstico. Por conseguinte, as lesões não cultivadas não devem ser classificadas pelas suas características patológicas sem o auxílio da sorologia, reação em cadeia da polimerase (PCR; do inglês, *polymerase chain reaction*) ou imuno-histoquímica. Além disso, o diagnóstico de qualquer infecção causada por fungo saprófita precisa ser estabelecido com base no isolamento do microrganismo dos tecidos (e não de exsudato) e nas evidências histológicas de invasão tecidual por um microrganismo morfologicamente compatível.

A pitiose, a lagenidiose e a zigomicose são causadas por um grupo taxonomicamente diverso de patógenos que compartilham características clínicas e histológicas semelhantes; todos eles causam lesões caracterizadas por inflamação piogranulomatosa e eosinofílica associada a hifas largas e escassamente septadas (ver Tabela 65.1). Em virtude dessas semelhanças, foram anteriormente reunidos na categoria de *ficomicose*. Embora a ficomicose seja um termo conveniente para descrever casos em que não foi estabelecido o diagnóstico definitivo com base nas culturas, essa designação taxonômica não é mais apropriada e deve ser substituída na literatura habitual pelos termos mais específicos de *pitiose, lagenidiose* e *zigomicose*. Em certas ocasiões, o termo obsoleto *cromomicose* aparece na literatura veterinária como sinônimo de feo-hifomicose ou cromoblastomicose; esta última ainda não descrita em animais.[20] Outra dificuldade encontrada por clínicos é a confusão que surge com as revisões taxonômicas em micologia médica, que resulta em sinonímia confusa na nomenclatura dos fungos. Fontes excelentes para a nomenclatura atualizada dos fungos podem ser encontradas na literatura[33] e *on-line*.[129]

A prevalência muito mais alta de infecções micóticas cutâneas e sistêmicas por fungos oportunistas foi associada ao uso aumentado da ciclosporina no tratamento de alguns distúrbios, tais como anemia hemolítica imunomediada, trombocitopenia imunomediada e doença inflamatória do sistema nervoso central (SNC).[169] Na experiência dos autores, as infecções micóticas são muito mais prevalentes em animais tratados com vários medicamentos imunossupressores

Tabela 65.1	Infecções fúngicas diversas em cães e gatos.

Doença	Agente[a]	Características dos fungos	Espécies	Distribuição das lesões e condições associadas
Pitiose	*Pythium insidiosum*[b]	Hifas largas e escassamente septadas	Cão, gato	GI, subcutânea, raramente disseminada
Lagenidiose	*Lagenidium* spp.	Hifas largas e escassamente septadas	Cão	Cutânea, subcutânea, disseminada
Zigomicose mucormicose	*Mucor, Rhizopus, Rhizomucor, Absidia*	Hifas largas e escassamente septadas	Cão, gato	SNC, GI, disseminada[30a]
Entomoftoromicose	*Conidiobolus, Basidiobolus*	Hifas largas e escassamente septadas com bainhas eosinofílicas	Cão	*Conidiobolus*: nasal, faríngea, subcutânea, pulmonar *Basidiobulus*: subcutânea, pulmonar
Adiaspiromicose	*Emmonsia*[c] *parva*	Adiásporos	Cão	Pulmão
Hialo-hifomicose	*Acremonium*[d]	Hifas septadas ramificadas com clamidósporos	Cão	Nódulos cutâneos, disseminada, ceratomicose
	Chrysoporium	Hifas intumescidas e corpos leveduriformes	Cão	Discoespondilite
	Colletotrichum	Hifas septadas	Gato	Lesão cutânea, nódulo pulmonar[180a]
	Fusarium	Hifas septadas ramificadas com extremidades em balão	Cão, gato	Pielonefrite, cutânea, disseminada, ceratomicose, meningite[85a]
	Geomyces	Hifas curtas e septadas e corpos leveduriformes	Cão	Cutânea, disseminada[41]
	Geotrichum	Hifas curtas e septadas e corpos leveduriformes	Cão	Cutânea, disseminada[149]
	Geosmithia	Hifas septadas	Cão	Disseminada[55]
	Paecilomyces	Hifas septadas ramificadas, hifas dilatadas e corpos leveduriformes	Cão, gato	Granuloma nasal, cutânea, SNC, pulmonar, disseminada, discoespondilite, prostatite, cistite[80,138,156]
	Pseudallescheria[e]	Hifas septadas e ramificadas e hifas em raquete	Cão	Cutânea, osteomielite, granuloma nasal, ceratomicose, cavidade abdominal, disseminada[6,39,166]
	Metarhizium	Cadeias longas e aderentes de conídios cilíndricos verde-oliva	Gato	Rinite[128]
	Monocillium indicum	Hifas septadas com grandes clamidósporos e pequenos corpos leveduriformes	Cão	Linfadenite granulomatosa desseminada e esplenite[102]
	Schizophyllum commune	Hifas septadas	Cão	Osteomielite[170]
Feo-hifomicose	*Alternaria*	Hifas septadas densamente pigmentadas com corpos intumescidos	Cão, gato	Nasal, subcutânea, ceratomicose[36]
	Bipolaris[f]	Hifas ramificadas, septadas e ligeiramente pigmentadas com elementos globosos	Cão, gato	Subcutânea, sinusite paranasal, raramente disseminada[179]
	Cladophialophora[g]	Hifas septadas e levemente pigmentadas, formas bizarras, células leveduriformes	Cão, gato	SNC, ceratomicose, cutânea, pulmonar, disseminada[15,28,40,43a,70,163]
	Curvularia	Hifas moderadamente pigmentadas com formas intumescidas e corpos leveduriformes	Cão, gato	Subcutânea, ceratomicose[9,38,78,143,169]
	Exophiala	Hifas pigmentadas e corpos leveduriformes	Gato	Subcutânea, na face e nos pés; rinite; disseminada, incluindo SNC[76,103,133]
	Fonsecaea	Hifas moderadamente pigmentadas e corpos leveduriformes	Cão, gato	Dérmica no nariz (gato),[47] lesões cutâneas multifocais (cão)[144]
	Macrophomina	Hifas hialinas ou pigmentadas septadas	Gato	Massa subcutânea de inflamação piogranulomatosa[71]
	Microsphaeropsis arundinis	Corpos leveduriformes e micélios pigmentados septados	Gato	Seios de drenagem na extremidade[89] Lesões cutâneas nos pés e ponte nasal[92]
	Moniliella	Pseudo-hifas densamente pigmentadas e célula leveduriforme	Gato	Subcutânea[112]

(continua)

Tabela 65.1	**Infecções fúngicas diversas em cães e gatos.** (*Continuação*)			

Doença	Agente[a]	Características dos fungos	Espécies	Distribuição das lesões e condições associadas
	Ochroconis	Hifas pigmentadas?	Cão, gato	Disseminada[134,165]
	Phialemonium	Pleomórfico com hifas densamente pigmentadas e elementos leveduriformes intumescidos	Cão	Osteomielite, nódulos cutâneos, trajetos, granuloma pulmonar[101,167,168]
	Phialopora	Pseudo-hifas pigmentadas com corpos leveduriformes globosos	Cão, gato	Subcutânea[8,34,142,148]
	Phoma	Hifas levemente pigmentadas de paredes espessas	Gato	Cerebral
	Pseudomicrodochium	Hifas pigmentadas com formas bizarras	Cão	Cutânea
	Scolecobasidium	Hifas pigmentadas septadas com intumescências globosas	Gato	Subcutânea[176]
	Stemphyllium	Hifas pigmentadas	Gato	Subcutânea
	Ulocladium	Hifas pigmentadas	Gato	Subcutânea nasal[90]
Micetoma eumicótico (grão branco)	*Acremonium*	Grãos não pigmentados teciduais com hifas e clamidósporos	Cão (Possivelmente)	Intra-abdominal e disseminado[73]
	Pseudallescheria	Grãos não pigmentados teciduais com hifas e clamidósporos	Cão	Intra-abdominal[2,177]
Micetoma eumicótico (grão preto)	*Cladophialophora bantiana*	Grãos pigmentados teciduais	Cão	Subcutâneo no tórax[70]
	Curvularia	Grãos pigmentados teciduais com hifas e clamidósporos	Cão, gato	Subcutâneo nos membros[38]
	Madurella	Grãos pigmentados teciduais com hifas e clamidósporos	Cão	Intra-abdominal[95]
	Phaeococcomyces[h]	Possivelmente: grãos pigmentados teciduais com hifas e clamidósporos	Gato	Subcutâneo, na base da cauda
	Staphylotrichum coccosporum	Possivelmente: grãos pigmentados teciduais com hifas e clamidósporos	Gato	Subcutâneo[50]

SNC, Sistema Nervoso Central; GI, gastrintestinal.
[a]Uma fonte excelente para sinônimos taxonômicos é www.doctorfungus.org.
[b]Sinônimos: *Hyphomyces destruens, P. destrans, P. gracile*. Um oomiceto do reino Stramenopila.
[c]Sinônimo: *Chrysosporium*.
[d]Sinônimo: *Cephalosporium*.
[e]Sinônimos: *Petriellidum; Allescheria; Scedosporium apiospermum* (anamórfico).
[f]Sinônimos: *Cladosporium, Drechslera*.
[g]Sinônimos: *Cladosporium bantianum, Xylohypha bantiana, Torula bantiana, Cladosporium trichoides*.
[h]Sinônimo: *Phaeococcus*.

(incluindo ciclosporina) do que naqueles tratados apenas com ciclosporina. O sinal mais comum nesses animais consiste no desenvolvimento de feo-hifomicose ou hialo-hifomicose cutâneas. Todavia, também foi observada ocorrência de infecção disseminada.

Pitiose

A pitiose é mais bem conhecida como causa de doença gastrintestinal (GI) ou cutânea em cães[45,122] e de granulomas cutâneos em equinos.[25] Foi também descrita como causa incomum de lesões cutâneas e subcutâneas em gatos[13,35,58,174] e bezerros[124] e de artrite, queratite e celulite periorbitária em seres humanos.[5,84,160,175] Foi descrito um caso raro de pitiose pulmonar primária em um jaguar (*Panthera onca*).[21]

Etiologia

Pythium insidiosum[31] é um patógeno aquático, pertencente à classe Oomycetes do reino Stramenopila (Chromista). As espécies de *Pythium* e outros oomicetos diferem dos fungos verdadeiros pela produção de zoósporos flagelados móveis e pelas paredes celulares que contêm celulose e betaglucano, mas não quitina. Além disso, o ergosterol não constitui componente importante da membrana celular dos oomicetos. Além disso, membros dos gêneros *Pythium* e *Lagenidium* são auxótrofos de esteróis isto é, incorporam esteróis do ambiente, em lugar de produzi-los. Outros membros do gênero *Pythium* são patógenos de plantas de alguma importância econômica. Com base em estudos moleculares, os patógenos mais estreitamente relacionados com os oomicetos são as espécies de *Prototheca*.[93] Acredita-se que o estágio infeccioso de *P. insidiosum* seja zoósporo biflagelado aquático que é liberado em ambientes de água quente e que provavelmente causa infecção pelo seu encistamento na pele ou mucosa GI lesada.[58] Embora os fatores específicos que favoreçam a esporulação de *P. insidiosum* não sejam conhecidos, algumas evidências sugerem que certos tipos de materiais vegetais possivelmente estejam envolvidos no ciclo de vida com hospedeiro natural.[121]

Epidemiologia

Nos EUA, a pitiose é encontrada mais frequentemente nos estados da Costa do Golfo, porém tem sido identificada com certa frequência em animais que vivem mais ao norte, como Nova Jersey, Virgínia, Kentucky,[113] sul de Illinois e sudeste de Indiana, e mais a oeste, como Oklahoma, Missouri e Kansas. Surpreendentemente, a pitiose GI também foi confirmada em vários cães no Arizona[59] e na Califórnia.[12] Em nível mundial, a pitiose é mais frequentemente encontrada no Sudeste Asiático (particularmente Tailândia e Indonésia), costa leste da Austrália, Nova Zelândia e América do Sul, mas também foi identificada na Coreia, no Japão e no Caribe.

A pitiose é mais frequentemente identificada em machos caninos de raça grande e jovens, e é particularmente comum em raças que trabalham ao ar livre, como Labrador Retriever.[44] Os cães acometidos têm sido identificados com mais frequência no outono, inverno e início da primavera do que no final da primavera e nos meses de verão.[122] Nos gatos, a predileção específica por raças e pelo sexo não foi aparente nas poucas infecções descritas. Entretanto, dos 11 gatos com pitiose cutânea diagnosticada no laboratório dos autores, 6 tinham menos de 10 meses de idade, com faixa etária de 4 meses a 9 anos.[60]

Os cães infectados frequentemente têm história de exposição recorrente a *habitats* de água doce de temperatura quente. Entretanto, algumas infecções se desenvolvem em cães que habitam os subúrbios sem acesso conhecido a massa de água parada. Como os zoósporos de *P. insidiosum* têm afinidade pela pele lesada,[116] é possível que animais com feridas cutâneas ou lesão da mucosa GI tenham mais tendência a adquirir infecção. Todavia, faltam evidências epidemiológicas sólidas para sustentar essa suposição. Não foram identificados outros fatores de risco para o desenvolvimento da pitiose. Tipicamente, os animais acometidos são imunocompetentes e clinicamente sadios nos demais aspectos.

Achados clínicos

Os sinais clínicos causados pela infecção por *P. insidiosum* resultam de lesões cutâneas ou GI, ou da extensão da doença em tecidos adjacentes ou linfonodos regionais. Lesões cutâneas e GI raramente são encontradas concomitantemente no mesmo paciente. A disseminação sistêmica da pitiose só foi descrita em um caso.[45]

A *pitiose cutânea* em cães e gatos tipicamente provoca feridas que não cicatrizam e massas invasivas que contêm nódulos ulcerados e trajetos de drenagem (Figuras 65.1 e 65.2).[45,174] Os cães acometidos são habitualmente levados ao veterinário, devido a lesões cutâneas ou subcutâneas solitárias ou múltiplas que acometem os membros, parte

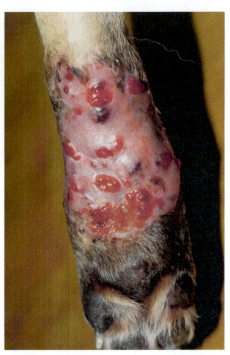

Figura 65.2 Pitiose cutânea em cão. Um enxerto de espessura parcial foi realizado após ressecção de lesão subcutânea de pitiose e tornou-se infiltrado com novos nódulos granulomatosos. A perna foi amputada, resultando em cura da doença. (Cortesia de Carol Foil, Louisiana State University, Baton Rouge, LA.)

proximal da cauda, parte ventral do pescoço, períneo ou face medial da coxa. Nos casos de linfadenomegalia regional frequentemente há a extensão da doença, e não apenas inflamação reativa. As lesões observadas em 11 gatos com pitiose cutânea, avaliados no laboratório dos autores, incluíram massas subcutâneas (algumas das quais eram altamente invasivas) nas regiões inguinal, bem como lesões nodulares com drenagem ou lesões semelhantes a placas ulceradas nos membros (Figura 65.1), algumas vezes com localização central nos dedos ou planta dos pés. Dois gatos com pitiose apresentaram massas subcutâneas acometendo os membros e a parte cranioventral do tórax, porém sem comprometimento cutâneo.[174] Em um terceiro caso, a infecção por *P. insidiosum* resultou em lesões da cavidade nasal e nasofaringe e massas retrobulbares bilaterais.[13]

A *pitiose GI* em cães caracteriza-se por grave espessamento transmural segmentar do estômago, intestino delgado, cólon, reto ou (embora raramente) região do esôfago ou da faringe (Figura 65.3).[44,75,122,136] A linfadenomegalia mesentérica é comum e, em certas ocasiões, é observada sem lesões concomitantes do trato GI. A região pilórica, o duodeno e a junção ileocólica constituem as porções mais frequentemente acometidas do trato GI, e não é raro encontrar duas ou mais lesões segmentares no mesmo paciente. A inflamação nas regiões acometidas tipicamente apresenta localização central na submucosa, com ulceração variável da mucosa e extensão ocasional da doença nas superfícies serosas, o que resulta em formação de aderências e peritonite. O comprometimento da raiz mesentérica pode causar aumento acentuado dos linfonodos mesentéricos, que estão frequentemente incorporados em uma única massa granulomatosa volumosa e firme, palpável na parte média do abdome. É possível que a extensão da doença nos vasos mesentéricos resulte em isquemia intestinal, infarto, perfuração ou hemoabdome agudo.[137] Além disso, a infecção pode se estender do trato GI para os tecidos contíguos, tais como pâncreas e útero.[44,122] Em um relato, foi observado abscesso prostático causado por *P. insidiosum* em um cão com lesão colônica adjacente.[85] Os sinais clínicos associados à pitiose GI

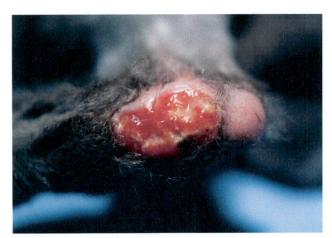

Figura 65.1 Lesão ulcerativa causada por pitiose no tarso de um gato. (Cortesia de Carol Foil, Louisiana State University, Baton Rouge, LA.)

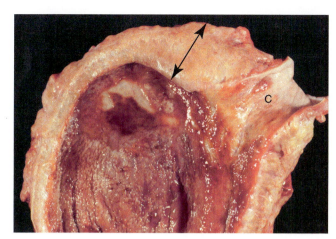

Figura 65.3 Pitiose gástrica em cão. *C*, cárdia. Observar o espessamento extremo da parede gástrica (*seta*). (Cortesia de Amy Grooters, Louisiana State University, Baton Rouge, LA.)

consistem em perda de peso, vômitos, diarreia, hematoquezia ou todos esses sintomas. As anormalidades no exame físico incluem corpo muito magro e massa abdominal palpável. Tipicamente, não são observados sinais de doença sistêmica, tais como letargia ou depressão, a não ser que ocorram obstrução, infarto ou perfuração do intestino. Semelhantes aos sinais clínicos observados em cães, os sinais de pitiose GI em gatos foram atribuídos a obstrução intestinal parcial, massas abdominais palpáveis e linfadenomegalia mesentérica.[145]

Diagnóstico

O diagnóstico definitivo de pitiose é, tradicionalmente, um desafio, visto que as características histopatológicas não são específicas, e frequentemente os microrganismos não são cultivados com sucesso. Entretanto, foram desenvolvidos numerosos métodos sorológicos, imuno-histoquímicos e moleculares altamente específicos para o diagnóstico de pitiose. Esses ensaios possibilitaram o estabelecimento do diagnóstico definitivo de pitiose na maioria dos animais acometidos, mesmo quando não se obtém sucesso com a cultura. Além disso, oferecem aos clínicos a oportunidade de estabelecer diagnóstico mais precoce na evolução da doença, quando as lesões são mais acessíveis ao tratamento cirúrgico ou clínico.

Cultura

O isolamento de *P. insidiosum* de tecidos infectados não é difícil quando são utilizadas técnicas de manipulação da amostra e cultura adequadas. Para a obtenção de melhores resultados, as amostras de tecido não refrigeradas devem ser envolvidas em gaze umedecida em soro fisiológico estéril, transportadas em temperatura ambiente e disponíveis ao laboratório dentro de 24 h após a coleta. Entretanto, nos casos em que as amostras não podem ser processadas dentro de mais de 2 dias após a sua coleta, devem ser despachadas em bolsas de gelo, conservadas no refrigerador ou em temperatura ambiente em solução antibacteriana para diminuir a proliferação de bactérias contaminantes.[68] O uso de meios seletivos aumenta significativamente a probabilidade de isolamento de oomicetos patogênicos. Os autores utilizam rotineiramente ágar de extrato vegetal[68] modificado com estreptomicina (200 μg/mℓ) e ampicilina (100 μg/mℓ) para o isolamento de *P. insidiosum*. Como alternativa disponível no comércio, o ágar-sangue que contém trimetoprima, vancomicina, polimixina B, cefalotina e anfotericina B (ANB), também é eficaz. Pequenas peças de tecido fresco não macerado devem ser aplicadas diretamente à superfície do ágar e incubadas a 37°C; tipicamente, o crescimento é observado dentro de 12 a 24 h.

Embora a identificação dos oomicetos seja geralmente baseada nas características morfológicas das estruturas reprodutivas sexuadas, tais como oogônias e anterídios, os isolados de *P. insidiosum* raramente produzem essas estruturas *in vitro*. Por conseguinte, a identificação de *P. insidiosum* deve basear-se nas características das colônias e das hifas; no crescimento a 37°C; na produção de zoósporos biflagelados reniformes e móveis; e, se possível, na amplificação da PCR específica ou no sequenciamento do gene do RNA ribossômico (rRNA; do inglês, *ribosomal RNA*). As colônias em extrato vegetal, em dextrose de Sabouraud ou ágar farinha de milho são tipicamente submersas, brancas a incolores e com padrão radiado irregular.[10,32] Ao microscópio, as hifas são largas (4 a 10 μm de diâmetro), hialinas e escassamente septadas e tendem a se ramificar em ângulos retos. É possível que os zoósporos sejam facilmente produzidos colocando-se folhas de gramíneas fervidas sobre a superfície de uma colônia de 1 a 2 dias crescendo em ágar água a 2%, com incubação a 37°C durante 18 a 24 h, e, em seguida, colocando-se as folhas infectadas em uma solução de sal diluída.[26,51,119] Depois de 2 a 4 h de incubação a 37°C, vesículas terminais a partir das quais são liberados os zoósporos podem ser observadas, estendendo-se a partir das bordas cortadas das folhas de gramíneas infectadas. Embora a produção de zoósporos constitua uma característica importante na identificação de oomicetos patogênicos, ela não é específica de *P. insidiosum*.

Sorologia

A análise por *immunoblot* tem sido usada com sucesso para a identificação de soros de equinos,[118] cães[91] e gatos[145] infectados por *Pythium*, que reagem a antígenos de *P. insidiosum*, e tem a vantagem adicional de alta especificidade e sensibilidade. Além disso, um ensaio imunossorvente ligado a enzima (ELISA; do inglês, *enzyme-linked immunosorbent assay*) com base em antígeno micelial solúvel para a detecção de anticorpos anti-*P. insidiosum* em cães e gatos demonstrou ser altamente sensível e específico para o diagnóstico de pitiose.[65] Além de oferecer um método para diagnóstico precoce e não invasivo, o ensaio ELISA também parece ser útil para monitorar a resposta ao tratamento de pacientes acometidos. Tipicamente, observa-se acentuada redução dos níveis de anticorpos que se aproximam da faixa de animais clinicamente sadios dentro de 2 a 3 meses após ressecção cirúrgica bem-sucedida dos tecidos infectados. Por outro lado, os níveis de anticorpos permanecem elevados em animais que sofrem recidiva clínica após tratamento cirúrgico. Por conseguinte, o ensaio ELISA parece constituir um instrumento promissor para a detecção precoce de recidiva pós-operatória e também pode ser usado para orientar a duração do tratamento clínico no pós-operatório.

Ensaios moleculares

Para contornar as dificuldades encontradas no estabelecimento do diagnóstico de pitiose com base nos resultados de cultura, foi desenvolvido um ensaio de PCR específico para *P. insidiosum*[61] que pode ser aplicado ao DNA extraído de isolados de cultura ou de amostras de tecido infectado adequadamente conservadas.[182] Além disso, essa técnica foi empregada com sucesso utilizando DNA extraído de cortes histológicos preparados em parafina.[85] A principal vantagem desse ensaio é a sua alta especificidade.

Imuno-histoquímica

Técnicas imuno-histoquímicas baseadas em anticorpos policlonais[17,136] foram usadas regularmente nesses últimos 15 anos como testes confirmatórios para pitiose. Uma vantagem dessas técnicas é que elas podem ser usadas em tecidos preparados em parafina, o que possibilita a avaliação de amostras de arquivos. Entretanto, pelo menos um desses anticorpos apresentou reatividade cruzada na coloração quando usado para avaliar tecidos de cães com conidiobolomicose[94] e lagenidiose.[64] Por esse motivo, a especificidade desse anticorpo para diagnóstico imuno-histoquímico para pitiose pode ser questionável. Um anticorpo anti-*P. insidiosum* policlonal mais recente produzido em galinhas e adsorvido com hifas de *Lagenidium* e *Conidiobolus* sonicadas parece ser altamente específico para detecção imuno-histoquímica de hifas de *P. insidiosum* em tecidos.[67]

Achados patológicos

Em certas ocasiões, é possível estabelecer citologicamente um diagnóstico presuntivo de pitiose, lagenidiose ou zigomicose se as lesões forem acessíveis (Figura 65.4). O exame citológico de exsudatos de trajetos de drenagem, os esfregaços por impressão de lesões cutâneas ulceradas e o aspirado com agulha fina de linfonodos aumentados frequentemente revelam inflamação piogranulomatosa, supurativa ou eosinofílica (ou todas elas). Além disso, o tecido macerado fixado em hidróxido de potássio (KOH) a 10% pode ser examinado ao microscópio à procura de hifas ramificadas, tipicamente largas e pouco septadas.

Os achados histológicos associados à pitiose caracterizam-se por inflamação granulomatosa eosinofílica a piogranulomatosa com fibrose. Tipicamente, os tecidos acometidos contêm múltiplos focos de necrose circundada e infiltrada por neutrófilos, eosinófilos e macrófagos. Além disso, podem-se observar granulomas distintos, compostos de macrófagos epitelioides, plasmócitos, células gigantes multinucleadas e menor número de neutrófilos e eosinófilos.[44,45,81] Em certas ocasiões, verifica-se vasculite e os microrganismos são habitualmente encontrados dentro de áreas de necrose ou no centro de granulomas distintos.[122] Embora seja difícil observar hifas de *P. insidiosum* em cortes corados pela hematoxilina e eosina (H&E), elas podem ser identificadas como espaços claros (*hifas fantasmas*) circundados por estreita faixa de material eosinofílico.[122] As hifas são facilmente observadas em cortes corados pela metenamina prata de Gomori (GMS; do inglês, *Gomori's methenamine silver*), mas não pelo ácido periódico Schiff. As hifas são largas (em média, 4 μm; faixa de 2 a 7 μm), raramente septadas e, em certas ocasiões, ramificadas.[45,122]

Tipicamente, a pitiose cutânea provoca dermatite ulcerativa nodular a difusa e paniculite graves. Como áreas de inflamação são mais frequentemente detectadas na derme profunda e tecido subcutâneo, quando houver suspeita de pitiose prefere-se a biopsia em cunha à biopsia por saca-bocado. De modo semelhante, como a inflamação na pitiose GI concentra-se nas camadas submucosa e muscular, e não na mucosa e lâmina própria,[122] o diagnóstico de pitiose pode passar despercebido em biopsias endoscópicas que não alcançam tecidos mais profundos. Por conseguinte, a pitiose deve ser considerada como possibilidade diagnóstica quando a biopsia endoscópica revelar inflamação eosinofílica ou piogranulomatosa sem identificação do agente etiológico.

Tratamento

A ressecção cirúrgica rigorosa constitui o tratamento de escolha para a pitiose. Como proporciona a melhor oportunidade de cura, a excisão completa do tecido infectado deve ser efetuada sempre que possível. A amputação é recomendada quando as lesões cutâneas limitam-se à porção distal de um único membro. Em animais com pitiose GI, sempre que possível, deve-se proceder à ressecção das lesões segmentares com margens de 3 a 4 cm. Embora quase sempre ocorra linfadenomegalia mesentérica, as hifas de *P. insidiosum* estão frequentemente ausentes nos linfonodos mesentéricos aumentados. Por conseguinte, a linfadenomegalia mesentérica não deve dissuadir o cirurgião da realização da ressecção completa de lesão intestinal segmentar. Nessa situação, deve-se efetuar biopsia dos linfonodos aumentados, e a amostra deve ser cultivada para informações de prognóstico. Infelizmente, na maioria dos casos, os cães com pitiose GI são levados ao veterinário apenas em uma fase avançada da evolução da doença, quando a excisão completa não é mais possível. Além disso, a localização anatômica da lesão possivelmente impeça a excisão cirúrgica completa quando o esôfago, o piloro, o reto ou o mesentério estão acometidos.

A recidiva pós-operatória local da pitiose é comum e é possível que ocorra no local da ressecção ou em linfonodos regionais. Por esse motivo, recomenda-se o tratamento clínico de combinação com itraconazol (ITZ) e terbinafina durante pelo menos 2 a 3 meses após a cirurgia (Tabela 65.2). Para monitoramento de recidiva, a sorologia por ELISA deve ser obtida antes e 2 a 3 meses depois da cirurgia. Nos animais submetidos à ressecção cirúrgica completa e que não sofrem recidiva da doença, os níveis de anticorpos séricos caem significativamente dentro de 3 meses após a cirurgia.[65] Quando isso ocorre, o tratamento clínico pode ser interrompido. Nos casos em que os níveis de anticorpos permanecem elevados dentro de 2 a 3 meses após a cirurgia, o tratamento clínico deve ser continuado, com reavaliação periódica da sorologia por ELISA.

Tradicionalmente, o tratamento clínico para a pitiose não tem sido gratificante, provavelmente devido à ausência, geralmente, de ergosterol (o alvo da maioria dos agentes antifúngicos atualmente disponíveis) na membrana celular dos oomicetos. Apesar disso, foram obtidas curas clínicas e sorológicas utilizando tratamento clínico com fármacos direcionados para o ergosterol em pequeno número de cães infectados por *P. insidiosum*, bem como em uma criança de 2 anos de idade com infecção.[160] Na experiência dos autores, pequeno número de cães com pitiose GI não ressecável ou parcialmente ressecada respondeu ao ITZ, ao complexo lipídico de ANB ou à associação de ITZ e terbinafina (ver Tabela 65.2). Embora a porcentagem global de animais que respondem seja baixa (menos de 20%), com base nas observações subjetivas dos autores, o protocolo de combinação parece ser superior ao ITZ ou à ANB isoladamente.

A caspofungina, o primeiro agente antifúngico da classe recém-desenvolvida de equinocandinas de inibidores da betaglucano sintase a receber aprovação da United States Food and Drug Administration, tem o potencial de ser fármaco mais eficaz para o tratamento da oomicose, por sua grande quantidade de betaglucano existente na parede celular do oomiceto. Entretanto, a sensibilidade da forma da betaglucano sintase em *P. insidiosum* à inibição pela caspofungina não é conhecida. Os resultados de dois estudos consisti-

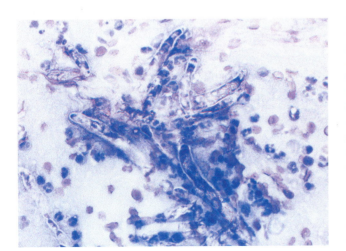

Figura 65.4 Amostra citológica obtida por aspirado com agulha fina de linfonodo inguinal aumentado em uma fêmea Labrador Retriever castrada, de 1 ano de idade, com grande lesão na parte proximal da cauda causada por pitiose. Observar múltiplas estruturas de hifas largas e pouco septadas (coloração de Wright modificada). (Cortesia de Casey LeBlanc, Louisiana State University, Baton Rouge, LA.)

Tabela 65.2	Tratamento farmacológico para infecções fúngicas diversas.[a]				
Fármaco[b]	**Espécie**	**Dose (mg/kg)**[c]	**Via**	**Intervalo**	**Duração (meses)**
Itraconazol[d]	CG	10[e]	VO	24 h	3 a 9
	CG	5 a 15[f]	VO	24 h	3 a 9
Terbinafina[d]	C	5 a 10[e]	VO	24 h	3 a 9
Voriconazol[i]	C	5	VO	24 h	3 a 9
Posaconazol[i]	CG	5	VO	24 h	3 a 9
Anfotericina B complexo lipídico	C	2 a 3[g]	IV	3 vezes/semana	
	G	1[h]	IV	3 vezes/semana	

CG, Cão e gato; *G*, gato; *C*, cão; *VO*, via oral; *IV*, intravenosa.
[a]Incluindo pitiose, lagenidiose, zigomicose, hialo-hifomicose e feo-hifomicose.
[b]Ver *Formulário de fármacos*, no Apêndice, para mais informações sobre esses fármacos.
[c]Dose por administração em intervalo especificado.
[d]Recomenda-se a combinação de itraconazol e terbinafina para tratamento da pitiose e lagenidiose.
[e]Dose recomendada quando combinada com itraconazol para pitiose e lagenidiose.
[f]Dose recomendada para zigomicose, feo-hifomicose e hialo-hifomicose.
[g]Para a dose cumulativa de 24 a 27 mg/kg.
[h]Para a dose cumulativa de 12 mg/kg.
[i]Dose baseada em informações empíricas; não se dispõe de dados farmacocinéticos para cães ou gatos. Devido à neurotoxicidade relatada do voriconazol, não se recomenda o uso de doses mais altas.

ram em inibição moderada do crescimento *in vitro* de *P. insidiosum*, induzida pela caspofungina, mesmo em concentrações elevadas.[18,139] Em coelhos com infecção experimental por *P. insidiosum* e tratados com caspofungina por via intraperitoneal durante 20 dias, a progressão da doença mensurável diminuiu durante o tratamento, porém as lesões voltaram a crescer rapidamente quando o fármaco foi interrompido.[139] Esses resultados, quando considerados em seu conjunto com o custo extremamente alto do próprio fármaco, não são alentadores quanto à possível utilidade clínica da caspofungina no tratamento da pitiose. Ver o *Formulário de fármacos*, no Apêndice, e o Capítulo 55 para informações mais detalhadas sobre a caspofungina.

A vacina derivada de antígenos miceliais solúveis e exoantígenos secretados de *P. insidiosum* tem sido usada com sucesso no tratamento de granulomas cutâneos em suínos e da vasculite em seres humanos.[82,173] Infelizmente, embora ensaios clínicos controlados não tenham sido concluídos, a eficácia das vacinas contra *Pythium* em cães parece ser precária, e não foi observada qualquer melhora clínica nos pacientes dos autores. As informações limitadas publicadas acerca da eficácia das vacinas contra *Pythium* em cães são empíricas.[117] No relato de caso de um cão que sugeriu efeito terapêutico produzido pela vacina,[77] as amostras de tecido obtidas após as biopsias em cunha diagnósticas iniciais, porém antes da administração de vacina, foram enviadas à Louisiana State University. A cultura tecidual foi negativa para oomicetos e não demonstrou qualquer hifa em múltiplos cortes corados por GMS, sugerindo que a doença pode ter regredido antes da administração da vacina.[57] É interessante assinalar que os autores deste capítulo têm conhecimento de outro cão cujas lesões associadas à pitiose cutânea regrediram por completo sem tratamento adicional após ressecção cirúrgica incompleta.

Considerações de saúde pública

As infecções causadas por *P. insidiosum* são adquiridas do ambiente. Não há evidência sugerindo a ocorrência de transmissão entre hospedeiros; todavia, precauções de rotina são necessárias quando se manipulam tecidos ou exsudatos infectados.

Lagenidiose

Anteriormente, *P. insidiosum* era considerado o único patógeno de mamíferos da classe Oomycetes. Entretanto, em 1999, um segundo oomiceto patogênico foi isolado de tecidos obtidos de cão com lesões cutâneas multifocais graves e linfadenomegalia regional. O cão mor-

reu de maneira aguda após ruptura de aneurisma de veia cava caudal, e a necropsia revelou linfadenite sublombar grave e vasculite piogranulomatosa. O sequenciamento de uma porção do gene rRNA do microrganismo isolado recuperado desse cão identificou o patógeno como membro do gênero *Lagenidium*.[65] Subsequentemente, foram identificados mais de 50 cães com evidências sorológicas, histológicas ou de cultura de infecção por espécies de *Lagenidium*.

Etiologia

As espécies do gênero *Lagenidium* são, em sua maioria, parasitos que infectam algas, fungos, rotíferos, nematódeos, crustáceos, *Daphne* e larvas de insetos. A espécie mais bem estudada, *Lagenidium giganteum*, é um patógeno de larvas de mosquito previamente aprovado pela United States Environmental Protection Agency para uso com agente de biocontrole para mosquitos.[87] Duas espécies morfológicas e molecularmente distintas, porém ainda sem nome, de *Lagenidium* foram isoladas de cães com lesões cutâneas. A primeira dessas espécies provoca doença dermatológica e disseminada uniformemente fatal em cães no sudeste dos EUA.[64] A segunda espécie patogênica de *Lagenidium* é causa de dermatopatia nodular ulcerativa crônica, que apresenta evolução prolongada e não parece se estender além dos tecidos locais. Embora semelhanças antigênicas e moleculares acentuadas tenham sugerido que a primeira espécie de *Lagenidium* patogênica canina esteja estreitamente relacionada com *L. giganteum*, as diferenças nas suas características morfológicas e de crescimento *in vitro* indicam que se trata de espécies provavelmente distintas. Atualmente, pouco se sabe a respeito dos ciclos de vida das espécies de *Lagenidium* patogênicas caninas; todavia, a esporulação e a infectividade desses patógenos provavelmente assemelham-se àquelas associadas a *P. insidiosum* e *L. giganteum*. Por conseguinte, deve-se esperar que provoquem infecção por meio de zoósporos aquáticos móveis que aderem e se encistam em tecidos lesados.

Epidemiologia

Até o momento, as características epidemiológicas da lagenidiose que foram identificadas assemelham-se, em muitos aspectos, àquelas que foram anteriormente associadas à pitiose cutânea. Tipicamente, os animais acometidos são cães de idade jovem a meia-idade que residem no sudeste dos EUA. Embora a maioria desses cães tenha vivido na Flórida ou em Louisiana, também foram identificados cães infectados no Texas, Tennessee, Alabama, Geórgia, Carolina do Sul,

Maryland, Virgínia, Indiana e Illinois. Vários cães infectados tiveram exposição frequente a lagos ou lagoas. Nenhum dos animais acometidos demonstrou evidências históricas de imunocomprometimento ou uso de terapia imunossupressora antes de desenvolver a infecção. A lagenidiose não foi identificada em gatos.

Achados clínicos

Tipicamente, cães com lagenidiose apresentam lesões cutâneas ou subcutâneas (frequentemente multifocais) de disseminação progressiva, que acometem os membros, a região mamária, o períneo ou o tronco.[64] Ao exame macroscópico, essas lesões aparecem como nódulos dérmicos ou subcutâneos firmes, ou como áreas edematosas espessadas e ulceradas, com regiões de necrose e numerosos trajetos de drenagem (Figura 65.5). Foi observada ocorrência de hipercalcemia em um cão infectado por *Lagenidium*, com lesões cutâneas em todos os quatro membros e infecção e aumento pronunciado dos linfonodos poplíteos, inguinais e pré-escapulares. À semelhança da evolução clínica associada à pitiose cutânea, as lesões cutâneas em cães com lagenidiose tendem a ser progressivas, localmente invasivas e pouco responsivas ao tratamento clínico.

Em cães infectados pela espécie mais agressiva de *Lagenidium*, a linfadenomegalia regional é frequentemente observada e é possível ocorrer na ausência de lesões cutâneas evidentes. Diferentemente dos cães com pitiose cutânea, os animais infectados por *Lagenidium* tipicamente apresentam lesões ocultas no tórax ou no abdome, incluindo comprometimento dos grandes vasos, linfonodos sublombares e/ou inguinais, pulmão, hilo pulmonar e parte craniana do mediastino. Tipicamente, os animais com comprometimento de grandes vasos e linfonodos sublombares exibem lesões cutâneas ou subcutâneas nos membros posteriores e frequentemente desenvolvem edema dos membros posteriores. Nesses pacientes, é possível que ocorra morte súbita causada por ruptura de grandes vasos e hipovolemia e hemoabdome associados.

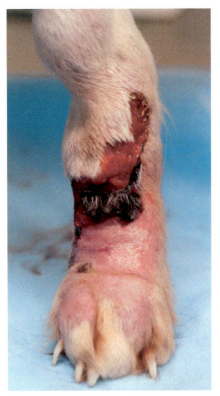

Figura 65.5 Dermatite ulcerativa causada pela infecção por uma espécie de *Lagenidium* em cão jovem com lesões cutâneas multifocais progressivas e linfadenopatia generalizada. (Cortesia de Amy Grooters, Louisiana State University, Baton Rouge, LA.)

Em cães infectados pela espécie menos grave de *Lagenidium*, as lesões tendem a ser localmente invasivas, porém só em raros casos se estendem além dos tecidos cutâneos e subcutâneos. Não foram identificadas lesões distantes no tórax e no abdome, e a evolução clínica parece ser crônica. Alguns cães apresentam lesões que progridem lentamente ou que são ligeiramente estáveis por mais de 2 anos.

Diagnóstico
Sorologia

Os procedimentos de *immunoblot* para a detecção de anticorpos anti-*Lagenidium* no soro canino podem estabelecer o diagnóstico presuntivo de lagenidiose, porém devem ser interpretados em associação aos resultados do teste sorológico para infecção por *P. insidiosum*, devido ao potencial de reatividade cruzada no soro de cães com pitiose.[64] Além disso, um dos autores (AMG) observou sororreatividade anti-*Lagenidium* inespecífica em cães com infecções por outros fungos ou não fúngicas, incluindo histoplasmose e piodermite grave. Por conseguinte, a sorologia isoladamente não pode ser usada como base para o diagnóstico de lagenidiose. Todavia, se houver evidências histopatológicas de oomicose e na ausência de sororreatividade anti-*P. insidiosum*, a identificação de sororreatividade anti-*Lagenidium* na análise de *immunoblot* é fortemente sugestiva de lagenidiose. Infelizmente, a sorologia não é útil para diferenciar as duas espécies patogênicas de *Lagenidium* que infectam cães.

Cultura para fungos

O diagnóstico de lagenidiose é mais bem estabelecido por cultura que além de possibilitar o diagnóstico definitivo, também constitui a única ferramenta disponível para diferenciar as duas espécies patogênicas, essencial para determinar o prognóstico da infecção. As técnicas de isolamento para espécies de *Lagenidium* assemelham-se àquelas descritas para *P. insidiosum*, porém envolvem ágar peptona-glicose-levedura com ampicilina (100 µg/mℓ) e estreptomicina (200 µg/mℓ).

A identificação de isolados de *Lagenidium* com base nas características morfológicas é mais difícil do que a do *P. insidiosum*, visto que os zoósporos são apenas ocasionalmente produzidos com as técnicas empregadas para a esporulação de *P. insidiosum*, e não foram identificadas estruturas reprodutivas sexuadas. As colônias de espécies de *Lagenidium* em ágar peptona-glicose-levedura são submersas e brancas a incolores. Ao exame microscópio, as hifas maduras são largas, ocasional a frequentemente ramificadas ou em brotamento e é possível que apareçam como cadeias segmentadas de estruturas retangulares a ovais nas colônias maduras. Devido às limitações atuais associadas à caracterização morfológica desse patógeno, a identificação definitiva de espécies de *Lagenidium* deve ser baseada no sequenciamento do gene rRNA ou na amplificação pela PCR específica.[57] O mesmo ensaio de PCR também pode ser usado para a detecção do DNA de *Lagenidium* em amostras de tecidos infectados.[182]

Achados patológicos

As características histológicas da lagenidiose semelhantes àquelas associadas a pitiose e zigomicose caracterizam-se por inflamação granulomatosa e eosinofílica associada a hifas largas, irregularmente ramificadas e escassamente septadas. Diferentemente do *P. insidiosum* as hifas das espécies de *Lagenidium* são habitualmente visíveis em cortes corados por H&E. Em cortes corados por GMS, numerosas hifas largas, irregularmente septadas e de paredes espessas são facilmente identificadas (Figura 65.6). As hifas de *Lagenidium* tipicamente exibem acentuada variabilidade de tamanho; todavia, em geral, são maiores que as de *P. insidiosum*. As hifas do primeiro gênero variam de 7 a 25 µm de diâmetro, com diâmetro médio de 12 µm para a espécie mais agressiva e de 7,5 µm para a espécie menos

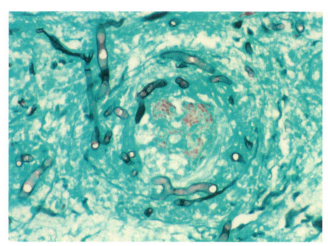

Figura 65.6 Hifas largas, irregularmente septadas e de paredes espessas, associadas à vasculite granulomatosa em linfonodo de um cão de 2 anos de idade com infecção por espécie de *Lagenidium* (coloração pela metenamina de prata de Gomori). (Cortesia de Amy Grooters, Louisiana State Universy, Baton Rouge, LA.)

agressiva. Em alguns cortes microscópicos, as hifas aparecem como estruturas redondas ou bulbosas, e, em certas ocasiões, observam-se ramificações em ângulo reto. Pode-se visualizar uma bainha eosinofílica escassa a fina ao redor das hifas. O exame citológico de aspirados de linfonodos ou do exsudato de trajetos de drenagem provavelmente revela inflamação piogranulomatosa a eosinofílica, com ou sem hifas largas e escassamente septadas.[58]

Tratamento

A ressecção cirúrgica rigorosa dos tecidos infectados constitui o tratamento de escolha para a lagenidiose. A amputação é recomendada em animais com lesões limitadas à parte distal de único membro. Naqueles com lesões cutâneas ou subcutâneas em outras áreas do corpo, o cirurgião deve efetuar a ressecção rigorosa com amplas margens. Como os cães infectados pelas espécies mais agressivas de *Lagenidium* frequentemente apresentam lesões sistêmicas ocultas, as radiografias de tórax e abdome e a ultrassonografia do abdome são recomendadas para determinar a extensão da doença antes de proceder à ressecção cirúrgica das lesões cutâneas. Infelizmente, o prognóstico é, em geral, grave, visto que a maioria dos cães infectados por esse patógeno apresenta doença não ressecável em linfonodos regionais ou locais distantes por ocasião do estabelecimento do diagnóstico inicial. Em cães infectados pela espécie menos agressiva, a cirurgia com margens de 3 cm frequentemente é curativa. O tratamento clínico para a lagenidiose é tipicamente ineficaz. Entretanto, o ITZ e a terbinafina associados à ressecção cirúrgica rigorosa foram eficazes na resolução da infecção por espécies de *Lagenidium* em dois cães que apresentavam lesões cutâneas multifocais, porém sem lesões sistêmicas (ver Tabela 65.2).

Considerações de saúde pública

As infecções causadas por espécies de *Lagenidium* são adquiridas do ambiente. Não há evidências sugerindo a ocorrência de transmissão entre hospedeiros; todavia, é preciso tomar precauções de rotina durante a manipulação de tecidos ou exsudatos infectados.

Zigomicose

O termo *zigomicose* refere-se a infecções causadas por fungos da classe Zygomycetes, incluindo os gêneros *Basidiobolus* e *Conidiobolus* da ordem Entomophthorales e os gêneros *Rhizopus*, *Absidia*, *Mucor*,

Saksenaea e outros da ordem Mucorales. Nos pacientes humanos e nos veterinários, os microrganismos da ordem Mucorales tendem a causar doença aguda rapidamente progressiva em indivíduos debilitados ou imunocomprometidos, enquanto os microrganismos da ordem Entomophthorales tipicamente provocam infecções localizadas crônicas no tecido subcutâneo ou na submucosa nasal de pacientes imunocompetentes.[154] Infecções confirmadas por cultura causadas por patógenos da ordem Mucorales não foram bem documentadas em pequenos animais. Entretanto, as espécies de *Basidiobolus* e *Conidiobolus* são patógenos bem documentados, embora raros, em cães.

Etiologia e epidemiologia

Basidiobolus ranarum (anteriormente *Basidiobolus haptosporus*), *Conidiobolus coronatus*, *Conidiobolus incongruus* e *Conidiobolus lamprauges* são saprófitas amplamente distribuídos pela natureza. As espécies de *Conidiobolus* e *Basidiobolus* são encontradas no solo e na matéria vegetal em decomposição, enquanto espécies de *Basidiobolus* também são comumente isoladas de insetos e das fezes de anfíbios e répteis.[154] A infecção cutânea por espécies de *Basidiobolus* e *Conidiobolus* tende a ocorrer por inoculação percutânea de esporos por meio de traumatismo mínimo ou picadas de insetos. Os cães com lesões do palato duro causadas por espécies de *Conidiobolus* possivelmente se tornam infectados por implantação direta de esporos enquanto mastigam pedaços de madeira em decomposição. A infecção também resulta de inalação ou ingestão de esporos. Tipicamente, os animais acometidos são imunocompetentes.

Achados clínicos

Em seres humanos, equinos, ovinos e outras espécies de mamíferos, a conidiobolomicose é habitualmente uma infecção nasofaríngea, com possível disseminação local para tecidos da face, região retrofaríngea e espaço retrobulbar. Em dois cães avaliados pelos autores (AMG e CSF) foi estabelecido o diagnóstico presuntivo de conidiobolomicose nasofaríngea com base nos achados histológicos e sorológicos. Um dos cães apresentou sinais de doença crônica da cavidade nasal, enquanto o outro teve dermatite ulcerativa crônica grave do plano nasal. Em outros dois cães avaliados no hospital dos autores (AMG e CSF), a conidiobolomicose confirmada por cultura foi associada a lesões ulcerativas do palato duro (Figura 65.7). Ambos os cães apresentaram comprometimento radiologicamente aparente da

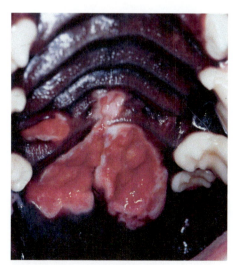

Figura 65.7 Úlcera de palato irregular e profunda em um cão com conidiobolomicose. A lesão regrediu após tratamento com itraconazol, e não houve recidiva. (Cortesia de Carol Foil e Steve LeMarie, Louisiana State University, Baton Rouge, LA.)

cavidade nasal ou da nasofaringe. Em mais dois cães avaliados pelos autores (AMG e CSF), a conidiobolomicose foi associada a doença nasofaríngea, massas retrobulbares e invasão do cérebro. Na literatura veterinária, a infecção por *Conidiobolus* foi descrita em um cão com lesões subcutâneas nodulares multifocais com drenagem e linfadenomegalia regional.[79] Além disso, uma espécie de *Conidiobolus* foi confirmada como causa de pneumonia em um cão submetido a quimioterapia para tratamento de linfoma.[62,72] Casos de zigomicose confirmados por cultura em gatos não foram bem descritos. Todavia, os autores (AMG e CSF) estabeleceram o diagnóstico presuntivo de conidiobolomicose com base em histopatologia e sorologia em um gato de 3 anos de idade com lesão ulcerativa do palato duro.

A basidiobolomicose constitui causa rara de lesões cutâneas ulcerativas com drenagem em cães (Figura 65.8), e um caso foi relatado como causa de traqueobronquite.[56] Foi descrita a ocorrência de infecção disseminada por espécies de *Basidiobolus*, acometendo o trato GI e outros órgãos abdominais em dois cães.[121,125] Além disso, os autores (AMG e CSF) avaliaram amostras de três cães com lesões cutâneas (um deles com lesão focal do prepúcio, o segundo cão com lesão vulvar focal e o terceiro com lesões multifocais da face, ombro e membro posterior), nos quais foi estabelecido o diagnóstico presuntivo de basidiobolomicose com base nos achados histológicos e sorológicos. A ressecção cirúrgica completa do tecido infectado produziu cura em ambos os animais com lesões focais isoladas.

Diagnóstico

Como não se dispõe de técnicas sorológicas e imuno-histoquímicas para o diagnóstico de conidiobolomicose e basidiobolomicose em pequenos animais, o diagnóstico definitivo deve basear-se no isolamento e na identificação do patógeno. Os microrganismos pertencentes à ordem Entomophthorales tipicamente crescem bem em meios usados rotineiramente para isolamento de fungos patogênicos, como ágar dextrose de Sabouraud, ágar flocos de batata,[155] ágar batata dextrose ou ágar fubá. Os autores (AMG e CSF) utilizam rotineiramente ágar flocos de batata com ampicilina (100 μg/mℓ) e estreptomicina (200 μg/mℓ) para o isolamento inicial de espécies de *Conidiobolus* e *Basidiobolus*.

Em geral, a identificação de zigomicetos no laboratório tem como base as características morfológicas das estruturas reprodutivas assexuadas (conídios) e das estruturas reprodutivas (zigósporos).[33] Os isolados de *Conidiobolus* em ágar flocos de batata ou em ágar fubá de meia concentração produzem prontamente conídios primários, que são liberados com força e que podem ser observados na parte inferior da tampa da placa de Petri. Os conídios primários de *C. coronatus* são esféricos, com 40 μm de diâmetro, e apresentam papilas basais proeminentes. Como *C. coronatus* é uma espécie heterotálica, não são observados zigósporos em isolados clínicos. Entretanto, *C. incongruus* é uma espécie homotálica, que produz grandes zigósporos (15 a 25 μm), redondos, lisos e de paredes espessas sem bicos. As estruturas reprodutivas de *B. ranarum* são prontamente produzidas depois de 3 a 5 dias de incubação em ágar fubá de meia concentração. Os zigósporos são facilmente identificados como grandes estruturas (20 a 50 μm) intercalares redondas e de paredes espessas, com protuberâncias semelhantes a picos, que representam os remanescentes dos tubos copuladores. É possível observar os conídios primários (frequentemente com um resto de hifa), os conídios secundários (morfologicamente semelhantes aos conídios primários, porém frequentemente menores) e os capiliconídios (esporos ovais a alongados com um botão adesivo terminal que se desenvolvem na extremidade de uma hifa de sustentação fina) no interior da tampa da placa de Petri.

Achados patológicos

Os aspectos histológicos da zigomicose assemelham-se àqueles associados à pitiose e à lagenidiose. Em cortes corados por GMS, as hifas aparecem largas, com paredes finas e ocasionalmente septadas. A característica histológica essencial da zigomicose é uma bainha eosinofílica larga (2,5 a 25 μm) que circunda as hifas, facilitando a sua localização em cortes corados por H&E (Figura 65.9). Esse achado ajuda a diferenciar a zigomicose da pitiose e da lagenidiose, em que as bainhas eosinofílicas tendem a ser finas ou ausentes. Além disso, o diâmetro das hifas tende a ser significativamente maior nas espécies de *Basidiobolus* (média, 9 μm; variação, 5 a 20 μm) e *Conidiobolus* (média, 8 μm; variação, 5 a 13 μm) do que em *P. insidiosum* (média, 4 μm; variação, 2 a 7 μm).[123]

Tratamento

As recomendações para o tratamento da zigomicose não são simples, visto que o tratamento ministrado só foi descrito em alguns pacientes com diagnóstico confirmado por cultura. Embora informações

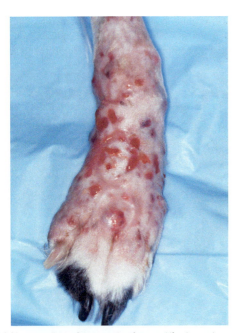

Figura 65.8 Cão com lesões cutâneas ou subcutâneas multifocais com drenagem causadas pela infecção por *B. ranarum*. Observar a semelhança dessa lesão com aquela causada por *P. insidiosum* (ver Figura 65.2). (Fotografia de Craig Greene © 2004 University of Georgia Research Foundation Inc.)

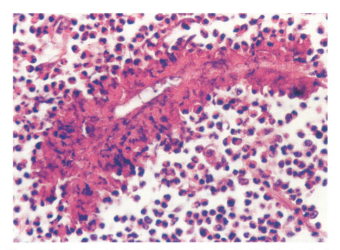

Figura 65.9 Hifas de espécie de *Conidiobolus* em biopsia tecidual de lesão ulcerativa do palato duro em Boxer fêmea com 3 anos de idade. Observar a grande quantidade de material eosinofílico amorfo (bainha) circundando o segmento de hifa (coloração pela H&E). (Cortesia de Amy Grooters, Louisiana State University, Baton Rouge, LA.)

empíricas e um pequeno número de casos na literatura tenham sugerido que a zigomicose cutânea provavelmente seja menos agressiva do que a pitiose ou a lagenidiose cutâneas, foi também descrita a ocorrência de progressão das lesões e, em certas ocasiões, até mesmo disseminação apesar do tratamento em cães infectados por zigomicetos. Isso pode refletir a variabilidade na sensibilidade dos isolados de *Conidiobolus* e *Basidiobolus*, conforme sugerido pelos resultados do teste de sensibilidade *in vitro* realizado com um número limitado de isolados.[181] A recomendação mais adequada para o tratamento da zigomicose em pequenos animais consiste em ressecção cirúrgica rigorosa dos tecidos infectados, quando possível, seguida de tratamento com ITZ durante o período mínimo de 2 a 3 meses (ver Tabela 65.2). Se a ressecção não for possível, deve-se recomendar o tratamento com ITZ ou ANB complexo lipídico.

Considerações de saúde pública

Os zigomicetos são saprófitas e adquiridos do ambiente. Não são transmitidos diretamente entre hospedeiros.

Hialo-hifomicose

As hialo-hifomicoses são infecções oportunistas causadas por fungos não dematiáceos (não pigmentados), que formam hifas nos tecidos. Por convenção, a aspergilose e a peniciliose não são incluídas (ver Capítulo 62). As causas de hialo-hifomicose descritas em cães ou em gatos estão resumidas na Tabela 65.1.

Etiologia

Em animais e seres humanos, pelo menos 50 espécies de fungos classificados em mais de 20 gêneros foram implicadas como agentes na hialo-hifomicose.[108] Uma espécie não identificada de *Acremonium* foi associada à doença disseminada[164] e à doença subcutânea multifocal.[54] *Acremonium hyalinulum* foi associado a osteomielite e nefrite,[73] enquanto *Acremonium kiliense* foi associado à ocorrência de ceratoconjuntivite em cães.[115] Uma espécie de *Fusarium* foi a causa de pielonefrite unilateral[31] e de um caso não documentado de doença disseminada em cães australianos. *Fusarium solani* foi isolado de lesão auricular em um gato.[30] Foi relatada a ocorrência de infecção por *Geotrichum candidum* em doenças disseminadas[153] e em infecções após feridas por mordidas; foi também relatada como causa de nódulos cutâneos[149] e dermatite superficial[161] em cães e como causa de doença em gatos. *Geosmithia argillacea* foi descrito como causa de hialo-hifomicose disseminada em um Pastor-alemão.[55] *Metarhizium anisopliae* foi descrito como causa de rinite invasiva em um gato.[128] *Schizophyllum commune* foi isolado de uma lesão de osteomielite que se desenvolveu após uma ferida por punção causada por vara de bambu podre em um Labrador de 3 anos de idade.[170]

Paecilomyces fumosoroseus, *Paecilomyces variotii*, *Paecilomyces lilacinus* e outras espécies de *Paecilomyces*[96] foram associados ao desenvolvimento de lesões cutâneas e disseminadas em cães e gatos.[46,80,135,178] À semelhança de outras doenças granulomatosas, ocorreu hipercalcemia em associação a infecção disseminada.[104] *Pseudallescheria* (também designada como *Allescheria*, *Petriellidum* e *Scedosporium apiospermum*) *boydii* foi isolada de cães com pneumonia, cães com rinite e cães com osteomielite e doença disseminada.*

Os fungos que provocam hialo-hifomicose são, em geral, fungos filamentosos saprófitas do solo e onipresentes e constituem contaminantes frequentes de culturas em laboratório. *P. lilacinus* é encontrado na água potável e contamina soluções "estéreis". Foram encontradas espécies de *Fusarium* em sistemas de água em hospitais de seres humanos, constituindo fonte de infecção responsável por numerosas

infecções hospitalares em pessoas imunocomprometidas.[3] Espécies de *Geotrichum* também podem ser consideradas como parte normal da flora bucal e GI.[94] Infelizmente, em alguns casos relatados, a identificação da infecção invasiva em animais e seres humanos como sendo causada por *Geotrichum* é questionável.[94] *P. boydii*, que é uma causa mais comum de hialo-hifomicose em seres humanos do que os outros agentes etiológicos, causa síndromes distintas, particularmente naqueles que apresentam imunocomprometimento, incluindo sinusite, queratite, abscesso cerebral, artrite, bola de fungo, endocardite, doença cutânea e doença disseminada. Foram observadas localizações clínicas semelhantes em cães infectados.[19] Embora os fungos saprófitas sejam considerados agentes infecciosos oportunistas em doenças locais ou disseminadas que acometem cães e gatos, as condições predisponentes associadas (exceto a administração de agentes imunossupressores em alguns pacientes) raramente são identificadas.

Achados clínicos

É difícil generalizar as manifestações clínicas que caracterizam as infecções individuais, devido a um número muito pequeno de casos relatados. Espécies de *Geotrichum*, em particular, e espécies de *Paecilomyces* provavelmente colonizam superfícies epiteliais e, portanto, têm mais tendência a iniciar a infecção como doença local após feridas ou a permanecer restritas a pele ou mucosas. Entretanto, para cada espécie foi relatada a ocorrência de doença disseminada, que pode resultar de imunossupressão causada por doença terminal, agentes imunossupressores ou uso prolongado de agentes antibacterianos. A disseminação é aparentemente hematogênica. Os sinais variam de acordo com o sistema orgânico acometido, e é possível que incluam passagens nasais, seios paranasais, pulmões, SNC, miocárdio, osso e medula óssea, linfonodo, baço, rins, fígado, peritônio e pleura. A pneumonia tem sido proeminente em cães com geotricose disseminada.[153] Um cão com infecção por *Fusarium* apresentou pielonefrite unilateral com a extensão local no espaço retroperitoneal.[22] Outros cães desenvolveram nódulos cutâneos e subcutâneos, ambos podendo ser localizados ou disseminados. Foram relatadas espécies de *Acremonium*, *Fusarium*, *Hormographiella aspergillata* e *Pseudallescheria* como causas de ceratomicose canina.[106,147,166]

Diagnóstico e achados patológicos

Muitos fungos potencialmente patogênicos que causam hialo-hifomicose são contaminantes comuns de laboratórios. Além disso, a maioria frequentemente pode ser isolada da pele e dos pelos de animais clinicamente sadios. Por conseguinte, é necessário relacionar os resultados de cultura com os achados histológicos para determinar seu significado. Evidências de invasão tecidual por microrganismo com características morfológicas compatíveis com fungo isolado de culturas adequadamente obtidas tornam o diagnóstico mais definitivo (ver Figuras 54.13 e 54.14). As amostras não devem ser contaminadas com flora epitelial ou obtidas de feridas abertas. Quando não são obtidas amostras adequadas para cultura de fungos, ou quando amostras histológicas constituem o único material disponível, algumas espécies patogênicas de fungos podem ser identificadas com técnicas moleculares para amplificação e sequenciamento de DNA extraído de tecido fresco, congelado ou parafinado.

Tratamento

Os animais com doença disseminada ou do SNC apresentam prognóstico grave. Em muitos casos relatados, tentou-se o tratamento com ANB ou agentes azólicos (ver Tabela 65.2). Muitos relatos descreveram o tratamento com ITZ em particular. Com frequência, o tratamento com antifúngicos sistêmicos resulta em melhora clínica a curto prazo e pode prolongar a sobrevida de animais com doença disseminada.[104,164,178] A recidiva dos sinais é muito comum, e foram descritos poucos animais que sobreviveram à hialo-hifomicose disseminada. O prognóstico é mais satisfatório para animais (particularmente aqueles que só apresentam lesões cutâneas) que desenvolvem hialo-hifomicose enquanto estão recebendo tratamento imunossupressor, pressupondo que esses tratamentos podem ser reduzidos e interrompidos rapidamente com instituição do tratamento antifúngico sistêmico. Quando o tratamento é ministrado em qualquer animal com infecção por fungos oportunistas, o teste de sensibilidade dos fungos *in vitro* pode ser útil para definir o tratamento ideal. Todavia, os resultados *in vitro* de sensibilidade dos fungos nem sempre se correlacionam aos resultados clínicos.[109,171] Em seres humanos com queratite ou infecção profunda por *P. boydii*, recomenda-se a terapia de combinação com ANB e antifúngicos azólicos.[108] Quando a doença é localizada, a remoção cirúrgica constitui o tratamento de escolha, embora se possa esperar a ocorrência de disseminação. A queratite é frequentemente tratada com natamicina ou miconazol tópicos.

Considerações de saúde pública

Os fungos que causam hialo-hifomicose são, em sua maior parte, saprófitas e adquiridos do ambiente. Não são transmitidos diretamente entre hospedeiros.

Feo-hifomicose

Etiologia e epidemiologia

As feo-hifomicoses são infecções oportunistas causadas por fungos pigmentados que formam hifas pigmentadas (dematiáceas) ou elementos leveduriformes nos tecidos. O pigmento é a melanina e o fungo pode ser muito pálido a muito escuro, corando-se geralmente pelo método de Masson-Fontana para melanina em cortes histológicos. Melanina nas paredes celulares pode constituir um fator de virulência. A taxonomia dos agentes comumente implicados é confusa, e os nomes genéricos mudam com frequência. Os fungos classificados como Deuteromycetes, que compreendem mais de 100 espécies e 60 gêneros, foram descritos como agentes da feo-hifomicose em animais e seres humanos.[108] Todas as infecções causadas por fungos pigmentados são frequentemente denominadas *cromomicoses*. O número de relatos sobre esses tipos de infecções em seres humanos e animais está aumentando.[151,152,162] Acredita-se que esses fungos sejam um dos principais grupos emergentes de fungos patogênicos nos diagnósticos de laboratório.[49]

As hifas na feo-hifomicose diferem daquelas associadas à maioria das hialo-hifomicoses pelas suas paredes espessas, diâmetros variáveis e intumescimentos leveduriformes. A feo-hifomicose difere da cromoblastomicose (descrita apenas em seres humanos), visto que os corpúsculos leveduriformes esféricos não apresentam septos em dois planos perpendiculares, como os corpúsculos escleróticos observados na cromoblastomicose. A feo-hifomicose também difere dos micetomas de grãos escuros, que são discutidos no item seguinte. Os microrganismos isolados de infecções feo-hifomicóticas caninas e felinas estão listados na Tabela 65.1.

As espécies de *Alternaria, Bipolaris, Exophiala, Phialemonium, Phialopora, Fonsecaea* e *Stemphyllium* são saprófitas onipresentes da madeira e do solo. As avaliações sorológicas garantem a exposição ubíqua dos animais a esses microrganismos.[37] É interessante observar que espécies de *Exophiala* e outros fungos dematiáceos podem ser facilmente isolados de fontes de água oligotróficas, tais como abastecimentos de água hospitalares, saunas e tubulações de escoamento de banheiros.[107,132] Foram recuperados microrganismos do gênero *Moniliella* de queijo, manteiga e margarina. As espécies de *Ochroconis* constituem habitualmente uma causa de feo-hifomicose em vertebrados pecilotérmicos. Várias das espécies potencialmente patogênicas

foram cultivadas da pele de seres humanos, gatos e cães clinicamente sadios.[22,52,126,127] Os animais e os seres humanos são presumivelmente expostos à infecção por fungos dematiáceos por contaminação de feridas, particularmente por meio de lascas de madeira, ou por colonização do sistema respiratório. A via de exposição na feo-hifomicose cerebral não está bem elucidada, embora a extensão a partir de infecções sinusais, lesões orbitárias e infecções da orelha média tenha sido postulada como via nos seres humanos. Espécies de *Bipolaris* estão habitualmente associadas a infecções dos seios paranasais em seres humanos,[108] e foi descrita a ocorrência de rinite em um gato.[120] *Fonsecaea pedrosoi* também foi descrita como causa de lesão nasal em um gato.[47] Algumas espécies de *Cladophialophora* exibem neurotropismo.[4,105,163]

É possível que a feo-hifomicose ocorra em pacientes tanto imunocompetentes quanto imunossuprimidos. O tratamento imunossupressor com vários agentes, incluindo ciclosporina, constitui a causa mais comumente identificada de imunossupressão em cães acometidos.[169] Todavia, a feo-hifomicose sistêmica também foi descrita em um gato e um cão tratados com ciclos longos de glicocorticoides,[78] em um cão com erliquiose[158] e um gato com leucemia.[1]

Achados clínicos

Feo-hifomicose subcutânea e dérmica

A feo-hifomicose subcutânea e dérmica caracteriza-se por placas e nódulos singulares ou multifocais, pouco circunscritos e ulcerativos ou fistulizantes (Figuras 65.10 e 65.11). A pigmentação fúngica é aparente no tecido (Figura 65.12), e, em alguns casos, a lesão pode ser considerada um melanoma com base na sua aparência macroscópica. Nos gatos, as lesões podem lembrar abscessos bacterianos crônicos ou cistos de paredes espessas, que podem evoluir ao longo de várias semanas a meses. Nos cães, as lesões cutâneas podem estar associadas à osteomielite. Em um relato de cão com feo-hifomicose causada por *Curvularia geniculata*, as lesões tinham aparência esporotricoide, acometendo vasos linfáticos e linfonodos no membro acometido.[7] Em um relato de infecção cutânea disseminada por *Curvularia* sp. em cão tratado com glicocorticoides, os microrganismos foram identificados histopatologicamente dentro de folículos pilosos e lesões

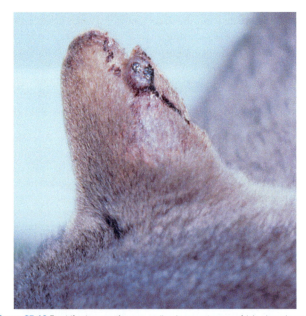

Figura 65.10 Feo-hifomicose cutânea na orelha de um gato com nódulo ulcerado e com crosta. A lesão era pigmentada clinicamente e na superfície de corte. Houve regressão da doença por meio de biopsia excisional de rotina. (Cortesia de Carol Foil, Louisiana State University, Baton Rouge, LA.)

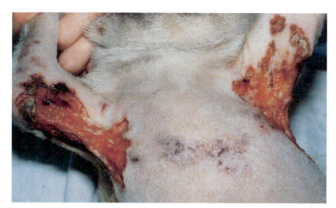

Figura 65.11 Ulceração cutânea extensa causada por feo-hifomicose subcutânea por *Bipolaris spicifera*. (Cortesia de Kenneth Kwochka, The Ohio State University, Columbus, OH.)

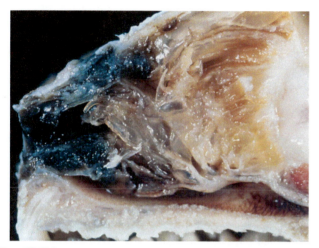

Figura 65.12 Amostra de necropsia de gato com feo-hifomicose nasal, ilustrando a natureza densamente pigmentada do infiltrado. O pigmento deve-se à melanina do fungo. (Cortesia de Richard I. Miller, Idexx Laboratories, Brisbane, Austrália.)

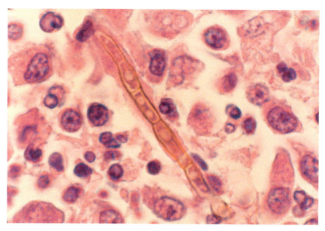

Figura 65.13 Hifas pigmentadas no cérebro de um gato com abscesso causado por uma espécie de *Cladophialophora* (coloração pela H&E, 500×). (Fotografia de Joe Kornegay © 2004 University of Georgia Research Foundation, Inc.)

de furunculose.[78] Os autores desse relato especularam que o folículo piloso poderia constituir a via de infecção em um cão sem ferida cutânea penetrante.

Os casos de feo-hifomicose subcutânea e dérmica foram descritos, em sua maioria, em gatos, e as lesões nessa espécie ocorrem mais frequentemente na face ou nas partes distais dos membros. *Bipolaris spicifera*, *Exophiala jeanselmei* e *Phialophora verrucosa* são os isolados mais comuns. *Alternaria alternata*, *Cladophialophora bantiana* – que causam habitualmente feo-hifomicose cerebral – e *Fonsecaea pedrosoi* – o agente mais frequentemente implicado na cromoblastomicose humana – foram associados a nódulos dérmicos nasais em gatos.[1,47,110]

Feo-hifomicose cerebral | Abscesso encefalítico ou cerebral

A feo-hifomicose cerebral ocorre tanto em cães quanto em gatos e quase sempre é causada por espécies de *Cladophialophora* (anteriormente *Cladosporium*, *Xylohypha*) (Figura 65.13).[15,48,105,141,163] Entretanto, um novo agente provisoriamente identificado – *Phoma eupyrena* – foi detectado em um gato acometido.[96] Observa-se também o desenvolvimento de doença do SNC como manifestação da feo-hifomicose disseminada. A disfunção neurológica varia de acordo com a localização da doença, porém a maioria dos casos envolve abscessos cerebrais localizados.

A ceratomicose em um gato foi associada a espécies de *Cladophialophora*, e, em cães, as espécies de *Alternaria* e *Curvularia*.[9] Um relato de uveíte granulomatosa intraocular em um gato constitui o primeiro caso publicado de feo-hifomicose intraocular.[11]

Feo-hifomicose disseminada

A feo-hifomicose sistêmica habitualmente apresenta evolução aguda a subaguda, variando os sintomas de acordo com o sistema orgânico acometido. Conforme foi assinalado, a doença do SNC é proeminente e invariavelmente fatal, e alguns pacientes receberam tratamento imunossupressor ou apresentam condição subjacente potencialmente imunossupressora. Um exemplo é o relato de infecção disseminada por *C. bantiana* em um cão Maltês com erliquiose.[158] Além disso, o relato de infecção disseminada por *Phialemonium obovatum* em um Pastor-alemão foi associado à depressão das respostas de estimulação dos linfócitos.[167] *Phialemonium curvatum* foi isolado do líquido pleural de um Poodle Standard de 2 anos de idade que havia sido tratado com prednisona, azatioprina e toracocentese repetida para derrame pleural quiloso que ocorreu após cirurgia cardíaca.[168] Por outro lado, existe o relato de doença disseminada causada por *E. jeanselmei* em um gato doméstico de Pelo Curto, castrado, de 14 anos de idade, sem condição imunossupressora conhecida.[76] Um gato com infecção multissistêmica por *Cladophialophora bantiana* não tinha qualquer imunossupressão preexistente manifesta.[40] Foi relatada ocorrência de pielonefrite causada por *C. bantiana* em um gato; todavia, não foi possível determinar a ocorrência de comprometimento sistêmico adicional, devido aos exames complementares limitados.[28]

Diagnóstico

É possível que o exame direto de exsudato ou tecido macerado preparados em KOH revele os elementos pigmentados dos fungos. À semelhança de outras micoses oportunistas, a confirmação do diagnóstico baseia-se na demonstração concomitante de hifas em tecidos e cultura de um microrganismo morfologicamente compatível a partir de amostras teciduais obtidas adequadamente. Ao exame histopatológico, os fungos dematiáceos podem exibir pigmentação intensa, ou ser necessário observá-los utilizando iluminação especial, técnicas de processamento ou corantes para demonstrar melanina nos elementos fúngicos.[102] Esses microrganismos crescem facilmente em ágar dextrose de Sabouraud, embora possa ser necessário o uso de ágar especializado para estimular a produção dos corpos frutíferos para identificação (ver Figura 54.12). De qualquer modo, é preciso ter alguma experiência para identificação micológica específica,[49] e pode ser necessário o encaminhamento das amostras a um laboratório especializado, como o Fungus Testing Laboratory no University of Texas Health Science Center em San Antonio, TX.

É possível que as lesões do SNC sejam pesquisadas por meio de ressonância magnética, tomografia computadorizada e análise do líquido cerebrospinal. Em um relato de biopsia estereotáctica guiada por tomografia computadorizada de uma lesão cerebral causada por *C. bantiana* em um cão, foi obtido o diagnóstico experimental por meio de exame citológico de esfregaço do material, firmado o diagnóstico histológico, e o microrganismo foi obtido em cultura para diagnóstico específico.[4]

Tratamento

Um animal com doença disseminada do SCN ou doença cutânea disseminada tem prognóstico grave. Foi descrito o tratamento bem-sucedido das formas cutâneas localizadas frequentemente observadas em gatos (ver Tabela 65.2). Quando as lesões são passíveis de excisão, a cirurgia pode ser curativa.[110] Porém, é comum a recidiva no mesmo local ou em novas áreas. Nos animais que desenvolvem feo-hifomicose durante o tratamento imunossupressor, a redução da dose e a interrupção desses fármacos são de importância crítica para a resolução bem-sucedida da infecção fúngica, porém podem possibilitar a recidiva da doença imunomediada subjacente.

Em animais com lesões passíveis de excisão ou doença recorrente, o tratamento com agentes antifúngicos pode ser útil, porém a resposta é imprevisível. Um gato foi aparentemente curado após múltiplas excisões e tratamento com cetoconazol (CTZ),[120] e outro gato foi tratado com sucesso com ANB e flucitosina.[111] Em outros gatos, o tratamento com CTZ e flucitosina não teve sucesso.[88] Um cão com infecção cutânea disseminada por *Phialemonium curvatum* foi curado com tratamento prolongado com CTZ, na dose de 5 mg/kg/dia.[16] O tratamento da feo-hifomicose subcutânea e musculoesquelética humana com ITZ foi revisado;[159] de 17 pacientes avaliados, apenas 3 foram curados, enquanto outros 6 tiveram melhora. Em todos os casos, os fungos isolados mostraram-se sensíveis ao ITZ ou em testes *in vitro*. Um gato com rinite granulomatosa causada por *E. jeanselmei* teve tratamento bem-sucedido com ITZ oral administrado durante 30 dias. Outro gato com granuloma nasal por *Fonsecaea* respondeu a ciclos de 4 a 6 meses de ITZ na dose de 5 mg/kg a cada 12 h, porém sofreu recidiva dentro de 6 a 9 meses após a interrupção do tratamento.[47] A terbinafina, uma alilamina, demonstrou ser útil em algumas pessoas com feo-hifomicose.[42,140]

As recomendações dos autores (AMG e CSF) para o tratamento da feo-hifomicose cutânea focal incluem ressecção cirúrgica rigorosa com amplas margens, seguida de ITZ, na dose de 10 mg/kg/dia, pelo período mínimo de 6 meses. Deve-se considerar um ciclo de tratamento mais prolongado (6 a 12 meses) em animais com doença cutânea não ressecável que apresentem resposta inicial a esse tratamento. Deve-se considerar o uso de voriconazol, posaconazol e ANB em complexo lipídico em animais com lesões cutâneas recorrentes ou doença disseminada. O prognóstico para a resposta ao tratamento tende a ser mais satisfatório para animais que desenvolvem feo-hifomicose enquanto recebem tratamento imunossupressor (particularmente quando existem apenas lesões cutâneas), pressupondo que esses tratamentos possam ser reduzidos e interrompidos rapidamente.[169]

Considerações de saúde pública

Os fungos que causam feo-hifomicose são, em sua maior parte, saprófitas e são adquiridos do ambiente. Não são transmitidos diretamente entre hospedeiros.

Micetomas eumicóticos

Os micetomas são nódulos piogranulomatosos que contêm grãos teciduais ou grânulos. Os grãos contêm colônias densas de microrganismos e matéria derivada do hospedeiro – habitualmente restos necróticos.

Etiologia

Quando os micetomas são causados por fungos, são classificados como *micetomas eumicóticos* para diferenciá-los das lesões *actinomicóticas* (ver Capítulo 47) e da *botriomicose*, uma pseudomicose bacteriana causada por microrganismos como estafilococos (ver Capítulo 50). Os micetomas eumicóticos também precisam ser diferenciados dos pseudomicetomas observados em gatos de Pelo Longo com dermatofitose generalizada (ver Capítulo 56).

É possível que os micetomas eumicóticos sejam causados por fungos que conferem sua aparência pigmentada aos grãos nos tecidos denominados *micetomas de grãos pretos* ou *de grãos escuros* (ver Tabela 65.1). Os micetomas de grãos pretos foram associados a infecções por espécies de *Curvularia*, espécies de *Madurella* e *Staphylotrichum coccosporum*. Os microrganismos não pigmentados causam micetomas de grãos brancos. Os micetomas de grãos brancos são causados por espécies de *Acremonium* e *Pseudallescheria*. A maioria dos micetomas eumicóticos limita-se aos tecidos subcutâneos, porém os micetomas de grãos brancos na parede corporal podem constituir extensões da doença da cavidade abdominal. Não foi obtido isolamento dos fungos de cães e gatos acometidos em todos os casos. Entre os micetomas de grãos pretos, *Curvularia geniculata* é a espécie isolada mais comum, e foram relatadas infecções causadas por *Curvularia spicifera*, *Curvularia lunata*,[26] e *Curvularia senegalensis*.[30] Nos micetomas de grãos brancos abdominais e da parede corporal em cães, foram isoladas as espécies *P. boydii* e *A. hyalinum*. A infecção disseminada foi causada por espécies de *Acremonium* em um cão.[164] *Madurella grisea* foi isolada de um gato com micetoma, enquanto *Madurella mycetomatis* foi isolada de um cão.[95] Um gato infectado pelo vírus da leucemia felina apresentou pseudomicetoma dermatofítico e micetomas de grãos pretos subcutâneos simultâneos, causados por um agente previamente não relatado como patogênico – *Staphylotrichum coccosporum*.[50]

Achados clínicos

Nos micetomas de grãos brancos, a maioria das infecções acomete órgãos da cavidade abdominal. Cães desenvolveram peritonite ou massas abdominais após contaminação de deiscência de feridas cirúrgicas não relacionadas. À semelhança da aspergilose, os cães da raça Pastor-alemão são os que apresentam maior taxa de prevalência de infecção. Observa-se a ocorrência de peritonite e granulomas intra-abdominais acompanhados de sintomas típicos de peritonite séptica. As lesões dentro do abdome apresentam grãos teciduais e são habitualmente causadas por *P. boydii*. A infecção sistêmica causada por *Acremonium* foi caracterizada por sinais de disfunção neurológica, uveíte e granulomas viscerais.[164] Um micetoma de grãos pretos causado por *M. mycetomatis* desenvolveu-se no local de coto uterino após deiscência de ferida da ovário-histerectomia.[95]

O micetoma cutâneo tem sido o achado típico da infecção fúngica com grãos pretos. A infecção provavelmente surge no local de uma ferida superficial, possivelmente contaminada por corpo estranho vegetal. Esses casos são mais comumente descritos em cães do que em gatos e, com mais frequência, são causados por espécies de *Curvularia*. Em um gato foi constatado o desenvolvimento de micetoma de grãos pretos após ferida por mordedura. As lesões consistem em nódulos cutâneos, são relativamente pouco circunscritas e geralmente ocorrem nos membros ou na face. Frequentemente não são amplamente ulceradas, porém é possível haver formação de fístulas dentro do nódulo. A maioria fica coberta por epiderme com alopecia e hiperqueratose. Ciclos de cicatrização e ulceração podem resultar em intumescimento firme e cicatrizes. Grãos pretos podem ser visíveis dentro do exsudato, ou o exsudato ou próprio tecido possivelmente adquiram coloração preta. Alguns nódulos são tão intensamente pigmentados que são confundidos com melanomas cutâneos. Nos membros e nos pés, o processo infeccioso pode acometer o osso subjacente.

Diagnóstico e achados patológicos

Pode-se estabelecer o diagnóstico presuntivo de micetoma se forem constatados grãos dentro do exsudato de qualquer trajeto de drenagem. A pesquisa citológica deve ser direcionada para os grãos teciduais, visto que os microrganismos estão frequentemente escassos ou ausentes nos exsudatos ou tecidos. Os grãos podem ser esmagados para realização de esfregaço em lâmina para coloração em alguns casos. Os grãos pretos são frequentemente arenosos, e pode ser necessária sua digestão em KOH a 10% para que possam ser preparados para exame microscópico. Em geral, os elementos fúngicos são evidentes em esfregaços finos ou grãos achatados.

É necessária a realização de cultura para confirmar os achados citológicos e identificar o microrganismo etiológico. Os grãos teciduais podem ser coletados do exsudato e lavados em soro fisiológico estéril para cultura. Alternativamente, quando o tecido cirurgicamente excisado contém grãos, ele pode ser cultivado. Os fungos isolados devem ser conservados para possível teste de sensibilidade *in vitro* e os agentes associados a micetomas em cães e gatos são facilmente cultivados em meios convencionais.

Tratamento

O prognóstico no micetoma abdominal é reservado, visto que os pacientes descritos até hoje apresentaram comprometimento extenso dos órgãos abdominais e não responderam ao desbridamento, ao tratamento com agentes antifúngicos ou a ambos. O micetoma cutâneo não é uma doença potencialmente fatal, porém sua regressão é difícil. Nos seres humanos, a excisão cirúrgica radical constitui o tratamento mais frequentemente usado. A amputação dos membros acometidos pode ser necessária; não ocorre resolução espontânea. É possível que a quimioterapia com agentes antifúngicos seja mais bem-sucedida quando baseada em teste de sensibilidade *in vitro* dos microrganismos isolados. Mesmo se for identificado um agente antifúngico útil, é aparentemente difícil alcançar níveis eficazes do fármaco dentro dos grãos teciduais onde residem os microrganismos. Foram relatados resultados favoráveis em seres humanos com tratamento de hipotermia local e melhora com ITZ em altas doses.[150] Existem alguns relatos de tratamento bem-sucedido de micetomas em seres humanos com terbinafina, com ou sem outros fármacos.[74]

Considerações de saúde pública

Os fungos que causam micetomas eumicóticos são saprófitas e adquiridos do ambiente. Não são transmitidos diretamente entre hospedeiros.

Pneumocistose

Remo Lobetti

Etiologia

Pneumocystis carinii, o agente etiológico da pneumocistose, é de distribuição mundial e infecta praticamente todas as espécies de mamíferos, incluindo os seres humanos. *Pneumocystis* é um saprófita de baixa virulência que vive em climas temperados e tropicais em altitudes de até 1.500 metros. Seu principal *habitat* é o pulmão de mamíferos, onde provoca pneumonia oportunista. As estimativas de infecções humanas latentes variam de 1 a 10% da população geral. Observa-se maior prevalência (mais de 50%) de infecção subclínica em estudos moleculares de seres humanos que morrem de outras causas.[49] As infecções subclínicas ou latentes são comuns em ratos, camundongos, cobaias, coelhos, gatos, ovinos e vários animais selvagens. Foi relatada ocorrência espontânea de pneumonia clínica em cães, suínos, equinos, caprinos, primatas não humanos e seres humanos. Há suspeita de transmissão pelo ar, visto que animais sadios tornam-se infectados quando são alojados com animais infectados.[5] Acredita-se que o microrganismo possa ter um estágio de vida dormente ainda não identificado no meio ambiente. Os relatos de pneumonia clínica por *P. carinii* estão associados, em sua maioria, a síndromes de imunodeficiência suspeitas ou documentadas no hospedeiro.

A taxonomia do *P. carinii* é incerta. O microrganismo foi classificado como protozoário unicelular, pertencente ao filo Sarcomastigophora, subfilo Sarcodina, por meio de técnicas de fratura por congelamento. Em nível ultraestrutural, o comportamento reprodutivo do *P. carinii* assemelha-se à formação de ascósporos de células leveduriformes, e suas organelas e propriedades tintoriais à microscopia óptica assemelham-se àquelas da maioria dos fungos patogênicos. A classificação filogenética baseada nas sequências do rRNA semelhante a 16S indica que *P. carinii* está mais estreitamente relacionado com os fungos da classe Ascomycetes, particularmente *Saccharomyces cerevisiae*. Todavia, em nível biológico, comporta-se semelhante a um protozoário, visto que é sensível aos fármacos usados no tratamento de infecções por esporozoários, porém, é resistente à maioria dos fármacos antifúngicos. A morfologia dos microrganismos e a histopatologia das lesões produzidas por cepas isoladas tanto em seres humanos quanto em animais no mundo inteiro são semelhantes. Apenas o nome de uma única espécie foi atribuído ao gênero *Pneumocystis*, porém as diferenças antigênicas identificadas sugerem a possível existência de várias cepas. Apesar de controvérsias, foram descritas quatro espécies: duas espécies que infectam cães e ratos, *P. carinii* e *Pneumocystis wakefieldiae*; uma espécie que infecta camundongos, *Pneumocystis murina*; e *Pneumocystis jiroveci*, que infecta seres humanos.[32,56] A espécie encontrada no rato continua sendo denominada *P. carinii*. As designações por espécie dos microrganismos isolados de cães e de outros animais exigem mais estudos genéticos e biológicos. As diferenças biológicas entre microrganismos isolados de diferentes hospedeiros são sugeridas pela dificuldade relativa de transmissão cruzada experimental entre espécies de hospedeiros. Para o propósito deste capítulo e com poucas exceções listadas posteriormente no texto, o microrganismo que infecta cães e seres humanos continuará sendo designado como *P. carinii*.

Epidemiologia

P. carinii parece ser mantido na natureza pela sua transmissão de animais infectados para animais suscetíveis dentro de determinada espécie. Embora seja possível que coleções de esporos sugiram uma fonte ambiental, até hoje nenhuma foi determinada. Acredita-se que o principal modo de disseminação seja por transmissão de gotículas transportadas pelo ar entre hospedeiros. A natureza contagiosa da pneumocistose é sugerida pela disseminação epidêmica que tem ocorrido em seres humanos em instituições. Relatos de casos esporádicos podem representar ativação de infecção latente por estresse, aglomerações e tratamento imunossupressor durante a hospitalização de portadores latentes. A doença clínica também foi ativada experimentalmente após tratamento com glicocorticoides, quimioterapia citotóxica e irradiação de roedores de laboratório. Foi encontrada maior prevalência da infecção em cães com cinomose, em comparação com a população de controle correspondente.[57] A análise genética de microrganismos isolados de seres humanos indica que a maioria das infecções não é previamente adquirida, porém resulta de uma fonte infectada que provavelmente pertence à mesma espécie dentro de determinada região geográfica.[6] Por conseguinte, a aquisição recente de infecção, mais do que a sua reativação, pode ser responsável pela doença clínica.[38] A maior prevalência da pneumocistose provavelmente é causada não apenas pelo aumento da conscientização de sua existência, mas também pelo uso aumentado de agentes imunossupressores.

Todo o ciclo de vida de *P. carinii* ocorre dentro dos espaços alveolares, onde os microrganismos aderem em grupos às células de revestimento. Os estudos ultraestruturais contribuíram com numerosas informações acerca do ciclo de vida do *P. carinii* (Figura 66.1). São encontradas duas formas principais: o trofozoíta (1 a 4 μm) e o cisto (8 μm). Embora as infecções por *Pneumocystis* sejam habitualmente confinadas aos pulmões, em casos humanos e na infecção em um cão, foi relatada a existência de microrganismos em locais extrapulmonares. As causas de imunodeficiência celular grave em seres humanos, tais como a síndrome de imunodeficiência adquirida (AIDS; do inglês, *acquired immunodeficiency syndrome*), possivelmente estejam associadas à disseminação linfática ou hematogênica dos microrganismos dos pulmões para outros tecidos. A transmissão da infecção à progênie pode ocorrer pela aspiração do líquido amniótico contaminado de infecção placentária.

Patogenia

Pneumocystis pode ser inalado do meio ambiente e, em seguida, colonizar as vias respiratórias inferiores de mamíferos clinicamente sadios; entretanto, os microrganismos raramente multiplicam-se até alcançar grandes números nos pulmões de hospedeiros clinicamente sadios. Em condições de comprometimento da resistência do hospedeiro (particularmente nas contagens reduzidas de linfócitos T CD4) ou de doença pulmonar preexistente, é possível ocorrer rápida proli-

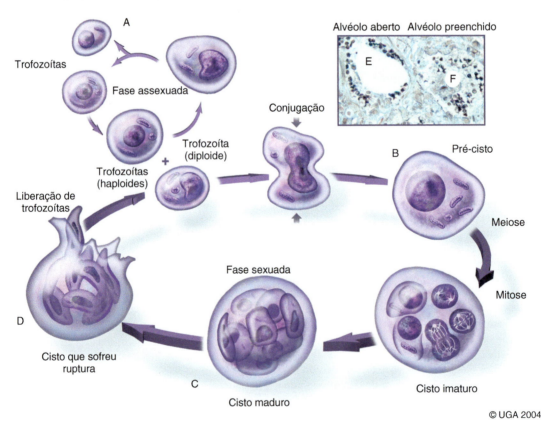

© UGA 2004

Figura 66.1 Os trofozoítas haploides multiplicam-se de modo assexuado por mitose (**A**) e também sofrem conjugação para formar um pré-cisto (**B**). O cisto sofre meiose e mitose subsequente, produzindo finalmente um cisto maduro contendo oito microrganismos haploides (**C**). O cisto amadurece e, por fim, sofre ruptura, liberando trofozoítas ovoides ou em forma de crescente (**D**). À medida que o processo continua, o alvéolo outrora aberto (**E**) torna-se preenchido, obstruindo a ventilação (**F**). Ver a Figura 66.9 para uma visão mais detalhada de *E* e *F*. (Arte de Brad Gilleland © 2004 University of Georgia Research Foundation Inc.)

feração dos microrganismos.[34] A proliferação e o agrupamento do *P. carinii* dentro dos espaços alveolares podem levar à obstrução alveolocapilar e diminuição das trocas gasosas. Frequentemente os microrganismos intra-alveolares são acompanhados de espessamento dos septos alveolares; todavia, é raro invadirem interstício pulmonar e raramente são fagocitados por macrófagos alveolares. Na resposta imune adequada, o corpo tem a capacidade de eliminar a infecção, porém a remoção de grandes números de microrganismos e restos celulares pode levar até 8 semanas. Tanto os microrganismos quanto a resposta inflamatória mínima que eles provocam contribuem para a lesão alveolar pulmonar.

Foi relatada ocorrência de pneumocistose extrapulmonar em seres humanos infectados; todavia, é extremamente rara e é observada principalmente quando acompanhada de infecção pulmonar maciça, imunodeficiência subjacente profunda e uso prolongado de pentamidina aerossolizada para profilaxia contra a pneumonia por *P. carinii* em indivíduos infectados pelo vírus da imunodeficiência humana.[62] Os locais de infecção extrapulmonar incluem linfonodos, baço, fígado, medula óssea, trato gastrintestinal, olhos, tireoide, adrenais, rins, coração, pâncreas e meato acústico externo.

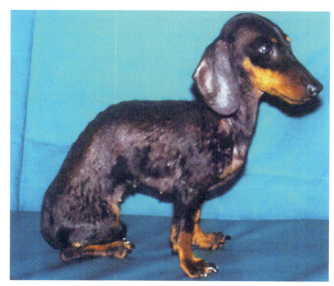

Figura 66.2 Dachshund de 1 ano de idade com pneumocistose, apresentando caquexia e dermatopatia difusa causada por *Demodex*.

Achados clínicos

Gatos

Em geral, assim como nos seres humanos, as infecções pneumocísticas em gatos são latentes ou subclínicas. O microrganismo foi encontrado nos pulmões de gatos, porém não foi relatada ocorrência de doença clínica. Amostras de pulmão examinadas de gatos com infecção pelo vírus da leucemia felina, pneumonite intersticial ou ambas não apresentaram evidências de pneumocistose. Gatos com infecção experimental por *P. carinii* isolado de camundongos desenvolveram tosse, taquipneia e pneumonia quando imunossuprimidos pela administração concomitante de glicocorticoides.[63] Por outro lado, ocorreram infecções subclínicas em gatos aos quais não foram administrados agentes imunossupressores.

Cães

A maioria dos casos caninos foi observada na raça Dachshund miniatura com menos de 1 ano, com casos relatados em um Pastor de Shetland e Yorkshire Terrier,[11] e em um Cavalier King Charles Spaniel adulto.[9,12,50,58] Tanto o Dachshund miniatura quanto o Cavalier King Charles Spaniel apresentavam imunodeficiência subjacente.[39,61]

As manifestações clínicas da pneumonia pneumocística em cães assemelham-se àquelas causadas por outros patógenos pulmonares, exceto por sons pulmonares secos, tosse improdutiva e febre baixa ou ausente. A história clínica típica consiste em perda gradual de peso e dificuldade respiratória que progride no decorrer de 1 a 4 semanas. A perda de peso, observada apesar do bom apetite na maioria dos cães, pode estar associada a diarreia e vômitos ocasionais. A tosse nem sempre é relatada, porém a redução da tolerância ao exercício é uniforme. Os animais infectados tiveram uma resposta mínima ou temporária ao tratamento com agentes antibacterianos e glicocorticoides.

As anormalidades ao exame físico incluem dispneia, taquicardia e aumento dos sons respiratórios secos à ausculta do tórax. Em geral, os animais estão em condições físicas deficientes e caquéticos e possivelmente exibam alterações dermatológicas, tais como piodermite bacteriana superficial e demodicose (Figura 66.2). Embora as mucosas geralmente tenham coloração normal, podem ser cianóticas nos animais gravemente acometidos. Os cães acometidos permanecem relativamente alertas e sem febre, embora haja relatos de ligeira elevação (1 a 2°C) da temperatura retal. É possível que haja líquido nas cavidades torácica e peritoneal de alguns cães. Raramente, lesões do fundo de olho conhecidas como "manchas algodonosas", ocorrem em seres humanos com pneumocistose e representam infarto da camada de fibras nervosas. Não foram relatadas em infecções de animais.

Diagnóstico

As anormalidades hematológicas são habitualmente inespecíficas, e observa-se mais consistentemente leucocitose neutrofílica com desvio, sugerindo inflamação. Com menor frequência, ocorrem eosinofilia e monocitose. É possível que a policitemia seja observada secundariamente à hipoxemia arterial em consequência do comprometimento das trocas gasosas. A trombocitopenia, que pode ser suficientemente grave para causar sangramento, tem sido uma complicação em seres humanos. Por outro lado, pode ocorrer trombocitose em cães da raça Dachshund miniatura. Foi observada trombocitopenia e megatrombocitose artefatuais em Cavalier King Charles Spaniel,[27] que possivelmente tenha base hereditária provavelmente não relacionada com a suspeita de imunodeficiência. As alterações bioquímicas são habitualmente inespecíficas. Em geral, as proteínas séricas totais estão dentro dos limites de referência, com nível de globulina baixo a limítrofe baixo, correlacionado a baixos de gamaglobulina na eletroforese das proteínas séricas.[41] A hipoxemia arterial (tensão de oxigênio [P_{O_2}] de 80 ou menos), a hipocapnia (tensão de dióxido de carbono [P_{CO_2}] de 35 ou menos) e o aumento do pH do sangue arterial indicam alcalose respiratória descompensada. A P_{O_2} frequentemente está abaixo do esperado pelos sinais clínicos e radiografias de tórax.

Os achados na radiografia de tórax incluem doença pulmonar intersticial a alveolar difusa, bilateralmente simétrica e miliar (Figura 66.3) com enfisema compensatório em animais gravemente infectados. Em certas ocasiões, observam-se lesões solitárias, comprometimento unilateral, lesões cavitárias, pneumotórax espontâneo e infiltrados lobares. A elevação da traqueia, o aumento do coração direito e o aumento arterial pulmonar refletem *cor pulmonale* em consequência da doença pulmonar difusa.

Embora haja testes sorológicos disponíveis para detectar infecções humanas, seu valor diagnóstico é incerto, visto que muitos pacientes imunodeficientes que desenvolvem pneumocistose não produzem títulos de anticorpos, enquanto indivíduos sadios frequentemente apresentam títulos elevados. Os títulos elevados de anticorpos contra *P. carinii* persistem por longos períodos de tempo, oferecendo valioso índice de infecção nos estudos epidemiológicos. Todavia, são de uso

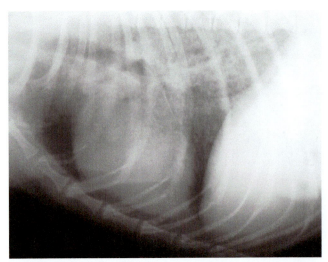

Figura 66.3 Radiografia lateral do tórax de um cão com pneumocistose, mostrando densidade intersticial miliar difusa. (Fotografia de Craig Greene © 2004 University of Georgia Research Foundation Inc.)

limitado para o diagnóstico imediato.[18] É necessária uma elevação dos títulos durante 2 a 3 semanas para confirmar a infecção ativa. O antígeno de *Pneumocystis* circulante tem sido detectado no soro humano por métodos de contraimunoeletroforese e ensaio imunossorvente ligado à enzima. Todavia, observa-se também a ocorrência de antigenemia em até 15% dos seres humanos clinicamente normais que foram testados.

P. carinii prolifera-se com sucesso em culturas celulares, mas não em base contínua. Roedores imunossuprimidos foram usados a fim de propagar os microrganismos para testes sorológicos e experimentais, mas, devido à dificuldade de isolamento dos microrganismos, o diagnóstico requer a demonstração direta do *P. carinii* em amostras de biopsia, líquidos respiratórios ou locais extrapulmonares ocasionais. O escarro, o lavado transtraqueal ou endotraqueal, o conteúdo gástrico e as secreções orofaríngeas possivelmente contenham microrganismos. O aspirado transtraqueal tem sido eficaz para a identificação dos microrganismos em cães.[41] Outras técnicas para a coleta de amostras citológicas incluem escovado endobrônquico e biopsia transbroncoscópica; entretanto, esses procedimentos exigem equipamento endoscópico especial e envolvem os riscos associados à anestesia geral. O lavado transtraqueal ou endotraqueal e a aspiração por agulha transtorácica percutânea estão mais disponíveis para os médicos e demonstraram ter boa correlação aos achados de biopsia transbroncoscópica na confirmação do diagnóstico. Nenhuma das técnicas citológicas é tão confiável ou definitiva quanto o exame histopatológico de amostras de biopsia pulmonar para documentar a pneumocistose ativa. Infelizmente, a biopsia pulmonar é mais invasiva, tem complicações potenciais, tais como hemorragia ou pneumotórax, e está associada a custos adicionais e hospitalização.

De 24 cães infectados descritos na literatura, o diagnóstico utilizando vários procedimentos foi estabelecido *antemortem* em 15 deles. Em um estudo, o lavado traqueal foi realizado em 9 cães, e foi detectado microrganismo em 7 deles.[35,41] Os resultados do lavado broncoalveolar foram positivos em um dos dois casos em que foi usado.[50,58] O aspirado por agulha transtorácica foi realizado em 3 cães; 2 desenvolveram pneumotórax e 1 morreu em consequência direta do procedimento.[23,50] O aspirado foi diagnóstico em apenas 1 dos cães. Infelizmente, a biopsia pulmonar endoscópica ou percutânea apresenta maior risco de complicações. Após a realização de biopsia em cães, foi relatada ocorrência de hemorragia, infecção secundária, pneumotórax e morte por anestesia. A biopsia cirúrgica aberta constitui o método preferido e estabelece o diagnóstico defini-

tivo.[23,27] O método menos traumático e menos invasivo envolve laparotomia com abordagem transdiafragmática.[27] O tratamento antimicrobiano pode ser iniciado 24 a 48 h antes da coleta de amostra no paciente com suspeita de pneumocistose, sem que o fármaco mascare a existência de microrganismos na amostra.

Para facilitar o diagnóstico e o tratamento precoces, devem-se efetuar esfregaços de impressão para estudo citológico de todos os tecidos antes de sua fixação para avaliação histológica. O material citológico obtido é colocado em lâmina de vidro para secar; em seguida, a lâmina é seletivamente corada com metenamina prata para cistos ou pela técnica de Giemsa para núcleos de esporozoítas intracísticos e trofozoítas (Figura 66.4). Pode-se utilizar o corante de Giemsa modificado como coloração de triagem rápida e de baixo custo; é possível confirmar os resultados negativos por meio de coloração mais sensível.[16] Infelizmente, é difícil detectar o *Pneumocystis* em secreções respiratórias ou lavados, e o sucesso na sua identificação depende habitualmente da experiência do examinador e da coleta e processamento das amostras. O teste do anticorpo fluorescente direto ou indireto tem sido eficaz para detectar especificamente microrganismos no escarro, em aspirado traqueal ou no tecido pulmonar (Figura 66.5).[47] Além disso, podem ser usadas técnicas de imunoperoxidase para identificar *P. carinii* em esfregaços de impressão e em cortes de pulmão embebidos em parafina e fixados com formol (Figura 66.6 A e B).[37] A reação em cadeia da polimerase tem sido eficaz na detecção do *P. carinii* em amostras de lavado broncoalveolar de seres humanos[36,38,42,51] e no tecido pulmonar de cães.[28,58] A sensibilidade da reação em cadeia da polimerase nos líquidos do lavado broncoalveolar de seres humanos infectados tem sido maior que a da coloração convencional, sem perda de especificidade.[24] A análise do DNA do *Pneumocystis* tem sido usada para monitoramento epidemiológico de microrganismos isolados de seres humanos e animais.[22]

Achados imunológicos

A maioria dos estudos imunológicos em cães foi realizada no Dachshund miniatura.[39,41] A contagem de leucócitos totais está habitualmente elevada, em consequência de neutrofilia madura e monocitose. É possível que a contagem de linfócitos esteja elevada, normal ou deprimida. Os resultados de ensaio de estimulação de linfócitos, utilizando fitoemaglutinina e mitógeno da erva-dos-cancros mostram a existência de imunossupressão grave, particularmente em comparação com controles, embora possa haver contagem normal de linfócitos. A quantificação das frações de imunoglobulinas é compatível com deficiências de IgA, IgM e

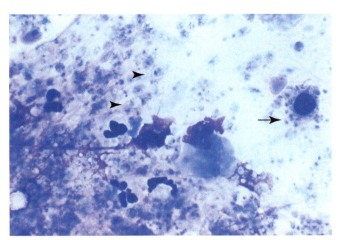

Figura 66.4 Citologia do aspirado transtraqueal de um cão mostrando *Pneumocystis carinii*. São observados microrganismos tanto livres (*pontas de setas*) quanto fagocitados (*seta*). (Corante de Romanowsky 1.000×.)

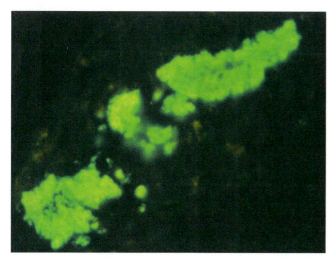

Figura 66.5 Agregados intra-alveolares coloridos de cistos de *P. carinii* e trofozoítas demonstrados com anticorpo monoclonal 2G2 em um corte histológico de pulmão processado de modo rotineiro (imunofluorescência, 160×.)

IgG. Foram relatados baixos níveis de globulina e diminuição da função dos linfócitos no Cavalier King Charles Spaniel.[28,61] Baixos níveis de IgA, IgM e IgG têm sido aparentes em cães com *P. carinii*. A ausência de imunoglobulinas nas alterações patológicas é um achado significativo, visto que alguns casos apresentam infecções contínuas crônicas, que devem resultar em resposta das imunoglobulinas. As deficiências de imunoglobulinas ainda são observadas após resolução das infecções *P. carinii* e cutâneas, sugerindo a constituição de um defeito primário. Com base em estudos de transformação dos linfócitos e na quantificação das frações de imunoglobulinas, parece que existem anormalidades tanto das células T quanto das células B nos cães acometidos. O tecido pulmonar, corado com imunoperoxidase anti-IgG canina, revela microrganismos livres de coloração positiva dentro do espaço aéreo, porém com coloração fraca do citoplasma dos macrófagos alveolares. Isso implica que a quantidade disponível de IgG é insuficiente. Vários mecanismos parecem estar envolvidos na aderência do *P. carinii* aos macrófagos alveolares e células epiteliais pulmonares. Os receptores de manose desempenham um papel nessa aderência, visto que as células que expressam um receptor de manose de macrófagos clonado são capazes de ligar-se ao *P. carinii* e internalizá-lo por meio desse receptor. Todavia, a ligação do *P. carinii* aos macrófagos alveolares não resulta em fagocitose ou ativação dos macrófagos. O complemento não é essencial para essa atividade, porém intensifica a fagocitose mediada por anticorpos. A atividade do complemento sérico medida em Dachshunds miniatura acometidos foi normal. A coloração de linfonodos e do baço para linfócitos CD3 e CD79a revela ausência de células B com existência de células T. As células T coram-se positivamente com o marcador CD3 e negativamente com o marcador CD79a, enquanto as células B têm coloração positiva para CD79a e negativa para CD3.

Essas anormalidades imunológicas assemelham-se àquelas descritas em seres humanos com síndrome de imunodeficiência comum variável, também conhecida como hipogamaglobulinemia adquirida ou de início no adulto. Trata-se de uma doença de imunodeficiência primária, caracterizada por pouca ou nenhuma produção de anticorpos pelos linfócitos B, contagens normais ou diminuídas de linfócitos B e função anormal dos linfócitos T.[17] Também foram relatadas deficiências de imunoglobulinas em Cavalier King Charles Spaniel com pneumocistose.[61]

Achados patológicos

Os achados patológicos na pneumocistose limitam-se principalmente aos pulmões, embora haja relatos da ocorrência de disseminação para linfonodos regionais, baço, fígado, medula óssea e outros órgãos. Ao exame macroscópico, os pulmões são firmes, consolidados e de cor marrom-pálida ou cinza (Figura 66.7). Não colabam quando a cavidade do tórax se abre. Diferentemente de muitos processos pneumônicos, não há líquido da superfície cortada do pulmão. Os linfonodos pulmonares e mediastinais estão frequentemente aumentados. Apesar da falta aparente de inflamação pleural, podem ser encontradas pequenas quantidades de líquido na cavidade pleural. O aumento cardíaco, quando existente, acomete o lado direito em todos os casos.

A coloração histológica adequada é essencial para assegurar a identificação do *P. carinii* (Tabela 66.1). A coloração de rotina pela hematoxilina e eosina não demonstra prontamente as formas em desenvolvimento de *P. carinii*, o que pode explicar o fato de a doença não ser reconhecida com mais frequência (Figura 66.8). Com essa coloração, apenas os esporozoítas e trofozoítas intracísticos com afinidade pela hematoxicilina são demonstrados. Várias modificações da coloração pela metenamina prata podem ser utilizadas para corar as paredes dos cistos de marrom-negro, porém os trofozoítas não são detectados (Figura 66.9). O realce com metenamina prata de Gomori (GMS; do inglês, *Gomori's methenamine silver*) pode fazer com que os eritrócitos pretos e crenados nos espaços alveolares sejam confundidos com formas císticas de *Pneumocystis*. Os corantes policrômicos, como as técnicas de Wright, Giemsa e azul de metileno, demonstram

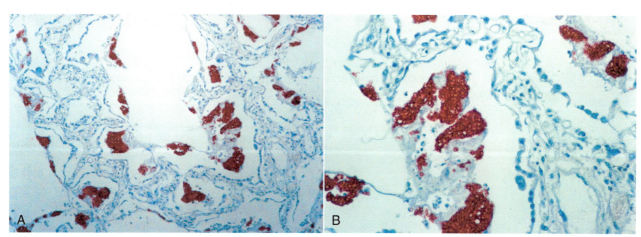

Figura 66.6 Coloração de cistos e trofozoítas intra-alveolares de *P. carinii* por imunoperoxidase em paciente humano com AIDS, usando o anticorpo monoclonal 2G2 em uma amostra de biopsia preparada de modo rotineiro (**A**) (25×). **B**, aumento maior de **A**, mostrando detalhe de microrganismos (100×).

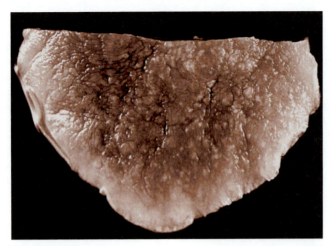

Figura 66.7 Pulmão de macaco *rhesus* com pneumonia por *Pneumocystis* em um estágio inicial. A superfície do pulmão é coberta por lesões dispersas, localizadas e branco-acinzentadas que preenchem os espaços alveolares. Essas lesões são encontradas em todo o pulmão quando se efetuam cortes (3×).

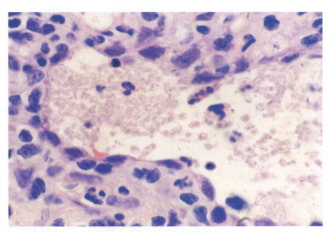

Figura 66.8 *P. carinii* dentro dos espaços alveolares de um cão com pneumonia por *Pneumocystis*. Apenas os núcleos dos microrganismos são visíveis, tornando difícil sua identificação. (Fotografia do Dept. of Veterinary Pathology © 2004 University of Georgia Research Foundation Inc.)

os núcleos dos trofozoítas e esporozoítas intracísticos em amostras citológicas, porém as paredes dos cistos e dos trofozoítas não são aparentes (ver Figura 66.4). Os cistos de *P. carinii* não se reproduzem por brotamento e não devem ser confundidos com pequenos fungos leveduriformes em cortes histológicos corados pela técnica de GMS. A microscopia de polarização também foi usada para demonstrar o *P. carinii*.[1]

Ao exame histológico, os espaços alveolares estão preenchidos com agregados coesos de material amorfo, espumoso e eosinofílico, que exibe um padrão em favo de mel (ver Figura 66.8). Além disso, é possível verificar alguns macrófagos e células de revestimento alveolares desprendidas, porém não há leucócitos polimorfonucleares. São necessários métodos especiais de coloração para identificar as formas císticas (ver Figura 66.9). Ocorre pouca ou nenhuma fagocitose de microrganismos intactos. Todavia, os microrganismos não viáveis, como aqueles observados após tratamento, são frequentemente fagocitados, e os macrófagos possivelmente contenham material granular GMS-positivo, que representa o resíduo da degradação da parede cística. Em alguns casos, observa-se acentuado espessamento dos septos alveolares por acúmulos densos de plasmócitos, linfócitos e macrófagos. Os septos possivelmente estejam alargados por fibrose nas infecções crônicas, particularmente após tratamento. Com a coloração de GMS, as formas císticas aparecem como estruturas esféricas, ovoides ou em forma de crescente, que variam de 4 a 7 μm de diâmetro e que apresentam espessamentos argirofílicos da parede cística, focais e semelhantes a pontos (Figura 66.10). As paredes císticas também podem ser demonstradas por outros coran-

tes (ver Tabela 66.1), e irão fluorescer quando coradas com orange G do corante de Papanicolaou. Os trofozoítas em cortes histológicos e esfregaços são melhor demonstrados pela técnica de Giemsa, particularmente o procedimento de Wolbach. Ao exame estrutural, os alvéolos intactos estão preenchidos por agregados compactos de trofozoítas e cistos. Os trofozoítas revestem comumente os alvéolos.

Tratamento

Os cuidados de suporte são essenciais para qualquer paciente com pneumonia pneumocística, devido ao comprometimento da troca gasosa alveolar. É necessária a administração de oxigenoterapia por gaiola de oxigênio, máscara ou intubação, e possivelmente haja necessidade de assistência ventilatória. Os broncodilatadores podem ajudar a reduzir a resistência das vias respiratórias. Se o paciente estiver recebendo agentes imunossupressores, estes devem ser temporariamente suspensos; todavia, pode-se indicar o uso de agentes anti-inflamatórios. O tratamento antimicrobiano da pneumocistose pulmonar resulta em declínio do oxigênio arterial relacionado com a reação inflamatória aos microrganismos agonizantes. Foi constatado que a administração de doses anti-inflamatórias de glicocorticoides melhora a função pulmonar e a sobrevida em seres humanos,[2,8,43] embora estudos subsequentes não tenham sido confirmatórios.[20] Os níveis imunossupressores de glicocorticoides *nunca* devem ser administrados, visto que esses fármacos facilitam a replicação descontrolada dos microrganismos e a disseminação fatal em seres humanos e animais de laboratório.

Tabela 66.1	Comparação dos métodos de coloração para demonstração de *Pneumocystis* em amostras clínicas.		
	Reação de		
Corante	**Trofozoíta**	**Parede cística**	**Estruturas internas**
Hematoxilina e eosina	Não corado	Não corada	Fracamente basofílicas
Metenamina prata	Não corado	Negro-acastanhada	Não coradas
Azul de toluidina	Não corado	Púrpura-violeta	Não coradas
Ácido periódico Schiff	Não corado	Vermelha	Não coradas
Giemsa	Não corado	Não corada	Magenta
Gram	Não corado	Positiva	Positivas

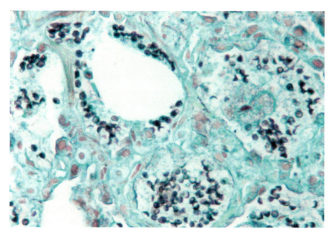

Figura 66.9 *P. carinii* dentro dos espaços alveolares de uma pessoa com AIDS e pneumonia por *Pneumocystis*. A matriz clara em favo de mel contém trofozoítas e restos celulares. As estruturas mais escuras ovoides, irregulares e em forma de crescente são cistos (GMS, 400×). Ver Figura 66.1 para mais orientações.

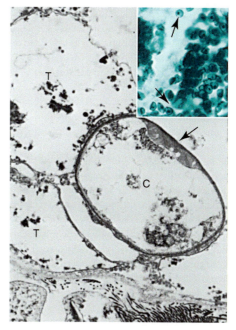

Figura 66.10 Pneumocistose pulmonar. O espaço alveolar contém trofozoítas (*T*) de paredes finas e uma forma cística (*C*) de *P. carinii*. O espessamento segmentar em lamela da parede cística (*seta*) corresponde a focos "intracísticos" densamente corados observados ao microscópio óptico (microscopia eletrônica de transmissão com acetato de uramila e citrato de chumbo, 22.000×). *Detalhe*, cistos de *P. carinii* em impressão por toque contêm focos esféricos e ovais de coloração mais densa (*setas*) que, em perfil, são contíguos com a parede cística (GMS, 560×).

A quimioterapia específica é mais benéfica nos casos em que a doença é suspeita ou diagnosticada durante os estágios iniciais (Tabela 66.2). Apesar de sua estreita semelhança genética com os fungos, *Pneumocystis* é mais sensível a fármacos usados no tratamento de infecções por protozoários. Os dois principais agentes usados com sucesso no tratamento da pneumocistose são o isetionato de pentamidina e a associação de trimetoprima e sulfonamida (T-S).

O isetionato de pentamidina (ver também *Formulário de fármacos*, no Apêndice) é uma diamidina aromática, que tem sido administrado para reduzir casos fatais da doença em seres humanos. Os principais efeitos colaterais consistem em comprometimento da função renal, disfunção hepática, hipoglicemia, hipotensão, hipocalcemia, urticária e distúrbios hematológicos. Os níveis séricos de ureia e glicose devem ser monitorados diariamente durante o tratamento, e o fármaco deve ser interrompido ou a sua dose reduzida se houver complicações ou azotemia. A administração intramuscular e intravenosa de pentamidina está associada a inflamação local e hipotensão sistêmica, respectivamente, em seres humanos, de modo que a liberação aerossolizada tem sido a via preferida de administração. A administração intramuscular de isetionato de pentamidina foi bem-sucedida no tratamento de um cão com pneumocistose, e o único efeito colateral consistiu em dor no local de injeção. Para reduzir seus efeitos colaterais tóxicos, a pentamidina também foi bem-sucedida, em dose reduzida, em associação a sulfonamidas. A leucovorina (ácido folínico) foi usada como suplemento para evitar a ocorrência de mielossupressão durante o tratamento prolongado.[59]

A associação de T-S demonstrou ser mais eficaz e menos tóxica do que a pentamidina no tratamento e na prevenção da pneumonia por *Pneumocystis* em seres humanos imunodeficientes. Foi recomendada a dose oral relativamente alta de 30 mg/kg, administrada a cada 6 h, durante 2 semanas a seres humanos, de modo que o fármaco possa alcançar concentrações séricas terapeuticamente eficazes. O

Tabela 66.2 | Tratamento da pneumocistose.

Fármaco[a]	Dose[b]	Via	Intervalo (horas)	Duração (semanas)
AGENTES ESPECÍFICOS				
Trimetoprima-sulfonamida	15 a 20 mg/kg	VO	8	3 a 16[c]
	30 mg/kg	VO	12	3
Isetionato de pentamidina	4 mg/kg	IV, IM	24	3
Trimetrexato	3 mg/kg[d]	IV	24	3
Clindamicina e primaquina	3 a 13 mg/kg	VO	8	3
Atovaquona	15 mg/kg	VO	24	3
AGENTES ADJUVANTES				
Aminofilina	10 a 20 mg/kg	VO	8	3
Prednisona	1 mg/kg	VO	12 a 24	1

IM, intramuscular; *IV*, intravenosa; *VO*, via oral.
[a]Ver *Formulário de fármacos*, no Apêndice, para informações adicionais sobre cada fármaco.
[b]Dose por administração em intervalo especificado.
[c]A trimetoprima-sulfonamida é, em geral, usada isoladamente ou após remissão com um dos outros fármacos. A duração do tratamento depende da sua resposta. Com a administração por mais de 4 semanas, é essencial efetuar o monitoramento periódico para mielossupressão, devido ao antagonismo da síntese de folato. A resposta clínica é monitorada por meio de radiografia repetida de tórax. A dose listada refere-se aos componentes associados.
[d]Doses acima de 3 mg/kg em cães produziram anormalidades intestinais, hematológicas e hepáticas.[62a]

tratamento profilático a longo prazo (até 2 anos) para a pneumocistose nessa dose não causou toxicidade medular em crianças, embora tenham sido observadas alterações nas floras oral e fecal, bem como aumento da prevalência da candidíase mucocutânea.

Em cães, o tratamento foi ministrado em 8 animais,[35,41,58] e 4 eram da raça Dachshund que se recuperaram com o tratamento.[35] Foi usada a dose de T-S de 15 mg/kg, a cada 8 h, ou 30 mg/kg, a cada 12 h, durante 3 semanas no tratamento desses cães; nesses estudos, o acompanhamento mais longo relatado teve duração de 4 meses. Existem relatos dos resultados do tratamento de cães da raça King Charles Spaniel com sulfonamidas potencializadas.[27,61] Em um deles,[61] um King Charles Spaniel tratado com T-S, na dose de 15 mg/kg, a cada 8 h, diariamente, durante 4,3 meses, a medicação foi interrompida devido à resolução clínica dos sinais de dispneia, intolerância ao exercício e infiltrados pulmonares, bem como ao desenvolvimento de anemia arregenerativa, cuja ocorrência foi atribuída ao antagonismo do folato. Para recomendações posológicas no tratamento de cães ou gatos, ver Tabela 66.2.

Nas infecções em seres humanos, foi constatado que o tratamento intravenoso com T-S é tão eficaz ou mais do que o tratamento oral e tem a vantagem de facilitar a administração em pacientes com grave depressão ou em estado de coma. Infelizmente foi observada resistência genotípica às sulfonamidas entre algumas cepas de *P. jiroveci* isoladas de seres humanos.[11] Deve-se administrar suplementação com ácido fólico se forem observados efeitos colaterais tais como leucopenia e anemia, ou se houver necessidade de tratamento prolongado.

A atovaquona, uma hidroxinaftoquinona, é aprovada para o tratamento de seres humanos com pneumocistose.[21,30,55] Esse fármaco, que também tem sido usado na babesiose canina (ver Capítulo 76), não é tão eficaz quanto a pentamidina ou a T-S contra *Pneumocystis*, porém exibe menor toxicidade. A biodisponibilidade aumenta quando o fármaco é administrado com alimentos com alto conteúdo de gordura. Além disso, tem sido usado, assim como a pentamidina, na forma de aerossol.[14]

O tratamento de combinação com clindamicina e primaquina tem sido eficaz *in vivo* e *in vitro*, porém nenhum dos fármacos é eficaz isoladamente. É necessária a realização de mais pesquisa sobre a doença de ocorrência natural. As diamidinas aromáticas, como o diminazeno, o imidocarbe e a amicarbalida, têm sido mais eficazes do que a pentamidina no tratamento experimental da pneumonia por *P. carinii*. A dapsona e a trimetoprima ou pirimetamina, em associação, têm sido eficazes em animais de laboratório e em ensaios clínicos de seres humanos imunossuprimidos com pneumocistose.[31] O trimetrexato, um antifolato lipossolúvel, tem sido administrado concomitantemente com leucovorina a seres humanos com pneumonia por *Pneumocystis* e AIDS. A exemplo da maioria dos outros fármacos, a neutropenia com ou sem trombocitopenia tem sido o principal efeito colateral. Em animais com infecção experimental, *P. carinii* é resistente aos antifúngicos imidazólicos,[4] porém os anti-helmínticos, benzimidazol e albendazol, têm sido eficazes.[3] A dapsona, isoladamente ou em associação a trimetoprima ou pirimetamina, apresenta atividade anti-*Pneumocystis* potente tanto *in vitro* quanto em estudos de animais.[31] A dapsona, quando administrada a intervalos semanais, quinzenais ou mensais, pareceu ser eficaz na eliminação dos microrganismos dos pulmões e poderia atuar como medida profilática na prevenção da infecção em seres humanos. Para mais informações sobre fármacos antiprotozoários usados no tratamento da pneumocistose, ver o Capítulo 61 e o *Formulário de fármacos*, no Apêndice.

Nos seres humanos e em animais, a pneumocistose constitui a evidência à primeira vista de imunodeficiência. Por esse motivo, o tratamento profilático com T-S tem sido usado em seres humanos hospitalizados que estão recebendo radioterapia ou agentes imunossupressores ou que apresentam imunodeficiências, com ou sem doenças debilitantes. Não há necessidade de precauções semelhantes em animais de estimação, visto que pneumocistose não é diagnosticada com frequência similar nesses casos. Imunoestimulantes inespecíficos tais como cimetidina e levamisol, foram administrados como adjuvantes para o tratamento de cães da raça Dachshund miniatura acometidos,[23] sem muito sucesso.

Considerações de saúde pública

O *Pneumocystis* é onipresente no meio ambiente, e seres humanos e animais são expostos às mesmas fontes ambientais de *Pneumocystis*. Evidências moleculares e epidemiológicas sugerem que possa ocorrer disseminação entre seres humanos, devido a surtos localizados. Os seres humanos e animais clinicamente acometidos apresentam maiores concentrações dos microrganismos nas secreções das vias respiratórias. A imunocompetência do hospedeiro constitui o fator mais crítico na determinação do desenvolvimento da doença. Como o principal risco de saúde em seres humanos consiste em síndromes de imunodeficiência, o maior risco potencial para uma pessoa adquirir infecção de um animal de estimação seria ter o animal clinicamente enfermo com pneumonia por *Pneumocystis* e a pessoa estar imunocomprometida.

Capítulo 67
Prototecose e Clorelose

Barrak M. Pressler

Prototecose

Etiologia

O gênero *Prototheca* (família Chlorellaceae) é composto de algas unicelulares que são saprófitas obrigatórios, uma vez que carecem dos cloroplastos necessários para a fotossíntese.[37,50] Todas as espécies de *Prototheca* são morfologicamente semelhantes; as células são ovoides a oblongas em cortes histológicos ou esféricas em culturas de laboratório e líquidos orgânicos e têm citoplasma basofílico granular, com parede celular hialina espessa. A reprodução ocorre por endosporulação assexuada em condições ambientais apropriadas, com ruptura e liberação final de 2 a 20 células-filhas, que crescem e sofrem endosporulação. O diâmetro desses microrganismos pode ser de 1,5 μm a 30 μm e as variações de tamanho influenciadas pela espécie, tempo decorrido desde a esporulação e condições ambientais e de cultura.[37,50]

As espécies de *Prototheca* são onipresentes e podem ser isoladas rotineiramente de superfícies vegetais, solo ou água; podem ocorrer como flora transitória no trato gastrintestinal (GI) de animais e seres humanos; e constituem colonizadores ocasionais e assintomáticos da pele e leitos ungueais de seres humanos.[50] Todavia, em virtude de sua natureza saprófita, essas algas ocupam preferencialmente nichos ecológicos que oferecem uma fonte contínua de matéria orgânica parcialmente digerida ou em decomposição em ambientes úmidos, isto é, esgotos não tratados ou tratados, esterco bovino ou suíno e seiva de árvores. Historicamente, foram identificadas apenas três espécies de *Prototheca*: *Prototheca stagnora*, *Prototheca wickerhamii* e *Prototheca zopfii*. Entretanto, os resultados de sequenciamento do RNA ribossômico de vários microrganismos isolados de seres humanos e animais indicam que biotipos previamente descritos ou "variantes" de *P. zopfii* talvez devam ser considerados como espécies distintas. Além dessas diferenças genéticas, podem também ocupar nichos ambientais distintos. *P. zopfii* biotipo 1 é naturalmente encontrada em esterco líquido bovino, enquanto a maioria dos casos de mastite bovina é causada por *P. zopfii* biotipo 2.[43,61] *P. zopfii* biotipo 3, que tipicamente é isolada de esterco suíno, e não bovino, recebeu o novo nome de *Prototheca blaschkeae*.[61] Por fim, foram detectadas diferenças provisórias em cepas de *P. wickerhamii*, e uma nova espécie de *Prototheca* (*Prototheca cutis* sp. nov.) foi experimentalmente identificada com base no sequenciamento do RNA ribossômico de um único isolado humano.[61,79]

Epidemiologia

A prototecose é doença esporádica incomum em seres humanos, cães, gatos e mamíferos não domesticados, com casos de infecções humanas e caninas relatados no mundo inteiro. As infecções por *Prototheca* spp. em cães ocorrem mais frequentemente em regiões úmidas e quentes, como a Costa do Golfo dos EUA, e, de modo semelhante, os seres humanos infectados residem, em sua maioria, no sul dos EUA, Japão, países da Europa meridional às margens do Mediterrâneo.[35,37,50,71] Não foi observada distribuição sazonal da doença em cães ou seres humanos. Embora a prototecose seja reconhecida com frequência suficiente, de modo que relatos individuais da doença não sejam rotineiramente publicados, a prevalência relativa da doença ainda é considerada baixa: no ano de 2000, foram relatadas apenas 108 infecções humanas na literatura médica; em 2006, ocorreram apenas 44 infecções caninas; e, em 2009, foram descritos apenas 5 casos de infecção felina.* Entretanto, em vacas leiteiras, surtos e infecções endêmicas são regularmente relatados. A infecção por *Prototheca* spp. causa mastite nas vacas mais comumente, e a diferença é observada na epidemiologia provavelmente devido ao fato de que essas algas florescem no esterco, o que resulta em exposição direta e contínua dos animais a altas concentrações dos microrganismos.[51,65] O equipamento de ordenha foi sugerido como possível fonte; todavia, questiona-se a associação entre a mastite por esses microrganismos e o ciclo de lactação.[32,65]

P. stagnora é presuntivamente não patogênica, visto que essa espécie não foi associada a qualquer caso de doença. Entretanto, no que concerne às demais espécies de *Prototheca*, a frequência e o tipo de doença provocada variam entre pessoas, cães, gatos e vacas (Tabela 67.1). Mais de 95% das infecções em seres humanos são cau-

sadas por *P. wickerhamii*, com apenas relatos isolados de doença por *P. blaschkeae* ou de doença associada a *P. cutis* sp. nov., sendo os casos restantes causados por *P. zopfii* não biotipada[35,64] Em cães, a maioria das infecções por *Prototheca* (i. e., 75 a 90%) é causada por *P. zopfii* não biotipada, com um relato de *P. zopfii* biotipo 2; as infecções remanescentes foram causadas por *P. wickerhamii*.[55,59,71] Nos casos em que foi estabelecida a espécie, todos os microrganismos que infectaram gatos foram da espécie *P. wickerhamii*.[12,18] *P. zopfii* não biotipado ou *P. zopfii* genótipo 2 foram isolados da maioria das vacas acometidas, com apenas alguns relatos de casos de infecção por *P. blaschkeae*.[40,43,76] Entretanto, *P. blaschkeae* só foi reconhecida como nova espécie em 2006, de modo que os casos relatados de infecção humana ou canina por *P. zopfii* antes dessa data devem ser questionados. Não se sabe se os gatos foram infectados por *P. zopfii*, e, caso tenha ocorrido infecção, o biotipo respectivo não é conhecido.

Patogenia

A inoculação traumática ou a contaminação de feridas abertas foram associadas a infecções cutâneas. Em seres humanos, algumas infecções ocorreram com infecção de feridas preexistentes, como bursite do olécrano, devido possivelmente a traumatismo repetido dessa região.[35,37] Não foi relatada ocorrência de infecção de feridas abertas previamente identificadas em cães ou gatos; todavia, o traumatismo e a contaminação podem estar associados à mastite por *Prototheca* em vacas.[†]

Devido à natureza onipresente das espécies de *Prototheca* e à exposição comum de animais a esses microrganismos, a doença disseminada é atribuída à imunossupressão. As causas de imunossupressão identificadas com maior frequência em seres humanos com prototecose disseminada consistem na administração local ou sistêmica de glicocorticoides, neoplasia (particularmente cânceres hematológicos), diabetes melito e síndrome de imunodeficiência adquirida.[35,37,77] Apesar desses distúrbios comórbidos associados em pessoas, não foram observadas associações semelhantes em cães. Em vez de explorar a imunossupressão do hospedeiro, as espécies de *Prototheca* podem alterar diretamente a função dos neutrófilos, promovendo o estabelecimento, a persistência ou a disseminação da infecção. *P. zopfii* aumenta a produção de enzimas antioxidantes e de peróxido de hidrogênio por neutrófilos do leite bovino, embora essas alterações de função não comprometam a opsonização ou a destruição dos microrganismos.[15] Em um cão com prototecose sistêmica, tanto a quimiotaxia dos neutrófilos quanto a estimulação dos linfócitos T estavam reduzidas em comparação com cães sadios de controle, porém não se sabe se representavam alterações predisponentes, ou se

[†]Referências 12, 18, 19, 24, 33, 38, 51, 65, 73, 87.

Tabela 67.1	Espécies de *Prototheca* associadas a síndromes patológicas em animais domésticos e seres humanos.
P. blaschkeae	Vacas (M, S); seres humanos (C)
P. cutis (sp. nov.)	Seres humanos (C)
P. stagnora	Não patogênicas
P. wickerhamii	Gatos (C); cães (C, S); seres humanos (C, O, S)
P. zopfii (não biotipada)	Vacas (M, S); cães (C, S); seres humanos (C, O, S)
P. zopfii biotipo 1	Não patogênica
P. zopfii biotipo 2	Vacas (M); cães (S)

C, Cutânea; M, mastite; O, bursite do olécrano; S, sistêmica.

eram induzidas pela infecção por essas algas.[57] Durante o tratamento com agentes antifúngicos em cães com infecção sistêmica, observa-se o aumento das células mononucleares nos locais de infiltração do microrganismo, porém o tipo e a competência dessas células não foram avaliados.[49]

A predisposição hormonal ou genética também pode fazer os cães serem propícios à infecção, visto que as fêmeas estão predominantemente representadas tanto em séries de casos de *Prototheca* spp. quanto na literatura em geral.[42,71] Além disso, o predomínio de cães da raça Collie com prototecose sistêmica ou cutânea em relatos de casos nos EUA ou na Europa sugeriu a possível associação a raças nessas áreas geográficas, assim como a frequência da doença em cães da raça Boxer e cruzamentos de Boxer em casos na Austrália.[42,71] Entretanto, nem o sexo nem a predisposição por raças na prototecose foram sistematicamente examinados com análises estatísticas apropriadas.

Achados clínicos

Cães

Os cães com infecção disseminada por *Prototheca* spp. apresentam mais comumente sinais clínicos atribuíveis à infecção da parte distal do trato GI, sistema nervoso central (SNC) e olhos. Em consequência da colite, relata-se mais comumente a ocorrência de intensa diarreia do intestino grosso, intermitente a persistente, com muco, hematoquezia, com ou sem melena; sinais ocasionais incluem eliminação de mucosa descamada, perda de peso ou vômitos.[42,71]

Cerca de 50% dos cães podem apresentar sinais clínicos atribuíveis à infecção do SNC, com ou sem colite concomitante. As anormalidades neurológicas, associadas a meningoencefalomielite, podem incluir convulsões, doença vestibular central, alteração do estado mental, cegueira, surdez, ataxia ou déficits nos neurônios motores inferiores lateralizantes ou generalizados.* Na maioria dos casos, a percepção dos proprietários é que os sinais neurológicos são de início agudo. A cegueira aguda pode resultar de infecção do SNC ou ser causada por inflamação ocular grave. A doença ocular inclui glaucoma associado à uveíte; miosite e efeito Tyndall no líquido da câmara anterior do olho devido à leucocoria; buftalmia; sinequias posteriores; coriorretinite com granulomas retinianos brancos elevados; e hemorragia da retina ou do vítreo (Figura 67.1).† Sinais clínicos observados com menor frequência podem refletir a infecção de outros órgãos, incluindo linfadenomegalia periférica, sinais clínicos de uremia, claudicação devido à osteomielite e morte súbita devido a suposta miocardite por *Prototheca*.[44,55,71,79,87]

O aspecto e a ocorrência das infecções cutâneas são variáveis em cães acometidos (Figura 67.2 A e B). Em geral, observam-se inicialmente lesões cutâneas miliares a nodulares, multifocais e não ulceradas.[38,73,87] Os cães mais gravemente acometidos podem apresentar lesões ulceradas no tronco, no pavilhão da orelha, no escroto, nas patas ou no plano nasal com secreção nasal associada.[24,73,87] As lesões cutâneas podem ocorrer como único sinal clínico manifesto ou acompanhar as anormalidades GI, neurológicas ou oftalmológicas anteriormente descritas.

Gatos

A prototecose é muito rara em gatos, devido à resistência natural à infecção ou porque esses animais evitam nichos ambientais onde essas algas são tipicamente encontradas. Os poucos casos publicados descreveram gatos adultos clinicamente sadios com massas cutâneas ou subcutâneas firmes e não ulceradas na testa, parte distal dos mem-

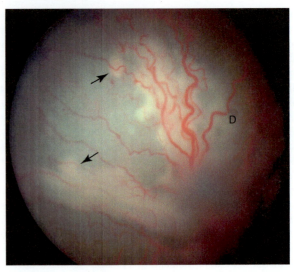

Figura 67.1 Aspecto oftalmoscópico do fundo do olho de um cão com prototecose disseminada. Uveíte granulomatosa posterior caracterizada por infiltrados sub-retinianos brancos multifocais, redondos e alongados (*setas*) e descolamento da retina seroso (*D*) são evidentes. (Fotografia de Charles Martin © 2004 University of Georgia Research Foundation.)

bros, base da cauda, nariz ou pavilhão das orelhas (ver Figura 67.2 C).[12,18,18a,19,33] A ausência de linfadenomegalia regional e de qualquer sinal clínico de doença sistêmica nesses gatos sugere que essas infecções foram localizadas. Todavia, um gato desenvolveu novos nódulos de localização distante dentro de vários meses após biopsia excisional de uma lesão original solitária.[18]

Diagnóstico

Achados clinicolaboratoriais

As anormalidades hematológicas e bioquímicas do soro em cães com prototecose disseminada geralmente refletem inflamação inespecífica (*i. e.*, leucocitose neutrofílica e hiperglobulinemia).[26,55,86] Em animais com comprometimento renal ou hepático, as anormalidades podem consistir naquelas tipicamente associadas a insuficiência renal ou lesão hepatocelular.[55,60,71] É possível que as anormalidades no exame de urina incluam urina de concentração mínima ou sedimento urinário ativo; esses achados podem ser devido a disfunção renal e eliminação renal frequente de *Prototheca* spp. (ver *Achados patológicos*, mais adiante).[55,71] O líquido cerebrospinal (LCS) de cães com sinais do SNC e o humor vítreo de cães com uveíte pode exibir alteração da cor e acentuado aumento no número de leucócitos polimorfonucleares e mononucleares e na concentração de proteínas.[13,57,67,81,86]

Exame citológico

O diagnóstico presuntivo inicial de infecção cutânea ou disseminada por *Prototheca* spp. é mais comumente estabelecido pela identificação citológica de microrganismos morfologicamente consistentes em esfregaços por impressão de biopsia colônica, aspirados de linfonodos com agulha fina ou biopsias cutâneas ou colônicas (Figura 67.3). Embora o diagnóstico definitivo exija a realização de cultura, a apresentação concomitante de diarreia do intestino grosso com hematoquezia e uveíte, juntamente com o aspecto citológico incomum de *Prototheca* spp., torna o diagnóstico citológico relativamente confiável. Os microrganismos em amostras citológicas coram-se adequadamente pelo método de Wright ou Gram modificado, com paredes celulares claras não coradas. Possivelmente os cães com sinais clínicos de doença GI apresentem microrganismos em raspados do reto ou do cólon, porém parece ser método menos confiável de diagnós-

*Referências 13, 28, 41, 42, 55, 57, 62, 81, 86.
†Referências 1, 2, 5, 41, 44, 67.

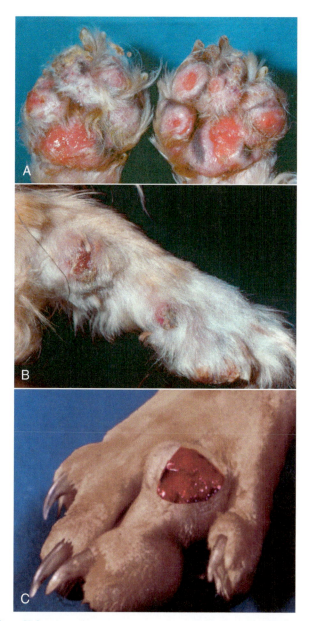

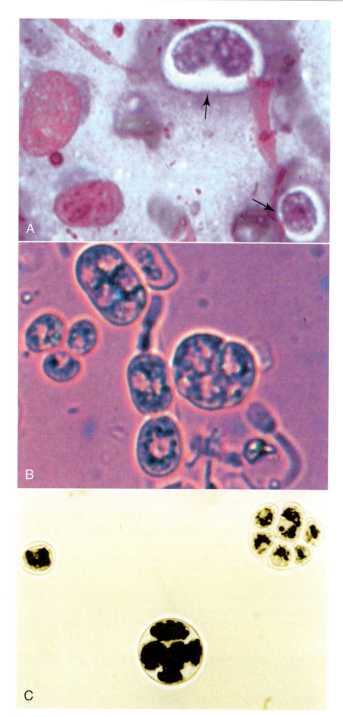

Figura 67.2 Lesões cutâneas causadas por prototecose. **A.** Crostas extensas nas plantas dos pés de um cão com a forma cutânea mais rara de prototecose. Todas as quatro plantas estavam envolvidas, assim como outras áreas (**B**) da pele. **C.** Pata de um gato com nódulo cutâneo ulcerado causado por infecção localizada de *P. wickerhamii*. (A, B, Fotografias de Craig Greene © 2004 University of Georgia Research Foundation Inc., e C, Fotografia de Pauline Rakich e Ken Latimer © 2004 University of Georgia Research Foundation Inc.)

Figura 67.3 Aspecto citológico de espécies de *Prototheca* identificadas em várias amostras biológicas coletadas de cães com infecção disseminada por *P. zopfii*. **A.** *Prototheca* spp. (*setas*) coradas pelo método de Wright em esfregaço de raspado retal. Os microrganismos observados variam de tamanho e apresentam citoplasma basofílico a magenta granuloso, circundado por cápsula clara. Observam-se também células epiteliais colunares dispersas, eritrócitos, dois neutrófilos e um pequeno linfócito. **B.** Sedimento de urina não corado. Os microrganismos exibem anisocitose e esporulação ocasional. **C.** Coloração do LCS por iodo Gram. Microrganismos em esporulação e sem esporulação são visíveis. (A, Fotografia de Ken Latimer © 2004 University of Georgia Research Foundation Inc.; B, Fotografia de Robert Duncan © 2004 University of Georgia Research Foundation Inc.; C, Fotografia de David Tyler © 2004 University of Georgia Research Foundation Inc. Todos os painéis 1.000×.)

tico que as biopsias endoscópicas ou de espessura total da parte distal do intestino. O exame do sedimento urinário ou de preparações pelo método *cytospin* identifica os microrganismos em mais de 50% dos cães infectados.[55,71] Foram também observados microrganismos em amostras de humor vítreo de cães com uveíte.[41,60,67,86] Em cães com apresentação atípica (p. ex., insuficiência renal aguda), os microrganismos podem ser inicialmente identificados em biopsias de órgãos acometidos.[55]

Identificação e isolamento das algas

O diagnóstico definitivo de infecção por *Prototheca* spp. exige a realização de cultura ou métodos de identificação genética. Todas as espécies de *Prototheca* crescem prontamente na maioria dos meios de laboratório, incluindo ágar-sangue; por conseguinte, até mesmo em casos em que não há suspeita de prototecose, a cultura de amos-

tras biológicas, tais como urina, LCS ou humor vítreo, frequentemente resulta em crescimento abundante das algas.[55,71] As espécies de *Prototheca* formam colônias brancas a castanho-claro em ágar-sangue e ágar-dextrose de Sabouraud sem ciclo-heximida a 25 a 37°C; diferenças na assimilação do açúcar e do álcool ou na sensibilidade a agentes antibacterianos são necessárias para a diferenciação de rotina das espécies, enquanto o sequenciamento do RNA ribossômico é necessário para diferenciar biotipos de *P. zopfii*.[7,37,61] Foi efetuada diferenciação de *Candida* spp. de *Prototheca* spp. (ambas podem ser encontradas na urina) utilizando discos impregnados de ribostamicina, porém o exame citológico das colônias é suficiente e mais rápido.[8]

Achados patológicos

Cães

O cólon e o íleo de cães com prototecose sistêmica apresentam habitualmente eritema e espessamento, são friáveis e frequentemente o exame endoscópico revela aumento da granulosidade da mucosa, erosões, nódulos e grande quantidade de muco e sangue franco.[58,75,83] Os achados na necropsia de cães com infecção disseminada por *Prototheca* spp. podem ser limitados ao trato GI; todavia, mais tipicamente, incluem placas ou nódulos de tamanho minúsculo a vários milímetros de diâmetro, de cor branca a amarela, na superfície serosa de numerosos órgãos, incluindo coração, fígado, baço, linfonodos mesentéricos, diafragma e tireoide (Figura 67.4).* Além disso, é possível verificar placas maiores verdes a brancas, que se estendem nos tecidos subjacentes, particularmente nos pulmões.[41]

As alterações microscópicas associadas à *Prototheca* spp. na parte distal do trato GI incluem edema com inflamação mononuclear leve a intensa e numerosos microrganismos em agregados e cordões distribuídos por todas as camadas do intestino, porém predominantemente na lâmina própria (Figura 67.5).[28,58,63,75,83] O exame histológico de outros órgãos (incluindo mais comumente, porém não limitados a, coração, tireoide, rins, diafragma e baço) também pode revelar inflamação piogranulomatosa multifocal com números variáveis de *Prototheca* spp.† Entre os órgãos parenquimatosos anteriormente mencionados, o coração e os rins parecem ser particularmente predispostos à infiltração por essas algas. Nos rins, os microrganismos e as células inflamatórias habitualmente infiltram e apagam numerosos glomérulos, e, em certas ocasiões, observa-se *Prototheca* livre dentro do espaço de Bowman; ocorre inflamação

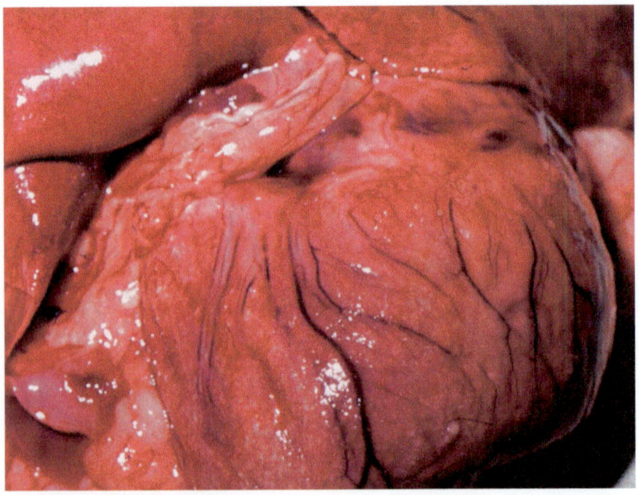

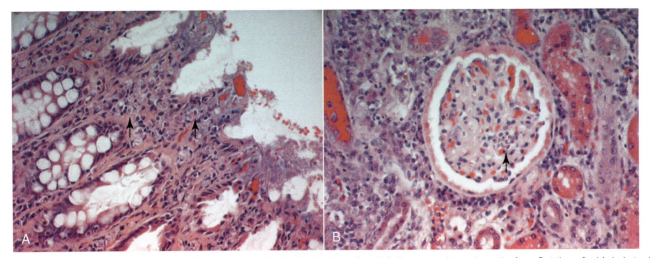

Figura 67.4 Coração e pulmões de um cão com infecção disseminada por *P. zopfii*. Pequenas placas semelhantes a nódulos, granulosas, brancas a castanhas, de 2 a 4 mm, são visíveis na superfície do miocárdio. (Fotografia de Ken Latimer © 2004 University of Georgia Research Foundation Inc.)

moderada a pronunciada em todo o interstício renal.* Os infiltrados de células inflamatórias e microrganismos associados no SNC provavelmente exibam distribuição perivascular em todas as meninges, nas substâncias branca e cinzenta, com números de eosinófilos maiores que aqueles observados nos tecidos extraneurais.[2,5,41,62,75,80] As lesões oftálmicas são variáveis, porém consistem mais frequentemente em neurite óptica e infiltração de células mononucleares no coroide, na retina e no espaço sub-retiniano e corpos ciliares, com numerosos microrganismos intralesionais.†

As biopsias das lesões cutâneas acompanham os achados macroscópicos, incluindo desde epiderme superficial sem anormalidades até hiperqueratose, ulceração, atrofia e perda folicular.[24,38,73,87] Os tecidos subjacentes estão habitualmente apagados por granulomas multifocais e necrose, com microrganismos intralesionais. Os casos relatados descrevem agregados de microrganismos focais ou semelhantes a cordões, individualmente dispersos ou de tamanho variá-

---

*Referências 1, 13, 22, 41, 57, 84.
†Referências 13, 22, 27, 28, 44, 57, 58, 75, 79, 86.

*Referências 13, 22, 28, 41, 42, 44, 54, 55, 80, 84.
†Referências 1, 20, 31, 67, 80, 86.

Figura 67.5 Cortes histológicos de intestino (**A**) e rim (**B**) de um cão com infecção disseminada por *P. zopfii*. **A.** Numerosos microrganismos do gênero *Prototheca* são visíveis dentro da lâmina própria (*setas*) e podem ser facilmente identificados pelas suas paredes celulares que não se coram, o que resulta em aparência semelhante a halo. Observam-se infiltrados de células inflamatórias em regiões com e sem microrganismos. **B.** Glomérulo que foi apagado por necrose e hemorragia; verificam-se também células inflamatórias e agregado de microrganismos *Prototheca* (*seta*). O interstício renal está difusamente infiltrado com leucócitos, apesar da ausência ou da existência de número mínimo de algas (A e B, coloração por H&E, 400×).

vel, com neutrófilos, linfócitos e plasmócitos misturados no infiltrado constituído predominantemente de macrófagos. Em geral, essas lesões concentram-se na derme, mas é possível que se estendam mais profundamente no tecido subcutâneo e musculoesquelético subjacente.

Gatos

Os achados em amostras histopatológicas de lesões associadas à *Prototheca* spp. dos poucos gatos acometidos assemelham-se àqueles dos cães. Infiltrados compostos predominantemente de macrófagos e células epitelioides em granulomas pouco a bem definidos ou lâminas circundam grandes números de microrganismos agregados ou individuais na derme e, possivelmente, no tecido subcutâneo; outros microrganismos podem ser encontrados distribuídos dispersamente em regiões sem inflamação.[12,18,18a,19] Também é possível observar neutrófilos, linfócitos e células de Langerhans gigantes individuais ou multinucleadas, porém a ocorrência de necrose tecidual não é relatada tão frequentemente quanto em cães.

Tratamento

Os resultados dos estudos realizados examinaram a sensibilidade *in vitro* de *Prototheca* spp. a vários agentes antifúngicos ou antibacterianos. Os isolados de *M. zopfii* de vacas com mastite são, em sua maioria, sensíveis a anfotericina B (ANB), pimaricina e posaconazol; exibem resistência à caspofungina; e têm sensibilidade variável a nistatina, filipina e voriconazol.[3,78] Um único isolado de *P. wickerhamii* em um caso de mastite apresentou padrão de sensibilidade semelhante e mostrou-se sensível ao voriconazol.[3,78] Observa-se regularmente sensibilidade ao clotrimazol nos casos isolados de *P. wickerhamii*, mas não naqueles de *P. zopfii*. Essa característica é comumente usada para a identificação da espécie em culturas de *Prototheca* spp. por laboratórios de microbiologia. Algumas algas isoladas podem ser sensíveis aos aminoglicosídios, porém o agente mais promissor dessa classe, a ribostamicina, não está comercialmente disponível.[6,28] Todas as espécies de *Prototheca* são resistentes ao fluconazol e à flucitosina.[70] É interessante assinalar que dois óleos essenciais – o da árvore australiana *tea tree* e o de bergamota – também foram estudados com base em seus efeitos antimicrobianos previamente relatados, e ambos demonstraram ter atividade algicida *in vitro* contra *Prototheca* de espécies não definidas.[70] Apesar da demonstração de sensibilidade *in vivo* a vários fármacos, a resposta clínica ao tratamento de infecções cutâneas ou disseminadas por *Prototheca* em seres humanos e animais tem sido muito precária.

Infecções disseminadas

Não foi relatado qualquer tratamento definitivo e a longo prazo bem-sucedido para a prototecose disseminada em um cão; por ocasião do diagnóstico, muitos cães apresentam grave comprometimento de múltiplos órgãos, que exige eutanásia ou que leva à morte dentro de poucos dias. Várias combinações de agentes antimicrobianos podem ser associadas, com alívio temporário dos sinais clínicos (Tabela 67.2). Os protocolos de tratamento relatados que resultaram em redução ou remissão a curto prazo (*i. e.*, 30 a 180 dias) dos sinais clínicos incluem cetoconazol (15 mg/kg a cada 12 h, 1 cão); itraconazol (ITZ, 5 mg/kg a cada 24 h ou dose e frequência não conhecidas, 1 cão em cada caso); ANB em doses progressivamente menores, devido à azotemia, em associação a cetoconazol (12,5 mg/kg a cada 12 h, 1 cão); ANB (1 mg/kg 2 vezes/semana, com 10 doses no total) com administração concomitante de enemas de clotrimazol a 1%, 2 vezes/semana, seguida de creme de ANB a 3%, enemas e ITZ (6 mg/kg a cada 12 h, 1 cão); ANB com ou sem ITZ (doses não conhecidas, 1 cão em cada caso); e ribostamicina (12,5 mg/kg a cada 12 h, 1 cão).* Um cão com diarreia do intestino grosso, porém sem qualquer evidência de doença oftalmológica ou neurológica, foi tratado com nistatina oral (500.000 UI a cada 8 h, durante 14 dias, seguidas de 100.000 UI, por via oral, a cada 8 h, durante 90 dias), resultando em remissão completa dos sinais clínicos e incapacidade de isolar *P. zopfii* biotipo 2 em raspados repetidos do reto; todavia, não se sabe por quanto tempo esse cão teve acompanhamento após a avaliação final.[59] Os tratamentos farmacológicos incapazes de alterar a gravidade dos sinais clínicos incluem trimetoprima-sulfadiazina, com ou sem prednisona concomitante, metronidazol e enrofloxacino (1 cão); e dietilcarbamazina com dexametasona (1 cão).[57,63] Infelizmente, a raridade da prototecose sistêmica em cães impediu a realização de avaliação sistemática prospectiva de esquemas de tratamento potenciais descritos na Tabela 67.2. Não foi relatado tratamento da mastite por *Prototheca* em vacas, visto que os animais acometidos são tipicamente abatidos.

O tratamento bem-sucedido de seres humanos com prototecose disseminada é mais gratificante que o de cães. A ANB é usada com mais frequência, tipicamente em associação a um agente azólico.[50] Estudos retrospectivos não diferenciaram a taxa de tratamento bem-sucedido de infecções sistêmicas *versus* cutâneas em seres humanos; entretanto, em um estudo retrospectivo, a maioria dos pacientes portadores de câncer que apresentaram prototecose

*Referências 28, 44, 66, 67, 71, 72, 86.

| Tabela 67.2 | Protocolos de tratamento antimicrobiano com possível eficácia em cães e gatos com prototecose.[a] | | | | |

Fármaco[a]	Espécie	Dose (mg/kg)[b]	Via	Intervalo (horas)	Duração (dias)
Anfotericina B	Cão[c]	0,5 a 1	IV	3 vezes/semana	Varia[d]
	Gato	0,25	IV	3 vezes/semana	Varia[e]
mais					
Itraconazol[f]	Cão e gato	5 a 10	VO	12	28 a 42
ou					
Nistatina	Cão	100.000 a 500.000 UI	VO	8	Mínimo de 90 dias

IV, Intravenosa; *VO*, via oral.
[a]Ver *Formulário de fármacos*, no Apêndice, para informações adicionais sobre cada fármaco.
[b]Dose por administração em intervalo especificado.
[c]O tratamento tópico com solução de anfotericina B a 3% administrada na forma de enema ou com creme de clotrimazol para aplicação cutânea pode ser útil.
[d]Até alcançar a dose cumulativa de 8 a 12 mg/kg. É possível a administração de doses mais altas se forem usadas formulações lipídicas; ver *Formulário de fármacos*, no Apêndice.
[e]Até alcançar a dose cumulativa de 4 mg/kg. É possível a administração de doses mais altas e menor nefrotoxicidade se forem usadas formulações lipídicas; ver *Formulário de fármacos*, no Apêndice.
[f]Continuar enquanto estiver administrando anfotericina B. Pode ser mais eficaz contra *P. wickerhamii* do que contra *P. zopfii*.

demonstrou alguma resposta à ANB, e as complicações associadas à prototecose foram responsáveis pela morte de apenas 1 de 7 indivíduos que não sobreviveram.[77] Um estudo retrospectivo de maior porte – com 108 pessoas com prototecose cutânea, sistêmica ou associada à bursite do olécrano – relatou taxa de mortalidade de 2,2%, sendo os casos fatais observados em pacientes que não receberam agentes antifúngicos.[35] Em um caso de prototecose isolada das vias urinárias inferiores em uma mulher adulta com infecções recorrentes do trato urinário, a paciente respondeu totalmente à infusão intravesicular de ANB em associação a ITZ e terbinafina por via oral.[82]

Infecções cutâneas

A excisão cirúrgica ampla é frequentemente recomendada para o tratamento de cães ou gatos com infecções cutâneas por *Prototheca* spp. Entretanto, a realização de uma cirurgia rigorosa é questionável devido à ocorrência de recidiva de lesões em locais distantes após biopsia excisional de nódulos solitários em cães e gatos, e visto que aproximadamente 50% dos gatos que só apresentavam lesões cutâneas durante a avaliação clínica inicial foram finalmente diagnosticados com doença sistêmica.[18,24,87] As lesões focais solitárias provavelmente devem ser removidas com margens amplas e profundas, se possível, porém a citorredução ou a cirurgia excisional em casos de nódulos multifocais de localização distante têm pouca probabilidade de produzir efeito benéfico. Os tratamentos com agentes antifúngicos sistêmicos que apresentam eficácia parcial em cães com prototecose disseminada também são recomendados para animais com infecções cutâneas; pode-se considerar o uso concomitante de agentes antifúngicos tópicos, particularmente quando as lesões são ulceradas. O tratamento de gatos com infecções cutâneas isoladas não foi relatado; entretanto, como todos os casos descritos foram causados por *P. wickerhamii*, e esta espécie parece ter mais tendência a responder ao tratamento com agentes antifúngicos em seres humanos, a prototecose felina pode ter prognóstico mais satisfatório que em cães.

A excisão cirúrgica raramente é usada como parte do tratamento das infecções cutâneas em seres humanos, provavelmente devido ao fato de que as infecções estão, em geral, disseminadas em amplas áreas, impedindo a sua excisão completa, e devido a preocupações estéticas. É difícil avaliar o sucesso do tratamento da prototecose cutânea isolada, visto que os relatos não fizeram a diferenciação, de modo confiável, entre as infecções superficiais verdadeiras e as infecções disseminadas com manifestações cutâneas (ver *Infecções disseminadas*, em *Tratamento*).[35,77] A erradicação das infecções cutâneas foi obtida com voriconazol, com ou sem ITZ; com ITZ isoladamente; ou com amicacina em associação a tetraciclina.[17,26,64,69,47]

Considerações de saúde pública

Como as infecções por *Prototheca* spp. são adquiridas do ambiente e não são transmitidas por contato, o risco de infecção de seres humanos por animais é mínimo. As infecções em animais constituem sentinela para risco de exposição ambiental em seres humanos.

Clorelose

As espécies de *Chlorella* são algas verdes, com nicho ecológico aparentemente idêntico e ciclo reprodutivo assexuado semelhante aos de espécies de *Prototheca*.[56] A relação precisa entre esses dois gêneros é incerta, porém as semelhanças observadas na morfologia, no ciclo de vida e na distribuição ambiental sugerem que as espécies de *Prototheca* possam ser mutantes aclorofilados de *Chlorella* spp.[50] Essas algas não podem ser diferenciadas em tecidos corados pela hematoxilina e eosina utilizando microscopia óptica convencional. Todavia, em preparações a fresco ou antes de sua fixação, as espécies de *Chlorella* aparecem como microrganismos verdes, devido à clorofila dentro de um único cloroplasto grande, que está ausente nos microrganismos *Protothecae*. Entretanto, como a clorofila é dissolvida durante o processamento dos tecidos, as espécies de *Chlorella* e *Prototheca* fixadas em formol são incolores.[10] Alternativamente, quando observadas sob luz polarizada, é possível notar grandes grânulos de amido birrefringentes irregulares dentro do citoplasma dos endósporos de todas as espécies de *Chlorella*. Em contrapartida, nas espécies de *Prototheca*, esses grânulos, quando existentes, são menores, menos distintos e só aparecem na minoria das células. Esses grânulos de amido coram-se de modo uniforme pelo ácido periódico Schiff, metenamina prata de Gomori ou corantes para fungos de Gridley. O exame das características ultraestruturais pela microscopia eletrônica de transmissão provavelmente constitui o método mais confiável para diferenciar espécies de *Chlorella* das espécies de *Prototheca*, visto que o grande cloroplasto citoplasmático em *Chlorella* é claramente visível.[10,50,56]

A clorelose disseminada foi definitivamente relatada em apenas um cão.[56] Nesse paciente, uma massa lingual granulomatosa com algas intralesionais foi inicialmente diagnosticada como prototecose localizada. Ao longo dos 6 meses de avaliação, o cão desenvolveu massa lombar extradural que resultou em sinais dos neurônios motores inferiores caudais, perda de peso e tosse, apesar do tratamento com fluconazol. A infecção disseminada pela alga foi confirmada na necropsia, incluindo massa esverdeada exsudativa infiltrando a musculatura epaxial e contígua com as superfícies extradural e intradural lombares adjacentes. As microscopias óptica e eletrônica confirmaram a existência de clorelose utilizando os critérios previamente descritos. Apesar da existência desse único relato, as diferenças sutis nessas algas levantam a possibilidade de que alguns animais com diagnóstico de prototecose podem, na realidade, ter apresentado clorose, que foi incorretamente classificada. De fato, as diferenças microscópicas nesses gêneros foram inicialmente descritas após exame repetido de cinco casos de prototecose presuntiva em vacas e ovelhas.[10] Os autores desse relato fizeram a revisão das fotomicrografias de descrições anteriores de *Prototheca* em vários animais e identificaram dois casos adicionais que provavelmente consistiram em infecções por clorose incorretamente diagnosticadas.

Não existem informações para saber se as opções de tratamento da clorelose diferem daquelas anteriormente discutidas para a prototecose. Foi relatado um único caso de infecção por *Chlorella* spp. em um ser humano. Nesse paciente, a infecção cutânea localizada após exposição da ferida cirúrgica à água de rio foi tratada com sucesso por meio de desbridamento e tratamento da ferida aberta até a ocorrência de granulação.[50] Todavia, com base nas semelhanças entre *Chlorella* spp. e *Prototheca* spp., é preciso supor que o tratamento da clorelose disseminada em cães ou gatos tampouco seria gratificante, e o prognóstico provavelmente é mau.

Capítulo 68

Rinosporidiose

Craig E. Greene

Etiologia

A rinosporidiose, uma doença granulomatosa crônica causada por *Rhinosporidium seeberi,* provoca crescimento de tecidos epiteliais semelhantes a tumores em animais domésticos, aves e pessoas.[9,18,20] A taxonomia do *R. seeberi* é controversa há muito tempo. Com base em suas características morfológicas, o microrganismo foi classificado nesses últimos anos como fungo pela maioria dos microbiologistas. A análise filogenética indica que o *R. seeberi* é membro de um grupo recentemente identificado de patógenos humanos em animais que formam um ramo na árvore evolutiva, próximo à divergência entre animais e fungos.[12,14] Foi proposto que esse novo grupo filogenético fosse designado como classe Mesomycetozoea (entre fungos e animais), sendo o *R. seeberi* considerado um gênero monotípico dentro dessa classe.[14,25] Análises extensas da sequência genética do gene do rRNA 16S indicam a semelhança de 99% com os cloroblastos das plantas com flores.[2a] A análise genética de microrganismos isolados sugere que podem existir cepas com hospedeiros específicos.[31] Assim como ocorre com outros microrganismos da classe Mesomycetozoea, *R. seeberi* está associado a ambientes aquáticos. Embora se acredite, em geral, que *R. seeberi* seja o agente etiológico da rinosporidiose, alguns autores contestam essa premissa. Em um estudo, uma cianobactéria, *Microcystis aeruginosa,* foi isolada da água na qual se banhavam seres humanos com a doença.[2,3] O microrganismo também foi identificado em amostras clínicas; contudo, é necessária uma confirmação adicional para essa hipótese. Os achados microscópicos de lesões indicam que *R. seeberi,* e não uma bactéria, seja a causa dessa doença.

Embora tenham sido descritas algumas tentativas bem-sucedidas de propagar o *R. seeberi* em cultura de tecido,[9,19] os resultados foram questionados.[24] A maioria dos microbiologistas considera *R. seeberi* difícil de cultivar.[12,14,25] A unidade infecciosa é um pequeno esporo (7 a 15 μm) redondo que, uma vez implantado nos tecidos, desenvolve-se progressivamente em corpúsculos grandes (100 a 450 μm) e esféricos, conhecidos como *esporângios*. Os esporângios sofrem um processo de maturação, resultando na produção de 16.000 a 20.000 endósporos que, em seguida, são descarregados através de um poro apical, sendo o ciclo reiniciado.[9,23]

Embora não se acredite que os microrganismos sejam transmitidos diretamente, eles são resistentes ao meio ambiente; pode-se indicar o uso de desinfetantes contra rinosporídios na limpeza após manipulação ou cirurgia de pacientes infectados. Os biocidas clinicamente úteis incluem clorexidina, etanol a 70%, iodopovidona e nitrato de prata após contato com duração de pelo menos 7 min.[5]

Epidemiologia

A rinosporidiose é endêmica na Índia, no Sri Lanka e na Argentina, tendo sido relatada esporadicamente em outras partes do mundo. Nos EUA, a rinosporidiose canina foi descrita principalmente nos estados do sul; entretanto, a ocorrência da doença em cães nativos de Ontário, Canadá, Wisconsin e Minnesota[16,23] sugere a possibilidade de uma distribuição mais disseminada do microrganismo na América do Norte. Na Europa, a rinosporidiose canina foi identificada no norte da Itália[7] e no noroeste da Inglaterra.[27] Foi relatada a ocorrência de rinosporidiose felina em três gatos de rua da região costeira do Meio-Atlântico, nos EUA.[10,28,32]

R. seeberi é estimulado a desenvolver endósporos maduros que são liberados dos esporângios após exposição à água. Esses esporos resistentes adentram os ambientes terrestres e aquáticos até entrarem em contato com o hospedeiro suscetível. Embora os esporos possam ser encontrados em regiões áridas, a doença está principalmente associada ao contato das mucosas do hospedeiro com ambientes úmidos. A maioria dos animais acometidos é exposta a água corrente ou represada. Com frequência, a infecção acomete as mucosas da cavidade nasal; todavia, em certas ocasiões, pode afetar orelhas, faringe, laringe, traqueia, esôfago, mucosa urogenital e pele. Casos relatados de rinosporidiose canina e felina envolveram apenas a cavidade nasal.

A doença é mais comum em cães de raça grande com idade média de 5 anos (faixa de 1,5 a 13 anos) e parece ser mais comum em machos, conforme observado também em seres humanos e equinos. Os animais com exposição a ambientes aquáticos têm maior prevalência. Fatores comportamentais e biológicos parecem ser responsáveis por essa predisposição aparente. Devido aos poucos casos relatados, não se sabe se gatos apresentam as mesmas tendências. Um gato de 10 anos de idade teve adenocarcinoma nasal concomitante com granuloma fúngico nasal.[10]

Patogenia

A patogenia da rinosporidiose não foi totalmente caracterizada, devido à dificuldade associada à propagação do microrganismo *in vitro*. *R. seeberi* não foi detectado no meio ambiente, e seu hospedeiro natural ainda não é conhecido. Relatos de áreas endêmicas sugerem que a infecção seja adquirida por contato da mucosa com água estagnada. O traumatismo da mucosa pode ser um fator predisponente. Em países áridos as infecções humanas são, em sua maioria, oculares, e acredita-se que a poeira seja um fômite. Estudos *in vitro* sugerem que a liberação de endósporos de esporângios maduros seja estimulada por secreções da mucosa.[24] Uma vez implantados nos tecidos, os endósporos desencadeiam uma grave reação piogranulomatosa focal.

Pouco se sabe a respeito da resposta imune ao *R. seeberi*. Foi identificada uma camada de tipo mucoide com propriedades imunogênicas abaixo da parede celular do esporângio.[15,24] Foi aventada a possibilidade de que essa camada desempenhe algum papel na imunologia da doença.

Achados clínicos

Os achados clínicos incluem sibilos, espirros, secreção nasal seropurulenta unilateral e epistaxe. É possível visualizar lesões polipoides nas narinas (Figura 68.1), que também podem ser observadas por rinoscopia na parte rostral da cavidade nasal (Figura 68.2). Os pólipos solitários ou múltiplos, cujo tamanho varia de poucos milímetros até 3 cm, são de coloração rosa, vermelhos ou cinza pálidos e recobertos por numerosos grânulos branco-amarelados (esporângios). Os pólipos podem ser sésseis ou pedunculados, e a superfície é irregular, brilhante e, possivelmente, ulcerada. Nos casos caninos, a duração dos sinais clínicos varia entre 2 semanas e 8 meses.

Diagnóstico

O microrganismo pode ser demonstrado por vários corantes: hematoxilina e eosina, técnica de Wright, técnica de Gridley, azul de toluidina, ácido periódico Schiff e método de Grocott. O exame citológico do exsudato nasal e das amostras obtidas por raspado ou escova da superfície do pólipo costuma possibilitar o estabelecimento do diagnóstico por meio de identificação de esporos de *R. seeberi* isolados ou em grupos. Os endósporos imaturos medem 2 a 4 μm de diâmetro e são levemente basofílicos, com material nuclear paracentral relativamente grande, rosa-púrpura, e pequenas estruturas citoplasmáticas de coloração púrpura-escura, enquanto os endósporos maduros são redondos a ovais e exibem coloração eosinofílica, com paredes celulares espessas circundadas por halos não corados claros.[23] Embora sejam menos comuns, podem-se observar esporângios (Figura 68.3). Os esporângios e os esporos devem ser facilmente identificados por exame histológico. Foi desenvolvido um ensaio de reação em cadeia da polimerase específico para *R. seeberi*.[12]

Achados patológicos

O exame microscópico revela a composição dos pólipos, que consistem em tecido fibrovascular revestido por epitélio escamoso ou colunar que frequentemente está ulcerado.[9] Podem ser observados esporângios em diferentes estágios de maturação (Figura 68.4) que, por vezes, liberam esporos através do epitélio na superfície externa. Um exsudato superficial mais proeminente em áreas de extrusão de esporos é composto de esporos, neutrófilos, epitélio e eritrócitos. Observa-se uma resposta inflamatória mista, formada predominantemente por plasmócitos e linfócitos e, em menor grau, macrófagos, espalhada por todo o tecido.

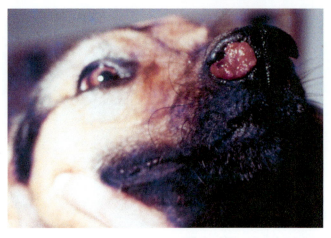

Figura 68.1 Macho canino de 2 anos de idade da raça Pastor-alemão mista da Argentina, com crescimento séssil vermelho brilhante na narina direita. Foi estabelecido o diagnóstico de rinosporidiose após exame histológico.

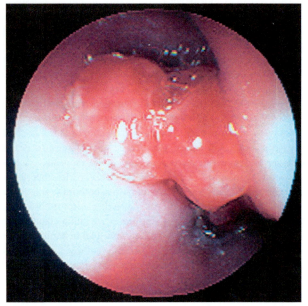

Figura 68.2 Rinoscopia rostral em cão com rinosporidiose. O pólipo está fixado à mucosa nasal. (Fotografia de Craig Greene © 2004 University of Georgia Research Foundation Inc.)

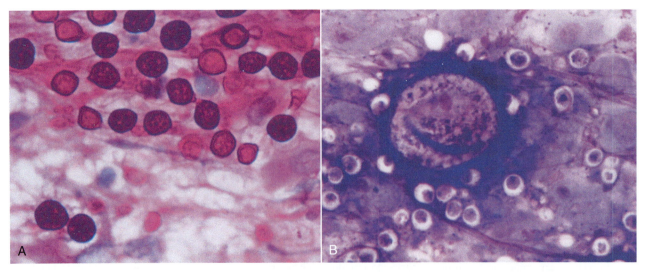

Figura 68.3 Esfregaço de raspado de pólipo nasal. **A.** Numerosos endósporos solitários de *R. seeberi* dispersos em fundo de células epiteliais (coloração de ácido periódico Schiff, 200×). **B.** Esporângio juvenil de *R. seeberi*. Observe as cápsulas transparentes e os numerosos endósporos com corpúsculos globulares internos (coloração de Wright, ×200).

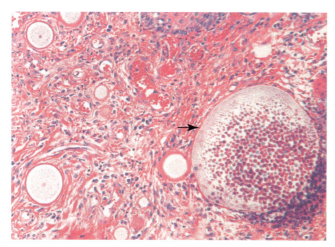

Figura 68.4 Pólipo nasal. Observe o esporângio maduro maior (*seta*) e os estágios tróficos menores através do estroma (coloração por H&E, 160×). (Da Referência 12.)

Tratamento

A excisão cirúrgica continua sendo o tratamento de escolha em animais e seres humanos e pode ser curativa quando se realiza a excisão de um pólipo solitário.[11a] Em virtude da frequente localização rostral dos pólipos, a excisão cirúrgica através das narinas ou pela abordagem anterolateral das narinas geralmente é possível, tornando desnecessário o procedimento de retalho dorsonasal mais invasivo.

Em seis cães tratados apenas com cirurgia, não foi observada nenhuma recidiva depois de 1 a 2 anos.[11,16] Foi relatada a ocorrência de recidiva em 2 a 12 meses após a cirurgia em cães com lesões solitárias ou múltiplas. A dapsona foi usada no tratamento da rinosporidiose humana, com sucesso variável,[9,17] e pode ser considerada como adjuvante da remoção cirúrgica de lesões em cães ou gatos. Os estudos de microscopia óptica e microscopia eletrônica demonstraram que a dapsona provoca alterações degenerativas do *R. seeberi*, inibindo a divisão do microrganismo.[30] O tratamento com dapsona (1 mg/kg a cada 8 h, durante 2 semanas, seguida de 1 mg/kg a cada 12 h, durante 4 meses) provavelmente curou um cão que desenvolveu pólipos após extirpação cirúrgica.[9,22] O cetoconazol (8,7 mg/kg a cada 8 h, durante 21 dias) eliminou a secreção nasal de um cão depois de 4 dias, e ocorreu resolução visual e citológica dos pólipos depois de 21 dias de tratamento.[9] Embora o tratamento tenha sido mantido por um período adicional de 21 dias, a doença sofreu recidiva em 6 meses, exigindo a excisão cirúrgica de um grande pólipo. Com o conhecimento da classificação desse agente, o uso de fármacos antifúngicos parece ser questionável. É possível melhorar o tratamento clínico da rinosporidiose por meio de triagem de fármacos antiparasitários que exerçam efeito sobre outros membros da classe Mesomycetozoea.

Considerações de saúde pública

Embora os seres humanos também sejam acometidos por essa doença, não há evidências que sustentem a possibilidade de transmissão do *R. seeberi* de animais para seres humanos. Os cães e as pessoas parecem ser infectados a partir de fontes ambientais comuns.

Capítulo 69

Microsporidiose

Peter J. Didier, Karen F. Snowden, Xavier Alvarez e Elizabeth S. Didier*

Etiologia

A microsporidiose em cães e gatos é causada principalmente pelo parasito intracelular obrigatório *Encephalitozoon cuniculi*, membro do filo Microsporidia. Antigamente considerado como pertencentes aos protozoários, a análise molecular reclassificou os microsporídios entre os fungos.[42,66] Mais de 1.000 espécies de microsporídios – classificados em aproximadamente 100 gêneros – infectam insetos e membros de todas as classes de vertebrados.[16,32] As espécies de importância médica do gênero *Encephalitozoon* (*Encephalitozoon hellem*, *Encephalitozoon intestinalis* [anteriormente denominado *Septata intestinalis*], e três cepas de *E. cuniculi*)[11,14,35,50,61] que foram descritas podem infectar cães, gatos e aves, bem como uma ampla variedade de animais selvagens, animais pecuários e animais domésticos.[8,36,49] Outra espécie de microsporídio, *Enterocytozoon bieneusi*, um parasito oportunista intestinal de ocorrência comum em pacientes com

síndrome de imunodeficiência adquirida (AIDS; do inglês, *acquired immunodeficiency syndrome*), foi identificada em amostras de fezes de gatos, bovinos, cães, primatas não humanos e suínos,** bem como no leite do gado leiteiro.[66,70] Embora não se tenha descrito qualquer doença causada por *Enterocytozoon* ou *E. intestinalis* em cães e gatos, o potencial zoonótico dessas infecções subclínicas necessita de mais pesquisa.[127]

E. cuniculi é usado como espécie representativa dos microsporídios para fins descritivos neste capítulo. Os esporos maduros de *E. cuniculi* são pequenos e ovais e medem aproximadamente 1,5 μm de largura por 2,5 μm de comprimento. Contêm o túbulo polar espira-

_____

* Gostaríamos de agradecer a John A. Shadduck, mentor, cientista e autor deste capítulo em edições anteriores, pelo seu contínuo apoio e inspiração no campo da microsporidiose.
** Referências 22, 28, 32, 40, 56, 73, 91-95.

lado característico ou aparelho de filamento e extrusão, que diferencia os microsporídios de todos os outros microrganismos (Figura 69.1). O túbulo polar é usado para descarregar o esporoplasmo (contendo núcleo do microsporídio) na célula hospedeira. Os esporos também contêm um vacúolo posterior, ribossomas, retículo endoplasmático, membranas semelhantes às de Golgi e mitocôndrias remanescentes ou mitossomas. O revestimento do esporo contém uma camada de glicoproteína externa, uma camada média contendo quitina e uma membrana plasmática interna.[32]

Epidemiologia

A infecção da maioria dos mamíferos hospedeiros por *E. cuniculi* ocorre pela ingestão ou inalação de esporos provenientes de urina ou fezes contaminadas, que são eliminados pelos hospedeiros infectados.[16,33] Também se relatou a infecção por transmissão transplacentária e inoculação traumática.[74,97] Uma vez internalizados, os esporos infecciosos invadem as células do hospedeiro ao descarregar o esporoplasma por meio do túbulo polar evertido no processo denominado *germinação*. O esporoplasma de *E. cuniculi* desenvolve-se dentro de um vacúolo parasitóforo delimitado por membrana derivado da célula hospedeira (Figura 69.2).[89] Os microrganismos sofrem esquizogonia (também denominada *merogonia*), um processo assexuado de divisão celular ou binária. Durante a esporogonia e a maturação, os microrganismos desenvolvem o revestimento do esporo e as organelas (túbulo polar, retículo endoplasmático e revestimento polar). Por fim, as células do hospedeiro sofrem ruptura e liberam microrganismos que infectam novas células ou formas de esporos resistentes ao ambiente, que são eliminadas na urina ou nas fezes.[16] Os rins, o fígado e o cérebro são órgãos típicos de infecção localizada em cães e gatos.[108]

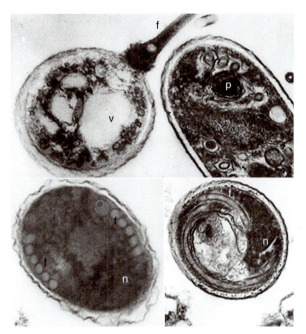

Figura 69.1 Microscopia eletrônica de um esporo maduro de *E. cuniculi*. São mostrados o polaroplasto anterior (*p*), alças do filamento polar (*f*) em vistas longitudinal e transversal, o núcleo (*n*), o vacúolo posterior (*v*) e a parede do esporo elétron-transparente.

Foram descritas infecções naturais por *E. cuniculi* em ampla variedade de hospedeiros, incluindo coelhos, camundongos, gatos, cães, raposas e seres humanos.[16,17,74,110,123] Foram utilizados métodos de genética molecular para caracterizar os microrganismos isolados em

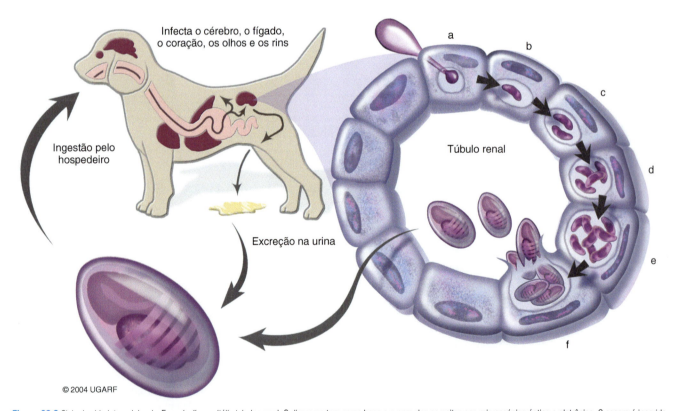

Figura 69.2 Ciclo de vida intracelular de *E. cuniculi* no epitélio tubular renal. O diagrama tem como base o exame dos parasitos aos microscópios óptico e eletrônico. O esporo é ingerido ou inalado e penetra na parede intestinal, passando para a circulação sistêmica. É possível que o esporo seja disseminado para muitos órgãos, como os rins, conforme ilustrado aqui. (*a*) O esporo maduro utiliza o túbulo polar para descarregar o seu esporoplasma na célula hospedeira. (*b* a *f*) Formas proliferativas do parasito (*esquizontes*) multiplicam-se dentro do vacúolo parasitóforo. Ocorre divisão binária durante o contato com a membrana do vacúolo intracelular. À medida que o processo de maturação progride, os esporos acumulam-se no centro do vacúolo. (*d* e *e*) Vacúolo parasitóforo contendo esporos e formas proliferativas. Esses estágios são visíveis ao microscópio óptico. (*f*) O vacúolo sofre ruptura e libera seus esporos no lúmen tubular renal, que são excretados na urina. (Arte de Brad Gilleland © 2004 University of Georgia Research Foundation Inc.)

três genótipos. Uma das três cepas (genótipos) de *E. cuniculi*, a cepa I, foi identificada em coelhos e seres humanos. A cepa II foi observada em camundongos, ratos e raposas-azuis, enquanto a cepa III foi encontrada em cães, suínos e seres humanos.* A cepa III também causou infecções fatais em primatas não humanos.[6,47,60,88] Diferenças nessas três cepas isoladas foram confirmadas por eletroforese das proteínas, imunodetecção por *Western blot* e análise de sequência gênica do RNA ribossômico de subunidade pequena (SSU rRNA; do inglês, *small-subunit ribosomal RNA*). Embora as informações epidemiológicas sejam escassas, um relato sugere que *E. cuniculi* foi transmitida a um profissional de banho e tosa de cães portador de AIDS.[127] Entretanto, é possível que a cepa I (principalmente de coelhos) infecte camundongos, gatos e ovinos em situações experimentais.[96] Uma comparação dos microrganismos isolados de seres humanos e coelhos sugere que a cepa infectante seja zoonótica.[23,24] Uma cepa de *E. cuniculi* de um cão produziu infecção subclínica em macacos imunocompetentes.[113] Dispõe-se de relativamente poucas cepas de *E. cuniculi* para comparação, de modo que a especificidade de hospedeiro das cepas de *E. cuniculi* ainda não está bem definida.

Foram publicados poucos estudos sobre as taxas de prevalência de infecções por *E. cuniculi* adquiridas naturalmente.[3,48] Em um grupo de cães abandonados que foram abrigados em um canil de Londres, três por jaula, foi constatado que 13,3% dos cães expressavam anticorpos específicos contra *E. cuniculi*.[52] Na África do Sul, um estudo sorológico de 220 amostras de soro para avaliação clínica sugeriu a prevalência de 18% em cães domésticos.[105] Entre 52 cães com insuficiência renal, 12 (23%) expressaram anticorpos específicos contra *E. cuniculi*, em comparação com 2 de 42 (5%) dos cães de controle.[104] Com base na existência de anticorpos específicos, também foi relatada a prevalência de 70% em 50 cães residindo em canis. Essa alta prevalência pode ter sido o resultado do confinamento e do contato mais estreito com urina ou fezes contaminadas.[105] Em um abrigo urbano de animais, verificou-se que 6 de 20 cães excretavam esporos de microsporídios nas fezes.[55] Em outros estudos sorológicos, a prevalência de títulos de anticorpos reativos contra *E. cuniculi* em soro canino variou de 0 (na Noruega)[3] a 14% (no Brasil),[69] 35% (na Colômbia)[69] e 37% (no Eslováquia).[48] As infecções naturais por *E. cuniculi* ou *Enterocytozoon bieneusi* em gatos são raras e documentadas em poucos relatos.[13,73,86] As infecções subclínicas são comuns em coelhos e roedores; todavia, verifica-se o desenvolvimento ocasional de doença do sistema nervoso central ou doença renal em coelhos.[65] A doença franca tem sido mais comumente relatada em raposas selvagens e cães domésticos, com relatos esporádicos em outras espécies.[101] Em geral, infecções clinicamente significativas por *E. cuniculi* desenvolvem-se em recém-nascidos e filhotes jovens de cães e são adquiridas por transmissão transplacentária e pela ingestão ou inalação de esporos eliminados pela mãe.[52,76] É possível que cães idosos sejam infectados com microsporídios pela inalação ou ingestão de esporos de urina ou fezes contaminadas ou pela ingestão de tecidos de coelhos ou camundongos infectados por *E. cuniculi*.[76] As infecções caninas experimentais também podem ser transmitidas por inoculação intraperitoneal, enquanto filhotes de gatos podem ser infectados experimentalmente por inoculação intracerebral, intraperitoneal ou oral. Gatos e cães idosos geralmente exibem poucos sinais clínicos de doença ou nenhum, porém esporadicamente eliminam os microrganismos na urina. Cães mais jovens infectados por microsporídios apresentam sinais clínicos associados à doença renal.[104] Em estudos experimentais de outros mamíferos, a microsporidiose tem sido crônica e assintomática em animais imunocompetentes sadios, porém grave e letal em animais com depleção das células T.

---

*Referências 5, 21, 35, 77, 87, 127.

Achados clínicos

Cães

Os sinais clínicos desenvolvem-se habitualmente em cães recém-nascidos, dentro de poucas semanas após o parto até o período de desmame de 6 semanas ou pouco depois. Vários filhotes em uma ninhada podem apresentar inapetência, atraso do crescimento e falta geral de vitalidade.[52,76,101] À medida que a infecção progride, os animais exibem sinais de insuficiência renal e anormalidades neurológicas, depressão mental, ataxia, convulsões e cegueira.[18,75,76] É possível que os animais desenvolvam comportamento agressivo consistindo em ferocidade, mordidas e vocalizações anormais. A alta frequência de anticorpos anti-*E. cuniculi* em cães com azotemia sugere que *E. cuniculi* possa contribuir para doença renal crônica em cães.[104]

Os achados clínicos e laboratoriais estão disponíveis apenas para cães com infecção experimental.[12,103,108,109] Um achado consistente tem fundamento na ocorrência de anemia normocítica normocrômica, que possivelmente resulte de lesões renais graves, com depressão da produção de eritropoetina. Por outro lado, a contagem de leucócitos, particularmente a dos linfócitos e monócitos, está mais elevada. A medula óssea é hipercelular, com predomínio de grandes células mononucleares. Os achados bioquímicos no soro incluem aumento da atividade da alanina aminotransferase e fosfatase alcalina (na faixa normal alta a ligeiramente elevada), níveis séricos variáveis de ureia e creatinina e aumento dos níveis séricos totais de proteína. É possível que o líquido cerebrospinal apresente mais proteínas e células em animais com sinais comportamentais e neurológicos e níveis de IgG anti-*E. cuniculi* mais altos no líquido cerebrospinal do que no soro. O exame de urina pode revelar hematúria e piúria.

Gatos

Os sinais clínicos na encefalitozoonose felina variam. Ocorreram espasmos musculares intensos, infecção superficial da córnea com blefarospasmo, depressão, paralisia e morte em infecções experimentais utilizando *E. cuniculi*, com achados terminais de encefalite e nefrite.[85] A prevalência de anticorpos IgG contra *E. cuniculi* não foi significativamente diferente entre gatos, com ou sem doença renal crônica, na Virgínia.[52a] A prevalência sorológica em gatos com *E. cuniculi* é de 23,6%[48] e de 17% para *Enterocytozoon bieneusi*.[94] Vários relatos documentam *Enterocytozoon bieneusi* em amostras de fezes felinas, porém nenhuma doença clínica foi documentada.[1,12,73,94]

Diagnóstico

Os hospedeiros imunologicamente competentes produzem anticorpos específicos contra *E. cuniculi*, que podem ser detectados por métodos como coloração por anticorpo fluorescente indireto e ensaio imunossorvente ligado a enzima (ELISA; do inglês, *enzyme-linked immunosorbent assay*).[36] A obtenção de um título de anticorpo fluorescente indireto acima de 100 ou de um título ELISA de 800 ou mais é considerada como resultado positivo para a existência de anticorpos contra *E. cuniculi*.[52,105] Entretanto, não se dispõe de testes sorológicos no comércio, e existe alguma preocupação quanto à confiabilidade diagnóstica da sorologia em filhotes imunologicamente imaturos ou em hospedeiros com exposição casual. Dispõe-se de *kits* de ELISA para medir anticorpos em várias espécies. A utilidade dos testes de aglutinação sérica para triagem de anticorpos antimicrosporídios utilizando esporos de microsporídios foi demonstrada, e esses testes podem ser úteis no contexto clínico quando houver disponibilidade de reagentes.[2,59] Por conseguinte, os métodos diagnósticos focalizaram-se na detecção dos esporos de microsporídios em amostras de urina, fezes e tecidos.

O tamanho pequeno e a propriedade fraca de coloração das espécies de *Encephalitozoon* tornam difícil sua observação com técnicas parasitológicas e histológicas de rotina. Esses microrganismos são facilmente omitidos com a coloração de hematoxilina e eosina, particularmente quando há poucos microrganismos.

A microscopia eletrônica de transmissão (MET) foi considerada como padrão para o diagnóstico específico de microsporidiose.[112] A existência de túbulo polar diferencia os microsporídios de outros microrganismos (ver Figura 69.1).[16] Entretanto, a MET é relativamente insensível, de alto custo e execução demorada, exigindo experiência técnica.[30]

O exame citológico dos líquidos corporais é de suma importância quando se estabelece o diagnóstico clínico em animais com infecções disseminadas. Os esporos eliminados na urina provenientes de células epiteliais tubulares renais parasitadas são prontamente identificáveis no sedimento pela coloração de Gram ou Ziehl-Neelsen.[44,46] Os esporos corados são gram-positivos, enquanto os estágios proliferativos são gram-negativos. Também é difícil diferenciar os microsporídios de outras bactérias gram-positivas em amostras de fezes; todavia, métodos de fluorescência indireta utilizando anticorpos monoclonais ou antissoros policlonais hiperimunes são capazes de identificar especificamente microsporídios (Figura 69.3 A).[5,19,115,119] Quando vistas com filtros de polarização cruzada, as espécies de *Encephalitozoon* e outros microsporídios exibem aparência irrefringente, diferentemente dos coccídios *Toxoplasma gondii* e espécies de *Isospora*. Os fluorocromos de coloração da quitina mostram-se úteis para a detecção dos microsporídios, que se coram como halos ovais brancos a cor de turquesa quando examinados à microscopia ultravioleta (ver Figura 69.3 B).* Os microsporídios são facilmente corados com os corantes tricrômicos modificados (utilizando concentrações 10 vezes mais altas do cromotropo 2R) e aparecem com coloração rosada brilhante, com faixa rosada diagonal e vacúolo posterior claro. As bactérias coram-se com o contracorante (ver Figura 69.3 C).† As leveduras também coram-se de rosado brilhante, porém carecem de vacúolo posterior e, em geral, são maiores e mais redondas que os microsporídios ovais. Dispõe-se de um teste comercial que usa esses métodos em serviços hospitalares humanos. Todavia, esses métodos de coloração tipicamente não podem ser usados para discriminar entre espécies de microsporídios. A identificação genética molecular pela reação em cadeia da polimerase (PCR; do inglês, *polymerase chain reaction*) em breve poderá substituir a MET como método de escolha para confirmação da microsporidiose, pois estudos experimentais sugerem que a PCR seja significativamente mais sensível e específica.‡

Achados patológicos

Com base em infecções experimentais, as lesões macroscópicas na encefalitozoonose canina consistem em hepatomegalia, petéquias em vários órgãos, consolidação focal e edema dos pulmões, pericardite fibrinosa, enterite regional, degeneração miocárdica focal, rins intumescidos, cistite hemorrágica e esplenomegalia.[108] O rim pode conter discretas petéquias ou cistos corticais e infartos graves (Figura 69.4). Possivelmente o cérebro apresente vasos meníngeos trombosados, encefalomalacia focal e espaços císticos dentro do parênquima. Em raposas-azuis com infecção natural, foi observado espessamento nodular das artérias coronárias extramurais e linfadenomegalia.[82]

Ao exame histológico, cães e raposas-azuis com encefalitozoonose apresentam consistentemente meningoencefalite não supurativa (Figura 69.5)[4,75,82,101,112] A necrose fibrinoide das artérias de pequeno

*Referências 20, 30, 44, 54, 72, 114, 116.
†Referências 20, 30, 44, 45, 64, 122.
‡Referências 21, 34, 35, 44, 50, 63, 77, 81, 83, 106, 111, 118-120, 125-128.

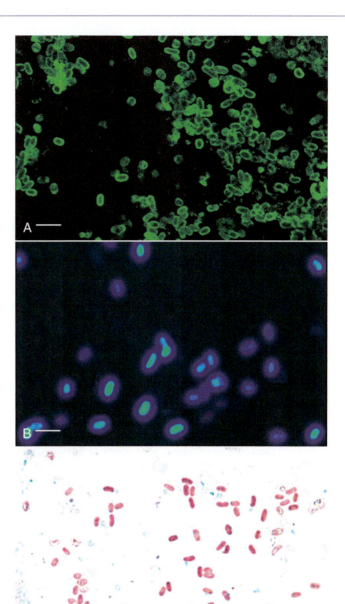

Figura 69.3 Diagnóstico para urina e fezes. **A.** *E. cuniculi* corado com antissoro policlonal de coelho, anticorpo secundário fixado ao fluorocromo Alexa 468 e observado com microscopia confocal de fluorescência. **B.** *E. cuniculi* corado com *calcofluor white*. Microrganismos brancos com halo azul observados na microscopia ultravioleta. **C.** *E. cuniculi* corado com tricromo e visualizado à microscopia óptica. Dessas três técnicas, esta última é a que proporciona a melhor demonstração do tamanho e vacúolo polar (barra = 5 μm).

e médio calibres do cérebro pode resultar em vasculite, trombose, encefalomalacia e infarto. Observa-se a formação de vacúolos parasitóforos nas células endoteliais e gliais. Os rins de cães, gatos e raposas apresentam nefrite intersticial não supurativa multifocal, algumas vezes com inflamação necrosante da pelve.[4] São observados vacúolos parasitóforos com microrganismos no epitélio tubular renal. No coração, a necrose miocárdica focal, a vasculite e a necrose fibrinoide das artérias de pequeno e médio calibres estão associadas a *E. cuniculi* nas células endoteliais e células musculares lisas. Em infecções experimentais, o fígado de cães e gatos desenvolve necrose fibrinoide vascular, necrose hepática focal e infiltração linfoplasmocitária associada ao *E. cuniculi* em hepatócitos, células de Kupffer e células endoteliais. Nas raposas-azuis, as lesões oculares são atribuídas a lesões arteriais das artérias ciliares curtas e longas e vasos retinianos.[82]

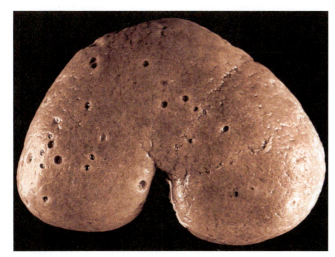

Figura 69.4 Rim com córtex pálido e firme, apresentando superfície subcapsular irregular e numerosos cistos que se projetam cheios de líquido claro. (Da Referência 99.)

Outras lesões inespecíficas incluem edema pulmonar, pneumonia intersticial não supurativa e enterite, linfadenomegalia, hiperplasia reticuloendotelial do baço e hiperplasia da medula óssea.[121]

Tratamento

Não foi relatado qualquer tratamento para a encefalitozoonose canina ou felina. Experimentos *in vitro* demonstram que o antibiótico fumagilina inibe a capacidade de replicação do microrganismo sem causar lesão da célula hospedeira,[29,98] porém o fármaco é tóxico quando usado sistemicamente em mamíferos. Em pacien-

tes humanos, doses de 10 a 60 mg/dia tiveram efeito transitório a significativo na dose mais alta, porém alguns pacientes apresentavam cólicas, vômitos, diarreia, trombocitopenia e neutropenia.[79,80] Queratite por microsporídios em seres humanos infectados pelo vírus da imunodeficiência humana foram tratados com sucesso com fumagilina tópica.[38] Um análogo da fumagilina, conhecido como *TNP-470*, mostrou-se eficaz *in vitro* e *in vivo* em camundongos com infecções intraperitoneais experimentais.[18] O resveratrol, um composto natural de uvas, tem atividade esporicida *in vitro* e não foi tóxico para células cultivadas, sugerindo o seu uso potencial para tratamento.[68] O benzimidazol albendazol foi utilizado com sucesso no tratamento de infecções por *Encephalitozoon* em pacientes com AIDS,[10,21,31,78,114] todavia, infelizmente, esse fármaco não exerce efeito sobre *Enterocytozoon bieneusi*, que infecta seres humanos.[39] Não foi publicada qualquer informação sobre o uso do albendazol no tratamento de cães e gatos com microsporidiose. *E. cuniculi* e *E. intestinalis*, que podem infectar cães, são sensíveis ao albendazol. Em seres humanos adultos, a dose é de 400 mg a cada 12 h, durante 4 semanas ou mais. Estudos *in vitro* e *in vivo* sugerem que o parasito seja inibido por antifolatos. A trimetoprima ou a pirimetamina e sulfonamidas, isoladamente ou em associação ao albendazol, têm sido eficazes no tratamento de seres humanos com infecções disseminadas.[41] A clindamicina tratou a infecção disseminada causada por espécie semelhante ao *Encephalitozoon* em uma pessoa imunocomprometida de forma eficaz.[62] (Ver *Formulário de fármacos*, no Apêndice, para dosagem canina e precauções com esses fármacos.) Em modelos de roedores, vários análogos de poliaminas envolvidas na descarboxilação da ornitina demonstraram ser eficazes e poderão se tornar disponíveis após a realização de mais testes clínicos.[7] Os testes *in vitro* sugerem que o inibidor da quitina, a nicomicina Z, possa ser um candidato potencial para uso contra *Encephalitozoon* spp.[9]

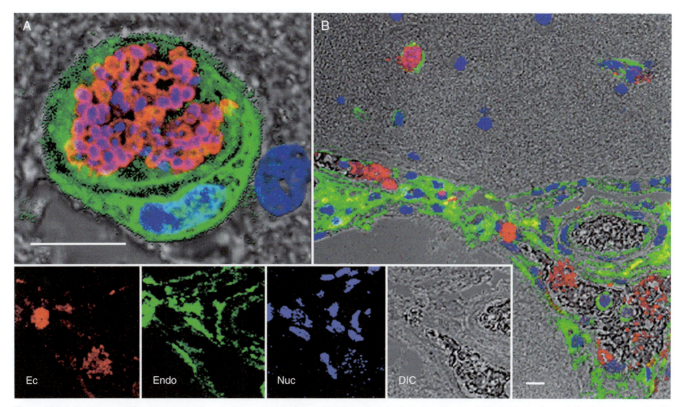

Figura 69.5 A. Vacúolo parasitóforo ocupado por *E. cuniculi* (*vermelho*) na célula endotelial (*verde*) de capilar cerebral quase ocluído de feto de cão com infecção transplacentária. **B.** Imagem confocal de pequeno aumento, demonstrando *E. cuniculi* na vascularização cerebral e próximo a ela. *E. cuniculi* (*Ec*) está corado com antissoro de coelho e anticorpo secundário ligado a Alexa 468; o endotélio (*Endo*) é marcado com isolectina B4 e Alexa 568. Pequenos números de células inflamatórias e núcleos residentes (*Nuc*) estão em azul (corante TO-PRO-3). O fundo (*cinza*) é o contraste de fase interferencial diferencial (*DIC*). Barra = 5 μm.

Prevenção e considerações de saúde pública

A identificação de várias espécies de microsporídios em seres humanos e animais (Tabela 69.1) sugere a possibilidade de transmissão zoonótica.[22,24] Em seres humanos portadores de AIDS, *Enterocytozoon bieneusi*, *E. intestinalis* e *E. hellem* constituem as causas mais frequentes de doença e podem resultar de disseminação oportunista da flora endógena (ver *Microsporidiose*, no Capítulo 99). Em seres humanos infectados pelo vírus da imunodeficiência humana, a microsporidiose intestinal está associada a homossexualidade masculina e natação em piscinas, sugerindo transmissão fecal-oral por via sexual e pela água.[53] Entretanto, um relato descreveu uma menina de 10 anos de idade que sofreu soroconversão para *E. cuniculi* após contato íntimo com um filhote de cão infectado.[76] Houve suspeita de transmissão de *E. cuniculi* e *Enterocytozoon bieneusi* para uma pessoa que trabalhava com cães em outro caso,[127] bem como transmissão de *Enterocytozoon bieneusi* de cobaia a uma criança em outro caso.[15]

Não há evidências diretas provando que cães possam infectar seres humanos com microsporídios, ou que seres humanos infectem cães. Foram identificadas cepas III de *E. cuniculi* em cães e indivíduos imunocomprometidos, sugerindo que essa espécie tenha potencial zoonótico, uma fonte comum de exposição ou ambos.[102]

A manutenção de condições sanitárias é importante quando a pessoa tem contato com casos suspeitos de encefalitozoonose, visto que esporos resistentes ao ambiente podem ser eliminados na urina ou nas fezes. Os esporos podem se tornar rapidamente não infecciosos dentro de poucos minutos com o uso de vários desinfetantes, incluindo peróxido de hidrogênio, ácido peroxiacético, cloreto de *N*-alquildimetilbenzilamônio,[84] cloreto de didecildimetilamônio, fenol a 2% e formol a 10% e dentro de poucos segundos com alvejante 1 a 10% e álcool etílico a 70%.[57,58] A infecciosidade é menos afetada por sonicação, congelamento e descongelamento e níveis de pH que variam de 4 a 9. A infecciosidade de esporos armazenados em tampão neutro a 4 e 20°C persiste por mais de 24 dias, indicando que a sobrevida dos esporos seja possível em ambiente úmido em temperatura ambiente.[32,33]

Tabela 69.1   Microsporídios que infectam pessoas e animais.

Microsporídios	Condição humana	Animais com infecção natural
Anncaliia algerae	Queratite	Mosquitos, seres humanos
Anncaliia connori	Infecção disseminada	Invertebrados
Enterocytozoon bieneusi[a]	Diarreia, má absorção, perda de peso, rinite, bronquite	Macacos, suínos, cães de fazenda, gatos
Encephalitozoon cuniculi	Peritonite, hepatite, rinossinusite, convulsões, nefrite, infecção disseminada	Cepa I: coelhos, seres humanos; cepa II: camundongos, raposas azuis, ratos; cepa III: cães, gatos, seres humanos, saguis; cepas desconhecidas: raposas, roedores, macacos, aves, bovinos
Encephalitozoon hellem	Conjuntivite, ceratoconjuntivite, rinossinusite, bronquiolite, pneumonia, infecção disseminada	Periquitos
Encephalitozoon intestinalis[a]	Diarreia, infecção disseminada, pneumonia, colecistite, colangite	Cães, caprinos, bovinos, suínos
Espécies de *Pleistophora*[a]	Miosite	Mamíferos terrestres da Austrália, insetos, peixe tetraneon (*Paracheirodon*)
Trachipleistophora hominis[117]	Miosite, queratite, rinossinusite	Desconhecidos
Trachipleistophora anthropophthera	Infecção disseminada	Desconhecidos
Espécies de *Microsporidium*[b]	Queratite	Desconhecidos
Nosema ocularum[a]	Queratite	Invertebrados
Vittaforma corneae[a]	Queratite, infecção disseminada	Desconhecidos

[a]Foi também relatada a contaminação com água e/ou alimentos além das fontes animais conhecidas.
[b]Termo coletivo para microsporídios não classificados.

Doenças Causadas por Protozoários

Diagnóstico Laboratorial de Infecções Causadas por Protozoários

Susan E. Little e David S. Lindsay

Os protozoários são responsáveis por algumas das infecções mais fáceis de diagnosticar, e também algumas das mais difíceis, na prática clínica. Quando os organismos são visíveis e existem em grande número, é possível chegar ao diagnóstico com rapidez mediante exame microscópico direto de amostras apropriadas. No entanto, em muitos casos, os protozoários responsáveis por uma infecção não ocorrem em grande número nem são eliminados ou encontram-se na circulação no momento da coleta da amostra, ou é difícil identificá-los por causa de seu pequeno tamanho, seus aspectos diagnósticos sutis ou devido ao dano associado à manipulação inadequada da amostra antes de ser submetida aos testes diagnósticos. É possível que o tratamento prévio com antimicrobianos também prejudique a detecção de organismos. Cada vez mais se dispõe de ensaios imunológicos e moleculares para superar essas dificuldades e que podem ajudar bastante no diagnóstico de infecções por protozoários em cães e gatos. Apesar disso, o exame microscópico de fezes, sangue ou outras amostras clínicas continua sendo a pedra fundamental para se chegar ao diagnóstico da maioria das infecções por protozoários parasitos.

Muitos dos ensaios descritos neste capítulo podem ser realizados sem dificuldade na clínica por pessoal treinado. Entretanto, como em geral a confirmação e a consulta são recomendáveis quando se quer fazer o diagnóstico de uma parasitose incomum, também vamos comentar a coleta e a preservação de amostras destinadas aos laboratórios diagnósticos veterinários. Em outros capítulos desta obra, também há descrições detalhadas do diagnóstico de infecções específicas causadas por protozoários.

Exame microscópico

Fezes

É comum encontrar protozoários em amostras fecais. Embora o ideal seja examinar as amostras o mais rápido possível após a coleta, alguns estágios de certos protozoários são evidenciados em amostras refrigeradas ou fixadas.

Coleta e armazenamento de fezes

Para maximizar a probabilidade de identificar um parasito, devem ser coletados pelo menos 5 g de fezes em recipiente limpo, seco e, em seguida, bem fechado, para que não entre ar. A quantidade de material obtido com um bastão é insuficiente para diagnosticar a ocorrência da maioria dos parasitos intestinais. Embora seja possível interpretar resultado positivo em esfregaço direto feito com uma amostra coletada com bastão, o resultado negativo não tem significado por causa do pequeno tamanho da amostra examinada. Se possível, a amostra deve ser mantida à temperatura ambiente e examinada imediatamente (em até 30 min) após a coleta. Trofozoítas de protozoários podem sofrer lise durante refrigeração ou se a amostra for guardada por muito tempo, não sendo assim detectados. Contudo, se as amostras de fezes não puderem ser examinadas imediatamente, devem ser refrigeradas. Amostras refrigeradas em recipientes bem vedados podem ser examinadas em busca de cistos ou oocistos, que são mais duros e persistem no ambiente por até 1 semana após a coleta.[7]

Ante a suspeita de *Trichomonas foetus*, alguns clínicos preferem a técnica de irrigação com solução fisiológica para coletar amostra fecal; amostras obtidas de fezes não diarreicas ou secas não são adequadas para os testes que revelam *T. foetus*. Também é recomendável interromper a administração de antibacterianos ou fármacos antiprotozoários vários dias antes desses testes, porque é possível que tais fármacos interfiram na detecção desse protozoário.[14] A técnica de irrigação com solução fisiológica consiste em passar um cateter de borracha no cólon proximal, instilar 10 mℓ dessa solução e em seguida aspirá-la de volta. Não se deve usar água, pois ocorreria lise dos trofozoítas. A solução fisiológica estéril é injetada pelo cateter no cólon e em seguida aspirada delicadamente. Essa solução contendo fezes é examinada diretamente ao microscópio em busca de trofozoítas, ou inocula-se uma gota em um frasco de cultura fecal para isolamento do parasito (ver *Tricomoníase*, no Capítulo 77). Como alternativa, deixa-se o conteúdo fecal na solução fisiológica sedimentar por centrifugação e o sobrenadante é submetido à análise pela reação em cadeia da polimerase (PCR; do inglês, *polymerase chain reaction*).[14]

Exame de fezes

Na Tabela 70.1 há uma lista dos procedimentos microscópicos recomendados para o diagnóstico de infecções intestinais causadas por protozoários. Como cães e gatos são predadores e cães são coprófagos, é provável que alguns estágios de protozoários sejam encontrados em amostras fecais sendo resultantes da ingestão pelo animal, em vez de parasitismo verdadeiro. Por exemplo, em geral são observados oocistos de *Eimeria* spp. em amostras de fezes caninas porque o cão

Tabela 70.1	Procedimentos microscópicos recomendados para o diagnóstico de protozoários gastrintestinais em cães e gatos.

Organismo	Estágio	Procedimento
Balantidium coli	Trofozoítas Cistos	Esfregaço direto Técnica da flutuação com centrifugação em sulfato de zinco
Coccídios (*Toxoplasma, Neospora, Cystoisospora [Sarcocystis], Hammondia, Besnoitia* e *Cryptosporidium*)	Oocistos	Técnica da flutuação com centrifugação em açúcar de Sheather
Entamoeba histolytica	Trofozoítas Cistos	Esfregaço direto Esfregaço direto
Giardia	Trofozoítas Cistos	Esfregaço direto, ocasionalmente, vistos à flutuação Esfregaço direto, técnica da centrifugação e flutuação em sulfato de zinco
Tritrichomonas foetus	Trofozoítas	Esfregaço direto

ingeriu fezes de herbívoros, geralmente um coelho, cervo, cavalo ou vaca. Nesses casos o cão não tem parasitismo verdadeiro e o tratamento não é indicado.

Esfregaço direto com solução fisiológica. A técnica do esfregaço direto, que pode ser feita com amostras de fezes diarreicas ou formadas, é mais importante quando são usadas amostras de fezes diarreicas. Para facilitar a detecção, deve-se ajustar o condensador subestágio do microscópio para maximizar o contraste; organismos não corados provavelmente passem despercebidos. Quando disponível, o microscópio com contraste de fase ou campo escuro pode ajudar a demonstrar trofozoítas móveis (Figura 70.1), mas isso não é necessário para o diagnóstico confiável de infecção por protozoário.

Para fazer um esfregaço direto, coloca-se uma gota de solução fisiológica isotônica em uma lâmina limpa de microscopia e então mistura-se uma quantidade diminuta de material fecal (Figura 70.2 A); a quantidade que adere à extremidade de um aplicador de madeira com algodão na ponta é suficiente. Cobre-se com lamínula e examina-se sob objetiva de 10×, alternando com a de 40× sempre que a morfologia de estruturas encontradas lembrar trofozoítas ou cistos de protozoário. A mistura de fezes com solução fisiológica deve ser transparente o bastante para que se possa ler com facilidade uma nova impressão através do material; um esfregaço preparado com excesso desse material pode não ser interpretado com acurácia. A melhor maneira de examinar a motilidade e os aspectos estruturais de protozoários é com objetiva alta seca (40× a 43×). A objetiva de imersão em óleo (100×) não é recomendada para o exame de montagens frescas úmidas porque a pressão da objetiva sobre a lamínula desloca o meio líquido entre a lâmina e a lamínula, dificultando a visão. Se necessário, assim que se observa motilidade pode-se adicionar corante ao esfregaço para ajudar na identificação específica dos organismos.[16]

Esfregaço corado. Embora não seja necessário, o acréscimo de corante à montagem úmida pela borda da lamínula pode ajudar na visualização de estruturas internas de alguns protozoários. Como a coloração mata o organismo, primeiramente se observa a motilidade. Na Tabela 70.2 há uma descrição dos trofozoítas encontrados em esfregaços diretos de amostras fecais de cães e gatos. Um corante pode ser muito útil para identificar certos protozoários. Por exemplo, embora o *Pentatrichomonas hominis* em geral tenha cinco flagelos anteriores e o *T. foetus* três, é extremamente difícil identificá-los em amostras vivas ou não coradas. Corantes especiais tais como a prata são necessários para ressaltar os flagelos e outros aspectos diagnósticos dos trofozoítas, de modo que se possa chegar ao diagnóstico morfológico.[11]

Iodo é o corante mais comum usado para revelar estruturas internas de protozoários e especialmente útil para confirmar a identidade de cistos e trofozoítas de *Giardia*. O iodo cora o citoplasma dos cistos em dourado-escuro, enquanto os núcleos continuam pálidos e refráteis. Outros corantes usados para identificar protozoários nas fezes incluem o azul de metileno, o ácido metil verde, a eosina aquosa e o cristal violeta. O azul de metileno é útil para identificar trofozoítas, em especial os de *Entamoeba histolytica*, enquanto o ácido metil verde cora os macronúcleos de *Balantidium coli*. A eosina aquosa e o cristal violeta são corantes negativos, que coram restos fecais, mas não cistos e trofozoítas parasitários, que excluem o corante, sendo ressaltados por sua aparência incolor contra o fundo escuro corado.[2]

Flutuação fecal. Em geral são necessários métodos de concentração fecal para revelar cistos ou oocistos de protozoários. Com essa técnica, usam-se soluções de açúcar ou sal com centrifugação para concentrar os cistos ou oocistos existentes em vários gramas de fezes em um pequeno volume de líquido que pode ser examinado em uma única lâmina. Sozinha, a flutuação padrão em nitrato de prata não é adequada para detectar a maioria dos protozoários, embora geralmente revele oocistos de coccídios. Mesmo que mortos pela solução hipertônica e quase sempre lisados, às vezes é possível ver trofozoítas, em particular de *Giardia*, com a flutuação fecal.

As soluções usadas nos métodos de flutuação fecal com centrifugação incluem sulfato de zinco e açúcar de Sheather. Misturam-se 5 a 10 g de fezes com água para obter uma consistência líquida e coa-se a mistura em gaze. Duas partes da solução de açúcar de Sheather (500 g de açúcar, 300 mℓ de água e 6,5 g de cristais de fenol dissolvidos) são

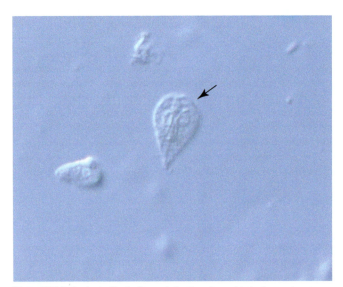

Figura 70.1 Trofozoíta de *Giardia* não corada (*seta*), conforme vista à microscopia com contraste de fase, mostrando detalhes morfológicos tais como núcleos, corpo mediano e flagelos.

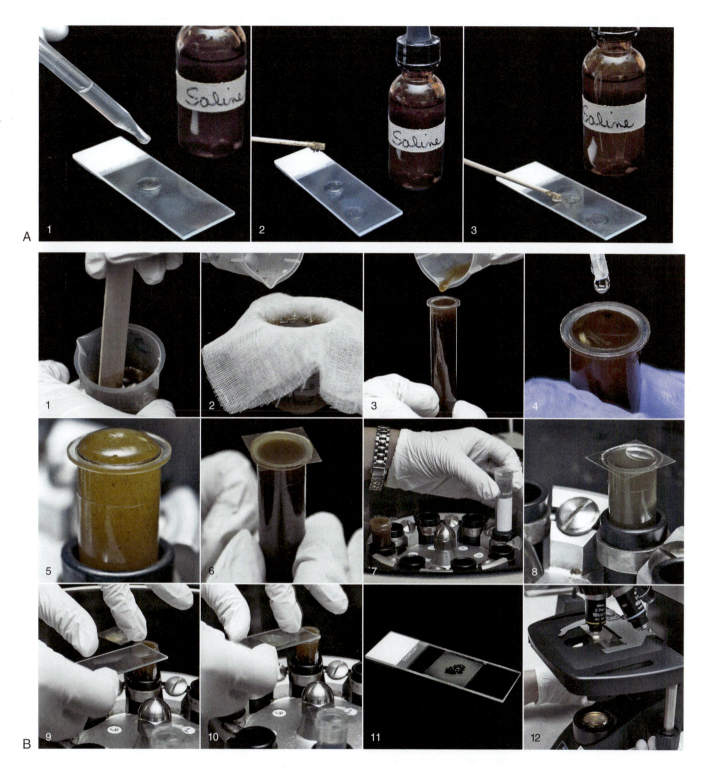

Figura 70.2 A. Procedimento para esfregaço fecal direto. *1.* Uma gota de solução fisiológica isotônica em uma lâmina de microscopia limpa. *2.* Coloca-se uma quantidade de material fecal na extremidade de um aplicador de madeira. *3.* Esse material é irrigado com solução fisiológica. Cobre-se a preparação com lamínula e examina-se ao microscópio. Ver no texto sugestões para exame e coloração. **B.** Procedimento fecal com centrífuga com rotor oscilante. *1.* Cinco a 10 g de fezes são misturados com água para se obter a consistência líquida. *2.* A mistura é coada em gaze. *3.* A mistura coada é colocada em um tubo cônico de centrífuga de 15 mℓ. *4.* A solução para flutuação é acrescentada. *5.* Uma quantidade final é acrescentada para formar um menisco reverso no alto do tubo. *6.* Uma lamínula é colocada sobre o menisco. *7.* O tubo é colocado na centrífuga e um segundo tubo cheio de água é usado para equilibrá-lo. *8.* É colocada uma lamínula no alto do tubo, que é centrifugado com ela no lugar. *9.* Assim que cessa a centrifugação, remove-se a lamínula. *10.* A lamínula é transferida, junto com o líquido aderido, para uma lâmina de microscopia. *11.* A lâmina não corada é levada ao microscópio. *12.* A lâmina é examinada como descrito no texto para esse procedimento. (Fotografias de Christopher B. Herron © 2010 University of Georgia Research Foundation Inc.)

Tabela 70.2	Identificação de trofozoíta de protozoário em esfregaço fecal direto.		
Organismo	**Tamanho (μm)**	**Morfologia distintiva**	
		Esfregaço fresco	**Esfregaço corado**
Balantidium coli	50 a 150	Oval; movimento giratório por meio de cílios; macronúcleo pode ser visível	Macronúcleo grande proeminente em formato de rim ou grão de feijão; ocasionalmente pode ser visto micronúcleo
Entamoeba histolytica	12 a 50	Muda constantemente de forma quando ativa; move-se por meio de projeções digitiformes do citoplasma; um núcleo difícil de se ver; pode conter eritrócitos	Em geral o núcleo tem cromatina periférica distribuída uniformemente e em localização central, cariossomo compacto
Giardia	9 a 21 × 5 a 15 × 2 a 4	Bilateralmente simétrica; em formato de pera quando vista do aspecto dorsoventral; em crescente na vista lateral; movimento giratório por meio de flagelos; contém 2 núcleos	Dois núcleos grandes, cada um com cariossomos proeminentes, axonemas e corpúsculos medianos, conferindo aspecto de face de macaco
Tritrichomonas foetus	5 a 20 × 3 a 14	Formato oval a de pera; movimento oscilante irregular e rápido por meio de flagelos; membrana ondulante visível	Núcleo oval na metade anterior do corpo; axóstilo protruso na extremidade posterior

acrescentadas a uma parte de suspensão fecal e um tubo de centrífuga que é tampado. É preciso cuidado para não encher totalmente o tubo, para evitar que o líquido espirre ou libere aerossóis. Após centrifugação a 1.000 × g por 10 min, uma ou duas gotas do menisco são retiradas com pipeta, colocadas em lâmina de microscopia coberta por lamínula, examinando-se então ao microscópio sob pequeno aumento (100×). Para ajudar no exame de amostras fecais muito mucoides ou gordurosas, as fezes devem ser primeiramente lavadas combinando-se 2 a 3 g de fezes com 5 a 10 mℓ de água, coando-se a mistura em uma camada dupla de gaze de malha grossa ou pano de algodão, centrifugando-se por 5 a 10 min a aproximadamente 650 × g e descartando o sobrenadante. O sedimento deve ser misturado com 5 a 10 mℓ de solução de sulfato de zinco a 33% e densidade de 1,18 ou solução de açúcar de Sheather, coado em outro pano e centrifugado por 5 a 10 min a aproximadamente 650 × g.[16]

Quando disponível, uma centrífuga com rotor oscilante é ideal para a etapa da flutuação (Figura 70.2 B). Com esse protocolo, a mistura de fezes com solução de flutuação é colocada em um tubo cônico de centrífuga de 15 mℓ, acrescentando-se solução de flutuação suficiente para formar um menisco reverso na parte superior do tubo. Em seguida coloca-se uma lamínula sobre o menisco e o tubo vai para a centrífuga com ela no lugar; é necessário colocar um segundo tubo com o mesmo volume na centrífuga para equilibrar. Terminada a centrifugação, a lamínula é retirada e transferida com a face de líquido aderente para uma lâmina de microscopia, que é examinada ao microscópio (Figura 70.2 B). Caso só se disponha de um rotor fixo, ainda é possível realizar a flutuação fecal com centrifugação. Nesse caso, a mistura da solução de flutuação com fezes deve ser inserida em um tubo de centrífuga de 15 mℓ até quase enchê-lo (cerca de 13 mℓ), mas sem derramar na centrífuga. O tubo é centrifugado sem lamínula e após o término da centrifugação é possível coletar a camada superior do material tocando a base de um pequeno tubo de teste ou uma alça microbiológica na superfície com cuidado, e então transferindo o líquido que aderir para uma lâmina de microscopia, coberta com lamínula e posteriormente a preparação é examinada. As lâminas preparadas devem ser completamente examinadas com objetiva de 10× e, quando necessário, de 40×, para confirmar a identificação do organismo. O exame sob pequeno aumento (4×) não é suficiente para detectar a maioria dos protozoários.[16]

Preservação de fezes

Se o exame de amostra fecal para detectar protozoário for postergado, ou a amostra for enviada para laboratório diagnóstico para exame microscópico, as fezes devem ser bem misturadas com um conser-

vante antes do envio. Deve-se acrescentar bastante solução fixadora às fezes, para assegurar a fixação adequada. Algumas soluções comumente usadas incluem dicromato de potássio, álcool polivinílico (PVA; do inglês, *polyvinyl alcohol*) e formalina a 10%.[2] A solução de formalina a 10% é um fixador apropriado para amostras em que se suspeita da ocorrência de *Cryptosporidium* porque a fixação em formalina, ao contrário da fixação em PVA, não interfere nos métodos de imunodetecção (p. ex., anticorpo fluorescente [AF] direto) empregados para detectar esse organismo.

O dicromato de potássio (2,5% p/v [peso/volume]) é a solução de escolha para guardar amostras que contenham oocistos de coccídios, porque possibilitam sua esporulação, tornando possível medidas precisas de esporocistos e esporozoítas e a avaliação completa da estrutura do oocisto, necessárias para a identificação. Uma solução a 2% (v/v [volume/volume]) de ácido sulfúrico é alternativa aceitável à de dicromato de potássio a 2,5%. Antigamente, o PVA era considerado a melhor escolha para a fixação de trofozoítas porque podem ser preparadas lâminas permanentemente coradas a partir de material fecal fixado com PVA. No entanto, tanto o PVA, que contém cloreto de mercúrio, como o dicromato de potássio são substâncias tóxicas potentes que devem ser cuidadosamente manipuladas. Existem substitutos comerciais menos tóxicos e mais seguros em termos ambientais.[9]

Sangue total

É possível detectar protozoários tanto em amostras frescas de sangue como nas coletadas com anticoagulante. O método mais comum usado para isso consiste em preparar e corar esfregaço sanguíneo e examiná-lo ao microscópio. Os protozoários hematogênicos e sistêmicos que podem ser detectados em esfregaços sanguíneos estão listados na Tabela 70.3.

Coleta

Os procedimentos apropriados de coleta de amostras sanguíneas são determinados, em parte, pelo protozoário que se suspeita ser a causa da doença. No caso de amostras destinadas à preparação de esfregaços sanguíneos, é preciso cuidado ao coletar e manipular o sangue, para evitar hemólise, que pode destruir parasitos e assim impedir a detecção. Esfregaços de sangue fresco total devem ser feitos imediatamente após a coleta; os de amostras de sangue coletadas com o anticoagulante ácido etilenodiamino tetra-acético (EDTA; do inglês, *ethylenediamine tetraacetic acid*) podem ser feitos posteriormente. É mais fácil encontrar alguns protozoários, em especial *Babesia* spp., na

Tabela 70.3	Técnicas práticas para o diagnóstico de infecções hematogênicas e sistêmicas por protozoários.		
Organismo	Esfregaços sanguíneos	Impressões de aspirados	Impressões de tecido
Babesia	+	–	–
Cytauxzoon	+	–	+
Entamoeba histolytica	–	+	+
Hepatozoon	+	–	+
Leishmania	–	+	+
Neospora	–	+	+
Toxoplasma	–	+	+
Trypanosoma	+	+	+

+, Úteis ou indicados(as); –, não usados(as) ou recomendados(as).

circulação periférica de leitos microcapilares; a detecção desses parasitos pode ser mais fácil em sangue coletado da margem auricular ou de uma unha cortada.

Preparação de esfregaços sanguíneos

A preparação de esfregaços sanguíneos que podem ser úteis no diagnóstico de parasitose por protozoário requer cuidado e habilidade. Esfregaços espessos possibilitam o exame de um volume maior de sangue, aumentando a probabilidade de detectar quaisquer protozoários parasitos existentes, mas esfregaços finos são necessários para a identificação morfológica dos organismos. Se possível, ambos devem ser preparados. Ao submeter lâminas a um laboratório diagnóstico, devem ser enviadas várias (pelos menos dois esfregaços espessos e dois finos) não coradas.[10]

Esfregaços finos. São preparados colocando-se uma pequena gota de sangue em uma extremidade de lâmina de microscopia limpa, que é espalhado usando-se uma segunda lâmina. A margem curta da segunda lâmina é colocada no meio da outra em um ângulo de 30° e empurrada na direção do sangue, espalhando-o por toda a largura dessa margem e em seguida, com um movimento rápido e uniforme, ela é trazida sobre o comprimento da outra, espalhando o sangue por toda a extensão da lâmina que o contém. O sangue não deve ser empurrado pela lâmina porque isso poderia romper muitas células e parasitos.

Esfregaços espessos. Para preparar esfregaços espessos, duas ou três gotas de sangue são colocadas sobre uma lâmina limpa de microscopia e espalhadas com o canto de outra lâmina em movimento circular por uma área de 2 cm. Sangue fresco deve ser movimentado na lâmina por mais 30 segundos, evitando a formação de estrias de fibrina. Sangue com EDTA não precisa ser movimentado depois de espalhado na lâmina.[10]

Deve-se deixar que tanto esfregaços finos como os espessos sequem à temperatura ambiente sobre uma superfície plana. A escolha do corante determinará a necessidade de preparação adicional e fixação antes de sua aplicação. Alguns corantes requerem lavagem de esfregaços espessos (*i. e.*, imersão em água destilada para ruptura e remoção de eritrócitos) antes da coloração. Esfregaços finos que não são corados em 48 h devem ser fixados em metanol a 100%. Tanto os esfregaços finos como os espessos devem ser guardados em um recipiente vedado, armazenado em local fresco, seco e limpo.[10]

Esfregaços sanguíneos corados

Embora as preferências pessoais variem para detecção e identificação de hemoprotozoários em esfregaços sanguíneos, os corantes mais usados são o Giemsa, o Wright e o Wright-Giemsa. É possível que outros comerciais sejam utilizados, mas com eles a detecção e a identificação morfológica subsequente são mais difíceis.[7] Os esfregaços sanguíneos corados com o Giemsa têm a vantagem adicional da permanência; aqueles corados pelo Wright ficam apagados com o tempo.

Exame de esfregaços sanguíneos

O exame dos esfregaços sanguíneos corados pode ser realizado com ou sem lamínula. Quando se usa lamínula, é possível colocar uma gota de óleo de imersão sobre o esfregaço corado para reduzir a difração e facilitar o exame microscópico sob pequeno aumento e com objetivas de alta potência secas. Deve-se então acrescentar mais óleo e examinar bem a margem ondulada do esfregaço corado com a objetiva de imersão em óleo. Também é possível colocar uma lamínula fina (nº 1) com meio neutro de montagem antes do exame. O meio de montagem impede que a lamínula se movimente sobre o esfregaço e também diminui a difração de maneira semelhante ao óleo de imersão aplicado diretamente no esfregaço.[10] Uma vantagem do uso da lamínula é possibilitar a limpeza de toda a lâmina e um novo exame em data ulterior por outro profissional capaz de fazer um diagnóstico; as superfícies de esfregaços corados sem lamínula não podem ser limpas.

Outras amostras

Também é possível ver protozoários diretamente mediante exame histológico de amostras de biopsia ou tecidos coletadas à necropsia ou pelo exame microscópico direto de líquidos corporais (que não sangue), aspirados com agulha fina e esfregaços feitos por impressão de amostras de biopsia. Os protozoários hematogênicos e sistêmicos que podem ser detectados em aspirados e esfregaços por impressão estão relacionados na Tabela 70.3.

Histopatologia

Em geral, protozoários parasitos são vistos com facilidade ao exame histológico de tecidos com a coloração rotineira por hematoxilina e eosina. Corantes especiais podem ser usados para melhorar a capacidade de detecção e acentuar as características morfológicas do estágio do parasito, possibilitando identificação mais confiável. As amostras de tecido destinadas a exame histológico devem ser coletadas e submetidas sem demora a corte congelado quando é necessário diagnóstico imediato e se dispõe dos recursos necessários para completar a avaliação de cortes congelados, ou então colocadas em formalina a 10% se o processamento for adiado. Tecidos destinados à microscopia eletrônica devem ser colocados em fixador à base de glutaraldeído.[10]

Outros líquidos corporais

É raro encontrar protozoários ao exame microscópico direto de humor aquoso, líquido cerebrospinal, líquido sinovial, urina ou lavado transtraqueal ou broncoalveolar. Ocasionalmente é possível visualizar trofozoítas de *Giardia* em aspirados duodenais coletados à endoscopia. Para determinar a existência de protozoários móveis, todos os líquidos corporais devem ser examinados em esfregaço direto imediatamente após a coleta; o armazenamento de amostras mesmo por curto período provavelmente resulte na lise de organismos e em subsequente falha na detecção de infecção. As amostras são processadas para exame centrifugando-se o líquido coletado a 2.000 × g por 5 min e então preparando-se os esfregaços com o sedimento e acréscimo de pequena quantidade de líquido associado. Depois de secos, os esfregaços devem ser corados conforme descrito para esfregaços sanguíneos e examinados em busca de protozoários.

Aspirados com agulha fina

Ocasionalmente são encontrados protozoários em aspirados por agulha fina de linfonodos, baço, fígado ou medula óssea. O material aspirado deve ser colocado em lâmina, misturado e espalhado com agulha de pequeno calibre para ser distribuído em uma camada fina sem ruptura de células. Uma alternativa consiste em comprimir o material entre duas lâminas e esfregar uma na outra para distribuí-lo. Esfregaços secos de aspirados com agulha fina são corados com Giemsa, Wright ou Wright-Giemsa e examinados em busca de protozoários, conforme descrito com relação aos esfregaços sanguíneos.

Esfregaços por impressão

O exame de esfregaços por impressão corados de lesões superficiais ou de tecido coletado à biopsia ou à necropsia também pode revelar a existência de protozoários. Por essa razão, os esfregaços por impressão devem ser feitos de todo material de biopsia em que se suspeite da ocorrência de protozoário. Os esfregaços por impressão são feitos colocando-se a margem de corte do tecido sobre uma superfície absorvente antes de tocá-lo com a superfície de lâmina de microscopia. Deixa-se a pequena quantidade (o ideal é uma única camada de célula) de material transferida para a lâmina secar ao ar, em seguida cora-se o material e examina-se ao microscópio como descrito no caso dos esfregaços sanguíneos.

Cultura e inoculação em animal

Fezes

A cultura de protozoários fecais é realizada ocasionalmente na clínica de pequenos animais. Laboratórios diagnósticos especializados que realizam cultura fecal devem ser identificados antes de se enviar amostra. A amostra deve ser fresca e enviada pelo meio mais rápido disponível; não se deve acrescentar conservante em fezes destinadas a cultura. Além disso, deve-se tentar identificar o protozoário entérico existente nas fezes o mais especificamente possível, com base no aspecto morfológico dos organismos antes de submeter amostras à cultura fecal.

Embora não seja comum realizar cultura fecal para o diagnóstico de infecções por protozoários, foram desenvolvidos meios específicos que promovem o crescimento de *E. histolytica*, *B. coli* e *T. foetus*. Por exemplo, existe um produto que identifica *T. foetus* em fezes de gatos. O teste consiste em uma bolsa contendo meio líquido, inoculado com as fezes e mantido à temperatura ambiente, examinando-se o conteúdo a cada 48 h, em busca de evidência de tricômonas móveis. Amostras fecais coletadas pelos proprietários dos animais para cultura ou exame microscópico de *T. foetus* devem ser frescas, nunca congeladas ou colocadas em fixador (o congelamento e os fixadores matam os trofozoítas), mantidas aquecidas e úmidas, sem contaminação do recipiente onde o animal defecou e não refrigeradas antes do exame na clínica.[14] *P. hominis*, outro flagelado encontrado ocasionalmente em fezes diarreicas de cães e gatos, cresce lentamente no meio em que o *T. foetus* se replica com facilidade;[11] portanto, não é provável que o *P. hominis* seja isolado nesses sistemas comerciais.

Pode ser mais fácil confirmar a identidade de alguns coccídios existentes nas fezes mediante inoculação em animais. Tal abordagem costuma ser reservada para fins de pesquisa, raras vezes sendo realizada na prática clínica veterinária. Deve-se contatar o laboratório diagnóstico ou a instituição de pesquisa que realizará a inoculação em animal antes de enviar as amostras, para obter instruções específicas sobre a coleta, a manipulação e o transporte do material. Em geral, fezes contendo oocistos suspeitos de serem de *Toxoplasma gondii*, *Neospora caninum* ou outra espécie de interesse são enviadas frescas em recipiente com gelo – mas nunca congeladas – para a instituição de pesquisa onde os oocistos são coletados das fezes e então fornecidos com o alimento a camundongos ou outro modelo hospedeiro intermediário adequado. Após o tempo necessário para o desenvolvimento dos estágios assexuados no hospedeiro intermediário, os tecidos são coletados e examinados para se identificar a espécie de parasito existente.

Sangue total

Embora geralmente reservada para projetos de pesquisa, a cultura e a inoculação de sangue total em animal às vezes são realizadas para se detectar e documentar a ocorrência de protozoários parasitos. No entanto, como raramente é feita para diagnóstico clínico, a hemocultura de protozoário ou sua inoculação em animal deve ser combinada com o laboratório antes do envio de amostras, obtendo-se instruções específicas sobre a coleta e a manipulação. Em geral, as amostras são coletadas de maneira asséptica em EDTA e então enviadas o mais rapidamente possível ao laboratório.

Xenodiagnóstico

É outro procedimento feito raramente para diagnóstico clínico, em que artrópodes livres de parasitos criados em laboratório são alimentados com os hospedeiros sob suspeita de terem a infecção e então, após o tempo apropriado para o desenvolvimento, os artrópodes são examinados em busca dos parasitos. O xenodiagnóstico já foi usado para o diagnóstico de tripanossomíase, mas também pode ser útil para detectar outros protozoários parasitos.

Outras amostras

Em alguns casos, a cultura de aspirados teciduais, amostras de biopsia ou líquidos corporais que não sangue pode ser recomendável. Quando indicado, coloca-se uma alíquota da amostra coletada para avaliação citológica em tubo estéril no momento da coleta. A cultura ou inoculação em animal pode ser realizada com a amostra, conforme indicado. A submissão rápida ao diagnóstico laboratorial apropriado aumenta a probabilidade de sucesso da cultura de quaisquer protozoários existentes. Para facilitar o processo e receber instruções sobre a manipulação e o envio das amostras, deve-se entrar em contato com o laboratório diagnóstico que fará o procedimento antes de coletar as amostras.

Detecção de antígeno

O antígeno de protozoário existente em amostras clínicas pode ser detectado pelo ensaio imunossorvente ligado à enzima (ELISA; do inglês, *enzyme-linked immunosorbent assay*), por coloração via AF direto ou imuno-histoquímica. Nesses ensaios, anticorpos específicos ligam-se às proteínas de superfície do protozoário de interesse e o anticorpo ligado é detectado nas etapas subsequentes. Embora não substituam o exame microscópico direto, é possível que esses ensaios aumentem bastante as possibilidades de se chegar ao diagnóstico, porque facilitam a detecção de protozoários existentes em pequeno número nas amostras clínicas.

Existem ensaios imunodiagnósticos no comércio para a detecção e a identificação de *Giardia* e *E. histolytica* e oocistos de *Cryptosporidium* spp. nas fezes. Alguns desses ensaios, que foram desenvolvidos originalmente para o diagnóstico de infecções humanas, têm sido usados com sucesso em espécies veterinárias, inclusive cães e gatos. A comparação da flutuação e da centrifugação em sulfato de zinco com ensaios ELISA desenvolvidos para uso em amostras humanas mostra que o método da flutuação é mais sensível.[3,8,12] No entanto, a comparação de testes de AF diretos, ensaios ELISA fecais e exame microscópico após centrifugação em sulfato de zinco demonstra que, em particular em uma população com alta prevalência, um teste comercial para *Giardia* (Figura 70.3) foi mais sensível que o exame microscópico ou o ELISA em placa, embora o

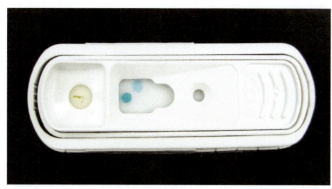

Figura 70.3 Teste comercial para *Giardia*, positivo para antígenos solúveis do parasito.

AF direto tenha sido mais sensível (Figura 70.4).[4,13] No momento, os testes para detecção do antígeno de *Giardia* só são recomendados em animais com a doença clínica. Como é possível que haja outros parasitos e ocorram resultados falso-negativos, esses testes sempre devem ser realizados junto com o exame microscópico das fezes após concentração em centrífuga com solução apropriada para flutuação.

Aspirados com agulha fina e amostras de biopsia também podem ser avaliados quanto à ocorrência de antígeno de parasito. As alíquotas de amostras devem ser colocadas em tubo estéril separado no momento da coleta e enviadas para laboratórios adequados para a realização dos testes de AF direto ou imuno-histoquímicos específicos para o parasito em questão. Amostras pareadas sempre devem ser submetidas a exame citológico ou histológico quando se pretende a detecção do AF direto ou por imuno-histoquímica.

Detecção genético-molecular

A detecção das sequências características de ácido nucleico de determinado protozoário também fornece evidência direta de infecção atual ou muito recente. As técnicas mais comumente usadas para detecção de protozoários em projetos de pesquisa clínica são a PCR e a hibridização *in situ*. A amplificação de sequências gênicas específicas pela PCR tem amplo uso em projetos de pesquisa na avaliação de amostras fecais em busca de *Giardia* spp. e *Cryptosporidium* spp. em cães e gatos e de *T. foetus* em gatos. Esses ensaios também estão disponíveis em laboratórios comerciais para

a triagem de animais com diarreia. Antes do envio, o laboratório deve ser contatado para fornecer as instruções sobre a manipulação adequada da amostra. Alguns laboratórios têm preferência por receber fezes frescas ou congeladas para a PCR, enquanto outros sugerem que uma pequena quantidade (aproximadamente 100 mg) de fezes deva ser colocada em um tubo preenchido com 3 a 5 mℓ de álcool isopropílico a 70% e enviado à temperatura ambiente para o laboratório.[14] *Primers* de PCR que amplificam o DNA do *T. foetus* também podem amplificar o DNA do *P. hominis*, sendo necessárias etapas adicionais para a identificação, como a digestão enzimática e o sequenciamento de produtos da PCR, para se estabelecer o diagnóstico definitivo.[11]

A PCR também está ficando cada vez mais importante para avaliar amostras de sangue quanto à existência de hemoprotozoários, com ensaios comerciais para *Babesia* spp., *Hepatozoon* spp. e *Cytauxzoon felis*. As amostras de sangue total destinadas à PCR devem ser coletadas em tubos de hematócrito novos contendo o anticoagulante especificado pelo laboratório que fará o teste; EDTA é o anticoagulante mais comumente usado em amostras destinadas à PCR, que também pode ser realizada com amostras de outros líquidos corporais, aspirados com agulha fina e amostras de biopsia. Se os ensaios não forem feitos imediatamente, as amostras para PCR devem ser mantidas refrigeradas ou congeladas desde a coleta até o processamento no laboratório diagnóstico. A hibridização *in situ* envolve a detecção de ácido nucleico em cortes teciduais com sondas marcadas específicas, sendo realizada apenas em laboratórios de pesquisa especializados para alguns protozoários.

Sorologia

Existem ensaios sorológicos para detectar anticorpos reativos a protozoários parasitos de cães e gatos em muitos laboratórios e fornecem evidência indireta de infecção prévia ou atual. Embora os testes de AF indireto sejam o tipo mais comum de ensaio sorológico empregado para detectar anticorpos reativos a certos protozoários, também existem e são usados ocasionalmente ELISA, tira imunocromatográfica (Figura 70.5) e testes de aglutinação do parasito. Não há testes para anticorpos contra todos os protozoários parasitos de cães e gatos, nem todos os laboratórios diagnósticos veterinários estão equipados para realizar os ensaios disponíveis. Os laboratórios devem ser consultados a respeito do envio das amostras. O sangue coletado para sorologia deve ser colocado em um tubo sem anticoagulante; é preciso cuidado para evitar hemólise durante a coleta e a manipulação da amostra. O soro separado do coágulo pode ser congelado antes do teste. Detalhes sobre os testes disponíveis e informação sobre a interpretação dos resultados estão descritos nos capítulos sobre cada protozoário.

A sorologia para infecções causadas por protozoários tem muitas vantagens, incluindo facilidade de coleta da amostra, baixo custo da maioria dos procedimentos e ampla disponibilidade de ensaios.

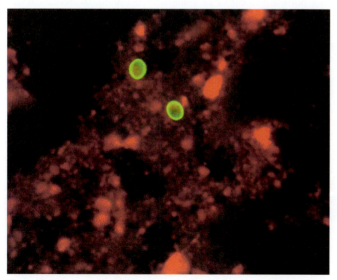

Figura 70.4 Ensaio do anticorpo fluorescente identificando cistos de *Giardia* em esfregaço fecal.

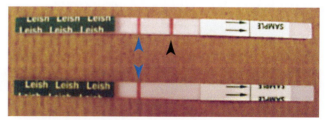

Figura 70.5 Tira reagente para doença de Chagas canina, destinada à detecção do anticorpo contra *Leishmania* spp. Os resultados mostrados incluem achados positivo (*tira superior, ponta de seta negra*) e negativo (*tira inferior, sem ponta de seta negra*). As pontas de setas azuis são o controle do resultado positivo do reagente.

Contudo, a maioria desses ensaios baseia-se na detecção de IgG, que se desenvolve em uma fase tardia da infecção, em geral após a doença clínica ter começado, e permanece elevada por meses a anos após a infecção inicial, o que complica a interpretação de um único título em animal com doença clínica. O diagnóstico de infecção ativa com um teste com base na IgG requer a demonstração de aumento de quatro vezes no título em duas amostras de soro pareadas. Em geral, a IgM é produzida no início da infecção, dispondo-se de alguns

testes fundamentados nela. Entretanto, a existência de anticorpos no soro não tem correlação direta a doença clínica em todos os animais. Muitos animais sadios têm anticorpos detectáveis contra protozoários parasitos e animais imunossuprimidos podem não desenvolver anticorpos, apesar da infecção ou doença clínica. A sensibilidade e a especificidade de ensaios diferentes também variam. Deve-se consultar o laboratório que faz o teste para ajudar na interpretação dos resultados.

Capítulo 71

Quimioterapia Antiprotozoário

Craig E. Greene

Na Tabela 71.1 há um resumo das indicações atuais para a administração de fármacos antiprotozoários. Ver, nos Capítulos 72 a 81, detalhes sobre a quimioterapia para doenças específicas. As dosagens de vários fármacos constam do *Formulário de fármacos*, no Apêndice.

onose em cães ou gatos, respectivamente.[165] O decoquinato, hidroxiquinolona liberada para tratar a coccidiose em aves de granja, é eficaz no sentido de amenizar os sinais de hepatozoonose (ver Capítulo 74 e o *Formulário de fármacos*, no Apêndice).[94]

Azo-naftalenos

O azul de tripano foi um dos primeiros compostos usados para tratar a babesiose. Como causa irritação local e surgimento de abscessos após injeção subcutânea, é administrado por via intravenosa. Ele não elimina os organismos de *Babesia* completamente, mas os animais infectados se recuperam da doença e permanecem em estado de pré-imunidade. Eles precisam ser tratados com diamidinas aromáticas (ver adiante) em 1 mês para serem curados. Uma desvantagem do azul de tripano é corar todos os tecidos e secreções corporais por várias semanas.

Corantes de acridina

A quinacrina, desenvolvida como antimalárico humano, tem sido administrada a cães como tratamento alternativo aos nitroimidazóis para a giardíase. Ela se incorpora ao DNA do organismo e inibe a síntese de ácido nucleico. Evidência de toxicidade inclui vômitos, febre, prurido, sinais neurológicos, alteração da cor amarela da urina e de tecidos e disfunção hepática. Não está mais disponível nos EUA.

Derivados da quinolina e da quinolona

A di-iodo-hidroxiquina e a iodocloridroxiquina são oxiquinolinas halogenadas administradas como antifúngicos tópicos. Também são amebicidas quando administradas por via oral. Não são absorvidas por via sistêmica e sua toxicidade é relativamente baixa. Os sinais de toxicidade são dor abdominal, diarreia e sinais neurológicos, todos relatados em cães. A atovaquona é um derivado hidroxinaftoquinona estreitamente relacionado e liberado para o tratamento de infecções com espécies de *Pneumocystis*, que tem sido usada em combinação com azitromicina para tratar babesiose em seres humanos e cães (ver Capítulo 76).[79] A buparvaquona, usada para tratar a teileriose em herbívoros, não foi eficaz para tratar a leishmaniose e ou a cytauxzo-

Diamidinas aromáticas

A fenamidina, a pentamidina, o diminazeno, a amicarbalida e o imidocarb derivados da diamidina são os fármacos de escolha para tratar infecções por *Babesia*, *Cytauxzoon* e espécies africanas de *Trypanosoma* em cães e gatos, também sendo eficazes no tratamento de infecções por outros protozoários (ver Tabela 71.1), interferindo no metabolismo do ácido nucleico. Esses fármacos são formulados como sais para reduzir a irritação após injeção (intramuscular ou subcutânea) parenteral. A pentamidina também tem sido usada para tratar a leishmaniose.[135] Os derivados da pentamidina mostraram alta eficácia *in vitro* contra isolado norte-americano de *Leishmania*.[139] As diamidinas aromáticas têm parte da maior atividade contra *Babesia gibsoni*, mas pode surgir resistência ao fármaco.[70a,101] Embora o imidocarb tenha sido recomendado para tratar as infecções por *Hapatozoon canis* e *Cytauxzoon felis*, foram observadas respostas incompletas,[26a,144a] devendo-se considerar outros fármacos em primeiro lugar (ver Tabela 71.1).

As diamidinas são rapidamente eficazes e em geral resolvem os sinais clínicos e a parasitemia em 24 h. Elas não erradicam completamente os organismos, mas têm atividade residual após única injeção. Esses fármacos alcançam altas concentrações em órgãos parenquimatosos tais como o fígado e o cérebro, e são metabolizados lentamente ou excretados inalterados. O metabolismo lento e a eliminação das diamidinas contribuem para seus efeitos profiláticos por muitas semanas após única injeção. Dosagens subterapêuticas podem possibilitar que os organismos desenvolvam resistência a esses fármacos.

Nitroimidazóis

São eficazes contra protozoários entéricos anaeróbicos que causam tricomoníase, amebíase, giardíase e balantidíase. Eles podem ser usados para tratar parasitoses intraintestinais e invasivas. O grupo nitro

| Tabela 71.1 | Propriedades dos fármacos antiprotozoários. |

| Nome genérico[a] | Infecções indicadas | |
	Primeira opção	Opção alternativa
CORANTES AZO-NAFTALENOS		
Azul de tripano	Nenhuma	*Babesia*
CORANTES DE ACRIDINA		
Cloridrato de quinacrina	Nenhuma	*Giardia*, coccídios
DERIVADOS DE QUINOLINA E QUINOLONA		
Di-iodo-hidroxiquina	*Balantidium*	*Entamoeba*
Iodocloridroxiquina	*Balantidium*	*Entamoeba*
Decoquinato	*Hepatozoon*	Coccídios
HIDROXINAFTOQUINONAS		
Atovaquona	*Babesia gibsoni*, *Cytauxzoon felis*	Outras babésias, *Pneumocystis*, *Toxoplasma*
DIAMIDINAS AROMÁTICAS		
Isotionato de pentamidina; também fenamidina	*Babesia*, *Acanthamoeba*	*Leishmania*, *Pneumocystis*
Aceturato de diminazeno	*Cytauxzoon*, *Babesia*, *Trypanosoma* africano	*Hepatozoon canis*
Dipropionato de imidocarb	*Babesia*	*Ehrlichia*, *H. canis*, *Cytauxzoon*
Amicarbalida	*Ehrlichia*	Nenhuma
NITROIMIDAZÓIS		
Metronidazol	*Giardia*, *Pentatrichomonas*	*Entamoeba* (invasiva), *Balantidium*
Dimetridazol	*Entamoeba*, *Balantidium*	Nenhuma
Tinidazol	*Pentatrichomonas*	*Babesia*, *Giardia*
Ronidazol	*Tritrichomonas*	Nenhuma
Benznidazol	*Trypanosoma cruzi*	
BENZIMIDAZÓIS		
Fembendazol	Helmintos, *Giardia*	Nenhuma
Albendazol	*Giardia*, *Encephalitozoon*	Nenhuma
Febantel-praziquantel-pamoato de pirantel	Helmintos	*Giardia*
IONÓFOROS		
Monensina	Coccídios	*Toxoplasma*
Lasalocid	Coccídios	Nenhuma
Salinomicina	Coccídios	Nenhuma
ANTIMONIAIS		
Estibogliconato de sódio	*Leishmania*	Nenhuma
Antimoniato de meglumina	*Leishmania*	Nenhuma
ANTIBACTERIANOS		
Paromomicina	*Cryptosporidium*, *Pentatrichomonas*	*Entamoeba*, *Giardia*, *Leishmania*
Furazolidona	Coccídios	*Giardia*
Nifurtimox	*T. cruzi*	*Leishmania*
Tetraciclina, doxiciclina (muitas formulações)	*Balantidium*	*H. canis*
Trimetoprima-sulfonamida	*Pneumocystis*, coccídios, *Cyclospora*, *Neospora*	*Acanthamoeba*
Pirimetamina	*Toxoplasma*, *Neospora*	*Pneumocystis*
Espiramicina	*Cryptosporidium*	*Toxoplasma*
Clindamicina	*Toxoplasma*, *Neospora*	*Babesia*
Azitromicina	*Toxoplasma*, *B. gibsoni*, *C. felis*	Outras babésias, *Cryptosporidium*
Quinolonas	Nenhuma	*Babesia*, *Leishmania*
OUTROS		
N-glicolilarsanilato de bismuto	Nenhuma	*Entamoeba*, *Giardia*
Amprólio	Nenhuma	Coccídios
Anfotericina B[b]	*Acanthamoeba*	*Leishmania*
Fosfocolina	*Leishmania*	*Trypanosoma*, *Toxoplasma*
Nitazoxanida	*Sarcocystis*	*Cryptosporidium*, *Giardia*
Toltrazurila	Coccídios	*Toxoplasma*, *Hepatozoon*
Ponazurila	*Neospora*	*Sarcocystis*
Diclazurila	Coccídios	*Sarcocystis*, *Hepatozoon*
Cetoconazol	*Leishmania*	Nenhuma
Alopurinol	*Leishmania*	*T. cruzi*
Fumagilina	*Encephalitozoon*	*Entamoeba*
Suramina	*Trypanosoma* africano	Vírus da leucemia felina
Interferona γ	*Leishmania*	Nenhuma

[a]Ver informações adicionais no *Formulário de fármacos*, no Apêndice.
[b]As formulações lipídicas são preferidas.

de bactérias e protozoários anaeróbicos sofre redução para produzir vários metabólitos instáveis, alguns deles com atividade antimicrobiana. Em geral, os fármacos são muito menos eficazes contra microrganismos microaerófilos ou aeróbicos. O metronidazol, o tinidazol, o ronidazol, o ipronidazol, o nimorazol, o dimetridazol, o secnidazol e o ornidazol são análogos estruturais próximos comercializados em várias regiões do mundo. O fexinidazol consta em ensaios clínicos para o tratamento da tripanossomíase africana.[160b] Ver mais informação sobre o tinidazol, o ronidazol, o ipronidazol e o metronidazol no *Formulário de fármacos*, no Apêndice. O metronidazol é o mais usado desses compostos. Por exemplo, ele não tem atividade *in vitro* contra protozoários não anaeróbicos como *Leishmania*, mas mostrou benefício terapêutico, em especial na resolução de lesões cutâneas em cães infectados, quando usado em combinação com outros fármacos, tais como o enrofloxacino.[14,17] Além de ser ativo contra protozoários, também é contra anaeróbios não formadores de esporos, como *Campylobacter*, organismos microaerófilos como as espécies pertencentes às Enterobacteriaceae e o fármaco preferido no tratamento da giardíase.[150] Nas infecções por *Giardia* resistentes ao metronidazol, a combinação com quinacrina tornou o tratamento eficaz.[113] O metronidazol é o fármaco de escolha para tratar a amebíase humana.

O metronidazol é quase completamente absorvido após administração oral. Alimentos não reduzem a extensão da absorção, mas podem retardar sua velocidade. A administração intravenosa pode ser preferível em pacientes gravemente enfermos, mas é dispendiosa e potencialmente mais neurotóxica. O fármaco é distribuído em ampla escala e penetra nos tecidos corporais, líquidos extracelulares e até em cavidades cheias de pus. O metronidazol alcança boas concentrações no sistema nervoso central (SNC), mesmo na ausência de inflamação, sendo extensamente metabolizado no fígado, mas também ocorre excreção do fármaco ativo.

O metronidazol tem sido administrado isoladamente e com espiramicina como tratamento para doença periodontal, estomatite e leishmaniose, além de ser combinado com aminoglicosídios para o tratamento de infecções mistas associadas a perfuração intestinal e sepse intra-abdominal (ver Capítulo 88). Em seres humanos, é eficaz no tratamento de infecções intra-abdominais, pélvicas, pleuropulmonares, do SNC, ósseas e articulares.

Os efeitos colaterais do metronidazol incluem irritação gastrintestinal com sinais de vômito e anorexia, glossite e estomatite. É possível observar sinais neurológicos em cães e gatos após 7 a 10 dias de tratamento com altas dosagens (maiores do que 66 mg/kg/dia) e podem resolver-se quando o tratamento é interrompido.[23] Alguns cães desenvolveram encefalopatia fatal, convulsões persistentes ou ataxia cerebelar e vestibular central após o tratamento; o diazepam ajudou na recuperação de cães (ver o *Formulário de fármacos*, no Apêndice).[38] Assim como outros componentes dessa classe de fármacos, o metronidazol também é mutagênico,[150a] devendo-se, portanto, tomar precauções para evitar usá-lo em animais prenhes ou recém-nascidos.

Benzimidazóis

O fembendazol e o albendazol são benzimidazóis usados no tratamento de ampla variedade de infecções com helmintos e certos protozoários. Eles afetam a síntese de microtúbulos no citoesqueleto dos protozoários. Ambos os fármacos têm sido eficazes no tratamento da giardíase intestinal e em geral são mais potentes que o metronidazol.[56] O fembendazol é relativamente seguro, e as dosagens usadas no tratamento de helmintíases (50 mg/kg por 3 dias) são eficazes para tratar a giardíase.[56,149,176] O fármaco não foi eficaz em gatos coinfectados com *Cryptosporidium*.[76] O uso do fembendazol foi associado ao desenvolvimento de granulocitopenia como reação idiossincrásica em um cão.[45] O albendazol causou mielotoxicidade em cães e

gatos,[157] mas pode ser revertida após a interrupção do tratamento. O febantel, que é metabolizado em fembendazol, é um componente de combinação anti-helmíntica eficaz contra *Giardia*.[10,123]

Azóis

Os antifúngicos cetoconazol, fluconazol e terbinafina têm alguma atividade antileishmânia porque o organismo infectante contém ergosterol em sua parede celular. Em modelos de animais de experimentação, esses fármacos têm sido menos eficazes que outros antiprotozoários. Os triazóis mais recentes, como o posaconazol, têm atividade contra o *Trypanosoma cruzi*, como um novo derivado mais potente, o albaconazol, que tem sido usado em cães infectados.[58] Outro antifúngico, a anfotericina B (ANB), tem sido mais eficaz (ver *Outros fármacos*, adiante).

Ionóforos

São compostos que formam complexos lipídicos solúveis com cátions, que facilitam o transporte dos íons através de membranas biológicas. São antibióticos isolados de *Streptomyces* spp. e administrados primordialmente como bacteriostáticos. A monensina, o lasalocid e a salinomicina, os compostos usados em medicina veterinária, causam acúmulo intracelular de íons dentro do parasito, interferindo em seu metabolismo. Têm sido usados primariamente como promotores do crescimento na prática animal alimentar, embora a monensina tenha sido eficaz para reduzir a eliminação de oocistos de *Toxoplasma* por gatos. Os ionóforos também apresentam atividade antibacteriana e têm sido usados experimentalmente para tratar o choque endotóxico em cães. Graças aos seus efeitos estimuladores sobre a contratilidade cardíaca e a perfusão miocárdica, sua toxicidade pode ser acentuada pela administração concomitante de glicosídios cardíacos.

Antimoniais

O estibogliconato de sódio e o antimoniato de meglumina são compostos antimoniais pentavalentes e dois dos principais agentes usados no tratamento da leishmaniose.[52,151,160-162] A dosagem baseia-se na quantidade do composto antimonial administrado. O tratamento com esses fármacos não é curativo, podendo ser necessário repeti-lo uma ou duas vezes. Tem sido recomendado o tratamento combinado.[154] Os efeitos colaterais incluem anorexia, vômitos, náuseas, mialgia e letargia. Podem surgir anormalidades eletrocardiográficas e nefrotoxicidade com dosagens elevadas. Embora esses antimoniais geralmente sejam administrados por via parenteral, uma formulação de ciclodextrina mostrou ter boa biodisponibilidade em camundongos.[29] Foram investigadas formulações lipossômicas como meio de melhorar a eficácia e reduzir a toxicidade (ver o *Formulário de fármacos*, no Apêndice).[136]

Antibacterianos

A paromomicina (aminosidina) e a furazolidona são antibacterianos não absorvíveis (já discutidos; ver Capítulo 30). Eles são eficazes no tratamento de algumas infecções intestinais por protozoários. Por causa da absorção intestinal potencial e da nefrotoxicidade, a paromomicina – um aminoglicosídio – deve ser administrada com cautela no tratamento da amebíase ou da tricomoníase quando as lesões intestinais são extensas. A paromomicina também tem sido usada no tratamento da leishmaniose. A furazolidona e as sulfonamidas são eficazes no tratamento de infecções intestinais por coccídios. O nifurtimox, derivado nitrofurano, pode suprimir, mas não curar infecções por *T. cruzi*. Efeitos colaterais podem incluir náuseas, vômitos e convulsões.

As quinolonas tais como o marbofloxacino e o enrofloxacino têm sido usadas, geralmente em combinação, para tratar cães com leishmaniose e babesiose.[88,117]

A trimetoprima, composto antibacteriano diaminopirimidina que inibe a síntese do ácido fólico, tem atividade antimicrobiana de amplo espectro (ver Capítulo 30). Combinada com sulfonamidas tem sido usada para tratar infecções por *Pneumocystis* e coccídios. A pirimetamina apresenta estreita relação com a trimetoprima, mas é mais eficaz contra protozoários e tem sido usada em combinação com sulfonamidas para tratar infecções por *Neospora* e *Toxoplasma*.

Vários outros antifolatos mais recentes, em desenvolvimento, também podem ser ativos contra esses dois protozoários. A clindamicina, um antimicrobiano da classe das lincosamidas, e certos macrolídeos (azitromicina, claritromicina) também são ativos contra esses dois protozoários (ver Capítulo 79).[26a,33]

A espiramicina, antibiótico macrolídeo, tem espectro antibacteriano similar ao da eritromicina, mas é menos eficaz. A absorção após administração oral é adequada para fins terapêuticos, ela é bem distribuída e alcança altas concentrações nos tecidos, dos quais é eliminada lentamente na bile e na urina. Sua utilidade foi limitada no tratamento de infecções bacterianas em medicina veterinária, mas atualmente é comercializada em combinação com o metronidazol, primariamente para tratar infecções periodontais e bucais. Verificou-se que a espiramicina é eficaz no tratamento da criptosporidiose intestinal, tendo sido administrada a seres humanos para tratar a toxoplasmose aguda. (Ver o *Formulário de fármacos*, no Apêndice.)

Outros fármacos

O *N*-glicoloilarsanilato de bismuto é um anti-helmíntico de segunda escolha para o tratamento da giardíase. O amprólio é inibidor da tiamina que costuma ser escolhido para tratar a coccidiose em cães, embora não esteja aprovado pela Food and Drug Administration para esse uso nos EUA (ver Capítulo 80). Doses excessivas possivel-mente ocasionem sinais neurológicos. Como dito anteriormente, o antifúngico ANB é eficaz no tratamento da leishmaniose porque o protozoário infectante tem ergosterol em sua parede celular, sendo muito mais eficiente que outros fármacos no tratamento de pacientes humanos.[106] É possível que emulsões lipídicas melhorem sua eficácia e diminuam a toxicidade.[28] Também são promissoras na administração oral de ANB.[170] A toltrazurila é um agente anticoccídio não relacionado com os outros e que parece ser muito eficaz para eliminar coccídios na maioria dos animais, sem interferir na resposta imune persistente do hospedeiro.[50,51,158] A toltrazurila tem sido usada para controlar a eliminação de oocistos por gatos com a infecção aguda por *Toxoplasma*.[92] Tal fármaco pode ser administrado por via oral na água ou no alimento, por via sistêmica em injeção subcutânea ou aplicação tópica. Um derivado sulfona do fármaco (ponazurila) é eficaz no tratamento da infecção por *Sarcocystis* spp. em equinos[43] e gatos,[17a] tendo sido usado para tratar a infecção por *Neospora caninum* em bezerros e cães[45] e em cães com coccidiose (ver o *Formulário de fármacos*, no Apêndice).[25,134] A nitazoxanida é um composto tiazolida aprovado para uso em pessoas com infecções resistentes por *Giardia* e *Cryptosporidium*. O alopurinol é pirazolopirimidina que interfere na síntese do ácido nucleico de *Leishmania* e *T. cruzi*, tendo sido liberado para o tratamento da hiperuricemia e da gota em seres humanos, mas agora usado para tratar a tripanossomíase americana e a leishmaniose em áreas endêmicas (ver Capítulos 72 e 73 e o *Formulário de fármacos*, no Apêndice).* A miltefosina (hexadecilfosfocolina) é um fármaco ativo na membrana que se acumula em macrófagos e é ativo contra *Leishmania*, enquanto simultaneamente estimula a ativação de célula T e a produção de intermediários intracelulares tóxicos, tendo sido eficaz no tratamento de pessoas infectadas com *Leishmania*[132,159] e cães (ver o *Formulário de fármacos*, no Apêndice).[97,100] Os anti-helmínticos que contêm febantel têm sido usados para tratar cães com giardíase.[123]

---

* Referências 30, 46, 65, 78, 87, 91, 98, 164.

Capítulo 72
Tripanossomíase

Os tripanossomas, que causam a tripanossomíase, são protozoários hemoflagelados da classe Zoomastigophorea e da família Trypanosomatidae. A doença foi arbitrariamente dividida em formas americana e africana, devido às diferenças biológicas das duas maneiras de infecção (p. ex., transmissão estercorária *versus* salivária) e sua tendência a ocorrer em regiões geográficas distintas. Entretanto, infecções por tripanossomas do tipo africano foram identificadas como focos nativos na América do Sul. Estas últimas infecções são mencionadas em *Epidemiologia* no item *Tripanossomíase americana*, em virtude de sua localização geográfica; todavia, a biologia e o tratamento dessas doenças são discutidos de modo mais detalhado em *Tripanossomíase africana*.

Tripanossomíase americana

Karen F. Snowden e Sonia A. Kjos

Etiologia e ciclo de vida

Trypanosoma cruzi, o agente etiológico da tripanossomíase americana ou doença de Chagas, existe em várias formas morfológicas.[217] No hospedeiro mamífero, o tripomastigota (Figura 72.1) ou forma sanguínea fusiforme extracelular mede 15 a 20 μm de comprimento e apresenta núcleo vesicular central. Um único flagelo livre origina-se de corpúsculo basal, próximo ao grande cinetoplasto subterminal posterior, e uma membrana ondulante estende-se ao longo do corpo, projetando-se anteriormente (Figura 72.1). A segunda forma encontrada em mamíferos é amastigota intracelular oval, de aproximadamente 1,5 a 4,0 μm de diâmetro, que apresenta grande núcleo redondo e citenoplasto em formato de bastonete, semelhante ao de *Leishmania* (ver Figura 73.3). Os epimastigotas, a terceira forma morfológica, são encontrados no percevejo vetor triatomíneo (Hemiptera: Reduviidae), comumente conhecido como barbeiro. Essa forma flagelada e ligeiramente pleomórfica (15 a 20 μm) apresenta cinetoplasto situado adjacente ao núcleo, com membrana ondulante curta e único flagelo anterior.

A transmissão estercorária ocorre quando o percevejo infectado defeca sobre o hospedeiro ou próximo a ele enquanto se alimenta ou pouco depois, e o material fecal contendo tripomastigotas é subsequentemente espalhado na ferida da picada, em escoriações da pele ou na mucosa (Figura 72.2). A ingestão oral de insetos infectados provoca infecção em gambás, guaxinins e roedores do gênero *Neotoma* e constitui provável via de infecção em cães.[151,188,196] Outras fontes menos comuns de infecção em seres humanos e, possivelmente, em cães, incluem transfusões sanguíneas, fatores congênitos e ingestão de carne ou de leite de animais infectados durante a lactação.[29] Os tripomastigotas habitualmente penetram nos macrófagos e miócitos, seja local ou sistemicamente, após disseminação hematogênica. Uma vez no interior da célula, os tripomastigotas transformam-se em amastigotas que se multiplicam por divisão binária. Esses amastigotas transformam-se em tripomastigotas antes de causarem ruptura da célula. O rápido ciclo de multiplicação intracelular assegura uma rápida elevação da parasitemia antes do desenvolvimento de imunidade eficaz. O percevejo vetor torna-se infectado por meio da ingestão de tripomastigotas circulantes, que se transformam em epimastigotas e multiplicam-se por divisão binária. A transformação dos epimastigotas de volta em tripomastigotas ocorre no intestino posterior do vetor, antes de os tripomastigotas serem eliminados nas fezes (ver Figura 72.2).

Epidemiologia

Infecção por *Trypanosoma cruzi*

T. cruzi infecta os seres humanos e uma ampla variedade de espécies de mamíferos domésticos e selvagens no hemisfério ocidental (Figura 72.3). Com uma estimativa de 8 milhões de infecções em seres humanos e 110 milhões de indivíduos com risco, a tripanossomíase é considerada a doença parasitária mais importante das Américas.[169]

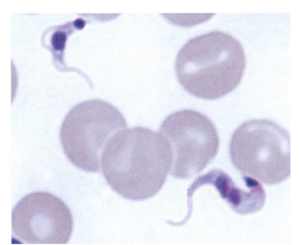

Figura 72.1 Forma tripomastigota do *Trypanosoma cruzi* em esfregaço sanguíneo (Wright, 1.000×).

A maior carga da doença de Chagas foi inicialmente reconhecida em países da América do Sul, particularmente Argentina, Bolívia, Brasil e Colômbia. A infecção em seres humanos, bem como em mamíferos domésticos e selvagens, também foi documentada em países da América Central, incluindo México, onde a prevalência em seres humanos é estimada em 1,6 milhão de casos, enquanto a soroprevalência em cães alcança 21% em certas áreas.[13a,75,96] A infecção também foi documentada em Ilhas do Caribe.[104,191]

Embora a transmissão do parasito possa ocorrer por transfusão sanguínea, doação de órgãos, ingestão de alimentos ou bebidas contaminados ou por vias transplacentárias, mais de 80% de todos os casos humanos são causados por transmissão originada em vetores.[68] Os membros da subfamília Triatominae, que são hematófagos obrigatórios em todos os estágios após o estágio de ovo, são os artrópodes vetores biológicos do *T. cruzi*. Os triatomíneos podem ser distinguidos de outros Reduviidae pela localização das antenas situadas em frente dos olhos e pelo aparelho bucal perfurante/sugador (rostro), com ou sem cerdas, que gradualmente se adelgaça até o ápice (Figura 72.4 A). O rostro fica plano no ponto de fixação à cabeça, em lugar de ser curvo, conforme observado em Reduviidae predatórios. Os triatomíneos alimentam-se em uma ampla variedade de hospedeiros vertebrados, incluindo mamíferos, aves e répteis, porém apenas os mamíferos são suscetíveis à infecção por *T. cruzi*. Embora todas as espécies de triatomíneos sejam consideradas vetores potenciais de doença, apenas as espécies que se adaptaram para residir em estruturas domésticas ou próximo a elas são de importância primária para a saúde pública. A transmissão habitual do *T. cruzi* em países endêmicos depende da confluência de reservatórios, vetores, parasitos e hospedeiros (seres humanos ou animais) em um único *habitat*. Foram observados dois extremos de comportamento dos vetores: os que são habitualmente domiciliados, e aqueles que são habitualmente silvestres; muitas espécies têm comportamento intermediário e, em virtude dessa variação, os vetores tendem a apresentar ciclos domésticos ou silvestres, com intersecção ocasional entre os dois.

Os dados moleculares e morfológicos sugerem que o estabelecimento do ciclo da doença causada pelo *T. cruzi* nos EUA, incluindo o parasito, os percevejos vetores e hospedeiros mamíferos suscetíveis, antecede a chegada dos seres humanos nessa região.[38,201] Os percevejos são habitantes da maioria dos estados do sul de costa a costa (Figura 72.4 B) e do Havaí. Foram identificadas 11 espécies de percevejos triatomíneos nos EUA, 10 das quais pertencem ao gênero *Triatoma* (*gerstaeckeri, incrassata, indictiva, lecticularia, neotoma, protracta, recurva, rubida, rubrofasciata* e *sanguisuga*) (Figura 72.4 C). A espécie remanescente é *Paratriatoma hirsuta*. Foi constatado que todas as espécies de *Triatoma*, com exceção de *incrassata*, são naturalmente infectados pelo *T. cruzi*, e *P. hirsuta* demonstrou ser vetor competente em estudos experimentais.[127] Foram identificados percevejos infectados por *T. cruzi* na maioria dos estados do sul dos EUA (Figura 72.5). Os dados de prevalência do *T. cruzi* em percevejos vetores nos EUA provêm primariamente de amostras coletadas no Texas, Califórnia e Arizona, com faixas que variam de 17 a 51%, 14 a 40% e 7 a 41,5%, respectivamente.*

A exposição de seres humanos a percevejos triatomíneos dentro das casas nos EUA, incluindo com picadas, já era relatada desde o final da década de 1800.[116] As espécies coletadas mais frequentemente dos domicílios incluem *Triatoma gerstaeckeri* (Texas, Novo México), *Triatoma protracta* (estados do centro até o sudoeste dos EUA), *Triatoma rubida* (estados do centro até o sudoeste dos EUA), e *Triatoma sanguisuga* (estados do centro até o sudeste dos EUA) (ver Figura 72.4 C).[121,168,232,236] Além de seu papel como vetores de doença nos EUA, os percevejos triatomíneos são capazes de induzir uma grave reação alérgica em alguns indivíduos.[78,131,147]

---

*Referências 41, 121, 183, 197, 207, 233, 234, 236.

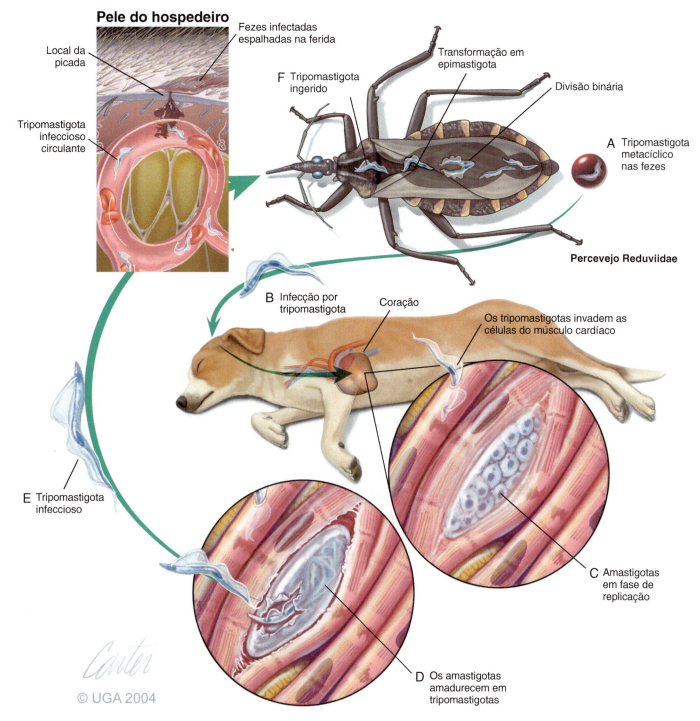

Figura 72.2 Ciclo de vida do *Trypanosoma cruzi*. *A*. O tripomastigota metacíclico nas fezes é depositado próximo da picada do percevejo e pode penetrar na ferida quando o material fecal é espalhado no local. *B*. Dentro do corpo, os tripomastigotas entram no sangue e (*C*) disseminam-se para muitos órgãos, incluindo músculo cardíaco e músculo esquelético, que constituem os locais preferidos de replicação, onde se transformam em amastigotas. *D*. Nos tecidos do hospedeiro, os amastigotas em multiplicação amadurecem, transformando-se em tripomastigotas móveis que retornam à circulação. A ruptura das células do hospedeiro durante o processo de replicação provoca doença clínica. *E*. O tripomastigota circulante é ingerido com o sangue obtido pelo vetor durante o repasto sanguíneo. *F*. O tripomastigota transforma-se em epimastigota, que se multiplica no intestino do vetor. (Arte de Kip Carter © 2004 University of Georgia Research Foundation Inc.)

Há prevalência da doença de Chagas humana nos EUA e, em consequência, o contato entre vetores é baixo, com apenas 7 casos relatados (4 no Texas e 1 na Califórnia, 1 no Tennessee e 1 em Louisiana).* Os maiores fatores que contribuem para a baixa prevalência humana incluem os níveis muito baixos de colonização dos triatomíneos dos domicílios e os padrões de defecação tardia das

espécies nativas de triatomíneos.[123,177] A maior parte dos percevejos triatomíneos intradomiciliares nos EUA são adultos. Os estágios imaturos encontrados em domicílios, que sugerem a colonização intra ou peridomiciliar, são relatados de modo infrequente. Diferentemente das espécies importantes de vetores na América do Sul, estudos experimentais relataram que algumas espécies nos EUA defecam menos frequentemente no hospedeiro, sugerindo que essas espécies sejam vetores menos eficientes do *T. cruzi*. Esse contato reduzido entre seres

*Referências 70, 102, 121, 159, 165, 212.

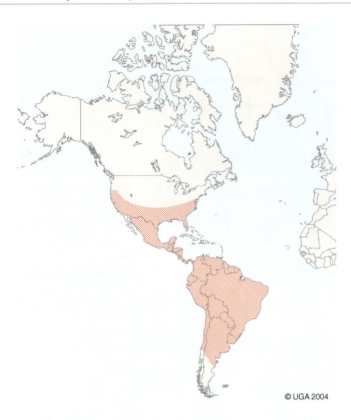

© UGA 2004

Figura 72.3 Distribuição geográfica mundial da tripanossomíase americana endêmica em animais e vetores. (Arte de Thel Melton © 2004 University of Georgia Research Foundation Inc.)

humanos, percevejos triatomíneos e fezes infecciosas dos percevejos resulta em menor risco de transmissão de doença humana.

Devido a casos de transmissão da doença de Chagas por meio de transfusões de sangue e transplante de órgãos nos EUA,[50] a Food and Drug Administration aprovou um teste diagnóstico para triagem do sangue em 2007 para uso voluntário pelos bancos de sangue dos EUA.[77] A partir de 2009, foram identificados doadores positivos para *T. cruzi* em 42 estados nos EUA.[1] O número de imigrantes infectados que tenham residência nos EUA é estimado em mais de 300.000,[33] e esses indivíduos respondem pela maioria dos doadores de sangue

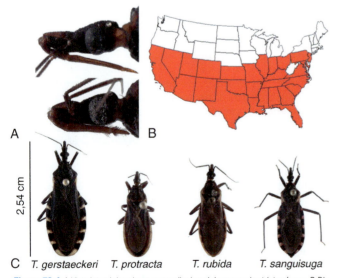

Figura 72.4 *A.* Vista lateral da cabeça e aparelho bucal de percevejos triatomíneos. *B.* Distribuição dos percevejos triatomíneos nos EUA. *C.* Vista dorsal de várias espécies de *Triatoma.*

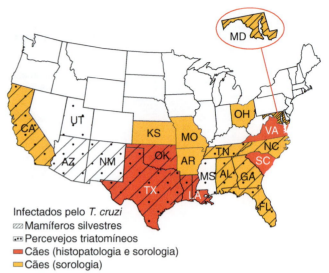

Infectados pelo *T. cruzi*
- Mamíferos silvestres
- Percevejos triatomíneos
- Cães (histopatologia e sorologia)
- Cães (sorologia)

Figura 72.5 Distribuição espacial dos cães, mamíferos silvestres e percevejos nos EUA infectados pelo *Trypanosoma cruzi*, com base em vários métodos diagnósticos.

infectados. A maior vigilância entre doadores de sangue também identificou outros casos humanos autóctones nos EUA, presumivelmente devido à exposição a vetores.[44]

Foram relatados casos agudos e crônicos de doença de Chagas em cães domésticos nos EUA em pelo menos 16 estados (ver Figura 72.5). As primeiras infecções foram diagnosticadas entre 9 cães de 7 raças diferentes no Texas, em 1972.[229] Esses cães foram encontrados em 8 municípios diferentes desse estado; todos, à exceção de 1, tinham menos de 1 ano de idade e apresentaram doença aguda fatal. Desde a descoberta da doença de Chagas canina nos EUA foram realizados vários estudos de soroprevalência entre cães domésticos para a detecção do anticorpo anti-*T. cruzi* específico. As diferenças nos métodos empregados para a detecção de anticorpos e as diferenças no tamanho e na distribuição das populações dos estudos tornam difícil a comparação das taxas de soroprevalência, que variam de 1,4 a 21% nos EUA. A maior taxa de infecção (21%) foi observada em um estudo de cães caçadores da raça Foxhound residindo em 13 estados,[71] enquanto um levantamento realizado entre cães de caça de raça mista em Louisiana resultou em taxa muito menor (4,7%).[24] Entre cães com proprietários em Houston, Texas, foi observada diferença considerável entre as taxas de infecção na mesma população do estudo, dependendo do ensaio sorológico utilizado, variando entre 1,4% (com citometria de fluxo empregando antígeno derivado de tripomastigota) e 14,9% com ensaio imunossorvente ligado a enzima (ELISA; do inglês, *enzyme-linked immunosorbent assay*), utilizando antígeno derivado de epimastigota.[203] O estado de saúde das populações estudadas também variou, incluindo desde cães hospitalizados[214] até cães clinicamente sadios[203] e cães com estado de saúde desconhecido.[24,31,37,71,193] A idade dos cães com resultados positivos para anticorpos foi registrada em dois estudos conduzidos nos EUA. Um levantamento de cães que tiveram consultas em clínicas veterinárias do Tennessee constatou que os animais com resultados positivos para anticorpos tinham mais comumente entre 6 e 10 anos de idade.[193] Estudos de soroprevalência canina semelhante, realizados na América Latina, mostraram a mesma tendência de resultados soropositivos crescentes com o aumento da idade.[75,93] A maior prevalência observada entre cães mais idosos deve-se, provavelmente, ao maior tempo acumulado de exposição a triatomíneos vetores infectados ou outras vias de exposição. Todavia, por outro lado, cães hospitalizados com resultados soropositivos em estudo realizado nos EUA eram significativamente mais jovens do que cães com resultados soronegativos, e 2 dos 7 cães com resultados positivos tinham menos de 1 ano de idade.[214] Em uma revisão de relatos clínicos de 537 casos de doença de Chagas canina no Texas, 50% dos cães diagnosticados por métodos sorológicos ou histopatológicos e 50% dos cães moribundos na fase aguda tinham menos de 1 ano de idade.[120] Com base nesse estudo, é provável que os cães que adquirem infecção em idade muito jovem (devido à exposição transplacentária ou transmamária, além de exposição a triatomíneos e tecido de mamíferos infectados) tenham mais frequentemente doença aguda fatal do que os animais que ficam infectados posteriormente na vida. À semelhança da infecção em seres humanos, os cães que sobrevivem à infecção adquirida quando filhotes ou que adquirem a infecção em idade mais avançada geralmente apresentam evolução crônica mais insidiosa da doença, que pode resultar no desenvolvimento de manifestações cardíacas significativas.

A infecção por *T. cruzi* foi documentada em ampla variedade de cães, incluindo 48 raças no estudo de relatos médicos do Texas[120] e 41 raças no estudo de soroprevalência do Tennessee.[193] Presumivelmente, a maior prevalência em grupos de esporte e trabalho deve-se a fatores relacionados com o estilo de vida, que aumentam a exposição dos cães a triatomíneos vetores ou tecidos de mamíferos infectados, como reclusão em canis ao ar livre ou atividades de caça, mais do que a predileção do patógeno por determinadas raças. Embora a reatividade cruzada com espécies de *Leishmania* seja preocupante nos levantamentos sorológicos do *T. cruzi*, foi relatada a confirmação histopatológica ou parasitológica da infecção por *T. cruzi* nos cães em pelo menos cinco estados, fornecendo mais evidências da transmissão ativa e disseminada da doença de Chagas canina nos EUA (ver Figura 72.5).[29,37,120,162,205]

À semelhança dos seres humanos, a transmissão transplacentária em cães pode contribuir significativamente para a prevalência da doença de Chagas nessa espécie. A transmissão transplacentária e transmamária foi documentada em cães com infecção experimental em estudos preliminares.[144,206] Em estudos experimentais de roedores inoculados com a cepa canina de *T. cruzi*, foi relatada ocorrência de transmissão transplacentária de animais com parasitemia aguda.[152] A infecção natural de 8 filhotes de uma fêmea Walker Hound na Virgínia (EUA), com títulos positivos de anticorpos séricos, foi sugestiva de infecção transplacentária ou transmamária, devido a ausência do vetor ou ausência de exposição a tecidos infectados de mamíferos silvestres.[29] Dados de estudos de campo em cães na Argentina mostraram que 10% dos filhotes nascidos de fêmeas com títulos positivos de anticorpos séricos também estavam infectados, com base nos resultados dos testes sorológicos.[47]

A infecção de mamíferos silvestres pelo *T. cruzi* foi relatada na maior parte das áreas do sul dos EUA (ver Figura 72.5), bem como em outras regiões das Américas, onde a doença é endêmica. Os principais hospedeiros reservatórios silvestres do *T. cruzi* no sul dos EUA consistem em gambás, guaxinins e tatus.* De modo semelhante, em Maryland,[225] Oklahoma,[109] Carolina do Norte,[113] Carolina do Sul[238] e Geórgia (EUA),[175,178,238] guaxinins e gambás constituem os principais hospedeiros reservatórios. Nos estados do sudoeste, infecções por *T. cruzi* foram detectadas em várias espécies de ratos, camundongos e esquilos.[159,233,235] Percevejos triatomíneos, distribuídos da metade oeste do Texas até a Califórnia, são frequentemente encontrados nos ninhos de roedores do gênero *Neotoma*. Em consequência, em levantamentos de campo, foi constatada infecção de porcentagem significativa de roedores do gênero *Neotoma* pelo *T. cruzi*, e esses animais provavelmente servem de reservatórios nessas regiões.[41,177,234] Foram relatadas outras espécies de mamíferos silvestres infectadas pelo *T. cruzi*, incluindo coiotes, raposas-cinzentas, cangambás e texugos. Como a inoculação experimental de isolados de *T. cruzi* de gambás e tatus em cães provoca

---

*Referências 20, 21, 41, 113, 145, 159, 239.

doença semelhante àquela descrita em casos naturalmente adquiridos de tripanossomíase canina aguda e crônica, os cães em ambientes naturais provavelmente são infectados pelas mesmas cepas que as dos hospedeiros silvestres.[24-26] As futuras comparações genéticas dos parasitos isolados ajudarão a confirmar essa suposição. A inoculação do *T. cruzi* em camundongos, utilizando cepas de animais silvestres e cães nos EUA, provoca doença leve em comparação com a inoculação semelhante de cepas da América do Sul coletadas por método similar,[188a] indicando que as primeiras cepas são de menor virulência. Outro microrganismo estreitamente relacionado, *Trypanosoma caninum*, foi isolado da pele de cães.[67a] Alguns animais apresentaram níveis elevados de anticorpos anti-*Leishmania* sp., o que pode indicar possível reatividade cruzada para sorodiagnóstico. São necessários mais estudos para definir a importância clínica da infecção pelo *T. caninum*.

Infecção por *Trypanosoma evansi*

Trypanosoma evansi é outro membro do gênero *Trypanosoma*, com ampla distribuição geográfica, incluindo África, Australásia e regiões limitadas no Brasil, América do Sul.[9,179] O parasito infecta uma ampla variedade de mamíferos hospedeiros, incluindo animais de casco domésticos e silvestres, tais como bovinos, búfalos e equinos; vários mamíferos, pequenos silvestres, como roedores, quatis (*Nasua nasua*), capivaras (*Hydrochaeris hydrochaeris*), muitas espécies de morcegos, e, em certas ocasiões, cães.[64,99,100] A transmissão biológica cíclica ocorre por meio da picada das moscas tsé-tsé (*Glossina* spp.) infectadas; representando importante forma de transmissão na África, onde essas moscas são endêmicas (ver *Tripanossomíase africana*, mais adiante). Nas Américas, suspeita-se de outros modos de transmissão. O parasito também é transmitido mecanicamente por moscas hematófagas, principalmente do gênero *Tabanus*, e foi também descrita a transmissão direta por morcegos hematófagos.[100] Em condições experimentais, a transmissão oral do parasito foi documentada em cães e camundongos pela ingestão de sangue e tecidos intensamente parasitados.[181]

Em áreas geográficas limitadas do Brasil, observa-se a superposição das regiões endêmicas de *T. cruzi*, *T. evansi* e *Leshmania chagasi*. Como os cães podem servir de hospedeiros para esses três parasitos, a distinção entre essas infecções parasitárias pode ser problemática (ver também Capítulo 73, *Leishmanioses*).[218] Além disso, foi relatada a coinfecção por *L. chagasi* e *T. evansi*, complicando ainda mais o diagnóstico desses parasitos nessa região.[199] Para uma discussão mais pormenorizada da infecção por *T. evansi*, ver *Tripanossomíase africana*, mais adiante neste capítulo.

Infecção pela nova espécie de *Trypanosoma caninum*

Uma espécie de *Trypanosoma* diferente do *T. cruzi* ou de outros membros do gênero foi isolada da cultura de pele de um cão doméstico no Rio de Janeiro, Brasil.[137] Recebeu o nome provisório de *T. caninum*; entretanto, a importância patogênica desse achado não está bem estabelecida.

Patogenia

As interações de hospedeiro e parasito nas infecções pelo *T. cruzi* são complexas, e é provável que tanto o parasito quanto a resposta do hospedeiro contribuam para a lesão cardíaca progressiva.[4] Em infecções caninas experimentais, a intensidade do infiltrado inflamatório e da fibrose do coração variou, dependendo da cepa do parasito nas fases tanto aguda quanto crônica da infecção.[25,87,88] Na literatura médica sobre as alterações patológicas observadas em seres humanos com doença de Chagas aguda, foi descrita a ocorrência de microangiopatia, e sugerido um componente vascular isquêmico para a destruição cardíaca.[4]

O mecanismo pelo qual ocorre lesão cardíaca progressiva pode estar ligado, em parte, à resposta imune do hospedeiro ao parasito. Em cães da raça Beagle com infecção experimental, foram detectados consistentemente níveis elevados da citocina anti-inflamatória, interleucina-10, em animais que apresentaram doença cardíaca menos grave durante a infecção crônica.[87] O papel de várias subclasses de imunoglobulinas contra o parasito na contribuição da lesão cardíaca não está bem esclarecido. Em um estudo, foram relatados níveis elevados do isótipo IgG1 em cães com índice cardíaco aumentado e miocardite.[56] Por outro lado, em outro estudo, os baixos níveis de IgG1 exibiram correlação à existência de cardiomegalia em cães com infecção crônica.[88]

Em uma revisão da patologia humana associada à doença de Chagas, foi aventada a hipótese de que o equilíbrio entre resposta imune celular e resposta inflamatória é mantido no estágio indeterminado da infecção.[4] A lesão cardíaca progressiva e a inflamação na doença crônica foram atribuídas à mediação pelos linfócitos CD-8 citotóxicos, embora o mecanismo da lesão miocárdica mediada por células não tenha sido claramente elucidado. Foi sugerido um componente autoimune envolvido na lesão cardíaca, particularmente devido à ausência de correlação entre o número de amastigotas intracelulares e o grau de miocardite crônica com fibrose.

Não foi documentada resposta da imunidade protetora em cães com infecção experimental nos quais foram induzidas cinco infecções repetidas no decorrer de um período de 3 anos. Com o passar do tempo, os cães desenvolveram parasitemia de menor grau e aumento dos títulos de anticorpos, com miocardite progressiva semelhante àquela observada em animais de controle.[134]

Achados clínicos

Cães

A evolução da infecção pelo *T. cruzi* em cães parece seguir o padrão da doença cardíaca nos seres humanos, incluindo uma fase aguda, seguida de uma fase "indeterminada" ou latente com apresentação clínica normal, e uma fase crônica de lesão cardíaca.[4]

A doença aguda acomete principalmente cães jovens e tem início súbito, com sinais de miocardite e arritmias cardíacas. Em um estudo de revisão dos relatos de cães com confirmação histopatológica de infecção pelo *T. cruzi* no Texas, 50,5% dos cães infectados tinham menos de 1 ano de idade.[120] Em nível celular, a causa da miocardite deve-se à morte celular e à liberação de vários tipos de mediadores inflamatórios, à medida que os parasitos se multiplicam e provocam lise dos cardiomiócitos.[4,18] Foram frequentemente relatados sinais atribuíveis à miocardite aguda, como colapso súbito e morte de um cão jovem previamente normal. É comum a ocorrência de palidez das mucosas, aumento do tempo de enchimento capilar, pulso fraco com déficits, taquiarritmia, hipotermia terminal e angústia respiratória. Em um estudo de revisão de 86 cães infectados, 42% tiveram morte aguda, e o diagnóstico de doença de Chagas foi estabelecido por meio de exame histopatológico *post mortem*.[120] Muitos cães infectados que não morrem de forma súbita desenvolvem ascite, hepatomegalia e esplenomegalia associadas à insuficiência cardíaca.

Além das manifestações cardíacas, os cães podem exibir outros sinais de doença aguda. A linfadenomegalia generalizada, a anorexia e a diarreia são comuns durante a doença aguda e podem preceder as manifestações cardíacas. Sinais neurológicos atribuíveis à meningoencefalomielite, incluindo paresia, ataxia e reflexos espinais do neurônio motor superior (hiper-reflexivos), raramente foram descritos em cães com infecção natural e experimental.[25,32] Em cães adultos, essas manifestações agudas são algumas vezes menos graves, e observa-se apenas depressão mental transitória e parasitemia.[18] A razão da variação na intensidade da doença com a idade não está bem esclarecida; todavia, pode estar relacionada com a imunidade inerente do hospedeiro associada à idade.

Os animais que sobrevivem à miocardite aguda apresentam resolução da parasitemia e tornam-se assintomáticos, entrando na fase denominada indeterminada ou latente. Nessa fase, a parasitemia não é detectável. Durante o longo período assintomático entre a doença aguda e crônica no cão, as leituras do eletrocardiograma (ECG) podem estar dentro dos limites de referência, exceto pela ocorrência intermitente de arritmias ventriculares que podem ser exacerbadas pelo exercício ou pela excitação.[15] Pode ocorrer morte súbita durante esse estágio, e acredita-se que seja causada por arritmias cardíacas fatais.

Embora nem todos os cães tenham progressão para doença crônica, muitos desenvolvem miocardite crônica com dilatação cardíaca bilateral no decorrer de um período variável. A progressão da doença com o passar do tempo não foi bem documentada nas infecções naturais; todavia, em estudos de infecção experimental em cães jovens, o início da doença crônica foi documentado no decorrer de um período de 8 a 36 meses após a inoculação.[25,26] Na fase crônica da infecção, ocorre dilatação cardíaca, as anormalidades do ECG tornam-se mais prevalentes, e são observados sinais clínicos atribuídos a insuficiência cardíaca direita e/ou bilateral. Em cães com infecção experimental crônica, os sinais clínicos observados consistiram em déficits dos pulsos, ascite, derrame pleural, hepatomegalia e congestão venosa jugular.[25] Em dois estudos de revisão de casos de cães com infecção natural, as anormalidades clínicas mais comuns na anamnese e no exame físico consistiram em intolerância ao exercício, letargia, anorexia, ascite, dificuldades respiratórias (taquipneia e tosse), bradicardia, sopros cardíacos e hepatomegalia.[120,146] Algumas vezes é difícil diferenciar a doença miocárdica crônica induzida pelo *T. cruzi* em cães da miocardiopatia dilatada crônica de origem não infecciosa observada em cães de grande porte, e esses casos podem ser clinicamente diagnosticados de modo incorreto até avaliação sorológica para exposição ou detecção histológica dos parasitos.[24,28,29]

Nas infecções crônicas, um aspecto da doença que algumas vezes é omitido é a existência de distúrbios de condução elétrica juntamente com cardiomegalia variável. Em um estudo de revisão de relatos de casos no Texas, 21,3% dos cães apresentaram distúrbios de condução elétrica, e vários animais estavam sendo avaliados para implante de marca-passo cardíaco.[120] Foi relatada uma variedade de anormalidades de condução cardíaca, incluindo fibrilação atrial, contrações ventriculares prematuras, bloqueio cardíaco de primeiro e de segundo grau e taquiarritmias.[18,26] A lesão da inervação parassimpática no coração associada aos parasitos e os distúrbios de condução subsequentes provavelmente são responsáveis pelas arritmias cardíacas. Em infecções experimentais de ratos e cães, foi documentada a redução dos neurônios autônomos, juntamente com intensidade variável de alterações inflamatórias nos estudos histopatológicos conduzidos.[89a,132] Deve-se considerar a tripanossomíase em todo cão com sinais de miocardite, miocardiopatia ou distúrbios de condução elétrica no coração.

O megaesôfago e outras síndromes de "megavísceras" descritos em seres humanos com doença de Chagas crônica não foram relatados em cães com infecção natural pelo *T. cruzi*. A morfometria do esôfago mioentérico não revelou alteração em cães com infecção crônica por *T. cruzi* experimentalmente.[133]

Dispõe-se de poucas informações sobre o tempo de sobrevida dos cães. Em uma revisão de 11 cães identificados com infecção crônica pelo *T. cruzi*, o tempo de sobrevida variou de 0 a 60 meses.[146] Dois grupos distintos foram evidentes: cães diagnosticados em idade mais avançada (9 anos, em média) sobreviveram entre 30 e 60 meses, enquanto aqueles diagnosticados em idade mais jovem (4,5 anos em média) tiveram sobrevida máxima de 5 meses após o diagnóstico.

Gatos

Estudos de campo realizados na América do Sul documentaram níveis significativos de reatividade dos anticorpos séricos contra *T. cruzi* em gatos que tiveram essa espécie como reservatório potencial no ciclo de transmissão em animais domésticos.[93,156] Infelizmente, não se dispõe de dados sobre a evolução clínica da doença na literatura publicada. Embora não tenha sido relatada, é possível que ocorra doença de Chagas em gatos que residem nos EUA. Em geral, os laboratórios de diagnóstico comerciais não dispõem de testes sorológicos para anticorpos anti-*T. cruzi* em gatos, complicando a detecção da infecção nessa espécie de hospedeiro.

Diagnóstico

O diagnóstico clínico definitivo de tripanossomíase é habitualmente estabelecido com base na história apropriada de possível exposição (incluindo a localização geográfica adequada) e sinais clínicos confirmados pela identificação microscópica dos parasitos em esfregaços sanguíneos, com ou sem resultados positivos nos títulos de anticorpos séricos. Evidências radiográficas ou ultrassonográficas de cardiomegalia ou evidências no ECG de anormalidades de condução também sustentam o estabelecimento do diagnóstico de doença de Chagas. A biopsia de tecido *antemortem* ou os achados macroscópicos e histopatológicos *post mortem* podem ser usados para confirmar o diagnóstico.

Achados eletrocardiográficos

As alterações ao ECG durante a doença aguda em cães com infecção experimental são muito variáveis e incluem alteração dos segmentos ST-T, inversão da onda T, complexos QRS de baixa amplitude, contrações prematuras ventriculares polifásicas positivas e bloqueio cardíaco de primeiro e segundo graus.[26] As informações do ECG são valiosas no diagnóstico de miocardiopatia dilatada da doença crônica. Em cães com infecção experimental, foi relatada ocorrência de adelgaçamento das paredes ventriculares, volume diastólico final grande e baixa fração de encurtamento (habitualmente menos de 20%).[26] Os achados ao ECG em cães com infecção natural incluem bloqueio cardíaco em primeiro grau, bloqueio de ramo direito, complexos QRS de amplitude diminuída, complexos prematuros ventriculares, fibrilação atrial, taquicardia ventricular e bloqueio atrioventricular de terceiro grau.[28,146]

Achados clínicos nos exames de imagem

A radiografia de tórax é valiosa no diagnóstico de derrame pleural, edema pulmonar e cardiomegalia na miocardite tanto aguda quanto crônica.[146,195] As anormalidades ecocardiográficas, descritas em 8 cães com infecção crônica, consistiram em combinação variável de alterações, como aumento das quatro câmaras cardíacas, regurgitação através das valvas atrioventriculares direita e esquerda e derrame pericárdico.[146] No relato de caso de doença aguda em um filhote, a ecocardiografia revelou grave dilatação do coração direito.[195]

Achados clinicolaboratoriais

As anormalidades hematológicas têm pouco valor específico para o diagnóstico. Pode ocorrer leucocitose em pequeno número de casos na fase aguda.[195] Possivelmente a atividade da alanina aminotransferase esteja elevada em consequência da hipoxia hepática. Em um estudo retrospectivo, 5 de 10 cães com infecção crônica apresentaram níveis elevados de alanina aminotransferase.[146] Foi relatada elevação dos níveis séricos de troponina I como indicador inespecífico de lesão miocárdica.[18] As atividades de creatinoquinase (CK; do inglês, *creatine kinase*) e da desidrogenase láctica raramente estão elevadas durante a doença aguda. São observadas elevações dos níveis séricos de CK (isoenzima MB), porém elas são muito variáveis e transitórias

para ter qualquer valor diagnóstico em cães.[25] Tipicamente, o derrame abdominal é um transudato modificado, semelhante àquele de causas cardíacas.[195]

Achados citológicos

Os tripomastigotas podem ser identificados em esfregaços sanguíneos corados de cães, imediatamente antes e durante a fase aguda da doença (ver Figura 72.1).[195] Em infecções experimentais em filhotes de cães, foi possível detectar parasitos na circulação com apenas 3 dias após a inoculação, com a parasitemia alcançando seu pico em torno do dia 17, aproximadamente na ocasião em que apareceram sinais clínicos de miocardite aguda e linfadenomegalia.[18] Nesses animais, a parasitemia persistiu pelo período de até 30 dias. Todavia, nas infecções crônicas, a parasitemia é, com frequência, tão baixa que pode ser difícil identificar os microrganismos durante o exame de rotina de esfregaços sanguíneos corados pelo método de Wright. Para concentrar os parasitos e aumentar a sensibilidade da detecção, pode-se preparar esfregaço espesso de creme leucocitário com coloração de Wright ou Giemsa, que é examinado ao microscópio, ou examinar amostra de creme leucocitário em preparação a fresco à procura de tripomastigotas em movimento.[195] É possível que os aspirados de linfonodos ou esfregaços por impressão corados contenham amastigotas, mesmo quando a parasitemia é muito baixa.[158] É possível os derrames abdominais conterem microrganismos que podem ser identificados citologicamente.

Detecção de anticorpos

Testes sorológicos para anticorpos séricos específicos contra *T. cruzi* foram usados em vários estudos epidemiológicos para avaliar a prevalência da infecção em populações de cães e outros hospedeiros mamíferos. A obtenção de um resultado positivo, em associação a sinais clínicos, é considerada a abordagem padrão ao diagnóstico de doença de Chagas em cães. Nas infecções experimentais, os anticorpos geralmente são detectados dentro de 3 semanas após a inoculação, na ocasião em que ocorre declínio da parasitemia, e os títulos positivos persistem durante toda a vida do animal.[23]

Vários métodos de detecção de anticorpos são usados por laboratórios diagnósticos com serviços gratuitos, incluindo o teste de anticorpo imunofluorescente indireto e o ELISA. Dispõe-se de vários testes ELISA no comércio para uso humano em vários países da América Latina,[167] e alguns desses testes foram adaptados para avaliação em cães. Além disso, ensaios de radioimunoprecipitação, ensaios de hemaglutinação indireta e ensaios de citometria de fluxo foram usados em estudos de pesquisa de cães.* Esses testes são planejados para detectar e quantificar anticorpos caninos contra *T. cruzi*; todavia, pode surgir certa confusão, devido a reatividade cruzada significativa e infecção cruzada pelo parasito estreitamente relacionado, *Leishmania*.[85,215] Dependendo da história clínica e da localização geográfica do animal, é necessário confirmar os resultados positivos dos anticorpos séricos anti-*T. cruzi* por meio de testes adicionais para anticorpos contra *Leishmania* a fim de estabelecer qual dos microrganismos produz o maior título.[71]

Foram desenvolvidos vários testes imunocromatográficos de "tiras reagentes" no local de assistência para uso em seres humanos e cães, embora sua utilização tenha sido limitada. Em ensaios clínicos experimentais nos EUA e na Argentina, esses testes tiveram desempenho favorável em comparação com outros métodos de detecção de anticorpos.[45,161,190a] Esses *kits* têm a probabilidade de ser usados como instrumentos de triagem simples e rápida no contexto clínico, em associação a outros testes confirmatórios.

---

*Referências 29, 37, 88, 126, 203, 223.

Teste de genética molecular

O ensaio da reação em cadeia da polimerase (PCR; do inglês, *polymerase chain reaction*) tem sido utilizado como instrumento para informar o diagnóstico de infecção pelo *T. cruzi* em vários relatos clínicos de infecção canina.[29,158] Todavia, os ensaios de PCR para a detecção do *T. cruzi* em amostras de sangue ou de tecido não estão facilmente disponíveis em serviços gratuitos. Em um estudo de pesquisa que utilizou camundongos com infecção experimental, o ensaio de PCR apresentou maior sensibilidade que os métodos microscópicos na detecção de parasitemia quando os animais foram avaliados durante o curso da infecção.[119] Em um estudo de pesquisa que usou cães com infecção experimental, o DNA do parasito foi facilmente detectado na fase aguda da infecção em 12 animais, porém a sensibilidade do teste diminuiu durante a fase crônica da infecção, dependendo da cepa do parasito.[220] Em um segundo estudo experimental, o ensaio de PCR também demonstrou taxa de sensibilidade variável, que aumentou à medida que múltiplas amostras sequenciais foram avaliadas durante a evolução da doença.[10]

Isolamento do parasito e xenodiagnóstico

O isolamento de microrganismo com o uso de sistemas de cultura *in vitro* é uma prática sensível, mas que leva tempo. Foram descritos vários métodos de cultura e, em um sistema experimental, a inoculação de sangue de camundongo em superfícies inclinadas de ágar-sangue cobertas com infusão de fígado triptose, meio de cultura ou infusão de fígado triptose isoladamente foi eficaz para o isolamento de tripomastigotas de um animal infectado; todavia, podem ser necessárias 2 a 20 semanas para que os resultados se tornem positivos para epimastigotas.[29,128] A inoculação direta da amostra de sangue em monocamada de células Vero resulta habitualmente no desenvolvimento de formas intracelulares de amastigotas e tripomastigotas em meios de cultura depois de 2 a 4 semanas.[29] Em um cão com infecção natural, foram obtidas culturas do parasito utilizando aspirados de linfonodos inoculados em meio de Dulbecco modificado por Eagle suplementado com soro e mantidos em temperatura ambiente para possibilitar a multiplicação do estágio de epimastigota flagelado do parasito.[158]

Foram descritos métodos de xenodiagnóstico de inoculação de amostra de sangue em camundongos ou uso de percevejo alimentando-se em hospedeiros com suspeita de infecção para a detecção da infecção parasitária. Esses métodos são muito trabalhosos, exibem sensibilidade variável e os resultados são demorados. Por conseguinte, esses métodos são utilizados principalmente em pesquisas e têm aplicação limitada no estabelecimento do diagnóstico clínico. Embora a especificidade do percevejo hematófago seja alta, a sensibilidade pode ser baixa; os resultados em um estudo consistiram na taxa de detecção de apenas 11% em percevejos que tiveram repasto sanguíneo seriado em cães com infecção experimental.[10]

Achados patológicos

Lesões macroscópicas

Em cães que sucumbem à doença aguda, as lesões limitam-se habitualmente ao coração, e, algumas vezes, as anormalidades do átrio e ventrículos direitos são mais graves que as das câmaras do lado esquerdo.[195] Em infecções, tanto naturais quanto experimentais, foram relatadas hemorragias subendocárdicas e subepicárdicas, bem como múltiplas manchas e estrias amarelas a brancas no miocárdio.[27,205] Pode-se observar também linfadenomegalia generalizada.[27,29,158] Além disso, nas infecções experimentais foi relatada a ocorrência de congestão hepática, esplênica e renal, bem como edema pulmonar, secundariamente à insuficiência cardíaca.[27]

A doença crônica caracteriza-se por aumento bilateral do coração flácido, com áreas de adelgaçamento das paredes ventriculares. Foram relatados derrames pleurais e abdominais serossanguinolentos em cães com infecção natural.[28]

Lesões histopatológicas

Microscopicamente, a miocardite granulomatosa multifocal a difusa com necrose miocárdica é íntima nas infecções agudas.[4,205] Numerosos pseudocistos contendo amastigotas estão frequentemente associados à resposta inflamatória (Figura 72.6). Tipicamente, o coração é o principal órgão com lesões significativas; todavia, os amastigotas podem ser identificados em linfonodos aumentados e, algumas vezes, em outros órgãos.[158] Em infecções experimentais de cães jovens foi observada a ocorrência de miosite granulomatosa leve, e os microrganismos foram encontrados no músculo liso do estômago, do intestino delgado, da bexiga e do músculo esquelético, bem como do coração.[25] Foi constatada encefalite não supurativa em vários cães.[25] Em outro cão com infecção natural foi identificada a ocorrência de miosite com parasitos no diafragma, e ocorreram congestão e edema pulmonares, além das lesões cardíacas.[195]

Em cães com infecção crônica, ocorrem áreas coalescentes multifocais de inflamação linfoplasmocitária, bem como necrose leve com extensa perda das fibras miocárdicas e fibrose intersticial grave.[4,18] Observa-se um processo destrutivo e progressivo no coração, incluindo lesão dos cardiomiócitos não infectados, descrita em seres humanos infectados.[4] Nas infecções crônicas, os microrganismos podem ou não ser evidentes no músculo cardíaco, porém, raramente são encontrados em outros tecidos;[28] todavia, em animais com infecção experimental, o ápice do coração constitui uma área mais provável onde os parasitos são encontrados.[27] Nas infecções em cães, não foi descrita ocorrência de aneurisma apical, que algumas vezes é observada nas infecções humanas.[27]

Tratamento

As opções terapêuticas para o tratamento das infecções pelo *T. cruzi* em cães são limitadas. Os fármacos disponíveis para o tratamento da doença de Chagas nos seres humanos incluem o benznidazol e o nifurtimox; todavia, nenhum desses fármacos está disponível para uso veterinário nos EUA, onde esses fármacos estão disponíveis apenas para uso humano nos Centers for Disease Control and Prevention, com licença para uso de fármaco em fase de investigação. A comercialização do nifurtimox foi descontinuada em muitos países.

Esses fármacos são principalmente eficazes para o estágio agudo da infecção, e foram relatados efeitos colaterais tóxicos significativos,[187] bem como desenvolvimento de resistência a ambos os fármacos.[228]

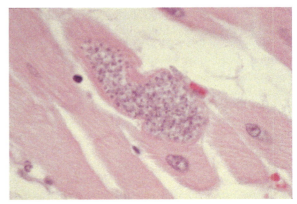

Figura 72.6 Amastigotas em um pseudocisto dentro do músculo cardíaco de um cão (coloração pela H&E, 1.000×).

Em cães com infecções de longa duração, o *T. cruzi* desenvolveu resistência inerente ao benznidazol, explicando a refratariedade das infecções crônicas ao tratamento.[43] As doses de ambos os fármacos para cães estão resumidas na Tabela 72.1. Foi relatado algum sucesso inicial no tratamento de casos experimentais e naturais de tripanossomíase canina com nifurtimox, porém a ocorrência de efeitos colaterais graves limitou o uso desse fármaco.[97] Em um estudo, o benznidazol demonstrou induzir a cura em infecções experimentais agudas (63%) e, em menor grau, crônicas (39%) em cães.[89] A eficácia da quimioterapia da eliminação da infecção pelo *T. cruzi* parece depender do funcionamento adequado do sistema imunológico. Em infecções experimentais de camundongos nocaute com deficiências de várias citocinas, a ocorrência de interferona gama e outras citocinas foi de importância crítica para determinar a eficácia do tratamento com benznidazol.[190]

O cetoconazol, o gossipol e o alopurinol foram investigados para o tratamento de cães, porém a eficácia desses fármacos nos estudos realizados não é convincente.[80,139,194] O albaconazol, um triazol experimental, demonstrou ser eficaz ao suprimir a proliferação do parasito e impedir a morte em cães infectados; todavia, não produziu cura.[86] O fexinidazol, um nitroimidazol oral, está em fase de ensaio clínico para avaliar sua eficiência no tratamento para infecções humanas.[214a]

Os avanços no desenvolvimento de fármacos são promissores, incluindo o derivado triazol, o posaconazol, em modelos murinos experimentais,[76,148] e em um caso humano.[176] Um composto semelhante, o ravoconazol, está sendo habitualmente submetido a testes em cães com infecção experimental.[69]

Como não existe parasiticida eficaz disponível, os animais clinicamente acometidos devem ser tratados com medidas de suporte adequadas. Os diuréticos, os fármacos cardiotônicos ou os broncodilatadores podem ser indicados para casos de miocardiopatia dilatada, quando os animais desenvolverem sinais de insuficiência cardíaca. As arritmias cardíacas podem exigir tratamento específico, dependendo da origem e da gravidade do distúrbio. O verapamil, um agente bloqueador dos canais de cálcio, diminui a taxa de mortalidade em camundongos com infecção aguda[153] e reduz a gravidade das manifestações cardíacas em camundongos com infecção crônica,[210] porém não parece ter a mesma eficácia em cães com doença de Chagas. O tratamento com sinvastatina, na dose de 20 mg/dia durante 6 meses, reduziu as concentrações de citocinas inflamatórias e a gravidade da doença miocárdica em cães com infecção experimental.[145a]

Se a doença for diagnosticada e tratada o mais rápido possível, pode-se diminuir a taxa de mortalidade da doença aguda. Entretanto, os cães que sobrevivem na fase aguda da doença tipicamente desenvolvem doença cardíaca crônica no decorrer de vários anos. O prognóstico desses animais deve ser reservado, visto que a evolução é habitualmente fatal.

Prevenção

Novas abordagens à prevenção no hospedeiro reservatório canino, como vacinas de DNA[90,180] e inibidores da cisteína protease,[30,172] encontram-se em fase inicial de pesquisa. Na América Latina, a prevenção da doença de Chagas em seres humanos concentrou-se principalmente na redução dos percevejos vetores domiciliares e na triagem dos hemoderivados e das mulheres grávidas, tendo o controle dos vetores o maior impacto sobre a transmissão da doença. Mecanismos de controle semelhantes devem ser utilizados nos EUA para reduzir a infecção pelo *T. cruzi* entre cães domésticos. A implementação de métodos integrados de controle das pragas para reduzir os contatos entre cães e vetores infectados provavelmente deverá surtir maior efeito. Essas medidas podem incluir manter os cães dentro de casa à noite, se possível, o uso noturno de barreiras mecânicas ao redor de canis fechados (p. ex., tampando os encanamentos ou outras aberturas e protegendo portas movediças), limitar o uso de luzes em quintais para diminuir a atração dos insetos e otimizar os esquemas de pesticidas. Nos EUA não existem pesticidas especificamente indicados para controle dos percevejos triatomíneos. Todavia, formulações em *sprays* de piretroides sintéticos, como deltametrina, demonstraram ser muito eficazes para matar os vetores da doença de Chagas na América Latina[189] e estão disponíveis nos EUA (ver Capítulo 93). A aplicação por agente oficial no controle de pragas é altamente recomendada para garantir o uso da concentração adequada e a exposição mínima aos seres humanos e animais. As pesquisas limitadas sobre pesticidas aplicados diretamente a cães sugerem que as coleiras impregnadas com deltametrina reduzem o tempo de repasto sanguíneo dos percevejos triatomíneos e causam sua morte, ao passo que as formulações de fipronil em pipetas para colocar no dorso do animal (*spot-on*) mostraram-se menos eficazes em ambas as categorias.[92,184]

A remoção das fêmeas soropositivas para *T. cruzi* do grupo reprodutor reduzirá a prevalência da doença de Chagas em canis ao limitar a produção transplacentária e transmamária. A transmissão

Tabela 72.1	Tratamento para as tripanossomíases americana e africana.				
Doença/fármaco[a]	**Espécies**	**Dose (mg/kg)**[b]	**Via**	**Intervalo (horas)**	**Duração (meses)**
TRIPANOSSOMÍASE AMERICANA					
Nifurtimox[c]	C	2 a 7	VO	6	3 a 5
Benznidazol[c]	C	5 a 7	VO	24	2
TRIPANOSSOMÍASE AFRICANA					
Aceturato de diminazeno[d]	C	7	IM	2 semanas	[e]
	G	3,5	IM	24	[f]
Melarsoprol	C	2,2	IV	24	10
Isetionato de pentamidina	C	4	IM	48	[g]

G, gato; *C*, cão; *IM*, intramuscular; *IV*, intravenosa; *VO*, via oral.
[a]Ver *Formulário de fármacos*, no Apêndice, para informações adicionais sobre cada fármaco.
[b]Dose por administração em intervalo especificado.
[c]O nifurtimox e o benznidazol não estão aprovados para uso veterinário nos EUA. Ambos são classificados como fármacos investigacionais nos EUA e estão disponíveis nos Centers for Disease Control and Prevention, Atlanta, apenas para tratamento das infecções humanas. A comercialização do nifurtimox foi abandonada em muitos países.
[d]Disponível para uso em áreas endêmicas.
[e]Repetir o tratamento, quando necessário, para controlar recidiva ou reinfecção. Ocorreram recidivas após essa dose em cães com infecção experimental pelo *T. brucei brucei*.[2,51]
[f]O tratamento ocorreu por cinco dias consecutivos.[63]
[g]Cães com infecção experimental pelo *T. brucei brucei* foram tratados com essa dose a cada 48 horas por 7 tratamentos.[2] O fármaco também foi eficaz em infecções naturais.[103]

entre cães, por meio de exposição a sangue infectado durante lutas ou brincadeiras agressivas, não foi documentada, porém é possível se o cão infectado apresentar parasitemia. Embora se tenha detectado a existência do *T. cruzi* na urina e na saliva de cães após a administração experimental de uma dose infecciosa extremamente alta, a transferência dos parasitos por meio desses líquidos corporais não foi documentada em situações naturais.[140] Nos EUA, não se sabe se cães com resultados soropositivos representam reservatórios significativos do parasito no ciclo de transmissão vetorial. A importância dos cães como hospedeiros reservatórios foi bem documentada em toda a América do Sul e parece ser influenciada pela cepa do parasito, pela dose infecciosa e pelo estado de saúde do hospedeiro, como estado nutricional.[93,134,174]

Limitar a exposição a tecidos potencialmente infecciosos de mamíferos reservatórios silvestres pode reduzir a transmissão da doença em cães. Provavelmente a exposição a animais silvestres infectados contribua para maior prevalência da doença entre cães de caça nos EUA.[24,145] Em um estudo experimental, quando guaxinins foram alimentados com tecido muscular contendo isolado de *T. cruzi* de guaxinim, não houve transmissão da infecção.[188] São necessárias pesquisas adicionais para confirmar a importância dessa via potencial de infecção em cães. Por fim, deve-se considerar a triagem de doadores de sangue caninos residindo em áreas endêmicas para anticorpos anti-*T. cruzi*, a fim de reduzir a transmissão potencial por transfusões sanguíneas.

Considerações de saúde pública

Nas Américas, a doença de Chagas continua representando ameaça significativa à saúde da população. Os cães domésticos na América do Sul desempenham importante papel na transmissão humana como reservatórios competentes do parasito e hospedeiros sanguíneos para os vetores triatomíneos e servem de sentinelas de vigilância para a transmissão doméstica.[55] Estudos realizados em áreas endêmicas da Argentina mostraram que os cães têm alta capacidade de infectar os percevejos triatomíneos, devido à parasitemia persistente.[95] Os vetores triatomíneos podem ter os cães como hospedeiros preferidos em relação aos gatos e outras espécies de animais domésticos.[91,93] Diferentemente da situação observada na América do Sul, a importância dos cães como reservatórios da doença de Chagas nos EUA ainda não foi determinada e provavelmente depende das características do hospedeiro, do comportamento alimentar dos percevejos vetores e da virulência da cepa parasitária. Cães com títulos de anticorpos positivos estiveram em estreita proximidade com duas pessoas com infecções autóctones nos EUA, fornecendo algumas evidências da participação dos cães na transmissão vetorial nessa região.[102,159] Em um levantamento de percevejos triatomíneos coletados de áreas peridomiciliares no Texas, os resultados da análise do repasto sanguíneo baseada no DNA mostraram que o *Triatoma gerstaeckeri* e o *Triatoma sanguisuga* se alimentaram efetivamente em cães.[122] São necessárias pesquisas adicionais para entender completamente a função dos cães no ciclo da doença de Chagas nos EUA.

Estudos do *T. cruzi* isolado de vetores infectados, animais reservatórios e seres humanos nos EUA mostram características *in vitro* semelhantes aos microrganismos isolados na América do Sul.[19,22] Todavia, estes últimos isolados são mais patogênicos em camundongos com infecção experimental.[20] No entanto, algumas cepas dos EUA demonstraram ser virulentas, com base na doença clínica e morte que ocorreram em ampla variedade de espécies de mamíferos, incluindo cães domésticos,[120,146,229] primatas,[83,114] e seres humanos.[165,212]

Devido a um predomínio de manifestações leves e/ou latentes e baixa percepção entre médicos, nos EUA a doença de Chagas em seres humanos é pouco reconhecida. A transmissão vetorial em seres humanos é significativamente menor do que nos países da América

Latina. O contato pouco frequente com espécies de triatomíneos infectadas, devido a baixas taxas de infestação das residências, provavelmente constitui o principal motivo dessas baixas taxas de transmissão nos EUA. Diferentemente da situação observada nos seres humanos, a transmissão entre membros da população de cães é mais frequente. A disparidade na prevalência da infecção entre cães e seres humanos nos EUA pode ser decorrente de diferenças nos níveis de exposição aos vetores e nos modos de transmissão. A ingestão oral de triatomíneos infectados e potencialmente de tecidos de mamíferos silvestres infectados pode constituir uma via significativa de infecção nos cães. Cães alojados em canis ao ar livre ou seres humanos que dormem fora de casa têm mais oportunidade de contato com triatomíneos do que os animais ou seres humanos que dormem protegidos em domicílios à noite.[108] Os cães de caça, que tendem a apresentar taxas mais altas de prevalência da doença de Chagas nos EUA, são tipicamente alojados em canis ao ar livre. A exposição a vetores infectados parece desempenhar importante papel na doença de Chagas canina nos EUA, com base em relatos de percevejos infectados encontrados em estreita proximidade a cães.[31,121,229]

O reconhecimento da doença de Chagas canina nos EUA parece estar aumentando entre veterinários e proprietários de cães em algumas regiões. Um estudo conduzido no Texas documentou que o número anual de testes para anticorpos anti-*T. cruzi* solicitados ao laboratório diagnóstico de medicina veterinária estadual para cães aumentou acentuadamente entre 2000 (135 pedidos) e 2006 (532 pedidos), enquanto a taxa de soropositividade permaneceu constante em 20%.[120]

A equipe veterinária e os funcionários de laboratórios devem ser conscientizados sobre o risco de transmissão durante a manipulação de animais potencialmente infectados ou de amostras biológicas desses animais. Foram documentadas infecções pelo *T. cruzi* adquiridas em laboratório nos EUA e em outros países, envolvendo principalmente acidentes por picadas de agulha e exposição de escoriações da pele a líquidos infecciosos.[101] Recomenda-se o uso de luvas e proteção dos olhos, bem como cautela ao manipular instrumentos cortantes contaminados. Os proprietários também devem ser informados do risco de infecção caso sejam expostos ao sangue de animais infectados.

Tripanossomíase africana

Craig E. Greene

Etiologia e epidemiologia

A tripanossomíase é uma doença hemoparasitária grave de animais e seres humanos na África (i. e., doença do sono). As infecções humanas ocorrem em 36 países da África, entre 14° norte e 20° latitude sul (Figura 72.7).[141] *Trypanosoma brucei* compreende um grupo de hemoparasitos flagelados indistinguíveis do subgênero *Trypanozoon*. Algumas das subespécies causam doença do sono nos seres humanos. *T. brucei brucei* e *Trypanosoma congolense*, uma espécie do subgênero *Nannomonas*, são parasitos de animais silvestres e domésticos, porém não infectam os seres humanos. As espécies de hospedeiros diferem na sua suscetibilidade à infecção, e os cães mostram-se particularmente suscetíveis a *T. congolense* e *T. brucei brucei*.[171] Acredita-se que *T. evansi* tenha evoluído a partir de *T. brucei*. Entre esse grupo de tripanossomas, *T. evansi* tem ampla gama de hospedeiros mamíferos em todas as áreas tropicais e subtropicais do mundo e é comumente transmitido pela picada de insetos.

Os cães são suscetíveis a vários tripanossomas, incluindo *T. brucei brucei*, *T. brucei rhodesiense*, *T. brucei gambiense*, *T. congolense* e *T. evansi*.* Na Nigéria, a tripanossomíase canina ocorre na região do

---

*Referências 2, 84, 115, 138, 141, 142, 163.

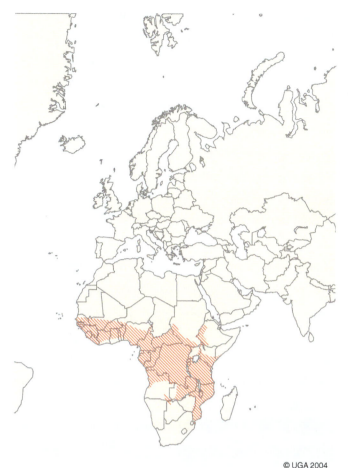

© UGA 2004

Figura 72.7 Distribuição geográfica da tripanossomíase africana (Arte de Thel Melton © 2004 University of Georgia Research Foundation Inc.)

T. brucei gambiensi, causando as formas ocular, linfática e meníngea.[170] No Quênia, surtos de infecção pelo *T. brucei rhodesiensi* estão associados ao desenvolvimento de surtos correspondentes de cegueira em cães e doença do sono em pessoas.[141] Os cães podem ser importantes como sentinelas para a infecção, em vez de serem hospedeiros reservatórios. Cães que apresentam evolução da doença de 2 a 4 semanas até a morte têm pouca probabilidade de manter a infecção na natureza. Os gatos são suscetíveis a infecção natural e experimental por *T. evansi*.[57,59,211]

Os parasitos são transmitidos por moscas tsé-tsé do gênero *Glossina*, que estão disseminadas na África (Figura 72.8). Foi também relatado que membros desses tripanossomas transmitidos pela saliva, como *T. evansi*, infectam animais na América do Sul (ver, anteriormente, *Epidemiologia*, em *Tripanossomíase americana*). A transmissão da infecção na natureza ocorre principalmente próximo a fontes de água frequentadas pelos hospedeiros e pelas moscas vetoras.

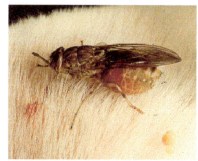

Figura 72.8 Mosca tsé-tsé, o vetor da tripanossomíase africana.

A infecção que ocorre em consequência da picada de uma mosca tsé-tsé infectada pode ser de natureza cíclica e biológica. No ciclo, as moscas tornam-se infectadas após ingerirem sangue contendo tripomastigotas (Figura 72.9). O microrganismo tem um ciclo de desenvolvimento no inseto vetor e transforma-se em tripomastigotas delgados, que entram nas glândulas salivares e transformam-se em epimastigotas infecciosos. A transmissão salivar ocorre quando a mosca injeta saliva no hospedeiro imediatamente antes de sugar o sangue. Uma vez infectadas, essas moscas podem constituir reservatórios persistentes do microrganismo.

No caso de algumas espécies de tripanossomas, a infecção também pode ser transmitida mecanicamente, por meio da picada e das moscas hematófagas. As moscas tsé-tsé também podem servir de vetores mecânicos se o seu repasto for interrompido e rapidamente reiniciado em um segundo hospedeiro. Isso pode ocorrer em locais onde a densidade da população animal é elevada. Em virtude dessa disseminação mecânica, a doença pode ser restabelecida em áreas onde as moscas tsé-tsé foram eliminadas por medida de controle de insetos. Embora seja considerada incomum, a transmissão neonatal foi documentada com algumas espécies de *Trypanosoma*, em consequência de exposição *in utero* ou da parturiente, ou ingestão pós-parto de sangue ou outros líquidos corporais de uma fêmea infectada. A transmissão perioral também pode ocorrer quando cães e gatos ingerem carne fresca de uma presa infectada.[149,150] Raramente, inoculações inadvertidas de *Trypanosoma* em laboratório resultaram no desenvolvimento da doença em seres humanos ou animais. O transporte não intencional de animais com infecção subclínica para regiões não endêmicas[84,98] traz alguma preocupação para o diagnóstico e a disseminação potencial por meios mecânicos.

Patogenia

Após a sua entrada no hospedeiro mamífero, os tripanossomas africanos também se multiplicam sem qualquer impedimento das defesas imunes. Diferentemente do *T. cruzi*, os tripanossomas africanos sofrem variação antigênica contínua de seu revestimento externo de glicoproteína como meio de evasão do sistema imune. Eles produzem sialidases que facilitam a sua capacidade de hidrolisar o ácido siálico nas membranas celulares do hospedeiro, facilitando a invasão tecidual.[40] Foi observada alguma resistência inata à infecção em cães sem raça definida; essa resistência pode estar relacionada com a concentração mais alta de resíduos de ácido siálico nos eritrócitos dos cães sem raça definida, em comparação com cães de raça pura.[219] A replicação no hospedeiro resulta em disseminação hemolinfática. A partir do local de inoculação, a inflamação dissemina-se para os linfonodos e o baço. É possível que ocorram pericardite e miocardite, anemia, trombocitopenia, leucocitose e coagulação intravascular disseminada. Acredita-se que o comprometimento ocular aconteça por meio de localização dos microrganismos ou imunocomplexos associados no trato uveal, com depósito ao longo da superfície interna da córnea. A lesão do endotélio da córnea, com consequente edema corneano, ou a ocorrência de depósitos granulares ao longo da superfície interna da córnea pode causar turvação da córnea, semelhante ao "olho azul" observado na hepatite canina infecciosa (ver Capítulo 4). A invasão no sistema nervoso central (SNC) ocorre nos estágios finais da doença, com meningoencefalite difusa.

O baço é importante na produção de anticorpos e na resposta imune a esses hemoprotozoários. A esplenectomia retarda o início da anemia e aumenta a parasitemia e a resposta febril.[73]

Achados clínicos

Cães

Os sinais clínicos em cães com infecção aguda consistem em anorexia e febre (média, 39,8°C); edema da face, genitália e tecidos subcutâneos; secreções oculares e nasais purulentas; orquite em machos;

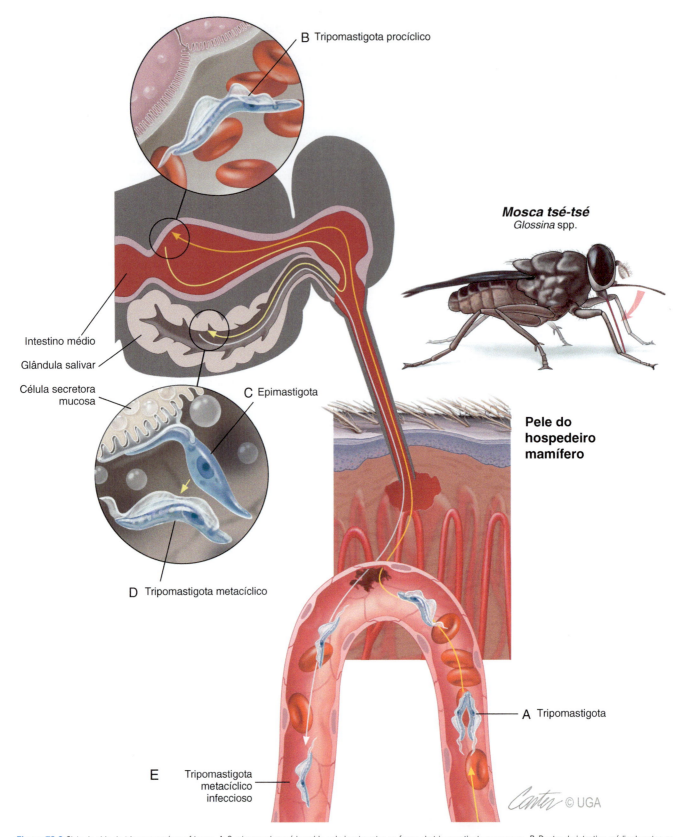

B Tripomastigota procíclico

Mosca tsé-tsé
Glossina spp.

Intestino médio

Glândula salivar

Célula secretora mucosa

C Epimastigota

Pele do hospedeiro mamífero

D Tripomastigota metacíclico

A Tripomastigota

E Tripomastigota metacíclico infeccioso

© UGA

Figura 72.9 Ciclo de vida da tripanossomíase africana. *A*. O microrganismo é ingerido pelo inseto vetor na forma de tripomastigota no sangue. *B*. Dentro do intestino médio do vetor, os microrganismos transformam-se em tripomastigotas procíclicos delgados, que penetram nas glândulas salivares. *C*. Nessas glândulas, ocorrem transformações em epimastigotas, e (*D*) subsequentemente, em tripomastigotas metacíclicos que são (*E*) inoculados em hospedeiro suscetível não infectado durante o repasto. (Arte de Kip Carter © 2004 University of Georgia Research Foundation Inc.)

palidez das mucosas e fraqueza. Verifica-se também a ocorrência de hemorragia petequial e sangramento das mucosas, linfadenomegalia e esplenomegalia. A perda de peso é típica em animais com infecção crônica. De modo semelhante aos seres humanos, a sonolência é característica aparente, que pode estar relacionada com a meningoencefalite. Na Nigéria, as infecções por *T. brucei gambiensi* estão associadas a inflamação ocular e linfadenomegalia. No Quênia predominam manifestações oculares nas infecções por *T. brucei brucei* e *T. brucei rhodesiensi*. Outras manifestações clínicas não previamente descritas incluem dispneia e pelagem áspera.[141] O edema dos membros torácicos e da região cervical ocorre frequentemente em associação a úlcera de decúbito e edema de membros causado pelo decúbito prolongado do animal. As anormalidades neurológicas consistem em embotamento mental e déficits de reação postural com integridade dos reflexos, indicando disfunção do neurônio motor superior. Os sinais neurológicos são progressivos e resultam em deterioração mental e alterações do comportamento, semelhantes àquelas da raiva. As lesões oculares incluem opacidade da córnea, conjuntivite com secreção oculonasal mucopurulenta, uveíte com hemorragia e turvação da câmara anterior e perda visual (Figura 72.10).[141]

Gatos

As infecções experimentais por *T. cruzi* e *T. brucei* em gatos foram associadas a sinais clínicos de febre, letargia, hiporexia, vômitos e diarreia.[57,63,155] Foi observada ocorrência de desidratação, perda de peso, linfadenomegalia, edema da conjuntiva, opacidades corneanas unilaterais, dispneia, edema facial e dos membros e palidez e congestão das mucosas.

Diagnóstico e achados patológicos
Cães

As alterações hematológicas durante o curso da infecção incluem declínio do hematócrito com reticulocitose e elevação do volume corpuscular médio.[66,75a] A contagem de leucócitos frequentemente diminui, com neutropenia, linfopenia e eosinofilia e trombocitopenia. Em outros casos foi observada ocorrência de leucocitose com neutropenia. Os tripanossomas podem ser observados no sangue dos cães infectados (Figura 72.11) e no líquido cerebroespinal (LCE) de cães com sinais neurológicos. As alterações na análise do LCE consistem em pleocitose com predomínio de linfócitos.

Os métodos imunodiagnósticos incluem detecção da resposta humoral utilizando os métodos de anticorpo fluorescente indireto e ELISA, dos quais o último é mais sensível. Foram usados anticorpos monoclonais específicos contra espécies de tripanossomas para

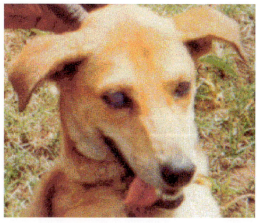

Figura 72.10 Opacidade corneana em um cão com tripanossomíase africana adquirida naturalmente.

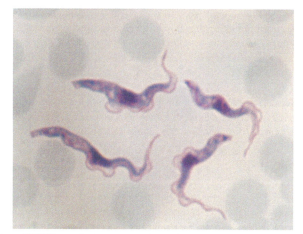

Figura 72.11 Tripomastigotas no sangue de um cão com tripanossomíase africana. (Coloração de Wright 1.000×). (De Gardiner CH, Fayer R, Dubey JP *et al.* 1988. An *atlas of protozoan parasites in animal tissues*. USDA Agricultural Handbook No 651, Beltsville, MD.)

detectar antígenos circulantes em cães infectados.[74] A parasitemia dos cães infectados pelo *T. evansi* foi caracterizada por parasitemia ondulante.[9] O final do período pré-patente de 2 semanas foi correlacionado a elevação dos títulos de anticorpos séricos, os quais não foram protetores.

Métodos de detecção genética estão sendo estudados como maneira de determinar os portadores de infecção. O microrganismo expressa um produto gênico de massa molecular de 743 pb, que possibilita a sobrevivência do microrganismo no sangue dos hospedeiros humanos.[226] Foi identificado um gene associado à resistência sérica singular em isolados de *T. brucei rhodesiense*, que possibilita a detecção desse patógeno no hospedeiro mamífero e na mosca tsé-tsé vetora, sem a necessidade de caracterização da cepa dessa espécie.[164] Esse gene foi identificado em tripanossomas que infectaram um cão, sugerindo que os cães podem ser portadores de tripanossomas que infectam os seres humanos.[141]

Na necropsia, o edema e as hemorragias submucosas podem ser visíveis em muitos órgãos. A hepatoesplenomegalia e a linfadenomegalia podem ser aparentes. A carcaça frequentemente está emaciada, com edema da face, da parte ventral do tórax, do abdome e dos membros. Um exsudato mucopurulento recobre os pelos ao redor dos olhos. Os músculos esqueléticos exibem vários graus de atrofia. O saco pericárdico pode estar preenchido com líquido turvo, que possivelmente contém flocos de fibrina. São observados infiltrados linfoplasmocitários em muitos órgãos. Em várias regiões do SNC observa-se infiltração celular das leptomeninges com macrófagos, neutrófilos, plasmócitos e linfócitos.

Gatos

As infecções experimentais de gatos por *T. evansi* foram objeto de mais estudos em relação ao monitoramento clínico e laboratorial. Os gatos infectados apresentaram reduções leves a moderadas das contagens de eritrócitos, hematócrito e concentração de hemoglobina, com aumento nas contagens de reticulócitos circulantes e redução da razão mieloide-eritroide no exame de medula óssea.[57] Foram observadas concentrações séricas elevadas de proteínas totais e globulinas, com concentrações diminuídas de albumina.[62] A elevação das concentrações de globulina foi atribuída a aumentos nas concentrações de α-2-globulina, β-globulina e gamaglobulina durante a evolução da doença.[54] Foi constatado aumento nas atividades das enzimas musculares séricas (aspartato aminotransferase e CK)[62] e observadas alterações nas concentrações séricas de metais,[58] na atividade da colinesterase no sangue, plasma e cérebro[60] e peroxidação dos lipídios plasmáticos e eritrocitários.[61]

Na necropsia, gatos com infecção pelo *T. evansi* demonstraram atrofia muscular generalizada, palidez das mucosas, icterícia dos tecidos, linfadenomegalia e esplenomegalia.[59] Foi observada a existência de opacidade corneana, edema subcutâneo e hidropericárdio. Os achados microscópicos consistem em hiperplasia linfoide dos linfonodos e do baço.[59] Os animais com opacidade corneana apresentaram edema da córnea, com fibrina e células inflamatórias na câmara anterior, íris, corpo ciliar e outros tecidos oculares. Foi constatada a existência de tripomastigotas no humor aquoso.

Tratamento

Cães

Existem poucos fármacos para o tratamento da tripanossomíase africana (ver Tabela 72.1). O cloreto de isometamídio foi o primeiro fármaco usado. A suramina é o fármaco de escolha para tratamento da tripanossomíase da África Oriental em seres humanos que não apresentam manifestações neurológicas. Para a meningoencefalite, utiliza-se o arsenical trivalente, o melarsoprol. O melarsoprol é eficaz na sua capacidade de penetrar no SNC, porém está apenas disponível em base experimental. O tratamento de um cão com melarsoprol levou à eliminação dos microrganismos do sangue dentro de 24 h e resolução progressiva da inflamação uveal.[141] Todavia, os sinais neurológicos finalmente progrediram, e o microrganismo foi identificado em esfregaços por impressão do tecido cerebral na necropsia. A eflornitina é usada no tratamento da doença da África Ocidental que acomete o SNC. Outros arsenicais, como o cloridrato de melarsomina e um inibidor enzimático, a difluorometilornitina, demonstraram ter eficácia em estudos experimentais.[171,208] Este último fármaco foi associado ao diminazeno no tratamento de cães com infecção experimental. Apesar da ocorrência de recidivas com essa associação, elas foram menos frequentes do que as que ocorreram com um dos fármacos isoladamente. Os tripanossomos podem atravessar a barreira hematencefálica, escapando dos fármacos eficazes, cujas moléculas são demasiado grandes para atravessar essa barreira.[51] As concentrações de diminazeno são mais altas no tecido cerebral de cães infectados em comparação com cães sadios,[171,172] presumivelmente em consequência da inflamação da barreira hematencefálica. O diminazeno tem sido eficaz no tratamento de infecções pelo *T. brucei brucei*;

entretanto, foram observadas algumas recidivas.[2,51] O diminazeno parece ser o fármaco mais eficaz contra recidivas e está disponível para tratamento dos bovinos acometidos. O isetionato de pentamidina tem sido eficaz na eliminação da parasitemia em cães com infecção experimental e natural por tripanossomas africanos.[2,103] As doses adequadas para alguns dos fármacos anteriormente citados estão relacionadas na Tabela 72.1. Podem-se obter informações adicionais sobre o seu uso no *Formulário de fármacos*, no Apêndice.

Gatos

O aceturato de diminazeno apresentou taxa de eficácia de 85,7% em um estudo de tratamento controlado da infecção pelo *T. evansi* em 7 gatos.[63] Os parasitos foram visivelmente eliminados da circulação dentro de 24 h após a instituição do tratamento, e isso correspondeu à melhora dos sinais clínicos e dos valores hematológicos nos animais tratados. A maioria dos gatos apresentou resultados negativos na PCR durante o período de observação. As doses adequadas para alguns dos fármacos anteriormente citados estão relacionadas na Tabela 71.1. Podem-se obter informações adicionais sobre o seu uso no *Formulário de fármacos*, no Apêndice.

Considerações de saúde pública

A doença do sono é uma endêmica na África Subsaariana, causada pelo *T. brucei rhodesiense* na África Oriental e pelo *T. brucei gambiensi* na África Ocidental. Após a picada de uma mosca tsé-tsé, os seres humanos desenvolvem febre, letargia, exantema, cefaleia, sinais gastrintestinais, sinais neurológicos e mialgia. Além disso, é possível observar a ocorrência de cancro no local da picada, linfadenomegalia, esplenomegalia e sinais de disfunção renal ou cardiovascular. As anormalidades laboratoriais consistem em leucopenia, anemia, trombocitopenia, atividade elevada das aminotransferases hepáticas, anormalidades da coagulação, azotemia e hiponatremia.[204] O diagnóstico definitivo depende da demonstração do microrganismo no sangue periférico, no LCS e no local de ferida da inoculação. O exame de aspirados de linfonodos não é muito útil. O tratamento precoce com suramina impede o desenvolvimento da forma meningoencefalítica mais resistente da doença. Os animais representam um risco mínimo para infecção humana. Na verdade, atuam como sentinelas para a mesma infecção.

Capítulo 73

Leishmanioses

As leishmanioses que são causadas por membros do gênero *Leishmania*, constituem um grupo de doenças infecciosas que acometem seres humanos e animais tanto domésticos quanto selvagens, no mundo inteiro. *Leishmaniose* também é o termo usado para descrever a doença em animais.[419] A infecção é transmitida por mosquitos-palha do gênero *Phlebotomus* no Velho Mundo e do gênero *Lutzomyia* no Novo Mundo. Os hospedeiros reservatórios variam

em diferentes áreas geográficas e podem incluir animais domésticos ou selvagens. A leishmaniose causada por *Leishmania infantum*, que constitui a forma mais grave da doença, é uma causa frequente de doença clínica em cães em algumas regiões, porém é menos comum em gatos. Os cães são o principal reservatório da infecção por *L. infantum* (sinônimo de *Leishmania chagasi*)[245] canina e humana, em uma área que se estende de Portugal até a China e cruza a América do

Sul, a América Central e partes da América do Norte (Figura 73.1). Algumas vezes a leishmaniose canina também é encontrada em países não endêmicos, devido a turistas internacionais e imigrantes que trazem animais de estimação infectados ou devido à importação de cães. É possível que cães, como hospedeiros reservatórios infectem mosquitos-palha que se alimentam e continuam sendo portadores subclínicos por longos períodos. Este capítulo fornece cobertura geral da leishmaniose, seguida de duas formas geográficas de doença emergente reconhecida em animais do Novo Mundo. Segue-se um item dedicado a características particulares relativas à leishmaniose em gatos.

Aspectos globais da leishmaniose

Gad Baneth e Laia Solano-Gallego

Etiologia

A leishmaniose é causada por protozoários difásicos do gênero *Leishmania*, da classe Kinetoplasta e família Trypanosomatidae. O gênero *Leishmania* é dividido nos subgêneros *Leishmania* e *Viannia*, com base em diferenças na localização do parasito em desenvolvimento no mosquito-palha. Os microrganismos do subgênero *Viannia*, como *Leishmania braziliensis*, multiplicam-se no intestino posterior, diferentemente da multiplicação no intestino médio que caracteriza outras espécies de *Leishmania* (ver *Leishmaniose tegumentar americana canina*, adiante). São reconhecidas várias espécies dentro desses subgêneros, e a classificação baseia-se principalmente em comparações da sequência de DNA, padrões de migração de isoenzimas (zimodemos) na eletroforese e reatividade a anticorpos monoclonais e antígenos eliminados de membranas.

Os mosquitos-palha do gênero *Phlebotomus* no Velho Mundo e do gênero *Lutzomyia* no Novo Mundo são vetores naturais da leishmaniose. Os mosquitos-palha são pequenos insetos cujo corpo raramente ultrapassa 3 mm de comprimento.[187] A atividade de picada dos mosquitos-palha é crepuscular e noturna. Na região do Mediterrâneo e na Ásia, os mosquitos-palha são ativos, principalmente, nos meses de calor, da primavera até o final do outono. Na América Latina, algumas espécies de mosquito-palha são ativas durante todo o ano. Não

se deslocam por grandes distâncias, e os estudos conduzidos mostraram que eles raramente se dispersam a mais de 1 km de seus locais de reprodução. Existem muitas espécies de mosquitos-palha, porém apenas algumas delas atuam como vetores de *Leishmania*. Diferentes espécies de vetores podem ser encontradas em regiões geográficas e nichos ecológicos distintos. Algumas espécies de mosquitos-palha transmitem exclusivamente espécies de *Leishmania*, enquanto outras são vetores de diversas espécies. A capacidade de diferentes espécies de mosquitos-palha de atuar como vetores pode estar relacionada com a habilidade dos promastigotas de se unirem especificamente a ligantes no intestino do flebótomo. Quando não se ligam ao intestino do mosquito, os parasitos que inicialmente se multiplicaram no lúmen intestinal são excretados com as fezes do mosquito-palha e presumivelmente não alcançam a massa crítica necessária para infectar um hospedeiro durante uma segunda hematofagia.[413]

Conforme descrito anteriormente, o ciclo de vida natural da infecção envolve um mosquito-palha vetor e um hospedeiro vertebrado (Figura 73.2). No hospedeiro vertebrado, a *Leishmania* é encontrada em macrófagos na sua forma não flagelada, a amastigota, que tem o formato ovoide ou redondo e mede 2,5 a 5 μm de comprimento e 1,5 a 2 μm de largura. Além de um núcleo de coloração basofílica, um cinetoplasto em formato de bastonete e de coloração mais escura é visível na coloração de Wright ou de Giemsa (Figura 73.3). Os amastigotas multiplicam-se por divisão binária; em seguida, abandonam o macrófago para infectar novas células. Os mosquitos-palha podem ingerir amastigotas quando ficam ingurgitados com sangue de um hospedeiro infectado. No intestino do flebotomíneo, os amastigotas são liberados das células hospedeiras, sofrem várias alterações morfológicas, transformam-se na forma promastigota pró-cíclica flagelada e extracelular (Figura 73.4) e multiplicam-se. Em um vetor apropriado, ocorrem multiplicação suficiente e alterações moleculares geralmente reguladas na superfície celular do parasito e desprendimento do epitélio do intestino médio. Consequentemente ocorre migração anterior dos promastigotas metacíclicos agora infecciosos no intestino anterior e aparelho bucal do vetor. Os promastigotas são injetados com saliva na pele de um hospedeiro vertebrado quando a fêmea alimenta-se novamente. Após inoculação no hospedeiro, os promastigotas perdem seus flagelos e transformam-se novamente em amastigotas (ver Figura 73.2).

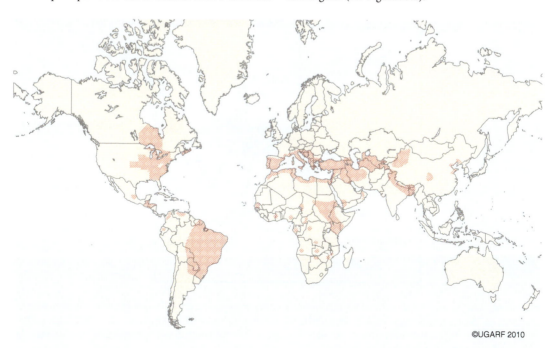

©UGARF 2010

Figura 73.1 Distribuição global da leishmaniose canina por *L. infantum* e da leishmaniose visceral humana. (Arte de Thel Melton © 2010 University of Georgia Research Foundation Inc.)

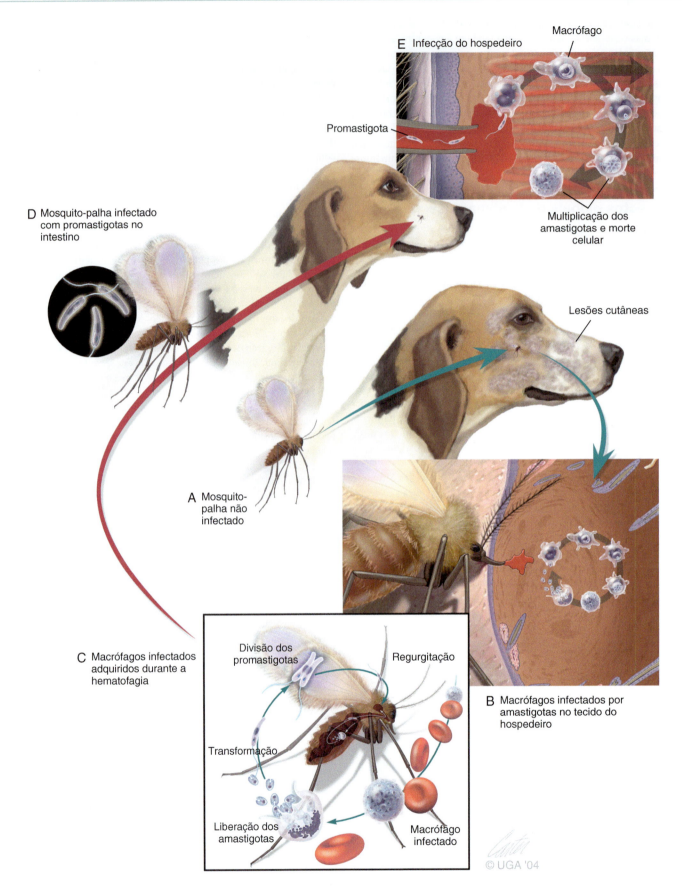

E Infecção do hospedeiro

Macrófago

Promastigota

Multiplicação dos amastigotas e morte celular

D Mosquito-palha infectado com promastigotas no intestino

Lesões cutâneas

A Mosquito-palha não infectado

Divisão dos promastigotas

Regurgitação

Transformação

C Macrófagos infectados adquiridos durante a hematofagia

Liberação dos amastigotas

Macrófago infectado

B Macrófagos infectados por amastigotas no tecido do hospedeiro

© UGA '04

Figura 73.2 O ciclo de vida de *L. infantum*. *A.* O mosquito-palha não infectado alimenta-se em um hospedeiro infectado e (*B*) ingere macrófagos infectados existentes no tecido do hospedeiro. *C.* Os microrganismos são liberados dos macrófagos infectados no intestino do flebotomíneo e (*D*) transformam-se em promastigotas móveis, que se multiplicam no intestino do mosquito. *E.* Os promastigotas são regurgitados durante a alimentação do mosquito-palha infectado. O mosquito infectado transmite a infecção ao novo hospedeiro durante a sua alimentação. (Arte de Kip Carter © 2004 University of Georgia Research Foundation Inc.)

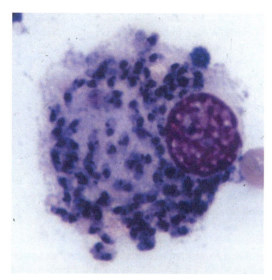

Figura 73.3 Amastigotas de *Leishmania infantum* dentro de macrófago canino obtido de aspirado de linfonodo poplíteo (coloração de May-Grunwald-Giemsa, 500×).

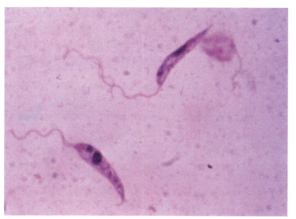

Figura 73.4 Promastigotas de *Leishmania* em cultura. Observe os núcleos redondos e o cinetoplasto em formato de bastonete (coloração de May-Grunwald-Giemsa, 1.000×).

Epidemiologia

São encontradas cerca de 30 espécies diferentes de leishmânia em várias partes do Velho Mundo e do Novo Mundo. Dessas espécies, cerca de 20 são responsáveis por um amplo espectro de doenças clínicas nos seres humanos.[25] As espécies de *Leishmania* spp. que infectam seres humanos são, em sua maioria, zoonóticas, e apenas algumas são estritamente antroponóticas (*i. e.*, transmitidas diretamente de um ser humano para outro por meio de flebotomíneos). A leishmaniose humana é endêmica em 88 países – 66 no Velho Mundo e 22 no Novo Mundo – e acomete a população mais pobre do mundo que reside principalmente em áreas rurais e suburbanas.[15] Aproximadamente 12 milhões de seres humanos são portadores de leishmaniose, e cerca de 350 milhões correm risco de adquirir a infecção, com a incidência anual de 1 a 1,5 milhão de novos casos de doença cutânea e 500.000 novos casos da forma visceral potencialmente fatal.[106,107] Nos seres humanos, as doenças causadas pelas várias espécies de *Leishmania* são divididas em três formas, de acordo com as manifestações clínicas: a leishmaniose cutânea (LC), a leishmaniose mucocutânea (LM) e a leishmaniose visceral (LV). Algumas espécies causam mais de uma forma da doença. A leishmaniose visceral antroponótica causada por *Leishmania donovani* é responsável por grande parte dos casos fatais de doença visceral em seres humanos e ocorre na África Oriental, em Bangladesh, na Índia e no Nepal.[15] Os seres humanos são os hospedeiros reservatórios de *L. donovani*, e os animais parecem não desempenhar uma função significativa na epidemiologia antroponótica da infecção,[173] embora ser proprietário de um cão tenha sido associado à leishmaniose humana na Etiópia.[40] Os principais reservatórios hospedeiros para *Leishmania* spp. que provocam LC e LM nos seres humanos consistem em roedores e outras espécies de animais selvagens.

Leishmaniose canina

Gad Baneth e Laia Solano-Gallego

Epidemiologia

Cães domésticos são considerados os principais reservatórios da LV em seres humanos na bacia do Mediterrâneo, Oriente Médio e América do Sul, onde *L. infantum* (*L. chagasi*) é o agente etiológico da infecção. A baixa variabilidade genética da *L. infantum*, em comparação com outras espécies, é compatível com sua importação mais contemporânea para o Novo Mundo; acredita-se que tenha sido introduzida por cães infectados provenientes da Europa, que chegaram com os primeiros colonizadores das Américas.[405] Foram descritas outras espécies de *Leishmania* que infectam cães em diferentes regiões geográficas, incluindo *L. donovani, Leishmania tropica, Leishmania braziliensis, Leishmania peruviana, Leishmnaia panamensis*[378] e *Leishmania amazonensis*.[400]

Com base em estudos de soroprevalência, conduzidos na Espanha, França, Itália e Portugal, foi estimado que 2,5 milhões de cães desses países estão infectados por *L. infantum*, espalhando-se pelo norte da Europa, alcançando o sopé dos Alpes,[237] Pirineus,[105] e noroeste da Espanha.[16,265] O número de cães infectados na América do Sul também é estimado em milhões, e foi relatada alta taxa de infecção em algumas áreas do Brasil e da Venezuela.[415] Em regiões com alta taxa de infecção entre cães, a incidência da LV clínica na população humana geral tem sido geralmente baixa.[418] Em contrapartida, as taxas de exposição humana (determinadas pela prevalência de anticorpos específicos ou pelos resultados positivos do teste cutâneo de leishmanina), que indicam exposição a microrganismos do gênero *Leishmania*, podem ser altas.[2,5,263,416] Isso sugere a existência de infecção subclínica ou de imunidade protetora nos seres humanos. Além disso, dados moleculares obtidos de estudos realizados em doadores de sangue humanos clinicamente saudáveis no sul da França[201] e nas Ilhas Baleares[333,334] revelaram elevada taxa de infecção (20%).

A leishmaniose canina causada por *L. infantum* constitui importante causa de doença zoonótica em muitas áreas e países endêmicos, incluindo Espanha, Portugal, sul da França, Itália, Malta, Grécia, Turquia, Israel, Egito, Tunísia, Argélia, Marrocos, Iraque, Irã, as antigas Repúblicas Asiáticas da União das Repúblicas Socialistas Soviéticas, Paquistão e algumas partes da China.[30,235,247,322,403] As informações disponíveis indicam que a leishmaniose também pode ser transmitida em parte do sul da Alemanha.[195] Houve relatos de casos esporádicos de leishmaniose canina causados pela importação ou transporte de cães infectados para países onde não ocorre transmissão de *Leishmania* pelo mosquito-palha, como Holanda, Reino Unido[364] e Suécia.[397] Tendo em vista que muitos cães em áreas endêmicas são portadores de infecções subclínicas, as taxas de infecção são frequentemente estimadas não apenas pela ocorrência de sinais clínicos compatíveis com a doença, mas também pela sorologia, demonstração de respostas imunes celulares específicas contra *Leishmania* e DNA do parasito nos tecidos, conforme determinado pela reação em cadeia da polimerase (PCR; do inglês, *polymerase chain reaction*). As taxas de infecção canina aproximam-se de 70 a 90%, conforme demonstrado pela PCR e pela sorologia em focos altamente endêmicos, como as Ilhas Baleares da Espanha,[381] a área de Marselha na França,[45] em todo o território da Grécia[204] e na região de Nápoles, na Itália.[279] Trata-se de uma prevalência da infecção muito maior do que aquela associada à doença ou determinada apenas por sorologia. Acredita-se que a maioria ou todos os cães nessas áreas sejam infectados em algum momento de suas vidas.[279,381] Uma baixa proporção de cães sucumbe à infecção e desenvolve a doença, enquanto a maioria mostra-se resistente e abriga o patógeno de modo subclínico.[31,378] Em outras áreas, a infecção não é tão altamente prevalente, provavelmente devido a condições ambientais menos favoráveis para a transmissão e os vetores.[265,423] A idade parece constituir fator de risco, que influencia o desenvolvimento da doença. A distribuição etária da doença clínica tem dois picos: um em cães jovens (2 a 4 anos de idade) e outro em cães de idade mais avançada (mais de 7 anos).[257] Dados de estudos de prevalência indicam que várias raças de cães, incluindo Boxer, Cocker Spaniel, Rottweiller e Pastor-alemão, são aparentemente mais suscetíveis à doença.[147,257,365] Outras raças que evoluíram em áreas endêmicas, como o Ibiza Hound, raramente desenvolvem a doença e apresentam imunidade celular predominante protetora.[380]

Na Europa e na América do Sul, estudos de xenodiagnóstico sensível, envolvendo a alimentação de mosquitos-palha vetores em cães, demonstraram que os cães com ou sem doença clínica e com títulos de anticorpos séricos contra *Leishmania* são infecciosos para alta proporção de mosquitos-palha que se alimentam.[320] A taxa percentual de mosquitos-palha infectados em determinado cão aumentou com a existência e a gravidade dos sinais clínicos, níveis elevados de anticorpos anti-*Leishmania* e diminuição da contagem de células T CD4+.[81,89,166,255] Esses achados corroboram que a doença clínica e os níveis elevados de anticorpos anti-*Leishmania* exibem correlação positiva com altas cargas do parasito.[229,328] O risco de transmissão por mosquitos-palha é reduzido quando a carga de parasitos declina após o tratamento.[179,332]

Embora *L. infantum* seja naturalmente transmitida por meio das picadas de mosquitos-palha, outros modos de transmissão são possíveis. A transmissão *in utero* de uma fêmea a sua prole foi documentada em alguns relatos clínicos[96] e em condições[109] experimentais[339] e naturais.[297] Foi documentada a transmissão venérea da leishmaniose de machos infectados para cadelas sadias.[366] A transmissão por artrópodes hematófagos diferentes dos mosquitos-palha foi investigada, porém não demonstrou ter significado epidemiológico. Foi constatado que os carrapatos *Rhipicephalus sanguineus* adquirem *Leishmania* no intestino após alimentar-se em cães infectados;[83] todavia, a competência do carrapato como vetor não foi confirmada.[93b] Além disso, provavelmente as pulgas sejam vetores alternativos da transmissão de *Leishmania*, porém ainda não há provas dessa transmissão.[84,123] Foi relatada a transmissão da infecção por transfusão sanguínea,[150,288] que constitui preocupação especial em áreas onde doadores de sangue são portadores subclínicos da infecção.[99,394] Há suspeita de transmissão direta entre cães em área onde os mosquitos-palha vetores estão aparentemente ausentes.[117] Outras modalidades de transmissão, além dos flebotomíneos, devem ser mais investigadas; entretanto, não se sabe se essas modalidades de transmissão desempenham importante papel na história natural e epidemiologia da leishmaniose.[31]

A infecção canina ocorre principalmente em áreas periurbanas ou rurais; entretanto, foram relatadas infecções caninas e humanas em áreas urbanas, representando uma ameaça ao bem-estar dos cães e dos seres humanos.[82,266] A importância potencial dos hospedeiros reservatórios, além dos cães domésticos, na epidemiologia da infecção por *L. infantum* não está tão bem estabelecida.[320] Foi relatada ocorrência de infecção por *L. infantum* em muitos animais domésticos do Velho Mundo e do Novo Mundo,[320] e alta prevalência de infecção, com base em títulos de anticorpos séricos e resultados de PCR positivos em gatos domésticos de algumas áreas da Europa[238] e do Brasil.[94,95] A doença clínica foi descrita em gatos.[175,305,314,342] Foram também relatadas infecções de modo infrequente em equinos na

Europa,[335,377] e os testes de imunidade celular em equinos mostraram que a exposição é mais frequente que as manifestações clínicas da infecção.[122] No Brasil foram descritas respostas sorológicas de suínos a *L. infantum*.[262]

A infecção por *L. infantum* foi relatada em ampla variedade de carnívoros e roedores selvagens do Velho Mundo, incluindo uma foca.[320] No Novo Mundo, a infecção foi detectada em cachorros-do-mato (*Cerdocion thous*) que se alimentam de caranguejos e em uma variedade de outros carnívoros e roedores, incluindo um morcego.[320] Foram documentadas altas taxas de prevalência da infecção em populações de raposas na Europa e na América do Sul[320] e descrita a ocorrência de doença clínica em canídeos selvagens.[42,213] A maioria dos relatos em outros mamíferos domésticos ou selvagens descreveu infecções subclínicas.

Apenas alguns estudos examinaram a capacidade de hospedeiros, além dos cães domésticos, de transmitir a infecção por *L. infantum* aos mosquitos-palha por xenodiagnóstico.[320] A capacidade de transmitir *Leishmania* a flebotomíneos que se alimentam foi confirmada em seres humanos, ratos-negros, gatos domésticos, cachorros-do-mato e gambás, que, desse modo, têm o potencial de atuar como reservatórios primários ou secundários.[320] Todavia, foi constatado que os cachorros-do-mato infectados no Brasil apresentam baixas taxas de transmissão para o mosquito-palha *Lutzomyia longipalpis*. Foram obtidos resultados similares em seres humanos, que não foram considerados importantes como reservatórios de leishmaniose no Brasil.[82,320]

Há relatos de *L. tropica* no Velho Mundo constituindo causa rara de infecções em cães. *L. tropica* é um agente importante de LC em seres humanos em algumas partes do Oriente Médio e da África causadora de LV em soldados norte-americanos que retornaram do Golfo Pérsico depois da Operação Tempestade no Deserto em 1991.[219] e em pacientes da Índia.[343] Foi esporadicamente encontrado em cães com lesões dérmicas na Tunísia e no Marrocos,[104] em outro cão do Marrocos com comprometimento visceral e sem anormalidades dérmicas,[168] e em um cão do Irã.[261]

Patogenia

Com a picada do mosquito-palha, os promastigotas de *Leishmania* são transferidos com a saliva do mosquito para a pele do hospedeiro vertebrado. Em seguida, os promastigotas são fagocitados por macrófagos e multiplicam-se na forma de amastigotas dentro de fagolisossomas, que os separam dos mecanismos de defesa celular do hospedeiro. Quando o macrófago sofre ruptura, os amastigotas liberados penetram em outras células do hospedeiro e disseminam-se a partir do local de picada. Percorrem o corpo do hospedeiro, porém dirigem-se principalmente para os órgãos hemolinfáticos, tais como linfonodos, baço, medula óssea e fígado, bem como para áreas dérmicas remotas, estabelecendo infecção sistêmica. É interessante observar que a distribuição dos amastigotas de *Leishmania* em órgãos fetais transmitidos *in utero* é semelhante àquela observada em cães adultos e também envolve principalmente órgãos linforreticulares.[297]

Conforme assinalado anteriormente, nem todo cão com infecção natural ou experimental por *Leishmania* desenvolve doença.[189,309] As respostas imunes desencadeadas em cães por causa da infecção posteriormente parecem constituir o fator mais importante que determinará se esses animais desenvolvem infecção generalizada e se a infecção irá progredir de um estado subclínico para doença clínica e quando acontecerá. No início, a infecção não apresenta qualquer sinal aparente; todavia, posteriormente, é possível que progrida para a doença clínica, a não ser que a replicação dos amastigotas seja detida por mecanismos imunes. Os cães que são capazes de resistir a uma infecção por meio de sua resolução e eliminação do parasito ou por sua restrição, permanecendo em um estado subclínico por longos períodos são considerados *clinicamente resistentes*. Os animais que têm predisposição ao desenvolvimento de doença após a infecção são considerados *suscetíveis*. Todavia, a infecção subclínica não é necessariamente permanente, e certos fatores, tais como condições imunossupressoras ou doença concomitante, possivelmente rompam o equilíbrio e levem à progressão da doença clínica em cães.[378] Isso também foi observado em pacientes humanos com síndrome de imunodeficiência adquirida e coinfecção por *Leishmania*.[12]

A resposta imune inata ou inespecífica constitui a primeira linha de defesa com a qual se defrontam os parasitos *Leishmania* quando entram em hospedeiro suscetível. Um dos vários mecanismos sugeridos pelos quais esses parasitos escapam das defesas imunes inatas do hospedeiro envolvem a capacidade dos amastigotas de sobreviver e replicar-se dentro de fagolisossomas dos macrófagos, produzindo compostos como os lipofosfoglicanos, que inibem a maturação dos fagossomas.[344]

Respostas imunes específicas desempenham importante papel na suscetibilidade à infecção. Um modelo experimental de LC em camundongos infectados por *Leishmania major* mostrou que uma cepa de camundongo suscetível, que tipicamente desenvolve uma resposta de células T auxiliares (Th; do inglês *T helper*) tipo 2 (Th2), sucumbiu à infecção.[169,359] Essa resposta Th2 resultou na secreção de citocinas específicas, como interleucina (IL)-4 e IL-10 e na produção de uma resposta humoral significativa. Outras cepas de camundongos que respondem com um diferente conjunto de citocinas, incluída a interferona (IFN)-γ e IL-12, que são típicas de uma resposta Th tipo 1 (Th1), são resistentes à infecção.[169,359] A IFN-γ secretada pelas células T ativa os macrófagos para a eliminação dos parasitos. Esse conceito geral, oriundo do modelo de LC experimental de uma dicotomia de células Th – em que um tipo de resposta de célula Th produz resistência ou cura, enquanto o segundo tipo produz suscetibilidade e exacerbação da doença –, foi aplicado a infecções por outros patógenos em muitos hospedeiros. Todavia, ainda não foi estabelecido com clareza se esse conceito pode ser aplicado à LV. Na LV murina experimental, observam-se ambos os tipos de respostas,[185,256] e é o equilíbrio das respostas Th1/Th2 que é considerado importante no controle da replicação dos parasitos, progressão da doença ou cura. O equilíbrio entre os dois tipos de respostas imunes celulares também parece ser importante na leishmaniose canina natural e na LV humana.[31,296]

A compreensão do perfil das citocinas expressas na leishmaniose canina é complexa devido ao número limitado de estudos realizados, ao amplo espectro de estágios da doença clínica investigados, aos diferentes tecidos analisados, aos numerosos métodos empregados para a avaliação das citocinas, ao diferente momento em que a infecção é avaliada e às diferenças existentes entre infecções experimental e natural. Por conseguinte, é difícil comparar e interpretar os estudos sobre a produção de diferentes citocinas na leishmaniose canina.[31,296] A infecção por *L. infantum* em cães parece induzir uma resposta Th1/Th2 mista em cães tanto no estado subclínico quanto enfermos.[31,296]

A imunidade protetora contra leishmaniose em cães é mediada por células T.[309] Com base em estudos *in vitro* e *in vivo*, é amplamente aceito o fato de que os macrófagos desempenham um papel central no controle da infecção por *Leishmania*. As citocinas, como a IFN-γ, a IL-2 e o fator de necrose tumoral α, secretadas por células T ativadas, induzem atividade antileishmânia dos macrófagos caninos.[31] Foi constatado que o óxido nítrico produzido pelos macrófagos caninos constitui a principal molécula efetora que medeia a destruição intracelular dos amastigotas de *Leishmania* por morte celular apoptótica controlada por inibidores do proteassoma.[177]

Além disso, macrófagos infectados por *L. infantum* são lisados de maneira restrita pelo complexo de histocompatibilidade por células T citotóxicas CD8+, células T citotóxicas CD4+ ou ambas. Esses processos estão diminuídos ou suprimidos em cães enfermos, nos quais a proliferação de células T com antígeno de *Leishmania* e a produção de IFN-γ específica para antígeno estão deprimidas, verificando-se a produção de acentuada resposta da IgG aos parasitos.[100,240,309,310] Uma forte resposta de hipersensibilidade de tipo tardio ao teste cutâneo intradérmico com leishmanina, indicando uma resposta celular à infecção por *Leishmania*, é observada em cães resistentes que foram expostos ao parasito, enquanto está ausente em cães gravemente enfermos.[309,380]

A base celular e os mecanismos envolvidos no desenvolvimento da não responsividade das células T na leishmaniose canina não estão totalmente elucidados. A maioria dos cães infectados tende a desenvolver imunidade celular específica positiva, expressa na forma de proliferação de linfócitos estimulados *in vitro* por antígeno de *Leishmania* ou *in vivo* por um teste cutâneo positivo no início da infecção. Todavia, com a progressão da doença em cães suscetíveis, essas respostas diminuem.[31] Além disso, a destruição intracelular dos parasitos por neutrófilos e monócitos está comprometida.[59]

As populações de linfócitos e outros leucócitos estão alteradas durante a doença. A análise das células mononucleares do sangue periférico e esplenócitos por citometria de fluxo demonstrou que a doença grave e o parasitismo pronunciado são acompanhados de números diminuídos de linfócitos T CD5+, T CD4+, T CD8+ e B CD21+ e monócitos. Por outro lado, níveis aumentados de linfócitos T CD8+ constituem importante característica da infecção subclínica e parasitismo de baixo grau.[167,326,327]

A suscetibilidade e a resistência à leishmaniose canina parecem ter uma base genética. As análises dos genes candidatos demonstraram associação da suscetibilidade à leishmaniose canina. Um estudo do polimorfismo do gene canino *Slc11a1* (*família de carreadores solúveis 11 membro a1*) (anteriormente gene NRAMP1), que codifica uma proteína transportadora de ferro envolvida no controle da replicação intrafagossômica dos parasitos e na ativação dos macrófagos, sugeriu que os cães suscetíveis apresentam polimorfismo e mutações nesse gene.[11] Além disso, o polimorfismo de um único nucleotídio causado por mutações na região promotora do gene *Slc11a1* foi associado à suscetibilidade à leishmaniose canina, e um haplótico (TAG-8-141) foi associado à predisposição do Boxer à doença.[345] Foram também descritas mutações semelhantes em seres humanos.[260] Os resultados de um estudo mostraram que três dos 24 polimorfismos encontrados no gene *Slc11a1* estavam associados ao risco aumentado de leishmaniose canina clínica.[346] Por outro lado, não foram encontradas diferenças na expressão dos níveis de RNA mensageiro (mRNA; do inglês, *messenger ribonucleic acid*)) do *Slc11a1* em células do sangue circulante entre cães fenotipicamente resistentes e suscetíveis.[60] Um genótipo DLA da classe II DLA-DRB1, que é um alelo do complexo de histocompatibilidade principal de classe II do cão, foi ligado ao risco de suscetibilidade à leishmaniose em uma área endêmica no Brasil.[321]

É possível que a leishmaniose canina seja uma doença crônica, e os sinais clínicos da doença podem surgir dentro de 3 meses a 7 anos após a infecção. As regiões de linfócitos T nos órgãos linfoides sofrem depleção, enquanto as regiões de células B produtoras de anticorpos proliferam. A proliferação de linfócitos B, plasmócitos, histiócitos e macrófagos resulta em linfadenomegalia generalizada, esplenomegalia e hiperglobulinemia. Semelhante a outras infecções intracelulares persistentes e crônicas, a resposta das imunoglobulinas é habitualmente excessiva, porém não é protetora e, por fim, pode ser prejudicial. Acredita-se que os autoanticorpos em cães com leishmaniose clínica[211,374] estejam associados ao desenvolvimento de fenômenos patológicos, como trombocitopenia imunomediada.[78,396] Anticorpos anti-histona séricos foram associados à glomerulonefrite em cães com leishmaniose.[151] Outro risco potencial de comprometimento da regulação das células T com atividade exuberante das células B consiste na produção de grandes quantidades de complexos imunes circulantes (CIC).[210] O depósito de CIC nas paredes dos vasos sanguíneos pode causar vasculite, poliartrite, uveíte e glomerulonefrite. Nos cães, o depósito de CIC nos rins leva finalmente ao desenvolvimento de insuficiência renal, que constitui a principal causa de morte em cães com leishmaniose. Os imunocomplexos que ativam a cascata do complemento também induzem vasculite. Esse mecanismo patológico importante é responsável pela necrose tecidual e pelas lesões dérmicas, viscerais e oculares observadas nessa doença. A vasculite sistêmica pode levar à isquemia local, que provoca necrose visceral e cutânea e, embora raramente, comprometimento do sistema nervoso.[144,319,401] Os CIC também podem incluir crioglobulinas. É possível que essas proteínas precipitem nos vasos sanguíneos das extremidades quando estas ficam expostas ao frio, causando necrose isquêmica.[371]

A leishmaniose canina está mais frequentemente associada a várias lesões cutâneas, que frequentemente são mais generalizadas do que locais, devido à disseminação de *L. infantum* por todo o corpo.[318] Além disso, são detectadas lesões microscópicas e ocorrência do parasito na pele de aparência normal de cães enfermos, e não apenas em lesões dérmicas.[376] O exame da matriz extracelular da pele de cães enfermos demonstrou diminuição do colágeno tipo I e aumento nas fibras de colágeno tipo III proporcional à gravidade da lesão cutânea e destruição tecidual.[155]

As lesões oculares incluem uveíte anterior, conjuntivite, ceratoconjuntivite seca, blefarite ou a combinação delas.[302,303] Na ceratoconjuntivite seca, é provável que os infiltrados inflamatórios localizados ao redor dos ductos lacrimais causem retenção das secreções e diminuição na produção de lágrimas.[271]

A fraqueza muscular é observada na leishmaniose canina e está associada a miosite mononuclear, vasculite neutrofílica e imunocomplexos de IgG nos tecidos musculares, juntamente com anticorpos séricos contra miofibras.[290,407] Provavelmente os cães com leishmaniose exibam sinais de diátese hemorrágica, que se manifesta principalmente na forma de epistaxe e menos comumente como hematúria e diarreia hemorrágica. A epistaxe parece resultar de fatores patogênicos múltiplos e variáveis envolvidos na hemostasia primária e secundária, como trombocitopatia, hiperviscosidade do soro induzida por hiperglobulinemia e rinite linfoplasmocitária ou granulomatosa, com ou sem ulceração da mucosa nasal.[70,184,306] Em geral, observa-se o desenvolvimento de anemia como sequela da eritropoese diminuída da doença crônica ou da doença renal crônica, mas pode ser agravada pela perda de sangue.

Achados clínicos

A leishmaniose canina é uma doença em que a infecção não equivale à doença clínica, em virtude da alta prevalência de infecção subclínica.[31,381] Pode manifestar-se na forma de infecção subclínica, doença autolimitada ou clássica não autolimitada e grave.[378] A leishmaniose canina por *L. infantum* é frequentemente classificada como doença visceral de acordo com a classificação da doença causada por esse patógeno em seres humanos; todavia, os cães apresentam habitualmente comprometimento tanto visceral quanto cutâneo. A leishmaniose canina é essencialmente uma doença sistêmica crônica, que pode acometer potencialmente qualquer órgão, tecido e líquido biológico, e se manifesta por numerosos sinais clínicos.[378]

Os principais achados clínicos ao exame físico de cães com leishmaniose canina típica consistem em lesões cutâneas, linfadenomegalia local ou generalizada, perda de peso, intolerância ao exercício, diminuição do apetite, letargia, esplenomegalia, poliúria, polidipsia, lesões oculares, epistaxe, onicogrifose, claudicação, vômitos e diarreia (Tabela 73.1).[31,69,192,378]

A prevalência das lesões cutâneas em cães com leishmaniose clínica varia entre 56 e 90%.[69,192,370] É possível que ocorram anormalidades dermatológicas na ausência aparente de outros sinais óbvios

Tabela 73.1	Achados clínicos em cães com leishmaniose.[69,192,303,370]
Achados	**Porcentagem de cães**
ACHADOS CLÍNICOS E DA ANAMNESE	
Diminuição da resistência	67,5
Perda de peso	64
Sonolência	60
Aumento da ingestão de líquido	40
Anorexia	32,5
Diarreia	30
Vômitos	26
Polifagia	15
Epistaxe	6 a 15
Melena	12,5
Espirros	10
Tosse	6
Desmaio	6
ANORMALIDADES AO EXAME FÍSICO	
Linfadenomegalia	62 a 90
Comprometimento da pele	81 a 89
Caquexia	10 a 48
Locomoção anormal	37,5
Hipertermia	4 a 36
Doença ocular	16 a 81
Baço palpável	10 a 53
Unhas anormais	20 a 31
Rinite	10
Pneumonia	2,5
Icterícia	2,5

de doença; todavia, qualquer animal com manifestações dérmicas de leishmaniose tende a apresentar comprometimento visceral, visto que os parasitos disseminam-se por todo o corpo antes do aparecimento de lesões cutâneas generalizadas. As anormalidades dermatológicas variam quanto a seu caráter e extensão, porém raramente são pruriginosas. Foram descritas várias entidades dermatológicas:[137,145,192,194] (1) dermatite esfoliativa com alopecia, que pode ser generalizada ou localizada na face, nas orelhas e nos membros (Figura 73.5); (2) dermatite ulcerativa em proeminências ósseas e na junção mucocutânea, patas e pavilhão da orelha (Figura 73.6); (3) dermatite nodular focal ou multifocal; (4) dermatite proliferativa mucocutânea (Figura 73.7); e (5) dermatite papulosa (Figura 73.8).[281]

Frequentemente observa-se o desenvolvimento de linfadenomegalia de múltiplos linfonodos superficiais,[208] com aumento dos linfonodos de duas a seis vezes o seu tamanho normal, simulando, em certas ocasiões, os achados clínicos de linfoma. A esplenomegalia geralmente é detectada pela palpação do abdome.

Cerca de 16 a 80,5% dos cães com diagnóstico de leishmaniose canina apresentam lesões oculares, incluindo conjuntivite, blefarite, ceratoconjuntive e uveíte (Figura 73.9).[69,148,302,303,370] Em alguns casos, as anormalidades oculares constituem os únicos sinais clínicos.[303] Em uma pequena proporção de pacientes, unhas anormalmente longas e quebradiças (onicogrifose) desenvolvem-se, constituindo achado bastante específico. A epistaxe é outro sinal clínico que pode ocorrer em associação a outras anormalidades típicas ou como único sinal de apresentação na leishmaniose canina (Figura 73.10).[184,306]

A perda de peso e a atrofia muscular constituem os sinais mais comuns de comprometimento visceral (Figura 73.11). Alguns cães

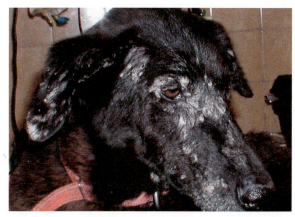

Figura 73.5 Leishmaniose canina mostrando dermatite esfoliativa e descamação na face.

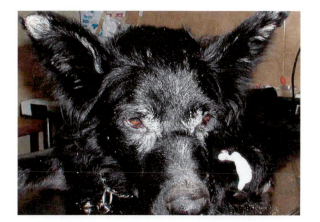

Figura 73.6 Leishmaniose canina mostrando descamação na orelha e face.

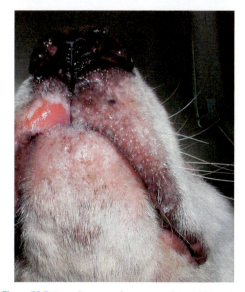

Figura 73.7 Ulceração mucocutânea em um cão com leishmaniose.

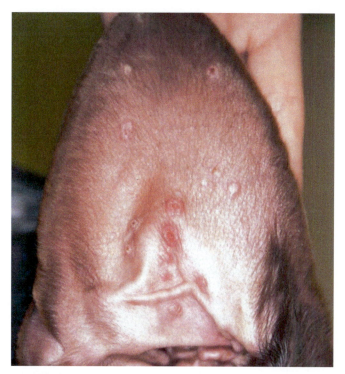

Figura 73.8 Múltiplas pápulas em decorrência de *Leishmania infantum* na orelha de um cão com dermatite papular. (Cortesia da Dra. Laura Ordeix, Barcelona, Espanha.)

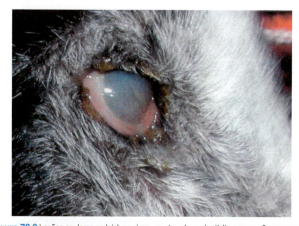

Figura 73.9 Lesões oculares na leishmaniose, mostrando conjuntivite em um cão com uveíte.

perdem peso, apesar do apetite voraz. O agravamento da condição está frequentemente associado à ocorrência de doença renal crônica. A doença renal crônica progressiva pode ser acompanhada de anorexia, depressão mental, poliúria, polidipsia e vômitos e provavelmente ocorra diarreia transitória. É possível que a doença renal constitua a única anormalidade aparente em cães com leishmaniose; os cães que apresentam essa condição em áreas endêmicas devem ser testados para infecção por *Leishmania*.

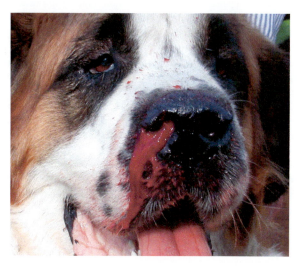

Figura 73.10 Epistaxe em um cão São-bernardo com leishmaniose, sem lesões dérmicas.

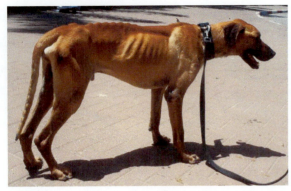

Figura 73.11 Cão com manifestações características de leishmaniose. Observar caquexia, atrofia muscular e descamação excessiva.

Tabela 73.2	**Anormalidades clinicopatológicas em cães com leishmaniose.**[69,193,370]
Anormalidade	**Porcentagem de cães**
Hiperproteinemia	63,3 a 72,8[69,193]
Hiperglobulinemia	76 a 100[69,370]
Hipoalbuminemia	68 a 94[69,370]
Diminuição da proporção albumina/globulina	76[69]
Azotemia	16 a 45[69,370]
Atividade aumentada da fosfatase alcalina sérica	16 a 51[69,370]
Atividade aumentada da alanina aminotransferase	16 a 61[69,370]
Proteinúria	71,5 a 85[193,370]
Anemia	60 a 73,4[193,370]
Leucocitose	24[69]
Leucopenia	22[370]
Trombocitopenia	29,3 a 50[69,370]
Resultado positivo para anticorpo antinuclear	31 a 53[69,370]
Teste de Coombs positivo	21 a 84[69,370]

Em casos de doença franca, a diminuição da atividade física é evidente e está relacionada com sonolência, diminuição da resistência e distúrbios da locomoção que possivelmente são causados por neuralgia, poliartrite erosiva e não erosiva, polimiosite, fendas nos coxins digitais, úlceras interdigitais, lesões osteoarticulares e osteolíticas ou periostite proliferativa.[6,48] Foi relatada ocorrência de paraparesia em um cão em consequência da formação de granuloma no canal vertebral.[66a] A temperatura retal pode flutuar, mas é habitualmente normal ou subfebril. O quadro clínico pode ser complicado por condições como demodicose, piodermite, doença gastrintestinal e pneumonia. É possível que as infecções combinadas por *Ehrlichia*, *Babesia*, *Hepatozoon*, *Trypanosoma*, *Bartonella* e *Dirofilaria* levem à exacerbação dos sinais clínicos e/ou das anormalidades clinicopatológicas,* quando a infecção por *Leishmania* ocorre em regiões onde esses microrganismos também são endêmicos. Outras manifestações menos comuns podem incluir tamponamento pericárdico,[142] miosite mastigatória,[407] pancreatite,[62] meningite,[412] colite crônica,[129] pênfigo[153] e poliartrite.[388] Também foi constatada ocorrência de trombose em consequência da síndrome nefrótica causada pela glomerulonefrite.[138,141] Podem ocorrer sinais causados por coagulação intravascular disseminada ou suas complicações.[143]

Diagnóstico

O diagnóstico é habitualmente estabelecido para confirmar a doença em cão com sinais clínicos ou anormalidades clinicopatológicas compatíveis com leishmaniose canina. Entretanto, a detecção da infecção também pode ter por objetivo estudos de pesquisa, triagem de cães clinicamente sadios que residem em regiões endêmicas, prevenção da transmissão por transfusão sanguínea, evitar a importação de cães infectados para países não endêmicos e monitorar a resposta ao tratamento.[258,378] Por conseguinte, diferentes procedimentos diagnósticos e interpretações dos resultados dos testes podem ser usados, dependendo do propósito da investigação para diagnóstico.[378]

O diagnóstico acurado de leishmaniose clínica frequentemente exige abordagem integrada, que consiste em exames clinicopatológicos e ensaios diagnósticos específicos.[378] Os ensaios específicos incluem demonstração microscópica dos parasitos em preparações citológicas ou amostras histopatológicas, sorologia, cultura do microrganismo em meio apropriado ou detecção do DNA do parasito com métodos moleculares.

Achados clinicolaboratoriais

A Tabela 73.2 apresenta um resumo dos achados clinicopatológicos de três estudos de série de casos de grande porte sobre a leishmaniose canina.[69,193,370] Os achados bioquímicos mais consistentes no soro de cães com leishmaniose clínica baseiam-se em hiperproteinemia com

hiperglobulinemia e hipoalbuminemia, em consequência da proporção albumina/globulina diminuída. A hiperglobulinemia beta e a hipergamaglobulinemia policlonais em cães de regiões endêmicas com *L. infantum*, sem causa aparente, ou em cães que viajaram para essas áreas devem ser investigadas como possível indicação de leishmaniose. As proteínas de fase aguda estão elevadas no soro de cães enfermos.[241] Frequentemente ocorre elevação discreta da atividade das enzimas hepáticas; entretanto, a elevação pronunciada da atividade das enzimas hepáticas, a azotemia grave ou ambas são encontradas apenas na minoria de cães com leishmaniose. Verificam-se proteinúria e algumas anormalidades renais na maioria dos cães com essa doença, e a doença renal subsequente causada por glomerulonefrite por imunocomplexos acaba se desenvolvendo em cães com disfunção renal patológica progressiva. A proporção proteína/creatinina urinária e a enzimúria foram propostas como testes para avaliar a lesão renal em animais acometidos.[292,293]

Com frequência, observa-se anemia arregenerativa leve a moderada. A leucocitose discreta, a leucopenia e a pancitopenia são achados inconsistentes.[306] Todavia, a linfopenia é frequentemente relatada em cães com leishmaniose. Além disso, é possível detectar hiperviscosidade do soro, trombocitopatia,[306] trombocitopenia imunomediada secundária,[77,396] comprometimento da hemostasia secundária e fibrinólise.[70] É possível que os resultados de testes para anticorpos antinucleares sejam positivos em cães com infecção por *L. infantum*, particularmente nas infecções copatogênicas.[374] Os parasitos raramente são detectados em esfregaços de sangue periférico.[137] Observa-se a ocorrência de inflamação linfocítica e neutrofílica com amastigotas de *Leishmania* no líquido sinovial de cães com poliartrite tanto erosiva quanto não erosiva.[6] Os cães com sinais neurológicos apresentam mais comumente pleocitose linfocítica.[207] Foi relatada redução da qualidade do sêmen de cães com leishmaniose, com pouca motilidade progressiva e alto escore de defeitos dos espermatozoides e cabeças normais separadas. A redução da qualidade do sêmen é parcialmente revertida após tratamento prolongado.[26]

Pesquisa de anticorpos

Vários métodos sorológicos têm sido usados para detectar anticorpos séricos anti-*Leishmania*. Os métodos incluem teste de anticorpo fluorescente indireto, ensaio imunossorvente ligado a enzima (ELISA;

---

*Referências 76, 77, 249, 285, 306, 393.

do inglês, *enzyme-linked immunosorbent assay*), imunocromatografia com dispositivos internos rápidos, ensaios de aglutinação direta e *Western blotting*.* Em geral, a maioria desses métodos apresenta boa sensibilidade e especificidade para o diagnóstico de leishmaniose clínica. Entretanto, a sensibilidade e a especificidade dependem acentuadamente dos antígenos utilizados. Os extratos de parasitos integrais são sensíveis para a detecção de infecções caninas subclínicas ou clínicas, porém proporcionam especificidade ligeiramente mais baixa.[124] Por outro lado, os ensaios que incluem antígenos proteicos recombinantes são muito específicos, mas é provável que careçam de sensibilidade para a detecção de cães infectados e clinicamente sadios, dependendo do antígeno empregado.[316] As proteínas recombinantes consideradas altamente sensíveis para a detecção de infecção em cães são K39, K26, KMP11, SMT,[157,399] cisteína proteinase,[311] A2,[65] e a proteína quimérica Q.[385] Outro estudo demonstrou a alta sensibilidade e especificidade de um extrato proteico ribossômico.[71]

A Figura 73.12 apresenta algoritmo diagnóstico, resumindo o uso dos títulos de anticorpos para a leishmaniose. Na leishmaniose canina, os níveis elevados de anticorpos estão associados a alta carga tecidual de parasitos e à doença.[229,328] Anticorpos anti-*Leishmania* raramente não são detectáveis em cães infectados com sinais clínicos de leishmaniose. Por conseguinte, um alto título positivo de anticorpos sustenta o diagnóstico e é conclusivo de leishmaniose em cães com sinais clínicos ou anormalidades clinicopatológicas compatíveis.[378] Em casos com baixos títulos de anticorpos e sinais clínicos compatíveis, aconselha-se o uso de métodos de detecção adicionais

*Referências 132a, 134, 171, 224, 231a, 283, 355, 408, 411.

para excluir ou confirmar a doença, visto que podem ser detectados baixos títulos positivos em cães que são portadores subclínicos (ver Figura 73.12).[378]

A reatividade cruzada com diferentes patógenos é possível com alguns testes sorológicos, particularmente aqueles com base em antígeno do parasito integral. Existe menor probabilidade de ocorrência de reações cruzadas quando se utilizam peptídios ou extratos recombinantes[311,316] ou extratos proteicos ribossômicos.[71] Foi relatada a ocorrência de reação cruzada com outras espécies de *Leishmania*[124,316] e *Trypanosoma*.[33] Por outro lado, é menos provável haver reatividade cruzada contra *Babesia canis* e *Ehrlichia canis*.[280]

Identificação do microrganismo por microscopia e cultura

O diagnóstico pode se basear na identificação citológica ou histológica dos amastigotas, seja no interior de macrófagos ou em sua forma livre em esfregaços corados rotineiramente. Com frequência são encontrados microrganismos em linfonodos, no aspirado esplênico, impressões por toque da pele, medula óssea ou outros tecidos e líquidos corporais. A especificidade desses métodos é de praticamente 100%; todavia, dependendo do tempo levado na pesquisa dos parasitos, a sensibilidade máxima é de mais ou menos 80% em cães com sinais clínicos da doença e mais baixa em cães soropositivos portadores de infecções subclínicas. É possível que o exame citológico revele poucos ou nenhum parasito demonstrável em cães com sinais clínicos francos de doença. A identificação de amastigotas em cortes de pele ou tecidos viscerais caninos incorporados em parafina e fixados com formol pode ser facilitada por métodos imuno-histoquímicos,

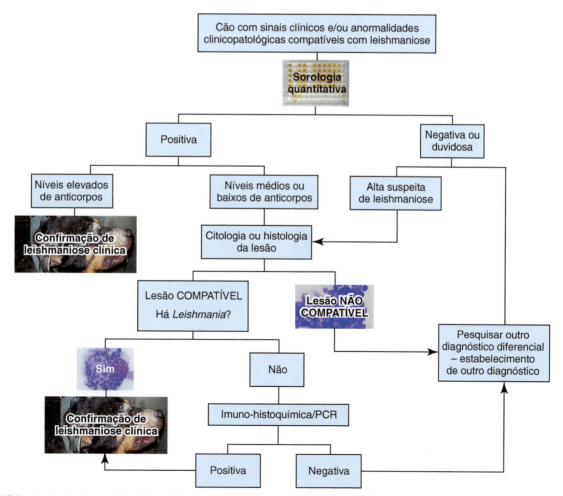

Figura 73.12 Algoritmo da abordagem ao diagnóstico de cães com sinais clínicos e/ou anormalidades clinicopatológicas compatíveis com a doença. (Modificada da Referência 378.)

como a coloração pela imunoperoxidase (Figura 73.13).[58,130] O diagnóstico também pode ser estabelecido pela cultura dos parasitos de tecidos em meio de Novy-MacNeal-Nicolle ou meio de *Drosophila* de Schneider ou pela inoculação em *hamsters*.

Reação em cadeia da polimerase

A demonstração DNA de leishmânia por PCR em tecidos de animais infectados é sensível e usada rotineiramente para fins diagnósticos, estudos de pesquisa e triagem para doadores de sangue caninos.[23,244] O gene do RNA ribossômico (rRNA; do inglês, *ribosomal RNA*) de subunidade pequena, o espaçador transcrito interno do óperon ribossômico e sequências de alta cópia do DNA do cinetoplasto (kDNA; do inglês, *kinetoplast DNA*) foram usados como alvos de PCR. Os ensaios para kDNA são considerados os mais sensíveis, em virtude do alto número de cópias desse alvo.[196] A PCR pode ser realizada no DNA extraído de tecidos, do sangue, de líquidos corporais ou até mesmo de amostras histopatológicas.[180,341] A PCR na medula óssea, em linfonodos, no baço ou na pele é mais sensível e específica para o diagnóstico de leishmaniose.[221,228] A PCR no sangue integral, no creme leucocitário e na urina é menos sensível que aquela realizada nos tecidos anteriormente mencionados.[228,383] A PCR conjuntival não invasiva demonstrou ser apurada no diagnóstico de cães soropositivos com leishmaniose clínica.[125,201a,389]

Achados patológicos

Os pacientes gravemente acometidos habitualmente apresentam caquexia e sofrem de atrofia muscular. A pele e os órgãos hemolinfáticos estão primariamente acometidos. Em geral, observa-se a ocorrência de linfadenomegalia generalizada e esplenomegalia. Pode ocorrer hepatomegalia, porém é menos comum. É possível que ocorra desenvolvimento de pequenos granulomas nodulares focais de coloração clara em vários órgãos, incluindo a pele e os rins. Em certas ocasiões, são observadas ulcerações da mucosa na cavidade nasal, no estômago, no intestino e no cólon. Em alguns casos, ocorrem petéquias e sangramento equimótico nas mucosas e serosas. Podem-se observar lesões osteolíticas ou periósteas proliferativas em várias partes do esqueleto.[6]

O achado histopatológico típico na maioria dos tecidos acometidos consiste em reação inflamatória associada a macrófagos na existência ou ausência aparente de amastigotas de *Leishmania*. O número de

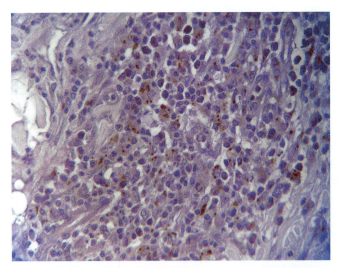

Figura 73.13 Infiltrado dérmico difuso de macrófagos com amastigotas de *Leishmania* no interior do citoplasma dos macrófagos de um cão com leishmaniose; os microrganismos foram detectados por coloração imuno-histoquímica. Os amastigotas de *Leishmania* são marrons. (400×). (Cortesia de Univet, Barcelona, Espanha.)

amastigotas pode variar, desde um número muito pequeno de microrganismos dentro dos macrófagos até grandes números em eventos mais raros. A inflamação linfoplasmocitária também é comum em cães com leishmaniose. Foram descritas lesões histopatológicas clássicas principalmente em órgãos com quantidades abundantes de células do sistema fagocitário mononuclear, tais como baço, linfonodos, medula óssea, fígado, trato gastrintestinal[4] e pele. Além disso, outros órgãos, como os olhos[302] e a cavidade nasal,[306] também podem exibir padrões inflamatórios similares. Observa-se ocorrência de hiperplasia linfoide reativa em órgãos linfoides, incluindo os linfonodos e o baço, em associação a hiperplasia monocítica no baço e na medula óssea[38,154,270] e números variáveis de amastigotas de *Leishmania*.

Os achados histopatológicos cutâneos mais comuns consistem em dermatite piogranulomatosa ou granulomatosa nodular a difusa perianexial, juntamente com hiperqueratose ortoceratótica a paraceratótica, acantose, formação de crostas e ulceração. Também foram descritos outros padrões histopatológicos, tais como dermatite pustulosa subcorneana, dermatite liquenoide, vasculite e paniculite.[48,194,376,378]

As lesões renais incluem glomerulonefrite, nefrite tubulointersticial e, raramente, amiloidose.[79,272,424] A glomerulonefrite membranoproliferativa está mais frequentemente associada à doença renal crônica. Foram detectadas lesões mesangioproliferativas e glomerulonefrite por lesão mínima no tecido renal de cães infectados, sem evidências clinicopatológicas de doença renal.[313]

No fígado foram observadas alterações discretas, com existência de macrófagos individuais ou agrupados, principalmente no interior dos sinusoides.[323] Alterações moderadas, que constituem o achado mais comum, são caracterizadas por infiltração mononuclear no espaço-porta e no parênquima hepático.[251,323] Foram relatados granulomas hepáticos e colagenogênese (fibrose intralobular) como achado comum na leishmaniose canina.[250,251] A patologia hepática mais grave caracteriza-se por hepatite-porta linfoplasmocitária acentuada, com infiltração ocasional do parênquima e fibrose portal.[323]

São observadas alterações histopatológicas nos olhos, que ocorrem, por ordem de frequência, na conjuntiva e no limbo da córnea, no corpo ciliar, na íris, na córnea, na esclera e no ângulo iridocorneal, na corioide e na bainha do nervo óptico, com diferentes padrões inflamatórios e número variável de *Leishmania*.[302]

As alterações patológicas no músculo caracterizam-se por miosite mononuclear dispersa a difusa, mionecrose e fibrose endomisial.[290] No sistema nervoso central (SNC), foi relatada a ocorrência de infiltração de células inflamatórias, incluindo linfócitos, macrófagos, plasmócitos e alguns neutrófilos, no plexo corióideo, na zona subventricular e nas leptomeninges, bem como ao redor dos vasos sanguíneos parenquimatosos em cães com altos títulos de anticorpos anti-*Leishmania* e leishmaniose clínica, com ou sem sinais neurológicos.[252] Em um estudo histopatológico, as paredes dos vasos sanguíneos cerebrais apresentaram marcação positiva contra anticorpos anti-*Leishmania*, sugerindo o depósito de antígenos parasitários circulantes no SNC.[252]

Normalmente, não são detectadas lesões macroscópicas nos órgãos genitais externos ou internos de machos e fêmeas.[111,367] Todavia, foi observada alta frequência de lesões inflamatórias microscópicas, bem como a ocorrência de amastigotas de *Leishmania*, em estudos de órgãos genitais masculinos, principalmente epidídimo, glande do pênis, prepúcio e testículo.[111] Em contrapartida, a única alteração histológica observada em cadelas consistiu em dermatite vulvar leve a moderada, sem quaisquer alterações em outros órgãos genitais.[367]

Tratamento

A leishmaniose canina é mais resistente ao tratamento que a leishmaniose humana, e só raramente as leishmânias são totalmente eliminadas com fármacos disponíveis.[32,276] As recidivas que exigem retratamento são a regra, mais do que a exceção, embora os cães frequentemente fiquem curados da doença clínica. Para resumo das doses dos fármacos, consultar a Tabela 73.3 e a discussão adiante. O acompanhamento e o monitoramento dos parâmetros clínicos e laboratoriais dos cães tratados são essenciais para o manejo adequado.[220a,299b,378]

Durante décadas os antimoniais pentavalentes constituíram os principais fármacos para o tratamento da leishmaniose canina e humana. Esses fármacos inibem seletivamente as enzimas dos protozoários necessárias para a oxidação glicolítica e dos ácidos graxos. O antimoniato de meglumina (ver *Formulário de fármacos*, no Apêndice) é o principal antimonial usado para o tratamento dos cães. É injetado por via subcutânea, em uma dose de 75 a 100 mg/kg/dia, durante 4 a 8 semanas, e pode causar celulite cutânea ou abscessos no local de injeção e é possível que seja potencialmente nefrotóxico.[179,332,372,395,406] Foi relatado o desenvolvimento de cepas de *L. infantum* resistentes aos antimoniais pentavalentes na França, Espanha e Itália, que constituem preocupação veterinária e de saúde pública.[63,64,159,199] O antimoniato de meglumina foi usado no tratamento de uma cadela grávida, e dois filhotes que sobreviveram foram acompanhados até 1 ano de idade, sem qualquer evidência de leishmaniose.[387a]

O alopurinol tornou-se parte indispensável no tratamento da leishmaniose canina, frequentemente usado em associação a outros fármacos.* Trata-se de um composto de hipoxantina, metabolizado por espécies de *Leishmania*, que produzem um análogo da inosina. O análogo é incorporado no RNA da leishmânia, que provoca uma tradução defeituosa das proteínas e inibição da multiplicação do parasito. O alopurinol é administrado por via oral, tem poucos efeitos adversos e é facilmente disponível, mesmo nos EUA e em países em que o antimoniato de meglumina não é comercializado (ver *Formulário de fármacos*, no Apêndice).[67,193] Frequentemente a administração de uma dose de 10 mg/kg 2 vezes/dia resulta em notável melhora clínica dentro de 4 semanas e redução dos parasitos para números indetectáveis. Todavia, é frequente a ocorrência de recidiva após interrupção do tratamento. Mesmo após administração consciente do fármaco por 6 meses, a recuperação completa é rara,[205] e a deterioração da função renal pode continuar durante o tratamento com alopurinol, apesar da regressão das lesões dérmicas e da melhora geral da condição clínica. O uso do alopurinol provoca hiperxantinúria, que pode, em certas ocasiões, produzir urolitíase. O tratamento combinado com antimoniato de meglumina e alopurinol é considerado o tratamento mais eficaz e constitui o protocolo mais frequentemente utilizado para a doença.[258,378] A combinação é administrada durante 4 a 8 semanas, seguida de continuação do alopurinol isoladamente durante pelo menos 6 a 12 meses.

A miltefosina (ver *Formulário de fármacos*, no Apêndice) é um alquilfosfolipídio com efeito tóxico direto sobre *Leishmania*, que demonstrou ser eficaz no tratamento da LV humana e foi introduzida

para uso em medicina veterinária.[226,243] A miltefosina é administrada a cães por via oral, na dose de 2 mg/kg/dia, durante 4 semanas, constituindo alternativa do antimoniato de meglumina quando associada à terapia a longo prazo com alopurinol.[227,259]

A anfotericina B (ANB), um macrolídeo poliênico usado principalmente como agente antifúngico, também tem atividade contra alguns protozoários. Atua por meio de sua ligação ao ergosterol, alterando a permeabilidade da membrana celular. A ANB tem boa eficácia contra a leishmaniose canina,[75,197,198] porém o seu uso é limitado, visto que é administrada por via intravenosa e tem um profundo efeito tóxico sobre o rim canino, causando vasoconstrição renal e redução da taxa de filtração glomerular e, possivelmente, por meio de ação direta sobre as células epiteliais renais. A ANB lipossômica mostra-se eficaz no tratamento de seres humanos e substituiu, em grande parte, o tratamento de pacientes humanos com antimoniais na Itália e em outros países da Europa.[159] Todavia, um estudo sobre o uso da ANB lipossômica em cães não conseguiu demonstrar melhora clínica a longo prazo com eliminação da infecção nos cães tratados.[278]

A pentamidina e a aminosidina são fármacos adicionais não recomendados como tratamento de primeira linha da leishmaniose canina, devido aos efeitos adversos associados ao tratamento.[315,331] Outros fármacos que foram avaliados quanto à sua eficácia contra leishmânia em cães incluem o cetoconazol, o metronidazol, a espiramicina e o marbofloxacino.[258] Em um ensaio clínico que comparou a eficácia do tratamento convencional com antimoniato de meglumina e alopurinol com o uso de metronidazol e espiramicina, os cães tratados demonstraram alguma melhora clínica sem cura parasitológica, semelhante aos cães de controle.[304]

Se o cão estiver gravemente enfermo e, em particular, se apresentar insuficiência renal grave, pode ser necessário restabelecer o equilíbrio hídrico e o equilíbrio acidobásico antes da administração de fármacos antileishmânia. O prognóstico da leishmaniose canina depende da gravidade da lesão dos sistemas do cão por ocasião do diagnóstico e da resposta individual e taxa de deterioração do animal. Em cães que não apresentaram estado progressivo de insuficiência renal, o tratamento com frequência melhora significativamente os sinais dérmicos e viscerais da doença. As respostas imunes foram monitoradas em cães antes e depois do tratamento e indicaram que, em alguns casos, a imunidade celular específica contra os parasitos, que está ausente antes do tratamento, é recuperada após a administração dos fármacos, embora possa novamente deteriorar durante recidiva clínica.[103,267,331]

Estadiamento

Um sistema de estadiamento clínico para a leishmaniose canina divide a doença em quatro estágios clínicos, desde doença leve até muito grave, com base nos sinais clínicos, nas anormalidades laboratoriais clínicas e no nível sérico de anticorpos anti-*Leishmania*.[378]

*Referências 14, 101, 128, 137, 152, 227, 228, 259, 398, 414.

Tabela 73.3 Tratamento antimicrobiano para a leishmaniose canina.

Fármaco[a]	Dose (mg/kg)[b]	Via	Intervalo (horas)	Duração[c] (semanas)
Antimoniato de meglumina	75 a 100	SC	24	4 a 8
Alopurinol[d]	10	VO	12	Pelo menos 6 a 12 meses. Alguns cães necessitam de tratamento durante toda a vida
Miltefosina[e]	2	VO	24	4

VO, via oral; *SC*, subcutânea.
[a]Para informações adicionais sobre o uso desses fármacos, ver *Formulário de fármacos*, no Apêndice.
[b]Dose por administração em intervalo especificado.
[c]Alguns sobreviventes a longo prazo precisam ser tratados em múltiplas ocasiões, devido à ocorrência de recidivas.
[d]Alguns estudos sugerem terapia combinada com um ciclo de 4 a 8 semanas de antimoniato de meglumina em associação a alopurinol. Esse esquema é seguido de alopurinol isoladamente, durante pelo menos 6 a 12 meses, e é atualmente considerado como o tratamento mais eficaz para infecções por *L. infantum*.
[e]Pode ser associada a alopurinol como alternativa do antimoniato de meglumina. Nesses casos, o tratamento com alopurinol é continuado durante pelo menos 6 a 12 meses após a interrupção da miltefosina.

Esse sistema mostra-se útil para a tomada de decisões sobre o tratamento mais apropriado para cada paciente e para a consideração do prognóstico (Tabela 73.4). O estágio clínico pode mudar se houver deterioração ou melhora da saúde clínica do cão.

Prevenção

Os esforços envidados para controle da leishmaniose nas populações caninas de países endêmicos são controvertidos e, em geral, não têm sido considerados bem-sucedidos.[24,81,110,277,295] Matar cães enfermos e soropositivos é obviamente inaceitável para os proprietários dos animais, mas também é ineficaz para controlar a disseminação da doença, visto que os cães portadores de infecção subclínica e, possivelmente, canídeos selvagens constituem fontes adicionais de transmissão dos parasitos. Além disso, os métodos disponíveis de avaliação não identificam todos os cães infectados, e uma população de filhotes jovens suscetíveis pode substituir os animais abatidos.[265,277] A pulverização contra os mosquitos-palha vetores e a erradicação de seus supostos locais de acasalamento têm eficácia limitada na prevenção da disseminação da doença. Até o momento, nenhum fármaco profilático demonstrou ser eficaz contra a infecção, e o tratamento clínicos dos cães infectados com fármacos antileishmânia é ineficaz na eliminação dos parasitos.

As picadas de mosquitos-palha podem ser reduzidas mantendo os cães dentro de casa durante a estação dos mosquitos, do entardecer ao amanhecer, evitando os *micro-habitat*s favoráveis aos mosquitos-palha nos locais em que o cão permanece, e utilizando inseticidas ambientais e tópicos.[9] Os inseticidas tópicos para proteger os cães contra picadas de mosquitos-palha incluem soluções, pipetas para aplicação no dorso (*spot-on*), *sprays* e coleiras. Recomenda-se o uso de pipeta (*spot-on*) contendo imidacloprida e permetrina para cães a cada 3 a 4 semanas para repelir os mosquitos-palha.[253,286,414] Foi constatado que as coleiras impregnadas de deltametrina (ver Capítulo 93) protegem os cães por cerca de 8 meses contra mais de 90% das picadas de *Phlebotomus perniciosus*, o principal vetor de *L. infantum* na França e na Itália, e de *L. longipalpis*, importante vetor na América do Sul.[97,139,188] Um estudo controlado sobre o efeito do uso de coleiras em cães em um foco de LV no Irã indicou que a taxa de soroconversão depois de 1 ano em cães e crianças nas aldeias onde foi feita a intervenção foi significativamente mais baixa que nas aldeias de controle.[246] A proteção com inseticidas tópicos é valiosa para cães em regiões endêmicas durante as estações de transmissão e para cães que viajem para essas áreas. Justifica-se o uso de coleiras ou de formulações em pipetas em cães infectados de propriedade de clientes tratados clinicamente e residindo em áreas infectadas.

Décadas após as primeiras tentativas de produzir vacinas seguras e eficazes contra a leishmaniose canina, inicialmente com sucesso limitado,[158] dispõe-se de uma vacina comercial, e mais vacinas encontram-se em fases progressivas de ensaios clínicos de campo; aquelas de fração purificada de *Leishmania* parecem ser bem-sucedidas na prevenção da doença. A fração enriquecida com glicoproteína GP63 de *L. donovani*, também conhecida como ligante de fucose manose (FML; do inglês, *fucose mannose ligand*), constitui a base de uma vacina canina comercial aprovada no Brasil.[52,53,294] Foi também sugerido o uso da vacina FML para imunoterapia em cães com leishmaniose clínica e como vacina bloqueadora de transmissão.[22a,53-55,275,348,349] Uma segunda vacina candidata, baseada em um antígeno excretado/secretado do sobrenadante da cultura em meio específico de promastigotas

Tabela 73.4	**Estadiamento clínico da leishmaniose canina.**		
Estágios clínicos (títulos de anticorpos)[a]	**Sinais clínicos**	**Anormalidades laboratoriais**	**Tratamento e prognóstico**
Estágio I: doença leve (títulos negativos a positivos baixos)	Sinais leves: linfadenomegalia periférica ou dermatite papular[281]	Habitualmente nenhuma anormalidade Resultados do perfil renal dentro dos limites de referência[b]	Tratamento: nenhum ou alopurinol isoladamente; meglumina isoladamente; miltefosina isoladamente; alopurinol + antimoniato de meglumina ou miltefosina Prognóstico: bom
Estágio II: doença moderada (títulos positivos baixos a altos)[c]	Sinais do estágio I *mais* lesões cutâneas difusas ou simétricas, tais como dermatite esfoliativa, onicogrifose, ulcerações (plano nasal, pés, proeminências ósseas, junções mucocutâneas), anorexia, perda de peso, febre e epistaxe[306]	Anemia arregenerativa leve, hipergamaglobulinemia, hipoalbuminemia, síndrome de hiperviscosidade do soro[306] Subestágio a) Ausência de anormalidades no perfil renal: ausência de proteinúria b) Creatinina < 1,4 mg/dℓ; UPC = 0,5 a 1	Tratamento: alopurinol + antimoniato de meglumina ou miltefosina Prognóstico: bom a reservado
Estágio III: doença grave (títulos positivos médios a altos)	Sinais do estágio I ou II *mais* lesões por imunocomplexos, tais como vasculite, artrite, uveíte e glomerulonefrite	Sinais do estágio II e DRC de estágio I da IRIS com UPC > 1 ou estágio II (creatinina de 1,4 a 2 mg/dℓ)	Tratamento: alopurinol + antimoniato de meglumina ou miltefosina Seguir as diretrizes da IRIS para DRC Prognóstico: reservado a mau
Estágio IV: doença muito grave (títulos positivos médios a altos)	Sinais até o estágio III *mais* tromboembolia pulmonar ou síndrome nefrótica e doença renal terminal	Sinais do estágio II *mais* DRC de estágio III da IRIS (creatinina de 2 a 5 mg/dℓ) e estágio IV (creatinina > 5 mg/dℓ)[d] Síndrome nefrótica: proteinúria acentuada UPC > 5	Tratamento: alopurinol (isoladamente) Seguir as diretrizes da IRIS para DRC Prognóstico: mau

DRC, doença renal crônica; *IRIS*, International Renal Interest Society.
[a]A infecção em cães com níveis negativos a positivos médios de anticorpos deve ser confirmada com outras técnicas diagnósticas, citologia, histologia (de preferência com imuno-histoquímica) e PCR.
[b]Faixa de referência do perfil renal: creatinina < 1,4 mg/dℓ; UPC sem proteinúria < 0,5.
[c]Altos níveis de anticorpos são conclusivos para o diagnóstico de leishmaniose canina e definidos como aumento de 3 a 4 vezes em relação a um ponto de corte de referência laboratorial bem estabelecido.
[d]IRIS (2006) http://www.iris-kidney.com/guidelines/en/staging_cdk.shtml. Acessado em 17/4/11.
Adaptada da Referência 378.

de *L. infantum* (LiESAp), demonstrou ter alta eficácia em um ensaio clínico de campo.[57,202,203] A futura utilização de uma abordagem de controle integrada, combinando a vacinação com a aplicação de inseticidas tópicos, poderá reduzir a carga de infecção em populações de cães nos países endêmicos.

Considerações de saúde pública

A LV é uma doença humana grave, que pode ser fatal se não for tratada. A desnutrição parece constituir fator predisponente para a progressão da infecção.[15,21,29] Tradicionalmente, a LV acometia principalmente crianças pequenas e lactentes; todavia, atualmente também constitui com frequência complicação em adultos infectados pelo vírus da imunodeficiência humana ou naqueles que recebem tratamento com agentes citostáticos ou imunossupressores.[12,417]

A transmissão de *L. infantum* de cães para seres humanos por meio de mosquitos-palha é considerada a principal via de infecção envolvida na LV zoonótica. Vários estudos investigaram a associação entre a leishmaniose canina e humana na mesma região e examinaram o grau de infecção em que os cães passam a representar risco de transmissão da doença humana.[258] Os estudos realizados relatam que o aumento da prevalência da infecção na população canina está associado à incidência aumentada de leishmaniose humana.[234,415] O baixo nível socioeconômico constitui fator de risco para a associação entre infecção canina e humana,[415] e a densidade dos cães e a infecção do proprietário do cão constituem fatores de risco para a leishmaniose humana infantil.[2,247,299] A ligação entre infecções caninas e humanas provavelmente difere de uma região para outra e do estilo de vida e pode depender de múltiplos fatores, incluindo nutrição humana, tempo permanecido ao ar livre, densidade dos cães e comportamento dos mosquitos vetores. No sul da Europa, onde a doença humana é frequentemente esporádica e a proporção entre seres humanos clinicamente acometidos e cães infectados é baixa, ser proprietário de cães não é habitualmente percebido como fator associado a risco aumentado nos seres humanos. Apesar disso, estudos conduzidos na Europa estabeleceram ligação entre a infecção humana e a infecção canina em nível populacional.[2] O controle efetivo da leishmaniose canina poderia levar à diminuição da leishmaniose humana nas regiões endêmicas. As medidas de controle para a leishmaniose canina incluem vacinas, inseticidas tópicos e controle ambiental dos mosquitos-palha.

A transmissão por contato direto entre cães e seres humanos é considerada rara, se é que ocorre, e, embora não tenha sido bem documentada, não se pode excluí-la. Foi relatada a transmissão de *L. infantum* por meio de hemoderivados em cães que receberam transfusões sanguíneas de doadores caninos infectados e em seres humanos.[288] Estudos realizados na Espanha com seres humanos que fazem uso de substâncias intravenosas e compartilham agulhas indicaram que a infecção foi transmitida por meio das agulhas.[87] Por conseguinte, deve-se evitar o contato direto com agulhas hipodérmicas contaminadas ou com feridas abertas ou exsudatos de cães com leishmaniose.

É possível que os animais de estimação infectados permaneçam portadores da doença, a despeito do tratamento. Nas áreas em que são encontrados os mosquitos-palha vetores, isso representa um problema para os proprietários, veterinários e órgãos locais de saúde pública e ambientais que estão preocupados com o risco para seres humanos e animais. Antes de decidir o destino de um animal de estimação infectado, o proprietário deve ser consultado e orientado sobre a doença, sua natureza zoonótica, o prognóstico para o cão, o que se deve esperar do tratamento e as precauções de segurança que precisam ser tomadas. Aconselha-se estabelecer uma política oficial clara, com base na pesquisa relevante e na estimativa calculada do risco para a comunidade.

Leishmaniose tegumentar americana canina

Gad Baneth e Laia Solano-Gallego

A leishmaniose cutânea (tegumentar) é causada por *L. braziliensis*, *L. peruviana* ou por espécies relacionadas e acomete cães e pessoas na América Latina. A infecção em cães foi relatada no Brasil, na Argentina, na Bolívia, no Peru, no Equador, na Colômbia, na Venezuela e no Panamá. *L. braziliensis* é a espécie de *Leishmania* mais disseminada que causa leishmaniose tegumentar na América do Sul.[93,218,329] Os surtos de leishmaniose tegumentar americana foram associados ao desmatamento de florestas.[291]

Os sinais clínicos da doença em cães incluem lesões ulcerativas crônicas solitárias, duplas ou, com menor frequência, múltiplas nas orelhas, no escroto, no focinho, na face ou em outras áreas da pele, lesões erosivas mucocutâneas na boca e mucosa nasal e linfadenomegalia.* Os achados clinicopatológicos comuns consistem em anemia, hipoalbuminemia e hiperglobulinemia.[115] Clinicamente, uma doença cutânea de aspecto semelhante é a esporotricose causada por *Sporothrix schenckii* em regiões endêmicas desse fungo (ver Capítulo 61).[115] A disseminação hematogênica dos parasitos em cães deve-se, provavelmente, à existência do DNA do parasito no sangue e na medula óssea, conforme demonstrado pela PCR de cães enfermos e com infecção subclínica.[242,330] Entretanto, o isolamento do parasito é comumente bem-sucedido apenas de lesões cutâneas, e não da pele aparentemente normal e dos órgãos hemolinfáticos.[66,215] É possível confirmar o diagnóstico pela detecção microscópica dos parasitos nas lesões, pela cultura e pela sorologia ou PCR. Ao exame histopatológico, observa-se infiltrado inflamatório granulomatoso, frequentemente na ausência de parasitos detectáveis ou na existência de baixo número de amastigotas; entretanto, alta porcentagem de lesões dérmicas é positiva para os parasitos por meio de cultura.[215] Foi relatada a coinfecção por *L. braziliensis* e *L. infantum* em regiões em que ambas as infecções são endêmicas, o que representa um desafio diagnóstico.[214,216] Os cães enfermos com LC geralmente só apresentam baixos níveis de anticorpos anti-*Leishmania*. Além disso, várias espécies de *Trypanosoma* são endêmicas na América do Sul,[217] causando reatividade cruzada sorológica com *Leishmania*.[66] Para estabelecer o diagnóstico acurado, são necessários ensaios diagnósticos confiáveis, específicos de espécie, que utilizam testes sorológicos com citometria de fluxo[19,347] e instrumentos moleculares, como a PCR com polimorfismo de comprimento de fragmento de restrição[98] ou cultura. A maioria dos cães infectados responde ao tratamento sistêmico com antimoniais, porém os animais permanecem infectados depois do tratamento, e é comum a ocorrência de recidivas clínicas.[312] Foi relatado o benefício do tratamento intralesional com antimoniais, que produzem melhora clínica e limitam recidiva da doença.[34] Dispõe-se de informações limitadas sobre o tratamento da leishmaniose tegumentar, e, portanto, o protocolo terapêutico mais adequado ainda não está bem definido. Foi relatada infecção de numerosas espécies de animais selvagens, incluindo gambás e roedores, pelos agentes da leishmaniose tegumentar. Embora esteja envolvido nessa doença, o cão não parece constituir hospedeiro reservatório significativo da infecção para os seres humanos.[92,93a,329]

Leishmaniose visceral canina na América do Norte

Susana Mendez

Previamente considerada como doença exótica, a LV canina tem sido cada vez mais relatada e tornou-se estabelecida na América do Norte, predominantemente em populações de Foxhound. A LV humana

---

*Referências 66, 115, 215, 231, 291, 312.

e a LV canina estão bem documentadas na Ásia, África, Europa e América Central e América do Sul. Todavia, a LV é raramente descrita em seres humanos e animais domésticos na América do Norte, e não foi relatado qualquer caso humano autóctone nesse continente.

Etiologia

A LV canina era considerada doença importada na América do Norte. A maioria dos cães diagnosticados com leishmaniose tinha sido adquirida da Europa ou da América do Sul, ou apresentava uma história de viagem para áreas em que *L. infantum* é enzoótica. Entretanto, casos esporádicos de LV endêmica foram diagnosticados em cães nos EUA por mais de 20 anos.* Um surto inesperado, ocorrido em 1999, revelou uma situação epizootiológica desconcertante, sugerindo transmissão endêmica da doença entre os cães da raça Foxhound.[120,149] Iniciando no final do verão de 1999, Foxhounds em um clube de caça no Estado de Nova Iorque desenvolveram doença grave, com manifestações típicas de leishmaniose canina. A ocorrência de *Leishmania* em biopsias foi confirmada ao exame microscópico. O teste sorodiagnóstico da raça Foxhound no canil revelou elevada taxa de prevalência (42%) de reatividade dos anticorpos séricos contra *Leishmania*, e os microrganismos isolados dos cães infectados foram bioquimicamente tipados como *L. infantum*, zimodemo MON-1, isto é, o zimodemo mais comum da região do Mediterrâneo. Embora outras raças de cães de caça e cães de estimação e cães abandonados na vizinhança do canil acometido tivessem títulos de anticorpos não reativos, os resultados da triagem de canis da raça Foxhound em outros estados revelaram evidências de infecção mais disseminada. Após a investigação realizada no canil de Nova Iorque, o Center for Disease Control and Prevention (CDC) procedeu à triagem de amostras de soro de mais de 10.000 cães da raça Foxhound em uma vasta região do leste da América do Norte, estendendo-se do Estado da Flórida em direção ao norte até a Província de Ontário, no Canadá, e das regiões do litoral no leste até Kansas e Oklahoma no Oeste, perfazendo o total de 21 estados e duas províncias do Canadá.[17] O estudo identificou a reatividade positiva dos anticorpos séricos contra *L. infantum* em cães dessa raça de 69 canis dessas áreas. Os microrganismos isolados de 45 desses cães em múltiplos estados e províncias foram identificados como *L. infantum* MON-1 (Figura 73.14).[117] Como essa doença tornou-se endêmica na América do Norte, é possível que a leishmaniose seja reconhecida com mais frequência em outras raças de cães além da Foxhound americana.

Epidemiologia

A transmissão ocorre após a picada de um flebotomíneo infectado (do gênero *Lutzomyia* no Novo Mundo), que são os insetos implicados na transmissão de *Leishmania* spp.[41] Os cães são considerados principal reservatório de *L. infantum* na Europa e na América do Sul, embora o parasito também tenha sido isolado de gatos, cavalos, coiotes, lobos, raposas e ratos (ver *Epidemiologia*, em *Leishmaniose canina*, anteriormente).[†] O ciclo de vida e a transmissão pelos mosquitos-palha são apresentados na Figura 73.2. Como a cepa Mediterrânea do microrganismo foi identificada na América do Norte, a possibilidade de um vetor norte-americano apropriado é preocupação para a persistência e a disseminação potencial da infecção. Se forem ingeridos por um vetor inadequado, os amastigotas são destruídos ou eliminados nas fezes, ao passo que, em vetores apropriados, eles alcançam as peças bucais e provavelmente infectam novos hospedeiros (ver *Etiologia*, em *Aspectos globais da leishmaniose*, anteriormente). É necessária a interação apropriada parasito-vetor para transmissão bem-sucedida,

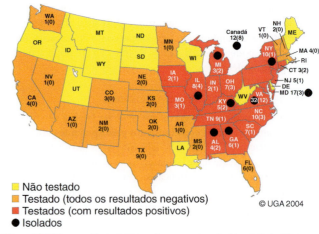

□ Não testado
□ Testado (todos os resultados negativos)
□ Testado (com resultados positivos)
● Isolados

Figura 73.14 Soroprevalência da leishmaniose em canis na América do Norte. São apresentados os números testados, e os números com resultados positivos estão entre parênteses. Os pontos indicam os estados onde os microrganismos foram isolados de cães acometidos. (Dados por cortesia de Zandra Duprey, Centers for Disease Control and Prevention, Atlanta; Arte de Thel Melton © 2010 University of Georgia Research Foundation Inc.)

e *Leishmania* passa por estágios de desenvolvimento no mosquito-palha vetor. Foram descritas 14 espécies de *Lutzomyia* na América do Norte; entretanto, a compreensão da situação entomológica e o seu papel na transmissão da LV nessa área do mundo está longe de ser completa. *Lutzomyia shannoni* é o mosquito-palha mais prevalente no sudeste dos EUA (todos os estados da costa Atlântica do sul de Nova Jersey e oeste até Louisiana). Os resultados dos estudos conduzidos indicam que *L. shannoni* desenvolve parasitemia maciça quando se alimenta experimentalmente em cães infectados por *L. infantum*;[402] todavia, não foi estabelecida a competência do *L. shannoni* no vetor para a transmissão natural do parasito. Além disso, um levantamento realizado em duas áreas do estado de Nova Iorque, no verão de 2001 e 2002 (onde ocorreu um surto de leishmaniose) revelou uma quantidade abundante inesperada de *Lutzomyia vexator*, mosquito-palha anteriormente não identificado nesse estado.[284] Nesse caso também, não foi estabelecida a competência de *L. vexator* como vetor para *L. infantum*. Como a ocorrência e o papel dos mosquitos-palha como principais vetores da LV não foram determinados na América do Norte, há também suspeita de transmissão biológica por outros insetos,[83,90] embora isso não tenha sido estabelecido. Foi relatada infecção por *L. infantum* em Foxhound que nunca havia deixado o estado do Colorado.[147b] O cão era proveniente da ninhada de uma cadela que posteriormente foi diagnosticada com leishmaniose. Na tentativa de solucionar o quebra-cabeça epidemiológico da LV canina na América do Norte, pesquisadores exploraram a possibilidade de transmissão iatrogênica mecânica (não por vetores). A transfusão sanguínea foi implicada na disseminação da doença;[99,288] por conseguinte, e tendo em vista a alta soroprevalência de *L. infantum*, o uso de cães da raça Foxhound como doadores de sangue na América do Norte pode não ser aconselhável. Suspeitou-se da ocorrência de transmissão horizontal direta natural de um cão para outro, embora isso não tenha sido demonstrado de modo conclusivo. Alguns pesquisadores[339,340] sugeriram e outros[18] questionaram a transmissão perinatal transgeracional ("vertical"). Não há evidências de transferência transvaginal da infecção durante o parto, nem sua disseminação pelo leite. Entretanto, foi documentada transmissão transplacentária natural da infecção por cadelas, causando infecções disseminadas em fetos e filhotes recém-nascidos.* Possivelmente esses filhotes sobrevivam e tornem-se cronicamente infectados, proporcionando

---

*Referências 119, 190, 361, 369, 391, 404.
†Referências 94, 95, 112, 122, 159, 222, 335, 375, 420.

---

*Referências 49, 94, 95, 297, 308, 340.

um meio potencial de manutenção e disseminação da infecção na ausência de vetores.[308] Alguns pesquisadores sugeriram a possibilidade de transmissão venérea;[94–96,111] entretanto, são necessárias mais pesquisas. De fato, muitas questões sobre esses focos não nativos de infecção permanecem sem resposta. Com que frequência a transmissão mecânica ou horizontal natural de *L. infantum* ocorre entre os cães? Se ela realmente ocorre na natureza, onde e quando ocorre? As respostas a essas perguntas são essenciais para estabelecer as possíveis implicações epidemiológicas da LV na América do Norte.

Achados clínicos

Trata-se das mesmas anormalidades associadas à LV canina em regiões endêmicas. Para informações mais detalhadas, consultar *Achados clínicos* em *Leishmaniose canina*, anteriormente.

Diagnóstico

A LV pode ser diagnosticada pela associação de sinais clínicos, detecção de anticorpos séricos contra *Leishmania* e demonstração da ocorrência do parasito por citologia, histopatologia ou amplificação do DNA de leishmânia por PCR. Para informações sobre o uso e a interpretação desses exames, ver *Diagnóstico*, em *Leishmaniose canina*, anteriormente. Nos EUA é preciso notificar o diagnóstico positivo aos CDC. No Canadá foi relatada a ocorrência da leishmaniose;[117] entretanto, a Canadian Food Inspection Agency a classifica como uma das doenças de "Lista B Não Notificável".

Tratamento

Para detalhes acerca do tratamento, consultar o item anterior sobre *Tratamento*, em *Leishmaniose canina*, neste capítulo. Conforme discutido anteriormente, nenhum protocolo de tratamento demonstrou curar a LV em cães. Apesar da melhora clínica ou da obtenção da cura clínica (*i. e.*, aparência saudável após o tratamento), as recidivas são comuns, e não foi obtida eliminação quimioterápica de *L. infantum* com nenhum dos fármacos testados. Além disso, a resistência a alguns fármacos comumente usados está aumentando.[13] O tratamento convencional consiste no uso de estibogliconato de sódio, disponível nos CDC. A quimioterapia contínua com alopurinol mais provavelmente reduz a carga de parasitos para o nível que diminui o risco de transmissão direta ou pelo mosquito-palha (ver Tabela 73.3); por conseguinte, a associação de estibogliconato de sódio e alopurinol constitui o tratamento mais comumente utilizado nas áreas endêmicas. O alopurinol também pode ser usado para tratamento clínico de animais de estimação ou cães de canil nos EUA. Todavia, recomenda-se triagem sorológica periódica (a cada 6 meses a 1 ano) dos cães anteriormente soronegativos no canil ou em casa. Na América do Norte, a eutanásia foi promovida para prevenir o estabelecimento da leishmaniose. Em situações nas quais a doença tornou-se endêmica, como em canis da raça Foxhound, foi adotada a abordagem de teste e eliminação no esforço de remover os cães infectados do ambiente.

Prevenção

Nas áreas onde se encontram os mosquitos-palha, a melhor maneira de prevenir a leishmaniose consiste em proteger os cães das picadas. As telas mosquiteiras tradicionais não protegem contra os mosquitos-palha; é necessária uma rede de malha fina (7 orifícios por centímetro, ou mais fina) para criar uma barreira eficaz contra esses insetos. A avaliação de medidas repelentes contra os mosquitos-palha forneceu evidências satisfatórias para a recomendação de pipetas (*spot-on*) de permetrina e coleiras impregnadas de deltametrina, reduzindo o risco de adquirir infecção por *L. infantum*.[131] Para informações mais detalhadas sobre a vacinação, ver *Prevenção*, em *Leishmaniose canina*, anteriormente.

Considerações de saúde pública

A LV é uma doença grave nos seres humanos; se não for tratada, é geralmente fatal. Os indivíduos imunocompetentes infectados provavelmente nunca desenvolvam a doença. A infecção por *Leishmania* é frequentemente detectada em pacientes assintomáticos.* Entretanto, crianças com menos de 5 anos de idade e pessoas com grave imunocomprometimento representam populações muito suscetíveis, passíveis de desenvolver manifestações da doença grave. Até que os pesquisadores determinem o modo de transmissão da leishmaniose nos EUA, a ameaça à saúde humana é incerta. Houve relatos de casos de LV entre soldados retornando do Afeganistão.[170,269] De modo semelhante, cães pertencentes a militares e outros indivíduos de regiões endêmicas de *Leishmania* estão sendo transportados de volta aos EUA. Os cães assintomáticos podem permanecer sadios por meses a anos após serem introduzidos ou reintroduzidos nos EUA. A transmissão direta provavelmente representaria risco muito menor para os seres humanos que a transmissão por insetos tais como os mosquitos-palha. Entretanto, se esses mosquitos forem capazes de transmitir a LV de cães infectados para cães suscetíveis na América do Norte, é possível a transmissão zoonótica.

Leishmaniose felina

Laia Solano-Gallego e Gad Baneth

Etiologia e epidemiologia

Grande parte das informações acerca do microrganismo e seus hospedeiros e ciclo de vida foi apresentada anteriormente, nos respectivos títulos. A infecção por *Leishmania* no gato doméstico foi descrita pela primeira vez em 1912, na Argélia, a partir do exame de medula óssea de filhote de gato de 4 meses de idade que residia na mesma casa em que um cão e uma criança foram acometidos por leishmaniose.[362] Desde então, a doença clínica e a infecção subclínica foram relatadas esporadicamente nas seguintes regiões e países onde a leishmaniose canina é endêmica: sul da Europa, África do Norte, Iraque, Irã, América Central e América do Sul. Nos locais onde ocorre, a leishmaniose felina é rara e pode ser causada por várias espécies de *Leishmania*. A leishmaniose clínica em gatos domésticos envolve *L. infantum* na Europa e no Brasil,[289,314,350,351] *Leishmania mexicana* no Texas,[35,85] *Leishmania venezuelensis* na Venezuela,[50,51] e *L. braziliensis*[358] e *Leishmania amazonensis*[386] no Brasil.

As pesquisas sorológicas e com PCR de populações de gatos em regiões endêmicas de leishmaniose canina no sul da Europa[27,219a,220,238] e no Oriente Médio[174] indicam que a infecção felina é mais disseminada que a doença clínica. De acordo com os resultados epidemiológicos, as taxas de soroprevalência variam de 0,9 a 28%.[27,238,317,382] A PCR em amostras de sangue demonstrou taxas variáveis de infecção, de 0,43 a 30%.[27,219a,220,238,392] A verdadeira função do gato como reservatório da infecção por *L. infantum* ainda não está bem esclarecida. Entretanto, foi relatada a transmissão de *L. infantum* para mosquitos-palha (*P. perniciosus*) de um gato com infecção crônica em condições experimentais.[236]

Achados clínicos

As lesões descritas com mais frequência na leishmaniose felina causada por *L. infantum* consistem em dermatite nodular e crostosa ulcerosa, alopecia e descamação, que acometem predominantemente a face e as orelhas (Figura 73.15).[175,305,314,342] As formas viscerais da doença com comprometimento do baço, fígado, medula óssea, linfonodos, úvea e rim foram descritas menos comumente, e acredita-se

---

*Referências 8, 102, 113, 201, 333, 353.

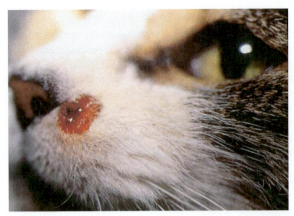

Figura 73.15 Úlcera cutânea em gato com leishmaniose. (Cortesia da Profª Maria Grazia Pennisi, Università Di Messina, Messina, Itália.)

que estejam associadas à imunossupressão causada por infecções pelo vírus da leucemia felina e pelo vírus da imunodeficiência felina ou outras doenças concomitantes.[164,175,206,289] Um gato apresentou comprometimento visceral que consistiu em hepatoesplenomegalia, icterícia, gastrenterite linfoplasmocitária com quantidades abundantes de parasitos *Leishmania* e glomerulonefrite membranosa.[175] Um segundo gato a partir do qual foi efetuada a cultura de *L. infantum* zimodemo MON-1 apresentou lesões cutâneas crostosas disseminadas e amastigotas na medula óssea.[289] Outro gato com doença disseminada teve uveíte como achado predominante.[206] Foi relatado um caso de pancitopenia em gato com amastigotas em esfregaços sanguíneos, amostras de medula óssea, baço e linfonodos.[232] Semelhante aos gatos, a hiperproteinemia com hipergamaglobulinemia constitui achado comum na leishmaniose felina.[206,305,342] Os títulos de anticorpos séricos contra antígeno de *Leishmania* variaram de níveis baixos a elevados.[175,289,314] Na maioria dos casos, o diagnóstico foi estabelecido por métodos sorológicos, citológicos, histológicos ou de PCR.

Relatos de leishmaniose felina no Novo Mundo descreveram principalmente infecções cutâneas por espécies que causam LC em seres humanos. Em um gato do sul do Texas foram descritos nódulos no pavilhão das orelhas causados por *L. mexicana*.[85] Trinta meses após remoção radical do pavilhão auricular, o gato desenvolveu lesões semelhantes que progrediram para outras mais difusas no focinho e na mucosa nasal. Não foi encontrado qualquer comprometimento dos órgãos viscerais na necropsia.[35] Foram descritas lesões semelhantes em oito gatos do Texas envolvendo o pavilhão auricular ou, menos comumente, o focinho e a pele periorbitária.[401a] Observaram-se lesões nodulares no nariz e nas orelhas de gatos com LC em uma região endêmica de *L. venezuelensis* na Venezuela,[50] e o DNA de *L. chagasi* (*infantum*) foi amplificado a partir de uma lesão no nariz de um gato no Brasil.[351] A infecção por uma espécie de *Leishmania* (*Viannia*) dermatotrófica em um gato do Brasil foi detectada em uma lesão interdigital proliferativa na pata posterior do gato.[301] *Leishmania braziliensis* também foi isolada de lesões cutâneas de dois gatos no Brasil.[358,386] Estudos experimentais mostraram que os gatos eram suscetíveis a uma infecção geralmente autolimitada por isolado humano desse microrganismo.[368] Foi realizada PCR para confirmar o DNA de *Leishmania* no baço e em linfonodos de gatos acometidos no Brasil.[71a]

Tratamento

Dispõe-se de poucas informações publicadas sobre o tratamento farmacológico da leishmaniose felina. Um gato com lesões primariamente cutâneas na Espanha foi tratado com 5 mg/kg de antimoniato de meglumina por via subcutânea, em associação a 10 mg/kg de cetoconazol por via oral. Um ciclo de 4 semanas de terapia combinada foi repetido três vezes, com intervalo de 10 dias sem tratamento entre cada ciclo, o que resultou na regressão das lesões cutâneas.[175] Foi obtido o tratamento bem-sucedido de gatos com melhora clínica na maioria dos casos com 5 a 10 mg/kg de alopurinol, 2 vezes/dia.[206,305,342] Os gatos com formas disseminadas da infecção necessitam de tratamento mais longo com alopurinol, de pelo menos 6 meses de duração, em comparação com o ciclo mais curto que demonstrou ser benéfico em gatos que só apresentavam lesões cutâneas.[206,305,342] O tratamento tópico da infecção cutânea por *L. mexicana* em um gato com clotrimazol e, subsequentemente, com paromomicina não produziu melhora das lesões dérmicas.[35]

Capítulo 74

Hepatozoonose

A hepatozoonose é uma infecção transmitida por artrópode e causada por protozoários apicomplexos da família Hepatozoidae, da subordem Adeleorina.[18] Com base na análise do DNA do gene que codifica o 18S do RNA ribossômico (rRNA; do inglês, *ribosomal RNA*) (também conhecido como DNA ribossômico [rDNA]) e nos aspectos morfológicos, acredita-se que os parasitos do gênero *Hepatozoon* sejam os mais estreitamente relacionados com outros parasitos apicomplexos, como *Plasmodium* spp. e piroplasmas.[19] Foram descritas mais de 300 espécies diferentes de *Hepatozoon* em anfíbios, répteis, aves, marsupiais e mamíferos.[141] Desses, mais de 120 espécies infectam cobras e aproximadamente 50 foram relatadas em mamíferos. O gênero foi denominado *Hepatozoon* por causa do desenvolvimento merogônico da cepa do tipo *Hepatozoon muris* observado no fígado de ratos.[101] No entanto, o fígado não é necessariamente o principal órgão visado por outras espécies desse gênero. As que infectam hospedeiros anfíbios, répteis e aves parasitam principalmente eritrócitos, enquanto os gamontes das espécies que infectam mamíferos são encontrados primordialmente em leucócitos. *Hepatozoon* spp. têm um ciclo biológico básico, que inclui desenvolvimento assexuado com merogonia seguido por gamontogonia em um hospedeiro intermediário vertebrado, como um cão, e desenvolvimento sexuado que leva a esporogonia em um hospedeiro definitivo invertebrado hematófago, como um carrapato. Uma variedade de vetores artrópodes hematófagos serve como hospedeiros definitivos de diferentes espécies de *Hepatozoon*. Tais hospedeiros incluem carrapatos, ácaros, mosquitos, micuins, moscas tse-tsé, pulgas, piolhos e besouros reduvídeos.[141] Diferente de muitos patógenos protozoários e bacterianos transmitidos pelas glândulas salivares de vetores, a transmissão de *Hepatozoon* ocorre quando o hospedeiro definitivo, um invertebrado que contém oocistos maduros, é ingerido pelo hospedeiro vertebrado. Foram identificadas duas espécies que usam cães domésticos como hospedeiro intermediário, *Hepatozoon canis* e *Hepatozoon americanum*. As infecções causadas por essas duas espécies são discutidas separadamente neste capítulo. A infecção por espécies de *Hepatozoon* em gatos também é relatada à parte.

Infecção por *Hepatozoon canis*

Gad Baneth

Etiologia

Cães

A infecção por *H. canis* (IHC) em cães foi descrita pela primeira vez na Índia em 1905[63] e, até 1997, supunha-se que a hepatozoonose canina fosse causada por uma única espécie. Contudo, a pesquisa que elucidou as síndromes patológicas e clínicas associadas à hepatozoonose,[16,43,88,116,151] sua transmissão por espécies de carrapatos, o ciclo biológico do parasito[10,11,92,93] e a caracterização genética e antigênica dos isolados de *Hepatozoon*[5,95] levou ao reconhecimento de que duas espécies distintas infectam cães. Tal achado resultou na denominação do parasito que infecta cães no sul dos EUA como *H. americanum*,[151] separando-o do *H. canis* previamente descrito.[9] A discussão neste primeiro item enfoca a infecção por *H. canis*.

Gatos e carnívoros silvestres

A variação de hospedeiros do *H. canis* em mamíferos carnívoros além do cão doméstico não foi esclarecida. Em termos morfológicos, há relatos de *H. canis* ou *Hepatozoon* spp. lembrando o *H. canis* de várias espécies caninas silvestres, de felinos domésticos e silvestres e de espécies de carnívoros, inclusive a raposa-vermelha (*Vulpes vulpes*),[24,29,89,90] a comedora de caranguejo (*Cerdocyon thous*),[1] o chacal-de-dorso-negro (*Canis mesomelas*),[97] o chacal-dourado (*Canis aureus*),[138] o cão-selvagem-africano (*Lycaon pictus*),[96,147] o coiote (*Canis latrans*),[99] a hiena (*Crocuta crocuta*),[37,97] a civeta ou gato-da-algália (*Paradoxurus hermaphroditus*),[79] o guepardo (*Acinonyx jubatus*),[97] o leopardo (*Panthera pardus*),[97] o leão (*Panthera leo*),[36] o lince (*Lynx rufus*),[99] o gato-de-pallas (*Felis manul*),[17] a jaguatirica (*Leopardus pardalis*),[100] a oncila (*Leopardus tigrinus*),[100] a jaguatirica-asiática,[77,133] o gato-selvagem-de-iriomote (*Felis iriomotensis*),[78] a jaguatirica-de-tsushima (*Felis bengalensis euptilura*)[78] e o gato-de-cabeça-chata (*Prionailurus planiceps*).[132] Embora haja alta suspeita de que o *H. canis* infecte outras espécies animais, em particular as relacionadas com o cão doméstico, isso não foi demonstrado por estudos experimentais. É possível que relatos anteriores a 1997 de organismos similares ao *H. canis* em carnívoros silvestres da América do Norte estejam relacionados com espécies atualmente conhecidas como *H. americanum* (ver adiante) ou outras que não *H. canis*. Para uma discussão mais detalhada sobre a hepatozoonose felina, ver o último item deste capítulo.

Epidemiologia
Distribuição geográfica e prevalência

A IHC prevalece em regiões de clima tropical, subtropical e temperado, e já foi relatada em cães domésticos (*Canis familiaris*) da maioria dos continentes e em numerosos países, inclusive Grécia,[76] Itália,[53] França,[127] Espanha,[64] Portugal, Croácia,[152] Cosovo, Albânia[81] e Bulgária[145] no sul da Europa; Israel[72] e Egito[46] no Oriente Médio; África do Sul,[97] Sudão[114] e Nigéria[45] na África; Índia,[63] Sri Lanka, Cingapura,[79] Malásia,[126] Filipinas,[111] Tailândia,[140] Japão[109] e Turquia[71] na Ásia; Brasil,[54] Argentina e Venezuela na América do Sul (Figura 74.1). A IHC também foi encontrada em cães da ilha de Granada, no Caribe[158] e no Arquipélago de Cabo Verde, no Oceano Atlântico.[56] Há relato de prevalência do *H. canis* no sudeste dos EUA, em algumas áreas onde há ocorrência do *H. americanum*, tendo-se detectado coinfecções com ambos nos mesmos cães por técnicas de genética molecular (ver Figura 74.1).[2,84] Além disso, foram relatados casos importados de IHC em cães trazidos para áreas não endêmicas em vários países, inclusive Alemanha e Holanda.[33,47] A similaridade genética de isolados diferentes de *H. canis* usando-se comparação de sequências conservadas de DNA foi bem estudada. A identidade da sequência relatada de fragmentos 18S do rDNA em cães infectados por *H. canis* varia de 97 a 100%, enquanto a diversidade entre cães infectados com *H. americanum* é consideravelmente maior e varia de 92,7 a 99,6%.[2,84] Análises filogenéticas de sequências parciais do 18S do rDNA de isolados de *Hepatozoon* de cães no Japão e no Brasil indicaram que esses isolados tinham 99% de identidade com o *H. canis* sequenciado de Israel e maior distância do *H. americanum*.[62,128]

A prevalência de IHC em diferentes regiões varia consideravelmente. É provável que técnicas diagnósticas diferentes influenciem taxas de prevalência observadas. A detecção de gamontes ao exame microscópico em esfregaços sanguíneos corados é consideravelmente menos sensível que a detecção do DNA de *Hepatozoon* pela reação em cadeia da polimerase (PCR; do inglês, *polymerase chain reaction*) em sangue,[71,130] ao passo que a sorologia é indicativa de exposição à hepatozoonose, mas não da existência atual do parasito circulante no sangue. Um estudo comparativo com 349 cães da Turquia revelou que 10,6% tiveram resultado positivo no teste com esfregaço sanguíneo, 25,8% pela PCR e 36,8% pelo anticorpo fluorescente (AF) direto.[71] Foram detectados gamontes circulantes de *H. canis* em esfregaços sanguíneos de 39% dos cães pesquisados em áreas rurais do estado do Rio de Janeiro, no Brasil,[112] 22% dos cães pesquisados em Zaria, na Nigéria,[45] e em 1,2% na Malásia.[126] Pesquisas moleculares baseadas na detecção de fragmentos 18S do rDNA revelaram taxas de infecção de 3,3% em Barcelona, na Espanha,[144] 11,8% na Croácia,[152] 20,3% na Nigéria,[134] 42,3% na população de um vilarejo no Sudão,[114] 45% na Venezuela,[27] 58,7% no sudeste do Brasil[142] e 64% nas ilhas de Cabo Verde.[56] Estudos sorológicos da IHC revelaram que 33% dos cães que sobreviveram em Israel[14] e 4,2% na região de Yamaguchi, no Japão,[61] foram expostos ao parasito conforme indicado pela ocorrência de anticorpos anti-*H. canis* demonstrados pelo teste do AF indireto. Como se descobriu também em outras doenças transmitidas por carrapatos, inclusive a erliquiose, a babesiose e a doença de Lyme caninas, a taxa de exposição à IHC em áreas endêmicas costuma ser muito maior que a prevalência de doença clínica. É provável que a maioria dos cães infectados com *H. canis* tenha infecção subclínica. Entre os cães nos quais se pesquisou a ocorrência de anticorpos contra *H. canis* em Israel, 3% de 33% com títulos séricos positivos tinham gamontes sanguíneos detectáveis e apenas 1% apresentava sinais clínicos graves associados à infecção.[14]

Transmissão

A distribuição da IHC está estreitamente relacionada com seus hospedeiros definitivos ácaros. O vetor primário do *H. canis* é o carrapato-marrom do cão, *Rhipicephalus sanguineus*,[10,11,23,156] que tem três

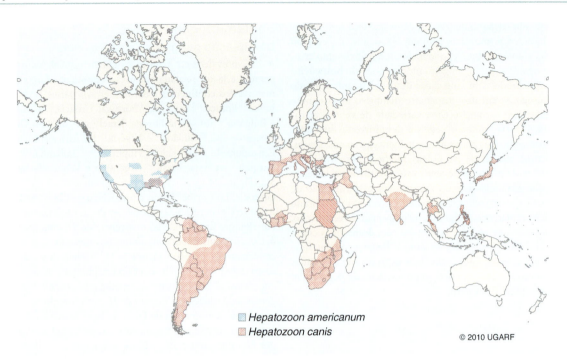

Hepatozoon americanum
Hepatozoon canis

© 2010 UGARF

Figura 74.1 Mapa da distribuição geográfica relatada de *H. canis* e *H. americanum*. (Arte de Thel Melton © 2010 University of Georgia Research Foundation Inc.)

hospedeiros e é considerado a espécie mais amplamente distribuída no mundo,[154] adaptável a diferentes condições ambientais e encontrado em regiões quentes e temperadas, o que torna a distribuição potencial da IHC disseminada. O *H. canis* é transmitido no carrapato de forma transestadial desde a ninfa até o estágio adulto no *R. sanguineus*. Não foi possível demonstrar transmissão transovariana nos ovários e ovos desse carrapato em condições experimentais.[10] O *R. sanguineus* pode ser infectado experimentalmente mediante a injeção percutânea de gamontes sanguíneos, possibilitando que os pesquisadores estudem a doença nos carrapatos.[10,11] Demonstrou-se que outra espécie de carrapato, o *Amblyomma ovale*, é um vetor de *H. canis* no Brasil por transmissão experimental e em estudos com cães e carrapatos infectados naturalmente (Figura 74.2).[49,131] Encontrou-se *Rhipicephalus boophilus*, cuja espécie hospedeira preferida é a bovina, infectado com *H. canis* no Brasil,[33a] sendo necessários mais estudos epidemiológicos e de transmissão para determinar seu significado.

Outras espécies de carrapato, como *Haemaphysalis longicornis* e *Haemaphysalis flava*, são vetores potenciais, e há relatos de terem sido removidos de cães com IHC no Japão e identificados com oocistos lembrando os de *Hepatozoon* em sua hemocele.[107]

Ao se estudar a epidemiologia dessa doença, devem-se considerar outros modos de transmissão de IHC para cães, além da infecção pela ingestão de carrapatos contendo oocistos maduros. Como no caso de outros parasitos apicomplexos, inclusive *Toxoplasma gondii* e *Neospora caninum* (ver Capítulo 79), também se demonstrou transmissão horizontal da IHC do útero da fêmea para a prole.[50,106] Cadelas prenhes infectadas naturalmente tiveram crias em ambiente sem carrapatos e foram encontrados merontes no baço de um filhote canino que morreu com 16 dias de idade, bem como foram detectáveis gamontes aos 21 dias em outros filhotes.[106] Outro modo provável de transmissão que ainda não foi demonstrado na IHC é a predação por hospedeiro canino ou outro hospedeiro intermediário ou

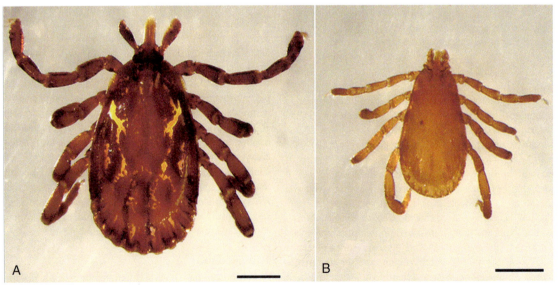

Figura 74.2 Carrapatos vetores de *H. canis*. **A.** Vista dorsal de um macho de *Rhipicephalus sanguineus* do sul da Europa. **B.** Macho de *Amblyomma ovale* do nordeste do Brasil. (Cortesia do Dr. Filipe Dantas-Torres, Università Di Bari, Bari, Itália.)

de transporte. Experimentalmente, a infecção não resultou da inoculação parenteral de tecidos ou sangue de cães infectados, mas da inoculação de tecidos emulsificados de carrapato.[49,157] Entretanto, o *H. americanum* é transmitido por predação de cães sobre roedores silvestres e coelhos que abrigam os estágios de cistos teciduais desse parasito;[69,70] foi demonstrado também que algumas outras espécies de *Hepatozoon* que infectam cobras, lagartos e rãs são transmitidas por predação e ingestão de cistos teciduais encontrados nos tecidos de hospedeiros intermediários.[141]

Características epidemiológicas

Não se notou predileção sexual ou racial da IHC, relatada em todos os grupos etários, de filhotes caninos com menos de 3 meses de idade a cães idosos.[3,14,16,51,134] Em uma série de casos de cães da Grécia, a proporção entre fêmeas e machos foi de 1,2:1 e a média etária foi de 4,2 anos.[76] A IHC é mais comum em cães de áreas rurais que urbanas, provavelmente por causa da maior exposição a carrapatos.[16] Em um estudo com cães do Brasil, a existência de *R. sanguineus* esteve associada a pelo menos um cão infectado por *H. canis* em cada casa.[142]

A maioria dos casos de IHC é detectada durante os meses quentes do ano, quando os carrapatos vetores são mais abundantes. Em um estudo de controle de caso com 100 cães de Israel que tinham IHC, 77% foram admitidos durante o período de calor, de maio a novembro.[16] Um estudo de acompanhamento do aparecimento periódico de gamontes de *H. canis* no sangue de cães no Japão indicou que o auge da parasitemia foi da primavera ao outono.[108] Entretanto, a IHC também é diagnosticada durante meses frios, quando a transmissão pelo vetor é menos provável e causada pela persistência crônica da infecção.[16]

Patogenia

Supõe-se que a maioria dos cães se infecta com *H. canis* quando ingere carrapatos ao retirá-los de sua pelagem ou come uma presa infestada com os carrapatos parasitados. O *R. sanguineus* é um carrapato de três hospedeiros que deixa o hospedeiro quando ingurgitado com sangue e, após a muda, procura outro animal para se alimentar. Portanto, um carrapato no estágio adulto adquire a IHC ainda no estágio de ninfa, ao se alimentar em um hospedeiro parasitêmico; após a muda, fixa-se e alimenta-se em um novo hospedeiro, não necessariamente um cão. Os carrapatos também podem adquirir infecção no estágio adulto durante a alimentação, conforme mostrado experimentalmente no caso do *A. ovale* no Brasil.[131] Evidência experimental mostrou que adultos, tanto machos como fêmeas de *R. sanguineus*, podem abrigar cistos de *Hepatozoon* e são potencialmente infectantes para cães.[10]

O ciclo biológico de *H. canis* envolve a formação sequencial de várias maneiras distintas de vida em cada um de seus dois hospedeiros, o cão servindo como hospedeiro intermediário e o carrapato como hospedeiro definitivo (Figura 74.3).[11] O uso de termos relativos aos estágios do ciclo biológico de *H. canis* como sinônimos tem causado alguma confusão. Alguns estudos descrevem *esquizontes* e *gametócitos*, enquanto outros textos usam comumente os termos *merontes* e *gamontes*, respectivamente. Quando o cão ingere o carrapato vetor ou partes dele, os esporozoítas de *H. canis* são liberados no intestino e penetram na parede intestinal, invadem células mononucleares e disseminam-se por via hematogênica ou linfática para os órgãos hemolinfáticos visados, que incluem medula óssea, baço, linfonodos e outros órgãos internos, tais como o fígado, os rins e os pulmões, podendo ocorrer hepatite, glomerulonefrite e pneumonite, respectivamente. Os merontes em que os merozoítas em divisão assexuada se desenvolvem são formados nos tecidos caninos, durante o processo de merogonia. São encontrados dois tipos de merontes nos tecidos infectados, um contendo aproximadamente 20 a 30 micromerozoítas finos e outro contendo até quatro macromerozoítas maiores.

Os merozoítas são liberados de merontes maduros, invadem neutrófilos e monócitos e se desenvolvem em gamontes pelo processo de gamontogonia. Como alternativa, os merozoítas podem produzir merontes secundários nos tecidos visados. Pequenos cistos monozoicos de *H. canis* contendo um único parasito foram descritos em tecidos de cães infectados tanto natural como experimentalmente (Figura 74.4).[12] A função desses cistos no ciclo biológico de *H. canis* não foi esclarecida. Contudo, eles lembram os cistos descritos em *H. americanum* e também em lagartos e cobras em que se demonstrou a transmissão de outras espécies de *Hepatozoon* por predação.[70,141]

O carrapato, que serve como hospedeiro definitivo, infecta-se ao ingerir leucócitos contendo gamontes quando se alimenta em cão com parasitemia. Gamontes machos e fêmeas de *H. canis* indistinguíveis morfologicamente são liberados dos leucócitos caninos no intestino do carrapato, associados à sizígia, e diferenciam-se em gametas distintos no processo da gametogênese. Após fertilização, o zigoto divide-se e ocorre a esporogonia, com a formação de oocistos liberados na hemocele do carrapato. Os oocistos são grandes e seu formato é esférico, e consiste em uma membrana que envolve centenas de esporocistos em que são encontrados os esporozoítas infectantes.[11] Os esporozoítas não migram para as peças alimentares ou glândulas salivares do carrapato; portanto, o carrapato precisa ser ingerido para infectar o cão.

O ciclo biológico do *H. canis* pode ser completado em 81 dias, incluindo tanto o ciclo do carrapato como a parte dele no cão.[11] Em um estudo de transmissão horizontal, o *R. sanguineus* adulto foi infectante ao ser ingerido por cães 53 dias após terem se alimentado ainda como ninfas em cão com a infecção natural. Os merontes foram detectados primeiro na medula óssea de cães infectados experimentalmente 13 dias após a inoculação, e os gamontes surgiram no sangue, completando assim o ciclo biológico em 28 dias.[10,11]

A patogenia da IHC é influenciada por condições de imunodeficiência, pelo sistema imune imaturo de filhotes caninos jovens, por um defeito congênito ou por agentes infecciosos concomitantes. Condições que enfraquecem as respostas imunes aumentam a suscetibilidade a uma nova infecção com *H. canis* ou possibilitam a reativação de infecções existentes. Coinfecções com *Toxoplasma*, *Leishmania*, *Babesia* ou *Ehrlichia* predispõem à doença clínica. Em uma ninhada de Dálmatas com o diagnóstico de parasitemia por *H. canis*, os filhotes que desenvolveram enterite por parvovírus demonstraram parasitemia muito mais significativa que os demais da ninhada, que não estavam doentes.[3] Além disso, o tratamento de cães infectados experimentalmente com dose imunossupressora de prednisolona foi acompanhado pelo aparecimento de parasitemia.[10]

A infecção com *H. canis* elicia uma resposta imune humoral distinta durante os estágios iniciais da doença.[10,13] Não há informação sobre a resposta celular à IHC, porém, como o *H. canis* é um parasito intracelular, é provável que a imunidade mediada por célula desempenhe um papel importante no mecanismo imune montado pelo hospedeiro contra a IHC.

Achados clínicos

Cães

Uma variedade de apresentações clínicas está associada à IHC, com a gravidade que varia de um achado hematológico incidental em um cão aparentemente sadio a uma doença debilitante e potencialmente fatal. Parasitemia baixa com *H. canis* e gamontes encontrados em menos de 5% dos neutrófilos é a apresentação mais comum da IHC, em geral associada a doença assintomática a branda. Parasitemia alta, às vezes próxima de 100% dos neutrófilos e com leucocitose, geralmente está associada a doença grave. É comum encontrar parasitemia alta com leucocitose extrema, chegando a 150.000 leucócitos por

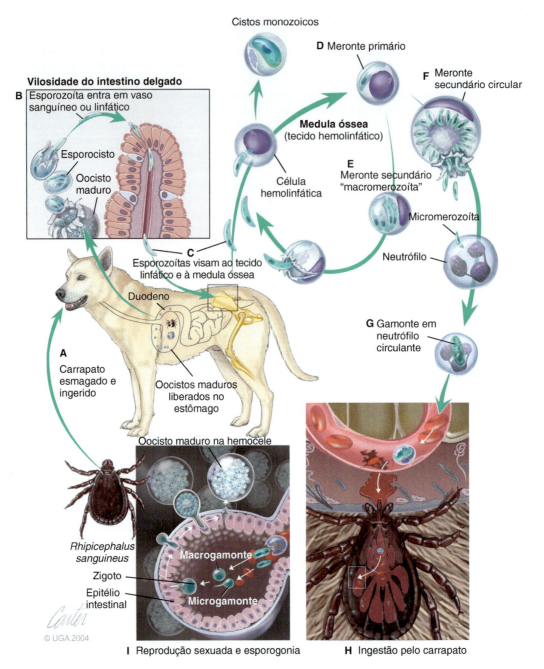

Figura 74.3 Estágios do ciclo biológico de *H. canis*. *A.* Carrapato infectado é ingerido por cão. *B.* Esporozoítas são liberados do esporocisto no intestino do cão (*C*), penetram na parede intestinal e alcançam os tecidos linfáticos visados (p. ex., medula óssea) por via hematogênica ou linfática. *D.* Ocorre merogonia nos tecidos-alvo, produzindo merontes que contêm (*E*) macromerozoítas que podem ser liberados do meronte para invadir novas células hospedeiras e formar merontes secundários contendo macro ou micromerozoítas. *F.* O meronte secundário circular libera micromerozoítas que invadem células mieloides para formar gamontes ou, como alternativa, produzem mais gerações de merontes. *G.* Ocorre gamontogonia, com um gamonte se desenvolvendo em neutrófilo. Neutrófilos com gamontes maduros circulam no sangue. *H.* Gamontes são ingeridos por carrapato durante a hematofagia. *I.* Gamontes machos e fêmeas indistinguíveis morfologicamente são liberados no intestino do carrapato e associados em sizígia. Gametas masculinos e femininos transformam-se durante a gametogênese antes da fertilização e produzem um zigoto. O desenvolvimento esporogônico no intestino leva à formação de grandes oocistos encontrados envolvendo numerosos esporocistos. Os oocistos são liberados na hemocele, e cada esporocisto dentro deles contém esporozoítas infectantes. (Arte de Kip Carter © 2004 University of Georgia Research Foundation Inc.)

microlitro de sangue.[7,16,91] O mecanismo que causa essa leucocitose, mais comumente envolvendo neutrófilos, não foi elucidado.

Em um estudo de controle de caso com 100 cães com IHC, os cães foram categorizados em grupos com parasitemia baixa e alta. Oitenta e cinco por cento dos cães tinham parasitemia baixa, e 15% apresentavam número alto de parasitos circulantes.[16] Os cães com parasitemia baixa estavam mais anêmicos e tinham contagens plaquetárias menores do que os cães de controle com outras condições mórbidas. No entanto, cães com alto número circulante de parasitos

tiveram principalmente febre, letargia, perda de peso, anemia e hiperglobulinemia.

Um estudo sobre a hepatozoonose canina na Turquia também mostrou associação entre a gravidade dos sinais clínicos e o nível de parasitemia. Cães com doença grave tiveram níveis parasitêmicos mais altos, em comparação com cães que exibiam sinais clínicos moderados ou leves.[71]

Altos números de gamontes circulantes de *H. canis*, em alguns casos variando entre 50.000 e 100.000 gamontes por microlitro de sangue, são indicativos da grande extensão do parasitismo tecidual

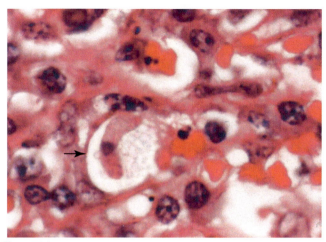

Figura 74.4 Um cisto tecidual monozoico de *H. canis* (*seta*) no tecido esplênico de um cão infectado naturalmente (coloração com H&E, 500×).

existente em cães altamente infectados.[16] Os merontes teciduais produzem os numerosos merozoítas que acabam invadindo leucócitos. A carga de parasitos no sangue e nos tecidos em cães com níveis altos de parasitemia é prejudicial pela demanda de nutrientes e por causar lesão tecidual. Tal achado explica a perda de peso levando a caquexia e a letargia profunda observada nesse subgrupo de cães infectados.

Infecções concomitantes que envolvem *H. canis* e outros patógenos caninos são comuns. Alguns dos organismos coinfectantes relatados, incluindo *Ehrlichia canis*[51,56,122,136,145] (ver Capítulo 26) e *Babesia canis*[21,51,56,76,136] (ver Capítulo 76), são transmitidos pelo mesmo carrapato vetor, o *R. sanguineus*, e é possível que sejam encontrados em cães infestados com carrapatos nas áreas onde essas doenças são endêmicas na população canina. Outros patógenos relatados envolvidos em infecções concomitantes incluem o parvovírus canino, o vírus da cinomose, *Anaplasma phagocytophilum*, *Anaplasma platys*,[56,76] *T. gondii*[57] e *Leishmania infantum*.[76,127,144] Filhotes caninos jovens com hepatozoonose e outras infecções concomitantes podem desenvolver doença mais grave.[51,56,136] É possível que as coinfecções influenciem a suscetibilidade ao estabelecimento de uma nova infecção ou a progressão de uma já existente.[3,53,57] No caso de infecção concomitante, é preciso interpretar com cuidado os sinais clínicos atribuídos à IHC e separá-los das manifestações do patógeno concomitante.

Diagnóstico

A patogenia, a capacidade vetorial, o tropismo tecidual e os sinais clínicos associados à IHC diferem da infecção pelo *H. americanum* (ver adiante). O *H. canis* é encontrado primordialmente nos tecidos hemolinfáticos, enquanto o *H. americanum* infecta principalmente tecidos musculares, causando miosite e claudicação. As principais diferenças entre essas duas infecções estão resumidas na Tabela 74.1.

Achados clinicolaboratoriais

Anemia é a anormalidade hematológica mais comum na IHC e foi relatada na maioria dos casos de IHC;* a anemia é normocítica normocrômica e, ocasionalmente, regenerativa.

A contagem leucocitária em geral está dentro dos limites de referência quando a parasitemia é baixa e está elevada em cães com parasitemia alta. Em alguns casos com parasitemia alta, ocorre neutrofilia extrema,

_____

*Referências 16, 54, 76, 91, 103, 153.

Tabela 74.1	Características comparativas das infecções por *Hepatozoon canis* e *Hepatozoon americanum*.	
Variável	***Hepatozoon canis***	***Hepatozoon americanum***
Distribuição geográfica	Ásia, sul da Europa, África, América do Sul, sul dos EUA	Sul dos EUA
Principais vetores carrapatos	*Rhipicephalus sanguineus*; *Amblyomma ovale*	Carrapatos da Costa do Golfo, *Amblyomma maculatum*
Principais órgãos visados	Baço, medula óssea, linfonodos	Músculos esqueléticos, miocárdio
Achados comuns ao exame clínico	Febre, letargia, perda de peso	Anormalidades da marcha, febre, hiperestesia muscular, secreção ocular mucopurulenta, letargia
Gravidade da doença clínica	Em geral leve quando a parasitemia é baixa; doença grave com grande número de gamontes circulantes	Grave
Achados hematológicos	Anemia; neutrofilia extrema é infrequente e encontrada em cães com grande número de gamontes circulantes; gamontes sanguíneos circulantes são comuns e encontrados principalmente em neutrófilos, raramente em monócitos; a parasitemia varia de 1 a 100% dos neutrófilos	Anemia; neutrofilia é comum e em geral extrema; é infrequente a ocorrência de gamontes circulantes, em geral encontrados em menos de 0,1% dos leucócitos
Achados radiográficos	Inespecíficos	Proliferação perióstea
Achados histopatológicos	Hepatite, esplenite, nefrite e pneumonia associadas à ocorrência de merontes de *H. canis*	Miosite granulomatosa
Aspectos morfológicos únicos	Meronte circular; pequenos cistos teciduais esplênicos monozoicos	"Cistos em casca de cebola" em grandes músculos
Principal procedimento diagnóstico	Demonstração de gamontes em esfregaço de sangue ou do sobrenadante	Biopsia muscular demonstrando cistos teciduais e piogranulomas associados aos estágios parasitários em desenvolvimento, PCR quantitativa
Sorologia	Teste do AF indireto, ELISA (antígenos de gamonte)	ELISA (antígenos de esporozoítas)
Testes moleculares	PCR para o gene 18S do rRNA (rDNA); PCR quantitativa	PCR para o gene 18S do rRNA (rDNA); PCR quantitativa

ELISA, ensaio imunossorvente ligado a enzima; *AF*, anticorpo fluorescente; *PCR*, reação em cadeia da polimerase.

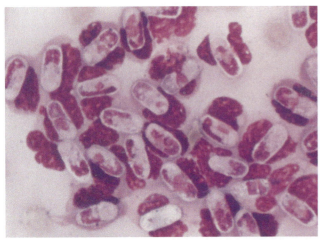

Figura 74.5 Margem preenchida de esfregaço sanguíneo corado pelo Giemsa de cão com leucocitose e parasitemia elevada por *H. canis*. Notar que quase 100% dos neutrófilos estão parasitados com gamontes (1.000×).

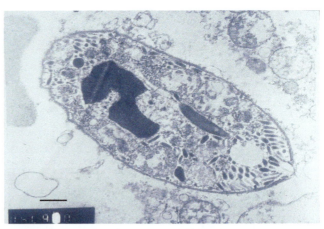

Figura 74.7 Imagem de gamonte de *H. canis* à microscopia eletrônica de transmissão em sangue de cão com infecção natural. Notar o conoide na extremidade anterior do parasito. Uma membrana de três camadas envolve o gamonte (barra = 1 μm).

chegando a 100.000 neutrófilos por microlitro de sangue (Figura 74.5). Em aproximadamente um terço dos cães com IHC, há trombocitopenia que, em alguns casos, está associada à erliquiose canina concomitante. As anormalidades na bioquímica sérica incluem hiperproteinemia com hiperglobulinemia e hipoalbuminemia mais aumento da atividade da creatinoquinase (CK; do inglês, *creatine kinase*) e da fosfatase alcalina (FA). A eletroforese de proteínas séricas em soro de cães com hiperglobulinemia revelou gamopatia monoclonal.[16,53]

Identificação do organismo

A detecção microscópica de gamontes de *H. canis* em esfregaços sanguíneos corados com Giemsa ou similar é o método mais comum de diagnosticar IHC. A concentração de organismos aumenta com a gravidade da doença. Os gamontes são elipsoides e medem aproximadamente 11 μm × 4 μm (Figura 74.6), sendo encontrados no citoplasma de neutrófilos e raramente de monócitos. Os gamontes estão envoltos por uma membrana espessa (Figura 74.7) e, em geral, situados no centro do neutrófilo, comprimindo o núcleo lobulado da célula através da membrana celular.[11,155] O exame do sobrenadante em esfregaços é mais sensível que o de esfregaços de sangue rotineiros para detecção do organismo, mas os métodos de PCR (ver adiante) são ainda mais acurados.[135] Provavelmente os merontes de *H. canis* sejam detectados em amostras para histopatologia ou em preparações para citologia feitas com aspirados ou impressões por toque de tecidos hemolinfáticos. Os merontes são redondos a ovais e medem aproximadamente 30 μm de diâmetro. Merontes imaturos aparecem como opacidades arredondadas, preenchidas com material globular semelhante a espuma. À medida que o meronte amadurece, há formação de material cromatínico de coloração basofílica, com 2 a 4 macromerozoítas maiores (Figura 74.8) ou mais de 20 micromerozoítas (Figura 74.9). Os micromerozoítas em formação alinham-se em um círculo perto da parede do meronte, em torno de um cerne central opaco. O meronte maduro visualizado em amostras histopatológicas cria um círculo típico com formato de "roda com raios" quando o círculo de micromerozoítas é incisado em corte transversal através de sua haste média (ver Figura 74.9).[11]

É possível identificar o *H. canis* também em carrapatos vetores. Oocistos maduros podem ser vistos mesmo sem aumento, como formas globulares brancas pequenas em preparações úmidas de hemocele. A observação de oocistos é verificada e diferenciada a partir dos órgãos e das glândulas salivares do carrapato à microscopia de esfregaços de hemocele como preparações úmidas não coradas ou amostras coradas pelo Giemsa (Figura 74.10). Os oocistos estão envoltos em uma membrana que se dobra com facilidade e contém centenas de pequenos esporocistos ovais menores. Em geral, há esporocistos dispersos fora do oocisto, e os esporozoítas infectantes estão compactados como formas delgadas e alongadas dentro dos esporocistos (ver Figura 74.10).

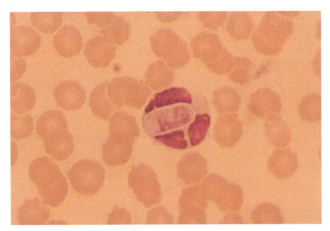

Figura 74.6 Gamonte de *H. canis* em um esfregaço sanguíneo corado pelo Giemsa. Notar a localização do gamonte no citoplasma de um neutrófilo, comprimindo o núcleo lobulado para as margens da célula (1.000×).

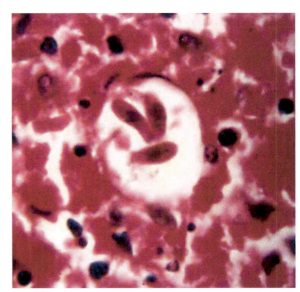

Figura 74.8 Meronte de *H. canis* contendo três macromerozoítas no tecido esplênico.

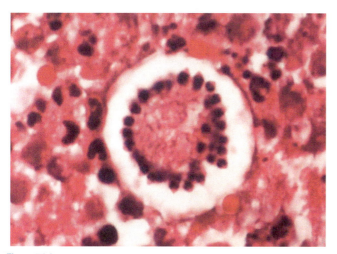

Figura 74.9 Meronte de *H. canis* contendo micromerozoítas formando um círculo no tecido esplênico (coloração por H&E, 400×).

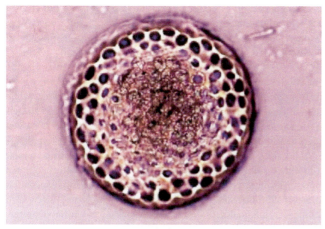

Figura 74.10 Oocisto não corado de *H. canis* contendo numerosos esporocistos na hemocele de um carrapato adulto da espécie *R. sanguineus* (200×).

Sorologia

Apesar de usados principalmente em estudos epidemiológicos, foram desenvolvidos um teste do AF indireto e um ensaio imunossorvente ligado a enzima para o diagnóstico sorológico de IHC usando-se antígeno do gamonte.* Anticorpos das classes IgM e IgG foram detectáveis no soro de cães infectados experimentalmente já aos 16 e 22 dias após a inoculação, respectivamente, com o auge às 7 e 9 semanas, tendo persistido por mais de 7 meses.[6,13,55,139]

Testes de genética molecular

Os ensaios de PCR para a detecção do DNA de *Hepatozoon* baseiam-se principalmente na amplificação de fragmentos do 18S do rDNA.[5,30,31,62] Alguns dos ensaios de PCR desenvolvidos originalmente para detectar piroplasmas como *Babesia* spp. também amplificam o DNA de *Hepatozoon*, mas os produtos amplificados são de diferentes tamanhos e sua identidade pode ser verificada pelo sequenciamento de seus nucleotídios.[114,143] Estudos que compararam a detecção de *Hepatozoon* à microscopia de esfregaços sanguíneos indicaram que a PCR foi consideravelmente mais sensível, com a taxa de 2,6% de resultados positivos em esfregaços *versus* 11,4% na PCR em um estudo,[65] 10,6% *versus* 25,8% em outro estudo[71] e 11,3% *versus* 53,5% em um terceiro estudo.[130] Os ensaios de PCR quantitativos para *Hepatozoon* são muito sensíveis e específicos, e podem fornecer uma estimativa da carga parasitária na amostra.[27,83]

*Referências 6, 14, 15, 48, 55, 61, 139.

Achados patológicos

As descrições patológicas de cães infectados variam de relatos sobre merontes teciduais frequentes considerados achados acidentais[72] a acometimento grave e ocasionalmente fatal de múltiplos órgãos.[7,16,57,58,97] Há uma variação considerável no espectro das lesões e no número de formas de vida parasitária. As principais lesões macroscópicas encontradas em cães com infecções maciças incluem esplenomegalia e hepatomegalia, com padrão difuso de pequenos focos necróticos brancos de 1 a 2 mm de diâmetro,[7,58] mas que podem ser maiores e de aspecto nodular, encontrados também em outros tecidos, inclusive no pâncreas e sobre a pleura.[7,16,57] Pneumonia pode ser evidente, e o aumento de linfonodos é típico.

Os achados histopatológicos incluem um número variável de merontes com seu padrão circular nos tecidos acometidos. Esses merontes estão relacionados com uma resposta inflamatória discreta em alguns casos, mas grave em outros.[97] A necrose esplênica focal está associada à merogonia de *H. canis* nas regiões da polpa vermelha e da branca, com necrose da última localizada primariamente nos folículos linfoides.[58] Hepatite com hiperplasia de células de Kupffer e infiltração mononuclear e de neutrófilos está associada ao desenvolvimento de merontes no fígado.[16,97] A existência de *H. canis* no pulmão está associada à pneumonia intersticial e o espessamento de septos alveolares aos infiltrados de células inflamatórias. As lesões renais incluem glomerulonefrite e nefrite intersticial com necrose multifocal. O parasitismo discreto a extenso com merontes e gamontes em desenvolvimento é descrito em linfonodos e na medula óssea.[16,97]

Tratamento

O protocolo atual de tratamento da IHC consiste em dipropionato de imidocarb, na dose de 5 a 6 mg/kg, por via subcutânea ou intramuscular, a cada 14 dias, até que não haja mais gamontes nos esfregaços sanguíneos (Tabela 74.2). Uma ou duas injeções talvez sejam suficientes, mas a eliminação de gamontes nas infecções maciças após o uso do dipropionato de imidocarb pode fazer com que o tratamento seja necessário por 8 semanas ou mais.[16,91] A doxiciclina oral (VO) na dose de 10 mg/kg/dia durante 21 dias costuma ser usada em combinação com o dipropionato de imidocarb para tratar coinfecções potenciais ou identificadas por riquétsias transmitidas por carrapatos. Apesar da melhora clínica ou da confirmação da depuração do parasito no sangue por métodos microscópicos, os métodos de PCR ainda podem detectar o organismo durante a avaliação de acompanhamento após o tratamento.[135] Foi descrito sucesso do tratamento de cão com a combinação de toltrazurila na dose de 10 mg/kg/dia VO por 5 dias, seguido por 5 mg/kg/dia durante mais 10 dias, e trimetoprima-sulfonamida na dose de 15 mg/kg VO 2 vezes/dia durante 30 dias.[153] Não foram publicados estudos controlados sobre o tratamento da IHC (ver Tabela 74.2).

A taxa de sobrevivência de cães com parasitemia baixa por *H. canis* tratados geralmente é boa e costuma depender do prognóstico de qualquer doença concomitante, se existente. O prognóstico para

Tabela 74.2	Tratamento da infecção por *Hepatozoon canis* em cães.			
Fármaco[a]	Dose[b] (mg/kg)	Via	Intervalo (frequência)	Duração (dias)
Dipropionato de imidocarb	5 a 6	SC ou IM	14 dias	prn[c]

IM, intramuscular; *prn*, conforme necessário; *SC*, subcutânea.
[a]Ver informação adicional sobre o fármaco no *Formulário de fármacos*, no Apêndice.
[b]Dose por administração no intervalo especificado.
[c]Até que não haja mais gamontes nos esfregaços sanguíneos, o que pode ocorrer após até 8 semanas ou mais. Usa-se doxiciclina para tratar coinfecções potenciais ou identificadas por riquétsias.

cães com parasitemia alta é reservado. Apesar do tratamento específico, apenas 7 de 15 cães (47%) com parasitemia alta sobreviveram por 2 meses.[16]

Prevenção

A prevenção da IHC deve consistir no controle eficaz dos carrapatos vetores nos cães e no ambiente com parasiticidas *externos*. É preciso impedir que os cães ingiram carrapatos enquanto se coçam ou tentam limpar-se. Para evitar transmissão congênita, as cadelas infectadas devem receber tratamento eficaz antes da monta. Até que se tenha certeza de que a IHC pode ser transmitida pela ingestão de tecidos infectados, não se deve dar carne crua aos cães de áreas endêmicas nem deixar que comam as presas que caçam.

Considerações de saúde pública

Até o momento não se conhece o espectro de hospedeiros naturais da IHC. Existe apenas um relato de infecção com espécie de *Hepatozoon* em uma pessoa das Filipinas.[22] O paciente estava anêmico e ictérico, tendo-se detectado gamontes em seu sangue. Contudo, não foram encontrados parasitos em biopsias hepáticas e da medula óssea. Embora se desconheça a importância zoonótica do *H. canis* e seja pouco provável que represente um patógeno significativo em pessoas imunocompetentes, deve-se ter cuidado ao manusear cães infectados infestados com carrapatos ou ao retirar carrapatos dos cães.

Infecção por *Hepatozoon americanum*

Douglass K. Macintire, Nancy A. Vincent-Johnson e Mitch Potter

Etiologia e epidemiologia

Nos EUA, a hepatozoonose canina americana foi descrita pela primeira vez na área da Costa do Golfo no Texas, em 1978.[26] Em algum momento, todas as infecções caninas foram atribuídas ao *H. canis* por causa do aspecto semelhante de seus gamontes nos leucócitos caninos. No entanto, em 1997, uma nova espécie, o *H. americanum*, passou a ser designada como sendo distinta do *H. canis*, com base nas diferenças nos estágios teciduais, no carrapato vetor, na síndrome clínica, na ultraestrutura, na distribuição geográfica e nas características genéticas e antigênicas.[5,151] Na Tabela 74.1 há uma comparação das manifestações clínicas da infecção por *H. canis* com a causada pelo *H. americanum*. Essas duas espécies continuam sendo as únicas conhecidas que infectam cães, porém, com o advento do diagnóstico molecular e do sequenciamento genético, é provável que mais espécies sejam identificadas no futuro.

Desde seu reconhecimento, a infecção por *H. americanum* (IHA) foi relatada em 13 estados dos EUA, principalmente no sudeste, mas também incluindo casos esporádicos em estados separados geograficamente, como Washington, Califórnia, Nebraska, Vermont e Virginia.[7,83,86] O hospedeiro definitivo do *H. americanum* é o carrapato da Costa do Golfo, *Amblyomma maculatum*,[40,92] e a distribuição geográfica da IHA é paralela com a desse vetor. Experimentalmente, a doença não foi transmitida com os carrapatos *R. sanguineus* ou *Dermacentor* spp.[41,148] A distribuição geográfica desse carrapato já esteve confinada a áreas quentes e úmidas da Costa do Golfo do Texas, mas se expandiu até o norte, como Kansas e Kentucky.[137] A IHA parece ser uma doença emergente que se dissemina para o norte e o leste, a partir da área onde foi detectado inicialmente. Além de cães, o *H. americanum* ou organismo semelhante foi diagnosticado em coiotes, linces e jaguatiricas no sul dos EUA, identificando-se cistos ou meronts em músculos ou gamontes em esfregaços sanguíneos.[26,74]

Até 2008, o *H. americanum* era a única espécie de *Hepatozoon* relatada nos EUA, mas em 2007 o Molecular Diagnostic Laboratory da Universidade de Auburn descobriu que, além do *H. americanum*, 14% das amostras positivas tinham *H. canis* ou um organismo estreitamente relacionado (Figura 74.11).[83] Além disso, pesquisadores em Oklahoma encontraram variação significativa nas sequências do 18S do rDNA, indicando que as espécies de *Hepatozoon* que infectam cães nos EUA podem ser mais diversas que se pensava.[2] Relatos também descreveram *H. canis* em cães da Argentina[38] e do Brasil.[50] Com o advento do diagnóstico molecular, é provável que mais espécies de *Hepatozoon* que infectam cães domésticos sejam definitivamente reconhecidas à medida que a pesquisa continua.

Em contraste com os cães infectados com *H. canis*, a maioria daqueles com *H. americanum* exibe sinais clínicos graves, mesmo na ausência de doença concomitante ou imunossupressão.[86] Como o parasito parece não estar bem adaptado aos cães domésticos, é provável que estes sejam hospedeiros acidentais e o *H. americanum* um parasito natural de algumas outras espécies no reservatório silvestre. Acredita-se que coiotes sejam um reservatório importante em áreas endêmicas, porque se verificou que mais de 50% dos recolhidos aleatoriamente em Oklahoma estavam infectados com *H. americanum*.[52,75] Acredita-se que cães domésticos se tornem hospedeiros acidentais após ingerirem carrapatos infectados quando lambem a pelagem ou comem animais silvestres infestados. Embora se acredite que coiotes sejam reservatório importante em áreas endêmicas, eles abrigam primariamente carrapatos adultos da espécie *A. maculatum*, enquanto os estágios de larva e ninfa do carrapato preferem alimentar-se em aves que vivem no solo e pequenos roedores.[40] Uma pesquisa de campo com roedores de áreas endêmicas encontrou 58% de ratos do algodão e 33% de camundongos-de-pata-branca infectados com uma espécie de *Hepatozoon* similar mas distinta do *H. americanum*.[66] Entretanto, quando os roedores foram infectados experimentalmente com oocistos esporulados de *H. americanum*, desenvolveram lesões inflamatórias de músculo esquelético, cardíaco, pulmão e rim que continham o estágio tecidual denominado cistozoíta.[67] Os cistozoítas são cistos pequenos, semelhantes a um estágio tecidual em cobras com hepatozoonose que causam infecção em répteis predadores que os ingerem. Experimentalmente, um cão alimentado com carcaças de roedores infectados desenvolveu sinais clínicos de hepatozoonose americana, com febre, rigidez, letargia e secreção ocular 28 dias após a ingestão.[68] Foram encontrados gametócitos circulantes aos 42 dias, o resultado da PCR foi positivo e as biopsias musculares obtidas com 90 dias revelaram os clássicos cistos em

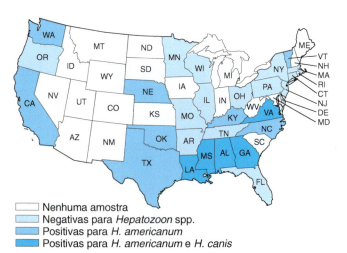

Figura 74.11 Distribuição geográfica de amostras sanguíneas positivas para o DNA de *Hepatozoon* spp. em cães na parte continental dos EUA. (Adaptada com permissão da Referência 83.)

"formato de cebola". É evidente que canídeos silvestres e domésticos podem infectar-se quando se limpam ou exercem predação, e os carrapatos podem infectar-se nos estágios de larva, ninfa ou adulto. Uma vez infectado, o organismo é transmitido de um estágio para outro do carrapato e permanece na população de carrapatos. Larvas e ninfas do carrapato da Costa do Golfo alimentam-se principalmente em aves que vivem no solo e pequenos mamíferos, enquanto os carrapatos adultos alimentam-se em mamíferos silvestres e domésticos maiores. A grande diversidade de espécies silvestres que podem servir como hospedeiros reservatórios e a persistência dos organismos em populações endêmicas de carrapatos explicam por que a infecção por *H. americanum* foi reconhecida como doença emergente que infecta um número cada vez maior de cães, além de estar expandindo sua distribuição geográfica nos EUA.

O ciclo biológico do *H. americanum* difere daquele do *H. canis* (Figura 74.12). A progressão da IHA em cães desde a ingestão de esporozoítas nos carrapatos até o início dos sinais clínicos foi investigada em cães[117] e coiotes[75] infectados experimentalmente. Em contraste com o *H. canis*, os locais teciduais primários para o desenvolvimento de merontes em cães com infecção pelo *H. americanum* são o músculo esquelético e o cardíaco.[116] Esporozoítas infectantes ingeridos pelo cão são transportados para a musculatura estriada e outros órgãos visados onde, até 3 semanas após a inoculação, se desenvolvem dentro de uma célula hospedeira, identificada como um macrófago fagocitário que inicialmente se aloja entre miócitos.[32,117,119] O parasito induz o macrófago do hospedeiro a secretar camadas concêntricas de um material mucopolissacarídico, formando uma grande (250 a 500 μm de diâmetro) estrutura cística que serve de escudo para o parasito contra os mecanismos de defesa imune do hospedeiro. Esse cisto, que parece uma cebola, é o estágio tecidual mais visto do *H. americanum* encontrado em cães infectados. Nenhuma resposta inflamatória está associada ao organismo quando ele surge nesse formato de cebola. Alguns cistos parecem ficar em estado de latência, enquanto outros sofrem merogonia. Quando o cisto amadurece e se rompe, numerosos merozoítas são liberados, induzindo uma resposta inflamatória grave e sinais de doença clínica no hospedeiro. A migração de neutrófilos e monócitos para a área resulta na formação de um piogranuloma onde havia um meronte. O piogranuloma torna-se altamente vascularizado e as células inflamatórias em que tinham penetrado zoítas isolados voltam à circulação pela qual o organismo pode disseminar-se para locais distantes. Foram observadas duas formas morfológicas de organismos nos macrófagos dentro de piogranulomas ou de leucócitos do sangue periférico. Alguns merozoítas circulantes continuam o ciclo assexuado se redistribuindo pelos tecidos para iniciar ciclos assexuados repetidos. Outros tornam-se gamontes circulantes que possivelmente completem o ciclo biológico quando ingeridos por carrapatos da espécie *A. maculatum* que se alimentam em cães.[32] Em infecções experimentais, o ciclo biológico completo desde a ingestão de carrapatos infectados até o desenvolvimento de gamontes circulantes pode levar apenas 35 dias.[117] No carrapato, são necessários 42 dias para que o organismo se desenvolva em oocistos maduros existentes na hemocele de adultos recém-saídos da muda.[93] Foram produzidas infecções experimentais em cães e coiotes fazendo com que ingerissem carrapatos da espécie *A. maculatum* infectados.[75]

Embora a infecção possa ser adquirida por causa do hábito carnívoro, outra maneira de transmissão do *H. americanum* é pela ingestão do carrapato *A. maculatum* infectado.[41] Larvas do carrapato infectadas experimentalmente são infectantes para cães após a muda para ninfas.[40] Os carrapatos adultos que adquiriram a infecção ainda no estágio de ninfa também são infectantes para cães. Uma ampla variedade de hospedeiros intermediários potenciais é capaz de possibilitar que o organismo mantenha um ciclo biológico silvestre endêmico na área de distribuição geográfica do *A. maculatum*. O número de espécies

diferentes de animais suscetíveis à infecção com o *H. americanum* é desconhecido, bem como o de espécies que servem como reservatório natural da doença. Um estágio do organismo, o de cistozoíta, foi identificado em ratos do algodão, camundongos e coelhos. Cães que ingerem esses hospedeiros paratênicos desenvolvem a doença, o que comprova a importância da predação como meio importante de transmissão em áreas endêmicas.[69] Não foi documentada transmissão *in utero* ou congênita do *H. americanum* de cadelas para a prole, mas é provável que ocorra, pois foi demonstrada no caso do *H. canis*.[26]

A hepatozoonose parece ser sazonal nos meses quentes ou no início do outono, quando os cães ficam mais propensos à exposição aos carrapatos. Cães com infecção pelo *H. americanum* geralmente exibem sinais clínicos que se agravam e melhoram o ano todo, à medida que ocorrem ciclos repetidos de reprodução assexuada e inflamação piogranulomatosa.

Patogenia

A infecção prolongada pode resultar de um único episódio infeccioso, perpetuado por ciclos assexuados repetidos. Foram encontrados cistos em biopsias musculares de cães até 5 anos após a infecção inicial, e um cão infectado experimentalmente permaneceu infectante para os carrapatos por mais de 5 anos.[44] A miosite piogranulomatosa em músculos adjacentes a ossos possivelmente estimule uma reação periósetea acentuada ao longo de superfícies ósseas, em especial nos animais jovens. A infecção crônica causa estimulação antigênica persistente e pode resultar em vasculite, glomerulonefrite imunoproliferativa e deposição de amiloide em vários órgãos. A infecção prolongada em geral resulta em caquexia crônica, perda de peso progressiva e desgaste muscular, com a morte ocorrendo, geralmente, até 12 meses após a inoculação.

Achados clínicos
Cães

Em contraste com a doença geralmente branda vista com o *H. canis*, o *H. americanum* causa doença debilitante e quase sempre fatal. Na maioria dos cães, observam-se febre (39,3 a 40,9°C) que não responde ao tratamento com antibiótico, caquexia, depressão, atrofia muscular generalizada e hiperestesia (notável especialmente sobre as regiões paraespinais), secreção ocular purulenta e anemia leve.[26] Os sinais clínicos podem agravar-se e melhorar, de acordo com a magnitude da inflamação piogranulomatosa. Muitos cães recebem tratamento para febre de origem obscura, com vários ciclos de antibacteriano antes que se evidencie que a evolução intermitente não é uma resposta positiva ao tratamento. É mais provável que a perda de peso resulte da atrofia muscular e das maiores demandas calóricas associadas ao estado inflamatório prolongado. Secreção ocular mucopurulenta é achado razoavelmente consistente e possivelmente seja secundária à inflamação piogranulomatosa de músculos extraoculares ou à destruição da glândula lacrimal. O teste de Schirmer demonstrou queda da produção lacrimal em cerca de um terço dos cães com secreção ocular.[86] Outras anormalidades intraoculares relatadas ocasionalmente incluíram fibrose retiniana focal, hiperpigmentação e hiper-refletividade, papiledema discreto e uveíte com lesões inflamatórias ativas no fundo de olho.[26]

É provável que a dor que acompanha a miosite se manifeste como dor cervical, nas costas, articular ou generalizada. É fácil confundir hiperestesia, rigidez, proteção do pescoço e febre com meningite ou discoespondilite, mas as deficiências sensoriais e a análise do líquido cerebrospinal em geral não são dignas de nota, e indicam a improbabilidade de acometimento do sistema nervoso. As anormalidades da marcha provavelmente incluam rigidez, fraqueza generalizada, em especial envolvendo paresia de membro pélvico e impossibilidade ou relutância para levantar-se.

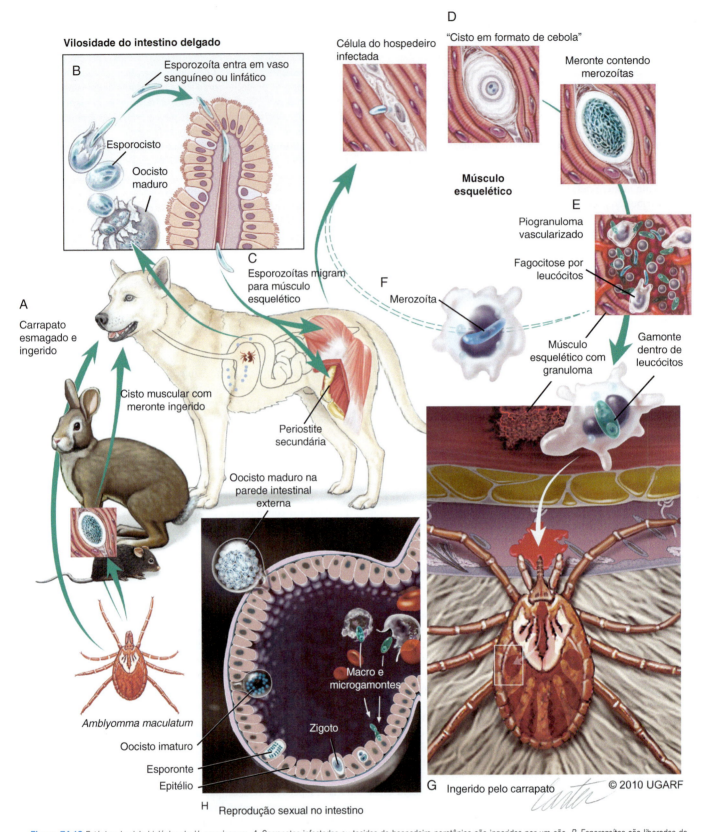

Vilosidade do intestino delgado

B

Esporozoíta entra em vaso sanguíneo ou linfático

Esporocisto

Oocisto maduro

Célula do hospedeiro infectada

D

"Cisto em formato de cebola"

Meronte contendo merozoítas

Músculo esquelético

E

Piogranuloma vascularizado

Fagocitose por leucócitos

C

Esporozoítas migram para músculo esquelético

F

Merozoíta

Músculo esquelético com granuloma

Gamonte dentro de leucócitos

A

Carrapato esmagado e ingerido

Cisto muscular com meronte ingerido

Periostite secundária

Oocisto maduro na parede intestinal externa

Amblyomma maculatum

Oocisto imaturo

Esporonte

Epitélio

Macro e microgamontes

Zigoto

G   Ingerido pelo carrapato

© 2010 UGARF

H   Reprodução sexual no intestino

Figura 74.12 Estágios do ciclo biológico de *H. americanum*. *A*. Carrapatos infectados ou tecidos do hospedeiro paratênico são ingeridos por um cão. *B*. Esporozoítas são liberados do esporocisto no intestino do cão e penetram na parede intestinal. *C*. Os esporozoítas migram para os tecidos da musculatura esquelética e cardíaca por via hematogênica ou linfática, alojando-se em suposta célula fagocitária entre miócitos. *D*. Camadas concêntricas de material mucopolissacarídico (em formato de cebola) depositam-se em torno do cisto. Alguns permanecem dormentes, enquanto outros sofrem merogonia, formando merontes que contêm muitos merozoítas. *E*. Ao amadurecer, o meronte se rompe, liberando merozoítas e induzindo reação inflamatória piogranulomatosa. Fagócitos em migração ingerem os organismos. *F*. O organismo ingerido pode circular para outros locais e continuar seu ciclo assexuado. Outros entram em fagócitos circulantes (monócitos ou neutrófilos) e transformam-se em gamontes. *G*. Leucócitos infectados são ingeridos pelo carrapato *Amblyomma maculatum*. *H*. Ocorre singamia (ciclo sexual) no epitélio intestinal do carrapato, produzindo macro e microgamontes, que se fundem para formar um zigoto que amadurece em um oocisto. Ver o texto. (Arte de Kip Carter © 2004 University of Georgia Research Foundation Inc.)

A rigidez e a relutância ao movimento podem fazer com que muitos cães assumam a postura estática de "obediência" (Figura 74.13). A dor, em particular na região lombar, pode lembrar doença traumática ou degenerativa da coluna vertebral. A febre, a dor lombar e a leucocitose fizeram com que inicialmente se suspeitasse que alguns casos eram de pielonefrite ou piometra fechada.[26] Cães podem ter história de poliúria e polidipsia, principalmente na vigência de glomerulonefrite secundária ou amiloidose. Sinais clínicos menos comuns incluem diarreia sanguinolenta transitória, sons pulmonares anormais, tosse, mucosas pálidas e linfadenomegalia.[26] Apesar da perda de peso progressiva e do desgaste muscular, muitos cães continuam a manter um apetite razoavelmente bom.

Diagnóstico
Achados clinicolaboratoriais

A anormalidade laboratorial mais consistente em cães com *H. americanum* é a leucometria elevada, que comumente varia de 20.000 a 200.000 células/$\mu\ell$.[86] A infecção com *H. americanum* em geral está associada à neutrofilia madura, mas ocasionalmente pode haver desvio moderado a discreto para a esquerda. Anemia normocítica normocrômica arregenerativa discreta tem sido achado consistente com casos relatados de hepatozoonose. A contagem de plaquetas costuma estar dentro dos limites de referência ou elevada e trombocitose acentuada (até 916.000 plaquetas/$\mu\ell$) tem sido evidente em alguns cães.[88] O achado de trombocitopenia deve levar o clínico a suspeitar de infecção concomitante com outras doenças transmitidas por carrapatos, como a erliquiose (ver Capítulo 26), a febre maculosa das Montanhas Rochosas (ver Capítulo 27) ou a babesiose (ver Capítulo 76).

As anormalidades mais comuns detectadas em perfis bioquímicos de cães com infecção por *H. americanum* incluem aumento discreto da atividade da FA sérica, hipoglicemia e hipoalbuminemia.[86] O aumento na atividade da FA sérica pode estar associado à inflamação periósteas que ocorre secundariamente à miosite adjacente. Acredita-se que a hipoglicemia, em geral na faixa de 40 a 60 mg/dℓ, resulte do metabolismo *in vitro* artefatual da glicose por leucócitos imediatamente após a coleta de sangue. Quando fluoreto de sódio é usado como anticoagulante para bloquear o metabolismo da glicose pelas células, a glicemia em geral fica na faixa de referência. Hipoalbuminemia é achado consistente e possivelmente associado a queda na ingestão de proteína, inflamação crônica ou perda renal. Inflamação crônica causa aumento na produção de proteínas da fase aguda e macroglobulinas, que resulta em infrarregulação da síntese de albumina. A ureia sérica em geral está baixa, a menos que tenha ocorrido dano renal significativo decorrente de doença renal inflamatória crônica. Provavelmente valores baixos de ureia sérica representem queda na ingestão de proteína ou alteração no metabolismo de proteína secundária ao equilíbrio nitrogenado negativo e produção de proteínas inflamatórias. Valores baixos de ureia sérica podem contribuir para a poliúria observada em alguns cães, por causa do gradiente de concentração medular renal reduzido. No caso de doença crônica, os cães podem desenvolver nefropatia com perda de proteína e altas proporções urinárias de proteína-creatinina, secundárias a glomerulonefrite ou amiloidose renal. Embora hipoglicemia, hipoalbuminemia e níveis séricos baixos de ureia em geral estejam associados à doença hepática, os ácidos biliares séricos costumam estar nos limites de referência ou apenas discretamente elevados em cães com infecção pelo *H. americanum*. Apesar da inflamação muscular, a atividade da CK quase sempre está dentro dos limites de referência. Hiperglobulinemia é relativamente incomum. É possível encontrar polimiopatia generalizada à eletromiografia. Ao exame microscópico, os aspirados de linfonodos caracterizam-se por hiperplasia. O resultado da análise de sinoviocentese é inflamação neutrofílica asséptica.[88] Os achados citológicos da medula óssea são hiperplasia granulocítica e hipoplasia eritroide com alta proporção mieloide:eritroide.

Radiografia

Foram relatadas lesões ósseas periósteas na maioria dos cães com infecção pelo *H. americanum*, menos comumente observadas na infecção por *H. canis*.[26,53] No caso de cães infectados pelo *H. americanum*, é possível que os achados radiográficos variem de espetaculares a inexistentes. A proliferação periósteas tem sido associada à inserção de músculo na maioria dos ossos do corpo, inclusive as vértebras, a pelve, o rádio, a ulna, o úmero, o fêmur, a fíbula e a tíbia (Figuras 74.14 e 74.15).[35,86] Nem todos os cães infectados desenvolvem essa lesão única. As lesões radiográficas são mais comuns em cães jovens (com menos de 1 ano de idade). Não se sabe se estão associadas a crescimento esquelético rápido ou são indicativas de infecção mais grave nos animais jovens. Em termos morfológicos, as lesões lembram a osteopatia hipertrófica.[119]

As radiografias podem ser usadas como teste de triagem para confirmar o diagnóstico de hepatozoonose. Radiografias pélvicas ou de ossos longos podem mostrar exostoses periósteas irregulares sutis ou

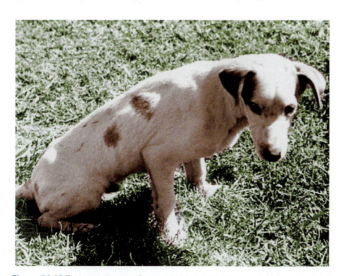

Figura 74.13 Terrier mestiço com 6 meses de idade e hepatozoonose. Notar a emaciação extrema e a postura de "obediência".

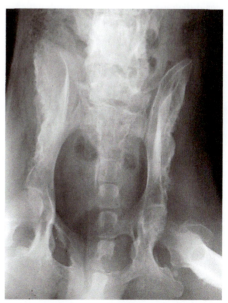

Figura 74.14 Radiografia da pelve e das vértebras lombares de cão com neoproliferação óssea periósteas associada à infecção com *H. americanum*.

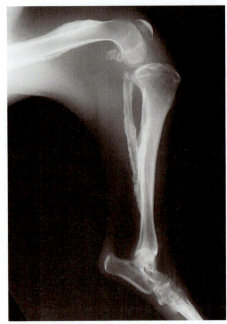

Figura 74.15 Radiografia de fêmur, tíbia e fíbula com proliferação óssea perióstea em um cão infectado com *H. americanum*.

espessamento lamelar liso do periósteo. A cintilografia nuclear óssea provavelmente detecte alterações nos ossos que começam entre 35 e 67 dias após a infecção.[35]

Identificação do organismo

Em contraste com os gamontes de *H. canis*, é difícil encontrar os de *H. americanum* porque em geral menos de 0,1% dos leucócitos periféricos estão infectados. Quando vistos, os gamontes de *H. americanum* aparecem como cápsulas oblongas em azul-claro ou transparentes, medindo aproximadamente 8,8 μm × 3,9 μm, com núcleo pouco corado no citoplasma de monócitos ou neutrófilos circulantes (Figura 74.16). Há técnicas de coloração especial, mas são trabalhosas e não compensam por causa da baixa parasitemia. O exame de esfregaços feitos com o sobrenadante pode aumentar a possibilidade de se encontrar uma célula infectada com gamonte.

A biopsia muscular é um meio mais conveniente e consistente de estabelecer o diagnóstico de *H. americanum* em cães infectados (ver *Achados patológicos*). Retiram-se dois ou três pedaços pequenos (2 cm × 2 cm) de músculo do bíceps femoral ou do semitendinoso

com o cão sob anestesia geral. Cistos, merontes e piogranulomas com macrófagos contendo zoítas são diagnósticos de infecção com *H. americanum*. Miosite, com ausência de organismos demonstráveis, é um achado menos específico, mas comum. Às vezes ocorrem resultados falso-negativos quando uma amostra não contém lesão, mas isso raramente acontece por causa do número extremamente alto de organismos em cães infectados. A obtenção de várias amostras ou a repetição do procedimento em sequência pode reduzir a probabilidade de resultado falso-negativo. O xenodiagnóstico, quando se verifica se carrapatos adultos têm a infecção após hematofagia no estágio de ninfa em um cão suspeito, é o meio mais sensível de detecção, porém só é prático em contexto experimental.[44]

Sorologia

Pesquisadores da Oklahoma State University desenvolveram ensaio imunossorvente ligado a enzima para detectar anticorpo sérico contra o *H. americanum*, usando esporozoítas como antígeno. No entanto, a impossibilidade de retirar completamente tecido residual do carrapato do antígeno de teste resultou em testes falso-positivos em cães de áreas endêmicas. Esse teste mostrou 93% de sensibilidade e 96% de especificidade, em comparação com os resultados da biopsia muscular, mas não está disponível no comércio para os veterinários.[94]

Análise genético-molecular

Há no comércio dos EUA um ensaio de PCR qualitativo em tempo real para teste com sangue anticoagulado. Tal teste pode diferenciar a espécie e fornecer análise quantitativa do nível de infecção, sendo muito eficaz para identificar infecções precoces (que começam 42 dias após a inoculação), mas às vezes ocorrem resultados falso-negativos em casos muito agudos ou na doença crônica, quando o número de gamontes no sangue em geral diminui. Nos casos suspeitos com resultado negativo à PCR, deve-se realizar biopsia muscular para confirmação.

Achados patológicos

Os achados macroscópicos consistentes em cães com *H. americanum* são caquexia e atrofia muscular. Podem ser vistas superfícies ósseas ásperas e espessadas. À observação macroscópica, os piogranulomas parecem focos múltiplos, com 1 a 2 mm, brancos a acastanhados, dispersos de maneira difusa por todo o músculo e em outros tecidos. Ao exame microscópico, os cistos (Figura 74.17), merontes (Figura 74.18) e piogranulomas (Figura 74.19) são encontrados primordialmente na musculatura esquelética e cardíaca, mas

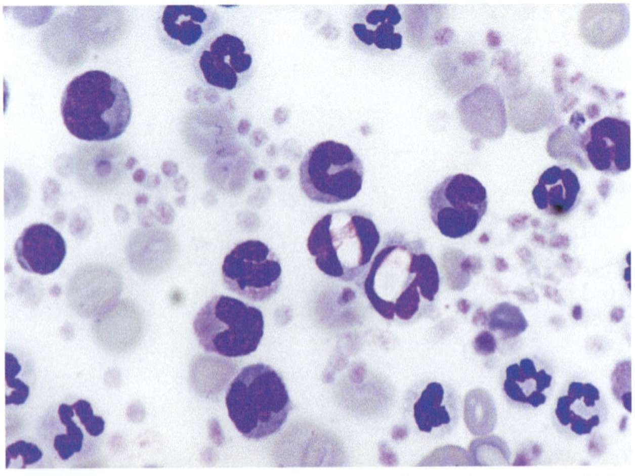

Figura 74.16 Os gamontes de *H. americanum* em neutrófilos circulantes parecem idênticos aos de *H. canis* (Giemsa, 1.200×).

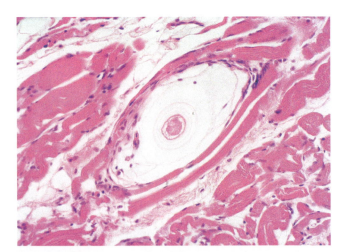

Figura 74.17 Cisto de *H. americanum* em formato de cebola. Camadas concêntricas de material mucopolissacarídico circundam célula hospedeira, formando uma grande estrutura cística no músculo esquelético (coloração com H&E, 400×).

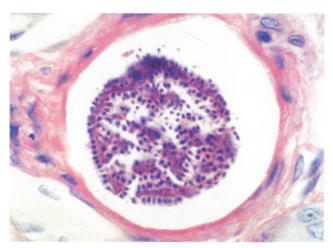

Figura 74.18 Um meronte maduro de *H. americanum* pouco antes da liberação de merozoítas. Notar ausência de inflamação em torno da estrutura do cisto (coloração com H&E, 1.200×).

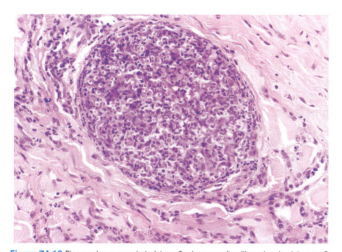

Figura 74.19 Piogranuloma associado à invasão de merozoítas liberados de cisto em cão com *H. americanum*. Merozoítas fagocitados podem entrar novamente na circulação para tornar-se gamontes ou formar um novo cisto em formato de cebola.

também podem ser encontrados esporadicamente em outros tecidos, incluindo o adiposo, linfonodos, músculo liso intestinal, baço, pele, rins, glândulas salivares, fígado, pâncreas e pulmões. Essas formas podem ser diferenciadas daquelas do *H. canis* (ver *Achados patológicos* dessa doença e Tabela 74.1). Uma diferença importante é que a infecção com *H. americanum* não está associada aos esquizontes circulares típicos da IHC. As alterações vasculares em vários órgãos incluem degeneração fibrinoide de paredes vasculares, mineralização e proliferação da íntima vascular e vasculite piogranulomatosa. Lesões renais são comuns e incluem inflamação piogranulomatosa focal com glomerulonefrite discreta, nefrite intersticial linfoplasmocitária, glomerulonefrite mesangioproliferativa e, ocasionalmente, amiloidose. Também é possível encontrar depósitos de amiloide no baço, em linfonodos, no intestino delgado e no fígado. Achados menos comuns incluem congestão pulmonar, necrose esplênica coagulativa, linfadenomegalia e congestão da mucosa gástrica.

Tratamento

Na Tabela 74.3 há o resumo dos esquemas de tratamento para a IHA. O tratamento da IHA tem sido frustrante porque nenhum esquema medicamentoso é eficaz no sentido de eliminar os estágios teciduais do organismo. O tratamento paliativo com anti-inflamatórios não esteroides nas dosagens padrão pode proporcionar alívio imediato da febre e da dor muscular, enquanto se inicia o tratamento antiprotozoário definitivo. Em geral, a remissão dos sinais clínicos pode ser mais rápida com a administração da combinação de trimetoprima-sulfadiazina, clindamicina e pirimetamina (combinação TCP) por 14 a 21 dias. Como alternativa, a administração simultânea de ponazurila e anti-inflamatórios não esteroides também foi eficaz[2a] (ver as dosagens na Tabela 74.3). Embora a resposta clínica seja excelente, tem curta duração. A maioria dos cães apresenta recidiva 2 a 6 meses após o tratamento antiprotozoário, por causa da liberação contínua de merozoítas no músculo e em outros tecidos à medida que os merontes se replicam e desenvolvem. Não há tratamento que penetre na célula hospedeira e interrompa o desenvolvimento dos merontes quando se encontram no estágio cístico. Embora geralmente a resposta ao tratamento seja boa com recidivas subsequentes, podem ser mais frequentes com o tempo. É provável que infecções persistentes recorrentes resultem em glomerulonefropatia, amiloidose, vasculite e caquexia crônica. Por fim, os cães ficam refratários ao tratamento

Tabela 74.3	Tratamento para a infecção por *Hepatozoon americanum*.			
Fármaco[a]	**Dose**[b] **(mg/kg)**	**Via**	**Intervalo (h)**	**Duração (dias)**
Esquema combinado de TCP:[b]				
Trimetoprima-sulfonamida *e*	15	VO	12	14
Clindamicina *e*	10	VO	8	14
Pirimetamina *e*	0,25	VO	24	14
Decoquinato	10 a 20	VO	12	730
Esquema com ponazurila:[c]				
Ponazurila *e*	10	VO	12	28
Decoquinato	10 a 20	VO	12	730

VO, via oral; *TCP*, trimetoprima-sulfadiazina, clindamicina e pirimetamina.
[a]Ver mais informações sobre cada fármaco no *Formulário de fármacos*, no Apêndice. Analgésicos não esteroides (ANE) podem ser administrados diariamente junto com os tratamentos antiprotozoários, para aliviar a hiperestesia.
[b]Dose por administração no intervalo especificado. Os quatro fármacos enumerados são administrados simultaneamente nas dosagens individuais listadas pela duração especificada. A dose citada de trimetoprima-sulfonamida é a dos componentes combinados. O tratamento com decoquinato é iniciado durante a fase de indução inicial e prossegue após o término da administração dos outros três fármacos.
[c]Ponazurila é administrada pelo período de 28 dias. O tratamento com decoquinato é iniciado durante a fase de indução inicial e continua após a interrupção da administração de ponazurila.

de recidivas repetidas e em geral a morte ocorre até 12 meses após o diagnóstico inicial, a menos que seja instituído outro tratamento para evitar a maturação dos merozoítas liberados.

O tratamento contínuo para ajudar a prevenir recidivas clínicas consiste no acréscimo de decoquinato, um anticoccídico para animais comestíveis, disponível como aditivo alimentar para rebanhos na concentração de 27,2 g de decoquinato por quilograma de mistura prévia (*premix*). O pó pode ser misturado no alimento canino úmido na quantidade de uma colher das de sopa por 10 kg de peso corporal e fornecido 2 vezes/dia (ver o *Formulário de fármacos*, no Apêndice). Aparentemente, esse fármaco acomete as mitocôndrias dos merozoítas que são liberados e inibe sua maturação, impedindo a continuação do desenvolvimento dos estágios teciduais que causam infecção recorrente persistente. O decoquinato é administrado diariamente por 2 anos, assim que os sinais clínicos tenham se resolvido (ver Tabela 74.3). Uma recomendação alternativa ao tratamento estendido é realizar PCR a cada 3 a 6 meses para determinar a necessidade de continuar com ele. É possível interromper a administração do decoquinato quando o resultado da PCR ficar negativo, mas, ao se usar esse esquema, alguns cães precisaram ser tratados por mais de 2 anos, por causa da persistência de testes positivos. Em alguns casos, ocorrem recidivas clínicas discretas mesmo quando os cães estão recebendo decoquinato. Se forem observadas febre e leucocitose durante exames de acompanhamento, deve-se administrar outro curso de tratamento antiprotozoário.

No passado, o prognóstico para cães com infecção por *H. americanum* era reservado a mau.[26] Com o advento da combinação de TCP seguida pela administração diária de decoquinato, o prognóstico melhorou significativamente. As recidivas são menos frequentes e graves, e glomerulonefrite e amiloidose são menos comuns. Na comparação de protocolos de tratamento, a taxa de sobrevida por 2 anos de cães que receberam apenas tratamento antiprotozoário foi de 12,5%, mas aumentou para mais de 84% nos que receberam tratamento antiprotozoário seguido por decoquinato a longo prazo.[87] Os cães tratados com TCP combinado seguido por decoquinato por 2 anos ficaram livres da doença por mais de 8 anos.

Prevenção

O controle de carrapatos com acaricida eficaz é importante para limitar a disseminação da doença. O controle do ambiente do vetor, impedindo que se alimente em cães infectados, ajuda a prevenir disseminação ao limitar as populações endêmicas de carrapatos. O uso regular de acaricidas tópicos ou coleiras impregnadas com inseticida pelos cães em locais infestados mata ou repele quaisquer carrapatos que estejam exercendo hematofagia no momento. Além disso, não se deve permitir que os cães comam carne ou órgãos crus de animais silvestres nas áreas endêmicas (como carcaças de cervos ou presas que eles caçam), evitando-se ao máximo possível a predação sobre pequenos roedores e aves nessas áreas.

Considerações de saúde pública

Há apenas um relato de infecção humana com uma espécie de *Hepatozoon*[26] (ver discussão prévia sobre o *H. canis*). A transmissão de *H. americanum* para pessoas é improvável porque a doença é transmitida pela ingestão de carrapato e não por sua picada. O risco de transmissão direta de cães para seres humanos aparentemente é baixo.

Hepatozoonose felina

Gad Baneth

A hepatozoonose de gatos domésticos foi relatada na Índia,[121] na Tailândia,[65] na África do Sul,[146] na Nigéria,[82] nos EUA,[39] no Brasil,[123,129] em Israel,[4,8,73] na França[20,28] e na Espanha.[113,143] As espécies de *Hepatozoon* que infectam gatos não foram identificadas nem caracterizadas. Não se sabe se uma única espécie é encontrada em gatos nem se é semelhante a quaisquer espécies descritas em outros animais. Alguns estudos de genética molecular referiram-se a determinados genótipos como *Hepatozoon felis*, enquanto outros usaram *Hepatozoon* sp. ou *H. canis*, por causa da alta similaridade com as sequências do último de cães.[31,65,129,143] O vetor da hepatozoonose felina (FeHPZ; de *feline hepatozoonosis*) também é desconhecido. Ver a variedade de hospedeiros de infecções relacionadas em *Infecção por Hepatozoon canis*, nos itens *Etiologia* e *Gatos e carnívoros silvestres*, anteriormente neste capítulo.

A FeHPZ está associada à infecção de tecidos musculares. Foram identificados merontes de *Hepatozoon* no miocárdio e em músculos esqueléticos de gatos domésticos com hepatozoonose[20,73] e espécies de felinos silvestres.[78] Observou-se elevação da atividade da enzima muscular CK na maioria dos gatos com FeHPZ em um estudo retrospectivo sobre essa doença[4] e em três gatos de uma área rural do Brasil.[123] Doenças retrovirais são encontradas com frequência em associação à FeHPZ e parecem ser um fator predisponente. O vírus da imunodeficiência felina e o da leucemia felina foram detectados em 4 de 6 gatos com FeHPZ de Israel e 2 da França.[4,20]

Foi descrita ampla variedade de sinais clínicos em gatos com FeHPZ.[4,8,20,39,146] Um gato de Israel com parasitemia apresentava fraqueza, hipersalivação, ulceração da mucosa lingual e linfadenomegalia,[8] foi tratado com doxiciclina e se recuperou. Dois gatos da França com parasitemia também tiveram resultados positivos ao teste para o vírus da leucemia felina e apresentaram letargia, anorexia, anemia e trombocitopenia.[20] Um gato do Havaí apresentou perda de peso, glossite ulcerativa, pirexia, anemia progressiva, secreção ocular serosa e icterícia,[39] além de evidência sorológica de infecção hepática consistente com hepatozoonose. Em geral, o diagnóstico de FeHPZ é realizado mediante a detecção de gamontes em esfregaços sanguíneos. Os gamontes estão localizados no citoplasma de neutrófilos, têm formato elipsoide e núcleo redondo ou pleomórfico (Figura 74.20). O nível de parasitemia costuma ser baixo, com menos de 1% dos neutrófilos contendo gamontes. A FeHPZ tem sido tratada com a administração oral de doxiciclina na dose de 5 mg/kg[8] ou oxitetraciclina oral na dose de 50 mg/kg 2 vezes/dia, com uma única dose oral de primaquina de 2 mg/kg.[146]

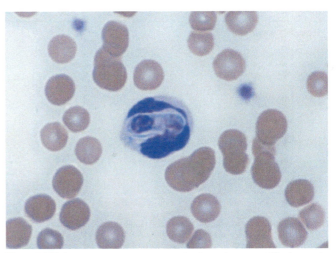

Figura 74.20 Gamonte de *Hepatozoon* sp. no citoplasma de um neutrófilo de um gato doméstico. O esfregaço foi corado com o Giemsa (500×).

Capítulo 75

Cytauxzoonose

Leah A. Cohn e Adam J. Birkenheuer

Etiologia e epidemiologia

A cytauxzoonose felina, uma doença infecciosa emergente com distribuição geográfica em expansão, é causada pelo hemoprotozoário parasito *Cytauxzoon felis*. Membro da ordem Piroplasmida, o organismo faz parte da família Theileriidae. Assim como outros da família, existe em duas formas distintas: a não eritrocitária (esquizonte) e a eritrocitária (piroplasma), no hospedeiro mamífero.

Embora o *C. felis* seja a espécie mais relevante para a saúde dos gatos domésticos nos EUA, é única dentre as várias espécies do gênero *Cytauxzoon*.[20] Um parasito intraeritrocitário indistinguível em termos morfológicos foi identificado em gatos-de-pallas (*Otocolobus manul*) importados da Mongólia,[38] denominado de maneira especulativa como *Cytauxzoon manul*. Os resultados do sequenciamento dos genes 18S (DNA, rDNA) do RNA ribossômico (rRNA; do inglês, *ribosomal RNA*) mostraram que o organismo é relacionado com o *C. felis*, mas distinto dele.[59] Quando injetado em gatos domésticos, o *C. manul* ocasionou eritroparasitemia, mas não doença, e foi incapaz de prevenir doença virulenta quando os mesmos gatos foram infectados com *C. felis*.[37] Outros dois patógenos similares mas distintos foram detectados no lince ibérico (*Lynx pardinus*) do sul da Espanha.[51a,52] Os parasitos do gênero *Cytauxzoon* identificados em gatos domésticos na América do Sul podem ser ou não geneticamente idênticos ao *C. felis* encontrado nos EUA.[51,64] Ocorre infecção com *C. felis* ou protozoários muito estreitamente relacionados em uma grande variedade de felídeos não domesticados, inclusive o presumível hospedeiro reservatório, que nos EUA é o lince americano (*Lynx rufus rufus*), bem como grandes felinos e naqueles criados em cativeiro.* No lince americano, em geral a infecção é uma parasitemia persistentemente subclínica. Estudos extensos de transmissão experimental para qualquer espécie além dos felídeos, inclusive camundongos com imunodeficiência, falharam.

A citauxzoonose pode ocorrer em gatos de qualquer idade e em ambos os sexos, sem predileção racial identificada. Não é necessário que os gatos estejam imunossuprimidos para se infectarem, e não há evidência de que a infecção seja mais provável em gatos infectados com retrovírus que nos não infectados. Gatos que vivem em ambientes externos são mais propensos a se infectar, principalmente durante a primavera e o verão, provavelmente por causa da maior exposição aos carrapatos vetores.[56] Em estudos retrospectivos, a infecção raramente foi identificada de novembro a março.[4,56] De maneira semelhante, 75% dos gatos infectados pelo laboratório de diagnóstico clínico veterinário da University of Missouri em um período de vários anos foram identificados entre maio e julho.[15]

Por muitos anos após sua descrição original no Missouri durante meados da década de 1970,[66] a cytauxzoonose foi reconhecida apenas na região centro-sul dos EUA. Subsequentemente, a faixa geográfica se expandiu, com infecções agora relatadas em gatos de todo o sudeste e das regiões mesoatlânticas daquele país.[5,34] Embora ainda

não demonstrada em gatos domésticos, a infecção com *C. felis* foi detectada em um lince americano bem ao norte como na Pensilvânia[6] e em Dakota do Norte.[61a] Mesmo sendo possível que as infecções fora do centro-sul americano tenham simplesmente passado despercebidas nos últimos anos, a relativa facilidade de reconhecimento do parasito nos tecidos à necropsia tornam tal possibilidade parecer improvável. Em vez disso, é provável que o parasito ocorra por toda uma região geográfica mais ampla. A faixa geográfica de infecções relatadas com *C. felis* em gatos domésticos na América do Norte parece sobrepor-se com as áreas habitadas tanto pelo lince americano como pelo carrapato-estrela-solitária (*Amblyomma americanum*)[61a] (Figura 75.1). Além da doença em felinos domésticos e silvestres em cativeiro nos EUA,[14,25,35,69] há relatos de infecções com *C. felis* tanto em felinos domésticos como silvestres em cativeiro na América do Sul.[2,51,55] Como o hospedeiro reservatório primário do patógeno nos EUA é o lince americano, gatos domésticos infectados são tipicamente de áreas rurais ou suburbanas, mais que das urbanas. Gatos que vivem perto de áreas madeireiras ou terras menos intensamente cuidadas são mais propensos à infecção.[56] É comum que múltiplos

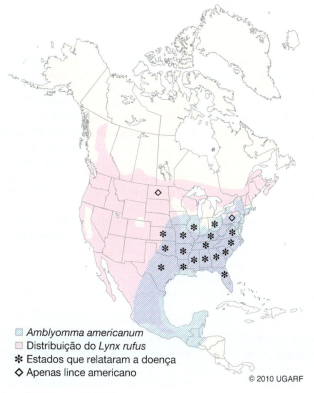

© 2010 UGARF

Legenda do mapa:
- *Amblyomma americanum*
- Distribuição do *Lynx rufus*
- ✳ Estados que relataram a doença
- ◇ Apenas lince americano

Figura 75.1 Mapa da distribuição por estado da cytauxzoonose nos EUA com distribuição sobreposta do carrapato e do hospedeiro reservatório. (Arte de Thel Melton © 2010 University of Georgia Research Foundation Inc.)

---

*Referências 2, 8, 13, 14, 26, 32, 55, 60, 69.

gatos em uma vizinhança, ou da mesma casa, sejam infectados em uma única estação do ano, o que provavelmente reflete a ocorrência de linces infectados na área em questão.

Não há grandes estudos epidemiológicos publicados sobre a prevalência da infecção com *C. felis* em gatos domésticos. Em um único estudo realizado com gatos saudáveis que participaram de programas de captura, castração e retorno às origens no Tennessee (n = 75), na Flórida (n = 494) e na Carolina do Norte (n = 392), a prevalência de infecção com *C. felis* detectada pela reação em cadeia da polimerase (PCR; do inglês, *polymerase chain reaction*) foi de 1,3%, 0,4% e 0%, respectivamente.[31] Provavelmente as taxas de prevalência sejam mais altas em regiões onde é tradicional encontrar infecção enzoótica; os autores deste capítulo sabem que a taxa de prevalência em várias colônias de gatos no Missouri e na Carolina do Norte chega a 72%. A prevalência da infecção em gatos no Brasil com um hemoprotozoário parasito indistinguível em termos morfológicos do *C. felis* foi similarmente alta, chegando a 48,5%.[51] A prevalência da infecção no lince americano depende da geografia, e as estimativas variam de 7% na Pensilvânia a 33% na Carolina do Norte e 62% em Oklahoma.[6,28,43] Na Flórida, a prevalência de infecção assintomática em pumas transportados do Texas foi de 39% e nas panteras da Flórida foi de 35%.[60] Não há estudos publicados sobre as taxas de incidência da infecção em gatos domésticos. Em uma revisão retrospectiva, a cytauxzoonose foi responsável por aproximadamente 1% de amostras de felinos submetidas ao Oklahoma Animal Disease Diagnostic Laboratory e 1,5% das admissões de felinos no Oklahoma State University Veterinary Medical Teaching Hospital entre 1995 e 2006 e entre 1998 e 2006, respectivamente.[56] A informação de comunicações pessoais com os autores deste capítulo sugere que os veterinários em "pontos quentes" enzoóticos chegam a ver até 5 casos de cytauxzoonose por semana durante a estação em que a doença atinge o auge, com muito mais veterinários relatando presenciar 5 a 10 casos a cada verão.

A infecção de gatos domésticos com *C. felis* no contexto natural requer um carrapato vetor; portanto, gatos doentes e sadios podem conviver na mesma casa sem que ocorra transmissão da doença.[67] É possível que experimentalmente a infecção seja transmitida por inoculação de tecidos contendo esquizontes ou transfusão de sangue coletado durante a doença aguda.[27,41,67] A transfusão de sangue de gatos que se recuperaram da doença, se tiver apenas eritrócitos que contêm piroplasmas, mais que esquizontes associados a células mononucleares, transmite o estágio de piroplasma da infecção, mas não resulta em esquizogonia ou doença clínica no receptor.[7,27]

Uma variedade de carrapatos exerce a hematofagia tanto em felídeos domésticos como silvestres, e já se recuperou *C. felis* em carrapatos das espécies *Dermacentor variabilis* e *A. americanum*.[9] Embora tenham sido demonstradas competência do vetor e transmissão de um estágio para outro (ninfas para adultos) do *D. variabilis* em um estudo feito em 1984,[7] nem *Dermacentor* nem *Rhipicephalus sanguineus* transmitiram infecção em uma investigação posterior.[58] No último estudo e em outro ensaio subsequente, apenas as ninfas de *A. americanum* se alimentaram em gato infectado e foram capazes de transmitir infecção durante a hematofagia posterior, já na qualidade de carrapatos adultos.[57,58] Não há estudos publicados sobre a transmissão transovariana ou de um estágio para outro durante outros momentos da vida do carrapato; é possível que outros carrapatos também sirvam como vetores competentes para a transmissão. Embora no Brasil não haja *Dermacentor variabilis* nem *A. americanum*, há relatos de infecção natural com cytauxzoonose no país. Presume-se que o *Amblyomma cajennense* ou outro carrapato ixodídeo seja o vetor responsável.[55]

Ao contrário de gatos domésticos (ver parágrafo seguinte), quando linces americanos se infectam com *C. felis* há replicação esquizogênica limitada, associada a doença clínica aguda leve a moderada (embora tenha sido descrita infecção fatal de linces).[8,27,54]

Quando se recuperam da doença, os linces permanecem infectados com os piroplasmas em seus eritrócitos. A ingestão de piroplasmas contidos nos eritrócitos serve como meio de transmissão do parasito para hospedeiros intermediários de carrapatos. Os carrapatos não infectados adquirem patógeno ao se alimentar nesses portadores com a infecção persistente. Tais carrapatos podem então transmitir esporozoítas para o próximo hospedeiro felídeo em que exercerem a hematofagia (Figura 75.2). Se, em seguida, o carrapato se alimentar em outro lince, em geral a infecção resulta em replicação esquizogênica maciça e doença grave.

Durante anos os gatos domésticos foram considerados hospedeiros terminais porque a maioria morria em decorrência da cytauxzoonose (ver Figura 75.2). Aparentemente, os felídeos que se recuperam da infecção aguda podem abrigar piroplasmas por meses ou até anos sem consequências sérias.* Na década passada, ficou claro que os gatos domésticos podem sobreviver à doença aguda e permanecer persistentemente parasitêmicos.[5,30,49,58,68] Além disso, ocasionalmente são identificados gatos domésticos que abrigam piroplasmas sem qualquer antecedente de doença clínica.[31,49,51] No contexto experimental, aparentemente os gatos domésticos são capazes de transmitir a infecção por meio do carrapato vetor.[44,58] Embora esses estudos demonstrem a competência do reservatório, são necessários estudos mais extensos para estabelecer a verdadeira capacidade dos gatos domésticos como reservatórios no contexto natural. A existência de colônias de gatos domésticos com altas taxas de prevalência de infecções com *C. felis*, combinada com a exposição extensa a carrapatos vetores competentes sugere a probabilidade de que tanto o reservatório como o vetor tenham alta capacidade de selecionar as populações. Se for assim, o movimento de gatos domésticos portadores (com seus proprietários) poderia contribuir para a expansão da região geográfica endêmica desse patógeno.

No ciclo biológico do *C. felis*, a fase sexuada da reprodução ocorre no intestino do carrapato (Figura 75.3). Oocinetos deixam o intestino, entram na cavidade corporal e migram para as glândulas salivares, onde se replicam como esporozoítas infectantes. Esses esporozoítas, após entrarem em contato com o hospedeiro durante a hematofagia, penetram e se desenvolvem primariamente dentro de fagócitos mononucleares. Eles são visíveis primeiro como estruturas vesiculares indistintas dentro do citoplasma de células infectadas e depois como grandes esquizontes nucleados distintos que sofrem divisão ativa por esquizogonia e fissão binária (ver Figura 75.3). A multiplicação de esquizontes dentro das células do hospedeiro é observada ultraestruturalmente como esquizogonia verdadeira, sem divisão na célula do hospedeiro. Em uma fase mais avançada da evolução da doença, os esquizontes desenvolvem brotos (merozoítas) que se separam e preenchem toda a célula hospedeira. Fagócitos delimitam o lúmen dos vasos dentro de quase todos os órgãos, tornando-se grandes e numerosos, em geral ocluindo o vaso como um trombo. A célula hospedeira provavelmente se rompe, liberando os merozoítas no sangue ou outro líquido corporal. Os merozoítas surgem nos macrófagos 1 a 3 dias antes de serem observados nos eritrócitos. Esses organismos então invadem eritrócitos não infectados e produzem parasitemias de último estágio detectadas ao exame de esfregaços sanguíneos, em geral 1 a 3 dias antes da doença clínica.

Patogenia

A fase de reprodução esquizogênica assexuada, dentro de células fagocitárias mononucleares do hospedeiro, é responsável pelos processos patológicos que resultam em doença clínica. Não se sabe ao certo se apenas esporozoítas podem entrar em macrófagos e iniciar a esquizogonia ou se apenas esquizontes podem disseminar-se de um macrófago para outro. Os esquizontes distendem as células mononucleares

_____
*Referências 11, 12, 17a, 18, 31, 49, 51.

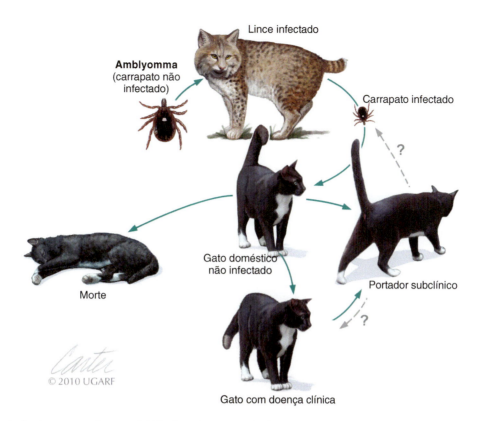

Lince infectado

Amblyomma
(carrapato não
infectado)

Carrapato infectado

?

Gato doméstico
não infectado

Morte

Portador subclínico

?

© 2010 UGARF

Gato com doença clínica

Figura 75.2 Ciclo silvestre da cytauxzoonose no lince e possível infecção resultante no gato doméstico. A capacidade do gato doméstico de agir como hospedeiro transportador é incerta, conforme indicado pelo sinal de interrogação. (Arte de Kip Carter © 2010 University of Georgia Research Foundation Inc.)

dentro do lúmen de canais venosos no interstício da maioria dos órgãos (Figura 75.4), mas isso pode ser especialmente grave nos pulmões, no fígado, no baço e em outros tecidos linfoides.[40,67] Coagulação intravascular disseminada (CID), presumivelmente ativada por ruptura do endotélio vascular, tem sido complicação com base em achados laboratoriais em gatos com infecção natural.[25,29] Obstrução vascular, anoxia e liberação de substâncias nocivas em decorrência da morte e da ruptura celulares podem contribuir para a falência de múltiplos órgãos. A fissão do esquizonte dentro de células mononucleares resulta na formação de merozoítas.[62] Por fim, a célula distendida com merozoítas se rompe, liberando-os. Os eritrócitos adquirem merozoítas por endocitose, produzindo os piroplasmas clássicos associados à infecção (Figura 75.5). Os piroplasmas (merozoítas) se reproduzem por fissão binária assexuada apenas nos eritrócitos. Às vezes a existência de piroplasmas está associada à hemólise durante os últimos estágios da doença aguda, mas não é provável que os piroplasmas sejam fator contribuinte importante para a doença.

A resposta imunológica ao *C. felis* é desconhecida, e não está claro por que em geral a replicação esquizogênica nos linces é mais limitada que nos gatos domésticos. A eritroparasitemia adquirida via transfusão de eritrócitos contendo piroplasmas não protege gatos domésticos contra esquizogonia fatal subsequente.[27,53] Estudos experimentais sugerem que quando gatos domésticos sobrevivem à fase esquizogênica da infecção, ficam imunes a nova infecção pelo organismo e à doença clínica associada.[22,53] No entanto, os autores deste capítulo entraram em contato com veterinários de regiões endêmicas, os quais observaram doença clínica indistinguível da cytauxzoonose em gatos que tinham sobrevivido à doença anos antes. Não foi feita qualquer tentativa de encontrar esquizontes nos gatos com a doença "pela segunda vez", de modo que não está claro se esses gatos tiveram recrudescência da doença, nova infecção ou alguma outra doença simultaneamente.

Cepas menos virulentas de *C. felis* poderiam resultar em esquizogonia mais limitada com menos doença associada em gatos domésticos. A existência teórica de cepas menos virulentas é confirmada pela ocorrência regional de taxa maior de sobreviventes do que a esperada.[49] Usando-se regiões não codificadoras do rRNA conhecidas como regiões espaçadoras internas transcritas, demonstrou-se variabilidade nas cepas de *C. felis* de gatos com infecção natural na Geórgia e no Arkansas.[10] Inicialmente, demonstrou-se associação significativa entre a capacidade de sobrevivência e a cepa particular de *C. felis*.[10] Um estudo subsequente revelou que gatos assintomáticos em geral estavam infectados com um organismo que tinha a mesma sequência da região espaçadora interna transcrita (EIT) identificada em gatos que tinham sucumbido à infecção, concluindo que a análise da EIT não pode ser usada para discriminar entre cepas altamente patogênicas e menos patogênicas.[12] Atualmente, a triagem clínica prospectiva de amostras clínicas com fins diagnósticos não é possível.

Achados clínicos

Embora os achados históricos e de exames físicos não sejam específicos, o início agudo de anorexia, letargia e febre em gatos de uma região endêmica (em especial durante a primavera e o verão) deve levantar suspeita imediata de cytauxzoonose. O início da doença clínica ocorre 1 a 3 semanas após a infecção transmitida pelo carrapato.[7,58] Os primeiros sinais clínicos são vagos e tipicamente incluem anorexia e letargia. Em questão de horas a dias, a doença se agrava e os proprietários podem notar aumento da vocalização, fraqueza, icterícia, urina amarelo-escura, dificuldade respiratória, obnubilação mental ou até mesmo convulsões. A alteração mais consistente ao exame físico é pirexia (em geral acentuada: 39,4 a 41,6°C), mas ocorre hipotermia nos animais moribundos. As mucosas podem estar ictéricas ou pálidas. É possível observar evidência de desidratação e demora no tempo de

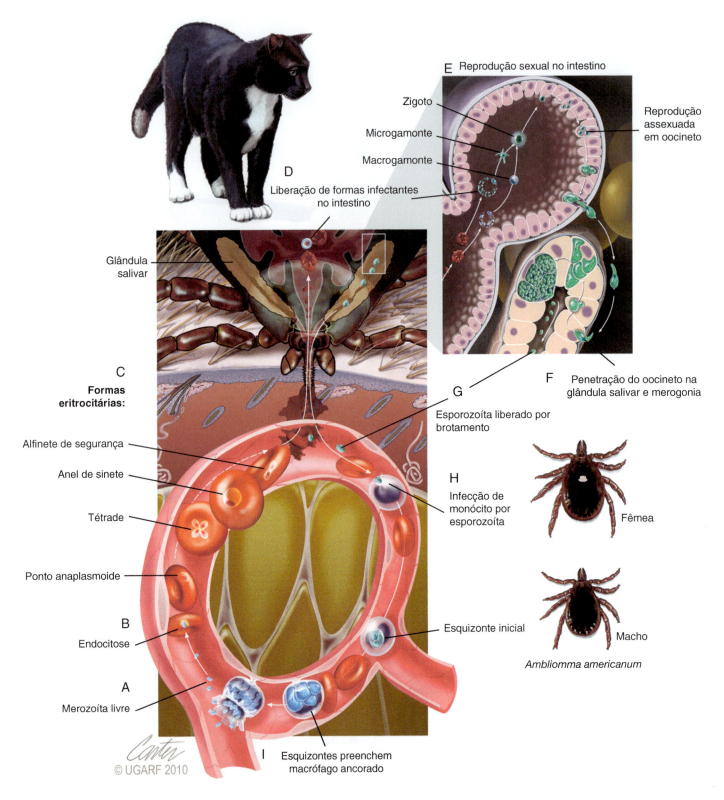

Figura 75.3 Ciclo biológico do *Cytauxzoon felis*. *A*. Merozoítas livres, liberados de esquizontes, (*B*) entram em eritrócitos circulantes por endocitose e (*C*) sofrem replicação em uma variedade de formas. Os eritrócitos parasitados circulantes são ingeridos pelo carrapato e (*D*) liberados no intestino. *E*. Ocorre diferenciação em macro e microgamontes, que se unem para formar um zigoto, o qual se diferencia em um oocineto, que se replica por reprodução assexuada e finalmente penetra na parede intestinal e migra para a glândula salivar. *F*. Uma vez ali, a reprodução assexuada por merogonia resulta em infecção salivar, (*G*) via brotamento de organismos a partir da superfície celular. *H*. Durante a hematofagia, o organismo é inoculado pelo carrapato e entra em fagócitos mononucleares. *I*. Dentro dos fagócitos, a replicação por esquizogonia e fissão binária aumenta o tamanho das células parasitadas, que em geral ocluem o lúmen do vaso sanguíneo. (Arte de Kip Carter © 2010 University of Georgia Research Foundation Inc.)

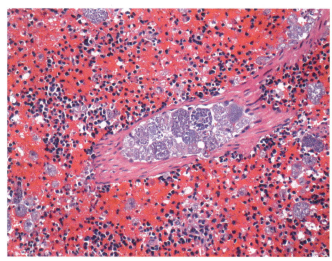

Figura 75.4 Imagem histológica do baço de um gato que morreu de cytauxzoonose demonstra muitas células fagocitárias mononucleares cheias de esquizontes e fáceis de reconhecer ocluindo o lúmen vascular (coloração por H&E, 100×). O diagnóstico histológico da doença em geral é direto. (Cortesia da Dra. Marlyn Whitney, University of Missouri – Veterinary Medical Diagnostic Laboratory.)

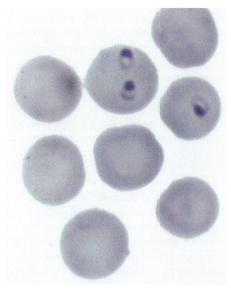

Figura 75.5 Eritrócitos felinos infectados com piroplasmas característicos, em forma de anel de sinete, de *Cytauxzoon*. A grande área nuclear claramente evidente possibilita que os organismos sejam diferenciados dos organismos hemotrópicos de *Mycoplasma* (Wright-Giemsa, 330×).

enchimento capilar ou palidez de mucosas (Figura 75.6). Taquipneia e taquicardia são típicas, com ou sem dificuldade respiratória franca. Em geral são detectadas linfadenomegalia, esplenomegalia e hepatomegalia discretas a moderadas. Às vezes os gatos apresentam hiperestesia durante a palpação muscular e possivelmente entrem em coma pouco antes da morte. A evolução total da doença costuma ser rápida, e muitos gatos sucumbem em questão de dias.[33,53]

No caso de gatos que sobrevivem à doença aguda, a recuperação clínica costuma ser completa. Os gatos que se recuperam com a persistência de piroplasmas nos eritrócitos em geral parecem saudáveis. Não se sabe se muitos, ou algum desses gatos com parasitemia crônica, tenham sinais clínicos tardios, como hemólise não associada à infecção aguda. É possível que os veterinários reconheçam eritroparasitos em gatos portadores que são examinados por uma variedade de doenças, inclusive anemia. Em tais situações pode ser difícil deter-

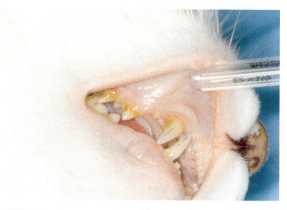

Figura 75.6 Palidez de mucosa em gato com infecção por *Cytauxzoon*. (Fotografia de Craig E. Greene © 2004 University of Georgia Research Foundation Inc.)

minar se os parasitos são simplesmente o legado de infecção prévia sem relação com a doença atual ou se a doença sob suspeita está relacionada com a cytauxzoonose.

Provavelmente radiografias torácicas mostrem padrão pulmonar broncointersticial, presumivelmente relacionado com a esquizogonia que ocorre nos tecidos pulmonares.[47,63] Lavados endotraqueais de um gato tinham padrão celular misto de macrófagos, eosinófilos, neutrófilos e linfócitos, em ordem decrescente. Esquizontes intracelulares foram observados em macrófagos pulmonares.

Diagnóstico

O diagnóstico de cytauxzoonose pode ser feito pela identificação de eritroparasitemia em esfregaços de sangue periférico de gatos com história e exame físico compatíveis. Pode-se corar um esfregaço sanguíneo fino com o corante de Romanowsky ou o de Wright para identificação de piroplasmas. Os piroplasmas de *C. felis* em eritrócitos na maioria das vezes têm formato de anel de sinete com 1 a 1,5 µm, mas também são observadas formas em "alfinete de segurança" e de tétrade ou, raramente, cadeias de organismos lembrando cocos (Figura 75.1). Eritroparasitos semelhantes são identificados em gatos infectados com *Babesia felis* e *C. manul*, mas tais patógenos não foram identificados nos EUA. É possível confundir *Mycoplasma haemofelis* com piroplasmas de *C. felis* (ver Capítulo 31). O *M. haemofelis* ocorre como patógenos eritrocitários epicelulares pleomórficos (cocos, bastonetes ou anéis). Além do tamanho menor do *M. haemofelis* (tipicamente 0,3 µm a 0,8 µm), sua localização epicelular, a ocorrência frequente em pares ou cadeias curtas e a anemia regenerativa associada ajudam a distingui-lo do *C. felis*. É fácil confundir o corante precipitado sob os eritrócitos com piroplasmas, mas em geral o precipitado pode ser encontrado não associado a células, bem como sobre elas. Resquícios nucleares conhecidos como corpúsculos de Howell-Jolly também podem ser confundidos com piroplasmas de *C. felis*. A identificação de piroplasmas de *C. felis* não é um método sensível de diagnosticar a doença. A borda irregular do esfregaço sanguíneo corado tem de ser cuidadosamente avaliada, porque a carga eritroparasitária costuma ser baixa. Ainda mais importante é o fato de não haver piroplasmas em todos os gatos infectados, em particular no início da evolução da doença. Eles podem estar ausentes em até 50% dos casos no começo da doença.[22]

A infecção também pode ser confirmada visualmente pela identificação microscópica de esquizontes dentro de células mononucleares. Às vezes, o exame minucioso da borda irregular de esfregaço de sangue periférico demonstrará esquizontes em células mononucleares circulantes (Figura 75.7). Mais comumente, aspirados com agulha fina de tecidos parasitados como linfonodos, baço ou fígado

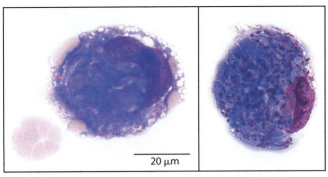

Figura 75.7 Células mononucleares contendo esquizontes, identificados na margem irregular (células mostradas de dois campos microscópicos diferentes) de um esfregaço sanguíneo periférico corado pelo Wright-Giemsa, de gato infectado com doença aguda. (Cortesia da Dra. Marlyn Whitney, University of Missouri – Veterinary Medical Diagnostic Laboratory.)

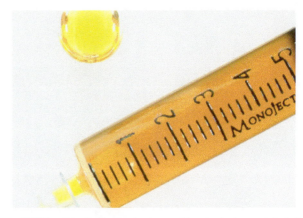

Figura 75.9 Soro (*tubo de vidro, em cima à esquerda*) e urina (*seringa, embaixo à direita*) mostram alto conteúdo de bilirrubina. (Fotografia de Craig E. Greene © 2004 University of Georgia Research Foundation Inc.)

resultam em amostras contendo macrófagos carregados de esquizontes (Figura 75.8). Raramente se faz biopsia tecidual para diagnosticar cytauxzoonose, mas é fácil confirmar a infecção após a morte, mediante identificação microscópica de tais células carregadas de esquizontes.

Afora a identificação de patógenos protozoários em esfregaços sanguíneos, não há anormalidades específicas em testes clinicopatológicos rotineiros. Em geral encontra-se pancitopenia em hemogramas completos. A anemia costuma ser normocítica normocrômica e arregenerativa, por causa da natureza aguda da doença. Às vezes identifica-se eritrofagocitose com hemólise ocorrendo principalmente no compartimento extravascular. Em geral, a anemia é discreta a moderada no início da evolução da doença, mas pode agravar-se em uma fase mais tardia. É possível que uma carga maciça de esquizontes nos macrófagos da medula óssea resulte em neutropenia, mas, como alternativa, é possível identificar neutrofilia decorrente de resposta inflamatória à infecção. Acredita-se que a trombocitopenia moderada a acentuada esteja relacionada com processos consuntivos, inclusive a complicação comum de uma CID. Os tempos de coagulação (p. ex., tempo de protrombina parcial ativado, tempo de protrombina em um estágio) em geral estão prolongados e fazem parte da CID.[25,29,30] Hiperbilirrubinemia é muito comum (Figura 75.9) como resultado da infiltração intra-hepática de macrófagos carregados

de esquizontes e da hemólise, e em geral a atividade das enzimas hepáticas está aumentada. Azotemia pré-renal, hiperglicemia e desequilíbrios eletrolíticos e acidobásicos são documentados em muitos gatos infectados. Outras alterações clínicas do perfil bioquímico são variáveis e menos específicas, mas incluem baixa concentração sérica de albumina, colesterol e potássio, com aumento da atividade sérica da alanina aminotransferase.[33] Bilirrubinúria é comum (ver Figura 75.9), mas não ocorre hemoglobinúria porque a hemólise é, em grande parte, extravascular.

Outros testes podem ser considerados em gatos doentes. As técnicas de imagem não contribuem diretamente para diagnóstico de infecção com *C. felis*, mas é possível esperar espleno e hepatomegalia. Nos EUA há um teste comercial de PCR que pode ser usado para confirmar a existência do DNA de *C. felis*. Embora o teste seja rápido, atrasos associados ao processamento da amostra são importantes, considerando-se a evolução clínica curta da doença. Testes sorológicos para a detecção do anticorpo contra *C. felis* podem ser usados no contexto de pesquisa para documentar infecção prévia, mas isso é clinicamente impraticável porque o gato infectado pode morrer antes que os anticorpos surjam na circulação. Embora seja possível comparar os títulos das fases aguda e de convalescença para confirmar a infecção nos gatos que sobrevivem, os autores deste capítulo não confiam nesses testes comerciais.

Achados patológicos

Estudos experimentais sobre infecção com *C. felis* proporcionaram a descrição extensa dos achados patológicos associados à doença aguda.[40] Aumento e manchas no baço e no fígado são comuns (Figura 75.10), bem como linfadenomegalia discreta a moderada. Pneumonia intersticial, edema e congestão pulmonar com hemorragias petequiais na superfície pulmonar são típicas (Figura 75.11). É possível detectar hemorragia petequial e equimótica em uma variedade de tecidos porque geralmente a CID antecede a morte. À observação microscópica, é possível ver distensão venosa e pode haver tumefação leve dos rins.

O exame histológico demonstra facilmente o estágio tecidual da infecção com *C. felis*. Esquizontes são encontrados no citoplasma de fagócitos mononucleares nos próprios tecidos, ou aderidos ao endotélio ou dentro do lúmen de canais venosos em praticamente todos os órgãos (Figura 75.12). O baço, o fígado, os pulmões, a medula óssea e os linfonodos são especialmente parasitados de modo maciço. A oclusão parcial ou completa de canais venosos por células mononucleares infectadas resulta em congestão venosa acentuada dos tecidos. Baço e linfonodos devem ser usados para esfregaços por impressão, que

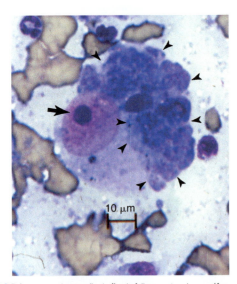

Figura 75.8 Esfregaço por impressão de fígado felino mostrando macrófago contendo um esquizonte de *Cytauxzoon* em desenvolvimento. O esquizonte inicial (*delineado pelas pontas de setas*) aparece como uma área basofílica lobulada dentro do citoplasma da célula hospedeira. Há um grande nucléolo no núcleo da célula hospedeira (*seta*) (Wright-Giemsa, 165×).

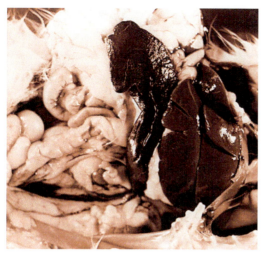

Figura 75.10 Lesões macroscópicas em um gato com infecção experimental por *Cytauxzoon felis* incluem aumento acentuado do baço e discreto do fígado, com bordas arredondadas e veias distendidas.

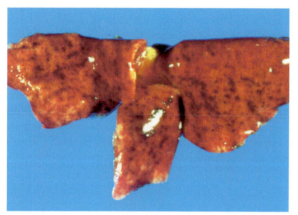

Figura 75.11 Hemorragias petequiais e equimóticas em todo o pulmão de um gato que morreu por causa de cytauxzoonose. (Cortesia do Oklahoma State University Veterinary Pathobiology Teaching Set, Stillwater, OK.)

devem ser corados com o corante de Wright ou o Giemsa. Os métodos de hibridização *in situ* ou imuno-histoquímicos podem ser empregados para identificação específica de organismos nos tecidos.[65]

Tratamento

Embora a cytauxzoonose já tenha sido descrita como infecção sempre fatal, agora há muitos relatos de gatos que sobrevivem. Alguns sobreviveram com cuidados de suporte rigorosos, em outros com tais cuidados mais tratamento antiprotozoário e ainda houve gatos identificados como portadores clinicamente sadios, durante o estágio de piroplasma da infecção, sem história conhecida de doença clínica.* É possível que essa redução na gravidade represente a introdução contemporânea da infecção no gato doméstico, a seleção genética do hospedeiro e a adaptação parasitária.[29,48,49]

Cuidados de suporte estão indicados para todos os gatos doentes. Usam-se líquidos cristaloides para corrigir a desidratação, preservar o volume vascular e manter a perfusão tecidual. A transfusão de sangue total ou concentrado de hemácias está indicada no tratamento da anemia com taquipneia ou taquicardia associada. Em geral, a cytauxzoonose é acompanhada por CID;[30] a heparinização profilática provando ser útil no tratamento de gatos infectados. A

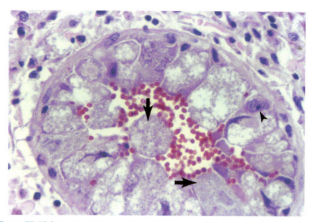

Figura 75.12 Corte de pulmão de gato com cytauxzoonose. Macrófagos contendo esquizontes delineiam completamente a superfície endotelial e quase ocluem o lúmen de um grande vaso. Nucléolos aumentados do núcleo da célula hospedeira são visíveis em algumas células (*ponta de seta*). É possível visualizar organismos em desenvolvimento com aspecto um tanto granular no citoplasma de algumas células (*setas*) (coloração com H&E, 66×).

heparina pode ser administrada em dose eficaz até fazer efeito ou como heparina fixada (Tabela 75.1). Anti-inflamatórios não esteroides como o meloxicam têm sido usados para proporcionar analgesia e baixar a febre. Alguns veterinários tratam gatos doentes com predniso(lo)na. Não se avaliou o benefício potencial dos anti-inflamatórios não esteroides e dos glicocorticoides. Uma variedade de antimicrobianos (p. ex., ampicilina sódica, enrofloxacino e doxiciclina) tem sido usada em gatos infectados, isoladamente ou em combinação.[30,33,68] Nenhum desses fármacos demonstrou eficácia contra protozoários como o *C. felis*.

O tratamento definitivo da cytauxzoonose abrange a administração de um fármaco antiprotozoário. Os agentes à base de hidroxinaftoquinolona, parvaquona e buparvaquona são os preferidos para a infecção de bovinos africanos com *Theileria*. Apesar da relação estreita do *C. felis* com *Theileria* spp., esses fármacos não foram eficazes no tratamento da cytauxzoonose.[53] Os compostos aromáticos de diamidina, o dipropionato de imidocarb ou o aceturato de diminazeno são usados no tratamento das infecções com vários protozoários, inclusive espécies de *Babesia* e *Trypanosoma*. Em um estudo retrospectivo, cinco de seis gatos tratados com diminazeno associados a cuidados rigorosos de suporte sobreviveram à infecção.[30] Infelizmente, o diminazeno não está aprovado para uso nos EUA. Embora seja possível solicitar sua importação à Food and Drug Administration de acordo com as regras de importação (*http://www.fda.gov/ora/import/ora_import_system.html*), o tempo que leva para se concretizar anula sua utilidade prática no tratamento da infecção com *C. felis*, porque é preciso uma solicitação para cada animal (*i. e.*, o fármaco não pode ser guardado para uso futuro). O imidocarb está disponível nos EUA e tem sido bastante usado no tratamento da cytauxzoonose em uma variedade de esquemas posológicos (p. ex., duas doses de 2 mg/kg IM com intervalo de 7 dias, duas doses de 5 mg/kg com intervalo de 4 dias). Incluída em um relato retrospectivo sobre 18 gatos infectados que sobreviveram (apenas 1 tendo sido tratado com imidocarb) estava a menção não comprovada de que o imidocarb não foi eficaz no tratamento da cytauxzoonose induzida experimentalmente.[49] O tratamento prévio com atropina ou glicopirrolato pode minimizar os efeitos colinérgicos adversos potenciais do imidocarb. Tentou-se tratamento com uma combinação do antiprotozoário atovaquona (15 mg/kg VO a cada 8 h) e azitromicina (10 mg/kg VO a cada 24 h). Em um estudo controlado, a taxa de sobrevivência de 60% dos gatos tratados por 10 dias com essa combinação foi significativamente diferente dos 26% com imidocarb.[17,17a,18]

Tabela 75.1	Tratamento da cytauxzoonose.			
Fármaco[a]	**Dose**[b]	**Via**	**Intervalo**	**Duração (dias)**
Heparina (não fracionada)	100 a 200 U/kg	SC	8 h	Conforme necessário[c]
Atropina	0,04 mg/kg	IV, IM, SC	24 h	1[d]
Glicopirrolato	0,005 a 0,01 mg/kg	IV, IM, SC	24 h	1[d]
Dipropionato de imidocarb	3,5 a 5 mg/kg	IM	14 dias	14
Aceturato de diminazeno	2 mg/kg	IM	7 dias	7
Atovaquona e	15 mg/kg	VO	8 h	10
Azitromicina	10 mg/kg	VO	24 h	10

IM, intramuscular; *IV*, intravenosa; *VO*, via oral; *SC*, subcutânea.
[a]Ver no *Formulário de fármacos*, no Apêndice, informação específica sobre cada fármaco. O tratamento complementar com líquido isotônico é extremamente importante nessa doença. Ver o texto.
[b]Dose por administração no intervalo especificado.
[c]Essa variação de dosagem é usada até que os sinais clínicos do gato tenham se estabilizado e as anormalidades hematológicas melhorado. Em vez dessa dose fixa, o objetivo terapêutico é duplicar o tempo de tromboplastina parcial ativado basal. Para se alcançar esse efeito, seria administrada dose variável com intervalo de 8 h.
[d]Administrada uma vez, 15 min antes da injeção de imidocarb ou diminazeno.

Não está claro se o tratamento deve ser administrado a gatos sadios com eritroparasitemia persistente. Nos poucos gatos acompanhados por meses a anos, não ocorreu doença clínica por causa da infecção com piroplasma. No entanto, existe a possibilidade de que esses gatos tenham hemólise futuramente. Também é importante a possibilidade teórica de que esses gatos portadores sirvam para infectar carrapatos não infectados, que poderiam inocular esporozoítas patogênicos ao exercer novamente hematofagia. O tratamento com imidocarb parece não ser eficaz para eliminar parasitemia em gatos sadios.[17a,18] A combinação de atovaquona e azitromicina nem sempre promoveu cura da infecção, mas muitos gatos tratados tiveram resultados negativos da PCR 8 semanas após o tratamento.[17a,18] As dosagens recomendadas desses fármacos estão na Tabela 75.1.

Prevenção

Não há vacina para prevenção da infecção com *C. felis*. Até o momento, a prevenção consiste em evitar picadas de carrapatos. Infelizmente, nenhum dos parasiticidas disponíveis para uso em gatos domésticos impede de maneira confiável as picadas de carrapatos. Uma combinação de aplicação de fipronil com confinamento em ambiente interno para minimizar a exposição é a melhor prevenção em áreas endêmicas. A quimioterapia profilática é usada na prevenção da malária em seres humanos nas regiões endêmicas. A função que essa profilaxia pode ter na prevenção da cytauxzoonose felina ainda não foi determinada. Ver, no Capítulo 93, mais informações sobre o controle de carrapatos.

Capítulo 76

Babesiose

Adam J. Birkenheuer

Etiologia

A babesiose, causada pela infecção por microrganismos do gênero *Babesia*, caracteriza-se por anemia hemolítica, febre e esplenomegalia. As infecções por *Babesia* podem ser subclínicas ou causar doença grave potencialmente fatal. As espécies de *Babesia* são protozoários parasitos intraeritrocitários do filo Apicomplexa, que são frequentemente transmitidos por carrapatos. Foram descritas mais de 100 espécies de *Babesia*, e, com o advento das técnicas moleculares, como a reação em cadeia da polimerase (PCR; do inglês, *polymerase chain reaction*), muitas espécies e genótipos novos são identificados a cada ano.[137] Historicamente, as espécies foram designadas e identificadas com base no hospedeiro vertebrado e no tamanho do parasito. Com

base no fenótipo morfológico, as babésias são divididas em duas categorias: grandes e pequenas. As espécies de *Babesia* grandes tendem a medir 3 a 7 μm de comprimento, enquanto as pequenas costumam ter 1 a 3 μm (Tabela 76.1).

Cães

A babesiose canina é uma doença de importância mundial. As primeiras descrições dos parasitos intraeritrocitários em cães com sinais compatíveis com babesiose foram feitas na África, em 1896, e o primeiro caso documentado de babesiose canina nos EUA ocorreu em 1934. Inicialmente, foram reconhecidas duas espécies de *Babesia* que infectam cães; todavia, foram descritos pelo menos nove piroplasmas caninos geneticamente singulares (ver Tabela 76.1). A espécie

Tabela **76.1**	Espécies comuns de *Babesia*, vetores e distribuição.

Espécies	Distribuição geográfica	Características morfológicas típicas	Carrapatos vetores identificados	Achados clínicos
CANINAS				
Babesia canis vogeli	África, Ásia, Austrália, Europa, Américas do Norte e do Sul	Grande (2,4 a 3 × 4 a 7 μm), microrganismos piriformes solitários ou em pares	*Rhipicephalus sanguineus*	Febre, trombocitopenia, anemia hemolítica, doença leve com sinais clínicos inaparentes; mais grave em animais jovens
B. canis canis	Europa	Grande (2,4 a 3 × 4 a 7 μm), microrganismos piriformes solitários ou em pares	*Dermacentor reticulatus*	Anemia hemolítica e febre
B. canis rossi	África	Grande (2,4 a 3 × 4 a 7 μm), microrganismos piriformes solitários ou em pares	*Haemaphysalis elliptica*	Altamente virulenta, doença hemolítica ou imune
Babesia (espécie grande não denominada)	América do Norte	Grande (2,5 × 5 μm)	Desconhecidos	Trombocitopenia, anemia hemolítica, leucopenia, pigmentúria
Babesia (espécie grande não denominada)	Grã-Bretanha	Grande (2 × 4 μm)	Desconhecidos	Trombocitopenia, anemia hemolítica, leucopenia, pigmentúria
B. gibsoni	África, Ásia, Austrália, Europa, América do Norte e do Sul	Pequena (1 a 2 × 3 a 4 μm), microrganismos habitualmente anelares e solitários (anéis com sinete)[a]	*Haemaphysalis bispinosa, Haemaphysalis longicornis*	Trombocitopenia, anemia hemolítica, infecção crônica com perda de peso e debilitação ou infecção subclínica crônica
B. conradae	Califórnia	Pequena (1 × 2,5 μm), habitualmente solitária; cruzes de Malta ocasionais	Desconhecidos (suspeita de fauna silvestre como reservatórios)	Anemia hemolítica, vômitos
Semelhante a *B. microti*[b]	Noroeste da Espanha	Pequena (1 × 2,5 μm), habitualmente solitária	*Ixodes hexagonus*?	Anemia hemolítica grave, eosinofilia, alguns casos desenvolvem insuficiência renal
B. caballi	Croácia	Desconhecida (não descrita)	Desconhecidos	Não conhecidos (apenas dados de pesquisa molecular)
T. annulata	Espanha	Desconhecida (não descrita)	Desconhecidos	Não conhecidos (apenas dados de pesquisa molecular)
T. equi	Espanha e Croácia	Desconhecida (não descrita)	Desconhecidos	Não conhecidos (apenas dados de pesquisa molecular)
FELINAS[c]				
B. felis	África, sul da Ásia, Europa	Pequena (0,9 × 0,7 μm), microrganismos anelares solitários ou em pares	Desconhecidos	Anemia hemolítica com evolução crônica; observada em gatos da África do Sul
B. canis sp.	Europa	Desconhecida (não observada)	Desconhecidos	Não conhecidos (apenas dados de pesquisa molecular)
B. cati	Subcontinente indiano	Pequena (1 × 1,5 μm), microrganismos anelares solitários ou em pares	Desconhecidos	Isolados de gato selvagem indiano (*Felis catus*)
B. canis presentii	Israel	Pequena (2,7 × 1,7 μm), microrganismos redondos a ovais ou anelares	Desconhecidos	Anemia profunda e icterícia ou subclínica
SERES HUMANOS[d]				
B. microti	América do Norte: nordeste dos Estados Unidos e região dos Grandes Lagos; Europa	Microrganismos pleomórficos pequenos	América do Norte: *Ixodes scapularis*; Europa: *Ixodes trianguliceps, Ixodes ricinus*	Anemia hemolítica, febre, calafrios, anemia leve ou subclínica
B. divergens	Europa	Microrganismos pleomórficos pequenos	*I. ricinus*	Anemia hemolítica, mais grave do que *B. microti*, frequentemente em indivíduos submetidos a esplenectomia
Semelhante a *B. divergens*	América do Norte: estado de Washington, Missouri (MO1), Kentucky	Microrganismos pleomórficos pequenos, alto nível de parasitemia	Desconhecidos	Anemia hemolítica, mais grave do que *B. microti*, frequentemente em indivíduos que foram submetidos a esplenectomia
B. venatorum (EU1)	Áustria, Itália	Microrganismos pleomórficos pequenos, cruzes de Malta ocasionais	Desconhecidos	Febre, anemia hemolítica em indivíduos submetidos a esplenectomia
B. duncani	América do Norte: Califórnia, estado de Washington	Formas em anel e tétrades	Desconhecidos	Anemia hemolítica – grave no indivíduo imunossuprimido ou submetido a esplenectomia

?, A associação como carrapato vetor não foi provada, porém suspeita.

[a]Alguns isolados de *B. gibsoni* são maiores e exibem aparência heterogênea, que se assemelha à de *B. canis*, de modo que o teste com PCR possibilita a diferenciação mais confiável.

[b]*Theileria annae* e *Babesia annae* foram os nomes propostos para esse microrganismo.[42,260]

[c]Inclui também *B. pantherae*, que foi isolada de um leopardo (*Panthera pardus*) no Quênia, e *B. leo*.

[d]Acredita-se que as pessoas sejam hospedeiros acidentais de babésias de hospedeiros animais reservatórios (p. ex., *B. microti* [roedores], *B. divergens* [gado]).

observada de *Babesia* em cães varia de acordo com a região geográfica e tem sido sujeita a mudança, devido aos deslocamentos dos animais infectados, mudança de lugar dos carrapatos vetores e reclassificação com o avanço das técnicas diagnósticas. O conhecimento da verdadeira extensão geográfica de quase todas as espécies de *Babesia* caninas provavelmente é incompleto e limitado pela falta de relatos e pesquisas que não utilizam técnicas microscópicas, sorológicas e moleculares. Com a identificação de novas espécies, ficou mais importante para o clínico entender as diferenças de cada espécie quanto ao diagnóstico, prognóstico e tratamento. Embora as espécies de *Babesia* compartilhem algumas características comuns, a biologia, a virulência e a fisiopatologia associadas a cada microrganismo podem variar amplamente. Por conseguinte, as informações adquiridas do estudo de uma espécie de *Babesia* nem sempre são diretamente aplicáveis a outras espécies.

Gatos

A babesiose felina não foi tão extensamente estudada quanto a doença canina. Apenas algumas espécies de *Babesia* felinas foram caracterizadas em nível genético, o que leva a questionar grande parte da filogenia e nomenclatura propostas. *Babesia felis* é uma pequena cepa altamente patogênica que infecta gatos domésticos no sul da África e no Sudão.[187] A infecção de gatos domésticos foi identificada principalmente na faixa ao longo da costa da África do Sul.[113,188] A outra espécie pequena, *Babesia cati*, é menos patogênica e é encontrada principalmente na Índia, porém não foi relatada nenhuma caracterização genética dessa espécie. Outro piroplasma pequeno (*Babesia leo*), semelhante, porém sorológica e geneticamente distinto de *B. felis*, foi isolado de leões (*Panthera leo*) no Kruger National Park.[146] O DNA de *B. leo* foi amplificado a partir de um único gato doméstico em uma pesquisa molecular.[33] Um pequeno piroplasma foi observado em esfregaços sanguíneos de gatos selvagens no Rio de Janeiro, Brasil, porém não se dispõe de nenhum dado molecular para confirmar a identidade desses microrganismos.[165] Sequências genéticas, mais semelhantes às de *Babesia canis canis* e de um parasito semelhante a *Babesia microti*, foram amplificadas a partir de uma amostra de sangue de três gatos infectados com infecções retrovirais na Espanha e em Portugal, porém nenhum microrganismo foi observado. Infelizmente, essas sequências eram de uma região bastante conservada do gene do RNA ribossômico 18S, de modo que há dúvida quanto à exata identidade da espécie *B. canis*.[57] Outra espécie de *Babesia*, *B. canis presentii*, foi identificada em dois gatos em Israel.[15] Um desses gatos estava clinicamente enfermo e com coinfecção pelo vírus da imunodeficiência felina. Outro parasito semelhante a *B. canis* foi identificado em um gato com infecção natural na Polônia.[7] Foi encontrado um parasito geneticamente semelhante a *B. canis vogeli* em gatos abandonados na região metropolitana de Bangkok, Tailândia.[209a] *Babesia herpailuri* e *Babesia pantherae* são grandes microrganismos de Felidae silvestres na África, e esses microrganismos foram transmitidos experimentalmente ao gato doméstico.[133] Nos EUA não foi relatado nenhum caso de babesiose felina.

Epidemiologia

Distribuição geográfica

A extensão geográfica característica estabelecida para as várias espécies de *Babesia* baseia-se em estreitas relações dessas espécies com espécies vetoras. Devido ao transporte internacional de cães e gatos, é possível que novas infecções sejam relatadas quando aparecem em novas áreas. Além disso, a exposição de animais infectados a vetores em novas regiões pode possibilitar o estabelecimento da infecção em novos vetores e hospedeiros. Ademais, os seres humanos e animais ficam expostos a novos patógenos quando se estabelecem em novos

ambientes onde existem ciclos silvestres entre vetores e seus hospedeiros reservatórios. Isso ficou evidente com o isolamento cada vez maior de novas espécies de *Babesia* em seres humanos e animais.

Ciclo de vida

As espécies de *Babesia* podem ser transmitidas na natureza por meio da picada do carrapato vetor (Figura 76.1) ou diretamente entre hospedeiros vertebrados.[50] Durante a alimentação do carrapato, os esporozoítas são liberados das glândulas salivares e penetram na corrente sanguínea do hospedeiro vertebrado. Em seguida, fixam-se e sofrem endocitose nos eritrócitos. Uma vez no interior dos eritrócitos, os esporozoítas sofrem reprodução assexuada e merogonia, e as células-filhas são capazes de infectar novos eritrócitos. Os eritrócitos infectados são ingeridos por um carrapato sem infecção. Não se sabe ao certo se a transformação de merozoíta em gameta (gametócito) começa no hospedeiro vertebrado ou no carrapato. No intestino médio do carrapato ocorre a fase sexuada da reprodução, quando os gametas se fundem para formar um zigoto. O zigoto invade a célula epitelial do intestino do carrapato e ocorre uma forma assexuada de reprodução, a esporogonia (ver Figura 76.1). As formas resultantes, os oocinetos, deixam a célula epitelial e invadem as glândulas salivares ou o ovário, onde participam da transmissão transestadial e transovariana, respectivamente.

Transmissão

Na maior parte do mundo, os carrapatos vetores são o meio mais importante de transmissão. Todavia, para algumas espécies de *Babesia*, como *Babesia gibsoni* na América do Norte e na Europa, acredita-se que a transmissão não associada a vetores seja o principal modo de infecção. Acredita-se que a transmissão direta entre ovos, por meio de contato durante lutas ou por transmissão transplacentária congênita, seja a via mais comum de transmissão de *B. gibsoni*, para a qual não existem carrapatos vetores competentes.[3,70,105] Nessas regiões, as variações nos modos de transmissão podem levar a resultados clínicos diferentes. Como a reprodução sexuada das espécies de *Babesia* ocorrem no carrapato, foi proposto que a transmissão não associada a vetores leve à expansão de infecções clonais geneticamente semelhantes e, portanto, ao potencial de resistência disseminada a fármacos em determinada população de animais.[258]

Características epidemiológicas específicas

Babesia canis

B. canis é a espécie de *Babesia* grande mais comum e apresenta três subespécies distintas: *B. canis vogeli*, *B. canis canis* e *B. canis rossi*. São observadas diferenças características no genótipo, na distribuição geográfica, na patogenicidade e na especificidade dos vetores, e algumas autoridades sugeriram que essas espécies representam, na verdade, três espécies distintas: *B. vogeli*, *B. canis* e *B. rossi*.[233]

B. canis vogeli é transmitida pelo carrapato marrom do cão (*Rhipicephalus sanguineus*) e compartilha a sua distribuição quase mundial. A infecção é mais comumente diagnosticada em regiões quentes e úmidas do mundo, e a doença foi diagnosticada durante todo o ano em regiões endêmicas. A existência de *B. canis vogeli* foi confirmada por sequenciamento do DNA na África, Ásia, Austrália, Europa e Américas.* Nos EUA, é mais comumente diagnosticada na região do sul. A prevalência relatada de *B. canis vogeli* variou de 3,8 a 59%.[222] A prevalência da reatividade de anticorpos séricos é mais alta em cães adultos do que em cães com menos de 1 ano de idade.[30] Em uma pesquisa sorológica de anticorpos em cães na Flórida, 46% de

---

*Referências 21, 28, 40, 45, 55, 57, 60, 100, 104, 116, 128, 138, 153, 154, 167, 183, 210a, 212, 222.

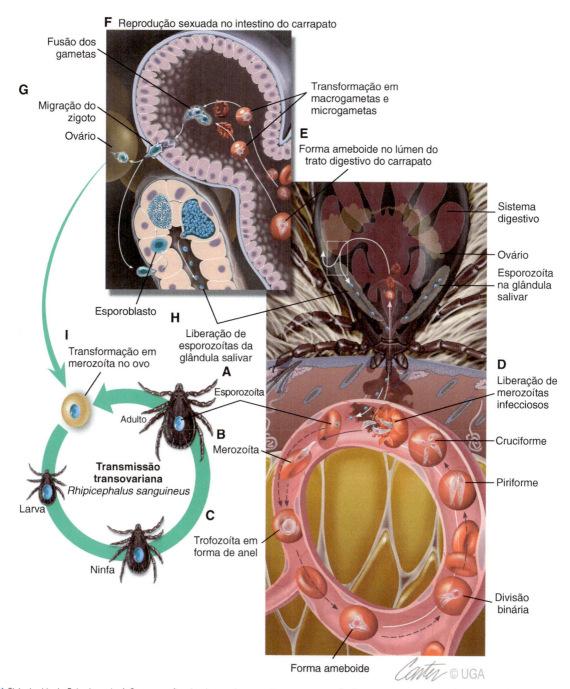

F Reprodução sexuada no intestino do carrapato

Fusão dos gametas

G

Migração do zigoto

Ovário

Transformação em macrogametas e microgametas

E

Forma ameboide no lúmen do trato digestivo do carrapato

Sistema digestivo

Ovário

Esporozoíta na glândula salivar

Esporoblasto

H

Liberação de esporozoítas da glândula salivar

I

Transformação em merozoíta no ovo

A

Esporozoíta

Adulto

B

Merozoíta

Transmissão transovariana
Rhipicephalus sanguineus

Larva

D

Liberação de merozoítas infecciosos

Cruciforme

Piriforme

C

Trofozoíta em forma de anel

Ninfa

Divisão binária

Forma ameboide

Carter © UGA

Figura 76.1 Ciclo de vida de *Babesia canis*. *A*. Os esporozoítas do microrganismo penetram no sangue após alimentar-se no carrapato e infectam os eritrócitos por meio de invaginação focal e dissolução da membrana eritrocitária do hospedeiro. *B*. Os microrganismos diferenciam-se em merozoítas e, em seguida (*C*), em trofozoítas pleomórficos (formas). Estes últimos se dividem dentro dos eritrócitos por divisão binária, causando finalmente a lise da célula. A reprodução assexuada (merogonia) também produz mais merozoítas (*D*), que infectam novos eritrócitos. Se os eritrócitos infectados forem ingeridos por carrapatos (*E*), os microrganismos aparecem no intestino do carrapato cerca de 10 h após o repasto. *F*. Diferenciam-se em gametas, que penetram no epitélio do intestino do carrapato e fundem-se para formar um zigoto. *G*. O zigoto penetra no intestino, entra na hemolinfa e migra para o tecido das glândulas salivares. *H*. Ocorre replicação dos esporozoítas dentro das glândulas salivares, e as células ficam repletas de esporozoítas, que finalmente brotam a partir do epitélio de superfície e passam para a saliva do carrapato. *I*. A transmissão transovariana ocorre no trato reprodutor da fêmea do carrapato. (Arte de Kip Carter © 2004 University of Georgia Research Foundation Inc.)

393 cães da raça Galgo apresentaram resultados positivos.[222] A prevalência de cães com títulos de anticorpos reativos nesses canis variou de 17 a 100%; a menor prevalência foi observada em canis com controle mais intensivo de carrapatos. De 50 cães não pertencentes à raça Galgo, alojados individualmente na mesma área geográfica, nenhum exibiu títulos de anticorpos séricos reativos, implicando o ambiente e a suscetibilidade da raça como fatores na determinação da soroprevalência em áreas endêmicas.[222] Podem ocorrer surtos, que em geral se limitam a uma área geográfica relativamente pequena ou a determi-

nado canil. É possível que veterinários de uma clínica examinem cães acometidos com frequência, enquanto clínicas vizinhas na mesma área não recebam nenhum cão acometido.[220] Existe forte suspeita de transmissão transplacentária da infecção por *B. canis vogeli*, porém isso não foi comprovado em situação experimental.[78]

B. canis canis é transmitida pelo carrapato dos bovinos, *Dermacentor reticulatus*, porém há algumas evidências moleculares de que *R. sanguineus* também seja um vetor.[48] A ocorrência de *B. canis canis* foi confirmada na Europa e na África por sequenciamento do

DNA.* A incidência da infecção é maior no outono e na primavera. A infecção por essa subespécie é mais comumente diagnosticada na França, e 45 a 70% das clínicas relatam infecções confirmadas a cada ano. Taxas mais altas de prevalência são mais comumente observadas em áreas rurais ou suburbanas adjacentes a pradarias ou bosques, que proporcionam um *habitat* apropriado para *D. reticulatus*.[34] Infecções estão sendo relatadas com mais frequência em outros países da Europa, como Croácia, Polônia e Alemanha, e isso pode estar associado a mudanças na distribuição do *D. reticulatus*.[265] Existe relato da infecção em um cão na Noruega.[179] Surtos de infecção por *B. canis canis* em cães de trenó na Polônia compartilham muitas semelhanças com os surtos de infecção por *B. canis vogeli* na raça Galgo da América do Norte.[246]

B. canis rossi é transmitida pelo carrapato-amarelo-do-cão, *Haemaphysalis elliptica* (anteriormente *Haemaphysalis leachi*).[13] Os relatos de infecção por *B. canis rossi* limitaram-se ao continente africano, sendo a maioria dos relatos proveniente da África do Sul, onde mais de 10% dos cães examinados em alguns hospitais veterinários podem estar acometidos.[51,207] A incidência da infecção é mais alta nos meses de verão. A predisposição de determinadas raças à infecção não foi bem estudada, porém as raças de cães de luta tradicionais (American Pit Bull Terrier, Staffordshire Bull Terrier e Bull Terrier) têm mais probabilidade de morrer quando diagnosticadas com babesiose "grave".[195]

Espécies de *Babesia* grandes sem designação

Foi isolada uma espécie de *Babesia* grande em cães na América do Norte, que foram esplenectomizados ou submetidos à quimioterapia para câncer. A infecção foi confirmada pelo sequenciamento do DNA de isolados de cães em Carolina do Norte, Nova Jersey, Nova Iorque e Texas.[29,90,209] Não foi identificado nenhum carrapato vetor. Foi descrita uma nova espécie de *Babesia* diferente e grande em um cão da Grã-Bretanha que nunca havia viajado para fora do país. O cão morreu em consequência da infecção, e não foi identificado nenhum carrapato vetor.[89]

Babesia gibsoni

B. gibsoni é transmitida por *Haemaphysalis bispinosa* e *Haemaphysalis longicornis*.[219] Há evidências limitadas de que *R. sanguineus* possa ser um vetor potencial, porém a transmissão nunca foi demonstrada de modo convincente.[85-88,206] Infecções pela *B. gibsoni* ocorrem no mundo inteiro, e a natureza insidiosa dessa infecção possibilitou o transporte inadvertido de cães infectados da Ásia para outras áreas. A existência de *B. gibsoni* foi confirmada por meio de sequenciamento do DNA na África, Ásia, Austrália, Américas do Norte e do Sul e Europa.[11,116,122,155,230] Dependendo da disponibilidade de vetores apropriados, parece haver dois cenários epidemiológicos distintos para *B. gibsoni*: transmissão por carrapatos e transmissão direta entre cães.[126,157] Em sua área endêmica original da Ásia, a extensão geográfica de *B. gibsoni* correlaciona-se à do carrapato vetor, *H. bispinosa*,[133] e a infestação desses carrapatos é um fator de risco para a infecção em raças de cães que não lutam. Em regiões como os EUA, onde os carrapatos vetores competentes não são endêmicos, as infecções por *B. gibsoni* limitaram-se, em grande parte, a raças de cães de luta.[21,157] Nesses cães de luta, a transmissão foi associada a uma luta ou mordida por um cão infectado ou nascimento de uma cadela infectada. Houve fortes evidências experimentais de transmissão perinatal.[3,70,105] Todavia, a prevalência aumentada de infecção foi observada até mesmo em raças de cães de luta em áreas como o Japão, onde as espécies de *Haemaphysalis* são endêmicas.

Babesia conradae

Existe alguma confusão, visto que esse microrganismo foi designado por vários nomes, incluindo *B. gibsoni*, *B. gibsoni* (EUA), "isolado da Califórnia", e "piroplasma ocidental".[121] *B. conradae* foi apenas isolada de cães no sul da Califórnia, e não foram identificados carrapatos vetores.[121,123] Os estudos de transmissão que tentaram provar a competência de *R. sanguineus* e *Dermacentor variabilis* como vetores não foram bem-sucedidos ou não foram conclusivos.[254] Foram identificados vários estágios do parasito nas glândulas salivares do *R. sanguineus* ingurgitado; todavia, não é possível que a infecção tenha sido transmitida por via transovariana ou transestadial a outros cães.[254] O autor deste capítulo (AJB) identificou *R. sanguineus*, bem como carrapatos de corpo mole, *Ornithodoros coriaceus*, que foram removidos de cães infectados por *B. conradae*.

Microrganismo semelhante a *Babesia microti*

Foi identificado um parasito semelhante a *B. microti* (também designado na literatura como *Babesia annae* ou *Theileria annae*) em cães domésticos da Europa e da América do Norte. A maioria desses cães viveu ou viajou para a região noroeste da Espanha.[41,42,75,260] O relato em um cão doméstico na América do Norte envolveu um American Pit Bull Terrier confiscado por suspeita de combate de cães de luta.[258] Uma alta porcentagem de raposas da Europa e da América do Norte é infectada por um parasito geralmente idêntico a esse parasito semelhante a *B. microti*.[19,56] Não foi identificado definitivamente um carrapato vetor; todavia, na Espanha, foi observada a associação entre infestação por *Ixodes hexagonus* e a infecção pelo parasito semelhante a *B. microti*.[44]

Patogenia

A patogenicidade das espécies de *Babesia* é determinada principalmente pela espécie e cepa envolvidas.[198,233,250] Os fatores do hospedeiro também são importantes, como a idade do hospedeiro e a resposta imunológica desencadeada contra o parasito ou o carrapato vetor.[235] Os eritrócitos infectados incorporam os antígenos do parasito em sua superfície e induzem anticorpos de opsonização do hospedeiro, levando à remoção dos eritrócitos infectados pelo sistema mononuclear fagocitário. Além disso, antígenos solúveis do parasito podem aderir à superfície de alguns eritrócitos não infectados e plaquetas. É possível que esse processo leve à opsonização do parasito por anticorpos, com ou sem complemento, dando origem a anemia hemolítica e trombocitopenia frequentemente correlacionadas ao nível de parasitemia. O hospedeiro pode desenvolver anticorpos antimembrana eritrocitária contra autoantígenos e apresentar macrófagos com atividade eritrofagocitária aumentada, por vezes contribuindo para a anemia imunomediada.* A esplenectomia faz com que a parasitemia e a anemia resultante sejam mais graves.[43]

Além da destruição imunomediada, vários mecanismos parecem ser responsáveis pela hemólise observada na babesiose. A parasitemia resulta em eritrócitos osmoticamente frágeis, hemólise e anemia subsequente.[148] A lesão direta pelo parasito durante a sua penetração e a ocupação da célula contribui para o processo hemolítico. O soro de cães infectados inibe a 5′-nucleosidase dos eritrócitos, o que pode levar ao acúmulo de nucleotídios cíclicos, contribuindo para a lesão dos eritrócitos.[93] O estresse oxidativo é outra possível causa de lesão dos eritrócitos, que também resulta em aumento da suscetibilidade à fagocitose.[176] Foi demonstrada a produção aumentada de superóxido nos eritrócitos infectados por *B. gibsoni*, e isso pode estar relacionado com a lesão oxidativa em consequência da peroxidação lipídica.[181]

Foi constatado aumento dos níveis urinários de metemoglobinemia, em consequência da oxidação da hemoglobina seguida de hemólise, em cães com infecções naturais por *B. canis*.[144] A peroxidação lipídica que ocorre durante a infecção por *Babesia* também aumenta a rigidez dos eritrócitos parasitados e não parasitados e diminui a velocidade de sua passagem pelos leitos capilares. As proteases solúveis do parasito ativam o sistema da calicreína e induzem a formação de proteínas semelhantes ao fibrinogênio. As proteínas semelhantes ao fibrinogênio tornam os eritrócitos mais "viscosos", levando à deposição adicional de eritrócitos nos capilares. Acredita-se que a estase vascular em consequência da deposição de eritrócitos parasitados e seu estroma dentro dos leitos capilares contribuam para a anemia hemolítica e para muitos dos outros sinais clínicos potenciais. A deposição mais acentuada parece ocorrer no sistema nervoso central (SNC) e nos músculos.[250]

Observa-se a ocorrência de trombocitopenia isolada em muitos casos de babesiose, que pode estar relacionada com o consumo imune ou coagulante de plaquetas em consequência de lesão hemolítica ou vascular. Apesar da acentuada redução das contagens de plaquetas, raramente é observado sangramento em cães com babesiose isoladamente, e outros resultados anormais da coagulação são incomuns.[73] Todavia, a coagulação intravascular disseminada (CID) franca pode representar uma complicação devastadora das formas graves de babesiose canina causada por *B. canis rossi*. Por vezes, as proteases de *Babesia* induzem aumentos dos níveis plasmáticos de calicreína, que podem ativar a cascata intrínseca no fator XII.

A hipoxia tecidual é um importante fator que contribui para muitos dos sinais clínicos causados pela maioria das cepas patogênicas de *Babesia*. As causas de hipoxia em cães infectados por *Babesia* incluem anemia, choque, estase vascular, produção endógena excessiva de monóxido de carbono, lesão da hemoglobina pelo parasito e capacidade diminuída da hemoglobina de liberar o oxigênio.[108,144] A hipoxia parece ser mais importante do que a hemoglobinúria na lesão dos rins de cães com infecção experimental.[145] A produção de ácido láctico em consequência de hipoxia tecidual é considerada a principal causa de acidose metabólica que se desenvolve em animais com babesiose.[136] A alcalose respiratória da hiperventilação resulta, em parte, na tentativa do corpo de compensar a acidose metabólica, porém mais diretamente para a hipoxemia.

É possível constatar o desenvolvimento de numerosos sinais ou complicações incomuns, não relacionados com a hemólise, em animais com babesiose causada por infecções por cepas virulentas de *B. canis rossi* e *B. canis canis*. Ambos os microrganismos podem induzir uma resposta inflamatória sistêmica profunda.[129] Foi descrita uma síndrome semelhante ao choque séptico em baixa porcentagem de cães infectados por uma grande espécie de *Babesia*, que supostamente é *B. canis canis*.[152] A lesão tecidual resultante da infecção provavelmente causa a liberação de citocinas, que sustentam a inflamação disseminada e a lesão adicional de múltiplos órgãos.[108] As complicações da síndrome de disfunção múltipla de órgãos em consequência da *síndrome de resposta inflamatória sistêmica* (SRIS; do inglês, *systemic inflammatory response syndrome*) (ver Capítulo 36) incluem insuficiência renal aguda, hepatopatia, hemólise imunomediada, edema pulmonar, rabdomiólise e disfunção cerebral.[247] As complicações pulmonares, do SNC e renais foram associadas a uma taxa de mortalidade mais alta. Esses sinais ou complicações incomuns quase nunca são relatados nas infecções por *B. gibsoni* ou *B. canis vogeli*, sugerindo diferenças na sua virulência ou patogenia.

Outras complicações possíveis incluem glomerulonefrite membranoproliferativa, que pode ter uma patogenia imunomediada.[190,217,249] A azotemia e a proteinúria são comuns em cães infectados por parasitos semelhantes a *B. microti*, e a sua ocorrência foi associada a uma taxa aumentada de mortalidade.[41]

Achados clínicos

Cães

Manifestações gerais

É difícil generalizar as manifestações clínicas das infecções por *Babesia*. O espectro de sinais clínicos pode variar tanto dentro da mesma espécie de *Babesia* quanto entre diferentes espécies de *Babesia* (Tabelas 76.1 e 76.2). Cães infectados por espécies tipicamente "avirulentas", como *B. canis vogeli*, podem apresentar doença clínica grave, enquanto cães infectados por espécies tipicamente "virulentas", como *B. canis rossi*, por vezes exibem infecção subclínica, sem achados clínicos ou laboratoriais francos. Todavia, algumas manifestações que rotineiramente levam os clínicos a suspeitar de babesiose incluem febre, trombocitopenia, anemia hemolítica e esplenomegalia. A febre com frequência exibe exacerbações e remissões, mas pode não ocorrer no exame inicial. Os cães frequentemente demonstram sinais inespecíficos, como letargia, anorexia e fraqueza. Em certas ocasiões, os proprietários percebem icterícia, palidez das mucosas (Figura 76.2) ou alteração da cor da urina causada por bilirrubinúria ou hemoglobinúria.

Em virtude de suas semelhanças na patogenia, a babesiose canina foi caracterizada com o uso de esquemas de gravidade clínica desenvolvidos para a malária.[108] Em uma classificação recente, a babesiose foi dividida em "não complicada" ou "grave".[107] Os animais com babesiose não complicada apresentam os sinais clínicos típicos de hemólise, incluindo febre, anorexia, depressão, palidez das mucosas, esplenomegalia e pulsos em "martelo d'água". A babesiose grave caracteriza-se por fatores que complicam, como insuficiência renal aguda, disfunção do SNC, coagulopatia, icterícia e hepatopatia, anemia hemolítica imunomediada (AHIM), edema pulmonar, hemoconcentração ("vermelho biliar") e choque. Embora esse esquema seja pertinente a infecções causadas por *B. canis rossi* e, em menor grau, por *B. canis canis*, não tem utilidade para as infecções causadas por *B. gibsoni* e *B. canis vogeli*. Isso se deve ao fato de que a grande maioria dos sinais/manifestações de babesiose "grave" não foi

Tabela 76.2	Achados clínicos em cães com babesiose.	

Espectro	Duração
SINAIS COMUNS	**SINTOMAS HIPERAGUDOS**
Anorexia	**(APENAS *B. canis ROSSI*?)**
Letargia	Hipotermia
Fraqueza	Choque
Pirexia	Coma
Perda de peso	Coagulação intravascular
	disseminada
SINAIS ATÍPICOS (Predominantemente	Acidose metabólica
B. canis ROSSI)	Morte
Ascite	
Edema	**SINTOMAS AGUDOS**
Constipação intestinal	Anemia hemolítica
Diarreia	Icterícia
Estomatite ulcerativa	Esplenomegalia
Hemorragia	Linfadenopatia
Congestão das mucosas	Vômitos
Policitemia	
Secreções ocular e nasal	**SINTOMAS CRÔNICOS**
Angústia respiratória	Pirexia intermitente
Miosite mastigatória	Anorexia parcial
Dor na articulação	Perda do condicionamento
temporomandibular	corporal
Dor lombar	Linfadenomegalia
Sinais do SNC	Esplenomegalia
Convulsões	Assintomática
Ataxia	
Paresia	

Dados da Referência 220.

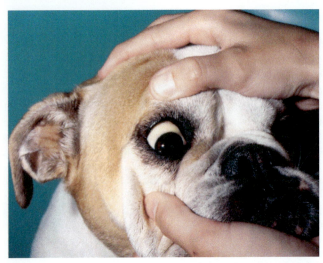

Figura 76.2 Esclera ictérica de cão com infecção por *Babesia gibsoni*. (Fotografia de Craig Greene © 2004 University of Georgia Research Foundation Inc.)

descrita nem reconhecida nas espécies de *Babesia* da América do Norte. Além disso, essa terminologia pode ser confusa, visto que a denominada babesiose não complicada pode ser, mesmo assim, potencialmente fatal.

Manifestações clínicas específicas de espécies de *Babesia*

Babesia canis vogeli. Essas infecções são mais comumente não complicadas ou subclínicas. Alguns cães podem ter febre de origem indeterminada apenas, sem qualquer anormalidade hematológica franca.[20]

Babesia canis canis. A gama de sinais clínicos da infecção por *B. canis canis* é altamente variável, porém os sinais típicos consistem em início agudo de febre e crise hemolítica. As cepas mais virulentas de *B. canis canis* podem causar babesiose "grave", conforme descrito mais adiante para *B. canis rossi*.

Babesia gibsoni. Cães infectados por *B. gibsoni* apresentam mais comumente babesiose não complicada ou são portadores subclínicos. Nos Estados Unidos, os cães com infecção por *B. gibsoni* foram, em sua maioria, da raça American Pit Bull Terrier.[21,243]

Babesia conradae. Essa espécie foi descrita pela primeira vez em 11 cães do sul da Califórnia em 1991.[54] Nessa série de casos, além de letargia, anemia hemolítica e palidez das mucosas, foi constatada história de vômitos em uma grande proporção dos cães.

Parasito semelhante a *Babesia microti*. Na Espanha, a doença causada pelo agente semelhante a *B. microti* está associada a palidez das mucosas, fraqueza, hemoglobinúria, taquicardia, taquipneia e elevação da temperatura retal em consequência de anemia hemolítica regenerativa e trombocitopenia que, em 30 a 40% dos casos, foram acompanhadas de insuficiência renal.[42,43,77,260] Em animais com insuficiência renal foram constatadas anemia arregenerativa, azotemia e proteinúria com relação proteína/creatinina urinária elevada.[41]

Babesia canis rossi. À semelhança da *B. canis canis*, a gama de sinais clínicos observados com *B. canis rossi* é altamente variável. A maioria dos cães exibe babesiose não complicada e pode ser tratada de modo ambulatorial. Todavia, até 31% dos cães examinados em uma clínica universitária exigiram hospitalização, e cerca de 10% dos cães hospitalizados não sobreviveram.[195] Muitos desses cães hospitalizados apresentaram babesiose "grave" (ver *Babesiose grave ou complicada*, adiante). O desenvolvimento e a gravidade de muitas anormalida-

des clínicas ou laboratoriais frequentemente estão correlacionados a maior grau de parasitemia; todavia, observa-se a superposição substancial no grau de parasitemia entre sobreviventes e não sobreviventes.[31] As complicações raras incluem distúrbios gastrintestinais (GI), mialgia, comprometimento ocular, sinais das vias respiratórias superiores, comprometimento cardíaco, necrose dos membros e acúmulo de líquido. Também pode ocorrer superposição entre as diferentes categorias clínicas e complicações.

Babesiose grave ou complicada

As síndromes clínicas seguintes estão associadas à doença clínica grave em cães e estão habitualmente associadas a infecções por *B. canis rossi*.

Insuficiência renal aguda e comprometimento renal. Incluem sinais de anúria ou oligúria, apesar da reidratação adequada; todavia, trata-se de complicações incomuns. Embora as evidências de lesão renal, que se refletem no exame de urina pelos achados de proteinúria, cilindros e células epiteliais tubulares renais, sejam comuns tanto nos casos complicados quanto nos não complicados, isso não indica necessariamente o desenvolvimento de insuficiência renal. A elevação da concentração sérica de ureia por si só constitui um indicador não confiável de insuficiência renal em animais com babesiose, visto que uma elevação desproporcional da concentração sérica de ureia (em comparação com a creatinina) foi relacionada com o catabolismo dos eritrócitos lisados.[59] Suspeita-se de insuficiência renal com base na hipostenúria ou isostenúria de urina antes da hidratação, quando é possível obter uma amostra, ou na redução ou não produção de urina após reidratação. Após reidratação e diurese, o volume de urina subsequentemente produzido e o grau de azotemia podem fornecer a confirmação mais definida.

Ocorre comprometimento renal intrínseco agudo sem insuficiência renal aguda (IRA) franca em seres humanos com malária – situação clínica muito semelhante à babesiose canina. Foi observada a ocorrência de comprometimento renal em cães com infecções por *B. canis rossi*.[145] A IRA também foi documentada em numerosos cães do mesmo estudo.

Babesiose cerebral. A babesiose cerebral é definida pela existência concomitante de sinais neurológicos em um animal com babesiose. A hipoglicemia, que foi documentada em infecções graves por *B. canis rossi*, ou outras causas não relacionadas de disfunção do SNC devem ser excluídas e tratadas, quando possível, antes do estabelecimento do diagnóstico de babesiose cerebral. Os sinais, típicos de início peragudo, consistem na associação de incoordenação, paresia dos membros pélvicos, tremores musculares, nistagmo, anisocoria, perda intermitente da consciência, convulsões, estupor, coma, agressão, movimento das patas em remada ou vocalização.[108] As alterações patológicas do cérebro que causam esses sinais são congestão, hemorragias macroscópicas e microscópicas, sequestro de eritrócitos parasitados nos leitos capilares e pavimentação das células parasitadas contra o endotélio (ver discussão anterior, em *Patogenia*).

Coagulopatia. A anormalidade hemostática mais consistente nos casos complicados e não complicados de babesiose é a trombocitopenia profunda; todavia, as hemorragias clinicamente aparentes são relativamente raras. Foi relatada a ocorrência de CID em animais com babesiose; todavia, a confirmação completa de CID em animais com babesiose pode ser difícil devido à natureza do processo patológico subjacente e à não confiabilidade relatada do teste dos produtos de degradação de fibrina humanos para avaliação de amostras caninas.[108] É difícil reconhecer os sinais clínicos de CID até o desenvolvimento de hemorragias na fase hipocoagulável. Na fase de hipercoagulabilidade, os sinais estão relacionados com disfunção orgânica induzida por microtrombos.

Hepatopatia. Em alguns casos de babesiose verifica-se o desenvolvimento de níveis elevados de ácidos biliares, que por vezes indicam disfunção hepática.[168] As atividades das enzimas hepáticas séricas podem estar aumentadas na doença grave. Não se sabe se o processo é causado por citocinas inflamatórias, lesão hipóxica ou uma associação de ambas. Em alguns casos, a icterícia mostra-se desproporcional ao grau de hemólise ou obstrução do fluxo hepático. Por conseguinte, a disfunção hepatocelular parece ser, pelo menos, um fator contribuinte. As alterações histológicas habitualmente associadas à icterícia incluem lesões difusas e periportais, enquanto cães ictéricos com babesiose apresentam lesão centrilobular. Todavia, é possível que o fígado tenha alguma lesão difusa, leve ou moderada que não provoque alterações histológicas, porém grave o suficiente para causar uma alteração funcional. Sabe-se que as condições hipóxicas provocam edema hepatocelular difuso; por conseguinte, a hipoxia na babesiose grave pode ser intensa o suficiente para causar hepatopatia transitória.

Anemia hemolítica imunomediada. A AHIM caracteriza-se pela destruição aumentada dos eritrócitos causada por anticorpos associados à membrana eritrocitária. Essa destruição pode ser primária, em que a membrana é normal, ou secundária (expectador inocente), em que a membrana encontra-se alterada pelo parasito ou seus antígenos e é reconhecida como estranha. Acredita-se que ocorra destruição secundária na babesiose.[229] A característica essencial da AHIM associada à babesiose é a hemólise contínua, apesar do tratamento bem-sucedido contra babesiose. Suspeita-se do diagnóstico pelo achado de autoaglutinação com diluição do sangue com soro fisiológico, detecção de esferocitose ou ambas. O teste de Coombs não pode ser usado para confirmar se os autoanticorpos antieritrocitários primários são responsáveis, visto que tanto as formas primárias quanto as secundárias na AHIM apresentam resultado positivo.

Síndrome de angústia respiratória aguda. A síndrome de angústia respiratória aguda (SARA) é uma complicação catastrófica grave e frequente da babesiose. Os sinais clínicos típicos consistem em súbito aumento da frequência respiratória (que pode ser causado por outros fatores, como pirexia e acidose), dispneia, tosse úmida e secreção nasal espumosa tingida de sangue. O diagnóstico de SARA baseia-se nos achados de infiltrados pulmonares difusos na radiografia de tórax, hipoxemia em consequência de desequilíbrio de ventilação-perfusão, pressão capilar pulmonar em cunha normal e redução da complacência pulmonar.[65] Na maioria das situações clínicas a pressão pulmonar em cunha, a gasometria e a complacência não podem ser medidas. Por conseguinte, o diagnóstico depende da identificação de fatores de risco para SARA, radiografias de tórax e exclusão de outras causas de edema pulmonar, sobretudo causas cardiogênicas e sobrecarga hídrica. É particularmente importante excluir a ocorrência de sobrecarga hídrica em animais com insuficiência renal oligúrica. Cargas hídricas toleradas por cães clinicamente sadios podem exacerbar fatalmente o edema pulmonar em cães com SARA.

Hemoconcentração. O fenômeno paradoxal de hemólise intravascular grave associada a hemoconcentração constitui a síndrome "biliar vermelha". As manifestações clínicas são congestão das mucosas, hemoglobinemia visível, hemoglobinúria ou todas elas, juntamente com níveis de hematócrito (volume globular, VG) na faixa de referência alta ou elevados.[108] A hemoconcentração tem sido associada a outras complicações, como babesiose cerebral, CID, IRA e SARA. Acredita-se que a hemoconcentração na babesiose seja o resultado da redução do volume sanguíneo em consequência de desvios de líquido do compartimento vascular para o extravascular. Como as concentrações plasmáticas de proteínas estão dentro dos limites de referência, o plasma – e não um filtrado de plasma – desloca-se da vasculatura. O aumento disseminado da permeabilidade capilar que ocorre na SRIS pode desempenhar um importante papel na patogenia. É possível que a hipoalbuminemia concomitante esteja relacionada com a perda de albumina no interstício, devido à perda da integridade endotelial associada à SRIS.

Hipotensão. Os cães com babesiose grave complicada estão frequentemente em estado de colapso e choque. Esse quadro pode assemelhar-se à fase hiperdinâmica do choque séptico (ver *Sepse*, Capítulo 36). Em um estudo, foi constatada a ocorrência frequente de hipotensão em cães com babesiose, e a existência e gravidade da hipotensão aumentam com o aumento da gravidade da doença.[111] A ocorrência de hipotensão em grande proporção de cães com babesiose complicada é compatível com a hipótese de que os mecanismos inflamatórios desempenham um importante papel nessa doença e podem resultar em um estado semelhante ao da sepse. É provável que a hipotensão em animais com babesiose resulte da combinação de vasodilatação, redução do volume vascular causada pelo aumento da permeabilidade vascular, desidratação ou todos eles, juntamente com depressão do miocárdio. A hipotensão pode desempenhar um papel nos sintomas fisiopatológicos da doença, visto que foi formulada a hipótese de que isso facilite o sequestro dos parasitos. Uma síndrome semelhante ao choque séptico foi diagnosticada em cães da Croácia com babesiose presumivelmente causada por *B. canis canis*.[152]

Alterações cardíacas relacionadas. Em um estudo, cães com AHIM e babesiose complicadas e concomitantes apresentaram concentrações séricas significativamente mais altas de troponina I e T cardíaca.[141] Nesse estudo os cães com babesiose desenvolveram alterações eletrocardiográficas importantes, como bloqueio cardíaco, complexos prematuros ventriculares (CPV) e prolongamento do QRS e alterações do segmento ST. Todavia, a maioria das alterações não foi associada à gravidade, evolução e níveis de troponina cardíaca. A exceção foi a ocorrência de CPV, visto que foi constatada correlação entre as concentrações séricas de troponina e os CPV. As alterações histológicas cardíacas relatadas no estudo foram hemorragia, necrose, infiltrado inflamatório e fibrose.

Pancreatite aguda. Um estudo retrospectivo relatou a ocorrência de pancreatite aguda como complicação da babesiose canina.[169] A prevalência da pancreatite em cães com babesiose foi de 1,8%, em comparação com 0,04% em outros casos hospitalares. Além da pancreatite, 80% dos cães apresentaram outras complicações da babesiose, isto é, icterícia, SARA, AHIM, insuficiência renal, hemoconcentração e síndrome cerebral. Nesse estudo, quatro cães tiveram evidências histológicas de pancreatite e outros 16 cães exibiram elevações da amilase sérica, elevação da atividade da lipase ou ambas, em magnitude que sustentou o diagnóstico de pancreatite. O tempo mediano para o estabelecimento do diagnóstico foi de 2,5 dias após o internamento, e os animais primariamente acometidos foram cães jovens (idade mediana de 3 anos) e sexualmente intactos. O desenvolvimento de pancreatite não foi relacionado com o grau de anemia por ocasião da admissão. A pancreatite aguda pode representar a "forma GI" de babesiose anteriormente relatada.

Distúrbios acidobásicos. Os cães com infecção grave por *B. canis rossi* apresentam pH arterial que varia de acidemia até alcalemia.[136] Verifica-se acidose metabólica com hiato aniônico alto em muitos cães, enquanto quase todos eles exibem acidose metabólica e alcalose respiratória concomitantes. A gravidade dessas anormalidades pode não estar ligada aos resultados clínicos. A acidemia láctica é comum em casos hospitalizados. As concentrações persistentes de lactato acima de 40 mg/dℓ representam um indicador de prognóstico mau para a sobrevida.

Gatos

A infecção clínica em gatos domésticos foi relatada predominantemente na África do Sul. Os gatos com babesiose de ocorrência natural geralmente têm menos de 3 anos de idade, e não se observa nenhuma predileção quanto à raça ou ao sexo. Em geral, os gatos acometidos apresentam letargia, anorexia, fraqueza, pelagem áspera ou diarreia.[113] Febre e icterícia são menos comuns. A anemia pode ser grave e é a razão subjacente dos sinais clínicos. A doença é crônica, e os sinais por vezes não são aparentes até um estágio mais avançado da doença. Os gatos habitualmente se adaptam à anemia e podem exibir apenas sinais clínicos leves até sofrer o estresse de um exame físico ou a avaliação diagnóstica.[170] As complicações da anemia hemolítica foram hepatopatia, edema pulmonar, insuficiência renal, sinais do SNC e infecções concomitantes.

Diagnóstico

Achados clinicolaboratoriais

Cães

Os principais distúrbios a excluir na hemólise típica da babesiose aguda não complicada consistem em estados hemolíticos, com distúrbios metabólicos, parasitários, imunomediados, oxidativos, osmóticos e traumáticos dos eritrócitos. Em comparação com esses distúrbios, as alterações na patologia clínica da babesiose são inespecíficas; as principais anormalidades hematológicas são anemia e trombocitopenia.[2,103,162,180] A prevalência da trombocitopenia é mais alta do que a de cães com erliquiose, e em geral a trombocitopenia é uma característica da babesiose canina, independentemente da existência de anemia concomitante.[231] Em geral, observa-se anemia normocítica normocrômica leve nos primeiros dias após a infecção, e, em seguida, a anemia torna-se macrocítica, hipocrômica e regenerativa à medida que a doença progride. A reticulocitose é proporcional à gravidade da anemia posteriormente no processo de evolução da doença. Raramente, nas infecções causadas por *B. canis rossi*, pode-se observar a ocorrência de policitemia relativa com concentração plasmática de proteínas dentro dos limites de referência.[108] As anormalidades dos leucócitos são observadas de modo inconsistente, mas podem incluir leucocitose (com ou sem desvio para a esquerda), neutrofilia, neutropenia, linfocitose, eosinofilia ou leucopenia.[103,180] Estudos realizados em cães europeus, presumivelmente infectados por *B. canis canis*, relataram alta proporção (36 a 74%) de animais com neutropenia.[74,266] Em certas ocasiões, observa-se uma resposta leucemoide semelhante à observada na AHIM.[140] Em um estudo, foi observada a ocorrência de autoaglutinação dos eritrócitos em soro fisiológico em 21% de 134 cães com babesiose, e, em outro estudo, quase 85% dos cães infectados tiveram resultados positivos no teste de antiglobulina (Coombs) direto.[108]

Não existem achados bioquímicos ou no exame de urina patognomônicos em cães com babesiose. Os achados bioquímicos comuns observados em cães com babesiose na América do Norte são hiperglobulinemia e ligeira elevação da atividade das enzimas hepáticas e, menos comumente, hiperbilirrubinemia. A hiperbilirrubinemia é um achado consistente durante a doença aguda causada por *B. canis canis* e por *B. canis rossi*, mas não por *B. gibsoni*.[103,240] A hemoglobinemia é um achado relativamente raro em cães da América do Norte e é mais comumente documentada em cães infectados por *B. canis rossi*. Alguns cães irão apresentar pigmentúria, constituída mais comumente de bilirrubina e, em certas ocasiões, de hemoglobina. As anormalidades no exame de urina podem incluir bilirrubinúria, hemoglobinúria, proteinúria e, em raros casos, cilindros granulosos. É possível observar a ocorrência de hipopotassemia em animais gravemente acometidos; todavia, trata-se de um achado provavelmente inespecífico, devido à ingestão diminuída de potássio. Em um estudo, foram constatadas

hiperpotassemia e hipoglicemia em infecções graves por *B. canis rossi*.[103] A hipoglicemia de cães infectados por *Babesia* não foi associada ao aumento da concentração de insulina.[193] Os cães com babesiose causada por *B. canis rossi* têm baixos níveis de proteínas séricas totais e albumina, proporção de albumina/globulina e níveis de α-globulina. Os cães com infecções por *B. canis* também apresentam uma resposta de fase aguda, caracterizada por níveis elevados de α_1-glicoproteína ácida,[143] proteína C reativa e amiloide A sérico. Entretanto, as concentrações de proteína C reativa não foram úteis para prever os resultados das infecções causadas por *B. canis*. Um estudo de infecções duplas por *B. canis* e *Ehrlichia canis* mostrou que a prevalência de hiperglobulinemia era maior em cães com infecções duplas do que naqueles com infecção simples causada por um dos microrganismos.[162] A azotemia e a acidose metabólica são comuns em cães infectados por *B. canis rossi* que apresentam hemólise intravascular grave e parecem contribuir para a morbidade e a mortalidade. Em alguns cães, a elevação do nível sérico de ureia não se correlaciona com a taxa de filtração glomerular diminuída. Por conseguinte, o nível sérico de creatinina é preferível às concentrações séricas de ureia para avaliar a taxa de filtração glomerular em cães com babesiose.[197] Nas infecções por *B. canis rossi*, os cães anêmicos tenderam mais a apresentar atividade aumentada das enzimas hepáticas e leucocitose profunda com desvio para a esquerda.[195] Cães não anêmicos portadores de infecção por *B. canis rossi* podem ter azotemia grave, alterações eletrolíticas acentuadas e, em alguns casos, leucopenia.

Gatos

Na babesiose felina, que é causada pela *B. felis*, a anemia é tipicamente macrocítica, hipocrômica e regenerativa.[205] Não se observa nenhuma alteração característica nas contagens totais de leucócitos ou contagens diferenciais, e a trombocitopenia é um achado inconsistente. À semelhança dos cães, o resultado do teste de aglutinação do sangue diluído em soro fisiológico também pode ser positivo.[205]

Os gatos infectados por *B. felis* tipicamente apresentam elevações na atividade enzimática da aminotransferase hepática sérica e nas concentrações totais de bilirrubina. Os níveis séricos de proteínas estão habitualmente dentro dos limites de referência, mas pode ocorrer hiperglobulinemia policlonal. Os parâmetros renais não são afetados. Embora tenha sido relatada a ocorrência de várias anormalidades eletrolíticas, não foi constatado nenhum padrão consistente.[205]

Exames complementares específicos

Existem três métodos básicos disponíveis para o diagnóstico de infecções por *Babesia*: a identificação microscópica, a sorologia e os métodos de detecção à base de ácidos nucleicos. O diagnóstico definitivo de babesiose pode ser estabelecido pela demonstração de microrganismos dentro dos eritrócitos infectados, amplificação do DNA de babésia extraído do sangue ou de tecido infectado, ou soroconversão em amostras agudas e convalescentes. As verdadeiras sensibilidade e especificidade clínicas da maioria dos testes disponíveis não são conhecidas, porém todas as modalidades podem ter resultados falso-positivos ou falso-negativos.[23,76] Por conseguinte, não existe nenhum teste "perfeito" para a infecção por *Babesia*, e, em alguns casos, indica-se a realização de testes adicionais.

Identificação microscópica

O exame ao microscópio óptico é altamente específico para a identificação de *Babesia*; todavia, em virtude de seu limite de detecção (0,001% de parasitemia), apresenta sensibilidade relativamente fraca e o seu uso não é recomendado como único método de triagem. Além disso, várias espécies/genótipos são praticamente indistinguíveis na microscopia óptica, tornando quase impossível a identificação acurada em nível de espécie/genótipo. Embora o exame microscópico não possa identificar definitivamente as espécies ou subespécies de *Babesia*, ele pode ajudar o clínico a prever o microrganismo mais provável em associação com a anamnese, sinais, exame físico, dados clinicopatológicos e localização geográfica.

Tipicamente, *B. canis* é um microrganismo grande e piriforme, que costuma ocorrer isoladamente ou em pares (ver Figura 76.3 A), enquanto os microrganismos intracelulares isolados de menor tamanho são provavelmente *B. gibsoni* (ver Figura 76.3 B). Em alguns casos, particularmente quando ocorre rápida replicação dos parasitos, as formas intraeritrocitárias "clássicas" podem não predominar, e é possível detectar algumas formas ameboides irregulares, mais "atípicas", com ampla diversidade de tamanhos. Durante essas fases da infecção, por vezes algumas espécies de *Babesia* pequenas têm formas "grandes", enquanto algumas espécies de *Babesia* grandes exibem formas "pequenas". Durante a fase crônica da infecção a parasitemia é, com frequência, baixa, particularmente em cães infectados por *B. canis*, tornando necessário o exame de esfregaços sanguíneos finos. Além disso, o exame de lâminas coradas pode ser tedioso e exige experiência e dedicação de tempo significativo por parte do técnico laboratorial. No caso de infecções por *B. canis*, o sangue coletado de leitos capilares periféricos da ponta da orelha ou do leito ungueal pode revelar maiores números de células parasitadas.[103] Os eritrócitos adjacentes ao creme leucocitário de amostras centrifugadas também tendem mais a ser infectados, visto que o microrganismo tem preferência pelos reticulócitos que apresentam níveis mais altos de ácidos nucleicos, aminoácidos e adenosina trifosfato e níveis mais baixos de glutationa.[256,257] Raramente, são observados microrganismos fagocitados e fragmentos de eritrócitos nos neutrófilos. As técnicas de citometria de fluxo correlacionam-se estreitamente às técnicas convencionais de microscopia óptica para a identificação de eritrócitos parasitados por *Babesia* e para o grau de reticulocitose, porém não estão rotineiramente disponíveis para os clínicos.[18,68,232] Foram descritos métodos de concentração e coloração do creme leucocitário para melhorar a sensibilidade da detecção dos parasitos.[52,163] Os laboratórios de pesquisa podem utilizar a microscopia eletrônica para caracterizar mais adequadamente a morfologia do parasito, porém não há utilidade clínica efetiva.[192]

Sorologia

Devido às dificuldades na detecção de espécies de *Babesia* parasitos, particularmente em portadores crônicos, pode-se utilizar o imunodiagnóstico para realizar a triagem de hospedeiros infectados. O teste sorológico para anticorpos específicos contra *Babesia* mostrou-se útil como método de detecção indireta dos parasitos em infecções manifestas ou ocultas que já existam durante tempo suficiente para a ocorrência de uma resposta imune humoral adequada do hospedeiro.[194,244] O teste do anticorpo fluorescente indireto é o teste mais comumente utilizado para a detecção de anticorpos anti-*Babesia*.[194] Os métodos laboratoriais diferem, e cada laboratório deve ser consultado para os valores dos títulos de anticorpos. Como diretriz geral, títulos de anticorpos contra *B. canis* ou *B. gibsoni* iguais ou superiores a 64 em uma única amostra sustentam a exposição. Foi estabelecido um ponto de corte de 320 ou mais para incriminar a infecção por *B. conradae*.[255] O título de 1.280 ou mais alto contra *B. conradae* foi considerado como ponto de corte para aumentar a certeza de incriminação da infecção em estudos soroepidemiológicos.[255] Utilizando alguns testes baseados em antígenos de células integrais, os cães infectados por *B. conradae* podem ter resultados falso-positivos para anticorpos dirigidos contra *Toxoplasma gondii*, *Neospora caninum* e *B. canis*.[255] Os cães com títulos elevados de anticorpos contra *T. gondii* apresentaram baixos títulos contra antígenos de *B. conradae*.

Os títulos de anticorpos contra múltiplas espécies precisam ser medidos se a pesquisa de anticorpos for realizada em regiões geográficas que exibem mais de um tipo de infecção por *Babesia*. Em virtude da reatividade cruzada entre espécies de *Babesia*, a identificação do parasito pela PCR é necessária para identificar definitivamente uma espécie específica. Há também muitos casos documentados em que os parasitos ou seu DNA foram detectados, enquanto não foi possível identificar a ocorrência de anticorpos anti-*Babesia*. Cães muito jovens ou testados no início da evolução da doença podem apresentar resultados negativos para anticorpos, exigindo a avaliação do soro convalescente em alguns casos.[30] Foram também relatados resultados de anticorpos falso-negativos em cães adultos. Não foram detectados anticorpos em 36% de cães com parasitemia por *B. canis* em um estudo.[30] Os ensaios imunossorventes ligados a enzima (ELISA; do inglês, *enzyme-linked immunosorbent assay*), direcionados para vários antígenos diferentes, foram desenvolvidos para uso em testes de detecção de anticorpos ou de antígenos. Todavia, o teste de ELISA foi mais usado para estudos soroepidemiológicos do que para o estabelecimento do diagnóstico clínico, e não estão disponíveis no comércio ensaios de ELISA para o diagnóstico de *Babesia* nos EUA.[30,194,241] A maioria dos estudos foi realizada com o objetivo de

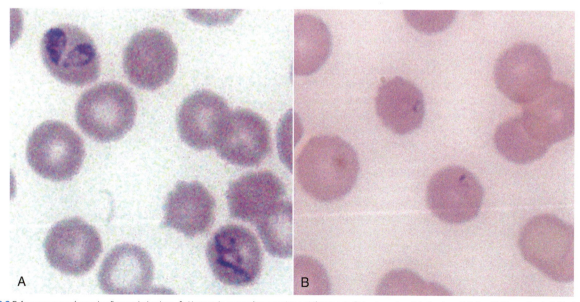

Figura 76.3 Esfregaços sanguíneos de cão com babesiose. **A.** Um par de merozoítas grandes e piriformes de *Babesia canis* no interior dos eritrócitos. **B.** Merozoítas individuais de *Babesia gibsoni* em eritrócitos (coloração de Wright, 1.000×). (Fotografias de Ken Latimer © 2004 University of Georgia Research Foundation Inc.)

identificar antígenos diagnósticos de *B. gibsoni*, e a proteína de adesão relacionada com a trombospondina (BgTRAP) é uma importante candidata.[76]

Detecção genético-molecular

Como os microrganismos variam ou são infrequentes nos esfregaços sanguíneos, os métodos genéticos constituem o meio mais sensível específico para a detecção de infecção. *Babesia* pode ser detectada pela PCR realizada em DNA extraído de amostras de sangue.[11,72] Alguns ensaios de PCR apresentam menor limite de detecção, que é mais de 1.300 vezes mais sensível do que o nível de microscopia óptica (0,001% de eritrócitos parasitados).[23] Muitos ensaios de PCR diferentes foram publicados para a identificação e a diferenciação das infecções por *Babesia*, e vários laboratórios diagnósticos comerciais oferecem o teste de PCR. A identificação da espécie pode ser, então, obtida pelo sequenciamento do DNA ou por ensaios de PCR específicos.[63,99,124,180b,183,213] À semelhança de todos os ensaios de PCR, é fundamental o laboratório que realiza os testes utilizar precauções apropriadas para evitar a contaminação de amplicons e incluir amostras de controle adequadas. Multiplex PCR pode ser usada para a detecção simultânea de coinfecção potencial por múltiplos patógenos transmitidos por carrapatos, incluindo *Babesia* spp.[184a] Como, em muitos casos, a apresentação clínica é indistinguível entre espécies de *Babesia*, é possível que os ensaios de PCR destinados a detectar múltiplas espécies de *Babesia* (i. e., PCR para *Babesia* de "ampla gama") facilitem a triagem. Os ensaios de ampla gama são os ensaios de escolha do autor (AJB) para teste clínico. Um ensaio bem planejado, específico para espécie, só irá detectar uma espécie, e um resultado negativo pode levar o clínico a concluir falsamente que o paciente não está infectado por *Babesia*, visto que o teste teve como alvo a espécie "incorreta". Além disso, os ensaios de PCR que efetuam a triagem de infecções em nível de gênero têm sido úteis para a identificação de novas espécies de *Babesia*.

A hibridização *in situ* tem sido usada para a detecção de *B. gibsoni* em esfregaços sanguíneos e em tecidos preparados em parafina e fixados em formol.[256a] Nos esfregaços sanguíneos, é possível detectar microrganismos tanto intra quanto exoeritrocitários.

Achados patológicos

Os achados patológicos em cães que morrem de formas graves da doença (habitualmente associadas a *B. canis rossi*) incluem coloração dos tecidos por hemoglobina ou bilirrubina, hepatoesplenomegalia, linfadenomegalia e rins de coloração escura avermelhada.[234] O edema e a hemorragia, que podem indicar lesão vascular ou oxigenação tecidual precária em cães gravemente acometidos, são frequentemente mais graves nos pulmões. É possível observar grandes números de eritrócitos parasitados nos leitos capilares, particularmente no cérebro (Figura 76.4). Com frequência, células não parasitadas revestem a superfície endotelial, com deposição das células parasitadas no lúmen. Microtrombos em muitos tecidos podem ser evidentes em animais que apresentam sinais de CID. Com frequência, são observados grandes números de células parasitadas no baço. Os esfregaços do baço por impressão por vezes fundamentam o diagnóstico de babesiose na necropsia. Os microrganismos podem ser encontrados em eritrócitos dentro da microvasculatura (Figura 76.5). Os achados inespecíficos incluem hiperplasia eritroide da medula óssea, hematopoese extramedular do fígado e do baço, hiperplasia do sistema mononuclear fagocitário e necrose centrilobular do fígado. Foi observada a existência de vasculite em infecções *B. conradae*, que está associada a hepatite e linfadenite, com depósitos multifocais de IgM nas artérias inflamadas e glomérulos renais.[249] Nos casos crônicos de babesiose canina e casos de babesiose felina, a esplenomegalia pode ser o único achado macroscópico.

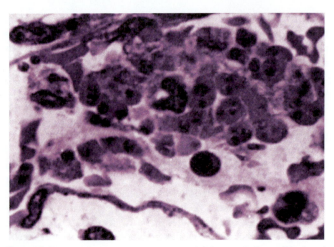

Figura 76.4 Vaso cerebral ocupado por numerosos eritrócitos parasitados por *Babesia canis* (coloração pela H&E, 1.200×). (Cortesia de Charles W. Qualls, Jr., Stillwater, OK.)

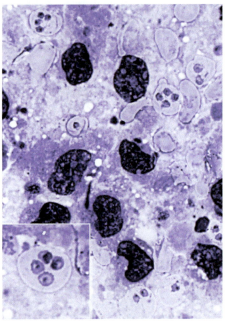

Figura 76.5 Esfregaço por impressão do baço obtido na necropsia de um cão com infecção natural. Numerosos eritrócitos contêm um ou mais microrganismos da espécie *Babesia canis* (coloração de Wright-Giemsa, 1.100×). *Detalhe*, ampliação fotográfica de uma célula infectada. (Cortesia de Peter MacWilliams e Charles W. Qualls, Jr., Stillwater, OK.)

Tratamento

Cães

Em geral, os cães apresentam melhora clínica em 24 a 72 h de tratamento com fármacos contra *Babesia*; entretanto, alguns animais podem levar até 7 dias para responder (Tabela 76.3; ver *Formulário de fármacos*, no Apêndice, para informações adicionais).[132] O dipropionato de imidocarb, um membro carbamilida da família da diaminidina, é um fármaco eficaz contra *B. canis*.[10,132] O imidocarb está disponível na maioria dos países (ver *Formulário de fármacos*, no Apêndice). Na dose aprovada (ver Tabela 76.3), o imidocarb elimina as infecções causadas por *B. canis*, elimina a infectividade dos carrapatos que fazem o seu repasto nos animais tratados por até 4 semanas após o tratamento e proporciona uma atividade profilática protetora durante até 6 semanas após uma única injeção.[239] Foi também constatado que uma dose única de 7,5 mg/kg ou uma dose única de 6 mg/kg administrada no dia seguinte após uma dose

Tabela 76.3 Compostos selecionados contra a infecção por *Babesia* usados no tratamento de cães e gatos.

Genérico[a]	Dose (mg/kg)[b]	Via	Intervalo (horas)	Duração (dias)	Microrganismo		
					Babesia canis	*Babesia gibsoni*	*Babesia felis*
Dipropionato de imidocarb[c]	5 a 6,6	IM	Dose única	Repetir em 14	+++	+	–
	7,5	IM	Dose única	NA			
Aceturato de diminazeno[c]	3,5 a 5	IM	Dose única[d]	NA	+++	++	+
Isetionato de fenamidina[e]	15 a 20	SC	24	2	+++	++	–
Isetionato de pentamidina	16,5	IM	24	2	++	++	?
Azitromicina[f] e	10	VO	24	10	+++	+++	?
Atovaquona[f]	13,3	VO	8	10	+++	+++	?
Clindamicina[g] e	25	VO	12	90	?	+	?
Doxiciclina[h] e	5	VO	12	90	+	?	?
Metronidazol	15	VO	12	90	?	?	?
Sulfato de quinurônio	0,25	SC	48	2	++	?	?
Azul de tripano	10	IV	Dose única	NA	++	–	–
Fosfato de primaquina	0,5	VO	24	1 a 3	?	–	+++
	1 mg/gato	IM	36	i	–	–	+++

IM, Intramuscular; *IV,* intravenosa; *NA,* não aplicável; *VO,* via oral; *SC,* subcutânea; +++, muito bom; ++, bom; +, razoável a precário; –, não eficaz;?, desconhecido.
[a]Para informações específicas relativas a cada fármaco, ver o *Formulários de fármacos*, no Apêndice.
[b]Dose por administração em intervalo especificado.
[c]Para a terapia de combinação, a dose de 3,5 mg/kg de diminazeno tem sido seguida da dose de 6,0 mg/kg de imidocarb, na tentativa de eliminar a infecção.
[d]Não está disponível nos Estados Unidos, exceto para uso compassivo. Para a infecção por *B. canis*, essa dose é suficiente; para *B. gibsoni*, repetir a dose em 24 h. Essas dosagens totais de 7 mg/kg ou mais estão associadas ao risco aumentado de toxicidade neural e parassimpaticomimética. Foram administradas doses mais baixas de 2,0 mg/kg para estabelecer a premunição (ver o texto).
[e]Esse fármaco não está aprovado para uso nos Estados Unidos. Disponível em outros países, onde é associado a anti-histamínico, cloridrato de oxomemazina.
[f]Esses dois fármacos devem ser usados em associação. A atovaquona deve ser administrada com uma refeição gordurosa para facilitar a sua absorção. A suspensão líquida provoca efeitos colaterais gastrintestinais mínimos. Mostram-se eficazes contra a infecção por *B. microti* em seres humanos e *hamsters*. São também eficazes contra a infecção por *B. gibsoni* em cães quando tanto a azitromicina quanto a atovaquona são usadas em associação (ver o texto).[27]
[g]Evidências não científicas de eficácia contra *B. canis*. Não é eficaz na eliminação da infecção. Não é recomendada como monoterapia, devido ao potencial de desenvolvimento de resistência. Tem sido usada nessa associação, porém é necessária maior documentação para estabelecer a sua eficácia.
[h]Demonstrou reduzir ou evitar apenas a parasitemia em cães que foram infectados durante o tratamento. Esse esquema de combinação, juntamente com clindamicina e metronidazol, tem sido usado no tratamento da infecção por *B. gibsoni*; todavia, são necessários mais cães e estudos de controle (ver o texto).
[i]Fosfato de primaquina, administrado na dose de 1 mg/gato a cada 36 h, por 4 vezes; em seguida, 1 mg/gato a cada 7 dias, por 4 vezes. O fármaco não deve ser usado em cães, em virtude de sua toxicidade; ver o *Formulário de fármacos*, no Apêndice.

de diminazeno (3,5 mg/kg) elimina as infecções.[185] Em áreas onde existe a probabilidade de reinfecção, alguns clínicos utilizam dose mais baixa, de 2 mg/kg por via subcutânea, que não irá esterilizar a infecção. Essa abordagem é a tentativa de induzir um estado de premunição. A premunição é a "imunidade à infecção existente", em que portadores assintomáticos crônicos podem tornar-se resistentes à reinfecção ou, pelo menos, apresentam redução da morbidade com novas infecções. Por outro lado, os animais nos quais a infecção foi eliminada são mais suscetíveis à reinfecção, com doença clínica recorrente. Essa abordagem é arriscada porque alguns portadores crônicos irão sofrer recidiva espontânea da babesiose clínica. Por conseguinte, essa abordagem não é recomendada para o tratamento da babesiose canina em áreas como a América do Norte, onde se acredita que a transmissão por vetores e o risco de reinfecção sejam baixos. O imidocarb não é eficaz na eliminação das infecções por *B. gibsoni*, porém mostra-se eficaz na redução de morbidade e mortalidade.[224] Por esse motivo, é um tratamento alternativo razoável para *B. gibsoni* quando o proprietário não pode custear imediatamente tratamentos mais eficazes. Os efeitos colaterais do imidocarb são incomuns, e acredita-se que estejam relacionados com um efeito anticolinesterásico do fármaco. Incluem salivação transitória, lacrimejamento, vômitos, diarreia, tremor muscular, inquietação, taquicardia e dispneia.[1] O tratamento prévio com atropina (0,5 mg/ kg por via subcutânea, 30 min antes da injeção) reduz esses efeitos colaterais. A superdosagem 10 vezes acima da quantidade adequada resultou em necrose hepática e morte em um cão.[125]

Outras diamidinas aromáticas relacionadas, que não estão disponíveis para tratamento de cães nos EUA, incluem aceturato de diminazeno, isetionato de fenamidina e isetionato de pentamidina. Os primeiros dois fármacos têm sido usados em muitos outros países e mostram-se altamente eficazes contra *B. canis*, porém não são capazes de eliminar a infecção por *B. gibsoni*. O aceturato de diminazeno é eficaz quando administrado por via intramuscular, embora a eliminação da infecção seja inconsistente, mesmo com o uso de doses mais altas. Embora o aceturato de diminazeno não elimine as infecções por *B. gibsoni*, é altamente eficaz na redução de morbidade e mortalidade. Os cães são mais suscetíveis do que outras espécies aos efeitos tóxicos do fármaco. Os efeitos colaterais consistem em dor e edema no local de injeção, irritação GI e manifestações neurológicas. Embora se acredite que a resistência de *B. gibsoni* ao diminazeno seja menor do que a resistência ao imidocarb, foi constatado que o microrganismo desenvolve resistência ao fármaco durante o teste *in vitro*,[96a] indicando que ela pode ocorrer durante o tratamento com diminazeno. O isetionato de fenamidina está disponível em muitos países como fármaco aprovado para o tratamento da babesiose canina. O isetionato de pentamidina foi aprovado para uso nos EUA pela Food and Drug Administration apenas como fármaco órfão para tratamento da pneumonia por *Pneumocystis* em seres humanos. O fármaco tem sido eficaz contra *B. canis* e reduziu tanto a morbidade quanto a mortalidade nas infecções por *B. gibsoni*.[132] O fármaco não foi tão extensamente estudado em cães, como as outras diaminidinas. Os efeitos colaterais incluem dor no local de injeção, hipotensão, taquicardia e vômitos. Ver o *Formulário de fármacos*, no Apêndice, para maiores informações sobre todos esses fármacos.

A terapia de combinação com atovaquona e azitromicina é a mais eficaz para o tratamento das infecções por *B. gibsoni*, conforme documentado pela PCR (ver Tabela 76.3). A atovaquona (13,3 mg/kg administrada por via oral [VO], a cada 8 h) e a azitromicina (10 mg/kg VO, 1 vez/dia) foram administradas durante 10 dias. É fundamental que a atovaquona seja administrada com uma refeição gordurosa para obter absorção máxima do fármaco. Em um ensaio clínico duplo-cego randomizado, controlado por placebo, o tratamento pareceu esterilizar as infecções por *B. gibsoni* ou reduzir a parasitemia abaixo dos limites detectáveis em aproximadamente 80% dos cães.[24] Na experiência do autor (AJB) foram observadas taxas de resposta semelhantes no tratamento de outros cães, cujas infecções foram diagnosticadas e monitoradas por métodos de PCR. Todavia, em outro estudo, essa associação só foi eficaz na eliminação da infecção por *B. gibsoni* ou na redução da parasitemia abaixo dos limites detectáveis da PCR em 29% dos cães (2 de 7).[196] Além disso, a associação não foi eficaz na eliminação da infecção, conforme avaliação pela PCR, no contexto experimental que utilizou dois isolados australianos de *B. gibsoni* em três cães.[115] Além disso, quando a atovaquona foi utilizada isoladamente, foi constatada recrudescência da infecção em até mais de 30 dias após o tratamento da infecção por *B. gibsoni* em cães.[156] Foi observada resistência aumentada ao fármaco no teste *in vitro*, indicando que deve ser sempre usada em associação a outros fármacos. Foram identificadas mutações nos genes que codificam o suposto alvo molecular da atovaquona em *B. gibsoni* isolada de cães que não tiveram resolução da infecção após tratamento com atovaquona.[161,196]

Na experiência do autor (AJB), os cães cuja infecção por *B. gibsoni* não se consegue eliminar após tratamento inicial com atovaquona e azitromicina não irão apresentar resolução da infecção depois de um tratamento de acompanhamento com os mesmos fármacos, embora possa ocorrer regressão da doença clínica. Existem também duas formulações de atovaquona disponíveis no comércio: uma suspensão líquida do fármaco apenas, que é muito bem tolerada, e um comprimido de associação (atovaquona e cloridrato de proguanil). Embora o produto de associação seja substancialmente menos caro, tem causado vômito intenso em alguns pacientes. Como a absorção do fármaco é de importância crítica, e a resistência à atovaquona pode se desenvolver ou ser selecionada, o autor (AJB) recomenda *apenas* suspensão líquida. Os cães que foram submetidos a esplenectomia antes do tratamento não parecem ter a infecção eliminada com o tratamento.[215] De modo semelhante, na opinião do autor (AJB), a terapia imunossupressora pode reduzir a capacidade do tratamento contra babésia de eliminar a infecção por *B. gibsoni* em cães. O acompanhamento recomendado após tratamento com atovaquona e azitromicina consiste em dois testes de PCR, no mínimo, aproximadamente 60 e 90 dias após completar o tratamento.

Foi proposta uma estratégia alternativa para o tratamento das infecções por *B. gibsoni* que não respondem a atovaquona e azitromicina.[218] Esse esquema envolve uma associação de clindamicina (25 mg/kg VO, a cada 12 h), metronidazol (15 mg/kg VO, a cada 12 h) e doxiciclina (5 mg/kg VO, a cada 12 h) pelo período mínimo de 3 meses. Em um estudo não controlado, três de quatro cães com infecção experimental apresentaram resultados negativos pela PCR após o tratamento, enquanto um cão permaneceu com infecção persistente e sofreu recidivas clínicas enquanto estava sendo tratado.[218] A eliminação da infecção, conforme determinado pela PCR, só foi detectada dentro de 30 e 72 h após se concluir um ciclo de tratamento de 90 dias em dois cães. O resultado da PCR tornou-se negativo no terceiro cão dentro de 12 dias após o tratamento. Convém assinalar que três desses cães com infecção experimental também foram

tratados com três doses de aceturato de diminazeno antes da terapia de combinação. Em outro estudo, três cães com infecção natural que sofreram recidiva clínica após ou durante o tratamento com atovaquona e azitromicina tiveram recuperação clínica após terapia de combinação com clindamicina, metronidazol e doxiciclina.[196] Todavia, não houve disponibilidade de teste de PCR após o tratamento, e os dois cães nos quais foi realizado o teste de PCR durante o tratamento apresentaram resultados persistentemente positivos. A eficácia é incerta, tendo-se em vista o pequeno número de casos relatados e o elevado grau de variabilidade dos resultados de PCR após o tratamento, e é difícil formular recomendações específicas de acompanhamento para esse tratamento. Todavia, à semelhança da combinação de atovaquona e azitromicina, deve-se efetuar o teste de PCR dentro de 60 e 90 dias após se completar o tratamento.

Foram recomendados cuidados de suporte rigorosos e monoterapia com clindamicina (25 mg/kg VO, a cada 12 h, durante 7 a 21 dias), se não houver disponibilidade de fármacos específicos contra a infecção por *Babesia*. Nessa dosagem, foi observada a resolução da anemia e de outros achados clínicos. O autor (AJB) *não* recomenda essa prática para cães infectados por *B. gibsoni*, visto que pode levar ao desenvolvimento ou seleção de resistência a antibióticos macrolídios e interferir no tratamento subsequente com atovaquona e azitromicina. Numerosos relatos informais descrevem o sucesso no tratamento da babesiose canina com clindamicina, na dose de 25 a 50 mg/kg/dia. Todavia, muitos cães infectados recuperam-se por completo sem tratamento específico contra babésia se forem tomadas medidas de suporte adequadas, tornando difícil a interpretação de observações de tratamento não controlado. A clindamicina mostrou-se eficaz no controle das complicações agudas da infecção por *B. gibsoni* em cães com infecção experimental, porém não eliminou os microrganismos.[251] Todavia, não foi constatada nenhuma diferença significativa entre cães tratados e sem tratamento nos níveis de parasitemia ou nos títulos de IgG antibabésia. Entretanto, as alterações morfológicas dos parasitos circulantes mostraram alterações degenerativas. Os níveis de parasitemia flutuaram durante o monitoramento subsequente em ambos os grupos; todavia, os cães tratados tiveram respostas imunes celulares e humorais mais intensas contra o parasito. A monoterapia com doxiciclina tem sido eficaz na prevenção ou redução da parasitemia em cães tratados por ocasião da infecção.[239]

O sulfato de quinurônio mostrou-se eficaz no tratamento de cães com infecção natural por *B. canis*.[127] Os cães apresentaram melhora clínica dentro de 24 a 48 h após o tratamento. O azul de tripano (solução a 1%) é eficaz no tratamento de cães com sinais leves a moderados de infecção por *B. canis* (ver Tabela 76.3).[112,210] O azul de tripano não elimina as infecções e resulta em coloração azulada dos tecidos e do plasma.

Gatos

O tratamento da babesiose felina não foi tão criticamente avaliado quanto o da babesiose canina.[132] A maioria dos fármacos contra *Babesia* parece ser ineficaz. O fosfato de primaquina, um composto antimalárico, quando administrado por via oral ou em injeção intramuscular, é eficaz e constitui atualmente o fármaco de escolha (ver Tabela 76.3). Entretanto, a dose eficaz, de 0,5 mg/kg, é muito próxima da dose letal de 1 mg/kg. Em estudos experimentais, a rifampicina e a trimetoprima-sulfadiazina não foram tão eficazes quanto a primaquina.[186] O danofloxacino, o enrofloxacino e a buparvaquona *não* tiveram atividade anti-*B. felis*.

Transfusões sanguíneas

As transfusões sanguíneas estão habitualmente indicadas em casos não complicados graves e casos complicados que envolvam a ocorrência de anemia potencialmente fatal. A decisão quanto à necessidade de transfusão baseia-se nos sinais clínicos, na anamnese e nos resultados dos exames hematológicos. Os sinais clínicos que indicam a necessidade de transfusão incluem taquicardia, taquipneia, pulso em martelo d'água, fraqueza e colapso. O início agudo e o grau de regeneração dos eritrócitos também devem ser considerados. O VG é o indicador mais comumente usado de anemia, porém as contagens de eritrócitos ou os níveis de hemoglobina também podem ser utilizados. Não foi estabelecido nenhum valor do VG em que a transfusão deve ser administrada, visto que o VG deve ser avaliado em associação aos sinais clínicos e anamnese. Em geral, deve-se considerar a necessidade de transfusão quando o VG for de 15% ou menos, e a sua administração está quase sempre indicada quando o VG for de 10% ou menos. O grau de parasitemia não é um fator importante de decisão, visto que frequentemente tem pouca relação com o grau de anemia. Os concentrados de hemácias constituem o componente de escolha para a babesiose. A administração do componente plasmático do sangue total não é necessária na maioria dos cães com babesiose e pode levar o paciente a correr risco de sobrecarga de volume. Se houver necessidade de reidratação, as soluções de reposição de cristaloides são preferíveis. O sangue total fresco melhora o estado de oxigênio e o equilíbrio acidobásico em pacientes infectados por *B. canis* e também substitui a hemoglobina subfuncional por hemoglobina funcional. As soluções de transporte de oxigênio baseadas na hemoglobina também são eficazes, porém não são superiores aos concentrados de hemácias para a resolução dos sinais de anemia em cães com babesiose.[264]

Cuidados de suporte

Os cuidados de suporte continuados devem se basear na avaliação completa do paciente e no monitoramento contínuo, nos exames laboratoriais apropriados e nos princípios terapêuticos aceitos para as possíveis complicações.

A indicação de glicocorticoides é controvertida. O sistema imunológico está implicado em muitas das manifestações clínicas da babesiose canina, particularmente a anemia hemolítica. Em um estudo, 20% dos cães com infecção por *B. canis* apresentaram anemia hemolítica que não respondeu ao tratamento apenas com agentes contra *Babesia*.[108] Isso parece ser menos comum nas infecções por *B. canis vogeli* ou *B. gibsoni*, visto que esses casos tipicamente exibem recuperação clínica completa com tratamento exclusivamente com agentes contra babésia. Se o clínico decidir utilizar agentes imunossupressores, o seu uso a longo prazo provavelmente não está indicado, e, na maioria dos cães, é possível reduzir gradualmente a dose de glicocorticoides no decorrer de 2 a 3 semanas. Esse tratamento pode predispor os animais a outras infecções e tem o potencial de induzir recidiva da babesiose.[151] O sistema de monócitos-macrófagos é importante no controle da parasitemia por *Babesia*. A redução da função desse sistema frequentemente resulta em parasitemia mais grave pouco depois da instituição dos glicocorticoides.

Prevenção

Diretrizes gerais

A prevenção é de suma importância, tendo-se em vista a dificuldade de obter compostos terapêuticos específicos para o tratamento da *Babesia*. Pode ocorrer disseminação da doença por meio do transporte de cães com infecção subclínica sem triagem.[137a,166a] As medidas preventivas isoladamente podem ser suficientes para controlar surtos de *B. canis* em canis no sudeste dos EUA. O principal meio de prevenção é o controle do carrapato vetor.[211] A inspeção frequente da pele e dos pelos à procura de carrapatos é importante, visto que provavelmente são necessários 2 a 3 dias de alimentação do carrapato, no mínimo, para que possa ocorrer transmissão do parasito. Os animais novos devem ser testados, tratados e submetidos à quarentena antes de serem introduzidos em uma colônia. Estão disponíveis produtos tópicos para o controle dos carrapatos (ver Capítulo 93). Em um estudo controlado longitudinal realizado em área endêmica, o tratamento com solução tópica de imidaclorprida-permetrina combinada produziu redução de 94,4% na taxa de densidade de incidência de infecção por *Babesia* spp. quando foram comparados cães tratados *versus* sem tratamento.[180a] As coleiras contra pulgas e carrapatos, embora tenham eficácia variável no controle de pulgas, são razoavelmente eficazes para o controle dos carrapatos quando usadas juntamente com inspeção, aplicação tópica de acaricida e controle ambiental. O uso de coleiras impregnadas de amitraz foi associado a redução significativa de novas infecções em uma área endêmica de *B. canis rossi*. Nesse estudo, nenhum dos cães tratados com coleiras impregnadas de amitraz (n = 20) adquiriu infecções, em comparação com 27% dos cães de controle (8 de 30) que não receberam prevenção contra carrapatos. Os resultados desse estudo ressaltam a necessidade de mais estudos para investigar a capacidade dos métodos de prevenção de carrapatos e acaricidas na prevenção das infecções por *Babesia*.[134]

A premunição (infecção subclínica) é importante no controle dos sinais clínicos da doença em áreas onde cepas mais virulentas de *Babesia* são endêmicas (ver discussão anterior em *Tratamento*).[185] Nessas áreas, pode não ser desejável eliminar por completo as infecções. O papel desempenhado pela premunição na imunidade em áreas onde cepas menos virulentas são endêmicas não é conhecido.

A duração da imunidade protetora contra a babesiose por *B. canis* é limitada. Os títulos de anticorpos podem declinar gradualmente entre 3 e 5 meses após a infecção.[233,238] Os cães ficam protegidos contra infecção homóloga no decorrer de 5 a 8 meses após a infecção.[240] Não ocorre proteção cruzada entre cepas, e a soropositividade não é garantia de proteção contra exposição heteróloga.

Na Europa, está disponível uma vacina produzida a partir de exoantígenos de *B. canis canis* derivados de culturas celulares.[172] Foi relatada a eficácia de 70 a 100%, e a doença ocasionalmente observada nos animais vacinados é, em geral, leve.[171] Outros estudos de campo têm sido menos notáveis. A vacinação não impede a infecção, mas parece bloquear o início de muitos dos processos patológicos envolvidos na patogenia da doença.[198,199] As vacinas podem limitar a parasitemia, a redução do VG e o desenvolvimento de esplenomegalia.[198] Uma vacina bivalente derivada de antígenos solúveis de *B. canis canis* e *B. canis rossi* conferiu proteção contra infecções por ambas as espécies. As diferenças na antigenicidade das cepas limitam substancialmente a utilidade da vacina comercial em outras áreas. Essas vacinas contra *B. canis* não conferem proteção contra outras espécies de *Babesia*.[203,204]

Babesia pode ser transmitida por transfusão, tornando o controle particularmente importante em uma colônia de doadores de sangue.[64,215] Todos os doadores de sangue caninos prospectivos devem ser submetidos a teste sorológico para a babesiose. Os animais positivos devem ser identificados e excluídos do programa, visto que a soropositividade superestima a taxa de infecção, porém fornece uma zona de maior segurança para a eliminação de portadores potenciais. A PCR também oferece um método bastante sensível para a detecção de portadores. Quando não se dispõe de PCR, a esplenectomia tem sido usada para aumentar a probabilidade de detectar parasitos em animais com infecção oculta e, portanto, está indicada. Os esfregaços sanguíneos devem ser examinados diariamente para *Babesia* durante 2 semanas após a esplenectomia e, em seguida, periodicamente. Para informações mais detalhadas, ver *Precauções com transfusões de hemoderivados*, no Capítulo 93.

Babesiose em Greyhound e American Pit Bull Terrier

Dos 16.000 cães da raça Greyhound que foram adotados por intermédio de associações de resgate, em 1995, 20 a 60% provavelmente tiveram resultados positivos no teste sorológico para *B. canis*. Grande parte dessa triagem foi realizada antes da disponibilidade da PCR, e os resultados sorológicos tendem a superestimar a verdadeira prevalência da infecção. Essa preocupação relacionada com o desenvolvimento de babesiose em cães da raça Greyhound adotados é comum entre proprietários que adotam animais, organizações de resgate dessa raça e veterinários. Não é fácil responder à questão sobre o que fazer com esses animais. A probabilidade de desenvolvimento de babesiose clínica no Greyhound adotado é baixa, assim como a probabilidade do cão de servir de fonte epidemiologicamente significativa para a disseminação da doença. Entretanto, o risco para outros cães é grande se o animal infectado for introduzido em um canil reprodutor, onde os cães são alojados juntos e onde o controle de carrapatos é inadequado, ou se o animal for usado como doador de sangue canino. O tratamento com dipropionato de imidocarb elimina o estado de portador de *B. canis*. Essa abordagem deve ser considerada em situações nas quais exista a probabilidade do risco de disseminação. Em outras situações, o proprietário deve estar atento para o estado soropositivo, de modo que, se surgirem sinais clínicos compatíveis com babesiose, o veterinário possa ser alertado sobre a possibilidade da doença.

O microrganismo que acomete a raça American Pit Bull Terrier é *B. gibsoni*. A maioria dos casos relatados de *B. gibsoni* nos EUA foi associada a cães da raça American Pit Bull Terrier. É comum que cães que não sejam da raça Pit Bull e que estejam infectados por *B. gibsoni* tenham recentemente lutado com cães Pit Bull.[22,147] Por conseguinte, é importante incluir perguntas sobre lutas recentes na anamnese quando se examina um cão com anemia hemolítica.

Considerações de saúde pública

As espécies de *Babesia* caninas e felinas não parecem representar um risco zoonótico para indivíduos imunocompetentes. O risco para indivíduos imunocomprometidos não é conhecido; todavia, como no caso de muitas doenças infecciosas, as pessoas submetidas à quimioterapia, que estejam infectadas pelo vírus da imunodeficiência humana ou que foram submetidas à esplenectomia devem ter cautela com amostras de sangue infectadas por *Babesia*. A babesiose é uma zoonose rara transmitida por carrapatos, encontrada em toda a Europa e nos EUA, e foram relatados casos isolados de *Babesia* não caracterizada na África e no México.[120] As infecções são, em sua maioria, leves ou assintomáticas; todavia, algumas resultam em doença grave e morte. As pessoas que foram submetidas à esplenectomia ou que têm mais de 55 anos de idade correm risco particular.[61,189] Não foi identificada qualquer espécie de *Babesia* cujo hospedeiro específico sejam os seres humanos. Na natureza, ocorrem ciclos silvestres com animais reservatórios silvestres. À semelhança de outras zoonoses transmitidas por carrapatos, as pessoas atuam como hospedeiros acidentais para *Babesia* de animais quando são picadas por carrapatos infectados. *B. microti* é o principal parasito que acomete pessoas no nordeste e parte superior do Meio-Oeste dos EUA (ver Tabela 76.1). O carrapato vetor é *Ixodes scapularis*, o carrapato vetor da borreliose de Lyme (ver Capítulo 43). A anemia hemolítica com sintomas de tipo gripal é habitualmente leve e autolimitada ou facilmente tratada com clindamicina e quinina. Conforme observado em cães, ocorrem complicações da doença em pessoas que foram submetidas à esplenectomia ou que apresentam outras doenças imunossupressoras.[79,83,84]

Uma forma grave de babesiose humana é causada pela *B. divergens* na Europa. Essa forma da doença, que com frequência é fatal, ocorre habitualmente em pessoas que foram submetidas à esplenectomia. Um microrganismo estreitamente relacionado com a *B. divergens* – MO1 – foi isolado de uma pessoa no Missouri que tinha sido submetida à esplenectomia e que teve uma doença fatal.[83] A babesiose também foi identificada na Itália e na Áustria, com nova cepa (EU1) mais estreitamente relacionada com a *B. odocoilei* do que com a *B. divergens*.[80] Em ambos os casos, as pessoas foram previamente submetidas a esplenectomia e desenvolveram sinais característicos de anemia hemolítica. Foram detectados isolados idênticos de *Babesia* em carrapatos *Ixodes ricinus* da Eslovênia, indicando a distribuição mais disseminada desse microrganismo na Europa.

Foi relatada uma síndrome de anemia grave em pessoas que foram submetidas à esplenectomia no oeste dos EUA, causada pelo parasito recém-descrito *Babesia duncani*.[189,191] Relatos de casos históricos de babesiose humana causada por piroplasmas de animais domésticos, como *Babesia bovis* ou *B. canis*, são inadequadamente documentados.[91] Todavia, os animais domésticos constituem uma fonte de exposição aos carrapatos, que podem abrigar outros microrganismos que mais provavelmente infectam seres humanos.

Capítulo 77

Infecções por Protozoários Entéricos

Os protozoários entéricos descritos neste capítulo limitam-se a quatro gêneros de protozoários: *Giardia, Tritrichomonas* e *Entamoeba* no filo Sarcomastigophora (que contêm flagelos ou pseudópodes) e *Balantidium* no filo Ciliophora (que apresentam cílios).

As principais características desses microrganismos e as doenças que podem provocar estão apresentadas na Tabela 77.1. Os protozoários entéricos pertencentes ao filo Apicomplexa são discutidos nos Capítulos 79 (*Toxoplasmose e Neosporidiose*), 80 (*Coccidiose Entérica*) e 81 (*Criptosporidiose* e *Ciclosporíase*). A cobertura detalhada dos métodos laboratoriais usados para o diagnóstico das infecções por protozoários entéricos é apresentada no Capítulo 70.

Giardíase

Valeria Scorza e Michael R. Lappin

Etiologia e epidemiologia

Giardia duodenalis é um protozoário parasito com distribuição mundial, que infecta uma variedade de mamíferos. Com base nos estudos de genética molecular, *G. duodenalis* é uma espécie complexa que compreende sete grupos genéticos (A a G). Alguns dos grupos genéticos foram detectados em animais e seres humanos, porém outros são específicos de espécies. Os cães habitualmente abrigam os grupos genéticos C-D específicos de espécies, enquanto os gatos são geralmente portadores do grupo genético F específico de gatos (Tabela 77.2 e Figura 77.1). Em algumas situações, o DNA dos grupos genéticos A e B foi amplificado a partir de fezes de cães e gatos; esses genótipos foram detectados principalmente em seres humanos.[13,161,294] Com base nos resultados de um estudo morfológico, a área, o comprimento, a largura e a excentricidade dos cistos de *Giardia* são significativamente diferentes entre os grupos genéticos, sendo os grupos B e F mais diferentes dos grupos A e C ou D.[295]

Foram relatadas infecções por *Giardia* spp. em cães e gatos em muitos estudos de prevalência, relatos de casos e estudos de tratamento. As espécies de *Giardia* ocorrem em duas formas: o trofozoíta e o cisto. O trofozoíta é a forma móvel ativa que é encontrada no trato intestinal. Mede aproximadamente 15 μm de comprimento e 8 μm de largura, e tem formato de lágrima (Figura 77.2). Os trofozoítas podem ser identificados ao microscópio óptico pela aparência de rosto sorridente, composto pelos dois núcleos no terço anterior, formando os olhos, pelos axonemas que passam longitudinalmente entre os núcleos, constituindo o nariz,

e pelos corpúsculos medianos de localização transversal no terço posterior, formando a boca; quatro pares de flagelos completam o formato.[15] Os trofozoítas são suscetíveis à inativação por muitas condições ambientais e, em geral, não são responsáveis pela disseminação entre animais.

A forma cística (12 μm de comprimento e 7 μm de largura) é o estágio resistente, principal responsável pela transmissão. Na verdade, o cisto contém dois trofozoítas parcialmente separados, porém formados, seus axonemas, fragmentos dos discos ventrais e até quatro núcleos (Figura 77.3 A e B). O cisto é resistente a algumas condições ambientais e pode sobreviver por vários meses fora do hospedeiro em condições úmidas e frias, porém é suscetível à dessecação em condições secas e quentes. As espécies de *Giardia* são transmitidas por via fecal-oral pela ingestão direta ou indireta de água, alimentos ou fômites contaminados. A transmissão também pode ocorrer por carnivorismo, se houver microrganismos no intestino das presas.[157] Muitos hospedeiros infectados eliminam cistos fecais durante meses, porém as infecções também podem ser autolimitadas, de 27 a 35 dias, em cães e gatos.

O ciclo de vida de *Giardia* no hospedeiro está resumido na Figura 77.4. Após a ingestão dos cistos por um hospedeiro suscetível, ocorre desencistamento no duodeno, após exposição ao ácido gástrico e a enzimas pancreáticas. Os dois trofozoítas contidos no cisto separam-se, amadurecem rapidamente e fixam-se à borda em escova do epitélio das vilosidades (Figura 77.5). A distribuição de *Giardia* no trato intestinal varia de acordo com o hospedeiro e a sua dieta. Nos cães, os trofozoítas são encontrados desde o duodeno até o íleo, ao passo que, nos gatos, predominam no jejuno e no íleo.[152] Os trofozoítas multiplicam-se por divisão binária no trato intestinal e, em seguida, sofrem desencistamento por mecanismo desconhecido.[230a] Os cistos são eliminados nas fezes poucos dias após a infecção primária. Os trofozoítas também podem ser eliminados, particularmente em fezes aquosas nos gatos, porém raramente sobrevivem por um período significativo fora do hospedeiro.[15]

Tabela 77.1	Comparação de alguns protozoários entéricos em cães e gatos.					
Organismo	**Estágio**	**Tamanho médio (μm)**	**Hospedeiros naturais**	**Órgão parasitado**	**Mecanismos patogênicos**	**Sinais clínicos**
Giardia[a]	Tr Ci	15 × 10 × 3 10 × 8	C, G, H, outros mamíferos	Intestino delgado	Lesão do glicocálice e das microvilosidades no epitélio intestinal; inibição de algumas enzimas digestivas; o hospedeiro desencadeia uma resposta inflamatória	Ausentes até diarreia crônica, contínua ou intermitente, má absorção
Entamoeba histolytica	Tr Ci	25 (diam) 12 (diam)	C, G, H, PNH	Intestino grosso	Invade a parede colônica, produzindo úlceras; pode metastatizar para locais extraintestinais	Ausentes até diarreia; disenteria
Balantidium coli	Tr Ci	60 × 35 50 (diam)	C, P, H, PNH	Intestino grosso	Invade a parede colônica, produzindo úlceras, metástases (raramente)	Ausentes até diarreia; disenteria
Pentatrichomonas hominis	Tr	8 × 5, cinco flagelos	C, G, H, outros mamíferos	Intestino grosso	Provavelmente nenhum; considerado como comensal inócuo, embora possa ser um patógeno oportunista	Ausentes até diarreia
Tritrichomonas foetus	Tr	8 × 5, três flagelos	C, G, Bo, P	Genitália (bovinos) Intestino, nasal (suínos) Intestino grosso (gato)	Aderente ao epitélio, elaboração de citotoxinas e enzimas; o hospedeiro desencadeia uma resposta inflamatória	Diarreia do intestino grosso em felinos; infertilidade e perda fetal nos bovinos

G, gato; *Bo*, bovinos; *Ci*, cisto; *C*, cão; *H*, ser humano; *PNH*, primata não humano; *P*, porco; *Tr*, trofozoíta.
[a]Algumas espécies de *Giardia* podem ser idênticas.

Tabela 77.2	Genótipo/grupo genético e variedade de hospedeiros dos isolados de *Giardia duodenalis.*[a]
Genótipo/grupo genético	**Variedade de hospedeiros**
Grupo genético A	Seres humanos, primatas, bovinos, gatos, cães, roedores, mamíferos silvestres
Grupo genético B	Seres humanos, primatas, cães, bovinos, equinos
Grupos genéticos C, D	Cães
Grupo genético E	Artiodáctilos
Grupo genético F	Gatos
Grupo genético G	Roedores

[a]Adaptada de Xiao e Fayer 2008. Ver também a Figura 77.1.

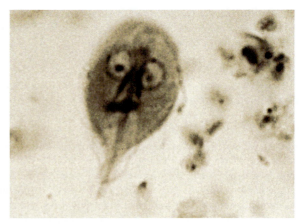

Figura 77.2 Trofozoíta de *Giardia* em esfregaço de amostra fecal corado para realçar as organelas características (hematoxilina férrica, 2.000×).

O período pré-patente da giardíase em gatos varia de 5 a 16 dias (média de aproximadamente 10 dias), enquanto nos cães varia de 4 a 12 dias (média de aproximadamente 8 dias). A eliminação dos cistos de *Giardia* pelos gatos pode flutuar, desde uma eliminação indetectável até concentrações de mais de 1.000.000 cistos por grama de fezes.[6] Os picos de eliminação dos cistos ocorrem de modo esporádico, e não ciclicamente, e a duração entre dois picos é, em geral, de 2 a 7 dias.[152] Os cães jovens eliminam, em média, 2.000 cistos por grama de fezes, e, em um estudo, a contagem média de cistos por grama de fezes de todos os cães infectados foi de 705,8.[267] A faixa relatada em outro estudo foi de 26 a 114.486 cistos por grama de fezes.[27]

Patogenia

Embora a patogenia de *Giardia* não esteja totalmente elucidada, estudos realizados *in vitro* e *in vivo* revelaram que o mecanismo que produz doença clínica é multifatorial. Os principais mecanismos associados à diarreia por *Giardia* parecem consistir em uma combinação de má absorção intestinal e hipersecreção. A interação entre hospedeiro e parasito leva à suprarregulação dos genes envolvidos na cascata de apoptose e na formação de espécies de oxigênio

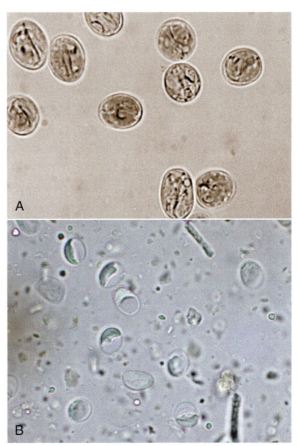

Figura 77.3 Cistos de *Giardia* concentrados a partir das fezes de um gato pela técnica de centrífugo-flutuação com sulfato de zinco. **A.** A parede do cisto, os núcleos, os axonemas e os músculos medianos são visíveis em vários cistos (iodo, 1.100×). **B.** Amostra não corada com numerosos cistos exibindo concavidade (1.100×).

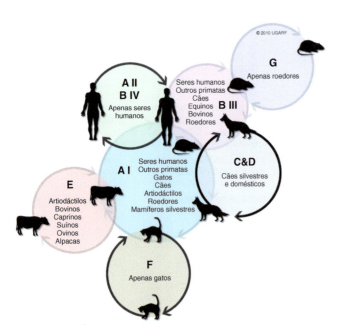

Figura 77.1 Grupos genéticos e ciclos de transmissão da giardíase. (Arte de Brad Gilleland © 2010 University of Georgia Research Foundation Inc.).

reativo dentro das células intestinais.[39] Os resultados dos estudos conduzidos indicam um novo mecanismo biológico, em que a ativação do transportador de glicose acoplado ao sódio 1 (SGLT-1; do inglês, *sodium-coupled-glucose-transporter*-1) pode resgatar os enterócitos da apoptose, aumentando a captação de glicose.[39] Essa resposta celular pode constituir um mecanismo de defesa inespecífico do hospedeiro para aumentar a sobrevida das células contra enteropatógenos, como *Giardia*.[39] A indução da apoptose aumenta a permeabilidade gastrintestinal (GI), possibilitando que os antígenos luminais ativem vias patológicas imunodependentes do hospedeiro. A perda da

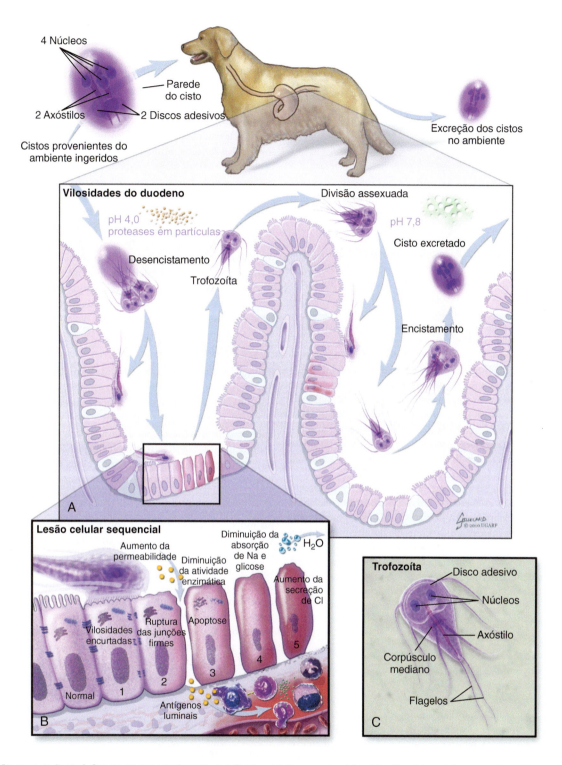

Figura 77.4 Diagramas de *Giardia*. **A.** Ciclo de vida dentro do lúmen intestinal. O cisto resistente com quatro núcleos é ingerido pelo hospedeiro, e ocorre desencistamento, liberando dois trofozoítas no intestino delgado. Os trofozoítas fixam-se à mucosa ou nadam livremente no lúmen, onde se dividem de modo assexuado. Após o desencistamento, os cistos são excretados nas fezes, completando o ciclo. Os trofozoítas excretados não sobrevivem. **B.** Mecanismos patogênicos propostos para a diarreia induzida por *Giardia*. **C.** Anatomia do trofozoíta. (Arte de Brad Gilleland © 2010 University of Georgia Research Foundation Inc.)

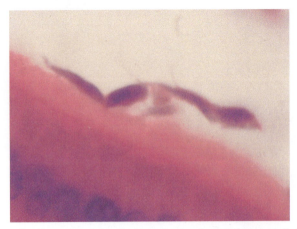

Figura 77.5 Grande aumento de trofozoítas de *Giardia* sp. fixados à vilosidade intestinal de um canário (coloração pela H&E, 1.500×). (De Gardiner CH *et al.* 1988. *An atlas of protozoan parasites in animal tissues.* USDA Agricultural Handbook No. 651. Beltsville, MD.)

função da barreira epitelial também pode resultar da destruição da integridade da actina F e das proteínas das junções firmes (ZO-1). *Giardia* também altera as claudinas, proteínas epiteliais componentes da propriedade de vedação das junções firmes.[39] Apesar dessas alterações na permeabilidade, *Giardia* pode causar sintomas clínicos mesmo quando não há alterações ao microscópio óptico, como atrofia vilosa ou lesão da mucosa.[39]

A diarreia é causada por uma combinação de má absorção e hipersecreção de eletrólitos. A infecção por *Giardia* estimula a secreção de cloreto e resulta em perda difusa do comprimento das microvilosidades da borda em escova, com consequente má digestão epitelial e má absorção de glicose, sódio e água, bem como redução da atividade da dissacaridase. Ao exame microscópico, pode-se observar número aumentado de linfócitos intraepiteliais em associação à má absorção de sódio/glicose. A hiperplasia dos mastócitos pode ser responsável, em parte, pela perda de função da barreira epitelial. Essa perda de função da barreira epitelial por vezes resulta no desenvolvimento de distúrbios intestinais crônicos, porém os mecanismos envolvidos ainda não estão bem definidos.[39] A infecção por *Giardia* pode produzir sinais clínicos semelhantes aos da síndrome do intestino irritável em seres humanos, e a giardíase está associada a alterações histopatológicas semelhantes às encontradas em alergias alimentares ou na doença intestinal inflamatória. Não se sabe como alguns seres humanos e animais mantêm infecções subclínicas crônicas.

Achados clínicos

Embora a maioria dos gatos e cães que eliminam *Giardia* não apresente sinais clínicos de doença, a infecção por *Giardia* pode induzir doença em alguns animais. Os animais mais jovens, imunossuprimidos, e os que vivem em ambientes aglomerados são os que correm maior risco de apresentar doença clínica.[71a,131,150,153] Os principais sinais clínicos de giardíase são diarreia crônica e perda de peso. A diarreia é habitualmente mucoide, com fezes pálidas e pastosas e odor forte; pode também ocorrer esteatorreia.* Habitualmente o microrganismo não é enteroinvasivo, de modo que a existência de sangue é incomum. A maioria dos gatos e cães infectados não tem febre nem vômitos, e a concentração sérica de proteínas totais e os valores do hemograma completo estão dentro dos limites de referência. Embora *Giardia* seja apenas detectada por ocasião da avaliação diagnóstica em alguns gatos e cães com giardíase, a coinfecção por outros parasitos é comum. Com frequência, pode-se observar a coin-

fecção por *Giardia* e *Cryptosporidium* em associação à diarreia.[216,236] Os resultados de outro estudo consistiram em infecção combinada por *Trichomonas foetus* e *Giardia* em gatos.[106] Não se sabe se os diferentes grupos genéticos variam nas suas propriedades de produzir doença e se induzem um grau respectivo de gravidade dos sinais clínicos em gatos e cães.

Diagnóstico

Giardia é um dos parasitos mais comumente identificados de modo incorreto (por excesso e por deficiência de identificação).[68] Pseudoparasitos ou leveduras são facilmente confundidos com *Giardia,* levando a resultados falso-positivos do exame fecal. Os cistos de *Giardia* são eliminados de modo intermitente, e podem ser necessárias análises fecais repetidas para a sua detecção. Além disso, os cistos podem deteriorar em soluções de flutuação fecais, levando a resultados falso-negativos.[68] Uma variedade de diferentes testes para a detecção de *Giardia* foi avaliada para uso em gatos e cães. Apesar de sua melhor especificidade, não existe nenhum teste que possa ser realizado em uma única amostra fecal com sensibilidade de 100%. Ainda mais problemática é a falta de um ensaio com alto valor preditivo positivo para giardíase clínica. Esse problema decorre da alta prevalência de base da infecção em animais clinicamente sadios. Segue-se uma discussão das vantagens e desvantagens dos métodos diagnósticos disponíveis.

Microscopia fecal

Esfregaço direto. Os trofozoítas de *Giardia* podem ser observados em esfregaços diretos de amostras de fezes não coradas com o uso da microscopia óptica. Uma quantidade muito pequena de fezes diarreicas frescas ou de muco fecal é misturada com uma gota de soro fisiológico em uma lâmina e coberta com lamínula (exame de preparação a fresco, ver Figura 70.2 A). Com aumento de 100×, os trofozoítas são reconhecidos pelo seu rápido movimento, porém suas características estruturais devem ser observadas com aumento de 400×. Os trofozoítas raramente são encontrados em fezes formadas. Como os trofozoítas podem ficar retidos no muco, os flagelos podem constituir a única motilidade visível.[165] Embora os trofozoítas de *Giardia* possam ser confundidos com *Tritrichomonas,* que são semelhantes quanto ao tamanho, estes últimos podem ser diferenciados pelos seguintes aspectos: apresentam uma membrana ondulante, umforma de motilidade em rolamento; não têm superfície côncava; e exibem um único núcleo.[165] As diferenças na mobilidade linear desses dois microrganismos também podem ser usadas para a sua diferenciação. Outros testes com antígeno de *Giardia* ou coprocultura ou reação em cadeia da polimerase (PCR; do inglês, *polymerase chain reaction*) para *T. foetus* (ver discussão adiante) podem ser usados para diferenciar os microrganismos se o exame citológico não for conclusivo. Uma vez detectada a *Giardia* em esfregaço direto ou preparação a fresco pela sua motilidade, deve-se efetuar o exame citológico em uma amostra fresca. Uma amostra refrigerada ou a amostra examinada várias horas após a sua coleta provavelmente não irão conter microrganismos vivos. Embora também inative os parasitos, a aplicação de solução de Lugol, de azul de metileno ou de ácido-verde de metila à preparação a fresco ajuda a observar as estruturas internas dos trofozoítas.[158] Um estudo de cães em que foram examinadas amostras de fezes frescas em 3 dias diferentes detectou 40% dos cães infectados por *Giardia.*[305] Em outro estudo, esses resultados foram de 30%;[206a] por conseguinte, a sensibilidade desse método é baixa em comparação com a dos outros métodos discutidos adiante.

*Referências 36, 106, 147, 150, 152, 194, 216, 236.

Técnicas de concentração. Se os trofozoítas não forem observados no esfregaço direto, deverá ser realizado o exame para cistos.[68] Se não for possível examinar imediatamente as amostras de fezes, a sua conservação a 4°C por vários dias será aceitável, porém as amostras não deverão ser congeladas. Os cistos de *Giardia,* que tendem a ser encontrados com mais facilidade em amostras de fezes mais sólidas do que os trofozoítas, são mais bem detectados após técnicas de concentração fecal, como a técnica de centrifugação com açúcar de Sheather e a técnica de centrifugação com sulfato de zinco (ZSCT; do inglês, *zinc-sulfate centrifugation technique*) (ver Figura 70.2 B).[158] Os trofozoítas raramente são detectados após esses procedimentos. Quando as fezes contêm grandes quantidades de gordura, a sedimentação em formol-etilacetato constitui a melhor técnica para detecção dos cistos. Além da identificação dos cistos de *Giardia,* os ovos de outros parasitos comuns podem ser facilmente identificados após procedimentos de concentração. A ZSCT também demonstrou ser superior ao exame com técnica de flutuação fecal passiva na detecção de helmintos e cistos de *Giardia.* Os métodos de flutuação detectaram apenas 6,5 a 14,7% das amostras com cistos de *Giardia,* em comparação com as amostras contendo cistos pela ZSCT.[86,299] Os cistos de *Giardia* podem ser confundidos com leveduras em virtude de seu tamanho semelhante; todavia, com o uso de coloração, os cistos de *Giardia* devem ser facilmente identificados por causa de sua estrutura interna distinta. O sulfato de bário, vários antidiarreicos comerciais e enemas administrados antes da coleta das fezes podem interferir na detecção dos cistos.[165] Em virtude do padrão intermitente de eliminação, recomenda-se o exame de pelo menos três amostras no decorrer do período de cerca de 1 semana antes de excluir a possibilidade da ocorrência de *Giardia.*[68,158,165,305] Em um estudo realizado em cães, a ZSCT, além de um teste com *kit* de antígeno fecal, foi necessária em três amostras fecais durante o período de 7 dias para assegurar o estabelecimento do diagnóstico correto.

Exame do aspirado duodenal

A amostra de secreções duodenais pelo teste do barbante por endoscopia ou peroral, com exame do sedimento à procura de trofozoítas, era antigamente considerada a técnica mais sensível para a detecção de infecção por *Giardia* spp. em cães.[165] Nos gatos, devido à localização do parasito na porção média a distal do intestino delgado, essa técnica tem pouca probabilidade de fornecer resultados positivos. Esse método também é trabalhoso, visto que exige anestesia para endoscopia ou laparotomia exploradora e exame imediato do líquido à procura de trofozoítas. Em um estudo, as taxas de resultados positivos da ZSCT e do aspirado duodenal foram, respectivamente, de 39 e 89% dos cães infectados.[218] Os achados em outros estudos contradizem esses resultados.[37,164] Devido ao custo e à sua acurácia incerta, a coleta do conteúdo intestinal raramente é efetuada exclusivamente para o diagnóstico de giardíase e, se for efetuada, deve sê-lo antes da instituição do tratamento.

Detecção imunoquímica com microscopia fluorescente

Um ensaio de anticorpo fluorescente (AF) direto com base em anticorpo monoclonal é usado para a detecção de cistos de *Giardia* spp. e oocistos de *Cryptosporidium* spp. nas fezes. O ensaio foi avaliado para a detecção da infecção por *Giardia* de cães e gatos em vários estudos.[160,223,246] Acredita-se que os cistos de *Giardia* dos grupos genéticos C, D e F associados a animais sejam detectados por esse ensaio; todavia, essa hipótese não foi rigorosamente testada utilizando amostras genotipadas. Como o ensaio fornece tanto uma informação imunológica (fluorescência) quanto uma avaliação morfológica (tamanho e formato), os resultados desse ensaio são algumas vezes utilizados como padrão de referência em estudos de comparação de

testes.[223] Com base em relatos, o ensaio do AF direto é mais sensível e específico do que a flutuação com sulfato de zinco, porém comparável a outras técnicas de detecção de antígenos quando usado em amostras de fezes felinas refrigeradas e em amostras fecais de cães em abrigos.[160,246] As espécies de *Cryptosporidium* spp., que podem causar coinfecção com *Giardia,* também podem estar associadas a diarreia do intestino delgado. É difícil detectar essas infecções com muitas técnicas, de modo que o ensaio do AF direto é frequentemente usado como confirmação para ambas as infecções (ver Capítulo 81). É necessário um microscópio de fluorescência para fazer a leitura das lâminas com AF direto; por conseguinte, esse ensaio só pode ser realizado em laboratórios diagnósticos com equipamentos adequados. Se não for possível examinar imediatamente as amostras, ou se houver necessidade de enviá-las, elas podem ser conservadas a 4°C pelo período máximo de vários dias, porém não devem ser congeladas.

Detecção de antígeno fecal por ensaios imunossorventes ligados a enzima

Dispõe-se de vários *kits* de ensaio imunossorvente ligado a enzima (ELISA; do inglês, *enzyme-linked immunosorbent assay*) para uso no local de assistência para a detecção do antígeno de *Giardia* spp. em fezes humanas, e um *kit* foi aprovado (nos EUA) para uso em cães e gatos. Os resultados variam entre os métodos de ELISA específicos, e foram relatados resultados inconsistentes com alguns testes para antígeno de *Giardia,* em comparação com outras técnicas não baseadas em ELISA.[10,16,53,54,215] Por exemplo, em um estudo realizado em cães, o imunoensaio comercial usado produziu uma taxa de resultados falso-negativos de 31,6% em comparação com os resultados de centrifugação com sulfato de zinco.[215] Os achados de outro estudo que comparou o método de flutuação com cloreto de zinco-cloreto de sódio ($ZnCl_2$-NaCl) e um ELISA com coproantígeno comercial mostraram taxas de prevalência de 9,5% (25 de 270) em cães e 0% em gatos (0 de 100 gatos) por meio de exame microscópico e de 29,5% (79 de 270) em cães e 22% (22 de 100) em gatos pelo ELISA fecal.[53] A discrepância dos resultados desse estudo em relação a outros que foram realizados utilizando amostras de cães pode ser atribuída ao uso da flutuação com $ZnCl_2$-NaCl em lugar do sulfato de zinco, que pode alterar ou destruir os cistos, dificultando, assim, a sua detecção.[53]

O *kit* de ELISA especificamente aprovado para uso no exame de fezes caninas ou felinas (ensaio do antígeno de *Giardia* SNAP) foi avaliado em vários estudos. Nos gatos, esse ensaio apresentou sensibilidade e especificidade semelhantes em comparação com a técnica de flutuação, e, quando os resultados das duas técnicas foram combinados, a sensibilidade global foi de 97,8%.[179] Em outro estudo de cães, que utilizou o AF direto como teste de referência, com taxa de prevalência de 10%, foi estimado que o ensaio do antígeno de *Giardia* tem valores preditivos positivos e preditivos negativos de 51,0 e 97,0%, respectivamente, semelhantes aos da técnica de centrifugação com sulfato de zinco.[223] Embora a informação seja limitada no que concerne à detecção dos grupos genéticos C, D ou F de *Giardia,* em um estudo de quatro isolados do grupo genético C e 13 isolados do grupo D, todos os resultados foram positivos pelo ensaio do antígeno de *Giardia* SNAP.[54] O Companion Animal Parasite Council (CAPC) recomenda que sejam usados testes de antígeno fecal além do teste de flutuação fecal apenas durante a avaliação de cães e gatos com diarreia, e não com animais de estimação clinicamente sadios, visto que o impacto clínico e zoonótico de um resultado positivo para antígeno e resultado negativo para a ocorrência de cistos em animais de estimação sadios não é conhecido.[55] Tampouco se sabe por quanto tempo o resultado do ensaio do antígeno de *Giardia* permanece positivo após a resolução da diarreia. Por conseguinte, se um veterinário decidir avaliar o sucesso do tratamento da giardíase em gatos e cães, recomenda-se apenas a técnica de flutuação para avaliação de acompanhamento.

Técnicas de genética molecular

A PCR pode ser usada para determinar o grupo genético de *Giardia* spp. Diversos genes são usados para a amplificação do DNA de *Giardia* pela PCR.[63] Entretanto, os resultados de estudos mostraram que a classificação de isolados em grupos genéticos específicos de *G. duodenalis* nem sempre é consistente, visto que genes alternativos podem fornecer resultados diferentes.[41] Assim, alguns isolados de cães ou gatos podem ser genotipados como "potencialmente zoonóticos" por um gene, porém "específicos de hospedeiro" por outro gene.[41] Outro problema é o fato de os *primers* disponíveis não amplificarem consistentemente o DNA de *G. duodenalis*. Algumas vezes, isolados individuais podem ser amplificados em determinado *locus*, mas não em outro, ao passo que outros isolados podem exibir o padrão de PCR oposto.[41] Os resultados do ensaio de PCR para *Giardia* também podem ser falsamente negativos devido à ocorrência de inibidores da PCR nas fezes, razão pela qual esses ensaios não devem ser usados como único método de confirmação de infecção por espécies de *Giardia*. Pode-se considerar o teste de PCR para *Giardia* spp. na tentativa de determinar o grupo genético da *G. duodenalis* detectada em fezes de gatos e cães, particularmente quando o proprietário está preocupado com a transmissão zoonótica da infecção. Devido aos achados consistentes com o uso de genes isolados, recomenda-se o uso de genotipagem de múltiplos *loci*.[41,237]

Tratamento

Em medicina humana, uma associação de intervenção nutricional e fitoterapia constitui, com frequência, a abordagem de primeira linha ao tratamento da giardíase sintomática.[118] Em medicina veterinária, a manipulação dietética é frequentemente associada a tratamento com agentes antiprotozoários. Embora não esteja disponível nenhum fármaco de uso veterinário específico aprovado para o tratamento de *Giardia*, muitos são eficazes para reduzir o nível de microrganismos infecciosos na tentativa de acelerar a resolução dos sinais clínicos (Tabela 77.3).

Os fármacos da classe dos nitroimidazóis têm efeitos anti-*Giardia*. As doses sugeridas dos fármacos listados estão resumidas na Tabela 77.3. Embora o metronidazol tenha sido amplamente usado para o tratamento da giardíase em gatos e cães com infecção natural e experimental, faltam estudos controlados.* Infelizmente, ocorreu toxicidade do sistema nervoso central com a administração do metronidazol a alguns cães[67] e filhotes de gatos.[45] Foi relatada toxicidade neurológica após tratamento crônico ou administração aguda de altas doses.[45] A dose e a duração ideais de administração do metronidazol quando usado no tratamento da giardíase clínica não são conhecidas. O CAPC sugere uma dose máxima de 25 mg/kg por via oral (VO), 2 vezes/dia, durante 5 dias.[55] O tratamento por mais de 7 dias nunca deve ultrapassar 30 mg/kg/dia (ver *Formulário de fármacos*, no Apêndice). O cloridrato de metronidazol é a formulação da United States Pharmacopeia (USP) em comprimidos, que provoca salivação nos gatos, enquanto a forma benzoato, disponível em alguns países, tende menos a causar esse problema. Todavia, estão disponíveis produtos que contêm benzoato de metronidazol em alguns países, e o fármaco está disponível para formulação nos EUA. Quando o benzoato de metronidazol foi administrado a gatos com giardíase subclínica em um estudo, a eliminação de cistos cessou

_____
*Referências 34, 45, 67, 110, 164, 194, 235, 240, 304.

| Tabela 77.3 | Tratamento farmacológico para a giardíase, amebíase, balantidíase, blastocistose e tricomoníase. |

Fármaco[a]	Espécies	Dose[b]	Via	Intervalo (horas)	Duração (dias)
Comprimidos de praziquantel + pamoato de pirantel + febantel[c]	C	25 mg/kg feb 5 mg/kg praz 5 mg/kg pir base	VO	24	3
	G	56,5 mg/kg feb 11,3 mg/kg praz 11,3 mg/kg pir	VO	24	5
Comprimidos de praziquantel + pamoato de pirantel + febantel + flavorizante[d]	C	15 mg/kg feb 5 mg/kg praz 5 mg/kg pir base	VO	24	3
Fembendazol	CG	50 mg/kg	VO	24	5
Metronidazol[e]	CG	25 mg/kg	VO	12	5 a 7
Ipronidazol	C	126 mg/ℓ[f]	VO	Ad libitum	7
Tinidazol	C	44 mg/kg	VO	24	6
	G	30 mg/kg	VO	24	7 a 10
Nitazoxanida	CG	100 mg/animal	VO	12	3 a 4
Quinacrina	C	9 mg/kg	VO	24	6
	C	6,6 mg/kg	VO	12	5
Furazolidona[g]	G	4 mg/kg	VO	12	7 a 10

CG, cão e gato; *G*, gato; *C*, cão; *feb*, febantel; *VO*, via oral; *praz*, praziquantel; *pir*, pirantel.
[a]Ver o *Formulário de fármacos*, no Apêndice, para informações adicionais sobre cada fármaco.
[b]Dose por administração em intervalo especificado.
[c]Comprimidos. Ver o *Formulário de fármacos*, no Apêndice, para o tamanho dos comprimidos. Dose felina para filhotes obtida da Referência 239.
[d]Comprimidos + flavorizante. A dose é de aproximadamente um comprimido por 10 kg de peso corporal. Ver o *Formulário de fármacos*, no Apêndice, para o tamanho dos comprimidos.
[e]As doses máximas recomendadas são usadas para o tratamento das infecções por protozoários entéricos. Foi observada a ocorrência de neurotoxicidade com níveis de sal cloridrato de ≥ 60 mg/kg/dia. Ver *Nitroimidazóis*, no Capítulo 71 e no *Formulário de fármacos*, no Apêndice. Para facilitar a dosagem para animais de menor porte, os comprimidos de 250 ou 500 mg podem ser triturados, ou podem-se usar comprimidos menores (50 a 100 mg). Esses comprimidos podem ser colocados em uma base de sabor agradável. Para gatos, as formulações de benzoato de metronidazol (62% de metronidazol base) são mais bem toleradas por via oral do que as formulações de cloridrato, porém a dose necessária é de 1,6 vez a listada.
[f]Na água de beber e administrado *ad libitum*.
[g]Em suspensão, máximo de 200 mg/dia. Esse fármaco foi usado em crianças e tem a capacidade de inibir a formação de cistos.[117] Não está disponível em alguns países.

durante o período do estudo, e não houve desenvolvimento de sinais de toxicidade.[235] Outros nitroimidazóis, incluindo ipronidazol, ronidazol e tinidazol, foram usados para o tratamento da giardíase em um pequeno número de animais. O ipronidazol acrescentado à água foi eficaz para o tratamento da giardíase em dois cães.[5] O uso de fármacos pertencentes à classe dos imidazóis também pode ter o benefício adicional de corrigir a proliferação bacteriana, que também contribui para a diarreia em alguns cães e gatos com giardíase clínica. Ver a Tabela 77.3 e o *Formulário de fármacos*, no Apêndice, para maiores detalhes sobre cada um desses fármacos.

O fembendazol foi avaliado para o tratamento da giardíase em vários estudos de cães e gatos.[20,147,182,300] Um benefício adicional do uso desse fármaco consiste no seu efeito contra infecções por ascarídeos, anciúlostomos e *Taenia*, que podem ocorrer como coinfecções com *Giardia* spp. O CAPC recomenda a administração de fembendazol (50 mg/kg, 1 vez/dia, durante 5 dias) a gatos e cães ou uma associação dessa mesma dose de fembendazol e metronidazol (25 mg/kg a cada 12 h, durante 5 dias). Entretanto, quando o fembendazol foi administrado a gatos com infecção concomitante por *Giardia* e *Cryptosporidium parvum,* apenas quatro de oito gatos tiveram interrupção da eliminação dos cistos de *Giardia*.[147] Quando o fembendazol foi administrado a cães de abrigo com infecção natural, a porcentagem de persistência de contagem de cistos por grama de fezes foi de 84 e 78%, respectivamente, quando amostras de fezes foram novamente examinadas dentro de 9 e 16 dias após o tratamento.[182] Nos gatos, o fembendazol foi seguro quando administrado a gatas adultas não grávidas e sadias, em dose cinco vezes maior do que a dosagem aprovada.[233] O albendazol, o oxfendazol e o febantel são outros benzimidazóis usados em alguns estudos de giardíase. O albendazol mostrou-se eficaz em um estudo envolvendo cães; todavia, devido à ocorrência de supressão da medula óssea, não é recomendado para uso.[18,263] A administração de oxfendazol, quando usado em associação a outras medidas de controle, levou à resolução da diarreia e à eliminação dos cistos em um estudo de cães de canis com giardíase.[288]

Uma associação de febantel, pirantel e praziquantel (FPP), usando uma variedade de protocolos de dosagem, produziu resultados variáveis no tratamento da giardíase em cães e gatos.* Existem duas formulações diferentes do fármaco (ver Tabela 77.3), e as diferenças de dosagem podem ser responsáveis por algumas das discrepâncias observadas entre os resultados dos estudos de eficácia. Em um relato que envolveu sete cães sadios infectados por *Giardia*, os microrganismos não foram detectados até 3 dias após 3 dias consecutivos de tratamento com comprimidos da associação FPP.[34] Entretanto, 6 dias após o último tratamento, alguns cães voltaram a eliminar os microrganismos, e foi sugerido que essa eliminação representava uma reinfecção.[34] Outro estudo relatou que a eficácia do tratamento de cães com infecção natural por *Giardia* spp. durante 5 dias consecutivos com a formulação europeia não foi significativamente superior ao tratamento com 3 dias consecutivos.[189] Os resultados de outro estudo mostraram que, quando a associação FPP foi usada no tratamento de cães com giardíase, dar banho nos animais e mudar o ambiente após o tratamento para a prevenção de reinfecção poderia ser mais importante do que a duração do tratamento em si.[215] Quando a associação FPP em comprimidos foi administrada na dose empírica de dois comprimidos para cães pequenos a seis gatos por via oral, durante 5 dias, foi observada redução significativa da eliminação de cistos no grupo tratado, em comparação com o grupo de controle sem tratamento.[239] Além disso, quatro dos seis gatos tratados tiveram evidências de infecção após duas doses de glicocorticoides em forma de repositol em níveis imunossupressores.[239]

A azitromicina foi usada no tratamento de um cão de 8 meses de idade que apresentou diarreia persistente após tratamento com fembendazol e metronidazol para giardíase.[309] A azitromicina foi administrada na dose de 10 mg/kg, 1 vez/dia, durante 5 dias, e, após o tratamento, houve interrupção da diarreia, e não foi observada nenhuma reação adversa. Os cistos e o DNA de *Giardia* spp. não foram detectados após exame de esfregaço fecal e PCR de amostras de fezes nos dias 2, 4 e 6 após o tratamento.[309] Todavia, a azitromicina não foi capaz de reduzir a fixação ou o crescimento de *Giardia in vivo*, razão pela qual o uso desse fármaco no tratamento da giardíase em animais precisa de estudos adicionais.[144]

Outros fármacos usados historicamente no tratamento da giardíase em cães ou gatos incluem a quinacrina e a furazolidona; entretanto, não estão disponíveis estudos controlados de eficácia. Outros fármacos com uso potencial no tratamento da giardíase incluem a paromomicina e a nitazoxanida. Ver o Capítulo 70 e o *Formulário de fármacos*, no Apêndice, para uma discussão desses fármacos.

Embora faltem, em geral, estudos controlados em cães e gatos, outras terapias adjuvantes, incluindo fibras, silimarina e probióticos, foram administradas a alguns cães ou gatos com giardíase, com base no trabalho realizado com outras espécies. A adição de fibra insolúvel em um modelo de *Giardia* em gerbos foi proposta para diminuir a aderência e a colonização dos trofozoítas nas microvilosidades.[166] A silimarina foi avaliada para o tratamento da giardíase canina.[51] Embora a eliminação de cistos de *Giardia* tenha sido interrompida em todos os cães aos quais foi administrado metronidazol, com ou sem silimarina, a adição desta última pareceu ajudar a compensar a perda de peso e aumentou os níveis séricos de proteínas totais e albumina, em comparação com cães tratados apenas com metronidazol.[51] Em um modelo de roedor, a administração do probiótico *Enterococcus faecium* cepa SF68 reduziu a eliminação de *Giardia* spp.[26] Todavia, os efeitos positivos sobre a eliminação dos cistos de *Giardia* spp., a eliminação de antígeno fecal, as concentrações de IgA fecal ou a atividade fagocitária dos leucócitos não foram observados em cães adultos com giardíase crônica que receberam esse probiótico.[244] São necessários mais estudos para que essas terapias adjuvantes possam ser rotineiramente recomendadas.

Como pode ser difícil eliminar a infecção por *Giardia* em cães e gatos, a meta primária é tratar a diarreia. Pode ser necessário variar o protocolo do tratamento utilizado de acordo com cada paciente. Além disso, devem-se instituir medidas de controle para tentar evitar a reinfecção. Em cães e gatos com diarreia persistente e detecção de *Giardia* nas fezes, deve-se efetuar uma avaliação extensa à procura de outros distúrbios subjacentes que possam contribuir para a perpetuação da doença clínica.

Prevenção

Em ambientes controlados (situação de gatil ou canil), quatro abordagens principais devem ser utilizadas para o controle da *Giardia*: (1) descontaminação do ambiente, (2) administração de fármacos para tratar os animais, (3) eliminação dos cistos dos pelos e (4) prevenção da reintrodução da infecção.[153]

Em primeiro lugar, é necessário estabelecer uma "área limpa" em um gatil ou canil. Em um pequeno estabelecimento, todos os animais devem ser retirados do local enquanto está sendo limpo. Em um grande estabelecimento, podem ser criadas áreas limpas ao instalar algumas jaulas ou pistas de passeio na base de revezamento, quando os animais são transportados para uma área de espera. Antes de transportar os animais para o estabelecimento de retenção, eles devem ser tratados (de preferência com fembendazol ou com a associação FPP) e levados ao estabelecimento de retenção no último dia de tratamento. Uma vez transportadas, as jaulas ou pistas de passeio

---

*Referências 17, 23, 33, 34, 61, 88, 189, 215, 239.

devem ser limpas a vapor ou quimicamente após a remoção de todo o material fecal. Apesar de ser cáustico, o alvejante doméstico (hipoclorito de sódio a 5%), diluído a 1:30 é um desinfetante eficaz para os cistos de *Giardia* (ver Tabela 93.1). Os desinfetantes que contêm amônio quaternário, quando usados nas concentrações recomendadas pelos fabricantes, são eficazes na inativação dos cistos de *Giardia*.[306] O amônio quaternário perde considerável percentual de atividade se usado quando há matéria orgânica, que dificulta a descontaminação de áreas ambientais, como solo e grama. O canil precisa secar por completo após a sua limpeza (os cistos são extremamente suscetíveis ao ressecamento) e, de preferência, mantido seco e vazio por alguns dias antes de ser novamente usado. Antes da reintrodução dos animais na área limpa, eles devem ser lavados com um xampu comum para animais de estimação, a fim de remover todo o material fecal (contendo cistos) da pelagem, e totalmente enxaguados.[215] Os animais devem ser mais uma vez lavados (particularmente na área perianal) com um composto de amônio quaternário. Os compostos de amônio quaternário podem irrigar a pele e as mucosas com exposição repetida ou prolongada, mas não parecem produzir nenhum efeito prejudicial quando aplicados por 3 a 5 min, seguidos de enxágue completo. Os pelos devem secar por completo antes que o animal retorne à área limpa. Os animais devem ser então tratados novamente, de preferência com um fármaco diferente daquele usado inicialmente, após o seu retorno ao estabelecimento limpo. Teoricamente, a única maneira pela qual a *Giardia* pode ser reintroduzida em uma área limpa é por meio de um animal infectado ou transmissão através de fômites. Os novos animais introduzidos no canil ou no gatil devem ser tratados, e a sua pelagem deve ser limpa, conforme discutido anteriormente, independentemente do resultado negativo para *Giardia* no exame de fezes. A transmissão por meio de fômites pode ser evitada usando-se capas de calçados antes de entrar no estabelecimento ou limpando-se as botas em um lava-pés contendo amônio quaternário. Amostras de fezes devem ser examinadas periodicamente utilizando ZSCT, que deve detectar se o processo foi eficaz.

Embora se tenha utilizado a imunização no passado, as vacinas contra *Giardia* tanto caninas quanto felinas previamente aprovadas para uso em cães ou gatos nos EUA foram abandonadas.

Considerações de saúde pública

Giardia é o parasito mais comum que infecta seres humanos no mundo inteiro; segundo estimativas, é responsável por aproximadamente 280 milhões de casos de doença humana por ano.[41] A maioria das infecções é adquirida pela ingestão de água ou deglutição de água contaminada durante a natação em extensões de águas naturais ou piscinas. Embora o grupo genético A tenha sido considerado o genótipo envolvido na giardíase zoonótica, os subtipos AI e AII diferem quanto à preferência dos hospedeiros. Os seres humanos são infectados predominantemente pelo subtipo AII; todavia, em alguns estudos, foi encontrado o subtipo AI, que é considerado um risco zoonótico.[13,294]

Houve considerável controvérsia histórica no que concerne à transmissão zoonótica de *G. duodenalis*; todavia, faltam evidências diretas com base na análise genética mais recente. Numerosos isolados de *G. duodenalis* de animais e seres humanos foram geneticamente classificados.[56b,124a,167] Entretanto, poucos estudos compararam geneticamente isolados de *Giardia* de animais e seres humanos que compartilhassem a mesma residência. Na Tailândia, um cão e dois monges no mesmo monastério eram portadores do grupo genético A.[132] Na Índia, foram encontrados os grupos genéticos A ou B em seres humanos e cães que viviam na mesma residência.[280,281] No Brasil, uma criança com giardíase e seu cão foram infectados pelo subtipo AI.[289] O grupo genético F específico de gatos foi identificado em sete amostras de fezes humanas na Etiópia.[41] No Japão, gatos

que frequentavam estabelecimentos de gêneros alimentícios tiveram maior prevalência de infecção pelos grupos A e F, em comparação com gatos de *pet shops* ou de clínica veterinária.[264a] Entretanto, a observação de que genótipos semelhantes estão distribuídos em diferentes hospedeiros, e o fato de que os seres humanos e animais de estimação na mesma residência compartilham os mesmos genótipos não constitui evidências definitivas da transmissão zoonótica. É necessário efetuar a comparação de sequências gênicas idênticas entre isolados.[127,128] Os dados de genotipagem de outros estudos em que predominaram genótipos de cães e gatos sugerem que a transmissão zoonótica não seja tão prevalente na epidemiologia da giardíase.* Todavia, são necessários mais estudos epidemiológicos moleculares sobre a giardíase em seres humanos e animais para esclarecer por completo a ocorrência de transmissão zoonótica.[13,35]

Há controvérsias, na medicina veterinária, quanto à necessidade de testar cães e gatos clinicamente sadios para a infecção por *Giardia* spp., e diferentes fontes fornecem recomendações diferentes. Os Centers for Disease Control and Prevention não fazem nenhuma recomendação sobre a necessidade de testar cães e gatos sadios cujos proprietários estejam infectados pelo vírus da imunodeficiência humana.[142] Entretanto, como a técnica de flutuação fecal é recomendada como parte do exame de saúde de cães e gatos, é inevitável que cães e gatos clinicamente sadios apresentem, em certas ocasiões, eliminação de cistos de *Giardia*. A administração de fármacos a cães e gatos com infecção subclínica que eliminam cistos de *Giardia* spp. também é controvertida. A infecção por *Giardia* spp. não resulta em imunidade esterilizante, de modo que a reinfecção pode ocorrer rapidamente. O tratamento de animais de estimação com infecção subclínica que estejam em contato com seres humanos ou com outros animais pode predispor potencialmente à seleção de microrganismos resistentes com o passar do tempo. Além disso, alguns fármacos podem causar efeitos colaterais adversos. Por exemplo, em um estudo, 50% dos cães clinicamente sadios infectados por *Giardia* tiveram reações adversas com a administração de fembendazol ou nitazoxanida, e 62,5% dos cães ainda estavam infectados no dia 34.[159] Quanto ao risco de transmissão zoonótica, apenas os animais com doença clínica atribuída à giardíase devem ser tratados.

Amebíase

Craig E. Greene

Etiologia e epidemiologia

Entamoeba histolytica é uma ameba facultativamente parasitária, que infecta predominantemente o intestino grosso de seres humanos e primatas não humanos. Essa ameba também pode infectar vários mamíferos, incluindo cães e gatos (ver Tabela 77.1).† A análise genética mostrou que, em determinada região geográfica, famílias de seres humanos estreitamente associados abrigam cepas singulares.[303] Esse achado sugere que os membros de uma residência, incluindo animais de estimação, correm risco de exposição. Embora a prevalência da amebíase nos EUA tenha declinado de modo considerável nas últimas décadas, *E. histolytica* continua sendo importante parasito em muitas áreas tropicais do mundo.[173]

Os trofozoítas residem no lúmen do cólon como comensais ou invadem a parede colônica. Raramente, disseminam-se para outros órgãos, como fígado, pulmões, cérebro, pele perianal e genitália (Figuras 77.6 e 77.7). Várias cepas de *E. histolytica* diferem na sua virulência. Os cistos, que são eliminados nas fezes humanas, constituem o estágio infeccioso. Como o encistamento dos trofozoítas

---

*Referências 13, 35, 56a, 134a, 284a, 294, 298a.
†Referências 6, 8, 75, 140, 148, 193, 201, 291.

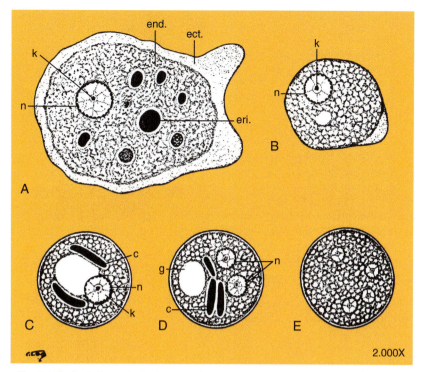

Figura 77.6 Representação esquemática do trofozoíta de *Entamoeba histolytica* (*A*) e vários estágios de desenvolvimento do cisto (*B* a *E*). Legenda: *c*, corpúsculos cromatoides; *end.*, endoplasma; *ect.*, ectoplasma; *g*, vacúolo de glicogênio; *k*, cariossoma; *n*, núcleo; *eri.*, eritrócito. (De Brown HW, Neva FA. 1983. *Basic clinical parasitology*, ed 5. Appleton-Century-Crofts, Norwalk, CT, com permissão.)

raramente ocorre em cães e gatos, a amebíase está entre as doenças incomuns que podem ser transmitidas de seres humanos para animais de estimação, mas raramente vice-versa.

Willaertia é um gênero de amebas saprofíticas de vida livre que estão estreitamente relacionadas com o gênero *Naegleria*. As espécies deste último gênero têm sido identificadas em infecções humanas, em que os trofozoítas são encontrados em tecidos. Diferentemente dessas infecções amebianas intestinais localmente invasivas descritas anteriormente, *Acanthamoeba*, *Balamuthia* e *Hartmannella* disseminam-se para outros tecidos e sofrem encistamento (ver Capítulo 78).

Patogenia e achados patológicos

Os trofozoítas de *E. histolytica* provocam lesão do intestino por meio de sua fixação e lise das células do hospedeiro e secreção de enzimas que rompem as conexões intercelulares. A existência de determinadas bactérias e a deficiência de ingestão proteica do hospedeiro contribuem para a virulência do parasito. A própria resposta imune celular do hospedeiro às amebas que invadem os tecidos pode exacerbar a lesão. A diarreia secretora pode ser induzida pela serotonina e outros fatores secretados pelos trofozoítas.

Foi constatado que os anticorpos IgA da mucosa dirigidos contra a lectina de aderência das amebas proporcionam resistência à infecção entérica nos seres humanos.[251] Todavia, a imunidade é transitória, e é comum a ocorrência de reinfecções. A imunidade secretora também é importante na prevenção da disseminação e desenvolvimento subsequente de abscessos hepáticos.

A amebíase invasiva resulta em erosão ou ulceração da mucosa colônica. O exame microscópico do tecido colônico infectado pode revelar a úlcera clássica em forma de frasco da amebíase, que resulta da debilitação da mucosa pelos trofozoítas na submucosa. Os trofozoítas podem ser observados em cortes corados pela hematoxilina e eosina, hematoxilina férrica ou reação de ácido periódico de Schiff.

Achados clínicos

As infecções por *E. histolytica* são habitualmente assintomáticas, mas podem produzir sinais de colite ulcerativa grave, incluindo disenteria. A amebíase fulminante sem tratamento pode ser fatal. A amebíase extraintestinal induzida por *E. histolytica*, que representa uma complicação grave, é rara em cães e desconhecida em gatos. Diferentemente do que acontece em outras espécies, não foi observada a ocorrência de lesão da submucosa com ulceração e sangramento em gatos.[56,78,148] Nesses casos, os sinais podem ser atribuídos ao tecido parasitado (p. ex., pulmões). Foi relatada a ocorrência de edema da vulva e secreção vaginal sanguinolenta em uma cadela com invasão uterina, cervical e vaginal por trofozoítas.[297]

Foi descrita uma infecção gástrica por *Willaertia* em um cão com ulceração gástrica e adenocarcinoma.[253] O cão tinha sido tratado com glicocorticoides para paraparesia e apresentava vômitos e melena.

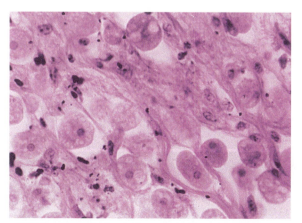

Figura 77.7 Numerosos trofozoítas de *Entamoeba histolytica* em um corte da parede do cólon humano. Cada microrganismo contém um único núcleo de coloração intensa; em alguns dos trofozoítas, observam-se vacúolos pálidos (coloração pela H&E, 540×).

Diagnóstico e tratamento

O diagnóstico definitivo de amebíase em cães e gatos exige o achado de trofozoítas de *E. histolytica* nas fezes ou em tecidos. É difícil detectar a existência de trofozoítas em amostras de fezes. Os esfregaços diretos de fezes frescas revelam a motilidade ameboide lenta dos trofozoítas. Na amebíase invasiva, os trofozoítas podem conter eritrócitos. Os macrófagos nas fezes podem ser confundidos com trofozoítas. A coloração de uma preparação a fresco com azul de metileno pode ser útil para revelar as amebas. Os esfregaços de fezes corados com tricomo ou hematoxilina férrica são ideais para o diagnóstico, porém essas técnicas são mais bem realizadas por um laboratório de referência. Os métodos de concentração fecal (p. ex., flutuação, sedimentação) não são apropriados para os trofozoítas de *E. histolytica*. Em animais clinicamente acometidos, a maneira mais confiável de detectar a existência de trofozoítas é o exame microscópico de uma amostra de biopsia da mucosa colônica (ver Figura 77.7). Um teste com antígeno baseado no ELISA demonstrou ser específico para o parasito em cães,[199] porém a sua aplicação clínica não foi avaliada.

A colite causada por *E. histolytica* responde rapidamente ao metronidazol, nas doses recomendadas para o tratamento da giardíase (ver Tabela 77.3), mas os cães podem continuar a eliminar os microrganismos.[6,140] A paromomicina foi usada no tratamento de seres humanos; todavia, é preciso ter precaução devido à sua nefrotoxicidade potencial. O metronidazol e a furazolidona constituem escolhas alternativas.

O diagnóstico de amebíase de vida livre é mais bem estabelecido com base na biopsia tecidual. Os trofozoítas, mas não os cistos, são identificados nas margens teciduais da úlcera e no exsudato seroso. A imunocoloração pode ser usada para determinar a espécie de ameba existente.[229] Para informações mais detalhadas sobre a amebíase não entérica, ver o Capítulo 78.

Considerações de saúde pública

Embora a amebíase seja uma doença humana potencialmente grave, os cães e os gatos não tendem a ser reservatórios significativos desses parasitos para os seres humanos. Os cães e os gatos adquirem mais provavelmente a infecção a partir de fezes humanas ou da água ou alimento contaminados com fezes humanas. Apesar de a amebíase não ser uma zoonose, o achado de *E. histolytica* em um animal de estimação deve levar o veterinário a sugerir que o proprietário procure aconselhamento médico. Os proprietários podem ter infectado os animais de estimação ou podem ter sido expostos a uma fonte comum de cistos de *E. histolytica*. Na amebíase de vida livre, os seres humanos e animais correm risco de exposição às mesmas fontes ambientais. A imunocompetência é importante para determinar se a infecção irá se estabelecer.

Balantidíase

Craig E. Greene

Etiologia e epidemiologia

Balantidium coli é um protozoário ciliado relativamente grande (ver Tabela 77.1) (Figuras 77.8 e 77.9) encontrado no mundo inteiro. Embora o porco seja o animal mais frequentemente infectado por *B. coli*, os cães e os seres humanos algumas vezes são infectados. Não foi relatada a ocorrência de infecção no gato. Em um grande levantamento de 56 espécies de mamíferos realizado no Japão, foi constatada a infecção em primatas não humanos e artiodáctilos, porém não houve nenhuma infecção em roedores ou carnívoros, incluindo cães ou gatos.[190] À semelhança de *E. histolytica*, os trofozoítas de *B.*

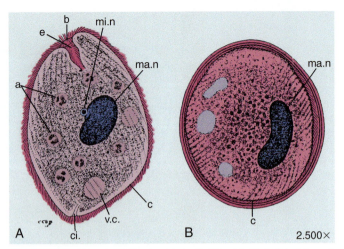

Figura 77.8 Diagrama esquemático de um trofozoíta (*A*) e cisto (*B*) de *Balantidium coli*. Legenda: *c*, cílios; *v.c.*, vacúolo contrátil; *ci.*, citopígeo; *a*, vacúolo alimentar; *e*, esôfago; *b*, boca; *ma.n*, macronúcleo; *mi.n*, micronúcleo. (De Brown HW, Neva FA. 1983. *Basic clinical parasitology*, ed 5. Appleton-Century-Crofts, Norwalk, CT, com autorização.)

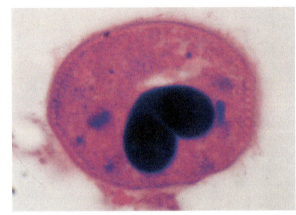

Figura 77.9 Intestino grosso de gorila contendo *Balantidium* sp. com grande macronúcleo e cílios distintos. (Coloração pela H&E, 1.500×). (De Gardiner CH *et al.* 1988. *An atlas of protozoan parasites in animal tissues*. USDA Agricultural Handbook No. 651. Beltsville, MD.)

coli residem no cólon, como comensais ou como parasitos invasores, e os cistos são eliminados nas fezes. Os cistos são infecciosos quando ingeridos por um hospedeiro suscetível.

Patogenia e achados patológicos

A questão de saber por que trofozoítas de *B. coli* normalmente comensais podem tornar-se virulentos em alguns casos continua sem resposta. Algumas bactérias colônicas e infecções concomitantes por tricurídeos (*Trichuris vulpis*) podem contribuir para a natureza invasiva de *B. coli*.[11,73,120]

As características macroscópicas e microscópicas da balantidíase assemelham-se estreitamente às da amebíase no cólon. Diferentemente da amebíase, a metástase extraintestinal dos trofozoítas de *B. coli* é rara. Cortes rotineiramente processados de tecido colônico acometido irão revelar os trofozoítas com seus cílios característicos e macronúcleo em forma de feijão (Figura 77.10).

Achados clínicos

A balantidíase é clinicamente indistinguível de algumas outras causas de diarreia hemorrágica do intestino grosso, incluindo amebíase e tricuríase. Os achados característicos consistem em

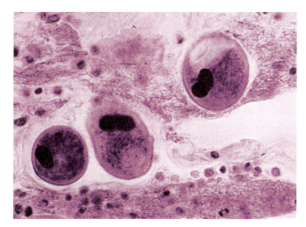

Figura 77.10 Trofozoítas de *Balantidium coli* em corte da parede do cólon humano. Observe os macronúcleos proeminentes do parasito e a resposta inflamatória circundante. (Coloração pela H&E, 250×.)

frequência, tenesmo e hematoquezia.[11,64,120] Pode-se obter a história de contato com suínos, embora os porcos sejam habitualmente assintomáticos.

Diagnóstico e tratamento

Os cistos e, em certas ocasiões, os trofozoítas de *B. coli* podem ser detectados por meio de técnicas de flutuação fecal utilizando a ZSCT. Os esfregaços de fezes frescas em solução isotônica são preferidos para a demonstração dos trofozoítas móveis. O macronúcleo distinto do cisto e do trofozoíta (ver Figuras 77.9 e 77.10) é invisível, a não ser que seja corado. Uma gota de solução de verde metila ácida (1 g de verde metila, 1 mℓ de ácido acético glacial, 100 mℓ de água) acrescentada à preparação irá revelar o macronúcleo na maioria dos microrganismos após alguns minutos de contato.

Existem poucos relatos de tratamento da balantidíase canina.[58] As tetraciclinas, o metronidazol e o iodoquinol são usados no tratamento das infecções humanas. Com base em estudos clínicos realizados em seres humanos, o metronidazol oral também deve ser eficaz no cão. Ver a Tabela 77.3 para doses.

Considerações de saúde pública

Como os cães infectados por *B. coli* podem excretar cistos nas fezes, existe o potencial de transmissão do cão para seres humanos. Diferentemente dos suínos, os cães raramente são infectados e não podem ser considerados como reservatórios significativos de *B. coli* para os seres humanos.

Blastocistose

Craig E. Greene e Seth Chapman

Etiologia e epidemiologia

As espécies de *Blastocystis* são protozoários comensais transportados pela água, que habitam o trato intestinal de seres humanos e animais. Seu papel como causa de doença GI em seres humanos é controvertido. Essa incerteza está relacionada com a patogenicidade variável observada entre isolados e a sua ocorrência em indivíduos clinicamente sadios. As cepas de *Blastocystis* isoladas de vários animais são morfologicamente semelhantes à espécie humana denominada *Blastocystis hominis*.[4,69] Pelo menos 12 espécies foram designadas em base morfológica e filogenética; todavia, a análise genética, que substituiu as designações por espécies, separa as cepas isoladas em pelo menos dez subtipos genéticos, dos quais pelo menos sete infectam os seres humanos (Tabela 77.4). Os isolados caninos que foram geneticamente estudados pertencem aos subtipos 1, 2 e 5.[214] Os isolados felinos não foram divididos em subtipos.

As espécies de *Blastocystis* são microrganismos onipresentes, com distribuição mundial. Podem ser disseminados pela água ou de modo direto.[71b,162] A prevalência da infecção é maior em áreas de saneamento precário. Os subtipos que infectam os seres humanos apresentam subtipos idênticos nos animais, sugerindo que estes últimos possam constituir reservatórios da infecção humana. O subtipo 3 parece ter os seres humanos como principal reservatório, e a sua ocorrência exige maior associação à doença humana.[272] Os subtipos 1 e 7 zoonóticos também foram associados à existência de doença clínica em seres humanos.[256] Foram identificados marcadores fenotípicos em alguns isolados patogênicos, incluindo grande faixa de tamanho, taxa de crescimento mais lenta e ocorrência de formas ameboides com cultura *in vitro*.[272] Quando comparados com isolados humanos, os microrganismos encontrados nas fezes de cães e gatos mostraram-se ligeiramente menores e com poucos vacúolos quando examinados por meio de microscopia óptica e microscopia eletrônica de transmissão.[69] As espécies de *Blastocystis* são polimórficas, com pelo menos quatro formas principais. Têm citoplasma variavelmente vacuolar e vários núcleos (quatro ou menos). No suposto ciclo de vida, os cistos fecais são ingeridos e sofrem desencistamento no intestino grosso. Subsequentemente, desenvolvem-se em formas vacuolares, que se multiplicam por divisão binária.[270] As formas vacuolares podem desenvolver-se em formas intermediárias, que exibem citoplasma granular ou aparência ameboide. As formas vacuolares, granulares e ameboides foram previamente descritas como estruturas semelhantes a cistos

Tabela 77.4 Subtipos de *Blastocystis* isolados de seres humanos e animais.

Subtipo	Hospedeiros	Hospedeiros secundários	Isolados representativos	Cepas humanas de designação antiga
1	Macaco, símio, frango, porco, cão	Seres humanos	Nand, II, Si	*B. hominis*
2	Macaco, porco, cão	Seres humanos	MJ-99, H96-1	*Blastocystis* sp.
3	Seres humanos	Bovinos, porco	HV93-13, HJ96A-26	*B. hominis*
4	Rato, cobaia, gambá	Seres humanos	S1, WR1, WR2, NIH: 1295:1	*B. ratti, Blastocystis* sp.
5	Porco, bovinos, macaco, cão	Seres humanos	CJ99-188, SY94-7	*Blastocystis* sp.
6	Frango, perdiz, codorna, peru	Seres humanos	HJ96AS-1	*B. hominis*
7	Pato, codorna, ganso, gambá	Seres humanos	B, C, E, G, H	*B. hominis*
8	Macaco, faisão	?	BJ99-132	*Blastocystis* sp.
9	Seres humanos	?	HJ 00-4	*B. hominis*

?, desconhecido.
Dados compilados das Referências 1, 162, 198, 214, 255a e 272.

ou pré-cistos. Algumas dessas formas desenvolvem uma camada externa fibrilar e amadurecem em cistos de paredes espessas. Esses cistos resistentes ao meio ambiente são eliminados nas fezes e são responsáveis pela transmissão da infecção. A patogenia da infecção foi revisada em outro local.[256]

Achados clínicos

O microrganismo foi encontrado em alta porcentagem de animais clinicamente sadios; seu papel patogênico em cães ou gatos não está bem definido. Embora o microrganismo tenha sido identificado no raspado retal de um cão com diarreia e insuficiência pancreática exócrina,[49] a importância clínica é incerta, a não ser que esteja relacionada com a proliferação do protozoário em fezes ricas em nutrientes.

Diagnóstico

Sempre que for detectada a ocorrência de *Blastocystis* spp. nas fezes de cães ou gatos com sinais GI, devem-se considerar todas as outras causas possíveis de doença. O tamanho do *Blastocystis* em fezes caninas variou de 3 a 25 μm, e o microrganismo exibiu forma irregular. Em preparações a fresco não coradas, os microrganismos exibem uma delgada faixa externa de citoplasma, contendo organelas pouco discerníveis, circundadas por um vacúolo central de formato variável (Figura 77.11 A).[69] Em fezes felinas, as dimensões dos microrganismos ficaram entre 2 e 10 μm. As preparações a fresco também podem ser coradas com iodo Lugol. Com corantes permanentes, como o método de Wright, os microrganismos exibem citoplasma azul pálido ou um único núcleo ou múltiplos núcleos redondos, eosinofílicos e, com frequência, de localização excêntrica (Figura 77.11 B).[49] Grandes vacúolos observados no citoplasma, que são responsáveis pelos núcleos deslocados, contêm algumas vezes resíduos amorfos e material granuloso. Os cistos de paredes espessas têm diâmetro menor (3 a 10 μm) e podem exibir uma camada fibrilar circundante. Os corantes permanentes alternativos incluem os métodos de Giemsa ou tricromo, sendo este último muito sensível para a detecção de protozoários intestinais. A pré-cultura das fezes antes do exame microscópico também melhora a sensibilidade de detecção. As espécies de *Blastocystis* foram cultivadas a partir de fezes caninas em meio *stunt* de ovo espessado pré-reduzido, coberto com solução de Locke.[69] As estruturas internas do microrganismo podem ser observadas na microscopia eletrônica (Figura 77.12 A e B). Esses microrganismos contêm núcleo, mitocôndrias, complexo de Golgi e retículo endoplasmático. À semelhança do exame na microscopia óptica, uma delgada faixa de citoplasma circunda um grande vacúolo central. Dispõe-se também de métodos baseados na PCR para a detecção do microrganismo em amostras de fezes.

Tratamento

Embora a patogenicidade do *B. hominis* nos seres humanos seja controvertida, os seres humanos são frequentemente tratados quando esse microrganismo constitui a única causa aparente de diarreia. O metronidazol durante 10 dias tem sido usado no tratamento de seres humanos acometidos.[196] Foi observada melhora clínica, bem como redução do número de microrganismos nas fezes. Em alguns dos pacientes tratados, foram observadas recidivas depois de 6 meses, presumivelmente em consequência de reinfecção. A nitazoxanida também foi usada no tratamento de seres humanos com infecção por *Blastocystis*, bem como um número significativo de outras infecções por protozoários.[52,63] O tratamento com trimetoprima-sulfonamida tem sido benéfico em infecções por certos subtipos.[257,271] O iodoquinol, a paromomicina e a rifaximina também demonstraram alguma eficácia clínica no tratamento de seres humanos infectados.[256]

Considerações de saúde pública

Os isolados de *Blastocystis* de seres humanos e animais são geneticamente diversos; todavia, os microrganismos parecem ter baixa especificidade quanto ao hospedeiro, e os animais podem servir de reservatório para algumas infecções humanas. Muitos subtipos podem infectar os seres humanos; todavia, acredita-se que apenas alguns desses subtipos sejam patogênicos, produzindo diarreia e exantema cutâneo em seres humanos imunocomprometidos. Acredita-se que alguns subtipos de *Blastocystis* sejam comensais. A náuseas, a anorexia, o desconforto abdominal, a distensão e a flatulência podem estar associados a diarreia não hemorrágica aguda ou crônica. A coinfecção por patógenos entéricos pode exacerbar os problemas GI e, na realidade, pode ser responsável pela doença clínica observada em alguns pacientes.

Tricomoníase

Jody L. Gookin

Etiologia e epidemiologia

Os tricômonas são flagelados fusiformes ou em forma de pera, altamente móveis, cujo tamanho se assemelha ao da *Giardia*. Existem apenas na forma de trofozoítas (não há nenhum estágio de cisto), multiplicam-se por divisão binária e são transmitidos diretamente entre hospedeiros. Os trofozoítas exibem um número característico de flagelos anteriores e um único flagelo posterior, que se origina na extremidade anterior e estende-se ao longo do corpo do flagelado, fixado à membrana ondulante, característica típica dos tricômonas.

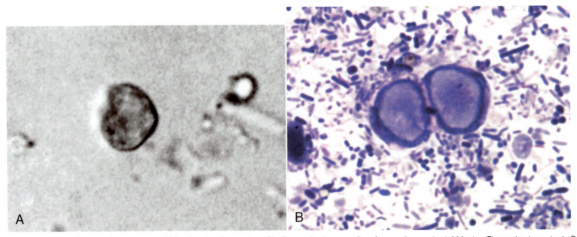

Figura 77.11 Micrografias de *Blastocystis* sp. em material fecal canino de amostras (**A**) não coradas (preparação a fresco não corada, 1.000×) e (**B**) coradas (corante de Romanowsky 1.000×). (A, Cortesia de Deborah Stenzel, Queensland University of Technology, Brisbane, Austrália.)

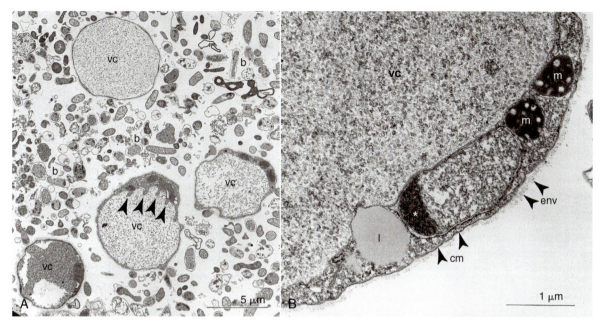

Figura 77.12 Microscopia eletrônica de transmissão de *Blastocystis* sp. em cultura a partir de material de fezes caninas. **A.** Baixo aumento mostrando a morfologia geral da célula. Observa-se variabilidade no conteúdo do vacúolo central (vc). Uma célula exibe projeções no citoplasma (*pontas de seta*) no vacúolo central. Há numerosas bactérias (*b*) na cultura. **B.** Grande aumento mostrando detalhes da região nuclear. O núcleo apresenta uma faixa em crescente de material opaco (*asterisco*). São observadas mitocôndrias (*m*) e uma inclusão lipídica (*l*) no citoplasma. A célula é circundada por um envoltório (*env*) superficial. Observam-se pequenos grânulos no vacúolo central (*vc*). (Cortesia de Deborah Stenzel, Queensland University of Technology, Brisbane, Austrália.)

Uma organela rígida em forma de bastonete, o axóstilo, estende-se através do trofozoíta e faz protrusão na extremidade posterior (Figura 77.13).

Pentatrichomonas hominis tem cinco flagelos anteriores e pode residir no intestino grosso de vários hospedeiros mamíferos, incluindo gatos, cães e seres humanos (ver Tabela 77.1). Algumas vezes, observa-se um grande número de tricômonas nas fezes de cães jovens com diarreia. Os estudos de genética molecular confirmam a identidade desses tricômonas como *P. hominis* na maioria dos casos. A contribuição do *P. hominis* para a diarreia observada nesses cães não está bem esclarecida e é complicada pela ocorrência concomitante frequente de outros patógenos causadores de diarreia. Por outro lado, há poucas evidências moleculares de infecção por *P. hominis* em cães clinicamente sadios, sugerindo que o microrganismo pode não ser um comensal comum.[93,101] Diferentemente da situação observada em cães, o *P. hominis* foi identificado apenas em cinco gatos com diarreia, todos os quais apresentavam infecção concomitante por *T. foetus*.[104]

T. foetus é reconhecido como importante patógeno venéreo dos bovinos com reprodução natural, em que o microrganismo é transmitido do prepúcio do macho para a vagina e o útero da fêmea, na qual a infecção leva à infertilidade e ao aborto.[32] O microrganismo também foi descrito como residente da mucosa GI e nasal de suínos, onde a sua patogenicidade não está bem estabelecida.[82,266] *T. foetus* foi identificado pela primeira vez como causa de diarreia crônica do intestino grosso em gatos, em 2003,[171] e a duração de sua existência como patógeno felino antes dessa data não é conhecida. Nos gatos, o *T. foetus* coloniza o íleo distal e o cólon,[99] resultando em colite linfoplasmocitária e neutrofílica[298] e diarreia crônica de odor fétido.[83,94] As características importantes do *T. foetus* são apresentadas na Tabela 77.1. *T. foetus* e *Tritrichomonas suis* são considerados cepas da mesma espécie, com base na morfologia, na análise ultraestrutural, na análise aleatória de DNA polimórfico amplificado, na homogeneidade enzimática e na identidade da sequência gênica do RNA ribossômico (rRNA; do inglês, *ribosomal RNA*).[269] Estudos de transmissão cruzada entre bovinos e suínos com *T. foetus* ou *T.*

suis revelaram pouca especificidade quanto ao hospedeiro.[82] Em contrapartida, estudos de transmissão cruzada de *T. foetus* entre o trato reprodutor bovino e o intestino felino demonstraram diferenças biológicas e patogênicas na evolução da doença, sugerindo que os isolados bovinos e felinos estão adaptados ao hospedeiro.[260,261] Os isolados felinos e bovinos de *T. foetus* diferem geneticamente em um

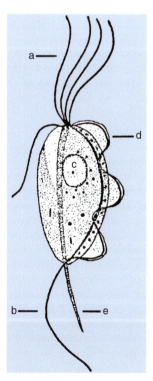

Figura 77.13 Desenho de trofozoíta de *Pentatrichomonas hominis* indicando algumas das organelas características. Legenda: *a*, flagelo anterior; *b*, flagelo posterior; *c*, núcleo; *d*, membrana ondulante; *e*, axóstilo. (Modificada de Wenrich SH. 1947. The species of *Trichomonas* in man. *J Parasitol* 33:177-188, com autorização.)

único polimorfismo de nucleotídio (T > C) na região do espaçador interno transcrito (EIT)-2 da unidade gênica do rRNA.[245a] A infecção por *T. foetus* foi identificada em apenas um cão que apresentava infecção concomitante por *Giardia*.[93]

O *T. foetus* foi recentemente descrito em gatos residindo em muitos países, onde a prevalência da infecção varia de 10 a 59%.* A proximidade de um gatil de espécies agrícolas (suínos, bovinos, equinos), o consumo de carne crua, o tipo de fonte de água, o contato ao ar livre ou a história de viagem não foram identificados como fatores de risco significativos para a infecção por *T. foetus* em gatos. A existência de *T. foetus* não foi demonstrada por exame microscópico direto nem por coprocultura de protozoários em 100 gatos selvagens nem em 20 gatos domésticos clinicamente sadios que residiam em ambientes fechados, de regiões geográficas comparáveis às de gatos com infecção natural.[94] Por conseguinte, *T. foetus* não parece constituir um componente da flora intestinal habitual de felinos. Foi relatada prevalência da infecção mais alta em gatos mais jovens (8 meses, em média) e de raça pura.[25a,154a]

Transmissão

T. foetus é presumivelmente transmitido entre gatos por meio de caixas sanitárias compartilhadas, onde os parasitos podem ser transferidos das fezes de um gato para as patas de outro gato e pela ingestão durante a autolimpeza. Os tricômonas podem sobreviver por vários dias em fezes úmidas, porém não persistem em condições secas, aeróbicas e de limpeza.[97,114] As lesmas, que são conhecidas por ingerirem fezes de gatos, podem consumir o *T. foetus* no processo e, subsequentemente, eliminar o protozoário nas próprias fezes, facilitando a sua sobrevida e transmissão.[284b] Apesar da transmissão sexual do *T. foetus* nos bovinos, há poucas evidências, no momento atual, de transmissão venérea de *T. foetus* nos gatos. Estudos conduzidos com os órgãos reprodutores de gatos de raça pura, nos quais foi identificada alta prevalência de infecção intestinal pelo *T. foetus*, não forneceram nenhuma evidência microscópica, imuno-histoquímica ou molecular de colonização pelo *T. foetus*.[109] A infecção do útero felino por *T. foetus* foi relatada em uma gata, embora não se tenha esclarecido se o *T. foetus* foi patógeno primário ou oportunista.[57] Com base nesses dados, é improvável que a infecção do trato reprodutor por *T. foetus* desempenhe um papel significativo na transmissão da doença ou constitua uma causa frequente de patologia do trato reprodutor em gatis reprodutores.

Patogenia

Múltiplos fatores do microrganismo, do hospedeiro e do ambiente provavelmente estão envolvidos na patogenia da diarreia em gatos com infecção por *T. foetus*. Os fatores patogênicos associados aos tricômonas incluem interação com a flora bacteriana endógena, aderência ao epitélio do hospedeiro e elaboração de citotoxinas e enzimas.[80] A infecção de gatos livres de patógenos específicos por *T. foetus* obtido em cultura axênica resulta em colonização crônica do íleo terminal, ceco e cólon e em diarreia do intestino grosso semelhante à observada em gatos com infecção natural.[99] Nos gatos com infecção natural, pode-se demonstrar o antígeno de *T. foetus* no muco superficial e em contato com o epitélio de superfície do ceco e do cólon. A captação de antígeno pelas células epiteliais superficiais também é evidente. A ocorrência da infecção está associada à infiltração da lâmina própria do cólon por linfócitos, plasmócitos e neutrófilos. Em dois gatos infectados, foi constatada a invasão dos tricômonas abaixo do subepitélio.[298] A predominância da infecção entre gatos jovens e em ambientes com alta densidade de gatos pode

refletir a maior oportunidade de exposição ou o aumento da suscetibilidade à infecção, devido ao estresse ambiental ou à imaturidade imunológica.

Achados clínicos

O ponto de vista amplamente aceito é de que o *P. hominis* não provoca doença clínica em cães e gatos, embora exista a possibilidade de ser um patógeno oportunista. Embora tenha sido descrita a existência de grandes números de *P. hominis* em fezes diarreicas de cães, ainda não foi estabelecida uma relação causal inequívoca.

Por outro lado, a ocorrência de *T. foetus* tem sido associada a doença clínica em gatos. Em geral, os gatos com diarreia e infecção concomitante por *T. foetus* são jovens, porém a idade pode variar amplamente. Em um estudo, cerca de 75% dos gatos tinham menos de 1 ano de idade por ocasião do diagnóstico.[94] É mais provável que os gatos infectados de mais idade sejam clinicamente sadios. Os gatos provenientes de gatis (*i. e.*, de raça pura) ou de abrigos parecem correr risco aumentado de infecção, presumivelmente devido a condições de alojamento aglomerado e aumento da probabilidade de transmissão fecal-oral.

A infecção por *T. foetus* felina caracteriza-se por diarreia do intestino grosso com exacerbações e remissões, que algumas vezes contém sangue fresco e muco. A diarreia é de consistência semissólida a mole e tem odor fétido. Em gatos muito jovens o ânus pode estar edematoso, eritematoso e doloroso; pode-se observar o vazamento involuntário de fezes ou a ocorrência de prolapso retal. Com condições de alojamento e cuidados precários, os gatos podem parecer debilitados. Nos demais aspectos, os gatos infectados mantêm um bom estado de saúde e condições corporais adequadas. Uma característica consistente da diarreia por *T. foetus* é a melhora na consistência das fezes e o desaparecimento dos tricômonas durante a administração de agentes antimicrobianos, com retorno da diarreia contendo os parasitos pouco depois da interrupção do tratamento.[94] É comum o estabelecimento de um diagnóstico incorreto de *Giardia* em gatos com infecção por *T. foetus*. Os gatos com diagnóstico de *Giardia* com base no exame direto do esfregaço de fezes e que não respondem ao tratamento antimicrobiano adequado devem ser rigorosamente reavaliados, tendo em mente a possibilidade de que os trofozoítas identificados sejam *T. foetus*.

Diagnóstico

A infecção por *T. foetus* é diagnosticada com base na identificação do microrganismo em esfregaço de fezes, após cultura de fezes em meios que favoreçam o crescimento de *T. foetus* ou pela PCR realizada em DNA extraído de uma amostra de fezes. O *T. foetus* não pode ser detectado em análises fecais de rotina, como centrifugação e flutuação, e os microrganismos não sobrevivem à refrigeração. Podem-se obter amostras adequadas de fezes pela (1) coleta de amostra de fezes recentemente evacuadas, sem contaminação da caixa sanitária, (2) introdução de uma alça fecal pelo reto até o cólon proximal ou (3) introdução de um cateter de borracha vermelha no cólon proximal para instilação e recuperação de vários mililitros de soro fisiológico estéril. Para a técnica de irrigação com soro fisiológico, aproximadamente 10 mℓ são injetados no cólon através do cateter e, em seguida, suavemente aspirados. Em seguida, uma gota da solução recuperada pode ser examinada diretamente ao microscópio para a identificação de tricômonas ou colocada em uma bolsa de cultura fecal. De modo alternativo, a solução pode ser sedimentada em centrífuga, aproximadamente a 2.000 × *g* durante 5 min, e o aglomerado fecal resultante é submetido a análise pela PCR.

As amostras de fezes devem ser sempre frescas, livres de contaminação da caixa sanitária e mantidas sem refrigeração até o seu exame. Se uma amostra de fezes for transportada para a clínica veterinária, a

---

* Referências 30, 31, 40, 106, 111, 126, 149, 255, 262, 285.

sobrevida dos trofozoítas nas fezes poderá ser prolongada pela remoção da areia aderente da caixa sanitária e diluição da amostra com soro fisiológico para evitar a dessecação (3 mℓ de soro fisiológico 0,9% para 2 g de fezes).[83] Depois de um atraso de 6 h, os resultados da análise da amostra começam a perder a sua sensibilidade diagnóstica.[114] As amostras obtidas de fezes não diarreicas ou secas não são apropriadas para exame à procura de *T. foetus* e raramente fornecem resultados positivos, apesar da existência de infecção. Além disso, a administração concomitante de agentes antibacterianos por ocasião da coleta da amostra parece diminuir o sucesso do achado de *T. foetus*. Por esse motivo, qualquer tipo de tratamento antimicrobiano deve ser interrompido por um mínimo de vários dias antes da realização do teste.

Nenhum teste diagnóstico disponível tem sensibilidade de 100% para a detecção da infecção por *T. foetus*. Se o resultado for positivo, o gato será diagnosticado com infecção por *T. foetus*. Entretanto, se os resultados forem negativos, não se pode excluir a possibilidade de infecção, particularmente nos casos com elevado índice de suspeita de infecção. Nesses casos, os veterinários devem considerar a repetição do teste.

Exame do esfregaço fecal direto

O diagnóstico é estabelecido pela observação de tricômonas em fezes diluídas com soro fisiológico e examinada sob lamínula, utilizando um microscópico óptico equipado com objetiva 20× ou 40× (Figura 77.14 e Figura 70.2 A). Baixar o condensador do microscópio para aumentar o contraste pode melhorar a observação. Os trofozoítas dos tricômonas são quase idênticos à *Giardia* no seu tamanho e precisam ser cuidadosamente diferenciados. Os trofozoítas de *Giardia* apresentam um disco ventral côncavo e exibem motilidade lenta, que lembra uma "folha caindo". Por outro lado, os tricômonas têm a forma de uma pera, apresentam um único núcleo sem disco côncavo, uma membrana ondulante que se estende por todo o comprimento do corpo e exibem motilidade cuidadosa e progressiva para a frente (Figura 77.15). Se houver dificuldade em diferenciar os trofozoítas de *T. foetus* dos de *Giardia* spp., deve-se efetuar o teste de ELISA para *Giardia* nas fezes, visto que a ocorrência de *T. foetus* não produz resultados nesse ensaio. Todavia, é comum a ocorrência de coinfecção de gatos por *Giardia* e *T. foetus*.[106]

Pode ser difícil diferenciar o *T. foetus* dos tricômonas intestinais não patogênicos, como *P. hominis,* baseando-se no exame dos microrganismos vivos ao microscópio óptico. Como o *P. hominis* foi identificado em apenas cinco gatos, todos os quais estavam concomitantemente infectados por *T. foetus,* acredita-se de modo geral

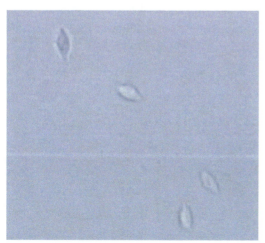

Figura 77.14 Aspecto de *Tritrichomonas foetus* nas fezes de um gato ao microscópio óptico (sem coloração, 200×). (Cortesia de Jody Gookin, Raleigh, NC.)

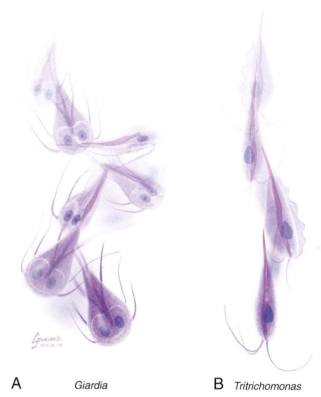

A *Giardia* **B** *Tritrichomonas*

Figura 77.15 Motilidade animada. *A. Giardia* é achatada ventralmente e exibe motilidade que lembra uma "folha caindo". *B.* Os tricômonas têm motilidade de rolamento axial em saltos. (Arte de Brad Gilleland © 2004 University of Georgia Research Foundation Inc.)

que os tricômonas felinos sejam *T. foetus*.[104] Embora a sua realização seja simples, a sensibilidade do exame direto do esfregaço fecal para o diagnóstico de tricomoníase é baixa (2% em gatos com infecção experimental e 14% naqueles com doença espontânea).[99,106]

Cultura fecal para protozoários

Se o exame microscópico direto repetido for negativo para trofozoítas, as fezes poderão ser cultivadas em casa utilizando-se um sistema comercialmente disponível (Figura 77.16).[97] As bolsas de cultura são de plástico transparente e contêm um meio comercial, bem como agentes antibacterianos para suprimir o crescimento indesejável de bactérias. Para o diagnóstico de *T. foetus* felino, as bolsas devem ser inoculadas com 0,05 g (aproximadamente o tamanho de um grão de arroz) de fezes e incubadas a 37°C ou em temperatura ambiente (25°C) em posição vertical. À temperatura de 37°C, os tricômonas de *T. foetus* multiplicam-se rapidamente, e numerosos microrganismos podem ser observados ao microscópio óptico dentro de 72 h. Se a bolsa for incubada à temperatura ambiente, haverá menor número de tricômonas e poderão ser necessários até 12 dias após a inoculação para a obtenção de resultados positivos. Os tricômonas móveis podem ser observados pela colocação da bolsa intacta sobre a platina de um microscópio óptico para exame visual. O examinador não precisa ter experiência na identificação dos microrganismos, visto que a bolsa não sustenta o crescimento de microrganismos de aparência semelhante. Nem *Giardia* nem *P. hominis* podem sobreviver na In Pouch™ TF por mais de 24 h, de modo que a obtenção de resultados positivos na cultura é fortemente sugestiva de infecção por *T. foetus*.[97] Os resultados positivos na cultura de In Pouch™ TF não afastam a possibilidade de coinfecção por *P. hominis* ou *Giardia*. A amostra fecal precisa conter microrganismos vivos para a obtenção de resultados positivos na cultura fecal, e as condições ideais de crescimento para os microrganismos precisam ser mantidas durante o período

Exclusão de doença coexistente

Deve-se excluir qualquer doença sistêmica ou entérica coexistente em gatos com infecção por *T. foetus*. Estudos de infecção felina experimental sugerem que a coexistência de infecção intestinal (p. ex., criptosporidiose) agrava os sinais clínicos de diarreia e aumenta a eliminação de microrganismos da espécie *T. foetus*.[99] Outras avaliações diagnósticas em gatos infectados podem incluir hemograma completo; análise bioquímica do soro; exame de urina; testes para vírus da leucemia felina e vírus da imunodeficiência felina, técnica de flutuação fecal; teste de antígeno específico de *Giardia;* AF direto fecal para *Cryptosporidium;* teste genético-molecular para outros patógenos entéricos felinos; e biopsias da mucosa colônica. Os *kits* comerciais de ELISA para a detecção de antígeno fecal específico de *Giardia* não exibem reação cruzada com antígenos de *T. foetus*.

Achados patológicos

Os resultados dos exames hematológicos e análise da bioquímica do soro de gatos com infecção por *T. foetus* estão invariavelmente dentro dos limites de referência. A coexistência de infecção entérica por patógenos felinos reconhecidos (p. ex., *Giardia*, *Cryptosporidium*, parasitos internos) não é uma característica consistente. Em geral, os gatos infectados apresentam resultados negativos para o antígeno do vírus da leucemia felina e anticorpo contra o vírus da imunodeficiência felina.[94] As alterações histopatológicas identificadas em biopsias de mucosa colônica de gatos infectados foram compatíveis com colite linfoplasmocitária e neutrofílica leve a grave. Com menor frequência, pode-se observar também a invasão subepitelial de tricômonas. Como os tricômonas residem no lúmen e são extremamente frágeis, eles podem não ser preservados de modo confiável em amostras de biopsia intestinal (Figura 77.17). É aconselhável indicar que *T. foetus* é uma consideração diferencial, visto que é necessário examinar seis cortes de tecido, no mínimo, para obter pelo menos a confiança de 95% de identificação de tricômonas.[298] A imuno-histoquímica e as técnicas de hibridização *in situ* podem ser usadas para melhorar a detecção de *T. foetus* em amostras histológicas.[99,107]

Tratamento

A infecção por *P. hominis* responde ao tratamento com metronidazol, em doses eficazes para infecções causadas por *Giardia* (Tabela 77.5). Historicamente, os tratamentos antiprotozoários *T. foetus* não eram eficazes e, com frequência, resultavam em prolongamento dos sinais

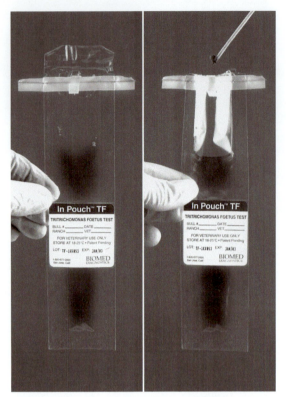

Figura 77.16 O sistema In Pouch™ TF consiste em duas câmaras de meio de cultura conectadas por um canal. Para inocular a In Pouch™ TF, a câmara superior é aberta pela retirada de uma tira de plástico ao longo da parte superior da bolsa. Aproximadamente 0,05 g de fezes é inoculado na câmara superior e misturado com o conteúdo da cultura. A borda superior é então dobrada para fechar a abertura e forçar o conteúdo na câmara inferior de cultura. (Cortesia de Jody Gookin, Raleigh, NC.).

do teste. Por conseguinte, é preciso ter cuidado na manipulação da amostra e da bolsa para evitar a obtenção de um resultado falso-negativo. É fortemente recomendado que essas culturas sejam realizadas na clínica, e não por um laboratório diagnóstico externo, de modo que os tricômonas não morram durante o transporte da bolsa. A cultura fecal utilizando a In Pouch™ TF é superior ao exame direto do esfregaço fecal para o diagnóstico de infecção por *T. foetus*.

As amostras de fezes também podem ser cultivadas em meio de Diamond modificado, enriquecido com agentes antibacterianos. Essa cultura exige o transporte rápido das amostras de fezes a um laboratório de pesquisa, preparação e manutenção de meio estéril e incubação a 37°C. Há evidências mínimas sugerindo que a cultura com meio de Diamond modificado tenha qualquer sensibilidade diagnóstica superior à cultura fecal realizada no local, utilizando a In Pouch™ TF.

Teste genético-molecular

Foi descrita uma *nested* PCR em único tubo sensível e específica, baseada na amplificação de uma porção conservada do EIT-1 e EIT-2 de *T. foetus* e gene rRNA 5,8S a partir de fezes felinas.[92] O teste baseado na PCR é superior aos métodos de cultura fecal para o diagnóstico de gatos com infecção natural,[106] tem a capacidade de detectar microrganismos tanto vivos quanto mortos e apresenta sensibilidade analítica de 10 microrganismos da espécie *T. foetus* por 100 mg de amostra fecal.[252] Dispõe-se também no comércio de uma PCR sensível e específica para amplificação dos genes de rRNA 18S de *P. hominis* a partir do DNA extraído de amostras de fezes.[101] O teste da PCR para *P. hominis* constitui o exame de escolha recomendado para a identificação molecular de primeira linha de tricômonas observados nas fezes de cães.

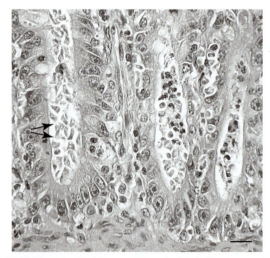

Figura 77.17 Criptas do cólon felinas contendo trofozoítas de *Tritrichomonas foetus* (*setas*). (Coloração por H&E. Barra = 20 μm). (Cortesia de Michael Yaeger, Ames, IA, e Jody Gookin, Raleigh, NC.)

clínicos. O ronidazol, um nitroimidazol semelhante ao metronidazol, apresenta atividade *in vitro* e *in vivo* contra *T. foetus*.[96] O ronidazol foi aprovado pela U.S. Food and Drug Administration em animais de companhia, porém foi proibido para uso em animais destinados à alimentação, devido ao risco humano potencial. Por conseguinte, é necessária a devida diligência para proteger os seres humanos da exposição ao ronidazol, e os veterinários são aconselhados a prescrever o fármaco somente em casos de infecção confirmada por *T. foetus*, após obter o consentimento informado do proprietário.

Estudos que pesquisaram a farmacocinética do ronidazol em gatos sugerem que a administração de 30 mg/kg VO, 1 vez/dia, durante 14 dias, tende a ser mais eficaz na resolução da diarreia e erradicação da infecção por *T. foetus* em gatos.[168] Não há evidências de que doses mais altas de ronidazol ou a sua administração por um maior período de tempo sejam mais eficazes. O fármaco sofre absorção rápida e completa pelo trato GI e apresenta meia-vida de eliminação longa. Essas propriedades parecem predispor alguns gatos à neurotoxicidade enquanto recebem o fármaco. Os sinais de neurotoxicidade do ronidazol consistem em letargia, inapetência, ataxia e convulsões.[227] Em geral, esses sinais desaparecem se o fármaco for interrompido imediatamente, mas podem continuar a agravar-se nos próximos dias antes de sua regressão lenta e exigir assistência veterinária de emergência intensiva e onerosa. Por conseguinte, os gatos precisam ser rigorosamente monitorados durante o tratamento com ronidazol. Pode ser mais fácil observar sinais de neurotoxicidade se o gato tratado for estimulado diariamente em uma atividade dinâmica (p. ex., perseguindo um ponteiro *laser*) que exija coordenação e agilidade. Se forem observados sinais de toxicidade, o proprietário deverá ser aconselhado a suspender o tratamento com ronidazol. A continuação do tratamento após a observação de sinais de toxicidade pode resultar em complicações potencialmente fatais. Se for preciso interromper o tratamento devido à ocorrência de neurotoxicidade, o gato deverá ser submetido a novo teste para infecção por *T. foetus*. Muitos desses gatos já receberam ronidazol o suficiente para eliminar a infecção por ocasião em que surgem os efeitos tóxicos.

A maioria dos gatos com infecção por *T. foetus* apresenta melhora significativa na consistência das fezes ou resolução da diarreia durante o tratamento com ronidazol. *T. foetus* pode causar inflamação considerável do cólon, e, com frequência, são necessárias várias semanas para a resolução completa da diarreia uma vez erradicados os microrganismos. Caso a diarreia persista por mais de 14 dias após o tratamento, será necessário efetuar um novo teste para infecção por *T. foetus*. Se os resultados do teste forem negativos para *T. foetus*, o veterinário deverá considerar outras causas de diarreia, como infecção concomitante ou intolerância dietética.

As razões que levam à incapacidade de erradicação da infecção por *T. foetus* com o ronidazol incluem dose ou duração insuficientes do tratamento; administração de formulações não potentes do fármaco (p. ex., formulação em pó a 10% para pombos); incapacidade do gato de consumir o fármaco; ou reinfecção por *T. foetus* de outro gato na residência, que pode ou não apresentar sinais clínicos de infecção. Em contextos nos quais existem vários gatos, permanece o conceito errôneo comum de que apenas os animais com diarreia estão infectados por *T. foetus*. Nessas situações, os gatos tratados devem ser isolados de todos os outros gatos durante e após o tratamento, e os outros gatos da residência/gatil também devem ser testados para *T. foetus*. Se a infecção persistir, apesar do controle de todas as causas possíveis para o fracasso do tratamento, deverá ser considerada a resistência do *T. foetus* ao ronidazol, que foi documentada em vários casos.[103]

Outros tipos de tratamento para a infecção pelo *T. foetus* em gatos são limitados.[102] Foram tentadas muitas abordagens para controlar a diarreia sem qualquer sucesso, incluindo mudanças na dieta, uso de agentes antimicrobianos diferentes e suplementação com nutracêuticos e probióticos. Todavia, não foram realizados estudos controlados com nenhum desses tratamentos. Foi sugerido que mudanças frequentes na dieta e o uso indiscriminado de agentes antimicrobianos prolongam o tempo necessário para a resolução da diarreia em gatos.[84] Os veterinários devem ter cautela em aceitar o sucesso de outros agentes antimicrobianos para o tratamento da infecção por *T. foetus*, visto que muitos fármacos simplesmente suprimem a detecção dos microrganismos em lugar de erradicá-los.

Se o proprietário decidir não tratar a infecção por *T. foetus*, a diarreia finalmente terá resolução espontânea na maioria dos gatos (88%); entretanto, isso poderá levar até 2 anos.[84] Infelizmente, 55% desses gatos permanecem infectados com base nos resultados positivos da PCR para *T. foetus*, e, portanto, podem representar uma fonte de infecção para outros gatos. Os proprietários de um único gato podem considerar esse resultado como satisfatório se o gato permanecer sadio nos demais aspectos. Todavia, no ambiente de um gatil, os portadores assintomáticos podem perpetuar a infecção. As consequências potenciais da infecção assintomática prolongada por *T. foetus* para a saúde não são conhecidas.

Considerações de saúde pública

Tendo em vista a pouca especificidade do *T. foetus* quanto ao hospedeiro e a íntima associação entre gatos infectados e seres humanos, deve-se considerar o potencial de transmissão zoonótica. Apenas um único caso de infecção humana por *T. foetus* foi registrado na literatura.[203] O indivíduo infectado teve epididimite e meningoencefalite após imunossupressão e transplante de células-tronco do sangue periférico.

Tabela 77.5	Tratamento farmacológico para a tricomoníase.[a]				
Fármaco	**Espécie**	**Dose**[b]	**Via**	**Intervalo (horas)**	**Duração (dias)**
Metronidazol	C	15 a 30 mg/kg[c]	VO	12 a 24	5 a 7
	G	10 a 25 mg/kg	VO	12 a 24	5 a 7
Ronidazol	C	30 mg/kg[d]	VO	24	14

G, gato; C, cão; VO, via oral.
[a]Ver o *Formulário de fármacos*, no Apêndice, para mais informações.
[b]Dose expressa em mg/kg por administração.
[c]Historicamente, acreditava-se que o metronidazol fosse eficaz para a infecção por *Pentatrichomonas;* entretanto, a doença clínica não é comprovada, e são necessários estudos controlados. Foi constatada a ocorrência de neurotoxicidade com doses mais altas, particularmente quando ultrapassam 30 mg/kg/dia (dose total) por períodos extensos.
[d]Os fármacos previamente relatados não foram eficazes e podem prolongar a doença clínica. O ronidazol está associado a um risco para a saúde humana e não está disponível em alguns países, incluindo os EUA (ver o texto). Pode-se observar a ocorrência de neurotoxicidade em gatos, à semelhança do metronidazol.

Capítulo 78

Amebíase Não Entérica | Acantamebíase, Hartmaneliase e Balamutíase

Craig E. Greene, Elizabeth W. Howerth e Marc Kent

Etiologia

Acanthamoeba é um gênero de amebas de vida livre onipresentes e encontradas em água doce e salgada, no solo, na poeira e no esgoto.[1,22,30] A classificação do gênero em questão e sua separação do gênero estreitamente relacionado *Hartmannella* têm um histórico confuso, que só agora está sendo esclarecido com o uso de técnicas moleculares.[48,55] Ambos os gêneros são classificados como distintos com base em diferenças morfológicas na forma do trofozoíta e na estrutura da parede do cisto, nas necessidades nutricionais e nas respostas sorológicas dos hospedeiros infectados. O gênero *Acanthamoeba* foi dividido ainda em três grupos morfológicos (I, II e III) com base na forma e no tamanho do trofozoíta e do cisto. Embora se use essa classificação morfológica, comparações genéticas sugeriram a necessidade de reavaliação taxonômica adicional.[48] Foram estabelecidos 15 genótipos (T1-T15) de *Acanthamoeba* com base em diferenças nas sequências genéticas.[52] *Balamuthia mandrillaris* é outra ameba de vida livre que pode causar encefalite granulomatosa amebiana fatal. Sabe-se que todas as amebas patogênicas abrigam procariotas intracelulares obrigatórios, inclusive bactérias, clamídias e vírus. O papel desses endossimbiontes na produção de doença ou no transporte desses organismos é incerto.

Infecção por *Acanthamoeba*

O gênero em questão tem um ciclo biológico relativamente simples, com dois estágios, um como cisto dormente de vida livre no ambiente e outro como uma forma vegetativa de alimentação nos tecidos do hospedeiro. O trofozoíta vegetativo que se replica tem dois nichos fagotróficos distintos: (1) um que se alimenta em bactérias de *habitats* aquáticos e (2) um que age como oportunista de células hospedeiras no corpo. A fase de cisto costuma ser capaz de resistir a condições ambientais adversas, incluindo ressecamento,[22] e possivelmente respostas imunes do hospedeiro. As paredes celulares desses cistos amebianos são mais finas do que as de outros protozoários, mas contêm celulose,[44] o que talvez ajude a explicar sua resistência ambiental. O cisto também pode sobreviver a temperaturas entre –20°C e 42°C e com pH de 3,9 a 9,75.[1]

No ambiente, as espécies de *Acanthamoeba* são onipresentes e abundantes. Têm sido isoladas de fontes de água doce e da vegetação. Na atmosfera, são levadas por poluentes, e suas concentrações têm sido usadas como monitores potenciais da qualidade do ar. Após ingestão, podem tornar-se habitantes do trato gastrintestinal de muitos animais e seres humanos, sendo possível encontrá-las nas fezes desses indivíduos.[20]

Várias espécies de *Acanthamoeba* são patogênicas para animais e seres humanos. Elas podem colonizar de maneira subclínica superfícies epiteliais, mas também ocasionar infecções da superfície ocular e disseminar-se em indivíduos imunocomprometidos. Em geral, as infecções disseminadas envolvem o sistema nervoso central (SNC). *Acanthamoeba castellanii*, *Acanthamoeba culbertsoni* e *Acanthamoeba* sp. genótipo T1 têm sido causadoras de infecções caninas.[3,14,38,39a]

Parachlamydia acanthamoebae, uma clamídia endossimbionte de *Acanthamoeba* spp., tem sido associada a pneumonia em pessoas[21] e também foi detectada em amostras oculares tópicas de seres humanos[16a,16b] e gatos[53,54] com conjuntivite com ou sem queratite. Em um estudo separado, também foi encontrada em uma proporção similar de amostras de córnea de gatos, com ou sem doença da córnea, indicando que gatos clinicamente sadios podem abrigar esse organismo.[39b] Os gatos do último estudo tiveram taxa de prevalência igual de infecção, tanto os mantidos em ambiente interno quanto os criados ao ar livre. Além disso, eles abrigavam *P. acanthamoebae* sem ter sido detectada *Acanthamoeba* spp.[39b] Para mais informação, ver *Infecções por Clamídias*, Capítulo 28.

Infecção por *Hartmannella*

Além das espécies de *Acanthamoeba*, pode-se isolar *Hartmannella vermiformis*, outra ameba de vida livre mas potencialmente patogênica, das superfícies oculares de seres humanos. Como ocorre com as espécies de *Acanthamoeba*, tem-se encontrado *Hartmannella* em biopsias de córnea de pessoas com queratite. Mostrou-se que gatos clinicamente saudáveis abrigam *Hartmannella* em suas superfícies oculares, porém, em comparação com tais gatos, aqueles com doença ocular são mais propensos a abrigar o DNA amebiano de *Hartmannella* e sua riquétsia endossimbionte *Neochlamydia hartmannellae*.[53,54] O significado da infecção com *Hartmannella* como causa de infecções da superfície ocular em gatos ou cães requer mais estudos. O achado de maior prevalência de *N. hartmannellae* e seu hospedeiro amebiano em gatos com doença ocular sugere uma associação causal (ver *Infecções por Clamídias*, Capítulo 28).

Infecções por *Balamuthia*, *Naegleria* e *Sappinia*

Há várias outras formas de meningoencefalite amebiana, o que pode causar confusão. Três amebas relacionadas, *Balamuthia mandrillaris*, *Naegleria fowleri* e *Sappinia pedata*, também podem causar meningoencefalite em pessoas e primatas não humanos.[29] Desses organismos, *B. mandrillaris* causou infecção disseminada em dois cães, um com nefrite e meningoencefalite granulomatosa[16] e outro com meningoencefalite e pneumonite.[15] Foi relatada meningoencefalite granulomatosa em um cão antes sadio e considerado imunocompetente, mas que foi exposto a água estagnada.[23a] Ocorrem infecções sistêmicas com espécies de *Acanthamoeba* em seres humanos imunocomprometidos, mas as causadas por espécies de *Naegleria* e *Balamuthia* podem acometer pessoas imunocompetentes. A infecção por espécies de *Naegleria* e *Balamuthia* é adquirida mediante natação em águas contaminadas, com a infecção disseminando-se pelo neuroepitélio olfatório para o SNC.

Epidemiologia

Espécies de *Acanthamoeba* causam pneumonia e encefalite em seres humanos[22,30,51] e animais,[2,12,22,23,38] bem como dermatite disseminada e queratite crônica em pessoas.[32,34] Embora raras, ocorreram rinossinusite, osteomielite e infecção disseminada em seres humanos.

Em cães, foram observadas epizootias de acantamebíase em cães da raça Greyhound[22,23] e descritos casos isolados em dois da raça Pastor-alemão, um com 6 meses de idade e outro com 4 anos,[2,7] um cão do tipo Labrador com 1 ano de idade,[14] um Akita imunossuprimido[38] e um Boxer com 10 meses de idade.[25] Cães jovens parecem ser mais suscetíveis. A idade dos cães da raça Greyhound variou de 4 a 13 meses. Durante os surtos, acreditou-se que os organismos haviam sido adquiridos de uma fonte ambiental comum, e não de outros animais. A fonte de infecção e o período de incubação em cães são desconhecidos. Não foi descrita acantamebíase em gatos.

É provável a que imunossupressão esteja envolvida no desenvolvimento de infecção. Embora a imunocompetência não tenha sido avaliada na maioria dos cães infectados, a função da célula T foi determinada como anormal com base na blastogênese de linfócitos em resposta a vários mitógenos, consistente com imunossupressão ou imunodeficiência mediada por célula T, em um cão infectado com *A. castellanni*.[38] No entanto, a maioria dos cães com infecção recebeu tratamento imunossupressor para suspeita de doença imunomediada ou neoplasia antes do diagnóstico definitivo de infecção amebiana.[15,25] Ocorreu infecção disseminada com *B. mandrillaris* em um cão que recebeu doses imunossupressoras de glicocorticoides para suspeita de doença intestinal inflamatória[16] e em outro cão a infecção pode ter se disseminado após tratamento com glicocorticoide e lomustina para suspeita de linfoma do SNC.[15] Em tais situações, a resolução inicial dos sinais foi acompanhada por melhora clínica inicial e deterioração subsequente à medida que a infecção se tornou multissistêmica. Acantamebíase e cinomose simultâneas de cães foram confirmadas por um dos autores deste capítulo (EH), tanto a partir de casos publicados quanto de não publicados.[14,24] A infecção por cinomose pode resultar em imunossupressão, facilitando a proliferação de *Acanthamoeba*, similar ao que ocorre na neosporidiose (ver Capítulo 79). Em qualquer evento, pode surgir confusão porque os sinais clínicos de acantamebíase e cinomose são semelhantes (ver *Achados clínicos*).

Pessoas imunodeprimidas, como as submetidas a transplante de órgãos, com síndrome de imunodeficiência adquirida, as que abusam de álcool ou são portadoras de outras condições debilitantes, correm maior risco de infecção e são particularmente suscetíveis à acantamebíase.[30,57] Nas que têm doença crítica ou estão debilitadas, as espécies de *Acanthamoeba* costumam causar meningoencefalite granulomatosa crônica que pode durar semanas a meses antes de causar a morte.[30] Foi constatada queratite amebiana em pessoas sadias nos demais aspectos que usavam lentes de contato ou tinham sofrido traumatismo mínimo da córnea.[32,34] O uso de água potável para fazer soluções fisiológicas para limpar as lentes de contato foi sugerido como uma fonte de infecção.[27] Cepas de *Acanthamoeba* de pessoas com queratite têm uma proteína exclusiva que se expressa na sua superfície celular e adere às glicoproteínas da superfície epitelial da córnea.[10,17]

Patogenia

Em cães a patogenia é desconhecida, mas em seres humanos as vias de infecção podem incluir organismos inalados da água durante natação ou de ar contaminado. Os organismos podem replicar-se no trato respiratório superior ou inferior após inalação ou na pele ou em outros tecidos após lesões penetrantes e, então, disseminar-se para o SNC por via hematogênica. Como alternativa, a infecção da córnea e de via nasal pode resultar em disseminação para o sistema nervoso via nervo óptico ou olfatório, respectivamente. Em um cão com acantamebíase, a distribuição das lesões cerebrais sugeriu penetração da lâmina cribriforme.[7] Experimentalmente, mostrou-se que

Balamuthia infecta o cérebro via nervo olfatório em camundongos imunodeficientes,[26] que pode ser uma rota provável para infecção natural.

Achados clínicos

As manifestações clínicas da acantamebíase canina e da cinomose são notavelmente similares.[14,23,38] Os primeiros sinais incluem corrimento oculonasal discreto, anorexia e letargia. A temperatura retal varia de normal a tão alta como 40,5°C. Em seguida, surgem dificuldade respiratória e sinais neurológicos. A maioria dos cães acaba tendo disfunção neurológica. Os sinais neurológicos incluem incoordenação, oscilação da cabeça, marcha cambaleante, dismetria e convulsões. Poucos dias depois, é possível observar tosse e dispneia. Os cães com acometimento grave ficam tetraplégicos e em decúbito lateral, sem conseguir levantar-se sozinhos. Cães da raça Greyhound com acometimento menos grave adquirem incapacidades permanentes, que os impedem de participar de corridas. Em um cão, a doença neurológica progressiva foi causada pela meningoencefalite, mas o dano cerebral também induziu uma síndrome de secreção inadequada de hormônio antidiurético,[7] associada a excreção prejudicada de água e normal de sódio, ocasionando edema periférico, hipo-osmolalidade sérica e concentração sérica de sódio impropriamente alta.

Um cão com balamutíase disseminada desenvolveu letargia e hematúria, seguidas por disfunção neurológica, incluindo convulsões intermitentes, nistagmo rotatório, decúbito e coma.[16] Um segundo cão teve história de 8 meses de convulsões generalizadas que foram controladas com fenobarbital.[15] Dois meses antes do encaminhamento ele apresentou perda auditiva, oscilação da cabeça e marcha em círculo, que se resolveram temporariamente com o tratamento com glicocorticoide e lomustina antes que fosse reavaliado com dificuldade respiratória e hipotensão. Os proprietários solicitaram sua eutanásia. O tratamento tinha sido instituído com base na suspeita clínica de linfoma, devido a pleocitose linfocitária e linfócitos atípicos no líquido cerebrospinal (LCS), mas à necropsia não havia evidência de linfoma.[15] Um terceiro cão com balamutíase do SNC teve início súbito de doença vestibular central que não respondeu ao tratamento com glicocorticoide ou antibacteriano e foi submetido à eutanásia.[23a]

Gatos que abrigam espécies de *Hartmannella* na superfície ocular podem ser mais propensos às manifestações clínicas de queratite ou conjuntivite, como fotofobia, lacrimejamento, hiperemia conjuntival e corrimento ocular. Contudo, não foi comprovada associação causal direta entre essa ameba como sendo *Acanthamoeba* e a inflamação da superfície ocular. A coinfecção com *Neochlamydia* pode ser importante no desenvolvimento de doença clínica (ver *Etiologia*, discutida anteriomente).

Diagnóstico

As anormalidades clínicas laboratoriais em animais com acantamebíase sistêmica são inespecíficas. A leucopenia no Greyhound resulta de linfopenia acentuada,[23] e em outras raças é causada por uma redução em todos os tipos de leucócitos sanguíneos.[2,38] A causa da leucopenia é desconhecida, mas pode ser uma doença infecciosa concomitante, estresse ou fatores específicos produzidos pelos organismos de *Acanthamoeba*. Não estão disponíveis os achados laboratoriais dos dois cães que tiveram infecção por *B. mandrillaris*, exceto os da análise citológica do LCS de um deles,[15] no qual foi encontrada pleocitose linfocitária, de início mal interpretada como linfoma do SNC, o que resultou na administração de glicocorticoides e lomustina. A pleocitose linfocitária do LCS é um achado comum na encefalite amebiana humana.[19] Em outro cão com acantamebíase foi constatada pleocitose mista do LCS consistindo em aproximadamente 30% de neutrófilos e 70% de células mononucleares.[7] Em um cão com meningoencefalite induzida por *Balamuthia*, a pleocitose do LCS consistiu em 60% de neutrófilos não degenerados e 40% de células mononucleares.[23a] Usando-se acentuação com contraste, o achado de tomografia computadorizada foi uma lesão focal em anel acentuado no parênquima cerebelar desse cão. Um Boxer com 10 meses de idade apresentou pleocitose neutrofílica do LCS e foi tratado com doses imunossupressoras de glicocorticoides e azatioprina para suposta meningite responsiva a glicocorticoide, antes de seu estado ter deteriorado devido a insuficiência respiratória e ser estabelecido o diagnóstico definitivo de meningoencefalite acantamebiana.[24]

A melhor maneira de identificar amebas em animais com queratite é por meio de raspados ou biopsia da córnea. *Swabs* não são adequados. A amostra deve ser inoculada o mais cedo possível em meio especializado (ágar de Page, com uma receita encontrada em *www.ccap.ac.uk/media/documents/NN.pdf*). As amostras podem ser transportadas para o laboratório em recipiente estéril contendo algumas gotas de solução fisiológica. Os organismos podem ser observados na amostra ao exame microscópico, embora os trofozoítas nem sempre se corem de maneira previsível. As espécies de *Acanthamoeba* e *Hartmannella* têm projeções em forma de espículas (acantos), que ajudam a diferenciá-las dos gêneros *Naegleria* e *Balamuthia* ou outras amebas.

O diagnóstico *ante mortem* de encefalite amebiana em cães ou pessoas é raro. Exposição prévia ou recente ou imersão em fontes de água ambientais podem aumentar o nível de suspeita. Lesões focais são observadas em neuroimagens. Cultura ou biopsia de tecidos acometidos seriam os meios mais específicos para confirmação. Embora o acesso aos pulmões e tecidos do SNC não seja fácil, a possibilidade de encontrar organismos no LCS e em amostras de lavados traqueais e broncoalveolares não foi avaliada. Em um cão, observou-se um granuloma cerebral expansivo.[39a] Em seres humanos, a encefalite acantamebiana tipicamente não está associada a acometimento meníngeo e, consequentemente, é raro identificar organismos no LCS.[41]

As amebas podem ser cultivadas de lesões por métodos especiais que não são utilizados na maioria dos laboratórios,[51] porque são necessárias instalações de biossegurança.[4] Os organismos crescem pouco em ágar com dextrose e batata, onde as amebas crescem como colônias individuais com muitos cistos, ou em ágar sem nutriente semeado com bactérias, onde crescem mais rapidamente como massa de trofozoítas em forma de anel confluente se expandindo, com cistos na parte central. Os organismos também podem ser isolados em cultura celular, onde causam efeitos citopáticos. A inoculação em camundongo pode ser usada para testar a patogenicidade de cepas isoladas. Como é difícil distinguir essas amebas morfologicamente, os métodos genéticos são os meios mais específicos e confiáveis de determinar quais espécies estão envolvidas em uma infecção particular.[29,39] As técnicas da reação em cadeia da polimerase (PCR; do inglês, *polymerase chain reaction*) têm sido usadas com frequência em isolados em cultura. A análise pela PCR de amostras de epitélio da córnea e lacrimais tem sido empregada no diagnóstico *ante mortem* de queratite por *Acanthamoeba*.[28] Não é comum fazer a avaliação genética similar de amostras sanguíneas, LCS ou biopsia cerebral para o diagnóstico *ante mortem* de infecções sistêmicas em pessoas ou animais. Infelizmente, muitas dessas infecções têm sido fatais antes que se possa fazer a cultura bem-sucedida dos organismos.

Achados patológicos

Em todos os relatos sobre cães com acantamebíase são observadas lesões pulmonares e cerebrais macroscópicas, mas também podem ser vistos pequenos nódulos brancos a castanho-avermelhados nos rins e no fígado.[14,25] A cor das lesões pulmonares varia de um bronzeado claro a vermelho profundo, são nódulos elevados, semissólidos, distribuídos uniformemente por todos os lobos.[2,3,38] Os nódulos

tendem a coalescer, e têm sido notadas cavitações intralesionais. As lesões cerebrais podem ser grandes, multifocais e visíveis nas superfícies meníngeas do cérebro e do cerebelo, e sua cor varia de vermelho a marrom-bronzeado, como resultado de hemorragia recente ou necrose.

Ao exame microscópico, são vistas meningoencefalite e pneumonia multifocal necrosante e em geral hemorrágicas, com inflamação purulenta, piogranulomatosa ou granulomatosa e trofozoítas amebianos intralesionais e formas de cistos, às vezes em macrófagos (Figuras 78.1 e 78.2). Nas lesões cerebrais às vezes é mais fácil observar as amebas nos espaços perivasculares e subaracnoide, porque no parênquima neural elas em geral ficam mascaradas pela existência de células inflamatórias infiltradas. Focos similares necrosantes e purulentos a granulomatosos contendo amebas podem ser vistos em outros tecidos, inclusive os rins, coração, fígado, adrenais, linfonodos e pâncreas.*

São utilizados métodos histológicos e de anticorpo fluorescente direto para demonstrar e identificar o organismo nos tecidos.[51] É difícil diferenciar microscopicamente amebas patogênicas de vida livre de certas células de mamíferos, em especial macrófagos.[11] A caracte-

---

*Referências: 2, 3, 7, 14, 25, 38.

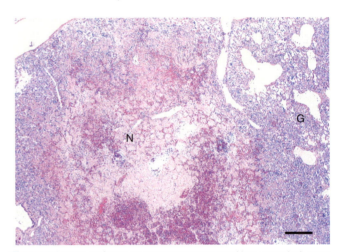

Figura 78.1 Pulmão de Greyhound com pneumonia acantamebiana caracterizada por necrose e hemorragia (*N*) circundadas por inflamação piogranulomatosa (*G*) (coloração por H&E, barra = 0,3 mm).

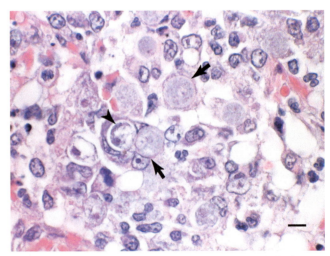

Figura 78.2 Pulmão de Greyhound com pneumonia acantamebiana. Há trofozoítas (*setas*) e cistos em desenvolvimento de *Acanthamoeba* (a *ponta de seta* mostra cisto maduro) na inflamação piogranulomatosa em um alvéolo (coloração por H&E, barra = 30 μm).

rística diagnóstica de *Acanthamoeba* em cortes histológicos, que deve ajudar a diferenciá-la de macrófagos, são o núcleo excêntrico com um grande nucléolo de localização central[22,51] (*cariossoma targetoide*) e o citoplasma vacuolado. Os métodos de coloração com ácido periódico de Schiff (PAS; do inglês, *periodic acid-Schiff*) e metenamina prata de Gomori podem ser usados para ajudar a identificar o organismo, mas só coram a parede do cisto. Os trofozoítas têm 15 a 50 μm de diâmetro e os cistos 15 a 25 μm, dependendo da espécie.[52] Os cistos têm uma parede cística externa enrugada e formato variável, com a parede interna sendo positiva para o PAS. A coloração para anticorpo fluorescente direto é específica e confiável em cortes desparafinizados de tecido fixado em formalina e, com conjugados específicos, pode ser usada para distinguir as várias espécies de *Acanthamoeba*. Métodos genéticos em amostras de tecidos de necropsia têm sido usados para documentar infecção e o genótipo da cepa agressora.[14]

Em dois cães com infecção por *B. mandrillaris*, foram encontrados granulomas visíveis à observação macroscópica nos rins e lesões necróticas no cérebro (Figuras 78.3 e 78.4) em um e focos pálidos pequenos no pulmão e no cérebro do outro.[15,16] No primeiro cão, os rins tinham edema intersticial acentuado e necrose com inflamação granulomatosa perivascular (Figura 78.5), no cérebro havia necrose fibrinoide de vasos com inflamação piogranulomatosa perivascular acentuada misturada com fibrina e malacia circundando os vasos acometidos. Trofozoítas e alguns cistos de amebas estavam misturados com esses infiltrados perivasculares. Os trofozoítas tinham 15 a 45 μm de diâmetro e eram redondos a ovais, com pseudópodes citoplasmáticos curtos (Figura 78.6) e um núcleo de localização central com um ou dois nucléolos. Os cistos mediam 15 a 20 μm de diâmetro e eram circundados por uma parede dupla com parede externa ondulante e uma interna espessa arredondada (Figura 78.7). No segundo cão havia pneumonia embólica com pequeno número de neutrófilos e macrófagos, grande número de trofozoítas amebianos e poucos

cistos, enquanto o cérebro tinha meningoencefalite supurativa multifocal crônica com formas amebianas em número não equivalente ao de células inflamatórias. A imuno-histoquímica, a coloração de anticorpo fluorescente e a PCR foram usadas em tecido embebido em parafina para diagnóstico.

Tratamento

Não há informação sobre o tratamento de infecções amebianas tópicas e sistêmicas em animais. Nenhum esquema terapêutico para a acantamebíase sistêmica em pessoas foi bem estabelecido, e a suscetibilidade a fármacos tem sido inconsistente. Os fármacos ativos contra *Acanthamoeba* e algumas outras amebas *in vitro* incluem: antifúngicos polienos (anfotericina B); imidazóis (cetoconazol); voriconazol; miltefosina, o fármaco anticâncer e antiprotozoário; e o antituberculínico rifampicina, entre outros.[13,40,45] A miltefosina,

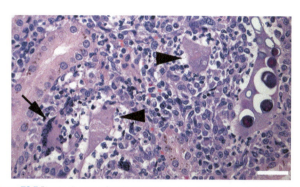

Figura 78.5 Rim de cão com infecção disseminada com *Balamuthia mandrillaris*. Aglomerado pequeno de cistos do organismo à direita e estágios de trofozoíta (*pontas de setas*) são acompanhados por infiltração mononuclear e célula gigante multinucleada (*seta*, coloração por H&E, barra = 33 μm). (Da Referência 16.)

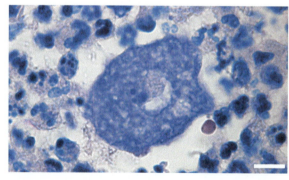

Figura 78.6 Trofozoíta de *Balamuthia mandrillaris* em cérebro canino mostrando citoplasma vacuolado (barra = 10 μm). (Cortesia de Oded Foreman, Davis, CA.)

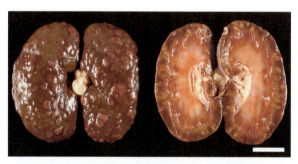

Figura 78.3 Rim de cão com numerosas lesões granulomatosas em todo o córtex, resultantes de infecção disseminada com *Balamuthia mandrillaris* (barra = 2 cm). (Da Referência 16.)

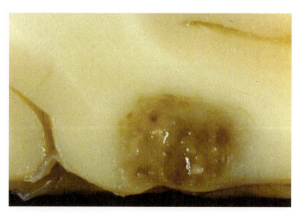

Figura 78.4 Lesão necrosante focal no lobo occipital direito do córtex cerebral de cão com infecção com *Balamuthia mandrillaris*. (Da Referência 16.)

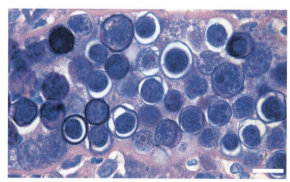

Figura 78.7 Rim de cão contendo estágios císticos de *Balamuthia mandrillaris*. Note a membrana ondulante externa e os cariossomas proeminentes (coloração com Giemsa, 15 μm). (Da Referência 16.)

que foi aprovada para o tratamento tópico e oral da leishmaniose humana (ver o *Formulário de fármacos*, no Apêndice), foi eficaz no tratamento contra *Acanthamoeba* em uma cultura *in vitro* explantada.[56] A rifampicina foi eficaz no tratamento de camundongos com meningite.[13] Em uma pessoa imunocomprometida com lesões cutâneas disseminadas de infecção com *Acanthamoeba rhysodes*, o tratamento bem-sucedido envolveu gluconato de clorexidina tópico e creme de cetoconazol mais tratamento sistêmico com pentamidina, seguido por itraconazol (ITZ).[47] É provável que o tratamento tenha tido sucesso nesse caso porque foi instituído antes da disseminação para o SNC. O tratamento combinado com pentamidina intravenosa, fluconazol oral, flucitosina (FCI) e sulfadiazina é recomendado para pessoas com infecções disseminadas e do SNC.[33] A sulfadiazina foi benéfica no tratamento da infecção experimental em camundongos,[11,12] e trimetoprima-sulfonamida curou uma criança com meningoencefalite após 8 semanas de tratamento.[43] Quando usada em combinação com ITZ, a FCI suspendeu transitoriamente a progressão da infecção disseminada com *Acanthamoeba* em uma pessoa infectada com o vírus da imunodeficiência humana.[9] Pacientes humanos com acantamebíase, com ou sem acometimento do SNC, foram tratados com êxito com uma combinação de fármacos que incluiu pentamidina, sulfadiazina, FCI e fluconazol ou ITZ.[52] Uma pessoa com meningoencefalite causada por *Sappinia* sobreviveu após tratamento com uma combinação de azitromicina, pentamidina, ITZ e FCI.[18] Um cão diagnosticado com infecção por *Acanthamoeba* deve ser tratado com um ou mais desses fármacos. Como primeira opção, e por sua penetração no SNC, deve-se instituir trimetoprima-sulfonamida na dosagem de 30 mg/kg a cada 12 h. (Ver mais informações no *Formulário de fármacos*, no Apêndice, e as dosagens dos fármacos relevantes.)

Para infecções da superfície ocular ou dérmicas em seres humanos, foi empregado o tratamento tópico com isotionato de pentamidina, mas desenvolveu-se resistência adquirida ao fármaco.

A clorexidina é o composto amebicida mais disponível para tratamento tópico e pode ser combinada com propamidina. O esquema padrão de tratamento foi de 0,02% de gluconato de clorexidina peso por volume (p/v) em solução fisiológica isotônica estéril de isotionato de propamidina a 0,1% p/v. A solução é aplicada a uma frequência decrescente pelo total de 6 meses.[42] O tratamento anti-inflamatório tópico concomitante pode ser necessário por um breve período para controlar a inflamação da superfície causada por amebas mortas. O tratamento tópico com poli-hexametileno biguanida (um desinfetante amebicida para piscinas) também foi eficaz, em especial quando combinado com propamidina, no tratamento da queratite amebiana humana.[31,49]

Prevenção

Cães podem ser expostos a números baixos de organismos de *Acanthamoeba* durante a vida. Como essas amebas são de vida livre, a prevenção da infecção envolve evitar acesso a água contaminada. Amebas patogênicas de vida livre são mais frequentemente encontradas em águas de termas enriquecidas e nas eliminadas poluídas de indústrias, lagos e piscinas.[30] Águas enriquecidas não de termas contêm menos amebas. Uma solução de hipoclorito de sódio a 0,5% é um desinfetante aquoso satisfatório. Como as espécies de *Acanthamoeba* se alimentam de bactérias, é possível fazer a triagem inicial de fontes de água para amebas com o teste para coliformes.

Considerações de saúde pública

Não há relatos de transmissão da infecção entre hospedeiros e acredita-se que as infecções se originem exclusivamente de fontes ambientais.[19,50] No entanto, o cão é sentinela para a infecção humana, por causa da exposição ambiental comum. As cepas que infectam cães têm sido genotipicamente idênticas às que infectam seres humanos.[14]

Capítulo 79

Toxoplasmose e Neosporidiose

J. P. Dubey e Michael R. Lappin

Infecção com *Toxoplasma gondii*

Etiologia

O *Toxoplasma gondii* é um coccídio parasito intracelular obrigatório que infecta praticamente todas as espécies de animais de sangue quente, inclusive seres humanos.[145,147,523] Gatos domésticos e outros felídeos são hospedeiros definitivos que excretam oocistos. Todos os hospedeiros não felinos são hospedeiros intermediários que abrigam cistos teciduais. Foram notados três estágios infecciosos: esporozoítas em oocistos, taquizoítas (estágio de multiplicação ativa) e bradizoítas (estágio de multiplicação lenta) inclusos em cistos teciduais.

Os oocistos são excretados nas fezes, enquanto os taquizoítas e bradizoítas são encontrados nos tecidos. É possível que a maioria dos isolados de *T. gondii* seja agrupada em três linhagens genéticas e usadas no monitoramento epidemiológico. Provavelmente três genótipos predominantes tenham resultado de um único cruzamento entre duas cepas parentais há aproximadamente 10.000 anos.[188,523] Observou-se maior diversidade genética entre os isolados de *T. gondii*, em especial os do Brasil, e a toxoplasmose clínica grave em seres humanos imunocompetentes foi relatada como estando associada a isolados atípicos de *T. gondii*.[1,145,293] Três genótipos principais são responsáveis pela maioria das infecções humanas. Os isolados do tipo I causam doença ocular em pessoas imunocompetentes e infecções congênitas. Os isolados do tipo II estão associados à maioria das infecções em pessoas imunocomprometidas. Têm sido encontradas infecções pelos tipos I e III no cérebro de cães com disfunção neurológica.[100] Os tipos II e III em geral são encontrados em infecções de animais.[43a]

Epidemiologia

Os três principais modos de transmissão são infecção congênita, ingestão de tecidos infectados e de alimento ou água contaminados com oocisto (Figura 79.1). Outros modos menos importantes de transmissão incluem amamentação,[456] transfusão de líquidos corporais ou transplante de tecidos ou órgãos.[44,147] O DNA do *T. gondii* foi encontrado em carrapatos da espécie *Ixodes ricinus*,[518] mas o significado de vetores na transmissão é desconhecido e pode ser secundário à hematofagia em hospedeiros infectados.

A toxoplasmose e a sororreatividade ao *T. gondii* são mais prevalentes em animais idosos, como fator da maior exposição com o envelhecimento, e nos animais de ambientes rurais ou silvestres, mais aptos para a caça de pequenos mamíferos.[414,476a] Observa-se maior frequência de doença e exposição em cães ou gatos que se alimentam de carne crua, em vez de comerem rações comerciais.[215,216,394] A soroprevalência é maior em gatos idosos e naqueles criados ao ar livre, sem dono, ou encontrados em abrigos.* Gatos de rua em uma área metropolitana de Bangcoc apresentavam taxa de infecção relativamente baixa, talvez porque se alimentassem predominantemente de peixe cozido e arroz.[525]

As infecções com *Toxoplasma* são importantes em hospedeiros silvestres caninos e felinos.† Canídeos e felídeos de vida livre e capturados desenvolveram a doença.[302,511] Carnívoros exóticos em jardins zoológicos têm alta prevalência da infecção, presumivelmente por causa da alimentação à base de carne crua.[362,500,502] Acumulou-se evidência de que a toxoplasmose é uma doença importante transmitida pela água.[138,285] Surtos foram associados à contaminação da água potável e de fontes naturais de água doce.[121] Além disso, o *T. gondii* pode sobreviver e esporular na água do mar e permanecer viável por pelo menos 6 meses a temperaturas que variam de –4 a 24°C.[341,391] Ele foi identificado como causa de morbidade e mortalidade em mamíferos marinhos.[206,535] Presume-se que esses animais sejam infectados a partir das águas que drenam para o oceano e estejam contaminadas com oocistos de gatos.[138,390] Moluscos ou outros invertebrados marinhos podem agir como hospedeiros de transferência. Oocistos de gatos criados ao ar livre ou em ambientes internos podem entrar no ambiente marinho pela drenagem das águas pluviométricas ou pelos sistemas públicos abertos de esgoto.[188]

Ciclo biológico enteroepitelial

Esse ciclo só ocorre no hospedeiro definitivo felino (ver Figura 79.1). Acredita-se que a maioria dos gatos seja infectada ao ingerir hospedeiros intermediários infectados com *T. gondii*. Bradizoítas são liberados no estômago e no intestino, a partir de cistos teciduais, quando as enzimas digestivas dissolvem a parede do cisto. Os bradizoítas penetram nas células epiteliais do intestino delgado e iniciam cinco tipos de estágios assexuados predeterminados (Figura 79.2), A a E, equivalentes aos esquizontes de outros coccídios intestinais.[513] Após um número indeterminado de gerações, merozoítas liberados do tipo D ou E formam os gamontes masculinos (microgamontes) ou femininos (macrogamontes), respectivamente. O microgamonte divide-se e forma vários microgametas biflagelados, que são liberados e nadam para penetrar nos macrogamontes.[513] Assim, forma-se uma parede em torno do macrogamonte fertilizado para criar um oocisto. Os oocistos são redondos a ovais, medem 10 μm × 12 μm

e não são esporulados (não infectantes) quando eliminados nas fezes (Figura 79.3). Após exposição ao ar e à umidade por 1 a 5 dias, os oocistos esporulam contendo dois esporocistos, cada um com quatro esporozoítas, estes em formato de banana, medindo aproximadamente 8 μm × 2 μm e podendo sobreviver no oocisto por muitos meses, mesmo em condições ambientais adversas. Os esporozoítas são a forma infecciosa do oocisto.

Todo o ciclo enteroepitelial (de coccídio) do *T. gondii* pode ser completado em 3 a 10 dias após a ingestão de cistos teciduais e ocorre em até 97% de gatos não infectados. No entanto, após a ingestão de oocistos ou taquizoítas, a formação de oocistos demora até 18 ou mais dias e apenas 20% dos gatos que os ingerem desenvolve patência.[127,129,135] As diferenças no ciclo biológico responsáveis por essa demora e pela resistência são incertas, porém é provável que os bradizoítas sejam precursores da replicação enteroepitelial, possibilitando o desenvolvimento mais rápido. Bradizoítas são mais infectantes para gatos, em comparação com os oocistos porque é necessário muito menos deles para o estabelecimento de infecções patentes.[1,140]

Cães foram infectados pela ingestão de cistos teciduais.[345] Experimentalmente, cães ingeriram oocistos esporulados eliminados em fezes de gatos por 2 dias após a inoculação.[346] Embora esses cães tenham apresentado soroconversão, não exibiram sinais clínicos de infecção nem ocorreu replicação enteroepitelial. Cães que ingerem fezes de gatos serviriam como vetores mecânicos potenciais para a transmissão aos seres humanos, pois eliminam nas próprias fezes os oocistos esporulados ingeridos.[346]

Ciclo biológico extraintestinal

O desenvolvimento extraintestinal de *T. gondii* é idêntico em todos os hospedeiros, inclusive roedores, cães, gatos e seres humanos, independentemente de terem sido ingeridos cistos teciduais ou oocistos. Após a ingestão de oocistos, os esporozoítas são liberados no lúmen do intestino delgado e penetram nas células intestinais, incluindo as da lâmina própria. Em seguida, os esporozoítas se dividem em dois por um processo assexuado conhecido como endodiogenia e tornam-se taquizoítas, apresentando formato de meia-lua e medindo cerca de 6 μm × 2 μm (Figuras 79.4 e 79.5), multiplicam-se em praticamente qualquer célula do corpo. Se a célula se romper, eles infectam novas células. Do contrário, os taquizoítas se multiplicam no meio intracelular contendo numerosos bradizoítas (Figuras 79.6, 79.7 e 79.8). A estrutura dos bradizoítas lembra a dos taquizoítas, exceto por serem mais delgados e terem o núcleo localizado na extremidade posterior (não conoide) do parasito. Em termos biológicos, os bradizoítas diferem dos taquizoítas porque podem sobreviver ao processo digestivo no estômago, enquanto os taquizoítas geralmente morrem. O tamanho dos cistos varia de 15 a 60 μm e em geral seu formato se adapta à da célula parasitada. Os cistos teciduais são separados da célula do hospedeiro por uma parede elástica fina (com menos de 0,5 μm; ver Figura 79.8) e formam-se no sistema nervoso central (SNC), nos músculos e nos órgãos viscerais, provavelmente persistindo pelo resto da vida do hospedeiro. Observou-se alguma variação no tropismo tecidual para a formação do cisto.[129]

Organismos com cistos de *Toxoplasma* podem lesar o SNC de camundongos e ratos infectados, resultando em comprometimento da aprendizagem e da memória, além de anormalidades no comportamento. Roedores infectados com *T. gondii* ficam menos neofóbicos, o que diminui a aversão ao odor de gatos.[42,561] Tal comportamento poderia facilitar a captura e a ingestão dos roedores por gatos e assim o ciclo biológico seria preservado; todavia, os sinais neurológicos foram transitórios e corresponderam ao auge do desenvolvimento de cistos teciduais no cérebro.[273] Mostrou-se que há transmissão congênita da infecção entre camundongos domésticos silvestres

*Referências 110, 231, 371, 416, 483, 553.
†Referências 12a, 388, 389, 409, 519, 557.

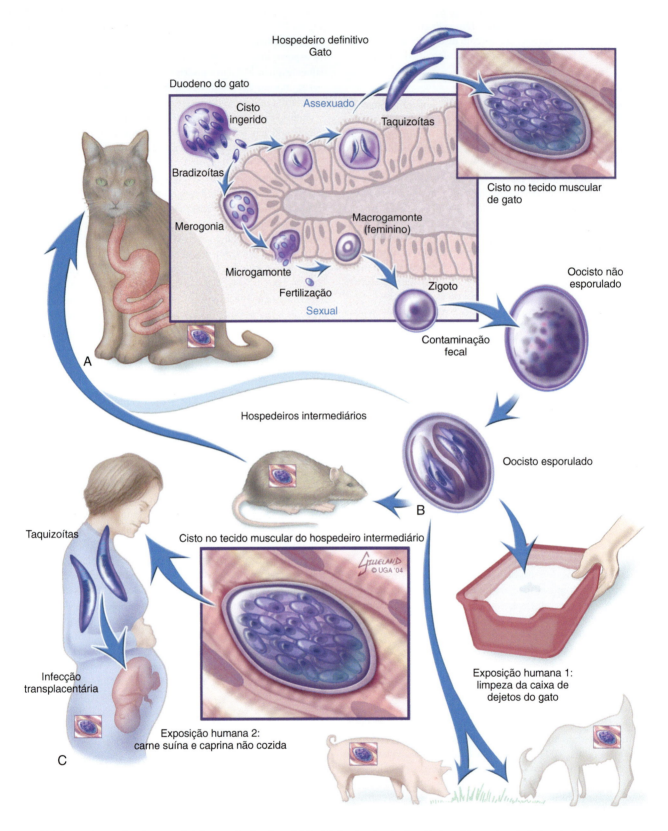

Figura 79.1 Ciclo biológico do *Toxoplasma gondii*. *A.* Ocorre replicação enteroepitelial no intestino do gato após a ingestão de oocistos em decorrência de contaminação fecal ou bradizoítas dentro de cistos teciduais. Após a formação de taquizoítas, é possível que ocorra alguma disseminação sistêmica para outros tecidos com o encistamento. Os bradizoítas ingeridos também podem sofrer merogonia para formar micro e macrogamontes. Um oocisto não esporulado acaba se formando após a união dos gamontes. *B.* O oocisto é excretado não esporulado nas fezes e não é infeccioso. Ele esporula no ambiente, torna-se infeccioso, e pode ser ingerido por uma variedade de hospedeiros intermediários. *C.* Encistamento em músculos e tecidos no hospedeiro intermediário. Ocorre infecção congênita no(s) feto(s) de fêmeas infectadas pela primeira vez durante a gestação. (Arte de Brad Gillelland © 2004 University of Georgia Research Foundation Inc.)

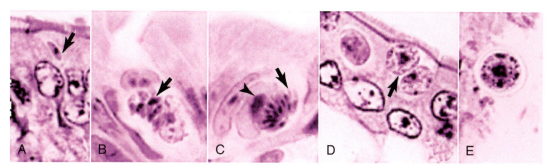

Figura 79.2 Estágios enteroepiteliais de *Toxoplasma gondii* no intestino delgado de gatos (coloração com H&E, 1.000×). **A.** Merozoíta (*seta*) acima do núcleo da célula epitelial. **B.** Meronte do tipo B (*seta*). **C.** Merozoítas do tipo C (*seta*) em formato de banana. O núcleo da célula epitelial (*ponta de seta*) está hipertrofiado. **D.** Dois gamontes à direita (*seta*), cada um com um núcleo, e um gamonte masculino à esquerda. **E.** Oocisto não esporulado no lúmen intestinal.

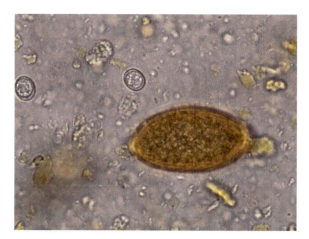

Figura 79.3 Oocistos de *Toxoplasma* (pequenos, no alto à esquerda), comparados com um ovo de *Capillaria* (grande, embaixo à direita) nas fezes de um gato infectado naturalmente (sem coloração, 400×).

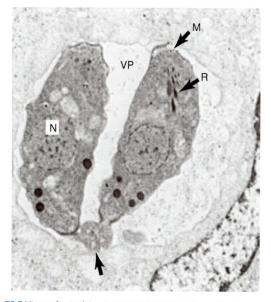

Figura 79.5 Micrografia eletrônica de transmissão de taquizoítas de *Toxoplasma gondii*. Os taquizoítas são separados do citoplasma da célula do hospedeiro por um vacúolo parasitóforo (*VP*). Um taquizoíta se dividiu em duas progênies que ainda estão aderidas à extremidade posterior. Notar o núcleo central (*N*), as organelas secretoras especializadas (*rhoptries, R*) e os micronemas (*M*) anteriores ao núcleo. (Cortesia de C. A. Speer, Montana State University, Boseman, MT.)

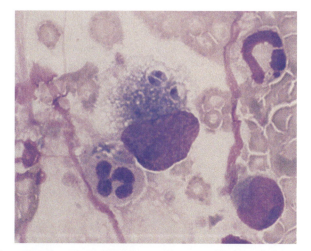

Figura 79.4 Taquizoítas de *Toxoplasma gondii* no lavado brônquico de um gato. Vários taquizoítas estão dentro de um macrófago (Giemsa, 1.250×).

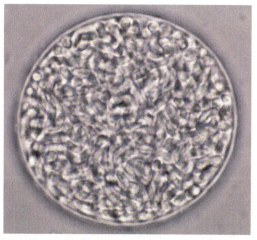

Figura 79.6 Cisto tecidual de *Toxoplasma gondii* de emulsão cerebral de camundongos infectados experimentalmente, mostrando uma parede cística fina e bradizoítas em formato de banana (esfregaço não corado, 1.000×).

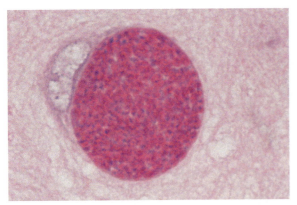

Figura 79.7 Cisto tecidual no cérebro de um gato. (Coloração com ácido periódico Schiff, 400×).

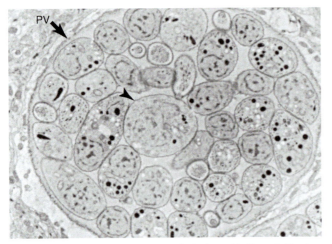

Figura 79.8 Micrografia eletrônica de transmissão de cisto tecidual jovem de *Toxoplasma gondii* no cérebro de um camundongo (21 dias após a inoculação). O cisto está separado do citoplasma do neurônio por um vacúolo parasitóforo (*VP*). Um bradizoíta (*ponta de seta*) está em divisão (6.500×). (Cortesia de D. J. P. Ferguson, Oxford University, Inglaterra.)

(*Mus domesticus*) e do campo (*Apodemus sylvaticus*) em uma taxa de 75% ou mais.[370,430] Isso pode servir como mecanismo para manter a infecção na natureza em alguns roedores.

Transmissão congênita

A parasitemia durante a gestação pode causar placentite seguida de disseminação de taquizoítas para o feto. Em pessoas ou ovinos geralmente ocorre transmissão congênita quando a mulher ou a ovelha são infectadas durante a gestação. Cadelas que ingeriram oocistos esporulados aos 56, 40 e 32 dias de gestação mostraram evidência de infecção congênita e abortaram, mas tais resultados precisam ser confirmados; relatos comprovados de toxoplasmose congênita em cães são raros.[10,55,145] Muitos filhotes de gatos que nascem de gatas infectadas com *T. gondii* durante a gestação adquirem a infecção por via transplacentária ou ao serem amamentados, pois os taquizoítas são eliminados no leite materno.* A doença clínica foi comum, variando com o estágio da gestação no momento da infecção, e alguns filhotes recém-nascidos eliminaram oocistos.[173] A transmissão pelo leite ou transplacentária pode predispor os filhotes de gatos ao desenvolvimento de toxoplasmose ocular.[458]

Patogenia

O tipo e a gravidade da doença clínica com infecções por *T. gondii* dependem do grau e da localização da lesão tecidual. Taquizoítas são as formas assexuadas invasivas do parasito que requerem existência intra-

---

*Referências 70, 145, 151, 168, 173, 456, 486.

celular para sua replicação e sobrevivência. Todos os tipos de célula parecem suscetíveis. A necrose celular é causada pelo crescimento intracelular do *Toxoplasma*. O *T. gondii* não produz toxina. Nas infecções adquiridas após a ingestão de cistos teciduais ou oocistos, os sinais clínicos iniciais são provocados pela necrose do intestino e dos órgãos linfoides associados, causada pelos taquizoítas. Os estágios enteroepiteliais no gato parecem ter antígenos exclusivos.[530] Anticorpos da classe IgA, específicos dos estágios enteroepiteliais do *T. gondii*, aumentam nas secreções intestinais, como parte da resposta imune para terminar a fase de replicação intestinal.[424,481] O *T. gondii* também se dissemina para órgãos extraintestinais via sangue ou linfa, e pode surgir necrose focal em muitos órgãos (Figura 79.9). O cérebro, o fígado, os pulmões, os músculos esqueléticos e os olhos são locais comuns de replicação inicial e persistência crônica da infecção. O desfecho clínico é determinado pela extensão da lesão a esses órgãos, especialmente os órgãos vitais tais como o coração, os pulmões, o fígado e as adrenais. Embora infecções agudas disseminadas possam ser fatais, em geral o hospedeiro se recupera. A imunidade mediada por célula dependente de interferona (IFN) γ e fatores humorais são importantes na resistência à encefalite por *Toxoplasma*, conforme estudado em roedores infectados experimentalmente.[527] A resistência é causada pela influência recíproca de linfócitos T e B, células não T produtoras de IFN-γ, micróglia, astrócitos e células dendríticas. A via complementar clássica de gatos não é ativada após exposição ao *T. gondii*,[290] aspecto que parece único para o hospedeiro definitivo.

Por volta da terceira semana de infecção, os taquizoítas começam a desaparecer dos tecidos viscerais e podem localizar-se como cistos teciduais (como bradizoítas). Essa fase está associada a resposta sistêmica imune, que inibe a parasitemia. Esses cistos teciduais podem persistir no hospedeiro pelo resto da vida (Figura 79.10). Os cistos teciduais podem romper-se e os bradizoítas liberados iniciar recidiva clínica durante a imunossupressão, como no caso de tratamento antitumoral ou com glicocorticoide. O mecanismo de reativação não é conhecido.

A razão pela qual alguns cães ou gatos infectados desenvolvem toxoplasmose clínica enquanto outros permanecem bem não está entendida por completo. Idade, sexo, espécie do hospedeiro, a cepa de *T. gondii*, o número de organismos e o estágio do parasito ingerido podem ser responsáveis por algumas das diferenças. Em geral, toxoplasmose adquirida no período pós-natal é menos grave que a infecção adquirida no período pré-natal. Estresse também pode agravar a infecção com *T. gondii*. Doença concomitante ou imunossupressão podem tornar um hospedeiro mais suscetível porque o *T. gondii* prolifera como patógeno oportunista. A toxoplasmose clínica em cães geralmente está associada à cinomose ou a outras infecções, como erliquiose, ou a tratamento com glicocorticoide ou vacinação com vírus vivos atenuados.[107,154,194]

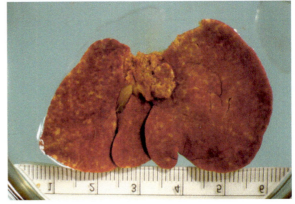

Figura 79.9 Fígado de um filhote de gato com infecção congênita por *Toxoplasma gondii*. Numerosas áreas branco-amareladas são causadas por necrose produzida por taquizoítas.

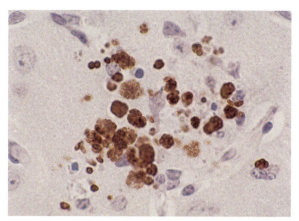

Figura 79.10 Taquizoítas e cistos teciduais em corte de cérebro. (Coloração imuno-histoquímica, 400×.)

Entretanto, em alguns casos, podem não ser encontrados distúrbios predisponentes. Em termos históricos, a prevalência da toxoplasmose canina diminuiu com o uso rotineiro das vacinas contra a cinomose.[154] Foram observados alguns casos de toxoplasmose clínica felina simultânea ao tratamento com glicocorticoide ou ciclosporina, infecção hematotrópica com micoplasma (hemobartonelose), o vírus da leucemia felina (FeLV; do inglês, *feline leukemia virus*), o da imunodeficiência (FIV; do inglês, *feline immunodeficiency virus*) e a peritonite infecciosa felina.* Em uma pesquisa sorológica feita com gatos de rua urbanos, os infectados com o FIV eram mais propensos a apresentar resultados soropositivos nos testes para *T. gondii*, mas não foi encontrada associação à infecção simultânea com o FeLV.[120] Em um estudo, foram revistos todos os relatos de infecções concomitantes em gatos e concluiu-se que aquelas com *Bartonella* spp., FIV ou FeLV não afetam a magnitude do título nem a soroprevalência do *T. gondii* em gatos assintomáticos.[149]

Ocorre infecção mais grave com *Toxoplasma* em gatos coinfectados com o FIV.[5a,104,320] Gatos infectados com o FIV que subsequentemente se infectaram com *T. gondii* tinham a expressão de interleucina (IL)-2, IL-6, IFN-γ e IL-12 suprimida em linfócitos CD4+ e CD8+, em comparação com os gatos infectados apenas com o *T. gondii*.[333] Os níveis de IL-10 estavam aumentados em gatos infectados com o FIV antes e depois da infecção com *T. gondii* e podem ter suprimido a resposta de citocina da célula T auxiliar à infecção com *T. gondii*. Em contraste com esses experimentos, infecções experimentais com o FIV e o FeLV em gatos não ocasionaram reativação ou infecções agudas mais graves naqueles já ou simultaneamente inoculados com *T. gondii*.[317,322,441] Em termos clínicos, independentemente da diferença nesses estudos experimentais ou da infecção que antecede a outra, é mais difícil tratar de maneira eficaz os gatos coinfectados com o FIV e *T. gondii* (ver itens a seguir).

A atividade da IL-6 é muito elevada em gatos com uveíte suspeita de ser resultante de infecção com *Toxoplasma*,[319] e os gatos com toxoplasmose contêm complexos imunes circulantes contra o *T. gondii*,[323] que podem ter um papel no desenvolvimento da toxoplasmose ocular. Coinfecções com o herpes-vírus felino 1 e *Bartonella henselae* não ativaram a toxoplasmose ocular em filhotes de gatos com a infecção congênita.[457] A toxoplasmose foi associada a disseminação e mortalidade em gatos e cães que receberam imunossupressão com ciclosporina.[2,44,560] No entanto, em um estudo, a administração de ciclosporina por via oral (VO) de 7,5 mg/kg/dia não induziu doença clínica nem repetição da eliminação de oocistos em gatos infectados experimentalmente com *T. gondii* 42 dias antes.[311] Em contraste, gatos com níveis de ciclosporina acima da faixa normal podem

desenvolver doença disseminada quando expostos ao *T. gondii* pela primeira vez. Portanto, gatos soronegativos para *T. gondii* tratados com ciclosporina não devem ser alimentados com carne crua nem se deve permitir que cacem, e seus níveis sanguíneos devem ser medidos para ajuste da dose nas faixas terapêuticas.

Achados clínicos
Gatos

É possível que gatos não infectados que ingerem bradizoítas de tecidos tenham diarreia do intestino delgado autolimitante como manifestação de replicação enteroepitelial. Do contrário, essa fase da doença, que dura até 10 dias, pode ser clinicamente silenciosa ou sem importância. Provavelmente gatos imunossuprimidos tenham manifestações sistêmicas simultâneas com a disseminação extraintestinal de taquizoítas. Contudo, a toxoplasmose clínica de disseminação sistêmica é mais grave em filhotes de gatos infectados por via transplacentária ou pela amamentação materna, porque a replicação dos taquizoítas pode superar as expectativas.[151,173,184] Os filhotes acometidos podem continuar a mamar até a morte. Os sinais clínicos refletem inflamação do fígado, dos pulmões e do coração (Figura 79.11). É possível a ocorrência de letargia, depressão, hipotermia e morte súbita. Os filhotes acometidos podem ter aumento do abdome por causa do aumento do fígado e da ascite. Aqueles com encefalite podem dormir a maior parte do tempo ou chorar continuamente. Com acometimento da medula espinal foram observadas paresia e ataxia ou paralisia.[367] Filhotes de gatas infectadas desenvolvem coriorretinite, às vezes na ausência de outros sinais de doença clínica.[458] Alguns filhotes desenvolvem uveíte anterior transitória concomitante. São raros os relatos de toxoplasmose disseminada.[514a]

Os sinais clínicos em gatos idosos podem ser resultantes da disseminação de taquizoítas após exposição inicial aguda ou reativação de infecção encistada crônica pela liberação de bradizoítas após imunossupressão. Anorexia, letargia e dispneia causadas por pneumonia foram aspectos comuns reconhecidos da toxoplasmose neonatal (Boxe 79.1). Outros achados clínicos incluem febre persistente ou intermitente, anorexia, perda de peso, icterícia causada por hepatite ou colângio-hepatite, miocardite, vômitos, diarreia, efusão abdominal, hiperestesia à palpação muscular, marcha rígida, claudicação arrastando a perna, déficits neurológicos, cistite, dermatite e morte.* Em 100 gatos com toxoplasmose confirmada histologicamente, as síndromes clínicas foram diversas, mas foi mais comum a infecção de tecidos pulmonares (97,7%), do SNC (96,4%), hepáticos (93,3%), pancreáticos (84,4%), cardíacos (86,4%) e oculares (81,5%).[150] Vômitos possivelmente são causados por lesões em

*Referências 13, 150, 214, 262, 325, 355, 415, 449, 502.

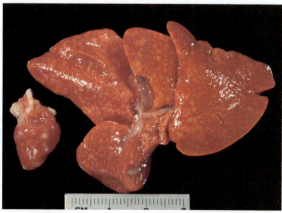

Figura 79.11 Pneumonia nos pulmões e necrose no coração de filhote de gato com infecção congênita.

*Referências 31, 38, 104, 150, 151, 258, 329, 337, 425, 536.

Boxe 79.1	Achados clínicos na toxoplasmose felina

Febre
Anorexia, letargia
Perda de peso
Dor muscular, hiperestesia
Doença do trato respiratório
  Conjuntivite
  Rinite
  Tosse
  Dispneia, taquipneia
  Sons broncovesiculares ásperos difusos
Vômitos, diarreia
Desconforto abdominal
Icterícia
Efusão abdominal
Artrite, dor articular, claudicação com desvio
Arritmias cardíacas, morte súbita
Esplenomegalia
Linfadenomegalia
Dermatite piogranulomatosa
Sinais neurológicos
  Ataxia
  Marcha em círculos
  Alterações do comportamento
  Convulsões
  Espasmos musculares
  Tremores
Sinais oculares
  Retinocoroidite, hemorragias retinianas
  Neurite óptica
  Atrofia do nervo óptico
  Anisocoria
  Cegueira
  Uveíte anterior, congestão do humor aquoso, hifema, íris aveludada
  Glaucoma
  Luxação do cristalino
  Descolamento da retina
Neonatais (infecção transplacentária)
  Natimortos
  Filhotes debilitados
  Disfunção orgânica (hepática: hepatomegalia, icterícia, ascite; pulmonar: dispneia; sistema nervoso central: sono, choro)

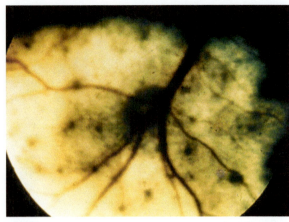

Figura 79.12 Coriorretinite em gato com toxoplasmose. (Fotografia de Charles Martin © 2004 University of Georgia Research Foundation Inc.)

de outros sinais sistêmicos são mais comuns na infecção reativada que na aguda. Embora seja possível a ocorrência de infecções reativadas em qualquer parte do sistema nervoso, mielite segmentar foi achado comum em gatos[11a,158,258,354a] e se caracteriza por hemi, tetra ou paraparesia ou paralisia. A natureza dos reflexos é do neurônio motor superior ou inferior, dependendo do nível de acometimento da medula espinal. Foram observadas alterações eletrocardiográficas, caracterizadas por miocardite, em um gato com suspeita de toxoplasmose. Ocorreu dermatite nodular piogranulomatosa em gatos com infecção disseminada, em geral resultando de tratamento com fármacos imunossupressores.[13,329,355,434]

Cães

Os sinais clínicos podem estar localizados nos sistemas respiratório, neuromuscular ou GI, ou ser causados por infecção generalizada.[147,154] A forma neurológica de toxoplasmose pode durar várias semanas sem acometimento de outros sistemas, enquanto a doença grave que acomete os pulmões e o fígado pode matar cães em 1 semana.[147] Toxoplasmose generalizada é observada principalmente em cães com menos de 1 ano de idade e é caracterizada por febre, tonsilite, dispneia, diarreia e vômitos. A icterícia em geral resulta de necrose hepática extensa.[154,155] O acometimento miocárdico costuma ser subclínico, embora possam surgir arritmias e insuficiência cardíaca como achados predominantes em alguns cães. Como em gatos, ocasionalmente há dermatite em cães imunossuprimidos.[560]

Os sinais clínicos mais notáveis em cães idosos têm sido associados aos sistemas neural e muscular.[252] Os sinais neurológicos dependem da localização da lesão no cérebro, no cerebelo ou na medula espinal. É possível observar convulsões, déficits de nervos cranianos, tremores, ataxia e paresia ou paralisia. De início, cães com miosite podem exibir marcha anormal, fraqueza muscular ou rigidez. A paraparesia ou tetraparesia pode evoluir rapidamente para paralisia do neurônio motor inferior (NMI). Em cães com polirradiculoneurite, a prevalência de reatividade para anticorpo contra o *T. gondii* foi maior (55,8%) do que em cães de controle não acometidos (11,4%).[268a] Deve-se fazer o teste de anticorpo para *Toxoplasma* em cães com essa síndrome. A toxoplasmose canina é clinicamente similar à infecção com *Neospora caninum*, que já foi confundida com toxoplasmose (ver *Infecção com Neospora caninum*, mais adiante neste capítulo).[439] Embora essas doenças sejam semelhantes, a toxoplasmose parece mais prevalente em gatos e a neosporidiose em cães.

Há apenas poucos relatos de lesões oculares associadas à toxoplasmose em cães, tendo-se notado retinite, uveíte anterior, iridociclite, hiperplasia do epitélio ciliar e neurite do nervo óptico (ver *Toxoplasmose em cães e gatos*, no Capítulo 92). Foi relatada ceratoconjuntivite em cão tratado com glicocorticoides tópicos.[529]

órgãos parenquimatosos ou nas paredes do trato gastrintestinal (GI).[379] Os sinais clínicos podem ser súbitos ou ter início lento. A doença pode ser rapidamente fatal em alguns gatos com sinais respiratórios graves ou do SNC. Uveíte anterior ou posterior em um ou ambos os olhos é comum.* Pode ocorrer irite, iridociclite ou coriorretinite isoladas ou concomitantemente. Congestão do humor aquoso, precipitados ceratínicos, luxação do cristalino, glaucoma e descolamento da retina são manifestações comuns de uveíte. A coriorretinite, que pode ser uni ou multifocal, aparece tanto em áreas do tapete como naquelas sem ele (Figura 79.12) (ver *Toxoplasmose em gatos e cães*, no Capítulo 92). Há ocorrência de toxoplasmose ocular em alguns gatos sem sinais clínicos polissistêmicos de doença. Na infecção experimental com *T. gondii* em gatos, aqueles infectados concomitantemente com o FIV desenvolveram pneumonite e hepatite, enquanto os não infectados com o FIV desenvolveram coriorretinite multifocal e uveíte anterior.[102,104] As manifestações neurológicas e oculares que ocorrem na ausência

---

*Referências 79, 101, 150, 319, 325, 328.

Diagnóstico

Achados clinicolaboratoriais

Os parâmetros hematológicos e bioquímicos rotineiros podem estar anormais em gatos e cães com toxoplasmose sistêmica aguda. Anemia arregenerativa, leucocitose neutrofílica, linfocitose, monocitose e eosinofilia são os achados mais comuns. Leucopenia de gatos com acometimento grave pode persistir até a morte e geralmente é caracterizada por linfopenia absoluta e neutropenia com desvio inapropriado para a esquerda, eosinopenia e monocitopenia. Em gatos infectados experimentalmente, a neutropenia e a linfopenia persistem por até 5 a 12 dias. Observou-se leucocitose na fase de recuperação da doença.[322] Contagens de linfócitos acima de 7.000 células/$\mu\ell$ foram comuns 28 a 154 dias após a inoculação primária.[322] A exposição secundária de gatos ao *T. gondii* não resultou em alterações significativas no número de leucócitos.[322]

As anormalidades bioquímicas durante a fase aguda da doença incluem hipoproteinemia e hipoalbuminemia. Em alguns gatos com toxoplasmose crônica, detectou-se hiperglobulinemia.[325] Aumentos acentuados na atividade sérica da alanina aminotransferase (ALT) e na aspartato aminotransferase foram encontrados em animais com necrose hepática e muscular aguda. Em geral, os cães têm aumento da atividade sérica da ALT e da fosfatase alcalina com necrose hepática, mas em gatos é menos frequente. A atividade sérica da creatinoquinase (CK; do inglês, *creatine kinase*) também está aumentada em casos de necrose muscular. Os níveis séricos de bilirrubina estão aumentados em animais com necrose hepática aguda, especialmente gatos que desenvolvem colângio-hepatite ou lipidose hepática. Cães ou gatos que desenvolvem pancreatite podem ter aumento da atividade sérica da amilase e da lipase, embora isso seja inconsistente. Em geral, gatos exibem proteinúria e bilirrubinúria. Gatos com pancreatite podem ter baixas concentrações séricas totais de cálcio e normais de albumina.[150] No entanto, pode ser difícil provar que a pancreatite esteja associada ao *T. gondii* em gatos. Por exemplo, em um estudo, não houve associação entre os níveis de imunorreatividade da lipase pancreática felina (fPLI; do inglês, *feline pancreatic lipase immunoreactivity*) e anticorpos contra o *T. gondii*.[36]

Citologia

É possível detectar taquizoítas em vários tecidos e líquidos corporais por citologia durante a doença aguda (ver Figura 79.4), mas raramente são encontrados em sangue, líquido cerebrospinal (LCS), aspirados com agulha fina e lavados transtraqueais ou broncoalveolares,[60,209,255] mas são mais comuns nos líquidos peritoneal e torácico de animais que desenvolvem efusões torácicas ou ascite. A reação em cadeia da polimerase (PCR; do inglês, *polymerase chain reaction*) pode ser realizada para documentar que o agente é *T. gondii*.

Em geral não são notadas alterações inflamatórias nos líquidos corporais. Ante a suspeita de toxoplasmose felina no sistema nervoso, os níveis de proteína do LCS estavam dentro dos valores de referência até o máximo de 149 mg/dℓ e células nucleadas no máximo de 28/mℓ.[325] Em geral predominam linfócitos, mas é possível encontrar uma mistura de células inflamatórias.[410,505]

Radiologia

Os achados em radiografias torácicas, especialmente em gatos com doença aguda, consistem em padrão intersticial difuso a alveolar, com distribuição lobar manchada (Figura 79.13).[485] Em animais com acometimento grave, notou-se aumento difuso, homogêneo e simétrico da densidade, causado por coalescência alveolar. Pode haver efusão pleural discreta. Achados radiográficos abdominais consistem em massas nos intestinos ou linfonodos mesentéricos ou aumento homogêneo da densidade como resultado da efusão. Perda de contraste no quadrante abdominal direito pode indicar pancreatite.

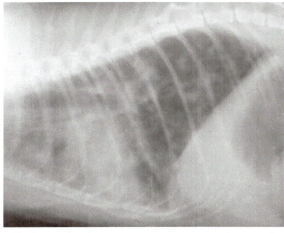

Figura 79.13 Radiografia torácica lateral de gato com pneumonia por *Toxoplasma*. (Fotografia de Craig Greene © 2004 University of Georgia Research Foundation Inc.)

Alterações ultrassonográficas abdominais podem indicar aumento de órgão ou tecido, em decorrência de inflamação ou formação de granuloma. É possível detectar lesões dentro do SNC por mielografia, tomografia computadorizada ou ressonância magnética. Os achados da última, em geral, incluem lesões multifocais, porém podem ser observadas lesões expansivas solitárias (granulomas).[214,410,449]

Exame fecal

Apesar da alta prevalência de anticorpos séricos em gatos de todo o mundo, a de oocistos de *T. gondii* em fezes é baixa.[285] Pouco mais de cerca de 1% dos gatos eliminam oocistos em 1 dia qualquer.* Como em geral os gatos eliminam oocistos de *T. gondii* por apenas 1 a 2 semanas após a primeira exposição, raramente se encontram oocistos em exames fecais rotineiros. Além disso, em geral os gatos não têm doença clínica nem diarreia durante o período de eliminação dos oocistos.[145] Embora os gatos sejam considerados imunes a uma nova eliminação de oocistos, é possível que eliminem alguns após um novo desafio com cepas diferentes mais de 6 anos depois.[126] Nos gatos imunes ocorre desenvolvimento assexuado parcial do *T. gondii* nos intestinos, em comparação com o ciclo de desenvolvimento completo em gatos infectados pela primeira vez.[105] A imunossupressão com alta dose de prednisolona (10 a 80 mg/kg VO diariamente ou intramuscular 1 vez/semana) faz com que gatos com infecção crônica voltem a excretar oocistos, enquanto a dose menor (5 mg/kg intramuscular por 4 semanas) não provoca o mesmo.[318] Gatos que recebem ciclosporina na dose de 7,5 mg/kg/dia VO por 42 dias antes da inoculação experimental com *T. gondii* eliminam oocistos em um nível e por um período similares aos gatos inoculados com *T. gondii* sem tratamento prévio.[311] Em gatos com infecção por *T. gondii* que se iniciou 42 dias antes do começo do tratamento com ciclosporina, não houve nova eliminação de oocistos quando esse fármaco foi administrado na dose de 7,5 mg/kg/dia VO por 42 dias. Apesar da prevalência da eliminação de oocistos por gatos, os números absolutos de oocistos eliminados durante a primeira exposição podem ter um papel mais importante na contaminação ambiental.[98]

Os oocistos de *T. gondii* nas fezes de felinos são morfometricamente distintos dos de *Hammondia hammondi*, *Besnoitia oryctofelisi* e *Besnoitia darlingi*, que também ocorrem em gatos (ver Capítulo 80). Os oocistos desses coccídios podem ser diferenciados apenas por exame ultraestrutural e molecular, esporulação e inoculação subsequente em animais.[197,515] Se forem encontrados oocistos com 10 μm, devem ser considerados de *T. gondii* até que se prove o contrário. Devido à natureza infecciosa desse organismo, devem ser tentadas novas inoculações apenas em um laboratório diagnóstico com competência nesse procedimento.[145]

_____

*Referências 98, 147, 263, 285, 443, 512.

Por causa de seu pequeno tamanho, a melhor maneira de demonstrar os oocistos de *T. gondii* é mediante centrifugação usando solução de açúcar de Sheather. Ver discussão sobre essa técnica no Capítulo 70. São examinadas uma a duas gotas retiradas do menisco sob pequeno aumento (100×). Os oocistos de *T. gondii* têm aproximadamente um quarto do tamanho dos *Isospora felis* e um oitavo dos de *Toxocara cati* (Figura 79.14). Foi desenvolvida PCR em fezes para aumentar sensibilidade da detecção de oocistos de *T. gondii* nas fezes de gatos.[483a]

Sorologia

Uma vez infectados, os animais abrigam cistos teciduais de *Toxoplasma* pelo resto da vida, o que estimula resposta imune humoral a longo prazo em adultos infectados. Pesquisas sorológicas indicam que as infecções com *T. gondii* são prevalentes em todo o mundo. Cerca de 30% dos gatos e cães nos EUA têm anticorpos contra *T. gondii* (Figura 79.15).[110,147,285,552] A prevalência da soropositividade aumenta com a idade do gato ou cão, mais por uma questão de possibilidade que de suscetibilidade.

Vários testes sorológicos têm sido usados para detecção de anticorpos no diagnóstico de toxoplasmose (Tabela 79.1). O uso desses testes em gatos foi revisto.[310] Não há ensaio sorológico único que confirme de maneira definitiva o diagnóstico de toxoplasmose. O teste do corante de Sabin-Feldman é altamente sensível e específico para toxoplasmose humana, mas não necessariamente para infecção felina. Além disso, o teste é muito técnico para ser realizado em laboratórios diagnósticos e usa *T. gondii* vivo.

A técnica do anticorpo fluorescente (AF) indireto é comparável ao teste com corante, mas não requer antígeno vivo. Alguma coloração polar falso-positiva que possa ocorrer com o teste do AF indireto tem sido atribuída a receptores Fc na superfície dos taquizoítas de *T. gondii* que se ligam inespecificamente a Ig. O AF indireto pode ser adaptado para detectar IgM, IgG ou IgA quando se usa antígeno total ou com marcação imune (ver discussão adiante).[528]

Os testes de aglutinação têm a vantagem de ser independentes da espécie e estão disponíveis em *kits* comerciais desenvolvidos para uso em seres humanos. A hemaglutinação (HA) indireta não requer antígeno vivo, mas é menos sensível em comparação com o teste do

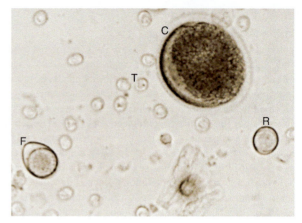

Figura 79.14 Oocistos não esporulados de *Toxoplasma gondii* (*T*), *Isospora felis* (*F*) e *Isospora rivolta* (*R*) e um ovo do nematódeo *Toxocara cati* (*C*) em flutuação de fezes felinas (sem coloração, 410×). (De Dubey JP. 1976. A review of *Sarcocystis* of domestic animals and of other coccidian of cats and dogs. *J Am Vet Med Assoc* 169:1061-1078. Reimpressa com permissão.)

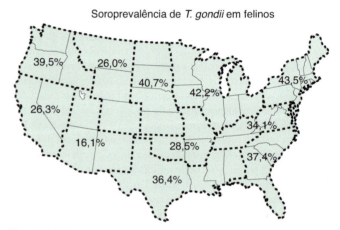

Figura 79.15 Soroprevalência de *T. gondii* em gatos na parte continental dos EUA. (Modificada da Referência 553.)

Tabela 79.1	Testes sorológicos para toxoplasmose felina.			
Teste	**Detecção inicial (semanas)**	**Classe do anticorpo**	**Título (nível de reatividade menos significativo)[a]**	**Diretrizes para a infecção ativa**
Sabin-Feldman	1 a 2	IgG, IgM	16	Aumento de 4 vezes por 2 a 3 semanas
AF indireto				
IgM	1 a 2	IgM	64	Título >64 com ou sem IgG concomitante
IgG	2	IgG	64	Aumento de 4 vezes por 2 a 5 semanas
Hemaglutinação indireta	2	IgG	64	Aumento de 4 vezes por 2 a 3 semanas; insensível
Aglutinação em látex	2	IgG	64	Aumento de 4 vezes por 2 a 3 semanas
Teste de aglutinação modificado				
Antígeno fixado com acetona	1 a 2	IgG	100	Aumento de 4 vezes por 2 a 3 semanas ou título alto com baixa fixação em formalina; os títulos permanecem altos por 3 meses
Fixação com formalina	2	IgG	–	Aumento de 4 vezes por 2 a 3 semanas; os títulos permanecem altos por anos
ELISA				
IgM	1 a 2	IgM	64	Título >64 com ou sem IgG concomitante
IgG	2	IgG	64	Aumento de 4 vezes por 2 a 3 semanas

ELISA, ensaio imunossorvente ligado a enzima; *AF*, anticorpo fluorescente.
[a]Os títulos (que são recíprocos de diluições séricas) podem variar entre os laboratórios, com base nas metodologias individuais. Quaisquer que sejam as comparações, ambas as amostras devem ser processadas ao mesmo tempo, pelo mesmo laboratório.
Modificada das Referências 310 e 339.

corante, o do AF indireto e o ensaio imunossorvente ligado a enzima (ELISA; do inglês, *enzyme-linked immunosorbent assay*). A principal desvantagem é medir primariamente IgG e, em geral, não é positiva durante infecção aguda.

O teste de aglutinação em látex (LAT; do inglês, *latex agglutination test*) é um pouco mais sensível para triagem sorológica, porém não pode ser usado para distinção das classes de imunoglobulinas. O teste de aglutinação modificado (MAT; do inglês, *modified agglutination test*) detecta apenas IgG, mas é extremamente sensível em comparação com os outros ensaios disponíveis.[356] A sensibilidade e a especificidade do MAT foram aprimoradas na distinção de infecções agudas e crônicas com *Toxoplasma* em seres humanos e gatos usando-se trofozoítas fixados com acetona ou metanol e formalina, respectivamente.[174] Os anticorpos para antígeno fixados com acetona encontram-se elevados apenas durante a infecção aguda (menos de 3 meses), enquanto o nível de anticorpos para antígeno fixado com formalina continua alto por vários anos.

O ELISA, com e sem *immunoblotting*, foi adaptado para a detecção de anticorpos das classes IgM, IgG e IgA contra o *T. gondii* em soro felino.* Os métodos de ELISA são sensíveis como o AF indireto[50] e mais sensíveis em comparação com a LAT ou a HA indireta. Como resultado, o ELISA pode ser menos específico em diluições mais baixas de soro. É possível usar a marcação imune (*immunoblot*) de antígenos separados, que reage com o soro de um animal e ELISA, para identificar antígenos visados específicos e melhorar a especificidade. A comparação de padrões de reconhecimento de antígeno pelo soro de gatas infectadas e seus filhotes por marcação imune ajuda no diagnóstico de toxoplasmose neonatal.[70] O ELISA também foi comparado com o AF indireto e a HA indireta na cinética da resposta imune humoral em cães infectados experimentalmente com *T. gondii*.[498] Detectou-se IgM específica a partir do sétimo dia após a inoculação, que diminuiu por volta do 27º dia, com o ELISA mostrando detecção de IgM um pouco mais cedo e por mais tempo. IgG específica foi detectada do sétimo aos 62 dias no estudo. IgM pode constituir indicador de infecção ativa ou recente em cães.

Ensaios investigativos.
Um ELISA que incorpora um antígeno de superfície (SAG; do inglês, *surface antigen*) 1 imunodominante recombinante produzido e P30 foi desenvolvido para medir anticorpos em gatos infectados experimentalmente e cães infectados tanto natural como experimentalmente.[298,498,499] O antígeno é específico do estágio, secretado por taquizoítas, e pode ser considerado no diagnóstico de infecções clínicas ativas.[298] O uso do SAG2 recombinante em ELISA possibilitou a detecção discreta de gatos infectados experimentalmente com a mesma especificidade do LAT.[274,275] O teste também foi adaptado a um método imunocromatográfico.[275] O SAG2 ELISA parece ser específico porque não ocorreu reação cruzada entre soro de camundongos infectados com *Neospora* e o daqueles infectados com *Toxoplasma*.[298] Em estudos feitos com seres humanos, a avidez de ligação da IgG pelos antígenos de *Toxoplasma* é baixa logo após desafio antigênico primário,[335] aumentando durante os meses subsequentes de infecção, a partir da estimulação imune humoral crônica. Ensaios que quantificam o grau de avidez do anticorpo poderiam ser usados como ensaios simples para discriminar infecções recém-adquiridas das encistadas crônicas (ver *Toxoplasmose*, no Capítulo 99).[69a]

Cinética do anticorpo.
Logo após a inoculação, cerca de 80% dos gatos inoculados experimentalmente desenvolveram títulos detectáveis de IgM e 100% de IgA e IgG. O aumento do título de IgG foi inconsistente em gatos coinfectados experimentalmente com o FIV e *T. gondii*.[97] A persistência crônica de títulos altos de IgG a partir de então reflete meramente a ocorrência contínua do antígeno de *Toxoplasma*. A documentação de título positivo de IgM ou aumento

do de IgG ou IgA (quatro vezes) serve para a verificação de infecção recente, mas não necessariamente de eliminação de oocisto.[420] No entanto, menos comumente, alguns gatos não desenvolvem títulos detectáveis de IgM, que em outros gatos podem persistir por meses a anos após a infecção. Foram observados títulos persistentes de IgM em gatos infectados experimentalmente que também estavam infectados com o FIV, após exposição repetida ao *T. gondii*, ou em decorrência da exposição a glicocorticoides. Portanto, essa classe de anticorpo não prediz com acurácia o período de eliminação de oocistos. É possível que alguns gatos não desenvolvam títulos de IgG para o *T. gondii* por 4 a 6 semanas, bem após o término do período de eliminação de oocistos. Após a detecção inicial de anticorpos IgG ou IgA no soro, em geral os títulos máximos são alcançados em 2 a 3 semanas, deixando uma janela estreita para a documentação do aumento no título.[312] Assim, a falha em documentar alteração no título de IgG não exclui o diagnóstico de infecção recente. O ideal é avaliar amostras de soro em sequência ao mesmo tempo no ensaio, para evitar variação entre os ensaios. Após inoculação experimental em gatos, é comum detectar títulos de IgG acima de 30.000 pelo MAT por 6 anos, de modo que títulos altos não comprovam infecção recente ou ativa.[174] Alguns gatos soropositivos eliminarão um número baixo de oocistos após inoculação oral de *T. gondii* e, portanto, a existência de anticorpos séricos não prova que há imunidade intestinal.[126] Por causa desses achados, a estimativa de anticorpos séricos em gatos sadios não pode predizer com acurácia o período de eliminação de oocistos. A IgG em filhotes de gatas com infecção crônica é transferida no colostro e persiste por 8 a 12 semanas após o nascimento.[173]

Avaliação do risco de saúde pública.
Em geral, para se *avaliar o risco de saúde pública*, os resultados da sorologia podem ser interpretados da seguinte maneira:

1. Não é provável que um gato sem títulos detectáveis de IgG ou IgM esteja eliminando oocistos no momento, mas o fará se exposto ao organismo pela primeira vez.
2. Não é provável que um gato sem um título detectável de IgG esteja eliminando oocistos no momento e menos provável ainda que o faça se for exposto novamente ou imunossuprimido. A recomendação é minimizar a exposição potencial a oocistos.

Essas duas premissas são racionalizadas com base no fato de que, após exposição inicial, os níveis de IgM aumentam, seguindo-se aumentos nos de IgG. O título elevado de IgM, em si, pode indicar exposição muito recente e infecção correlacionada com um período de eliminação de oocistos. Qualquer aumento concomitante na IgG indicaria que o período de eliminação já passou e também poderia ser esperado em infecção crônica reativada.

Avaliação da doença.
A *tentativa de diagnóstico antemorte* de toxoplasmose clínica em cães ou gatos pode basear-se na seguinte combinação de parâmetros sorológicos e clínicos:

1. Há evidência sorológica de infecção recente ou ativa, que consiste em títulos altos de IgM, de quatro vezes ou mais, aumentando ou diminuindo, de IgG ou outro anticorpo (após tratamento ou recuperação ou ambos).
2. Outras causas da síndrome clínica foram excluídas.
3. Observa-se resposta clínica benéfica a um fármaco contra *Toxoplasma*. Como os anticorpos ocorrem no soro tanto de gatos saudáveis como doentes, os resultados desses testes sorológicos não comprovam de maneira independente a ocorrência de toxoplasmose clínica. É comum a detecção de anticorpos da classe IgM no soro ou humor aquoso de gatos com doença clínica ou infectados com o FIV, mas não de gatos sadios, e tais anticorpos podem ser melhor marcador de doença clínica do que IgG ou IgA.[320,322,325,326] Ocasionalmente, detecta-se IgM específica de *T. gondii* no soro de gatos com infecção crônica ou reativada e nem sempre tem correlação com exposição recente.

---

*Referências 63, 70, 97, 275, 298, 310, 315, 322, 504, 533.

Gatos com uveíte ou meningoencefalite costumam apresentar resultados soropositivos ao teste para outros patógenos oculares como o FeLV, o FIV e o vírus da peritonite infecciosa felina. Tais coinfecções podem ser responsáveis pela imunossupressão de gatos e possibilitar a reativação de infecções com *Toxoplasma*. Como essas infecções têm sido associadas a uveíte, é possível que resultados sorológicos positivos confundam a determinação exata da causa subjacente. Por essa razão, a determinação de anticorpos específicos para *Toxoplasma* no humor aquoso e no LCS tem sido recomendada.

Avaliação do humor aquoso e do líquido cerebrospinal.
Em cães e gatos com encefalite toxoplasmática, pode haver aumento de proteína e leucócitos no LCS e no humor aquoso.[328] Em geral, as células constituem população mista de mononucleares grandes e pequenas e neutrófilos; o organismo raramente é visualizado.

Ao avaliar a ocorrência de anticorpos específicos no humor aquoso e no LCS, é preciso diferenciar os produzidos no local daqueles existentes por difusão passiva através de barreira vascular danificada. Como na sorologia para outras infecções do SNC ou oculares, é possível comparar o anticorpo no LCS ou no humor aquoso com aquele do soro para *Toxoplasma* e outro agente infeccioso não ocular, como um calicivírus.[264,328] (Ver também *Análise do líquido cerebrospinal*, em *Cinomose*, Capítulo 3, e *Anticorpos no líquido cerebrospinal*, em *Borreliose*, Capítulo 43.) Esse coeficiente é calculado pela seguinte equação:

$$\text{Coeficiente de anticorpo} =$$

$$\frac{\text{anticorpo específico para } \textit{Toxoplasma} \text{ no humor aquoso (ou LCS)}}{\text{anticorpo sérico específico para } \textit{Toxoplasma}} \times \frac{\text{anticorpo sérico específico contra outro agente}}{\text{anticorpo específico para outro agente no humor aquoso (ou LCS)}}$$

Títulos ou valores numéricos equivalentes acima de 1, em especial aqueles maiores que 8, são considerados forte evidência de produção local de anticorpo contra *Toxoplasma* e infecção associada, em comparação com extravasamento não seletivo decorrente de inflamação.[328] O ideal, para evitar variáveis inerentes na sensibilidade do teste, é utilizar as mesmas metodologias (p. ex., ELISA, AF indireto, aglutinação) nos ensaios para ambos os agentes infecciosos. Para o exame do LCS e de infecção do SNC, o outro agente deve ser um patógeno provável de ter título sérico, como agente de vacina, mas que não causa infecção do SNC. O calicivírus também é adequado para esse propósito em gatos. Em alguns gatos infectados experimentalmente, é possível detectar alto coeficiente de anticorpo IgG específico para *T. gondii* por 3 a 4 meses após a inoculação.[80] É preciso cautela para admitir que esse valor aumentado sempre tem correlação com replicação no SNC ou ocular dos organismos. Em alguns gatos expostos previamente ao *T. gondii*, a estimulação imune inespecífica resultou em aumento do coeficiente de anticorpo (> 1) no LCS ou no humor aquoso.[345] A análise de IgM no humor aquoso mostra melhor capacidade de discriminação em gatos com uveíte.[328]

A produção local transitória de anticorpos específicos contra o *T. gondii* nos olhos (IgG ou IgA) e no SNC (IgG) de gatos foi documentada após inoculação experimental primária e secundária.[80,314,337,405] A produção local de IgM específica do *T. gondii* foi detectada apenas em gatos expostos naturalmente que tinham proprietários e uveíte ou sinais clínicos de encefalite, sugerindo que essa classe de anticorpo no LCS ou humor aquoso possa ser marcador de doença clínica.[310,328] É possível que antígenos específicos de *T. gondii* sejam detectados no humor aquoso de alguns gatos com uveíte.[328,345]

Detecção do organismo

A identificação de *T. gondii* em tecidos ou líquidos corporais é definitiva para infecção. A ocorrência de *T. gondii* pode ser confirmada por bioensaios em animais ou inoculação em cultura de células. Camundongos de laboratório são animais mais suscetíveis. Suspensões homogeneizadas de tecidos ou líquidos corporais obtidos à necropsia ou biopsia podem ser usadas para infectar camundongos de laboratório ou cultura de tecido. Oocistos esporulados limpos obtidos de fezes também podem ser usados para infectar camundongos. Em geral, a inoculação em camundongos é feita por via subcutânea ou intraperitoneal. Com 4 a 6 dias após inoculação intraperitoneal, exsudatos peritoneais de camundongos são examinados em busca de taquizoítas de *T. gondii*. São observados cistos teciduais, principalmente no tecido neural, 4 a 6 semanas após a inoculação. Surgiram anticorpos contra *Toxoplasma* em camundongos por volta de 6 semanas após a inoculação e isso pode ser demonstrado por qualquer um dos testes sorológicos mencionados. A ausência de demonstração do parasito não significa que os camundongos não estejam infectados com *T. gondii*, sendo necessária a verificação sorológica.

Os testes ELISA que detectam o antígeno do *T. gondii*, tanto livre como ligado em imunocomplexos, foram estudados em gatos infectados natural e experimentalmente.[323,324] Gatos com doença clínica e aqueles com acometimento ocular foram mais propensos a ter imunocomplexos no soro. Embora tal achado possa desempenhar papel no desenvolvimento da doença, a detecção de antígeno circulante não confirma que o *T. gondii* seja responsável pela doença clínica em determinado animal. Há uma pesquisa sendo conduzida em gatos com infecções agudas por *Toxoplasma* para avaliação clínica da detecção em sangue de dois antígenos (H4 e P18) conhecidos como secretados apenas por taquizoítas.[73,265]

É possível usar a PCR para verificar a existência de *T. gondii* em amostras biológicas.* A PCR foi mais sensível que a inoculação em camundongo para detectar infecção no sangue de gatos infectados experimentalmente.[65] Os resultados da PCR foram positivos por todo o tempo após o desafio primário até 140 dias e um novo desafio. Por ser tão sensível, é possível detectar gatos infectados, mas não distinguir se eles têm infecção subclínica encistada aguda ou crônica. A PCR foi realizada para detectar *T. gondii* no sangue de seres humanos com toxoplasmose aguda.[248] Ocorreram resultados falso-negativos e pessoas com infecção crônica provavelmente não serão identificadas. Seguida por análise de restrição, a PCR também pode ser usada para determinar genótipos de cepas infectantes.[272] A PCR detectou *T. gondii* nos intestinos[217] e no humor aquoso[62] de gatos infectados experimentalmente. No humor aquoso, o *T. gondii* foi detectado transitoriamente pela PCR após inoculação primária e secundária em gatos.[64,313] O organismo foi comumente identificado antes da detecção de anticorpo específico no humor aquoso de gatos com e sem uveíte. O organismo foi detectado em 8 de 43 gatos com proprietários e expostos naturalmente com uveíte e em 2 de 23 sadios.[64,313] Como o *T. gondii* pode ser detectado sem os sinais clínicos de uveíte, resultados positivos à PCR em humor aquoso não provam que sinais oculares estão associados à toxoplasmose. Em um estudo feito com 104 gatos com uveíte de ocorrência natural, o DNA do *T. gondii* foi amplificado a partir de sangue e humor aquoso de 6 gatos,[459] dos quais 5 tiveram resultados negativos para anticorpos séricos contra o *T. gondii* na época do teste, sugerindo que nessa síndrome, além da PCR para *T. gondii*, o teste poderia ter benefícios clínicos. Foi desenvolvida PCR múltipla capaz de distinguir o DNA de *Neospora* e de *Toxoplasma* no LCS, em músculo esquelético ou tecido neural de gatos e cães.[492]

---

*Referências 65, 277, 313, 364, 397a, 520.

Achados patológicos

Gatos

Achados macroscópicos e microscópicos são possivelmente similares aos observados em cães, porém, na toxoplasmose felina, a necrose é predominantemente hepática (ver Figura 79.9), nos linfonodos mesentéricos, no pâncreas e nos pulmões.[150,184] As lesões no SNC são semelhantes às encontradas em cães. É possível que haja granulomas nos intestinos e linfonodos mesentéricos. Cistos teciduais em gatos com infecção natural sempre foram identificados como de *Toxoplasma* e não de *Neospora*. Colângio-hepatite, encontrada em gatos infectados com *Toxoplasma*, não foi relatada em qualquer outro hospedeiro. Os ductos biliares estão hiperplásicos e entupidos com epitélio descamativo do ducto biliar e exsudato. Esquizontes de *T. gondii* (não taquizoítas) foram visualizados no epitélio biliar tanto na doença de ocorrência natural como na induzida experimentalmente.

Cães

À observação macroscópica, necrose é a lesão predominante, em particular no cérebro, nos pulmões, no fígado e em linfonodos mesentéricos.[154] As lesões pulmonares consistem em focos nodulares cinza-esbranquiçados com até 5 mm de diâmetro, encontrados na subpleura e no parênquima. Em geral, linfonodos brônquicos estão aumentados e necróticos. Também há focos visíveis macroscopicamente no pâncreas, no fígado, nos rins e no baço. Úlceras múltiplas com até 10 mm de diâmetro são observadas no estômago e no intestino delgado. No SNC são observadas áreas de descoloração e necrose com até 12 mm de diâmetro e atrofia cerebelar.

Observou-se miosite envolvendo músculos dos membros em cães com infecção pelo *T. gondii*. Músculos acometidos mostram-se pálidos e com a massa muscular reduzida e, nos casos graves, crônicos, estão visivelmente substituídos por tecido conjuntivo. Fibrose e cicatrização em geral não são tão proeminentes como na neosporidiose (ver discussão adiante).

À observação microscópica, as lesões pulmonares consistem em exsudação fibrinosa e necrose que envolvem paredes alveolares, vasos sanguíneos e bronquíolos. O lúmen alveolar está preenchido com fibrina e ocasionalmente com linfócitos, neutrófilos e eosinófilos. O revestimento alveolar e as células epiteliais terminais estão hipoplásicos e infiltrados com linfócitos, plasmócitos e células gigantes multinucleadas. A necrose, que é a lesão muscular predominante, envolve miofibras, pequenos vasos sanguíneos e tecidos conjuntivos circundantes. Miofibras necróticas são substituídas por fibrose. Lesões neurais consistem em necrose, gliose e vasculite, sendo características de meningoencefalomielite não supurativa multifocal. As primeiras lesões visualizadas em vasos sanguíneos consistem em proliferação de células endoteliais, necrose e tumefação perivascular. Necrose neuronal, malacia discreta e astrocitose podem ser visualizadas. Infiltrados leptomeníngeos multifocais de macrófagos, plasmócitos e alguns linfócitos e neutrófilos são encontrados. Em cães com polimiosite causada pelo *T. gondii*, são observadas alterações neuroinflamatórias nos nervos periféricos e em raízes nervosas. É possível usar coloração com imunoperoxidase para demonstrar *T. gondii* de maneira definitiva em tecidos para distingui-lo de *N. caninum*. A microscopia eletrônica também pode ser usada com esse propósito.[514]

Tratamento

Os fármacos disponíveis geralmente suprimem a replicação do *T. gondii* e não são completamente eficazes no sentido de matar o parasito. As dosagens desses fármacos estão resumidas na Tabela 79.2.

A clindamicina é o fármaco de escolha para tratar toxoplasmose clínica em cães e gatos.[245,325] Devido à boa absorção intestinal da clindamicina, as dosagens orais e parenterais são similares. As doses de clindamicina para tratar a toxoplasmose são maiores que as necessárias para tratar infecções anaeróbicas para as quais o fármaco é comercializado.

Os sinais clínicos de doença sistêmica em geral começam a se resolver 24 a 48 h após a instituição do tratamento. O apetite melhora, a hiperestesia desaparece e a febre geralmente diminui. Déficits do NMI e atrofia muscular podem levar semanas para se resolver em animais com polimiosite. A clindamicina tem sido eficaz ao cruzar a barreira hematencefálica e a sanguínea vascular em animais e seres humanos infectados com *Toxoplasma*. Os déficits neurológicos

Tabela 79.2   Tratamento da toxoplasmose.

Fármaco[a]	Espécie	Dose (mg/kg)[b]	Via	Intervalo (h)	Duração (semanas)
CICLO EXTRAINTESTINAL (INFECÇÃO SISTÊMICA)					
Clindamicina	C	3 a 13[c]	VO, IM	8	4
	C	10 a 20	VO, IM	12	4
	G	8 a 17	VO, IM	8	4
	G	10 a 12,5	VO, IM	12	4
Sulfonamidas[d] e	CG	20 a 30	VO	24	4
Pirimetamina[e]		1	VO	24	4
Trimetoprima-sulfonamida[f]	CG	15	VO	12	4
CICLO ENTEROEPITELIAL (ELIMINAÇÃO DE OOCISTOS POR GATOS)					
Clindamicina	G	50	VO, IM	24	1 a 24
	G	25	VO, IM	12	1 a 24
Sulfonamidas[d] e	G	100	VO	24	1 a 2
Pirimetamina[e]		1	VO	24	1 a 2
Monensin	G	[g]	VO	24	1 a 2
Toltrazuril[h]	G	5 a 10	VO	24	2

CG, cães e gatos; *C*, cão; *G*, gato; *IM*, intramuscular; *VO*, via oral.

[a]Ver mais informações sobre esses fármacos no *Formulário de fármacos*, no Apêndice.

[b]Dose por administração no intervalo especificado. Quanto a outros fármacos sob investigação para tratar infecções sistêmicas, ver *Tratamento*, no texto.

[c]Usar doses proporcionalmente maiores por quilograma de peso em cães pequenos (com menos de 5 kg).

[d]Usa-se o dobro da dosagem se forem usadas apenas sulfonamidas.

[e]Disponível apenas em comprimidos de 25 mg. Para a dosagem adequada para gatos, é preciso dividi-lo. Mais eficaz que a trimetoprima. Deve-se monitorar o hemograma completo semanalmente (em especial em gatos) para detectar anemia induzida por antifolato. Caso ocorra anemia em gatos, a dose ser reduzida pela metade.

[f]A dose listada para trimetoprima-sulfonamida é a dose combinada.

[g]Misturado como concentração a 0,02% (peso/peso em peso seco de alimento).

[h]Toltrazurila não está disponível nos EUA, embora seu metabólito ativo "ponazurila" esteja aprovado para equinos. Ver o *Formulário de fármacos*, no Apêndice.

melhoram, mas os sinais podem não se resolver por completo devido ao dano permanente causado pela inflamação do SNC. A coriorretinite geralmente se resolve em 1 semana. Alguns casos de inflamação do segmento anterior classificados como toxoplasmose foram resolvidos apenas com administração de clindamicina.[79,325] No entanto, como a inflamação intraocular comumente acarreta luxação do cristalino e glaucoma, gatos com inflamação do segmento anterior devem ser tratados com glicocorticoides tópicos, orais ou injetáveis (ver *Toxoplasmose em cães e gatos*, no Capítulo 92). É pouco provável que as doses anti-inflamatórias de glicocorticoides exacerbem a doença sistêmica, embora seja melhor usar primeiro o tratamento anti-inflamatório tópico em conjunto com clindamicina sistêmica.[101,318] Clindamicina, administrada no início da evolução da infecção aguda experimental de gatos, causou aumento da reação inflamatória e dos níveis de fator de necrose tumoral α.[103] Tais efeitos não foram consubstanciados em gatos com infecção natural e podem estar relacionados com maior destruição de parasitos em replicação ativa, surgimento de título de IgM baixo ou menor atividade fagocitária causada pelo fármaco. Gatos com infecções concomitantes pelo FIV não respondem tão bem ao tratamento como aqueles sem tal infecção.

A clindamicina oral pode causar anorexia, vômitos e diarreia em cães e gatos, especialmente em doses maiores.[246] Esses efeitos colaterais parecem estar relacionados com irritação GI localizada, porque o tratamento parenteral em doses similares não causa tais efeitos nos mesmos animais, eles cessam assim que a dose é diminuída ou o tratamento é interrompido. Não foi documentada proliferação de *Clostridium difficile* em cães e gatos como em seres humanos tratados com clindamicina (ver o *Formulário de fármacos*, no Apêndice, e *Macrolídeos e lincosaminas*, no Capítulo 30).

Embora menos adequada em comparação com a clindamicina, a combinação de pirimetamina e sulfonamidas de ação rápida, como a sulfadiazina, a sulfametazina, a sulfamerazina e as sulfas triplas, é sinérgica no tratamento da toxoplasmose sistêmica. A pirimetamina tem maior eficácia que a trimetoprima quando usada em combinação. Como depressão mental, anemia, leucopenia e trombocitopenia decorrentes da supressão da medula óssea se desenvolvem mais rapidamente em gatos tratados com antifolato em comparação com cães, é necessário monitoramento hematológico frequente, especialmente se o tratamento durar mais de 2 semanas. Embora a combinação de trimetoprima com sulfonamida cruze bem a barreira hematencefálica, há relatos de ter sido ineficaz no tratamento de cão com uveíte grave e neurite óptica.[162]

Em geral, a supressão da medula óssea pode ser corrigida com o acréscimo de ácido folínico (5 mg/dia) ou levedura de cerveja (100 mg/kg/dia) ao alimento do animal. A levedura de cerveja, que contém ácido fólico, é de baixo custo e tão eficaz quanto o ácido folínico. O parasito usa melhor o ácido fólico pré-formado do que o ácido folínico. Apesar disso, a pirimetamina e as sulfonamidas inibem o metabolismo dos ácidos fólico e folínico no *T. gondii* em maior extensão do que nas células de mamíferos; portanto, a suplementação com ácido fólico não reverte completamente a eficácia terapêutica quando usada em combinação com pirimetamina e sulfonamidas.

Doxiciclina e a minociclina são eficazes *in vitro* e *in vivo* em infecções experimentais em camundongos e na toxoplasmose cerebral em seres humanos,[401] e têm sido usadas para tratar coccidiose intestinal relacionada. A doxiciclina e a minociclina podem ser consideradas quando são observados efeitos colaterais com a clindamicina ou antifolatos ou na vigência de coinfecções com outros patógenos suscetíveis às tetraciclinas.

Vários fármacos novos tais como o trimetrexato e a piritrexina (antifolatos), a roxitromicina (um macrolídeo), a atovaquona (uma hidroxinaftoquinona) e o arprinocide (um análogo de purina e fármaco anticoccídio), foram eficazes no tratamento da toxoplasmose experimental em camundongos,[493] mas têm disponibilidade limitada para uso clínico em gatos ou cães. A azitromicina e a claritromicina são macrolídios mais novos liberados para uso humano e mostram atividade *in vitro* e *in vivo* contra *T. gondii*[111] (ver o *Formulário de fármacos*, no Apêndice). A combinação de pirimetamina e azitromicina apresenta menos efeitos colaterais e foi tão eficaz quanto a de pirimetamina e sulfadiazina no tratamento da toxoplasmose ocular em pessoas.[52] Mostrou-se que derivados do trioxano são eficazes contra o *T. gondii in vitro*. A espiramicina, usada na Europa para a prevenção da transmissão placentária de *Toxoplasma*, não foi tão eficaz no tratamento de seres humanos infectados no período pós-natal.

Mostrou-se que a ponazurila inibe o *T. gondii in vitro* e foi útil no tratamento da toxoplasmose em estudos experimentais com roedores.[395,396] Além disso, o fármaco foi eficaz para eliminar a massa conjuntival associada ao *T. gondii* em um cão e que recidivou após tratamento com clindamicina.[529]

Além das combinações de pirimetamina e sulfonamida, a pirimetamina foi administrada em combinação com clindamicina ou dapsona. Estudos clínicos experimentais limitados mostraram sinergia com azitromicina-pirimetamina, claritromicina-minociclina, claritromicina ou azitromicina e sulfonamidas, e atovaquona com pirimetamina ou sulfonamidas.[17,567] Modificadores da resposta biológica como o IFN-γ foram administrados de maneira sinérgica no tratamento combinado com antimicrobianos.[18]

Eliminação de oocistos em gatos

A eliminação de oocistos tem sido parcialmente controlada apenas com administração de altas doses de pirimetamina e sulfonamida (ver Tabela 79.2). A excreção de oocistos também foi reduzida pelas doses de clindamicina recomendadas para quimioterapia sistêmica (ver ciclo de tratamento enteroepitelial, na Tabela 79.2).[366]

A monensina, um fármaco anticoccídico usado em alimentos de aves de granja e bovinos, é eficaz para suprimir a eliminação de oocistos quando colocado no alimento seco de gatos 1 a 2 dias após a inoculação, mas não impediu que gatos infectados desenvolvessem imunidade contra a eliminação de oocistos em exposição subsequente ao *Toxoplasma*. Não se observou toxicidade em gatos quando o fármaco foi fornecido com alimento por longos períodos, apesar de sua conhecida tendência a induzir miopatia em cães e equinos. A toltrazurila foi altamente eficaz quando administrado em uma base diária na prevenção da eliminação de oocistos após infecção ou nova eliminação após imunossupressão induzida por glicocorticoide. Esses fármacos podem ser benéficos no tratamento de gatos cujos proprietários são mulheres grávidas, para reduzir o risco de exposição potencial dos fetos delas aos oocistos.

Prevenção

A prevenção da toxoplasmose em cães e gatos envolve medidas destinadas a reduzir a incidência de infecções em felinos e a subsequente eliminação de oocistos no ambiente (ver também Capítulo 99). Filhotes de gatos que crescem soltos ao ar livre em geral se infectam logo após o desmame e quando começam a caçar. De preferência, os gatos devem ser alimentados apenas com ração seca ou enlatada, processada comercialmente. A prevalência de toxoplasmose canina e felina tem sido maior em países onde os animais de estimação são alimentados com produtos à base de carne crua. O congelamento ou a radiação gama possivelmente destruam cistos teciduais sem afetar a qualidade da carne.[125,202] Animais de estimação devem ser impedidos de caçar e comer potenciais hospedeiros intermediários ou vetores mecânicos, tais como baratas, minhocas e roedores. Se lhes for dada carne, deve ser sempre bem cozida, mesmo que seja congelada antes de ser oferecida ao animal.[508,569] Gatos devem ser impedidos de entrar em construções onde sejam manipulados animais destinados à produção de alimentos ou estejam localizadas áreas de armazenamento de alimentos. A toxoplasmose desenvolveu-se em seres humanos e animais de experimentação após transfusão de hemoderivados contaminados, o que torna a triagem dos doadores consideração importante.

O desenvolvimento de imunidade protetora na toxoplasmose parece ser específico da cepa ou do estágio ou de ambos.[418] Vacinas orais contendo bradizoítas vivos ou cepas de baixa patogenicidade reduziram a eliminação de oocistos em cães após nova exposição.[128,223–225] Algumas dessas cepas vacinais em si não acarretam eliminação de oocistos.[223] Embora não haja vacina comercial para gatos, seu valor seria reduzir a contaminação ambiental em áreas de habitações humanas e produção de alimentos. Em modelos reais e experimentais, a vacinação de gatos que vivem em fazendas de criação comercial de suínos reduziu a eliminação de oocistos dos gatos residentes e diminuiu bastante a soroprevalência do *T. gondii* nos suínos prontos para abate.[372,373]

Considerações de saúde pública

Em todo o mundo, cerca de 500 milhões de seres humanos têm anticorpos contra o *T. gondii*. A soroprevalência do *T. gondii* é mais alta (próxima de 100%) em climas quentes, úmidos ou tropicais e mais baixa nas regiões áridas e frias do planeta.[147,532] Nos EUA, a prevalência é maior no leste e nas regiões dos Montes Apalaches e mais baixa nas regiões do sudoeste e do noroeste montanhoso. Aproximadamente 25 a 50% dos seres humanos testados nos EUA têm anticorpos para *Toxoplasma*. No entanto, as taxas de prevalência em alguns grupos etários estão declinando. Por exemplo, a taxa de prevalência em seres humanos entre 12 e 49 anos de idade nascidos nos EUA foi de 9% de 1999 a 2004.[286]

As pessoas são infectadas com *T. gondii* ao ingerirem cistos viáveis em carne ou frutos do mar crus ou malcozidos; ou cistos eliminados nas fezes de gato recém-infectado. Nos EUA, estima-se que pelo menos 50% das infecções adquiridas estejam associadas à ingestão de carne.[67,478] Em uma região do sul do Chile, 57% da exposição em mulheres grávidas foram atribuídos à ingestão de carne, e o restante à exposição a oocistos, com base na estimativa de anticorpos para proteína específica do esporozoíta encontrada apenas nos oocistos.[407] Isso correspondeu a uma taxa de soroprevalência de 33% na população local de gatos e alta precipitação anual. As infecções induzidas por oocistos em seres humanos podem ser mais graves que as adquiridas pela ingestão de cistos teciduais.[138] É possível ocorrerem surtos causados pelo consumo de água, esporadicamente relacionados com a contaminação da água potável por fezes de felinos domésticos ou silvestres.[16] Como gatos domésticos são fonte primária de contaminação por *T. gondii* em ambientes urbanos e rurais, há preocupação com a superpopulação de felinos silvestres e gatos domésticos que vivem soltos ao ar livre.[376]

Quando uma mulher grávida é infectada pela primeira vez, ocorre infecção transplacentária do feto via disseminação de taquizoítas. A taxa de infecção congênita varia entre os países, sendo maior na Europa continental e na América do Sul do que na América do Norte.[147,209a] O feto pode infectar-se a partir da mãe imunocomprometida ou infectada com o vírus da imunodeficiência humana que também tenha infecção crônica com *Toxoplasma*, e é acometido mais gravemente quando a infecção ocorre durante a primeira metade da gestação. Retinocoroidite é a doença clínica primária em crianças com a infecção congênita. A detecção pré-natal de infecção fetal e o tratamento da mãe grávida reduziram bastante a morbidade da doença em lactentes recém-nascidos. Para informação sobre o diagnóstico de toxoplasmose em mulheres grávidas, ver *Toxoplasmose*, no Capítulo 99.[69a]

A doença clínica em pessoas infectadas no período pós-natal é similar à observada em outros hospedeiros intermediários infecta-

dos, como cães.[221] As infecções adquiridas no período pós-natal em geral são assintomáticas, autolimitantes e persistem por 1 a 12 semanas. Tais infecções com linfadenomegalia persistente ou recorrente podem lembrar mononucleose infecciosa ou doença de Hodgkin e não costumam ser fatais, a menos que o hospedeiro esteja gravemente imunossuprimido e a infecção se dissemine. A reativação de infecção latente crônica (encistada) também é possível. Observou-se doença reativada em pacientes com síndrome da imunodeficiência adquirida quando encefalite por *Toxoplasma* é enfermidade predominante.[39,74] Também ocorre encefalite por *Toxoplasma* em pessoas imunossuprimidas que não têm a síndrome da imunodeficiência humana. Usou-se a combinação de trimetoprima com sulfonamida para reduzir o risco de inflamação do SNC.[472]

Pessoas infectadas com toxoplasmose podem apresentar alterações da personalidade como resultado da infecção pelo *T. gondii*.[308,376] Uma vantagem evolutiva seletiva da modificação da personalidade em hospedeiros intermediários foi descrita em roedores, pois isso pode aumentar sua tendência a tornar-se presas do hospedeiro definitivo felino[291a,553a,561a] (ver *Ciclo biológico extraintestinal*, em *Epidemiologia*). Embora os seres humanos sejam hospedeiros intermediários terminais, essa alteração suspeita no comportamento de pessoas pode ser uma maneira de transferência dessa vantagem seletiva conferida nos hospedeiros intermediários que são presas. Muitos estudos relacionaram a infecção com *T. gondii* em seres humanos a distúrbios neuropsiquiátricos e redução do desempenho psicomotor.[254] Em particular, foi feita uma ligação com a alta prevalência de anticorpos séricos específicos contra o *T. gondii* ou forte correlação com o fato de pessoas com esquizofrenia terem um gato durante a infância.[411,537–539] No entanto, esses estudos não foram confirmados por evidência documentada de transmissão e, portanto, estão abertos a questionamento;[59,576] um deles, em que se examinou a existência de *T. gondii* pela PCR em tecido cerebral cortical de pacientes psiquiátricos, não incriminou o fato.[87] Em outra pesquisa, mulheres com altos títulos séricos de anticorpo contra *Toxoplasma* tinham proporção maior de meninos do que de meninas, em comparação com as mulheres portadoras de títulos baixos.[291] Talvez sejam necessários outros estudos para determinar se existe tal associação entre essa infecção e o comportamento humano e a biologia. Para mais informação sobre os riscos de saúde pública, ver *Toxoplasmose*, no Capítulo 99.

A ingestão de carne malcozida ou a contaminação de alimentos malcozidos pelas superfícies de corte usadas para preparar carne crua é fonte comum de infecção com *Toxoplasma* em seres humanos.[448a] Nas fazendas em que são criados animais produtores de alimentos, as populações de gatos devem ser controladas e suínos devem ser criados sobre piso de concreto ou em ambientes fechados sempre que possível.[562] Na França, onde o consumo de carne malcozida e a toxoplasmose são prevalentes, a exposição a carne malcozida, o hábito de ter gatos, o consumo de vegetais crus e a ingestão de carne de cordeiro malcozida foram detectados como fatores de risco, em ordem decrescente, para infecção de mulheres grávidas.[29] Embora as pessoas geralmente sejam infectadas ao ingerir carne contaminada com bradizoítas,[82,363,569] a ingestão de leite de cabra cru pode ser fonte adicional de toxoplasmose humana. Acidentes de laboratório, transfusões de sangue e transplante de órgãos são outras fontes de infecção.

A sobrevivência do oocisto é determinante importante da distribuição e da manutenção da doença na natureza.[193,338] Os oocistos eliminados por gatos contaminam o ambiente e são ingeridos por animais herbívoros, que subsequentemente infectam animais carnívoros acima na cadeia alimentar, tais como os seres humanos. Oocistos esporulados podem sobreviver até 18 meses durante condições ambientais desfavoráveis e são resistentes à maioria dos desinfetantes. Mesmo oocistos não esporulados podem sobreviver pelo menos por 11 semanas em temperaturas refrigeradas.[339] Cães que comem fezes de gatos também podem agir como vetores de transporte para oocistos esporulados, porque eliminarão esses oocistos em suas fezes por 2 dias após ingeri-los.[346]

Embora os oocistos sejam a chave na epidemiologia da toxoplasmose, na maioria dos estudos não se encontrou relação direta entre a toxoplasmose em adultos e o fato de ter um gato (ver Capítulo 99).* Estudos que mostraram soroconversão durante a gravidez ligaram de maneira independente a infecção primária ao consumo de carne malcozida e ao contato com o solo em jardinagem ou pelo consumo de vegetais não lavados.[305] Em um estudo, uma equipe veterinária no Canadá que manipulava regularmente gatos não relatou alta prevalência de IgG reativa sérica ao *T. gondii*.[496] Em outra pesquisa sorológica, a prevalência de anticorpos séricos para o *T. gondii* foi de 5,2% em crianças que viviam em ambientes rurais e de 1,1% entre aquelas de áreas urbanas.[444] A soroprevalência aumentou com a idade em ambos os grupos e o fato de ter um gato foi associado à soropositividade em crianças de áreas rurais, mas não nas urbanas. Crianças que viviam em casas rurais com mais gatos corriam risco muito maior de exposição. Tais diferenças podem ter relação com hábitos saudáveis de crianças e os hábitos de defecação contrastantes de gatos de ambientes rurais *versus* urbanos.

Como os gatos proporcionam benefícios para a saúde emocional das pessoas e não constituem fator de risco direto para a aquisição de toxoplasmose onde se praticam bons hábitos de higiene, não é necessário abrir mão deles.[14,292,555] A maioria dos gatos é infectada pelo comportamento carnívoro logo após o desmame e elimina oocistos apenas por curtos períodos (menos de 3 semanas) depois. Gatos que eliminem oocistos de *T. gondii* devem ser hospitalizados por esse período e tratados para que cesse essa eliminação, em particular se houver mulher grávida na casa. Para prevenir a contaminação inadvertida do ambiente, os proprietários de gatos, em especial mulheres em idade reprodutiva, devem adotar medidas de higiene apropriadas como rotina. Como os gatos infectados raramente têm diarreia e se limpam sozinhos regularmente, a exposição fecal direta decorrente da manipulação deles é improvável. Não foram detectados oocistos na pelagem de gatos que tinham eliminado grande número de oocistos de *T. gondii*.[126]

As bandejas de dejetos dos gatos devem ser trocadas diariamente porque em geral os oocistos levam pelo menos 24 h para alcançar o estágio infectante. A esporulação do oocisto depende da temperatura do ambiente (Tabela 79.3). Oocistos não esporulados são mais suscetíveis à desinfecção e à destruição no ambiente; portanto, os esforços de controle devem ser direcionados nesse estágio. As bandejas devem ser desinfetadas com água fervente. As fezes de gatos devem ser descartadas no sistema de esgoto, incineradas ou muito bem vedadas em saco plástico antes de serem jogadas em uma fossa. Apenas o material orgânico das caixas que seja biodegradável deve ser colocado no sistema de esgoto. Ainda não se comprovou que a compostagem em alta temperatura para matar oocistos seja eficaz. Em circunstância alguma as bandejas de dejetos devem ser despejadas no ambiente.

Os oocistos sobrevivem melhor em solo quente e úmido, fator que ajuda a explicar a alta prevalência da doença em climas temperados e tropicais. Oocistos não esporulados mantidos a 0 a 4°C sobrevivem

e são viáveis para esporulação e por infectar gatos por pelo menos 11 semanas.[339] Eles também resistem à exposição à temperatura constante de congelamento, ao ressecamento e a temperaturas ambientais elevadas por até 18 meses ou mais, em especial se cobertos e protegidos contra a luz do sol. O instinto natural dos gatos de enterrar ou esconder as fezes proporciona o ambiente protegido para sobrevivência dos oocistos. As caixas de areia em que crianças brincam devem ser cobertas para evitar que os gatos defequem nelas. Mostrou-se que vetores mecânicos, como besouros, minhocas e moscas domésticas, contêm oocistos, e baratas e caramujos são outros vetores mecânicos. O controle desses invertebrados ajuda a reduzir a disseminação da infecção.

Cães que costumam roçar-se em fezes estranhas foram examinados quanto ao potencial de agir como vetores mecânicos de oocistos. Não houve esporulação de oocistos quando as fezes de gatos foram colocadas na pele e na pelagem de cães mantidos a 19 a 22°C e umidade relativa de 40 a 100%.[346]

Oocistos esporulados resistem à maioria dos desinfetantes e apenas a amônia a 10% é eficaz quando em contato com superfícies contaminadas por 10 min. Devido ao tempo necessário para desinfecção química e aos vapores produzidos pela amônia, a imersão de bandejas de dejetos em água fervente em geral é o meio mais fácil de desinfecção. A limpeza com vapor pode descontaminar superfícies duras impermeáveis.

Foram relatados surtos de infecções humanas quando partículas de poeira contaminadas com oocistos foram inaladas ou ingeridas.[16,40,534] Os oocistos também podem se dispersar quando se remexe na terra ou pelo equipamento de cultivo, em sapatos, nos pés de animais, pelo vento, pela chuva e por fômites. Águas correntes podem ser contaminadas por escoadouros. Gatos de rua e silvestres contaminam esses escoadouros. O aquecimento de utensílios a 70°C por pelo menos 10 min destrói os oocistos.

A prevenção da toxoplasmose humana envolve evitar exposição a hospedeiros suscetíveis, incluindo fetos ainda não nascidos e adultos imunossuprimidos. O risco de exposição por contato com carne infectada deve ser evitado cozinhando-se todas as carnes à temperatura interna superior a 67°C (Tabela 79.4). Como o aquecimento do forno de micro-ondas é desigual, não é possível matar todos os *T. gondii*.[363] A irradiação gama em doses de 5 centigrays foi eficaz.[202] O congelamento da carne em *freezers* domésticos a –12°C por pelo menos 24 h é um método eficaz para matar esses organismos. A boa

---

*Referências 29, 89, 288, 413, 451, 524.

Tabela 79.3 — Efeitos da temperatura sobre a esporulação de *Toxoplasma*.

Temperatura	Dias
23,8°C	1 a 3
15°C	5 a 8
11°C	21

Tabela 79.4 — Sobrevivência de *Toxoplasma*.

Condições	Tempo máximo de sobrevivência
BRADIZOÍTAS	
–3°C	3 semanas
–6°C	11 dias
50°C	20 minutos
58°C	10 minutos
61°C	4 minutos
64°C	1 minuto
OOCISTOS	
Não esporulados	
–21°C	1 dia
4°C	30 dias
37°C	1 dia
50°C	10 minutos
Esporulados	
–20°C	28 dias
50°C	30 minutos
Amônia a 5%	60 minutos

higiene pessoal determina a lavagem abrangente das mãos após a manipulação de carne crua. Pessoas encarregadas de cuidar de animais e que limpam alojamentos de gatos devem usar máscaras e roupas protetoras.

Infecção similar àquela com *Toxoplasma gondii* em gatos

Acredita-se que o *T. gondii* seja uma espécie única, apesar de sua ampla gama de hospedeiros. Um parasito não identificado, estruturalmente diferente mas que lembra o *Toxoplasma*, foi encontrado em cinco gatos com manifestações sistêmicas ou neurológicas, ou ambas, que poderiam ser confundidas com toxoplasmose.[152,158,190] Alguns gatos apresentavam febre e sinais multissistêmicos e outros exibiam sinais predominantes de lesão da medula espinal cervical, incomuns na toxoplasmose. Em um gato com infecção disseminada, foram observados nódulos cutâneos hiperêmicos.[355] Notou-se alguma reatividade ao *T. gondii* à sorologia. Em um gato cujo LCS foi examinado, observou-se elevação da leucometria (117 células/$\mu\ell$) e do nível de proteína (186 mg/$\mu\ell$), e as células predominantes eram linfócitos. Ao exame histopatológico foi detectada inflamação não supurativa em muitos órgãos, inclusive o SNC. Ao contrário das lesões causadas pelo *T. gondii*, havia muitos cistos teciduais e bradizoítas livres; não havia taquizoítas nas lesões inflamatórias. Os cistos teciduais eram maiores do que os de *T. gondii*, suas paredes eram mais finas e, em termos ultraestruturais, apresentavam micronemas dispostos em fileiras. Embora não avaliado, é provável que o tratamento seja similar ao da toxoplasmose. O significado desse parasito aguarda a elucidação de seu ciclo biológico e da gama de hospedeiros.

Infecção cutânea similar àquela com *Toxoplasma gondii* em cães

Uma cadela da raça Dinamarquesa com 6 anos de idade, no Rio de Janeiro, Brasil, morreu em decorrência de doença crônica causada por organismo semelhante a *Ehrlichia*.[191] Como coinfecção, foram encontrados numerosos parasitos apicomplexos nas lesões dérmicas dessa cadela. O protozoário reagiu com soro policlonal anti-*T. gondii*, mas não com anticorpos contra *N. caninum* ou *Sarcocystis*. À análise ultraestrutural, o protozoário apresentava estruturas semelhantes a esquizontes, com merozoítas dispostos em torno de um corpúsculo residual proeminente e os merozoítas tinham várias roptrias com conteúdo eletrondenso. Em contraste, os taquizoítas de *T. gondii* são eletronlucentes e não foi encontrado corpúsculo residual em grupos de taquizoítas.

Infecção com *Neospora caninum*

Etiologia

N. caninum é um protozoário do filo Apicomplexa; antes de 1988, era confundido com o *T. gondii*.[146,153,157] Seus taquizoítas e cistos teciduais lembram os de *T. gondii* à microscopia eletrônica. Cães domésticos, canídeos silvestres como os coiotes (*Canis latrans*) ou o dingo australiano (*Canis lupis dingo*) são os hospedeiros definitivos e eliminam oocistos após ingestão de tecidos infectados com *N. caninum* (Figura 79.16).* Embora suspeitos a partir de dados sorológicos, raposas (*Vulpes vulpes*) e lobos (*Canis lupus*) não foram confirmados como hospedeiros definitivos.[88a,477,557,559] O período de eliminação de oocistos de *N. caninum* parece ser curto, e o número pequeno. No entanto, em alguns casos foi documentada eliminação por até 4 meses tanto à inspeção visual como pelos métodos de PCR.[380] A detecção de oocistos em canídeos silvestres infectados natural e

experimentalmente não foi bem-sucedida.[8,350] Gatos não são hospedeiros definitivos porque não eliminam oocistos após a ingestão de bradizoítas.[378] Anticorpos para *N. caninum* foram detectados no soro de gatos domésticos de São Paulo, Brasil,[178] mas o significado dessa exposição natural é desconhecido. Como ocorre com outros coccídios, herbívoros provavelmente se infectam quando ingerem oocistos eliminados pelo hospedeiro definitivo ou por infecção congênita decorrente de transmissão transplacentária ou pela ingestão de leite pelos neonatos.[12] Canídeos podem ser infectados experimentalmente pela ingestão de tecidos parasitados dos hospedeiros intermediários herbívoros. Quanto aos animais silvestres documentados como hospedeiros intermediários, isolou-se *N. caninum* do cervo-de-cauda-branca (*Odocoileus virginianus*) e de búfalos aquáticos (*Bubalus bubalis*).[196] Hospedeiros intermediários domesticados incluem bovinos e ovinos. Com o uso de métodos imunoquímicos foram demonstrados organismos similares em guaxinins, roedores e rinocerontes.[196] Muitos outros herbívoros silvestres têm anticorpos séricos reativos ao *N. caninum*, mas tal evidência não estabelece infecção definitiva com esse organismo, pois pode haver reatividade cruzada. Detectou-se DNA do *N. caninum* nos tecidos cerebrais de roedores silvestres, mas a maioria foi negativa para o anticorpo contra o organismo e teve resultados negativos ao isolamento após bioensaio de tecido cerebral usando animais de experimentação.[284] Mediante estudos alimentares, cervídeos e bovinos cujas carcaças podem ser predadas por cães e coiotes foram confirmados como hospedeiros intermediários para infecção com *N. caninum*. Números maiores de oocistos foram detectados após cães terem se alimentado com tecidos infectados de bovinos, o hospedeiro intermediário natural, em comparação com tecidos de roedores.[198,236,2237] Filhotes caninos eliminam números maiores de oocistos do que cães adultos, e todos os cães eliminam menor quantidade de oocistos em novos desafios subsequentes com bradizoítas por via oral entre 8 e 18 meses após a primeira exposição.[239] Em cães infectados naturalmente, a via predominante de infecção é considerada transplacentária e um sinal clínico costuma ser a exacerbação da infecção adquirida congenitamente. Os taquizoítas medem 5 a 7 μm $\times$ 1 a 5 μm, dependendo do estágio da divisão (Figura 79.17). Eles dividem-se em dois zoítas por endodiogenia. Em carnívoros infectados, os taquizoítas são encontrados dentro de macrófagos, células polimorfonucleares, líquido espinal e células neurais e outras do corpo. Os organismos são ovoides, em formato de meia-lua ou globulares, contêm um ou dois núcleos e estão dispostos isolados, em pares ou grupos de quatro ou mais. Ocorre necrose celular após replicação intracelular rápida de taquizoítas. É possível que ocorra disseminação ampla de taquizoítas para muitos órgãos nas fases agudas, com restrição subsequente pela resposta imune do hospedeiro, para tecidos neurais e musculares em cães mais cronicamente acometidos.[25]

Cistos teciduais não septados (com até 100 μm de diâmetro) são encontrados principalmente em células neurais (do cérebro, da medula espinal, de nervos periféricos e da retina) e ocasionalmente em músculos[146,198,446] (Figura 79.18). Eles podem ser arredondados ou alongados. A parede do cisto tem até 4 μm de espessura e contém bradizoítas mais delgados positivos para o ácido periódico Schiff.[146] A ruptura de cistos teciduais está associada a uma reação inflamatória granulomatosa no tecido envolvido.

Oocistos não esporulados (com 10 a 14 μm de diâmetro) são eliminados em fezes caninas 5 dias ou mais após a ingestão de cistos teciduais. Ocorre esporulação após 24 a 72 h fora do corpo. Os oocistos esporulados contêm dois esporocistos, cada um com quatro esporozoítas.[347,378] Ao contrário da eliminação transitória associada à infecção com *T. gondii* em gatos, é possível que cães infectados com *Neospora* eliminem oocistos por um período extenso de vários meses.[380] Provavelmente hospedeiros suscetíveis sejam infectados após ingestão de alimento ou água contaminados com oocistos de *N. caninum*. As tentativas de infectar cães alimentando-os com oocis-

---

*Referências 7, 34, 236, 241, 298a, 299, 347, 378, 380.

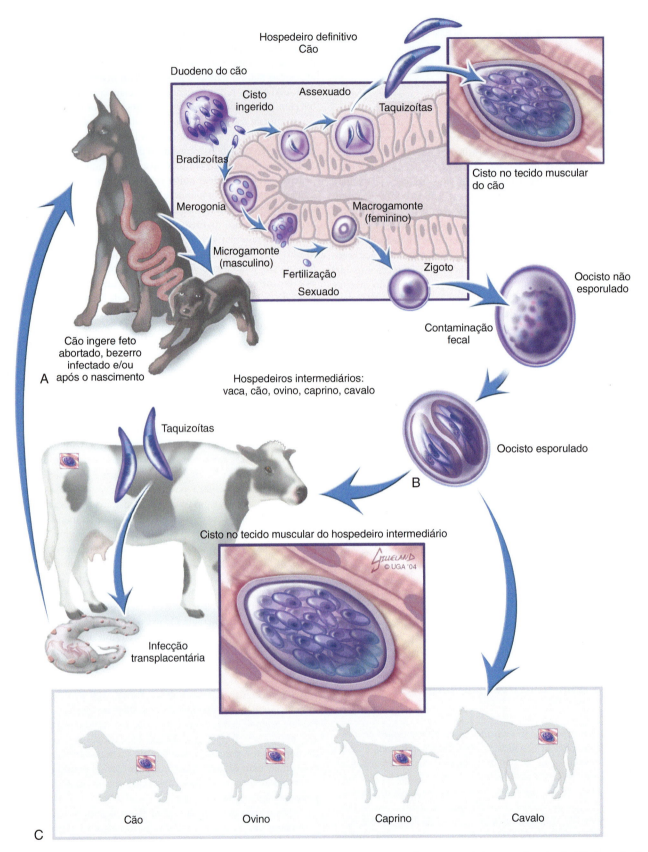

Figura 79.16 Ciclo biológico de *Neospora caninum*. *A.* Após a ingestão de cistos teciduais, alguns bradizoítas se transformam em taquizoítas com a disseminação sistêmica resultando no encistamento em tecidos neurais e musculares. No intestino, também ocorre replicação enteroepitelial com merogonia, levando ao desenvolvimento de gamontes e um zigoto. *B.* Oocistos são eliminados não esporulados nas fezes. *C.* Assim que amadurecem e se tornam infecciosos, os oocistos esporulados são ingeridos por uma variedade de herbívoros, os organismos se disseminam a partir do intestino como taquizoítas e encistam nos músculos e tecidos nervosos. A disseminação para tecidos reprodutivos em geral resulta em aborto. Os tecidos do feto ou do hospedeiro intermediário infectado são ingeridos por um novo hospedeiro definitivo e o ciclo continua. (Arte de Brad Gilleland © 2004 University of Georgia Research Foundation.)

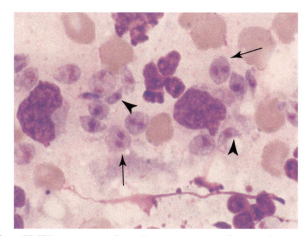

Figura 79.17 Numerosos taquizoítas de *Neospora caninum* em esfregaço de úlcera na pele de um cão. Taquizoítas em divisão (*setas*) são mais espessos que aqueles que não estão se dividindo (Giemsa, 750×).

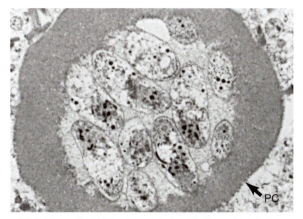

Figura 79.18 Micrografia eletrônica de transmissão de um cisto tecidual de *Neospora caninum* no cérebro de um cão. Notar a parede espessa do cisto (*PC*) e bradizoítas (9.939×).

tos não foram bem-sucedidas. Cães submetidos a desafio oral não desenvolveram infecção patente, embora tenham eliminado oocistos nas fezes; contudo, os que receberam doses maiores no desafio desenvolveram uma resposta de anticorpo sérico contra o *N. caninum*.[20a]

A suscetibilidade de oocistos à inativação física e química foi avaliada.[410a] Os tratamentos mais eficazes no sentido de inativação de oocistos foram temperaturas elevadas (100°C) por 1 min e solução de hipoclorito de sódio a 10% por 1 h.

Epidemiologia

Infecções de ocorrência natural em cães foram detectadas em todo o mundo.[157,166,196,342,447] Um ciclo biológico silvestre envolvendo canídeos silvestres e herbívoros manteve essa infecção na natureza, antes da introdução de espécies domésticas.[236] A soroprevalência de cães domésticos clinicamente sadios em geral é inferior a 20%, mas muito maior do que a da doença clínica, sugerindo a ocorrência de infecções subclínicas.[348,542] Em relatos de casos publicados, foi notável a prevalência em cães de raças puras, em especial Pointer Alemão de pelo curto, Labrador Retriever, Boxer, Golden Retriever, Basset Hound e Greyhound.[342,480] A soroprevalência em canídeos também varia de acordo com a localização geográfica e se são examinadas populações domésticas ou silvestres.[23,49a,90] Na mesma área geográfica, cães sem proprietários têm taxa de prevalência maior de reatividade de anticorpo sérico contra *N. caninum* do que aqueles de proprietários.[19,232] Cães alimentados com carne crua têm prevalência muito maior de anticorpo reativo do que os que consomem rações

comerciais.[304,380] A prevalência sorológica também é maior em cães de fazenda do que nos urbanos.[15,484,487] Encontrou-se forte associação estatística entre infecções em rebanhos leiteiros e ocorrência e densidade de cães nas fazendas.[433] Estudos sorológicos sugeriram que os cães podem adquirir a infecção principalmente via transmissão horizontal de tecidos ingeridos de herbívoros infectados, conforme evidenciado pelo aumento da soroprevalência com a idade.[23,71] Cães de áreas urbanas que vivem soltos pelas ruas têm maior soroprevalência do que os de estimação.[71] Aqueles alimentados com carne bovina crua têm prevalência muito maior de reatividade sérica de anticorpo ao *N. caninum*.[196,304] Embora o consumo de fetos bovinos não pareça ser fator importante na infecção para cães, a ingestão de membranas fetais parece ser uma fonte.[43,118] Cães nas fazendas ou criações de gado leiteiro têm maior prevalência de anticorpos séricos reativos a *N. caninum* do que os de áreas urbanas.[296,432,557,568] Em análise comparativa com fazendas de gado leiteiro onde não há tal infecção, aquelas com infecção estabelecida em vacas tinham cães que consumiam secreções vaginais, material abortado ou leite de vacas; e cães que defecavam nos depósitos de alimentos ou comedouros.[116,117] A introdução de um cão previamente infectado em uma fazenda também pode precipitar a infecção em um rebanho.[117] A ingestão de tecidos de bezerros infectados parece aumentar o número de oocistos eliminados, em comparação com o número produzido após ingestão de camundongos infectados.[237] A transmissão experimental em cães foi produzida pela administração oral ou parenteral de *Neospora*, mas a transmissão transplacentária também é uma via importante de infecções naturais. As suposições são de que a cadela com infecção crônica desenvolva parasitemia durante a gestação, que se dissemina por via transplacentária para o feto. Ninhadas sucessivas da mesma fêmea com infecção subclínica podem nascer infectadas, embora talvez em taxa reduzida.[198] Entretanto, a transmissão transplacentária isolada não é capaz de propagar infecção com *N. caninum* na natureza.[27] Um número variável de filhotes caninos, mas não todos, de uma ninhada tem manifestações clínicas.[170,257] Outros filhotes podem manter a infecção subclínica com reativação. Em contraste com a toxoplasmose, imunodeficiências subjacentes ou doenças concomitantes nem sempre são aparentes em cães adultos com neosporidiose. No entanto, ocorreu reativação da infecção causando doença cutânea, neural ou muscular após enfermidade imunossupressora ou administração de vacinas com vírus vivo modificado, agentes citotóxicos ou glicocorticoides.[426] Os glicocorticoides também podem aumentar o período de eliminação e o número de oocistos excretados por cães.[347] Com os novos testes sorológicos mais confiáveis e disponíveis, as infecções neonatais estão sendo reconhecidas com frequência cada vez maior.[380]

A infecção de hospedeiros intermediários também pode ser importante na manutenção da doença na natureza. Essa infecção tem sério impacto econômico na criação de bovinos em todo o mundo. Herbívoros tais como bovinos ingerem oocistos que foram eliminados transitoriamente nas fezes de cães infectados. Após ingestão e exposição aguda, é possível que haja disseminação sistêmica do organismo, podendo cruzar a placenta e infectar fetos, resultando em infertilidade esporádica ou epidêmica, aborto ou infecção neonatal. Tal circunstância é similar à preocupação com a toxoplasmose em mulheres grávidas mediante a exposição a oocistos de gatos. Também se detectou *N. caninum* no colostro e no leite de vacas infectadas que podem ser fontes de transmissão materna.[403] A exposição de rebanho bovino a uma fonte de neosporidiose foi ligada à introdução de um cão.[117] Assim que os bovinos se infectam, o *N. caninum* dissemina-se endemicamente no rebanho, a partir da transmissão transplacentária da infecção de novilhas infectadas de maneira congênita para sua prole. Bezerros com até 1 semana de vida podem ser contaminados experimentalmente ingerindo leite ou colostro contendo taquizoítas, mas não se considera que a transmissão lactogênica tenha importância epidemiológica.[106,544] Por essas vias, gerações sucessivas de vacas em um rebanho permanecem infectadas. Cães eliminam oocistos após a ingestão de tecido placentário de vacas soropositivas para *N. caninum*, mas não após a ingestão de colostro contendo taquizoítas do mesmo organismo.[118]

Infecções de ocorrência natural foram relatadas em animais domésticos de todo o mundo, tais como cães, bovinos, ovinos, caprinos, cavalos, búfalos aquáticos e camelos. Também foram encontrados anticorpos contra *N. caninum* ou a infecção com esse organismo em numerosos canídeos silvestres (raposas-vermelhas e prateadas, dingos, coiotes) e suas presas (cervos, rinocerontes). É provável que haja um ciclo de transmissão silvestre que tenha evoluído com o tempo e mantenha a infecção na natureza.[240,549] Cães que ingerem tecidos do SNC do cervo-de-cauda-branca (*Odocoileus virginianus*) eliminam oocistos.[240] Subsequentemente, esses oocistos foram oferecidos a um bezerro que desenvolveu alto título de anticorpo contra *N. caninum*, confirmando a existência de tal ciclo silvestre. Cães isolados da região do rio Amazonas, no Brasil, apresentavam anticorpos contra *Neospora*, indicando sua prevalência ambiental ampla.[71] Mostrou-se que aves, tais como galinhas, também são hospedeiras intermediárias de *N. caninum*,[90a] e podem ser hospedeiros reservatórios, que mantêm a infecção na natureza.

Achados clínicos

Coelhos, gerbilos, pombos, raposas, macacos e guaxinins desenvolvem infecções subclínicas com a infecção experimental.[132,382] Camundongos, ratos, suínos e gatos domésticos também são suscetíveis experimentalmente e exibem a doença.[137,175,176] Uma manifestação predominante em herbívoros é o aborto. Dependendo do momento durante a gestação em que a infecção ocorre, pode resultar em morte neonatal e mortalidade *in utero*. Houve transmissão de infecção da mãe para o feto em bovinos, ovinos, caprinos, camundongos, cães, gatos, macacos e suínos.[133] A transmissão lactogênica foi comprovada experimentalmente em bovinos.[544] *N. caninum* ou outra espécie, *Neospora hughesi*, também foram identificados como causas menos comuns de mielite equina por protozoário que *S. neurona*[181,368,369] (ver *Infecção com Neospora hughesi*, adiante).

Cães

É provável que muitos cães diagnosticados com toxoplasmose antes de 1988 na verdade tenham sido acometidos por neosporidiose.[279] Em geral, os achados clínicos em cães são semelhantes aos da toxoplasmose, mas predominam déficits neurológicos e anormalidades musculares (Boxe 79.2).[212] Sinais clínicos também podem incluir aqueles de acometimento hepático, pulmonar e miocárdico, mas qualquer tecido pode estar envolvido. Tanto filhotes caninos como cães mais velhos são acometidos clinicamente e as infecções podem ser transmitidas por via congênita. Estudos experimentais sugerem que *N. caninum* pode causar morte, mumificação e absorção fetais precoces, bem como o nascimento de filhotes fracos.[176] Embora o aborto seja aspecto importante dessa doença em bovinos, não há relatos de aborto em cadelas causado por ela.

Filhotes caninos com menos de 6 meses. As infecções mais graves (disseminadas) e frequentes têm ocorrido em cães jovens (com menos de 6 meses de idade) que exibiram paralisia ascendente dos membros. Nos filhotes mais jovens, em geral percebe-se o início dos sinais com 3 a 9 semanas de idade. As características que distinguem a neosporidiose de outras formas de paralisia são atrofia e rigidez musculares graduais, em geral com paralisia ascendente; os membros pélvicos são mais gravemente acometidos que os torácicos. A paralisia progride para contratura rígida dos músculos dos membros acometidos (Figura 79.19). Essa artrogripose resulta da formação de cicatriz nos músculos em decorrência do dano ao NMI e da miosite. Em alguns filhotes, podem ocorrer deformação articular e *genu*

Boxe 79.2	Características clínicas da neosporidiose canina

Filhotes caninos (com menos de 6 meses)
Paralisia rígida ascendente do NMI a tetraparesia (polimiosite, radiculite, encefalomielite)[22,26,83,94,163,168,198,219,256,281,283,447,463,468,545,548,563]
Infecção disseminada em muitos tecidos
Sinais variáveis do SNC
   Monoparesia ou paraparesia a tetraparesia
   Pode progredir para paralisia
Sinais de miosite
   Atrofia muscular
   Hiperextensão rígida
   Hiperestesia
   Incontinência
   Paralisia de músculo respiratório
   Paralisia de músculo craniano (miosite craniana)
   Disfagia
   Trismo
   Paralisia da língua

Cães (com mais de 6 meses)
Paralisia flácida do NMI (miosite regional ou generalizada em cães idosos)[245,359,548]
Claudicação e hiperestesia focal
Sinais de flacidez aguda do NMI
Paraparesia a tetraparesia
Hiperestesia difusa
Hipotonia muscular

Manifestações do sistema nervoso central (meningite, encefalomielite, cerebelite)[26,72,153,164,359,548]
Paraparesia, tetraparesia, ataxia
Tremores e ataxia (cerebelite)[35,72,153,229,280,359]
Oscilação da cabeça
Convulsões
Alterações do comportamento
Modificação da sede
Cegueira, anisocoria (retinite, coroidite, neurite óptica)
Síndrome de Horner[54]
Neuropatia do trigêmeo[375]

Sinais sistêmicos
Febre, dispneia, tosse (pneumonia)[247]
Arritmias sistêmicas, morte súbita (miocardite)[26,283,381,417]
Lesões cutâneas ulcerativas e pruriginosas (dermatite piogranulomatosa)
Regurgitação, megaesôfago (esofagite, esofagomiosite)[26,168]
Febre, vômitos, icterícia (pancreatite, hepatite)

NMI, neurônio motor inferior; *SNC*, sistema nervoso central.

---

recurvatum (curvatura do joelho). Seguem-se fraqueza cervical, disfagia, megaesôfago e, por fim, morte. Em alguns cães, a progressão pode ser estática. Os cães não desenvolvem manifestações intracranianas graves e mantêm atitudes de alerta. Eles podem sobreviver por meses recebendo alimento na mão de alguém e outros cuidados, mas continuam paralisados e com as complicações associadas.

Cães com mais de 6 meses de idade. É provável que cães mais velhos fiquem doentes pela reativação de infecção subclínica crônica. Eles costumam apresentar sinais de acometimento multifocal do SNC, com ou sem polimiosite; manifestações menos comuns resultam de miocardite, dermatite, pneumonia ou disseminação multifocal. As últimas síndromes geralmente resultam de maior disseminação de taquizoítas. A neosporidiose cutânea tem sido mais comum em cães imunossuprimidos por causa de doenças concomitantes ou tratamento medicamentoso.[53,153,426,531] Ao se examinar um cão com

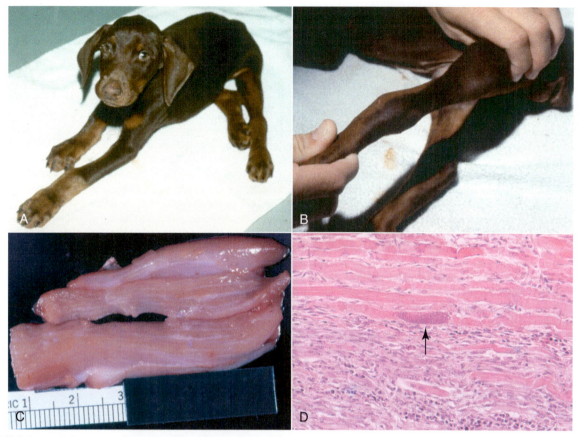

Figura 79.19 A. Dobermann Pinscher com 3 meses de idade e tetraplegia. **B.** A atrofia e a contratura rígida dos membros desse filhote canino são evidentes. **C.** Aspectos macro e (**D**) microscópico das fibras musculares na miosite crônica. Um grupo de organismos em um cisto dentro de uma fibra muscular (*seta*) é mostrado em D (coloração com H&E, 40×). (Fotografias de Craig Greene © 2004 University of Georgia Research Foundation Inc.).

sinais concomitantes de doença multifocal do SNC e miosite como hiperestesia, tumefação muscular ou atrofia e aumento da atividade da CK, deve-se considerar neosporidiose. A morte por inflamação do SNC ou muscular pode ocorrer em cães de qualquer idade. Apesar da tendência para infecção generalizada, foram relatados alguns pontos localizados de infecção clínica. Em um cão, ocorreram neurite da cauda equina, associada à infiltração com células mononucleares das raízes nervosas caudais da medula espinal, e disfunção do NMI.[481a] Observou-se cerebelite necrosante como um aspecto particular de acometimento do SNC.[229] Ocorreu hepatite causada por protozoário como resultado de infecção reativada após imunossupressão medicamentosa em um cão.[227] Detectou-se miocardite em um cão sem acometimento óbvio de outros tecidos.[387] Um caso de peritonite difusa com efusão peritoneal foi relatado em um cão.[267]

Gatos

N. caninum pode induzir infecção fatal em gatos inoculados experimentalmente.[180] A infecção é mais grave em filhotes de gatos infectados nos períodos pré-natal e neonatal. Encontrou-se doença subclínica em gatos adultos. Tais casos eram mais graves e agudos quando os gatos estavam imunossuprimidos com glicocorticoides; assim como em cães, as lesões predominantes são encefalomielite, polimiosite e hepatite. Infecções clínicas naturais não foram documentadas, embora tenham sido relatados anticorpos contra o *N. caninum* em felídeos domésticos e silvestres.[196]

Diagnóstico

Os achados hematológicos e bioquímicos têm sido variáveis, dependendo do sistema orgânico envolvido. No caso de doença muscular, há aumento da atividade da CK e da aspartato aminotransferase.

A atividade sérica da ALT e da fosfatase alcalina está aumentada em cães que desenvolvem inflamação hepática. As anormalidades no LCS incluíram aumento discreto na concentração de proteína (mais de 20 porém menos de 150 mg/dℓ) e de células nucleadas (mais de 10, porém menos de 100 células/dℓ). A leucometria diferencial, em números decrescentes, incluiu linfócitos, monócitos e macrófagos, neutrófilos e eosinófilos.[99,168,229,439] Portanto, as células mononucleares parecem predominar. Os resultados da análise do LCS podem estar dentro dos limites de referência em alguns cães.[256] Observou-se pleocitose eosinofílica raras vezes em cães quando era evidente a existência de *N. caninum*.[565] Ocasionalmente são observados taquizoítas no LCS.[228] As anormalidades eletromiográficas consistiram em atividade espontânea de potenciais de fibrilação, ondas pontiagudas positivas e descargas repetitivas ocasionais. A velocidade de condução nervosa pode estar reduzida nos membros com acometimento mais grave, em especial proximalmente, mas em geral estão dentro da faixa de referência. Podem ser encontrados potenciais de ação evocados baixos com miosite.

Sorologia

A demonstração de anticorpos séricos contra *N. caninum* pode ajudar a confirmar o diagnóstico de neosporidiose. Os ensaios incluíram AF indireto, ELISA e imunoprecipitação.[198,392,412,484,558] Para os ensaios de AF indireto, o soro reagia com *N. caninum* de cultura celular. O título sérico de AF indireto pode variar entre os laboratórios,[49] mas em um laboratório de referência, valores de 50 ou mais são considerados positivos e em geral são maiores do que 800.[344] Pode-se testar o LCS, porém os títulos são de baixa magnitude (50 a 800).[26] Cães previamente expostos e possivelmente infectados podem ter títulos positivos, mas permanecer assintomáticos, com valores de 800 ou mais por anos. Os títulos de IgG ao AF indireto na maioria das espécies aumentam 1 a 2 semanas após a infecção.[177] Foram encontrados resultados mais altos em cães com acometimento clínico *versus* subclínico ao AF indireto e naqueles com a doença de maior duração.[26,257] No entanto, não se encontrou correlação entre a magnitude do título e os sinais clínicos. Os títulos de AF indireto parecem ter alta especificidade em diluições maiores de soro; ocasionalmente, animais com infecções verificadas ao exame histológico tiveram títulos baixos.[157,163,168] Anticorpos maternos podem passar para a prole, ocasionando títulos falso-positivos; entretanto, tais níveis desaparecem de filhotes caninos por volta dos 32 dias de vida.[168] Embora seja improvável que cães se infectem com *N. hughesi* (ver *Infecção com Neospora hughesi*, adiante), ocorrem reações cruzadas com o método do AF indireto entre aquele antígeno e o soro de cães infectados com *N. caninum*.[238]

Foram desenvolvidos vários métodos de ELISA para detectar anticorpos contra *N. caninum*. Um teste de aglutinação direta que mede IgG foi tão sensível e específico como um de AF indireto, com a vantagem de ser útil em uma variedade de espécies de hospedeiros.[475] Pode haver reação cruzada entre anticorpos contra *T. gondii* e antigenicidade de *N. caninum* em diluições de 50 ou menos pelo AF indireto e 200 por ELISA.[501] Observou-se reação cruzada leve com soro de cães infectados com *Babesia gibsoni*, mas não com *Babesia canis*.[571] Observou-se alguma reação cruzada com o ELISA quando são usados extratos crus como antígenos.[176] Há alguma reação cruzada entre antígenos celulares de *T. gondii*, *Hammondia heydorni* e *N. caninum*.[412] *Immunoblots* mostram antígenos principais que parecem ser específicos de *Neospora*.[50] É interessante o fato de que a magnitude e o padrão reativo de anticorpos séricos aos antígenos de *Neospora* foram diferentes em filhotes caninos com acometimento clínico *versus* subclínico.[257] Há testes ELISA de proteína purificada que são mais específicos e podem ser usados para detectar anticorpos contra *N. caninum* no soro de cães.[233,271]

Detecção do organismo

Em fezes caninas, a morfologia dos oocistos de *N. caninum* é muito semelhante à dos de *H. heydorni*.[467,489] Análise crítica indicou que são espécies diferentes.[166] Pode haver reações cruzadas imunológicas entre outros parasitos e *N. caninum*. É possível encontrar taquizoítas em aspirados ou esfregaços de qualquer tecido ou líquido corporal parasitado. Com coloração imunológica, podem ser encontradas reações cruzadas com *T. gondii* em aspirados e biopsias do LCS ou de tecidos de alguns cães e ser detectadas com qualquer material usado para corar esfregaços sanguíneos. Foram desenvolvidos anticorpos monoclonais para coloração imuno-histoquímica que podem distinguir organismos diferentes. A biopsia de músculo acometido

pode levar ao diagnóstico definitivo quando são detectados organismos.[412] Taquizoítas podem ser vistos em tecidos, líquidos ou amostras citopatológicas. Em um cão que estava imunossuprimido com prednisona e ciclosporina, surgiram taquizoítas no LCS associados à deterioração na função neurológica do cão.[228a] Deve-se considerar biopsia muscular quando os resultados da sorologia para neosporidiose são negativos ou inconclusivos mas ainda assim suspeita-se de doença muscular. Taquizoítas de *N. caninum* são semelhantes aos de *T. gondii* à microscopia óptica (ver Figura 79.17), mas podem ser diferenciados à microscopia eletrônica (Figura 79.20 e comparar Figura 79.8 com Figura 79.18). Os cistos teciduais de *N. caninum* têm paredes mais espessas que os de *T. gondii* (Figura 79.21). *N. caninum* pode crescer em cultura de células e em camundongos. É preciso distinguir *N. caninum* de *T. gondii* em cortes por colorações imunoquímicas.[85] Diferenças estruturais também podem ser detectadas à microscopia eletrônica de transmissão. Além da parede mais fina do cisto, *T. gondii* tem menos micronemas e roptrias que *N. caninum*. Pode-se usar a PCR para detectar especificamente *N. caninum* em amostras biológicas e diferenciar infecção com outros protozoários,

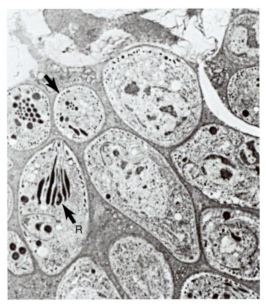

Figura 79.20 Vários taquizoítas de *Neospora caninum* diretamente no citoplasma de uma célula mielinizada (*seta*) na medula espinal de um cão. Vários taquizoítas estão se dividindo em dois por endodiogenia. Numerosas roptrias eletrondensas (*R*) nos taquizoítas distinguem *N. caninum* de *T. gondii* (10.425×).

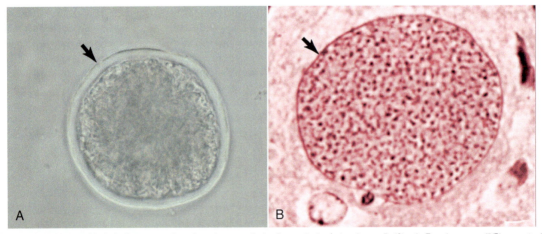

Figura 79.21 Comparação de cistos teciduais de *Neospora caninum* de um homogeneizado não corado de cérebro de um cão (**A**) e de *Toxoplasma gondii* (**B**) em corte de cérebro de um camundongo (coloração por H&E, 750×). A parede do cisto (*seta*) de *N. caninum* é mais espessa que a do de *T. gondii*.

mas a sensibilidade foi menor com relação a outros métodos diagnósticos.[360,507] Também se usou a PCR para diferenciar oocistos de *N. caninum* e *H. heydorni* em fezes caninas.[490,506,507,515,516] Foram desenvolvidos métodos de PCR múltipla para distinguir cepas de *N. caninum*.[9] O uso de genética molecular e PCR para distinguir *Neospora* de outros parasitos relacionados foi revisto.[176,387,491,492,516]

Achados patológicos

As lesões macroscópicas incluem estrias multifocais de necrose, fibrose e mineralização de músculos estriados, em especial o diafragma. Hepatomegalia, pneumonia e alteração da cor de tecidos cerebrais e da medula espinal podem ser evidentes ao corte.

É provável que filhotes caninos com infecção disseminada tenham estágios parasitários no timo, no fígado, nos rins, no estômago, nas adrenais e na pele, entre outros tecidos. Quanto aos tecidos neural e muscular, são encontradas lesões contendo parasitos nos músculos, no cérebro, na medula espinal, em raízes nervosas e na retina. Encefalomielite não supurativa, polirradiculoneurite, ganglioneurite, miosite (de todos os músculos estriados) e miofibrose são achados histológicos predominantes (ver Figura 79.19). A radiculoneurite é característica mais típica de infecção em filhotes caninos. Encefalomielite caracteriza-se por inflamação, degeneração axônica e formação de nódulos gliais nas substâncias cinzenta e branca. Parasitos são encontrados de maneira mais consistente no cérebro, qualquer que seja a apresentação clínica.[25] Necrose e inflamação do córtex cerebelar são aspectos predominantes em alguns cães.[47,244,259,280] São encontrados cistos teciduais principalmente em tecidos neurais centrais e periféricos, enquanto os taquizoítas são visualizados em muitos tecidos. Mesmo animais tratados em geral contêm cistos teciduais.[157,198] É possível que lesões musculares variem de necrose focal a inflamação generalizada de todos os músculos esqueléticos, inclusive esofágicos e cardíacos. Também ocorrem inflamação e necrose de outros tecidos. O achado de taquizoítas nas lesões é diagnóstico de infecção. Parece que *N. caninum* induz mais inflamação que *T. gondii* e causa flebite e dermatite graves. Miocardite não supurativa, pneumonia e hepatite são comuns como lesões subclínicas. Lesões causadas por *N. caninum* são semelhantes às causadas por *T. gondii* ou à meningoencefalite granulomatosa. Portanto, a confirmação requer métodos sorológicos ou imuno-histoquímicos.[92] Anticorpos contra os taquizoítas de *N. caninum* podem oferecer coloração mais específica, porque o antissoro para bradizoítas possivelmente tenha alguma reatividade cruzada com alguns antígenos, como o BAG1, de *T. gondii*.

Tratamento

A informação sobre o tratamento eficaz baseia-se nas respostas clínicas em cães infectados naturalmente. Fármacos similares aos usados para a toxoplasmose devem ser tentados no início da evolução da doença. Ensaios *in vitro* exibem atividade de inibidores da di-hidrofolato redutase (trimetoprima), antibióticos inonóforos (monensina e salinomicina), macrolídios (azitromicina, claritromicina e eritromicina), tetraciclinas (doxiciclina e minociclina) e lincosaminas (clindamicina).[340] A clindamicina, a sulfadiazina e a pirimetamina sozinhas ou em combinação têm sido administradas para tratar a neosporidiose canina (Tabela 79.5).[26,92,176,198] Em neonatos, não é provável que ocorra melhora clínica na existência de contratura muscular ou paralisia em progressão rápida.[26,176,198] Para reduzir a possibilidade de doença, todos os cães de uma mesma ninhada acometidos devem ser tratados assim que o diagnóstico for estabelecido. Filhotes caninos mais velhos (com mais de 16 semanas) e cães adultos respondem melhor ao tratamento.[26] Em cães adultos com paralisia aguda do NMI em decorrência de miosite, a disfunção costuma ser mais passível de alívio com o tratamento precoce porque a contratura com fibrose é menos comum.[245] Dermatite e miosite responderam ao tratamento com clindamicina. Com acometimento neurológico, devem-se usar trimetoprima-sulfonamida ou pirimetamina e sulfonamida, por causa da melhor penetração no SNC. Nenhum tratamento conhecido impede que uma cadela transmita a infecção para sua prole. A toltrazurila oral foi eficaz na prevenção de doença clínica em filhotes de camundongo com infecção congênita tratados no período pós-natal a partir dos 3 dias de vida.[521] Será necessário realizar mais pesquisa para determinar se a administração de toltrazurila no período neonatal é benéfica para filhotes caninos com infecção congênita. São necessários mais estudos para investigar os efeitos em bezerros acometidos por via congênita.[249] A clindamicina é eficaz para suprimir a replicação e a disseminação de taquizoítas, mas não parece ser efetiva contra bradizoítas encistados.[198] Apesar da melhora clínica, o tratamento com fármacos como a clindamicina não elimina a infecção com *N. caninum* do corpo.[205]

Prevenção

Em cães, o *N. caninum* provavelmente seja transmitido repetidas vezes para ninhadas sucessivas e respectivas progênies. Deve-se considerar essa tendência ao planejar a reprodução de cadelas infectadas com *Neospora*.[170] Cães não devem ser alimentados com carne malcozida, em especial bovina. Nas fazendas, não se deve deixar que cães comam restos do parto de vacas ou material abortado. Sempre que possível, eles devem ser impedidos de defecar nos comedouros, fontes de água, pastos ou currais onde ficam os bovinos. Não existe vacina para combater a neosporidiose nem fármacos conhecidos que impeçam a transmissão transplacentária.

Considerações de saúde pública

O potencial zoonótico do *N. caninum* é desconhecido.[196] Primatas não humanos (*Macaca mulatta*) podem ser infectados experimentalmente.[266] Não há evidência direta de que o organismo possa infec-

---

Tabela 79.5	Tratamento medicamentoso da neosporidiose.[a]				
Fármaco	**Espécie**	**Dose (mg/kg)**[b]	**Via**	**Frequência (h)**	**Duração (semanas)**
Trimetoprima-sulfonamida	C	15 a 20	VO	12	4 a 8
	C	10 a 15	VO	8	4 a 8
Clindamicina[c]	C	7,5 a 15	VO, SC	8	4 a 8
	C	15 a 22	VO, SC	12	4 a 8
Pirimetamina	C	1	VO	24	2 a 4
e					
Sulfonamida[d]	C	15 a 30	VO	12	2 a 4

C, cão; *VO*, via oral; *SC*, subcutânea.
[a]Para mais informações sobre os fármacos citados, ver o *Formulário de fármacos*, no Apêndice.
[b]Dose por administração no intervalo especificado.
[c]Também usada em combinação com trimetoprima-sulfonamida ou pirimetamina.
[d]A sulfonamida pode ser substituída com trimetoprima-sulfonamida na dosagem respectiva mencionada anteriormente para o último fármaco.

tar humanos, embora evidência sorológica sugira que pessoas são expostas ao organismo.[412,540] Ao examinar soro de 76 mulheres com história de aborto, nenhuma delas tinha anticorpos detectáveis contra o parasito.[488] As amostras de soro de trabalhadores agrícolas e doadores de sangue da Irlanda não tinham reatividade de anticorpo mensurável para o *N. caninum*.[243] Podem ser necessários mais aprimoramentos e purificação do antígeno nos testes sorológicos humanos para esclarecer se realmente há reatividade cruzada ou infecção.

Infecção com *Neospora hughesi*

A mieloencefalite equina causada por protozoário deve-se predominantemente a *S. neurona* (ver Capítulo 80).[368,369] Também há descrição de *N. hughesi* como causa dessa doença, um organismo similar em termos morfológicos ao *N. caninum*, mas distinto dele nos aspectos ultraestruturais, antigênicos e genéticos. Os cistos teciduais de *N. hughesi* são menores e têm paredes mais finas do que os de *N. caninum*. O último foi descrito em infecções de equinos, animais em que foram encontrados anticorpos contra tal organismo.[133,250] Foram encontrados anticorpos para espécies de *Neospora* em equinos com problemas reprodutivos.[550] No entanto, ocorrem reações cruzadas entre anticorpos contra *N. caninum* e *N. hughesi* em muitos animais.[238] Será necessária outra análise genético-molecular nos casos futuros para determinar qual espécie está infectando outros casos. Sabe-se pouco sobre o ciclo biológico de *N. hughesi*. Cães imunossuprimidos com glicocorticoide alimentados com o cérebro de camundongos infectados experimentalmente que continham estágios de *N. hughesi* não eliminaram oocistos.[556] É provável que os cães não estejam envolvidos na transmissão dessa infecção e haja outro hospedeiro definitivo carnívoro. Não há informação sobre o possível significado desse organismo em termos de saúde pública.

Capítulo 80

Coccidiose Entérica

J. P. Dubey e Craig E. Greene

Os coccídios são parasitos intracelulares obrigatórios, normalmente encontrados no trato intestinal. Pertencem ao filo Apicomplexa, classe Sporozoasida, ordem Eucoccidiorida e, dependendo da espécie, famílias Eimeriidae, Cryptosporidiidae ou Sarcocystidae. Os gêneros de coccídios que infectam gatos e cães incluem *Isospora* (também denominada *Cystoisospora*), *Hammondia*, *Besnoitia*, *Sarcocystis*, *Caryospora*, *Toxoplasma*, *Neospora*, *Cryptosporidium* e *Cyclospora*.[13] A maior parte desses gêneros é considerada neste capítulo, enquanto *Toxoplasma* e *Neospora* são discutidos no Capítulo 79 e *Cryptosporidium* e *Cyclospora*, no Capítulo 81. Outro gênero de coccídio, *Eimeria*, que ocorre comumente em herbívoros, aves, lagomorfos e roedores, é encontrado apenas nas fezes de cães e gatos após a ingestão do conteúdo intestinal ou das fezes desses animais. Os oocistos são eliminados de modo inalterado pelo intestino dos felinos ou caninos. Alguns coccídios de cães ainda não foram classificados.

Os coccídios intestinais discutidos neste capítulo são específicos quanto a seu hospedeiro (Tabelas 80.1 e 80.2). Em geral, as infecções nos hospedeiros definitivos ou intermediários só ocorrem em ciclos estabelecidos pela evolução. Existem alguns ciclos aberrantes, como no caso das infecções por *Sarcocystis neurona* em equinos. Os riscos que representam esses parasitos para a saúde humana são considerados mínimos a inexistentes, mesmo em indivíduos imunossuprimidos.

Coccidiose intestinal

Todos os coccídios apresentam um ciclo assexuado e um sexuado. Em alguns gêneros, como *Sarcocystis*, os ciclos assexuado e sexuado ocorrem em hospedeiros diferentes, ao passo que, em *Isospora*, ambos os ciclos podem ser observados no mesmo hospedeiro (ver Tabelas 80.1 e 80.2 e Figura 80.1). O oocisto é o estágio no ciclo de vida de todos os coccídios que é resistente ao ambiente e é excretado nas fezes do hospedeiro definitivo.

A seguir, descreve-se um ciclo de vida representativo dos coccídios. Os oocistos são eliminados nas fezes em sua forma não esporulada e contêm uma única massa nucleada, denominada *esporonte*, que preenche quase todo o oocisto (Figura 80.2). Após exposição a temperaturas ambientais quentes (20° a 37°C) e à umidade, os oocistos esporulam, dando origem a dois esporocistos. No interior de cada esporocisto encontram-se quatro esporozoítas (Figura 80.3). Os esporozoítas têm o formato de uma banana e constituem o estágio infeccioso (Figura 80.4). Podem sobreviver à exposição ambiental, protegidos dentro dos oocistos durante muitos meses. Após a ingestão dos oocistos esporulados por cães ou gatos, os esporozoítas sofrem desencistamento no lúmen intestinal e iniciam a formação de esquizontes ou merontes (Figura 80.5). Durante a esquizogonia ou merogonia, o núcleo do esporozoíta divide-se, produzindo dois, três ou mais núcleos, dependendo do parasito e do estágio do ciclo. Após divisão nuclear cada núcleo fica circundado por citoplasma, formando um merozoíta. O número de merozoítas dentro de um esquizonte varia de dois a várias centenas, dependendo do estádio do ciclo e da espécie de coccídios. Os merozoítas são liberados do esquizonte quando a célula do hospedeiro sofre ruptura. O número de ciclos esquizogônicos varia de acordo com a espécie do parasito. Os merozoítas de primeira geração repetem o ciclo assexuado e formam esquizontes de segunda geração ou transformam-se em microgametócitos (masculinos) e macrogametócitos (femininos). O microgametócito divide-se em numerosos microgametas minúsculos.

Tabela 80.1 — Resumo da biologia dos coccídios em cães.

Espécies	Tamanho do oocisto[a] (μm)	Estágio excretado	Ciclo de vida principal	Local de desenvolvimento[b]	Ciclo extraintestinal	Cistos teciduais	Patogenicidade
Isospora canis	38 × 30	Não esporulado	Um hospedeiro	Epitélio das vilosidades	Não	Um esporozoíta[c]	Leve
Isospora ohioensis	24 ×20	Não esporulado	Um hospedeiro	Epitélio das vilosidades	Não	Um esporozoíta	Leve
Isospora neorivolta	?	Não esporulado	Um hospedeiro	Epitélio das vilosidades e lâmina própria	Não	Desconhecidos	Desconhecida
Isospora burrowsi	20 × 17	Não esporulado	Um hospedeiro	Epitélio das vilosidades e lâmina própria	Não	Um esporozoíta	Desconhecida
Neospora caninum	12 ×10	Não esporulado	Dois hospedeiros	Desconhecido	Sim	Muitos[d]	Leve
Hammondia heydorni	12 × 11	Não esporulado	Dois hospedeiros	Epitélio das vilosidades	Não	Raros[e]	Nenhuma
Sarcocystis spp.	11 × 9[f]	Esporulado	Dois hospedeiros	Lâmina própria	Não	Muitos[g]	Nenhuma

?, Os oocistos são considerados do mesmo tamanho que os de *I. ohioensis*, porém não foram descritos.
[a]Tamanho médio do oocisto não esporulado.
[b]Esquizontes no intestino delgado do cão.
[c]Esses cistos contêm um esporozoíta e só foram encontrados em animais com infecção experimental que ingeriram oocistos.
[d]Os cistos teciduais são microscópicos, contêm muitos bradizoítas e são encontrados no sistema nervoso central e nos músculos.
[e]Não foi confirmada a existência de cistos teciduais.
[f]Esporocistos.
[g]Os cistos de *Sarcocystis* são frequentemente macroscópicos e só ocorrem nos hospedeiros intermediários.
Da Referência 28.

Tabela 80.2 — Resumo da biologia dos coccídios em gatos.

Espécies	Tamanho do oocisto[a] (μm)	Estágio excretado	Ciclo de vida principal	Local de desenvolvimento[b]	Ciclo extraintestinal	Cistos teciduais	Patogenicidade
Isospora felis	40 × 30	Não esporulado	Um hospedeiro	Epitélio das vilosidades	Não	Um esporozoíta[c]	Leve
Isospora rivolta	22 ×20	Não esporulado	Um hospedeiro	Epitélio das vilosidades	Não	Um esporozoíta	Leve
Toxoplasma gondii	12 ×10	Não esporulado	Dois hospedeiros	Epitélio das vilosidades	Sim	Muitos[d]	Leve
Hammondia hammondi	12 × 11	Não esporulado	Dois hospedeiros	Epitélio das vilosidades	Não	Muitos[e]	Nenhuma
Besnoitia wallacei	17 ×12	Não esporulado	Dois hospedeiros	Lâmina própria	Não	Muitos[f]	Nenhuma
Besnoitia darlingi	12 × 11	Não esporulado	Dois hospedeiros	Lâmina própria	Não	Muitos +	Nenhuma
Besnoitia oryctofelisi	12 × 11	Esporulado	Dois hospedeiros	Lâmina própria	Sim	Muitos[f]	Nenhuma
Sarcocystis spp.	11× 9[g]	Esporulado	Dois hospedeiros	Lâmina própria	Não	Muitos[h]	Nenhuma

[a]Tamanho médio do oocisto não esporulado.
[b]Esquizontes no intestino delgado do gato.
[c]Esses cistos contêm um esporozoíta e só foram encontrados em animais com infecção experimental que ingeriram oocistos.
[d]Os cistos teciduais são microscópicos e contêm muitos bradizoítas em quase todos os tecidos do gato.
[e]Não são encontrados cistos teciduais no gato. Ocorrem principalmente nos músculos de roedores que ingerem oocistos de *H. hammondi*.
[f]Os cistos de *Besnoitia* são encontrados apenas nos hospedeiros intermediários e podem ser macroscópicos.
[g]Esporocisto.
[h]Os cistos de *Sarcocystis* (sarcocistos) são frequentemente macroscópicos e só ocorrem no hospedeiro intermediário.
Da Referência 28.

Um microgameta fertiliza um macrogameta, e forma-se a parede de um oocisto em torno do zigoto. O ciclo de vida é completado quando os oocistos não esporulados são excretados nas fezes (ver Figura 80.1).

A taxa de prevalência das infecções por coccídios em cães e gatos varia de acordo com certos fatores, como clima, idade e residência dos animais. Foram realizados estudos de prevalência geográfica em muitos países, em uma variedade de condições de moradia para cães e gatos.* Em um estudo conduzido nos EUA, envolvendo mais de 600.000 gatos com proprietários, avaliados em clínicas veterinárias, os animais que apresentaram risco aumentado tinham menos de 4 anos de idade, eram de raça pura e residiam nas regiões do Leste, Sul, Centro e das Montanhas.[12]

_____

*Referências 3, 43, 47, 49, 52, 53, 65, 76, 84.

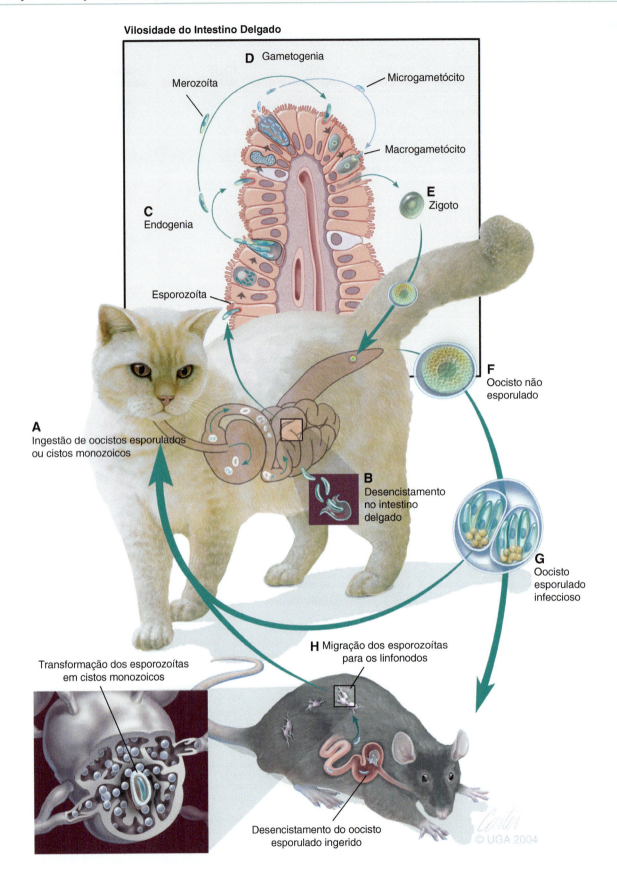

Figura 80.1 Ciclo de vida da *Isospora felis*, que é típica das *Isospora* spp. O modo de transmissão pode ser direto, por meio da transmissão de oocistos esporulados do ambiente, ou indireto, pela ingestão de cistos existentes nas presas. *A*. São ingeridos oocistos esporulados ou cistos teciduais monozoicos. *B*. Esses oocistos ou cistos sofrem desencistamento no intestino. *C*. Sofrem reprodução assexuada (endodiogenia) e (*D*) reprodução sexuada (merogonia e gametogonia), com a formação de um zigoto. *E*. O zigoto transforma-se em (*F*) oocisto não esporulado, que é eliminado nas fezes (*G*). Esse oocisto amadurece no oocisto esporulado infeccioso, que pode ser ingerido pelo hospedeiro definitivo ou intermediário. *H*. No hospedeiro intermediário, os esporozoítas desencistados migram para os tecidos e formam cistos. (Arte de Kip Carter © 2004 University of Georgia Research Foundation Inc.)

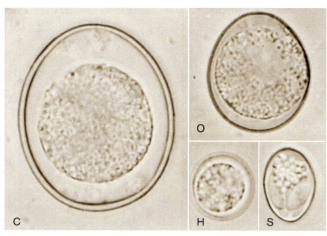

Figura 80.2 Oocistos não esporulados de *Isospora canis* (*C*), *Isospora ohioensis* (*O*) e *Hammondia heydorni* (*H*) e esporocisto esporulado de uma espécie de *Sarcocystis* (*S*) das fezes caninas (não corados, 1.700×). (De Dubey JP. 1976. A review of *Sarcocystis* of domestic animals and of other coccidia of cats and dogs. *J Am Vet Med Assoc* 169:1061-1078.)

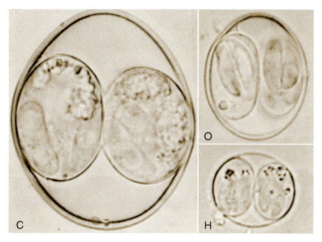

Figura 80.3 Oocistos esporulados de *Isospora canis* (*C*), *Isospora ohioensis* (*O*) e *Hammondia heydorni* (*H*) (não corados, 1.700×). Compare com a Figura 80.2. (De Dubey JP. 1976. A review of *Sarcocystis* of domestic animals and of other coccidian of cats and dogs. *J Am Vet Med Assoc* 169:061-1078.)

Espécies de *Isospora*

Os membros do gênero *Isospora*, que constituem os coccídios mais comumente identificados que infectam cães ou gatos, são específicos quanto à espécie do hospedeiro definitivo. Pelo menos quatro espécies – *Isospora canis, Isospora ohioensis, Isospora burrowsi* e *Isospora neorivolta* – infectam cães (ver Tabela 80.1) e duas espécies – *Isospora felis* e *Isospora rivolta* – infectam gatos (ver Tabela 80.2).

Epidemiologia

Os ciclos de vida das espécies de *Isospora* que infectam cães e gatos assemelham-se ao ciclo intestinal básico dos coccídios, exceto pelo fato de que pode ocorrer também um ciclo assexuado no hospedeiro definitivo ou intermediário. Após a sua ingestão por um hospedeiro definitivo ou por hospedeiros paratênicos (intermediários) apropriados, os oocistos sofrem desencistamento na bile, e os esporozoítas livres invadem o intestino. Alguns esporozoítas penetram na parede intestinal e entram em linfonodos mesentéricos ou outros tecidos extraintestinais (p. ex., baço e fígado), onde formam cistos unicelulares em crescimento (Figura 80.6). Se não houver nenhuma replicação, o hospedeiro é denominado *hospedeiro paratênico*, em lugar de *hospedeiro intermediário*. Os cistos monozoicos de *Isospora* podem

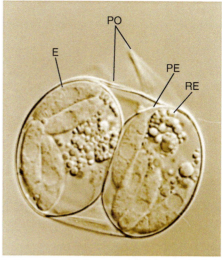

Figura 80.4 Oocisto esporulado de *Isospora canis* tratado com solução de hipoclorito de sódio a 5,25% para dissolver parte da parede do oocisto (*PO*). Dois esporocistos ocupam a maior parte do oocisto. Cada esporocisto contém uma delgada parede do esporocisto (*PE*), quatro esporozoítas (*E*) em formato de banana e um corpúsculo residual esporocístico (*RE*). O corpúsculo RE pode ser compacto ou disperso (não corado, 1.600×). (De Kirkpatrick CE, Dubey JP. 1987. Enteric coccidial infections. *Isospora, Sarcocystis, Cryptosporidium, Besnoitia, and Hammohdia. Vet Clin North Am Small Anim Pract* 17:1405-1420.)

permanecer em tecidos extraintestinais dos hospedeiros definitivos e paratênicos durante toda a vida do hospedeiro. Em cultura celular, foi constatado que esses cistos monozoicos contêm um único esporozoíta.[59] Em cães e gatos, esses cistos são capazes de atuar como fonte de reinfecção intestinal e recidiva da coccidiose entérica. A ingestão de cistos monozoicos por hospedeiros paratênicos leva à infecção intestinal no cão e no gato como hospedeiros definitivos. O ciclo de vida após a ingestão do hospedeiro paratênico é o mesmo que ocorre após a ingestão de oocistos esporulados das fezes.

Achados clínicos

A diarreia com coccidiose em animais imunocompetentes provavelmente representa uma infecção acidental ou concomitante por coccídios e outros agentes infecciosos, visto que pode ocorrer infecção por coccídios sem que haja doença clínica. Com frequência são encontradas infecções enzoóticas em gatis ou canis, onde os animais estão congregados. Os sinais clínicos são mais aparentes em animais recém-nascidos. Estudos experimentais mostraram que os sinais clínicos de doença intestinal são raros, a não ser que grandes quantidades de oocistos sejam ingeridas por animais muito jovens (menos de 1 mês de idade) ou imunossuprimidos.[4] As infecções por *I. canis* produzem períodos pré-patentes mais longos, maior tempo de excreção e concentrações mais altas de oocistos, em comparação com infecções causadas por *I. ohioensis*; entretanto, não houve diarreia em filhotes de cães de 8 semanas de idade com infecção experimental por *I. canis*, mesmo sem imunossupressão ou infecções concomitantes.[59] Clinicamente, a diarreia grave tem sido associada à coccidiose de ocorrência natural em cães e gatos imunossuprimidos, bem como naqueles com outras coinfecções ou coinfestações.[45,50] Em alguns casos, as infecções entéricas por coccídios ocorrem acidentalmente com outros microrganismos infecciosos ou outras causas de diarreia.[67] Os cães da raça Pastor-alemão podem ter suscetibilidade aumentada à infecção clínica.[40,66] A diarreia com perda de peso, desidratação e, embora raramente, hemorragia é o primeiro sinal de coccidiose em cães e gatos. Em animais gravemente acometidos é possível observar anorexia, vômitos, depressão mental e, por fim, morte. Cães e gatos com imunossupressão grave podem apresentar

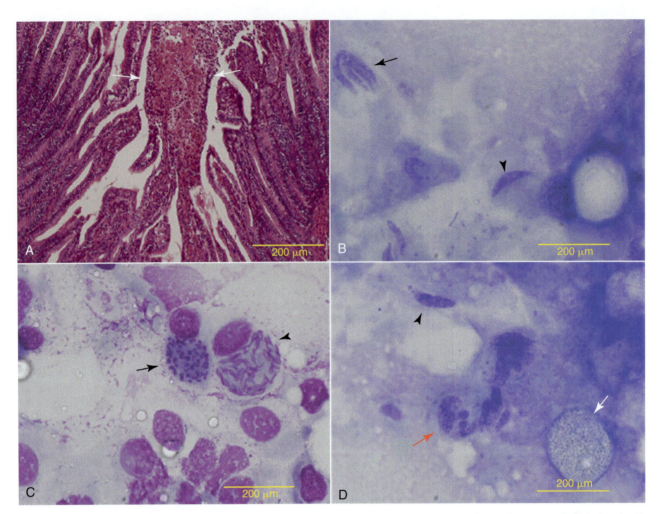

Figura 80.5 Lesões e estágios de desenvolvimento de *Isospora ohioensis* em cães. **A.** Corte de íleo, com extrusão do conteúdo da lâmina própria de duas vilosidades (*setas*) no lúmen. (**B–D**) Estágios assexuados e sexuados em esfregaços. **B.** Um esquizonte com quatro merozoítas alongados (*seta*) e um meronte em formato de merozoíta (*ponta de seta*). **C.** Microgametócito multinucleado imaturo (*seta*) e microgametócito maduro com microgametas (*ponta de seta*). **D.** Meronte uninucleado livre (*ponta de seta*), um grupo de merozoítas (*seta vermelha*) e um oocisto (*seta branca*). (Da Referência 28.)

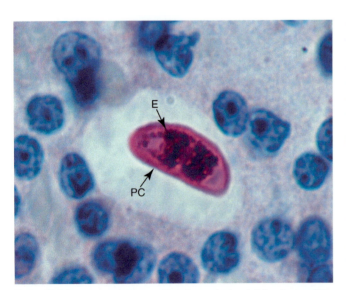

Figura 80.6 Cisto tecidual de *Isospora ohioensis* em esfregaço de linfonodo mesentérico em um camundongo com infecção experimental. O esporozoíta (*E*) é circundado por uma parede cística (*PC*) espessa. O vacúolo ao redor da parede do cisto é um artefato de fixação (coloração ácido periódico Schiff [PAS], 1.250×).

estágios extraintestinais nos macrófagos dos linfonodos mesentéricos com depleção de linfócitos ou dos tecidos extraintestinais.

A coccidiose intestinal por vezes manifesta-se clinicamente quando cães ou gatos são transportados ou desmamados ou trocam de proprietário. A diarreia pode resultar do retorno dos estágios extraintestinais de *Isospora* ao intestino. Os cistos monozoicos não causam doença clínica nos hospedeiros paratênicos.

Diagnóstico

A infecção intestinal por coccídios em cães e gatos é diagnosticada pela identificação dos oocistos com qualquer dos métodos de flutuação fecal comumente usados para diagnosticar infecções parasitárias (ver *Exame de fezes*, no Capítulo 70). A eliminação de oocistos por alguns animais pode ser errática; por conseguinte, são recomendados exames repetidos. Em cães, é possível identificar com certeza apenas *I. canis* com base no tamanho e formato dos oocistos (ver Figura 79.14). As duas espécies de *Isospora* encontradas em gatos podem ser facilmente diferenciadas pelo tamanho dos oocistos (ver Figura 79.14). Os oocistos de *I. felis* em gatos e de *I. canis* em cães são grandes e facilmente diferenciados dos oocistos pequenos, enquanto é quase impossível distinguir morfologicamente *I. rivolta*, *I. burrowsi* e *I. ohioensis* (Figura 80.7; ver também Figuras 80.2 e 80.3). É muito difícil distinguir os oocistos

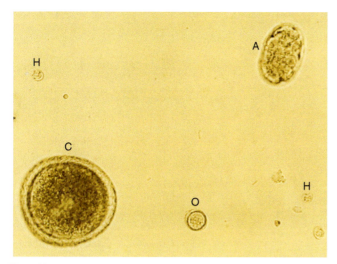

Figura 80.7 Oocistos não esporulados de *Isospora ohioensis* (*O*) e *Hammondia heydorni* (*H*) em comparação com ovos dos nematódeos *Toxocara canis* (*C*) e *Ancylostoma caninum* (*A*) em flutuação de fezes caninas (não corados, 385×). (De Dubey JP. 1976. A review of *Sarcocystis* of domestic animals and of other coccidia of cats and dogs. *J Am Vet Med Assoc* 169:1061-1078.)

de *Hammondia heydorni* e *Neospora caninum* (ver Capítulo 79).[24,76] Embora oocistos semelhantes aos de *I. felis*, *I. rivolta*, *I. canis* e *I. ohioensis* sejam eliminados não esporulados em fezes recém-excretadas, eles sofrem esporulação parcial por ocasião do exame fecal. Os oocistos parcialmente esporulados contêm dois esporocistos sem esporozoí-

tas. As espécies de *Isospora* podem esporular em até 8 h após a sua excreção, e essas *Isospora* são altamente infecciosas. Nos casos graves, é possível identificar merozoítas e esquizontes do intestino delgado em esfregaços de fezes diarreicas (ver Figura 80.5).

Tratamento

Deve-se suspeitar da existência de doença subjacente ou de imunossupressão do hospedeiro quando infecções por coccídios persistem por longos períodos em animais idosos ou quando associadas a diarreia crônica. O tratamento está frequentemente indicado para cadelas e seus filhotes recém-nascidos, devido à gravidade dos sinais clínicos nessa idade. Se a diarreia ou a desidratação forem intensas, deve-se considerar a reidratação parenteral como medida de suporte. Pode haver necessidade de transfusão sanguínea quando a hemorragia intestinal grave resulta em anemia.

O tratamento específico envolve o uso de fármacos que são coccidiostáticos, mais do que curativos (Tabela 80.3). Todavia, à semelhança de muitas doenças causadas por protozoários, a ocorrência de infecção de baixo nível pode levar à premunição. Trata-se de um estado de infecção persistente crônica, de baixo nível, que resulta em resistência a infecção ou reinfecção, impedindo, assim, o desenvolvimento de doença clínica. Os fármacos reduzem o período pré-patente e podem encurtar a evolução da doença.

As sulfonamidas têm sido os fármacos de escolha para o tratamento da coccidiose. As sulfonamidas de ação rápida, como a sulfadimetoxina ou a sulfaguanidina, podem ser administradas isoladamente ou associadas a outros folatos, como a trimetoprima.

Tabela 80.3	**Fármacos anticoccídios para cães e gatos.**				
Fármaco[a]	**Espécies**	**Dose (mg/kg)**[b]	**Via**	**Intervalo (horas)**	**Duração (dias)**
Sulfadimetoxina[c]	CG	50 a 60	VO	24	5 a 20
Sulfaguanidina	CG	100 a 200	VO	8	5
Trimetoprima-sulfonamida	C	30 a 60[d]	VO, SC	24	5
	CG	15 a 30[e]	VO, SC	12 a 24	5
Ormetoprima-sulfadimetoxina	C	66[f]	VO	24	7 a 23
Furazolidona[g]	CG	8 a 20	VO	12 a 24	5
Amprólio	C	300 a 400 (total)[h]	VO	24	5
	C	110 a 200 (total)[i]	VO	24	7 a 12
	G	60 a 100 (total)	VO	24	7
Quinacrina	CG	10	VO	24	5
Espiramicina	H	50 a 100 (total)[j]	VO	24	5
Clindamicina	G	10	VO, SC, IM	12	7 a 28
Toltrazurila	C	15 a 30	VO	24	1 a 6[k]
Diclazurila	G	25	VO	24	1
Ponazurila	C	30 a 50[l]	VO	24	1 a 7
	G	15[m]	VO	24	7
Roxitromicina	H	2,5	VO	12	15

CG, cão e gato; *G*, gato; *C*, cão; *H*, ser humano; *IM*, intramuscular; *VO*, via oral; *SC*, via subcutânea.
[a]Ver *Formulário de fármacos*, no Apêndice, para informações adicionais.
[b]Dose por administração em intervalo especificado.
[c]Outras sulfonamidas, como sulfadimidina e sulfaguanidina, podem ser usadas, porém a sulfaquinoxalina não deve ser administrada, pois interfere na síntese de vitamina K e pode resultar em complicações hemorrágicas.
[d]Mais de 4 kg de peso corporal.
[e]Menos de 4 kg de peso corporal.
[f]11 mg de ormetoprima e 55 mg de sulfadimetoxina.
[g]Quando a furazolidona é associada a sulfonamidas, 50% dessa dose são usados. Não disponível em alguns países.
[h]Dose total por dia. Recomenda-se uma dose menor para filhotes de cães, com dose total máxima de 300 mg/dia. Têm sido acrescentadas à água de beber duas colheres de sopa (30 mℓ) para cada 3,8 ℓ de água como única fonte de água, com duração que não deve ultrapassar 10 dias (ver *Formulário de fármacos*, no Apêndice).
[i]Dose total por dia. Associar 150 mg de amprólio a 25 mg de sulfadimetoxina por kg/dia, durante 14 dias (ver *Formulário de fármacos*, no Apêndice).
[j]Dose total por dia. A dose em base de miligrama por quilograma está listada no *Formulário de fármacos*, no Apêndice.
[k]Foram usadas doses de 30 mg/kg durante 1 dia; todavia, o tratamento com metade dessa dose, durante pelo menos 3 dias, com repetição da dose, se necessário, foi mais eficaz para filhotes de cães e gatos com coccidiose sem recidiva.[57] Não está disponível nos EUA; todavia, um metabólico ativo, a ponazurila, foi aprovado para uso em equinos.
[l]Dose baseada em estudos de eficácia em filhotes de cães.[8,69]
[m]Foi usada uma dose de ataque de 50 mg/kg VO, a cada 24 h, durante 4 dias, em um gato tratado com sucesso (ver o texto).[2a]

A trimetoprima-sulfonamida oferece as vantagens de fácil disponibilidade e menor toxicidade do que outros fármacos. Deve ser considerada como fármaco de primeira escolha; entretanto, para reduzir a probabilidade de toxicidade, as dosagens variam de acordo com o peso corporal (ver Tabela 80.3). A nitrofurazona pode ser administrada isoladamente ou associada a sulfonamidas. Embora não esteja aprovada para uso em animais de estimação, a nitrofurazona também está disponível na forma de pó solúvel a 4,59% que pode ser adicionado à água de beber (até 1 g/2 ℓ) durante 7 dias.

O amprólio é considerado eficaz para prevenção e tratamento da coccidiose em filhotes de cães em canis. Embora não tenha sido aprovado para uso em cães, pode ser administrado na forma de líquido não diluído e pasta, porém tem sabor desagradável nessas formas (ver *Formulário de fármacos*, no Apêndice).

A quinacrina, a espiramicina, a toltrazurila, a ponazurila, a tetraciclina e a roxitromicina têm sido usadas com menos frequência para o tratamento da coccidiose felina e canina.[11] O uso desses fármacos deve ser indicado quando esquemas de tratamento mais estabelecidos e medidas de zootecnia falham ou ocorre resistência dos protozoários.

Prevenção

A coccidiose tende a ser um problema em ambientes com condições sanitárias precárias; entretanto, quando um canil "limpo" torna-se contaminado por oocistos devido à chegada de um animal de estimação, a sua eliminação torna-se muito difícil. A eliminação fecal de grandes números de oocistos resistentes às condições ambientais torna a infecção provável nessas situações. Os animais devem ser alojados de modo a evitar a contaminação dos potes de alimento e de água por solo contaminado com oocistos ou fezes infectadas. As fezes devem ser removidas diariamente e incineradas. Os oocistos sobrevivem a temperaturas de congelamento. As pistas, jaulas, utensílios para alimentos e outros objetos devem ser desinfetados por meio de limpeza a vapor ou imersão em água fervente ou com solução de amônia a 10%. Os animais devem ter acesso limitado a hospedeiros intermediários e não devem ser alimentados com carne malcozida. O controle de insetos é essencial nos alojamentos para animais e áreas de estocagem de alimentos, visto que baratas e moscas são capazes de atuar como vetores mecânicos dos oocistos. Fármacos coccidiostáticos podem ser administrados a cadelas infectadas antes ou pouco depois do parto para controlar a disseminação da infecção nos filhotes.

Hammondia spp.

São encontradas duas espécies de *Hammondia* em animais domésticos: *Hammondia hammondi*, cujo hospedeiro definitivo é o gato, e *H. heydorni*, cujos hospedeiros definitivos são cães e outros canídeos.[13,37,46a] Diferentemente das espécies de *Isospora*, *H. hammondi* e *H. heydorni* têm ciclos de vida em dois hospedeiros obrigatórios (ver Tabelas 80.1 e 80.2). Os caprinos e os roedores são hospedeiros intermediários naturais para *H. hammondi*, enquanto o gato doméstico (*Felis catus*) e o gato selvagem europeu (*Felis sylvestris*) são hospedeiros definitivos. *H. hammondi* não invade os tecidos extraintestinais do gato, e os animais são infectados apenas pela ingestão de cistos teciduais. Em condições experimentais, muitos animais homeotérmicos, incluindo macacos, ovinos, caprinos, suínos, coelhos, cobaias e camundongos, podem atuar como hospedeiros intermediários. Os hospedeiros intermediários tornam-se infectados pela ingestão de oocistos esporulados, que se assemelham aos de *T. gondii*. Os esporozoítas sofrem desencistamento no lúmen intestinal, invadem a parede intestinal e multiplicam-se como taquizoítas no intestino, linfonodos mesentéricos e outros tecidos. Por fim, o parasito sofre encistamento principalmente nos músculos (Figura 80.8).

O ciclo de vida de *H. heydorni* não está totalmente elucidado, mas parece ser semelhante ao de *H. hammondi*. Os cães e outros canídeos são hospedeiros definitivos, enquanto os bovinos, ovinos, caprinos,

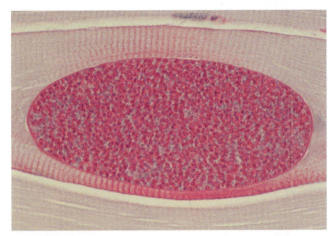

Figura 80.8 Cisto tecidual de *Hammondia hammondi* no músculo esquelético de camundongo. Observe a fina parede do cisto envolvendo centenas de bradizoítas PAS-positivos (coloração PAS, 750×).

búfalos, camelos, alces e cervos atuam como hospedeiros intermediários.[24,39] A estrutura do parasito no hospedeiro intermediário não é conhecida. Nos cães, os oocistos de *H. heydorni* são mais semelhantes aos de *N. caninum*.[68]

Acredita-se que *H. hammondi* e *H. heydorni* não sejam patogênicos; por conseguinte, não há necessidade de tratamento. Todavia, alguns relatos mostram que *H. heydorni* prevalece em cães com diarreia.[1,76]

Besnoitia spp.

Os gatos, mas não os cães, são os hospedeiros definitivos de quatro espécies de *Besnoitia*: *Besnoitia wallacei* de ratos e camundongos, *Besnoitia darlingi* de gambás e, possivelmente, lagartos, *Besnoitia oryctofelisi* de coelhos e *Besnoitia neotomofelis* do rato-de-madeira das pradarias do sul.[29,38,40a]

O ciclo de vida de *Besnoitia* assemelha-se ao de *T. gondii* (ver Tabela 80.2). Os gatos tornam-se infectados pela ingestão de cistos teciduais, e os esquizontes (Figura 80.9) e gametócitos são formados nas células caliciformes do intestino ou na lâmina própria. Esquizontes podem ser encontrados em órgãos extraintestinais.[38] Os oocistos não esporulados são eliminados nas fezes, e é difícil diferenciá-los dos de *T. gondii*. Os hospedeiros intermediários infectam-se por meio da ingestão de oocistos esporulados. O parasito desenvolve-se no tecido conjuntivo, e os cistos podem se tornar macroscópicos. *Besnoitia* não é considerada patogênica em gatos, e não há necessidade de tratamento.

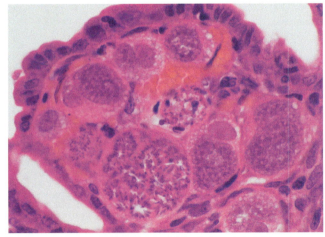

Figura 80.9 Esquizontes de *Besnoitia oryctofelisi* na lâmina própria do jejuno de um gato com infecção experimental (coloração de H&E, 750×).

Sarcocystis spp. intestinais

As infecções causadas por *Sarcocystis* spp. são ubíquas em répteis, aves e animais homeotérmicos.[13] Praticamente todos os bovinos e ovinos são infectados por esse parasito. Foram identificadas mais de 90 espécies de *Sarcocystis*, que contêm ciclo de vida com dois hospedeiros obrigatórios (ver Tabelas 80.1 e 80.2). Os carnívoros (predadores) são hospedeiros definitivos, enquanto os herbívoros (presas) atuam como hospedeiros intermediários. Como o próprio nome sugere, o parasito forma cistos teciduais (sarcocistos) nos músculos e tecidos neurais desses hospedeiros intermediários (Figura 80.10). Os sarcocistos têm paredes finas ou espessas, e os esporozoítas são habitualmente separados uns dos outros por septos. Os gatos e os cães tornam-se infectados pela ingestão de sarcocistos (Figura 80.11). Os gametócitos e os oocistos desenvolvem-se na lâmina própria do trato intestinal. Diferentemente de outros coccídios intestinais de cães e gatos, a esporulação ocorre *in situ* no oocisto infeccioso (Figura 80.12). O ciclo de vida de *Sarcocystis* difere do de outros coccídios de animais domésticos, visto que os oocistos esporulam dentro do hospedeiro definitivo e são excretados nas fezes de forma infecciosa (Figura 80.13). Os hospedeiros intermediários se infectam ao ingerirem esporocistos ou oocistos. Ocorrem uma a três gerações de esquizogonia nos vasos sanguíneos ou hepatócitos (dependendo das espécies de hospedeiros intermediários). Em seguida, os merozoítas invadem os músculos esqueléticos e as células nervosas, onde formam sarcocistos (ver Figura 80.10). Certas espécies de *Sarcocystis*, que podem ser transmitidas pelos cães, são patogênicas para o gado, ovinos, caprinos, suínos e cervos, enquanto as espécies passíveis de transmissão pelos gatos geralmente não são patogênicas.

Mais de 20 espécies de *Sarcocystis* infectam gatos e cães. Não é possível diferenciar as espécies com base na mensuração dos esporocistos. *Sarcocystis* é excretado nas fezes totalmente esporulado, com frequência na forma de esporocistos livres, quando examinado ao microscópio (ver Figura 80.13). Trata-se de esporocistos pequenos, porém não muito densos, de modo que se encontram em um plano de foco diferente dos outros parasitos.

As espécies de *Sarcocystis* não são patogênicas no trato intestinal de cães ou gatos, de modo que não há necessidade de tratamento. Pode-se evitar a infecção cozinhando toda a carne usada para a alimentação dos animais. Em certas ocasiões, são encontrados sarcocistos nos músculos esqueléticos de gatos domésticos e cães imunossuprimidos ou felídeos e canídeos exóticos, porém o seu ciclo de vida não é conhecido.[17,22]

Sarcocystis spp. extraintestinais

Infecção por *Sarcocystis canis*

Um dos parasitos extraintestinais semelhante ao *Sarcocystis* (*Sarcocystis canis*) pode causar doença disseminada, acometendo mais comumente o sistema nervoso central (SNC) e causando necrose

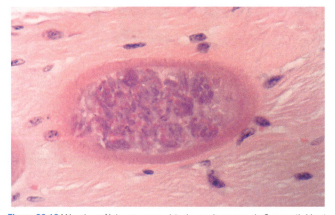

Figura 80.10 Músculo esofágico com sarcocisto de parede espessa de *Sarcocystis hirsuta* (coloração de H&E, 630×). (De Gardiner CH, Fayer R, Dubey JP. 1988. *An atlas of protozoan parasites in animal tissues.* USDA Agricultural Handbook No 651, Beltsville, MD.)

hepática em cães.[2,18,35,82] O ciclo de vida do *S. canis* não é conhecido e não foi obtido o crescimento do microrganismo em cultura celular, tornando mais difícil a sua identificação específica. Foram também encontrados microrganismos morfologicamente semelhantes ao *S. canis* em carnívoros não canídeos e em mamíferos marinhos, embora seja necessária maior confirmação molecular para determinar as espécies.[18] Nesses hospedeiros intermediários ocorrem apenas os estágios assexuados (esquizontes), que estão principalmente confinados ao fígado. Os cães acometidos apresentam sinais clínicos relacionados com necrose hepática ou disfunção do SNC, algumas vezes com infecções generalizadas, incluindo disseminação para a pele (Figuras 80.14 e 80.15). Os esquizontes identificados tinham 5 a 25 × 4 a 20 μm e continham 6 a 40 merozoítas. Em certas ocasiões, foram observados merozoítas dispostos ao redor de um corpúsculo residual. O parasito foi denominado *S. canis*, por ser diferente de outras espécies de *Sarcocystis*. Outra espécie de *Sarcocystis* não identificada causou miosite granulomatosa em um cão.[7]

Infecção felina por *Sarcocystis*

Foram identificados sarcocistos no músculo esquelético e no músculo cardíaco de 11 panteras e pumas da Flórida criados livremente,[48] de três gatos domésticos[54] e em amostras de biopsia dos músculos dos membros posteriores de dois gatos domésticos.[42] Os sarcocistos encontrados nesses estudos não foram especificamente identificados, e o estado imune do hospedeiro podia estar comprometido. Algumas dessas infecções podem ter sido causadas por *S. neurona*, que é discutido a seguir.

Infecção por *Sarcocystis neurona*

S. neurona é o principal parasito associado à encefalomielite equina por protozoário, embora uma espécie de *Neospora* também tenha sido implicada (ver Capítulo 79). Os gambás-da-virgínia (*Didelphis virginiana*) constituem os hospedeiros definitivos do *S. neurona* (Figura 80.16). A sua gama de hospedeiros inclui a metade leste dos EUA e estados da Costa do Pacífico e o México, com menores números nos estados do norte. Numerosas espécies, incluindo mamíferos herbívoros, carnívoros, roedores, primatas e aves, atuam como hospedeiros intermediários ou acidentais.[41] Os animais que ingerem oocistos de gambás e que atuam como hospedeiros intermediários, desenvolvendo sarcocistos nos músculos, e são capazes de infectar outros gambás que ingerem a sua carne, são o tatu-de-nove-faixas (*Dasypus novemcinctus*), o cangambá (*Mephitis mephitis*), o guaxinim (*Procyon lotor*), a lontra-do-mar (*Enhydra lutris*) e o molotro (*Molothrus ater*).[30,58] Tanto em condições experimentais quanto naturais, foi constatado que os gatos domésticos são hospedeiros intermediários de *S. neurona*, embora os resultados tenham variado de acordo com os isolados.[5,30,46,83] Gatos que ingerem, em condições experimentais, esporocistos eliminados por gambás desenvolvem esquizontes nos tecidos e sarcocistos nos músculos, e os gatos infectados produzem títulos elevados de anticorpos (4.000), determinados pelo teste de aglutinação no soro.[27] Foi observado que os gambás eliminam esporocistos de *S. neurona* após ingerirem tecidos felinos contendo sarcocistos.[26] Os equídeos são considerados hospedeiros incidentais ou não competentes ("sem saída") aberrantes, visto que só desenvolvem lesões no SNC, e não foram documentados sarcocistos nos músculos. Esse microrganismo também pode causar encefalomielite fatal em cães domésticos, gatos domésticos, lince-canadense (*Lynx canadensis*), guaxinins, cangambás, visão-americano (*Mustela vision*), foca comum do Pacífico (*Phoca vitulina*) e primatas não humanos, como macaco *rhesus* (*Macaca mulatta*) e lêmure (*Eulemur macaco, Lemur catta*).

Foi descrita a ocorrência natural de infecção por *S. neurona* em um cão com miosite e atrofia muscular.[85] Foram encontrados sarcocistos em muitos músculos esqueléticos. Os achados na análise da reação

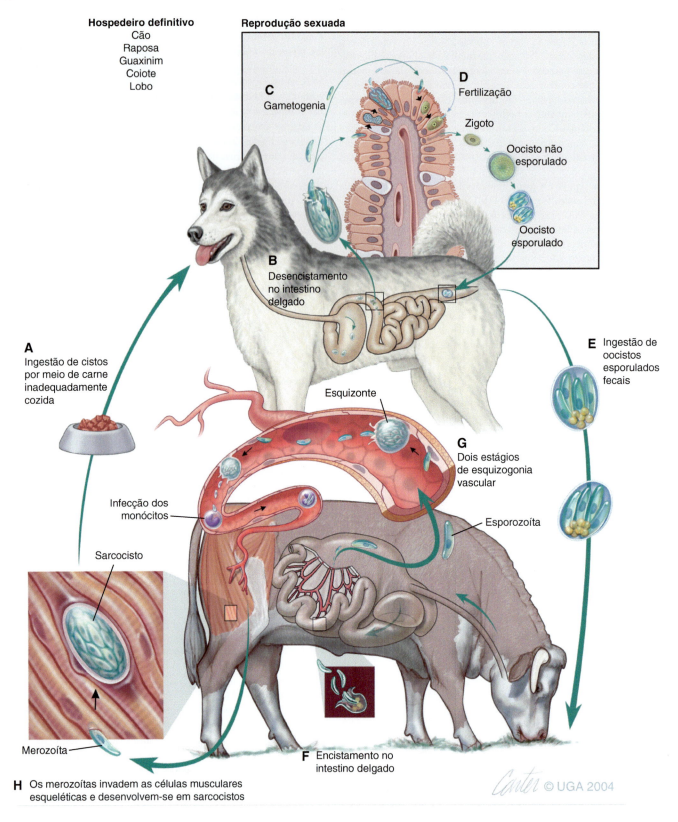

Hospedeiro definitivo
Cão
Raposa
Guaxinim
Coiote
Lobo

Reprodução sexuada

C Gametogenia

D Fertilização

Zigoto

Oocisto não esporulado

Oocisto esporulado

B Desencistamento no intestino delgado

A Ingestão de cistos por meio de carne inadequadamente cozida

E Ingestão de oocistos esporulados fecais

Esquizonte

G Dois estágios de esquizogonia vascular

Infecção dos monócitos

Esporozoíta

Sarcocisto

Merozoíta

H Os merozoítas invadem as células musculares esqueléticas e desenvolvem-se em sarcocistos

F Encistamento no intestino delgado

Hospedeiro intermediário
Herbívoros

Figura 80.11 Ciclo de vida do *Sarcocystis cruzi*, típico das espécies de *Sarcocystis* spp. *A.* O cisto no músculo é ingerido por um hospedeiro carnívoro definitivo. *B.* Esses cistos sofrem desencistamento no intestino delgado e penetram nas células epiteliais. *C.* Ocorre desenvolvimento dos gametas no epitélio intestinal, e esses gametas (*D*) fundem-se para formar um zigoto, que amadurece no oocisto não esporulado e, em seguida, esporulado. *E.* Os oocistos esporulados são eliminados nas fezes. *F.* Os oocistos que são ingeridos por herbívoros, sofrem desencistamento no intestino delgado, liberando esporozoítas. *G.* Esses esporozoítas penetram no epitélio e migram na vascularização, onde se multiplicam em duas fases de esquizogonia. *H.* Nos estágios finais os esquizontes maduros sofrem ruptura, liberando merozoítas, que penetram nos músculos para formar sarcocistos que contêm numerosos microrganismos. (Arte de Kip Carter © 2004 University of Georgia Research Foundation Inc.)

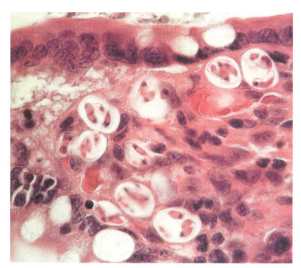

Figura 80.12 Intestino delgado canino com numerosos oocistos esporulados no subepitélio. (Coloração de H&E, 630×). (De Gardiner CH, Fayer R, Dubey JP, 1988. *An atlas of protozoan parasites in animal tissues.* USDA Agricultural Handbook No 651, Beltsville, MD.)

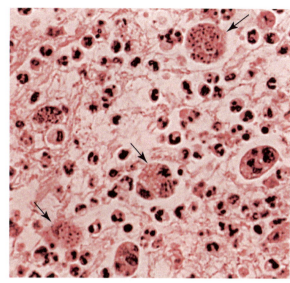

Figura 80.14 Esquizontes de *Sarcocystis canis* em corte de úlcera dérmica de um cão. Observe os macrófagos distendidos (*setas*) com parasitos no exsudato inflamatório, principalmente neutrófilos. (Coloração de H&E, 750×.)

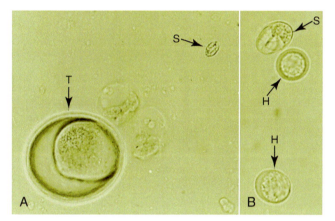

Figura 80.13 Esporocistos de *Sarcocystis cruzi* (*S*) esporulados, *H. hammondi* (*H*) não esporulado e ovo de *Toxascaris leonina* (*T*) em flutuação fecal de fezes caninas. (*A*. Não corado, 430×. *B*. Não corado, 1.250×.) (De Dubey JP. 1976. A review of *Sarcocystis* of domestic animals and of other coccidia of cats and dogs. *J Am Vet Med Assoc* 169:1061-1078.)

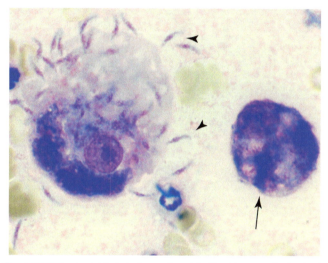

Figura 80.15 Esquizonte intacto de *Sarcocystis canis* (*seta*) e vários merozoítas (*pontas de seta*) liberados de esquizonte que sofreu ruptura em um esfregaço de exsudato de úlcera dérmica de um cão. (Coloração de Giemsa, 750×.)

em cadeia da polimerase confirmaram a existência de *S. neurona* no tecido muscular, embora o cão tenha recebido tratamento imunossupressor para a sua doença clínica e não tenha sido estabelecido com certeza se os cistos eram a causa da doença ou o efeito do tratamento. Todavia, outro cão com paresia dos membros posteriores foi tratado com glicocorticoides, e, depois da remissão temporária dos sinais, o animal desenvolveu quadriparesia progressiva com decúbito e hiperestesia.[10] Os protozoários identificados em áreas maláxicas do SNC coradas com anticorpo monoclonal específico contra *S. neurona* e os achados da análise do DNA do tecido cerebral também indicaram a ocorrência desse microrganismo. Em um terceiro cão com letargia, vômito, trombocitopenia, anemia e pirexia de 1 mês de duração,[61a] o tratamento com fármacos antibacterianos e doses imunossupressoras de prednisona durante 1 semana foi seguido de início de convulsões e ataxia. O cão foi submetido a eutanásia 1 semana após ter recebido alta hospitalar, devido à evolução dos sinais neurológicos. Foi constatada meningoencefalite granulomatosa multifocal e necrosante, com raros merozoítas intralesionais visíveis. Os resultados da reação em cadeia da polimerase (PCR; do inglês, *polymerase chain reaction*) indicaram *Sarcocystis* sp., e os resultados da coloração imuno-histoquímica, utilizando anticorpo policlonal contra *S. neurona*, foram positivos. Além disso, o exame retrospectivo adicional de casos caninos de sar-

coscitose neurológica, originalmente atribuída a *S. canis*, mostrou que eram, na verdade, causados por *S. neurona*, e esse microrganismo foi encontrado em tecidos extraneurais de alguns cães.[18]

A meningoencefalomielite associada ao *Sarcocystis* foi descrita em um filhote de gato Burmês de 13 semanas de vida, com letargia, depressão e choro e hemiparesia progressiva do neurônio motor superior.[23] Outro filhote de gato de 12 semanas de vida desenvolveu disfunção neurológica progressiva 3 dias após a realização de castração de rotina.[15] A encefalomielite foi associada a numerosos esquizontes e merozoítas de *S. neurona* no cérebro e na medula espinal. Em um terceiro caso, envolvendo um gato doméstico de pelo curto de 5 meses de idade, foi observada a ocorrência de ataxia, anisoforia e hiperestesia paraespinal.[2a] Foram também observados merozoítas no líquido cerebrospinal (LCS), juntamente com pleocitose neutrofílica. O microrganismo foi identificado como *S. neurona* ou *Sarcocystis dasypi* com base na análise da sequência genética. Foi também documentada a ocorrência de infecção por *S. neurona* em um lince-canadense (*Felis lynx canadensis*) de 13 anos de idade em cativeiro.[44] Foram detectados anticorpos séricos contra *S. neurona* em 13% de

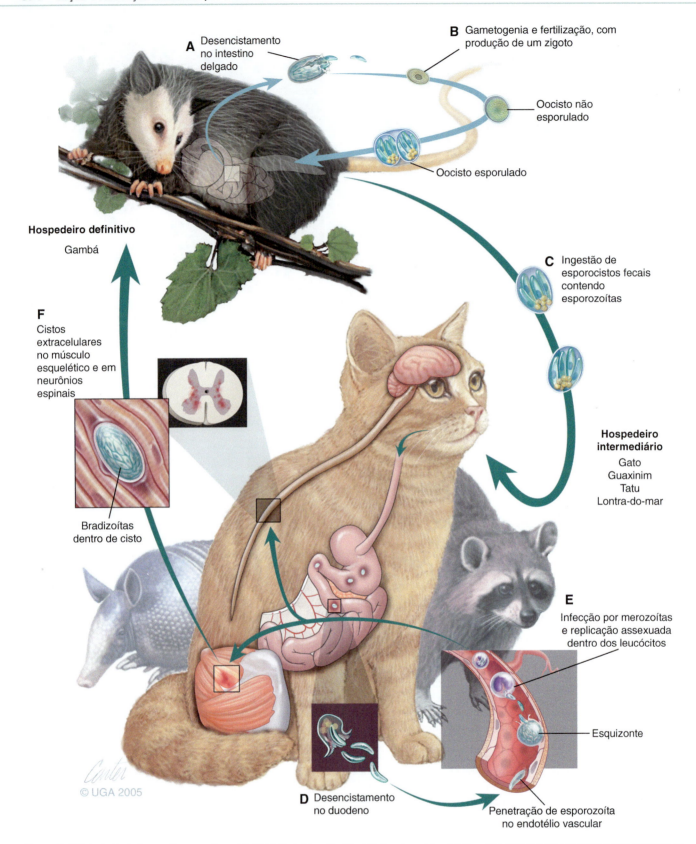

A Desencistamento no intestino delgado

B Gametogenia e fertilização, com produção de um zigoto

Oocisto não esporulado

Oocisto esporulado

Hospedeiro definitivo

Gambá

C Ingestão de esporocistos fecais contendo esporozoítas

F Cistos extracelulares no músculo esquelético e em neurônios espinais

Bradizoítas dentro de cisto

Hospedeiro intermediário
Gato
Guaxinim
Tatu
Lontra-do-mar

E Infecção por merozoítas e replicação assexuada dentro dos leucócitos

Esquizonte

© UGA 2005

D Desencistamento no duodeno

Penetração de esporozoíta no endotélio vascular

Figura 80.16 Ciclo de vida do *Sarcocystis neurona*. Os gambás (*Didelphis virginiana, D. albiventris*) são os hospedeiros definitivos. O gambá ingere microrganismos a partir dos tecidos de hospedeiros intermediários. *A*. Ocorre desencistamento no intestino delgado, com penetração no epitélio intestinal. *B*. Ocorre gametogonia, seguida de fertilização, produzindo um zigoto que finalmente forma um oocisto. *C*. Os oocistos esporulados eliminados nas fezes são ingeridos por hospedeiros intermediários naturais, como gatos, tatus, guaxinins, lontras-do-mar, cangambás e, possivelmente, outros mamíferos. *D*. Os esporocistos ingeridos sofrem desencistamento no intestino delgado, (*E*) multiplicam-se em grau limitado dentro do endotélio vascular e leucócitos nas vísceras e, em seguida, disseminam-se para outros tecidos, provavelmente por meio de leucócitos. *F*. Nos tecidos, ocorre desenvolvimento de sarcocistos, compostos de bradizoítas, nos tecidos muscular e neural. Os equídeos são considerados hospedeiros intermediários aberrantes, visto que não ocorre desenvolvimento alem dos estágios de esquizonte e merozoíta. (Arte de Kip Carter © 2004 University of Georgia Research Foundation Inc.)

310 gatos de fazenda do Ohio[48] e em 5% de 196 gatos domésticos do Michigan, cujos soros foram analisados para anticorpos contra *T. gondii*.[71] O diagnóstico em equinos envolveu o teste *immunoblot* para anticorpos específicos contra *S. neurona* em amostra de líquido cerebrospinal não contaminada com sangue. Foi desenvolvido um método utilizando-se conjugados de anticorpos felinos e procedimento de anticorpo fluorescente (AF) indireto para gatos.[51a] Em um gato com sinais neurológicos e infecção confirmada, foi encontrado título positivo de anticorpos séricos contra *Sarcocystis* sp. de 6.400[2a] O teste para anticorpos também foi usado para a triagem de gatos para a exposição ao microrganismo.[51a]

Não existe nenhum relato de tratamento de cães infectados por *S. neurona* com antiprotozoários, porém um dos gatos acometidos foi tratado.[2a] Os cães identificados como infectados não foram tratados com fármacos anticoccídicos; entretanto, houve agravamento dos sinais clínicos após o tratamento com glicocorticoides, sugerindo que a imunossupressão possa favorecer a proliferação do parasito. O tratamento do gato acometido, identificado *premortem*, incluiu três protocolos separados. Foi administrada clindamicina (10 mg/kg por via intramuscular, a cada 12 h) no primeiro dia, e, em seguida, foi acrescentada a ponazuril (50 mg/kg por via oral [VO], a cada 24 h) ao esquema durante 4 dias. Posteriormente, o tratamento consistiu em clindamicina (10 mg/kg VO, a cada 12 h) e ponazuril (15 mg/kg VO, a cada 24 h). Durante a semana seguinte após a alta hospitalar, o gato foi novamente internado em outra instituição de referência, e a ponazuril foi substituída por pirimetamina, ácido fólico e trimetoprima-sulfonamida. Posteriormente, o gato desenvolveu linfopenia pronunciada, que exigiu a interrupção dos antifolatos. A clindamicina foi mantida durante todo o período de tratamento, com duração aproximada de 1 mês. O gato recuperou gradualmente a maior parte de sua função neurológica, mesmo após a interrupção do tratamento. O tratamento eficaz de equinos envolveu o uso de ponazuril. Ver a Tabela 80.3 e o *Formulário de fármacos*, no Apêndice, para informação posológica que demonstrou ser eficaz no tratamento das infecções intestinais por coccídios em cães e gatos. Outros fármacos anticoccídicos, como clindamicina, tetraciclinas ou inibidores antifolatos, também podem ser considerados, particularmente se for aventado o tratamento por via parenteral.

Cariosporose visceral e cutânea

Foi isolado um microrganismo semelhante a *Caryospora bigenetica* de nódulos cutâneos de cinco cães de 2 a 6 meses de idade. Acredita-se que os cães tenham sido concomitantemente infectados por um microrganismo semelhante ao vírus da cinomose.[16] Os nódulos cutâneos tinham até 2 cm de diâmetro, e alguns exibiam uma área ulcerada central, da qual era possível espremer um exsudato sero-hemorrágico. Ao exame microscópico, a dermatite era caracterizada por edema e infiltrações por células polimorfonucleares, eosinófilos e macrófagos (Figura 80.17). Nos macrófagos foram observados esquizontes, gametócitos masculinos e femininos, oocistos não esporulados e esporulados e cariocistos. Em um cão, houve disseminação da infecção para os linfonodos.

Os membros do gênero *Caryospora* apresentam um oocisto com um esporocisto que contém oito esporozoítas; tipicamente, parasitam répteis e aves de rapina. Pelo menos duas espécies, *C. bigenetica* e *Caryospora simplex*, parasitam roedores e serpentes. As espécies de *Caryospora* spp. têm ciclo de vida complicado, que envolve multiplicação assexuada e sexuada na presa (roedor) e no predador (serpente). Além dos esquizontes e gametócitos habituais, formam-se oocistos esporulados e cistos monozoicos (cariocistos) nas células do tecido conjuntivo da presa. Os cariocistos (diferentemente dos esporocistos e oocistos) apresentam uma parede cística delgada que circunda o núcleo da célula hospedeira. São observadas duas caracterís-

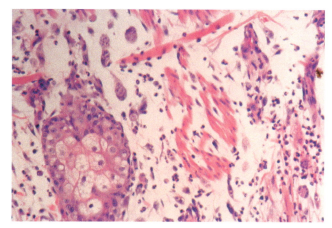

Figura 80.17 Corte de pele de um cão com dermatite por *Caryospora*. Observe os numerosos estágios de *Caryospora* nas células dérmicas, incluindo gametócitos e esquizontes. (Coloração de H&E, 750×.)

ticas incomuns dos estágios de *Caryospora* em cortes histológicos de tecido canino: (1) o pequeno tamanho (menos de 15 μm) de todos os estágios de desenvolvimento e (2) a existência de gametócitos, esquizontes e oocistos em um único macrófago.

Coccidiose biliar intra-hepática em cães

A coccidiose biliar intra-hepática é uma condição rara em cães.[56] Os sinais clínicos associados à doença hepática incluem icterícia, perda de peso e vômitos. Os ductos biliares pequenos e grandes estão aumentados, devido a inflamação e descamação das células epiteliais. As lesões podem estender-se no parênquima hepático. São encontrados estágios assexuados (esquizontes) de um coccídio não identificado nas células epiteliais biliares (Figura 80.18). Esses coccídios são diferentes das espécies de *Toxoplasma*, *Sarcocystis*, *Hammondia* e *Cryptosporidium* e de qualquer outro coccídio conhecido encontrado no cão.

Coccidiose intrapulmonar em cães

Em um cão adulto com sinais clínicos de fraqueza, febre, diarreia, desidratação, perda de peso e sons pulmonares ásperos, foi constatada cinomose complicada por infecção pulmonar causada por microrganismos semelhantes a coccídios.[62] Foram observados estágios assexuados de coccídios nos vacúolos citoplasmáticos de muitas células epiteliais bronquiolares.

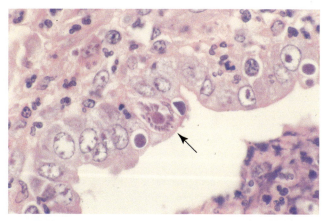

Figura 80.18 Colângio-hepatite supurativa em um cão. O lúmen do ducto biliar está parcialmente ocupado por neutrófilos (*parte inferior, à direita*). As células inflamatórias estão em todo o tecido conjuntivo portal e estendem-se no parênquima periporta. Verifica-se a existência de protozoários no epitélio biliar. A *seta* mostra um esquizonte maduro com merozoítas ao redor de um grande corpúsculo residual. (Coloração de H&E, 1.000×.)

Capítulo 81

Criptosporidiose e Ciclosporíase

Valeria Scorza e Michael R. Lappin

Criptosporidiose

Etiologia e epidemiologia

O *Cryptosporidium* é um gênero de coccídio onipresente do filo Apicomplexa, classe Conoidasida, subordem Eimeria, família Cryptosporidiidae, que reside no epitélio dos sistemas respiratório e digestório de répteis, aves e mamíferos. As espécies podem ser, em sua maioria, relativamente específicas quanto ao hospedeiro. O *Cryptosporidium* encontrado em répteis e aves aparentemente não infecta mamíferos. Existem 16 espécies confirmadas de *Cryptosporidium*, e foram descritos quase 50 genótipos de *Cryptosporidium* em animais (Tabela 81.1).[278,279] A maioria das espécies de *Cryptosporidium* está adaptada a seu hospedeiro e tem um espectro estreito de hospedeiros naturais. *Cryptosporidium parvum* foi detectado nas fezes de alguns cães; todavia, em geral, a maioria

Tabela 81.1	Espécies de *Cryptosporidium* e variedade de hospedeiros.	
Espécies	**Principais hospedeiros**	**Hospedeiros de menor importância**
Cryptosporidium muris	Roedores, camelos bactrianos	Seres humanos, hiracoide das rochas, caprinos montanheses
Cryptosporidium andersoni	Gado, camelos bactrianos	Ovinos
Cryptosporidium parvum	Bovinos, ovinos, caprinos, seres humanos	Cabra-almiscareira, suínos
Cryptosporidium hominis	Seres humanos, macacos	Dugongos, ovinos
Cryptosporidium wrairi	Cobaias	
Cryptosporidium felis	Gatos	Seres humanos, bovinos
Cryptosporidium canis	Cães	Seres humanos
Cryptosporidium meleagridis	Peru, seres humanos	Papagaios
Cryptosporidium baileyi	Galinhas, perus	Calopsita, codorna, avestruz, patos
Cryptosporidium galli	Tentilhão, galinhas, perdiz, bicudo	
Cryptosporidium serpentis	Serpentes, lagartos	
Cryptosporidium saurophilum	Lagartos	Serpentes
Cryptosporidium molnari	Peixe	

Modificada da Referência 278.

dos estudos relata que os cães são infectados por *Cryptosporidium canis* de hospedeiro específico. *Cryptosporidium muris* também foi detectado nas fezes de cães com infecção natural.[146] Foram detectadas três espécies de *Cryptosporidium* spp. nas fezes de gatos: *C. parvum*, *Cryptosporidium felis* e *C. muris*; todavia, apenas *C. felis* e *C. muris* foram encontrados em gatos com infecção natural.[65,200,216,225,226] O DNA de *C. canis* ou *C. felis* raramente foi amplificado a partir de amostras de fezes de seres humanos (ver *Considerações de saúde pública*).

Gatos sem patógenos específicos desenvolveram infecção crônica após a inoculação de *C.parvum*.[231] Entretanto, esses gatos apresentaram sinais clínicos mínimos de doença, mesmo após a administração de glicocorticoides, sugerindo que o *C. parvum* isolado utilizado causou patogenia mínima em cães clinicamente sadios.[231] Em outro estudo, houve desenvolvimento de infecção por *C. parvum* (de origem bovina) em cães e gatos inoculados.[47] Cães com infecção experimental por oocistos de *C. muris*, isolados do estômago de camundongos com infecção experimental, raramente desenvolvem infecções, e os canídeos foram excluídos como hospedeiros verdadeiros de *C. muris*.[11] Entretanto, quando foi administrado *C. muris* a três filhotes de gato, observou-se a eliminação de grandes números de oocistos por extenso período.[112] Oocistos de *C. canis* foram inoculados em camundongos e gatos, mas não em cães.[66] Em outro estudo, filhotes de cães e gatos inoculados experimentalmente com *C. parvum* eliminaram oocistos de criptosporídios após um período pré-patente de 2 a 14 e de 2 a 11 dias, respectivamente.[9] Os períodos patentes tiveram duração de 3 a 33 dias nos filhotes de cães e de 2 a 25 dias nos filhotes de gatos. Nenhum dos animais infectados apresentou doença clínica.[9]

Foram descritas infecções por *Cryptosporidium* spp. em gatos e cães em estudos de prevalência e em pequeno número de relatos de casos. As taxas de prevalência de infecção por *Cryptosporidium* spp. em cães e gatos, que variaram entre os relatos, são afetadas pela população do estudo e pelas diferentes técnicas diagnósticas empregadas (Tabelas 81.2 e 81.3). Apenas alguns estudos caracterizaram geneticamente isolados de *Cryptosporidium* de gatos e cães. As espécies de *Cryptosporidium* podem constituir patógenos primários ou invasores secundários de indivíduos imunossuprimidos. As infecções do íleo são mais frequentes, porém foi relatada a ocorrência de infecções gástricas, respiratórias e conjuntivais em hospedeiros imunossuprimidos. Conforme observado em outras espécies, a diarreia associada em infecções por *Cryptosporidium* spp. pode ser mais comum em cães e gatos jovens.[167,239,272]

As espécies de *Cryptosporidium* são transmitidas por via fecal-oral. O ciclo de vida difere do da maioria dos outros coccídios, e todos os estágios de desenvolvimento ocorrem dentro de um hospedeiro (Figura 81.1).[180] O ciclo começa com a ingestão de oocistos esporulados por um hospedeiro.[155] Os oocistos sofrem desencistamento no trato gastrintestinal (GI), liberando esporozoítas infecciosos, que ficam envolvidos, na forma de trofozoítas, dentro de vacúolos parasitíferos da superfície das microvilosidades dos ente-

Tabela 81.2 — Prevalência de *Cryptosporidium* spp. em cães.

Números examinados	Localização	Exame	Prevalência (%)	Referência
130	Colorado	Microscopia	3,8	91
200	Califórnia	Microscopia	2	56
49	Geórgia	Microscopia	10,2	113
100	Kentucky	Microscopia	17	118
421	Austrália	Microscopia/ PCR	0	28
493	Austrália	Microscopia	11	28
195	Austrália	Microscopia	7,1	116, 239
25	Egito	Microscopia	12	57
458	República Tcheca	Microscopia	4,6	253
57	Finlândia	Microscopia	0	210
29	França	Microscopia	44,8	41
213	Japão	Microscopia	1,4	260
140	Japão	PCR	9,3	3
77	Japão	PCR	3,9	283a
257	Coreia	Microscopia	9,7	124
81	Espanha	Microscopia	7,4	35
101	Escócia	Microscopia	0	238
100	Escócia	Microscopia	1	85
450	Brasil	Microcopia	8,8	129
450	Brasil	PCR	9,5	129
2.193	Argentina	Microscopia	2,2	68
240	Itália	PCR	3,3	73
166	Brasil	Microscopia	2,4	107
906	Japão	Microscopia	0,9	283
152	Países Baixos	Microscopia	8,7	196
505	Espanha	Microscopia	6,3	82
70	Canadá	ELISA	7,4	237
4.225	Reino Unido	Microscopia	0,6	17
290	Noruega	Microscopia/ AF direto	5 a 22	93

ELISA, ensaio imunossorvente ligado a enzima; *AF*, método do anticorpo fluorescente direto; *PCR*, reação em cadeia da polimerase.

Tabela 81.3 — Prevalência de *Cryptosporidium* spp. em gatos.

Números examinados	Localização	Exame	Prevalência (%)	Referência
418	Austrália	Microscopia	0	159
40	Austrália	PCR	10	159
162	Austrália	Microscopia	1,2	227
41	Canadá	ELISA	7,3	237
135	República Tcheca	Sorologia	57	253
16	Egito	Microscopia	6,2	57
10	França	Microscopia	0	41,248
13	Japão	Microscopia	38,5	112
507	Japão	Microscopia	20	260
608	Japão	Microscopia	3,8	6
1.079	Japão	Microscopia	2,8	283
55	Japão	PCR	12,7	283a
60	Países Baixos	Microscopia	4,6	196
57	Escócia	Microscopia	12,3	183
235	Escócia	Microscopia	8,1	178
258	Escócia	Sorologia (IgG)	74	180
50	Espanha	Microscopia	4	82
145	Reino Unido	Microscopia, AF direto	15,2	90
1.355	Reino Unido	Microscopia	1	258
344	EUA (CA)	Microscopia, AF direto	4,7	166
180	EUA	Microscopia, AF direto	3,3	233
600	EUA	Sorologia	8,3	164
206	EUA (CO)	Microscopia/ ELISA	5,4	100
263	EUA (NY)	Microscopia	3,8	247
173	EUA (NC)	Microscopia, AF direto	6,5	186
250	EUA (MS)	Microscopia, AF direto	12	14
250	EUA (MS)	PCR	4,8	14

ELISA, ensaio imunossorvente ligado a enzima; *AF,* método do anticorpo fluorescente direto; *PCR,* reação em cadeia da polimerase.

rócitos (Figura 81.2). Os trofozoítas proliferam de modo assexuado por merogonia, produzindo sexualmente dois tipos de merontes. Dentro de 24 h, os merontes tipo I (que contêm 8 merozoítas) abandonam os vacúolos parasitíferos para invadir outras células epiteliais, onde se desenvolvem em merontes tipo I ou merontes tipo II (que contêm quatro merozoítas). Acredita-se que os merontes tipo I sejam capazes de retornar ao ciclo indefinidamente, e, portanto, existe a possibilidade de que novos merontes tipo I surjam continuamente. Os merontes tipo II não sofrem merogonia, mas produzem estágios reprodutivos sexuados (gamontes). Os zigotos formados pela reprodução sexuada (gametogonia entre microgamontes masculinos e macrogamontes femininos) produzem oocistos "de parede espessa" ou de "parede fina", contendo, cada um deles, quatro esporozoítas. Cerca de 20% dos oocistos produzidos no intestino são oocistos de parede delgada, que não formaram uma parede do oocisto. Em seu lugar, os esporozoítas em desenvolvimento são circundados por uma série de membranas.[64] Esses oocistos de parede fina são imediatamente capazes de liberar esporozoítas infecciosos. Por conseguinte, *C. parvum* parece ter dois ciclos autoinfecciosos: o primeiro por novos ciclos contínuos de merontes tipo I, e o segundo, por esporozoítas liberados dos oocistos cujas finas paredes tenham sofrido ruptura. Os oocistos de parede espessa são eliminados pelas fezes no ambiente.

Os oocistos dos criptosporídios são altamente resistentes e disseminam-se por via fecal-oral. São esporulados quando eliminados nas fezes, por isso são imediatamente infecciosos; nos seres humanos, entre 1 e 1.000 oocistos são suficientes para causar infecção.[189] Os oocistos de *C. felis* são eliminados nas fezes 3 a 6 dias após a infecção. Os oocistos de *C. felis* e *C. canis* são semelhantes quanto ao tamanho; os oocistos de *C. felis* medem 5 μm por 4,5 μm e os de *C. canis* medem 4,95 μm por 4,71 μm.[66,112]

Ocorre infecção após a ingestão de oocistos em consequência de coprofagia, limpeza do animal, água ou alimentos contaminados. Também é possível que a infecção ocorra quando cães ou gatos ingerem presas infectadas. Os oocistos de *Cryptosporidium* spp. são resistentes ao estresse ambiental e à maioria dos desinfetantes comuns, por isso a infecção pela ingestão de água ou alimentos contaminados é comum. Podem ocorrer grandes surtos quando o abastecimento de água de uma comunidade torna-se contaminado.[62] Em um relato, os fatores de risco para a eliminação de oocistos

Vilo do intestino delgado

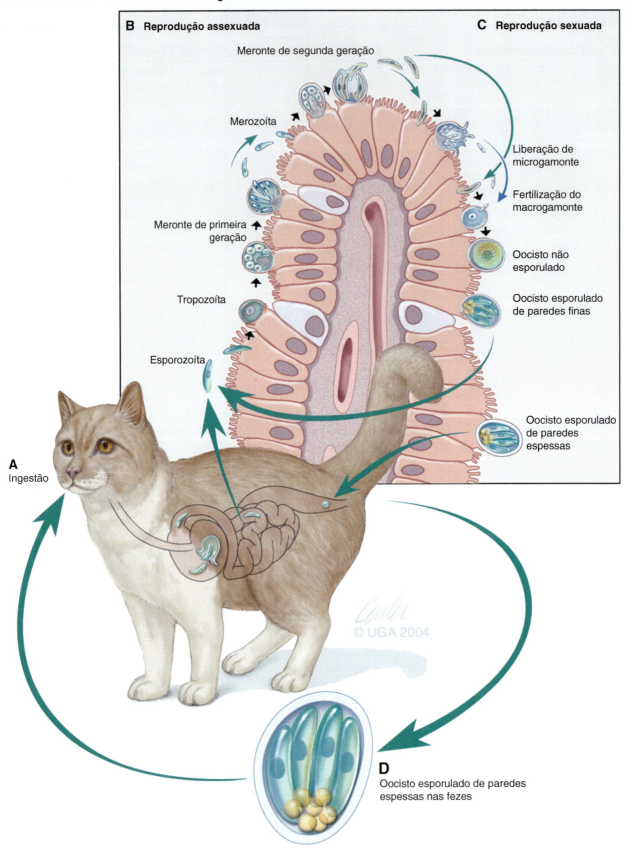

B Reprodução assexuada

C Reprodução sexuada

Meronte de segunda geração

Merozoíta

Liberação de microgamonte

Fertilização do macrogamonte

Meronte de primeira geração

Oocisto não esporulado

Tropozoíta

Oocisto esporulado de paredes finas

Esporozoíta

Oocisto esporulado de paredes espessas

A Ingestão

© UGA 2004

D Oocisto esporulado de paredes espessas nas fezes

Figura 81.1 Ciclo de vida do *Cryptosporidium*. *A*. O hospedeiro ingere oocistos, que sofrem desencistamento no trato intestinal. *B*. Ocorre replicação no intestino com duas gerações de merogonia. *C*. Em seguida, os merontes diferenciam-se em gamontes masculinos e femininos, os quais formam um zigoto que amadurece em um oocisto esporulado no intestino. Os esporozoítas dos oocistos de paredes finas podem infectar novas células. *D*. Os oocistos de paredes espessas são resistentes ao ambiente e infecciosos quando eliminados nas fezes. (Arte de Kip Carter © 2004 University of Georgia Research Foundation Inc.)

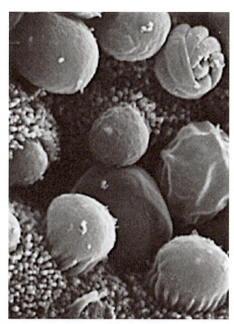

Figura 81.2 Imagem de micrografia eletrônica de varredura de vários estágios de *Cryptosporidium* na superfície das microvilosidades das células epiteliais da cloaca de frango jovem (5.000×). (Cortesia de Sandy L. White, Lilly Research Labs, Greenfield, IN. De Current WL. 1998. The biology of *Cryptosporidium. ASM News* 54:605-612, com autorização.)

de *Cryptosporidium* por gatos foram a existência de outro gato no domicílio eliminando também oocistos e a detecção concomitante de infecção por *Giardia* spp.[14]

Patogenia

Há poucas informações disponíveis sobre a patogenia do *C. felis* ou *C. canis* em gatos e cães. As informações apresentadas aqui provêm de pesquisas realizadas em seres humanos, camundongos e bovinos após infecção por *C. parvum. Cryptosporidium* e *Giardia* têm mecanismos patogênicos muito semelhantes, porém as vias moleculares pelas quais o *Cryptosporidium* provoca doença ainda não foram esclarecidas. O microrganismo é extremamente infeccioso; são necessários apenas 100 oocistos para precipitar a doença em seres humanos.[156,189] Os esporozoítas de *Cryptosporidium* fixam-se ao epitélio intestinal entre a membrana e o citoplasma da célula; essa localização pode explicar, em parte, a sua resistência à quimioterapia.[49] As alterações patológicas são causadas tanto pelos fatores do parasito quanto pela resposta imune do hospedeiro ao microrganismo. Acredita-se que a criptosporidiose provoque diarreia pela combinação de má absorção intestinal de eletrólitos e nutrientes, com hipersecreção de cloreto e água.[105]

C. parvum é considerado um patógeno com mínima capacidade de invasão da mucosa; entretanto, sua fixação à superfície celular apical e a liberação de outros produtos do parasito após a fixação podem ativar vias de sinalização celulares que alteram a função celular.[40] Após fixação à célula do hospedeiro, *C. parvum* parece "apoderar-se" do citoesqueleto da célula hospedeira, reorganizando a actina do hospedeiro no local de infecção, com consequente protrusão da membrana para facilitar a internalização do parasito e o recrutamento de transportadores e canais de membrana na interface entre parasito e célula hospedeira, o que irá proporcionar os fatores necessários ao desenvolvimento do parasito.[40,49] Nas células epiteliais, receptores semelhantes a Toll identificam o *Cryptosporidium* estranho e ativam vias de sinalização a jusante, as quais ativam o desencadeamento de uma série de respostas imunes pelo fator nuclear κB.[40] A expressão da betadefensina entérica, um componente peptídico da defesa inata do trato intestinal, estava 5 a 10 vezes suprarregulada em bezerros após

infecção por *C. parvum*.[49] A liberação de citocinas e quimiocinas associadas ao fator nuclear κB desempenha um importante papel na inflamação causada pela criptosporidiose.[40] A interleucina 8 e outras citocinas inflamatórias são suprarreguladas durante a infecção por *C. parvum*.[40] Todavia, o fator transformador de crescimento beta, que é uma citocina anti-inflamatória, também está suprarregulado durante a infecção e parece desempenhar um papel protetor, limitando a lesão epitelial produzida pela infecção por *C. parvum*.[49]

A má absorção e a má digestão são causadas pela perda da borda em escova epitelial e pelo encurtamento difuso das microvilosidades, que é mediada por linfócitos T ativados.[29] Assim como ocorre na giardíase, a lesão da borda em escova na criptosporidiose provavelmente resulta de um evento mediado pelo hospedeiro, e não do efeito da exposição direta aos produtos do parasito. Foram relatados números aumentados de populações das células T CD8+ Γδ no compartimento intraepitelial durante a infestação intestinal por *Cryptosporidium*.[29] A permeabilidade intestinal também está aumentada na criptosporidiose.[105] Os criptosporídios rompem as junções firmes epiteliais por meio de um mecanismo semelhante ao da *Giardia* ou de outros enteropatógenos.[29,30] A perda da função da barreira epitelial ativa vias patológicas imunes do hospedeiro, o que aumenta o nível de apoptose nas células epiteliais intestinais e facilita a ativação das células imunes intra e subepiteliais.[29]

Várias proteases específicas do *Cryptosporidium* estão envolvidas na invasão das células do hospedeiro; entretanto, o papel específico dessas proteases nessa infecção não está bem definido.[29] Os enterócitos do hospedeiro dão origem a produtos antimicrobianos que modulam a via fisiopatológica, incluindo óxido nítrico, e um mecanismo antiapoptótico recentemente descoberto, que envolve absorção mediada pela glicose.[29] Foram observadas alterações na expressão de microRNA (miRNA), uma nova classe de pequenas moléculas de RNA reguladoras, nas células epiteliais após infecção por *C. parvum*.[40] Aparentemente, esses miRNA estão envolvidos na regulação pós-transcricional das respostas antiparasitárias epiteliais.[40]

Em infecções maciças em gatos foi descrita perda das microvilosidades, degeneração das células epiteliais hospedeiras e atrofia das vilosidades. Essas alterações podem predispor à má absorção ou outra disfunção GI.[78,131,211] Foram detectados infiltrados linfocitários moderados no intestino delgado de um gato infectado por *Cryptosporidium* spp. sem infecções concomitantes.[131] Os achados histológicos no intestino de cães infectados revelaram lesão grave das criptas com hiperplasia, dilatação, atrofia acentuada das vilosidades e perda das glândulas da mucosa. A lâmina própria estava infiltrada com linfócitos, plasmócitos e neutrófilos.[10,50,84] Em um relato que envolveu um filhote de cão infectado, os microrganismos, identificados como *C. canis* pela reação em cadeia da polimerase (PCR; do inglês, *polymerase chain reaction*), foram mais proeminentes na região gástrica.[167]

Achados clínicos

A imunidade do hospedeiro provavelmente é importante para o desenvolvimento de infecção e doença clínica após exposição a criptosporídios, embora a associação entre os fatores de risco tenha sido confusa. Muitos gatos que eliminam oocistos de *Cryptosporidium* ou que apresentam antígenos ou DNA de *Cryptosporidium* spp. nas fezes não exibem sinais clínicos de doença.[6,8,112] No estado de Nova York, 10 de 263 (3,8%) amostras fecais de gatos tiveram resultados positivos para *Cryptosporidium* pelo ensaio imunossorvente ligado a enzima (ELISA; do inglês, *enzyme-linked immunosorbent assay*); entretanto, a sua detecção não foi significativamente associada à ocorrência de diarreia.[246] No norte do Colorado, foram detectados oocistos ou antígenos nas fezes de 11 das 206 (5,4%) amostras fecais.[100] Apenas 4 dos 11 gatos com *Cryptosporidium* tiveram diarreia.[246] Em um estudo não controlado de população de gatos com diarreia, 6 de 179 (3,3%) e 50 de 179 (29%) demonstraram estar infectados por *Cryptosporidium* com base no ensaio de anticorpo imunofluorescente (AF) direto ou no método de PCR, respectivamente.[233] Entretanto, serão necessários estudos adicionais que avaliem grupos correspondentes de gatos sem diarreia para determinar o potencial patogênico do *C. felis* em grupos mais amplos na população de gatos. Devido ao isolamento de criptosporídios de animais clinicamente sadios, o achado do microrganismo em um animal com doença clínica deve ser sempre considerado com cautela quanto à indicação de um papel direto do parasito no processo.

Gatos

No pequeno número de casos relatados de suspeita de criptosporidiose clínica em gatos, os sinais clínicos mais comuns da doença foram diarreia do intestino delgado associada a grande volume de fezes, anorexia e perda de peso. Vômitos foram raros em gatos com criptosporidiose quando havia anormalidades concomitantes. A maioria dos gatos com diarreia e infecção por *Cryptosporidium* spp. apresentava imunossupressão, doença preexistente dos intestinos ou coinfecções.[26,78,79,131,203] Os gatos podem ter desenvolvido imunossupressão associada à infecção pelo vírus da leucemia felina ou pelo vírus da imunodeficiência felina ou apresentavam outras condições de estresse.[19,78,79,172,203] Alguns gatos com suspeita de criptosporidiose clínica tinham coinfecções, o que torna difícil definir se as espécies de *Cryptosporidium* constituem a causa primária dos sinais clínicos observados. Foram documentados *Cystoisospora* spp., *Toxocara cati*, coronavírus, *Giardia*, *Tritrichomonas foetus* e *Campylobacter* em gatos com *Cryptosporidium* spp. nas fezes e diarreia.* Todavia, foi também relatada coinfecção por outros parasitos em gatos sadios com infecções por *Cryptosporidium* spp.[19] As doenças não infecciosas associadas à criptosporidiose em gatos são linfoma e doença intestinal inflamatória.[26,131,136] Em um relato de caso de um gato com doença intestinal inflamatória concomitante, as alterações inflamatórias regrediram após o tratamento bem-sucedido da infecção pelo parasito com tilosina, na dose de 11 mg/kg por via oral (VO), 2 vezes/dia durante 28 dias, sugerindo que a inflamação foi causada pela infecção parasitária.[131] Alguns gatos com infecções crônicas por *Cryptosporidium* spp. deixaram de eliminar oocistos nas fezes e, em seguida, tiveram recorrência da eliminação de oocistos após a administração de glicocorticoides, sugerindo a possível persistência de infecção de baixo nível durante vários meses nessa espécie.[8,165] Foi identificada infecção por criptosporídios em um gato com diarreia crônica.[66a] Um ano depois, o gato apresentou vômitos recorrentes. Os achados na gastroduodenoscopia do edema da mucosa, além de criptosporídios, foram obtidos pelo exame histopatológico da mucosa gástrica e duodenal, e os microrganismos foram identificados pela PCR como *Cryptosporidium muris* e *C. felis*, respectivamente. *C. muris* reside normalmente nas glândulas gástricas de camundongos; todavia, foi relatada a ocorrência de infecção gástrica em seres humanos.[198]

Cães

Espécies de *Cryptosporidium* também foram detectadas em cães com e sem sinais GI de doença. A diarreia é habitualmente do intestino delgado e caracteriza-se por grande volume de fezes, baixa frequência de evacuações e perda significativa de peso. Em alguns casos crônicos pode-se relatar a ocorrência de sangue fresco, tenesmo e desconforto. Em um estudo realizado no norte do Colorado, 5 de 130 cães (3,8%) apresentaram resultados positivos para *Cryptosporidium* spp. por AF direto; quatro dos cães apresentaram diarreia.[91] Em um estudo não

_____
*Referências 16, 19, 78, 79, 122, 136, 203, 230, 260.

controlado, 2 de 113 cães (1,7%) e 19 de 113 (16,8%) com diarreia demonstraram ter infecção por uma espécie de *Cryptosporidium* pelos métodos de AF direto ou PCR, respectivamente.[233] Esses resultados, bem como aqueles de outros estudos, sugerem que os cães são comumente expostos ao microrganismo. Todavia, há muito pouca informação disponível na literatura veterinária a respeito da criptosporidiose em cães. É possível que o *C. canis* esteja muito adaptado ao hospedeiro em cães e raramente esteja associado ao desenvolvimento de doença em cães sadios. Existem vários relatos de casos publicados de filhotes de cães com diarreia atribuída a infecções por *Cryptosporidium*, que também apresentavam coinfecções por parvovírus, cinomose, parasitose ou linfoma.[10,50,69,257,271] Foi relatada a ocorrência de má absorção intestinal em um cão adulto com criptosporidiose.[84] Um dos autores (MRL) examinou um cão Papillon de 3 meses de idade com diarreia crônica. O cão teve resultado positivo para *Giardia* durante vários meses após tratamento bem-sucedido com metronidazol, fembendazol e vacina contra *Giardia*. A coinfecção por *Cryptosporidium* spp. foi confirmada e foi administrada tilosina, na dose de 11 mg/kg VO, a cada 12 h, durante 28 dias. Com 9 dias de tratamento, as fezes já estavam normais e o cão apresentou resultados negativos para ambos os parasitos por AF direto. A medicação foi interrompida, e 1 semana depois o cão estava sadio. Em um estudo de *Cryptosporidium* spp., foi constatado que os microrganismos isolados, originalmente obtidos de um paciente e de um cão de estimação, tinham genótipos bovino e canino, respectivamente.[2] Foi identificada infecção por *C. muris* em um cão que apresentava história crônica de vômitos, e foi observada diarreia profusa durante o exame físico.[59a] Os achados histopatológicos em amostras de biopsia de estômago consistiram em gastrite associada a criptosporídios e numerosas bactérias espiraladas, compatíveis com *Helicobacter* spp. O cão recebeu tratamento empírico para a helicobacteriose gástrica com metronidazol e omeprazol e apresentou melhora clínica durante o período de acompanhamento de 6 semanas.

Diagnóstico

O valor preditivo positivo de todos os ensaios para *Cryptosporidium* spp. é baixo, devido à taxa de prevalência relativamente alta de infecção em cães e gatos sadios. Os oocistos, os antígenos ou o DNA podem ser detectados nas fezes por uma variedade de testes, exibindo, cada um deles, sensibilidade e especificidade diferentes. É possível utilizar as determinações dos anticorpos séricos como medida indireta de exposição a esses microrganismos.

Exame microscópico das fezes

A eliminação de oocistos de *Cryptosporidium* pode ser esporádica, de modo que a obtenção de um resultado negativo nem sempre exclui por completo a possibilidade de infecção. Embora a morfologia microscópica possa ser usada para documentar a infecção por *Cryptosporidium* spp., ela não é uma ferramenta confiável para identificar a espécie infectante.[60] Apesar da alta taxa de infecção em animais clinicamente sadios, a criptosporidiose em gatos e cães provavelmente não tem sido detectada em todos os casos. Isso resulta da insensibilidade negativa de alguns dos testes disponíveis e também do fato de que as espécies que infectam cães e gatos em geral eliminam um número relativamente pequeno de oocistos. Por exemplo, em um estudo de gatos com infecção natural, o número médio de oocistos eliminados por gatos com e sem diarreia foi de 1.817 oocistos por grama de fezes e 191 oocistos por grama de fezes, respectivamente.[260] Em comparação, bezerros infectados com menos de 21 dias de idade eliminaram a média de 90.867 oocistos por grama de fezes.[187]

Técnicas de concentração

O limiar para a detecção positiva de oocistos de *Cryptosporidium* foi estabelecido pelo mínimo de 10^6 oocistos por g de fezes, utilizando-se esfregaços fecais não concentrados.[267] Por conseguinte, para aumentar a sensibilidade do teste são necessários procedimentos de concentração dos oocistos, como flutuação em solução de sacarose de Sheather, flutuação em sulfato de zinco e métodos de cloreto de sódio saturado.[120a] Variações na consistência das fezes influenciam o nível de detecção. Em amostras de fezes aquosas contendo 5.000 oocistos por grama de fezes, os oocistos foram identificados em 90% dos casos pelo exame com AF direto e em 60% pela coloração álcool-acidorresistente. Para a identificação de 100% em amostras de fezes formadas foram necessários 50.000 oocistos por grama de fezes para se obter um resultado positivo ao exame por AF, enquanto foram necessários 500.000 oocistos por grama de fezes para a detecção por coloração álcool-acidorresistente.[265] Tendo em vista que os gatos e os cães geralmente só eliminam 10^3 oocistos por grama de fezes, até mesmo os procedimentos de concentração são considerados insensíveis para detectar infecção.

Técnicas citológicas e histológicas de coloração

Os oocistos são ligeiramente menores quando comparados com eritrócitos, e, devido à sua transparência, as preparações não coradas que utilizam a microscopia óptica convencional não possibilitam a sua identificação acurada (Figura 81.3).[207] Vários corantes podem ser usados para a observação de oocistos de *Cryptosporidium* spp. ao exame microscópico; os corantes usados com mais frequência incluem safranina–azul de metileno, corante de Kinoyoun, corante de Ziehl-Neelsen e dimetil sulfóxido-carbol-fucsina (Figuras 81.4 e 81.5). Na técnica de coloração de Ziehl-Neelsen modificada (ZNM), os oocistos são corados com carbol-fucsina e o corante é retido na etapa de descoloração com ácido-álcool.[205] As resistência dos oocistos ao ácido possibilita a diferenciação do material fecal, que é observado por contracoloração com verde-malaquita ou azul de metileno. Nessa técnica, os oocistos de *Cryptosporidium* aparecem como esferas de coloração rosada ou vermelho-vivo de aproximadamente 5 μm de diâmetro.[205] Em um estudo de fezes humanas, o limite de detecção médio utilizando a coloração de ZNM após concentração das fezes foi de 5×10^5 oocistos/grama.[265] Todavia, como os gatos e os cães eliminam apenas pequeno número de oocistos, essa técnica pode não ser muito sensível nesses animais.

Métodos de imunocoloração

A detecção por AF direto, que utiliza anticorpos monoclonais, pode ser mais sensível e específica do que os métodos de coloração de Ziehl-Neelsen ou outros corantes. Em um estudo que utilizou fezes

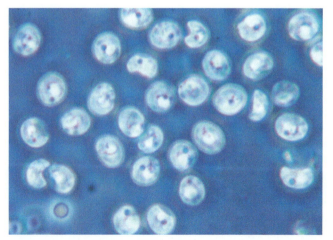

Figura 81.3 Flutuação fecal com oocistos não corados suspensos em água e examinados à microscopia de campo claro (1.500×). (De Gardiner CH, Fayer R, Dubey JP. 1988. *An atlas of protozoan parasites in animal tissues.* USDA Agricultural Handbook No. 651. Beltsville, MD.)

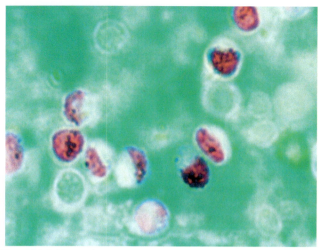

Figura 81.4 Esfregaço fecal com oocistos de criptosporídios corados de azul (Giemsa, 750×). (De Gardiner CH, Fayer R, Dubey JP. 1988. *An atlas of protozoan parasites in animal tissues.* USDA Agricultural Handbook No. 651. Beltsville, MD.)

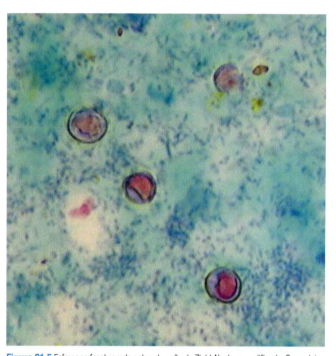

Figura 81.5 Esfregaço fecal corado pela coloração de Ziehl-Neelsen modificada. Os oocistos podem ser corados com carbol-fucsina, sendo o corante retido na etapa de descoloração com ácido-álcool. A resistência dos oocistos ao ácido possibilita a diferenciação do material fecal, que é observado por contracoloração com verde-malaquita ou azul de metileno. Os oocistos de *Cryptosporidium* aparecem como esferas de cor rosada a vermelho brilhante, de aproximadamente 5 μm de diâmetro. (Fotografia de Katherine Prestwood © 2004 University of Georgia Research Foundation Inc.)

humanas, o limite de detecção médio utilizando a coloração de ZNM foi de 5×10^5 oocistos por grama de fezes, enquanto o limiar de detecção utilizando o método de AF direto foi de 5×10^4 oocistos por grama de fezes.[265] Além disso, os resultados de AF direto são de mais fácil interpretação por funcionários de laboratório inexperientes, e a triagem por AF direto exige menos tempo do que algumas das outras técnicas de coloração.[265] A principal desvantagem, em comparação com outros procedimentos de coloração, é que a coloração por AF direto tem maior custo e exige o microscópio de fluorescência.

Um *kit* de AF direto disponível no comércio, que detecta simultaneamente cistos de *Giardia* e oocistos de *Cryptosporidium*, tem sido avaliado com frequência para uso em cães e gatos. Em um estudo, esse método de AF direto apresentou menor sensibilidade do que a técnica de ZNM quando foi testada uma única amostra de fezes de um gato.[154] Entretanto, a sensibilidade do AF direto foi igual à da coloração de ZNM quando foram testadas duas a quatro amostras consecutivamente coletadas. A intensidade de fluorescência dos oocistos variou desde a fluorescência verde-maçã intensa à coloração verde fraca. Esse teste de AF direto foi titulado utilizando-se oocistos de *C. parvum* de fezes humanas, e a variação observada na fluorescência dos oocistos pode ser devida à diversidade antigênica dentro das espécies de *Cryptosporidium* ou à infecção por mais de uma espécie de *Cryptosporidium*.[154] Infelizmente, as espécies de *Cryptosporidium* que infectaram os gatos desse estudo não foram determinadas. Entretanto, quando as mesmas amostras felinas foram testadas com anticorpo policlonal, foi obtida maior sensibilidade, indicando a existência de diferenças antigênicas de *C. parvum* dos seres humanos e as espécies que infectam gatos.[154] Em um estudo conduzido em seres humanos, a sensibilidade de diferentes métodos de AF direto variou entre 94 e 100%, em comparação com a coloração de ZNM e o ELISA, e as taxas de especificidade do método de AF direto foram de 100% em comparação com a coloração de ZNM e ELISA.[205] Nenhum desses ensaios em seres humanos foi totalmente validado para *C. felis* ou *C. canis*; por conseguinte, quando usados para a detecção de *Cryptosporidium* spp. em amostras felinas e caninas, pode-se esperar a obtenção de resultados falso-negativos. Um ensaio de PCR demonstrou ser mais sensível do que o teste de AF direto para a detecção do *C. parvum* em gatos com infecção experimental.[231] O método do AF direto apresentou limiar de sensibilidade de cerca de 10^4 a 10^5 oocistos por grama de fezes quando foram usadas fezes felinas com *C. parvum*.[231]

Detecção de antígenos fecais por ensaio imunossorvente ligado a enzima

Estão disponíveis vários testes de ELISA diferentes para a detecção de antígenos de *C. parvum* nas fezes. Os ensaios disponíveis foram titulados para uso com fezes humanas; por esse motivo, a sensibilidade e a especificidade em cada ensaio para uso com fezes de cães ou gatos não são conhecidas. A sensibilidade de três testes de ELISA e AF direto foi comparada com a coloração de ZNM como padrão de referência em amostras de gatos.[154] Utilizando amostras coletadas no dia 1 do estudo, a sensibilidade dos três métodos de ELISA foi de 89%, 80% e 15%. A sensibilidade desses ensaios aumentou quando foram examinadas amostras de 2 dias consecutivos.[154] Em outro estudo, foi feita a comparação entre a sensibilidade em um *kit* de ELISA fecal e a coloração com carbol fucsina na detecção de *Cryptosporidium* em amostras caninas e felinas.[42] De 270 amostras de cães, 26 (9,5%) apresentaram resultados positivos para *Cryptosporidium* à microscopia, e 8 das 270 (2,95%) amostras tiveram resultados positivos para ELISA fecal.[42] No mesmo estudo, não foi obtido nenhum resultado positivo para *Cryptosporidium* em 100 gatos utilizando-se a microscopia, porém foram obtidos resultados positivos em 22 de 100 (22,4%) gatos utilizando-se ELISA fecal. Como a observação de microrganismos com o uso da microscopia é considerada o padrão de referência, não se sabe se os resultados do ELISA nesse estudo foram resultados falso-positivos.[42,100,246] Em geral, os métodos de ELISA demonstraram ter menor especificidade (90,3 a 100%) em ensaios de amostras humanas, em comparação com os métodos de AF direto.[205] Em testes que usaram *kits* de ELISA para seres humanos em amostras felinas, a especificidade foi alta (superior a 99%), porém a sensibilidade variou de 72,7 a 91,2%, em comparação com o método de AF direto.[166] Dois dispositivos de fluxo lateral projetados para uso no ambulatório para detecção de *C. parvum* em fezes humanas demonstraram ser insensíveis para a detecção de *Cryptosporidium* spp. em fezes felinas.[12] Isso pode estar relacionado com diferenças antigênicas existentes entre *C. felis* e *C. parvum*.

Técnicas de genética molecular

Foram descritos numerosos protocolos de PCR para a amplificação de DNA do *Cryptosporidium* em amostras de água e nas fezes de várias espécies de hospedeiros. Vários estudos relatam maior sensibilidade da PCR, em comparação com a microscopia e as técnicas baseadas em imunologia na avaliação de amostras clínicas de seres humanos e animais.[48,120a,267] Em algumas pesquisas foram relatados limiares de detecção baixos de um único oocisto em amostras de fezes.[175,219,267] A PCR tem sido usada para a amplificação do DNA de *Cryptosporidium* spp. de fezes felinas e foi relatada como mais sensível do que os métodos de AF direto.[227,231,233] A PCR também foi usada na amplificação do DNA de *Cryptosporidium* spp. de fezes de cães.

Outra vantagem da PCR é o fato de que os resultados também podem ser utilizados para determinar as espécies de *Cryptosporidium* existentes. Infelizmente, a padronização dos ensaios de PCR é mínima entre laboratórios, e o nível de controle de qualidade pode variar amplamente. Além disso, a obtenção de um resultado positivo não prova que *Cryptosporidium* esteja causando doença, visto que é comum a descrição de animais com infecção subclínica. Por conseguinte, não se acredita que um método altamente sensível, como o ensaio de PCR, seja valioso como procedimento de triagem de rotina em cães e gatos com diarreia. Além disso, os ensaios definitivamente não estão indicados para uso em amostras de fezes de cães ou gatos clinicamente sadios (ver também *Considerações de saúde pública*, adiante).

Detecção de anticorpos séricos

Foram obtidas evidências sorológicas de infecção por *Cryptosporidium* spp. em 50 de 600 gatos (8,3%), 20 de 23 (87%) e 77 de 135 (57%) dos EUA, da Escócia e da República Tcheca, respectivamente.[162,253,259] Um teste ELISA, com base em antígenos de *C. parvum*, foi titulado e usado para a detecção de IgG contra *Cryptosporidium* spp. no soro de gatos com infecção natural e experimental.[133,162] Nos gatos com infecção experimental, a IgG específica contra *C. parvum* foi detectada dentro de 4 semanas após a inoculação.[162] Quando os resultados desse teste ELISA foram comparados com a existência de oocistos nas fezes por flutuação em sulfato de zinco ou coloração de Ziehl-Neelsen, a sensibilidade, a especificidade, o valor preditivo positivo e o valor preditivo negativo foram, respectivamente, de 50%, 85,5%, 7,7% e 98,6%.[133] No mesmo estudo, 26 de 170 gatos (15,3%) apresentaram resultados positivos para IgG anti-*C. parvum*, porém apenas quatro deles (2%) tiveram oocistos nas fezes.[133] Muitos gatos com infecção aguda e diarreia tendem a ser soronegativos, e é possível que os títulos de IgG contra *Cryptosporidium* persistam por vários meses ou anos, visto que a eliminação do microrganismo é difícil.[165] Por conseguinte, a existência de IgG específica contra *C. parvum* no soro de gatos sugere infecção precedente, porém não exibe alta correlação à eliminação de oocistos. As infecções por *Cryptosporidium* spp. frequentemente persistem em baixos níveis por vários anos em alguns animais, por isso é possível que os resultados dos testes com anticorpos não se correlacionem à existência de oocistos, devido aos resultados falso-negativos dos ensaios fecais. Em cães, foram detectados anticorpos contra *Cryptosporidium* por AF indireto em 16 de 20 amostras (80%), sugerindo que a exposição ao microrganismo seja comum.[259] Não há informações disponíveis sobre o uso de *C. canis* ou *C. felis* como fonte de antígenos em diferentes ensaios de anticorpos, visto que os estudos anteriores utilizaram *C. parvum* ou espécies desconhecidas de *Cryptosporidium* spp. De modo global, estão disponíveis dados mínimos de cães e gatos para avaliar o valor preditivo de testes de anticorpos contra *Cryptosporidium* spp., de modo que eles não são usados atualmente em situações clínicas.

Inoculação em animais

Os oocistos de *Cryptosporidium* spp. podem ser coletados após concentração de solução de açúcar e conservados a 4°C em dicromato de potássio pelo período de até 6 meses sem perda da viabilidade. Em camundongos neonatos são inoculados por via oral, e o tecido intestinal é examinado ao microscópio dentro de 1 semana após a inoculação.

Biopsia intestinal

A biopsia intestinal, como método rotineiro de diagnóstico, é de alto custo e demorada, e, além disso, carece de sensibilidade, visto que apenas pequenas quantidades de tecido podem ser examinadas. Na maioria das espécies hospedeiras clinicamente acometidas, as alterações são mais graves na parte distal do íleo; as lesões macroscópicas consistem em aumento e congestão dos linfonodos mesentéricos. A mucosa apresenta hiperemia e por vezes seu conteúdo é aquoso e amarelo. A coloração de Giemsa e a coloração de hematoxilina e eosina de rotina são eficazes para identificar os microrganismos, visto que a maioria dos estágios dos parasitos é basofílica (Figura 81.6). As amostras podem ser fixadas em soluções de Bouin ou formol. As amostras de biopsia precisam ser fixadas dentro de poucas horas após a sua coleta; caso contrário, a morte celular associada à autólise provoca rápida perda da superfície intestinal que contém os microrganismos. As lesões microscópicas variam no grau de atrofia vilosa, tecido linfoide reativo e infiltrados inflamatórios na lâmina própria, consistindo em neutrófilos, macrófagos e linfócitos. A atenuação das vilosidades intestinais e a hiperplasia das criptas são aparentes. As espécies de *Cryptosporidium* podem ser encontradas em todo o intestino, porém são mais numerosas na parte distal do intestino delgado. A microscopia eletrônica identifica os microrganismos pelas suas características ultraestruturais singulares e localização dentro de vacúolos parasitíferos distintos.[181] As micrografias eletrônicas mostram que o microrganismo é recoberto pela membrana da microvilosidade da célula hospedeira e, portanto, é de localização intracelular, porém extracitoplasmática.

Tratamento

A criptosporidiose é considerada uma patogenia emergente.[88] Em consequência, muitos compostos com potencial atividade anti-*Cryptosporidium* foram avaliados em seres humanos, nos bovinos e em camundongos; entretanto, nenhum deles conseguiu controlar consistentemente os sinais clínicos de doença ou eliminar a infecção. A espiramicina mostrou-se benéfica em alguns estudos preliminares em seres humanos com criptosporidiose, porém estudos subsequentes não confirmaram a sua eficácia.[61] A eflornitina,[220] o estrato dialisável bovino oral[161] e o colostro bovino hiperimune[6,212] demonstraram ter benefício clínico em alguns pacientes humanos com síndrome de imunodeficiência adquirida (AIDS; do inglês, *acquired immunodeficiency syndrome*) e criptosporidiose.

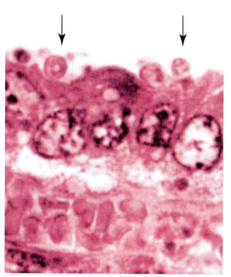

Figura 81.6 O *Cryptosporidium* (*setas*) no intestino de um bezerro infectado localiza-se tipicamente na borda das microvilosidades (coloração H&E, 250×). (Fotografia de Katherine Prestwood © 2004 University of Georgia Research Foundation Inc.)

Existem apenas alguns relatos publicados de tratamento da criptosporidiose em gatos e cães. Por conseguinte, os protocolos descritos aqui só podem ser considerados empíricos. Além disso, é possível que algumas das respostas clínicas ao tratamento ocorram devido aos efeitos do fármaco sobre outras coinfecções em gatos com exposição natural, visto que a existência de criptosporídios é acidental. Por conseguinte, apenas os fármacos com atividade anticriptosporídio conhecida estão listados na Tabela 81.4. O cloridrato de clindamicina, em dose diária de 25 mg/kg VO, foi administrado a um gato com criptosporidiose crônica e duodenite linfocitária.[131] Depois de 60 dias de tratamento, não houve qualquer melhora adicional na consistência das fezes, e foram ainda detectados oocistos. Em seguida, foi administrada tilosina, na dose de 11 mg/kg VO, 2 vezes/dia, durante 28 dias, e a fezes voltaram a ser normais dentro de 1 semana após o início do tratamento. Após a adição da tilosina, os oocistos de *Cryptosporidum* não foram mais detectados pelo período de 6 meses. As alterações inflamatórias no intestino desapareceram após o tratamento, e o gato permaneceu clinicamente sadio durante 2 anos. Outros gatos com suspeita de criptosporidiose foram tratados com tilosina, na dose de 10 a 15 mg/kg VO, 2 vezes/dia, durante 21 dias, e houve resolução da diarreia em cerca de 50% dos animais.[232] Todavia, essas observações não são controladas, e pode ter ocorrido resolução espontânea dos sinais nos gatos acometidos. Como a tilosina apresenta apenas efeito antiprotozoário questionável, é possível que seus efeitos anti-inflamatórios ou antibacterianos tenham desempenhado um papel nas respostas clínicas benéficas. Nem a clindamicina nem a tilosina são recomendadas para tratamento da criptosporidiose.

Tabela 81.4 — Tratamento farmacológico para infecções por *Cryptosporidium* em gatos e cães.

Fármaco[a]	Espécie	Dose[b]	Via	Intervalo (horas)	Duração mínima (dias)
Azitromicina[c]	C	5 a 10 mg/kg	VO	12	5 a 7
	G	7 a 15 mg/kg	VO	12	10 a 21
Nitazoxanida	CG	100 mg/animal	VO	12	3 a 4
Paromomicina[d]	CG	125 a 165 mg/kg	VO	12 a 24	5

CG, tanto cão quanto gato; *G*, gato; *C*, cão; *VO*, via oral.
[a]Ver *Formulário de fármacos*, no Apêndice, para informações específicas sobre fármacos.
[b]Dose por administração em intervalo especificado.
[c]Dose para infecções sistêmicas; o nível eficaz para a doença não foi estabelecido.
[d]Pode ser nefrotóxica e de eficácia incerta. Nunca deve ser usada quando se observar diarreia sanguinolenta, visto que o fármaco pode sofrer absorção sistêmica.

A azitromicina foi avaliada em modelos animais de infecção e em alguns seres humanos com criptosporidiose, com alguns resultados preliminares alentadores.[58,71,221,234] A administração de azitromicina a bezerros infectados por *Cryptosporidium* diminuiu significativamente a eliminação de oocistos e melhorou os sinais clínicos de diarreia.[58] A azitromicina tem sido bem tolerada por gatos e tem sido administrada na dose diária de 10 mg/kg VO, durante o período mínimo de 10 dias, para o tratamento da criptosporidiose, com respostas clínicas variáveis.[234] A duração ótima do tratamento não é conhecida, mas, com frequência, são necessárias várias semanas de tratamento para se obter a resolução completa da diarreia. Além da possível ocorrência de efeitos colaterais GI leves, o fármaco parece ser muito seguro para uso em gatos e cães.

O fembendazol (50 mg/kg VO, a cada 24 h), durante 5 dias, foi administrado a oito gatos com infecções crônicas recorrentes por *Giardia* e *C. parvum*.[122] Os resultados de exames fecais foram comparados com aqueles de oito gatos de controle para *Giardia*. Quatro dos oito gatos tratados com fembendazol apresentaram resultados negativos para *Giardia* e *Cryptosporidium* por métodos diretos após o tratamento. Embora os derivados benzimidazólicos não sejam eficazes *in vivo* contra *C. parvum*, os resultados sugerem que o tratamento da infecção por *Giardia in vivo* também teve efeito direto sobre a infecção por *C. parvum*. De modo semelhante, a administração de ivermectina a camundongos coinfectados por *Giardia* spp. e *Cryptosporidium* spp. mostrou-se eficaz para diminuir a eliminação de ambos os parasitos, embora o fármaco não tenha nenhuma atividade conhecida contra *Cryptosporidium*.[284]

A paromomicina, um antibiótico aminoglicosídio, é pouco absorvido através do epitélio intestinal, mas pode sofrer absorção em pequenas quantidades pela membrana apical que circunda o parasito extracitoplasmático.[221,264] Estudos realizados em seres humanos imunocomprometidos concluíram que a paromomicina como único fármaco foi apenas parcialmente eficaz para o tratamento da criptosporidiose.[23,81,98,264] Entretanto, quando a paromomicina foi usada em associação à azitromicina, os resultados foram satisfatórios.[264] Quando a paromomicina foi administrada a alguns gatos com infecção natural e experimental por *Cryptosporidium*, a eliminação de oocisto diminuiu abaixo dos limites detectáveis dos ensaios empregáveis, porém não se sabe se a infecção foi eliminada.[16,165] Foram detectadas coinfecções por espécies de *Giardia* e *Cryptosporidium* em grupos de gatos filhotes e adultos presumivelmente imunocompetentes.[230] A diarreia persistente, que não respondeu a outros fármacos, foi controlada em dois gatos com infecção por espécies de *Giardia* e por *C. felis* quando a paromomicina foi administrada na dose de 150 mg/kg VO, 1 vez/dia. Todavia, houve necessidade de tratamento durante mais de 21 dias para se obter a resposta clínica máxima e diminuir a eliminação de oocistos abaixo dos limites detectáveis dos ensaios utilizados. A paromomicina nunca deve ser administrada a pacientes com diarreia sanguinolenta, visto que pode sofrer absorção sistêmica, resultando em toxicidade renal e ototoxicidade. Quando gatos infectados por *Tritrichomonas* foram tratados com paromomicina, 4 de 32 gatos desenvolveram insuficiência renal aguda, e 3 dos 4 apresentaram surdez.[81]

O agente mais promissor usado no tratamento da criptosporidiose em seres humanos é a nitazoxanida, um derivado salicilanida do nitrotiazol, que é eficaz contra uma ampla gama de parasitos e bactérias (ver *Formulário de fármacos*, no Apêndice).[240] A nitazoxanida é o único fármaco aprovado pela U. S. Food and Drug Administration (FDA) para o tratamento da diarreia causada por *Cryptosporidium* em seres humanos.[95] A atividade anti-*Cryptosporidium* da nitazoxanida foi comprovada *in vitro*, em alguns modelos animais e em ensaios clínicos humanos.[95] A nitazoxanida tem sido usada no tratamento de alguns gatos e cães infectados com criptosporidiose e giardíase.[132] Em alguns dos gatos e cães infectados, houve regressão da diarreia após a administração de nitazoxanida, na dose de 25 mg/kg VO, a cada 12 h, durante pelo menos 5 dias.[232] Todavia, a nitazoxanida é um irritante GI e, com frequência, provoca vômitos; não é eficaz na ausência de uma resposta imune apropriada dos hospedeiros.

Em seres humanos, fármacos em associações (azitromicina e paromomicina; azitromicina, paromomicina e nitazoxanida) têm sido usados para induzir a diminuição na excreção de oocistos e a melhora dos sinais clínicos em alguns indivíduos.[72,241]

A duração ideal do tratamento para a criptosporidiose felina e canina não está bem estabelecida, e é possível que alguns animais tratados com os protocolos descritos na Tabela 81.4 melhorem, mas podem não apresentar resolução da infecção no final do período sugerido de tratamento. Nesses animais, o tratamento continuado pode estar indicado se for observada melhora gradual. Parece ser mais difícil tratar animais coinfectados por *Cryptosporidium* spp. e *Giardia* spp. do que animais infectados apenas por um dos microrganismos.[232]

A imunoterapia com base molecular contra *Cryptosporidium* e os efeitos de bactérias probióticas foram estudados, porém nenhum desses dois protocolos erradicou o parasito.[71,96] O uso da terapia antirretroviral altamente ativa em seres humanos com AIDS reduziu significativamente a gravidade da criptosporidiose, provavelmente em virtude da recuperação da imunidade do hospedeiro.[61] Outros derivados da isoflavona e compostos nitro ou não nitrotiazolídicos sintéticos derivados da nitazoxanida proporcionaram resultados promissores contra *Cryptosporidium in vitro*.[71,96] A lasalocida, um antibiótico ionóforo, demonstrou ter atividade *in vitro* e *in vivo* contra criptosporídios,[89,96] embora sejam necessários estudos adicionais.

A reposição hídrica parenteral está indicada em caso de desidratação grave. O tratamento com agentes antibacterianos pode ser necessário para eliminar a infecção bacteriana secundária. As soluções de reidratação orais que contêm glutamina podem ser úteis como tratamento de suporte, devido à perda do epitélio absortivo de superfície celular e ao desenvolvimento prevalente de epitélio dependente de glutamina.[120]

Considerações de saúde pública

Em seres humanos imunocompetentes, os sinais GI, por ordem decrescente de frequência, incluem diarreia aquosa profusa, febre baixa e desconforto abdominal. A diarreia dura habitualmente 3 a 12 dias. Os lactentes, as crianças e os adultos idosos apresentam diarreia persistente mais crônica e desidratação. Em indivíduos com imunodeficiência, em particular aqueles com AIDS, a diarreia torna-se crônica (habitualmente 20 ou mais semanas de duração), debilitante e potencialmente fatal. Além disso, foi relatada a ocorrência de colonização da árvore respiratória, do trato biliar e do ducto pancreático em seres humanos imunodeficientes com sinais clínicos associados.[45]

Nos seres humanos, as infecções por criptosporídios não eram identificadas até 1976. A criptosporidiose tornou-se comumente identificada entre veterinários e trabalhadores agrícolas, visto que numerosos relatos de casos documentaram a transmissão de *Cryptosporidium* dos bovinos infectados para agricultores e estudantes de veterinária.[5,39a,39b,137] Depois de 1982, o número de casos relatados de criptosporidiose humana aumentou acentuadamente em decorrência da epidemia da AIDS. A princípio, os casos relatados foram atribuídos, em sua maioria, à imunossupressão; entretanto, com o desenvolvimento de novas técnicas diagnósticas, surtos em seres humanos imunocompetentes começaram a ser identificados. No final da década de 1990, estudos genéticos mostraram que o *C. parvum* podia ser dividido em dois genótipos: o tipo I, que era encontrado apenas em seres humanos; e o tipo II, que infecta seres humanos e bovinos, e uma espécie separada, *Cryptosporidium hominis*.[108,160,202] Na Europa, a criptosporidiose humana é causada por *C. parvum* e

C. hominis; no Oriente Médio, *C. parvum* é a espécie dominante; e nos EUA e no resto do mundo, predomina o *Cryptosporidium.*[274] Os surtos em seres humanos são causados, em sua maioria, por *Cryptosporidium*, exceto um surto transmitido por água potável na Inglaterra, que foi causado pelo genótipo do *Cryptosporidium* do coelho.[274] Nos países em desenvolvimento, a criptosporidiose tem grande impacto nas crianças, particularmente naquelas com menos de 5 anos de idade. O período pré-patente é de 5 a 7 dias. Os sinais clínicos podem durar 2 a 26 dias em seres humanos imunocompetentes e podem consistir em náuseas, cólicas abdominais, febre baixa e anorexia. Em certas ocasiões, os episódios são mais prolongados. Por vezes a diarreia é profusa, e a desidratação é uma sequela comum. Em pacientes imunocomprometidos, como aqueles infectados pelo vírus da imunodeficiência humana (HIV; do inglês, *human immunodeficiency virus*), a gravidade da criptosporidiose aumenta com o declínio das células CD4+, especialmente quando a contagem cai abaixo de 200 células/$\mu\ell$.[278] Ocorrem infecções assintomáticas, particularmente na fase de recuperação da doença. Por outro lado, pacientes sintomáticos podem apresentar resultados intermitentemente negativos nos exames de fezes.[117]

A transmissão do *Cryptosporidium* em seres humanos não infectados ocorre por contato direto com seres humanos e animais infectados, pela ingestão de água contaminada durante atividades recreativas ou pelo consumo de alimento contaminado. A infecção não se restringe a hospedeiros imunocomprometidos, porém é mais grave nesses indivíduos. Como não existe nenhum tratamento eficaz para a criptosporidiose, a prevenção e a redução dos riscos constituem as intervenções mais importantes, particularmente em seres humanos imunossuprimidos.

Os indivíduos imunossuprimidos devem ser informados sobre as maneiras pelas quais é possível evitar a criptosporidiose. A lavagem rigorosa das mãos após manusear animais, após possível contato com fezes humanas (no momento de trocar fraldas), após contato com o solo, antes de se alimentar e antes de preparar o alimento pode reduzir o risco de diarreia em seres humanos infectados pelo HIV.[120] Os seres humanos infectados pelo HIV, particularmente aqueles com contagens de células CD4+ abaixo de 200 células/$\mu\ell$, devem evitar qualquer contato com fezes de animais, particularmente animais de estimação abandonados ou filhotes com menos de 6 meses de idade. A pessoa deve usar luvas quando for limpar áreas que podem ter sido contaminadas com fezes de animais de estimação. Os seres humanos infectados pelo HIV também devem evitar exposição direta a bezerros e cordeiros. Os seres humanos infectados pelo HIV não devem consumir água diretamente de lagos, canais ou rios[120,183a,229] e devem evitar a deglutição acidental de água durante atividades recreativas, como nadar em piscinas públicas.[120] Para uma discussão mais pormenorizada sobre as implicações zoonóticas dessa infecção em pessoas imunocomprometidas, ver *Criptosporidiose,* no Capítulo 99.

Surtos de criptosporidiose foram associados à ingestão de água de abastecimentos municipais. Foi estimado que o custo total associado à doença no surto ocorrido em Milwaukee, em 1993, foi de 96,2 milhões de dólares. O custo total médio por pessoa com doença leve, moderada e grave durante o surto foi, respectivamente, de 116, 475 e 7.808 dólares.[44] A fervura da água durante pelo menos 3 min elimina o risco de criptosporidiose.[120] O uso de filtros de água submícron ou de água fervida também pode reduzir o risco de infecção.[120] Os seres humanos infectados pelo HIV também devem evitar o consumo de ostras cruas, visto que os oocistos de *Cryptosporidium* são capazes de sobreviver por mais de 2 meses nas ostras.[120]

Tendo em vista que os oocistos de criptosporídios são diretamente infecciosos quando eliminados nas fezes, é preciso ter cautela para evitar uma infecção acidental. A excreção fecal de oocistos coincide diretamente com o início e a duração dos sinais clínicos. É preciso ter cautela no manuseio de fezes com suspeita ou existência

comprovada de criptosporídio. As amostras devem ser tratadas com formol antes de serem enviadas ao laboratório diagnóstico e colocadas em um recipiente inquebrável. A parte externa do recipiente deve ser desinfetada para evitar a infecção acidental dos funcionários do laboratório. Além, disso, deve-se notificar o laboratório quanto à suspeita de infecção por criptosporídios.

Para destruir a infectividade dos oocistos, deve-se misturar uma parte de formol a 100% (formaldeído a 38%) com nove partes de fezes líquidas antes de efetuar o exame de fezes para evitar qualquer infecção acidental dos funcionários do laboratório. Ácido acético, acetato de sódio e formol são outros fixadores aceitáveis, porém os fixadores de álcool polivinílico não são compatíveis com a maioria dos procedimentos de coloração.

Em geral, uma única espécie ou genótipo de *Cryptosporidium* infecta apenas determinada espécie ou grupo de animais relacionados. No passado, *C. parvum* era considerado a única espécie de *Cryptosporidium* que infectava seres humanos. Subsequentemente, técnicas de genotipagem identificaram dois genótipos dentro do *C. parvum*: *C. hominis* e *C. parvum sensu stricto*, que são duas espécies infecciosas em seres humanos.[274,279] Além disso, foram também relatadas outras espécies, incluindo *C. felis* e *C. canis* específicos de hospedeiros, nas fezes de alguns seres humanos.[177,201,206,275,279]

Nos EUA, estima-se que existam 72,1 milhões de cães com donos e 81,7 milhões de gatos com donos, com pelo menos um cão em 37,2% dos domicílios e pelo menos um gato em 32,4%.[24] Apesar da associação muito estreita existente entre gatos e cães e os seres humanos, *C. felis* e *C. canis* são raramente encontrados em seres humanos. Do total de 22.505 amostras fecais de seres humanos imunocompetentes e imunocomprometidos de 40 países, apenas 59 isolados consistiram em *C. felis* (0,26%) e quatro em *C. canis* (0,02%).[145,277] *C. hominis* foi identificado em amostras de caprinos e bovinos na Coreia do Sul,[274] mas não em gatos e cães. Vários estudos relatam que o papel dos cães e dos gatos na transmissão da criptosporidiose humana parece ser insignificante.[24,145,277] Na Inglaterra, o contato com cães e gatos não constitui fator de risco para a criptosporidiose.[76] Além disso, cães e gatos adquiridos por seres humanos com criptosporidiose não tiveram taxa de prevalência mais alta de oocistos fecais do que cães e gatos adquiridos de seres humanos não infectados na mesma população estudada.[242] Foi encontrada associação estatística fraca entre a criptosporidiose pediátrica e o contato com cães e gatos na Guiné-Bissau e na Indonésia.[121,170,218] Em um estudo realizado na Austrália, o contato com gatos e cães constituiu um fator protetor.[218] Um estudo não conseguiu identificar associação entre o proprietário do animal de estimação e a criptosporidiose em indivíduos infectados pelo HIV; devido ao pequeno tamanho da amostra, os autores deste capítulo acreditam ser prudente que os proprietários imunocomprometidos de animais de estimação evitem qualquer contato direto com fezes de animais, visto que o risco para eles é provavelmente maior.[75,120] *C. canis* foi detectado em um cão e duas crianças do mesmo ambiente; entretanto, a direção da transmissão potencial de *C. canis* não foi estabelecida.[276] Mesmo quando são identificados oocistos de *C. canis* e *C. felis* em seres humanos e animais de estimação no mesmo domicílio, é difícil estabelecer a direção ou uma fonte comum da infecção.[145] As crianças e os pacientes infectados pelo HIV apresentam maior prevalência de *C. canis*, *C. felis*, *Cryptosporidium meleagridis* e *C. muris* nas fezes.[201] Se indivíduos imunocomprometidos ou crianças muito pequenas fossem expostos a um animal de estimação infectado, o risco poderia ser inaceitável. Se o proprietário decidir ficar com um animal de estimação infectado, o veterinário deverá ressaltar a importância da higiene e das condições sanitárias.

Os oocistos de *Cryptosporidium* spp. são resistentes aos desinfetantes usados com maior frequência, como alvejante comercial (hipoclorito de sódio a 5,25%; ver Tabela 93.1); entretanto, a cloração comum da água potável não afeta a viabilidade dos oocistos.[145] A cloração da água potável não é eficaz, e, como a filtração desse pequeno microrganismo é difícil, ele pode entrar nos abastecimentos municipais de água tratados. Até mesmo a água mineral não gaseificada engarrafada já foi contaminada.[178,188] A solução salina de formol (solução a 10%) e a amônia (solução a 5%) foram eficazes para destruir a viabilidade dos oocistos, porém o tempo de contato necessário foi de 18 h.[32] Todavia, a solução de amônia concentrada (50%) tem sido eficaz para a inativação dos oocistos de *Cryptosporidium* depois de 30 min.[252] O formaldeído e o peróxido de hidrogênio também exibem atividade contra os oocistos.[34] O calor úmido (vapor ou pasteurização [acima de 55°C], o congelamento e descongelamento ou o ressecamento constituem maneiras mais práticas de desinfecção. As piscinas podem ser desinfetadas com altas concentrações de cloro por longos períodos de tempo (3 mg/ℓ de água para 53 h ou 8 mg/ℓ para 20 h).[119] Manter os cães e gatos em domicílios e alimentá-los com ração processada também são atitudes que podem diminuir a probabilidade de exposição, visto que o DNA de *Cryptosporidium* foi amplificado de algumas dietas à base de carne crua.[249] O saneamento excepcional e o uso de água fervida para limpeza das vasilhas de água e alimento devem reduzir a possibilidade de contaminação em ambientes aglomerados. Quando um ser humano é infectado com criptosporidiose, é aconselhável afastá-lo do local de trabalho, da escola ou de outras instituições até 48 h após o último episódio de diarreia.[38] Essa última medida preventiva pode ser prudente para gatos ou cães infectados.

Ciclosporíase

Etiologia e epidemiologia

Cyclospora cayetanensis é um membro da subclasse Coccidia do filo Apicomplexa que infecta seres humanos e animais em climas quentes e tropicais no mundo inteiro. *Cyclospora* é um pequeno parasito (de 8 a 10 μm) intracelular obrigatório, que infecta o epitélio mucoso do intestino ou o ducto biliar de uma variedade de hospedeiros vertebrados. *Cyclospora* foi identificada pela primeira vez como patógeno humano. Durante certo tempo, foi sugerida a designação de "corpúsculos semelhantes a cianobactérias" para descrever o microrganismo, em virtude de sua semelhança com membros das algas cianofíceas.[142] Posteriormente, o parasito foi isolado de fezes humanas e os oocistos foram induzidos a esporular, produzir dois esporocistos, cada um deles com dois esporozoítas. O parasito foi considerado um coccídio e denominado *C. cayetanensis*.[192,195] A análise genética mostra que *C. cayetanensis* está estreitamente relacionada com *Eimeria* spp.[215] As espécies de *Cyclospora* são transmitidas por vias fecal e oral, mediante exposição a água, alimentos ou solo contaminados.

Embora o ciclo de vida não esteja totalmente caracterizado, parece ser monoxênico, exigindo um único hospedeiro humano para completar todo o ciclo. Os oocistos são eliminados de forma não infecciosa e precisam sobreviver por um período suficiente para esporular e serem ingeridos por um hospedeiro suscetível. Dependendo de fatores climáticos, podem ser necessários vários dias a semanas para a esporulação dos oocistos, os quais são capazes de persistir e manter a infecctividade por longos períodos no meio ambiente, mesmo quando expostos a condições rigorosas.[194] Os oocistos têm forma esferoidal, com diâmetro de 7,7 a 9,9 μm. A dose infecciosa mínima não é conhecida, mas é provavelmente muito baixa, variando entre 10 e 100 oocistos.[248]

Após a ingestão, os oocistos esporulados sofrem desencistamento no intestino delgado e penetram nas células epiteliais. Ocorre replicação assexuada no intestino delgado, com penetração dos merozoítas em novas células epiteliais. A reprodução sexuada ocorre no epitélio do intestino delgado e culmina na eliminação dos oocistos não esporulados nas fezes.[193]

Em geral, ocorrem surtos em seres humanos que residem em áreas endêmicas durante a estação quente e chuvosa. Nos EUA e no Canadá, foram também observados surtos transmitidos por alimentos em consequência da ingestão de framboesas durante a estação quente chuvosa.[97,236] O papel que os animais podem desenvolver na transmissão da ciclosporíase permanece controverso. Essa incerteza deve-se à pouca informação disponível sobre o papel dos animais como reservatórios naturais de *C. cayetanensis*. Experimentos conduzidos em nove cepas de camundongos, ratos, ratos-de-areia, galinhas, patos, coelhos, gerbos, cobaias, furões, porcos, cães e três tipos de macacos não tiveram sucesso para estabelecer um modelo animal para o estudo desse parasito.[54] Todavia, oocistos morfologicamente semelhantes a *Cyclospora* foram detectados nas fezes de cães, galinhas, patos e primatas.[248] Os microrganismos só foram confirmados como *Cyclospora* nos primatas. Foram observados oocistos semelhantes aos de *Cyclospora* nas fezes de dois cães em São Paulo, no Brasil.[282] Todavia, os resultados de outro estudo de 140 cães abandonados na mesma área de São Paulo, no Brasil, não incluíram o achado de oocistos semelhantes aos de *Cyclospora* nas fezes.[33] O DNA de *C. cayetanensis* foi amplificado por PCR a partir de amostras de fezes de uma galinha, dois cães e um macaco.[36] No México, oocistos semelhantes aos de *C. cayetanensis* tanto morfológica quanto biologicamente foram detectados em fezes de aves domésticas, mas não em fezes de gatos.[70] As fezes de aves domésticas podem estar envolvidas na contaminação de alimentos, como carne dessas aves, abastecimento de água, vegetais ou frutas.

Sinais clínicos

Em cães e gatos, a doença clínica, se é que ocorre, é incerta, visto que só foram documentados oocistos definitivos em fezes humanas. Os seres humanos infectados podem desenvolver anorexia, náuseas, diarreia aquosa, flatulência, fadiga, cólica abdominal, febre baixa, fadiga e perda de peso após infecção por *C. cayetanensis*; os sintomas mais graves são observados em crianças e em seres humanos com HIV-AIDS.[194] As infecções assintomáticas são mais comuns em áreas endêmicas.[194] Foi também relatada a ocorrência de doença biliar em alguns pacientes com ciclosporíase, e foram também descritas coinfecções por *Cryptosporidium* e outros patógenos intestinais.[194]

Diagnóstico

É possível identificar a infecção por *C. cayetanensis* por meio de exame microscópico, testes moleculares ou exames de fezes à procura de esporulação. Podem ser necessárias várias amostras de fezes de um paciente infectado para o seu exame a intervalos de 2 a 3 dias, a fim de aumentar a probabilidade de detecção. Os oocistos de *Cyclospora* podem ser identificados por microscopia de contraste de fase ou por microscopia de campo claro. A morfologia e as características dos oocistos de *Cyclospora* que os diferenciam dos oocistos de outros coccídios estão listadas na Tabela 81.5. Os oocistos consistem em corpúsculos refringentes e esféricos, e possuem uma mórula central. Como os microrganismos são eliminados em sua forma não esporulada nas fezes frescas, podem ser identificados incorretamente como esporos de fungos ao exame superficial. Se a amostra fecal for conservada a 23° a 30°C por 7 a 15 dias, os oocistos esporulam e contêm dois esporocistos. Os oocistos também podem ser corados pelo método de Ziehl-Neelsen modificado e, portanto, podem ser potencialmente confundidos com *Cryptosporidium* e *Isospora*. Além disso, alguns oocistos podem apresentar coloração variável, e alguns aparecem vermelho-escuros, rosa-pálidos ou não corados.[194] Foram obtidos resultados mais satisfatórios quando as lâminas foram aquecidas em micro-ondas ou a 85°C durante 5 min em banho-maria durante o processo de coloração.[194] Foram usados ensaios de PCR para pesquisa de surtos; esse método é mais sensível do que a microscopia.[109,110,128,182,215] Todavia, é pre-

Tabela 81.5	Comparação dos oocistos e transmissão de coccídios.			
Variável	*Cyclospora*	*Cryptosporidium*	*Isospora*	*Toxoplasma*
Hospedeiro definitivo	Seres humanos, possivelmente animais	Seres humanos, cão, gato, outros animais	Seres humanos, cão, gato, outros animais	Gato
BIOPSIA INTESTINAL				
Estágios intracelulares	T, S, M	T, S, M, G	T, S, M, G	T, S, M, G
Localização intracelular	Profunda	Intramembranosa, extracitoplasmática	Profunda	Profunda
Tamanho nos tecidos (μm)	4 a 16	2 a 5	3 a 15	3 a 15
FEZES				
Tamanho do oocisto (μm)	8 a 10	4 a 6	10 a 19 × 20 a 30; varia de acordo com a espécie	12 × 10
OOCISTO ESPORULADO				
Número de oocistos	2	0	2	2
Número de esporozoíta por esporocisto	2	4 por oocisto (desnudo)	4	4
Coloração de Ziehl-Neelsen	Variável	Sim	Sim	Sim
Autofluorescência ultravioleta, filtro de 365 nm	Círculos azul-esverdeados	Nenhuma	Sim	Nenhuma
Fluorescência com auramina	Fraca	Intensa	Variável	Variável
Infectividade em fezes frescas (já esporulado)	Não	Sim	Não	Não
Transmissão zoonótica	Desconhecida	Muitos animais	Nenhuma; hospedeiro específico	Gato
Transmissão de hospedeiro para provável hospedeiro	Desconhecida	Sim	Sim	Sim; incomum por meio de oocistos

G, gametócito; M, merozoíta; S, esquizonte; T, trofozoíta.
Modificada da Referência 244 e de Sun T, Ilardi CF, Asnis D *et al.* 1996. Light and electron microscopic identification of *Cyclospora* species in the small intestine: evidence of the presence of asexual life cycle in human host. *Am J Clin Pathol* 105:216-220; © 1996, by the American Society of Clinical Pathologists. Reimpressa com autorização.

ciso melhorar a especificidade dos métodos. Em um protocolo, não foi possível distinguir o DNA de *Cyclospora* e de *Eimeria*, a não ser que a PCR fosse seguida de polimorfismo de comprimento de fragmento de restrição.[150] Um ensaio *Western blot*, que avalia a resposta dos anticorpos séricos, pode diferenciar as fases aguda e convalescente da ciclosporíase; entretanto, a principal limitação a esse teste é que o seu desempenho exige um grande número de oocistos.[194]

Tratamento

O fármaco de escolha para o tratamento de seres humanos com ciclosporíase é a trimetoprima-sulfonamida, que geralmente leva à resolução da diarreia depois de 3 a 7 dias.[103,150] O ciprofloxacino foi usado como alternativa para pacientes alérgicos às sulfonamidas, porém foi também relatada de forma inédita a ocorrência de fracasso do tratamento com esse fármaco.[153,288] A nitazoxanida também foi eficaz no tratamento da ciclosporíase em pacientes com hipersensibilidade à sulfonamida.[51,152] Se um cão ou gato for diagnosticado com ciclosporíase clínica, ou se estiver clinicamente sadio, porém representar risco potencial de infecção humana, podem-se administrar doses de rotina de trimetoprima-sulfonamida (ver *Formulário de fármacos*, no Apêndice).

Considerações de saúde pública

C. cayetanensis parece ser a única espécie detectada em seres humanos, e esse microrganismo parece ser específico quanto ao hospedeiro. Todavia, o contato com animais foi considerado fator de risco em muitos estudos realizados no mundo inteiro.[37] Além disso, a amplificação do DNA de *C. cayetanensis* em amostras de fezes de dois cães por ensaio de PCR aumenta as evidências de que os cães podem ser expostos.Todavia, não se sabe se os cães tiveram infecção natural ou estavam apenas eliminando oocistos nas fezes após ingerir fezes de outro hospedeiro natural. A transmissão direta entre seres humanos ou de um animal para seres humanos é improvável, visto que os oocistos necessitam de um tempo considerável para esporular fora do hospedeiro.[37] Os seres humanos tendem a adquirir a infecção em decorrência do consumo de água ou produtos não lavados contaminados.

Para evitar a infecção é necessário haver a educação sanitária, incluindo higiene pessoal, mudança de hábitos alimentares, infraestruturas sanitárias adequadas e consumo seguro de água. Como ocorre com outros coccídios, o hipoclorito de sódio não é um desinfetante eficaz para oocistos de *Cyclospora* spp. Ver *Considerações de saúde pública*, em *Criptosporidiose*, anteriormente, para informações mais detalhadas sobre descontaminação.

Problemas Clínicos

Capítulo 82

Doenças Neurológicas com Suspeita de Origem Infecciosa e Doença Priônica

Acredita-se que as condições descritas neste capítulo sejam causadas por agentes infecciosos insidiosos ou por aberrações imunes na resposta a um ou mais patógenos sub-reptícios. O sistema nervoso central (SNC) é um local frequente onde os patógenos escapam das respostas imunes do hospedeiro. As doenças priônicas são incluídas aqui, em parte por motivos históricos, visto que se furtaram à detecção durante muitos anos. Além disso, seu lugar como doença infecciosa efetiva encontra-se fora do reino dos agentes infecciosos clássicos. Além das condições descritas neste capítulo, outras doenças do SNC com suspeita de origem infecciosa são observadas ocasionalmente em cães e gatos durante avaliações diagnósticas. Algumas continuarão como observações esporádicas isoladas; outras serão identificadas como entidades mórbidas. A capacidade de caracterizar os agentes infecciosos nessas doenças é limitada quando se utilizam tecidos fixados em formol. Deve-se coletar uma amostra fresca para cultura quando os achados clínicos são compatíveis com um desses distúrbios. Além do tecido cerebral obtido para procedimentos de isolamento, amostras de soro e de líquido cerebrospinal (LCS) devem ser coletadas e submetidas a triagem para atividade humoral contra uma ampla variedade de agentes infecciosos conhecidos. O advento de técnicas de biologia molecular vastamente disponíveis e extremamente poderosas também amplia de modo considerável a variedade de estudos etiológicos. Além disso, estudos ultraestruturais mais sistemáticos de tecidos adequadamente fixados, obtidos de lesões e locais indicados pelo exame clínico, podem ser úteis na identificação de agentes infecciosos. Para uma discussão dos distúrbios do SNC causados por bactérias, ver *Infecções Bacterianas do Sistema Nervoso Central*, Capítulo 91.

Meningoencefalite granulomatosa

Andrea Tipold, Marc Vandevelde e Scott J. Schatzberg

A meningoencefalite granulomatosa (MEG) foi relatada em cães nos EUA,[24,25,41] na Austrália,[66] na Nova Zelândia,[5] no Japão[104] e em vários países da Europa.[200] Condição relativamente comum, a MEG consiste em um processo inflamatório linfoide misto, angiocêntrico e não supurativo, que acomete predominantemente a substância branca do cérebro e da medula espinal.[25,41]

Etiologia e patogenia

Apesar de ser reconhecida como entidade clínica há mais de 40 anos, a causa subjacente e o mecanismo de produção da MEG ainda não foram esclarecidos. Teoricamente, foram consideradas causas genéticas, autoimunes, infecciosas, neoplásicas e até mesmo tóxicas. Pesquisas anteriores demonstraram que as fêmeas têm predisposição a essa doença; esse achado é semelhante ao de outras doenças desmielinizantes autoimunes, incluindo esclerose múltipla e encefalite autoimune experimental.[79,92,134] A explicação da predisposição das fêmeas a doenças autoimunes do SNC não está bem esclarecida; entretanto, pode estar envolvida uma conexão entre alterações das citocinas das células T auxiliares associadas aos esteroides, supressão das citocinas reguladoras e alelos de suscetibilidade do cromossomo X.[79,92]

Algumas autoridades sugeriram que a MEG é uma reação de hipersensibilidade de tipo tardio de base autoimune, sustentada pelo predomínio do complexo de histocompatibilidade principal de classe 2 e células T CD3+.[101] Subsequentemente, outros pesquisadores confirmaram o predomínio de linfócitos T CD3+ e a ausência completa da imunorreatividade CD79 (marcador de células B) em quatro casos de MEG.[182] Todavia, esses pesquisadores não conseguiram demonstrar diferenças estatísticas no número de células CD3+ entre a MEG e a meningoencefalite necrosante (MEN) ou entre a MEG e a histiocitose maligna central.[181,182] Os resultados de estudos de imunofenotipagem preliminares indicam a existência de um padrão consistente entre os casos de MEG disseminada.[83] Foram também identificados anticorpos antiastrocíticos no LCS de cães com MEG.[129] Ainda não foi elucidado o perfil imunológico completo da MEG e tampouco foi estabelecido se os autoanticorpos no SNC constituem a causa ou a consequência da inflamação.

Apesar do ponto de vista convencional segundo o qual a MEG é um distúrbio de desregulação imunológica, alguns veterinários neuropatologistas sugerem que essa doença seja um distúrbio linfoproliferativo, com características tanto de inflamação quanto de neoplasias.[180] A MEG focal é particularmente semelhante à neoplasia, visto que os linfócitos existentes dentro dos manguitos perivasculares com frequência exibem graus variáveis de pleomorfismo e índices mitóticos.[57] É interessante assinalar que o LCS de casos de MEG disseminada contém, em certas ocasiões, linfoblastos.[160] Não se sabe ao certo se os linfócitos anormais localizados dentro das lesões cerebrais ou do LCS consistem em células inflamatórias reativas ou representam uma verdadeira população neoplásica.

Os desencadeantes infecciosos potenciais da MEG também foram considerados e pesquisados.[159,161] O vírus da doença de Borna foi identificado em vários cães com meningoencefalite no Japão e na Suíça e foi proposto como agente etiológico da MEG.[137,211] Entretanto, esse vírus provavelmente não representa uma etiologia comum para a MEG, tendo-se em vista a sua predileção pela substância cinzenta do SNC. Outros pesquisadores[163] demonstraram a imuno-histoquímica positiva para os vírus do Nilo Ocidental, parainfluenza canino e encefalomiocardite em lesões graves de cães com meningoencefalite de origem supostamente desconhecida. O significado dessas observações não está bem esclarecido, visto que a imuno-histoquímica positiva pode ser produzida por reatividade cruzada de anticorpos com proteínas endógenas, conforme descrito no sarampo.[168] De modo alternativo, esses resultados podem sustentar a teoria segundo a qual a MEG representa uma resposta hiperinflamatória inespecífica dos hospedeiros a vários antígenos, entre os quais os patógenos constituem um importante subgrupo.

Até o momento, as pesquisas moleculares conduzidas por um dos autores deste capítulo (SJS) não conseguiram identificar agentes infecciosos consistentes associados à MEG; todavia, há pesquisas em andamento que investigam um grupo extremamente diverso de vírus, bactérias e riquétsias como fatores desencadeantes potenciais.[159] Pesquisas adicionais identificaram *Bartonella* spp. e *Mycoplasma* spp. em casos esporádicos confirmados de MEG disseminada.[11] A MEG tende mais a ser uma resposta imunológica inespecífica, e múltiplos fatores desencadeantes ambientais (patógenos, vacinas) e fatores genéticos provavelmente desempenham um papel na etiopatogenia.

Achados clínicos

A doença acomete mais frequentemente fêmeas de pequeno porte de raça pura, jovens até a meia-idade; todavia, caninos de diferentes idades, raças e sexos podem ser acometidos. A prevalência de raças menores parece ser mais alta, particularmente Poodle, Terrier de pequeno porte, Pequinês e Maltês.[24] A doença raramente ocorre antes dos 2 anos de idade. Em geral, os sinais clínicos têm início agudo, e a doença é tipicamente progressiva. Na MEG aguda, os sinais clínicos aparecem rapidamente no decorrer de 1 a 10 dias, e, sem tratamento, a doença é rapidamente progressiva e fatal. Por vezes os sinais clínicos surgem mais lentamente, no decorrer de 1 a 4 meses. Não se deve esperar a ocorrência de sinais neurológicos característicos na MEG, visto que as lesões podem ocorrer em qualquer parte do SNC. Os sinais estão associados ao local de lesão mais extensa, ou podem refletir uma lesão multifocal. Os sinais consistem em distúrbios da marcha e reações posturais, com ataxia, dismetria, paresia, paralisia e alterações do estado mental com confusão, letargia e coma. Pode-se observar também a disfunção dos nervos cranianos.

Apesar das características inespecíficas dos sinais do SNC, podem ser observados alguns achados previsíveis. No estágio agudo da doença, mais de 50% dos animais apresentam febre e por vezes exibem desconforto paraspinal à palpação[174] ou sinais de dor cervical.[41,175] Nesse estágio da doença, os sinais vestibulares centrais são comuns (Figura 82.1); além disso, podem-se observar convulsões. De modo alternativo, a apresentação clínica pode sugerir massa expansiva, referindo-se a um único local de comprometimento, mais frequentemente a fossa posterior, com sinais do tronco encefálico e cerebelares. Os sinais cerebrais ou espinais algumas vezes predominam. Uma forma ocular particular de MEG, anteriormente denominada reticulose ocular, ocorre com cegueira unilateral ou bilateral aguda e evidência oftalmoscópica de neurite óptica.[24,103]

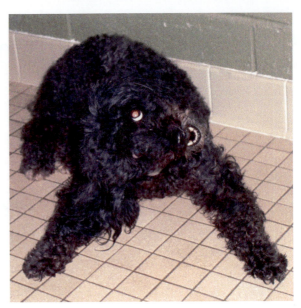

Figura 82.1 Cão apresentando sinais vestibulares centrais.

Diagnóstico

Achados clinicolaboratoriais

Não se observam achados hematológicos e bioquímicos típicos. Pode-se verificar a ocorrência de neutrofilia na fase aguda da doença.[174,175] A análise do LCS mostra-se anormal, com acentuada pleocitose; habitualmente, são obtidas contagens de células de 100 a vários milhares de leucócitos por microlitro. Animais que receberam tratamento prévio com glicocorticoides apresentam pleocitose discreta ou até mesmo contagem normal de células. As células mononucleares predominam; entretanto, é possível observar também pleocitose mista com números variáveis de neutrófilos.[10] O exame citológico do LCS pode revelar grandes células mononucleares anaplásicas, com quantidade abundante de citoplasma rendilhado,[24] e até 20% dessas células consistem em macrófagos. A concentração de proteínas está habitualmente aumentada, com faixa de valores de referência de até 1.119 mg/dℓ e média de 163,2 ± 25 mg/dℓ.[10] O exame eletroforético do LCS pode sugerir ruptura da barreira hematencefálica e síntese intratecal de imunoglobulinas.[174,175] Essas alterações não são específicas da MEG. Os padrões eletroencefalográficos estudados em alguns cães com MEG foram inespecíficos.

Achados nos exames de imagem

Na rara forma focal de MEG, é possível detectar as lesões semelhantes a tumores por meio de tomografia computadorizada (TC)[26] após a administração intravenosa de meio de contraste e com ressonância magnética (RM).[131] Na TC, as lesões da MEG são contrastadas sem, contudo, alcançar o grau dos meningiomas.[176] As características observadas na RM podem assemelhar-se à neoplasia, em que as lesões com imagens ponderadas em T_1 aparecem isointensas e apresentam margens hipointensas; todavia, as lesões com imagens ponderadas em T_2 aparecem hiperintensas.[115] As lesões inflamatórias nas imagens ponderadas em T_1 e T_2 podem incluir lesões com realce contrastado.[115]

Biopsia cirúrgica

Independentemente dos testes auxiliares, o diagnóstico *antemortem* definitivo exige o exame histopatológico de amostras de biopsia cerebral. Essas amostras devem ser coletadas por meio de equipamento estereotáxico, biopsia cirúrgica ou necropsia. Sem essas modalidades de diagnóstico, a MEG pode ser confundida com uma neoplasia ou outra encefalite focal.[182] Além disso, é possível observar padrões celulares mistos e aumento das proteínas no LCS na encefalite inflamatória produzida pelo vírus da cinomose, por *Neospora caninum, Toxoplasma gondii*, micoses e várias outras infecções do SNC. Corantes especiais podem ser aplicados às amostras, e testes genéticos moleculares podem ser realizados em amostras de tecido do SNC para ajudar a determinar os agentes potenciais causadores das lesões.

Teste genético-molecular

Podem ser utilizados métodos de reação em cadeia da polimerase (PCR; do inglês, *polymerase chain reaction*) em amostras de LCS ou do SNC na tentativa de determinar uma causa infecciosa subjacente da MEG. O uso desses procedimentos foi revisado em outros trabalhos.[11,159,161,163] Deve-se consultar capítulos específicos que tratam dos respectivos agentes infecciosos considerados.

Achados patológicos

São encontradas lesões nas meninges, no encéfalo e na medula espinal, particularmente nos segmentos cervicais. Com frequência, a substância branca é mais gravemente acometida do que a substância cinzenta. Embora as lesões sejam disseminadas, os hemisférios cerebrais, o mesencéfalo e a região em torno do quarto ventrículo são mais frequentemente acometidos. As lesões, que estão estritamente associadas à vascularização, consistem em manguitos perivasculares de monócitos, linfócitos, plasmócitos e, algumas vezes, poucos neutrófilos e mastócitos. A formação de focos nodulares de macrófagos dentro desses manguitos é um achado característico na MEG (Figura 82.2). Os manguitos podem ser classificados em três graus de gravidade: lesões perivasculares disseminadas pequenas, confluência de vários manguitos perivasculares em pequenos granulomas e grandes granulomas coalescentes focais, levando à formação de lesões semelhantes a tumores. Além disso, é possível observar a ocorrência de necrose do neurópilo, mitoses nos manguitos perivasculares e edema em ambas as formas da doença. Podem-se observar mastócitos triptase-positivos em manguitos perivasculares das lesões da MEG, nas meninges e no parênquima do SNC. Cães com a doença aguda têm um número significativamente maior de mastócitos em comparação com cães com a doença crônica, sugerindo que essa população de células possa contribuir para a dinâmica da lesão, com consequente lesão do SNC, bem como para a rápida deterioração clínica de cães com MEG.[52] Os anticorpos antiastrócitos estão aumentados no LCS de cães com MEG e MEN, mas não em outras condições inflamatórias do SNC.[129] Foram também detectados autoanticorpos em alguns cães com tumores cerebrais, mas isso pode representar apenas uma resposta secundária à barreira hematencefálica danificada.

Tratamento

Não existe nenhum tratamento específico para a MEG, embora seja frequentemente observada melhora após a administração de glicocorticoides ou diversos agentes imunossupressores (Tabela 82.1). Devido à dificuldade de estabelecer o diagnóstico *antemortem* definitivo de MEG, os estudos para o seu tratamento têm sido complicados. Como o tratamento com glicocorticoides só proporciona melhora temporária em muitos casos, foram usados outros agentes imunossupressores. Pode-se considerar o uso de procarbazina ou citosina arabinosídeo, dois agentes antineoplásicos alternativos.[45,136] A procarbazina é um profármaco que forma numerosos metabólitos citotóxicos ativos após o seu metabolismo. Esse agente alquilante do DNA é um fármaco antineoplásico, que também tem sido usado em casos de transplante em seres humanos. A procarbazina pode ser administrada isoladamente ou em associação no tratamento da MEG presuntiva.[45,223]

A procarbazina é bem absorvida por via oral e pode causar neurotoxicidade, vômitos ou disfunção hepática. O paciente deve ser rigorosamente monitorado à procura de citotoxicidade, e, depois de 1 mês de tratamento diário, deve-se usar uma dose em dias alternados. A citosina arabinosídeo, um fármaco administrado por via parenteral, também é eficaz, tem poucos efeitos colaterais e seu custo é razoável.[45] Em virtude de sua administração parenteral, é usada principalmente como terapia de indução no hospital. Ambos os fármacos causam mielossupressão, e os animais precisam ser monitorados à procura de sinais de toxicidade. A leflunomida é um inibidor da síntese de pirimidinas que suprime as células T ativadas. Tem sido usada como tratamento alternativo, devido aos efeitos colaterais ou à falta de resposta quando se utilizam outros fármacos. A leflunomida pode afetar a replicação celular, causando leucopenia, diarreia ou alopecia em seres humanos. O micofenolato de mofetila tem sido utilizado no tratamento de cães com várias doenças imunomediadas, como pênfigo foliáceo e miastenia grave. Esse fármaco inibe uma enzima na síntese de purinas, o que, por sua vez, suprime a função dos linfócitos. Provoca mielossupressão mínima. O micofenolato de mofetila é de alto custo; todavia, exibe baixo grau de toxicidade, que habitualmente está associada a vômitos ou diarreia. A ciclosporina demonstrou ser benéfica no tratamento de cães com MEG presuntiva localizada.[1] A resposta à ciclosporina como único fármaco

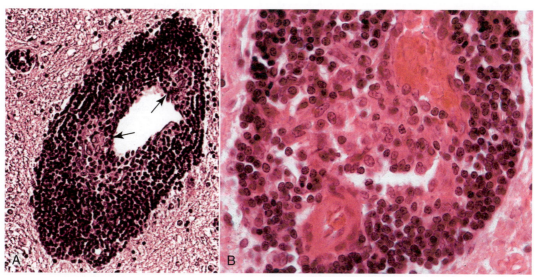

Figura 82.2 Corte histológico em um cão com meningoencefalite granulomatosa. **A.** Manguito mononuclear perivascular típico com focos nodulares de macrófagos de localização excêntrica (*setas*) (coloração de H&E, 100×). **B.** Vista mais ampliada de uma lesão perivascular (coloração de H&E, 250×).

Tabela 82.1	Doses recomendadas de agentes imunossupressores para doenças neurológicas de origem desconhecida.				
Fármaco[a]	**Espécie**[b]	**Dose**	**Via**	**Intervalo (horas)**	
Prednisolona	CG	2 mg/kg	IV, IM, SC	12 a 24[c]	
Dexametasona	CG	0,2 a 0,4 mg/kg	VO, IM, SC	12 a 24[c]	
Procarbazina	C	25 mg/m^2	VO	30[d]	
Ciclosporina	C	3 a 6 mg/kg	VO	12[e]	
Leflunomida	C	4 mg/kg	VO	24	
Citosina arabinosídeo	C	100 mg/m^2	IV, SC	24[f]	
Micofenolato de mofetila	C	10 mg/kg	VO, SC	8	
		20 mg/kg	VO, SC	12	

CG, cão e gato; *C*, cão; *IM*, intramuscular; *IV*, intravenosa; *VO*, via oral; *SC*, subcutânea.
[a]Para informações mais detalhadas sobre todos os fármacos, ver *Formulário de fármacos*, no Apêndice.
[b]Dose por administração em intervalo especificado.
[c]A dose é gradualmente reduzida no decorrer de 4 meses para atingir a menor dose eficaz na manutenção da remissão. Raramente a terapia farmacológica pode ser interrompida.
[d]Depois de 30 dias, administra-se uma dose de 2 em 2 dias. Na ausência de controle, aumenta-se a dose para 50 mg/kg a cada 2 dias e 25 mg/kg em dias alternados.
[e]Em geral, utiliza-se a dose de 3 mg/kg para indução. A resposta ao tratamento e os níveis sanguíneos devem ser monitorados para obter um resultado eficaz e evitar os efeitos colaterais nefrotóxicos. Os níveis do fármaco devem ser verificados dentro de 4 a 6 h após a última dose. A dose é habitualmente reduzida a cada 24 h para manutenção prolongada.[1]
[f]Use para induzir imunossupressão durante 4 dias em cães.

ou inicialmente em associação a glicocorticoides resultou em remissão e interrompeu a progressão dos sinais neurológicos pelo período de até 1 ano de monitoramento, com administração diária contínua de uma dose de manutenção. O uso da ciclosporina sem glicocorticoides evitou muitos dos efeitos colaterais indesejáveis. A nefrotoxicidade da ciclosporina não foi observada, e o monitoramento dos níveis sanguíneos revelou níveis terapêuticos seguros do fármaco. Os efeitos colaterais observados foram queda excessiva dos pelos, alopecia e agravamento potencial de infecção existente do trato urinário. Além disso, foi relatado o uso de lomustina.[61] Em um estudo que utilizou a prednisolona isoladamente ou em associação à lomustina, a resposta a ambos os esquemas foi equívoca.[60a] Por conseguinte, antes da administração de fármacos imunossupressores é preciso excluir as causas infecciosas de meningoencefalite; caso contrário, pode ocorrer exacerbação da infecção.

A radioterapia com cobalto ou acelerador linear tem sido usada para retardar a progressão da doença.[134] Cães com lesões focais sobrevivem por mais tempo do que os que apresentam sinais neurológicos multifocais.[134] A lesão dos tecidos cranianos pela radiação é um efeito adverso; entretanto, isso pode ser uma alternativa para a imunossupressão sistêmica causada pela quimioterapia. Pode ser necessário o uso de anticonvulsivantes para controlar as convulsões associadas às lesões inflamatórias do prosencéfalo em cães com MEG. O fenobarbital e o brometo de potássio por via oral estão indicados para uso geral, e deve-se usar diazepam por via intravenosa ou retal em casos de estado de mal epiléptico.

Em geral, o prognóstico da MEG é reservado, visto que a maioria dos cães desenvolve sinais neurológicos progressivos, apesar do tratamento. Os cães com MEG multifocal podem ter evolução rápida e fulminante da doença no decorrer de várias semanas, não respondendo ao tratamento anti-inflamatório ou imunossupressor. Pacientes com sinais mais focais por vezes apresentam doença progressiva no decorrer de vários meses;[153] os pacientes com localização focal no prosencéfalo são os que apresentam sobrevida mais longa.[134]

Encefalite necrosante

Andrea Tipold, Marc Vandevelde e Scott J. Schatzberg

A MEN e a leucoencefalite necrosante (LEN) são distúrbios inflamatórios do SNC com etiopatogenia semelhantemente evasiva à da MEG. Historicamente designadas como "encefalite do cão Pug" e

"encefalite necrosante do Yorkshire Terrier" (Figura 82.3), respectivamente, essas meningoencefalites idiopáticas são, hoje em dia, descritas em várias raças Toy, incluindo Pug, Maltês, Chihuahua, Yorkshire Terrier, Pequinês, West Highland White Terrier, Boston Terrier, Spitz Japonês e Pinscher Miniatura.* Para evitar a confusão associada à terminologia específica da raça, é mais apropriado descrever esses distúrbios inflamatórios com uma nomenclatura neuropatológica que reflita as topografias das lesões cerebrais associadas a cada um deles (p. ex., MEN e LEN). Devido à superposição dos sinais clínicos e da neuropatologia, o termo abrangente e geral de *encefalite necrosante* (EN) pode ser preferível em uma base *antemortem* e foi usado como título deste item (ver também adiante).

Etiologia e patogenia

A base genética suspeita e os mecanismos patogênicos subsequentes que levam à MEN e à LEN ainda não estão bem elucidados. A informação do *pedigree* de uma grande coorte de cães Pug sugere um forte padrão de herança familiar para a MEN.[69] Embora esses dados de transmissão genética não sejam surpreendentes, *não foi possível demonstrar um padrão simples de herança mendeliana*. Este último sugere que a MEN seja um distúrbio multifatorial. Foi demonstrada patogenia genética e infecciosa complexa para a encefalopatia necrosante aguda em crianças, que ocorre em indivíduos suscetíveis em associação a infecções por vírus influenza e parainfluenza.[135] Foram identificadas mutações de sentido incorreto no gene do poro nuclear RANBP2 como alelos de suscetibilidade para casos familiares e recorrentes de encefalopatia necrosante aguda. Uma combinação semelhante de fatores genéticos e infecciosos pode ser responsável pela EN canina. Existem estudos moleculares de cães acometidos em andamento para identificar *loci* de suscetibilidade genética e rastrear um grupo diverso de fatores desencadeantes infecciosos potenciais capazes de levar à desregulação imunológica na MEN e na LEN.

Embora seja interessante considerar a MEN e a LEN como entidades distintas, esses distúrbios podem representar um espectro de lesão do SNC com patogenias semelhantes. É interessante mencionar que neuropatologistas avaliaram o cérebro de cães das raças Pug, vários da raça Maltês e da raça Chihuahua com lesões que

---

* Referências 8, 33, 42, 177, 189, 193.

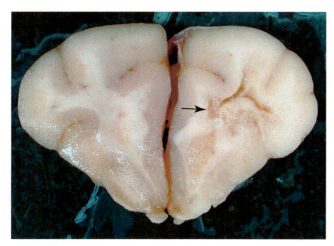

Figura 82.3 Encefalite em Yorkshire. Lesão cística por exaustão (*burnt-out*) na substância branca cerebral (*seta*).

foram típicas de LEN, e não de MEN, que têm sido relatada nessas raças.[49,83] Por outro lado, a MEN foi confirmada em base histopatológica em um Yorkshire Terrier.[160,180] Modelos de encefalomielite autoimune experimental em ratos podem proporcionar o entendimento dessas variações nas topografias das lesões em determinada raça e entre diferentes raças de cães. Modificações mínimas de haplótipos do complexo de histocompatibilidade principal em ratos com encefalite autoimune experimental resultam em padrões diferentes, porém reproduzíveis, de inflamação cerebral após exposição a uma mielina-oligodentrócito-glicoproteína.[179] De modo semelhante, as diferenças histopatológicas entre as EN podem resultar de pequenas diferenças genéticas entre raças de cães, genes modificadores e/ou variações na exposição antigênica.

Foi sugerida a patogenia autoimune para a MEN baseada na existência de autoanticorpos antiastrocíticos e dirigidos contra a proteína ácida fibrilar glial no LCS de cães acometidos.[129,170,199] Todavia, ocorrem níveis semelhantes de anticorpos no LCS de cães com MEG ou com tumores cerebrais e até mesmo de alguns cães clinicamente sadios.[170,198] É necessário realizar mais pesquisas para estabelecer se os autoanticorpos contra a proteína ácida fibrilar glial constituem a causa desencadeante da MEN, representativa de uma fragilidade dos astrócitos específica da raça, ou a consequência de destruição tecidual prolongada em consequência de doença infecciosa. Os resultados da análise genômica de cães Pug com MEN mostrou a existência de alelos específicos em um *locus* próximo ao complexo antigênico leucocitário canino em CFA12.[70] Essa forte associação de antígenos leucocitários de classe II caninos à MEN assemelha-se aos mecanismos patogênicos e associações gênicas encontrados na esclerose múltipla humana.

Devido às semelhanças neuropatológicas da MEN com as meningoencefalites virais em outras espécies, foi também considerada uma etiologia viral.[161] As lesões histopatológicas associadas à MEN canina são particularmente semelhantes àquelas existentes na meningoencefalite por herpes-vírus humano.[42,114] Como o herpes-vírus 1 canino pode causar encefalite em recém-nascidos,[2,143] é concebível que a EN seja desencadeada pela recrudescência de uma infecção latente por herpes-vírus. É interessante assinalar o isolamento de um "vírus semelhante ao herpes" de um cão Pug com MEN; todavia, o vírus isolado não foi retido.[42]

Outras tentativas de isolamento viral de cães com MEN não tiveram sucesso;[180,192,204] entretanto, foram demonstradas proteínas Mx, GTPases induzidas por interferona associadas a doenças virais e inflamatórias no tecido cerebral de cães Pug com MEN.[148] Os resultados de ensaios com PCR amplamente reativos para herpes-vírus

foram negativos em grande número de amostras de cérebro acometido por MEN parafinizadas e congeladas.[69,161] Além disso, a triagem com PCR de cérebros acometidos de MEN para um grupo extremamente diverso de vírus de DNA e de RNA não conseguiu identificar a existência de ácidos nucleicos virais.[160] Embora a ausência de ácidos nucleicos virais no cérebro acometido por MEN seja um argumento contra um vírus neurotrópico de ação direta, esses dados de PCR não excluem a possibilidade de um fator desencadeante viral para a EN por meio de mimetismo molecular.[56,138,186] Outra possibilidade é a existência de um patógeno no SNC (porém em níveis indetectáveis) quando há resposta imune autoperpetuante, fenômeno que foi descrito como infecções flavivirais.[108] Há pesquisas em andamento que investigam neuropatógenos de ação direta, bem como patógenos para- e pós-infecciosos para a inflamação autoimune na EN canina.

Achados clínicos

O início dos sinais neurológicos associados à MEN varia de 6 meses a 7 anos de idade e ocorre mais comumente em cães jovens, com idade média de 29 meses.[42,113] Em comparação, a LEN manifesta-se tipicamente entre 4 meses e 10 anos de idade, com idade média de início de 4,5 anos.[111] Cães com MEN e LEN manifestam comumente sinais cerebrotalâmicos devidos ao predomínio de lesões no prosencéfalo; a LEN também pode causar sinais na parte média a caudal do tronco encefálico.[50] Entretanto, devido à natureza multifocal da doença inflamatória, por vezes ocorrem variações com ambos os distúrbios, e os sinais clínicos refletem primariamente a localização das lesões. Em geral, os sinais associados à EN são rapidamente progressivos e, com maior frequência, incluem convulsões, depleção, rodar em círculos, sinais vestibulocerebelares, déficits visuais e, por fim, morte.

Diagnóstico

Não foi observado qualquer achado hematológico ou bioquímico exclusivamente característico da EN. Os resultados da análise do LCS são anormais na maioria dos cães, com pleocitose predominantemente mononuclear (em geral, 90 a 600 células/$\mu\ell$) e concentração aumentada de proteínas (habitualmente 50 a 200 mg/dℓ);[42,94] todavia, esses achados são inespecíficos, visto que outras encefalites estão associadas a alterações semelhantes do LCS.

As lesões necrosantes maciças no cérebro podem ser detectadas com métodos de imagens de corte transversal, como a TC ou a RM.[110,177] Na RM, as lesões típicas associadas à MEN incluem lesões prosencefálicas multifocais assimétricas, que acometem a substância cinzenta e a substância branca, com realce variável nas imagens ponderadas em T_1.[220] Pode-se perceber também a perda de demarcação da substância cinzenta e branca.[60,220] As lesões aparecem hiperintensas nas imagens ponderadas em T_2 e isointensas a ligeiramente hipointensas nas imagens ponderadas em T_1, com ligeiro realce do contraste. Na LEN, foram descritas múltiplas lesões prosencefálicas bilaterais e assimétricas, que acometem principalmente a substância branca subcortical.[208] As lesões da LEN são hiperintensas nas imagens ponderadas em T_2 e de recuperação de inversão atenuada com líquido e, com frequência, incluem múltiplas áreas císticas de necrose. Essas lesões são hipointensas ou isointensas nas imagens ponderadas em T_1, e o contraste é variável. Os achados na RM podem aumentar a confiança do clínico no diagnóstico presuntivo de EN. A tomografia por emissão de pósitrons tem sido usada de forma limitada na tentativa de diferenciar a MEN de outras doenças inflamatórias do cérebro.[55b,99a]

Achados patológicos

As lesões necrosantes no cérebro podem ser visíveis ao exame macroscópico. Os achados histológicos são incomuns e altamente típicos dessa doença: meningite disseminada, coroidite e encefalite, com maior comprometimento do cérebro. Os infiltrados inflamatórios perivasculares e meníngeos, que consistem em linfócitos, plasmócitos, histiócitos e macrófagos, têm forte tendência a invadir o parênquima adjacente. Verifica-se a existência de lesões subpiais e subventriculares compactas e extensas, que podem se estender profundamente no tecido cerebral subjacente, com proliferação microglial acentuadamente intensa e destruição total dos elementos teciduais originais. Em algumas áreas, ocorre necrose cerebrocortical franca. A substância branca do cérebro também está gravemente acometida, com manguito perivascular e gliose intensos (Figura 82.4). Em algumas áreas observa-se leucomalacia, com liquefação e cavitação do tecido.

Tratamento

É possível utilizar agentes imunossupressores, conforme descrito anteriormente para cães com MEG (ver Tabela 82.1).[67,184] Entretanto, faltam estudos controlados, e o prognóstico com a imunossupressão continua reservado. A monoterapia com glicocorticoides não altera a evolução dessa EN nos casos confirmados, e os agentes antiepilépticos podem ser ineficazes no controle das convulsões.[48,76] Entretanto, os resultados de um estudo indicaram que a administração de fármacos antiepilépticos foi associada a um tempo prolongado de sobrevida.[113] Em geral, os animais acometidos desenvolvem convulsões persistentes e sinais neurológicos progressivos e é comum não sobreviverem por mais de 6 meses a 1 ano após o início da doença clínica.

Hidrocefalia com encefalite periventricular em cães

Andrea Tipold e Marc Vandevelde

A hidrocefalia é, provavelmente, a anormalidade mais comum do desenvolvimento do SNC em cães e pode resultar de estenose congênita ou adquirida do aqueduto mesencefálico, culminando em hidrocefalia interna.[88] A hidrocefalia adquirida habitualmente resulta de doenças infecciosas ou neoplásicas, que levam à obstrução das vias de drenagem do LCS. Uma forma particular de hidrocefalia adquirida

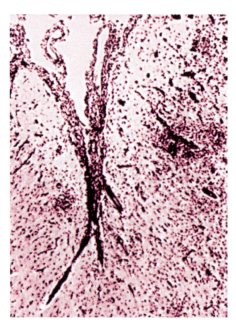

Figura 82.4 Corte histológico de um caso de encefalite em um Pug. Observa-se inflamação perivascular e meníngea intensa, bem como necrose de grandes áreas do córtex cerebral (coloração de H&E, 100×).

em cães jovens está associada à inflamação periventricular grave.* Em um filhote, a inflamação provavelmente obstruiu a drenagem do crânio, causando hidrocefalia externa.[54]

Etiologia

Alguns pesquisadores sugeriram que essas alterações inflamatórias podem resultar de isquemia provocada pela rápida elevação da pressão intracraniana.[219a] Devido à gravidade das alterações inflamatórias observadas na hidrocefalia, houve suspeita de uma causa infecciosa. No exame bacteriológico do tecido cerebral e do LCS de dois cães com essa doença, foram isoladas três bactérias diferentes; todavia, acredita-se que eram contaminantes.[84,217] Foram isolados estafilococos em outro caso.[54] A doença subjacente pode ter sido causada por um vírus, embora não se tenha identificado nenhum agente infeccioso ao exame dos tecidos periventriculares de dois cães à microscopia eletrônica.[217] O vírus parainfluenza canino causou hidrocefalia em cães após inoculação experimental (ver *Achados clínicos*, no Capítulo 7).[15,16] Entretanto, os achados clínicos e patológicos na hidrocefalia experimental induzida por vírus parainfluenza são totalmente diferentes daqueles da condição descrita aqui. Não foi constatada a existência de anticorpos neutralizantes séricos contra o parvovírus canino (CPV; do inglês, *canine parvovirus*).[217]

Achados clínicos

A doença ocorre em filhotes entre 2 e 6 meses de idade. Não existe nenhuma predileção por raças miniatura, como no caso da hidrocefalia congênita. Clinicamente, os animais são sadios por ocasião do nascimento e apresentam desenvolvimento normal nos primeiros 2 meses de vida. Aos 2 ou 3 meses de idade aparecem sinais neurológicos agudos, juntamente com aumento do crânio, que progride rapidamente. Os sinais neurológicos incluem alterações comportamentais, como depressão, embotamento e hiperatividade. Ocorre incoordenação progressiva de todos os membros, e observa-se o desenvolvimento de cegueira central na maioria dos animais. Os achados menos consistentes incluem déficits de nervos cranianos, que podem consistir em surdez e anormalidades da motilidade dos olhos, como estrabismo, inclinação da cabeça e disfagia. Habitualmente a evolução da doença é progressiva, no decorrer de vários dias a poucas semanas. Em alguns animais, a condição clínica pode se estabilizar.

Diagnóstico

Não há nenhum achado hematológico ou bioquímico consistente associado a essa forma de hidrocefalia. As anormalidades do LCS são xantocromia, aumento da concentração de proteínas e pleocitose, incluindo eritrócitos, células mononucleares e macrófagos contendo eritrócitos. O exame radiográfico do crânio revela anormalidades, como adelgaçamento do neurocrânio e aparência homogênea do conteúdo intracraniano. A TC e a RM confirmam o aumento dos ventrículos. Todavia, esses achados são indicadores de hidrocefalia, independentemente de sua causa.[88] O mesmo pode ser aplicado aos achados eletroencefalográficos que indicam hidrocefalia.[88]

Achados patológicos

Ocorre aumento maciço dos ventrículos cerebrais, que estão preenchidos com LCS turvo e hemorrágico. A face interna dos ventrículos mostra-se focalmente áspera, com coloração acastanhada. Um achado típico é a existência de grandes cavidades dissecantes, também denominadas divertículos falsos, no córtex cerebral (Figura 82.5 A). Essas cavidades dissecantes comunicam-se com os ventrículos laterais. Histologicamente, pode-se constatar inflamação grave com necrose

---

* Referências 27, 32, 54, 84, 126a, 217.

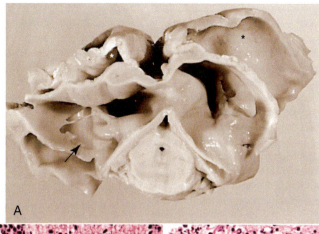

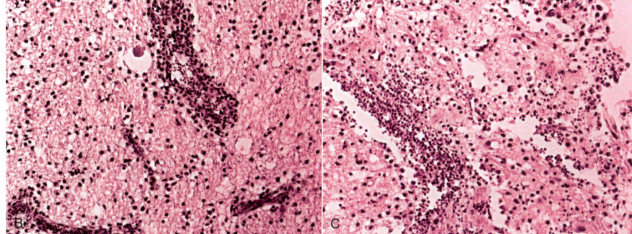

Figura 82.5 Amostras macroscópica e histológicas de um cão com encefalite periventricular. **A.** Área occipital em nível do mesencéfalo, mostrando o acentuado aumento dos ventrículos. Um divertículo falso (*asterisco*) comunica-se com o ventrículo lateral por meio de um defeito (*seta*) na parede ventricular. **B.** Alterações inflamatórias (manguito) no tecido periventricular (coloração de H&E, 100×). **C.** Hemorragia e malacia no tecido periventricular (coloração de H&E, 100×). (Parte A da Referência 217, com autorização.)

dos tecidos ependimários e subependimários.[32,203] As lesões são sempre hemorrágicas. São encontrados macrófagos carregados de hemossiderina nas lesões antigas. Ocorrem manguitos perivasculares com células inflamatórias, e, nas lesões agudas, há infiltração difusa com neutrófilos e macrófagos (Figura 82.5 B e C). O tecido de reparo do mesênquima glial é formado posteriormente durante a evolução da doença.

Tratamento

Na ocasião em que a doença se torna evidente para o proprietário do animal, já ocorreu lesão grave. Na maioria dos casos, a doença é rapidamente progressiva, resultando em grave comprometimento neurológico. Todavia, nos casos em que há estabilização da condição, pode-se considerar o tratamento conservador com glicocorticoides ou o tratamento cirúrgico.[88] A terapia antibacteriana e a derivação ventriculoperitoneal foram bem-sucedidas no tratamento de um filhote com hidrocefalia externa associada a infecção estafilocócica.[54] O prognóstico permanece cauteloso, tendo-se em vista que os cateteres colocados podem ser obstruídos pela reação inflamatória.

Meningoencefalite não supurativa em cães da raça Galgo

Andrea Tipold e Marc Vandevelde

Foi descrita uma nova forma de meningoencefalite específica da raça no Galgo jovem, em animais provenientes de três canis diferentes no sul da Irlanda.[31] Com frequência, vários filhotes de uma ninhada

são acometidos. Há suspeita de origem infecciosa, porém não foram identificados corpúsculos de inclusão, fungos nem cistos protozoários. Outros exames para antígenos comuns não conseguiram estabelecer a causa da doença. Os resultados de expressão gênica sugeriram que infecção viral ou autoimunidade possam estar envolvidas na patogenia.[68a] Ocorreram sinais neurológicos com início agudo, incluindo sinais vestibulares centrais com inclinação da cabeça, ataxia e posição deitada. Além disso, andar em círculos e cegueira foram achados comuns. Os animais apresentavam embotamento mental, desidratação e perda de peso. Os parâmetros hematológicos e bioquímicos refletiram apenas desidratação. Foi descrita encefalite difusa com manguito perivascular predominantemente mononuclear. Os resultados da pesquisa de uma ampla diversidade de agentes infecciosos conhecidos foram negativos.[171a]

Leucoencefalopatia canina e infecção por parvovírus

Craig E. Greene

Assim como todos os parvovírus, o CPV requer a infecção de células de rápida multiplicação (ver Capítulo 8). Em geral, o trato gastrintestinal e a medula óssea são acometidos em cães no período pós-natal. O miocárdio e o tecido do SNC podem ser lesados quando a infecção ocorre nos períodos pré-natal ou neonatal, devido à divisão celular mais rápida nesses tecidos (ver *Doença neurológica*, em *Achados clínicos*, no Capítulo 8). O CPV foi identificado no SNC de filhotes com essas infecções, em associação a pouca ou nenhuma alteração inflamatória do SNC. Embora antígenos virais sejam menos comumente demonstrados no tecido do SNC, o DNA e o RNA mensageiro do CPV foram detectados em níveis elevados, sugerindo a replicação ativa do vírus nos tecidos do sistema nervoso central.

Foi observada leucoencefalopatia associada a "filhotes com tremores" em duas ninhadas relacionadas de Hound Cretense, com evidências de replicação do CPV no SNC.[162] Os sinais clínicos tornaram-se aparentes quando os filhotes começaram a deambular, com 2 a 3 semanas de idade. Os cães foram hospitalizados e monitorados, e os sinais neurológicos não foram progressivos. Alguns dos filhotes acometidos apresentaram anorexia, vômitos e diarreia hemorrágica, com teste para antígeno fecal positivo, durante a primeira semana de hospitalização. As alterações histopatológicas consistiram em alterações inflamatórias linfo-histiocitárias discretas, com vacuolização leve a moderada e perda de mielina acometendo predominantemente a substância branca do cerebelo. É possível que fatores genéticos e uma infecção viral superposta tenham sido responsáveis pelo desenvolvimento dos sinais neurológicos; entretanto, são necessários estudos adicionais, visto que podem ocorrer leucoencefalopatias herdadas independentemente de infecções virais, e o CPV foi identificado no SNC de filhotes com infecções sistêmicas por parvovírus, sem manifestações do SNC em alguns casos. Todavia, a existência de alterações inflamatórias leves no SNC dos filhotes acometidos não é uma característica das formas hereditárias puras de leucoencefalopatia.

Poliomielite felina

Andrea Tipold e Marc Vandevelde

A poliomielite em gatos domésticos foi relatada pela primeira vez na África do Norte e no Ceilão, na década de 1950. Posteriormente, foram descritos casos adicionais na América do Norte e na Europa.[90,107,205] Ocorre uma condição clínica hepatologicamente semelhante em Felidae de grande porte (leões e tigres) mantidos em cativeiro.[63,130]

Etiologia

Os achados patológicos indicam que a poliomielite em gatos é quase certamente causada por um vírus. Entretanto, não foram realizados estudos ultraestruturais para demonstrar a existência de um vírus causal específico em gatos domésticos, e os esforços consideráveis envidados para identificar esse tipo de vírus em leões e tigres, incluindo culturas de tecido, inoculação em animal e estudos sorológicos para vírus conhecidos, não tiveram sucesso.[130] Estudos patológicos comparativos sugerem que várias infecções virais de ocorrência espontânea ou induzidas experimentalmente em gatos têm pouca probabilidade de causar poliomielite; entretanto, é preciso pesquisar mais o papel dos togavírus.[90] A encefalite não supurativa em cães tem sido associada à infecção pelo vírus da doença de Borna em alguns países da Europa, como Áustria, Suíça e Suécia (ver Capítulo 19). A doença de Borna em gatos foi denominada *doença da marcha cambaleante*. Todavia, essa doença em gatos é distinta tanto morfológica quanto clinicamente da poliomielite felina. Além disso, a poliomielite também ocorre em países como os EUA, onde a doença de Borna não foi relatada.

Achados clínicos

A poliomielite felina é uma doença insidiosa; o início é lento, e a doença progride ao longo de semanas a meses. Em muitos casos, há estabilização dos sinais neurológicos e alguns animais podem se recuperar. Os gatos imaturos e adultos parecem ser suscetíveis. A doença nos gatos é esporádica. Entretanto, surtos em que vários leões e tigres foram simultaneamente acometidos ocorreram em jardins zoológicos.[63,130] Os sinais predominantes consistem em problemas de locomoção, incluindo paresia, ataxia e depressão das reações posturais nos membros pélvicos e torácicos. O comprometimento do neurônio motor inferior caracteriza-se por atrofia muscular e diminuição dos reflexos tendíneos. Em alguns casos, a hiperestesia é aparente nas áreas torácica e lombar. Outros achados neurológicos, que são raramente observados, incluem epilepsia, sinais cerebelares e anormalidades das pupilas.

Achados patológicos

São encontradas lesões inflamatórias disseminadas no encéfalo e na medula espinal (Figura 82.6). A medula espinal e o bulbo são mais gravemente acometidos. As lesões consistem em manguito perivascular mononuclear, gliose e degeneração neuronal, sendo esta última mais evidente nos cornos ventrais da medula espinal. Nos casos crônicos pode-se observar pouca inflamação, porém a perda neuronal e a astrogliose intensa na medula espinal são notáveis. Em consequência da lesão neuronal, ocorre também degeneração walleriana difusa e pronunciada das colunas laterais e ventral, lembrando um distúrbio degenerativo primário. Não foi encontrada nenhuma lesão consistente em outros sistemas de órgãos.

Tratamento

Não existe nenhum tratamento curativo disponível para a suspeita de infecção viral. Deve-se evitar o contato entre gatos não acometidos e aqueles com suspeita da doença. O prognóstico nem sempre é desfavorável, visto que houve recuperação de Felidae de grande porte com suspeita da infecção.[63]

Meningite-arterite responsiva a esteroides

Andrea Tipold e Marc Vandevelde

A meningite-arterite responsiva a esteroides (MARE) foi descrita inúmeras vezes na literatura veterinária em várias áreas do mundo. O termo pode ser um tanto enganador; observa-se resposta positiva aos glicocorticoides em uma variedade de condições inflamatórias causadas por infecções ou suas complicações imunopatológicas. Este capítulo descreve uma síndrome específica em cães, em que as reações imunomediadas parecem acometer principalmente artérias e meninges do SNC. Em certa porcentagem de casos, a doença ocorre em associação a poliartrite.[210] Foi observada predisposição de raças no cão Montanhês de Berna,[132,149,190] Boxer,[89,146,190] Beagle, Duck Tolling

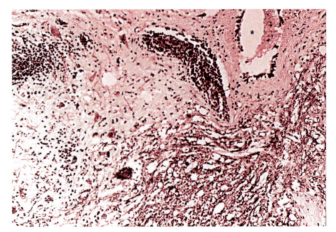

Figura 82.6 Corte histológico da medula espinal de um gato com poliomielite mostrando o manguito perivascular e a gliose nodular na substância cinzenta. O *asterisco* indica o canal central (coloração de H&E, 250×).

Retriever da Nova Escócia[6] e Basset Hound. Entretanto, outros cães de raças média a grande, habitualmente adultos jovens,[89,146] podem ser acometidos.

A poliarterite juvenil, uma vasculite sistêmica que acomete artérias musculares de calibre médio a pequeno, associada predominantemente aos vasos coronários e meníngeos, tem sido relatada comumente no Beagle criado para esse fim, de 6 a 9 meses de idade. O Beagle mantido como animal de companhia e não derivado de cruzamentos consanguíneos é igualmente acometido. Embora a "síndrome de dor do Beagle" pareça ser de natureza mais sistêmica, ela compartilha muitas características da MARE relatada em outras raças e foi mais bem caracterizada.[59,167]

Etiologia e patogenia

A epidemiologia da doença sugere uma origem infecciosa. À semelhança de outras doenças infecciosas, as lesões são inflamatórias. Entretanto, a MARE exibe características imunopatológicas, particularmente no tocante às lesões vasculares. Embora se assemelhe à lesão por imunocomplexos, a arterite do Beagle e de outras raças não foi associada a depósitos de imunocomplexos nos vasos acometidos. Entretanto, plasmócitos produtores de imunoglobulinas estão associados às lesões nas meninges. As células T infiltram difusamente as paredes dos vasos.[195] No Beagle, foram encontradas quantidades aumentadas de imunocomplexos circulantes em 1 cão, aumento do fator reumatoide em 2 cães e diminuição do fator 3 do complemento em 1 cão.[77]

Outros achados que sugerem um evento imunopatológico incluem acentuado aumento dos níveis de IgA no LCS e no soro, aumento da proporção entre células B e células T no sangue, resposta blastogênica suprimida a mitógenos, incapacidade de produzir plasmócitos secretores de imunoglobulinas após ativação e anticorpos anticitoplasma de neutrófilos no LCS e no soro. Todavia, esse último achado não é específico dessa doença e pode ser encontrado em outras lesões do SNC e até mesmo em alguns cães sadios.[191] Uma grande porção de células T é ativada, sugerindo a existência de um superantígeno.[59,196] Imunocitoquimicamente, foi observada na MARE uma representação excessiva de células B nas lesões meníngeas, enquanto a distribuição de subgrupos de linfócitos foi semelhante àquela que ocorre em doenças bacterianas ou por protozoários. Utilizando a citometria de fluxo, o predomínio de linfócitos B no LCS sustenta esse achado mais precoce.[165] Foi constatada uma resposta Th2 predominante, com base no aumento da expressão de interleucina (IL)-4 e redução da resposta Th1 (baixos níveis de IL-2 e de γ-interferona).[166a] Todas as tentativas para identificar um agente infeccioso, como isolamento de vírus, determinação da transcriptase reversa e cultura de bactérias, falharam.[191] Foram encontrados níveis séricos elevados da interleucina IL-6 em cães da raça Beagle acometidos, e esses níveis acompanharam a doença clínica. Os níveis de IL-6 diminuíram após tratamento com glicocorticoides e remissão dos sinais clínicos.[93] Níveis elevados de IL-8 e aumento da atividade quimiotática do LCS foram achados consistentes na MARE. A IL-8 não diminuiu após a administração de glicocorticoides, o que pode explicar a natureza recorrente da doença.[30] Além disso, a invasão dos neutrófilos é facilitada pela suprarregulação do antígeno linfocitário CD11a e de metaloproteinases da matriz.[164,165] A síntese descontrolada de IgA pode resultar de desregulação imunológica, talvez induzida por um agente infeccioso e mediada pela produção aumentada do fator transformador do crescimento β. A IgA em excesso provavelmente desempenha um papel central na patogenia da lesão.

Achados clínicos

A apresentação clínica clássica é episódica e recorrente e inclui dor cervical de início agudo, relutância a se mover, marcha rígida, resistência à manipulação do pescoço, hiperestesia paraespinal e temperatura retal elevada. Os animais cronicamente acometidos desenvolvem déficits neurológicos compatíveis com uma lesão multifocal ou da medula espinal. Em raros casos, ocorre sangramento espontâneo no espaço subaracnóideo, resultando em tetraplegia ou paraplegia.

Diagnóstico

Os achados hematológicos incluem leucocitose predominantemente neutrofílica.[59] O LCS pode estar turvo, sanguinolento ou xantocrômico devido à hemorragia que ocorre no espaço subaracnóideo. Pleocitose neutrofílica (até vários milhares de células por microlitro) e eritrofagocitose são aparentes. Todos os cães sintetizam imunoglobulinas em altas concentrações no SNC.[197]

São encontradas concentrações elevadas de IgA no LCS, que é sintetizada intratecalmente.[190] A demonstração simultânea de níveis elevados de IgA no soro e no LCS sustenta o diagnóstico com alta sensibilidade, porém baixa especificidade.[126] Além disso, foi constatado que proteínas de fase aguda, incluindo a proteína C reativa, estão elevadas no soro e no LCS de cães com MARE.[14,117] Todavia, é preciso excluir a existência de outras doenças inflamatórias sistêmicas, visto que uma elevação das proteínas de fase aguda não pode ser considerada específica.

Na doença aguda, observa-se o predomínio de grande número de neutrófilos no LCS; na doença crônica, as células mononucleares predominam. Em alguns cães cronicamente acometidos, foi documentada hidrocefalia leve a moderada com técnicas de cisternografia e neurossonografia. Os achados na TC incluem hiperdensidade nos espaços meníngeos após injeção intravenosa de meio de contraste. Em cães com grave comprometimento, por vezes a RM também revela aumento dos vasos sanguíneos e contraste nas meninges.

Achados patológicos

Em alguns casos de necropsia, é possível identificar hemorragias subaracnóideas que se estendem por todo o comprimento das meninges da medula espinal e tronco encefálico, presumivelmente em locais onde as lesões vasculares levaram à ruptura de vasos sanguíneos importantes. Na doença crônica, pode-se observar espessamento fibroso da parte espinal das meninges. Lesões fora do SNC são relativamente raras nos cães acometidos. A arterite extraneural é mais frequentemente observada em cães da raça Beagle acometidos, particularmente nas artérias coronárias extramurais e no miocárdio.

São observadas alterações histopatológicas nas meninges da medula espinal e, em grau muito menor, do tronco encefálico. Essas alterações consistem em arterite necrosante de artérias de calibre médio e pequeno e leptomeningite associada (Figura 82.7). As lesões crônicas incluem alterações proliferativas da íntima vascular, com estenose e fibrose da adventícia. Nos casos crônicos, as artérias intramedulares e o parênquima neural podem estar ligeiramente acometidos. Por vezes, há trombose de vasos ocasionais. O infiltrado meníngeo contém macrófagos carregados de hemossiderina em casos em que tenha ocorrido hemorragia. Não há evidências de depósito de imunocomplexos, porém foram encontrados depósitos de imunoglobulinas (IgG, IgM e IgA) nas paredes vasculares de alguns animais[197] no estágio crônico da doença.

Tratamento

Foi observada a ocorrência de remissão espontânea. Por conseguinte, a melhora clínica com tratamento antibacteriano é coincidente, visto que ocorrem recidivas e episódios intermitentes. Em cães que desenvolvem temperaturas corporais extremamente altas devido a contrações musculares, a hidratação e a aplicação de compressas de gelo são úteis. Em cães que apresentam o episódio inicial de dor e pleocitose leve no LCS, devem-se administrar anti-inflamatórios não esteroides.

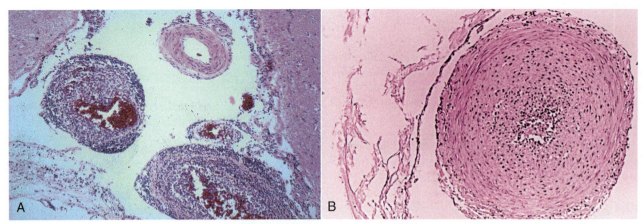

Figura 82.7 Medula espinal na fissura ventral de um cão com meningite-arterite responsiva a esteroides. **A.** Infiltração pronunciada da parede vascular com infiltrado inflamatório nas meninges (coloração de H&E, 40×). **B.** Vista ampliada de uma lesão de um cão acometido, mostrando estenose da artéria meníngea em consequência de proliferação subíntima, com infiltrado periluminal associado de células inflamatórias e fibrose da aracnoide-máter adjacente (coloração de H&E 100×).

Por ocasião da primeira recidiva, se houver agravamento dos sinais ou ocorrer pleocitose maciça no LCS (habitualmente vários milhares de células por microlitro), devem ser administrados glicocorticoides. A resposta inicial a esse tratamento é habitualmente notável. Essa resposta terapêutica imediata e surpreendente dificilmente ocorre na MEG, que com frequência continua progredindo, a despeito do tratamento. A prednisona ou prednisolona é administrada como tratamento a longo prazo, começando com 4 mg/kg de peso corporal durante 1 a 2 dias, sendo essa dose reduzida de modo gradual e lentamente. A resposta ao tratamento e os exames de acompanhamento determinam o protocolo de tratamento. Se o paciente não responder de modo satisfatório aos glicocorticoides ou apresentar efeitos colaterais, como polidipsia ou poliúria e polifagia, devem ser administrados outros fármacos imunossupressores e glicocorticoides em dias alternados. Os resultados de vários estudos indicaram que nem os glicocorticoides nem os agentes imunossupressores podem influenciar a condição imunopatológica subjacente, que parece regredir espontaneamente em certo período de tempo (habitualmente vários meses). Entretanto, a medicação descrita é necessária no intervalo para prevenir a lesão duradoura do SNC relacionada com hemorragia, hipoperfusão vascular e efeitos destrutivos da inflamação. Cães de idade mais avançada que sofrem de recidivas frequentes, tratados insuficientemente com glicocorticoides, e com níveis elevados de IgA no LCS parecem necessitar de tratamento de maior duração e apresentam prognóstico menos favorável. Estudos de tratamento a longo prazo mostram prognóstico bom em 60 a 80% dos cães tratados.[28] Esses estudos mais antigos foram confirmados.[117]

Doenças priônicas e encefalopatia espongiforme felina

Marc Vandevelde e Craig E. Greene

Etiologia e patogenia

A encefalopatia espongiforme felina (EEF) pertence às encefalopatias espongiformes transmissíveis (EET; Tabela 82.2), um grupo de doenças neurodegenerativas que acometem seres humanos e animais e se caracterizam por um período de incubação muito longo e pela degeneração do SNC, com vacuolização do neurópilo e das células nervosas. O agente infeccioso é pequeno e resistente à inativação pelo calor, formol, glutaraldeído, álcool e radiação. A infectividade está associada a uma proteína codificada pelo hospedeiro, a denominada proteína priônica (PrP). A PrP encontra-se amplamente distribuída no SNC, no sistema nervoso periférico, em tecidos neuroendócrinos

e linfáticos e em muitos outros órgãos.[40] A proteína priônica está envolvida no desenvolvimento e função neuronais e na prevenção da morte celular. O mecanismo das EET envolve o dobramento incorreto da proteína priônica normal (PrP^c), produzindo uma nova proteína resistente ao calor, conhecida como PrP^{Sc} ou PrP^{pres} (Sc representa $Scrapie$, a mais antiga encefalopatia espongiforme conhecida em

Tabela 82.2 Encefalopatias espongiformes transmissíveis de seres humanos e animais.

Doença	Hospedeiro[a]	Identificada pela primeira vez
Creutzfeldt-Jakob	Seres humanos	1920
Kuru	Seres humanos (Nova Guiné)	1957
Síndrome de Gerstmann-Straussler-Scheinker	Seres humanos	1928
Insônia familiar fatal	Seres humanos	1986
Variante da doença de Creutzfeldt-Jakob (EE bovina em seres humanos)	Seres humanos	1996
Insônia familiar esporádica	Seres humanos	1999
Scrapie	Ovinos	1730
	Caprinos	1872
Encefalopatia de marta transmissível	Marta	1947
Doença consumptiva crônica	Veado	1967
	Alce	1979
EE bovina (doença da vaca louca)	Bovinos (Europa)	1985
EE	Antílopes, órix, grande-cudo (África)	1989
EE felina	Gatos domésticos (Europa)	1990
	Gatos exóticos	1992
EE de primatas em cativeiro	Macaco	1996

EE, Encefalopatia espongiforme.
[a]Localização geográfica entre parênteses quando restrita a uma área específica.

pequenos ruminantes; *res* indica resistente à digestão pela protease). Em sua nova conformação, a PrP^{Sc} é resistente à protease e, portanto, acumula-se no tecido. O dobramento incorreto da PrP também pode ocorrer espontaneamente e de modo esporádico por meio de mutações genéticas no gene PrP, levando ao desenvolvimento de encefalopatias espongiformes (EE) hereditárias, que são extremamente raras nos seres humanos. Uma vez formada, acredita-se que a PrP modificada anormal induza cópias adicionais de si mesma por meio de sua interação com a PrP normal. Por conseguinte, existe a hipótese de que essa proteína mal dobrada se transforme em um agente infeccioso, o príon.[40] A teoria do príon é um conceito revolucionário em biologia, e ainda existem muitas questões. Os príons são singulares, visto que podem ser tanto herdados quanto infecciosos.

O gene PrP^c é altamente conservado entre diferentes animais; todavia, camundongos nocaute desprovidos da proteína desenvolvem-se normalmente com anormalidades neuronais discretas. A existência de uma PrP anormal no SNC é devastadora. A PrP^{Sc} é insolúvel e sofre agregação na forma de fibrilas amiloides no tecido cerebral infectado, onde depósitos (placas amiloides) podem ser observados em algumas EET. O acúmulo de fibrilas de PrP^{Sc} aberrantemente dobradas é fundamental na patogenia dessas doenças.[40] O acúmulo leva a proliferação astrocítica, ativação de células microgliais, perda das sinapses e, por fim, morte das células neuronais por apoptose.

As EET são transmissíveis a outros animais, pelo menos em condições experimentais.[47] As vias de transmissão natural das EET envolvem ingestão oral, escarificação da pele ou transmissão congênita. Por exemplo, o *scrapie* foi consistentemente identificado na placenta de ovelhas.[151] A infecção sofreu disseminação iatrogênica por meio de produtos biológicos contaminados[26] e provavelmente por meio de outros procedimentos veterinários ou práticas de alimentação.[167]

Durante o período de incubação, que foi estudado em pequenos roedores, a PrP^{Sc} acumula-se nas membranas das células dendríticas foliculares (CDF) no tecido linfoide local.[3] Uma fase decisiva da invasão neuronal provavelmente ocorre na interface das CDF e terminações nervosas em órgãos linfoides secundários. A partir dos tecidos linforreticulares no local de inoculação experimental, acredita-se que o príon tenha acesso ao sistema nervoso periférico por meio das terminações nervosas locais. A partir daí, o príon migra para o SNC. Camundongos nocaute que carecem do receptor de quimiocinas CXCR5 exibem alterações nas CDF estreitamente associadas às terminações nervosas e têm o período de incubação acelerado. Quando se procede à depleção experimental das CDF desses camundongos, a infecção é atenuada. Seguindo a via de ingestão, a PrP^{Sc} pode entrar no tecido linfoide associado ao intestino, penetrar em seguida nas terminações nervosas no trato intestinal e migrar até o SNC por meio do nervo vago. Na encefalopatia espongiforme bovina (EEB) parece haver alguma replicação nas tonsilas,[212] porém a disseminação parece ocorrer por meio do sistema nervoso autônomo do intestino.[91] O núcleo do nervo vago é consistentemente acometido após inoculação oral.[98]

Epidemiologia

O *scrapie*, a EET clássica de pequenos ruminantes, foi identificado há aproximadamente 275 anos. Desde então, foram descritas outras encefalopatias espongiformes em seres humanos e animais. As EET tornaram-se notórias no final da década de 1980, em consequência do surto de EEB na Grã-Bretanha,[213] onde o *scrapie* era endêmico há séculos. A EEB foi disseminada por concentrados proteicos animais na alimentação dos bovinos. Acredita-se que o agente do *scrapie* na denominada refeição de carne e osso seja proveniente de miúdos e cadáveres de matadouros, incluindo ovinos infectados pelo *scrapie*. O agente encontrado nessas carnes não era mais adequadamente inativado, devido às mudanças nos procedimentos de produção da indústria de transformação. Em consequência, o agente do *scrapie*

provavelmente se adaptou a um novo hospedeiro e estabeleceu a EEB em bovinos, com grandes consequências epidêmicas. Sem dúvida alguma, animais com EEB também foram reciclados pela indústria de transformação até que a epidemiologia da doença fosse elucidada, levando, assim, a uma considerável proliferação do agente nas refeições de carne e osso até o decreto de proibição das rações proteicas. Em 2010, o surto nos bovinos ingleses envolveu 180.000 cabeças, e milhões de animais foram abatidos para controlar o surto.[172] Entretanto, a EEB não estava restrita ao Reino Unido. A reciclagem de animais vivos importados, a carne processada ou suplementos alimentares da Grã-Bretanha na indústria de transformação local desencadearam novas epidemias em pequena escala na maioria dos países europeus. Os EUA não tiveram casos relatados, visto que proibiram a importação de carne do Reino Unido a partir de meados da década de 1980, e uma quantidade mínima de produtos de origem bovina foi processada para uso na ração de outros animais.[122] Entretanto, 18 casos ocorreram em bovinos no Canadá, e dois desses animais foram exportados para os EUA. Cerca de 20 animais infectados foram detectados no Japão. A incidência da EEB está se aproximando de zero em todos os países da Europa, como resultado de medidas tomadas pela União Europeia.[204]

A EEF foi identificada pela primeira vez durante a epidemia da EEB na Grã-Bretanha.[4] Com base em experimentos de tipagem de cepas, a EEF é, sem dúvida alguma, causada pelo agente da EEB.[29] Os gatos foram provavelmente infectados pela ingestão de ração contaminada com EEB.[219] Os gatos não podem ser infectados experimentalmente pelo agente do *scrapie* de forma direta, como por vezes ocorre com os agentes da EEB e da doença de Creutzfeldt-Jakob (DCJ), o que indica uma adaptação ao novo hospedeiro.[74] Os primeiros casos de EEF foram diagnosticados no início da década de 1990,[112,219] e aproximadamente 90 casos já haviam sido relatados no final de 2004. O surto foi atribuído ao consumo de carne contaminada por tecidos do SNC de animais infectados.

Além da Grã-Bretanha, foram descritos casos isolados de EEF na Noruega,[23] na Irlanda do Norte, em Liechtenstein, na Suíça[51] e na Itália[97,156] e mais casos provavelmente ocorreram em gatos domésticos por toda a Europa. Espécies selvagens de Felidae em cativeiro, como leões (*Panthera leo*), tigres (*Panthera tigris*), guepardos (*Acinonyx jubatus*) e pumas (*Felis concolor*), que foram alimentadas com tecidos bovinos, também foram afetadas pela EEB.[12,102,216] Entre os guepardos, foi relatado um caso suspeito de transmissão materna.[18] Foi constatada a ocorrência de encefalopatia espongiforme associada a príons em um gato-bravo-dourado-da-ásia (*Catopuma temmincki*) na Austrália, importado da Europa.[221] O número de gatos acometidos registrados por ano na Grã-Bretanha diminuiu acentuadamente. O último caso foi relatado em 2007.[156] Esse declínio é esperado, devido às medidas tomadas para evitar a disseminação da doença bovina. A EET não foi documentada em cães.

Achados clínicos

Em virtude do longo período de incubação das EET, os sinais de EEF são apenas observados em gatos adultos (incidência máxima aos 5 anos de idade). Os sinais neurológicos desenvolvem-se progressivamente ao longo de várias semanas a meses e caracterizam-se por alterações do comportamento, como agressividade e medo. As anormalidades da marcha incluem ataxia e pouso impreciso após saltar. Os gatos acometidos são hipersensíveis à estimulação tátil. Não ocorre focalização dos sinais neurológicos. A doença é invariavelmente progressiva e fatal.

Diagnóstico

Não foi identificado nenhum achado laboratorial típico. A suspeita de EEF baseia-se na idade do animal e nos sinais clínicos. Do ponto de vista diagnóstico, é preciso considerar uma variedade de condições neurológicas. O diagnóstico laboratorial de EET baseia-se na detecção imunoquímica da PrP[Sc] resistente à protease. Foram produzidos anticorpos monoclonais e policlonais contra a PrP[123,158] e estão disponíveis vários *kits* de testes comerciais. É preciso reconhecer algumas diferenças de espécie, que podem ser encontradas nas reações a esses testes comercialmente disponíveis. Os métodos de *Western immunoblooting* também têm sido efetivos para a rápida vigilância da EEB (Prionics®-Check, University of Zurich-Irchel, Suíça).[158] Nos indivíduos vivos acometidos pela EET, a PrP[Sc] pode ser detectada em amostras de biopsia de tecidos linfáticos. No *scrapie*, é possível detectar a proteína anormal em tecidos linfoides, como as tonsilas ou a terceira pálpebra.[139] Tendo-se em vista que não ocorre replicação do agente da EEB nos tecidos linfáticos, o diagnóstico laboratorial só é possível com material de cérebro após o abate do animal. Nos gatos, o acúmulo extraneural da PrP[Sc] parece ser inconsistente, de modo que a obtenção de tecido do SNC na necropsia é a única maneira absoluta de confirmação quando os resultados de outros testes são negativos.[85,154] Uma técnica de amplificação cíclica de dobramento incorreto da proteína foi altamente sensível para a detecção da PrP[Sc] em um guepardo.[55a] Foram encontrados depósitos em todo o SNC, tecido linforreticular e outros tecidos, sugerindo a ampla disseminação do agente por todo o corpo.

Achados patológicos

Assim como ocorre em todas as outras EET, os achados patológicos na EEF são altamente característicos. As alterações consistem em vacuolização no neurópilo e neurônios com distribuição simétrica bilateral, particularmente no tálamo, nos núcleos da base e no córtex cerebral (Figura 82.8 A). A imunocitoquímica para PrP[Sc] revela o acúmulo de PrP nas áreas acometidas (Figura 82.8 B). Os casos avançados apresentam perda neuronal e gliose. As lesões avançadas são mais comumente observadas em pacientes humanos, visto que os animais acometidos frequentemente são submetidos a eutanásia nos estágios iniciais da doença neurológica. Não há inflamação.

Tratamento

Inúmeros agentes terapêuticos potenciais foram usados no tratamento das EET. Os antimicrobianos poliênicos foram considerados na prevenção do acúmulo de PrP[c] e no tratamento da infecção por certas cepas de *scrapie*.[106] Pode-se considerar também o uso de análogos do vermelho congo, quinacrina e clorpromazina e inibidores da síntese de peptídios. A imunização ativa e passiva utilizando PrP[c] recombinante e anticorpos dirigidos contra PrP[c] pode ter algum mérito. As EET assemelham-se à doença de Alzheimer, visto que a neurodegeneração é acompanhada de depósito maciço de proteína β-amiloide, e ocorre alguma redução da progressão quando se utiliza a imunoterapia. Como a incidência da EET em seres humanos não aumentou em consequência da epidemia da EEB que atualmente está em processo de erradicação final, as EET continuam sendo doenças extremamente raras. Por conseguinte, a vacinação representa apenas um exercício teórico.

Prevenção

Todas as EET são doenças fatais. A prevenção da exposição é a medida de controle mais importante. Embora a transmissão de uma encefalopatia espongiforme de uma espécie para outra por via oral geralmente seja difícil, foram identificadas 13 espécies não bovinas infectadas pela EEB na Grã-Bretanha.[29] A EEB nessas outras espécies resultou certamente da exposição oral. Ovinos infectados pelo *scrapie* foram processados em suplementos de carne e osso na ração para bovinos, e o tecido dos animais enfermos foi reciclado por meio de suprimento alimentar para animais. Devido à enorme resistência do agente infeccioso a procedimentos de inativação física e química, há persistência de altos títulos de infectividade, mesmo em produtos alimentares contaminados extensamente processados. Para evitar a exposição de outras espécies, incluindo os seres humanos, as autoridades em países endêmicos deveriam confiscar todos os tecidos (SNC, tecidos linfoides, intestino) onde o agente infeccioso teoricamente pode ser encontrado em todos os bovinos por ocasião do abate. Essa medida entrou em vigor no quarto ano da epidemia da EEB e levou vários anos para ser totalmente eficaz.[172] Por conseguinte, com mais probabilidade, a exposição de outras espécies ocorreu antes dessa data. Tendo-se em vista o período de incubação médio de aproximadamente 5 anos, o pico da epidemia em gatos também já passou.[22] A disseminação posterior na população bovina da Europa foi evitada pela proibição do uso de proteínas animais para a alimentação de espécies ruminantes e, por fim, de todos os animais pecuários. A epidemia da EEB terminou e, portanto, a EEF em grande parte desapareceu. Embora a EEB tenha sido quase erradicada, o *scrapie* continua sendo um desafio, visto que se trata de uma doença de ocorrência natural, que se dissemina de um animal para outro. Como a suscetibilidade ao *scrapie* é geneticamente controlada, a PCR tem sido usada para detectar alelos de ovinos suscetíveis ao *scrapie* para ajudar na seleção de raças de animais resistentes ao *scrapie*.[222]

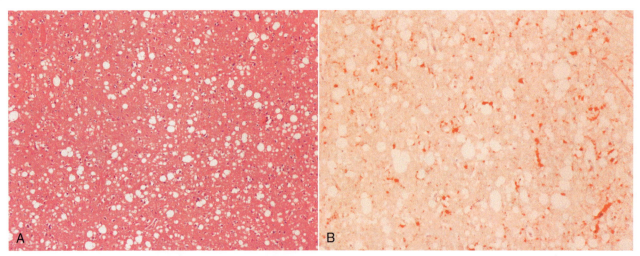

Figura 82.8 Encefalopatia espongiforme felina. **A.** Área no tálamo com numerosos vacúolos pequenos e grandes no neurópilo (coloração de H&E, 100×). **B.** Área com alteração espongiforme. Depósitos puntiformes e semelhantes a placas (*vermelhos*) da PrP resistente à protease (coloração imunocitoquímica com anti-PrP policlonal; técnica do complexo enzimático avidina-biotinilado, 250×).

Como resultado de esforços de vigilância para EET altamente intensivos em muitos países, foram descobertas formas atípicas de *scrapie* e de EEB em várias áreas. O termo *atípico* refere-se a padrões de distribuição de lesões e da PrP^{Sc} que diferem daqueles observados em casos comuns de EET em ruminantes. As EET atípicas ocorrem esporadicamente em animais velhos, não parecem ser contagiosas, e acredita-se que representem um problema limitado de saúde animal ou saúde pública.[13] Podem representar o correspondente animal de casos espontâneos de DCJ em seres humanos.

Considerações de saúde pública

Durante o surto de EEB na Grã-Bretanha, ocorreu uma nova variante de DCJ (DCJv) em seres humanos.[95] A doença também foi relatada em outros países. Aproximadamente 160 casos tinham sido detectados no final de 2010, e a epidemia está próxima de seu término. Diferentemente da DCJ clássica, a DCJv acometeu principalmente adultos jovens, e houve suspeita de que fosse causada pela ingestão de produtos contaminados derivados de bovinos. Com base na tipagem de cepas em camundongos, o agente da DCJv assemelha-se ao agente da EEB.[73] Outras evidências da etiologia da DCJ a partir da EEB provêm dos padrões eletroforéticos dos três glicotipos de PrP (glicotipagem), DCJv e EEB, mostrando o mesmo padrão tipo 4.[39,71] Os príons da EEB, da DCJv e da DCJ esporádica foram inoculados em camundongos transgênicos.[9] Embora a maioria dos camundongos tenha produzido príons tipo 4, alguns expressaram o tipo 2, sugerindo a possibilidade de que alguns seres humanos com DCJ aparentemente esporádica possam ser infectados por príons da EEB.[86]

Todavia, essa sugestão continua sendo totalmente especulativa, e não há evidências de que a DCJ esporádica possa resultar de EET animal. Nem todos os seres humanos são igualmente suscetíveis ao desenvolvimento de encefalopatia espongiforme. A maior prevalência da doença está associada à homozigosidade para um polimorfismo no códon 129 do gene PrP.[40]

Apesar do controle do surto por meio do controle da alimentação dos bovinos, o número de seres humanos clinicamente sadios em fase de incubação da doença ainda não está definido, mas as pesquisas baseadas na triagem de amostras cirúrgicas de tonsilas não indicam uma taxa significativa de infecção.[37]

A transmissão do agente por meio de transfusões sanguíneas ou de doação de órgãos continua sendo uma preocupação. Além disso, o uso de instrumentos médicos e cirúrgicos em pacientes sucessivos também é uma preocupação teórica. O perigo de materiais contaminados não está relacionado com o contato, mas com a ingestão ou inoculação. O método mais seguro de prevenção da disseminação da doença em um novo paciente consiste em destruir todos os instrumentos utilizados. Se essa precaução não for possível, os itens devem ser imersos em hidróxido de sódio (NaOH) 1 M e, em seguida, autoclavados. As superfícies de trabalho devem ser lavadas com NaOH 2 M, deixando-as de molho por 1 h. Não existe nenhum procedimento eficaz de desinfecção para instrumentos delicados que não suportam as temperaturas da autoclave (134°C) ou o NaOH 1 N. Para equipamentos delicados, a lavagem repetida com soluções de detergente-proteinase e sua exposição a ureia 6 M ou tiocianato de guanidínio 4 M podem eliminar os príons agressores da EET.[127]

CAPÍTULO 83
Dirofilariose

C. Thomas Nelson

Dirofilariose canina

Etiologia

A dirofilariose é causada pelo nematódeo filariano parasito *Dirofilaria immitis*, pertencente à superfamília Filarioidea e à família Onchocercidae. Nove espécies de nematódeos filarianos infectam cães em todo o mundo e três foram diagnosticadas nos EUA: *D. immitis*, *Dirofilaria repens* e *Acanthocheilonema reconditum* (antes denominada *Dipetalonema reconditum*). Apenas *D. immitis* e *A. reconditum* são consideradas endêmicas, mas há condições para que *D. repens* se estabeleça. A dirofilariose foi descrita pela primeira vez em cães na Itália em 1626[7] e nos EUA em 1847.[44] Embora canídeos (cães domésticos, coiotes, raposas, lobos e outros canídeos silvestres) sejam os hospedeiros definitivos de dirofilárias, o parasito foi encontrado em mais de 30 espécies animais, inclusive gatos domésticos e felídeos silvestres, ursos, furões, focas, leões-marinhos e seres humanos. Houve até um caso confirmado em uma ave.[51] Na segunda parte deste capítulo, apresentamos informação específica sobre a doença em gatos.

Epidemiologia

Distribuição geográfica

As dirofilárias são endêmicas nas Américas do Norte, Central e do Sul, nas ilhas do Caribe, em regiões costeiras da África, no Japão, na Indonésia e na Austrália.[49,61] Nos EUA, a dirofilariose progrediu de uma doença primariamente parasitária no sudeste para uma que é diagnosticada em todos os 50 estados daquele país (Figura 83.1). O Alasca é o único estado em que a transmissão não foi documentada, mas em suas regiões centrais existem mosquitos vetores e condições climáticas que a confirmam por períodos curtos.[56] A incidência anual de casos identificados de infecção canina por dirofilárias continua a aumentar, apesar da disponibilidade de muitos fármacos profiláticos. O aumento da incidência foi proeminente na metade ocidental dos EUA nos últimos 30 anos. É provável que dois fatores sejam responsáveis: (1) cães infectados foram deslocados para o oeste à medida que seres humanos saíram de áreas endêmicas, estabelecendo assim um reservatório da infecção, e (2) foram criados *habitats* para o mos-

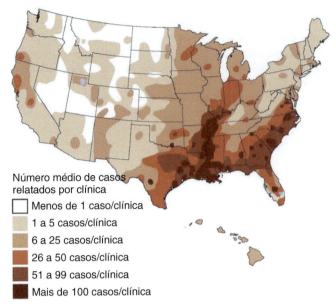

Número médio de casos relatados por clínica

☐ Menos de 1 caso/clínica
☐ 1 a 5 casos/clínica
☐ 6 a 25 casos/clínica
☐ 26 a 50 casos/clínica
☐ 51 a 99 casos/clínica
☐ Mais de 100 casos/clínica

Figura 83.1 Incidência de dirofilariose nos EUA, 2007. A gravidade da incidência da doença conforme mostrada nesse mapa baseia-se no número médio de casos relatados por clínica. Algumas regiões remotas dos EUA não têm clínicas veterinárias, portanto não temos os relatos de casos nessas áreas. (Cortesia de American Heartworm Society.)

quito como resultado da irrigação de áreas recém-desenvolvidas e do influxo subsequente de mosquitos vetores viáveis. Surgiu então um ciclo silvestre na população de coiotes, visto que a taxa de infecção está acima de 90% em muitas áreas do oeste.[50] A prevalência da infecção em outras partes dos EUA varia de acordo com a região, com mais de 90% dos cães não protegidos ao longo da Costa do Golfo, da costa inferior do Atlântico e do vale do rio Mississippi sendo infectados.[39] A gravidade da doença clínica também varia com a região. A biomassa de vermes em um cão infectado é tipicamente maior nos cães vindos das áreas de alta prevalência já mencionadas, mas há bolsões isolados de infecção com alta prevalência e gravidade em todos os EUA.

Transmissão

O ciclo natural e a transmissão das dirofilárias requer um reservatório da infecção, um mosquito vetor competente e condições climáticas favoráveis. Cães domésticos e semisselvagens não protegidos,

bem como canídeos silvestres, servem como hospedeiros reservatórios. A relocalização de cães infectados com filárias e a expansão dos territórios de canídeos silvestres com microfilaremia para outras áreas continuam a precipitar a disseminação das dirofilárias.

Há múltiplos mosquitos vetores em cada região dos EUA.[52] Mostrou-se que mais de 70 espécies de mosquitos são capazes de transmitir as dirofilárias; 22 espécies foram comprovadas como vetores significativos. A importação de novas espécies de mosquitos para uma área, alterações ambientais provocadas por seres humanos e condições climáticas naturais podem afetar a transmissão de dirofilárias. O *Aedes albopictus* (mosquito-tigre asiático), introduzido originalmente no sudeste do Texas em 1985, aumentou a exposição de cães em muitas regiões dos EUA.[53] Agora, esse mosquito pode ser encontrado em 25 estados, principalmente no sudeste, no meio-oeste e na costa do Atlântico até o norte, como Nova Jersey. Esse grande mosquito urbano é capaz de se reproduzir em pequenos canais que contenham água, como vasos de flores. Ele se alimenta vorazmente durante o dia, não ao escurecer e ao pôr do sol. Em muitas áreas, superou o *Aedes aegypti* como principal transmissor da dirofilariose. As fêmeas vivem 3 meses e são capazes de sobreviver ao inverno. O *A. albopictus* foi introduzido na Itália em 1990 e se disseminou por muitas partes do sul da Europa, tornando-se um vetor importante de *D. immitis* e *D. repens*. O *Aedes sierrensis* (mosquito de buracos de árvores do oeste) teve sua área geográfica estendida no oeste dos EUA por causa do desenvolvimento contínuo de regiões semiáridas, com a instalação de sistemas de irrigação e o plantio de árvores em novas áreas urbanas residenciais.

Estudos de laboratório determinaram que é necessária uma temperatura mínima de 14°C para o desenvolvimento das larvas de dirofilárias até o terceiro estágio infectante (L3).[32] Isso levou à prática comum de prevenção sazonal da dirofilariose, em vez de durante o ano todo, nos estados ao norte do paralelo 37. Infelizmente, o efeito de calor em ilha (Figura 83.2) nas áreas urbanas pode criar microambientes capazes de manter o desenvolvimento das larvas de dirofilária mesmo nos meses de inverno nos estados do norte dos EUA. Além disso, espécies de mosquitos do gênero *Culex* são vetores competentes frequentemente encontrados em ambientes internos. Portanto, a transmissão pode continuar mesmo durante os meses mais frios em grandes canis abrigados. Tais fatores, aliados à disseminação para o norte do *A. albopictus*, fez com que a American Heartworm Association recomendasse a adoção de medidas preventivas por todo o ano para cães e gatos nos EUA continentais e no Havaí.[40]

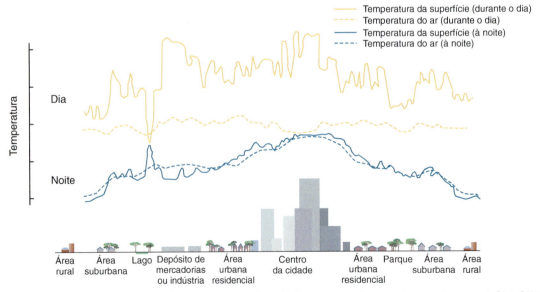

— Temperatura da superfície (durante o dia)
--- Temperatura do ar (durante o dia)
— Temperatura da superfície (à noite)
--- Temperatura do ar (à noite)

Figura 83.2 O efeito de calor em ilha no ambiente urbano mantém as temperaturas relativamente altas, em comparação com as áreas suburbanas e rurais. Disponível em *www.epa.gov/hiri/images/UHI_profile-rev-big.gif*.

Ciclo biológico

Para o desenvolvimento e a implementação de estratégias de tratamento e prevenção da dirofilariose, é importante o conhecimento do ciclo biológico do parasito (Figura 83.3). O ciclo biológico da *D. immitis* dura 7 a 9 meses (210 a 270 dias). As fêmeas do mosquito que se alimentam em um hospedeiro canino com microfilaremia ingerem microfilárias que se transformam em larvas de primeiro estágio (L1) após entrarem no mosquito.[10] A L1 passa por duas mudas nas próximas 2 a 4 semanas, dependendo da temperatura ambiente média, tornando-se L3 infectante, que então é depositada na pele de um cão em uma gota de hemolinfa da fêmea do mosquito ao exercer a hematofagia. A L3 entra no tecido subcutâneo através da ferida da picada e passa para o quarto estágio (L4) em um par de dias. A L4 migra no tecido subcutâneo e no músculo em direção ao tórax e, aproximadamente 50 a 70 dias após a infecção inicial, passa pela última muda, tornando-se verme jovem. Os vermes juvenis subsequentemente penetram no tecido muscular e, por fim, na circulação sanguínea. Antigamente, o verme juvenil era mencionado como larva de quinto estágio (L5). Como esse estágio não passa mais por muda alguma, não deve ser considerado uma larva, pois é um verme imaturo ou juvenil, que chega à fase adulta em alguns meses. Após entrar em uma veia periférica, o sangue então leva os vermes imaturos para o coração e através dele para as artérias pulmonares, onde chega já 70 dias após a inoculação.[30] Por volta de 120 dias após a inoculação, praticamente todos os vermes juvenis entraram na vasculatura pulmonar. A maturação final para vermes adultos e a cópula ocorrem nos vasos pulmonares. São então produzidas microfilárias, em geral por volta de 180 a 210 dias (mas até 270 dias) após a inoculação, completando o ciclo biológico. O comprimento dos machos adultos varia de 15 a 18 cm e o das fêmeas, de 25 a 30 cm, e a expectativa de vida é de 5 a 7 anos.[46]

Patogenia

As infecções com dirofilárias causam primordialmente dano às artérias pulmonares e aos pulmões. Os vermes juvenis que entram na vasculatura pulmonar 3 meses após a inoculação iniciam eosinofilia e pneumonite eosinofílica.[13] Os vermes maduros causam dano endotelial aos vasos pulmonares, proliferação vilosa e infiltrados neutrofílicos nas paredes vasculares. A riquétsia endossimbionte *Wolbachia* (ver Capítulo 25) produz interleucina (IL)-8 e foi implicada nesse processo mórbido. O papel exato dessa riquétsia no processo patológico é incerto.[20a] A gravidade da doença pode ser afetada pelo número de vermes e pela duração da infecção, mas o nível de atividade do cão tem a mesma importância, se não maior. Cães em que foram implantados cirurgicamente 50 vermes e tiveram restrição aos exercícios demoraram mais a ter a doença clínica e desenvolveram menor resistência vascular pulmonar do que aqueles infectados com 14 vermes e que puderam ter atividade moderada.[16] Isso também é evidente em cães infectados naturalmente, nos quais não houve correlação entre o número de dirofilárias e a resistência vascular pulmonar, indicando que a interação individual do hospedeiro com o parasito desempenha um papel importante na gravidade da doença.[16] Os resultados de um estudo subsequente incluíram achados similares em cães tratados com melarsomina.[24] Embora as dirofilárias vivas possam causar endarterite e hipertrofia muscular das paredes das arteríolas, principalmente das artérias pulmonares caudais, as alterações patológicas vistas na doença clínica são primariamente o resultado dos efeitos das dirofilárias mortas. À medida que os vermes morrem de causas naturais ou em decorrência da administração de fármacos adulticidas, eles se decompõem. Pequenos fragmentos dos vermes alojam-se na arteríola pulmonar distal e nos leitos capilares dos lobos pulmonares caudais, bloqueando o fluxo sanguíneo. Esses fragmentos de vermes, junto com a inflamação que provocam e a agregação plaquetária, resultam em tromboembolia pulmonar. Durante os períodos de aumento da atividade ou exercício, o aumento do fluxo sanguíneo para esses vasos bloqueados faz com que os capilares frágeis se rompam, com hemorragia resultante e fibrose subsequente.[20] Tal fibrose, aliada à liberação de substâncias vasoativas pelos vermes, aumenta a resistência vascular pulmonar e causa hipertensão pulmonar subsequente.[29] As sequelas desses eventos vasculares são *cor pulmonale* e insuficiência cardíaca direita potencial.

Podem ocorrer lesões ectópicas, decorrentes da migração aberrante dos vermes para o olho, o sistema nervoso central, a cavidade abdominal e a circulação sistêmica.[10] A "síndrome caval", que ocorre em pequena porcentagem de casos, resulta da localização dos vermes na veia cava posterior e no átrio direito, causando interferência na função da válvula tricúspide. A obstrução luminal, que pode resultar em uma crise hemolítica peraguda decorrente da lesão traumática a eritrócitos, contribui para o desenvolvimento de insuficiência cardíaca direita franca. A "síndrome caval" resulta de cargas muito grandes de vermes preenchendo toda a artéria pulmonar e subsequentemente estendendo-se para o ventrículo e o átrio direitos. Também pode resultar de aumento do débito cardíaco direito, secundário ao aumento da resistência vascular pulmonar, que possibilita aos vermes na artéria pulmonar se moverem de volta para o lado direito do coração. Pode ocorrer ainda glomerulonefropatia como resultado de complexos de antígeno com anticorpo, ocasionando proteinúria. Proteínas da superfície de *Wolbachia* (PSW) foram detectadas em grandes quantidades dentro de glomérulos capilares, sugerindo que essa espécie esteja associada a tal condição patológica (ver *Infecção por Wolbachia pipientis*, no Capítulo 25).

Achados clínicos

Muitos cães infectados por dirofilárias não têm sinais clínicos, pois os cães podem tolerar muito bem esses vermes vivos, em especial se não forem muito ativos. Os fatores que por vezes afetam o início dos sinais clínicos são o número de vermes existentes com relação ao tamanho do cão, a duração da infecção, a resposta individual do hospedeiro ao parasito e, o mais importante, o nível de atividade do cão. Em geral, os sinais clínicos se desenvolvem gradualmente, sendo a tosse discreta o sinal notado mais comum. A isso, podem seguir-se intolerância ao exercício e aspecto debilitado. Os sinais clínicos associados à doença mais avançada também podem desenvolver-se de maneira aguda, como resultado da morte natural e da desintegração de uma dirofilária, o que acarreta tromboembolia pulmonar súbita. À medida que a doença progride e a patologia pulmonar se agrava, surgem os sinais associados ao acometimento do lado direito do coração, como sons cardíacos anormais e ascite.[10] A Tabela 83.1 descreve quatro classes de dirofilariose e seus sinais clínicos associados. A classificação da doença foi usada para a determinação de estratégias de tratamento e prognóstico. Entretanto, embora os pacientes da classe 3 estatisticamente corram maior risco de ter complicações graves e morrer após o tratamento, os das classes 1 e 2 podem ter o mesmo nível de complicações.[40]

Diagnóstico

Radiografia

A radiografia é um meio eficaz de se avaliar a gravidade da doença cardiopulmonar e, antes da disponibilidade dos testes sorológicos, era o método usado para se diagnosticar dirofilariose oculta (não filarêmica). A silhueta cardíaca aparece como uma letra "D" invertida e as artérias pulmonares lobares caudais estão aumentadas, tortuosas e, em geral, truncadas. Tais alterações vasculares são acompanhadas por graus variáveis de doença do parênquima pulmonar (Figura 83.4).[33]

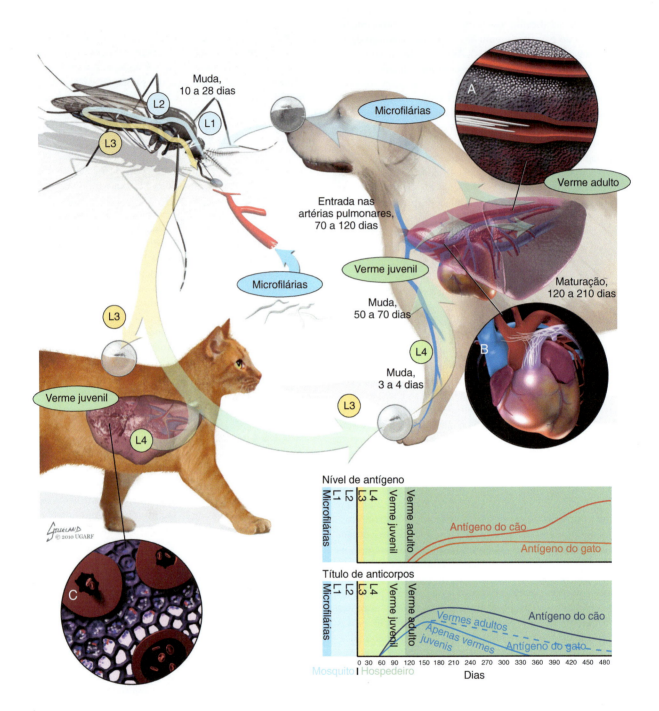

Figura 83.3 Ciclo biológico da infecção por dirofilária. Microfilárias são ingeridas pelo mosquito. Após transformação em larvas de primeiro estágio (L1), passam por duas mudas em um período que pode variar de 10 a 28 dias, dependendo da temperatura do ambiente. Durante essa transformação, elas entram primeiro nos túbulos de Malpighi, em seguida na cavidade corporal, migrando por fim na direção da cabeça e para dentro do lábio. Durante a hematofagia, as larvas de terceiro estágio (L3) são depositadas em uma gotícula de hemolinfa na superfície cutânea do animal e migram para o tecido subcutâneo. Em cães, ocorre a muda para o quarto estágio (L4), 3 a 4 dias após a inoculação, e migração para o tecido subcutâneo e muscular, indo na direção do tórax. L4 passa para adulto juvenil (estágio adulto sexualmente imaturo) 50 a 70 dias após a inoculação. Os vermes juvenis entram na circulação venosa dentro do tecido muscular e, entre 70 e 120 dias após a inoculação, migram para o coração e a vasculatura pulmonar. O verme adulto juvenil cresce até o estágio adulto sexualmente maduro durante 120 a 210 dias após a inoculação e as fêmeas começam a liberar níveis crescentes de antígeno detectável, em geral entre 210 e 270 dias após a inoculação. *A. Em cães*, as alterações na vasculatura pulmonar incluem entupimento das artérias, trombos intraluminais e hipertensão pulmonar. *B.* Em geral, os vermes adultos residem nas artérias pulmonares e, nas infecções graves, no lado direito do coração, incluindo a veia cava cranial e caudal. O aumento do átrio e do ventrículo direitos e da artéria pulmonar é evidente. *Em gatos*, em 90 a 95% das infecções os vermes não ultrapassam o estágio juvenil e 50% dos gatos têm título de anticorpo negativo por volta de 8 meses. Ver dois gráficos dos títulos de anticorpo em gatos. *C.* Vermes imaturos mortos produzem a síndrome da doença respiratória associada às filárias (DRAF), que consiste em hipertrofia oclusiva de arteríolas pulmonares, infiltrados peribrônquicos e inflamatórios alveolares e consolidação. (Arte de Brad Gillelland © 2010 University of Georgia Research Foundation Inc.)

Tabela 83.1	Resumo dos sinais clínicos de dirofilariose canina.	
Infecção inicial	Classe 1	Sem sinais
Doença leve	Classe 1	Tosse
Doença moderada	Classe 2	Tosse, intolerância ao exercício, sons pulmonares anormais
Doença grave	Classe 3	Tosse, intolerância ao exercício, dispneia, sons cardíacos e pulmonares anormais, hepatomegalia, síncope, ascite e morte
Síndrome caval	Classe 4	Início súbito de letargia grave e fraqueza acompanhadas por hemoglobinemia e hemoglobinúria

Achados clinicolaboratoriais

Ocorrem resultados clínicos laboratoriais anormais, mas nem sempre são diagnósticos de infecção por dirofilárias. As anormalidades do hemograma podem incluir eosinofilia, basofilia, neutrofilia, anemia arregenerativa e trombocitopenia. Elevação da atividade das enzimas hepáticas, azotemia e hiperbilirrubinemia por vezes são notadas nos resultados de perfis bioquímicos séricos, enquanto na urinálise pode-se detectar proteinúria.

Detecção de microfilárias

É possível identificar as microfilárias à observação microscópica de uma gota de sangue com anticoagulante mediante técnicas de hemoconcentração com filtro Millipore™ ou centrifugação pelo procedi-mento modificado de Knott. É possível não detectar microfilárias em aproximadamente 80% dos cães infectados. Essas infecções "ocultas" podem ocorrer como resultado de infecções por um único sexo, respostas imunes do hospedeiro que suprimem a reprodução e se o cão foi submetido à prevenção da dirofilariose.[10] Por várias razões, as microfilárias podem ocorrer em cães com resultado negativo para o antígeno sanguíneo. É possível que filhotes caninos adquiram microfilárias *in utero* quando a cadela tem uma contagem alta de microfilárias. Como as microfilárias são capazes de sobreviver na corrente sanguínea do cão por mais de 2 anos, os cães tratados com um adulticida ou aqueles cuja infecção tenha sido depurada naturalmente podem ter microfilárias e apresentam resultados negativos ao teste para antígeno.[46] Em menos de 1% dos casos, as microfilárias precedem a antigenemia. É preciso diferenciar as microfilárias de dirofilária daquelas de *A. reconditum* (Figura 83.5 e Tabela 83.2).

Sorologia

A detecção de antígeno, o método recomendado para a triagem diagnóstica primária em cães, é conseguida usando-se um dos vários *kits* comerciais disponíveis de testes com antígeno, usados em ambulatórios ou laboratórios de referência para examinar grandes números de amostras. Eles detectam uma glicoproteína secretada principalmente pelas fêmeas adultas de dirofilária e são o método diagnóstico mais sensível disponível atualmente.

Os sistemas comerciais de teste com antígeno baseiam-se em métodos de imunoensaio enzimático que foram adaptados para *kits* laboratoriais ou usados em ambulatórios. A sensibilidade (95 a 100%) e a especificidade (100%) desses sistemas de teste são excelentes em infecções quando há três ou mais fêmeas. A maioria dos sistemas de *kits* ambulatoriais tem baixa sensibilidade em cães com menos de três

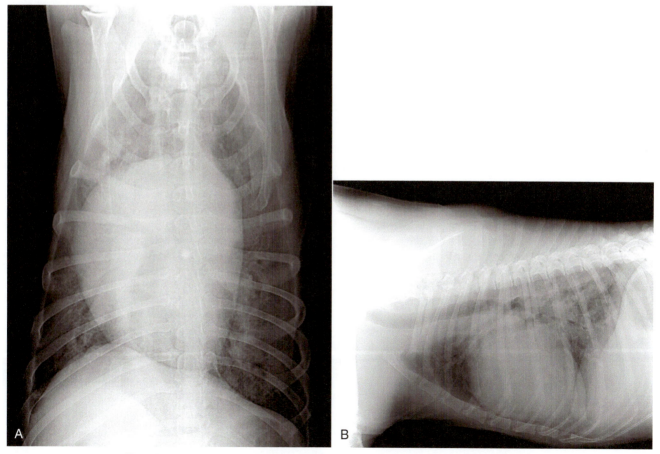

Figura 83.4 Radiografias torácicas ventrodorsal (**A**) e lateral (**B**) de um cão com infecção por dirofilária da classe 3.

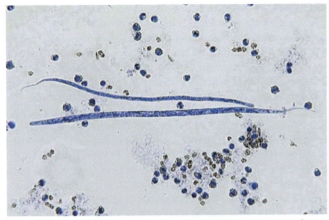

Figura 83.5 *Acanthocheilonema reconditum (no alto)* e *Dirofilafia immitis (embaixo).* (Cortesia de Byron Blagburn, Auburn University, Auburn, AL.)

vermes fêmeas. Em cães com uma única fêmea do verme, a sensibilidade variou de 65 a 85% e, com duas fêmeas, foi de 85 e 95%.[37] Contudo, quando se comparou a existência ou ausência de fêmeas do verme à necropsia, a sensibilidade em um sistema de teste de imunoensaio de aglutinação com base em instrumento variou de 50 a 72%, em comparação com 92 e 99,6% de um *kit* baseado em imunoensaio enzimático.[31b] Resultados falso-positivos são raros e, portanto, é melhor aceitar do que rejeitar um resultado positivo. No entanto, é prudente repetir um teste ao encontrar resultados positivos em cães que residem em áreas hipoendêmicas e animais que recebem prevenção para a dirofilariose. Um animal com sinais clínicos dessa doença e um teste negativo também deve ser testado novamente. A quantidade de antígeno existente na circulação pode ser verificada e tem relação direta com o número de fêmeas do verme, mas não é uma determinação acurada da carga total de vermes. Poderia haver machos e fêmeas imaturas sem produção de antígeno detectável. Da mesma maneira, logo após a morte de uma fêmea do verme, são liberadas grandes quantidades de antígeno na circulação, dando o aspecto de uma carga maciça de vermes nos resultados de testes quantitativos.[40] Resultados positivos questionáveis ao teste de antígeno devem ser confirmados por exame de sangue para detectar a existência de microfilárias ou fornecer a confirmação independente via outro antígeno de teste de um laboratório de referência.

O antígeno já pode ser detectado 5 meses após a inoculação e de maneira consistente aos 7 meses. A antigenemia pode demorar até 9 meses para surgir em alguns cães infectados submetidos à prevenção. As microfilárias podem ser detectadas à observação microscópica 6 meses após a inoculação, pelo exame de sangue fresco ou com técnicas de concentração. A triagem de cães quanto à existência de microfilárias é complementar ao teste com antígeno, porque confirma a infecção e alerta o veterinário para uma potencial reação adversa que pode ocorrer após a administração de doses microfilaricidas de lactonas macrocíclicas. Por causa do período pré-patente, os cães não devem ser testados com microfilárias ou antígeno até pelo menos os 7 meses de idade.[40]

Métodos de genética molecular para detecção estão sendo considerados para diagnosticar infecção por dirofilária, pois têm sido importantes no aprimoramento da sensibilidade para detectar infecção com agentes microbianos. Foi desenvolvida uma reação em cadeia da polimerase (PCR; do inglês, *polymerase chain reaction*) múltipla que pode detectar e discriminar *D. immitis* de *D. repens*.[25a]

Tratamento

O controle e o tratamento bem-sucedidos da dirofilariose requerem a compreensão abrangente do ciclo biológico da *D. immitis*, da relação entre o hospedeiro e o parasito e da suscetibilidade dos vários estágios biológicos aos fármacos microfilaricidas e adulticidas. Os objetivos de qualquer tratamento da dirofilariose são melhorar a condição clínica do animal e eliminar todos os vermes adultos e estágios de desenvolvimento do parasito em questão, com o mínimo de complicações após o tratamento. Como um cão infectado com dirofilárias pode ter L3 e L4, formas juvenis e vermes adultos, é preciso usar de estratégia para administrar os tratamentos, de modo a atingir tais objetivos. Antes de iniciar o tratamento, devem ser feitos exame físico completo, exames de laboratório e radiografias torácicas. Problemas clínicos ou laboratoriais devem ser controlados ou estabilizados antes que o cão receba o tratamento adulticida. Isso pode abranger a administração de glicocorticoides para reduzir a inflamação pulmonar, bem como inibidores da enzima conversora de angiotensina para melhorar a função cardíaca. Nos casos graves de disfunção cardíaca direita, por vezes é necessária drenagem abdominal para remover líquido ascítico, de modo a reduzir inicialmente a pressão diafragmática, seguindo-se o tratamento de manutenção com furosemida. A dosagem dos fármacos usados para tratar a dirofilariose canina está resumida na Tabela 83.3.

A síndrome da veia cava é uma manifestação potencialmente fatal da dirofilariose que pode ser observada em cães com altas cargas de vermes obstruindo o fluxo sanguíneo. Ocorrem hipertensão pulmonar arteriolar grave e queda do débito cardíaco. É possível a extração cirúrgica das dirofilárias por meio de venotomia jugular direita com a introdução de uma alça de metal flexível ou escova orientada para a artéria pulmonar usando-se um dispositivo de imagem com braço em forma de C.[9a] Tal procedimento é feito como medida de emergência reservada para cães com essa síndrome. O tratamento clínico da dirofilariose é usado em todos os demais pacientes, conforme discutido a seguir.

Melarsomina

É um fármaco à base de arsênico e o único adulticida aprovado pela Food and Drug Administration (FDA) para o tratamento da dirofilariose nos EUA, sendo administrado por injeção intramuscular profunda nos músculos lombares epaxiais, mas não se mostrou eficaz contra os estágios de filária com menos de 4 meses de idade, o que é um problema para a eliminação de todas as dirofilárias presentes. Além disso, o protocolo de duas doses recomendado na bula do medicamento para tratar as infecções das classes 1 e 2 por dirofilária (ver Tabela 83.1) mata apenas 90% dos vermes adultos. O protocolo "alternativo" de três doses recomendado para tratar as infecções da classe 3 mata 98% dos vermes adultos. Cerca de 50% dos vermes

Tabela 83.2 Comparação entre microfilárias de *Acanthocheilonema reconditum* e *Dirofilafia immitis*.

	Número no sangue	Movimento	Forma	Comprimento (teste de Knott modificado)
A. reconditum	Em geral, pequeno	Progressivo	Corpo curvo Cabeça cega Cauda curva ou em forma de gancho	250 a 288 µm
D. immitis	Em geral, grande	Estacionário	Corpo e cauda retos Cabeça afilada	307 a 322 µm

Tabela 83.3 — Tratamento da dirofilariose canina.

Fármaco[a]	Dose	Via	Intervalo	Duração (dias)
Melarsomina	2,5 mg/kg[b]	IM profunda	4 a 8 semanas	3 doses
Lactonas macrocíclicas[c]	Varia	VO	30 dias	Indefinida[c]
Doxiciclina	10 mg/kg	VO	12 h	28
Prednisolona	0,5 mg/kg	VO	12 h	7[d]

IM, intramuscular; *VO*, via oral.

[a]Ver na Tabela 93.10 informação específica sobre cada fármaco anti-infeccioso.

[b]Esse fármaco tem baixa margem de segurança: 3 vezes a dose única indicada (7,5 mg/kg) podem resultar em inflamação pulmonar grave, edema e morte. O cálculo da dose precisa ser muito acurado e a administração deve ser feita por um período estendido especificado.

[c]Ivermectina, milbemicina, moxidectina, selamectina: ver as recomendações de dosagem do fabricante.

[d]A dosagem é reduzida para 0,5 mg/kg a cada 24 h nos 7 dias seguintes e 0,5 mg/kg em dias alternados por 1 a 2 semanas daí em diante.

adultos são mortos pela primeira dose, e a maioria dos vermes remanescentes é morta pela segunda e pela terceira injeções administradas 4 a 8 semanas depois. O protocolo de três doses é recomendado pela American Heartworm Society como tratamento adulticida de escolha, por causa de sua maior margem de segurança e eficácia.

Lactonas macrocíclicas

Os produtos para a prevenção da dirofilariose pertencentes às lactonas macrocíclicas contêm ivermectina, milbemicina ou selamectina. Como já foi dito, é possível que um cão infectado com dirofilária tenha vermes com menos de 1 mês de vida até 7 anos. A melarsomina também *não* é eficaz contra dirofilárias com menos de 4 meses de idade, o que causa um hiato no tratamento. Esse hiato pode ser eliminado pela administração de uma lactona macrocíclica preventiva pelo período de 2 meses antes da administração de melarsomina. Isso eliminará os estágios teciduais com menos de 2 meses de vida e também tornará possível que os estágios entre 2 e 4 meses alcancem a idade em que são suscetíveis à melarsomina. A administração de lactonas macrocíclicas pode causar queda rápida no número de microfilárias circulantes. O tratamento prévio com anti-histamínicos e glicocorticoides deve minimizar qualquer reação potencial.[1]

No passado, a administração prolongada de preventivos contra a dirofilariose era recomendada para evitar a reinfecção enquanto se aguardava que os vermes adultos existentes morressem. Tal abordagem não é recomendada, porque a eliminação completa da infecção pode levar 2 a 3 anos, tempo durante o qual as anormalidades pulmonares e cardiovasculares continuam a se agravar. Também há uma possibilidade teórica de que a seleção de cepas resistentes de *D. immitis* possa ocorrer.

Doxiciclina

A *D. immitis* abriga uma riquétsia intracelular endossimbionte do gênero *Wolbachia* que produz metabólitos (WSP; do inglês, *waste symbionts products* [produtos residuais dos simbiontes]) que demonstraram contribuir para o processo mórbido (ver Capítulo 25). A doxiciclina está sendo usada agora no tratamento de várias doenças humanas causadas por filárias e tem sido submetida a diversos estudos sobre o tratamento da dirofilariose. Os resultados de um estudo mostraram que cães com resultados positivos ao teste para dirofilária submetidos a tratamento prévio com ivermectina e doxiciclina antes das injeções de melarsomina, *versus* aqueles que não receberam tratamento prévio antes da melarsomina, tiveram menos alterações pulmonares patológicas macroscópicas associadas à morte das dirofilárias[31a,35] (Figura 83.6). Os resultados de um dos estudos foram a redução de 78% no número de dirofilárias usando-se ivermectina e doxiciclina só depois de 36 semanas de tratamento.[35] Outros estudos mostraram eficácia similar.[25b] As alterações histopatológicas no tecido pulmonar incluíram uma reação inflamatória intensa e coloração positiva para WSP nos cães tratados com melarsomina. A inflamação foi significativamente reduzida e a coloração para WSP praticamente inexistiu nos cães que receberam o tratamento combinado com doxiciclina, ivermectina e melarsomina (Figura 83.7).[31] A doxiciclina administrada na dose de 10 mg/kg 2 vezes/dia durante 4 semanas elimina mais de 90% dos organismos de *Wolbachia*, e os níveis permanecem baixos por 3 a 4 meses após o tratamento. As microfilárias de cães tratados com doxiciclina desenvolvem-se até o estágio L3 após ingestão pelos mosquitos, mas a L3 não se desenvolve em vermes adultos se o mosquito inoculá-la em um novo hospedeiro canídeo. Isso cessa de maneira eficaz a transmissão e elimina o potencial de seleção de cepas resistentes de *D. immitis*.[38]

Prednisona

Tromboembolia é uma sequela inevitável de qualquer protocolo de tratamento da dirofilariose, e os êmbolos consistem primariamente em fragmentos dos vermes com inflamação perivascular associada;

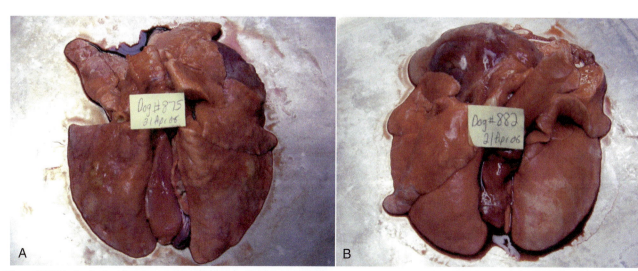

Figura 83.6 Pulmões de cães infectados experimentalmente com dirofilárias. **A.** Tratamento apenas com melarsomina. **B.** Tratamento combinado com ivermectina, doxiciclina e melarsomina. (Cortesia de John McCall, Athens, Georgia.)

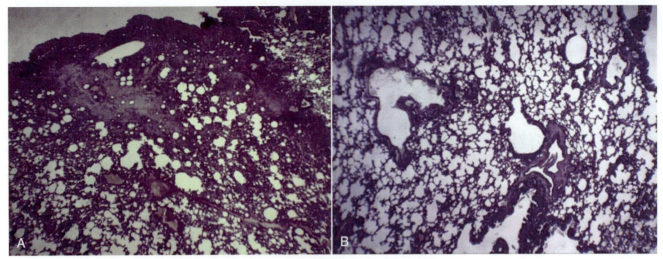

Figura 83.7 Aspecto histopatológico do tecido pulmonar de cães infectados experimentalmente com dirofilárias. **A.** Tratamento apenas com melarsomina. **B.** Tratamento combinado com ivermectina, doxiciclina e melarsomina. (Cortesia de Laura Kramer, Escola Veterinária da Universidade de Parma, Parma, Itália.)

em geral não são encontrados coágulos visíveis à observação macroscópica, como na tromboembolia em seres humanos. O tratamento de escolha para ajudar a reduzir a resposta inflamatória é realizado com prednisona. A dosagem é de 0,5 mg/kg 2 vezes/dia na primeira semana, 0,5 mg/kg 1 vez/dia na segunda semana e 0,5 mg/kg em dias alternados por 1 a 2 semanas para terminar. No passado, alguns recomendavam o uso de ácido acetilsalicílico, mas mostrou-se que está contraindicado nos tratamentos da dirofilariose porque acarreta maior extravasamento vascular pulmonar de sangue. Estudos mostraram que a prednisona reduz o dano ao parênquima e à parede arterial, resultando em menos fibrose reparadora. A elasticidade arterial é mais bem preservada, o que leva à redução da resistência vascular pulmonar e, subsequentemente, menos problemas no lado direito do coração.[4] Em cães infectados experimentalmente com dirofilárias, a eficácia do tratamento com melarsomina e prednisona foi igual à observada em cães tratados apenas com melarsomina, em protocolos de duas ou três doses de glicocorticoide.[23]

Abordagem multimodal

O protocolo de tratamento delineado na Tabela 83.4 visa eliminar o hiato no tratamento que ocorre por causa da suscetibilidade diferente dos vários estágios biológicos à melarsomina. Também elimina *Wolbachia* e dá tempo para que haja eliminação dos metabólitos associados a esse organismo, como o WSP. O tratamento prévio com uma lactona macrocíclica para evitar a dirofilariose e doxiciclina interrompe a embriogênese do parasito, tornando os vermes adultos subdesenvolvidos e menores. Isso é seguido pelo protocolo de três doses de melarsomina, que proporciona a taxa de 99% de morte dos vermes adultos. Os resultados de um estudo retrospectivo feito com cães infectados naturalmente e tratados com esse protocolo multimodal foram comparados a um protocolo idêntico, com a exceção de a doxiciclina ter mostrado queda no total de complicações após tratamento e na mortalidade.[42]

Prevenção

A infecção com *D. immitis* pode ser evitada pela administração de uma das lactonas macrocíclicas preventivas da dirofilariose disponíveis no comércio (ver Tabela 93.10). A eficácia desses produtos contra outros endo e ectoparasitos varia, e eles são oferecidos em formulações orais aromatizadas ou comprimidos mastigáveis (ivermectina e milbemicina oxima), líquidos para aplicação tópica (moxidectina e selamectina) ou uma de liberação lenta do fármaco injetado por via

Tabela 83.4	Protocolo de tratamento multimodal para a dirofilariose canina.
Dia	**Tratamento**
0	Cão diagnosticado e verificado como positivo para dirofilariose Se o cão estiver sintomático, tentar estabilizá-lo com um inibidor da enzima conversora de angiotensina e furosemida. Se ele tiver ascite grave, fazer também drenagem abdominal Administrar preventivo da dirofilariose. (Se houver microfilárias, instituir o tratamento prévio com anti-histamínico e glicocorticoide se o animal já não estiver recebendo prednisona) Iniciar restrição ao exercício. Quanto mais pronunciados os sintomas, maior tal restrição
1 a 7	Prednisona: 0,5 mg/kg 2 vezes ao dia
1 a 28	Doxiciclina: 10 mg/kg durante 4 semanas
8 a 14	Prednisona: 0,5 mg/kg/dia
15 a 28	Prednisona: 0,5 mg/kg em dias alternados
30	Administrar preventivo da dirofilariose
60	Administrar preventivo da dirofilariose
61	Melarsomina: 2,5 mg/kg IM
61 a 67	Prednisona: 0,5 mg/kg 2 vezes ao dia; diminuir mais o nível de atividade; repouso em jaula nos casos graves
68 a 74	Prednisona: 0,5 mg/kg todos os dias
75 a 88	Prednisona: 0,5 mg/kg 2 vezes ao dia em dias alternados
90	Administrar preventivo da dirofilariose e segunda injeção de melarsomina na dose de 2,5 mg/kg IM
91	Administrar preventivo da dirofilariose e terceira injeção de melarsomina na dose de 2,5 mg/kg IM
91 a 97	Prednisona: 0,5 mg/kg 2 vezes ao dia
98 a 104	Prednisona: 0,5 mg/kg/dia
105 a 118	Prednisona: 0,5 mg/kg em dias alternados; continuar com a restrição ao exercício por 6 a 8 semanas após a última injeção de melarsomina; fazer teste com antígeno 6 meses após completar o tratamento

IM, intramuscular.

subcutânea (moxidectina). As formas oral e tópica são administradas uma vez por mês e o produto injetável liberado nos EUA é dado a cada 6 meses.[40] Na Austrália há uma formulação injetável de moxidectina para ser aplicada a cada 12 meses. As lactonas macrocíclicas são formuladas para destruir os estágios teciduais (L3 e L4) de *D. immitis*. A muda final de L4 para verme juvenil pode ocorrer já 50 dias após a inoculação, por isso é indispensável que o produto seja administrado com o intervalo de 30 dias, porque a L4 no final do estágio tem baixa suscetibilidade.[45] Como benefício acidental, essas preparações podem ajudar no controle de nematódeos endoparasitos, um problema especialmente em cães com menos de 6 meses de idade.[24a] De acordo com o Center for Veterinary Medicine da FDA, os relatos de ausência de eficácia vêm aumentando.[26] A FDA define ausência de eficácia como um cão apresenta resultado positivo ao teste para dirofilária apesar de ter recebido medicação preventiva contra a doença. A menos que se administre a forma injetável, é muito difícil avaliar a obediência do proprietário com relação à administração do produto. Outras razões para a ausência de eficácia são possíveis. Pode acontecer que os produtos sejam administrados em doses baixas a animais que ganharam peso, ficando fora da faixa de dosagem eficaz. É possível que os intervalos entre as doses sejam maiores do que o período de eficácia, porque doses tenham sido esquecidas inadvertidamente, ou pode ser que os animais não retenham uma dose por terem cuspido o comprimido ou vomitado logo após a administração. Também há a possibilidade de variação biológica na maneira como um animal metaboliza um fármaco ou se uma cepa do verme desenvolveu ou não resistência ao fármaco. Em estudos experimentais para avaliação desses produtos, os cães de controle tinham dirofilárias adultas, enquanto os que estavam recebendo preventivos tinham poucos vermes adultos ou nenhum.[7a,54a] Portanto, mesmo sob tratamento rigoroso, em geral não se pode pressupor que um fármaco tenha 100% de eficácia e os proprietários devem ser informados a respeito. Além disso, ocorrem variações genéticas associadas a menor suscetibilidade às lactonas macrocíclicas entre isolados de *D. immitis*, sugerindo potencial para a existência de cepas resistentes.[8,9] Como a resistência ao fármaco é selecionada e não se desenvolve aleatoriamente, é indispensável que qualquer cão suspeito de abrigar uma cepa mais tolerante ou resistente seja tratado imediatamente com um protocolo adulticida que incorpore doxiciclina e melarsomina. A doxiciclina eliminará *Wolbachia* e o potencial de transmissão da cepa resistente (ver Capítulo 25). O protocolo de tratamento com três injeções de melarsomina eliminará 98% da carga total de vermes. Com esse protocolo, em geral 100% dos vermes machos necessários para a reprodução sexual serão eliminados, encerrando assim a produção de microfilárias. Essa abordagem, aliada ao abrigo extenso de genes do tipo selvagem, deve limitar a resistência, impedindo que se dissemine.

O citrato de dietilcarbamazina é uma medicação antiga não mais comercializada nos EUA, mas ainda disponível em outras partes do mundo. Seu efeito é exercido sobre a muda de L3 para L4 e, portanto, precisa ser administrado diariamente para ser eficaz.

Ocasionalmente, pode desenvolver-se toxicidade quando essas medicações preventivas são administradas com fármacos para outros fins. Por exemplo, a excreção de ivermectina é prolongada e o nível sanguíneo aumenta quando administrada simultaneamente com espinosade, um agente para a prevenção de infestação com pulgas.[22b]

Considerações de saúde pública

A *D. immitis* é uma preocupação de saúde pública, embora haja poucos relatos da infecção em seres humanos. No entanto, não há teste sorológico que detecte a infecção, de modo que em geral são necessários procedimentos invasivos que envolvam biopsia de lesões.[31c] A síndrome clínica mais comum relatada em infecções humanas é a formação de um ou mais nódulos pulmonares no parênquima pulmonar. Essa lesão aparece em radiografias como densidade circular e foi descrita como "lesão em forma de moeda". Essas lesões lembram as de adenocarcinomas pulmonares e em geral não são diagnosticadas até que a pessoa tenha sofrido toracotomia para a remoção de um lobo pulmonar. Os achados histopatológicos são inflamação granulomatosa circundando os remanescentes de uma dirofilária imatura. Também foram registradas lesões granulomatosas nos olhos, na pele, nos testículos e em outros tecidos.[57] A melhor maneira de fazer a prevenção é por meio de programas de erradicação do mosquito e do uso de repelentes de mosquitos, de roupas protetoras e a permanência em ambientes fechados durante os períodos de alimentação dos mosquitos. Ver, no Capítulo 93, mais informações sobre as medidas de controle de insetos.

Dirofilariose felina

Etiologia e epidemiologia

A dirofilariose foi descoberta em gatos no Brasil em 1921[58] e nos EUA em 1922.[48] Sua distribuição geográfica espelha a das infecções caninas por dirofilária (ver *Epidemiologia* em *Dirofilariose canina*, anteriormente), desde que haja um mosquito vetor competente que exerça a hematofagia tanto em cães quanto em gatos.[60] Cada região dos EUA tem um mosquito vetor viável, conforme descrito anteriormente sobre cães. Os meios de transmissão e o ciclo biológico são idênticos em cães e gatos até que o verme juvenil (também conhecido como adulto imaturo ou larva de quinto estágio) alcance as artérias pulmonares (ver Figura 83.3). A maioria dos vermes juvenis em cães amadurece até a fase adulta em 3 a 4 meses, após o que eles cruzam e produzem microfilárias. Contudo, no gato, a maioria dos vermes juvenis morre 3 a 4 meses após a inoculação, resultando em uma infecção abreviada.[34] Em pequena porcentagem de gatos, alguns vermes amadurecem até a fase adulta e vivem por 2 a 4 anos.[25] Serão produzidas microfilárias, que podem ser encontradas 8 meses após a inoculação em 20% das infecções com vermes maduros. Elas serão removidas da circulação pela resposta imune do gato em 2 meses e não serão encontradas novamente.[34]

Patogenia

Há três estágios de dirofilariose em gatos. O primeiro estágio começa logo após a chegada dos vermes juvenis às artérias pulmonares caudais 75 dias após a inoculação. Há uma resposta vascular aguda e inflamatória parenquimatosa à existência e à morte subsequente da maioria desses vermes imaturos aproximadamente 90 dias após a inoculação. Podem ser detectadas lesões à microscopia óptica e eletrônica nos pulmões de gatos infectados experimentalmente já aos 42 dias após a inoculação.[33a] É possível encontrar doença vascular nos lobos pulmonares caudais por volta de 75 dias após a inoculação, seguida por doença intersticial e vascular em torno dos 90 dias após a inoculação.[21,28] As lesões vasculares são descritas como hipertrofia muscular grave de artérias de médio e pequeno calibres. Esses mesmos tipos de lesão são encontrados em gatos com resultados positivos para anticorpos contra dirofilárias, mas sem vermes adultos à necropsia.[12] Portanto, os gatos não precisam portar vermes completamente maduros para terem doença pulmonar.

Um estudo feito com gatos infectados experimentalmente comparou as alterações patológicas pulmonares entre gatos que receberam prevenção contra a dirofilariose, aqueles com infecções abreviadas pelo verme juvenil e os portadores de vermes adultos. As lesões vasculares descritas antes foram encontradas tanto em gatos com vermes maduros como naqueles com infecções abreviadas (Figura 83.8). As lesões nos bronquíolos e alvéolos causadas pelo verme juvenil foram quase idênticas às encontradas em gatos com infecções pelo

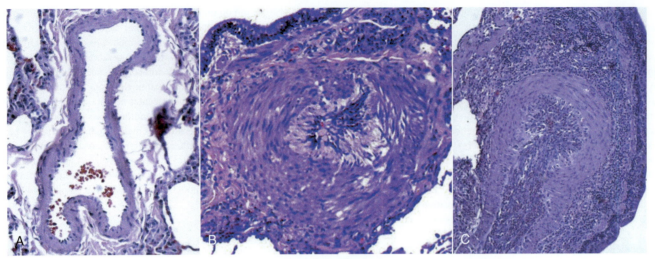

Figura 83.8 Vista histopatológica de arteríolas de gatos submetidos a desafio com dirofilária. **A.** Gato que recebeu prevenção mensal. **B.** Gato com infecção abreviada por verme juvenil. **C.** Infecção com o verme adulto (coloração com H&E, 40×). (Imagens por cortesia dos Drs. Ray Dillon e Byron Blagburn, Auburn University, Auburn, AL.)

verme adulto (Figuras 83.9 e 83.10).[15] Tais achados mais os já citados fornecem evidência adicional de que ocorre doença pulmonar em gatos como resultado de infecções com o verme juvenil, mesmo que ele não progrida para o estágio adulto maduro. Como a dirofilariose no gato é primariamente uma doença pulmonar, adotou-se uma nova designação para descrever a infecção em gatos: doença respiratória associada à dirofilariose (DRAD).[43]

As dirofilárias adultas têm a capacidade de suprimir a atividade dos macrófagos intravasculares pulmonares, o principal componente do sistema reticuloendotelial.[18,19] Portanto, se o verme juvenil amadurecer até o estágio adulto, ocorrerá supressão da resposta imune do hospedeiro e pode haver alguma resolução dos sinais clínicos. No entanto, assim que as filárias morrem, essa infrarregulação do sistema imune cessa e começa uma forma mais grave da doença. O parasito em degeneração causa uma reação inflamatória intensa e tromboembolia, que pode ocasionar uma lesão pulmonar catastrófica aguda e morte súbita. A ocorrência de morte súbita foi relatada em 10 a 20% dos gatos com infecções por dirofilárias adultas maduras.[3,25] Se o gato sobreviver a essa agressão, há hiperplasia subsequente de células alveolares do tipo II substituindo a célula normal do tipo I, que por vezes

causa disfunção pulmonar permanente.[20] Isso pode acarretar uma doença respiratória crônica, que é a terceira manifestação da dirofilariose em gatos.

Pode ocorrer proliferação da camada íntima das artérias pulmonares em gatos, lembrando a arterite característica da dirofilariose encontrada em cães. Essas lesões são localizadas e em geral não causam obstrução suficiente para resultar em hipertensão pulmonar clinicamente significativa em gatos. Em consequência, hipertrofia ventricular direita e insuficiência cardíaca direita são menos comuns em gatos que em cães.

Ocorre proteinúria como complicação consistente em gatos infectados experimentalmente.[3a] Gatos infectados naturalmente também apresentam maior prevalência de proteinúria (90% *versus* 35%) do que gatos de controle da mesma idade e do mesmo sexo.[3a] Presume-se que o mecanismo da proteinúria seja de origem renal, mas é necessário fazer mais pesquisa para determinar sua causa e seu significado.

Achados clínicos

Os sinais clínicos mais comuns observados em gatos são tosse ou dispneia (64%) e vômitos intermitentes sem relação com a ingestão de alimento (38%); 28% dos gatos infectados são clinicamente

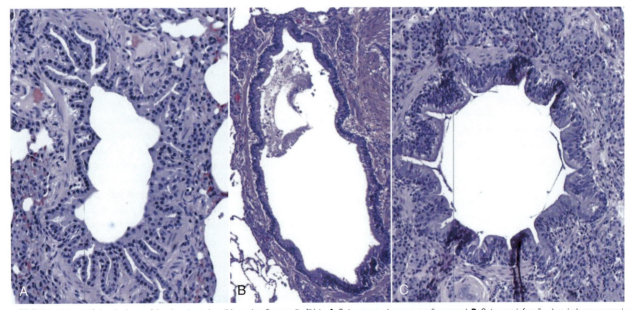

Figura 83.9 Vista histopatológica dos bronquíolos de gatos submetidos a desafio com dirofilária. **A.** Gato que recebeu prevenção mensal. **B.** Gato com infecção abreviada por verme juvenil. **C.** Infecção com o verme adulto (coloração com H&E, 20×). (Imagens por cortesia dos Drs. Ray Dillon e Byron Blagburn, Auburn University, Auburn, AL.)

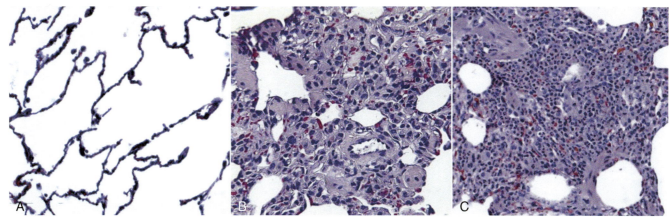

Figura 83.10 Vista histopatológica de alvéolos pulmonares de gatos submetidos a desafio com dirofilária. **A.** Gato que recebeu prevenção mensal. **B.** Gato com infecção abreviada por verme juvenil. **C.** Infecção com o verme adulto (coloração com H&E, 20×). (Imagens por cortesia dos Drs. Ray Dillon e Byron Blagburn, Auburn University, Auburn, AL.)

saudáveis.[3] É provável que a grande proporção de gatos assintomáticos resulte do estilo de vida sedentário de muitos gatos, porque foi mostrado que o exercício é um fator importante na precipitação de manifestações cardiopulmonares da dirofilariose em cães. Ascite, hidrotórax, quilotórax, pneumotórax, ataxia, convulsões e síncope foram relatados em gatos, mas são incomuns. Por vezes, surge sem aviso uma síndrome peraguda que consiste em alguma combinação de sinais que inclui dificuldade respiratória, ataxia, colapso, convulsões, hemoptise ou mesmo morte súbita.

Diagnóstico

O diagnóstico de dirofilariose pode ser um desafio em gatos porque não há teste que confirme de maneira confiável todos os estágios da doença (Tabela 83.5). A realização de múltiplos testes aumenta as possibilidades de se estabelecer o diagnóstico. É difícil fazer o diagnóstico com um único método, a menos que haja um resultado positivo ao teste para antígeno ou seja encontrado um verme ao ultrassom. Se os resultados não confirmarem a suspeita clínica, será preciso considerar outros testes. Isso pode ser mais bem ilustrado pelos resultados de um estudo feito com 22 gatos infectados por dirofilárias, quando foram realizadas radiografias torácicas, ecocar-

diografia e testes para anticorpo e antígeno. Observou-se aumento pulmonar em radiografias de 64%, vermes foram vistos na ecocardiografia de 64%, 55% tiveram resultados positivos para antígeno e 82% para anticorpo.[5] Em um estudo multicêntrico com 215 gatos quando os sinais clínicos foram correlacionados aos achados sorológicos e radiográficos, 44% dos gatos com tosse ou dispneia e vômitos intermitentes sem relação com a alimentação tiveram resultados positivos ao teste para anticorpo. Isso correspondeu ao dobro da taxa de resultado positivo para anticorpo em gatos clinicamente sadios na mesma área geográfica. Dos gatos com sinais radiográficos consistentes de dirofilariose, 60% tiveram resultados positivos ao teste para anticorpo.[17]

Radiologia

Também é encontrado um padrão pulmonar broncointersticial (Figura 83.11 A), mas não é exclusivo da dirofilariose felina. A anormalidade radiográfica mais comum é um aumento do que parece ser a artéria pulmonar lobar caudal direita, mais bem observado na incidência ventrodorsal (Figura 83.11 B e C). Esse aumento aparente resulta de infiltrados inflamatórios que circundam o vaso e produzem uma sombra radiográfica. Os gatos com essas lesões podem ter

Tabela 83.5	Comparação de testes diagnósticos para dirofilariose felina.[a]			
Teste	**Descrição breve**	**Resultado**	**Interpretação**	**Limitações**
Teste para anticorpo	Detecta anticorpos produzidos pelo gato em resposta à existência de L4 tardias, vermes juvenis e adultos. Pode detectar infecções já 8 semanas após a transmissão pelo mosquito	Negativo Positivo	Baixo índice de suspeita Aumenta o índice de suspeita; confirma que o gato está em risco	Anticorpos confirmam infecção recente pelo menos com o estágio L4 tardio, mas não confirmam a causalidade da doença
Teste para antígeno	Detecta o antígeno produzido pela dirofilária adulta ou de machos (mais de 5) ou fêmeas mortas	Negativo Positivo	Baixo índice de suspeita Confirma a existência de dirofilárias	Infecções com vermes imaturos ou apenas machos são detectadas raramente
Radiografia torácica	Detecta aumento vascular (inflamação causada pelo verme juvenil e, depois, hipertrofia), inflamação do parênquima pulmonar e edema (este último apenas na síndrome DRAD)	Normal Sinais consistentes com DF	Baixo índice de suspeita O aumento das artérias aumenta bastante o índice de suspeita	Sinais radiográficos subjetivos e afetados pela interpretação clínica
Ecocardiografia	Detecta paredes ecogênicas de dirofilárias imaturas ou maduras que residem no lúmen da árvore arterial pulmonar, se dentro da janela visual do ultrassom	Não são observados vermes São observados vermes	Não altera o índice de suspeita Confirma a existência de dirofilárias na estrutura	A experiência do ultrassonografista com a detecção de dirofilárias parece influenciar a taxa de acurácia

DF, dirofilariose felina; *DRAD*, doença respiratória associada à dirofilariose; *L4*, larvas de quarto estágio.
[a]Cortesia da American Heartworm Association.

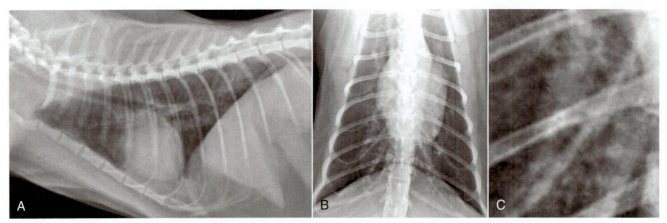

Figura 83.11 Radiografias torácicas de um gato com infecção por dirofilária e padrão pulmonar broncointersticial. **A.** Incidência lateral. **B.** Incidência dorsoventral. **C.** Incidência mais próxima da artéria pulmonar lobar caudal direita aumentada.

o diagnóstico errôneo de bronquite alérgica ou asma e, se tratados com glicocorticoides, os sinais radiográficos melhoram, confirmando assim o diagnóstico errôneo. Outros achados vistos menos comumente são hiperinsuflação dos pulmões com achatamento do diafragma, radiodensidades parenquimatosas focais, lobos pulmonares consolidados, efusão pleural e pneumotórax. O uso da radiologia tem limitações, como se verificou em um estudo em que apenas 55% dos gatos com resultados positivos ao teste para antígeno de dirofilária tinham sinais consistentes com dirofilariose.[11]

Ecocardiografia

O ultrassom pode detectar infecções com dirofilárias adultas, mas é preciso examinar as artérias pulmonares caudais até a bifurcação dentro dos campos pulmonares, por serem os locais onde a maioria das dirofilárias adultas é encontrada. A cutícula desse verme adulto é fortemente ecogênica e forma linhas paralelas curtas segmentadas ("assinaturas do verme") onde o plano de imagem cruza o verme (Figura 83.12). Essas assinaturas na ecocardiografia foram descritas como "sinais de igualdade" (=). Como o feixe de imagem pode cruzar o verme múltiplas vezes, é difícil quantificar o número de vermes existentes. Relatos citam que a ecocardiografia detectou 68% de gatos infectados naturalmente[14] e 88% daqueles infectados experimentalmente.[2]

Detecção de microfilárias

A microfilaremia em gatos é rara por várias razões. Mais de 90% das infecções em gatos são abreviadas e não chegam ao estágio adulto.

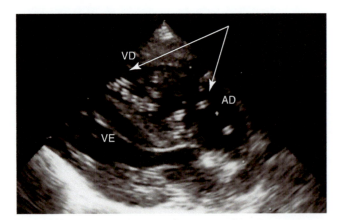

Figura 83.12 Ecocardiograma de um gato infectado com dirofilárias. As *setas* apontam as assinaturas dos vermes no coração. *AD*, átrio direito; *VD*, ventrículo direito; *VE*, ventrículo esquerdo. (Cortesia do Dr. Clarke Akins, North Carolina State University, Raleigh, NC.)

Quando há vermes adultos, as infecções costumam ocorrer com um único sexo e, se forem produzidas microfilárias, sua ocorrência é transitória porque a resposta imune do gato as elimina da circulação.

Sorologia

Detecção de antígeno. Há testes para detectar tanto antígeno quanto anticorpo em gatos, mas é essencial a compreensão abrangente da interpretação dos resultados. Os testes para detectar antígeno são considerados o padrão ideal no diagnóstico de dirofilariose em cães. Como esses testes disponíveis detectam uma glicoproteína produzida pelo útero da fêmea adulta madura, não detectam infecções em seu início ou apenas com machos. A forma de dirofilariose mais comum em gatos resulta da morte de vermes juvenis 3 a 4 meses após a inoculação e não será detectada pelo teste de antígeno. Se os vermes se desenvolverem até o estágio adulto, os gatos terão apenas um ou dois vermes adultos. Infecções com vermes de um único sexo são comuns, em geral machos. Vários estudos relataram sensibilidade de 50 a 86% desses testes para a detecção de infecções com dirofilárias adultas.[36,41,54] Portanto, um resultado negativo não é suficiente para excluir tais infecções em gatos.

Detecção de anticorpo. Os testes que medem o nível sérico de anticorpo detectam infecção com L4 em fase tardia, vermes juvenis e adultos. Sua sensibilidade relatada foi de 93 a 100% em modelos experimentais,[6,22] mas em gatos infectados naturalmente são menos sensíveis. Um estudo retrospectivo que envolveu 50 gatos com dirofilárias teve a taxa de 14% de resultados falso-negativos para anticorpo.[3] Os resultados de um estudo de necropsia feito com gatos de um abrigo no Texas revelaram 50% de falso-negativos.[41] Em um estudo de necropsia similar feito com gatos de um abrigo na Flórida, houve 11 a 68% de resultados falso-negativos com oito métodos diferentes de teste para anticorpo.[54] Nesse estudo, 21 de 31 gatos com dirofilária tiveram resultados negativos em pelo menos um de seis métodos. Apesar das limitações desses estudos, é evidente que não se pode usar o resultado de um teste de anticorpo negativo para excluir a infecção com dirofilária em gatos.

Tratamento

A Tabela 83.6 apresenta um resumo das dosagens de fármacos usadas para tratar gatos com dirofilariose. Os gatos que exibem sinais clínicos ou radiográficos de dirofilariose devem ser tratados com doses diárias anti-inflamatórias de glicocorticoides (prednisona, 1 a 2 mg/kg), que devem ser reduzidas semanalmente, no período de 3 a 4 semanas. Se os sinais clínicos voltarem ou persistirem, então administra-se glicocorticoide em dias alternados na menor dose

Tabela 83.6	Tratamento da dirofilariose felina.			
Fármaco[a]	**Dose**	**Via**	**Intervalo**	**Duração (dias)**
Lactonas macrocíclicas[b]	Varia	VO	30 dias	Indefinida[b]
Doxiciclina[c]	10 mg/kg	VO	24 h	28
Prednis(ol)ona				
(anti-inflamatória)	1 a 2 mg/kg	VO	12 h	7[d]
(choque, pulmonar)	50 a 100 mg/kg	IV	24 h	Conforme necessário
Dexametasona (choque, pulmonar)	1 a 2 mg/kg	IM, IV	24 h	Conforme necessário
Aminofilina (dificuldade respiratória)	6,6 mg/kg	IV	24 h	Conforme necessário

IM, intramuscular; *IV*, intravenosa; *VO*, via oral.
[a]Ver o *Formulário de fármacos*, no Apêndice, ou Tabela 93.10 para informação específica sobre cada fármaco anti-infeccioso.
[b]Ivermectina, milbemicina, moxidectina, selamectina; ver as recomendações de dosagem do fabricante.
[c]Dar como suspensão ou dissolver comprimidos inteiros ou usar o sal monoidratado. Comprimidos danificados ou que se quebram no esôfago podem causar esofagite e estenoses esofágicas.
[d]A dosagem é reduzida para 0,5 mg/kg a cada 24 h nos próximos 7 dias e 0,5 mg/kg em dias alternados por 1 a 2 semanas daí em diante.

eficaz para controlar os sinais. A avaliação radiográfica e a sorologia são repetidas periodicamente para monitorar a evolução da doença. Pode-se iniciar um esquema de prevenção mensal de dirofilariose em gatos infectados, porque raramente esses animais apresentam microfilaremia e, quando têm microfilárias, o número delas é baixo, de modo que não ocorrem reações.

Gatos com dificuldade respiratória aguda devem receber oxigênio e "doses de ataque" de glicocorticoides (fosfato sódico de dexametasona, 1 a 2 mg/kg, intramuscular [IM] ou intravenoso [IV]; ou succinato sódico de prednisolona, 50 a 100 mg/gato IV) e broncodilatadores (aminofilina, 6,6 mg/kg IV). Deve-se manter o tratamento de suporte (líquidos intravenosos e regulação térmica externa) até que a condição clínica do gato se estabilize.

Os resultados de estudos retrospectivos mostram que 10 a 20% dos gatos com infecções com dirofilárias adultas morrem em 4 anos.[25] Se os gatos forem diagnosticados com um verme adulto, pelo teste do antígeno ou à ecocardiografia, os proprietários devem ser notificados desse risco e instruídos para buscar assistência médica imediata ante qualquer sinal de dificuldade respiratória, porque o tratamento a tempo é crítico. Pode ser prudente ter em casa uma seringa contendo 10 mg de fosfato sódico de dexametasona, com instrução para administrá-la por via intramuscular no caso de uma emergência respiratória, para iniciar o tratamento. Isso não exclui, apenas antecede, procurar uma emergência veterinária.

Nenhuma forma de tratamento adulticida melhora comprovadamente a taxa de sobrevida de gatos infectados com dirofilária. Em termos teóricos, o uso de antileucotrienos poderia ajudar porque as citocinas contribuem para o processo mórbido. A IL-8 é produzida em resposta a *Wolbachia*, uma riquétsia intracelular endossimbionte encontrada em dirofilárias de todos os estágios (ver Capítulo 25), e a IL-4 pode ser encontrada nas secreções recuperadas por lavado broncoalveolar de gatos infectados com dirofilárias. Há evidência não comprovada de que os antileucotrienos como o montelucaste, na dose oral de 2 mg/dia, podem ser benéficos na crise respiratória em gatos infectados com dirofilárias.[47]

O tratamento com doxiciclina é outra opção terapêutica teórica. A eliminação de *Wolbachia* das dirofilárias pela quimioterapia reduz as alterações patológicas associadas à morte dos vermes nos cães.[31,35] A doxiciclina agora está sendo usada para tratar algumas infecções por

nematódeos filarianos em seres humanos.[27,55] Embora essa forma de tratamento em gatos não esteja comprovada, considerando-se a probabilidade de 20% de morte de gatos relacionada com as dirofilárias adultas, deve-se considerar o uso de doxiciclina nos casos em que o proprietário quer tentar todas as opções. O protocolo recomendado seria a administração de 10 mg/kg 1 vez/dia durante 1 mês em um ciclo repetido de 3 meses, junto com a administração mensal de uma lactona macrocíclica preventiva da dirofilariose.

As dirofilárias podem ser extraídas cirurgicamente por meio de venotomia na jugular direita, com a introdução de uma alça metálica flexível ou escova orientada na artéria pulmonar usando-se um dispositivo de imagem com braço em C. Durante a remoção, é preciso cuidado para manter os vermes intactos, porque a transecção traumática parcial ou completa de um verme pode resultar em colapso circulatório agudo e morte do gato acometido.[59]

Prevenção

Deve-se fazer a prevenção da dirofilariose em todos os gatos de áreas endêmicas, tanto os criados em ambiente fechado quanto aqueles que vivem ao ar livre. Foi mostrado que os gatos criados em ambientes internos correm risco semelhante de exposição ao dos criados soltos em espaços abertos. Há quatro produtos para gatos no comércio que são seguros e praticamente 100% eficazes na prevenção da dirofilariose em gatos (ver Tabela 93.10). A ivermectina está disponível na forma de comprimidos mastigáveis, a milbemicina como comprimido aromatizado e a selamectina e a moxidectina para aplicação tópica. O espectro desses produtos varia, mas todos controlam múltiplos parasitos, além de fazerem a prevenção contra a dirofilariose.[43] Os resultados de uma pesquisa feita em abrigos de animais no sudeste dos EUA[22a] indicaram que as taxas de realização de testes para detectar dirofilárias e práticas preventivas foram baixas (23 e 31%, respectivamente), apesar do alto risco de infecção. O custo relativo e a falta de percepção da prevalência da doença foram as razões para os baixos índices de desempenho. São necessários maior suporte financeiro e informação educativa sobre essa doença em gatos.

Considerações de saúde pública

Ver discussão em *Dirofilariose canina*.

Infecções bacterianas da pele

Peter J. Ihrke

A piodermite é definida como infecção bacteriana piogênica ou produtora de pus da pele. A diversidade das síndromes clínicas observadas na piodermite canina é enorme, e varia desde uma irritação mínima até doença potencialmente fatal.* Pode acometer a superfície, produzindo inflamação sem invasão do tecido vivo; ser superficial, acometendo a epiderme e unidades intactas de folículos pilosos; ou causar invasão mais profunda, comprometendo a derme e o tecido adiposo subjacente. Essa notável diversidade e pleomorfismo são responsáveis por dificuldades no diagnóstico e tratamento. O *continuum* das características clínicas e gravidade da piodermite entre cães individuais, de raças diferentes, locais anatômicos distintos e entre doença aguda e crônica também pode levar ao diagnóstico incorreto. A ocorrência de pus não pode ser usada como critério de definição de diagnóstico, visto que acúmulos de neutrófilos mortos, que compõem o pus, podem não ser macroscopicamente visíveis. O envelhecimento e a ruptura das pústulas levam à formação de pápulas crostosas, que não são tão diagnósticas quanto as pústulas, visto que as pápulas podem resultar de numerosos processos inflamatórios diferentes. Além disso, acúmulos de pus na porção média da derme talvez não sejam visualmente evidentes na piodermite profunda.

De modo global, a piodermite continua sendo uma das causas mais comuns de doença cutânea canina. Em um estudo de escolas de medicina veterinária na América do Norte, a piodermite ocupou o segundo lugar depois da dermatite por alergia a pulgas na frequência de diagnóstico.[89,178] Outro estudo epidemiológico realizado em ambiente relativamente sem pulgas no Canadá classificou a foliculite bacteriana e a furunculose em primeiro lugar entre todas as doenças cutâneas caninas, constituindo mais de 25% dos casos de dermatologia.[177] Em contrapartida, a piodermite é causa relativamente incomum de doença cutânea em gatos, outros animais domésticos e seres humanos. A doença cutânea bacteriana no gato é rara, com exceção dos abscessos subcutâneos por feridas causadas por mordeduras (ver Capítulo 51).

A razão da frequência acentuadamente elevada de doença cutânea bacteriana no cão, em comparação com outras espécies de mamíferos, não é conhecida. Vários fatores do hospedeiro que podem resultar em aumento da suscetibilidade incluem o estrato córneo canino compacto e comparativamente fino; a escassez relativa de lipídios intercelulares no estrato córneo canino; a ausência de um tampão epitelial lipídico escamoso na entrada dos folículos pilosos caninos; e o pH relativamente alto da pele canina.[89,113,126,176]

Etiologia e patogenia
Flora normal da pele e dos pelos

A flora microbiana da pele é composta de bactérias residentes e transitórias. As bactérias residentes são comensais inócuos que vivem sobre a superfície da pele e nos folículos pilosos e mantêm uma população consistente estática. As bactérias transitórias habitualmente não podem competir a longo prazo com a flora residente estabelecida, mas podem se estabelecer na pele a partir das mucosas (particularmente as narinas e a região perianal). O número total de bactérias residentes que vivem na pele canina normal não é grande e pode chegar a menos de 350 microrganismos por centímetro quadrado.[89] Estudos que examinaram a flora bacteriana de cães normais documentaram a existência de microrganismos aeróbicos, incluindo espécies de *Micrococcus,* estreptococos beta-hemolíticos e espécies de *Acinetobacter*, bem como microrganismos anaeróbicos, incluindo *Clostridium perfringens* e *Propionibacterium acnes.**

Staphylococcus pseudintermedius e outros patógenos cutâneos caninos

O patógeno bacteriano cutâneo canino mais comum, anteriormente identificado como *Staphylococcus intermedius*, é, de fato, uma espécie estreitamente relacionada com *Staphylococcus pseudintermedius*.[50,167] Embora muitos trabalhos anteriormente publicados e referências citadas utilizem a terminologia antiga, ela será substituída por *S. pseudintermedius* em todo este capítulo para maior clareza e acurácia do termo correto (ver Capítulo 34).

A função do *S. pseudintermedius* na pele canina é mais bem elucidada.† Esse patógeno facultativo é um residente principalmente das narinas e da região perianal, um colonizador local restrito e transitório da pele canina clinicamente sadia e contaminante dos pelos caninos. A disseminação para a pele a partir da região perianal e narinas provavelmente ocorre durante a limpeza normal e a lambedura excessiva por cães com prurido e especialmente alérgicos.[3–5,89,111]

Com frequência consideravelmente menor que o *S. pseudintermedius*, o *Staphylococcus aureus* e o *Staphylococcus schleiferi* podem causar infecção cutânea em cães.[65,71,130,139] Mais provavelmente, o novo reconhecimento dessas duas espécies é explicado por serem agrupadas genericamente com *S. pseudintermedius* ou, simplesmente, não identificadas como espécies no passado.

Os estafilococos resistentes à meticilina (MRS; de *methicillin-resistant staphylococci*) e, em particular, *S. aureus* resistente à meticilina (MRSA; de *methicillin-resistant S. aerus*) têm sido uma questão "mais debatida" em medicina humana há mais de uma década. A identificação de MRS e, em particular, de MRSA em cães, gatos e equinos também concentrou a atenção para a sua prevalência em animais.[110] O estado de portador e a infecção por *S. pseudintermedius* resistente

---

*Referências 87, 89, 90, 124, 141, 175, 176, 199.

*Referências 75, 78, 88, 89, 111, 175, 176.
†Referências 3, 5, 8, 56, 75, 76, 89, 111, 125, 164, 169.

à meticilina (MRSP; de *methicillin-resistant S. pseudintermedius*), por *S. schleiferi* resistente à meticilina (MRSS; de *methicillin-resistant S. schleiferi*) e por MRSA estão sendo identificados globalmente em cães e gatos com prevalência aparentemente aumentada. É importante ressaltar que os MRS não têm virulência maior do que os estafilococos sensíveis à meticilina. Todavia, o tratamento eficaz é mais problemático. Tendo em vista a preocupação crescente em relação aos MRS e estafilococos resistentes a múltiplos fármacos, a cultura bacteriana e o teste de sensibilidade estão sendo realizados com muito mais frequência do que no passado. A realização mais frequente de culturas levou ao maior reconhecimento de que outras espécies de estafilococos também podem causar piodermite em animais.

Culturas puras de *S. pseudintermedius* são obtidas a partir da maioria das pústulas ou tratos de drenagem em cães com piodermite. Na realidade, a infecção por *S. aureus* pode mais comum em gatos que em cães. Mais detalhes sobre a ecologia e a epidemiologia dos estafilococos em animais e seres humanos são encontrados em outras partes deste livro (ver Capítulo 34).

A patogenicidade do *S. aureus* em seres humanos pode estar correlacionada a fatores de virulência, como adesinas (proteína A); enzimas secretadas, como proteases, hialuronidases e lipases; fatores de agregação; várias outras proteínas de ligação; leucocidina e toxinas. Foi identificada toxina esfoliativa de *S. pseudintermedius*, porém seu papel na doença ainda não foi comprovado. Quando fatores de virulência potenciais foram examinados, comparando isolados de *S. pseudintermedius* de cães normais e cães com piodermite, foram observadas diferenças nítidas nos perfis de toxinas, eletroforese em gel de exoproteínas e *immunoblotting* de proteínas extracelulares concentradas.[2,4,24,64,67] A produção de exotoxinas não parece desempenhar um papel na patogenicidade do *S. pseudintermedius* para a pele canina.[24] As evidências disponíveis não sustentam os fatores de virulência como causa das diferenças observadas na suscetibilidade canina ou gravidade da doença.[24,32,80,89,90] Os dados sugerem que fatores do hospedeiro, e não fatores de virulência, parecem ser mais importantes na determinação da suscetibilidade, gravidade e resultados clínicos na piodermite estafilocócica canina.*

Microrganismos gram-negativos invasores secundários, como espécies de *Proteus*, espécies de *Pseudomonas* ou *Escherichia coli*, podem ser isolados juntamente com *S. pseudintermedius*, em geral de piodermite profunda. Todavia, se forem isoladas bactérias gram-negativas da piodermite, sem isolamento concomitante do estafilococo positivo, a técnica empregada e os resultados obtidos devem ser questionados, visto que a piodermite canina causada por bactérias gram-negativas sem coinfecção estafilocócica é incomum. Infecção por *S. pseudintermedius* cria ambiente tecidual mais propício à invasão secundária por bactérias negativas.[88,89]

Alterações microbianas com a doença cutânea

Os fatores que promovem a proliferação do *S. pseudintermedius* na pele, resultando em piodermite, estão pouco elucidados. Todavia, já está bem estabelecido que cães com outras doenças cutâneas têm mais tendência a desenvolver piodermite secundária. Cães com doenças cutâneas alérgicas, tais como dermatite atópica ou defeitos na cornificação exibem desvio no equilíbrio das espécies bacterianas que colonizam a pele, de modo que podem predominar estafilococos coagulase-positivos.[89] Clinicamente, isso está correlacionado a aumento na frequência de piodermite.

Biofilmes, que consistem em agregados de microrganismos que se formam nas interfaces, protegem as bactérias da toxicidade dos agentes antimicrobianos ou da resposta imune do hospedeiro e, portanto, dificultam a destruição dos microrganismos agressores. Esse conceito

provavelmente é importante para a compreensão da piodermite, particularmente quando há formação de filmes de muco tenaz sobre a superfície das lesões infectadas.

Potencial zoonótico dos patógenos cutâneos

As preocupações de saúde pública sobre cães e gatos e estafilococos estão relacionadas, em sua maior parte, com MRSA. A colonização ou infecção em cães ou gatos que vivem em residências onde os proprietários estão colonizados por MRSA foram amplamente relatadas.* De acordo com compilações de outros autores,[194] é provável que ocorra transmissão de seres humanos para animais pelo menos tão comumente, se não mais frequentemente, do que a transmissão de animais para seres humanos (ver Capítulo 34). *S. schleiferi* também representa preocupação potencial de saúde pública, visto que esse microrganismo pode ser igualmente patogênico em seres humanos ou animais. O potencial zoonótico do MRSP em seres humanos é substancialmente menor, visto que *S. pseudintermedius* tem baixa patogenicidade para os seres humanos, e as infecções oportunistas por MRSP nos seres humanos são raras. Indivíduos com sistema imune de funcionamento normal não correm grande risco de adquirir infecções cutâneas por *S. pseudintermedius*. Os cães também abrigam *S. pseudintermedius* em suas cavidades bucais, e até 21% das lesões causadas por mordidas de cães em seres humanos podem ser contaminadas por esse microrganismo.[184] (Para uma discussão mais detalhada, ver *Infecções Estafilocócicas*, Capítulo 34, *Infecções de Ferimentos por Mordedura*, Capítulo 51, e *Infecções Zoonóticas de Importância Clínica em Pessoas Imunocomprometidas*, Capítulo 99.)

Suscetibilidade e resposta do hospedeiro à infecção

Em comparação com *S. aureus*, *S. pseudintermedius* não apresenta os fatores de virulência necessários para ser um patógeno potente. Consequentemente, os casos de piodermite canina provavelmente estão associados, em sua maioria, a doença subjacente ou a outros fatores imunes do hospedeiro. Doenças tais como alergias (dermatite atópica, alergia alimentar, dermatite por alergia a pulgas), ectoparasitismo, defeitos de cornificação (seborreia), doenças cutâneas hereditárias (genodermatoses) – particularmente as que acometem os folículos pilosos – e endocrinopatias, como hipotireoidismo e doença de Cushing, frequentemente predispõem os cães a piodermite secundária.[46,89,103,175,176] A piodermite secundária a doenças alérgicas e defeitos de cornificação é mais bem documentada. De maneira mais abrangente, o prurido decorrente de qualquer doença subjacente, a inflamação cutânea de qualquer causa, o uso excessivo e não criterioso de glicocorticoides (hiperglicocorticoidismo iatrogênico) e cuidados insuficientes em cães de pelo longo contribuem para a probabilidade de piodermite secundária.

A infecção superficial dos folículos pilosos ou foliculite constitui piodermite canina mais comum. A ocorrência de defeitos foliculares, displasia, obstrução, atrofia, inflamação ou degeneração predispõe à foliculite. Uma vez desenvolvida piodermite, os fatores prognósticos negativos consistem em incompetência imunológica, coexistência de doença cutânea, prurido, inflamação, formação de tecido cicatricial e tratamento inicial inadequado.[89]

O desenvolvimento da piodermite estafilocócica exige colonização (proliferação bacteriana) e, com frequência, invasão dos tecidos do hospedeiro, além de evasão da imunidade do hospedeiro. Mecanismos de defesa do hospedeiro mobilizados para impedir a invasão bacteriana incluem processos imunológicos e não imunológicos. Mecanismos não imunológicos consistem em descamação do estrato córneo (superficial e folicular), barreira intercelular lipídica, proliferação epitelial em resposta à lesão e efeito antibacteriano de sais inorgânicos encontrados no sebo e no suor. Além disso,

---

*Referências 2, 4, 24, 32, 67, 89, 176.

*Referências 17, 84, 105, 117, 191, 194.

a competição entre bactérias residentes é um mecanismo de defesa não imunológico "não relacionado com o hospedeiro". Os mecanismos de defesa imunológicos do hospedeiro da pele incluem proteínas dentro da matriz intercelular; imunoglobulinas na zona da membrana basal; e células imunologicamente ativas, como células de Langerhans, dendrócitos da derme, linfócitos, mastócitos e células endoteliais venulares existentes na epiderme ou na derme.[89]

A resposta imunológica do hospedeiro pode ser deletéria, bem como benéfica. Alguns cães com piodermite crônica ou recorrente exibem depressão no teste de transformação de linfócitos. Antígenos bacterianos excepcionalmente potentes, denominados *superantígenos*, podem explicar a natureza problemática da piodermite secundariamente à dermatite atópica canina e acentuada inflamação e prurido observados em alguns casos de piodermite canina.[89]

A hipersensibilidade bacteriana foi teorizada, há muito tempo, como fator de complicação na piodermite canina recorrente. A importância potencial da hipersensibilidade bacteriana foi ressaltada por pesquisas que indicam que a desgranulação dos mastócitos pode desencadear o aumento da permeabilidade epidérmica a antígenos bacterianos em cães atópicos.[89,125] Vários estudos constataram associação entre anticorpos antiestafilocócicos e vários subgrupos de piodermite canina.[89,140]

Classificação da piodermite

A classificação baseada na profundidade de invasão bacteriana é mais útil do ponto de vista clínico, visto que fornece informações sobre o diagnóstico, a probabilidade de doença subjacente, o prognóstico, a duração necessária do tratamento e a resposta ao tratamento. Em geral, quanto mais profunda a infecção, maior a probabilidade de causas desencadeantes subjacentes específicas. As infecções mais profundas também exigem que o clínico tenha uma atitude mais rigorosa quanto ao diagnóstico e tratamento. Com base na profundidade da infecção bacteriana, a piodermite canina pode ser descrita como *de superfície, superficial* ou *profunda* (Boxe 84.1).[89]

Piodermite de superfície. Consiste em um processo inflamatório da pele, sem evidências fortes de invasão bacteriana direta do tecido vivo. Infecção bacteriana provavelmente é secundária a fatores que promovem proliferação bacteriana superficial. Dermatite piotraumática (dermatite úmida aguda, pontos quentes), o intertrigo (piodermite das dobras cutâneas), piodermite mucocutânea e proliferação bacteriana de superfície são classificados como piodermite de superfície. Dermatite piotraumática desenvolve-se habitualmente em consequência de dermatite por alergia a pulgas. O intertrigo ocorre em dobras cutâneas secundárias a defeitos anatômicos característicos da raça e é observado em associação com atrito, drenagem precária e maceração. A piodermite mucocutânea é uma doença de superfície de etiologia desconhecida que acomete predominantemente os lábios e a pele perioral, mas que também pode afetar outros locais mucocutâneos, tais como o ânus;[89,92] nela, a invasão bacteriana pode ser mais profunda, com cronicidade. A dermatite piotraumática e o intertrigo raramente representam desafio para diagnóstico ou tratamento. Em contrapartida, piodermite mucocutânea e proliferação bacteriana podem constituir desafios para o diagnóstico e o tratamento.[154]

No passado, a importância clínica da proliferação de superfície por estafilococos e outras bactérias não era reconhecida em cães. O autor (PJI) acredita que a proliferação bacteriana de superfície secundária, desencadeada por doença cutânea predisponente subjacente (particularmente dermatite atópica), constitua uma causa principal e perpetuante de inflamação cutânea crônica e prurido em cães.

Piodermite superficial. Constitui a doença cutânea bacteriana canina mais comum. O impetigo caracteriza-se por pústulas intraepidérmicas não foliculares, que acometem as camadas superficiais da epiderme (Figura 84.1). A foliculite superficial que acomete a porção do óstio do folículo piloso constitui a piodermite canina mais comum. O impetigo e a foliculite superficial podem representar um desafio para o diagnóstico, visto que as pústulas sofrem ruptura facilmente, dando origem a pápulas crostosas consideravelmente menos diagnósticas. Um terceiro subgrupo clínico de piodermite superficial, denominado *piodermite disseminada superficial*, caracteriza-se por inflamação de expansão centrífuga, com colaretes epidérmicos descamativos periféricos característicos. Piodermite disseminada superficial pode ser observada isoladamente ou em associação com a foliculite superficial.

Piodermite profunda. Avança mais profundamente no folículo piloso, com ou sem ruptura folicular. Os fatores que possibilitam a infecção avançar de um processo superficial para a foliculite profunda não estão bem elucidados. A foliculite profunda pode levar à ruptura folicular (furunculose), com resposta tecidual granulomatosa a corpo

---

Boxe 84.1 — Classificação da piodermite canina com base na profundidade de infecção

Piodermite de superfície
Dermatite piotraumática (dermatite úmida aguda, pontos quentes)
Intertrigo (piodermite das dobras cutâneas): das pregas labiais, dobras faciais, prega vulvar, dobra da cauda, pregas do cão obeso
Piodermite mucocutânea[a]
Proliferação bacteriana de superfície[a]

Piodermite superficial
Impetigo (piodermite do filhote)
Foliculite bacteriana superficial[a]
Piodermite disseminada superficial[a] (piodermite esfoliativa)

Piodermite profunda
Foliculite e furunculose bacterianas profundas
Foliculite e furunculose mentoniana (acne canina)
Foliculite piotraumática[a]
Foliculite e furunculose podais[a]
Piodermite do calo (piodermite do ponto de pressão)
Piodermite do Pastor-alemão[a]
Celulite (secundariamente à demodicose ou incompetência imunológica)

[a]Subgrupos de piodermite superficial ou profunda, em que a recidiva ou recrudescência é mais comum.

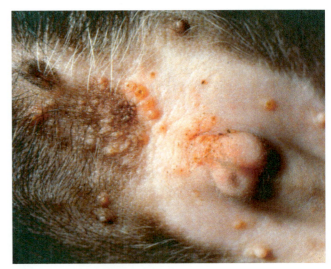

Figura 84.1 Impetigo em filhote com parasitismo intestinal grave. (Fotografia de Craig Greene © 2004 University of Georgia Research Foundation Inc.)

estranho (Figura 84.2). A furunculose interconectante, que envolve o interstício entre folículos pilosos, a derme e o tecido subcutâneo é denominada *celulite*. A celulite comumente leva ao desenvolvimento de sepse. A pioderme profunda é muito menos frequente que a piodermite superficial. Embora o diagnóstico de piodermite profunda habitualmente não seja difícil, o tratamento frequentemente é problemático.

Achados clínicos

A dermatologia tem uma vantagem singular em relação a outras especialidades, devido à visibilidade das lesões cutâneas, que estão disponíveis para inspeção e obtenção de amostras. É essencial ter iluminação excelente para o exame físico adequado e dispor de uma lupa. A gravidade, a extensão e o padrão dos estados clínicos podem ser esclarecidos adicionalmente ao cortar os pelos existentes em uma lesão.

Lesões cutâneas primárias

Com frequência, a lesão inicial observada na piodermite superficial e piodermite profunda mais leve consiste em uma pápula eritematosa. Pápulas são elevações sólidas e circunscritas da pele que se formam em grupos. À medida que a infecção prossegue, o pus acumula-se em locais intraepidérmicos ou foliculares, formando pústulas que, se pequenas, podem confundir-se com pápulas a olho nu. Com frequência, as pústulas intactas são transitórias na pele canina. Quando sofrem ruptura, resultam em pápulas crostosas. Na piodermite profunda, a inflamação mais intensa leva à formação de nódulos. A ruptura folicular e a resposta tecidual concomitante a corpo estranho exacerba a inflamação na derme adjacente, resultando em nódulos maiores com fistulização. Os colaretes periféricos e a "impressão digital" da piodermite são compostos de estrato córneo descamado nas margens da inflamação. Na piodermite profunda, a resposta do hospedeiro é mais intensa, produzindo inflamação e edema mais evidentes.

Lesões cutâneas secundárias

As pústulas sofrem ruptura espontânea ou são obliteradas por autotraumatismo, que resulta em pápulas crostosas. Clinicamente, pápulas crostosas são menos úteis para o diagnóstico e podem ser indistinguíveis das pápulas observadas em muitas outras doenças cutâneas. Se as pápulas crostosas estiverem agrupadas, as crostas compostas de pus seco, exsudato e restos de queratina podem simular distúrbios de cornificação. No passado, a piodermite acentuadamente esfoliativa provavelmente era diagnosticada incorretamente como seborreia. As escoriações autotraumáticas podem obliterar as lesões primárias mais diagnósticas, visto que o prurido constitui uma característica de muitas piodermites.

Alopecia é comumente observada como consequência da piodermite, com a eliminação de fragmentos de pelos dos folículos infectados. A alopecia transitória em placas (carcomida) resulta de telogenização prematura e parada no telógeno, em padrão de substituição assincrônico dos pelos normalmente em mosaico. A alopecia cicatricial permanente, em consequência de foliculite profunda e furunculose, é incomum na piodermite canina, em contraste com a piodermite nos seres humanos.

A celulite resulta em obliteração folicular. A ruptura folicular na piodermite profunda leva à formação de nódulos e trajetos fistulosos de drenagem (ver Figura 84.2). A hemorragia dérmica em consequência da ruptura folicular pode resultar em bolhas hemorrágicas, visíveis como regiões escuras azuladas na derme.

Distribuição das lesões

A dermatite úmida aguda, habitualmente secundária à dermatite por alergia a pulgas, é observada mais comumente na região lombossacra dorsal e face lateral das coxas. O intertrigo ou piodermite das dobras cutâneas é observado no local específico do defeito anatômico (prega labial, dobras faciais, prega vulvar, dobra da cauda e dobras da obesidade), de acordo com a raça. A piodermite mucocutânea, que ocorre predominantemente nos lábios e ao seu redor, pode acometer outras junções mucocutâneas. A proliferação bacteriana de superfície acomete inicialmente com maior frequência as dobras intertriginosas, como aquelas observadas nas virilhas, axilas, pescoço e regiões interdigitais, mas pode se tornar generalizada.

A piodermite superficial não complicada ocorre predominantemente nas zonas intertriginosas úmidas das virilhas e axilas e, em menor grau, nas membranas interdigitais. O impetigo ocorre primariamente na virilha de cães pré-púberes. A foliculite superficial e a piodermite disseminada superficiais também ocorrem mais comumente na virilha e nas axilas, porém as lesões podem se tornar generalizadas no tronco. A alopecia parcial em placas concomitantes é mais visualmente distinta em raças de pelos curtos. O uso inadequado de glicocorticoides pode contribuir para a disseminação de qualquer piodermite superficial, enquanto esses fármacos diminuem paradoxalmente a inflamação visível. O impetigo bolhoso no cão adulto é mais comumente secundário ao hiperglicocorticoidismo iatrogênico, mas pode estar associado a outras doenças imunossupressoras subjacentes.

A piodermite profunda desenvolve-se habitualmente como extensão da piodermite superficial. Observa-se distribuição característica na piodermite interdigital e nos pontos de pressão e na acne canina. Como a maioria dos casos de celulite canina ocorre em consequência de demodicose generalizada, o padrão de distribuição reflete o da demodicose.

Diagnóstico

Diagnósticos diferenciais

Muitas doenças cutâneas podem simular a piodermite. Os diagnósticos diferenciais estão listados por ordem aproximada de importância no Boxe 84.2.[89,175]

Vários procedimentos diagnósticos mostram-se úteis no diagnóstico da piodermite e no estabelecimento da ocorrência de doenças subjacentes ou outros fatores predisponentes. Os procedimentos diagnósticos de maior utilidade para avaliação de suspeita de piodermite consistem em raspado e biopsia de pele, exame citológico das

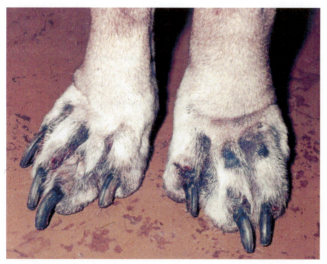

Figura 84.2 Piodermite interdigital em cão com tratos de drenagem e reação inflamatória granulomatosa. (Fotografia de Craig Greene © 2004 University of Georgia Research Foundation Inc.)

Boxe 84.2 Diagnóstico diferencial da piodermite canina

De superfície

Dermatite piotraumática (dermatite úmida aguda, pontos quentes): Foliculite piotraumática, demodicose, neoplasia (particularmente adenocarcinoma de glândulas sudoríparas), metástase cutânea, erupção farmacogênica fixa, forma necrosante precoce da paniculite nodular idiopática, vasculite localizada precoce, dermatite por *Malassezia* focal

Intertrigo (piodermite das dobras cutâneas):

Intertrigo das pregas labiais: demodicose localizada; erupção farmacogênica fixa; dermatite necrolítica superficial, com ou sem dermatite por *Malassezia* ou candidíase; dermatose responsiva ao zinco; foliculite e furunculose mentoniana (acne canina); pênfigo foliáceo localizado; pênfigo vulgar precoce; doença bolhosa subepidérmica autoimune precoce

Intertrigo das dobras faciais: demodicose localizada, dermatite por *Malassezia,* dermatofitose

Intertrigo das pregas vulvares: infecção do trato urinário com incontinência e autotraumatismo, lúpus eritematoso cutâneo vesicular do Pastor de Shetland e do Collie, erupção farmacogênica, dermatomiosite familiar canina, pênfigo vulgar, doença bolhosa subepidérmica autoimune precoce

Intertrigo da dobra da cauda: dermatite por alergia a pulgas

Intertrigo das dobras do cão obeso: dermatite por *Malassezia*

Piodermite mucocutânea: intertrigo das pregas labiais, demodicose localizada, lúpus eritematoso discoide precoce, dermatose responsiva ao zinco, dermatose canina genérico-alimentar, foliculite e furunculose mentoniana (acne canina)

Proliferação bacteriana de superfície: dermatite por *Malassezia*

Superficial

Impetigo (piodermite do filhote): dermatite precoce por alergia a pulgas, foliculite superficial

Foliculite bacteriana superficial: piodermite disseminada superficial, dermatite por alergia a pulgas, demodicose, pênfigo foliáceo, acaríase sarcóptica, impetigo grave, erupção farmacogênica, eritema multiforme, dermatite seborreica, pustulose eosinofílica estéril

Piodermite disseminada superficial: foliculite bacteriana superficial, pênfigo foliáceo, eritema multiforme, dermatite seborreica

Profunda

Foliculite profunda e furunculose: demodicose, micoses subcutâneas e profundas, infecções por fungos oportunistas, pitiose, lagenidiose, dermatofitose mal adaptada grave, granuloma-piogranuloma estéril, histiocitose, paniculite nodular idiopática, dermatite granulomatosa estéril juvenil e linfadenite, vasculite

Foliculite piotraumática: dermatite piotraumática, demodicose, neoplasia (particularmente adenocarcinoma de glândulas sudoríparas), metástases cutâneas, erupção farmacogênica fixa, forma necrosante precoce da paniculite nodular idiopática, vasculite localizada precoce, dermatite focal por *Malassezia*

Foliculite e furunculose mentoniana (acne canina): demodicose localizada, dermatite granulomatosa estéril juvenil precoce e linfadenite

Foliculite e furunculose podal: demodicose, dermatofitose, micoses subcutâneas e profundas, doenças por fungos oportunistas, pitiose, lagenidiose, dermatite por *Pelodera*

Piodermite dos calos (piodermite dos pontos de pressão): dermatite acral por lambedura, doença cutânea genérico-alimentar, comedões actínicos focais

Piodermite do Pastor-alemão: demodicose com piodermite profunda secundária, micose subcutânea e profunda, doenças por fungos oportunistas, pitiose, lagenidiose

Celulite (com ou sem demodicose): dermatite granulomatosa estéril juvenil e linfadenite (celulite juvenil), micose subcutânea e profunda, piodermite do Pastor-alemão, granuloma estéril-piogranuloma, paniculite de liquefação idiopática, doenças por fungos oportunistas, pitiose, lagenidiose

---

pústulas ou superfície cutânea.[89] Atualmente, a cultura bacteriana, a identificação e o antibiograma são recomendados com maior frequência, visto que a prevalência da resistência a agentes antibacterianos aumentou notavelmente em muitas regiões do mundo nesses últimos 5 anos.

Raspado de pele. Deve ser efetuado em todos os cães com piodermite canina, visto que a demodicose pode simular a piodermite não complicada e induzir piodermite secundária. É particularmente importante raspar qualquer lesão pustulosa ou papular com orientação folicular. A piodermite secundária à demodicose segue o padrão de distribuição da demodicose, auxiliando no diagnóstico. Os raspados de pele têm mais tendência a revelar a ocorrência de demodicose nos casos de suspeita de intertrigo das pregas labiais, foliculite superficial, foliculite profunda, furunculose (acne canina, foliculite podal) e celulite.

Exame citológico. É um exame diagnóstico simples, de menor relação custo-benefício e rápido para o diagnóstico de piodermite. As amostras são obtidas por meio de esfregaços diretos de pústulas, trajetos de drenagem ou superfície da pele inflamada. As amostras são secas ao ar e coradas pelo corante de Wright tipo Romanowsky modificado ou pelo novo azul de metileno. O corante de Wright modificado é benéfico tanto para documentar os microrganismos quanto para identificar células inflamatórias. A identificação de cocos indica provável ocorrência de *S. pseudintermedius.* O achado de neutrófilos degenerados e cocos intracelulares garante o diagnóstico.

Biopsia de pele. É um instrumento valioso, porém frequentemente negligenciado no diagnóstico da piodermite canina. O maior uso da biopsia de pele levou ao diagnóstico mais frequente da piodermite. Pode-se aumentar o benefício da biopsia de pele se forem seguidos os princípios básicos: biopsia precoce, seleção correta das lesões, técnica adequada, documentação da anamnese e manifestações clínicas e remessa a um patologista com interesse e experiência em dermatologia veterinária.

Cultura bacteriana e identificação e sensibilidade a agentes antibacterianos. A cultura bacteriana está indicada quando o exame citológico revelar infecção mista, quando o tratamento antibacteriano empírico adequado não for eficaz ou se houver suspeita de resistência bacteriana. Culturas de pústulas intactas, furúnculos e nódulos têm mais tendência a fornecer informações úteis. Culturas bacterianas de lesões abertas têm menos probabilidade de fornecer resultados significativos, visto que os contaminantes podem ser cultivados.

Avaliação da imunocompetência

Não se dispõe de exames complementares confiáveis para determinar a imunocompetência no cão.[45,89] Informações gerais podem ser obtidas do hemograma completo ou da eletroforese das proteínas séricas. Deve-se observar neutrofilia absoluta com contagem de linfócitos de pelo menos 1.000 a 1.500 células/mℓ em cães normais com piodermite contínua ou recorrente. Deve-se observar elevação de base ampla no padrão da eletroforese das proteínas séricas nas faixas β e γ.[88,89] Ensaios tais como a estimulação dos linfócitos *in vitro* e testes bactericidas continuam sendo instrumentos de pesquisa, em virtude de seu alto custo, falta de reprodutibilidade e de disponibilidade. A impossibilidade de corrigir qualquer defeito documentado invalida ainda mais a utilidade clínica desses testes.[46,176] A piodermite, particularmente quando profunda, está associada a alta prevalência de imunocomplexos circulantes. Cães com piodermite profunda crônica têm mais tendência a apresentar proteinúria, com predomínio de albuminúria, em comparação com cães que apresentam piodermite superficial.[13] Há suspeita de que a proteinúria seja consequência dos imunocomplexos circulantes que se depositam nos microcapilares glomerulares.

Tratamento

Em geral, não há necessidade de agentes antibacterianos sistêmicos para o tratamento da piodermite de superfície, como a dermatite piotraumática e o intertrigo; o tratamento antibacteriano tópico é habitualmente suficiente. Todavia, os agentes antibacterianos sistêmicos são necessários para o tratamento da piodermite mucocutânea e proliferação bacteriana de superfície. O tratamento bem-sucedido da maioria dos casos de piodermite superficial e profunda exige tratamento antibacteriano sistêmico. Em geral, utiliza-se terapia antibacteriana tópica com xampu como adjuvante no tratamento da piodermite mucocutânea, proliferação bacteriana de superfície e piodermite mais superficial e profunda para acelerar a recuperação, melhorar o bem-estar do paciente e impedir potencialmente a ocorrência de recidiva. O tratamento com imunomoduladores é usado com menor frequência, habitualmente na tentativa de prevenir ou diminuir a frequência de infecções recorrentes. Os esquemas estendidos de agentes antibacterianos devem ser considerados como último recurso em cães, quando a experiência indicar recidiva previsível. A preocupação quanto ao desenvolvimento de resistência pode diminuir o uso dos esquemas estendidos no futuro.

Tratamento com agentes antibacterianos

Os princípios básicos do tratamento antibacteriano sistêmico incluem a seleção do agente antibacteriano apropriado, o estabelecimento da dose ideal com base no peso e na profundidade da infecção e manutenção do tratamento por período de tempo suficiente para assegurar a cura, e não a remissão transitória. Após o uso de agentes antibacterianos, os focos sequestrados de infecção profunda podem não ser evidentes, visto que as lesões de superfície na piodermite profunda costumam cicatrizar antes da resolução das lesões mais profundas, levando a interrupção inapropriadamente precoce do tratamento. A seleção dos agentes antibacterianos pode ser empírica ou baseada na cultura bacteriana e antibiograma. O antibacteriano escolhido de modo empírico deve ter o espectro conhecido de atividade contra *S. pseudintermedius* e não deve ser inativado pelas betalactamases. O tratamento com agentes antibacterianos deve ser mantido durante pelo menos 1 semana após a obtenção da cura clínica na piodermite superficial e no mínimo por 2 semanas após a cura clínica de todos os tipos de piodermite profunda.

Um agente antibacteriano empírico ideal deve ter espectro estreito de atividade, efeitos colaterais mínimos e custo razoável e deve ser comprovadamente eficaz no tratamento da piodermite canina. Existem poucas evidências clínicas de que os agentes bactericidas sejam mais eficazes que os agentes bacteriostáticos no tratamento da piodermite superficial não complicada. Recomenda-se o uso de agentes antibacterianos bactericidas se houver defeitos dos folículos pilosos, na maioria dos casos de piodermite profunda e quando houver suspeita ou confirmação de imunossupressão. Se for efetuada a cultura, as pústulas ou trajetos fistulosos devem ser novamente cultivados se não forem isolados estafilococos gram-positivos como principais patógenos. Se vários isolados não forem sensíveis a um único agente antibacteriano oral, deve-se instituir um agente antibacteriano eficaz contra estafilococos, visto que esses microrganismos criam o ambiente tecidual favorável à replicação de invasores bacterianos secundários. Os resultados de cultura e testes de sensibilidade, assim como informações detalhadas sobre cada agente antibacteriano, são discutidos mais detalhadamente no *Formulário de fármacos*, no Apêndice.[89,175,176]

Os agentes antibacterianos úteis no tratamento da piodermite canina estão listados na Tabela 84.1. A penicilina, a ampicilina, a amoxicilina e a tetraciclina constituem escolhas inadequadas para tratamento da piodermite canina. O uso prévio e regional pode alterar a sensibilidade aos agentes antibacterianos.[59,62,86,89,116] Não é surpreendente que *S. pseudintermedius* e isolados gram-negativos resistentes sejam observados mais comumente em clínicas de referência que em clínicas gerais, e populações de bactérias resistentes sejam frequentemente identificadas na piodermite profunda.[86,89,146] Ensaios clínicos realizados mostraram que vários agentes antibacterianos são eficazes no tratamento da piodermite canina. Fármacos bem-sucedidos no tratamento de várias formas de piodermite canina incluem eritromicina, tilosina, lincomicina, clindamicina, cloranfenicol, trimetoprima e sulfonamidas potencializadas com ormetoprima, oxacilina, cefalexina, cefadroxila, cefpodoxima, quinolonas e amoxicilina-clavulanato.* Agentes antibacterianos de espectro estreito preferidos ainda incluem a eritromicina, a lincomicina e a oxacilina, enquanto os agentes antibacterianos de amplo espectro de escolha incluem cefalexina, cefadroxila, cefpodoxima, trimetoprima e sulfonamidas potencializadas pela ormetoprima e quinolonas, como enrofloxacino e marbofloxacino.

Durante muitos anos foi previsto que *S. pseudintermedius* resistente a fármacos antibacterianos impediria a administração de muitos agentes antibacterianos comuns em dermatologia. Semelhanças e diferenças nos padrões de sensibilidade a antibacterianos publicados nas 2 décadas antes do final da década de 1990 indicaram pouca alteração.[89] Infelizmente, ocorreu aumento da resistência estafilocócica nessa última década e mais rapidamente durante esse intervalo (ver Capítulo 34).

A adesão dos proprietários ao uso de esquemas com diferentes horários de doses não está bem estudada em medicina veterinária. Alguns autores perceberam que a ocorrência de diferenças na eficácia pode estar correlacionada a divergências na adesão ao tratamento. Essa adesão tende mais a ser obtida com agentes antibacterianos que exigem uma dose apenas 1 ou 2 vezes/dia do que com aqueles que precisam ser administrados 3 vezes/dia. A cefpodoxima, a sulfadimetoxina potencializada pela ormetoprima e as quinolonas são os únicos agentes antibacterianos úteis na piodermite canina que podem ser administrados 1 vez/dia.[34] A cefalexina, a cefadroxila e a lincomicina exigem a administração da dose 2 vezes/dia. Outros agentes antibacterianos sugeridos exigem três doses ao dia.

Vários *sistemas em série* para uso de antibacterianos foram popularizados.[46,89,103,175,176] A cefalexina, a cefadroxila, a eritromicina, a lincomicina, a clindamicina e a sulfadimetoxina potencializada pela ormetoprima são úteis para o tratamento da piodermite de superfície e superficial não complicada de primeira ocorrência. Vantagens e desvantagens desses fármacos estão relacionadas na Tabela 84.1. As sulfonamidas potencializadas pela trimetoprima, o cloranfenicol, as quinolonas de uso veterinário e a amoxicilina-clavulanato constituem possíveis candidatos alternativos para uso na piodermite. Todavia, os efeitos colaterais potenciais da trimetoprima-sulfonamida são objeto de preocupação.[102]

*Referências 18, 89-91, 93, 173, 176.

Tabela 84.1   Fármacos antibacterianos orais úteis para o tratamento da piodermite canina.

Nome do fármaco[a] (dose)	Vantagens	Desvantagens	Avaliação
Eritromicina (10 a 15 mg/kg, 3 vezes ao dia)	De baixo custo, espectro estreito	Resistência cruzada com lincomicina, ocorrência comum de vômitos e diarreia, várias doses ao dia	Escolha empírica mais antiga, efeitos colaterais GI muito numerosos
Lincomicina (22 mg/kg, 2 vezes ao dia)	Dose menos frequente, espectro estreito, poucos efeitos colaterais	Resistência cruzada com eritromicina, de custo relativamente alto	Boa escolha inicial empírica, particularmente se houver necessidade de um fármaco administrado duas vezes ao dia
Clindamicina (10 mg/kg, 2 vezes ao dia, ou 11 mg/kg, uma vez ao dia)[97]	Dose infrequente	Apenas ~75% eficaz; desenvolvimento de resistência durante o tratamento	Tratamento de segunda escolha para o fármaco administrado uma vez ao dia
Ormetoprima-sulfadimetoxina (27,5 mg/kg, uma vez ao dia)[b]	Dose menos frequente, amplo espectro, útil para MRS	Custo relativamente alto	Boa escolha empírica inicial, particularmente se houver necessidade de fármaco administrado uma vez ao dia, útil para MRS
Cefalexina ou cefadroxila (22 a 30 mg/kg, 2 vezes ao dia)	Dose menos frequente, amplo espectro, resistência incomum, boa penetração nos tecidos	Cefadroxila de alto custo, alguns genéricos de custo moderadamente alto	Excelente escolha empírica inicial, escolha para piodermite profunda refratária-recorrente, fármaco administrado duas vezes ao dia
Enrofloxacino (5 a 15 mg/kg, uma vez ao dia)	Dose menos frequente, amplo espectro, rápida absorção, excelente penetração nos tecidos	Alto custo, não pode ser usado em cães em crescimento	Excelente escolha para piodermite profunda refratária-recorrente, fármaco administrado uma vez ao dia
Marbofloxacino (2,5 a 5 mg/kg, uma vez ao dia)	Iguais àquelas do enrofloxacino	Iguais àquelas do enrofloxacino	Igual àquela do enrofloxacino
Orbifloxacino (7,5 mg/kg, uma vez ao dia)	Iguais àquelas do enrofloxacino	Iguais àquelas do enrofloxacino	Igual àquela do enrofloxacino
Cloranfenicol (45 mg/kg, 3 vezes ao dia)	De baixo custo, amplo espectro, útil para MRS	Anemia aplásica idiossincrásica em pessoas, efeitos colaterais GI	Avisar os proprietários para evitar qualquer contato, útil para MRS
Oxacilina (22 mg/kg, 3 vezes ao dia)	Espectro estreito, resistência rara, efeitos colaterais raros	De alto custo, disponibilidade diminuída, diminuição da absorção de várias doses diárias pelo alimento	Boa escolha empírica inicial, benéfica para piodermite profunda refratária-recorrente
Amoxicilina-clavulanato (12,5 a 20 mg/kg, 2 ou 3 vezes ao dia)	Amplo espectro, efeitos colaterais raros	Alto custo, sensível à umidade, o efeito in vivo pode não ser tão bom quanto o previsto, resposta lenta	Escolha empírica inicial razoável, de custo ligeiramente alto
Trimetoprima-sulfonamida (22 mg/kg, 2 vezes ao dia)	De baixo custo, doses menos frequentes, amplo espectro, útil para MRS	Efeitos colaterais: ceratoconjuntivite seca, reações farmacogênicas cutâneas graves, necrose hepática	Boa escolha empírica, preocupação com reações adversas ao fármaco, útil para MRS
Cefpodoxima proxetila (5 a 10 mg/kg, uma vez ao dia)	Dose menos frequente, espectro relativamente amplo, boa penetração nos tecidos, baixa toxicidade, pode ser administrada com alimento	Alto custo, uso não recomendado durante intervalos de mais de 28 dias	Segunda escolha devido ao custo, primeira escolha quando o uso de medicação com várias doses ao dia for problemático

GI, gastrintestinal; MRS: estafilococos resistentes à meticilina.
[a]Para informações adicionais sobre os fármacos listados, ver o Formulário de fármacos, no Apêndice. Em geral, o tratamento tem duração mínima de 21 dias.
[b]Administrar uma dose 2 vezes/dia no primeiro dia.
Tabela modificada da Referência 88.

Piodermite profunda crônica exige o uso de agentes antibacterianos com melhor capacidade de penetração, visto que os focos sequestrados de infecção e tecido cicatricial impedem o acesso dos fármacos ao local de infecção. A cefalexina, a cefadroxila, a cefpodoxima, a clindamicina, o enrofloxacino e o marbofloxacino oferecem melhor capacidade de penetração. Em circunstâncias em que não se obtém eficácia com esses fármacos isoladamente, pode-se considerar o uso de rifampicina (em associação a cefalexina).

As quinolonas oferecem as vantagens de administração da dose 1 vez/dia, excelente penetração nos tecidos, atividade contra *S. pseudintermedius* e invasores gram-negativos secundários.[53,89,93] Recomenda-se administração de uma única dose ao dia, visto que o efeito bactericida depende da concentração, e não do tempo.[93,137]

A captação do enrofloxacino pelos macrófagos leva a uma poderosa capacidade de penetração e concentração nos tecidos.[53,93]

A oxacilina e outras isoxazolil penicilinas são penicilinas sintéticas de espectro estreito e resistentes à betalactamase. As vantagens incluem eficácia consistente na piodermite e poucos efeitos colaterais. As principais desvantagens são o seu preço e disponibilidade atual. A oxacilina precisa ser administrada 3 vezes/dia e pelo menos 1 h antes da alimentação, visto que o alimento interfere na sua absorção.

O tratamento empírico da infecção cutânea estafilocócica tem sido norma em dermatologia veterinária. As culturas são realizadas rotineiramente apenas na doença refratária. Isso provavelmente levou à falta de identificação de cepas de MRS. Entretanto, o MRS, que causa doença cutânea em cães e gatos, ainda não é comum nas clínicas mais gerais de pequenos animais. Infelizmente, a resistência à meticilina está sendo observada em prevalência aumentada em centros de referência universitários e em clínicas especializadas em dermatologia. Poderá chegar o dia em que a cultura bacteriana será recomendada para *todos* os casos de piodermite que não respondam ao tratamento antibacteriano empírico inicial adequado. Agentes antibacterianos sistêmicos úteis no tratamento da infecção cutânea resistente à meticilina incluem cloranfenicol, sulfadimetoxina potencializada pela ormetoprima e sulfonamidas potencializadas pela trimetoprima.

Tratamento tópico

A terapia tópica é importante no tratamento da piodermite. Os xampus constituem a forma de administração mais comumente usada. Os xampus antibacterianos podem ser eficazes sem necessidade de agentes antibacterianos sistêmicos concomitantes em alguns casos de piodermite de superfície e, com frequência, são usados como terapia adjuvante no tratamento da piodermite superficial e profunda. Xampus antibacterianos ajudam no desbridamento, removem restos infecciosos e inflamatórios, estimulam a drenagem e diminuem a dor e o prurido. Seus mecanismos de ação desejados consistem em diminuir as contagens de bactérias superficiais e limitar os microrganismos de recolonização, reduzindo, assim, a probabilidade de infecções recorrentes. A melhora na atitude do paciente e o incentivo do proprietário são benefícios adicionais. Os ingredientes ativos nos xampus antibacterianos incluem clorexidina, etil lactato, triclosana e peróxido de benzoíla, com ou sem enxofre. Recomenda-se a aplicação de xampu antibacteriano 2 vezes/semana, com tempo de contato mínimo de 10 min.

Uma importante aplicação da terapia antibacteriana tópica consiste no tratamento de infecções cutâneas resistentes à meticilina. Piodermite de superfície e piodermite superficial causadas por MRS podem responder ao xampu antibacteriano usado diariamente ou em dias alternados como único tratamento em circunstâncias nas quais não se disponha de boa escolha para tratamento sistêmico. O xampu antibacteriano também pode ser usado como adjuvante do tratamento sistêmico.

Cães com piodermite profunda podem beneficiar-se da terapia tópica mais rigorosa. Após cortar os pelos, podem-se usar xampus antibacterianos diariamente ou banheiras de hidromassagem ou imersões 2 vezes/dia. Clorexidina ou a iodopovidona são acrescentadas à água quente nas banheiras de hidromassagem ou imersão. As banheiras de imersão continuam sendo a modalidade de terapia tópica raramente usada, porém benéfica, para a piodermite profunda. Infelizmente, os xampus, as imersões ou banheiras de hidromassagem diminuem a eficácia dos produtos tópicos na forma de pipetas para controle das pulgas. As imersões e as banheiras de hidromassagem também exigem trabalho intensivo.

Géis, cremes e pomadas de agentes antibacterianos podem ser aplicados no tratamento de áreas limitadas da pele. O custo, a sujeira e o tempo necessário para sua aplicação limitam sua utilidade. O peróxido de benzoíla está disponível em veículo gel. A mupirocina é um potente agente antibacteriano com capacidade de penetração superior, formulado para a pele, mas não para as mucosas. A mupirocina não deve ser usada quando existir probabilidade de absorção de grandes quantidades do veículo de polietilenoglicol, devido ao potencial de nefrotoxicidade.[89] O ácido fusídico, antibacteriano esteroide de aplicação tópica não disponível nos EUA, apresenta atividade contra bactérias gram-negativas, como estafilococos.[163]

Terapia imunomoduladora

A terapia imunomoduladora continua sendo controvertida, em virtude da percepção amplamente variável de sua eficácia. Se for tentada, a imunomodulação deve ser adjuvante do tratamento antibacteriano e tópico, com a meta de diminuir a frequência ou a gravidade das infecções recorrentes. A terapia imunomoduladora é mais eficaz em cães com piodermite superficial recorrente idiopática, que responde totalmente ao tratamento adequado, mas que sofre recidiva dentro de algumas semanas após a interrupção do tratamento. As publicações que recomendam a terapia imunomoduladora são, em sua maior parte, subjetivas, visto que os produtos são frequentemente usados em associação a agentes antibacterianos sistêmicos e tópicos. É difícil realizar ensaios clínicos controlados, visto que a terapia imunomoduladora raramente é usada como monoterapia.

Imunomoduladores podem ser preparações bacterianas ou não bacterianas. As preparações bacterianas comerciais contêm espécies de *Staphylococcus* ou *Propionibacterium* mortas como antígeno. O antígeno bacteriano comercial é a bacterina (emulsão de bactérias mortas ou atenuadas) mais comum usada na América do Norte, que contém antígenos bacterianos de *S. aureus* isolado de seres humanos. Este é o único produto cuja eficácia foi documentada (aproximadamente 40% dos casos usando 0,5 mℓ 2 vezes/semana)[48] por meio de estudos duplos-cegos controlados por placebo. Em certas ocasiões, bacterinas autógenas são preparadas a partir de estafilococos específicos isolados de um cão com piodermite para uso no próprio animal. A metodologia de inativação é decisiva, visto que o processo precisa matar o microrganismo sem afetar os determinantes antigênicos.

A terapia imunomoduladora não bacteriana é controvertida, e a maioria dos relatos não é científica. O levamisol foi usado em uma tentativa de estimular a função imune dos linfócitos e fagócitos. Teoricamente, a cimetidina poderia reduzir a imunossupressão por meio de infrarregulação dos linfócitos T supressores, modulando a produção de citocinas.

Fatores que contribuem para o fracasso terapêutico e a complicação do tratamento

A causa mais comum de fracasso terapêutico em casos de segunda opinião observados na clínica acadêmica do autor da seção deste capítulo (PJI) tem sido a falta de adesão aos princípios básicos do tratamento antibacteriano sistêmico. Os erros mais comuns consistem em não estabelecer a dosagem terapêutica ótima e não manter o tratamento por período longo o suficiente para alcançar cura clínica. O fracasso do tratamento, a recrudescência da doença e sua recidiva também estão comumente associados à falta de reconhecimento da doença subjacente, a focos sequestrados de infecção na piodermite profunda e a fatores externos, como pouca adesão do proprietário ao tratamento.

As doses dos agentes antibacterianos para o tratamento da piodermite são, em grande parte, empíricas, visto que foi realizada pouca pesquisa no passado. Na piodermite profunda, os focos sequestrados de infecção impedem a penetração dos agentes antibacterianos, e os restos de queratina dos folículos pilosos que sofreram ruptura estimulam resposta granulomatosa a corpos estranhos. Agentes antibacterianos que necessitam da replicação dos patógenos para sua atividade, como as penicilinas, são menos eficazes quando o tecido necrótico e a obstrução das vias de drenagem criam condições que não são mais favoráveis à multiplicação bacteriana. Consequentemente, são necessárias doses mais altas para o tratamento da piodermite profunda crônica. Faixas posológicas flexíveis aprovadas para o enrofloxacino e o marbofloxacino incentivam a administração de doses apropriadas.

Problemas concomitantes, como alergia, demodicose, distúrbios da cornificação, defeitos dos folículos pilosos, hipotireoidismo e hiperglicocorticoidismo, dificultam o tratamento bem-sucedido. Outro fator de complicação é o prurido associado à piodermite ou a uma doença pruriginosa subjacente.

Avaliação do tratamento

Todos os cães tratados com agentes antibacterianos sistêmicos para a piodermite devem ser reavaliados dentro de 14 dias. Se não for observada melhora substancial, o médico deve considerar outros fatores passíveis de complicar o tratamento: não adesão do proprietário ao esquema posológico adequado, perda do fármaco com o vômito, inativação do fármaco por alimentos ou má absorção. Além disso, é preciso considerar a falta de identificação de doenças subjacentes desencadeantes, assim como o diagnóstico inicial incorreto, visto que outras doenças podem simular estreitamente a piodermite. Toda vez que ocorrer fracasso clínico, deve-se considerar a alternativa de encaminhamento a um dermatologista veterinário.

Piodermite recorrente

A piodermite recorrente consiste em infecção cutânea bacteriana que responde completamente ao tratamento apropriado, deixando o cão livre de sinais clínicos de infecção entre os episódios de piodermite. A porcentagem relativamente pequena, porém desconhecida, de casos caracterizados por recidivas frequentes constitui um dos aspectos mais frustrantes da dermatologia veterinária. A piodermite superficial recorrente é o subgrupo mais comum. As doenças cutâneas subjacentes que dão início à infecção secundária ou a existência de anormalidades clínicas internas não diagnosticadas constituem as causas mais comuns de piodermite canina recorrente.[46,89,103,175,176] As possíveis causas de piodermite recorrente podem ser subdivididas em doença cutânea subjacente persistente, hipersensibilidade bacteriana, imunodeficiência, cepas resistentes de estafilococos e piodermite não estafilocócica.[46] Piodermite recorrente é considerada idiopática apenas quando todos os procedimentos diagnósticos apropriados são incapazes de revelar a causa predisponente.

Piodermite recorrente desencadeada por doença cutânea subjacente contínua pode alterar o aspecto clínico da condição predisponente, dificultando a identificação da causa subjacente. O diagnóstico da doença subjacente pode ser facilitado pelo tratamento inicial da piodermite com um ciclo apropriado de antibióticos revelando as manifestações clínicas da doença subjacente.

O prurido pode constituir um importante fator discriminatório na avaliação da piodermite recorrente. Se for observada melhora completa do prurido com o tratamento antibacteriano, ele provavelmente era causado pela infecção bacteriana. Se o prurido ainda persistir após a resolução completa da piodermite, ele mais provavelmente é causado por doença subjacente ainda não diagnosticada, mais comumente doença cutânea alérgica.

Piodermite recorrente costuma ser doença permanente, que exige educação contínua e comunicação com o cliente. O cliente informado tende a assumir o comprometimento necessário com o tratamento. A cura das doenças subjacentes pode prevenir por completo a piodermite recorrente. O hipotireoidismo é um exemplo de doença subjacente em que a piodermite pode ser totalmente eliminada por meio de suplementação hormonal. Em contrapartida, o tratamento da dermatite subjacente por alergia a pulgas raramente elimina por completo a piodermite secundária e exige o constante controle das pulgas. Muitas doenças cutâneas que produzem piodermite recorrente podem ser controladas, mas não curadas, exigindo tratamento contínuo. A dermatite atópica canina e os defeitos na cornificação fornecem exemplos de doenças cutâneas que raramente respondem por completo ao tratamento apropriado e que, portanto, continuam desencadeando a ocorrência ocasional de piodermite secundária.[89] Dermatite atópica canina continua sendo a causa mais comum de piodermite secundária.

As escolhas no tratamento da piodermite recorrente, em que o tratamento bem-sucedido da doença subjacente não é possível, ou a piodermite é idiopática incluem xampu antibacteriano de uso prolongado, terapia imunomoduladora e esquemas estendidos de agentes antibacterianos sistêmicos. Deve-se tentar inicialmente o tratamento com xampu antibacteriano, aplicado 1 ou 2 vezes/semana. Se esse tratamento for capaz de prevenir a ocorrência de recidiva, pode ser mantido indefinidamente. Pode-se considerar a terapia imunomoduladora adjuvante como próxima opção se o tratamento apenas com xampu não tiver sucesso.

Os esquemas estendidos de agentes antibacterianos, utilizando esquemas de doses subterapêuticas para prevenir a recidiva, devem ser considerados como último recurso no tratamento a longo prazo da piodermite canina recorrente e ser administrados somente após conseguir o controle completo do episódio atual de piodermite.[28] Os agentes antibacterianos de maior utilidade para esquemas estendidos necessários na piodermite recorrente incluem cefalexina, enrofloxacino, marbofloxacino, oxacilina e amoxicilina-clavulanato.

Os riscos inerentes à administração estendida de agentes antibacterianos sistêmicos com esquemas posológicos subterapêuticos incluem efeitos indesejáveis no paciente, indução de resistência aos agentes antibacterianos e formação e possível disseminação de cepas resistentes de bactérias no ambiente. O custo relativamente alto representa outra desvantagem. O autor (PJI) prefere 3 dias consecutivos por semana de dose integral diária. No contexto do aumento de resistência dos estafilococos, pode-se questionar o uso de esquemas antibacterianos estendidos. O tratamento a longo prazo precisa ser monitorado cuidadosamente, devido aos riscos inerentes.

Otite externa

Lynette K. Cole

Anatomia

O meato acústico externo é composto das cartilagens elásticas da orelha e anular. A porção distal da cartilagem da orelha se expande para formar o pavilhão da orelha, enquanto a porção proximal da cartilagem da orelha assume o formato de funil ou tubo, formando o meato acústico vertical que sofre desvio medial, imediatamente dorsal ao nível do tímpano, para formar o meato acústico horizontal; uma crista cartilaginosa proeminente separa os meatos acústicos vertical e horizontal. Uma faixa cartilaginosa separada, a cartilagem anular, está encaixada na base da cartilagem da orelha em formato de tubo e se sobrepõe ao meato acústico externo ósseo.

Etiologia

A otite externa é definida como inflamação do meato acústico externo; em alguns casos, a inflamação pode estender-se na superfície do pavilhão da orelha. A etiologia da otite externa foi dividida em fatores predisponentes, causas primárias e fatores perpetuantes (Boxe 84.3). O tratamento bem-sucedido da otite externa depende da identificação, juntamente com o controle e a eliminação desses fatores e causas. O simples tratamento da infecção sem considerar a causa primária ou a eliminação da causa primária sem o controle da infecção secundária tendem a resultar em fracasso do tratamento.

Em um estudo retrospectivo que avaliou 100 cães com otite externa aguda (37%) e crônica recorrente (63%), a dermatite alérgica (n = 43 cães), os parasitos (13 cães) e praganas (12 cães) constituíram as causas primárias mais comuns de otite externa.[166] As infecções microbianas, tais como bactérias e leveduras, são, em sua maioria, fatores perpetuantes e, portanto, secundários à doença subjacente primária. Nos gatos, as causas primárias mais comuns de otite externa recorrente consistem em *Otodectes cynotis,* pólipos nasofaríngeos e doenças alérgicas. Foi relatada otite externa felina proliferativa idiopática, dolorosa e necrosante; todavia, em alguns casos, as lesões sofrem resolução espontânea.[129]

Em condições de saúde, o meato acústico externo é colonizado por numerosas bactérias, bem como leveduras. Microrganismos cultivados do meato acústico externo de cães sem doença do ouvido incluem estafilococos coagulase-negativos, *Bacillus* spp., estafilococos coagulase-positivos (p. ex., *S. pseudintermedius*), leveduras, *Escherichia coli*, *Corynebacterium* spp., estreptococos e *Micrococcus* spp. Todavia, foram isoladas bactérias de um número muito pequeno de orelhas (com exceção de *Bacillus* spp., estafilococos coagulase-negativos e baixos números de estafilococos coagulase-positivos. Além disso, *Pseudomonas* spp. e *Proteus* spp. foram raramente cultivados de orelhas clinicamente sadias.

Todavia, esses microrganismos podem proliferar quando há inflamação do meato acústico devido a uma das causas primárias. Microrganismos bacterianos mais comuns isolados do meato acústico externo em cães com otite externa crônica incluem *S. pseudintermedius*, *Pseudomonas aeruginosa*, *Proteus* spp., estreptococo β, *Corynebacterium* spp., *Enterococcus* spp., e *E. coli*, sendo as bactérias cocoides e bacilos mais comumente identificados *S. pseudintermedius* e *P. aeruginosa*, respectivamente. A identificação do microrganismo mais provável com base no exame citológico possibilita a instituição imediata de tratamento empírico no caso da otite externa aguda ou tratamento inicial no caso da otite externa crônica, enquanto se aguardam os resultados de cultura e antibiograma. Conforme observado em orelhas clinicamente sadias, é muito comum a identificação de leveduras em cães com otite externa.

Outro estafilococo identificado, embora raramente, *S. schleiferi*, tem sido isolado do meato acústico externo de cães. Foi dividido em duas subespécies, *S. schleiferi* subespécie *coagulans* (coagulase-positivo) e *S. schleiferi* subespécie *schleiferi* (coagulase-negativo). *S. schleiferi schleiferi* foi isolado das orelhas de cães clinicamente sadios, bem como de cães com otite recorrente, enquanto *S. schleiferi coagulans* pode ser encontrado em cães com otite externa pela primeira vez e recorrente.

Os microrganismos identificados nos meatos acústicos de gatos associados à otite externa incluem estafilococos coagulase-negativos, *S. aureus*, *S. pseudintermedius* e *Pasteurella* spp. Foram também identificadas leveduras em gatos com otite externa.

Acredita-se que o ácaro de orelha *O. cynotis* seja responsável pela maioria dos casos de otite externa felina; cães têm prevalência muito mais baixa dessa infestação. A maioria dos animais desenvolve reação de hipersensibilidade aos ácaros, causando a inflamação observada clinicamente; todavia, alguns animais são portadores assintomáticos. Em outros, a inflamação pode levar a otite externa bacteriana ou associada a leveduras secundária, que finalmente pode levar à morte dos ácaros.

É possível que ocorram massas no meato acústico externo que podem ser neoplásicas (benignas ou malignas) ou não neoplásicas. A neoplasia das glândulas ceruminosas constitui a massa neoplásica mais comum do meato acústico externo. No gato, são habitualmente malignas, ao passo que, no cão, costumam ser benignas. As massas não neoplásicas incluem pólipos nasofaríngeos (inflamatórios). Embora pólipos inflamatórios possam contribuir para a otite externa recorrente crônica, eles se originam na tuba auditiva e podem se expandir na bolha timpânica ou faringe, ou ambas. Enquanto os pólipos inflamatórios são comuns em gatos, particularmente em filhotes, são relativamente raros em cães. É importante proceder à biopsia de todas as massas para identificação histopatológica.

Achados clínicos

Antes do exame do animal, é importante obter a anamnese minuciosa e completa do proprietário. Embora isso possa consumir tempo, é de inestimável valor para a avaliação completa do animal e para a investigação da causa primária da otite recorrente. Um formulário de história dermatológica pode ser enviado ao cliente antes da consulta ou ser preenchido quando ele chegar. O Boxe 84.4 fornece uma lista de perguntas apropriadas. As raças sobrerrepresentadas entre cães com otite externa incluem Cocker Spaniel, Jura des Alpes e Spainel Bretão.[166] Entretanto, qualquer raça, bem como cães de raça mista, pode desenvolver otite média. Os sinais clínicos mais comuns da otite externa incluem prurido da orelha (balançar a cabeça, coçar, esfregar as orelhas no chão), eritema auricular, exsudato auricular, dor ótica e odor. Pode-se verificar a ocorrência de sinais clínicos adicionais (p. ex., prurido podal, indicando doença alérgica subjacente primária), que ajudam a determinar a causa primária da otite externa.

Deve-se efetuar o completo exame dermatológico, bem como exame das orelhas. Em alguns casos pode ser necessário exame neurológico se houver suspeita de otite média ou otite interna concomitante. Na ocorrência de otite média, o animal pode exibir sinais neurológicos, como paralisia de nervo facial ou síndrome de Horner (ver discussão sobre otite média, no Capítulo 85). Todavia, o sinal clínico mais comum de otite média consiste apenas em otite externa recorrente. A cabeça inclinada, a observação do animal andando em

---

Boxe 84.3 — Etiologias da otite externa

Fatores predisponentes

Conformação: meato estreito, pelos no meato acústico, orelha caída

Excesso de umidade: orelha do nadador, clima de alta umidade

Efeitos do tratamento: uso incorreto de agentes antibacterianos, traumatismo em consequência de limpeza com *swab*, solução antisséptica irritante

Causas primárias

Doenças alérgicas: dermatite atópica, reação cutânea adversa a alimentos, alergia de contato

Parasitos: *Otodectes cynotis*, *Demodex canis*, *Demodex cati*, *Otobius megnini*

Corpos estranhos

Celulite juvenil

Distúrbios de queratinização: seborreia idiopática primária

Distúrbios endócrinos: hipotireoidismo

Doenças autoimunes: pênfigo foliáceo

Massas: neoplasia, pólipos nasofaríngeos

Fatores perpetuantes

Alterações patológicas progressivas, infecções bacterianas, infecções fúngicas, otite média

Modificado de August JR. 1986. *In Solvay Veterinary Inc: The complete manual of ear care*. Veterinary Learning Systems, Trenton, NJ.

Boxe 84.4 — Perguntas formuladas a proprietários sobre otite externa recorrente

Quando ocorreu o início da otite?

Começou em uma orelha ou bilateralmente?

É sazonal, não sazonal ou sazonalmente não sazonal?

Qual ou quais os tratamentos atuais ou prévios usados?

Qual foi o resultado após o tratamento?

Houve qualquer efeito colateral ou reações medicamentosas?

Qual foi o glicocorticoide previamente usado?

Houve outros problemas dermatológicos: prurido, alopecia, "erupção"?

Quais são a dieta e os tratamentos atuais e prévios?

Algum tratamento atual para outras doenças concomitantes?

Algum tratamento preventivo atual (controle de pulgas ou carrapatos, prevenção da dirofilariose)?

Algum outro problema de pele em casa (seres humanos ou animais)?

círculo e a ocorrência de nistagmo podem indicar otite interna. Pode ocorrer disseminação no espaço subaracnóideo adjacente e tronco encefálico (ver Capítulo 91).

O pavilhão da orelha deve ser examinado à procura de alopecia e escoriações. Os meatos acústicos vertical e horizontal devem ser palpados. Na otite externa aguda, os achados clínicos podem ser mínimos e incluir apenas eritema e secreção ceruminosa (Figura 84.3). O tecido que circunda o meato acústico externo pode estar edematoso, causando oclusão do meato. Na otite externa crônica ou recorrente, observa-se aumento da secreção ótica, juntamente com graus variáveis de hiperplasia e estenose do canal (Figura 84.4). A palpação do meato acústico pode revelar espessamento ou calcificação do meato ou pode produzir desconforto.

Após a obtenção da anamnese completa e realização do exame físico e das orelhas externas, o exame otológico é realizado com otoscópio portátil ou vídeo-otoscópio. A finalidade do exame otológico consiste em avaliar o meato acústico vertical e horizontal à procura de hiperplasia, estenose e ulceração. O exame é realizado para avaliar a quantidade, a consistência e a cor do exsudato auricular. Se possível, deve-se examinar a membrana timpânica, pois pode haver ruptura da membrana timpânica, indicando otite média concomi-

tante. Entretanto, a integridade da membrana timpânica não exclui a possibilidade de otite média em cães. Se a membrana timpânica estiver intacta, deve ser examinada para determinar se está normal (translúcida) ou anormal (protuberante, hemorrágica, cinza, opaca). Em alguns casos, existe tanta doença no meato acústico que o exame otológico se torna impossível. Nesses casos, o exame é adiado até a execução dos tratamentos iniciais.

Para prevenir a contaminação cruzada, deve-se utilizar um cone otoscópico limpo separado para cada orelha. Também é importante a imersão dos cones otoscópicos, durante 20 min antes de seu uso, em gliconato de clorexidina a 2% ou composto de amônio quaternário duplo – quat 80.[144] Se os cones forem conservados em solução, a solução ideal é glutaraldeído.[95]

Diagnóstico

Exame citológico

Após o exame otoscópico, devem-se obter amostras do exsudato auricular para avaliação citológica utilizando hastes com ponta de algodão. Deve-se obter amostra de cada meato acústico externo, visto que os microrganismos podem ser diferentes nas duas orelhas. O material obtido é aplicado em uma lâmina microscópica fixada por calor e, em seguida, corada com coloração tipo Romanowsky (coloração de Wright, Giemsa) ou coloração de Gram. Uma vez coradas, as lâminas devem ser enxaguadas com água fria e deixadas secar. A secagem pode ser acelerada com um secador portátil. Com novas hastes aplicadoras, deve-se obter uma segunda amostra de cada orelha. Esses aplicadores devem ser rolados em uma gota de óleo mineral em lâmina e examinados à procura de ácaros *Otodectes* ou *Demodex*.

Uma vez seca, a lâmina para avaliação citológica deve ser examinada ao microscópio. A lâmina é inicialmente examinada com objetiva de baixo aumento (objetiva 10×; ampliação 100×) para identificação de células epiteliais escamosas queratinizadas ou células inflamatórias. Se houver ocorrência de microrganismos infecciosos esta é a localização. Uma vez localizados, a lâmina deve ser examinada com imersão em óleo (objetiva 100×; ampliação 1.000×) para avaliar as células e quaisquer microrganismos infecciosos. Os esfregaços devem ser examinados quanto ao número e à morfologia das bactérias, quantidade de leveduras, número e tipos de leucócitos, existência de cerume em excesso, ocorrência de células epiteliais escamosas queratinizadas em excesso e de células neoplásicas. Dez campos com imersão em óleo devem ser examinados, possibilitando, assim, a estimativa do número de microrganismos e leucócitos nesses 10 campos. Para maior consistência, deve-se elaborar um sistema de graduação do número de microrganismos e leucócitos contados. Em um relato,[60] 2 ou menos leveduras por campo de grande aumento (objetiva 40×; ampliação 400×) no cão e no gato estavam dentro dos limites de referência, enquanto 5 ou mais leveduras por campo no cão e 12 ou mais no gato foram consideradas anormais. Qualquer bactéria em formato de bastonete detectada citologicamente deve ser considerada como flora com potencial de produzir doença. Para bactérias cocoides, 5 ou menos por campo no cão e 4 ou menos por campo no gato foram consideradas dentro dos limites de referência, enquanto 25 ou mais por campo no cão e 15 ou mais por campo no gato foram consideradas de importância patogênica. Os valores intermediários foram considerados suspeitos, e a decisão quanto ao tratamento deve ser baseada nos sinais clínicos, bem como nos resultados de citologia. O exame citológico deve ser realizado na consulta inicial, bem como a cada reavaliação para monitorar a resposta ao tratamento.

Identificação por cultura

A cultura bacteriana e o antibiograma não são necessários a cada consulta. A decisão quanto à realização de cultura bacteriana deve ser tomada quando bactérias em formato de bastonete são identificadas ao exame citológico, quando o paciente não responde ao tra-

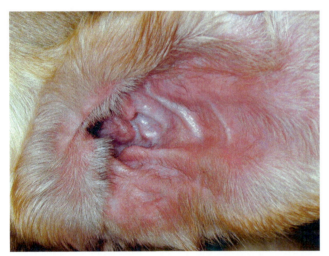

Figura 84.3 Eritema da parte interna do pavilhão da orelha e abertura do meato acústico vertical em um cão com otite externa aguda. (Cortesia de College of Veterinary Medicine, The Ohio State University, Columbus, OH.)

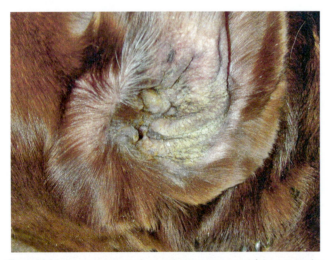

Figura 84.4 Orelha esquerda de um cão com otite externa recorrente crônica, com exsudato e hiperplasia da parte interna do pavilhão da orelha e hiperplasia e estenose da abertura do meato acústico externo. (Cortesia de College of Veterinary Medicine, The Ohio State University, Columbus, OH.)

tamento empírico adequado, ou quando há suspeita de otite média. Além disso, a finalidade da cultura bacteriana e do antibiograma é identificar o(s) microrganismo(s) existente(s) na orelha e usar os resultados para orientar o tratamento antimicrobiano sistêmico. Os resultados de cultura indicam os níveis passíveis de serem alcançados no plasma. Por outro lado, os tratamentos antimicrobianos auriculares tópicos podem alcançar níveis 100 a 1.000 vezes mais altos na orelha do que no plasma. Isso expõe as bactérias a concentrações muito altas do agente antimicrobiano, ultrapassando de longe os níveis passíveis de serem alcançados com um agente antimicrobiano administrado por via oral. Por conseguinte, o teste de sensibilidade pode não ser clinicamente útil para definir o agente antimicrobiano auricular tópico adequado.

Achados clínicos nos exames de imagem

Devem ser obtidas radiografias (radiografias das bolhas timpânicas, tomografia computadorizada, ressonância magnética) nos casos de otite externa crônica ou na ocorrência de sinais neurológicos (paralisia facial, síndrome de Horner, distúrbios vestibulares, surdez) para determinar a extensão do comprometimento da orelha média e orelha interna. Alterações radiográficas que indicam doença da orelha média incluem aumento da opacidade do tecido mole na bolha timpânica, esclerose e espessamento da parede da bolha timpânica, esclerose e proliferação óssea da parte petrosa do temporal, lise óssea da bolha e parte petrosa do temporal e aumento da opacidade do tecido mole dentro da bolha timpânica. Todavia, resultados normais das radiografias não excluem a possibilidade de otite média (ver discussão sobre otite média, no Capítulo 85).

Outros diagnósticos

Deve-se proceder à identificação da causa primária provável da otite nos casos em que a otite é recorrente, e devem-se estabelecer diagnósticos adicionais que podem incluir teste alimentar, teste sérico para alergia, biopsia, raspado de pele ou avaliação clínica e laboratorial (hemograma completo, perfil bioquímico, provas de função da tireoide), mas não se limitam a essas opções.

Tratamento

As terapias mais comuns usadas no tratamento da otite externa infecciosa consistem em agentes de limpeza e secantes e combinação de tratamento tópico antimicrobiano/anti-inflamatório. Nos casos graves de otite externa, há infecção do epitélio, além do lúmen do meato acústico vertical,[37] e, nesses casos, indica-se também o uso de agentes antimicrobianos orais. Em alguns casos, os proprietários não conseguem aplicar o tratamento tópico, e são necessários agentes antimicrobianos sistêmicos; todavia, a probabilidade de tratamento bem-sucedido da doença de ouvido sem tratamento tópico é baixa. Além disso, em alguns casos de otite externa, a inflamação do meato acústico é tão pronunciada, e a orelha tão dolorosa, que se indica um ciclo curto de glicocorticoides sistêmicos além do tratamento tópico. Para a otite externa parasitária, como ácaros de orelha, são utilizadas terapias tópicas ou sistêmicas.

Tratamento para *Otodectes cynotis*

As preparações otológicas tópicas contendo piretrinas, tiabendazol, milbemicina oxima e ivermectina são eficazes no tratamento dos ácaros de orelha. Além do tratamento das orelhas, é necessário tratar todo o corpo do animal bem como outros animais em contato. A selamectina e a moxidectina também são agentes tópicos, porém é necessário tratar todo o animal. A ivermectina, administrada por via oral ou por injeção subcutânea na dose de 250 µg/kg por semana, durante 3 a 4 semanas, também é eficaz contra ácaros de orelha em gatos ou cães. Essa via e dosagem de ivermectina não indicadas na

bula não têm aprovação para uso em gatos e cães, e sua utilização está absolutamente contraindicada para as raças Collie, Collie Cross e cães de pastoreio, devido ao relato de reações adversas graves à ivermectina.

Agentes de limpeza

Ceruminolíticos. Agentes de limpeza tópicos são divididos em agentes ceruminolíticos e agentes de limpeza e desidratação (Tabela 84.2). Os agentes ceruminolíticos são necessários para remoção do exsudato ceruminoso e purulento do meato acústico externo durante o procedimento de irrigação da orelha. Também podem ser aplicados em casa pelo proprietário, se a membrana timpânica estiver intacta. Esses agentes atuam como surfactantes, detergentes ou efervescentes. Estão contraindicados na ocorrência de ruptura da membrana timpânica, visto que muitos deles podem ser ototóxicos, à exceção do ceruminolítico contendo esqualeno. Todavia, podem ser usados no cão sedado ou anestesiado durante um procedimento de irrigação da orelha, seguido de múltiplas irrigações com soro fisiológico estéril aquecido para remover o agente ceruminolítico da orelha média se for constatada laceração ou ruptura da membrana timpânica.

Preparações miscíveis em água, contendo dioctil sulfossuccinato sódico ou propilenoglicol, são bem toleradas. Os óleos como esqualeno ou óleo mineral são eficazes; entretanto, são agentes ceruminolíticos que sujam. Produtos contendo peróxido de ureia são muito potentes e recomendados apenas para uso hospitalar.

Uma vez irrigada a orelha com agente ceruminolítico, a limpeza em casa é efetuada pelo proprietário, utilizando um agente de limpeza e secante tópico. Esses produtos são usados para ajudar a manter a orelha livre de exsudato. A maioria dos produtos contém ácidos, alguns em associação com álcool isopropílico, para secar o meato acústico. Esses produtos também podem ser aplicados após natação ou banho para prevenir a "orelha de nadador".

Agentes de limpeza e secantes também são usados antes dos agentes antimicrobianos tópicos para o tratamento da otite externa infecciosa. São utilizados para limpar a orelha, bem como para mantê-la seca, a fim de combater a proliferação de bactérias e leveduras.

Agentes secantes. Além dos agentes de limpeza/secantes usados para limpeza das orelhas, alguns deles também têm sido usados como único tratamento para resolução de infecções óticas, os quais foram estudados tanto *in vitro* quanto *in vivo*. Foi demonstrada a eficácia antimicrobiana *in vitro* de diversos produtos comerciais em cães com otite externa por bactérias e leveduras.

Técnicas de limpeza

A limpeza em casa deve ser efetuada pelo proprietário com o uso de agentes de limpeza e secantes otológicos. Em alguns casos de otite, o exsudato no meato acústico pode ser mantido em quantidade mínima por meio de limpeza de rotina. A frequência de uso depende da cronicidade da otite externa e da gravidade da infecção. A meta é iniciar o tratamento com a aplicação mais frequente (p. ex., diariamente) e, com o passar do tempo, diminuir até a frequência de manutenção (p. ex., semanalmente). É importante explicar a técnica correta de limpeza ao proprietário e, em alguns casos, demonstrá-la na sala de exame. O proprietário deve encher a orelha com o agente de limpeza, massageá-la suavemente, deixar o animal agitar a cabeça e, em seguida, secar suavemente a abertura do meato acústico vertical com uma bola de algodão ou gaze. O uso de aplicadores com ponta de algodão para limpeza da orelha deve ser desestimulado, pois pode causar traumatismo a uma orelha já inflamada, induzir ulcerações no meato acústico ou empurrar o exsudato ainda mais fundo no meato acústico.

Todavia, em alguns casos em que a limpeza em casa não é eficaz, ou existe exsudato em excesso no meato auditivo, a irrigação profunda da orelha no hospital constitui a melhor opção para limpeza da orelha (ver discussão sobre otite média, no Capítulo 85, para os procedimentos utilizados na irrigação hospitalar das orelhas).

Tratamento com glicocorticoides tópicos

Os glicocorticoides tópicos são benéficos nos casos de otite externa aguda e crônica. Glicocorticoides são antipruriginosos, anti-inflamatórios e antiproliferativos. Durante o estágio agudo da otite, o meato acústico torna-se edematoso e eritematoso. À medida que a inflamação progride, a derme torna-se infiltrada por uma população mista de células inflamatórias. As glândulas apócrinas dilatam-se e sofrem hiperplasia, levando à produção excessiva de cerume. Os glicocorticoides mostram-se eficazes para diminuir tanto a infiltração de células inflamatórias quanto as secreções sebáceas e apócrinas. Por conseguinte, reduzem a dor, o prurido, a estenose e o edema associados à otite. Em geral, são usados em associação com outros agentes, mas podem ser benéficos quando administrados isoladamente no tratamento de animais alérgicos com otite e alguns animais com otite ceruminosa. Para prevenir o hiperadrenocorticismo iatrogênico, deve-se usar o glicocorticoide de menor potência, na menor frequência necessária para controlar a otite, como hidrocortisona a 1%, além de solução secante (solução de Burrow) em base de propilenoglicol miscível em água ou produto tópico contendo glicocorticoide muito mais potente contendo fluocinolona acetonida 0,01% e dimetil sulfóxido (DMSO) a 60%. O DMSO é um anti-inflamatório que facilita a absorção da fluocinolona na epiderme e derme. Esse produto é muito eficaz no tratamento da otite proliferativa.

Tratamento antimicrobiano tópico

Na maioria dos casos de otite externa, indica-se tratamento tópico específico (Boxe 84.5). As preparações tópicas disponíveis no comércio contêm habitualmente várias combinações de glicocorticoides, agentes antibacterianos e/ou antifúngicos em base de veículo. Para lesões secas, utiliza-se produto à base de óleo ou pomada para ajudar a hidratar a pele, ao passo que, para as lesões úmidas, recomenda-se a aplicação de solução ou loção. A seleção do ingrediente ativo do produto tópico deve se basear nos resultados do exame citológico. O progresso do paciente durante a administração dessas medicações deve ser monitorado citologicamente a cada reavaliação, e o tratamento tópico deve ser ajustado de acordo.

A maioria dos casos de otite externa bacteriana aguda, seja ela causada por microrganismos gram-positivos ou gram-negativos (até mesmo *P. aeruginosa*), responde aos aminoglicosídios (p. ex.,

neomicina, gentamicina). Agentes antifúngicos são usados nos casos de otite externa aguda (ou crônica) causada por *Malassezia* ou *Candida*. Os ingredientes ativos contra leveduras incluem nistatina, miconazol, cetoconazol, gliconato de zinco/ácido bórico e clotrimazol (ver Boxe 84.5). Além disso, animais com otite externa habitualmente apresentam melhora clínica após um ciclo de curta duração de agentes antimicrobianos tópicos, como um produto de combinação "tríplice" (antibacteriano, antifúngico, glicocorticoide), em veículo de pomada ou solução.

Por outro lado, os casos de otite externa crônica ou recorrente não respondem de modo satisfatório aos produtos contendo veículo de pomada, possivelmente devido à dificuldade da pomada em penetrar no meato acústico com estenose e hiperplasia. Produtos que contêm veículo de solução ou loção são preferidos nesses casos.

Antissépticos tópicos, como ácido acético e clorexidina, têm sido usados em casos de otite externa. Todavia, esses produtos são habitualmente utilizados além de outros produtos tópicos contendo agentes antimicrobianos específicos.

As infecções bacterianas mais problemáticas na otite externa são aquelas causadas por *P. aeruginosa*. As espécies de *Pseudomonas* são bastonetes gram-negativos aeróbicos, não formadores de esporos. Essas bactérias são residentes comuns do solo e da água. *P. aeruginosa* é um patógeno oportunista, o que significa que ele se vale de alguma ruptura nos mecanismos de defesa do hospedeiro para iniciar a infecção. As infecções auriculares por *P. aeruginosa* constituem uma das doenças otológicas de maior desafio quanto ao tratamento, devido a seu elevado nível de resistência aos agentes antimicrobianos. Casos crônicos de otite por *Pseudomonas* representam um desafio particular para o tratamento, visto que a bactéria é frequentemente resistente a múltiplos agentes antimicrobianos.

Para o tratamento da otite crônica por *P. aeruginosa,* os tratamentos antibacterianos usados para a otite externa aguda habitualmente não são eficazes e é necessário dispor de outra linha de agentes antimicrobianos tópicos, que inclui enrofloxacino, sulfadiazina de prata, polimixina B, ticarcilina e tobramicina (ver Boxe 84.5).

Além de utilizar um agente antimicrobiano tópico para tratamento da otite externa por *Pseudomonas*, é benéfico aplicar durante 15 min um produto de trometamina EDTA (Tris-EDTA) nos meatos acústicos antes da aplicação do agente otológico tópico. A superfície celular das bactérias gram-negativas é lesada com a exposição ao EDTA, enquanto a trometamina (Tris) potencializa o efeito antibacteriano do EDTA.

Tabela 84.2 Agentes ceruminolíticos e agentes de limpeza e secantes otológicos tópicos.

Nome da solução	Ototoxicidade	Ingredientes
AGENTES CERUMINOLÍTICOS		
Cerumene®	Ausente	Esqualeno a 25% em base de vaselina líquida isopropil miristato
Corium 20®	Desconhecida	Água purificada, DAS-40B 23%, glicerol
Douxo® Micellar Solution	Desconhecida	Fitoesfingosina, agente tensoativo não iônico, polidocanol, polissacarídios, fragrância leve
KlearOtic®	Desconhecida	Esqualeno a 22%
AGENTES DE LIMPEZA/SECANTES		
DermaPet® Malacetic Otic		Ácido acético, ácido bórico, surfactantes
Epi-Otic® Advanced		Ácido salicílico a 0,2%, EDTA dissódico, docusato de sódio, PCMX, complexo monossacarídico (L-ramnose, D-galactose, D-manose)
Epi-Otic® Cleanser		Ácido láctico e ácido salicílico em formas encapsuladas e livres, quitosanida em fórmula encapsulada em base de docusato de sódio e propilenoglicol
Ear Cleansing Solution®		Água deionizada, propilenoglicol, gel de *aloe-vera*, álcool 40-2 SD, ácido láctico, glicerina, dioctil sulfossuccinato de sódio, ácido salicílico, fragrância, ácido benzoico, álcool benzílico
Gent-L-Clens®		Ácido láctico, ácido salicílico em propilenoglicol
Nolvasan® Otic		Solvente especial, surfactante
OtoCetic Solution®		Ácido bórico a 2%, ácido acético a 2%, surfactantes

| **Boxe 84.5** | Seleção de agentes antimicrobianos tópicos para otite externa[a] |

Otite externa recorrente crônica ou aguda

I. Exame citológico: bactérias cocoides e/ou bastonetes
A. Pomada ou suspensão tópica (dispõe-se também de genéricos para alguns produtos)
1. Mometamax® (Merck [MSD] Animal Health)
Ingredientes: **sulfato de gentamicina**, furoato de mometasona monoidratado, *clotrimazol*
2. Otomax® (Merck [MSD] Animal Health)
Ingredientes: **sulfato de gentamicina**, valerato de betametasona, *clotrimazol*
3. Panolog® Ointment (Fort Dodge)
Ingredientes: **nistatina, sulfato de neomicina**, triostrepton, triancinolona acetonida
4. Tritop® Ointment (Pfizer)
Ingredientes: **sulfato de neomicina**, acetato de isoflupredona, cloridrato de tetracaína
5. Posatex® Otic Suspension (Merck [MSD] Animal Health)
Ingredientes: **orbifloxacino,** furoato de mometasona monoidratado, *posaconazol*
6. Surolan® Otic Suspension (Vétoquinol)
Ingredientes: **sulfato de polimixina B,** *miconazol,* acetato de prednisolona

B. Solução tópica
1. Tresaderm® (Merial)
Ingredientes: *triabendazol,* dexametasona, *sulfato de neomicina*

II. Exame citológico: leveduras
A. Pomada ou suspensão tópica (dispõe-se também de genéricos para alguns produtos)
1. Mometamax® (Merck [MSD] Animal Health)
Ingredientes: sulfato de gentamicina, furoato de mometasona monoidratado, **clotrimazol**
2. Otomax® (Merck [MSD] Animal Health)
Ingredientes: sulfato de gentamicina, valerato de betametasona, *clotrimazol*
3. Panolog® Ointment (Fort Dodge)
Ingredientes: **nistatina,** sulfato de neomicina, **tiostrepton,** triancinolona acetonida
4. Posatex® Otic Suspension (Merck [MSD] Animal Health)
Ingredientes: *orbifloxacino,* furoato de mometasona monoidratado, **posaconazol**
5. Surolan® Otic Suspension (Vétoquinol)
Ingredientes: *sulfato de polimixina B,* **miconazol,** acetato de prednisolona

B. Solução tópica
1. Tresaderm® (Merial)
Ingredientes: **tiabendazol,** dexametasona, *sulfato de neomicina*
2. Solução de clotrimazol (Vétoquinol)
Ingredientes: **clotrimazol** a 1%, propilenoglicol, álcool 40 SD, cloreto de cocamidopropil PG-dimônio fosfato, cloroxilenol, álcool benzílico
3. Conofite® Lotion (Merck [MSD] Animal Health)
Ingredientes: **miconazol, nitrato** a 1%, polietilenoglicol 400 e álcool etílico 55%
4. MalAcetic® Ultra Otic (Dechra)
Ingredientes: **cetoconazol** 0,15%, *ácido acético* 1%, *ácido bórico* 2%, hidrocortisona 1%

5. TrizUltra® (Dechra)
Ingredientes: **cetoconazol** 0,15%, *trometamina* USP, *edetato dissódico di-hidratado* USP, tamponado para pH 8 com cloridrato de trometamina e água deionizada.
6. Maxi/Guard® Zn 4,5 Otic (Addison Biological Laboratory, Inc)
Ingredientes: água deionizada, **gliconato de zinco**, **ácido bórico**, taurina, L-lisina, propilenoglicol, metilparabeno, propilprabeno

Otite externa crônica ou recorrente

I. Cultura bacteriana: *Pseudomonas aeruginosa*
A. Irrigação pré-tópica com antibacteriano
1. TrizEDTA® (Dechra)
Ingredientes: **trometamina** USP, **edetato dissódico di-hidratado** USP, tamponado para pH 8 com cloridrato de trometamina e água deionizada
2. Triz-EDTAChlor® (DermaPet)
Ingredientes: **clorexidina** 0,15%, **trometamina** USP, **edetato dissódico di-hidratado** USP, tamponado para pH 8 com cloridrato de trometamina HCl e água deionizada

B. Emulsão tópica
1. Baytril® Otic (Bayer Animal Health)
Ingredientes: **enrofloxacino** 0,5%, *sulfadiazina de prata* 1%

C. Solução tópica
1. TobraDex® Ophthlmic Solution (Alcon)
Ingredientes: **tobramicina**, dexametasona
2. Tobrex® Ophthalmic Solution (Alcon, dispõe-se de genérico de menor custo)
Ingrediente: **tobramicina**

D. Suspensão tópica
1. Suspensão otológica de **sulfato de neomicina** e **polimixina B** e hidrocortisona (genérico)
Ingredientes: hidrocortisona 1%, *sulfato de neomicina, sulfato de polimixina B*, propilenoglicol, álcool cetílico, polissorbato 80, água purificada
2. Posatex® Otic Suspension (Merck [MSD] Animal Health)
Ingredientes: **orbifloxacino**, furoato de mometasona monoidratado, posaconazol
3. Surolan® Otic Suspension (Vétoquinol)
Ingredientes: **sulfato de polimixina B**, miconazol, acetato de prednisolona

E. Tópicos de uso não especificado na bula
1. **Enrofloxacino** injetável (Baytril® 2.27%) (Bayer Animal Health)
Formulação: 1 parte de *enrofloxacino* injetável misturada com 4 partes de veículo (p.ex., Synotic®, hidrocortisona 1%, dexametasona, soro fisiológico)
2. **Sulfadiazina de prata** (creme Silvadene®1%) (Monarch Pharmaceuticals)
Formulação: 1 parte de creme de sulfadiazina de prata misturada com 9 partes de água
3. **Ticarcilina-ácido clavulânico injetável** (Timentin®) (GlaxoSmithKline)
Formulação: acrescentar 26 mℓ de soro fisiológico ao frasco de ticarcilina, ácido clavulânico de 3,1 g para obter solução de concentração 100 mg/mℓ. Aspirar 0,5 mℓ em seringa de 1 mℓ; pedir ao proprietário para congelar as seringas. Descongelar quando necessário; bom para 30 dias.

[a]Os agentes antimicrobianos ativos para propósito definido estão indicados em itálico.

Tratamento sistêmico com glicocorticoides

Em alguns casos de otite, as alterações crônicas do meato acústico são graves, justificando a administração de glicocorticoides orais. O tratamento com glicocorticoides sistêmicos limita-se ao período inicial de 2 a 3 semanas, com reavaliação no final desse período de tratamento. A dose e a frequência de administração do fármaco podem ser ajustadas, dependendo da gravidade da otite. A prednisona é o glicocorticoide mais comumente prescrito para cães; também é recomendada para gatos doentes, embora seja raramente necessária. Para a inflamação leve na orelha interna do cão, a dose de prednisona é de 0,5 a 1 mg/kg/dia, durante 7 dias. Em seguida, diminui-se a frequência de doses para dias alternados; para casos de alterações mais crônicas, utiliza-se a dose de 1 mg/kg/dia; e, para alterações graves, administra-se a dose de 2 mg/kg/dia, durante 3 dias, que é então reduzida para 1 mg/kg/dia. Os efeitos colaterais potenciais do tratamento com glicocorticoides, que devem ser discutidos com o proprietário, consistem em poliúria, polidipsia e polifagia. Além disso, deve-se assinalar a possível ocorrência de supressão das adrenais com a administração tópica de glicocorticoides, bem como com a sua administração sistêmica. Em pacientes idosos ou naqueles com doença concomitante, é importante obter o hemograma completo e perfil bioquímico antes da administração do glicocorticoide.

Tratamento antimicrobiano sistêmico

Na maioria dos casos de otite externa, o tratamento tópico deve ser suficiente. Todavia, em casos de otite externa bacteriana grave, as bactérias encontram-se no tecido auricular, bem como no lúmen do meato acústico, tornando necessário o tratamento sistêmico para a resolução dessas infecções (Tabela 84.3). Além disso, o achado microscópico de leucócitos em amostras de *swab* da orelha indica infecção, e não simples proliferação bacteriana, e também deve sugerir a necessidade de tratamento com agentes antibacterianos sistêmicos.[7] Em ambos os casos, devem-se administrar agentes antibacterianos sistêmicos além dos antibacterianos tópicos. Por outro lado, há proprietários que não são capazes de aplicar a medicação tópica nas orelhas do animal, tornando necessário o tratamento antimicrobiano sistêmico. Se a terapia sistêmica for considerada necessária, deve-se obter a cultura bacteriana da(s) orelha(s) acometida(s).

Enquanto se aguardam os resultados de cultura, pode-se iniciar o tratamento empírico da otite, com base nos resultados citológicos. A bactéria cocoide mais comum isolada da orelha externa nos casos de otite externa é *S. pseudintermedius*. A amoxicilina-ácido clavulânico

ou a cefalexina constituem boas escolhas de agentes antimicrobianos orais empíricos. Escolhas inadequadas incluem penicilina, ampicilina e amoxicilina.

Se forem detectados bacilos no exame citológico, deve-se suspeitar de *Pseudomonas aeruginosa*. Em geral, *P. aeruginosa* mostra-se resistente à maioria dos agentes antimicrobianos; os antibacterianos orais sistêmicos que são apropriados para tratamento são escassos e incluem quinolonas, como o enrofloxacino, o marbofloxacino e o ciprofloxacino. Entretanto, foi documentada a ocorrência de resistência antibacteriana a todas essas três quinolonas,[133,198] e as sensibilidades relatadas de *P. aeruginosa* nas orelhas ao ciprofloxacino, marbofloxacino e enrofloxacino são, respectivamente, de 75, 66,7 e 46,9%.[198]

Quando a cultura bacteriana e os dados do antibiograma indicam atividade intermediária ou resistente ao agente antimicrobiano escolhido, esse fármaco deve ser interrompido. Deve-se iniciar outro fármaco ao qual as bactérias são sensíveis. No caso de *P. aeruginosa* ou outras bactérias resistentes a múltiplos fármacos, a única opção consiste em tratamento tópico exclusivamente para tratar a infecção.

Na maioria dos casos de otite externa associada a leveduras, o tratamento sistêmico não está indicado. Entretanto, para a otite externa grave por leveduras, pode-se administrar agente antifúngico, além de medicação antifúngica tópica. O cetoconazol constitui o agente antifúngico mais comumente usado, devido à formulação do fármaco disponível e seu baixo custo. O itraconazol é outra opção, e esse fármaco pode ser administrado 2 vezes/semana (dosagem em pulsos) para economizar. Embora ambos os fármacos tenham o potencial de causar hepatotoxicidade, vômitos, diarreia, anorexia e elevação da atividade das enzimas hepáticas, esses efeitos são mais pronunciados com o cetoconazol. Em pacientes idosos ou aqueles com doença concomitante, é importante obter o perfil bioquímico antes da administração de um agente antifúngico oral para estabelecer valores hepáticos basais.

Prognóstico

O prognóstico para a otite externa infecciosa é satisfatório nos casos agudos, naqueles que não têm alterações patológicas progressivas do meato acústico (estenose, hiperplasia), para pacientes sem otite média concomitante e para aqueles nos quais a doença primária subjacente foi diagnosticada e controlada. Uma vez calcificado o meato acústico, o prognóstico para o tratamento clínico é mau, e torna-se necessária a intervenção cirúrgica, como ablação total do meato acústico e osteotomia da bolha lateral para a resolução.

Tabela 84.3 Doses de agentes antimicrobianos orais para o tratamento da otite externa canina.[a]

Fármaco	Dose (mg/kg)	Via	Frequência (horas)	Indicação[b]
Amoxicilina-clavulanato	14 a 22	VO	12	*Staphylococcus pseudintermedius*
Cefpodoxima proxetila	5 a 10	VO	24	*S. pseudintermedius*
Cefalexina	22	VO	12	*S. pseudintermedius*
Clindamicina	11	VO	12	*S. pseudintermedius*
Doxiciclina	5	VO	12	*S. pseudintermedius*
Ciprofloxacino	20	VO	24	*P. aeruginosa*
Marbofloxacino	2,75 a 5,5	VO	24	*P. aeruginosa*
Enrofloxacino	5 a 20	VO	24	*P. aeruginosa*
Cetoconazol	5	VO	24	*Malassezia pachydermatis*
Itraconazol	5	VO	24	*M. pachydermatis*

VO, via oral.

[a]Para mais informações sobre esses fármacos, ver o *Formulário de fármacos*, no Apêndice.

[b]*Staphylococcus pseudintermedius* e *Pseudomonas aeruginosa* constituem as bactérias patogênicas mais comuns cultivadas a partir das orelhas externas e médias de cães; entretanto, outros microrganismos cultivados a partir das orelhas externas e médias também podem ser patógenos. Por conseguinte, o tratamento antibacteriano sistêmico deve ser selecionado com base nos resultados da cultura bacteriana e do antibiograma.

Capítulo 85

Infecções Musculoesqueléticas

As infecções musculoesqueléticas acometem ossos, articulações e músculos. A osteomielite é definida classicamente como inflamação do osso cortical, da cavidade medular e do periósteo.[25,81] A maioria dos casos envolve agentes infecciosos, incluindo bactérias, fungos e vírus. Outras causas potenciais incluem irritantes, como radioterapia ou implantes cirúrgicos, mas essas causas são muito menos comuns.[25,81,105] Infecções ósseas podem envolver tanto o esqueleto apendicular como o axial. As infecções apendiculares ocorrem nos quatro membros, e as infecções axiais podem envolver os discos intervertebrais ou os corpos vertebrais. Discoespondilite com osteomielite secundária nas vértebras opostas é mais comum em cães e gatos, em comparação com seres humanos, nos quais em geral ocorre osteomielite vertebral sem infecção do espaço do disco. Em animais, a osteomielite vertebral costuma surgir a partir de lesões penetrantes (ver *Actinomicose*, no Capítulo 47), mais que de infecções hematogênicas, que são mais frequentemente associadas à discoespondilite (ver *Discoespondilite e osteomielite vertebral*, adiante neste capítulo).

A osteomielite em geral é classificada nos tipos hematogênico e pós-traumático, embora haja evidência de que a fonte de infecção em alguns casos de osteomielite pós-traumática também seja de origem hematogênica.[118] A osteomielite pós-traumática pode ser aguda ou crônica.[25,81,105] Em virtude das diferenças nas causas, nos achados clínicos e nos tratamentos, a osteomielite apendicular e a discoespondilite são discutidas separadamente (Boxe 85.1). Além disso, a otite média é incluída neste capítulo porque as estruturas ósseas das orelhas média e interna estão envolvidas no processo mórbido. As infecções articulares e musculares que envolvem tecidos moles adjacentes ao osso são considerados separadamente. A Tabela 85.1 contém a lista dos microrganismos comumente associados às infecções musculoesqueléticas.

Osteomielite

Craig E. Greene e David Bennett

Etiologia

Infecções bacterianas causam a maioria dos casos de osteomielite encontrados na prática clínica. Em alguns estudos para se avaliar a composição de bactérias aeróbicas ou microaerófilas envolvidas, espécies gram-positivas como as de estafilococos foram responsáveis por 50 a 60% dos casos[81,121] e *Staphylococcus pseudintermedius* é o patógeno mais comum. Outros organismos gram-positivos são encontrados com menor frequência e incluem estreptococos e enterococos. Em outros relatos, foram isolados tanto gram-positivos como gram-negativos aproximadamente na mesma proporção.[60] Os gram-positivos incluem *Pasteurella*, *Escherichia coli*, *Pseudomonas*, *Proteus*, *Serratia* e *Klebsiella*. Bactérias anaeróbicas incluem *Peptostreptococcus*, *Bacteroides*, *Fusobacterium*, *Actinomyces*, *Nocardia* e *Clostridium*.[146] Foram isoladas bactérias anaeróbicas com maior frequência, pois a coleta da amostra, seu transporte e

as técnicas de incubação melhoraram. Os resultados de um estudo foram anaeróbicos isolados de 64% de casos de osteomielite em cães.[121,146] É raro o isolamento de bactérias anaeróbicas sozinhas, e em geral as citadas bactérias microaerófilas ou aeróbicas tornam o ambiente condutivo para o crescimento anaeróbico (aproximadamente 35% de casos pós-traumáticos têm infecções mistas). Infecções polimicrobianas estão sendo identificadas mais comumente, talvez por causa do uso indiscriminado de agentes antimicrobianos, que podem possibilitar proliferação de populações bacterianas resistentes, ou pelo aprimoramento dos métodos de coleta e detecção de bactérias. Muir e Johnson[146] relataram que 19 de 28 casos de osteomielite em cães e gatos tinham infecções mistas por aeróbios e anaeróbios. Na medicina humana, o prognóstico pior está associado a casos de osteomielite quando mais de um organismo é isolado.

Identificou-se uma variedade de fungos na osteomielite de regiões onde esses organismos são endêmicos. Nos EUA, os isolados mais comuns são *Blastomyces*, *Coccidioides*, *Histoplasma* e *Cryptococcus*.[105,217] Outros organismos incluem *Aspergillus* e *Candida*. Cães da raça Pastor-alemão têm maior taxa de prevalência de osteomielite fúngica hematogênica causada por *Aspergillus*, fazendo com que a deficiência imune hereditária seja um fator contribuinte (ver também *Aspergilose disseminada*, no Capítulo 62).

Embora agentes virais tenham sido incriminados como causadores de doenças ósseas inflamatórias, dados concretos são limitados. No entanto, suspeita-se que a cepa virulenta e a da vacina do vírus da cinomose (VC) causem osteopatia metafisária (OM, também denominada osteodistrofia hipertrófica) e celulite juvenil em cães (ver Capítulos 3 e 100).[125,135,214] Tanto estudos clínicos como experimentais mostraram que o VC pode localizar-se na metáfise óssea após infecção sistêmica e, em alguns casos, estar associado à patologia óssea franca.[9,135] Um dos autores (DB) observou vários casos de OM em filhotes caninos da raça Weimaraner, complicados por poliartrite imunomediada, sugerindo a possibilidade de disfunção imunológica subjacente. Um estudo em que foram comparados os fatores de risco envolvidos na OM e a infecção com VC em cães não confirmou a relação possível entre a OM e o vírus da cinomose.[147]

Patogenia
Disseminação hematogênica

Acredita-se que a disseminação da infecção via corrente sanguínea a partir de um local distante seja rara em cães e gatos. Animais imaturos geralmente são os acometidos.[89,105] A metáfise está predisposta a embolização hematogênica e é provável que isso resulte, em parte, do rico suprimento sanguíneo e da arquitetura microvascular dessa região de osso em crescimento. Os capilares que se estendem na direção da placa de crescimento têm epitélio variável, tanto contínuo como descontínuo.[78,89] Brotos terminais dos capilares em crescimento não têm membrana basal e seu endotélio é descontínuo.[78,89] A descontinuidade possibilita que os microrganismos circulantes escapem para o espaço tecidual extravascular durante a fase bacteriêmica.

Boxe 85.1	Causas predisponentes de infecções musculoesqueléticas

Discoespondilite
  Bacteriemia em animais adultos[112]
  Endocardite bacteriana
  Estomatite e gengivite graves
  Infecção do trato respiratório
  Piodermite ou otite bacterianas
  Ferimentos causados por mordedura
  Lesão traumática recente
  Fenestração de disco – ablação de disco a *laser*[7]
  Traumatismo, cirurgia ou instabilidade espinal
  Imunossupressão e deficiência de IgG
  Parasitismo intestinal grave
  Tratamento com glicocorticoide
  Dirofilariose[28]
  Neoplasia
  Instabilidade lombossacra; aumento do fluxo sanguíneo
  Abscessos intra-abdominais ou intratorácicos[183]
  Extensão de infecção paravertebral
  Infecções geniturinárias
Osteomielite vertebral
  Praganas de plantas em migração
  Abscessos paravertebrais
  Lesões paraespinais penetrantes
  Abscessos intra-abdominais ou intratorácicos
Fisite vertebral[199]
Osteomielite metafisária
  Bacteriemia em animais jovens[82,120]
  Gato[21]
  Disseminação fúngica[80]
  Imunodeficiência congênita[200]
Osteomielite da calvária[29,181]
  Infecções nasais ou periodontais
  Ferimentos causados por mordedura
  Otite externa-média[52,99,197]
  Corpos estranhos
  Imunodeficiências adquiridas
Osteomielite apendicular
  Corpos estranhos penetrantes[167]
  Implantes ortopédicos[170]
  Bacteriemia[22,70,88,206]
  Localização ou disseminação fúngica[98,103,142]
  Fraturas abertas
  Reparo cirúrgico de fraturas
  Isquemia de fragmentos ósseos
Artrite séptica
  Multifocal
  Hematogênica – bacteriemia, endocardite
  Solitária
  Pós-operatório de cirurgia articular
  Hematogênica
  Ferimentos penetrantes
  Miosite[72]
  Isquemia[96]
  Protozoários – *Toxoplasma, Neospora, Hepatozoon, Trypanosoma*
  Bacteriemia com embolismo
  Lesões penetrantes

Tabela 85.1	Microrganismos associados a infecções musculoesqueléticas.

Infecção	Microrganismos (capítulo de referência)
Osteomielite	Viral: vírus da cinomose (3, 100) Bacteriana: muitas Fúngica: *Blastomyces* (57), *Histoplasma* (58), *Cryptococcus* (59), *Coccidioides* (60), *Aspergillus* (62), *Candida* (63)
Discoespondilite	
Cães	Bacteriana: *Staphylococcus pseudintermedius, Staphylococcus epidermidis, Enterococcus faecalis* (34), *Brucella canis* (38), *Nocardia* e *Actinomyces* (47), *Streptococcus canis, Alcaligenes, Micrococcus, Proteus* (33), *Escherichia coli, Pseudomonas aeruginosa* (35), *Micobacterium* (48), *Corynebacterium, Pasteurella* (51), *Bacteroides* (39), *Bordetella* (6) Fúngica: *Aspergillus terreus* (62), *Paecilomyces variotii* (65), *Fusarium, Mucor* (65)
Gatos	*Streptococcus canis* (33), *Actinomyces* (47), *E. coli* (35)
Otite média/interna	*Pasteurella multocida* (51) Outras bactérias
Infecções articulares	Poliartrite (hematogênica) Monoartrite/pauciartrite (principalmente hematogênica em cães, por feridas penetrantes em gatos) Virais: peritonite infecciosa efusiva felina (10), calicivírus felino (14), vírus espumoso felino (15) Riquétsias: *Ehrlichia* granulocítica (26), *Rickettsia rickettsii* (27), *Chlamydia* (29) Micoplasmas: *Mycoplasma* (32), formas bacterianas L (32) Bacterianas: hemolíticas: *Streptococcus, Proteus, Pseudomonas, Erysipelothrix, Corynebacterium* (33), *Staphylococcus* (34), *E. coli* (35), *Salmonella, Yersinia* (37), *Brucella* (38), anaeróbicos (39), *Borrelia* (43), *Pasteurella* (51, 87), *Nocardia* (47), *Mycobacterium* (48) Fúngicas: *Blastomyces* (57), *Histoplasma* (58), *Cryptococcus* (59), *Coccidioides* (60), *Aspergillus* (62), *Candida* (64) Protozoários: *Leishmania* (73) Alguns casos de artrite imunomediada estão associados a foco infectado em outra parte do corpo
Miosite	Polimiosite Viral: vírus da imunodeficiência felina (12) Bacteriana: *Leptospira* (42), *Borrelia* (43), *Clostridium* (39) Fúngica: *Sporothrix* (61) Protozoários: *Trypanosoma* (72), *Leishmania* (73), *Hepatozoon* (74), *Toxoplasma gondii* (79), *Neospora caninum* (79), *Sarcocystis* (80) Miosite local: numerosas bactérias, *Streptococcus canis* toxigênico (33)

disseminar-se para as epífises, o periósteo, os tecidos moles e as articulações adjacentes. Cães e gatos não têm vasos transfisários ao nascimento, de modo que a infecção em geral se restringe ao lado metafisário da placa de crescimento.[66]

Lesões pós-traumáticas

O osso normal é resistente à infecção. Osteomielite é improvável na ausência de fatores predisponentes, que incluem isquemia, contaminação bacteriana, necrose e sequestro ósseo, instabilidade por fratura, implante de material estranho e alteração sistêmica ou local na resposta imune ou no metabolismo tecidual.[25,81,95,105] Traumatismo tecidual e subsequente comprometimento vascular são fatores importantes quando se discute osteomielite pós-traumática.

O fluxo sanguíneo através desses leitos capilares é lento e cria o ambiente ideal para alojamento e proliferação de bactérias. Além disso, em contraste com a esponjosa secundária, parece não haver leucócitos em torno da esponjosa primária.[78] A invasão bacteriana na região de desenvolvimento ósseo pode ser combatida apenas por macrófagos teciduais. A infecção não restrita nas metáfises pode

Os tecidos moles proporcionam o primeiro suprimento sanguíneo para o osso isquêmico durante as fases iniciais de cicatrização. Pode ocorrer inoculação de bactérias em virtude da penetração direta de um projétil ou outro corpo estranho, ferimento por mordedura, exposição do osso via fratura aberta ou intervenção cirúrgica. Entretanto, também é possível que a disseminação hematogênica de uma infecção a partir de local remoto para a área traumatizada possa explicar algumas infecções ósseas, com os tecidos lesados e implantes inseridos favorecendo a localização e a colonização de bactérias.[118] Fragmentos ósseos avasculares fornecem o nicho ecológico ideal para colonização e proliferação de bactérias. Instabilidade decorrente de fratura perpetua a persistência de infecção no osso. Pode ocorrer instabilidade quando a estabilização inicial for inadequada ou a fixação falha. Qualquer que seja o caso, a ruptura do suprimento sanguíneo é causada pelo dano aos capilares em proliferação, promovendo necrose tecidual e óssea, além de colonização e crescimento bacterianos.

Biofilme

O implante de material estranho foi associado a taxas elevadas de infecção.[73,167,187] Estafilococos são contaminantes bacterianos predominantes nessas infecções. O mecanismo primário na sepse centrada em biomateriais é a colonização microbiana desses materiais e dos tecidos adjacentes lesionados.[95] A necrose e a inflamação teciduais ao longo da superfície do biomaterial, associadas à falha de integração do implante nos tecidos do hospedeiro, servem como substrato condicionado por glicoproteína para o qual as bactérias têm receptores específicos.[95] As bactérias aderentes produzem matriz de exopolissacarídios condensados conhecida como glicocálice.[133] O biofilme é composto por aglomerado de microrganismos e glicocálice em superfície inanimada. Embebidas na mistura de biofilme e glicocálice, proteínas séricas derivadas do hospedeiro e restos celulares, as bactérias geralmente formam microcolônias (Figura 85.1). Dentro dos biofilmes, as bactérias ficam protegidas contra anticorpos, fagócitos e até mesmo agentes antibacterianos.[95,105,133] Mostrou-se que as bactérias dentro de biofilmes se intercomunicam via citocinas,[54] e isso parece ajudá-las na adaptação como uma colônia dentro de seu ambiente biológico e evitando os mecanismos de defesa do hospedeiro. O glicocálice retarda a penetração de fármacos, os organismos ficam dormentes dentro do biofilme e o microambiente afeta adversamente a atividade antimicrobiana.[67] Além disso, vários tipos diferentes de bactérias podem coexistir e replicar-se nas microcolônias fechadas, resultando em infecções mistas.

Achados clínicos

Os sinais clínicos de osteomielite variam com o tipo e a duração da doença. A osteomielite aguda, seja de origem hematogênica ou pós-traumática, produz dor localizada, eritema e tumefação de tecido mole, e o animal geralmente apresenta febre. Contagens elevadas de leucócitos são comuns. Os sinais de doença sistêmica incluem letargia e inapetência.[25,81,105] A osteomielite pós-traumática crônica é uma doença localizada que raramente apresenta manifestações sistêmicas; em geral há história de traumatismo ou cirurgia com trajetos fistulosos subsequentes e claudicação. Feridas que não cicatrizam e continuam a drenar devem sempre ser avaliadas por meio de radiografias para se detectar osteomielite subjacente. A osteomielite associada a fraturas é vista mais frequentemente no rádio e/ou na ulna (41,5% de casos) e no fêmur (28,5% dos casos).[14]

Osteomielite metafisária bacteriana

Em animais jovens, a osteomielite bacteriana hematogênica em geral resulta em febre, claudicação e tumefação da região metafisária de ossos longos. Os sinônimos dessa condição são osteomielite metafisária bacteriana ou metafisite bacteriana. Foi relatada em cães e gatos.[21,206] Em geral são isoladas bactérias gram-positivas, como estafilococos. A tumefação e a claudicação localizada nas metáfises em um filhote canino jovem e osteomielite metafisária bacteriana podem ser confundidas com OM, considerada uma forma de osteomielite, mas em que não são encontradas bactérias; possivelmente é uma osteomielite viral (ver discussão prévia). A OM acomete invariavelmente diversas metáfises de maneira simétrica bilateral, mas isso também pode ocorrer na metafisite bacteriana. Nas radiografias, as duas doenças podem ser semelhantes (Figura 85.2) e apresentar áreas radiolucentes dentro da metáfise (em geral como uma faixa radiolucente paralela à fise na OM), com áreas de esclerose e novo osso periósteo. Se vários animais de uma ninhada desenvolverem essa condição, então deve-se considerar imunodeficiência subjacente ou infecção congênita ou neonatal precoce.[200]

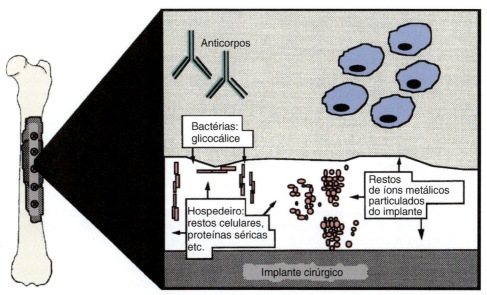

Figura 85.1 Desenho esquemático mostrando osteomielite envolvendo o fêmur e implante cirúrgico associado. As bactérias produzem glicocálice, que, combinado com materiais derivados do hospedeiro e do implante, forma um biofilme que protege as bactérias contra as defesas do hospedeiro.

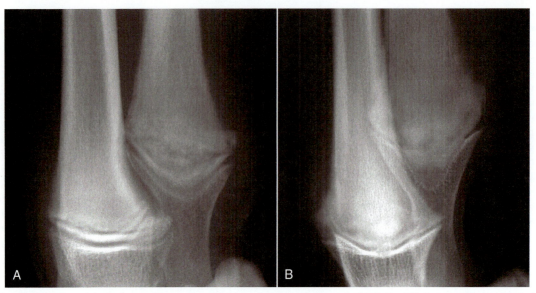

Figura 85.2 Radiografias de membro torácico de cães com (**A**) osteopatia metafisária (também conhecida como osteodistrofia hipertrófica) com aumento da radiolucência e irregularidade das linhas epifisárias. **B.** Osteomielite metafisária com aumento da densidade na região metafisária, resultante de osteoproliferação em decorrência de infecção bacteriana. (Fotografias de Craig E. Greene © 2004 University of Georgia Research Foundation Inc.)

Diagnóstico

Com a anamnese, o exame físico e radiografia, localiza-se a lesão. Achados laboratoriais inespecíficos podem incluir leucocitose, aumento da concentração sérica de cálcio e fósforo e alta atividade da fosfatase alcalina. Eosinofilia, presumivelmente devida a inflamação crônica, também foi relatada em um cão.[59] No caso agudo, o único achado radiográfico pode ser tumefação de tecido mole. À medida que a infecção progride, as alterações radiográficas incluem proliferação óssea periostea, reabsorção óssea e aumento da densidade óssea, mas não se limitam a isso. Nos casos crônicos, a radiografia também pode demonstrar a existência de implantes soltos ou partidos ou osso não viável (sequestros). Infelizmente, a radiografia só tem sensibilidade de 62,5% e especificidade de 57% na detecção de osteomielite.[20] Foi utilizado ultrassom para detectar corpos estranhos radiolucentes, como praganas de gramíneas, em tecidos moles adjacentes ou dentro de cavidades de abscessos.[91] A cintilografia nuclear pode ser útil para diagnosticar osteomielite; técnicas de imagem com os radionuclídios difosfonato de tecnécio 99m-metileno, leucócito com índio 111 e IgG podem fornecer informação diagnóstica adicional se os achados radiográficos forem equívocos.[117,190] Contudo, esses testes requerem o equipamento especializado de centros de referência e, portanto, não são usados com frequência.

A avaliação citológica de exsudatos é informativa, e a cultura microbiológica do agente infeccioso é definitiva. Amostras do aspirado estéril da lesão através de pele intacta ou de sequestros, tecido local necrótico ou implante no momento do desbridamento fornecem o material mais valioso para cultura e exame citológico. Para o aspirado, escolhe-se uma área ilesa de pele, que é preparada assepticamente. Insere-se então uma agulha de calibre 20 na altura do osso, aspirando-se com seringa de 10 mℓ. Organismos isolados de *swabs* de secreções de tratos fistulosos podem ser contaminantes e, portanto, não são úteis no teste de suscetibilidade antibacteriana. A coleta e o transporte adequados de amostras aeróbicas e anaeróbicas também são obrigatórios (ver Capítulo 29). Nos casos de suspeita de osteomielite hematogênica, em particular se o animal estiver febril, deve-se fazer hemocultura, além da cultura de amostras do osso acometido.

Deve-se suspeitar de infecções anaeróbicas quando o tecido acometido se caracterizar por mau cheiro, sequestros ou existência de espécies bacterianas múltiplas sugerida por esfregaços de impressão

ou exame histológico de amostras de tecido (ver Capítulo 39).[146] Justifica-se maior suspeita de infecção anaeróbica se nenhum organismo for cultivado a partir do material em que os achados citológicos ou outros aspectos clínicos indicam infecção. Foi relatada osteomielite piogranulomatosa multifocal estéril em cães,[33] mas é provável que seja causada por desregulação imune, em vez de infecção.

Tratamento

O agente infeccioso, o ambiente tecidual local e o suprimento sanguíneo devem sempre ser considerados em qualquer estratégia de tratamento. Embora o tratamento seja adaptado a cada paciente, alguns princípios precisam ser seguidos. O mero uso de antimicrobianos não erradicará a infecção associada à osteomielite crônica. O ambiente local tem de ser melhorado por desbridamento, drenagem, estabilização de fratura, obliteração do espaço morto e tratamento antimicrobiano. Qualquer que seja a situação, deve-se fazer o máximo de esforço para cultivar bactérias aeróbicas e anaeróbicas e realizar testes de suscetibilidade antibacteriana. A avaliação de acompanhamento envolve exames clínicos e radiografias seriadas, além de repetição das culturas da área infectada.

Osteomielite hematogênica

Animais com osteomielite hematogênica em geral têm doença sistêmica. As infecções costumam envolver a região metafisária do osso e não se estendem para a articulação adjacente (Figura 85.3 A). No entanto, a sinoviocentese e radiografia são fortemente recomendadas para confirmar isso. Os resultados da hemocultura também podem ser informativos. Se as articulações estiverem acometidas, deve ser instituído um tratamento rigoroso, conforme descrito adiante, para monoartropatias. Como já foi dito, a poliartrite imunomediada pode complicar a OM em alguns filhotes caninos. Qualquer área flutuante, quente ou dolorosa em torno do osso acometido pode ser aspirada para cultura e teste de sensibilidade antibacteriana. Se houver uma área flutuante óbvia, deve-se tentar abrir e lavar bem a região com solução isotônica estéril como a fisiológica e fazer o desbridamento. Antibacterianos sistêmicos intravenosos devem ser administrados por 3 a 5 dias, no mínimo, antes de se passar para a via oral. A administração oral deve continuar por 21 dias, pelo menos, e a escolha do antibacteriano basear-se na cultura e no teste de suscetibilidade. Caso

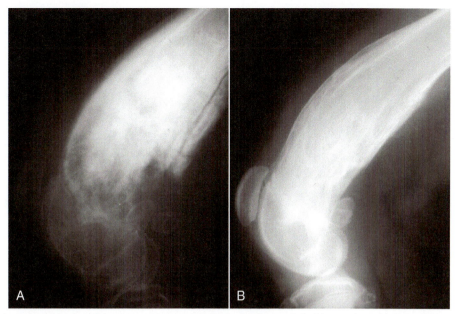

Figura 85.3 A. Radiografia de membro pélvico de um Dobermann com 4 meses de idade, claudicação e tumefação dolorosa no jarrete há 10 dias. Osteomielite hematogênica aguda com lise metafisária e produção óssea extensa dentro da diáfise distal é evidente. **B.** Um mês após biopsia cirúrgica e cultura de *Staphylococcus pseudintermedius* e instituição de tratamento antibacteriano sistêmico. Remodelamento da metáfise femoral com esclerose e proliferação periósea reduzidas é evidente.

não se disponha dos resultados do teste de suscetibilidade, devem ser usados agentes bactericidas ativos contra estafilococos produtores de betalactamase (Tabelas 85.2 e 85.3). O tratamento específico da bacteriemia ou da septicemia, se necessário, deve ser instituído (ver Capítulos 36 e 86). Radiografias feitas 2 a 3 semanas após o tratamento podem ajudar a avaliar a progressão das lesões e a resposta ao tratamento (ver Figura 85.3 B). As manifestações sistêmicas e a existência de acometimento articular indicam prognóstico mau.[89]

Osteomielite pós-traumática aguda

A prevalência de osteomielite é maior no caso de fraturas abertas, quando bactérias têm a capacidade de invadir a ferida diretamente a partir do ambiente. Todavia, a maioria dos casos de osteomielite pós-traumática é adquirida no ambiente hospitalar e envolve estafilococos ou organismos entéricos gram-negativos como *Pseudomonas*. Pode ser difícil diferenciar a osteomielite que se desenvolva 2 a 5 dias após a agressão de simples infecção de ferida em tecido mole. Qualquer que seja o caso, o

Tabela 85.2	**Tratamento recomendado para infecções musculoesqueléticas em cães e gatos.**	
Organismo (capítulo de referência)	**Condição habitual**	**Antimicrobianos sistêmicos**[a]
Mycoplasma (32)	A	Tetraciclina,[b] quinolonas
Streptococcus sp. (beta-hemolítico) (33)	D, A, I	Ampicilina, penicilina,[c] clindamicina, cefalosporina de primeira geração
Erysipelothrix (33)	D, A	Penicilina[d,e]
Estafilococos coagulase-negativos (34)	O	Cefalosporina de primeira geração, nafcilina
Staphylococcus pseudintermedius (34)	D, A, O	Amoxicilina-clavulanato, cefalosporina de primeira geração,[d] oxacilina[e]
Actinomyces (47)	D, O	Penicilina
Proteus, Pseudomonas, E. coli (35)	I, O	Quinolonas, aminoglicosídeo, cefalosporinas de segunda ou terceira geração, ticarcilina-clavulanato, imipeném
Brucella canis (38)	D	Tetraciclina lipossolúvel[b] e estreptomicina,[f] quinolona
Anaeróbios (39)	M, O, I	Amoxicilina-clavulanato, clindamicina, metronidazol, penicilina
Borrelia (43)	A	Ampicilina, tetraciclina
Pasteurella multocida (51, 88)	I	Ampicilina, tetraciclina
Blastomyces (57), *Coccidioides* (60)	O	Itraconazol, cetoconazol, anfotericina B
Cryptococcus (59)	A	Itraconazol, cetoconazol, fluconazol, anfotericina B
Aspergillus (62)	D	Itraconazol, anfotericina B
Toxoplasma (79)	M	Clindamicina, pirimetamina e sulfonamidas, azitromicina

A, artrite; *D*, discoespondilite; *I*, otite interna; *O*, osteomielite; *M*, miosite.
[a]Os fármacos estão listados em ordem da escolha mais desejável primeiro. Ver Capítulo 30 e *Formulário de fármacos*, no Apêndice.
[b]Usar minociclina ou doxiciclina.
[c]Substituir a amoxicilina, cefalosporina de primeira geração ou eritromicina.
[d]Substituir qualquer cefalosporina de primeira geração.
[e]Substituir qualquer penicilina resistente a betalactâmico.
[f]Substituir gentamicina ou amicacina.

Tabela 85.3	Doses dos fármacos para tratamento de infecções musculoesqueléticas.			
Fármaco[a]	**Espécie**	**Dose**[b]	**Via**	**Intervalo (h)**
Amicacina	CG	10 a 20 mg/kg	IV, IM, SC	24
Ampicilina	CG	22 mg/kg	IV, IM, SC, VO	6 a 8
Amoxicilina	CG	22 a 30 mg/kg	IV, IM, SC, VO	6 a 8
Amoxicilina-clavulanato	CG	22 mg/kg	VO	8
Anfotericina B	CG	0,25 mg/kg	IV	48
Cefalexina	CG	22 a 30 mg/kg	VO	8
Cefazolina	CG	22 mg/kg	IV, IM, SC	6 a 8
Cefotetano	CG	30 mg/kg	IV, IM, SC	12
Cefoxitina	CG	30 mg/kg	IV, IM, SC	8
Cefradina	CG	22 a 30 mg/kg	VO	8
Cetoconazol	C	10 mg/kg	VO	12
Ciprofloxacina	CG	11 mg/kg	IV, VO	12
Clindamicina	CG	11 mg/kg	IV, IM, VO	8 a 12
Cloranfenicol	C	25 a 50 mg/kg	IV, VO	8
	G	25 a 50 mg/kg	IV, VO	12
Dicloxacilina	CG	20 a 40 mg/kg	VO	8
Doxiciclina	CG	12,5 a 15 mg/kg	VO	12
Enrofloxacina	C	5 a 15 mg/kg	SC, VO	24
	G	5 mg/kg	VO	24
Estreptomicina	CG	20 mg/kg	IM	12
Fluconazol	C	5 mg/kg	VO	12 a 24
Gentamicina	CG	5 a 6 mg/kg	IV, IM, SC	24
Itraconazol	C	5 mg/kg	VO	12
	G	50 mg total	VO	24
Metronidazol	CG	10 mg/kg	VO, IV	8
Minociclina	CG	10 mg/kg	VO	12
Oxacilina	CG	22 a 30 mg/kg	IV, IM, SC, VO	6 a 8
Penicilina G (aquosa)	CG	20.000 a 40.000 U/kg	IV	6
Penicilina G (procaína)	CG	40.000 a 50.000 U/kg	VO, SC	6
Penicilina V	CG	40 mg/kg	VO	6
Tetraciclina	CG	22 mg/kg	VO	8

CG, cães e gatos; *C*, cães; *G*, gatos; *IM*, intramuscular; *IV*, intravenosa; *SC*, subcutânea; *VO*, via oral.
[a]A duração do tratamento depende do tecido, do local e da duração da infecção; ver orientações no texto. Para informação adicional e sobre as dosagens dos fármacos listados aqui, ver o *Formulário de fármacos*, no Apêndice.
[b]Dose por administração a intervalos especificados.

tratamento é semelhante e nem sempre a diferenciação absoluta é possível ou necessária. O tratamento deve ser rigoroso, na tentativa de impedir que essas infecções agudas evoluam para focos crônicos sequestrados de infecção. O tratamento inclui drenagem e desbridamento, agentes antimicrobianos sistêmicos, estabilização rígida, cultura óssea direta e fechamento tardio da ferida (Figura 85.4 A).[25,81,105]

A drenagem e o desbridamento meticulosos de todos os tecidos necróticos, inclusive osso, hematomas e abscessos, devem ser feitos primeiro e são componentes essenciais do tratamento. Amostras para cultura e biopsia são obtidas nesse momento, seguindo-se lavagem abundante da área com solução de lactato de Ringer ou fisiológica. A drenagem com unidades de aspiração fechada e o tratamento da ferida aberta com irrigação diária são opções a serem consideradas. O tratamento antimicrobiano inicial é similar ao da osteomielite hematogênica; a bactéria mais comum é estafilococo produtor de betalactamase (ver Tabelas 85.2 e 85.3). Os fármacos devem ser administrados por via parenteral (de preferência intravenosa) nos primeiros 3 a 5 dias, seguindo-se o tratamento oral por um mínimo de 4 semanas; em muitos casos são necessárias 8 semanas de tratamento. Os agentes terapêuticos podem ser ajustados à medida que se disponha dos resultados da cultura. O monitoramento do paciente precisa ser intensivo e regular. Em todos os casos, devem ser obtidas radiografias 2 a 3 semanas após a intervenção e em seguida de maneira sequencial, conforme a necessidade (ver Figura 85.4 B).

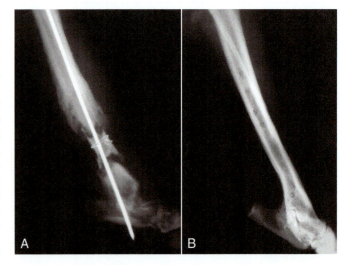

Figura 85.4 A. Radiografia de um cão com 4 anos de idade e fratura segmentar da tíbia, em que foi colocado um pino intramedular há 3 meses. Há osteomielite com não união e um grande sequestro de osso no meio da tíbia. **B.** Radiografia 2 anos depois, após tratamento envolvendo remoção cirúrgica do implante e sequestro ósseo, com coleta de tecido para cultura e teste de suscetibilidade, desbridamento, lavagem, estabilização com placa óssea, enxerto de osso esponjoso, tratamento da ferida aberta e administração sistêmica de antimicrobiano. (Fotografia de Dennis Aron © 2004 University of Georgia Research Foundation Inc.)

Osteomielite pós-traumática crônica

A osteomielite pós-traumática crônica é o tipo mais comum visto na prática veterinária. Graças aos tecidos desvitalizados, o tratamento apenas com antibacterianos em geral não é bem-sucedido. Os fármacos não podem penetrar no tecido em que são mais necessários. Sem a melhora do ambiente necrótico isquêmico, o sucesso da erradicação bacteriana é mínimo. O tratamento baseia-se nos mesmos objetivos fundamentais de desbridamento de tecido necrótico e remoção de sequestros ósseos e todo material estranho, incluindo, quando apropriado, implantes cirúrgicos. Devem ser feitas tentativas de isolamento bacteriano, obliteração de espaço morto, estabelecimento de drenagem e estabilização rígida do osso. Na verdade, o osso cicatriza na vigência de infecção se puder ser estabilizado. O uso de fixação esquelética externa em conjunto com o tratamento da ferida aberta provou ter êxito na resolução de algumas fraturas infectadas em cães.[148]

O desbridamento e a remoção de sequestros são essenciais para o sucesso do tratamento. Durante e após o procedimento cirúrgico, é feita lavagem abundante e deve-se avaliar a estabilidade da fratura no intraoperatório; implantes têm de ser removidos se estiverem soltos ou falharem. A fixação rígida de fraturas é obrigatória para a cicatrização e a erradicação da infecção, e portanto, mesmo que a fratura não tenha consolidado, é preciso deixar os implantes no lugar onde a estabilidade da fratura for boa. Se a fratura estiver instável, então devem ser colocados outros implantes para suplementar a fixação existente ou será necessária a revisão total da cirurgia. Se a fratura tiver consolidado, a retirada de todos os implantes ou dos implantes que não estejam contribuindo para a estabilização elimina os locais para formação de biofilme. A erradicação de espaço morto e a remoção de material estranho desnecessário, inclusive suturas, devem ser feitas. Pode-se conseguir estabelecer drenagem com muitas técnicas diferentes. Unidades fechadas de sucção, craterização e tratamento de ferida aberta sem suturar a pele aos tecidos moles são todos métodos viáveis. A colocação de retalhos musculares vascularizados sobre o defeito, assim que a infecção estiver sob controle, também pode ser considerada.

O tratamento antimicrobiano precisa ser fundamentado nos resultados da cultura e dos testes de sensibilidade, mas em geral falta a correlação da resposta clínica à sensibilidade aparente *in vitro* de alguns microrganismos, o que pode ser atribuído em parte à impossibilidade de os antibacterianos atingirem concentrações suficientes nos tecidos acometidos. Com essa limitação, a maior possibilidade de conseguir e manter níveis antibacterianos dos fármacos nas concentrações terapêuticas seria mediante infusões intravenosas pelo período mínimo de tratamento de 4 a 6 semanas. Infelizmente, na prática, restrições financeiras costumam limitar o tratamento a esquemas parenterais curtos seguidos pela administração oral de antimicrobianos. Os antibacterianos que podem ser usados por via oral em tratamentos a longo prazo e são eficazes contra estafilococo produtor de betalactamase devem ser considerados (ver Tabelas 85.2 e 85.3). A colocação de sistemas de infusão local de fármaco tem sido motivo de muita pesquisa. O uso de implantes impregnados com antibacterianos é comum na medicina humana, mas menos frequente na veterinária. Em geral são fornecidos na forma de cimento ósseo ou polímero biodegradável.[27,205,212] O polimetilmetacrilato (PMMA) é o material de implante mais usado e tem sido usado com sucesso com numerosos agentes antibacterianos, inclusive vancomicina, clindamicina, tobramicina e gentamicina. Assim que a eluição do agente antibacteriano estiver completa, teoricamente os biofilmes bacterianos poderão colonizar o material estranho se ele não for biodegradável (como o PMMA). O tratamento de infecções ortopédicas graves em seres humanos e animais tem incluído o uso de contas impregnadas com antimicrobianos no local da infecção. A liberação lenta no local da ferida possibilita que sejam alcançadas altas concentrações dos antimicrobianos no

tecido por períodos prolongados. Podem ser atingidos níveis até 200 vezes o da administração sistêmica por 80 dias após o implante.[216] Os aminoglicosídios têm sido os agentes antibacterianos mais comumente usados dessa maneira. Apesar das altas concentrações no local da ferida, as concentrações sérica e urinária dos antibacterianos não alcançam níveis tóxicos. Em um estudo experimental feito com cães para avaliar o uso da implantação de contas com PMMA para tratar osteomielite, houve evidência radiográfica, bacteriológica e patológica de eficácia 6 meses após a implantação.[210] O PMMA está aquém do ideal porque não é degradado e pode resultar na reação de corpo estranho ou agir por si mesmo como foco para colonização bacteriana. O uso de polímeros mais novos biodegradáveis resultou em menos efeitos colaterais. Contas poliglicólicas contendo gentamicina foram eficazes no controle da osteomielite estafilocócica em cães.[86] Polímeros similares impregnados com antibacterianos também foram usados para cobrir implantes metálicos. Outros polímeros, como polianidridos bioerosíveis, e substâncias mais naturais como a hidroxiapatita ou colágeno foram impregnados com agentes antibacterianos e mostraram algum sucesso inicial.

O tratamento de feridas abertas ou a aplicação de sistemas de aspirado determina o tratamento pós-operatório inicial. Assim que a primeira fase se completa, são aconselháveis verificações clínicas semanais e radiografia de acompanhamento a intervalos de 3 semanas. O uso de antibacterianos tem de prosseguir *pelo menos* por 6 a 8 semanas, independentemente de qualquer resposta positiva inicial. Os proprietários devem ser avisados de que a osteomielite crônica do animal pode permanecer quiescente por semanas, meses ou até anos, com o potencial de recidiva ou reinfecção.

Sempre que o paciente tiver complicação de fratura com demora na cicatrização, em particular se tiver ocorrido infecção, os implantes cirúrgicos devem ser removidos assim que a fratura se consolidar. Isso ajuda a reduzir a possibilidade de sarcoma associado à fratura no futuro.

Prevenção

O tratamento antimicrobiano profilático é a conduta aceita para cães e gatos submetidos a procedimentos cirúrgicos prolongados e animais com alto risco de infecção pós-operatória. Cães submetidos a cirurgia ortopédica eletiva apresentaram taxa reduzida de infecção, em comparação com cães de controle tratados com solução fisiológica, quando receberam profilaxia com penicilina G ou cefazolina.[215] A escolha do tratamento antimicrobiano deve basear-se no tipo e na localização do procedimento cirúrgico e se a maioria dos microrganismos prováveis estiver envolvida em contaminação secundária. Os antimicrobianos são administrados 30 min antes ou durante o período operatório a intervalos de 90 min, não indo além desse período. Para mais informações, ver tratamento antibacteriano profilático no Capítulo 30, *Infecções nosocomiais*, no Capítulo 93, e discussão sobre bacteriemia e doença dentária, no Capítulo 88.

Discoespondilite e osteomielite vertebral

Craig E. Greene e David Bennett

Define-se discoespondilite como inflamação de um disco intervertebral e das placas e corpos vertebrais adjacentes. Infecções localizadas no corpo vertebral geralmente são causadas por ferimentos penetrantes, infecções paravertebrais ou corpos estranhos; tais infecções são menos frequentes em cães que em gatos. A osteomielite vertebral, com ou sem acometimento de disco, em geral envolve tecidos moles adjacentes e meninges. A causa mais comum desses processos é infecção bacteriana, mas também há relatos de infecções fúngicas (ver Tabela 85.1).[141] Qualquer espaço vertebral pode ser acometido; localizações torácicas e lombares são as mais comumente envolvidas.

Etiologia

Cães

S. pseudintermedius é a bactéria causadora mais comum identificada em cães.[28,112,113,141] Outros patógenos bacterianos frequentemente documentados incluem estreptococos, *Brucella canis* e *E. coli*.[28,112,113,141] São exemplos de isolados menos comuns: *Pasteurella* spp., *Proteus* spp., *Corynebacterium* spp., *Actinomyces*, *Nocardia* spp., *Bacteroides* spp., *Mycobacterium* spp., *Pseudomonas aeruginosa*, *Enterococcus faecalis*, *Bordetella* spp. e *Staphylococcus epidermidis*.[1,18,37] A ampla variedade de espécies bacterianas subestima a necessidade de tentar pelo menos obter o isolamento bacteriano e fazer testes de suscetibilidade em cada caso. Em algumas infecções estão envolvidos fungos, com a maioria dos gêneros incluindo *Aspergillus*, *Fusarium* e *Paecilomyces*.[30,80,112,141] Além da localização hematogênica de organismos microbianos, corpos estranhos em migração resultaram em osteomielite de corpo vertebral (ver *Actinomicose*, no Capítulo 47). Material de vegetais tem sido o tipo de corpo estranho mais amplamente associado e diferenças regionais geográficas influenciam o agente causador específico.[141] A discoespondilite pós-cirúrgica pode ser causada por inoculação direta durante um procedimento diagnóstico ou operatório na coluna vertebral ou por disseminação a partir de outros focos infectados para o local intervertebral. A lesão de placas terminais intervertebrais ou o traumatismo cirúrgico a pequenos vasos que causa necrose tecidual ou formação de hematoma fornecem o ambiente ideal para o crescimento bacteriano.[104] Podem ocorrer formação de abscesso epidural e discoespondilite após injeções epidurais.[174] As infecções da medula espinal e de disco também têm sido sequelas de cirurgia medular, inclusive fenestração de disco.

Gatos

Foram publicados poucos relatos de discoespondilite em gatos.[5,126,149,154,211] Em todos esses casos, a causa subjacente foi a lesão de tecido mole decorrente de traumatismo ou lutas (p. ex., mordidas de outros gatos). Como tais infecções disseminam-se a partir de tecidos moles adjacentes, é mais apropriado considerá-las casos de osteomielite vertebral primária com acometimento secundário de disco. Em comparação com a infecção de disco em cães, meningomielite foi mais comumente associada a essas infecções em gatos. Isolou-se *E. coli* do líquido cerebrospinal de um gato.[5] Um dos autores (CEG) também documentou discoespondilite em gato de raça pura com 6 meses de idade, causada por bacteriemia com estreptococo do grupo G, presumivelmente adquirido quando o animal era recém-nascido (ver Capítulo 33). Nesse gato, o espaço do disco intervertebral foi acometido e a lesão progrediu até envolver de maneira acentuada os corpos vertebrais adjacentes (Figura 85.5).

Patogenia

Acredita-se que a discoespondilite em cães surja de disseminação hematogênica do organismo para o espaço do disco e subsequentemente para vértebras adjacentes. As fontes mais comumente incriminadas incluem infecções do trato urogenital e cutâneas, doença dentária e endocardite valvular, todas podendo não ser evidentes ao exame clínico. No entanto, em muitos casos, nenhuma fonte primária de infecção é aparente. É provável que a localização hematogênica preferencial no espaço do disco ocorra como resultado do fluxo sanguíneo retrógrado nos seios vertebrais ou por causa das alças vasculares subcondrais na epífise vertebral que lentificam o fluxo sanguíneo.[112,113,141] Fatores predisponentes incluíram imunossupressão e traumatismo prévio, inclusive intervenção cirúrgica (ver Boxe 85.1).[112,113]

Achados clínicos

Cães

A apresentação clínica pode variar, porém, em geral os sinais progridem lentamente. Embora qualquer cão ou gato seja suscetível a essa doença, o assinalamento mais comum é o macho canino jovem a meia-idade de grande porte,[112,113] embora outros estudos tenham mostrado maior risco em machos mais velhos (com mais de 5 anos de idade) de raça pura.[28] Os sinais podem variar desde os mesmos da doença sistêmica (depressão, anorexia, febre, perda de peso) a disfunção musculoesquelética. Sinais de hiperestesia paraespinal são mais característicos dessa doença e incluem marcha anormal e relutância para erguer-se ou andar. Sinais neurológicos, em geral subsequentes à hiperestesia, são os de compressão extradural, que resulta em paresia e ataxia ou paralisia (Figura 85.6). Os déficits neurológicos dependem do local e da gravidade da lesão vertebral. A hiperestesia paraespinal costuma ser notada primeiro, embora alguns cães estoicos não exibam sinais francos de desconforto. Disfunção neurológica, demonstrada por paresia, pode desenvolver-se gradualmente, embora possa ocorrer paraplegia de início súbito com ruptura de disco intervertebral por causa da fraqueza de ligamentos e do ânulo. O acometimento de raiz nervosa decorrente de proliferação óssea pode resultar em monoparesia ou monoparalisia.

Os locais mais comumente relatados de infecção de disco são L7-S1, mesotorácico e cervical caudal;[28,112,113] múltiplos discos podem ser acometidos em um único paciente.

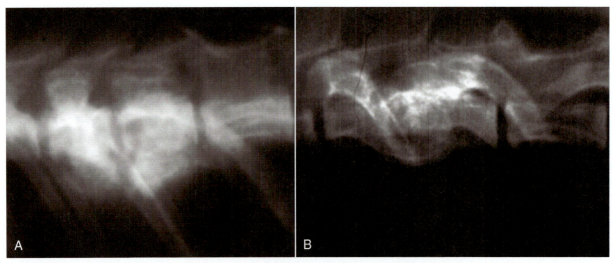

Figura 85.5 Radiografia da coluna torácica de gato com discoespondilite causada por infecção hematogênica com *Streptococcus canis*. **A.** No momento do diagnóstico. **B.** Cinco meses depois, após tratamento medicamentoso antibacteriano. (Fotografia de Craig E. Greene © 2004 University of Georgia Research Foundation Inc.)

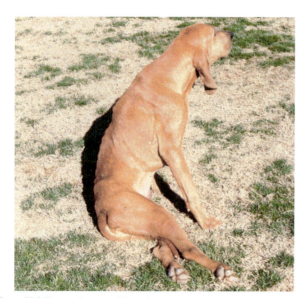

Figura 85.6 Cão com discoespondilite lombar e paraplegia decorrente de ruptura súbita de disco. (Fotografia de Craig E. Greene © 2004 University of Georgia Research Foundation Inc.)

Gatos

Febre, anorexia e hiperestesia paraespinal foram os sinais predominantes relatados em gatos. Por causa da associação habitual a infecção de tecido mole, os sinais têm sido graduais e progressivos, incluindo febre, letargia, disfunção progressiva da marcha, paresia e paralisia eventuais.

Diagnóstico

Faz-se um diagnóstico hipotético a partir da anamnese do paciente e dos exames físico geral e neurológico. É possível que haja evidência de hiperglobulinemia, associada à estimulação antigênica crônica da infecção bacteriana persistente no exame de sangue. O diagnóstico definitivo em geral é feito a partir de radiografias espinais. As alterações incluem lise concêntrica de placas terminais vertebrais adjacentes resultando no espaço de disco aparentemente maior, osteólise de corpo vertebral ou esclerose proliferativa, encurtamento do corpo vertebral, estreitamento e irregularidade dos espaços entre discos e pontes ósseas ventrais (Figura 85.7 A). É preciso diferenciar a última alteração de outras lesões vertebrais, inclusive osteomielite vertebral primária (ver Figura 85.7 B), espondilose deformante (ver Figura 85.7 C) e neoplasia (ver Figura 85.7 D). O primeiro sinal geralmente é redução do espaço de disco, que pode ser muito sutil e difícil de perceber, talvez resultante da destruição da cartilagem do disco intervertebral antes do acometimento ósseo. A infecção extensa do corpo vertebral pode resultar em colapso ou subluxação do corpo vertebral.[23] O desenvolvimento das alterações radiográficas associadas à discoespondilite pode levar de 2 a 4 semanas[113] e, portanto, ser necessária avaliação radiográfica sequencial para confirmar o diagnóstico no animal com sinais iniciais de hiperestesia. Os sinais clínicos e a gravidade radiográfica das lesões nem sempre têm correlação. Em alguns casos, opacidades de tecido mole podem ser aparentes ventrais aos espaços intervertebrais, conforme avaliação por meio de radiografias, ultrassonografia ou outros métodos de imagem. A tomografia computadorizada (TC) e a ressonância magnética (RM) trouxeram nova dimensão à detecção de lesões infecciosas da coluna.

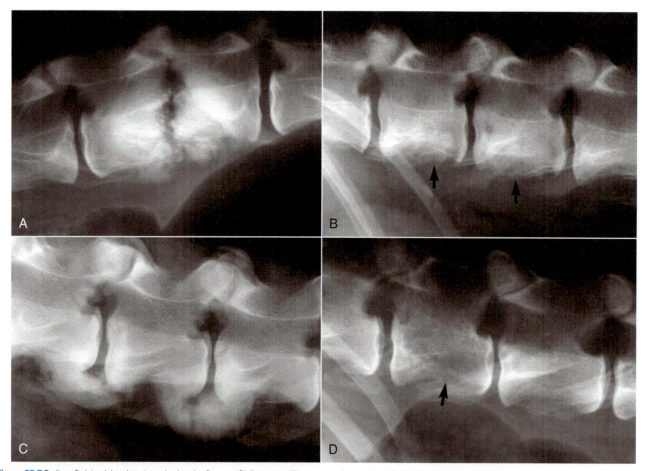

Figura 85.7 Radiografia lateral da coluna toracolombar de cães com (**A**) discoespondilite no espaço intervertebral de disco L2-L3, resultante de bacteriemia, com placas terminais indistintas e nova produção óssea ventralmente. **B.** Osteomielite lombar decorrente de corpo estranho migratório, envolvendo L2-L3 (*setas*) com proliferação perióstea ventral. **C.** Espondilose deformante nos espaços intervertebrais de disco L3-4 e L4-5. **D.** Neoplasia vertebral com radiolucências focais (*seta*) em L3; a lesão não envolve o espaço de disco intervertebral. (Fotografias de Craig E. Greene © 2004 University of Georgia Research Foundation Inc.)

Essas técnicas mais sensíveis estão sempre indicadas quando a suspeita clínica é alta, mas as radiografias da coluna são inconclusivas. A TC também pode ser empregada para orientar o aspirado com agulha fina e a biopsia tecidual central.[208] As primeiras alterações da RM são de baixa intensidade e pouca definição das imagens ponderadas em T1, mais aumento da intensidade do disco e da placa terminal nas imagens ponderadas em T2. Posteriormente ocorre destruição da placa vertebral terminal. Nas cintilografias ponderadas em T1 com gadolínio-dietilenotriamina ácido pentético, ocorre acentuação entre o disco e a placa terminal. Cintilografia também tem sido usada e pode mostrar maior captação de radiofármacos no espaço de disco e nas placas terminais acometidas.[190] Leucócitos marcados com tecnécio 99m-difosfonato de metileno, gálio 67 e índio 111 podem tornar-se rotina em centros veterinários de referência para facilitar o diagnóstico de discoespondilite oculta.[190] Em seres humanos e cães, a biopsia tecidual central tem sido superior à aspiração com agulha fina para obtenção de resultados positivos em culturas.[208] Para aspirado, em geral realizado com fluoroscopia, injeta-se 0,5 mℓ de solução fisiológica estéril no espaço de disco e aspira-se imediatamente para obter a amostra.

Quando não há hiperestesia nem disfunção neurológica, a discoespondilite pode passar despercebida. Deve-se considerar a radiografia da coluna como exame de triagem inicial em animais com infecção crônica recorrente do trato urinário ou febre de origem desconhecida. Deve-se solicitar a triagem sorológica para *B. canis* de cães com discoespondilite confirmada (ver Capítulo 38). Se os resultados da sorologia foram negativos, a cultura do espaço de disco é a maneira mais útil de identificar o organismo causador. No entanto, a cultura do disco costuma ser impraticável por causa da inacessibilidade da lesão, a menos que se faça a cirurgia para descompressão. Se a lesão for caudal à junção toracolombar e se dispuser de fluoroscopia, pode-se tentar o aspirado direto orientado do disco.[77] Culturas de sangue e urina devem ser feitas, podendo-se pressupor que qualquer organismo isolado seja o agente causador da infecção de disco, embora organismos isolados de urina e do disco no mesmo paciente possam não ser necessariamente correspondentes. Resultados positivos em hemocultura variam de 45 a 75% e devem ser considerados em todos os casos. Tal abordagem é especialmente importante em cães com aumento da temperatura retal ou animais com sinais de sepse ao exame hematológico.[113] São cultivados organismos de urina em 40% dos casos[113] e outros focos de infecção dos quais é possível ocorrer disseminação podem ser investigados. Se for detectada infecção na urina ou no sangue, o trato urinário e as valvas cardíacas, respectivamente, devem ser avaliados por meio de radiografias ou ultrassonografia. Achados patológicos macroscópicos incluem lise das placas terminais vertebrais com material purulento dentro do espaço de disco intervertebral.

Tratamento

O tratamento antimicrobiano deve basear-se nos resultados de cultura de sangue, urina ou, de preferência, do osso acometido. O tratamento empírico inicial é recomendado enquanto se aguardam os resultados da cultura. De início, deve-se supor que a bactéria agressora seja estafilococo produtor de betalactamase, caso em que penicilina, amoxicilina e ampicilina são ineficazes, sendo preferível um fármaco bactericida resistente à betalactamase, primariamente eficaz contra bactérias gram-positivas. Vários fármacos enquadram-se nesses critérios (ver Tabela 85.2). As cefalosporinas de primeira geração têm sido mais clinicamente eficazes nesse sentido. Na Tabela 85.3 há uma lista das dosagens dos fármacos recomendados.

A decisão a seguir é a via de administração determinada pela apresentação clínica, pela progressão da doença e pela toxicidade potencial do agente antimicrobiano. Inicialmente, o tratamento em pacientes sem disfunção neurológica ou mínima deve ser realizado com o antimicrobiano oral apropriado. O tratamento parenteral deve ser a etapa inicial em cães com disfunção neurológica moderada, incluindo ataxia e paresia. Raras vezes o tratamento inicial pode incluir alívio da compressão extradural com descompressão cirúrgica. Em cães com hiperestesia extensa, podem ser necessários analgésicos no início do tratamento. Nos casos de disfunção neurológica aguda e grave rapidamente progressiva, independentemente de quando tenha começado, é necessária a administração intravenosa de antibacterianos por 5 a 7 dias, seguida pela administração oral. Nas situações mais lentamente progressivas, uma única dose parenteral de ataque de antibacteriano pode ser seguida pelo tratamento oral. A duração mínima do tratamento oral é de 6 a 8 semanas, independentemente de qualquer resposta favorável do paciente nos estágios iniciais. Em alguns casos, são necessários períodos de tratamento mais longos, havendo relato até de 16 semanas. Se os resultados do título de *B. canis* foram positivos, é aconselhável mudar para o esquema combinado de tetraciclinas lipossolúveis e aminoglicosídios (ver Capítulo 38). Cães com teste positivo para *Brucella* devem ser sempre castrados, de preferência antes do tratamento.

Em todos os casos de discoespondilite bacteriana, a melhora deve começar 3 a 5 dias após o início do tratamento. Caso não se note resposta e os resultados das culturas de sangue e urina sejam negativos, pode-se tentar outra classe de antimicrobiano. Além disso, é possível realizar tentativas de curetagem cirúrgica da lesão para se obter amostra direta para cultura óssea. A cirurgia aberta não é recomendada no contexto de tratamento por causa do risco de disseminar a infecção do local operatório para tecidos adjacentes. O tratamento prévio com antimicrobianos deve ser instituído sempre antes de qualquer procedimento operatório, para ver se há resposta. Entretanto, a discectomia percutânea, procedimento cirúrgico relativamente pequeno, acompanhado por tratamento antibacteriano sistêmico, foi benéfica em animais que inicialmente não responderam ao tratamento empírico.[109] Essa abordagem aumentou a capacidade de isolar o organismo agressor. Quando a estabilização cirúrgica foi necessária por causa de fraturas patológicas ou instabilidade associada à infecção, o uso criterioso de antimicrobianos e cimento ósseo impregnado com antibacteriano foi necessário para controlar a infecção.[31] A discoespondilite de L7-S1 é um desafio terapêutico particular. Embora o tratamento antimicrobiano proporcione a cura inicial aparente, ocorre recidiva em cerca de 25% dos casos. Essas falhas foram explicadas por instabilidade residual da articulação intervertebral, que predispõe o disco à reinfecção ou impede a resolução total da infecção original ao interferir na neovascularização. Alguns clínicos recomendam distração cirúrgica e artrodese das facetas articulares entre L7 e S1, em conjunto com tratamento antibacteriano.[134]

O paciente deve ser monitorado estritamente nos primeiros dias após o início do tratamento antimicrobiano e em seguida avaliado a intervalos de 2 semanas assim que se observar melhora. A avaliação radiográfica para monitorar o progresso do paciente é controvertida. Foram recomendadas radiografias a cada 2 semanas, mas é difícil interpretar alterações sutis. Uma avaliação rotineira mais pragmática consiste em obter radiografias 1 mês após o início do tratamento e uma vez depois de seu término.[25] Em geral, o tratamento prossegue por pelo menos 8 a 16 semanas, embora em um estudo tenham sido relatados períodos muito mais longos, com duração média de 73 ± 61,6 para infecções estafilocócicas e cerca de metade para aquelas com outros tipos de bactérias.[28] A resolução de sinais clínicos ocorre bem antes da melhora radiográfica. Lesões que se resolvem caracterizam-se por menor osteólise, com menos osteoproliferação agressiva, mas neoformação óssea causando o surgimento de pontes intervertebrais. Em geral a radiografia é mais benéfica para identificar casos de infecções agressivas que se disseminam e não respondem ao tratamento.

No caso de animais com paralisia completa, é preciso instituir o tratamento antibacteriano parenteral intensivo e rigoroso. Se não houver melhora significativa dos sinais em 24 a 72 h, pode ser necessário trocar o agente antimicrobiano ou fazer a descompressão cirúrgica da medula espinal e estabilizar a coluna vertebral. Se ocorrer fratura ou deslocamento vertebral, a intervenção cirúrgica é obrigatória e o prognóstico, reservado. Se apenas um único disco estiver acometido, com base nos achados neurológicos, da RM ou mielográficos, e a paralisia for grave, a cirurgia pode ser recomendada, porém, se houver múltiplas lesões causando compressão, a intervenção cirúrgica, incluindo descompressão, pode não ser viável ou aconselhável, a menos que o objetivo importante da cirurgia seja coletar uma biopsia para cultura microbiológica e teste de sensibilidade.[25] Casos de discoespondilite fúngica em geral envolvem infecções com *Aspergillus terreus* em cães da raça Pastor-alemão (ver Capítulo 62). Geralmente, os cães têm sinais complicadores de infecção sistêmica e respondem mal ao tratamento.

Otite média e otite interna

Lynette K. Cole

Sinais clínicos de otite média e otite interna em geral refletem doença neurológica, em vez de musculoesquelética.[113] Todavia, essas condições são discutidas com infecções musculoesqueléticas porque a infecção é uma forma de osteomielite que acomete os ossos da orelha média e o labirinto ósseo da orelha interna. As considerações terapêuticas baseiam-se nos princípios usados para tratar a osteomielite. O Capítulo 91 deve ser consultado quanto às infecções do sistema nervoso central que resultam da disseminação de otite interna para o espaço meníngeo. A otite externa, que pode ser a causa predisponente comum de otite média e interna, é discutida com as infecções integumentares (ver Capítulo 84).

Anatomia

O conhecimento da anatomia da orelha média é importante para entender a fisiopatologia da otite média e seu tratamento. É importante entender a relação das estruturas da orelha interna com a orelha média, para evitar danificá-las durante a irrigação e procedimentos na orelha média. A orelha média consiste em uma cavidade timpânica cheia de ar, três ossículos auditivos e seus músculos e ligamentos associados, mais a membrana timpânica (Figura 85.8) que é uma membrana semitransparente de três camadas que separa o canal auditivo externo da orelha média e está localizada em ângulo de 45º com relação ao eixo central da parte horizontal do canal auditivo externo.

A membrana timpânica é dividida em duas seções: a parte flácida superior pequena e a parte tensa maior inferior (Figura 85.9). A parte flácida é a região rosada, pequena e um tanto solta que forma o quadrante superior da membrana timpânica e contém pequenos vasos sanguíneos. Na parede medial da cavidade timpânica, há uma eminência óssea, o promontório, que abriga a cóclea e fica oposta à membrana timpânica. A janela coclear (redonda) está localizada na parte caudolateral do promontório e é coberta por uma fina membrana que oscila para dissipar a energia vibratória da perilinfa na escala timpânica. A janela vestibular (oval) fica na superfície dorsal do promontório, imediatamente adjacente à parte flácida, e é coberta por um diafragma fino. A placa basal do estribo está inserida ao diafragma sobre a janela vestibular. O movimento do estribo contra a janela vestibular transmite movimento para a perilinfa dentro do vestíbulo do labirinto ósseo. Quando se irriga a orelha média, é preciso ter muito cuidado para evitar dano à orelha interna. A tuba auditiva é um canal curto e se estende da nasofaringe à parte rostral da própria cavidade timpânica e funciona igualando a pressão em ambos os lados da membrana timpânica.

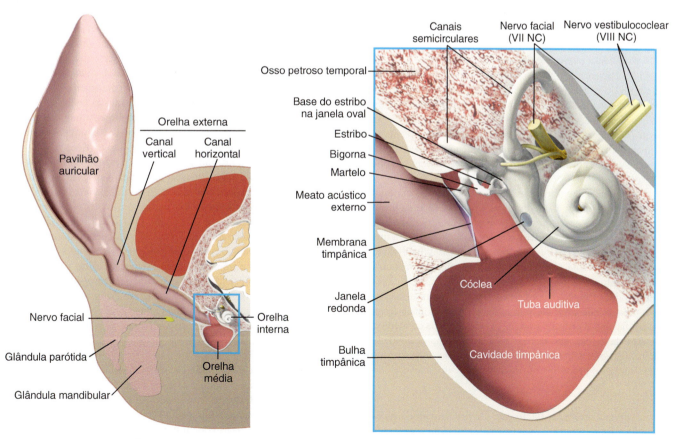

Figura 85.8 Estruturas das orelhas média e interna do cão. (Cortesia de The Ohio State University, Columbus, OH.)

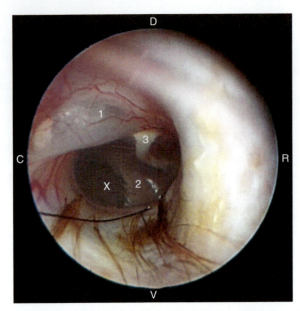

Figura 85.9 Membrana timpânica direita do cão. A letra *X* indica a área própria da membrana timpânica para realização da incisão de miringotomia (quadrante caudoventral), *1*, parte flácida; *2*, parte tensa; *3*, estria malear; *C*, caudal; *D*, dorsal; *R*, rostral; *V*, ventral. (Cortesia de The Ohio State University, Columbus, OH.)

Cães

Ao exame da orelha, a parte flácida na maioria dos cães é achatada. É possível encontrar a parte flácida abaulada, embora incomum, na orelha de cães clinicamente sadios e na daqueles com otite. Não foram identificadas diferenças histológicas entre a parte flácida achatada e a abaulada, de modo que parece improvável que a diferença estrutural explique o abaulamento da parte flácida.[50] Em contrapartida, na raça canina Cavalier King Charles Spaniel, a parte flácida abaulada é indicativa de otite média secretora primária, doença em que a cavidade da orelha média fica preenchida por muco, possivelmente por disfunção da tuba auditiva.[114]

A parte tensa ocupa o restante da membrana timpânica e é uma estrutura cinzenta fina, delicada, com estrias que se irradiam. O manúbrio do martelo se insere na superfície medial da parte tensa. É possível ver o delineamento externo do manúbrio do martelo, a estria malear, quando a membrana timpânica for observada externamente (ver Figura 85.9). Demonstrou-se que a ruptura experimental da membrana timpânica de cães clinicamente saudáveis resulta na sua regeneração em 14 dias, com a cicatrização completa entre 21 e 35 dias.[189]

Os três ossículos auditivos, o martelo, a bigorna e o estribo, são os ossos que transmitem a amplificam as vibrações do ar da membrana timpânica para a orelha interna. O martelo está inserido na membrana timpânica, no osso petroso temporal e na bigorna, a qual está suspensa entre o martelo e o estribo. A placa basal (base) do estribo está inserida na janela vestibular (oval), que fica em contato direto com o líquido perilinfa.

A cavidade timpânica consiste em um pequeno recesso epitimpânico, uma grande cavidade ventral e a própria cavidade timpânica. No cão, há uma abertura elíptica na parede dorsal da cavidade ventral (o septo da bolha), que se comunica com a própria cavidade timpânica. Isso possibilita a irrigação de ambos os compartimentos da bolha durante o procedimento de irrigação profunda.

Gatos

A cavidade da orelha média do gato é diferente daquela do cão e é dividida por um septo em duas cavidades timpânicas separadas. No pequeno compartimento dorsolateral, ficam os ossículos auditivos, a parte óssea da tuba auditiva e a membrana timpânica. O compartimento ventromedial maior é a bolha timpânica cheia de ar. Para remover exsudato ou massa do compartimento ventromedial da bolha, é necessário perfurar o septo ósseo para se ter acesso. A manipulação descuidada do septo ósseo pode resultar em lesão dos nervos simpáticos pós-ganglionares, acarretando síndrome de Horner.

Etiologia e patogenia

As causas de otite média podem ser divididas em infecciosas e não infecciosas. A otite média infecciosa é uma causa importante de otite externa recorrente e que a perpetua. Os animais podem traumatizar a orelha externa em razão do desconforto causado pela irritação da orelha média. Ocorre otite média infecciosa como extensão direta da otite externa existente através da membrana timpânica rompida. Vias menos comuns de infecção incluem extensão através da tuba auditiva ou disseminação hematogênica. A prevalência relatada de otite média infecciosa em cães com otite aguda externa é de 16%, enquanto em cães com otite externa recorrente crônica é de 50 a 88,9%. Embora a membrana timpânica rompida seja indicativa de otite média, a existência da membrana timpânica intacta não exclui otite média porque o defeito na membrana pode ter cicatrizado.

A orelha média, como o canal auditivo externo, não tem flora residente que consiste em baixo número de leveduras e bactérias, inclusive *E. coli*, espécies de estafilococos, estreptococos e enterococos, *Branhamella* spp., *Bacillus* spp., *Bordetella bronchiseptica* e *Clostridium perfringens*. Os organismos mais comuns isolados de cães com otite média infecciosa incluem leveduras, *S. pseudintermedius*, *P. aeruginosa*, *Proteus* spp., estreptococos beta-hemolíticos, *Corynebacterium* spp. e *Enterococcus* spp.

Também há causas não infecciosas de otite média. Defeitos congênitos do palato (i. e., fenda palatina secundária, hipoplasia do palato mole) foram associados a sinais radiográficos de doença da orelha média.[93,214] A otite média secretora primária foi descrita no Cavalier King Charles Spaniel.[191] Sinais clínicos incluem dor moderada a grave na cabeça ou na região cervical, sinais neurológicos, como ataxia, paralisia facial, nistagmo ou oscilação da cabeça e comprometimento da audição. Na maioria dos casos no estudo, observou-se a membrana timpânica abaulada mas intacta. Foi removido um tampão de muco muito viscoso, usando-se pinça ou aspirado com cateter. Foi preciso repetir remoção do tampão de muco e irrigação da orelha média até cinco vezes para se chegar à resolução do problema. Muitos desses cães podem ter siringomielia concomitante, que causa alguns desses sinais observados, como hiperestesia cervical e ataxia simétrica.

Neoplasia e pólipos podem causar otite média. Os tumores no canal auditivo e na bolha timpânica costumam ser malignos, mas é necessária biopsia para confirmar. Pólipos inflamatórios são comuns em gatos, mas relativamente incomuns em cães.[166] Colesteatomas são crescimentos anormais do epitélio dentro da orelha média que consistem em epitélio escamoso estratificado queratinizado, células inflamatórias e restos ceruminosos, podem ser congênitos ou secundários a otite média crônica e requerer remoção cirúrgica. Gatos com doença sinonasal (p. ex., rinite, neoplasia) correm maior risco de ter efusão concomitante da bolha e podem não exibir sinais clínicos de doença da orelha média.[61] O *Mammomonogamus auris*, um nematódeo estrongilídeo, foi identificado como causa de sacudidas da cabeça em gatos domésticos e encontrado via otoscopia como residente na orelha média.[198,203]

Otólitos (opacidades minerais) da orelha média foram relatados em três cães, mas seu significado é desconhecido, porque apenas um cão tinha sinais de doença vestibular. O traumatismo da orelha também pode resultar em otite média.[220] Corpos estranhos, tais como praganas de gramíneas, podem penetrar na membrana timpânica e causar otite média.

Achados clínicos

Em geral, os únicos sinais clínicos de otite média são os observados com otite externa e incluem secreção do canal auditivo externo, com o animal coçando ou esfregando a pata na orelha acometida, sacudindo a cabeça e sentindo dor. Sinais clínicos específicos indicativos de otite média são paralisia do nervo facial e síndrome de Horner. A lesão do nervo facial, em seu trajeto perto da orelha média, produz sinais clínicos como corrimento ou incapacidade de mover a orelha ou o lábio, ocorrência de salivação ou diminuição ou ausência do reflexo palpebral. Em um relato prévio, 21,5% de 79 cães e 18,8% de 16 gatos tinham neuropatia facial (paresia facial, paralisia, espasmo hemifacial ou contratura) secundária à otite média/interna. Cães da raça Cocker Spaniel com neuropatia facial são mais propensos a ter otite média/interna como causa subjacente que outras raças com a mesma neuropatia.[108] A síndrome de Horner deve-se à lesão de fibras nervosas simpáticas que têm seu trajeto perto da orelha média e se caracteriza por ptose, miose, enoftalmia e protrusão da membrana nictitante. Em um estudo sobre a síndrome de Horner, a causa subjacente foi otite média/interna em 27% dos gatos e 2,7% dos cães.[107] Pode ocorrer ceratoconjuntivite seca se houver lesão dos nervos parassimpáticos que inervam a glândula lacrimal. As fibras nervosas parassimpáticas acompanham o nervo facial. A queratite pode ser agravada por paralisia facial concomitante que impede o fechamento das pálpebras.

A otite média pode levar à otite interna, que está associada a dano aos ramos vestibular e coclear do oitavo nervo craniano. Os sinais clínicos de otite interna incluem nistagmo horizontal, ataxia assimétrica, oscilação da cabeça, marcha em círculos, queda ou rolar o corpo na direção do lado acometido.

Diagnóstico

Anamnese e exame físico

Como a otite média em geral deve-se a extensão da otite externa existente, é importante obter a história completa com o proprietário. As perguntas devem incluir a idade de início e a duração dos sinais clínicos da doença da orelha, bem como o envolvimento da pele, para ajudar a identificar a causa subjacente primária da otite. Protocolos de tratamento prévio e a resposta a eles são úteis para orientar as decisões quanto a tratamentos futuros.

O exame dermatológico é importante para identificar uma doença subjacente, como parasitária, alérgica, distúrbio da queratinização, endócrino ou autoimune (ver, no Capítulo 84, *Otite externa*). O exame físico deve incluir avaliação de linfonodos, das cavidades bucal e nasofaríngea. O exame neurológico está indicado para avaliar sinais de paralisia do nervo facial ou síndrome de Horner, que seriam consistentes com otite média, bem como nistagmo e doença vestibular, que confirmariam otite interna.

Exame otoscópico e coleta de amostra com o animal desperto

A seguir, deve-se fazer o exame otoscópico para avaliar o canal auditivo externo e a membrana timpânica. O comportamento do paciente determina se é possível fazer a limpeza suficiente, o exame otoscópico ou a coleta de amostra sem sedação ou anestesia. O exame é feito com o otoscópio manual ou o vídeo-otoscópio. A vídeo-otoscopia é realizada com o otoendoscópio, câmera, fonte de luz e monitor. Os canais auditivos vertical e horizontal e a membrana timpânica são iluminados de maneira brilhante e ampliados, possibilitando maior visão dessas estruturas do que com o otoscópio manual. Os canais auditivos externos também devem ser palpados para determinar se há fibrose ou calcificação indicando doença crônica. Nos casos de otite externa crônica, às vezes não é possível fazer o exame otoscópico na avaliação inicial em razão de ulcerações, hiperplasia ou estenose. Duas ou 3 semanas de glicocorticoides tópicos e sistêmicos

costumam ser necessárias para abrir o canal auditivo, de modo que se possa fazer o exame otoscópico ou a irrigação profunda na orelha, conforme descrito a seguir no paciente anestesiado. Ao se observar a membrana timpânica, a parte tensa sadia deve estar translúcida e côncava. Deve-se suspeitar de otite média se a parte tensa estiver rompida, abaulada, opaca ou fosca. Antes da irrigação profunda da orelha, devem ser obtidas amostras para citologia, cultura e teste de suscetibilidade via canais auditivos externos, usando-se *swabs* de cultura secos estéreis.

Exame sob anestesia

É necessária anestesia geral para procedimentos de imagem e recomendada para irrigar e limpar bem as orelhas para exame do canal profundo se o desconforto do paciente ou a oclusão do canal impedirem a observação adequada. Além disso, se for realizada a miringotomia, é preciso que o animal fique imóvel e insensível. A anestesia, mais que a sedação, é obrigatória para a miringotomia porque a intubação endotraqueal impede que qualquer solução de irrigação da orelha que entre na tuba auditiva alcance a nasofaringe e a laringe. Segue-se o protocolo geral recomendado para o procedimento.

Procedimentos de imagem. Assim que o paciente estiver anestesiado, deve-se realizar a radiografia primeiro porque a limpeza ou o líquido de irrigação nas orelhas pode obscurecer as estruturas que precisam ser observadas. A radiografia é necessária para avaliar as estruturas de tecido mole da orelha externa e média junto com as estruturas ósseas da orelha média. Também é usada como indicador prognóstico do sucesso do tratamento clínico da otite média. Com alterações radiográficas médias, como esclerose ou lise, pode ser necessária intervenção cirúrgica (ablação total do canal auditivo com osteotomia da bolha ou osteotomia da bolha ventral) para a resolução. As projeções radiográficas usadas mais comumente para exame da bolha incluem as incidências dorsoventral, oblíquas laterais direita e esquerda e rostroventral-caudodorsal com a boca aberta. A última é a mais útil (Figura 85.10), porém a mais difícil de realizar

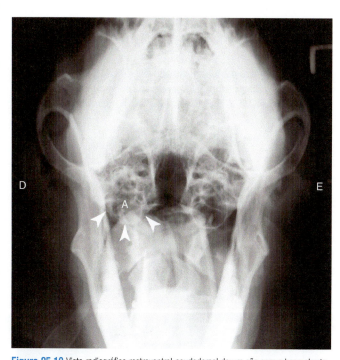

Figura 85.10 Vista radiográfica rostroventral-caudodorsal de um cão com a boca aberta, mostrando estreitamento dos canais auditivos externos, a bolha timpânica direita levemente espessada (*pontas de seta*) e aumento da opacidade de tecido mole na bolha direita (*A*). Diagnóstico radiográfico: otite externa bilateral com otite média direita. *E*, esquerdo; *D*, direito. (Cortesia de The Ohio State University, Columbus, OH.)

tecnicamente em cães e gatos, sendo válida para comparação da espessura e da opacidade das bolhas ósseas quanto à assimetria, que reflete osteomielite crônica (Figura 85.11). Em gatos, mostrou-se que a incidência oblíqua rostroventral-caudodorsal em 10° é muito mais fácil e tão acurada como a rostroventral-caudodorsal feita com a boca aberta.[97]

A TC possibilita imagens em corte transversal das partes externa, média e interna da orelha e é usada para definir melhor estruturas ósseas. A acurácia total e a especificidade da TC e da radiografia convencional para o diagnóstico de otite média são semelhantes, mas a TC parece ser indicador mais sensível de otite média.[122,175] Tanto a TC como a radiografia convencional são mais acuradas para prever a gravidade da otite média que sua ocorrência,[175] e a ausência de evidência radiográfica de otite média não exclui sua existência. As características de otite média na TC incluem alteração no contorno da bolha, proliferação óssea ou osteólise da bolha, com ou sem aumento de líquido ou tecido dentro da bolha (Figura 85.12). A RM é superior à TC para detectar alterações de tecido mole, em especial no cérebro.

Obteve-se a imagem ultrassonográfica da bolha timpânica de cães da raça Greyhound clinicamente saudáveis sem evidência de doença da orelha média,[63] cadáveres caninos em que se infundiu solução fisiológica na orelha média,[63,94] cães da raça Beagle sem evidência de doença da orelha média em que se infundiu solução fisiológica no canal auditivo e na bolha via miringotomia[119] e cães com otite externa.[64] Nos cães com otite externa crônica, usando-se os resultados da TC como padrão, a combinação de exames radiográficos e ultrassonográficos convencionais fornece a avaliação mais acurada da bolha que qualquer dessas técnicas isoladamente, mas a acurácia da ultrassonografia depende do operador.[64]

Pode-se usar a canalografia da orelha com contraste positivo para ajudar a avaliar a patência da membrana timpânica. Infunde-se io-hexol ou urografina e solução fisiológica estéril na concentração de 1:1 nos canais auditivos do cão anestesiado e são obtidas radiografias da bolha antes e após a infusão de contraste. A ocorrência do meio de contraste na bolha confirma ruptura da membrana timpânica, mas a ausência do meio de contraste não a exclui. Tal procedimento deve ser sempre o último de imagem, porque obscurece detalhes importantes em todos os outros métodos. O exame otoscópico sob anestesia pode ser necessário em animais que não o tolerem enquanto despertos ou sob sedação.

Irrigação e limpeza profundas do canal auditivo.

A melhor maneira de fazer a irrigação profunda da orelha é sob anestesia geral, para a limpeza completa e avaliação da orelha e da membrana timpânica

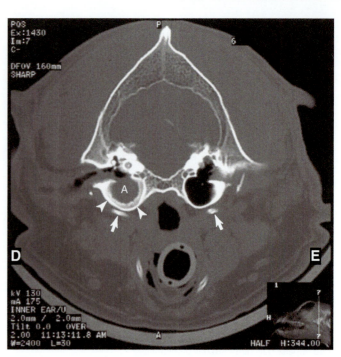

Figura 85.12 Tomografia computadorizada da bolha timpânica em um cão, que tinha densidade de tecido mole na bolha direita (*A*), com parede significativamente espessada (*pontas de seta*), canal auditivo direito espessado e parcialmente ocluído e mineralização de ambos os canais auditivos externos (*setas*). Diagnóstico tomográfico: otite externa bilateral, otite média do lado direito e osteíte da bolha. *E*, esquerdo; *D*, direito. (Cortesia de The Ohio State University, Columbus, OH.)

quando houver necessidade do exame mais detalhado. A irrigação profunda da orelha deve ser feita em cães e gatos com otite externa crônica recorrente, quando o tratamento não resultar em melhora e com déficits neurológicos concomitantes considerados relacionados com anormalidades na orelha média ou na interna. Primeiro, deixa-se a substância de limpeza ceruminolítica no canal auditivo externo por 10 min. Em seguida, irriga-se a orelha com solução fisiológica estéril e retiram-se restos grandes e exsudato com seringa em bulbo. A próxima etapa é outra irrigação com solução fisiológica em seringa de 12 mℓ à qual é adaptado um cateter urinário de polipropileno calibre 8 French, passado através de um cone ostoscópico. A limpeza adicional da orelha é feita usando-se o vídeo-otoscópio com adaptador de duas saídas, solução fisiológica e unidade externa de aspirado e irrigação, se disponíveis.

Assim que o canal auditivo estiver limpo, vê-se a membrana timpânica com o otoscópio manual ou vídeo-otoscópio. A maioria dos agentes ceruminolíticos tem o potencial de ototoxicidade (ver Tabela 84.2), razão pela qual devem ser removidos logo que a orelha esteja limpa, se a membrana timpânica não estiver intacta (p. ex., rompida ou virada). Consegue-se isso com a irrigação vigorosa do canal auditivo com solução fisiológica estéril para remover qualquer resquício de agente ceruminolítico que possa ter entrado de maneira inadvertida na cavidade da orelha média. Se a membrana timpânica não estiver intacta, é mais provável que o paciente tenha otite média, e é importante obter outras amostras para citologia e bacteriológicas da cavidade da orelha média. Caso se esteja usando o otoscópio manual, isso pode ser feito inserindo-se um pequeno cone otoscópico estéril no canal auditivo horizontal e passando-se um *swab* estéril na cavidade da orelha média (Figura 85.13). O primeiro *swab* é usado para cultura bacteriana e teste de sensibilidade. Passa-se um segundo *swab* na orelha média para análise citológica. Caso o vídeo-otoscópio seja usado, coloca-se um cateter tipo felino calibre 3½ French de extremidade aberta adaptado em seringa de

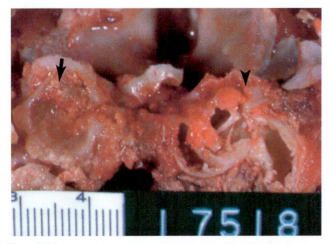

Figura 85.11 Amostra de necropsia de um gato com otite média unilateral (*seta*) e espessamento da bolha semelhante ao visto na radiografia do cão da Figura 85.10. Bolha normal do outro lado (*ponta de seta*). (Fotografia de Craig E. Greene © 2004 University of Georgia Research Foundation Inc.)

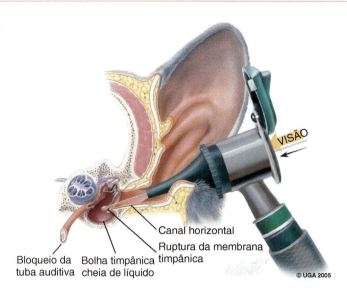

Canal horizontal
Ruptura da membrana timpânica
Bloqueio da tuba auditiva
Bolha timpânica cheia de líquido
VISÃO
© UGA 2005

Figura 85.13 A miringotomia pode ser realizada através de um cone otoscópico usando-se o otoscópio manual. Assim que se penetra no canal horizontal, pode-se usar um cateter para fazer a incisão de miringotomia e irrigar a cavidade da orelha média para desalojar restos ou exsudatos. (Arte de Kip Carter © 2004 University of Georgia Research Foundation Inc.)

12 mℓ através da entrada do otoendoscópio. Irriga-se com solução fisiológica (1 mℓ) a cavidade da orelha média, aspirando-se de volta para avaliação citológica, e esse processo é repetido para se obter a amostra de líquido para cultura bacteriana. Depois disso, é possível limpar a orelha média com irrigações repetidas com seringa de 12 mℓ contendo 1 mℓ de solução fisiológica isotônica estéril através da extremidade aberta do cateter colocado na orelha média. Esse procedimento é repetido até que a solução aspirada de volta da orelha média esteja limpa.

Miringotomia | Timpanotomia. Se a membrana timpânica estiver intacta mas parecer anormal (p. ex., opaca, cinzenta, hemorrágica, abaulada) ou se tiver sido diagnosticada otite média por alguma imagem da orelha média, é necessário miringotomia para obtenção de amostras para citologia, cultura bacteriana e teste de sensibilidade, irrigando-se a cavidade da orelha média. A membrana timpânica intacta não exclui a possibilidade de otite média. Com o otoscópio manual, insere-se um cone otoscópico no canal auditivo horizontal e vê-se a membrana timpânica. Com um *swab* estéril passado através do otoscópio (ver Figura 85.13), faz-se uma incisão no quadrante caudoventral da membrana timpânica, especificamente a parte tensa. O *swab* usado para a incisão de miringotomia é submetido à cultura bacteriana. Insere-se um segundo *swab* na incisão original e a amostra obtida é usada para análise citológica. Se for usado o otoscópio para fazer a miringotomia, coloca-se um cateter tipo felino calibre 3½ French através da entrada do otoendoscópio e usa-se esse cateter para fazer a incisão no quadrante caudoventral da membrana timpânica. Irriga-se a cavidade da orelha média com solução fisiológica estéril (1 mℓ), aspirando-se de volta com seringa de 12 mℓ adaptada ao cateter. A primeira amostra é usada para cultura bacteriana e a segunda para citologia. Daí em diante, a orelha média é irrigada repetidas vezes com solução fisiológica estéril morna até que a solução aspirada de volta da orelha média esteja limpa. O tímpano sadio cicatriza em 21 a 35 dias. Portanto, se a orelha for mantida livre de infecção após o procedimento de miringotomia, a membrana timpânica deve cicatrizar. As complicações possíveis da irrigação da orelha e da miringotomia são síndrome de Horner, paralisia do nervo facial, distúrbios vestibulares e surdez. Os proprietários precisam entender essas complicações e assinar o formulário de concordância antes do procedimento.

A irrigação da orelha média com solução fisiológica não elimina todos os organismos bacterianos da cavidade timpânica em cães com otite média.[99] No entanto, quando a irrigação da orelha média foi combinada com tratamento clínico em casa, que incluiu limpadores óticos e agentes antimicrobianos tópicos e sistêmicos (40 cães tratados com antimicrobianos tópicos e sistêmicos e 4 tratados apenas com agentes tópicos), a otite média se resolveu em 36 de 44 cães, com o tempo médio de resolução de 117 dias (variação de 30 a 360 dias). Portanto, a irrigação da orelha média combinada com o tratamento clínico é opção eficaz e viável para o tratamento da otite média em cães.[155]

Biopsias da orelha e remoção de corpo estranho sob anestesia. Assim que o canal auditivo estiver limpo, quaisquer massas notadas no canal auditivo vertical, no horizontal ou na orelha média devem ser biopsiadas. O procedimento deve ser realizado com o otoscópio manual e pinça de biopsia, mas indica-se fazer isso com o vídeo-otoscópio para melhor visão durante o procedimento. A biopsia deve ser o último procedimento realizado porque o sangue do local da biopsia pode obscurecer a visão de estruturas mais próximas na orelha. A amostra de biopsia deve ser submetida à avaliação histopatológica. Da mesma maneira, se forem notados corpos estranhos após a irrigação, podem ser removidos com o otoscópio manual ou vídeo-otoscópio e pinças.

Tratamento

Os objetivos do tratamento clínico da otite média são diminuir a inflamação e resolver a infecção. Além disso, devem ser instituídos outros procedimentos diagnósticos para avaliar o paciente quanto à causa primária subjacente da otite, junto com o controle de quaisquer fatores predisponentes.

O tratamento tópico é recomendado em todos os casos de otite média e pode incluir limpeza da orelha e agentes secantes, glicocorticoides e antibacterianos ou antifúngicos. Tratamentos sistêmicos para conduta clínica na otite média são semelhantes aos usados para tratar a otite externa e incluem glicocorticoides e antibacterianos ou antifúngicos. Antibacterianos sistêmicos estão indicados para pacientes com otite média. A escolha do agente antimicrobiano sistêmico deve ser feita com base nos resultados da cultura e da sensibilidade da orelha média. Entretanto, o tratamento deve ser iniciado com base nos resultados citológicos enquanto são aguardados os da cultura.

Tratamento tópico

Nenhum dos tratamentos óticos tópicos disponíveis no comércio ou preparações que dispensam prescrição devem ser usados com a membrana timpânica perfurada. Contudo, a maioria desses produtos tem sido usada para tratar infecções óticas em cães com otite média (ver Boxe 84.5). A maioria dos tratamentos óticos tópicos é administrada 2 vezes/dia, e o volume administrado deve refletir o tamanho do canal auditivo do animal, indo de algumas gotas para cães muito pequenos e gatos a até 1 mℓ para cães de grande porte.

Ototoxicidade dos tratamentos óticos tópicos. Na opinião pessoal da autora (LKC), deve-se evitar o uso de agentes óticos tópicos à base de pomadas em orelhas com perfuração da membrana timpânica. Todavia, seja qual for a razão da prescrição do agente tópico, o proprietário sempre deve ser avisado quanto à possibilidade de sinais neurológicos de ototoxicidade ao administrar medicações tópicas quando a membrana timpânica estiver lesada.

Foram feitos alguns estudos para avaliar a ototoxicidade de agentes tópicos administrados. Uma classe comum desses antimicrobianos é a dos aminoglicosídios. Os aminoglicosídios tópicos são ototóxicos em seres humanos e gatos, mas em um estudo feito com cães da raça Greyhound clinicamente sadios com ruptura experimental da membrana timpânica, o tratamento diário por 21 dias 2 vezes/dia com gotas tópicas de sulfato de gentamicina (7 gotas de 3 mg/mℓ) em solução aquosa tamponada não induziu alterações clínicas vestibulares ou nos potenciais auditivos evocados do tronco cerebral.[194]

A clorexidina tem atividade de amplo espectro contra muitas bactérias gram-positivas e gram-negativas e fungos, porém *Pseudomonas* pode ser resistente. A clorexidina é tóxica para seres humanos, mas, em um estudo feito com cães normais da raça Greyhound com ruptura experimental da membrana timpânica, o tratamento diário por 21 dias 2 vezes/dia com a aplicação tópica de clorexidina a 0,2% não induziu qualquer alteração clínica vestibular nem nos potenciais auditivos evocados do tronco cerebral.[137]

EDTA trometamina (EDTA tris) mostrou-se eficaz *in vitro* contra bactérias gram-negativas, em especial *P. aeruginosa*. A superfície celular das bactérias gram-negativas é danificada ao ser exposta ao EDTA, enquanto Tris acentua o efeito do EDTA. Resultados de um estudo determinaram que a solução de EDTA tris e poli-hexametileno biguanida foi ototóxica quando aplicada diariamente na orelha de cães com a membrana timpânica intacta e rompida experimentalmente por 21 e 14 dias, respectivamente.[139]

Tratamento sistêmico

Os agentes antibacterianos orais devem ser selecionados com base inicialmente nos resultados da citologia do exsudato da orelha média. Como já foi dito, amostras do exsudato ótico devem ser submetidas à cultura bacteriana e testes de sensibilidade. O ideal é obter amostras da mucosa e do exsudato da orelha média nos animais acometidos, porém é quase impossível obter amostras da mucosa da orelha média via incisão de miringotomia, o que pode ser feito com facilidade em cães submetidos a tratamento cirúrgico das orelhas (p. ex., osteotomia da bolha). Em cães submetidos a tratamento clínico e miringotomia, um *swab* do exsudato deve ajudar na identificação da maioria dos organismos.[41] Além disso, seria melhor interromper o tratamento antibacteriano antes de obter as amostras para cultura da orelha média, em especial o enrofloxacino. A escolha do antibacteriano oral é a mesma para otite média e otite externa (ver Tabela 84.3). Quando os resultados da cultura forem definitivos, as medicações sistêmicas podem ser modificadas, dependendo dos organismos bacterianos que foram cultivados e seus padrões de sensibilidade.

Quando são identificadas leveduras na citologia do exsudato da orelha média, está indicado o tratamento com antifúngicos orais (ver Tabela 85.3). A levedura identificada mais comumente na orelha média é *Malassezia pachydermatis*, mas, de maneira diferente com relação às bactérias, raramente são feitas culturas e teste de sensibilidade pelos laboratórios microbiológicos comerciais para a identificação desses organismos.

Tratamento cirúrgico

Animais que não respondem ao tratamento clínico da otite média são candidatos à intervenção cirúrgica. Nos cães com otite externa em estágio terminal, a cirurgia de escolha é a ablação total do canal auditivo com osteotomia *lateral* (TECABO; do inglês, *total ear canal ablation with lateral bulla osteotomy*) e a curetagem da bolha. Tal procedimento remove os tecidos do canal auditivo infectado e a parte da parede ventrolateral da bolha óssea para ajudar na remoção completa de restos e epitélio dentro da cavidade timpânica. O material para cultura bacteriana deve ser obtido do tecido e do exsudato da bolha timpânica durante esse procedimento, que tem o potencial de apresentar complicações, mas em geral pouco duradouras e que se resolvem com o tratamento clínico. Pode ocorrer otite média infecciosa em 10% dos cães submetidos a TECABO. Como essas recorrências raramente respondem ao tratamento antibacteriano sistêmico exclusivo, pode ser necessário um segundo procedimento cirúrgico (osteotomia e curetagem da bolha *ventral*) para resolver a otite média.[185]

Pólipos inflamatórios em gatos geralmente podem ser tratados com cirurgia, via osteotomia da bolha ventral, porém, se o pólipo inflamatório estiver na região nasofaríngea apenas, a tração mais prednisolona no pós-operatório nas dosagens anti-inflamatórias é a alternativa eficaz à cirurgia.[3] Pólipos inflamatórios no cão são incomuns e têm sido tratados com sucesso por osteotomia da bolha ventral ou TECABO.[166]

Complicações e sequelas

Pode ocorrer otite média crônica se a infecção não se resolver completamente. Raras vezes, o colesteatoma aural (cavidade revestida por epiderme) se desenvolve na orelha média, secundariamente a otite média crônica. Em ambos os casos, é necessária intervenção cirúrgica para resolução (ver anteriormente). Sepse intracraniana é uma complicação rara da otite média/interna bacteriana, mas pode ter consequências graves se não for diagnosticada e tratada imediatamente.[188]

Infecções articulares

Craig E. Greene e David Bennett

Distúrbios articulares inflamatórios caracterizam-se por inflamação dentro da membrana sinovial e em geral por predominância de neutrófilos no líquido sinovial. Os sinais sistêmicos são variáveis e podem incluir letargia, febre e leucocitose. As causas de doenças articulares inflamatórias em cães e gatos são diversas e incluem tanto distúrbios infecciosos como não infecciosos. Aqui, enfocamos as artropatias infecciosas, definidas como aquelas em que há ocorrência de microrganismos vivos na cavidade articular.

Etiologia

A artrite infecciosa pode ser causada por bactérias, micoplasmas, riquétsias, espiroquetas, fungos e vírus (ver Tabela 85.1). Também ocorre poliartrite supurativa não séptica (imunomediada) e pode ser confundida com inflamação relacionada com infecção.[13,38,176] Bactérias são os agentes infecciosos mais comuns. Ocorre contaminação bacteriana por inoculação direta (cirurgia, ferimentos penetrantes ou extensão de tecidos adjacentes) ou disseminação hematógena de nicho infectado distante. A infecção pós-operatória tem sido especialmente comum após cirurgia da articulação do jarrete em cães.[130] Doença articular preexistente, como osteoartrite (OA), e/ou cirurgia articular prévia predispõem a articulação à localização bacteriana a partir da corrente sanguínea.[39,130] O traumatismo articular também pode predispor a articulação à localização bacteriana vinda da corrente sanguínea; deve-se suspeitar sempre disso se a artrite inicial traumática não melhorar com analgésicos ou se melhorar e piorar depois de alguns dias. A origem da infecção em geral não é conhecida, mas pode incluir o coração, os pulmões, a próstata, as bolsas anais, o umbigo e o trato digestório.[16,17] Infecções hematogênicas das articulações são mais comuns em cães, embora em gatos seja mais provável que a infecção provenha de ferida (mordida) penetrante. A maioria das infecções é causada por estafilococos e estreptococos, embora *E. coli*, *Corynebacterium*, *Salmonella*, *Brucella* e *Pseudomonas*, bem como vários anaeróbios diferentes, foram isolados de articulações.[17,39,130] O *Achromobacter xylosoxidans*, um saprófita oportunista, foi relatado como causa de infecção da articulação coxofemoral em um cão com prótese total do quadril.[90]

A maioria das infecções articulares, sejam hematogênicas ou por inoculação direta, acomete uma única articulação. Se for diagnosticada a poliartropatia inflamatória, é mais provável que seja a artrite imunomediada. A poliartrite bacteriana é rara e vista com maior frequência em neonatos ou pacientes debilitados, quando o sistema imune está comprometido, e em cães com endocardite bacteriana.[14,16] Filhotes caninos e felinos jovens podem desenvolver poliartrite bacteriana supurativa em decorrência de infecção umbilical ou da ingestão de leite infectado da mãe. *Streptococcus canis* foi mais comumente incriminado em cães (ver Capítulo 33). Outras infecções além das bacterianas estão sendo identificadas cada vez mais com a melhora global das potencialidades diagnósticas. Doenças como erliquiose e anaplasmose (ver Capítulo 26), febre maculosa das Montanhas Rochosas (ver Capítulo 27) e borreliose (doença de Lyme, ver Capítulo 43) foram associadas a poliartropatias.[36,177,193,195] Ocorre poliartrite induzida por *Mycoplasma* em gatos[35] e possivelmente em cães.[8,218] Artrites fúngicas, virais e causadas por protozoários (leishmaniose) são raras e em geral componentes de infecção multissistêmica.[11] A causa mais comum de artrite viral é calicivírus em gatos.[13,55] Várias infecções, inclusive a leishmaniose, a erliquiose, a borreliose, as infecções por calicivírus e a endocardite bacteriana podem causar artrite de base imune (em geral poliartrite), bem como a artrite infecciosa verdadeira.[13,16] Alguns casos de artrite idiopática de base imune (tipo II) estão associados a um foco de infecção em outra parte do corpo. Embora o mecanismo exato da inflamação articular seja incerto, acredita-se que o foco de infecção seja estimular o sistema imune, levando à formação de complexos imunes circulantes que se depositam nas articulações, ou fornecer uma fonte de antígenos microbianos que são transportados inadequadamente para as articulações. *Artrite reativa* é a expressão usada em medicina humana para descrever a última, que pode seguir-se a infecções da mucosa ou outras sistêmicas, mas não foram detectados organismos vivos nas articulações pelos métodos convencionais de cultura. A reação em cadeia da polimerase (PCR; do inglês, *polymerase chain reaction*) agora está desafiando o conceito estabelecido de artrite "infecciosa" e tem sido usada, por exemplo, para detectar sequências do DNA de *Chlamydia trachomatis* e *Borrelia burgdorferi* em alguns pacientes com artrite reativa. Alguns desses pacientes apresentavam títulos mensuráveis de anticorpo no organismo.[184] Resultados de testes similares em cães com ruptura do ligamento cruzado cranial e doença inflamatória associada da articulação do jarrete demonstraram a ocorrência de DNA bacteriano de uma ampla variedade de espécies bacterianas em cerca de um terço dos casos de falha do ligamento cruzado.[145] É possível que essas bactérias estivessem envolvidas na patogenia da doença desse ligamento por enfraquecimento da estrutura do colágeno do ligamento e/ou poderiam explicar o subgrupo mais inflamatório de falhas do ligamento cruzado. No entanto, o significado do DNA bacteriano detectado pela PCR dentro de tecidos não é claro, porque em geral essas técnicas são sensíveis e cheias de dificuldades, inclusive contaminação do ensaio. É necessária avaliação adicional da PCR e da doença articular. A artrite de base imune às vezes também pode ocorrer após vacinação microbiana – os dois exemplos mais comuns são calicivírus em filhotes de gatos e cinomose em cães.[13,15,56,111]

Patogenia

Após localização bacteriana na articulação, seja por disseminação hematogênica ou inoculação direta, ocorre resposta inflamatória aguda na articulação. Ocorre um conjunto complexo de interações entre as defesas do hospedeiro e vários componentes bacterianos, inclusive enzimas, exotoxinas e endotoxinas. Há uma efusão sinovial acentuada, que causa aumento da pressão intra-articular, isquemia e liberação ou ativação de enzimas que danificam a cartilagem da matriz. O dano à cartilagem é rápido e, se grave, irreversível. Nos primeiros 5 dias há depleção de glicosaminoglicanos, seguida por amolecimento e fissuras na cartilagem. Essa sequência de eventos acarreta enfraquecimento mecânico do osso subcondral, bem como a cascata de alterações no líquido sinovial

e na cartilagem articular. Após a recuperação das infecções, antígenos inativados persistentes ou fragmentos bacterianos podem perpetuar o processo inflamatório. Em termos mais específicos, o tratamento antibacteriano pode resultar em bactérias sem parede (em formato de L), que são difíceis de detectar e podem persistir, causando inflamação contínua. As formas bacterianas em L têm sido associadas à artrite e formação de abscessos subcutâneos em gatos (ver Capítulo 32).

Como explicado anteriormente, infecções microbianas em outras partes do corpo podem estar associadas à artropatia inflamatória (em geral a poliartrite). Não são encontrados organismos vivos dentro da articulação e tais artropatias são classificadas como imunomediadas.[13,38,172] A inflamação articular nesses casos pode resultar de um dentre vários mecanismos diferentes: o desenvolvimento de complexos imunes que circulam sistemicamente e acabam se depositando nos tecidos articulares com lesão resultante mediada por imunocomplexo; o transporte de antígenos microbianos para articulações, onde desencadeiam a resposta imune; anticorpos circulantes contra organismos microbianos que se difundem nas articulações e têm reação cruzada com autoantígenos encontrados dentro da cartilagem articular; ou toxinas microbianas que se difundem para as articulações e iniciam lesão tecidual e a resposta inflamatória. O vírus da cinomose (VC) foi incriminado como fonte de antígenos na poliartrite idiopática imunomediada, porque foram encontrados níveis aumentados de anticorpos contra esse vírus e seus antígenos no líquido sinovial de cães acometidos[132] e alguns casos de poliartrite de base imune parecem estar temporariamente associados à vacinação contra a cinomose.[111,176] Ver, no Capítulo 3, discussão adicional sobre cinomose nessa doença.

Achados clínicos

A artrite bacteriana causa claudicação aguda no membro acometido e tem sido relatada mais comumente em machos caninos de médio e grande portes.[17] Em um estudo, o jarrete (44%) e o cotovelo (38%) foram infectados mais comumente.[39] A articulação acometida em geral fica tumefata, quente e dolorosa. Sinais sistêmicos, inclusive febre, anorexia e letargia, são incomuns ou variáveis. O início da doença pode ser a forma aguda clássica ou a mais crônica e de baixa magnitude. A claudicação pode variar de discreta a grave, e a tumefação articular em geral pode ser observada ou palpada nas articulações distais ao ombro e ao quadril (Figura 85.14). Ocasionalmente, pode ser evidente edema da parte distal do membro.

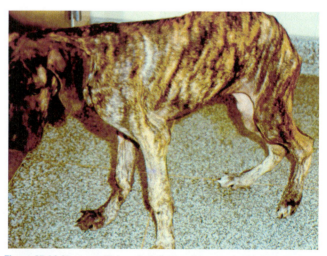

Figura 85.14 Cão com múltiplas articulações tumefatas por causa de bacteriemia com *Streptococcus canis*. (Fotografia de Craig E. Greene © 2004 University of Georgia Research Foundation Inc.)

Diagnóstico

Na maioria dos casos, os sinais clínicos possibilitam diagnóstico presuntivo. Entretanto, o diagnóstico definitivo baseia-se na avaliação do líquido sinovial obtido por artrocentese (Figura 85.15 e Boxe 85.2). O líquido sinovial será mais turvo, formará um coágulo de mucina fraco e em geral terá sua cor alterada (Figura 85.16). Tanto o número como o tipo de leucócitos devem ser determinados com relação ao número de eritrócitos. A existência de eritrócitos geralmente indica contaminação sanguínea iatrogênica. O exame citológico revelará aumento da contagem total de leucócitos com desvio na população celular para leucócitos polimorfonucleares (Tabela 85.4). Devem ser feitas estimativas do total de leucócitos sinoviais para comparação do número de leucócitos em esfregaço do líquido com o número de leucócitos em esfregaço sanguíneo correspondente com a contagem conhecida[221] ou supondo-se que 1 célula por campo de grande aumento seja equivalente a 1.000 células/mℓ.[87] Infelizmente, as estimativas de leucócitos feitas em esfregaços sinoviais não são acuradas, em geral superestimando os números. Hemocitômetros manuais ou contadores eletrônicos de partículas devem ser usados sempre que disponíveis e quando forem obtidos volumes suficientes de líquido.[87] O ácido hialurônico pode interferir na acurácia dos contadores Coulter, embora líquidos inflamatórios tendam a conter pouco ácido hialurônico, ao contrário dos líquidos normais e de OA. O tratamento prévio da amostra com hialuronidase pode superar esse problema e os contadores ópticos da citometria de fluxo não o apresentam. Podem ser visualizadas bactérias no esfregaço, embora não seja raro não encontrar bactérias no líquido sinovial de uma articulação séptica. Números elevados de neutrófilos no líquido sinovial podem indicar artrite infecciosa ou imunomediada; neutrófilos degenerados são vistos com maior frequência na artrite séptica.[87,130] Devem ser obtidas amostras de líquido sinovial para cultura antes da administração de antibacteriano, ajudando a determinar se há infecção. Tais culturas nem sempre exibem crescimento bacteriano, mesmo quando são observadas bactérias à microscopia. É aconselhável inocular uma amostra de líquido sinovial em meio de hemocultura para aumentar as possibilidades de crescimento bacteriano. Deve-se deixar que essas amostras em meio de hemocultura incubem por 24 h a 37°C antes de serem subcultivadas.[140] Podem ser feitas hemoculturas, em particular se o animal estiver febril. Resultados negativos de culturas de uma articulação com alterações típicas de artrite infecciosa também podem ser explicados por um anaeróbio difícil de cultivar. Há controvérsia se a cultura da cápsula articular é mais sensível para detectar infecção, em comparação com a cultura do líquido sinovial. Quando líquido sinovial ou material da biopsia da cápsula articular é inoculado diretamente em placas de ágar sangue, a amostra de tecido produz maior taxa de cultivo.[17] Similarmente, o resultado positivo para DNA bacteriano à PCR foi mais provável quando se usou tecido

sinovial.[145] Quando amostras foram inoculadas primeiro no meio de hemocultura, a cultura de líquido articular foi mais produtiva que a de biopsia sinovial[140] Portanto, se a artrotomia não estiver indicada como parte da conduta clínica, então deve-se inocular líquido articular diretamente em meio de hemocultura no momento da coleta. Ver, nos Capítulos 29 e 39, como manipular amostras para cultura anaeróbica.

Não é raro os valores hematológicos e bioquímicos séricos estarem dentro dos limites de referência em cães com artrite séptica. Quando há leucogramas inflamatórios, a associação pode acontecer

---

Boxe 85.2 — Procedimento de artrocentese

Materiais

Agulhas de calibre 22 e 25 com 3 cm
Seringa de 3 mℓ
Tubo estéril com o anticoagulante EDTA
Luvas estéreis (não essenciais)
Pinças e solução antisséptica a 70%
Frascos para hemocultura
Lâminas de vidro de microscopia
Corante citológico: de Wright, Giemsa ou Romanowsky

Método

Sedar ou anestesiar o animal para conseguir imobilidade
Palpar o espaço articular usando flexão e extensão
Pinçar de forma atraumática a área visada
Preparar a área com antisséptico
Com as mãos enluvadas, palpar o local da penetração
Inserir a agulha lentamente, com a seringa adaptada
Aplicar pressão negativa leve ao avançar ou manter
Flexionar e estender delicadamente a articulação para promover o fluxo de líquido sinovial para a seringa
Liberar a pressão ao retirar

Manipulação da amostra

Limpar a parte superior dos frascos ou tubos de cultura com álcool/antisséptico.
Trocar as agulhas e inocular líquido diretamente no EDTA estéril. (Se for para cultura, colocar em frasco comum estéril; a amostra no frasco de hemocultura provavelmente é suficiente)
Colocar outra alíquota no frasco de hemocultura para enriquecimento da cultura
Destinar uma terceira alíquota ou o equilíbrio em EDTA para citologia

---

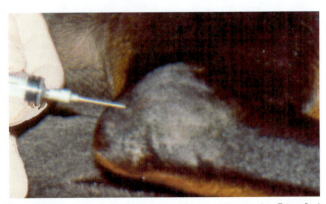

Figura 85.15 Aspirado articular do cotovelo em cão com artrite supurativa. (Fotografia de Craig E. Greene © 2004 University of Georgia Research Foundation Inc.)

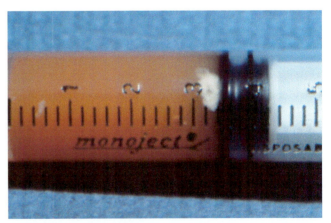

Figura 85.16 Líquido castanho-turvo obtido em grande volume da articulação do cão da Figura 85.15. (Fotografia de Craig E. Greene © 2004 University of Georgia Research Foundation Inc.)

Tabela 85.4	Composição do líquido sinovial na artrite infecciosa.	
Parâmetro	**Valores de referência**	**Artrite bacteriana**
Consistência	Transparente, estria viscosa de 2,5 a 5 cm de comprimento, gotejamento da seringa	Turvo, branco ou bronzeado, menos viscoso e mais aquoso
Proteína total	<3 g/dℓ	
pH	7 a 7,8	
Glicose	Igual à sanguínea	Menor do que a sanguínea (depende da bactéria)
Contagem celular	Menos de 3.000 células/μℓ (1.000 em nosso laboratório)	Mais de 5.000 células/μℓ
Tipo celular	Mononuclear (menos de 10% de NPM)	Mais de 30% de NPM

NPM, neutrófilos polimorfonucleares.

a infecções sistêmicas ou ser secundária à inflamação articular causada pela infecção. É possível observar trombocitopenia em animais com bacteriemia ou doenças causadas por riquétsias. As características bioquímicas de bacteriemia podem incluir aumento da atividade sérica da fosfatase alcalina, hipoalbuminemia e hipoglicemia. Às vezes pode-se observar proteinúria que presumivelmente indica algum grau de doença glomerular.

Radiografias são sempre úteis, mas os sinais precoces em geral também são inespecíficos para possibilitar o diagnóstico definitivo. Quando sinais radiográficos aparecem, em geral há perda grave de osso mineral, erosão da cartilagem intra-articular e quebra da matriz cartilaginosa. Sinais precoces incluem efusão articular e tumefação de tecido mole periarticular. Podem ocorrer alterações no espaço articular, mas em geral é difícil avaliá-las. Os sinais mais tardios incluem depressões ou irregularidades na superfície articular, lise do osso subcondral e novo osso periósteo que pode estender-se além dos limites da articulação. O último aspecto é particularmente comum em gatos. A cintilografia nuclear pode fornecer dados confirmatórios antes da radiografia convencional,[190] mas precisa ser feita em instituição especializada. Como a OA predispõe a articulação à infecção, não é raro ver aspectos radiográficos de OA (p. ex., existência de osteófitos), que poderiam levar ao diagnóstico errôneo de doença articular não infecciosa se a análise do líquido sinovial não for feita. Também é possível que ocorram alterações secundárias da OA em virtude do dano articular e da instabilidade causada pela infecção incitante.

Tratamento

Os objetivos do tratamento são a erradicação do agente causador e a preservação da cartilagem articular. Qualquer que seja a causa, a artrite infecciosa requer tratamento precoce rigoroso. O tratamento antimicrobiano inicial centraliza-se em antibacterianos bactericidas parenterais. Em animais com monoartropatia, indica-se considerar drenagem cirúrgica do material supurativo, desbridamento do tecido necrótico acessível, remoção de quaisquer implantes estranhos, inclusive material de sutura, e lavagem abundante da articulação. Um benefício adicional da drenagem no paciente imaturo é a descompressão da articulação para evitar maior comprometimento vascular da epífise. No entanto, o tratamento clínico *versus* sua combinação com drenagem cirúrgica e desbridamento é controverso; em um estudo, não se observou diferença significativa no resultado dessas duas modalidades terapêuticas.[39]

Deve-se considerar tratamento cirúrgico, drenagem adequada e desbridamento da articulação, o que se consegue com mais facilidade por artrotomia. Todavia, a drenagem, a lavagem, a curetagem e a inspeção de superfícies articulares foram conseguidas com invasão mínima mediante artrocentese e artroscopia.[75] Em contraste, aspirados com agulha são difíceis e não proporcionam desbridamento adequado, drenagem ou lavagem suficiente. Nas infecções agudas, o fechamento primário da articulação após lavagem abundante em geral é aceitável. Nos casos mais avançados, pode-se considerar o fechamento parcial ou a aplicação de um sistema de drenagem articular especializado. Ambos esses métodos requerem tratamento pós-cirúrgico intensivo. O uso de drenos permanentes em geral não é aconselhável porque podem agir como fonte de infecção ascendente para a articulação.

A escolha do tratamento antimicrobiano deve basear-se nos resultados da cultura e dos testes de sensibilidade. Inicialmente, antes da obtenção dos resultados da cultura ou nos casos com resultado negativo, a escolha dos antimicrobianos deve basear-se em critérios empíricos (ver Tabelas 85.2 e 85.3). O fármaco deve ser bactericida, ativo contra estafilococos produtores de betalactamase, administrado por via parenteral e de amplo espectro. Os antibacterianos devem começar a ser administrados por via intravenosa durante 48 a 72 h e em seguida oral por 21 dias, no mínimo. Nos casos mais avançados, o fármaco deve ser administrado pelo menos por 6 a 8 semanas. O aspirado articular após o tratamento para citologia e cultura deve ser considerado em todos os casos.

A flexão e a extensão ativas da articulação acometida são aconselháveis assim que o paciente conseguir tolerar o procedimento. O exercício deve ser restrito a caminhadas atrelado à guia durante o período de tratamento antimicrobiano. Por mais 6 a 10 semanas, o exercício deve ser aumentado gradualmente, mas sempre com o cão atrelado à guia. Uma alternativa, ou complementação, é a fisioterapia mais especializada; a hidroterapia é uma excelente modalidade de fisioterapia e pode ser estimulada assim que todas as incisões cutâneas tenham cicatrizado. A melhor maneira de fazer isso é em ambiente controlado na forma de esteira subaquática.

O prognóstico é determinado primariamente pela quantidade de destruição da cartilagem articular e é difícil de estimar. A avaliação clínica nos próximos 1 a 2 meses com radiografia na segunda consulta pode começar a definir a quantidade e a gravidade das alterações ocorridas; todavia, alterações degenerativas secundárias até o ponto em que o paciente esteja exibindo sinais clínicos podem levar meses. Prognósticos piores em cães foram correlacionados com aumento do peso corporal, contagens mais altas de células nucleadas no líquido articular (inflamação mais grave) e a duração da claudicação antes do tratamento.[39] Apesar da resolução da infecção, em geral a função articular completa não é restabelecida por causa do dano anatômico residual.

É extremamente importante distinguir as poliartropatias infecciosas dos casos imunomediados porque a imunossupressão, o tratamento indicado para a artrite de base imune, pode ter consequências desastrosas se houver infecções ativas. Outro problema é que processos infecciosos longe das articulações podem ser responsáveis por incitar doenças articulares imunomediadas, conforme explicado anteriormente. Há muitos organismos sensíveis à tetraciclina que podem causar poliartrite, mas podem ser difíceis de diagnosticar, como *Borrelia*, *Ehrlichia*, *Mycoplasma* e formas bacterianas em L. Em geral, as tetraciclinas são administradas como tratamento inicial nos casos de poliartrite, mesmo que se suspeite da etiologia de base imune. É preciso cuidado ao atribuir uma resposta clínica favorável definitivamente a uma infecção ao usar tetraciclinas, porque esses fármacos são conhecidos como redutores inespecíficos das respostas inflamatórias (ver *Tetraciclinas*, no Capítulo 30).

O tratamento de múltiplas infecções articulares é ainda mais difícil. Em tais casos, o diagnóstico da causa subjacente do evento séptico precisa ser direcionado simultaneamente com o tratamento das infecções articulares. Não costuma ser viável fazer múltiplas artrotomias, e o aspirado com agulha pode ser a única opção viável para remoção de parte do material supurativo. Antibacterianos constituem a pedra fundamental do tratamento, que deve ser rigoroso, como descrito anteriormente. A avaliação de acompanhamento, a fisioterapia e o prognóstico também são semelhantes aos descritos para o tratamento de uma única articulação.

Miosite infecciosa

Craig E. Greene e David Bennett

As respostas inflamatórias no músculo podem ter causas infecciosas e não infecciosas. Miosite inflamatória infecciosa pode ser dividida em doença generalizada ou local. A maioria das infecções generalizadas consiste em polimiopatias e fazem parte de doença multissistêmica. Em contraste, a miosite infecciosa localizada em geral é componente de lesão induzida por traumatismo aos tecidos moles de uma região restrita, em que a musculatura regional estiver envolvida. Miopatias não infecciosas costumam ser classificadas como imunomediadas, porém um agente infeccioso subjacente pode ter provocado a resposta antigênica contra o músculo.[72] Exemplos clássicos do último caso em seres humanos são as infecções virais. Neste capítulo, a discussão limita-se ao tratamento da inflamação muscular causada diretamente por agentes infecciosos.

Polimiosite

Etiologia

As polimiopatias infecciosas podem ser causadas por bactérias, vírus e protozoários (ver Tabela 85.1). Exemplos dessas polimiopatias incluem a infecção pelo vírus da imunodeficiência felina, infecções por clostrídios e espiroquetas, a hepatozoonose, a toxoplasmose e a neosporidiose.[6,53,65,165]

Achados clínicos

Os sinais clínicos variam dependendo do agente infeccioso. O local da infecção também pode influenciar bastante as anormalidades observadas. Um filhote canino com miocardite em decorrência de infecção com parvovírus terá sinais muito diferentes daqueles em um gato com toxoplasmose generalizada ou um cão com tétano. As miopatias inflamatórias generalizadas caracterizam-se por sinais como fraqueza, marcha oscilante, atrofia muscular, disfagia, disfonia, trismo e, em cães, megaesôfago. Pode haver inflamação associada do tecido neural em alguns casos, resultando, possivelmente, em paresia. Na neosporidiose em filhotes caninos, pode haver menos acometimento muscular doloroso, mas ocorrer paresia, paralisia e contratura rígida da área acometida. Leptospirose, hepatozoonose e toxoplasmose podem causar dor muscular generalizada significativa.[163] Com inflamação aguda, também ocorre tumefação das regiões musculares acometidas. A doença crônica caracteriza-se por atrofia, fibrose e contratura dos músculos acometidos.

Diagnóstico

O diagnóstico de polimiosite baseia-se nos sinais clínicos, na elevação da atividade sérica das enzimas musculares (creatinoquinase [CK; do inglês, *creatine kinase*]) e aspartato aminotransferase) e nas alterações eletromiográficas. A meia-vida da CK possibilita estimativas seriadas para determinar se a doença está progredindo ou se alguma elevação é artefatual. A atividade da CK está aumentada na inflamação ativa ou necrose de músculo. Ocorre elevação artefatual por venopunção traumática, hemólise, bilirrubina sérica alta, esforço, decúbito duradouro e procedimentos cirúrgicos.[161] Pode-se usar ultrassonografia, TC ou RM como meios não invasivos para localizar

a gravidade da inflamação muscular como exames adicionais. Os aspectos eletromiográficos incluem descargas insercionais contínuas, de alta frequência e velocidades de condução nervosa normais. Em geral, a biopsia muscular pode dar informação valiosa. Evidência histológica de necrose e inflamação confirma miosite, mas pode não mostrar a causa específica. As amostras de biopsia podem identificar a fonte da miosite, se agentes infecciosos, como *Hepatozoon* (esquizontes), *Toxoplasma* ou *Neospora* (taquizoítas) ou clostrídios, forem visualizados no tecido.[6,65,127,165] Títulos sorológicos seriados podem fornecer informação valiosa nas infecções por *Toxoplasma* e leptospira. Mais informação sobre a maioria dos organismos citados pode ser encontrada nos capítulos dedicados especificamente a tais agentes infecciosos.

Tratamento

O tratamento deve ser direcionado para o agente específico. Por exemplo, a toxoplasmose é tratada com clindamicina. O tratamento inicial deve ser parenteral na primeira semana, se o acometimento do animal for grave. Só após melhora clínica é que se deve passar para a administração oral. O tratamento antimicrobiano da miosite em geral prossegue por 6 a 8 semanas, no mínimo. Os cuidados de suporte têm a mesma importância nesses casos porque a resolução dos sinais pode demorar várias semanas. Para mais informação sobre o tratamento de infecções específicas, consultar as Tabelas 85.2 e 85.3 e capítulos relevantes. Quando não são encontrados agentes infecciosos e suspeita-se de polimiosite imunomediada, pode ser necessário tratamento imunossupressor.

Miosite localizada

Não é comum diagnosticar miopatias infecciosas localizadas porque em geral elas são parte de infecção generalizada do tecido mole. Tais infecções focais não resultam de traumatismo, seja contuso ou penetrante como uma mordida. Acredita-se que as infecções após traumatismo contuso sejam hematogênicas, com o trauma causando dano muscular que predispõe à localização bacteriana. Os agentes bacterianos comuns incluem a flora cutânea normal (geralmente *S. pseudintermedius*), a bucal e, ocasionalmente, *Clostridium perfringens*.[127,180] Sem dúvida, outras bactérias devem ser consideradas na vigência de ferimentos penetrantes, sendo recomendáveis culturas. Sinais clínicos incluem febre e dor local ou regional. Nos casos em que há formação de gás, é possível notar tumefação com crepitação. Feridas que não cicatrizam e têm secreção fétida também são vistas em infecções por anaeróbios. A fasciite necrosante e a miosite, que se caracterizam por descoloração rápida da pele sobrejacente, febre, hiperestesia acentuada e paralisia progressiva do neurônio motor inferior, são aspectos de infecções bacterianas gram-positivas toxigênicas (ver *Infecções invasivas | Síndrome do choque tóxico estreptocócico e fasciite e miosite necrosantes*, no Capítulo 33). Leucocitose, predominantemente neutrofilia, e atividade elevada da CK são comuns. Radiografias podem detectar tumefações localizadas de tecidos moles e, em alguns casos, osteomielite ou discoespondilite subjacentes, se existentes. A melhor maneira de detectar tumefação e acúmulo de líquido é com sinografia, ultrassonografia e RM.[196] A drenagem de qualquer material purulento, a remoção cirúrgica do músculo necrótico e a lavagem da região são realizadas quando possível, com o tratamento antimicrobiano intracirúrgico, parenteral e subsequente. O tratamento empírico deve basear-se no tipo de ferida e no contaminante mais provável. Na maioria das circunstâncias, o uso de agente com atividade contra gram-positivos e bactérias anaeróbicas é uma boa primeira opção. Penicilina e derivados de terceira geração, cefalosporinas de terceira geração, metronidazol, clotanfenicol e clindamicina são recomendados para infecções musculares por anaeróbios.

Capítulo 86

Infecções Cardiovasculares

Clay A. Calvert e Justin D. Thomason

Bacteriemia

Bacteriemia refere-se à existência de bactérias no sangue e, embora se possa estabelecer um diagnóstico presuntivo com base nos achados clínicos, ela só pode ser comprovada por resultados positivos de hemoculturas. O termo *septicemia* indica "toxemia" e inflamação associada, juntamente com disfunção pulmonar, cardiovascular, hepática e intestinal.

Etiologia

As bactérias normalmente são eliminadas da corrente sanguínea pelas defesas do hospedeiro. Em certas ocasiões elas se esquivam dessas barreiras, ganham acesso ao sangue e provocam bacteriemia transitória, condição que frequentemente passa despercebida em indivíduos clinicamente sadios. Por exemplo, a bacteriemia portal e sistêmica (predominantemente causada por microrganismos gram-negativos) é observada em cães clinicamente sadios e ampliada em cães com doença hepática adquirida, derivações portossistêmicas congênitas e hipertensão porta.[107] Em geral, o fígado elimina a bacteriemia que se origina do trato intestinal carregado de flora. Quando ocorre imunossupressão, a bacteriemia pode levar a infecção desastrosa e maciça. Bacteriemia maciça leva à sepse, que frequentemente resulta em diminuição da perfusão dos órgãos, caracterizada por taquicardia sinusal, taquiarritmias, hipotensão, lesão gastrintestinal (GI), disfunção hepática, acidose láctica e oligúria.

Qualquer superfície de mucosa intensamente colonizada ou qualquer local de infecção pode atuar como fonte para disseminação direta das bactérias nos vasos linfáticos ou sanguíneos. É importante assinalar que muitos procedimentos em hospitais evitam ou alteram os mecanismos de defesa do hospedeiro. O uso de cateteres (intravenosos, urinários etc.), a anestesia, os procedimentos de endoscopia/biopsia (das vias respiratórias, trato urinário, GI), as próteses vasculares, os procedimentos odontológicos e a cirurgia podem proporcionar o meio direto pelo qual as bactérias podem ter acesso a locais do corpo que normalmente são protegidos contra a invasão. Tratamentos clínicos comumente ministrados diminuem os mecanismos de defesa do hospedeiro. Glicocorticoides constituem a classe mais comum de fármacos imunossupressores administrados a cães, habitualmente prednisona ou prednisolona. Cães e gatos portadores de várias neoplasias são cada vez mais tratados com quimioterapia citotóxica e radioterapia, que podem comprometer o sistema imunológico. Doenças imunomediadas não são tratadas apenas com glicocorticoides, mas também com outros agentes imunossupressores, tais como ciclosporina, azatioprina e micofenolato. Por conseguinte, as modernas clínica e cirurgia proporcionam condições para a ocorrência de infecções por bactérias oportunistas.

Bacteriemia frequentemente leva à sepse e pode resultar em choque séptico. Quando tratado rapidamente e de modo rigoroso, o choque séptico pode ser reversível; caso contrário, torna-se rapidamente irreversível.[68] A virulência bacteriana e a probabilidade de choque séptico dependem da existência de cápsulas celulares que isolam antígenos de parede celular das células inflamatórias do hospedeiro; da produção microbiana de enzimas que facilitam a rápida penetração nos tecidos; e da concentração de bactérias na corrente sanguínea, que está relacionada com o tamanho do inóculo e a duração da bacteriemia.[159,200]

O resultado do tratamento depende da ocorrência de alterações irreversíveis. Geralmente a bacteriemia em cães e gatos é diagnosticada quando se encontra em estágio avançado. A liberação de mediadores do choque séptico, como endotoxina, exotoxina e citocinas (fator de necrose tumoral, interleucinas) está associada à ocorrência de hipotensão, insuficiência hepática e dano da barreira mucosa-sangue GI, todos associados a alta taxa de mortalidade. A prevenção da bacteriemia, a identificação de pacientes de alto risco (p. ex., pacientes submetidos a quimioterapia, pacientes imunossuprimidos ou debilitados, pacientes submetidos a procedimentos invasivos) e o reconhecimento precoce da sepse são de importância crítica para reduzir a taxa de mortalidade global.

Epidemiologia

É certo que a prevalência da bacteriemia em cães e gatos é significativamente subestimada, em particular nos hospitais de referência e de emergência. Cães e gatos acometidos podem ter qualquer idade e ser de qualquer raça ou sexo.[91,92] Embora se tenha identificado a existência de prostatite bacteriana em alguns machos caninos com bacteriemia, é difícil provar a existência de uma relação causal. Entretanto, deve-se suspeitar da próstata como nicho para bacteriemia em cães intactos, particularmente cães de meia-idade e idosos.[42,68] A disseminação crônica de locais de infecção, tais como osso, pele, gengivas, abscessos e próstata, para a corrente sanguínea predispõe os animais a endocardite e discoespondilite bacterianas.[39,42] Bacteriúria representa uma fonte ou consequência de bacteriemia. Diversos fatores influenciam a frequência relativa dos agentes etiológicos entre diferentes hospitais. Práticas cirúrgicas e de cuidados críticos podem apresentar maior prevalência de infecções por microrganismos gram-negativos e anaeróbicos. O local de infecção, o tratamento antibacteriano prévio e o fato de a infecção ser hospitalar ou adquirida na comunidade determinam os microrganismos agressores mais prováveis. As porcentagens de isolamento de vários microrganismos de cães e gatos com bacteriemia e endocardite bacteriana estão resumidas na Tabela 86.1. As espécies de *Staphylococcus* coagulase-positivas estão mais comumente envolvidas em cães. Como a prevalência reconhecida de bacteriemia em gatos é menor que a de cães, a maior parte da discussão a seguir trata de cães. A informação sobre bactérias específicas identificadas em cães é acompanhada de discussão da endocardite em gatos.

Tabela 86.1	Frequência de isolamento de bactérias de hemoculturas positivas.[a]			
Bactérias	**Endocardite infecciosa canina (n = 58)**[b]	**Bacteriemia canina (n = 73)**[c]	**Endocardite infecciosa felina (n = 14)**[d]	**Bacteriemia felina (n = 13)**[e]
GRAM-POSITIVAS				
Staphylococcus pseudintermedius ou espécies coagulase-positivas	6 a 33	11 a 36	20	–
Streptococcus spp.	12 a 26	18 a 21	20	0
Enterococcus spp.	0	4	–	0
Corynebacterium spp.	19	3	–	–
Erysipelothrix tonsillarum	Rara	0	–	0
GRAM-NEGATIVAS				
Escherichia coli	6 a 30	18 a 71	20	14
Salmonella spp.	0	11 a 13	–	29
Enterobacter cloacae	0	3 a 8	–	0
Klebsiella pneumoniae	0	6 a 28	–	14
Pseudomomas aeruginosa	Rara	6 a 7	–	0
Proteus spp.	0	14	–	–
Pasteurella spp.	0	3	–	0
Moraxella spp.	0	2	–	0
Bartonella spp.	28	–	40	–
Bordetella avium-símile	Rara	–	–	–
ANAERÓBICAS				
Clostridium perfringens	0	20	–	0
Propionibacterium acnes	6	0	–	14
Bacteroides spp.	0	4	–	14
Fusobacterium spp.	6	6	–	0
Múltiplas espécies	0	53	–	0

[a]Os valores são expressos como porcentagem de casos nos quais foram isolados ou detectados microrganismos por meios genéticos, representando uma compilação das referências citadas. A porcentagem de cães em que foram obtidos resultados negativos de isolamento não está incluída.
[b]Referências 29, 39, 51, 189, 204, 212.
[c]Referências 68, 96.
[d]Referências 44, 64, 139, 226.
[e]Referência 68.

Estafilococos

Estafilococos coagulase-positivos estão entre os patógenos mais comumente isolados; eles podem sobreviver no ambiente e ser cultivados a partir de material clínico seco depois de vários meses. São relativamente resistentes ao calor. Estafilococos são encontrados na nasofaringe e na pele e podem contaminar qualquer local da pele e das mucosas. É possível que a multiplicação dos estafilococos supere as defesas fagocitárias locais, e os microrganismos tenham acesso aos vasos linfáticos e à corrente sanguínea. Bacteriemia estafilocócica pode resultar em infecções metastáticas no coração, nos pulmões e nos ossos (ver Capítulo 34). Os estafilococos secretam numerosas enzimas e toxinas que estão implicadas na sua patogenia. A catalase pode inibir a atividade de destruição dos polimorfonucleares por radicais livres de oxigênio, e suas toxinas danificam as membranas celulares e provocam lise da célula. Manifestações da infecção variam desde sepse trivial, como em alguns casos de piodermite, até sepse fulminante. O *Staphylococcus pseudintermedius* coagulase-positivo (ver *Etiologia*, nos Capítulos 34 e 84) tem sido uma bactéria comumente isolada de hemoculturas de cães com bacteriemia apenas, discoespondilite e endocardite.[39,42] Fontes comuns de infecção da corrente sanguínea incluem abscessos, piodermite e infecções de ferida. Todavia, a fonte da infecção nem sempre é óbvia. A manipulação física de abscessos e da celulite pode aumentar a pressão tecidual e facilitar a migração de bactérias para pequenas veias e vasos linfáticos. Os estafilococos tendem a se disseminar a partir de abscessos localizados, feridas e piodermite profunda para a corrente sanguínea, invadindo vasos sanguíneos, produzindo trombos sépticos, vasos linfáticos ou linfonodos incompetentes. É comum identificar focos metastáticos de infecção, que frequentemente acometem o baço, os rins, os ossos, as articulações ou as valvas cardíacas.

Apenas uma pequena porcentagem de infecções locais causadas por *S. pseudintermedius* tem acesso à corrente sanguínea.[48] Todavia, enzimas como a estafiloquinase, hialuronidase e protease podem possibilitar a invasão dos tecidos. Sepse pode resultar de enterotoxinas que se ligam às células T e aos macrófagos, estimulando a produção de citocinas. A célula endotelial constitui um dos alvos do *S. pseudintermedius*.[48] Os microrganismos ligam-se e são internalizados por células endoteliais, no interior das quais ocorre liberação de citolisinas capazes de romper o endotélio e possibilitar o acesso aos tecidos. Microrganismos podem sobreviver dentro das células endoteliais e células fagocitárias. Isso pode explicar sua propensão a causar bacteriemia recorrente e refratária.

S. pseudintermedius normalmente ocorre nos pelos e na pele de caninos, e espera-se a associação entre infecções cutâneas e bacteriemia estafilocócica em cães. Esses microrganismos também podem penetrar na corrente sanguínea de caninos a partir de focos como osteomielite, discoespondilite, artrite séptica, pneumonia por aspiração e infecção geniturinária. A maioria das cepas de *S. pseudintermedius* produz betalactamase, que induz resistência à penicilina G e às ampicilinas. A estabilidade do anel betalactâmico da meticilina é alta e varia de acordo com as cefalosporinas. Observa-se resistência crescente às quinolonas, aos aminoglicosídios e aos antibacterianos macrolídios, como a clindamicina, à medida que aumenta o seu uso indiscriminado.

Staphylococcus epidermidis coagulase-negativo pode ser cultivado a partir de amostras de sangue; todavia, com frequência, não é totalmente identificado em laboratórios de microbiologia clínica. A maior parte consiste em contaminantes, sem nenhuma importância clínica. Entretanto, pode ocorrer bacteriemia significativa por estafilococos coagulase-negativos em pacientes imunocomprometidos com cateteres intravenosos de demora ou com neutropenia profunda.

A pele e as mucosas intactas proporcionam uma forma de defesa contra a invasão por estafilococos. Quando essas defesas são violadas, pode ocorrer invasão sanguínea de qualquer local, porém mais frequentemente de infecções localizadas da pele ou dos tecidos moles, feridas cirúrgicas e cateteres. Várias condições podem predispor os animais à bacteriemia estafilocócica. A debilitação em decorrência de neoplasias malignas, insuficiência renal, diabetes melito ou doença hepática fornece um exemplo, assim como o comprometimento da proteção imunológica por glicocorticoides, agentes citotóxicos ou outros agentes imunossupressores.

As sequelas da bacteriemia estafilocócica são numerosas; endocardite valvar constitui uma complicação que comporta risco à vida. Embora a infecção da valva mitral seja frequentemente curável, a infecção da valva aórtica é uma "sentença de morte" virtual em cães. Pode ocorrer embolização séptica dos rins, do baço e de outros órgãos na bacteriemia estafilocócica crônica, e verifica-se consistentemente sua ocorrência na endocardite valvar do lado esquerdo do coração. Infartos renais podem ser detectados por meio de urografia excretora e ultrassonografia. Com frequência, observam-se proteinúria e piúria, e glomerulonefrite imunologicamente mediada por constituir complicação adicional. Outros locais de embolização séptica ou de formação de abscessos incluem o cérebro, as articulações e os pulmões. Bacteriemia pode predispor à tromboembolia da artéria pulmonar. Apesar de ser incomum, a endocardite infecciosa (EI) da valva tricúspide ou pulmonar provoca consistentemente embolização séptica da circulação pulmonar.

Coagulação intravascular disseminada (CID) é outra sequela da bacteriemia estafilocócica, porém sua prevalência é provavelmente menor que aquela associada à bacteriemia por microrganismos gram-negativos. O prolongamento do tempo de coagulação ativada, do tempo de protrombina e do tempo de tromboplastina parcial ativada; a trombocitopenia; a diminuição do fibrinogênio plasmático; e a ocorrência de produtos de degradação da fibrina e dímeros D são compatíveis com o diagnóstico. Os resultados da tromboelastografia são habitualmente consistentes com um estado de hipercoagulabilidade na CID aguda.

Nos seres humanos, a bacteriemia por *Staphylococcus aureus* algumas vezes desencadeia uma síndrome de choque séptico (choque tóxico), que praticamente pode ser indistinguível do choque endotóxico por bacilos gram-negativos. Os autores deste capítulo (CAC e JDT) observaram uma síndrome semelhante em cães; todavia, a endocardite estafilocócica habitualmente segue evolução subaguda a crônica, sem choque séptico.

Estreptococos

Infecções estreptocócicas sistêmicas são comuns em cães e gatos (ver Capítulo 33). A bacteriemia estreptocócica pode se originar de locais cutâneos e das vias respiratórias superiores. Pneumonia estreptocócica pode estar associada à alta prevalência de bacteriemia subsequente. Em cães com bacteriemia e portadores de várias doenças subjacentes, os resultados de hemocultura podem ser positivos para *Streptococcus canis* hemolítico, *Streptococcus viridans* não beta-hemolítico e enterococos. A maioria dos estreptococos beta-hemolíticos entra na corrente sanguínea através da pele, enquanto os estreptococos

não beta-hemolíticos habitualmente penetram por meio de soluções de continuidade nas mucosas. Estreptococos não beta-hemolíticos são comensais normais da pele e, em certas ocasiões, podem contaminar inapropriadamente amostras coletadas para hemocultura.

Estreptococos do grupo A (*Streptococcus pyogenes*) são circundados por uma cápsula de ácido hialurônico, que retarda sua fagocitose por neutrófilos e macrófagos. As toxinas produzidas pelo *S. pyogenes* são pirogênicas e citotóxicas e aumentam a suscetibilidade aos efeitos da endotoxina.[60] Estreptococos do grupo B podem causar sepse em cães e gatos e foram incriminados como causa de bacteriemia e morte na síndrome do "filhote definhando". Nos seres humanos, bacteriemia causada por estreptococos (enterococos) do grupo D, incluindo *Streptococcus faecium*, *Streptococcus bovis* e *Streptococcus faecalis*, origina-se habitualmente do trato urinário, mas também pode se desenvolver após manipulação da parte inferior do intestino. Foi identificado o *S. bovis* como causa de EI em cão de raça pequena com doença valvar mixomatosa após profilaxia dentária de rotina.[216] Cães infectados por estreptococos têm mais probabilidade de apresentar comprometimento da valva mitral e exibem maior prevalência de poliartrite neutrofílica.[211] Bacteriemia enterocócica, relatada em cães, é particularmente grave, visto que enterococos são resistentes a muitos agentes antibacterianos.

Bacilos gram-positivos aeróbicos

Difteroides, um grupo heterogêneo de bactérias que inclui o gênero *Corynebacterium*, são frequentemente interpretados como contaminantes quando isolados de hemoculturas, visto que essas bactérias normalmente residem na pele e na superfície das mucosas. *Corynebacterium* responde por uma minoria de casos de bacteriemia em cães e raramente foi associado à endocardite. As espécies de *Bacillus* são contaminantes frequentes de hemoculturas. Todavia, no hospedeiro imunocomprometido, *Bacillus cereus* e *Bacillus subtilis* podem ter acesso à corrente sanguínea. *Corynebacterium* e *Bacillus* devem ser isolados de várias hemoculturas antes que esses agentes possam ser incriminados como causa de infecção da corrente sanguínea. Foram isoladas cepas de *Erysipelothrix tonsillarum* das valvas cardíacas de cães com endocardite (ver Capítulo 33).[212]

Bacilos gram-negativos

O termo *bacteriemia por gram-negativos* é tipicamente empregado para se referir a uma infecção hematogênica causada por Enterobacteriaceae e Pseudomonadaceae. Bacteriemia causada por agentes gram-negativos, como espécies de *Pasteurella*, *Brucella*, *Bartonella*, *Serratia* e *Salmonella*, que podem produzir manifestações clínicas semelhantes, é habitualmente considerada como entidade clínica distinta. *Salmonella enteritidis* foi o microrganismo mais comumente isolado de gatos com bacteriemia em um estudo.[68] Em geral, a bacteriemia por bacilos gram-negativos representa uma infecção oportunista grave que se desenvolve após supressão significativa das defesas imunológicas do hospedeiro. Bacteriemia por gram-negativos está frequentemente associada à alta taxa de mortalidade, e o número dessas infecções aumentou com o uso de dispositivos clínicos invasivos e com o tratamento imunossupressor de neoplasias malignas e doenças inflamatórias.

Bacilos gram-negativos são microrganismos ideais para infecções oportunistas. São onipresentes no ambiente, constituem importantes componentes da flora fecal, são residentes normais da pele e há ocorrência deles em todos os ambientes hospitalares. Tendem a ser relativamente resistentes à umidade, ao ressecamento e a alguns desinfetantes. Alguns podem persistir e multiplicar-se na água. Esses microrganismos tendem a desenvolver resistência a agentes antibacterianos em maior grau que as bactérias gram-positivas.

Embora a exposição a agentes antibacterianos por si só não induza resistência, ela confere vantagem reprodutiva seletiva às bactérias que são resistentes.

Dentro da família Enterobacteriaceae, *Escherichia coli* é o microrganismo isolado mais comum da corrente sanguínea de animais. *E. coli* ocorre em quantidades abundantes no trato GI inferior, que frequentemente atua como reservatório para infecção de outros locais do corpo. Lesão, necrose ou descamação do epitélio intestinal, particularmente em pacientes debilitados ou imunocomprometidos, podem levar rapidamente à sepse fulminante e letal induzida por *E. coli*. O trato urinário representa outra fonte. Colonização orofaríngea e fecal por bacilos gram-negativos pode aumentar progressivamente em pacientes hospitalizados gravemente enfermos, à medida que o seu estado clínico deteriora. Bactérias gram-negativas não apenas têm acesso ao sangue a partir de focos extravasculares, como também podem se originar de cateteres intravenosos, cateteres urinários e de condições tromboflebíticas sépticas. Nas infecções extravasculares, as bactérias frequentemente têm acesso ao sangue por meio dos vasos linfáticos ou da invasão de pequenos vasos sanguíneos no local de infecção. Outras fontes para a invasão da corrente sanguínea incluem tubos de drenagem, líquidos intravenosos contaminados e dispositivos de aerossolização contaminados; ruptura das barreiras mucosas (p. ex., após procedimento dentário ou exame endoscópico); e úlceras de decúbito. Diferentemente da bacteriemia estafilocócica, a bacteriemia por bacilos gram-negativos em cães e gatos raramente está associada à trombose séptica e à formação de abscessos metastáticos, porém é, com frequência, rapidamente progressiva e tende a resultar em sepse (ver Capítulo 36).

Apesar de serem comuns no ambiente e ocasionalmente ocorrerem na superfície das mucosas, as espécies de *Pseudomonas* raramente foram isoladas de tecidos mais profundos de pacientes sadios. São mais comuns na otite externa, dermatite, cistite e infecções respiratórias de cães. Como as espécies de *Pseudomonas* são oportunistas, sua rápida colonização com desenvolvimento subsequente de bacteriemia apresenta maior tendência a ocorrer após ruptura das defesas do hospedeiro, particularmente das barreiras cutâneas (cirurgia, cateteres intravenosos e queimaduras) e depleção de neutrófilos, como a que ocorre em pacientes submetidos à quimioterapia para câncer.[67] O uso extenso de agentes antibacterianos ou os líquidos intravenosos contaminados também podem predispor pacientes à bacteriemia por *Pseudomonas*. Os casos relatados de bacteriemia por *Pseudomonas* são, em sua maioria, hospitalares.[67]

A prevenção da bacteriemia por bacilos gram-negativos é mais fácil que o seu tratamento. O uso de cateteres intravenosos e urinários deve ser limitado aos casos em que são absolutamente necessários. Devem ser introduzidos e mantidos com condições escrupulosamente estéreis e removidos ou trocados dentro de 3 a 5 dias (ver Capítulo 60). Precauções assépticas estritas nos cuidados de feridas, uso de sistemas de drenagem com tubos, prevenção das úlceras de decúbito e limitação do uso de antibacterianos profiláticos são importantes na prevenção das infecções oportunistas em todos os pacientes, particularmente aqueles com sistemas imunológicos enfraquecidos. É preciso avaliar cuidadosamente a razão risco/benefício para a administração de glicocorticoides.

Bactérias anaeróbicas

Bactérias anaeróbicas, particularmente bacilos gram-negativos anaeróbicos, são consideradas patógenos graves. O desenvolvimento de infecções da corrente sanguínea por bactérias anaeróbicas pode ser estimulado pela ocorrência de doença periodontal, abscessos profundos, granulomas, peritonite, osteomielite, artrite séptica e derrame pleural séptico (ver Capítulo 39). *Clostridium perfringens* é o microrganismo isolado canino mais comum, enquanto *Bacteroides* e *Fusobacterium* são comumente isolados de gatos. Uma lesão passível

de correção mecânica (abscesso, intestino perfurado, tecido necrótico) constitui frequentemente fonte da bacteriemia por microrganismos anaeróbicos. *Bacteroides* podem entrar na corrente sanguínea a partir de fontes intra-abdominais, como doenças inflamatórias GI e genitais. Com frequência, a bacteriemia por *Fusobacterium* origina-se de infecções das vias respiratórias. *Actinomyces turicensis*, uma bactéria gram-positiva anaeróbica facultativa, foi isolada da endocardite em um cão.[138] As características da bacteriemia por microrganismos anaeróbicos incluem febre, tromboflebite e icterícia, particularmente na bacteriemia por *Bacteroides*. Sequelas da bacteriemia anaeróbica incluem formação de abscessos metastáticos e endocardite. Bacteriemia por clostrídios tende a seguir uma evolução clínica relativamente insidiosa, sem quaisquer sinais evidentes de sepse, embora em certas ocasiões ocorra choque séptico.

Bartonella

As espécies de *Bartonella* são bactérias gram-negativas exigentes, adaptadas a um ou mais hospedeiros reservatórios mamíferos, que estão associadas à infecção endoteliotrópica prolongada, com bacteriemia intraeritrocitária recidivante (ver Capítulo 52). Há suspeita de que os vetores da transmissão sejam artrópodes, incluindo moscas picadoras, pulgas, piolhos e carrapatos. As espécies de *Bartonella* podem contribuir para infecções tanto endoteliais quanto intraeritrocitárias e induzem imunossupressão por meio de mecanismos desconhecidos; bacteriemia pode ser crônica, com duração de meses a anos. Nos seres humanos e em cães, as manifestações das infecções por *Bartonella* consistem em artrite, inflamação granulomatosa, endocardite, epistaxe, linfadenomegalia, osteomielite, paniculite e lesão vasoproliferativa.[33] Em um estudo de EI, cães infectados por *Bartonella* spp. apresentaram tendência significativamente maior a ter comprometimento da valva aórtica, ausência de febre e maior prevalência de insuficiência cardíaca congestiva, em comparação com cães infectados por outros patógenos.[211] Em um estudo retrospectivo de endocardite infecciosa em 9 cães, o DNA de *B. henselae* foi amplificado em 7 cães, e 3 deles tiveram concomitantemente DNA de *B. vinsonii* ssp. *berkhoffii*.[78a]

Bacteriemia polimicrobiana

A infecção da corrente sanguínea por várias espécies de bactérias é observada em até 20% dos cães e 30% dos gatos com hemoculturas positivas. Bactérias anaeróbicas, particularmente *Bacteroides* e *Clostridium*, frequentemente constituem componentes da infecção polimicrobiana em cães. Implicações clínicas da bacteriemia polimicrobiana, em comparação com a bacteriemia monomicrobiana, não estão claramente estabelecidas e não foi observada taxa de mortalidade mais elevada em cães ou gatos. Fatores que podem predispor pacientes à bacteriemia polimicrobiana incluem neutropenia, obstrução e infecção dos tratos GI e urogenital, perfuração e cirurgia do intestino e cirurgia de próstata.

Patogenia

Bacteriemia desenvolve-se como fenômeno normal, porém transitório, sempre que ocorre traumatismo de superfícies mucosas carregadas de bactérias, como as mucosas da nasofaringe, GI e genital. Em geral, a bacteriemia transitória é de baixo grau, com 10 ou menos unidades formadoras de colônias por mililitro; a bacteriemia é normalmente eliminada pelas defesas normais do hospedeiro dentro de 1 h. A atividade bactericida mediada pelo complemento é altamente eficiente na eliminação da bacteriemia de baixo grau. Os bacilos gram-negativos aeróbicos resistentes ao soro, como *E. coli*, podem escapar dessa proteção bactericida. Pode ocorrer bacteriemia clinicamente importante quando a corrente sanguínea é invadida por grandes números de bactérias por meio de drenagem venosa e linfática a partir de locais de infecção. O acúmulo de líquido, a elevada pressão tecidual, a manipulação cirúrgica ou física de abscessos, as áreas de celulite ou outros tecidos infectados favorecem disseminação linfática e venosa de bactérias para a circulação sistêmica. Na maioria dos indivíduos sadios as bactérias são removidas da corrente sanguínea rapidamente e de modo eficaz por meio de fagocitose por macrófagos teciduais fixos no baço e no fígado. Ocorre bacteriemia persistente quando as bactérias multiplicam-se em uma velocidade que ultrapassa a capacidade do sistema fagocitário mononuclear de removê-las. O soro de pacientes sadios é bactericida, em grande parte devido aos numerosos fatores de defesa humoral, incluindo anticorpos antibacterianos específicos das classes IgM e IgG, bem como proteínas do complemento, properdina e fibronectina. As cápsulas e outros fatores de virulência das bactérias podem retardar a remoção das bactérias transportadas por via hematogênica, enquanto as bactérias que ativam o complemento por meio da via alternativa (independente de anticorpos) são eliminadas rapidamente.

Fontes de infecção e fatores de risco

Embora nem sempre sejam identificadas, as fontes mais comuns de bacteriemia incluem infecções do trato tegumentar, trato GI (incluindo trato biliar) e sistemas geniturinário e respiratório. Ocorrem também infecções associadas a cateteres intravenosos.[39,42] Bacteriemia pode ser uma complicação da nutrição parenteral, e o cateter sempre deve ser considerado fonte de infecção. Com frequência, a infecção começa no local na ferida causada pelo cateter, quando a flora cutânea do paciente invade o trajeto durante a introdução do cateter e subsequentemente. A contaminação do corpo da agulha também constitui fonte de infecção. Bacteriemia relacionada com cateter é confirmada quando os resultados da cultura do cateter e da hemocultura demonstram o mesmo microrganismo. Os estafilococos constituem os microrganismos mais comuns. Os cateteres devem ser sempre removidos e cultivados imediatamente se houver suspeita de bacteriemia ou de tromboflebite.

Bacteriemia relacionada com cateter tem origem na migração de bactérias da punção venosa para o trajeto do cateter e ao longo da superfície externa do cateter até a ponta intravascular, que é colonizada.[108] A contaminação da agulha pode possibilitar a migração dentro do lúmen do cateter. O Teflon® e o poliuretano são mais resistentes à colonização bacteriana que o polietileno ou cloreto de polivinila. Algumas bactérias, como os estafilococos, podem ligar-se à fibronectina do hospedeiro, que é depositada nos cateteres. Cateteres venosos periféricos correm menor risco de infecção hematogênica que os cateteres venosos centrais.[108] Cateteres impregnados de clorexidina ou de sulfadiazina de prata são resistentes à infecção. Devem ser utilizadas luvas estéreis durante a colocação do cateter, e a área deve ser estéril. A introdução e a manutenção de cateteres intravenosos por pessoas inexperientes da equipe aumentam a incidência de bacteriemia relacionada com cateter. Nos gatos, as fontes de bacteriemia incluem piotórax, peritonite séptica, doença do trato GI, pneumonia, endocardite, pielonefrite, osteomielite, piometra e feridas por mordidas.[26]

Vários fatores (Boxe 86.1) foram citados como aqueles que predispõem pacientes ao desenvolvimento de bacteriemia. Quando se considera a taxa de mortalidade da bacteriemia e sepse, o único fator mais importante que influencia os resultados após a infecção é a gravidade da doença subjacente. A morte por bacteriemia tem muito menos probabilidade de ocorrer se o animal estava sadio antes do desenvolvimento da bacteriemia.

Pacientes com neutropenia são muito suscetíveis à sepse. A neutropenia induzida por quimioterapia do câncer é particularmente perigosa, visto que a destruição das células epiteliais das criptas GI pode representar um problema concomitante. Bactérias entéricas têm acesso ao sangue por meio da barreira mucosa danificada, e a neutropenia faz com que a fagocitose dessas bactérias seja ineficaz.

> ### Boxe 86.1 — Fatores que predispõem cães e gatos à bacteriemia
>
> **Doenças infecciosas específicas**
> Erliquiose (ver Capítulo 26)
> Infecção pelo vírus da imunodeficiência felino (ver Capítulo 12)
> Infecção pelo vírus da leucemia felina (ver Capítulo 11)
> Enterite por parvovírus canino (ver Capítulo 8)
> Panleucopenia felina (ver Capítulo 9)
>
> **Nicho da infecção**
> Abscessos (ver Capítulos 50 e 51)
> Migração de corpos estranhos (ver Capítulo 50)
> Feridas penetrantes (ver Capítulos 51 e 53)
> Queimaduras (ver Capítulo 53)
> Colite (ver Capítulo 88)
> Gengivite (ver Capítulo 88)
> Estomatite (ver Capítulo 88)
> Piodermite (ver Capítulo 84)
> Infecções urogenitais (ver Capítulo 90)
> Lesões intestinais (ver Capítulo 88)
> Infecções musculoesqueléticas (p. ex., osteomielite; ver Capítulo 85)
>
> **Imunodeficiências (ver Capítulo 94)**
> Diabetes melito
> Glicocorticoides
> Agentes citotóxicos
> Deformidades fagocitárias
> Insuficiência hepática
> Insuficiência renal
> Tumores sólidos
> Neoplasias malignas hematológicas
> Esplenectomia
> Idade avançada
> Choque
> Deformidades cardíacas congênitas
>
> **Manipulações iatrogênicas**
> Profilaxia dentária (ver Capítulo 88)
> Cirurgia bucal, abdominal, urogenital ou perianal (ver Capítulo 53)
> Cirurgia invasiva ou prolongada (p. ex., espinal, ortopédica; ver Capítulos 53 e 85)
> Procedimentos endoscópicos (ver Capítulo 53)
> Cateterismo intravenoso
> Tratamento antimicrobiano (de espectro estreito ou com baixas doses)
> Terapia imunossupressora
> Manipulações do trato urogenital (ver Capítulo 90)
> Próteses vasculares

Para complicar a situação, a febre pode estar ausente ou mínima no paciente com bacteriemia, visto que os neutrófilos constituem componente do processo inflamatório. O paciente com neutropenia febril é uma emergência clínica. Pacientes que foram submetidos à esplenectomia também têm predisposição à sepse bacteriana, visto que o baço representa importante componente dos mecanismos de defesa do hospedeiro e do processo de eliminação dos microrganismos hematogênicos.

Sequência temporal

Nem sempre é possível relacionar a sequência temporal da bacteriemia com o microrganismo infectante. A bacteriemia peraguda, que se desenvolve no transcorrer de várias horas, frequentemente em pacientes debilitados ou imunossuprimidos, pode resultar de infecção por microrganismos gram-positivos ou gram-negativos. A bacteriemia aguda ocorre dentro de 12 a 24 horas e, em geral, resulta de infecção por microrganismos gram-negativos ou por estafilococos. Ocorre desenvolvimento de bacteriemia subaguda, que persiste por várias semanas ou mais e frequentemente resulta de infecções por microrganismos gram-positivos, porém ocasionalmente anaeróbicos. A bacteriemia crônica, de várias semanas a meses de duração, pode resultar de infecções por microrganismos de baixa toxicidade (p. ex., *Brucella canis*, *S. pseudintermedius* e *Bartonella* spp.); do sequestro de colônias de bactérias de valvas cardíacas, no osso ou nos espaços dos discos intervertebrais; da formação de abscessos no fígado, no baço, nos rins ou nos músculos ou de uma resposta parcial ao tratamento antibacteriano.

As artropatias secundárias, a glomerulopatia, os abscessos embólicos ou trombos e a esplenomegalia estão mais frequentemente associados à EI do que à bacteriemia isoladamente (Figura 86.1; Tabela 86.2). A infecção metastática pode resultar em complicações potencialmente fatais. Praticamente todos os cães com EI do lado esquerdo do coração sofrem múltiplas embolizações contínuas e infartos renais, que podem levar à insuficiência renal. Bacteriemia subaguda e crônica pode resultar em estimulação antigênica sustentada do sistema imune e aumento das imunoglobulinas circulantes. Pode ocorrer depósito de complexos imunes circulantes (CIC) em muitos tecidos levando ao desenvolvimento de poliartrite, miosite, vasculite e glomerulonefrite. Animais jovens e em crescimento podem desenvolver embolização metafisária, com consequente osteodistrofia hipertrófica (ver Capítulo 85).[203] Nos seres humanos foi constatado que a bacteriemia resulta em hemólise, presumivelmente aos antígenos eritrocitários modificados que surgem em consequência do microrganismo circulante. Não foi observada associação semelhante da bacteriemia com anemia hemolítica imunomediada em cães.[153] Bactérias como espécies de *Bartonella* intraeritrocitárias e micoplasmas hemotrópicos podem induzir anemia hemolítica (ver Capítulos 52 e 31, respectivamente), assim como muitos protozoários parasitos de eritrócitos.

Achados clínicos

Cães

Cães com bacteriemia habitualmente exibem alguma combinação de letargia, anorexia, distúrbios GI (como vômito e diarreia), febre, tremores, claudicação e mialgia (ver Tabela 86.2). Claudicação (que pode ser intermitente), dor articular e muscular e rigidez podem sugerir doença imunomediada ou embolização séptica de vários tecidos, tromboembolia arterial ou osteopatia hipertrófica. Pode

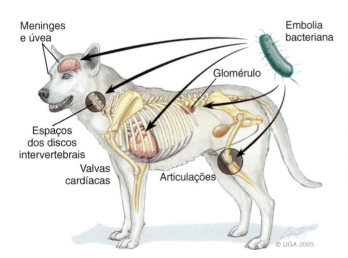

Figura 86.1 Os locais de predileção de embolização bacteriana na bacteriemia são responsáveis por doença clínica. (Arte de Kip Carter © 2004 University of Georgia Research Foundation Inc.)

Tabela 86.2	Sinais clínicos em cães com bacteriemia ou endocardite bacteriana.	
Sinais clínicos	**Bacteriemia isoladamente (n = 77)**	**Endocardite infecciosa (n = 45)**
Febre (> 39,4°C)	75	70
Claudicação: total	19	34
Claudicação: intermitente	6	18
Vômito	17	35
Sopro cardíaco	6	74
Arritmia ventricular	5	27

haver desenvolvimento de artrite infecciosa ou, mais provavelmente, imunomediada, e o comprometimento articular simétrico bilateral é mais típico da artrite de base imunológica. Dor lombar ou abdominal induzida por palpação sugere a possibilidade de inflamação renal ou esplênica em consequência de embolização séptica infarto, formação de abscessos ou discoespondilite. A discoespondilite também pode resultar em paresia ou paralisia, dependendo da localização e do grau de compressão da medula espinal (ver *Infecções musculoesqueléticas*, Capítulo 85). Em animais mais jovens foi observada osteomielite metafisária, causando mal-estar, febre, anorexia, edema dos membros e relutância em se movimentar. Em certas ocasiões, ocorre erosão de uma artéria após embolização séptica, que resulta em hemorragia. A vasculite e a tromboflebite podem produzir hiperestesia e claudicação, com ou sem edema de um membro.

A insuficiência orgânica em pacientes sépticos com bacteriemia pode levar rapidamente ao choque séptico. No cão, o trato GI, o fígado, os rins e os pulmões (nessa sequência) são os mais acometidos. A descamação da mucosa, caracterizada por vômitos e diarreia sanguinolenta, frequentemente com remanescentes mucosos, é observada comumente na sepse avançada. A insuficiência hepática caracteriza-se por vômitos, anorexia, ascite e icterícia. Em geral, a oligúria resulta de hipotensão e choque. A inflamação esplênica pode levar à esplenomegalia ou desconforto abdominal e a endocardite pode estar associada a sopro cardíaco e arritmias.

Gatos

Em gatos com bacteriemia, com ou sem endocardite, os sinais clínicos comuns consistem em anorexia, pirexia e claudicação intermitente das pernas.[44] Podem-se observar sopros cardíacos em pacientes com endocardite. No gato, a insuficiência respiratória pode ocorrer no estágio inicial da evolução da sepse. Em alguns gatos a endocardite pode ser mais gradual e possibilitar a distrofia das valvas infectadas.[139,164] Nas lesões valvares, embora os sinais de sepse tenham variado, gatos podem desenvolver sinais de insuficiência cardíaca congestiva (ICC) direita ou esquerda.

Diagnóstico

Achados clinicolaboratoriais

Cães. Leucogramas de cães com bacteriemia isolada e endocardite bacteriana são semelhantes.[42] Verifica-se a ocorrência de leucocitose neutrofílica com desvio apropriado para a esquerda e monocitose na maioria dos cães com bacteriemia por microrganismos gram-positivos ou anaeróbicos e em praticamente todos os cães com EI crônica em algum momento da evolução da doença. Leucopenia com desvio inapropriado para a esquerda tem sido mais comum na bacteriemia isolada, habitualmente em associação a infecções peragudas e agudas por microrganismos gram-negativos.

É comum a ocorrência de anemia normocítica, normocrômica arregenerativa e trombocitopenia com bacteriemia subaguda ou crônica em cães e gatos.[26,42] Na ocorrência de sepse, há hemoconcentração após perda de líquido do espaço intravascular. Os sólidos totais do soro tendem a diminuir em virtude da perda de proteínas do compartimento intravascular.

As anormalidades da bioquímica do soro são comuns.[42] A hipoalbuminemia (inferior a 2,5 mg/dℓ), uma elevação de duas vezes ou mais da atividade da fosfatase alcalina (FA) e/ou concentração de bilirrubina e a ocorrência de hipoglicemia (inferior a 80 mg/dℓ) compatíveis com bacteriemia (também conhecida como "tríade séptica"). Ocorre hiperglicemia durante a fase inicial (fase hiperdinâmica) do choque séptico. A análise da bioquímica seriada do soro pode revelar as tendências conforme descrito anteriormente. Existe a possibilidade de cães estressados e hospitalizados apresentarem concentrações de glicemia acima de 100 mg/dℓ.

O fígado representa um importante local de remoção de bactérias do sangue. O aumento da atividade da FA sérica está associado a infecções por bactérias gram-positivas e gram-negativas, e as toxinas bacterianas estão associadas ao comprometimento do metabolismo da bile e colestase. A hiperbilirrubinemia, a bilirrubinúria e a icterícia constituem as características essenciais da hepatopatia reativa da sepse (ver Capítulos 36 e 89).

A hipoalbuminemia constitui manifestação comum da maioria dos tipos de bacteriemia.[42] A bacteriemia subaguda e crônica pode resultar em vazamento transcapilar, em consequência da vasculite imunomediada ou embólica ou das toxinas bacterianas. A sepse também foi associada a uma redução da síntese hepática de albumina, e até 50% dos cães com bacteriemia podem apresentar retenção aumentada de bromossulfaleína, sugerindo uma redução da função hepática ou do fluxo sanguíneo arterial hepático. Os níveis de ácidos biliares também podem estar aumentados, sugerindo insuficiência hepática. A hipocalcemia é frequentemente observada e, em geral, é atribuída à hipoalbuminemia.

O mecanismo da hipoglicemia envolve os efeitos das bactérias ou de suas toxinas sobre o metabolismo intermediário da glicose. Por outro lado, a hiperglicemia tem sido correlacionada com uma taxa de mortalidade pós-operatória mais alta em cães do que a normoglicemia ou septicemia hipoglicêmica em cães.[41] Esse achado pode estar relacionado com o fato de que a hiperglicemia é observada em pacientes com septicemia grave precoce, enquanto a hipoglicemia se desenvolve nos casos mais cronicamente acometidos.

A hipercoagulabilidade levando à CID constitui sequela comum da bacteriemia. As evidências de CID (baixo nível de fibrinogênio, prolongamento do tempo de protrombina e do tempo de tromboplastina parcial ativado, aumento dos produtos de degradação do fibrinogênio e dos níveis de dímero D) são compatíveis com sepse avançada, em que pode ser iminente a falência de órgãos importantes, incluindo colapso cardiovascular.[113,130,143]

Pacientes com sepse frequentemente apresentam acidose metabólica com compensação respiratória. A tensão de dióxido de carbono pode diminuir acentuadamente para compensar a acidemia, porém a hipoxemia é rara em pacientes conscientes.

Os níveis sanguíneos de lactato estão frequentemente elevados em pacientes com sepse. A hemoconcentração e o choque causam redução do aporte de oxigênio aos tecidos resultando em metabolismo anaeróbico. A respiração oxidativa celular é inibida por uma endotoxina ou mediador.[199] Pacientes com sepse tendem a encontrar-se em um estado hipermetabólico que exige maior aporte de oxigênio aos tecidos.

Podem ocorrer proteinúria, hematúria oculta e piúria em associação à bacteriemia ou, mais comumente, à endocardite bacteriana, em que o infarto renal, a glomerulonefrite, e a formação de microabscessos renais constituem sequelas comuns. A proteinúria com sedimento urinário acelular sugere proteinúria renal glomerular ou tubular e pode ocorrer em caso de lesão renal por depósito de imunocomplexos em decorrência da bacteriemia. As infecções do trato urinário podem ser a causa ou o resultado da bacteriemia, e devem-se obter culturas de urina, independentemente das anormalidades detectadas no exame de urina.

Os resultados dos testes para doenças imunomediadas, como título de anticorpo antinuclear (ANA; do inglês, *antinuclear antibody*), fator reumatoide (FR) e preparação celular para lúpus eritematoso são algumas vezes positivos em pacientes com bacteriemia, particularmente naqueles com EI.

A bacteriemia é diagnosticada apenas ocasionalmente pelo exame microscópico direto dos leucócitos em esfregaços sanguíneos. As colorações diretas do sangue periférico pelo método de Gram habitualmente não são gratificantes, visto que o número de microrganismos existentes com frequência é bem inferior ao nível necessário de 10^5/mℓ para detecção. Os corantes de Wright de esfregaços do creme leucocitário podem aumentar a taxa de detecção. O laranja de acridina é mais sensível do que o corante de Gram, visto que os microrganismos podem ser detectados em concentrações de 10^4/mℓ. As lâminas precisam ser manipuladas com cuidado para evitar a contaminação inadvertida, suspeita quando são observadas bactérias extracelulares.

Um método simples no ambulatório para a realização de esfregaços de leucócitos consiste em aplicar uma gota de sangue venoso não coagulado recentemente coletado a uma lamínula de vidro limpa e incubá-la em uma placa de Petri úmida por 25 min a 37°C. O coágulo sobre a lamínula é delicadamente removido com soro fisiológico (0,9%), e a lamínula com leucócitos é imersa em fixador (metanol ou glutaraldeído) antes da coloração pelo Giemsa e exame microscópico.

Gatos. Nos casos mais graves, os gatos apresentaram icterícia pré-hepática, associada a destruição dos eritrócitos e neutrofilia com desvio para a esquerda.[26] Os gatos com sepse frequentemente exibem hipoxemia, hipercapnia e acidose metabólica. Além disso, eles com frequência apresentam hipoalbuminemia, baixa atividade da FA sérica e hiperbilirrubinemia.[26]

Hemocultura

O diagnóstico definitivo de bacteriemia exige sinais clínicos e dados laboratoriais compatíveis, bem como o isolamento do microrganismo agressor de hemoculturas. Os locais primários e secundários de infecção, a urina e o líquido articular também podem conter o microrganismo. A cultura do líquido articular habitualmente não é gratificante, visto que a artropatia é, em geral, imunologicamente mediada, e não séptica. Bactérias devem ser preferencialmente isoladas de mais de uma amostra de sangue. Além disso, deve-se pesquisar uma fonte de infecção, e esforços devem ser envidados para isolar microrganismos desse local. Podem ser obtidos resultados negativos das hemoculturas em pacientes com bacteriemia, em consequência de tratamento antimicrobiano anterior, infecções crônicas de baixo grau, como aquelas associadas à discoespondilite e endocardite, infecções por *Bartonella* (exigindo manipulação especializada), eliminação intermitente do microrganismo, agentes etiológicos diferentes das bactérias, uremia e endocardite do lado direito. Os clínicos devem testar todos os pacientes com hemocultura negativa para *Bartonella* spp. (ver Capítulo 52).

A reação em cadeia da polimerase (PCR; do inglês, *polymerase chain reaction*) realizada em amostras de sangue pode demonstrar ser útil na identificação da bacteriemia. Foi obtido algum sucesso em cães com EI utilizando *primers* de PCR pambacterianos direcionados para amplificar o DNA bacteriano ribossômico 16s.[101]

Quando se estabelece o diagnóstico etiológico com hemocultura positiva, pode-se utilizar tratamento antibacteriano mais apropriado e eficaz. Os clínicos frequentemente relatam que as tentativas de hemoculturas não são gratificantes. Entretanto, uma causa comum de hemocultura negativa consiste na ausência de bacteriemia. Quando são obtidas amostras de hemocultura de pacientes com alta probabilidade de bacteriemia, e quando as amostras são manipuladas corretamente os resultados positivos são comuns. O momento mais apropriado, o volume e o número de amostras e o processamento laboratorial correto são importantes para obtenção de resultados positivos. O tratamento antibacteriano prévio, os microrganismos exigentes, os micróbios intracelulares e a impossibilidade de cultivar anaeróbios constituem fatores que levam a resultados falso-negativos. A adesão às diretrizes recomendadas para a obtenção e o processamento de amostras de hemocultura pode fazer com que o diagnóstico com base nas hemoculturas seja gratificante. Embora um tratamento empírico com vários agentes antibacterianos frequentemente seja instituído em pacientes em estado crítico antes de obter os resultados das culturas, o esforço e o custo necessários para a hemocultura têm sido justificáveis, visto que o tratamento inapropriado pode aumentar a taxa de mortalidade da bacteriemia. Além disso, a administração prévia de agentes antimicrobianos parece retardar, mas não impedir o isolamento das bactérias.[68]

Indicações. Hemoculturas estão indicadas em pacientes agudamente enfermos com febre; leucocitose, particularmente com desvio acentuado para a esquerda; neutropenia; e taquicardia inexplicada, hipoglicemia, colapso circulatório, taquipneia ou dispneia; anúria ou oligúria, icterícia, trombocitopenia ou CID. Devem-se obter também culturas complementares de urina e de qualquer outro local evidente de possível infecção.

Bacteriemia é habitualmente contínua, embora seja de baixo nível; intermitente reflete habitualmente infecção estabelecida extrínseca à corrente sanguínea. Amostras devem ser obtidas de um cateter jugular recém-colocado e meticulosamente mantido ou de várias veias.[40,68] A duração do tratamento antimicrobiano constitui fator importante na detecção das bactérias.[104] O tratamento por apenas 2 a 3 dias pode não interferir; entretanto, ciclos mais longos de tratamento exigem o uso de dispositivos antibacterianos ou interrupção do tratamento antes da coleta. A supressão da bacteriemia frequentemente persiste por mais tempo do que os níveis sanguíneos de agentes antibacterianos.

Um dos fatores de maior importância crítica é a coleta de uma amostra de volume adequado, visto que a concentração de microrganismos em amostras bacterêmicas é pequena. Além disso foram recomendadas várias coletas de amostras na tentativa de detectar bacteriemia intermitente. Para cães e gatos foi sugerida a obtenção de pelo menos três hemoculturas dentro de um período de 24 h.[39,41] No caso de pacientes em estado crítico e com sepse aguda, devem ser obtidas três hemoculturas dentro de um período de 30 a 60 min antes de iniciar o tratamento com agentes antimicrobianos. Todavia, para pequenos animais, isso pode representar um volume excessivo de sangue. A obtenção de grandes volumes (20 mℓ) por coleta, conforme recomendado para pacientes humanos, é frequentemente difícil em cães e impossível em cães pequenos e gatos. A ideia de que a bacteriemia seja intermitente ou esteja correlacionada a picos de febre também não está bem fundamentada. Por conseguinte, a obtenção de pelo menos duas amostras com volume suficiente de sangue de diferentes locais vasculares dentro de um intervalo de 10 min pode ser suficiente para determinar a ocorrência de bactérias no sangue e estabelecer se os resultados positivos de hemocultura são devidos a uma verdadeira bacteriemia ou a uma contaminação durante a coleta. Pelo menos 5 a 10 mℓ de sangue devem ser coletados para cada cultura, visto que a probabilidade de obter resultado positivo está diretamente relacionada com o volume de sangue cultivado. A concentração de microrganismos é relativamente baixa (menos de 5/mℓ) no sangue da maioria dos pacientes. Recomenda-se que seja obtido o maior volume prático para aumentar ao máximo a proba-

bilidade de cultura do microrganismo agressor. Efetua-se uma coleta mínima de 20 mℓ de cães de grande porte, 10 mℓ de cães de porte intermediário e 5 mℓ de gatos e cães pequenos. Se possível, deve-se obter uma segunda amostra a partir de um segundo local de punção dentro de um curto intervalo de tempo após a primeira amostra. Deve-se manter uma razão de sangue-caldo de cultura de 1:10 para neutralizar a atividade bactericida do soro. Os efeitos anticoagulantes e antifagocitários dos aditivos do caldo são reduzidos se a diluição do sangue no meio de cultura for inferior a 1:8. Por conseguinte, deve-se utilizar uma garrafa de hemocultura de tamanho apropriado para o volume específico da amostra de sangue.

Técnica. Antes da punção venosa, a assepsia minuciosa da pele, como aquela realizada para cirurgia, constitui a maneira mais eficaz de evitar a contaminação da cultura (Figura 86.2 A).[109] Pequenos números de bactérias podem persistir no interior de folículos pilosos e glândulas sudoríparas e sebáceas, que podem ser penetradas pela agulha. Se houver necessidade de palpar a veia após desinfecção da pele, deve-se usar uma luva estéril. Para minimizar o risco de contaminação, as amostras de sangue devem ser coletadas através de cateter intravenoso de demora, a não ser que seja um cateter jugular recentemente colocado de maneira apropriada. As amostras de sangue arterial não oferecem qualquer vantagem em relação às amostras de sangue venoso. O achado do mesmo microrganismo em dois locais diferentes e cirurgicamente preparados reduz a probabilidade de que seja um contaminante, particularmente quando o intervalo entre as amostras é pequeno.

O diafragma da garrafa para hemocultura é desinfetado com álcool ou iodo antes da inoculação da amostra (Figura 86.2 B). O sangue é inoculado imediata e diretamente no meio de cultura, utilizando uma seringa e uma nova agulha ou um equipo de transferência de sangue (Figura 86.2 C). Apenas as garrafas de culturas comerciais preparadas a vácuo e providas de diafragma de borracha devem ser usadas para hemoculturas de rotina, a fim de minimizar o risco de contaminação (Tabela 86.3). Não se deve deixar o ar entrar nas garrafas com vácuo durante a injeção de sangue. O sangue deve ser disperso no meio de cultura, invertendo suavemente a garrafa duas ou três vezes. As garrafas para hemocultura devem ser inoculadas e podem ser mantidas em temperatura ambiente para evitar matar as bactérias sensíveis à temperatura; entretanto, utiliza-se frequentemente uma incubação a 37°C no laboratório.

Metade de cada garrafa para hemocultura deve ser inoculada em meio de cultura de caldo aeróbico, e a outra metade, em caldo aeróbico. Esses meios devem ser capazes de sustentar o crescimento de bactérias exigentes e, quando apropriado, devem conter resina para a remoção de antibacterianos.

Para bacteriemia relacionada com cateteres, estes devem ser retirados de modo asséptico com pinça estéril após assepsia do local de introdução com *swab* embebido com álcool a 70%. Deve-se obter ao mesmo tempo uma amostra de sangue para cultura. Após a remoção do cateter, o segmento distal deve ser cortado e colocado em tubo seco estéril para enviar ao laboratório.

Meios líquidos. Dispõe-se de meios nutritivos comerciais para várias finalidades, como caldo soja tríptica, caldo tripticase soja, caldo de Morello e Ellner [Columbia] e infusão cérebro-coração para a recuperação *qualitativa* de bactérias aeróbicas e anaeróbicas. O caldo de tioglicolato e tiol, destinado apenas para hemocultura anaeróbica, não deve ser usado em culturas com várias finalidades, visto que as bactérias aeróbicas (particularmente *Pseudomonas*) e anaeróbicas facultativas não são isoladas com segurança. Os meios líquidos são, em sua maioria, engarrafados a vácuo, com adição de dióxido de carbono, e habitualmente apropriados para o crescimento de anaeróbios clinicamente importantes. Raramente há necessidade de caldo anaeróbico especial.

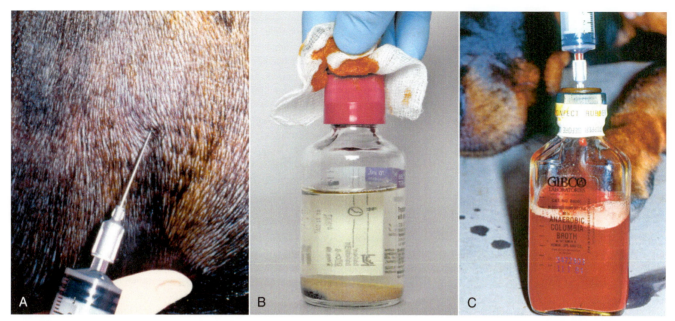

Figura 86.2 Método de hemocultura. **A.** Obtém-se uma amostra de sangue da veia jugular após preparação cirúrgica. **B.** O topo da garrafa contendo meio de hemocultura líquido é desinfetado com solução de iodopovidona. **C.** O sangue é colocado em meio de cultura após a troca por uma nova agulha. (Fotografias de Christopher B. Herron © 2004 University of Georgia Research Foundation Inc.)

A maioria dos meios de hemocultura comerciais contém polianetol sulfonato de sódio (SPS; do inglês, *sodium polyanethol sulfonate*) a 0,025 a 0,05%, um anticoagulante polianiônico, que também inibe a atividade do complemento e das lisozimas, interfere na fagocitose e inativa os níveis séricos terapêuticos de aminoglicosídios. A diluição do sangue com meios líquidos é essencial para neutralizar as propriedades antimicrobianas do soro e das células. Mesmo em uma diluição 1:10 o soro pode ser bactericida para coliformes, um efeito que pode ser neutralizado pela adição de SPS. Todavia, o SPS é inibitório para micoplasmas e não deve ser usado em meios destinados ao isolamento desses microrganismos. A diluição do sangue em caldo de cultura diminui habitualmente as concentrações terapêuticas de agentes antibacterianos para níveis não inibitórios. Quando há níveis elevados de antibacterianos lactâmicos no sangue antes da realização da cultura, pode-se acrescentar betalactamase ao meio de cultura. O ácido *para*-aminobenzoico, disponível em alguns meios para hemoculturas comerciais, antagoniza competitivamente as ações das sulfonamidas e aumenta o rendimento da hemocultura de pacientes tratados com sulfonamidas.

O crescimento bacteriano pode ser suprimido em frascos de hemocultura contendo sangue de pacientes tratados com agentes antibacterianos. Resinas aniônicas e catiônicas têm sido incorporadas em frascos de coleta de sangue para a remoção de antibacterianos antes da realização de cultura. A eficiência da remoção varia.[58,194]

No laboratório, as garrafas de cultura são examinadas diariamente à procura de sinais de crescimento microbiano, incluindo turvação, hemólise, produção de gás ou formação de colônias. Em culturas aeróbicas, o caldo deve se tornar turvo dentro de 24 h após a inoculação. Em 95% de todos os casos em que bactérias são isoladas em meios de hemocultura, o isolamento é observado dentro de 7 dias. Pode ser necessário um período mais longo de incubação para amostras de pacientes que anteriormente receberam tratamento antibacteriano ou de pacientes com endocardite causada por microrganismos exigentes, como *Bartonella* (ver Capítulo 52). Além da inspeção visual, efetuam-se habitualmente subculturas de rotina em meios de cultura sólidos para testar a sensibilidade a agentes antimicrobianos dentro de 7 a 14 h após a coleta de sangue e mais uma vez depois de 48 h de incubação.

Lise-centrifugação. Embora os métodos de hemocultura à base de caldo sejam sensíveis, eles não fornecem nenhuma informação quantitativa sobre o número de microrganismos existentes. Por outro lado, a inoculação de sangue em ágar sólido possibilita a contagem de colônias. O plaqueamento direto de amostras congeladas-descongeladas de sangue anticoagulado melhora a sensibilidade por meio de congelamento dos microrganismos intracelulares e fagocitados. Apenas um pequeno volume de sangue (1 mℓ) pode ser plaqueado diretamente. Os métodos de lise-centrifugação, com tubos comercialmente preparados possibilitam a lise dos elementos celulares, seguida de concentração dos microrganismos por meio de centrifugação. Esses métodos também podem reduzir o tempo necessário para o isolamento de microrganismos hematogênicos; todavia, estão associados a um risco aumentado de contaminação bacteriana. Os métodos de lise também melhoram a capacidade de isolar microrganismos intracelulares, como *Brucella*, *Mycobacterium*, *Histoplasma* e *Bartonella*.

Interpretação dos resultados. Pode ser difícil determinar se a obtenção de cultura positiva significa uma bacteriemia verdadeira ou se simplesmente indica contaminação que é mais diferenciada da bacteriemia quando são realizadas culturas de várias amostras de sangue. O conhecimento da flora cutânea bacteriana dos caninos e felinos é útil para interpretar os resultados das hemoculturas. Os estafilococos coagulase-negativos, os estreptococos beta-hemolíticos, as espécies

Tabela 86.3	Sistemas de hemocultura comercialmente disponíveis.
Uso indicado	**Meios de coleta**
Aeróbico e anaeróbico	BBL SEPTI-CHEK com caldo tripticase de soja
Pacientes pediátricos	BBL SEPTI-CHEK com infusão de cérebro-coração
Tratamento antimicrobiano	BBL SEPTI-CHEK com garrafa para cultura contendo resinas
Lise por centrifugação	ISOLATOR SYSTEM

de *Micrococcus* e de *Acinetobacter* são comensais normais da pele do cão. *S. pseudintermedius* é normalmente encontrado nos pelos caninos, enquanto espécies de *Micrococcus,* estreptococos beta-hemolíticos e espécie de *Acinetobacter* são normalmente encontrados na pele de felinos. O isolamento de difteroides, espécies de *Bacillus* e estafilococos coagulase-negativos significa habitualmente uma contaminação, a menos que sejam isolados de várias amostras. Os estreptococos não hemolíticos e os estreptococos beta-hemolíticos obtidos de uma única cultura também têm significado incerto. Em todos os casos, o significado dos resultados positivos das hemoculturas deve ser interpretado com base no estado clínico do paciente e nas possíveis fontes de bacteriemia. O meio de cultura de células de inseto *Bartonella* Alpha Proteobacteria Growth Medium® (BAPGM), combinado com o teste de PCR, possibilita atualmente melhor crescimento e detecção de *Bartonella* em animais, em comparação com outros exames diagnósticos atualmente disponíveis (ver Capítulo 52).[34] Em virtude da alta prevalência de espécies de *Bartonella* no sangue de gatos clinicamente sadios, a única maneira de confirmar *Bartonella* como causa de endocardite consiste na utilização de corantes imunológicos em tecidos valvares ou na realização de cultura *post-mortem* desses tecidos.[22]

Cultura de urina

A cultura de urina tem sido comumente usada para detecção de microrganismos associados à bacteriemia e discoespondilite. A pressuposição é a de que os resultados positivos dessas culturas representam a fonte de infecção. Em contrapartida, a bacteriúria provavelmente constitui uma consequência de bactérias transportadas por via hematogênica que alcançam os rins e são filtradas pelo glomérulo, entrando nos túbulos renais e na urina. São encontradas bactérias na urina dentro de poucos minutos após infusão intravenosa. Animais com bacteriemia e resultados positivos da cultura de urina habitualmente não apresentam sinais das vias urinárias inferiores, sugerindo que a infecção não se originou de infecção ascendente.

Tratamento

Os acessos intravenosos são essenciais para o tratamento de paciente com bacteriemia, não apenas para a administração de líquidos e de agentes antibacterianos, mas também para a coleta de sangue. Um cateter urinário é útil para monitorar o débito urinário em pacientes que correm risco de choque séptico. A temperatura central e entre os dedos deve ser monitorada para avaliar o fluxo de sangue periférico e o choque séptico.

As hemoculturas e os testes de sensibilidade a agentes antibacterianos são essenciais para o tratamento adequado da bacteriemia. É importante escolher um antibacteriano bactericida que tenha boa penetração nos tecidos e utilizar doses intravenosas altas (quando possível) nos primeiros 5 a 10 dias. Em seguida, o tratamento antimicrobiano deve ser continuado por via subcutânea ou por via oral durante pelo menos 2 semanas após a sua administração intravenosa. A bacteriemia em pacientes debilitados ou naqueles com infecções de localização profunda ou de longa duração deve ser tratada com agentes antibacterianos intravenosos pelo maior período de tempo possível, seguidos de agentes antibacterianos por via subcutânea durante várias semanas, quando viável. Só então é que devem ser administrados antibacterianos por via oral.

Apesar da preocupação centrada no agente infeccioso, não se deve omitir a possibilidade de distúrbios concomitantes. De fato, a gravidade da doença comórbida é tão importante para o resultado do tratamento quanto o próprio microrganismo invasor. A capacidade de tratar ou controlar efetivamente a doença concomitante pode exercer influência mais favorável sobre o resultado do que o esquema antibacteriano selecionado. As fontes de infecção devem ser identificadas e tratadas. Cateteres urinários e intravenosos devem ser removidos quando houver suspeita de sepse, e deve-se proceder à drenagem, ao desbridamento e ao tratamento dos locais potenciais de infecção.

Em pacientes em estado crítico deve-se instituir o tratamento antibacteriano antes da obtenção dos resultados de hemocultura, embora essa abordagem tenha desvantagens inerentes, como seleção de resistência dos microrganismos. Podem ser efetuados ajustes terapêuticos subsequentes com base nos resultados de cultura. Se forem administrados, os agentes antibacterianos bacteriostáticos devem concluir o tratamento, e não iniciá-lo.

Com base nas infecções predisponentes ou outros fatores, momento de ocorrência da infecção e padrões conhecidos de bactérias associadas e sua sensibilidade a agentes antimicrobianos, é possível antecipar os agentes antibacterianos que mais provavelmente serão eficazes (Tabela 86.4). Esse conhecimento é importante quando os resultados das hemoculturas são negativos e em pacientes em estado crítico, antes da obtenção dos resultados de hemocultura. Subsequentemente, pode ser necessário efetuar ajustes apropriados no tratamento. Em cães e gatos, os estafilococos e os estreptococos constituem os patógenos gram-positivos mais comumente encontrados, enquanto as Enterobacteriaceae, como *E. coli* e *Klebsiella*, e espécies de *Proteus* e *Pseudomonas* representam os microrganismos gram-negativos mais frequentes.

Foi constatado que os agentes antibacterianos bactericidas, mais do que bacteriostáticos, resultam em concentrações mais altas de endotoxina circulante, visto que as bactérias morrem rapidamente em animais com bacteriemia experimental por microrganismos gram-negativos. Todavia, na prática clínica, isso não se traduz em uma síndrome clinicamente relevante.

Pacientes com bacteriemia precisam ser rigorosamente monitorados (ver também *Sepse,* Capítulo 36). Embora frequentemente existam evidências clínicas e hematológicas de melhora inicialmente, a recidiva é comum. Pode ocorrer desenvolvimento rápido de resistência adquirida a agentes antimicrobianos. Sinais clínicos de bacteriemia recorrente incluem febre, que pode ser transitória, deterioração da cor das mucosas, aumento do tempo de enchimento capilar, aumento da leitura diferencial entre temperatura retal e temperatura entre os dedos, redução da pressão arterial e taquicardia. A detecção desses sinais de deterioração precoce indica a necessidade de intensificação do tratamento, incluindo ajuste na administração de antibacterianos. Além disso, deve levar à procura de um foco persistente de infecção (p. ex., abscesso, cateter) que pode ser passível de tratamento.

Agentes antibacterianos

Para informações adicionais sobre fármacos específicos discutidos a seguir, ver o Capítulo 30 e o *Formulário de fármacos,* no Apêndice. A família das penicilinas inclui a penicilina G de espectro estreito, a ampicilina de espectro intermediário e a carbenicilina, ticarcilina, ticarcilina-clavulanato e piperacilina de espectro ampliado (Tabela 86.5). Um conceito errôneo comum é considerar a ampicilina como agente antibacteriano de amplo espectro. Os estafilococos coagulase-positivos isolados são, em sua maioria, resistentes à penicilina e ampicilina, e ambos constituem uma escolha empírica precária para infecções graves e potencialmente fatais. A penicilina G deve ser limitada às infecções estreptocócicas e a algumas infecções por anaeróbios gram-positivos.

As penicilinas de espectro ampliado – carbenicilina, ticarcilina, ticarcilina-clavulanato e piperacilina – são agentes úteis quando o resultado do antibiograma indica seus efeitos contra um microrganismo altamente resistente. Esses antibacterianos apresentam um espectro que inclui o da ampicilina, juntamente com atividade ampliada contra microrganismos gram-negativos, incluindo atividade contra espécies de *Pseudomonas* e *Proteus*. A ticarcilina é mais

Tabela 86.4	Escolha da terapia antimicrobiana para bacteriemia ou endocardite.		
Microrganismo	**Condição ou local**	**Primeira escolha**[a]	**Segunda escolha**[a]
Staphylococcus pseudintermedius	Piodermite	1cep, 2cep, brp	amg, ticar-clav, vanc, quin
Escherichia coli	Comprometimento intestinal, peritonite	amg, tms, quin	3cep, ticar-clav
Streptococcus beta-hemolítico	Infecções genitais, do umbigo e da pele	pen, amp, 1 cep, amp-clav	2cep, clin, ticar, ticar-clav
Bartonella spp.	Infecções transmitidas por vetores	doxi	quin, rif, azit
Pseudomonas spp.	Feridas crônicas, leucopenia, queimaduras, traqueostomia	amg,[b] quin	carb, ticar, 3cep[c]
Anaeróbios	Abscessos, lesões da cavidade bucal, comprometimento intestinal, exsudatos da cavidade bucal	pen, met, clin	amp-clav, clor

[a]*amg*, aminoglicosídio; *amp*, ampicilina, amoxicilina; *amp-clav*, ampicilina-clavulanato, amoxicilina-clavulanato; *azit*, azitromicina; *brp*, penicilina resistente à betalactamase; *carb*, carbenicilina; *1cep*, cefalosporinas de primeira geração; *2cep*, cefalosporinas de segunda geração; *3cep*, cefalosporinas de terceira geração; *clor*, cloranfenicol; *clin*, clindamicina; *doxi*, doxiciclina; *met*, metronidazol; *pen*, penicilina; *quin*, quinolona; *rif*, rifampicina; *ticar*, ticarcilina; *ticar-clav*, ticarcilina-clavulanato; *tms*, trimetoprima-sulfonamida; *vanc*, vancomicina.
[b]O aminoglicosídio pode ser combinado com ticarcilina ou carbenicilina para obter eficácia máxima.
[c]Apenas algumas cefalosporinas desse grupo, como a ceftazidima, são eficazes contra espécies de *Pseudomonas*.

potente que a carbenicilina, e a piperacilina é ativa contra muitos anaeróbios. Com a exceção da ticarcilina-clavulanato, essas penicilinas carecem de resistência à betalactamase produzida pelos estafilococos.

As cefalosporinas de primeira geração mostram-se úteis no tratamento de infecções que potencialmente comportam risco de vida, em virtude de sua atividade contra espécies de *Staphylococcus* e *Streptococcus* e contra algumas bactérias gram-negativas. Entretanto, a resistência dos estafilococos a esses agentes antibacterianos está aumentando. Cefalosporinas de primeira geração incluem cefalotina, cefazolina e cefapirina; todavia, semelhante a muitos fármacos antibacterianos, esses agentes não são eficazes contra enterococos e espécies de *Pseudomonas* e mostram-se sensíveis à atividade de betalactamase do *Bacteroides fragilis*. Em geral, as cefalosporinas de segunda e de terceira gerações (como cefoxitina e cefotaxima, respectivamente) são eficazes contra bactérias gram-negativas que são resistentes à família de primeira geração. A cefoxitina é eficaz contra anaeróbios resistentes, enquanto a cefotaxima demonstra ser eficaz contra infecções bacterianas que acometem o sistema nervoso central (SNC) e contra infecções por microrganismos gram-negativos com resistência demonstrada aos aminoglicosídios e às quinolonas. As cefalosporinas também são úteis quando os aminoglicosídios nefrotóxicos estão contraindicados. As cefalosporinas de terceira geração, com a exceção da ceftazidima, são geralmente ineficazes contra *Pseudomonas*.

O ceftiofur é uma cefalosporina quase de terceira geração, comercializada para uso veterinário. Apresenta espectro antibacteriano semelhante ao da cefotaxima, porém tem meia-vida mais prolongada[36,214] e é de menor custo (ver *Formulário de fármacos*, no Apêndice). O ceftiofur exibe eficácia variável contra *S. pseudintermedius*, porém não é eficaz contra espécies de *Pseudomonas* e *Bordetella*. Além disso, seu espectro anaeróbico é estreito e foram coletados dados inadequados a respeito de seu efeito sobre espécies de estreptococos. A atividade *in vitro* contra *Fusobacterium* geralmente é boa, porém precária contra espécies de *Bacteroides*. O ceftiofur é de custo relativamente baixo; entretanto, alcança concentrações séricas eficazes após administração por via subcutânea e pode ser administrado a cada 12 h. Trata-se frequentemente de uma boa escolha para uso subcutâneo após um ciclo intravenoso inicial de tratamento antibacteriano.

Os aminoglicosídios são altamente eficazes contra *Staphylococcus* e contra muitas bactérias gram-negativas. Entretanto, não são eficazes contra anaeróbios e contra muitos estreptococos e exibem atividade limitada nos tecidos necróticos e em ambiente com pH ácido. A nefrotoxicidade constitui a principal limitação da gentamicina, amicacina e tobramicina; por conseguinte, são necessários

outros agentes para tratamento antibacteriano prolongado. A incidência de insuficiência renal aguda associada à gentamicina aumentou acentuadamente, devido à administração do fármaco 3 vezes/dia para infecções sistêmicas. A desidratação e a depleção de sódio e de potássio predispõem os pacientes à nefrotoxicose, assim como a administração do fármaco por mais de 5 a 7 dias. Os aminoglicosídios demonstram ação bactericida mais rápida para a sepse grave do que as penicilinas e as cefalosporinas. Além disso, produzem efeitos pós-antibacterianos (i. e., ação bactericida após o declínio da concentração sérica abaixo da concentração inibitória mínima). O resultado do teste de sensibilidade a antibacterianos é muito importante quando se escolhe um aminoglicosídio como tratamento de primeira linha visto que a sua duração de ação é limitada. Posteriormente, é preciso selecionar um substituto antibacteriano eficaz.

Com frequência, as quinolonas representam boa escolha terapêutica, em lugar das cefalosporinas de terceira geração, para a bacteriemia por microrganismos gram-negativos que não acomete o SNC. As quinolonas são muito úteis para o tratamento da bacteriemia e exercem ação bactericida nas concentrações alcançadas. À semelhança dos aminoglicosídios, as quinolonas exibem efeitos pós-antibacterianos. Mostram-se eficazes contra *Pseudomonas* e Enterobacteriaceae, porém são geralmente ineficazes contra anaeróbios e enterococos. A eficácia contra estreptococos é limitada. O ciprofloxacino foi aprovado para administração intravenosa a seres humanos, e a solução de enrofloxacino tem sido diluída e administrada lentamente por via intravenosa a cães. Em virtude de sua toxicidade para a retina, sua administração por essa via deve ser evitada em gatos. O enrofloxacino não deve ser injetado em bolsas de líquido contendo sódio, acessos intravenosos ou cateteres intravenosos. Uma associação de enrofloxacino com clindamicina pode ser tão eficaz quanto a associação de ampicilina, gentamicina e metronidazol, porém menos tóxica, para a sepse potencialmente fatal causada por bactérias desconhecidas. Todavia, a clindamicina é um agente antibacteriano bacteriostático.

Em geral, as cefalosporinas de primeira geração e as penicilinas resistentes à betalactamase são eficazes *in vitro* contra bactérias gram-positivas, enquanto os aminoglicosídios, as cefalosporinas de primeira geração e as quinolonas mostram-se eficazes contra numerosos microrganismos gram-negativos. Por conseguinte, uma associação de aminoglicosídio, como gentamicina ou amicacina, com ampicilina, ticarcilina, piperacilina ou cefalosporina de primeira geração constitui boa escolha para o tratamento imediato da bacteriemia que comporta risco à vida, na ausência de identificação laboratorial de um microrganismo ou sua sensibilidade a agentes antibacterianos. Entretanto, a associação de cefalosporinas de primeira

Tabela 86.5	Doses de fármacos antimicrobianos para bacteriemia com ou sem endocardite em cães e gatos.

Fármaco[a]	Espécie	Dose[b]	Via	Intervalo (horas)	Duração (dias)[c]
Amicacina[d]	CG	7 a 10 mg/kg	IV	24	7 a 14
Ampicilina	CG	20 a 40 mg/kg	IV, SC	6 a 8	7 a 14
Amoxicilina-clavulanato	CG	20 mg/kg	VO	12	Acompanhamento
Azitromicina	CG	5 a 10 mg/kg	VO	12	Acompanhamento
Carbenicilina	CG	40 a 50 mg/kg	IV	6 a 8	7 a 14
Cefapirina (primeira geração)	CG	15 a 30 mg/kg	IV, SC	8	7 a 14
Cefazolina (primeira geração)	CG	20 a 30 mg/kg	IV, SC	8	7 a 14
Cefotaxima (terceira geração)	CG	20 a 80 mg/kg	IV	8	7 a 14
Cefoxitina (segunda geração)	CG	30 mg/kg	IV	6 a 8	7 a 14
Ceftiofur sódico (terceira geração)	CG	2,2 a 4,4 mg/kg	SC	12	Acompanhamento
Cefuroxima (segunda geração)	C	15 a 30 mg/kg	VO, IV	8	7 a 14
Ciprofloxacino[f]	CG	10 a 15 mg/kg	VO	12	14
Clindamicina	CG	10 mg/kg	IV	8 a 12	7 a 14
	CG	10 a 11 mg/kg	VO	12	Acompanhamento
Cloranfenicol	C	15 a 25 mg/kg	IV	6 a 8	7 a 14
	G	10 a 15 mg/kg	IV	6 a 8	4 a 7
Enrofloxacino[f]	C	5 a 7 mg/kg	IV	24	4 a 7
	C	5 a 15 mg/kg	VO	24	Acompanhamento
	G	5 mg/kg	VO	24	Acompanhamento
Gentamicina[d]	CG	4 a 6 mg/kg	IV	24	7 a 14
Imipeném	CG	10 mg/kg	IV	8	7 a 14
Metronidazol	CG	8 a 15 mg/kg	IV, VO	8	5 a 7
Penicilina	CG	20 a 40 × 10³ U/kg	IV	4 a 6	7 a 14
Piperacilina	CG	30 mg/kg	IV	6	7 a 14
Ticarcilina	C	50 mg/kg	IV, SC	8	7 a 14
Ticarcilina-clavulanato	C	50 mg/kg	IV	8	7 a 14
	G	40 mg/kg	IV	6	7 a 14
Trimetoprima-sulfonamida[e]	C	15 mg/kg	IV	8 a 12	7 a 14
	CG	30 mg/kg	SC, VO	12 a 24	Acompanhamento

CG, cão e gato; *G*, gato; *C*, cão; *IV*, intravenosa; *VO*, via oral; *SC*, subcutânea.
[a]Para informações adicionais sobre os fármacos listados, ver *Formulário de fármacos*, no Apêndice.
[b]Dose por administração no intervalo especificado.
[c]Uma vez estabilizado o animal, o tratamento por via subcutânea ou oral deve ser continuado, quando possível, por um período de mais 3 a 6 semanas (ver o texto).
[d]A função renal e o exame de urina devem ser rigorosamente monitorados à procura de sinais de nefrotoxicidade com essa dosagem e frequência de administração. Reduzir a dose para 1 a 2 mg/kg, a cada 8 h, se for prevista a ocorrência de comprometimento renal.
[e]A dose fornecida para a trimetoprima-sulfonamida é para os componentes associados.
[f]Para a dosagem de outras quinolonas, ver Capítulo 30 e *Formulário de fármacos*, no Apêndice.

geração a aminoglicosídios não é muito eficaz contra bactérias anaeróbicas. Quando há suspeita de infecção anaeróbica, recomenda-se o uso de clindamicina, metronidazol ou cefoxitina. Apesar do teste de sensibilidade *in vitro*, a trimetoprima-sulfonamida não é uma boa escolha para infecções anaeróbicas. Antigamente, a penicilina era o fármaco preferido para a bacteriemia anaeróbica. Entretanto, as infecções causadas por espécies de *Bacteroides* estão se tornando cada vez mais resistentes às penicilinas e às cefalosporinas de primeira geração.

Um tratamento tríplice altamente eficaz para cães com sepse, particularmente para infecções intra-abdominais, consiste em um fármaco betalactâmico (ampicilina, ticarcilina, piperacilina ou cefalosporina de primeira geração) em associação a um aminoglicosídio e metronidazol. A associação de enrofloxacino e clindamicina também é eficaz, e seu uso é sugerido quando há comprometimento da função renal.[68] Outro esquema de fármacos não aminoglicosídios é designado como *esquema betalactâmico duplo*[46] que pode consistir na associação de ampicilina com a cefalosporina de terceira geração, ceftazidima, ou de uma cefalosporina de segunda geração com uma cefalosporina de terceira geração.

O advento de fármacos antibacterianos betalactâmicos com amplo espectro de atividade, que alcançam níveis séricos bactericidas elevados, tornou a monoterapia uma opção para tratamento empírico. As cefalosporinas de terceira geração e de "quarta geração" e os carbapenéns são fármacos candidatos. Embora a ceftazidima tenha sido utilizada, esse fármaco pode ser ineficaz contra alguns microrganismos gram-negativos e anaeróbicos isolados. A cefepima supera algumas dessas limitações. O imipeném apresenta o espectro mais amplo de atividade de qualquer agente antibacteriano e mostra-se eficaz contra numerosos anaeróbios.

Para gatos, recomenda-se um espectro antimicrobiano que inclua bactérias gram-negativas e anaeróbicas, como espécies de *Bacteroides* e *Propionibacterium*. Recomenda-se o uso de piperacilina ou clindamicina mais uma cefalosporina de primeira geração.

Para assegurar concentrações antibacterianas séricas adequadas, recomenda-se o limite superior da faixa posológica habitual dos fármacos antimicrobianos (ver Tabela 86.5). O tratamento parenteral é desejável por 5 a 10 dias, embora essa abordagem nem sempre seja prática. A administração subcutânea de ampicilina, cefalotina, ceftiofur ou clindamicina pode substituir a via intravenosa depois de 5 a 10 dias de tratamento intravenoso. Exceto nos animais que apresentam endocardite ou outras fontes internas de infecção, tais como osso, pulmões e próstata, os episódios de bacteriemia tratados mais adequadamente são de curta duração. Como abordagem ideal, o tratamento antibacteriano por via oral só deve ser instituído depois de 5 dias de tratamento intravenoso e, mesmo assim, somente após documentar a normalização clínica e hematológica do paciente.

O tratamento com associação de antibacterianos para as infecções causadas por microrganismos gram-negativos é frequentemente utilizado visto que elas podem estar associadas a uma rápida progressão e alta taxa de mortalidade. Embora as evidências clínicas sustentem o uso de carbenicilina ou ticarcilina com aminoglicosídios contra *Pseudomonas* e *Proteus*, esses fármacos devem ser administrados separadamente, devido ao reconhecimento de incompatibilidade *in vitro*. A amicacina, diferentemente da tobramicina e da gentamicina, não é inativada *in vitro* pelas penicilinas. Recomenda-se administrar alguns agentes antibacterianos, como aminoglicosídios, cefalosporinas, metronidazol e enrofloxacino, por infusão em uma solução compatível durante 30 a 60 min.

O paciente febril com granulocitopenia

O risco de infecção bacteriana aumenta substancialmente quando a contagem de neutrófilos é inferior a $500/\mu\ell$, embora os monócitos possam, até certo ponto, compensar a neutropenia.[20,98] Os pulmões, a orofaringe, o trato urinário e o intestino representam fontes frequentes de infecções em pacientes neutropênicos. Alguns dos sinais de infecção estão diminuídos em pacientes com neutropenia, devido à ausência das células que medeiam a resposta inflamatória. Isso pode se manifestar na forma de redução do infiltrado pulmonar com pneumonia, exsudatos relativamente não purulentos e ausência de piúria com infecções do trato urinário. Além disso, as infecções localizadas podem sofrer rápida disseminação. De fato, os pacientes com sinais compatíveis com sepse e neutropenia podem representar um desafio diagnóstico quando o clínico procura determinar se a neutropenia antecedeu a sepse ou se representa uma resposta à inflamação fulminante. Um aumento na contagem de bastões acima de 20%, denominado *bastonemia,* sugere atividade granulocitopoética apropriada.[20,98] A sepse, particularmente por microrganismos gram-negativos, provoca destruição acelerada das plaquetas, possivelmente em consequência da ligação de imunocomplexos bacteriano às plaquetas.[121]

Quando febre recente se desenvolve em paciente neutropênico, um esquema antibacteriano de amplo espectro e bactericida empírico deve ser rapidamente implementado tão logo sejam obtidas as amostras para hemocultura. A bacteriemia em pacientes com neutropenia pode sofrer rápida disseminação e ser rapidamente letal.[119] A maioria desses pacientes não apresenta qualquer fonte evidente de infecção. Devem-se realizar hemoculturas (de preferência três conjuntos). Se houver um cateter no local, deve-se obter uma cultura se possível, com remoção do cateter e cultura da ponta. Bactérias gram-positivas, particularmente estafilococos, constituem as causas mais comuns de infecções relacionadas com cateteres.[162] Mesmo indicações sutis de inflamação devem ser consideradas como locais potenciais de infecção quando ocorre granulocitopenia.

O papel apropriado das quinolonas em pacientes com neutropenia ainda não está totalmente definido.[108] Em virtude de sua atividade relativamente fraca contra alguns microrganismos gram-positivos, esses fármacos não devem ser usados isoladamente para tratamento empírico. A associação de betalactâmicos a inibidores da betalactamase (clavulanato e sulbactam) produziu antibacterianos poderosos, como ticarcilina mais clavulanato, que podem ser combinados com aminoglicosídio para o tratamento empírico de pacientes febris com neutropenia.[108]

Prognóstico

Numerosos fatores influenciam a evolução natural da bacteriemia, incluindo adequação do tratamento, gravidade da bacteriemia, fonte da infecção, demora para instituição do tratamento e ocorrência de distúrbios concomitantes, bem como idade e estado de saúde prévio do paciente. O prognóstico é mais satisfatório quando abscessos, celulite ou infecções da pele ou de feridas constituem as fontes da bacteriemia do que quando se verifica a existência de bactérias gram-negativas e endotoxemia. A taxa de mortalidade de cães com bacteriemia que apresentam hipoalbuminemia, níveis séricos elevados de FA e hipoglicemia é significativamente mais alta que a de cães com apenas uma dessas anormalidades ou nenhuma.[42] Foi constatada ocorrência de recidiva tardia e morte em alguns cães quando foram selecionados antibacterianos bacteriostáticos para o tratamento. O término prematuro do tratamento antibacteriano também pode resultar em recidiva e morte em cães com bacteriemia, particularmente quando associada a locais de acesso restrito a antimicrobianos, pneumonia, abscessos, endocardite valvar e celulite. É comum a ocorrência de recidiva após tratamento antibacteriano intravenoso que foi mantido por apenas 1 a 2 dias, seguido de agentes antibacterianos orais. O tratamento antibacteriano oral isoladamente é perigoso quando usado como tratamento inicial ou depois de apenas alguns dias de tratamento com antibacterianos intravenosos.

O uso indiscriminado de glicocorticoides (mesmo com agentes antibacterianos como profilaxia) é prejudicial para pacientes com bacteriemia. Uma das razões pelas quais são administrados glicocorticoides a cães com bacteriemia reside na semelhança das manifestações clínicas da bacteriemia e de doenças imunologicamente mediadas.

Foi constatado que o ácido acetilsalicílico reduz a virulência da endocardite estafilocócica em seres humanos.[103] *S. aureus,* um microrganismo imóvel, tem afinidade pela sua ligação a substratos como superfícies lesadas de valvas cardíacas. A interação das plaquetas e proteínas facilita essa ligação. O ácido acetilsalicílico é utilizado *in vitro* e *in vivo* em infecções experimentais para reduzir as vegetações bacterianas. São necessários estudos clínicos, porém a possibilidade de reduzir a aderência das bactérias pode ser importante como prevenção ou tratamento da endocardite, juntamente com fármacos antimicrobianos.

O tratamento antibacteriano profilático é habitualmente ineficaz, exceto se utilizado quando procedimentos cirúrgicos ou odontológicos (ver Capítulos 53 e 88) são realizados, ou quando o tipo de bactéria e a sua sensibilidade são conhecidos. A resistência das bactérias aos antibacterianos frequentemente administrados é comum. Por conseguinte, o tratamento antibacteriano profilático eficaz pode exigir combinações de fármacos antibacterianos. Mesmo assim, a tendência à seleção de bactérias resistentes aumenta. Em medicina humana, recomenda-se o tratamento antimicrobiano como profilaxia para a endocardite em pacientes submetidos a procedimentos odontológicos com deformidades subjacentes das valvas cardíacas.[94] Os autores deste capítulo recomendam uma injeção intravenosa de um fármaco antibacteriano imediatamente antes de procedimentos odontológicos em cães com estenose subaórtica (ver *Gengivite e Periodontite,* no Capítulo 88).

Sepse

A sepse é definida como uma síndrome de resposta inflamatória sistêmica que ocorre durante a infecção.[25] Acontece quando as bactérias proliferam em um nicho de infecção e invadem a circulação ou permanecem no local e liberam mediadores inflamatórios, como exotoxinas e ácido teicoico de estafilococos e endotoxinas de bactérias gram-negativas. A endotoxina produzida por bactérias gram-negativas é composta de lipídios, polissacarídios e proteínas, e é a porção lipídica a responsável pela toxicidade (ver Capítulo 36). Esses produtos derivados de microrganismos podem estimular a liberação de fatores endógenos derivados do hospedeiro a partir de precursores das proteínas plasmáticas, monócitos macrófagos, células endoteliais e neutrófilos.[82,124,125,227] A sepse pode ser considerada como uma resposta inflamatória descontrolada.[221] Todavia, a sepse não é apenas causada por um sistema imune que se alterou, mas também pode estar associada a um sistema imune que ficou comprometido e incapaz de erradicar patógenos com o agravamento da sepse. A sepse bacteriana está associada a disfunção hepática, intestinal, renal, pulmonar e cardiovascular; hipotermia; oligúria; insuficiência respiratória e acidose láctica. Quando a sepse resulta em hipotensão arterial sistêmica, a síndrome é designada como *choque séptico*. As causas de morte na sepse incluem síndrome de disfunção múltipla de órgãos, síndrome de angústia respiratória aguda, insuficiência renal e insuficiência hepática. Embora ocorra depressão miocárdica, o débito cardíaco é habitualmente preservado, devido a dilatação cardíaca, vasodilatação e taquicardia sinusal.[176]

Bactérias gram-positivas e gram-negativas podem causar choque séptico. Os estafilococos, os estreptococos e *E. coli* constituem, provavelmente, os microrganismos mais comumente envolvidos. A riquetsemia pode produzir uma síndrome semelhante. Qualquer local infeccioso pode levar ao desenvolvimento de sepse, e as causas frequentes consistem em abscessos, piodermites profundas, feridas infectadas, celulite, infecção de próstata, pneumonia, peritonite e locais cirúrgicos infectados. É mais difícil identificar locais de infecção em pacientes com neutropenia e imunossupressão, visto que as infecções ocultas podem levar à incursão da corrente sanguínea. As infecções hospitalares são comuns em centros de cuidados intensivos, não apenas devido à concentração de pacientes enfermos e contaminação bacteriana, mas também porque as bactérias que causam infecções hospitalares são frequentemente resistentes aos antibacterianos. Para uma discussão completa sobre a patogenia, o diagnóstico e o tratamento da sepse, ver Capítulo 36.

Endocardite infecciosa

A endocardite refere-se à inflamação da superfície endocárdica do coração.[39] EI, também designada como *endocardite vegetativa* ou *endocardite bacteriana,* refere-se à invasão da superfície endotelial do coração, habitualmente das valvas, por um microrganismo infeccioso. Não se sabe se os micróbios infecciosos colonizam lesões estéreis microscópicas ou se invadem diretamente o endotélio normal.

Patogenia

A iniciação e a localização da infecção no endocárdio exigem a ocorrência de trombo de plaqueta-fibrina, bacteriemia e título elevado de anticorpos aglutinantes contra o microrganismo infeccioso. Quando colonizam uma valva cardíaca, os micróbios infecciosos não apenas produzem lesões proliferativas (vegetações), como também destroem o tecido valvar. As vegetações variam quanto a seu tamanho e formato, desde pequenos nódulos verrucosos até grandes massas semelhantes a couve-flor (Figura 86.3). As vegetações são constituídas de três camadas: (1) uma grande camada interna de plaquetas, fibrina, eritrócitos, leucócitos e bactérias; (2) uma camada intermediária de bactérias; e (3) uma camada externa de fibrina. São encontradas colônias de bactérias abaixo da superfície da vegetação, e a infiltração por células fagocitárias é mínima. Esse ambiente protegido possibilita o desenvolvimento de concentrações extremamente altas de bactérias. Profundamente dentro da matriz de fibrina-plaquetas, as bactérias frequentemente encontram-se em um estado de atividade metabólica reduzida.

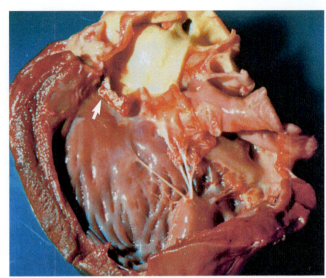

Figura 86.3 Valva aórtica de um cão com endocardite infecciosa. Uma das cúspides estava pálida, semelhante a couve-flor e firme à palpação, com aspecto calcificado (*seta*). (Fotografia do Department of Veterinary Pathology © 2004 University of Georgia Research Foundation Inc.)

Bacteriemia, aderência e endocardite infecciosa

Deve ocorrer bacteriemia, seja ela transitória ou persistente, para que haja desenvolvimento de EI.[42] Podem ocorrer alterações endoteliais, que resultam na deposição de plaquetas e fibrinas, levando à formação de uma vegetação estéril. Em casos incomuns, neoplasias nas cúspides valvares podem ser infectadas dentro do lúmen vascular.[214a] Em seguida, as bactérias devem alcançar esse local, aderir e, em seguida, colonizá-lo. Certas cepas de bactérias têm mais capacidade de aderência e colonização com inóculo relativamente pequeno. Gambás e porcos podem desenvolver EI sem qualquer lesão valvar prévia,[217] o que também pode ser observado em cães. As bactérias mais comuns da EI – estreptococos e estafilococos coagulase-positivos – aderem mais rapidamente à valva da aorta normal do que as bactérias que raramente causam EI. Além disso, em modelos experimentais, a propensão a causar EI varia de acordo com o sorotipo de *S. aureus.*

Os microrganismos que causam EI devem ter a capacidade de aderir à matriz de plaquetas-fibrina. A produção de fatores de aderência pelas bactérias facilita o desenvolvimento de EI. Esses fatores incluem dextrana e proteína de ligação da fibronectina. Foi constatado que algumas cepas de bactérias são poderosos estimuladores da agregação plaquetária, particularmente estreptococos e estafilococos produtores de EI. O fator de agregação produzido por estafilococos coagulase-positivos favorece a fixação ao fibrogênio e coágulos de plaquetas-fibrina.[155] A culminação em EI envolve o endotélio, os mecanismos hemostáticos, o sistema imune do hospedeiro, as propriedades de superfície dos microrganismos e eventos periféricos que dão início à bacteriemia (Boxe 86.2). Pode-se deduzir que o endotélio intacto é resistente à infecção com base na baixa frequência relativa de EI em comparação com a frequência conhecida de microbemia.[41,42] Embora as células fagocitárias removam micróbios do sangue, depósitos de plaquetas-fibrina podem ocorrer espontaneamente, e, nesses locais, os microrganismos podem aderir e iniciar EI antes que o sistema imunológico possa impedir a infecção. A aderência dos estafilococos coagulase-positivos às plaquetas constitui importante fator de virulência, e o ácido acetilsalicílico diminui a agregação plaquetária e a aderência à fibrina induzida por *Staphylococcus.*

Quando estafilococos aderem a valvas lesadas, ocorre produção de tromboplastina tecidual, que ativa localmente a cascata da coagulação, levando à produção de trombina e desencadeando a secreção de uma proteína de baixo peso molecular com propriedades antimicrobianas. Bactérias resistentes a esse fator têm mais

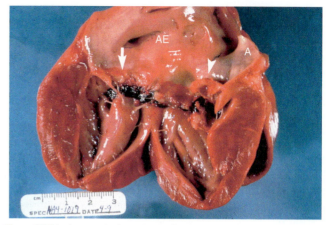

Figura 86.4 Lado esquerdo aberto do coração de um cão com endocardite bacteriana combinada da valva mitral (*seta*) e da valva da aorta (*ponta de seta*). Observa-se hemorragia subendocárdica adjacente a porções da valva mitral. *A,* aorta; *AE,* átrio esquerdo. (Fotografia do Department of Veterinary Pathology © 2004 University of Georgia Research Foundation Inc.)

tendência a causar endocardite. Uma vez alojadas em valvas cardíacas, as bactérias precisam escapar das defesas locais, incluindo proteínas microbicidas plaquetárias e leucócitos, para que possam sobreviver. A ocorrência de bactérias estimula a trombose mediada pela tromboplastina produzida a partir dos leucócitos que aderem à fibrina.[15,126,209] A microbemia crônica de baixo grau aumenta o risco de EI.[40] Os microrganismos infecciosos no sangue devem ser capazes de aderir à matriz de plaquetas-fibrina. Os poucos leucócitos que estão dentro dessa matriz são incapazes de fagocitar as bactérias que estão muito concentradas. Microrganismos são protegidos por camadas de fibrina, plaquetas e eritrócitos.

A progressão da lesão valvar varia de acordo com as propriedades do microrganismo infectante. Os microrganismos de virulência relativamente baixa produzem lesão valvar gradual e sinais cardíacos progressivos. Esses microrganismos, como *Bartonella,* frequentemente produzem lesões vegetativas de crescimento lento, cujo tamanho aumenta no decorrer de semanas ou meses, e que podem se tornar endurecidas ou calcificadas. A resolução da proliferação endocárdica estabelecida é impedida, visto que as colônias de bactérias ficam retidas em um coágulo avascular de plaquetas, células inflamatórias e fibrina, que impede o acesso dos fármacos antimicrobianos ou das defesas imunológicas.

Comprometimento valvar

As valvas cardíacas estão sujeitas a traumatismo constante em decorrência de sua abertura e fechamento. A incidência de EI parece estar diretamente relacionada com a força imposta a cada valva. As lesões geralmente se localizam onde a pressão e a velocidade do fluxo sanguíneo estão elevadas. A valva da aorta é mais comumente infectada, seguida da valva mitral por ordem de frequência (Figura 86.4). As valvas tricúspide e pulmonar raramente são acometidas.[39–42] A infecção de ambas as valvas mitral e da aorta é comum. A maior frequência de valvas individuais acompanha maior velocidade e pressão do fluxo sanguíneo nessas regiões.

Epidemiologia

A prevalência da EI é muito menor que a da miocardiopatia dilatada e degeneração mixomatosa da valva mitral. A incidência em duas instituições de referência foi, para ambas, de cerca de cinco casos por ano.[39] Tipicamente, os cães acometidos têm 4 a 8 anos de idade e são de porte médio ou grande; menos de 10% têm peso abaixo de 10 kg.[39] Os cães acometidos raramente têm menos de 2 anos ou mais de 10 anos de idade. Pastor-alemão, Boxer, Golden Retriever, Labrador Retriever e Rottweiler podem ser raças representadas em excesso.[39] Os machos são acometidos mais frequentemente do que as fêmeas, e foi relatada a proporção de 2:1, possivelmente em consequência de prostatite bacteriana crônica.[39]

As causas subjacentes de EI assemelham-se àquelas descritas anteriormente para bacteriemia. Foram avaliados os fatores de risco particulares para a EI, e existe uma preocupação particular para a cavidade bucal como fonte de exposição.[99] A profilaxia odontológica tem sido associada à endocardite em cães.[216] É interessante assinalar que cães com doença periodontal mais comum e grave e cães pequenos e idosos com gengivite parecem apresentar baixa prevalência de endocardite bacteriana. Entretanto, em um estudo epidemiológico envolvendo mais de 100.000 cães com e sem doença periodontal, foi constatada associação significativa entre a gravidade da doença periodontal e o risco de endocardite em miocardiopatia.[89] De modo notável, os cães sem doença periodontal tinham um peso médio maior do que os grupos de cães com doença periodontal, e a gravidade da doença periodontal aumentou com redução do peso corporal médio. Em outro estudo envolvendo 156 cães, com e sem endocardite bacteriana, não foi possível encontrar qualquer associação entre procedimentos cirúrgicos odontológicos ou bucais ou infecções bucais.[179]

Foi descrita a ocorrência de endocardite vegetativa em gatos.* Os microrganismos identificados incluíram bactérias gram-positivas e gram-negativas, como espécies de *Bartonella* (ver Tabela 86.1). Foram observadas evidências de doença concomitante em alguns gatos com endocardite, incluindo peritonite infecciosa felina, linfoma torácico, carcinoma mamário e megacólon.[44]

Fatores predisponentes

Numerosos fatores predispõem os indivíduos ao desenvolvimento de microbemia e EI. Entretanto, um conceito errôneo comum é acreditar que a EI esteja associada à doença cardíaca estrutural. Nos seres humanos, o prolapso da valva mitral é um distúrbio cardíaco preexistente comum em pacientes com EI. Todavia, o prolapso da valva mitral é comum, e a porcentagem de pacientes que desenvolvem EI é pequena. O risco de EI em pacientes com prolapso e regurgitação é cinco a oito vezes maior. Cães com incidência maior de degeneração mixomatosa da valva mitral, prolapso e regurgitação (cães de idade média a idosos, cães de raça pequena) apresentam incidência muito baixa de EI. Além disso, a EI raramente está associada à cardiopatia congênita em cães, com exceção da estenose aórtica subvalvar (EAS).[39,188,189] Na EAS, o fluxo sanguíneo turbulento de alta velocidade no trato de saída pode produzir microtraumatismo das válvulas, facilitando a colonização por microrganismos. Cães das raças Boxer, Rottweiller e Golden Retriever exibem incidência relativamente alta de EI e EAS.[39,119] Menos de 10% dos cães com EAS desenvolvem EI, e

---

*Referências 43, 44, 64, 139, 164, 201, 226.

uma minoria de cães com EI apresenta EAS.[39,119] Em certas ocasiões, é difícil estabelecer ou descartar um diagnóstico de EAS com EI da valva da aorta por ultrassonografia, visto que a vegetação pode obscurecer a lesão da EAS.

Os fatores predisponentes para a microbemia incluem procedimentos que envolvam a gengiva, a orofaringe, o trato GI ou tecidos infectados.[42] A lesão endotelial é produzida por cateteres intravenosos. Outras portas de entrada para microrganismos incluem feridas, locais de biopsia, cirurgia e cateteres urinários. Embora a gengivite e a estomatite possam estar associadas à bacteriemia e endocardite bacteriana, os cães com maior prevalência de infecções bucais (cães idosos de raça pequena) raramente desenvolvem EI.[39] A hipercoagulabilidade associada a neoplasias malignas, CID, hipercortisolemia endógena ou doenças imunologicamente mediadas pode predispor um indivíduo à EI. Todavia, esses fatores não são evidentes na maioria dos cães acometidos. Qualquer anormalidade que esteja associada à bacteriemia crônica (gengivite, infecção urinária ou prostática, piodermite e feridas) ou que comprometa as defesas do hospedeiro (como neoplasia, diabetes melito, hiperadrenocorticismo, administração de glicocorticoides exógenos ou outras terapias imunossupressoras) aumenta o risco de EI.[41,42,181] Pode-se suspeitar da fonte de infecção, porém ela é comprovada em menos de 50% dos cães com EI.[39,41,42]

O endotélio lesado expõe o polissacarídio extracelular dextrana, que facilita a fixação de algumas espécies de bactérias. Devido às espécies limitadas de microrganismos que compõem a maioria dos casos de EI, pode-se deduzir que alguns microrganismos (como estafilococos coagulase-positivos e alguns estreptococos) têm maior capacidade de colonizar o endocárdio. A fibronectina pode ser produzida pelas células endoteliais e pelas plaquetas em resposta a uma lesão vascular, e existem receptores de fibronectina na superfície de algumas bactérias, incluindo estafilococos coagulase-positivos e alguns estreptococos. A fibronectina pode facilitar a aderência de algumas bactérias, incluindo estafilococos, ao endotélio intacto.

Glicocorticoides

Cães com EI frequentemente apresentam história de uso de glicocorticoides.[39] Em alguns casos, foram administrados glicocorticoides nas semanas precedentes ao desenvolvimento da EI como componente do tratamento para uma doença associada a bacteriemia não reconhecida, tratamento de doença cutânea ou tratamento de suposta doença imunologicamente mediada. Cães com EI que foram tratados com glicocorticoides apresentam um tempo de sobrevida mais curto do que os que não receberam esse tipo de tratamento.[39]

Microrganismos infecciosos

A grande maioria dos casos de EI resulta de bactérias. Em certas ocasiões, são identificadas riquétsias, porém a EI fúngica é rara em cães.[39,40,42] Embora a variedade de espécies microbianas capazes de causar EI seja grande, apenas algumas espécies são responsáveis pela maioria das infecções. Mais de 50% das infecções em cães resultam de estafilococos coagulase-positivos e estreptococos.[39,42,213] A associação dos estreptococos à EI pode estar mais estreitamente relacionada com a frequência com que penetram na corrente sanguínea e com a sua capacidade de aderir ao endocárdio normal, e não com a sua virulência inata. *S. pseudintermedius* constitui a principal causa de EI em cães. Embora muitas espécies de bactérias gram-negativas sejam capazes de provocar EI, elas são responsáveis por uma pequena proporção do total.

A prevalência da EI causada por bactérias anaeróbicas não é conhecida, mas é provavelmente baixa. Nos seres humanos, um importante subgrupo de casos deve-se a um grupo de bacilos gram-negativos nutricionalmente exigentes, *Haemophilus aphrophilus*, *Actinobacillus*

actinomycetemcomitans, *Cardiobacterium hominis*, *Eikenella corrodens* e *Kingella kingae* – um grupo frequentemente designado pelo acrônimo *HACEK*. De modo semelhante, outros agentes exigentes, como espécies de *Brucella*, espécies de *Bartonella*, *Tropheryma whipplei*, *Coxiella burnetii* e espécies de *Chlamydia*, foram incriminados como agentes etiológicos em casos de EI com cultura negativa em seres humanos.[152]

Espécies de *Bartonella* foram identificadas como importante causa de EI em cães e gatos (ver Capítulo 52). As espécies de *Bartonella* são bactérias gram-negativas aeróbicas intracelulares e exigentes, que residem principalmente no interior dos eritrócitos e das células endoteliais. A prevalência de *Bartonella*, bem como a de outros microrganismos exóticos, é provavelmente variável em termos geográficos. *Bartonella vinsonii* ssp. *berkhoffii*, *Bartonella henselae*, *Bartonella koehlerae*, *Bartonella clarridgeiae*, *Bartonella quintana*, *Bartonella rochalimae* e *Candidatus Bartonella washoensis* foram identificados como causa de endocardite em cães.* *B. henselae*, *Bartonella elizabethae* e *B. clarridgeiae* foram associadas a doenças sistêmicas em cães, e foi detectada a existência de *Bartonella* ou seu DNA genômico no sangue de cães.[88,120,150,175] *B. henselae* foi identificada como causa de endocardite em gatos.[52,183]

Fatores que predispõem a infecções fúngicas em seres humanos, como substituição de próteses valvares, uso abusivo de substâncias intravenosas e terapia imunossupressora e antibacteriana crônica, são menos comuns em cães. A EI fúngica é rara em cães e gatos. Nos seres humanos, espécies de *Candida* e *Aspergillus* respondem pela maioria dos casos de EI fúngica.

Fisiopatologia

Além dos sinais constitucionais de infecção, que são mediados por citocinas, as manifestações clínicas da EI resultam da destruição valvar, de fenômenos embólicos e de doença por imunocomplexos. A ICC é o desfecho habitual em cães com EI da valva da aorta (ver Boxe 86.2).[42]

A embolização leva ao infarto orgânico e infecção metastática.[30] A embolização constitui causa frequente de sinais clínicos e deterioração clínica. Mesmo na ausência de evidências clínicas, os cães sempre desenvolvem embolia sistêmica, e ocorre infarto dos rins. Em geral, são observados êmbolos em muitos órgãos e tecidos, incluindo baço e o miocárdio.[39,42]

Bacteriemia persistente estimula o sistema imune celular e humoral. Pode ocorrer depósito subendotelial de CIC contendo IgG, IgA, IgM e complemento ao longo da membrana basal glomerular, em cápsulas articulares e vasos sanguíneos, levando à glomerulonefrite, artrite e vasculite. Anticorpos inespecíficos podem resultar em aumento das gamaglobulinas e do FR. Pode-se observar a produção de anticorpos antiendocárdicos. Os sinais clínicos de EI frequentemente simulam os de distúrbios imunologicamente mediados, e os resultados positivos de testes do sistema imune, como teste de Coombs e ANA, podem resultar de interações antígeno-anticorpo-complemento.[39] O FR, o ANA e os CIC contribuem para o desenvolvimento de poliartrite, doença renal e miocardite.

Achados clínicos

A EI compartilha muitas manifestações clínicas com a microbemia sem endocardite. As manifestações da EI podem simular vasculite, CID, brucelose, glomerulonefrite, neoplasias malignas e doenças imunologicamente mediadas; por esse motivo, a EI foi designada como o "grande imitador". Os achados clínicos em pacientes com endocardite tendem a ser inespecíficos. Por exemplo, um diagnóstico de EI com base na ocorrência de febre e sopro cardíaco é sensível,

---

*Referências 29, 32, 50, 51, 53, 78a, 102, 117, 137, 169.

porém inespecífico. Por outro lado, o achado de lesão típica de endocardite da valva da aorta na ecocardiografia é tanto sensível quanto específico.

Os sinais clínicos associados à EI podem estar relacionados com praticamente qualquer sistema orgânico. A febre é habitual, porém é frequentemente baixa. A febre tem mais tendência a estar ausente em pacientes com EI crônica, ICC, insuficiência renal, pacientes idosos e pacientes submetidos a tratamento antibacteriano. As sequelas da EI incluem ICC, insuficiência renal, proteinúria, esplenomegalia, abscesso esplênico, dor e fraqueza musculoesqueléticas e sinais compatíveis com embolia do SNC.

Os sinais clínicos e as anormalidades diagnósticas associados à EI frequentemente são inespecíficos e incluem manifestações extracardíacas. O intervalo entre o evento iniciador da bacteriemia e o diagnóstico de EI é habitualmente incerto, e nem sempre há um fator predisponente evidente.[39] Em alguns casos, o paciente desenvolveu ICC sem qualquer história de infecção ou inflamação. Esses pacientes podem não ter febre e tampouco apresentar leucograma inflamatório, entretanto, a maioria apresenta monocitose. Em certas ocasiões, obtém-se história de doença que, retrospectivamente, pode ter iniciado a bacteriemia 1 a 3 meses antes do diagnóstico de EI.[39] Cães acometidos podem exibir sinais de infecção sistêmica que incluem febre e leucocitose. A embolização séptica ou estéril ou infarto, as infecções metastáticas e a falência de órgãos são responsáveis por muitos dos sinais clínicos[39,42] que são diversos e enganadores. Os proprietários dos animais relatam, de modo variável, a ocorrência de letargia, depressão, fraqueza, anorexia, perda de peso, claudicação, sinais neurológicos e sinais compatíveis com ICC. Com frequência, não há febre por ocasião do diagnóstico, devido à bacteriemia de baixo grau ou ao tratamento prévio com agentes antibacterianos, glicocorticoides ou anti-inflamatórios não esteroides.*

Sopros cardíacos

As sequelas cardíacas incluem insuficiência valvar, visto que a infecção destrói o tecido valvar e interfere na sua função. A gravidade da destruição varia de acordo com a cronicidade e a virulência do microrganismo. A EI constitui causa de sopro de regurgitação aórtica, e a valva da aorta está mais comumente infectada. Os sopros sistólicos resultam de regurgitação mitral ou turbulência do fluxo sistólico gerada por vegetação na valva da aorta. Um sopro de início recente, particularmente com componente diastólico, na ocorrência de febre, é sugestivo de EI.[39] O sopro diastólico da regurgitação da valva da aorta pode ser audível sobre a base do coração esquerdo ou a região cranioventral direita. Esse sopro, particularmente quando acompanhado de pulsos femorais anormais, constitui forte evidência de EI. Tipicamente, os pulsos femorais associados à EI da valva mitral são normais, embora possam ser fracos na ocorrência de ICC esquerda.[39] Os pulsos femorais associados à EI da valva da aorta podem ser normais. Todavia, podem ser hiperdinâmicos e alternantes, visto que a pressão de pulso sistólica com regurgitação aórtica está aumentada devido à sobrecarga de volume e consequente aumento do volume sistólico, e a pressão diastólica está baixa, devido ao escoamento de sangue arterial para dentro do ventrículo esquerdo durante a diástole. Por conseguinte, não apenas a pressão diastólica pode estar baixa, como também a duração da onda de pressão sistólica pode estar reduzida.

Claudicação

A claudicação é um achado ocasional que ocorre em consequência de embolia séptica, artrite imunologicamente mediada ou osteopatia hipertrófica.[39,70] O tecido sinovial pode conter IgG, IgM e complemento, que indica uma base imune para a artropatia.

---

*Referências 39, 42, 54, 177, 210, 211.

Falência de órgãos

O cão acometido pode exibir sinais compatíveis com ICC esquerda, tosse, dispneia, estertores pulmonares (edema pulmonar), dispneia, fraqueza ou colapso.[39] A ICC está mais frequentemente associada à EI da valva da aorta. Quando o lado esquerdo do coração apresenta-se normal na radiografia, porém ocorre edema pulmonar, o clínico deve considerar a ocorrência de EI, visto que pode não haver tempo para o desenvolvimento de aumento pronunciado do coração nos casos de EI aguda. O índice de suspeita de EI aumenta em cães sem história de sopro cardíaco ou que não têm tendência à miocardiopatia ou degeneração valvar mixomatosa.[39] A insuficiência renal é outra complicação que pode impedir o reconhecimento de EI. A insuficiência renal é habitualmente causada por infarto crônico e glomerulonefrite.[39,41]

Sinais polissistêmicos

Os sinais constitucionais da EI podem simular os de qualquer doença polissistêmica.[39] É preciso considerar muitos diagnósticos diferenciais, incluindo doenças imunologicamente mediadas, riquetsioses, bacteriemia isolada, sequelas de neoplasia, causas de ICC e causas de insuficiência renal.[29,39,41,42] Os sinais localizados, como claudicação, edema e dor, frequentemente surgem em consequência das complicações da infecção.[39] Para evitar que a EI passe despercebida, essa possibilidade deve ser investigada quando houver um ou mais dos seguintes elementos da endocardite: (1) febre inexplicável, (2) sopro cardíaco de início recente, (3) fonte de infecção e (4) fenômenos embólicos.

Embolização sistêmica

A embolização constitui uma complicação constante e importante da EI, porém frequentemente não é detectada antes da morte. A existência de anticorpos antifosfolipídio relacionados com a infecção pode constituir fator de risco para eventos embólicos. Os rins exibem consistentemente infartos antigos e recentes, que contribuem para proteinúria e insuficiência renal (Figura 86.5 A). Outros órgãos que podem sofrer infarto incluem o baço (Figura 86.5 B), o cérebro (Figura 86.5 C) e o intestino (Figura 86.5 D). A ocorrência de infarto renal e a glomerulonefrite são corriqueiras, porém os abscessos renais são incomuns. As artérias femoral, hepática ou mesentérica podem estar embolizadas. Abscessos sépticos do baço podem contribuir para a febre e a leucocitose persistentes.

Diagnóstico

O diagnóstico de EI exige integração dos dados clínicos e laboratoriais. Os critérios mais importantes para o diagnóstico de EI são: (1) resultado positivo de várias hemoculturas dos microrganismos causais habituais, como *S. pseudintermedius* ou estreptococos; (2) achados típicos no ecocardiograma, como massa valvar oscilante; e (3) sopro de início recente, particularmente se for diastólico. Os achados clínicos que sustentam o diagnóstico de EI incluem febre, leucograma inflamatório, fenômenos embólicos e proteinúria. A EI compartilha muitas manifestações clínicas com a microbemia sem endocardite. O advento da ecocardiografia facilitou muito o diagnóstico de EI. O reconhecimento de EI da valva da aorta raramente é difícil na ultrassonografia. O diagnóstico de EI da valva mitral é mais difícil, visto que as lesões da degeneração mixomatosa podem se assemelhar àquelas da EI. É preciso reconhecer que cães com maior incidência de degeneração mixomatosa da valva mitral (cães idosos, de raça pequena) raramente são acometidos por EI. As características da lesão vegetativa no ecocardiograma consistem em oscilação entre a raiz da aorta e o ventrículo esquerdo na EI da valva da aorta ou entre o ventrículo esquerdo e o átrio esquerdo na EI da valva mitral. No início da evolução da doença, as vegetações são frequentemente hiperecoicas. Todavia, com a cronicidade, as vegetações tornam-se hiperecoicas, devido à densidade aumentada do tecido e à calcificação distrófica. Os sinais clínicos, os

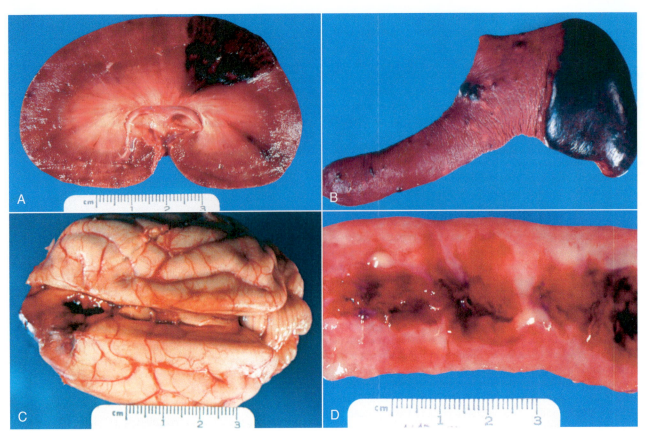

Figura 86.5 Órgãos de um cão com endocardite aórtica e infartos em vários órgãos. **A.** Infarto triangular em formato de cunha no rim. **B.** Uma extremidade do baço. **C.** Lado esquerdo do prosencéfalo. **D.** Mucosa intestinal. (Fotografia do Department of Veterinary Pathology © 2004 University of Georgia Research Foundation, Inc.

achados clínicos, as características do pulso femoral, a confirmação da bacteriemia e um sopro de início recente, particularmente sopro diastólico, são importantes para o diagnóstico de EI se não houver disponibilidade de ecocardiografia (Boxe 86.3).

Boxe 86.3 | Critérios para o diagnóstico *antemortem* de endocardite infecciosa

Sem exame ecocardiográfico
Todos os seguintes critérios devem ser preenchidos:
Sopro de início recente
Resultados positivos das hemoculturas (de preferência com mais de uma hemocultura com o mesmo microrganismo)
Achados clínicos e dados laboratoriais compatíveis com bacteriemia e endocardite

Com exame ecocardiográfico
Valva da aorta: o aspecto é patognomônico na ecocardiografia
Valva mitral: o aspecto é sugestivo de endocardite na ecocardiografia

Achados clínicos de suporte
Sinais clínicos
Sopro de início recente
Pulso fraco ou hiperdinâmico
Febre
Edema dos membros
Edema articular
Claudicação
Isquemia dos membros
Hiperestesia dos membros
Leucograma inflamatório
Hemoculturas positivas

Achados clinicolaboratoriais

Com frequência, os achados hematológicos de inflamação sistêmica estão ausentes. Isso pode resultar da administração prévia de fármacos antibacterianos ou glicocorticoides ou da ocorrência de bacteriemia crônica de baixo grau.[39,42] As anormalidades hematológicas incluem anemia, que é habitualmente normocítico-normocrômica e arregenerativa; trombocitopenia; leucograma inflamatório; e monocitose. O desvio do leucograma para a esquerda pode ser leve ou moderado, dependendo da cronicidade, ou estar ausente. No exame de urina, verifica-se a ocorrência variável de proteinúria, hematúria microscópica, cilindros hemáticos e bacteriúria. Os níveis elevados de proteína C reativa são típicos, porém constituem achado inespecífico associado a qualquer maneira de doença valvar crônica.[195] Embora nem sempre se obtenha leucograma inflamatório, ocorre monocitose em 90% dos cães acometidos.[39,42] Em alguns casos, a neutrofilia de células maduras e a monocitose indicam inflamação crônica de baixo grau. A trombocitopenia pode ser atribuída à vasculite sistêmica e ao consumo imune ou da coagulação.[39,42]

Em cães com bacteriemia e endocardite, pode-se observar "tríade séptica" de baixa concentração sérica de albumina, atividade elevada da FA no soro e/ou concentração elevada de bilirrubina e baixos níveis de glicemia. Os níveis séricos elevados de atividade da FA e da bilirrubina resultam, provavelmente, do efeito das toxinas bacterianas sobre o fluxo e a excreção biliar; nos casos graves, pode ocorrer icterícia. A hipoglicemia é causada pelos efeitos das bactérias ou suas toxinas sobre o metabolismo da glicose.

A azotemia pode ser pré-renal ou causada por infarto e glomerulopatia. Na embolização, a urina frequentemente contém proteína, sangue, cilindros e bactérias.[39,41] Recomenda-se a realização de cultura de urina, não apenas devido à filtração de bactérias do sangue para a urina, mas também pelo fato de o trato urinário ser uma fonte ocasional de infecção.[39,41]

A ocorrência de bactérias em vegetações endocárdicas estimula o sistema imune humoral a produzir anticorpos inespecíficos que podem resultar em aumento das gamaglobulinas, havendo produção de anticorpos antiendocárdicos. Ocorre produção de CIC, e sua concentração correlaciona-se às manifestações extracardíacas, como artrite, esplenomegalia e glomerulonefrite. Verifica-se o desenvolvimento de FR (anticorpo IgM anti-IgG) em alguns pacientes com EI, porém os títulos diminuem com o tratamento antibacteriano. Pode haver também desenvolvimento de ANA, os quais podem contribuir para a febre, a dor e os sintomas musculoesqueléticos. A síntese de anticorpos opsônicos (IgG), aglutinantes (IgG, IgM) e fixadores do complemento (IgG, IgM) é típica.

Identificação da bacteriemia

Em todos os casos, devem-se efetuar hemoculturas na tentativa de identificar os microrganismos agressores.[40,42,68] Na experiência dos autores (CAC e JDT), quando as hemoculturas são realizadas corretamente, com frequência obtêm-se resultados positivos[39-41] em aproximadamente 30 a 50% dos pacientes. A sensibilidade diminuída pode ser explicada por baixas concentrações de bactérias no sangue, fatores bactericidas endógenos (complemento e fagócitos), eliminação intermitente do microrganismo, EI crônica com lesões vegetativas encapsuladas ou infecções por microrganismos exigentes, de crescimento lento, como *Bartonella*.[29,31,41,68]

A hemocultura e o teste de sensibilidade são ferramentas excelentes, não apenas para o diagnóstico, mas também para orientar o tratamento antibacteriano. Na situação incomum de bacteriemia aguda, é aceitável obter pelo menos dois conjuntos de amostras para hemocultura a intervalos de 15 min. Na situação subaguda, é aceitável obter três conjuntos de amostras para cultura a intervalos de 1 h. Quando os resultados de hemocultura permanecem negativos depois de 2 a 3 dias, deve-se solicitar ao laboratório para prolongar a incubação ou efetuar subculturas em meios enriquecidos.

O termo *EI com cultura negativa* refere-se a casos ativos de EI com resultados negativos de múltiplas culturas. Muitos desses casos resultam de um tratamento antibacteriano suficiente para suprimir a bacteriemia, mas não para esterilizar a vegetação. Outras causas incluem espécies de *Bartonella*, bactérias de crescimento lento, como HACEK (*Haemophilus* spp., *Actinobacillus actinomicetemcomitans*, *Cardiobacterium hominis*, *Eikenella corrodens* e *Kingella* spp.), alguns estreptococos, espécies de *Mycobacterium*, microrganismos nutricionalmente exigentes que necessitam de procedimentos especiais ou meios suplementares e microrganismos anaeróbicos.[104,222]

Muitos resultados negativos de hemoculturas em seres humanos com EI devem-se a infecções por espécies de *Bartonella*, que são microrganismos gram-negativos exigentes.[32] A prevalência da EI por *Bartonella* está sendo reconhecida com frequência crescente em cães e gatos com o desenvolvimento de novos métodos de cultura e o advento da PCR. Se houver suspeita de bacteriemia isolada ou de EI, deve-se efetuar sorologia. A obtenção de títulos séricos elevados de *Bartonella* spp. (acima de 512) é compatível com a infecção.[30] As espécies de *Bartonella* residem dentro dos eritrócitos e das células endoteliais de seu hospedeiro reservatório e ocorrem em baixos números em hospedeiros inadvertidos, o que dificulta seu isolamento de hemoculturas, devido à necessidade de técnicas especiais.[29,31,32] Em certas ocasiões, podem ser isoladas espécies de *Bartonella* por meio de incubação prolongada e subcultura em meios com caldo em tecido de células endoteliais.[69,129,205] O meio de cultura celular de insetos BAPGM® (*Bartonella* Alpha Proteobacteria Growth Medium), combinado com PCR, possibilita melhor crescimento e detecção de *Bartonella* em animais, em comparação com outros testes diagnósticos disponíveis (ver Capítulo 52).[34] Podem ser necessários métodos de cultura tecidual para microrganismos intracelulares obrigatórios,

como espécies de *Coxiella*, e para *Chlamydia*. A extração de ácido nucleico do sangue, com amplificação subsequente por PCR, tem sido benéfica no diagnóstico precoce de bacteriemia e na confirmação de infecção por agentes exigentes ou não cultiváveis.[31,32] Como alguns anaeróbios e membros do grupo HACEK são microrganismos de crescimento lento, a manutenção das culturas por 4 semanas pode aumentar a taxa de recuperação. Em amostras *post-mortem* ou cirúrgicas, a PCR do tecido valvar infectado aumentou acentuadamente a detecção e a identificação de microrganismos que produzem resultados negativos na cultura para endocardite em seres humanos.[187]

Diagnósticos especiais

O diagnóstico de EI exige integração dos achados clínicos e laboratoriais. As arritmias, habitualmente contrações prematuras atriais ou ventriculares, são observadas em pelo menos 50 a 75% dos cães acometidos; raramente comportam risco de vida e são mais bem avaliadas por monitoramento eletrocardiográfico contínuo e prolongado, ao lado da jaula de internamento ou por registro Holter. Outras anormalidades eletrocardiográficas menos comuns incluem bloqueios do feixe de ramos e bloqueio atrioventricular.[178,188] A interpretação radiográfica pode revelar aumento das câmaras ou nenhuma anormalidade. O aumento das câmaras, mais comumente o átrio esquerdo, é habitualmente observado quando a EI é crônica.[39] Na existência de ICC esquerda franca ou iminente, verifica-se a ocorrência de edema pulmonar e/ou distensão da veia pulmonar.[39]

A ecocardiografia é a melhor ferramenta diagnóstica para endocardite, porém sua sensibilidade e especificidade não alcançam 100%. A moderna ecocardiografia bidimensional pode detectar pequenas lesões. A identificação de massa vegetativa oscilante ecogênica na valva da aorta ou valva mitral constitui forte indicação de EI. O aspecto das vegetações da valva da aorta no ecocardiograma tanto modo M quanto bidimensional é praticamente patognomônico da EI (Figuras 86.6 e 86.7 A e B). Os ecos de vegetações na valva mitral estão habitualmente na cúspide cranial (anterior), porém não são patognomônicos; entretanto, muitas lesões da EI são maiores que as lesões mixomatosas, e seu movimento oscilante deve levantar forte suspeita de lesões vegetativas (ver Figura 86.7). A habilidade e a experiência do operador e a qualidade da imagem influenciam a interpretação. Além disso, os resultados precisam ser considerados no contexto de outros achados clínicos e laboratoriais. Uma interpretação falso-positiva é mais comumente atribuível à degeneração mixomatosa da valva mitral. O especialista deve sempre considerar os sinais clínicos e a história do cão em questão. Sinais clínicos associados à EI diferem, em grande parte, daqueles de cães com degeneração

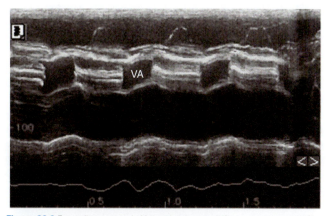

Figura 86.6 Ecocardiograma modo M de valva da aorta (*VA*) com espessamento. Essa imagem ecocardiográfica é típica de vegetações da valva da aorta. (Fotografia de Clay Calvert © 2004 University of Georgia Research Foundation Inc.).

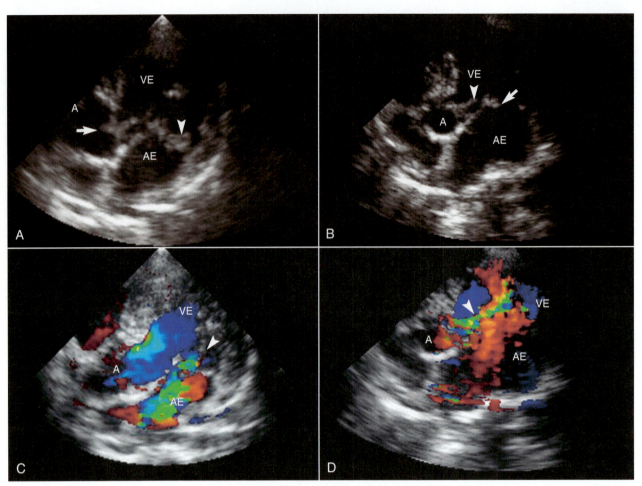

Figura 86.7 Ecocardiograma bidimensional no plano apical esquerdo, eixo longo, de duas câmaras. **A.** Durante a sístole, a válvula da valva da aorta espessada por vegetação (*seta*) está aberta na aorta (*A*). São também observadas vegetações nas válvulas da valva mitral (*ponta de seta*), que residem entre o átrio esquerdo (*AE*) e o ventrículo esquerdo (*VE*). **B.** Na diástole, a valva da aorta com vegetação está fechada, e parte da vegetação faz protrusão (*ponta de seta*) no ventrículo esquerdo (*VE*). A válvula anterior aberta da valva mitral também está espessada por vegetação (*seta*). **C.** Imagem de Doppler colorido na sístole, demonstrando a regurgitação mitral turbulenta (*ponta de seta*). **D.** Imagem de Doppler colorido na diástole, demonstrando o jato turbulento da regurgitação aórtica (*ponta de seta*). *AE,* átrio esquerdo. Fotografias de Clay Calvert © 2004 University of Georgia Research Foundation Inc.)

mixomatosa avançada. Sopro cardíaco recente tem particular importância se a raça ou a idade do paciente não forem características de cães com degeneração valvar mixomatosa.

O aumento das câmaras e a alteração da função contrátil podem ser evidentes.[39] Em certas ocasiões, é possível observar o contraste ecocardiográfico espontâneo em consequência de hiperfibrinogenemia e aumento da velocidade de hemossedimentação.[188a] A diminuição da função contrátil é típica da sobrecarga de volume de alta pressão da EI avançada da valva da aorta, mas não da sobrecarga de volume de baixa pressão da EI da valva mitral. O *fluttering* diastólico da valvular anterior (cranial) da valva mitral indica insuficiência aórtica e, portanto, sugere a existência de EI. O *fluttering* resulta do jato da regurgitação aórtica que colide na válvula anterior (cranial) da valva mitral quando está aberta na diástole. O Doppler colorido é usado para identificar as consequências hemodinâmicas da EI, como regurgitação valvar ou turbulência do trato de saída do ventrículo esquerdo (ver Figura 86.7 C). A interrogação com Doppler da regurgitação aórtica indica habitualmente um grave vazamento de volume (ver Figura 86.7 D). O registro espectral da regurgitação aórtica grave caracteriza-se por uma inclinação de desaceleração acentuada e rápida que pode ser medido pela velocidade de inclinação e meio-tempo de pressão. Este último é o tempo necessário para o rebaixamento do gradiente de pressão diastólica em 50%. Quanto mais curto o meio-tempo, mais grave o vazamento. A regurgitação aórtica grave é incompatível com a sobrevida.

Tratamento
Agentes antibacterianos e outros fármacos

No interior da vegetação os microrganismos estão protegidos, tornam-se metabolicamente dormentes e são menos vulneráveis à atividade microbicida dos antimicrobianos.[40] Recomenda-se administração parenteral prolongada de um ou mais antibacterianos bactericidas. Os autores deste capítulo (CAC e JDT) tipicamente instituem tratamento de aproximadamente 1 ano nos cães que sobrevivem. A meta do tratamento é destruir os microrganismos e minimizar e controlar as consequências da infecção. De modo ideal, o tratamento baseia-se nos resultados de hemocultura e do antibiograma, porém é habitualmente iniciado antes da obtenção dos resultados.[222,223] Apesar da sensibilidade a antibacterianos *in vitro*, são necessários vários meses para que ocorra erradicação completa. A dificuldade de cura resulta do comprometimento das defesas do hospedeiro em uma rede de fibrina densamente encapsulada, em que as colônias de bactérias estão relativamente livres dos fagócitos. Além disso, as bactérias no interior dessas vegetações alcançam concentrações extraordinárias. Nessas populações densas, as bactérias podem estar em um estado de redução da atividade metabólica ou divisão celular. São menos sensíveis aos agentes antibacterianos que exigem a síntese da parede celular e a divisão para a sua atividade máxima. O tratamento com fármacos antimicrobianos deve ser inicialmente intravenoso, seguido de administração subcutânea e, por fim, administração oral por um período extenso.

As bactérias infecciosas mais comuns são conhecidas, e seus padrões de sensibilidade a antimicrobianos são um tanto previsíveis e iguais àqueles associados à bacteriemia isoladamente (ver Tabela 86.4). A escolha do antibacteriano para administração subcutânea deve se basear, idealmente, nos dados de sensibilidade a antibacterianos; entretanto, se as hemoculturas forem negativas, ou se não for realizada qualquer cultura, podem-se administrar ceftiofur, azitromicina ou ticarcilina-clavulanato.

O tratamento antimicrobiano deve ser bactericida, e as concentrações séricas dos agentes antibacterianos devem ser altas (Boxe 86.4), visto que eles alcançam as áreas centrais de vegetações avasculares por difusão passiva. O tratamento parenteral (por via intravenosa) é preferido, e a administração oral não é confiável. As quinolonas podem ter melhor penetração nas vegetações do que algumas cefalosporinas.[57] As combinações de agentes antibacterianos devem produzir rapidamente efeito bactericida, como aquele obtido pelo sinergismo de penicilina com aminoglicosídio. É obrigatório obter concentrações séricas elevadas, e as concentrações séricas de antibacterianos devem ser mantidas na extremidade alta da faixa terapêutica durante o maior tempo possível. Recomenda-se a duração de pelo menos 1 a 2 semanas de tratamento antibacteriano por via intravenosa, seguido de administração subcutânea durante várias semanas, se possível; em seguida, o tratamento deve ser continuado com antibacterianos bactericidas por via oral. Os autores deste capítulo (CAC e JDT) continuam a administração de antibacterianos durante aproximadamente 1 ano nas dosagens especificadas (ver Tabela 86.5). Os cães podem ser monitorados por meio de ecocardiografia repetida, que pode demonstrar a redução no tamanho das vegetações e melhora da função hemodinâmica (Figura 86.8 A e B).

A preponderância de infecções em cães resulta de *Staphylococcus* e *Streptococcus*. Os estreptococos são habitualmente sensíveis às penicilinas e cefalosporinas e, com frequência, são resistentes às quinolonas e aos aminoglicosídios. Cepas altamente resistentes podem ser sensíveis à ceftriaxona e vancomicina[156] que também pode ser eficaz contra *Staphylococcus* spp. coagulase-positivo. Os enterococos são habitualmente resistentes a agentes antimicrobianos, e a vancomicina associada a um aminoglicosídio pode ser eficaz. O uso de vancomicina em animais tem sido questionado, visto que a sua administração pode levar ao desenvolvimento de cepas resistentes a agentes antimicrobianos nos seres humanos (ver Capítulos 30 e 34 e *Formulário de fármacos*, no Apêndice).

Quando o tratamento parenteral é substituído pela via oral, deve-se considerar a biodisponibilidade oral do fármaco, e utilizar

Boxe 86.4   Princípios de tratamento antibacteriano da endocardite infecciosa

1. Utilizar antibacterianos bactericidas.
2. Assegurar alta concentração sérica de antibacterianos pela administração de altas doses IV.
3. Continuar a administração por via IV de antibacterianos durante pelo menos 1 a 2 semanas.
4. Quando a administração por via IV de antibacterianos não for mais prática, passar para a administração por via SC.
5. Continuar o tratamento antibacteriano durante pelo menos 2 a 3 meses.
6. Utilizar antibacterianos por via oral somente depois de pelo menos 1 mês de administração por via IV e SC.

IV, intravenosa; *SC*, subcutânea.

doses orais mais altas do que as doses parenterais. Por exemplo, a absorção das penicilinas e cefalosporinas por via oral é mais baixa, e só podem ser alcançados níveis terapêuticos com o aumento da dose. Fármacos lipossolúveis, tais como a clindamicina, alcançam concentração sérica máxima semelhante com doses orais ou parenterais.

Em certas ocasiões, são identificados microrganismos menos comuns em cães com EI. A infecção anaeróbica é incomum, porém a penicilina, o metronidazol, a ticarcilina-clavulanato e o impeném constituem boas opções para tratamento. Os microrganismos HACEK são sensíveis às cefalosporinas de terceira geração mais recentes (ceftriaxona ou cefotaxima), que constituem antibacterianos de escolha.[222] A endocardite por *P. aeruginosa* pode ser tratada com a associação de tobramicina e penicilina de espectro ampliado (ticarcilina, piperacilina) ou ceftazidima. *Coxiella* pode ser tratada com a associação de doxiciclina e rifampicina ou uma quinolona. *Brucella* também pode ser tratada com a associação de doxiciclina e rifampicina.

Em geral, os antibacterianos bacteriostáticos são ineficazes no tratamento da EI. A incapacidade de controlar a infecção e as recidivas latentes são comuns. Uma resposta aparente a tetraciclina, eritromicina ou clindamicina não deve ser interpretada como indicadora de tratamento bem-sucedido.

O tratamento de suporte é sempre um componente do tratamento (Tabela 86.6). Deve-se considerar o equilíbrio acidobásico, bem como o equilíbrio hidreletrolítico. O suporte nutricional pode

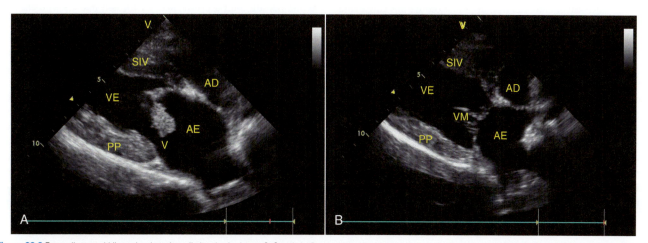

Figura 86.8 Ecocardiograma bidimensional no plano direito, de eixo longo. **A.** Grande lesão de endocardite bacteriana em uma válvula da valva mitral. **B.** Depois de 6 meses de tratamento antibacteriano, a lesão está bem menor. A gravidade da regurgitação mitral diminuiu gradualmente, e não houve aumento das câmaras. Esse cão permaneceu sadio depois de 2 anos de tratamento. Legenda: *SIV*, septo interventricular; *AE*, átrio esquerdo; *VE*, ventrículo esquerdo; *VM*, valva mitral; *PP*, parede pleural; *AD*, átrio direito; *V*, vegetação. (Fotografias de Clay Calvert © 2004 University of Georgia Research Foundation Inc.)

Tabela 86.6	Tratamento de suporte para endocardite infecciosa.				
Fármaco[a]	Espécie	Dose[b]	Via	Intervalo (horas)	Duração (dias)
Enalapril ou benazepril	CG	0,5 mg/kg	VO	12	Quando necessário
	C	0,5 mg/kg	VO	12 a 24	Quando necessário
Espironolactona	C	1 a 2 mg/kg	VO	12	Quando necessário
Pimobendana	C	0,3 mg/kg	VO	12	Quando necessário
Furosemida	C	0,5 a 2,0 mg/kg	VO	12	Quando necessário
	G	1 a 4 mg/kg	VO, SC, IV	12	Quando necessário
Anlodipino ou felodipino	C	0,1 mg/kg	VO	12 a 24	Varia[c]
	G	0,625 mg/gato	VO	12 a 24	Quando necessário

CG, cão e gato; *G*, gato; *C*, cão; *IV*, intravenosa; *VO*, via oral; *SC*, subcutânea.
[a]Para informações adicionais sobre os fármacos listados, ver o *Formulário de fármacos*, no Apêndice.
[b]Dose por administração em intervalo especificado.
[c]Deve-se efetuar a titulação a cada 4 a 7 dias até o máximo de 0,4 mg/kg a cada 12 a 24 h VO.

constituir importante componente do tratamento e ser mantido por alimentação parenteral ou por sonda.

É preciso considerar as consequências da destruição valvar. A ICC é inevitável em caso de endocardite da valva da aorta; pode ser latente, mas não inevitável, na infecção da valva mitral. Na endocardite da valva da aorta, o ventrículo esquerdo sofre sozinho as consequências da sobrecarga. Com a infecção e regurgitação da valva mitral, o átrio esquerdo e o leito vascular pulmonar acomodam a sobrecarga de volume. Embora não se tenha comprovado influência positiva sobre a evolução da doença, a inibição da enzima conversora de angiotensina é habitualmente recomendada se houver aumento do átrio ou do ventrículo esquerdos. O enalapril ou o benazepril são escolhas comuns. A espironolactona, um antagonista da aldosterona, pode ser acrescentada ao esquema com a progressão do aumento cardíaco. Devem-se acrescentar um diurético e pimobendana se a ICC for franca ou iminente. A furosemida constitui diurético de escolha (ver Tabela 86.6).

O aumento da redução pós-carga (dilatação arteriolar) pode constituir um adjuvante útil para a inibição da enzima conversora de angiotensina. A redução da pós-carga adjuvante pode resultar em diminuição do volume de regurgitação aórtica ou mitral. Quando a resistência arteriolar periférica total é diminuída pelo aumento da área de corte transversal arteriolar total, a alteração na resistência relativa ao fluxo sanguíneo sistólico e diastólico facilita o aumento do volume sistólico e a diminuição da regurgitação aórtica. O anlodipino e o felodipino são redutores eficientes da pós-carga (ver Tabela 86.6). A pressão arterial sistêmica deve ser monitorada quando a redução da pós-carga adjuvante é iniciada e titulada. O monitoramento indireto da pressão arterial é mais conveniente, embora seja sujeito a falta de precisão. A titulação deve ser interrompida se a pressão arterial sistólica for menor do que aproximadamente 110 mmHg, ou se a velocidade de regurgitação mitral, medida por ultrassonografia Doppler, for de 4,5 a 5 m/s. Essa faixa de velocidade correlaciona-se a pressão arterial sistêmica sistólica entre 100 e 120 mmHg. Se ocorrerem sinais clínicos de hipotensão (letargia, tremor, fraqueza, anorexia), a administração de vasodilatadores deve ser interrompida por 24 h e, em seguida, reinstituída na menor dosagem anterior. Raramente ocorre hipotensão grave, que persiste por menos de 12 h; todavia, em certas ocasiões, pode ser necessária a administração intravenosa de líquido. Embora a redução da pós-carga com dilatadores arteriolares possa diminuir o volume da regurgitação aórtica, não há evidências de melhora da sobrevida.

Tratamento anticoagulante

O tratamento anticoagulante não demonstrou prevenir a embolização e pode aumentar o risco de hemorragia.[215] Nos seres humanos foi avaliada a função do ácido acetilsalicílico e do clopidogrel na pre-

venção da embolização.[126] Os estudos realizados confirmaram o uso do ácido acetilsalicílico para reduzir o tamanho das vegetações e a densidade microbiana em seu interior.[162] Foi constatado que o ácido acetilsalicílico diminui a disseminação das bactérias e os eventos trombólicos.[4,126]

Prognóstico

O prognóstico para a sobrevida a longo prazo é variável.[39-42] A regurgitação aórtica é uma lesão devastadora, a não ser que o volume do vazamento seja pequeno, e, em geral, leva ao desenvolvimento de ICC esquerda. Por outro lado, os autores deste capítulo (CAC e JDT) tiveram bons resultados na EI da valva mitral após s diagnóstico precoce e tratamento antibacteriano rigoroso a longo prazo. A endocardite da valva da aorta está associada a prognóstico grave. Ocorre morte devido à ICC refratária, frequentemente dentro de 6 meses após o estabelecimento do diagnóstico. Alguns cães podem sobreviver por 12 a 15 meses. No tratamento de pacientes humanos com endocardite da valva da aorta, a tendência é realizar um tratamento precoce com substituição valvar.

Prevenção

A quimioprofilaxia é controvertida: a relação risco/benefício e a justificativa econômica podem ser questionadas, e os estudos clínicos que sustentam a sua eficácia são limitados. O uso profilático de agentes antibacterianos antes de procedimentos clínicos que causam bacteriemia não diminui a prevalência da EI; isso não é surpreendente, visto que apenas uma pequena proporção de todos os casos é atribuível a esses procedimentos. A quimioprofilaxia, mesmo quando eficaz, não pode ser aplicada à maioria dos casos. Entretanto, a mortalidade associada à EI justifica a quimioprofilaxia em pacientes com risco aumentado.

Recomenda-se o uso de agentes antibacterianos profiláticos quando são realizadas extrações de dentes, raspagem dentária ou cirurgia em cães com cardiopatias congênitas. Essa profilaxia voltada para a realização de procedimentos não deve ser iniciada vários dias antes do procedimento, devido ao potencial de selecionar microrganismos resistentes a fármacos antibacterianos. Com efeito, deve ser administrada imediatamente antes (dentro de 1 h) para manter os níveis sanguíneos durante o procedimento (ver Capítulos 53 e 88). Para procedimentos bucais e dentários em pacientes que correm risco aumentado, é razoável a administração intravenosa de ticarcilina ou de uma cefalosporina de primeira geração 1 h antes do procedimento, sendo a dose repetida dentro de 6 h. A incisão e a drenagem da pele infectada estão associadas a estafilococos coagulase-positivos, e uma cefalosporina de primeira geração, ticarcilina ou ticarcilina-clavulanato constituem boa escolha para profilaxia. A manutenção da higiene oral é uma medida preventiva mais importante que a quimioprofilaxia voltada para procedimentos.

O trato urinário masculino constitui fonte de bacteriemia crônica; por conseguinte, pode-se considerar a castração como medida profilática, visto que ela reduz o risco de prostatite bacteriana.

Miocardite infecciosa

A miocardite (inflamação dos miócitos, interstício e vascularização) pode resultar de causas primárias ou secundárias. A doença miocárdica ativa e crônica pode estar associada a agentes infecciosos, incluindo *Bartonella* em cães (Boxe 86.5), para informações adicionais deve-se consultar os capítulos relacionados. A miocardite secundária a agentes infecciosos pode ser subclínica se a inflamação for focal e limitada. A miocardite grave ou difusa resulta em febre, mal-estar, fraqueza, arritmias cardíacas e, possivelmente, ICC. A ICC causada por miocardite necrosante pode constituir complicação letal da infecção por parvovírus canino neonatal,[1,161] porém é rara, devido à existência disseminada de cadelas imunes. A PCR para vírus tem sido usada em miocárdio embebido em parafina de cães com miocardiopatia dilatada e miocardite para rastreamento do parvovírus canino, adenovírus tipos 1 e 2 e herpes-vírus.[147] Apenas sequências de ácido nucleico do adenovírus 1 foram detectadas no coração de um cão. A infecção natural pelo vírus do Nilo ocidental em canídeos foi associada à miocardite que acompanha a encefalite.[38,134] Os resultados foram negativos para herpes-vírus, calicivírus e coronavírus. Nos seres humanos, o vírus Coxsackie B3 foi detectado no músculo cardíaco de aproximadamente 50% dos pacientes humanos com miocardiopatia dilatada.[52,79,112,116] A pressuposição é a de que a lesão por esse vírus cardiotrópico leve à produção de autoanticorpos específicos contra o músculo cardíaco e a infiltrados de células imunes. As infecções por clamídias também foram associadas à miocardite, assim como na endocardite em seres humanos, levando à ativação de linfócitos autoagressivos, que reagem contra antígenos cardíacos específicos, devido ao mimetismo molecular com antígenos bacterianos.[182] Nenhum desses patógenos humanos foi incriminado como causa de miocardite em cães ou em gatos; entretanto, é possível que um mecanismo semelhante de miocardite autoimune possa ser deflagrado pela infecção do miocárdio.

Foi identificada a ocorrência de miocardite supurativa que levou à síncope em dois filhotes irmãos de Boxer, em associação à infecção por *Citrobacter koseri*.[45] O microrganismo, que é saprófita, é considerado oportunista, e houve suspeita de imunossupressão concomitante, possivelmente pela infecção por parvovírus, nesses cães. De modo semelhante à sua propensão de provocar endocardite, espécies de *Bartonella* foram identificadas como causa de miocardite e de endocardite em cães e em gatos (ver Capítulo 52). Foi identificada a ocorrência de arritmias cardíacas, endocardite ou miocardite em cães com perda de peso, síncope, colapso ou morte súbita, frequentemente na ausência de febre.[29] Gatos com infecção experimental ou natural por *B. henselae* ou *B. clarridgeiae* tiveram miocardite linfocitária histologicamente em associação a inflamação de outros órgãos, incluindo endocardite concomitante.[123]

Cães infectados por *Trypanosoma cruzi* desenvolvem miocardite granulomatosa, que pode causar insuficiência cardíaca e distúrbio do ritmo cardíaco.[13,138] *Neospora caninum* e *Borrelia burgdorferi* podem infectar o miocárdio, porém a doença é habitualmente leve e obscurecida por sinais clínicos associados ao comprometimento de outros órgãos ou sistemas. Todavia, ocorreu morte súbita em consequência de miocardite por *Neospora*.[168] A miocardite atrial resultou em lesão do nó sinusal e parada sinusal em um cão.[224] Foi relatada a ocorrência de abscesso miocárdico séptico como achado muito incomum em um cão.[128]

O diagnóstico de miocardite é habitualmente estabelecido quando taquiarritmias ventriculares, com ou sem alterações do segmento ST e batimento sinusal, acompanhadas de febre e mal-estar, levam a um índice de suspeita.

Entretanto, alguns cães não têm febre nem anormalidades no hemograma completo e apresentam taquiarritmias ventriculares graves. Quando ocorre miocardite difusa, a análise eletrocardiográfica revela um grau de insuficiência miocárdica (miocardiopatia dilatada secundária) de gravidade variável. Em cães examinados pelos autores deste capítulo, foram observadas concentrações séricas elevadas do produto de clivagem aminoterminal do pró-hormônio peptídio natriurético tipo B (NT-pro-BNP) e da troponina-I. Deve-se determinar imediatamente o nível sérico de troponina-I. A obtenção de alta concentração sérica de troponina-I indica miocardite aguda. Em cães gravemente acometidos, é provável a ocorrência de arritmia ventricular de controle difícil e morte súbita por arritmia, devido à taquicardia ventricular rápida que degenera em fibrilação ventricular. Os autores deste capítulo observaram este quadro em dois filhotes de Boxer.

Dispõe-se de testes sorológicos específicos para alguns dos microrganismos agressores. Todavia, a etiologia permanece obscura em muitos casos. O tratamento é direcionado para o agente infeccioso primário, o controle da arritmia cardíaca e o tratamento da ICC.

Miocardite-diafragmite transmissível em gatos

A miocardite-diafragmite transmissível é uma doença esporádica, que acomete principalmente gatos adultos e ocorre mais comumente nos meses de verão. Foi relatada na Califórnia e na Flórida.[95,180]

Boxe 86.5	Causas infecciosas de miocardite

Vírus
Vírus da cinomose (recém-nascidos, ver Capítulo 3)
Herpes-vírus canino (ver Capítulo 5)
Parvovírus canino (pré-natal, recém-nascidos; ver Capítulo 8)
Vírus do Nilo ocidental (ver Capítulo 24)

Riquétsias
Rickettsia rickettsii (ver Capítulo 27)

Bactérias
Numerosos gêneros
Borrelia burgdorferi (ver Capítulo 43)
Bartonella henselae (ver Capítulo 52)
Bartonella vinsonii ssp. *berkhoffii* (ver Capítulo 52)[a]

Algas
Espécies de *Prototheca* (ver Capítulo 67)

Fungos
Blastomyces dermatitidis (ver Capítulo 57)
Cryptococcus neoformans (ver Capítulo 59)
Coccidioides immitis (ver Capítulo 60)
Aspergillus terreus (ver Capítulo 62)
Paecilomyces variotii (ver Capítulo 65)

Protozoários
Trypanosoma cruzi (ver Capítulo 72)
Hepatozoon americanum (ver Capítulo 74)
Toxoplasma gondii (ver Capítulo 79)
Neospora caninum (ver Capítulo 79)

Desconhecida
Miocardite-diafragmite transmissível em gatos

[a]As infecções por *Bartonella* têm produzido endocardite, com ou sem miocardite. Em cães, foi constatada *Bartonella clarridgeiae*, *Bartonella vinsonii* ssp. *berkhoffii*, *Bartonella koehlerae* e *Bartonella washoensis* na endocardite (ver Capítulo 52).

Embora a doença possa ser transmitida experimentalmente entre gatos, o microrganismo responsável não foi identificado.[180] Suspeita-se da infecção por *B. henselae* como causa potencial dessa doença, visto que se sabe que esse microrganismo produz essas alterações patológicas em gatos (ver Capítulo 52).[24,28] Um agente viral pode estar envolvido, e a doença assemelha-se à infecção por vírus Coxsackie B em seres humanos e outros animais.[133] Os sinais clínicos em gatos incluem febre transitória, que ocorre dentro de 9 a 30 dias após a inoculação e habitualmente tem duração de 1 a 3 dias. Alguns gatos apresentam um segundo pico de febre. A letargia, os pelos ásperos e a anorexia correlacionam-se à febre. Não há anormalidades hematológicas e bioquímicas, exceto pela atividade sérica elevada da creatinoquinase em alguns gatos. Os achados macroscópicos na necropsia durante o período febril incluem focos pálidos circundados por hemorragia no miocárdio ventricular e no diafragma. Não havia lesões macroscópicas nos gatos que se recuperaram. Ocorreram mionecrose e infiltração celular, predominantemente composta de neutrófilos, porém incluindo, em certas ocasiões, macrófagos, no coração e no diafragma. Nos gatos com infecção aguda, os tecidos linfoides demonstraram alterações reativas e infiltrados neutrofílicos histiocitários leves no fígado e no interstício renal.

Evidências em seres humanos mostram que a miocardite viral pode resultar no desenvolvimento de cardiopatia inflamatória crônica e miocardiopatia dilatada. Ainda não foi determinado se essa infecção em gatos tem qualquer relação com alguns casos de miocardiopatia felina.

Derrame pericárdico infeccioso

Etiologia

Muitas causas foram atribuídas ao derrame pericárdico em cães e em gatos (Tabelas 86.7 e 86.8). A etiologia infecciosa raramente é comprovada. As causas consistem, em sua maioria, em tumores na região da base do coração e casos idiopáticos. A pericardite (inflamação das camadas fibrosas e serosas do pericárdio) causada por agentes infecciosos é incomum, mas pode constituir sequela da bacteriemia por estafilococos, estreptococos e *E. coli*. A pericardite pode resultar de infecções locais (pleurais ou pulmonares), de traumatismo, ou da disseminação hematogênica de microrganismos.[84] Bactérias anaeróbicas e espécies de *Actinomyces, Nocardia, Mycobacterium* e *Aspergillus* têm mais probabilidade de se disseminar a partir de infecções pleurais ou corpos estranhos migratórios (ver Capítulos 39, 47, 48 e 62). Podem ocorrer infecções hematogênicas do pericárdio quando os microrganismos infecciosos embolizam na rede vascular miocárdica ou pericárdica. A pericardite efusiva pode ser causada por bacteriemia e infecções virais, como peritonite infecciosa felina (ver Capítulo 10). Muitos vírus foram associados à pericardite nos seres humanos. O derrame pericárdico idiopático em cães caracteriza-se por derrame hemorrágico, porém sem nenhuma causa identificável.

Tabela 86.7	Causas de derrame pericárdico em 42 cães.
Causa	**Número de cães com sinais**
Neoplásica	24 (57%)
Hemorragia idiopática	8 (19%)
Cardíaca	6 (14%)
Traumatismo	2 (5%)
Uremia	1 (2%)
Infecciosa	1 (2%)

Dados de Berg RJ, Wingfield W. 1994. Pericardial effusion in the dog: a review of 42 cases. *J Am Anim Hosp Assoc* 20:721-730.

Tabela 86.8	Causas de derrame pericárdico em 84 gatos.
Causa	**Número de gatos com sinais**
Cardíaca	20 (24%)
Peritonite infecciosa felina	16 (19%)
Neoplásica	13 (15%)
Infecciosa (diferente da peritonite infecciosa felina)	12 (14%)
Insuficiência renal	9 (11%)
Coagulopatias	7 (8%)
Diversas	5 (6%)
Iatrogênica	2 (2%)

Dados de Rush JE *et al.* 1987. Retrospective study of pericardial disease in cats. *Proc Am Coll Vet Intern Med* 5:922; Harpster NK. 1987. The cardiovascular system, p 820. *In* Holzworth J (ed): *Diseases of the cat: medicine and surgery.* WB Sunders, Philadelphia.

Foi utilizada a PCR para triagem de 10 casos de derrame pericárdico idiopático para a ocorrência de ácido nucleico de vírus Coxsackie B, vírus influenza tipo A, adenovírus tipo 2, parvovírus B19, citomegalovírus, *B. burgdorferi* e *Chlamydia pneumoniae*.[230] Uma amostra teve resultados positivos para o vírus influenza tipo A, e outra foi positiva para citomegalovírus.

A pericardite aguda é habitualmente efusiva. A pericardite crônica provoca constrição cardíaca e pode ser causada por inflamação granulomatosa, fibrose pericárdica, inflamação linfocitária plasmocitária ou inflamação supurativa ou mesotelioma. As etiologias específicas incluem fungos (p. ex., *Blastomyces dermatitidis* e *Coccidioides immitis*) e infecção bacteriana.[207] O pericárdio torna-se espesso e rígido, inibindo a função diastólica normal. O derrame pericárdico está habitualmente ausente ou mínimo, e habitualmente ocorre derrame pleural. Os derrames pericárdicos da pericardite infecciosa consistem em transudatos ou exsudatos modificados e são habitualmente serossanguinolentos ou sanguinolentos.

Achados clínicos

A natureza infecciosa do agente subjacente e a gravidade do derrame ou da constrição pericárdica determinam os achados na história do paciente. Uma história recente de febre e a obtenção de leucograma inflamatório não são consistentes. A perda de peso, a fraqueza, a dispneia e o derrame abdominal constituem sinais variáveis associados ao derrame pericárdico e, com exceção do derrame abdominal, à pericardite constritiva. A febre é um achado inconsistente, que varia de acordo com o agente infeccioso e o tempo de evolução da doença.

Os principais achados físicos refletem a compressão ou constrição cardíaca externa. À medida que o derrame pericárdico torna-se mais extenso, a pressão intrapericárdica aumenta ou excede a pressão diastólica do átrio direito. A pressão intracardíaca aumenta, o enchimento diastólico ventricular está comprometido, e ocorre redução do volume sistólico. Há elevação da pressão venosa central, e ocorre comprometimento do retorno venoso para o átrio direito, que resulta em sinais de insuficiência cardíaca direita. Frequentemente verifica-se a existência de pulsos jugulares e distensão das veias jugulares. Subsequentemente, o aumento da pressão venosa pode levar a derrames pleurais e abdominais. A tríade de elevação da pressão venosa central, com pulsos jugulares evidentes, pulsos arteriais periféricos fracos e bulhas cardíacas hipofonéticas é sugestiva de derrame pericárdico, mas também pode ocorrer na miocardiopatia dilatada.

Quando o derrame é grave, as bulhas cardíacas e os sons pulmonares não são claramente audíveis. A cor das mucosas é frequentemente pálida, e os pulsos periféricos estão fracos, devido ao débito cardíaco diminuído. Frequentemente observa-se taquicardia reflexa.

Diagnóstico

As radiografias de tórax são sempre anormais quando o derrame pericárdico é grave o suficiente para produzir comprometimento cardiovascular. Entretanto, como as silhuetas pericárdica e cardíaca não podem ser diferenciadas com radiografia simples, não é possível determinar de modo acurado o tamanho do coração e a gravidade do derrame. Em alguns casos, o derrame pleural pode obscurecer parcialmente a silhueta pericárdico-cardíaca.

O derrame maciço caracteriza-se por uma silhueta cardíaca redonda e acentuadamente aumentada, cujas bordas são lisas, sem as protrusões normais produzidas pelas câmaras. A silhueta é plana no local onde entra em contato com a parede do tórax. Os campos pulmonares parenquimatosos não são acometidos, a não ser que os pulmões sejam a principal fonte de infecção. As artérias lobares aparecem pequenas devido à diminuição do débito ventricular direito.

Pode-se verificar a ocorrência de alterações eletrocardiográficas, particularmente quando o grau de derrame é grave. Podem ocorrer complexos de baixa voltagem, alternância elétrica e alterações do segmento ST.

A ecocardiografia constitui o exame complementar de escolha. A pericardite constritiva envolve o coração por pericárdio rígido não complacente e as câmaras cardíacas são impedidas de sofrer dilatação diastólica normal. Deve-se suspeitar de pericardite constritiva quando ocorre derrame pleural inexplicável na ausência de dilatação das câmaras cardíacas e ascite. O pericárdio pode ou não exibir espessamento na ecocardiografia. Ocorre interdependência ventricular, em que o septo interventricular é desviado para o ventrículo esquerdo durante a inspiração e para o ventrículo direito durante a expiração. Durante a inspiração, observa-se aumento do enchimento do ventrículo direito, e vice-versa durante a expiração. Na inspiração, há diminuição do enchimento do ventrículo esquerdo, e vice-versa durante a expiração. Em geral, ocorrem variações respiratórias pronunciadas na velocidade do fluxo diastólico através das valvas atrioventriculares e nas veias pulmonares, que podem ser registradas pela ecocardiografia Doppler. A maior velocidade de fluxo através da valva tricúspide é observada no primeiro ciclo cardíaco, após o início da inspiração. A maior velocidade de fluxo através da valva mitral ou nas veias pulmonares ocorre com o primeiro ciclo cardíaco após o início da expiração. Não há dilatação das câmaras, e o derrame pericárdico está habitualmente ausente; todavia, em certas ocasiões, é discreto.

A ausência de massa na região da base do coração aumenta a probabilidade de pericardite idiopática ou bacteriana. Todavia, isso não exclui a possibilidade de mesotelioma, visto que essa neoplasia não produz lesão expansiva. A pericardiocentese é realizada imediatamente quando ocorre grave comprometimento cardiovascular em consequência de derrames graves. Em outras circunstâncias, a pericardiocentese é realizada após radiografias, eletrocardiografia e ecocardiografia. A análise citológica e a cultura microbiana do derrame devem ser sempre realizadas. O derrame pericárdico infeccioso é serossanguinolento ou, com mais frequência, sanguinolento. O conteúdo de proteína é superior a 2,5 mg/dℓ e, com frequência, ultrapassa 3,5 mg/dℓ. Os neutrófilos e, em menor grau, os eritrócitos constituem os tipos celulares predominantes. Em geral, observa-se a ocorrência de macrófagos e células mesoteliais reativas, particularmente quando o derrame é crônico. Pode-se observar eritrofagia e hemossiderócitos. Podem ser detectados neutrófilos degenerados e agentes infecciosos. Quando estes últimos estão ausentes, os derrames hemorrágicos causados por neoplasia, o derrame pericárdico idiopático (hemorrágico) e a pericardite infecciosa não podem ser diferenciados com base na citologia. Pirexia, leucograma inflamatório ou outros dados bioquímicos associados a bacteriemia ou sepse são inconsistentes na pericardite infecciosa.

Em alguns casos, os sinais e dados laboratoriais que implicam inflamação ou infecção estão ausentes ou aparecem de modo intermitente. Nesses casos, o diagnóstico baseia-se nos resultados positivos das culturas bacterianas do derrame. A pericardite idiopática é mais comum que a pericardite bacteriana, e a sua ocorrência é provável quando os resultados de cultura bacteriana são negativos.

Tratamento

Se a causa de infecção sistêmica for evidente, indica-se o tratamento rigoroso com agentes antimicrobianos tão logo sejam obtidas amostras apropriadas para cultura. Em alguns casos, a natureza infecciosa do derrame não é percebida até que sejam obtidos os resultados da citologia e das culturas.

A drenagem contínua do derrame pericárdico por intervenção cirúrgica ou por cateter pericárdico de demora, juntamente com tratamento antimicrobiano, é apropriada, porém não é habitualmente necessária. Em geral, a pericardiocentese, cuja realização repetida pode ser necessária, juntamente com tratamento rigoroso com agentes antibacterianos, é curativa em cães. Quando a pericardite bacteriana é descoberta de forma latente por meio de cultura do líquido pericárdico, e há necessidade de repetir a pericardiocentese, pode-se injetar um antibacteriano não miocardiotóxico no saco pericárdico, na tentativa de alcançar altas concentrações.

A pericardite constritiva-epicardite resulta de inflamação crônica. A etiologia é habitualmente desconhecida, porém a origem do problema pode consistir em um agente infeccioso. A pericardectomia deve ser realizada e, em geral, é bem-sucedida no alívio da constrição cardíaca. O depósito extenso de fibrina no epicárdio é incomum, porém difícil de remover. A extirpação do epicárdio é tediosa e está associada a complicações, como laceração do miocárdio e distúrbios do ritmo cardíaco.

Infecção e doença vascular coronariana

Estudos sorológicos, alterações patológicas e estudos realizados em animais forneceram evidências de associação entre a infecção por *C. pneumoniae* em seres humanos e doença das artérias coronárias, aterosclerose e infarto do miocárdio.[148] Não foi estabelecida qualquer dessas associações em cães e gatos, e essas alterações patológicas não são observadas com tanta frequência, em comparação com os seres humanos.

Capítulo 87

Infecções Respiratórias Bacterianas

Tekla Lee-Fowler e Carol Reinero

O sistema respiratório é dividido nas vias respiratórias superiores e inferiores e na cavidade pleural. As vias respiratórias superiores compreendem as passagens nasais, a nasofaringe, a faringe, a laringe e a traqueia extratorácica. As vias respiratórias inferiores são constituídas pela traqueia intratorácica, brônquios e parênquima pulmonar. Este capítulo trata das infecções bacterianas do sistema respiratório causadas pela invasão da flora residente e por bactérias patogênicas específicas, frequentemente após comprometimento dos mecanismos de defesa normais do hospedeiro. A flora residente do sistema respiratório é discutida, visto que esses microrganismos frequentemente estão envolvidos em infecções das vias respiratórias tanto superiores quanto inferiores.

Flora bacteriana residente

Vias respiratórias superiores

Estudos sobre a flora bacteriana das cavidades nasais, tonsilas e faringe de cães e gatos clinicamente sadios identificaram numerosos tipos de bactérias aeróbicas e anaeróbicas facultativas (Tabela 87.1 e Boxe 87.1). Números maiores de microrganismos são rotineiramente cultivados da cavidade nasal rostral, em comparação com a parte caudal. Devido a variações individuais acentuadas, não é possível esperar encontrar os mesmos microrganismos como flora da cavidade nasal e faringe em cada animal, mas é possível prever a existência de uma certa variedade de flora.

Vias respiratórias inferiores

As bactérias são impedidas de entrar nas vias respiratórias inferiores pela filtração do ar inspirado nas conchas nasais, por espirros ou tosse de partículas inaladas e pelos mecanismos de depuração mucociliar. Apesar dessas barreiras, a traqueia, a árvore brônquica e os pulmões hígidos não são constantemente estéreis. As vias respiratórias abaixo da primeira divisão brônquica são contaminadas por baixos números de microrganismos em animais clinicamente sadios. Estudos que usaram *swabs* de cultura conservados ou amostras de tecido da parte inferior da traqueia de cães clinicamente sadios constataram a existência de algumas bactérias em 40 a 50% das amostras (Boxe 87.2). Com frequência, pequenos números de bactérias (menos de 2×10^3 unidades formadoras de colônias [UFC]/mℓ) também são cultivados das vias respiratórias inferiores de gatos clinicamente sadios (Tabela 87.2). As bactérias da orofaringe são aspiradas e podem estar presentes por um intervalo de tempo desconhecido na traqueia, árvore brônquica e pulmão sadios. Foram isoladas bactérias aeróbicas em 37% das amostras de tecido pulmonar, enquanto apenas 10% dos cães examinados não apresentaram nenhum crescimento em culturas de múltiplas amostras de pulmão.[129] As bactérias cultivadas a partir de amostras da traqueia e dos pulmões são, em sua maioria, idênticas às encontradas na faringe desses mesmos cães. O achado de grandes concentrações (10^5 UFC/mℓ ou mais) de bactérias

Tabela 87.1	Bactérias isoladas de *swabs* nasais de animais clinicamente sadios.[a]
Cães[8,40,205]	**Gatos**[167]
Microrganismos gram-positivos aeróbicos ou facultativos	
Staphylococcus (coagulase negativo)	*Streptococcus*
Streptococcus (alfa- e não hemolítico)	*Staphylococcus*
Corynebacterium	*Corynebacterium*
Bacillus	*Micrococcus*
Staphylococcus (coagulase-positivo)	
Streptococcus (beta-hemolítico)	
Microrganismos gram-negativos aeróbicos ou facultativos	
Neisseria	*Pasteurella multocida*
Escherichia coli	*Escherichia coli*
Enterobacter	*Pseudomonas aeruginosa*
Pasteurella multocida	*Proteus*
Moraxella	*Klebsiella*
Proteus	*Enterobacter*
Pseudomonas aeruginosa	*Bordetella bronchiseptica*
Alcaligenes	*Moraxella*
Bordetella bronchiseptica	*Mycoplasma*
Microrganismos anaeróbicos obrigatórios	
Clostridium	

[a]As bactérias estão listadas pela sua ordem aproximada de frequência de isolamento.

Boxe 87.1	Bactérias isoladas de *swabs* tonsilares e faríngeos de cães clinicamente sadios[a,b]

Streptococcus (alfa e não hemolíticos)
Staphylococcus (coagulase-negativo)
Neisseria spp.
Escherichia coli e *Enterobacter* spp.
Pasteurella multocida
Bacillus spp.
Streptococcus (beta-hemolítico)
Alcaligenes spp.
Klebsiella pneumoniae
Proteus spp.
Pseudomonas spp.
Corynebacterium spp.
Staphylococcus (coagulase-positivo)
Clostridium spp.
Bacteroides spp.
Propionibacterium spp.
Peptostreptococcus spp.
Fusobacterium spp.

[a]As bactérias estão listadas por ordem aproximada de frequência de isolamento.
[b]Referências 8a, 10, 26, 40, 138, 205.

Tabela 87.2 Isolamento de bactérias das vias respiratórias inferiores de gatos.

Clinicamente sadios[a,104,170]	Doença brônquica ou das vias respiratórias inferiores crônica[b,c]
Microrganismos gram-positivos	
Staphylococcus spp.	Staphylococcus spp.
Streptococcus spp.	Corynebacterium spp.
Micrococcus spp.	Streptococcus spp.[d]
	Bacillus spp.
	Enterococcus spp.
Microrganismos gram-negativos	
Escherichia coli	Escherichia coli[d]
Pasteurella multocida	Pasteurella multocida[d]
Pseudomonas aeruginosa	Moraxella spp.
Klebsiella spp.	Enterobacter spp.
Enterobacter spp.	Fermentador eugônico 4
Proteus spp.	Pseudomonas aeruginosa
Haemophilus felis	Bordetella bronchiseptica
	Salmonella typhimurium
	Bergeyella zoohelcum
Outros	
	Mycoplasma spp.
	Mycobacterium spp.
	Fusobacterium spp.
	Peptostreptococcus spp.

[a]Amostras coletadas por lavado broncoalveolar. Os microrganismos isolados das vias respiratórias superiores são encontrados em menores concentrações nas vias respiratórias inferiores abaixo da primeira divisão brônquica de gatos sadios. As contagens de colônias são inferiores a 2 × 10³ UFC/mℓ. Não foi isolada nenhuma bactéria anaeróbica ou Mycoplasma de gatos sadios.
[b]Amostras coletadas por lavado brônquico por tubo endotraqueal, lavado transtraqueal.
[c]Referências 14, 38, 62, 76, 146, 166, 198.
[d]Animais com essas bactérias isoladas apresentaram septicemia, seja como causa ou efeito. Bart M, Guscetti F, Zurbriggen A et al., 2000. Feline infectious pneumonia: short literature review and retrospective immunohistochemical study on the involvement of Chlamydia spp. and distemper virus. Vet J 159:220-230.

ou as evidências citológicas de células inflamatórias em lavados traqueobrônquicos fazem com que a sua ocorrência seja fonte de maior preocupação para o clínico.

Diagnóstico das infecções respiratórias

Exames auxiliares para o diagnóstico

A obtenção de dados mínimos – como hemograma completo, perfil bioquímico do soro e exame de urina, embora não específicos do sistema respiratório – pode fornecer informações úteis a respeito do

Boxe 87.2 Bactérias isoladas de swabs traqueais e pulmões de cães clinicamente sadios[129,138]

Staphylococcus (coagulase-positivo e negativo)
Streptococcus (alfa e não hemolítico)
Pasteurella multocida
Klebsiella pneumoniae
Enterobacter aerogenes
Acinetobacter spp.
Moraxella spp.
Corynebacterium spp.

estado de saúde sistêmica do paciente. Particularmente no caso de infecções das vias respiratórias inferiores e pleurais, é possível detectar uma resposta sistêmica à infecção ou disfunção orgânica. Cães e gatos com pneumonia bacteriana e piotórax podem apresentar anormalidades no leucograma.[58,109,133] Entretanto, os resultados do leucograma não se correlacionam à gravidade da infecção subjacente, e contagens de leucócitos dentro ou abaixo da faixa de referência são observadas com alguma frequência. Embora cães infectados frequentemente tenham leucocitose devido a neutrofilia com desvio para a esquerda,[58,188] os gatos infectados podem não apresentar anormalidades no hemograma completo,[13,58,75] ou podem ter leucocitose ou leucopenia.[12,13,58,133,232] Como a pneumonia bacteriana por vezes resulta de disseminação hematogênica de infecção bacteriana com origem em outra parte do corpo, é possível que a sepse e a disfunção múltipla de órgãos contribuam para a morbidade e a mortalidade, tornando o perfil bioquímico do soro e o exame de urina úteis para estabelecer a extensão da doença.

A gasometria e o equilíbrio acidobásico podem estar alterados quando há doença respiratória bacteriana (em particular, pneumonia), de modo que a gasometria arterial é útil para determinar a gravidade do comprometimento respiratório.[245] Embora a oximetria de pulso possa fornecer uma indicação menos sensível de hipoxemia de maneira simples e não invasiva, ela não fornece informações sobre o estado de ventilação ou do equilíbrio acidobásico. O uso seriado da gasometria arterial pode ajudar a decidir sobre o tratamento a ser ministrado (p. ex., oxigênio suplementar, ventilação mecânica), além de fornecer informações sobre a resposta ao tratamento.

Por vezes, outros agentes infecciosos que acometem o sistema respiratório são importantes no diagnóstico diferencial, e a triagem para esses agentes com exame de fezes (parasitológico) ou sangue pode constituir parte da avaliação diagnóstica. Por exemplo, o teste para antígeno criptocócico no soro é útil em gatos com secreção nasal crônica, visto que irá detectar a doença antes de exames complementares mais invasivos (ver Capítulo 59).

Achados clínicos nos exames de imagem

A radiografia, a ultrassonografia, a tomografia computadorizada (TC) e a ressonância magnética (RM) têm sido usadas para obter imagens do sistema respiratório. A avaliação radiográfica da cavidade nasal pode ser facilmente obtida, devido à ampla disponibilidade do equipamento necessário; todavia, é ideal obter múltiplas incidências e realizar esse exame sob anestesia geral para obter filmes com a melhor qualidade possível. Acredita-se que a rinite bacteriana primária seja rara, e foi relatada em apenas 1 entre 80 cães com rinossinusite bacteriana primária em um estudo retrospectivo.[140] A infecção bacteriana secundária a outra doença nasal é mais provável, e, com frequência, são necessários exames de imagem para determinar a etiologia subjacente.

A radiografia de tórax deve ser a primeira a ser realizada, com no mínimo duas incidências necessárias (lateral e ventrodorsal ou dorsoventral); entretanto, recomendam-se incidências laterais tanto direita quanto esquerda, sempre que possível, para observar perfeitamente lesões em ambos os lados do sistema respiratório. É possível observar padrões brônquicos em casos de bronquite aguda ou crônica, e padrões intersticiais, alveolares e mistos são comumente observados em pacientes com pneumonia.[133] A ocorrência de líquido pleural nos casos de piotórax também pode ser avaliada por meio de radiografia de tórax. Os sinais radiográficos da existência de líquido pleural livre incluem aumento da densidade opaca dos campos pulmonares (porções ventrais dos campos pulmonares na incidência lateral) que obscurece a silhueta cardíaca; retração das margens lobares da parede do tórax; visibilidade das fissuras interlobares; e arredondamento ou enchimento dos ângulos costofrênicos. Recomenda-se repetir as radiografias de tórax após evacuação do espaço pleural para aumentar a observação do parênquima pulmonar. Isso pode ajudar a estabelecer a causa do derrame pleural, que, pelo menos nos gatos, acredita-se que seja principalmente de disseminação parapneumônica.[12] A etiologia do piotórax em cães nem sempre é evidente; entretanto, foi documentada a ocorrência de extensão local a partir da parede do tórax, traqueia e árvore brônquica, parênquima pulmonar ou esôfago, e por vezes anormalidades nessas estruturas são observadas na radiografia de tórax.

A *ultrassonografia* tem sido usada para avaliar os pulmões e o espaço pleural em casos de consolidação dos lobos pulmonares, suspeita de abscesso pulmonar, massas e derrame pleural.[82,183,199] A ultrassonografia pode ser empregada para orientar a aspiração com agulha fina e a coleta de líquido pleural; há também algumas evidências preliminares de que possa ser útil para estimar o volume de líquido pleural na cavidade torácica.[154,203,246]

A TC fornece imagens excelentes da cavidade nasal e informações detalhadas sobre a densidade dos tecidos moles e a extensão do comprometimento da cavidade nasal (Figura 87.1).[128] A RM tem sido usada na avaliação da doença nasal canina e parece ser uma alternativa para a TC.[142] A TC de tórax pode ser realizada para obter mais informações sobre anormalidades radiográficas, como a extensão e localização exata de uma lesão. Para o propósito deste capítulo, a TC de tórax poderia estar indicada em casos de suspeita de abscesso pulmonar ou outras lesões parenquimatosas pulmonares, bem como para pesquisar a causa de piotórax (uma vez evacuada a cavidade torácica). Além disso, pode ser uma ferramenta útil para o planejamento cirúrgico.

Exame endoscópico

O exame endoscópico possibilita a observação direta das passagens nasais, faringe, laringe, traqueia e brônquios e facilita a coleta de amostras para cultura, citologia e histologia. A rinoscopia pode ser

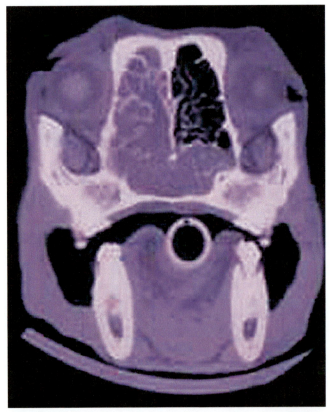

Figura 87.1 Tomografia computadorizada de um cão que apresentou secreção nasal mucopurulenta crônica. O paciente foi diagnosticado com tumor nasal e infecção bacteriana secundária. (Cortesia de University of Missouri, Columbia, MO.)

efetuada utilizando-se endoscópios flexíveis ou rígidos e é descrita detalhadamente em outra parte.[64] Como a infecção bacteriana primária das cavidades nasais é rara, a rinoscopia é mais valiosa para pesquisar a causa subjacente de rinite bacteriana secundária.[140] A faringoscopia e a laringoscopia podem ser realizadas com o uso de endoscópio flexível, e o uso desse equipamento para rinoscopia retrógrada possibilita a observação da região nasofaríngea.

A traqueobroncoscopia possibilita a coleta guiada de amostras utilizando cateteres com escova, agulhas transbrônquicas, lavado broncoalveolar (LBA) e pinças de biopsia para cultura e exame microscópico de áreas do pulmão localmente acometidas.[96] Em cães de porte médio a grande, prefere-se a introdução de um broncoscópio de fibra óptica flexível através de um tubo endotraqueal para manter a desobstrução das vias respiratórias. Um adaptador em T para tubo endotraqueal possibilita o fluxo de oxigênio e gás anestésico sem vazamentos, enquanto possibilita a colocação do endoscópio flexível através do tubo endotraqueal. Em cães de menor porte e gatos nos quais o broncoscópio não irá se ajustar por meio do tubo endotraqueal, o endoscópio é diretamente introduzido nas vias respiratórias. O procedimento pode ser realizado com agentes anestésicos injetáveis e fornecimento de oxigênio suplementar através do canal do broncoscópio para biopsia ou intubação traqueal, ao longo do broncoscópio com um cateter de borracha vermelha.

Cultura bacteriológica

A cultura da cavidade nasal não é rotineiramente justificada, visto que a rinite bacteriana primária é considerada rara;[140] é mais importante descobrir a causa primária da rinite bacteriana secundária e considerar diretamente o primeiro elemento. A cultura bacteriana é usada com mais frequência para pesquisar infecções bacterianas da traqueia e dos brônquios, do parênquima pulmonar e da cavidade pleural, em que o isolamento de microrganismos específicos e o teste de sensibilidade a agentes antibacterianos são de importância crítica para a seleção do tratamento adequado. As amostras obtidas por aspirado com agulha fina ou lavado transtraqueal ou broncoalveolar devem ser cultivadas para bactérias aeróbicas e anaeróbicas. Em alguns casos, os micoplasmas são o agente etiológico, e esse microrganismo pode ser cultivado (o laboratório precisa ser especificamente notificado sobre esse pedido, visto que exige meios especiais para otimizar o crescimento), ou pode-se realizar uma reação em cadeia da polimerase (PCR; do inglês, *polymerase chain reaction*). É possível utilizar a coloração de Gram para ajudar a estabelecer o diagnóstico precoce de infecção bacteriana, e a coloração para microrganismos acidorresistentes pode ser usada em cães com suspeita de infecções por *Mycobacterium*, *Actinomyces* ou *Nocardia*. A colonização *versus* infecção bacteriana precisa ser diferenciada com o uso de citologia e culturas bacterianas quantitativas.[174] O limiar para crescimento bacteriano clinicamente relevante em amostras de LBA de cães é sugerido como superior a $1,7 \times 10^3$ UFC/mℓ de líquido de LBA.[174] A infecção bacteriana também pode ser diagnosticada por meio de exame microscópico de 50 campos de uma lâmina corada pelo Gram com imersão em óleo, revelando mais do que duas bactérias intracelulares.[174] Podem ser obtidos resultados falso-negativos se o tratamento com agentes antimicrobianos não tiver sido interrompido pelo menos 1 semana antes da coleta das amostras.

As hemoculturas têm sido recomendadas em seres humanos com pneumonia bacteriana para ajudar a isolar o agente infeccioso.[190] Não foi realizado nenhum estudo em animais para documentar o valor das hemoculturas no estabelecimento do prognóstico ou no isolamento do agente bacteriano em casos de pneumonia. Até 50% dos cães com pneumonia estreptocócica induzida experimentalmente apresentaram resultados positivos das hemoculturas até 48 h após o aparecimento dos sinais clínicos.[149] Embora gatos com confirmação histológica de pneumonia infecciosa tenham desenvolvido frequentemente pneumonia por disseminação hematogênica, não foram realizadas hemoculturas nesses animais, de modo que o seu valor diagnóstico não é conhecido.[133] Deve-se considerar a realização de hemoculturas em pacientes com infecções respiratórias que apresentem sinais de sepse bacteriana (ver Capítulo 36).

Reação em cadeia da polimerase

Os princípios e as limitações da PCR foram discutidos de modo detalhado em outra parte deste livro (ver Capítulo 1). Essa tecnologia tem sido usada em medicina veterinária como modalidade diagnóstica e como ferramenta epidemiológica. A PCR tem sido usada na triagem de cães e gatos com doença respiratória para infecções bacterianas pertinentes, como *Mycoplasma* spp., *Chlamydophila felis* e *Bordetella bronchiseptica,* entre outros patógenos.[63,99,176,177,231] Foi também usada para identificar bactérias isoladas, detectar fatores de virulência e determinar a relação entre cepas em situações de surto.* Vários relatos de surtos de pneumonia hemorrágica fatal em cães ou de pneumonia necrosante em gatos demonstram a utilidade da PCR na identificação dos agentes bacterianos etiológicos, como *Streptococcus equi* ssp. *zooepidemicus* e *Escherichia coli* patogênica extraintestinal (ExPEC; de *extraintestinal pathogenic Escherichia coli*).[28,117,177] Um surto clonal de fonte pontual foi documentado em cães com *S. equi* ssp. *zooepidemicus* e em gatos com ExPEC, demonstrando ainda mais a utilidade da PCR na pesquisa epidemiológica.[177]

Em vários estudos, foi avaliada a correlação da PCR com os resultados de cultura bacteriana. Um estudo de 20 gatos constatou a concordância na detecção de *Mycoplasma* spp. em amostras de lavagem nasal e biopsia nasal de 89 e 100%, respectivamente, com identificação de um microrganismo por PCR que não cresceu em cultura.[110] Entretanto, não foi exigida a existência de doença respiratória nos gatos como critério de entrada nesse estudo, de modo que a importância patológica da detecção de *Mycoplasma* spp. não está bem clara. Outro estudo realizado em gatos com doença das vias respiratórias superiores avaliou a concordância dos resultados de PCR e de cultura bacteriana de *swabs* nasais e faríngeos para a detecção de *Mycoplasma* spp. e relatou uma concordância global de 64,3%.[231] A falta de concordância completa pode ser explicada pela sensibilidade aumentada da PCR em comparação com a cultura. Considerando-se a sensibilidade aumentada da PCR, é importante analisar os resultados em associação com os sinais clínicos e outros achados diagnósticos. Por vezes, a PCR detecta a ocorrência de baixos níveis de microrganismos que não estão causando a doença observada. Foram realizados estudos para avaliar a associação entre resultados positivos de PCR e doença, com resultados mistos.[36,97,173,244]

Os métodos de PCR podem ser realizados em curto período, em comparação com a cultura de alguns microrganismos (p. ex., *Mycoplasma* spp.).[110,180,208] Outras vantagens da PCR incluem a capacidade de discriminar entre espécies de bactérias, fornecer informações sobre a clonalidade dos isolados, detectar microrganismos de cultura difícil ou impossível e identificar pequenos números de microrganismos.[29,63,177,210,244] Todavia, uma importante desvantagem é a possibilidade da PCR de detectar DNA de microrganismos não viáveis, o que pode confundir a interpretação dos resultados.[110,208] A aquisição e a manipulação das amostras devem minimizar a contaminação, e o ambiente de realização da PCR deve ser estritamente mantido e monitorado quanto a contaminações para evitar a obtenção de resultados não confiáveis.[110,208] Devido à identificação de bactérias pela PCR em amostras de pacientes clinicamente sadios,[36,87] é necessário considerar os resultados no contexto do quadro clínico para determinar se os microrganismos identificados pela PCR estão relacionados com a doença clínica.[208]

---

*Referências 28, 36, 63, 99, 117, 176, 177, 214, 231.

Exame citológico
Aspirado transtraqueal

Lavado e aspirado transtraqueais são seguros, simples e clinicamente valiosos para a obtenção de material traqueobrônquico e pulmonar para cultura e exame citológico. A técnica é bem tolerada pela maioria dos cães de grande porte e demanda apenas contenção mínima do paciente não anestesiado, embora alguns cães necessitem de sedação leve. O lavado endotraqueal com anestesia (ver discussão adiante) é habitualmente usado para cães pequenos e gatos.

Para esse procedimento, utiliza-se um cateter intravenoso com agulha de calibre 16 a 19. Deve-se deixar o animal sentado ou colocá-lo em decúbito esternal, com o pescoço em extensão. A área na parte ventral do pescoço, inclusive a laringe e parte proximal da traqueia, é tosada e escovada, como para cirurgia. A cartilagem cricóidea, identificada pela palpação dos anéis traqueais da região cervical média em direção à laringe, é a primeira crista ventral proeminente na laringe. O ligamento cricotireóideo é cranial à cartilagem cricóidea e situado entre as cartilagens da tireoide. Injeta-se 0,5 a 1 mℓ de lidocaína a 2% por via intradérmica e subcutânea sobre o ligamento cricotireóideo. Em seguida, a agulha e o cateter são introduzidos em direção caudoventral através da pele e do ligamento cricotireóideo até a laringe em um único movimento (Figura 87.2 A). O cateter é introduzido na traqueia, e a agulha é removida do ligamento cricotireóideo (ver Figura 87.2 B). O protetor da agulha é, então, aplicado para evitar qualquer corte do cateter pela agulha. Pode-se esperar a ocorrência de paroxismos de tosse à medida que o cateter é introduzido na traqueia.

Em cães de grande porte, uma seringa contendo geralmente até 10 a 20 mℓ de soro fisiológico não bacteriostático estéril é fixada ao cateter e injetada. Quando o animal tosse, aplica-se uma sucção com a seringa. A percepção de resistência sugere a coleta de secreções viscosas no cateter. Em geral, a recuperação de material é pequena (0,5 a 2 mℓ), porém adequada para cultura e exame citológico. Uma vez obtida a amostra, a seringa é liberada e coberta para evitar contaminação. O cateter é removido, e é aplicado um curativo para impedir a ocorrência de hemorragia subcutânea ou enfisema. A amostra é misturada na seringa e dividida em alíquotas para exame citológico e microbiológico (ver discussão adiante).

Embora as complicações do lavado e aspirado transtraqueal sejam incomuns, o procedimento não é isento de risco. O risco diminui com a experiência. O lavado transtraqueal não deve ser tentado no paciente agitado ou não cooperativo sem contenção química e manual adequada. As contraindicações incluem defeitos na hemostasia, piodermite grave da parte ventral do pescoço e angústia respiratória. A complicação mais comum associada ao lavado transtraqueal é o enfisema subcutâneo, que ocorre quando a tosse persistente ou a angústia respiratória causam vazamento de ar do local de punção para os tecidos subcutâneos cervicais. Outras complicações incluem hemorragia endotraqueal, laceração da traqueia, arritmia cardíaca e infecção no local de punção.

Lavado endotraqueal

Essa técnica é recomendada para cães pequenos e gatos e envolve anestesia geral de ação curta. Após intubação endotraqueal com um tubo endotraqueal estéril, um cateter urinário de borracha vermelha estéril é introduzido através do lúmen, na altura da carina. Vários volumes de soro fisiológico não bacteriostático estéril foram sugeridos para esse procedimento, variando, em animais pequenos, desde um total de 3 mℓ por animal até 5 mℓ/kg, e, em cães de grande porte, alíquotas de 20 mℓ (incluindo repetição do procedimento com "várias" alíquotas). O soro fisiológico é administrado através do cateter, seguido imediatamente de aspirado suave e uniforme. Foram observadas várias vantagens: é possível obter lavados sem causar

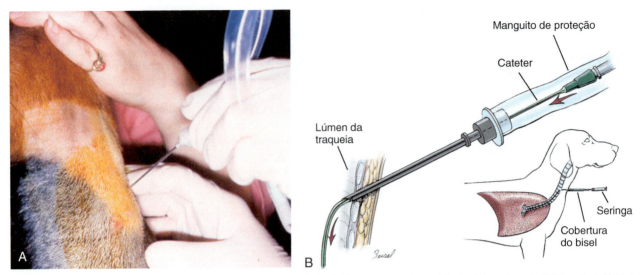

Figura 87.2 **A.** Colocação de cateter para lavado transtraqueal na área de preparo cirúrgico. **B.** Diagrama mostrando a posição do cateter na traqueia. (*A*, Fotografia de Christopher B. Herron; *B*, Arte de Dan Beisel © 2004 University of Georgia Research Foundation Inc.)

lesão na traqueia, o equipamento necessário é mínimo e o procedimento é de execução tecnicamente mais simples em gatos e cães pequenos. As desvantagens consistem em contaminação orofaríngea e falta de visão das vias respiratórias para guiar a coleta da amostra quando há doença focal.

Lavado broncoalveolar | Técnica cega

Essa técnica é realizada sob anestesia geral sem endoscópio.[96] O animal é colocado em decúbito lateral e intubado. O manguito do tubo endotraqueal é inflado, e um adaptador de seringa é colocado na extremidade do tubo. Alíquotas (5 mℓ/kg) de soro fisiológico a 0,9% estéril aquecido são infundidas através da seringa. Imediatamente depois de cada alíquota, aplica-se uma leve sucção à seringa. A seringa é imediatamente desconectada após a retirada de líquido, e administra-se oxigênio a 100% através do tubo endotraqueal durante 5 min. De modo alternativo (e constituindo o método preferido pelas autoras deste capítulo), um cateter de borracha vermelha calibre 7 French pode ser introduzido em gatos e cães pequenos através do lúmen do tubo endotraqueal até formar uma cunha (i. e., até perceber uma ligeira resistência). Efetua-se a lavagem com soro fisiológico através de uma seringa fixada ao cateter de borracha vermelha e aspira-se suavemente (Figura 87.3).

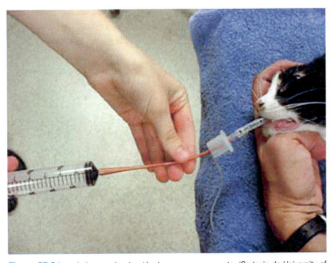

Figura 87.3 Lavado broncoalveolar: técnica cega em um gato. (Cortesia de University of Missouri, Columbia, MO.)

Lavado broncoalveolar | Técnica broncoscópica

Administra-se um anestésico intravenoso, e um endoscópio flexível é introduzido diretamente na traqueia e avançado até a árvore traqueobrônquica, de maneira sistemática, para observação. Pode-se infundir oxigênio junto ao broncoscópio através de um tubo de calibre 5 French. Alternativamente, é possível administrar o oxigênio através da porta de biopsia do endoscópio durante o procedimento até o processo de encunhamento. Nesse momento, o tubo introduzido é retirado, e a ponta do broncoscópio é encunhada na via respiratória, no local de alterações inflamatórias visíveis; em seguida, uma alíquota de 10 a 25 mℓ de soro fisiológico estéril é introduzida e retirada através da porta do canal de biopsia.

As preparações citológicas coletadas por lavado broncoalveolar através do endoscópio são consideradas superiores às obtidas por lavado transtraqueal ou endotraqueal, devido à obtenção de maiores volumes de células e materiais proteináceos das porções mais profundas dos pulmões.[94] A inflamação supurativa séptica, com ou sem bactérias intracelulares ou extracelulares, confirma infecção bacteriana. A quantificação das bactérias obtidas por meio de lavado das vias respiratórias é necessária para diferenciar a contaminação ou a colonização transitória das vias respiratórias inferiores de uma infecção verdadeira. Além do lavado broncoalveolar, é possível introduzir cateteres com escova através do canal de biopsia do endoscópio para a obtenção de amostras. Tendo em vista o custo de um sistema de cateteres que só pode ser usado uma única vez, as autoras deste capítulo acreditam que não exista nenhuma vantagem no uso de cateteres com escova, em comparação com a técnica de lavado broncoalveolar, para a identificação de infecções bacterianas.

Aspirado com agulha fina

O aspirado com agulha fina transbrônquica ou transtorácica e a toracocentese podem ser usados para a obtenção de material para cultura microbiana e exame citológico diretamente do pulmão. A aspiração com agulha transbrônquica pode ser realizada com agulhas especializadas introduzidas através do canal de biopsia do broncoscópio. Essas agulhas podem ser particularmente úteis no aspirado de linfonodos hilares aumentados ou massas distintas. O aspirado com agulha fina transtorácica pode ter maior rendimento diagnóstico do que o lavado (em particular o lavado traqueal e o LBA cego) se houver lesões focais. Deve-se considerar a aspiração com agulha fina antes de empregar procedimentos mais agressivos, como a toracotomia. As técnicas de aspirado transtorácico com agulha fina (cega, guiada por ultrassonografia, guiada por fluoroscopia ou guiada por TC), as indicações, contraindicações e complicações são consideradas em outra parte.[56,222,246] O método com agulha fina apresenta um risco muito menor em comparação com a biopsia transtorácica por agulha "tru-cut", que pode causar hemorragia pulmonar grave ou pneumotórax. Utilizando o método com agulha fina, geralmente é possível classificar as amostrar em neoplásicas, inflamatórias (infecciosas ou inflamatórias não infecciosas) ou não diagnósticas. Recomendam-se agulhas de calibres 25 ou 27 e 3 cm de comprimento, mas essas dimensões variam dependendo do tamanho do paciente. A agulha é avançada no pulmão, e aplica-se sucção suave com uma seringa de 6 mℓ, tomando-se o devido cuidado para não mover nem redirecionar a agulha.

A toracocentese pode ser tanto diagnóstica quanto terapêutica. O procedimento pode ser facilmente realizado em qualquer clínica veterinária, mas exige equipamento prontamente disponível (equipo com a agulha e extensão e cateter *butterfly*, torneira de três vias e seringa grande). Uma área sobre a região que abrange o sétimo e o oitavo espaço intercostais, aproximadamente dois terços descendo pelo tórax, é tosada e preparada com técnica estéril; em seguida, a agulha é introduzida em direção cranial à costela por meio de técnica estéril, e efetua-se o aspirado de líquido com uma seringa grande. O líquido é enviado para citologia e cultura adequadas. Esse procedimento foi descrito detalhadamente em outra parte do livro.[225]

Exame citológico e exame microbiológico

A preparação do material para avaliação citológica pode ser realizada por vários métodos. Filamentos visíveis de exsudato podem ser colocados sobre uma lâmina de microscópio; em seguida, efetua-se um esfregaço com coloração. Pequenas quantidades de material podem ser centrifugadas, e com o sedimento é possível preparar esfregaços. Por vezes, utilizam-se preparações a fresco com novo azul de metileno e esfregaços secos ao ar com coloração de Wright-Giemsa ou Gram para a identificação de elementos celulares e bactérias. Tipicamente, as infecções bacterianas estão associadas a neutrófilos degenerados e bactérias intracelulares; além disso, pode-se verificar a ocorrência de muco em excesso, material proteináceo e macrófagos alveolares ativados. As bactérias são demonstráveis apenas em uma fração de lavados de animais com pneumonia, e a sua ausência em amostras citológicas, particularmente quando tiver sido instituído um tratamento antibacteriano, não exclui a possibilidade de pneumonia bacteriana (Figura 87.4).

Habitualmente, a avaliação citológica do líquido pleural leva ao achado de um líquido altamente celular e proteináceo (Tabela 87.3). Com frequência, observa-se a existência de neutrófilos degenerados e populações mistas de bactérias. Podem surgir neutrófilos não degenerados com infecção bacteriana de baixo grau ou tratamento prévio com agentes antibacterianos. Por vezes, observa-se a ocorrência de degeneração dos neutrófilos nos casos graves; todavia, a concentração de neutrófilos pode variar e nem sempre se correlaciona à gravidade da infecção. Devem-se efetuar culturas aeróbicas e anaeróbicas do líquido pleural, independentemente da observação citológica de bactérias.

Exame histopatológico

Amostras histopatológicas do sistema respiratório podem ser obtidas por irrigação rigorosa com líquido, biopsia cega (p. ex., biopsia rinoscópica), biopsia endoscópica, biopsia cirúrgica e, raramente, biopsia guiada por TC. A avaliação histopatológica de massas dentro das vias respiratórias superiores e inferiores por vezes ajuda a confirmar o diagnóstico definitivo e também pode ser útil para determinar uma causa subjacente. Por exemplo, a biopsia das conchas e mucosa nasais é capaz de identificar doenças nasais que predispõem à rinite bacteriana secundária; de modo semelhante, a biopsia de massas laríngeas ou faríngeas também pode ajudar a estabelecer se a infecção bacteriana está associada a outro distúrbio. As possibilidades no diagnóstico diferencial de massas no sistema respiratório incluem neoplasia, hematoma, granuloma, pólipos, cistos e abscessos.

Nos gatos, a correlação das anormalidades macroscópicas da mucosa na rinoscopia a evidências histológicas de inflamação tem sido fraca, ressaltando a necessidade de avaliação histológica de amostras de biopsia, independentemente da observação de lesões na rinoscopia.[109] É provável que isso seja verdadeiro para outros locais no sistema respiratório. A avaliação histopatológica do tecido faríngeo, laríngeo e pulmonar constitui o exame final para confirmar a invasão de bactérias com reações inflamatórias subsequentes dentro do tecido. Essa avaliação deve ser associada a cultura ou exames histoquímicos para definir os agentes etiológicos. A biopsia pulmonar é considerada uma técnica diagnóstica relativamente agressiva, visto que o diagnóstico definitivo com frequência é estabelecido por meio de citologia da aspirado com agulha fina ou análise do líquido

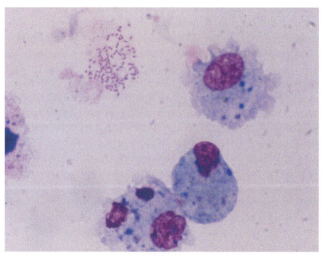

Figura 87.4 Citologia do lavado endotraqueal de um gato com pneumonia por *B. bronchiseptica*. (Wright, 1.000×). (Fotografia de Craig Greene © 2004 University of Georgia Research Foundation Inc.)

Tabela 87.3	Características do líquido pleural de piotórax.	
Parâmetro	**Características de referência**	**Piotórax**
Características físicas	Cor: clara, transparente	Cor: amarelo de intensidade variável a castanho-avermelhado, opaco, floculento; algumas vezes, grânulos com possível odor desagradável
Células	<500/μℓ	>7.000/μℓ
Proteína	<1,5 g/dℓ	>3 g/dℓ
Densidade	<1,017	≥1,025
Bioquímica do líquido	Atividade da LDH e concentração de glicose na faixa de referência do sangue	Aumento da atividade da LDH; concentração de glicose diminuída em comparação com o nível de glicemia[a]

LDH, lactato desidrogenase.
[a]Essas alterações foram atualmente documentadas em gatos e seres humanos.

do lavado broncoalveolar. Todavia, a biopsia pode fornecer informações complementares e adicionais em casos complicados de doença parenquimatosa pulmonar.[158,159,194]

Tipicamente, as bactérias aparecem como bacilos ou cocos azuis quando coradas pela hematoxilina e eosina (H&E). Corantes especiais que podem ser necessários para a avaliação do tecido na procura de causas bacterianas subjacentes incluem coloração de Brown e Brenn para microrganismos gram-negativos e protocolos que utilizam carbolfucsina para bacilos acidorresistentes, como infecções por *Mycobacterium*.[47,226]

Infecções das vias respiratórias superiores

Rinite bacteriana

Etiologia

A rinite bacteriana primária é rara em cães e gatos.* Isso foi demonstrado, em parte, pela persistência de secreção nasal após tratamento empírico com ciclos (frequentemente múltiplos) de agentes antibacterianos. A existência de bactérias em culturas nasais não é sinônimo de infecção bacteriana primária, visto que é possível isolar bactérias das passagens nasais de gatos sem doença nasal e de gatos com outras doenças nasais não bacterianas.[59] *B. bronchiseptica* é a principal bactéria patogênica nasal primária em gatos, acometendo principalmente filhotes e gatos em ambientes muito aglomerados e estressantes.[209] Com mais frequência, a rinite bacteriana é secundária a traumatismo nasal; rinite alérgica; rinite linfoplasmocitária; inalação de material estranho; refluxo de líquido ou de alimento no nariz em consequência de disfunção faríngea, esofágica ou gástrica; infecções virais, fúngicas ou parasitárias; neoplasia; doença dentária; fístula oronasal; pólipos nasofaríngeos; e broncopneumonia bacteriana.[59,244]

Achados clínicos

Os sinais clínicos comuns observados em cães e gatos com doença nasal são espirros, secreção nasal mucopurulenta, secreção ocular em consequência de obstrução dos ductos nasolacrimais e tosse com náuseas ou ânsia de vômito.[59,244] A epistaxe raramente ocorre na rinite bacteriana, mas pode estar associada a doença subjacente, como rinite fúngica ou neoplasia.[151] O ato de esfregar a face ou o nariz com a pata indica irritação nasal intensa, frequentemente causada por cocos estranhos alojados na cavidade nasal. Nos casos graves ou crônicos, ocorrem ulceração das narinas externas e acúmulo de exsudato com crosta.

Tratamento

Com frequência, a rinite bacteriana regride sem tratamento antibacteriano específico se o problema subjacente, como corpo estranho, fístula oronasal ou doença dentária, for corrigido. Os sinais persistentes ou recorrentes exigem maior avaliação diagnóstica. Embora os agentes antibacterianos de amplo espectro possam parecer benéficos a curto prazo, a maioria dos pacientes só irá sofrer recidiva com sinais clínicos de doença nasal após identificação e tratamento do problema subjacente. Quando há desenvolvimento de osteomielite bacteriana significativa, o processo pode ser autoperpetuante. Por conseguinte, aconselha-se fortemente a avaliação nasal completa. Outras medidas adjuvantes não específicas do tratamento incluem umidificação, que ajuda a mobilizar as secreções nas passagens nasais obstruídas e alivia as mucosas irritadas.

Sinusite crônica

Etiologia e diagnósticos diferenciais

A sinusite bacteriana crônica é incomum em cães, embora ocorra acúmulo mucoso quando doenças nasais provocam obstrução da drenagem normal do seio frontal através do óstio sinusal. A sinusite

crônica em gatos ocorre mais frequentemente em consequência de lesão da mucosa e do osso em consequência de infecções respiratórias virais felinas (ver Capítulo 14). A ulceração grave da mucosa e a destruição das conchas nasais danificam os mecanismos de defesa imunes locais e possibilitam a ocorrência de infecção bacteriana secundária das passagens nasais e seios frontais. Acredita-se que a sinusite aguda acompanhe numerosas condições inflamatórias das vias respiratórias superiores causadas por irritantes inalados, alérgenos e agentes virais, embora a sinusite aguda seja pouco caracterizada em pequenos animais. Poucos estudos avaliaram os tipos de bactérias envolvidas na rinossinusite crônica (a maioria dos relatos focaliza culturas nasais na rinite crônica). Em um estudo, as taxas médias de detecção total de bactérias de irrigações nasais não foram significativamente diferentes entre gatos de controle e aqueles com rinossinusite crônica; todavia, espécies de *Mycoplasma* e bactérias anaeróbicas foram detectadas apenas em gatos com rinossinusite crônica.[111] A trepanação dos seios paranasais pode ser necessária nos casos graves crônicos para obter amostras para cultura e antibiograma e amostras de biopsia na pesquisa de uma causa subjacente. Culturas realizadas durante a cirurgia a partir de amostra do seio frontal em gatos clinicamente acometidos mostraram que os microrganismos isolados com mais frequência foram *Pseudomonas*.[162] *Pasteurella* também pode ser um microrganismo isolado comum em gatos.[31] Informações sobre culturas bacterianas do seio frontal em cães são escassas. Os resultados das culturas bacterianas em cães diferem quando são obtidas amostras da cavidade nasal rostral *versus* caudal;[1] as autoras do capítulo não têm conhecimento de estudos que tenham correlacionado os resultados de culturas nasais e do seio frontal em cães.

Achados clínicos

Os sinais clínicos em gatos são respiração ruidosa e estertorosa, secreção nasal purulenta e espirros.[80,111] Foi também relatada a ausência de secreção nasal.[80]

Tratamento

O tratamento da sinusite bacteriana é, com frequência, frustrante, visto que a causa subjacente pode permanecer incerta ou difícil de erradicar (p. ex., herpes-vírus felino); além disso, muitos pacientes não respondem a todas as formas de tratamento sintomático. Recomenda-se um ciclo de tratamento com agentes antibacterianos de amplo espectro (anaeróbico e aeróbico) com boa penetração no osso e nas secreções. Deve-se procurar identificar e tratar doenças subjacentes, como infecção fúngica e neoplasia. Há preocupação quanto à penetração dos agentes antibacterianos nos seios paranasais; acredita-se que a penetração aumente com a inflamação, porém os níveis eficazes não são conhecidos. Algumas vezes, recomenda-se a administração de agentes antibacterianos de amplo espectro por períodos prolongados (2 a 4 meses) após cultura bacteriana e antibiograma, em particular nos casos em que há comprometimento ósseo. Estão disponíveis dados inadequados na literatura veterinária para avaliar a eficácia da lavagem ou irrigação nasais ou dos seios paranasais com ou sem antibacterianos ou outras soluções antissépticas. O tratamento com descongestionantes nasais tem sido empiricamente recomendado, embora haja preocupação sobre a exacerbação da condição ao ressecar o exsudato. A turbinectomia cirúrgica e a trepanação dos seios paranasais podem estabelecer a drenagem dos seios e remover acúmulos espessados de exsudato. As abordagens cirúrgicas mais agressivas têm incluído obliteração dos seios e reconstrução das aberturas dos seios frontais. Em medicina humana, estão sendo estudadas novas abordagens com agentes que inibem os biofilmes bacterianos.[39]

---

*Referências 59, 97, 100, 125, 140, 242.

Tonsilite, faringite e laringite

As tonsilas compreendem uma porção dos órgãos linfoides periféricos (secundários) e são responsáveis pela coleta de antígenos locais e pelo desencadeamento de uma resposta imune adaptativa. O tecido tonsilar também pode ser infectado, e, nos seres humanos, a tonsilite é causada por infecções bacterianas e virais. Ambas foram relatadas em cães.[18,126,217] De modo global, existe uma notável escassez de informação a respeito dessa condição na literatura primária, refletindo provavelmente a sua raridade. Em geral, a tonsilite primária ocorre em cães jovens de raça pequena que exibem sinais clínicos de mal-estar, tosse com ânsia de vômito, febre e inapetência.[126] A tonsilite é habitualmente bilateral, mas, em certas ocasiões, pode ocorrer como doença unilateral quando um corpo estranho é retido no tecido ou nas criptas tonsilares. Com frequência, a inspeção revela tonsila vermelha brilhante com faringite associada. Além disso, é possível observar hemorragias puntiformes na tonsila e exsudato purulento nas criptas tonsilares. A tonsila apresenta-se friável e sangra facilmente ao ser manipulada.

Acredita-se que a tonsilite ocorra mais comumente em consequência de um processo patológico subjacente. As doenças associadas à tonsilite secundária incluem vômitos crônicos ou regurgitação, gengivite ou periodontite crônicas, traqueobronquite e irritação nasofaríngea causada por rinite. O aumento das tonsilas não é sinônimo de tonsilite, mesmo quando há sinais respiratórios, e a hiperplasia linfoide tonsilar (uma resposta imune normal a antígenos) precisa ser considerada como possível causa. A hiperplasia linfoide tonsilar foi mais comumente relatada do que a tonsilite em Galgos de corrida com tonsilas aumentadas e história de baixo desempenho na corrida.[147]

Muitas bactérias associadas à tonsilite são compatíveis com a flora residente das regiões bucal e faríngea. Os microrganismos isolados com mais frequência em casos de tonsilite incluem *E. coli*, e, em cães, foram também isoladas várias espécies de *Staphylococcus*, estreptococos hemolíticos, diplococos, *Proteus, Pseudomonas, Enterococcus, Streptococcus* e *Pasteurella; Listeria monocytogenes*.[126,147]

As tonsilas inflamadas e edemaciadas não constituem uma indicação absoluta para tratamento. A eliminação dos problemas preexistentes habitualmente resulta em regressão da tonsilite se for secundária. Quando os sinais clínicos são graves ou persistentes, pode-se considerar o tratamento com agentes antibacterianos de amplo espectro durante 10 a 14 dias. A tonsilectomia está indicada quando a tonsilite primária é um problema recorrente, quando a tonsilite purulenta não responde ao tratamento com agentes antimicrobianos, ou quando tonsilas hiperplásicas fazem protrusão das criptas, causando interferência mecânica na respiração e deglutição. Para informações mais detalhadas sobre o diagnóstico e o tratamento desse distúrbio, ver *Tonsilite*, no Capítulo 88. A faringe pode ser subdividida em três áreas anatômicas: nasofaringe, orofaringe e laringofaringe. Em um estudo, cães com distúrbios da nasofaringe, orofaringe e laringofaringe foram avaliados, e apenas 2 de 67 casos foram diagnosticados com distúrbios bacterianos, um abscesso nasofaríngeo e um abscesso tonsilar.[18] Em um estudo de 53 gatos com doença nasofaríngea, nenhum apresentou infecção bacteriana primária.[4] Por conseguinte, a infecção bacteriana dessas áreas também parece ser rara. Em geral, a faringite surge secundariamente a uma doença local ou sistêmica. Com frequência, a faringite bacteriana acompanha infecções virais ou bacterianas das vias respiratórias superiores, corpos estranhos na faringe e abscessos retrofaríngeos. Os sinais clínicos dependem da porção anatômica da faringe acometida. Quando há doença nasofaríngea, os sinais clínicos são habitualmente atribuíveis ao sistema respiratório, ao passo que, na doença orofaríngea e laringofaríngea, os sinais clínicos são atribuíveis ao sistema respiratório ou trato gastrintestinal (GI) superior.[18] O tratamento é direcionado para as doenças

subjacentes, como remoção de corpos estranhos, e pode-se utilizar tratamento antibacteriano de amplo espectro durante 7 a 14 dias. Se um abscesso tiver sido identificado e não tiver respondido ao tratamento com agentes antibacterianos, a drenagem cirúrgica poderá ser útil. Para informações mais detalhadas a respeito desse tópico, ver *Gengivoestomatite e faringite*, no Capítulo 88.

A laringite ocorre habitualmente como parte de uma infecção respiratória viral ou bacteriana disseminada, como traqueobronquite infecciosa canina ou rinotraqueíte viral felina.[46] *B. bronchiseptica* em cães é uma das principais bactérias patogênicas associadas a laringite, traqueobronquite e pneumonia (ver Capítulo 6). Foram também relatados corpos estranhos na laringe,[18] que podem levar a um nicho de infecção. As considerações no diagnóstico diferencial da laringite bacteriana incluem doença inflamatória não infecciosa (com frequência inflamação granulomatosa), traumatismo da laringe durante intubação endotraqueal ou cirurgia, inalação de substâncias tóxicas, picadas de insetos e latido prolongado (cães) ou tosse.[46] Os sinais clínicos variam entre espécies: os cães apresentam tosse, alteração da voz, náuseas ou estridor, enquanto os gatos têm sinais locais e sistêmicos mais graves.[46] O tratamento é direcionado para o problema infeccioso coexistente, embora a doença seja autolimitada em muitos cães.

Infecções das vias respiratórias inferiores

Traqueobronquite aguda

A traqueia e os brônquios servem de vias respiratórias condutoras para possibilitar, em última análise, a troca gasosa nos pulmões. O ar inalado não é estéril, de modo que é necessária a existência de defesas protetoras para evitar a infecção. Essas defesas incluem reflexos (tosse, espirro), aparelho mucociliar, imunidade inata e imunidade adaptativa (predominantemente da mucosa).[43] As infecções bacterianas primárias ou secundárias agudas das vias respiratórias são relativamente comuns em cães (traqueobronquite infecciosa canina), enquanto as infecções bacterianas crônicas são habitualmente secundárias tanto em cães quanto em gatos e não são tão comuns.

A traqueobronquite infecciosa canina ("tosse dos canis" ou "complexo de doença respiratória infecciosa canina") é uma doença respiratória altamente contagiosa, associada a uma ampla variedade de agentes virais, micoplasmas e bactérias. Os sinais clínicos são atribuíveis ao comprometimento nasal, traqueal, brônquico e do parênquima pulmonar e podem consistir em secreção nasal, espirros, tosse e, algumas vezes, sinais sistêmicos de letargia, anorexia e febre. O diagnóstico é habitualmente estabelecido com base apenas na história e no exame físico. O Capítulo 6 discute essa síndrome de modo detalhado. *B. bronchiseptica* pode ser um patógeno respiratório primário sem infecção viral ou por *Mycoplasma* concomitante.[16,116,137] Outras espécies bacterianas que foram identificadas incluem *Pasteurella* spp. e *S. equi* ssp. *zooepidemicus*,[37] embora particularmente em associação a infecções virais primárias várias bactérias possam estar envolvidas de modo secundário.

Em gatos, existem controvérsias quanto ao fato de *B. bronchiseptica* ser um patógeno primário ou secundário, e, embora o microrganismo tenha sido associado a traqueobronquite, conjuntivite, rinite e pneumonia, muitos gatos portadores do microrganismo são clinicamente sadios (ver Capítulo 14). Um estudo mostrou que a prevalência da infecção por *B. bronchiseptica* aumenta de acordo com o número de gatos no gatil e quando existem outros gatos alojados apresentando doença das vias respiratórias superiores.[99] É interessante observar a identificação de uma associação entre uma taxa mais alta de estado de portador em gatos (que habitualmente exibem sinais clínicos mínimos) e o contato com cães que apresentam tosse dos canis.[19,69,99] Essa associação leva à especulação de transmissão entre espécies, e o papel dos gatos, que podem servir para manter o microrganismo no ambiente. Um relato de infecção por *B. bronchiseptica* que se disseminou de cães para um par de gatos que residiam na mesma casa sugere fortemente a transmissão entre essas espécies; nesse caso, tanto os cães quanto os gatos estavam clinicamente doentes.[54] Foram relatadas infecções por *B. bronchiseptica* em seres humanos,[69] embora o microrganismo tenha preferência pela infecção de animais, enquanto *Bordetella pertussis* e *Bordetella parapertussis* causam coqueluche em seres humanos (ver *Considerações de saúde pública*, no Capítulo 6, e *Infecção por Bordetella bronchiseptica*, no Capítulo 99).[164,247]

Muitos casos de traqueobronquite infecciosa são autolimitados. Supressores da tosse (contraindicados quando há pneumonia concomitante) e medidas para minimizar a tosse ao reduzir o exercício, a excitação ou outros fatores desencadeantes são frequentemente úteis. Foi relatada a resistência disseminada de isolados de *B. bronchiseptica* às cefalosporinas e à ampicilina;[69] por conseguinte, deve-se evitar o uso indiscriminado e rotineiro de agentes antibacterianos para todos os cães com tosse dos canis, a fim de minimizar a resistência a antibacterianos. O tratamento com agentes antibacterianos só deve ser considerado para cães com doença complicada das vias respiratórias inferiores com doença clínica persistente. Para diretrizes sobre o tratamento antibacteriano, ver *Bronquite crônica*, mais adiante, e *Tratamento* no Capítulo 6.

Houve interesse no estudo da resposta imune do hospedeiro a *B. bronchiseptica* para verificar se a existência de altos níveis de anticorpos corresponde à imunidade protetora. Um ensaio imunossorvente ligado a enzima foi avaliado para medir anticorpos contra o lipopolissacarídio de *B. bronchiseptica* como método para identificar os cães suscetíveis ou que tendam mais a desenvolver doença grave em um grande canil com tosse do canil endêmica.[37] Infelizmente, os anticorpos séricos contra o LPS de *B. bronchiseptica* não foram preditivos de suscetibilidade à gravidade da doença. As concentrações de IgA secretora, que podem ser mais preditivas, não foram examinadas. Como se trata de uma doença altamente contagiosa em cães, deve-se considerar a vacinação de animais de alto risco. Embora seja mais comumente administrada a cães, está disponível também uma vacina para gatos. A vacina intranasal de bactérias vivas modificadas para gatos foi avaliada, e foi constatado que ela induz uma resposta protetora dentro de aproximadamente 3 dias, com duração da imunidade de 1 ano.[238]

Bronquite crônica

O papel das infecções bacterianas na iniciação da bronquite crônica tanto em cães quanto em gatos não foi determinado, embora essas infecções sejam frequentemente incluídas como importante causa dessa doença.[15,124] A prova definitiva de que as infecções bacterianas levam à bronquite crônica é um desafio, visto que o distúrbio é, em geral, diagnosticado nos estágios avançados, frequentemente muito tempo após o desaparecimento da causa desencadeante. As infecções bacterianas secundárias também podem complicar a bronquite crônica estabelecida. É preciso diferenciar a infecção bacteriana ativa da colonização bacteriana ou translocação da flora das vias respiratórias superiores, visto que a primeira não é tão comum.[62,174]

O sinal clínico essencial da bronquite canina crônica consiste em tosse de 2 meses ou mais de duração. Diferentemente da pneumonia bacteriana, um aspecto importante é que as infecções bacterianas das vias respiratórias em cães carecem de sinais sistêmicos de inapetência, perda de peso ou letargia. Nos gatos, como a bronquite crônica e a asma são com frequência reunidas como única síndrome, foram descritos sinais clínicos de tosse, sibilos e angústia expiratória episódica.[152] Existem muitas considerações diferenciais para a tosse, que pode ser amplamente dividida em doença cardíaca ou doença respiratória, sendo esta última ainda subdividida em distúrbios das vias respiratórias superiores, das vias respiratórias inferiores e do

parênquima pulmonar. Juntamente com a anamnese minuciosa e o completo exame físico, as radiografias de tórax são muito úteis nos estágios iniciais para focalizar a pesquisa diagnóstica no coração ou no sistema respiratório. Nos distúrbios crônicos das vias respiratórias inferiores, as anormalidades radiográficas consistem mais comumente em infiltração intersticial ou peribrônquica ou ambas. A bronquiectasia, uma dilatação patológica irreversível das vias respiratórias devido à destruição dos componentes elásticos e musculares, é um grave resultado da inflamação ou infecção crônicas das vias respiratórias e pode ser visualizada radiograficamente.[93,161] Foi observada a ausência de anormalidades nas radiografias de tórax em até 23% dos gatos com doença das vias respiratórias inferiores.[2]

Em geral, o diagnóstico definitivo de bronquite crônica é estabelecido pelo exame citológico do líquido de lavado das vias respiratórias, com aumento proeminente dos neutrófilos não degenerados.[98] A existência de neutrófilos degenerados com ou sem bactérias intracelulares sugere infecção ativa. As culturas bacterianas quantitativas do líquido de LBA são fortemente recomendadas para diferenciar a colonização da infecção das vias respiratórias. Em cães, não é comum a associação entre a bronquite crônica e o crescimento bacteriano clinicamente relevante quando são realizadas culturas bacterianas quantitativas de exame citológico do líquido do lavado.[174] O papel da infecção na doença brônquica felina não está bem definido. Os resultados de cultura dos lavados traqueais e brônquicos de gatos clinicamente sadios com frequência revelam um padrão misto de baixo número de microrganismos (menos de 5×10^3 microrganismos/mℓ), que provavelmente refletem a contaminação das vias respiratórias, mais do que infecção, quando são esperados mais de 10^5 microrganismos/mℓ (ver Tabela 87.2).[166] Diversas bactérias foram isoladas de gatos com doença crônica das vias respiratórias inferiores, e algumas são semelhantes às encontradas em gatos sadios (ver Tabela 87.2). O papel do *Mycoplasma* é intrigante, pois esse microrganismo pode ser isolado de lavados das vias respiratórias de gatos com doença brônquica crônica,[38,170] mas não naqueles de gatos sadios.[170] As espécies de *Mycoplasma* têm sido associadas a um aumento da hiper-reatividade das vias respiratórias, com degradação da endopeptidase neural e prolongamento do efeito da substância P, um potente broncoconstritor localizado nas fibras C das vias respiratórias.[206] Não se sabe se esse mecanismo de constrição do músculo liso contribui para os sinais clínicos observados em gatos com asma de desenvolvimento natural.

Além de causar potencialmente ou complicar a bronquite crônica, a infecção bacteriana das vias respiratórias também é capaz de provocar bronquiectasia e bronquiolite ou complicá-las. Apesar de sua raridade, ciclos de infecção e inflamação repetidas de bronquite crônica, neoplasia e broncopneumonia em gatos podem levar à bronquiectasia.[161] Em cães, por vezes a bronquiectasia ocorre secundariamente a doenças congênitas, como discinesia ciliar primária, ou distúrbios adquiridos, como bronquite crônica, bronquite eosinofílica ou broncopneumonia.[157,174] A bronquiectasia é mais prevalente em certas raças, como Cocker Spaniel Americano, West Highland White Terrier, Poodle miniatura, Husky Siberiano, English Springer Spaniel e cães com mais de 10 anos de idade.[93] Foi relatada a ocorrência de bronquite e bronquiolite causadas por microrganismos semelhantes ao bacilo respiratório associado a cílios em um gato.[184] Esses microrganismos que se coram pela prata foram encontrados em estreita disposição paralela em associação aos cílios da mucosa e existência de inflamação das vias respiratórias. A bronquiolite obliterante com pneumonia em organização (tecnicamente uma doença pulmonar intersticial, e não uma doença das vias respiratórias) resulta de lesão das vias respiratórias distais; essa lesão pode ser devida a causas infecciosas.[186] Foi documentado o desenvolvimento natural de bronquiolite obliterante com pneumonia em organização tanto em cães quanto em gatos,[160] podendo ser experimentalmente induzida em cães com infecção por *Mycoplasma*.[120] Embora o tratamento com agentes antibacterianos não esteja indicado para o tratamento da traqueobronquite autolimitada, ele é frequentemente considerado para animais que apresentam inflamação brônquica crônica. A barreira hematobrônquica representa um impedimento potencial ao tratamento antimicrobiano eficaz. A penetração dos agentes antimicrobianos nas secreções das vias respiratórias e nos tecidos pulmonares é favorecida pela alta lipofilicidade e pelo baixo peso molecular desses fármacos. Os fármacos penetram nas secreções brônquicas normais em uma fração de suas concentrações séricas. A trimetoprima, a clindamicina, as quinolonas, a eritromicina e a doxiciclina entram em proporções mais altas. As penicilinas têm a menor penetração, enquanto as cefalosporinas e os aminoglicosídios apresentam distribuição intermediária. A penetração aumenta quando há inflamação; todavia, a distribuição do agente antibacteriano através das vias respiratórias pode estar comprometida nos exsudatos. Deve-se considerar evitar o uso de agentes antibacterianos que não são ativos contra *B. bronchiseptica* (ver discussão anterior) e daqueles que alcançam baixas concentrações nos tecidos e nas secreções das vias respiratórias (p. ex., amoxicilina-clavulanatos e gentamicina por via parenteral).[116] A cultura e o antibiograma devem ser usados para orientar o tratamento. Um resultado negativo nas culturas sustenta uma infecção viral, e, neste caso, os antibacterianos não são úteis.

Pneumonia bacteriana

Etiologia e epidemiologia

Muitos agentes infecciosos causam inflamação do parênquima pulmonar (Tabela 87.4). Esta seção trata das infecções bacterianas; informações sobre outras infecções podem ser encontradas em seus respectivos capítulos. As bactérias penetram nas vias respiratórias inferiores principalmente por inalação ou aspiração de aerossóis, flora orofaríngea, materiais estranhos ou conteúdo gastresofágico; por extensão local a partir de estruturas intratorácicas ou da cavidade pleural; ou por disseminação hematogênica de infecções extrapulmonares. Em geral, os mecanismos de depuração normais são eficazes, a não ser que o inóculo seja de mais de 10^7 microrganismos/mℓ ou que ocorra aspiração concomitante de ácido gástrico. O desenvolvimento de infecção respiratória após colonização bacteriana irá depender da inter-relação complexa de numerosos fatores, incluindo tamanho do inóculo, virulência do microrganismo e resistência do hospedeiro. As condições clínicas que predispõem o animal à pneumonia bacteriana incluem infecções respiratórias virais, fúngicas ou por micoplasmas preexistentes; regurgitação, disfagia e vômitos; níveis reduzidos de consciência (estupor, coma); distúrbios metabólicos graves (cetoacidose diabética, uremia); traumatismo ou cirurgia (particularmente do tórax); tratamento imunossupressor (agentes quimioterápicos, glicocorticoides etc.); doenças por imunodeficiências primária e secundária; neoplasia; e distúrbios funcionais ou anatômicos (p. ex., paralisia da laringe, hipoplasia da traqueia, discinesia ciliar primária, fístula broncoesofágica).

No caso da pneumonia por aspiração, os riscos aumentam com o decúbito ou sedação, intubação nasogástrica ou endotraqueal, debilitação e paralisia esofágica ou neuromuscular. Outros fatores de risco incluem ventilação mecânica, doença concomitante, idade avançada e cirurgia abdominal ou torácica.[108] Em um estudo, 68% dos cães com diagnóstico de pneumonia por aspiração apresentaram uma única condição subjacente que predispôs à aspiração. Os fatores predisponentes mais comuns incluíram doença esofágica, vômitos, distúrbios neurológicos, doença da laringe e aspiração pós-anestésica; a sobrevida não foi afetada pelo tipo de distúrbio subjacente.[122]

A pneumonia bacteriana é mais comum em cães do que em gatos. Em ambas as espécies, bactérias patogênicas primárias e secundárias podem causar pneumonia, sendo a maioria das infecções causada pela flora residente. As infecções adquiridas de um estabelecimento

Tabela 87.4	Agentes infecciosos que causam pneumonia em cães ou gatos.
Agente	**Capítulo**
Vírus	
Vírus da cinomose	3
Adenovírus 2 canino	4
Herpes-vírus canino	5
Vírus parainfluenza canino	6
Coronavírus respiratório	6
Vírus da influenza canina	6
Vírus da rinotraqueíte felina	14
Calicivírus felino	14
Riquétsias	
Ehrlichia canis	26
Rickettsia rickettsii	27
Bactérias[a]	
Bordetella	6, 14
Mycoplasma	30
Streptococcus	33
Escherichia coli	35
Klebsiella	35
Pseudomonas mallei	35
Yersinia pestis	45
Micobactérias	48
Pasteurella	51
Neisseria spp. (fermentador eugônico 4)	87
Fungos	
Blastomyces	57
Histoplasma	58
Cryptococcus	59
Coccidioides	60
Aspergillus	62
Penicillium	62
Protozoários	
Acanthamoeba	78
Neospora	79
Toxoplasma	79

[a]Ver Tabelas 87.2 e 87.5 para isolados adicionais.

de assistência à saúde são denominadas *adquiridas na comunidade,* enquanto aquelas adquiridas dentro de um estabelecimento de assistência à saúde são designadas como *hospitalares;* ambas podem envolver bactérias endógenas ou exógenas. Entre as bactérias patogênicas primárias, *B. bronchiseptica* parece ser o microrganismo identificado com mais frequência na pneumonia canina.[182] *S. equi* ssp. *zooepidemicus* e algumas espécies de *Mycoplasma* também podem ser patógenos primários.[34,38,177,240] Entre as bactérias patogênicas secundárias, os microrganismos gram-negativos são os mais comumente isolados, embora microrganismos gram-positivos e anaeróbicos também sejam identificados com frequência em cães com pneumonia bacteriana (Tabela 87.5).[5,174,182,218] Na maioria dos casos, um único patógeno é isolado; todavia, ocorrem infecções mistas.[5,182] A infecção pulmonar por *Eikenella corrodens* foi identificada em um cão em associação com osteopatia hipertrófica.[78] Esse microrganismo exigente com frequência está associado a infecções relacionadas com a cavidade bucal em seres humanos; entretanto, foi isolado de placa supragengival em cães clinicamente sadios.[3]

Tabela 87.5	Dez bactérias patogênicas mais comumente isoladas relacionadas à pneumonia canina.

Bactéria isolada	Número de cães com isolado[a]
Escherichia coli	77
Pasteurella spp.	69
Bordetella bronchiseptica	50
Anaeróbios obrigatórios	41
Streptococcus spp.	40
Staphylococcus spp. coagulase-positivo	37
Klebsiella pneumoniae	21
Moraxella spp.	17
Enterococcus spp.	17
Pseudomonas aeruginosa	15

[a]Dados compilados de quatro estudos separados de cães com doença respiratória inferior, incluindo um estudo de 65 filhotes com menos de 1 ano de idade. Os filhotes nesse estudo responderam por 32 dos 50 isolados de *B. bronchiseptica*. Além disso, foram identificados isolados de *Mycoplasma* em 65 cães. Todavia, nem todos os estudos pesquisaram especificamente espécies de *Mycoplasma* de cultura difícil, e, quando detectadas, essas bactérias raramente foram as únicas espécies isoladas. Reimpressa de Cohn LA. 2010. Pulmonary parenchymal disease, pp 1086-1119. In Ettinger S (ed): *Textbook of veterinary internal medicine*, ed 7. WB Saunders, St Louis.

A pneumonia bacteriana em gatos é menos conhecida, em parte porque os gatos com pneumonia por vezes não apresentam doença clínica evidente e o hemograma e a radiografia de tórax podem não apresentar anormalidades.[133] Há evidências de que tanto *Mycoplasma* quanto ExPEC possam ser patógenos primários em gatos, causando pneumonia bacteriana.[38,75,214,224] Em um grande número de gatos de três abrigos independentes, *Streptococcus canis* foi o único patógeno na maioria dos casos de pneumonia bacteriana fatal.[176] Considerando-se a ausência de alterações na criação dos animais nos abrigos e a gravidade desses surtos, foi sugerido que *S. canis* era um patógeno primário; entretanto, é possível que tenham ocorrido condições virais ou imunossupressoras precedentes não identificadas. Na pneumonia fatal de gatos com proprietários, as espécies bacterianas isoladas incluíram *Streptococcus* beta-hemolítico, *Pasteurella multocida*, *E. coli*, *Fusobacterium* spp., *Pseudomonas* spp., *Bacillus* spp., *Enterobacter cloacae*, *Enterococcus* spp., *B. bronchiseptica*, *Neisseria animaloris* (anteriormente EF-4a), *Peptostreptococcus* spp. e *Porphyromonas* spp.[133] À semelhança dos cães, o isolamento de um único microrganismo foi mais comum; entretanto, foram também observadas infecções mistas. *Bergeyella* (*Weeksella*) *zoohelcum*, um residente da flora da região orofaríngea de cães e gatos, foi ligado à infecção respiratória em um gato.[57] As infecções por esses microrganismos foram observadas primariamente em pessoas com feridas por mordidas infectadas causadas por cães ou gatos (ver Capítulo 51). *Capnocytophaga cynodegmi*, que foi associado a feridas de mordidas de gatos ou queratite em seres humanos (ver Capítulo 51), foi isolado das vias respiratórias inferiores de um gato com consolidação lobar associada a carcinoma pulmonar.[70]

Bordetella bronchiseptica.
B. bronchiseptica é um patógeno primário altamente contagioso, que acomete tanto cães quanto gatos; entretanto, a pneumonia como resultado é rara em gatos adultos sadios nos demais aspectos. É considerada como o agente bacteriano mais comum associado à traqueobronquite em cães e pode causar pneumonia e bacteriemia. *B. bronchiseptica* foi isolada do líquido de lavado traqueal em cerca de metade dos cães com pneumonia infecciosa adquirida na comunidade; três cães eram significativamente mais jovens e tenderam a apresentar doença mais grave do que os cães dos quais foram isolados outros microrganismos.[182]

B. bronchiseptica pode ser uma causa significativa de pneumonia e de mortalidade em filhotes de gatos;[235,241] todavia, de modo global, está habitualmente associada a doença das vias respiratórias superiores, mas não inferiores. Para informações mais detalhadas sobre doença das vias respiratórias inferiores causada por esse microrganismo em cães e gatos, ver os Capítulos 6 e 14, respectivamente.

Escherichia coli.
Esses bacilos anaeróbicos facultativos são as bactérias mais comumente isoladas de cães com pneumonia. Podem ser divididas em três grupos, com base em suas características genéticas singulares e manifestações clínicas: flora comensal, cepas patogênicas intestinais e cepas patogênicas extraintestinais.[192] A flora comensal é predominantemente encontrada no trato GI inferior, mas também pode ser isolada das vias respiratórias superiores (ver Tabela 87.1 e Boxe 87.1). ExPEC foi descrita como causa de pneumonia em cães e gatos.[25,88,165,214] Foi documentado que cepas de ExPEC em cães e gatos apresentam fímbrias P de aderência, pertencem a sorogrupos de lipopolissacarídios (O) restritos, como O4 e O6, e possuem certos fatores de virulência, como o fator necrosante citotóxico 1 (CNF-1; do inglês *cytotoxic necrotizing fator 1*) e a alfa-hemolisina.[88,214] A aderência às células do hospedeiro ocorre por meio das fímbrias P, possibilitando a colonização inicial. Subsequentemente, o antígeno O4, o CNF-1 e a alfa-hemolisina atenuam a resposta pró-inflamatória do hospedeiro.[191] Além disso, o CNF-1 induz inflamação e necrose.[65]

E. coli entra habitualmente nas vias respiratórias inferiores por meio de aspiração a partir de áreas nasais e orofaríngeas colonizadas. Além disso, a disseminação bacteriêmica a partir do trato geniturinário ou GI é possível, porém documentada com menor frequência em cães. Ocorreu também pneumonia em cães secundariamente a infecções virais, com tratamento a longo prazo com agentes antibacterianos ou glicocorticoides, ou com doenças mielossupressivas ou por imunodeficiência.[118] As complicações da pneumonia por *E. coli* consistem em disseminação da infecção para outros órgãos, como meninges, articulações, trato uveal ou glomérulos; coagulação intravascular disseminada; e lesão pulmonar induzida por endotoxina, resultando em angústia respiratória aguda.

Streptococcus.
As espécies de *Streptococcus* são cocos gram-positivos anaeróbicos facultativos, comumente isolados de cães com pneumonia (ver Tabela 87.5). Embora cepas alfa-hemolíticas menos patogênicas tenham sido isoladas, os patógenos predominantes são beta-hemolíticos, sendo os grupos C e G os mais importantes em cães e gatos (ver também o Capítulo 33). Foi relatada a ocorrência de pneumonia grave tanto em cães quanto em gatos, com alta taxa de mortalidade associada a estreptococos do grupo C, particularmente *S. equi* ssp. *zooepidemicus*.[28,34,117,176,177] Ocorreram surtos em cães e gatos alojados em densas populações, resultando em pneumonia hemorrágica fatal em uma grande proporção de casos. A pneumonia pneumocócica pode estar associada à disseminação hematogênica da infecção para as meninges, articulações, rins, valvas cardíacas, baço, linfonodos e outros órgãos.

Pasteurella.
As espécies de *Pasteurella*, que são cocobacilos anaeróbicos facultativos, são as segundas bactérias mais comumente isoladas de cães com pneumonia (ver Tabela 87.5). *Pasteurella* pertence à flora nativa da nasofaringe e vias respiratórias grandes de cães e gatos (ver também discussão sobre infecções por mordidas, no Capítulo 51). As infecções virais concomitantes e outras situações de estresse ou condições imunossupressoras levam à proliferação de *Pasteurella*, e, subsequentemente, os microrganismos ganham acesso às vias respiratórias inferiores. Os mecanismos de defesa diminuídos resultam em comprometimento da depuração de bactérias pelos pulmões, com consequente desenvolvimento de pneumonia. As espécies de *Pasteurella* formam adesinas, promovendo, assim, a sua fixação ao epitélio, e cápsula de polissacarídios, que interfere na fagocitose.

A produção de exotoxinas não foi documentada como característica das infecções por *Pasteurella* em cães e gatos, conforme observado em outros animais. Todavia, a endotoxina de bactérias gram-negativas diminui a quantidade e aumenta a tensão superficial do surfactante pulmonar, alterando a mecânica pulmonar e as trocas gasosas. A proliferação bacteriana resulta em influxo de células inflamatórias e mediadores das citocinas, resultando em exsudação fibronopurulenta típica da pneumonia por *Pasteurella*. Uma vez estabelecidas, por vezes essas pneumonias são de regressão lenta, e pode ocorrer desenvolvimento de abscessos ou pleurite.

Mycoplasma. As espécies de *Mycoplasma* são microrganismos comensais das vias respiratórias superiores e, talvez, inferiores de cães e gatos sadios.[36,185] Foram identificadas 15 espécies em cães, embora existam outros micoplasmas caninos que tenham sido isolados, mas não totalmente caracterizados.[35,36] *Mycoplasma cynos* parece ser a espécie mais comumente isolada de cães com pneumonia.[36] As infecções por micoplasmas podem não ser reconhecidas o suficiente, visto que são necessárias técnicas de cultura especiais e/ou teste de PCR para a sua identificação.[36,174] Como o crescimento do microrganismo representa um desafio, e a PCR é de execução mais rápida, esta última tem sido realizada em cães e gatos com doença respiratória.[50] Os resultados obtidos indicaram que a PCR é favorável quando comparada com a cultura.

Neisseria spp. O grupo EF-4 é um conjunto de cepas bacterianas designadas pelos Centers for Disease Control and Prevention, Atlanta, GA. Incluem EF-4a, que recebeu nova designação, atualmente *Neisseria animaloris*, e EF-4b, atual *Neisseria zoodegmatis*.[229] *Neisseria canis* e *Neisseria dentiae* são as espécies filogeneticamente mais próximas. Essas bactérias, que se assemelham a *Pasteurella* spp., quanto à sua ecologia e características de cultura, foram isoladas como comensais e flora oportunista das cavidades bucais de cães e gatos e de infecções locais em seres humanos como microrganismos contaminantes de feridas por mordidas de cães e gatos (ver Capítulo 51). Em um caso, EF-4a foi isolado da urina de um ser humano com hematúria.[204] A maneira precisa pela qual os microrganismos EF-4 causam infecções respiratórias, locais ou sistêmicas não é conhecida. As infecções localizadas em cães e gatos envolveram principalmente infecções cranianas, como queratite, abscesso retrobulbar, otite, sinusite e estomatite.[11] É provável que as infecções surjam em decorrência da contaminação da área orofaríngea. A gengivite foi comumente identificada em gatos que desenvolvem infecção por EF-4.[133,236] Quando há desenvolvimento de pneumonia, suspeita-se de inalação ou disseminação hematogênica do microrganismo a partir de um local na boca. A imunossupressão concomitante pode ser importante para a colonização do microrganismo em outras regiões do corpo.

Tanto gatos domésticos[60,107,139] e exóticos[67,130,175] quanto cães domésticos[139,145,228] foram acometidos.[44] Foi identificado um surto epizoótico de pneumonia fatal em uma colônia de pesquisa fechada de gatos.[236] O diagnóstico foi estabelecido principalmente pela cultura das feridas de abscessos na necropsia. Os microrganismos podem ser cultivados em ágar-sangue, incubados em condições aeróbicas ou anaeróbicas e classificados pelas suas reações bioquímicas.

Achados clínicos

A história e os sinais clínicos de pneumonia bacteriana canina são tosse (habitualmente úmida e produtiva), intolerância ao exercício, secreção nasal mucopurulenta, aumento da frequência ou esforço respiratórios, febre variável, inapetência, depressão, perda de peso e/ou desidratação. A hemoptise também foi associada à pneumonia bacteriana.[7] A ausculta revela habitualmente sons pulmonares anormais, incluindo aumento da intensidade do murmúrio vesicular e estertores. Outras anormalidades no exame físico

incluem taquipneia, fraqueza, intolerância ao exercício e tosse produtiva. Deve-se suspeitar de pneumonia por aspiração em todo animal que desenvolver esses sinais durante a sua hospitalização ou após episódios de vômitos ou regurgitação.

Ao contrário dos cães, os gatos com pneumonia frequentemente carecem de sinais clínicos, em particular tosse. Em um estudo de gatos com pneumonia infecciosa fatal (dos quais 54% eram de origem bacteriana), 36% não apresentaram sinais clínicos atribuíveis ao sistema respiratório.[133] Nos gatos que exibiram sinais respiratórios, os mais comuns foram taquipneia ou dispneia e secreção nasal; foi observada tosse em apenas 8%. Sinais sistêmicos de doença (anorexia, letargia e febre) estavam ausentes em 41% desses gatos, apesar de evidências histopatológicas de doença infecciosa disseminada em 74%. É necessário um elevado índice de suspeita de pneumonia nos gatos, particularmente se houver evidências de infecção em outros órgãos. Em uma revisão de 21 casos de infecção das vias respiratórias inferiores em gatos, que não foram todos fatais, os sinais consistiram em tosse crônica (11), tosse aguda (6), dispneia (2), anorexia (1) e sinais neurológicos (1).[76] Para informações mais detalhadas sobre o diagnóstico, ver anteriormente *Traqueobronquite aguda* e *Bronquite crônica*.

Tratamento

As infecções das vias respiratórias inferiores devem ser tratadas de modo mais rigoroso, em comparação com o tratamento das infecções das vias respiratórias superiores. É necessário usar agentes antimicrobianos sistemicamente eficazes. Os tratamentos de suporte também são de importância crítica, em particular nos casos graves, e consistem em hidratação sistêmica e das vias respiratórias, nebulização e *coupage*** e oxigênio suplementar.

Agentes antibacterianos. Os agentes antibacterianos orais ou parenterais constituem o principal tratamento para infecções bacterianas das vias respiratórias inferiores. A expectativa de que qualquer agente antibacteriano isolado seja rotineiramente eficaz contra a ampla variedade de microrganismos que causam pneumonia bacteriana não é realista. O critério mais importante para a seleção de um fármaco antibacteriano é a identificação da bactéria. Um número substancialmente maior de pacientes recupera-se se o tratamento antibacteriano for administrado com base nos resultados de cultura e teste de sensibilidade *in vitro*.[218] A terapia empírica com um agente antibacteriano de amplo espectro pode ser posteriormente ajustada com base nos resultados de cultura e antibiograma. Além disso, a penetração do fármaco nos tecidos pulmonares consolidados é mais eficaz por via sistêmica do que por administração tópica (i. e., aerossol).

As características morfológicas das bactérias em uma lâmina corada pelo Gram podem ajudar na escolha dos agentes antibacterianos até que sejam obtidos os resultados das culturas bacterianas e antibiograma.[174] Os cocos são habitualmente estafilococos ou estreptococos. Em geral, os bacilos são membros da família Enterobacteriaceae, que são mais imprevisíveis no que concerne aos agentes antibacterianos.

Quando há sinais clínicos graves, angústia respiratória ou evidências de bacteriemia, recomenda-se o tratamento intravenoso até que o paciente fique clinicamente estável. As escolhas iniciais razoáveis de agentes antibacterianos de amplo espectro e bactericidas consistem em meropeném, imipeném-cilastatina, ticarcilina-clavulanato ou betalactâmico associado a uma quinolona ou aminoglicosídio. Com casos menos críticos de pneumonia (de gravidade intermediária) é possível administrar um agente antibacteriano por via parenteral,

---

* Nota do R.T.: Percussão do tórax com a mão em concha, semelhante à tapotagem no ser humano.

ou, se o paciente estiver estável sem comprometimento respiratório e capaz de se alimentar e beber, pode-se considerar a administração oral. As opções incluem um betalactâmico com quinolona, trimetoprima-sulfonamida ou amoxicilina-clavulanato. Nos casos leves e estáveis de pneumonia, as escolhas dos fármacos antibacterianos podem incluir uma cefalosporina de primeira geração (p. ex., cefalexina ou cefazolina), amoxicilina-clavulanato, trimetoprima-sulfonamida ou quinolona. É preciso considerar as contraindicações relativas ou absolutas para determinados agentes antibacterianos: por exemplo, os aminoglicosídios não devem ser usados quando existir doença renal ou comprometimento da perfusão renal. O tratamento antibacteriano deve ser continuado durante pelo menos 1 semana após a resolução de todos os sinais clínicos e radiográficos de pneumonia.

Não se recomenda a administração intratecal ou por aerossol de rotina de agentes antibacterianos na pneumonia. Quando há consolidação alveolar grave na pneumonia, a penetração dos fármacos antimicrobianos nas vias respiratórias é inferior à sua administração sistêmica. Todavia, em certas circunstâncias, são usados agentes antibacterianos em aerossóis; ver *Tratamento de suporte*, mais adiante.

A lesão do pulmão na pneumonia por aspiração nem sempre é causada pelo desenvolvimento de pneumonia bacteriana; a lesão pelo ácido gástrico pode causar pneumonia química, e a inalação de alimento é capaz de levar a inflamação e obstrução das vias respiratórias. Subsequentemente, o comprometimento dos mecanismos locais de defesa imune do hospedeiro pode predispor o paciente a infecções bacterianas secundárias bem depois do início da pneumonia não infecciosa inicial. Por conseguinte, o uso rotineiro de agentes antibacterianos é controverso. Devido à preocupação sobre o desenvolvimento de resistência bacteriana em consequência do uso indiscriminado de fármacos antibacterianos, o procedimento ideal é adiar a administração de antimicrobianos até que se possa documentar a existência de infecção bacteriana secundária ou quando o animal não responder adequadamente a outro tratamento para essa condição. Quando a infecção desempenha um papel na pneumonia por aspiração, é possível que uma multiplicidade de microrganismos aeróbicos e anaeróbicos esteja envolvida, e pode ser necessário um tratamento antibacteriano de combinação. Os resultados de cultura e do antibiograma devem orientar a escolha do agente antibacteriano.

Tratamento de suporte

A manutenção da hidratação sistêmica e das vias respiratórias normal é um importante objetivo terapêutico em pacientes com pneumonia bacteriana. A desidratação dificulta a depuração mucociliar e a mobilização das secreções; já as secreções respiratórias normais consistem em mais de 90% de água. Recomenda-se o uso prudente de líquidos intravenosos. A hidratação das vias respiratórias pode ser diretamente realizada com tratamento por aerossol para mobilizar as secreções, adicionando água à cobertura mucociliar. Um nebulizador que produza partículas entre 0,5 e 3,0 μm assegura a deposição de água nas vias respiratórias inferiores. Os vaporizadores ou umidificadores são inadequados, visto que o tamanho das partículas de água é maior, e em geral as gotículas são depositadas na cavidade nasal. Para nebulização, o animal é colocado em uma câmara fechada, e um aerossol brando (soro fisiológico) é nebulizado na câmara. A fisioterapia sempre deve ser efetuada imediatamente após a aerossolização para intensificar a eliminação das secreções. Os métodos incluem aumento da frequência da tosse por meio de *coupage* da parede do tórax ou manipulação traqueal, exercício forçado leve e drenagem postural. A nebulização deve ser realizada 2 ou 3 vezes/dia, com duração de 20 min por sessão.

Os animais com taquipneia grave, angústia respiratória e hipoxemia pronunciada (tensão de oxigênio arterial inferior a 60 mmHg) necessitam de oxigenoterapia. O oxigênio deve ser umidificado para evitar o ressecamento das membranas respiratórias. O oxigênio pode ser administrado em uma jaula, por cânula intratraqueal ou cateter nasal ou em pacientes intubados (com ou sem ventilação mecânica).

Fármacos como antitussígenos, diuréticos e histamínicos, que inibem a mucocinese e a remoção de exsudato do sistema respiratório, estão contraindicados em casos de pneumonia bacteriana. Não foram conduzidos estudos em cães ou gatos para documentar claramente a eficácia dos broncodilatadores em casos de pneumonia bacteriana. A preocupação relacionada com o uso de broncodilatador é a possibilidade de agravar o desequilíbrio ventilação/perfusão (V/Q); todavia, esse efeito não foi definitivamente provado nem refutado. Seu uso é mais racional em gatos do que em cães, em particular quando há aumento da angústia respiratória expiratória, visto que os gatos podem apresentar hiper-reatividade clinicamente significativa das vias respiratórias. Embora não recomendada de rotina, uma prova terapêutica pode ser justificada para o tratamento de emergência do broncospasmo e da angústia respiratória aguda com terbutalina (0,01 mg/kg por via subcutânea). É preciso ter cuidado com a administração de teofilina se cloranfenicol ou quinolonas estiverem sendo usados concomitantemente, pois esses fármacos aumentam a concentração sérica de teofilina.

A identificação das causas subjacentes da pneumonia bacteriana e o seu tratamento direto também são importantes nas estratégias de manejo global. Se a pneumonia por aspiração for um fator que cause complicação ou que tenha o potencial de se tornar um fator de complicação, pode-se considerar manter o corpo do paciente em decúbito esternal, manter a parte craniana do corpo elevada, e minimizar o volume gástrico pela ingestão frequente de alimento ou uso de sondas de jejunostomia. Indica-se também o tratamento de quaisquer fatores predisponentes que resultem em vômitos prolongados (Figura 87.5).

Abscesso pulmonar

Os abscessos pulmonares, que consistem em áreas necróticas de parênquima pulmonar contendo material purulento habitualmente produzido por infecção piogênica, são raros em cães e gatos. Os abscessos pulmonares originam-se de várias condições subjacentes, como traumatismo (incluindo aspiração do conteúdo orofaríngeo ou gástrico), êmbolos infecciosos, parasitos, infecções fúngicas, corpos estranhos, enfisema bolhoso ou neoplasia. As bactérias anaeróbicas obrigatórias são identificadas com maior frequência do que as bactérias aeróbicas, porém as infecções mistas são comuns. Espécies de *Mycoplasma* também foram recuperadas de gatos.

Os sinais clínicos na formação de abscessos pulmonares dependem da causa, porém lembram estreitamente os da pneumonia bacteriana crônica. Os achados clínicos são perda de peso, febre crônica, tosse e hemoptise. Em geral, o diagnóstico baseia-se no aspecto radiográfico das lesões nodulares ou cavitárias, algumas vezes com

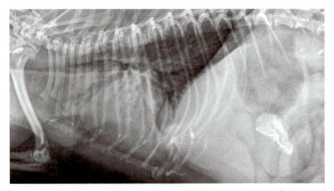

Figura 87.5 Broncopneumonia bacteriana secundária à pneumonia por aspiração em um cão com vômitos crônicos com corpo estranho no trato GI. (Cortesia de University of Missouri, Columbia, MO.)

margens pouco definidas; quando existe ar dentro de uma lesão cavitária, é possível observar uma linha líquida em radiografias de feixes horizontais. A broncoscopia pode ser realizada para localizar os lobos acometidos e, quando efetuada precocemente, pode ser usada para a remoção de material estranho, como praganas. Em geral, os abscessos pulmonares são inicialmente tratados sem drenagem, porém com tratamento antibacteriano a longo prazo. A escolha dos agentes antibacterianos deve basear-se, de modo ideal, nos resultados de cultura e antibiograma; todavia, é preciso considerar os riscos associados à coleta de uma amostra (incluindo disseminação da infecção, anestesia etc.). A eficácia do tratamento pode ser monitorada pela melhora dos sinais clínicos e por radiografias seriadas de tórax. Todavia, por vezes a resposta ao tratamento antimicrobiano é temporária ou incompleta, e pode ocorrer recidiva da febre e da tosse uma vez interrompido o tratamento, mesmo depois de vários meses desse tratamento. Além disso, evidências e um padrão persistente de consolidação alveolar na radiografia de tórax podem sugerir a existência de um nicho residual de infecção. Em casos de oclusão prolongada, cicatrizes e formação de abscesso, a toracotomia e a lobectomia estão indicadas. A lobectomia é mais eficaz na resolução da pneumonia, e as complicações pós-operatórias são mínimas nas pneumonias localizadas em lobos individuais.[150]

Infecções pleurais

A pleurite purulenta, o piotórax e o empiema torácico descrevem processos sépticos da cavidade pleural, resultando em acúmulo de exsudato.

Etiologia e epidemiologia

A cavidade pleural normalmente contém uma pequena quantidade de líquido transudativo. Em caso de infecção bacteriana, a resposta imune inflamatória resultante do hospedeiro leva a alterações da permeabilidade vascular e função linfática, com consequente derrame rico em células e proteína. O mediastino é fenestrado tanto em cães quanto em gatos, o que significa que os derrames tendem a ser bilaterais; todavia, inflamações graves podem impedir a comunicação entre o hemitórax direito e esquerdo. Por vezes, o piotórax resulta de doença local ou sistêmica. A doença local envolve extensão a partir da parede torácica, traqueia, árvore brônquica, parênquima pulmonar ou esôfago. Os exemplos incluem infecção bacteriana em consequência de feridas penetrantes por mordidas (que anteriormente eram consideradas a causa mais comum de piotórax), disseminação parapneumônica, migração de corpos estranhos ou parasitos, traumatismo torácico (incluindo inoculação iatrogênica) e perfuração do esôfago, entre outros. A doença sistêmica implica a disseminação hematogênica ou linfática de bactérias.

Nos cães, a identificação definitiva da fonte das infecções pleurais bacterianas frequentemente não é obtida. Quando espécies de *Actinomyces* são isoladas, devem levantar um alto índice de suspeita de material vegetal (praganas) como agente etiológico.[78] As praganas têm farpas, de modo que apenas o movimento anterógrado é possível. Migram até a árvore brônquica, transportando a flora comensal da cavidade orofaríngea para o parênquima pulmonar. As praganas podem sair da pleura visceral e entrar na cavidade pleural, onde são capazes de causar piotórax. *Spirocerca lupi*, um parasito nematódeo que se localiza no esôfago e no estômago de cães, também tem sido responsável pela ocorrência de piotórax em cães em consequência de lesão do esôfago no local dos granulomas e vazamento de material esofágico para a cavidade torácica.[121]

Nos gatos, a disseminação parapneumônica constitui, atualmente, a via de infecção mais comum, embora especule-se que nem sempre seja esse o caso.[12,13] Anteriormente, acreditava-se que as feridas por mordidas representassem uma importante via de infecção, em particular em machos felinos intactos jovens, de mobilidade livre.[113] Entretanto, com o maior número de gatos castrados e mantidos em ambientes fechados, é possível que as feridas por mordidas que levam ao desenvolvimento de piotórax se tornem menos prevalentes.

As infecções pleurais são comumente de natureza polimicrobiana,* um fator que se torna evidente quando se comparam os achados citológicos e os resultados de cultura. Observa-se alta prevalência de bactérias anaeróbicas obrigatórias como únicos patógenos ou como associação de aeróbios facultativos com outros anaeróbios.[188,232,233] Em cães, microrganismos gram-positivos filamentosos, como *Nocardia* e *Actinomyces*, são frequentemente isolados de animais com piotórax, mas podem ser confundidos com *Filifactor villosus*, um bacilo anaeróbico isolado do piotórax de cães e gatos.[132,233] Em geral, o piotórax felino resulta da contaminação da cavidade pleural pela flora orofaríngea. O microrganismo aeróbico mais comum isolado no piotórax felino é *Pasteurella,* embora anaeróbios também sejam frequentemente cultivados.[232,233] Nove microrganismos mais prevalentes isolados de exsudato pleural de cães e gatos estão resumidos no Boxe 87.3.

O piotórax em cães acomete com mais frequência adultos jovens, de raças médias a grandes, particularmente cães de trabalho e de esporte.[58] Acredita-se que a ligação com essas raças esteja associada à inalação de pragana durante o exercício vigoroso. Os fatores de risco em gatos incluem idade jovem e residência em uma casa com vários gatos alojados, mas não residência em ambientes internos ou vida ao lar livre (i. e., o livre deslocamento dos animais não parece aumentar o risco).[232] Em alguns estudos, foi documentada uma representação predominante de machos felinos, porém esse achado não foi estatisticamente significativo.

---

*Referências 12, 58, 188, 199, 232, 233.

Boxe 87.3	Bactérias patogênicas mais comumente isoladas envolvidas no piotórax[a]

Cães
Bacteroides spp. (26)
Pasteurella spp. (24)
Peptostreptococcus spp. (24)
Fusobacterium spp. (24)
Escherichia coli (23)
Actinomyces spp. (20)
Streptococcus canis (5 a 13)[b]
Staphylococcus pseudintermedius (2 a 10)[b]
Prevotella spp. (10)
Nocardia nova (9)

Gatos
Pasteurella spp. (39)
Bacteroides spp. (29)
Fusobacterium spp. (23)
Clostridium spp. (20)
Peptostreptococcus spp. (17)
Actinomyces spp. (12)
Porphyromonas spp. (10)
Prevotella spp. (8)
Diversas (7)

[a]Os números entre parênteses representam a prevalência do isolamento. Dados obtidos das Referências 58, 122, 188, 232, 233.
[b]O estudo conduzido por Rooney e Monnet (Referência 188) não diferenciou esses dois microrganismos; por conseguinte, a faixa leva em conta oito isolados que podem pertencer a um dos dois. A porcentagem de isolamento é apresentada entre parênteses.

Achados clínicos

Os sinais clínicos resultam da doença respiratória restritiva, incluindo aumento da frequência respiratória, respiração superficial, angústia respiratória inspiratória e ortopneia. Outros sinais incluem depressão, intolerância ao exercício, tosse, letargia, anorexia, perda de peso e febre. O exame físico pode revelar bulhas cardíacas hipofonéticas e murmúrio vesicular diminuído nas áreas dependentes do tórax. Por vezes, as infecções crônicas ou graves resultam em desidratação, debilitação, colapso ou hipotermia. Cerca de 50% dos gatos com piotórax desenvolvem sepse (*i. e.*, síndrome de resposta inflamatória sistêmica secundária à infecção) (ver Capítulo 36).[232] O diagnóstico de sepse nos gatos exige documentação da infecção e existência de pelo menos dois dos quatro critérios seguintes: temperatura retal acima de 39,7°C ou inferior a 37,8°C; frequência cardíaca acima de 225 bpm ou inferior a 140 bpm; frequência respiratória acima de 40 incursões/min; e contagem de leucócitos acima de 19.500/$\mu\ell$ ou inferior a 5.000/$\mu\ell$, ou mais de 5% de neutrófilos em bastão.[24] Em gatos com piotórax, a hipersalivação e a bradicardia estão associadas a prognóstico clínico mau.[213] O diagnóstico de piotórax em cães e gatos é habitualmente estabelecido por radiografia, aspirado com agulha transtorácica e análise citológica e microbiológica, conforme descrito anteriormente, em *Diagnóstico das infecções respiratórias*, e na Tabela 87.3 e Boxe 87.3.

Tratamento

O tratamento do piotórax deve ser imediato e rigoroso. As metas iniciais consistem em alívio da angústia respiratória por meio de toracocentese, hidratação intravenosa adequada, cuidados de suporte e agentes antibacterianos sistêmicos. O período de mortalidade máxima é observado no período de manejo inicial de 48 h, exigindo drenagem e estabilização.[58] A drenagem dos exsudatos pleurais é essencial e pode ser realizada por toracocentese repetida, sondas de toracostomia de demora ou por toracoscopia ou toracotomia. As desvantagens do atraso no lavado pleural consistem em resolução incompleta dos sinais e formação de abscessos loculados e fibrose, exigindo toracotomia posterior. A toracocentese com agulha simples não foi rotineiramente recomendada para o tratamento do piotórax, embora um estudo tenha relatado a resolução a longo prazo completa do piotórax em 15 de 16 cães após drenagem completa e 6 semanas de tratamento com ampicilina e metronidazol.[112] Em geral, os protocolos com uma única drenagem não são curativos se houver evidências de massas lobares pulmonares (associadas a abscessos ou consolidação) na radiografia após drenagem inicial do líquido. A toracocentese repetida é relativamente simples e barata, porém muitas autoridades a consideram menos eficaz do que a drenagem fechada com sonda torácica. Foi recomendado o uso de sondas de demora como tratamento de escolha inicial na maioria dos gatos, e 95% dos animais apresentam resolução com tratamento apropriado concomitante com agentes antibacterianos.[12] Os cães também podem se beneficiar do uso de sonda torácica de demora e tratamento clínico rigoroso. Tanto a toracocentese repetida quanto as sondas de demora têm a vantagem de drenagem torácica fechada e maior facilidade de obtenção de amostra do líquido pleural para monitorar a resposta terapêutica; a sonda torácica também possibilita a instilação direta de líquido isotônico de lavagem (com ou sem aditivos) no espaço pleural (ver discussão adiante). As desvantagens das sondas de demora incluem manutenção da coloração e desobstrução do dreno e risco de pneumotórax e infecção da parede torácica. A duração mediana da permanência das sondas torácicas para drenagem é de cerca de 6 a 7 dias (faixa de algumas horas a 21 dias).[12,58,232]

Para colocação da sonda o paciente é inicialmente hidratado, e podem ser obtidas amostras por aspirado com agulha para exame citológico e microbiológico. Após sedação com infusão de anestésico local ou anestesia geral, coloca-se uma sonda no espaço intercostal por meio de tunelização sob a pele a alguns espaços intercostais e penetrando a pleura com a sonda por meio de hemostato ou estilete. Após a remoção do líquido, são obtidas radiografias para verificar se a drenagem foi completa, particularmente no lado contralateral. Caso a remoção não tenha sido completa, poderá ser necessária a colocação de tubos bilaterais. Os tubos são clampeados e envolvidos para impedir o vazamento inadvertido de ar no espaço pleural. Quando disponível ou prático, pode-se aplicar sucção contínua de um lúmen. A sucção intermitente a cada 2 a 4 h é uma alternativa da sucção contínua.

Há controvérsias sobre a eficácia do lavado (soro fisiológico com ou sem aditivos, como heparina ou estreptoquinase) da cavidade pleural. Acredita-se que o lavado facilite a remoção do pus e bactérias acumulados e dissolva os coágulos e filamentos de fibrina; além disso, pode diluir as bactérias e outros mediadores inflamatórios. Embora nenhum estudo prospectivo tenha sido conduzido, os estudos retrospectivos realizados sugerem que o lavado com um dos métodos não tenha nenhuma influência nos resultados[232] ou resulte em menor tempo de permanência do tubo de toracostomia.[58] A lavagem tem sido realizada como parte do protocolo de tratamento clínico em alguns estudos, com sucesso aparentemente satisfatório;[12,58,179] entretanto, não se sabe ao certo até que ponto o resultado benéfico esteve diretamente relacionado com a lavagem e não com as outras estratégias de tratamento clínico ou diferenças nas populações de pacientes.

O volume de líquido para lavagem é, em geral, de 10 a 20 mℓ/kg de soro fisiológico a 0,9% aquecido, infundido lentamente durante 5 a 10 min, 2 a 4 vezes/dia.[200] O padrão e o esforço respiratórios são rigorosamente monitorados durante a infusão, que é interrompida, com aspiração imediata do líquido, se houver angústia respiratória. É possível reduzir o volume de líquido na lavagem subsequente. Pode-se mudar a posição do paciente de um lado para outro, ou realizar leve *coupage*, seguida de remoção imediata de qualquer líquido que possa ser obtido. A lavagem pode ser continuada até que o líquido removido seja isento de pus. A melhora citológica é confirmada por redução da contagem de células, perda das alterações degenerativas dos neutrófilos e ausência de bactérias. Recomenda-se também a cultura repetida para confirmar a resolução da infecção. A adição de agentes antimicrobianos ao líquido de lavagem é controversa e, como no caso de agentes antimicrobianos mais absorvíveis, constitui apenas outro modo de administração parenteral. Em um relato, o tempo médio de lavagem foi de 6,3 dias (faixa de 2 a 21 dias) sem acréscimo de agentes antimicrobianos *versus* a média de 4,8 dias (faixa de 4 a 6 dias) com acréscimo de antimicrobianos.[58] Nesse estudo, ampicilina (5 mg/kg) ou amoxicilina-clavulanato (7 mg/kg) ou metronidazol (4 mg/kg), isoladamente ou em associação, foram usados como fármaco intrapleural. Neste caso também, não se sabe ao certo até que ponto, se houver, a resposta benéfica pode ser atribuída aos agentes antibacterianos instilados na cavidade pleural.

O tratamento sistêmico com agentes antimicrobianos está indicado para o piotórax, porém é *habitualmente insuficiente* sem lavagem ou drenagem da cavidade pleural infectada. A seleção empírica inicial dos agentes antibacterianos deve ser eficaz contra uma mistura de bactérias anaeróbicas facultativas e obrigatórias associadas ao piotórax.[233] Penicilina ou derivados da penicilina são frequentemente administrados, visto que são eficazes contra infecções por anaeróbios obrigatórios, *Pasteurella* e *Actinomyces*. O tratamento sistêmico com agentes antibacterianos deve ser continuado durante pelo menos 4 a 6 semanas. Independentemente das bactérias anaeróbicas ou anaeróbicas facultativas cultivadas, o esquema sempre deverá conter fármacos eficazes contra microrganismos anaeróbicos.

Ausência de melhora significativa na consistência do líquido durante a lavagem, evidências de corpos estranhos, bloqueio repetido dos drenos, pneumotórax recorrente, massas pulmonares ou mediastinais ou evidências radiográficas de encapsulação do líquido constituem indicações para exploração cirúrgica ou lobectomia.[58,188,223] Como as espécies de *Actinomyces* têm sido associadas a uma alta probabilidade de material vegetal,[79] o isolamento dessas bactérias é outra indicação potencial para exploração cirúrgica. Embora a exploração cirúrgica seja de alto custo, um relato sugere que cães submetidos a exploração cirúrgica e desbridamento, seguidos de tratamento clínico, tiveram melhor resultado após tratamento, em comparação com esvaziamento e lavagem pleural isoladamente.[188] A toracoscopia é uma alternativa viável e menos invasiva para a toracotomia.[123]

O monitoramento radiográfico é essencial durante o tratamento e acompanhamento das infecções pleurais. A radiografia tem limita-ções na avaliação do tipo e extensão das lesões pulmonares quando há líquido. Se as finanças não forem uma limitação, a TC ou a RM poderão ser mais valiosas para avaliar inicialmente a necessidade de intervenção precoce, e recomenda-se a retirada imediata do líquido antes da realização de exames de imagem. O procedimento ideal é a realização de radiografias seriadas: em primeiro lugar, após a remo-ção inicial do líquido; em seguida, quando se remove a sonda torá-cica; mais uma vez, imediatamente antes da interrupção dos agentes antibacterianos; e, por fim, 1 a 2 semanas após a interrupção dos agentes antibacterianos para monitorar a ocorrência de recidiva sub-clínica da doença.

Infecções Gastrintestinais e Intra-abdominais

Craig E. Greene e Stanley L. Marks

Este capítulo trata, fundamentalmente, das infecções bacterianas e fúngicas do trato gastrintestinal (GI) e das alterações associadas que ocorrem na flora residente. Para infecções específicas por vírus, bac-térias, fungos ou protozoários enteropatogênicos, consulte os respec-tivos capítulos neste livro.

Cavidade bucal

Flora bucal

A flora microbiana residente da cavidade bucal de caninos e feli-nos é composta por uma ampla variedade de bactérias aeróbicas e bactérias anaeróbicas facultativas e obrigatórias, micoplasmas e leveduras (Tabelas 88.1 e 88.2). Na saliva de caninos, os anaeróbi-cos não obrigatórios mais prevalentes consistem em *Actinomyces*, *Streptococcus* e *Granulicatella* (anteriormente, estreptococos nutricio-nalmente variantes) e, na placa dental, *Porphyromonas*, *Actinomyces* e *Neisseria*.[102] A frequência com que espécies específicas são isoladas depende dos métodos de cultura empregados, dos locais de obtenção da amostra e de diferenças individuais e relativas à raça. Do ponto de vista clínico, a cultura bacteriana de amostras da região orofarín-gea carece de significado, devido à diversidade dos microrganismos comensais e à falta de métodos quantitativos apurados para deter-minar se há desequilíbrios. Além disso, é possível cultivar apenas uma fração dos micróbios GI, de modo que a análise genética pode proporcionar maior acurácia para a detecção de patógenos indefini-dos. A nova ciência da metagenômica envolve a análise simultânea da diversidade funcional e baseada na sequência do ácido nucleico de todos os microrganismos em determinada amostra. A hibridização Checkerboard DNA-DNA, que utiliza sondas de espécies bacterianas bucais de seres humanos, foi realizada para determinar as proporções relativas de espécies bacterianas em vários locais da cavidade bucal de cães Beagle clinicamente sadios.[386] Foram examinadas amostras de placa dental supragengival e subgengival e da superfície de tecido mole bucal da língua, bochecha e tonsilas. Apesar da existência de uma diversidade similar de microrganismos em todas as superfí-cies, as proporções relativas foram diferentes, particularmente entre o tecido mole e as superfícies dentais. Será necessária uma análise quantitativa adicional e específica para microrganismos caninos em animais tanto sadios quanto doentes para estabelecer os limites de referência da flora bucal utilizando a análise genética e determinar alterações em várias condições de saúde.

Os agentes antimicrobianos usados no tratamento de infecções bucais, como gengivite e estomatite, devem ser selecionados tendo-se em vista a composição da flora residente. Os microrganismos encon-trados em infecções causadas por mordidas e de feridas de tecidos moles (ver Capítulo 51) e em infecções pleurais (ver Capítulo 87) e peritoneais (ver *Infecções intra-abdominais*, adiante) refletem a com-posição da flora bucal.

Gengivite e periodontite

A inflamação e a recessão das margens gengivais perialveolares constituem achados comuns em cães e gatos.[291] Essas lesões são inicialmente causadas pelo acúmulo excessivo de placa dental, em decorrência do depósito de subprodutos de degradação do alimento e saliva pela flora residente normal. A placa é uma matriz orgânica de glicoproteínas e polissacarídios salivares que adere à superfície do dente, proporcionando locais para a proliferação de bactérias bucais. A flora envolvida na placa supragengival e subgengival em locais de mucosa sadia em cães consiste em espécies residentes de estreptoco-cos e *Actinomyces*.[171,172] A princípio, esses cocos e bacilos gram-posi-tivos aeróbicos e imóveis predominam. Essas bactérias produzem um glicopolissacarídio, designado como *glicocálix*, que facilita a fixação de outras bactérias. Esse biofilme é ainda consolidado em uma pelí-cula ou placa. O acúmulo de placa resulta em inflamação das gengi-vas. A placa pode sofrer mineralização, resultando na formação de cálculo (tártaro) (Figura 88.1). À medida que a inflamação perio-dontal progride com a formação associada de cálculo, ocorre a pro-liferação de bacilos gram-negativos anaeróbicos obrigatórios móveis

Tabela 88.1 Flora mais comumente isolada da cavidade oral de cães clinicamente sadios.

Microrganismo	Locais
AERÓBIOS E ANAERÓBICOS MICROAEROFÍLICOS	
Gram-negativos	
Neisseria	S, R
Escherichia coli	S
Pasteurella	R
Pseudomonas	S
Proteus	T
Moraxella	R
Acinetobacter	N
Capnocytophaga	N, R
Neisseria animaloris (EF-4a)	N
Neisseria zoodegmatis (EF-4b)	N
Bergeyella (Weeksella) zoohelcum	N
Gram-positivos	
Actinomyces	N, R
Estreptococos não hemolíticos	S
Estreptococos beta-hemolíticos	S
Granulicatella spp.	N, R
Staphylococcus epidermidis	S
Staphylococcus pseudintermedius	S
Corynebacterium	N, R
Lactobacillus	S
Bacillus	I
ANAERÓBICOS OBRIGATÓRIOS	
Bacteroides	R
Odoribacter	R
Fusobacterium	R
Propionibacterium	N, R
Peptostreptococcus	R
Porphyromonas	R
Prevotella	R
Bifidobacterium	I
Clostridium	R
Veillonella	I
Eikenella corrodens	N
Simonsiella	N
Filifactor	R
OUTROS	
Candida	T
Mycoplasma	T

S, Tonsilar e não tonsilar ou salivar; N, não tonsilar ou salivar; R, raspados supragengivais (placa) ou subgengivais; T, tonsilar; I, locais indeterminados.

Tabela 88.2 Flora anaeróbica facultativa e obrigatória das margens gengivais de felinos.

Microrganismo	Clinicamente sadios (porcentagem de todos os isolados)[275]	Clinicamente sadios (porcentagem de todos os isolados)[140]	Gengivite (porcentagem de todos os isolados)[140]
Aeróbicos e facultativos			
Estreptococos alfa-hemolíticos	NC	82[a]	NC
Enterococos	NC	50	NC
Corynebacterium	NR	75	NC
Bergeyella zoohelcum	NR	75	NC
Pseudomonas	NC	69	NC
Moraxella	NC	62	NC
Flavobacterium	NR	46	NC
Nocardia	NC	50	NC
Actinomyces	12[b]	42	NR
Pasteurella multocida	9,3	72	NR
Outras bactérias	NC	< 10[c]	NC
Anaeróbicos			
Propionibacterium	6	NR	NR
Bacteroides	36,7[d]	7 a 57[e]	2 a 31
Fusobacterium	19,3[f]	11	20
Clostridium	8,7[g]	< 10[h]	3
Wolinella	4,6[i]	NR	NR
Peptostreptococcus	3,3	< 10	14

NC, cultura não realizada; NR, não relatado.
[a]Inclui Micrococcus spp., Streptococcus sanguis, Streptococcus mutans e Streptococcus mitis.
[b]Actinomyces viscosus, Actinomyces hordeovulneris e Actinomyces denticolens. Em outro estudo, Lactobacillus fermentum e Veillonella parvula foram isolados.[110]
[c]Inclui Streptococcus epidermidis, Alcaligenes spp., Actinobacter spp., Achromobacter spp. e estreptococos beta-hemolíticos do grupo G.
[d]Bacteroides tectum, Bacteroides fragilis, Bacteroides heparinolyticus, Bacteroides salivosus, Porphyromonas (Bacteroides) gingivalis e outros membros do grupo pigmentado de Bacteroides, incluindo Prevotella spp., Tannerella forsythia (Bacteroides forsythus) e Bacteroides gracilis.
[e]Inclui Bacteroides asaccharolyticus, Bacteroides melaninogenicus, Bacteroides oralis, Bacteroides fragilis e Bacteroides cuja espécie não foi determinada.
[f]Fusobacterium alocis, Fusobacterium nucleatum, Fusobacterium russii e Fusobacterium cuja espécie não foi determinada.
[g]Clostridium villosum e Clostridium novyi.
[h]Clostridium perfringens.
[i]Wolinella recta, Wolinella não móvel.

e espiroquetas.[310,515] Os filhotes de cães têm uma quantidade muito pequena de espécies de Porphyromonas em sua placa dental; entretanto, o número de bactérias aumenta à medida que o filhote amadurece, com o consequente e inevitável desenvolvimento de doença periodontal.[199] A placa supragengival é visível devido à formação associada de cálculo. Entretanto, ela desencadeia uma resposta inflamatória no tecido gengival, que pode levar ao desenvolvimento de periodontite de doença periodontal crônica, causando finalmente a perda do dente. Ocorre lesão bacteriana precoce nos tecidos epiteliais subgengivais com a penetração das cristas interpapilares interdentais.

Por vezes, a proliferação de espiroquetas desorganiza as junções intercelulares, criando uma porta de entrada para outras bactérias.[310] Muitas dessas bactérias apresentam enzimas proteolíticas que possibilitam a sua colonização e invasão dos tecidos periodontais. Os patógenos periodontais destroem a integridade da dentição e da mucosa bucal e também podem causar bacteriemia ou embolização tecidual distante. Infelizmente, a doença periodontal é irreversível quando ocorrem formação de bolsas gengivais e amolecimento dos dentes, e o tecido gengival lesado não pode ser restaurado. Nos seres humanos, a periodontite, que resulta da proliferação bacteriana no sulco gengival, tem sido associada ao aumento da população de Porphyromonas (Bacteroides) gingivalis.[139] Em comparação, a flora da placa anaeróbica e dos sulcos gengivais de cães com doença periodontal é formada por Porphyromonas denticanis–Porphyromonas gulae e Porphyromonas

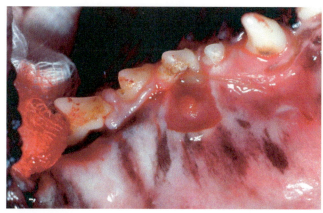

Figura 88.1 Acúmulo de tártaro dental e consequente gengivite perialveolar em um gato. (Fotografia de Craig Greene © 2004 University of Georgia Research Foundation Inc.)

salivosa;[154] espécies de *Prevotella* e *Wolinella*, que são bacilos gram-negativos pigmentados; *Actinobacillus actinomycetemcomitans*; e espécies de *Clostridium* e *Fusobacterium*. São encontrados números reduzidos de estreptococos, enterococos e estafilococos, em comparação com a flora residente (Tabela 88.3).[198,199] Para reverter esse desequilíbrio, a aplicação periodontal de bactérias benéficas específicas (*Streptococcus sanguinis*, *Streptococcus salivarius* e *Streptococcus*

Tabela 88.3 — Distribuição percentual da flora gengival de cães com tecidos gengivais sadios ou enfermos.[171,172,239,504]

Variável	Cães sadios[a]	Cães com gengivite[a]	Cães com periodontite[a]
Microrganismos aeróbicos e facultativos	**36,5**	**27**	**3,8**
Streptococcus: esculina-positivo[b]	ND	5,8	3,2
Streptococcus: esculina-negativo[c]	ND	6,45	23,2
Actinomyces[d]	ND	41,9	13,0
Outros aeróbios e microaerófilos	17 a 30	ND	7 a 15
Microrganismos anaeróbicos	**48**	**70**	**95**
Cocos gram-positivos	3	7	5 a 12
Grupo *Bacteroides*[e] (não pigmentado)	16	ND	19
Grupo *Bacteroides*[f] (pigmentado)	6	15	20 a 34
Fusobacterium[g]	7	25	10 a 40
Bacilos gram-positivos	5	10	6,25
Espiroquetas	**+**	**++**	**+++**

ND, Não determinado. Refere-se à prevalência relativa e frequência de isolamento desses microrganismos: +, baixa; ++, intermediária; +++, alta.
[a]Locais de coleta supragengival e subgengival. Os valores são expressos em porcentagem de microrganismos isolados.
[b]Estreptococos esculina-positivos (*S. faecalis*, estreptococos do grupo D, enterococos).
[c]Estreptococos esculina-negativos (*S. mitis*; inclui espécies facultativas e anaeróbicas).
[d]Inclui espécies aeróbias e facultativas.
[e]Grupo do *B. fragillis* não pigmentado.
[f]Grupo pigmentado contendo *Porphyromonas*, incluindo *P. asaccharolyticus*, *P. gingivalis*, *P. endodontalis*, *P. canoris*, *P. denticanis*, *P. gulae*, *P. salivosa* e *P. circumdentaria*; *Odoribacter*, incluindo *Odoribacter splanchnicus* e *Odoribacter denticanis*; *Prevotella*, incluindo *P. intermedia*, *P. loescheii*, *P. melaninogenica* e *P. denticola*; *Bacteroides nodosus* (*Dichelebacter nodosus*); e *Wolinella* (*Campylobacter*) curva e *Wolinella* (*Campylobacter*) *rectus*.
[g]*F. necrophorum* (ssp. *funduliforme* e *necrophorum*); *F. pseudonecrophorum*; *F. nucleatum* (ssp. *animalis*, *fusiforme*, *nucleatum*, *polymorphum* e *vincentii*).

mitis) após remoção da placa dental em cães inibe a recolonização das bolsas periodontais por patógenos,[475] presumivelmente por meio de mecanismos competitivos ou imunológicos. Nos gatos, não foram reconhecidas diferenças da flora entre animais clinicamente sadios e aqueles com gengivite; entretanto, a flora desses animais não foi extensamente estudada (ver Tabela 88.2). *P. gingivalis* é o patógeno periodontal mais provável associado à doença periodontal progressiva em gatos.[331-334] A flora salivar, que difere da flora da placa dental, permanece relativamente constante em caso de doença periodontal.

Pode-se observar também o desenvolvimento de periodontite sempre que houver lesão do dente com a polpa exposta. A periodontite periapical aguda começa em até 20 dias após exposição da polpa do dente em cães e evolui com o transcorrer do tempo.[242] Fraturas de dentes resultam habitualmente em infecção da polpa antes que ocorra revascularização do canal por tecido vital. Embora as bactérias facultativas predominem inicialmente nas infecções de canal, elas são substituídas por anaeróbicos com o passar do tempo.[22] Foi constatado que o enchimento do canal com uma pasta antibacteriana tripla (ciprofloxacino, minociclina e metronidazol) em uma base de matriz reabsorvível imediatamente após a lesão evita o problema de infecção endodôntica e promove a revascularização do canal da raiz do dente.[530]

O cálculo consiste em placa dental mineralizada, que adere às superfícies dos dentes, facilitando a formação de placa adicional e a inflamação periodontal. A remoção completa de todos os cálculos supragengivais e subgengivais é essencial no controle da doença periodontal. Recomenda-se fortemente a realização de cuidados periodontais intermitentes a longo prazo em cães, visto que essa prática reduz a progressão da recessão gengival e a profundidade dos sulcos gengivais periodontais que se desenvolvem em cães que não recebem higiene dental.[193] A hipertrofia gengival e a formação de abscesso alveolar são sequelas da formação de cálculos.[324,327] O tipo de flora, a dieta e os hábitos de mastigação do animal podem ser importantes na formação de cálculos.[265,503] O avanço da idade é um fator predisponente em cães.[180] Em certas ocasiões, ocorre desenvolvimento de leucopenia e bacteriemia como efeitos secundário.[270]

É necessário o exame radiográfico dos dentes e das estruturas ósseas associadas para estabelecer a condição das raízes dos dentes e reabsorção óssea secundária antes do tratamento. Além disso, o comprometimento endodôntico, a destruição neoplásica do osso e as passagens nasais e sinusais podem ser avaliados para determinar a extensão da doença e a possibilidade de sua resolução.

Pode ser necessário o desbridamento cirúrgico ou mecânico dos dentes acometidos ou tecidos adjacentes. Embora os patógenos bacterianos sejam importantes na periodontite, o tratamento antimicrobiano por si só não elimina a evolução da doença. As citocinas pró-inflamatórias, como o fator de necrose tumoral (TNF; do inglês, *tumor necrosis factor*) e a interleucina (IL)-I, têm sido importantes na evolução da doença periodontal em animais experimentais.[84,131] Gatos com doença periodontal mais grave apresentam títulos de anticorpos séricos mais altos contra *P. salivosa* e *P. gingivalis* do que aqueles com doença periodontal menos grave.[274,330,334,335] A inibição da IL-I e do TNF com bloqueadores específicos foi benéfica para inibir a inflamação e preservar o osso nos tecidos periodontais. A IFN-α4, administrada por via oral a cães com gengivite de ocorrência natural, reduziu tanto as contagens de bactérias periodontais quanto a inflamação gengival associada.[200] Outros fármacos anti-inflamatórios foram benéficos nesse aspecto, incluindo matriz de metaloproteinase (p. ex., tetraciclinas), adelmidrol (uma aliamida) e inibidores das prostaglandinas, como anti-inflamatórios não esteroides (AINE). Esses achados sustentam o conceito de que a perda de tecido periodontal é causada por uma resposta exagerada do hospedeiro a determinadas espécies de bactérias com capacidade de crescer sobre a superfície do dente e em estruturas periodontais e pela deflagração de uma cascata inflamatória.

Foi constatado que métodos de tratamento adjuvante, como dietas de consistência sólida, escovação regular dos dentes e gomas para higiene bucal, reduzem a incidência de acúmulo de cálculos.* Dietas ou suplementos com ácidos graxos ômega 3 reduzem a resposta inflamatória local da gengiva na infecção por *P. gingivalis* e podem proporcionar algum benefício.[234] O tratamento inclui a extração dos dentes gravemente acometidos, desbridamento das margens gengivais necróticas ou proliferativas, e alisamento de raízes com curetas e raspagem de cálculos das superfícies dentais supragengivais ou subgengivais remanescentes acometidas por meios manuais ou ultrassônicos. A doença periodontal avançada exige um desbridamento cirúrgico mais rigoroso.[419]

Agentes antimicrobianos sistêmicos, como tetraciclina, metronidazol e tinidazol (Tabela 88.4) e clorexidina tópica foram avaliados para o tratamento da periodontite em cães experimentalmente infectados.[367,377] O tratamento com clindamicina por 5 dias após profilaxia dental reduziu o odor bucal e a formação subsequente de placa dental em cães que foram monitorados durante um período de até 70 dias.[501] O tratamento de cães Beagle clinicamente sadios com clindamicina, durante 14 dias, reduziu a quantidade de líquido no sulco gengival, de placa dental e gengivite.[538] A tetraciclina e o metronidazol foram benéficos para reduzir a formação de cálculos dentais ou evitar a sua formação quando administrados com ou sem limpeza mecânica. Depois de 1 ano de tratamento com tetraciclina, cães com doença periodontal apresentaram menor reabsorção do osso alveolar do que cães de controle não tratados.[528] O tratamento com metronidazol teve efeitos benéficos semelhantes.[336] O tinidazol teve boa eficácia contra bactérias semelhantes a *P. gingivalis*.[404] O uso e a eficácia do tratamento antimicrobiano sistêmico para esse propósito

foram questionados como alternativa para procedimentos dentais indicados[178] e podem levar a cepas resistentes a antimicrobianos. O tratamento antimicrobiano sistêmico não está indicado como solução a longo prazo para infecções periodontais. Por exemplo, em cães com periodontite e defeitos ósseos periodontais, o restabelecimento da flora oral com espécies benéficas de microrganismos, após raspagem dental e alisamento das raízes, facilitou o processo de cura no osso perialveolar e controlou a progressão da infecção periodontal.[318]

Os periocêuticos são formulações farmacêuticas aplicadas em bolsas periodontais para possibilitar uma atividade antimicrobiana sustentada contra patógenos periodontais. São usados como adjuvantes de raspagem e limpeza das superfícies dos dentes. Consistem em tetraciclinas e apresentam atividade antibacteriana e anticolagenase; são aplicados dentro da bolsa periodontal por meio de uma cânula sem ponta. Uma vez aplicados, os géis de polímero biodegradáveis coagulam, possibilitando a liberação sustentada do fármaco por um período de até 13 semanas.[63,233] Os cães com doença periodontal nos quais foi realizada a limpeza dos dentes, seguida de aplicação de polímero de doxiciclina nos sulcos gengivais, tiveram menos doença periodontal do que animais não tratados depois de 12 semanas de monitoramento.[165,175,539] Além da redução na profundidade das bolsas alveolares, foi observada diminuição da flora bacteriana aeróbica microaerofílica e anaeróbica e das enzimas proteolíticas, como a colagenase.[539] Estão disponíveis polímeros de aplicação tópica contendo doxiciclina ou minociclina para o tratamento e o controle da doença periodontal em cães. A irrigação das superfícies dentais 1 vez/dia com clorexidina a 0,1 a 0,2%[149] ou escovação em dias alternados[410] é capaz de retardar o acúmulo de cálculos. Infelizmente, a clorexidina pode conferir aos dentes uma coloração azul pálida, porém um produto comercial formulado especificamente para dentes não produz pigmentação. O ácido monoperoxiftálico, aplicado antes da clorexidina, foi usado e resultou em menor pigmentação dos dentes.[59]

*Referências 45, 127, 130, 193, 374, 494.

Tabela 88.4	Tratamento sistêmico para infecções orais.				
Fármaco[a]	**Espécie**	**Dose**[b]	**Via**	**Intervalo (horas)**	**Duração (dias)**
Gengivite/estomatite					
Metronidazol[c]	C	10 a 15 mg/kg	VO	12	10 a 28
	G	8 mg/kg	VO	12	7 a 14
	G	5 a 10 mg/kg	VO	8	7 a 14
Tinidazol	C	15 mg/kg	VO	12	7 a 14
Tetraciclina	C	20 a 40 mg/kg	VO	12 a 24	14 a 21
Clindamicina	CG	5 a 10 mg/kg	VO	12	7 a 10
Enrofloxacino	C	5 mg/kg	VO	24	7 a 14
Ampicilina (amoxicilina)	CG	20 mg/kg	VO	12	14 a 21
Amoxicilina-clavulanato	CG	15 a 20 mg/kg	VO	12	14 a 21
Cetoconazol	CG	5 a 10 mg/kg	VO	12	7 a 10
PROFILAXIA DENTAL					
Ampicilina, amoxicilina	CG	10 a 20 mg/kg	IV, SC	Varia[d]	1
Amoxicilina-clavulanato	CG	12,5 mg/kg	SC, VO	Varia[d]	1
Cloranfenicol	CG	15 a 25 mg/kg	IV	Varia[d]	1
Clindamicina	CG	5 mg/kg	IV, SC, VO	Varia[d]	1
Metronidazol	CG	10 a 15 mg/kg	IV, VO	Varia[d]	1
Enrofloxacino	CG	5 mg/kg	SC, VO	Varia[d]	1
Gentamicina	CG	2 mg/kg	IV, SC	Varia[d]	1
Cefapirina	CG	20 mg/kg	IV	Varia[d]	1

CG, Tanto cães quanto gatos; *G*, gato; *C*, cão; *IV*, intravenosa; *VO*, via oral; *SC*, subcutânea.
[a]Para informações adicionais, ver o *Formulário de fármacos*, no Apêndice.
[b]Dose por administração em intervalo especificado.
[c]O metronidazol e a espiramicina estão disponíveis em associação fora dos EUA para o tratamento de infecções orais.
[d]Apenas administrado(a) uma vez imediatamente antes ou durante a anestesia para procedimentos dentários. Em geral, o espectro desejado é usado para tratamento de bactérias anaeróbias. Na piorreia grave, deve-se prescrever um fármaco eficaz contra anaeróbicos facultativos gram-negativos, associando qualquer fármaco selecionado com o aminoglicosídio (gentamicina) ou a quinolona (enrofloxacino).

A aplicação diária de gel de clorexidina foi eficaz para reduzir a recorrência da placa dental em cães.[170] A nisina, um peptídio antimicrobiano, aplicada 2 vezes/dia, foi tão eficaz quanto a clorexidina na prevenção de cálculos em cães.[188] Foram desenvolvidos numerosos produtos de limpeza e escovas para escovação diária dos dentes de cães, e seu uso merece ser considerado quando um cão tende à formação de cálculos. Também estão disponíveis dietas especiais que podem ajudar a reduzir a formação de cálculos. A ingestão diária de um alimento dental comercial reduziu significativamente a formação de placa e a gengivite em 39 e 36%, respectivamente, em comparação com a ingestão diária de uma dieta de controle com alimentos secos.[266]

A administração oral de probióticos também pode ser benéfica para a saúde bucal, evitando o crescimento de bactérias patogênicas ou modulando a imunidade da mucosa na cavidade bucal. Foram realizados alguns estudos *in vitro* e *in vivo* sobre o papel e os efeitos dos probióticos sobre a saúde bucal. Existem várias modificações importantes para os "probióticos orais" que devem ser consideradas quando comparados com os probióticos utilizados na promoção da saúde intestinal. Por exemplo, as bactérias probióticas orais devem aderir ao tecido dental e colonizá-lo e devem fazer parte do biofilme. Não devem fermentar açúcares, que reduzem subsequentemente o pH e prejudicam a saúde dental.[308] Foi constatado que o consumo de produtos que contêm lactobacilos probióticos diminui com sucesso o risco de cáries e o número de estreptococos mutantes na cavidade bucal.[49] Alguns estudos também revelaram que cepas de lactobacilos probióticos foram úteis para reduzir a inflamação gengival e o número de bacilos pigmentados de preto, incluindo *P. gingivalis* na saliva e na placa subgengival.[196,243] Um estudo-piloto randomizado duplo-cego em boca dividida (*split-mouth*), que envolveu oito cães Beagle com periodontite moderada induzida experimentalmente, documentou o impacto de múltiplas aplicações subgengivais de *pellets* contendo *S. sanguinis, S. salivarius* e *S. mitis*.[318] A densidade óssea dentro das bolsas periodontais tratadas com bactérias benéficas melhorou significativamente depois de 12 semanas, enquanto não foi observada nenhuma alteração significativa no grupo de controle, que só foi tratado com alisamento radicular em condições basais. Além disso, houve um aumento significativo no nível de osso alveolar no final do estudo, com base em radiografias repetidas comparadas com as do grupo de controle. Esses estudos ilustram claramente que a via probiótica tem o potencial de melhorar a saúde bucal; entretanto, é preciso obter muito mais conhecimento acerca do papel da flora bucal na saúde e identificar os microrganismos capazes de restaurar e de manter a saúde quando administrados na forma de probióticos.

Uma bactéria, *P. denticanis-gulae-salivosa*, que era comercialmente disponível para auxiliar na prevenção da doença periodontal, não é mais aprovada[155] (ver *Imunoprofilaxia*, Capítulo 100). Além disso, vacinas de proteínas recombinantes direcionadas para proteinases extracelulares e adesinas de *Porphyromonas* spp. têm sido eficazes para atenuar a infecção por *Porphyromonas* em camundongos.[116]

Em gatos com doença periodontal de ocorrência natural, a clindamicina, a doxiciclina ou a espiramicina-metronidazol, mas não a amoxicilina-clavulanato, reduziram o número de *P. gingivalis*.[333] Além disso, foi observada melhora no grau de inflamação periodontal. Isso ocorreu apesar do fato de todos os microrganismos isolados terem demonstrado sensibilidade a todos os fármacos testados. Esses fármacos provavelmente devem ser selecionados para tratamento adjuvante, juntamente com desbridamento mecânico em gatos. O uso de dietas especiais suplementadas com gomas de mascar dentais pode ser eficaz para reduzir a formação de cálculos nos dentes de gatos.[191,194] Gatos foram alimentados apenas com dieta seca ou com dieta seca suplementada com gomas de mascar dentais.[194] Foi usado um planejamento *crossover* de dois períodos, e a fase do teste teve duração de 4 semanas. Os resultados obtidos indicaram que a adição diária de goma de mascar dental a uma dieta seca foi eficaz para reduzir o acúmulo de placa e cálculos e a gravidade da gengivite. Em outros estudos, gatos alimentados com granulados grandes, com qualidades de limpeza mecânica, tiveram menos gengivite e tártaro do que gatos aos quais foram fornecidas dietas com pequenos granulados, com ou sem escovação diária.[494] A escovação dos dentes também foi útil na prevenção de doença periodontal em gatos.[191,194] A aplicação diária de gel de ascorbato de zinco também foi eficaz para diminuir o crescimento de bactérias, a formação de placas e a gengivite em gatos quando usado após profilaxia dental.[62]

Gengivite em filhotes de gato

Foi observada uma síndrome de hipertrofia gengival e formação associada de placa bacteriana em filhotes de gatos das raças Abissínio e Persa por ocasião da erupção dos dentes permanentes.[524] Essa síndrome pode ser causada por imunodeficiência inata, com proliferação secundária de bactérias gengivais e formadoras de placa. O tratamento consiste em desbridamento do tecido gengival, remoção das placas e profilaxia dental frequente. O tratamento antibacteriano sistêmico pode interromper por algum tempo a progressão da síndrome, mas não consegue fazê-lo indefinidamente. Felizmente, a maioria dos gatos apresenta redução na gravidade da proliferação à medida que amadurecem.

Efeitos sistêmicos das infecções bucais ou periodontais

Podem ocorrer manifestações oculares da doença dental, em virtude da estreita proximidade dos dentes maxilares caudais com a órbita (Boxe 88.1). Em pessoas foram observadas complicações sistêmicas da doença periodontal, incluindo infarto cerebral e miocárdico, hipertensão sistêmica e mortalidade precoce.[89,358] Numerosas evidências em seres humanos sugerem que pacientes com diabetes melito, em particular quando inadequadamente controlados, correm risco aumentado de desenvolver doença periodontal[305] e apresentar perda acelerada do osso alveolar.[472] Sob uma perspectiva oposta, a existência de doença periodontal em pacientes diabéticos pode influenciar o controle glicêmico.[471] Há evidências de que a resolução da inflamação periodontal pode melhorar o controle metabólico da glicemia em pacientes diabéticos,[241] e o mecanismo subjacente ao efeito é provavelmente devido à resolução da inflamação nos tecidos periodontais.

Foram observadas relações semelhantes entre inflamação periodontal e doença cardíaca, hepática e renal em cães.[79] Entretanto, houve controvérsias nas publicações veterinárias quanto ao papel das infecções da cavidade bucal e doença sistêmica.[161] Em alguns estudos retrospectivos, não foi constatada nenhuma associação estatística entre a endocardite bacteriana em cães e procedimentos cirúrgicos dentais ou bucais ou infecção bucal.[352,460,461] Infelizmente, nesses estudos, não foi realizada uma triagem prospectiva detalhada, nem foi feita uma gradação das alterações da cavidade bucal. Por outro lado, foi verificada uma associação estatística entre a gravidade da doença periodontal em cães e alterações degenerativas nas valvas atrioventriculares esquerdas e alterações patológicas no fígado e nos rins.[351] Outros estudos, que envolveram a pontuação periodontal de toda a boca, mostram a existência de correlação da gravidade da doença bucal a lesões microscópicas em órgãos distantes[79] e aumento dos níveis séricos de mediadores da inflamação.[375] Serão necessários mais estudos prospectivos focalizados com animais de controle apropriados para efetuar avaliações conclusivas.

A bacteriemia associada a manipulações dentais pode ser clinicamente assintomática, pode causar septicemia aguda ou resultar subsequentemente em endocardite bacteriana ou infecções teciduais embólicas localizadas (ver Capítulo 86).[378] Com frequência, a

Boxe 88.1 Manifestações oculares das infecções dentais

Celulite orbital
Exoftalmia, redução da retropulsão
Protrusão da prega semilunar
Dor com a abertura da boca
Quemose
Hiperemia conjuntival
Febre, anorexia
Edema da mucosa bucal

Abscesso periapical
Edema e drenagem infraorbital
Alveolar: edema da mucosa

Sinais conjuntivais
Hiperemia, quemose
Conjuntivite mucopurulenta crônica

Sinais nasolacrimais
Secreção nasal unilateral crônica
Fístula lacrimal

Sinais neuro-oftalmológicos
Déficits nos nervos cranianos II, III, IV e VI; nervo lacrimal e nervo ciliar. Neurite óptica; degeneração da retina; cegueira; oftalmoplegia; anisocoria; redução da produção de lágrimas; síndrome de Horner

Uveíte, endoftalmite
Congestão da esclera, edema ocular, miose, efeito Tyndall [*flare*] do líquido na câmara anterior do olho, fotofobia, cegueira

Modificado da Referência 372.

gravidade da bacteriemia correlaciona-se com o grau de periodontite existente. Em pessoas, o uso de profilaxia antibacteriana durante procedimentos odontológicos em pacientes predispostos à endocardite infecciosa é uma abordagem aceita, mas também controversa.[146] Em gatos com periodontite submetidos a raspagem e extração dentais, 36% apresentaram resultados positivos das hemoculturas por ocasião dos procedimentos odontológicos.[153] As bactérias mais comumente isoladas foram *Propionibacterium acnes*, *Pasteurella multocida* e *Staphylococcus epidermidis*. Nenhum dos gatos ficou doente após procedimentos odontológicos. A pericardite séptica em um gato foi atribuída à suposta bacteriemia devido à realização prévia de procedimento odontológico.[263] Foram também obtidos resultados positivos das hemoculturas da flora residente em até 40% dos cães com doença periodontal submetidos a raspagem e extração de dentes, porém nenhum exibiu qualquer evidência clínica de bacteriemia.[152] Os procedimentos odontológicos não devem ser realizados simultaneamente com outros procedimentos cirúrgicos, visto que a liberação de bactérias do procedimento odontológico pode infectar feridas cirúrgicas. A flora bucal é capaz de se estabelecer no tecido lesado ou desvitalizado por procedimentos cirúrgicos de rotina, suturas ou implantes de material estranho. Quando procedimentos odontológicos são realizados em animais imunocompetentes com infecções clínicas da cavidade bucal, recomenda-se a administração profilática de agentes antimicrobianos (ver Tabela 88.4). O uso rotineiro de agentes antimicrobianos para procedimentos odontológicos deve ser obrigatório em animais imunocomprometidos. A amoxicilina é o fármaco de escolha para seres humanos submetidos à limpeza dos dentes quando há indicação de administração profilática. A administração intravenosa de penicilina aquosa durante procedimentos ultrassônicos em cães não alterou a prevalência de bacteriemia antes ou depois da manipulação dental.[36] Em cães e gatos, o tratamento prévio com

clindamicina, na dose de 5,5 mg/kg durante 5 dias, diminuiu a formação de placa bacteriana e a aerossolização de bactérias durante a limpeza ultrassônica dos dentes.[541] A ampicilina (amoxicilina) tem sido recomendada empiricamente, iniciando até 1 h antes de procedimentos odontológicos.[182] Com base em testes de sensibilidade *in vitro* de bactérias associadas à doença periodontal, foi também recomendado o uso de cloranfenicol, cefalosporina, eritromicina ou gentamicina. Com exceção da eritromicina, todos podem ser administrados por via parenteral enquanto o animal está anestesiado. A gentamicina nunca deve ser administrada isoladamente, pois é um fármaco relativamente ineficaz contra bactérias anaeróbicas. Por esse motivo, recomenda-se o uso de ampicilina (amoxicilina), cloranfenicol, clindamicina, metronidazol ou cefalosporina, com ou sem gentamicina ou uma quinolona (embora raramente utilizada), para profilaxia dental. O enxágue prévio da cavidade bucal com solução de clorexidina também pode ser efetuado imediatamente antes do procedimento de vedação e limpeza. O *Formulário de fármacos*, no Apêndice, e a Tabela 88.4 devem ser consultados para informações sobre fármacos e suas doses apropriadas. O tratamento deve ser iniciado menos de 4 h antes do procedimento odontológico e, de preferência, deve ser continuado durante todo o procedimento por infusão intravenosa. O período mais crítico é durante o procedimento. A administração do fármaco não deve ser mantida por mais de 12 h após o procedimento, visto que não proporciona benefícios adicionais e aumenta o risco de infecções por bactérias resistentes a antibacterianos.

Em virtude do grande número de bactérias existentes na cavidade bucal e, em particular, nos sulcos gengivais, as considerações de saúde pública são importantes. As pessoas que fazem limpeza dos dentes de animais devem sempre utilizar máscaras faciais e protetores oculares. Além disso, os biofilmes que se formam na superfície interna das linhas de água dos aparelhos ultrassônicos de limpeza podem abrigar espécies de *Legionella*, capazes de provocar pneumonia aguda em indivíduos suscetíveis.[527]

Glossite

A inflamação da língua por infecção é comum entre lesões linguais.[87] As principais causas virais em cães incluem o vírus da cinomose, calicivírus canino,[104] parvovírus canino (CPV; do inglês, *canine parvovirus*) e calicivírus felino (CVF) (ver Capítulos 3, 8 e 14). Bactérias, fungos e protozoários também podem acometer a língua, produzindo lesões supurativas ou granulomatosas.[357] Pode ocorrer lesão física primária por meio de traumatismo, feridas por mordida, queimaduras, substâncias cáusticas e corpos estranhos. Certas condições metabólicas, como diabetes melito, hiperadrenocorticismo, uremia e deficiência de niacina, podem levar ao desenvolvimento de ulcerações na língua. Além disso, doenças autoimunes, como pênfigo vulgar, penfigoide bolhoso e lúpus eritematoso sistêmico, estão associadas à formação de ulceração da língua. Nessas úlceras verifica-se o desenvolvimento de infecções secundárias por microrganismos oportunistas, como *Candida* spp., ou flora bacteriana oral. Os microrganismos não são frequentemente encontrados ao exame histológico; entretanto, supuração e ulceração estão habitualmente aparentes. Pode-se observar material estranho, como pelos, osso ou matéria vegetal, nas infecções por feridas da língua.

Gengivoestomatite e faringite

Nos seres humanos, a *gengivoestomatite ulcerativa necrosante (GUN)* ou "boca das trincheiras" é uma síndrome de múltiplas etiologias, caracterizada por ulcerações bucais e infecções secundárias. A GUN pode constituir uma manifestação de doença sistêmica ou imunossupressora. A proliferação oportunista da flora bucal ocorre em muitas doenças quando as defesas imunológicas estão comprometidas, ou quando surgem ulcerações bucais.[391,470] À semelhança da periodontite, bactérias móveis (predominantemente anaeróbicas), incluindo espiroquetas, frequentemente proliferam e podem invadir os tecidos antes do desenvolvimento de lesões necróticas.[385] A GUN também pode ser observada em cães ou gatos e foi bem documentada no Terrier Maltês[162] (Figura 88.2). É causada por proliferação semelhante de bactérias anaeróbicas e espiroquetas (*Borrelia* e *Treponema*).[329] A infiltração histopatológica nas lesões bucais de animais imunocomprometidos consiste principalmente em leucócitos, diferentemente dos infiltrados linfoplasmocitários observados em distúrbios hiper-responsivos imunológicos[279] (ver *Gengivoestomatite ulcerativa linfocitária plasmocitária felina | Faucite*, adiante). À semelhança dos seres humanos, as causas da GUN em cães e gatos são igualmente diversas e incluem muitas condições imunossupressoras adquiridas, como diabetes melito, neutropenia persistente, infecções pelo vírus da leucemia felina (FeLV; do inglês, *feline leukemia virus*) e pelo vírus da imunodeficiência felina (FIV; do inglês, *feline immunodeficiency virus*) e síndrome de Cushing canina. A administração de glicocorticoides exógenos a cães também aumenta a suscetibilidade à GUN.[310] À semelhança dos seres humanos, estresses psicológicos e físicos podem estar envolvidos em alguns animais. Praganas de espigas podem induzir uma síndrome semelhante quando penetram em tecidos gengivais.[303] A estomatite fúngica pode resultar da infecção por espécies de *Candida*. É possível que a candidíase esteja associada à inflamação bucal difusa, particularmente da língua e na junção mucocutânea. Ver o Capítulo 63 para mais informações sobre o diagnóstico e tratamento.

Gatos com infecção subclínica pelo CVF e pelo herpes-vírus felino (HVF-1) podem desenvolver ulceração bucal, com ou sem sinais respiratórios, após estresse ou imunossupressão, como infecção concomitante por FIV. O estresse também parece reduzir a quantidade de

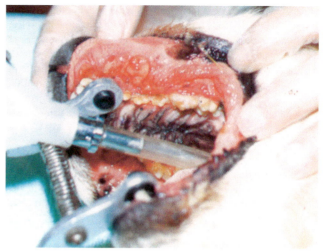

Figura 88.2 Gengivoestomatite ulcerativa necrosante difusa em cão. (Cortesia de D.W. Scott, Cornell University, Ithaca, NY.)

fibronectina, uma proteína receptora, sobre as células epiteliais para microrganismos gram-positivos. Em consequência, por vezes ocorre proliferação de bactérias gram-negativas.

O padrão de ulceração bucal pode ser útil para determinar a sua causa subjacente (Tabela 88.5). Independentemente de sua causa, a ulceração bucal apresenta uma síndrome clínica particular, caracterizada por relutância em comer, hipersalivação, halitose e evidências de dor ao abrir a boca. É possível que ocorra hemorragia espontânea ou após manipulação bucal. Embora raros, os sinais sistêmicos incluem

Tabela 88.5	Comparação das lesões ulcerativas nas cavidades bucais de cães e gatos.

Causa	Espécie	Localização da lesão	Tratamento
Lambedura excessiva (úlcera eosinofílica)	G	Dentes incisivos superiores ou área carniceira do lábio, palato duro[a]	Glicocorticoides intralesionais ou sistêmicos
Doenças autoimunes, penfigoide bolhoso	C	Palato duro, lábios, bochechas – frequentemente simétricas; outras regiões mucocutâneas, planta dos pés	Glicocorticoides sistêmicos
Irritantes, uremia	CG	Ponta da língua	Antibacterianos sistêmicos, amputação
Vírus (parvovírus),[b] riquétsia (febre maculosa das Montanhas Rochosas)[c]	C	Multifocal, lingual	Antibacterianos sistêmicos, fármacos antirriquétsia
Estomatite no Terrier Maltês	C	Lesões ulcerativas, parte lateral da língua e bucal	Antibacterianos sistêmicos
Tártaro dental, doença periodontal	CG	Regiões periodontais (margens gengivais), proliferação de fusoespiroquetas	Antibacterianos sistêmicos, remoção do tártaro, extração de dente, enxágues com clorexidina, dietas com alimentos sólidos
Herpes-vírus[d]	G	Língua, palato, multifocal	Antibacterianos sistêmicos
Calicivírus[e]	G	*Aguda*: língua, palato, multifocal *Crônica*: fauces (reflexo glossofaríngeo, região do último molar superior; em certas ocasiões, extensão rostral; ocasionalmente palato duro)[f]	Antibacterianos sistêmicos, dietas com alimentos macios, glicocorticoides intralesionais ou sistêmicos, ocasionalmente extração de molares
Imunossupressão, adrenocorticismo, leucopenia, vírus da leucemia felina, vírus da imunodeficiência felina,[g] gatos das raças Abissínio e Persa	CG	Região periodontal, podendo se disseminar para as gengivas e as bochechas[h]	Antibacterianos sistêmicos, interferona oral em baixa dose, lactoferrina oral

CG, Cães e gatos; *G*, gato; *C*, cão.
[a]Infiltração eosinofílica na biopsia.
[b]Ver Capítulos 8 e 9.
[c]Ver Capítulo 27.
[d]Ver Capítulo 14.
[e]Ver Capítulo 14.
[f]A infiltração linfocitário-plasmocitária na biopsia e a hiperglobulinemia policlonal são típicas. A coinfecção pelo vírus da imunodeficiência felina pode exacerbar o processo.
[g]Ver Capítulos 11 e 12.
[h]Pode ser observada como síndrome idiopática em gatos jovens. Ver o texto para discussão da gengivite em filhotes de gatos. Em certas ocasiões, as infecções retrovirais estão associadas a necrose gengival de rápida disseminação.

febre, linfadenomegalia e letargia. As úlceras podem estar distribuí-das por toda a cavidade bucal, porém estão habitualmente concen-tradas nas superfícies dentais, labiais e gengivais, e por vezes são recobertas por um exsudato pseudomembranoso. Podem-se obser-var placas pseudomembranosas brancas em casos de estomatite por *Candida*. Em muitos gatos com neutropenia infectados pelo FeLV, as úlceras tipicamente exibem exsudação mínima; algumas podem evo-luir rapidamente, com descamação de grandes porções da orofaringe caudal ou laringe.

Diagnóstico

O diagnóstico de estomatite-faringite persistente em animais requer inicialmente o exame do acúmulo excessivo de tártaro nos dentes. Doenças sistêmicas ou subjacentes são habitualmente reconheci-das com base nos resultados dos exames de urina e hematologia de rotina, bioquímica e teste para FeLV e FIV. A neutropenia ou a ocor-rência de defeitos na função dos neutrófilos constitui uma causa subjacente comum de ulceração bucal. Os resultados de cultura bac-teriana e antibiograma não são úteis, visto que os microrganismos isolados são, em sua maioria, meramente comensais que proliferam em tecidos já lesados. As manifestações clínicas devem se correla-cionar com os achados citológicos e histológicos. Pode-se verificar infiltração linfoplasmocitária na inflamação crônica de muitas causas diferentes, porém tem sido mais comumente associada à estomatite crônica em gatos.

Os processos patológicos subjacentes e outras causas de GUN devem ser eliminados ou tratados quando identificados. Praganas de espigas ou outro material estranho encravados nas gengivas podem ser removidos com bisturi quando se efetua o desbrida-mento das margens gengivais. O tratamento sintomático da esto-matite inclui mudança da dieta para alimentos moles ou macios para incentivar a ingestão de alimento e reduzir a irritação mecâ-nica das úlceras. Quando há úlceras crônicas que não cicatrizam, é frequentemente benéfico remover o tártaro dos dentes e dentes normais ou doentes nas regiões acometidas da boca.[27] Algumas lesões que surgem em local adjacente ou que posteriormente aco-metem as criptas da tonsila podem originar-se como carcinomas de células escamosas ou transformar-se posteriormente nesse tipo de carcinoma.

Tratamento

Para a gengivite e a estomatite foi recomendado o tratamento tópico, como aplicação e irrigação dos dentes, das gengivas e das lesões em toda a cavidade bucal com peróxido de hidrogênio a 1%; todavia, o uso excessivo de peróxido pode causar vômitos. Adstringentes ou desinfetantes também foram recomendados, mas podem ser irritan-tes e desagradáveis. A cauterização com nitrato de prata ou soluções ácidas diluídas também foi recomendada, mas pode interferir na cicatrização e epitelização. A administração de vitaminas B e C foi recomendada em uma base empírica, sem documentação adequada de sua eficácia.

Os tratamentos sistêmicos para a estomatite estão resumidos nas Tabelas 88.4 e 88.6. A terapia antimicrobiana tópica ou sistêmica parece acelerar significativamente a resolução da GUN, talvez ao inibir a proliferação de bactérias anaeróbicas e espiroquetas que colonizam as lesões ulceradas na cavidade bucal e comprometem a sua cicatrização. Os fármacos de primeira escolha incluem amoxici-lina (com ou sem clavulanato), clindamicina, doxiciclina ou metro-nidazol. A administração oral de lactoferrina, um agente quelante do ferro, demonstrou ser eficaz no tratamento da estomatite refratá-ria em gatos com e sem infecção por FIV.[408] Para dosagens e outras informações, ver a Tabela 88.6 e o *Formulário de fármacos*, no Apêndice. A melhora observada foi presumivelmente o resultado de seus efeitos antibacterianos. A estomatite por *Candida* é mais bem tratada pela aplicação tópica de agentes antifúngicos, como clotri-mazol e nistatina, ou com cetoconazol sistêmico. Historicamente, soluções de tetraciclina, cloranfenicol, ampicilina e penicilina têm sido aplicadas topicamente para a estomatite bacteriana, embora os primeiros dois fármacos possam causar anorexia em gatos. O tra-tamento antibacteriano sistêmico direcionado principalmente con-tra bactérias anaeróbicas parece ser mais eficaz no tratamento da estomatite. Ocorrem recidivas em alguns casos após o término do tratamento antimicrobiano, e pode ser necessário um ciclo repetido de terapia.

A terapia com glicocorticoides pode ser necessária se houver sus-peita de doença autoimune, como pênfigo; todavia, a imunossupres-são induzida pelos glicocorticoides pode, por si mesma, causar ou exacerbar alguns casos de GUN.

Tabela 88.6 Tratamento farmacológico adjuvante para a gengivoestomatite ulcerativa.

Fármaco[a]	Dose[b]	Via	Intervalo (horas)	Duração (dias)
Prednisolona	0,5 a 2,0 mg/kg	VO	12 h	7 a 14 dias
Triancinolona	Total de 4 mg	VO	24 a 48 h	28 dias
Acetato de metilprednisolona	2 mg/kg	IM	7 a 30 dias	3 a 12 meses
	0,5 a 1 mg/kg	IL[c]	Uma vez	28 dias
Triancinolona acetonida	0,1 a 0,2 mg/kg	IL[c]	Uma vez	28 dias
Aurotioglicose	1 mg/kg	IM	7 dias[d]	Quando necessário
Talidomida	Total de 50 mg	VO	24 h	330 dias[e]
Ciclosporina	4 a 6 mg/kg	VO	12 h	28 dias[f]
	5 a 14 mg/kg	VO	24 h	28 dias[f]
Lactoferrina pó	40 mg/kg	Tópica	24 h	330 dias[g]

IM, intramuscular; *IL*, intralesional; *VO*, via oral.
[a]Ver o *Formulário de fármacos*, no Apêndice, para informações adicionais.
[b]Dose por administração a intervalo especificado.
[c]Injeção sob anestesia como último recurso.
[d]Administrar a cada 7 dias, até obter melhora; em seguida, uma vez a cada 14 a 35 dias, quando necessário.
[e]Redução da dose em dias alternados depois desse período; em seguida, suspensão gradual. Não disponível nos EUA e em outros países.
[f]Depois desse período e uma vez obtida a resolução clínica, o tratamento deve ser reduzido gradualmente para a menor dose e frequência eficazes para manter a remis-são. Com frequência, isso envolve a administração do fármaco em dias alternados por 1 a 2 meses ou até a obtenção da remissão. Um esquema de manutenção mais prolongado pode consistir em doses 2 vezes/semana, em uma base contínua.
[g]Fármaco administrado por 4 dias consecutivos a cada semana depois desse período.[1]

Gengivoestomatite ulcerativa linfocitária plasmocitária felina | Faucite

A faucite crônica em gatos é uma doença multifatorial que se acredita seja causada por uma variedade de microrganismos microbianos persistentes na cavidade bucal de gatos com hiper-responsividade imunológica. Embora diversos agentes infecciosos tenham sido associados a esse distúrbio, a causa direta não foi comprovada.[365] Pode-se observar a ocorrência subclínica de FeLV, FIV, CVF, HVF-1 e espécies de *Bartonella*, o que torna difícil estabelecer correlações. O CVF pode ser detectado em muitos gatos com essa condição; todavia, a doença não tem sido reproduzida em condições experimentais.[24,91,366] A existência de um agente infeccioso persistente, como CVF, e uma resposta imune aberrante do hospedeiro com ou sem agente coinfeccioso, como FIV,[236,477,513] são provavelmente responsáveis pelas manifestações da doença. Rações duras e secas para gatos também parecem desempenhar um papel na exacerbação da ulceração do palato em gatos com infecção aguda por CVF.[222] A prevalência da infecção por FeLV em gatos que apresentam estomatite é menor do que a do CVF.

A faucite caracteriza-se por lesões vesiculares, ulcerativas e, posteriormente, proliferativas na mucosa, que são habitualmente acompanhadas de ulceração da mucosa e infiltração linfoplasmocitária ou eosinofílica do tecido da faringe caudal no arco glossofaríngeo (fauces).[218,477,513] Com frequência, a faucite aparece entre diversos gatos de uma mesma residência e tende a ser recorrente após tratamento inicial ou não responsiva ao tratamento. Nos estágios crônicos, a proliferação de tecido de granulação forma grandes massas na faringe caudal (Figura 88.3). O CVF foi isolado em uma alta porcentagem de gatos com essa síndrome, em comparação com gatos clinicamente sadios ou com aqueles com úlceras bucais em outros locais. A interrupção da eliminação do CVF foi associada à resolução da gengivoestomatite crônica em um gato.[1] É provável a ocorrência de um fenômeno de hipersensibilidade à infecção persistente pelo CVF. As coinfecções por FIV ou FeLV resultam em lesões mais graves. As células T CD8+, que representam células T citotóxicas e supressoras, encontram-se dentro da faixa de referência alta em todos os gatos. Em um estudo, gatos com gengivoestomatite crônica tenderam mais a eliminar CVF e HVF-1 simultaneamente do que um dos vírus de maneira isolada.[269] Em comparação com gatos sem doença, os gatos acometidos exibiram um aumento significativo na expressão relativa do RNA mensageiro (mRNA; do inglês, *messenger ribonucleic acid*) de IL-2, IL-4, IL-6, IL-10, IL-12 (p35 e p40) e interferona (IFN)-γ. Esses resultados sugerem que a mucosa bucal felina normal tende a apresentar um perfil predominantemente de tipo 1 (T_h) para a

expressão de citocinas e que, durante o desenvolvimento de lesões observadas na gengivoestomatite crônica felina, ocorre desvio no perfil de citocinas do tipo 1 para uma resposta mista dos tipos 1 e 2.[158]

Os sinais clínicos estão relacionados com a inflamação e o desconforto na cavidade bucal e consistem em disfagia com redução do apetite, perda de peso, halitose, ptialismo, costume de esfregar a pata na boca e higiene reduzida.[167] As lesões ulceroproliferativas estão habitualmente na região faríngea caudal, ao redor dos molares, com doença dental adjacente mínima. As lesões podem estender-se além das margens gengivais para acometer os palatos mole e duro e a língua.

A bacteriemia por *Bartonella*, conforme demonstrado pelos resultados positivos de hemocultura ou da reação em cadeia da polimerase (PCR; do inglês, *polymerase chain reaction*), tem sido associada à gengivoestomatite em gatos.[462] Todavia, um título positivo de anticorpos contra *Bartonella* spp. não discriminou entre infecção atual ou pregressa e não constituiu um previsor confiável de estomatite associada.[91,462] Por conseguinte, alguns gatos com resultados sorológicos positivos podem apresentar outras causas para as lesões bucais. Com frequência, verificam-se hiperproteinemia e hiperglobulinemia policlonal em gatos acometidos com estomatite crônica (faucite) e infiltração linfoplasmocitária. Em alguns gatos, pode ocorrer gamopatia monoclonal.[278] Gatos com gengivoestomatite crônica apresentam concentrações séricas mais altas de IgG, IgM e IgA, refletindo, provavelmente, a estimulação antigênica crônica.[157] Por vezes, a liberação de altas concentrações de imunoglobulinas séricas facilita a inflamação local nos tecidos. Concentrações mais baixas de IgA salivar podem ser causadas pela destruição de proteases bacterianas ou por secreção suprimida e podem predispor esses gatos a infecções bacterianas bucais persistentes. É possível obter amostras para isolamento do CVF esfregando *swabs* estéreis sobre as gengivas, o palato duro e a orofaringe (particularmente a região das tonsilas palatinas) e colocando-os diretamente em meios de transporte ou cultura para vírus (ver Capítulo 1).

O tratamento antibacteriano resulta em melhora; todavia, a resposta é temporária. Fármacos como a clindamicina ou o metronidazol, que são direcionados contra anaeróbicos, produzem habitualmente a melhor cicatrização inespecífica das ulcerações. A azitromicina tem sido o fármaco de escolha para a infecção por *Bartonella* em gatos; todavia, a resolução também pode ser incompleta ou transitória, exigindo uma intervenção antimicrobiana adicional (ver Capítulo 52).

Em alguns gatos, pode ser necessária uma amostra de biopsia para exame histológico das lesões proliferativas crônicas. A aplicação tópica de uma pasta adstringente que contém salicilato de colina e cloreto de cetalcônio tem sido usada como tratamento adjuvante para reduzir as lesões proliferativas.[284] A lactoferrina é uma proteína existente nas secreções exócrinas e neutrófilos que modula a hiper-responsividade imunológica do hospedeiro por meio de proliferação celular e expressão de citocinas dos linfócitos ativados.[237] Foi relatado que a lactoferrina oral tem efeito anti-inflamatório sobre a estomatite crônica em gatos infectados pelo FIV e diminui a hiperglobulinemia sérica.[408] Um gato que se recuperou de faucite associada ao CVF foi tratado com talidomida, pó de lactoferrina e dieta livre de aditivos contendo vitaminas lipossolúveis.[1] Todavia, a eliminação do estado de portador viral nesse gato pode ter sido coincidente. Em outro gato, não houve resolução das lesões com extração de todos os pré-molares e molares; entretanto, as lesões regrediram em 6 semanas de tratamento parenteral com IFN-γ felina recombinante.[432] Ver o *Formulário de fármacos*, no Apêndice, para o esquema posológico. Nesse gato, a eliminação do CVF também cessou após a instituição da terapia com IFN. Como se trata de um relato de caso individual, não foi possível eliminar a cessação espontânea.

O tratamento da doença periodontal, com raspagem, polimento e extração de dentes, é benéfico em áreas de inflamação grave. A limpeza dos dentes e o desbridamento dos tecidos moles podem reduzir

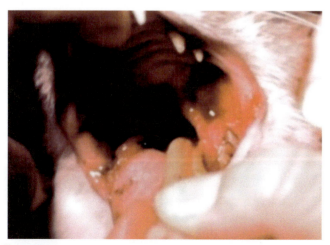

Figura 88.3 Gengivoestomatite ulcerativa e proliferativa necrótica em um gato. (Fotografia de Craig Greene © 2004 University of Georgia Research Foundation Inc.)

a dor e o desconforto, embora por si sós não sejam suficientes para controlar a faucite em muitos gatos.[48,82] Todavia, até 60% dos gatos podem ter resolução das lesões por meio de desbridamento dental.[279] Devem-se extrair dentes com evidências de reabsorção radicular, formação de abscesso periodontal ou destruição da fixação periodontal, com base em radiografias ou exame macroscópico.[26,82] A extração dos dentes é uma das estratégias terapêuticas a longo prazo mais bem-sucedidas para gatos com faucite perialveolar refratária. Pode ser útil remover os sulcos gengivais, onde bactérias anaeróbicas podem proliferar. A termoablação com *laser* de dióxido de carbono tem sido usada para remover o tecido mole proliferativo com traumatismo tecidual e hemorragia mínimos.[260]

Como a faucite representa, provavelmente, um fenômeno de hipersensibilidade relacionado com a colonização persistente por CVF ou a bacteriemia por *Bartonella*, a imunossupressão, mais do que a imunoestimulação, é mais benéfica. No que concerne ao tratamento clínico, a administração de agentes anti-inflamatórios e imunossupressores proporcionou maior alívio (ver Tabela 88.6). A prednisolona ou outros glicocorticoides podem ser administrados quando a terapia antimicrobiana é interrompida, na tentativa de romper o ciclo de estomatite crônica recorrente ou faucite em gatos. Foi observada uma redução da concentração sérica de imunoglobulina, uma medida do processo inflamatório crônico, em gatos que foram tratados com 0,5 mg/kg de metilprednisolona durante pelo menos 3 meses.[157] A administração parenteral de sais de ouro (aurotioglicose) constitui outro tratamento sistêmico com sucesso variável. Em gatos com faucite refratária, o tratamento com dietas hipoalergênicas, progesterona ou injeção intralesional de glicocorticoide repositol (insolúvel em água), sob anestesia geral, pode ser tentado como último recurso. A azatioprina tem sido usada como tratamento adjuvante ou de reposição para glicocorticoides, que têm potencial diabetogênico. Um comprimido de 50 mg é pulverizado e misturado em 15 mℓ de xarope de vitamina ou suco de carne ou de peixe e administrado na dose de 0,3 mg/kg, uma vez a cada 48 h. A azatioprina é extremamente mielossupressora em gatos, e é necessário proceder ao monitoramento seriado dos hemogramas durante a sua administração. O fármaco também é administrado a gatos na dose reduzida de 0,3 mg/kg a cada 48 h.

A ciclosporina tem sido eficaz no tratamento de gatos com faucite. As doses administradas 2 vezes/dia variam de 2 a 7,5 mg/kg e dependem da biodisponibilidade da preparação utilizada. Observa-se menor absorção com as formulações genéricas e sem microemulsão. Os níveis mínimos do fármaco podem ser determinados por laboratórios comerciais e devem ser avaliados, particularmente em gatos que não apresentam uma resposta ótima ao fármaco. Com o transcorrer do tempo, a dose é reduzida de maneira gradual para o menor nível clinicamente benéfico. O eritema gengival e bucal desaparece em até 2 semanas após iniciado o tratamento, e observa-se a redução das úlceras, do tecido de granulação e da faucite. O apetite do gato melhora habitualmente, e a hipersalivação desaparece. Um importante efeito colateral do tratamento com ciclosporina é o desenvolvimento de infecções oportunistas (ver Capítulo 95).

Tonsilite

A inflamação crônica das tonsilas é mais comumente reconhecida em cães e, em geral, é acompanhada de irritação da faringe desencadeada por corpos estranhos, gengivite ou periodontite crônica, tosse crônica, vômitos persistentes ou refluxo gastresofágico de ácido. Além disso, a lambedura dos locais cInfectados, como lesões causadas por saculite anal, pode exacerbar a condição. É possível que os cães apresentem inapetência, hipersalivação ou espirros ou secreção oculonasal; podem arranhar as orelhas ou agitar repetidamente a cabeça.

A tonsilite não é habitualmente acompanhada de febre e mal-estar, a não ser que seja secundária a uma infecção sistêmica subjacente ou neoplasia.

O diagnóstico baseia-se no completo exame bucal, que habitualmente exige sedação do animal. A mucosa faríngea mostra-se hiperêmica e as tonsilas estão aumentadas e, com frequência, fazem protrusão das criptas quando a língua é puxada rostralmente (Figura 88.4). Os microrganismos cultivados das tonsilas inflamadas incluem *Escherichia coli* e espécies de *Staphylococcus, Streptococcus, Pseudomonas, Pasteurella* e *Enterococcus*. Entretanto, esses mesmos microrganismos também constituem a flora residente, o que torna o diagnóstico de tonsilite bacteriana primária questionável. A tonsilite canina também foi associada à infecção por *Listeria monocytogenes* em dois cães,[247] embora não se saiba se esse microrganismo pode colonizar as tonsilas de modo assintomático. Em geral, não há necessidade de cultura das tonsilas e recomenda-se o tratamento antibacteriano com amoxicilina, tetraciclina ou trimetoprima-sulfonamida. Os glicocorticoides em pequenas doses anti-inflamatórias, juntamente com tratamento antimicrobiano, reduziram temporariamente a gravidade dos sinais clínicos.[51] A remoção cirúrgica das tonsilas, seguida de exame histológico, constitui habitualmente a melhor abordagem quando o tratamento antibacteriano é ineficaz ou transitoriamente curativo. O aumento crônico das tonsilas, se não for corrigido por meio de cirurgia, atua habitualmente como nicho para infecções contínuas e, em certas ocasiões, bronquite crônica. A biopsia das tonsilas também é necessária nos casos que não respondem, para ajudar a excluir a possibilidade de carcinoma de células escamosas tonsilar. Para mais informações sobre a tonsilite, ver *Tonsilite, faringite e laringite*, Capítulo 87.

Esôfago e estômago

A cavidade bucal e o material ingerido constituem as principais fontes de microrganismos que colonizam as porções proximais do trato GI (Figura 88.5). O esôfago e o estômago contêm uma população transitória de microrganismos após a deglutição da saliva ou do alimento. Quando o estômago está vazio, o pH baixo destrói habitualmente a maior parte das bactérias que permanecem no local. As que persistem durante o jejum consistem em cepas adaptadas à sobrevida em pH baixo (Tabela 88.7). As estimativas reais da flora bacteriana gástrica foram baseadas em isolamento dos microrganismos em cultura. Com os métodos moleculares mais recentes, foram identificadas novas espécies e populações mais numerosas.[384] A esofagite em cães e gatos resulta mais comumente de refluxo gastresofágico crônico,

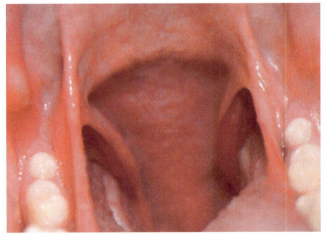

Figura 88.4 Aumento bilateral das tonsilas em um cão causado por tonsilite supurativa. (Fotografia de Craig Greene © 2004 University of Georgia Research Foundation Inc.)

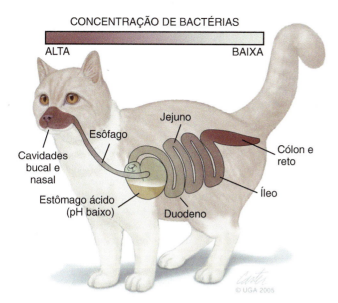

CONCENTRAÇÃO DE BACTÉRIAS

ALTA — BAIXA

Jejuno
Esôfago
Cavidades bucal e nasal
Cólon e reto
Íleo
Estômago ácido (pH baixo)
Duodeno

© UGA 2005

Figura 88.5 Concentrações relativas de microrganismos em todo o trato intestinal de um gato. São encontradas concentrações mais altas na cavidade bucal e no cólon. As concentrações mais baixas ocorrem no estômago, em virtude da influência da acidez elevada. (Arte de Kip Carter © 2004 University of Georgia Research Foundation Inc.)

administração de fármacos ácidos, como doxiciclina e clindamicina, que produzem esofagite, ou da ingestão de corpos estranhos com traumatismo associado. As causas menos comuns incluem irritação por substâncias químicas ou agentes cáusticos ingeridos.[43,150,190] A cavidade bucal, o esôfago, o estômago e a parte proximal do intestino delgado são colonizados principalmente por bactérias gram-positivas aeróbicas e anaeróbicas, que habitualmente são sensíveis à penicilina ou seus derivados. Essa sensibilidade constitui a base para o uso clínico desses fármacos no tratamento de ulcerações e perfurações e para a profilaxia antimicrobiana em caso de cirurgia dessas partes do

trato GI. A inflamação linfoplasmocitária discreta do estômago foi a anormalidade histopatológica mais comum identificada na biopsia gástrica de cães com doença GI.[261] Ainda não foi estabelecido o papel dos microrganismos nessa alteração patológica gástrica (ver *Infecções Gástricas por Helicobacter*, no Capítulo 37).

Do ponto de vista diagnóstico, os exsudatos de abscessos ou celulite que se desenvolvem após lesões perfurantes da cavidade bucal ou do trato GI superior devem ser coletados com seringas estéreis, com transferência imediata do conteúdo para meios de cultura anaeróbica, a fim de maximizar o diagnóstico de anaeróbicos isolados. Uma alternativa menos satisfatória consiste em tampar e vedar imediatamente a seringa estéril após a coleta, com realização de cultura conveniente em um laboratório de confiança (ver Capítulos 29 e 39). No estômago da maioria dos cães sadios foram identificados vários microrganismos, incluindo bacilos e cocos gram-positivos e gram-negativos, leveduras e espiroquetas.[500] O tipo e a prevalência de microrganismos em cães clinicamente sadios não diferem daqueles observados em cães com dilatação gástrica aguda. A bacteriemia em consequência de translocação bacteriana foi estudada em cães com dilatação gástrica de ocorrência natural.[531] Cerca de 40% dos cães nesse estudo apresentaram resultados positivos na cultura de sangue venoso jugular; entretanto, foram comparáveis aos resultados de cães clinicamente sadios. Os microrganismos cultivados com maior frequência foram bacilos gram-negativos. A cultura de amostras de órgãos abdominais, incluindo fígado, linfonodos mesentéricos e estômago, também forneceu uma taxa baixa, porém com grau comparável de microrganismos isolados. Esses resultados indicam que a proliferação ou a disseminação bacterianas não constituem uma característica importante da dilatação gástrica-vólvulo. Como o estômago apresenta um ambiente altamente ácido e concentrações relativamente baixas de flora residente, em comparação com outras partes do trato GI, a gastrite bacteriana é menos frequente. Entretanto, numerosos fatores podem propiciar a proliferação de helicobactérias gástricas e desenvolvimento de gastrite associada (Figura 88.6). (Para uma discussão sobre as infecções gástricas por *Helicobacter*, ver o Capítulo 37.)

Tabela 88.7 Flora importante do trato GI de cães e seres humanos.[a]

Variável	Cavidade bucal[b]	Estômago[c]	Intestino delgado Parte proximal[d]	Intestino delgado Parte distal	Ceco/cólon	Fezes
Contagens totais[d]						
Em jejum	10^7	10^1 a 10^2	10^1 a 10^2	10^3 a 10^7	10^9 a 10^{10}	10^{10} a 10^{11}
Pós-prandial	10^7	10^4 a 10^5	10^2 a 10^3	10^3 a 10^7	10^9 a 10^{10}	10^{10} a 10^{11}
Microrganismos aeróbicos						
Gram-positivos[e]	+	$10^{0,4}$ a 10^1	$10^{0,4}$ a 10^2	$10^{1,4}$ a 10^3	10^4 a 10^9	10^4 a 10^9
Gram-negativos[f]	$+10^1$ a 10^2	10^2	10^2 a 10^6	10^7 a 10^8	10^7 a 10^8	
Microrganismos anaeróbicos						
Gram-positivos[g]	+	$10^{0,3}$ a 10^2	$10^{0,1}$ a 10^3	10^2 a 10^6	10^7 a 10^9	10^7 a 10^{10}
Gram-negativos[h]	+	–	$+10^1$	10^6 a 10^{10}	10^6 a 10^{10}	
Outros microrganismos						
Espiroquetas	+	+	+	+	+++	0
Micoplasma	+	–	–	–	–	–
Leveduras	+	–	–	–	10^5	+

+, Presentes, mas em quantidade absoluta incerta; +++, presentes em grandes números; –, ausentes ou dados não disponíveis; 0, normalmente ausentes.
[a]Dados obtidos de estudos realizados em pessoas e cães.
[b]Ver a Tabela 88.1 para informações sobre a frequência de isolamento.
[c]Todos os valores listados são para animais em jejum, exceto nos verbetes em que o estado pós-prandial está indicado.
[d]Valores expressos em microrganismos por mililitro ou grama de conteúdo intestinal.
[e]*Streptococcus, Staphylococcus, Bacillus* e *Corinebacterium*.
[f]Enterobacteriaceae (principalmente *Escherichia coli, Enterobacter* e *Klebsiella*), *Pseudomonas, Neisseria* e *Moraxella*.
[g]*Clostridium, Lactobacillus, Propionibacterium* e *Bifidobacterium*.
[h]*Bacteroides, Fusobacterium* e *Veillonella*.

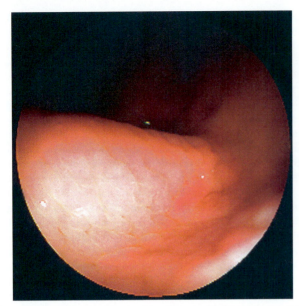

Figura 88.6 Aspecto endoscópico de edema da mucosa gástrica em cão com gastrite induzida por *Helicobacter*. (Fotografia de Craig Greene © 2004 University of Georgia Research Foundation Inc.)

Intestino delgado

Flora

A flora intestinal é considerada um componente importante e essencial de boa saúde para o hospedeiro residente. Esses microrganismos desempenham diversas funções vitais, incluindo resistência à colonização por micróbios patogênicos por meio de manutenção da tensão de oxigênio, competição por nutrientes e produção de substâncias antibacterianas (bacteriocinas); auxílio na decomposição de nutrientes, síntese de vitaminas essenciais e ácidos graxos de cadeia curta; estimulação e manutenção da imunidade da mucosa; metabolismo de ácidos biliares e fármacos; e inativação de substâncias ingeridas potencialmente carcinogênicas e tóxicas.[437] O trato GI de caninos e felinos é habitado por centenas de espécies de bactérias simbióticas. O equilíbrio entre a composição e a concentração de bactérias entre indivíduos pode influenciar a resposta aos fármacos e à doença. A PCR quantitativa foi utilizada para analisar essas diferenças, bem como o equilíbrio entre bactérias protetoras e potencialmente prejudiciais. A disbiose pode levar a distúrbios clínicos, como diarreia associada à dieta ou a antimicrobianos, gastrenterite associada a *Helicobacter*, proliferação bacteriana do intestino delgado, doença intestinal inflamatória e diarreia por clostrídios.

As concentrações de bactérias na parte proximal do intestino delgado são relativamente baixas, em virtude da influência do ácido gástrico e da bile; entretanto, elas aumentam gradualmente em direção à região ileocecal (ver Tabela 88.7 e Figura 88.5). O número de microrganismos na porção distal do intestino delgado ou no intestino grosso não é afetado pela alimentação e permanece relativamente constante após as refeições. Podem ser observados números aumentados de microrganismos residentes no estômago e na parte superior do intestino delgado, ou pode ocorrer proliferação de microrganismos patogênicos quando as defesas normais do intestino estão comprometidas. O uso excessivo de antiácidos, a obstrução ou estase do fluxo intestinal ou biliar, ou a diminuição das secreções da mucosa ou da IgA podem resultar em proliferação bacteriana no intestino delgado. As influências microbianas são muito importantes no desenvolvimento da doença intestinal inflamatória (DII; ver discussão adiante). Ocorrem desequilíbrios da flora como causa ou, possivelmente, como efeito desses distúrbios inflamatórios.[454]

Os filhotes de cães e gatos que carecem de flora normal ao nascimento adquirem a sua própria flora a partir da exposição à mãe e dos irmãos da ninhada ou de seu ambiente com 2 a 3 semanas de vida.[197] Os microrganismos começam a se estabelecer no primeiro dia de vida e gradualmente passam de um predomínio de formas aerotolerantes para espécies anaeróbicas.[46] Os microrganismos que inicialmente colonizam o trato intestinal (que podem variar entre indivíduos) colonizam o trato intestinal permanentemente e exibem uma composição um tanto estável durante a vida do indivíduo. Mudanças na dieta, no estado nutricional e no estado fisiológico do hospedeiro podem influenciar as proporções de bactérias residentes. As dietas ricas em carne ingeridas pela maioria dos carnívoros resultam em predomínio de estreptococos e *Clostridium perfringens* e supressão das espécies *Lactobacillus*. As concentrações de bactérias na parte superior do intestino de carnívoros, como o cão e o gato, são mais altas do que nos seres humanos, presumivelmente devido a diferenças na dieta dessas espécies. A lactose da dieta dos animais durante a amamentação contribui para a acidificação do conteúdo colônico, com consequente aumento de microrganismos do gênero *Enterobacter* e redução de *E. coli* e de espécies de *Bacteroides*.

Foi ampliado o conhecimento sobre a composição da flora intestinal de cães e gatos como resultado do aprimoramento de técnicas para cultura de bactérias anaeróbicas e de estudos filogenéticos moleculares baseados, tipicamente, na análise comparativa do gene rRNA 16S. As limitações nos métodos de cultura incluem a incapacidade de cultivar e classificar a grande maioria dos micróbios intestinais. Os resultados de análises de bibliotecas de rDNA 16S bacteriano, independentes de cultura, em estudos realizados em seres humanos indicam que apenas 30% da flora fecal parece ser passível de cultura. Sabe-se que os anaeróbicos compõem a maior parte da flora intestinal, ultrapassando de longe os aeróbios (ver Tabelas 88.7 e 88.8). O duodeno e a parte superior do jejuno abrigam principalmente bactérias gram-positivas, incluindo estreptococos e lactobacilos. Os anaeróbicos e microrganismos gram-negativos predominam nas porções distais do intestino delgado e cólon. Os números máximos de microrganismos são encontrados no ceco, cólon e fezes. A composição e a concentração dessa flora estão alteradas em cães com diarreia.[217]

Estudos de pesquisa que utilizaram métodos moleculares baseados na genética para determinar o perfil bacteriano do trato intestinal do Labrador Retriever revelaram as limitações dos métodos tradicionais de cultura.[137] A abordagem clássica de cultura não conseguiu refletir a diversidade existente nas fezes de cães, e muitos dos microrganismos isolados não foram classificados. Além disso, o ágar empregado para isolamento de anaeróbicos tem baixa eficiência de recuperação. Os métodos de detecção de genoma também melhoraram o nível de detecção de microrganismos exigentes ou não cultiváveis.[384,449,452,453] Por conseguinte, futuros estudos que utilizem métodos moleculares poderão ajudar a caracterizar melhor a flora entérica residente e suas alterações na doença.

Diferentemente de gatos com doença GI, os gatos clinicamente sadios apresentam concentrações muito mais altas de bactérias na região duodenal ou jejunal proximal (Tabela 88.9).[223,226] Os anaeróbicos mais comuns em gatos foram *Bacteroides*, *Eubacterium* e *Fusobacterium*, ao passo que espécies de *Pasteurella* foram as mais comuns entre a flora aeróbica. Em outro estudo de gatos, em que foram encontrados números semelhantes de bactérias, os anaeróbicos mais comuns foram espécies de *Clostridium*, *Fusobacterium* e *Bacteroides*.[346] Os aeróbios mais comuns foram bacilos gram-negativos, estreptococos, enterococos e estafilococos. Em estudos de cães clinicamente sadios, os resultados da quantificação de bactérias na parte proximal do intestino delgado variaram, e alguns apresentaram números inferiores a 10^5/mℓ,[510] enquanto outros tiveram populações comparáveis às de gatos.[28,77,423]

Tabela 88.8	Flora duodenal de gatos clinicamente sadios.			
	Endoscopia[a]		**Por agulha**	
	Johnston *et al.*[223]	**Papasouliotis *et al.*[346]**	**Johnston *et al.*[223]**	**Papasouliotis *et al.*[346]**
MICRORGANISMOS AERÓBICOS E MICROAEROFÍLICOS				
Gram-negativos				
Neisseria	$10^{3,78}$	ND	$10^{3,6}$	ND
Escherichia coli	ND	$10^{2,6}$	ND	$10^{2,5\,a\,6,7}$
Moraxella	ND	$10^{2,54}$	ND	$10^{2\,a\,6,6}$
Pasteurella	$10^{3,78\,a\,3,95}$	ND	$10^{3,6\,a\,6}$	ND
Gram-positivos				
Estafilococos	$10^{3\,a\,3,3}$	$10^{2\,a\,7,4}$	10^{3}	$10^{2\,a\,4,9}$
Corynebacterium	$10^{3\,a\,4,32}$	$10^{2\,a\,6}$	$10^{3,7\,a\,6}$	$10^{2\,a\,4,9}$
Estreptococos	$10^{3\,a\,4,8}$	$10^{2\,a\,8,3}$	ND	$10^{2\,a\,7,7}$
MICRORGANISMOS ANAERÓBICOS				
Gram-negativos				
Fusobacterium	ND	$10^{2,3\,a\,6,6}$	ND	$10^{2\,a\,5,7}$
Bacteroides	$10^{3\,a\,5,48}$	$10^{2,3\,a\,6,8}$	$10^{3,3\,a\,5,93}$	$10^{2\,a\,7,7}$
Lactobacillus	$10^{3\,a\,5,5}$	ND	$10^{3,48\,a\,6,23}$	ND
Gram-positivos				
Clostridium	$10^{3\,a\,4,28}$	$10^{3\,a\,7,5}$	$10^{3\,a\,3,95}$	$10^{2\,a\,7,3}$

ND, Não determinado.
[a]Dados obtidos da aspiração direta do conteúdo sem irrigação dilucional.

Os estudos sobre a prevalência e a diversidade dos fungos no trato GI são limitados. A detecção genética de fungos em cães clinicamente sadios e naqueles com enteropatias revelou concentrações mais altas em amostras de escovado da mucosa, em comparação com os conteúdos luminais.[451] Os gêneros mais comumente detectados foram *Pichia, Cryptococcus, Candida, Cladosporium* e *Trichosporon.*

Imunidade intestinal

O trato GI é o maior órgão imunológico do corpo, revestido por uma única camada de células epiteliais, que formam uma barreira físico-química poderosa e induzível, limitando o crescimento e o acesso de micróbios à superfície intestinal. As células epiteliais do intestino também podem recrutar leucócitos para complementar a sua função de barreira ou participar na ativação de respostas imunes adaptativas do intestino. As respostas imunes inatas e adaptativas ao enorme número de antígenos alimentares e microbianos no lúmen intestinal são tipicamente de natureza não inflamatória, favorecendo um estado de hiporresponsividade imune conhecido como tolerância oral. Deve-se consultar uma excelente revisão de 2006[441] sobre a imunidade da mucosa GI de cães e gatos.

Tabela 88.9	Flora duodenal de gatos sadios e gatos com doença gastrintestinal.			
	Clinicamente sadios[a]		**Com doença gastrintestinal**[a,b]	
	Faixa	**Mediana**	**Faixa**	**Mediana**
Total	$10^{3,1\,a\,3,3}$	$10^{5,65}$	$10^{0\,a\,7,70}$	$10^{5,08}$
Aeróbicos	$10^{2,7\,a\,7,7}$	$10^{4,95}$	$10^{0\,a\,7,70}$	$10^{3,84}$
Microaerofílicos	$10^{0\,a\,6}$	$10^{3,99}$	$10^{0\,a\,7,45}$	10^{0}
Anaeróbicos	$10^{0\,a\,8,05}$	$10^{5,21}$	$10^{0\,a\,7,45}$	$10^{4,78}$

[a]Amostras coletadas por endoscopia.
[b]Os gatos apresentaram sinais de perda de peso crônica, diarreia ou vômitos. Os gatos doentes tiveram contagem significativamente menor de *Pasteurella* spp., *Bacteroides* spp. e *Lactobacillus* spp. do que os gatos sadios.
Da Referência 226.

Probióticos

Os probióticos referem-se a microrganismos viáveis que, quando administrados por via oral em quantidades adequadas, conferem um benefício para a saúde do hospedeiro. Enterococos, lactobacilos e bifidobactérias – habitantes normais do cólon – têm sido administrados com frequência após tratamento antimicrobiano, infecções intestinais, desmame, estresse ou mudanças dietéticas, na tentativa de restabelecer a flora microbiana entérica. Muitos desses microrganismos tornam-se constituintes transitórios da flora entérica. Nos seres humanos essas bactérias têm sido administradas na forma de iogurte, queijos e produtos derivados do leite, e foram envidados esforços para incluí-los nas dietas caninas e felinas. Os benefícios teóricos dos probióticos incluem a produção de substâncias antibacterianas (bacteriocinas) e inibição competitiva de patógenos e aderência de toxinas ao epitélio intestinal, restabelecimento da flora entérica após tratamento com agentes antimicrobianos, aumento da imunidade inata do hospedeiro, regulação das respostas imunológicas do hospedeiro e das funções das células epiteliais intestinais.* Até o momento, apenas um número relativamente pequeno de estudos foi publicado avaliando os efeitos dos probióticos em cães e gatos, e a maioria desses estudos concentrou-se na flora intestinal de animais clinicamente sadios. Tipicamente, esses estudos trataram da utilização de cepas de *Bifidobacterium, Enterococcus* e *Lactobacillus.*† Até o momento, foram publicados três estudos relativos ao papel dos probióticos no manejo da sensibilidade dietética e diarreia responsiva a alimentos, com resultados globais positivos.[174,347,409] Apenas dois desses estudos foram ensaios clínicos randomizados, controlados por placebo.[174,409] Em um desses estudos, todos os cães tiveram melhora clínica quando receberam a dieta de eliminação. Entretanto, não foi demonstrada nenhuma alteração específica nos padrões das citocinas inflamatórias, nem qualquer benefício específico dos probióticos.[409] Os efeitos imunomoduladores do *Enterococcus faecium* SF68 foram estudados

---

*Referências 53, 60, 61, 71, 166, 231, 299, 339, 544.
†Referências 232, 288, 295, 301, 409, 446, 486.

em cães, e o probiótico foi associado a concentrações fecais aumentadas de IgA e elevação das concentrações circulantes de IgG e IgA específicas de vacinas.[29] Embora o aumento das imunoglobulinas fecais possa sugerir uma resposta imune intensificada, a relevância clínica desse achado não é conhecida. No segundo estudo,[174] cães com diarreia aguda, com ou sem vômitos, foram divididos em grupos com placebo ou com probióticos. A formulação do probiótico consistiu em uma mistura de cepas vivas de espécies de *Lactobacillus*, *Bacillus* e *Pediococcus*. O intervalo médio entre o tratamento e a resolução da diarreia foi 1 dia menor no grupo tratado com probióticos. São necessários estudos adicionais em cães para avaliar os efeitos imunomoduladores dos probióticos e verificar a sua segurança. Este último item é particularmente importante, haja vista o achado de adesão intestinal aumentada de *Campylobacter jejuni* em um modelo *in vitro* de muco intestinal canino após incubação com *E. faecium*.[382] É preciso assinalar que essa cepa de *E. faecium* difere da cepa *E. faecium* SF68 disponível comercialmente. Além disso, até o momento não houve nenhuma evidência clínica ou empírica de diarreia em cães associada ao *Campylobacter*. O efeito do *E. faecium* SF68 foi avaliado em cães com giardíase de ocorrência natural.[426] Não foi observada nenhuma diferença na eliminação de cistos ou antígenos de *Giardia*, nos níveis fecais de IgA ou na fagocitose dos leucócitos entre cães que receberam placebo por via oral e aqueles que receberam suplementação de *E. faecium*.

Existem poucas informações publicadas sobre o uso de probióticos em gatos, e não existe nenhum estudo clínico sobre um efeito benéfico do tratamento com probióticos em qualquer doença felina. Um estudo que avaliou o efeito da suplementação dietética com a cepa probiótica de *Lactobacillus acidophilus* DSM 13241 (2×10^8 unidades formadoras de colônias [UFC] por dia, durante 4,5 semanas), administrada a 15 gatos adultos sadios, demonstrou que a recuperação do probiótico das fezes dos gatos foi associada a uma redução significativa de *Clostridium* spp. e *Enterococcus faecalis*.[293] Todavia, os efeitos imunomoduladores foram relatados com base na diminuição de populações de linfócitos e aumento dos eosinófilos, com atividade aumentada dos fagócitos no sangue periférico. A relevância desses achados não está bem esclarecida, visto que esse estudo não foi um ensaio clínico randomizado, e as alterações relatadas nas populações de células do sangue periférico não podem ser extrapoladas em evidências de benefícios para a saúde sistêmica. A avaliação do efeito da suplementação com a cepa SF68 de *E. faecium* sobre as respostas das funções imunológicas após a administração de uma vacina multivalente foi realizada em filhotes de gatos livres de patógenos específicos.[492] Esse estudo prospectivo, randomizado e controlado por placebo resultou na recuperação do *E. faecium* SF68 das fezes de sete de nove gatos tratados com o probiótico, com aumento insignificante dos níveis séricos de IgG específica contra HVF-1. As concentrações séricas totais de IgG e de IgA foram semelhantes nos grupos do probiótico e placebo, e foi constatado um aumento significativo na porcentagem de linfócitos CD4+ apenas em filhotes de gatos com 27 semanas, e não em qualquer outro momento. Em um estudo experimental que envolveu 12 gatos em recuperação da infecção pelo HVF-1, os que receberam *E. faecium* SF68 tiveram escores de recuperação clínica ligeiramente superiores, em comparação com gatos que não receberam suplementação de probiótico.[250]

Os probióticos exerceram alguns efeitos na inibição de helicobactérias gástricas como tratamento alternativo ou adjuvante de antimicrobianos.[109] Os probióticos parecem ser úteis na prevenção e no tratamento da diarreia associada a agentes antimicrobianos em seres humanos[359] e na colite experimental em animais.[413] Em cães ou gatos que receberam determinadas dietas, a ingestão de *E. faecium* SF68 ou de *Lactobacillus* spp. resultou em uma diminuição da concentração de *C. perfringens* nas fezes e produziu outros benefícios supostos na absorção intestinal.* Esses achados sugerem que os probióticos podem ser usados para ajudar a reduzir a população anaeróbica de bactérias no cólon em lugar do tratamento com agentes antimicrobianos, embora estudos clinicamente relevantes não tenham sido conduzidos em cães e gatos. Essa modalidade poderia ser benéfica no tratamento da DII, na proliferação bacteriana do intestino delgado (PBID) ou nas hipersensibilidades alimentares. Os probióticos comerciais que alegam conter espécies bacterianas tinham números muito baixos de microrganismos e, com frequência, não apresentavam a espécie assinalada no rótulo.[505] Não apenas esses produtos deturpados são ineficazes, como também a flora entérica é restabelecida de maneira espontânea e imediatamente após a interrupção dos agentes antimicrobianos. Além disso, o uso de levedura suplementar na tentativa de restabelecer a flora intestinal pode ter causado a colonização intestinal por esses fungos em um cão com diarreia crônica.[311] A suplementação com probióticos contendo microrganismos como lactobacilos e bifidobactérias foi mais benéfica em ensaios clínicos realizados em seres humanos.[148] Os lactobacilos podem ser mais bem adaptados à alimentação de animais de estimação, visto que são capazes de fermentar o amido.[235] Probióticos contendo *L. acidophilus* foram incorporados na alimentação seca de cães e sobreviveram ao trânsito intestinal em cães, residindo finalmente no cólon.[12] São necessários outros estudos para determinar se esses suplementos são eficazes em seres humanos e em animais.

Pré-bióticos

O pré-biótico é definido como um "ingrediente não digerível do alimento, que afeta beneficamente o hospedeiro ao estimular seletivamente o crescimento e/ou ativar o metabolismo de um número limitado de bactérias promotoras de saúde no trato intestinal."[124] Os pré-bióticos mais comuns estudados são fructanas, embora outros pré-bióticos, como mananas, lactossacarose e lactulose, também estejam sendo avaliados. Está disponível um conjunto relativamente grande de informações na literatura humana sobre a avaliação dos efeitos dos pré-bióticos na saúde humana; entretanto, existem poucas informações sobre caninos e felinos com doença intestinal. Os fruto-oligossacarídios (FOS; de *fructooligosaccharides*) são polímeros de glicose que foram acrescentados a dietas comerciais como fonte de fibra solúvel. São de ocorrência natural em plantas ou no leite de mamíferos, ou são sintetizados a partir de fermentação. Outras fontes naturais ricas em fibras solúveis são o farelo de aveia ou a polpa de trigo. Os FOS não são digeridos pelo intestino delgado de mamíferos e alcançam o cólon em sua forma inalterada. No cólon são fermentados por bactérias anaeróbicas, como *Bifidobacterium* spp. ou lactobacilos, em ácidos graxos de cadeia curta, como acetato, propionato e butirato. Esses microrganismos anaeróbicos proliferam e inibem o crescimento de outros micróbios potencialmente patogênicos, como espécies de *Clostridium* e *E. coli*. A manipulação da flora intestinal com pré-bióticos para alterar as bactérias de ácido láctico intestinais de cães e gatos foi considerada na tentativa de influenciar a absorção e a excreção de oxalato e reduzir a ocorrência de urolitíase.[506] Além disso, os efeitos dos FOS de cadeia curta (scFOS; de *short-chain fructooligosaccharides*) foram avaliados em um grupo de cães da raça Pastor-alemão com suspeita de deficiência de IgA.[523] Embora os cães que receberam suplementação com scFOS tivessem apresentado diminuição das bactérias aeróbicas e anaeróbicas em biopsias do intestino, os achados do estudo foram obscurecidos pelo fato de que as contagens de bactérias anaeróbicas não diminuíram em amostras de líquido intestinal dos cães aos quais foram administrados suplementos de scFOS. A celulose, os FOS e a pectina na dieta tampouco modificaram a flora microbiana das fezes de felinos.[14] A suplementação

*Referências 23, 29, 31, 293, 447, 457, 458.

com fructana atenuou algumas das respostas patológicas à exposição experimental de filhotes de cães desmamados a *Salmonella*.[8] Os efeitos dos pré-bióticos sobre a flora intestinal e os parâmetros imunológicos de cães e gatos são revisados em várias fontes.[456]

Translocação bacteriana

O trato GI é um reservatório conhecido de microrganismos que, em determinadas circunstâncias, podem se disseminar pela circulação porta ou pelos linfáticos intestinais para locais extraintestinais, incluindo linfonodos mesentéricos, fígado, baço e pâncreas, bem como para outros órgãos, por meio da circulação sistêmica. A incapacidade de efetuar hemoculturas de animais acometidos pode ser explicada pelo fato de que muitos microrganismos ou suas toxinas interagem inicialmente com células imunes no tecido linfoide associado ao intestino e, em seguida, nos linfonodos mesentéricos, em lugar de entrarem imediatamente na circulação sistêmica. Em lugar da entrada de bactérias na circulação linfática ou sistêmica, é possível que suas citocinas ou toxinas o façam, resultando em respostas inflamatórias multissistêmicas. Além disso, os linfonodos mesentéricos drenam no ducto torácico, que pode transpor o sistema de fagócitos mononucleares ou as células de Kupffer no fígado, possibilitando a passagem direta de bactérias ou seus subprodutos para os pulmões e a circulação sistêmica. Isso pode resultar em uma síndrome de resposta inflamatória sistêmica mais virulenta ou síndrome de disfunção múltipla de órgãos. (Ver *Sepse*, Capítulo 36, para uma discussão adicional sobre o diagnóstico e tratamento dessas síndromes.) A Tabela 88.10 fornece um resumo das espécies de bactérias isoladas de linfonodos mesentéricos de 26 de 50 cadelas clinicamente sadias submetidas a ovário-histerectomia.[76] As hemoculturas de sangue venoso periférico e sangue porta correspondentes produziram um coco gram-positivo e uma espécie de *Staphylococcus* coagulase-negativa do sangue periférico de um dos cães. A cultura de linfonodos mesentéricos necessita de avaliação adicional nos cães doentes antes que se possam emitir conclusões acerca de sua utilidade clínica. É altamente plausível que a prevalência de translocação bacteriana em cães sadios seja ainda maior do que aquela documentada nesse estudo, tendo-se em vista as limitações e a insensibilidade da cultura bacteriana de rotina em comparação com os métodos moleculares.

A proliferação bacteriana no intestino pode contribuir para a translocação de bactérias. O uso de antiácidos em determinados pacientes por vezes causa colonização intestinal proximal, devido à redução do ácido gástrico que normalmente entra no intestino delgado. As condições de perfusão reduzida da isquemia esplâncnica, que podem resultar de hipotensão sistêmica ou choque hemorrágico, ocasionalmente causam decomposição da mucosa e comprometimento ou ulceração gástricos ou intestinais. Ocorre translocação bacteriana em condições associadas a uma diminuição da peristalse, como íleo paralítico ou obstrução intestinal, síndrome da alça cega ou dietas enterais hiperosmolares ou pobres em fibras. A administração de vasopressores, glicocorticoides ou AINE pode resultar em diminuição da produção de muco GI, uma defesa protetora normal do intestino contra bactérias. O tratamento antimicrobiano que inibe a flora GI anaeróbica pode levar à proliferação de bactérias gram-negativas entéricas mais virulentas. As condições associadas à migração por translocação de bactérias incluem ressecção intestinal, traumatismo abdominal, queimaduras, radioterapia do abdome e doença biliar obstrutiva.[32] Em seres humanos, o pneumoperitônio laparoscópico, utilizado para o diagnóstico de peritonite, não provocou translocação hematogênica de bactérias entéricas.[64] (Para uma discussão mais detalhada desse problema em relação à intervenção cirúrgica abdominal, ver o Capítulo 53.)

As manifestações clínicas da translocação bacteriana são variáveis e incluem melena ou hematêmese, íleo paralítico grave, comprometimento do estado mental, arritmias cardíacas, hipotensão sistêmica, cianose, redução do débito cardíaco, taquicardia (frequentemente bradicardia em gatos) e hipotermia. As anormalidades laboratoriais podem incluir leucopenia ou leucocitose, níveis séricos elevados de bilirrubina ou atividade da alanina aminotransferase (ALT), azotemia, hipercreatinemia, trombocitopenia, prolongamento do tempo de coagulação, baixa pressão de oxigênio arterial e valores elevados de pressão de dióxido de carbono.

O tratamento consiste em aumentar a perfusão da circulação intestinal e sistêmica por meio da administração de cristaloides ou coloides. A oxigenação é obtida pelo aumento do oxigênio inspirado por meio de oxigênio nasal ou tenda de oxigênio. Pode-se efetuar uma infusão de sangue total, concentrado de hemácias ou soluções de hemoglobina polimerizada para aumentar a capacidade de transporte de oxigênio. As pressões arterial e tecidual podem ser aumentadas pela infusão de agentes simpaticomiméticos, como dobutamina ou dopamina. (Para informações adicionais e dosagens, ver Capítulo 36.)

A prevenção da translocação bacteriana envolve profilaxia com antimicrobianos. Para o trato GI, deve-se considerar a administração de agentes antimicrobianos durante procedimentos manipulativos nos quais a contaminação intra-abdominal é esperada ou chega a ocorrer. Em animais com anorexia ou naqueles que estão em jejum por mais de 3 dias pode ocorrer atrofia dos enterócitos e das vilosidades, resultando em alteração da absorção, secreção e permeabilidade. É possível que a nutrição enteral forçada ou prematura esteja associada a complicações relacionadas com íleo paralítico, como diarreia e distensão intestinal. A alimentação parenteral ajuda a manter o estado nutricional do animal; todavia, é de alto custo, está associada ao desenvolvimento progressivo de atrofia vilosa e pode causar tromboembolia. Quando se inicia a alimentação, a alimentação com fórmula enteral por gotejamento é capaz de inibir a translocação bacteriana, promover a integridade do intestino e minimizar a atrofia vilosa.[313] A glutamina, um aminoácido condicionalmente essencial, tem sido considerada como nutriente importante, capaz de ajudar a promover a integridade intestinal e a replicação das células linfoides e epiteliais intestinais. Foram publicados numerosos estudos na literatura humana que avaliaram os benefícios da suplementação enteral ou parenteral de glutamina. Muitos desses estudos devem ser interpretados com cautela devido às quantidades muito variáveis de glutamina suplementada, falta de um grupo de controle apropriado mantido em dieta isonitrogenada e isocalórica sem glutamina, variações

Tabela 88.10 Espécies de bactérias isoladas.[a]

Espécies de bactérias	Número de cães com microrganismos isolados
Staphylococcus pseudintermedius	5
Espécies de *Streptococcus* não hemolíticas	4
Espécies de *Bacillus*	5
Escherichia coli	6
Espécies de *Salmonella*	3
Espécies de *Pseudomonas*	2
Espécies de *Enterococcus*	2
Clostridium sordelli	1
Espécies de *Micrococcus*	1
Espécies de *Lactobacillus*	1
Propionibacterium acnes	1

Dados da Referência 76.
[a]Dos tecidos de linfonodos de 26 de 50 cadelas clinicamente sadias após ovário-histerectomia.

nos modelos animais avaliados (queimaduras, quimioterapia, traumatismo, anorexia, nutrição parenteral) e diferenças no momento de administração da glutamina (antes ou depois da produção de agressão ao intestino). As dietas ou soluções enterais enriquecidas com glutamina têm sido benéficas em roedores, mas não em gatos tratados com metotrexato.[290] A imunonutrição utilizando fórmulas enterais que contêm arginina, glutamina e ácidos graxos ômega-3 em seres humanos com risco de translocação bacteriana forneceu resultados mistos.[6] São necessários estudos adicionais para determinar se a suplementação enteral com aminoácidos é benéfica.

A oxidação é um importante mecanismo inflamatório, que contribui para a DII por meio da produção de radicais livres. Recomenda-se a suplementação com oxidantes dietéticos, embora não exista nenhuma documentação específica de sua eficácia. A restrição de gorduras na dieta também ajuda a reduzir as reações oxidativas no lúmen intestinal. Tipicamente, os níveis de gordura dietética estão reduzidos em animais com DII, embora uma restrição moderada a acentuada da gordura dietética (menos de 20% das calorias provenientes de gorduras) seja recomendada para cães com linfangiectasia intestinal.

Mecanismos fisiopatológicos da diarreia infecciosa

Os microrganismos enteropatogênicos, diferentemente da flora residente e transitória não patogênica, adquiriram meios para superar os mecanismos de defesa do hospedeiro e as propriedades inibitórias da flora normal. Fatores de aderência (p. ex., *pili* somáticos), que fazem com que patógenos intestinais possam estabelecer uma infecção, também possibilitam a sua fixação, multiplicação e colonização da mucosa intestinal. Algumas bactérias patogênicas que causam diarreia permanecem sobre a superfície da mucosa e produzem enterotoxinas poderosas, que comprometem o fluxo de líquido através da mucosa intestinal. Outras são capazes de penetrar em células epiteliais intactas, produzindo lesão inflamatória da mucosa subjacente. Os vírus entéricos provocam lesão do intestino por meio de sua replicação e destruição de populações selecionadas de células epiteliais. Vários mecanismos pelos quais os microrganismos causam lesão intestinal são discutidos a seguir.

Função normal das vilosidades intestinais

As células epiteliais intestinais são produzidas pelo epitélio germinativo localizado nas criptas intestinais (Figura 88.7). Células epiteliais mais imaturas, indiferenciadas e principalmente secretórias, que são produzidas pelo epitélio germinativo das glândulas intestinais (criptas) migram em direção ascendente para as vilosidades intestinais à medida que as células absortivas diferenciadas e mais velhas na ponta acabam descamando no lúmen intestinal. A maior parte do processo absortivo limita-se às células diferenciadas nas pontas das vilosidades, que também produzem enzimas intestinais localmente ativas, que auxiliam no processo digestivo. A maior parte da secreção intestinal limita-se a células caliciformes especializadas e células indiferenciadas que revestem os lados e a profundidade das criptas.

Microrganismos enterotoxigênicos não invasivos

Após fixação à superfície epitelial intacta, os microrganismos não invasivos produzem enterotoxinas termolábeis potentes, que se ligam a receptores de superfície sobre as células epiteliais do intestino delgado. A toxina está estreitamente relacionada com a toxina do cólera e provoca desregulação do sistema enzimático da adenilato ciclase, resultando em produção excessiva de monofosfato de adenosina cíclica (cAMP; do inglês, *cyclic adenosine monophosphate*) (Figura 88.8 A). O efeito final do cAMP consiste em aumentar a secreção de cloreto

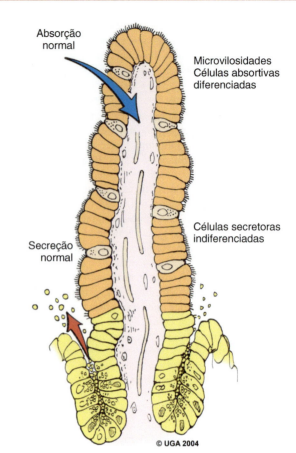

Figura 88.7 Estrutura de uma vilosidade intestinal normal. (Arte de Kip Carter e Dan Beisel © 2004 University of Georgia Research Foundation Inc.)

e diminuir a absorção de sódio pelo epitélio intestinal, resultando em perda de grandes quantidades de água e de eletrólitos nas fezes, na ausência de lesão morfológica da mucosa intestinal.

Muitas espécies de bactérias que infectam cães e gatos não apenas causam diarreia induzida por enterotoxinas após colonização inicial, como também produzem invasão da mucosa (Tabela 88.11; ver Capítulos 35 e 37). Cepas de algumas espécies, como *E. coli*, podem provocar diarreia por ambos os mecanismos. Várias cepas de bactérias produtoras de enterotoxinas, como espécies de *Staphylococcus, C. perfringens* e *E. coli*, que costumam causar diarreia ou gastrenterite aguda transmitidas por alimentos, residem no íleo e no cólon de cães e gatos clinicamente sadios.[133] Presumivelmente, as bactérias e toxinas causam doença clínica somente após a sua ingestão ou após alterações do ambiente intestinal causadas pela administração de agentes antibacterianos, abuso dietético ou estase intestinal, que favorecem a esporulação, com produção de toxinas ou proliferação das bactérias. *E. coli* enterotoxigênica foi recuperada de cães com diarreia aguda, porém a sua importância como causa primária de doença permanece incerta (ver Capítulo 35). Foram identificados genes da toxina Shiga e de enterotoxina termolábil em *E. coli* em maior porcentagem de cães da raça Galgo com diarreia, em comparação com cães sem diarreia.[438] Foi efetuado um isolamento semelhante de cepas enteropatogênicas de gatos.[362] *Clostridium difficile*, uma bactéria associada à ocorrência de diarreia em seres humanos e animais, produz uma enterotoxina (toxina A) e uma citotoxina (toxina B), as quais induzem diarreia e, com frequência, ulceração e hemorragia da mucosa.

Microrganismos enteroaderentes

Foram relatados alguns microrganismos, notavelmente estreptococos aderentes classificados como enterococos, na superfície do epitélio intestinal de cães e gatos com diarreia (ver Tabela 88.11; ver também

Infecções enterocócicas, no Capítulo 33, bem como os respectivos capítulos para outros microrganismos). Em nível microscópico, foi observada uma colonização difusa dos enterócitos intestinais, com alterações inflamatórias discretas.[65,125] Em geral, não foi observada a fixação de bactérias na parte superior do intestino delgado. Determinadas cepas de *E. coli* causadoras de diarreia induzem fixação e lesões por apagamento. *E. coli* de fixação e apagamento (AEEC; de *attaching and effacing E. coli*) foi isolada de cães e gatos.[319] Seu papel na diarreia de animais de estimação é incerto. Nos casos em que houve suspeita de *E. coli* enteroaderente como causa de mortalidade por enterocolite necrosante em filhotes de gatos de idade pré-desmame, *Enterococcus hirae* foi incriminado na maioria dos casos.[325] Para informações mais detalhadas sobre infecções enterocócicas, ver o Capítulo 33.

Microrganismos invasores da mucosa

Após a invasão da mucosa, algumas bactérias produzem fezes hemorrágicas (disentéricas) (ver Tabela 88.11). Dois gêneros de bactérias que classicamente causam disenteria são *Salmonella*, que habitualmente tem afinidade pelo íleo, e *Shigella*, que exibe afinidade pelo íleo e pelo cólon. Após penetrar no tecido submucoso, ambas produzem uma acentuada resposta inflamatória, caracterizada pelo influxo de neutrófilos. Espécies de *Shigella* e muitas cepas de *Salmonella* são fagocitadas e destruídas, embora algumas possam persistir, causando um estado de portador crônico (ver Capítulo 37).

Microrganismos invasores da submucosa

Os mesmos microrganismos que invadem a mucosa são capazes de penetrar mais profundamente nos tecidos submucosos (ver Tabela 88.11). As defesas do hospedeiro estão habitualmente comprometidas, e pode ocorrer disseminação sistêmica. A invasão submucosa caracteriza-se por diarreia hemorrágica, aumento dos leucócitos fecais, leucopenia (com ou sem desvio para a esquerda) ou leucocitose e hemoculturas positivas. Clinicamente, a bacteriemia manifesta-se por febre, diarreia hemorrágica e choque. Fungos ou protozoários patogênicos ou oportunistas também podem invadir as camadas submucosas, causando enterocolite granulomatosa crônica.

Atrofia vilosa

As células absortivas apicais bem diferenciadas das vilosidades intestinais são responsáveis pela produção de enzimas digestivas, que atuam localmente na borda em escova do intestino. Os reovírus, os rotavírus e os coronavírus exibem afinidade seletiva pela sua replicação no interior dessas células, e a sua destruição resulta em atrofia vilosa (Figura 88.8 B). O comprometimento da absorção e da digestão é uma característica desse tipo de diarreia. Um aumento relativo na secreção intestinal está habitualmente associado à atrofia vilosa terminal devido à replicação contínua das células epiteliais das criptas germinativas indiferenciadas, que desempenham mais funções secretoras do que absortivas.

Degeneração das criptas intestinais

Como os parvovírus caninos e felinos necessitam de células em rápida divisão para sua replicação, eles lesam seletivamente o epitélio glandular intestinal em um processo ativo de mitose, de modo que as células absortivas nas pontas das vilosidades não são substituídas, levando à degeneração das glândulas intestinais e, por fim, colapso da mucosa (Figura 88.8 C). O principal defeito é observado na absorção; todavia, os processos secretores também são inativados. Na maioria dos casos, a lesão da barreira mucosa também resulta em influxo de células inflamatórias e aumento da permeabilidade vascular, com exsudação final de proteínas séricas.

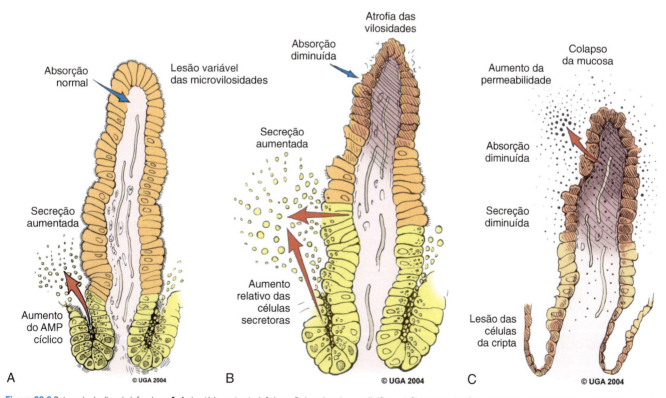

Figura 88.8 Patogenia da diarreia infecciosa. **A.** As bactérias enterotoxigênicas não invasivas (p. ex., vibriões, estafilococos e clostrídios) estimulam principalmente o monofosfato de adenosina cíclico (cAMP). **B.** A atrofia das vilosidades resulta de infecção seletiva das células epiteliais apicais por determinados vírus (p. ex., coronavírus e rotavírus). **C.** Ocorrem degeneração das glândulas intestinais e colapso da mucosa quando o vírus (p. ex., parvovírus) causa lesão do epitélio glandular intestinal germinativo. (Arte de Kip Carter e Dan Beisel © 2004 University of Georgia Research Foundation Inc.)

Tabela 88.11 Mecanismo e local dos microrganismos enteropatogênicos.[a]

Mecanismo e microrganismo	Local de ação[b]
Produção de enterotoxina	
Vibrio cholerae (seres humanos)	Intestino delgado
Vibrio parahaemolyticus (seres humanos)	Intestino delgado
Staphylococcus (ver Capítulo 34)	Estômago, intestino delgado
Escherichia coli (ver Capítulo 35)	Algumas cepas no intestino delgado, cólon
Clostridium perfringens (ver Capítulo 37)	Intestino delgado, cólon
Clostridium difficile (ver Capítulo 37)	Intestino delgado, cólon
Yersinia enterocolitica (ver Capítulo 37)	Cólon
Campylobacter jejuni, Campylobacter coli (ver Capítulo 37)	Intestino delgado, cólon
Salmonella typhimurium (ver Capítulo 37)	Intestino delgado nos estágios iniciais, cólon
Brachyspira pilosicoli (ver Capítulo 37)	Intestino delgado, cólon
Entamoeba histolytica (ver Capítulo 77)	Cólon, fígado
Bacillus cereus	Intestino delgado nos estágios iniciais
Klebsiella pneumoniae (ver Capítulo 35)	Intestino delgado
Enteroaderência	
Enterococci (ver Capítulo 33)	Intestino delgado, cólon
E. coli (ver Capítulo 35)	Intestino delgado
Giardia (ver Capítulo 77)	Intestino delgado
Invasão da mucosa	
E. coli (ver Capítulo 35)	Algumas cepas no cólon
Salmonella (ver Capítulo 37)	Íleo nos estágios avançados
Shigella (ver Capítulo 37)	Cólon
Campylobacter (ver Capítulo 37)	Intestino delgado
Helicobacter (ver Capítulo 37)	Estômago, intestino delgado, cólon[b]
Balantidium coli (ver Capítulo 77)	Cólon
E. histolytica (ver Capítulo 77)	Cólon
Neospora caninum (cão, ver Capítulo 79)	Intestino delgado, cólon
Toxoplasma gondii (gato, ver Capítulo 79)	Intestino delgado, cólon
Coccidia (ver Capítulo 80)	Intestino delgado
Cryptosporidium (ver Capítulo 81)	Intestino delgado, cólon
Cyclospora (ver Capítulo 81)	Intestino delgado
B. cereus	Intestino delgado nos estágios avançados
V. parahaemolyticus	Intestino delgado nos estágios avançados
Invasão da submucosa	
E. coli (ver Capítulo 35)	Intestino delgado
Salmonella (ver Capítulo 37)	Intestino delgado
Shigella (ver Capítulo 37)	Intestino delgado e cólon
Histoplasma (ver Capítulo 58)	Intestino delgado, cólon
Aspergillus (ver Capítulo 62)	Intestino delgado, cólon
Candida (ver Capítulo 63)	Cólon
Pythium (ver Capítulo 65)	Esôfago, estômago, intestino delgado, cólon
Mucor, Absidia, Rhizopus (ver Capítulo 65)	Estômago e intestino delgado
Prototheca (ver Capítulo 67)	Cólon
Atrofia vilosa	
Coronavírus (cão, ver Capítulo 8; gato, ver Capítulo 9)	Intestino delgado
Rotavírus (cão, ver Capítulo 8; gato, ver Capítulo 9)	Intestino delgado
Reovírus (gato, ver Capítulo 9)	Intestino delgado
Degeneração das criptas	
Parvovírus canino (ver Capítulo 8)	Principalmente intestino delgado
Vírus da panleucopenia felina (ver Capítulo 9)	Principalmente intestino delgado

[a]As afinidades por espécies de hospedeiros, quando citadas em outra parte do texto, aparecem entre parênteses.
[b]O local depende da espécie. Ver o capítulo relevante para evidências de patogenicidade em cães e gatos.

Diagnóstico da gastrenterite infecciosa aguda

Para o isolamento de bactérias ou a detecção de toxinas bacterianas, devem-se obter amostras de fezes frescas e evacuadas naturalmente em um recipiente limpo ou estéril, que é transportado ao laboratório o mais rápido possível. As amostras fecais devem ser processadas em até 2 h após sua coleta. As amostras que não podem ser cultivadas em até 2 h após a sua coleta devem ser colocadas em meio de transporte, como Cary-Blair, e refrigeradas imediatamente. Pode-se utilizar um *swab* retal com aplicador com ponta de algodão estéril quando não é possível obter fezes evacuadas naturalmente; todavia, os *swabs* não são ideais, visto que proporcionam apenas um pequeno volume de material fecal. Quando são utilizados *swabs* para a coleta de amostras, é preciso ter cuidados adicionais para limpar o ânus com álcool a 70% ou solução de iodo orgânico diluída antes de introduzir o aplicador com ponta de algodão. Esses *swabs* são fornecidos com meios de transporte ou caldo de enriquecimento, nos quais o *swab* é colocado imediatamente após a coleta da amostra (ver Capítulo 29). Todas as amostras devem ser transportadas ao laboratório o mais cedo possível após a sua coleta e devem ser mantidas frias, em temperatura de 4 a 10°C, porém não congeladas. Quando há suspeita de microrganismos como *Salmonella, Shigella, Helicobacter* ou *Campylobacter*, é preciso notificar o laboratório, visto que o uso de meios seletivos ou condições especiais de cultura é capaz de melhorar o rendimento (ver *Diagnóstico*, no Capítulo 37).

O exame citológico do muco fecal ou do exsudato pode constituir uma maneira eficaz de determinar a integridade da mucosa intestinal, embora a citologia fecal represente, em geral, um esforço relativamente sem resultados. Os processos infecciosos que causam lesão da superfície mucosa resultam no aparecimento de grandes números de neutrófilos e macrófagos nas fezes. A diarreia causada por parvovírus e bactérias invasivas pode ser diferenciada pela existência dessas células inflamatórias e eritrócitos. É preciso ter cautela na interpretação de microrganismos espiralados ou endósporos bacterianos na citologia fecal, visto que existem inúmeras espécies não patogênicas de *Campylobacter* nas fezes de cães e gatos, e a mera detecção de bactérias espiraladas não indica necessariamente a ocorrência de *Campylobacter* spp. Além disso, a diarreia associada a *C. perfringens* não deve ser diagnosticada tão somente com base na documentação de um aumento dos endósporos bacterianos no esfregaço fecal, visto que não existe nenhuma correlação entre a existência de enterotoxina de *C. perfringens* e as contagens de endósporos, e tampouco há diferença na detecção de endósporos entre cães sadios e cães com diarreia (ver Capítulo 37). Por outro lado, a citologia de raspados da mucosa retal é útil, particularmente em cães e gatos com sinais de colite, cuja causa subjacente pode estar associada a um distúrbio infeccioso (pitiose), inflamatório (DII eosinofílica) ou neoplásico (linfoma, carcinoma).

As culturas fecais aeróbicas e anaeróbicas frequentemente produzem resultados ambíguos, semelhantes aos das culturas da cavidade bucal. Distúrbios na composição da flora não são detectados, a não ser que sejam realizadas culturas quantitativas. Os principais patógenos, como *Salmonella, Campylobacter* e *Shigella*, necessitam de meios de cultura seletivos para que sejam isolados. As cepas enterotoxigênicas de bactérias exigem técnicas específicas de identificação, que não estão disponíveis na maioria das clínicas veterinárias.[363] O achado de um microrganismo potencialmente patogênico não é igual à identificação da causa da diarreia, visto que a prevalência de portadores subclínicos de *Salmonella, Campylobacter* e de outras bactérias enteropatogênicas em populações de cães e gatos aparentemente sadias pode ser elevada (ver Capítulos 35 e 37). É preciso sempre realizar culturas quando houver suspeita de exposição zoonótica a esses patógenos.

Tratamento da gastrenterite infecciosa aguda

Agentes antimicrobianos

A terapia com agentes antibacterianos está indicada em casos selecionados de doença intestinal e deve ser habitualmente associada a cuidados de suporte, como modificação da dieta, terapia hídrica e antieméticos, quando necessários. Os antimicrobianos só devem ser usados quando episódios de diarreia ou de vômitos forem acompanhados de sinais de doença sistêmica, incluindo febre, letargia intensa e choque iminente, e da ocorrência de leucopenia ou leucocitose com acentuado desvio para a esquerda. Esses achados indicam a ocorrência de absorção de microrganismos, ou, mais provavelmente, de suas toxinas.[344] Em alguns casos, o uso rotineiro de agentes antimicrobianos pode ser prejudicial, alterando a composição e o número de microrganismos comensais intestinais, que normalmente servem para inibir o crescimento de espécies patogênicas ou a indução de cepas resistentes. A escolha dos fármacos depende do conhecimento da sensibilidade dos patógenos habituais e da flora intestinal normal (ver *Formulário de fármacos*, no Apêndice).

Fármacos antimotilidade

Os agentes antimotilidade são frequentemente considerados no tratamento da diarreia infecciosa em seres humanos; todavia, o alentecimento do trânsito intestinal pode ser contraproducente, visto que a diarreia representa um mecanismo de defesa que elimina os microrganismos prejudiciais e suas toxinas. O uso de fármacos antimotilidade resultou em aumento da morbidade e persistência da infecção na enterite bacteriana (ver *Tratamento* em *Salmonelose*, no Capítulo 37).

Tratamento com líquidos

A administração de líquidos e eletrólitos constitui, provavelmente, uma das estratégias terapêuticas mais importantes no tratamento do animal com diarreia. Os líquidos devem ser administrados por via intravenosa quando o episódio diarreico é acompanhado de choque grave, hipotensão, obnubilação ou vômitos persistentes ou íleo paralítico. Os animais com manifestações menos graves da doença podem receber líquidos por via subcutânea. A maioria dos animais com diarreia não hemorrágica aguda sem vômitos pode ser tratada com preparações específicas de líquidos orais.[309] O tratamento com líquidos orais baseia-se na observação de que a glicose é absorvida ativamente pelo intestino delgado normal, sendo o sódio transportado com ela em uma razão aproximadamente equimolar. Podem ser preparadas soluções hipertônicas orais antidiarreicas de reposição hídrica contendo sódio e glicose em uma razão equimolar, além de bicarbonato e potássio em uma composição semelhante à do líquido perdido nas fezes diarreicas. Na maioria das situações, são acrescentados aminoácidos comercialmente disponíveis para uso veterinário, como glicina, para facilitar a absorção. As soluções que contêm glicose ou sódio, isoladamente ou em proporção não balanceada de concentração diminuída, *não* são eficazes para reverter o fluxo de líquido e eletrólitos através da mucosa intestinal. De modo semelhante, os líquidos isotônicos poli-iônicos, como solução de Ringer com lactato e outros comerciais, são úteis apenas para a manutenção oral de líquidos ou suplementação de eletrólitos e têm pouco efeito para interromper as perdas contínuas ou existentes. As soluções antidiarreicas orais são eficazes apenas quando a mucosa intestinal está íntegra. Isso pode ser avaliado na prática pela pesquisa de evidências macroscópicas ou microscópicas de sangue e leucócitos nas fezes.

Promovida pela Organização Mundial da Saúde (OMS) para o tratamento do cólera humano, a solução de reidratação oral (SRO), denominada *SRO OMS*, pode ser preparada por veterinários ou pelos seus clientes (Tabela 88.12). Os ingredientes podem ser misturados e conservados na forma de pó e reconstituídos quando necessário. As porções não usadas podem ser conservadas em um refrigerador por

Tabela 88.12	Composição da solução de reidratação oral da Organização Mundial da Saúde (SRO OMS).	
Ingredientes secos[a]	**Quantidade em g (colheres de chá)**	**Substitutos**
Cloreto de sódio (sal de cozinha)	3,5 (0,64)	Nenhum
Bicarbonato de sódio	2,5 (0,55)	Nenhum
Glicose em pó (dextrose)	20,0 (6,0)	Sacarose (açúcar comum): 40,0 g (8 colheres de chá) ou uma quantidade equivalente de mel ou xarope de milho
Cloreto de potássio	1,5 (0,31)	Suco de maçã: 0,47 ℓ

g, gramas.
[a]Em 1 litro de água.
Dados modificados da Organização Mundial da Saúde: Treatment and Prevention of Dehydration in Diarrheal Diseases, Geneva, WHO, 1976; Gangarosa EJ. 1977. Recent developments in diarrheae diseases. *Postgrad Med* 62:113-117; e Pierce NF, Hirschhorn N. 1977. Oral fluid – a simple weapon against dehydration in diarrhea. How it works and how to use it. *WHO Chron* 31:87-93, 1977.

vários dias ou semanas. Os esforços para melhorar a solução original levaram a uma redução da osmolaridade (p. ex., faixa de sódio de 60 a 75 mEq/ℓ e faixa de glicose de 75 a 90 mmol/ℓ).[93] A SRO OMS é aceita voluntariamente pela maioria dos cães e por alguns gatos, embora alguns animais possam necessitar de gavagem por seringa ou sonda gástrica. O volume de SRO OMS a ser administrado depende das circunstâncias, porém administra-se habitualmente um volume na faixa de 50 a 100 mℓ/kg/dia, de acordo com as perdas de líquido, até a interrupção da diarreia. O vômito, que por vezes ocorre quando se inicia o uso dessas soluções hipertônicas, em geral pode ser evitado pela administração de pequenas quantidades com mais frequência. Embora facilitem a absorção de líquido, os grandes volumes de líquidos hipertônicos são capazes de causar aumento transitório no volume de água fecal, devido aos eletrólitos não absorvidos residuais nas fezes. Os líquidos orais hipertônicos também podem causar hiperosmolalidade do soro e coma hiperosmolar quando não são fornecidos volumes adequados de água ou líquidos isotônicos por via oral. Líquidos isotônicos por via parenteral podem ser administrados concomitantemente a líquidos hipertônicos em animais pequenos ou jovens.

Protetores e adsorventes

O uso de protetores e adsorventes, como caulim e pectina, é limitado, visto que são relativamente ineficazes na absorção de toxinas produzidas por bactérias enteropatogênicas. O caulim (silicato de alumínio hidratado) é um potente ativador da coagulação, que pode proporcionar algum benefício no tratamento da diarreia associada à ruptura da mucosa e hemorragia. A pectina é um carboidrato polimérico, que se acredita atue como adsorvente; todavia, a sua administração em grandes quantidades pode causar diarreia. O subsalicilato de bismuto deve ser usado com cautela em gatos, pois contém salicilato. A diosmectita, que é comercialmente disponível em alguns países, é uma argila natural de salicilato de alumínio e magnésio com estrutura cristalina não fibrosa lamelar, que lhe confere uma acentuada propriedade adsorvente. Seu mecanismo de ação não está totalmente elucidado, porém é provavelmente múltiplo. A diosmectita reduz a inflamação, modifica as propriedades reológicas, inibe a mucólise e adsorve bactérias, enterotoxinas bacterianas, vírus e outras substâncias potencialmente causadoras de diarreia.[141,145] Além disso, a administração de esmectita di-tri-octaédrica para prevenção da diarreia

pós-operatória em cavalos com doença do intestino grosso mostrou que o fármaco reduziu a ocorrência de diarreia no período pós-operatório inicial.[164]

Os AINE, como o ácido acetilsalicílico, demonstraram ser benéficos no tratamento da diarreia infecciosa em seres humanos e animais.[99] Estudos clínicos realizados em seres humanos e estudos experimentais em cães e gatos mostraram que os salicilatos interferem no mecanismo de hipersecreção intestinal induzida por enterotoxinas, presumivelmente ao bloquearem a produção de cAMP e a síntese de prostaglandinas. Acredita-se que as preparações de subsalicilato que são comumente ministradas no tratamento da diarreia atuem de modo semelhante. Estudos adicionais demonstraram que o subsalicilato ou subcitrato de bismuto apresentam atividade antibacteriana, devido à ligação das bactérias patogênicas expostas e sua destruição.[292] A administração na dose de 0,25 mℓ/kg (o procedimento ideal é administrar a dose em mg/kg, devido às concentrações variadas de AINE), a cada 4 a 6 h, no início da evolução da doença pode ser útil no tratamento da diarreia que resulta do mecanismo de secreção aumentada. É preciso ter cautela na coadministração de AINE com esteroides, devido ao risco aumentado de ulceração GI nesses pacientes.

Distúrbios infecciosos do intestino delgado

Foram descritas numerosas síndromes definidas, atribuídas a alterações da flora intestinal, que são discutidas a seguir. Em muitos casos, os mecanismos fisiopatológicos não estão totalmente elucidados.

Colibacilose neonatal

A colibacilose neonatal causada por *E. coli* foi descrita em muitas espécies, incluindo cães[44,115] e gatos[362] (ver Capítulo 35). Tipicamente, os filhotes são acometidos na primeira semana de vida e apresentam alta taxa de mortalidade. Ocorrem letargia aguda, fraqueza, hipotermia, cianose e sinais do sistema nervoso central antes da morte. Os filhotes de mais idade que sobrevivem por várias semanas por vezes apresentam diarreia persistente, desconforto abdominal, perda de peso e desidratação. Os achados macroscópicos na necropsia incluem lesões hemorrágicas nas superfícies serosas de todas as cavidades corporais e em toda a mucosa GI. A septicemia pode ser confirmada por culturas bacterianas do sangue e de muitos órgãos. O exame histológico revela a ocorrência de bacilos gram-negativos em muitos tecidos de recém-nascidos com septicemia.

A causa da septicemia por *E. coli* em filhotes recém-nascidos pode estar associada à sua incompetência imunológica, e não à virulência de determinada cepa do microrganismo. Existem cepas AEEC enterotóxicas. Além disso, as células epiteliais intestinais de filhotes recém-nascidos são altamente permeáveis de modo não seletivo a diversas proteínas (incluindo bactérias), que são absorvidas por pinocitose. A exposição a *E. coli* antes da ingestão de colostro ou a incapacidade de obter uma quantidade suficiente de colostro podem predispor ainda mais os filhotes recém-nascidos à infecção. *E. coli* também tem a capacidade de atravessar a barreira epitelial intestinal 48 a 72 h após o nascimento, quando as células cessam de absorver imunoglobulinas. Os filhotes parecem ser totalmente resistentes à exposição intestinal a *E. coli* com 2 semanas de idade. *E. coli* enteropatogênica pode causar doença em animais de qualquer idade. *Klebsiella pneumoniae* também foi associada à ocorrência de enterite e septicemia em cães jovens[387] (ver Capítulo 35).

Proliferação bacteriana do intestino delgado

A PBID é uma síndrome relativamente bem definida observada em seres humanos, caracterizada por concentrações aumentadas de bactérias na porção proximal do intestino delgado com base em coletas e aspirados adequados da parte proximal do intestino delgado para cultura. Nos seres humanos a síndrome caracteriza-se por uma variedade de manifestações clínicas, incluindo anemia macrocítica, esteatorreia e perda de peso. Em pacientes com proliferação bacteriana clinicamente significativa são encontradas diferentes espécies de bactérias (*Bacteroides* spp., lactobacilos anaeróbicos, coliformes e enterococos), e a concentração total de bactérias geralmente ultrapassa 10^5 UFC/mℓ de líquido do intestino delgado ou excede 10^4 UFC de bactérias anaeróbicas. Apesar de sua realização difícil na prática de rotina, a cultura quantitativa do líquido duodenal e jejunal proximal de cães com proliferação bacteriana demonstra UFC bacterianas iguais ou superiores a 10^5/mℓ.[77,85] Os microrganismos que proliferam em cães frequentemente consistem em flora do intestino delgado, como *E. coli*, *Enterobacter*, *Enterococcus* e *Lactobacillus*; todavia, em certas ocasiões, predominam espécies incomuns para a localização, como clostrídios. As condições que favorecem a proliferação bacteriana em seres humanos incluem hipocloridria ou acloridria, comprometimento da peristalse intestinal e disfunção ou ressecção da papila ileal. Não há consenso sobre as definições e os critérios diagnósticos para a PBID em cães, já que o limite superior da faixa de referência para concentrações de bactérias intestinais em cães foi extrapolado de seres humanos. Além disso, a maior parte do trabalho para definir a PBID foi conduzida antes do advento das técnicas biológicas moleculares, e, portanto, é provável que as verdadeiras contagens totais de bactérias e a diversidade das espécies tenham sido acentuadamente subestimadas. As inconsistências nos métodos empregados para a coleta de suco duodenal, a demora entre a coleta de amostras e a inoculação dos meios de cultura e as técnicas inadequadas de isolamento anaeróbico podem explicar a ampla variação de resultados obtidos de estudos que avaliaram cães clinicamente enfermos *versus* sadios. Além disso, os níveis séricos de cobalamina e de folato têm utilidade limitada para o diagnóstico de PBID em cães, e os níveis dietéticos desses micronutrientes em rações comercialmente disponíveis para animais de estimação podem influenciar os níveis séricos em jejum de cães sadios.

Nos animais a PBID é uma síndrome de proliferação bacteriana na parte superior do lúmen intestinal, acompanhada de diarreia crônica ou recorrente do intestino delgado. Foi mais comumente observada em cães da raça Pastor-alemão, nos quais não foi possível identificar nenhuma causa subjacente.[17,21] Todavia, há dúvida quanto à existência de proliferação genuína nesses casos e, hoje em dia, prefere-se o termo alternativo de "diarreia responsiva a antibacterianos (DRA)". A DRA idiopática não foi documentada em gatos. Os distúrbios subjacentes associados à PBID secundária incluem comprometimento da peristalse intestinal, hipocloridria, insuficiência pancreática exócrina e deficiência de IgA secretora (ver Capítulo 94).[17,512,522,523] É provável que a PBID secundária tenha uma etiologia e patogenia diferentes daquelas da DRA idiopática, e as duas condições provavelmente deveriam ser consideradas como síndromes distintas. A análise histoquímica sugere que os da raça Pastor-alemão apresentam síntese ou secreção deficiente de IgA, a despeito da existência de plasmócitos condicionados para IgA.[17] Tipicamente, os cães com PBID têm entre 5 meses e 2 anos de idade. Em geral, são alegres e alertas, porém exibem perda de peso variável, que se torna aparente com o passar do tempo; além disso, esses animais evacuam consistentemente fezes aquosas de odor fétido durante vários meses. Os resultados da quantificação de bactérias nas secreções duodenais de animais acometidos revelaram números aumentados de *E. coli* e enterococos, tipicamente da flora típica dessa região, bem como proliferação de anaeróbios, como clostrídios, que são residentes incomuns.[21] Foi constatado o desenvolvimento de proliferação bacteriana no jejuno de cães após reconstrução cirúrgica do trato biliar.[535]

As biopsias do duodeno de cães da raça Pastor-alemão com DII ou PBID revelaram maiores níveis de expressão do mRNA para citocinas inflamatórias, IL-2, IL-5, IL-12p40, TNF-α, e fator transformador do crescimento (TGF; do inglês, *transforming growth factor*)-β1 do que cães de controle clinicamente sadios, porém não foi constatada nenhuma diferença significativa entre cães com DII ou com PBID.[123] Além disso, o tratamento antibacteriano de cinco cães com PBID resultou em diminuição da expressão do mRNA para TNF-α e TGF-β1. Essas alterações na expressão do mRNA de citocinas sugerem um aumento das respostas imunes na mucosa duodenal de cães da raça Pastor-alemão com PBID ou DII.

A proliferação de bactérias anaeróbicas na parte proximal do intestino delgado leva ao aumento da concentração de hidrogênio da respiração na maioria dos cães e aumento variável das concentrações séricas de ácido fólico.[522] O nível sérico aumentado de folato resulta do aumento da síntese desse micronutriente pelos grandes números de bactérias intestinais, com maiores quantidades disponíveis para absorção. Além disso, acredita-se que a redução dos níveis séricos de cobalamina (vitamina B_{12}), observada em até 25% desses cães, seja causada pela ligação das bactérias à vitamina dentro do intestino, impedindo a sua absorção. A esteatorreia é habitualmente leve ou até mesmo ausente, a não ser que exista insuficiência pancreática exócrina (IPE) concomitante. A absorção de xilose demonstrou uma redução variável nos cães acometidos, presumivelmente em consequência do uso da xilose por bactérias na porção proximal do intestino delgado, diminuindo, assim, a quantidade absorvida. Em alguns casos, a absorção anormal de xilose pode ser corrigida pela administração prévia de agentes antibacterianos. O teste de absorção de açúcar diferencial tem sido utilizado para confirmar PBID e monitorar a resposta ao tratamento.[396] A imunorreatividade semelhante à tripsina do soro e a absorção de ácido *para*-aminobenzoico (PABA; de *para-aminobenzoic acid*) ligado estiveram dentro da faixa de referência, a não ser na ocorrência concomitante de IPE. Foram observadas anormalidades histológicas mínimas em cães acometidos, e as atividades de algumas enzimas intestinais da borda em escova mostraram-se alteradas, dependendo do predomínio de bactérias anaeróbicas ou aeróbicas e da existência de IPE.[19,20,526] Quando possível, as causas subjacentes de PBID devem ser definidas e eliminadas. A resposta ao tratamento com agentes antimicrobianos sustenta o diagnóstico (Tabela 88.13). As tetraciclinas não são recomendadas, devido à alta incidência de resistência a antibacterianos e à transferência conjugativa de plasmídios resistentes para outros microrganismos no animal tratado. A tilosina é o fármaco antimicrobiano de escolha para o tratamento de cães com PBID ou DRA, enquanto o metronidazol é usado mais comumente em gatos.[525] Devido ao desenvolvimento de proliferação bacteriana em alguns cães com IPE, o tratamento com agentes antimicrobianos pode ser necessário naqueles que não respondem à suplementação enzimática apenas. Além disso, uma dieta leve, como arroz fervido com queijo *cottage* ou frango, ou fórmulas intestinais digestíveis fabricadas por companhias de alimentos para animais de estimação, tem sido recomendada com frequência durante o período de tratamento para obter respostas mais consistentes. As dietas ricas em fibras reduziram de maneira eficaz o tempo de trânsito e as populações de bactérias intestinais. Em cães com deficiência de IgA e PBID, a administração de um pré-biótico, como FOS, reduziu as populações de bactérias na porção proximal do intestino delgado.[522]

Diarreia crônica responsiva à tilosina em cães | Diarreia crônica responsiva a antibacterianos

Foi descrita em cães a ocorrência de diarreia crônica ou intermitente do intestino delgado que responde ao tratamento com tilosina.[508,511] Essa síndrome pode constituir um subgrupo da "DRA" ou da PBID, conforme foi descrito. Em geral, os cães acometidos são animais de raça grande e de meia-idade, e os sinais clínicos observados indicam que a diarreia responsiva à tilosina acomete tanto o intestino delgado quanto o intestino grosso. A diarreia é de

| Tabela 88.13 | Tratamento antimicrobiano e adjuvante para proliferação bacteriana, diarreia responsiva à tilosina em cães, enterite linfoplasmocitária e bactérias enteropatogênicas. |

Fármacos[a]	Uso	Espécies	Dose (mg/kg)[b]	Via	Intervalo (horas)	Duração (dias)
Tilosina	PBID, DRT, DII, BEP	CG	10	VO	24	28
Metronidazol	PBID, DII	C	15	VO	12	7 a 14
		C	10	VO	8	7 a 14
		G	30	VO	24	7 a 14
Prednisolona	DII	CG	0,5 a 2	VO	12	14 a 21
Azatioprina	DII	C	1 a 2,5[c]	VO	24	14 a 21
		G	0,3	VO	48	14 a 21
Ciclosporina A	DII	C	5	VO	24	70
Eritromicina	BEP	C	10	VO	8	7 a 14
Enrofloxacino	BEP	C	5	VO	12	7 a 14
		G	5	VO	24	7 a 14
Gentamicina	BEP	CG	5	IV, IM, SC	24	7
Trimetoprima-sulfonamida	BEP	CG	15	VO, SC	12	7 a 14
Vitamina B$_{12}$	DII	C	Total de 250 a 1.000 μg[d]	SC	Semanalmente	6 semanas
		G	Total de 250 μg	SC	Semanalmente	6 semanas
Diosmectita	DII, BEP	C	500 mg	VO	6	14

CG, Cães e gatos; *G*, gato, *C*, cão; *BEP*, bactérias enteropatogênicas; *DII*, doença intestinal inflamatória; *IM*, intramuscular; *IV*, intravenosa; *VO*, via oral; *SC*, subcutânea; *PBID*, proliferação bacteriana do intestino delgado; *DRT*, diarreia responsiva à tilosina.
[a]Ver *Formulário de fármacos*, no Apêndice, para informações adicionais sobre cada fármaco.
[b]Dose por administração em intervalo especificado.
[c]A dose também é expressa como 40 mg/m^2, com base na área de superfície corporal.
[d]A raça Toy pequena recebe a menor dose, a raça gigante, a dose mais alta, enquanto outras raças recebem doses intermediárias entre essas duas.

natureza crônica ou intermitente, com sinais clínicos cuja duração varia de 1 a 3 anos. Tipicamente, a diarreia é de consistência aquosa, mucoide ou sanguinolenta. A frequência de defecação está habitualmente aumentada na maioria dos cães, com redução do volume (sinais do intestino grosso). Além disso, borborigmo e flatulência são comuns, com baixa prevalência de vômitos, perda de peso ou hiporexia. A investigação diagnóstica é importante para excluir causas subjacentes desses sinais e para ajudar a confirmar o diagnóstico de DRA (um diagnóstico de exclusão). O tratamento de cães com DRA utilizando anti-helmínticos, antiprotozoários, anti-inflamatórios, imunossupressores, probióticos, pré-bióticos, outros agentes antimicrobianos, enzimas pancreáticas ou modificações dietéticas tipicamente não produz resultados. Não foram detectadas bactérias enteropatogênicas conhecidas (ver Capítulo 37), como *Salmonella* spp., *Campylobacter* spp., *Yersinia* spp., *Lawsoni intracellularis, C. perfringens* e *C. difficile*. Entretanto, há suspeita de um microrganismo sensível à tilosina residente no trato GI de caninos. A tilosina provoca uma alteração acentuada e diversa da flora bacteriana de cães,[453] tornando difícil incriminar o desequilíbrio microbiano subjacente como causa do problema. Em resumo, os critérios para o diagnóstico de DRA idiopática incluem: (1) nenhum outro agente etiológico identificado, com base em uma investigação abrangente, incluindo avaliação histopatológica; (2) resposta positiva a um teste de tilosina; e (3) recidiva dos sinais com a interrupção do tratamento e remissão com a reintrodução do agente antimicrobiano. A dose recomendada de tilosina foi reduzida para 10 mg/kg por 24 h, por um período inicial de 4 semanas. Se houver recidiva dos sinais nesse estágio, poderá ser necessário um ciclo mais longo de tratamento. Muitos casos necessitam de tratamento a longo prazo ou permanente para manter a remissão dos sinais. Para mais informações sobre a tilosina e a dosagem usada nessa condição, ver Tabela 88.13 e *Formulário de fármacos*, no Apêndice.

Doença intestinal inflamatória

DII idiopática é o termo aplicado a um grupo de enteropatias pouco compreendidas, que acometem comumente cães, gatos e seres humanos.* Tipicamente, caracteriza-se por infiltração difusa da mucosa por linfócitos, plasmócitos, eosinófilos e neutrófilos;[73] todavia, infiltrações granulomatosas foram bem descritas em certas raças caninas. A DII pode acometer qualquer segmento do trato GI ou todos eles. Nos gatos, costuma ser observada em associação com colangite e pancreatite.[507]

Etiologia e patogenia. A DII é desencadeada em consequência de inflamação intestinal descontrolada em resposta a uma associação de fatores ambientais, constituintes luminais intestinais (predominantemente da flora e dietéticos) e fatores imunorreguladores em indivíduos geneticamente suscetíveis (Tabela 88.14). Suspeita-se que a DII seja causada por uma hipersensibilidade imune, resultando em lesão intestinal imunorreativa ou autorreativa. Nos seres humanos, a DII pode acometer qualquer parte do trato GI (p. ex., doença de Crohn) ou ser regional (p. ex., colite ulcerativa), e a suscetibilidade genética está associada a defeitos da imunidade inata, incluindo mutações no receptor NOD2/CARD15. Esse defeito pode levar à suprarregulação das citocinas da mucosa se houver flora entérica, depuração tardia das bactérias e aumento da translocação bacteriana, bem como perpetuação da inflamação intestinal.[343] O trato intestinal clinicamente sadio fica exposto a uma grande variedade de antígenos microbianos e dietéticos estranhos. Ele desenvolve tolerância imunológica por meio de uma complexa interação do tecido linfoide associado ao intestino. O reconhecimento de antígenos fora desse grupo pode deflagrar uma resposta inflamatória. No caso de proteínas dietéticas, os antígenos solúveis tendem a desencadear uma

*Referências 58, 73, 86, 159, 201, 209, 395, 465 a 467, 476, 518, 532.

Tabela 88.14	Microrganismos causadores de doenças intestinais inflamatórias crônicas em cães e gatos.

Tipo de doença intestinal	Microrganismos
Supurativa	
Bacteriana	*Salmonella* spp. (ver Capítulo 37), *Escherichia coli* toxigênica (ver Capítulo 35), *Yersinia* spp. (ver Capítulo 37)
Linfoplasmocitária	
Viral	Gengivoestomatite associada ao CVF (ver Capítulo 14), imunossupressão induzida por FIV (ver Capítulo 12) ou FeLV (ver Capítulo 11)
Bacteriana	*Helicobacter* spp. (ver Capítulo 37), *Campylobacter* spp. (ver Capítulo 37), *Clostridium perfringens* (ver Capítulo 37), flora residente (proliferação, PBID)
Protozoários	*Cryptosporidium* spp. (ver Capítulo 81)
Granulomatosa	
Viral	Coronavírus felino (ver Capítulo 10)
Bacteriana	*Mycobacterium* spp. (ver Capítulo 48)
Fúngica	*Histoplasma* spp. (ver Capítulo 58), *Cryptococcus* spp. (ver Capítulo 59), *Zygomicetes* spp. (ver Capítulo 65), *Pythium* spp. (ver Capítulo 65)
Por algas	*Prototheca* spp. (ver Capítulo 67)
Protozoários	*Leishmania* spp. (ver Capítulo 73), *Toxoplasma* spp. (ver Capítulo 79)

CVF, calicivírus felino; *FeLV*, vírus da leucemia felina; *FIV*, vírus da imunodeficiência felina; *PBID*, proliferação bacteriana do intestino delgado.

resposta humoral secretora menor em comparação com os antígenos insolúveis. Observações clínicas e modelos animais incriminaram as bactérias luminais ou seus subprodutos no desenvolvimento e na perpetuação da doença. Fora os antígenos dietéticos, a capacidade de reconhecer patógenos é geneticamente conservada e baseia-se em receptores semelhantes a Toll (TLR; do inglês, *Toll-like receptors*) na membrana celular intestinal. No intestino sadio, a expressão de TLR é baixa. Todavia, TLR responsivos a bactérias (incluindo 2, 4 e 9) têm sido suprarregulados na mucosa duodenal e colônica de cães com DII.[47,304] Se antígenos microbianos, como lipopolissacarídios, ácido lipoteicoico ou peptidoglicano, forem detectados por TLR, ocorrerá uma sequência de cascatas inflamatórias. O fator de transcrição (NF-κB) induz a transcrição de genes de citocinas inflamatórias, como IL-1, IL-6, IL-8, IL-12 e CD80/CD86. Um fator-chave na patogenia da DII é a ruptura da barreira mucosa e inflamação crônica associada. A produção de anticorpos contra antígenos próprios nas células imunes, como granulócitos e mastócitos, e contra componentes da parede celular de bactérias pode perpetuar um processo inflamatório crônico. A inflamação crônica, com ou sem alteração da imunidade do hospedeiro, pode levar à invasão por microrganismos entéricos como complicação secundária. Por conseguinte, a flora microbiana no trato intestinal, incluindo bactérias e leveduras, leva ao desenvolvimento de elementos patogênicos na progressão da doença. Para que se desenvolva, essa doença provavelmente envolve uma interação entre microrganismos entéricos em hospedeiros com determinada composição imunológica e genética. A exposição crônica do tecido linfoide associado ao intestino a antígenos ingeridos ou da flora endógena ou a toxinas pode ser o fator responsável.

Os estudos imuno-histoquímicos sugerem que a IgG constitui o principal anticorpo na resposta imunológica na lâmina própria de cães acometidos.[297] Existe também um desequilíbrio das citocinas

na DII. São encontrados números aumentados de células B e de células T na parede intestinal de cães com DII, indicando uma reação imune celular crônica.[443] Os estudos imuno-histoquímicos da mucosa intestinal de cães com vários distúrbios diarreicos e de cães de controle indicaram a existência de alterações dos elementos imunes.[122] Quando comparados com controles, os cães com DRA, conforme descrito anteriormente, apresentaram um número aumentado de plasmócitos IgA+ e células CD4+ na lâmina própria. Foram observadas alterações mais pronunciadas em cães com DII, com aumentos significativos dos plasmócitos IgG+, células T (CD3+), células CD4+, macrófagos e neutrófilos na lâmina própria, porém com número reduzido de mastócitos. Em comparação com controles, os cães com DII exibiram aumento das células T CD3+ intraepiteliais. Todavia, quando comparados com controles, os cães com diarreia induzida por alimentos não apresentaram alterações das populações de células da lâmina própria e epiteliais. As populações alteradas de células imunes da mucosa observadas em cães com DRA ou DII podem refletir uma patogenia imunológica subjacente nesses distúrbios. Os cães com DII apresentaram diferenças significativas da flora duodenal aderente à mucosa, em comparação com cães clinicamente sadios.[454] Nessa comparação, os cães com DII tiveram níveis mais altos de membros dos gêneros *Pseudomonas*, *Acinetobacter*, *Conchiformibius*, *Achromobacter*, *Brucella* e *Brevundimonas* e níveis mais baixos de *Clostridium* spp.

Em gatos com DII, quando comparados com animais clinicamente sadios, foi constatada uma maior expressão do complexo principal de histocompatibilidade da classe II em leucócitos com morfologia de macrófagos na lâmina própria do duodeno, sugerindo desregulação imunológica.[499] Dados obtidos de estudos de hibridização *in situ* fluorescente (FISH; de *fluorescence in situ hybridization*) da flora intestinal de gatos com DII indicaram reduções no número total de bactérias, como *Bifidobacterium* spp. e *Bacteroides* spp., e aumentos de *Desulfovibrio* spp., em comparação com gatos clinicamente sadios.[195] Estas últimas bactérias produzem sulfetos no trato GI, que podem ser tóxicos para os tecidos intestinais locais. Por vezes, a modificação da dieta com aumento das fibras ajuda a corrigir esses desequilíbrios (ver adiante). Dados obtidos de estudos de FISH em gatos com DII mostraram um maior número de Enterobacteriaceae associadas à mucosa, em comparação com o número observado em gatos clinicamente sadios; essas contagens crescentes acompanham as anormalidades observadas nas alterações histopatológicas da mucosa e suprarregulação do mRNA de citocinas, particularmente de IL-1, IL-8 e IL-12.[204] Esses dados estabelecem que a densidade e a composição da flora da mucosa estão relacionadas com a existência e a gravidade de inflamação intestinal em gatos e sugerem que as bactérias da mucosa estão envolvidas na etiopatogenia da DII felina.

Podem ocorrer numerosas perturbações nutricionais em gatos ou cães com DII, resultando em anormalidades metabólicas. Ocorre desenvolvimento de hipomagnesemia em virtude de uma combinação de anorexia, diurese hídrica e má absorção. A hipomagnesemia é uma importante causa de hipocalcemia, que pode ser observada particularmente em cães com linfangiectasia intestinal. É possível verificar o desenvolvimento de deficiência de cobalamina, particularmente em gatos idosos com distúrbios do íleo, como DII grave e linfoma. A insuficiência pancreática é relativamente incomum em gatos, porém está tipicamente associada a uma deficiência grave de cobalamina em consequência da ausência de fator intrínseco.[425] Por vezes, esses gatos desenvolvem atrofia vilosa ou anemia megaloblástica e devem receber suplementação com cobalamina administrada por via parenteral.[422] Pode-se observar também a ocorrência de anemia microcítica hipocrômica como sinal de perda crônica de sangue ou de sequestro inflamatório de ferro.[383] A anemia e a má absorção, particularmente em gatos, também podem resultar da deficiência de vitamina B_{12} associada à DII e outras doenças entéricas e pancreáticas de má absorção.[425] Foi também documentada a ocorrência de trombocitopenia.[379] Antes da evidência de hipoalbuminemia, foi constatado um aumento do inibidor da α-1 proteinase fecal nas fezes de cães com alterações histopatológicas da mucosa entérica, um achado que pode ser útil na detecção precoce da enteropatia perdedora de proteínas.[317]

Achados clínicos. Nos cães, as respostas clínicas de cães Boxer com colite granulomatosa (também conhecida como colite ulcerativa histiocitária) (ver adiante) ao enrofloxacino e de um subgrupo de cães, particularmente da raça Pastor-alemão, com diarreia crônica idiopática a fármacos antibacterianos, como a tilosina, apontam para uma interação semelhante da suscetibilidade do hospedeiro com a flora intestinal. Em geral, a doença acomete gatos idosos de raça pura. Nos cães, observa-se a ocorrência de diarreia refratária crônica ou intermitente, com vômitos ocasionais. As fezes podem variar quanto à sua consistência, porém frequentemente não há evidências macroscópicas de hemorragia em cães com inflamação do intestino delgado. Quando existe doença grave e de longa duração, ocorre perda de peso. Os cães com comprometimento do intestino grosso exibem maior prevalência de frequência aumentada de defecação e hematoquezia e muco nas fezes.[73] Por outro lado, os vômitos e a perda de peso são sinais importantes em gatos acometidos; com frequência, o vômito não está relacionado com a ingestão de alimentos e pode ocorrer em episódios esporádicos.[532] A diarreia é menos comum e variável e se origina do intestino delgado ou intestino grosso. Em alguns gatos a doença localiza-se no cólon, com sinais de diarreia do intestino grosso com hematoquezia.[86] O apetite pode estar reduzido, correspondendo à natureza episódica dos vômitos e da diarreia. Alguns cães e gatos com perda de peso significativa têm apetite voraz, semelhante ao observado na IPE. A palpação do intestino pode revelar espessamento ou desconforto. É possível verificar edema, derrame pleural secundário a hidrotórax ou ascite em animais com hipoproteinemia grave e consequente pressão coloidosmótica baixa.

Diagnóstico. Não são observados achados específicos no hemograma de animais com DII, embora cães com enteropatia perdedora de proteínas associada a linfangiectasia possam apresentar linfopenia, enquanto cães com perda intestinal de sangue podem exibir evidências de anemia arregenerativa microcítica. Por vezes, o painel bioquímico nos cães revela elevações discretas das concentrações séricas de ALT (hepatopatia reativa), e cães com DII grave associada a enteropatia perdedora de proteínas podem apresentar pan-hipoproteinemia, hipocalcemia e hipocolesterolemia. Diferentemente dos cães, a enteropatia perdedora de proteínas é relativamente incomum em gatos com DII grave, e a pan-hipoproteinemia raramente é reconhecida, até mesmo em gatos com DII grave e linfoma intestinal. Os achados clinicopatológicos de alguns gatos têm incluído anemia, leucocitose ou leucopenia, hipocolesterolemia e hiperproteinemia ou hipoproteinemia. Os gatos podem apresentar atividade sérica elevada da ALT e da fosfatase alcalina.[159] O achado de hipoalbuminemia em cães com DII indica mau prognóstico.[73] A determinação de marcadores inespecíficos da inflamação tem sido utilizada em medicina humana para determinar a ocorrência de inflamação intestinal crônica. Em medicina humana, os índices de atividade clínica da doença são calculados antes, no decorrer e depois do tratamento, possibilitando uma comparação da gravidade clínica com o passar do tempo. Um estudo descreveu a aplicabilidade de um índice de escore clínico de doença para casos caninos (índice de atividade da DII canina). São avaliados seis parâmetros GI (atitude/atividade, apetite, vômito, consistência das fezes, frequência de evacuação e perda de peso), e cada um deles recebe uma pontuação de 1 a 3. Um escore composto, que adiciona as pontuações individuais de cada um dos seis parâmetros, é determinado, e a gravidade da doença é classificada como doença insignificante (escore de 0 a 3), doença leve (escore de 4 a 5), doença moderada (escore de 6 a 8) e doença grave (escore de 9 ou mais).[216]

Foi também descrito um índice de atividade semelhante incorporando anormalidades laboratoriais (proteína total do soro, atividade da ALT e fosfatase alcalina no soro e concentração sérica de fósforo) em gatos com enteropatia crônica.[210]

Os parâmetros hematológicos, como reagentes de fase aguda, proteína C reativa e velocidade de hemossedimentação, estão aumentados. De modo semelhante, a proteína C reativa estava aumentada em cães acometidos, acompanhando a gravidade laboratorial e histológica da doença.[209,216] Podem ser detectadas concentrações elevadas de IgG e nitratos em análises de lavado colônico, refletindo outra medida de inflamação intestinal.[143] Em cães com DII, o anticorpo anticitoplasma de neutrófilo perinuclear (pANCA; do inglês, *perinuclear antineutrophilic cytoplasmic antibody*) sérico está aumentado, e o anticorpo anti-*Saccharomyces cerevisiae* (ASCA; de *anti-Saccharomyces cerevisiae antibody*) tem prevalecido mais do que em cães clinicamente sadios e naqueles com outros tipos de diarreia aguda ou diarreia crônica não associada a DII.[4] O resultado do ASCA foi mais inconsistente, talvez devido às diferenças dietéticas entre cães, enquanto o do pANCA revelou baixo nível de sensibilidade, o tornando-o menos valioso como teste de triagem. Na comparação dos títulos de pANCA em cães com doença responsiva à alimentação em comparação com a DII, aqueles com doença responsiva a alimentos tiveram níveis elevados antes do tratamento dietético, enquanto os animais com DII apresentaram níveis mais baixos, com aumentos após tratamento com glicocorticoides.[277] Esse teste pode ser útil para diferenciar esses dois processos patológicos clinicamente semelhantes. Além disso, testes para a absorção de açúcares inertes revelam valores alterados em cães com DII.[431] Os achados em radiografias contrastadas variam e apresentam baixo rendimento diagnóstico. A biopsia intestinal por endoscopia ou por laparotomia exploradora é a *única* maneira de estabelecer o diagnóstico definitivo. Devem-se obter biopsias dos linfonodos mesentéricos se estiverem aumentados.

É preciso ter cautela na interpretação dos relatos de biopsia de infiltrações linfoplasmocitárias leves na mucosa intestinal. Os patologistas por vezes variam na sua interpretação dos infiltrados leves, que podem ser encontrados em amostras de biopsia intestinal de animais clinicamente sadios. A World Small Animal Veterinary Association publicou diretrizes de padronização para a pontuação e a interpretação das alterações histopatológicas na DII.[533]

Nos gatos, infiltrados linfoplasmocitários, deformação das criptas, atenuação e fusão das vilosidades e fibrose são mais comumente observados em gatos com DII moderada ou grave.[11] As anormalidades não são aparentes na radiografia de abdome; todavia, exames contrastados com bário podem revelar anormalidades radiográficas em alguns gatos. As anormalidades na ultrassonografia, que são observadas na maioria dos gatos, incluem definição precária das camadas da parede intestinal, espessamento focal e grandes linfonodos mesentéricos com alterações hipoecoicas compatíveis com DII. A observação endoscópica pode revelar achados macroscópicos (p. ex., eritema, placas, friabilidade da mucosa) compatíveis com inflamação intestinal em apenas cerca da metade dos casos.

Tratamento. O tratamento para a DII tipicamente envolve uma associação de tratamento dietético e clínico. Por vezes, a disbiose da flora intestinal ocorre secundariamente à inflamação intestinal e é tipicamente controlada pela administração de tilosina ou metronidazol. A hipersensibilidade ou a intolerância à flora intestinal ou a ingredientes alimentares podem estar associadas à patogenia, e são recomendadas dietas de eliminação ou dietas hipoalergênicas como tratamento inicial. Esses alimentos caracterizam-se por novas fontes de proteínas que são altamente digestíveis e contêm quantidades moderadas de fibras fermentáveis.

As dietas de eliminação são úteis para muitos cães e gatos com DII, particularmente quando a história dietética identifica fontes proteicas ingeridas nos últimos 4 a 6 meses e que devem ser tipicamente evitadas na dieta de eliminação.[56] Essas dietas contêm novas proteínas de fontes incomuns (coelho, veado, avestruz, peixe branco etc.) ou polipeptídios de peso molecular reduzido e têm alta digestibilidade, com quantidades moderadas de fibras solúveis.[482,543] Teoricamente, as dietas com hidrolisado de proteínas fornecem menos estimulação antigênica ao sistema imune intestinal e têm sido úteis para animais com DII que não responderam adequadamente a dietas contendo fontes de proteínas novas e intactas.[285] Presumivelmente, a menor estimulação antigênica reduz a inflamação intestinal, resultando em melhora da integridade da mucosa.

O aumento das fibras fermentáveis pode beneficiar animais com DII. As fibras são fermentadas a ácidos graxos de cadeia curta, incluindo o butirato, que é uma importante fonte de energia para o colonócito. Cães com DII de baixo grau frequentemente se beneficiam de modificações dietéticas, incluindo o uso de dieta hipoalergênica.[316] O uso de tratamento antimicrobiano, incluindo metronidazol ou tilosina, está associado a respostas variáveis em cães com DII. Os resultados de um estudo indicaram que a administração de metronidazol com prednisona não confere qualquer benefício a cães com DII, em comparação com aqueles que recebem prednisona isoladamente durante a fase de indução da terapia.[211]

Como causas imunologicamente mediadas e infecciosas podem estar envolvidas, recomenda-se o tratamento com anti-inflamatórios ou imunomodulador (glicocorticoides ou azatioprina) quando o tratamento dietético por si só falha ou não pode ser implementado (ver Tabela 88.13). Em alguns cães que são refratários ao tratamento com glicocorticoides, a ciclosporina demonstrou ser eficaz.[5] Quando o diagnóstico de DII é incerto, o tratamento antimicrobiano e a terapia dietética devem ser instituídos inicialmente, visto que os cães com intolerância dietética ou com DRA devem apresentar uma notável melhora com esse esquema terapêutico. Além disso, deve-se evitar, se possível, o tratamento imunomodulador em cães com PBID. A desnutrição proteico-energética pode resultar de diminuição da absorção. É possível observar o desenvolvimento de deficiência de ferro e de vitamina B_{12} em cães e gatos.[56] As doses de vitamina B_{12} para gatos são de 250 μg (por gato) 1 vez/semana, durante 6 semanas consecutivas, por via subcutânea. A dose para cães varia de 250 μg por animal (raça Toy) a 1.000 μg por animal (raça grande ou gigante) 1 vez/semana, durante 6 semanas consecutivas, por via subcutânea. As concentrações de cobalamina devem ser periodicamente avaliadas para assegurar que não tenha ocorrido recidiva da deficiência, sobretudo em gatos, devido à meia-vida relativamente curta da cobalamina nessa espécie. A suplementação de vitamina K pode ser necessária, particularmente em gatos com coagulopatia secundária à má absorção de gordura e vitaminas lipossolúveis. A administração de outras vitaminas hidrossolúveis e vitaminas lipossolúveis por via parenteral também está indicada para pacientes com condição corporal precária. A hipomagnesemia também foi identificada em alguns cães e gatos com doença intestinal primária.[294,481] O magnésio deve ser inicialmente suplementado na forma de infusão com velocidade constante com o animal hospitalizado, em particular se as concentrações séricas de magnésio estiverem moderada a acentuadamente diminuídas. O prognóstico para a DII é extremamente variável entre e cães e gatos, e alguns são capazes de desmame completo da terapia imunomoduladora, enquanto outros necessitam de doses baixas a moderadas para manter uma remissão clínica.

Gastrenterite hemorrágica

A gastrenterite hemorrágica (GEH), uma síndrome caracterizadas pelo início súbito de vômitos e produção de diarreia sanguinolenta mucoide profusa, foi primariamente descrita em pequenos cães de companhia de 2 a 4 anos de idade.[48] A síndrome caracteriza-se também por achados hematológicos, e incluem policitemia relativa, com concentração plasmática normal ou baixa de proteínas e resultados dos testes de coagulação sugerindo coagulação intravascular disseminada (CID) e, em certas ocasiões, insuficiência renal oligúrica aguda.

A patogenia da síndrome de GEH não é conhecida, porém muitos achados clínicos e laboratoriais assemelham-se aos produzidos em cães pela administração experimental de endotoxina bacteriana ou enterotoxinas, com consequente desenvolvimento de CID (ver Capítulos 35 e 36). Seja ela uma causa ou um efeito, a CID pode explicar muitas das manifestações clínicas observadas em cães. Foram sugeridas causas alérgicas, hereditárias, autoimunes e infecciosas para a GEH. Essa síndrome apresenta manifestações muito semelhantes às produzidas na translocação bacteriana. A alta prevalência da GEH em certas raças, como Poodle Miniatura e Schnauzer, tem sido explicada pela sua predisposição hereditária a esses fatores etiológicos. Foram descritos cães que também desenvolvem síndrome hemolítico-urêmica, que pode estar relacionada com bactérias enterotoxigênicas.[181] Deve-se examinar a influência, sobre a flora microbiana, das dietas proteicas altamente digestíveis à base de carne comumente oferecidas a cães de companhia bem tratados. O diagnóstico da síndrome de GEH baseia-se nos achados históricos, clínicos e laboratoriais. O tratamento é essencialmente semelhante ao da endotoxemia (ver Capítulo 36). Os componentes mais importantes do tratamento consistem em reidratação e diurese com líquidos isotônicos poli-iônicos. Recomenda-se o tratamento com agentes antimicrobianos contra enteropatógenos, devido à lesão da integridade da mucosa (ver Tabela 88.13). Algumas bactérias enteropatogênicas, incluindo membros do gênero *Clostridium* (*C. perfringens* e *C. difficile*), *Escherichia* e *Salmonella*, também podem causar diarreia hemorrágica aguda de aspecto semelhante (ver Capítulos 35 e 37).[10,484] O ensaio imunoabsorvente ligado a enzima fecal para a existência de enterotoxina de *C. perfringens* ou toxina A e/ou B de *C. difficile* é importante, tendo-se em vista a forte associação documentada em uma série de cães com GEH e resultado positivo do ensaio imunoabsorvente ligado a enzima fecal para *Clostridium* spp.[57]

Intestino grosso

Flora

O ceco e o cólon constituem as fontes mais ricas de flora intestinal, e um único grama de fezes contém 10^{11} a 10^{12} microrganismos e 15.000 a 36.000 espécies diferentes.[65,495] Diferentemente da flora do intestino delgado de caninos, os microrganismos fecais são singulares e predominantemente anaeróbicos, e seu número é muito maior e não flutua com o decorrer do tempo.[307] Os microrganismos que residem no intestino grosso consistem principalmente em aeróbios gram-negativos e anaeróbicos formadores e não formadores de esporos (ver Tabelas 88.7 e 88.15). A exemplo de outros estudos de flora em outras regiões do intestino, o sequenciamento dos genes dos microrganismos isolados melhorou a compreensão da diversidade dos microrganismos e suas relações genéticas. Foram descritos diversos microrganismos novos com o uso desses métodos.[251] A PCR quantitativa ajudou na enumeração das bactérias, em lugar dos métodos de cultura em placas de ágar.[117] As bactérias anaeróbicas, que habitualmente compõem mais de 90% da flora colônica, incluem clostrídios, lactobacilos, eubactérias e microrganismos dos gêneros *Bifidobacterium*, *Fusobacterium* e *Bacteroides*.[136,137,251,421,487] As bactérias anaeróbicas facultativas ou microaerofílicas consistem principalmente em cocos gram-positivos, membros das Enterobacteriaceae e espiroquetas. Entre a flora de cocos gram-positivos, são encontradas, por ordem decrescente de prevalência, espécies de *Enterococcus* spp., *Streptococcus* spp. e *Weissella* spp.[83] Em gatos de mais de 9 anos de idade, as concentrações fecais de

Tabela 88.15	Flora bacteriana e fúngica colônica.
Flora	**Concentração**[a]
AERÓBICOS MICROAEROFÍLICOS	
Gram-negativos	
Escherichia coli	10^7 a 10^8
Espécies de *Enterobacter*	ND
Espécies de *Klebsiella*	10^7 a 10^8
Espécies de *Proteus*	ND
Espécies de *Pseudomonas*	ND
Gram-positivos	
Espécies de *Staphylococcus*	$10^{4,7}$
Espécies de *Streptococcus*	10^8 a 10^9
Espécies de *Lactobacillus*	10^8 a 10^9
Espécies de *Ruminococcus*	ND
Espécies de *Corynebacterium*	$10^{8,7}$
ANAERÓBICOS OBRIGATÓRIOS	
Espécies de *Bacteroides*	10^8 a 10^{10}
Espécies de *Bifidobacterium*	$10^{6,6}$
Espécies de *Fusobacterium*	ND
Espécies de *Veillonella*	$10^{5,9}$
Espécies de *Eubacterium*	ND
Espécies de *Bacillus*	$10^{5,4}$
Espécies de *Clostridium*	10^7 a $10^{9,1}$
Espiroquetas	ND
Leveduras	10^5

ND, Nenhum dado.
[a]Microrganismo/mℓ de conteúdo.
Dados de Strombeck DR. 1996. *In* Guilford WS, Center S, Strombeck D *et al.* (eds): *Strombeck's small animal gastroenterology.* WB Saunders, Philadelphia.

C. perfringens foram mais altas, enquanto as concentrações de bifidobactérias e lactobacilos foram mais baixas.[349] Gatos alimentados com ração para gatos rica em proteínas apresentaram uma concentração fecal significativamente mais alta de *C. perfringens* do que aqueles alimentados com ração seca para gatos.[276,350] A composição e a distribuição da flora fecal normal podem ser alteradas pela diarreia.[25,197] A diminuição do tempo de trânsito do conteúdo intestinal e a evacuação de fezes líquidas resultam em diminuição do número de lactobacilos, com aumento concomitante no número de microrganismos do gênero *Bacteroides* e membros das Enterobacteriaceae. Microrganismos como espécies de *Enterobacter*, que normalmente residem no intestino delgado, podem aparecer nas fezes de cães com diarreia. De modo semelhante, *Helicobacter* spp. gástricos foram geneticamente detectados nas fezes de cães, proporcionando um método não invasivo potencial para monitorar a sua ocorrência durante o tratamento.[418] A concentração de muitos anaeróbicos está reduzida nas fezes durante a diarreia, visto que esses microrganismos normalmente exigem estase intestinal e baixa tensão de oxigênio para o seu crescimento. Observa-se um aumento nos níveis de *C. perfringens*, quando determinados por métodos moleculares.[25] Ocorrem também alterações da flora fecal após modificações na dieta ou administração de medicamentos. Os microrganismos isolados fecais de animais de estimação clinicamente sadios são capazes de abrigar genes de resistência a antimicrobianos,[69,151,314] o que pode constituir uma fonte de preocupação para o tratamento de infecções em cães ou gatos ou seus contatos humanos (ver Capítulo 99). Vários estudos descreveram os produtos metabólicos da flora intestinal canina e felina, incluindo ácidos graxos voláteis, lactato, amônia e outros produtos finais.[455]

Colite aguda

Foram descritas numerosas doenças inflamatórias agudas do cólon em cães e gatos. A colite, seja ela aguda ou crônica, acomete habitualmente a flora como fenômeno secundário, com exceção de *E. coli* invasiva aderente (AIEC; de *adherent invasive E. coli*) em cães da raça Boxer com colite granulomatosa. À semelhança da estomatite, muitos casos de colite aguda em cães e gatos podem estar associados a circunstâncias estressantes ou a doenças imunossupressoras. Foi relatada a ocorrência de colite aguda em cães com infecção experimental pelo vírus da panleucopenia felina, embora as lesões colônicas fossem mais leves do que as do intestino delgado.[417] Um caso de colite micótica em um gato foi considerado uma sequela da infecção pelo vírus da panleucopenia felina.[37] A colite ulcerativa aguda de causa indeterminada também foi identificada em gatos jovens.[103,255,491]

Colite pseudomembranosa associada a fármacos antimicrobianos

A síndrome de colite pseudomembranosa associada a fármacos antimicrobianos pode ser causada por espécies de *Clostridium* (especialmente *C. difficile*) e por estafilococos em seres humanos. A disbiose secundária a agentes antimicrobianos, imunossupressão ou aquisição hospitalar é uma predisposição possível. (Para uma discussão mais detalhada da colite por clostrídios, ver o Capítulo 37.) Houve suspeita de colite associada a fármacos antibacterianos, ligada à disbiose da flora colônica (presumivelmente, proliferação de estreptococos e *Pseudomonas*) em um cão tratado com enrofloxacino e ampicilina.[519]

Diarreia por espiroquetas

A diarreia por espiroquetas (*Brachyspira pilosicoli*) é discutida no Capítulo 37.

Infecção por *Anaerobiospirillum*

A ileocolite por *Anaerobiospirillum* é discutida no Capítulo 37.

Colite granulomatosa

A colite granulomatosa (CG), ulcerativa histiocitária, foi descrita em cães das raças Boxer, Buldogue Francês e, em certas ocasiões, em outras raças (p. ex., um Mastiff, um Malamute do Alasca, um Buldogue Inglês e um Dobermann Pinscher).[185,442,469] Começa em uma idade jovem e caracteriza-se por diarreia do intestino grosso, incluindo hematoquezia, aumento da frequência de defecação e tenesmo. A doença também foi relatada em um gato.[490] Tipicamente, as lesões são granulomatosas e estão associadas a infiltrados de histiócitos positivos para ácido periódico Schiff (PAS; do inglês, *periodic acid-Schiff*) no cólon, ceco e linfonodos regionais. Acredita-se que a doença resulte de uma reação imune aberrante à flora intestinal. Estudos imuno-histoquímicos descreveram contagens aumentadas de células T CD3+, plasmócitos IgG3+ e IgG4+, células da classe MHC II+, macrófagos L1+ e neutrófilos, bem como números diminuídos de células caliciformes nas lesões colônicas.[122] Historicamente, os microrganismos são difíceis de observar à microscopia óptica. Microscopia eletrônica e outras observações sugerem a participação de bactérias. Foi realizada uma coloração de imunoperoxidase contra *E. coli*, *E. coli* O157:2, *Campylobacter* spp., *C. jejuni-coli*, *Yersinia pseudotuberculosis*, *Salmonella*, *Shigella*, *Pseudomonas* e *L. intracellularis*; todavia, foi observada uma imunocoloração consistente apenas de *E. coli* em todos os casos estudados,[489] incriminando esse microrganismo como causa. Estudos adicionais que utilizaram FISH demonstraram cepas aderentes e enteroinvasivas de *E. coli* associadas à CG na raça Boxer, semelhantes à *E. coli* intracelular persistente associada à doença de Crohn nos seres humanos (Figura 88.9).[424] Essa condição também lembra a doença de Wipple em seres humanos, em que foi finalmente

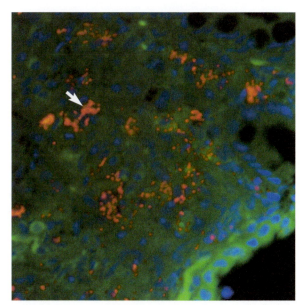

Figura 88.9 Imagem de hibridização *in situ* fluorescente utilizando sondas de *E. coli*-cy3 e não EUB 338-6FAM. *E. coli* cora-se de vermelho e é encontrada em quantidades abundantes no tecido da mucosa e dentro das células (*seta*) em áreas de infiltrados de células inflamatórias. Os núcleos corados por DAPI (DNA) são azuis. No tecido colônico sadio, as bactérias são apenas encontradas no muco superficial e lúmen glandular da superfície intestinal (400×). (Cortesia de Kenny Simpson, Cornell University, Ithaca, NY.)

descoberto um bacilo actinomiceto – *Tropheryma whipplei* – relacionado com outras bactérias do solo. Na doença de Wipple, a lâmina própria do intestino delgado apresenta macrófagos contendo grânulos PAS-positivos, presumivelmente em consequência da coloração de bacilos e seus remanescentes.[110] A colite histiocitária foi tratada com sucesso com uma combinação de amoxicilina/ácido clavulânico, metronidazol, espiramicina e enrofloxacino. Todavia, foi constatado subsequentemente que as quinolonas constituem os fármacos de

escolha para o tratamento dessa doença,[78,185] corroborando o fato de que um microrganismo gram-negativo, como *E. coli*, é responsável pela doença (Tabela 88.16). De modo notável, as anormalidades histológicas de infiltração celular regridem nos cães durante a primeira semana de tratamento, e a diarreia desaparece habitualmente dentro de 12 dias após o início do tratamento. A administração de enrofloxacino, na dose de 7 mg/kg/dia, com duração média de 10 semanas, foi associada a um resultado excelente em todos os sete cães da raça Boxer com CG, e foi mantida remissão clínica em seis desses cães (intervalo médio livre de doença até o momento de 45 meses).[287] Os resultados do FISH após a administração de enrofloxacino foram negativos para *E. coli* em 4 de 5 cães, e foi constatada a existência de *E. coli* resistente ao enrofloxacino em um cão, com resultado positivo do FISH que sofreu recidiva. Esses achados sugerem que a invasão por *E. coli* desempenha um papel crítico na iniciação e/ou progressão da CG em cães da raça Boxer. A resistência ao enrofloxacino é um problema cada vez maior, que tem sido documentado com frequência crescente em cães da raça Boxer tratados por um curto período (dias a semanas) ou que tenham recebido enrofloxacino de modo não criterioso por outros motivos (p. ex., cistite bacteriana, tosse).[72] É essencial que cães da raça Boxer com CG sejam tratados durante um período mínimo de 10 semanas, visto que o risco de resistência a fármacos antibacterianos aumenta em cães quando o tratamento é interrompido prematuramente. Pode ocorrer também desenvolvimento de inflamação granulomatosa do intestino em animais com peritonite infecciosa felina, micobacteriose, zigomicose e fitiose e prototecose (ver os Capítulos 10, 48, 65 e 67, respectivamente).

Colite crônica

A colite idiopática crônica é uma síndrome comum identificada em cães e, particularmente, em gatos, que se caracteriza por diarreia intermitente com hematoquezia e tenesmo, perda de peso, vômitos ocasionais e dor abdominal. A febre não é um achado consistente quando existe inflamação do intestino grosso. A colite idiopática

Tabela 88.16 Tratamento para a colite.

Fármaco[a]	Espécie	Dose[b]	Via	Intervalo (horas)	Duração (dias)
Fármacos antimicrobianos					
Sulfassalazina	C	20 a 40 mg/kg	VO	12 a 48[c]	21[c]
	G	10 a 20 mg/kg	VO	12 a 24	42 a 63[d]
Metronidazol	CG[e]	10 a 20 mg/kg	VO	12	14 a 21
	CG[e]	7,5 a 10 mg/kg	VO	8	14 a 21
	CG[e]	30 mg/kg	VO	24	14 a 21
Tilosina	CG	10 mg/kg	VO	24	14 a 21
Enrofloxacino[f]	C	5 mg/kg	VO	12	21 a 90
Amoxicilina-clavulanato	C	12,5 mg/kg	VO	12	21 a 28
Espiramicina	C	500 mg[g]	VO	24	21 a 28
Modificadores da motilidade					
Clidínio e clordiazepóxido	C	0,1 mg/kg	VO	6 a 12	Quando necessário
Difenoxilato	C	0,5 a 1 mg/kg	VO	8 a 12	Quando necessário
Loperamida	C	0,1 mg/kg	VO	6	Quando necessário
Diazepam	CG	Total de 5 mg	VO	8 a 12	Quando necessário

CG, Cão e gato; *G*, gato; *C*, cão; *VO*, via oral.
[a]Ver *Formulário de fármacos*, no Apêndice, para informações adicionais sobre cada fármaco.
[b]Dose por administração em intervalo especificado.
[c]O fármaco é administrado na dose indicada. Os intervalos entre as doses são aumentados após cada período de 21 dias. Os intervalos usados são de 8, 12, 24 e 48 h; em seguida, o esquema é interrompido para monitoramento do progresso ou ocorrência de recidiva.
[d]A dose é gradualmente reduzida no decorrer de 42 a 63 dias.
[e]A maioria dos gatos toma um quarto de um comprimido de 250 mg/dia.
[f]Recomendado para a colite ulcerativa histiocitária de cães da raça Boxer e outros cães.
[g]75.000 unidades/kg em dose equivalente.

crônica não parece estar associada a patógenos bacterianos primários, mas é provável que resulte de estresse, debilitação ou imunossupressão, juntamente com fatores imunorreguladores em indivíduos suscetíveis. A comparação de populações celulares entre grupos de cães indicaram que as células que contêm IgA e IgG e as células T CD3+ são significativamente mais numerosas na mucosa colônica de cães com colite plasmocitária linfocitária (CPL).[212] A colite crônica também foi identificada em cães com fístulas perianais.[203] A PCR para transcriptase reversa semiquantitativa foi realizada com *primers* específicos no RNA isolado da mucosa colônica de cães sadios, cães com sinais clínicos de doença do intestino grosso, mas com sinais histopatológicos normais no cólon, e cães com CPL.[381] Em comparação com a mucosa colônica sadia e a mucosa de cães com diarreia do intestino grosso, porém com sinais histopatológicos normais, a CPL canina foi associada à hiperexpressão de IL-2. Foram também observados níveis mais altos de mRNA do TNF-α na mucosa de cães com CPL, em comparação com animais com mucosa sadia. Esses resultados sugerem que a CPL está associada à ativação de linfócitos T auxiliares CD4+ e à produção aumentada de citocinas tipo 1 por células T auxiliares. A invasão das lesões pela flora intestinal após a ruptura da mucosa pode explicar o efeito benéfico aparente dos agentes antibacterianos e o efeito deletério ocasional dos glicocorticoides no tratamento dessa doença.

Gatos infectados pelo FeLV ou pelo FIV podem desenvolver colite ulcerativa crônica, presumivelmente como fenômeno imunossupressor. A CPL, uma DII crônica, foi descrita em cães com diarreia crônica do intestino grosso.[323]

Deve-se suspeitar de colite aguda ou crônica em qualquer animal com diarreia do intestino delgado. Um raspado retal e a centrífugo-flutuação das fezes são úteis na eliminação de parasitismo, neoplasia e distúrbios por algas e fungos como causas da diarreia. Em muitos casos, esses métodos ajudam a confirmar o diagnóstico. O diagnóstico presuntivo de colite deve ser confirmado por colonoscopia e biopsia (Figura 88.10).

O aumento das fibras pode beneficiar animais com doenças inflamatórias colônicas como resultado das propriedades de absorção (sais biliares) das fibras, alteração da motilidade intestinal, com consequente absorção aumentada de líquidos e eletrólitos ou diluição das toxinas luminais. É possível considerar o uso de fibras fermentáveis (solúveis) ou não fermentáveis (insolúveis). As fibras solúveis, como as encontradas no farelo de aveia, são fermentadas em ácidos graxos

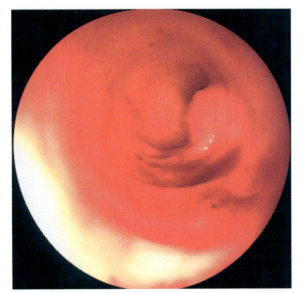

Figura 88.10 Edema e hemorragia da mucosa colônica de um cão com colite ulcerativa. (Fotografia de Craig Greene © 2004 University of Georgia Research Foundation Inc.)

de cadeia curta (acetato, butirato, propionato) que facilitam a mucosa colônica e reduzem o crescimento de microrganismos patogênicos.[118] As dietas que contêm fibras insolúveis, como farelo de trigo ou celulose, são frequentemente benéficas, visto que solidificam as fezes e absorvem a água livre. Dietas contendo pré-bióticos têm sido usadas em gatos e cães para aumentar o número fecal de lactobacilos e *Bacteroides* e diminuir os números de *E. coli* e clostrídios.[435] Seu benefício global para uso clínico em doenças inflamatórias do cólon ainda não foi avaliado de modo crítico.

Os agentes antibacterianos que têm sido úteis no tratamento da colite idiopática canina e felina são principalmente aqueles eficazes contra bactérias anaeróbicas (ver Tabela 88.16). O metronidazol, a tilosina e a sulfassalazina têm sido os fármacos mais comumente usados (ver *Formulário de fármacos*, no Apêndice). Muitos cães e gatos com colite idiopática podem ser tratados eficazmente com a administração de anti-helmíntico de amplo espectro, como o fembendazol (mesmo quando há resultados negativos na flutuação fecal), controle dietético com dieta de eliminação ou fórmula intestinal contendo quantidades aumentadas de fibras fermentáveis e um agente antimicrobiano, como metonidazol (gatos e cães) ou tilosina (cães). Os cães e os gatos que não conseguem responder adequadamente à abordagem empírica de eliminação de parasitos, controle dietético e administração de antimicrobianos podem ser ainda tratados com o AINE antibacteriano, a sulfassalazina, ou ser submetidos a uma avaliação mais abrangente, incluindo biopsia colônica. A sulfassalazina é inicialmente administrada a cães na dose de 20 a 40 mg/kg a cada 8 h, durante 3 semanas, seguida de 20 a 40 mg/kg a cada 12 h, durante 3 semanas, e 20 a 40 mg/kg a cada 24 h, durante 3 semanas; por fim, em dias alternados, durante 3 semanas. A sulfassalazina é administrada em dose mais baixa a gatos, em virtude de sua sensibilidade aos salicilatos. O fármaco é administrado a gatos na dose de 10 a 20 mg/kg, a cada 12 a 24 h, com redução gradual no decorrer de 6 a 9 semanas. Ver a Tabela 88.16 para um resumo desses esquemas posológicos. Para informações mais detalhadas sobre o uso desse fármaco e suas toxicidades potenciais, consulte o *Formulário de fármacos*, no Apêndice. Gatos com CPL responderam à sulfassalazina, com ou sem tratamento concomitante com metronidazol e glicocorticoides ou controle dietético utilizando dieta de eliminação.[323] Os glicocorticoides, como prednisona ou prednisolona, tipicamente não são administrados com sulfassalazina e só devem ser utilizados após a obtenção de biopsias do cólon. Quando há suspeita de que o estresse possa ser um problema, ou nos casos em que a diarreia é ininterrupta, podem-se acrescentar clidínio e clordiazepóxido, difenoxilato, loperamida ou diazepam ao esquema. Como a motilidade colônica já está deprimida em cães com colite, não há necessidade de uso rotineiro de agentes anticolinérgicos ou opiáceos, a não ser para alívio do esforço agudo para defecar. Os fármacos antiespasmódicos, como difenoxilato e loperamida, devem ser usados com cautela nas infecções bacterianas invasivas do intestino, devido ao risco aumentado de sepse ou toxemia. Na colite experimental aguda em cães, fármacos como desferrioxamina, verapamil e dissulfiram, que são sequestradores de radicais livres de oxigênio, foram eficazes na prevenção de ulceração da mucosa.[238]

Infecções intra-abdominais

Pancreatite e abscessos pancreáticos

Ocorre infecção pancreática por bactérias em menos de 10% dos seres humanos com pancreatite aguda, porém em até 40% dos que apresentam pancreatite grave. A contaminação bacteriana pode ocorrer por disseminação hematogênica da circulação sistêmica, refluxo duodenal para o ducto pancreático, contaminação a partir da árvore biliar ou translocação bacteriana da parte inferior do intestino pela circulação porta. Na pancreatite necrosante, as alterações hemodinâmicas estruturais e funcionais no intestino provocam translocação bacteriana do intestino para o tecido pancreático acometido. A meta da profilaxia antibacteriana é reduzir a mortalidade ao diminuir ou retardar a colonização pancreática e a circulação sistêmica de bactérias translocadas.[427] Os microrganismos entéricos comuns estão habitualmente envolvidos, causando infecção secundária do tecido pancreático agudamente inflamado ou necrótico (Figura 88.11). Os seres humanos com pancreatite necrótica aguda grave que recebem profilaxia com antibacterianos por via intravenosa apresentam menor taxa de mortalidade do que aqueles que não recebem profilaxia.[176] O uso rotineiro de profilaxia com antibacterianos de amplo espectro leva a uma alteração dos microrganismos colonizadores, passando predominantemente de coliformes gram-negativos para microrganismos gram-positivos, sem alterar a taxa de resistência a betalactâmicos ou de infecção fúngica.[187] Embora as infecções pancreáticas possam não ser eliminadas, o tratamento com um agente antibacteriano de amplo espectro, com penetração adequada no tecido pancreático, reduz tanto a morbidade quanto a mortalidade em seres humanos com pancreatite necrosante.[416] Embora associações semelhantes da infecção bacteriana não tenham sido determinadas para a maioria das infecções pancreáticas em cães e gatos, os veterinários costumam usar fármacos antibacterianos para o tratamento dessa doença. Nesse caso, podem ser consideradas recomendações semelhantes no tratamento de cães e gatos, sobretudo aqueles com necrose pancreática grave. Infelizmente, não foram observadas características patognomônicas que possam diferenciar a pancreatite necrosante aguda da pancreatite não supurativa crônica em gatos.[111] Em gatos, a inoculação experimental dos ductos pancreáticos com *E. coli* resultou em infecção com pancreatite concomitante, enquanto as bactérias foram eliminadas em gatos com tecido pancreático sadio.[514] O tratamento antimicrobiano com cefotaxima (50 a 100 mg/kg, por via intramuscular [IM] a cada 8 h) foi iniciado dentro de 12 h após a inoculação. Ocorreu infecção em 73% dos animais que não receberam antibacterianos e em nenhum dos gatos tratados com antibacterianos. Em um relato de infecção natural, a enteropatia por *E. hirae* foi associada a colangite ascendente e pancreatite em um filhote de gato.[249]

Em cães com colonização intestinal por *E. coli* geneticamente marcada, os microrganismos sofreram disseminação para o pâncreas e os linfonodos mesentéricos após pancreatite induzida experimentalmente.[230] Foi observada a ocorrência de lesão isquêmica secundária da mucosa jejunal e ileal em cães acometidos, que provavelmente foi responsável pela bacteriemia venosa porta. Em cães com pancreatite experimental aguda, foram observadas diferenças significativas

nos níveis bioativos entre antibacterianos no tecido pancreático.[483] A ampicilina, a gentamicina e a cefazolina alcançaram níveis terapêuticos no sangue, mas não no tecido pancreático normal ou inflamado. Quanto aos outros fármacos testados, a clindamicina, o metronidazol e o cloranfenicol penetraram no pâncreas tanto sadio quanto inflamado. Foi constatado que a cefotaxima alcança níveis terapêuticos eficazes no tecido pancreático felino.[514] Com base nesses resultados, os fármacos lipossolúveis parecem exibir melhor penetração no tecido pancreático. Outros fármacos ou associações usados em seres humanos incluem imipeném-cilastatina, quinolonas associadas a metronidazol e uma penicilina de espectro ampliado (Boxe 88.2 e *Formulário de fármacos*, no Apêndice).

O abscesso pancreático, um foco de tecido purulento e necrótico no parênquima pancreático, é evidente macroscopicamente ou na ultrassonografia. Pode aumentar ou disseminar-se, acometendo outros tecidos intra-abdominais. Quando se torna volumoso o suficiente para afetar a função dos órgãos intra-abdominais, a cirurgia é frequentemente necessária. Em geral, os abscessos pancreáticos são estéreis; todavia, *S. epidermidis*, um contaminante da pele, pode ser isolado por ocasião da cirurgia. Os recursos cirúrgicos para esse problema geralmente incluem drenagem com omentalização e fechamento abdominal ou drenagem peritoneal aberta.[221] Gatos com pancreatite frequentemente desenvolvem obstrução biliar extra-hepática, devido à associação dos ductos pancreáticos e biliares. Foi recomendada a intervenção cirúrgica quando gatos acometidos apresentam evidências de necrose pancreática ou formação de abscesso ou obstrução biliar extra-hepática.[429] A peritonite séptica é uma complicação que surge no pós-operatório com ambos os procedimentos.

Boxe 88.2 — Penetração de agentes antibacterianos parenterais nas secreções e tecidos pancreáticos[176,230,373,483,514]

Secreções pancreáticas
Mezlocilina
Cefotaxima
Cloranfenicol
Quinolonas
Clindamicina
Metronidazol
Doxiciclina

Tecido pancreático normal ou pancreatite crônica
Mezlocilina
Piperacilina
Cefotaxima
Ceftazidima
Imipeném-cilastatina
Quinolonas
Metronidazol

Tecido pancreático com pancreatite aguda (tecido)
Mezlocilina
Cefotaxima
Ceftazidima
Ceftizoxima
Imipeném-cilastatina
Quinolonas
Metronidazol

Ineficazes
Ampicilina
Azlocilina
Cefalosporina de primeira geração
Cefalosporina de segunda geração
Aminoglicosídios

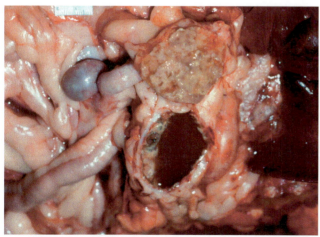

Figura 88.11 Abscesso pancreático de cão. (Fotografia de Craig Greene © 2004 University of Georgia Research Foundation Inc.)

Várias bactérias podem ser isoladas nessa ocasião, e, em geral, trata-se de microrganismos aeróbicos ou anaeróbicos, bem como bactérias que residem no trato GI. Para uma revisão mais pormenorizada dos aspectos cirúrgicos dessa condição, deve-se consultar outras referências.[221]

Peritonite e abscessos intra-abdominais

Etiologia e achados clínicos

A peritonite bacteriana primária é uma infecção raramente relatada, sem nenhuma fonte intraperitoneal identificável de infecção ou história de penetração peritoneal.[74] Esse tipo de infecção parece ser mais comum em gatos do que em cães.[70] A peritonite bacteriana secundária resulta do extravasamento de bactérias, habitualmente do trato GI. Este último tipo de peritonite e a formação de abscessos intra-abdominais são complicações frequentes da perfuração intestinal causada por deiscência de feridas pós-operatórias do trato GI, corpos estranhos (Figura 88.12), enterite ulcerativa grave, feridas abdominais penetrantes e ruptura de abscessos de vísceras intra-abdominais.* Os anaeróbicos constituem os microrganismos predominantes na produção de aderências ou abscessos ou pioabdome. Pode ocorrer infecção do líquido ascítico por migração hematogênica, linfogênica e transmural do trato GI ou geniturinário. Os animais com peritonite frequentemente apresentam perda de peso e podem se tornar letárgicos, fracos e hipotensos após doença GI ou feridas abdominais. A febre e a distensão e dor abdominais são achados variáveis. Por exemplo, apenas 62% dos gatos com peritonite exibiram sinais de desconforto durante a palpação do abdome.[70] A bacteriemia anaeróbica é uma complicação frequente. É possível observar a ocorrência de bradicardia em gatos com sepse sistêmica por esta e outras causas.

Diagnóstico

Deve-se suspeitar de peritonite quando se verifica um desvio para a esquerda inapropriado e acentuado no leucograma. A hipoproteinemia e a hipoalbuminemia (inferior a 2,5 g/dℓ) correlacionam-se a risco aumentado de vazamento após anastomose intestinal e peritonite resultante.[370] Os derrames peritoneais são classificados em transudatos modificados a exsudatos com predomínio de neutrófilos, e as formas secundárias habitualmente apresentam derrames exsudativos. Os microrganismos podem ser observados ao exame microscópico de amostras coradas pelo Gram. O achado de bactérias intracelulares no líquido peritoneal (ou menos neutrófilos degenerativos) é

---

*Referências 54, 70, 92, 129, 183, 184, 189, 256, 340, 370, 415, 479.

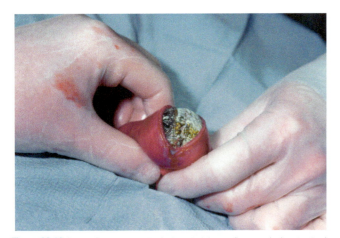

Figura 88.12 A remoção de corpo estranho intestinal de um cão por meio de enterotomia pode resultar em contaminação do local cirúrgico e infecção intra-abdominal. (Fotografia de Craig Greene © 2004 University of Georgia Research Foundation Inc.)

considerado como diagnóstico definitivo de peritonite bacteriana. As bactérias gram-positivas são mais comuns nas formas primárias, enquanto as bactérias gram-negativas são mais frequentes na peritonite secundária; nesta última, é mais provável verificar a ocorrência de múltiplas espécies de bactérias.[74] *E. coli, Enterococcus* spp. e *Clostridium* são os microrganismos mais comumente isolados de derrames peritoneais de cães e gatos. Nos cães, os microrganismos isolados na peritonite primária incluem *Propionibacterium* spp. e *Bacillus* spp., ao passo que, nas formas secundárias, os microrganismos consistem em *Streptococcus* spp., *Pseudomonas aeruginosa, Proteus* spp., *Acinetobacter* spp., *Enterobacter* e *Serratia*.[74] A radiografia pode ser enganosa na doença de estágio inicial ou localizada. A sepse intra-abdominal é mais bem confirmada por meio de paracentese abdominal. As radiografias sempre devem preceder a paracentese, visto que o pneumoperitônio que por vezes ocorre pode ser confundido com aquele causado por perfuração intestinal. A ultrassonografia também pode ser útil antes da paracentese diagnóstica, visto que é capaz de detectar pequenas bolsas de líquido abdominal para coleta. Além disso, mostra-se de grande utilidade na detecção de corpos estranhos de madeira ingeridos e perfurantes, que aparecem hiperecoicos com sombreamento.[353] A isquemia intestinal focal e a peritonite localizada associada também foram detectadas na ultrassonografia.[497]

Paracentese abdominal e lavado peritoneal diagnóstico. Para a paracentese abdominal e o lavado peritoneal diagnóstico (LPD), o animal é colocado em decúbito lateral. A pele na linha média da região ventral do abdome tem os pelos cortados e é preparada para a cirurgia, do umbigo até a região inguinal. Pode-se utilizar uma agulha de 2,5 cm e calibre 18 com seringa de 20 mℓ para realizar a punção. A agulha é introduzida na altura do umbigo. A agulha é inicialmente introduzida sem a seringa para verificar se há fluxo livre de líquido. A agulha pode ser girada em seu eixo para liberar qualquer tecido que possa ter ocluído a sua ponta. Se nenhum líquido for obtido, coloca-se uma seringa de 3 a 6 mℓ, e efetua-se um aspirado suave. Os cateteres intravenosos de plástico ou cânulas de ponta de metal têm menos probabilidade do que as agulhas de metal de penetrar acidentalmente em estruturas intra-abdominais, e possibilitam a obtenção de amostras em maior profundidade. Os cateteres sobre agulha, em que foram feitas várias portas laterais, podem aumentar a probabilidade de coleta de líquido.[498] O uso de agulhas e cateteres intravenosos frequentemente não produz nenhum resultado, devido à oclusão, volume muito pequeno de líquido abdominal coletado e localização do processo inflamatório. São recomendadas várias tentativas de coleta em cada um dos quatro quadrantes do abdome. O LPD deve ser tentado quando não se consegue aspirar nenhum material.[34,35] Para esse procedimento, cateteres de diálise peritoneal ou orifícios fenestrados em cateteres vasculares de Teflon® flexíveis facilitam a administração e a retirada de líquido. Os animais frequentemente exigem sedação adicional para esse procedimento. O LPD é obtido pela introdução do cateter grande através da parede ventral caudal do abdome, na direção do canal pélvico. Um aspirado negativo é seguido de rápida infusão (2 a 5 min) de soro fisiológico aquecido através de equipo de gotejamento intravenoso, no volume de 20 mℓ/kg. Após rotação suave do animal, o líquido pode ser removido pela colocação da garrafa de líquido conectada no solo para possibilitar a drenagem por gravidade. É preciso ter cautela na interpretação das amostras obtidas por LPD, visto que elas são diluídas pelo líquido infundido. Parte do líquido que retorna à garrafa deve ser analisada quanto à concentração de proteína, e deve-se efetuar o exame citológico. Se for detectado um exsudato inflamatório, uma alíquota deve ser usada para cultura. A existência de neutrófilos com sinais degenerativos com contagens de células nucleadas superior a 9.000 células/μℓ, bactérias intracelulares ou restos orgânicos indica peritonite bacteriana. Na peritonite biliar, pode-se verificar a existência de material mucinoso no líquido abdominal.[342] Parte do líquido deve ser mantida em uma seringa vedada para preservar os anaeróbicos durante o transporte até o laboratório. A inoculação imediata de uma alíquota do líquido em uma garrafa de hemocultura melhora a taxa de isolamento de bactérias aeróbicas, mesmo quando comparada com os métodos de centrifugação-lise.[420] As complicações raras da paracentese incluem a introdução de contaminantes, a disseminação da infecção a partir de um abscesso, a laceração de víscera oca ou a ocorrência de sangramento intraperitoneal.

Embora o exame citológico seja mais útil para determinar a ocorrência de peritonite séptica, nem sempre são encontrados de modo consistente neutrófilos tóxicos ou bactérias intracelulares. A determinação simultânea do pH e das concentrações de bicarbonato, lactato e glicose no líquido peritoneal e no sangue tem sido realizada como meio de distinguir a peritonite séptica.[38] Uma diferença de 20 mg/dℓ na concentração de glicose entre o sangue (concentração mais alta) e o líquido peritoneal (concentração mais baixa) constituiu uma maneira confiável de diferenciar os derrames sépticos dos não sépticos. Em alguns cães, foi avaliada a diferença dos níveis de lactato entre sangue e líquido, e a obtenção de uma diferença de 2,0 mmol/ℓ

foi útil.[38] Em estudos adicionais, cães com derrames abdominais sépticos apresentaram concentrações absolutas no líquido peritoneal superiores a 2,5 mmol/ℓ e uma concentração de lactato no líquido peritoneal maior do que a do sangue.[257] Todavia, esse mesmo método não foi acurado para a detecção de derrames peritoneais sépticos em gatos. O LPD também foi útil para a identificação de blastomicose em um cão com comprometimento peritoneal.[326]

Tratamento

A terapia antibacteriana é importante no tratamento das infecções intra-abdominais (Tabela 88.17).[15] As infecções mistas causadas pela flora nativa estão associadas a extravasamento GI. Em caso de extravasamento gástrico, concentrações mais baixas de bactérias resultam em menor prevalência de infecção, a não ser que ocorra proliferação microbiana em consequência da diminuição da secreção de ácido gástrico e da motilidade gástrica ou devido a úlceras ou neoplasias malignas gástricas.[328] Em caso de extravasamento biliar, as taxas de contaminação são intermediárias. Na situação de extravasamento do intestino delgado e cólon, é certo haver infecção. Em todos os casos, os microrganismos consistem em uma mistura de bactérias anaeróbicas facultativas, habitualmente Enterobacteriaceae, e anaeróbicos obrigatórios.

Tabela 88.17 Terapia antimicrobiana para infecções intra-abdominais.

Fármaco[a]	Espécie	Dose[b] (mg/kg)	Via[c]	Intervalo (horas)	Duração (dias)
Pancreatite					
Cefotaxima	G	50 a 100	IV, IM, SC	8	3 a 5
	C	20 a 80	IV, IM, SC	8	3 a 5
Clindamicina	CG	5 a 11	IV, SC, VO	8 a 12	3 a 5
Metronidazol	CG	7 a 15	IV, VO	8 a 12	3 a 5
Cloranfenicol	C	25 a 50	IV, IM, SC, VO	8	3 a 5
	G	50	IV, IM, SC, VO	12	3 a 5
Sepse intra-abdominal[d]					
Associação de fármaco contra anaeróbico					
Clindamicina	CG	5 a 11	IV, SC, VO	8 a 12	5 a 7
ou					
Metronidazol	CG	10 a 15	IV, SC, VO	8 a 12	5 a 7
ou					
Amoxicilina	CG	20 a 25	IV, IM, SC, VO	8	5 a 7
Associação a fármaco contra gram-negativos					
Gentamicina	CG	4,4	IV, SC	12	5 a 7
	C	8 a 12	IV, SC	24	5 a 7
ou					
Cefotaxima[e]	G	50 a 100	IV, SC	8	5 a 7
	C	20 a 80	IV, SC	8	5 a 7
ou					
Enrofloxacino[f]	C	5 a 10	SC, VO, IV[g]	12	5 a 7
	CG	5	SC, VO	24	5 a 7
Agente isolado					
Ticarcilina-clavulanato	CG[h]	30 a 50	IV	6 a 8	5 a 7
Piperacilina-tazobactam	CG[h]	50	IV, IM	4 a 6	5 a 7
Ampicilina-sulbactam	CG[h]	20	IV, IM	6 a 8	5 a 7
Imipeném-cilastatina	CG[h]	3 a 5	IV	8	5 a 7

CG, cão e gato; *G*, gato; *C*, cão; *IM*, intramuscular; *IV*, intravenosa; *VO*, via oral; *SC*, subcutânea.
[a]Ver *Formulário de fármacos*, no Apêndice, para informações adicionais sobre esses fármacos.
[b]Dose por administração em intervalo especificado.
[c]Recomenda-se a via oral para a pancreatite e apenas na sepse intra-abdominal quando os animais não apresentam vômito.
[d]Selecionar um fármaco contra anaeróbios e incluir um fármaco contra gram-negativos.
[e]Ou outra cefalosporina de terceira geração.
[f]Ou outra quinolona.
[g]Deve ser diluído 10 vezes antes da administração IV; a seguir, administrado muito lentamente durante 10 minutos.
[h]Extrapolação da dose humana com estudos limitados em cães e gatos.

É necessária a combinação de drenagem cirúrgica e tratamento antimicrobiano para tratar a maioria dos casos de infecção intra-abdominal. O uso de fechamento primário ou drenagem peritoneal aberta para o tratamento da peritonite séptica parece ser equívoco, com taxas de sobrevida que variaram aproximadamente entre 50 e 70%.[248,439] Os cães com drenagem aberta tenderam mais a exigir transfusões de plasma e colocação de tubo de jejunostomia devido à perda de proteína do que os animais tratados com fechamento primário. A drenagem com aspiração fechada tem sido benéfica no tratamento de animais para os quais se utiliza o fechamento primário.[315] O tratamento das bactérias gram-negativas entéricas facultativas (p. ex., *E. coli*) e dos anaeróbicos (p. ex., *Bacteroides fragilis*) é essencial quando ocorre vazamento do intestino delgado, ceco ou cólon. Os aeróbios (p. ex., *E. coli*) são importantes na produção de bacteriemia e mortalidade precoce nas infecções intra-abdominais, enquanto os anaeróbicos obrigatórios, que os excedem em número, são fundamentais no desenvolvimento de aderências, formação de abscessos e pioabdome. Foi recomendado o uso de fármacos como os aminoglicosídios, em virtude de seus efeitos sobre as bactérias gram-negativas.[177,219] Em animais com sepse intra-abdominal induzida experimentalmente, a administração isolada de aminoglicosídios reduz acentuadamente a mortalidade associada à sepse por microrganismos gram-negativos, embora a prevalência de aderências e formação de abscessos no pós-operatório não seja afetada. Em circunstâncias experimentais semelhantes, o uso de fármacos eficazes contra bactérias anaeróbicas, como a clindamicina, resultou em morte por septicemia por microrganismos gram-negativos, apesar da redução na prevalência de abscessos intra-abdominais. Esse achado indica que os agentes antimicrobianos ou associações usadas no tratamento da sepse intra-abdominal devem ser eficazes contra a flora intestinal aeróbica e anaeróbica para diminuir a mortalidade e a formação de abscessos após a peritonite. Os animais com peritonite bacteriana grave podem ser sensíveis à nefrotoxicidade associada aos aminoglicosídios. Esquemas em que uma cefalosporina de terceira geração, como cefotaxima, substitui o aminoglicosídio, ou em que o metronidazol substitui a clindamicina fornecem resultados também favoráveis. Para cães, é também possível utilizar combinações em que um aminoglicosídio é substituído por uma quinolona parenteral. A amoxicilina-clavulanato por via parenteral proporciona uma associação eficaz em regiões onde está disponível fora dos EUA. Nos seres humanos em que o custo não representa um fator, os esquemas com um único fármaco incluem a associação de betalactâmico e inibidor da betalactamase (p. ex., ampicilina-sulbactam, ticarcilina-clavulanato ou piperacilina-tazobactam) ou um carbapenem (ertapenem, meropeném ou imipeném-cilastatina).[428] Os esquemas de combinações recomendados para uso em seres humanos incluem uma cefalosporina de segunda ou de terceira geração (cefazolina ou cefuroxima) mais metronidazol, uma quinolona mais metronidazol ou aztreonam mais metronidazol.[428] Com base no custo e no risco de induzir cepas bacterianas resistentes passíveis de transferência dos animais para seres humanos, essas associações devem ser restritas a uso em animais. A Tabela 88.17 fornece um resumo das associações de agentes antimicrobianos recomendadas para a sepse abdominal em cães e gatos.

Profilaxia antimicrobiana

Para reduzir as complicações pós-operatórias podem ser administrados agentes antimicrobianos a animais sem infecção estabelecida quando são submetidos a cirurgia abdominal, em que é possível antecipar o derramamento da ingesta. A administração pré-operatória e intraoperatória de cefalosporinas ou derivados da penicilina em associação com aminoglicosídios tem sido efetiva para reduzir as complicações de vazamento intestinal e contaminação peritoneal em seres humanos. Todavia, a esterilização total do intestino antes de uma cirurgia é impossível em um ambiente convencional. A esterilização intestinal só foi obtida experimentalmente em cães mantidos em um ambiente desprovido de germes, com alimentação esterilizada e submetidos a tratamento de combinação com grandes doses de antibacterianos não absorvíveis.[496] Mesmo com esses procedimentos elaborados, a descontaminação foi incompleta, e houve restabelecimento da flora dentro de 1 semana após o término do tratamento. A administração de terapia antimicrobiana profilática para cirurgia GI deve começar 12 a 24 h antes da cirurgia e terminar no dia da cirurgia se não houver derramamento do conteúdo intestinal. Indica-se 1 semana de tratamento quando ocorre contaminação durante o procedimento cirúrgico.

O fator de estimulação de colônias de granulócitos tem sido administrado antes da peritonite experimental em camundongos.[493] Em comparação com antibacterianos usados isoladamente, os agentes antibacterianos em associação com o fator de estimulação de colônias de granulócitos melhoraram a sobrevida, diminuíram as unidades formadoras de colônias bacterianas no baço e aumentaram a IL-10. Foram relatadas taxas de sobrevida de 32 a 54% em cães com peritonite secundária.[74]

Tratamento da contaminação cirúrgica

A peritonite pós-operatória pode apresentar maior risco de complicações do que as formas de inflamação peritoneal adquiridas naturalmente.[35] Uma vantagem é a possível antecipação de derramamento, e o conhecimento da flora entérica normal pode ajudar na escolha apropriada da profilaxia. O vazamento do conteúdo intestinal durante a cirurgia experimental em cães foi mais bem controlado pela irrigação da cavidade peritoneal com solução de irrigação de neomicina (500 mg), polimixina (500.000 U) e bacitracina (50.000 U) em 1 ℓ de soro fisiológico.[369,496] Pode-se obter atividade antimicrobiana de amplo espectro semelhante pela irrigação da cavidade peritoneal com solução de iodo orgânico diluída 1:10 a 1:20 com soro fisiológico. A instilação intra-abdominal de soluções de iodopovidona por vezes causa peritonite e hepatotoxicidade em cães.[321] Doses de 3,5 mℓ/kg da solução a 10% causaram leucocitose neutrofílica, aumento da atividade das enzimas hepáticas, icterícia e morte. As doses mais baixas (2 mℓ/kg) tiveram menos efeitos colaterais. Embora seja benéfico quando administrado com tratamento antimicrobiano ou drenagem, o soro fisiológico usado isoladamente para irrigar a cavidade abdominal tem sido bem-sucedido na prevenção de infecção, apesar de seu efeito de diluição no material derramado (ver *Lavagem da ferida*, no Capítulo 53, e *Halogênios*, no Capítulo 93).

Tratamento da peritonite estabelecida

O tratamento antimicrobiano é essencial para animais com peritonite séptica aguda. O tratamento com agentes antimicrobianos de amplo espectro é menos importante do que a lavagem no tratamento da peritonite estabelecida. Esse procedimento envolve a colocação de sondas intra-abdominais e a infusão e remoção diárias de soluções salinas isotônicas. Os agentes antimicrobianos podem ser colocados no líquido de infusão para alcançar concentrações mais altas do que aquelas obtidas quando são administrados por via oral ou parenteral. Apenas pequenas quantidades de muitos agentes antibacterianos de administração sistêmica alcançam a cavidade peritoneal, enquanto a maior parte do fármaco introduzido na cavidade abdominal entra na circulação sistêmica.

A drenagem peritoneal aberta geralmente tem sido bem-sucedida no tratamento da peritonite generalizada estabelecida em cães e gatos.[75,134] A técnica envolve laparotomia exploratória, correção cirúrgica da causa, lavagem da cavidade abdominal e fechamento incompleto da incisão ventral na linha média com bandagens de suporte. A cavidade abdominal é tratada como se fosse um grande abscesso, que pode ser drenado através da incisão aberta. Quando se troca a bandagem, efetua-se uma lavagem adicional. As complicações consistem em perda de líquidos, proteínas e eletrólitos. Compressas absorventes abdominais são colocadas sob uma bandagem de suporte para remover o líquido da incisão. Esse método é reservado para casos avançados de peritonite séptica, em que não é possível efetuar o desbridamento de todos os tecidos, e espera-se a ocorrência de sepse em consequência da inflamação intra-abdominal residual. Em geral, o fechamento da cavidade peritoneal é efetuado 3 a 4 dias após a cirurgia. A terapia antimicrobiana é continuada até o momento do fechamento final.

Os aminoglicosídios, como gentamicina administrada por via intramuscular, e cefalosporinas administradas por via oral ou intramuscular resultam em concentrações peritoneais mínimas. Concentrações mais altas, quando desejadas, podem ser acrescentadas em doses terapêuticas restritas ao líquido da lavagem peritoneal. O metronidazol, quando administrado por via oral, é um fármaco relativamente eficaz para infecções anaeróbicas, que alcança concentração mais alta do que a maioria dos outros agentes antimicrobianos nos derrames peritoneais.[119]

Capítulo 89
Infecções Hepatobiliares

Sharon A. Center

Defesa antibacteriana

Os estudos bacteriológicos do sangue da veia porta em cães maduros confirmam que a flora alimentar pode circular pelo fígado.[32,38,165] Embora não tenha sido comprovado, é provável que isso também ocorra em gatos. As bactérias transferidas do intestino para a veia porta do fígado são eliminadas e destruídas por meio da dupla ação das células de Kupffer hepáticas e dos neutrófilos ativados, ou são simplesmente excretadas na bile.[18,221] Os distúrbios hepáticos associados a lesão isquêmica, comprometimento da perfusão da artéria hepática ou da artéria cística, redução da função dos macrófagos, colestase e/ou imunossupressão sistêmica podem ser complicados por infecção causada pela flora entérica oportunista.[25]

Suscetibilidade à infecção

Tendo em vista o duplo suprimento sanguíneo (veia porta do fígado e artéria hepática) e a localização estratégica do fígado, a exposição hepática a substâncias (p. ex., resíduos particulados derivados do intestino, toxinas, microrganismos, substâncias imunorreativas) das circulações esplâncnica e sistêmica é considerável. Os macrófagos hepáticos residentes (células de Kupffer), derivados dos monócitos circulantes, compõem a população predominante de macrófagos fixos no corpo. Sua localização no fígado reflete a sua função de sentinela, fornecendo uma defesa sistêmica e regional contra bactérias e endotoxinas que entram pelas circulações esplâncnica (veia porta) e sistêmica (artéria hepática).

A hepatoproteção contra a toxicidade sistêmica e infecções pode ser comprometida quando ocorre lesão do fígado de diversas maneiras. Por exemplo, a lesão hepática difusa está associada à redução das defesas imunológicas, o que reflete supressão das atividades bactericida e opsônica, deficiência da quimiotaxia, redução da disponibilidade do complemento sérico, comprometimento da função dos monócitos e respostas de hipersensibilidade anormais. A integridade do sistema reticuloendotelial (SRE) hepático (sistema fagocitário mononuclear) é importante na proteção do fígado contra a

transferência de bactérias entéricas associada à ocorrência de choque hemorrágico e endotóxico, traumatismo, isquemia intestinal e manipulações cirúrgicas do intestino ou do cólon. Trabalhos experimentais e observações em pacientes humanos confirmam que a função do SRE pode estar comprometida em consequência de doença hepática crônica, hipertensão porta, derivação portossistêmica e colestase.[163] Em consequência, pacientes com diversos distúrbios hepatobiliares correm risco aumentado de infecção hepática e complicações polissistêmicas. O fígado apresenta risco adicional de infecção associado a seu endotélio sinusoidal expansivo, que proporciona um local de invasão por microrganismos vasculotrópicos.

Existem diferenças substanciais relacionadas com o hospedeiro na depuração hepática de partículas transportadas pelo sangue. Nos cães, 60 a 90% das bactérias e substâncias particuladas transportadas por via hematogênica são removidos no fígado e no baço, de modo que ambos os órgãos correm risco de infecção ou lesão.[55,246] Por outro lado, os macrófagos pulmonares assumem essas funções primárias no gato. A deficiência na função das células de Kupffer hepáticas no cão pode transferir a responsabilidade da vigilância pelo SRE para outros órgãos (p. ex., baço, pulmões e linfonodos), conforme observado em animais com doença hepática crônica associada a derivações portossistêmicas adquiridas e em cães com anomalias vasculares portossistêmicas (AVPS) congênitas.[106,127] Embora já esteja bem estabelecido que os seres humanos com cirrose hepática apresentam prevalência aumentada de infecções bacterianas, não estão disponíveis dados semelhantes para cães e gatos. A perfusão predominante dos sinusoides hepáticos com sangue da veia porta (um sistema de baixo fluxo e baixa pressão), em lugar de sangue arterial, facilita a remoção eficiente das bactérias pelo SRE. O fluxo menos dinâmico é impulsionado pela perfusão porta dentro dos sinusoides, das veias lobulares periféricas para as veias hepáticas centrilobulares. Isso proporciona maior oportunidade de ancoragem dos patógenos aos macrófagos e sua fagocitose subsequente.[114,188] Entretanto, o fluxo porta pode ser comprometido, como em caso de distúrbios associados à circulação hepatofugal: doença hepática crônica com hipertensão porta intra-hepática e derivação portossistêmica adquirida ou AVPS.

O aumento da perfusão arterial hepática intensifica de modo compensatório o fluxo sanguíneo sinusoidal, que impede potencialmente a fagocitose eficiente.

Endotoxina

A endotoxina (lipopolissacarídio [LPS]), um glicolipídio derivado da membrana celular externa de bactérias gram-negativas, é um constituinte normal encontrado no sangue venoso porta, onde reflete a transferência de bactérias entéricas (ver *Etiologia*, no Capítulo 35, *Patogenia*, no Capítulo 36, e *Translocação Bacteriana*, Capítulo 88).[215] Em condições normais, as células de Kupffer hepáticas depuram eficientemente a endotoxina, atenuando a exposição sistêmica. A extração da endotoxina é possibilitada por glicoproteínas de ligação do LPS nos hepatócitos, que facilitam a transferência para receptores de LPS de alta afinidade nas células de Kupffer. O contato com LPS ativa as células de Kupffer diretamente, por meio de sinalização dos receptores semelhantes a Toll, ou indiretamente, desencadeando a ativação do complemento. Com a exposição à endotoxina, a ativação das células de Kupffer dá início a numerosas vias de sinalização, que resultam em uma gama de respostas.[18] A sinalização das citocinas pró-inflamatórias por vezes exacerba uma lesão hepática prévia ou induz pequenas lesões "sentinelas" focais no parênquima hepático. Essas lesões, como focos lipogranulomatosos ou focos inflamatórios de baixo grau, aumentam inespecificamente as atividades das enzimas hepáticas séricas.

A redução da função ou da perfusão hepática pode aumentar a exposição hepática e sistêmica à endotoxina. De fato, a endotoxemia, quando não há sepse manifesta, é um achado comum em seres humanos com cirrose. Há evidências de que pacientes com cirrose mantêm uma resposta acentuadamente desequilibrada das citocinas (a denominada tempestade de citocinas, envolvendo sinais pró-inflamatórios), convertendo respostas normalmente benéficas que impedem a infecção em inflamação excessiva prejudicial.[100] Os níveis mais altos de endotoxemia estão associados a insuficiência hepática, encefalopatia hepática e morte. Entretanto, ainda não foi esclarecido se a endotoxemia sistêmica reflete a exposição normal que não foi verificada por um fígado disfuncional, anormalidades sistêmicas relevantes ou aumento da transferência de endotoxina entérica, ou se a endotoxemia desempenha um papel etiológico na doença hepática ou meramente representa um epifenômeno. Como os ácidos biliares entéricos ligam-se à endotoxina e a inativam, pacientes com oclusão do ducto biliar extra-hepático (ODBEH) ou colestase intra-hepática grave com comprometimento da circulação êntero-hepática de ácidos biliares correm maior risco de transferência da endotoxina.[206] Cães clinicamente sadios, cães com doença hepática crônica experimental induzida por dimetilnitrosamina e derivações portossistêmicas adquiridas e cães com AVPS apresentam concentrações mensuráveis de endotoxina no sangue da veia porta e no sangue sistêmico.[108,182] Cães com doença hepática crônica induzida associada a hipertensão porta intra-hepática e com derivações portossistêmicas adquiridas desenvolvem concentrações significativamente mais altas de endotoxina no sangue da veia porta, veia hepática e porção caudal da veia cava, em comparação com cães sadios de controle.[108] Na veia porta, as concentrações medianas de endotoxina foram aproximadamente 17 vezes mais altas em cães com doença hepática crônica.[108] Em outro estudo, cerca de 85% dos cães com doença hepática crônica, em comparação com aproximadamente 40% de cães sadios de controle, apresentaram níveis detectáveis de endotoxina no sangue venoso coletado das veias porta do fígado e hepática, bem como da porção caudal da veia cava. As concentrações médias de endotoxina na veia porta e no sangue venoso sistêmico em 10 cães com AVPS tratados com antibacterianos e clinicamente estáveis e em cinco cães de controle clinicamente sadios foram de 22,5 ± 8,9 pg/mℓ *versus* 17,6

± 6,0 pg/mℓ e de 28,0 ± 16,9 pg/mℓ *versus* 23,6 ± 11,0 pg/mℓ, respectivamente.[182] As concentrações de endotoxina no sangue sistêmico de seis cães com AVPS, com amostras de sangue pareadas antes e depois de ligadura (5 a 13 meses), demonstraram redução dos valores de endotoxina após ligadura. O nível médio de endotoxina antes da ligadura foi de 19,0 ± 7,0 pg/mℓ, e os níveis após ligadura foram de 9,7 ± 3,7 pg/mℓ; ($p = 0,06$).[182] Um pequeno número de pacientes pode não ter obtido diferenças significativas. Quando consideradas em seu conjunto, as observações em condições clinicamente relevantes sugerem que a endotoxemia sistêmica é um fenômeno real nos cães. Além disso, por inferência, a exposição sistêmica aumentada a micróbios entéricos e seus subprodutos resulta do fluxo venoso porta hepatófuga. A resposta sistêmica à endotoxemia, a ocorrência de bacteriemia ou evidências de utilização alterada de oxigênio no sangue porta não foram demonstradas em cães com AVPS.[223]

Papel das células de Kupffer

As células de Kupffer hepáticas constituem o maior compartimento de macrófagos teciduais do corpo, representando 80 a 90% dos macrófagos fixos totais e cerca de 35% das células hepáticas não parenquimatosas.[18,93] As células de Kupffer, que residem principalmente no lúmen dos sinusoides hepáticos e aderem às células endoteliais por longos processos citoplasmáticos, são mais numerosas na área periporta (zona 1, ver adiante), onde proporcionam uma defesa de primeira linha contra bactérias, endotoxinas e resíduos microbianos provenientes do canal alimentar.[76] A ativação das células de Kupffer pela endotoxina e por outras moléculas de sinalização constitui um processo mecânico para efeitos protetores e produtores de doença. As células de Kupffer apresentam receptores Fc e C_3 e fagocitam uma ampla variedade de partículas opsonizadas e não opsonizadas.[133] À semelhança de outros fagócitos mononucleares, as células de Kupffer também são capazes de atuar como células apresentadoras de antígenos, para indução de linfócitos T e, com a sua ativação, podem liberar radicais superóxido, peróxido de hidrogênio, óxido nítrico, enzimas hidrolíticas e eicosanoides (prostaglandinas e leucotrienos), que auxiliam na destruição dos antígenos. Além disso, liberam um grande número de citocinas imunorreguladoras e inflamatórias, incluindo a interleucina (IL)-1, a IL-6, o fator de necrose tumoral (TNF; do inglês, *tumor necrosis factor*)-α, o fator de ativação das plaquetas, o fator transformador do crescimento β e gamainterferona. O TNF-α é um importante mediador precoce na síndrome de resposta inflamatória sistêmica associada à sepse por microrganismos gram-negativos.[130,235] Esse mediador é parcialmente responsável por várias das respostas fisiopatológicas hepáticas, incluindo resposta de fase aguda, hiperlipidemia, formação de radicais livres de oxigênio, fibrinogênese e colestase intra-hepática ou molecular da sepse.[29,73,130,192] O fator regulador da transcrição, o fator nuclear kappa-B (NF-κB; de *nuclear factor kappa B*), desempenha um papel central na modulação dos mediadores imunorreguladores envolvidos no estresse oxidativo e na sepse.[237] De fato, a atividade do NF-κB é geralmente considerada como mediador central das respostas ao estresse. No fígado, o NF-κB é induzido em resposta à lesão por isquemia-reperfusão, choque hemorrágico, regeneração hepática e certos agentes quimioterápicos.

Uma população heterogênea de células de Kupffer reside em diferentes zonas lobulares (p. ex., zona 1 na periporta, zona 3 na periacinar, adjacente à veia hepática, e zona 2 no parênquima hepático que se estende entre as zonas 1 e 3). As células de Kupffer associadas à zona 1 são maiores, têm maior capacidade de fagocitose e produzem maiores quantidades de TNF-α, IL-1, prostaglandina E e enzimas lisossômicas. As células de Kupffer menores estão associadas à zona 3, onde é maior a produção de óxido nítrico e superóxido; essas células exibem maior atividade citotóxica a alguns estímulos e são ativadas com mais facilidade.[69] O óxido nítrico liberado pelas células de Kupffer medeia uma ampla variedade de eventos fisiológicos, incluindo vasodilatação, quimiotaxia dos neutrófilos e adesão dos neutrófilos ao endotélio vascular (resposta às bactérias ou endotoxinas).[93] Como poderosos elementos indutores das citocinas inflamatórias, as células de Kupffer estão implicadas em eventos patológicos que resultam em lesão hepática.[215] A liberação de mediadores inflamatórios pelas células de Kupffer é intensificada após exposição à endotoxina ou ao ferro em processos hepatobiliares reativos. Posteriormente, durante a evolução de uma infecção, outras células, incluindo linfócitos, linfócitos T e fagócitos migratórios (monócitos e neutrófilos), contribuem com citocinas para o processo inflamatório. Algumas bactérias sofrem fixação física inicial a receptores de superfície das células de Kupffer (receptores de depuração de macrófagos) e são subsequentemente eliminadas da circulação sinusoidal por neutrófilos e macrófagos microbicidas. Esses receptores exibem alta afinidade por uma ampla variedade de ligantes polianiônicos, incluindo o ácido lipoteicoico, um componente da parede celular das bactérias gram-positivas.[69,177] Entretanto, outros microrganismos não são eliminados eficientemente pelas células de Kupffer (p. ex., *Pseudomonas aeruginosa*, *Morganella morganii* e *Serratia marcescens*), em virtude de seus componentes de superfície celular singulares ou maior tendência hidrofóbica ou ambos.[92] Em resumo, as células de Kupffer contribuem para a defesa celular contra invasores microbianos por meio de uma interação colaborativa com neutrófilos e pela ativação independente da via do complemento. A depender dos mecanismos de depuração, da sinalização intercelular e da resposta do hospedeiro, as células de Kupffer também induzem mediadores inflamatórios, que perpetuam a hepatite crônica.

Papel dos neutrófilos

A eliminação habitual e rotineira de bactérias, endotoxinas e restos particulados ou antigênicos ocorre por colaboração entre as células de Kupffer e neutrófilos infiltrativos.[92] Conforme descrito anteriormente, a eliminação aguda das bactérias envolve a ligação extracelular de resíduos de carboidratos microbianos a lectinas das células de Kupffer. Moléculas de adesão complementares expressas nos neutrófilos ancoram as bactérias às células de Kupffer, facilitando a fagocitose (internalização, destruição) das bactérias aderidas. A participação dos neutrófilos no processo de depuração também pode provocar lesão autoinduzida. Nesse aspecto, uma característica diferencial da endotoxemia e da sepse é o acúmulo de neutrófilos nos sinusoides hepáticos, onde são capazes de promover a produção, a liberação e o acúmulo de metabólitos tóxicos, radicais livres e enzimas de degradação (intermediários reativos de oxigênio e enzimas proteolíticas). A participação dos neutrófilos pode causar interpretação histológica equivocada da resposta do hospedeiro, algumas vezes sugerindo erroneamente o envolvimento de microrganismos infecciosos. A lesão celular atribuída a acúmulos focais de neutrófilos contribui para lesões caracterizadas por hepatite reativa, que é comumente observada em amostras de biopsia hepática obtidas de animais com doença intestinal inflamatória (DII) e outras condições inflamatórias sistêmicas. Esses focos podem representar sequelas de uma resposta hepática sentinela normal. A lesão tecidual associada a neutrófilos é normalmente abreviada pela apoptose celular e fagocitose por células de Kupffer após controle da infecção ou eliminação das toxinas. A desregulação desses mecanismos de controle pode contribuir para lesão e inflamação hepáticas crônicas contínuas.

Papel dos colangiócitos

Os colangiócitos nos ductos biliares maiores expressam o receptor de IgA polimérico (componente secretor), que localiza a IgA secretora (S-IgA; do inglês, *secretory IgA*) no sistema ductal. A captação pelo lado basolateral do colangiócito é seguida de transporte até a superfície luminal do ducto, onde o componente secretor é clivado da S-IgA, porém secretado com S-IgA na bile. Os colangiócitos dos ductos biliares intra-hepáticos maiores, dos ductos biliares septais, dos ductos biliares interlobulares e dos dúctulos biliares expressam os receptores semelhantes a Toll 2, 3, 4 e 5, que se ligam a uma variedade de ligantes, incluindo moléculas bacterianas, RNA mensageiro (mRNA; do inglês, *messenger ribonucleic acid*) de dupla fita, LPS e flagelina.[101] Quando há citocinas inflamatórias, os colangiócitos também podem ativar a via do NF-κB (pró-inflamatório). Os colangiócitos também produzem os peptídios antimicrobianos – defensina e catelicidina –, parte do sistema imune inato, que defendem a árvore biliar contra bactérias gram-positivas e gram-negativas, micobactérias, fungos e vírus. A expressão da catelicidina no epitélio biliar é intensificada por exposição a sais biliares endógenos e terapêuticos (p. ex., ácido ursodesoxicólico). Na inflamação biliar, os colangiócitos também recrutam células T CD4+, bem como células dendríticas imaturas, para proporcionar defesa contra a exposição antigênica e microbiana. Os colangiócitos também expressam uma variedade de moléculas de adesão dos leucócitos e vasculares, que podem facilitar a migração de leucócitos específicos de tecidos, retardando a circulação de leucócitos próximo ao epitélio lesado e possibilitando o tráfego de células para o local-alvo de lesão. A expressão de moléculas apresentadoras de antígenos nos colangiócitos também pode contribuir para a defesa imune local.

Bile | Proteção contra a infecção

A produção hepatobiliar de bile, a S-IgA (duas moléculas de IgA e uma cadeia J peptídica) e o componente secretor contribuem de modo crítico para a saúde e a integridade dos sistemas biliar e gastrintestinal (GI). A S-IgA é a principal imunoglobulina existente na bile; a IgG e a IgM ocorrem em quantidades muito menores. A bile contém aproximadamente duas vezes a concentração de S-IgA encontrada no líquido intestinal superior.[50] Durante o trânsito o componente secretor impede a digestão proteolítica da IgA no canal alimentar, com ancoragem da S-IgA ao muco pelos seus resíduos de carboidrato. Nesse local, a S-IgA liga-se às toxinas bacterianas e as neutraliza e também impede a adesão das bactérias à interface mucosa. A S-IgA também neutraliza os micróbios intracelulares e produtos microbianos durante a translocação entérica. Imunocomplexos de S-IgA e antígeno(s) estranho(s) (p. ex., bactérias, vírus) na lâmina própria do intestino também podem sofrer captação facilitada pelo componente secretor e transporte de volta ao lúmen alimentar. Nesse local, os patógenos potenciais são expostos ao ambiente mucoso proteolítico hostil, impedindo, assim, a sua invasão, infecção e translocação.

A bile e a IgA influenciam a população de bactérias entéricas (tipo, número de microrganismos e aderência aos enterócitos). A colerese fisiológica normal remove mecanicamente das vias biliares os microrganismos microbianos e restos particulados. Essa função é impedida quando existem distúrbios colestáticos. O ciclo enterobacteriano-biliar normal possibilita a rápida eliminação de bactérias que entraram no sistema biliar, onde a IgA localmente produzida impede a invasão epitelial dos microrganismos.[30,205] A composição dos sais biliares influencia sinergicamente a ligação da IgA, limitando a translocação de bactérias entéricas e biliares. Em condições de saúde, as junções firmes entre os hepatócitos (canalículos contíguos) resistem à entrada de bactérias na bile canalicular. A alta competência das estruturas biliares extra-hepáticas contra a penetração de micróbios e o diferencial de pressão normal mantido no sistema biliar limitam o acesso retrógrado de microrganismos entéricos ao fígado. Entretanto, o desenvolvimento de ODBEH ou outros processos que promovem a colestase podem comprometer os mecanismos protetores normais, aumentando a suscetibilidade do hospedeiro a infecções oportunistas.[205]

A importância da bile entérica e da S-IgA na proteção contra a translocação bacteriana é sustentada por estudos *in vivo* que utilizaram modelos de roedores de laboratório. A prevalência da translocação bacteriana (linfonodos mesentéricos com cultura positiva) aumenta de 33% em animais submetidos apenas a manipulação cirúrgica visceral para 43% na ODBEH e para 65% em animais com descompressão biliar por drenagem externa.[209]

Flora bacteriana do sistema hepatobiliar

A composição microbiana da circulação venosa porta hepática, do tecido hepático e da bile em pacientes sadios foi investigada durante mais de 60 anos. Estudos mais antigos sugerem que o tecido hepático seja comumente contaminado, sobretudo por *Clostridium* spp.; entretanto, outros estudos indicam o contrário.[53,66,206] Quando não há obstrução da árvore biliar ou de colelitíase, a vesícula biliar e a bile são habitualmente estéreis. Métodos aperfeiçoados de coleta de amostras para reduzir a contaminação cruzada provavelmente explicam observações divergentes entre pesquisas mais antigas e mais recentes. Entretanto, quando amostras de biopsia ou de bile de animais clinicamente sadios são inoculadas em meios de enriquecimento para facilitar o crescimento de microrganismos mais exigentes, os resultados positivos de cultura são mais comuns, e a distinção entre achados relevantes e irrelevantes torna-se mais difícil.[165]

Normalmente, os microrganismos entéricos transferidos para o fígado, que não são extraídos nem destruídos por interações cooperativas entre células de Kupffer e neutrófilos, são excretados na bile. Mesmo em animais clinicamente sadios, a translocação de grandes inóculos bacterianos pela veia porta resulta em bacteriemia sinusoidal hepática e bacteriobilia.[215] No fígado enfermo (p. ex., anormalidades de perfusão, comprometimento da função dos macrófagos, colestase), a sobrevida de agentes infecciosos por vezes é permissivamente propiciada pela perda dos mecanismos protetores normais e pela existência de colestase.[30] Em consequência, as doenças do trato biliar e do fígado podem ser complicadas pela colonização por bactérias como fenômeno secundário. Essa controvérsia é sustentada por resultados positivos de culturas bacterianas de tecido hepático ou da bile de animais com doença hepática crônica, que se acredita não seja desencadeada por infecção bacteriana.

Fatores que aumentam o risco de infecção hepatobiliar

Como o fígado desempenha um papel essencial na proteção da circulação sistêmica contra a sepse por microrganismos gram-negativos, vários distúrbios hepáticos aumentam o risco de infecção do hospedeiro por patógenos entéricos oportunistas. A patogenicidade aumentada da sepse por microrganismos gram-negativos foi confirmada em modelos experimentais de cirrose.[105] As bactérias isoladas da bile, da vesícula biliar ou do fígado de seres humanos e animais com doença hepatobiliar representam mais comumente a flora entérica. O Boxe 89.1 fornece um resumo da prevalência e do tipo de microrganismos isolados dos locais acometidos de cães e gatos com doenças hepatobiliares.[9,139,185,245] De modo notável, existe um espectro semelhante de bactérias isoladas entre cães, gatos e seres humanos.[239,245]

O maior risco de infecção e sepse pós-operatória está associado a distúrbios colestáticos (p. ex., ODBEH, colecistite, colangite), doença hepática crônica associada à hipertensão porta, distúrbios que comprometem a perfusão hepática ou a função das células de Kupffer e condições que promovem a translocação bacteriana entérica (p. ex., DII, obstrução intestinal, corpo estranho entérico, isquemia intestinal, choque endotóxico). O Boxe 89.2 fornece uma

---

Boxe 89.1 | Microrganismos associados a inflamação hepatobiliar supurativa ou piogranulomatosa e abscessos em cães e gatos[a]

Culturas aeróbicas (n = 659)
(culturas positivas: n = 171)[a]

n ≥ 30 cada
Escherichia coli
Enterococcus spp.

n ≥ 10
Staphylococcus pseudintermedius (C)
Streptococcus enterococos do grupo D

n ≥ 5 cada[a]
Klebsiella pneumoniae
Staphylococcus aureus
Estreptococos beta-hemolíticos (C)
Serratia marcescens (C)
Staphylococcus epidermidis
Enterobacter aerogenes
Pseudomonas aeruginosa
Citrobacter freundii

n = 2 cada[a]
Acinetobacter spp.
Candida spp. (C, G)
Enterobacter agglomerans
Pasteurella multocida
Pseudomonas fluorescens
Nocardia
Bacillus spp.

n = 1 cada
Bordetella bronchiseptica
Campylobacter jejuni
Escherichia hermanii
Klebsiella oxytoca
Lactobacillus (G)
Moraxella phenylpyruvica
Morganella morganii
Prevotella (anteriormente um Bacteroides)
Proteus
Pseudomonas fluorescens
Streptococcus beta-hemolítico
Staphylococcus spp.
Salmonella

Culturas anaeróbicas (n = 569)
(culturas positivas: n = 71)[a]

n ≥ 10 cada
Clostridium perfringens
Clostridium spp.
Propionibacterium acnes (C)

n ≥ 4 cada[a]
Actinomyces (C)
Corynebacterium spp.
Bacteroides spp.
Peptostreptococcus

n = 1 cada
Fusobacterium
Estreptococos anaeróbicos
Bacillus

Outros micróbios relatados em outros locais (relatos de casos)
Bacillus piliformis
Francisella tularensis
Listeria monocytogenes
Neisseria spp. (bacilos eugênicos fermentadores 4)

Outros agentes infecciosos não cultivados comprovados, com base nos títulos de anticorpos, histopatologia e/ou testes moleculares e resposta ao tratamento
Sorovares de Leptospira
Borrellia burgdorferi
Ehrlichia spp.
Rickettsia rickettsii
Toxoplasma gondii
Babesia spp.
Trematódeos (G)

G, exclusivos em gatos; C, exclusivos em cães.
[a]Por ordem dos mais comuns para os menos comuns.
Dados obtidos de relatos de casos de 1985-2010. Companion Animal Hospital, College of Veterinary Medicine, Cornell University, Ithaca, NY.

---

lista dos mecanismos que contribuem para as infecções ou que as amplificam.* As altas concentrações de ácidos biliares di-hidroxi no plasma, tecidos e bile associadas à colestase alteram as respostas imunes mediadas por linfócitos.[206] Além disso, os estudos realizados confirmam que a endotoxemia hepática suprime as respostas das células exterminadoras naturais (*natural killer*) no fígado, secundariamente à interferona γ induzida. Isso aumenta a suscetibilidade à bacteriemia adquirida esplâncnica, visto que a função das células exterminadoras naturais é um componente integrante da proteção imune inata.[118]

---

*Referências 63, 120, 180, 186, 187, 189, 191, 218, 221, 226, 228.

Boxe 89.2	Mecanismos que contribuem para a infecção do sistema hepatobiliar ou que a amplificam

Redução da limpeza mecânica da árvore biliar

Comprometimento da produção ou liberação entérica de IgA biliar

Aumento da translocação bacteriana intestinal

Comprometimento da ativação das células de Kupffer e/ou fagocitose microbiana

Redução das respostas imunes humorais

Comprometimento da função dos neutrófilos (comprometimento do rolamento, da migração ou da aderência dos neutrófilos na rede vascular esplâncnica hipertensiva, mas não nos sinusoides hepáticos)

Desorganização das junções firmes entre os hepatócitos, possibilitando a invasão canalicular

Maior acesso à linfa hepática, como ocorre na hipertensão porta intra-hepática

Compilados das Referências 63, 120, 180, 186, 187, 189, 191, 218, 221, 226, 228.

Influência da colestase sobre as infecções hepatobiliares

Qualquer distúrbio capaz de induzir colestase pode comprometer os mecanismos protetores derivados da bile e da colerese fisiológica. Além disso, a ODBEH provoca alterações adicionais, que facilitam a infecção bacteriana hepatobiliar e sistêmica. Modelos animais de ODBEH demonstram de maneira convincente que o comprometimento do fluxo biliar entérico favorece a proliferação bacteriana do intestino delgado (PBID) e a translocação bacteriana entérica para os linfonodos mesentéricos, o fígado e a circulação sistêmica.[48] A cessação da liberação de bile entérica (sais biliares, S-IgA) elimina a influência supressora dos sais biliares sobre a flora bacteriana endógena e da S-IgA sobre a aderência das bactérias à mucosa. A função deficiente do SRE e a alteração das fenestrações sinusoidais próximo ao plexo peribiliar (dentro da tríade porta) aumenta o acesso das bactérias à circulação hepática e à árvore biliar. Numerosos fatores aumentam o risco de infecção hepatobiliar e de desenvolvimento de colangite bacteriana por qualquer via: ascendente, hematogênica ou linfática.[174,206] Embora métodos cirúrgicos, percutâneos ou com *stent* de produzir descompressão biliar possam melhorar a icterícia a curto prazo na ODBEH, a lesão crônica das estruturas biliares, associada a alterações funcionais, pode apenas regredir lentamente, e algumas funções nunca se recuperam por completo.

A disfunção imune na lesão hepática colestática aumenta permissivamente as infecções. Essas infecções resultam do processamento inadequado ou inapropriado dos antígenos pelo SRE, da superprodução de citocinas pelas células de Kupffer, de interações anormais entre células de Kupffer e hepatócitos e da população residente alterada de células exterminadoras naturais. A ativação diminuída das células de Kupffer com exposição à endotoxina aumenta o risco de endotoxemia durante episódios de maior exposição (p. ex., gastrenterite hemorrágica entérica, manipulações cirúrgicas de vísceras). A circulação porta hepatófuga, associada a derivações portossistêmicas adquiridas ou derivação intra-hepática através de sinusoides colagenizados, reduz a exposição hepatocelular e o processamento de substâncias transportadas pelo sistema porta, aumentando, assim, a exposição sistêmica a imunocomplexos, bactérias entéricas e antígenos normalmente sequestrados dentro do fígado. O comprometimento da opsonização hepática das bactérias impede a depuração eficaz dos microrganismos pelos macrófagos e aumenta o risco de infecção. A desregulação das cascatas inflamatórias, que são de importância

decisiva para a cicatrização de feridas, pode aumentar as complicações pós-operatórias, incluindo deiscência da ferida e infecções que comprometem a recuperação cirúrgica.[206]

Os modelos experimentais desenvolvidos ajudaram a esclarecer o significado fisiológico da bacteriemia porta entérica. A infusão de 10^5 a 10^7 bactérias na veia esplênica de gatos normais retarda significativamente o fluxo de bile e provoca bacteriobilia dentro de 30 min. Todavia, quando há ODBEH apenas inóculos bacterianos modestos (10^3) resultam em bacteriobilia no mesmo período. À medida que as bactérias entram no sangue sinusoidal, algumas são fagocitadas (células de Kupffer e neutrófilos) e destruídas, enquanto outras permanecem viáveis na bile.[221] Estudos experimentais confirmaram que qualquer causa de colestase pode aumentar o desenvolvimento de bacteriobilia, incluindo a colestase decorrente de endotoxemia. A bacteriemia porta como importante fonte de bacteriobilia reflete-se na distribuição dos microrganismos mais frequentemente isolados de culturas hepáticas e biliares (ver Boxe 89.1).[239,245] A bacteriemia porta transitória ou episódica provavelmente explica o isolamento inesperado de bactérias do fígado ou da bile de animais com doenças que se acredita sejam principalmente de origem bacteriana (Boxe 89.3), sobretudo se as amostras forem coletadas após a manipulação cirúrgica de estruturas viscerais.

Passagem transmural de microrganismos entéricos

A ideia de que a translocação de bactérias e de endotoxina a partir do trato GI inicia infecções sistêmicas ou as exacerba tem sido cada vez mais aceita como a denominada hipótese intestinal de sepse e falência múltipla de órgãos.[60] A vulnerabilidade aumentada de um hospedeiro com icterícia a ruptura da barreira intestinal e translocamento bacteriano é confirmada por numerosos estudos experimentais e fortemente sustentada por observações clínicas em pacientes veterinários. As doenças que acometem o trato biliar impedem particularmente a atuação dos mecanismos protetores envolvidos na prevenção da bacteriobilia.[217]

Estudos realizados em cadelas submetidas a ovário-histerectomia (OVH) de rotina provam a ocorrência de translocação bacteriana entérica até mesmo em indivíduos sadios.[53] Em um estudo, a translocação bacteriana foi implicada pelos resultados positivos de cultura de um único linfonodo mesentérico de 52% de 26 cães. O número de bactérias cultivadas variou de 50 a 10^5 microrganismos por grama de tecido. Por ordem decrescente de prevalência, os microrganismos isolados incluíram *Escherichia coli* (n = 6), *Bacillus* (n = 5), *Streptococcus* não hemolítico (n = 4), *Salmonella* (n = 3), *Staphylococcus* coagulase-negativo (n = 2), *Enterococcus* (n = 2) e um de cada *Staphylococcus pseudintermedius*, *Clostridium sordellii*, *Micrococcus* spp., *Pseudomonas* spp., *Lactobacillus* spp. e *Propionibacterium acnes*. Não foi isolada nenhuma bactéria de amostras de sangue porta. Outro estudo envolveu 20 cães: treze fêmeas sadias programadas para OVH de rotina e sete machos sadios para resolução de hérnias umbilicais (n = 4), remoção de corpos estranhos gástricos (n = 2) ou linfoma mesentérico (n = 1).[165] Desses cães, metade apresentou lesões hepáticas histológicas. Amostras de biopsia por agulha (calibre 14) foram inoculadas em ágar-sangue e em caldo de enriquecimento (aeróbico) e ágar anaeróbico de Wilkins-Chalgren e caldo de enriquecimento anaeróbico. A formação mínima de cinco colônias foi considerada como resultado positivo de cultura. Dos 10 cães que não tinham lesões hepáticas, 50% apresentaram resultados positivos com um microrganismo na cultura de fígado, incluindo *Staphylococcus xylosus*, *E. coli*, *Pseudomonas cepacia*, *Staphylococcus auricularis*, *Staphylococcus epidermidis*, *Clostridium subterminale* e *Clostridium perfringens*. A reconciliação dos resultados de cultura dos cães clinicamente sadios em comparação com aqueles que apresentavam

- Obstrução do fluxo biliar
  - Oclusão dos ductos biliares extra-hepáticos
  - Doença da vesícula biliar:
    - Dismotilidade
    - Colecistite
    - Colelitíase
  - Oclusão do ducto cístico
  - Neoplasia colecística
  - Mucocele da vesícula biliar
  - Lesão isquêmica da vesícula biliar
  - Colestase parenquimatosa
    - Destruição dos ductos biliares intra-hepáticos: ductopenia (p. ex., alguns gatos com colangite crônica, colângio-hepatite)
    - Microcolelitíase (ductos biliares intra-hepáticos)
  - Pancreatite
- Comprometimento da perfusão hepática, com ou sem lesão oxidativa
  - Doença hepática nefroinflamatória crônica: hepatite crônica, colângio-hepatite crônica
  - Cirrose
  - Hepatopatia por armazenamento de cobre
  - Derivação portossistêmica adquirida
  - Derivação portossistêmica congênita
  - Torção do lobo hepático
  - Neoplasia hepática
    - Primária: desenvolvimento de centro necrótico
    - Carcinoma hepatocelular, hepatoma
    - Metastática: linfossarcoma, adenocarcinoma, histiocitose maligna
    - Trombose venosa porta
  - Pancreatite
  - Traumatismo: traumatismo abdominal fechado (p. ex., acidente automobilístico, feridas por mordida), feridas penetrantes
- Comprometimento da imunocompetência
  - Hiperadrenocorticismo: produção excessiva típica ou atípica de hormônios sexuais, iatrogênico
  - Diabetes melito
  - Hipotireoidismo grave
  - Infecção por FIV, FeLV
  - Tratamento com fármacos imunomoduladores: glicocorticoides, azatioprina, metotrexato, outros agentes quimioterápicos
  - Amiloidose
- Translocação aumentada de microrganismos entéricos
  - Doença intestinal inflamatória
  - Corpo estranho entérico
  - Neoplasia entérica: linfossarcoma, adenocarcinoma, TEGI, neoplasia
  - Doença hepática crônica associada a hipertensão porta, resultando em vasculopatia hipertensiva, redução da motilidade intestinal, má absorção com perda de proteínas, sangramento entérico
  - Oclusão dos ductos biliares extra-hepáticos: alteração da flora intestinal e da integridade, diminuição da renovação êntero-hepática dos ácidos biliares entéricos
  - Redução da motilidade intestinal
- Pancreatite
- Neonatal: onfalite
- Larva *migrans* visceral: *Toxocara*
- Iatrogênicas
  - Extensão a partir de dispositivo para alimentação: esofagostomia ou sondas de gastrostomia, sondas de alimentação parenteral
  - Infecções cirúrgicas
  - Infecção induzida por abdominocentese

FeLV, vírus da leucemia felina; *FIV*, vírus da imunodeficiência felina; *TEGI*, tumores do estroma gastrintestinal.
[a]Distúrbios em cães e gatos com infecções hepatobiliares com cultura positiva.

doença hepática indica a necessidade de uma revisão adicional dos resultados de cultura, sinais clínicos, esfregaços por impressão citológica passíveis de revelar inflamação supurativa e existência de bactérias e características histopatológicas do tecido submetido à biopsia para determinar a relevância de um resultado positivo de cultura bacteriana aeróbica ou anaeróbica.

As bactérias entéricas e endotoxina translocadas ativam as células de Kupffer, desencadeando uma cascata de efeitos que podem levar à fibrose hepática, como secreção de citocinas, quimiotaxia, adesão vascular e desgranulação dos neutrófilos, bem como alterações pró-inflamatórias envolvendo o endotélio sinusoidal e as células estreladas hepáticas. Estas últimas células constituem a fonte do tecido conjuntivo que provoca fibrose na doença hepática crônica. A lesão tecidual reflete a lesão derivada de espécies reativas de oxigênio, citocinas e proteases, juntamente com reações que envolvem complemento e proteases coagulativas ativadas e plaquetas. A correlação das concentrações plasmáticas de endotoxina com a morbidade e a imunossupressão é variável e inconsistente, devido a diferenças nas coletas de amostras de sangue regionais, métodos de detecção de endotoxina, falta de padrões de endotoxinas e unidades de expressão.[89,186]

A translocação entérica de bactérias e a invasão hepatobiliar subsequente são intensificadas quando há (1) doença intestinal (lesão direta da mucosa), (2) alteração da flora intestinal com proliferação por microrganismos gram-negativos (PBID), (3) hipertensão porta, (4) hipoperfusão esplâncnica, (5) circulação porta e hepatófuga (derivação portossistêmica adquirida e congênita), (6) imunossupressão local ou sistêmica, incluindo comprometimento da função dos macrófagos, (7) alteração da motilidade intestinal (tempo de trânsito lento documentado na cirrose), (8) ausência de bile entérica (ácidos biliares, S-IgA, função de limpeza mecânica da bile na árvore biliar) e (9) manipulações viscerais cirúrgicas. Por exemplo, seres humanos e animais de laboratório com doença hepática crônica apresentam velocidade reduzida de trânsito entérico, que aumenta o risco de PBID e de translocação bacteriana entérica.[181] Os fatores que contribuem incluem hipertensão porta, varizes adquiridas, ectasia vascular gastroduodenal (gastrenteropatia hipertensiva porta) e lesão intestinal oxidativa, que pode ou não estar associada à DII.[44,202,251] Embora a tendência aumentada à translocação bacteriana entérica na ODBEH seja provada em cães e gatos, a utilidade da descompressão biliar pré-operatória para melhorar a sobrevida do paciente permanece controversa.[44,221] O impacto clínico da colestase sobre a translocação entérica de bactérias e endotoxina não está claramente exemplificado pela resposta, em seres humanos, à descompressão pré-operatória da árvore biliar, em que a realização de intervenções facilitadas por endoscopia é de rotina. Vários estudos retrospectivos controlados e metanálises confirmam as maiores complicações sépticas globais em pacientes submetidos a descompressão pré-operatória, em comparação com pacientes submetidos diretamente à cirurgia.[207,234,242] O risco aumentado de infecção está associado a traumatismo causado por procedimentos e introdução de *stents* de plástico que são comprimidos pelo desenvolvimento de biofilme (bactérias, restos orgânicos, cristalização de sais de cálcio) e restos obstrutivos que induzem colangite séptica.

Bacteriobilia

A bacteriobilia pode ser clinicamente silenciosa até que a obstrução biliar resulte em sepse sistêmica por refluxo biliovenoso. O aumento da pressão (em 25 cm de água ou acima) no sistema biliar provoca um fluxo retrógrado e bile (regurgitação) nos sinusoides hepáticos e é um pré-requisito comprovado para a infecção retrógrada. A importância do impedimento mecânico do fluxo biliar para a infecção da árvore biliar é bem exemplificada pelo acompanhamento a longo prazo de seres humanos com coledocoduodenostomia, em que a invasão bacteriana retrógrada da árvore biliar é a regra. Quando há estenose do estoma (cicatrização pós-operatória da colenterostomia) ou alça estagnante (síndrome do coletor, em que se desenvolve uma bolsa no local de anastomose), ocorrem infecção bacteriana retrógrada, colangite e doença cíclica. Um estudo de pequeno porte realizado em cães com anastomose entérica biliar confirmou infecção persistente em cães com anastomoses de colecistoduodenostomia e colecistojejunostomia 1 a 6 meses após desvio biliar.[150] Todavia, os pacientes humanos geralmente não desenvolvem doença associada à colangite séptica, contanto que seja evitada a obstrução mecânica do fluxo de bile. Evidências clínicas e experimentais sugerem que as infecções biliares sintomáticas têm mais probabilidade de ocorrer quando a obstrução é incompleta ou intermitente e são potencializadas pela existência de um corpo estranho, como cálculo biliar ou *stent* biliar de polipropileno (plástico ou borracha).[65,219] Estudos experimentais realizados em gatos confirmam que a bacteriemia venosa porta, induzida pela infusão de grandes números de bactérias patogênicas, é capaz de causar bacteriobilia, e que os gatos com ODBEH são mais vulneráveis.[221] A existência de bactérias dentro dos cálculos biliares também pode manter infecções bacterianas na árvore biliar.[104]

Os microrganismos entéricos na bile podem desidroxilar e desconjugar os ácidos biliares, dando origem a formas membranocitolíticas (p. ex., formas di-hidroxi com quenodesoxicolato, produzindo litocolato) capazes de provocar colestase, lesão celular oxidativa, direcionamento imunológico para o epitélio biliar ou os hepatócitos e apoptose celular. Por conseguinte, os ácidos biliares membranocitolíticos provavelmente facilitam a lesão tecidual na colângio-hepatite supurativa, que é mais comumente diagnosticada em gatos.

Infelizmente, a bacteriobilia, que habitualmente resulta em vários graus de bacteriemia, não é reconhecida de modo acurado por meio de hemocultura ou cultura de urina. As bactérias anaeróbicas raramente são encontradas no sangue, em comparação com sua existência correspondente na bile, e as hemoculturas de modo global são relativamente insensíveis para a bacteriemia episódica. Por conseguinte, não existe nenhum método de triagem fácil, prático e não invasivo para a detecção da bacteriobilia. A despeito da documentação experimental da translocação bacteriana na ODBEH, tem sido difícil determinar os pacientes que correm maior risco de bacteriemia sistêmica.

A avaliação citológica da bile de um paciente sadio, usando o corante de Wright-Giemsa, revela a existência de um rico material amorfo azul, desprovido de constituintes celulares. Restos particulados ocasionais representam precipitados de bilirrubinato, cristais de carbonato de cálcio, e raramente permanecem restos celulares esfoliados. A identificação de remanescentes nucleares multilobulares, que representam neutrófilos em degeneração, pode constituir a única evidência de resposta inflamatória, devido aos efeitos detergentes da bile sobre as membranas celulares. Por conseguinte, na sepse biliar é comum observar bactérias em restos biliares, com ou sem resposta exsudativa bem definida. O exame apenas da parte líquida da bile pode não revelar os microrganismos prontamente identificados no sedimento biliar mais denso. Por conseguinte, a colecistocentese realizada com o objetivo de identificar bacteriobilia deve incluir uma amostra da porção não particulada e do sedimento. Em geral, a amostra deve ser coletada com a vesícula biliar totalmente vazia para evitar o vazamento após o procedimento e otimizar a coleta do sedimento.

Riscos que aumentam a sepse pós-operatória

A resolução mecânica da ODBEH mobiliza as bactérias sequestradas, resultando no súbito aparecimento de bactérias na bile e, potencialmente, na circulação sistêmica. O traumatismo associado à cirurgia também aumenta a translocação bacteriana, o que ocorre ainda mais na ODBEH, em comparação com pacientes que não apresentam colestase. Por conseguinte, os pacientes com icterícia que apresentam colestase, submetidos a cirurgia abdominal de grande porte, podem ser afetados não apenas pelo estresse da cirurgia, mas também pela liberação peroperatória de endotoxinas e bacteriemia. Como a endotoxina é capaz de induzir translocação bacteriana por si só, isso pode sustentar o ciclo da bacteriemia esplâncnica.[61,64,170] A falta de uma cobertura antibacteriana adequada durante o peroperatório e o período pós-operatório por vezes aumenta significativamente o risco de infecção e sepse pós-operatórias em pacientes com infecções do trato biliar e ODBEH. É importante observar que o próprio traumatismo cirúrgico aumenta o risco imposto pela redução da função da barreira intestinal na colestase e/ou disfunção hepatobiliar.[62,178]

Foi argumentado que a drenagem interna pré-operatória da árvore biliar na ODBEH reduz as complicações sépticas pós-operatórias.[144] Entretanto, conforme descrito anteriormente, é difícil reduzir esses riscos, em virtude do traumatismo associado à inserção de *stent* e das complicações associadas à função do *stent*. A modificação da população microbiana entérica com agentes antibacterianos (p. ex., quinolonas, neomicina, tobramicina, rifaximina) ou o uso de determinados probióticos (lactobacilos combinados com antioxidantes) reduziu as complicações sépticas em seres humanos e em animais de laboratório com distúrbios hepáticos colestáticos. Em um estudo, o tratamento de seres humanos cirróticos com ciprofloxacino reduziu o risco de infecção bacteriana espontânea por microrganismos entéricos.[190] Uma vez aberta a comunicação biliosentérica, cirurgicamente ou por endoscopia, muitos dos mecanismos protetores bacterianos perdidos com a colestase são subitamente restabelecidos.[206]

Efeitos do expectador inocente sobre o sistema hepatobiliar

Apesar do enorme potencial de exposição do fígado a microrganismos infecciosos, o aumento da atividade das enzimas hepáticas e a disfunção hepática na doença infecciosa refletem, com maior frequência, efeitos secundários da infecção sistêmica sobre o fígado, e não um comprometimento hepático específico.[158,167] A pirexia, a anoxia, os déficits nutricionais, as toxinas liberadas e os mediadores inflamatórios contribuem, cada um deles, para anormalidades clinicopatológicas. A lesão de "expectador inocente" por condições patológicas que surgem em outra parte do corpo pode levar a um foco diagnóstico inapropriado no sistema hepatobiliar. Em certas ocasiões, ocorre hepatite crônica autoperpetuante como complicação de infecção causada por agentes bacterianos ou virais. Os exemplos incluem hepatite crônica em cães após infecção por *Leptospira* ou adenovírus canino 1 ou após injeção parenteral inadvertida de vacina de *Bordetella bronchiseptica* intranasal (ver Capítulos 42, 4, 6 e 100).[20,85,229] O papel emergente de *Helicobacter* spp. em seres humanos com doença hepática colestática, colecistite e neoplasia da árvore biliar sugere que pode também existir uma relação entre esses microrganismos e a doença hepática.[77,136,164] Foi relatado o isolamento de *Helicobacter canis* de um único cão com hepatite necrosante multifocal; os microrganismos foram identificados utilizando-se um corante de prata na periferia das lesões necrosantes.[78] As bactérias estavam concentradas entre hepatócitos adjacentes nos canalículos biliares e foram observadas no lúmen dos ductos biliares. Os microrganismos foram cultivados, e a sua identificação fenotípica e molecular mostrou que eram diferentes do *H. canis*. Entretanto, a detecção do DNA do *Helicobacter*, utilizando a reação em cadeia da polimerase (PCR; do inglês, *polymerase chain reaction*) e o sequenciamento de amplicon a partir de tecido hepático fixado em formol arquivado, só foi possível em 2 de 32 gatos com colângio-hepatite (1 com colângio-hepatite linfocitária e outro com colângio-hepatite supurativa) e em 1 de 17 gatos de controle com doença hepática não inflamatória (AVPS).[95] Com base em comparações com homologias de sequências publicadas, foram detectados

Helicobacter pylori em combinação com *Helicobacter nemestrinae* ou *H. pylori* em combinação com *Helicobacter felis-Helicobacter cinaedi* em dois gatos com colângio-hepatite. *Helicobacter bilis* foi identificado no gato com AVPS. Em nenhum desses casos, os microrganismos foram identificados visualmente nos tecidos com corante de prata ou com imunocitoquímica. Outra pesquisa realizada em gatos com colangite linfocitária detectou espécies de *Helicobacter* na bile por PCR em 4 de 15 gatos (27%) com colângio-hepatite, em comparação com 7 de 12 gatos de controle clinicamente sadios (58%).[23] Esses resultados sugerem uma contaminação entérica das amostras biliares ou a circulação êntero-hepática biliar de bactérias ou DNA remanescentes. Para uma discussão mais detalhada das infecções por *Helicobacter*, ver o Capítulo 37.

Infecções sistêmicas

Etiologia

Sepse e endotoxemia

A associação de disfunção hepática com lesão hepática colestática foi documentada em seres humanos e em numerosos modelos animais como consequência de infecção bacteriana sistêmica e endotoxemia (ver Capítulo 36).[66] Além da lesão hepática induzida por endotoxina, pacientes com icterícia obstrutiva, cirrose ou após excisão extensa de massa hepática exibem maior suscetibilidade à endotoxemia, devido à função reduzida das células de Kupffer, comprometimento da perfusão hepática e aumento da translocação microbiana entérica.[130] Por conseguinte, pode ser difícil estabelecer a relação precisa de causa ou efeito entre a endotoxemia, a sepse e a doença hepática.

A formação de bile é mediada e mantida pela função coordenada de um conjunto de transportadores de membrana localizados dentro dos hepatócitos, colangiócitos e enterócitos.[130] Os ácidos biliares e a glutationa (GSH) são os principais solutos que estimulam a formação de bile, e o comprometimento desses mecanismos dependentes e independentes de ácidos biliares provoca colestase. A função dos sistemas de bomba responsáveis pela formação de bile é regulada em vários níveis, desde a iniciação da transcrição do RNA no núcleo até a localização em microdomínios nas membranas celulares.[130] São necessárias múltiplas etapas para a função adequada e a localização das proteínas transportadoras da via que atuam na formação da bile. Essas etapas estão envolvidas com sinalização intracelular e vias de transporte, estruturas citoesqueléticas e reguladores de sinalização que modificam a atividade das proteínas após transcrição, bem como localização e estabilidade.[130] Como esse sistema também realiza reações de biotransformação que envolvem moléculas pequenas potencialmente lesivas e bioativas, a infrarregulação faz com que os hepatócitos corram risco de lesão secundária por intermediários reativos e toxinas. A expressão e a função de componentes moleculares essenciais estão envolvidas no ajuste do fluxo biliar como resposta à lesão celular ou a vários "estressores". Esses eventos levam à infrarregulação das vias de transporte hepatobiliares, culminando em colestase. Este é o caso da sepse por microrganismos gram-negativos e endotoxemia, em que a inflamação promove sequelas colestáticas. A colestase também pode ser induzida em consequência de infecção por microrganismos gram-positivos e outros microrganismos patogênicos. A endotoxina infrarregula os sistemas de transporte hepáticos envolvidos com a captação e excreção de ácidos biliares, bem como os sistemas de desintoxicação de fase I e de fase II. Isso compromete a formação de bile e leva ao acúmulo de ácidos biliares e toxinas tanto no fígado quanto na circulação sistêmica.* As principais vias envolvidas são consideradas reagentes de fase aguda e incluem TNF-α, IL-1β e IL-6 liberados das células de Kupffer ativadas por LPS, das células

---

*Referências 94, 130, 161, 232, 233, 240.

endoteliais sinusoidais, dos hepatócitos e dos colangiócitos. A sepse também induz a liberação de moléculas pequenas adicionais (p. ex., óxido nítrico), que levam à lesão oxidativa local, hipotensão, colapso vascular e colestase. Foi constatado que a endotoxina influencia a expressão gênica hepática por meio de numerosas vias de sinalização entrecruzadas, sendo os principais efeitos mediados por meio das células de Kupffer pela ativação do NK-κB e da proteína adaptadora 1. Essas proteínas induzem de modo secundário a influência da resposta de fase aguda, descrita anteriormente. Os sinais inflamatórios desencadeados de modo direto pelo LPS ou indiretamente por meio de citocinas efetoras reduzem a expressão dos transportadores hepatocelulares nos níveis gênico e proteico, influenciando o principal transportador de ácidos biliares e a bomba de exportação de sais biliares localizados nas membranas basolateral e canalicular, respectivamente.[130] Há evidências suficientes que ligam a endotoxina e as citocinas induzidas por endotoxina à colestase.[10,130,197] Na sepse e na endotoxemia clinicamente evidente, a hiperbilirrubinemia constitui um achado clínico central, que é frequentemente desproporcional à magnitude das atividades das aminotransferases e da fosfatase alcalina (FA) no soro. As concentrações séricas de ácidos biliares também estão elevadas na sepse e na endotoxemia, refletindo a infrarregulação dos transportadores.

A colestase intra-hepática induzida por infecção bacteriana extra-hepática grave, induzida experimentalmente em cães e gatos, tem sido clinicamente reconhecida (Figura 89.1)[221,225] A resposta hepática à infecção sistêmica foi estudada em cães aos quais foi administrada uma infusão experimental de endotoxina ou bactérias gram-negativas vivas ou ambas.[74,96,98,99] As alterações morfológicas agudas incluem dilatação e congestão dos sinusoides e veias hepáticas, necrose hepatocelular central (zona 3) e da zona média (zona 2), degeneração gordurosa ou vacuolar (não associada ao glicogênio), influxo difuso agudo de células inflamatórias (neutrófilos e monócitos) e formação de microabscessos. Em certas ocasiões, foi descrita a ocorrência de hiperplasia das células de Kupffer, e foi observada estase canalicular ("tampões biliares" evidentes à microscopia) com cronicidade. A disfunção hepatocelular considerável pode causar desvio para o metabolismo anaeróbico, comprometimento da gliconeogênese e mobilização dos triglicerídios das reservas do tecido adiposo. Em cães, o aumento agudo das concentrações séricas de triglicerídios séricos, ácidos graxos não esterificados e colesterol reflete o desvio metabólico para a oxidação dos ácidos graxos.[96]

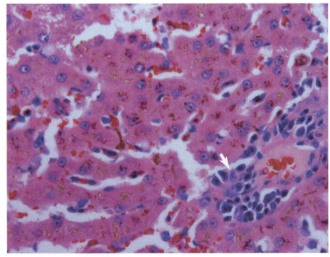

Figura 89.1 Fotomicrografia detalhando infiltrados celulares inflamatórios (*seta*) circundando a vênula hepática e cilindros biliares intracanaliculares e células de Kupffer reativas (que contêm hemossiderina de coloração castanha e bile de coloração dourada) em um cão com sepse e hemocultura positiva para *E. coli*. (Coloração de H&E, 600×.)

Se essa atividade também ocorre em gatos, a mobilização de gordura periférica pode aumentar o desenvolvimento de lipidose hepática. Na esteatose hepática apresentada em ratos com deficiência de colina, o comprometimento da função do SRE aumenta a suscetibilidade do hospedeiro à endotoxemia.[166] Embora não se saiba se isso também se aplica a gatos com lipidose hepática, a ocorrência comum de doença mais primária causando anorexia e, subsequentemente, lipidose hepática, requer maior consideração. Por exemplo, a endotoxemia em decorrência de DII subjacente ou constipação intestinal poderia complicar o tratamento de alguns gatos com lipidose hepática.

Os animais com comprometimento da função hepática ou colestase que apresentam hemorragia gastroentérica correm risco aumentado de endotoxemia. Particularmente relevante é o maior risco de endotoxemia em pacientes com hipertensão porta complicada por ascite, derivações portossistêmicas adquiridas e encefalopatia hipertensiva porta. Nesses pacientes, a fisiologia entérica pode ser significativamente afetada por vasculopatia hipertensiva associada. Esse defeito adquirido de perfusão da mucosa caracteriza-se por dilatação vascular mucosa e submucosa não inflamatória, ectasia e edema; eritema e friabilidade da parede intestinal; e propensão à ulceração gastroduodenal. Em alguns casos, o sangramento entérico multifocal leva a uma perda de sangue significativa e encefalopatia hepática (em consequência de hemorragia entérica e digestão da hemoglobina). Foi relatada a ocorrência de PBID em aproximadamente 60% dos seres humanos com cirrose quando os fatores contribuintes consistem em redução da velocidade de trânsito do intestino delgado e comprometimento das defesas da mucosa.[15] Além disso, sabe-se que determinadas bactérias comensais modificam a permeabilidade do intestino delgado e do cólon na cirrose em seres humanos e animais; a maior alteração da permeabilidade é observada se houver hipertensão porta associada. Na cirrose, as alterações em seu conjunto contribuem para o risco aumentado de endotoxemia quando o aumento da permeabilidade entérica e a endotoxemia são implicados como iniciadores da produção de citocinas e mediadores inflamatórios no fígado, no intestino, nos linfonodos mesentéricos e na circulação sistêmica. A translocação intestinal aumentada de bactérias e endotoxina é acompanhada de comprometimento da depuração em consequência da formação de derivação portossistêmica e redução da atividade fagocítica do SRE, que promovem o desenvolvimento de infecção sistêmica e sepse. A má absorção entérica e a perda de albumina e de outras proteínas transportadoras e anticoagulantes (p. ex., antitrombina, proteína C, α1-antitripsina) comprometem a defesa contra a infecção, a distribuição dos líquidos corporais e a capacidade de manter uma condição anabólica essencial para impedir o desenvolvimento de encefalopatia hepática.

Esses pacientes devem ser tratados com agentes antimicrobianos de amplo espectro, apropriados para os microrganismos oportunistas entéricos. Entretanto, deve-se considerar que determinados agentes antimicrobianos aumentam, na realidade, a liberação de endotoxina (Boxe 89.4).[138] A liberação paradoxal de endotoxina e os sinais clínicos relacionados são explicados por uma reação semelhante à de Jarisch-Herxheimer, que agrava temporariamente o estado clínico do paciente submetido a tratamento para infecções.[56,110,112] O risco está relacionado com o mecanismo de ação antibacteriano e com o fato de a parede celular do microrganismo permanecer intacta com exposição aos antibacterianos. Enquanto a infecção está ativa, a endotoxina é liberada espontaneamente durante a multiplicação dos microrganismos e secundariamente à resposta imune bactericida. Todavia, a liberação de endotoxina pode ser intensificada pela desintegração das paredes celulares das bactérias induzida pelos antibacterianos, efeito biológico capaz de produzir uma exposição 50 vezes maior à endotoxina do que a simples infecção. Os fármacos capazes de induzir essa resposta inibem a síntese da parede celular e são bactericidas; aumentam a liberação de maiores quantidades de endotoxina em relação a

Boxe 89.4 Agentes antimicrobianos associados a maior potencial de liberação de endotoxina

Baixo potencial	Alto potencial
Amicacina	Aztreonam
Gentamicina	Cefotaxima
Moxifloxacino	Ampicilina
Amoxicilina	Mezlocilina
Polimixina	Piperacilina
Teicoplanina	
Tobramicina	*Em concentrações mais baixas*
	Cefuroxima
Potencial intermediário	Ceftazidima
Cefepima	
Imipeném	
Mecilinam	
Meropeném	

Adaptado da Referência 138.

antimicrobianos que meramente inibem a síntese de proteínas bacterianas, como os aminoglicosídios. No que concerne aos antibacterianos betalactâmicos, as propriedades que aumentam a endotoxina estão relacionadas com a afinidade das proteínas de ligação da penicilina (PBP; do inglês, *penicillin-binding proteins*) na parede celular bacteriana. Existem três PBP de alto peso molecular importantes, designadas de acordo com o peso molecular. Entretanto, a interferência em qualquer PBP de maneira isolada não induz necessariamente a morte dos microrganismos; a rápida destruição das bactérias constitui o alvo terapêutico ideal e é obtida pela inibição simultânea de todas as três PBP. Infelizmente, muitos antibacterianos betalactâmicos induzem a produção de formas bacterianas viáveis e aberrantes, dependendo da concentração do agente antibacteriano, da configuração molecular do fármaco, da especificidade de ligação das PBP e da interação com PBP bacterianas. A interação com a PBP-1 em concentrações mais altas do que a concentração inibitória mínima causa morte bacteriana rápida e extensa (p. ex., cefaloridina, cefsulodina), enquanto os antibacterianos com alta afinidade pela PBP-3 resultam em formas filamentosas de bactérias, com atividade bactericida incompleta (i. e., lise incompleta). Quando esses fármacos interagem primariamente com a PBP-3, eles induzem a formação de microrganismos com grande biomassa de endotoxina, que aparecem como formas filamentosas polimórficas. Os exemplos incluem a piperacilina, a mezlocilina e baixas concentrações de cefuroxima, ceftazidima e cefotaxima. A lise final das formas bacterianas filamentosas de alta biomassa leva à liberação acentuada de endotoxina. Os betalactâmicos direcionados para a PBP-2 provocam a formação de células redondas, denominadas esferoblastos. A formação esferoide é seguida de lise bacteriana, sem liberação extensa de endotoxina; o imipeném e o meropeném exibem maior afinidade pela PBP-2. Esses fármacos apresentam potencial intermediário de liberação de endotoxina durante o tratamento. Tendo em vista que os carbapenens (p. ex., imipeném, meropeném) são potentes indutores das betalactamases cromossômicas, eles podem induzir resistência a outros antibacterianos betalactâmicos e não devem ser usados como tratamento empírico inicial. Outros fármacos têm baixo potencial de liberação de endotoxina. Os aminoglicosídios induzem níveis relativamente baixos de endotoxina e exercem efeito neutralizante. As quinolonas (p. ex., ciprofloxacino) apresentam menor potência de liberação de endotoxina em comparação com o imipeném ou a ceftazidima. Os glicopeptídios, como a vancomicina, parecem infrarregular o efeito biológico da endotoxina. Estudos clínicos em pacientes humanos sugerem que o grau de liberação de endotoxina desencadeado pelo tratamento antimicrobiano tem importância para a recuperação clínica, observando-se prognóstico pior em pacientes com endoto-xemia prodrômica acentuada. O Boxe 89.4 fornece um resumo dos fármacos antibacterianos e o seu potencial relativo para facilitar a liberação de endotoxina.

Doenças transmitidas por carrapatos

Os carrapatos transmitem uma variedade de doenças causadas por protozoários, bactérias e riquétsias. Os agentes comuns encontrados em cães passíveis de causar comprometimento hepático (aumento da atividade das enzimas hepáticas e, de modo menos consistente, hiperbilirrubinemia) incluem *Ehrlichia* spp., *Rickettsia rickettsii*, *Babesia* spp. e *Borrelia burgdorferi*. Os mecanismos patológicos das riquétsias explicam facilmente o comprometimento hepático aparente na infecção sistêmica, visto que esses microrganismos podem infectar os hepatócitos ou as células endoteliais. Os sinusoides hepáticos formam uma extensa rede de capilares estreitos revestidos por células de Kupffer, que filtram os patógenos em seu trânsito. Por conseguinte, os microrganismos com tropismo endotelial por vezes lesam o fígado. As células dendríticas, estreladas e de Kupffer podem, cada uma delas, participar na apresentação de antígenos e são capazes de limitar a extensão da infecção hepática.

Nos seres humanos, ocorre comprometimento hepático nas infec-ções por *Anaplasma* e *Erhlichia* em pelo menos 80% dos pacientes, causando aumento transitório e discreto na atividade das amino-transferases hepáticas.[68] Raramente, ocorrem colestase e insuficiência hepática. Na maioria dos casos, os sinais de lesão hepática regridem com o tratamento antimicrobiano apropriado. Pode-se observar um fenômeno semelhante em cães. A lesão hepática está relacionada com a proliferação dos microrganismos nos hepatócitos e estimulação dos mecanismos imunológicos e inflamatórios inespecíficos. Nos seres humanos, as lesões variam desde necrose hepática focal até granu-lomas e hepatite colestática associada a um infiltrado porta misto, infiltrado linfocitário sinusoidal e células de Kupffer reativas.[68,160] As riquétsias vasculotrópicas, como *R. rickettsii*, podem infectar o endo-télio hepático, resultando em elevações discretas ou moderadas na atividade das aminotransferases hepáticas, apoptose hepatocelular e, com menor frequência, colestase. Nos seres humanos, a colestase fre-quentemente reflete a existência de infecção pancreática e vasculite, levando à compressão do ducto colédoco.[241,249] Por vezes, a hemólise também contribui para a hiperbilirrubinemia.[249] Efeitos semelhantes provavelmente ocorrem em cães, porém não foram bem caracteriza-dos. As infecções sistêmicas por *Borrelia* nos seres humanos, no está-gio inicial da evolução da doença, podem produzir evidências clínicas de infecção hepática (atividade elevada das enzimas hepáticas). Em dois relatos, cerca de 25% de 188 pacientes humanos com borreliose desenvolveram aumento da atividade das enzimas hepáticas.[107,119] Nos cães, essa associação também foi observada clinicamente e con-firmada por biopsia hepática em dois cães enfermos (várias semanas de doença) observados pelo autor deste capítulo. As lesões histológi-cas foram compatíveis com hepatite dissecante lobular em um cão e com reação inflamatória multifocal mista, causando biogranulomas focais no outro cão. Estudos experimentais com *Borrelia* sugerem que os microrganismos são rapidamente extraídos pelas células de Kupffer após dispersão sistêmica e destruídos por fagocitose não opsônica.[194] Tendo em vista a imunopatogenia complicada associada às infecções por *Borrelia*, a resposta imune aberrante, a atividade imune humoral, as citocinas e eventos imunes mediados por células tendem a pro-vocar lesão hepática.[109] Estudos experimentais com *Borrelia* também sugerem a ocorrência de invasão hepática direta pelo espiroqueta em associação a mecanismos imunológicos celulares (fagocitose pelas células de Kupffer e ativação das células exterminadoras naturais) e humorais.[134,249] Nos seres humanos, acredita-se que as infecções por *Borrelia* desencadeiem respostas autoimunes por meio de mimetismo molecular no fígado, na tireoide e nas articulações. Especificamente,

a infecção por *Borrelia* tem sido associada ao início da cirrose biliar primária.[21] Essa condição está associada a autoanticorpos dirigidos contra um antígeno mitocondrial (subunidade do complexo da piru-vato desidrogenase E2 do domínio lipoil interno) que compartilha duas semelhanças acentuadas de sequência com porções da flagelina p42 de *B. burgdorferi*.[21]

A infecção aguda e recrudescente por *Babesia gibsoni* pode estar associada a um aumento da atividade das enzimas hepáticas e mani-festações clinicopatológicas que refletem a parasitemia dos eritróci-tos.[247] Os cães não tratados por vezes desenvolvem progressivamente hipertensão porta. As lesões hepáticas podem incluir hepatite não supurativa difusa da zona 1 e da zona 3 associada a um infiltrado de linfócitos T e hematopoese extramedular difusa. A hipertrofia das células de Kupffer é notável, e as células contêm eritrócitos intactos e/ou hemossiderina fagocitados. As vênulas hepáticas são circun-dadas por um manto de tecido conjuntivo e agregados de linfóci-tos, plasmócitos, macrófagos e neutrófilos. Observam-se células de Kupffer dentro das paredes e no lúmen vascular das vênulas hepáti-cas, resultando em obstrução venosa hepática, que causa hipertensão porta intra-hepática e efusão abdominal. O aumento dos linfonodos hepáticos é comum, e pode-se identificar a ocorrência de arterite necrosante segmentar multifocal em outros órgãos.

Leptospirose

Foram publicados vários relatos clínicos retrospectivos de leptos-pirose em cães, refletindo a maior vigilância diagnóstica e reco-nhecimento associado da doença (ver Capítulo 42). A avaliação retrospectiva de casos documentou comprometimento hepático em 31 de 54 (57%) cães, com base na atividade aumentada das enzimas hepáticas.[19,86] Cerca de 41% dos cães desenvolveram hiperbilirrubi-nemia, embora alguns tenham demonstrado anemia microangiopá-tica. O aumento da atividade sérica da FA foi mais comum e evidente nos exames hematológicos iniciais ou surgiu após a instituição do tratamento antibacteriano. A atividade elevada das aminotransfe-rases em alguns cães reflete uma lesão muscular, confirmada pela atividade elevada concomitante da creatinoquinase. Acredita-se que os aumentos na atividade das enzimas hepáticas e as evidên-cias de colestase durante a primeira semana de tratamento possam refletir uma lesão hepatocelular ou vascular em consequência da liberação de toxinas bacterianas ou das respostas imunológicas, compatíveis com a reação de Jarisch-Herxheimer. Isso foi obser-vado após tratamento com penicilina ou doxiciclina. Foi constatada associação entre a infecção por sorogrupos de *Leptospira pomona* e *Leptospira grippotyphosa* e a elevação da atividade das enzimas hepáticas, porém a incapacidade de identificar definitivamente o sorovar infectante específico com o uso do teste de aglutinação microscópica complica essa conclusão. Outros estudos retrospecti-vos e experimentais de infecção por *Leptospira* em cães confirmam que a atividade aumentada da FA é o indicador mais comum de comprometimento hepático.[19,103,115,121,184] Embora seja incomum, pode haver evidências de lesão hepática na ausência de compro-metimento renal. As lesões hepáticas em um pequeno número de cães submetidos a necropsia foram caracterizadas por acentuada congestão venosa e sinusoidal, edema perivenoso pronunciado da zona 3 e reação inflamatória multifocal predominantemente neu-trofílica. Foi também reconhecida uma associação entre a infecção por *Leptospira* e a hepatite crônica.[20]

Achados clínicos

Dependendo do comportamento biológico do(s) microrganis-mo(s) infectante(s), pode-se observar o desenvolvimento de numerosas manifestações clínicas que refletem o comprometi-mento hepático nas infecções multissistêmicas. Em distúrbios com grave comprometimento hepático é comum a ocorrência de hepatomegalia, esplenomegalia, febre, icterícia e letargia. O hemograma reflete os mecanismos fisiopatológicos da doença, que podem indicar leucopenia ou leucocitose ou desvio degenerativo para a esquerda, com alterações tóxicas dos neutrófilos nas infecções endotoxêmicas; anemia arregenerativa na doença inflamatória crônica; ou anemia regenerativa se a infecção for complicada por hemólise intravascular ou extravascular. Os marcadores positivos de uma resposta de fase aguda incluem hiperglobulinemia, hiperfibrinogenemia e aumento da atividade da antitrombina e da proteína C, concomitantemente com um marcador negativo de hipoalbuminemia moderada ou progressiva. Em distúrbios associados a comprometimento hepático maciço, necrose difusa ou endotoxemia, pode-se observar hipoglicemia. As alterações clinicopatológicas são acompanhadas de aumentos variáveis nas atividades séricas das enzimas hepáticas. Mais notáveis são os aumentos nas atividades da alanina aminotransferase (ALT) e da aspartato aminotransferase (AST). Todavia, em cães, a indução da síntese de FA depois de vários dias resulta em aumento progressivo de sua atividade, o que reflete, em parte, uma resposta de fase aguda. Pode haver desenvolvimento de hiperbilirrubinemia com distúrbios que afetam a tríade porta, invadindo difusamente os hepatócitos, causando necrose difusa ou provocando colestase metabólica em resposta a sepse, endotoxemia ou hemólise dos eritrócitos. Determinadas bactérias são capazes de induzir diretamente icterícia, sem causar lesão hepática substancial, conforme observado na endotoxemia. Em geral, o desenvolvimento de icterícia está associado a prognóstico mau, mas não irremediável. Nos casos terminais, pode-se verificar o desenvolvimento de coagulação intravascular disseminada, insuficiência renal aguda e disfunção miocárdica.

Tratamento

A base do tratamento para qualquer distúrbio infeccioso sistêmico consiste em sustentar e manter os parâmetros vitais. A manutenção da hidratação requer a administração de cristaloides, mas por vezes exige a administração de plasma ou coloides sintéticos em animais com tendência hemorrágica ou vasculite que resultaram em perda da albumina. A administração de antibacterianos ou agentes quimioterápicos parenterais eficazes contra os microrganismos é de importância crítica. A cuidadosa seleção da dose e frequência de administração deve levar em consideração a extensão da disfunção hepática, a influência da hipoalbuminemia sobre a ligação do fármaco às proteínas e a integridade da circulação êntero-hepática. A suplementação de glicose é necessária em animais com hipoglicemia significativa (nível de glicemia inferior a 60 mg/dℓ) causada pela síndrome de sepse ou pela insuficiência hepática. A identificação e a correção das condições associadas (ver *Sepse*, Capítulo 36) aumenta a probabilidade de recuperação. A lesão oxidativa e perioxidativa constitui um importante mecanismo patológico na lesão hepática necroinflamatória e colestática, bem como na lesão de outros sistemas orgânicos. A documentação de depleção de antioxidantes (GSH) em animais de companhia com doença hepática espontânea exige a suplementação antioxidante com vitamina E, SAMe (*S*-adenosilmetionina) e, algumas vezes, *N*-acetilcisteína (ver *Tratamento*, adiante).[42] Todavia, a administração de antioxidantes deve estar associada ao suporte nutricional adequado, incluindo energia, proteína e suplementos de vitaminas e minerais para a sua eficácia. Vitaminas hidrossolúveis devem ser acrescentadas aos líquidos intravenosos (que devem ser protegidos da luz, em virtude de sua degradação) (Tabela 89.1). A manutenção do balanço nitrogenado positivo é importante para o reparo das células e a regeneração hepatocelular. A seleção de um agente antimicrobiano apropriado baseia-se na identificação da síndrome infecciosa mais provável.

Tabela 89.1 Suplemento de vitamina B.[a]	
Vitamina	**Dose**
Cloridrato de tiamina (vitamina B_1)	50 mg
5′-fosfato sódico de riboflavina (vitamina B_2)	2,0 a 2,5 mg
Niacinamida (vitamina B_3)	50 a 100 mg
D-Pantenol (vitamina B_5)	5 a 10 mg
Piridoxina HCl (vitamina B_6)	2 a 5 mg
Cianocobalamina (vitamina B_{12})[b]	0,4 a 50 μg[d]
Álcool benzílico (conservante)[c]	1,5%

[a]Suplemento hidrossolúvel enriquecido/mℓ usado em líquidos cristaloides (1 a 2 mℓ/ℓ) para pacientes hepáticos aos quais são administrados líquidos intravenosos.
[b]Os valores baixos de vitamina B_{12} exigem suplementação adicional em gatos deficientes, por via subcutânea ou intramuscular.
[c]Não foi observada nenhuma consequência adversa em gatos ou cães.
[d]Existe uma ampla faixa empírica de doses.

Infecções hepatobiliares específicas

As infecções bacterianas restritas ao sistema hepatobiliar são relativamente incomuns. Essas infecções podem assumir a forma de microabscessos multifocais, colangite supurativa difusa–colângio-hepatite, colangiocistite, coledoquite ou inflamação hepática mal definida (como no caso da hepatite crônica), ou podem estar associadas a supuração focal discreta e necrose envolvendo grandes abscessos. As condições que predispõem a infecções hepatobiliares estão resumidas no Boxe 89.3. Mais de 600 culturas foram realizadas com amostras hepatobiliares (bile e/ou tecido hepático) coletadas de cães e gatos submetidos a biopsia de fígado para o diagnóstico definitivo de doença hepatobiliar no hospital da autora (SAC). Dessas culturas, aproximadamente 25% foram positivas para bactérias aeróbicas, e menos de 10% forneceram resultados positivos para microrganismos anaeróbicos (ver Boxe 89.1). As infecções polimicrobianas podem envolver vários microrganismos aeróbicos ou associações de bactérias aeróbicas e anaeróbicas. A cultura de vários microrganismos a partir de um único local é observada em menos de 4% das amostras. O espectro de microrganismos assemelha-se ao encontrado em seres humanos com infecções hepatobiliares.[245] As bactérias são mais comumente cultivadas da bile ou do fígado de animais com obstrução ou inflamação biliar. De 91 cães com ODBEH, em que foram realizadas culturas a partir de amostras de bile ou de fígado, 38,5% apresentaram resultados positivos para microrganismos aeróbicos, anaeróbicos ou culturas polimicrobianas, apesar da administração de agentes antimicrobianos antes da coleta.[245] Em cinco desses animais, as pesquisas citológicas confirmaram a existência de infecção bacteriana sem culturas positivas. Foi obtida uma taxa semelhante de resultados positivos de cultura (41%) em cães com diagnóstico histológico de colecistite, e essa taxa se assemelha à relatada em seres humanos igualmente acometidos.[245] Um estudo retrospectivo dos resultados de cultura de amostras de fígado e de bile coletadas de 190 cães e 58 gatos com suspeita de doença hepatobiliar incluiu 16 cães e 6 gatos com ODBEH. A taxa global de culturas positivas foi de 30% (18 de 60) de amostras de bile e de 7% (15 de 215) de tecido hepático.[239] Foram obtidas culturas de bile positivas em 60% (8 de 13) dos animais com colecistite, em comparação com 23% (7 de 30) dos animais com outras causas de inflamação hepática.

Para as amostras de cultura de fígado, são preferidas as amostras de biopsia em cunha ou laparoscópica às amostras de biopsia por agulha. Se não for possível obter uma amostra por biopsia, o aspirado com agulha orientado por ultrassonografia (US) com amostras inoculadas diretamente em meios de hemocultura poderá ser usado para a realização de cultura. Entretanto, isso não constitui o método preferido de cultura bacteriana, visto que é contaminado com mais facilidade. Além da cultura, deve-se efetuar o exame citológico de amostras diagnósticas à procura de supuração em associação aos agentes infecciosos. A combinação de coleta cirúrgica de amostras de bile, da parede vesicular e do fígado em uma única cultura é frequentemente realizada no hospital da autora (SAC), em virtude da variabilidade de microrganismos identificados em diferentes tecidos entre distúrbios e indivíduos. Essa prática possibilita a boa vigilância de cultura, com redução do custo clínico.

Abscesso piogênico

Os abscessos hepáticos piogênicos unifocais são raros, mas podem desenvolver-se em consequência de vários distúrbios (ver Boxe 89.3).* As causas mais comuns incluem traumatismo, extensão da sepse a partir de vísceras adjacentes ou cavidade peritoneal, distribuição hematogênica, infecção ascendente do trato biliar ou de isquemia associada à torção do lobo hepático ou massa neoplásica que ultrapassou o seu suprimento sanguíneo. Nos seres humanos, a infecção dentária é uma importante causa oculta que costuma passar despercebida, e isso também pode ocorrer nos animais. Há casos em que pacientes com abscessos solitários não têm nenhuma condição subjacente ou predisponente detectável; entretanto, em cães geriátricos, abscessos hepáticos volumosos estão frequentemente associados a massa neoplásica. Em geral, os pacientes com múltiplos abscessos apresentam alguma outra doença na cavidade abdominal ou distúrbio produzindo bacteriemia. Devido à dinâmica da circulação porta que libera sangue esplâncnico inicialmente nos lobos direitos do fígado, a formação de abscessos focais é mais comum desse lado nos seres humanos. Apesar da observação de que o sangue porta também flui inicialmente nesse local em cães, a lateralização para o lado direito não parece ocorrer nesses animais. Foram relatados abscessos hepáticos letais derivados de infecções onfalogênicas em recém-nascidos, nos quais o *Staphylococcus* parece ser o microrganismo isolado mais comum.[102]

Na maioria dos casos, os abscessos hepáticos estão associados à bacteriemia porta ou à extensão de infecções do trato biliar, em que o comprometimento da perfusão tecidual aumenta o risco de infecção.[25,126] As causas prováveis consistem em tromboembolia porta relacionada com processos patológicos entéricos e mesentéricos, torção do lobo hepático ou esplênica ou necrose de tecido tumoral. Os pacientes imunocomprometidos correm maior risco. Nos seres humanos, infecções polimicrobianas e bactérias anaeróbicas são identificadas em aproximadamente 50% dos grandes abscessos solitários.[153] Os microrganismos obtidos de culturas de amostras de fígado e bile de cães e gatos com inflamação hepática supurativa e abscessos estão incluídos nos dados apresentados no Boxe 89.1 Cerca de 50% desses abscessos são polimicrobianos, pelo menos na avaliação morfológica (citológica). As infecções por microrganismos gram-negativos são complicadas por efeitos associados ao LPS. Alguns microrganismos (p. ex., *P. aeruginosa*) produzem exotoxinas que provocam doença clínica. A exotoxina A purificada produzida por *P. aeruginosa* é altamente letal para os animais, causando choque séptico em cães. Essa toxina inibe a síntese hepática de proteínas e compromete a resposta dos linfócitos a mitógenos.[203]

Pode haver formação de microabscessos multifocais em associação a uma variedade de microrganismos que causam infecção sistêmica, como, por exemplo, *Listeria, Salmonella, Brucella, E. coli, Yersinia pseudotuberculosis, Bacillus piliformis, Actinobacillus lignieresii, Actinomyces, Nocardia* e *Pasteurella*.

---

*Referências 25, 72, 98, 102, 126, 142, 156, 204.

Achados clínicos

Como foco isolado de infecção, a formação de abscesso hepático pode provocar apenas sinais clínicos vagos, incluindo febre, letargia, anorexia, vômitos, diarreia, tremor, perda de peso e, raramente, poliúria e polidipsia. As anormalidades ao exame físico incluem febre e hipersensibilidade abdominal, taquicardia, taquipneia, desidratação e, menos comumente, tendência hemorrágica (hemorragias superficiais, hemorragia da retina), hepatomegalia ou efeito expansivo abdominal cranial ou suspeita de efusão abdominal. O estabelecimento precoce do diagnóstico por vezes é difícil. Os animais com infecções sistêmicas podem demonstrar sinais proporcionais com o comprometimento de outros sistemas orgânicos, sendo o sistema hepatobiliar o menos francamente acometido.

Diagnóstico

A formação de abscesso hepático está habitualmente associada a leucocitose neutrofílica, com ou sem desvio para a esquerda, neutrófilos tóxicos e monocitose. Alguns pacientes desenvolvem trombocitopenia (leve a grave) e apresentam anemia arregenerativa. O aumento da atividade sérica da ALT (1,1 a 50 vezes o valor normal alto), da AST (1,1 a 18 vezes o valor normal alto) e da FA (1,2 a 21 vezes o valor normal alto) e a hiperglobulinemia são comuns. As enzimas séricas refletem a necrose hepática e a compressão do tecido adjacente ao abscesso. A hiperfibrinogenemia e a hiperglobulinemia com frequência representam uma resposta de fase aguda. A hiperbilirrubinemia é inconsistente e habitualmente leve, a não ser que o animal tenha colestase em consequência de sepse. O desenvolvimento de sepse caracteriza-se frequentemente por hipoglicemia e concentrações elevadas de lactato.[74] Estudos realizados em cães sugerem que a acidose láctica provenha da produção esplâncnica aumentada de lactato e da redução da extração hepática do lactato.[47] A formação de abscesso por bactérias gram-negativas com frequência resulta em manifestações clínicas de endotoxemia. A ruptura do abscesso é seguida de peritonite séptica. Os resultados de hemocultura são mais provavelmente positivos em pacientes com abscessos múltiplos e raramente demonstram microrganismos anaeróbicos.

As imagens de US oferecem a melhor probabilidade de diagnóstico precoce de formação de abscesso hepático unifocal, demonstrando a ocorrência de lesões focais de 0,5 cm ou mais. A US constitui a modalidade diagnóstica de escolha, em virtude de sua grande utilidade na detecção e no monitoramento seriado das lesões. Além disso, nos seres humanos, a US tem fornecido evidências de abscessos *miliares* múltiplos, que não são identificados por modalidades de imagem mais sofisticadas (p. ex., tomografia computadorizada, imagem contrastada).[225] O aspecto dos abscessos hepáticos na US é variável; alguns aparecem como massas anecoicas com margens irregulares, outras aparecem como lesões bem definidas com margem distinta, e alguns apresentam ecos internos complexos (Figura 89.2). A existência de compartimento anecoico (líquido) associado a gás sugere altamente infecção; o gás aparece ecogênico, com ou sem sombra acústica, dependendo de sua quantidade de distribuição. O Boxe 89.5 apresenta padrões ecogênicos associados a abscessos hepáticos correlacionados a características histopatológicas.[111,156] Raramente, pode-se observar uma lesão-alvo de aspecto semelhante a focos neoplásicos (em particular, carcinoma). Um diagnóstico importante de exclusão é uma estrutura cística benigna; essas lesões são comparativamente livres de ecos internos, estão associadas a uma estrutura bem definida de parede e, em geral, produzem imagens excelentes. Infelizmente, a US de abscessos hepatobiliares pode ser comprometida pela existência de gás entérico (devido a íleo paralítico intestinal) na "janela" da imagem. As radiografias simples habitualmente têm valor limitado na detecção de abscessos hepáticos. Raramente, as radiografias revelam a existência de gás hepático loculado

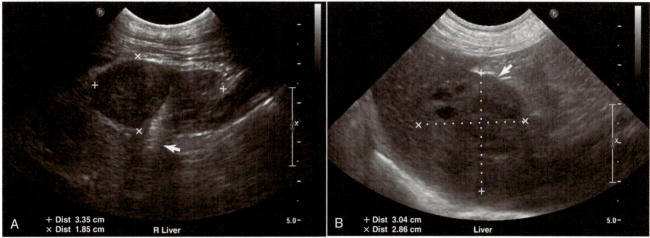

Figura 89.2 A. Ultrassonografia de uma porção de um abscesso hepático (margens demarcadas por + +) com borda hiperecoica fina e ecogenicidade interna mista. A imagem reflete a estrutura da massa associada a líquido hemorrágico, celular ou edematoso e pequenas bolsas de gás produzindo uma sombra acústica (*seta*). O aspecto macroscópico desse abscesso é mostrado na Figura 89.4 A e B. **B.** Ultrassonografia de um abscesso hepático cujas dimensões são demarcadas por +......+. O abscesso apresenta margem hiperecoica espessa (*seta*) e complexa ecogenicidade interna, refletindo a estrutura de massa complexa associada à necrose hemorrágica, celular, de líquido edematoso e de liquefação supurativa em bolsas cavitárias. O aspecto macroscópico desse abscesso é mostrado na Figura 89.4 C.

(Figura 89.3), gás abdominal livre, mineralização focal, grandes lesões expansivas que alteram o contorno superficial do fígado ou redução do detalhe peritoneal, refletindo peritonite ou efusão, ou ambas (Figura 89.4). A formação de abscesso miliar não pode ser distinguida de outras lesões parenquimatosas hepáticas multifocais por US ou radiografias. As radiografias de tórax são capazes de revelar evidências de pneumonia, refletindo a exposição dos pulmões aos microrganismos infecciosos. A linfadenopatia esternal pode indicar inflamação ou infecção abdominais, visto que essa via linfática drena estruturas abdominais.

Embora os resultados de hemocultura e de cultura de urina possam identificar os microrganismos etiológicos, essas culturas raramente fornecem informações. Obtém-se uma amostra diagnóstica direta pelo aspirado da lesão. O exame citológico do material aspirado utilizando um corante de Wright-Giemsa modificado é realizado para caracterizar os infiltrados celulares e confirmar a existência de bactérias. Os microrganismos devem ser subsequentemente caracterizados pela coloração de Gram. Embora sejam úteis e diretamente diagnósticos, o aspirado diagnóstico e a terapêutica do abscesso estão associados ao risco de contaminação peritoneal, exigindo previsão quanto à necessidade potencial de laparotomia de emergência. Devem-se efetuar sempre culturas anaeróbicas e aeróbicas do conteúdo do abscesso; 50% dos abscessos hepáticos solitários em cães são polimicrobianos. Em geral, as infecções polimicrobianas envolvem um microrganismo anaeróbico, e, tendo em vista a dificuldade de cultura dos anaeróbios, esses microrganismos devem ser suspeitados e tratados quando for identificada uma população polimicrobiana. Deve-se administrar tratamento antimicrobiano a pacientes com confirmação citológica de abscesso hepático, mesmo

se nenhum microrganismo for cultivado, ou se apenas alguns microrganismos aeróbicos forem cultivados. Quando os fatores etiológicos permanecem indefinidos, e após cuidadosa pesquisa de distúrbios primários imunossupressores, pode ser necessária a biopsia hepática para investigar neoplasia subjacente ou outros processos hepáticos primários permissivos para a infecção.

Tratamento

O tratamento bem-sucedido de microabscessos multifocais é obtido em 60% dos casos humanos apenas com antibacterianos intravenosos.[159] Os resultados bem-sucedidos melhoram com o diagnóstico precoce, a drenagem agressiva do abscesso (drenagem com agulha-cateter ou cirúrgica), lobectomia hepática ou qualquer combinação desses tratamentos, juntamente com a administração prolongada (6 a 8 semanas, no mínimo) de um agente antibacteriano apropriado. Os procedimentos de drenagem por agulha ou por cateter receberam maior atenção como opção terapêutica para o tratamento bem-sucedido de um a alguns abscessos, em virtude da ampla disponibilidade

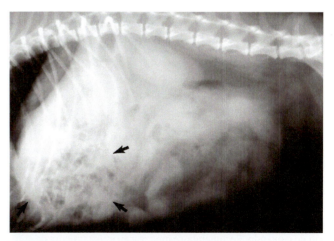

Figura 89.3 Radiografia demonstrando o pneumoperitônio associado a um grande abscesso hepático enfisematoso (*setas*) de um cão adulto. A doença subjacente consistiu em necrose central de um grande adenoma hepático. Houve suspeita de clostrídio com base nas características da coloração de Gram, o que foi subsequentemente confirmado por cultura bacteriana anaeróbica. A radiografia correlaciona-se à imagem da ultrassonografia na Figura 89.2 B, e a lesão macroscópica mostrada na Figura 89.4 C.

Boxe 89.5 Padrões ecogênicos associados aos abscessos hepáticos[111,156]

As **lesões hipoecoicas** são compatíveis com necrose de liquefação.

As **lesões heteroecoicas** refletem a margem do abscesso hiperecoica irregular circundando um centro hipoecoico liquefeito.

As **lesões hiperecoicas** representam "celulite" altamente celular ou reação piogranulomatosa, caseificação, mineralização distrófica ou foco enfisematoso.

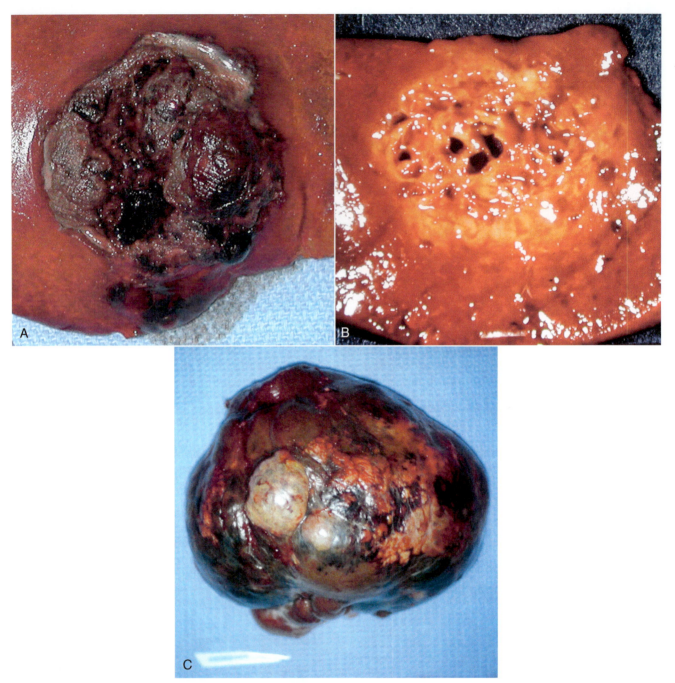

Figura 89.4 Aspecto macroscópico do abscesso hepático mostrado na Figura 89.2 A. **A.** Lesão na superfície do fígado. **B.** Lesão na superfície de corte. Trata-se de uma infecção polimicrobiana envolvendo *Bacteroides* sp. **C.** Aspecto macroscópico de um abscesso hepático associado a um adenoma hepatocelular; foi efetuada a cultura de um clostrídio. A lesão macroscópica corresponde à lesão ultrassonográfica mostrada na Figura 89.2 B e à lesão enfisematosa radiográfica na Figura 89.3.

e alta sensibilidade da US.[51,156,204] O aspirado com agulha de calibre 18 (abscesso superficial) ou com agulha espinal de calibre 22 (abscesso profundo) ou com cateter de drenagem colocado por técnicas com fio-guia pode ser realizado com a intenção de remover a supuração liquefeita (seringa grande, válvula de três vias e reservatório de coleta previamente preparados). A irrigação da cavidade do abscesso com soro fisiológico estéril é recomendada, se possível, após a evacuação do conteúdo. Recomenda-se uma reavaliação à procura de contaminação peritoneal potencial por US dentro de 24 a 48 h. A bacteriemia e a sepse sempre constituem um risco desses procedimentos. A resposta ao tratamento é monitorada por imagens US seriadas, temperatura corporal e determinação das atividades das enzimas hepáticas. Em medicina humana, a US e a drenagem do abscesso à beira do leito por médicos demonstraram ser vantajosas e seguras.[51] A drenagem por aspirado pela técnica US correspondeu ou ultrapassou as informações e tratamentos proporcionados por modalidades especializadas em exame de imagem ou por modalidades alternativas de imagem (p. ex., fluoroscopia, tomografia computadorizada).[51]

O aspirado do abscesso orientado por US como principal modo de tratamento tem sido aplicado com sucesso a pacientes veterinários. Essa abordagem é recomendada por várias razões: (1) como método para confirmar o diagnóstico, (2) para proporcionar tempo para a estabilização do paciente antes da exploração cirúrgica para ressecção de lobo hepático, e (3) por ser bem-sucedida como forma de tratamento único em um subgrupo de pacientes. Os principais fatores que estão contra essa técnica incluem acesso perigoso à localização do abscesso (*i. e.*, abscesso imediatamente adjacente a grandes estruturas vasculares na porta do fígado ou estruturas biliares principais) e profundidade da lesão que excede o comprimento da agulha do aspirado.

A infusão de cavidades de abscessos solitários com etanol a 98% após drenagem completa do abscesso tem sido usada para tratamento clínico de abscessos hepáticos em cães e gatos.[250] Com o paciente sob anestesia geral, o líquido do abscesso é removido e a sua quantidade é determinada. O volume de álcool injetado na cavidade do abscesso é equivalente à metade do volume de exsudato removido. O etanol é retido por 3 min e, em seguida, delicadamente aspirado através da agulha de administração. A razão entre volume de álcool e volume da seringa é inferior ou igual a 1:2 para possibilitar o esvaziamento agudo da cavidade se for necessário. Em um relato de seis animais tratados dessa maneira (5 cães, 1 gato), houve regressão dos sinais clínicos de anorexia, dor abdominal e pirexia 48 a 72 h após drenagem e aplicação de álcool no abscesso. Todos os animais recuperaram o seu estado clinicamente sadio durante a primeira semana após o procedimento, e nenhum deles necessitou de analgésicos ou anti-inflamatórios após o procedimento. As avaliações de acompanhamento realizadas dentro de 15, 30, 60 e 120 dias não detectaram quaisquer complicações e/ou recidiva do abscesso. Entretanto, os possíveis riscos incluem hemorragia ou infecção peritoneal após o aspirado.

Os tumores hepáticos primários constituem uma importante causa subjacente de formação de abscessos hepáticos em cães idosos. Em consequência, a drenagem do abscesso e a melhora pré-operatória do estado do paciente devem ser seguidas de ressecção do lobo hepático. Infelizmente, embora essas lesões necessitem de ressecção, elas podem não ser diagnosticadas até a ressecção do tecido e seu exame histológico. A lobectomia é realizada, em virtude do elevado índice de suspeita. A citologia por aspirado de algumas neoplasias, como carcinomas ou adenomas hepatocelulares, com frequência é vantajosa, visto que identifica células displásicas ou de aparência obviamente neoplásica.

A duração do tratamento antimicrobiano para os abscessos hepáticos é empírica e baseia-se, objetivamente, na resposta do paciente e nos achados clinicopatológicos que refletem infecção hepática. Nos seres humanos, os abscessos causados por certos microrganismos (p. ex., *Actinomyces*) são rotineiramente tratados por um período mínimo de 3 meses.[208] Como as infecções polimicrobianas que envolvem anaeróbios são relativamente comuns nos grandes abscessos, devem-se administrar inicialmente agentes antibacterianos eficazes contra microrganismos tanto aeróbicos quanto anaeróbicos. Os anaeróbios podem atuar de modo sinérgico com outros patógenos, alterando a evolução da infecção e a prevalência de outros patógenos causada por modificação de micronichos. Nessa circunstância, o controle da infecção e a erradicação das bactérias podem ser de mais difícil realização, exigindo um ciclo mais longo de tratamento. Os anaeróbios são capazes de aumentar a virulência de outras bactérias ao inibirem a fagocitose (*i. e.*, comprometendo a opsonização e quimiotaxia dos neutrófilos) e exercendo interferência local na eficácia do tratamento antibacteriano.[136,205,206] *Bacteroides fragilis* é um dos piores microrganismos agressores, pois produz betalactamases, que podem comprometer a eficácia dos antimicrobianos como inibidores da betalactamase.[144]

O tratamento inicial para a formação de abscesso hepático é efetuado com uma associação de penicilina resistente à betalactamase e uma quinolona ou aminoglicosídio. A penicilina escolhida pode ser substituída por metronidazol ou clindamicina para proporcionar espectro anaeróbico (ver itens *Tratamento* e Tabelas 89.2, 89.3 e 89.4). As quinolonas, que exercem a sua maior eficácia contra bactérias gram-negativas aeróbicas ou anaeróbicas facultativas, proporciona alguma cobertura contra microrganismos gram-positivos (p. ex., estafilococos) em comparação com os aminoglicosídios, e acredita-se que tenham melhor penetração através da parede do abscesso.

As cefalosporinas de primeira geração, as sulfonamidas potencializadas e os aminoglicosídios são uniformemente ineficazes contra os anaeróbios. É preciso considerar a possibilidade de que a endotoxemia seja potencializada por determinados agentes antimicrobianos (ver Boxe 89.4), dependendo da coloração de Gram ou dos resultados de cultura.

O tratamento dos microabscessos hepáticos exige extensos cuidados de suporte e a administração prolongada de um esquema antibacteriano personalizado, direcionado especificamente para os patógenos envolvidos, juntamente com identificação e tratamento da causa subjacente. A sepse disseminada deve levar a uma pesquisa da condição subjacente que compromete a defesa imunológica (ver *Comprometimento da imunocompetência*, no Boxe 89.3).

Hepatite granulomatosa

A inflamação hepática granulomatosa é um diagnóstico incomum, que se caracteriza por múltiplos infiltrados nodulares distintos, compostos de agregados de macrófagos (e, algumas vezes, células epitelioides), circundados ou misturados (ou ambos) com linfócitos, plasmócitos e um número menor de neutrófilos. As lesões podem ser focais, multifocais ou difusas. As causas subjacentes incluem infecções por metazoários (p. ex., esquistossomose, dirofilariáse), fungos (p. ex., histoplasmose, pecilomicose), protozoários (p. ex., leishmaniose visceral, toxoplasmose), bactérias (infecções por micobactérias, *Nocardia, Bartonella, Brucella, Borrelia, Propionibacterium acnes*) e vírus (p. ex., coronavírus felino [vírus da peritonite infecciosa felina]); larva *migrans* visceral (migração de *Toxocara*); e distúrbios não infecciosos (reações farmacogênicas, linfangiectasia, histiocitose ou neoplasia histiocitária, linfossarcoma e inflamação imunomediada). Os distúrbios que causam reações granulomatosas podem estar associados a um resultado positivo do teste para anticorpo antinuclear.[41] Os fatores etiológicos permanecem indefinidos em 50% dos casos; entretanto, há previsão de mais diagnósticos definitivos com o aumento da vigilância molecular para origens infecciosas e o uso de hibridização *in situ* com fluorescência para a detecção de agentes infecciosos. A imuno-histoquímica também é útil para a identificação de neoplasia mesenquimatosa subjacente em algumas lesões.

Os sinais clínicos podem permanecer vagos. Entretanto, pacientes com comprometimento hepático difuso por vezes desenvolvem hepatomegalia pronunciada, que causa desconforto e é associada a icterícia e (posteriormente) ascite. As anormalidades bioquímicas do soro variam amplamente, porém sempre incluem aumentos variáveis nas atividades das aminotransferases e FA hepáticas. Pacientes com lesões difusas desenvolvem hiperbilirrubinemia, e aqueles com insuficiência hepática fluorescente desenvolvem concentrações subnormais de colesterol e ureia e tempos de coagulação prolongados. Em exame radiográfico, o tamanho do fígado varia de pequeno a grande; entretanto, os pacientes com inflamação granulomatosa crônica finalmente podem apresentar fígado de pequeno tamanho. As anormalidades na US por vezes aparecem normais ou incluem parênquima hepático difuso ou irregularmente hiperecoico com focos hipoecoicos. É comum a ocorrência de esplenomegalia e linfadenomegalia mesentérica, seguidas posteriormente de derrame peritoneal. As lesões histológicas variam na sua destruição zonal e gravidade, dependendo da causa subjacente.[45]

As causas infecciosas exigem tratamento direcionado específico. Nos casos idiopáticos em que há suspeita de mecanismo imunomediado, as lesões podem regredir com glicocorticoides ou outra terapia imunossupressora (p. ex., azatioprina, micofenolato, ciclosporina). Todavia, a imunossupressão exige monitoramento vigilante à procura de agentes infecciosos oportunistas não detectados. As técnicas moleculares para a identificação das causas infecciosas de hepatite granulomatosa foram amplamente usadas com sucesso em medicina

Tabela 89.2	**Diretrizes para a seleção inicial de agentes antimicrobianos para infecções hepatobiliares por microrganismos anaeróbicos, com base nas características de coloração e Gram.**[4,14,60]				
Agente antimicrobiano	**Bastonetes gram-negativos (não formadores de esporos)**	**Bastonetes gram-positivos (formadores de esporos)**	**Bastonetes gram-positivos (não formadores de esporos)**	**Cocos gram-positivos**	
	Bacteroides	*Clostridium*	*Propionibacterium*	*Actinomyces*	*Peptostreptococcus*
Penicilina G	–	+++	+++	+++	+++
Aminopenicilinas com inibidor da betalactamase					
Ampicilina sulbactam	++	+++	+++	+++	+++
Amoxicilina clavulanato	++	+++	+++	+++	+++
Penicilinas de espectro ampliado					
Ticarcilina	–	+++	+++	+++	+++
Clavulanato de ticarcilina	+++	+++	+++	+++	+++
Carbapenéns					
Imipeném	+++	+++	+++	+++	+++
Meropeném	+++	+++	+++	+++	+++
Cefalosporinas					
Cefalotina (primeira geração)	–	– a +++	– a ++	– a ++	+++
Cefoxitina (segunda geração)	– a ++	+++	– a ++	– a ++	+++
Cefotaxima (terceira geração)	– –	+++	+++	+ a +++	+++
Outros					
Metronidazol	+++	+++	– a +++	–	+++
Clindamicina	+/– –	+++	+++	++	+++
Cloranfenicol	+++	+++	+++	++	+++
Tetraciclina	– a +	– a ++	– a ++	–	+ a ++
Doxiciclina	– a +	– a ++	– a +++	–	+ a ++
Quinolonas		– a ++	ND	–	– a ++
Aminoglicosídios[a]	–	–	–	–	–
Trimetoprima-sulfonamida[b]	–	–	–	ND	–
Vancomicina	–	+++	+++	++	+++

ND, não disponível; –, não eficaz; +, eficácia leve; ++, eficaz; +++, muito eficaz.
[a]Os aminoglicosídios exigem sistemas enzimáticos de transporte para penetrar no interior das bactérias; esses sistemas estão ausentes nos anaeróbios.
[b]As sulfonamidas não são habitualmente eficazes, apesar dos resultados dos testes de sensibilidade *in vitro*. A necrose tecidual e a supuração associadas comumente a infecções anaeróbicas resultam em inibição competitiva da atividade da sulfonamida.

humana; essas estratégias revelaram micobactérias não detectadas por métodos mais rotineiros. A análise por PCR identificou infecção por *Bartonella* spp. em dois cães com doença hepática; um deles apresentava inflamação piogranulomatosa flagrante, enquanto o outro tinha o que foi considerado como hepatite crônica "típica" (um Dobermann Pinscher foi usado como controle de doença).[84] Nos seres humanos, a infecção hepatoesplênica por *Bartonella* é amplamente subdiagnosticada quando associada a lesões multilobulares que envolvem angiomatose bacilar ou peliose hepática (esta última lesão foi relatada em um cão infectado) ou inflamação granulomatosa necrosante.[58,125,175]

Infecções hepatobiliares felinas

Colangite-colângio-hepatite

A síndrome de colangite-colângio-hepatite (SCCH) é o distúrbio hepatobiliar nefroinflamatório mais comum de gatos domésticos.[38,82,116,243] Comparativamente, a SCCH é um diagnóstico relativamente incomum em cães. Nos gatos, a inflamação que acomete os ductos biliares intra-hepáticos (colangite) com frequência está associada à pancreatite crônica, possivelmente em virtude da proximidade anatômica desses tecidos (fusão anatômica dos ductos colédoco e pancreático felinos), devido a epítopos compartilhados nas células epiteliais das estruturas ductulares, ou devido a um micror-

ganismo infeccioso comum, porém ainda não identificado. A ocorrência concomitante de DII e nefrite intersticial também é clinicamente reconhecida e pode envolver epítopos epiteliais comuns e mecanismos imunopatológicos. O termo *colângio-hepatite* descreve a ocorrência de colangite com inflamação, que se estende além da adventícia da tríade porta, acometendo o parênquima hepático adjacente. A SCCH pode ser supurativa ou não supurativa, e os gatos com doença supurativa apresentam doença mais aguda e mais grave. Embora alguns pesquisadores tenham postulado que a inflamação supurativa é capaz de evoluir para a doença não supurativa, isso parece pouco provável; em uma grande série de casos, os achados não identificaram pacientes com colangite supurativa antes do desenvolvimento da doença não supurativa.[243] A SCCH tem sido identificada em gatos com uma variedade de agentes infecciosos, incluindo trematódeos, *Toxoplasma* (ver Capítulo 79), um microrganismo descrito como semelhante ao *Hepatozoon canis* (ver Capítulo 74), bactérias gram-negativas intestinais, *Clostridium piliforme* (anteriormente *Bacillus piliformis*; ver Capítulo 37) e *Bartonella* (experimentalmente). O DNA do *Helicobacter* foi identificado em tecidos fixados em formol arquivados de dois gatos, um deles com SCCH supurativa e outro com SCCH não supurativa.[95] Tendo em vista que ainda não foi descoberta uma causa infecciosa geral unificadora da SCCH, o diagnóstico estabelecido na maioria

Tabela 89.3 Diretrizes para a seleção inicial de agentes antimicrobianos para infecções hepatobiliares aeróbicas com base nas características da coloração de Gram.[4,5,14,67,195,196]

Variável	Cocos gram-positivos			Bastonetes gram-negativos				
	Staph.	**Strep.**	**Enteroc.**	**E. coli**	**Past.**	**Enterob.**	**Pseud.**[a]	**Kleb.**
Penicilina G	– a +	+++	–	– a ++[b]	+++	–	–	–
Aminopenicilina com inibidor da betalactamase								
Ampicilina sulbactam	+ a +++	+++	+ a +++[b]	– a ++[b]	+++	–	–	+ a +++
Amoxicilina clavulanato	+ a +++	+++	+ a +++[b]	– a ++[b]	+++	–	–	+ a +++
Penicilinas de espectro ampliado								
Ticarcilina	– a +	+++	++[b]	– a ++[b]	+++	+++[b]	+ a +++[b]	–
Ticarcilina e inibidor da betalactamase	– a +++	+++	++[b]	– a ++[b]	+++	+++[b]	+ a +++[b]	+++[b]
Imipeném/cilastatina	– a +++	+++	+++	+++[b]	+++	+++[b]	+++[c]	+++[b]
Meropeném	– a +++	– a +++	– a +++	+++	+++	+++	+++	+++[b]
Cefalosporinas								
Cefalotina (primeira geração)	– a +	+++		++	+++			+++
Cefoxitina (segunda geração)	– a +	+++	–	++	+++	– a ++	–	+++
Cefotaxima (terceira geração)	– a ++	+++	–	+++	+++	+++	– a ++	+++
Outros								
Metronidazol	–	–	–	–	–	–	–	–
Clindamicina	– a +++	++	–	–	–	–	–	–
Cloranfenicol	– a +	+++	– a ++	+++	+++	– a ++	– a ++	– a +++
Tetraciclina	–	ND		–	++ a –	–	– a ++	–
Doxiciclina	–	– a +++	–	–	+++	–	– a ++	–
Quinolonas	– a +	– a +	– a +	+++	+++	+++	++[c]	+++
Eritromicina	– a ++	– a ++	–	–	–	–	–	–
Azitromicina	– a ++	– a ++		–	–	–	–	–
Aminoglicosídios[d]	– a +	–	– a +	+++	+++	+++	ND	+++
Trimetoprima-sulfonamida[e]	– a +	– a +	– a +	– a +++	ND	++	–	+++
Vancomicina	– a +++	+++	+++	–	–	–	–	–

E. coli, Escherichia coli; Enterob., Enterobacter; Enteroc., Enterococcus; Kleb., Klebsiella; Past., Pasteurella; Pseud., Pseudomonas; Staph., Staphylococcus; Strep., Streptococcus; ND, dados não disponíveis; –, não efetivo; +, eficácia leve; ++, eficaz; +++, muito eficaz.
[a]*Pseudomonas* pode exigir a administração de cefalosporinas de terceira geração parenteral, penicilinas antipseudomonas: ticarcilina, carbenicilina, ticarcilina-clavulanato ou, por fim, uma quinolona.
[b]Ação sinérgica com aminoglicosídios.
[c]Não utilizar nas infecções por *Pseudomonas fluorescens*.
[d]Os aminoglicosídios exigem sistemas enzimáticos de transporte para penetrar no interior das bactérias; esses sistemas estão ausentes nos anaeróbios.
[e]As sulfonamidas não são habitualmente eficazes, apesar dos resultados dos testes de sensibilidade *in vitro*. A necrose tecidual e a supuração associadas comumente às infecções anaeróbicas resultam em inibição competitiva da atividade da sulfonamida.

dos gatos é de doença idiopática quando os agentes infecciosos não são identificados ao exame citológico ou na cultura de amostras de fígado ou de bile. Embora agentes infecciosos possam iniciar a inflamação, a SCCH parece envolver uma lesão tecidual oxidativa e imunológica autoperpetuante crônica. Embora essa circunstância seja incomum, alguns gatos com SCCH não supurativa apresentam cultura bacteriana positiva (utilizando amostras de tecido hepático e/ou bile).

Colangite-colângio-hepatite supurativa

A colangite supurativa ocorre menos comumente entre gatos.* Entretanto, os felinos acometidos com meia-idade ou mais jovens são predominantemente machos e só apresentam doença clínica de curta duração (menos de 5 dias). Menos de 50% dos pacientes apresentam hepatomegalia, e a maioria tem icterícia, febre, letargia e desidratação, bem como dor abdominal. Ocorrem vômitos ou diarreia em cerca de 50% dos casos. Com frequência, os gatos apresentam doença aguda e grave, demonstrando sinais compatíveis com endotoxemia

ou bacteriemia. Na colangite aguda, a bacteriemia reflete o aumento de pressão nos ductos biliares, possibilitando o refluxo de bactérias entéricas ou ductais no sangue e na linfa.

A maioria dos gatos com SCCH supurativa exibe um distúrbio subjacente do sistema biliar, que provoca estase biliar (colestase) (p. ex., ODBEH, colelitíase, colecistite, coledoquite) ou fibrose pancreática periductal e dos ductos biliares em consequência de infecção ascendente, pancreatite, infecção por trematódeos, supostos mecanismos imunologicamente mediados ou malformação congênita do trato biliar (doença hepática policística, cisto do colédoco infectado). A DII, um problema antecedente comum, pode contribuir para a infecção por meio de infecção transmural por bactérias entéricas ou refluxo de microrganismos entéricos na árvore biliar. Os vômitos associados podem resultar em refluxo nos gatos. A cultura de tecido, bile e cálculos biliares revela infecções, em ordem descendente de frequência, por *Enterococcus*, *E. coli*, *Enterobacter*, *Staphylococcus* spp. *Streptococcus* beta-hemolíticos, *Klebsiella*, *Acinetobacter*, *Citrobacter freundii*, *Pseudomonas*, *Actinomyces*, *C. perfringens*, *Clostridium* spp. e *Bacteroides* spp. A obtenção de um resultado positivo na cultura de bactérias não define uma relação causal, visto que a colestase predispõe à infecção por microrganismos oportunistas translocados da

*Referências 32, 38, 74, 82, 108, 113.

Tabela 89.4 Dosagens de fármacos para o tratamento das infecções hepatobiliares e modificações quando há insuficiência hepática ou icterícia.

Fármaco[a]	Dose[b] Padrão	Comprometimento hepático	Via	Intervalo (horas)	Toxicidade com acúmulo[c] e outros efeitos colaterais importantes
Antimicrobianos					
Penicilina G	20.000 a 40.000 U/kg	–	IV, IM, SC	4	Baixa
Amoxicilina clavulanato	10 a 20 mg/kg	–	VO	12	Baixa
Ticarcilina	25 a 50 mg/kg durante 15 min; em seguida IVC	Possível ↓ da dose	IV, IM, SC	Dose de ataque IV; em seguida IVC ou dosagem distinta em 6 a 8	Baixa
	7,5 a 15 mg/kg/h ou 40 a 80 mg/kg	–	IV, IM, SC	Dose de ataque IV; em seguida IVC ou dosagem distinta em 6 a 8	Baixa
Imipeném	5 a 10 mg/kg	–	IV, IM	6 a 8	Baixa
Meropeném	10 a 20 mg/kg	–	IV	8	Baixa
Cefalosporinas					
Cefazolina	15 a 30 mg/kg	Possível ↓ da dose	VO, IV, IM, SC	8	Baixa
Cefoxitina	15 a 30 mg/kg	Possível ↓ da dose	IM, IV	8	Baixa
Cefotaxima	30 a 80 mg/kg	↓ da dose ou do intervalo	IV	8 a 12	Baixa
Outros					
Metronidazol	15 mg/kg	7,5 mg/kg	VO	12	Neurotoxicidade
Clindamicina	10 a 16 mg/kg	5 mg/kg	SC	24	Anorexia, vômitos, diarreia, irritação esofágica
	5 a 10 mg/kg	5 mg/kg	VO	12	Anorexia, vômitos, diarreia, irritação esofágica
Azitromicina	C: 5 a 10 mg/kg	–	VO	24	Anorexia, vômitos, diarreia
	G: 5 a 10 mg/kg dia 1; em seguida, a cada 2 dias	–	VO	Conforme descrito	Anorexia, vômitos, diarreia
Cloranfenicol (raramente indicado)*	C: 25 a 50 mg/kg	12 a 25 mg/kg	VO, IV, IM, SC	8	Mielossupressão
	G: 16 a 22 mg/kg	8 a 11 mg/kg	VO, IV, IM, SC	8	Mielossupressão
Tetraciclina	10 a 20 mg/kg	–	VO	8 a 12	Hepatotoxicidade potencial
Doxiciclina	2,5 a 5 mg/kg	–	VO	12	Baixa, irritação esofágica
Enrofloxacino	C: 5 a 10 mg/kg	Ajustar a dose ou frequência[d]	VO, IM, SC	24	Interações medicamentosas, convulsões
	G: 5 mg/kg/dia	Ajustar a dose ou frequência[d]	VO, IM, SC	24	Interações medicamentosas, convulsões
Gentamicina	6 a 8 mg/kg	–	IV, IM, SC	24	Nefrotoxicidade, ototoxicidade; monitoramento terapêutico
Amicacina	10 a 15 mg/kg	–	IV, IM, SC	24	Nefrotoxicidade, ototoxicidade; monitoramento terapêutico
Trimetoprima-sulfonamida	15 a 30 mg/kg	7 a 15 mg/kg	VO, SC	12 a 24	Colestase, doença por imunocomplexos, vasculite, necrose hepática fulminante rara
Vancomicina	15 a 20 mg/kg	–	IV (lentamente durante 30 a 60 min)	8 a 12	Nefrotóxica, via IM dolorosa; recomendação de monitoramento terapêutico, particularmente em gatos
Terapia de suporte					
Vitaminas B	2 mℓ/litro de fluidoterapia	–	IV	Cada alocação de líquido	Baixa
Vitamina K$_1$	0,5 a 1,5 mg/kg	–	SC	12[e]	Anafilaxia se for administrada IV, hemólise com dose muito grande: corpúsculos de Heinz

(continua)

| **Tabela 89.4** | **Dosagens de fármacos para o tratamento das infecções hepatobiliares e modificações quando há insuficiência hepática ou icterícia. (*Continuação*)** |

Fármaco[a]	Dose[b] Padrão	Comprometimento hepático	Via	Intervalo (horas)	Toxicidade com acúmulo[c] e outros efeitos colaterais importantes
Vitamina C (evitar se houver concentrações teciduais hepáticas elevadas de Cu ou Fe)	100 a 500 mg no total	–	VO, IV	24	Baixa, porém aumenta a lesão oxidativa hepática associada a metais de transição (Cu e Fe)
Vitamina E	10 a 15 U/kg		VO	24	Baixa
Ácido ursodesoxicólico	7,5 mg/kg	–	VO com alimento	12	Prurido[f]
S-Adenosilmetionina (SAMe)	20 a 40 mg/kg		VO, com estômago vazio	24	Vômitos ocasionais, anorexia
Silibina complexada com PPC[g]	2 a 5 mg/kg	–	VO	24	Baixa
Cristaloides	66 mℓ/kg	–	IV, SC	24	Edema, hipertensão
Hetamido	C: 10 a 20 mℓ/kg	–	IV	24	Hipertensão
	G: 10 a 15 mℓ/kg	–	IV	24	Hipertensão
Plasma fresco congelado	C, G: 5 a 10 mℓ/kg	–	IV	A cada 6 a 12 h, quando necessário	Hipertensão
Acetato de desmopressina DDAVP	1 a 5 µg/kg 20 min antes do efeito, dura apenas 2 h	–	IV	Tratamento único Utilizar também como pré-tratamento para doação de sangue, a fim de aumentar o vWF e o fator VIII	O uso de altas doses pode aumentar a retenção hídrica, agravando o edema ou a ascite; raramente constitui um problema
Limpeza intestinal pré-operatória[h]					
Limpeza mecânica	Água ou líquidos cristaloides	–	Retal	1 a 2 dias antes da cirurgia, descontaminar o intestino	Reduz as bactérias gram-positivas e gram-negativas residentes oportunistas
Neomicina	22 mg/kg	–	VO ou enema alto	12	
Enrofloxacino	5 mg/kg	–	VO	24	
Rifaximina[i]	5 a 10 mg/kg	–	VO	12	
Bactérias probióticas[j]	Dose empírica	–	VO ou enema alto	12 a 24	Repovoamento intestinal temporário
Lactulose[k]	1 a 2 mℓ/kg	–	VO ou enema alto	12	Aumenta as bifidobactérias e reduz outras bactérias da flora entérica

G, Gato; *IVC*, infusão com velocidade constante; *C*, cão; *DDAVP*, desoxi-D-arginina vasopressina; *IM*, intramuscular; *IV*, intravenosa; *VO*, via oral; *PPC*, fosfatidilcolina poli-insaturada; *SC*, subcutânea; *vWF*, fator de von Willebrand.

[a]Para mais informações sobre agentes antimicrobianos, ver o *Formulário de fármacos*, no Apêndice.
[b]Dose por administração no intervalo especificado.
[c]Para mais informações sobre toxicidade, ver o *Formulário de fármacos*, no Apêndice.
[d]Não há dados estabelecidos sobre a redução da dose.
[e]Usar por 1 a 3 doses; em seguida, uma dose a cada 7 a 10 dias. A administração muito frequente ou o uso de dose muito alta irão causar anemia hemolítica com corpúsculos de Heinz em gatos.
[f]Evitar o uso até alívio completo da obstrução biliar.
[g]PPC derivada de isolado de soja.
[h]Usar tratamento antibacteriano a curto prazo (2 dias) com neomicina ou rifaximina, com ou sem enrofloxacino, com limpeza mecânica por enema, e probióticos (bactérias e lactulose) 2 dias antes da cirurgia.
[i]Antibacteriano não aminoglicosídico oral, de absorção mínima (< 0,4%), com atividade de amplo espectro *in vitro* e *in vivo* contra microrganismos gram-positivos ou gram-negativos. Entre os seres humanos com insuficiência hepática e encefalopatia hepática que receberam rifaximina, 800 mg 3 vezes/dia durante 7 dias, houve absorção sistêmica de 0,1% do fármaco.[193]
[j]Os produtos podem incluir combinações de *Lactobacillus acidophilus* La5, *Lactobacillus bulgaricus*, *Bifidobacterium lactis* BB-12 e *Streptococcus thermophilus*.
[k]A lactulose em baixa dose aumenta as bifidobactérias e reduz *Clostridium perfringens*, *Bacteroides* spp., *Streptococcus* spp. e Enterobacteriaceae em modelos animais e seres humanos.[97,231]

flora entérica, que ascendem pela árvore biliar ou se dispersam por via hematogênica. A maioria dos gatos apresenta vômitos e diarreia intermitentes, o que circunstancialmente pode coincidir com bacteriemia porta ou refluxo da flora entérica na ampola do ducto biliar ou pancreático.

A colangite supurativa caracteriza-se por um infiltrado neutrofílico, que circunda e invade os ductos biliares intra-hepáticos, por edema periductal, colestase hepatocelular (tampões de bile canalicular) e, quando crônico (i. e., com mais de várias semanas de duração), desenvolvimento de um manto fibrolamelar periporta circunferencial (Figura 89.5). A invasão da inflamação supurativa através da placa limitante na margem da zona 1 classifica a lesão como colangite-colângio-hepatite supurativa.

Colangite-colângio-hepatite não supurativa

A colangite não supurativa, a forma mais comum de SCCH, ocorre em gatos de meia-idade a idosos e está associada a sinais clínicos variáveis e evolução insidiosa lenta. Não há predisposição quanto ao sexo ou à raça, a infecção pelo vírus da leucemia felina ou vírus da imunodeficiência felina não constitui um fator predisponente, a maioria dos gatos tem doença de mais de 3 semanas de duração, e muitos estão doentes por mais de 2 meses ou até vários anos. É comum a ocorrência de anorexia cíclica intermitente, vômitos, diarreia, perda de peso e febre. Ocorrem hepatomegalia e icterícia em 70% dos gatos. Os gatos não estão consistentemente letárgicos, e a doença crônica pode levar à polifagia associada ao desenvolvimento de ductopenia de pequenos ductos, induzindo má digestão associada ao comprometimento do fluxo de bile no canal entérico. Muitos desses gatos apresentam DII crônica concomitante. Outros distúrbios crônicos concomitantes, de ocorrência comum, incluem pancreatite fibrosante e colecistite, e alguns gatos também desenvolvem coledoquite e colelitíase. A história de ODBEH por vezes precede o desenvolvimento de SCCH não supurativa. Todavia, em alguns casos, a SCCH é o único distúrbio identificado. Um aspecto importante é o fato de que alguns desses gatos desenvolvem infecções hepatobiliares em consequência de terapia imunossupressora ou distúrbios infecciosos primários que passaram despercebidos. Cronicamente, os gatos com SCCH não supurativa podem desenvolver neoplasia da árvore biliar (adenocarcinoma).

O Boxe 89.6 relaciona várias categorias histológicas diferentes que foram definidas para a SCCH não supurativa.[32,38,243] A discussão de cada subgrupo está além do escopo deste capítulo. Histologicamente,

a inflamação não supurativa (grupos 1 e 2, anteriormente) caracteriza-se por hiperplasia dos ductos biliares, fibrose periporta e periductal, agregados linfoides ou linfoplasmocíticos dentro das tríades portais, destruição dos ductos (grupo 2) associada a linfogranulomas, aumento da retenção de ferro nas células de Kupffer e, com o processo de cronicidade, fibrose porta em ponte e cirrose biliar. A destruição dos ductos no grupo 2 é mais bem determinada pelo uso de um corante de imunocitoqueratina específico para o epitélio biliar. O tipo menos comum de inflamação porta em gatos caracteriza-se pelo acúmulo de infiltrados linfocitários ou linfoplasmocitários porta modestos, sem comprometimento aparente dos ductos biliares, descrito como *hepatite porta linfocitária*.[82] Essa lesão pode representar uma amostra insuficiente de fígado, visto que as lesões da SCCH não supurativa são variáveis entre os lobos hepáticos e exigem um exame de pelo menos 12 a 15 tríades porta de tamanho médio em 2 ou 3 lobos hepáticos diferentes.

Diagnóstico

A colangite supurativa é frequentemente acompanhada de leucocitose associada a um desvio para a esquerda, com ou sem neutrófilos tóxicos. A colangite não supurativa pode estar associada a anemia arregenerativa leve, leucograma normal, leucocitose neutrofílica ou linfocitose. Em ambos os distúrbios, são observados graus variáveis de elevação da atividade sérica de ALT, AST, FA e gamaglutamiltransferase (GGT), dependendo da duração e do grau de inflamação tecidual e colestase. A hiperglobulinemia e a azotemia pré-renal são comuns na apresentação inicial de animais com doença franca. A hiperbilirrubinemia é mais consistente em gatos com colangite não supurativa e apresenta início insidioso e natureza cíclica. Nos gatos com SCCH supurativa, a hiperbilirrubinemia pode refletir a existência de sepse

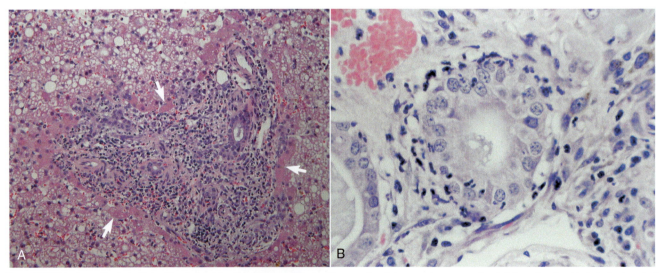

Figura 89.5 Fotomicrografias de tecido hepático de dois gatos (**A** e **B**) com colângio-hepatite supurativa. Embora a natureza supurativa da inflamação seja evidente (*setas* da parte A, coloração de H&E 250×), e a invasão dos ductos por neutrófilos (mais visível na parte B, coloração de H&E 600×) seja facilmente identificada, não foi possível observar os microrganismos infecciosos em cortes histológicos. As bactérias gram-negativas foram claramente evidentes dentro dos neutrófilos em impressões citológicas de cada tecido.

e endotoxemia. Em gatos não ictéricos, a detecção de bilirrubinúria reflete sensivelmente uma hiperbilirrubinemia iminente. A determinação dos níveis séricos de ácidos biliares também é capaz de detectar a resistência de colestase antes da hiperbilirrubinemia franca. São observados resultados anormais dos testes da coagulação e tendência hemorrágica que responde à vitamina K$_1$ na SCCH grave acompanhada de anorexia de vários dias de duração, ODBEH ou ductopenia intra-hepática. A radiografia é pouco produtiva, embora seja algumas vezes observada mineralização distrófica em gatos com inflamação e infecção crônicas dos ductos biliares intra-hepáticos. As radiografias também revelam cálculos biliares radiodensos ou hepatomegalia. A US hepática pode não revelar nenhuma alteração da ecogenicidade, é capaz de exibir hiperecogenicidade difusa (refletindo a ocorrência de fibrose, inflamação ou desenvolvimento de lipidose hepática), ou demonstrar um padrão multifocal heterogêneo. Raramente, detecta-se a mineralização dos ductos biliares intra-hepáticos. Pode-se verificar espessamento das estruturas biliares, compatível com coledoquite-colangite, com evidências de ODBEH. O derrame abdominal é raro em gatos com SCCH, a não ser que haja inflamação e infecção supurativa, ou que a hipertensão porta grave seja causada por fibrose periporta extensa. A doença hepática policística difusa constitui um diagnóstico diferencial importante a ser considerado em gatos com doença crônica que apresentam derrame abdominal e sinais de doença hepática.

Tratamento

A exploração cirúrgica é necessária para o diagnóstico definitivo de distúrbios hepatobiliares nefroinflamatórios em gatos, visto que possibilita inspeção visual e mecânica da árvore biliar, obtenção de amostras de múltiplos tecidos (biopsia de fígado, intestino, pâncreas e linfonodos mesentéricos) e coleta de amostras (tecido, bile) para cultura de bactérias aeróbicas e anaeróbicas. Se houver oclusão do ducto colédoco, poderá ser efetuado um desvio biliar e/ou ser removida a bile espessada. A colocação de *stents* biliares descompressivos em gatos está associada a prognóstico mau, visto que leva ao desenvolvimento de pancreatite e à ocorrência de infecção retrógrada da árvore biliar, considerando que os *stents* frequentemente ficam ocluídos em poucos dias.[152,219]

A hidrocolerese pode ser usada para melhorar o fluxo biliar em gatos acometidos por meio da administração de ácido ursodesoxicólico e SAMe. O desidrocolato é outra opção. As biopsias cirúrgicas proporcionam melhores amostras intestinais, em comparação com as amostras obtidas por endoscopia, e têm a vantagem de possibilitar uma biopsia do jejuno e do íleo, além do duodeno e do estômago, amostra segura do pâncreas, aspirado de bile e coleta de biopsias do fígado de vários lobos hepáticos durante um curto intervalo de anestesia. A obtenção de amostras de vários lobos hepáticos é essencial, visto que o comprometimento diferencial de lobos hepáticos pode obscurecer o diagnóstico quando um tecido menos acometido constitui a única amostra avaliada.

A estratégia terapêutica é formulada após o exame do fígado e da bile à procura de sepse. O tratamento antibacteriano rigoroso é instituído quando há suspeita de infecção e baseia-se habitualmente no exame citológico inicial de tecido e bile, enquanto se aguardam os resultados das culturas de bactérias aeróbicas e anaeróbicas. Os tecidos hepáticos devem ser submetidos a avaliação histológica de rotina e novamente examinados à procura de agentes infecciosos se as culturas forem negativas. Quando corantes especiais não conseguem identificar microrganismos na SCCH supurativa, o tecido deve ser examinado à procura de microrganismos eubacterianos, usando amplificação por PCR ou hibridização *in situ* fluorescente (FISH; de *fluorescence in situ hybridization*). A avaliação preliminar de citologia de impressão frequentemente reduz a necessidade de estudos especiais na SCCH supurativa, visto que as bactérias são, em geral,

facilmente identificadas. Se for considerada a possibilidade de trematódeos, as fezes deverão ser examinadas no pré-operatório, e deverá ser coletada uma amostra de bile no intraoperatório para a detecção de ovos de trematódeos. A eliminação inconsistente de ovos por vezes complica o diagnóstico pré-operatório de trematódeos hepáticos por exame fecal. Entretanto, a detecção à US de focos hipoecoicos colecísticos pode aumentar o índice de suspeita de infecção por trematódeos.

O tratamento de gatos enfermos com SCCH supurativa ou não supurativa por vezes exige inicialmente a hospitalização dos animais para terapia com líquidos IV e dupla dose de manutenção de vitaminas hidrossolúveis suplementares, que são frequentemente administradas nos líquidos (ver Tabela 89.1). Pode ser necessária a alimentação forçada para proporcionar suporte nutricional adequado. Uma sonda de esofagotomia constitui o método preferido. É possível oferecer uma ração felina balanceada, juntamente com antibacterianos, de acordo com os agentes infecciosos suspeitos. Além disso, podem ser administrados ácido ursodesoxicólico e SAMe pelos seus efeitos hepatoprotetores coleréticos antifibróticos e imunomoduladores. No caso da SCCH não supurativa, em que não foi detectado nenhum agente infeccioso, podem ser administradas doses anti-inflamatórias de prednisolona e metronidazol.[32,38] A prednisona deve ser evitada, visto que não é altamente biodisponível em gatos. Os gatos com lesões ductopênicas apresentam lesão tecidual imunologicamente mediada grave, que exige terapia de combinação com prednisolona e metotrexato ou clorambucila.

Colangite supurativa. A colangite supurativa deve ser tratada com antibacterianos durante pelo menos 6 a 8 semanas, seguidas de reavaliação periódica (inicialmente, a cada 2 a 3 semanas) com avaliação física, hemograma completo, atividade das enzimas hepáticas e concentração de bilirrubina. Uma resposta positiva ao tratamento é indicada por melhora do peso corporal e estado do paciente; resolução da febre, da leucocitose e da icterícia; e tendência à redução da atividade das enzimas hepáticas. A reavaliação com biopsia hepática é desejável em alguns casos, quando a resposta ao tratamento é aparentemente lenta ou indefinida. A aspiração hepática ou biliar guiada por US é capaz de possibilitar a reavaliação não invasiva à procura de infecção persistente ou adquirida (citologia e culturas). Pode-se efetuar o aspirado do parênquima hepático para monitorar o desenvolvimento de lipidose hepática em pacientes com elevações persistentes das enzimas hepáticas e hiperbilirrubinemia. Os gatos que desenvolvem lipidose hepática devem receber suporte nutricional e metabólico intenso (descrito em outro local) e podem necessitar da suspensão da terapia com glicocorticoides.[34] Alguns gatos com SCCH não supurativa não toleram os glicocorticoides e desenvolvem vacuolização lipídica hepática ou diabetes.

Colangite não supurativa. Os gatos com colangite não supurativa devem ser tratados de modo profilático com antibacterianos para possíveis causas infecciosas até que os resultados de cultura, os títulos de anticorpos, a citologia dos esfregaços de impressão e a histopatologia possam excluir em conjunto a probabilidade de uma causa infecciosa. Os gatos com doença do grupo 1 (ver Boxe 89.6), cujos resultados de cultura e títulos negam a existência de agentes infecciosos, são tratados com prednisolona, inicialmente na dose de 2 a 4 mg/kg administrada por via oral (VO), a cada 24 h, e reduzida gradualmente, dependendo de uma resposta favorável (declínio das enzimas hepáticas, resolução da hiperbilirrubinemia) depois de 1 a 4 semanas. A administração crônica de agentes anti-inflamatórios e quimioterápicos é habitualmente necessária para gatos com doença do grupo 2 (ver Boxe 89.6). Como as concentrações hepáticas de GSH podem estar baixas em gatos com SCCH, prescreve-se rotineiramente o uso de antioxidantes na forma de (1) SAMe (200 mg/gato ou 40 mg/kg)[34] e (2) alfatocoferol (vitamina E; 10 UI/kg/dia), juntamente com uma fonte diária de vitaminas hidrossolúveis, visto que a deficiência de certas vitaminas B por vezes limita vias metabólicas importantes que facilitam a eficácia antioxidante e predispõem ao desenvolvimento de lipidose hepática (ver Tabela 89.1). A adequação da vitamina B_{12} deve ser verificada em todos os gatos com SCCH, visto que essa vitamina sofre circulação êntero-hepática e pode estar acentuadamente reduzida em gatos com doença intestinal por má absorção (p. ex., linfoma, DII grave) ou doença pancreática grave, ou naqueles submetidos a tratamento antimicrobiano oral crônico, e visto que ela aparentemente predispõe os gatos ao desenvolvimento de lipidose hepática. A deficiência de vitamina B_{12} por vezes acentua deficiências da glutationa e da L-carnitina, que podem complicar a recuperação da lipidose hepática. Em gatos com doença do grupo 2 (ver Boxe 89.6), a autora (SAC) utiliza o metotrexato na dose total de 0,4 mg, administrada em três doses fracionadas, a cada 8 h, por 1 dia, a intervalos semanais (p. ex., 0,13 mg por dose para três doses em um único dia). O ácido folínico (folato) é administrado concomitantemente, na dose de 0,25 mg/kg, para reduzir a probabilidade de hepatotoxicidade associada ao metotrexato. Outras medicações descritas anteriormente também são prescritas.[32,38] A maioria dos gatos também recebe metronidazol em baixa dose (7,5 mg/kg VO, a cada 12 h) de modo crônico pelo seu efeito imunomodulador, que é útil no tratamento da DII (tipicamente um problema coexistente), bem como pelo seu efeito protetor contra bactérias anaeróbicas e contra a formação de endotoxina entérica. A clorambucila pode ser usada alternativamente no lugar do metotrexato, e é administrada na dose como para o tratamento da DII ou do linfoma entérico de células pequenas (2 mg/gato, a cada 3 dias ou em dias alternados, depois de uma dose de ataque de 2 mg/dia durante 2 ou 3 dias). Notavelmente, pode haver necessidade de tratamento parenteral, visto que a existência de doença intestinal de má absorção grave é capaz de interferir nos tratamentos administrados por via oral. Cerca de 30% dos gatos com SCCH do grupo 2 tornam-se diabéticos.

Colangite-colângio-hepatite infecciosa em cães

A SCCH bacteriana é comparativamente incomum em cães e, com frequência, está associada a colecistite supurativa concomitante (ver discussão adiante) e distúrbios que causam obstrução biliar intermitente ou imunossupressão. As manifestações clínicas podem ser agudas (dentro de várias semanas) ou crônicas (meses) e incluem icterícia, anorexia, vômitos e pirexia. As manifestações clinicopatológicas consistem em leucograma inflamatório, com ou sem desvio para a esquerda, e neutrófilos tóxicos, monocitose e acentuada elevação das atividades das aminotransferases, FA e GGT séricas, hiperbilirrubinemia, hiperglobulinemia e, em alguns casos, hipercolesterolemia (refletindo colestase). Em geral, a US detecta o comprometimento da vesícula biliar; todavia, em casos que acometem apenas as estruturas biliares intra-hepáticas e o parênquima hepático, a US pode não detectar nenhuma anormalidade. Em muitos casos, esse diagnóstico é estabelecido pelos achados histopatológicos de hepatite não supurativa. Na prática da autora (SAC), 28 de 250 casos (11%) de doença dos ductos principais ou da vesícula biliar em cães estão associados à SCCH supurativa, com identificação positiva de bactérias na citologia ou cultura.[35] Considerando todos os cães com hepatite crônica confirmada por biopsia, a autora (SAC) observou frequência de SCCH supurativa de 3 a 5%, semelhante à frequência de aproximadamente 4% (4 de 95 cães) em um relato publicado.[172] Foi observada esplenite como lesão coexistente em alguns cães acometidos. A colecistite com cultura positiva, juntamente com SCCH supurativa, também está associada a anastomoses bilioentéricas (colecistoduodenostomia ou colecistojejunostomia).[150]

As recomendações de tratamento devem considerar se a obstrução biliar está associada à SCCH infecciosa. A colecistocentese, realizada na cirurgia ou por orientação da US, fornece amostras de bile para pesquisa citológica e cultura; amostras seriadas de bile e culturas podem orientar a seleção de agentes antimicrobianos se não for obtida uma resposta imediata ao tratamento. Tipicamente, são isoladas bactérias de amostras de bile, fígado ou tecido da vesícula biliar. Os distúrbios que comprometem o fluxo biliar (eliminação mecânica de bactérias na bile) devem receber tratamento eficaz; os cálculos biliares e a lama biliar devem ser removidos, e deve-se realizar a colecistectomia se for identificada colecistite ou dismotilidade da vesícula biliar. Os tratamentos com antioxidantes e coleréticos (conforme anteriormente discutido) são recomendados. A avaliação de distúrbios que induzem imunossupressão (neoplasia, diabetes, hiperadrenocorticismo) e promovem bacteriemia porta esplâncnica (corpos estranhos, neoplasia entérica focal ou difusa, DII) deve ser considerada, e esses distúrbios devem ser controlados ou eliminados.

Coledoquite, colecistite, colelitíase e oclusão dos ductos biliares extra-hepáticos

A inflamação séptica que acomete os ductos biliares extra-hepáticos (coledoquite), com ou sem comprometimento da vesícula biliar (colecistite), pode ocorrer em cães e gatos como entidades distintas.[75] Em caso de cronicidade, muitos desses pacientes desenvolvem ODBEH de modo insidioso ou sofrem ruptura da árvore biliar (peritonite biliar). A peritonite biliar é discutida posteriormente. A etiopatogenia da colecistite inclui distúrbios que causam grave distensão da vesícula biliar, como oclusão do ducto colédoco, dismotilidade da vesícula biliar, mucocele da vesícula biliar (MVB) ou neoplasia mural ocupando o lúmen da vesícula biliar. Outras causas incluem embolia da rede vascular (interrupção da artéria cística); bactérias transportadas por via hematogênica (septicemia, bacteriemia porta esplâncnica); cálculo biliar abrigando bactérias; ou invasão bacteriana ascendente do ducto colédoco.[32] A colecistite aguda pode ser produzida experimentalmente pela introdução de pepsina, enzimas pancreáticas proteolíticas ativadas, neutrófilos ou bactérias no ducto biliar.[87,211] Os gatos apresentam uma ampola comum, onde o ducto colédoco e o ducto pancreático se unem antes de entrar no esfíncter de Oddi. Embora a pressão média no ducto pancreático seja mais alta do que a do ducto colédoco, as pressões nos ductos biliar e pancreático variam amplamente, de modo que em algumas ocasiões a diferença de pressão normal é invertida, possibilitando, assim, a ocorrência de refluxo (p. ex., durante o reflexo do vômito). Por conseguinte, o refluxo espontâneo (refluxo biliopancreático) no esfíncter de Oddi por vezes atua como via de infecção em cada sistema orgânico. A colelitíase e a coledocolitíase podem estar associadas a colangite séptica e não séptica, colecistite e coledoquite e colecistite em cães e gatos.[124] Nos caninos, as raças de pequeno a médio porte de idade mais avançada e as fêmeas parecem ser mais comumente acometidas com cálculos biliares sintomáticos do que os machos. Os cálculos biliares podem indicar distúrbio subjacente causando estase do fluxo biliar (ODBEH, obstrução parcial dos ductos por fibrose, neoplasia), inflamação biliar, neoplasia ou infecção. Essas condições são capazes de causar irregularidade da mucosa, que pode atuar como nicho de cálculo ou alterar a composição da bile (aumento do colesterol, do cálcio ou dos pigmentos de bilirrubina), promovendo precipitação. Nos cães, o desenvolvimento de MVB representa uma forma singular de colelitíase, caracterizada pela formação de bile tenaz condensada carregada de muco, que aumenta de modo progressivo, preenchendo o lúmen da vesícula biliar e produzindo, finalmente, necrose isquêmica. A MVB também pode estar associada à ODBEH. Consulte *Mucocele da vesícula ou biliar ou biliar*, mais adiante. O início lento e insidioso de oclusão do ducto colédoco por cálculos biliares ou por neoplasia de crescimento lento ou distensão da vesícula biliar com MVB propicia o desenvolvimento de infecções do trato biliar. *E. coli* é o microrganismo isolado mais comumente encontrado (tecido biliar ou bile) em animais com colecistite. Todavia, os resultados de cultura bacteriana da bile vesicular e do fígado de cães com MVB são positivos apenas em um pequeno número de casos.[16] Isso pode refletir o tratamento sintomático pré-operatório com agentes antimicrobianos ou verdadeira ausência de infecção. As características histológicas em muitos cães com MVB associada a cultura positiva da bile não sugerem consistentemente a existência de inflamação ou infecção biliar intra-hepática primária. Por conseguinte, os resultados positivos de cultura podem refletir colonização bacteriana em consequência da estase biliar e da isquemia da vesícula biliar com translocação de microrganismos entéricos.

A colecistite crônica tem sido associada a *Salmonella* (cães) e *Pasteurella* (gatos), enquanto a colecistite aguda em cães tem sido associada a infecções por *Campylobacter* (possivelmente *Helicobacter*) (ver Capítulo 37). Embora ainda exista controvérsia, o papel patológico de *Helicobacter* está se expandindo em certas formas de doença da árvore biliar em seres humanos e modelos animais.[136] Na maioria dos casos, o diagnóstico baseia-se na detecção de DNA do *Helicobacter* por PCR, e continua havendo controvérsia com relação ao que isso representa: circulação êntero-hepática de DNA bacteriano na bile, colonização transitória ou colonização com patogenicidade.[136] Tendo em vista que certas condições, como infecção biliar, oclusão do ducto cístico, ODBEH e colecistite aguda, diminuem significativamente o pH da bile, é possível que *Helicobacter* spp. translocadas apareçam de maneira oportunista em pacientes com mais distúrbios hepatobiliares primários.

Nos seres humanos e em modelos animais experimentais, a crença geral é de que as bactérias podem desempenhar um importante papel na formação de cálculos biliares pigmentares, cálculos constituídos de pigmentos de bilirrubinato e carbonato de cálcio. As glicuronidases produzidas por certas Enterobacteriaceae têm a capacidade de desconjugar o diglicuronídio de bilirrubina, resultando em precipitação de cálculos biliares de bilirrubinato de cálcio.[224] Outras bactérias podem interagir com a bile por meio da produção de enzimas hidrolíticas, modificando ainda mais os pigmentos de bilirrubina para precipitação. Acredita-se que esse mecanismo seja perpetuado pela inflamação associada aos cálculos biliares (efeito de corpo estranho), concomitantemente à infecção bacteriana. A formação de cálculos biliares aumenta se houver proteínas de nucleação, como imunoglobulinas, ou restos (bactérias, muco ou células descamadas) que atuam como nicho para cálculos. A existência de bactérias dentro do nicho de alguns cálculos biliares confirma a atuação desses microrganismos na sua formação, e esses cálculos biliares têm o potencial de causar complicações infecciosas.[104]

Achados clínicos

As infecções que acometem os ductos biliares e a vesícula biliar provocam sinais clínicos compatíveis com inflamação sistêmica e podem levar à obstrução parcial ou total dos ductos biliares. Os sinais são febre, anorexia, vômitos, hipersensibilidade abdominal, hepatomegalia, icterícia e, quando há ODBEH, fezes acólicas e tendência hemorrágica. Os sinais clínicos podem ser persistentes, intermitentes ou episódicos. Os cálculos biliares podem causar desconforto pós-prandial, que se manifesta por dor abdominal vaga, alívio com mudanças de posição, andar de um lado para o outro, esconder-se ou ofegar excessivamente. Os seres humanos que apresentam desconforto pós-prandial associado à oclusão intermitente do ducto cístico ou do ducto colédoco no esfíncter de Oddi relatam dor, taquicardia e taquipneia. O paciente anda de um lado para o outro e muda de postura corporal até a ocorrência espontânea de refluxo ou passagem dos cálculos biliares, aliviando a pressão da vesícula biliar ou do ducto colédoco.

Diagnóstico

A colecistite está habitualmente associada a anormalidades clinicopatológicas típicas da ODBEH e da SCCH grave. A anemia arregenerativa pode refletir uma inflamação crônica. Uma anemia acentuadamente regenerativa é capaz de refletir a ocorrência de hemorragia entérica associada a ulceração gastroduodenal. A hemorragia entérica associada a úlcera manifesta-se habitualmente em animais com ODBEH crônica e reflete ectasia vascular gastroduodenal secundária a gastrenteropatia hipertensiva porta, que compromete a perfusão e o reparo da mucosa. O sangramento entérico também pode refletir enterite grave associada à DII coexistente. A hipertensão porta e a ascite por vezes refletem fibrose peribiliar e cirrose biliar, que são sequelas previsíveis da ODBEH completa crônica (mais de 6 semanas de duração). É comum observar leucocitose pronunciada, com desvio para a esquerda. As atividades das enzimas hepáticas, particularmente FA e GGT, estão acentuadamente elevadas (5 a 10 vezes os valores de referência). Pode haver desenvolvimento de colestase grave com hiperbilirrubinemia, alcançando mais de 20 vezes os valores de referência. Em geral, as concentrações séricas de colesterol aumentam 2 a 4 vezes em relação aos valores de referência na ODBEH completa. O prolongamento do tempo de coagulação reflete a depleção da vitamina K_1 em animais com fezes acólicas, ou desnutrição ou coagulação intravascular disseminada. A falta de captação entérica de vitamina B_{12}, refletindo DII grave ou doença intestinal infiltrativa, insuficiência pancreática ou administração crônica de agentes antibacterianos e de vitamina K_1 é aparentemente mais evidente e problemática nos gatos. Pode haver desenvolvimento de peritonite biliar séptica em consequência de ruptura da árvore biliar em animais com colecistite necrosante. A abdominocentese, que é capaz de fornecer líquido de coloração laranja ou verde-amarelado contendo cristais de bilirrubina ou partículas de bile com ou sem bactérias, pode indicar necessidade de lavagem abdominal e intervenção cirúrgica. A determinação da bilirrubina total no líquido abdominal e a comparação com as concentrações séricas totais de bilirrubina podem facilitar o reconhecimento de ruptura da árvore biliar; tipicamente, a efusão é 10 vezes maior do que a concentração sérica de bilirrubina. As radiografias de abdome por vezes revelam evidências de efusão abdominal e, em casos excepcionais, cálculos biliares mineralizados radiodensos (Figura 89.6). Embora muitos cálculos biliares sejam radiopacos, um subgrupo considerável de gatos apresenta cálculos biliares radiodensos, que podem ser identificados em radiografias de abdome.

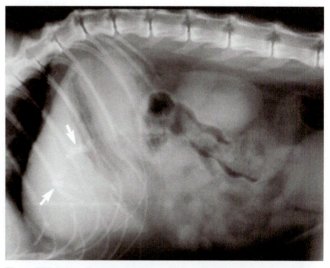

Figura 89.6 Radiografia mostrando coledocolitíase radiodensa dentro da árvore biliar intra-hepática (*setas*) em um gato adulto que, 2 anos antes, fora submetido a colecistotomia para a remoção de cálculos biliares. A colangite crônica, a infecção biliar e a lama biliar foram causas que contribuíram para a formação de cálculos biliares.

As imagens da US fornecem informações diagnósticas importantes, revelando alterações compatíveis com ODBEH apenas 72 h após o início. As alterações iniciais são espessamento e distensão das estruturas biliares, sinuosidade do ducto colédoco provocada pela obstrução e cálculos biliares, refletindo sombras acústicas na vesícula biliar ou no ducto colédoco (Figura 89.7).[164,236] Os cálculos biliares dentro do ducto colédoco ou do ducto cístico são observados com menos facilidade, devido à interferência do gás entérico adjacente. É preciso tomar cuidado para evitar a confusão de que a "lama biliar" ou "sedimento" da vesícula biliar seja patológico, visto que se trata de observação normal em pacientes não alimentados ou com anorexia. A mobilidade gravitacional de restos da vesícula biliar pode ser usada para avaliar a fluidez da bile. O sinal do *kiwi*, que indica mucocele da vesícula biliar em cães, é facilmente identificado (Figura 89.8). A aparência bi ou trilaminar da parede da vesícula biliar associada a um sinal heterogêneo ou de *kiwi* sugere que a MVB esteja associada a colecistite necrosante e indica a necessidade de colecistectomia de emergência, desvio biliar, reparo do ducto colédoco ou qualquer combinação dessas medidas (Figura 89.9). A avaliação por US pode revelar derrame pericolecístico e orientar a obtenção de uma amostra acurada por agulha para análise citológica e cultura.

A colecistocentese, que é utilizada para obter uma amostra diagnóstica de bile, pode ser útil quando a infecção da árvore biliar ou a colecistite são consideradas possíveis e planeja-se uma cirurgia iminente.[238,198] Esse procedimento não é bem aconselhado se houver suspeita de ODBEH, ou se as alterações na US indicam desvitalização da parede da vesícula biliar. Essas alterações de alarme devem incluir colecistite necrosante, parede trilaminar ou parede segmentar indetectável. Uma amostra de bile pode ser obtida com segurança guiada por US, usando-se a abordagem trans-hepática (i. e., a agulha penetra na parede corporal, em seguida no tecido hepático e, por fim, na vesícula biliar). A abordagem trans-hepática proporciona algum grau de compressão no local de punção da vesícula biliar, limitando extravasamento de bile (a vesícula biliar está localizada em uma fossa circundada por três lados pelo fígado e aderente ao fígado em parte dessa área). A amostra deve ser obtida com a intenção de remover a maior quantidade de bile líquida possível para tentar impedir qualquer vazamento subsequente. Deve-se obter também uma coleta de restos biliares depositados pela ação da gravidade. A amostra com orientação US é obtida com agulha espinal de calibre 22, tubo de extensão, válvula de três vias conectando o tubo a uma grande seringa, recipiente para a coleta de grande volume de bile e tubos estéreis, meios de cultura ou meios de transporte para a coleta de amostras para cultura e citologia. A agulha deve entrar na vesícula biliar em ângulo oblíquo ou, idealmente, por via trans-hepática para reduzir o vazamento de bile após o aspirado. A vesícula biliar é penetrada com rápida introdução da agulha, em lugar de pressão lenta, visto que esta última técnica pode induzir uma resposta vasovagal capaz de levar à ocorrência de bradicardia, hipotensão e assistolia patológicas. O vazamento de bile após a aspiração é minimizado com

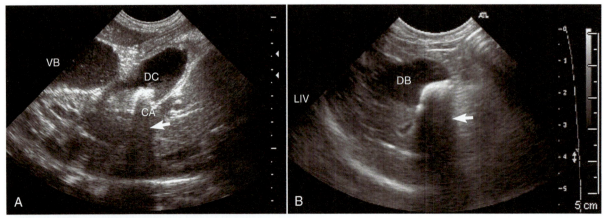

Figura 89.7 A. Imagem ultrassonográfica mostrando um cálculo biliar mineralizado com sombra acústica (*seta*) em um gato com SCCH supurativa (*DC*, ducto colédoco distendido; *VB*, vesícula biliar; *CA*, cálculo). **B.** Imagem ultrassonográfica mostrando cálculos biliares mineralizados com sombra acústica (*seta*) em um gato com SCCH supurativa séptica; observa-se um ducto biliar (*DB*) intra-hepático distendido à esquerda da sombra acústica. Os cálculos podem ter levado à inflamação séptica, ou a sua formação pode ter ocorrido após a infecção. Foi realizada colecistectomia, com remoção dos cálculos biliares dos ductos e tratamento antimicrobiano crônico, que resultou em recuperação completa.

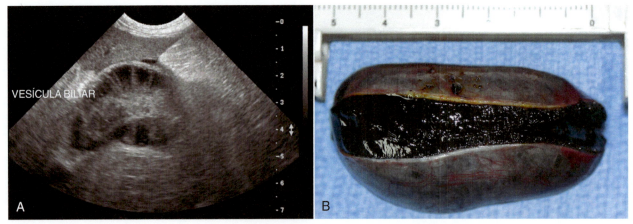

Figura 89.8 A. Imagem ultrassonográfica mostrando o sinal em *kiwi*, compatível com a existência de mucocele biliar. A mucocele biliar é composta de muco viscoso espesso e restos biliares retidos em uma vesícula biliar disfuncional. Esse fenômeno pode levar à colecistite necrosante complicada por infecção. **B.** Aspecto macroscópico de mucocele biliar após remoção cirúrgica, mostrando os restos espessados. (B, Cortesia de Mary Mahaffey, Oconee Veterinary Imaging and Diagnostics, Watkinsville, GA.)

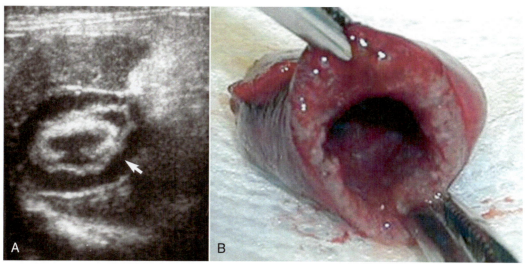

Figura 89.9 A. Imagem ultrassonográfica da vesícula biliar de um cão com colecistite séptica necrosante. Observe a aparência laminar da parede vesicular (*seta*), compatível com edema e necrose tecidual, que foram evidentes em corte histológico. **B.** Aspecto macroscópico do interior da vesícula biliar após colecistectomia.

o uso de uma grande seringa e aspiração de todo o volume de bile. Durante a laparotomia exploradora ou laparoscopia, a punção da vesícula biliar para a coleta de bile é realizada diretamente (sem abordagem trans-hepática), neste caso também com a intenção de retirar a bile líquida da vesícula biliar para reduzir o vazamento de bile após o procedimento. A avaliação US da árvore biliar 12 a 48 h após a obtenção de amostra trans-hepática percutânea é aconselhada para monitorar o vazamento de bile focal, particularmente se for constatada sepse biliar na avaliação citológica do líquido coletado.

Tratamento

O tratamento da colecistite séptica inclui a administração prolongada de agentes antibacterianos eficazes contra as bactérias aeróbicas e/ou anaeróbicas envolvidas. A seleção dos antibacterianos é importante para obter uma boa concentração sistêmica. A laparotomia é necessária para confirmar o diagnóstico, identificar os fatores etiológicos e realizar uma colecistectomia ou desvio biliar, ou ambos (p. ex., descompressão biliar, estabelecimento de uma via alternativa de drenagem biliar, colecistoenterostomia, coledocoenterostomia). A necessidade de colecistectomia é determinada durante a cirurgia, e o procedimento é recomendado até mesmo quando uma pequena parte da parede vesicular aparece desvitalizada, ou se houver suspeita de neoplasia acometendo a vesícula biliar. A colelitíase que acomete a vesícula biliar é mais bem tratada com colecistectomia. Recomenda-se a laparotomia de emergência se houver suspeita de ruptura biliar ou peritonite biliar séptica. O tratamento da peritonite biliar é discutido mais adiante. A hidrocolerese (ursodesoxicolato ou desidrocolato e SAMe, em associação a agentes antibacterianos apropriados) é realizada a longo prazo para diminuir a estase biliar, após alívio da obstrução biliar.

Colecistite enfisematosa

A colecistite enfisematosa, condição incomum que pode ser potencialmente fatal, é encontrada com mais frequência em cães que apresentam diabetes melito ou distúrbios imunossupressores subjacentes.[27,98,142,143] A obstrução do ducto cístico é o fator precipitante mais comumente reconhecido para a colecistite enfisematosa. A isquemia da parede vesicular em consequência de distensão tensa da vesícula biliar potencializa um ambiente propício para a invasão de bactérias produtoras de gás. As bactérias infecciosas proliferam dentro da parede vesicular e disseminam-se para tecidos adjacentes ou microvascularização compartilhada. As bactérias mais comuns

isoladas de seres humanos e de cães com colecistite enfisematosa incluem *Clostridium* spp., *E. coli, Klebsiella pneumoniae* e *P. aeruginosa*. Sem ressecção cirúrgica, existe alto risco de ruptura da vesícula biliar e dispersão dos microrganismos infecciosos na cavidade abdominal. Isso leva à peritonite séptica, que algumas vezes está associada ao pneumoperitônio (Figura 89.10). Se isso ocorrer, será possível demonstrar a ocorrência de microrganismos formadores de esporos no derrame peritoneal (Figura 89.11). Todavia, a autora (SAC) tratou dois cães com colecistite enfisematosa cujos proprietários recusaram a realização de uma intervenção cirúrgica e nos quais o tratamento clínico levou à resolução da doença.

Achados clínicos

Os sinais clínicos de colecistite enfisematosa são hipersensibilidade abdominal, febre, icterícia, anorexia e vômitos. É comum a ocorrência de leucocitose neutrofílica com desvio para a esquerda e alterações tóxicas; hiperbilirrubinemia; aumento da atividade da FA, GGT, ALT e AST no soro; e azotemia pré-renal. A ruptura da vesícula biliar pode ser seguida de pneumoperitônio. Em alguns casos, é possível identificar gás dentro do lúmen ou da parede da vesícula biliar em radio-

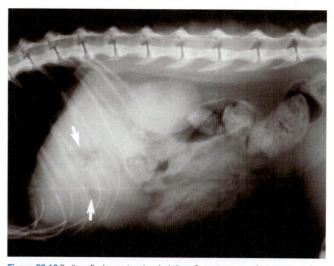

Figura 89.10 Radiografia demonstrando colecistite enfisematosa com gás dentro da vesícula biliar e ductos extra-hepáticos de um cão com diabetes melito (as *setas* apontam para o gás na vesícula biliar e ducto extra-hepático).

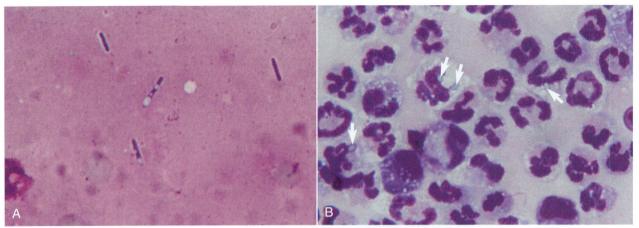

Figura 89.11 A. *Clostridium* spp. esporulando na efusão abdominal. **B.** Esporos livres (*setas*) em um cão com abscesso hepático enfisematoso, pneumoperitônio e peritonite séptica (Wright-Giemsa, 680×). As imagens citológicas são do mesmo cão em que foram obtidas as imagens apresentadas nas Figuras 89.2 B; 89.3 e 89.4 C.

grafias de abdome. As características radiográficas iniciais podem consistir apenas em infiltrados pouco definidos de gás na parede da vesícula biliar. Com o passar do tempo, o gás pode preencher o lúmen da vesícula biliar e envolver progressivamente os tecidos pericolecísticos; entretanto, não é sensível o suficiente para a detecção radiográfica. A US é capaz de revelar pequenas quantidades de gás na parede vesicular na forma de estrias lineares ecogênicas. Infelizmente, a US pode não diferenciar claramente o gás localizado na parede vesicular ou que se estende dentro dos tecidos adjacentes.[124] Embora a US seja uma modalidade de imagem mais sensível para esse distúrbio, a existência de gás pode obscurecer a visualização da vesícula biliar (sombra acústica), levando à conclusão errônea de que sofreu colapso ou carece de parede espessa. A incapacidade de visualizar a vesícula biliar de um paciente com suspeita de colecistite deve aumentar a suspeita de gás obscurecendo o órgão. Além da colecistite enfisematosa, as condições que podem comprometer a avaliação da vesícula biliar por US incluem parede vesicular mineralizada (i. e., vesícula biliar de porcelana ou "calcário"), vesícula biliar contraída preenchida com cálculos biliares mineralizados e íleo paralítico duodenal. Entretanto, pode-se obter uma visualização através do intestino repleto de gás pelo posicionamento intercostal da sonda de US ou exame com o paciente na posição ortostática. A existência de gás no lúmen na vesícula biliar é frequentemente acompanhada de ar em outros locais da árvore biliar (ductos hepáticos e ductos biliares intra-hepáticos). A ocorrência de gás dentro da árvore biliar também é observada em pacientes com *stents* biliares retidos ou com anastomoses bilioentéricas (p. ex., colecistoduodenostomia, colecistojejunostomia).

Tratamento

O melhor tratamento para a colecistite enfisematosa consiste em colecistectomia combinada com administração prolongada de agentes antibacterianos eficazes contra anaeróbios e aeróbios formadores de gás e bactérias implicadas em cultura. Mesmo assim, o prognóstico pode ser grave. Com frequência, há necessidade de tratamento clínico e cirúrgico.

Mucocele biliar ou da vesícula biliar

A expansão da vesícula biliar com conglomerado viscoelástico de bile negro-esverdeada carregada de muco, cuja aparência na US lembra uma fruta *kiwi*, é a causa mais comum de colecistite necrosante no cão (ver Figura 89.8). Esse distúrbio está associado à hiperplasia cística mucosa da parede vesicular e, quando crônico e grave, pode causar ODBEH intermitente ou completa. A MVB por vezes associa-se a alterações hepatobiliares, que refletem obstrução da árvore biliar

e inflamação da zona 1. A maioria dos cães apresenta hepatopatia vacuolar difusa ou multifocal. As síndromes mórbidas associadas a hiperlipidemia (hiperlipidemia idiopática, diabetes melito, hipotireoidismo, exposição a glicocorticoides ou hormônios sexuais em excesso [espontânea, iatrogênica], síndrome nefrótica, pancreatite, alimentação com dieta rica em gordura e pancreatite) e dismotilidade da vesícula biliar são condições predisponentes. Entre os cães de raça pura, destacam-se pelo seu número o Pastor de Shetland e o Schnauzer miniatura com hiperlipidemia. A mutação em um gene (ABCB4), que está envolvido no transporte de fosfatidilcolina está associada à formação de MVB em cães.[155] É possível efetuar a triagem genética. A mucocele biliar aumenta progressivamente, resultando em necrose isquêmica da parede vesicular. Pode não haver sinais clínicos, mesmo quando a mucocele biliar encontra-se em seu estágio final de maturação.

O tratamento costuma envolver colecistectomia e é mais bem instituído antes de o cão apresentar manifestações clínicas de inflamação da vesícula biliar ou ODBEH. Muitos cães tiveram esse distúrbio identificado acidentalmente durante a US de abdome realizada por outros motivos clínicos ou durante um exame de imagem de vigilância (p. ex., indivíduos com hiperlipidemia ou cães idosos predispostos, como o Pastor de Shetland) e tiveram a mucocele biliar assintomática removida por colecistectomia profilática. Os cães que apresentam sinais clínicos agudos devem ser agendados para cirurgia de emergência para colecistectomia. É importante dispensar atenção peroperatória para evitar a indução de crise vasovagal desencadeada pela manipulação da vesícula biliar (conforme descrito no item *Tratamento*, em *Peritonite biliar*, mais adiante, bem como da discussão anterior da colecistocentese). A correção exige a eliminação do estímulo vagal (alívio da pressão ou da manipulação da árvore biliar) e a administração de atropina se não houver retorno espontâneo do ritmo cardíaco normal. Durante a cirurgia, aconselha-se a realização de biopsia da vesícula biliar e do fígado (distante da vesícula biliar) para triagem de síndromes hepáticas antecedentes ou coexistentes (p. ex., hepatopatia vacuolar, lesões nefroinflamatórias associadas à árvore biliar, como SCCH supurativa). As amostras coletadas em biopsias hepáticas realizadas em estreita proximidade da vesícula biliar são confundidas pela coleta de amostras de estruturas glandulares peribiliares. Em cães com atividade aumentada das enzimas hepáticas, devem ser efetuadas culturas de amostras de bile, vesícula biliar e fígado. Das 100 mucoceles biliares tratadas na clínica da autora (SAC), 25% apresentaram resultados positivos na cultura de bactérias aeróbicas. Os cães em que se realiza a detecção casual de MVB devem ser avaliados para síndromes clínicas antecedentes. Devem-se administrar antibacterianos antes da intervenção cirúrgica e por 2 semanas no pós-operatório, até a obtenção dos resultados de cultura e interpretação das amostras de biopsia. O tratamento antimicrobiano é individualizado, com base nos resultados de cultura e sensibilidade, esfregaços de impressão citológica de restos e tecidos biliares e histopatologia das amostras de biopsia. A hidrocolerese é iniciada no pós-operatório e continuada por vários meses ou de modo permanente. Em pacientes com hiperlipidemia persistente, recomenda-se dieta pobre em gordura (menos de 2 g de gordura/100 kcal). Outros agentes anti-hiperlipidêmicos recomendados empiricamente incluem quitina, niacina, genfibrozila, estatinas e óleos marinhos. Não existe nenhum consenso geral de opinião acerca dos tratamentos que funcionam ou que induzem efeitos colaterais indesejáveis.

Peritonite biliar

A peritonite biliar é uma complicação grave da infecção, inflamação, isquemia ou traumatismo da árvore biliar. A toxicidade da bile nos tecidos e o choque hipovolêmico associado ao acúmulo de líquido na cavidade peritoneal são responsáveis pela maioria dos sinais clínicos. Pode haver também acúmulo de efusão pleural de composição semelhante.[12] Por vezes ocorre o desenvolvimento espontâneo de contaminação bacteriana da ascite biliar por translocação entérica local, que é a causa habitual de morte.[28,32,168] As alterações de permeabilidade induzidas pela bile na parede intestinal promovem a passagem da flora entérica para a efusão peritoneal. Foi demonstrada a invasão espontânea por microrganismos anaeróbicos (*Clostridium* spp.) de ascite biliar criada experimentalmente em cães.

Achados clínicos

Os animais com peritonite biliar apresentam habitualmente história de anorexia, vômitos, hipersensibilidade e distensão abdominais, febre e letargia. A maioria dos pacientes apresenta icterícia franca. Entretanto, alguns animais com peritonite biliar asséptica podem estar relativamente livres de sinais clínicos, devido a aderências do omento que produzem loculação da bile extravasada. Os animais com peritonite séptica por vezes desenvolvem peritonite enfisematosa após o crescimento de bactérias produtoras de gás; essa condição pode evoluir, causando abdome tenso e timpânico (ver Figura 89.3).

Diagnóstico

Tipicamente, as anormalidades hematológicas incluem leucocitose com desvio para a esquerda e leucócitos de aparência tóxica. Alguns pacientes exibem desvio para a esquerda degenerativo, representando a ocorrência de sepse sistêmica e migração peritoneal de leucócitos. Entretanto, alguns pacientes com infecção abdominal encapsulada não apresentam nenhuma anormalidade hematológica. As anormalidades bioquímicas tipicamente refletem a doença subjacente, acometendo estruturas biliares. Os achados típicos incluem aumento da atividade sérica das enzimas hepáticas e hiperbilirrubinemia moderada a grave. Verifica-se o desenvolvimento de hipercolesterolemia quando a ODBEH precede a ruptura da árvore biliar. A hipoalbuminemia progressiva reflete o sequestro de derrame abdominal rico em proteína. A azotemia pré-renal reflete contração de volume sistêmico e redução da perfusão renal, podendo indicar endotoxemia. A hipovolemia prolongada ou a hipertensão podem provocar insuficiência renal aguda.

As anormalidades na radiografia de abdome incluem perda difusa do detalhe visceral. É essencial proceder a uma cuidadosa avaliação à procura de gás abdominal livre ou gás dentro das estruturas biliares, visto que a sua existência sugere uma infecção bacteriana anaeróbica. A colangiografia ou a colecintilografia raramente estão indicadas. Nem sempre a colangiografia delineia o local de ruptura da vesícula biliar, devido à competição entre os agentes iodados e a bilirrubina, bem como à redução do fluxo dentro da árvore biliar. A colecintilo-

grafia que utiliza um análogo iminodiacético pode proporcionar um método não invasivo de documentar o local de extravasamento da bile; entretanto, esse método também não é prático, visto que só pode ser realizado em centros selecionados e não fornece uma indicação confiável do local anatômico do extravasamento biliar.[131]

A abdominocentese revela a existência de derrame laranja-amarelado ou dourado. O exame citológico revela habitualmente um derrame modificado ou exsudativo com numerosos neutrófilos, macrófagos, eritrócitos e quantidade variável de cristais de bilirrubina (Figura 89.12). Em alguns animais com ruptura da vesícula biliar ou de ductos biliares extra-hepáticos, os cristais de bilirrubina não são identificados na efusão e, em seu lugar, observa-se um material fibrilar amorfo azul-acinzentado (mucina) com a coloração de Wright-Giemsa. Pode-se efetuar a coloração com ácido periódico Schiff para confirmar a natureza glicoproteica do material amorfo.[173] Como a exposição do epitélio biliar ao LPS constitui um fator passível de induzir aumento da secreção de mucina, é preciso efetuar a cultura dessas efusões. Espera-se uma coloração amarelada da efusão no animal com icterícia, de modo que a cor da efusão por si só não possa ser usada como evidência definitiva de peritonite biliar. A ocorrência de "cristais" biliares e a concentração muito elevada de bilirrubina líquida em relação ao soro são úteis para confirmar o diagnóstico. A existência de bactérias é confirmada pela coloração de Wright-Giemsa ou pelo novo azul de metileno. Em seguida, a coloração de Gram irá elucidar a morfologia bacteriana e a ocorrência de anaeróbios esporulados, o que pode facilitar enormemente a escolha inicial do agente antimicrobiano. Devem-se obter culturas aeróbicas e anaeróbicas de amostras de derrame abdominal quando há suspeita de peritonite biliar, independentemente da observação ou não de bactérias. O tratamento com agentes antimicrobianos está indicado quando esse diagnóstico é considerado provável, juntamente com cirurgia abdominal exploradora.

Tratamento

A lavagem abdominal e a intervenção cirúrgica estão indicadas quando há suspeita de peritonite biliar. A ocorrência de sepse torna a situação urgente. Antes da anestesia geral e laparotomia, o paciente deve receber cuidados de suporte para garantir a hidratação adequada, corrigir a pressão oncótica deficiente e repor a vitamina K_1; tratamento com hemoderivados para corrigir a tendência hemorrágica aguda e agentes antimicrobianos intravenosos dirigidos contra aeróbios e anaeróbios entéricos derivados de translocação GI (ver Tabelas 89.2 e 89.3). Continua havendo controvérsias sobre a necessidade de efetuar rotineiramente a lavagem colônica com antimicrobianos não absorvíveis. Nos seres humanos, evidências experimentais e clínicas sugerem que esse procedimento é capaz de reduzir a translocação bacteriana entérica que predispõe esses pacientes a endotoxemia e septicemia. A neomicina, administrada na dose de 22 mg/kg como enema de retenção (alto), pode ser usada a cada 8 h; ver *Tratamento geral das infecções hepatobiliares*, adiante, para outras intervenções destinadas a reduzir a translocação entérica. Na cirurgia, a inspeção visual revela habitualmente o local de ruptura biliar e fornece informações essenciais para a abordagem cirúrgica apropriada. Se a vesícula biliar tiver aparência inflamada ou desvitalizada, será necessário proceder a uma colecistectomia. Se houver lesão de parte do ducto colédoco, poderá ser necessária a realização de desvio biliar, como colecistoduodenostomia ou colecistojejunostomia. Em caso de lesão do ducto cístico, a colecistectomia e a coledocoenterostomia podem ser necessárias. A retenção temporária de um tubo T não é aconselhada nesses pacientes, visto que esse tratamento paliativo apresenta complicações associadas a infecções. É essencial realizar uma inspeção cuidadosa e sistemática da árvore biliar, com avaliação de sua desobstrução e da fluidez da bile. É preciso remover os cálculos biliares ou lesões expansivas, bem como a bile espessada

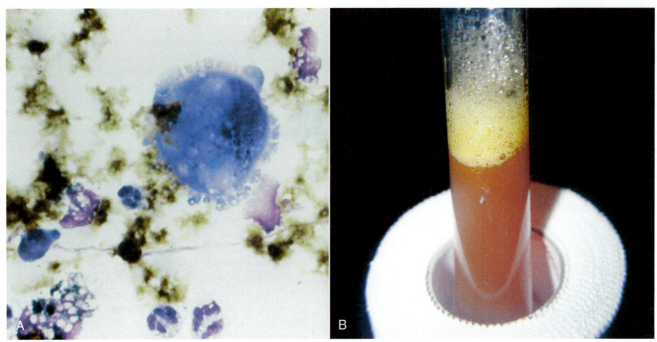

Figura 89.12 A. Fotomicrografia mostrando as características citológicas e o aspecto macroscópico de uma efusão abdominal observada em um cão com peritonite biliar séptica. Foi constatada a existência de neutrófilos, macrófagos, eritrócitos, grandes bactérias gram-positivas intracitoplasmáticas, em forma de bastonete, e cristais de bilirrubina dourados. Uma grande célula mesotelial ativada é circundada por neutrófilos degenerativos, macrófagos e pigmento biliar livre (Wright-Giemsa, 680×). **B.** Aspecto macroscópico da efusão.

ou mucocele biliar. Durante manipulações cirúrgicas, é preciso ter cuidado para evitar uma crise vasovagal desencadeada pela pressão iatrogênica exercida sobre as principais estruturas biliares. A crise vasovagal caracteriza-se por hipotensão, bradicardia e assistolia, e a sua correção exige a eliminação do estímulo vagal (alívio da pressão ou manipulação da árvore biliar) e administração de atropina. Pode ser observada uma resposta semelhante durante a colecistocentese, quando se efetua a penetração lenta da vesícula biliar antes da punção com agulha.

A sepse peritoneal pode ser aparente na laparotomia pela descoberta de odor fétido quando o abdome é aberto. Antes do fechamento do abdome, recomenda-se a lavagem peritoneal com soro fisiológico estéril em todos os casos de peritonite biliar, para diminuir a peritonite química e remover mecanicamente as bactérias. Antibacterianos apropriados devem ser mantidos por 4 a 6 semanas no pós-operatório (ver Tabela 89.4). Pode ser necessário repetir a administração de hemoderivados para corrigir a tendência hemorrágica, ou coloides sintéticos para manter a pressão oncótica do plasma durante a cirurgia e no período pós-operatório imediato, devido à perda acentuada de líquidos e proteínas plasmáticas na cavidade abdominal. É importante considerar o fato de que os coloides sintéticos podem aumentar a tendência hemorrágica (disfunção plaquetária, redução dos fatores da coagulação ativos). Quando a cirurgia é adiada, deve-se efetuar lavagem abdominal asséptica para ajudar a eliminar a bile (que provoca peritonite química) e os microrganismos infecciosos.

Tratamento geral das infecções hepatobiliares

Cuidados de suporte

Líquidos, eletrólitos, suporte oncótico e tratamento com hemoderivados

O tratamento inicial do animal com infecções hepatobiliares consiste em terapia com líquidos para obter e manter a hidratação adequada e na correção das anormalidades eletrolíticas. São administrados líquidos cristaloides poli-iônicos para corrigir os déficits da desidratação, repor as perdas atuais e suprir as necessidades de manutenção. Pode ser utilizado um coloide comercialmente disponível para restabelecer a pressão coloidosmótica; todavia, o seu uso pode promover tendências hemorrágicas em virtude dos efeitos sobre a agregação plaquetária. A autora deste capítulo (SAC) prefere utilizar o hetamido em lugar de dextrana-70 em pacientes veterinários com doença hepática, em virtude das menores complicações associadas a tendências hemorrágicas com o hetamido. A terapia com hemoderivados pode ser essencial durante os primeiros dias de tratamento de pacientes com ODBEH crônica ou com colestase parenquimatosa difusa grave, bem como no intraoperatório de pacientes submetidos a intervenção cirúrgica para peritonite biliar e colecistectomia. Quando presente, a hipoglicemia melhora com líquidos suplementados com concentração de 2,5 a 5,0% de glicose, se necessário. Se houver hipoalbuminemia, insuficiência hepática, ascite ou tendência à retenção de sódio, será preciso concentrar a atenção para minimizar a carga de sódio (utilizar soluções com menor teor de sódio, ou preparar uma solução mista combinando glicose a 5,0% em água, misturada com líquido poli-iônico balanceado 1:1 v/v). A suplementação criteriosa com cloreto de potássio (deve-se utilizar a escala móvel convencional para a administração de potássio) é importante, assim como o monitoramento do fosfato sérico e a administração de fosfato de potássio, se o nível sérico de fosfato for inferior a 2,0 mg/dℓ (utilizando a infusão com velocidade constante, administrar 0,02 a 0,06 mmol/kg/h). É importante efetuar o rigoroso monitoramento para assegurar a repleção adequada de potássio e de fosfato, visto que concentrações subnormais de eletrólitos podem provocar graves complicações metabólicas e fisiológicas no paciente com doença hepática. Os baixos níveis de potássio por vezes promovem hiperamonemia, anorexia, fraqueza, íleo paralítico entérico e hipostenúria, que podem agravar a perda de eletrólitos. A hipofosfatemia é capaz de levar ao desenvolvimento de encefalopatia metabólica, anorexia, vômitos, diarreia, fraqueza, ataxia, hemólise, rabdomiólise, tendência hemorrágica (disfunção plaquetária) e hemólise. É importante efetuar o cuidadoso monitoramento sequencial dos eletrólitos para evitar a suplementação excessiva de qualquer eletrólito. O potássio nunca deve ser administrado por via IV em velocidade superior a 0,5 mEq/h.

Tendências hemorrágicas

A vitamina K_1 deve ser administrada por injeção subcutânea a pacientes com icterícia, seja ela causada por ODBEH ou por colestase difusa crônica, e independentemente dos testes de coagulação ou de qualquer evidência de hemorragia espontânea. A suplementação de vitamina K tem relevância particular para pacientes com sangramento franco ou prolongamento do tempo de coagulação (ver Tabela 89.4). A avaliação da coagulação inclui o completo exame físico à procura de tendência hemorrágica, incluindo inspeção cuidadosa da retina, cavidade bucal, prepúcio e pênis ou mucosa vulvar, bem como superfícies cutâneas de inspeção mais fácil; exame retal (inspeção à procura de melena ou hematoquezia); testes de coagulação realizados em laboratório (tempo de protrombina e tempo de tromboplastina parcial ativado ou tempo coagulação PIVKA (proteínas invocadas pelo antagonismo da vitamina K); e tempo de sangramento da mucosa bucal. Infelizmente, a avaliação rotineira dos testes de coagulação é relativamente insensível para a identificação de tendências hemorrágicas clinicamente relevantes. Os testes de maior sensibilidade para a detecção das tendências hemorrágicas são o tempo de coagulação PIVKA (teste de trombo) e o tempo de sangramento da mucosa bucal (a ocorrência de mais de 5 min de sangramento neste último teste é anormal).[40,41] O aumento do tempo de coagulação PIVKA parece ocorrer rapidamente nos distúrbios hepáticos colestáticos tratados com antimicrobianos orais a longo prazo, possivelmente devido a influências sinérgicas, incluindo supressão da síntese microbiana entérica de vitamina K, comprometimento da captação de vitamina entérica (em consequência da falta de bile alimentar suficiente) e comprometimento da regeneração hepática de vitamina K ativa. Os gatos parecem correr risco aumentado.[39] A utilidade clínica de métodos mais recentes de avaliação da coagulação, incluindo tromboelastografia e função plaquetária utilizando dispositivo PFA-100, não foi adequadamente caracterizada em pacientes clínicos; o uso do PFA-100 é complicado quando existe anemia.

O fato de que a tendência hemorrágica pode se manifestar apenas durante procedimentos invasivos (cirurgia, biopsia com agulha e cateterismo) é problemático para o planejamento terapêutico estratégico. O tratamento para o sangramento clínico exige plasma fresco congelado e administração de vasopressina sintética (desmopressina, DDAVP ou genérico; 1 a 5 μg/kg, por via intravenosa [IV] ou subcutânea [SC]) 30 min antes de lesão tecidual (tratamento imediato). Se for utilizado sangue total, o sangue fresco, em lugar do sangue armazenado, é habitualmente melhor para pacientes com comprometimento da função hepática, devido à possibilidade de que a trombocitopenia ou a trombopatia adquirida contribuam para a tendência hemorrágica, e visto que pode ocorrer acúmulo de amônia nos hemoderivados armazenados. O tratamento prévio de um doador de sangue com DDAVP por vezes aumenta a concentração do fator de von Willebrand e o fator VIII no produto coletado, o que pode ajudar no controle da hemorragia. Embora se tenha observado que a DDAVP reduza a hemorragia patológica em seres humanos e animais de companhia com doença hepática grave, o mecanismo ainda não está bem definido e é claramente mais complexo do que a simples elaboração do fator de von Willebrand a partir do endotélio vascular e aumento do fator VIII.[117,123,149]

Suporte nutricional

O suporte nutricional de pacientes com infecções hepatobiliares requer uma dieta específica para a espécie, adequada em termos nutricionais e na quantidade de calorias. Esses animais não devem receber inicialmente uma dieta com restrição proteica, a não ser que existam sinais francos de encefalopatia hepática ou hiperamonemia (cristalúria de biurato da amônia). É importante evitar o balanço nitrogenado negativo no paciente com sepse, pois isso ajuda a reduzir o catabolismo tecidual, fornece nitrogênio para a regeneração e o reparo dos tecidos e protege os gatos contra o desenvolvimento de lipidose hepática. A anorexia é controlada, sempre que possível, com formas entéricas de alimentação (p. ex., nasogástrica apenas para alimentação a curto prazo, esofágica para alimentação a longo prazo) ou gastrostomia (com complicações mais frequentes do que a alimentação por esofagostomia). O uso de estimulantes do apetite (p. ex., benzodiazepínicos, cipro-heptadina, mirtazapina) não pode ser aprovado, devido ao efeito inconsistente no suprimento de aporte energético adequado e convencimento no tratamento. Além disso, na insuficiência hepática, os benzodiazepínicos estão contraindicados. Deve-se considerar também o raro desenvolvimento de insuficiência hepática fulminante com o uso de benzodiazepínicos.[36]

Embora se tenha verificado que a alimentação enteral aumenta a PBID em cães com ODBEH, a rápida correção da oclusão da árvore biliar nesses pacientes evita essa complicação.[48,49] Em pacientes com oclusão biliar não passível de correção (p. ex., gatos com ductopenia intra-hepática causada por SCCH de grupo 2; ver Boxe 89.6), o tratamento antimicrobiano crônico pode ajudar a proteger contra complicações associadas à PBID. O uso isolado de ursodesoxicolato não elimina a tendência à proliferação bacteriana, embora existam algumas evidências experimentais de que esse fármaco possa aumentar a fagocitose pelas células de Kupffer.[80] A influência fisiológica do ácido ursodesoxicólico sobre a assimilação de nutrientes não está bem estabelecida, em comparação com os ácidos biliares primários "naturais", os ácidos taurocólico ou glicocólico e tauroquenodesoxicólico ou glicoquenodesoxicólico; ele exerce efetivamente alguma influência sobre o estado nutricional e o metabolismo dos lipídios em seres humanos com fibrose cística (obstrução dos dúctulos biliares intra-hepáticos) que ainda não estão bem esclarecidos.[137] Os pacientes com pancreatite aguda podem necessitar de alimentação jejunal enteral (p. ex., tubo de jejunostomia ponderado) ou suporte nutricional temporário com nutrição parenteral total (NPT). O uso de nutrição parenteral parcial ou de NPT pode ser necessário quando os vômitos persistem, apesar do uso de antieméticos (p. ex., metoclopramida [0,2 a 0,4 mg/kg, por via SC ou intramuscular, a cada 8 h, ou infusão IV com velocidade constante de 0,01 a 0,02 mg/kg/h] ou ondansetrona [0,1 a 1,0 mg/kg a cada 12 a 24 h] ou maropitant [0,5 a 1,0 mg/kg SC a cada 24 h, durante 5 dias], com redução da dose se o paciente apresentar hipoproteinemia ou icterícia). Embora a nutrição parenteral parcial possa ser administrada através de um cateter de linha longa introduzido perifericamente, seu uso limita-se a um intervalo de tratamento de 5 a 7 dias. Todavia, esse tratamento pode limitar significativamente o grau de catabolismo da massa corporal magra durante o tratamento inicial. No entanto, depois da primeira semana, recomenda-se a transição para o método de alimentação enteral. As desvantagens da NPT incluem a colocação de um cateter central, o seu elevado custo, a exigência de monitoramento rigoroso e estrita adesão à manipulação asséptica dos acessos para líquidos e portas de cateteres, aumento do risco de hemorragia iatrogênica e septicemia e possível ocorrência de atrofia entérica, o que aumenta o risco de translocação microbiana transmural. Outras formas de suporte nutricional são mais práticas e estão associadas a menos efeitos iatrogênicos adversos. Se for utilizada a NPT, deverá ser fornecida alimentação enteral de baixo nível concomitante para preservar a integridade da mucosa entérica.

O aporte entérico deve alcançar pelo menos 60 kcal/kg/dia de peso corporal ideal nos gatos. O aporte calórico em cães deve, no mínimo, preencher os valores para a necessidade de energia em condições basais ($99 \times$ peso corporal $[kg]^{0,67}$ ou $70 \times$ peso corporal $[kg]^{0,75}$ [para cães com menos de 2 ou mais de 16 kg] e $30 \times$ peso corporal [kg] + 70 [para cães com peso entre 2 e 16 kg]). Em geral, recomenda-se acrescentar uma constante como fator de doença, que estima as necessidades de energia acima das necessidades energéticas de repouso. Esse fator foi empiricamente projetado (1,2 a 1,6 vez as necessidades energéticas de repouso para a existência de doença), porém não foi validado.

Vitaminas, antioxidantes e nutrientes essenciais para a condição

As vitaminas hidrossolúveis devem ser fornecidas em dose convencional dupla diariamente, esteja o paciente se alimentando ou não, visto que elas são necessárias para o metabolismo intermediário (ver Tabela 89.4). Conforme discutido anteriormente, a vitamina K_1 é recomendada para todos os pacientes com icterícia não hemolítica; a vitamina K_1 (fitonadiona), 0,5 a 1,5 mg/kg administrada por via SC a cada 12 h para três doses, deve ser administrada idealmente antes de procedimentos invasivos. Deve ser administrada por via parenteral sempre que houver comprometimento do fluxo biliar. É importante evitar a injeção intravenosa, devido à ocorrência rara de reações anafilactoides. Os antioxidantes também podem ser benéficos. Recomenda-se a vitamina E (10 UI/kg, VO) em virtude de sua influência protetora como elemento de terminação da cadeia oxidativa nas membranas e devido a seus efeitos anti-inflamatórios por meio da proteinoquinase C. Os doadores de tiol são recomendados, devido ao papel essencial da GSH como antioxidante sistêmico e hepatocelular. Para pacientes em estado crítico a suplementação com tiol é inicialmente fornecida por via intravenosa, utilizando-se *N*-acetilcisteína (140 mg/kg IV; diluir a solução 10% 1:1 em soro fisiológico e administrar através de um filtro de 0,2 mm com dosagem subsequente de 70 mg/kg IV a cada 6 h); a duração do tratamento é empiricamente determinada, com base na condição do paciente. Entretanto, a administração de SAMe constitui o método preferido de suplementação terapêutica de tiol. O uso SAMe é importante na manutenção de três vias metabólicas essenciais: a via da transulfuração, que produz cisteína para a síntese de GSH e sulfatos utilizados em reações de conjugação de destoxificação, e taurina (apenas em cães) usada para conjugação de ácidos biliares; reações de transmetilação, essenciais no metabolismo intermediário (p. ex., biotransformação de fármacos, hormônios, receptores celulares, síntese de ácidos nucleicos, proteínas, L-carnitina, fosfatidilcolina [componente de membrana principal] e creatina [armazenamento de energia muscular]); e via da poliamina (que regula o crescimento celular).

A SAMe é limitada na lesão hepática grave por infrarregulação da enzima que é importante na sua transformação a partir da metionina. A transição da *N*-acetilcisteína para SAMe deve ser feita tão logo o paciente esteja hidratado adequadamente e possa aceitar medicações orais. A SAMe de revestimento entérico é administrada com estômago vazio, na dose de 20 mg/kg VO, 1 vez/dia; utiliza-se dose mais alta (até 40 mg/kg) para colerese.[37] A determinação das concentrações hepáticas de GSH em cães e gatos com doenças hepáticas necroinflamatórias e colestáticas espontâneas confirmou um alto risco para a GSH hepática baixa.[42] Como a GSH é o principal tiol antioxidante no fígado e é compartilhada pela circulação sistêmica e outros órgãos, a ocorrência de baixa concentração hepática de GSH tem considerável importância biológica.

Foi constatado que a suplementação com L-carnitina facilita a regeneração hepatocelular em determinados tipos de hepatotoxicidade em modelos experimentais; nessa capacidade, a maior facilitação da oxidação de ácidos graxos pode auxiliar na recuperação e reparo celulares.[43] Não foram conduzidos estudos comparáveis em cães e gatos, embora a L-carnitina tenha um benefício clínico aparente em gatos que se recuperam da síndrome de lipidose hepática

(L-carnitina grau clínico, 250 a 500 mg/gato/dia VO) e tenha demonstrado aumentar a utilização metabólica de ácidos graxos para energia em gatos sadios que apresentam perda de peso.[37,39]

Agentes antibacterianos

Os agentes antibacterianos para infecções hepatobiliares devem exibir atividade relevante contra microrganismos entéricos comumente cultivados de tecido hepático e da bile (ver Tabelas 89.2, 89.3 e 89.4).* A cultura e o antibiograma dos microrganismos envolvidos continuam sendo a melhor medida para a seleção correta dos antibacterianos e para reduzir o risco de emergências de microrganismos resistentes. A avaliação citológica de amostras de tecido e bile é capaz de contribuir de modo significativo para a identificação dos agentes infecciosos, visto que os resultados de cultura podem não ser conclusivos, em consequência de tratamento antibacteriano prévio ou de fatores mecânicos que interferem no crescimento *in vitro*. Quando se utiliza um procedimento simples de coloração de Wright-Giemsa, os microrganismos infecciosos, cuja observação é difícil em amostras histológicas preparadas rotineiramente, podem ser prontamente aparentes. A morfologia das bactérias, juntamente com as características da coloração de Gram, fornecem informações para a seleção inicial dos fármacos (ver Tabelas 89.2 e 89.3).†

Embora a seleção de um antimicrobiano com boa penetração na bile pareça ser lógica (Tabela 89.5),[195,224] a atividade sistêmica alcançada pode ser mais importante, de modo que o fármaco possa alcançar adequadamente as paredes da vesícula biliar e dos ductos biliares, o parênquima hepático, a cavidade peritoneal, a efusão abdominal e a ferida cirúrgica. De fato, a excreção biliar satisfatória e clinicamente eficaz de muitos agentes antibacterianos é obtida no sistema biliar desobstruído.[216,217] Os antibacterianos com concentrações séricas satisfatórias, porém com concentrações biliares precárias, têm eficácia comprovada no tratamento da sepse biliar, evitando tanto a dispersão sistêmica quanto a infecção de feridas cirúrgicas, enquanto os antibacterianos que alcançam níveis séricos relativos mais baixos, mas com níveis biliares satisfatórios, nem sempre proporcionam proteção comparável.[122] Quando há colestase, até mesmo os fármacos que normalmente exibem boa penetração biliar podem não alcançar concentrações eficazes na bile; além disso, a concentração inibitória mínima de um agente antibacteriano para determinado microrganismo pode ser muitas vezes mais alta na bile do que no soro. É importante notar que a atividade antimicrobiana do fármaco selecionado deve ser eficaz contra os microrganismos mais frequentemente encontrados nas infecções da árvore biliar (ver Boxe 89.1). Embora a profilaxia antibacteriana provavelmente não evite a invasão bacteriana quando há estase biliar, os agentes antibacterianos com eficácia contra infecções sistêmicas são essenciais antes de manipulações cirúrgicas em que não é possível evitar a ocorrência de bacteriemia, traumatismo local e infecção.[216] Os antibacterianos administrados durante a ODBEH não alcançam níveis terapêuticos na bile, devido à interrupção do fluxo biliar; entretanto, a obtenção de concentração plasmática terapêutica crítica de um antimicrobiano eficaz antes de manipulações cirúrgicas protege contra a septicemia e a endotoxemia.[245] Para erradicar com sucesso a infecção da árvore biliar quando há ODBEH, o fluxo biliar deve ser restabelecido por meio de medidas descompressivas, visto que isso ajuda a remover os microrganismos infecciosos por colerese de rebote, coincidindo com a liberação aumentada de antimicrobiano no compartimento biliar. Os pacientes imunocomprometidos e aqueles com doença difusa que não pode ser corrigida, envolvendo a árvore biliar intra-hepática (p. ex., gatos com SCCH do grupo 2, animais com neoplasia invasiva; Boxe 89.6), correm cronicamente risco de infecções hepatobiliares.

---

*Referências 4, 5, 14, 67, 195, 196, 213, 214.
†Referências 4, 5, 14, 38, 67, 195, 196.

Se não houver dados de cultura e antibiograma disponíveis, ou de características morfológicas dos microrganismos suspeitos, o tratamento antimicrobiano deverá proporcionar cobertura contra microrganismos oportunistas entéricos aeróbicos e anaeróbicos. Para alcançar essa meta, é necessário o uso de uma associação de fármacos. Com base em uma revisão de mais de 1.500 registros de casos na população de pacientes da autora (SAC) com doença hepatobiliar confirmada por biopsia, a associação de penicilina resistente à betalactamase, quinolona fluorada e metronidazol, administrada por infusão IV, melhorou a sobrevida de pacientes exigindo tratamentos cirúrgicos e/ou clínicos. Utiliza-se uma penicilina resistente à betalactamase para alcançar os microrganismos gram-positivos. A quinolona fluorada (p. ex., enrofloxacino, marbofloxacino) é dirigida contra microrganismos gram-negativos aeróbicos. Em animais com disfunção hepática acentuada, é preciso ajustar a dose ou o intervalo entre as doses (ver Tabelas 89.4 e 89.5). De modo alternativo, se forem selecionados aminoglicosídios, eles só deverão ser administrados após a correção do estado de hidratação e azotemia pré-renal do paciente. A nefrotoxicidade dos aminoglicosídios deve ser monitorada pelo exame do sedimento urinário à procura de cilindros granulosos, diariamente, com

suspensão do tratamento se aparecerem. O monitoramento da GGT urinária foi sugerido como alternativa, porém não tem sido rigorosamente aplicado em pacientes clínicos. O metronidazol é usado contra microrganismos anaeróbicos, e a dose é ajustada quando há colestase e disfunção hepática grave (ver Tabela 89.5).

Os agentes antibacterianos que exigem ativação hepatobiliar extensa, biotransformação ou excreção, ou aqueles que têm sido associados a efeitos adversos no sistema hepatobiliar são considerados como tratamento de primeira escolha "precário" quando há comprometimento da função hepática. Esses fármacos incluem hetacilina, tetraciclina, doxiciclina, lincomicina, eritromicina, sulfonamidas, trimetoprima-sulfonamida e cloranfenicol. A icterícia grave é uma razão para evitar o uso de antibacterianos que são excretados predominantemente na bile e que sofrem circulação êntero-hepática. Os exemplos incluem cloranfenicol, eritromicina, doxiciclina, rifampicina, clindamicina e nafcilina. Além disso, a nafcilina está contraindicada em virtude de sua toxicidade renal em cães quando usada no intraoperatório. O uso desses fármacos quando ocorre redução da função hepática, em particular icterícia manifesta, exige habitualmente a redução das doses convencionais em até 50% (ver Tabela 89.5).[4,14] Alguns

Tabela 89.5	Influência da doença hepática na disposição de antimicrobianos selecionados em seres humanos com doença e insuficiência hepáticas graves.[4,5,14,71]				
Antibacterianos	**Ligação às proteínas**	**Bile: concentração sérica**	**Depuração plasmática**	**Volume de distribuição**	**Meia-vida**
Aminoglicosídios					
Amicacina	Mínima	0,3	ND	↑200%	Nenhuma alteração
Gentamicina	< 30%	0,3 a 0,6	ND	Nenhuma alteração	↑85%
Aminopenicilinas					
Ampicilina	15 a 28%	1,0 a 30	Nenhuma alteração	↑46 a 200%	↑30 a 45%
Ampicilina (sulbactam)	15 a 18% (38%)	1,0 a 30	Nenhuma alteração	ND	ND
Amoxicilina	17 a 20%	0,5 a 1,0	ND	ND	ND
Amoxicilina (clavulanato)	17 a 20% (22 a 30%)	0,5 a 1,0	ND	ND	ND
Penicilina de espectro ampliado					
Ticarcilina[a]	45 a 65%	5 a 20	ND	ND	ND
Carbenicilina[a]	29 a 60%	10 a 60	ND	ND	↑90%
Carbapenéns					
Imipeném	15 a 25%	0,1	ND	ND	ND
Meropeném	2%	0,1 a 3,0	ND	ND	ND
CEFALOSPORINAS					
Cefazolina (primeira geração)	73 a 87%	0,3 a 3,0	ND	ND	ND
Cefoxitina (segunda geração)	65 a 79%	2,8	ND	ND	ND
Cefoperazona (terceira geração)	82 a 93%	ND	↓0 a 40%	↑150%	↑200%
Cefotaxima (terceira geração)	30 a 51%	0,2 a 0,8	↓30 a 40%	ND	Aumentada
OUTROS					
Cloranfenicol	~60%	0,2 a 1,0	↓65 a 70%	↓20%	↑130 a 150%
Clindamicina	~90%	2,5 a 3,0	↓25 a 60%	↓40%	↑15 a 40%
Tetraciclina	80%	2 a 32	↓50%	↓40%	↑200%
Doxiciclina	82%	2 a 32	ND	ND	ND
Eritromicina	73 a 96%	Alta	↓30%	↑50%	↑60 a 65%
Azitromicina	7 a 51%	70	Nenhuma alteração	Nenhuma alteração	↑15%
Metronidazol	5 a 20%	1,0	↓66%	↑40%	↑56%
Norfloxacino	10 a 15%	1,2 a 10	Nenhuma alteração	ND	↑40 a 150%
Ciprofloxacino	16 a 43%	28 a 45	↓70%	↓20%	↑170%
Vancomicina	30 a 60%	0,5	↓70%	Nenhuma alteração	↑130%

ND, Não estão disponíveis dados de estudos para seres humanos ou animais com doença hepática, disfunção ou colestase.
[a]Diminuição da ligação às proteínas com aumento da dose, de modo que existe maior quantidade de fármaco livre.

fármacos também podem alterar de modo significativo o metabolismo hepático ou a excreção biliar de outros medicamentos (p. ex., supressão dos citocromo p450 pelo cloranfenicol, supressão da bomba biliar de P-glicoproteína pela eritromicina). Recomenda-se consultar uma referência farmacêutica abrangente antes de ajustar as doses de fármacos.[5,196] É melhor evitar as tetraciclinas, como classe, a não ser que exista indicação de tratamento específico (p. ex., riquetsioses, eliminação da leptospirose), em virtude de sua influência inibitória sobre a saída dos triglicerídios do hepatócito (promovem o acúmulo hepático de lipídios em todas as espécies estudadas), e visto que as tetraciclinas induziram experimentalmente encefalopatia hepática em cães com derivações portossistêmicas e, raramente, necrose hepática.[3,71,79] Quando as circunstâncias justificam o uso de fármacos *contraindicados*, deve-se consultar a Tabela 89.5. Essas recomendações devem ter sido deduzidas de múltiplas referências pertinentes a seres humanos e, algumas vezes, a cães, tendo em vista a falta de informações sobre animais. Infelizmente, não existe nenhum marcador endógeno para mudanças na depuração hepática que possa orientar a dosagem de fármacos. A Tabela 89.6 descreve vários mecanismos fisiopatológicos e seus efeitos sobre a concentração de fármacos. O ajuste da dose dos antimicrobianos deve levar em consideração se o fármaco apresenta (1) efeito bactericida dependente da concentração (p. ex., quinolonas, aminoglicosídios), (2) efeitos bactericidas dependentes do tempo e efeitos mínimos ou não persistentes (p. ex., penicilinas, cefalosporinas) ou (3) efeitos bactericidas dependente do tempo e persistentes moderados a prolongados (p. ex., azitromicina, eritromicina, trimetoprima-sulfonamida; ver Capítulo 30).

Recomenda-se o tratamento profilático com a associação de antimicrobianos para a obstrução biliar e a existência ou suspeita de infecção bacteriana, tanto antes quanto durante a cirurgia. Tendo em vista que essa abordagem diminui a possibilidade de cultivar os microrganismos envolvidos a partir de amostras cirúrgicas, o aspirado hepático-biliar pré-operatório e a obtenção de impressões de bile e tecido para exame citológico (incluindo coloração de Gram) tornam-se imprescindíveis. A administração de antibacterianos é necessária até a eliminação da obstrução da árvore biliar e colestase,

ou pode ser necessária como componente do tratamento clínico crônico (p. ex., anastomoses bilioentéricas complicadas por colangite séptica-coledoquite recorrentes). O melhor protocolo antimicrobiano crônico a longo prazo para animais com anastomose bilioentérica não está comprovado; com frequência, recomenda-se a trimetoprima-sulfonamida para seres humanos.[245]

A translocação entérica de bactérias é reduzida pela administração prolongada de agentes antibacterianos que suprimem a flora intestinal aeróbica. Nos seres humanos, a administração oral de aminoglicosídios (neomicina, gentamicina), polimixina B, tobramicina, quinolonas, vancomicina, metronidazol e rifaximina (um antibacteriano não sistêmico à base de rifamicina) tem sido usada com esse propósito em pacientes que apresentam diversos distúrbios hepáticos.[13] Esse efeito não foi estudado em pacientes veterinários. Além de modular a população microbiana intestinal e reduzir a translocação bacteriana, esse tratamento antimicrobiano também pode diminuir a formação de produtos bacterianos que contribuem para a síndrome da encefalopatia hepática. A neomicina e o metronidazol têm sido utilizados com esse propósito em cães e gatos.

Probióticos e carboidratos não digeríveis

O tratamento de interferência microbiana constitui uma abordagem não antibacteriana alternativa para modular a flora entérica e a translocação bacteriana. Foi adaptado como terapia adjuvante em medicina humana, devido ao aparecimento crescente de microrganismos resistentes aos fármacos antibacterianos. Essa abordagem consiste em manter ou restaurar a flora saudável por meio da introdução de microrganismos não patogênicos vivos, com o propósito de *estabilizar* ou equilibrar a flora intestinal, colocando em desvantagem os microrganismos oportunistas patogênicos. Determinados probióticos reduzem a proliferação bacteriana intestinal, melhoram as defesas imunológicas locais do hospedeiro, aumentam a função fagocitária dos neutrófilos entéricos e esplâncnicos, inibem a virulência entérica de microrganismos oportunistas e reduzem a translocação entérica de bactérias.

As bactérias contidas em probióticos considerados benéficos para o hospedeiro incluem bifidobactérias, eubactérias e lactobacilos. Quando associadas a um carboidrato fermentado, essas bactérias são consideradas como *probióticos hepáticos*. Vários estudos clínicos realizados em seres humanos com bactérias probióticas (*Lactobacillus* spp. e *Bifidobacterium* spp. no iogurte probiótico) fornecem evidências de sua eficácia na melhora da encefalopatia hepática de baixo grau. Alguns estudos demonstram melhora dos parâmetros clinicopatológicos quando se administram probióticos a pacientes acometidos.[11,141,148,179] Os lactobacilos, considerados como integrantes da microecologia entérica normal, têm sido objeto de maior pesquisa. Esses microrganismos demonstraram exercer efeitos sobre a flora entérica local, a resposta imune e o metabolismo do hospedeiro. A aderência dos lactobacilos a receptores dos enterócitos pode induzir a expressão de genes que codificam variantes de mucinas intestinais, as quais inibem a aderência de patógenos entéricos (p. ex., *E. coli*).[143] Além disso, potencializam o efeito dos antimicrobianos por meio da produção de bacteriocina e produtos metabólicos finais. Entretanto, o uso de lactobacilos para esses efeitos é complicado pelo fato de que diferentes cepas apresentam efeitos biológicos muito diferentes. Embora o uso de probióticos para reduzir a translocação de microrganismos gram-negativos oportunistas e entéricos anaeróbicos esteja ganhando maior aceitação, existe ainda o risco potencial de transformação dos microrganismos probióticos em invasores hepáticos ou sistêmicos oportunistas.[183,199]

Evidências experimentais e informações limitadas em seres humanos com doença hepática sugerem que determinados probióticos podem ter efeitos profiláticos e terapêuticos sobre a encefalopatia hepática e a predisposição de pacientes com insuficiência hepática aguda ou necrose à endotoxemia ou sepse.[11,179] Há também evidências

Tabela 89.6	Efeitos dos mecanismos das doenças hepáticas sobre a concentração dos fármacos.
Mecanismo	**Efeito sobre a concentração do fármaco**
Alta extração hepática	Diminui a biodisponibilidade em indivíduos sadios
Aumento da ligação do fármaco às proteínas	Limita a disponibilidade de fármaco livre para dispersão e interação com os receptores
Ascite ou edema	Aumenta o volume e a distribuição dos fármacos com alta ligação às proteínas
Nível elevado de bilirrubina	Interfere na concentração de glicuronídio de alguns fármacos
Derivação portossistêmica	Aumenta as concentrações séricas de fármacos extraídos na primeira passagem pelo fígado
Obstrução biliar	Limita a distribuição dos fármacos na árvore biliar
Hipertensão porta (edema da parede intestinal, redução do esvaziamento gástrico e do trânsito entérico)	Diminui a biodisponibilidade do fármaco

de que podem modular de modo benéfico a inflamação entérica coexistente com a doença hepática hipertensiva porta, atenuar as citocinas pró-inflamatórias associadas a endotoxemia e translocação bacteriana e reduzir a concentração circulante de endotoxina.[90] Os carboidratos não digeríveis (p. ex., lactulose, lactiol, iogurte) que atuam como substratos energéticos fermentáveis microbianos são comumente utilizados para melhorar os sinais clínicos da encefalopatia hepática. Quanto ao mecanismo envolvido, essas substâncias estimulam a fixação bacteriana de nitrogênio, acidificam o lúmen colônico, modulam a atividade da protease da mucosa e microbiana e a flora entérica e produzem um efeito catártico (em virtude da produção de solutos osmóticos) útil para controlar a PBID e eliminar as toxinas entéricas e a amônia que contribuem para a encefalopatia hepática. Além disso, podem melhorar a endotoxemia pela modificação do ecossistema microbiano entérico, reduzindo o tamanho do reservatório de bactérias entéricas, ou por meio de um efeito antiendotóxico direto.[52,140,200] A lactulose é o protótipo dos carboidratos não digeríveis.[60] A administração de lactulose por via oral ou retal foi proposta como meio alternativo de modular a flora intestinal para reduzir a sepse pós-operatória. As bactérias probióticas, utilizadas como forma adjuvante com um carboidrato pouco digerido pelo hospedeiro mamífero, *provavelmente* exercem efeitos adjuvantes.[52] O aumento da lesão oxidativa intestinal e a translocação bacteriana observados em ratos com hipertensão porta pré-hepática e ODBEH são usados como modelo de pesquisa para a avaliação de intervenções terapêuticas. Esse modelo foi utilizado para investigar o efeito de atenuar a lesão intestinal oxidativa na doença hepática crônica, associada a uma redução do trânsito entérico e PBID em seres humanos com cirrose.[44,175] Foi constatado que diversos antioxidantes, incluindo vitamina C, vitamina E e alopurinol (50 mg/kg, 2 vezes/semana), bem como glutamina oral (1 g/kg/dia), reduzem a translocação bacteriana entérica.[46,201,202] A glutamina promove o metabolismo e o tamanho celular dos enterócitos e é algumas vezes considerada como nutrição microentérica. Foi sugerido que a administração combinada de um probiótico e um coquetel de antioxidantes possa reduzir a translocação bacteriana entérica em consequência de redução (1) na população de Enterobacteriaceae e enterococos (intestino), (2) na lesão oxidativa do intestino, e (3) na translocação de endotoxina.

As cepas e bactérias probióticas são consideradas seguras como adjuvantes alimentares pela Food and Drug Administration. Entretanto, é difícil planejar e conduzir estudos de segurança para demonstrar a baixa probabilidade de translocação de bactérias probióticas. Utilizando estudos realizados em modelos animais (roedores) para determinar a segurança, determina-se um nível sem qualquer efeito adverso observado, e a ingestão diária aceitável é extrapolada para os seres humanos. Os cálculos sugerem que até 10^{14} unidades formadoras de colônias por dia de lactobacilos e bifidobactérias são aceitáveis para consumo humano, bem além da ingestão típica de 10^9 a 10^{11} unidades formadoras de colônias encontradas em produtos probióticos.[90] Embora a translocação entérica de probióticos ocorra ocasionalmente em seres humanos sadios, é raro observar efeitos prejudiciais.[90] Os seres humanos imunocomprometidos parecem ter menor tolerância à translocação de probióticos oportunistas, nos quais a bacteriemia e a endocardite por cepas de lactobacilos têm sido mais comuns. As comorbidades em pacientes de alto risco têm incluído diabetes melito, tratamento antimicrobiano crônico, transplante de órgãos e formação de abscessos (por outros microrganismos). Para uma discussão mais detalhada dos probióticos nas doenças GI, ver o Capítulo 88.

Cirurgia

A laparotomia pode ser necessária para aliviar a fonte de sepse hepatobiliar. A intervenção cirúrgica torna-se obrigatória quando não é possível tratar de maneira eficaz os abscessos hepatobiliares por meio de drenagem guiada por US e tratamento antimicrobiano, bem como quando há peritonite séptica, peritonite biliar ou ODBEH. O aspirado ou a biopsia hepática ou de bile constituem o único método definitivo para confirmar um processo infeccioso com biopsia do fígado e/ou das estruturas biliares envolvidas. Na cirurgia, as vísceras abdominais devem ser inspecionadas à procura de um processo patológico primário. Os linfonodos mesentéricos e hepáticos devem ser observados, e, se estiverem aumentados, devem-se coletar amostras de biopsia para avaliação histológica e cultura. Essas amostras têm importância particular se ainda houver incerteza quanto ao diagnóstico primário por ocasião da cirurgia. Devem-se obter amostras de fígado de vários locais (diferentes lobos hepáticos) para assegurar a existência de doença hepática comórbida precedente, ou para verificar se as lesões hepáticas estão restritas ao tecido adjacente ao processo patológico manifesto. Quando lobos inteiros do fígado parecem estar acometidos em um abscesso ou aparecem necróticos, devem ser ressecados. As áreas infartadas ou desvitalizadas devem ser manipuladas ao mínimo antes da ressecção e apenas após a administração intravenosa de antibacterianos de amplo espectro. Deve-se efetuar a ligadura do efluxo venoso desse tecido o mais cedo possível na ressecção para evitar a dispersão sistêmica de substâncias nocivas (p. ex., endotoxina, produtos bacterianos, LPS e microrganismos infecciosos). O trato biliar deve ser avaliado quanto à sua desobstrução por meio de compressão suave da vesícula biliar, a fim de determinar a fluidez e o fluxo biliares. A vesícula biliar e os ductos biliares principais devem ser cuidadosamente palpados à procura de cálculos biliares, massas intraluminais ou murais e lama biliar. Se for detectada qualquer anormalidade, deve-se efetuar a colecistotomia ou colestectomia, deve-se obter a biopsia da vesícula biliar ou ducto biliar, e quaisquer anormalidades devem ser inspecionadas e removidas. A mucocele biliar exige ressecção da vesícula biliar e remoção da bile viscosa dos ductos cístico e biliares principais. Os ductos biliares extra-hepáticos devem ser irrigados com soro fisiológico estéril, utilizando um cateter macio para remover cálculos biliares e lama biliar, tendo-se o cuidado de evitar a contaminação peritoneal. Em alguns casos, pode ser necessária a remoção mecânica da lama biliar com pinças ou cureta. A colecistectomia será necessária se houver desvitalização da vesícula biliar ou suspeita de neoplasia. É preciso verificar a desobstrução do esfíncter de Oddi. Se a desobstrução não estiver bem definida, poderá ser necessário proceder a uma enterotomia para possibilitar a canulação retrógrada do ducto colédoco com cateter macio.

Amostras de tecido e de bile devem ser usadas para preparações citológicas e também cultivadas para bactérias aeróbicas e anaeróbicas. É preciso dispensar atenção estrita para os métodos de manipulação e transporte de amostras para culturas bacterianas anaeróbicas (ver Capítulos 29 e 39). A coloração de Gram das impressões de tecidos e bile orienta na seleção do tratamento antibacteriano inicial (ver Tabelas 89.2 e 89.3). Os esfregaços citológicos possibilitam a caracterização morfológica dos agentes infecciosos e o reconhecimento precoce de neoplasia. A bile para cultura e citologia deve ser coletada com agulha fina, conforme descrito na discussão sobre a colecistocentese. Se houver suspeita de colecistite ou colangite, a biopsia e a cultura de parte da parede vesicular e do fígado, respectivamente, melhoram a capacidade de identificar um agente infeccioso. A cultura de amostra da parede vesicular pode ser mais específica para a colecistite séptica. Os cálculos biliares devem ser cultivados, e a sua cor e textura devem ser registradas para ajudar a entender a sua patogenia, e devem ser examinados especificamente.

A avaliação citológica serve como importante indicador de controle de qualidade do transporte das bactérias e procedimentos de cultura e influência da administração prévia de agentes antimicrobianos. Quando são identificados microrganismos em amostras citológicas preparadas a partir de amostras de biopsia, porém ainda não há crescimento, os fatores implicados incluem tratamento antimicrobiano precedente ou transporte ou método de cultura inadequados. Se houver possibilidade de infecção por trematódeos, o sobrenadante biliar e os restos depositados por gravidade devem ser examinados citologicamente à procura de ovos de trematódeos. O tecido hepático deve ser sempre submetido a avaliação histológica de rotina, com solicitação especial para coloração específica para microrganismos infecciosos suspeitos.

Hidrocolerese

A resolução da estase biliar ajuda na eliminação da infecção biliar e reduz o potencial de formação de cálculos biliares. Após estabelecer a desobstrução do trato biliar, a hidrocolerese pode melhorar o fluxo biliar em pacientes com resolução da ODBEH, colelitíase, bile espessada e síndrome de MVB. A hidrocolerese facilita a remoção mecânica dos microrganismos infecciosos envolvidos na colangite séptica

difusa. O ácido ursodesoxicólico (ver Tabela 89.4) é utilizado como agente terapêutico a longo prazo para pacientes com lesão hepática colestática crônica, história de colelitíase difusa ou propensão à lama biliar. O ácido desidrocólico exerce efeito colerético mais poderoso (comprovado em cães; 50 mg/kg VO) do que o ácido ursodesoxicólico administrado na mesma dose.[248] A colerese eficaz exige hidratação adequada para uma resposta hidrocolerética ótima. Além de ser benéfico na colerese, o ácido ursodesoxicólico também proporciona vários benefícios úteis para reduzir a gravidade da inflamação e a consequente fibrose nos distúrbios colestáticos crônicos e hepáticos necroinflamatórios. Apresenta efeitos imunomoduladores e citoprotetores para os hepatócitos e o epitélio biliar; influência colerética; e efeitos antiendotóxicos, antioxidantes e antifibróticos. Além disso, e de maneira importante, o ácido ursodesoxicólico atenua o acúmulo de ácidos biliares citolíticos para a membrana na bile, no tecido hepático e no plasma.

Capítulo 90
Infecções Genituinárias

Jeanne A. Barsanti

As infecções bacterianas do sistema urogenital estão entre as infecções encontradas com maior frequência na clínica de pequenos animais. As infecções do trato urinário e genitais podem ocorrer separada ou concomitantemente. Elas variam quanto à sua gravidade, desde casos assintomáticos até infecções que comportam risco à vida. *Escherichia coli* constitui o agente mais comumente associado a essas infecções. As infecções por outros tipos de microrganismos, particularmente fungos, ocorrem muito mais raramente que aquelas causadas por bactérias.

Flora residente

A vagina, o vestíbulo da vagina, o prepúcio e a parte distal da uretra apresentam flora residente. A flora bucal e a flora anal de filhotes de cães recém-nascidos correlacionam-se à flora do leite, da vagina e da cavidade bucal da mãe. A flora de filhotes de diferentes cadelas varia de acordo com a mãe.[273] Normalmente, não são encontradas bactérias nas vias urinárias superiores, na bexiga, na parte proximal da uretra ou na glândula.[23,170] As bactérias tampouco ocorrem normalmente no útero, exceto durante o proestro e o estro.[71,93,406]

A importância clínica da flora é dupla: em primeiro lugar, precisa ser considerada quando se interpretam os resultados das culturas de urina, sêmen e secreções prepucial e vulvar; em segundo lugar, acredita-se que a flora normal represente importante fator na defesa do hospedeiro contra microrganismos patogênicos. A flora residente compete com bactérias patogênicas pelos nutrientes e pode interferir na aderência de bactérias patogênicas a receptores do epitélio vaginal. Os lactobacilos isolados da vagina das cadelas demonstraram ter atividade antimicrobiana contra *Proteus mirabilis*, *Staphylococcus aureus* e *Escherichia coli*.[91]

Cães

Em machos clinicamente sadios, as bactérias comensais cultivadas da parte distal da uretra e do prepúcio incluem microrganismos gram-positivos e gram-negativos (Boxes 90.1 e 90.2).[22] Os microplasmas são encontrados na parte distal da uretra e no prepúcio e também foram isolados da próstata canina. Quando são obtidas amostras do prepúcio, recupera-se habitualmente mais de um microrganismo; entretanto, apenas uma única espécie é identificada em cerca de 20% das amostras de prepúcio e de sêmen.[48] A fração prostática de um ejaculado coletado com técnica asséptica de cães férteis e sadios é normalmente estéril (70% das amostras).[48]

A flora residente da vagina inclui os mesmos tipos de bactérias (Boxe 90.3).[22,47,273] Microrganismos aeróbicos e anaeróbicos normalmente vivem na vagina,[273] embora os mesmos tipos de microrganismos sejam encontrados em toda vagina, quanto mais próximo do colo do útero, menor o número de microrganismos.[297] Em geral, são isoladas duas ou mais espécies de bactérias de culturas vaginais; entretanto, 18% das culturas vaginais de cadelas sadias contêm apenas um microrganismo, e culturas repetidas da maioria dos cães fornecem cultura pura em pelo menos uma ocasião.[47] Micoplasmas também podem ser isolados da vagina de cadelas clinicamente sadias.[47,95,240] Ocorrem alterações da flora de acordo com as fases do ciclo estral, porém a mudança é observada, basicamente, na frequência de isolamento dos microrganismos, e não no tipo de microrganismo encontrado.[47] Foi relatado

Boxe 90.1	Bactérias isoladas da parte distal da uretra de cães clinicamente sadios[28]

Staphylococcus intermedius
Staphylococcus epidermidis
Corynebacterium spp.
Escherichia coli
Flavobacterium spp.
Haemophilus spp.
Klebsiella spp.
Streptococcus canis
Streptococcus viridans
Mycoplasma spp.
Ureaplasma spp.

Boxe 90.2	Bactérias isoladas do prepúcio de cães clinicamente sadios[22,42,240]

Staphylococcus pseudintermedius
Staphylococcus epidermidis
Corynebacterium spp.
Escherichia coli
Flavobacterium spp.
Haemophilus spp.
Klebsiella spp.
Moraxella spp.
Acinetobacter spp.
Mycoplasma spp.
Ureaplasma spp.
Proteus spp.
Pasteurella spp.
Bacillus spp.
Streptococcus spp.
Streptococcus equisimilis
Streptococcus canis
Streptococcus viridans
Streptococcus faecalis
Enterococcus spp.
Pseudomonas spp.

Boxe 90.3	Bactérias isoladas da vagina de cadelas clinicamente sadias

Staphylococcus pseudintermedius
Staphylococcus epidermidis
Streptococcus viridans
Streptococcus canis
Streptococcus faecalis
Enterococcus spp.
Streptococcus zooepidemicus
Streptococcus spp.
Escherichia coli
Pasteurella spp.
Proteus spp.
Haemophilus spp.
Acinetobacter spp.
Prevotella spp.
Clostridium spp.
Moraxella spp.
Micrococcus spp.
Neisseria spp.
Bacteroides spp.
Bacillus spp.
Enterobacter spp.
Klebsiella spp.
Flavobacterium spp.
Citrobacter spp.
Mycoplasma spp.
Ureaplasma spp.
Corynebacterium spp.
Pseudomonas spp.
Fusobacterium spp.
Peptostreptococcus spp.
Lactobacillus spp.

Das Referências 22, 47, 91, 169, 273, 369.

O crescimento exclusivo de um único microrganismo foi comum em gatos normais e não deve ser considerado como fator indicador de doença quando a citologia está normal.[172] Os resultados de cultura vaginal de gatas clinicamente sadias pode ser negativo.[172] A população bacteriana da vagina de fêmeas não foi influenciada pelo acasalamento ou pela administração de progestinas.[172] O número relativo de microrganismos vaginais foi maior em gatas jovens (menos de 1 ano de idade) e gatas grávidas.[71] Embora um estudo tenha demonstrado crescimento mais profuso em gatas no estro,[23] outra análise não mostrou qualquer efeito do estro sobre o número de bactérias, porém foi observado efeito sobre o tipo de bactérias, e gatas no estro que apresentam mais bactérias e pertencem à família Pasteurellaceae.[172] Embora um estudo tenha identificado bactérias em 2 de 29 culturas de útero, ambas de gatas no estro,[71] um estudo subsequente não detectou qualquer bactéria no útero de 66 fêmeas adultas, 9 das quais estavam no estro.[172]

Boxe 90.4	Bactérias isoladas da vagina de gatas clinicamente sadias[23,172]

Escherichia coli
Staphylococcus spp.
Streptococcus spp.
Membros da família Pasteurellaceae
Bacteroides spp.
Lactobacillus spp.
Corynebacterium spp.
Haemophilus spp.

o isolamento de *Simonsiella* de uma cadela no estro.[393] *Simonsiella* é comum na cavidade bucal de cães, e sua ocorrência transitória na vagina dessa cadela foi atribuída à lambedura. Poucas alterações estão associadas à castração.[169,240,297] Foram isoladas espécies de estafilococos com maior frequência de cadelas pré-púberes e no pós-parto do que de cadelas após o estro.[47,297] Os mesmos microrganismos são encontrados no útero durante o proestro e o estro, em comparação com a vagina, com exceção da ausência de micoplasmas no útero.[406]

O tratamento com ampicilina ou com sulfametoxazol-trimetoprima alterou a flora normal da vagina de cadelas clinicamente sadias.[369] A flora normal foi suprimida em 2 das 5 cadelas tratadas com ampicilina. Em 3 cadelas que receberam tratamento com ampicilina e em todas que foram tratadas com sulfametoxazol-trimetoprima, constatou-se tendência à erradicação das bactérias sensíveis ao agente antimicrobiano, ao passo que as bactérias resistentes permaneceram ou reapareceram. Por conseguinte, o uso desses agentes antimicrobianos para "esterilizar" a vagina antes do acasalamento não é eficaz. Em certas ocasiões, ocorre transferência de bactérias comensais entre cães e cadelas durante o acasalamento[47,48] que não afeta a fertilidade do macho nem da fêmea.

Gatos

Bactérias aeróbicas são mais comumente isoladas da vagina de gatas sadias (Boxe 90.4). *E. coli*, estafilococos e estreptococos são mais comuns.[172] Raramente são isoladas bactérias anaeróbicas da vagina.[172]

As bactérias aeróbicas são encontradas com maior frequência no prepúcio de gatos intactos (Boxe 90.5), e as bactérias isoladas mais frequentemente são *E. coli*, estafilococos e estreptococos.[172] Diferentemente das fêmeas, foram isoladas bactérias anaeróbicas de 41% dos machos.[172] As espécies anaeróbicas foram *Bacteroides* spp., *Fusobacterium* spp. e estreptococos anaeróbicos. O número médio de espécies de bactérias isoladas do prepúcio de gatos foi de 1,8 por gato, em comparação com 1,1 por gata em amostras vaginais.[172] A cultura de um único microrganismo do prepúcio foi incomum, e não foram obtidas culturas negativas.[172]

Infecções do trato urinário

Etiologia

A infecção do trato urinário (ITU) refere-se à colonização microbiana da urina ou de qualquer órgão do trato urinário, com exceção da parte distal da uretra, que contém flora bacteriana normal. A ITU pode acometer mais de 1 órgão, estar localizada no trato superior (rim e ureter adjacente; pielonefrite bacteriana) ou no trato inferior (bexiga [cistite bacteriana]; uretra adjacente [uretrocistite bacteriana]). As ITUs inferior em cães intactos acometem concomitantemente a próstata (prostatite bacteriana). A infecção em uma parte do trato urinário aumenta a probabilidade de infecção do restante do trato.[278,279]

Infecções bacterianas

Cães. As ITUs bacterianas são comuns em cães, particularmente em fêmeas castradas, seguidas de machos castrados e fêmeas intactas[72] e são menos comuns em machos intactos.[72] Em um estudo de grande porte que se estendeu por um longo período de tempo, 3,9% das fêmeas e 2,9% dos machos examinados em um hospital universitário apresentaram resultados positivos nas culturas de urina – embora a cultura de urina em alguns cães só tenha sido realizada quando ocorriam achados anormais no exame de urina reduzindo a taxa de infecção, visto que alguns cães com ITU documentadas por cultura apresentam exame de urina normal.[239] A taxa de infecção em 85 machos adultos intactos e assintomáticos foi de 9%.[49] Cinquenta por cento desses cães tiveram o mesmo microrganismo isolado por meio de aspirado direto de pequenos cistos de próstata.[49] As ITUs são mais comuns em cães idosos que em animais jovens, com idade mediana de 9 anos em um estudo.[304]

Mais de 70% das ITUs em cães são causadas por uma única espécie de bactéria.[239] Em 2 estudos de grande porte de ITU de início agudo ou em centros de atendimento local, mais de 90% das infecções foram devidas a um único patógeno bacteriano.[17,304] Nas infecções complicadas em consequência de anormalidades anatômicas ou funcionais do trato urinário, a infecção por múltiplos microrganismos torna-se mais provável. Os microrganismos gram-negativos mais comuns incluem *E. coli*, *Proteus*, *Klebsiella*, *Pseudomonas* e *Enterobacter*. *E.*

coli é, sem dúvida alguma, o patógeno mais comum do trato urinário e responde por 37 a 55% dos casos de ITU.* De fato, a maioria das infecções causadas por *E. coli* em cães acomete o trato urinário.[298] Os microrganismos gram-positivos (*Staphylococcus*, *Streptococcus*, *Enterococcus*) são responsáveis por 23 a 30% das ITUs de ocorrência natural.† A infecção por *Staphylococcus* ou *Proteus* frequentemente está associada a cálculos de estruvita, devido à alcalinização da urina em consequência do metabolismo da ureia pelos microrganismos. As 8 espécies mais comuns anteriormente citadas respondem por 93% de todas as ITUs.[239] Embora micoplasmas tenham sido relatados como causas de ITU em cães, seu significado permanece obscuro, visto que a maioria dos casos descritos foi complicada por múltiplos processos patológicos.[181,222] No estudo de maior porte de ITU em cães, foram identificados 35 gêneros de bactérias e 4 espécies de fungos como causas de ITU.[239] Em certas ocasiões, foram relatados casos envolvendo microrganismos bacterianos mais incomuns, como *Arcanobacterium* (*Actinomyces*) *pyogenes*[54,239] e *Corynebacterium urealyticum*,[16,239,257,370] e espécies de *Clostridium*.[139,239] Infecções causadas por *C. urealyticum* estão associadas a distúrbios preexistentes de micção, urina alcalina, cálculos de estruvita ou cristalúria e espessamento e incrustação da parede vesical.[16,257]

Gatos. As ITUs bacterianas são menos comuns nos gatos que nos cães. Numerosos estudos mostraram que gatos jovens que apresentam sinais de problemas das vias urinárias inferiores (disúria com hematúria) raramente apresentam ITUs bacterianas.[27,136,242] Entretanto, a ITU bacteriana pode se desenvolver em consequência de cateterismo urinário ou cirurgia do trato urinário, particularmente uretrostomia perineal.‡ As ITUs não associadas a cateterismo ou a uretrostomia perineal são mais comuns em felinos com mais de 10 anos de idade, particularmente fêmeas.[15,31,136,244,245] A maioria (mais de 85%) das ITUs em felinos deve-se a um único microrganismo.[136,243–245] Aqueles mais frequentemente envolvidos são os mesmos observados em cães,[14,15,243–245,258] exceto o *Staphylococcus felis* que constituiu a espécie estafilocócica mais comum como causa de ITU em gatos.[244,245] Foi relatada a ocorrência de ITU causada por *Corynebacterium jeikeium* em um gato submetido à uretrostomia perineal.[315] Também foi relatada a ocorrência de ITU por *C. urealyticum* em gatos.[16,67] Vírus e micoplasmas foram considerados causas potenciais de sinais das vias urinárias inferiores em felinos. Os pesquisadores não foram capazes de encontrar evidências de infecções virais em casos clínicos, e infecções virais experimentais não induziram sinais clínicos em gatos.[209,211] *Mycoplasma felis* e *Mycoplasma gateae* não conseguiriam sobreviver nas condições osmóticas existentes na urina felina normal, embora uma espécie de *Ureaplasma* tenha demonstrado essa capacidade.[59] Todavia, não foram isolados ureaplasmas de qualquer gato com sinais de doença das vias urinárias inferiores.[212]

Infecções fúngicas

A ocorrência de leveduras e fungos na urina pode indicar contaminação da amostra. Entretanto, a identificação de fungos em amostras de urina coletadas de maneira adequada (cistocentese) e examinadas imediatamente é anormal. Em um estudo de grande porte, 0,4% das culturas de urina positivas de cães apresentou espécies de fungos.[17] É necessário obter um resultado positivo da cultura de urina coletada por cistocentese para confirmar o diagnóstico de ITU fúngica. Em geral, as ITUs fúngicas têm sido associadas a anormalidades das defesas do hospedeiro, uso de fármacos antibacterianos e doenças urogenitais.[2,57,137,312,331] Em um estudo, diabetes melito, doenças das vias urinárias inferiores, neoplasia fora do trato urinário e ocorrência

---

Boxe 90.5	**Bactérias isoladas do prepúcio de gatos clinicamente sadios**[172]

Escherichia coli
Staphylococcus spp.
Membros da família Pasteurellaceae
Streptococcus spp.
Corynebacterium spp.
Simonsiella spp.
Moraxella ou *Branhamella* spp.
Bacteroides spp.
Fusobacterium spp.

---

*Referências 17, 72, 239, 304, 310, 347, 385.
†Referências 17, 72, 239, 304, 310, 419.
‡Referências 16, 26, 33, 85, 145, 257.

de insuficiência renal foram as doenças mais comumente identificadas.[182] É comum observar a ocorrência de ITU fúngica concomitantemente com ITU bacteriana.[182] O microrganismo fúngico mais comum que causa ITU é *Candida albicans* (ver Capítulo 63).[182] Agentes micóticos sistêmicos (p. ex., *Blastomyces* [Capítulo 57], *Cryptococcus* [Capítulo 59], *Aspergillus* [Capítulo 62]) podem ser encontrados na urina de animais com infecções sistêmicas causadas por esses microrganismos e podem provocar ITU.[281] O exame do sedimento e/ou a cultura de urina foram diagnósticos para micoses disseminadas em 9 de 13 casos, ao passo que os resultados de hemoculturas foram positivos em apenas 1 de 8 casos.[52] A ITU criptocócica foi identificada em um gato com insuficiência renal crônica, porém sem qualquer evidência de criptococose sistêmica.[68] *Paracoccidioides brasiliensis* foi detectado na urina de um gato com infecção disseminada.[142]

Infecções por algas

Prototheca wickerhamii e *Prototheca zopfii*, que são algas sopro프́íticas, foram detectadas no exame do sedimento urinário e na cultura de urina de cães com prototecose sistêmica (Capítulo 67). Em uma pesquisa realizou-se exame de urina em 8 casos, com ou sem cultura de urina, e 6 tiveram resultados positivos para os microrganismos.[311] O rim constituiu o local de infecção nesses animais. As infecções por *Prototheca* estão associadas à imunossupressão do hospedeiro.

Infecções por protozoários

Gatos com imunossupressão grave, em associação a determinadas condições, tais como transplante renal, podem adquirir infecções incomuns do trato urinário, como infecção por *Toxoplasma gondii*.[289]

Patogenia

As ITUs são habitualmente causadas por bactérias da própria flora fecal ou urogenital distal do hospedeiro. Cães com ITU associada a *E. coli* ou *P. mirabilis* tendem a apresentar o mesmo microrganismo no trato intestinal e no prepúcio ou na vagina.[133,194,248] Com frequência, são encontrados clones de *E. coli* que causam ITU como colonizadores intestinais no mesmo hospedeiro.[192] Em geral, não se sabe qual o fator desencadeante que faz com que um microrganismo passe de colonizador assintomático do intestino para agente etiológico de ITU. Além disso, os reservatórios externos a partir dos quais o hospedeiro adquire cepas uropatogênicas potenciais de bactérias não estão bem elucidados. Sabe-se que determinadas cepas de *E. coli* podem ser compartilhadas entre seres humanos e animais de estimação,[195] embora não seja comum a existência de cepas compartilhadas que tenham genes de urovirulência.[366]

Existem duas teorias sobre o processo pelo qual determinado microrganismo na flora residente do hospedeiro provoca ITU. Uma delas sustenta que as cepas bacterianas mais comuns na flora alcançam a parte distal da uretra e ascendem pelo trato. A segunda teoria declara que apenas bactérias com traços de urovirulência irão colonizar e invadir o trato urinário. Tendo em vista que o desenvolvimento de ITU envolve tanto a virulência bacteriana quanto os mecanismos de defesa do hospedeiro, a teoria correta pode variar de acordo com o caso individual.

O método habitual de infecção da bexiga envolve microrganismos que ascendem pela uretra.[357] Acredita-se que a pielonefrite seja mais comumente causada por infecção ascendente a partir da urina vesical. A inflamação da cistite pode causar edema e deformação da junção ureterovesical, de modo que as bactérias conseguem alcançar os ureteres e, em seguida, os rins.[262] Ocorrem também infecções renais na ausência de evidências de cistite. Foi constatado que *E. coli* uropatogênica (UPEC; de *uropathogenic E. coli*) ascende da bexiga por meio dos ureteres até os rins, onde pode colonizar os ductos coletores, os túbulos distais e proximais, os glomérulos, a cápsula de Bowman e as paredes dos vasos sanguíneos.[223] O córtex renal é muito mais resistente à infecção que a medula renal, o que diminui a probabilidade de infecção hematogênica.[263,336] A pielonefrite pode estar associada à formação de abscessos renais.[358,427] Os abscessos renais são raros, mas podem resultar da disseminação hematogênica ou contígua de bactérias, de feridas penetrantes ou de contaminação associada à cirurgia ou à biopsia renal. Os abscessos renais podem ser parenquimatosos ou perirrenais.

Os principais mecanismos de defesa do hospedeiro contra ITU consistem na eliminação das bactérias por meio de micção completa e nas propriedades antibacterianas intrínsecas do epitélio urinário.[388] O desenvolvimento de ITU indica alteração na relação entre o hospedeiro e a flora bacteriana.[301] Para provocar infecção, as bactérias devem fixar-se à mucosa do orifício uretral, colonizá-la e, em seguida, migrar até a uretra, aderindo ao uroepitélio. Tanto os mecanismos de defesa do hospedeiro quanto as propriedades de virulência das bactérias são importantes para determinar a ocorrência de infecção, bem como para estabelecer a parte do trato urinário acometida (Boxe 90.6).

Fatores do hospedeiro

A resposta inflamatória em uma ITU envolve três etapas: as bactérias estimulam a produção de mediadores inflamatórios pelas células uroepiteliais; esses mediadores direcionam as células inflamatórias até o local de infecção, e a resposta inflamatória local determina se a infecção será eliminada, ou se irá ocorrer lesão tecidual. Por conseguinte, a resposta do hospedeiro é importante para determinar o grau dos sinais clínicos e da gravidade da lesão tecidual.[372] Neutrófilos que migram dos vasos sanguíneos através do tecido e atravessam a camada de células epiteliais para entrar no espaço urinário resultam em piúria. As características genéticas do hospedeiro também foram pesquisadas quanto à sua suscetibilidade a ITU e podem ser importantes na patogenia em algumas populações.[130,336,372] Por exemplo, as células epiteliais vaginais de mulheres com ITUs recorrentes demonstram mais aderência bacteriana *in vitro* que as células epiteliais de mulheres sem ITU.[262,336]

Fatores importantes do hospedeiro para sua resistência à infecção incluem esvaziamento frequente e normal da bexiga, ocorrência de flora uretral residente, idade e sexo do hospedeiro, características da urina e anatomia normal do trato urinário, incluindo epitélio normal do trato urinário com o seu revestimento de glicoproteína e respostas imunológicas.[291,336] A importância dos fatores do hospedeiro é demonstrada pelo fato de que muitas cepas isoladas de *E. coli* de ITU canina não apresentam qualquer fator de urovirulência detectável.[99] Fêmeas caninas e felinas são mais propensas a desenvolver ITU que os machos, talvez devido a diferenças na anatomia da uretra.[15,367,373,385]

Boxe 90.6 **Principais defesas do hospedeiro contra a infecção do trato urinário**[301]

Micção normal
Anatomia normal
Integridade da defesa da mucosa
Glicosaminoglicanos de superfície
Esfoliação celular
Flora normal
Produção local de anticorpos
Propriedades antimicrobianas das células epiteliais
Propriedades antimicrobianas da urina
Concentração da hiperosmolalidade
Mucoproteína de Tamm-Horsfall
Imunocompetência sistêmica

Anormalidades estruturais e funcionais predispõem ao desenvolvimento de ITU (Tabela 90.1).[286,336] A obstrução do trato urinário inferior com refluxo vesicoureteral secundário de urina infectada constitui fator que contribui para o desenvolvimento de pielonefrite, assim como a existência de anormalidades anatômicas, como ureteres ectópicos.[290,338] Constatou-se a ocorrência de pielonefrite em, aproximadamente, 17% dos cães com ureteres ectópicos.[173] Outras anormalidades anatômicas associadas à ITU crônica incluem persistência do úraco, outros divertículos vesicais, dermatite perivulvar e recessão da vulva.[233,247] Embora a estenose vestibulovaginal tenha sido associada à ITU em um relato,[77] outro estudo não encontrou diferença na razão vestibulovaginal entre fêmeas castradas sadias e fêmeas castradas com doenças das vias urinárias inferiores, das quais 10, entre 19 enimais, apresentaram ITU.[402] As anormalidades funcionais incluem instrumentação, cateterismo ou micção anormal, particularmente com doenças neurológicas, como lesão da medula espinal.[249,295,367]

Doenças metabólicas, como diabetes melito, hiperadrenocorticismo, hiperparatireoidismo primário, hipertireoidismo e insuficiência renal, podem predispor a ITU. Foi constatada a ocorrência de ITU em 29% dos cães com hiperparatireoidismo primário,[108] em mais de 40% dos cães com hiperadrenocorticismo, e em 20 a 40% dos cães com diabetes melito.[117,176] Nos gatos, identificou-se a ocorrência de ITU em 17 a 22% com insuficiência renal crônica, em 8 a 13% com diabetes melito e em 12 a 22% com hipertireoidismo.[14,15,258]

O tratamento com certas classes de fármacos predispõe a ITU. Os glicocorticoides constituem os medicamentos mais comumente usados que aumentam a suscetibilidade do indivíduo a ITU.[177] Cerca de 20% dos cães tratados com glicocorticoides para doença da pele desenvolveram ITU.[385] O tratamento com dexametasona em associação à cirurgia para herniação aguda de disco intervertebral toracolombar aumentou o risco de ITU em 11 vezes.[231] Em um estudo experimental, o tratamento com hidrocortisona não resultou em ITU em cães tratados por um período de 49 dias.[116] Nos seres humanos, o uso de fármacos antibacterianos por um período de até 4 semanas antes do início de ITU aumentou o risco de ITU em 3 a 6 vezes.[262]

As bactérias aderem pouco ao epitélio vesical sadio, devido à existência de um revestimento de glicosaminoglicano que pode ser substituído dentro de 24 h em caso de lesão, é extremamente hidrofílico, de modo que há formação de uma camada de água na superfície. Essa camada aquosa proporciona uma barreira entre o epitélio de transição e a urina, o que explica, em parte, porque o epitélio vesical pode tolerar exposição constante a uma substância tão irritante quanto à urina. Existe maior probabilidade de ocorrer infecção se houver lesão do revestimento superficial por cálculos urinários, transformação neoplásica ou exposição a irritantes químicos, como a ciclofosfamida. O rim não tem barreira natural contra a aderência de bactérias.[336]

As células epiteliais da bexiga sofrem esfoliação em resposta à infecção e são eliminadas com o fluxo de urina; além disso, constituem importante mecanismo de defesa. Normalmente, o epitélio vesical tem uma taxa de renovação lenta de cerca de 40 semanas nos seres humanos e nos camundongos.[271] Em seres humanos com ITU, ocorre esfoliação de grande número de células epiteliais vesicais.[271] Embora essa esfoliação seja considerada um mecanismo de defesa do hospedeiro, também pode constituir a maneira pela qual as bactérias se disseminam para o ambiente e também pode expor as células

Tabela 90.1	Termos usados para a classificação das infecções do trato urinário.	
Com base na localização	Pielonefrite	Rim
	Cistite	Bexiga
	Uretrite	Uretra
	Prostatite	Próstata
Com base na complexidade	Simples – não complicadas	Não há suspeita nem identificação de anormalidades estruturais ou funcionais subjacentes
	Complicadas	Infecção associada a anormalidades estruturais ou funcionais do trato urinário ou comprometimento da imunocompetência:
		Obstrução urinária
		Esvaziamento incompleto da bexiga
		Anormalidades anatômicas:
		Congênitas: divertículos do úraco, ureteres ectópicos, estenose vestibulovaginal
		Adquiridas: pregas cutâneas perivulvares excessivas
		Procedimentos cirúrgicos de desvio
		Urolitíase
		Cateteres urinários de demora
		Neoplasia, pólipos
		Agentes citotóxicos (ciclofosfamida)
		Hiperadrenocorticismo ou tratamento com glicocorticoides
		Diabetes melito
		Insuficiência renal
		Prostatite
Com base na resposta ao tratamento	Persistente	Bacteriúria com o mesmo microrganismo que continua, apesar do tratamento com agentes antimicrobianos adequados
	Recidivante	Infecção pelo mesmo microrganismo, que sofre recidiva dentro de várias semanas após interrupção do tratamento antimicrobiano
	Reinfecção	Infecção por microrganismo inicial que responde ao tratamento, mas que é seguida de infecção por um microrganismo diferente, dentro de várias semanas a meses após a interrupção do tratamento
	Superinfecção	Infecção por novos microrganismos que ocorre durante o tratamento para o microrganismo infeccioso inicial; habitualmente associada a cateter de demora, a anormalidades anatômicas graves ou a técnicas de desvio cirúrgico

epiteliais subjacentes à infecção. Os efeitos antibacterianos da urina incluem osmolalidade, concentração de ureia e concentração de ácidos orgânicos.[336] A urina, acentuadamente ácida (pH 5) ou altamente concentrada, tem efeito inibitório sobre o crescimento bacteriano. A capacidade de alta concentração da urina nos gatos pode fornecer explicação para a baixa incidência de ITU bacteriana em gatos jovens. Todavia, os resultados de um importante estudo indicaram que a diminuição da densidade da urina não está correlacionada à ocorrência de ITU em gatos, embora haja associação a aumento de idade, insuficiência renal crônica, diabetes melito e hipertireoidismo não controlado.[15] A urina, que é menos ácida e que não está adequadamente concentrada, propicia a multiplicação de patógenos do trato urinário quase tão bem quanto um caldo nutritivo.[201]

Em modelos experimentais, a pielonefrite aguda é acompanhada de respostas específicas de anticorpos séricos e urinários que podem ser sintetizados localmente dentro dos rins e potencializar a opsonização bacteriana e a ingestão por células fagocitárias; todavia, sua importância é controversa.[336] A função das imunoglobulinas (IgG) urinárias na prevenção da infecção da bexiga é ainda mais incerta.[336] A mucosa do trato urinário produz IgA secretora, que pode desempenhar um papel contra a entrada de patógenos – provavelmente ao interferir na aderência das bactérias. No entanto, a ausência de sua produção não aumenta a suscetibilidade do hospedeiro à ITU.[391] Não se dispõe de evidências para sustentar um papel protetor da imunidade celular nas ITUs.[336]

Com base nas pesquisas de ITU, não se sabe, ao certo, se a ocorrência de fraquezas mínimas nas defesas do hospedeiro exige microrganismos mais virulentos para induzir doença. Defesas normais do hospedeiro eliminam espontaneamente algumas infecções, ao passo que outras exigem tratamento antimicrobiano mínimo. Quanto mais grave a anormalidade nas defesas do hospedeiro, mais propenso estará à infecção, mesmo por microrganismos menos virulentos, e maior será a tendência a adquirir infecções graves que exigem tratamento preciso e extenso.[336]

Fatores de virulência bacterianos

As UPEC constituem um grupo geneticamente heterogêneo de *E. coli*, que diferem da *E. coli* não patogênica pela ocorrência de genes para fatores de virulência (ver Capítulo 35).[271] Tipicamente, as UPEC transportam grandes blocos de genes, denominados ilhas associadas à patogenicidade (PAI; do inglês, *pathogenicity-associated islands*), que não são encontrados nos microrganismos fecais isolados.[151] As PAIs codificam fatores de virulência, como hemolisinas, adesinas, sistemas de aquisição de ferro, fímbrias e toxinas.[151] Devido à existência de PAI, os genes de virulência podem ser facilmente propagados entre populações de bactérias por transferência horizontal de genes.[291] Genótipos de fatores de virulência das UPEC felinas exibem variações consideráveis de acordo com a localização geográfica, como, por exemplo, Nova Zelândia *versus* Grã-Bretanha.[128] Foram encontrados fatores de virulência semelhantes em *E. coli* associada à ITU e à piometra em cadelas.[352] Fatores de virulência com maior probabilidade de serem encontrados em *E. coli* responsável por ITU ou piometra, em comparação com *E. coli* nas fezes de animais sadios, foram: os fatores envolvidos com a hemolisina (hlyA), que provoca lise não apenas dos eritrócitos, mas também dos leucócitos; as células endoteliais e as epiteliais renais; a aquisição de ferro (lucD) e uma nova proteína, a proteína específica uropatogênica (usp).[352]

O tipo de genes de virulência encontrado em determinada cepa parece definir o local de infecção (trato inferior *versus* superior) e a gravidade da infecção.[291] Constatou-se que um tipo genético de UPEC modifica as propriedades de virulência, dependendo da resposta do hospedeiro durante a infecção.[271] Os resultados de estudos genéticos continuam para determinar se os isolados de *E. coli* que provocam cistite são distintos das cepas isoladas que causam pielonefrite, ou se a resposta do hospedeiro é que determina o modo de operação dos genes.[151,223] Foi observado que *E. coli* de ITU em cães exibe propensão variável a causar pielonefrite e lesão renal em camundongos, com base nos fatores de urovirulência.[423] Embora os fatores de virulência bacterianos sejam importantes, a gravidade da lesão tecidual também depende da reação inflamatória do hospedeiro.

A fímbria P foi a adesina mais bem estudada e o primeiro fator de virulência identificado para UPEC.[223] As fímbrias P são codificadas pelo grupo de genes *pap* (*pili associados à pielonefrite*) e são mais prevalentes entre cepas de UPEC associadas à pielonefrite, embora não pareçam ser essenciais para que a UPEC provoque pielonefrite.[223] O grupo de genes *pap* consiste em 11 genes, dos quais um, *papG*, codifica a adesão pelas fímbrias P.[223] O alelo *papG* de classe III está associado à UPEC que provoca infecções do trato geniturinário em cães e gatos.[223] Embora as fímbrias P sejam importantes, as UPEC apresentam outros tipos de fímbrias, que proporcionam ao microrganismo várias alternativas de aderência durante a ITU.[223] Os mecanismos bacterianos de aderência e infecção são complexos e ainda não estão bem estudados em cães e gatos.

A UPEC é habitualmente considerada como patógeno extracelular, devido à sua cultura a partir da urina. Foi constatado que esses microrganismos nem sempre são extracelulares.[340] *E. coli* com *pili* tipo 1 é capaz de penetrar nas células epiteliais da bexiga. Em geral, isso desencadeia a apoptose das células epiteliais e sua esfoliação. Entretanto, algumas *E. coli* parecem ser capazes de persistir no interior das células de alguns hospedeiros, migrando para outras células superficiais ou para células epiteliais mais profundas.[271,340] Por conseguinte, a infecção pode persistir, embora a urina vesical seja esterilizada por meio de tratamento antimicrobiano. *FimH*, a adesina para as fímbrias tipo 1, que pode desencadear a captação de *E. coli* em células vesicais murinas foi encontrada na UPEC de gatos.[128] Muitas infecções recorrentes consistem em recidivas pela mesma cepa bacteriana. A capacidade de persistência intracelular de *E. coli* fornece uma possível explicação para alguns casos de ITU recidivante.[340]

Algumas *E. coli* são resistentes aos fármacos antimicrobianos. É interessante assinalar que *E. coli* resistente às quinolonas de ITU canina apresentam menos genes de virulência e tem menos probabilidade de estar no grupo filogenético B2, que normalmente está associado à patogenicidade urogenital.[193] A maioria dessas *E. coli* resistentes às quinolonas consistiu em *E. coli* fecal, não tipicamente em UPEC. Além disso, essas cepas também tinham fatores de virulência não associados a cães. Foram apresentadas várias explicações possíveis; uma delas é que cães com ITU por *E. coli* resistente estavam imunocomprometidos, de modo que um número menor de microrganismos patogênicos podia causar infecção, tornando a exposição às quinolonas mais provável. Essa situação foi descrita em seres humanos. Outra explicação é a de que os microrganismos originam-se de fonte não canina. Uma *E. coli* resistente às quinolonas, proveniente de galinha, tem distribuição de grupo filogenético e perfil de genes de virulência semelhantes aos de *E. coli* resistente às quinolonas em seres humanos.[193]

A UPEC pode tornar-se resistente a múltiplos fármacos. Isso pode ser devido à existência de integrons. Os integrons são elementos genéticos que facilitam a captação e a persistência de cassetes de genes para resistência a fármacos antimicrobianos. Nessa situação, a exposição a qualquer fármaco ao qual a bactéria é resistente seleciona todas as ocorrências de genes resistentes.

Bacteriúria assintomática

As ITUs em cães e gatos são, com frequência, silenciosas (os proprietários não relatam qualquer sinal de doença em seus animais de estimação).[235] Em uma pesquisa de gatos assintomáticos, 29% apresentaram ITU.[245] Esses gatos eram, em sua maioria, idosos (idade mediana de 14 anos), fêmeas (92%), e foram examinados devido a uma variedade de problemas clínicos ou para triagem geriátrica de rotina ou pré-anestésica.[245] Nenhum desses gatos exibiu qualquer sinal de doença do trato urinário inferior ou história de ITU.[245] Dois microrganismos foram responsáveis por 95% dessas infecções: *Enterococcus faecalis* (50%) e *E. coli* (45%).[245] Essas ITUs foram associadas a contagens mais altas de eritrócitos e leucócitos, em comparação com amostras de urina de gatos não infectados, indicando inflamação em resposta à infecção.[245] A *E. coli* mais comumente envolvida (82%) foi do grupo filogenético B2, que é uma *E. coli* patogênica extraintestinal virulenta, sugerindo que essas ITUs assintomáticas não consistem em colonização benigna por microrganismos comensais.[245]

Entre os cães com diabetes melito ou hiperadrenocorticismo e ITU, 95% não apresentaram sintomas de ITU, conforme relato de seus proprietários;[117] de modo semelhante, não foi observado qualquer sintoma em cães tratados com glicocorticoides para prurido, que desenvolveram ITU.[385] ITUs assintomáticas também são comuns em cães com lesão da medula espinal[249] e em gatos com diabetes melito, hipertireoidismo e insuficiência renal crônica.[14,258] Muitas ITUs que surgem em consequência de manipulação do trato urinário são assintomáticas. Ocorrem também infecções assintomáticas em cães e gatos na ausência dessas condições predisponentes. Não se sabe se isso se deve à bactéria infecciosa, à resposta do hospedeiro ou a uma combinação das duas. Uma hipótese nos seres humanos é a de que os indivíduos acometidos são geneticamente diferentes daqueles que desenvolvem infecções sintomáticas no que concerne à resposta do hospedeiro.[372] Em um estudo realizado em crianças, *E. coli* foi responsável pela maioria das infecções sintomáticas relacionadas com uso de cateter, porém os mesmos clones de *E. coli* foram associados a infecções tanto sintomáticas quanto assintomáticas, sugerindo que a resposta do hospedeiro à infecção foi mais importante.[341] Em uma mulher cujas amostras de urina foram cultivadas 2 vezes/semana, durante 16 semanas, com uma única amostra obtida dentro de 1 ano, a mesma cepa de *E. coli* com um alto escore de fator de virulência foi isolada em 8 ocasiões; todavia, apresentou sintomas de cistite aguda apenas em uma ocasião e respondeu a um ciclo de tratamento antimicrobiano de 3 dias.[274] Em virtude do uso de amostras coletadas pela própria pessoa, é impossível saber se essas *E. coli* só estiveram na bexiga quando os sinais clínicos se manifestaram. O uso de coletas obtidas do jato urinário para cultura bacteriana em medicina humana torna difícil comparar os resultados de estudos de bacteriúria assintomática em seres humanos com a situação observada em cães e gatos, nos quais as amostras por cistocentese são mais comuns. Além disso, cães e gatos não são capazes de relatar sintomas.

Devido à falta de dados de anamnese e sinais físicos, é difícil localizar infecções assintomáticas no trato urinário superior ou inferior. Em um estudo de caninos, 6 de 12 fêmeas clinicamente assintomáticas com ITU tiveram infecção localizada em 1 ou em ambos os rins, ao passo que 6 apresentaram infecções vesicais.[238] Apesar da ausência de sinais clínicos, 3 dos animais com infecção renal e 3 daqueles com infecção vesical apresentaram inflamação leve a moderada no órgão infectado. Os animais com poucos sinais na anamnese apresentaram lesão tecidual grave, como formação de abscessos renais ou prostáticos. Infelizmente, não existe nenhuma maneira de diferenciar a bacteriúria assintomática que é benigna daquela que pode levar à ocorrência de lesão do tecido urinário. Espera-se que a aplicação de testes com base na reação em cadeia da polimerase (PCR; do inglês *polymerase chain reaction*) para a detecção de *E. coli* com fatores de virulência conhecidos, a capacidade de quantificar a resposta do hospedeiro pela determinação das quimiocinas urinárias e a detecção de defeitos genéticos na imunidade possam ajudar a determinar quais os casos de bacteriúria assintomática que exigem tratamento.[141]

Infecções recorrentes | Recidiva *versus* reinfecção

A recidiva é uma ITU causada pelo mesmo microrganismo, que sofre recaída após a interrupção do tratamento (ver Tabela 90.1). A reinfecção é definida como ITU causada por um microrganismo diferente

toda vez que sofre recidiva, a intervalos variáveis após a interrupção do tratamento. Embora a maioria das ITUs recidivantes sofra recidiva rápida, algumas não o fazem durante meses.[129] Quando não ocorre recidiva da ITU pelo mesmo microrganismos por vários meses, é difícil diferenciar infecção recidivante de reinfecção pela mesma espécie de microrganismo. *E. coli* é o microrganismo mais comum que provoca ITU recorrente em cães.[17] Os clínicos baseiam-se no padrão de sensibilidade do microrganismo aos agentes antimicrobianos para ajudar a determinar se a infecção atual é causada por uma nova cepa de *E. coli* ou pela mesma *E. coli*. Todavia, a mesma *E. coli* pode mudar quanto à sua sensibilidade a fármacos antibacterianos, de modo que esse método não é muito acurado.[99,126,129,150] Infelizmente, os métodos mais acurados, como eletroforese em gel de campo pulsado e a genotipagem dos fatores de virulência, não estão prontamente disponíveis.

Infecções recidivantes. Nas infecções recidivantes, o problema consiste habitualmente na detecção do microrganismo em um nicho de localização profunda no trato urinário, protegido da ação dos fármacos antimicrobianos. O agente antimicrobiano destrói as bactérias que se encontram na urina, mas não consegue alcançar as que se localizam em tecidos. Os locais teciduais prováveis incluem os rins em ambos os sexos e a próstata em machos caninos intactos. Os cálculos urinários de estruvita representam outro local potencial, assim como a submucosa da bexiga e qualquer local associado a um processo parcialmente obstrutivo, como cálculo ureteral.

Reinfecções. Nas reinfecções, o problema reside na infecção do animal de estimação por microrganismos diferentes dentro de um período variável. As causas incluem função imunológica sistêmica precária (como hiperadrenocorticismo ou tratamento com agentes imunossupressores), perda de uma das propriedades antimicrobianas da urina (como glicosúria associada ao diabetes melito ou pouca capacidade de concentração da urina), predisposição anatômica à infecção (como estenose, cálculo urinário, uretrostomia prévia ou neoplasia) ou predisposição fisiológica à infecção (como retenção urinária devido a um problema neurológico ou diminuição do tônus do esfíncter uretral).

Infecções do trato urinário induzidas por cateteres

Uma importante causa iatrogênica de ITU consiste no cateterismo do trato urinário, devido a cateteres introduzidos na uretra e por sondas de cistostomia. Cães e gatos que desenvolveram ITU durante a hospitalização tiveram probabilidade de mais de 100 vezes de uso de cateter urinário, e esses animais permaneceram hospitalizados por mais tempo que os que não apresentaram ITU.[260] Muitas infecções induzidas por cateter são assintomáticas.[34]

As bactérias, particularmente *E. coli* e *Klebsiella*, estabelecem colonização periuretral, e essas bactérias são inoculadas dentro da bexiga durante o cateterismo intermitente.[341] As mãos dos indivíduos que manuseiam os cateteres urinários representam outra fonte de bactérias, pelo menos em medicina humana.[388] Mesmo uma única cateterização pode causar ITU em uma cadela.[73] Nos seres humanos, o risco de ITU com cateterismo intermitente é de 1 a 3% por inserção, de modo que, se houver necessidade de introduzir um cateter várias vezes por dia, a maioria dos seres humanos torna-se infectada depois de algumas semanas.[330]

O risco de infecção é maior se o cateter for mantido no local (cateter de demora).[24,241,330] As bactérias podem ascender prontamente ao redor ou através do cateter. Os sistemas estéreis fechados podem impedir o acesso de bactérias no lúmen do cateter, que constitui a via de entrada mais rápida, porém é difícil evitar a ascensão pelo lado extraluminal do cateter.[284,322,324] Quando as bactérias têm acesso ao trato urinário, o nível de bacteriúria aumenta rapidamente dentro de 24 a 48 h.[388] Isso contrasta com a introdução de bactérias em seres humanos sadios não cateterizados ou em animais nos quais a introdução de bactérias na bexiga raramente leva a altas concentrações de microrganismos.[388] Os fatores envolvidos no risco aumentado de ITU em indivíduos cateterizados incluem urina residual, lesão da parede vesical por hiperdistensão e cateter, e biofilme no cateter.[388] Nos cães o risco de ITU com cateter de demora com sistema fechado aumenta em 20% para o aumento de cada ano na idade do animal, em 27% para cada dia adicional de cateterismo e em 454% com a administração de fármacos antimicrobianos.[62] Quanto mais curta a duração do cateterismo de demora, menor o risco de ITU e de resistência a fármacos antibacterianos.[353] Um cateterismo urinário de demora de 3 dias ou mais aumenta o risco de ITU tanto em cães quanto em gatos.[293,353] A maioria dos cães e gatos com sondas de cistostomia também desenvolvem ITU por um ou vários microrganismos.[34]

A formação de biofilme sobre o cateter é importante no desenvolvimento de infecção com cateteres de demora. O biofilme não é estático, mas composto de várias espécies de bactérias, sua matriz secretada e componentes da urina.[388] A primeira etapa na formação de biofilme sobre um cateter urinário consiste no depósito de proteínas urinárias, eletrólitos e outros materiais orgânicos.[388] A glicoproteína de Tamm-Horsfall facilita a fixação de uropatógenos ao cateter por meio de projeções piliformes em *E. coli* e microrganismos gram-negativos relacionados.[388] Os microrganismos formam colônias e secretam matriz de polissacarídios.[388] O fluxo lento de urina predispõe à colonização bacteriana ao longo do cateter. Alguns microrganismos desprendem-se e flutuam livremente. Os microrganismos nos biofilmes não são muito sensíveis aos agentes antimicrobianos, devido a fatores como: pouca difusão no biofilme, microambiente local, ausência de mecanismos de defesa do hospedeiro e aumento da resistência microbiana devido à proximidade bacteriana nas colônias.[388] Resultados de cultura da urina refletem apenas os microrganismos livres flutuantes e podem não ser representativos dos microrganismos existentes no biofilme do cateter. Certas UPEC podem promover a formação de biofilme em superfícies abióticas.[291] Pode haver deposição de biofilme dentro de poucas horas após a introdução do cateter.[92] Uma vez estabelecida em um cateter urinário de demora, é difícil de eliminar a infecção, e o cateter precisa ser removido.

Infecções não complicadas *versus* complicadas

Com frequência, as ITUs são classificadas em não complicadas ou complicadas (ver Tabela 90.1). Casos de ITU não complicados apresentam como único problema a ITU. Esses casos podem estar associados à doença, como febre, vômitos, anorexia e apatia com infecções do trato superior ou urossepse; entretanto, são habitualmente casos de cistite aguda, em que o animal é sadio, exceto pela ocorrência de disúria e/ou hematúria. As ITUs complicadas estão associadas a outras doenças ou anormalidades anatômicas que aumentam o risco de fracasso do tratamento. Alguns exemplos incluem urolitíase; obstrução do trato urinário; necessidade de cateterismo urinário devido a anormalidades na micção; hiperadrenocorticismo; insuficiência renal; diabetes melito e prostatite. Nos caninos, devem-se considerar todas as ITUs em machos intactos como complicadas, devido à probabilidade de infecção concomitante da próstata e à dificuldade de cura.

Consequências das infecções do trato urinário

As ITUs por microrganismos que alcalinizam a urina podem resultar em urolitíase com cálculos de estruvita. As ITUs estão associadas a endocardite[375] e discoespondilite, por meio de bacteriemia.[355,405] A urossepse refere-se a bactérias, mais comumente gram-negativas, que infiltram a circulação sistêmica a partir de uma fonte no trato urinário. Nos seres humanos, essa condição está mais comumente asso-

ciada à obstrução do trato urinário ou à manipulação iatrogênica, tipicamente cateterismo, em uma unidade de cuidados críticos.[283] Pode ocorrer acidose tubular renal distal com pielonefrite.[404] Pode-se observar a ocorrência de peritonite séptica com ruptura do trato urinário se a urina estiver infectada por ocasião da ruptura.[224] Outras complicações potenciais incluem abscessos renais e perirrenais, prostatite e epididimite.

As consequências da bacteriúria que se origina de cateterismo de demora incluem pielonefrite, bacteriemia, prostatite e epididimite. Entre os seres humanos com ITU associadas ao uso de cateter, 1 a 4% desenvolvem bacteriemia, e as taxas de casos fatais variam de 13 a 30%, dependendo do estudo.[92,246] Fatores de risco para a bacteriemia relacionada com ITU em seres humanos não estão bem definidos.[330]

Achados clínicos

Bacteriúria assintomática

A bacteriúria assintomática só pode ser diagnosticada pela análise e cultura de urina obtida por cistocentese. A localização de uma infecção assintomática é difícil e exige, pelo menos, exames de imagem.

Abscessos renais

Os abscessos renais são raramente relatados.[167,376] Em uma pesquisa de 117.402 internações de cães, apenas 3 tiveram achados compatíveis com formação de abscessos renais.[167] Podem ocorrer abscessos renais com pielonefrite.[167,358,427] Podem ser unilaterais (considerados mais comuns) ou bilaterais e intrarrenais ou perirrenais. Os sinais clínicos consistem em poliúria, polidipsia, anorexia, letargia, febre, dor abdominal e vômitos. À palpação do abdome, uma ou mais massas podem ser detectadas na área dos rins. Com frequência, a formação de abscesso renal resulta em leucocitose neutrofílica, muitas vezes com desvio para a esquerda. A formação de abscessos renais constitui causa de renomegalia; a drenagem percutânea guiada por ultrassonografia (US) das áreas repletas de líquido nos rins ou ao seu redor pode ser tanto diagnóstica quanto terapêutica.[167,376] O líquido removido deve ser submetido a exame citológico e cultura bacteriana.

Pielonefrite

Pielonefrite raramente é responsável pela ocorrência de insuficiência renal na ausência de outra doença renal subjacente, como urolitíase. Todavia, nos seres humanos a infecção renal pode induzir inflamação, que compromete transitoriamente a função renal, que resulta em cicatrizes.[35,199] No estágio inicial da lesão renal aguda causada por infecção, as células tubulares renais produzem mediadores inflamatórios locais, como citocinas e óxido nitroso, que recrutam os macrófagos e os neutrófilos. Em associação a propriedades de virulência bacterianas, isso leva à lesão renal.[199] Cães podem apresentar pielonefrite durante anos sem desenvolver insuficiência renal progressiva.[355] Pielonefrite tem sido diagnosticada em associação a displasia renal em cães jovens, porém é difícil estabelecer uma relação de causa/efeito nos casos espontâneos.[1]

Cães com pielonefrite bacteriana aguda podem apresentar doença sistêmica associada a febre, depressão, anorexia, dor renal e leucocitose. Podem ser observados sinais gastrintestinais (GI), particularmente vômitos. Nos seres humanos, os sinais GI têm sido atribuídos a íleo paralítico secundário.[377] Todos os sinais são inconsistentes e, na doença induzida experimentalmente, transitórios (com menos de 5 dias de duração).[114] Os sinais clínicos em gatos com pielonefrite consistem em febre, letargia, anorexia, dor renal e vômitos.[381] A pielonefrite crônica pode ser assintomática ou estar associada à poliúria e à polidipsia secundária. A poliúria pode surgir antes do início das lesões renais e desaparecer com a erradicação da infecção.

Cistite e uretrite

Em virtude da estreita associação entre a bexiga e a parte proximal da uretra, acredita-se que a inflamação de uma possa afetar a outra. A infecção da parte distal da uretra não associada a qualquer infecção no restante do trato urinário inferior é rara, a não ser que exista alguma anormalidade anatômica.

A uretrocistite caracteriza-se por polaciúria (eliminação frequente de urina), disúria (esforço ao urinar, estrangúria) e/ou micção inapropriada (micção no local errado, conforme declaração do proprietário do animal). A urina frequentemente é turva e hemorrágica (50% dos casos em uma pesquisa)[304] e ter odor fétido. A hematúria macroscópica no final da micção sugere que o sangue provém da bexiga. Hematúria macroscópica no início da micção ou secreção uretral podem estar associadas à doença uretral ou prostática. A doença prostática constitui causa mais comum de secreção uretral, independentemente da micção, que a doença uretral em cães. Sinais de doença sistêmica, como febre e leucocitose, não são observados na uretrocistite bacteriana não complicada. A bexiga pode ser dolorosa à palpação do abdome, e, ocorrendo infecção crônica, há espessamento da parede em virtude da inflamação crônica.

Diagnóstico

A cultura da urina vesical coletada por cistocentese constitui o método definitivo para confirmar uma ITU. As amostras de urina para exame de urina e cultura devem ser obtidas antes da instituição do tratamento com agentes antimicrobianos. Se o tratamento antimicrobiano foi iniciado com base nos sinais clínicos, e houver dúvida quanto ao diagnóstico de ITU, o tratamento antimicrobiano deve ser suspenso por 3 a 5 dias antes da obtenção de amostra para cultura de urina, a fim de minimizar a inibição do crescimento bacteriano.[300] Embora o exame de urina possa servir para rastreamento de ITU, a observação ou a falta de observação de bactérias no exame do sedimento urinário não se correlacionam consistentemente aos resultados de cultura.[21,261,373,374,383] Resultados falso-negativos são mais comumente obtidos em amostras de urina diluída, em comparação com amostras de urina concentrada.[383] Ocorrem também ITU sem piúria significativa,[21] particularmente em cães com diabetes melito[117,261] e hiperadrenocorticismo.[117]

ITUs são comuns em associação a urolitíase, particularmente em cães.[135] Quando os resultados de cultura de urina são positivos, o mesmo microrganismo é cultivado da mucosa vesical e de cálculos urinários, de modo que as culturas da mucosa vesical e/ou cálculos urinários não acrescentam nenhuma informação.[135,156] Entretanto, quando o resultado de cultura da urina é negativo, a cultura do cálculo urinário ou da mucosa vesical obtidos por biopsia incisional é positiva em 18,5 a 24% dos casos.[135,156]

Bactérias na urina coletada da bexiga confirmam a ITU, porém não identificam o local específico de infecção. Elas podem se originar dos rins, da bexiga, da próstata ou de uma combinação desses locais. Além da anamnese e do exame físico, os exames complementares que ajudam a estreitar a localização da infecção a um local anatômico no trato urinário incluem radiografia, US, cistoscopia e exame do líquido prostático. Devido à dificuldade em estabelecer o local anatômico de uma ITU, as ITUs também são subdivididas com base na complexidade e na resposta ao tratamento com fármacos antimicrobianos (ver Tabela 90.1). A extensão da avaliação diagnóstica necessária para cada caso varia de acordo com a resposta ao tratamento antimicrobiano inicial e também de acordo com a gravidade da doença (Tabela 90.2).

Coleta de urina

Devido à ocorrência de flora bacteriana normal na parte distal da uretra, vagina e prepúcio, o método de coleta da urina é importante para avaliação acurada dos resultados de exame e cultura de urina. Quando se obtém uma amostra de urina, deve-se registrar o método de coleta.

Cistocentese. A cistocentese constitui o método preferido de coleta de urina para cultura, visto que se evita a contaminação do trato geniturinário inferior. Qualquer ocorrência de bactéria nessas amostras indica infecção, a não ser que ocorram penetração intestinal ou contaminação inadvertida da pele. Devido à possibilidade de contaminação inadvertida, o diagnóstico é mais preciso se for obtida cultura quantitativa de urina, com avaliação do número de microrganismos, mas também se pode obter cultura qualitativa para identificar as espécies infecciosas. Para que um laboratório possa realizar a cultura quantitativa, deve-se obter um pequeno volume de urina. Os *swabs* estéreis imersos em urina não são apropriados.

Antes da realização da cistocentese, deve-se raspar e limpar uma pequena área da pele em torno do local de introdução da agulha. A bexiga deve ser palpada e imobilizada contra a pelve com uma das mãos. Nos animais cuja bexiga não é palpável, a cistocentese pode ser realizada com orientação US. Uma agulha de calibre 21 ou menor é introduzida na bexiga em ângulo oblíquo, e a urina é retirada em uma seringa. A mão para palpação libera a pressão exercida sobre a bexiga, e suspende-se a pressão negativa na seringa. A agulha é retirada.

A cistocentese é realizada com o animal na posição que parece ser mais confortável (em pé, deitado ou suspenso pelos membros anteriores ou posteriores; Figura 90.1). As únicas complicações potenciais

---

Tabela 90.2 Diretrizes para exames complementares e tratamento das infecções do trato urinário.

Classificação clínica	Exames complementares	Tratamento
Cistite simples ou episódio inicial assintomático	Exame de urina, cultura de urina	Agente antimicrobiano durante 10 dias em gatos e fêmeas caninas ou machos caninos castrados, 21 dias para machos caninos intactos
Recidivante ou persistente	Exame de urina, cultura de urina, radiografia, US, exame do líquido prostático em machos intactos	Agentes antimicrobianos durante 6 semanas, tratamento de qualquer processo patológico subjacente
Reinfecção	Exame de urina, cultura de urina	Tratamento igual ao da cistite simples; todavia, considerar o tratamento profilático se as reinfecções forem frequentes
Suspeita de pielonefrite	Exame de urina, cultura de urina, hemograma completo, ureia sanguínea, nível sérico de creatinina, urografia excretora, US dos rins	Agente antimicrobiano durante 4 semanas e por mais tempo se o processo for crônico
Suspeita de prostatite	Exame de urina, cultura de urina, hemograma completo, US da próstata, exame do líquido prostático	Agente antimicrobiano durante 4 semanas, 6 semanas nos casos crônicos, castração

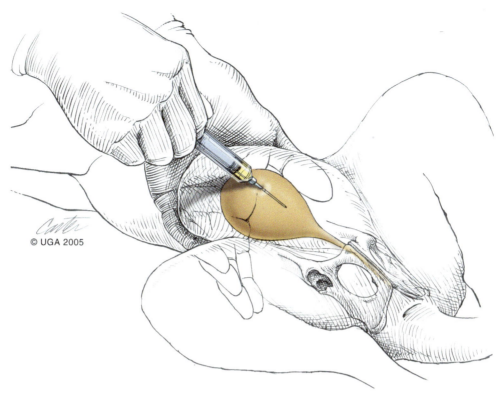

© UGA 2005

Figura 90.1 Cistocentese com o animal em decúbito dorsal. A mão para palpação é posicionada para sustentar a parte posterior da bexiga contra a abertura superior da pelve. (Arte de Kip Carter © 2005 University of Georgia Research Foundation Inc.)

graves consistem em vazamento de urina do orifício de punção na bexiga e hemorragia em consequência da penetração inadvertida de um vaso sanguíneo.[63] Ambas as complicações são raras. Foi relatado um caso com hemorragia grave da aorta, que envolveu 3 tentativas de coleta de urina utilizando agulha de 3,8 cm em um cão de 29 kg se debatendo em decúbito dorsal.[63] O vazamento de urina tende a ocorrer se a bexiga estiver distendida, devido à incapacidade de eliminação voluntária da urina. Nos animais incapazes de urinar devido à distensão da bexiga, esta deve ser esvaziada o mais rápido possível após a cistocentese que pode levar à detecção de hematúria microscópica no exame de urina. A ocorrência de leucócitos ou de microrganismo é indicadora de doença.

Cateterismo. Se a bexiga não for palpável, ou não se obtiver sucesso com a cistocentese, deve-se coletar a urina de machos caninos para cultura por cateterismo que deve ser sempre realizado de modo asséptico e com a maior delicadeza possível. O prepúcio deve ser retraído, e o pênis, limpo e seco. Deve-se utilizar um cateter estéril descartável, que deverá ser introduzido com a utilização apenas de instrumentos ou luvas estéreis. Esse método de cateterismo só introduz um pequeno número de bactérias (menos de 10^3/mℓ) na urina.[43,73]

Por outro lado, o cateterismo de cadelas, mesmo quando realizado com técnica asséptica, introduz bactérias em cerca de 50% das vezes; em certas ocasiões, são introduzidos grande números (10^5/mℓ) de microrganismos.[73] Experimentalmente, a introdução de grandes números de bactérias na bexiga de cadelas normais por cateterismo não resulta habitualmente em ITU persistente, a não ser que exista um fator que produza complicação, tal como corpo estranho na bexiga.[43] Todavia, devido à dificuldade em diferenciar infecção de contaminação, e tendo em vista o pequeno risco de induzir ITU, o cateterismo não constitui um substituto adequado para a cistocentese em cadelas. Diuréticos como a furosemida (1 mg/kg por via subcutânea [SC]) para distender a bexiga para cistocentese são preferíveis na avaliação de ITU, embora se deva observar o efeito sobre a densidade da urina.

Em gatos clinicamente sadios, as amostras obtidas por cateterismo apresentam menos de 10^3 bactérias por mililitro tanto em machos quanto em fêmeas.[229] Todavia, pode ser difícil efetuar o cateterismo sem causar traumatismo em gatos sem sedação. Como nas cadelas, pode ser necessária a administração de diuréticos para distender a bexiga, de modo que a cistocentese possa ser realizada.

Podem-se obter amostras por meio de cateter urinário de demora para cultura bacteriana ou fúngica quantitativa. Nos seres humanos, baixos números de microrganismos em amostras obtidas de cateteres urinários de demora aumentam habitualmente dentro de vários dias, alcançando altas concentrações de bactérias, a não ser que o cateter seja removido.[330] A cultura da ponta do cateter urinário de demora por ocasião de sua remoção é muito menos acurada para a identificação de infecção que a cultura de urina.[353]

Coleta do jato médio. Constatou-se que a coleta durante a micção voluntária em cães normais introduz bactérias em grandes números (em certas ocasiões, mais de 10^5/mℓ).[73] Devido à probabilidade de contaminação significativa durante a micção, não se deve usar a coleta do jato médio para obter urina destinada a cultura em cães.

Em certas ocasiões utiliza-se a urina coletada do jato médio para cultura em gatos com disúria intensa, nos quais pode não haver enchimento suficiente da bexiga para a cistocentese bem-sucedida, mesmo após a administração de diuréticos. Nesses casos, a urina deve ser colocada da maneira mais limpa possível em um recipiente estéril e efetuar a cultura quantitativa da urina.

Processamento das amostras de urina

Uma vez coletada para cultura, a urina deve ser processada adequadamente para evitar quaisquer alterações no número de bactérias. As amostras devem ser refrigeradas e cultivadas dentro de 6 h.[303] Todavia, tubos com conservantes mantêm os tipos e números de bactérias na urina por um período de até 72 h com refrigeração.[6] Antes da cultura, a urina não deve ser incubada, mantida em temperatura ambiente ou congelada. A manutenção em temperatura ambiente por 2 h ou mais provoca aumento do número de bactérias.[201]

Se uma clínica veterinária não consegue entregar amostras de urina a um laboratório no momento correto, ela pode usar alças calibradas para inocular placas de ágar-sangue[50,300] que são incubadas a 37°C durante 24 h. Se houver crescimento de bactérias, as placas ou culturas de *swab* das placas podem ser enviadas a um laboratório comercial para identificação da espécie e antibiograma. Se uma clínica não dispuser de incubadora, as placas de ágar-sangue podem ser colocadas sob luz incandescente em temperatura ambiente.[335] O crescimento em placas mantidas em temperatura ambiente exige 48 a 72 h.[335]

Em uma pesquisa foi constatado que a maioria das clínicas de pequenos animais e clínicas mistas remete amostras de urina a laboratórios para cultura e antibiograma, ao passo que 36% das clínicas mistas e 22% das clínicas de pequenos animais realizam culturas no local de assistência.[408] Entre as clínicas que realizaram culturas, quase 60% enviaram culturas com resultados positivos para laboratórios de diagnóstico para identificação do microrganismo e antibiograma.[408] Infelizmente, foram encontradas deficiências importantes nos métodos laboratoriais utilizados pelas clínicas para a realização das culturas no ambulatório, o que pode afetar a acurácia dos resultados.[408]

É importante lembrar que alguns organismos que provocam ITU crescem lentamente, como *Corynebacterium* spp. Se forem observadas bactérias no exame do sedimento urinário, porém nenhuma bactéria for cultivada, é importante rever o tempo de manutenção da cultura de urina. Pode ser necessário incubar a cultura por mais tempo (durante pelo menos 5 dias).

Interpretação do exame de urina

Para avaliar a possibilidade de infecção em um cão ou gato, deve-se realizar um exame de urina completo, incluindo exame do sedimento. Embora a densidade da urina tenha tendência a ser mais baixa em cães com ITU,[373] é difícil interpretar esse achado, devido à ampla faixa de referência de leituras de densidade da urina. Os achados em tiras reagentes para urina passíveis de indicar infecção incluem sangue oculto e proteína positivos, porém esses dados indicam hemorragia, que tem muitas causas. A infecção também pode ocorrer sem hemorragia e estar associada a resultados normais nas tiras reagentes. As tiras reagentes para leucócitos (*leukocyte test pads*) e para bactérias (*nitrite tes pads*) não são acuradas em animais de companhia.[205,386] Tiras reagentes que necessitam de incubação demonstraram ser acuradas como triagem para bacteriúria, a não ser que haja hematúria macroscópica.[205] Pode-se realizar o exame do sedimento com preparação a fresco não corada ou após coloração. Os profissionais de laboratório têm razoável acurácia na identificação das bactérias observadas em preparação a fresco não corada como bacilos ou cocos.[21] Todavia, essa acurácia pode ser reduzida em caso de amostras de baixa densidade.[383] As preparações a fresco não coradas demonstraram ser acuradas quando os resultados foram negativos, porém o valor preditivo positivo foi precário.[373,374] O exame do sedimento urinário corado pelo método de Wright modificado melhorou acentuadamente a acurácia na identificação de bacteriúria e apresentou relação custo/benefício favorável.[373,374] A correlação dos resultados de esfregaços de urina canina corados pelo Gram com os resultados de cultura foi boa, ao passo que aquela com esfregaços não corados foi precária.[73,261,325] No caso da urina humana, os resultados de esfregaços corados pelo Gram foram positivos em 80% das amostras com 10^5 ou mais bactérias por mililitro, porém em apenas 20% das amostras com menor número de bactérias.[205] Achados no exame do sedimento urinário que sugerem ITU incluem piúria, hematúria e bacteriúria. Esses achados exibiram correlação significativa aos resultados positivos da cultura de urina.[15,373] Destes, o achado mais específico consiste em bacteriúria que no exame de urina de uma amostra obtida por cistocentese, com cultura de urina negativa, pode ocorrer em consequência de microrganismos não viáveis, contaminação da amostra, processamento incorreto da cultura da amostra ou interpretação errônea do movimento browniano ou de restos amorfos como sendo bactérias no exame de urina. Resultados falso-negativos (nenhuma bactéria identificada no exame de urina, porém com resultado positivo da cultura de urina) são possíveis, visto que é necessária a existência de grandes números de microrganismos para que sejam consistentemente observados. Em estudos de cães com hiperadrenocorticismo, diabetes melito ou em tratamento com glicocorticoides, não foi observada bactéria no exame de urina em 24 a 31% dos casos, apesar dos resultados positivos das culturas de urina.[117,385] Piúria é definida pela ocorrência de mais de 3 leucócitos por campo de grande aumento (cga; objetiva 40×) em amostras obtidas por cistocentese e de mais de 8 leucócitos/cga em amostras de urina por cateterismo ou micção.[300] Nem sempre se observa piúria em associação à bacteriúria; por conseguinte, ausência de piúria não pode ser usada como evidência de ausência de bacteriúria.[201] Piúria sem bacteriúria visível só indica inflamação, e uma cultura de urina está indicada para determinar se a causa consiste em infecção. É mais difícil detectar as bactérias que os leucócitos no exame do sedimento urinário. A infecção com invasão tecidual mínima pode não induzir piúria, e a magnitude da resposta dos leucócitos parece variar acentuadamente, inclusive no mesmo animal.[235] Constatou-se piúria em apenas 52 a 60% dos cães com ITU e hiperadrenocorticismo, tratamento com glicocorticoides ou diabetes melito.[117,261,385] Entre os cães com diabetes melito, hiperadrenocorticismo espontâneo ou tratamento com glicocorticoides, 10 a 19% dos que apresentavam ITU não tiveram piúria nem bacteriúria no exame de urina.[117,385] Culturas de urina devem ser realizadas rotineiramente em cães com essas doenças e naqueles tratados com glicocorticoides.

A urina alcalina em associação a ITU sugere infecção por um microrganismo que decompõe a ureia, *Proteus* spp., estafilococos ou *C. urealyticum*. Nessas infecções, a urolitíase com cálculos de estruvita pode ser uma sequela. Quando se avalia o pH alcalino da urina, é importante lembrar que a urina alcalina ocorre normalmente por várias horas no período pós-prandial. Tendo em vista que a ITU é mais causada por *E. coli*, o pH urinário em associação a uma ITU é mais frequentemente ácido. A urina ácida é típica de cães e gatos sadios, de modo que o pH não representa bom indicador de ITU. Além disso, a medição do pH urinário com tira reagente fornece um valor aproximado razoável (dentro de 0,5 unidade de pH), porém são necessários medidores de pH para uma determinação acurada.[196] Houve pouca correlação entre o pH da fita reagente e o tipo de bactéria encontrada (capaz ou não de decompor a ureia).[21]

Interpretação dos resultados de cultura de urina

Cães e gatos. O teste definitivo para ITU em cães e gatos consiste no isolamento de bactérias a partir de uma amostra adequadamente coletada por cistocentese. A maioria das ITUs envolve uma única espécie de bactéria, que ocorre em grandes quantidades (mais de 100.000/mℓ; Tabela 90.3).[235] É preciso avaliar, com cuidado, a cultura de urina que resulta no isolamento de vários tipos de bactérias ou de baixos números (menos de 1.000/mℓ). A contaminação da urina com conteúdo intestinal resulta na ocorrência de várias espécies de bactérias. A contaminação da pele ou no laboratório leva a menor número de microrganismos. Quando são encontrados diversos tipos de bactérias na ITU, a causa predisponente consiste, com maior frequência, no uso de cateter urinário de demora ou em anormalidades anatômicas acentuadas.

Cães. Em machos, a existência de mais de 10^4 bactérias por mililitro em uma amostra obtida por cateter indica infecção. Menos de 10^3 bactérias por mililitro sugere contaminação. A contagem de números intermediários pode indicar contaminação ou infecção.

Tabela 90.3	Critérios para determinar se há infecção em amostras de urina.[a]		
Método de cultura	**Contaminação (bactérias/mℓ)**		**Infecção**
Urina do jato médio	< 10^5		Não pode ser diferenciada em cães
			> 10^5 em gatos[b]
Cateterismo	< 10^3 em machos caninos; qualquer número em fêmeas		> 10^4 em machos caninos
	< 10^3 em gatos		> 10^3 em gatos; qualquer número ao se usarem cateteres de demora
Cistocentese	< 1.000[c]		> 10^3

[a]Com base no método de coleta.
[b]Um pequeno número de gatos clinicamente sadios apresentou 10^5 bactérias/mℓ por esse método de coleta.
[c]Qualquer bactéria na urina vesical sugere infecção; entretanto, podem ocorrer baixos números em casos de contaminação da pele ou durante o processamento, visto que a maioria das infecções do trato urinário está associada a altos números de bactérias.

Outras informações do caso, como anamnese, exame físico, resultados do exame de urina e grau de contaminação potencial durante o cateterismo, podem ajudar a orientar a decisão quanto à existência de infecção quando os resultados de cultura não são conclusivos. Amostras de urina do jato médio ou obtidas por massagem e o cateterismo de cadelas não devem ser usados para cultura, em virtude da probabilidade de contaminação.

Gatos. Em amostras de urina obtidas por cateterismo, contagens bacterianas superiores a 10^3 por mililitro são consideradas indicação de infecção em felinos, tanto machos quanto fêmeas.[229] Se houver necessidade de usar amostras de jato médio de um gato com disúria, a existência de mais de 10^5 bactérias por mililitro sugere infecção se a contaminação durante a coleta for mínima. Mesmo contagens acima de 10^5 bactérias por mililitro não confirmam infecção, visto que essas contagens foram encontradas em pequeno número de amostras de urina de gatos com cultura negativa por cistocentese.[229] Resultados do exame de urina devem-se correlacionar aos da cultura para determinar finalmente se as bactérias resultam de infecção ou de contaminação.

Cateteres urinários de demora. Bolsas de líquido intravenosas previamente usadas que nunca tiveram glicose e que foram conservadas em condições assépticas por 0 a 17 dias (duração mediana de 3 dias) permanecerem estéreis.[20] Por conseguinte, essas bolsas podem ser usadas com segurança como reservatórios para a coleta de urina. O número de bactérias pode-se modificar rapidamente em cães e gatos com cateteres urinários de demora. É importante efetuar a cultura de urina por ocasião da retirada do cateter de demora ou dentro de 24 h.[175]

Pielonefrite bacteriana

Pode-se suspeitar de pielonefrite bacteriana com base na anamnese e no exame físico, conforme discutido anteriormente, ou devido a ITU persistente ou recorrente (ver Tabela 90.1). O diagnóstico de pielonefrite bacteriana é garantido por exames laboratoriais, radiografia, urografia excretora e US. O diagnóstico só pode ser confirmado pela cultura de urina obtida por pielocentese ou por cultura de tecido obtido por biopsia renal. Com frequência, o tratamento baseia-se em diagnóstico presuntivo, estabelecido a partir dos resultados do exame de urina, cultura de urina e urografia excretora ou US. O diag-

nóstico definitivo é habitualmente investigado se o caso for difícil ou incomum, quando é fácil obter a imagem da pelve renal na US ou se houver necessidade de anestesia ou cirurgia para alguma outra razão, como remoção de cálculos renais.

Achados clinicolaboratoriais. O hemograma completo pode revelar leucocitose neutrofílica, com ou sem desvio para a esquerda, na pielonefrite aguda ou crônica complicada, particularmente com formação de abscessos renais ou obstrução ureteral ou pélvica renal. O leucograma inflamatório também pode indicar bacteriemia secundária à pielonefrite aguda ou à pielonefrite crônica complicada. A obtenção de resultado normal no hemograma completo não elimina a possibilidade de pielonefrite.

Anormalidades da função renal (taxa de filtração glomerular anormal, capacidade de concentração urinária inadequada, apesar das demandas, azotemia) em associação a ITU sugerem que esta última pode ser de origem renal. Entretanto, indica-se a realização de exames adicionais, visto que a ITU pode consistir em infecção das vias inferiores em animal com insuficiência renal.

Conforme assinalado anteriormente, o exame de urina pode revelar hematúria, piúria e bacteriúria, porém esses achados não são específicos de pielonefrite. Uma leitura consistentemente baixa da densidade da urina (inferior a 1,030) deve aumentar a suspeita de pielonefrite. A urina concentrada (com densidade superior a 1,030) não afasta a possibilidade de pielonefrite, uma vez que a infecção pode ser unilateral. O grau do defeito de concentração depende do grau de comprometimento difuso e grave da medula renal. A ocorrência de cilindros leucocitários sugere infecção renal. Entretanto, esses cilindros raramente são observados.[301] Em um breve estudo, dois cães com pielonefrite apresentaram concentrações muito mais altas de *N*-acetil-β-D-glicosaminidase (NAG) urinária que 4 cães com ITU das vias inferiores, sugerindo que esse exame possa ser útil para diferenciar cães com pielonefrite daqueles com ITU inferior.[334]

Radiografia de abdome. Pode-se observar anormalidade no tamanho ou no contorno dos rins na pielonefrite. O tamanho normal dos rins é determinado pela comparação do comprimento dos rins com o segundo corpo vertebral (L2); rins de cães medem 2,5 a 3,5 vezes a L2, e os rins felinos, 2,4 a 3 vezes L2.[107] A maioria dos livros afirma que a pielonefrite aguda está associada à renomegalia; entretanto, esse achado não foi relatado em infecções induzidas experimentalmente em cães. Pode-se observar renomegalia em caso de formação de abscessos renais. Foi detectada renomegalia unilateral em um gato com pielonefrite, sem formação de abscesso.[381] Na pielonefrite crônica sem formação de abscesso, o tamanho dos rins diminui, e o contorno renal pode tornar-se irregular[23] essas alterações são inespecíficas para pielonefrite. Radiografias de abdome ajudam a detectar cálculos renais radiopacos. O achado concomitante de ITU e cálculos renais sugere pielonefrite.

Urografia excretora. Sinais sugestivos de pielonefrite consistem em opacidade diminuída do nefrograma vascular, diminuição da opacidade e atenuação dos recessos pélvicos e dilatação pélvica renal e ureteral (Figura 90.2).[18] Em animais com infecções experimentais, observou-se diminuição progressiva do tamanho dos rins infectados no decorrer de várias semanas.[23] A ausência desses achados não afasta a possibilidade de infecção renal, particularmente nos casos agudos (casos de 10 dias ou menos de duração).[23,279]

Ultrassonografia. Os principais achados de US na pielonefrite consistem em dilatação pélvica (pielectasia), dilatação ureteral proximal (ureterectasia) e linha hiperecoica dentro da pelve renal ou parte proximal do ureter.[70,279] Outros achados comuns incluem córtex renal hiperecoico generalizado, áreas hiperecoicas focais dentro da medula, áreas hiperecoicas ou hipoecoicas focais no córtex renal e pouca diferenciação corticomedular.[279] Essas anormalidades foram

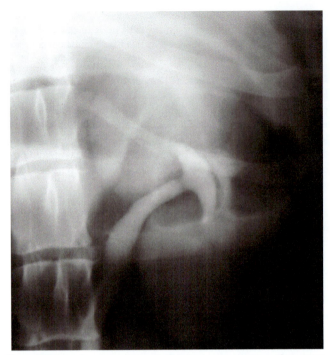

Figura 90.2 Urografia excretora mostrando dilatação da pelve renal com ausência de opacificação (atenuação) dos recessos pélvicos e dilatação da parte proximal do ureter. Esses sinais são compatíveis com pielonefrite.

observadas dentro de 2 dias após indução de infecção.[279] Alguns desses achados, como córtex renal hiperecoico, são inespecíficos e comuns à maioria dos tipos de doença renal e, em certas ocasiões, são normais. Outros achados, como pielectasia, podem ser observados em outras condições, como hidronefrose, e ocorrer durante a diurese hídrica. A diurese hídrica induziu pielectasia em 70% dos cães e foi assimétrica na maioria dos animais.[180] Entretanto, a diurese não induziu ureterectasia.[180] A combinação de achados sugestivos de US em um caso com ITU e sinais clínicos apropriados ou infecções recidivantes é altamente sugestiva de pielonefrite. À semelhança da urografia excretora, a US normal dos rins não exclui a possibilidade de pielonefrite.[279]

O uso da US para examinar os rins apresenta muitas vantagens. Não há necessidade de radiação ionizante ou de meio de contraste, não é afetada pela disfunção renal e mostra-se segura em animais com azotemia. Entretanto, a realização desse exame e sua avaliação dependem de um operador, e a acurácia dos resultados está diretamente relacionada com a competência do examinador. O tamanho do corpo do animal e a falta de cooperação também podem limitar o valor da US.

Pielocentese. A nefropielocentese percutânea possibilita a coleta de urina para citologia e cultura diretamente da pelve renal.[236,338,381] Foram descritos 2 métodos diferentes. No primeiro, a pelve renal é visualizada por meio de urografia excretora e fluoroscopia e dilatada pela aplicação de uma faixa de compressão abdominal. Uma agulha arterial descartável de calibre 20 é introduzida na pele do flanco lateral em direção à pelve renal dilatada. A obtenção da cultura positiva confirma a ocorrência de infecção pélvica renal. No segundo, a US é usada para orientar uma agulha de calibre 21 na pelve renal.[381] A pielocentese não é comumente usada.

Biopsia renal. Raramente, realiza-se a biopsia renal para confirmar o diagnóstico de pielonefrite, já que as lesões são, com frequência, focais e medulares, de modo que podem ser omitidas nas amostras de biopsia renal, que habitualmente consistem apenas em uma pequena amostra cortical. Isso se aplica particularmente às técnicas de biopsia

com agulha. Se for realizada a cirurgia para outra finalidade, como remoção de cálculos renais, podem-se realizar a cultura de urina da pelve renal e o exame histopatológico do tecido renal para confirmar o diagnóstico de pielonefrite bacteriana.

Cistite e uretrite bacterianas

O diagnóstico de cistite bacteriana aguda baseia-se habitualmente na anamnese e nos sinais clínicos, e na confirmação de ITU por meio de exame e cultura de urina. Em casos de ITU recidivante ou persistente, deve-se suspeitar de infecção complicada (ver Tabela 90.1). Nesses casos, o exame de imagem da bexiga é importante.

Cistite enfisematosa caracteriza-se por vesículas cheias de gás na parede vesical e, com frequência, por bolhas de gás no lúmen vesical. A formação de gás deve-se à infecção por bactérias produtoras de gás, que utilizam glicose, proteína ou carboidratos teciduais como substratos. Em geral, a cistite enfisematosa é diagnosticada por radiografia ou US, embora se possa suspeitar de sua ocorrência com base no som de ar eliminado durante a micção ou na palpação de crepitação dentro da bexiga durante o exame físico.[39] Embora o diabetes melito possa predispor um animal à cistite enfisematosa, esse tipo de cistite também ocorre em animais sem diabetes. Devido à fermentação bacteriana, a ausência de glicosúria não exclui o diagnóstico de diabetes melito, que deve ser estabelecido pela determinação do nível de glicemia.[316] Em animais sem diabetes, há suspeita de que as proteínas urinárias sejam o substrato para a formação de gás.[316] Casos em animais sem diabetes melito são habitualmente complicados,[85] e o microrganismo infeccioso habitual é *E. coli*,[4,7,85,316,420] embora se tenha relatado a ocorrência de infecções por outros microrganismos incluindo anaeróbios.[139]

Cistite polipoide é uma doença rara da bexiga, em que a mucosa vesical desenvolve projeções sésseis ou pregas semelhantes a vilosidades. Relatou-se que a cistite polipoide está associada a doenças inflamatórias crônicas da bexiga, incluindo ITU crônica e urolitíase. Caninos acometidos são mais comumente fêmeas e apresentam hematúria e ITU recorrente.[255,417] Embora muitas espécies de bactérias tenham sido envolvidas, as espécies de *Proteus* são mais comuns.[255] Não se sabe se os pólipos predispõem os animais à ITU, ou se a ITU crônica resulta na formação de pólipos.

Em cães com urolitíase e resultados positivos na cultura de urina, o mesmo microrganismo foi cultivado de amostras de mucosa vesical e cálculos urinários, levando à conclusão de que a cultura de urina foi suficiente nesses casos.[135,156] Todavia, em cães com urolitíase e resultados negativos da cultura de urina, foi cultivada bactéria da mucosa vesical ou de cálculos urinários de 18,5 a 24% dos casos.[135,156] Por conseguinte, quando os resultados de cultura de urina são negativos em um cão com cálculos urinários, deve-se efetuar cultura aeróbica de amostra da mucosa vesical e a dos cálculos urinários.

Radiografia. Pode-se detectar a maioria dos cálculos urinários em radiografias de abdome de boa qualidade. A urolitíase e a cistite enfisematosa são os únicos problemas vesicais que podem ser diagnosticados por radiografias.

Ultrassonografia e cistografia de contraste. A US da bexiga constitui excelente técnica de diagnóstico, devido à localização superficial da bexiga e às propriedades acústicas do líquido. Entretanto, é difícil avaliar a bexiga vazia por US; já o tamanho da bexiga pode ser manipulado durante a cistografia de contraste. Na cistografia e na US, o aumento da espessura da parede vesical sugere inflamação crônica (Figuras 90.3 e 90.4). A espessura da parede vesical varia com o grau de distensão da bexiga e é mais facilmente medida na cistografia de duplo contraste que na cistografia de contraste positivo.[253] A espessura média da parede vesical em cães é de 2,3 mm com distensão mínima (0,5 mℓ/kg) e de 1,4 mm com

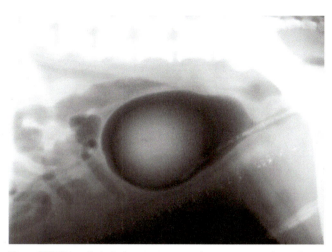

Figura 90.3 Cistografia de duplo contraste, mostrando o espessamento da parede vesical nas bordas externas da bexiga repleta de ar.

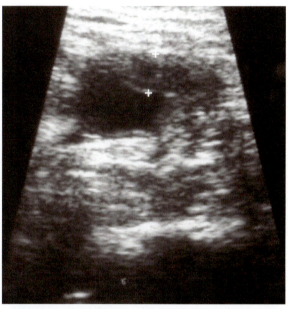

Figura 90.4 Ultrassonografia mostrando o espessamento da parede vesical. As duas cruzes indicam as margens externa e interna da parede. (Fotografia de Jeanne Barsanti © 2004 University of Georgia Research Foundation Inc.)

distensão moderada (4 mℓ/kg).[230] A espessura da parede vesical em gatos é de cerca de 1,7 mm.[230] Podem-se visualizar os pólipos (cistite polipoide) na US ou na cistografia. Os inflamatórios estão habitualmente localizados na parede vesical cranioventral.[255] Embora a localização mais típica seja diferente que no carcinoma de células de transição (colo e trígono da bexiga), as lesões expansivas na bexiga exigem a realização de biopsia para diferenciar as condições inflamatórias da neoplasia.[255,269] Essa diferenciação é importante, visto que a cistite polipoide pode regredir com tratamento antimicrobiano adequado. A remoção dos pólipos também parece ser benéfica.[255,417] Um divertículo do úraco ou outro divertículo podem predispor cães ao desenvolvimento de ITU inferior crônica; esse divertículo é visualizado na US ou na cistografia de contraste da bexiga.[247] É possível observar incrustação da parede vesical nas infecções por *C. urealyticum*.[257]

Biopsia. Deve-se efetuar biopsia da parede vesical nos casos difíceis.[178] As amostras de biopsia devem ser cultivadas para bactérias e processadas para exame histológico. A coloração de Gram pode ser útil para examinar o tecido vesical à procura de bactérias.[178]

Tratamento
Objetivos

Os principais objetivos do tratamento consistem no alívio dos sintomas e na prevenção das complicações da ITU. As metas para infecções recorrentes consistem em prevenção de recaída (recidiva ou reinfecção) ou na diminuição da taxa de recidiva. Na escolha de um agente terapêutico, é preciso considerar fatores como: a conveniência (intervalos grandes entre as doses e consideração dos horários do proprietário do animal), os eventos adversos potenciais, a possibilidade de desenvolvimento de resistência a agentes antimicrobianos, a provável localização da infecção no trato urinário, o potencial de infecção tecidual além da urina e o custo. O problema do custo deve incluir a probabilidade de sucesso do tratamento. É importante lembrar que os fármacos constituem tratamento adjuvante da resposta imune do hospedeiro e que, em última análise, é a integridade da resposta imunológica do hospedeiro que determinará o sucesso ou o fracasso.

Concentração urinária dos agentes antimicrobianos

A principal diferença entre o tratamento de ITU e de infecções em outros sistemas orgânicos é o fato de que a maioria dos fármacos antimicrobianos ocorre em altas concentrações na urina em consequência de sua excreção renal (Tabela 90.4).[215,360,361] Como a maioria dos discos de antimicrobianos contém concentrações séricas, os resultados dos testes de rotina de sensibilidade a fármacos antimicrobianos devem ser considerados apenas como diretrizes aproximadas para o tratamento das ITUs.[86] Se o microrganismo infeccioso for considerado sensível a determinado agente antimicrobiano, esse fármaco provavelmente será eficaz se for excretado em sua forma ativa pelos rins e se a função renal estiver normal. Além disso, um fármaco antimicrobiano ao qual o microrganismo é resistente também pode fornecer bons resultados *in vivo*, devido à ocorrência de concentrações significativamente mais altas na urina que no soro de animais capazes de concentrar a urina.[138] Isso será possível desde que o agente infeccioso não esteja localizado em tecidos urinários ou no uroepitélio.

Outro método para a escolha de um agente terapêutico eficaz na ITU consiste em determinar a concentração inibitória mínima (CIM) dos agentes antimicrobianos contra o agente infeccioso. A CIM é definida como a menor quantidade de agente antimicrobiano capaz de inibir o crescimento visível das bactérias infecciosas em condições padronizadas, e é medida de modo mais acurado por meio de análise em microdiluição com concentrações variáveis de antimicrobianos, mas pode ser estimada a partir do diâmetro da zona de inibição em placas de Kirby-Bauer.[10] Em lugar da sensibilidade ou resistência absolutas, registra-se a concentração do fármaco antimicrobiano que inibe o crescimento do microrganismo. Em seguida, é comparada com a concentração alcançada pelo antimicrobiano na urina. Se a concentração urinária média ultrapassar a CIM em pelo menos 4 vezes, o agente antimicrobiano deverá ser eficaz (ver Tabela 90.4). A razão do fator 4 é assegurar que as subpopulações bacterianas passíveis de serem menos sensíveis ao agente antimicrobiano também sejam destruídas e não permaneçam para repovoar o local de infecção.[256] Nas infecções do parênquima renal e da próstata, são necessárias considerações especiais para a penetração do fármaco antimicrobiano, discutidas, respectivamente, nos itens sobre pielonefrite bacteriana e prostatite.

Escolha do fármaco antibacteriano

A determinação do tipo de microrganismo e de sua sensibilidade a fármacos antimicrobianos *in vitro* constitui a maneira ideal de definir o tratamento para determinada ITU. Entretanto, os clínicos frequentemente iniciam o tratamento enquanto ainda aguardam os resultados de cultura. Se for possível classificar os microrganismos

Tabela 90.4	Concentrações urinárias médias de agentes antimicrobianos usados no tratamento da infecção do trato urinário canina.[a]			
Fármaco[b]	Dose (mg/kg)[c]	Via	Intervalo (h)	Concentração urinária média (μg/mℓ)
Ampicilina	22	VO	8	309
Amoxicilina	11	VO	8	201,5
Cloranfenicol	33	VO	8	124
Nitrofurantoína	4,4	VO	8	100
Trimetoprima-sulfonamida[d]	13	VO	12	26/79[e]
Gentamicina	2	SC	8	107
Amicacina	5	SC	8	342
Enrofloxacino	2,5	VO	12	40
Tetraciclina	18	VO	8	138

VO, Via oral; *SC*, subcutânea.
A maioria dos dados foi determinada e fornecida por Gerald Ling, University of California, Davis.
[a]Os valores foram determinados em cães hidratados com função renal normal. Para estabelecer a eficácia de determinado fármaco, multiplicar por 4 o valor da concentração inibitória mínima das bactérias isoladas. Se o total obtido for inferior à concentração urinária média desse fármaco, ele tem a probabilidade de 90 a 95% de ser eficaz.
[b]Ver *Formulário de fármacos*, no Apêndice, para informações adicionais sobre cada fármaco.
[c]Dose por administração em intervalo especificado. (Para mais informações sobre a duração, ver Tabela 90.2.)
[d]A dose apresentada para a trimetoprima-sulfonamida é a dos componentes combinados.
[e]A concentração média de trimetoprima na urina é de 26, e a da sulfonamida, de 79.

na urina como bacilos ou cocos no exame do sedimento urinário, o clínico pode ter uma ideia fundamentada sobre o tipo de microrganismo existente e fazer uma primeira escolha razoável do agente antimicrobiano (Tabela 90.5).[21] Cada clínica deve manter um registro dos fármacos que são habitualmente eficazes para os microrganismos mais comuns que causam ITU em animais examinados na clínica.

Embora a seleção de um agente antimicrobiano com base na identificação do microrganismo e sua sensibilidade esteja habitualmente correlacionada ao sucesso do tratamento *in vivo*, essa correlação não é de 100%.[138] Por exemplo, alguns casos de ITU causada por *E. coli* ou por *Enterobacter* spp. resistentes a vários fármacos parecem responder a amoxicilina-clavulanato, embora esses microrganismos tenham sido considerados resistentes a essa associação de fármacos.[138,243] Para ser eficaz, o fármaco antimicrobiano precisa alcançar concentrações suficientes na urina e no tecido infectado durante um período apropriado. Diversos fatores, como absorção GI, localização da infecção, função renal, estado poliúrico e características da urina, influenciam as concentrações urinárias de antimicrobianos. A adesão do cliente à administração da terapia é importante na eficácia do tratamento. Em um estudo, constatou-se que proprietários de cães demonstravam boa adesão ao tratamento oral, contanto que a administração do fármaco fosse de 1 ou 2 vezes/dia.[3] A adesão à administração de fármacos 3 vezes/dia foi precária.[3,51] Foi importante que o veterinário escolhesse um fármaco levando em consideração os horários da casa e do trabalho do proprietário para obter a adesão ideal ao tratamento.[3] Os proprietários relataram que conseguiram administrar medicamentos orais de sabor agradável a seus gatos 1 ou 2 vezes/dia.[243] Entretanto, 4 gatos do estudo apresentaram ITU persistente, a despeito da sensibilidade continuada dos microrganismos ao fármaco selecionado, sugerindo que a adesão pode ter sido problemática. A única maneira de assegurar a eficácia do fármaco escolhido é examinar novamente a urina durante e após o tratamento. Deve-se efetuar nova cultura de urina ou deve-se proceder ao exame citológico do sedimento dentro de alguns dias após a instituição do tratamento. Se o agente antibacteriano eliminar as bactérias dentro de poucos dias, sua eficácia contra essas espécies de bactérias é confirmada. Entretanto, é necessário um ciclo mais longo de tratamento para eliminar os microrganismos da bexiga e os tecidos renais ou prostáticos infectados.

Para as clínicas veterinárias é ideal classificar os fármacos em categorias de uso primário, secundário e terciário para as ITUs.[268] Os primários são aqueles usados mais comumente, devido a um espectro mais estreito e disponibilidade mais prolongada (penicilinas mais antigas, tetraciclinas e sulfonamidas).[268] Por exemplo, a trimetoprima-sulfonamida seria a primeira escolha razoável para cães com ITU causada por *E. coli*. É importante utilizar a trimetoprima-sulfonamida na dose recomendada de 13 a 15 mg/kg VO, a cada 12 h, e não efetuar uma superdosagem.[390] A amoxicilina constitui a primeira escolha razoável para as ITUs estafilocócicas e enterocócicas. Os secundários são agentes mais recentes com espectro

Tabela 90.5	Fármacos antimicrobianos para infecções geniturinárias com base nas bactérias causadoras.[31,98,234,299,302,327]
Microrganismo identificado[a]	Fármacos antimicrobianos recomendados
Escherichia coli	Trimetoprima-sulfonamida, amoxicilina-clavulanato, quinolona, cloranfenicol
Staphylococcus	Amoxicilina-clavulanato, cefalosporinas de primeira geração
Streptococcus ou *Enterococcus*	Ampicilina, amoxicilina
Proteus	Ampicilina, amoxicilina
Pseudomonas[b]	Tetraciclina, quinolona
Klebsiella[b]	Cefalosporinas de primeira geração, trimetoprima-sulfonamida, amoxicilina-clavulanato, quinolona
Enterobacter	Trimetoprima-sulfonamida, quinolona
Corynebacterium urealyticum	Doxiciclina, tetraciclina

[a]As ITUs altamente resistentes a fármacos antibacterianos podem representar um problema com qualquer um desses microrganismos, particularmente em animais que receberam tratamento antimicrobiano. Por esse motivo, esta tabela só fornece orientações gerais. A identificação dos microrganismos e sua sensibilidade são importantes em cada caso clínico para a escolha adequada do fármaco antimicrobiano. Nas infecções por microrganismos gram-negativos altamente resistentes, pode ser necessário o uso de quinolonas, de cefalosporinas de terceira geração e de penicilinas de espectro ampliado.
[b]As infecções por *Pseudomonas* e *Klebsiella* são as mais difíceis para previsão de sensibilidade. Embora esses microrganismos sejam habitualmente sensíveis aos aminoglicosídios, esses fármacos não costumam ser administrados em virtude de sua nefrotoxicidade. Avaliações repetidas da urina durante e após o tratamento são essenciais para determinar a eficácia do tratamento em infecções causadas por esses microrganismos.

de ação ampliado, aqueles aos quais os microrganismos desenvolvem resistência com relativa facilidade e aqueles que são importantes em tratamento de infecções em seres humanos.[268] Esses fármacos devem ser limitados a casos em que os resultados de cultura e de antibiograma indicam que os fármacos primários provavelmente não serão eficazes. As quinolonas constituem um exemplo de classe de fármacos secundários. Os terciários são aqueles recentemente desenvolvidos, cujo uso é importante contra bactérias mais resistentes.[268] Esses só devem ser usados quando os resultados de sensibilidade indicarem que as escolhas primárias e secundárias provavelmente não irão atuar. Fármacos terciários não devem ser usados quando existirem outras opções terapêuticas, como tratamento local, ou quando o animal tiver pouca probabilidade de sobreviver, independentemente do tratamento. Exemplos de fármacos terciários são a vancomicina, o meropeném e o imipeném. O uso desses fármacos pode representar risco para a seleção de microrganismos resistentes a antibacterianos que constituem risco zoonótico (ver Capítulo 30).

As quinolonas são frequentemente usadas no tratamento das ITUs, uma vez que são bactericidas com altas concentrações urinárias, tratam de maneira eficaz a maioria das infecções causadas por *E. coli* e penetram nos tecidos do trato urinário.[72,243,298] Dispõe-se de várias quinolonas para uso veterinário, incluindo enrofloxacino, marbofloxacino, orbifloxacino, pradofloxacino e difloxacino. Em um estudo, as quinolonas mais eficazes contra *E. coli* foram o enrofloxacino, o ciprofloxacino e o marbofloxacino, ao passo que o difloxacino e o orbifloxacino exibiram perfil menos eficaz.[54] O difloxacino é excretado principalmente na bile, e o orbifloxacino é mais eficaz contra microrganismos gram-positivos.[256] Esses fatores fazem com que o uso desses fármacos seja menos desejável para o tratamento das ITUs. A biodisponibilidade do ciprofloxacino nos cães é muito menor que nos seres humanos, de modo que a pressuposição quanto a concentrações passíveis de serem alcançadas pode não ser acurada para esses animais (valores de CIM para microrganismos isolados de seres humanos foram extrapolados para patógenos caninos, visto que o ciprofloxacino não é um fármaco para uso veterinário).[54] Para evitar a resistência às quinolonas, é importante administrar a maior dose recomendada.[54] O uso de doses baixas, que produzem níveis muito próximos aos valores de CIM, tende a selecionar microrganismos resistentes. A resistência às quinolonas, identificada por meio da reação em cadeia da polimerase, foi detectada em cepas isoladas de *E. coli* caninas e felinas,[350] oferecendo um método mais rápido de definir esquemas de tratamento apropriados.

Outros fármacos aos quais a *E. coli* é frequentemente sensível incluem aminoglicosídios, trimetoprima-sulfonamida e amoxicilina-clavulanato. Os aminoglicosídios raramente são usados no tratamento da ITU, devido ao risco de nefrotoxicidade. Os fármacos com menor eficácia contra *E. coli* incluem os derivados da penicilina, as tetraciclinas e as cefalosporinas de primeira geração.[298] Cefalosporinas de espectro ampliado tornaram-se disponíveis para o tratamento das ITUs. Um exemplo é a cefovecina, uma cefalosporina injetável aprovada para o tratamento das ITUs causadas por *E. coli*, *Proteus* e *Staphylococcus pseudintermedium* em cães e gatos (*Formulário de fármacos*, no Apêndice). Aplica-se uma injeção a cada 14 dias, o que elimina o problema de adesão dos clientes ao tratamento. Em um estudo de grande porte de ITU agudas com sinais das vias urinárias inferiores, a cefovecina teve taxa global de cura de 79%, em comparação com a taxa de cura global de 36,4% com a cefalexina.[304] A cefovecina não é eficaz contra espécies de *Pseudomonas* ou *Enterococcus*. Os efeitos adversos incluíram vômitos (5%), diminuição do apetite (4%), letargia (3%), diarreia (1%) e outros (8,5%). Esses efeitos adversos foram semelhantes aos da cefalexina.

Resistência antibacteriana

Nos seres humanos, as ITUs estão se tornando cada vez mais resistentes aos agentes antibacterianos, particularmente os de classes específicas de fármacos.[148,149,259,364] Nas ITUs adquiridas na comunidade e não complicadas em mulheres, 1 entre 3 cepas isoladas de bactérias é resistente à penicilina, ao passo que cerca de 20% exibem resistência a trimetoprima-sulfonamida.[64,148] Recomenda-se que os clínicos estejam atentos para os padrões de resistência dos microrganismos que provocam ITU em suas comunidades, e que os esquemas de tratamento empírico considerem os padrões de sensibilidade locais.[246] Isso também é um bom conselho para os veterinários, uma vez que foram encontradas diferenças regionais acentuadas nos padrões de resistência de *E. coli* isolada de pequenos animais a agentes antimicrobianos.[53,349] Documentou-se aumento da resistência a antimicrobianos em bactérias, particularmente entre *E. coli*, isoladas de ITU caninas em alguns estudos,[72,75] mas não em outros.[152,298] Na Austrália, a resistência a fármacos antibacterianos não foi comum em bactérias isoladas de gatos com cistite aguda.[244] Entretanto, foi reconhecida em gatos com infecções urinárias crônicas.[307] Uma pesquisa de ITUs caninas em uma clínica de cuidados primários no Canadá constatou aumento da resistência a antimicrobianos na ITU recorrente por *E. coli*, mas não em outras causas bacterianas de ITU.[17] Todavia, a eficiência de todos os agentes antimicrobianos, à exceção da trimetoprima-sulfonamida e da tetraciclina, diminuiu durante o período de estudo.[17] A resistência a fármacos antimicrobianos em *E. coli* foi maior em amostras de instituições acadêmicas que naquelas de clínicas particulares nos EUA[53] e de hospitais veterinários, em comparação com clínicas veterinárias na Suécia.[152] Isso provavelmente está relacionado com a maior probabilidade de ITUs complicadas em instituições e hospitais universitários, onde maior variedade de infecções mais graves são tratadas em animais hospitalizados, em comparação com pacientes ambulatoriais. A frequência de isolamento de *E. coli* resistente a múltiplos fármacos variou de 9 a 31% das cepas, de acordo com a instituição acadêmica.[55] Fatores associados à maior porcentagem de resistência incluíram sexo (machos), uso anterior de agentes antimicrobianos (dentro de 30 dias), administração de agentes imunossupressores (dentro de 30 dias), duração da hospitalização, existência de doenças subjacentes (particularmente as que exigem cateterismo urinário ou causam incapacidade de urinar) e cirurgia.[56,138]

Em outro estudo, aproximadamente 40% dos isolados de *E. coli*, em sua maior parte da urina canina, mostraram-se resistentes às quinolonas.[54] A resistência de qualquer bactéria a determinada quinolona indica que esse microrganismo tende a ser resistente a todas as quinolonas, independentemente dos resultados de sensibilidade.[54,256] O maior uso das quinolonas foi correlacionado ao aumento de resistência a esses fármacos.[75,292] A resistência a vários outros fármacos comumente usados no tratamento das ITUs acompanha a resistência ao enrofloxacino.[75,87,88] Embora *E. coli* de ITU canina resistente às quinolonas seja, em geral, menos virulenta que *E. coli* sensível a esses fármacos, algumas cepas demonstram ser virulentas e, portanto, estão associadas à dupla ameaça de virulência e à resistência a fármacos antimicrobianos.[193] *P. aeruginosa* e espécies de *Enterococcus* isolados de casos de otite canina e ITU tornaram-se rapidamente resistentes ao enrofloxacino *in vitro*.[58] *Klebsiella*, *Proteus*, *Streptococcus*, *E. coli* e *Staphylococcus* tiveram menor tendência a desenvolver resistência nesse estudo.[58]

As ITUs caninas causadas por *Staphylococcus* foram cada vez mais resistentes a fármacos antibacterianos, particularmente à ampicilina e à penicilina.[299,305] A resistência de *S. aureus* e de *S. pseudintermedius* à ampicilina diminuiu, ao passo que a resistência às quinolonas aumentou acentuadamente com o declínio do uso desses fármacos (ampicilina) ou com sua administração aumentada (quinolonas).[310,385]

A resistência das bactérias aos fármacos antibacterianos pode ser perdida quando esses agentes são interrompidos.[99] A resistência à amoxicilina tende a desaparecer dentro de 2 semanas após o término do tratamento, já a resistência ao enrofloxacino tende a persistir.[87,88]

A nitrofurantoína é um fármaco pouco usado que pode tratar algumas ITUs bacterianas resistentes.[307] A nitrofurantoína trata eficazmente as infecções por microrganismos gram-positivos e gram-negativos, porém não penetra na próstata. A nitrofurantoína só deve ser administrada em formulação macrocristalina para diminuir os efeitos GI adversos e aumentar ao máximo a sua eficácia. Além dos vômitos, outros efeitos adversos incluem hepatopatia e fraqueza do neurônio motor inferior. Para mais informações, ver o *Formulário de fármacos*, no Apêndice, e o Capítulo 30.

Devido ao problema das ITUs resistentes a fármacos antibacterianos, o efeito terapêutico potencial de bacteriófagos sobre a UPEC isolada de cães e gatos foi investigado *in vitro*.[127] Bacteriófagos são vírus que infectam e matam bactérias. Nesse estudo, constatou-se que um grupo de 10 bacteriófagos conseguiram lisar mais de 90% das UPEC. Ainda não foi estabelecido se esses bacteriófagos podem ser usados com segurança e com eficácia *in vivo*.

Reações adversas ao tratamento com fármacos antibacterianos

Sempre que se administra qualquer fármaco antimicrobiano, é possível que ocorra reações adversas. Os resultados de uma pesquisa com clientes indicaram que a maior taxa de reações adversas em cães é observada com a eritromicina (52%, sendo os vômitos a reação mais comum); a menor taxa, por sua vez, ocorre com a amoxicilina 7,5%).[216] Apesar dos relatos de toxicidade grave associada ao uso de trimetoprima-sulfonamida, esse fármaco apresentou porcentagem relativamente baixa de reações adversas (18%, sendo a anorexia, a letargia e a poliúria-polidipsia as reações adversas mais comuns), embora tenha sido o fármaco mais comumente prescrito na pesquisa.[216] Foi constatada a prevalência de ceratoconjuntivite seca (CCS) de cerca de 15% com a trimetoprima-sulfadiazina, e cães com peso abaixo de 12 kg foram os que tiveram maior risco.[36]

Uma pequena proporção de gatos desenvolve cegueira irreversível após tratamento com quinolonas. Fatores de risco incluem idade avançada, administração intravenosa, altas doses e ciclos prolongados de tratamento.[412] Tendo em vista o risco de cegueira, deve-se limitar o uso das quinolonas nas ITUs em gatos aos casos em que a cultura de urina indica a necessidade dessa classe de fármacos. As artropatias em animais jovens constituem outro efeito adverso importante das quinolonas, e esses fármacos não devem ser administrados a cães sujeitos a sofrer convulsões ou a cães urêmicos sem modificação da dose.[8,302,345]

Para mais informações sobre as reações adversas de fármacos antibacterianos para infecções urinárias, consultar o *Formulário de fármacos*, no Apêndice, e o Capítulo 30.

Tratamento para diferentes tipos de infecções bacterianas do trato urinário

Estudos clínicos não determinaram a duração ideal do tratamento para diferentes tipos de ITU em cães e em gatos. A duração recomendada do tratamento varia de acordo com a localização anatômica e com a gravidade da infecção; e também pelo fato de a infecção ser ou não complicada, e se ela representa infecção inicial, reinfecção, infecção recidivante ou persistente (ver Tabelas 90.1 e 90.2). Devido a essas diferenças, é mais apropriado classificar a ITU com base no maior número possível de características. Por exemplo, a cistite inicial não complicada exige muito menos esforços diagnósticos e terapêuticos intensivos que a pielonefrite recidivante complicada. É difícil determinar por quanto tempo é necessário tratar uma ITU complicada.

O tratamento de duração muito curta resultará em fracasso, já um tratamento de duração excessivamente longa pode contribuir para o desenvolvimento de resistência antibacteriana da flora microbiana residente do animal.

Bacteriúria assintomática. O tratamento das infecções assintomáticas tem por objetivo evitar as complicações da ITU. Deve-se fazer um esforço para estabelecer o diagnóstico, a fim de determinar se existe alguma causa subjacente de imunossupressão, como diabetes melito, tratamento com glicocorticoides ou hiperadrenocorticismo. Infecções assintomáticas devem ser tratadas durante aproximadamente 1 semana, com base nos resultados de cultura de urina (ver Tabela 90.2). Deve-se repetir a cultura de urina dentro de cerca de 1 semana após o término do tratamento. Se a infecção permanecer, deve-se procurar estabelecer o diagnóstico para identificar a origem tecidual (rim, bexiga, próstata), bem como qualquer doença subjacente (urolitíase, neoplasia, defeito congênito). Se não for possível efetuar a cultura, uma pesquisa realizada na Austrália constatou que amoxicilina-clavulanato constitui o fármaco de primeira escolha razoável para o tratamento da ITU assintomática em gatas idosas.[245]

Muitos estudos foram realizados sobre infecções assintomáticas em seres humanos. A maioria desses estudos indica que não se devem tratar as infecções assintomáticas em seres humanos imunocompetentes e até mesmo naqueles com diabetes melito.[262,388] Nos seres humanos, o tratamento das infecções assintomáticas não diminui a frequência dos episódios sintomáticos nem a prevalência da bacteriúria e pode contribuir para o aumento da resistência dos microrganismos aos fármacos antibacterianos. São necessários estudos semelhantes em cães e gatos. As comparações diretas de ITU assintomática em seres humanos e animais de estimação são problemáticas, devido à incapacidade dos animais de estimação de relatar sintomas e ao uso de amostras do jato urinário para o diagnóstico de ITU em seres humanos.

Pielonefrite aguda. Deve-se iniciar o tratamento antibacteriano com base no exame de urina e enquanto se aguardam os resultados de cultura. Embora os aminoglicosídios tenham excelente penetração no tecido renal, a nefrotoxicidade torna sua administração perigosa. São preferidos outros fármacos capazes de sofrer difusão no tecido renal (Tabela 90.6).[23] Nos seres humanos, recomenda-se o uso de quinolona.[246] Não se deve administrar a nitrofurantoína na pielonefrite aguda, por não ser eficaz para a bacteriemia que pode acompanhar a pielonefrite aguda.[78]

Se o animal apresentar doença sistêmica, o tratamento inicial deve consistir na administração parenteral de agentes antibacterianos e em suporte com líquidos intravenosos. Deve-se continuar o tratamento parenteral até que a resposta indique normalização da temperatura corporal e do apetite. Nos seres humanos, ciclos mais longos de agentes antibacterianos por via parenteral não reduziram a prevalência de formação de tecido cicatricial renal, nem de infecções recorrentes.[35]

Se o microrganismo for resistente ao agente antimicrobiano inicialmente escolhido, porém o animal exibir melhora clínica, deve-se efetuar o exame de urina antes de modificar o tratamento

Tabela 90.6	Fármacos antimicrobianos para infecções geniturinárias, com base no local de infecção.
Local	**Agente microbiano**
Rins	Trimetoprima, quinolonas
Próstata	Trimetoprima, quinolonas, eritromicina, clindamicina
Útero	Quinolonas, trimetoprima
Glândula mamária	Ampicilina, amoxicilina-clavulanato, cefalosporina (primeira geração)

para determinar se o fármaco é eficaz *in vivo*. Se o fármaco não for eficaz, deve-se modificar o tratamento. Se for eficaz, o tratamento inicial deve ser mantido por 3 a 4 semanas com culturas de acompanhamento dentro 1 a 2 semanas após a conclusão do tratamento. Culturas de urina devem ser realizadas mensalmente, durante vários meses, para detectar a ocorrência de recidiva (Tabela 90.7).

Pielonefrite crônica. Agentes antibacterianos com capacidade de penetrar no tecido renal são preferidos se o microrganismo causador for sensível a um deles (ver Tabela 90.6). Sulfonamidas não alcançam concentrações intrarrenais eficazes, de modo que apenas o componente trimetoprima de trimetoprima-sulfonamida é eficaz para o tratamento das infecções renais.[37] Pode-se usar a nitrofurantoína nas infecções renais crônicas, mas não em animais com disfunção renal.[78] A eficácia do agente antimicrobiano escolhido deve ser verificada por meio de exame e cultura de urina após as primeiras 2 semanas de tratamento. Se a urina não estiver estéril nessa ocasião, deve-se modificar o tratamento. Se a urina for estéril, o agente antimicrobiano geralmente deve ser continuado por um período de, pelo menos, 6 semanas. As culturas de urina devem ser repetidas de modo periódico após a conclusão do tratamento (ver Tabela 90.7). É muito difícil curar pielonefrite em cães e gatos.

Abscesso renal. A nefrectomia do rim acometido constitui uma abordagem de tratamento.[167] O rim remanescente deve ser capaz de manter a função renal. Os indicadores grosseiros de função renal adequada incluem concentrações séricas de ureia e creatinina dentro dos limites de referência, urina concentrada, aspecto normal na radiografia e na US, excreção normal de corante na urografia excretora e aparência normal na cirurgia. É preciso reconhecer que todos esses exames são insensíveis, e que os achados dentro dos limites de referência não confirmam a função normal.[143] Tem-se recomendado a cintigrafia renal para a avaliação mais completa da função renal individual antes da cirurgia.[143] Mesmo com esse exame, 9 de 21 cães submetidos à nefrectomia apresentaram azotemia, ainda que de grau leve, após a nefrectomia.[143] Por ocasião da cirurgia, deve-se coletar amostra de urina da pelve renal ou do ureter do rim remanescente, efetuar cultura para bactérias para direcionar o futuro tratamento e fornecer prognóstico mais acurado ao proprietário do animal.

Uma alternativa para a cirurgia é a drenagem percutânea guiada por US e a irrigação com solução diluída de iodopovidona.[376] Essa técnica funcionou de modo satisfatório em 2 cães; ambos se recuperaram sem a necessidade de cirurgia. A função renal também pareceu melhorar, com base na solução da azotemia. O tratamento antimicrobiano deve ser ministrado durante 5 a 6 semanas, e recomenda-se acompanhamento com US e exames laboratoriais. As possíveis complicações pós-operatórias incluem sepse e hemorragia. Devido

Tabela 90.7	Quando é necessário repetir culturas de urina.[a]	
Complicada		**Não complicada**
1 semana após a conclusão do tratamento		1 semana após a conclusão do tratamento
Mensalmente, durante 3 meses		
Em seguida, dentro de 6 meses		
Dentro de 9 meses		
Dentro de 12 meses		
Dentro de 18 meses		
Dentro de 24 meses		

[a]Para assegurar a eficácia do tratamento da infecção do trato urinário.

à ocorrência frequente de pielonefrite crônica, recomenda-se o monitoramento para ITU durante vários meses após o tratamento do abscesso.

Episódio inicial de cistite aguda. Deve-se tratar a cistite bacteriana não complicada aguda em cadelas (férteis ou castradas), machos castrados e gatos durante 7 a 10 dias (ver Tabela 90.2). Tendo em vista que os sinais clínicos frequentemente melhoram dentro de 48 h, o cliente precisa ser instruído a administrar todas as medicações, conforme orientação. Dentro de 1 semana após a conclusão do tratamento, deve-se coletar amostra de urina para cultura, a fim de assegurar a eficácia do tratamento. Esse acompanhamento é importante para dar início a uma pesquisa precoce de causa predisponente subjacente para o fracasso do tratamento, como cálculos urinários, pielonefrite, função vesical ou uretral anormal, insuficiência renal, neoplasia do trato urinário ou hiperadrenocorticismo. Sempre que houver infecção de parte do trato urinário, todo o trato urinário corre risco; pode ocorrer pielonefrite com cistite.

Em machos caninos intactos, a prostatite frequentemente ocorre em associação a cistite, exigindo tratamento mais longo (ver Tabela 90.2). Os exames repetidos devem incluir avaliação do líquido prostático e exame de urina. Prefere-se o uso de fármacos com penetração na próstata (ver Tabela 90.6). Entretanto, nos resultados de um estudo, não foi constatada diferença na resposta clínica a ampicilina (pouca penetração na próstata) e trimetoprima-sulfonamida (boa penetração na próstata) na ITU de machos caninos intactos.[234]

Reinfecções. Em alguns cães a cistite aguda sofre recidiva frequente, em consequência de diferentes microrganismos. O microrganismo etiológico precisa ser identificado por meio de cultura de urina em cada caso de infecção para diferenciar uma reinfecção da recidiva (ver Tabela 90.1). A reinfecção sugere a existência de um problema nas defesas do hospedeiro (ver Boxe 90.6). Deve-se obter a história cuidadosa, e realizar o completo exame físico para determinar se a micção e a anatomia do trato urinário estão normais. O hiperadrenocorticismo e o tratamento com glicocorticoides constituem causas predisponentes de reinfecção. Algumas cadelas têm cistite recorrente, sem nenhuma outra anormalidade identificável. Cada episódio de reinfecção é tratado individualmente. Se houver recidiva frequente da infecção (mais de 3 a 4 episódios por ano), deve-se instituir o tratamento profilático com doses baixas (ver *Tratamento profilático*).

Cistite complicada. A cistite é considerada complicada quando associada a um fator de risco subjacente, como urolitíase ou diabetes melito (ver Tabela 90.1). A cistite bacteriana complicada exige resolução dos fatores subjacentes e tratamento prolongado. A remoção de pólipos pode melhorar a probabilidade de resolução de ITUs crônicas em cães com cistite polipoide.[255,417] A episioplastia foi benéfica na resolução da cistite bacteriana crônica em fêmeas caninas com pregas cutâneas perivulvares excessivas.[233]

Deve-se efetuar nova cultura de urina e exame do sedimento urinário, dentro de 3 a 7 dias após o início do tratamento. Se a urina for estéril, o agente antimicrobiano administrado deve ser continuado por 3 a 6 semanas. Se não for estéril, deve-se escolher outro agente antimicrobiano. Deve-se repetir a cultura depois de, aproximadamente, 7 dias de tratamento, até encontrar um agente eficaz e efetuar nova cultura de urina dentro de 4 a 7 dias após a conclusão do tratamento (ver Tabela 90.7).

Infecções do trato urinário recidivantes ou persistentes. O tratamento é considerado ineficaz, e a ITU persistente, quando são isoladas bactérias da urina durante o tratamento, mesmo se a contagem bacteriana for reduzida. O isolamento repetido do mesmo microrganismo dentro de vários meses de tratamento e após a obtenção de uma cultura negativa na conclusão do tratamento indica recidiva. Quando não se efetua cultura dentro de 1 semana após o término do tratamento, não é possível diferenciar a infecção persistente da recidiva. As causas potenciais de fracasso do tratamento antimicrobiano incluem seleção de fármaco ineficaz; administração de dose subterapêutica do fármaco; adesão deficiente do proprietário do animal ao tratamento; bactérias em tecidos inacessíveis ao agente antimicrobiano escolhido; desenvolvimento de resistência das bactérias ao agente antimicrobiano; fatores do hospedeiro, incluindo falta de absorção do fármaco; e incapacidade de eliminar condição subjacente. Independentemente de a ITU ser recidivante ou persistente, é preciso considerar todos esses fatores. Deve-se proceder à pesquisa diagnóstica para determinar o local de infecção tecidual e qualquer processo patológico subjacente responsável pela complicação da infecção (ver Tabelas 90.1 e 90.2). Qualquer fator subjacente identificado deve ser tratado.[347] Por exemplo, a correção cirúrgica de estenose vestibulovaginal levou à resolução de ITU durante pelo menos 5 meses em 4 cadelas, cuja duração média da ITU crônica foi de quase 2 anos.[221]

O tratamento antimicrobiano deve ser continuado durante pelo menos 6 semanas (ver Tabela 90.2). Devem-se avaliar as culturas de urina durante e após o tratamento (ver Tabela 90.7). Se o tratamento antimicrobiano eliminar a bacteriúria durante a terapia, porém esta sofrer recidiva com a interrupção do tratamento, deve-se considerar um ciclo mais longo de terapia (4 a 6 meses). Quando se administram agentes antimicrobianos durante esse período prolongado, é preciso considerar a ocorrência de efeitos colaterais. Deve-se evitar o uso prolongado de fármacos com efeitos colaterais potenciais significativos e informar o risco de ceratoconjuntivite seca e de outras toxicidades da trimetoprima-sulfonamida ao proprietário do animal (ver *Formulário de fármacos*, no Apêndice). O teste da lágrima deve ser feito antes do tratamento prolongado com trimetoprima-sulfonamida.

Em um estudo de infecções resistentes a vários fármacos com 4 cães com cistite sugeriu a eficácia da administração local de uma solução de EDTA-Tris (250 mmol/ℓ de EDTA e 50 mmol/ℓ de trometamina em pH 8; ver *Solução de EDTA tamponada tópica*, no Capítulo 30), 1 vez/dia, durante 7 dias, em associação com administração parenteral de cefalosporina, quinolona ou aminoglicosídeo.[105] Os microrganismos infecciosos identificados nesse estudo de pequeno porte foram *P. aeruginosa*, *E. coli* ou *P. mirabilis*.

Terapia supressora. Quando o paciente sofrer recidiva toda vez que o tratamento antimicrobiano for interrompido, pode-se tentar terapia supressora para evitar a extensão da infecção e controlar sinais clínicos.[338] Quando a urina se torna estéril com tratamento em dose integral, inicia-se terapia supressora. Administra-se um agente antimicrobiano em dose diária única, de preferência quando o animal está confinado (habitualmente no final da tarde), de modo que a micção seja evitada por várias horas. Fármacos considerados para terapia supressora incluem trimetoprima, nitrofurantoína, cefalexina e enrofloxacino. Os riscos incluem toxicidade do agente antimicrobiano e indução de resistência bacteriana. Deve-se efetuar cultura de urina mensalmente durante a terapia supressora para assegurar a eficácia contínua do fármaco.

Infecção do trato urinário associada a cateterismo. Deve-se adiar o tratamento da ITU que ocorre durante o cateterismo urinário de demora até que o cateter seja removido, a não ser que haja desenvolvimento de sinais sistêmicos de infecção. Quando o cateter urinário é removido, e o animal volta a ter a micção normal, deve-se efetuar cultura de urina, e o tratamento antimicrobiano apropriado é iniciado se for detectada infecção. O tratamento deve ser mantido durante 10 dias, com nova cultura de urina aproximadamente 1 semana após a interrupção do tratamento.

Infecções induzidas por cateteres podem envolver mais de 1 espécie de bactérias, com diferentes padrões de sensibilidade aos antimicrobianos. Nesses casos, 1 espécie é tratada inicialmente. A urina é novamente avaliada após o tratamento, e se houver persistência da infecção por outra espécie, essa infecção é tratada. Exceto para as associações como trimetoprima-sulfonamida, evita-se, em geral, a administração simultânea de 2 ou mais agentes antimicrobianos para o tratamento das ITUs.

Infecções fúngicas do trato urinário

Felizmente, as ITUs fúngicas são raras, já que são difíceis de tratar. Se o animal for assintomático, conforme se observa em muitos casos, o único tratamento necessário é eliminar ou controlar fatores subjacentes que comprometem a imunidade do hospedeiro[254,312] tais como diabetes melito, cateteres urinários de demora, anormalidades anatômicas e tratamento com fármacos antibacterianos. Se o animal for sintomático, pode-se instituir tratamento antifúngico, juntamente com o controle dos fatores subjacentes. Não se recomenda o tratamento com itraconazol (ITZ), cetoconazol, terbinafina ou voriconazol, visto que a forma ativa desses fármacos não é excretada em concentrações terapêuticas na urina.[214]

O microrganismo mais comum para o qual se efetua o tratamento é *Candida*. Constatou-se que a sensibilidade das espécies de *Candida* muda com a exposição a agentes antifúngicos e é imprevisível, e algumas espécies são sensíveis a vários fármacos, ao passo que outras demonstram alta resistência.[312] Essa observação ressalta a importância de efetuar o acompanhamento do tratamento com cultura e exame de urina repetidos durante e após o tratamento, a fim de documentar a resolução da infecção. O fluconazol (FCZ) foi utilizado mais frequentemente em um estudo retrospectivo, e é considerado o agente azólico de escolha em virtude de ser secretado na urina em sua forma ativa.[312] Todavia, houve resolução da infecção em apenas 1 de 5 animais tratados.[312] A 5-fluorocitosina foi usada com sucesso, além da correção cirúrgica de estenose uretral, em 1 gato com uretrocistite por *Candida*.[132] A administração intravenosa de clotrimazol foi usada com sucesso em 1 cão[118] e 1 gato[384] com candidíase. O FCZ foi bem-sucedido no tratamento da cistite por *Aspergillus* em 1 gato, na dose de 7,5 mg/kg a cada 12 h VO, durante 10 semanas,[2] e no tratamento de ITU criptocócica, na dose de 15 mg/kg VO, a cada 12 h, durante 6 meses.[68]

Tratamento profilático

O tratamento profilático é definido pela administração de fármacos antimicrobianos com a finalidade de impedir o estabelecimento de infecção em locais não infectados.[414] No que concerne ao trato urinário, realiza-se esse tratamento para evitar reinfecções bacterianas em animais que apresentam história de reinfecção frequentes (mais de 3 a 4 vezes/ano), para evitar a sepse durante a cirurgia em animais com ITU e para impedir o desenvolvimento de ITUs bacterianas após manipulação e cateterismo do trato urinário. A profilaxia só é eficaz se o fármaco antimicrobiano ocorrer por ocasião da inoculação bacteriana.[414] A profilaxia com fármacos não é tão importante quanto a técnica asséptica na prevenção de infecções relacionadas com procedimentos clínicos.

Reinfecções

Devem-se tratar as infecções até que a urina esteja estéril antes de iniciar o tratamento profilático. O fármaco de escolha baseia-se na sensibilidade do microrganismo isolado mais recente.[235] e é administrado uma vez, imediatamente antes de um período de 6 a 12 h em que a urina será retida na bexiga, como à noite em cães domésticos. A dose é metade da dose diária total habitual. O tratamento é mantido por 6 meses. Deve-se efetuar cultura de urina a cada 4 semanas para assegurar a prevenção de ITU. Se a urina permanecer estéril por 6 meses, pode-se suspender o tratamento profilático, e o animal deve ser monitorado quanto à ocorrência de reinfecção (ver Tabela 90.7). Caso ocorra infecção, ela é eliminada com doses integrais, e o tratamento profilático é reinstituído subsequentemente. Efeitos adversos potenciais do tratamento profilático incluem indução de resistência a agentes antimicrobianos e toxicidade dos fármacos. Todas as amostras de urina para cultura devem ser coletadas por cistocentese em animais submetidos a tratamento profilático, uma vez que esses animais podem ser suscetíveis à indução de infecção por microrganismos resistentes quando se realiza o cateterismo.[235] O suco de oxicoco (mirtilo vermelho) tem sido associado à diminuição de ITU sintomática em seres humanos, provavelmente devido à inibição da aderência das bactérias.[262] Foram efetuados estudos apenas limitados sobre o uso desse suco em cães.[371]

Em crianças com ITU recorrente, constatou-se que o tratamento profilático não diminuiu o risco de reinfecções, porém aumentou eficazmente a resistência dos microrganismos infecciosos aos antimicrobianos, o que lançou dúvida sobre a sua eficácia.[74] É necessária a realização de pesquisa sobre o tratamento profilático em cães.

Tratamento perioperatório

Se houver necessidade de cirurgia em um animal com infecção urogenital, devem-se administrar agentes antibacterianos antes e no decorrer da cirurgia para reduzir a possibilidade de sepse. Se o estado do animal possibilitar, recomenda-se a identificação do microrganismo responsável e sua sensibilidade antes da cirurgia.

Manipulação do trato urinário

Para evitar a introdução de ITU em animais sem infecção, a administração de curta duração de um antimicrobiano de amplo espectro pode ser útil durante procedimentos do trato urinário, como cistoscopia, uretroscopia, uretrocistografia contrastada, procedimentos eletrodiagnósticos, hidropulsão e massagem prostática.[40] O uso de agentes antimicrobianos durante 24 a 72 h deve ser suficiente, iniciando a sua administração poucas horas antes da realização do procedimento. Os fármacos a considerar incluem amoxicilina-clavulanato, trimetoprima-sulfonamida, nitrofurantoína macrocristalina, cefalosporina de primeira geração ou enrofloxacino.

A administração de amoxicilina ou cefalosporina em dose única pode atuar como preventivo se for introduzido um cateter apenas uma vez na bexiga. Entretanto, um único episódio de cateterismo raramente resulta em ITU e, em geral, não justifica o tratamento antimicrobiano. Em caso de cateterismo urinário intermitente e repetido, tampouco se indica profilaxia antibacteriana. Em crianças com cateterismo intermitente, a profilaxia antimicrobiana não foi associada à menor taxa de bacteriúria, à redução da colonização periuretral por bactérias ou à menor taxa de ITU sintomática.[341] Em adultos com cateterismo intermitente, a prevalência de ITU foi reduzida por meio de irrigação da bexiga com solução de neomicina e polimixina ou administração oral de hipurato de metenamina ou nitrofurantoína.[78,363]

Cateterismo uretral de demora ou cístico | Sonda de cistostomia

Os seguintes fatores são de suma importância na prevenção de ITU com cateter urinário de demora: (1) colocação do cateter com técnica asséptica, (2) manutenção de um sistema fechado, (3) drenagem por gravidade e (4) redução ao mínimo da duração do cateterismo.[241,388,403] O princípio orientador deve ser evitar o cateterismo quando não é necessário e, quando necessário, interromper seu uso o mais rápido possível. As indicações apropriadas para uso de cateteres de demora incluem alívio temporário de obstrução anatômica ou funcional, incontinência urinária em pacientes com feridas periuretrais, monitoramento do débito urinário em pacientes em estado crítico e tratamento pré- e pós-operatório de traumatismo do trato urinário inferior.

O fator de risco mais importante para ITU em sistemas de cateteres fechados é a duração do cateterismo.[330] Nos seres humanos, a lavagem inadequada das mãos pelos profissionais de saúde é, em grande parte, responsável pela transmissão de ITU hospitalar em pacientes cateterizados.[330] Recomenda-se que o profissional utilize luvas quando manipular ou esvaziar as bolsas de drenagem urinárias e lave as mãos após contato com cada paciente. Tanto em homens quanto em mulheres, o cateterismo intermitente tem menos probabilidade de transmitir infecção que os cateteres de demora.[330,363,388] Isso também pode ser verdadeiro para machos caninos, porém, é menos provável para cadelas, visto que o orifício uretral é intravestibular.

Em geral, não são administrados agentes antibacterianos para evitar ITU durante o cateterismo de demora, devido aos efeitos adversos potenciais e ao desenvolvimento de resistência aos fármacos.[23,330] Embora o uso de agentes antibacterianos possa retardar o início da bacteriúria, eles não podem impedir a infecção se o cateter permanecer no local, particularmente por 3 dias ou mais. O uso profilático de um agente antimicrobiano pode reduzir as taxas de infecção com uso de curta duração (menos de 3 dias) de um sistema de cateter de demora fechado. Entretanto, mesmo em caso de cateterismo de curta duração, o exame e a cultura de urina e o tratamento após a remoção do cateter podem ser preferíveis ao uso profilático de antibacterianos. Tampouco se recomenda a administração de antissépticos, como metenamina.[330] Cateteres urinários impregnados com agentes antimicrobianos podem evitar a ITU associada ao uso de cateteres em algumas situações, porém esses cateteres têm alto custo.[388]

Nos seres humanos, a instilação de agentes antimicrobianos na bexiga com cateteres de demora tem pouco benefício.[330,388] Em geral, o curto tempo de contato e a necessidade de desconectar o sistema fechado para infundir a substância antimicrobiana anulam qualquer efeito benéfico. É melhor um fluxo unidirecional constante da bexiga para bolsa de drenagem.[330] A colocação de agentes antimicrobianos na bolsa de drenagem não demonstrou ser benéfica.[330,388] A aplicação de lubrificantes ou de cremes antibacterianos no óstio externo da uretra tampouco foi benéfica em seres humanos.[330,388]

Devem-se evitar os glicocorticoides em animais com cateteres urinários de demora, mesmo quando administrados em doses anti-inflamatórias. Em gatos com cateteres urinários de demora, foi constatado que a administração de 5 mg/dia de prednisolona oral predispõe os gatos ao desenvolvimento de pielonefrite bacteriana e não reduziu a inflamação associada ao cateter.[30]

A maneira mais recente de evitar a ITU sintomática em seres humanos com cateteres urinários de demora consiste em inocular uma cepa de *E. coli* associada à infecção assintomática.[82] Em 30 seres humanos colonizados, a incidência de ITU sintomática foi acentuadamente reduzida, em comparação com a incidência de indivíduos não inoculados por esse microrganismo. Foi realizado ensaio clínico preliminar com esse microrganismo em cães.[380]

Considerações de saúde pública

Certas cepas de *E. coli* isoladas de ITU caninas são indistinguíveis de determinadas infecções extraintestinais humanas por *E. coli*, mesmo com o uso de métodos de tipagem altamente sensíveis.[194] Alguns fatores de virulência em cepas de *E. coli* isoladas de cães acometidos de ITU são idênticos aos fatores de virulência identificados em infecções urogenitais humanas.[352] Todavia, a maioria das cepas isoladas de *E. coli* caninas, felinas e humanas associadas à ITU é diferente.[126] Entretanto, seres humanos e seus animais de estimação compartilham clones de *E. coli*.[81,192,274,365] Em um caso de uma mulher com ITU, o gato da casa e o esposo foram colonizados pelo mesmo clone de *E. coli*.[274] Em outro caso de cistite aguda em uma mulher, o cão da família e o esposo eram portadores da mesma cepa de *E. coli* nas fezes.[191] Dois anos depois, nessa mesma residência, o cão desenvolveu ITU aguda causada por um clone de *E. coli* que foi isolado intermitentemente das fezes de 5 dos 6 membros da família no decorrer de um período de 3 anos.[192] Esses achados sugerem que a ITU causada por UPEC pode ser uma zoonose em ambas as direções (dos seres humanos para animais de estimação, ou destes para seres humanos) e que pode ser compartilhada entre os seres humanos e animais de uma residência. Dentro do ambiente domiciliar, clones de *E. coli* foram compartilhados mais comumente entre seres humanos e entre animais de estimação, mas também foram compartilhados entre animais de estimação e seres humanos.[195] Em outro estudo, constatou-se que cães de estimação pertencentes a mulheres com história de ITU tinham mais tendência a apresentar cepas de *E. coli* com fatores de urovirulência.[366] Foi constatado que as fezes de cães sadios não eram reservatório de *E. coli* resistente a agentes antimicrobianos.[332] Foi relatada a ocorrência de ITU por *S. aureus* resistente à meticilina em animais de estimação, e isso representa uma preocupação para a saúde pública humana.[407] Para mais informações sobre esse tópico, ver *Infecções com Escherichia coli*, no Capítulo 99, e *Considerações de saúde pública*, no Capítulo 35.

Infecções genitais masculinas

Os microrganismos associados a infecções genitais em machos caninos são iguais àqueles associados à ITU.[208] Em certas ocasiões, anaeróbios estão associados à formação de abscessos. São relatadas infecções fúngicas, particularmente com infecções disseminadas, porém sua ocorrência é rara.[179,200,416] Foi isolado um vírus parainfluenza do líquido prostático de um cão; todavia, o animal era assintomático.[398] As infecções genitais em machos felinos são incomuns, com exceção daquelas causadas por lesões escrotais durante brigas e associadas à peritonite infecciosa felina. Por exemplo, relatou-se apenas 1 caso de prostatite bacteriana crônica felina.[329]

Prostatite

Etiologia e patogenia

A prostatite é uma doença inflamatória, mais comumente associada à infecção bacteriana (Figura 90.5). *E. coli* é o agente infeccioso mais comum. Foi constatado que cepas de *E. coli* que causam prostatite em homens expressam fatores de urovirulência, incluindo o fator necrosante citotóxico 1, a hemolisina e a fímbria P.[292] Embora a hiperplasia prostática benigna seja a doença prostática canina mais comum e a causa mais comum de sinais clínicos em cães com doença de próstata,

a prostatite é a segunda causa prostática canina mais comum que produz sinais clínicos.[208] A prostatite pode ser aguda ou crônica. As infecções crônicas são mais comuns.[208] Observa-se o desenvolvimento frequente de cistos prostáticos com hiperplasia, e esses cistos foram encontrados em 14% de machos caninos adultos intactos.[49] Cerca de 42% desses cistos são infectados, e o mesmo microrganismo é habitualmente encontrado na urina.[49] Há desenvolvimento de abscessos quando a infecção é grave, e ocorre encapsulação do material purulento. As infecções da próstata representam principalmente um problema em machos caninos intactos. Se uma infecção, particularmente a formação de abscessos, ocorrer antes da castração, a infecção pode persistir.

Dentre os órgãos genitais masculinos do cão, a próstata é a que está mais próxima da flora da parte distal da uretra. A migração ascendente de bactérias da uretra para a próstata é inibida pelo fluxo de urina durante a micção, a pressão uretral, as características da mucosa uretral, a secreção normal do líquido prostático e a natureza antibacteriana do líquido prostático normal. A próstata também pode produzir IgA como resposta local à infecção bacteriana. A maior prevalência de ITU em machos castrados que nos intactos pode refletir a importância dos mecanismos de defesa da próstata.[177]

A patogenia das infecções de próstata não está totalmente elucidada.[285] Acredita-se que a maioria das infecções seja decorrente da migração das bactérias a partir da uretra, embora também tenha sido postulada a ocorrência de disseminação pelo sangue, pela urina, pelo sêmen e pela flora retal (por meio de extensão direta ou dos linfáticos).[285] A estreita relação anatômica entre a bexiga, a parte proximal da uretra e a próstata reflete-se na alta frequência com que todas as três são simultaneamente infectadas. O líquido prostático normalmente sofre refluxo na bexiga, e a urina pode entrar nos ductos prostáticos durante a micção. Em geral, não é possível determinar se a infecção prostática habitualmente precede ou ocorre após a infecção vesical ou se ela se desenvolve simultaneamente. Qualquer condição passível de aumentar o número de bactérias na parte prostática da uretra predispõe o animal à infecção. Os exemplos incluem urolitíase uretral, neoplasia, traumatismo, estenose e ITU inferior. As doenças que interferem na formação e excreção normais do líquido prostático também predispõem o animal à infecção. Um exemplo é a metaplasia escamosa da próstata secundária ao hiperestrogenismo.[265,306]

A prostatite bacteriana aguda e a formação de abscessos podem resultar em septicemia, que é responsável pela gravidade dos sinais clínicos em alguns casos. A prostatite crônica pode representar uma sequela de infecção aguda, ou pode-se desenvolver de modo insidioso. Nem sempre é possível isolar bactérias da próstata que demonstra evidências histológicas de inflamação (Figura 90.6). Isso foi observado em medicina humana, e alguns dados sugerem que as infecções prostáticas podem ser causadas por bactérias que não

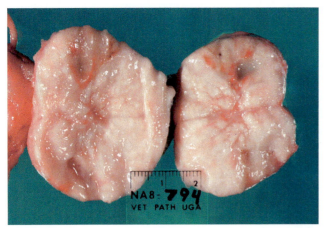

Figura 90.5 Aparência macroscópica de prostatite purulenta em um cão. (Fotografia de Jeanne Barsanti © 2004 University of Georgia Research Foundation Inc.)

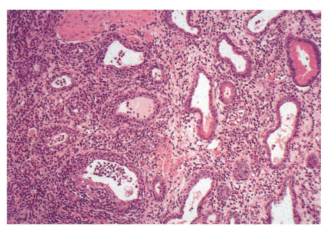

Figura 90.6 Aspecto microscópico da prostatite purulenta em um cão. (Fotografia de Jeanne Barsanti © 2004 University of Georgia Research Foundation Inc.)

são detectáveis por meio de cultura microbiológica convencional.[96] O refluxo de urina na próstata, que causa uma resposta inflamatória química, também pode constituir um mecanismo subjacente para a prostatite com cultura negativa.[96] Acredita-se que a formação de abscessos resulte de infecção crônica e infecção de cistos prostáticos. Os abscessos podem sofrer ruptura que resulta em peritonite.

Achados clínicos

Os sinais associados à prostatite bacteriana aguda consistem em febre, depressão, anorexia, secreção uretral e dor à palpação da próstata. É possível a ocorrência de vômitos, devido à peritonite localizada. Os sinais menos comuns incluem marcha com os membros posteriores rígidos "em perna de pau" e constipação intestinal em consequência de evitar defecar devido à dor. O tamanho, a simetria e o contorno da próstata são normais, a não ser que estejam aumentados em consequência de hiperplasia.

A prostatite bacteriana crônica não está habitualmente associada a sinais de doença sistêmica, embora alguns cães possam ser mais letárgicos que o normal.[208] Pode-se verificar secreção uretral purulenta ou hemorrágica. Em alguns cães, a única indicação de prostatite bacteriana crônica consiste em ITU recorrente ou hematúria leve. Deve-se considerar a possibilidade de prostatite crônica em cães padreadores com sinais de infertilidade. A próstata não é dolorosa à palpação, e a infecção isoladamente não afeta o tamanho da próstata,[9] embora alguma variação na sua consistência esteja associada ao aumento do tecido fibroso.

Os sinais mais comuns de formação de abscessos da próstata em cães consistem em febre, depressão e letargia, associadas à dor abdominal caudal.[270,411] Com frequência, a próstata está aumentada e assimétrica, o que causa tenesmo e constipação intestinal. Pode haver secreção uretral constante ou intermitente, que é hemorrágica, purulenta ou ambas. Há a possibilidade de ocorrer disúria em consequência da interferência na função normal da uretra. A obstrução parcial crônica da uretra em consequência da formação de abscessos pode resultar em distensão da bexiga, disfunção eventual do detrusor e incontinência urinária por transbordamento. Cerca de 10% dos cães apresentam sinais de choque séptico (taquicardia, palidez das mucosas, preenchimento capilar tardio e pulso fraco).[270] Pode-se verificar icterícia em consequência de hepatopatia reativa. A ruptura de um abscesso prostático pode causar peritonite localizada ou difusa, com sinais de dor abdominal e vômitos. Se o abscesso for secundário à hiperplasia escamosa em consequência de hiperestrogenismo, podem ser observados outros sinais de hiperestrogenismo, como prepúcio penduloso, alopecia do tronco, hiperpigmentação e ginecomastia. Em um caso relatado de prostatite crônica com formação de abscessos em um gato, o sinal de apresentação consistiu em disquezia causada por constipação intestinal em consequência da compressão do cólon pela próstata aumentada.[329] Não foram encontrados sinais de doença sistêmica nesse gato.

Diagnóstico

As principais técnicas de diagnóstico utilizadas para determinar prostatite bacteriana consistem em histórico e palpação da próstata, hemograma completo, exame e cultura de urina, avaliação do líquido prostático, US e aspirado e biopsia da próstata. Os sinais clínicos associados e os achados do exame físico, juntamente com os resultados do hemograma completo e do exame e cultura de urina, são frequentemente suficientes para estabelecer diagnóstico provisório de prostatite aguda. São necessários exames adicionais em casos de prostatite crônica para definir o local de infecção na próstata, já que os sinais clínicos são mínimos. A US da próstata com aspirado é necessária para confirmar abscesso.

Achados clinicolaboratoriais. O leucograma inflamatório com ou sem desvio para a esquerda está frequentemente associado à prostatite bacteriana aguda e à formação de abscessos prostáticos.[411] Em geral, o hemograma completo está dentro dos limites de referência em cães com prostatite crônica sem formação de abscessos.[29] O exame e a cultura de urina indicam ITU na maioria dos casos, mas não em todos eles. Em um estudo, 4 de 5 cães com cistos prostáticos infectados tiveram a mesma espécie de bactéria isolada de cultura de urina.[49]

Os valores da bioquímica do sangue estão habitualmente dentro das faixas de referência na prostatite aguda e crônica, mas podem estar normais quando há formação de abscessos e bacteriemia secundária à infecção aguda. A concentração sérica de bilirrubina e a atividade das enzimas hepáticas (particularmente fosfatase alcalina [FA]) podem estar aumentadas.[411] Mesmo ocorrendo icterícia, as provas de função hepática, como retenção de bromossulfaleína ou ácidos biliares, podem estar normais. Constatou-se a ocorrência de hipoglicemia em 40% dos casos com formação de abscessos.[270]

Avaliação do líquido prostático. Em geral, o líquido prostático não é avaliado em cães com prostatite aguda, visto que os cães acometidos frequentemente têm muita dor para ejacular, e devido à dificuldade de interpretar amostras obtidas com massagem da próstata na ocorrência de ITU. Entretanto, uma amostra do ejaculado é habitualmente essencial para o diagnóstico de infecção crônica de próstata. O líquido prostático compreende a primeira e a terceira fração do ejaculado; a segunda fração é rica em espermatozoides. Quando se coleta uma amostra de ejaculado, deixa-se o cão urinar e, em seguida, volta a fazer um passeio ou a permanecer em ambiente tranquilo. Qualquer secreção do prepúcio é removida por meio de limpeza mínima e suave com gaze umedecida. A área é delicadamente secada. O ejaculado é coletado com funil e tubo estéreis, uma grande seringa de plástico estéril ou um recipiente estéril para urina. Se não for possível coletar amostra de sêmen após manipulação manual, o cão pode ser excitado por uma cadela no estro ou por uma cadela no anestro à qual foi aplicado *p*-metil-hidroxibenzoato à vulva. Parte do ejaculado é usada para exame citológico, e outra parte para cultura quantitativa. A cultura quantitativa é essencial devido à flora residente da parte distal da uretra. Não foi relatado efeito colateral da ejaculação manual, embora seja possível a ocorrência transitória de priapismo.[217]

Tanto os resultados da citologia do ejaculado quanto os da cultura precisam ser considerados quando se determina infecção. Em certas ocasiões, cães sadios apresentam leucócitos e resultados positivos das culturas. A contagem de bactérias é inferior a $10^5/m\ell$, e os microrganismos são habitualmente gram-positivos. Em cães com prostatite bacteriana, o líquido prostático é habitualmente purulento e séptico e pode ser hemorrágico (Figura 90.7). A cultura quantitativa da urina e do líquido prostático deve fornecer um número significativo do mesmo microrganismo. Cães com prostatite bacteriana crônica experimental tiveram contagens de bactérias acima de $10^3/m\ell$, porém é difícil estabelecer um número definitivo para diferenciar a infecção da contaminação uretral ou prepucial. Números elevados de microrganismos gram-negativos com grande número de leucócitos indicam infecção. Grandes números de microrganismos gram-positivos com grande número de leucócitos também indicam infecção caso não tenha ocorrido contaminação prepucial. Números mais baixos de microrganismos gram-negativos ou gram-positivos precisam ser correlacionados aos sinais clínicos e aos achados da citologia do ejaculado para determinar seu significado. Se os resultados da cultura e do exame citológico forem questionáveis, deve-se examinar uma segunda amostra. O achado de macrófagos no líquido prostático foi correlacionado a infecção de próstata em cães com prostatite experimental.

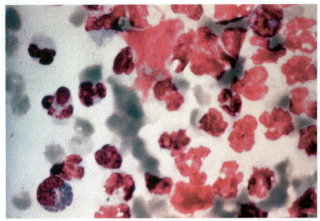

Figura 90.7 Aspecto microscópico de ejaculado purulento e hemorrágico de cão com prostatite, mostrando numerosas hemácias e neutrófilos degenerados (coloração de Wright, 400×). (Fotografia de Jeanne Barsanti © 2004 University of Georgia Research Foundation Inc.)

Para a detecção da prostatite crônica, prefere-se a avaliação do líquido prostático coletado por ejaculação ao líquido coletado após massagem da próstata. É difícil interpretar resultados de amostras obtidas com massagem prostática em cães com ITU, devido ao grande número de bactérias existentes no trato urinário. Para usar eficazmente a massagem prostática no diagnóstico de prostatite bacteriana, a ITU precisa ser inicialmente controlada com tratamento antimicrobiano prévio. A massagem prostática em cães clinicamente sadios produz apenas alguns eritrócitos e células epiteliais de transição.

Com a massagem prostática, o cão esvazia a bexiga por micção normal. Um cateter urinário é introduzido na bexiga com técnica asséptica. Deve-se medir o volume de urina residual após esvaziamento da bexiga que é irrigada várias vezes com soro fisiológico estéril para assegurar a remoção de toda a urina. A última irrigação de 5 a 10 mℓ é preservada como amostra pré-massagem. O cateter é, então, retirado distalmente à próstata, conforme determinado por palpação retal, e a próstata é massageada pelo reto ou pelo abdome por 1 a 2 min. Após a massagem, injeta-se lentamente soro fisiológico estéril enquanto o meato uretral é ocluído em torno do cateter para evitar o refluxo de líquido. O cateter é lentamente avançado até a bexiga, com aspirado repetido na parte prostática da uretra. A maior parte do líquido é aspirada da bexiga. As amostras de pré-massagem e de pós-massagem são examinadas por citologia e por cultura quantitativa. É importante comparar a amostra pós-massagem com a da pré-massagem para assegurar que não surgiu qualquer anormalidade no líquido prostático, e tampouco havia qualquer anormalidade prévia na bexiga ou na uretra.

Radiografia. O único sinal radiográfico de prostatite aguda consiste na margem prostática cranial indistinta, não observada em todos os casos. A radiografia contrastada não é frequentemente realizada na prostatite aguda, uma vez que se pode estabelecer o diagnóstico sem esse exame.

Uma alteração associada a alguns casos de prostatite crônica consiste em mineralização parenquimatosa granular, porém a próstata é, com frequência, radiologicamente normal na ocorrência de infecção crônica, e a mineralização prostática ocorre, mais frequentemente, na neoplasia de próstata.[106] A infecção sem formação de abscessos não provoca prostatomegalia acentuada. Com a formação de abscessos, a próstata está habitualmente aumentada e irregular,[106] e a parte caudal do abdome pode exibir pouco contraste. Linfonodos ilíacos podem estar aumentados. A existência de gás na próstata, visualizada na radiografia, indica prostatite enfisematosa em consequência de infecção

por bactérias formadoras de gás, mais comumente *E. coli*.[197,326] A prostatite bacteriana pode ser acompanhada de cálculos prostáticos. Esses cálculos são compostos de bactérias, resíduos e minerais.[382]

Na prostatite crônica, pode-se observar o refluxo uretroprostático maior que o normal na uretrografia retrógrada, porém esse achado não é específico e acompanha a maioria das outras doenças de próstata. Na formação de abscessos, podem-se observar a ocorrência de assimetria periuretral e o estreitamento da parte prostática da uretra, além do refluxo uretroprostático;[197] este último, no entanto, não é observado em todos os casos. O lúmen da parte prostática da uretra pode ter aspecto ondulante, porém não é sinuoso nem destruído.[23] Algumas vezes, observa-se colículo seminal proeminente na metaplasia escamosa da próstata. O colículo seminal aparece como uma protuberância dentro da uretra; é diferenciado de uma neoplasia pelas suas margens lisas e redondas.

Ultrassonografia. A US fornece mais informações que a radiografia sobre a estrutura interna da próstata. Constatou-se que as medidas ultrassonográficas correlacionam-se às medidas físicas.[9] A US da próstata canina é habitualmente realizada por via transabdominal. A abordagem transretal possibilita a colocação de um transdutor de maior resolução mais próximo à próstata, o que resulta em imagem de melhor qualidade.[306] A US é menos sensível na obtenção de imagens da parte prostática da uretra; por conseguinte, em cães com disúria, devem-se realizar a uretrocistografia e a US.[107]

A próstata clinicamente sadia é uniformemente hiperecoica em comparação com as estruturas adjacentes, com uma pequena área hipoecoica no centro que representa a parte prostática da uretra. O estabelecimento do diagnóstico definitivo nunca deve depender da US apenas, já que existe considerável superposição no aspecto US em diferentes doenças de próstata. Em cães assintomáticos, a US com Doppler não conseguiu diferenciar a próstata normal da próstata com inflamação.[280] Entretanto, alguns padrões de US são mais típicos de algumas doenças que de outras. A hiperecogenicidade focal, multifocal ou difusa tem sido associada à inflamação de próstata. A neoplasia tende a produzir uma combinação complexa de áreas hiperecoicas e hipoecoicas, com algum parênquima não acometido.[107] Na formação de abscessos, a próstata é habitualmente hiperecoica, com cavidades parenquimatosas hipoecoicas (Figura 90.8), contornos irregulares e

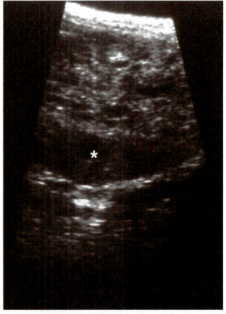

Figura 90.8 Ultrassonografia mostrando áreas hipoecoicas dentro da próstata hiperecoica. O aspirado da maior área hipoecoica (*asterisco*) confirmou a formação de abscesso. (Fotografia de Jeanne Barsanti © 2004 University of Georgia Research Foundation Inc.)

formato assimétrico.[251] As áreas cavitárias exibem realce distal, sugerindo que estejam repletas de líquido, porém não podem ser diferenciadas de cistos prostáticos não infectados, neoplasias cavitárias ou hematomas.[107] A US mostra-se útil para orientar o aspirado de áreas cheias de líquido e a biopsia de áreas sólidas (ver *Aspirado ou biopsia por agulha*). Em cães com áreas repletas de líquido na próstata, pode-se efetuar o aspirado com orientação US para a coleta de líquido prostático.

Uretroscopia.

A uretroscopia de machos caninos com mais de 12 kg é habitualmente possível com o uso de equipamento endoscópico flexível.[382] Pode-se observar a parte prostática da uretra. É possível verificar a entrada de exsudato ou de hemorragia na parte prostática da uretra e excluir lesões uretrais não prostáticas como causa de secreção uretral.

Aspirado ou biopsia por agulha.

Também se pode estabelecer o diagnóstico da doença de próstata por meio de aspirado ou biopsia por agulha por via perirretal ou transabdominal, dependendo da localização da próstata. Foi também descrito o aspirado transretal com agulha fina utilizando um guia Franzen de agulha e uma agulha de calibre 22.[306] A US pode orientar o procedimento. Quando a próstata contém espaços cheios de líquido, eles devem ser aspirados antes da biopsia por agulha. Se a próstata for sólida, podem-se realizar tanto o aspirado quanto a biopsia. Se não houver disponibilidade de US, o aspirado com agulha fina sempre deve ser realizado antes da biopsia por agulha, devido à possibilidade de abscesso oculto.

Antes do aspirado e da biopsia, os pelos no local devem ser raspados, e a área deve ser preparada de modo asséptico. Se a US for usada para guiar o procedimento, deve-se cobrir o transdutor por uma luva estéril e utilizar gel acústico estéril. A técnica limpa (mas não asséptica) para aspirado da próstata resultou em conversão de cisto prostático em abscesso prostático em um cão.[19]

O aspirado com agulha é realizado com uma agulha de calibre 21, com 2,5 a 6 cm, dependendo do tamanho do animal e da próstata. A agulha usada na abordagem perirretal deve ter um estilete (como aquele de uma agulha espinal) e ser guiada por palpação retal. Na maioria dos cães com tranquilização leve, pode-se utilizar esse procedimento. É melhor evitar o aspirado perirretal em cães com suspeita de abscesso, uma vez que as bactérias podem disseminar-se ao longo do trajeto da agulha. Após o aspirado de abscessos, alguns cães desenvolveram sinais de peritonite localizada, que exigiu tratamento antibacteriano parenteral para sua resolução. Deve-se realizar a citologia de todos os aspirados. Se houver aspirado de pus, indica-se realização de culturas para bactérias aeróbicas e anaeróbicas. Os achados citológicos na prostatite incluem células epiteliais degeneradas, neutrófilos com e sem bactérias intracelulares e, algumas vezes, macrófagos.

A biopsia prostática pode ser realizada por via perirretal ou transabdominal ou por meio de exposição cirúrgica abdominal caudal. Os procedimentos de biopsia não cirúrgica exigem tranquilização e anestesia local. O uso de um dispositivo de biopsia automático com agulha de calibre 14 a 18 possibilita realizar o procedimento com menos dificuldade. A biopsia fechada pode ser guiada por palpação ou por US. A única complicação relatada em consequência da biopsia prostática cega consiste em hematúria leve, embora seja possível a ocorrência de hemorragia significativa em qualquer procedimento de biopsia cega. O cão sempre deve ser rigorosamente monitorado por várias horas após a biopsia. As amostras de biopsia podem ser cultivadas para bactérias e submetidas a exame histológico.

O aspirado ou a biopsia da próstata ou ambos guiados por US resultaram no estabelecimento do diagnóstico acurado em 14 de 17 casos (82%) em um estudo.[19] Nos casos remanescentes, houve confirmação ou suspeita de neoplasia, porém o aspirado revelou a ocorrência de hemorragia ou formação de abscessos. Uma dificuldade encontrada no diagnóstico por aspirado ou por biopsia é que

a próstata pode estar acometida por mais de um processo mórbido. Essa possibilidade exige que todos os dados acerca de um caso clínico sejam avaliados em conjunto. É preciso reconsiderar o diagnóstico se a resposta ao tratamento não for conforme o previsto. Devem-se coletar amostras de biopsia se a cirurgia for realizada.

Tratamento

Prostatite bacteriana aguda.

Na prostatite bacteriana aguda, deve-se administrar um agente antibacteriano durante 28 dias (ver Tabela 90.2). A escolha do fármaco antibacteriano pode ser baseada nos resultados de cultura de urina, visto que o microrganismo na urina origina-se provavelmente da próstata. Como a barreira sangue-líquido prostático está danificada na inflamação aguda, pode-se considerar uma ampla escolha de agentes antibacterianos semelhantes àqueles para a ITU como tratamento inicial (ver Tabela 90.5). Se os sinais de apresentação forem graves, o agente antimicrobiano é administrado inicialmente por via intravenosa (IV). Deve-se instituir um tratamento de suporte, quando necessário, para a doença sistêmica. Uma vez estabilizada a condição do cão, prefere-se o uso de antimicrobiano oral com penetração na próstata para o restante do tratamento (ver Tabela 90.6). Como as infecções agudas tornam-se crônicas, deve-se efetuar novo exame 7 dias após o término do tratamento antibacteriano, que deverá incluir exame físico, exame e cultura de urina e citologia e cultura do líquido prostático.

Prostatite bacteriana crônica.

É muito difícil tratar eficazmente os casos de prostatite bacteriana crônica. Um fator envolvido é a barreira sangue-líquido prostático que está relacionada com a diferença de pH entre o sangue/interstício prostático e o líquido prostático, bem como com as características do epitélio acinar da próstata. A capacidade de um fármaco de penetrar no líquido prostático depende de sua lipossolubilidade, de seu grau de ionização no plasma (constante de ionização, pK_a), de seu tamanho molecular se for hidrossolúvel e de suas características de ligação às proteínas plasmáticas.[242]

O pH do sangue e do interstício prostático é de 7,4; já o do líquido prostático normal e infectado em cães é inferior a 7,4.[29] Os agentes antimicrobianos são, em sua maioria, ácidos ou bases fracos e ionizados em graus variáveis nos líquidos biológicos. O grau de ionização é determinado pela pK_a do fármaco e pelo pH do líquido. Os fármacos com valor de pK_a próximo a 7,4 têm apenas uma ligeira carga no soro, ao passo que aqueles com pK_a acima ou abaixo de 7,4 apresentam carga no soro.[120] Como o líquido prostático canino é habitualmente ácido, os fármacos antibacterianos básicos (pK_a acima de 7), como a eritromicina, a clindamicina e a trimetoprima, atravessam a barreira mais prontamente que outros antibacterianos (ver Tabela 90.6; Figura 90.9).[25] Nos seres humanos, o líquido prostático infectado é alcalino; por conseguinte, não é possível extrapolar diretamente a eficácia dos fármacos em homens adultos para cães. A lipossolubilidade também representa importante fator na determinação do movimento de um fármaco através do epitélio prostático. O cloranfenicol, os antibacterianos macrolídios, a trimetoprima e o enrofloxacino são exemplos de fármacos lipossolúveis que são capazes de atravessar efetivamente a barreira.[60,97] Em geral, a difusão das tetraciclinas no líquido prostático canino é mínima. Embora estudos clínicos conduzidos em homens com prostatite tenham demonstrado a eficácia da aminociclina e da doxiciclina, esses fármacos lipossolúveis não penetram bem no líquido prostático canino. Fármacos com baixa lipossolubilidade, como a penicilina, a ampicilina, as cefalosporinas e os aminoglicosídios são incapazes de penetrar nos ácinos prostáticos.

A ligação às proteínas no plasma também determina a quantidade de fármaco que penetra no líquido prostático. Quanto maior a ligação de um fármaco às proteínas, menor sua disponibilidade para atravessar o epitélio prostático. Esse fator, provavelmente, é menos importante que a lipossolubilidade ou a ionização, visto que os

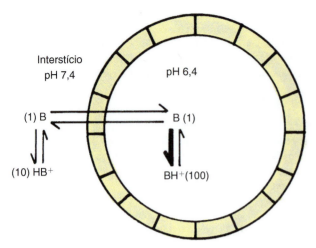

Interstício
pH 7,4

pH 6,4

(1) B → B (1)

(10) HB⁺

BH⁺ (100)

Figura 90.9 A difusão de um fármaco antibacteriano que é uma base fraca (constante de ionização [pK$_a$] de 8,4) na próstata é mostrada no estado de equilíbrio. O pH mais ácido dentro da próstata faz com que o fármaco se torne mais ionizado, razão pela qual ele não pode deixar o líquido prostático. A razão entre líquido prostático e plasma é de 101:11 (*B*, fármaco básico [pK$_a$ acima de 7]; *BH*, *HB*, fármaco ionizado).[25]

sistemas biológicos raramente alcançam o equilíbrio. A clindamicina e o cloranfenicol são exemplos de fármacos com ligação significativa às proteínas.

Além da barreira hematoprostática, a cura das infecções bacterianas crônicas da próstata pode ser difícil em virtude do microambiente local. Um estudo de prostatite crônica realizado em ratos mostrou que a erradicação bem-sucedida da infecção não estava relacionada com as concentrações de norfloxacino. Isso sugeriu que as bactérias estavam protegidas em microcolônias e biofilmes nesses animais que não foram tratados com sucesso.[96]

As recomendações para o tratamento da prostatite bacteriana crônica baseiam-se no fato de o agente infeccioso ser um microrganismo gram-positivo ou gram-negativo. Se o agente etiológico for gram-positivo, podem-se administrar eritromicina, clindamicina ou trimetoprima, dependendo da sensibilidade do microrganismo. Se o microrganismo infeccioso for gram-negativo, o melhor fármaco é a trimetoprima ou uma quinolona como o enrofloxacino. Embora a trimetoprima seja frequentemente associada a uma sulfonamida, esta não sofre difusão na próstata.[12] A trimetoprima, isoladamente, é considerada tão eficaz quanto a combinação em homens[120] e pode ter menos efeitos colaterais. Tipicamente, as quinolonas têm pequeno tamanho molecular, alta lipossolubilidade e baixa ligação às proteínas, o que as torna úteis nas infecções prostáticas crônicas. Sugeriu-se que a dose de enrofloxacino usada em cães deva ser definida pelo grau de sensibilidade do microrganismo infeccioso, determinada pela CIM.[382] Se o microrganismo tiver a CIM de 0,1 µg/mℓ, a dose de 5 mg/kg 1 vez/dia é apropriada. Caso o microrganismo tenha a CIM de 0,1 a 0,5 µg/mℓ, sugere-se o uso da dose de 10 mg/kg, 1 vez/dia. Se a CIM for de 0,5 a 1 µg/mℓ, pode, então, ser necessária a dose de até 20 mg/kg, 1 vez/dia. Como a obtenção da concentração máxima mais alta é mais importante para a eficácia que a duração com um valor acima da CIM, considera-se a administração da dose mais alta 1 vez/dia mais eficaz que uma dose mais baixa, 2 vezes/dia. Os efeitos colaterais do enrofloxacino VO em cães adultos consistem em anorexia, vômitos e depressão. Outras quinolonas que previsivelmente devem ter eficácia na prostatite crônica incluem o marbofloxacino e o ofloxacino. Foi constatado que o ofloxacino concentra-se na próstata de cães normais após sua administração oral.[13] O ofloxacino também foi administrado por injeção intraprostática. A concentração no tecido prostático foi semelhante àquela obtida com o ofloxacino administrado VO, embora uma dose muito mais baixa tenha sido injetada,

em comparação com a dose administrada VO.[13] As concentrações de ciprofloxacino e de norfloxacino no líquido prostático foram mais baixas que as concentrações plasmáticas em doses padrão, o que sugere que esses fármacos não constituam uma escolha tão boa quanto as quinolonas citadas anteriormente para a prostatite crônica.[5] Embora o tratamento antimicrobiano oral seja o tratamento padrão para a prostatite crônica em seres humanos, a injeção intraprostática mostrou-se eficaz em um estudo controlado.[337] Ver Capítulo 30 e *Formulário de fármacos*, no Apêndice, para informações mais detalhadas sobre esses fármacos.

Deve-se continuar o tratamento antibacteriano durante 6 semanas (ver Tabela 90.2). Em caso de ITU, a urina deve ser reavaliada por cultura durante o tratamento para assegurar que o fármaco administrado tenha eliminado a ITU. Após a interrupção dos agentes antibacterianos, deve-se efetuar nova cultura de urina (ver Tabela 90.7) para assegurar que a infecção tenha sido eliminada, e não apenas suprimida. Em homens, constatou-se que, se a prostatite bacteriana crônica for eliminada dentro de 6 a 12 semanas de tratamento, a administração de ciclos mais longos de tratamento não aumenta a probabilidade de cura.[98,120,285] Nessa situação, recomenda-se o tratamento supressor para a ITU em homens, ou episódios de cistite podem ser tratados à medida que surgirem.[285,337] O prognóstico para a cura em seres humanos é de, aproximadamente, 70% com 6 meses de acompanhamento,[120,275,285,337] porém as taxas de sucesso parecem diminuir depois de 6 meses, devido à ocorrência de recidiva.[276] Não foram conduzidos estudos semelhantes em cães, porém, na experiência da autora (JAB), as infecções caninas também são difíceis de curar em cães intactos.

Recomenda-se a castração como tratamento adjuvante em cães para controlar a infecção. Estudos limitados indicam que a castração em cães é benéfica na resolução da infecção prostática.[76] Os estrogênios empregados para castração química não são recomendados como tratamento para a prostatite, uma vez que esses hormônios podem induzir metaplasia escamosa e, portanto, predispor o cão à infecção.[23] O tratamento com estrogênio também pode estar associado à complicação rara de toxicidade significativa da medula óssea. Não foram realizados estudos para determinar se outros fármacos que produzem involução prostática em cães, como flutamida ou finasterida, seriam úteis na resolução de infecções prostáticas em cães intactos.

Se o animal não ficar curado dentro de 6 meses de tratamento antimicrobiano e castração, deve-se considerar terapia supressora. A meta dessa terapia é a eliminação da ITU. Em homens, constatou-se que esse esquema, frequentemente, resulta em alívio sintomático e pouca progressão da infecção dentro da próstata. A terapia supressora envolve um tratamento indefinido com uma dose diária do agente antimicrobiano. Os fármacos selecionados precisam ser bem tolerados e devem ser ativos contra o agente infeccioso nas concentrações alcançadas na urina. Nos seres humanos, os fármacos de escolha para terapia supressora incluem trimetoprima, sulfametoxazol-trimetoprima, quinolona ou nitrofurantoína.[120] O tratamento a longo prazo com trimetoprima-sulfonamida em cães pode resultar em ceratoconjuntivite seca, anemia leve devido à deficiência de folato, hipotireoidismo secundário, hepatopatia e doenças imunomediadas.* Pode-se usar o ácido fólico como suplemento quando se administra trimetoprima-sulfonamida por mais de 6 semanas.

Abscessos prostáticos. Os abscessos prostáticos exigem drenagem. O tratamento padrão consiste em omentalização prostática intracapsular.[411] A prostatectomia parcial com aspirador cirúrgico guiado por US tem poucas complicações e possibilita a recuperação igualmente rápida, porém o equipamento é de alto custo.[318] Cistos

---

*Referências 23, 121, 144, 344, 389, 390, 415.

prostáticos infectados relativamente pequenos (de menos de 1,5 por 2,4 cm) em cães assintomáticos podem ser curados por meio de drenagem guiada por US e tratamento antimicrobiano.[49] Abscessos e cistos sintomáticos em cães cujos proprietários tenham limitações financeiras têm sido tratados por meio de drenagem guiada por US e tratamento antimicrobiano a longo prazo, porém essa abordagem tem pouca probabilidade de ser curativa.[318] Foi removido pus (6 mℓ em média) de abscessos pequenos (2,5 a 4,5 cm) (um abscesso/cão em média) de 6 cães sintomáticos (4 castrados e 2 intactos).[202] Esse procedimento foi seguido de injeção de um volume igual de óleo de melaleuca. Foi obtida cura depois de 1 ou 2 tratamentos, com intervalo de 3 semanas, sem tratamento antimicrobiano.[202] Quando o aumento da próstata resulta em obstrução uretral parcial, devem-se avaliar cuidadosamente a função vesical e a uretral. A distensão prolongada da bexiga pode resultar em atonia vesical. O uso de cateter urinário de demora pode ser necessário para possibilitar a recuperação do músculo detrusor. Quando a parede vesical está cronicamente distendida e infectada, pode estar irreversivelmente lesada.

Recomenda-se a castração como tratamento adjuvante. A castração sem drenagem dos abscessos reduz o tecido prostático, porém com persistência das bolsas dos abscessos.

O cão acometido também deve ser tratado com agentes antibacterianos, conforme descrito anteriormente para a prostatite crônica. Deve-se modificar a escolha do antibacteriano com base nos resultados de cultura e antibiograma e na presença ou ausência de bacteriemia. Devem-se administrar agentes antimicrobianos IV durante a cirurgia e quando o cão apresentar doença sistêmica. Se possível, deve-se adiar a cirurgia até a obtenção dos resultados de cultura. A próstata deve ser reexaminada por meio de palpação e US a intervalos mensais até que se confirme a resolução dos abscessos. Em uma pesquisa, 31% dos cães com resultado cirúrgico bem-sucedido tiveram recidiva da ITU dentro de 1 ano.[318] Esses cães estavam habitualmente assintomáticos, de modo que a detecção dessas recidivas exige exame e cultura de urina, e não apenas perguntar ao proprietário do animal acerca da ocorrência de sinais clínicos.

Em alguns cães com abscessos prostáticos, observaram-se poliúria e polidipsia, semelhantes àquelas esperadas no diabetes insípido nefrogênico.[158] Esses problemas regrediram dentro de 1 mês após a cirurgia. Houve, também, resolução das evidências de hepatopatia no pós-operatório. Acredita-se que esses sinais sejam causados por septicemia ou endotoxemia secundárias.

Se o proprietário recusar a cirurgia, pode-se tratar o cão com terapia antibacteriana supressora a longo prazo após controle da ITU com pelo menos 6 meses de tratamento padrão usando doses integrais. Os proprietários dos animais precisam estar cientes de que os abscessos irão persistir, o que pode resultar em infecção potencialmente fatal.

Epididimite e orquite

Etiologia

A epididimite e a orquite são relativamente incomuns, e, em uma pesquisa, a orquite acometeu apenas 28 de 446 (6%) de testículos caninos enfermos.[115] A infecção bacteriana constitui a causa mais comum de epididimite e de orquite. À semelhança da ITU, *E. coli* é um microrganismo etiológico comum. Deve-se sempre considerar a infecção por *Brucella canis* em cães. *B. canis* localiza-se na cauda do epidídimo e, habitualmente, não provoca orquite (ver Capítulo 18).[115] Outras causas possíveis incluem erliquiose disseminada, febre maculosa das Montanhas Rochosas, blastomicose e coccidioidomicose (ver Capítulos 26, 27, 57 e 60, respectivamente).[109] A infecção pode ser secundária a traumatismo (como ferida por mordida) ou resultar do acasalamento de um macho sadio com uma fêmea infectada, disseminação hematogênica de infecção sistêmica ou disseminação de ITU ou da próstata. A ocorrência de infecção pelo vírus da

peritonite infecciosa felina foi relatada como causa rara de orquite em gatos.[119,232,351] Em ambos os casos relatados a orquite constitui o problema inicial de apresentação, e, em seguida, a doença progrediu para a sua forma sistêmica.

Achados clínicos

Cães de qualquer idade ou raça podem ser acometidos, embora cães com menos de 2 anos de idade tenham sido mais comuns em uma pequena série de casos.[313] Tanto o testículo quanto o epidídimo estão habitualmente acometidos, e a infecção pode ser unilateral (mais comum) ou bilateral (Figura 90.10). Sinais clínicos na infecção aguda incluem dor (que pode manifestar-se na forma de claudicação dos membros posteriores), calor e edema de consistência pastosa a firme. Com frequência, o cão lambe o escroto edematoso, o que pode causar dermatite. Os sinais sistêmicos, como febre, letargia e anorexia, variam. Nas infecções crônicas, a fibrose produz aumento da consistência firme e contratura. Áreas localizadas de formação de abscessos podem ter consistência mole à palpação.

Diagnóstico

Em geral, suspeita-se fortemente de orquite ou de epididimite com base no exame físico. Os exames complementares devem incluir hemograma completo, exame e cultura de urina, teste para brucelose e US. O hemograma completo pode revelar leucocitose se a inflamação for ativa. O exame e a cultura de urina determinam se o animal apresenta alguma ITU associada. Se a ITU for confirmada, o microrganismo responsável é considerado como a causa da epididimite ou da orquite. Em cães com brucelose, a urina pode conter o microrganismo, embora habitualmente só seja encontrado em baixos números (menos de 10^3/mℓ).[66] Embora o sêmen seja a amostra mais produtiva para cultura de *Brucella*, sua manipulação representa maior risco de saúde pública (ver Capítulo 38).

Quando o cão não apresenta ITU nem brucelose, e se obtém uma amostra de ejaculado, devem-se efetuar exame citológico e cultura quantitativa do sêmen. No sêmen, o achado citológico de bactérias e neutrófilos e a cultura de mais de 10^5 microrganismos gram-negativos por mililitro sugerem infecção. Em virtude da flora uretral, as culturas quantitativas são obrigatórias para avaliação dos resultados.

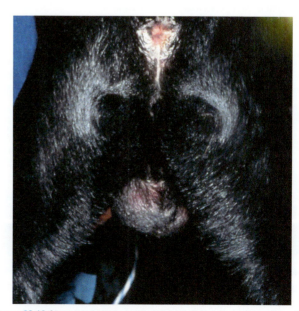

Figura 90.10 Cão com epididimite-orquite unilateral. (Fotografia de Jeanne Barsanti © 2004 University of Georgia Research Foundation Inc.)

Quando a urina não está infectada, e não é possível obter a coleta de sêmen, pode-se realizar o aspirado do testículo ou do epidídimo com agulha de calibre 20 a 23 e seringa de 12 mℓ para citologia e cultura. Antes do aspirado, os cães são habitualmente sedados e anestesiados, dependendo de sua natureza, e deve-se limpar a pele escrotal. A US pode guiar o aspirado para áreas anormais do epidídimo ou do testículo. A agulha pode ser redirecionada e aspirada 3 ou 4 vezes, com liberação de pressão entre os aspirados.[217] Qualquer hemorragia é controlada com compressão digital. Em um estudo, não foi observado efeito adverso do aspirado.[80] Na existência de orquite ou de epididimite, espera-se a identificação de neutrófilos e de bactérias na citologia.

A US é usada para determinar se uma anormalidade palpável do conteúdo escrotal provém do testículo, do epidídimo ou de ambos, ou se está fora do testículo e do epidídimo. O edema pode ser definido como causado por líquido ou massa sólida.[102,197] Para um especialista experiente em US, é possível diferenciar uma doença inflamatória de torção testicular, ruptura traumática ou neoplasia,[313] porém essa diferenciação nem sempre é fácil.[83] Os achados US associados a epididimite ou orquite agudas incluem padrão difuso, focal e hipoecoico; aumento do testículo, do epidídimo ou de ambos; e, em certas ocasiões, líquido extratesticular.[83,313]

Tratamento

A orquiectomia bilateral, após estabilização e tratamento com agentes antimicrobianos, constitui o tratamento de escolha para a orquite e a epididimite. Se o cão for um reprodutor valioso, e a condição for unilateral, o testículo e o epidídimo do lado afetado devem ser removidos para preservar o outro da degeneração térmica (Figura 90.11).[102,206] Se a orquiectomia unilateral for realizada, o proprietário deve ser avisado de que a infecção subclínica de testículo e epidídimo aparentemente normais ou infecção prostática concomitante podem causar problemas futuros ao cão.

Devem-se administrar agentes antibacterianos, independentemente da realização ou não de cirurgia. O isolamento do microrganismo infeccioso e o antibiograma devem orientar o tratamento, que deve ser mantido durante, pelo menos, 2 semanas. Enquanto se aguardam os resultados de cultura, deve-se iniciar a administração de um agente antibacteriano, como enrofloxacino, cloranfenicol ou trimetoprima-sulfonamida. Compressas de água fria como tratamento adjuvante podem ajudar a reduzir a degeneração testicular em decorrência da hipertermia da inflamação.

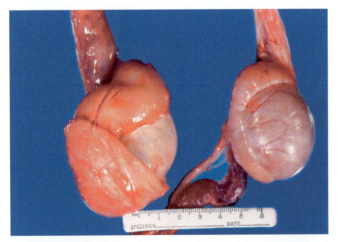

Figura 90.11 Epididimite unilateral por *E. coli* em um cão. O epidídimo está aumentado à esquerda, e ambos os testículos estão retraídos devido à atrofia causada pela temperatura aumentada no saco escrotal. (Fotografia de Jeanne Barsanti © 2004 University of Georgia Research Foundation Inc.)

Balanopostite

A balanopostite é, em geral, causada por bactérias normalmente existentes no prepúcio (ver Boxe 91.2). Infecções por herpes-vírus e blastomicose também têm causado balanopostite.

A balanopostite leve é comum em machos caninos clinicamente sadios sob os demais aspectos. Caracteriza-se por exsudato purulento dentro do prepúcio ou que goteja, com graus variáveis de inflamação da mucosa prepucial. O animal não tem quaisquer sinais de doença sistêmica, mas pode lamber o prepúcio. Apesar da ocorrência comum de balanopostite, é importante inspecionar o prepúcio à procura de corpos estranhos, massas ou evidências de traumatismo.

Não existe exame complementar específico para a balanopostite, com exceção do exame citológico do exsudato prepucial. Observam-se bactérias e grande número de neutrófilos degenerados e não degenerados. É difícil interpretar a cultura do pus do prepúcio, em virtude da flora residente abundante. Não há necessidade de cultura para o tratamento bem-sucedido da maioria dos casos. Se for efetuada cultura nos casos difíceis, o crescimento maciço de um único microrganismo deve ser relevante.[217]

A balanopostite não é habitualmente um problema clínico grave, mas pode representar incômodo para o proprietário. A limpeza com duchas antissépticas ou o uso de antibacterianos locais podem ser benéficos. A castração dos animais acometidos pode ajudar a reduzir a quantidade de secreção produzida.

Infecções genitais femininas

Vaginite

Etiologia

A inflamação da vagina pode resultar de infecções bacterianas ou virais, imaturidade ou irritação causada por urina, material estranho,[282,356] neoplasia, traumatismo ou anormalidades anatômicas, como recesso da vulva ou estenose vaginal. A infecção bacteriana pode constituir o resultado secundário dessas irritações. A vaginite é mais comum em cadelas que em gatas e mais frequente em cadelas jovens, com idade média de 7 meses.[272] A vaginite juvenil ou de filhotes é comum em cadelas pré-púberes clinicamente sadias nos demais aspectos e regride de modo espontâneo com a maturidade física na maioria das fêmeas. A vaginite em cadela jovem (menos de 1 ano de idade) tem mais probabilidade de ser um problema relacionado com a imaturidade que uma infecção bacteriana.[185] A vaginite de início na vida adulta é mais comum em fêmeas caninas castradas que intactas.[218]

Bactérias isoladas de cadelas com vaginite são as mesmas encontradas na flora residente, embora o número de bactérias possa ser maior em cadelas adultas com vaginite.[185,395] O isolamento de uma única espécie bacteriana ocorre em cerca de 25% das cadelas com vaginite; *E. coli*, *Streptococcus* e *Staphylococcus aureus* são as bactérias mais comuns.[46] Não se observou qualquer diferença no isolamento de micoplasmas e ureaplasmas entre cadelas clinicamente sadias e aquelas com vaginite.[95] Embora a infecção por *Coxiella burnetii* (causa da febre Q) seja rara em gatos, o microrganismo pode causar abortamento com secreção vaginal associada (ver Capítulo 46). Tendo em vista que *C. burnetii* representa um risco significativo para a saúde pública, é preciso ter cuidado quando se examinam secreções vaginais em gatas. Infecções virais da vagina canina ou felina são incomuns. Os herpes-vírus (herpes-vírus canino, vírus da rinotraqueíte felina) provocam lesões vesiculares e eritema quando inoculados dentro da vagina.[168,174] Embora infecções do trato genital ocorram prontamente após inoculação experimental, a infecção genital por herpes-vírus é uma entidade clínica incomum.[112,314] A hiperplasia folicular linfoide vaginal, que pode resultar de qualquer processo inflamatório, pode ser confundida com formação de vesículas. A confirmação de infecção por herpes-vírus genital é difícil e exige isolamento do vírus e exame histológico das lesões vesiculares (ver Capítulo 5).

Achados clínicos

O achado mais comum associado à vaginite na anamnese e no exame físico consiste na ocorrência de secreção vulvar em um animal sadio sob os demais aspectos. A secreção é mucoide, mucopurulenta ou purulenta e varia, quanto à sua cor, de branco turvo a amarela a verde.[185] A existência de sangue na secreção é rara.[185] A secreção pode atrair os machos e levar a cadela acometida a lamber a área vulvar. Os pelos perineais podem ter a coloração alterada pela saliva e exsudato. Ocorre polaciúria em cerca de 10% das cadelas acometidas.[185] Não se espera a ocorrência de sinais de doença sistêmica. A secreção vaginal deve ser relacionada com a fase do ciclo estral, já que a ocorrência de secreção serossanguinolenta é normal no proestro, a secreção mucoide é normal no diestro e a secreção marrom-escura ou verde é normal por um período até 6 semanas após o parto. As secreções vaginais também podem ser causadas por doença uterina, como metrite ou piometra, ou podem consistir em urina em cadelas com incontinência. Deve-se realizar o completo exame físico, incluindo toque retal e exame vaginal em todos os animais adultos com secreção vaginal anormal e em cadelas juvenis com secreção vaginal moderada a intensa e sinais clínicos relacionados. O propósito é detectar a existência de anormalidades vaginais subjacentes, como estenose ou septos, massas e corpos estranhos vaginais. Essas anormalidades podem ser percebidas por exame vaginal digital na maioria dos casos.[218]

Diagnóstico

O diagnóstico de vaginite é fortemente sugerido por anamnese, existência de secreção vaginal ao exame físico e citologia vaginal. Essa abordagem é suficiente para cadelas com menos de 1 ano de idade que apresentam secreção vaginal leve, sem quaisquer sinais de ITU. Em cadelas de mais idade, particularmente as que apresentam vaginite crônica, devem-se efetuar vaginoscopia e exame e cultura de urina. Pode ser necessária a realização de hemograma completo e de exames de imagem (radiografia ou US) para excluir a possibilidade de doença uterina ou para detectar corpos estranhos vaginais.[282] As considerações mais importantes no diagnóstico são estabelecer se a secreção vulvar é anormal e se o processo inflamatório está limitado à vagina. Na vaginite de início na idade adulta, é importante efetuar sorologia para brucelose canina. Além disso, em cadelas adultas, indica-se o perfil bioquímico do soro à procura de evidências de doenças de imunocomprometimento subjacentes, como hiperadrenocorticismo ou diabetes melito.

Amostras vaginais para citologia podem ser coletadas umedecendo-se um aplicador com ponta de algodão. O *swab* pode ser introduzido na comissura dorsal da vulva, evitando a fossa do clitóris, ser avançado, submetido a um movimento de rotação e puxado para fora. Deve-se, também, rolá-lo sobre uma lâmina de vidro, que deve secar ao ar antes de ser corada.[217] Em animais com vaginite, espera-se a obtenção de evidências citológicas de inflamação (neutrófilos, possivelmente linfócitos e macrófagos em casos crônicos), com ou sem bactérias e com células epiteliais não cornificadas.[314] Deve-se interpretar a citologia vaginal em relação ao estágio do ciclo estral. Leucócitos são frequentemente numerosos durante os primeiros dias do diestro. Esse fenômeno normal pode ser diferenciado da inflamação, uma vez que o número de leucócitos declina acentuadamente em 24 a 48 h do diestro, enquanto persiste na vaginite. O hemograma completo é normal em cadelas com vaginite.[185] Em um estudo, constatou-se a ocorrência de ITU em, aproximadamente, 20% das cadelas adultas com vaginite.[185] Não foram encontradas ITUs em filhotes

com vaginite, porém somente a urina de alguns desses filhotes foi examinada.[185] O exame e a cultura de urina de amostras coletadas por cistocentese estão indicados para cadelas adultas com vaginite e filhotes com sinais de polaciúria.

Os resultados das culturas vaginais precisam ser interpretados com cautela, já que os patógenos mais comuns da vagina e do útero consistem em *E. coli, Streptococcus* e *Staphylococcus*, que também são microrganismos comensais (ver Boxe 90.3). Para evitar a contaminação da pele e do vestíbulo, devem-se obter amostras para cultura bacteriana da parte cranial da vagina com um *swab* protegido longo.[217] As culturas bacterianas *não* confirmam o diagnóstico de vaginite, visto que é esperado algum crescimento bacteriano. O crescimento maciço de um único microrganismo é um achado mais convincente de que este microrganismo pode ser responsável pelos sinais clínicos.

A vaginoscopia ajuda a determinar a origem da secreção e a natureza e a extensão das lesões vaginais. Em geral, há necessidade de sedação e anestesia geral para o exame completo. Pode-se utilizar um grande cone otoscópico para vaginoscopia. O propósito é determinar a condição da mucosa vaginal e investigar a existência de massas, corpos estranhos,[282] estenoses e septos vaginais. Na vaginite, a mucosa vaginal apresenta hiperemia, e verifica-se exsudato no lúmen vaginal. Pode-se observar hiperemia vaginal em cadelas sadias e ocorrer secundariamente à cultura e aos exames vaginais, de modo que é necessário ter cautela na interpretação da hiperemia vaginal sem outras evidências de inflamação.[218] É possível notar úlceras, folículos linfoides ou lesões vesiculares (herpes-vírus canino) (Figura 90.12) e identificar a causa desencadeante da vaginite (Boxe 90.7). São obtidas amostras de biopsia vaginal quando são observadas lesões distintas.

Tratamento

O tratamento da vaginite em filhotes femininos é conservador (limpeza perivulvar com lenços umedecidos para bebês ou limpador ótico não alcoólico) ou nenhum tratamento é ministrado, uma vez que a condição desaparece com ou sem tratamento na maioria dos casos.[185] As duchas ou a irrigação da vagina não são consideradas eficazes, e sua execução é difícil para os proprietários dos animais.[218] Indica-se tratamento antibacteriano apenas quando a secreção é pronunciada e acompanhada de lambedura vulvar e quando a cultura de urina ou a cultura da porção cranial da vagina indica infecção. Alguns recomendam que a fêmea acometida deva passar pelo ciclo estral para

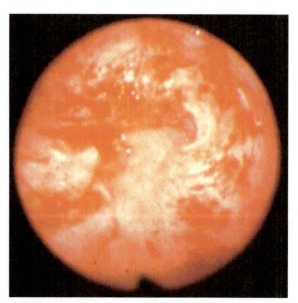

Figura 90.12 Inflamação vaginal visível através de endoscópio. (Fotografia de Craig Greene © 2004 University of Georgia Research Foundation Inc.)

Boxe 90.7	Causas subjacentes de vaginite

Atresia
Estenoses
Septos
Neoplasia, granuloma
Hipertrofia do clitóris
Objetos estranhos
Incontinência urinária
Infecção do trato urinário

aumentar probabilidade de recuperação espontânea;[395] entretanto, a maioria das cadelas jovens recupera-se antes de passar por um ciclo estral.[185,187] O estrogênio na cadela em maturação induz a atividade antibacteriana na mucosa vaginal que pode facilitar a recuperação. A recomendação é a de que as cadelas jovens com vaginite clinicamente significativa não sejam submetidas à ovário-histerectomia até que tenham passado pelo estro, ou até resolução da vaginite.[187,314] A incidência aumentada reconhecida de neoplasia mamária em cadelas mantidas intactas sempre deve ser considerada quando se determina o momento apropriado da ovário-histerectomia. A vaginite leve ou moderada, raramente, constitui uma razão para adiar a ovário-histerectomia. Apesar da regressão da maioria dos casos de vaginite juvenil, cerca de 20% dos filhotes de cães sofrem recidiva.[273]

Cadelas e gatas adultas com vaginite apresentam, em sua maioria, uma anormalidade predisponente (ver Boxe 90.7).[185,187,282] Os distúrbios subjacentes mais comuns consistem em ITU, anormalidades da anatomia vaginal e doenças sistêmicas de imunocomprometimento.[218] A atopia constitui outra doença relacionada potencial.[218] A incontinência urinária pode predispor à irritação vaginal. A recuperação da vaginite exige a correção do distúrbio subjacente. Em um estudo, constatou-se a resolução da vaginite associada a recesso da vulva por meio de vulvoplastia.[157] A correção cirúrgica da estenose vestibulovaginal resultou em resolução da vaginite crônica em duas cadelas.[221]

Em cadelas adultas sem qualquer anormalidade subjacente, a vaginite, mesmo quando crônica, regride espontaneamente em 75% dos casos, embora a recuperação completa possa levar vários meses.[187] Os 25% restantes de casos são frustrantes para proprietários e veterinários, já que não existe tratamento consistentemente eficaz.[185] Em cadelas intactas, a ovário-histerectomia não melhora os sinais clínicos de vaginite.[185]

A eficácia relativa de vários tratamentos para a vaginite em cadelas adultas ainda precisa ser investigada em pequenos animais. Tentou-se o uso de duchas antissépticas, instilação de supositórios, pomadas ou soluções de antibacterianos. A eficácia é controvertida; alguns relatam pouco sucesso;[22,218] outros descrevem sucesso com as duchas de antisséptico.[113] A ducha não deve ser realizada durante o proestro ou o estro.[187] Os proprietários podem não ser capazes de efetuar uma ducha eficaz em seus animais de estimação. A administração de antibacterianos sistêmicos pode diminuir os sinais clínicos em cadelas adultas com vaginite crônica. Deve-se selecionar o agente antimicrobiano com base nos resultados das culturas de urina e da porção cranial da vagina. Agentes antibacterianos habitualmente administrados incluem ampicilina, trimetoprima-sulfonamida, amoxicilina-clavulanato, cefalosporina e cloranfenicol.[187] Embora em um estudo a ampicilina não se tenha concentrado nas secreções vaginais de cadelas, o fármaco erradicou as bactérias sensíveis dentro de 24 h em cadelas sadias.[369] A trimetoprima, que se concentra nas secreções vaginais, não erradicou todos os microrganismos sensíveis *in vitro* em cadelas sadias.[369] Durante o tratamento com ampicilina ou trimetoprima-sulfonamida, os microrganismos ainda foram observados nas secreções vaginais de 8 de 10 cadelas, e emergiram microrganismos adicionais.[369]

Se houver vaginite concomitantemente com gravidez, é preciso considerar os possíveis efeitos teratogênicos ou abortificantes do tratamento.[413] Se ocorrer vaginite no proestro ou no estro, e a cadela estiver programada para acasalamento, é preciso considerar a possibilidade de transmissão da infecção ao macho reprodutor, bem como os efeitos do tratamento sobre a sobrevida dos espermatozoides.

Metrite

Etiologia e patogenia

A metrite refere-se à infecção bacteriana ascendente aguda do útero.[252] Ela pode ocorrer após abortamento, distocia, manipulação obstétrica, retenção de partes fetais ou da placenta ou parto normal. Raramente pode ocorrer após inseminação natural ou artificial. O microrganismo etiológico mais comum é *E. coli*. A metrite crônica é raramente descrita na literatura em cães e gatos.[134]

Muitos microrganismos atravessam a placenta canina e infectam os fetos, porém sem infectar o útero em si. Todavia, podem ser transitoriamente isolados de culturas uterinas ou vaginais de cadelas parturientes ou periparturientes. Esses microrganismos incluem herpes-vírus canino, adenovírus, vírus da cinomose, *B. canis* e *Toxoplasma gondii*.[207] A inoculação intrauterina experimental de *Mycoplasma caniis* pode causar doença uterina em cadelas,[95] porém o papel da infecção por micoplasma na doença espontânea é incerto (ver Capítulo 32). Em gatos, o vírus da leucemia felina, o vírus da panleucopenia e o herpes-vírus podem ser transmitidos aos fetos de gatas com viremia.

Achados clínicos

Fêmeas com metrite aguda apresentam depressão, anorexia, febre e taquicardia, com secreção vulvar purulenta, séptica e de odor fétido. Em geral, os sinais aparecem dentro de 1 semana após o parto. Podem ocorrer desidratação, sepse e endotoxemia. Recém-nascidos de gatas acometidas podem ser negligenciados e chorar de fome à medida que a produção de leite declina.

Diagnóstico

O diagnóstico presuntivo baseia-se na anamnese e nos achados físicos. Amostras para citologia e cultura bacteriana e antibiograma devem ser obtidas em *swabs* da porção cranial da vagina. A citologia revela um exsudato hemorrágico, séptico e purulento. A coloração de Gram pode melhorar a seleção de agentes antimicrobianos.[219] Evidências citológicas de células endometriais ou uteroverdina indicam comprometimento do útero, embora esses achados não sejam consistentemente observados. Com frequência, há leucocitose neutrofílica com desvio para a esquerda no hemograma completo,[41] mas também é possível a ocorrência de leucopenia, devido à granulocitopenia.[147] A radiografia de abdome e a US do útero, ou ambas, devem ser realizadas para localizar os remanescentes fetais e avaliar a integridade do útero. Na metrite, o útero apresenta-se normal ou com aumento mínimo em radiografias de abdome.[131] O diagnóstico de metrite por US não é muito acurado, visto que o útero acometido pode ser semelhante ao útero pós-parto sadio.[83] Todavia, a US do útero continua sendo útil para detecção de retenção de feto, membranas fetais retidas ou espessamento ou irregularidade da parede uterina.[147]

Tratamento

Devem-se administrar líquidos intravenosos, se necessário, para manter a hidratação adequada e também um agente antimicrobiano de amplo espectro sistêmico enquanto se aguardam os resultados de cultura uterina. Deve-se, ainda, escolher um agente antimicrobiano que seja habitualmente eficaz contra *E. coli* (ver Tabelas 90.5 e 90.6). O tratamento antibacteriano é reavaliado quando são obtidos resultados de cultura. Ele deve ser continuado por 10 dias se o útero for removido e por 2 a 4 semanas caso o útero seja mantido. Os recém-nascidos são habitualmente criados na mão até que a mãe esteja recuperada o suficiente para cuidar deles. Se os recém-nascidos não forem removidos, a escolha dos antibacterianos limita-se à ampicilina, à amoxicilina ou a uma cefalosporina (ver Tabela 90.8).[413]

É preciso tomar uma decisão quanto ao tratamento do útero infectado ser cirúrgico (ovário-histerectomia ou histerectomia com lavagem em caso de retenção de tecidos placentários ou fetais) ou clínico, com base na gravidade da doença e no desejo do proprietário de manter a capacidade reprodutiva do animal. Deve-se efetuar a ovário-histerectomia se houver ruptura do útero. O tratamento clínico envolve a estimulação do esvaziamento do conteúdo uterino. Dentro de 24 h após o parto, pode-se administrar ocitocina, na dose de 0,25 a 1 U/kg, com dose máxima de 20 U por via intramuscular (IM), 1 ou 2 vezes.[146] Pode-se administrar, também, prostaglandina $F_{2\alpha}$ natural. As recomendações quanto à posologia variam. Uma delas consiste na administração de 0,1 mg/kg SC, 1 a 3 vezes/dia, durante 2 a 3 dias.[147,188] Outra consiste em 0,25 mg/kg, 1 vez/dia, durante 5 dias.[112] Os efeitos adversos incluem vômitos, respiração ofegante, inquietude, vocalização e alteração no tamanho da pupila (ver *Piometra* para uma discussão mais completa). Nem a ocitocina nem a $PGF_{2\alpha}$ afetam a lactação ou a saúde do recém-nascido.[188] Constatou-se, também, que a administração intravaginal de $PGF_{2\alpha}$ (150 µg/kg, a cada 12 a 24 h) é eficaz em associação a agentes antibacterianos.[134] De modo alternativo, pode-se administrar prostaglandina sintética (cloprostenol, 1 a 2 µg/kg SC, a cada 12 a 24 h) até obter o resultado em cães.[413]

A infusão intrauterina de soluções antissépticas ou antibacterianas é de valor questionável. O colo do útero canino é de canulação difícil; por conseguinte, a maioria das infusões pela vagina é provavelmente intravaginal, e não intrauterina. A infusão intrauterina de nitrofurazona pode, na realidade, diminuir a fertilidade subsequente em algumas espécies.[252] A colocação cirúrgica de drenos dentro do útero com irrigação subsequente não é habitualmente bem-sucedida.[159]

Piometra
Etiologia e patogenia
A piometra é uma doença inflamatória do útero associada ao acúmulo intraluminal de pus. A piometra que envolve o útero masculino de hermafroditas também ocorre em cães e gatos.[342] Diferentemente da metrite, que, em geral, é uma doença periparturiente associada a infecção ou a traumatismo uterino, a piometra é secundária a doença uterina induzida por progesterona durante ciclos térmicos sucessivos ou tratamento exógeno.[159] A influência sustentada da progesterona provoca hiperplasia endometrial cística, acúmulo de líquido dentro das glândulas endometriais e lúmen do útero, supressão da atividade leucocitária no útero e diminuição da atividade do miométrio.[204] A doença uterina subjacente e a contratilidade diminuída favorecem a infecção bacteriana ascendente secundária. *E. coli* constitui o microrganismo etiológico mais comum, em parte devido à sua capacidade de ligar-se ao endométrio mais eficazmente durante a fase lútea do ciclo estral.[125] Como a progesterona inicia a sequência de eventos que levam à piometra, esta ocorre durante a fase lútea do ciclo em cadelas (diestro) ou após a administração de progestinas.[400] A doença não se desenvolve durante a gravidez, e cadelas nulíparas correm risco moderadamente maior que as primíparas e multíparas.[131,287]

Apesar da patogenia discutida comumente aceita, é evidente que nem todas as cadelas com hiperplasia endometrial cística desenvolvem piometra; por conseguinte, nem todos aceitam a relação da hiperplasia endometrial cística com a piometra.[89,125] Alguns acreditam que a piometra seja uma doença relacionada com a idade e outros enfatizam as infecções bacterianas, particularmente por *E. coli*, como causas primárias, com hiperplasia endometrial cística

coincidente. O útero de cadelas que foram tratadas clinicamente com sucesso quando jovens apresenta-se, com frequência, histologicamente normal quando as cadelas são esterilizadas após dar à luz uma ou mais ninhadas.[110] Isso também sustenta o conceito de que a piometra, pelo menos em cadelas jovens, não envolve hiperplasia endometrial cística.

Essa doença ocorre mais frequentemente em cadelas. Em um estudo, constatou-se que as cadelas acometidas tendem a ser de meia-idade ou idosas, com idade média de início de 9 anos; todavia, a administração de cipionato de estradiol induziu piometra em cadelas jovens.[287] Nesse estudo, não foi constatado aumento significativo do risco com tratamento único de acetato de medroxiprogesterona. Deve-se esperar que a administração repetida aumente o risco. As possíveis razões para o aumento de risco com a estrogenioterapia são as de que o colo do útero pode estar relaxado por maior período, e o estrogênio intensifica os efeitos da progesterona sobre o útero.[287] O risco de uma fêmea com menos de 10 anos de idade desenvolver piometra foi de 2% por ano. O risco aumentou com a idade, de modo que cadelas com 8 a 10 anos tiveram risco de 6% por ano.[100] Em torno dos 10 anos, 23 a 24% das cadelas desenvolveram piometra.[100] O risco também varia de acordo com a raça, e observa-se maior risco em cadelas da raça Collie, Rottweiler, Cavalier King Charles Spaniel e Golden Retriever.[100,287] As raças com menor risco incluem Dachshund e cão sem raça definida. Quinze por cento das fêmeas de Beagle com mais de 4 anos de idade desenvolvem piometra.[131]

A menor prevalência da piometra em gatas é atribuída ao fato de serem ovuladoras induzidas e, portanto, não estão sob a influência da progesterona por período tão longo quanto as cadelas. Entretanto, foi também constatada correlação entre a existência de corpos lúteos e a piometra em gatas. Ocorre piometra após acasalamento não fértil, ovulação induzida por fármacos e tratamento com progestinas.[23,424] Constatou-se que algumas gatas estavam na fase lútea do ciclo ovariano, embora estivessem isoladas de machos e não tivessem recebido qualquer tratamento, o que sugere que a fase lútea também possa ser induzida por outros fatores.[226,227] A progesterona não é o único fator envolvido em gatas, já que algumas gatas acometidas encontram-se na fase folicular do ciclo ovariano.[227,308] A idade das gatas acometidas em diferentes estudos variou de 3 a 6 anos,[84,227,410] até mais de 5 anos,[308] com idade média de 7 anos.[190] Nas gatas, não foi encontrada correlação entre o desenvolvimento de piometra e a idade por ocasião do primeiro acasalamento, da idade na primeira parição ou do número de ninhadas produzidas.[308]

E. coli é o microrganismo mais comumente isolado, sendo o único agente na maioria dos casos.* A infecção por *E. coli* provoca morbidade e mortalidade associadas à piometra. As concentrações sanguíneas de endotoxina em cadelas com piometra são mais altas que em animais de controle, e houve correlação entre os níveis e a gravidade da doença.[294]

Acredita-se que *E. coli* ascenda no útero a partir da vagina quando o colo do útero está aberto durante o proestro e o estro. Cepas isoladas de *E. coli* de cadelas com piometra foram comparadas bioquimicamente com cepas fecais correspondentes. As cepas do útero infectado de cada cadela mostraram-se bioquimicamente semelhantes aos microrganismos fecais respectivos, confirmando a hipótese de contaminação fecal do trato geniturinário.[125] Cepas de *E. coli* isoladas da urina vesical e do útero da mesma cadela demonstraram ser idênticas.[154] Embora algumas culturas uterinas da mesma cadela tivessem múltiplos tipos de *E. coli*, com base nas características da cultura, todos os microrganismos da mesma cadela foram idênticos, com base na eletroforese em gel de campo pulsátil.[154] Embora cepas

*Referências 32, 94, 123, 152, 213, 208, 309, 320.

de *E. coli* da mesma cadela fossem idênticas, cepas de *E. coli* de cadelas diferentes foram distintas, indicando que essas cepas de *E. coli* não se disseminam entre animais.[154]

As cepas de *E. coli* que causam piometra são menos diversas que *E. coli* fecal, o que sugere o agrupamento de propriedades de virulência, à semelhança daquelas observadas em *E. coli* como causa de ITU. *E. coli* isolada de cadelas com piometra apresenta fatores de virulência semelhantes aos da UPEC, sugerindo semelhança dos mecanismos patogênicos da infecção por *E. coli* na piometra e na ITU.[69,352]

Outros microrganismos ocasionalmente isolados do útero com piometra incluem estreptococos, estafilococos, espécies de *Proteus* e *Klebsiella*, *Serratia marcescens* espécies de *Salmonella* e *Pseudomonas aeruginosa*.[228,320] Foram relatados casos de piometra enfisematosa por *P. aeruginosa* e *Clostridium perfringens*.[166,379] Os resultados de culturas aeróbicas e anaeróbicas de material purulento de cadelas com piometra podem ser negativos.[94,213] Isso sugere que alguns animais podem não ter infecção. Todavia, o tratamento antimicrobiano tem sido usado antes de obter a cultura na maioria desses casos.

Em cadelas com piometra, observou-se uma resposta comprometida dos linfócitos a mitógenos, cujo grau corresponde à gravidade da doença.[32,103] Uma semana após tratamento bem-sucedido, os testes de transformação linfocitária estavam dentro da faixa de referência ou com melhora significativa.[32] Amostras de soro de cadelas acometidas apresentaram concentrações mais altas de IgG e de imunocomplexos circulantes em um estudo,[103] mas não em outro.[32] As concentrações de troponina I cardíacas, uma medida de lesão do miocárdio, foram semelhantes entre cadelas com piometra e controles não infectados.[155] Em cadelas com piometra, as concentrações séricas de proteína C reativa e metabólitos das prostaglandinas foram mais altas que em controles e também mais altas que em cadelas com mucometra e/ou hiperplasia endometrial cística sem piometra, o que evidencia a resposta inflamatória sistêmica associada.[79,124,155] Os níveis séricos de α-1 glicoproteína ácida, um marcador sérico de inflamação, estavam mais elevados em cadelas com piometra.[422]

No passado, acreditava-se que a piometra estivesse associada à glomerulonefrite por imunocomplexos, porém as evidências para sustentar essa hipótese eram escassas.[162] Quando foram incluídas cadelas de controle da mesma idade, as lesões glomerulares foram semelhantes entre cadelas com piometra e controles.[162,266,368] A inflamação tubulointersticial, a atrofia tubular e a fibrose intersticial foram mais comuns em cadelas com piometra que em controles da mesma idade.[162,163,368]

Ocorre piometra do "coto" quando há inflamação e infecção bacteriana do remanescente do útero após histerectomia. Se o tecido ovariano remanescente também for deixado, a fisiopatologia assemelha-se à piometra em cadelas intactas. Entretanto, na maioria dos casos, não há tecido ovariano remanescente, e a causa consiste, mais provavelmente, em infecção ascendente a partir da vagina.[110] A piometra do coto é rara. Os sinais clínicos e os exames complementares assemelham-se aos da piometra em cadelas intactas.

Achados clínicos

A piometra pode manifestar-se na forma "aberta", com secreção de líquido purulento da vulva, devido à abertura do colo do útero, ou "fechada", sem secreção vulvar. Os animais com piometra aberta estão menos enfermos e apresentam prognóstico mais favorável. As cadelas e gatas acometidas apresentam-se habitualmente dentro de 2 meses após o estro ou o acasalamento, ou receberam estrogênios ou progestógenos; todavia, pode ocorrer piometra dentro de até 14 semanas após o estro.[110] Nas cadelas, o sinal clínico mais comum consiste em secreção vulvar (geralmente purulenta).[110] Outros sinais comuns incluem letargia, anorexia, poliúria, polidipsia e vômitos.[110,348,410] As cadelas acometidas perdem peso, porém pode haver distensão do abdome.[110,131] Em um caso incomum, o sinal de apresentação consistiu em distúrbio cutâneo levemente pruriginoso, caracterizado

por eritema e edema.[90] Em gatas, a secreção vaginal (mucopurulenta a hemorrágica) e a distensão abdominal constituem os sinais mais comuns.[84,308] Em algumas gatas, são observados sinais inespecíficos de doença, como anorexia, perda de peso, aparência descuidada, letargia e vômitos.[189,424] A poliúria e a polidipsia são observadas com menos frequência em gatas que em cadelas.[189]

Observa-se aumento do útero ao exame físico. A febre é rara[190,348,410] e a temperatura corporal média em 55 cadelas acometidas foi de 39,3°C.[164] A piometra aberta é mais comum que a piometra fechada.[164,264,348,410] Ocorre desidratação em, aproximadamente, um terço das gatas acometidas.[189] Pode-se verificar o desenvolvimento de septicemia ou endotoxemia em qualquer momento, e, neste caso, os animais podem apresentar taquicardia, taquipneia, perfusão periférica deficiente e temperatura corporal subnormal (ver Capítulo 36).[125] Fêmeas com piometra com colo fechado correm maior risco de desenvolver septicemia e endotoxemia.[184,277] O útero pode sofrer ruptura, levando à peritonite.[413]

Diagnóstico

O diagnóstico é estabelecido com base na história, no estágio do ciclo estral, no exame físico e nas anormalidades laboratoriais e radiológicas. O hemograma completo, o perfil bioquímico e o exame de urina são essenciais para a detecção das anormalidades metabólicas associadas à septicemia ou à toxemia, bem como para a avaliação da função renal e a possibilidade de ITU concomitante.

Os resultados da citologia vaginal revelam neutrófilos degenerados e bactérias.[23,84] Pode-se verificar a ocorrência de células endometriais.[296] É importante obter uma amostra de líquido uterino para cultura bacteriológica, a fim de orientar o tratamento antimicrobiano. Na piometra de colo aberto, a amostra deve ser obtida da porção cranial da vagina, utilizando um *swab* protegido para cultura ou na cirurgia. Na piometra de colo fechado, a amostra é obtida na cirurgia.

As anormalidades laboratoriais são mais graves em animais com piometra de colo fechado. Com frequência, ocorre leucocitose com desvio para a esquerda.[32,84,308,410] Em animais com septicemia, podem-se observar leucopenia com desvio para a esquerda degenerativo e toxicidade dos neutrófilos.[32] Cerca de 25 a 50% das cadelas com piometra de colo aberto apresentam contagens de leucócitos e contagens diferenciais dentro da faixa de referência.[110,348] A anemia, que é leve quando ocorre, é normocítica, normocrômica e arregenerativa, tipicamente de doença inflamatória crônica.

A hiperglobulinemia e a hiperfibrinogenemia são atribuídas à inflamação (reação de fase aguda), assim como a hipoalbuminemia leve.[125] As concentrações séricas elevadas de FA, bilirrubina e colesterol são atribuídas à colestase associada à resposta inflamatória sistêmica, e não a uma lesão primária dos hepatócitos. A atividade da alanina aminotransferase está habitualmente dentro dos limites de referência. As biopsias hepáticas em cadelas acometidas confirmam a ausência de necrose hepatocelular.[125] Em raras ocasiões, a proporção sódio-potássio situa-se entre 20 e 24.[328] Detecta-se azotemia em 15 a 30% dos casos.[23,125] A determinação da taxa de filtração glomerular confirmou que ela varia em cadelas com piometra.[163] A causa da azotemia pode ser pré-renal, renal ou ambas.

A coleta e o exame de urina são importantes em cadelas com piometra, porém a cistocentese está associada ao risco de perfuração do útero distendido e deslocado. A urina eliminada pode ser usada para exame de urina, porém será afetada pelo conteúdo uterino em casos de piometra aberta. Pode-se coletar uma amostra de urina por cateterismo na piometra fechada ou por cistocentese sob orientação US ou durante a cirurgia. Infecções do trato urinário concomitantes são detectadas em 25 a 69% das cadelas acometidas.[164,348] O microrganismo na urina é idêntico ao do útero.[164,343] A densidade inapropriadamente baixa (inferior a 1,030) em animais com desidratação, azotemia ou ambas é comum em cadelas com piometra.[164] Acredita-se que a capacidade reduzida da concentração da urina seja o resultado da ausência de resposta induzida pela endotoxina ao hormônio antidiurético e da lesão tubular renal. A proteinúria é comum no exame de urina. A proteinúria pode resultar da inflamação com ITU associada ou de lesão tubular; pode ocorrer, também, proteinúria em consequência de lesão glomerular. O grau de proteinúria foi significativamente maior em cadelas com piometra que em cadelas de controle da mesma idade.[250] Algumas cadelas com piometra e proteinúria grave desenvolveram insuficiência renal,[162,165] porém a maioria das cadelas que sobrevivem à piometra não exibe sinais de doença renal por ocasião da morte.[162] Em um estudo de pequeno porte, o índice de NAG urinária por ocasião da internação estava acima da faixa de referência em duas cadelas que desenvolveram azotemia após ovário-histerectomia, mas não em duas outras cadelas.[334] Isso sugere que esse teste poderia prever quais as cadelas que correm risco de insuficiência renal em consequência do tratamento da piometra.

As concentrações séricas de um metabólito da PGF$_{2\alpha}$ apresentaram-se muito mais altas em cadelas com piometra que em animais de controle ou naquelas com mucometra.[153] A porcentagem de formas em bastão, isoladamente ou em associação ao metabólito da prostaglandina ou a proteína C reativa, também teve alta sensibilidade na diferenciação entre piometra e mucometra.[124,153] A maioria dos casos de piometra também apresenta sinais clínicos mais graves e mais numerosos que cadelas com mucometra e atividade sérica mais alta de FA.[124,153]

Uma importante consideração no diagnóstico é diferenciar a piometra da gravidez. A radiografia de abdome confirma aumento uterino na maioria das cadelas com piometra, mas não em todas. O útero aparece como estrutura tubular repleta de líquido, maior que o diâmetro do intestino delgado e provocando deslocamento cranial do intestino (Figura 90.13). A visualização do útero na radiografia só é possível em um intervalo que começa na terceira semana de gestação e se estende por até 4 semanas após o parto.[110] Se a cadela foi coberta, ou se a história de acasalamento não é conhecida, a causa do aumento uterino nas radiografias de abdome não pode ser determinada até que estruturas fetais calcificadas se tornem evidentes com aproximadamente 42 a 45 dias de gestação. Em 10% das gatas com piometra, os achados no útero foram inespecíficos nas radiografias de abdome.[226] A piometra enfisematosa é diagnosticada por radiografia de abdome.[379] Se houver ruptura do útero, as radiografias de abdome podem indicar peritonite pela perda do contraste abdominal normal.

A US é de grande utilidade na diferenciação de estruturas fetais, massas sólidas e líquidos luminais. Um grande útero repleto de líquido na ausência de fetos é característico da piometra (Figura 90.14).[84,321] O aumento do útero é habitualmente uniforme; todavia, em alguns casos, a área de aumento é focal e segmentar.[394,396] Em cadelas grávidas, os batimentos cardíacos fetais podem ser visualizados na US com apenas 17 a 20 dias após o acasalamento, e as estruturas fetais são prontamente identificáveis em 28 dias.[42,264] Como a piometra ocorre dentro de mais de 28 dias após o estro, a US é o melhor exame complementar para diferenciar a gravidez da piometra.

Tratamento

Deve-se considerar a piometra uma emergência clínica em cães e gatos. O tratamento deve ser imediato e rigoroso, visto que pode ocorrer rápida deterioração em virtude de sepse. Quanto mais cedo for iniciado o tratamento definitivo, mais rápida será a recuperação do animal.[131] O tratamento consiste na administração de líquidos intravenosos e de um agente antibacteriano apropriado, juntamente com o esvaziamento do conteúdo uterino.

Hidratação. A hidratação deve ser imediata e continuada durante todo o tratamento cirúrgico ou clínico para assegurar a perfusão tecidual adequada. Se a cadela estiver hipotensa ou desidratada, essas condições devem ser revertidas com hidratação antes da anestesia, devendo ser realizada dentro de 1 a 4 h.

Diferentes tipos de hidratação foram avaliados em pequeno número de cadelas com choque séptico secundário à piometra. Em um estudo, o soro fisiológico hipertônico com dextrana 70 foi comparado com um volume 8 vezes maior de soro fisiológico isotônico.[104] O soro fisiológico hipertônico com dextrana aumentou, de maneira significativa, a pressão arterial média (faixa média de, aproximadamente, 60 a 90 mmHg) e o débito urinário, o que não ocorreu com o soro fisiológico isotônico. A maioria dos outros parâmetros medidos não estava significativamente diferente entre os grupos. Houve aumento do débito cardíaco e índice em ambos os grupos. O consumo e a extração de oxigênio e o grau de acidose não melhoraram com nenhum dos tratamentos. Duas cadelas no grupo com soro fisiológico isotônico morreram de insuficiência renal dentro de 2 semanas após a cirurgia. Entretanto, o artigo não forneceu dados comparativos da função renal entre os grupos. Esse estudo utilizou uma

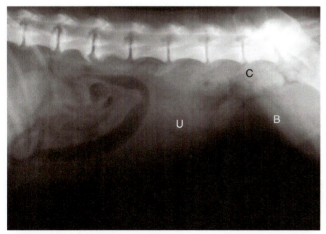

Figura 90.13 Exame radiográfico de cadela com piometra, mostrando o útero aumentado e cheio de líquido (*U*) na porção caudal do abdome ventral. Observar a relação com o cólon (*C*) e a bexiga (*B*). (Fotografia de Jeanne Barsanti © 2004 University of Georgia Research Foundation Inc.)

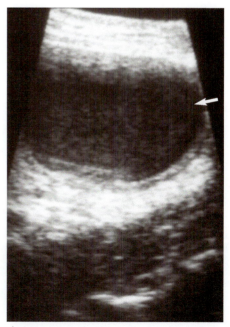

Figura 90.14 Útero repleto de líquido (*seta*) na US confirmado como sendo piometra na cirurgia. (Fotografia de Jeanne Barsanti © 2004 University of Georgia Research Foundation Inc.)

infusão de solução de Ringer com lactato antes e depois da administração dos líquidos de teste, que foram aplicados imediatamente antes da ovário-histerectomia.

Tratamento antimicrobiano.
O tratamento antimicrobiano deve ser selecionado com base na cultura e no teste de sensibilidade do exsudato uterino. Isso é importante, já que, nos resultados de um estudo, quase 40% das cepas isoladas de *E. coli* do útero de cadelas com piometra mostraram-se resistentes a 2 ou mais fármacos, e 4% foram resistentes a 12 ou mais agentes antimicrobianos.[409] Em outro estudo, apenas 6% das cepas isoladas de *E. coli* foram resistentes a mais de 1 agente antimicrobiano, e não houve nenhuma evidência de aumento da resistência com o passar do tempo.[152] *E. coli* isolada da urina de cadelas com ITU apresentou níveis significativamente mais altos de resistência que *E. coli* isolada do útero desses animais com piometra.[152]

Tendo em vista que o tratamento antibacteriano deve ser iniciado imediatamente, deve-se administrar um agente antibacteriano geralmente eficaz contra *E. coli* (ver Tabela 90.5) antes da disponibilidade dos resultados de cultura. Em uma pesquisa, *E. coli* isolada de cadelas com piometra foi mais comumente sensível ao enrofloxacino, à trimetoprima-sulfonamida, ao cloranfenicol e aos aminoglicosídios.[152,228] Em outro relato, *E. coli* isolada do útero demonstrou sensibilidade à amoxicilina-clavulanato, à cefalexina, ao enrofloxacino e à gentamicina.[421] Os aminoglicosídios não são recomendados como fármacos de primeira escolha, devido ao comprometimento renal potencial em animais com piometra.[413] O enrofloxacino e outras quinolonas podem alcançar concentrações mais altas no líquido uterino que as concentrações séricas.[60] Os agentes antibacterianos devem ser continuados por período total de 1 a 4 semanas, dependendo da gravidade da doença, do tipo de tratamento escolhido (cirúrgico *versus* clínico) e da resposta ao tratamento.

Tratamento cirúrgico.
O esvaziamento do conteúdo uterino é realizado mais rapidamente por meio de cirurgia (*i. e.*, ovário-histerectomia). Se a cadela estiver em condição crítica, tiver evidências de ruptura do útero ou peritonite ou não for destinada ou apropriada para acasalamento, ou se a piometra for fechada, recomenda-se fortemente a ovário-histerectomia. A ovário-histerectomia pode ser realizada de maneira tradicional ou por laparoscopia.[267] O útero volumoso e frequentemente friável precisa ser manipulado com cuidado para evitar qualquer extravasamento no abdome (Figura 90.15).

O prognóstico para a recuperação da piometra é satisfatório após cirurgia. Dentro 1 semana após cirurgia bem-sucedida e tratamento antimicrobiano, as contagens de leucócitos estão dentro da faixa de referência, e verifica-se a resolução dos sinais clínicos.[32]

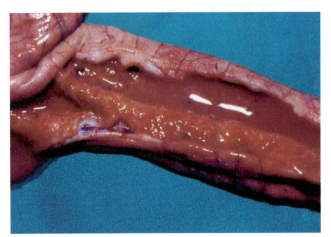

Ocorrem morte intraoperatória e pós-operatória imediata em 5 a 8% dos casos.[189,410] Se houver ruptura do útero, a taxa de mortalidade aumenta para 50%. Cadelas com azotemia grave (com nível sérico de ureia acima de 150 mg/dℓ) também apresentam mau prognóstico. As complicações pós-operatórias em cadelas com piometra incluem tromboembolia intracraniana, septicemia e osteomielite em consequência da septicemia.[410]

Tratamento clínico para esvaziamento do conteúdo uterino.
Em animais que não apresentem enfermidade sistêmica, tenham piometra de colo aberto e bom potencial de reprodução, o tratamento clínico constitui uma alternativa razoável para proprietários que compreendem suas limitações e seus efeitos colaterais. Os proprietários precisam entender que os animais tratados clinicamente apresentam taxa muito alta de recidiva (70% em 2 anos).[413]

O tratamento com prostaglandinas provoca contração do miométrio, redução das concentrações séricas de progesterona e relaxamento variável do colo do útero. Prostaglandinas tanto de ocorrência natural ($PGF_{2\alpha}$) quanto sintéticas (cloprostenol, alfaprostol) podem ser usadas em cadelas.[413] As prostaglandinas sintéticas não têm sido usadas em gatos. A $PGF_{2\alpha}$ de ocorrência natural não deve ser usada na piometra fechada, devido ao risco de ruptura do útero.[413] Foram recomendados vários esquemas posológicos para o tratamento da piometra aberta. A eficácia desses diferentes esquemas de doses não foi comparada. Um esquema para cadelas consiste em administrar $PGF_{2\alpha}$ em uma dose de 0,1 mg/kg SC no dia 1, 0,2 mg/kg no dia 2 e 0,25 mg/kg do dia 3 ao dia 7.[110] Todos os tratamentos são administrados pela manhã, de modo que os efeitos colaterais podem ser observados. Em gatas, a dose recomendada de $PGF_{2\alpha}$ é de 0,1 mg/kg SC, 2 vezes/dia, durante 5 dias.[111] Foi também relatado o sucesso de doses muito mais baixas (0,025 a 0,03 mg/kg 2 vezes/dia até obter efeito, geralmente por 5 a 8 dias) em cadelas, com menos efeitos colaterais.[125,359] O sucesso da administração intravaginal de 0,15 mg/kg a cada 12 a 24 h em 13 de 15 cães, sem nenhum efeito colateral, também foi relatado.[134] Imediatamente após a infusão, os membros posteriores da cadela foram elevados por 3 a 5 min. O misoprostol pode ser administrado por via intravaginal (1 a 3 μg/kg, a cada 12 a 24 h) na tentativa de relaxar o colo do útero antes da administração de $PGF_{2\alpha}$.[413] A dose de cloprostenol para cadelas é de 1 a 3 μg/kg a cada 12 a 24 h até produzir efeito (habitualmente 7 a 10 dias).[413] É importante assinalar que o cloprostenol é mais potente que a $PGF_{2\alpha}$, e que a dose é muito mais baixa, levando a menor margem de segurança e maior potencial de superdosagem acidental.[354]

Em geral, não se observa melhora clínica nas primeiras 48 h após o início do tratamento, reforçando a recomendação de que o tratamento clínico é inadequado para cadelas ou gatas com sepse ou toxemia. As reações adversas ao tratamento com prostaglandinas estão relacionadas com a dose e com o fármaco e consistem em inquietação, andar de um lado para outro, hipersalivação, vocalização, respiração ofegante, vômitos, diarreia, desconforto abdominal, taquicardia, midríase e febre. Andar com a cadela por 20 a 40 min após a injeção parece reduzir os sinais adversos.[110] O efeito adverso mais grave consiste no rápido desenvolvimento de choque com fraqueza, palidez e taquicardia, que responde a líquidos IV.[110] Outro efeito colateral raro é o desenvolvimento de taquicardia ventricular, que responde à lidocaína IV.[110] Em geral, os sinais adversos regridem dentro de 1 h do tratamento.[84] Como os vômitos são comuns, a cadela não deve ser alimentada por 3 h antes do tratamento.[110,146] As reações adversas, mesmo aquelas graves, tendem a diminuir de gravidade e de duração com administração repetida.[84] Como os efeitos adversos são comuns, recomenda-se a hospitalização do animal para tratamento.[354]

O tratamento bem-sucedido é determinado pela ausência de líquido anormal no útero na US, pela ausência de secreção vaginal purulenta e pelo leucograma normal.[413] Todas as cadelas tratadas clinicamente devem ser reavaliadas 2 semanas após o tratamento. Se ainda houver aumento do útero, secreção vulvar sanguinolenta ou purulenta ou neutrofilia, a cadela deve ser tratada novamente com 0,25 mg/kg/dia SC por mais 7 dias.[110] O retratamento é necessário em, aproximadamente, 36% das cadelas tratadas com PGF$_{2\alpha}$.[110,146] A secreção vulvar prolongada também deve levar à reavaliação da seleção dos agentes antibacterianos. A resolução da piometra por meio de tratamento com prostaglandinas teve correlação a concentrações séricas de progesterona inferiores a 1 ng/mℓ dentro de 14 dias após o tratamento.[110] A resolução depois de um ciclo de tratamento também se correlacionou a tratamento tardio no diestro (mais de 5 semanas após o estro).[110]

Quando se utiliza o tratamento com prostaglandinas, a fêmea deve ser coberta no próximo estro.[110,264,354] A cadela ou a gata devem cruzar a cada ciclo, até que as metas de acasalamento do proprietário sejam alcançadas. Nesse ponto, o animal deve ser castrado. A PGF$_{2\alpha}$ é habitualmente bem-sucedida no tratamento da piometra de colo aberto em cadelas e gatas (com resolução de 93 a 100% dos sinais clínicos; de 55 a 87% para a gestação subsequente).[84,190] Entretanto, a recidiva da piometra é possível.[110,190,413] A PGF$_{2\alpha}$ é menos bem-sucedida em cadelas com piometra de colo fechado (com taxa de sucesso de apenas cerca de 25 a 34%).[110,190,264] Não há relatos de tratamento clínico bem-sucedido de piometra de colo fechado na gata.

A antiprogestina aglepristona também foi usada para o tratamento clínico da piometra.[140,171,386] Foi administrada a dose de 10 mg/kg a 31 cadelas nos dias 1, 2 e 7.[171] Não foram observados quaisquer efeitos colaterais. Foi também administrado tratamento antimicrobiano. O tratamento foi bem-sucedido em 21 cadelas, com concentrações séricas de progesterona acima de 3,2 mmol/ℓ, indicando diestro. Durante o período médio de observação de 14 meses, a piometra sofreu recidiva em uma cadela tratada com êxito. Duas cadelas foram cobertas com sucesso. A mesma dose e frequência foram usadas em 4 gatas sem efeito colateral, e houve resolução da piometra em todos os 4 animais.[161]

Avaliação pós-tratamento

É importante reavaliar a função renal, incluindo ureia sérica, creatinina sérica, exame de urina e proporção proteína-creatinina urinária após tratamento bem-sucedido da piometra, a fim de detectar animais com desenvolvimento potencial de insuficiência renal.[162,165,266]

Mastite
Etiologia

A causa habitual de mastite consiste em infecção bacteriana. Espécies de *Staphylococcus*, *E. coli* e espécies de *Streptococcus* constituem os microrganismos mais comuns.[198,387] Condições de umidade ou sanitárias precárias e, possivelmente, traumatismo, como a amamentação dos filhotes, constituem causas predisponentes potenciais. Acredita-se que a maioria das infecções ascenda pelos ductos lactíferos. Foram descritos achados patológicos na mastite produzida experimentalmente em cadelas.[397] Na mastite estafilocócica (*S. pseudintermedius*) experimentalmente induzida, os filhotes não ficaram enfermos.[397] Em um estudo clínico, as mães de três filhotes que morreram de sepse tinham mastite causada pelos mesmos microrganismos, *E. coli*, *Klebsiella pneumoniae* e espécies de estreptococos beta-hemolíticos.[339] Embora a mastite possa estar relacionada com septicemia em recém-nascidos, os microrganismos cultivados de filhotes mortos são, na maioria dos casos, diferentes dos microrganismos cultivados do leite da mãe.[339]

Achados clínicos

A mastite é mais comum em cadelas no pós-parto, mas também pode ocorrer no final da gestação e na pseudociese.[183,198] É incomum em gatas.[183] A mastite pode desenvolver-se a qualquer momento durante a lactação e até aproximadamente 1 semana após o desmame.[225] As cadelas que amamentam de maneira intensa têm mais tendência a desenvolver mastite após o desmame, particularmente se a ingestão de alimento não for restrita durante o período inicial de desmame.[225]

A mastite pode ser localizada, difusa dentro de uma glândula ou acometer várias glândulas. Os sinais clínicos clássicos de mastite aguda consistem em calor, dor, hiperemia e edema das glândulas mamárias, que podem estar edemaciadas ou de consistência firme. Pode-se observar crepitação.[399] A cadela pode apresentar febre, anorexia e apatia e impedir os filhotes de mamar. Se o animal tiver mastite séptica, pode ocorrer choque com sinais de vômitos, depressão profunda, taquicardia e febre alta.[399] A mastite é, em geral, aguda; secundariamente, podem ocorrer abscessos ou alterações gangrenosas. O único sinal em animais com mastite subclínica ou crônica é a ausência de crescimento dos filhotes.

Diagnóstico

O diagnóstico baseia-se habitualmente nos achados físicos e no exame do leite. O hemograma pode revelar leucocitose neutrofílica. Em um animal com mastite estafilocócica gangrenosa foi observada a ocorrência de trombocitopenia reativa, possivelmente secundária à coagulação intravascular disseminada.[160] O leite pode ter aparência normal ou anormal, pode ser purulento ou apresentar alteração da cor, com flocos ou coágulos. A citologia do leite confirma a inflamação purulenta séptica. Recomenda-se a realização de cultura bacteriana e teste de sensibilidade do leite para determinar o microrganismo etiológico e o tratamento antimicrobiano mais eficaz. Um caso relatado envolveu um microrganismo altamente resistente a agentes antibacterianos, apesar de nenhum tratamento antibacteriano prévio. Neste caso, a obtenção de cultura no dia de internação levou à instituição de tratamento adequado precoce e recuperação.[399] A US das glândulas acometidas pode identificar bolsas de líquido, o que sugere a formação de abscessos, que podem exigir cirurgia.[83] Um estudo comparando glândulas mamárias normais em lactação com glândulas apresentando mastite em cadelas constatou que as glândulas acometidas exibem ecogenicidade reduzida e perda das camadas distintas de tecido.[387] A densidade aumentada dos vasos sanguíneos por US Doppler colorida parece estar associada a prognóstico mais satisfatório, porém apenas 5 casos foram avaliados.[387] Observou-se, também, a ocorrência de mastite pós-parto em gata, associada à hiperplasia adenomatosa do tecido glandular.[65]

Tratamento

O tratamento na mastite aguda consiste em antibacterianos de amplo espectro sistêmicos, compressas mornas, ambiente limpo, ordenha frequente das glândulas acometidas e hidratação quando houver desidratação. Ao escolher um agente antibacteriano, o clínico precisa considerar a sensibilidade do microrganismo responsável, a capacidade de o fármaco alcançar o leite e os efeitos sobre os recém-nascidos que mamam (Tabela 90.8).[413] Como o leite é ácido, pode haver concentração dos agentes antibacterianos que são bases fracas, como macrolídios e trimetoprima. Devido à resistência bacteriana potencial, devem-se utilizar a cultura e o teste de sensibilidade para direcionar o tratamento. Os fármacos de escolha iniciais, enquanto os resultados de cultura são aguardados, incluem ampicilina, amoxicilina, amoxicilina-clavulanato, cefalosporinas de primeira geração, macrolídios ou trimetoprima-sulfonamida, devido à eficácia e à baixa incidência de efeitos colaterais na mãe e nos filhotes.[42,413] O tratamento antibacteriano deve ser continuado por vários dias após a resolução da mastite. A maioria dos casos exige tratamento durante 1 a 2 semanas.[186] Para os casos de mastite em que a cadela está com doença sistêmica, recomendam-se a reidratação e o tratamento antibacteriano intravenoso. De outro modo, podem-se administrar agentes antibacterianos VO.

Tabela 90.8	Uso de agentes antibacterianos na lactação.[a]	
Fármaco	**Concentração no leite**	**Efeitos colaterais potenciais em recém-nascidos**
Amicacina	Baixa	Habitualmente não recomendada
Amoxicilina	Baixa	Baixo risco
Ampicilina	Baixa	Baixo risco
Ciprofloxacino	Alta	Risco de artropatia nos filhotes, problemas oculares em filhotes de gato(?)
Clavamox	Baixa	Baixo risco
Cefpodoxima	Baixa	Baixo risco
Cefalexina	Baixa	Baixo risco
Doxiciclina	Alta	Possível pigmentação dos dentes e crescimento ósseo tardio
Eritromicina	Moderada	Baixo risco
Trimetoprima-sulfonamida	Moderada	(?)

[a]Extraída de estudos realizados em várias espécies.[413]

Se houver necessidade de usar um agente antimicrobiano passível de afetar a saúde dos recém-nascidos, estes devem ser separados da mãe e alimentados com substituto do leite materno.

Em certas ocasiões, uma glândula com abscesso grave pode exigir drenagem cirúrgica ou mastectomia.[65] A cirurgia deve ser realizada com cuidado, já que a hemorragia constitui uma complicação potencial.[225] Se a mastectomia não for realizada, deve-se efetuar o desbridamento do tecido desvitalizado das glândulas com abscesso ou que sofreram ruptura, e deve-se possibilitar a sua drenagem, com irrigação de solução antibacteriana pelo menos 2 vezes/dia. Nessa situação, os filhotes devem ser retirados da mãe e criados pelo proprietário. Pode-se administrar cabergolina, na dose de 5 µg/kg/dia VO, durante 5 a 7 dias, para suprimir a produção de leite.[219,413]

Diferentes autores têm opiniões distintas quanto à necessidade de retirar os filhotes da mãe se ela estiver enferma. Os filhotes são retirados quando a mãe está com dor, devido à preocupação de que os filhotes possam desenvolver sepse a partir do leite infectado,[339] ou devido à preocupação de efeitos adversos potenciais dos agentes antimicrobianos existentes no leite durante o tratamento. Outros acreditam que os filhotes que mamam ajudam na drenagem das glândulas infectadas e recomendam que eles não sejam retirados se a mãe não apresentar doença sistêmica.[112,219,225] Os animais acometidos, frequentemente, apresentam produção diminuída de leite, o que pode exigir alimentação suplementar dos filhotes. Pode ocorrer diarreia transitória em recém-nascidos que ingerem leite que contenha agentes antibacterianos.[42]

Na mastite crônica, foram recomendados macrolídios enquanto se aguardam os resultados de cultura e de sensibilidade. Essa escolha baseia-se na acidez do leite, que leva à retenção de íons dos agentes antimicrobianos básicos, e na lipossolubilidade dos macrolídios.

Prognóstico

Em geral, ocorre resolução da mastite com tratamento adequado. O futuro funcionamento das glândulas mamárias não é afetado, a não ser que a formação de abscesso ou a ocorrência de gangrena tenham exigido tratamento cirúrgico. A condição pode sofrer recidiva em gestações futuras.

Capítulo 91
Infecções Bacterianas do Sistema Nervoso Central

Marc Kent

Etiologia

A inflamação do sistema nervoso central (SNC) é descrita como encefalite, mielite e meningite, com base no comprometimento do encéfalo, da medula espinal e das meninges, respectivamente. A inflamação no SNC pode resultar de um processo infeccioso, de inflamação imunomediada na ausência de infecção, neoplasia, traumatismo ou infarto. A patogenia subjacente da doença imunomediada frequentemente não é conhecida. A meningoencefalite granulomatosa (MEG) é o exemplo clássico de um processo imunomediado sem causa determinada.[30] Outras doenças imunomediadas acometem preferencialmente determinadas raças. Foram identificadas doenças inflamatórias específicas de raças em Pug,[53] Maltês Terrier,[236] Yorkshire Terrier,[249] Pequinês,[41] Galgo[38] e Chihuahua.[106] Outras doenças imunologicamente mediadas, como meningite-arterite responsiva a esteroides (MARE), acometem tipicamente pacientes jovens, que, em geral, têm menos de 2 anos de idade.[160] Ver o Capítulo 82 para mais informações sobre as doenças inflamatórias previamente descritas. De modo alternativo, a doença imunomediada, algumas vezes, é classificada com base em reação inflamatória primária, MEG[30] ou meningoencefalite eosinofílica.[227] A meningite química pode ser induzida pela injeção de agentes de contraste no espaço subaracnóideo, como no caso da mielografia.[42] Por fim, algumas neoplasias como o meningioma têm sido associadas a uma resposta inflamatória.[14,43,64]

As doenças infecciosas que acometem o SNC são causadas por vírus, protozoários, fungos, riquétsias e bactérias.[28,88,96,135,172] Alguns vírus (vírus da cinomose [CDV; do inglês, *canine distemper virus* {Capítulo 3}] e o vírus da raiva [Capítulo 20]) são neurotrópicos, do mesmo modo que alguns protozoários, como infecções amebianas sistêmicas (Capítulo 78) e *Toxoplasma gondii* e *Neospora caninum* (Capítulo 79). Esses distúrbios provocam, principalmente, inflamação do parênquima.[238] Outros agentes que não são neurotrópicos são microembolizados na vascularização meníngea em consequência de sua disseminação sistêmica para muitos tecidos. Nesse local um tanto imunoprivilegiado, esses agentes causam doença em consequência da indução de vasculite e de meningite com lesão parenquimatosa secundária, como, por exemplo, vírus da peritonite infecciosa felina (VPIF; Capítulo 10), *Ehrlichia* e *Anaplasma* (Capítulo 26), *Rickettsia rickettsii* (Capítulo 27), *Brucella canis* (Capítulo 38), *Bartonella* spp. (Capítulo 52), *Blastomyces dermatitidis* (Capítulo 57), *Cryptococcus neoformans* (Capítulo 59) e *Coccidioides immitis* (Capítulo 60). Este capítulo tem como principal enfoque as infecções bacterianas do SNC. Por sua natureza, as bactérias não são neurotrópicas. Causam infecção por meio da produção de meningite ou da formação de abscessos. A meningite bacteriana é uma resposta inflamatória à invasão bacteriana das meninges e do líquido cerebrospinal (LCS). Essas infecções podem sofrer rápida disseminação e, com base na virulência do patógeno, podem levar ao desenvolvimento de doença grave e à morte.[152] A meningite bacteriana, que pode ser localizada ou difusa, ocorre quando os microrganismos patogênicos superam os mecanismos de defesa do hospedeiro (ou escapam deles) e alcançam o LCS subaracnóideo. Tipicamente, a meningite provoca lesões difusas ou multifocais em cães e gatos, embora os sinais clínicos possam não refletir a natureza difusa da doença.[248] Abscessos cerebrais que resultam de infecção piogênica focal, parecem ser consequência de disseminação contígua de infecções, como progressão da otite interna, mais que da disseminação hematogênica dos microrganismos. Os abscessos cerebrais são incomuns no cão e no gato.[35,153,159] Esse achado pode ser devido, em parte, à incapacidade de o SNC formar tecido cicatricial, que restringe a disseminação das infecções piogênicas em outros tecidos. Como o abscesso epidural (empiema espinal) desenvolve-se fora do parênquima do SNC, pode ocorrer formação de abscessos verdadeiros.[63,173] Foi relatada a ocorrência de empiema intracraniano e espinal em cães e gatos, embora sua ocorrência seja observada menos comumente que a meningite.* Nos seres humanos, os estafilococos ou os estreptococos constituem os agentes mais comumente implicados, e as infecções cutâneas representam uma fonte frequente. O empiema espinal resulta, comumente, de discoespondilite em cães.[2,61,136] Outras fontes incluem abscesso paraespinal, administração epidural de analgésicos e migração de material estranho.[45,89,197] Os abscessos epidurais espinais são mais comuns que os cranianos, em virtude do maior espaço disponível no canal espinal.

A literatura veterinária descreve, de maneira detalhada, numerosos exemplos de casos isolados e algumas revisões retrospectivas de um número limitado de casos de infecção bacteriana do SNC.[50,190,209,248] Consequentemente, grande parte da informação concernente às infecções bacterianas do SNC em pacientes veterinários deve ser obtida de estudos experimentais e da literatura sobre casos em seres humanos. A meningite bacteriana nos seres humanos é causada por vários microrganismos distintos que exibem neurotropismo que incluem *Haemophilus influenzae* tipo b (Hib), *Neisseria meningitidis* e *Streptococcus pneumoniae* sorotipo C.[132] Nos últimos 15 anos, houve uma mudança radical na epidemiologia da meningite bacteriana em seres humanos. A infecção por Hib praticamente desapareceu em consequência das imunizações, e houve redução de *N. meningitidis* e ligeiro aumento das infecções por *S. pneumoniae*.[218] Além disso, a ocorrência de agrupamentos de casos de meningite bacteriana e de septicemia em adolescentes aumentou em conse-

quência do contato em escolas e universidades.[86] Foram identificados vários fatores de risco nos casos humanos. A idade, os fatores socioeconômicos e o tabagismo foram todos associados à meningite bacteriana.[86]

Diferentemente dos seres humanos, a meningite bacteriana em pacientes veterinários não parece ser causada por microrganismos com predileção pelo sistema nervoso. Em consequência, as infecções bacterianas do SNC em pequenos animais são relativamente incomuns. Foi relatada ampla variedade de bactérias em pequenos animais. Esses microrganismos incluem *Staphylococcus* spp., *Streptococcus* spp., *Pasteurella* spp. *Escherichia coli*, *Klebsiella* sp., *Proteus* spp., *Salmonella* spp., *Actinomyces* spp. e *Nocardia* spp.* Foram identificados anaeróbios no SNC, como *Prevotella oralis*, *Fusobacterium* spp., *Bacteroides* spp., *Peptostreptococcus* spp., *Eubacterium* spp., *Flavobacterium breve* e *Propionibacterium* sp.[4,35,66,97,190]

Patogenia

A infecção no SNC exige a ocorrência de numerosas interações entre o patógeno e o sistema imune do hospedeiro. As bactérias podem disseminar-se para o SNC de diversas maneiras. A via mais comum de infecção consiste na disseminação hematogênica a partir de um foco distante. Outras vias menos comuns de infecção no SNC incluem penetração direta dos microrganismos (traumatismo fechado, ferida por mordida ou objeto penetrante), disseminação contígua (cavidade nasal, seios paranasais e otites média e interna) e invasão ao longo dos nervos e suas raízes (Tabela 91.1). Nos seres humanos, a primeira etapa na patogenia das infecções disseminadas por via hematogênica envolve a colonização das mucosas pelas bactérias, seguida de evasão das defesas mucosas locais do hospedeiro e, por fim, entrada no espaço intravascular. Esse processo está bem definido nos seres humanos.[138] Certas bactérias, como *S. pneumoniae*, *N. meningitidis* e *H. influenzae*, secretam proteases, as quais degradam a imunoglobulina A (IgA) da mucosa, possibilitando a colonização.[261] Uma vez vencida a barreira da mucosa, as bactérias podem ter acesso à vascularização subepitelial. As infecções sistêmicas, que finalmente podem levar à infecção bacteriana do SNC, originam-se de abscessos esplênicos, pleurite, abscessos pulmonares, endocardite vegetativa, feridas por mordida, infecções do trato urinário, pneumonia, infecção de seios

---

* Referências 31, 35, 36, 62, 64, 72, 87, 102, 107, 110, 128, 161, 167, 190, 201, 209.

Tabela 91.1	**Fonte e localização das infecções não neurotrópicas do SNC.**
Ponto de entrada	**Localização ou tipo de infecção habituais**
Hematogênico	Infecção subaracnóidea difusa
	Abscesso ou granuloma parenquimatoso focal
Medula espinal	Infecção subaracnóidea difusa
Seios paranasais	Lobos frontais
	Abscesso epidural focal
	Empiema epidural difuso
Parte petrosa do temporal (otite média)	Lobo temporal (cérebro)
	Cerebelo
	Tronco encefálico (junção cerebelopontobulbar)
Nervos cranianos	Meninges basilares
	Mais frequentemente nervos cranianos VII e VIII

---

* Referências 16, 61, 89, 136, 145, 240, 246.

cranianos e infecções da orelha média.* Em alguns casos, a imunossupressão, provavelmente, desempenha um papel no desenvolvimento de abscessos no SNC.[8,182,226] A sobrevida intravascular das bactérias depende de sua capacidade de evitar a ativação do sistema imune. A capacidade de escapar das principais defesas do hospedeiro contra bacteriemia, da ativação do complemento, dos anticorpos circulantes e da fagocitose por neutrófilos tem sido atribuída à existência de polissacarídios capsulares nas bactérias.[138] Para penetrar no SNC a partir do espaço vascular, os patógenos precisam atravessar uma barreira final.

Esse último obstáculo constitui-se, principalmente, de duas barreiras: a barreira hematencefálica (BHE) e a barreira hematoliquórica (BHL).[179] A BHE é formada, sobretudo, pelo endotélio encefálico, que é peculiar, pelo fato de carecer das fenestras encontradas em outros leitos capilares (Figura 91.1). As células endoteliais do encéfalo estão interligadas por junções firmes compostas de *zona occludens* e *zona adherens*. Essas junções firmes formam uma vedação na região apical das células endoteliais do encéfalo que resultam na falta de permeabilidade da BHE, isolando, de maneira efetiva, o encéfalo do espaço vascular. É importante assinalar que o desenvolvimento e a manutenção desse aspecto da BHE dependem dos astrócitos, da micróglia perivascular e das lâminas basais.[1] Além disso, as células endoteliais no encéfalo são relativamente desprovidas de vesículas pinocitóticas, o que sugere haver pouco movimento transcelular de substâncias. Uma barreira análoga é construída entre células epiteliais adjacentes do plexo corióideo, formando a BHL, que impede a entrada no LCS.[179] Para atravessar a BHE, os patógenos precisam inicialmente aderir ao endotélio do encéfalo ou ao epitélio do plexo corióideo. No caso de *E. coli* K1, foram identificados componentes das fímbrias que se ligam, preferencialmente, às células endoteliais do encéfalo.[237] Os patógenos, fixados ao endotélio, podem atravessar a BHE através de vias paracelulares, por meio de transporte transcelular ou por via intracelular dentro de leucócitos quando sofrem diapedese. As bactérias que atravessam a BHE podem causar infecção do parênquima do SNC, que resulta em encefalite ou mielite; alcançam as leptomeninges por meio dos vasos sanguíneos da pia-máter, causam meningite; ou entram através dos plexos corióideos, resultando em ventriculite.[198] Independentemente do local de penetração, a infecção pode-se disseminar através do parênquima encefálico para o LCS, ou do LCS para o parênquima, já que o líquido extracelular no cérebro é contíguo com o LCS.

De modo alternativo, os patógenos podem desviar-se da BHE por penetração direta. As estruturas anatômicas normais, como a coluna vertebral, a calvária e as meninges, ajudam a proteger o sistema nervoso. Entretanto, em caso de traumatismo fechado ou obje-

tos penetrantes, essa barreira protetora ao redor do tecido do SNC pode ser perdida (Figura 91.2). A migração de material estranho tem sido associada ao desenvolvimento de infecção intracraniana.[60,153] Os microrganismos também podem entrar no SNC durante infecções de estruturas adjacentes contendo nervos penetrantes.[174] A aspergilose nasal pode resultar em osteólise significativa das conchas nasais e lâmina cribriforme,[221] o que possibilita a invasão direta dos microrganismos no encéfalo. Foi relatada a ocorrência de encefalopatia e de meningoencefalite supurativa em consequência do tratamento tópico da aspergilose nasal no cão.[154] De modo semelhante, os microrganismos na otite interna e na otite média podem invadir o tronco encefálico adjacente, habitualmente ao longo dos nervos cranianos VII e VIII, que penetram na parte petrosa do temporal em seu trajeto para o tronco encefálico, produzindo meningite, com ou sem formação de abscesso do neuroparênquima (Figuras 91.3 e 91.4) (ver *Otite média e otite interna*, no Capítulo 85).[52,180,233,238] Embora a disseminação hematogênica predisponha o paciente à meningite ou ao infarto do parênquima, ou a ambos, a disseminação contígua no SNC ao longo de nervos provoca, com frequência, abscessos subdurais.[256] A despeito da estreita proximidade, a discoespondilite raramente evolui para invadir o parênquima adjacente da medula espinal.[75] Os microrganismos também podem invadir o SNC deslocando-se dentro dos axônios a partir dos nervos periféricos. Nos ruminantes, *Listeria monocytogenes* provavelmente tem acesso ao SNC ao longo dos axônios do nervo trigêmeo.[238] Foram documentadas infecções do SNC e sinonasais concomitantes por *C. neoformans*.[20,37] Não se sabe ao certo se o comprometimento do SNC está relacionado com a penetração direta através de lesão da lâmina cribriforme, com o resultado de extensão ao longo dos nervos olfatórios ou com a disseminação hematogênica.

Após a penetração dos microrganismos na BHE, as defesas do hospedeiro são seriamente limitadas. O LCS é, em grande parte, desprovido de complemento, proteínas de opsonização, como imunoglobulinas (IgG), e neutrófilos, o que, em parte, possibilita a multiplicação das bactérias sem praticamente nenhum controle.[138] Com o aumento da replicação bacteriana e autólise, as concentrações dos produtos da parede celular bacteriana, lipopolissacarídios, ácido teicoico e peptidoglicanos estão elevadas, o que estimula a resposta inflamatória do hospedeiro.[138] Diferentemente das infecções em locais extraneurais, a lesão nas infecções do SNC resulta, em grande parte, da resposta inflamatória, e não do patógeno em si.[242] A resposta inflamatória envolve a produção de numerosas citocinas e quimiocinas (fator de necrose tumoral α [TNF-α; do inglês, *tumor necrosis factor* α], interleucina [IL]-1, IL-6, IL-8 e IL-10), metaloproteinase da matriz (MMP; do inglês, *matrix metalloproteinase*), espécies reativas de oxigênio (ERO) e óxido nítrico sintetase (NOS; do inglês, *nitric oxide synthetase*).[138] As cininas e as quimiocinas são proteínas pequenas de importância decisiva no desenvolvimento e na modulação da inflamação. Em geral, as citocinas são fatores que se ligam a receptores da membrana celular e que modulam a função dos leucócitos; já as quimiocinas ligam-se a receptores transmembrânicos e atuam como quimioatraentes.[39] Muitas células diferentes têm a capacidade de produzir essas várias moléculas pró-inflamatórias. As células do encéfalo, como células endoteliais, células ependimárias, macrófagos residentes, astrócitos e células gliais, podem expressar citocinas em resposta a estímulos na meningite bacteriana.[215] Entre as citocinas, a IL-1 e o TNF-α desempenham um papel decisivo no início do processo inflamatório no SNC.[193] Na meningite bacteriana, as concentrações de IL-1 e TNF-α aumentam no início da evolução da doença. Tanto a IL-1 quanto o TNF-α induzem a geração de IL-6, IL-8 e IL-10. A IL-6 induz a liberação de reagentes de fase aguda, febre e leucocitose. A IL-8 é importante para mediar quimiotaxia, adesão e migração dos neutrófilos para o espaço subaracnóideo. A IL-10 é, em grande parte, anti-inflamatória, causando a redução dos níveis de IL-1, IL-6, IL-8 e TNF-α. O TNF-α também induz a produção de MMP. As MMP

---

*Referências 9, 71, 127, 152, 229, 248.

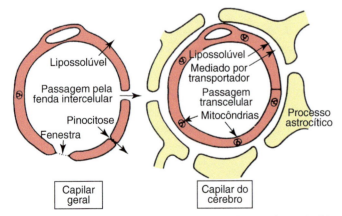

Figura 91.1 Comparação das características dos capilares sistêmicos e células endoteliais capilares do cérebro. (De Oldendorf WH. 1977. The blood-brain barrier, pp. 177-190. *In* Bito LL, Dauson H, Fenstermacher JD [eds]: *Experimental eye research,* Supplement, vol 25: *the ocular and cerebrospinal fluids.* Academic Press, New York. Reimpressa com autorização.)

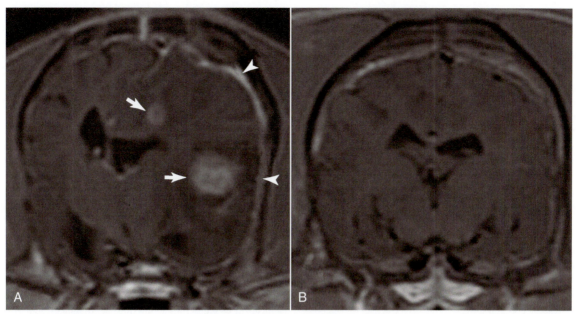

Figura 91.2 Ressonância magnética axial ponderada em T1 pós-contraste da cabeça de um Pit Bull Terrier de 7 meses de idade com processo mental anormal de convulsões. O cão foi mordido na cabeça várias semanas antes da avaliação. **A.** Existem duas lesões contrastadas bem circunscritas, redondas intra-axiais no cérebro esquerdo (*setas*). As lesões resultam em compressão do ventrículo lateral esquerdo e desvio das estruturas da linha média para a direita. A lesão maior é circundada por uma área de hipointensidade compatível com edema. Observa-se também um padrão dural de realce das meninges (*pontas de seta*). **B.** Depois de 4 meses de tratamento antibacteriano, houve regressão das lesões. (Fotografia de Marc Kent © 2010 University of Georgia Research Foundation Inc.)

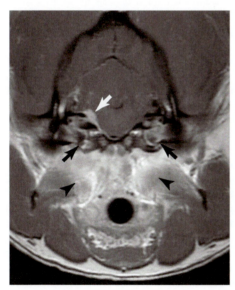

Figura 91.3 Ressonância magnética axial ponderada em T1 pós-contraste de um Boston Terrier de 8 anos de idade com doença vestibular periférica direita e paralisia facial. As cavidades timpânicas estão ocupadas por material com contraste heterogêneo (*setas pretas*). A musculatura ventralmente às bolhas timpânicas exibe realce por contraste difuso (*pontas de seta pretas*). Observa-se o realce da dura-máter sobre a parte lateral direita do bulbo, compatível com extensão intracraniana de otite média/interna (*seta branca*). (Fotografia de Marc Kent © 2010 University of Georgia Research Foundation Inc.)

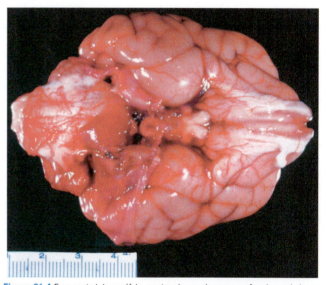

Figura 91.4 Face ventral do encéfalo, mostrando um abscesso no ângulo cerebelopontino que se formou em consequência de disseminação de otite interna da parte petrosa infectada do temporal. (Fotografia de Craig Greene © 2004 University of Georgia Research Foundation Inc.)

constituem uma família de proteinases que ajudam a decompor a matriz extracelular, possibilitando, assim, a migração de leucócitos. A MMP-8 e a MMP-9 estão elevadas na meningite e contribuem para a degradação da BHE.[215] As ERO e a NOS também desempenham um papel proeminente no processo inflamatório. Como resultado de suas ações como radicais livres, as ERO são citotóxicas. O cérebro é particularmente sensível à lesão por radicais livres, devido à falta de antioxidantes, ao consumo relativamente alto de oxigênio e à alta concentração de ácidos graxos insaturados.[138] O óxido nítrico (NO; do inglês, *nitric oxide*) também desempenha papel significativo na

perpetuação da inflamação, nas alterações da perfusão vascular do encéfalo e na produção de peroxinitrito, um poderoso radical livre responsável pela peroxidação dos lipídios.[215]

Com a evolução do processo inflamatório, a decomposição da BHE prossegue. Em consequência da funcionalidade diminuída da BHE, os leucócitos e outros mediadores solúveis da inflamação podem atravessar a barreira lesada e exercer retroalimentação positiva na reação inflamatória.

A inflamação das meninges é responsável, em grande parte, pelos sinais clínicos observados na meningite, mais que os efeitos diretos dos microrganismos. Os efeitos tóxicos diretos de um patógeno contribuem para a lesão neuronal; entretanto, os efeitos indiretos dos mediadores inflamatórios constituem fatores mais importantes na perda neuronal. Modelos experimentais e achados de necropsia em seres humanos revelam duas formas histológicas distintas de lesão: a lesão cortical extensa e a lesão seletiva do giro dentado do hipocampo.[120] O TNF-α pode ser responsável pela perda de neurônios por apoptose no hipocampo.[241] As ERO e o NO causam, provavelmente, lesão isquêmica do córtex por meio de sua regulação do fluxo sanguíneo cerebral.[241] Aminoácidos excitatórios, como o glutamato, também contribuem para a perda neuronal.[137] Além disso, a produção de citocinas e de outras moléculas pró-inflamatórias resulta em lesão endotelial. Esse processo destrói a integridade da BHE e possibilita a entrada de componentes do plasma e de leucócitos no SNC, atuando, em parte, no desenvolvimento de edema vasogênico.[251] Se a lesão endotelial for grave o suficiente, pode ocorrer trombose, com produção de isquemia e de necrose. Além disso, o edema cerebral contribui para a hipertensão intracraniana, que altera a autorregulação da vascularização e perfusão do cérebro, o que contribui, em última análise, para a isquemia e para a perda neuronal.[11]

A inflamação do epêndima em consequência de meningite bacteriana pode resultar em obstrução do fluxo de LCS, com hidrocefalia secundária,[62] fenômeno também observado na meningoencefalite por VPIF em gatos (ver Capítulo 10) e na infecção pelo vírus parainfluenza 5 (ver Capítulo 7).

Achados clínicos

Sinais extraneurais

Pacientes com infecções do SNC podem exibir ampla variedade de sinais clínicos, que incluem desde sinais indicadores de disfunção tanto sistêmica quanto neurológica até sinais estritamente relacionados com o SNC.[248] Quando a principal fonte de infecção está localizada em outro sistema orgânico, os sinais clínicos podem refletir a disfunção desse órgão específico. Em todo paciente com suspeita de meningite, devem-se efetuar exames oculares, fundoscopia e otoscopia. Os nervos ópticos são uma extensão direta do diencéfalo. Na doença inflamatória do SNC, podem ser observadas anormalidades como papiledema, neurite óptica, coriorretinite, hemorragias retinianas e uveíte.[225] De modo semelhante, o canal auditivo pode proporcionar uma porta de entrada para os microrganismos no SNC. A febre pode resultar do processo inflamatório ou representar a consequência de componentes da parede celular bacteriana. De modo alternativo, a elevação da temperatura corporal (hipertermia) pode ser secundária à atividade muscular, a convulsões ou a fatores ambientais. Pacientes com grave comprometimento sistêmico podem exibir sinais compatíveis com choque, hipotensão e coagulação intravascular disseminada.[159] Anormalidades na frequência ou no ritmo cardíacos ou um sopro recém-diagnosticado podem confirmar endocardite bacteriana como principal fonte da sepse. Além disso, a bradicardia com hipertensão sistêmica concomitante (reflexo de Cushing) pode ser a consequência de hipertensão intracraniana.[11] Também podem ocorrer náuseas e vômitos na meningite.[159] Na doença avançada, com edema cerebral grave e efeito expansivo, pode ocorrer herniação cerebral com insuficiência respiratória aguda.

Sinais neurais

Como em todos os outros aspectos da neurologia, o estabelecimento do diagnóstico acurado depende, em grande parte, do diagnóstico neuroanatômico preciso. Classicamente, as doenças infecciosas do SNC têm sido associadas a sinais neurológicos multifocais.[176] Entretanto, os sinais focais não excluem a possibilidade de infecção. A hiperestesia constitui a manifestação essencial das doenças inflamatórias ou compressivas que acometem as meninges. Na região craniana, pode-se demonstrar a hiperestesia pela compressão do neurocrânio por meio dos músculos temporais ou pela abertura da mandíbula. Além disso, pode-se verificar fotofobia ou rigidez da nuca. Dois terços dos pacientes com processos patológicos inflamatórios do SNC apresentam déficits neurológicos focais.[248] A inflamação focal de nervos cranianos ou espinais ocorre no espaço subaracnóideo, quando as raízes desses nervos entram e saem do SNC e são banhadas pelo LCS. Podem ocorrer sinais focais de hiperestesia, disfunção do neurônio motor inferior ou contração involuntária dos músculos. Dependendo do local anatômico acometido, a inflamação das meninges, do parênquima do encéfalo ou da medula espinal é denominada meningite, encefalite ou mielite, respectivamente. De modo semelhante, a inflamação do LCS é designada como meningite. As lesões prosencefálicas (cérebro e tálamo) podem alterar os processos mentais, causar convulsões e resultar em reações posturais anormais, com preservação da marcha. Lesões do tronco encefálico também podem alterar os processos mentais e, com frequência, resultam em déficits de nervos cranianos e anormalidades da marcha. Os sinais associados às lesões da medula espinal dependem, em grande parte, do nível em que a medula espinal é acometida. Em geral, a ataxia proprioceptiva e a paresia constituem as características básicas da disfunção da medula espinal. A avaliação adicional dos reflexos ajuda a localizar os segmentos acometidos da medula espinal. A inflamação da meninge espinal pode resultar em desconforto paraespinal, rigidez muscular paraespinal e diminuição da mobilidade vertebral.[229]

Empiema epidural espinal

O espaço epidural encontra-se na área ao redor da medula espinal, da base do crânio até a região sacrococcígea. Pode haver acúmulo de pus na região fora do SNC, causando sinais que simulam aqueles de uma infecção verdadeira do SNC. O empiema epidural craniano é menos comum, uma vez que a dura-máter adere aos ossos do crânio, formando o neurocrânio, o que deixa pouco espaço para o acúmulo de pus. Em virtude de sua apresentação clínica semelhante às infecções neurais, o empiema espinal é discutido aqui, embora seja raro o seu relato em cães e gatos.[61,63,89,136] A maioria dos casos envolveu cães de raça grande. Os sinais clínicos consistem em evidências de resposta inflamatória sistêmica, como febre, letargia e anorexia. Além disso, é comum a ocorrência de dor espinal e de déficits neurológicos. Tipicamente, os sinais neurológicos refletem mielopatia T3-L3. Com frequência, as anormalidades laboratoriais clínicas consistem em leucocitose neutrofílica no sangue e pleocitose neutrofílica no LCS. Todavia, raramente são identificadas bactérias no LCS, refletindo o fato de que a infecção está localizada fora da dura-máter do SNC. Juntamente com sinais clínicos, anamnese e resultados laboratoriais consistentes, o diagnóstico presuntivo é confirmado pelos achados de ressonância magnética (RM) de lesões extradurais que são hiperintensas nas imagens ponderadas em T2 e exibem realce por contraste periférico ou difuso (Figura 91.5).[61] É comum o empiema espinal resultar de discoespondilite em cães.[2,61,136] Os estafilococos coagulase-positivos constituem os microrganismos mais frequentemente isolados de casos em seres humanos, e suspeita-se dos mesmos achados em cães. Outras fontes incluem abscesso paraespinal, administração epidural de analgésicos e migração de material estranho.[45,89,197]

Diagnóstico

A análise e a cultura do LCS constituem os únicos métodos para estabelecer o diagnóstico definitivo de infecção bacteriana do SNC. Devido à BHE, a ausência de febre ou de leucocitose não elimina a possibilidade de meningite. Entretanto, o estabelecimento do diagnóstico definitivo é complicado pela dificuldade de identificar o agente etiológico subjacente. Exames laboratoriais auxiliares, como hemograma completo, perfil bioquímico e exame de urina, proporcionam

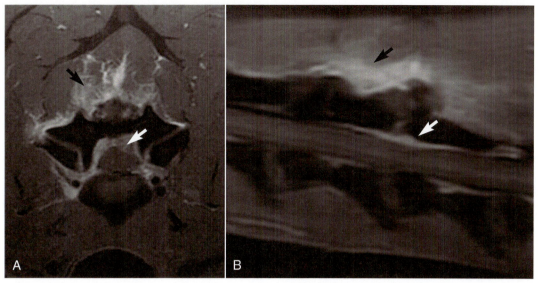

Figura 91.5 Ressonância magnética ponderada em T1 pós-contraste da coluna cervical de um Golden Retriever de 11 anos de idade com dor no pescoço rapidamente progressiva e quadriparesia. **A.** Na articulação vertebral C4-C5, as imagens axiais revelaram realce difuso e pouco definido dos músculos epaxiais (*seta preta*). Uma área de realce por contraste focal também é observada no espaço epidural (*seta branca*). **B.** As imagens sagitais revelam achados semelhantes. Na exploração cirúrgica por meio de laminectomia dorsal, documentou-se empiema espinal secundário a *Staphylococcus pseudintermedius.* (Fotografia de Marc Kent © 2010 University of Georgia Research Foundation Inc.)

um banco de dados mínimo. Quando ocorrem, as anormalidades no hemograma completo, a leucocitose (neutrofilia, com ou sem desvio para a esquerda) ou a leucopenia refletem, em grande parte, resposta inflamatória sistêmica, e não possibilitam o diagnóstico específico. As anormalidades no perfil bioquímico podem fornecer informações sobre a possível fonte de sepse ou o processo patológico concomitante. De modo alternativo, os resultados desses exames podem estar dentro dos limites de referência.[248]

Em pacientes neurocirúrgicos no pós-operatório pode ser difícil diferenciar a infecção bacteriana cirurgicamente induzida das meninges da meningite irritativa causada por agentes de contraste, traumatismo cirúrgico e lavagem realizada por ocasião da cirurgia. Nos seres humanos, observa-se a superposição dos resultados dos exames do LCS em pacientes com meningite química e com meningite infecciosa determinada pelo isolamento ou pela identificação das bactérias.[33] Por conseguinte, a administração de agentes antibacterianos pode depender da detecção de infecções de ferida cirúrgica, sinais neurológicos adicionais, como alterações mentais ou distúrbios convulsivos, temperatura retal elevada, otorreia ou rinorreia.

Avaliação do líquido cerebrospinal

Tendo em vista a estreita relação física existente entre o LCS e o parênquima do SNC, a doença que acomete o parênquima pode-se refletir por alterações do LCS. Além disso, o SNC tem maneiras limitadas de responder à doença. Por conseguinte, a maioria dos processos patológicos no SNC resulta em inflamação. Em consequência, mesmo quando se efetua a análise do LCS, pode ser difícil, se não impossível, estabelecer o diagnóstico definitivo em, pelo menos, um terço dos pacientes com doença inflamatória do SNC.[248] Apesar desse problema, a análise do LCS é necessária para determinar a existência de doença inflamatória do SNC, e a sua realização é obrigatória para o diagnóstico de doença bacteriana do SNC.

Técnica

O LCS é frequentemente obtido da cisterna cerebelobulbar (CCB). Além disso, pode-se obter amostra de LCS do espaço subaracnóideo dorsal ou ventral, nos espaços intervertebrais L5-L6. De modo alternativo, pode-se obter, também, uma amostra de LCS do espaço intervertebral L6-L7 em alguns pacientes. Em casos de hidrocefalia,

o LCS também pode ser coletado dos ventrículos laterais.[175] É possível obter, com segurança, 1 mℓ para cada 5 kg de peso corporal do paciente.[47]

A coleta de LCS para análise necessita de anestesia geral, e todos os pacientes devem ser intubados para evitar a obstrução das vias respiratórias durante o posicionamento do paciente. As sondas endotraqueais normais são adequadas; em certas circunstâncias, as sondas endotraqueais aramadas proporcionam maior segurança quanto à desobstrução das vias respiratórias durante o procedimento.

Não há necessidade de muito equipamento especializado para a coleta de LCS. Em geral, utiliza-se uma agulha espinal de calibre 22, de 2,5 ou 6 cm. Para pacientes pequenos (gatos e cães com menos de 5 kg), pode-se utilizar agulha de infusão do couro cabeludo (agulha *butterfly*) de calibre 23, 1,5 cm, que possibilita melhor controle. A pessoa que executa o procedimento deve usar luvas cirúrgicas estéreis. O LCS deve ser coletado em recipientes esterilizados sem conservantes, como EDTA, que pode diminuir artificialmente as contagens de células e alterar as determinações das proteínas.[44]

Quando se obtém uma amostra de LCS da CCB, o paciente é posicionado em decúbito lateral em uma superfície plana e estável. Para o *profissional destro,* o paciente é colocado em decúbito lateral direito para possibilitar a palpação dos pontos de referência com a mão esquerda e manipulação da agulha espinal com a mão direita. São raspados os pelos no dorso do pescoço do paciente, desde aproximadamente a face caudal da orelha até o nível da segunda ou terceira vértebras cervicais, e a área é cirurgicamente preparada.

Quando o paciente está em decúbito lateral direito, a cabeça é fletida em ângulo de 90° em relação ao eixo da coluna vertebral.[93] O eixo da cabeça deve permanecer retilíneo (paralelo à mesa) para assegurar que não haja rotação da coluna vertebral. O posicionamento é realizado por um assistente situado do outro lado da mesa, em frente do profissional que realiza o procedimento. Uma vez obtida a posição correta do animal, o assistente deve ser instruído a não movê-lo até que a agulha espinal seja retirada da pele, uma vez concluído o procedimento.

Obtém-se a amostra de LCS da CCB pela introdução de uma agulha entre o occipital e a lâmina dorsal da primeira vértebra cervical. Os pontos de referência para esse local incluem a protuberância occipital externa e a face cranial dos processos transversos do atlas.[58]

Uma linha imaginária é traçada da protuberância occipital externa caudalmente ao longo da linha média. De modo semelhante, uma segunda linha imaginária é traçada entre as faces craniais dos processos transversos do atlas. Essas linhas se cruzam, aproximadamente, na altura da introdução da agulha. Esta é introduzida paralelamente à superfície da mesa e direcionada perpendicularmente ao eixo longitudinal da coluna vertebral (Figura 91.6).

A agulha é avançada segurando-a com uma das mãos e mantendo-a estável com a outra mão. Ela é segurada, continuamente, durante todo o procedimento e avançada lentamente, cerca de 1 a 2 mm por vez, quando o estilete é, então, removido para observar a ocorrência de fluxo do LCS. Se não houver fluxo, o estilete é recolocado, e a agulha é mais uma vez avançada lentamente. À medida que a agulha passa através dos tecidos, a ocorrência de uma súbita perda de resistência resulta em um "pop". Depois de cada "pop", o estilete é retirado para observar a ocorrência de fluxo do LCS. Se não for observado fluxo, o estilete é recolocado, e a agulha é avançada mais uma vez. Nos casos em que o osso é atingido, a agulha pode ser retirada ligeiramente, angulada em direção cranial ou caudal e, em seguida, avançada mais uma vez. Embora esse "caminho" da agulha possa ser bem-sucedido, em muitos casos, ela precisa ser retirada por completo, enquanto se mantém a esterilidade; em seguida, deve-se reposicioná-la para outra tentativa. De modo alternativo, o estilete pode ser retirado da agulha quando esta penetrou na pele. Essa ação possibilita que a pessoa que realiza o procedimento possa observar o fluxo de LCS imediatamente no momento de entrada no espaço subaracnóideo. Esse método também proporciona uma medida adicional de segurança na realização do procedimento; todavia, pode resultar em contaminação significativa por sangue, o que pode alterar a análise do LCS.

A profundidade com que a amostra de LCS é obtida na CCB varia entre indivíduos. Em gatos e cães pequenos, essa distância pode ser pequena; por esse motivo, é preciso ter extremo cuidado durante a coleta de LCS de pequenos pacientes. Nos pacientes com sobrepeso, algumas vezes pode ser difícil palpar os pontos de referência.

Para a coleta de LCS do espaço subaracnóideo lombar, uma área de pele de vários centímetros de largura ao longo do dorso, desde aproximadamente o nível de L4 até o sacro, é raspada e cirurgicamente preparada. O paciente é colocado em decúbito lateral, a coluna vertebral é flexionada posicionando-se os membros pélvicos cranialmente. De modo semelhante à punção da CCB, é preciso tomar cuidado para assegurar que a coluna vertebral esteja paralela à mesa. A rotação do eixo da coluna vertebral irá resultar em direcionamento incorreto da agulha. Os processos espinhosos são palpados para identificar o espaço apropriado. Os pontos de referência para a punção lombar incluem o processo espinhoso de L7 e o processo espinhoso menor do sacro; ambos são palpáveis entre as tuberosidades coxais. Uma vez identificado o processo espinhoso de L7, o espaço intervertebral L5-L6 situa-se entre os processos espinhosos das vértebras L5 e L6. Em cães de grande porte e em pacientes com sobrepeso, o processo espinhoso de L7 e o sacro podem não ser palpáveis. Nesses casos, o primeiro processo espinhoso cranialmente às tuberosidades coxais é habitualmente L6. Em geral, o processo espinhoso da vértebra L6 é maior que o processo espinhoso de L7. Em certas ocasiões, são necessárias radiografias para estabelecer os pontos de referência.

A agulha é manuseada conforme descrito anteriormente. Ela é introduzida através da pele na altura da face cranial do processo espinhoso de L6 (para o espaço intervertebral L5-L6) na linha média e avançada, perpendicularmente, em direção à coluna vertebral. Se o osso for atingido, a agulha é ajustada em direção cranial ou caudal para alcançar o espaço intervertebral. Percebe-se resistência à medida que a agulha é avançada através do ligamento interarqueado. Os membros pélvicos e a cauda podem-se contrair à medida que a agulha passa através da dura-máter. À semelhança da coleta na CCB, o estilete é periodicamente removido para observar a ocorrência de fluxo do LCS. Se não for observado fluxo, o estilete é recolocado, e a agulha é avançada. A pressão subaracnóidea lombar é menor que a da CCB; por conseguinte, o fluxo de LCS pode ser mais lento, e a agulha usada, com frequência, é mais longa que aquela para a punção da CCB. Consequentemente, deve-se dispensar mais tempo para a observação do fluxo de LCS. Nos dois casos, uma vez obtida a amostra, a agulha é retirada sem recolocar o estilete.

Complicações

Com frequência, há contaminação com sangue. Se o LCS fluir prontamente, pode-se eliminar uma pequena contaminação com sangue por meio de gotas adicionais ou recolocação do estilete, e aguarda-se mais 1 min antes da coleta de uma amostra adicional e menos

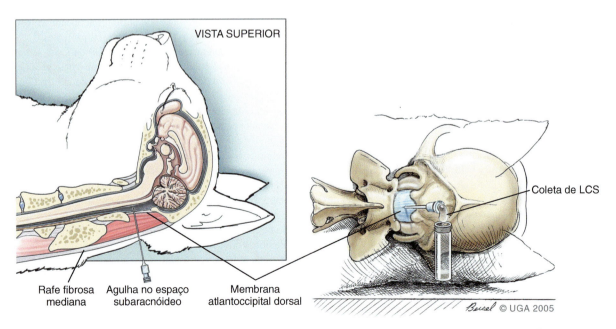

Figura 91.6 Um ponto de referência para a coleta de LCS é o cruzamento de uma linha traçada transversalmente entre os processos transversos do atlas na face craniana e ao longo da linha média dorsal através da protuberância occipital. (Arte de Dan Beisel e Kip Carter © 2005 University of Georgia Research Foundation Inc.)

contaminada de LCS. Foram usados fatores de correção para prever a contagem de leucócitos em amostras contaminadas com sangue. Essas fórmulas de correção não são acuradas.[267] Além disso, uma leve contaminação com sangue não altera, de modo significativo, a contagem de leucócitos em amostras de LCS.[108,267] Na existência de quantidade substancial de sangue ou sangue "puro", retira-se a agulha sem recolocar o estilete e utiliza-se uma nova para outra tentativa. Muitas vezes, a obtenção de sangue puro significa que a agulha foi orientada lateralmente de modo incorreto.

As complicações mais graves e devastadoras incluem penetração da agulha no parênquima do SNC e herniação cerebral. Nas punções lombares, a penetração da agulha no tecido nervoso frequentemente é inevitável, já que, em muitos casos, não é possível coletar amostra de LCS do espaço subaracnóideo dorsal. Entretanto, na altura da parte inferior da coluna vertebral lombar, esse problema raramente resulta em déficits clínicos. Entretanto, pode ocorrer hematomielia secundariamente à obtenção de LCS lombar.[185] Em notável contraste, a lesão em nível da CCB pode ser devastadora. Em casos de suspeita ou confirmação de hipertensão intracraniana, a coleta de LCS pode resultar em herniação cerebral.[118] Com a remoção de LCS, cria-se um gradiente de pressão pelo qual os conteúdos intracranianos podem ser deslocados de uma área de alta pressão para outra de menor pressão (i. e., local de coleta do LCS). A herniação cerebral pode resultar em alterações do estado mental e do tamanho e simetria das pupilas, nistagmo anormal, quadriparesia, anormalidades na respiração e no ritmo cardíaco, apneia e morte. A herniação cerebral também pode ser clinicamente silenciosa e tem sido associada à anestesia e à coleta de LCS.[129] É preciso ter cuidado quando se considera a coleta de LCS em pacientes com suspeita ou confirmação de doença ou hipertensão intracraniana.

Análise do líquido cerebrospinal

Após a coleta de LCS, a análise deve incluir, no mínimo, os seguintes testes: exame visual macroscópico; contagem total de células, de leucócitos e hemácias (eritrócitos); contagem diferencial; e análise das proteínas totais. Devem-se realizar outros testes bioquímicos, microbiológicos e sorológicos, com base nos testes anteriormente citados. O LCS normal contém concentração relativamente baixa de proteína e, portanto, é hipotônico. Consequentemente a lise das células pode ocorrer com rapidez. Por esse motivo, a análise deve ser realizada logo após a coleta; o ideal é que seja feita dentro de 30 min.[47] Quando a análise não puder ser efetuada imediatamente, várias técnicas podem ser usadas para evitar a degeneração das células in vitro. A refrigeração pode retardar o processo de degeneração em várias horas; entretanto, foram desenvolvidos vários métodos aperfeiçoados para preservar a morfologia celular. A adição de um volume igual de albumina bovina, de soro bovino fetal ou de hetamido à amostra de LCS preserva a morfologia das células por um período de até 4 h.[80,194] De modo alternativo, uma alíquota igual de soro do paciente pode ser misturada com o seu LCS, o que preserva a morfologia celular e proporciona contagens acuradas das células por um período de até 48 h.[23] A medida precisa da quantidade de LCS e da quantidade de soro misturado é necessária para calcular as contagens celulares finais. Uma alíquota separada de LCS, não diluída com albumina sérica ou bovina, é necessária para determinar o conteúdo de proteína. Foi também sugerida a mistura do LCS com etanol a 40% ou formol a 10% para ajudar a preservar a morfologia celular.[126]

O LCS normal é cristalino e incolor. Em geral, a turbidez ou turvação torna-se macroscopicamente visível quando as contagens de células nucleadas ultrapassam 500 células/$\mu\ell$. Outros autores sugeriram que a turbidez é observada com montagens de células nucleadas superiores a 200 células/mm^3 e 400 hemácias/mm^3.[47] A contaminação com sangue ou a ocorrência de hemorragia recente no espaço subaracnóideo resultam em coloração rosada a vermelha

do LCS. Com mais frequência, a contaminação com sangue é iatrogênica, em razão da punção da agulha, e não de doença subjacente. A xantocromia, ou coloração amarelo-alaranjada do sobrenadante, constitui, habitualmente, indicação de hemorragia prévia causada pela decomposição da hemoglobina em bilirrubina. Em alguns casos, a hiperbilirrubinemia prolongada pode causar xantocromia. Contagens elevadas de células nucleadas e o aumento das concentrações de proteína no LCS indicam doença neurológica, mesmo na ocorrência de contagem moderada de hemácias em consequência de contaminação iatrogênica com sangue.[108]

O LCS normal apresenta contagem de leucócitos na faixa de 0 a 6 células/$\mu\ell$ em cães e de 0 a 5 células/$\mu\ell$ em gatos, compostos, essencialmente, de células mononucleares e algumas ou nenhuma hemácia.[47,222] Algumas vezes, é difícil efetuar maior caracterização das células mononucleares, devido à alteração morfológica induzida nos leucócitos, em consequência das técnicas de preparação.[114] A elevação da contagem de células nucleadas no LCS é denominada pleocitose. É importante efetuar contagens diferenciais, mesmo nos casos em que as contagens globais estão dentro da faixa normal.[48] Vinte por cento das amostras com baixa celularidade são citologicamente anormais com preparações na citocentrífuga, e as anormalidades mais comuns consistem em aumento da atividade fagocitária, neutrófilos e linfócitos reativos.[48]

Em geral, são necessárias técnicas de concentração celular para melhorar a avaliação citológica do LCS, tendo em vista que a maioria das amostras apresenta baixa celularidade. O método mais acurado é a citocentrifugação, em que o LCS é centrifugado a 1.500 g durante 10 min na centrífuga convencional[91] ou a 100 g durante 10 min na citocentrífuga.[48] Procedimentos de sedimentação em que o LCS é misturado com soro também podem ser realizados, e deixa-se a amostra sedimentar durante 1 h. Nesse procedimento são necessárias maiores quantidades de LCS. Várias técnicas podem ser usadas, em que uma alíquota de LCS é colocada em uma lâmina de vidro para sedimentar; em seguida, a lâmina é seca ao ar e corada para interpretação.[51,83,114] Outro método para a análise citológica do LCS emprega a filtração com membrana; todavia, esse método é mais técnico, exige diferentes técnicas de coloração (tricromo ou hematoxilina) e resulta em pouca preservação morfológica das células.[203]

A principal característica das infecções bacterianas do SNC é a pleocitose neutrofílica. Podem ser observadas alterações tóxicas na avaliação citológica dos neutrófilos do LCS. Em certas ocasiões, podem ser identificadas bactérias intracelulares dentro dos neutrófilos ou de outras células fagocitárias. Todavia, é preciso interpretar com cautela o significado de microrganismos observados fora dos leucócitos (i. e., livres, não fagocitados) no LCS. A ocorrência de microrganismos livres pode ser consequência de contaminação in vitro. A implicação de microrganismos livres deve ser definida com base nas evidências citológicas de infecção e sinais clínicos. De modo alternativo, pode-se repetir a análise do LCS para validar a existência de bactérias no LCS. Infelizmente, a pleocitose neutrofílica não é específica de doença bacteriana. A existência de MARE pode resultar em pleocitose pronunciada, constituída, em sua maior parte, de neutrófilos.[160] Muitos desses pacientes também apresentarão febre e hiperestesia cervical, simulando os sinais da meningite bacteriana.[160] A meningoencefalite viral aguda em consequência da infecção por CDV pode causar necrose, que resulta na ocorrência ocasional de pleocitose neutrofílica pronunciada.[257] Cães com infecção por CDV podem exibir sinais sistêmicos de doença que incluem sinais gastrintestinais e respiratórios. Nos gatos, a infecção por VPIF resulta, habitualmente, em pleocitose mista; todavia, em alguns casos, observa-se reação inflamatória do LCS, composta predominantemente de neutrófilos.[125] Gatos infectados por VPIF também podem apresentar sinais sistêmicos e alterações clinicopatológicas, como febre, anemia e hiperglobulinemia. A migração aberrante de larvas de *Cuterebra* através do SNC também pode causar resposta neutrofílica no LCS.[84] Com frequência os sinais prodrômicos incluem sinais das vias respiratórias superiores e temperatura corporal anormal (hipertemia ou hipotermia). O meningioma no cão também foi associado à pleocitose neutrofílica, embora não se possa estabelecer relação entre padrões de alterações do LCS e tipos histológicos específicos de tumores.[14] Tipicamente, cães com neoplasia intracraniana têm mais de 5 anos de idade e exibem sinais progressivos relacionados com déficits focais. Procedimentos de mielografia recentes também podem causar alteração na citologia do LCS, que consiste, principalmente, em pleocitose neutrofílica. Para um resumo dos achados no LCS em vários distúrbios do SNC, ver Tabela 91.2.[42,266]

A pleocitose mononuclear composta de linfócitos e monócitos é tipicamente observada na encefalite viral, como aquela causada por CDV[30,130,247,257] e MEG.[13,30,209,244] As doenças inflamatórias específicas de raças, como as que afetam o Pug,[53] o Maltês Terrier[236] e o Yorkshire Terrier,[67,211,249] foram associadas à pleocitose mononuclear. Nos casos prolongados de meningite-arterite responsiva a esteroides, pode-se observar pleocitose mononuclear.[49,250] Nas infecções bacterianas do SNC, o tipo predominante de célula inflamatória no LCS pode mudar de pleocitose neutrofílica para mononuclear após o tratamento.[75]

As infecções do SNC por *Ehrlichia* spp. também podem causar pleocitose mononuclear.[104,156] As espécies de *Anaplasma* spp. e *Rickettsia* spp. tendem a causar pleocitose neutrofílica.[148]

Pleocitose inflamatória mista é um achado comum. A população de células pode consistir em números variáveis de linfócitos, monócitos, neutrófilos e eosinófilos. Muitas doenças infecciosas exibem reação inflamatória mista no LCS. As infecções por VPIF[125] e CDV têm sido associadas à pleocitose mista.[209] As infecções causadas por *T. gonidii* e *N. caninum* podem resultar em resposta inflamatória mista.[55,100,111,205] A doença degenerativa do SNC pode provocar uma resposta inflamatória mista.[257] A doença dos discos intervertebrais pode exibir pleocitose mista.[257] Observa-se, também, resposta inflamatória mista na doença neoplásica do SNC.[14,43]

A pleocitose eosinofílica é um achado raro. Em certas ocasiões, a criptococose do SNC tem sido associada à pleocitose eosinofílica.[21] Infecções por *T. gondii* podem provocar reação inflamatória na qual predominam os eosinófilos.[227] A meningoencefalite eosinofílica também pode ser idiopática.[19,227] Os eosinófilos podem fazer parte da resposta inflamatória mista observada na migração aberrante de larvas de *Cuterebra* através do SNC.[84,103]

Tabela 91.2 Alterações representativas do líquido cerebrospinal observadas em várias doenças inflamatórias do SNC em cães e gatos.[47,74,195,248]

Doença (Capítulo)	Contagem de leucócitos[a,b]	Tipo de leucócito	Concentração total de proteína (mg/dℓ)[c]	Proporção de albumina	Proporção de globulina	Anticorpos detectados no LCS	Micro-organismos observados
Meningite bacteriana (91)	++ (+++)	PMN (mistos)	++ (+++)	++	Varia	Sim (varia)	Raramente
Meningite/arterite responsiva a esteroides (82)	+++ (++)	Mistos (mono)	+++ (++)	++	+ (++)	Não (IgA)	Não
Pleocitose associada a tumor (p. ex., meningioma)[d]	+ (++)	PMN (mistos)	+ (++)	+ (++)	LN	Não	Não
Meningoencefalite granulomatosa (82)	++ (+++)	Mistos – PMN, mono	++ (+++)	++	++	Não	Não
Peritonite infecciosa felina (10)	+++ (++)	Mistos – PMN, alguns mono	+++	++	++	Sim (?)	Não
Meningoencefalite por fungos e algas (57, 58, 59, 60, 65, 67, 69)	++	Mistos – PMN, eos, mono	++	++	+ (++)	Varia	Varia
Meningoencefalite por protozoários (72, 73, 75, 76, 78, 79, 80)	+	Mistos – PMN, eos, mono	+ (++)	+	+ (++)	Variável	Raramente
Erliquiose (26)	+ (++)	Mono	+	+	+	?	Varia
Febre maculosa das Montanhas Rochosas (27)	+	Mistos (neutro)	+ (LN)	+	+	?	Não
Meningite eosinofílica	+ (++)	Eos	+	+	+	Não	Não
Cinomose (3)							
Inflamatória	+	Mono (linf)	+	LN	+	Sim	Não
Não inflamatória	LN (+)	Mono (linf)	LN	LN	LN (+)	Não (varia)	Não
Outra encefalite viral (7, 24)	+	Mono	+ (++)	LN	+	?	Não
Encefalite necrosante em Yorkshire Terrier (82)	+	Mono	+	+	+	Não	Não

SNC, sistema nervoso central; *LCS,* líquido cerebrospinal; *eos,* eosinófilos; *linf,* linfócitos; *mistos,* células mononucleares, neutrófilos e eosinófilos; *mono,* monócitos (linfócitos, plasmócitos, monócitos e macrófagos); *neutro,* neutrófilos; *PMN,* neutrófilos polimorfonucleares; *LN,* dentro dos limites normais; +, elevação discreta; ++, elevação moderada; +++, elevação pronunciada; ?, incerto.
[a]Os símbolos entre parênteses indicam variações menos frequentes; por exemplo, + (++) indica que, tipicamente, os resultados do teste estão ligeiramente elevados, ao passo que, em alguns pacientes, estão moderadamente elevados.
[b]LN para contagem de leucócitos, < 4/$\mu\ell$; +, 5 a 80/$\mu\ell$; ++, 81 a 500/$\mu\ell$; +++, > 500/$\mu\ell$.
[c]LN para concentração total de proteína, < 25 mg/dℓ; +, 25 a 100 mg/dℓ; ++, 100 a 300 mg/dℓ; +++, > 300 mg/dℓ.
[d]Na ocorrência de neoplasia, o aumento da proteína é tipicamente maior que o dos leucócitos (dissociação albuminocitológica); para o linfoma no espaço subaracnóideo, verifica-se a existência de maior número de células da variedade mononuclear.

Deve-se efetuar, também, a análise das proteínas do LCS. Podem ser utilizados vários métodos para quantificar a proteína do LCS.[114] A concentração normal de proteína do LCS varia de acordo com o local de coleta.[8] O LCS da CCB, normalmente, apresenta conteúdo de proteína inferior a 30 mg/dℓ, ao passo que o LCS obtido por punção lombar pode ter conteúdo proteico de até 45 mg/dℓ.[47] A reação de Pandy e o teste de Nonne-Apelt são métodos semiquantitativos para avaliar as concentrações de IgG do LCS.[114]

A elevação nas concentrações de proteínas do LCS pode resultar de ruptura da BHE e transudação secundária de proteínas séricas, produção intratecal de IgG, necrose do parênquima do SNC ou alteração do fluxo de LCS através do sistema ventricular e do espaço subaracnóideo.[47] A contaminação pronunciada com sangue também pode aumentar a concentração de proteína do LCS. A dosagem aumentada de proteína do LCS com contagem celular normal é designada como dissociação albuminocitológica. Esse padrão tem sido associado a tumores cerebrais primários em cães.[14] Além do conteúdo total de proteína do LCS, podem-se avaliar os componentes específicos do LCS, a albumina e as frações de globulina. Os constituintes do LCS canino foram relatados de cães clinicamente sadios[131,232] e de cães com distúrbios do SNC.*

Numerosos outros elementos do LCS têm sido avaliados. As concentrações de glicose do LCS normalmente correspondem a 60 a 80% das concentrações séricas de glicose. Nos seres humanos, as concentrações de glicose do LCS são, em geral, inferiores a 40 mg/dℓ.[268] A relação exata entre as concentrações de glicose no soro e no LCS não foi estabelecida em medicina veterinária. No número limitado de casos em que a glicose do LCS foi avaliada, as concentrações foram inferiores às do soro, variando de 10 a 100 mg/dℓ.[36,107,110] Os valores do lactato, da procalcitonina, da proteína C reativa ou da proteína de ligação de lipopolissacarídios do LCS estavam aumentados no LCS de seres humanos com meningite bacteriana, devido a um desvio metabólico para a inflamação bacteriana ou o metabolismo anaeróbico.[7,138,196,245,258] Documentou-se a atividade de várias enzimas, como creatinoquinase, desidrogenase láctica, peroxidases lipídicas, alanina aminotransferase e aspartato aminotransferase, em vários distúrbios do SNC em medicina veterinária; todavia, não foi possível estabelecer correlação a doenças específicas.[47,122] Foram documentadas elevações inespecíficas semelhantes nas concentrações de beta-2 microglobulina, amiloide A e proteína C reativa no LCS de cães acometidos.[68,165]

Cultura microbiana e teste de sensibilidade

A cultura microbiana e o teste de sensibilidade são de suma importância para definir o tratamento antimicrobiano específico. As amostras devem ser coletadas em recipientes estéreis sem conservantes. Devem-se realizar culturas tanto aeróbicas quanto anaeróbicas do LCS nos casos de suspeita de infecção bacteriana do SNC. Com frequência há bactérias em baixas concentrações no LCS; por esse motivo, pode ser útil empregar meios de enriquecimento para sustentar o crescimento bacteriano. Todavia, em seres humanos, as culturas em caldo têm mais tendência a resultar em crescimento falso-positivo, devido a bactérias contaminantes da pele.[268] Em medicina veterinária, as culturas são frequentemente negativas nos casos de doença bacteriana do SNC, e isso pode representar a consequência de baixas concentrações de bactérias no LCS, preparação inadequada da amostra ou técnica incorreta de cultura.[75] O LCS também pode suprimir o crescimento bacteriano, devido a inibidores específicos ou à falta de nutrientes para sustentar o crescimento.[3] Além disso, é preciso ter cuidado na interpretação da sensibilidade a fármacos quando se

utilizam métodos qualitativos (difusão de discos), já que os pontos de quebra derivam das concentrações de fármacos obtidas no soro, e não no LCS.[168]

A coloração de Gram pode ser útil para identificar os microrganismos. Esse método de coloração tem sensibilidade de 60 a 90% e especificidade que se aproxima de 100% em seres humanos com infecções bacterianas do SNC.[268] De modo semelhante, as hemoculturas identificam o microrganismo etiológico em 80, 90 e 94% dos seres humanos com *S. pneumoniae*, *N. meningitidis* e *H. influenzae*, respectivamente.[268] Os resultados de hemocultura foram positivos em 1 de 3 cães avaliados.[190]

Teste imunológico

A identificação de anticorpos ou antígenos específicos no SNC é útil para estabelecer o diagnóstico de algumas infecções por vírus, fungos, protozoários e riquétsias. Infelizmente, esses testes não estão disponíveis para estabelecer doença bacteriana em pacientes veterinários. O achado de anticorpos no LCS dirigidos contra patógenos específicos sugere, efetivamente, a produção intratecal de moléculas de IgG. Entretanto, as IgG séricas podem penetrar no LCS na ocorrência de inflamação meníngea não relacionada com infecção. Por conseguinte, apesar de estimulante, o achado de anticorpos no LCS não estabelece definitivamente o diagnóstico etiológico. Na inflamação meníngea, tanto a albumina quanto a IgG estão elevadas no LCS, em consequência da perda da integridade da BHL ou da BHE, o que possibilita uma transudação secundária. Níveis aumentados de albumina no LCS apoiam a ocorrência de vazamento das proteínas séricas através de uma barreira cuja integridade está destruída. Fórmulas matemáticas que relacionam a albumina e a globulina séricas com os níveis encontrados no LCS também podem ajudar a identificar a produção local de IgG. Infelizmente, essas fórmulas, como quociente de albumina e índice de IgG do LCS, não fornecem informação específica sobre a causa. A determinação concomitante dos títulos de anticorpos no soro e no LCS, pareados com anticorpos dirigidos contra outro patógeno que não infecta o LCS e contra o qual o paciente já desenvolveu anticorpos mensuráveis (p. ex., parvovírus canino), pode garantir uma etiologia.[92] Usa-se, com frequência, esse procedimento no diagnóstico do CDV, da borreliose, da toxoplasmose e de outras infecções neurológicas. Para mais informações, ver *Diagnóstico* nos Capítulos 3, 43, 79 e 82, respectivamente. No caso do *Cryptococcus* no SNC, foi desenvolvido um teste de aglutinação em látex específico para identificar antígenos intratecais, que pode proporcionar o diagnóstico específico e acurado (ver Capítulo 59).

Reação em cadeia da polimerase

O uso de técnicas moleculares, como a reação em cadeia da polimerase (PCR; do inglês, *polymerase chain reaction*), para auxiliar na avaliação diagnóstica, tornou-se cada vez mais comum em medicina veterinária. Talvez não exista outra área em que o uso da PCR seja mais prevalente que na avaliação de animais com suspeita ou confirmação de doença infecciosa.[171,214] Tendo em vista que a cultura do LCS tem sido frequentemente improdutiva, pode-se empregar a PCR do LCS na detecção de bactérias ou de outros patógenos no LCS de animais, nos quais se constata inflamação na análise citológica do LCS.[162] Classicamente, o teste da PCR é utilizado para identificar um microrganismo microbiano específico. Nesses casos, os *primers* da PCR baseiam-se em regiões do DNA específicas, exclusivas de um único microrganismo, o que possibilita a identificação deste microrganismo específico. Em consequência, o clínico precisa saber que microrganismos devem ser testados para obter um resultado positivo. Nos seres humanos, esse método tem sido usado para detectar várias bactérias patogênicas cuja ocorrência é esperada na meningite.[142,186] Nos seres humanos com meningite, as bactérias patogênicas como

*Referências 17, 22, 25, 82, 230, 231, 251.

Neisseria ou *Haemophilus* são tão específicas, com predileção pelo SNC, que o teste da PCR detecta antígenos e nucleotídios bacterianos, respectivamente.[191]

Em vez de se concentrar em determinados microrganismos, como ocorre na medicina humana, a maioria dos veterinários suspeita de uma ampla variedade de agentes infecciosos. Na ocorrência de pleocitose neutrofílica, deve-se suspeitar de infecção bacteriana, e indica-se a realização de teste para evidência definitiva de bactérias. Esse rastreamento generalizado ou amplo para a detecção de bactérias exige o uso de *primers* para PCR que sejam dirigidos para fragmentos de DNA compartilhados por todas as bactérias. São utilizados ensaios de PCR bacterianos universais, com base em regiões altamente conservadas da subunidade 16S de genes ribossômicos (rDNA) bacterianos.[10] Com o uso de *primers* para PCR direcionados para essas regiões conservadas do rDNA, o ensaio de PCR com ampla faixa é capaz de detectar o DNA da maioria das espécies bacterianas e pode ser realizado em inúmeras amostras, incluindo as de LCS.[99] Uma vez detectados com o uso de PCR de ampla faixa, os fragmentos amplificados de DNA podem ser diretamente sequenciados e comparados com sequências conhecidas; dessa maneira, é possível a identificação específica do microrganismo em questão.[219] O uso dessa técnica tem sido limitado em medicina veterinária. Meningoencefalite bacteriana foi diagnosticada utilizando a PCR em um cão avaliado devido à existência de letargia, febre, disfagia e obnubilação mental.[162] A avaliação microbiológica e o exame citológico do LCS não foram capazes de identificar infecção bacteriana; entretanto, a PCR, utilizando *primers* de ampla faixa, seguida de sequenciamento genético direto, identificou uma espécie de *Streptococcus* no LCS.

Exames de imagem

Tendo em vista que a maioria dos casos de meningite bacteriana em pacientes veterinários resulta de disseminação hematogênica ou contígua de microrganismos, justifica-se a triagem minuciosa dos casos suspeitos. Além do banco de dados mínimos, radiografias de tórax e imagem do abdome, radiografia ou ultrassonografia (US) do abdome devem ser realizadas. Culturas de outros líquidos orgânicos, do sangue e da urina podem ser úteis para a identificação de bactérias. Em pacientes com sopro cardíaco recém-diagnosticado, deve-se efetuar a ecocardiografia para investigar a possibilidade de endocardite valvar bacteriana.

A RM constitui o método mais sensível para avaliar a inflamação do tecido do SNC.[169,181,260] Também se pode utilizar a tomografia computadorizada (TC), porém carece da sensibilidade da RM na discriminação dos tecidos moles. Todos os pacientes com indicações clínicas de doença parenquimatosa, encefalite ou mielite ou aqueles com déficits neurológicos focais devem ser submetidos ao exame de imagem de corte transversal por meio de RM. Em comparação com o encéfalo ou a medula espinal normais, as lesões inflamatórias, geralmente, apresentam-se hipointensas nas imagens ponderadas em T1 e hiperintensas nas imagens ponderadas em T2. A formação de abscesso no SNC tem aparência semelhante; todavia, com a administração de meio de contraste por via intravenosa, as lesões exibem realce periférico (Figura 91.7).[124,153] Características semelhantes podem ser observadas na TC; todavia, o aspecto da lesão é ligeiramente menos visível.[24] Com o uso da RM, foram descritos 2 padrões de realce das meninges associados a infecções.[140,157] O empiema intracraniano aparece como acúmulo de líquido extra-axial, em formato de crescente (hiperintenso em imagens ponderadas em T2 e hipointenso em imagens ponderadas em T1) sobreposto ao cérebro e uma borda de tecido contrastado circunda o líquido. Para mais informações sobre os resultados de exames de imagem para o empiema epidural espinal, consultar o item anterior. Embora os exames de imagem em corte transversal proporcionem um método sensível para a identificação de doença, os achados frequentemente não são específicos o suficiente

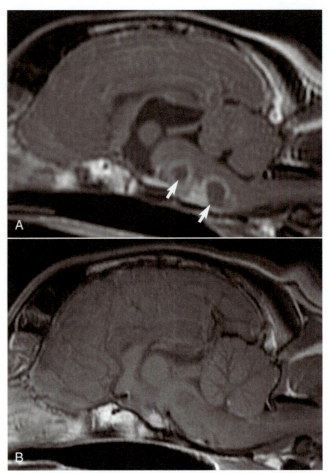

Figura 91.7 Imagem de ressonância magnética sagital ponderada em T1 após a administração de meio de contraste da cabeça de um Jack Russell Terrier de 4 anos de idade com anormalidade do estado mental e quadriparesia. **A.** São observadas 2 lesões intra-axiais circulares no tronco encefálico, na altura da ponte e do bulbo (*setas*). As lesões são hipointensas, em comparação com tecido cerebral circundante, e exibem padrão de realce periférico compatível com formação de abscesso. **B.** Depois de 4 meses de tratamento antibacteriano, houve regressão das lesões. (Fotografia de Marc Kent © 2010 University of Georgia Research Foundation Inc.)

para possibilitar o estabelecimento do diagnóstico definitivo. Apesar dessa desvantagem, o exame de imagem pode fornecer informações sobre a possibilidade de intervenção cirúrgica para drenagem de material infeccioso na doença focal.

Tratamento

O tratamento das infecções bacterianas do SNC representa um desafio singular. A base essencial do tratamento consiste na administração de agentes antimicrobianos apropriados selecionados, de maneira ideal, a partir de teste de sensibilidade a antibacterianos. Em muitos casos, não se dispõe dessa informação, e o tratamento precisa ser instituído de modo empírico, com base na suspeita clínica. Para que o tratamento seja bem-sucedido, é essencial compreender as propriedades tanto farmacocinéticas quanto farmacodinâmicas dos vários agentes antibacterianos. A farmacocinética é o estudo da concentração dos fármacos no soro e seu local de ação, ao passo que a farmacodinâmica refere-se à relação entre a atividade e a concentração do fármaco. A cinética dos fármacos no sistema nervoso difere acentuadamente daquela observada em outras partes do corpo, devido, em grande parte, à BHE. Numerosos fatores influenciam a penetração dos fármacos no SNC. O principal fator que limita a penetração no SNC é a lipossolubilidade.[144] Fármacos lipofílicos alcançam concentrações mais altas no cérebro, em virtude de sua capacidade de penetrar na BHE por difusão (Tabela 91.3).[208] Os fármacos hidrofílicos, como os betalactâmicos, são ácidos fracos que, em pH fisiológico, são ionizados e, portanto, hidrofílicos, o que limita sua penetração no SNC.[76] As quinolonas, a rifampicina e o metronidazol são lipossolúveis e têm mais facilidade de penetrar no SNC.[5] O tamanho molecular também influencia a penetração do fármaco, e as grandes macromoléculas são excluídas mais eficazmente do SNC. De modo semelhante, o grau de ligação às proteínas também inibe a penetração no SNC. Como a maioria dos agentes antibacterianos liga-se, em parte, à albumina, somente a porção não ligada está disponível para atravessar a BHE. Os agentes antimicrobianos que se ligam fortemente às proteínas tornam-se grandes moléculas, o que dificulta a sua entrada no SNC. Por fim, o plexo corióideo contém uma bomba dependente de energia, que transfere agentes para fora do SNC. Esse sistema de efluxo é responsável por, aproximadamente, 70% da eliminação da penicilina, e outros fármacos, como as quinolonas, são eliminados em menor grau.[5]

Embora esses fatores influenciem a capacidade de um fármaco de penetrar na BHE, a funcionalidade da barreira encontra-se alterada em muitos estados patológicos. Na ocorrência de inflamação, há ruptura das junções firmes da BHE, o que possibilita, efetivamente, a entrada de fármacos que, em condições normais, seriam excluídos.[188] Muitos agentes antibacterianos irão alcançar concentrações 5 a 10 vezes mais altas se houver ruptura da BHE.[217] O aspecto importante é que, com a resolução da inflamação, a BHE também tem a sua função normalizada, limitando novamente a penetração dos agentes antibacterianos.[144] De modo semelhante, outros fatores podem influenciar a atividade dos fármacos na meningite. Esses fatores incluem alterações do pH, que podem reduzir ou inativar os efeitos antimicrobianos de fármacos antibacterianos, como os aminoglicosídios; aumento do conteúdo de proteína no LCS na ocorrência de inflamação, o que resulta em ligação do fármaco livre (ativo); e taxas mais lentas de crescimento das bactérias.[217]

Tratamento antimicrobiano

O LCS é desprovido de complemento e de proteínas de opsonização, por isso constitui essencialmente um sistema imune ineficaz; sendo assim, é fundamental que os fármacos antibacterianos alcancem o SNC em concentrações bactericidas para erradicar a infecção.[217] Diferentemente das infecções extraneurais, nas quais o hospedeiro pode recorrer, em parte, ao sistema imune para a remoção de microrganismos, o SNC não pode fazê-lo. Os agentes antibacterianos podem ser classificados com base no seu padrão de atividade bactericida nos líquidos corporais. Alguns antibacterianos demonstram atividade bactericida aumentada com concentrações crescentes e são designados como fármacos dependentes da concentração. Os aminoglicosídios e as quinolonas são fármacos antibacterianos que pertencem a essa categoria. Outros agentes antibacterianos não apresentam aumento da atividade bactericida com concentrações crescentes. Na verdade, esses fármacos demonstram aumento da atividade bactericida com o passar do tempo, durante o qual a sua concentração permanece acima da concentração inibitória mínima (CIM) do microrganismo (tempo com concentração acima da CIM). Os betalactâmicos são fármacos antibacterianos que pertencem a esse grupo.[164] O conhecimento da atividade bactericida e a dependência *versus* independência da concentração de um agente antibacteriano influenciam o intervalo entre as doses. Além disso, antibacterianos bacteriostáticos e bactericidas não devem ser usados de modo simultâneo, visto que a associação pode ser antagonista.[217] Para uma discussão mais completa dos fármacos mencionados neste capítulo, ver o Capítulo 30.

As informações na literatura veterinária que descrevem o tratamento da meningite bacteriana são limitadas. Para agravar essa falta de dados, existe o fato de que os modelos de animais experimentais são destinados, em sua maioria, a avaliar sequelas fisiopatológicas e esquemas terapêuticos relacionados com patógenos específicos encontrados na medicina humana. Apesar dessa falta de informações, é possível delinear algumas generalizações acerca de antibacterianos específicos. Os agentes antimicrobianos recomendados para o tratamento de agentes infecciosos específicos estão listados na Tabela 91.4. Os esquemas posológicos de agentes antimicrobianos específicos são apresentados na Tabela 91.5.

Administração de fármacos

Para que o tratamento da meningite bacteriana seja bem-sucedido, é de importância crítica obter concentrações do agente antimicrobiano no LCS acima da concentração bactericida mínima (CBM) para o

---

Tabela 91.3 | Fármacos antimicrobianos que penetram nas barreiras hematencefálica e hematoliquórica.

Ação do fármaco	Boa penetração $C_{LCS}/C_{soro}(\%) > 35$	Penetração intermediária $C_{LCS}/C_{soro}(\%) > 12$ e < 35	Penetração deficiente $C_{LCS}/C_{soro}(\%) \leq 12$
Fármacos microbicidas[a]	Trimetoprima-sulfonamida Metronidazol Ofloxacino	Meticilina Oxacilina Carbenicilina Ticarcilina Piperacilina Ceftazidima Cefepima Imipeném Ceftizoxima Aminoglicosídios Moxalactam Trovafloxacino Ciprofloxacino	Penicilina Ampicilina Cefotaxima Ceftriaxona Cefalosporinas de primeira geração Clindamicina Daptomicina
Fármacos microbiostáticos[a]	Cloranfenicol Sulfonamidas Doxiciclina Fluconazol Pirazinamida Isoniazida	Tetraciclinas Flucitosina Rifampicina	Anfotericina B Eritromicina Cetoconazol Itraconazol

C_{LCS}/C_{soro}, Concentração no líquido cerebrospinal em relação à concentração sérica, expressa como porcentagem.
[a]Para mais informações sobre esses fármacos, ver *Formulário de fármacos*, no Apêndice.

Tabela 91.4	Fármacos antimicrobianos recomendados para agentes ou situações específicas.[3,94]	
Microrganismo	**Primeira escolha[a]**	**Segunda escolha[a]**
Bactérias gram-positivas[b]	Ampicilina	Trimetoprima-sulfonamida, ceftriaxona
Staphylococcus	Nafcilina	Vancomicina, vancomicina + rifampicina, ampicilina, trimetoprima-sulfonamida
Streptococcus	Penicilina, ampicilina	Ceftriaxona, vancomicina
Actinomyces	Ampicilina	Minociclina
Bactérias gram-negativas[b]	Cefotaxima + ampicilina	Gentamicina + ampicilina, gentamicina + ceftriaxona
Pseudomonas	Ceftazidima + aminoglicosídeo[c]	Piperacilina + aminoglicosídeo,[c] carbenicilina + gentamicina[c]
Pasteurella	Ampicilina	Trimetoprima
Brucella	Doxiciclina	Gentamicina[c]
Salmonella	Ceftriaxona	Ampicilina, cloranfenicol
Enterococcus	Ampicilina	Minociclina
Bacteroides	Metronidazol	Cloranfenicol, piperacilina

[a]Para mais informações sobre esses fármacos, ver o *Formulário de fármacos*, no Apêndice.
[b]As escolhas baseiam-se nos resultados da coloração de Gram antes da identificação do microrganismo.
[c]Pode ser substituído(a) por uma quinolona, embora não seja tão eficaz nas infecções por *Brucella*.

microrganismo infeccioso em questão. Os esquemas posológicos devem ser escolhidos para manter concentrações no LCS bem acima da CBM durante o maior tempo possível. Para assegurar o sucesso do tratamento, deve-se alcançar a concentração 10 a 30 vezes maior que

Tabela 91.5	Doses de antimicrobianos para infecções bacterianas e fúngicas do SNC em cães e gatos.[a]		
Fármaco[b]	**Dose[c]**	**Via**	**Intervalo (h)**
Penicilina (aquosa)	10 a 22 x 10^3 U/kg	IV	4 a 6
Ampicilina	22 mg/kg	IV, SC	6 a 8
Carbenicilina	20 a 40 mg/kg	IV, IM	4 a 6
Oxacilina (ou dicloxacilina)	10 a 20 mg/kg	IV, VO	4 a 6
Trimetoprima-sulfonamida[d]	15 a 20 mg/kg	IV, VO	8 a 12
Gentamicina[e]	6 a 9 mg/kg	IV, SC	24
Cloranfenicol	20 a 25 mg/kg	IV, VO	4 a 6
Cefalexina	20 (10 a 30) mg/kg	VO	8
Anfotericina B[e]	0,15 a 0,50 mg/kg	IV	48
Flucitosina[f]	50 mg/kg	VO	6 a 8
Rifampicina[f]	10 mg/kg	IV, VO	12 a 24
Metronidazol	10 a 15 mg/kg	VO, IV	8
Cefotaxima	6 a 40 mg/kg	IV, SC	4 a 6
Enrofloxacino[g]	C = 5 a 20 mg/kg	VO, SC	24
	G = 5 mg/kg	VO	24

G, gato; C, cão; IM, intramuscular; IV, intravenosa; VO, via oral; SC, subcutânea; U, unidades.
[a]Ver discussão sobre a administração dos fármacos para duração recomendada do tratamento e precauções. Ver os respectivos capítulos para as dosagens no tratamento de infecções virais, por protozoários e algumas infecções fúngicas.
[b]Para mais informações sobre esses fármacos, ver *Formulário de fármacos*, no Apêndice.
[c]Dose por administração em intervalo especificado.
[d]A dose apresentada para trimetoprima-sulfonamida é para os componentes associados.
[e]O potencial de toxicidade renal é maior em gatos e em cães jovens ou desidratados. Monitorar rigorosamente a função renal e usar a menor dose nessas circunstâncias.
[f]Apenas usadas em associação a outros fármacos. Para mais informações, ver *Apêndice*.
[g]Pode ser substituído por outras quinolonas, como orbifloxacino ou marbofloxacino. Doses acima de 5 mg/kg/dia para gatos ou a administração parenteral podem causar toxicidade para a retina.

a CBM.[239] Tendo em vista que as concentrações no LCS representam o reflexo das concentrações séricas, recomenda-se a administração intravenosa, pelo menos, durante 3 a 5 dias; em seguida, pode-se utilizar a administração oral. Se possível, deve-se repetir a análise do LCS, bem como culturas e antibiograma, antes de interromper o tratamento antibacteriano para assegurar a erradicação dos microrganismos.

A permeabilidade aumentada da BHE, que ocorre nas doenças inflamatórias do SNC, também inclui fármacos antibacterianos. Os agentes antibacterianos não são metabolizados no LCS, e, portanto, suas concentrações dependem do equilíbrio entre a penetração e a eliminação do fármaco. Os fármacos penetram no LCS predominantemente por difusão passiva ao longo do gradiente de concentração; o principal determinante é a alta lipossolubilidade. Os fármacos lipoides, como as quinolonas ou a rifampicina, atravessam o meio intracelular e alcançam rapidamente a concentração máxima, enquanto os betalactâmicos hidrossolúveis devem atravessar o meio intercelular; seu transporte é retardado ou reduzido, a não ser que as junções firmes entre as células estejam comprometidas. As concentrações no LCS estão defasadas em relação às concentrações séricas, e, portanto, só é possível prevê-las por meio de determinações repetidas das concentrações no LCS, para as quais não se dispõe, em grande parte, de dados. A inflamação meníngea não apenas aumenta a permeabilidade, mas também inibe a bomba de eliminação, de modo que essas concentrações podem ser imprevisíveis com o passar do tempo. Se o tratamento com agentes antibacterianos for bem-sucedido, a inflamação é reduzida, e a integridade da BHE melhora. A penetração adicional de fármacos iônicos torna-se mais difícil, e esse fato é importante ao considerar o acompanhamento ou o tratamento a longo prazo, quando a resposta inicial ao tratamento é benéfica. Felizmente, muitos fármacos antibacterianos, à exceção de algumas quinolonas testadas, têm efeitos antibacterianos prolongados e meia-vida mais longa no LCS em comparação com o soro.[144]

Aminoglicosídios

Os aminoglicosídios antibacterianos demonstram atividade bactericida que depende da concentração. Além disso, exibem efeito pós-antibacteriano prolongado, período durante o qual ocorre inibição contínua do crescimento microbiano, apesar de concentrações abaixo da CIM. Ambas essas propriedades formam a base racional para a sua administração em dose única ao dia. Todavia, a penetração dos aminoglicosídios continua fraca, mesmo na existência de inflamação meníngea significativa.[5]

Cefalosporinas

As cefalosporinas, em grande parte devido à sua baixa lipofilicidade, penetram pouco na BHE, e alcançam concentrações relativamente baixas no LCS.[143] Todavia, as de terceira geração (moxalactam, ceftriaxona, cefotaxima), que são mais lipofílicas, podem atravessar as meninges inflamadas.[132] A concentração alcançada pela maioria dos agentes varia inversamente com a ligação do fármaco às proteínas. Além da alta penetração das cefalosporinas, a sua CBM para muitos patógenos pode ser baixa, de modo que podem ser obtidas concentrações no LCS em níveis várias vezes maiores que a CBM. Para alcançar concentrações maiores no LCS, podem-se administrar doses mais altas com segurança por períodos mais prolongados, devido à baixa toxicidade. As cefalosporinas demonstram atividade bactericida que depende do tempo. Consequentemente, devem-se usar esquemas posológicos que resultam em concentrações no LCS acima da CIM pelo maior período possível. Por esse motivo, atualmente, recomendam-se as cefalosporinas de terceira geração como fármacos de escolha no tratamento empírico da meningite bacteriana em seres humanos com patógenos meníngeos comuns.[189]

Cloranfenicol

Em geral, o cloranfenicol tem sido classificado como antibacteriano bacteriostático; todavia, em concentrações alcançadas nos tecidos e nos líquidos corporais, esse fármaco demonstrou ser bactericida.[192] O cloranfenicol alcança concentrações elevadas no LCS (45 a 90% das concentrações séricas), independentemente da existência de inflamação meníngea.[79] Ele também parece concentrar-se no SNC, alcançando níveis que ultrapassam os do soro; entretanto, são necessárias grandes doses para obter efeitos bactericidas no SNC.[178] Apesar dessas propriedades farmacodinâmicas, observa-se alta taxa de recidiva com esse fármaco, o que sugere não ser bactericida nas doses administradas a cães e gatos.[178] Em consequência, o cloranfenicol não deve ser usado como fármaco de primeira escolha.

Clindamicina

A clindamicina não atravessa facilmente a BHE.[18,152] Embora esse fármaco alcance concentrações clinicamente úteis na maioria dos tecidos, o LCS constitui exceção notável, mesmo na ocorrência de meninges inflamadas.[73] As concentrações no tecido cerebral podem ser mais altas que as do LCS, devido à lipossolubilidade da clindamicina.[235] O uso da clindamicina limita-se a infecções específicas por protozoários no sistema nervoso.

Quinolonas

As quinolonas (fluoroquinolonas) são, em seu conjunto, moderadamente lipofílicas, apresentam ligação baixa a moderada às proteínas séricas, têm peso molecular relativamente baixo e, portanto, boa penetração no SNC.[5] Efeitos farmacodinâmicos das quinolonas no LCS são diferentes em relação a outros locais do corpo, visto que esses fármacos exercem efeitos pós-antimicrobianos curtos, e é necessário continuar a sua administração para ultrapassar a concentração bactericida e obter o efeito máximo.[144] As quinolonas são utilizadas, principalmente, no tratamento de infecções por aeróbios gram-negativos. Além disso, podem ser consideradas como alternativa segura para os aminoglicosídios.

Penicilinas

Em geral, as penicilinas tendem a ter pouca penetração no SNC; todavia, quando há inflamação das meninges, as concentrações são mais altas. As concentrações no LCS correspondem cerca de 1 a 2% das concentrações séricas na ausência de inflamação meníngea; todavia, aumentam para 18 a 21% na inflamação meníngea.[105,204] Conforme assinalado anteriormente, uma bomba de efluxo pode ser usada para eliminar as penicilinas do LCS, o que limita as concentrações alcançadas.[5] A penicilina é uma exceção a essas propriedades, uma vez que podem ser obtidas concentrações significativas do fármaco no LCS, apesar do estado das meninges.

Metronidazol

O metronidazol exibe boa penetração no LCS e nos abscessos cerebrais[73] e tem atividade bactericida contra anaeróbios. O metronidazol penetra de maneira mais completa no LCS que qualquer outro agente isolado, e foram relatados níveis no LCS que se aproximam de 90% dos níveis séricos.[5] Usa-se o metronidazol, principalmente, no tratamento de infecções anaeróbicas.

Trimetoprima-sulfonamidas

Trimetoprima-sulfonamidas penetram nas meninges tanto normais quanto inflamadas, e alcançam níveis terapêuticos. De acordo com as recomendações, os animais que respondem à ampicilina devem passar para o uso desse fármaco em caso de tratamento extenso. Pode-se usar a trimetoprima-sulfonamida como medicamento de primeira linha, já que se dispõe de uma formulação parenteral para seres humanos.

Tratamento com glicocorticoides

Está cada vez mais evidente que a maioria das lesões do SNC na meningite bacteriana está mais relacionada com o sistema imune do hospedeiro que com os microrganismos infecciosos. De fato, a resposta do hospedeiro é acentuada por ocasião em que se inicia o tratamento com agentes antibacterianos bactericidas, os microrganismos são lisados e ocorre liberação abrupta de componentes inflamatórios da parede celular, lipopolissacarídios e vesículas da membrana externa dos microrganismos.[54] Estudos realizados em animais mostraram que a lise bacteriana, induzida pelo tratamento com agentes antibacterianos, leva a maior inflamação do espaço subaracnóideo, o que pode contribuir para resultados desfavoráveis.[57] Os esteroides exercem efeitos anti-inflamatórios. Inibem a transcrição do RNA mensageiro (mRNA; do inglês, *messenger ribonucleic acid*) para o TNF-α e a IL-1 e a produção de prostaglandinas e do fator de ativação das plaquetas, reduzem o edema cerebral vasogênico e diminuem a produção de NOS induzível.[70] Em consequência, tem-se recomendado o uso de glicocorticoides ativantes no tratamento da meningite bacteriana.[16,264] Todavia, em estudos de crianças com meningite, a documentação definitiva de redução da morbidade e da mortalidade não está totalmente embasada.[183] As recomendações para tratamento com dexametasona incluem a dose de 0,15 mg/kg administrada 15 a 20 min antes de iniciar o tratamento antibacteriano e, posteriormente, a cada 6 h, durante 4 dias, ou a dose de 0,4 mg/kg a cada 12 h, durante 2 dias.[207] Não foram observados efeitos benéficos quando o uso de glicocorticoides foi adiado por 12 a 24 h após a primeira dose do fármaco antimicrobiano.[113]

É importante assinalar que o uso de glicocorticoides foi estudado no contexto de patógenos importantes para os seres humanos, particularmente Hib.[77] Por conseguinte, a extrapolação para medicina veterinária precisa ser feita com cautela, tendo em vista que a meningite bacteriana em pacientes veterinários pode envolver fontes primárias alternativas e uma evolução diferente, frequentemente com recidivas.[158] O tratamento empírico com glicocorticoides antes do estabelecimento do diagnóstico continua contraindicado. Os glicocorticoides podem alterar os resultados dos exames complementares, como a interpretação do LCS. Além disso, embora muitos pacientes possam beneficiar-se do uso de glicocorticoides, pacientes com meningoencefalite viral, fúngica, por protozoários e riquétsias podem ser acometidos de modo adverso. Os glicocorticoides podem reduzir a permeabilidade da BHE na meningite e, portanto, diminuir a penetração dos fármacos antibacterianos hidrofóbicos no LCS.[77,216] Por fim, a decisão quanto ao uso de glicocorticoides nas infecções do SNC em pacientes veterinários exige equilíbrio entre os efeitos benéficos potenciais e os efeitos colaterais prejudiciais. Nos casos que demonstram uma resposta positiva à administração de glicocorticoides, a dose deve ser rapidamente diminuída para a menor dose necessária para manter a resposta clínica.

Tratamento de suporte

O tratamento de suporte pode ser dividido em tratamento sistêmico e tratamento direcionado especificamente para o cérebro. O tratamento sistêmico tem por objetivo corrigir as anormalidades metabólicas. A hidratação é um importante aspecto do tratamento. Em pacientes hidratados capazes de beber, o acesso à água pode ser a única medida necessária. Todavia, nos pacientes desidratados ou naqueles incapazes de ingerir água, a reidratação tem por objetivo restaurar e manter a hidratação normal e o volume de líquido intravascular. Deve-se evitar a hiperidratação, visto que ela pode potencializar o edema cerebral. Experimentalmente, a reidratação não agrava o edema cerebral.[243]

A hipertermia pode ser tratada de diversas maneiras, as quais incluem ajustar a temperatura do ambiente com ar-condicionado ou com ventiladores, administrar líquidos intravenosos em temperatura ambiente, até processos mais ativos, como aplicar álcool na planta dos pés ou colocar bolsas de gelo. A não ser que a temperatura corporal se torne perigosamente alta, deve-se evitar o tratamento farmacológico da febre, visto que a sua resolução pode ser usada como indicador do sucesso do tratamento antimicrobiano. Pacientes com achados clínicos e bioquímicos indicadores de uma resposta inflamatória sistêmica devem ser tratados para a sepse (ver Capítulo 36).

Deve-se fornecer analgesia a pacientes com hiperestesia cervical. O clínico deve confrontar o desconforto do paciente com a capacidade de julgar criticamente o sucesso terapêutico e a avaliação do paciente. É preciso ter cuidado quando se administram analgésicos a pacientes com alteração do estado mental, já que alguns analgésicos opioides podem causar sedação.

O tratamento dirigido especificamente para o cérebro tem por objetivo reduzir a pressão intracraniana elevada e melhorar as convulsões. Algumas indicações de elevação da pressão intracraniana incluem alteração do estado mental (obnubilação, sonolência, estupor e coma), bradicardia com hipertensão sistêmica, papiledema e compressão da cabeça. O manitol é um diurético osmótico que pode ser usado para reduzir a pressão intracraniana. O manitol pode ser administrado na dose de 1 a 2 g/kg de peso corporal IV, durante 5 a 10 min.[7] O efeito é potencializado pela coadministração de furosemida IV, na dose de 0,7 mg/kg de peso corporal, 15 min após a administração de manitol.[199] De modo alternativo, pode-se utilizar

soro fisiológico hipertônico. Esse soro (7%) tem sido usado para ajudar a reduzir a pressão intracraniana no tratamento da meningite experimental por *E. coli* em animais.[46] São necessários estudos adicionais para justificar o seu uso. Os animais que não respondem a uma solução hiperosmolar podem responder a outra. É interessante assinalar que uma avaliação recente do glicerol VO em crianças com meningite bacteriana demonstrou melhor resultado.[183] À semelhança das soluções hiperosmolares administradas IV, o glicerol oral eleva a osmolaridade do soro e do LCS e, ao fazê-lo, reduz não apenas a produção de LCS, mas também o edema cerebral, melhorando o fluxo sanguíneo e a oxigenação do cérebro.[183]

Em pacientes com convulsões, devem-se administrar anticonvulsivantes. O fenobarbital é uma medicação anticonvulsivante segura e eficaz. Em geral, o fenobarbital é iniciado com a dose de 2 a 4 mg/kg de peso corporal, mas pode ser administrado na dose total de até 16 mg/kg em determinadas circunstâncias, como estado epiléptico.

Cuidados gerais de enfermagem devem ser determinados pela necessidade do paciente. Pacientes deitados devem ser colocados em uma cama acolchoada e ser mudados frequentemente de posição para alternar a posição de decúbito. Deve-se auxiliar na micção e na evacuação quando o paciente é incapaz de executar essas funções. A fisioterapia foi descrita em outra parte.[147]

Prognóstico

O prognóstico depende, em última análise, do estabelecimento do diagnóstico acurado no momento oportuno e da implementação do tratamento adequado. Apesar dos avanços em medicina humana, a taxa de mortalidade da meningite bacteriana em seres humanos varia de 5 a 40%, e 30% dos sobreviventes apresentam déficits neurológicos permanentes.[123,262] Essas consequências duradouras são divididas em 3 categorias: perda da audição, hidrocefalia obstrutiva e lesão do parênquima cerebral, manifestada por déficits motores sensitivos, paralisia cerebral, déficits de aprendizagem, cegueira cortical e distúrbios convulsivos.[241] Foram identificados vários fatores em seres humanos com meningite bacteriana. O grau de comprometimento da consciência foi correlacionado ao prognóstico, mas não às convulsões.[132] A idade do paciente desempenha um papel no prognóstico, e as crianças com menos de 1 ano de idade e adultos com mais de 40 anos de idade são os que apresentam prognóstico pior.[132] Em seres humanos com meningite bacteriana, foram avaliados parâmetros bioquímicos, como contagem de leucócitos e concentração de glicose do LCS e tempo necessário para esterilizar o LCS.[117] Além disso, as concentrações de IL-1 e de TNF-α no LCS correlacionam-se ao prognóstico.[166,259] Embora o prognóstico não tenha sido bem estabelecido em pacientes veterinários, é provável que aspectos semelhantes possam desempenhar algum papel no prognóstico.

Capítulo 92

Infecções Oculares

Jean Stiles

Infecções extraoculares

Flora residente

Apesar do fato de todos os cães provavelmente terem bactérias nativas no fundo de saco conjuntival, há relatos de taxas de isolamento positivas entre 46 e 91% em cães clinicamente sadios (Tabela 92.1). Variações no tipo e na frequência dos isolados podem ser resultantes da geografia, da técnica de cultura, da raça do animal e da estação do ano. Fungos são isolados do saco conjuntival em 10 a 22% dos cães.[59,137]

Em contraste com os cães, gatos têm taxa relativamente mais baixa de bactérias cultiváveis no saco conjuntival.[45] Bactérias ou micoplasmas foram isolados de 34% das amostras conjuntivais e de 25% das amostras das margens palpebrais. Em um estudo com 50 gatos (100 olhos), nenhum organismo foi isolado de 42% deles, bactérias foram isoladas do saco conjuntival de 34% desses animais ou 47% dos olhos e 26% dos gatos ou 14% dos olhos tiveram isolados fúngicos da conjuntiva (Tabela 92.2). Não foram isolados anaeróbios.[57]

Tabela 92.1	Frequência do isolamento de bactérias do saco conjuntival de cães clinicamente sadios.[10,58,69,165]
Organismo	**Isolamento (porcentagem)[a]**
Estafilococo (total)	57 a 70
Positivo para coagulase	24 a 45
Negativo para coagulase	46 a 55
Estreptococo (total)	6 a 43
Não hemolítico	12 a 51
Alfa-hemolítico	4 a 34
Beta-hemolítico	2 a 7
***Corynebacterium* (total)**	30 a 75
Indiferenciado	11
C. pseudodiphtheriticum	9
C. xerosis	13
***Neisseria* (total)**	26
Indiferenciada	4
N. catarrhalis	9
N. pharyngis	4
N. sicca	3
N. caviae	3
N. lactamica	3
N. flavescens	3
***Pseudomonas* (total)**	14
***Moraxella* (total)**	7
***Bacillus* (total)**	6 a 18

[a]As porcentagens baseiam-se no número de animais dos quais foram isolados organismos.

Superfície ocular e anexos

A maioria das infecções bacterianas superficiais não é estritamente primária; outras condições debilitantes, em geral, potencializam a patogenicidade dos organismos nativos da superfície ocular. Outros locais que abrigam infecção, como o sistema nasolacrimal (NL) e as glândulas de Meibômio ou estruturas adjacentes ao olho (orelhas, pregas labiais), devem ser pesquisados e tratados para superar infecção persistente ou recorrente. O controle da flora ocular residente de animais clinicamente sadios na superfície ocular é mantido pelas lágrimas e pelo ato de piscar, que empurra as lágrimas para dentro do sistema NL. As lágrimas também contêm imunoglobulina A (IgA) e outras substâncias antibacterianas, como a lactoferrina. A interação competitiva entre a flora nativa mantém o número de organismos baixo, ao passo que a ruptura desse equilíbrio pode causar proliferação excessiva de uma espécie. Condições debilitantes da superfície ocular, como ceratoconjuntivite seca (CCS), radiação ultravioleta ou outra, imunossupressão e traumatismo, que criam aberturas na barreira epitelial da córnea ou da conjuntiva, podem possibilitar a aderência de bactérias nativas e possivelmente sua proliferação, a ponto de ocasionar doença. Para que se estabeleçam, as bactérias precisam aderir, replicar-se e, então, invadir o tecido. A invasão, por consequência, incita inflamação. O dano tecidual com infecção resulta na combinação de toxinas do microrganismo e enzimas como a colagenase, a elastase e as catepsinas liberadas pela resposta neutrofílica.[141] Bactérias, como *Pseudomonas aeruginosa*, que produzem enzimas proteolíticas, costumam causar úlceras de córnea rapidamente progressivas.

Blefarite em cães

Agentes bacterianos, fúngicos ou parasitários podem causar blefarite, uma inflamação das pálpebras. Essa doença pode desenvolver-se com outras dermatológicas ou oculares, como a conjuntivite, ou ser manifestação clínica isolada. As características clínicas da blefarite incluem tumefação da pálpebra, eritema, ulceração cutânea, calázio (focos granulomatosos de inflamação ao longo das glândulas de Meibômio), prurido e secreção ocular (serosa ou purulenta).

Tabela 92.2	Isolados bacterianos e fúngicos de gatos clinicamente sadios.[45,57]	
Localização	**Organismo**	**Porcentagem[a]**
Conjuntiva	*Staphylococcus* spp.	27
	Corynebacterium spp.	1,3 a 5
	Bacillus spp.	3 a 5
	Streptococcus spp.	2 a 2,5
	Mycoplasma	0 a 5
	Isolados fúngicos	13
Pálpebras	*Staphylococcus* spp.	23 a 28
	Streptococcus spp.	0 a 2
	Bacillus spp.	2 a 5
	Corynebacterium spp.	1,6

[a]As porcentagens baseiam-se no número de animais dos quais foram isolados organismos.

Espécies de estafilococos podem causar blefarite primária e também provocar reação de hipersensibilidade. O prurido pode desencadear autotraumatismo, o que exacerba a blefarite. A infecção bacteriana das pálpebras também pode ocorrer com CCS ou atopia.

O tratamento da blefarite bacteriana deve incluir limpeza da pele com solução de iodopovidona (diluição 1:50), esfregação de antibacteriano oftálmico de amplo espectro na pele ulcerada e aplicação de pomada à base de antibiótico, no olho, 3 a 4 vezes/dia. Se a pele estiver muito inflamada, indica-se um antibacteriano com dexametasona. Casos graves podem precisar de tratamento antibacteriano sistêmico como cefalosporinas e, possivelmente, doses anti-inflamatórias de glicocorticoides orais. Também se deve tratar qualquer condição subjacente que possa ser identificada.

Ocasionalmente, desenvolve-se piodermite canina juvenil ou celulite em filhotes com 3 a 16 semanas de idade (Figura 92.1). Foi sugerida uma reação de hipersensibilidade às vacinas contra a cinomose (ver Capítulos 3 e 100) ou espécies de estafilococos; em um estudo, isolou-se estafilococo de lesões com secreção em apenas 2 de 15 filhotes caninos.[169] Embora a causa seja desconhecida, a resposta ao tratamento sugere ser imunomediada. Pústulas e inflamação piogranulomatosa se desenvolvem nas pálpebras, na face e nas orelhas. Em geral, há conjuntivite. Linfadenomegalia mandibular é comum. Os filhotes podem estar febris e com mal-estar generalizado e também é possível observar tumefação de articulações ou metáfises.

O diagnóstico baseia-se na idade do animal, na história e na apresentação clínica. Deve-se administrar prednisolona (2 mg/kg/dia) por 2 a 3 semanas. Também se deve usar um antibacteriano oral à base de cefalosporina. Uma preparação tópica combinada de glicocorticoide com antibacteriano, como neomicina-polimixina B-dexametasona, 3 a 4 vezes/dia está indicada para a conjuntivite. As lesões costumam melhorar poucos dias após o início do tratamento.

Blefarite em gatos

É menos comum que em cães. Os gatos parecem relativamente resistentes à blefarite bacteriana, exceto quando têm uma lesão traumática com resultante invasão bacteriana. Esse tipo de lesão é mais comum durante brigas entre gatos e pode envolver a cabeça e as pálpebras. Abscessos perto das pálpebras devem ser drenados como em outros locais do corpo e administrados os antibacterianos sistêmicos apropriados.

Conjuntivite em cães

Conjuntivite bacteriana pode ser uma condição primária ou secundária a outra condição ocular como CCS, infecção pelo vírus da cinomose, invasão parasitária ou existência de corpo estranho. A conjuntivite bacteriana primária ocorre, tipicamente, por motivos desconhecidos e, em alguns casos, é secundária a uma agressão não mais aparente ou meramente proliferação da flora conjuntival residente. Os sinais clínicos são corrimento purulento e hiperemia conjuntival com desconforto discreto a moderado. O diagnóstico deve basear-se no exame citológico do exsudato e na identificação da bactéria e de inflamação neutrofílica. Deve-se excluir CCS com base no resultado normal ao teste lacrimal de Schirmer. A proliferação bacteriana é comum quando a produção de lágrimas é baixa, e o problema subjacente da CCS pode ser tratado. É raro recomendar cultura na conjuntivite bacteriana, a menos que a resposta ao tratamento seja fraca. Deve-se fazer o exame ocular completo, que inclui teste lacrimal de Schirmer, coloração da córnea com fluoresceína, avaliação da patência do ducto NL com fluoresceína e pesquisa para corpo estranho no saco conjuntival e atrás da terceira pálpebra. O tratamento deve incluir um antibacteriano tópico de amplo espectro, como bacitracina-neomicina-polimixina B ou tobramicina a cada 6 h até a resolução.

A conjuntivite viral em cães tem sido associada mais comumente ao vírus da cinomose. Os primeiros sinais de cinomose são conjuntivite bilateral com secreção que progride de serosa para mucopurulenta. O vírus também pode invadir o tecido lacrimal, o que causa uma adenite que resulta em CCS. Em tal situação, a córnea pode ficar ulcerada. A CCS costuma resolver-se em várias semanas nos cães que se recuperam de cinomose. O diagnóstico precoce de cães com cinomose pode ser feito por coloração de anticorpo fluorescente (AF) ou reação em cadeia da polimerase (PCR; do inglês, *polymerase chain reaction*) de células epiteliais conjuntivais obtidas de um raspado ou *swab*. O tratamento deve incluir limpeza dos olhos, aplicação de antibacteriano tópico de amplo espectro para ajudar a evitar infecção bacteriana secundária e, se houver CCS, ciclosporina tópica e lágrimas artificiais.

O herpes-vírus canino (HVC) foi documentado como uma causa de conjuntivite grave e queratite ulcerativa em um grupo de cães de laboratório com 3 e 4 meses de idade.[95] Os cães se recuperaram de doença do trato respiratório superior que não foi caracterizada. Em um estudo feito com cães adultos sadios infectados experimentalmente com o HVC por uma via ocular, notou-se, apenas, conjuntivite discreta autolimitante.[91] Similarmente, em um estudo controlado com cães de proprietários, com e sem conjuntivite idiopática adquirida naturalmente, foi encontrado o HVC ou o adenovírus canino 2 em 23,3% dos cães acometidos e em nenhum dos clinicamente sadios.[92] Os métodos de PCR facilitaram a detecção do HVC em animais acometidos.[35,93] Caso se suspeite ou tenha documentado o HVC como causa de conjuntivite, deve-se usar antiviral tópico como

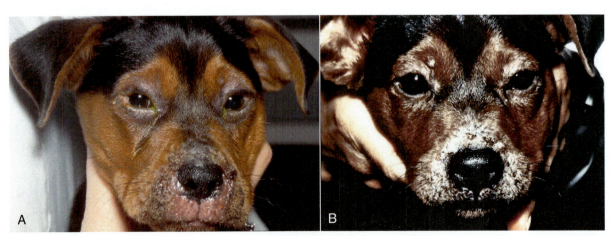

Figura 92.1 Piodermite juvenil em um filhote canino. **A.** Apresentação inicial com dermatite piogranulomatosa ulcerativa no focinho e nas pálpebras, bem como conjuntivite. **B.** Duas semanas após tratamento oral com prednisolona e cefalexina.

a trifluridina ou a idoxuridina (Tabela 92.3). Para mais informações, ver também o Capítulo 5. A aplicação tópica de solução de acetato de prednisolona (1%) não reativou infecção latente com herpes,[93] mas a administração sistêmica em doses imunossupressoras resultou na reativação de doença ocular e na eliminação do vírus.[94]

Conjuntivite em gatos

A conjuntivite neonatal é uma inflamação aguda da conjuntiva que pode ser causada por patógenos bacterianos ou virais. Se a infecção ocorrer antes da abertura das pálpebras, com aproximadamente 10 dias de idade, há formação de material purulento, o que dá um aspecto distendido característico às pálpebras aderentes. Em tais casos, as pálpebras devem ser abertas inserindo-se a lâmina de uma tesoura pequena no canto medial e deslizando-a, delicadamente, ao longo das margens palpebrais. Esse processo resultará em uma secreção purulenta abundante (Figura 92.2). Culturas bacterianas e virais, bem como o exame citológico do exsudato, podem ser úteis para identificar os patógenos. Deve-se usar um antibacteriano tópico de amplo espectro, várias vezes, diariamente. Nos casos em que se suspeita que a causa seja o herpes-vírus felino do tipo 1 (HVF-1), também se deve usar um agente tópico contra esse vírus (ver Capítulo 2 e Tabela 92.3).

A conjuntivite bacteriana em gatos recém-nascidos é rara, com exceção da infecção com *Chlamydophila felis*, uma causa comum de conjuntivite em gatos jovens (ver Capítulo 28). O aspecto clínico é indistinguível da conjuntivite causada pelo HVF-1, e os dois organismos podem ocorrer ao mesmo tempo. O diagnóstico de infecção com *Chlamydophila* baseia-se na observação de corpúsculos reticulados no citoplasma de células epiteliais conjuntivais (Figura 92.3) ou na obtenção de um resultado positivo à PCR ou ao teste de AF direto em *swab* ou raspado conjuntival. Também se pode cultivar *Chlamydophila felis*, mas isso requer meios de transporte e condições de cultura especiais. O número de corpúsculos reticulados, em geral, é pequeno e diminui com a cronicidade, fazendo com que passem despercebidos facilmente. Em um estudo experimental sobre a conjuntivite causada por clamídia, a coinfecção com o vírus da imunodeficiência felina (FIV; do inglês, *feline immunodeficiency virus*) prolongou a duração dos sinais clínicos e acarretou conjunti-

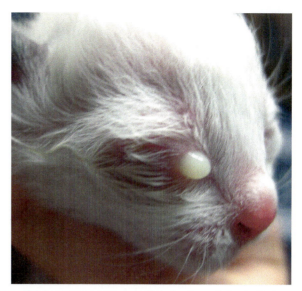

Figura 92.2 Conjuntivite neonatal em um filhote de gato com 7 dias de vida. A secreção purulenta foi evidente assim que o aspecto mais medial das pálpebras foi aberto. Cultivou-se *Pasteurella multocida*. O isolamento viral foi negativo.

vite crônica.[121] Conjuntivite causada por *Chlamydophila* pode ser tratada com pomada tópica de tetraciclina em ambos os olhos 4 vezes/dia até 1 semana depois da resolução. Pode-se usar doxiciclina oral em vez da tetraciclina tópica ou ser preferida para eliminar o organismo dos tecidos extraoculares como o trato intestinal, o sistema reprodutor e os órgãos viscerais. Resultados de um estudo indicaram que a doxiciclina oral na dose de 10 mg/kg/dia durante pelo menos 28 dias foi necessária para assegurar a eliminação do organismo dos tecidos.[34] O potencial desse organismo para infectar pessoas é questionável (para mais informações, ver *Considerações de saúde pública*, no Capítulo 28) mas é aconselhável lavar as mãos após tratar um gato acometido. A *Hartmannella vermiformis*, um endossimbionte amebiano que contém o agente *Neochlamydia hartmannellae* similar à clamídia, foi isolado com maior prevalência das superfícies oculares

Tabela 92.3 | Agentes e compostos anti-herpéticos disponíveis no comércio.

Nome genérico	Dose ou concentração	Via	Intervalo entre as doses (h)	Ação
Trifluridina	1%	Oftálmica	4 a 6	Nucleosídio fluorado de pirimidina, inibe a síntese do DNA viral
Idoxuridina (solução composta)	0,1%	Oftálmica	4 a 6	Análogo da timidina, inibe a síntese do DNA viral
Vidarabina (pomada composta)	3%	Oftálmica	4 a 6	Análogo da adenosina, inibe a síntese do DNA viral
Cidofovir (solução composta)	0,5%	Oftálmica	12	Nucleosídio acíclico fosfonato, inibe a síntese do DNA viral
Fanciclovir	90 mg/kg (sem comprovação, doses de 15 a 50 mg/kg podem ser eficazes)	Oral	8 a 12	Metabolizado em penciclovir, um análogo acíclico de nucleosídio, inibe a polimerase e a síntese do DNA viral
L-Lisina	500 mg para adultos, 250 mg para filhotes de gatos	Oral, com alimento	12	Aminoácido, inibidor competitivo da arginina (necessário para a síntese da proteína do HVF)
Interferona-α (humana recombinante α)	10⁵ a 10⁶ U/mℓ para uso tópico[a]	Oftálmica, oral,[b] parenteral[b]	6 (uso tópico)	Modula a resposta imune do hospedeiro, ajuda a proteger células não infectadas, bloqueia a montagem viral
Interferona-ω (felina recombinante ω)	10⁵ a 10⁶ U/mℓ para uso tópico[a]	Oftálmica, oral,[b] parenteral[b]	6 (uso tópico)	Modula a resposta imune do hospedeiro, ajuda a proteger células não infectadas, bloqueia a montagem viral

[a]Dose baseada em estudos *in vitro* sobre o herpes-vírus felino do tipo 1 (HVF)-1 e relatos da medicina humana.
[b]Para mais informações, ver *Formulário de fármacos*, no Apêndice.

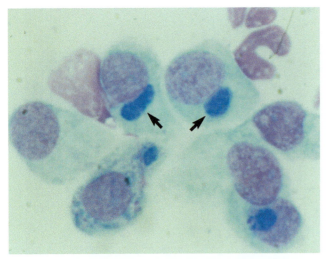

Figura 92.3 Inclusões citoplasmáticas de *Chlamydophila felis* (*setas*) nas células epiteliais conjuntivais de um gato com conjuntivite (coloração de Giemsa, 330×).

de gatos com queratite ou conjuntivite que daqueles clinicamente saudáveis.[168] No entanto, em outro estudo, a taxa de identificação do organismo entre grupos semelhantes de gatos não foi diferente.[134] O significado clínico desse organismo é desconhecido (para mais informações, ver *Infecção por Hartmmanella*, no Capítulo 78).

O *Mycoplasma felis* foi implicado de maneira variável como uma causa de conjuntivite em gatos (Figura 92.4). Em alguns estudos, foram recuperadas espécies de *Mycoplasma* como flora residente da conjuntiva de felinos; em outros, isso não aconteceu. De maneira semelhante, infecções experimentais de gatos jovens clinicamente sadios resultaram em conjuntivite em alguns estudos[68] e não em outros. Os organismos do gênero *Mycoplasma* podem precisar de um fator estressante, como infecção concomitante com o HVF-1, para causar doença. Um estudo revelou que porcentagem um pouco maior de gatos com conjuntivite apresentou resultados positivos à PCR para o DNA de *Mycoplasma* spp. (9,6%), em comparação com o do HVF-1 (6,7%) ou de *Cp. felis* (3,2%).[101] As espécies de *Mycoplasma* são sensíveis a muitos antibacterianos tópicos, inclusive às tetraciclinas.

O HVF-1 é uma causa frequente de doença ocular em gatos.[2,146,147,167] Gatos jovens com doença do trato respiratório, em geral, apresentam conjuntivite com hiperemia conjuntival acentuada, quemose e secreção ocular serosa a purulenta (Figura 92.5).

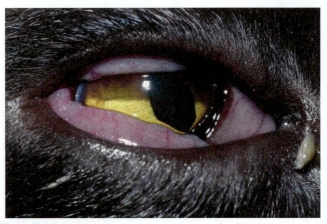

Figura 92.5 Conjuntivite em um gato causada pelo herpes-vírus felino. Notar a hiperemia, a quemose e a secreção ocular purulenta.

A recuperação em 2 a 3 semanas é comum. Nos casos graves dessa conjuntivite, o risco de simbléfaro, ou aderências da própria conjuntiva ou da córnea é alto (Figura 92.6). Ocorre simbléfaro quando há áreas de erosão do epitélio da conjuntiva e da córnea em decorrência da natureza citopática do HVF-1. O simbléfaro pode ocasionar comprometimento visual permanente, razão pela qual se deve tentar romper essas aderências o mais rápido possível. Após a aplicação de anestésico tópico, pode-se usar a extremidade de um *swab* ou uma pinça pequena para romper as aderências e retirar restos celulares e fibrina. Pode ser necessário repetir esse processo muitas vezes até que a conjuntivite se resolva. Nos casos moderados ou graves de conjuntivite, deve-se usar um agente oftálmico anti-herpético tópico (ver Tabela 92.3). Além dos cuidados gerais de suporte, os olhos devem ser limpos com frequência e deve ser aplicado antibacteriano tópico de amplo espectro para minimizar a infecção bacteriana secundária à medida que a superfície conjuntival se desprende. Uma vez infectados, os gatos tornam-se portadores latentes do HVF-1 e podem ter recorrências de doença ocular, inclusive conjuntivite e úlceras de córnea. Muitos gatos têm episódios transitórios de conjuntivite, com hiperemia conjuntival, secreção ocular serosa ou purulenta e blefaroespasmo. Casos leves que são autolimitantes podem não requerer tratamento. Se a conjuntivite for dolorosa ou durar mais de alguns dias, deve-se instituir o tratamento antiviral. Caso se use um antibacteriano tópico, tetraciclina é a escolha mais apropriada, por sua

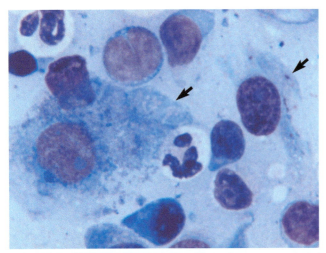

Figura 92.4 Organismos de *Mycoplasma* (*setas*) dentro de células epiteliais conjuntivais em um gato com conjuntivite (coloração de Wright, 330×).

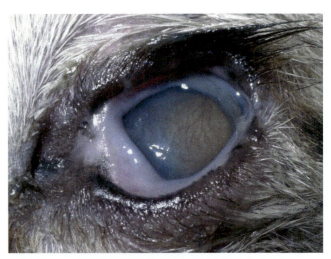

Figura 92.6 Simbléfaro crônico em um filhote de gato, secundário à infecção com o herpes-vírus felino. Notar as aderências conjuntivais circunferenciais e a vascularização da córnea.

eficácia no tratamento de infecção com *Cp. felis* e *M. felis*, patógenos conjuntivais comuns em felinos que podem contribuir para a conjuntivite, além do HVF-1.

Gatos podem desenvolver conjuntivite crônica associada ao HVF-1.[23,144] Os resultados de exames diagnósticos laboratoriais, como aqueles para o isolamento do vírus da conjuntiva e raspados conjuntivais para teste do AF direto, para provar que o HVF-1 é a causa da conjuntivite em gatos costumam ser negativos, tornando o diagnóstico incerto.[119] A identificação do DNA do HVF-1 na conjuntiva ou na córnea pela PCR é um teste mais sensível que o isolamento do vírus ou o AF direto, embora gatos clinicamente sadios possam ter resultados positivos para o DNA viral pela PCR.[149,162] Entretanto, resultados negativos em qualquer desses exames não exclui o HVF-1 como causa subjacente da doença. Gatos com conjuntivite crônica podem ser tratados com medicação antiviral oftálmica, mas os resultados variam. Nos casos de conjuntivite crônica, em geral, é preciso tratar a inflamação. Glicocorticoides não devem ser usados por causa do potencial de exacerbar uma infecção subjacente pelo HVF-1. Agentes não esteroides tópicos e pomada de ciclosporina a 0,2% (3 a 4 vezes/dia) simultaneamente com um antiviral parecem ser eficazes e seguros.

Interferonas (IFN) recombinantes têm sido administradas a gatos com doença ocular relacionada com o HVF-1, embora não haja estudos que documentem a eficácia desse procedimento. Em doses relativamente altas, a IFN-α e a IFN-ω têm efeitos inibitórios significativos sobre o HVF *in vitro* (ver Capítulo 2).[138,140] Gatos com infecção ocular experimental tratados previamente, mas não durante a doença clínica, com IFN-ω felina tópica não tiveram qualquer alteração benéfica na sua doença clínica.[70] Doses altas de qualquer IFN tópica foram usadas com algum sucesso em infecções herpéticas humanas.[109,153,154]

Mostrou-se que o tratamento com lisina oral (ver Tabela 92.3) é eficaz no sentido de reduzir a gravidade da conjuntivite induzida pelo HVF-1 em um contexto experimental.[64,152] Gatos que receberam 500 mg de L-lisina oral 2 vezes/dia tiveram conjuntivite menos grave que aqueles que receberam placebo, embora a duração da doença e o isolamento do vírus não tenham diferido entre os grupos (ver Capítulo 2).

O uso oral de fanciclovir para tratar infecção com HVF-1 em gatos tornou-se mais comum. O fármaco parece ser seguro pelo menos em um esquema curto (2 a 3 semanas), embora a dose ideal permaneça incerta e a segurança em filhotes de gatos não tenha sido determinada. Gatos parecem absorver menos o fármaco a partir do trato gastrintestinal que seres humanos, cães e ratos.[160] Um estudo preliminar indicou que foi necessária a dose de 90 mg/kg a cada 8 h para aproximar-se dos níveis plasmáticos terapêuticos em gatos,[159] embora haja relatos sem comprovação de muitos clínicos alegando efeitos benéficos com doses muito menores (ver Tabela 92.3).

O calicivírus felino (CVF) também é uma causa comum de conjuntivite em gatos, em particular os de abrigos ou os de ambientes com muitos gatos. A conjuntivite causada pelo CVF é indistinguível daquela causada pelo HVF-1 e pode ser muito mais grave em alguns gatos (Figura 92.7) (ver Capítulo 14). É preciso fazer a diferenciação identificando-se o patógeno a partir de isolamento viral, dos resultados da PCR e da coloração para AF direto de raspados conjuntivais. Como o CVF é um vírus de RNA, os agentes oftálmicos disponíveis para tratar a infecção com HVF-1, um vírus de DNA, são ineficazes. O tratamento com um antibacteriano tópico de amplo espectro é apropriado, bem como as medidas gerais de suporte. Não se conhece o papel do CVF como causador de conjuntivite crônica em gatos.

Queratite em cães

Para informações quanto à queratite viral em cães, ver a discussão sobre infecção com o HVC, anteriormente, no tópico intitulado *Conjuntivite em cães*, e adiante, em *Infecção com o herpes-vírus*

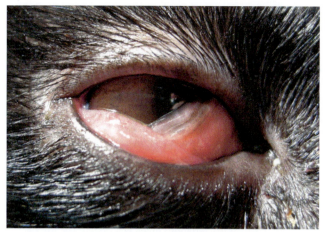

Figura 92.7 Conjuntivite grave em um gato, causada pelo calicivírus felino.

canino. A queratite infecciosa bacteriana em cães desenvolve-se após ulceração de córnea ou ferimento traumático. A flora bacteriana residente que habita a superfície ocular é a mais propensa a invadir a ferida da córnea. Espécies de estafilococos e estreptococos são particularmente comuns, embora também possam surgir infecções com bactérias gram-negativas.

Em geral, a queratite bacteriana incita uma resposta neutrofílica visível, que se caracteriza por um infiltrado celular amarelado a branco dentro da córnea (Figura 92.8). Também ocorre crescimento vascular na córnea, mas, geralmente, não começa por vários dias após a lesão e a infecção. Os vasos sanguíneos originam-se do limbo e crescem a uma velocidade aproximada de 1 mm/dia, na direção do local da infecção. Pode ocorrer destruição rápida da córnea com queratite infecciosa. As bactérias invasoras e os neutrófilos podem liberar proteases e colagenases, que contribuem para a liquefação da córnea. Documentou-se aumento da expressão da ciclo-oxigenase 2 em todas as camadas da córnea de cães com queratite, indicando que o tratamento com antiprostaglandina pode ser satisfatório para a queratite inflamatória.[139] Queratite fúngica, que pode assemelhar-se clinicamente à bacteriana, é menos comum mas pode ser causada por lesões penetrantes com material vegetal ou tratamento tópico prolongado com antibacteriano ou glicocorticoide. Tanto patógenos bacterianos como fúngicos podem danificar a córnea o suficiente para causar sua perfuração.

O diagnóstico de queratite infecciosa baseia-se nos achados clínicos, na citologia e na cultura. Usa-se coloração com fluoresceína para detectar ulceração epitelial. Deve-se fazer cultura de todas as úlceras de córnea progressivas ou que envolvam o estroma. Para a

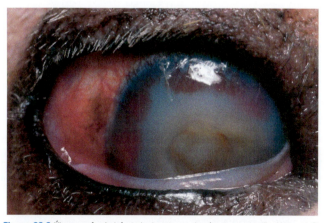

Figura 92.8 Úlcera profunda infectada do estroma da córnea em um cão. Notar o infiltrado purulento (branco a amarelado), o edema e a vascularização na córnea, bem como a hiperemia conjuntival.

coleta de amostras, usa-se a extremidade de um minibastão ume-decida em solução fisiológica estéril, esfregando-se delicadamente o leito da úlcera. Após aplicação de proparacaína tópica, deve-se usar uma espátula achatada, a extremidade cega de uma lâmina de bis-turi ou uma escova de citologia para raspar delicadamente a mar-gem da úlcera, para obter amostra citológica. No caso de queratite bacteriana, neutrófilos são o tipo celular predominante e as bactérias podem ser numerosas, poucas ou não ser vistas ao exame citológico. A decisão inicial quanto ao tratamento deve basear-se na identifica-ção de cocos ou de bastonetes. A cultura é mais sensível que a citolo-gia para detectar bactérias e é a única maneira de confirmar a espécie e a suscetibilidade antibacteriana. Até que se tenham os resultados da cultura, deve-se usar o espectro mais amplo possível de antibacteria-nos. Em geral, isso significa um tratamento combinado, como quino-lona tópica e cefazolina. Para se conseguir atividade antibacteriana de amplo espectro, antibacterianos comerciais podem ser fortalecidos com o acréscimo de outros fármacos, podendo-se usar antibacte-rianos injetáveis com lágrimas artificiais ou solução fisiológica para criar formulações tópicas (Tabelas 92.4 e 92.5). A frequência da apli-cação é crítica. Em uma úlcera de córnea rapidamente progressiva, os antibacterianos tópicos devem ser aplicados a cada 1 a 2 h.

Em geral, não estão indicados antibacterianos sistêmicos, a menos que haja um ferimento penetrante na córnea. Pode-se usar atropina tópica 2 a 3 vezes/dia se houver miose, embora isso não deva ser feito em cães com CCS ou glaucoma. O uso de agentes tópicos para inter-romper a destruição proteolítica da córnea pode ser benéfico. A apli-cação tópica de soro autógeno, acetilcisteína ou EDTA sódico várias vezes ao dia tem sido defendida. A autora deste capítulo (JS) é a favor do soro autógeno por sua fácil disponibilidade e por não ser irritante, embora precise ser manipulado e mantido com técnica estéril. O soro deve ser refrigerado e substituído a cada 48 a 72 h.

Tabela 92.4	Agentes antibacterianos oftálmicos disponíveis no comércio.

Nome genérico	Concentração da solução (%)	Pomada
Agentes individuais		
Bacitracina	ND	500 U/g
Cloranfenicol	Variável	ND
	0,5%	1%
Azitromicina	1%	ND
Eritromicina	ND	0,5%
Sulfato de gentamicina	0,3%	0,3%
Polimixina B	0,1 a 0,25%	ND
Levofloxacino	0,5 e 1,5%	ND
Ofloxacino	0,3%	ND
Ciprofloxacino	0,3%	0,3%
Gatifloxacino	0,3%	ND
Moxifloxacino	0,5%	ND
Sulfacetamida sódica	10%	10%
Sulfato de tobramicina	0,3%	0,3%
Misturas		
Polimixina B-bacitracina-zinco	ND	10.000 U
Polimixina B-neomicina-bacitracina	ND	10.000 U
Polimixina B-neomicina-gramicidina	10.000 U	ND
Polimixina B-oxitetraciclina	ND	10.000 U
Polimixina B-trimetoprima	10.000 U	ND

ND, não disponível.

Tabela 92.5	Preparações de soluções antibacterianas tópicas fortificadas e compostas.

Gentamicina (fortificada)

Gentamicina injetável (50 mg/mℓ)	6 mℓ
Lágrimas artificiais	24 mℓ
TOTAL	30 mℓ

Concentração final = 10 mg/mℓ (solução a 1%)

ou

Acrescentar 2 mℓ de gentamicina injetável (50 mg/mℓ) ao frasco de 5 mℓ da solução comercial de gentamicina (a 0,3%). Concentração final: 14 mg/mℓ (solução a 1,4%). Vida útil: 30 dias

Amicacina

Amicacina injetável (250 mg/mℓ)	4 mℓ
Lágrimas artificiais	26 mℓ
Total	30 mℓ

Concentração final = 33 mg/mℓ (solução a 3,3%)

ou

Remover 2 mℓ de um frasco de 15 mℓ de lágrimas artificiais e descartar

Acrescentar 2 mℓ de amicacina injetável (50 mg/mℓ)

Concentração final: 6,7 mg/mℓ (solução a 0,67%). Vida útil: 30 dias

Ampicilina

Misturar o conteúdo de 125 mg do frasco de ampicilina com solução fisiológica estéril ou lágrimas artificiais para obter a concentração de 20 mg/mℓ

Cefazolina

Remover 2 mℓ de um frasco de 15 mℓ de lágrimas artificiais e descartar

Reconstituir um frasco de 500 ou 1.000 mg de cefazolina com solução fisiológica estéril para obter a concentração de 250 mg/mℓ

Acrescentar 500 mg de cefazolina reconstituída (2 mℓ) ao frasco de lágrimas artificiais

Concentração final: 33 mg/mℓ (solução a 3,3%). Vida útil: 14 dias. Manter refrigerada

Cefalotina

Remover 6 mℓ de um frasco de 15 mℓ de lágrimas artificiais e descartar

Acrescentar os 6 mℓ de solução de lágrimas ao frasco de 1.000 mg de cefalotina

Acrescentar os 1.000 mg da cefalotina reconstituída (6 mℓ) ao frasco de lágrimas artificiais

Concentração final: 67 mg/mℓ (solução a 6,7%). Manter refrigerada

Ticarcilina

Reconstituir um frasco de 1 g de ticarcilina com 10 mℓ de solução fisiológica estéril

Acrescentar 1 mℓ (100 mg) dessa solução ao frasco de 15 mℓ de lágrimas artificiais

Concentração final: 6,7 mg/mℓ (solução a 0,67%). Vida útil: 4 dias. Manter refrigerada

Tobramicina (fortificada)

Acrescentar 1 mℓ de tobramicina injetável (40 mg/mℓ) ao frasco de 5 mℓ da solução comercial de tobramicina oftálmica (0,3%)

Concentração final: 9,2 mg/mℓ (solução a 0,92%). Vida útil: 30 dias

Vancomicina

Remover 9 mℓ de um frasco de 15 mℓ de lágrimas artificiais e descartar

Reconstituir um frasco de 500 mg de vancomicina com 10 mℓ de solução fisiológica estéril

Acrescentar os 500 mg de vancomicina reconstituída (10 mℓ) ao frasco de lágrimas artificiais

Concentração final: 31 mg/mℓ (solução a 3,1%). Vida útil: 4 dias. Manter refrigerada

Adaptada da Referência 170.

Se houver suspeita de queratite fúngica ou se for confirmada, deverá ser tratada com a aplicação de um agente antifúngico tópico a cada 2 a 3 h (Tabela 92.6). Embora a natamicina seja o único agente antifúngico oftálmico aprovado nos EUA, outros agentes, como a sulfadiazina de prata, provaram ser eficazes e seguros para uso ocular tópico.[115] Farmácias de manipulação fazem outras preparações antifúngicas sistêmicas ou tópicas para uso ocular. Soluções tópicas de miconazol ou voriconazol foram eficazes no tratamento de ceratomicose em cães.[9,65] Úlceras de córnea profundas em risco de perfurar respondem melhor ao tratamento cirúrgico, como a colocação de um retalho conjuntival.

As superfícies oculares devem ser limpas de secreções com frequência, para a remoção de neutrófilos e suas enzimas proteolíticas. Se a produção de lágrimas não for adequada, devem ser administradas ciclosporina tópica a cada 12 h e lágrimas artificiais várias vezes ao dia, para suplementar e estimular o lacrimejamento. Deve-se evitar o fechamento das pálpebras ou a colocação de um retalho de terceira pálpebra. Tais procedimentos limitam o contato do fármaco com a córnea, prejudicam a drenagem da secreção, aumentam a temperatura do ambiente – o que promove proliferação bacteriana, crescimento de fungos ou ambos – e impedem a observação do progresso da úlcera. Agentes não esteroides sistêmicos são benéficos como analgésicos e para ajudar no tratamento da uveíte associada a úlceras de córnea profundas.

Queratite em gatos

Pode ser secundária a úlceras de córnea (inclusive as iniciadas pelo HVF-1) ou ferimentos traumáticos. O aspecto, o diagnóstico e o tratamento são iguais aos destinados a cães. Embora incomum, a queratite fúngica em gatos pode ser tratada de maneira semelhante à utilizada em cães.[81]

A ulceração da córnea e a queratite causadas pelo HVF-1 são muito comuns e começam com a invasão do epitélio da córnea pelo vírus.[146] A anormalidade mais comum na córnea são erosões epiteliais pontilhadas ou lineares (dendríticas) (Figura 92.9), que podem aumentar rapidamente e formar úlceras geográficas superficiais. Em geral, a conjuntivite acompanha as úlceras de córnea.[144] As medidas mais bem-sucedidas têm sido o desbridamento mecânico de qualquer parte solta do epitélio da córnea com a extremidade de algodão de um *swab* e o tratamento com agente antiviral tópico. Também se deve usar antibacteriano tópico para profilaxia bacteriana. Não devem ser feitas ceratotomias em gatos porque essa modalidade de tratamento possibilita que o vírus tenha maior acesso ao estroma da

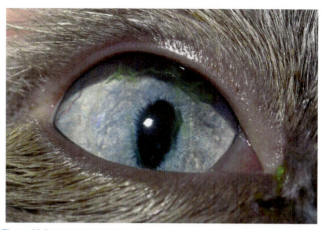

Figura 92.9 Ulceração dendrítica da córnea em um gato, causada pelo herpes-vírus felino.

córnea e parece aumentar o risco de sequestro da córnea.[82] Deve-se usar um agente tópico anti-herpético até que a úlcera de córnea tenha cicatrizado e, pelo menos, por 1 semana após (ver Tabela 92.3).

Gatos clinicamente saudáveis sem infecção aparente podem abrigar o vírus em estado latente ou ativo nas córneas ou nos gânglios trigêmeos.[150,162] Experimentalmente, a administração subconjuntival de dexametasona fez com que gatos infectados com o HVF-1 desenvolvessem queratite do estroma[116] que pode ocorrer com ou sem uma úlcera de córnea. Vascularização da córnea e infiltrado celular, em geral acompanhados por desconforto crônico, são sintomas típicos (Figura 92.10). Apenas o uso de agentes antivirais pode não melhorar a queratite; às vezes é necessária a utilização de anti-inflamatórios tópicos, embora glicocorticoides devam ser evitados. Agentes não esteroides tópicos e/ou pomada de ciclosporina a 0,2% podem ser usados em conjunto com um antiviral. Os glicocorticoides tópicos predispõem os gatos ao desenvolvimento de ulceração de córnea e sequestro quando ocorre o HVF-1. Usou-se IFN tópica em seres humanos com queratite herpética e esse procedimento pode ser benéfico em gatos,[109,153,154] embora não haja estudos controlados a respeito (ver Tabela 92.3). A administração oral de lisina é de fanciclovir para a doença ocular herpética foi discutida em *Conjuntivite em gatos*.

O sequestro da córnea é um distúrbio comum em gatos, em particular nos das raças Persa e Himalaia, que pode seguir-se a úlceras crônicas de córnea ou queratite causada pelo HVF-1 em gatos de

Tabela 92.6 Agentes antifúngicos oftálmicos.

Nome genérico	Concentração e formulação	Micélios	Leveduras
Polienos			
Natamicina[a]	Suspensão a 5%	*Aspergillus, Fusarium*	–
Anfotericina B	Suspensão a 0,15%[b]	Eficácia variável contra *Aspergillus*	Várias, *Candida*
Azóis			
Miconazol	Creme vaginal ou solução composta a 1%[b]	*Aspergillus, Fusarium, Alternaria, Penicillium*	*Candida*
Cetoconazol	Solução a 2%[b]	*Aspergillus, Fusarium, Candida, Curvularia*	*Candida*
Itraconazol	Composto a 1% em 30% de DMSO[b]	*Aspergillus, Pseudallescheria*	*Candida*
Fluconazol	Solução a 0,2%[b]	*Aspergillus*	*Candida*
Voriconazol	Solução a 1%[b]	*Aspergillus, Fusarium, Penicillium, Scedosporium*	–
Outros			
Sulfadiazina de prata	Creme a 1%[c]	*Aspergillus, Fusarium*	*Candida*

[a]Único agente antifúngico oftálmico disponível no comércio nos EUA.
[b]Não disponível no comércio para uso oftálmico. É preciso usar as soluções parenterais existentes ou fazer em farmácia de manipulação.
[c]Disponível no comércio como creme dermatológico.
*Modificada da Referência 170.

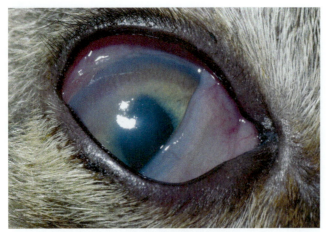

Figura 92.10 Queratite do estroma em um filhote de gato, causada pelo herpes-vírus felino. Notar a vascularização e o edema da córnea, além da hiperemia conjuntival.

qualquer raça (Figura 92.11). Ocorreu após tratamento tópico com glicocorticoide em gatos infectados experimentalmente com o HVF-1 e nos submetidos a ceratotomias.[82,117] A condição caracteriza-se por uma área de degeneração da córnea com coloração castanha a enegrecida. As lesões variam de sequestros mínimos, do tamanho da cabeça de um alfinete, àqueles que ocupam mais de metade da córnea; a vascularização pode ser intensa ou ausente e a dor ocular varia de nenhuma a acentuada. Como a queratite do estroma, os sequestros podem ser uma das sequelas mais graves e com potencial de causar cegueira em decorrência da infecção com o HVF-1. A maioria dos oftalmologistas recomenda a ceratotomia, seguida por enxerto (de córnea ou conjuntiva) como tratamento para os sequestros.

Dacriocistite em cães e gatos

A dacriocistite, ou inflamação do sistema NL, em geral, está associada a infecção bacteriana. Corpos estranhos no sistema NL, como material de vegetais, costumam ser a causa desencadeante. A dacriocistite é menos comum em gatos que em cães. Manifestações clínicas incluem hiperemia conjuntival, especialmente do saco conjuntival ventral, corrimento ocular purulento e epífora. Pode haver ou não blefaroespasmo. A compressão da pele perto do canto medial pode resultar em dor e saída de exsudato purulento pelos pontos lacrimais. Também podem ocorrer edema ou tratos fistulosos na pele próxima ao canto medial.

O diagnóstico é confirmado por irrigação NL com cultura de quaisquer restos purulentos recuperados. Pode ser necessário dacriocistorrinografia para identificar corpos estranhos ou estruturas císticas no sistema NL. Caso corpos estranhos não possam ser retirados do sistema por irrigação, pode ser necessária remoção cirúrgica via uma dacriocistotomia.

Após irrigação NL, deve-se usar uma solução antibacteriana de amplo espectro como a de polimixina B-neomicina-gramicidina, 4 a 6 vezes/dia. Antibacterianos sistêmicos não estão indicados se a infecção estiver limitada ao sistema NL. Podem ser necessárias irrigações repetidas para manter a patência. Também é possível canular o ducto NL com um tubo macio para estabelecer a patência. Pode ocorrer estenose do ducto NL com dacriocistite, o que ocasiona epífora crônica.

Infecções orbitárias em cães e gatos

A doença orbitária causada por infecção bacteriana, em geral, tem início relativamente rápido, em comparação com a progressão lenta dos sinais clínicos vistos na neoplasia orbitária. Sinais clínicos típicos de abscesso orbitário e celulite incluem edema periorbitário, exoftalmia, elevação da membrana niictitante, hiperemia conjuntival e dor à palpação da periórbita ou quando o animal abre a boca (Figura 92.12). Em alguns animais, é evidente edema da mucosa bucal atrás do último molar.

A infecção bacteriana da órbita é comum, especialmente em cães, embora também tenham sido relatadas infecções fúngicas em cães e gatos (para mais informações, ver *Micoses sistêmicas em cães e gatos*, neste capítulo). Os agentes infecciosos podem ter acesso à órbita por várias vias, inclusive através da mucosa bucal atrás do último molar, do seio frontal ante a ruptura do osso orbitário medial, de abscessos em raízes dentárias em que as bactérias disseminam-se por meio de planos de tecidos moles, ferimentos penetrantes ou corpos estranhos da pele ou da cavidade bucal e por disseminação hematogênica de locais distantes de infecção.

A melhor maneira de diagnosticar abscessos orbitários bacterianos é com a ultrassonografia (US), em que o abscesso aparece como uma área hipoecoica posterior ao globo ocular (Figura 92.13). Um granuloma fúngico seria hiperecoico e não diferenciado imediatamente de neoplasia. A tomografia computadorizada (TC) e a ressonância magnética (RM) são mais úteis para delinear infecções que envolvem o sistema respiratório e a órbita simultaneamente, o que é mais provável em infecções fúngicas.

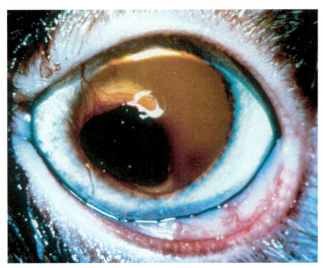

Figura 92.11 Sequestro na córnea em um gato. Notar os vasos sanguíneos na córnea.

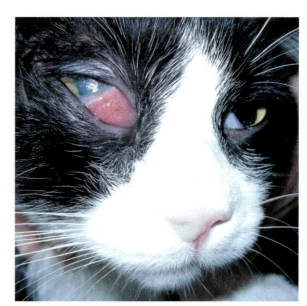

Figura 92.12 Abscesso orbitário em um gato. Notar o edema periorbitário, a exoftalmia e a elevação da terceira pálpebra. Também há corrimento nasal mucopurulento, um achado infrequente.

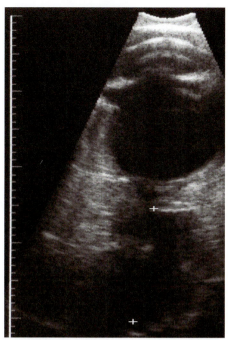

Figura 92.13 Imagem de ultrassom de abscesso retrobulbar em um gato. Marcadores (+) delineiam dois lados de uma estrutura hipoecoica posterior ao globo ocular.

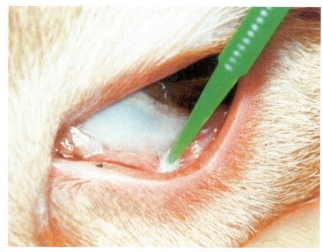

Figura 92.14 Escova com cerdas de náilon usadas para se obter amostra para citologia conjuntival.

Deve-se fazer a drenagem de abscessos orbitários sempre que possível. Como apenas tecido mole separa a cavidade bucal da parte ventral da órbita em cães e gatos, uma incisão através do tecido atrás do último molar pode dar acesso à órbita. Deve-se avançar uma pequena pinça-mosquito estéril ou sonda romba para a órbita, delicadamente – sem agarrar o tecido –, para tentar entrar na cavidade do abscesso. Qualquer material purulento deve ser submetido à cultura e à avaliação citológica. Enquanto se aguarda o resultado da cultura, deve-se instituir o tratamento com antibacteriano sistêmico de amplo espectro, como clindamicina e uma penicilina ou cefalosporina. Agentes não esteroides também devem ser administrados para analgesia e efeito anti-inflamatório. O prognóstico para os abscessos orbitários bacterianos em geral é bom, mas o de infecções orbitárias fúngicas é mais reservado.

Exames diagnósticos

A decisão de fazer culturas da superfície ocular deve ser tomada no início do exame, antes da administração de um midriático e de serem feitas manipulações. O uso de um *swab* umedecido ou alginato de cálcio facilita a obtenção de amostras.[69,165] O uso de *swabs* e meios destinados especificamente para transporte viral é melhor para o isolamento de vírus.

O exame citológico de raspados conjuntivais e da córnea é um recurso diagnóstico importante e rápido. Deve-se aplicar proparacaína tópica e raspar a superfície apropriada com uma pequena espátula achatada ou a extremidade romba de uma lâmina de bisturi; antes, porém, deve-se remover o excesso de corrimento ocular. É preciso que o material coletado seja espalhado levemente em lâminas de vidro de microscopia e seco ao ar. As lâminas podem ser coradas com um corante de Giemsa ou de Wright modificado para avaliação citológica e coloração pelo Gram para se avaliar o tipo de bactéria existente. Também podem ser preparadas lâminas para exame de AF direto para o vírus da cinomose, o HVF-1 e *Cp. felis*.

Uma técnica alternativa é passar uma pequena escova de cerdas de náilon com movimento giratório sobre a superfície apropriada e, em seguida, transferir o material obtido da mesma maneira para uma lâmina (Figura 92.14). Preparações feitas com esse método têm um número menor de células que são espalhadas com mais facilidade sobre uma lâmina e ocorrem menos artefatos por esmagamento.[164,175] Esse método é menos traumático e de realização mais fácil em gatos e cães de pequeno porte com o globo ocular pouco exposto. As células conjuntivais de cães não esfoliam tão prontamente como as de gatos com o uso da escova de citologia.

É fácil obter pequenas amostras de biopsia da conjuntiva do animal com anestesia tópica. Esses pequenos pedaços de tecido devem ser espalhados em uma folha de papel antes de serem colocados em um fixador.

Infecções intraoculares

As infecções intraoculares bacterianas podem ser de origem exógena ou endógena. A fonte de uma infecção exógena decorrente de uma lesão ocular penetrante pode ser óbvia a partir da história e do aspecto do olho, mas a lesão pode ser inaparente, como aquela causada pela garra do próprio gato através da conjuntiva e da esclera. Infecções induzidas de maneira exógena, em geral, são unilaterais; já as endógenas podem ser uni ou bilaterais.

Lesão local

Todas as lesões oculares penetrantes recentes devem ser consideradas sépticas e submetidas a tratamento intensivo com antibacterianos bactericidas de amplo espectro, tópicos e sistêmicos, até a obtenção dos dados de suscetibilidade. As quinolonas tópicas, em especial o ofloxacino, o moxifloxacino e o gatifloxacino, têm excelente penetração na córnea e alcançam níveis terapêuticos no segmento anterior contra uma grande variedade de bactérias.[176] Ante a suspeita ou a confirmação de endoftalmite bacteriana, deve-se usar uma quinolona tópica a cada 1 a 2 h. O tratamento anti-inflamatório tópico também está indicado e pode incluir a administração frequente de acetato de prednisolona ou um agente não esteroide como o flurbiprofeno. Também deve ser instituído tratamento sistêmico com antibacteriano de amplo espectro e anti-inflamatório.

A centese do humor aquoso para culturas e citologia é segura quando feita da maneira adequada e pode dar informação específica para orientar o tratamento futuro (para mais informações, ver *Diagnóstico*, adiante), mas não é tão confiável como a centese do humor vítreo para demonstrar crescimento bacteriano na endoftalmite. Portanto, resultados negativos da cultura de uma amostra do humor aquoso não constituem evidência definitiva de inflamação estéril.[53] Neutrófilos degenerados e bactérias à oculocentese são indicativos de sepse. Neutrófilos não degenerados podem indicar inflamação purulenta estéril, como ocorre com a uveíte facoclástica causada pela ruptura da cápsula do cristalino.

Doenças sistêmicas

O olho, em geral, é o órgão-alvo de agentes infecciosos sistêmicos. A doença ocular pode ser a queixa primária, e a doença sistêmica pode não ser identificada ou passar despercebida. É importante reconhecer o acometimento sistêmico para dar o prognóstico acurado e providenciar o tratamento adequado. Em contrapartida, deve-se fazer o exame ocular em animais com doença sistêmica, já que esse procedimento dá indícios diagnósticos rapidamente e informação prognóstica. Quando agentes infecciosos têm acesso aos olhos, isso em geral ocorre por via uveal ou vascular. É comum o estabelecimento de agentes infecciosos ou complexos imunes na úvea, o que ocasiona uma uveíte posterior ou coriorretinite, uma uveíte anterior ou, se acentuada, endoftalmite ou pan-oftalmite.

Cinomose

Os sinais oculares de cinomose (ver Capítulo 3), em geral, incluem conjuntivite bilateral com corrimento que progride de seroso a mucopurulento. A conjuntiva palpebral é acometida primeiramente. A adenite lacrimal pode resultar em menor produção de lágrimas, que, por sua vez, resulta em sinais mais profundos de conjuntivite, ulceração da córnea e dor. O ressecamento ocular, geralmente, resolve-se se o animal se recuperar da infecção sistêmica. Às vezes, os sinais sistêmicos com acometimento conjuntival ou lacrimal são tão discretos que não se suspeita de cinomose.

O vírus da cinomose, em geral, acarreta coriorretinite multifocal não granulomatosa que não costuma causar cegueira. A prevalência de coriorretinite é desconhecida, mas, provavelmente, varia, como os sinais neurológicos, com a cepa do vírus e a competência imune do hospedeiro. Em um estudo, cães com todas as apresentações neurológicas de cinomose tiveram prevalência global de lesões coriorretinianas de 41%, mas 83% dos cães com síndromes crônicas de leucoencefalopatia tiveram lesões coriorretinianas.[158] As lesões focais agudas no tapete ou fora dele têm bordas acinzentadas a brancas, indefinidas ou pouco definidas (Figura 92.15).[49] As cicatrizes coriorretinianas resultantes de infecção com o vírus da cinomose têm bordas bem demarcadas, são hiper-refletivas no tapete (para mais informações, ver discussão sobre lesões em forma de medalhão dourado em *Sinais*

oculares, no Capítulo 3) e são despigmentadas fora dele. Em termos histológicos, as alterações retinianas caracterizam-se por degeneração da retina com coxim perivascular em algumas circunstâncias. As lesões podem ter degeneração focal ou difusa de células ganglionares, proliferação do epitélio pigmentar da retina, atrofia de fotorreceptores, desorganização das camadas retinianas, gliose focal e corpúsculos de inclusão da cinomose nas células gliais.

O problema clínico ocular mais sério associado à cinomose é neurite óptica,[48] que se caracteriza por início agudo de cegueira bilateral e midríase. Se a inflamação se estende rostralmente ao disco óptico, são observados sinais oftalmoscópicos de hemorragias peripapilares e edema, congestão vascular retiniana e elevação do disco (Figura 92.16).[48] Se a neurite permanecer retrobulbar, o diagnóstico é estabelecido por exclusão (p. ex., olhos cegos com midríase e função retiniana normal conforme testados por eletrorretinografia). A neurite óptica pode ser isolada, prodrômica ou simultânea a outros sinais neurológicos. Também pode ocorrer cegueira associada à cinomose com inflamação do córtex occipital ou radiações ópticas, mas os reflexos luminosos pupilares, em geral, estão normais em tais circunstâncias. Pode ocorrer neurite óptica com outras condições inflamatórias do sistema nervoso central (SNC), como meningoencefalite granulomatosa (MEG) (ver Capítulo 82).

Raspados conjuntivais de cães em que se suspeita de cinomose devem ser obtidos e submetidos à coloração para AF direto ou PCR para detecção do vírus em questão. Com os controles apropriados, o resultado do último teste é mais específico e sensível. No entanto, a PCR é tão sensível que resultados positivos podem ser encontrados após vacinação e com infecções subclínicas (para mais informações, ver *Diagnóstico*, no Capítulo 3). Em um estudo feito com cães infectados experimentalmente, foram obtidos resultados positivos à PCR no início e por mais tempo de amostras de *swabs* conjuntivais que de outras amostras testadas.[78] Em alguns casos, também podem ser vistos corpúsculos de inclusão viral em células epiteliais.

Como não há tratamento antiviral específico, ele é primordialmente sintomático. O tratamento da neurite óptica aguda ou da coriorretinite grave deve ser realizado com dosagens anti-inflamatórias sistêmicas de glicocorticoides. Deve-se tratar o ressecamento ocular com ciclosporina tópica 2 vezes/dia e com lágrimas artificiais. As úlceras de córnea também devem ser tratadas com antibacteriano tópico de amplo espectro várias vezes ao dia.

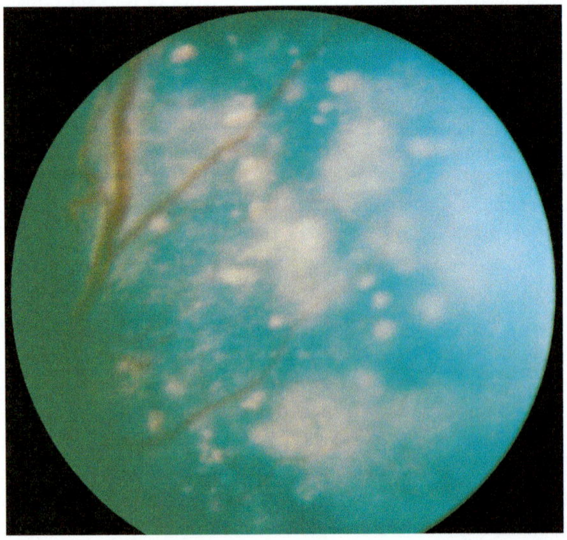

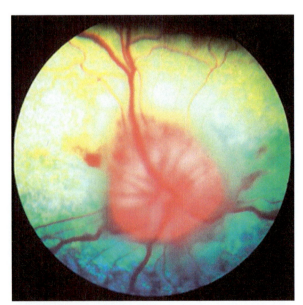

Figura 92.15 Lesões multifocais agudas da cinomose fora do tapete em um cão. As lesões ativas são reconhecidas por seus infiltrados celulares brancos com bordas indistintas.

Figura 92.16 Neurite óptica aguda, caracterizada por edema e hiperemia do disco óptico, hemorragias peripapilares e perda da visão. Nesse cão, foi diagnosticada meningoencefalite granulomatosa.

Hepatite infecciosa canina

Estima-se que a infecção com o adenovírus canino 1 (CAV [do inglês *canine adenovirus*]-1) cause lesões oculares em cerca de 20% dos cães que se recuperam de infecções naturais, enquanto se observou a prevalência de 0,4% ou menos em cães vacinados contra esse vírus (ver Capítulo 4). O uso de CAV-2 para imunização tornou a reação pó-vacinal de edema de córnea e uveíte muito menos comum, embora ainda ocorra, ocasionalmente, com produtos de CAV-2. A lesão, considerada uma reação imune do complexo Arthus, ocorre 10 a 21 após a vacinação e requer mais ou menos o mesmo tempo para se resolver. A condição é bilateral em 12 a 28% dos cães acometidos. A maior prevalência relatada foi na raça Afghan Hound.[27] Outras raças de caça e Husky Siberiano podem ter altas frequências semelhantes de reações oculares ao CAV-1.

A lesão ocular mais visível é o edema do estroma da córnea ("olho azul"), que resulta do dano inflamatório ao endotélio da córnea (Figura 92.17; Figuras 4.1 e 4.2). A distensão da córnea com líquido pode causar formação de bolha. Se a bolha se romper, ocorre ulceração da córnea. Em alguns casos, um cão tem sinais de uveíte (blefaroespasmo, miose, hipotonia e congestão do humor aquoso) 1 a 2 dias antes que o edema da córnea se torne evidente, embora a maioria dos cães não demonstre desconforto. O edema de córnea pode ser focal ou generalizado e, em geral, é transitório. Às vezes, é permanente ou pode levar várias semanas para desaparecer. Uma hipotonia acentuada, combinada com alteração da rigidez da córnea, pode resultar em ceratocone. O glaucoma, a sequela mais significativa da uveíte, pode passar despercebido nos estágios iniciais por causa do edema de córnea e da hiperemia conjuntival preexistente. Uveíte associada à vacinaçao, em geral, é diagnosticada pelas lesões oculares típicas, combinadas com história de vacinação recente em um filhote canino ou cão jovem (com menos de 2 anos de idade). Outras causas de edema de córnea, como a persistência congênita de membranas pupilares, glaucoma, ulceração de córnea e uveíte de outras causas, devem ser excluídas. O tratamento é semelhante ao de outras formas de uveíte anterior – em termos específicos, acetato de prednisolona tópico 4 a 6 vezes/dia e atropina para induzir midríase. Agentes não esteroides orais também podem ser úteis.

Infecção com o herpes-vírus canino

A infecção com o HVC (ver Capítulo 5) em cães adultos costuma induzir, apenas, uma conjuntivite transitória e vaginite que duram de 4 a 5 dias. Dois cães adultos, um tratado apenas com um composto tópico de glicocorticoide e antibacteriano e outro com ciclosporina tópica mais um composto tópico de glicocorticoide e antibacteriano, foram diagnosticados com ulceração de córnea dendrítica associada ao HVC.[97] Um grupo de cães de laboratório com 3 a 4 meses de idade foi diagnosticado com conjuntivite e queratite ulcerativa causadas pelo HVC.[95] Os cães tinham se recuperado recentemente de doença respiratória superior que não foi caracterizada. A infecção neonatal com o HVC acarreta pan-uveíte bilateral com queratite, sinequias, cataratas, necrose e desorganização retinianas, atrofia e displasia da retina e neurite e atrofia ópticas.[1]

Infecção com o vírus da peritonite infecciosa felina

A manifestação ocular mais comum de infecção com o vírus da peritonite infecciosa felina (VPIF) é uveíte granulomatosa anterior bilateral, em geral acompanhada por coriorretinite (ver Capítulo 10). Frequentemente são encontrados grandes precipitados ceratínicos e um exsudato fibrinoso na câmara anterior (Figuras 92.18, 10.4 e 10.5). A natureza da doença é uma vasculite, e é comum ver exsudato piogranulomatoso embainhando vasos retinianos (Figuras 92.19 e 10.6). Também podem ocorrer hemorragias retinianas e descolamento da retina.

A doença ocular é mais comum com a forma não efusiva, ou seca, da infecção com o VPIF e pode ser seu primeiro sinal. O diagnóstico de doença ocular associada a esse vírus é difícil por causa da natureza inespecífica dos testes com anticorpo sérico para coronavírus disponíveis. Elevações dos títulos séricos de anticorpo na ocorrência de lesões oculares características são sugestivas.

Como não há tratamento eficaz para a infecção com VPIF, o tratamento da doença ocular é sintomático. Glicocorticoides tópicos, como o acetato de prednisolona, devem ser usados várias vezes ao dia para a uveíte anterior. Também se deve usar prednisolona sistêmica para a coriorretinite. Doença ocular pode ser amenizada temporariamente, mas, em geral, retorna se a doença sistêmica se agravar.

Infecção com o vírus da leucemia felina

A manifestação ocular predominante da infecção com o vírus da leucemia felina (FeLV; do inglês, *feline leukemia virus*) é o linfossarcoma (ver Capítulo 11). O trato uveal é um local comum de metástase de linfócitos neoplásicos via disseminação hematogênica. De início, gatos com linfossarcoma podem exibir sinais de uveíte leve, que incluem miose, congestão do humor aquoso e precipitados ceratínicos. À medida que a doença progride, a íris fica muito espessada e distorcida com a infiltração de células tumorais. No início, o tumor também

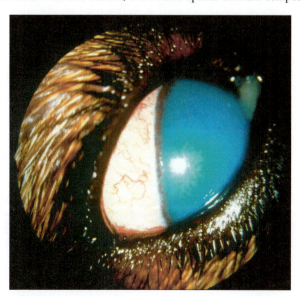

Figura 92.17 Edema difuso da córnea ("olho azul") induzido por vacinação com o adenovírus canino 1.

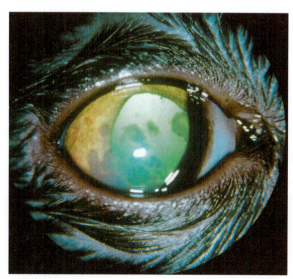

Figura 92.18 Uveíte anterior com grandes precipitados ceratínicos em um gato com peritonite infecciosa felina.

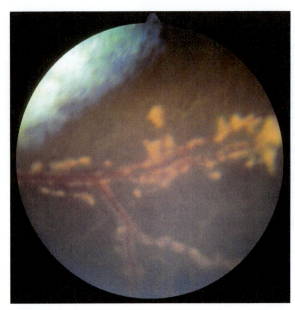

Figura 92.19 Coriorretinite e bainha perivascular retiniana em um gato com peritonite infecciosa felina.

pode surgir como massa dentro da íris, mas sem sinais clínicos de uveíte (Figura 92.20). Glaucoma é uma sequela comum porque as células tumorais infiltram o ângulo iridocorneano. A centese do humor aquoso pode ser útil para se estabelecer o diagnóstico porque os linfócitos neoplásicos esfoliam prontamente no humor aquoso. O tratamento rigoroso para o linfossarcoma ocular em gatos com glicocorticoides tópicos, como o acetato de prednisolona, bem como o tratamento sistêmico com glicocorticoides e outros protocolos quimioterápicos podem resultar em melhora. Gatos podem ter massas orbitárias associadas ao linfossarcoma. É comum observar exoftalmia e elevação da terceira pálpebra. O tratamento dessa forma de linfoma deve incluir quimioterapia e, possivelmente, radioterapia orbitária. Foram notadas anormalidades pupilares, inclusive anisocoria dinâmica, em gatos com resultados positivos ao teste com antígeno do FeLV, bem como hemorragias retinianas associadas à anemia profunda.[13]

Infecção com o vírus do sarcoma felino

O vírus do sarcoma felino (VSF) é uma variante de ocorrência natural do FeLV que incorporou um de vários oncogenes (ver Capítulo 11). Experimentalmente, o vírus causou melanoma uveal quando injetado

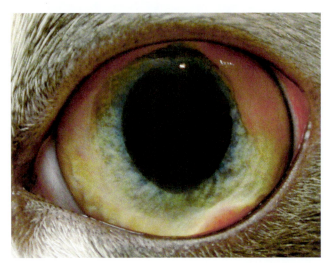

Figura 92.20 Linfoma ocular causando massas na íris em um gato positivo para o vírus da leucemia felina.

na câmara anterior de gatos. Foi investigada a função do VSF nos melanomas uveais felinos de ocorrência natural. Usando-se a PCR em globos oculares com melanomas uveais fixados com formalina, um estudo revelou o DNA de FeLV-VSF em 3 de 36 amostras, sugerindo o possível papel do vírus na formação tumoral.[148] Em outro estudo com 10 globos oculares com melanoma uveal, o FeLV não foi detectado à PCR nem à imuno-histoquímica.[25]

Infecção com o parvovírus felino

O parvovírus felino, a causa de panleucopenia felina, pode afetar a retina e o nervo óptico, além do SNC (ver Capítulo 9 e Figura 9.3). Embora hipoplasia cerebelar seja a anormalidade clinicamente aparente mais comum, os filhotes felinos infectados no período pré-natal ou neonatal podem ter displasia retiniana e também hipoplasia ou displasia do nervo óptico.

Infecção com o vírus da imunodeficiência felina

Inflamação ocular foi associada ao FIV em gatos infectados experimental e naturalmente (ver Capítulo 12). Uveíte anterior é a anormalidade ocular mais comumente relatada. Conjuntivite, inflamação da parte plana e coriorretinite também foram relatadas. A inflamação ocular pode ser causada por dano viral direto ao tecido, iniciando doença imunomediada ou possibilitando o desenvolvimento de infecções oportunistas.[173] Em um estudo histopatológico dos olhos de 19 gatos com resultados positivos ao teste sorológico para o FIV, 16 tinham inflamação linfoplasmocitária da íris e do corpo ciliar.[100] Outros patógenos comuns de felinos, como herpes-vírus, *Cp. felis* e *T. gondii*, que podem causar doença ocular, devem ser considerados em gatos com título positivo de anticorpo para o FIV. Em um estudo experimental de conjuntivite por clamídia, a coinfecção com o FIV prolongou bastante a duração dos sinais clínicos e levou à conjuntivite crônica.[121]

Em um estudo, houve evidência sorológica de coinfecção com *T. gondii* em 28 (57%) de 49 gatos com título positivo para anticorpo contra o FIV.[125] Aproximadamente 43% dos gatos coinfectados com FIV e *T. gondii* tinham títulos séricos positivos de imunoglobulina M (IgM) específica do *T. gondii* sem título positivo para imunoglobulina G (IgG) específica de *T. gondii*.

Se alguma outra doença infecciosa puder ser identificada em um gato positivo para o FIV, ela deve ser tratada o mais especificamente possível. Pode-se esperar que a uveíte causada pelo FIV seja um problema crônico. O tratamento deve ser sintomático e incluir anti-inflamatórios tópicos, como o acetato de prednisolona, ou não esteroides, como o flurbiprofeno. Para uso prolongado, prefere-se um agente não esteroide tópico, por causa do risco de exacerbação de herpes-vírus ocular com glicocorticoides. Pode ser necessária prednisolona oral para a coriorretinite. O autor (JS) teve pouco sucesso ao tratar a inflamação da parte plana.

Infecções por riquétsias em cães

Erliquiose e anaplasmose. É comum a ocorrência de lesões oculares em cães com erliquiose causada por *Ehrlichia canis*, embora a gravidade das anormalidades oculares possa variar e não ocorram em todos os pacientes (ver Capítulo 26). As lesões mais típicas incluem uveíte anterior uni ou bilateral, que se caracteriza por um ou mais dos seguintes: hiperemia ou hemorragia conjuntival ou episcleral (ver Figura 26.8), miose, congestão do humor aquoso, hipópio, precipitados ceratínicos, hifema (ver Figura 26.7), sinéquias e hipotonia. Pode ocorrer glaucoma secundário à uveíte anterior crônica (Figura 92.21). Sinais de inflamação do segmento posterior podem incluir coriorretinite, conforme evidenciada por infiltrado celular inflamatório sob e dentro da retina, descolamento seroso da retina, hemorragia retiniana e neurite óptica (ver Figura 26.9) que pode ser

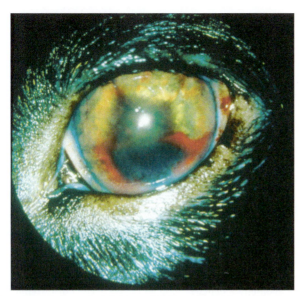

Figura 92.21 Uveíte anterior induzida por *Ehrlichia canis* com hifema. Observa-se ocorrência de íris *bombé*.

evidenciada por um disco óptico tumefato e hemorragias peripapilares (ver Figura 92.16). Também se observou uveíte anterior em cães infectados naturalmente por *Ehrlichia chaffeensis*.[12] Em um estudo experimental com cães infectados com *E. canis*, *E. chaffeensis* ou *Ehrlichia ewingii*, o exame histológico dos olhos mostrou uveíte apenas em cães infectados com *E. canis*.[126] O infiltrado inflamatório linfocitário foi mais intenso no corpo ciliar, tornando-se menos intenso na coroide, na íris e na retina, respectivamente.

Os agentes granulocitotópicos *E. ewingii* e *Anaplasma phagocytophilum* não foram tão extensamente estudados como *E. canis*, mas parece que foram capazes de incitar doença inflamatória ocular em cães.[145] Eles causam poliartrite e meningite em cães e também se espera que causem uveíte. Em um estudo com 26 cães com resultados positivos à sorologia para *A. phagocytophilum*, 3 tinham uveíte e 1 teve descolamento da retina e cegueira.[8] É necessário mais informação para se definir a patogenia desses agentes, mas os títulos séricos de anticorpo ou os testes genéticos moleculares que incluem esses agentes devem ser medidos em cães submetidos à avaliação para doença causada por carrapato.

Erliquiose trombocitopênica. O *Anaplasma platys*, o agente da trombocitopenia infecciosa canina cíclica, é comum, em particular nos estados do sul dos EUA. Com base em evidência sorológica, cães na Flórida e em Louisiana têm alto índice de infecção. Pode ocorrer reatividade sorológica cruzada com *A. phagocytophilum* em áreas onde essa infecção é endêmica (ver Capítulo 26). Podem ser necessários testes de genética molecular para distinção acurada.

Uveíte com infecção com *A. platys* só foi relatada com pouca frequência.[12,61] É possível que a uveíte seja mais comum que sugere a literatura. Se o organismo não for detectado em plaquetas em um esfregaço sanguíneo, o teste para anticorpo para *A. platys* pode não ser solicitado em um cão com uveíte. Do mesmo modo, se o número de plaquetas não estiver extremamente baixo, é possível não se suspeitar de infecção com *A. platys*.

Febre maculosa das Montanhas Rochosas. É frequente a associação de lesões oculares à febre maculosa das Montanhas Rochosas (FMMR), causada por *Rickettsia rickettsii*, que surgem, primariamente, como consequência de vasculite (ver Capítulo 27). As lesões incluem hiperemia conjuntival, hemorragia, hifema, uveíte anterior, hemorragia da íris, hemorragia retiniana, edema da

retina e infiltrado perivascular de células inflamatórias na retina (Figura 92.22).[29] A angiografia com fluoresceína em cães infectados experimentalmente demonstrou aumento da permeabilidade vascular retiniana começando 6 dias após a infecção e 2 dias após o início da pirexia.[30] Foram encontradas vênulas acometidas 2 vezes mais que arteríolas, e vasos menores acometidos com maior frequência que vasos primários maiores. As lesões vasculares retinianas nesse estudo foram paralelas à progressão da febre, leucopenia, trombocitopenia e ao prolongamento do tempo parcial de tromboplastina ativado durante a segunda semana de infecção.

É indispensável examinar o fundo de olho em um cão no qual se tenha confirmado ou suspeite de FMMR, porque o segmento anterior pode não ter quaisquer lesões visíveis, embora também ocorram hemorragia da íris e hifema. As lesões tendem a ser bilaterais em cães acometidos, mas podem não ser simétricas. Pode ocorrer nistagmo em cães com doença vestibular associada à FMMR.

Sinais oculares de FMMR podem sobrepor-se aos da erliquiose canina. Embora hemorragias oculares sejam o sinal oftálmico mais comum de FMMR, também pode ocorrer hemorragia na erliquiose. Embora haja exceções, hemorragias intraoculares e infiltrados de células inflamatórias tendem a ser menos notáveis na FMMR que na erliquiose.[62]

Tratamento da doença causada por riquétsia. O tratamento dos sinais oculares da erliquiose canina deve incluir anti-inflamatórios, além do antimicrobiano sistêmico apropriado (ver Capítulo 26). As preparações tópicas apropriadas de glicocorticoides para tratar a uveíte anterior incluem acetato de prednisolona a 1% e dexametasona a 0,1%. Determina-se a frequência pela gravidade da uveíte, mas a administração a cada 6 h é tipicamente a frequência mínima desejável. Coroidite ou outra doença do segmento posterior precisa ser tratada por via sistêmica e deve incluir uma dose anti-inflamatória de prednisolona oral. Além de tratar a doença ocular do segmento posterior, glicocorticoides orais são úteis para amenizar outras consequências da erliquiose, como vasculite e a produção de anticorpos antiplaquetários, que resultam em agravamento da trombocitopenia.

Lesões oculares em cães infectados com FMMR podem resolver-se rapidamente com o tratamento antibacteriano sistêmico apropriado se incluírem apenas pequenas hemorragias retinianas. Se ocorrer uveíte mais grave, deve-se instituir o tratamento sistêmico e tópico com glicocorticoide, como descrito para a erliquiose.

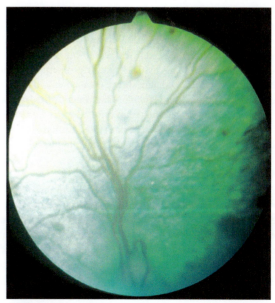

Figura 92.22 Hemorragias retinianas multifocais em um cão com febre maculosa das Montanhas Rochosas.

Brucelose canina

Brucella canis foi documentada como causa de uveíte anterior uni ou bilateral ou pan-uveíte, endoftalmite, descolamento da retina e hemorragia intraocular (ver Figura 38.8). O acometimento ocular, em geral, é grave e leva à cegueira. Um estudo retrospectivo da prevalência de lesões oculares entre cães examinados por causa de brucelose em escolas veterinárias nos EUA e no Canadá revelou que 38 de 313 (14,2%) dos cães tinham acometimento ocular.[166] Deve-se realizar o teste para *B. canis* em cães com uveíte inexplicada ou hemorragia ocular. O tratamento deve incluir um protocolo antibacteriano com múltiplos fármacos sistêmicos a longo prazo (ver Capítulo 38), bem como acetato de prednisolona tópico para a uveíte anterior. Se o segmento ocular acometido for o posterior, deve-se incluir tratamento anti-inflamatório sistêmico. O prognóstico em termos de resolução da uveíte associada à brucelose é reservado. Um relato de 3 cães com brucelose descreveu resolução de endoftalmite unilateral em todos e aparente eliminação sistêmica do organismo com um protocolo de tratamento com múltiplos fármacos a longo prazo (média de 96 semanas), que incluiu enrofloxacino, doxiciclina, estreptomicina e rifampicina.[96]

Borreliose de Lyme em cães

A doença de Lyme, ou borreliose, causada pelo espiroqueta *Borrelia burgdorferi*, pode causar lesões oculares em seres humanos, equinos e cães (ver Capítulo 43). Em seres humanos, as lesões oculares associadas à doença de Lyme não são raras.[113,131] Uveíte é a manifestação primária, mas distúrbios neuro-oftálmicos e inferiores de superfície como esclerite e queratite também foram relatados. As manifestações oculares são observadas mais provavelmente na doença terminal.

Um único relato de caso descreve o isolamento de *B. burgdorferi* do olho de um pônei com uveíte.[15] No entanto, não há tal documentação em cães. Em uma revisão retrospectiva envolvendo 132 cães com resultados positivos ao teste do AF direto para anticorpo sérico contra *B. burgdorferi*, 5 tinham doença ocular como manifestação primária. Lesões oculares relatadas foram conjuntivite, uveíte anterior, edema de córnea, petéquias na retina, coriorretinite e descolamento da retina.[22] Não foram feitos testes confirmatórios pelo *Western blot* e, na época do relato, ainda não se dispunha dos testes genéticos moleculares. Nesse estudo, 24 cães tiveram resultados positivos à sorologia para *E. canis*, embora não haja informação se os cães com doença ocular tiveram resultados positivos para erliquiose e tampouco se dispunha da triagem para anaplasmose. Portanto, é impossível atribuir as lesões oculares à borreliose. Embora seja altamente provável que a doença de Lyme cause doença ocular em cães infectados, é necessária informação mais definitiva para documentar a condição e se há outras infecções. O diagnóstico e o tratamento da borreliose sistêmica são discutidos no Capítulo 43. A doença ocular também deve ser tratada com acetato de prednisolona tópico 4 a 6 vezes/dia para a inflamação do segmento anterior e prednisolona oral na dose de 1 a 2 mg/kg/dia para a inflamação do segmento posterior.

Leptospirose em cães

A leptospirose, uma infecção bacteriana causada por um espiroqueta, pode afetar qualquer órgão, mas tem sido associada primordialmente à doença renal em cães (ver Capítulo 42). As leptospiras incitam vasculite e endotelite, tornando os olhos órgãos alvos potenciais. Embora tenham sido encontradas leptospiras nos olhos de cães infectados, é provável que a raridade de relatos de uveíte associada à leptospirose canina na literatura não reflita a verdadeira prevalência da doença.[42] A leptospirose é considerada uma causa importante de uveíte em equinos e também foi relatada em pessoas. Em tais espécies, o desenvolvimento de uveíte costuma ocorrer meses após a infecção aguda. É provável que isso represente uma reação de hipersensibilidade tardia entre anticorpos ligados às células e a persistência de antígenos de leptospira no olho. Essa resposta tardia não foi relatada em cães. Um caso relatado descreve um cão com pan-uveíte bilateral e descolamentos da retina associados à infecção com *L. canicola*.[163] O cão não tinha doença sistêmica aparente; portanto, pode ser que represente uma resposta subclínica ou imune tardia, conforme se observa em outras espécies. Devem-se incluir testes para leptospirose na pesquisa diagnóstica da uveíte canina, mesmo que não haja sinais sistêmicos.

O tratamento deve consistir em antibacterianos sistêmicos apropriados. A uveíte anterior deve ser tratada com a administração tópica frequente de acetato de prednisolona. Já a coriorretinite com ou sem descolamento da retina deve ser tratada com prednisolona oral na dose de 1 a 2 mg/kg/dia.

Outras infecções bacterianas

Septicemia. As septicemias causadas por várias bactérias podem afetar os olhos. Infecções como a endocardite bacteriana, as do trato urinário, piometra e dentárias podem causar uveíte por disseminação hematogênica das bactérias para o olho. Caso se suspeite de endoftalmite decorrente de septicemia, deve-se administrar uma quinolona tópica várias vezes ao dia, além do tratamento antibacteriano sistêmico. As quinolonas penetram na córnea normal e alcançam níveis terapêuticos no segmento anterior do olho. Além disso, deve-se usar um glicocorticoide tópico, como o acetato de prednisolona, várias vezes ao dia para suprimir a inflamação.

Tétano. Doença potencialmente fatal, o tétano é causado por uma toxina liberada pelo *Clostridium tetani*, uma bactéria do solo gram-positiva formadora de esporo (ver Capítulo 41). Os animais se infectam por meio de ferimentos ou locais cirúrgicos, com os sinais clínicos resultantes classificados como generalizados ou localizados. A toxina (tetanoespasmina) liga-se a neurônios e impede a liberação de glicina, um neurotransmissor inibitório. Os sinais oculares estavam entre as manifestações clínicas precoces mais comuns do tétano em cães e os primeiros achados notados pelo proprietário em 45% dos cães em um estudo.[16] As anormalidades incluíram enoftalmia, protrusão da terceira pálpebra, estrabismo, edema palpebral e um aspecto enevoado nos olhos. Miose é o achado típico, mas também pode ocorrer midríase em alguns cães (ver Figuras 41.6 e 92.23).

Botulismo. Ocorre quando a bactéria do solo *Clostridium botulinum* é ingerida, produzindo e liberando uma neurotoxina (ver Capítulo 40) que causa disfunção generalizada do neurônio motor inferior. Também ocorre disfunção do sistema nervoso autônomo, sendo responsável pelas anormalidades oculares que podem ser

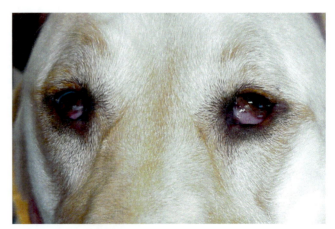

Figura 92.23 Tétano localizado causando protrusão bilateral da terceira pálpebra em um cão. As pupilas desse paciente estavam midriáticas.

observadas e incluem midríase com reflexos pupilares lentos e reflexo palpebral diminuído (ver Figura 40.3). Pode ocorrer doença da superfície ocular como conjuntivite e ulceração de córnea se o reflexo palpebral estiver ausente, levando à lagoftalmia. Também pode haver diminuição na produção de lágrimas, secundária à redução da função nervosa parassimpática para as glândulas lacrimais. Em cães com lagoftalmia e/ou com deficiência de lágrimas, deve-se incorporar o uso generoso de lágrimas artificiais a outros tratamentos, para evitar o ressecamento da superfície ocular.

Bartonelose em cães e gatos. *Bartonella* spp. são bactérias eritrocitárias transmitidas por vetores artrópodes. As infecções tornam-se persistentes, e a gama de anormalidades clínicas que podem resultar em cães e gatos varia e ainda está sendo investigada em ampla escala (ver Capítulo 52). A *Bartonella henselae*, agente causal da doença da arranhadura do gato em pessoas, em geral, está associada a doença ocular. As complicações oculares reconhecidas em seres humanos incluem síndrome oculoglandular de Parinaud, neurorretinite e retinocoroidite.[26] Em gatos infectados tanto natural como experimentalmente, foram detectados o DNA e o anticorpo específico de *B. henselae* no humor aquoso, sugerindo que o organismo possa ser uma causa de uveíte anterior.[88] Em um estudo com 366 gatos com e sem uveíte, a prevalência e a magnitude dos títulos séricos de anticorpo para *B. henselae* não foram maiores naqueles com uveíte, sugerindo que o teste para anticorpo sérico não possa determinar se a uveíte em um gato é causada por esse organismo.[50] Encontrou-se ausência semelhante de correlação entre o isolamento desse organismo a partir de sangue ou títulos positivos para seu anticorpo sérico em gatos com uveíte.[156]

Em uma série de casos de 24 cães soropositivos para *Bartonella vinsonii* (*berkhoffii*), 4 tinham anormalidades oculares bilaterais, que incluíam uveíte anterior, coriorretinite, hifema e hemorragia conjuntival, bem como descolamento da retina.[11]

Infecções micobacterianas em gatos

Os gatos são suscetíveis à infecção com muitas espécies de *Mycobacterium* (ver Capítulo 48). Podem ocorrer lesões oculares na doença disseminada e têm sido relatadas, principalmente, como coriorretinite granulomatosa causando descolamento e hemorragia da retina.[36,52] Também foram notadas lesões granulomatosas nas conjuntivas e nas córneas de gatos.[54,83]

Micoses sistêmicas em cães e gatos

Micoses sistêmicas na América do Norte são frequentemente associadas a uveíte posterior granulomatosa. A uveíte anterior acompanha a coriorretinite em grande número de casos. Com exceção da criptococose, infecções fúngicas sistêmicas são menos comuns em gatos que em cães, porém, quando se desenvolvem, costuma haver lesões oculares. Em muitos animais, os sinais oculares são a manifestação clínica primária.

Nas regiões indígenas dos rios Mississippi e Ohio e nos estados centrais do Atlântico, é comum *Blastomyces dermatitidis* em cães (ver Capítulo 57). Ocorre acometimento ocular em até 52% dos casos.[6] As lesões oculares são as de coriorretinite, que podem variar de um granuloma focal no fundo de olho a infiltrados sub-retinianos disseminados e inflamação granulomatosa com descolamento da retina (Figuras 92.24 e 57.5).[17] Uveíte anterior é comum com doença do segmento posterior, embora, geralmente, o organismo não seja encontrado em aspirados desses tecidos ou do humor aquoso. No entanto, em casos de endoftalmite e granulomas no segmento anterior, o organismo está disseminado no olho (Figuras 92.25, 57.3 e 57.4). Glaucoma secundário é uma complicação frequente.

Desenvolve-se infecção com *Histoplasma capsulatum* mais comumente nos vales dos rios Ohio, Missouri e Mississippi, mas foi relatada em muitos estados da América do Norte (ver Capítulo 58). Conforme

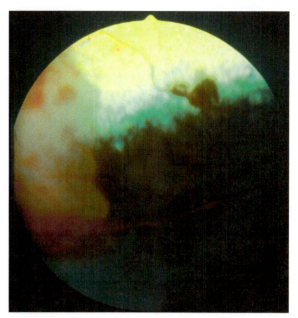

Figura 92.24 Granuloma sub-retiniano grande e hemorragia da retina em um cão com blastomicose.

evidenciado por relatos publicados, o acometimento ocular na histoplasmose é relativamente incomum em cães.[67] Em gatos, a histoplasmose sistêmica causa sinais clínicos inespecíficos, como perda de peso, anorexia, febre e anemia. Ocorrem lesões oculares em porcentagem um tanto alta dos gatos acometidos e incluem coriorretinite granulomatosa, descolamento da retina, uveíte anterior e glaucoma secundário.[60]

Coccidioides immitis é endêmico no sudoeste dos EUA, no México e nas Américas Central e do Sul (ver Capítulo 60). As lesões oculares são semelhantes às da blastomicose, ou seja, coriorretinite granulomatosa, descolamento da retina, uveíte anterior e glaucoma secundário. Os organismos são encontrados predominantemente na coroide. Os dados a respeito da prevalência de lesões oculares em cães e gatos com coccidioidomicose são limitados. As lesões oculares podem ser o sinal de apresentação em até 42% dos cães e, em 80% dos gatos, as lesões são unilaterais.[4] Um estudo revelou que 13% de 48 gatos tinham lesões oculares.[63] Em outro relato, 3 gatos com lesões perioculares e intraoculares foram tratados com fluconazol sistêmico e glicocorticoides tópicos e sistêmicos.[161] As lesões bilaterais perioculares e intraoculares resolveram-se, com exceção dos granulomas coriorretinianos persistentes.

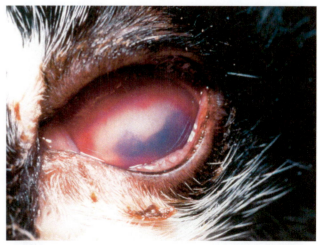

Figura 92.25 Endoftalmite causada por blastomicose em um gato. Notar o granuloma na câmara anterior. (Cortesia da Dra. Sheryl Krohne, West Lafayette, IN.)

Cryptococcus neoformans é a causa de infecção micótica mais comum em felinos e entra no corpo pelo trato respiratório (ver Capítulo 59). Também é uma infecção comum em cães. Coriorretinite com inflamação granulomatosa e descolamento da retina são a manifestação mais comum; uveíte anterior é menos comum. O aspecto das lesões coriorretinianas, em geral, é um tanto diferente daquele de outras infecções micóticas. As lesões no tapete costumam ser cinza-escuras a negras, em contraste com o aspecto esbranquiçado da maioria dos granulomas fúngicos (Figura 92.26). Também se desenvolve neurite óptica, em particular se houver acometimento do SNC (ver Figura 59.3). Foi descrito um caso de infecção com *Cryptococcus* nos anexos de um felino, sem lesões intraoculares ou sistêmicas.[106]

Aspergillus fumigatus, *Aspergillus terreus* e *Aspergillus udagawae* foram documentados como causas de aspergilose orbitária em gatos e cães (ver Capítulo 62).* Os sinais clínicos nesses animais podem incluir exoftalmia, ressecamento da córnea com possível ulceração secundária a lagoftalmia, corrimento ocular, ulceração da cavidade bucal, dor à abertura da boca, além de corrimento nasal, se a infecção envolver a cavidade nasal ou os seios nasais. Na maioria dos relatos de aspergilose orbitária, os gatos eram da raça Persa. O tratamento cirúrgico apenas, incluindo a exenteração orbitária, em geral, não foi bem-sucedido. Em um relato, 1 gato foi tratado com sucesso com posaconazol após cirurgia e o tratamento com itraconazol (ITZ) e anfotericina B falhou.[110]

Em cães, a aspergilose disseminada também pode causar endoftalmite fúngica. Em tais casos, são comuns coriorretinite granulomatosa, descolamento da retina (Figura 92.27) e uveíte anterior. Cães da raça Pastor-alemão têm sido os mais acometidos com aspergilose sistêmica.

Coriorretinite granulomatosa ou endoftalmite devem levantar suspeita de micoses sistêmicas. Os sinais sistêmicos associados de febre e acometimento respiratório, esquelético, dermatológico ou do SNC costumam ocorrer. O diagnóstico específico, em geral, é feito pelo achado do organismo em aspirados teciduais. A centese do vítreo em um olho com endoftalmite pode ser o melhor método diagnóstico, se outros locais forem improdutivos.

O tratamento do acometimento ocular nas micoses sistêmicas inclui antifúngicos sistêmicos apropriados, conforme discutido no Capítulo 55. Em muitas circunstâncias, a reação inflamatória ocular

_____
* Referências 7, 14, 71, 77, 110, 174.

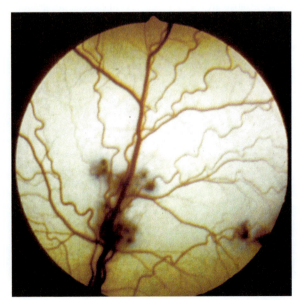

Figura 92.26 Granulomas sub-retinianos multifocais em um cão com criptococose.

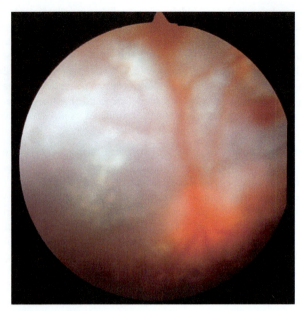

Figura 92.27 Pan-oftalmite causando descolamento e hemorragia da retina em um cão mestiço com aspergilose disseminada.

continua a piorar com o tratamento sistêmico, por causa da reação imune aos organismos mortos. O uso de prednisolona oral na dose de 1 a 2 mg/kg/dia foi extremamente válido para deter essa resposta inflamatória que ameaça a visão.[47] A administração oral de prednisolona deve continuar até que as lesões no fundo de olho se resolvam completamente, o que pode levar várias semanas a meses.[80] Se houver uveíte anterior, deve-se usar acetato de prednisolona tópico várias vezes ao dia, diminuindo o uso assim que a doença como um todo estiver em remissão. Não é raro ocorrer glaucoma com acometimento ocular grave, que deve ser tratado da maneira adequada.

A enucleação de olhos cegos foi proposta como o meio de eliminar um nicho de infecção fúngica que pode recidivar. Embora seja justificável a remoção de um olho cego e doloroso (como no caso daquele com glaucoma intratável), não se indica a enucleação em um animal cujo tratamento antifúngico tenha sido eficaz e ele esteja confortável, mesmo cego.

Prototecose em cães e gatos

As espécies do gênero *Prototheca* são algas onipresentes no solo e na água, e, ocasionalmente, são patogênicas em cães e gatos (ver Capítulo 67). Mais de 50% dos cães acometidos têm envolvimento ocular,[112] mas não há relatos de infecções oculares em gatos. A maioria dos cães com lesões oculares também tem sinais sistêmicos como diarreia, mas, às vezes, os sinais sistêmicos não são aparentes ou passam despercebidos. As lesões incluem uveíte posterior granulomatosa, em geral com descolamento da retina e aspectos semelhantes aos associados a infecções fúngicas como a blastomicose (ver Figura 67.1). Também costuma haver uveíte anterior. O diagnóstico definitivo, em geral, é feito pelo achado do organismo em aspirados, no sedimento urinário ou em amostras de biopsia. A centese do vítreo quase sempre revela o organismo em cães com prototecose ocular. Em uma série de casos de 17 cães australianos com prototecose, 12 tinham lesões oculares. Obteve-se algum sucesso naqueles que foram tratados com anfotericina B e ITZ.[143]

Toxoplasmose em cães e gatos

A toxoplasmose generalizada foi associada à inflamação ocular em cães e gatos (ver Capítulo 79). A lesão mais proeminente é coroidite com extensão para a retina.[28] Essas lesões surgem, tipicamente, como infiltrados multifocais cinza-escuros no fundo do tapete e infiltrados brancos felpudos no fundo sem tapete (ver Figura 79.12). Também ocorre uveíte anterior, e foram identificados bradizoítas e taquizoítas de *T. gondii* à histopatologia da íris e dos corpos ciliares de gatos com acometimento sistêmico.[39]

A capacidade de o *T. gondii* de causar doença ocular sem doença sistêmica é pouco entendida. O fato de que muitos gatos têm títulos séricos positivos de anticorpos para o *T. gondii*, em particular IgG, dificulta correlacionar a uveíte só a esse organismo. É possível que ele seja capaz de incitar uma uveíte imunomediada sem doença sistêmica. Foram propostos vários mecanismos, inclusive a ida de células imunes ativadas para os tecidos oculares, mimetização molecular, antígenos circulantes ou complexos imunes de locais não oculares de replicação parasitária, e aumento específico na resposta imune.[28,31] Em filhotes de gatos infectados experimentalmente *in utero* ou no período neonatal precoce, houve coriorretinite e uveíte anterior sem outra evidência de doença clínica.[133]

Os testes sorológicos para *T. gondii* devem incluir a estimativa dos títulos de IgM e IgG. O nível de IgM aumenta e, em seguida, cai durante o período de 3 meses após a infecção, já a IgG permanece elevada por anos. Gatos coinfectados com FIV e *T. gondii* podem desenvolver título positivo de IgM, ao passo que o de IgG continua negativo por causa da supressão imune que impede o desvio da classe de anticorpo.[89]

É possível medir anticorpos específicos de *T. gondii* no humor aquoso. Os níveis de anticorpos podem ser comparados com os níveis séricos mediante o uso do coeficiente de Witmer-Goldman, ou valor C. Valores C maiores que 3 sugerem produção intraocular de anticorpo e podem ser mais úteis que os títulos séricos sozinhos para o diagnóstico de toxoplasmose ocular. O humor aquoso também pode ser avaliado pela PCR quanto à existência do DNA de *T. gondii*.[107]

O tratamento da toxoplasmose ocular em gatos e cães deve incluir clindamicina na dose de 12,5 mg/kg a cada 12 h por 21 a 30 dias.[87] Também se deve tratar a uveíte com agentes anti-inflamatórios como acetato de prednisolona tópico ou uma preparação oftálmica não esteroide, dependendo da gravidade, várias vezes ao dia, na vigência de uveíte anterior. A coriorretinite deve ser tratada com prednisolona oral na dose de 1 a 2 mg/kg/dia até a resolução. O fármaco antiprotozoário mais novo atovaquona, que vem sendo usado na medicina humana para a toxoplasmose ocular, foi utilizado com sucesso para tratar cangurus com toxoplasmose ocular, mas não há relatos de seu uso para essa condição em gatos ou cães.[40]

Neosporose em cães

Neospora caninum é um protozoário parasito morfologicamente semelhante ao *Toxoplasma gondii* (ver Capítulo 79). Foi documentada transmissão transplacentária e relatos em cães envolveram, primariamente, infecções em neonatos e filhotes caninos com menos de 6 meses de idade. Embora os filhotes caninos tenham morrido ou sido submetidos à eutanásia por causa de sinais neuromusculares, há lesões oculares em muitos casos. Retinite é a lesão ocular primária com extensão para a coroide (retinocoroidite). Também foi relatada uma uveíte anterior discreta.[41]

Leishmaniose em cães

O cão é o hospedeiro reservatório do protozoário *Leishmania donovani* em áreas endêmicas do Mediterrâneo, da África e da Ásia (ver Capítulo 73). A maioria dos casos documentados na América do Norte foi em cães importados das áreas endêmicas, mas relatos envolvendo uma pesquisa fechada em uma colônia de cães da raça Foxhound Inglês em Ohio e Oklahoma indicaram que, uma vez introduzido, o agente pode ser transmitido nos EUA.[155] A leishmaniose foi diagnosticada em um Poodle em Maryland que não viajou para fora dos EUA.[43]

As lesões oculares e perioculares associadas à leishmaniose foram relatadas em 25% de 105 cães infectados em um estudo.[130] Em 15% dos cães, as lesões oculares eram o único sinal clínico. Os sinais oculares podem incluir uveíte, conjuntivite, ceratoconjuntivite, alopecia periocular, blefarite difusa, uveíte posterior, celulite orbitária e neurite óptica (Figuras 73.9 e 92.28). Em um estudo histopatológico dos olhos de 60 cães da Espanha com leishmaniose confirmada, o padrão inflamatório predominante era granulomatoso.[129] O organismo foi identificado por coloração imuno-histoquímica em 27% dos globos oculares. Foram identificadas leishmânias na conjuntiva, na córnea, na íris, no corpo ciliar e na bainha do nervo óptico. Nesse estudo não houve correlação significativa entre o tratamento com fármacos antiprotozoários, glicocorticoides sistêmicos ou tópicos ou nenhum tratamento e o aspecto clínico dos olhos no momento da morte ou a aparência histopatológica da inflamação ocular.

O diagnóstico é feito pela identificação histopatológica do organismo, sorologia ou PCR, ou todas essas modalidades. Em cães com blefaroconjuntivite, o raspado e o exame citológico revelaram o organismo em alguns casos. A inflamação é mononuclear e o organismo é encontrado dentro de histiócitos.

O tratamento é discutido no Capítulo 73. Além do tratamento sistêmico antiprotozoário, deve-se tratar a ceratoconjuntivite ou a uveíte com acetato de prednisolona tópico várias vezes ao dia. A blefarite pode ser tratada com uma pomada tópica oftálmica antibacteriana e de dexametasona, que deve ser esfregada na pele várias vezes ao dia. Por outro lado, a uveíte posterior deve ser tratada com prednisolona oral na dose de 1 a 2 mg/kg/dia.

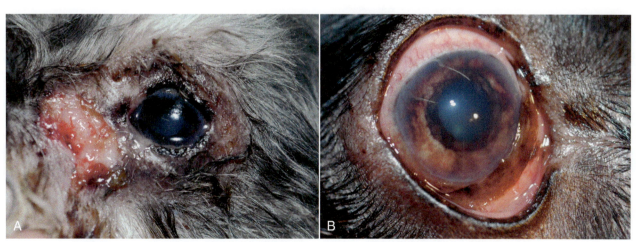

Figura 92.28 Leishmaniose. **A.** Blefaroconjuntivite ulcerativa. **B.** Uveíte anterior granulomatosa. (Cortesia da Dra. Teresa Peña, Barcelona, Espanha.)

Meningoencefalite granulomatosa em cães

Suspeita-se de que a MEG canina tenha origem infecciosa, mas o agente causal ainda não foi elucidado (ver Capítulo 82). Por ser uma condição inflamatória multifocal do SNC, os sinais clínicos podem variar muito. A neurite óptica pode acompanhar outras anormalidades neurológicas ou ser o único problema inicial. Cães acometidos têm história de início agudo de cegueira ou diminuição da visão. As pupilas estão midriáticas e irresponsivas se ambos os olhos estiverem acometidos. Os discos ópticos parecem intumescidos, com bordas frisadas indistintas. Pode haver hemorragias peripapilares (ver Figura 92.16). As lesões inflamatórias do córtex visual podem levar à perda da visão, com os reflexos pupilares continuando normais. Uma lesão unilateral no córtex visual causará hemianopia, com maior perda visual no olho contralateral.

O tratamento da perda visual secundária à MEG é igual ao de outras formas de MEG, ou seja, imunossupressão (ver Capítulo 82). Um relato de caso descreve melhora da visão em um cão com lesões bilaterais do córtex visual associadas à MEG após tratamento com uma combinação de prednisona e citosina arabinosídio.[120]

Diagnóstico

Centese do humor aquoso

Pode ser realizada com sedação acentuada ou anestesia geral. Deve-se usar uma agulha de calibre 27 a 30 em seringa de tuberculina com a "vedação" quebrada, de modo que o movimento com o êmbolo seja suave. Mesmo com sedação, deve-se usar proparacaína tópica. Deve-se manter um *swab* com a ponta envolvida em algodão embebida em proparacaína no local da centese por 60 segundos antes da inserção da agulha. O acesso mais fácil costuma ser pelo limbo lateral. Deve-se usar pinça pequena (como uma Bishop-Harmon) para manter a conjuntiva fechada no limbo, para fixar o globo ocular e aplicar contrapressão à agulha, que deve entrar na córnea logo rostral ao limbo e paralela ao plano da íris (Figura 92.29). O clínico precisa ter cuidado para evitar a íris, o cristalino e o endotélio da córnea. O procedimento pode ser mais perigoso na córnea doente, porque a ponta da agulha fica obscurecida, e a maior espessura da córnea resulta em um trajeto biselado mais longo, antes que a agulha entre na câmara anterior. A menos que a câmara anterior esteja colapsada, o volume que pode ser retirado de um cão é de cerca de 0,3 mℓ e de um gato cerca de 0,5 mℓ. Deve-se retirar a agulha lentamente e manter no local um *swab* com ponta envolvida em algodão, porque pode haver vazamento de humor aquoso por pouco tempo. Um *swab* de cultura deve ser saturado com parte do humor aquoso aspirado e a alíquota restante colocada em um pequeno tubo de EDTA para ser centrifugada para exame citológico. Se houver fibrina ou aderências na íris há menos de alguns dias, podem ser injetados 25 μg de ativador do plasminogênio tecidual (tPA) para dissolver coágulos e romper sinequias.[105]

Centese do vítreo

A centese da cavidade do vítreo tem potencial maior de complicações que a do humor aquoso e, em geral, é reservada para olhos com perda considerável da função visual. Hemorragia da coroide e lacerações retinianas são as duas complicações mais prováveis. A proparacaína tópica não é completamente eficaz para anestesiar a esclera, de modo que se recomenda a anestesia geral. Deve-se usar uma agulha de calibre 25 a 22 em seringa de 3 mℓ. O local de entrada deve ser a 6 mm caudal ao limbo, no quadrante dorsolateral. Usam-se pinças para aplicar contrapressão, e a ponta da agulha é posicionada posteriormente fora do cristalino e na direção do centro da cavidade vítrea (Figura 92.30). A agulha deve ser curta (cerca de 1,5 cm), de modo que não passe de maneira inadvertida completamente através do humor vítreo e lacere a retina oposta. É possível remover, aproximadamente, 0,5 mℓ de humor vítreo para cultura e citologia. Se não for possível obter líquido, devem ser tentadas alterações mínimas no posicionamento da ponta da agulha.

Tratamento

As vias terapêuticas disponíveis para tratar infecções e inflamações oculares são a tópica, a subconjuntival, a intraocular e a sistêmica. As vias selecionadas dependem da localização, da gravidade da infecção e do fármaco administrado. O olho tem 3 barreiras à penetração do fármaco: a córnea intacta à penetração tópica e as barreiras hematoaquosa e hematorretiniana à penetração sistêmica. Em geral, fármacos com solubilidade diferencial em água e lipídios e moléculas pequenas têm maior capacidade de penetrar essas barreiras. Inflamação ou ulceração as enfraquecem em graus variáveis e possibilitam melhor penetração. A capacidade de antibacterianos de penetrarem no olho normal varia de acordo com o fármaco e com a via de administração (Tabela 92.7).[72] O humor vítreo é uma estrutura grande, um tanto inerte, que resulta em níveis baixos do fármaco por qualquer via de administração, exceto a injeção intravítrea direta, em que o humor vítreo age como um depósito para a liberação relativamente lenta do fármaco.

Tópico

Dependendo do fármaco e se a córnea estiver ulcerada, o tratamento tópico pode providenciar níveis adequados do fármaco apenas na superfície ou tão profundamente como a íris e o corpo ciliar. Defeitos epiteliais de 25 a 50% da área de superfície aumentam 9 vezes a

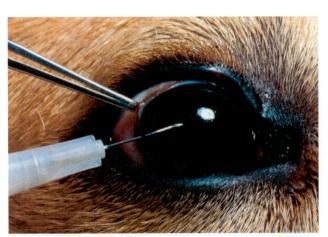

Figura 92.29 Centese do humor aquoso em um cão. Uma agulha de calibre 27 a 30 penetra no limbo, evitando a íris e o endotélio da córnea.

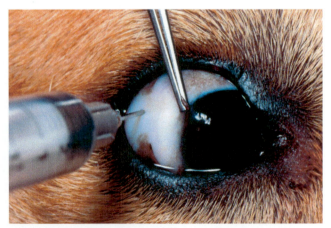

Figura 92.30 Centese do vítreo em um cão. Uma agulha de calibre 22 a 25 entra 6 mm no limbo posterior e é direcionada ligeiramente posterior e na direção do centro do globo ocular.

Tabela 92.7	Penetração intraocular de agentes antibacterianos no olho não inflamado.		
	Penetração por via		
Agente	**Sistêmica**	**Tópica**	**Subconjuntival**
Penicilina	Ruim	Ruim	Boa
Ampicilina	Ruim	Ruim	Boa
Meticilina	Boa (dose múltipla)	ND	Boa
Eritromicina	Ruim	Boa	Boa
Cefalosporinas	Ruim	Ruim	Boa
Enrofloxacino	Boa	ND	NR
Gentamicina	Ruim	Ruim	Boa
Tobramicina	Ruim	Ruim	Boa
Lincomicina	Boa	ND	ND
Neomicina	ND	Ruim	ND
Cloranfenicol	Razoável	Boa	Boa
Tetraciclina	Ruim	Boa	ND
Doxiciclina	Boa	ND	ND
Bacitracina	ND	Ruim	Ruim
Polimixina B	ND	Ruim	ND
Trimetoprima-sulfadiazina	Boa	Boa	Boa
Sulfonamidas (em geral)	Boa	Boa	Boa
Ciprofloxacino	Boa	Boa	NR
Ofloxacino	ND	Boa	NR
Gatifloxacino	ND	Boa	NR
Moxifloxacino	Boa	Boa	NR

ND, não disponível em uma forma para via de administração; *NR*, não recomendada por causa da toxicidade retiniana.

penetração do fármaco no estroma da córnea e no humor aquoso, mas defeitos maiores não causam aumento adicional.[75] Outras variáveis que influenciam os níveis de fármacos via administração tópica são a frequência de aplicação, o tempo de contato com o fármaco, sua concentração e sua formulação. Em geral, é mais fácil aplicar soluções que pomada em um olho doloroso e, portanto, são preferíveis em termos de aceitação. Até certo ponto, a concentração maior de fármaco aumenta a absorção, mas fármacos concentrados podem aumentar o lacrimejamento reflexo e ser diluídos pela saída osmótica de líquido dos tecidos.

Quando são usadas soluções, é adequada 1 gota (cerca de 30 a 50 μℓ) de uma preparação. Instilações múltiplas ou repetidas rapidamente da mesma preparação ou de preparações diferentes simplesmente aumentam a taxa de perda via sistema NL ou diluem mutuamente cada preparação, reduzindo assim a disponibilidade de cada fármaco. É necessário aguardar o intervalo de, *pelo menos*, 5 min entre a instilação de fármacos diferentes para que o lacrimejamento reflexo diminua e seja possível impedir a diluição da gota administrada previamente.

O tratamento rotineiro de infecções superficiais da conjuntiva ou a profilaxia antibacteriana de úlceras de córnea devem incluir antibacterianos tópicos de amplo espectro, como neomicina-polimixina B-gramicidina, que não são usados por via sistêmica. A justificativa baseia-se na minimização da resistência bacteriana aos antibacterianos que teriam potencial no tratamento sistêmico. Alguns animais têm sensibilidade à neomicina tópica, em particular quando usada por longos períodos.

Foram relatadas reações anafiláticas em gatos após a administração de preparações tópicas de bacitracina-neomicina-polimixina B.[132] A maioria dos casos foi fatal, de modo que o uso desse produto em gatos não é considerado seguro.

Subconjuntival

A administração subconjuntival de antibacterianos e de anti-inflamatórios é usada, primariamente, para doença do segmento anterior e pode alcançar níveis intraoculares terapêuticos. As principais limitações de injeções subconjuntivais são a irritação causada pelo fármaco e a manipulação ocular. Os meios pelos quais um fármaco injetado por via subconjuntival chega ao interior do olho são discutíveis, mas foram demonstrados a difusão direta através da esclera, que não tem barreira epitelial como a córnea, e o extravasamento pelo orifício de uma agulha com absorção tópica. Exceto no caso de fármacos de ação prolongada, a maioria dos outros precisa ser readministrada a intervalos de 12 a 24 h para manter os níveis terapêuticos. Tipicamente, administra-se uma única injeção subconjuntival do fármaco, seguida por agentes tópicos, sistêmicos ou ambos.

Os fármacos devem ser injetados sob a conjuntiva bulbar, não na conjuntiva palpebral. A posição dorsal de 12 h possibilita melhor acesso. É necessária anestesia tópica adequada. Deve-se manter um *swab* de ponta envolvida em algodão embebida em proparacaína no local da injeção por, pelo menos, 60 segundos. Deve-se levantar a conjuntiva com uma pinça pequena para tornar possível a colocação apropriada da agulha e usar uma agulha de calibre 25 para injetar lentamente o fármaco. Em muitos animais, é possível conseguir isso sem sedação, mas, em alguns, ela pode ser necessária. Em cães e gatos podem ser administrados 0,2 a 0,5 mℓ, criando uma bolha que desaparece em poucas horas.

Embora possam ser obtidos níveis significativos de fármacos no segmento posterior com a injeção perto do equador do globo ocular, a via subconjuntival *não* é adequada no caso de infecções bacterianas do vítreo ou do nervo óptico. As dosagens subconjuntivais variam de acordo com o antibacteriano (ver Tabela 92.1).

Intraocular

A injeção intracameral ou intraocular de antibacterianos é um meio heroico e extremamente eficaz de obter níveis altos de antibacterianos intraoculares no tratamento da endoftalmite bacteriana. Caso se pretenda preservar a visão, a decisão de usar a via intracameral precisa ser tomada cedo, para evitar inflamação rapidamente devastadora de estruturas intraoculares delicadas. Como os resultados da cultura e dos testes de suscetibilidade levam alguns dias, em geral, administra-se um antibacteriano bactericida de amplo espectro.

O uso intravítreo de vancomicina tem sido comum na medicina humana para o tratamento da endoftalmite bacteriana após lesão ou cirurgia intraocular. Para mais informações sobre esse fármaco, ver o *Formulário de fármacos*, no Apêndice.[46,155,136] Atualmente, os Centers for Disease Control and Prevention não estimulam o uso de vancomicina por causa do número cada vez maior de bactérias resistentes a esse fármaco em animais que podem infectar pessoas.

Sistêmico

A via sistêmica é indicada nos casos de coriorretinite e neurite óptica, porque a aplicação tópica ou subconjuntival não resulta em níveis terapêuticos do fármaco nesses tecidos. Muitos fármacos não conseguem atravessar a barreira hematorretiniana ou a hematoaquosa, embora alguns agentes tenham boa penetração ocular (ver Tabela 92.7). No entanto, a maioria dos fármacos administrados por via sistêmica penetra no olho quando ele está inflamado e as barreiras normais foram rompidas. Dentre os compostos antifúngicos azólicos administrados por via sistêmica, o fluconazol penetra melhor nos olhos e no SNC. O ITZ também tem sido eficaz no tratamento de micoses sistêmicas, como a blastomicose com acometimento ocular, em muitos animais.

Em alguns casos, a administração de uma medicação sistêmica pode ter efeito adverso no olho. As quinolonas sistêmicas penetram no tecido ocular normal e têm o potencial de lesar a retina. Alguns gatos que receberam enrofloxacino sistêmico (oral ou injetável) desenvolveram degeneração aguda da retina e cegueira permanente.[56,171] Isso foi mais notável em gatos que receberam dose acima da recomendada de 5 mg/kg/dia. Entretanto, mesmo doses menores podem causar degeneração da retina em alguns gatos, em particular os mais velhos ou debilitados, de maneira que todas as quinolonas administradas por via sistêmica devem ser consideradas potencialmente tóxicas para a retina. Gatos com a função renal comprometida correm risco particular, por isso não devem receber quinolonas.

Adjuvante

Além do tratamento antimicrobiano específico, os cuidados de enfermagem tidos como o padrão incluem limpeza da superfície ocular e das pálpebras com *swabs* umedecidos e aquecidos ou compressas quentes se houver edema palpebral e orbitário evidente. Agentes não esteroides sistêmicos são analgésicos e diminuem a reação inflamatória. A atropina tópica minimiza a dor ocular decorrente dos espasmos do músculo ciliar e ajuda a evitar a formação de sinequias, mas não deve ser usada nos casos de CCS, glaucoma ou comprometimento do ângulo iridocorneano. A injeção de 25 µg de tPA na câmara anterior é um meio eficaz e notório de romper aderências e dissolver coágulos de fibrina se feita 3 a 7 dias após sua formação. Assim que o coágulo estiver organizado, a eficácia será perdida. Se tiver ocorrido sangramento ocular recente, pode haver um novo sangramento intraocular após a injeção de tPA. As injeções podem ser repetidas, se necessário. A injeção de tPA no humor vítreo não é tão segura por causa da toxicidade para a retina.

Capítulo 93

Fatores Ambientais na Doença Infecciosa

Craig E. Greene, J. Scott Weese e Janet P. Calpin

Meios de transmissão

O reservatório de uma doença infecciosa é o *habitat* natural de seu agente causador. Organismos como *Clostridium* spp. e agentes micóticos sistêmicos como *Blastomyces, Histoplasma, Coccidioides* e *Cryptococcus* podem sobreviver em reservatórios inanimados, como o solo e a água. Reservatórios animados, conhecidos como portadores, podem infectar-se clínica ou subclinicamente com os organismos eliminados que causam doença. Reservatórios e portadores distinguem-se da fonte da infecção, que pode ser algum vertebrado, invertebrado, objeto inanimado ou substância que possibilite ao agente infeccioso ficar em contato imediato com um indivíduo suscetível. Em muitos casos, a fonte é o reservatório.

Transmissibilidade ou comunicabilidade de uma infecção refere-se à sua capacidade de disseminar-se de hospedeiros infectados para outros suscetíveis. Os termos *contágio* e *transmissibilidade* têm sido usados de maneira intercambiável, mas o primeiro implica disseminação após contato íntimo. O segundo refere-se à possibilidade de a transmissão ocorrer entre membros da mesma população (horizontal) ou entre gerações sucessivas por meio do material genético (vertical). A disseminação da infecção para a prole pela placenta, a partir do contato direto ao nascimento ou no leite, na verdade, é horizontal. Nem todas as doenças infecciosas são transmissíveis (p. ex., infecções micóticas sistêmicas originam-se mais do solo que da disseminação entre indivíduos).

É provável que a transmissão por contato direto seja o meio mais frequente e importante de disseminação de infecção. Tal transmissão envolve contato físico direto ou grande aproximação entre o hospedeiro reservatório e o indivíduo suscetível. A transmissão venérea

de *Brucella canis* entre cães e a transferência do vírus da imunodeficiência felina (FIV; do inglês, *feline immunodeficiency virus*) por meio de mordidas entre gatos são exemplos de transmissão por contato físico direto. A disseminação no ar de gotículas de secreções respiratórias, fecais ou geniturinárias de cães e gatos, em geral, não alcança mais de 1,2 ou 1,5 m, a menos que haja correntes de ar; pode ser considerada, portanto, uma maneira de transmissão direta. A disseminação da infecção em tais circunstâncias, geralmente, pode ser limitada, assim como a transmissão por fômites pode ser prevenida, assegurando-se uma distância adequada entre os animais acometidos e os suscetíveis. A transmissão por aerossol, um subtipo da transmissão pelo ar, é feita pela disseminação de partículas muito pequenas (com menos de 100 µm de diâmetro) que permanecem suspensas no ar, dependendo de seu respectivo tamanho; é importante mencionar que as menores transitam por distâncias maiores. Partículas recém-aerossolizadas que contêm micróbios, raramente, ficam no ar por mais de 1 min, a menos que tenham diâmetro menor que 5 µm. Os núcleos das gotículas, que são partículas aerossolizadas ressecadas contendo micróbios resistentes, também podem ser transportados sozinhos ou em partículas de poeira pelas correntes de ar por longos período e distâncias. Após inalação, partículas menores também são mais capazes de transitar, e se depositar, nas partes inferiores do trato respiratório que partículas maiores. Patógenos respiratórios resistentes, como *Mycobacterium tuberculosis* e *Histoplasma capsulatum*, costumam disseminar-se por esse meio. Em hospitais que tratam de seres humanos, infecções nosocomiais com *Bordetella pertussis*, *Staphylococcus aureus* e *Streptococcus pyogenes* podem disseminar-se por esses meios, embora o contato direto com secreções e fômites (ver discussão adiante), em geral, seja mais comum no caso dos dois últimos agentes.[341] Infecções com *S. aureus* têm sido uma preocupação por causa da transmissão de cepas resistentes a antimicrobianos de seres humanos para cães e gatos (ver Capítulos 34 e 99).[182,387]

A transmissão indireta ou por algum veículo envolve a transferência de organismos infecciosos do hospedeiro reservatório para um suscetível por intermediários animados ou inanimados conhecidos como veículos ou fômites. A transmissão indireta depende da capacidade de o agente infeccioso sobreviver temporariamente a influências ambientais adversas. Os fômites animados mais comuns envolvidos na transmissão indireta na prática clínica veterinária são as mãos humanas. Fômites inanimados podem incluir qualquer coisa pela qual um agente passe indiretamente de indivíduos infectados para suscetíveis, como vasilhas de alimentos, jaulas e instrumentos cirúrgicos. Parvovírus caninos e felinos, em geral, disseminam-se dessa maneira por causa do curto período de eliminação nos animais infectados e do período relativamente longo de persistência desses vírus no ambiente.

A transmissão de fonte comum envolve a exposição simultânea de um número significativo de indivíduos de uma população a veículo contaminado por agente infeccioso. Os veículos de infecções de fonte comum, geralmente, são hemoderivados, fármacos, alimento e água. Surtos de gastrenterite por *Salmonella* de fonte alimentar foram observados na prática com pequenos animais.

Doença trazida por vetor pode ser considerada uma maneira especializada de disseminação por veículo ou por contato indireto, em que animais invertebrados transmitem agentes infecciosos. Os vetores, em geral, são artrópodes que transmitem infecção do hospedeiro infectado ou suas excretas para um indivíduo suscetível, seu alimento e água ou outra fonte de contato imediato. Vetores tais como as moscas podem transferir organismos externa ou mecanicamente em suas patas ou internamente, dentro do trato intestinal. A capacidade de sobrevivência dos organismos no vetor sem propagação adicional foi demonstrada em infecções com *Shigella* e *Salmonella*. Transmissão propagativa significa que o agente infeccioso se multiplica no vetor ou sobre ele antes de ser transferido. A transmissão por moscas do bacilo da peste bubônica, *Yersinia pestis*, ocorre dessa maneira (ver Capítulo 45). A transmissão transovariana resulta quando o vetor transfere o organismo para sua progênie, como no caso dos carrapatos que transmitem *Rickettsia rickettsii*, o agente da febre maculosa das Montanhas Rochosas (ver Capítulo 27). A transmissão transestágio, que consiste na transferência da infecção apenas entre os estágios de muda no ciclo biológico do vetor, ocorre na erliquiose canina (ver Capítulo 26). A transmissão biológica verdadeira (do desenvolvimento ou ciclopropagativa) por vetores artrópodes envolve um estágio de desenvolvimento obrigatório no ciclo biológico do vetor. Alguns dos protozoários patogênicos de cães e gatos (p. ex., *Trypanosoma*, *Leishmania* e *Hepatozoon*) têm um ciclo biológico de desenvolvimento no vetor (ver Capítulos 72, 73 e 74, respectivamente). Vetores vertebrados, como roedores, também podem transmitir doença, tanto na comunidade como em hospitais veterinários.

Um organismo patogênico precisa elaborar um mecanismo que o capacite a disseminar-se de um animal infectado via reservatório ou transportador para outros animais, de maneira a perpetuar o ciclo de infecção. A disseminação generalizada da infecção para muitos tecidos corporais resulta na contaminação de muitas secreções corporais. Infecções respiratórias e gastrintestinais (GI) agudas localizadas, em geral, resultam em secreções ou excreções altamente contaminadas, como os aerossóis produzidos durante a tosse ou espirros ou diarreia e vômito, respectivamente. Infecções geniturinárias são transmitidas na urina, em corrimentos uterinos ou vaginais e no sêmen. Ocasionalmente, podem ser eliminados organismos infecciosos de ferimentos abertos que estejam drenando secreções.

Nem sempre se encontra doença clínica em animais que estejam eliminando microrganismos patogênicos. Há muitos casos de portadores subclínicos, geralmente no estágio crônico ou de convalescença da doença. Portadores latentes podem eliminar organismos de maneira intermitente em associação à reativação da infecção. Contudo, o potencial de infecção costuma variar inversamente com o tempo durante o qual uma doença é transmissível. Doenças agudas graves, em geral, estão associadas a secreções altamente contagiosas, porque a transmissão ocorre durante um curto período.

Relevância do ambiente na transmissão de doença

A contribuição do ambiente para a transmissão de doença em animais de estimação foi pouco investigada. No caso de alguns patógenos, o ambiente é uma fonte indiscutível de infecção e um dos principais fatores contribuintes para doença (*i. e.*, parvovírus canino [CPV; do inglês, *canine parvovirus*]). Quanto a outros, a transmissão ambiental é possível, mas preocupa, principalmente, em ambientes de alto risco específico, como hospitais veterinários, canis ou abrigos de animais. Também há alguns patógenos para os quais o ambiente é uma fonte plausível porém não confirmada de infecção (*i. e.*, *Clostridium difficile*). A identificação da verdadeira função do ambiente é importante para o desenvolvimento de melhores estratégias de controle, mas limites nos dados de pesquisa disponíveis e a dificuldade de determinar a verdadeira fonte de infecção complicam essa avaliação.

Controle ambiental de micróbios

A saúde de pessoas e animais domésticos depende da capacidade de controlar microrganismos que causam ou têm o potencial de causar doença. Ocorre destruição de organismos quando o microambiente sofre mudança adversa por meios físicos ou químicos. Vários níveis de desinfecção microbiana (baixo, intermediário ou alto) são reconhecidos (Boxe 93.1). Uma boa descontaminação sempre requer limpeza inicial para remover resíduos orgânicos e restos. Com a limpeza prévia, a maioria dos organismos é removida e os desinfetantes são mais eficazes.

Esterilização é o processo pelo qual os microrganismos são destruídos por meios químicos ou físicos. Todas as formas de vida, inclusive esporos resistentes, são mortas. A esterilidade é uma condição absoluta; não existe processo de esterilização parcial.

Desinfecção é a destruição da maioria dos microrganismos patogênicos, em especial formas vegetativas, mas não necessariamente esporos bacterianos. Embora a desinfecção possa ser feita com agentes físicos, ou químicos, o desinfetante, em geral, é uma substância química usada em objetos inanimados. A antissepsia, uma categoria especial de desinfecção, é a inibição ou a destruição de micróbios patogênicos na pele e em mucosas. Presume-se que todos os micróbios patogênicos vegetativos são destruídos, mas a flora residente pode persistir. É importante lembrar que o antisséptico não pode ser tóxico para os tecidos animais. Para diminuir a toxicidade tecidual, é preciso diluir os produtos químicos ou usá-los por tempo mais curto que o necessário para se obter esterilidade.

Boxe 93.1 Níveis de desinfecção microbiana.
Alto: eliminação de todos os vírus e bactérias vegetativos, bem como da maioria (mas não necessariamente todos) dos esporos bacterianos e dos fungos. Intermediário: eliminação de todas as bactérias vegetativas e da maioria dos vírus e dos fungos. Baixo: livre da maioria das bactérias vegetativas, fungos e vírus com envoltório, equivalente à sanitização.

Sanitização é a redução do número de contaminantes bacterianos a nível seguro; este é um termo usado com referência à higiene de alimentos e da água. Um sanitizador não é muito concentrado nem fica em contato com os organismos por tempo suficiente para efeito de desinfecção.

Na prática, na ausência de esporos bacterianos, a esterilização e a desinfecção de alto nível dão resultados idênticos. No entanto, quando há esporos, apenas as medidas mais rigorosas podem garantir a esterilidade. A menos que o item a ser tratado possa ser submetido a procedimentos de esterilização em autoclave ou com substâncias química como óxido de etileno (OE) ou vapor de peróxido, a desinfecção física ou química tem de ser confiável para reduzir o número de microrganismos a nível seguro.

Cistos de protozoários, micobactérias e esporos bacterianos são altamente resistentes à desinfecção ou à sanitização. Vírus sem envol-tório também tendem a ser resistentes à desinfecção, dependendo dos métodos usados. Bactérias vegetativas são relativamente suscetíveis à maioria dos desinfetantes, mas alguns microrganismos podem ser resistentes a desinfetantes específicos, seja de maneira inerente ou pela aquisição de genes de resistência. Vírus com envoltório são bastante suscetíveis a desinfetantes. Os príons, agentes proteináceos que causam encefalopatias degenerativas (espongiformes) transmissíveis (ver Capítulo 82), são os agentes infecciosos mais resistentes conhecidos. Ocorre alguma perda da infectividade dos príons a 100°C, sendo necessários 130°C por 30 a 60 min para sua inativação. Os príons não são acometidos por níveis esterilizantes de radiação, formalina, solventes orgânicos não polares, enterramento por anos ou passagem por filtros de 0,1 μm. Sua infectividade é destruída por hidróxido de sódio 1 M a 55°C ou hipoclorito de sódio (alvejante doméstico) em diluição de 1:1 ou mais forte (Tabela 93.1).

Tabela 93.1 Recomendações e concentrações para o uso de soluções alvejantes na desinfecção.[a]

Uso (concentração final do alvejante)	Quantidade de alvejante	Quantidade de água	Detalhes	Organismos suscetíveis (concentração necessária para matá-los)
Descontaminação da água potável (50 ppm)[b]	2/3 de 1 colher de chá ou 3,75 mℓ – dependendo da pureza	3,79 ℓ	Deixar em repouso por 30 min antes de usar	*Mycoplasma* (25 ppm) Bactérias vegetativas (< 5 ppm)
Equipamento para manipulação de alimentos, alvejante deixado como resíduo (200 ppm)[c]	1 colher de sopa ou 15 mℓ	3,79 ℓ	Enxaguar superfícies após a limpeza. Aplicar alvejante e deixar em repouso por pelo menos 5 min; em seguida, secar ao ar	Esporos de *Bacillus* (5 min, 100 ppm) Agentes micóticos (1 h, 100 ppm) 25 vírus sem envoltório (10 min) *Salmonella, Pseudomonas* (10 min, 100 ppm)
Desinfecção de superfície inabsorvível (400 ppm)	2 colheres de sopa ou 30 mℓ	3,79 ℓ	Enxaguar superfícies após a limpeza. Aplicar alvejante e deixar em repouso por pelo menos 5 min; em seguida, secar ao ar	Dermatófitos
Desinfecção de superfície inabsorvível (640 ppm)	1 copo ou 237 mℓ	18,9 ℓ	Limpar a superfície com água e sabão. Desinfetar com solução de alvejante. Secar ao ar	Desinfeta eliminando leveduras (p. ex., *Candida* [30 s, 500 ppm])
Utensílios para alimentos e água, enxaguar para retirar o alvejante após a desinfecção (1.000 ppm)	5 colheres de sopa ou 60 mℓ	1 copo ou 237 mℓ	Lavar com água e sabão. Enxaguar; em seguida, sanitizar com solução de alvejante. Secar ao ar	*Mycobacterium tuberculosis* Calicivírus ou norovírus (1 min)
Desinfecção de superfície inabsorvível (1.750 ppm)	½ copo ou 120 mℓ	3,79 ℓ	Lavar com água e sabão. Enxaguar, em seguida sanitizar com solução de alvejante. Secar ao ar	Vírus sem envoltório (p. ex., parvovírus, adenovírus sem restos orgânicos [10 min]) Cistos de *Giardia*
Crescimento de fungos ou superfícies impermeáveis (3.200 ppm)	1 copo ou 237 mℓ	3,79 ℓ	Lavar com alvejante. Esfregar com escova. Enxaguar com água e secar ao ar	Esporos de *Clostridium perfringens* (10 min) Retarda o crescimento de fungos
Desinfecção de alto nível na existência de restos orgânicos ou 10% de plasma (5.250 ppm)	1 copo e meio ou 25 colheres de sopa ou 300 mℓ	3,79 ℓ	Limpar a superfície, se possível, com água e sabão para retirar restos orgânicos. Aplicar solução de alvejante à vontade	Vírus sem envoltório em restos orgânicos (10 min)
Desinfecção de nível mais alto (26.250 ppm)	3,79 ℓ	3,79 ℓ	Lavar e deixar de molho em alvejante. Esfregar com escova. Enxaguar com água e secar ao ar	Príons (1 h)

1 ppm = 1 mg/ℓ = 1 μg/mℓ; alvejante a 1% = solução de cerca de 10.000 ppm; alvejante a 0,1% = solução de cerca de 1.000 ppm; 1 copo = 236,5 mℓ; 1 colher de sopa = 15 mℓ; 1 colher de chá = 5 mℓ.

[a]Informação adaptada de Centers for Disease Control[54,55,56] e McGlynn W. Food Technology Fact Sheet, Oklahoma State University, www.fapc.okstate.edu. Acesso em 6/2/11. A concentração de alvejante doméstico varia de 5,25 a 6,15% de hipoclorito de sódio, dependendo do fabricante. Alvejante a 5,25% = 5,25 g/100 mℓ = 52,5 g/ℓ = solução a cerca de 52.500 ppm. Essa concentração é usada nas diluições citadas na tabela.
Soluções alvejantes guardadas à temperatura ambiente em recipientes opacos perdem 50% da atividade em 1 mês. Deve-se usar o dobro da concentração quando as soluções são armazenadas antes do uso. Usar solução não perfumada a 5,25% (alvejante doméstico). Nunca misturar com outros produtos de limpeza.
Usar luvas de borracha e óculos protetores ao lidar com soluções não diluídas ou manipular aquelas > 50 ppm. Pode ser necessário proteger as vias respiratórias se vapores forem detectados.
[b]Concentração mínima para desinfecção. Para lavagem geral, usam-se concentrações residuais de 2 a 7 ppm. Os sistemas municipais de água têm concentrações de 0,25 a 2 ppm.
[c]Concentração máxima para implementos de contato alimentar. Concentrações maiores requerem enxágue para retirar soluções cloradas antes do uso. Essa concentração tem sido usada para descontaminação de frutas, legumes e verduras por pelo menos 1 min, mas os itens devem ser enxaguados depois com água potável. Níveis maiores podem causar odor ou sabor desagradável. Se forem usadas concentrações maiores, formam-se trialometanos carcinogênicos.
[d]Também pode usar soluções concentradas de hidróxido de sódio.

Agentes físicos

Calor

O uso de calor úmido ou seco é um dos métodos mais antigos de controle físico de microrganismos. Dos dois, o calor úmido, em especial sob pressão, é mais eficiente e requer menos tempo de exposição a uma temperatura menor que a necessária para a desinfecção pelo calor seco. Quando usado corretamente, o vapor sob pressão é o meio mais eficiente de se obter esterilidade. Os níveis recomendados de temperatura, pressão e tempo de exposição para se obter esterilização com autoclave são de 121°C a 15 psi por 15 min ou 126°C a 20 psi por 10 min. O vapor quente também é mais eficiente para eliminar cistos de protozoários resistentes como os de *Toxoplasma* e coccídeos. Estufas são os esterilizadores mais comuns que utilizam calor seco, mas, para que sejam eficientes, precisam proporcionar uma fonte consistente de calor. Pode-se esperar esterilização por calor seco se os objetos forem mantidos a 160° ± 10°C por, no mínimo, 1 h, mas, de preferência, por 2 h. Os tempos de esterilização de materiais secos em micro-ondas são semelhantes aos de estufas, desde que a temperatura de esterilização seja alcançada. A única vantagem do micro-ondas é o tempo mais curto para que tais temperaturas sejam alcançadas. Recomenda-se o calor seco para esterilizar instrumento de corte e vidro ou itens que possam ser danificados pela umidade, como seringas de vidro e agulhas reutilizáveis. No entanto, em geral, não se recomenda seu uso como esterilizante por causa da disponibilidade de outros métodos e da dificuldade para avaliar a adequação da esterilização.

Radiação

A radiação ionizante ou de alta energia pode ser produzida por elementos radioativos, que são fontes de raios gama, ou por um tubo de raios catódicos que produz raios X. A radiação dos raios gama e X induz ionização dos componentes celulares vitais, em especial o DNA nuclear. Por causa do custo e dos riscos de manipular o equipamento, esse tipo de controle microbiano encontrou aplicação prática principalmente no âmbito industrial. Produtos farmacêuticos, descartáveis de plástico e materiais de sutura, em geral, são esterilizados pelo fabricante por meio de radiação ionizante. Produtos alimentícios podem ser esterilizados ou desinfetados de micróbios patogênicos com o uso de radiação ionizante. Usa-se a irradiação gama para esterilizar alimentos destinados a animais sem patógeno específico ou germes.[51] Embora se possa conseguir esterilização bacteriana, os níveis de vitamina A podem ser reduzidos, e os de peróxido, aumentados. A pasteurização também diminui os níveis de vitamina A, mas não tem efeito sobre a concentração de peróxido. Apesar de sua segurança, o uso de qualquer método de irradiação encontrou alguma resistência do público. Há uma concepção infundada quanto à radioatividade residual nos alimentos tratados. A radiação não ionizante, ou de baixa energia, na forma de luz ultravioleta (UV), encontrou aplicação prática na destruição de organismos no ar. Como os raios de baixa energia não penetram bem, eles são usados, primariamente, como agentes ativos na superfície. A faixa bactericida da luz UV é de 240 a 280 nm. Em geral, as lâmpadas UV produzem radiação na faixa de 254 nm e funcionam com eficiência máxima em temperaturas de 27 a 40°C. Elas dependem das correntes de convecção do ar para que os organismos existentes no ar circulem. As lâmpadas germicidas precisam ser posicionadas acima do nível dos olhos, para evitar queimaduras retinianas. Para melhor eficiência, também podem ser colocadas nos ductos de ar-condicionado ou aquecimento. (Ver *Contaminantes do ar*, em *Prevenção de infecções nosocomiais*.)

Agentes químicos

Biocidas (germicidas) denotam agentes químicos que têm propriedades antissépticas, desinfetantes ou conservantes. Além do controle ambiental de infecção, muitos desses agentes são usados para conservar alimentos, produtos farmacêuticos e suprimentos médicos. Os biocidas, em geral, não têm toxicidade seletiva para microrganismos. Vírus em estado seco são menos suscetíveis a desinfetantes, e sua sobrevida aumenta na proteína plasmática.[369] Umedecer as superfícies antes da aplicação de desinfetantes pode melhorar sua eficácia. As propriedades antimicrobianas de vários desinfetantes químicos estão resumidas na Tabela 93.2. A Tabela 93.3 mostra os compostos usados para desinfecção de material hospitalar. É difícil conseguir um alto nível de desinfecção de termômetros. Com tempos de exposição de 10 a 12 h a vários produtos químicos, isolou-se *Salmonella* de termômetros contaminados.[391] Portanto, recomenda-se o uso de coberturas descartáveis para termômetros.

Alcoóis

O álcool etílico e o isopropílico são rapidamente bactericidas contra bactérias vegetativas, mas têm pouco efeito contra esporos. Os alcoóis podem ser virucidas, desde que o tempo de exposição seja adequado. O álcool etílico é um pouco mais eficaz contra vírus sem envoltório que o álcool isopropílico; o inverso é verdadeiro com relação aos vírus com envoltório. O álcool etílico é eficaz contra *Proteus* e *Pseudomonas*; já o isopropílico tem espectro antibacteriano mais amplo. A concentração de 70% de álcool foi suficiente para inativar calicivírus após 1 min de exposição.[85a] O álcool absoluto (a 100%) não tem qualidades desinfetantes. A água é essencial para a ação antimicrobiana dos alcoóis. As concentrações mais bactericidas encontradas estão entre 50 e 95% por volume. As duas concentrações empregadas mais amplamente são de 70 e 85%. Os alcoóis são inativados por sujeira orgânica e são ineficazes se diluídos para menos de 50%.

Desinfecção. O álcool é eficaz apenas enquanto permanece em contato com o item a ser desinfetado. Como evapora rapidamente, podem ser necessárias aplicações repetidas para assegurar o efeito adequado. Os alcoóis inativam o hexaclorofeno, mas são usados como diluente para iodo, para acentuar suas propriedades desinfetantes. Os alcoóis não são eficazes para esterilização a frio de instrumentos, dissolvem cimentos em montagem de lentes, clareiam revestimentos de asfalto e endurecem plásticos com a exposição prolongada.

Antissepsia. O álcool é aplicado, principalmente, em tecidos viáveis como agente antisséptico, mas apenas na pele íntegra. Em geral, tem sido usado como enxaguante para descontaminação cutânea com povidona-iodo ou clorexidina.

Os efeitos de desinfetantes contendo álcool foram extensamente estudados com relação ao calicivírus felino (CVF), um substituto para desinfecção contra o norovírus humano. Etanol (a 75%/volume), ou um gel comercial para as mãos contendo pelo menos 62% de etanol, foi mais eficaz para reduzir a taxa de transferência de CVF por mãos humanas que a lavagem das mãos com água ou nenhuma medida de limpeza.[28] No entanto, em outros estudos, a eficácia de concentrações maiores paralelas (99,5% melhor) de etanol foi melhor e concentrações correspondentes de álcool isopropílico foram menos eficazes.[201] No mesmo estudo, sanitizadores de mãos contendo etanol a 60% ou menos foram muito menos eficazes. Por essas razões, os autores deste capítulo (CEG *et al.*) recomendam produtos com pelo menos etanol a 70%. Sanitizadores à base de álcool com acréscimo de desinfetantes mostraram maior eficácia.[196,215]

Halogênios

Esses compostos são ineficazes ou instáveis na existência de material orgânico, sabão ou água dura. Os halogênios são ativos contra uma ampla variedade de vírus e de bactérias resistentes, como *Proteus* e *Pseudomonas*. Na Tabela 93.4 há um resumo da atividade desinfetante do cloro e do iodo, descritos em detalhes no texto.

| Tabela 93.2 | Propriedades antimicrobianas de classes comuns de desinfetantes químicos. |

Classe de desinfetante	Bactérias					Vírus	
	Gram-positivas	Gram-negativas	Álcool acidorresistentes	Esporos	Fungos	Com envoltório	Sem envoltório
ALCOÓIS							
Etílico	+	+	+	–	–	+	+/–
Isopropílico	+	+	+	–	–	+	–
HALOGÊNIOS							
Cloro (hipoclorito)	+	+	+	+	+	+	+
Iodo	+	+	+	±	+	+	±
Dióxido de cloro	+	+	+	+	+	+	+
ALDEÍDOS							
Formaldeído	+	+	+	+	+	+	+
Glutaraldeído	+	+	+	+	+	+	+
Orto-ftalaldeído	+	+	+	+	+	+	+
Fenólicos	+	+	+	–	+	+	±
Monopersulfato de potássio	+	+	+	+/–	+	+	+
Peróxido de hidrogênio acelerado	+	+	+	+	+	+	+/–
COMPOSTOS ATIVOS EM SUPERFÍCIES							
Quats (catiônicos)	+	±	–	–	+	±	–
Anfotéricos (aniônicos)	+	±	+	–	+	±	–
Biguanidas	+	+	–	–	–	?	?
Óxido de etileno	+	+	+	+	+	+	+

Quats, Compostos de amônio quaternário; +, eficaz(es); ±, um pouco eficaz(es); –, ineficaz(es); ?, eficácia desconhecida.

Desinfecção. O *alvejante doméstico* (água sanitária), uma solução de hipoclorito de sódio de 5,25 a 6,15% diluída na concentração mínima de 50 ppm (vol/vol), é uma forma comum de cloro para desinfecção de objetos inanimados (ver Tabela 93.1). O alvejante é vendido em pH 12 para prolongar seu prazo de validade e, diluído com água, para aumentar sua atividade germicida, especialmente contra esporos, e para aumentar a disponibilidade do cloro, alterando o pH da solução para 7.[320] O aumento da temperatura da solução diminui o tempo necessário de exposição. Devem ser tomadas precauções, porque o aumento da temperatura e a redução do pH podem resultar na liberação do gás cloro, que é tóxico. O alvejante cloro perde seu efeito no óleo, nas sujidades ou nos restos orgânicos. Além dos aldeídos, peroximonossulfatos e dióxido de cloro, as soluções de hipoclorito de sódio estão entre os poucos produtos químicos que inativam parvovírus[231] (ver Capítulos 8 e 9) e destroem esporos de clostrídios. Para superfícies inanimadas, o hipoclorito de sódio na concentração de 1.000 ppm por 1 min foi eficaz no sentido de inativar o CVF.[396] A diluição e a acidificação das soluções alvejantes reduzem sua estabilidade e aumentam sua corrosividade, e o alvejante também é inativado pela luz. Portanto, deve ser mantido em recipientes opacos e diluído diariamente antes do uso. Como o alvejante diluído em plástico opaco perde 50% de sua atividade em 1 mês, devem ser usados frascos de cor âmbar bem vedados após sua diluição. O alvejante é corrosivo para metais e descolore têxteis. Como causam grave dano tecidual, as soluções alvejantes não são usadas rotineiramente para antissepsia, mas podem ser empregadas com tal finalidade em contextos de emergência, embora apenas muito diluídas (menos de 50 ppm).

O *dióxido de cloro*, um halogênio, é superior ao cloro na destruição de bactérias, incluindo esporos e vírus.[321a] Tem alta solubilidade, é inodoro, não é acometido por pH na faixa de 4 a 10 e não reage com compostos de amônia. Diferentemente do alvejante, o dióxido de cloro não é corrosivo para metais, mesmo em altas concentrações de cloro; além disso, em tecidos vivos é hipoalergênico e atóxico. Deve ser elaborado a partir de síntese local ou pode ser solicitado de forma estabilizada. Tem alta penetração em biofilmes de bactérias resistentes ao ambiente e tem sido usado para remover bactérias patogênicas de sistemas de ar-condicionado.

O *iodo* é apenas levemente solúvel em água; portanto, as soluções desinfetantes são feitas mediante dissolução em álcool ou combinação com compostos orgânicos. É esporocida, fungicida, protozoacida e um tanto virucida, dependendo do tempo de exposição e da concentração de iodo livre. A destruição de esporos bacterianos requer contato com umidade por mais de 15 min. Ao contrário do cloro, o iodo exerce seu efeito em ampla faixa de pH.

Iodóforos são soluções de iodo em complexos com surfactantes ou polímeros, que ajudam a aumentar o contato do iodo com a superfície a ser desinfetada, ao mesmo tempo que limitam a concentração de iodo livre. Matéria orgânica pode reduzir sua atividade, em especial no caso de soluções diluídas, mas o efeito é menos acentuado que com hipocloritos. O enxágue com álcool diminui a atividade antibacteriana residual dessas soluções.

Antissepsia. Os *iodóforos* têm uma vantagem sobre o iodo porque não tingem e causam dano tecidual mínimo. Iodo com povidona é um complexo de polivinilpirrolidona e iodo. Têm-se usado tais compostos de iodo para preparação pré-cirúrgica, tratamento tópico de feridas e lavagem de cavidade articular ou corporal. Soluções de iodo com povidona a 10% (não diluídas) a 1% (1:9) são aplicadas na pele e na desinfecção de feridas. Diluições de solução trivial a 10% (1:4 a 1:100) resultam em maior atividade bactericida em decorrência de maiores concentrações de iodo livre, em comparação com a solução trivial não diluída. Recomenda-se a diluição 1:50 de iodo com povidona como desinfetante para superfície ocular em situações

Tabela 93.3 — Tempo de tratamento necessário para desinfecção química de equipamento hospitalar.

Equipamento	Tempo de desinfecção[a]	Desinfetante[b]	Tempo de exposição
Objetos com superfícies duras lisas	A	17	3 a 12 h
	A	18 a 10	15 a 18 h
	A	11	5 h
	I	1 a 3, 6, 8 a 10, 12	30 min
	B	1, 4, 7, 13, 14 a 16	10 min
	B	1, 2, 4, 14, 16	5 min
Sondas (completamente cheias) e cateteres de borracha	A	17	3 a 12 h
	I	6, 10, 12	30 min
	B	7, 13, 14 a 16	10 min
Sondas (completamente cheias) e cateteres de polietileno	A	17	3 a 12 h
	A	8 a 10	15 a 18 h
	I	1, 2, 6, 10, 12	30 min
Termômetros	B	1, 7, 13 a 16	10 min
	B	6	10 min
	I	2, 5, 10	30 min
Instrumentos ópticos	A	9 a 11	10 a 12 h
	I	9, 10	30 min
	B	7, 13 a 16	10 min
Instrumentos articulados (sem material orgânico)	A	9, 10	10 a 12 h
	I	2, 8 a 10	20 min
	I	6, 12	30 min
	B	8 a 10	10 min
	B	1, 7, 13 a 16	20 min
Equipamento para inalação, anestésico e endoscópico	A	9, 11	10 h
	A	17	3 a 12 h
	I	2, 10	20 min
	B	1, 14 a 16	20 min
	B	10, 11	5 min
Limpeza doméstica (pisos, mobiliário e paredes)	I	3, 6, 12	20 min
	B	4, 7, 13 a 16	10 min

[a]A, alto nível de desinfecção (livre de todos os microrganismos; equivalente à esterilização); I, nível intermediário de desinfecção (livre de todas as bactérias vegetativas, bacilos fúngicos e a maioria dos vírus); B, baixo nível de desinfecção (livre de bactérias vegetativas, fungos e da maioria dos vírus com envoltório).
[b]1, álcool etílico ou isopropílico a 70 a 90%; 2, álcool etílico a 70 a 90%; 3, hipoclorito (1.000 ppm); 4, hipoclorito (100 ppm); 5, iodo a 0,2% + álcool; 6, iodóforos (500 ppm); 7, iodóforos (100 ppm); 8, formalina a 20% + álcool; 9, formalina aquosa a 20%; 10, glutaraldeído aquoso ativado a 2%; 11, glutaraldeído ativado a 0,13% + complexo fenato; 12, fenólico aquoso a 2%; 13, fenólico aquoso a 1%; 14, compostos de amônio quaternário; 15, anfotéricos; 16, clorexidina; 17, óxido de etileno.

Tabela 93.4 — Atividade desinfetante do cloro e do iodo.[16,397]

Produto químico/ Microrganismo	Concentração (mg/ℓ)	Temperatura (°C)	Tempo (min)
CLORO[a]			
Vírus sem envoltório	200	22	10
Bactérias gram-negativas	0,1	5	0,16
Esporos de *Bacillus anthracis*	2,3	22	60
Campylobacter	0,3	25	0,5
Cisto de *Giardia*	2,5	60	5
Oocisto de *Cryptosporidium*	10	20	720
IODO			
Vírus sem envoltório	0,5	5	30
Bactérias gram-negativas	1,3	2 a 5	1
Cisto de *Giardia*	4	5	120

[a]Para mais informações sobre o alvejante cloro, ver Tabela 93.1.

proteínas que exsudam, e aumento da infecção pós-cirúrgica. Os iodóforos também lesam fibroblastos no tecido mais profundo e precisam ser diluídos a 0,001% para aplicação como enxaguantes de feridas ou cavidades corporais. A lavagem peritoneal com iodo com povidona a 10% pode ser fatal em cães se forem infundidos 8 mℓ/kg com o peritônio intacto ou 2 mℓ/kg com peritonite. Concentrações acima de 0,1% não devem ser usadas para irrigar articulações.

Aldeídos

Têm sido empregados como esterilizantes gasosos, bem como desinfetantes químicos. O tempo de exposição necessário para que o formaldeído exerça efeito esterilizante é longo, porque o gás não penetra bem e tem sido substituído por gases mais eficientes. A solução de formalina a 100% corresponde a, aproximadamente, 40% de formaldeído em água. A solução de formalina a 20% (8% de formaldeído) é um desinfetante de alto nível (esporocida) e sua atividade biocida pode ser aumentada mediante o acréscimo de álcool a 70%, mas é irritante para os tecidos e para as mucosas.

O glutaraldeído é quimicamente relacionado com o formaldeído, porém é mais reativo, mesmo na ocorrência de materiais rígidos, sabões e água dura. Em termos de atividade biocida, a solução alcalina aquosa a 2% equivale à formalina a 20% em álcool. A solução alcalina é muito mais biocida, mas menos estável. A estabilidade é mantida por cerca de 2 semanas em pH 7,5 a 8,5. Na diluição em que é usado, o glutaraldeído é ligeiramente irritante para a pele e para as mucosas e muito irritante para os olhos. Tanto o glutaraldeído como a formalina são desinfetantes de alto nível para esterilização a frio de instrumentos que não podem receber vapor ou o gás OE, inclusive instrumentos ópticos, como endoscópios, sondas de plástico e cateteres. Após desinfecção, os itens devem ser bem enxaguados com água destilada estéril. Mostrou-se que o complexo de glutaraldeído e fenato foi tão eficaz e estável na diluição de 1:16 quanto o glutaraldeído não diluído e menos irritante. Em geral, os aldeídos são usados para desinfecção química de alto nível. Por exemplo, na ausência de desinfecção e umidade, o CVF pode sobreviver por 3 dias em objetos inanimados, embora mais de 90% dos vírus sejam inativados após 4 h.[59] A solução tamponada de glutaraldeído a 2,5% teve 100% de eficácia no sentido de inativar o CVF em todos os carpetes com 10 min de contato.[219-221] O tempo de esterilização foi de 10 h a 22°C. No material orgânico, o glutaraldeído não foi eficaz.[291]

pré-cirúrgicas.[267,268] A limpeza vigorosa (esfregação) com um detergente aniônico a 7,5% danifica os tecidos e só deve ser feita em pele íntegra. As concentrações bacterianas são reduzidas na pele canina por até 1 h após esfregação.[267] A poli-hidroxidina é um antisséptico que contém iodo, potente em feridas e na pele, e foi eficaz no tratamento de ferimentos caninos quando usado não diluído (a 100%) ou na diluição de 1:9 (a 10%). Enquanto a solução de iodóforo mantiver sua cor, será eficaz. A concentração de 0,2% de iodo com povidona foi altamente eficaz no sentido de matar mais de 99% dos isolados de *Mycobacterium tuberculosis* em 60 segundos.[304]

A absorção sistêmica de iodo pode resultar em redução transitória das concentrações séricas de tiroxina ou de bicarbonato. Em cães, pode ocorrer dermatite de contato que persiste por várias horas.[267-269,306] A irritação da pele pode ocasionar inativação do iodo, por causa das

O *orto*-ftalaldeído (OPA; do inglês, *ortho-phthalaldehyde*) é um líquido claro transparente de pH 7,5, ativo em solução a 0,55%. Como o glutaraldeído, é estável em pH 3 a 9 e mais potente em comparação com o glutaraldeído, mesmo contra micobactérias. Além disso, o OPA não requer ativação, não é irritante para os tecidos e é compatível com muitos materiais, porém tinge de cinza as proteínas, inclusive na pele desprotegida, e tem de ser manipulado com roupas protetoras. A desinfecção de alto nível a 20°C leva de 5 a 12 min, dependendo do lugar.

A solução estabilizada de glutaraldeído a 0,3%, com ou sem álcool, foi tão eficaz como a solução de gliconato de clorexidina a 4% e álcool na desinfecção da pele de cadelas submetidas à ovário-histerectomia.[202] As reduções da contagem de colônias de *Staphylococcus psedintermedius* cultivado da pele foram similares com ambas as preparações, da mesma maneira que as reações cutâneas.

Fenólicos

Desinfecção. Os fenólicos são bons desinfetantes para limpeza doméstica porque permanecem estáveis quando aquecidos e, mesmo depois da secagem há longo tempo, voltam a dissolver-se em contato com a água. Permanecem ativos na sujeira orgânica, no sabão e na água dura, sendo, em geral, os desinfetantes de escolha para combater contaminação fecal, como aquela com *Salmonella*. Áreas desinfetadas com as quais gatos tenham contato precisam ser bem enxaguadas por causa da grande toxicidade dos fenólicos para essa espécie, além de serem irritantes para a pele e para as mucosas.

Antissepsia. O *hexaclorofeno*, um derivado fenólico comumente formulado com sabão, é usado como agente degermante para a pele e para as mucosas porque causa pouca irritação tecidual. Usado uma vez apenas, não é mais eficaz que sabão para eliminar microrganismos e leva mais tempo que a clorexidina ou que o iodo com povidona para ser eficaz. Sua atividade é reduzida por material orgânico, é inativado por álcool e também é neurotóxico quando absorvido na pele. Além disso, deve ser evitado em áreas extensas, neonatos e animais com abrasões cutâneas graves.

O complexo difenol hidroxibenzeno, um composto quaternário dos bioflavonoides da semente da toranja, é um desinfetante atóxico, biodegradável e não corrosivo para superfícies inanimadas. É encontrado como líquido ou pó concentrado e foi virucida para vírus com envoltório, como o herpes-vírus felino, mas não foi eficaz contra o CVF ou o parvovírus felino.[107]

Bicarbonato de sódio

Na concentração de 5%, ou maior, à temperatura ambiente, o bicarbonato de sódio foi eficaz para inativar mais de 99% do CVF, com o tempo de contato de 1 min,[220] efeito que se acentuou ao se combinar com aldeídos ou peróxido de hidrogênio. A pronta disponibilidade, o baixo custo e a toxicidade mínima favorecem seu uso para a limpeza de superfícies de alimentos.

Peróxido de hidrogênio

É um produto comumente recomendado para a irrigação direta de ferimentos contaminados ou infectados. Devido à sua falta de atividade antibacteriana e à toxicidade potencial, recomenda-se seu uso para irrigação inicial em feridas por sua ação efervescente e maior oxigenação, que retardam a atividade das bactérias anaeróbicas. Em feridas fechadas, há potencial risco de embolização com ar em certas circunstâncias. Funciona melhor como desinfetante para equipamentos de nebulização e anestesia.

Peróxido de hidrogênio acelerado. Embora o peróxido de hidrogênio não seja apropriado para a desinfecção de superfície, o peróxido de hidrogênio acelerado (PHA) é um composto estabilizado que foi formulado comercialmente em solução tamponada com surfactante ou ácido fosfórico para acelerar e manter sua atividade antimicrobiana. Pode proporcionar desinfecção ampla de alto nível com tempo de contato razoável (10 min) e é mais eficaz na ocorrência de restos orgânicos que muitos outros desinfetantes. Tem atividade moderada a boa contra esporos de clostrídios e vírus sem envoltório, dependendo da concentração usada. Apesar do custo maior, é bastante utilizado em hospitais humanos de muitos países por causa de sua eficácia.

Peróxido de hidrogênio plasmático. Equipamento sensível à temperatura também pode ser esterilizado em aparelhos que utilizam peróxido de hidrogênio plasmático. Esse gás em vapor é capaz de esterilizar equipamentos em até 72 min. Dispositivos com lumens estreitos podem ser tratados eficazmente dessa maneira. O processo não deixa resíduos tóxicos e pode ser usado para endoscópios ou outros instrumentos que possam ser imergidos.

Peroximonossulfato de potássio

É um sal complexo hidrossolúvel, desinfetante oxidante, combinado com um surfactante e tampão inorgânico, que pode ser usado para uma ampla variedade de limpeza ambiental e em soluções de higiene bucal. Tem sido empregado comumente para oxidação e desinfecção sem cloro de piscinas e *spas*. Foi eficaz no controle da contaminação bacteriana de calçados em hospitais veterinários quando usado em capachos e tapetes de banheiros.[103] A solução a 1% não é corrosiva para instrumentos cirúrgicos de alta qualidade. É altamente bactericida e virucida, além de ser eficaz contra organismos resistentes como o CPV (quando exposto por 10 min) e o vírus da febre aftosa. Uma preocupação potencial é com a corrosão de superfícies, pois há relatos dispersos de dano a superfícies de uso clínico rotineiro. Umedecer as superfícies com água depois que o desinfetante secar pode ser um meio de reduzir o risco de danificá-las.

Agentes ativos em superfícies

Desinfecção. Tais agentes são substâncias químicas que alteram a tensão superficial do organismo e são classificadas como catiônicas ou aniônicas. Os *compostos de amônio quaternário* (quats) são detergentes catiônicos que têm sido usados para desinfecção e antissepsia, embora talvez sua atividade como desinfetantes seja superestimada. São inativados por material orgânico, sabão e água dura. Os quats são algicidas, fungicidas, bactericidas e virucidas contra vírus com envoltório em concentrações médias. A atividade virucida dos quats mais novos como o cloreto de amônio didecil dimetil ou o cloreto de amônio *N*-alquil dimetil benzila é incompleta contra vírus (mesmo herpes-vírus), em contraste com as alegações dos fabricantes.[191] Apesar da menção nos rótulos e nas propagandas de alguns produtos, *não* há evidência de atividade parvovirucida. Foram essenciais altas concentrações para obter eficácia *in vitro* contra o coronavírus canino depois de 3 dias de exposição.[292] Quando usados da maneira apropriada, os quats são bactericidas eficazes tanto contra bactérias gram-positivas como gram-negativas, mas exibem maior atividade contra organismos gram-positivos. Eles têm uma capacidade incomum de destruir cistos de *Giardia* no refrigerador e às temperaturas ambientes (ver *Prevenção*, no Capítulo 77). Os quats são ineficazes contra micobactérias, *Proteus*, *Pseudomonas*, esporos bacterianos e vírus sem envoltório, mesmo em altas concentrações. Quando a temperatura aumenta de 20°C para 37°C, a concentração da solução pode ser reduzida pela metade. O cloreto de benzalcônio é o composto mais comum desse grupo.

Os surfactantes aniônicos ou *anfotéricos*, ácidos orgânicos que têm a detergência de compostos aniônicos, são eficazes contra bactérias gram-negativas e gram-positivas e tidos como fungicidas, mas não esporocidas. Ao contrário dos quats, são eficazes contra *Proteus* e *Pseudomonas*. Os anfotéricos são eficazes em uma aplicação e não são inativados por soro ou água dura, embora sabões e detergentes os afetem adversamente. Podem reduzir bastante o número total de bactérias nos pisos de hospitais.

Antissepsia. Os quats não devem ser usados na preparação da pele para cirurgia, porque são inativados pelos detergentes usados na escovação cirúrgica. Como desinfetantes do ambiente ou antissépticos cutâneos, em geral são usadas concentrações de 0,001 a 1% de cloreto de benzalcônio. Em concentração muito baixa (não mais de 0,007%), o cloreto de benzalcônio também tem sido utilizado na medicina como antisséptico e para irrigar feridas infectadas. Acredita-se que os quats formem uma película sobre a pele, com a parte inativa do composto direcionada para ela, possivelmente aprisionando bactérias, mas não as matando. A parte germicida fica voltada para o ambiente, prevenindo contaminação adicional. A degermação da pele com um antisséptico mais eficaz antes de se aplicar um quat pode resolver o problema. É preciso cuidado para impedir que quats não diluídos entrem em contato com tecidos expostos. Ocorreram queimaduras químicas após a aplicação de cloreto de benzalcônio não diluído (a 10 a 17%) em superfícies cutâneas ou a 0,1 a 0,5% nas conjuntivas ou mucosas de cães e gatos. Gatos também desenvolveram ulcerações bucais e esofágicas após lamberem áreas tratadas da pele; por isso, deve-se evitar a ingestão oral. Em feridas, devem ser usadas concentrações tão baixas como de 0,002 a 0,007%. Outros agentes como a clorexidina e iodo com povidona são preferíveis.

Como os quats, os anfotéricos deixam uma película sobre a pele que bloqueia a transferência de organismos das mãos não lavadas para as lavadas. Os anfotéricos não são tóxicos para os tecidos nem corrosivos para superfícies úmidas, além de terem capacidade desodorizante.

Biguanidas

Desinfecção. A surfacina é composta de um antimicrobiano hidrossolúvel, o iodeto de prata, e um revestimento de superfície de uma biguanida poli-hexametileno que é atraída para o lipídio na membrana externa da célula bacteriana e transfere e acumula o haleto de prata no organismo, o que causa a morte da célula bacteriana. Superfícies inanimadas podem ser tratadas com essa solução, seguida pela secagem, o que acarreta uma atividade antimicrobiana persistente. Pode ser aplicada em superfícies inanimadas não submetidas a tratamento prévio.

Antissepsia. A *clorexidina*, a substância química mais comum dessa classe, ganhou popularidade para a preparação cutânea cirúrgica e como antisséptico em feridas, por causa de sua baixa toxicidade,[268] e é eficaz contra *Proteus*, *Escherichia coli*, estafilococos e *Pseudomonas*. Na pele, ela se liga ao estrato córneo, com atividade residual até 2 dias após uma única aplicação. Demonstrou ser um antisséptico eficaz e não irritante para a irrigação de ferimentos caninos. Mostrou-se que concentrações de clorexidina de 0,5% em água, solução fisiológica, lactato de Ringer ou álcool reduzem a contaminação bacteriana em feridas de cães ou funcionam como antisséptico cirúrgico, mas retardam a formação de tecido de granulação e a epitelização. Concentrações mais baixas de clorexidina (0,05 a 0,1%) foram menos antissépticas, porém podem ser usadas para lavar tecidos ou articulações e não inibem o reparo da ferida. Usada sozinha, não foi eficaz no tratamento da dermatofitose (ver Capítulo 56). Combinações de clorexidina com miconazol mostraram melhor eficácia *in vitro* sobre dermatófitos do que cada composto isoladamente.[280] Por causar irritação, mesmo em baixas concentrações, nunca deve ser usada nos olhos nem no canal auditivo com lesão do tímpano, embora o uso com esse tipo de lesão tenha se mostrado seguro em cães.[206] Esses compostos retêm alguma atividade na existência de material orgânico e água dura, mas são inativados por sabões e mais eficazes em pH alcalino. A surfacina não é tóxica para as células de mamíferos e pode ser aplicada em superfícies animadas não submetidas a tratamento prévio.

Óxido de etileno

Quando aplicado da maneira apropriada, esse gás é o esterilizante químico mais eficaz. Como outros desinfetantes químicos, está sujeito a limitações impostas pela temperatura, pelo teor de umidade, pela concentração e pelo tempo de exposição. As recomendações consistem em fazer a esterilização rotineira de 30 a 55°C. Se a temperatura não for mantida nos níveis adequados, o gás pode condensar ou, se o tempo de exposição for muito curto, podem ocorrer falhas na esterilização. A maioria dos esterilizadores que funciona com OE em hospitais é projetada para produzir 50 a 60% de umidade relativa, que não pode cair para menos de 30%; se isso ocorrer, haverá falha na esterilização. Existem indicadores biológicos que monitoram a eficácia da esterilização com OE.

Não se recomenda a esterilização de alguns plásticos e produtos farmacêuticos ou rações e cama de animais com OE, porque o gás reage com esses itens ou é absorvido por eles. Soluções em recipientes de vidro vedados não podem ser esterilizadas porque o gás não penetra no vidro. Instrumentos e outros itens devem ser limpos, secos e o mais isentos possível de contaminantes antes da esterilização com OE; para isso, são colocados em sacos de plástico semipermeáveis. Após o processo de esterilização, precisam ser aerados para que o gás residual se dissipe. Isso porque, se for absorvido, irritará a pele e as mucosas. Em estudos *in vivo* e *in vitro*, o OE foi eficaz para inativar o vírus da leucemia felina (FeLV; do inglês, *feline leukemia virus*) e até vírus mais resistentes como o CPV, em enxertos ósseos para transplante.[64,65,250] Os procedimentos de aeração rotineiros recomendados são: à temperatura ambiente, 48 a 168 h, dependendo dos itens esterilizados e de seu uso, ou com cabines de ar forçado, por 8 a 12 h, dependendo da temperatura da cabine.

Infecções nosocomiais

As infecções nosocomiais (hospitalares) podem surgir por via endógena, mediante disseminação da flora nativa, ou exógena, pelo contato com organismos de fontes externas (Tabela 93.5). Os organismos exógenos que causam infecções nosocomiais podem ser intrinsecamente patogênicos, e são levados para o ambiente do hospital por animais portadores. Como alternativa, a flora endógena pode disseminar-se para áreas normalmente estéreis em decorrência de imunossupressão, resistência ao tratamento antimicrobiano ou técnicas invasivas usadas no contexto hospitalar. As fontes exógenas de infecção comumente incluem outros animais e fômites como mãos humanas, roedores, artrópodes, vasilhas de alimento, cateteres e jaulas do hospital. Pode ocorrer transmissão pelo ar, por contato ou por veículos. Muitas infecções nosocomiais resultam mais da disseminação oportunista da flora residente que de microrganismos recém-adquiridos. A taxa de prevalência das infecções nosocomiais em hospitais humanos, e provavelmente veterinários, é de 5 a 10% dos pacientes hospitalizados.

Nem todas as infecções que se desenvolvem no ambiente hospitalar são de origem nosocomial. Aquelas existentes ou em incubação no momento da admissão são excluídas. Além disso, as infecções nosocomiais podem não se tornar clinicamente evidentes até que o paciente tenha alta do hospital. Animais hospitalizados são mais propensos à infecção por causa da maior exposição a patógenos, de doença imunossupressora concomitante e do alto estresse imposto pelos avanços tecnológicos na clínica médica (Boxe 93.2). O tratamento antimicrobiano excessivo pode aumentar o risco de colonização com

Tabela 93.5	Infecções nosocomiais oportunistas em hospitais veterinários de pequenos animais.
Organismo(s)	**Circunstâncias de surto**
Klebsiella spp.	Infecção com cuidado intensivo em 23 cães e 1 gato. Mais comum em feridas cirúrgicas, no trato urinário e no sangue.[149]
Serratia marcescens	Cateteres IV contaminados, tratos respiratório e geniturinário e pele de animais hospitalizados, por causa de cloreto de benzalcônio contaminado.[134]
Enterobacter cloacae	Solução de limpeza contaminada, causando infecção em 4 cães e 1 gato.[22]
E. cloacae ou *Enterobacter hormaechei*	Várias infecções em cães, especialmente do trato urinário, em 3 hospitais veterinários.[347]
Staphylococcus pseudintermedius	Infecção resistente à meticilina em 11 cães após cirurgia ou ferimento traumático ou com piodermite recorrente.[376]
Staphylococcus aureus	Infecções ortopédicas pós-operatórias na clínica cirúrgica de referência.[234,a] Discoespondilite pós-operatória em 2 cães.[329,a]
Acinetobacter baumannii	Infecção nosocomial em 17 cães e 2 gatos em uma unidade de cuidados intensivos no período de 2,5 anos. Os isolados foram obtidos de urina e cateteres permanentes.[141]
A. baumannii, Enterococcus faecalis, Enterococcus faecium, S. pseudintermedius	Infecções de feridas cirúrgicas e outras, urinárias. Um isolado de *A. baumannii* foi transferido para 1 paciente equino no mesmo hospital.[38]
Serratia spp., *Acinetobacter anitratus, Citrobacter freundii, S. pseudintermedius, Klebsiella* spp., *Escherichia coli*	Cateter IV em cães com enterite causada por parvovírus. Os organismos tinham resistência variável a fármacos. Apenas 1 cão desenvolveu sinais de infecções relacionadas com o cateter.[212]
E. coli	Infecções adquiridas em unidade de cuidados intensivos de hospital e outras instalações e também encontradas no ambiente hospitalar.[321]
Clostridium difficile	Doença entérica em cães e gatos em um hospital-escola veterinário.[392,b]

IV, intravenosa.
[a]Para mais relatos de infecções nosocomiais estafilocócicas resistentes a múltiplos fármacos, ver Capítulo 34, *Infecções Estafilocócicas*; Capítulo 30, *Quimioterapia Antibacteriana*; Capítulo 53, *Infecções de Feridas Cirúrgicas e Traumáticas*; e Capítulo 99, *Infecções Zoonóticas de Importância Clínica em Pessoas Imunocomprometidas*.
[b]Para mais relatos de infecções por *Clostridium difficile* em hospitais veterinários, ver Capítulo 37, *Infecções Bacterianas Entéricas*.

patógenos resistentes a antimicrobianos. Na clínica com pequenos animais, as cepas resistentes a fármacos podem persistir por anos no piso das jaulas.[346] Os patógenos nosocomiais são resistentes naturalmente aos antimicrobianos ou desenvolvem resistência durante o tratamento no hospital. A atenção com a higiene das mãos (Boxe 93.3), desinfetantes para as mãos à base de álcool ou o uso de luvas, são formas de controlar a resistência aos antimicrobianos nos hospitais humanos.[394] Dentre os desinfetantes, os alcoóis têm a atividade microbicida mais rápida de todos os antissépticos. Além disso, os desinfetantes para as mãos à base de álcool são muito fáceis de espalhar, evaporam rapidamente e não irritam as mãos após o uso repetido, como a lavagem frequente das mãos. Os profissionais de saúde seguem melhor as recomendações para desinfetar as mãos quando os frascos contendo os produtos à base de álcool ficam perto de cada

Boxe 93.2	Fatores associados ao maior risco de infecções nosocomiais

Exposição a patógenos
Enterotomia com extravasamento
Procedimentos dentários
Cateterismo de via respiratória ou endoscopia
Endoscopia urinária retrógrada ou gastrintestinal
Transfusões de hemoderivados contaminados
Doenças induzidas por vacinas

Imunossupressão concomitante
Quimioterapia citotóxica
Tratamento com glicocorticoide
Irradiação
Esplenectomia

Avanços tecnológicos
Tratamento antimicrobiano causando resistência
Sondas ou cateteres permanentes
Implantes ortopédicos

Boxe 93.3	Métodos de desinfecção das mãos.[264,265]

Lavagem das mãos: remove sujeira e bactérias transitórias soltas
1. Limpeza das mãos com o uso convencional de água e sabão
2. Praticada antes e após contato com cada paciente, para reduzir a transferência nosocomial de organismos

Lavagem antisséptica das mãos: remove e mata flora transitória e alguma residente
1. Limpeza e desinfecção das mãos com a combinação de sabão e solução antisséptica
2. Molhar completamente as mãos e os punhos em água corrente quente
3. Manter as mãos mais baixas que os cotovelos para evitar recontaminação
4. Aplicar a combinação de sabão e solução antisséptica nas palmas e nos dorsos das mãos
5. Esfregar todas as superfícies das mãos e dos punhos, entre os dedos e em torno deles pelo tempo estipulado pelo fabricante do sabão (15 a 30 s)
6. Seguir um protocolo em estágios para assegurar o máximo de eficiência[158]
7. Enxaguar bem as mãos sob água corrente
8. Fechar a torneira com toalha de papel
9. Secar bem as mãos com novas toalhas de papel descartáveis

Desinfetantes para as mãos[a]
1. Colocar o frasco de desinfetante em um local de fácil acesso sobre cada jaula de animal
2. Distribuir o desinfetante sobre as mãos e esfregar todas as superfícies por 15 s
3. Deixar o desinfetante secar bem antes de manusear objetos

[a]Devem ser usadas preparações com álcool pelo menos a 70%.

paciente.[44] Na enfermaria ou na unidade de cuidados intensivos do hospital veterinário, esses frascos podem ficar suspensos do lado de fora de cada jaula ou no corredor, para facilitar a higiene das mãos. Tais medidas reduzem a disseminação de organismos patogênicos entre os animais e o risco de infecções zoonóticas.

Desenvolvimento de resistência antibacteriana

Os microrganismos desenvolveram meios para superar os efeitos dos fármacos antimicrobianos, a maioria sob controle genético. Mutações espontâneas são comuns em bactérias e, às vezes, podem conferir resistência aos antimicrobianos. Isso é particularmente importante no caso de certos patógenos e de certas classes de antimicrobianos (*i. e.*, quinolonas). Mais preocupante é a aquisição de genes de resistência, que pode ocorrer por vários mecanismos. A transferência de plasmídios é mais frequente durante conjugação bacteriana, embora possam ocorrer alterações no ácido nucleico bacteriano por meio de bacteriófagos (via transdução), aquisição de ácido nucleico nu (via transformação) ou troca entre o DNA bacteriano e o do hospedeiro (via translocação). A transferência de plasmídio também é comum entre bactérias de gêneros diferentes. Genes de resistência adquirida podem conferir resistência a um único antimicrobiano, a uma única classe de antimicrobianos ou a um grupo amplo de antimicrobianos. Genes de resistência múltipla podem ser adquiridos ao mesmo tempo, o que resulta em alterações importantes na suscetibilidade aos antimicrobianos. Com genes de resistência ligados no mesmo plasmídio, o uso de um antimicrobiano pode resultar em pressão de seleção para resistência a vários antimicrobianos não relacionados.

Em geral, a prevalência da resistência antimicrobiana costuma aumentar em proporção com a frequência de uso, embora relações nítidas entre o uso de um antimicrobiano específico e aumentos na resistência a tal antimicrobiano às vezes sejam variáveis. A aquisição de resistência a antimicrobianos e a pressão de seleção para disseminação são áreas complexas em que, geralmente, não há relações lineares. A resistência surge rapidamente em alguns organismos e lentamente em outros, com base em vários fatores, como a taxa de mutação inerente e a eficácia da aquisição de genes de resistência. Isso pode variar bastante entre os gêneros e até no mesmo gênero. Antimicrobianos diferentes também estão associados a taxas diferentes de emergência de resistência. Os fatores de risco para emergência de resistência em animais de estimação são pouco entendidos. No entanto, é razoável supor que o maior uso de um antimicrobiano específico nesses animais aumente a probabilidade de resistência. Além do volume de uso, é provável que outros fatores desempenhem um papel, inclusive esquemas posológicos impróprios (dosagens subterapêuticas, duração inadequada ou excessiva do tratamento) e cumprimento negligente das recomendações por parte do proprietário. Cada vez mais, há evidência de que a resistência aos antimicrobianos em seres humanos possa afetar os animais de estimação e, à medida que a resistência dos patógenos aos antimicrobianos aumenta na população humana, a exposição dos animais de estimação pode ser inevitável. Isso talvez seja mais bem demonstrado pelo *S. aureus* resistente à meticilina, mas também é preocupante com relação a outros patógenos, como enterococos e membros das Enterobacteriaceae. A ligação entre o uso de avoparcina (um glicopeptídio promotor do crescimento) em rebanhos na Europa e as taxas altas subsequentes de enterococos resistentes à vancomicina em animais de estimação e pessoas demonstram outra possibilidade para o desenvolvimento de resistência a antimicrobianos por parte da flora dos animais de estimação.

Na medicina humana, demonstrou-se que a resistência a antimicrobianos é mais problemática em pacientes hospitalizados, nos quais o uso de antibacterianos é disseminado, que entre pacientes em geral.[334] Embora haja diferenças significativas entre os hospitais humanos e os veterinários, é provável que os achados em ambos

sejam similares. Entretanto, bactérias resistentes a múltiplos fármacos também podem ser identificadas comumente em animais de estimação fora de hospitais veterinários. É importante observar que o fato de não ter havido hospitalização prévia ou exposição a antimicrobianos não deve excluir a consideração de resistência. Observou-se transmissão de vários patógenos oportunistas resistentes a múltiplos fármacos em hospitais veterinários de ensino, inclusive *E. coli*, *Enterococcus* spp., *Acinetobacter baumannii*, *S. pseudintermedius* e *S. aureus*[38,141,346] (ver Tabela 93.5). Em geral, não há investigação detalhada sobre a transmissão hospitalar de patógenos em hospitais veterinários e a informação sobre prevalência, fatores de risco e outros aspectos relevantes é escassa. Isso pode ser resultado de muitos fatores, inclusive a ausência de vigilância formal e sistemas de notificação, a cultura de infecções para identificar aglomerados ou surtos, o acesso restrito à tipagem molecular para confirmar similaridades em isolados e a relutância de alguns para comunicar a suspeita de surtos. Serão necessárias práticas de vigilância e melhoras nos hospitais veterinários, em particular nas unidades de cuidados intensivos, para reduzir o risco e o impacto dos surtos. Infelizmente, o desenvolvimento de novos fármacos antibacterianos tem ficado pouco à frente dos padrões de resistência em evolução. O uso disseminado ou indiscriminado de gentamicina, trimetoprima-sulfonamida e quinolonas por veterinários pode ser uma ameaça à eficácia desses antibacterianos no futuro próximo. A disponibilidade de um grande número de fármacos antibacterianos não deve dar ao veterinário a sensação de segurança, porque muitos fármacos tornam-se logo obsoletos com o surgimento de resistência bacteriana.

O desenvolvimento de resistência bacteriana pode ser prevenido por certos ajustes durante o tratamento antimicrobiano. As medidas incluem: restrição de tratamentos farmacológicos profiláticos; uso de doses plenamente eficazes a intervalos adequados e antibacterianos de espectro estreito específicos para os organismos isolados; seleção de antibacterianos contra os quais os organismos isolados não tendem a desenvolver resistência; troca de antibacterianos após um período eficaz de tratamento; restrição ao uso indiscriminado de antibacterianos; e preferência pelo tratamento tópico ou local em vez de sistêmico sempre que possível. Para mais informações sobre resistência aos antibacterianos, ver *Quimioterapia Antibacteriana*, Capítulo 30.

Biofilmes

Os microrganismos aderem a tecidos inertes ou vivos mediante a produção de polímeros celulares que possibilitam a adesão e produzem uma rede estrutural para seu suporte e proteção. Esses biofilmes microbianos se desenvolvem em todos os tipos de dispositivos médicos permanentes ou externos no ambiente hospitalar (Boxe 93.4).[87,88] Os biofilmes são um risco para a saúde porque os organismos envolvidos, em geral, são altamente resistentes aos antimicrobianos e têm acesso fácil ao corpo via local do implante (Boxe 93.5). Ocorre resistência porque os agentes antimicrobianos precisam difundir-se na matriz, os organismos em biofilmes têm necessidades metabólicas e taxas de crescimento reduzidas e o ambiente imediato fornece mais condições protetoras ao organismo. A resistência de plasmídio também pode ser compartilhada entre bactérias dentro de um biofilme. A matriz extracelular de um biofilme consiste em compostos poliméricos que são primariamente polissacarídios circundando os microrganismos em bainhas ou em tiras de material amorfo. As bactérias colonizam dispositivos médicos permanentes, como cateteres, logo após sua colocação. A taxa de aderência da célula bacteriana depende da propriedade dos líquidos corporais que banham o dispositivo, da velocidade do fluxo do líquido sobre a superfície e da composição do dispositivo biossintético. Ainda não há tratamentos específicos e eficazes contra os biofilmes ou as bactérias a eles associadas e o tratamento

Boxe 93.4 Dispositivos permanentes associados à formação de biofilmes

Cateteres intravenosos
Cateteres urinários
Cateteres de diálise peritoneal
Sondas endotraqueais
Sondas de alimentação
Lentes de contato
Marca-passos cardíacos
Próteses articulares

Boxe 93.5 Bactérias comumente associadas a biofilmes

Gram-positivas
Streptococcus viridans
Staphylococcccus epidermidis
Staphylococcccus aureus
Enterococcccus faecalis

Gram-negativas
Escherichia coli
Pseudomonas aeruginosa
Klebsiella pneumoniae
Proteus mirabilis

das infecções decorrentes pode ser problemático. No mínimo, pode ser necessário um tratamento prolongado. Em muitas situações, a resolução clínica não é alcançada até a remoção do tecido ou do dispositivo implantado que abriga o biofilme.

Condições associadas a infecções nosocomiais

Em hospitais humanos e provavelmente nos veterinários, as infecções nosocomiais mais comuns incluem as do local cirúrgico, as infecções do trato urinário (ITU) em pacientes cateterizados, as respiratórias, as entéricas e as bacteriemias associadas a cateteres intravenosos.[110] Para uma discussão sobre as infecções cirúrgicas ou relacionadas com feridas, ver Capítulo 53. No caso de infecções entéricas bacterianas, ver Capítulo 37. Para mais informações sobre infecções bacterianas respiratórias e urinárias, ver Capítulos 87 e 90, respectivamente.

Cateterismo urinário

Tal procedimento é uma causa comum de infecção nosocomial na clínica veterinária. O líquido do fluxo urinário é um mecanismo de defesa primário do trato urinário. Os cateteres prejudicam essa barreira, o que possibilita a entrada de organismos no meato uretral e na junção do cateter. A uretra distal e o prepúcio ou a vagina, normalmente, são habitados por organismos comensais. Quando os cateteres são deixados no lugar, essas bactérias podem migrar de maneira retrógrada e infectar o restante do trato urinário, que normalmente é estéril; em geral, isso ocorre em 3 ou mais dias.[261] Também pode ocorrer bacteriemia transitória após a manipulação de cateteres urinários em pacientes infectados. Para evitar infecção, é preciso limpar bem a genitália externa, e o cateterismo pode ser feito em condições assépticas estritas. É preferível o cateterismo atraumático por pouco tempo, repetido, à colocação de um cateter permanente. O tratamento antimicrobiano profilático tópico ou sistêmico não reduz a incidência de infecção, a menos que o cateter seja deixado no lugar por menos de 4 dias. O tratamento com fármacos antibacterianos profiláticos pode aumentar o risco de infecção urinária ou sistêmica com bactérias resistentes ou fungos como *Candida*[173] (ver *Cateteres urinários de demora*, no Capítulo 90, e *Candidíase*, no Capítulo 63). É provável que o tratamento antimicrobiano não seja eficaz para eliminar infecção até a retirada do cateter. Se a evidência clínica de ITU for óbvia e/ou o paciente for considerado de alto risco para ITU superior, deve-se iniciar o tratamento com o entendimento de que o cateter precisa ser removido o mais cedo possível e que o objetivo do tratamento é a melhora dos sinais clínicos até aquele ponto, não a eliminação da infecção. Não se indica o tratamento de animais com bacteriúria que não apresentem sinais clínicos de infecção. A instilação periódica de um desinfetante como peróxido de hidrogênio em sistemas fechados de drenagem urinária não foi eficaz para evitar a bacteriúria associada ao cateter em seres humanos. O uso de sistemas de coleta de urina abertos em vez de fechados não diminuiu o risco de desenvolvimento de bacteriúria nosocomial em cães hospitalizados.[360]

Cateterismo intravenoso

Infusões intravenosas são essenciais e salvam vidas na clínica veterinária. Desde o desenvolvimento dos plásticos flexíveis, os cateteres intravenosos têm sido mantidos nos pacientes por períodos mais prolongados, mas a possibilidade de contaminação do sistema de infusão é maior. Acessos vasculares subcutâneos implantáveis têm sido usados em cães e gatos,[48b] porém os riscos de contaminação bacteriana são maiores que com a flebotomia jugular convencional.[71,251] O uso inadequado de cateteres permanentes resultou em alta incidência de bacteriemias nosocomiais e algumas fungemias.[1,173] É provável que as infecções relacionadas com cateteres intravenosos sejam mais comuns na clínica veterinária que se imagina. Em um estudo feito com as pontas de cateteres intravenosos removidos de cães e gatos em uma unidade de cuidados intensivos, 24,5% estavam contaminados com bactérias.[225] Os organismos contaminantes, em geral, originaram-se de infusados contaminados, da pele do paciente ou dos profissionais de saúde. Embora seja incomum, frascos ou bolsas de infusão ou os equipos de administração podem-se contaminar a partir de rachaduras mínimas ocorridas durante o processo de fabricação. Os organismos podem entrar em sistemas de infusão quando o equipo de administração é inserido no frasco, o que possibilita o influxo de ar do ambiente quando o vácuo é liberado ou são acrescentados medicamentos. Os organismos também podem ser introduzidos na conexão do equipo de infusão com o canhão do cateter intravenoso. Soluções antimicrobianas têm sido usadas na trava para reduzir a frequência de infecções associadas.[5] Frascos de injeção com múltiplas doses também ficaram contaminados[318] e podem ser outra fonte de infecção.

Por fim, e de ocorrência mais comum, há a migração de organismos cutâneos do local de inserção para o trajeto cutâneo do cateter e a subsequente colonização da ponta do cateter. As bactérias têm maior possibilidade de conseguir acesso quando a preparação da pele é inadequada antes da inserção do cateter, porque a densidade da flora bacteriana no local de inserção do cateter é um fator de risco importante. Além da flora nativa, as bactérias podem ser transferidas para locais de penetração do cateter com contaminação bacteriana de saliva, urina, fezes, sangue ou alimento. A solução de iodo com povidona é o antisséptico mais usado para limpar locais de cateteres intravenosos, embora a limpeza com álcool a 70% ou a escovação com gliconato de clorexidina a 2% sejam comparáveis. Já existe um preparado de tintura de clorexidina a 2% que precisa de maior avaliação. Como alternativa, a escovação por 1 min com clorexidina seguida pela aplicação de álcool reduziu bastante as contagens bacterianas cutâneas em cães antes da colocação de cateter.[89] Também em cães, a escovação com gliconato de clorexidina a 4% por 1 min resultou em contagens bacterianas mais baixas que nenhuma desinfecção quando verificadas antes da inserção ou da retirada do cateter.[28] Pernas não limpas também tiveram mais dermatite microscópica quando o cateter foi deixado por 77 h. Formação de trombo e flebite foram observadas à microscopia em todos os cães, independentemente dos cuidados com a pele. É interessante o fato de não ter sido observada qualquer diferença na taxa de colonização da ponta do cateter em ambos os grupos. É provável que as taxas de colonização sejam altas, porque a taxa de isolamento bacteriano em cães com infecções pelo parvovírus canino 2 foi de 22%.[212] Em geral, os organismos eram gram-negativos, resistentes a múltiplos fármacos e de origem ambiental ou GI. A taxa de colonização de cateteres de cães com outras condições no mesmo hospital veterinário não estava disponível. Embora possam entrar no lúmen do cateter pelo canhão, em geral as bactérias entram no sistema de infusão intravenosa no local de penetração da ponta do cateter migrando entre o cateter e a superfície cutânea. A prevalência de infecção local aumenta bastante quando são usados locais intravenosos de corte e os cateteres ficam no lugar por mais de 24 a 48 h. Os organismos que produzem infecção localizada no local do cateter podem ser infundidos por via sistêmica durante a administração de líquido ou a irrigação de cateteres entupidos. As bactérias também podem migrar em sentido retrógrado, mesmo contra o fluxo da gravidade, do cateter contaminado para o frasco de infusão.

Organismos como estafilococos negativos para a coagulase mostraram aderência a cateteres de plástico com replicação subsequente e produção de infecções associadas ao cateter.[71] Alguns pesquisadores acreditam que as cepas de bactérias produtoras de muco são mais eficazes na colonização do cateter. Os cateteres inseridos logo desenvolvem biofilmes que contêm grande número de organismos.[87,88] Essa camada pode oferecer barreira física para as defesas do hospedeiro ou para os antibacterianos, o que impede a eliminação de bactérias. Foram investigadas várias medidas para reduzir a formação de biofilme, pois o número de organismos na ponta do cateter tem relação direta com a ocorrência de bacteriemia. O acréscimo de soluções antimicrobianas às de heparina (com o uso de cateteres impregnados com antibacterianos), técnica de colocação estéril e a aplicação local de pomadas antibacterianas nos locais de inserção do cateter foram medidas benéficas para diminuir a contaminação associada ao cateter.[70,87,88] A troca de cateteres também é importante, porque, com o tempo, os biofilmes ficam mais resistentes ao tratamento antimicrobiano. Se houver organismos com resistência adquirida no biofilme, a possibilidade de transferência de plasmídios resistentes para outros organismos colonizadores pode aumentar com o tempo se o cateter continuar no lugar. Os resultados de estudos *in vitro* revelam que os cateteres de cloreto polivinílico ou polietileno são menos resistentes à aderência de microrganismos que os de politetrafluoroetileno, elastômero de silicone ou poliuretano.[15]

No intuito de evitar a migração bacteriana ao longo da superfície externa do cateter intravenoso, eles têm sido feitos com coxins de colágeno ou prata quelada ou impregnados com prata.[75] Embora esses sistemas tenham eficácia variável em seres humanos, estudos em animais não foram conclusivos. Em contraste, cateteres iontoforéticos com prata e aqueles cobertos com sulfadiazina de prata e clorexidina foram eficazes na prevenção de infecções relacionadas com o cateter em estudos com animais.[75] A cobertura de prata em dispositivos médicos ou cremes tópicos à base de prata aplicados no ponto de inserção do cateter podem ser benéficos no sentido de reduzirem as taxas de infecção, porém foi relatada toxicidade sistêmica da prata em seres humanos quando ocorre separação das superfícies.

Para ajudar a reduzir a prevalência de infecções relacionadas com o cateter intravenoso, faz-se um túnel sob a pele antes do local da penetração venosa. Mesmo assim, é importante manter tais locais sem umidade ou contaminação para manutenção da esterilidade e evitar a umidade, ou a contaminação, na tampa da ponta ou no local de penetração (Figura 93.1).[86]

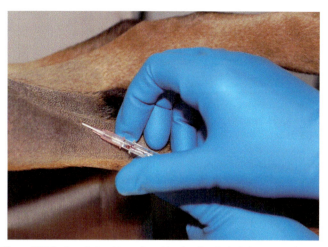

Figura 93.1 A colocação de cateter será seguida pela aplicação de ataduras no membro para limitar os movimentos e proteger o local contra sujeira e umidade. (Fotografia de Christopher B. Herron © 2004 University of Georgia Research Foundation Inc.)

Organismos da família Enterobacteriaceae, como *Klebsiella*, *Enterobacter* e *Serratia*, bem como *Citrobacter*, proliferam prontamente à temperatura ambiente em glicose a 5% e podem alcançar concentrações de 10^5 e 10^6 organismos/mℓ sem produzir turvação óbvia da solução. Muitos outros contaminantes comuns, como *Staphylococcus*, *Pseudomonas*, *E. coli* e *Proteus*, não sobrevivem nem proliferam em glicose a 5%, embora *Candida* possa crescer muito lentamente. *Serratia marcescens* foi incriminada como uma causa comum de infecções relacionadas com dispositivos médicos em pequenos animais e na prática clínica humana,[266] embora um cão tenha tido endocardite causada por *S. marcescens* sem imunossupressão ou hospitalização prévias conhecidas.[279a] As soluções de cloreto de benzalcônio não devem ser usadas para preparação cutânea porque essas soluções antissépticas podem manter o crescimento de *S. marcescens* e outros microrganismos. Em uma circunstância, esse organismo foi isolado de bolas de algodão embebidas em álcool usadas para descontaminação cutânea.[175] *Pseudomonas* pode crescer em água destilada, solução fisiológica normal e até iodóforos.[152] *Candida* cresce bem em hidrolisados de proteína, ao passo que *Candida* e *Malassezia* proliferam em emulsões de lipídios.

Solução de lactato de Ringer, solução fisiológica normal, outros líquidos isotônicos e solução fisiológica hipertônica foram menos comumente incriminados como fontes de bacteriemia nosocomial que as soluções de glicose, mas podem manter o crescimento de uma variedade de organismos. Líquidos de alimentação parenteral e outras soluções hipertônicas garantem bem o crescimento de *Candida*. Hemoderivados, mesmo quando armazenados em temperaturas refrigeradas, podem se contaminar e manter o crescimento de microrganismos que crescem no frio, como *Pseudomonas*[191a] e alguns coliformes como *S. marcescens*. A última foi responsável pela contaminação de unidades sanguíneas felinas.[175] O crescimento bacteriano nas unidades sanguíneas alterou a cor do sangue para castanho-claro.

A inspeção regular dos locais de cateteres permanentes é indispensável. Sinais clínicos de infecção associada ao cateter incluem edema e calor localizados no ponto de inserção e ingurgitamento venoso. É difícil diferenciar inflamação de infecção no local do cateter. A mera inflamação não constitui indicação para a remoção do cateter, mas pode aumentar o risco de infecção subsequente e, ante a dificuldade de diferenciar uma da outra logo de início, é melhor errar por cautela que correr o risco. As manifestações sistêmicas de infecção no local do cateter são incomuns, mas potencialmente graves. A disseminação sistêmica de infecção caracteriza-se por febre, hipotensão, taquicardia e sinais GI e do sistema nervoso central (SNC). Deve-se considerar que há infecção no local do cateter em todo caso de febre de origem indeterminada em um paciente cateterizado. Infecções avassaladoras associadas à endotoxemia são mais prováveis quando estão envolvidos organismos gram-negativos e em pacientes imunossuprimidos. Em tais casos, os sinais clínicos são choque, colapso, como a morte. Em gatos que recebem sangue contaminado com *S. marcescens*, vômitos, colapso, diarreia, icterícia, respiração ofegante, febre e morte foram achados variáveis.

O diagnóstico de infecção associada à infusão intravenosa costuma ser realizado quando os sinais clínicos melhoram subitamente após o término do tratamento com líquidos. No entanto, como a bacteriemia pode semear muitos órgãos, os sinais clínicos podem persistir após o término de uma infusão. Se surgir bacteriemia, é possível detectar leucocitose, quase sempre com desvio para a esquerda, no hemograma completo. A cultura ou a coloração de Gram de material da superfície da ponta dos cateteres foi recomendada, pois é um meio mais rápido e prático de determinar a ocorrência de infecção. Para isso, faz-se uma escovação no local de inserção do cateter, semelhante à feita antes de sua colocação. Após a remoção, o segmento intravenoso ou intracutâneo do cateter é colocado em contato em uma placa com ágar por meio de movimento giratório, ou cortado com tesoura estéril e colocado em tubo estéril de coleta de sangue com solução fisiológica estéril para transporte até o laboratório. Quaisquer colônias resultantes que cresçam são contadas. Considera-se a contagem superior a 15 unidades formadoras de colônia associada à bacteriemia verdadeira e não mera contaminação do cateter,[152] mas esse valor é subjetivo e só pode ser usado como orientação. Apenas os resultados positivos da cultura da ponta do cateter nem sempre confirmam bacteriemia. Quando também são feitas hemoculturas, os organismos isolados devem corresponder aos encontrados no local do cateter. Também pode ocorrer pseudobacteriemia quando o local infectado do cateter semeia o efluente venoso do qual foi obtida a amostra. Por isso, devem ser coletadas pelo menos 2 a 3 amostras de locais diferentes a intervalos mínimos de 10 min assim que o cateter for retirado. Quando se suspeita de infecção relacionada com o cateter, deve-se fazer cultura de sua extremidade ou de sangue e retirar o cateter em questão, iniciando-se o tratamento antimicrobiano do animal. A maioria das infecções pode ser eliminada com o esquema de 10 a 14 dias de antibacterianos se for escolhido o fármaco apropriado.

As infecções associadas a cateteres intravenosos podem ser prevenidas com precauções adequadas. A preparação adequada da pele e a antissepsia nos locais de coleta são essenciais. As mãos devem ser lavadas antes de se colocar o cateter em um paciente. Deve-se remover uma boa quantidade de pelos no local do cateterismo mediante tricotomia cuidadosa, para evitar microabrasões da pele. A limpeza mecânica delicada da pele com água e um sabão iodóforo por 2 a 5 min deve ser seguida pela desinfecção alternada com álcool a 70% e tintura de iodo a 1 a 2% ou soluções iodóforas ou, de preferência, gliconato de clorexidina a 2%.[216] A clorexidina deve permanecer em contato com a pele por, pelo menos, 30 s após a última aplicação antes da inserção do cateter. Antissépticos contendo iodo são eficazes contra a maioria das bactérias e dos fungos, com exceção de esporos. Preparações de tintura de iodo, superiores aos iodóforos para aplicação final, costumam irritar muito a pele se aplicadas repetidamente. Soluções preparadas para o local do cateter devem ser armazenadas em recipientes fechados, para reduzir o risco de contaminação. Recipientes de assépticos não devem ser reaproveitados; quando vazios, devem ser descartados. Uma alternativa é limpá-los e esterilizá-los em autoclave para enchê-los de novo. Aqueles usados para guardar gaze embebida para preparação do local de cateterismo devem ser limpos e esterilizados em autoclave regularmente.

Para restringir o movimento do paciente, os cateteres devem ser estabilizados firmemente com fita adesiva. Na ponta do cateter que penetrar na pele, deve-se aplicar uma pequena quantidade de pomada com antimicrobiano de amplo espectro, como uma que contenha iodo inorgânico ou neomicina-bacitracina-polimixina. Em seguida, deve-se cobrir o local com um curativo oclusivo estéril. Caso se use apenas esparadrapo, este deve ser estéril. Devem-se registrar a data e a hora da colocação do cateter. Em geral, é recomendável retirar os cateteres após 72 h, mas esse procedimento vem sendo questionado e há pouca informação objetiva que o corrobore. Com os cateteres de materiais modernos, a colocação correta e o monitoramento estrito, o cateterismo prolongado vem tendo maior aceitação. Deve-se minimizar, o quanto possível, a desconexão de cateteres intravenosos para coleta de amostras e administração de medicamentos. Caso seja necessário fazer isso, é preciso cuidado para evitar a contaminação das superfícies interiores. As mãos devem ser lavadas ou desinfetadas com álcool ou estar com luvas descartáveis antes do contato com o local do cateterismo. Luvas estéreis podem não proporcionar os maiores benefícios, mas aumentam bastante o custo de manutenção do cateterismo. A administração concomitante de antibacterianos é pouco preventiva de infecções associadas ao cateter intravenoso e pode aumentar a probabilidade de uma infecção resistente a antimicrobianos.

Quando é necessário cateterismo prolongado, deve-se considerar o uso de cateteres especiais, do tipo Broviac ou Hickman,[37,152] projetados para reduzir a migração de bactérias na direção da parte implantada por meio de coxim e tunelização subcutânea da parte proximal. Esses cateteres são feitos de silicone mais flexível e menos reativo, portanto menos irritante e menos trombogênico, o que diminui a possibilidade de nidação de uma infecção. Infelizmente, esses cateteres não evitam a disseminação hematogênica menos comum de bactérias nas pontas do cateter, que pode ocorrer vinda de locais distantes de infecção.

Quando é necessário um pequeno volume ou uma infusão lenta, é preferível usar vários frascos para infusão a um único grande. A justificativa é minimizar o tempo para multiplicação do microrganismo se houver contaminação do sistema. Deve-se verificar se o líquido nos frascos de infusão está turvo e se o vácuo foi mantido, espremendo-se as bolsas antes de usar para detectar vazamentos. Há filtros de infusão de 0,22 μm de diâmetro para restringir o fluxo de microrganismos no líquido que flui pelo cateter para o paciente, mas que não impedem a passagem de endotoxinas e de fatores pirogênicos. O acréscimo de fármacos aos recipientes de líquido de infusão deve ser feito em ambiente descontaminado, após desinfecção apropriada do local além do líquido de infusão. Foram feitos avanços tecnológicos com relação aos cateteres para evitar infecções hematogênicas em seres humanos. Soluções de álcool iodado dentro dos canhões do cateter, cateteres impregnados com clorexidina e sulfadiazina de prata ou algum antibacteriano e esponjas impregnadas com antibacteriano foram avaliados.[244]

Infecções polimicrobianas

Muitas infecções polimicrobianas surgem do crescimento oportunista e da invasão da flora residente ou de organismos nos biofilmes no ambiente. Por causa de sua persistência, da resistência antimicrobiana e da experiência coletiva, os microrganismos nos biofilmes foram expostos a muito mais agressões antimicrobianas que os solitários, razão pela qual os habitantes de biofilmes podem tornar-se mais resistentes ao tratamento e à desinfecção. No caso de ocorrerem infecções polimicrobianas, tem de haver uma interação complexa entre dois ou mais microrganismos, o que permite que vivam em estreita associação. Por exemplo, infecções da pele ou de mucosas ou infecção e dano subjacente ao epitélio podem resultar em colonização e invasão potencial por uma variedade de bactérias de superfície ou de fungos. Na Tabela 93.6, há uma lista dos locais comuns e tipos de infecções polimicrobianas e seu tratamento antimicrobiano empírico. Fungos oportunistas comensais ou do ambiente, como *Candida*, em geral, interagem com bactérias nesses locais, ocasionado

Tabela 93.6 — Infecções polimicrobianas nosocomiais e locais em cães e gatos.

Doença	Agentes	Comentários
Gastrenterite ou infecção intra-abdominal	Gram-negativos e anaeróbios	Em geral, ministrar pelo menos 2 fármacos simultaneamente para cobrir ambos os espectros; no entanto, pode-se considerar cefalosporinas de terceira geração ou penicilinas[a]
Estomatite, periodontite	Gram-positivos e anaeróbios	Tratar flora anaeróbica com fármacos como clindamicina, metronidazol
Otite externa crônica	*Staphylococcus*, *Pseudomonas*, *Proteus*	Pode-se precisar de antibacteriano que penetre no osso ou no SNC
Rinite crônica com osteólise	Variedade de flora nasal oportunista, inclusive *Aspergillus*	Antibacterianos sistêmicos podem proporcionar melhora temporária; pode haver necessidade de curetagem ou infusões tópicas (ou ambas) de fármacos antifúngicos nos casos recorrentes
Infecções respiratórias nosocomiais	Vírus com ou sem bactérias, *Chlamydia* ou *Mycoplasma*	Em cães, geralmente não se usam antimicrobianos, mais empregados em gatos. Em geral, usa-se um único fármaco de amplo espectro[b]
Piotórax	Variedade de bactérias anaeróbicas e alguns aeróbios facultativos	Requer drenagem e lavagem; críticas para recuperação
Pneumonia por aspirado	Bactérias aeróbicas e anaeróbicas	Em geral, cobertura com 2 antimicrobianos. Gram-positivos: *Staphylococcus* – cefalosporinas de primeira geração Gram-negativos: aminoglicosídeos ou quinolonas *Pseudomonas*: cefalosporinas de terceira geração
Fasciite necrosante	Gram-positivos: estreptococos ou estafilococos e anaeróbios	Clindamicina de escolha, mas pode ser necessária drenagem cirúrgica ou amputação
Cateterismo intravenoso ou infecções/bacteriemias relacionadas com sonda	Variedade de organismos comensais ou saprófitas em biofilmes. Ver discussão sobre infecções por cateter intravenoso	Gram-positivos: estafilococos e estreptococos – cefalosporinas de primeira geração ou amoxicilina-clavulanato Gram-negativos: cefalosporinas de terceira geração, quinolonas. Tratar apenas quando o dispositivo for retirado
Infecção do trato urinário	Gram-negativos mais frequentes	Gram-negativos: quinolonas, cefalosporinas de terceira geração *Pseudomonas*: cefalosporinas de terceira geração Gram-positivos: cefalosporinas de primeira geração, amoxicilina-clavulanato
Abscessos ou infecções necróticas de tecido mole	Variedade de organismos, inclusive anaeróbios	A drenagem é crítica junto com o tratamento antimicrobiano
Osteomielite	Variedade de organismos, em especial se resultante de uma fratura composta	Drenagem e curetagem junto com antimicrobianos que penetrem em biofilmes
Queimaduras	Variedade de organismos do ambiente	Manipular sempre com luvas; usar hidroterapia em chuveiro *versus* banheira de hidromassagem; quando extensas, usar enxertos cutâneos

[a]Ver sobre organismos bacterianos enteropatogênicos no Capítulo 37.
[b]Ver Capítulos 6 e 14.

coinfecções. Doença polibacteriana é comum na osteomielite, no caso de abscessos, vaginite, doenças periodontais, rinite crônica com osteólise e infecções necróticas de tecido mole. Um aspecto que cria dificuldade é a interpretação da relevância do crescimento de múltiplos organismos quando se cultiva uma amostra. Isso poderia representar infecção polimicrobiana, contaminação com múltiplos organismos ou infecção com um microrganismo e mera contaminação com outros. É preciso avaliar o local da amostra, a bactéria isolada e o crescimento relativo de organismos diferentes para tentar diferenciá-los. O isolamento de comensais cutâneos comuns ou organismos com patogenicidade limitada em circunstâncias normais (i. e., estafilococos negativos para coagulase, enterococos) em combinação com patógeno mais comum, em geral, indica contaminação ou infecção clinicamente irrelevante.

Infecções

As passagens do trato respiratório superior têm mecanismos de defesa anatômicos que impedem que a maioria das partículas inaladas alcance as vias respiratórias inferiores. No entanto, procedimentos invasivos como traqueostomia, endoscopia, cateterismo transtraqueal, nebulização e intubação endotraqueal superam esses mecanismos de defesa e expõem o trato respiratório a um número elevado de microrganismos, em especial gram-negativos. A ocorrência de pneumonias nosocomiais foi *muito* mais alta em pacientes

humanos com intubação endotraqueal que receberam antagonistas do receptor H_2 de histamina para úlceras gástricas. Os antiácidos aumentam o pH do estômago, o que possibilita maior colonização gástrica e das secreções gástricas por bactérias entéricas. As secreções gástricas costumam ser aspiradas por pacientes hospitalizados após decúbito ou anestesia, regurgitação ou vômitos ou durante os procedimentos de intubação. O uso apenas de sucralfato, sem antiácidos, para o tratamento de úlceras gástricas diminui o aumento no pH gástrico e minimiza o risco de infecções pneumônicas.[293] Pacientes hospitalizados podem desenvolver infecções respiratórias a partir da inalação direta de organismos patogênicos (p. ex., doença respiratória viral canina ou felina). Pode ocorrer pneumonia embólica a partir de bacteriemia preexistente ou translocação da flora GI via corrente sanguínea.

O comprometimento da função de depuração respiratória foi associado ao maior risco de infecções respiratórias nosocomiais. Pode ocorrer redução da atividade de depuração com depressão do SNC, paralisia neuromuscular, doença pulmonar obstrutiva crônica e comprometimento da função dos macrófagos alveolares pulmonares. Anestesia por inalação, nebulização, umidificação e suporte ventilatório aumentam o risco de infecção nosocomial que resulta de contaminação cruzada. Os protocolos apropriados de desinfecção do equipamento usados nesses procedimentos são discutidos adiante (ver *Prevenção de infecções nosocomiais*).

Infecções gastrintestinais

Patógenos entéricos, como parvovírus, coronavírus, *Salmonella* e *Giardia*, podem disseminar-se entre cães ou gatos em um hospital veterinário ou em uma instituição que abrigue animais. Em geral, os surtos resultam de sanitização insuficiente, desinfecção inadequada e aglomeração de animais. Enfermarias, áreas de tratamento, salas de espera, jaulas, locais de exercícios, termômetros e utensílios de alimentação são todos fontes potenciais de infecção. Devem-se investigar todos os surtos de gastrenterite em pacientes recém-hospitalizados como a causa e a fonte possível de infecção e realizar testes para o patógeno específico quando economicamente viável.

A prevenção de infecções GI requer procedimentos intensivos de limpeza e desinfecção. Todas as fezes no hospital devem ser removidas o mais cedo possível, e a superfície contaminada deve ser totalmente desinfetada com uma solução diluída de cloro (1:32). Piso e superfícies das jaulas impermeáveis e lisos facilitam a desinfecção e a limpeza. Deve-se evitar a aglomeração de animais em salas de espera e em enfermarias do hospital. É importante reforçar o uso de luvas e a lavagem das mãos. Não se devem trocar os animais hospitalizados de jaulas; cada um deve ser mantido naquela que lhe foi designada. Animais que apresentaram episódios de vômitos ou diarreia agudos antes ou após a admissão hospitalar devem ser isolados. Ver no Capítulo 37 mais informações sobre os patógenos entéricos em situações nosocomiais.

Infecções de feridas cirúrgicas

Ver informações sobre o tema no Capítulo 53.

Úlceras de decúbito

Esses tipos de úlcera são as infecções cutâneas nosocomiais mais comuns em animais incapacitados mantidos imóveis ou em decúbito sobre superfícies não acolchoadas. A abrasão e a pressão contínua sobre superfícies ósseas causam desvitalização da pele e invasão bacteriana secundária. Animais imunossuprimidos podem desenvolver septicemia como resultado de úlceras de decúbito. *Pseudomonas* é um contaminante comum dessas feridas. A identificação do microrganismo invasor e o tratamento antibacteriano, em geral, têm pouco benefício, a menos que a causa primária seja eliminada. A prevenção é mais fácil que a cura e envolve a virada frequente de pacientes em decúbito e a colocação de acolchoamento em suas jaulas. Verificou-se que a abertura dos drenos em banheiras de hidromassagem ou outras usadas para reabilitação de pacientes em decúbito abriga *Pseudomonas*, que pode causar surtos de infecção nosocomial.[26] Em tais circunstâncias, *Pseudomonas* pode persistir nos biofilmes dentro do sistema de vedação, apesar do uso de desinfetantes como cloro ou bromo.

Prevenção de infecções nosocomiais

É provável que as infecções nosocomiais sejam um problema sub-relatado na medicina veterinária. Na medicina humana, o campo de controle de infecção está bem estabelecido, mas na veterinária os esforços costumam ser limitados. Embora a prevenção de todas as infecções não seja uma meta razoável, é provável que grande porcentagem, se não a maioria, das infecções nosocomiais pudesse ser evitada com boas práticas de controle de infecção. Três aspectos importantes da prevenção de doenças devem ser considerados: redução da exposição, redução da suscetibilidade e aumento da resistência. O primeiro é o mais importante e o que tem maior potencial de intervenção. De maneira bastante simples: se um filhote canino não for exposto ao parvovírus canino 2, não terá a doença. Pode ser quase impossível reduzir a exposição, dependendo do patógeno e da situação, mas os princípios gerais do controle de infecção podem ser usados para reduzir a probabilidade de exposição. Essa é uma área ampla que envolve numerosas práticas rotineiras de controle de infecção (limpeza, desinfecção, antissepsia cirúrgica, higiene pessoal, higiene das mãos, uso de barreiras rotineiras, isolamento de animais com doenças infecciosas) e, em algumas circunstâncias, abordagens mais específicas como vigilância ativa.

A redução da suscetibilidade dos pacientes às infecções nosocomiais envolve o combate aos fatores que os tornam mais suscetíveis às doenças antes que sejam expostos. Essa é uma área relativamente pouco investigada e, geralmente, difícil de abordar porque muitos fatores de risco (*i. e.*, idade, estado imune) são inerentes e não podem ser modificados. Entretanto, fatores como uso criterioso e restrito de antimicrobianos e inibidores da bomba de prótons, bom controle da dor para evitar estresse, uso criterioso de dispositivos invasivos e fornecimento de nutrição adequada podem ajudar a diminuir a suscetibilidade.

O aumento da resistência envolve, principalmente, quando possível, a vacinação. De um ponto de vista mais amplo, isso inclui tentar assegurar a cobertura vacinal apropriada para toda a população, de modo que os pacientes não estejam suscetíveis aos patógenos selecionados contra os quais foram vacinados se precisarem de hospitalização. A vacinação como recurso rotineiro de controle de infecção em animais em nível individual ou clínico é limitada. Outras áreas que poderiam ser consideradas, mas permanecem sem comprovação, são métodos diferentes para aumentar a resistência a patógenos, como os probióticos e os imunoestimulantes. Uma revisão abrangente das práticas de controle de infecção está além do âmbito deste capítulo e disponível com a National Association of State Public Health Veterinarians (Boxe 93.6).[323] Contudo, há diretrizes disponíveis para a medicina humana do College of Physicians and Surgeons of Ontario, Canadá, e dos National Centers for Disease Control and Prevention, Atlanta, Geórgia, que podem ser consultadas e aplicadas na clínica veterinária (ver Boxe 93.6). Os procedimentos de desinfecção química em hospitais veterinários são revistos a seguir e estão resumidos na Tabela 93.3.

Profilaxia antimicrobiana

O uso profilático de fármacos antimicrobianos é discutível. Os benefícios potenciais do tratamento antimicrobiano profilático foram demonstrados com clareza em *algumas* circunstâncias, mas o uso impróprio é uma preocupação e já foi documentado. O uso profilático apropriado de antimicrobianos pode reduzir o risco de morbidade e de mortalidade em pacientes e diminuir o uso generalizado de antimicrobianos ao reduzir a necessidade de esquemas de tratamento mais prolongados. Em contraste, o uso desnecessário de antibacterianos tem causado preocupação justificável por causa da maior prevalência de microrganismos resistentes. Os antibacterianos alteram a flora residente do paciente e facilitam infecção pelas bactérias resistentes. Por muitos anos, acreditou-se que a flora fosse responsável pelas superinfecções bacterianas após a administração profilática de fármacos antimicrobianos, mas a invasão por organismos endógenos também é provável. A administração imprópria, incluindo sem controle do tempo ou o uso prolongado de fármacos inadequados e doses inadequadas, pode não diminuir a suscetibilidade de um animal a infecção, mas também pode meramente alterar a flora que causa o problema.

Há certas justificativas para se instituir o tratamento com fármacos antimicrobianos antes de documentar que existe um processo infeccioso. Hospedeiros imunossuprimidos que foram expostos à doença podem precisar de tratamento antimicrobiano, porém não há definição clara do que constitui um paciente imunocomprometido verdadeiramente em risco e do benefício do uso profilático. A maioria dos clínicos argumentaria que o monitoramento estrito do paciente devia ser seguido pela administração de antimicrobianos apenas se surgissem outros sinais de infecção. As condições de alto risco associadas à imunossupressão e à infecção secundária incluem

Boxe 93.6 — *Links* da internet sobre diretrizes para desinfecção, antissépticos e controle de vetores

Centers for Disease Control and Prevention
Diretrizes e recomendações para infecções associadas a cuidados de saúde, 2011: *http://www.cdc.gov./HAI/prevent/prevent_pubs.html*
Diretrizes para desinfecção e esterilização em instituições de saúde, 2008: *http://www.cdc.gov/hicpac/Disinfection_Sterilization/toc.html*
Diretrizes para precauções de isolamento: prevenção da transmissão de agentes infecciosos em instituições de saúde: *http://www.cdc.gov.hicpac/pdf/isolation/Isolation2007.pdf*
Prevenção de doenças transmitidas por alimentos e água após furacões ou inundações, 2008: *http://www.bt.cdc.gov/disasters/hurricanes/foodwater.asp*

Environmental Protection Agency
Recursos contra mosquitos: *http://www.epa.gov/reg5rcra/ptb/pest/mosquito.html*

National Association of State Public Health Veterinarians (*http://www.nasphv.org/*)
Lavagem das mãos: *http://www.nasphv.org/Documents/HandswashingPoster.pdf*
Compendium of Veterinary Standard Precautions for Zoonotic Disease Prevention in Veterinary Personnel[323] ou *http://www.nasphv.org/Documents/Veterinary/Precautions.pdf* (inclui um Modelo de Plano de Controle de Infecção para Veterinários; é possível fazer *download*)

College of Physicians and Surgeons of Ontario
2004 – Controle de infecção no consultório médico: *http://www.cpso.on.ca/policies/guidelines/default.aspx?id=1766*

Organização Mundial da Saúde (OMS)
2006 – Diretrizes para prevenção e controle de infecções hospitalares: *http://www.searo.who.int/en/Section10/Section17/Section53/Section362_1112.htm*

diabetes melito, neutropenia persistente, hiperadrenocorticismo, quimioterapia imunossupressora ou anticâncer e doença broncopulmonar crônica. Podem ser necessárias quimioterapia tópica ou sistêmica para tratar ferimentos traumáticos ou contaminados e queimaduras. Para informações sobre a profilaxia antimicrobiana em feridas, queimaduras e procedimentos cirúrgicos, ver Capítulo 53.

Precauções de isolamento

A restrição dos movimentos e contatos do animal em um hospital veterinário é importante para controlar a disseminação de infecções nosocomiais. Na medicina humana, foram elaboradas diretrizes para problemas similares em pacientes hospitalizados.[55] Foram desenvolvidas diretrizes veterinárias, embora elas se baseiem mais na opinião de especialistas que em evidência objetiva, por causa da ausência quase completa de dados objetivos relevantes sobre os animais de estimação.

O isolamento de pacientes de alto risco é recurso útil para reduzir o risco de exposição de pacientes e pessoas envolvidas com eles a doenças infecciosas e zoonóticas (ver Capítulo 99). Deve-se considerar o estado infeccioso potencial de todos os pacientes o mais rápido possível. Às vezes, os riscos podem ser identificados mesmo antes da chegada ao hospital, com base no assinalamento e/ou nos sinais clínicos (*i. e.*, diarreia em um filhote canino não vacinado). Outras vezes, os riscos podem não ser identificados até o momento do exame inicial ou durante a hospitalização. Quanto mais cedo for possível identificar os riscos potenciais e o animal puder ser isolado, mais baixo

o risco para os pacientes e para as pessoas envolvidas com eles. O isolamento adequado evita qualquer contato direto ou indireto entre o paciente isolado e outros pacientes. Os protocolos apropriados evitam a exposição da equipe hospitalar ou a transmissão indireta para outros animais ou pessoas por meio de roupas contaminadas, equipamento médico ou outros itens, bem como o ambiente geral (ver Boxe 93.6).

Se uma infecção é identificada em um animal, 4 categorias são propostas para as quais as precauções de isolamento estão indicadas. As infecções de *classe 1* têm pouca possibilidade de se disseminar entre indivíduos e o potencial zoonótico é baixo. Infecções sistêmicas micóticas e por algas são contraídas primariamente por exposição ambiental. A infecção sistêmica por herpes-vírus é uma ameaça apenas para neonatos muito jovens, e é improvável que cães com cinomose e apenas sinais neurológicos disseminem a doença. Não são necessárias outras precauções; limpeza rotineira da jaula, lavagem das mãos e desinfecção do equipamento hospitalar são suficientes. Devem-se tomar medidas para reduzir o contato com locais visivelmente contaminados, como feridas infectadas.

As infecções de *classe 2* implicam maior risco de transmissão em comparação com as da classe 1, mas mesmo assim o risco é limitado quando são empregadas boas práticas gerais de controle de infecção. É necessário contato íntimo entre os animais com papilomatose ou FeLV ou peritonite infecciosa felina. Muitas dessas infecções podem disseminar-se por contato com líquidos corporais ou excretas contaminados. A maioria das outras infecções nesse grupo é transmitida por vetor, de modo que o controle apropriado de artrópodes minimizará o risco de disseminação de indivíduos infectados. A maioria dos organismos não pode sobreviver fora do hospedeiro e é suscetível aos desinfetantes rotineiros.

As infecções de *classe 3* disseminam-se por contato íntimo ou direto com indivíduos infectados ou suas excretas, mas o risco de transmissão via líquidos corporais e excretas pode ser minimizado por medidas sanitárias. Esses animais podem ser internados em um hospital geral, mas devem ficar em suas jaulas para restringir o contato de outros animais com suas fezes ou com a urina. As jaulas devem ser identificadas com o nome da doença em questão. A lavagem das mãos e a limpeza da jaula são indispensáveis antes dos cuidados com cada animal; é necessário remover, imediatamente, fezes, diarreia, urina e vômitos. Desinfetantes apropriados devem ser usados para combater o(s) patógeno(s) em questão.

Animais com infecções da *classe 4* devem ficar em isolamento estrito em um setor separado e não ser internados com a população geral do hospital. Infecções nessa categoria implicam alto grau de risco zoonótico, com complicações potencialmente graves, ou se disseminam rapidamente entre animais suscetíveis. É preferível não hospitalizar animais com infecções do trato respiratório superior, tratando-os como pacientes ambulatoriais. Essas doenças altamente contagiosas disseminam-se pelo ar ou por contato. Os exsudatos ou secreções do corpo do animal são altamente infecciosos ou os organismos são muito resistentes para que se possa controlar a disseminação. As pessoas que manipulam esses animais devem usar aventais protetores, sapatilhas e luvas de borracha. Os resíduos contaminados dessas áreas devem ser colocados em sacos duplos de plástico e descartados separadamente. As jaulas devem ser bem desinfetadas assim que o animal receber alta. Se o paciente tiver *Salmonella*, a cultura de material da superfície tratada da jaula deve ter resultados negativos antes de ser ocupada novamente.

Lavagem das mãos

As mãos são os reservatórios mais comuns ou fômites para microrganismos associados à infecção nosocomial, e é provável que a desinfecção das mãos seja a *medida isolada mais importante* para reduzir as infecções hospitalares (Boxe 93.7; ver também Boxe 93.3).[158]

Boxe 93.7 Indicações para higiene das mãos no hospital veterinário

Lavagem ou desinfecção das mãos

1. Ao chegar e sair do hospital
2. Entre o contato direto com cada paciente
3. Após tocar objetos provavelmente contaminados (cateteres, curativos, jaulas, itens cirúrgicos ou de cama sujos)
4. Após manipular pacientes provavelmente colonizados com bactérias diversas ou resistentes
5. Antes de preparar alimentos ou medicações para os pacientes
6. Após retirar as luvas, por causa do potencial de extravasamento
7. Após contato inadvertido com urina, fezes, sangue ou outros líquidos ou secreções corporais
8. Após funções corporais pessoais, inclusive micção, defecação, espirros, tosse ou assoar o nariz

Uso de luvas de látex

1. Antes e após manipular feridas abertas
2. Antes de realizar procedimentos cirúrgicos ou endoscópicos ou colocar cateteres permanentes
3. Antes de manipular pacientes particularmente suscetíveis (imunossuprimidos ou com sondas ou cateteres permanentes)
4. As luvas não devem ser enxaguadas antes de sua retirada, por causa de extravasamento potencial
5. As mãos devem ser lavadas ou receber a aplicação de um sanitizador após a retirada das luvas

Adaptado das recomendações da Referência 265 e de outras fontes.

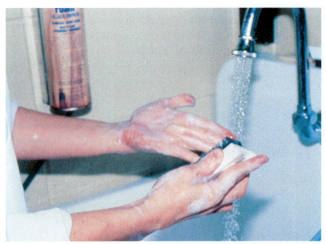

Figura 93.2 Técnica adequada de lavagem das mãos com água e sabão. (Fotografia de Christopher B. Herron © 2004 University of Georgia Research Foundation Inc.)

Há muitos enxaguantes para as mãos à base de álcool com atividade microbicida rápida e de amplo espectro, além de pouco risco de surgimento de resistência.[204] Esses enxaguantes devem ser usados imediatamente antes e após o contato com pacientes ou a manipulação de fômites contaminados. Recomendam-se produtos que contenham, pelo menos, etanol a 70% (ver *Alcoóis*, anteriormente). Como a lavagem muito frequente das mãos pode causar dermatite e colonização bacteriana secundária, a recomendação para seu uso tornou-se mais limitada. Nos casos em que a lavagem é necessária, as mãos devem ser lavadas rotineiramente com água e um sabão suave, não cáustico, ou detergente após a manipulação de sangue, secreções e excreções ou antes de procedimentos cirúrgicos ou da colocação de luvas. O efeito mecânico da limpeza com água e sabão é mais importante para reduzir o número de bactérias transitórias sobre a superfície cutânea (Figura 93.2). Deve-se evitar o uso frequente de antissépticos porque eles podem queimar ou ressecar a pele. Dermatite preexistente resultará no transporte persistente de grande número de microrganismos, o que anula o efeito da lavagem das mãos. Nunca devem ser usados sabões em barra em uma unidade de saúde porque tendem a ficar contaminados. Além disso, estudos mostraram *aumento* das contagens bacterianas após a lavagem das mãos com esse tipo de sabão. Os frascos de sabão líquido são uma alternativa eficaz e conveniente. Recomendam-se sabões não antibacterianos na comunidade, mas, em clínicas veterinárias, devem ser usados sabões contendo biocidas. Não se deve encher novamente os recipientes de sabão, porque isso pode ocasionar contaminação com bactérias resistentes aos biocidas. Quando vazios, devem ou ser descartados, ou ser preenchidos novamente, desde que sejam desinfetados e esterilizados.

Os protocolos de assepsia cirúrgica requerem a esfregação sistemática das mãos por 2 a 5 min com escova e detergentes antissépticos; os mais comuns são hexaclorofeno, gliconato de clorexidina e iodo com povidona.[63] Sabões que contêm iodo são superiores para essa finalidade antes de cirurgia, mas podem ocasionar dermatite em indivíduos sensíveis. Na Tabela 93.7, há uma comparação dos sabões

e dos antissépticos disponíveis. Torneiras de pias para lavagem das mãos e chuveiros em todas as áreas de um hospital veterinário podem ser desinfetados com solução de cloro para reduzir a contaminação com organismos como *Pseudomonas*. Tem aumentado o uso de produtos sem água para esfregar as mãos, como substitutos para assepsia cirúrgica. Mostrou-se que o uso apropriado desses produtos é tão eficaz quanto a escovação pré-cirúrgica e tem ainda os benefícios de levar menos tempo e causar menos dano à pele que a escovação padrão. No entanto, os sanitizadores rotineiros para as mãos à base de álcool não servem para substituir a escovação. Produtos comercializados para substituir a escovação precisam ser testados e aprovados para situações cirúrgicas. Eles contêm combinações de álcool e outras substâncias como clorexidina para terem efeitos mais amplos e atividade residual.

Contaminantes do ar

O ar é uma fonte mínima de infecção em hospitais veterinários. Patógenos verdadeiros do ar são raros, porque os aerossóis são partículas de grande diâmetro e a transmissão, em geral, ocorre em curtas distâncias (poucos metros). Todavia, o ar pode ser uma fonte potencial de disseminação de microrganismos em determinadas situações, como durante a limpeza de enfermarias e nas salas de cirurgia com manipulação inadequada do ar. É possível reduzir os contaminantes do ar com pisos impermeáveis e com o uso de panos úmidos ou vácuo filtrado com ar particulado de alta eficiência (HEPA; do inglês, *high-efficiency particulate air*) em todo o hospital. Os sistemas de ar-condicionado devem ser, se possível, filtrados eletronicamente e projetados para reduzir o fluxo de ar turbulento. Os melhores sistemas de ventilação têm o ar liberado perto do teto e sua remoção próxima ao piso, o que possibilita que o ar circule de cima para baixo na direção do piso mais contaminado. Mostrou-se que 6 a 10 trocas de ar por hora reduzem o número de microrganismos com eficiência em instituições que atendem a animais, ao mesmo tempo que produzem turbulência mínima do ar. Foram recomendadas até 15 trocas por hora em áreas de alto risco como centros cirúrgicos, conforme as diretrizes da Organização Mundial da Saúde (OMS) (ver Boxe 96.6).[400] A purificação eletrônica e a redução das bactérias no ar são possíveis com a instalação de dispositivos produtores de ozônio que são montados em uma sala ou no local em que esteja instalado o sistema de ventilação. Há no comércio um dispositivo de descontaminação nos ductos de ar por meio de radiação ultravioleta que é eficaz para inativar organismos resistentes ao ambiente, como *P. aeruginosa* e *Mycobacterium tuberculosis*.[4]

Tabela 93.7	Comparação de sabões e antissépticos tópicos de uso comum.	
Agente	**Vantagens**	**Desvantagens**
Sabão	Não cáustico, baixo custo	Líquidos e barras úmidas garantem o crescimento bacteriano
Hexaclorofeno (fenólico)	Bom para estafilococo	Não recomendado porque precisa ser usado diariamente, toxicidade para o sistema nervoso central com absorção, efeito mínimo sobre bactérias gram-negativas e fungos
Cloreto de benzalcônio (quat)	Baixo custo	Ineficaz, abriga bactérias oportunistas (p. ex., *Serratia*)
Gliconato de clorexidina	Amplo espectro, altamente eficaz, tem atividade residual	Inativado por detergentes aniônicos
Álcool	Relativamente barato, precisa de etanol aquoso a 70% Superior, destruição microbiana rápida, o acréscimo de umidificantes reduz a irritação	Volátil, inflamável, secante, resistência bacteriana é comum
Iodo (halogênio)	Bom contra vírus, fungos e bactérias vegetativas e esporuladas; mais eficaz como tintura; ação germicida mantida	Irritante, hipersensibilidade, tinge a pele, secante
Iodóforos (halogênio)	Hidrossolúvel, pouco irritante, menos corantes	Potência reduzida em comparação com o iodo, secante

quat, composto de amônio quaternário.

Equipamento cirúrgico

O equipamento cirúrgico deve ser esterilizado apropriadamente a vapor em autoclaves ou OE, em vez de se usar desinfecção a frio, e guardado em armários fechados onde não entre poeira. Deve-se evitar a desinfecção a frio sempre que possível, por causa do potencial de uso inadequado, contaminação e esterilização incompleta. Todas as superfícies de salas de cirurgia que não entrarem em contato com os pacientes devem ser desinfetadas rotineiramente. Os pisos podem ser lavados com desinfetantes e limpos com pano úmido ou encerados. Panos úmidos ou vácuo com elementos de exaustão filtrados são capazes de retirar o excesso de desinfetante e restos soltos. Películas de desinfetante podem ser removidas com uma solução de 120 mℓ (meio copo) de vinagre em 3,8 ℓ de água. Panos secos e vassouras nunca devem ser usados para limpar o piso de hospitais porque disseminam microrganismos na poeira. Funcionários devem usar máscaras para minimizar a contaminação com aerossol em áreas de cirurgia. A antissepsia da pele no local da incisão é similar àquela para a preparação de locais de cateteres intravenosos, mas deve-se fazer uma aplicação final de tintura de iodo ou solução iodófora antes da colocação dos panos de campo no animal.

Equipamento de anestesia e nebulização

O equipamento de anestesia e o nebulizador devem ser lavados com água e detergentes após cada uso. É necessária maior desinfecção periodicamente quando o equipamento tiver sido usado em um animal com alguma infecção diretamente transmissível. Foram detectados microrganismos de baixa patogenicidade na superfície desse tipo de equipamento durante o monitoramento em vários procedimentos cirúrgicos.[279] O número de organismos foi maior nos segmentos proximais de tubulações e consistiram em flora orofaríngea que ficou inativada com o tempo. Portanto, não se recomendam o uso rotineiro de filtros bacterianos ou a desinfecção dos aparelhos de anestesia.

O equipamento respiratório pode ser sensível ao calor. Assim, será necessário esterilizá-lo com o gás OE ou deixá-lo em imersão em glutaraldeído a 2% por 30 min, seguindo-se a aeração ou o enxágue com área estéril, respectivamente. Todo equipamento deve ser completamente seco antes de ser utilizado outra vez. Máscaras de borracha sólida que não possam ser desinfetadas com calor podem ser autoclavadas a 56°C por 3 min. A desinfecção rotineira pode ser conseguida imergindo-se o equipamento em clorexidina por 15 a 30 min e depois enxaguando bem.

Circuitos anestésicos de borracha podem ser desinfetados por imersão em água a 80°C por 15 min. Recipientes de cal de soda devem ser completamente esvaziados e desinfetados de maneira semelhante, quando necessário.

Nebulizadores e umidificadores podem ser desinfetados por irrigação com peróxido de hidrogênio (a 20% por volume em água) através do sistema. Ácido acético na concentração de, pelo menos, 2% foi usado, mas é um tanto ineficaz contra as bactérias gram-negativas mais resistentes. Clorexidina (a 0,02%) é melhor para essa finalidade, especialmente à temperatura de 50°C. Nebulizadores com controle de temperatura que podem ser mantidos a 45°C têm a menor prevalência de contaminação. Também se recomendam a desinfecção periódica de câmaras nebulizadoras com solução de cloro ou a esterilização com gás OE.

Equipamento de endoscopia

Deve ser limpo e desinfetado conforme as recomendações do fabricante o mais rápido possível após o uso. Iodóforos e alvejante são corrosivos para as partes metálicas. Os endoscópios flexíveis devem ser desinfetados eficazmente ou esterilizados entre os usos sempre que possível, em particular se forem empregados para examinar áreas normalmente estéreis, como os tratos respiratório e geniturinário. Surtos nosocomiais de infecções com *Pseudomonas* foram associados à limpeza incompleta do canal de biopsia de broncoscópios flexíveis.[355] Os endoscópios flexíveis podem ser esterilizados por imersão em glutaraldeído alcalino por 10 min e, então, enxaguados com água estéril. Também foram desenvolvidos sistemas de reprocessamento automatizados para endoscopia que usam ácido perfórmico como esterilizante.[316] A esterilização pode ser conseguida com o gás OE, mas muitos endoscópios não podem suportar a temperatura de aeração de 63°C usada comumente e podem requerer aeração mais prolongada em temperaturas mais baixas. Ao contrário dos endoscópios rígidos de metal, a maioria dos endoscópios flexíveis não pode tolerar a esterilização por vapor em autoclave.

Jaulas

Instituições que mantêm animais precisam receber desinfecção adequada. A mera limpeza das jaulas com desinfetantes líquidos entre os usos é insuficiente. A limpeza completa é importante para remover restos orgânicos e permitir a desinfecção apropriada. Às vezes, usa-se limpeza sob alta pressão (Figura 93.3), mas pressões muito

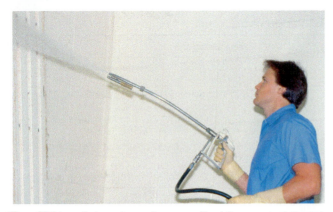

Figura 93.3 Aspersão de paredes com água como prática de limpeza para reduzir a poeira e restos que possam abrigar microrganismos. (Fotografia de Christopher B. Herron © 2004 University of Georgia Research Foundation Inc.)

altas (acima de 80 a 100 psi) devem ser evitadas porque podem resultar em aerossolização e disseminação de microrganismos e causar pequenos defeitos na superfície que complicam a desinfecção. Caso se use lavagem com alta pressão, as jaulas devem ser limpas antes para a remoção do excesso de sujeira. Os princípios gerais de desinfecção do ambiente, como comentado antes, aplicam-se à limpeza de jaulas, com a remoção de restos orgânicos; o uso de um desinfetante adequado e o tempo de contato apropriado são determinantes para o sucesso do procedimento.

Roupas e utensílios

A desinfecção desses itens requer temperaturas mais altas que aquelas alcançadas nas lavadoras de roupas; deve-se dar preferência às lavadoras de louça à lavagem manual. Em altas temperaturas, a maioria dos organismos pode ser morta, mas esporos bacterianos são exceção. A lavagem em baixa temperatura (22°C) com produtos químicos de lavanderia e alvejante seguida por secagem é tão eficaz quanto a lavagem em alta temperatura (71°C) para eliminar bactérias patogênicas. A secagem em alta temperatura é mais importante na lavanderia, porque a maioria dos microrganismos morre durante essa fase.

Controle de animais de vida livre

Esses animais constituem um reservatório importante de doenças infecciosas na população geral de cães e gatos; eles perdem, apenas, para os hospitais veterinários (ver *Considerações e Tratamento de Doenças Infecciosas em Gatos de Vida Livre*, Capítulo 98). A captura, a castração e o retorno dos animais ao seu ambiente têm sido feitos com gatos em muitas áreas.[277,330] Doenças zoonóticas transmitidas por esses gatos incluem peste, raiva, toxoplasmose e infecção com *Bartonella henselae* e *Salmonella typhimurium*. Esses gatos também podem transmitir essas e outras infecções não zoonóticas como o FeLV e o FIV para felinos silvestres. A eutanásia de gatos debilitados, em geral, é necessária.

Considerações geográficas da prevalência de infecção

Como resultado de reservatórios silvestres, preferências do vetor, das populações animais, da prevalência de doença em seres humanos, das condições climáticas e de vários outros fatores complexos (e difíceis de determinar), a prevalência de doença infecciosa pode variar muito de acordo com as regiões e até mesmo dentro delas. Foram publicados vários estudos que tratam dessas diferenças. As condições socioeconômicas também determinam a prevalência e o

risco de infecção zoonótica decorrente da exposição a animais de estimação.[180] A propriedade de um animal de estimação e a atitude com relação aos animais de rua e semisselvagens, silvestres e a poluição da água também podem afetar a prevalência de contaminação fecal por animais de estimação no ambiente.[72] Além disso, animais realocados por causa de viagens[10] ou desastres naturais[208,208a] podem transmitir novas infecções para contatos em sua nova localização ou ser mais suscetíveis às infecções nativas. Também ocorrem infecções cruzadas onde coabitam animais de diferentes espécies domésticas.[375] Infecções resistentes a antibacterianos também têm sido uma preocupação na clínica veterinária com animais de estimação quando o uso de antimicrobianos e a higiene podem influenciar o desenvolvimento de tais infecções e sua transferência entre seres humanos e animais (ver Capítulo 99).[209,379,387] Os sistemas formais de vigilância usados para rastrear doenças em animais pecuários não foram implementados de maneira universal para as doenças de animais de estimação. Foi estabelecido um sistema para monitorar relatos de doenças emergentes e zoonóticas em um laboratório veterinário nacional e um grupo de mais de 500 profissionais nos EUA.[150] O rastreamento nacional de doenças infecciosas e sistemas de relatos foram organizados ou discutidos em alguns países.[8,358] Serviços de quarentena estão disponíveis em muitos países para restringir a importação de infecções de animais de estimação.

Quarentena para reduzir a disseminação de infecções exóticas

É indispensável restringir a viagem de cães e gatos infectados para controlar a disseminação de infecções para áreas não endêmicas. A alta velocidade e a longa distância do transporte internacional de animais aumentam o risco de disseminar agentes infecciosos.[242] Mesmo a quarentena pode ser insuficiente para interromper a entrada de algumas infecções persistentes. *Babesia*, *Ehrlichia* e *Leishmania* foram detectadas em cães importados para o Reino Unido sob seu novo "Esquema de Viagem de Animal de Estimação" ou quarentena convencional.[340] Esse sistema substitui a quarentena de 6 meses em alguns países especificados e ilhas livres de raiva. Um período menor de quarentena pode facilitar o movimento de animais na população geral e o potencial de estabelecer um foco endêmico depende de vetores ou hospedeiros reservatórios animais disponíveis.[349] Em contraste, períodos de quarentena de 6 meses podem ter algum efeito psicológico sobre os animais de estimação e seus proprietários.[307] Esforços futuros para implementar a triagem genética de agentes infecciosos insidiosos exóticos podem possibilitar a detecção mais rápida de doenças infecciosas e reduzir a necessidade de quarentenas prolongadas. Na Tabela 93.8, há um resumo de algumas doenças infecciosas de cães e gatos que requerem triagem ou quarentena.

Precauções com transfusões de hemoderivados

Em determinadas doenças infecciosas, a transmissão dos agentes infecciosos pode ocorrer imediatamente via transfusão de hemoderivados. Animais clinicamente sadios podem abrigar esses agentes e precisam ser submetidos à triagem para se detectar sua existência.

Infecções transmitidas por vetor

Pulgas

O hospedeiro é essencial para a manutenção e a propagação de pulgas no ambiente. Após a refeição no hospedeiro, ocorre a cópula e a fêmea começa a depositar ovos em 24 h; ela chega a depositar 40 ou mais por dia no ambiente do hospedeiro. Para sobreviver, as pulgas

Tabela 93.8	Organismos que persistem no hospedeiro e requerem triagem potencial ou quarentena para transporte internacional.		
Organismo (capítulo)	**Método de triagem**	**Vetor**	**Distribuição geográfica**
Vírus da raiva (20)	RFFIT ou FAVN, *http://www.vet.ksu. edu/depts/rabies/*	Mamíferos carnívoros por meio de mordidas, raramente aerossóis	Mundial, exceto algumas nações insulares ou peninsulares
Ehrlichia canis (26)	Título único de IgG	*Rhipicephalus sanguineus*	Mundial, exceto algumas nações insulares
Brucella canis (38)	Título único de IgG	Venéreo, aerossóis	Américas; focos em outras áreas
Leptospira spp. (42)	Títulos de aglutinação com valores altos	Sem vetores	Mundial e com foco em regiões temperadas e tropicais em torno de fontes de água
Borreliose de Lyme (43)	Ensaio para proteína IgG C6 específica ou PCR de tecido conjuntivo ou outro	*Ixodes* spp. (carrapatos)	Mundial, com focos específicos no *habitat* do vetor
Yersinia pestis (45)	Citologia e cultura	Pulgas	Mundial, com focos específicos
Bartonella spp. (52)	Hemocultura ou PCR	Pulgas, carrapatos	Mundial, com focos específicos
Leishmania spp. (73)	Título único de IgG como triagem;[a] identificação de organismo por citologia, biopsia, cultura ou PCR em sangue, líquidos corporais ou tecidos	Mosquitos flebótomos	Mundial, com focos específicos
Babesia spp. (76)	Sorologia como triagem;[a] citologia de esfregaços sanguíneos ou PCR de hemácias	Vários carrapatos, mordidas caninas, transfusões, venéreas, congênitas	Mundial, mas com certos focos e variável por espécie
Trypanosoma cruzi (72)	Título único de IgG como triagem;[a] identificação de organismo por citologia ou biopsia de sangue ou tecidos	Besouro reduvídeo	Américas em certos focos
Trypanosoma spp. (72)	Citologia de esfregaços sanguíneos	*Rhipicephalus sanguineus*	África em certos focos
Hepatozoon canis (74)	Identificação de organismo em esfregaços de sangue; título de anticorpo realizado	Mosca tsé-tsé	Mundial com focos em certas áreas
Hepatozoon americanum (74)	Identificação de organismo em biopsia muscular, raramente em esfregaço sanguíneo	*Amblyomma maculatum*	Costa do Golfo da América do Norte
Cytauxzoon felis (75)	Identificação de organismo em esfregaços sanguíneos ou como esquizonte em tecidos	*Dermacentor variabilis*	Leste inferior dos EUA

IgG, imunoglobulina; *FAVN*, neutralização de vírus por anticorpo fluorescente; *RFFIT*, teste da inibição rápida de foco fluorescente; *PCR*, reação em cadeia da polimerase.
[a]A reatividade cruzada dentre e entre gêneros de protozoários pode tornar essa triagem não confiável e indicar infecção transitória ou exposição a vetor. No entanto, um título de anticorpo para uma dessas infecções indica que se deve considerar maior documentação.
Para mais informações sobre as necessidades para viagens nacionais ou internacionais de animais de estimação, ver http://www.pettravel.com/passportnew.cfm e http://www.aphis.usda.gov/import_export/index.shtml.

precisam ficar permanentemente associadas ao hospedeiro. A maioria das pulgas encontradas em cães e gatos é da espécie *Ctenocephalides felis*.[40] O uso de inseticidas e de reguladores do crescimento de insetos com formulações convenientes permitiram o controle das pulgas por causa da alta eficácia e do cumprimento estrito das recomendações por parte do proprietário.[33,313] As Tabelas 93.9 e 93.10 resumem as medidas de controle para vetores de doenças infecciosas em cães e gatos.

Carrapatos

Biologia

Um grande número de agentes infecciosos, inclusive vírus, bactérias e protozoários, são transmitidos por carrapatos. A maioria dos carrapatos tem três hospedeiros diferentes em que se alimentam durante cada estágio após a muda. A maioria dos carrapatos de importância médica para cães e gatos tem o corpo rígido e pertence à família Ixodidae. Esses carrapatos têm uma placa dorsal dura denominada escudo. A larva do carrapato eclode do ovo em questão de dias a meses, dependendo da temperatura e da umidade do ambiente. A larva de carrapato pode ser reconhecida por suas 6 pernas e se ali-

mentar, geralmente, em pequenos roedores ou aves, porque fica muito perto do solo ou sobre vegetação rasteira. Após se alimentar no hospedeiro por vários dias e ficar ingurgitada, ela cai e muda para ninfa de 8 pernas. As ninfas encontram um hospedeiro adequado, alimentam-se até ficar ingurgitadas e, então, caem para ocorrer a muda para carrapato adulto. Ninfas e adultos, em geral, alimentam-se em hospedeiros sucessivos maiores. Carrapatos precisam de uma refeição de sangue para se reproduzir e desenvolver. Eles buscam hospedeiros quando a temperatura e a umidade são adequadas. Uma vez no hospedeiro, procuram um local adequado para se fixar. Após penetrarem na epiderme e introduzir seu hipóstomo, secretam substância semelhante a cimento que os fixa ao hospedeiro. Até 24 a 36 h após a fixação, eles não se alimentam. Fêmeas, larvas e ninfas alimentam-se devagar por 2 a 14 dias; as fêmeas levam o maior período para isso. Os carrapatos machos quando se alimentam o fazem por um breve período. Para que as fêmeas copulem, ocorre uma fase rápida de alimentação com ingurgitamento no último dia de fixação. Enquanto se alimenta, o sangue é consumido pelo carrapato à medida que as secreções de suas glândulas salivares entram no hospedeiro. Essas secreções contêm compostos biologicamente ativos

Tabela 93.9	Medidas de controle de vetores de doenças infecciosas em cães e gatos.

Inseto ou aracnídeo	Agentes transmitidos	Medidas de controle	Inseticidas recomendados, repelentes, reguladores do crescimento
Moscas	*Leismania* spp., *Anaplasma* spp., *Bacillus anthracis*, *Francisella tularensis*	Tricotomia em torno da ferida Retirada das larvas fora da ferida Sanitização Eliminação do alimento das larvas Uso de telas de malha fina Uso de lâmpadas atrativas e iscas	Hospedeiro – DEET[a] Ambiente – clorpirifós
Pulgas	Vírus da leucemia felina, calicivírus felino, *Yersinia pestis*, *Rickettsia felis*, *F. tularensis*, *Rickettsia typhi*[240,339,384,385]	Sanitização Tratar os animais infestados com o controle de pulgas apropriado Tratar o ambiente externo com *sprays* e eliminar roedores Tratar o ambiente interno com uso de vácuo e rodapés	DEET,[a] permetrina, fipronil, imidaclopride, lufenuron, selamectina, nitempiramo, metoprene, piriproxefeno, organofosforados
Mosquitos	Encefalomielite equina, vírus do Nilo ocidental	Evitar *habitats* infestados Usar roupas protetoras Usar repelentes de insetos Drenar pântanos Limpar fossos Tratar correntes e acúmulos de água Tratar e limpar estruturas que retenham água da chuva	DEET,[a] citronela, outros
Ácaros	*Rickettsia tsutsugamushi*	Raspado cutâneo para detecção Controle do ambiente e manutenção da sanitização	Amitraz, ftalimida para banho de imersão, selamectina, ivermectina
Carrapatos	*Ehrlichia* spp., *Borrelia* spp., *F. tularensis*, *Hepatozoon* spp., *Rickettsia* spp., *Cytauxzoon felis*, *Anaplasma phagocytophilum*, *Babesia* spp., *Bartonella henselae*[67]	Remoção de folhas Barreiras no terreno Cercas para manter ruminantes afastados Iscas Tratamento do hospedeiro Controle biológico (inibidores da síntese de quitina)	DEET,[a] fipronil, organofosforados, amitraz, permetrina, selamectina

[a]A DEET (dietiltoluamida) pode ser tóxica para cães e gatos. Também facilita a absorção percutânea de outros inseticidas. Pode causar sinais GI (vômitos, diarreia, anorexia, hipersalivação) e do SNC (tremores, ataxia, letargia). Pode ser necessário diazepam ou pentobarbital para controlar as convulsões. Foram observadas tosse e hipotermia em muito poucos animais. Se ocorrer ingestão, devem ser induzidos vômitos, para os quais está indicada metoclopramida.

Tabela 93.10	Algumas substâncias químicas usadas no controle de vetores artrópodes de doenças infecciosas em cães e gatos.

Substância	Vetores acometidos	Mecanismo de ação	Comentários
Amitraz a 9% (coleira impregnada) para cães	Carrapatos, ácaros: *Ixodes scapularis* não transmitiu *Borrelia burgdorferi* 7 dias após a colocação da coleira;[108] *Babesia canis rossi*[205]	Adulticida: agonista da octopamina (neurotransmissor do inseto; preventivo: inibe as peças bucais, causa tremores no inseto)	Idade: mais de 12 semanas Frequência: 3 meses
Deltmetrina (coleira impregnada)	Carrapatos: *Ixodes ricinus*, *I. scapularis*, *I. pacificus*, *Dermacentor variabilis*, *Rhipicephalus sanguineus*[181, 381] Pulgas: *Ctenocephalides* spp.[139] Mosquito-pólvora: *Phlebotomus* spp.,[126,139,194,224] *Lutzomyia* spp.[79,297] Mosquitos: *Culex pipiens*[140]	Adulticida: estimula os potenciais de ação neurais (canal de cálcio aberto por voltagem)	Idade: mais de 12 semanas nos EUA, mais de 7 semanas na Europa Frequência: 5 a 6 meses
Dinotefurano (22%)/ piriproxifeno (0,44%)[d]	Pulgas: *Ctenocephalides felis*[252]	Adulticida: ovicida, larvicida, pupacida Dinotefurano: neonicotinoide; ativa os receptores nicotínicos de acetilcolina específicos do inseto Piriproxifeno: regulador do crescimento do inseto, impedindo a muda para larva	Idade: gatos, mais de 8 semanas Frequência: 30 dias
Dinotefurano (4,95%)/ piriproxifeno (0,44%)/ permetrina (36,8%)[d]	Carrapatos: *Rhipicephalus* spp., *D. variabilis*, *I. scapularis*, *Amblyomma maculatum*, *A. americanum*[69] Pulgas: *Cp. felis* Mosquitos: *Culex* spp., *Ochlerotatus* spp., *Aedes* spp. Piolhos, ácaros	Dinotefurano: ver Dinotefurano/ piriproxifeno Piriproxifeno: ver Dinotefurano/ piriproxifeno Permetrina: ver permetrina	Idade: cães, mais de 7 semanas Frequência: 30 dias
Fipronil,[d] (9,7%) ou *spray* (0,29%)	Carrapatos: *Ixodes*,[41] *Dermacentor*, *R. sanguineus*, *Amblyomma*, *Haemophysalis*[388] Ácaros: *Otodectes*[83] Pulgas: *Cp. felis*[41,48a]	Adulticida, larvicida: inibe os receptores do GABA e do glutamato via abertura dos canais do íon cloreto	Idade: produtos específicos para cães ou gatos com mais de 8 semanas Frequência: 30 dias

(continua)

Tabela 93.10 Algumas substâncias químicas usadas no controle de vetores artrópodes de doenças infecciosas em cães e gatos. (*Continuação*)

Substância	Vetores acometidos	Mecanismo de ação	Comentários
Fipronil (9,8%)/ (S)-metopreno (11,8% ou 8,8%), *spray* tópico e aplicação em um só local	Carrapatos: *Ixodes*,[35,98] *Dermacentor*,[91,93] *R. sanguineus*,[47,99] *Amblyomma*,[98] *Haemophysalis*[165] Ácaros: *Otodectes* Pulgas: *Cp. felis*[94,137,138,405] Mosquitos: efeito parcial sobre *C. pipiens pipiens*[42]	Adulticida, larvicida: inibe os receptores do GABA e do glutamato (S)-metopreno: larvicida, ovicida, regulador do crescimento do inseto	Idade: produtos específicos para cães ou gatos com mais de 8 semanas Frequência: 30 dias
Fipronil, (S)-metopreno, amitraz[d]	Carrapatos: encurta o tempo para a morte	Amitraz: ver Amitraz Fipronil e (S)-metopreno: ver Fipronil (9,8%)	Idade: cães com mais de 8 semanas; não usar em gatos
Imidaclopride (9,1%)/ piriproxifeno[d]	Pulgas: *Ctenocephalides* spp.[a]	Imidaclopride: adulticida, larvicida Piriproxifeno: regulador do crescimento do inseto	Idade: cães com mais de 7 semanas, gatos com mais de 8 semanas Frequência: 30 dias
Imidaclopride (10%)/ moxidectina (1% ou 2,5%)[d]	Ácaros: *Otodectes cynoti*,[80,132,197] *Demodex canis*,[166] *Sarcoptes* spp. Pulgas: *Ctenocephalides* spp.[45] Piolhos: *Trichodectes*[356] Nematódeos: prevenção contra *Dirofilaria immitis*,[14] ancolóstomos, tricurídeos	Adulticida, larvicida Filaricida, nematicida Ação do imidaclopride – ver anteriormente Moxidectina – agonista do canal do íon cloro aberto pelo glutamato Piriproxifeno: regulador do crescimento do inseto	Idade: produto específico para cães com mais de 7 semanas e 1,3 kg de peso, para gatos com mais de 9 semanas e 1 kg de peso Frequência: 30 dias
Imidacloprida (8,8%)/ permetrina (44%)/ piriproxifeno[d]	Carrapatos: *Ixodes* spp., *D. variabilis*, *R. sanguineus*, *A. americanum*, *Dermacentor reticulatus*[214a] Pulgas: *Cp. felis*	Imidacloprida: ver ação da Imidacloprida (9,1%) Permetrina: ver Permetrina Piriproxifeno: regulador do crescimento do inseto	Idade: cães com mais de 7 semanas
Lufenuron (suspensão oral e injetável para gatos, comprimidos para cães)	Pulgas: *Cp. felis*	Larvicida, ovicida: inibidor da síntese de quitina (desenvolvimento) do inseto	Idade: cães com mais de 4 semanas. Gatos com mais de 6 semanas Frequência: oral, 30 dias; injetável, 6 meses Em gatos tratados com 30 mg/kg, produziu ovos não viáveis por 14 dias; atividade larvicida por 32 a 44 dias (bula do produto)
Lufenuron/oxima milbemicina (oral)	Pulgas: *Cp. felis* Nematódeos: *D. immitis*, *Ancylostoma caninum*, *Toxocara canis*, *Trichuris vulpis*[a]	Larvicida, ovicida; anti-helmíntico Milbemicina: abre os canais de cloreto controlados por glutaraldeído em neurônios de invertebrados, causando hiperpolarização	Cães: comprimidos com base no peso corporal Frequência: a cada 30 dias
Metaflumizona a 20%[d]	Pulgas: *Ctenocephalides* spp.[92,168,176]	Adulticida Interrompe os impulsos axônicos neurais da pulga (liga-se aos canais de sódio, causando paralisia no inseto)	Idade: gatos com mais de 8 semanas Frequência: 30 dias para o controle de pulgas
Metaflumizona a 15%/ amitraz a 15%[b,d]	Carrapatos: *I. ricinus*, *Ixodes hexagonus*, *D. reticulatus*, *D. variabilis*, *A. americanum*, *R. sanguineus*[169,308,309] Pulgas: *Ctenocephalides* spp. Ácaros: *D. canis*[131]	Adulticida Metaflumizona: ver Metaflumizona Amitraz: ver Amitraz	Idade: cães e filhotes caninos com mais de 8 semanas Frequência: 42 dias para o controle de pulgas e 30 dias para o de carrapatos
Nitempiramo (oral)	Pulgas: *Cp. felis*[324,338]	Adulticida: ativa os receptores nicotínicos de acetilcolina específicos do inseto	Idade: cães e gatos com mais de 4 semanas Dose: 11,4 mg para 1 a 11,8 kg; 57 mg para mais de 11,8 kg Frequência: 24 h Pode ser usado simultaneamente com lufenuron para manter o efeito[96]
Organofosforados (esponjas para aplicação tópica)	Carrapatos: *I. scapularis* eliminado rapidamente com dano ao ambiente[398] Ácaros Pulgas	Adulticida: inibidor da anticolinesterase	Frequência: 16 dias

(continua)

Tabela 93.10   Algumas substâncias químicas usadas no controle de vetores artrópodes de doenças infecciosas em cães e gatos. *(Continuação)*

Substância	Vetores acometidos	Mecanismo de ação	Comentários
Permetrina a 65% para cães[d]	Carrapatos: *I. ricinus*,[111,113,302] *I. scapularis, R. sanguineus*,[113,115] *D. variabilis, A. americanum*[114] Pulgas: *Ctenocephalides* spp. Mosquitos: *Aedes aegypti*[245] Mosquitos-pólvora: *Lutzomya* spp., *Phlebotomus* spp.[125,139,148,248] Piolhos: *Trichodectes canis*[117] Ácaros: *Cheyletiella yasguri*[116]	Adulticida: estimula os potenciais de ação neurais (fechados pela voltagem do sódio); pode ser tóxico, especialmente em gatos se for aplicado o produto canino[39,218]	Idade: mais de 6 semanas Frequência: 21 dias para *Dermacentor*, 30 dias para outras espécies
Permetrina (44%)/ imidacloprida (8,8%)[d]	Carrapatos: eficácia de 98,5% após 3 dias contra *R. sanguineus*,[99,193] *D. variabilis*,[93] *A. americanum, I. ricinus, I. scapularis*,[35,119,236,354] *D. reticulatus*,[91] *Haemaphysalis longicornis*[165] Pulgas: *Ctenocephalides* spp.[119] Moscas: *Stomoxys calcitrans*,[133] *Phlebotomus papatasi*,[241] *Phlebotomus perniciosus*[247] Mosquitos Piolhos: *Tunga penetrans*[195]	Adulticida, larvicida: Permetrina, ver Permetrina Imidaclopridina: agonista dos receptores nicotínicos de acetilcolina específicos do inseto	Idade: cães com mais de 7 semanas Frequência: 30 dias
Permetrina/(S)-metopreno[d]	Pulgas: *Ctenocephalides* spp.[a]	Pulgas (ovicida) Permetrina: ver Permetrina Metopreno: ver Fipronil/(S)-metopreno	Idade: cães com mais de 9 semanas Frequência: 30 dias
Propoxur/(S)-metopreno (coleira impregnada)	Pulgas: *Ctenocephalides* spp. Carrapatos: várias espécies	Propoxur: adulticida, inibidor da acetilcolinesterase Metopreno: pulgas (larvicida, ovicida, regulador do crescimento do inseto)	Idade: gatos com mais de 12 semanas Frequência: 6 meses para carrapatos, 8 meses para pulgas
Propoxur/(S)-metopreno (coleira impregnada)	Pulgas: *Ctenocephalides* spp. Carrapatos: várias espécies	Propoxur (S)-metopreno: pulgas (larvicida, ovicida, regulador do crescimento do inseto)	Idade: cães com mais de 12 semanas Frequência: 5 meses para pulgas e carrapatos
Piriprol a 12,5%[d]	Carrapatos: *I. ricinus, I. scapularis, D. variabilis, D. reticulatus, R. sanguineus, A. americanum*[327,328] Pulgas: *Ctenocephalides* spp.[18]	Adulticida: como o fipronil, inibe receptores do GABA e do glutamato	Idade: cães com mais de 8 semanas e mais de 2 kg Frequência: 30 dias
Selamectina a 12% para cães e a 6% para gatos[d]	Carrapatos: *R. sanguineus, D. variabilis*[94,200,302] Ácaros: *Sarcoptes scabiei, Otodectes*[80,335,370] Pulgas: *Ctenocephalides* spp.[94,200] Nematódeos: *D. immitis*, ascarídeos[83,350]	Adulticida, larvicida, ovicida, anti-helmíntico Liga-se aos canais de cloreto fechados pelo glutamato e hiperpolariza a junção neuromuscular de insetos e helmintos	Idade: cães com mais de 6 semanas e gatos com mais de 8 semanas Frequência: 30 dias, dosagem de acordo com o peso
Espinosade (comprimidos mastigáveis)[c]	Pulgas: *Cp. felis*[36,305,353]	Adulticida: ativa os receptores nicotínicos de acetilcolina	Idade: cães com mais de 14 semanas Frequência: 30 dias

GABA, ácido gama-aminobutírico.
[a]Ver mais informação na bula do produto.
[b]A combinação de metaflumizona e amitraz foi associada à dermatite pustular acantolítica em cães[260a] e pode ser retirada do mercado.
[c]A coadministração de espinosade e ivermectina pode causar toxicidade neurológica em cães. O espinosade inibe as vias secretoras de eliminação da ivermectina e aumenta sua concentração no sangue e nos tecidos do SNC.[102a]
[d]Aplicação tópica em um local (*spot-on*).

que servem como anticoagulantes e agentes anti-inflamatórios para ajudar o carrapato a evitar os mecanismos imunes do hospedeiro. Agentes infecciosos abrigados pelo carrapato podem ser inoculados no hospedeiro durante o período de alimentação.

O fato de que os carrapatos habitam áreas geográficas específicas dependendo da temperatura e da umidade do ambiente e da ocorrência de hospedeiros adequados para se alimentarem resulta em prevalências de distribuição geográfica específicas de muitas doenças transmitidas por eles.* Alterações climáticas, como o aquecimento global, têm causado preocupação pelo potencial de disseminação de doenças transmitidas por vetor para novas regiões e por modificarem sua ocorrência sazonal.[9,27,84,155,275]

O *Rhipicephalus sanguineus* é uma das espécies de carrapato mais onipresente no mundo.[74] Ele se alimenta em cães durante todos os seus 3 estágios, o que o torna uma praga domiciliar onde há cães, inclusive habitações humanas. Isso o diferencia da maioria dos outros carrapatos adquiridos durante atividades ao ar livre. O carrapato pode ser transportado com os cães e estabelecer infestações em locais de quarentena e residências; dessa maneira, transmitem infecções que abrigam para cães e seres humanos expostos. Também se demonstrou que o *R. sanguineus* se move entre cães do mesmo canil, o que possibilita a potencial transmissão intraestágios de infecções.[210] O *R. sanguineus* é motivo de preocupação nos EUA porque se mostrou um vetor competente para a febre maculosa das Montanhas Rochosas causada por *R. rickettsii* (ver Capítulo 27). No sul da Europa e no norte da África, é o vetor da febre maculosa do Mediterrâneo,

*Referências 66, 127, 207, 295, 337 e 401.

causada por *Rickettsia conori*.[276] O *R. sanguineus* tem a capacidade única entre os carrapatos de conservar a água corporal ao longo de todos os estágios do seu desenvolvimento, o que lhe permite sobreviver em ambientes secos por longos períodos.[402,403] Embora antes não encontrados em regiões geográficas isoladas como o Reino Unido, carrapatos vivos escaparam da detecção em quarentena e foram capazes de se propagar nessas áreas.[21] O *R. sanguineus* vivo também foi encontrado em cães que viveram apenas no Reino Unido e foram expostos a automóveis ou a estações de quarentena onde estiveram cães importados.

Remoção dos carrapatos e prevenção em animais de estimação

Carrapatos devem ser retirados mediante a aplicação de tração constante com pinças curvas ou (menos recomendáveis) tenazes (ou dedos protegidos) colocados o mais perto possível do ponto de inserção. Eles não devem ser espremidos ou esmagados com a polpa dos dedos porque o organismo pode ser transmitido via suas fezes ou hemolinfa. As mãos devem ser bem lavadas com água e sabão após a remoção de carrapatos. Para removê-los há dispositivos comerciais que podem ser usados em cães e gatos em vez das pinças convencionais.[211,407] Recomenda-se que os proprietários tenham em casa tais dispositivos com essa finalidade. Na clínica veterinária, os carrapatos podem ser removidos manualmente com tenazes ou pinças, desde que se tenha cuidado e use tração constante sem torcer. É preciso cautela para que as peças bucais do carrapato não sejam deixadas na pele do hospedeiro, porque isso levaria à persistência da inflamação por corpo estranho. Microrganismos depositados pelo carrapato durante a hematofagia costumam causar inflamação residual, independentemente da remoção completa ou não de suas peças bucais. A prevenção da exposição de animais de estimação a carrapatos envolve o uso periódico de acaricidas (ver Tabelas 93.9 e 93.10).

Mosquitos-pólvora

Os gêneros *Lutzomyia* e *Phlebotomus* são importantes na transmissão da leishmaniose. O controle desses vetores deve envolver a aspersão do ambiente, mais comumente com inseticidas à base de piretrina. Inseticidas tópicos seguros também devem ser aplicados na pele e nas roupas das pessoas que convivem com animais e na pelagem desses. Como o cão é considerado um reservatório potencial em alguns países, é essencial o tratamento tópico ou que se evitem os vetores, que, em geral, alimentam-se à noite, para diminuir o risco em termos de saúde pública.[2]

Mosquitos

Várias doenças causadas por arbovírus são transmitidas por mosquitos (ver Capítulo 24). Estes também transmitem a dirofilariose (ver Capítulo 83). As recomendações para seu controle estão além do âmbito deste livro e outras referências devem ser consultadas, como as diretrizes da Environmental Protection Agency (Agência de Proteção Ambiental dos EUA, ver Boxe 93.6).[118]

Capítulo 94
Imunodeficiências e Doenças Infecciosas

Urs Giger e Jo Smith

As imunodeficiências compreendem um grande grupo heterogêneo de distúrbios hereditários e adquiridos da imunidade do hospedeiro, que podem estar associadas a risco aumentado de infecção (Tabela 94.1).[57,97,115,126] Podem surgir em consequência de distúrbios dos mecanismos de defesa contra antígenos específicos mediados por linfócitos, do sistema inespecífico de defesa (que inclui fagócitos, proteínas plasmáticas e barreiras físicas) ou de ambos. Embora a patogenia exata de muitas imunodeficiências caninas e felinas permaneça desconhecida, os defeitos moleculares em várias formas foram elucidados. Como numerosas medidas preventivas e terapêuticas eficazes estão atualmente disponíveis para o controle de doenças infecciosas em indivíduos com mecanismos de defesa intactos, outros animais com infecções persistentes que não respondem a agentes antimicrobianos provavelmente são portadores de distúrbio de imunodeficiência. Alguns distúrbios de imunodeficiência hereditária são prevalentes em determinadas raças de cães e gatos, já outros foram descritos uma vez e podem existir apenas em colônias de animais de pesquisa.

Certas características clínicas importantes sugerem que um paciente apresente comprometimento do sistema imune (Boxe 94.1). O Boxe 94.2 fornece uma lista de organismos específicos e condições clínicas frequentemente implicados em hospedeiros imunocomprometidos. Com frequência, o diagnóstico definitivo exige testes imunes específicos, além de exames laboratoriais de rotina, e as intervenções terapêuticas são limitadas. As imunodeficiências podem ser divididas em formas primárias ou secundárias, dependendo de serem hereditárias ou adquiridas.

Imunodeficiências primárias ou adquiridas

Muitos defeitos imunes geneticamente determinados foram descritos no cão, ao passo que apenas alguns são conhecidos em gatos. Ocorrem raramente e estão resumidos na Tabela 94.2; alguns são discutidos adiante, de modo mais detalhado, no item *Imunodeficiências primárias ou hereditárias específicas* deste capítulo. Podem ser amplamente classificadas de acordo com os defeitos do sistema imune específico

Tabela 94.1	Características das doenças por imunodeficiência, com base no defeito subjacente.	
Defeito	**Suscetibilidade a infecções específicas**	**Testes diagnósticos para confirmar o defeito**
Barreira física		
Discinesia ciliar	Infecções respiratórias	Microscopia eletrônica dos cílios
Síndrome de Ehlers-Danlos	Lesão e infecções cutâneas	Histopatologia e microscopia eletrônica da pele
Displasia ectodérmica		Histopatologia da pele, DNA
Células B	Bactérias piogênicas, *Giardia* spp.	Globulina, eletroforese do soro, resposta dos anticorpos antitétano
Células T	Sepse bacteriana, micobactérias, *Candida* e *Pneumocystis* spp.	Radiografias do timo, teste cutâneo para hipersensibilidade tardia, linfócitos CD4 e CD8
Granulócitos	Bactérias; estreptococos; *Pseudomonas, Candida, Nocardia* e *Aspergillus* spp.	Contagem de neutrófilos, ensaios para fagocitose, DNA
Complemento	Bactérias piogênicas	Ensaio CH_{50}, DNA

ou inespecífico, bem como combinações.[92] O sistema imune *inespecífico*, também conhecido como imunidade inata ou natural, deve estar funcional por ocasião do nascimento e disponível a curto prazo para proteger o hospedeiro da invasão de todos os tipos de organismos. A imunidade inata inclui barreiras físico-químicas, fagócitos, complemento e outras proteínas plasmáticas e células exterminadoras naturais. Os defeitos congênitos de barreira acometem particularmente a pele e as superfícies mucosas e estão associados a infecções de determinados órgãos. Diversas doenças cutâneas hereditárias estão sendo ainda definidas, e outras imunodeficiências estão sendo identificadas. A síndrome de Ehlers-Danlos, responsável pela pele frágil e hiperextensível em muitos cães e gatos, bem como pela pele mixedematosa e pelas imunodeficiências do Shar-pei, predispõe os animais à piodermite; já a discinesia ciliar em cães aumenta a suscetibilidade à rinossinusite e à pneumonia. De modo semelhante, a displasia ectodérmica ligada ao cromossomo X em cães da raça Pastor-alemão está associada a problemas cutâneos, bem como a outras imunodeficiências.

Os distúrbios do sistema fagocitário envolvem defeitos dos neutrófilos e dos monócitos, bem como do sistema complemento e podem levar a infecções granulomatosas e piogênicas. Pode ocorrer reação granulomatosa quando os neutrófilos funcionam inadequadamente, e as células mononucleares são recrutadas. Uma ampla variedade de bactérias piogênicas (p. ex., estafilococos, *Escherichia coli, Klebsiella, Enterobacter*) é habitualmente envolvida, e a maior parte consiste em flora residente ou em patógenos de virulência relativamente baixa. As infecções recorrentes da pele, do trato respiratório e da cavidade bucal são comuns, e observa-se, também, a ocorrência de bacteriemia intermitente e sepse fulminante. A amiloidose multissistêmica, a vasculite e a doença por imunocomplexos são complicações que podem surgir em consequência de infecções recorrentes crônicas ou persistentes. A hematopoese cíclica e a deficiência de adesão dos leucócitos (DAL) são exemplos de graves defeitos quantitativos e qualitativos dos fagócitos, respectivamente.

O sistema imune específico pode ser dividido em sistema imune humoral e sistema imune celular e inclui linfócitos B e T, imunoglobulinas (IgG) e citocinas.[92] As deficiências dos linfócitos B ou da imunidade humoral afetam a produção de IgG e aumentam a suscetibilidade a infecções bacterianas piogênicas. As deficiências dos linfócitos T ou da imunidade celular (IC) estão associadas a infecções virais e fúngicas, mas também podem ocorrer infecções bacterianas intracelulares. Os animais com imunodeficiências celulares podem apresentar massa menor de tecido tímico e tonsilar, bem como linfonodos intestinais e periféricos, além de números diminuídos de linfócitos circulantes.

O grau de imunodeficiência varia acentuadamente de acordo com o defeito. As infecções podem ser sistêmicas ou podem ser restritas a determinado sistema orgânico, como a pele ou o sistema respiratório. Algumas imunodeficiências em recém-nascidos levam

---

Boxe 94.2 | **Organismos e problemas clínicos comumente implicados em hospedeiros imunocomprometidos**

Organismos oportunistas

Vírus: herpes-vírus felino, vírus da peritonite infecciosa felina, calicivírus felino, papilomavírus canino, herpes-vírus canino

Micoplasma: *Mycoplasma haemofelis*

Bactérias: *Citrobacter* spp., *Escherichia coli, Enterobacter* spp., *Klebsiella pneumoniae, Mycobacterium* spp., *Nocardia asteroides, Proteus* spp., *Pseudomonas aeruginosa, Serratia marcescens, Staphylococcus pseudintermedius*

Fungos: *Aspergillus* spp., *Candida* spp., *Cryptococcus* spp., *Histoplasma* spp., *Blastomyces* spp., *Coccidioides* spp., *Mucor* spp.

Protozoários: *Pneumocystis* spp., *Toxoplasma gondii, Neospora caninum, Cryptosporidium* spp., *Giardia* spp., *Tritrichomonas* spp., *Isospora* spp.

Metazoários: *Demodex canis, Otodectes* spp., *Notoedres* spp.

Problemas clínicos

Infecções cutâneas recorrentes
Infecções recorrentes das mucosas
Sepse e mortalidade neonatais
Amiloidose reativa
Vasculite, artrite, poliartrite
Bacteriemia recorrente
Infecções granulomatosas
Reações de hipersensibilidade crônicas
Doenças autoimunes
Infecções intracelulares persistentes por riquétsias ou bactérias
Leucocitose desproporcional
Linfopenia persistente

Boxe 94.1 | **Principais sinais clínicos dos distúrbios por imunodeficiência**

1. Infecções recorrentes, evolução crônica e prolongada da infecção ou ambas
2. Infecção por agentes não patogênicos comuns (oportunistas) ou por agentes infecciosos aberrantes
3. Manifestações graves e frequentemente atípicas de doença infecciosa
4. Resposta tardia, incompleta ou ausente ao tratamento antimicrobiano
5. Reações adversas a vacinas de vírus vivos modificados

a infecções fulminantes e à morte nos primeiros dias a semanas de vida, ao passo que outras, como alterações morfológicas dos leucócitos, não estão consistentemente associadas a qualquer predisposição perceptível à infecção. A síndrome de Chédiak-Higashi no gato Persa de cor acinzentada caracteriza-se por grânulos eosinofílicos anormalmente grandes nos leucócitos polimorfonucleares. Não provoca imunodeficiência, mas causa tendência hemorrágica devido à doença do reservatório de armazenamento das plaquetas.[206] De modo semelhante, o gato Birmanês com granulação acidófila de neutrófilos e cães e gatos com várias doenças de armazenamento dos lisossomas (p. ex., mucopolissacaridose, gangliosidose, manosidose) apresentam granulações ou vacuolização dos leucócitos sem imunocomprometimento; com frequência, esses animais também exibem linfocitose. A anomalia de Pelger-Huët, que se caracteriza pela hipossegmentação dos granulócitos, não causa imunodeficiência em animais, embora o leucograma de cães e gatos acometidos revele um desvio extremamente acentuado para a esquerda, com contagem normal de leucócitos. No Foxhound, a resposta quimiotática *in vitro* desses neutrófilos foi levemente diminuída, ao passo que, no Basenji, não se observou anormalidade funcional.[22,170,171]

Embora haja maior suscetibilidade a infecções oportunistas, o tipo de infecção varia de acordo com o tipo de defeito do sistema imune. Alguns distúrbios por imunodeficiência predispõem os animais a um grupo restrito de agentes infecciosos incomuns. Alguns machos da raça Dachshund parecem ter predisposição à pneumonia por *Pneumocystis*, já os da raça Pastor-alemão podem estar propensos à aspergilose sistêmica, a outras infecções fúngicas ou a riquetsioses.[166] O Dobermann Pinscher e os cães da raça Rottweiler têm mais tendência a desenvolver doença por parvovírus. Os da raça Golden e Labrador Retriever e o Boiadeiro de Berna (Bernese Mountain Dog) que apresentaram títulos elevados de anticorpos séricos contra *Borrelia burgdorferi* tinham mais tendência a apresentar glomerulonefrite.[64] Os das raças Basset Hound e Schnauzer miniatura apresentam maior suscetibilidade a micobacteriose aviária sistêmica, toxoplasmose e neosporose. Os da raça Foxhound americano e inglês parecem ter predisposição ao desenvolvimento de leishmaniose. O Dogue Alemão (Great Dane) e o Dobermann podem ter mais suscetibilidade a infecções criptocócicas.[190] Sugeriu-se predisposição genética à demodicose em várias raças caninas e famílias dentro de raças. Foi também sugerido que a predisposição ao desenvolvimento da peritonite infecciosa felina (PIF) tem base genética, mais comumente em alguns gatos de raça pura (ver Capítulo 10). Os mecanismos que predispõem determinados animais a infecções específicas permanecem desconhecidos em muitas raças.

Os sinais essenciais anteriormente mencionados de infecção (ver Boxe 94.1) desenvolvem-se, geralmente, em uma fase inicial da vida em animais com imunodeficiência primária. Apesar de receber colostro, o animal clinicamente acometido pode ter doença durante o período neonatal até juvenil e pode desenvolver infecções recorrentes e fulminantes, que levam a uma grave debilitação e à morte antes de 1 ano de idade. Vários animais, porém tipicamente nem todos eles, em uma ninhada podem ser acometidos, ao passo que os pais são, em geral, clinicamente sadios. Raramente, observa-se predisposição genética à infecção depois de 1 ano de idade (p. ex., tuberculose aviária em Basset Hound). Além disso, animais com imunodeficiências primárias podem apresentar outras manifestações clínicas especiais. Podem ocorrer reações de hipersensibilidade, que refletem uma desregulação global do sistema imune causada pela ausência de um ou mais componentes ou por estimulação antigênica crônica em consequência da eliminação inadequada das infecções. As infecções sistêmicas crônicas também podem dificultar a velocidade de crescimento do animal (Figura 94.1). Por exemplo, no Collie com hematopoese cíclica, no gato Persa com síndrome de Chédiak-Higashi e em cães da raça Weimaraner com imunodeficiência incompletamente definida,

observam-se diluições características da cor da pelagem e tendência aumentada ao sangramento superficial. Os filhotes de gato Birmanês sem pelos e a displasia ectodérmica estão associados à ausência completa de pelos ou à perda deles.

O modo de herança das imunodeficiências primárias ainda não foi estabelecido em todos os casos. A transmissão autossômica recessiva, em que machos e fêmeas acometidos nascem de pais sadios, é habitual; todavia, existem algumas exceções. A anomalia de Pelger-Huët é herdada como traço autossômico dominante. A displasia ectodérmica em Pastor-alemão, causada por um defeito no gene da ectodisplasina (ED)1, e a imunodeficiência combinada grave (IDCG), causada por 2 mutações diferentes no receptor da cadeia gama comum da interleucina (IL)-2 em Basset Hound e Cardigan Welsh Corgi, são distúrbios recessivos ligados ao cromossomo X. Apenas os machos são acometidos, e as mães e metade das fêmeas da ninhada são portadoras. Por conseguinte, a raça, o sexo, a idade de início, o tipo de infecções e outras características especiais podem sugerir determinada imunodeficiência. Além disso, pode-se deduzir que, dentro de determinada raça, a imunodeficiência é tipicamente causada pelo mesmo defeito e mutação, ao passo que diferentes raças podem ter mutações nos mesmos genes ou em genes diferentes.

Imunodeficiências secundárias ou adquiridas

Todos os componentes do sistema imune de animais com imunodeficiências secundárias estão inicialmente intactos e funcionais, porém sofrem comprometimento transitório ou permanente durante ou após uma doença subjacente ou exposição a determinados agentes. Por conseguinte, as imunodeficiências secundárias ocorrem com muito mais frequência que as formas primárias e estão associadas a comprometimento orgânico. Dependendo do tipo e da gravidade da imunossupressão, as infecções oportunistas resultantes podem manifestar-se por disseminação localizada ou sistêmica. Vários distúrbios das barreiras levam a infecções superficiais, como as infecções das vias respiratórias, trato urogenital, dermatológicas e gastrintestinais (GI). Além disso, certas infecções, particularmente doenças virais em gatos, comprometem diretamente o sistema imune, o que predispõe o animal a infecções bacterianas, fúngicas ou por protozoários secundárias. Por exemplo, gatos infectados pelo vírus da imunodeficiência felina (FIV; do inglês, *feline immunodeficiency virus*) abrigam uma flora fúngica mais diversa nos pelos e nas mucosas que gatos não infectados,[262] o que pode predispor os gatos infectados pelo FIV à maior prevalência de infecções fúngicas secundárias. Os gatos infectados pelo vírus da leucemia felina (FeLV; do inglês, *feline leukemia virus*) também têm mais tendência a apresentar doença clínica, com infecções por *Mycoplasma* hemotrófico, que os gatos não infectados.

Filhotes de cães e gatos são particularmente vulneráveis a infecções, devido ao desenvolvimento incompleto do sistema imune. A ingestão de colostro apenas no primeiro dia de vida possibilita a transferência de anticorpos de origem materna (ACM) e fornece proteção durante as primeiras semanas de vida de pequenos animais. Embora se tenha constatado que a privação de colostro em animais de grande porte resulte em perdas neonatais significativas, os filhotes de cães e de gatos no período neonatal, mantidos em canis ou gatis de alta qualidade, não parecem ser extremamente predispostos a infecções. Entretanto, a hipoglobulinemia transitória observada após o declínio dos ACM no plasma e antes da imunocompetência de animais de 2 a 4 meses de idade pode aumentar a suscetibilidade a várias infecções.[261] De modo semelhante, animais idosos podem novamente se tornar imunocomprometidos e suscetíveis à infecção. Vários fármacos e substâncias químicas, bem como deficiências nutricionais,

Tabela 94.2 Imunodeficiências primárias ou hereditárias de cães e gatos.[a]

Doença (sinônimos)	Herança[b]	Raças	Defeitos	Caracterização
DEFEITOS DE BARREIRA				
Discinesia ciliar[65,88,102,173] (síndrome dos cílios imóveis)	AR	Muitas raças[b]	Anormalidades morfológicas e funcionais dos cílios CDC 39	Rinossinusite, broncopneumonia com bronquiectasia, *situs inversus*
DEFEITOS DOS NEUTRÓFILOS				
Defeito bactericida dos neutrófilos[24]	NC	Dobermann Pinscher	Desconhecido	Infecções das vias respiratórias superiores, redução da atividade bactericida, discinesia ciliar não excluída
Hematopoese cíclica[154,183] (neutropenia cíclica)	AR	Collie (cinza), Basset Hound[116]	Defeito do fator de crescimento hematopoético	Neutropenia grave a cada 12 a 14 dias, amiloidose reativa, teste de mutação do DNA
Neutropenia idiopática crônica[169]	NC	Rottweiler	Deficiência do G-CSF	Febre recorrente, sepse, poliartrite, piodermite
Deficiência de adesão dos leucócitos[c]	AR	Setter Irlandês, vermelho e branco, gato Doméstico de Pelo Médio[229]	Deficiência de CD11/18, deficiência da cadeia beta (CD18)	Leucocitose grave, infecção com formação limitada de pus, ausência de adesão dos neutrófilos, teste de mutação do DNA
Anomalia de Pelger-Huët[22,171]	AD	Pastor-australiano, Foxhound, outras raças	Desconhecido	Ausência de imunodeficiência, granulócitos hipossegmentados
Granulação dos leucócitos[142]	NC	Gato Birmanês	Desconhecido	Ausência de imunodeficiência, grânulos acidófilos
Deficiência do componente 3 do complemento (deficiência de C3)[20,306,307]	AR	Spaniel Bretão	Deficiência de C3	Infecções piogênicas, ausência de fagocitose mediada por C em colônia de cães com doença neuromuscular
Anomalia de Pelger-Huët[172]	AD	Gatos Domésticos de Pelo Curto	Desconhecido	Ausência de imunodeficiência, hipossegmentação
Síndrome de Chédiak-Higashi[54,165]	AR	Gato Persa	Desconhecido	Ausência de imunodeficiência, grandes grânulos nos fagócitos, tendência hemorrágica
AA reativa[82,83,134]	NC	Gato Abissínio	Desconhecido	AA reativa, insuficiência renal
Maior suscetibilidade à pneumonia por *Pneumocystis*[21,56,90]	AR	Dachshund, King Charles Spainel	Desconhecido	Pneumonia por *Pneumocystis* (ver Capítulo 66)
Suscetibilidade a infecções fúngicas e por riquétsias; piodermite[43,67,166,208,252,308]	NC	Pastor-alemão	Possível defeito dos macrófagos ou das células T	Erliquiose grave (ver Capítulo 26), febre maculosa das Montanhas Rochosas (ver Capítulo 27), aspergilose disseminada (ver Capítulo 62), piodermite profunda
Vasculite imune, amiloidose[e]	NC	Shar-pei, gato Abissínio, gato Oriental de Pelo Curto	IL-6 elevada	Artrite, amiloidose, insuficiência renal, ruptura hepática, hipoproteinemia
Acrodermatite letal[151]	AR	Bull Terrier	Defeito no metabolismo do zinco	Deficiência de zinco, hiperceratose
Maior suscetibilidade à infecção por parvovírus	NC	Rottweiler, Dobermann Pinscher	Desconhecido	Infecção por parvovírus (ver Capítulo 8)
Distúrbio imune exacerbado por vacina[86]	NC	Akita, Weimaraner	Desconhecido	Meningite variável, poliartrite, amiloidose (ver Capítulo 100)
DEFEITOS IMUNES HUMORAIS				
IDCG ligada ao X (IDCG-X)[d]	RX	Basset Hound, Cardigan Welsh Corgi	Cadeia gama comum da IL-2 e outras citocinas	Infecções bacterianas e virais graves, ausência de IgG e IgA, blastogênese deficiente dos linfócitos, teste de mutação do DNA
IDCG[d]	AR	Jack Russell Terrier	Subunidade catalítica da DNA-proteinoquinase	Deficiência grave de imunoglobulinas séricas, hipoplasia dos tecidos linfoides, teste de mutação do DNA
IDCG[290a]	AR	Cão-d'água-frisão (Frisian Water Dog)	O defeito do gene RAG1 altera o reconhecimento do antígeno	Deficiência grave de IgM, IgG e IgA e linfopenia, teste de mutação do DNA
Imunodeficiência combinada[247]	NC	Shar-pei	Defeitos das células T e das células B, baixos níveis de Il-6 e IL-2	Infecções cutâneas, respiratórias e gastrintestinais
Anormalidades do timo e nanismo[252,253]	NC	Weimaraner	Desconhecido	Redução do crescimento, responde à timosina

AD, Autossômica dominante; *AR,* autossômica recessiva; *G-CSF,* fator de estimulação de colônias de granulócitos; *IL,* interleucina; *NC,* não conhecida; *RX,* recessiva ligada ao X, *AA,* amiloidose; *IgA,* imunoglobulina A; *IgM,* imunoglobulina M; *IgG,* imunoglobulina G; *IDCG,* imunodeficiência combinada grave.
[a]Para referências adicionais, ver Referência 102. Além das síndromes listadas, foram descritas discrasias da medula óssea em cães da raça Poodle miniatura e toy e hipogamaglobulinemia transitória em cães da raça Samoyeda, porém pouco se sabe a respeito desses distúrbios.
[b]Por exemplo, Springer Spaniel, Old English sheepdog, Setter Inglês, Highland White Terrier, Pointer.
[c]Referências 75, 117, 243, 283-285.
[d]Referências 80, 97, 98, 140, 150, 264-267.
[e]Referências 84, 153, 181, 196, 249, 250, 277.

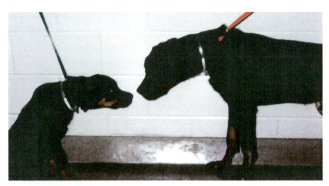

Figura 94.1 Dois filhotes de Rottweiler da mesma ninhada. O filhote à esquerda apresenta atraso do crescimento devido a infecções recorrentes crônicas. (Fotografia de Craig Greene © 2004 University of Georgia Research Foundation Inc.)

podem comprometer drasticamente a produção e a função dos leucócitos. As imunodeficiências secundárias conhecidas em animais de companhia estão relacionadas no Boxe 94.3 e algumas delas são discutidas detalhadamente no final deste capítulo.

Exames complementares

Embora se possa suspeitar de imunodeficiência com base nas evidências clínicas, exames laboratoriais específicos, geralmente, são necessários para o estabelecimento do diagnóstico definitivo.[113] Deve-se sempre obter um banco de dados mínimo de informações, que inclua resultados do hemograma completo, triagem bioquímica do soro e exame de urina, que pode sugerir um distúrbio específico. Os resultados da contagem diferencial e o exame microscópico de um esfregaço sanguíneo são de suma importância. A ocorrência de neutropenia na infecção bacteriana ativa constitui, sem dúvida alguma, a condição mais temida. Convém assinalar que, de modo geral, algumas raças, como Greyhound, apresentam baixos valores de referência nas contagens de leucócitos. A neutropenia pode ser transitória, como a que ocorre na hematopoese cíclica, a cada 12 a 14 dias, ou na infecção por parvovírus, ou pode ser persistente, conforme observado em animais com defeitos de má absorção de cobalamina ou infecção fulminante (sepse). Pode-se observar a ocorrência de linfopenia em cães com distúrbio de células T ou com IDCG. Embora a leucocitose seja esperada durante períodos de infecção, os defeitos na adesão dos leucócitos e sua saída da circulação sanguínea nos locais de infecção podem estar associados a leucocitose desproporcionalmente alta para o grau de infecção, conforme observado na DAL hereditária ou com uso concomitante de glicocorticoides. Cães da raça Dachshund com pneumonia por *Pneumocystis* também apresentam leucocitose muito pronunciada. A anemia arregenerativa com normocitose ou microcitose, que é frequentemente observada em animais infectados, é causada por vários fatores relacionados com o estado patológico inflamatório persistente. A contagem de eritrócitos pode estar dentro dos limites normais, mesmo se o animal tiver infecção ativa, bem como durante períodos de tratamento e remissão. O exame cuidadoso de um esfregaço sanguíneo pode revelar anormalidades leucocitárias, como granulação e vacuolização em consequência de doenças de armazenamento dos lisossomas ou síndrome de Chédiak-Higashi,[165] granulação acidófila dos leucócitos no gato Birmanês,[142] microrganismos fagocitados ou alterações leucocitárias tóxicas que sugiram infecções bacterianas fulminantes.

Em geral, as concentrações séricas e globulinas estão mais elevadas durante infecções crônicas. Níveis de globulina baixos ou normais em animais infectados podem sugerir perdas externas significativas ou produção diminuída em consequência de um defeito imune humoral (células B). Com efeito, foram identificadas deficiências

---

| **Boxe 94.3** | **Imunodeficiências secundárias ou adquiridas** |

Relacionadas com a idade
Privação de colostro
Hipotermia neonatal
Hipogamaglobulinemia transitória (entre 2 e 6 meses de idade)
Sistema imune enfraquecido no animal muito jovem e idoso[69,124,259,261]

Distúrbios orgânicos
Hiperadrenocorticismo
Diabetes melito[6]
Insuficiência hepática
Esplenectomia[263]
Doenças cutâneas
Doenças pulmonares
Doenças gastrintestinais
Desnutrição
Lúpus eritematoso sistêmico
Anemias imuno-hemolíticas
Disproteinemias
Câncer
Neoplasia hematopoiética

Comprometimento das barreiras
Queimaduras
Cateteres invasivos ou de demora
Dispositivos endoscópicos
Esplenectomia
Centese

Coinfecções imunossupressoras
Infecção pelo vírus da leucemia felina (FeLV)[133,143,167,187]
Infecção pelo vírus da imunodeficiência felina*
Infecção por coronavírus felino[77]
Infecções por parvovírus felinos e caninos
Cinomose
Infecção por retrovírus canino[19,211,233,270,271]
Demodicose[9,278]
Erliquiose[205]
Anaplasmose[33,46,110,247]
Infecções bacterianas prolongadas
Leishmaniose[100,313]
Bartonelose[229]

Induzidas por meios físicos, químicos ou fármacos[87]
Irradiação corporal total
Agentes mielossupressores
Agentes citotóxicos
Cloranfenicol
Barbitúricos
Griseofulvina
Estrogênios (cães e furões)
Terapia imunossupressora
Glicocorticoides[81,175,280]
Ciclosporina[10,155,300]
Agentes infecciosos – *Ehrlichia canis*, FeLV
Agentes anestésicos
Alteração da flora intestinal induzida por agentes antibacterianos ou antiácidos

Distúrbios nutricionais
Deficiência de vitamina A
Deficiência de vitamina E
Restrição proteico-calórica
Deficiência de zinco

*Referências 8, 30, 66, 143, 192, 244, 245, 269, 279, 281, 312.

de IgG específicas em cães. A eletroforese das proteínas séricas pode identificar deficiência de gamaglobulina, porém a imunoeletroforese é necessária para identificar a classe e o grau de deficiência de IgG. Os ACM só podem ser absorvidos durante o primeiro dia de vida e influenciam os valores durante as primeiras semanas. A IgG pode ser sintetizada muito precocemente na vida, ao passo que o desenvolvimento da imunoglobulina A (IgA) pode ser adiado por vários meses. Por conseguinte, é importante comparar os valores com os dados obtidos de controles da mesma idade. Os títulos contra antígenos específicos podem ser medidos, seguidos de avaliação da resposta dos anticorpos à vacinação contra determinados agentes. Todavia, apesar dos títulos de anticorpos, a IC não está sendo avaliada. As amostras de biopsia de linfonodos podem revelar desorganização, com perda dos centros germinativos e linfócitos paracorticais normais. A diminuição da população de plasmócitos também pode ser evidente.

As imunodeficiências de células T ou combinadas provocam respostas deficientes da IC. O animal pode ter um tempo prolongado de rejeição de aloenxerto e diminuição da hipersensibilidade de tipo tardio a testes cutâneos com vacinas virais, tuberculina ou dinitroclorobenzeno.[223] Os resultados de estimulação reduzida dos linfócitos *in vitro* também podem ser causados por um defeito primário dos linfócitos ou pela infecção.

A identificação dos agentes que infectam um animal é importante para o diagnóstico e para o tratamento. As culturas apropriadas de tecido, líquidos corporais e excreção para microrganismos e os testes para antígenos no sangue e sorologia são considerados em capítulos relativos a agentes infecciosos específicos. Os títulos de anticorpos também podem ser utilizados para avaliar a resposta a vacinas e à imunidade humoral. Por exemplo, cães da raça Rottweiler parecem responder de modo tardio a vacinas contra parvovírus e apresentam maior suscetibilidade à infecção.

A histologia macro e microscópica e a citologia podem revelar determinados microrganismos; todavia, têm mais utilidade para caracterizar a arquitetura, a morfologia, a maturação e a função do sistema imune, como as de leucócitos, medula óssea, linfonodos, timo e baço, bem como outros sistemas de barreira. Na discinesia ciliar, as anormalidades morfológicas dos cílios podem ser identificadas pela microscopia eletrônica, porém indica-se ainda a realização de exames funcionais por meio de técnicas de imagem ou amostras de biopsia do epitélio respiratório.

Para a caracterização adicional das imunodeficiências, são frequentemente necessários estudos especiais dos leucócitos. A identificação dos marcadores de superfície por separadores de células ativadas por fluorescência ou citometria de fluxo pode diferenciar as células T e B, determinar a razão entre células T e B e estabelecer a existência ou ausência de proteínas de adesão dos leucócitos (CD11/18) ou receptores de IL-2. A avaliação da função dos linfócitos inclui ensaios de estimulação de linfócitos e formação de placas para a produção de IgG *in vitro*. Os estudos de função dos fagócitos avaliam a adesão, a migração, a quimiotaxia, a fagocitose, o "surto respiratório" e a atividade bactericida dos leucócitos. Todos os ensaios funcionais devem ser realizados em células sanguíneas frescas (coletadas dentro de 24 h) e comparados simultaneamente com um controle para idade e raça. Além disso, as funções dos linfócitos *in vitro* estão geralmente comprometidas, e as funções fagocitárias são intensificadas durante períodos de infecção ativa. Sempre que possível, é aconselhável controlar a infecção antes de avaliar a função dos leucócitos.

Tratamento e prevenção

O controle bem-sucedido da infecção em animais imunodeficientes depende da doença subjacente, do tipo e da gravidade do defeito imune. Nos pacientes imunocomprometidos, indica-se o tratamento antimicrobiano precoce e rigoroso até mesmo para infecções leves por agentes não

patogênicos. Devido à incapacidade potencial de o hospedeiro imunodeficiente matar as bactérias, é recomendável o uso de agentes antibacterianos bactericidas até que as infecções bacterianas sejam controladas. Se for possível corrigir o distúrbio subjacente responsável pela imunodeficiência secundária, a infecção é, com frequência, facilmente controlada. O distúrbio subjacente deve ser tratado, e os agentes deflagradores, como fármacos, devem ser imediatamente retirados.

Não existe nenhum tratamento prático para as imunodeficiências primárias, exceto pela administração parenteral de cobalamina a animais com má absorção hereditária de cobalamina. Os animais imunocomprometidos com infecção, geralmente, apresentam prognóstico reservado a mau. Apesar do tratamento rigoroso com agentes antimicrobianos, as infecções são de difícil controle, o que resulta em infecções fulminantes, evolução prolongada e ocorrência de recidivas. Alguns defeitos leucocitários causam morte antes de 1 ano de idade, já outros podem não levar a predisposição acentuadamente aumentada à infecção. Em estudos experimentais, o transplante de medula óssea e a terapia gênica corrigiram vários defeitos leucocitários caninos.[137,184] Cães com imunodeficiências hereditárias e outros defeitos genéticos serviram de indivíduos intermediários para teste em experimentos realizados em camundongos com alterações genéticas e tratamento de seres humanos para verificar a segurança e a eficácia de novas terapias. O fator de estimulação de colônias de granulócitos (G-CSF; do inglês, *granulocyte colony-stimulating factor*) foi usado para aumentar o número de neutrófilos e para tratar a neutropenia cíclica e induzida por quimioterapia (ver Capítulo 2 e *Formulário de fármacos*, no Apêndice).

Podem-se administrar transfusões repetidas de sangue total fresco a animais com infecções fulminantes e neutropenia ou disfunção dos neutrófilos, porém o efeito observado é muito transitório. As transfusões de plasma ou as injeções de IgG podem proporcionar suporte temporário a animais com imunodeficiências humorais. Entretanto, esses produtos não devem ser usados em animais com deficiência completa de IgA, visto que eles podem sofrer reações anafiláticas à proteína IgA estranha. Não se dispõe de nenhuma gamaglobulina canina comercial, e as preparações de gamaglobulina humana são de custo exorbitante. Além disso, não são direcionadas para infecções específicas de animais e podem causar reações alérgicas com uso repetido. Não existem dados para sustentar o seu uso em pequenos animais infectados com imunodeficiência, embora tenham sido utilizadas com sucesso no tratamento de várias doenças imunomediadas. Os imunoestimuladores inespecíficos não tiveram benefício documentado em animais com imunodeficiências celulares. Todavia, os animais imunocomprometidos com infecções ativas não devem ser vacinados. Além disso, deve-se evitar o uso de vacinas de vírus vivos modificados (VVM) em animais com defeitos hereditários ou adquiridos das células T, visto que esses animais podem desenvolver doença clínica a partir do vírus da vacina.

Os proprietários precisam considerar os riscos zoonóticos potenciais envolvidos em manter um animal imunodeficiente com infecções que podem ser contagiosas para os seres humanos, particularmente os imunossuprimidos expostos a cães das raças Foxhound com leishmaniose, Schnauzer miniatura e Basset Hound com micobacteriose aviária (ver Capítulo 99).

Imunodeficiências primárias ou hereditárias específicas

Cães

Discinesia ciliar primária

A discinesia ciliar primária, também conhecida como *síndrome dos cílios imóveis,* é causada por várias anormalidades ciliares funcionais e ultraestruturais, que incluem ausência dos braços de dineína externos ou internos, padrão microtubular anormal, orientação aleatória dos cílios e núcleos elétron densos no corpúsculo basal. Devido ao comprometimento da depuração mucociliar, os animais acometidos apresentam rinite bacteriana recorrente, sinusite e broncopneumonia com bronquiectasia. Os espermatozoides vivos pouco móveis ou imóveis levam à infertilidade masculina, e, embora não se disponha de evidências, a disfunção dos cílios ependimários pode causar hidrocefalia. Pode ocorrer também otite média. A falta de motilidade coordenada dos cílios durante a embriogênese é responsável pela prevalência de 50% de *situs inversus* concomitante em algumas formas de discinesia ciliar primária. A tríade clínica de rinossinusite, bronquiectasia e *situs inversus* é conhecida como *síndrome de Kartagener*.[88,214,241]

A discinesia ciliar primária é herdada como traço autossômico recessivo. Representa um grupo heterogêneo de defeitos que foram descritos em mais de uma dezena de raças de cães.[297] Tipicamente, os sinais clínicos surgem na idade jovem, e as infecções respiratórias recorrentes levam à morte ou à eutanásia antes de 1 ano de idade. Todavia, alguns cães parecem estar clinicamente sadios durante meses a anos.[102] O diagnóstico é estabelecido pela documentação da ausência de depuração ciliar de albumina microagregada marcada com tecnécio-99m e introduzida, por meio de cateter, na cavidade nasal ou bifurcação traqueal, ou por biopsia tecidual de mucosas ciliadas, com análise ultraestrutural e estudos de motilidade *in vitro*.[50,65] A indução da ciliogênese também pode ser determinada pelo uso de cultura celular *in vitro*.[50] Foi detectada uma mutação no gene CCDC39 em cães da raça Old English Sheepdog com desorganização axonêmica e batimento anormal dos cílios.[205a]

Rinite e broncopneumonia em Irish Wolfhound

Foram observadas infecções respiratórias recorrentes crônicas em Irish Wolfhound.[51,173] Nos filhotes, a doença começa com rinite serosa, que posteriormente se torna catarral a hemorrágica, com ulceração e destruição das conchas nasais. A pneumonia e a linfadenomegalia generalizada são aparentes em estágios posteriores. Embora a doença responda ao tratamento antimicrobiano, ela pode progredir em períodos intercalados. Ainda que exista relação familiar, o modo exato de herança e o defeito subjacente não estão bem esclarecidos. Identificou-se uma discinesia primária em alguns cães Wolfhound,[35] porém isso não tem sido característica consistente da doença. Os níveis séricos de IgA mostraram-se reduzidos em alguns cães, porém o líquido do lavado broncoalveolar demonstrou altas concentrações de IgA nos cães testados, o que pode estar relacionado com a resposta inflamatória à infecção.[51]

Defeito bactericida dos neutrófilos com infecção respiratória em Dobermann Pinscher

Foi descrita a ocorrência de disfunção dos neutrófilos em uma família de Dobermann Pinscher em que um animal jovem apresentou infecções recorrentes das vias respiratórias.[24] A formação de radicais de oxigênio e a atividade bactericida dos neutrófilos estavam reduzidas, apesar da fagocitose normal das bactérias. O defeito específico ainda não foi identificado, e a discinesia ciliar primária não foi totalmente excluída. A morfologia ciliar mostrou-se normal, mas não foi realizada nenhuma avaliação funcional. Os cães da raça Dobermann Pinscher acometidos desenvolvem sinais clínicos de infecções das vias respiratórias superiores com poucas semanas de vida. Os filhotes respondem a agentes antibacterianos, porém o prognóstico é reservado.

Hematopoese cíclica

A hematopoese cíclica caracteriza-se pela produção periódica e defeito de maturação das células hematopoéticas na medula óssea.[215] Em pacientes humanos, o ciclo é de 21 dias, ao passo que, em cães,

é a cada 12 a 14 dias. Devido à meia-vida curta dos granulócitos, observa-se o aparecimento de neutropenia grave (menos de 1.000/mℓ) a cada 12 a 14 dias, com duração de 3 a 4 dias, o que explica o sinônimo usado de *síndrome de neutropenia* cíclica. São efetuadas contagens hematológicas seriadas para estabelecer o diagnóstico definitivo. Durante os períodos de neutropenia grave, os cães são altamente suscetíveis a infecções bacterianas. A doença clínica aparece com 6 a 8 semanas de idade, com recidiva regular das infecções bacterianas (Figura 94.2). A exposição crônica leva à amiloidose sistêmica, e a morte pode resultar de falência orgânica (do rim e de outros órgãos) e de sepse antes de 1 ano de idade. Além disso, pode ocorrer sangramento gengival em consequência de doença de armazenamento das plaquetas associadas. Os cães da raça Collie acometidos apresentam pelagem de cor cinza-prateada ou bege-claro a castanho, e foi observado um ciclo hormonal secundário.[154,183]

A hematopoese cíclica foi a primeira imunodeficiência canina relatada observada e só foi claramente descrita na raça Collie hipopigmentada, o que explica a designação de *síndrome do Collie cinza*. Essa síndrome é herdada como traço autossômico recessivo, porém nenhum caso foi relatado desde a década de 1970 fora da colônia de pesquisa dessa raça. Um Basset Hound com hematopoese cíclica aparente foi observado, porém não foi caracterizado. Em nível experimental, o transplante de medula óssea corrige por completo essa síndrome, que inclui a diluição da cor da pelagem. Além disso, a administração de carbonato de lítio em doses extremamente altas e tóxicas induz a leucocitose e pode melhorar a neutropenia cíclica em animais acometidos. De modo semelhante, as injeções de G-CSF, isoladamente ou em combinação com fator de Steel, anulam o ciclo. Foram identificadas mutações em uma elastase leucocitária em seres humanos com síndrome semelhante.[215] Todavia, o defeito em cães da raça Collie está associado a uma mutação homozigótica do gene que codifica a subunidade beta do complexo de proteína adaptadora canina 3, que dirige a exportação trans-Golgi de proteínas de carga transmembrânicas para lisossomas.[17,158]

Deficiência de adesão leucocitária

Esse defeito dos leucócitos, originalmente descrito como *síndrome de granulocitopatia canina* em cães da raça Irish Setter e nos bovinos, é designado como *DAL canina* ou *bovina*.[243] Sabe-se que esse defeito é causado pela ausência de uma família de 3 integrinas leucocitárias.[75,117,284,286] Essas proteínas consistem em heterodímeros (CD11a-d/CD18) com uma cadeia alfa específica (CD11a-d) e uma cadeia beta comum (CD18). Na DAL, a subunidade $beta_2$ está ausente (deficiência de CD18), o que resulta em ausência de expressão de superfície e função de todas as integrinas leucocitárias. A CD11b/18 é a integrina de importância mais crítica, visto que é o receptor de CR3

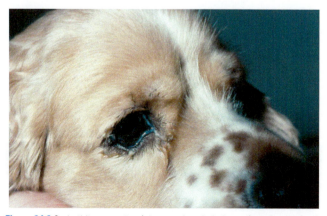

Figura 94.2 Conjuntivite recorrente crônica, uma das principais manifestações de infecção recorrente em Cocker Spaniel jovem com hematopoese cíclica. (Fotografia de Craig Greene © 2004 University of Georgia Research Foundation Inc.)

que se liga a C3bi e ICAM-1 do endotélio ativado, mediando, assim, a adesão estreita dos leucócitos. Em consequência dessa deficiência, os granulócitos perdem a capacidade de marginação, migram aleatoriamente ou por quimiotaxia e matam os microrganismos, o que causa comprometimento da resposta inflamatória, apesar da leucocitose pronunciada (Figura 94.3 A). Além disso, a resposta de estimulação dos linfócitos *in vitro* apresenta-se reduzida. Foi identificada uma única mutação de sentido incorreto com substituição de serina por cistina em cães acometidos da raça Irish Setter, e a mesma mutação foi observada em Setter vermelho e branco.[75,105,152,160-162]

Os cães acometidos apresentam acentuado aumento da suscetibilidade a infecções bacterianas e fúngicas. Sinais de infecções piogênicas aparecem durante as primeiras semanas a meses de vida, sofrem recidiva com frequência e respondem de modo precário aos agentes antibacterianos. Com frequência, a onfaloflebite e a gengivite constituem as primeiras infecções, que podem ser seguidas de piodermite, pododermatite, tromboflebite, pneumonia, piometra, osteomielite

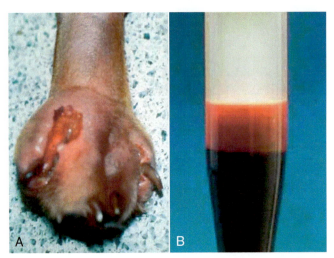

Adesão de neutrófilos ao plástico

Controle   Cão acometido

Figura 94.3 Deficiência de adesão dos leucócitos em Irish Setter. **A.** Ausência de formação de pus. **B.** Leucocitose acentuada (180.000 células/$\mu\ell$) observada no creme leucocitário visível. **C.** Diminuição da adesão dos neutrófilos ao plástico em cão de controle e cão acometido. (Cortesia de Teaching File, University of Pennsylvania, Filadélfia.)

(particularmente craniomandibular e metafisária) e sepse fatal. Com frequência, os filhotes apresentam parada do desenvolvimento ou condição corporal deficiente.[60,283] Os locais de infecção exibem apenas inflamação e formação de pus mínimas, apesar da leucocitose persistente extremamente pronunciada de 25.000 a 500.000/$\mu\ell$ (ver Figura 94.3 B). É comum a observação de linfadenomegalia regional e cicatrização deficiente de feridas. O tratamento a longo prazo com antibacterianos bactericidas é necessário para manter os animais afetados vivos.

A DAL, uma doença autossômica recessiva, foi relatada em Irish Setter no mundo inteiro. Devido a outras mutações de CD18, essa doença também foi documentada em bovinos Holstein e em seres humanos.[160] Além disso, foi constatada a ocorrência de DAL em um gato Doméstico adulto de Pelo Médio com leucocitose grave e sinais de infecção e inflamação.[116] O diagnóstico em cães é atualmente estabelecido pelo teste de DNA para mutação específica;[105,161,162,290] já uma mutação diferente, a beta$_2$-integrina (CD18), foi detectada no gato. No passado, utilizava-se a demonstração da ausência de adesão dos neutrófilos ao vidro, plástico ou lã e a deficiência das glicoproteínas leucocitárias CD11/CD18 por meio de análise com citometria de fluxo (ver Figura 94.3 C). Cães portadores podem ser identificados por meio de teste genético.[75] Se a mutação não for conhecida, a citometria de fluxo dos leucócitos para CD18 constitui o teste de triagem mais geral e simples para cães e gatos.

O transplante de células-tronco hematopoéticas de células doadoras CD18+ e a terapia gênica podem reverter o defeito.[12] Constatou-se que o transplante de células-tronco hematopoéticas quiméricas mistas de uma ninhada histocompatível é capaz de reverter os sinais clínicos da doença em um cão acometido.[61] Algumas vezes, os receptores foram imunossuprimidos com ciclosporina e micofenolato de mofetila durante 2 meses após o transplante.

Deficiência de C3 do complemento

Foi identificada a deficiência de C3 em uma colônia de cães da raça Spaniel Bretão com atrofia muscular espinal.[20,306,307] O C3 é um fator essencial do sistema complemento, que é necessário para a opsonização das bactérias. Os cães acometidos apresentam quimiotaxia e fagocitose bacteriana deficientes em consequência da deficiência completa de C3 (0,1%) e menos de 1% da atividade do complemento plasmático. Em geral, a imunodeficiência é leve, e os animais sobrevivem até a vida adulta; entretanto, podem ocorrer infecções graves, que incluem pneumonia, piodermite, sepse, piometra e artrite séptica. Os cães acometidos podem desenvolver insuficiência renal com amiloidose. Trata-se de um distúrbio de herança autossômica recessiva, e pode-se estabelecer o diagnóstico pela documentação da ausência de atividade do complemento sérico ou teste de mutação.

Má absorção seletiva de cobalamina

Foi descrita a ocorrência de neutropenia crônica e anemia megaloblástica em cães das raças Schnauzer gigante, Beagle, Pastor-australiano, Komondor e filhotes de Border Collie.[107,109,225] Os animais acometidos apresentam atraso do crescimento e, com frequência, sinais de letargia, inapetência e caquexia, porém apenas raramente exibem predisposição à infecção, acompanhada de febre, claudicação ou diarreia. O esfregaço sanguíneo revela neutropenia com neutrófilos hipersegmentados. Os animais acometidos apresentam concentrações séricas muito baixas de cobalamina e acentuada acidúria metilmalônica. Foi documentado um defeito no receptor ileal de cobalamina em cães da raça Schnauzer gigante e em Pastor-australiano.[109] O tratamento com administração parenteral de cobalamina, 1 ou 2 vezes/mês, é altamente eficaz.[107]

Síndrome do neutrófilo aprisionado | Neutropenia hereditária na raça Border Collie

Observou-se a ocorrência de neutropenia crônica e de infecções bacterianas recorrentes em certas linhagens de Border Collie na Austrália e na Nova Zelândia.[3] Esse efeito autossômico recessivo é designado como síndrome do neutrófilo aprisionado e caracteriza-se por atraso do crescimento em filhotes em torno de 2 semanas de idade, com febre, anorexia, diarreia e claudicação com 2 meses de idade. Em radiografias, observa-se a existência de osteomielite metafisária, e ocorre consistentemente neutropenia (menos de 3×10^3 células/$\mu\ell$). As anormalidades citológicas no exame de medula óssea incluem hiperplasia granulocítica com desvio para a direita, o que sugere que as células em desenvolvimento não podem entrar na circulação sistêmica. Observa-se, também, a existência de hipercolesterolemia em jejum. Um teste de ligação foi oferecido em www.bordercolliehealth.com/TNSdatabase.html.[259a] Os filhotes respondem precariamente ao tratamento antimicrobiano e acabam sucumbindo por infecções sistêmicas.

Imunodeficiência comum variável no Dachshund miniatura com pneumocistose

Certas linhagens da raça Dachshund miniatura têm predisposição a desenvolver pneumonia por *Pneumocystis* em torno de 1 ano de idade (ver Capítulo 66). Também se observa essa predisposição em Cavalier King Charles Spaniel, que parece apresentar concentrações séricas mais baixas de IgG;[298] todavia, não se dispõe de estudos genéticos e imunológicos adicionais nesses cães. O Dachshund miniatura acometido apresenta hipogamaglobulinemia, com diminuição da IgA, IgG e imunoglobulina M (IgM); transformação diminuída dos linfócitos pela fito-hemaglutinina e mitógeno de *Phytolacca americana*; e ausência de células B e existência de células T nos tecidos linfoides (corados pelos marcadores celulares CD3 e CD79a).[178]

Diversos defeitos em cães

Em cães da raça Basset Hound e Schnauzer miniatura, foi constatada maior suscetibilidade à micobacteriose aviária (ver Capítulo 48). Não se conhece o defeito subjacente, mas pode representar um defeito da resistência natural contra proteínas micobacterianas. De modo semelhante, o Foxhound Inglês e o Americano nos EUA são comumente infectados com leishmaniose (ver Capítulo 73)[111,225] ao passo que o Pit Bull e o Greyhound são infectados com babesiose (ver Capítulo 76); por conseguinte, suspeita-se de predisposição genética. Embora se tenha observado a anomalia de Pelger-Huët em cães, a sua ocorrência não foi associada a doença clínica.[170]

Infecções em cães da raça Pastor-alemão

Os cães da raça Pastor-alemão são mais gravemente infectados por *Ehrlichia canis* (ver Capítulo 26), *Rickettsia rickettsii* (ver Capítulo 27), *Pythium* spp. (ver Capítulo 65) e *Aspergillus* spp. ou *Neosartorya* spp. (ver Capítulo 62).[166] Alguns desses cães também exibem predisposição à piodermite.[43,67,101] Essas predisposições podem envolver defeitos distintos, que ainda não foram definidos. Os cães acometidos apresentam prurido, com piodermite profunda na região lombossacra, que pode disseminar-se para outras regiões.[252] *Staphylococcus pseudintermedius* coagulase-positivo é mais comumente cultivado. Os mecanismos propostos para explicar essa suscetibilidade incluem hipotireoidismo, imunodeficiência mediada por células, associada a inibidores séricos ou células T auxiliares deficientes e reações de hipersensibilidade bacteriana aos estafilococos.[43,67,70,308] Embora as causas desencadeantes possam ser multivariadas, a infecção responde favoravelmente à administração a longo prazo de agentes antimicrobianos sistêmicos.

Imunodeficiência combinada grave ligada ao X

A IDCG ligada ao X (IDCG-X) caracteriza-se por deficiência da imunidade humoral e IC.[92,95,98] Desenvolve-se em várias espécies de animais, quando os precursores linfocitários não conseguem sofrer diferenciação em linfócitos maduros, em virtude de mutações nos genes ativadores de recombinase 1 e 2 ou nos genes que codificam a proteinoquinase dependente de DNA (DNA-PK; *do inglês, DNA-dependent protein kinase*). A IDCG-X também ocorre quando os linfócitos diferenciados são incapazes de completar as vias de transdução de sinais, devido a defeitos nos receptores de superfície celular das IL.[237] Nos cães, defeitos na cadeia gama causam deficiência de vários receptores de citocinas (IL-2, IL-4, IL-7, IL-9, IL-15 e IL-21).[94] Embora sejam observadas deficiências profundas na função das células B, algumas atividades das células B são preservadas.[136] Por exemplo, as células B caninas da IDCG-X são capazes de produzir IgM, mas não apresentam mudança de classe para a produção de IgG após estimulação com mitógenos. O uso compartilhado de uma cadeia gama por essas citocinas explica as anormalidades imunológicas pronunciadas e o comprometimento da resposta da IgG.[226] A capacidade de os linfócitos se ligarem à IL-2 e de proliferarem está gravemente reduzida, e observa-se redução drástica no desenvolvimento dos timócitos, com proporção aumentada de timócitos CD4/CD8.[266,267] As concentrações séricas de IgG e IgA estão baixas, porém os valores da IgM estão normais.[150] Devido ao modo de herança recessiva ligada ao cromossomo X, os machos caninos são acometidos, já as fêmeas (as fêmeas e algumas ninhadas dos animais acometidos) são portadoras. O defeito gênico dessa doença em cães e seres humanos está localizado no braço curto proximal do cromossomo X (Xq13). O Cardigan Welsh Corgi e o Basset Hound apresentam diferentes mutações no gene que codifica a cadeia gama, que é comum para os receptores de IL-2, IL-4, IL-7, IL-9, IL-15 e IL-21.[237] Os cães Basset com IDCG-X exibem uma deleção de 4 pares de bases, o que produz um *frame shift* e subsequente interrupção prematura do códon no éxon 1.[140] Os cães acometidos da raça Cardigan Welsh Corgi apresentam uma inserção de citosina, o que resulta em códon de terminação prematura.[139,239,265]

Após o declínio da imunidade materna, os machos acometidos desenvolvem infecções cutâneas, GI e respiratórias bacterianas (Figura 94.4). Os filhotes apresentam atraso do crescimento e do desenvolvimento e morrem dentro de poucos meses. As manifestações clínicas mais características consistem na ausência de linfonodos, tonsilas, placas de Peyer e timo. Os cães Basset Hound desenvolvem cinomose induzida por vacina quando a fêmea apresenta perda da imunidade. Quando sobrevivem, são animais de pouca atividade e morrem aos 5 aos 6 meses de idade. Os da raça Corgi apresentam

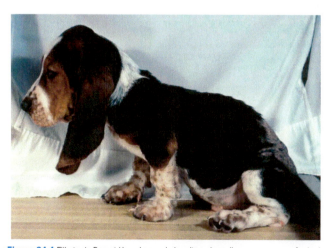

Figura 94.4 Filhote de Basset Hound com piodermite e demodicose em consequência de imunodeficiência combinada grave ligada ao X. (Cortesia de Peter Felsburg, University of Pennsylvania, Filadélfia, PA.)

concentração sérica reduzida de gamaglobulina e, com frequência, morrem aos 5 meses de idade, devido a infecções adquiridas do ambiente ou de vacinações. Podem sobreviver em ambientes livres de germes; entretanto, foi observada a prevalência aumentada de leucemia.[97] O diagnóstico é estabelecido pela histopatologia, teste imunológico ou teste baseado na reação em cadeia da polimerase (PCR; do inglês, *polymerase chain reaction*) para identificar a mutação específica em cães das raças Basset e Corgi; todavia, essas mutações parecem ter sido eliminadas de populações reprodutoras diferentes daquelas encontradas em colônias de pesquisa. O transplante de medula óssea de ninhadas não acometidas e a terapia gênica mostraram-se eficazes para restabelecer a função normal das células T e B nos cães acometidos.[96,135,137]

Imunodeficiência combinada grave autossômica recessiva do Jack Russell Terrier

Cães Jack Russell Terrier acometidos sucumbem a infecções oportunistas e induzidas por vacinas aos 2 a 4 meses de idade.[204] Apresentam linfopenia grave, agamaglobulinemia, aplasia tímica e aplasia linfoide periférica ou IDCG. Uma recombinação V(D)J defeituosa e a deficiência completa da atividade de DNA-PKcs resultam da expressão diminuída da subunidade catalítica de DNA-PK.[16,204] Esse defeito é herdado como traço autossômico recessivo e, portanto, difere da doença ligada ao X nas raças Basset e Corgi, porém é semelhante aos camundongos com IDCG C.B-17 e potros Árabes com IDCG.[236]

Imunodeficiência combinada grave de cães da raça Frisian Water Dog

Foi descrita a ocorrência de mortalidade por infecções em cães da raça Frisian Water Dog (Cão-d'água-frisão) de 8 a 12 semanas de idade na África do Sul e na Holanda.[290a] Os filhotes começam a apresentar sinais de diarreia com 7 a 8 semanas de idade, que responde ao tratamento antibacteriano. Surgem sinais neurológicos progressivos, que incluem convulsões, ataxia vestibular e cegueira, o que resulta em morte ou eutanásia. Os filhotes acometidos apresentam linfopenia grave e concentrações séricas detectáveis de IgG. Com base em análises de *pedigree*, a IDCG no Frisian Water Dog é herdada como traço autossômico recessivo. Uma mutação sem sentido altera a proteína RAG1, que é importante no reconhecimento de antígenos por mecanismos humorais e celulares.

Deficiência seletiva de IgA

Foram descritas várias formas de deficiência seletiva de IgA em diversas raças, incluindo Beagle,[92,121] Shar-pei,[212] Pastor-alemão[305] e outras,[219] porém o modo de herança permanece desconhecido. O defeito pode consistir em um defeito primário hereditário em determinadas raças, ou pode surgir secundariamente a alterações patológicas na mucosa intestinal. As concentrações séricas de IgA podem estar totalmente ausentes, ou podem apresentar acentuada redução e desenvolver-se apenas muito lentamente no decorrer do primeiro ano de vida. Deficiências completas são encontradas nos cães da raça Shar-pei, já nos cães da raça Pastor-alemão foram observadas deficiências parciais.[71] Por conseguinte, as concentrações séricas de IgA precisam ser comparadas com aquelas de controles da mesma idade. Foram encontradas concentrações reduzidas de IgA em culturas de explante duodenal de alguns cães da raça Pastor-alemão que apresentavam níveis séricos de IgA dentro dos limites de referência.[112] Por conseguinte, essa medida pode ser mais confiável que as concentrações séricas. As concentrações séricas de IgG e IgM estão consistentemente dentro dos valores de referência. Foi constatada redução da concentração de IgA secretora em secreções brônquicas de cães acometidos.[219] Os cães jovens acometidos têm predisposição a infecções mucocutâneas, como infecções respiratórias recorrentes

crônicas que envolvem parainfluenza e *Bordetella bronchiseptica*, gastrenterite, piodermite e otite. Cães com deficiência de IgA podem apresentar fator reumatoide positivo, anticorpos anti-IgA ou ambos e podem desenvolver alergias e doenças autoimunes. A deficiência de IgA em cães da raça Pastor-alemão não está ligada à sua predisposição a desenvolver aspergilose disseminada, que pode estar relacionada com um defeito celular.[72] Embora os cães acometidos tenham aumentos policlonais acentuados da concentração sérica de IgG, esta não é dirigida contra *Aspergillus terreus*.

Imunodeficiências no Weimaraner

Foram observadas pelo menos 2 síndromes distintas de imunodeficiência no Weimaraner. Em uma delas, que foi relatada apenas uma vez, a deficiência de hormônio do crescimento foi associada a debilitação e hipoplasia tímica.[253,254]

A segunda síndrome, que se assemelha às síndromes de imunodeficiência comum variável descritas em seres humanos, envolve infecções bacterianas recorrentes e condições inflamatórias no Weimaraner jovem, que frequentemente se tornam sistêmicas.* Alguns cães podem superar essa condição e não apresentar sinais posteriormente durante a vida. Em geral, os sinais clínicos dos animais com doença recorrente surgem com poucos meses a 3 anos de idade e caracterizam-se por letargia, anorexia, febre intermitente, linfadenomegalia, doença piogranulomatosa, grandes abscessos em músculos, estomatite, osteomielite, sangramento de superfície e diluição da cor da pelagem. Alguns cães apresentam diarreia ou vômitos. Observou-se, também, a ocorrência de hiperestesia de ossos longos ou articulações (Figura 94.5), edema nos locais de injeção e infecções urinárias recorrentes ou piodermite. Posteriormente, alguns cães desenvolvem poliartrite ou meningite. Embora os cães respondam de modo favorável ao tratamento antibacteriano selecionado e ao tratamento com glicocorticoides, ou a ambos, pode ocorrer recidiva da doença inflamatória sistêmica. Ainda que haja suspeita de deficiência imunológica, existem inconsistências nos estudos imunológicos realizados nesses cães. Foi observada neutrofilia, frequentemente caracterizada por desvio para a esquerda. Em alguns cães com quantidades aumentadas de complexos imunes circulantes (CIC), foi relatada a diminuição da fagocitose de bactérias opsonizadas pelos neutrófilos e quimioluminescência, bem como concentrações séricas ligeiramente baixas de IgG e IgM.[58] Em outros relatos, observou-se uma redução dos níveis séricos de IgG, IgA e IgM, sem aumento de

---

*Referências 57, 74, 99, 132, 230, 274.

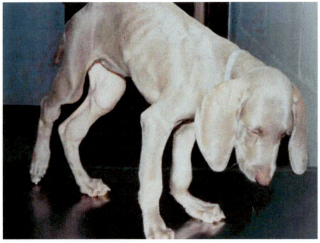

Figura 94.5 Filhote de Weimaraner, com claudicação em consequência da imunodeficiência. (Cortesia de Teaching File, University of Pennsylvania, Filadélfia, PA.)

CIC.[99] A ausência de CIC na maioria dos relatos sugere que a produção diminuída primária, mais que o consumo secundário de IgG, é responsável pelo defeito. Não se dispõe de nenhum exame complementar específico. Apesar do tratamento antibacteriano e da terapia de suporte (drenagem dos abscessos), o prognóstico continua reservado. Alguns cães da raça Weimaraner também parecem ter maior tendência a desenvolver osteodistrofia hipertrófica, que foi associada a reação pós-vacinal. Não se sabe ao certo se essa predisposição está apenas envolvida com essa síndrome de imunodeficiência descrita, embora se tenha observado a ocorrência frequente de complicações pós-vacinais semelhantes nesses cães com deficiência de IgG.[99] Os cães que desenvolvem osteodistrofia hipertrófica (ODH) respondem mais favoravelmente a doses anti-inflamatórias de glicocorticoides, e a síndrome pode ser desencadeada por vacinas contra cinomose VV (ver *Prevenção*, no Capítulo 3, e *Osteodistrofia hipertrófica e celulite juvenil, associadas à vacina, notadas especialmente no Weimaraner*, no Capítulo 100).

Imunodeficiências em Shar-pei

Além da estrutura cutânea acentuadamente anormal, que leva a uma deficiência de barreira, foram caracterizadas 2 síndromes distintas em cães da raça Shar-pei: uma delas está relacionada a defeitos combinados de anticorpos e IC; a outra, a amiloidose renal e edema das articulações.

A *síndrome de imunodeficiência combinada* pode ter sido confundida com a deficiência seletiva de IgA descrita nessa raça (ver anteriormente, *Deficiência seletiva de IgA*). Cães de 7 meses a 7 anos de idade desenvolvem infecções recorrentes que acometem as vias respiratórias, a pele e o sistema GI.[248] Observa-se o desenvolvimento de bronquite crônica, ulceração gastroduodenal ou colônica, diarreia e vômitos, piodermite de início no adulto, demodicose e otite bacteriana e fúngica. Além disso, os cães têm predisposição ao desenvolvimento de neoplasia GI, linfoma e outras neoplasias malignas. Foram observadas deficiências das classes de IgG isoladas ou múltiplas em cães, com predomínio da deficiência de IgM e síntese diminuída de IL-2. Os cães com sinais GI ou neoplasia maligna habitualmente tinham níveis reduzidos de IgM. Foram observados valores reduzidos dos resultados do teste de estimulação dos linfócitos na maioria dos cães, o que sugere um defeito combinado de células T e B.[248] Além disso, as células mononucleares do sangue periférico apresentaram redução da síntese de IL-6.

A febre recorrente de origem indeterminada e o edema das articulações tibiotarsais constituem os sinais clínicos de outra síndrome de base imunológica em cães da raça Shar-pei, conhecida como *febre do shar-pei* ou *jarrete do shar-pei*.[84,196,250,277] Os cães da raça Shar-pei foram fortemente selecionados para pele espessa e extremamente enrugada. Foram observadas sequências genéticas alteradas que influenciam o gene da ácido-hialurônico sintase em cães acometidos.[222a] Acredita-se que a fragmentação da hialuronana após o seu acúmulo na pele espessada possa desencadear uma reação inflamatória. A claudicação pode ser monoarticular ou pode acometer várias articulações; habitualmente as mais acometidas são as tibiotarsais e, em certas ocasiões, o carpo. Pode-se verificar o desenvolvimento de poliartrite de células mononucleares predominantes e celulite, com ou sem inflamação sinovial. Por fim, surgem sinais clínicos de insuficiência renal – uma consequência do depósito amiloide nos rins – e síndrome nefrótica (proteinúria, hipercolesterolemia e hipoproteinemia). Embora a maioria dos cães tenha um depósito amiloide na medula renal, ocorre comprometimento glomerular em consequência de amiloide ou glomerulite membranosa em apenas 60 a 80% dos cães acometidos.[84] Podem ocorrer polidipsia, poliúria, perda de peso, desidratação, ascite e edema periférico. A tromboembolia pode representar uma complicação súbita em alguns cães com síndrome nefrótica. As alterações radiográficas consistem em edema dos tecidos moles, com erosão óssea periarticular e produção de osso. A febre recorrente, a dor articular e o edema frequentemente regridem dentro de 24 h.[196] A metrite pós-parto, que foi observada em fêmeas intactas, pode constituir outra manifestação inflamatória dessa doença.[84] Observa-se hiperglobulinemia e níveis aumentados de IL-6 em cães acometidos.[249] Essa síndrome assemelha-se à febre familiar do Mediterrâneo, um distúrbio hereditário que acomete seres humanos, caracterizado por polisserosite e amiloidose reativa. O tratamento com colchicina no início da doença pode reduzir o depósito de amiloide em seres humanos e foi proposto para os cães acometidos.

Acrodermatite letal em Bull Terrier

Também conhecida como *zincers* entre criadores de Bull Terrier, as lesões da acrodermatite letal assemelham-se àquelas da deficiência de zinco em cães. A síndrome caracteriza-se por hiperqueratose e paraqueratose e hipoplasia do timo e dos linfonodos, com consequente aumento da suscetibilidade a infecções e atraso do crescimento[151,200] e padrões proteômicos hepáticos anormais.[128] As características essenciais dos filhotes com poucas semanas de idade consistem em retardo do crescimento, planta do pé endurecida e rachada, piodermite em torno dos orifícios corporais e comportamento agressivo a não responsivo. Os sintomas da doença assemelham-se aos da deficiência de zinco, porém não respondem ao tratamento com zinco. Em consequência, os cães acometidos morrem ou são submetidos à eutanásia antes dos 6 meses de idade. Cães acometidos apresentam concentrações plasmáticas de IgA mais baixas que cães clinicamente sadios.[199]

Displasia ectodérmica hipo-hidrótica ligada ao X em Pastor-alemão

Cães da raça Pastor-alemão com displasia ectodérmica hipo-hidrótica ligada ao X carecem de glândulas sudoríparas e pelos secundários, com ausência de pelos na testa e na área pélvica dorsal; têm dentes ausentes ou dentes malformados em formato de cone; e exibem taxas aumentadas de morbidade e mortalidade em consequência de demodicose e doenças infecciosas pulmonares.[36,38,164] Uma substituição (G para A) no local aceptor *splice* do íntron 8 no gene da ectodisplasina A (EDA) resulta em proteína truncada e afeta o local de ligação do receptor.[39] O tratamento antimicrobiano, que tem por objetivo o alívio dos sinais clínicos, pode melhorar a condição desses cães. Em situação experimental, a administração de ectodisplasina recombinante no período neonatal restaura a formação dos dentes e dos pelos e evita o desenvolvimento de doença respiratória.[37,195]

Imunodeficiências em Rottweiler

Em um estudo, uma ninhada de Rottweiler morreu antes dos 6 meses de idade de doença inflamatória sistêmica ou desenvolveu subsequentemente doença cutânea inflamatória crônica.[68] Os níveis séricos de IgA e de IgG estavam baixos. Os tecidos linfoides secundários apresentaram números reduzidos de células T CD3+, embora algumas tenham sido encontradas dentro de focos de folículos de células B. Foram observadas irregularidades no desenvolvimento dos plasmócitos, e constatada a ausência de plasmócitos em todas as mucosas e locais cutâneos. Nas lesões inflamatórias, verificou-se macrófagos expressando moléculas do complexo de histocompatibilidade principal (CHP) classe II. Cães não acometidos aparentados tiveram níveis séricos reduzidos de IgA; todavia, o espectro do defeito nos cães acometidos sugere um defeito subjacente mais complexo. O Rottweiler é mais suscetível à infecção por parvovírus, à papilomatose oral e a infecções fúngicas nasais e sistêmicas; todavia, não se sabe ao certo se essas anormalidades estão inter-relacionadas.

Suscetibilidade à infecção por parvovírus

Numerosos cães de raça pura apresentam taxa de prevalência aumentada de infecção por parvovírus. As raças incluem Dobermann Pinscher, Rottweiler, American Pit Bull, e Dálmata, entre outras (ver Capítulo 8). Não se conhece a razão desse aumento aparente de suscetibilidade.

Poliartrite erosiva no Akita

Foi observada poliartrite erosiva em cães da raça Akita, que é exacerbada por vacinas VVM; todavia, não há evidências de imunodeficiência (ver *Doença associada à vacina em cães jovens da raça Akita*, no Capítulo 100).

Gatos

Hipotricose congênita com aplasia tímica

A hipotricose congênita com aplasia tímica é um defeito que se caracteriza pelo nascimento de filhotes de gato sem pelos, com ausência de timo e existência de imunodeficiências graves; os filhotes assemelham-se aos camundongos desnudos bem conhecidos usados em laboratórios. Essa síndrome letal foi reconhecida na raça de gato Birmanês e é herdada de modo autossômico recessivo (Figura 94.6).[34]

Outros defeitos

Uma síndrome de causa desconhecida em filhotes do felino Ragdoll caracteriza-se por infecções fatais no período neonatal até o desmame.[116] O uso da vacina contra panleucopenia VVM pode ter acelerado a sua morte. Alguns filhotes morreram de panleucopenia em idade mais jovem. Por ocasião do desmame, outros desenvolveram numerosas infecções sistêmicas fatais. Nesses filhotes acometidos, observou-se hipoplasia tímica, esplênica e linfoide.

Foram observadas anormalidades dos neutrófilos em gatos Birmaneses com granulação dos leucócitos,[115] em gatos Persas com síndrome de Chédiak-Higashi[165,206] e em gatos Domésticos de Pelo Curto com anomalia de Pelger-Huët (Figura 94.7).[170] Entretanto, não foi reconhecida a ocorrência de imunodeficiências clínicas com esses defeitos. Constatou-se perda da massa tímica em gatos com gangliosidose GM1.[59] Outros gatos de raça pura tiveram mais problemas com infecções respiratórias virais (ver Capítulo 14) e por coronavírus (ver Capítulo 10), o que sugere predisposição genética; entretanto, defeitos específicos não foram elucidados.

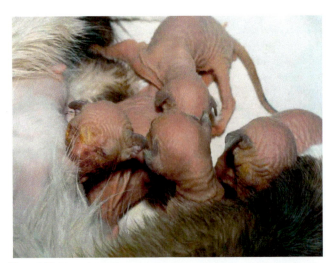

Figura 94.6 Filhotes de gato Birmanês sem pelos com hipotricose congênita e atrofia tímica. (Cortesia de Margret Casal, University of Pennsylvania, Filadélfia, PA.)

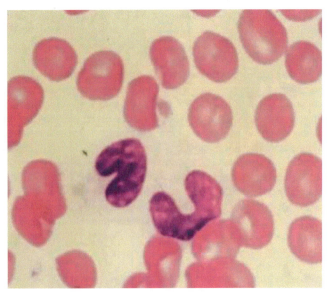

Figura 94.7 Anomalia de Pelger-Huët com hipossegmentação do núcleo em um gato. Apesar das alterações morfológicas, não foi observada nenhuma imunodeficiência clínica. (Coloração de Wright, 1.000×.) (Cortesia de Teaching File, University of Pennsylvania, Filadélfia, PA.)

Amiloidose reativa em gatos | Abissínio, Siamês e Oriental de Pelo Curto

O gato Abissínio tem predisposição a desenvolver amiloidose (AA) reativa em muitos órgãos, porém os sinais clínicos são causados por disfunção renal. Há suspeita de base genética, porém o modo de herança não está bem estabelecido. Essa síndrome assemelha-se à amiloidose em cães da raça Shar-pei e à febre familiar do Mediterrâneo em seres humanos. Doenças inflamatórias específicas, frequentemente relacionadas com infecções secundárias em consequência de imunodeficiências, são responsáveis pelo depósito de amiloide na amiloidose reativa. Todavia, em alguns gatos acometidos, não foi detectada a existência de doença inflamatória concomitante.[83] Observou-se, também, amiloidose generalizada no gato Siamês e Oriental, porém as manifestações clínicas e a composição da proteína amiloide diferem (principalmente comprometimento hepático).[216,288] A amiloidose reativa também foi detectada em tigres-siberianos (*Panthera tigris altaica*)[258] e guepardos (*Acinonyx jubatus*);[227] pode representar um aumento de suscetibilidade à doença infecciosa de base genética.

Imunodeficiências secundárias ou adquiridas específicas

Pode-se observar o desenvolvimento de imunodeficiências adquiridas ou secundárias a qualquer momento, em consequência de interferência nos mecanismos de defesa do hospedeiro.[76,276] Foram relatados defeitos imunes secundários a muitas doenças infecciosas, distúrbios metabólicos, intoxicações e terapias farmacológicas[52,207] (ver Boxe 94.3).

Doenças infecciosas

Cinomose

As infecções virais disseminadas que envolvem replicação e lesão do tecido linfoide, como a cinomose, estão associadas a depressão da IC. As imunodeficiências persistentes causadas pelo vírus da cinomose (CDV; de *canine distemper virus*) desenvolvem-se habitualmente quando ocorre infecção no período pré-natal ou nas primeiras semanas de vida neonatal, momento em que a imunocompetência total ainda não foi estabelecida.

A infecção provoca inibição crônica e profunda e comprometimento das funções imunes celulares e humorais, que se caracterizam por imunossupressão, perda dos linfócitos e leucopenia, o que torna o animal altamente suscetível à infecção oportunista. A imunossupressão deve-se à linfocitólise precoce mediada por vírus no baço, nos linfonodos, no tecido linfoide associado à mucosa (MALT; do inglês, *mucosa-associated lymphoid tissue*) e nas tonsilas, seguida de mecanismos que ainda estão pouco elucidados e que afetam a apresentação de antígenos e a maturação dos linfócitos.[15,257] Ocorre depleção preferencial das células T CD4+ durante a fase aguda, seguida de depleção das células CD8+.[149,309] A leucopenia pode ser a consequência da necrose das células hematopoéticas dentro da medula óssea.[14] A imunossupressão inicial pode ser mediada pela ligação da proteína H viral ao CD150 (molécula sinalizadora de ativação dos linfócitos). Essa molécula é expressa nos linfócitos tanto B quanto T, em monócitos e nas células dendríticas maduras.[292] A proteína V viral é essencial para a rápida replicação do vírus das células T e antagoniza a interferona (IFN)-α, o fator de necrose tumoral α, a IL-6, a IFN-γ e a IL-2 na fase aguda da infecção.[292] Além disso, a infecção viral e a participação N/CD32 viral reduzem a apresentação de antígenos e alteram a maturação das células dendríticas e células B nos centros germinativos. A formação subsequente de plasmócitos e a síntese de IgG estão significativamente reduzidas.[15] Por conseguinte, as anormalidades imunológicas de longa duração persistem após a eliminação do vírus dos leucócitos do sangue periférico em cães convalescentes.

Com frequência, os cães acometidos apresentam atraso do crescimento e podem adquirir infecções crônicas por protozoários como *Giardia* e *Mycoplasma* hemotrópico (ver Capítulo 31). Além disso, pode-se esperar que sejam mais suscetíveis a infecções por vírus e fungos patogênicos. Com frequência, apresentam linfopenia pronunciada e hipogamaglobulinemia. A supressão persistente da IC em filhotes no período neonatal pode ser detectada pelos resultados diminuídos do teste de estimulação de linfócitos e síntese reduzida de anticorpos dependentes de células T (IgG e IgA). Os níveis de IgM também estão diminuídos quando a hipoplasia tímica resulta de infecção precoce *in utero*. Foi relatada a depressão transitória da IC em recém-nascidos infectados pelo CDV virulento. Constatou-se que parte dessa supressão é causada por fatores imunorreguladores linfocitários no soro. A depressão da imunorresponsividade após vacinação é mínima ou não ocorre (ver Capítulo 3).

Infecção por parvovírus canino

O parvovírus canino (CPV; do inglês, *canine parvovirus*) tem afinidade pela sua replicação em células de rápida divisão, isto é, as células crípticas do trato GI, a medula óssea e o tecido linfoide, e provoca linfopenia grave e imunossupressão em recém-nascidos (ver Capítulo 8). Em filhotes de 3 meses de idade, relatou-se risco aumentado de infecções secundárias, que incluem maior suscetibilidade à encefalite induzida pela vacina contra cinomose (ver *Imunossupressão*, no Capítulo 100). O ensaio de estimulação de linfócitos forneceu resultados diminuídos em cães adultos de raça indefinida, que estavam eliminando o CPV nas fezes.[222] Devido à leucopenia concomitante e à ruptura da mucosa intestinal, os cães infectados por parvovírus correm maior risco de desenvolver infecções secundárias. A leucopenia resulta do sequestro de neutrófilos no tecido GI lesado e é exacerbada pela destruição de leucócitos precursores na medula óssea. Filhotes em fase de recuperação da infecção por parvovírus exibiram maior prevalência de infecções do trato urinário que filhotes de controle da mesma idade. Foi relatada a ocorrência de septicemia bacteriana e de candidíase disseminada em animais com parvovírus.

Infecções por retrovírus em cães enfermos

Foi descrita a ocorrência de anorexia, depressão e linfadenomegalia múltipla em um Rottweiler. Uma linhagem celular desse cão continha um retrovírus tipo C identificável.[19] Foram isolados elementos retrovirais de células derivadas de linfossarcoma canino e sequências endógenas de células caninas normais.[270,271] Isolou-se, também, um novo lentivírus canino do creme leucocitário de um cão com leucemia.[233] Os cães clinicamente sadios também apresentaram teste de PCR no sangue positivo para FIV, embora a acurácia desses ensaios tenha sido questionada.[18] Ainda não foi determinado se os retrovírus caninos causam doença clínica ou imunossupressão em cães.

Erliquiose canina

Relatou-se a ocorrência de depressão da estimulação dos linfócitos *in vitro* e hipersensibilidade cutânea ao dinitroclorobenzeno em cães com erliquiose vários meses após a infecção inicial, quando há desenvolvimento de hiperglobulinemia. A depressão não parece alterar a evolução da infecção, embora certas raças (p. ex., Pastor-alemão) tenham doença mais grave e maior depressão da IC antes e depois da infecção, em comparação com outras raças. Não foi documentada nenhuma suscetibilidade aumentada às infecções em cães com erliquiose aguda.[141] Todavia, mostram-se suscetíveis a infecções piogênicas durante a fase de neutropenia crônica da doença (ver Capítulo 26). Sugeriu-se, também, que a infecção pode predispor os cães à leishmaniose canina.[205] Não se conhece o mecanismo de base dessa imunodeficiência; é pouco provável que seja secundário à leucopenia apenas, visto que nem todos os cães que desenvolvem infecções crônicas apresentam pancitopenia.

Anaplasmose canina

Os cães com anaplasmose desenvolvem imunossupressão, devido ao comprometimento da função dos neutrófilos (ver Capítulo 26). A riquétsia escapa das vias dos fagolisossomas dos neutrófilos e entra por meio de endocitose mediada por cavéolas. Em seguida, desativa as funções bactericidas dos neutrófilos, como produção de superóxido, para promover a sua própria sobrevida.[33,247] Além disso, diminui a mobilidade e a fagocitose dos neutrófilos[110] e também a aderência endotelial e a transmigração dos neutrófilos.[46] A inibição da apoptose dos neutrófilos prolonga o tempo de sobrevida dessa célula normalmente de vida curta e, assim, aumenta a sobrevida do microrganismo.

Bacteriemia fulminante

Constatou-se que a endotoxemia grave ou sepse comprometem a IC em cães e diminuem tanto a fagocitose quanto a função bactericida dos neutrófilos (ver Capítulo 36).[49,299] O soro de cadelas com piometra inibiu a atividade dos linfócitos.[89] Além disso, continha maiores concentrações de IgG e CIC.

Leishmaniose canina

Foram definidos certos fatores de risco genéticos, que aumentam o risco de desenvolvimento de leishmaniose em um cão exposto.[256] Uma vez infectados, os cães com leishmaniose têm propensão a desenvolver infecções secundárias e, em certas ocasiões, neoplasias, particularmente tumores hematopoéticos,[100] presumivelmente porque o seu sistema imune está focado para a defesa do hospedeiro contra um microrganismo intracelular persistente. A proteína de superfície gp63 medeia a entrada dos microrganismos nos fagócitos mononucleares e promove a sobrevida por meio da inibição do surto respiratório e apoptose dos macrófagos. O protozoário também pode diminuir a função dos macrófagos e a apresentação de antígenos por meio da inibição da expressão de moléculas do CHP classes I e II, inibição da quimiotaxia e interferência na transcrição da IL-12.[313] Foi descrita a ocorrência de demodicose generalizada em cães com leishmaniose.[213] Os linfócitos CD3 imunorreativos estavam dispersos nas lesões, ao passo que a expressão de macrófagos com CHP de classe II estava aumentada. Houve suspeita de imunossupressão celular como complicação secundária (ver Capítulo 73).

Demodicose canina

Os cães com demodicose generalizada apresentam diminuição da estimulação dos linfócitos *in vitro*, deficiência de linfócitos T e movimento aleatório dos neutrófilos.[9,248] As proteínas séricas com funções imunorreguladoras aparentes são responsáveis pelos achados. Não foi documentado nenhum aumento da suscetibilidade à infecção *in vivo*, embora muitos cães desenvolvam piodermite secundária grave. Acredita-se que a infecção bacteriana secundária, e não o ácaro *Demodex canis*, seja responsável pela resposta imune suprimida.[278] Foi constatada redução do movimento quimiotático dos neutrófilos na piodermite bacteriana (estafilocócica) em cães. Histologicamente, a foliculite mural constitui uma lesão consistente da demodicose ativa. Os estudos histoquímicos indicam o predomínio de linfócitos CD3+ e CD8+ infiltrativos e baixa proporção CD4/CD8 nas lesões foliculares e no sangue periférico.[40,43] Esses linfócitos citotóxicos podem induzir as lesões inflamatórias ou constituir uma resposta prejudicial em cães que desenvolvem essa doença. Em comparação com cães que apresentam demodicose localizada ou cães clinicamente sadios, os animais com demodicose generalizada apresentam menor expressão da IFN-γ e do fator de necrose tumoral α no ácido ribonucleico mensageiro (mRNA; do inglês, *messenger ribonucleic acid*) e maior expressão da IL-5 e do fator transformador do crescimento beta. À semelhança de outros estudos de *Demodex* e piodermite com tratamento antimicrobiano bem-sucedido para piodermite e tratamento antiparasitário da demodicose, os resultados dos testes retornam à sua faixa de referência com a melhora clínica.

Bartonelose canina

Não se conhece a importância clínica da imunossupressão induzida por *Bartonella* em cães e gatos. A infecção de cães por *B. vinsonii* subespécie *berkhoffii* resultou em comprometimento da função dos leucócitos, linfopenia CD8+ cíclica e expressão diminuída de moléculas de adesão e moléculas de CHP da classe II por células CD8+ e B, respectivamente.[228] Para mais informações, ver o Capítulo 52.

Panleucopenia felina

O vírus da panleucopenia felina, à semelhança do parvovírus canino, tem predileção por células que sofrem rápida divisão e provoca imunossupressão celular permanente e atrofia tímica em filhotes de gato infectados *in utero*. A depleção linfoide, a depressão leve da função dos linfócitos *in vitro* e a neutropenia são características em gatos com infecção neonatal, os quais podem apresentar aumento transitório da suscetibilidade a infecções. A sepse fulminante pela flora entérica gram-negativa, que acompanha a panleucopenia felina, pode estar relacionada com a imunossupressão causada pelo vírus (Figura 94.8) (ver Capítulo 9), visto que a infecção experimental de gatos livres de germes não está associada à doença clínica, apesar da leucopenia associada.[32]

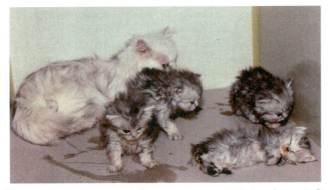

Figura 94.8 Gata e sua ninhada de filhotes que estavam morrendo de panleucopenia. Os filhotes apresentaram atrofia tímica e neutropenia associada à infecção neonatal por parvovírus. (Fotografia de Craig Greene © 2004 University of Georgia Research Foundation Inc.)

Infecção por coronavírus felino

As infecções oportunistas raramente são relatadas nessa doença, em grande parte devido à sua evolução clínica curta. Entretanto, a infecção pelo vírus da peritonite infecciosa felina (VPIF) está associada a uma depleção profunda de células T CD4+ e CD8+ induzida pelo vírus e hipergamaglobulinemia. O vírus só infecta os monócitos e macrófagos, de modo que o mecanismo de depleção das células T não está bem esclarecido, embora possa estar relacionado indiretamente com a infecção de células apresentadoras de antígenos, especificamente células dendríticas.[77] Para mais informações, ver Capítulo 10.

Infecção pelo vírus da leucemia felina

As imunodeficiências na infecção pelo FeLV frequentemente surgem antes da transformação maligna dos linfócitos T. Constatou-se a ocorrência de redução da proporção entre subgrupos de linfócitos CD4+ e CD8+ em gatos com infecção pelo FeLV, assim como em gatos infectados por FIV.[143] Os gatos infectados pelo FeLV apresentam comprometimento da imunidade mediada por células T, que se caracteriza por redução da estimulação dos linfócitos *in vitro*, retenção prolongada de aloenxertos cutâneos e comprometimento da resposta ao teste cutâneo de hipersensibilidade tardia. Foi também constatada hiperglobulinemia secundária e depleção do complemento. A formação de imunocomplexos também pode interferir na função dos linfócitos, já que a remoção dos imunocomplexos melhorou a condição clínica dos gatos infectados. O peptídeo do envelope viral transmembrânico, p15E, pode mediar parte da imunossupressão associada a esse vírus. Essa proteína viral inibe a função das células B e T, altera a morfologia e a distribuição dos monócitos e foi associada ao comprometimento da produção de citocinas e responsividade.[48,133,210] Os gatos infectados que não desenvolvem neoplasia exibem alta taxa de mortalidade e maior suscetibilidade a infecções concomitantes por outros microrganismos, como bactérias comensais, fungos patogênicos, *Mycoplasma* spp. hemotrópico e VPIF. Certas formas de infecção pelo FeLV também resultam em neutropenia grave, que aumenta o risco de infecção bacteriana secundária. Pode ocorrer também desenvolvimento de neutropenia persistente em alguns gatos com infecção latente pelo FeLV. A atividade microbicida dos neutrófilos também pode estar afetada quando os gatos se tornam sintomáticos.[296] Pode-se verificar o desenvolvimento de uma síndrome semelhante à panleucopenia em gatos coinfectados por FeLV e FIV (ver Capítulo 11).[187]

Infecção pelo vírus da imunodeficiência felina

Gatos com infecção natural pelo FIV desenvolvem febre, neutropenia variável e infecções crônicas da pele e das mucosas (ver Capítulo 12). Gatos inoculados experimentalmente desenvolvem linfadenomegalia periférica generalizada e neutropenia transitória, seguida de um período livre de doença. A infecção da medula óssea pelo FIV pode causar leucocitopenia periférica e mielodisplasia (ou mielopatia por FIV), mesmo em gatos assintomáticos.[106] Estudos de infecção pelo FIV forneceram evidências sobre a existência de 4 mecanismos de disfunção imune. Esses mecanismos incluem neutropenia;[269] desregulação das citocinas (p. ex., alteração da proporção IL10-IL12); anergia imunológica das células T CDD4+ e apoptose; e ativação inapropriada das células T reguladoras imunes.[279]

As alterações no fenótipo dos linfócitos CD8+ e de outros linfócitos do sangue circulante levam finalmente ao desenvolvimento de imunodeficiência.[260] Em circunstâncias naturais, agentes infecciosos oportunistas, que normalmente são controlados pela IC, também estão envolvidos na produção de doença. O calicívirus, o VPIF, espécies de *Toxoplasma* e fungos sistêmicos são exemplos notáveis.[66,245] Em comparação com gatos não infectados, *Cryptococcus neoformans* e *Candida albicans* são isolados mais frequentemente da mucosa orofaríngea de gatos infectados pelo FIV, e *Microsporum canis* é isolado mais frequentemente da pele.[192] Foi detectada deficiência na atividade citotóxica das células exterminadoras naturais.[312] As infecções incidentais e oportunistas podem acelerar o desenvolvimento de imunodeficiência adquirida em gatos infectados.[244] Durante o tratamento, os gatos infectados pelo FIV que receberam o inibidor da protease TL-3 foram protegidos contra o desenvolvimento de sinais do sistema nervoso central (SNC) ou a progressão de qualquer sinal já evidente.[148] Os gatos com FIV devem ser vacinados com vacinas de vírus mortos (ver Capítulos 12 e 100).

Infecções fúngicas

Os microrganismos criptocócicos apresentam vários fatores virulentos que suprimem ou coordenam a resposta imune para favorecer o crescimento e a persistência dos fungos. O polissacarídeo capsular, glicuronoxilomanana, inibe a fagocitose e pode interferir na transmigração dos leucócitos, o que induz a liberação de selectina por essas células.

Síndrome hemofagocítica

A proliferação patológica do sistema mononuclear fagocítico pode resultar de doenças infecciosas ou contribuir para a disfunção imunológica e sinais de debilitação, perda de peso com anorexia e febre recorrente em cães ou gatos.[272,295] A esplenomegalia e a hepatomegalia podem ser aparentes. As doenças virais ou neoplásicas são comumente consideradas como fatores que contribuem para essa síndrome. Nos cães, foi descrita a ocorrência de infecção por parvovírus ou leucemia linfoide ou mielomonocítica. Há suspeita de que aberrações imunes sejam responsáveis. A síndrome hemofagocítica de qualquer etiologia é potencialmente fatal; todavia, o prognóstico deve ser ajustado com base no processo patológico associado e potencial de tratamento bem-sucedido. De modo global, cães com síndrome hemofagocítica associada à infecção tiveram taxa de sobrevida de 1 mês melhor que a de cães com síndrome hemofagocítica associada a processo imune e idiopática.[302]

Distúrbios metabólicos

Muitos processos bioquímicos que ocorrem em estados patológicos não infecciosos interferem nos mecanismos imunes normais. A falta de ingestão de colostro em recém-nascidos e a disproteinemia estão associadas ao comprometimento da função dos anticorpos. Observou-se diminuição da concentração do complemento na ocorrência de endotoxemia, hemólise imunomediada e desnutrição. A idade tem acentuada influência na IC. Recém-nascidos de cães e gatos apresentam estado de hipotermia durante a primeira semana de vida, que suprime a função das células T. O declínio da IC, que também ocorre em cães e gatos de mais idade, pode explicar a sua maior suscetibilidade a distúrbios infecciosos e neoplásicos.[69] A estimulação dos linfócitos por vários mitógenos está deprimida em cães de mais idade, e os machos são mais profundamente acometidos. Observa-se, ainda, o declínio na porcentagem de células B.[124] A nutrição adequada também é um importante determinante da imunorresponsividade. As restrições proteica e calórica resultam em atrofia prematura do timo e diminuição das respostas mediadas por células, humorais e fagocitárias em animais. Por outro lado, cães hiperalimentados e obesos têm sido mais suscetíveis a infecções e a doenças clínicas graves. A ingestão de compostos organoalogenados, como a que pode ocorrer em ambientes contaminados, reduziu a resposta dos títulos de anticorpos séricos de filhotes de cão a vários antígenos inoculados.[268]

As deficiências de vitamina E e de selênio em cães foram associadas à redução da responsividade dos linfócitos *in vitro*, à diminuição da resposta sorológica à vacinação e ao aumento da suscetibilidade à infecção por patógenos oportunistas. O déficit pode ser acentuado pela ingestão excessiva de gorduras poli-insaturadas (oxidantes fortes que neutralizam os efeitos da vitamina E). A deficiência de vitamina E faz com que o animal produza um fator sérico supressor capaz de diminuir a responsividade dos linfócitos à estimulação antigênica. Observou-se maior incidência de cinomose em um canil de animais que desenvolveram "doença da gordura marrom" em consequência da dieta deficiente em vitamina E.

A deficiência de vitamina A pode causar imunossupressão e infecções oportunistas semelhantes àquelas associadas à deficiência de vitamina E. Em áreas do mundo onde existe deficiência de vitamina A, a infecção pelo vírus do sarampo humano tem alta taxa de mortalidade. Pode-se esperar a ocorrência de um fenômeno semelhante em cães com cinomose (ver Capítulo 3). A deficiência de zinco durante os períodos pré-natal e neonatal pode resultar em comprometimento das respostas da IC e atrofia tímica. A imunossupressão causada por deficiências dietéticas pode ser corrigida por meio de suplementação adequada.

Relatou-se, também, redução da função fagocitária em seres humanos com diabetes melito, lúpus eritematoso sistêmico e insuficiência renal (Tabela 94.3). De modo semelhante, cães com diabetes inadequadamente controlado ou sem tratamento apresentaram menor aderência dos neutrófilos que cães com diabetes controlados e não diabéticos. Os cães diabéticos apresentam maior prevalência de infecções do trato urinário[6,163,189] e abscessos hepáticos.[129] Qualquer causa de neutropenia permanente, como aplasia da medula óssea, compromete significativamente a função dos fagócitos. A linfangiectasia intestinal está associada à depressão da IC devido à perda dos linfócitos. O hiperadrenocorticismo endógeno ou exógeno está associado a alta prevalência de infecções do trato urinário. O uso de sais de ouro, danazol ou IgG no tratamento de doenças imunomediadas exerce o maior efeito de preservação da imunocompetência do hospedeiro. A esplenectomia em seres humanos está associada a alto risco de infecções bacterianas e por protozoários; em cães e gatos, é mais notável a reativação da babesiose e da hemobartonelose.[263]

Neutropenia

Os neutrófilos são importantes na defesa do hospedeiro contra bactérias. A neutropenia aumenta o risco de infecção bacteriana. A produção diminuída e o uso aumentado constituem mecanismos básicos, que podem ser ainda subdivididos em categorias adicionais (Boxe 94.4).[23,25,26,27,91] Conforme assinalado anteriormente, numerosos agentes infecciosos podem resultar em neutropenia. Fármacos citotóxicos ou agentes infecciosos podem causar mielossupressão. Observou-se, também, a ocorrência de neutropenia imunomediada, associada a anticorpos antineutrófilos circulantes em cães e gatos.[188,202,234,301] Animais com deficiência de neutrófilos desenvolvem infecções bacterianas recorrentes, e a administração de agentes antibacterianos resolve os sinais clínicos, mas não aumenta as contagens de neutrófilos. A prevalência de infecção em animais com neutropenia imunomediada é geralmente baixa. Apesar da neutropenia circulante, os animais apresentam números adequados ou elevados de neutrófilos precursores em proliferação na medula óssea. Se os anticorpos forem dirigidos contra os neutrófilos precursores, estes podem estar ausentes ou em pequeno número. A citometria de fluxo pode detectar a existência de anticorpos antineutrófilos.[301] De modo alternativo, o diagnóstico é habitualmente estabelecido pela resposta favorável de números crescentes de neutrófilos circulantes após instituição do tratamento. São observados rápidos aumentos do número de neutrófilos, habitualmente dentro de poucos dias, após a administração de doses imunossupressoras de glicocorticoides.

Tabela 94.3	Defeitos adquiridos na função fagocitária.

Doença	Mecanismo	Local de infecção	Microrganismos infecciosos	Fatores predisponentes
Uremia	Diminuição da fagocitose	Locais de cateteres, pulmões, trato urinário, sangue	Estafilococos, microrganismos gram-negativos aeróbicos	Doença vascular periférica
Diabetes melito	Aumento da aderência, quimiotaxia variável, diminuição da fagocitose e surto respiratório	Pulmões, trato urinário, locais de cateteres, olhos, osso	Estafilococos, Enterobacteriaceae, fungos filamentosos	Hiperglicemia, nutrição parenteral total, úlceras cutâneas, cateterismo urinário
Cirrose hepática	Aumento da aderência com diminuição da quimiotaxia e fagocitose	Trato urinário, pulmões, sangue, tecidos moles	Estafilococos, Enterobacteriaceae, outros microrganismos entéricos	Cateterismo urinário
Lúpus eritematoso sistêmico	Aderência aumentada, diminuição da quimiotaxia e fagocitose	Pulmões, sangue	Bactérias gram-negativas, micobactérias, microrganismos oportunistas	Terapia imunossupressora
Queimaduras	Diminuição da quimiotaxia e fagocitose	Feridas, trato urinário, sangue, pulmões	Estafilococos, microrganismos gram-negativos aeróbicos, leveduras	Queimaduras extensas, extremos de idade
Lesões traumáticas	Diminuição da quimiotaxia e fagocitose	Feridas, trato urinário, sangue, pulmões	Estafilococos, microrganismos gram-negativos aeróbicos	Idade avançada

Modificada de Engellich G, Wright DG, Hartshorn KL. 2001. Acquired disorders of phagocyte function complicating medical and surgical illnesses. *Clin Infect Dis* 33:2040-2048.

Terapia imunossupressora

A imunossupressão pode ser induzida durante o tratamento de doenças imunomediadas, neoplasia ou transplante renal. Os glicocorticoides, a ciclosporina, o micofenolato e os agentes citotóxicos constituem os fármacos mais potentes passíveis de levar a infecções secundárias. Constatou-se que a administração de glicocorticoides aumenta o risco de infecção do trato urinário (ITU) tanto em cães tratados cronicamente (mais de 6 meses) com distúrbios cutâneos pruriginosos quanto em cães tratados por menos de 48 h com herniação aguda de disco intervertebral toracolombar.[175,280] A toxoplasmose disseminada é uma das infecções mais comumente relatadas que ocorre em pacientes tratados com ciclosporina.[10,300] A imunossupressão pode ser permanente em receptores de transplante renal. Em uma série de casos que avaliou 169 transplantes renais felinos, a infecção foi a segunda causa mais comum de morte depois da rejeição aguda do transplante.[155] As infecções bacterianas foram as mais comuns, seguidas de infecções virais, fúngicas e, por fim, por protozoários. Em cães tratados com quimioterapia para linfoma ou osteossarcoma, um ensaio clínico duplo-cego controlado por placebo de agentes antimicrobianos profiláticos constatou a redução benéfica da morbidade.[47] Embora o uso de agentes imunossupressores raramente seja eletivo, a determinação do estado sorológico de pacientes antes da administração dos agentes imunossupressores mais potentes pode avaliar o risco de reativação de infecções latentes e constitui uma medida padrão para doadores e receptores de transplante renal. Os proprietários sempre devem ser informados sobre novos riscos de aquisição de infecções de seu animal de estimação durante a terapia imunossupressora ou após a esplenectomia.

Boxe 94.4	Causas de neutropenia

Demanda patológica
Sepse
Peritonite
Piometra

Associada a fármacos
Cisplatina
Ciclofosfamida
Dietilestilbestrol
Fenobarbital
Vincristina e L-asparaginase[221]
Antipsicóticos[182]

Insuficiência primária da medula óssea
Mielotísica
Neoplasia de plasmócitos
Mielodisplasia
Medula óssea aplásica

Agentes infecciosos
Cães: infecções por *Ehrlichia canis*
Gatos: infecções pelo vírus da leucemia felina e vírus da imunodeficiência felina
Cães e gatos: infecções por parvovírus, histoplasmose

Imunomediada
Deficiência hereditária do fator de estimulação de colônias de granulócitos[169]

A febre é um achado clínico comum em pacientes com doença infecciosa, parasitária, inflamatória, imunomediada ou neoplásica. Em muitos desses pacientes, a febre é acompanhada por outros sinais mais específicos ou localizados e sua causa é determinada por meio de exames diagnósticos simples. Em alguns casos a causa da febre não é logo aparente, resolvendo-se espontaneamente ou em resposta ao tratamento empírico, em geral com antibacterianos. Em um pequeno subconjunto de pacientes, não é fácil determinar a causa da febre, e ela não responde ao tratamento; isso torna o problema persistente ou recorrente. Tais casos de febre de origem obscura (FOO) constituem um desafio diagnóstico particular tanto na medicina humana quanto na veterinária.[3,24,34,35,37] Este capítulo delineia a fisiopatologia da febre e apresenta uma abordagem para o pequeno animal com FOO.

Fisiopatologia da febre

A temperatura corporal é determinada pelo ajuste do centro termorregulador hipotalâmico. A termorregulação depende da informação sensorial vinda dos termorreceptores externos e internos e dos mecanismos efetores fisiológicos e comportamentais que controlam a produção e a perda de calor. A perda do calor corporal ocorre através da pele e do trato respiratório, e o ganho se dá pela transferência do ambiente ou é produzido pela atividade muscular ou pelo catabolismo corporal de gordura. A temperatura corporal diminui com a respiração ofegante, a vasodilatação cutânea, a busca de abrigo e a permanência em inatividade (Figura 95.1 A). Em um ambiente frio, a temperatura corporal é mantida pelo tremor, por alterações posturais, pela piloereção e pela vasoconstrição cutânea (ver Figura 95.1 B). Em um animal normal, esses mecanismos equilibram a perda e o ganho de calor e mantêm a temperatura corporal o mais perto possível do ponto de ajuste hipotalâmico (Figura 95.2 A).

Hipertermia refere-se a qualquer aumento na temperatura corporal acima do normal. Na febre verdadeira, o ponto de ajuste hipotalâmico está elevado e a temperatura corporal aumentada por causa da produção e da conservação maiores de calor. Os mecanismos de ganho e perda de calor agora agem para manter a temperatura corporal no novo ponto de ajuste (ver Figura 95.2 B). Em condições não febris de hipertermia, o ponto de ajuste hipotalâmico *não* está alterado e a elevação da temperatura corporal resulta do aumento e da ausência de regulação do ganho ou da produção de calor ou do comprometimento de sua perda (ver Figura 95.2 C). Os exemplos de causas de hipertermia não febril incluem intermação, hipertermia induzida pelo exercício, hipertermia maligna, atividade convulsiva e distúrbios hipermetabólicos. Esse tipo de hipertermia pode progredir para uma síndrome de disfunção de múltiplos órgãos causada pela influência conjunta de distúrbios circulatórios, hipoxia, aumento da demanda metabólica, citotoxicidade da alta temperatura e ativação das cascatas inflamatória e da coagulação.[11]

A febre é mediada pela ação de pirogênios. Os pirogênios exógenos (agentes infecciosos e seus produtos, tumores, fármacos e toxinas) estimulam as células inflamatórias a liberar pirogênios endógenos (citocinas como as interferonas, as interleucinas [IL]-1β e 6, e o fator de necrose tumoral [TNF]-α), o que leva à indução da ativação da ciclo-oxigenase 2 da cascata do ácido araquidônico. Com isso, há aumento da síntese de prostaglandina E_2 (PGE_2), que é sintetizada por células endoteliais vasculares hipotalâmicas e age sobre neurônios termorreguladores para elevar o ponto de ajuste hipotalâmico, localizado em uma rica rede vascular denominada órgão vascular da lâmina terminal no hipotálamo pré-óptico rostral, que tem pouca, se alguma, barreira hematencefálica. Acredita-se que as próprias células endoteliais dentro dessa área liberem metabólitos do ácido araquidônico e, em seguida, metabólitos da ciclo-oxigenase como a PGE_2 difundam-se por uma curta distância para os neurônios hipotalâmicos e induzam a febre. A PGE_2, que por si não tem atividade neural, pode induzir a produção de monofosfato de adenosina cíclica (cAMP; do inglês, *cyclic adenosine monophosphate*) ou outros neurotransmissores que, por sua vez, elevam o ponto de ajuste da temperatura corporal. Outra evidência sugere que o centro termorregulador

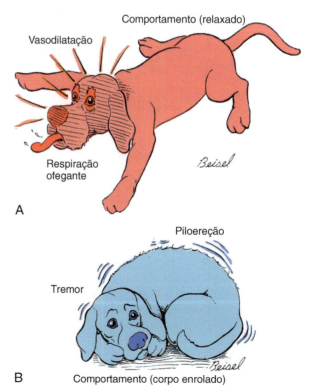

Figura 95.1 Mecanismos comportamentais para diminuir (**A**) e aumentar (**B**) a temperatura corporal. (Arte de Dan Beisel, © 2004 University of Georgia Research Foundation Inc.)

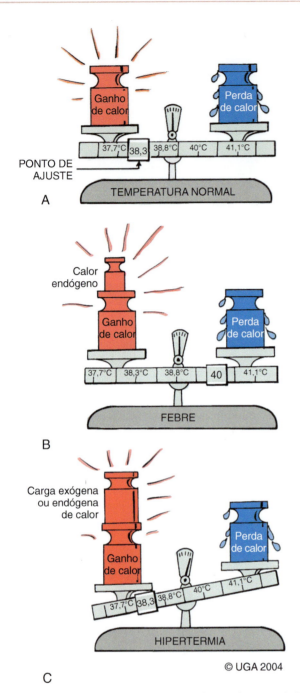

Figura 95.2 A. Regulação da temperatura no animal normal, mostrando um ponto de ajuste de 38,3°C com mecanismos equilibrados de ganho e perda de calor. **B.** O mecanismo da febre envolve um aumento no ponto de ajuste para 40°C, que aumenta a produção endógena e a conservação do calor, mantendo o equilíbrio entre o ganho e a perda de calor. **C.** O mecanismo da hipertermia, em contraste com o da febre, envolve o aumento na carga de calor sobre um ponto de ajuste normal. O aumento do ganho pode ter origem exógena (o ambiente) ou endógena (atividade muscular). (Arte de Dan Beisel, © 2004 University of Georgia Research Foundation Inc.)

também possa ser estimulado por meio das fibras vagais que respondem à liberação local de citocinas nos tecidos. A patogenia da febre está resumida na Figura 95.3.

Febre de origem obscura

A definição mais útil de FOO, tanto na medicina humana quanto na veterinária, é a de um tipo de febre que não se resolve espontaneamente no período esperado para uma infecção autolimitada e cuja causa não

pode ser comprovada, apesar do considerável esforço diagnóstico.[3] Na medicina veterinária, esse esforço diagnóstico costuma incluir anamnese e exame físico completos, hemograma completo, perfil bioquímico, urinálise e radiografia. Também é comum instituir, em pacientes veterinários, tratamento antibacteriano para possível doença bacteriana antes de se determinar o desconhecimento da origem da febre.

Etiologia da febre de origem obscura

Embora a febre frequentemente esteja associada a doenças infecciosas, a mesma resposta pode ser desencadeada por muitos distúrbios inflamatórios, imunes ou neoplásicos. Como a lista de causas diferenciais de FOO é extensa, é válido agrupá-las em categorias amplas com base no processo mórbido subjacente. A Tabela 95.1 apresenta as causas de FOO divididas em doenças infecciosas e parasitárias, a Tabela 95.2 resume as causas inflamatórias e imunomediadas de FOO e a Tabela 95.3 mostra as causas neoplásicas e diversas. Na literatura médica humana, as causas de FOO costumam ser divididas da seguinte maneira: 30 a 40% são infecciosas, 20 a 30% são neoplásicas, 10 a 20% são reumatológicas, 15 a 20% são diversas e 5 a 15% não são diagnosticadas. Foram relatadas distribuições bastante semelhantes em pacientes veterinários, mas é possível encontrar variação entre as séries de casos relatadas.[57] Tal variação pode ser causada tanto por interesses particulares dos autores quanto por suas localizações geográficas. As séries de casos publicadas também são exclusiva ou predominantemente caninas.[31,57] Infecção, doença imunomediada e neoplasia são as causas mais comuns de FOO em cães, enquanto em gatos parece mais provável que a origem da FOO seja infecciosa.[34,51]

Raramente a febre é um achado isolado nesses casos, pois a IL-1β, o TNF-α e a IL-6 induzem um grande número de eventos imunopatológicos complexos, que contribuem para a resposta da fase aguda, parte vital do sistema imune inato. As proteínas importantes da fase aguda incluem a proteína C reativa, o amiloide sérico A, a haptoglobina, a glicoproteína alfa-1-ácida, a ceruloplasmina e o fibrinogênio. As primeiras proteínas são sintetizadas pelo fígado e aumentam na resposta da fase aguda, enquanto a síntese de outras proteínas, como a albumina e a transferrina, diminui. Uma revisão abrangente sobre muitos desses mecanismos imunopatológicos está disponível na discussão sobre fisiopatologia da sepse, no Capítulo 36.

Desenvolvimento de um plano diagnóstico para a febre de origem obscura

Embora alguns pacientes com FOO possam ter doenças infecciosas, inflamatórias ou neoplásicas incomuns, em muitos acaba-se encontrando a manifestação incomum ou precoce de um distúrbio comum.[3] Portanto, o clínico precisa abordar esses casos de maneira sistemática, que possibilite detectar qualquer causa potencial de febre, evitando exames desnecessários e minimizando o desconforto do paciente. Um plano diagnóstico para a FOO pode basear-se na consideração do processo mórbido, conforme delineado nas Tabelas 95.1, 95.2 e 95.3. É importante uma abordagem complementar em que as causas de FOO estejam agrupadas de acordo com a localização anatômica ou o sistema corporal. Tal abordagem é útil para a seleção dos exames diagnósticos, em particular quando os sinais clínicos não foram localizados ou são sutis. Ao combinar a abordagem pelo processo mórbido e a anatomia, o clínico pode elaborar um plano diagnóstico abrangente para qualquer paciente com FOO. Veja, por exemplo, um resumo de como as causas de febre de origem obscura podem ser agrupadas por sistema ou região corporal e quais exames são apropriados para seu diagnóstico:

- Doenças próprias do sistema cardiovascular (como vasculite, endocardite e pericardite): auscultação, radiografia, eletrocardiografia, angiografia, ecocardiografia, pericardiocentese, hemocultura e biopsia vascular

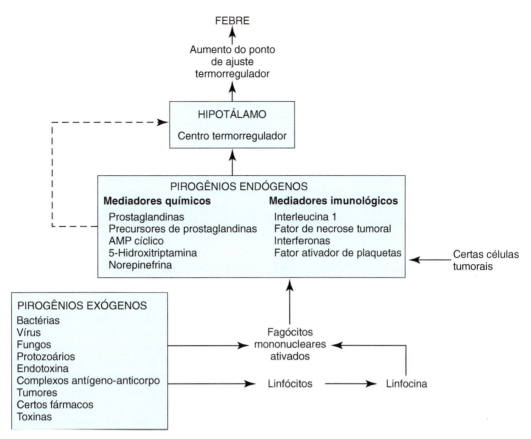

Figura 95.3 Patogenia da febre. (*AMP*, monofosfato de adenosina.)

Tabela 95.1	Doenças infecciosas e parasitárias associadas a febre de origem desconhecida.

Tipo de infecção	Exemplos
Bacteriana sistêmica	Endocardite infecciosa (C), bacteriemia de foco inaparente (CG)
Bacteriana localizada	Endocardite infecciosa (C), pielonefrite (CG), prostatite (C), piometra do coto (CG), piotórax e infecções pulmonares (CG), pancreatite (C), abscesso hepático ou colângio-hepatite (CG), peritonite (CG), meningite séptica (CG), artrite séptica (CG), osteomielite (CG), discoespondilite (CG), abscesso de raiz dentária (CG), outros abscessos ou celulite (CG)
Bacteriana específica	Leptospirose (C), doença de Lyme (C), brucelose (C), infecção micobacteriana (CG), bartonelose (CG), peste (G), infecções pela forma L (CG)
Viral	Infecção com o vírus da leucemia felina (G), infecção com o vírus da imunodeficiência felina (G), peritonite infecciosa felina (G), infecção com o calicivírus felino (G), infecção com o vírus da cinomose (C), infecção com o vírus da influenza canina (C)
Por riquétsia e micoplasma	Erliquiose (CG), anaplasmose (C), micoplasmose hemotrófica (CG), infecções por micoplasma (CG)
Fúngica	Blastomicose (CG), criptococose (CG), coccidioidomicose (CG), histoplasmose (CG), aspergilose (C)
Por protozoário	Toxoplasmose (CG), neosporidiose (C), hepatozoonose (CG), babesiose (CG), leishmaniose (CG)

CG, cães e gatos; *C*, predominantemente cães; *G*, predominantemente gatos.

Tabela 95.2	Doenças inflamatórias e imunomediadas associadas a febre de origem desconhecida.

Tipo de doença	Exemplos
Imunomediada	Lúpus eritematoso sistêmico (C, rara em G), poliartrite idiopática imunomediada (CG), artrite reumatoide (C), polimiosite (CG), meningite-arterite responsiva a esteroide (C), vasculite (CG)
Inflamatória	Paniculite nodular (CG), linfadenite (CG), esteatite (C), pancreatite (CG), doença intestinal inflamatória (CG), doenças granulomatosas (CG), síndromes hipereosinofílicas (CG)

CG, cães e gatos; *C*, predominantemente cães; *G*, predominantemente gatos.

Tabela 95.3	Doenças neoplásicas e outras associadas a febre de origem desconhecida.
Tipo de doença	**Exemplos**
Tumores sólidos	Vários, inclusive hepáticos, gástricos, pulmonares, ósseos, doença metastática e qualquer tumor necrótico (CG)
Tumores hematopoéticos	Linfoma (CG), leucemia (CG), mieloma (CG), histiocitose maligna (CG)
Diversos	Osteopatia metafisária (C), pan-osteíte (C), desvio portossistêmico (CG), pan-esteatite (G), reação medicamentosa (CG), febre do Shar-pei (C)

CG, (cães e gatos); C, predominantemente cães; G, predominantemente gatos.

- Doenças do sistema nervoso (p. ex., peritonite infecciosa felina [PIF], infecção fúngica, toxoplasmose, meningite-arterite responsiva a esteroide): exames do fundo de olho e neurológico, bem como ressonância magnética (RM), tomografia computadorizada (TC), radiografia, biopsia de nervo ou músculo, mielografia e análise do líquido cerebrospinal (LCS)
- Doenças do sistema musculoesquelético (como pan-osteíte, miosite, poliartrite imunomediada e discoespondilite) é adequado realizar artroscopia, hemocultura, radiografia, artrocentese, anticorpo antinuclear (ANA; do inglês, *antinuclear antibody*), biopsia da membrana sinovial, fator reumatoide (FR) e biopsia óssea
- Doenças do sangue ou dos órgãos hematopoéticos (como leucemia, síndromes hipereosinofílicas, erliquiose, bacteriemia, mieloma, granulocitopatia, micoplasmose hemotrófica e neoplasia metastática) requerem urinálise, hemograma completo, exame do fundo de olho, biopsia da medula óssea aspirado de medula óssea, testes para o vírus da leucemia felina (FeLV; do inglês, *feline leukemia virus*) e vírus da imunodeficiência felina (FIV; do inglês, *feline immunodeficiency virus*), avaliação de esfregaço sanguíneo, eletroforese de proteínas séricas
- Doenças do sistema linfático (linfangite, linfoma, linfadenite): palpação, citologia, cultura e biopsia de linfonodo, bem como linfangiografia
- Pneumonia fúngica ou bacteriana, neoplasia ou embolia pulmonar (próprias do sistema respiratório): TC, radiografia, ultrassonografia, lavado transtraqueal ou endotraqueal, aspirado com agulha fina, biopsia, broncoscopia, toracoscopia e lavado broncoalveolar
- Doenças de pele (infecção fúngica, abscesso, paniculite nodular, vasculite, actinomicose, micobacteriose e nocardiose), é importante realizar exame físico, citologia, biopsia, cultura microbiana, fistulografia
- Doenças do sistema gastrintestinal (GI; como pancreatite, neoplasia ou abscesso em qualquer parte do trato GI, pancreatite, desvio portossistêmico, doença intestinal inflamatória, doença fúngica, inflamação hepatobiliar, gástrica ou esplênica) requerem cultura e citologia fecais, radiografia, ultrassonografia, estudos contrastados com bário, exame retal, citologia retal, radiografias bucais e dentárias, imunorreatividade da lipase pancreática, laparoscopia, endoscopia, imunorreatividade similar à tripsina, biopsia e cirurgia exploradora
- Doenças da cavidade pleural ou peritoneal, como PIF, piotórax, neoplasia e peritonite: ultrassonografia, radiografia, análise do líquido, citologia, cultura microbiana, biopsia. Para o hipertireoidismo, doença própria do sistema endócrino, o recomendável é realizar um perfil bioquímico e analisar o hormônio tireóideo
- Doenças concernentes ao sistema urogenital (orquite, pielonefrite, prostatite, piometra do coto) requerem radiografia, ultrassonografia, urocultura, urinálise, cistografia, lavado prostático e citologia e cultura do ejaculado, vaginoscopia, pielografia intravenosa (IV), cistoscopia, citologia e biopsia.

Além de incluir os exames diagnósticos apropriados, o plano diagnóstico deve ter uma sequência lógica e flexível. O plano diagnóstico tópico começa com os exames seguros, simples, de baixo custo e de fácil interpretação. Pode-se usar a abordagem por estágio para orientar a seleção dos exames diagnósticos. Por exemplo, para a avaliação diagnóstica do paciente com febre de origem obscura, deve-se adotar a seguinte abordagem estagiada:

- Estágio 1: anamnese detalhada; exame físico completo (repetido frequentemente); exame de fundo de olho; exame neurológico; hemograma completo e avaliação de esfregaço; perfil bioquímico sérico; testes para FeLV e FIV (gatos); tiroxina (T4) (gatos); urinálise completa; urocultura; radiografias torácicas e abdominais
- Estágio 2: exames físicos repetidos, repetição dos exames do estágio 1 conforme indicado; hemoculturas; artrocentese; ultrassonografia abdominal; aspirado da medula óssea e biopsia (se houver citopenia inexplicada); aspirado de linfonodo; aspirados de outro tecido ou líquido conforme indicado; cultura fecal (se houver diarreia); ecocardiografia (se houver sopro); radiografias de ossos longos e articulações; radiografias contrastadas se indicado; títulos de doença infecciosa se indicados; ANA (apenas se indicado pelos sinais clínicos)
- Estágio 3: repetição dos exames dos estágios 1 e 2 conforme indicado; ecocardiografia (se houver sopro); radiografias dentárias; aspirado de medula óssea (com ou sem biopsia); broncoscopia e lavado broncoalveolar; análise do LCS; TC; RM; laparoscopia; toracoscopia; endoscopia; artroscopia; biopsias conforme indicado; cirurgia exploradora; cintigrafia; tratamento empírico.

Os resultados dos exames do estágio 1 no paciente com FOO vão determinar aqueles a serem realizados no próximo estágio. Se a febre não tiver sido localizada, também poderão ser incluídos procedimentos mais especializados. Os estágios 2 e 3 requerem a repetição dos primeiros exames e introduzem a necessidade de imagens avançadas e procedimentos mais invasivos. O ideal é que a seleção dos exames usados no estágio 3 se baseiem nas anormalidades detectadas nos estágios 1 e 2.

Um aspecto importante do exame em estágios no paciente com FOO é a necessidade de repetir os primeiros exames, menos invasivos e mais baratos, com frequência suficiente para detectar novas alterações. O fundamental não é seguir rigidamente um plano diagnóstico predeterminado e fixo, e sim revê-lo e modificá-lo à medida que forem obtidos novos resultados. Por exemplo, se hemogramas completos repetidos mostrarem pancitopenia em desenvolvimento, deverão ser feitos aspirado e biopsia da medula óssea mais cedo no plano diagnóstico e não deixar isso para o estágio 3.

Comunicação ao proprietário

O tratamento do paciente com FOO demanda flexibilidade, dedicação e paciência, tanto por parte do clínico quanto do proprietário do animal. Por definição, os pacientes com FOO já terão sido submetidos a vários exames diagnósticos básicos, e alguns podem ter recebido um ou mais esquemas de tratamento com antibacterianos. Os proprietários podem estar frustrados com a dificuldade de se chegar ao diagnóstico ou com a continuação dos sinais clínicos do paciente.

Uma boa comunicação com o proprietário é vital para a resolução bem-sucedida de casos de FOO. O clínico deve explicar que poderão ser necessários muitos exames diagnósticos, inclusive sua repetição, para se chegar ao diagnóstico e que por vezes o processo é demorado e dispendioso. No entanto, ele também deve assegurar aos proprietários que na maioria dos casos o diagnóstico será estabelecido, muitas causas de FOO são passíveis de tratamento e mesmo de cura e que a febre em si raramente é prejudicial para o paciente.

Anamnese

A anamnese do paciente deve incluir detalhes da localização geográfica e do ambiente, história de viagem, estilo de vida (p. ex., ambiente interno ou externo, história de caça) e exposição a carrapatos ou outros vetores. Todos esses fatores podem influenciar a exposição a microrganismos específicos. A história clínica deve abranger alimentação, vacinação, ocorrência de dirofilariose e outro tratamento parasitário e prevenção, a administração de qualquer outra medicação e problemas clínicos ou cirúrgicos prévios. A resposta a tratamentos anteriores usados para o problema da febre deve ser anotada. Os proprietários devem ser questionados sobre os hábitos de micção e defecação do paciente e a existência de sinais clínicos como claudicação, dor no pescoço, nas costas ou abdominal, lesões cutâneas, massas ou tumefações, fraqueza, intolerância ao exercício, tosse, corrimento nasal e dispneia.

Exame físico

Todos os sistemas corporais devem ser examinados em detalhe e o completo exame físico deve ser repetido a cada visita ao hospital no caso de pacientes ambulatoriais. Pacientes internados devem ser examinados 2 vezes/dia. O exame físico deve incluir auscultação cardíaca cuidadosa e exame regular da cavidade bucal e do reto, de ossos e articulações, linfonodos e da pele. Exames oculares repetidos não devem ser esquecidos porque podem mostrar evidência de doença infecciosa, inflamatória ou neoplásica. Como nos casos de FOO em geral a febre aumenta e diminui, deve-se determinar o padrão de febre de cada paciente por meio da medição seriada da temperatura corporal. Tal medida não tem valor para elucidar a causa subjacente, mas é importante para monitorar a resposta a qualquer tratamento subsequente.

Achados clinicolaboratoriais

O problema da febre costuma ser acompanhado por neutrofilia ou leucograma de estresse, e o perfil bioquímico não o localiza em pacientes com FOO. Entretanto, quaisquer anormalidades detectadas por meio desses exames devem ser usadas para orientar a realização de outros. O hemograma completo sempre deve ser acompanhado pelo exame do esfregaço sanguíneo para se determinar a morfologia das células sanguíneas e procurar microrganismos. Hemogramas automatizados devem ser verificados por contagens manuais.

Urinálise e urocultura

Como a FOO pode estar associada a infecções urogenitais focais (p. ex., prostatite, pielonefrite), a urinálise e a urocultura são obrigatórias na avaliação de pacientes com febre. Amostras de urina devem ser obtidas por cistocentese e submetidas a cultura bacteriana e teste de sensibilidade, qualquer que seja o aspecto do sedimento urinário.

Radiografia

Devem ser obtidas radiografias torácicas e abdominais durante o primeiro estágio da avaliação do paciente com FOO. Essas radiografias são de simples realização e podem fornecer evidência precoce de doença neoplásica ou sugerir doença infecciosa, como pneumonia bacteriana ou fúngica. No segundo ou terceiro estágio do diagnóstico, devem ser consideradas radiografias de ossos longos, articulações, vertebrais e dentárias. Em alguns casos, podem ser indicadas radiografias contrastadas (p. ex., pielografia intravenosa, série baritada, cistografia, mielografia, fistulografia).

Ultrassonografia

A ultrassonografia abdominal pode ser usada para procurar fontes potenciais de febre em órgãos como fígado, baço, pâncreas, trato GI, próstata, útero, linfonodos e adrenais. Outras regiões passíveis de investigação pela ultrassonografia incluem o tórax (em particular quando há efusões ou massas), a área retrobulbar e alguma outra lesão em massa periférica ou tumefação. A ultrassonografia é útil sobretudo para facilitar a aquisição minimamente invasiva de aspirados ou biopsias com agulha fina.

Ecocardiografia

O exame ultrassonográfico do pericárdio, do miocárdio, do endocárdio, das valvas cardíacas e dos grandes vasos é essencial na avaliação do paciente com FOO e um sopro cardíaco, em particular se o sopro for de início recente (ver Capítulo 86). Esses achados são sugestivos de endocardite infecciosa, em especial se também houver uma fonte de infecção (p. ex., gengivite, prostatite, um cateter intravenoso). Embora a ecocardiografia não seja 100% específica ou sensível para o diagnóstico de endocardite infecciosa, o achado de lesões vegetativas na valva aórtica é considerado patognomônico.[96] Lesões na valva mitral podem sugerir o diagnóstico de endocardite infecciosa se ocorrerem junto com outros achados confirmatórios. Portanto, os resultados da ecocardiografia devem ser interpretados à luz do assinalamento do paciente, dos sinais clínicos e dos resultados da hemocultura. A endocardite infecciosa é muito mais comum em cães do que em gatos e nos de raças de médio a grande porte (p. ex., Pastor-alemão, Rottweiler, Boxer, Golden e Labrador Retriever).[91,96]

Tomografia computadorizada e ressonância magnética

Essas modalidades avançadas de imagem agora estão disponíveis em muitas clínicas e hospitais de referência. Tais avaliações devem ser consideradas exames de terceiro estágio na avaliação do paciente com FOO e usadas quando os sinais clínicos foram localizados em um sistema corporal particular. Por exemplo, a tomografia computadorizada é útil para detectar certas lesões pulmonares e examinar a cavidade nasal, as bulhas timpânicas e a faringe. Em geral, a ressonância magnética é usada na avaliação do sistema nervoso central (SNC).

Aspirados e biopsia

Os aspirados com agulha fina costumam ser simples e seguros, e preparações por toque ou esfregaços por impressão também podem ser feitas a partir de lesões ulceradas ou secreções. O exame citológico dessas amostras é relativamente barato e, dependendo da habilidade do clínico, às vezes é possível realizá-lo no consultório. Por exemplo, caso se suspeite de blastomicose, aspirados repetidos de linfonodos ou nódulos cutâneos poderão ser examinados em busca de *Blastomyces* porque é relativamente fácil identificar esses organismos (ver Figura 57.10). Também é possível obter aspirados de linfonodos, acúmulos anormais de líquido e massas ou órgãos anormais detectados por imagem de ultrassom ou radiografia. Os exemplos incluem aspirado de lesões pulmonares consolidadas, aspirados esplênicos se for detectada esplenomegalia inexplicada e aspirado e análise de exsudatos e efusões. Aspirados de líquidos como efusões pleurais, pericárdicas ou peritoneais, LCS, líquido sinovial ou bile também devem ser submetidos a culturas bacterianas e outras. O aspirado de linfonodos periféricos, mesmo se normais à palpação, é recomendado no segundo estágio dos exames diagnósticos se a fonte da febre não tiver sido localizada.

São usadas técnicas especializadas como amostragem do LCS, lavado broncoalveolar, transtraqueal ou endotraqueal, prostático e ejaculado, aspirado da medula óssea e artrocentese para citologia e cultura de localizações específicas. O uso de aspirado da medula óssea, artrocentese e análise do LCS é discutido adiante neste capítulo.

Em geral, são obtidas amostras de biopsia no segundo ou no terceiro estágio da avaliação diagnóstica, quando a fonte da febre foi localizada em um órgão ou tecido específico. Contudo, em alguns casos pode não haver sinais localizadores específicos. Quando são obtidas biopsias por meio de um procedimento invasivo (p. ex., laparotomia exploradora), é importante obter tecido de múltiplos locais e em quantidades suficientes para realizar histopatologia, colorações especiais para agentes infecciosos e cultura para organismos como bactérias aeróbicas e anaeróbicas, micobactérias e fungos. Se necessário, deve-se entrar em contato com o laboratório diagnóstico para discutir a melhor maneira de manipular, preservar e transportar tecido (ver Capítulos 29 e 54). Também podem ser obtidas biopsias por meio de técnicas como toracoscopia, laparoscopia, endoscopia ou artroscopia, ou por via percutânea, às vezes com orientação de ultrassom ou radiografia.

Citologia e histologia da medula óssea

A doença da medula óssea é uma causa relativamente comum de FOO. Os exemplos relatados incluem mielodisplasia, leucemia linfoide, mieloma, síndrome hematofagocítica e adenocarcinoma disseminado.[31,42,100] O aspirado da medula óssea está indicado nos primeiros estágios da avaliação diagnóstica quando o hemograma completo mostra citopenias inexplicadas. A pancitopenia requer avaliação citológica de um aspirado de medula óssea e histopatologia de uma biopsia central. No caso de gatos, devem ser reservados esfregaços citológicos extras da medula óssea para o teste do anticorpo fluorescente contra o vírus da leucemia felina. O aspirado da medula óssea está indicado no terceiro estágio do plano diagnóstico se a FOO ainda não tiver sido localizada.

Artrocentese

A poliartrite imunomediada é uma causa comum de FOO em séries de casos caninos publicadas.[31,57] A condição pode ser idiopática (não deformante e não erosiva) ou causada por artrite reumatoide ou associada a outros distúrbios imunomediados, como o lúpus eritematoso sistêmico ou a meningite-arterite responsiva a esteroides (MARE; ver Capítulo 82). Ocasionalmente, a poliartrite imunomediada não erosiva pode ser secundária a doença infecciosa crônica, GI ou neoplasia.[75,84] A poliartrite imunomediada também é vista em gatos e ocorre como uma forma periostea proliferativa crônica e uma erosiva menos comum.[75]

A claudicação, a tumefação articular e a dor periarticular podem agravar-se e diminuir ou ser inaparentes em pacientes com poliartrite imunomediada. Portanto, a artrocentese deve ser feita no segundo estágio da avaliação de pacientes caninos com FOO. As amostras devem ser obtidas de ambos os carpos, tarsos e joelhos. O líquido deve ser examinado quanto à cor, à transparência e à viscosidade e submetido a citologia. Também deve ser realizada cultura bacteriana e para micoplasma se o tamanho da amostra for suficiente.

Análise do líquido cerebrospinal

Em um estudo retrospectivo sobre a febre em cães, 10 de 66 pacientes tinham doença inflamatória do SNC.[6] Isso incluía sete pacientes com meningite responsiva a esteroides. Tal distúrbio é conhecido como MARE ou meningite supurativa asséptica e tem sido relatado em cães de várias raças, inclusive Beagle, Boxer, Akita, Montanhês de Berna, Pointer Alemão de Pelo Curto e Retriever da Nova Escócia.

Os cães acometidos podem exibir dor no pescoço e febre, mas há casos em que a febre é a única anormalidade clínica observada. Cães com FOO e evidência de dor na coluna por vezes também apresentam poliartrite imunomediada e MARE ao mesmo tempo.[99] Portanto, a artrocentese é recomendada em cães nos quais se suspeita dessa forma de meningite. Se a análise do líquido articular nada revelar de notável, deverá ser obtida uma amostra de LCS para análise. A última revelará pleocitose e células polimorfonucleares em cães com MARE. Também há evidência de que a estimativa de proteínas séricas da fase aguda possa ajudar no diagnóstico de MARE em cães.[5,56]

Hemocultura

Estão indicadas hemoculturas em todos os pacientes com FOO, principalmente quando há sopro cardíaco, dor nas costas, óssea ou articular ou neutropenia. Bacteriemia peraguda associada a sepse em geral é causada por organismos gram-negativos como *Escherichia coli* (ver Capítulo 36). Bacteriemia subaguda ou crônica costuma estar associada a um foco persistente de infecção, como endocardite infecciosa ou discoespondilite.[16] Mais de metade de todos os casos caninos de endocardite infecciosa é causada por infecção por estafilococos positivos para coagulase e estreptococos. Os organismos implicados na discoespondilite incluem *Staphylococcus pseudintermedius*, *Streptococcus canis*, *Brucella canis* e *E. coli*. Em alguns casos, esses organismos podem ter vindo de outros locais do corpo, como a pele ou o trato urogenital.

Foram feitos poucos estudos prospectivos com técnicas de hemocultura em pacientes veterinários, embora esse assunto tenha sido extensamente revisto na literatura humana.[69] Na medicina humana, a probabilidade de obter uma cultura positiva tem correlação direta com o volume de sangue retirado, seja obtido como um único conjunto de cultura ou dividido em vários conjuntos por um período de 24 h. Em um estudo, uma amostra de sangue de 30 mℓ produziu 62% mais que uma de 10 mℓ. Todavia, a sensibilidade das hemoculturas também é maior quando é obtido mais de um conjunto. Por exemplo, em um estudo com pessoas com bacteriemia, 91,5% dos episódios de bacteriemia foram detectados pelo primeiro conjunto de hemocultura e 99,3% pelos dois primeiros conjuntos. Quanto maior o número de conjuntos de hemocultura, maior a especificidade do teste, porque é improvável a existência de contaminantes em todos os conjuntos.

Em cães e gatos, as técnicas de hemocultura devem enfocar a coleta de volumes de sangue adequadamente grandes, com menos ênfase no momento ou na periodicidade das coletas. O volume total de sangue que pode ser obtido com segurança depende do tamanho do paciente. Se o tamanho tornar possível, deverá ser obtido mais de um conjunto de hemocultura, para aumentar a sensibilidade e a especificidade do teste. As amostras para hemocultura devem ser obtidas por punção venosa, não de cateteres intravasculares, e a pessoa que fizer a coleta deve preparar o local por meio de técnicas assépticas e com o uso de luvas estéreis. A amostra de sangue deve ser imediatamente inoculada de maneira asséptica em frascos para hemocultura aeróbica e anaeróbica. Existem frascos de tamanhos diferentes, que devem ser selecionados para a proporção ideal de sangue e meio de cultura. Podem ser usados frascos contendo resinas para amostras de pacientes que tenham recebido tratamento antibacteriano.[57]

Apesar da importância das hemoculturas na investigação de causas infecciosas de febre, elas em geral têm valor limitado. As razões para isso incluem sua baixa sensibilidade para detectar organismos de crescimento lento ou exigentes, após o início de tratamento antibacteriano, e a demora para se terem os resultados. Técnicas emergentes baseadas no DNA e o enriquecimento prévio das amostras coletadas podem ser usadas para superar essas desvantagens,[76] porém, até que essas técnicas tenham sido completamente avaliadas em pacientes veterinários, as hemoculturas devem continuar sendo um recurso importante na investigação de pacientes com FOO. Para uma discussão mais detalhada sobre a metodologia para hemocultura, ver *Diagnóstico* em *Infecções Cardiovasculares*, Capítulo 86.

Sorologia

Os testes disponíveis para o diagnóstico de doença infecciosa incluem ensaios para anticorpos ou antígenos específicos, bem como recursos moleculares como o *Western blot* e a reação em cadeia da polimerase. Muitos desses testes são feitos com amostras de sangue, mas podem ser usados outros líquidos para a detecção de certos organismos. Por exemplo, a detecção de antígeno urinário parece ser sensível para identificar algumas doenças fúngicas.[87] A consideração do assinalamento, dos sinais clínicos, da localização geográfica e da possível exposição do paciente a vetor deve direcionar a seleção dos testes mais apropriados. É preciso considerar a história de vacinação, o momento de obtenção das amostras, a prevalência local da doença, a sensibilidade, a especificidade e os valores preditivos positivos e negativos ao se interpretarem os resultados de qualquer teste diagnóstico sorológico (ver Figura 1.2).

Também existem testes sorológicos para o diagnóstico de certas doenças imunomediadas. Por exemplo, o teste de Coombs detecta anticorpo contra eritrócitos e é usado no diagnóstico de anemia hemolítica imunomediada. No entanto, é provável que os pacientes com esse distúrbio tenham sinais clínicos localizadores concomitantes e é improvável que tenham FOO. É possível detectar ANA em pacientes com lúpus eritematoso sistêmico, mas o diagnóstico desse distúrbio multissistêmico incomum requer a demonstração de múltiplas anormalidades clínicas e imunológicas, nunca devendo basear-se apenas no ANA elevado.[19,20] Além disso, o ANA pode estar elevado em alguns pacientes clinicamente saudáveis e associado a outras condições clínicas. Foi verificado que o FR tem sensibilidade e especificidade baixas no diagnóstico da artrite reumatoide canina,[75] distúrbio diagnosticado mais apropriadamente por uma combinação de alterações radiográficas indicativas de poliartrite erosiva junto com a análise do líquido articular e, possivelmente, biopsia da membrana sinovial.

Em suma, não se recomenda a realização de uma ampla variedade de testes sorológicos diagnósticos na investigação do FOO, sendo desestimulado em particular o uso de *painéis imunológicos*. O ideal é utilizar a sorologia para investigar um diagnóstico suspeito com base em outros achados.

Imagens nucleares

A medicina nuclear proporcionou várias técnicas que podem ser empregadas para se visualizar infecção ou inflamação em pacientes humanos.[80] A cintilografia é capaz de demonstrar muitas das etapas envolvidas no processo inflamatório e, portanto, potencialmente localizar algumas causas de FOO. Por exemplo, é possível ver a infiltração de leucócitos em tecidos com neutrófilos marcados com índio 111 ou tecnécio 99m. A última abordagem tem sido usada experimentalmente para localizar abscessos em cães,[29] mas não tem sido aplicada a casos clínicos. Outras técnicas de medicina nuclear incluem o uso de imunoglobulina humana com marcação radioativa, ou gálio 67, que se liga à transferrina no sangue, para demonstrar áreas inespecíficas de maior extravasamento de líquido associadas a aumento da permeabilidade vascular na inflamação. Interleucinas radiomarcadas também têm sido usadas para localizar células inflamatórias, e infecção bacteriana pode ser detectada com antibacterianos marcados, como o ciprofloxacino com tecnécio 99m. Um avanço interessante na medicina humana é o uso da tomografia com emissão de pósitron (PET; do inglês, *positron emission tomography*) com fluorodesoxiglicose marcada com flúor 18, substância que se acumula nas áreas de maior metabolismo da glicose como tumores e lesões infecciosas ou inflamatórias. A combinação de PET com a tomografia computadorizada (PET/TC) fornece informação anatômica que aumenta o valor dessa técnica em pacientes com FOO.[68]

Tratamento da febre

Ensaio terapêutico

Em muitos casos, a investigação do paciente com FOO leva ao diagnóstico definitivo, e o tratamento da causa subjacente resulta na resolução da febre e de outros sinais clínicos. Entretanto, em alguns casos de FOO verdadeira não se chega ao diagnóstico e, em outros casos, interrompe-se a pesquisa diagnóstica por fatores do proprietário ou do paciente. Nesses casos, são feitos ensaios terapêuticos quando não há diagnóstico definitivo, em geral usando-se antibacterianos, antifúngicos ou glicocorticoides.

Os objetivos do ensaio terapêutico devem ser confirmar indiretamente um diagnóstico presuntivo, controlar ou curar a doença subjacente e resolver os sinais clínicos do paciente, sem induzir efeitos colaterais intoleráveis ou exacerbar a doença não diagnosticada.

O ensaio terapêutico deve ser planejado e monitorado de maneira tão rigorosa quanto o planejamento diagnóstico. É importante começar com um diagnóstico presuntivo, escolher os tratamentos seguros e apropriados e implementar um esquema de monitoramento minucioso, de acordo com critérios predeterminados para o sucesso ou falha do ensaio terapêutico. A medicação deve ser usada nas doses apropriadas, e a duração do tratamento deve ser suficiente para detectar se existe ou não uma resposta, em particular porque a febre pode subir e cair, independentemente do tratamento.

Uma boa comunicação com o proprietário é essencial na elaboração e no monitoramento de um ensaio terapêutico, e os proprietários devem entender os riscos de tal abordagem. Esses riscos incluem a progressão contínua de uma doença não diagnosticada se for usado um tratamento ineficaz, o desenvolvimento de efeitos colaterais ou toxicidade da medicação e a possibilidade de exacerbar uma doença infecciosa subjacente se for utilizado tratamento imunossupressor. Os proprietários também devem entender que algumas medicações, como as antifúngicas, podem ser dispendiosas. É improvável que um ensaio terapêutico seja útil se o proprietário interromper a administração por causa do preço, dos efeitos colaterais ou por não haver resposta imediata ao tratamento. Também é preciso notar que o início de um ensaio terapêutico pode aumentar o tempo para se chegar ao diagnóstico; portanto, os riscos e benefícios de um ensaio terapêutico devem ser considerados caso se pretenda encaminhar o paciente para mais exames diagnósticos.[6]

Muitas causas de FOO são inflamatórias ou imunomediadas; portanto, é comum usar glicocorticoides em pacientes com FOO quando não há diagnóstico específico. Como essa abordagem pode ser perigosa se primeiro não for excluída doença infecciosa, o paciente deve ser monitorado estritamente para se detectar exacerbação ou surgimento de novos sinais clínicos. Por vezes, o uso indiscriminado de glicocorticoides também interfere nos exames diagnósticos futuros ou próximos tratamentos mais específicos. Essa prática é mais preocupante em pacientes com neoplasia, como linfoma. Os glicocorticoides também têm efeitos anti-inflamatórios inespecíficos e podem melhorar os sinais clínicos do paciente sem combater a causa primária da febre. Alguns antibacterianos também têm essa característica, como o metronidazol ou a doxiciclina.

É comum instituir o tratamento antibacteriano empírico em pequenos animais com febre, em geral com sucesso. O ideal é basear tal tratamento na cultura e nos testes de sensibilidade, embora isso nem sempre seja viável. No ensaio terapêutico para pacientes com

FOO, os antibacterianos devem ser escolhidos de acordo com um diagnóstico presuntivo mais específico, considerando o espectro de atividade e com entendimento de sua farmacocinética. Um risco significativo do tratamento antibacteriano indiscriminado é sua contribuição para resistência aos antibacterianos nas populações de bactérias,[45] o que também pode acontecer com outros agentes antimicrobianos.

Quando se suspeita de micose sistêmica, em geral com base em lesões radiográficas ou oculares tópicas, mas não se pode confirmar sua existência, há a possibilidade de tentar um ensaio terapêutico com agentes antifúngicos (ver Capítulo 55). A febre pode resolver-se em dias, mas as lesões fúngicas por vezes respondem lentamente ao tratamento; portanto, o ensaio terapêutico com antifúngicos pode levar várias semanas.

Tratamento antipirético

Se a temperatura corporal elevada resultar de fatores não febris, como intermação ou atividade convulsiva prolongada, deverão ser empregados métodos físicos de resfriamento. Os exemplos incluem o uso de ventiladores e banhos de água fria e a administração intravenosa ou irrigação colônica ou gástrica com líquidos frios. Esses métodos raramente são necessários em pacientes com FOO verdadeira porque raramente a temperatura corporal ultrapassa 41,1°C nesses casos. Também é importante lembrar que a febre é uma elevação *regulada* na temperatura corporal; portanto, qualquer tentativa de esfriar fisicamente o paciente implica ir contra os próprios mecanismos termorreguladores corporais. A febre também é uma resposta adaptativa protetora contra os efeitos da infecção e tem efeitos benéficos. O resfriamento externo é o tratamento de escolha para a hipertermia, em que a temperatura central ultrapassa o ponto de ajuste regulador. Portanto, quando o resfriamento externo é usado para tratar hipertermia, não há oposição do processo regulador na tentativa de aumentar o ganho de calor, como no caso da febre.

Temperaturas corporais acima de 41,1°C podem induzir dano ao SNC, coagulação intravascular disseminada, distúrbios metabólicos e até mesmo a morte. Febres de 39,5 a 40,8°C são vistas mais tipicamente em pacientes com FOO e podem estar associadas a sinais inespecíficos, como anorexia, letargia, artralgia e desidratação. A desidratação é causada pela redução do consumo de água e pelo aumento das perdas sensíveis e insensíveis no paciente com febre. O tratamento com líquido intravenoso é capaz de corrigir essas condições no paciente debilitado. Em algumas condições, podem ser consideradas tentativas de reduzir a temperatura corporal com resfriamento e antipiréticos. Pacientes com redução do débito cardíaco, hipertensão vascular sistêmica ou obesidade extrema concomitantes podem beneficiar-se dessas intervenções. Se a qualidade de vida for muito afetada pela febre ou a temperatura corporal exceder 41,1°C, deverão ser consideradas medicações antipiréticas para pacientes com FOO. A Tabela 95.4 mostra as dosagens e os efeitos adversos potenciais do paracetamol e de vários anti-inflamatórios não esteroides que podem ser eficazes para diminuir a febre. Essas medicações inibem a ciclo-oxigenase e, portanto, têm ação central no sentido de diminuir o ponto de ajuste hipotalâmico.

Muitos antipiréticos podem causar irritação, ulceração ou sangramento GI e não devem ser usados simultaneamente com glicocorticoides. Hepatotoxicidade e exacerbação de tendências hemorrágicas também são efeitos colaterais possíveis. O risco de nefrotoxicidade aumenta se essas medicações forem usadas em pacientes com doença renal, hipotensão, hipovolemia preexistentes ou administradas com medicações nefrotóxicas. Os clínicos devem ter cautela ao prescrever essas medicações para gatos, pois o uso de muitos anti-inflamatórios não esteroides nessa espécie é extrabula. Tais agentes também devem ser usados com cuidado em pacientes idosos ou debilitados. No entanto, se usadas com cuidado, essas medicações podem aliviar o desconforto, possibilitando a realização de mais exames diagnósticos no paciente com FOO.

Tabela 95.4	Doses de agentes antipiréticos usados em cães e gatos.				
Fármaco[a]	**Espécie**	**Dose (mg/kg)**[b]	**Via**	**Intervalo (h)**	**Efeitos adversos e precauções**
Paracetamol	C	10 a 20	VO	12 a 24	Em dosagem excessiva, causa hepatotoxicidade. Não usar em gatos
Ácido acetilsalicílico	CG	C: 10 G: 10	VO	C: 8 a 24 G: 48 a 72	Pode causar irritação ou sangramento GI; evitar na vigência de úlcera GI Reduz a agregação plaquetária Usar com cuidado se houver doença grave hepática ou renal Dosar com cuidado em gatos por causa da meia-vida prolongada
Carprofeno[c]	C	2	VO, IV, SC, IM	12	Causa irritação GI leve Evitar se houver distúrbio hemorrágico Relato de hepatotoxicidade idiossincrásica em cães Limitar a 2 dias de duração em gatos porque a segurança é desconhecida
Deracoxibe	C	1 a 2	VO	24	Possivelmente associado a perfuração GI se combinado com outros fatores de risco
Firocoxibe	C	5	VO	24	Não aprovado para uso em gatos nos EUA; liga-se altamente com proteína; pode deslocar outros fármacos
Cetoprofeno	CG	1	VO	24	Pode causar irritação ou sangramento GI; evitar na vigência de úlcera GI Reduz a agregação plaquetária Pode causar hepatotoxicidade ou nefrotoxicidade. Disponível injetável. Limitar a 5 dias de duração em gatos
Meloxicam	CG	C: 0,1	VO	C: 24	Em gatos, usar a dose para cães por 3 dias, seguida por 0,025 mg/kg 2 a 3 vezes/semana

CG, cães e gatos; *C*, cães; *G*, gatos; *GI*, gastrintestinal; *IM*, intramuscular; *IV*, intravenosa; *VO*, via oral; *SC*, subcutânea.
[a]Ver mais informações sobre esses fármacos no *Formulário de fármacos*, no Apêndice.
[b]Dose por administração no intervalo especificado.
[c]A dose inicial para gatos a longo prazo é de 4 mg/kg/dia no primeiro dia e 0,5 mg/kg a cada 24 h daí em diante.

Capítulo 96

Prevenção e Tratamento de Infecção nas Populações Caninas

Kate Hurley e Claudia J. Baldwin

Populações caninas podem ser descritas como transitórias ou estáveis e definidas de acordo com seu propósito. Geralmente, as populações transitórias estão associadas a hospitais veterinários, instalações para tosa e banho e canis para hospedagem, abrigos de animais, áreas comunitárias onde os cães recebem cuidados, parques e exposições, organizações de resgate, canis de treinamento e de pesquisa que não mantenham cães por muito tempo. Populações caninas adultas relativamente estáveis são encontradas em canis criadores de raças puras (para reprodução ou competições), nos que comercializam filhotes, nos de pesquisa que mantêm os cães por muito tempo e casas com vários cães. As características das populações estáveis e transitórias podem ser notadas em muitos contextos, inclusive residências, abrigos, áreas de preservação e canis de reprodução e competições.

Características gerais das populações caninas

Qualquer que seja a finalidade, todas as populações caninas compartilham aspectos gerais, inclusive a grande proximidade dos residentes, algumas formas de confinamento, sistemas de sanitização e administração, e alguns meios de fornecimento de cuidados de saúde preventivos e individuais. Contudo, cada um dos locais tem características próprias que influenciam a ocorrência de surtos de doenças infecciosas. Fatores importantes incluem a distribuição geográfica da doença e as características das instalações e da população canina. Por exemplo, o parvovírus canino (CPV; do inglês, *canine parvovirus*) pode persistir por logo tempo em alguns ambientes se não for destruído ou removido efetivamente. No entanto, cães adultos vacinados podem mostrar evidência mínima de exposição, enquanto as populações que incluem filhotes não vacinados são propensas a ter maior incidência de infecção clínica pelo CPV em tais ambientes. As doenças clínicas causadas por agentes mais lábeis são influenciadas por interações entre fatores estressantes ambientais e pela biologia natural dos agentes. Um exemplo importante é o complexo de doença respiratória infecciosa canina, que pode ser sazonal ou endêmico em canis de passagem ou abrigos onde haja aglomeração (ver Capítulo 6).[3] Abrigos são desafios únicos, porque os cães de passagem levam patógenos comuns na comunidade maior e podem parecer clinicamente sadios mesmo quando eliminam patógenos.

Dois conceitos de conduta extremamente importantes na clínica de uma população são definir a capacidade/conduta da densidade populacional e o movimento de cães dentre e entre as populações (p. ex., segregação). Também é importante a conduta ambiental apropriada de qualquer instalação que abrigue uma população de cães. Além disso, a escolha de um bom plantel reprodutivo em unidades de produção é essencial para manter a saúde da população adulta e dos filhotes.

Qualquer que seja o tipo de instalação, é necessário um esforço preventivo considerável. Um programa de controle de infecção abrangente na população requer planejamento e pode ser dispendioso. Profissionais veterinários são essenciais na avaliação de fatores de risco, para a elaboração de normas e procedimentos e na avaliação da eficácia dessas medidas.[22] Veterinários praticantes na comunidade são indispensáveis, bem como para a avaliação do controle de infecção, porque os animais saudáveis, uma vez liberados na comunidade maior (adotados, adquiridos, comprados), podem desenvolver doença. Em todos os ambientes de uma população canina, cuidados de manejo preventivo planejados são mais eficientes e eficazes com relação ao custo do que uma conduta puramente terapêutica ou reativa quando há surtos de infecção. Além disso, a orientação de proprietários, administradores e da equipe que cuida dos animais é crítica para o sucesso da implementação de um plano.[32]

As zoonoses são preocupantes em todas as populações caninas, em particular aquelas com alto nível de interação com o público, como cães em abrigos e lojas que comercializam esses animais. Estratégias específicas, inclusive treinamento e disponibilidade de equipamento protetor para os funcionários, devem ser implementadas, para minimizar os riscos para eles e de saúde pública.[9]

Transmissão de doença

A introdução periódica de doença em populações caninas é praticamente inevitável, em especial no caso de populações transitórias. A probabilidade de que a introdução de doença resulte na transmissão em determinada população depende da virulência do organismo, do método de disseminação e de fatores ambientais que influenciam o nível de exposição. Nas populações em que os cães ficam em espaços individuais, a transmissão direta tem importância mínima. Se os cães tiverem contato direto por meio de portinholas abertas ou interagirem em grupos ou em áreas comuns durante a limpeza, a via direta de transmissão passa a ser mais significativa. É provável que o método mais comum de disseminação entre cães abrigados individualmente seja a transmissão por fômites contaminados, como as mãos das pessoas, suas roupas e sapatos, o equipamento ou superfícies. A transmissão por aerossol é importante no caso de patógenos respiratórios caninos, como o vírus da cinomose (VC) e o da influenza canina, que podem disseminar-se por distâncias de até 15 m.[2,18,49] Patógenos como o CPV, normalmente não transmitidos pelo ar, são capazes de disseminar-se pela poeira ou pela ação de ventiladores potentes. A transmissão por vetor pode ser uma questão em populações nas quais não haja controle de ectoparasitos ou insetos.[36,51]

Embora a virulência e o método de transmissão variem, fatores ambientais podem influenciar a extensão da disseminação de qualquer doença em uma população. Os fatores determinantes da disseminação de doença incluem a densidade populacional, a construção do canil, o percentual de eficácia da segregação dos animais, a sanitização e condições ambientais como ventilação, ruídos e umidade.

Definição da capacidade e manejo da densidade populacional

A manutenção da densidade populacional de acordo com a capacidade da organização e das instalações é o fundamento para o sucesso de um programa de controle de doenças infecciosas. A aglomeração é um fator de risco sério para a disseminação de doenças em qualquer população. O aumento da densidade populacional resulta em maior contato entre os animais e, portanto, oportunidades mais frequentes para a disseminação de doenças. Uma carga maior recai sobre os sistemas de aeração, os ruídos tendem a aumentar com mais cães latindo e o estresse associado a condições de aglomeração diminui a capacidade do animal de superar a exposição à doença. Ao mesmo tempo, se um aumento na densidade populacional não for acompanhado por aumento correspondente na equipe que cuida dos animais, os cuidados diários com cada animal ficarão comprometidos, o que poderá levar a falhas nas principais práticas de manejo, como a limpeza, o monitoramento de doenças e o isolamento imediato de cães potencialmente infecciosos. Pode seguir-se um ciclo vicioso à medida que o número de cães doentes aumenta. O tratamento diário vai requerer mais tempo da equipe e o cuidado individualizado ficará ainda mais prejudicado. O nível de patógenos infecciosos aumenta no ambiente, e a disseminação de infecção continua.

Para evitar a superpopulação, primeiro é preciso determinar a capacidade apropriada das instalações. Deve-se calcular a capacidade máxima e não excedê-la. O ideal é que não se ocupe mais de 80% da capacidade, para que haja flexibilidade no manejo de cães com necessidades especiais e se esteja preparado para influxos inesperados. A capacidade depende do número de unidades apropriadas para os animais e do tempo disponível da equipe, que varia de acordo com as subpopulações. Por exemplo, a capacidade para filhotes não pode ser a mesma para cães adultos, porque são necessárias instalações especiais para evitar a exposição dos filhotes a doenças infecciosas. Unidades apropriadas são discutidas adiante, nas *Considerações gerais para projeto de canis com relação a uma população saudável*. O tempo necessário da equipe por animal varia dependendo das necessidades de cuidados diários dos cães, do tipo de instalações e do método de limpeza usado. De acordo com a National Animal Control Association (EUA),[38] são necessários 15 min por animal para os cuidados diários mínimos e a limpeza. Será necessário mais tempo se a limpeza eficiente da instalação for difícil. É mais trabalhoso quando é necessário remover os cães de seus canis para uma área que precisa ser desinfetada a cada uso. Seria melhor cada cão ter um espaço duplo para ficar em uma das partes enquanto a outra estivesse sendo limpa. As atividades básicas de cuidados devem ser realizadas no tempo mínimo necessário por animal, de acordo com os cálculos. Também é preciso reservar tempo para cuidados clínicos, socialização e outras necessidades especiais, dependendo do tipo de instalação. Para calcular a capacidade da equipe de uma organização, divide-se o seu tempo total disponível para cuidados pelo número de minutos necessários para cada cão. Por exemplo, uma instituição onde uma pessoa proporciona 8 h de cuidados diários e cada cão requer 30 min tem capacidade para 16 cães. No caso de organizações em que há grande variação na população diária no decorrer do ano, como abrigos e algumas instituições de passagem, pode ser útil estabelecer a capacidade das instalações e da equipe em comparação com o censo médio diário de animais em uma base mensal (Figuras 96.1 e 96.2). Calcula-se a população média diária para o mês somando-se a população diária de cada mês e dividindo-se pelo número de dias naquele mês, ou às vezes é possível estimar isso determinando a população para um dia típico em cada mês. Isso será acurado no caso de instituições em que não haja flutuações significativas em um único mês.

Considerações gerais para projeto de canis com relação a uma população saudável

O projeto de construção e as áreas definidas variam com base na missão e na função de cada instituição. Áreas específicas devem ser separadas e designadas por sinalização para minimizar a transmissão

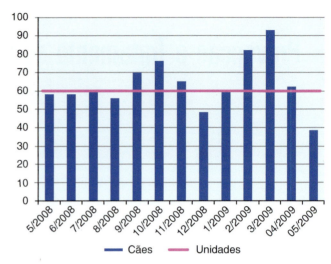

Figura 96.1 Gráfico comparando a capacidade de uma instalação para a população canina média diária por mês no período de 1 ano. Em tal instituição, o número de unidades para os cães foi inadequado por 6 dos 13 meses registrados, resultando em superpopulação crônica.

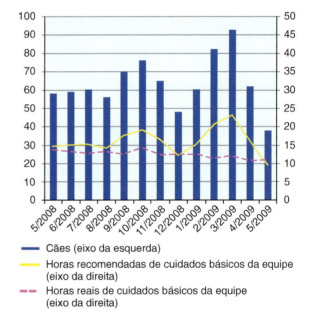

Figura 96.2 Gráfico comparando a capacidade da equipe (número total de minutos disponíveis para cuidados com os cães) com a população canina média diária por mês no período de 1 ano. Nesse abrigo, às vezes a equipe correspondia à metade do nível necessário para fornecer o mínimo recomendado de 15 min de cuidados diários por animal.

de doenças. Algumas unidades terão uma área de atendimento ao público (p. ex., hospitais veterinários, instituições de passagem e toalete, abrigos), que pode incluir uma área de entrada, a dos canis e as de atividade. Todas as unidades devem ter uma área restrita que inclua salas onde os animais sejam recebidos, mantidos assim que chegarem e examinados para avaliação de saúde e tratamento. Algumas instituições, como as de reprodução e alguns abrigos, precisam de uma área fisicamente isolada para manter os animais em observação e fazer exames diagnósticos antes de juntá-los à população. Além disso, são necessárias salas separadas para isolamento ou de quarentena de cães com sinais de doença. As áreas para cadelas prenhes, filhotes lactentes e os desmamados devem ficar afastadas da população geral. Outros detalhes sobre segregação são fornecidos adiante neste capítulo, bem como mais informação sobre as características das instalações (Boxe 96.1).[52]

Boxe 96.1	*Links* de organizações que informam sobre bem-estar animal e questões relacionadas com o manejo de canis

Animal and Plant Health Inspection Service, U.S. Department of Agriculture:
Especificações para a manipulação humana, os cuidados, tratamento e transporte de cães e gatos:
http://www.aphis.usda.gov/animal_welfare/downloads/awr/awr.pfd

Center for Food Security and Public Health:
Controle de infecção em clínicas estacionárias:
http://www.cfsph.iastate.edu/Infection_Control/stationary-clinics-for-veterinarians.php
Zoonoses: *http://www.cfsph.iastate.edu/zoonoses/zoonotic-disease-resources.php*

Companion Animal Parasite Control:
http://www.capcvet.org/capc/members.html

Humane Society of the United States:
Diretrizes para a operação de um abrigo de animais, bem-estar animal: *http://www.animalsheltering.org/resource_library/policies_and_guidelines/guidelines_for_animal_shelter_operations.html*

Iowa State University:
Informação sobre sanitização em clínicas veterinárias:
http://www.cfsph.iastate.edu/Infection_Control/stationary-clinics-for-veterinarians.php
Manual de Controle de Infecção Maddie para Abrigos de Animais: *http://www.cfsph.iastate.edu/Products/maddies-infection-control-manual-for-animal-shelters.php*

National Animal Control Association:
Página principal: *http://www.nacanet.org*

National Research Council:
Guide for the care and use of laboratory animals, 8ª ed (2011). National Academies Press. Também disponível *on-line*: *http://grants.nih.gov/grants/olaw/Guide-for-the-Care-and-Use-of-Laboratory-Animals.pdf*

Occupational Safety and Health Administration:
http://www.osha.gov/comp-links.html

University of California, Davis, Koret Shelter Medicine Program:
Impactos do projeto do abrigo sobre a saúde dos animais: *http://www.sheltermedicine.com/shelter-health-portal/information-sheets/impacts-of-shelter-housing-design-on-shelter-animal-health*
Sanitização e desinfecção: *http://www. sheltermedicine.com/shelter-health-portal/information-sheets/cleaning-and-disinfecting-in-shelters*

Tipo e tamanho de canil

O tamanho mínimo dos aposentos para os cães depende do tamanho, da raça, da duração do confinamento e das circunstâncias individuais. As instituições Humane Society of the United States,[19] Animal and Plant Health Inspection Service, Department of Agriculture of the United States[1] e National Research Council[39] publicaram recomendações mínimas nesse sentido. Ver no Boxe 96.1 as fontes na internet desses documentos e organizações quanto ao bem-estar animal.[1] Aposentos com condições clínicas de barreira que requeiram confinamento estrito precisam ter tamanho suficiente para que os cães fiquem em todas as posturas normais sem tocar as paredes e possam urinar e defecar fora das áreas de alimentação e sono; além disso, precisam acomodar a cama e possibilitar a amplitude de

comportamentos normais. O tamanho e a qualidade do aposento precisam ser maiores para cães que ficarão em confinamento por longos períodos (mais de 2 semanas) e para aqueles que não tenham outro espaço para praticar exercício, brincar e se socializar. Em unidades de produção ou abrigos são necessárias áreas para cadelas prenhes, as que estejam amamentando e as ninhadas. O espaço deve ser adequado para a cadela separar-se da ninhada. Os aposentos devem ter barreiras sólidas entre si, para minimizar a transmissão de patógenos.

Canis duplos separados por uma porta do tipo guilhotina facilitam a limpeza, proporcionam separação de áreas para alimentação e repouso *versus* eliminação de dejetos, facilitam a limpeza sem expor os animais a água ou desinfetantes e possibilitam que cães agressivos sejam cuidados com risco mínimo para a equipe (Figura 96.3). Tal projeto de canil em geral é preferido para um único animal, em particular cães recém-chegados, aqueles agressivos e os que tenham alguma doença infecciosa. Filhotes devem ser abrigados sempre em jaulas duplas de fácil sanitização, que possibilitem a limpeza eficiente e os devidos cuidados. As portas de canis ou corredores devem ser seguras.

Algumas instituições têm áreas ao ar livre destinadas a ventilação e exercício. Corredores externos de concreto são de fácil limpeza e sanitização. Os de cascalho, areia ou grama são menos recomendáveis por serem de difícil sanitização e porque podem abrigar microrganismos ambientais e parasitos, em especial nos climas quentes e úmidos. A remoção diária das fezes dessas áreas é essencial para limitar a contaminação do solo, e filhotes ou cães que não tenham sido vacinados não devem frequentá-las.

Superfícies e pisos

O prédio deve ser construído de materiais de fácil limpeza e desinfecção. O concreto facilita a sanitização, desde que a superfície seja impermeável. O tratamento do piso deve ser estendido às paredes do canil e a outras áreas onde os cães possam transitar, para facilitar a limpeza e evitar a persistência de patógenos. Os pisos devem ter uma inclinação gradual para um sistema de drenagem ao qual os cães não tenham acesso.

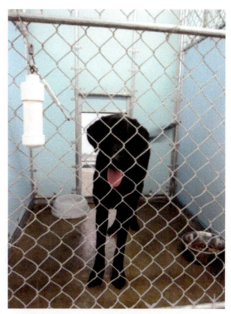

Figura 96.3 Aposento duplo com porta tipo guilhotina separando as duas partes possibilita que o cão tenha algum controle sobre seu ambiente e facilita a limpeza e os cuidados sem retirá-lo do local.

Áreas de recreação e socialização

Tais áreas servem a diferentes funções em unidades diferentes. No ambiente de um abrigo, essas áreas podem servir para ventilação com ar fresco e sol, além de possibilitarem a interação dos cães com as pessoas. Elas também podem servir para recreação supervisionada entre cães selecionados. Em um estabelecimento de reprodução ou que abrigue filhotes caninos, essas áreas servem para recreação e ainda para socializá-los e com pessoas diferentes. O ideal é ter áreas separadas para os filhotes, as quais devem ser de concreto ou outra superfície de fácil sanitização. Parques e áreas de cuidados com cães servem para socialização. Em todas essas situações, há potencial de contaminação do solo com ovos de parasitos e patógenos entéricos, bem como transmissão direta de doença quando os cães interagem. Tais instalações em geral têm solo de superfícies porosas, o que dificulta a sanitização, de modo que os proprietários devem coletar os dejetos de seus cães logo após sua eliminação.

Segregação de populações

Em geral é impraticável, e muitas vezes não recomendável, isolar cães sadios compatíveis entre si durante o confinamento.[37] No entanto, a segregação de subpopulações transitórias é um aspecto crítico do controle de doenças infecciosas. No caso de subpopulações com baixa probabilidade de implicar risco para outras, ou de elas mesmas estarem sob risco de infecção, como animais sadios adultos que sejam vacinados, são necessárias menos precauções, devendo-se ter mais cuidado ao lidar com indivíduos vulneráveis ou infecciosos.

Características da segregação efetiva

O ideal é separar os utensílios usados para subpopulações, em particular para o isolamento de cães com infecções respiratórias. No mínimo, barreiras visuais nítidas devem delimitar áreas separadas fisicamente onde são guardados os equipamentos e suprimentos. Um código de cores para organizar o equipamento pode ajudar a garantir que ele esteja na área designada. Nas áreas destinadas a filhotes, cães doentes ou com história desconhecida ou de alto risco, as pessoas devem usar indumentária protetora completa. A proteção suficiente inclui aventais de mangas compridas e calças ou macacões. As mãos devem ser bem lavadas ou sanitizadas antes e após a ida a áreas separadas ou estar com luvas que devem ser trocadas entre as áreas. Isso é particularmente importante nas áreas de cães doentes, porque a lavagem das mãos não é suficiente para inativar todos os patógenos. Sapatilhas ou botas devem ser usadas em áreas de cães doentes, porque os pedilúvios não são suficientes para evitar a transmissão de doenças graves.[47]

Categorias de segregação

As categorias para segregação incluem idade, estado de saúde e história recente. Em termos específicos, devem ser consideradas as categorias descritas a seguir, dependendo da população atendida pela organização.

Filhotes

Como os anticorpos maternos podem impedir a imunização eficaz até aproximadamente as 16 semanas de idade, os filhotes caninos devem sempre ser abrigados e manipulados com atenção especial para o controle de doenças infecciosas. Eles não devem ser mantidos nem ter contato direto com cães que não sejam da mesma ninhada, a menos que ambos os grupos tenham recebido tratamento antiparasitário e o risco de exposição a doenças infecciosas seja muito baixo.

Cães com histórico de saúde desconhecido

Algumas vacinas levam 1 semana ou mais para fornecer proteção completa contra infecções importantes[7,13,27,45] e o período de incubação de muitas dessas doenças é de 1 a 2 semanas ou mais. Portanto, os animais cujo histórico de vacinação ou clínico é desconhecido inicialmente devem ser acomodados em áreas de fácil sanitização e atendidos após a população residente de cães saudáveis. A quarentena verdadeira para cães recém-chegados ou adquiridos só é viável quando outros cães não são admitidos na população durante o período de quarentena. Isso raramente é possível em abrigos, mas pode ser em instalações de passagem e reprodução e alguns abrigos limitados ou áreas de preservação.

Cães com exposição conhecida a doença

Cães com história conhecida de exposição a doença infecciosa séria causada por CPV ou VC devem ser avaliados quanto ao risco com base na anamnese, no grau de exposição e nos títulos de anticorpo, se for o caso.[21] Cães sob risco de infecção devem ser abrigados separadamente por todo o período de incubação da doença em questão (ver *Cães com doença infecciosa*, a seguir). Se os cães desenvolverem doença durante o período de quarentena, a avaliação do risco deverá ser repetida nos outros cães e o período de quarentena reiniciado para aqueles em risco de nova exposição.

Cães com doença infecciosa

Cães com condições infecciosas conhecidas ou suspeitas devem ser mantidos em isolamento. O ideal é ter uma área de isolamento separada para cães com condições diferentes (p. ex., infecções respiratórias *versus* gastrintestinais). No mínimo, cada cão em uma área de isolamento deve ser manipulado com precauções para doença infecciosa, para evitar a transmissão de múltiplas doenças em um grupo de cães doentes (Boxe 96.2).

Dependendo do objetivo da instituição, podem ser recomendáveis outras categorias de segregação, incluindo maternidade ou áreas de amamentação e outras para cães destinados a outros lares ou que requeiram cuidados especiais ou monitoramento.

Desinfecção, sanitização e controle de pragas

Uma das pedras fundamentais da prevenção e do controle de doenças nas populações é o programa de sanitização consistente. São necessárias a boa compreensão das vias de transmissão (ver *Transmissão de doença*, anteriormente) e considerações específicas (p. ex., quanto à persistência de patógenos no ambiente), além da descontaminação sistemática de roupas, do equipamento e das mãos, bem como das superfícies.

Boxe 96.2 Pré-requisitos mínimos para manter cães em isolamento

1. Cuidar de todos os animais sadios residentes antes de entrar na área de isolamento.
2. Usar indumentária protetora (aventais ou guarda-pós, luvas, sapatilhas ou botas).
3. Evitar molhar os animais durante a limpeza.
4. Examinar o animal e administrar qualquer tratamento necessário.
5. Providenciar alimento fresco e água limpa.
6. Remover o equipamento protetor e colocar os itens descartáveis no lixo ou os reutilizáveis na lavanderia.
7. Repetir as etapas 1 a 6 para cada animal na área de isolamento.
8. Não entrar novamente na área dos animais residentes.

A sanitização e a desinfecção eficazes dependem de saber onde desinfetar, da escolha dos produtos certos e do cumprimento das etapas essenciais no protocolo de desinfecção.[42] Procedimentos apropriados de limpeza, inclusive a remoção de material orgânico e a limpeza prévia da área antes do uso de desinfetante, são necessários para que os desinfetantes funcionem bem. Os desinfetantes escolhidos devem ser aqueles com atividade comprovada contra os patógenos de existência possível no ambiente em questão (ver Capítulo 93). Fatores como a contaminação provável por matéria orgânica e o método de aplicação também podem influenciar a escolha do desinfetante ideal. Também é essencial que o desinfetante fique em contato pelo tempo suficiente para agir de maneira eficaz. A sequência da limpeza e desinfecção das salas e áreas deve ser a partir daquelas onde estão os animais sadios para aquelas em que estão as populações mais vulneráveis (p. ex., filhotes ou cães recém-chegados) e, por fim, as destinadas a cães doentes. A área destinada a atendimento ao público não deve ser esquecida ao se elaborar um plano de limpeza. Devem ser instituídos bons procedimentos de manejo, e modificados sempre que necessário, como os padrões de circulação pelas áreas, acomodações adequadas, protocolos de isolamento e quarentena, o controle de vetores, a lavagem e a sanitização das vasilhas de alimento e água e os procedimentos de lavanderia. A informação é a base do sucesso, e aquela sobre a sanitização em clínicas veterinárias está disponível nos *websites* da Iowa State University, da University of California em Davis e Shelter Medicine (ver Boxe 96.1).[42,52] No Capítulo 93 há mais informação sobre sanitização e desinfecção.

O controle de pragas pode ser um desafio em instalações de animais e os tipos de pragas variam de acordo com a região. Infestações por insetos e roedores são capazes de causar surtos de doenças, odores e traumatismo potencial por picadas e mordidas. Uma das etapas no controle de pragas consiste em tornar o local menos atraente para elas removendo-se todos os resíduos de animais e restos de comida do piso, guardando-se o alimento dos animais em recipientes com tampas fixas e usando-se lixeiras também com o mesmo tipo de tampas. O controle integrado de pragas (prevenção, controle não químico quando possível e monitoramento) pode ser eficaz, embora possa ser necessário adotar programas comerciais de controle de roedores e insetos, com avaliação cuidadosa da segurança da aplicação de qualquer produto químico.

Outros fatores ambientais

Ventilação, umidade, temperatura, níveis de ruído e luminosidade são fatores importantes para manter os animais e seus cuidadores confortáveis e minimizar a ocorrência de doenças. Sistemas de aquecimento, ventilação e ar-condicionado que compartilham o ar que circula através deles servem como veículos para a circulação também de patógenos pelo local, embora outros fatores ambientais, como a densidade populacional e a sanitização, possam superar esse risco na maioria dos casos. Sistemas separados são o ideal e, se colocados de maneira estratégica (p. ex., nas áreas de isolamento, enfermarias), podem ajudar a minimizar a transmissão de patógenos. Além disso, sistemas bons retiram o excesso de umidade, poeira, gases irritantes e vapores químicos. A umidade deve ser minimizada mantendo-se as áreas de cuidados com os animais o mais secas possível. Um ambiente fisicamente seco ajuda a manter os cães secos e confortáveis, além de diminuir o potencial de crescimento de mofo e surgimento de odores. A temperatura deve ser mantida em uma faixa que deixe o animal confortável.[39] Há diretrizes gerais nesse sentido (p. ex., a AVMA recomenda a variação de 15°C a 26°C), mas a temperatura adequada varia de acordo com fatores como a idade, a raça e a condição clínica dos animais. As temperaturas diárias devem ser monitoradas com termômetro. A umidade relativa também deve ser verificada antes de se ocupar a área. Os níveis de ruído podem aumentar em ambien-

tes sem isolamento acústico, o que é comum em algumas unidades de acomodação. Latidos de cães podem aumentar os níveis de ruído acima dos recomendados pela Occupational Safety and Health Administration nos EUA (ver Boxe 96.1). As pessoas que trabalham nesses locais devem usar protetores de ouvido. A redução do ruído também é aconselhável para diminuir o estresse dos cães e das pessoas. A boa iluminação é essencial para que se possa observar e inspecionar a saúde física e comportamental dos cães, bem como para uma limpeza eficaz. A iluminação natural pode ser benéfica tanto para os cães quanto para as pessoas. O controle dos ciclos de luz e escuridão (12 h com as luzes acesas, 12 h com elas apagadas) é essencial para manter o ritmo circadiano adequado.[39]

Fatores do hospedeiro

Assim como a introdução de doença não acarreta necessariamente sua transmissão em uma população, a exposição a doença não causa infecção ou doença de maneira inevitável. Muitos dos patógenos comumente associados a surtos de doença respiratória ou gastrintestinal também podem ser isolados de cães clinicamente saudáveis.[5,46] A probabilidade de doença é influenciada pela virulência do patógeno, pela dose infectante mínima e pela imunidade inata e adquirida do hospedeiro. Coinfecções com organismos como o CPV e o VC, ambos altamente imunossupressores, podem afetar diretamente a função do sistema imune. Outros organismos são capazes de prejudicar as defesas inatas, como *Bordetella bronchiseptica*, que danifica os cílios respiratórios e deixa os cães mais vulneráveis a outras infecções respiratórias. É possível manter a imunidade por meio do controle de coinfecções, da minimização do estresse e da promoção de comportamentos normais, como autolimpeza, alimentação, consumo de água e eliminação regular dos dejetos. A imunidade adquirida resulta da exposição prévia a organismos infecciosos ou vacinação, e o uso correto de vacinas é um aspecto crítico do controle de doenças nas populações caninas. A descrição detalhada de cada fator na imunidade do hospedeiro está além do âmbito deste capítulo, porém alguns aspectos mais relevantes nessas populações são esclarecidos a seguir (ver também Capítulo 100).

Vacinação

A vacinação tem papel fundamental na prevenção de algumas das infecções mais sérias nas populações caninas (p. ex., com parvovírus e cinomose) e pode reduzir a frequência e a gravidade de outras, como o complexo canino de doença respiratória infecciosa. Os programas de vacinação devem ser adaptados às necessidades da população específica. Para populações transitórias de canis, como abrigos e instituições de passagem, o foco da vacinação está na proteção rápida de um subconjunto limitado de patógenos mais propensos a disseminar-se nesses ambientes, como o VC, o CPV, o vírus da parainfluenza, o adenovírus e *B. bronchiseptica*. Isso pode requerer o uso mais frequente de vacinas em cães jovens, em comparação com o esquema para aqueles com menor risco de exposição, e em um grupo maior de animais, como cães com doença branda.[40] A maioria dos cães que chega a abrigos de animais pode apresentar títulos insuficientes de proteção contra a infecção com VC e CPV.[34] Embora algumas vacinas de vírus vivo modificado forneçam alguma proteção em questão de horas a dias, o ideal é que elas sejam administradas pelo menos 1 semana antes da ida do cão para o canil, para que alcancem um nível maior de proteção.[7,13,28,45] Se isso não for possível, elas deverão ser administradas imediatamente à chegada do cão na instituição. Vacinas inativadas podem não proporcionar proteção até 10 a 14 dias após um reforço, razão pela qual têm benefício limitado em populações caninas altamente transitórias, como em muitos abrigos de animais. No caso de populações estáveis de canis, é provável que o risco de infecção seja menor e então as considerações quanto à vacinação são muito semelhantes às relativas a cães de estimação, levando-se em conta os riscos particulares de exposição ao ambiente e o estilo de vida do cão.

Controle de parasitos

O controle de ecto e endoparasitos é importante para manter o animal saudável, evitar a contaminação do ambiente com estágios resistentes do ciclo biológico, reduzir a transmissão de infecções veiculadas por vetores e fornecer proteção em termos de saúde pública. Os animais e o ambiente devem ser tratados conforme a informação do produto para controle de pulgas, carrapatos e outros ectoparasitos. Todos os animais devem receber profilaxia para parasitos intestinais, conforme recomendado pelo Animal Parasite Council, dos EUA (ver Boxe 96.1),[10] e para dirofilariose, dependendo do risco regional e ambiental de exposição. O tratamento para parasitos intestinais deve ser completado antes da chegada ao canil (p. ex., no caso de abrigos de passagem); se isso não for possível, o tratamento deverá ser iniciado imediatamente à chegada, e os animais, colocados em ambiente de fácil limpeza após o término do tratamento. Exames diagnósticos para verificar se há endoparasitos não controlados pelo tratamento profilático devem ser realizados rotineiramente, no momento da chegada do animal e no evento de problemas com doença.

Nutrição

Os desafios nutricionais variam de acordo com o tipo de população canina. No caso de cães de populações transitórias como abrigos e instituições de passagem, o consumo nutricional pode ficar comprometido pelo estresse, pela comida estranha ou contaminada ou pela competição com outros cães quando alojados em grupos. O objetivo de um programa alimentar para cães alojados por pouco tempo é manter o consumo nutricional adequado e evitar anorexia e diarreia. A menos que se saiba qual a alimentação específica e a quantidade que normalmente o cão consome, de início deve-se fornecer uma dieta de alta qualidade apropriada para o estágio de vida do cão e na quantidade máxima recomendada pelo fabricante. Superalimentação e modificações frequentes na dieta devem ser evitadas, porque podem causar diarreia. Com o tempo, a quantidade ingerida deve ser adaptada ao cão em questão, para manter uma boa condição corporal. Cães que ficam longo tempo nessas instituições devem ser pesados e ter sua condição corporal avaliada rotineiramente, e a dieta deve ser adaptada às necessidades individuais.

Adaptação e aprimoramento comportamentais

Além da consideração com o bem-estar em si, os programas de adaptação do comportamento contribuem para o controle de doenças infecciosas porque diminuem o estresse e ajudam o animal a manter seu comportamento normal. Em todas as populações caninas, deve-se equilibrar o controle de doenças infecciosas com programas de aprimoramento comportamental. Isso é especialmente válido para populações altamente transitórias e cães cujo histórico clínico é desconhecido. Mesmo no caso de cães que não possam ser retirados de seus alojamentos com segurança, é possível realizar o treinamento e o aprimoramento por meio de um treinamento rápido dos membros da equipe.[6,44,50] Brinquedos duráveis fáceis de sanitizar e cama macia devem ser providenciados para todos os cães, monitorando-os para garantir que eles não ingiram indevidamente esses itens. No caso de cães com histórico clínico conhecido e todos que fiquem na instituição por longo tempo, são necessários diariamente exercícios aeróbicos suficientes, interação humana amigável e, no caso de cães sociáveis, contato com outros cães, para minimizar o estresse e promover a saúde e o bem-estar.

Monitoramento da saúde

O monitoramento rotineiro da saúde dos indivíduos garante a identificação imediata de problemas de saúde, a implementação do tratamento e a prevenção da disseminação de doenças infecciosas. O monitoramento da população como um todo é um meio de avaliar o sucesso dos procedimentos de manejo e detectar tendências emergentes na população saudável. Quanto maior e mais transitória a população, mais importante é um sistema de monitoramento formal da saúde. No entanto, mesmo em populações relativamente pequenas e estáveis, como aquelas em instituições de resgate, canis de reprodução e áreas de preservação, deve-se estabelecer um sistema de monitoramento para evitar que problemas de saúde sutis passem despercebidos.

O primeiro componente do monitoramento de saúde é o exame físico realizado quando o animal chega. Isso é importante mesmo nas instituições que aceitam cães com boa saúde presumível. O exame nesse momento revela condições preexistentes, identifica problemas que requerem tratamento e possibilita a tomada das precauções adequadas para a manipulação de cães com sinais de possíveis condições infecciosas. Os resultados do exame devem ser registrados por escrito ou em computador. O completo exame físico, que inclua o peso corporal e a pontuação para a condição corporal, deve fazer parte da rotina para cães alojados por muito tempo. Cães em populações estáveis devem ser examinados pelo menos duas vezes ao ano, mas nas populações em que há muita renovação de animais e cuidadores a frequência deve ser maior.

No caso de populações transitórias, também devem ser feitas "rondas diárias" durante as quais cada animal é examinado visualmente. Isso deve ser feito antes da limpeza, de maneira que, se for identificado um problema infeccioso (p. ex., diarreia, vômito), possam ser instituídas as medidas para descartar a possibilidade de transmissão de fômites para outros cães no decorrer da assistência ao animal em questão. A observação mínima diária inclui a avaliação visual do canil e do cão, inclusive sua atitude, seu comportamento, a existência e a característica da urina e das fezes, se comeu e quaisquer sinais clínicos como tosse, espirros ou corrimentos. As observações diárias devem ser registradas para facilitar a detecção de padrões, como inapetência persistente ou deterioração do comportamento. Os Boxes 96.3 e 96.4 dão exemplos de categorias de observação diária para saúde e comportamento.

Além de monitorar os indivíduos, é útil rastrear a ocorrência de doença na população como um todo.[20] Documentar a frequência de condições comuns como diarreia e problemas respiratórios pode

---

Boxe 96.3 Recomendações para observação diária visando à avaliação clínica de cães

Apetite
  Dieta especial: sim ou não
  Hábitos alimentares: bons, médios, inapetência, não come
Fezes
  Aspecto: normal; moles; diarreicas; sanguinolentas; ausência
  Comportamento: normal; com esforço
  Testes realizados: exame fecal; teste para o CPV
Urina
  Aspecto: normal; excessiva; com odor ou cor intensos; sanguinolenta; nenhuma
  Comportamento: normal, com esforço
Vômitos: de alimento, bile, tricobezoares, sangue
Tosse: sim ou não
Coriza: transparente; amarelada; esverdeada; sanguinolenta
Olhos: corrimento ocular transparente; ocorrência de pus ou muco; vermelhos, irritados; inchados

CPV, parvovírus canino.

Boxe 96.4	Recomendações para observação diária do comportamento de cães

Comportamento geral: amigável; tímido; agressivo; vocalização; muita energia; calmo; inquieto ou deprimido; arredio; agressivo com os companheiros

Limpeza do alojamento: limpo; não sujo, mas desarrumado; um tanto sujo; sujo

Cama; brinquedos

Cama: usada mas limpa; rasgada, arrancada; suja com urina ou fezes; não usada

Brinquedos: usa; destrói, tem favorito

Sinais de estresse: rodopia no alojamento; fezes espalhadas na área; depressão; morde a porta do alojamento; late excessivamente; choca-se contra as paredes do canil; nunca se aquieta

Latidos: late raramente; late constantemente; late quando excitado; late para chamar a atenção; late para dar alarme; late de maneira viciosa

ajudar a detectar áreas corporais suspeitas e acompanhar o progresso na redução de doença. É possível calcular a frequência de doença como o número de casos de uma condição particular fora o número de cães existentes em determinado momento (prevalência) ou o número de novos casos que ocorrem na população sob risco em determinado período (incidência).

Quando há aumento na frequência ou na gravidade de uma doença infecciosa, deve-se fazer o diagnóstico para identificar a causa específica. O ideal é obter amostras de 10 a 30% da população, ou pelo menos de 5 a 10 cães acometidos. A frequência e o momento de eliminação do microrganismo devem ser considerados ao serem obtidas as amostras para isolamento de patógeno; por exemplo, o período máximo de eliminação do vírus da influenza canina antecede os sinais clínicos, de modo que as amostras de cães expostos e dos acometidos devem ser testadas. A necropsia pode ser um recurso muito útil para identificar rapidamente a causa de um surto. Se algum cão morrer ou for submetido a eutanásia com sinais clínicos de uma doença não identificada, deverão ser obtidas amostras e guardadas para teste depois se ocorrer transmissão adicional na população.[41] Além do tecido acometido, deve-se obter amostra de todos os órgãos principais, inclusive os pulmões, a parte distal da traqueia, o intestino, o fígado, os rins, o baço e linfonodos. As amostras para histopatologia devem ser conservadas na proporção de 9 partes de solução de formalina a 40% para 1 parte de tecido. As amostras para bacteriologia devem ser refrigeradas (ver Capítulo 29); amostras para virologia (ver Capítulo 1) em geral devem ser congeladas.

Manutenção do registro

A manutenção de registros clínicos é indispensável. A informação deve incluir a origem do cão, o assinalamento, a anamnese e o exame físico, inclusive a descrição e a identificação (p. ex., *microchips*). O exame físico deve ser feito, e registrado, em todos os animais que possam ser manipulados com segurança. Cuidados de saúde preventivos devem ser documentados como no prontuário clínico padrão (p. ex., uso de anti-helmíntico, dose e via de administração). Exames diagnósticos, especificando cada tipo, e os resultados devem ser registrados. A história reprodutiva e os achados, inclusive as datas de cruzamento, devem ser registrados para ajudar a prever as datas de parição e avaliar a fertilidade. O estado reprodutivo (não castrado ou castrado) deve ser incluído. Em unidades de produção devem ser registrados o número de filhotes, sua viabilidade, anormalidades congênitas, peso ao nascimento e pesagens diárias. Problemas com o animal e tratamentos também devem ser registrados. Em algumas instituições podem ser mantidos registros escritos, mas há sistemas eletrônicos de registro no comércio, disponíveis para alguns tipos de instituição (p. ex., abrigos de animais).

Além do registro individual, os de avaliação da população também são úteis para avaliar a saúde dos animais, a incidência ou prevalência de doença, a duração da estada do animal ou os dias de cuidados e outras medidas de desempenho estabelecidas com base na missão da instituição. O rastreamento das taxas atuais de doença e sua comparação com taxas prévias podem servir de incentivo para modificações benéficas nos protocolos preventivos. A capacidade de recuperar informação valiosa baseia-se no registro acurado de informações e na avaliação criteriosa.

Saúde da comunidade

Por fim, a maioria das populações caninas não constitui sistemas isolados. Os cães se movem nelas e fora delas e interagem com a comunidade em maior escala. Quando a doença aumenta nas populações, a saúde dos animais de estimação e das pessoas fica em risco. Os exemplos mais notáveis disso ocorrem quando uma doença que surge, como a influenza canina, expressa-se pela primeira vez em ampla escala em populações como o Greyhound de corrida ou cães de abrigos, e em seguida dissemina-se para animais de estimação de proprietários em outros contextos. Portanto, a manutenção da saúde das populações é um componente importante para manter a saúde da comunidade. Embora um plano abrangente de controle de infecção constitua um investimento significativo de recursos, o retorno final é compensador, com animais mais saudáveis, organizações mais bem-sucedidas e comunidades mais seguras.

Capítulo 97

Prevenção e Tratamento de Doenças Infecciosas em Ambientes com Muitos Gatos

Janet E. Foley

Ambientes com muitos gatos são definidos como aqueles com pelo menos cinco gatos e podem incluir casas com vários deles, gatis de criação, lojas de animais de estimação, gatis de pesquisa, abrigos, instituições de adoção ou resgate, hospitais veterinários, locais de toalete e passagem, bem como colônias de gatos de vida livre. Geralmente, a prevalência de doença infecciosa nesses ambientes é alta porque se correlaciona à densidade animal e ao tamanho da população e porque os cuidadores em geral têm recursos limitados para o controle de doenças. Muitas infecções importantes em gatis são crônicas e/ou difíceis de tratar; portanto, o manejo eficiente e a prevenção de doenças são fundamentais para o sucesso em locais com muitos gatos.

Alguma exposição a agentes infecciosos é inevitável, devido à natureza onipresente de vírus como o herpes-vírus felino (HVF) e o calicivírus felino (CVF), bem como à persistência no ambiente de outros, como o vírus da panleucopenia felina (FPV; do inglês, *panleukopenia virus*). As doenças infecciosas podem ser transmitidas diretamente por contato imediato ou próximo entre hospedeiros reservatórios e suscetíveis, ou indiretamente por meio de veículos inanimados (fômites), do ar ou gotículas nele dispersas ou vários vetores mecânicos ou biológicos. A importância de uma infecção em um gatil depende do hospedeiro, do ambiente e dos atributos do patógeno, que incluem a virulência, a dose e a via de sua inoculação. A virulência não está sob o controle da administração do gatil, mas a dose e a via de infecção podem estar. Os fatores contribuintes do ambiente e do hospedeiro para as doenças infecciosas também são alvos importantes para minimizar a disseminação dessas doenças. Neste capítulo, fazemos uma revisão das estratégias de manejo nos gatis, das principais síndromes infecciosas que ocorrem neles e de casos especiais em ambientes com muitos gatos.

Estratégias gerais de conduta

A conduta relacionada com as doenças infecciosas em gatis deve enfatizar boas práticas de manejo e medicina preventiva. A imunidade da colônia – a resistência de um grupo de animais à invasão e à disseminação de um agente infeccioso – deve ser maximizada, bem como a *resistência à colonização* (RC) de cada indivíduo. A RC é definida como a capacidade inata e adquirida de um animal para resistir a doenças infecciosas e inclui comportamentos (como evitar sujeira), barreiras físicas (muco, epitélio, pelagem), atributos físicos e químicos do hospedeiro (pH gástrico baixo, peristaltismo intestinal, fluxo urinário, função mucociliar), a imunidade clássica e a flora residente. Animais com a RC comprometida (p. ex., aqueles com o vírus da imunodeficiência felina [FIV; do inglês, *feline immunodeficiency virus*], idosos ou imunossuprimidos, os que estejam recebendo antibacterianos) não apenas são mais suscetíveis a doenças como também reduzem a imunidade geral da colônia.

O ideal é implementar um programa de manejo preventivo com uma equipe constituída por pelo menos um veterinário e um gerente familiarizados com a estrutura física do gatil, os funcionários e as atividades nele exercidas, além de outros detalhes. O manejo eficaz em um gatil para diminuir o risco de infecção inclui (1) minimizar os fatores de risco da população e individuais para doenças infecciosas e (2) *controlar o movimento*, o que consiste na regulação do acesso a outros gatos e fômites que poderiam transmitir infecção.

Isolamento e quarentena

Gatos com aspecto clinicamente saudável mas que podem ter doenças infecciosas em incubação devem ficar em quarentena por 10 dias a 3 semanas, tempo durante o qual devem ser tratados (p. ex., vacinação, antiparasitários) e observados diariamente por pessoas qualificadas para realizar exame físico e detectar sinais clínicos de doença infecciosa. Passado o período de quarentena, presume-se que o gato seja sadio. Nesse momento, deve-se deixar que ele interaja com outros gatos sadios ou seja alojado perto deles, para minimizar o estresse e facilitar a limpeza e o manejo do gatil.

Gatos que apresentem sinais de doença infecciosa têm de ser isolados, mas não na área de quarentena, porque isso resultaria em infecção nos gatos nesse local. Em um gatil ou residência é possível isolar um gato em um banheiro, mas é muito difícil os proprietários evitarem levar a infecção em suas roupas, sapatos e na pele para outros gatos. Um gato com dermatofitose, infecção respiratória superior (IRS), diarreia ou outra doença contagiosa não deve ser isolado na mesma casa de gatos sadios, e sim levado para outro local ou uma clínica veterinária que o aceite. Para garantir que as doenças infecciosas não sejam levadas para todo o gatil, deve-se cumprir uma sequência de cuidados: (1) alimentar primeiro os gatos sadios e limpar seus alojamentos, (2) alimentar os gatos da quarentena e limpar seus alojamentos, (3) alimentar os gatos em isolamento e limpar seus alojamentos. Em uma instituição grande, os gatos em isolamento devem ser manipulados por pessoas que não lidem com os gatos sadios. Apenas se absolutamente necessário, uma pessoa deve atender gatos sadios após fazer isso com gatos em isolamento e, mesmo assim, só se tiver trocado de roupa e sapatos e lavado toda a pele exposta. Se a instituição for um abrigo, uma clínica ou outro local onde os gatos não passem mais de 3 semanas em média, então os gatos devem permanecer em quarentena efetiva ou isolamento durante todo o tempo.

Em algumas situações, como abrigos populosos, é impossível manter animais em quarentena. Nesses casos, a melhor opção pode ser a admissão em coorte. Um método que possibilita essa admissão é ocupar os alojamentos de maneira consecutiva, de acordo com a data em que cada animal chega ao abrigo, e assegurar que os gatos não tenham contato com elementos contaminados no ambiente (*tudo dentro–tudo fora*). Em abrigos ou clínicas com muitos animais doentes, é preciso expandir a área de isolamento. Animais com doença leve podem ser adotados, desde que os proprietários em potencial os vejam em uma área de isolamento.

Fatores de risco para doença

Os fatores de risco para doença devem ser avaliados de maneira sistemática e corrigidos sempre que possível. Os fatores de risco incluem os ambientais e as características da população. Os dois fatores de risco mais importantes em um gatil são (1) o número total de gatos e (2) a densidade da população, ou o número de gatos por espaço unitário. Outros fatores de risco ambientais intrínsecos incluem estratégias de alojamento, estresse (p. ex., cães, ruídos, estruturas sociais instáveis), taxa de introdução de novos gatos, sanitização, fluxo e qualidade do ar, programas de saúde, controle de insetos e vermes, estação do ano e clima. Os fatores de risco da população incluem a composição etária da população, o estado reprodutivo, as raças existentes no gatil e doenças concomitantes.

Número de gatos e densidade populacional

O número de gatos e a densidade da população devem ser mantidos o mais baixos possível, com ênfase na minimização da proporção de filhotes e gatos imunocomprometidos. O alojamento em grupos estáveis deve possibilitar algumas interações sociais, mas não brigas. Os alojamentos devem proporcionar oportunidades plenas para os gatos se esconderem, ter espaço vertical, luz e ar naturais e janelas por onde possam olhar. Os detalhes do alojamento de gatos em grupos são muito numerosos para uma discussão completa neste capítulo, mas foram revistos em outras fontes excelentes.[29]

Os alojamentos individuais para gatos devem ser mais do que jaulas estéreis, porque a maior suscetibilidade a doença causada pelo estresse supera a facilidade de acesso para limpeza com a redução do espaço. É muito importante ter opções para os animais no ambiente (lugares onde possam se esconder, espaços verticais e coisas para ver e brincar) (Figuras 97.1 e 97.2). Jaulas não devem ficar no chão (devem ser colocadas a pelo menos cerca de 30 cm do piso) e gatos doentes nunca devem ser alojados sobre gatos sadios; gatos doentes devem ficar em isolamento. *Todos* os componentes do gatil devem ser descartáveis ou passíveis de desinfecção completa, exceto itens como as coberturas de postes para arranhar, pisos acarpetados e estruturas de madeira porosa. Quaisquer itens potencialmente não descartáveis devem ser mantidos em salas fechadas e descontaminados ou descartados quando o grupo de gatos tiver acabado de usá-los.

Sanitização

A sanitização é importante, mas em geral feita inadequadamente. As principais fontes de doenças infecciosas não são as jaulas ou alojamentos, e sim os próprios gatos e componentes ambientais que ficam contaminados e não podem ser sanitizados, como carpetes. A limpeza é essencial em um gatil. Um gatil que tem bandejas sujas de dejetos, sujeira espalhada ou odor de amônia no ar não está limpo. Quando uma jaula, vasilha, bandeja ou caixa de dejetos é colocada para um gato, deve ser nova ou ter sido limpa com solução 1:10 de alvejante que tenha ficado em contato por pelo menos 10 min para desinfecção microbiana geral (ver *Controle ambiental de micróbios*, no Capítulo 93, e Tabela 93.1). Para a descontaminação de oocistos de *Toxoplasma gondii* e outros coccídios, são necessárias água fervente ou soluções de amônia (ver *Considerações de saúde pública*, nos Capítulos 79 e 81). Para a limpeza rotineira, jaulas e vasilhas devem ser mantidas limpas e a bandeja de dejetos trocada todo dia. Tudo no gatil deve ser escovado e sanitizado semanalmente, dispensando o uso diário de alvejante nas vasilhas e bandejas de dejetos, o que dá mais tempo para as pessoas cuidarem melhor do bem-estar dos gatos, daqueles em isolamento e quarentena, e dar atenção a eles.

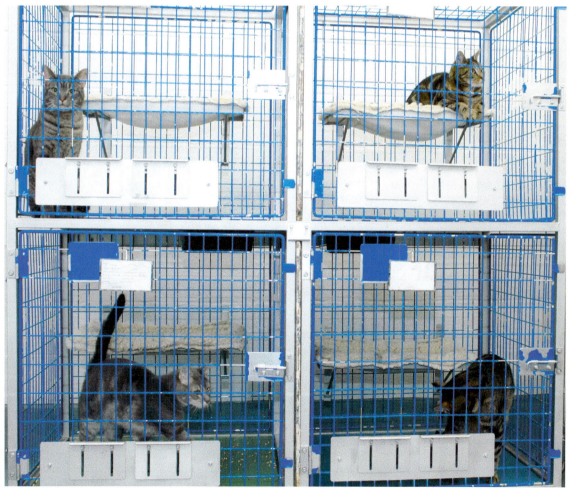

Figura 97.1 Boas práticas de manejo são vitais para um programa eficaz de medicina preventiva.

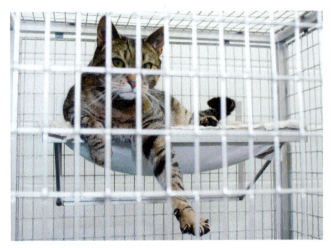

Figura 97.2 Redes proporcionam um ambiente tranquilo para os gatos.

Fluxo e qualidade do ar

O fluxo e a qualidade do ar são fatores significativos no manejo de um gatil, mas não se deve exagerar sua importância. As vantagens de aumentar a renovação do ar de 10 para 15 trocas por minuto são enormes, mas esse aumento é dispendioso. Em geral, quanto maior a densidade populacional, maior a necessidade de aumentar as trocas de ar por hora. Em residências, sem dúvida a maneira mais eficiente de melhorar a qualidade do ar é abrir janelas ou ter gatis duplos, com ambiente fechado e espaço ao ar livre. A maioria dos gatos não precisa de ar-condicionado da mesma maneira que de água fresca, proteção contra a chuva e sombra. No entanto, em climas frios, os gatos precisam de calor.

Fatores de risco da população

Os fatores de risco da população para doença infecciosa incluem sua composição etária, o estado reprodutivo, as raças abrigadas no gatil e se há doenças concomitantes. Muitos dos fatores de risco que aumentam a probabilidade de doença endêmica ou epidêmica em gatis também aumentam os riscos para gatos individuais. Os gatos são mais propensos a ter doença infecciosa se forem muito jovens, em especial se privados de colostro ou muito idosos, se estiverem estressados, recebendo nutrição inadequada ou incubando uma infecção. Em gatos, a reprodução em si não é um fator de risco, mas ser de uma raça mais suscetível pode ser um risco.

Programas de saúde e vacinação para gatos

Os programas de saúde para gatos e o controle de artrópodes minimizam os fatores de risco individuais para doença infecciosa, maximizam a imunidade da colônia e dão uma oportunidade sistemática para os gatos serem avaliados e tratados ou retirados da população se não estiverem saudáveis. A triagem rotineira de gatos deve ser feita *pelo menos* anualmente por um veterinário, de preferência no gatil, e deve incluir o exame físico completo de todos os gatos e reforços de vacinação para os vírus respiratórios e outras doenças que possam ser um problema no gatil.

O veterinário e o gerente do gatil devem inspecionar os animais e instalações em busca de artrópodes. Pulgas transmitem cestódios e doenças como a bartonelose, e todos os artrópodes causam reações alérgicas e dermatopatia. Os gatos podem ser infestados com piolhos, ácaros da orelha e da sarna. A tolerância com artrópodes em gatis deve ser zero. Se for visto algum artrópode durante a inspeção de rotina, todas as instalações deverão ser limpas e tratadas com um pesticida aprovado, e cada gato deverá receber tratamento para ectoparasitos. Tratamentos preventivos mensais contra ectoparasitos devem ser providenciados, se necessário, para assegurar que os gatos não sejam infestados.

O uso de vacinas tem quatro desvantagens potenciais: (1) algumas causam doença leve ou imunossupressão transitória; (2) vacinas parenterais com adjuvante podem desencadear sarcoma associado à vacinação; (3) as vacinas induzem a formação de anticorpos capazes de interferir nos testes para detectar doença; e (4) o uso de vacinas pode trazer a falsa sensação de segurança no sentido de que os gatos estão protegidos adequadamente e outras práticas preventivas de manejo podem ser negligenciadas. Embora haja desvantagens nas vacinas, em geral são incomuns, e seu uso apropriado aumenta a imunidade da colônia. Portanto, na maioria dos casos, sua indicação supera quaisquer efeitos negativos potenciais. Como seu uso requer justificativa em cada situação, os programas de vacinação podem ser diferentes em cada gatil. Durante a vacinação primária, as vacinas de vírus inativado devem ser administradas pelo menos duas vezes a intervalos de 2 a 4 semanas antes que ocorra imunidade efetiva e, portanto, não são apropriadas em gatis com alta taxa de renovação. Essas vacinas podem ser vantajosas em instituições onde as doenças associadas a elas sejam inaceitáveis (p. ex., em gatis de pesquisa). As vacinas atenuadas parenterais tradicionais usam vírus de alta passagem para que o animal tenha uma infecção branda. Os efeitos protetores desenvolvem-se mais rapidamente e em geral após uma única dose, em comparação com as vacinas de vírus inativados, mas vacinas com vírus respiratórios atenuados poderão causar IRS leve se chegarem inadvertidamente às superfícies respiratórias durante a administração ou os animais vacinados eliminarem o vírus. As vacinas atenuadas para doença respiratória felina também são comercializadas para administração na superfície mucosa (ver *Prevenção*, no Capítulo, 14). Supõe-se que essas vacinas intranasais sejam capazes de superar a interferência dos anticorpos maternos circulantes na eficácia da vacina. Isso pode acontecer mais cedo do que com a administração parenteral de produtos. Quando as vacinas atenuadas são administradas em mucosas, espera-se que a produção local de anticorpo (IgG) seja rápida e bloqueie a fixação do vírus a receptores, abortando assim a infecção se o animal tiver sido exposto recentemente. Outra vantagem potencial das vacinas atenuadas intranasais é a proteção contra sarcoma associado à vacinação que tem ocorrido com as injeções parenterais. As desvantagens potenciais das vacinas atenuadas são imunossupressão discreta e temporária e morbidade associada a infecções após a vacinação.

Morbidade e mortalidade

É importante diagnosticar as causas de mortalidade e morbidade em um gatil para planejar melhor e implementar programas de clínica. Devem ser feitas necropsias após as mortes, em especial nos gatis de reprodução e pesquisa, lojas de animais e clínicas veterinárias. Quando se suspeita de causas infecciosas, os laboratórios devem ser comunicados a respeito dos diagnósticos presumíveis antes da necropsia, se possível. É impraticável submeter amostras de cada gato doente a procedimentos diagnósticos, mas uma verificação aleatória é muito útil, em particular durante um surto aparente.

Síndromes infecciosas importantes em gatis

Doença respiratória
Etiologia

Doença do trato respiratório (superior, e menos comumente inferior) é o problema infeccioso mais prevalente e fácil de reconhecer em gatis, mas também o de tratamento mais difícil.[13] Os cinco patógenos mais importantes nas IRS felinas, em ordem crescente de importância, são *Bordetella bronchiseptica*, *Chlamydophila felis*, *Mycoplasma* spp., CVF e HVF (ver Capítulos 14, 28 e 32).

Achados clínicos

Alguns ou todos os gatos com IRS apresentam sinais de conjuntivite, corrimento ocular ou nasal, gengivite, faucite, estomatite, glossite, febre e linfadenomegalia. A estomatite vesicular e a faucite são sugestivas de infecção com o CVF. Claudicação e dor articular sugerem infecção com *Mycoplasma* ou CVF. Um corrimento ocular ou nasal esverdeado viscoso indica contaminação bacteriana no local, mas não ajuda a identificar o patógeno subjacente. Tosse sugere bronquite (alérgica ou infecciosa) ou pneumonia. Embora muito menos comum, um gato com tosse pode ter a *tosse dos gatis* (i. e., traqueíte causada por *B. bronchiseptica*). Queratite e ulceração da córnea sugerem infecção com o CVF. Sinusite crônica, em geral com destruição dos turbinados, pode ser decorrente de infecção com o HVF ou o CVF, seguida por infecção bacteriana secundária. Febre é mais comum em infecções com o HVF ou o CVF. Gatos com corrimento ocular seroso ou purulento, corrimento nasal ou ambos sem os outros sinais diagnósticos mais específicos poderiam estar infectados com mais de um dos patógenos causadores de IRS.

Tratamento

O tratamento das IRS em um gatil minimiza seu impacto.[7,23,59,65] Gatos infectados e os expostos podem ter doença recorrente, e poucos gatis (exceto os de pesquisa isentos de patógenos) estão livres de IRS. Gatos acometidos de maneira crônica podem ser identificados durante a quarentena, quando o estresse associado ao movimento em geral induz a recrudescência de doença crônica ou latente, e devem ser excluídos do gatil. Infelizmente, algumas vacinas de vírus vivo modificado (VVM; em geral administradas antes ou durante a quarentena) induzem IRS leve a moderada clinicamente indistinguível da doença causada por patógenos de cepas de campo. Há vacinas comerciais para a bordetelose felina, contra o CVF, o HVF e *Cp. felis*. Gatas prenhes devem ser vacinadas apenas com vacinas de vírus inativados. O uso de vacinas com VVM, por via parenteral ou intranasal, não é recomendado se a doença respiratória não for problema em um gatil, pois podem disseminar os vírus e causar doença clínica em alguns gatos. Gatos em gatis reprodutivos com bom manejo devem ter excelente imunidade induzida por anticorpos maternos, em particular se todos os neonatos tiverem acesso garantido ao colostro. A resistência inata de cada gato deve ser maximizada.

Como já foi dito, a fração do gatil constituída por gatos suscetíveis (imunossuprimidos, idosos ou jovens) deve ser minimizada. A descontaminação do ambiente com relação às IRS deve consistir em limpeza frequente, mais do que esterilização, porque os reservatórios primários de IRS são outros gatos. A maioria dos patógenos causadores de IRS é suscetível a muitos desinfetantes comuns usados em gatis.

Cada gato com IRS deve receber cuidados de enfermagem e líquidos, se necessário, e ser estimulado a comer. Antibacterianos devem ser reservados para gatos com corrimento purulento esverdeado, os que possam ter septicemia ou aqueles em que se suspeite de infecção com *Chlamydophila*, *Mycoplasma* ou *B. bronchiseptica*. Há anti-herpéticos específicos para infecção com o HVF (ver Capítulos 2, 14 e 92). *Não* é apropriado tratar todos os gatos acometidos com antibacterianos porque a maioria está infectada com vírus, e o uso de antibacterianos afeta de maneira adversa a flora residente, aumenta a suscetibilidade a outras infecções e promove resistência antibacteriana.

Doença gastrintestinal

Etiologia

Estresse, modificação da dieta e alguns patógenos primários podem causar diarreia e vômitos, mas muitos organismos oportunistas também acompanham patógenos primários ou outras alterações intestinais. A etiologia complicada dificulta o tratamento. Os principais patógenos primários gastrintestinais (GI) em gatis são o FPV, sorotipos de *Salmonella enterica*, *Campylobacter* spp., *Giardia duodenalis*, *Cryptosporidium parvum* e *Tritrichomonas foetus*. O último é especialmente proeminente em gatos de raças puras.[24] Há mais informação sobre alguns desses patógenos nos Capítulos 9, 37, 77 e 81.

Tratamento

Em gatis, o tratamento de doença GI deve incluir vigilância e investigações de surtos para esclarecer o estado infeccioso da colônia e a prevenção de novos casos, por meio de suporte da resistência da colônia e bloqueio da transmissão de doença. A vigilância deve incluir a quantificação regular de doença GI existente, incluindo o número de casos em que são identificados patógenos específicos. Os animais podem resistir melhor às infecções GI quando estão saudáveis nos demais aspectos e bem nutridos, não estressados, têm sua flora bacteriana residente intacta e receberam as vacinas apropriadas. Geralmente surgem problemas em gatis com alta densidade populacional e renovação constante da população, gatos muito suscetíveis e alterações na alimentação. É importante assegurar que os filhotes recebam colostro. Mesmo que todos os animais que chegam sejam vacinados, a vacinação não tem efeito sobre a maioria dos patógenos GI. Filhotes podem não ficar protegidos por causa da interferência dos anticorpos maternos e da imaturidade imunológica, e nem todos os gatos ficam protegidos logo após a vacinação. As vacinas disponíveis para patógenos GI incluem aquela contra o FPV, disponível com vírus inativado, tradicional com VVM e intranasal com VVM. Considera-se a vacinação parenteral superior à administração tópica dessa vacina em particular (ver Capítulos 9 e 100).

É melhor fazer desinfecções menos frequentes mas completas do que diárias e superficiais, embora a limpeza de certos locais deva ser feita diariamente. Como é difícil destruir muitos patógenos GI, o ambiente deve ser mantido o mais seco possível, exposto a luz ultravioleta e descontaminado com alvejante. Para evitar a disseminação casual de patógenos GI, devem ser mantidos pedilúvios com alvejantes nas entradas de gatis ou abrigos. Se for possível realizá-la, a quarentena de 14 dias será útil. Se a instituição não tiver espaço suficiente nem puder manter uma quarentena funcional pelo tempo adequado, a melhor opção é a admissão em coorte.

Nos casos em que não são feitos exames diagnósticos específicos ou os resultados são todos negativos, pode ser aconselhável o tratamento específico da diarreia, inclusive com antibacterianos, moduladores da motilidade, dieta leve ou anti-inflamatórios (ver Capítulo 88). Cada uma dessas medidas tem suas desvantagens. Os antibacterianos podem afetar de maneira adversa a flora residente. Os fármacos que reduzem a motilidade intestinal e a diarreia aumentam o tempo de retenção de todo o conteúdo luminal, incluindo os patógenos que podem exacerbar a doença. Deve-se usar subsalicilato de bismuto com cuidado em gatos, porque a tolerância desses animais ao ácido acetilsalicílico é muito baixa. Mesmo uma dieta leve pode ser contraproducente se os animais não a consumirem. Ver os respectivos capítulos sobre o tratamento específico contra os vários patógenos GI.

Infecções com dermatófitos

Dermatófitos são fungos ascomicetos; 95% de todos os casos de dermatofitose em gatos são causados por *Microsporum canis* (ver Capítulo 56).[46] O diagnóstico acurado dessa doença é crítico porque a contaminação ambiental pode escapar rapidamente do controle.

Além do controle de infecção no ambiente, o manejo da colônia com relação à infecção por dermatófito deve pressupor que periodicamente chegam animais infectados na instituição, de modo que é importante minimizar esse movimento e o contato. Os animais com resultados positivos à cultura e possivelmente acometidos ou expostos devem ser isolados, em especial de gatos com IRS. Os funcionários devem usar luvas, aventais ou guarda-pós e botas ou sapatilhas ao lidarem com gatos acometidos. Após contato com gatos infectados com dermatófitos, não devem ter contato com gatos doentes até terem terminado de cuidar dos sadios ou tomado banho e trocado de roupa. Animais acometidos não devem ter acesso às áreas principais da instituição até várias semanas após sua aparente recuperação clínica e os resultados de cultura serem negativos por 2 semanas. Os esporos de dermatófitos são muito resistentes à inativação ambiental. Instrumentos de tosa e fômites como brinquedos devem ser descartáveis ou passíveis de descontaminação. Os dermatófitos são suscetíveis apenas ao contato prolongado (de preferência por uma noite) com alvejante forte. Itens laváveis podem ser limpos por imersão se a temperatura da água for de 43,3°C.

Muitos gatos recuperam-se espontaneamente em cerca de 3 meses. O tratamento tópico reduz a contaminação do ambiente e é discutível se reduz a gravidade clínica ou acelera a recuperação.[47] A tricotomia, que deve ser feita *delicadamente* com uma lâmina nº 10, remove pelos infectados do animal e, portanto, do ambiente. Um banho de imersão em solução de enxofre (a 4%) 2 vezes/semana é relativamente eficaz e seguro se a pelagem for mais embebida do que esfregada. O resultado do uso de cremes, pomadas e xampus que contêm azol é desapontador.

As desvantagens do tratamento são o alto custo, os efeitos colaterais tóxicos, o tempo prolongado necessário e a falta de eficácia no sentido de reduzir a gravidade ou acelerar a recuperação. Ver mais informação sobre essa doença no Capítulo 56.

Infecções retrovirais

Os retrovírus – vírus da leucemia felina (FeLV; do inglês, *feline leukemia virus*) e FIV – causam infecções insidiosas, específicas de felinos e que podem proliferar em populações densas de gatos, a menos que sejam implementadas estratégias de controle preventivas.[52] Se forem feitos testes de triagem eficazes, a introdução de gatos com o FeLV será improvável, mas as boas práticas de manejo não podem ser abandonadas para evitar a transmissão viral no caso da introdução acidental de um gato infectado com esse vírus. Gatos com resultados positivos para o FeLV devem ser isolados ou mantidos apenas com outros gatos infectados. Algumas vacinas comerciais seguras contra a infecção pelo FeLV foram testadas em estudos de desafio por 1 ou 2 anos (ver *Vírus da leucemia felina* na Tabela 100.6). As opiniões dos especialistas diferem sobre a eficácia da vacina. Certamente, a maioria dos gatos vacinados não desenvolve a infecção, como a maioria dos gatos adultos sadios nos demais aspectos.

A infecção pelo FeLV é fatal; no máximo, os gatos vivem bem clinicamente por alguns meses a poucos anos. Os únicos objetivos do tratamento são manter o nível do vírus o mais baixo possível, reduzir o impacto dos distúrbios associados ao FeLV e maximizar a qualidade de vida do animal. Em geral, o tratamento falha em alguns meses. Se a opção dos administradores da instituição for tratar os gatos positivos para o FeLV, deverão ser orientados sobre o controle preventivo para assegurar que os gatos sadios não adquiram a infecção e sobre a qualidade de vida dos gatos infectados, de modo que a eutanásia possa ser feita no momento apropriado. (Para mais informação sobre a infecção com o FeLV, ver Capítulo 11.)

A decisão sobre como controlar a ocorrência do FIV em um gatil é difícil porque os gatos infectados têm excelente qualidade de vida por anos; no entanto, a infecção que os acomete é contagiosa e fatal. Se um administrador puder evitar a transmissão, que ocorre primariamente por contato rigoroso, os gatos acometidos poderão ser mantidos em um ambiente com vários gatos. É preciso que os gatos estejam bem nutridos, protegidos de estresse e outras doenças infecciosas, e também recebam tratamento para condições secundárias. Os fármacos antirretrovirais têm sido submetidos a pesquisa extensa, mas não curam a infecção já existente com o FIV. Como mesmo gatos com imunossupressão moderada são mais suscetíveis a infecções, aqueles com a infecção pelo FIV podem contribuir de maneira desproporcional para a carga de outros organismos patogênicos em um ambiente com muitos gatos, aumentando assim os riscos para outros gatos residentes. Gatos com o FIV devem ser alojados apenas com outros nas mesmas condições e não com aqueles infectados pelo FeLV. Há uma vacina contra o FIV, e é provável que novas tecnologias sob pesquisa ativa resultem em mais vacinas nos próximos anos. Infelizmente, o uso disseminado de vacina vai dificultar a triagem, porque os gatos vacinados terão resultados positivos ao ensaio imunossorvente ligado a enzima (ELISA; do inglês, *enzyme-linked immunosorbent assay*). Ver informação adicional no Capítulo 12.

Infecção com o coronavírus entérico felino e peritonite infecciosa felina

O coronavírus entérico felino (FECV; do inglês, *feline enteric coronavirus*) é um coronavírus felino (CoVF) onipresente, encontrado em praticamente todos os gatos em ambientes endêmicos de vários gatos.[8] O significado do FECV em gatos é que formas mutantes conhecidas como *vírus da peritonite infecciosa felina* (VPIF) surgem frequentemente em gatos e podem adquirir a capacidade de entrar e replicar-se em macrófagos felinos.[56] Praticamente todos os gatos com PIF morrem. Dada a patogenia imunomediada da infecção, os fármacos imunossupressores podem tornar mais lenta a progressão da doença, mas não a curam. Os gatos devem receber antibacterianos de amplo espectro e cuidados de enfermagem enquanto estiverem confortáveis. Quando a doença se torna debilitante e o peso e o apetite diminuem, deve-se recorrer à eutanásia. Muito pouco pode ser feito para evitar a peritonite infecciosa felina (PIF) com eficiência em ambientes com muitos gatos, que a adquirem diretamente de outros gatos por meio de disseminação fecal-oral de cepas patogênicas do coronavírus. Há duas controvérsias quanto à origem dessas cepas. Ver mais informação sobre essa infecção no Capítulo 10. Se os gatos forem expostos ao CoVF, *sempre* haverá o risco de terem PIF. O CoVF só pode ser erradicado em grupos muito pequenos de gatos (quatro ou menos por unidade de alojamento). Em grupos com muitos gatos, 40 a 60% deles eliminam o vírus nas fezes a qualquer tempo, e praticamente todos os gatos têm títulos positivos para o anticorpo sérico contra o CoVF. A vacina disponível contra a PIF não é muito eficaz no sentido de proteger os gatos contra a doença ou o FECV, mas parece ser segura. Para ter alguma eficácia, deve ser administrada *antes* da exposição ao FECV. A prevenção da PIF deve ter como foco manter os gatos o mais clinicamente sadios possível e diagnosticar com eficiência infecções existentes.[51]

Situações especiais
Hospitais veterinários

Os hospitais veterinários são ambientes singulares de vários gatos caracterizados por alta rotatividade, grande proporção de gatos doentes e, em geral, múltiplas espécies. Geralmente, as missões dos hospitais veterinários com relação aos gatos incluem cuidados de saúde preventivos, assistência a gatos doentes, possível adoção e o tratamento possível dos que vivem no local (p. ex., residentes, doadores de sangue). O controle preventivo em um hospital deve basear-se no controle e na desinfecção rotineiros. Todas as superfícies expostas aos gatos (p. ex., pisos, jaulas, mesas de exame) devem ser lavadas diariamente com água e sabão e desinfetadas com alvejante após contato com cada gato. O movimento de gatos obviamente infecciosos deve ser altamente restrito e, se hospitalizados, devem ser alojados em unidades de isolamento e tratados por pessoas da equipe que não interajam com gatos sadios até terem trocado de roupas e, de preferência, tomado banho. A maioria dos hospitais veterinários tem pouca necessidade de um procedimento rotineiro de quarentena para os gatos que chegam.

Gatis de passagem e toalete

A missão dessas instituições em geral inclui o manejo de animais sadios. A primeira etapa no controle da movimentação é assegurar que gatos doentes ou infecciosos não sejam admitidos, e sim encaminhados para um hospital veterinário. Essa etapa requer uma equipe vigilante e bem treinada. Caso se preveja que os gatos vão ficar no local por períodos prolongados, de início devem ser colocados em quarentena. O controle da movimentação deve impedir o contato de todos os gatos que chegam e deixam a instituição com os demais e fômites. É preciso limpar e desinfetar jaulas e todo o equipamento após contato com cada gato. Deve-se minimizar a estada de filhotes nesses locais, e todos os gatos que chegam devem ter as vacinas atualizadas.

Locais de venda de animais de estimação

Esses locais compartilham algumas características com os abrigos no sentido de que pode haver alta rotatividade, visitas constantes do público, ruídos e estresse. O controle de doenças infecciosas em lojas de animais é exacerbado pela alta prevalência de filhotes na população. Entretanto, locais de venda costumam ter um controle considerável sobre a população que chega – se optarem por isso. Filhotes vindos de locais distantes logo após o desmame são muito estressados e suscetíveis a doenças. Os locais de venda só devem aceitar filhotes com a vacinação completa e mais de 3 meses de idade, provenientes de fontes confiáveis. As condições de transporte devem ser boas e o mais isentas de estresse possível. Todos os gatos que chegam devem passar por uma triagem feita pelo veterinário e ser colocados em quarentena ou isolamento. Qualquer economia financeira nessa etapa resulta em mais despesa adiante, quando os gatos adoecem e os proprietários ficam insatisfeitos. Os gatos em isolamento devem ficar sob os cuidados de um veterinário. Gatos em quarentena podem ficar disponíveis para venda, mas não devem ser misturados com os que completaram a quarentena ou com fômites possivelmente infectados, inclusive o público. Obviamente, ambientes humanizados e sem estresse, com exposição mínima a barulho, sanitização e nutrição excelentes e manipulação delicada também minimizam a ocorrência de doenças infecciosas.

Gatis de pesquisa e isentos de patógenos específicos

De muitas maneiras, o controle de doenças infecciosas em gatis isentos de patógeno específico é mais fácil do que em outros ambientes com muitos gatos. Se os gatos que chegam ficarem em quarentena individualmente ou em pequenos grupos, poderão ser testados e sua entrada ser recusada, a menos que estejam clinicamente sadios e tenham resultados negativos aos testes de triagem para FeLV, FIV, FECV, HVF, CVF e FPV. Gatos isentos de patógeno específico à venda no comércio em geral estão invariavelmente infectados com o FECV e múltiplos patógenos GI, inclusive *G. lamblia*, *C. parvum* e *Cp. felis* e *Campylobacter* spp., que causam infecções quase sempre assintomáticas e de erradicação difícil. A obtenção de gatos completamente isentos de doença pode requerer cesariana e a colocação dos filhotes em instalações pequenas, restritas e estéreis. Essas infecções oportunistas diversas podem ser mais intoleráveis em programas de pesquisa com animais imunossuprimidos, mas é desconcertante como muitas infecções endêmicas e não erradicáveis são comuns mesmo em animais sob ótimo manejo em ambientes com muitos gatos. Também é notável como a maioria dos gatos as tolera.

A Tabela 97.1 contém um resumo para mais informação sobre os assuntos abordados neste capítulo.

Tabela 97.1	Resumo de informação adicional.

Doença	Etiologia	Outros capítulos
Respiratória	Herpes-vírus felino, calicivírus felino, *Chlamydophila felis*, *Mycoplasma*, *Bordetella bronchiseptica*	14, 28, 32
Gastrintestinal	Parvovírus felino, sorotipos de *Salmonella enterica*, *Campylobacter* spp., *Giardia lamblia*, *Tritrichomonas foetus* e *Cryptosporidium* spp.	9, 37, 77, 81
Dermatofitose	*Mycrosporum canis*, *Trichophyton mentagrophytes*	56
Infecções retrovirais	FeLV, FIV	11, 12
Infecções por coronavírus	VPIF, FECV	10

Capítulo 98

Considerações e Tratamento de Doenças Infecciosas em Gatos de Vida Livre

Julie K. Levy

Demografia dos gatos de vida livre

Os países com os maiores números absolutos, em ordem decrescente, de gatos domésticos são os EUA, China, Rússia, Brasil, França, Itália, Reino Unido, Ucrânia, Japão, Alemanha, Canadá e México.[33] No entanto, quando ajustadas à população humana, as maiores porcentagens de gatos estão nos EUA, seguidas pela maioria dos países da Europa, Rússia, Japão e países da bacia do Mediterrâneo.[44] Nos EUA, a população de gatos como animais de estimação aumentou ao ponto de os americanos agora terem mais gatos do que cães. A situação de superpopulação de gatos ocorre nos EUA e, em menor escala, nos outros países mencionados. Contudo, a discussão neste capítulo tem como foco os problemas encontrados nos EUA. A informação apresentada pode ser aplicada a qualquer país onde se estabeleceram gatos de vida livre.

Embora o *status* dos gatos como animais de estimação tenha aumentado, dezenas de milhões de gatos nos EUA continuam sem um lar e vários milhões de indesejáveis são levados para abrigos a cada ano.[2,39] A grande maioria é submetida a eutanásia por haver poucos lares disponíveis e porque muitos gatos não estão adequadamente socializados para serem adotados como animais de estimação. Tais fatos têm levado os defensores de animais a explorar alternativas não letais para os vários tipos de populações de gatos.

É possível definir as populações de gatos de várias maneiras, inclusive de acordo com o fato de ter proprietário ou não, de acordo com o estilo de vida e o nível de socialização. Os gatos podem ser definidos como "de vida livre" ou "de rua" se vivem soltos pelas ruas ao menos parte do tempo. Tal definição baseia-se mais no fato de não estarem em confinamento do que no de terem proprietários ou no nível de socialização. Em termos técnicos, gatos "ferozes" são definidos como semisselvagens ou indomáveis, definição baseada no grau de socialização com relação às pessoas. Na maioria dos casos, esses gatos vivem em pequenas colônias, em uma associação superficial a locais onde são exercidas atividades humanas que lhes sirvam como fontes de alimento e abrigo, como escolas, restaurantes e suas imediações. Esses gatos têm boa capacidade de adaptação e também podem proliferar em áreas não habitadas de quase todo nicho ambiental em torno do mundo. Em comparação com seus similares domésticos, eles têm maior possibilidade de interagir e compartilhar doenças infecciosas com animais silvestres.

Os limites entre gatos de proprietários que vivem soltos e frequentam as ruas, os de rua sociáveis e os mais ariscos de rua não são claros. De uso comum, a expressão "gatos de vida livre" em geral abrange os de rua socializados que compartilham o mesmo espaço e estilo de vida dos semelhantes não socializados. Em 2007, foi estimado entre 82 e 88 milhões o número de gatos como animais de companhia nos EUA,[9] e aproximadamente 60% dos gatos de proprietários circulam pelas ruas. Embora não haja um número mais atual, suspeita-se que o número de gatos sem lar seja semelhante.[28] Uma fórmula em geral usada para fazer a estimativa dessa população consiste em dividir a população humana em uma área por 6 para estimar o número de gatos. De acordo com essa fórmula, nos EUA a estimativa aproximada de gatos de vida livre é de 1.700 para cada 10.000 pessoas residentes em uma área.

O debate sobre o verdadeiro impacto desses gatos no ambiente, com relação a felídeos e não felídeos silvestres, à saúde dos felinos domésticos e como um reservatório de doenças de felinos e zoonoses está só começando. Esse debate costuma ter influência emocional, muitas vezes sem base em dados científicos para chegar a conclusões verossímeis. Também é difícil separar os impactos causados por gatos com proprietários que vivem soltos pelas ruas daqueles provocados pelos que não têm proprietários. A conscientização social cada vez maior com relação aos gatos sem dono que vivem soltos pelas ruas resultou em um novo conceito de "comunidade" de gatos. Essa terminologia descreve como gatos (e cães) são considerados em muitas partes do mundo fora dos EUA. Além dos gatos que têm um proprietário identificado e residência, a maioria das comunidades também é habitada por colônias de gatos de vida livre que ocupam um amplo espectro de socialização e interações com a sociedade humana. Esses gatos são "adotados" pela comunidade e esta é sua "casa". Nos EUA, a National Animal Control Association reconhece essas "comunidades de gatos" como um componente integrante da população geral de gatos e promove o desenvolvimento de práticas de manejo abrangentes que incluam tanto os gatos com proprietários quanto os demais da comunidade.[38] O controle reprodutivo de ambos os tipos de gatos é reconhecido como a principal estratégia para reduzir o número de gatos indesejáveis em abrigos de animais e no ambiente.

Determinar o método de controle mais apropriado para gatos de vida livre passou a ser uma das questões mais polêmicas do controle e do bem-estar animal. Em termos históricos, esses gatos foram praticamente ignorados tanto pelos governos quanto pelas agências humanitárias. É comum considerar certos gatos um incômodo que deve ser eliminado, mas algumas agências têm programas abrangentes destinados a diminuir o número deles nas comunidades. Os exemplos mais bem-sucedidos desse tipo de controle da vida animal incorporaram programas de alto perfil, não letais, para esses gatos a planos integrados para reduzir a superpopulação animal.[25] Um movimento crescente tem promovido o controle das populações desses gatos por meio de esterilização. A estratégia de "capturar, castrar e devolver" (CCD) visa esterilizar grande número de gatos e soltá-los de novo em suas colônias.[2,21] Alguns programas são bastante elaborados, incluem cuidados veterinários extensos, vigilância de doenças infecciosas, registro da colônia, monitoramento e adoção, enquanto outros visam apenas à esterilização. Embora a maioria desses programas seja posta em prática por um pequeno número de voluntários que dependem de doações para cobrir os custos operacionais, um número crescente deles vem sendo operado com fundos públicos, por agências municipais de controle, com base na crença de que a esterilização acaba sendo mais eficiente e efetiva com relação ao custo do que o mero extermínio.

O risco que gatos de vida livre representam para a saúde humana e animal é motivo de muito debate, qualquer que seja a estratégia de controle. Embora esses gatos possam veicular as mesmas doenças que seus semelhantes que têm proprietários, o risco de transmissão de infecção é afetado por fatores como a proximidade dos gatos e sua resposta com as pessoas e outros animais, a via de transmissão, a persistência dos patógenos no ambiente e a predação exercida sobre os gatos. À medida que os programas não letais se expandem, aumenta a necessidade de mitigar os riscos que os gatos de vida livre representam durante a manipulação e a manutenção das colônias. Atualmente, estão disponíveis poucos dados para quantificar os riscos que esses gatos representam em comparação com os de companhia. Certas condições, como a raiva, mordidas, bartonelose e enteropatógenos, são de interesse particular em termos de saúde pública, e infecções como as causadas pelo vírus da leucemia felina (FeLV; do inglês, *feline leukemia virus*) e pelo vírus da imunodeficiência felina (FIV; do inglês, *feline immunodeficiency virus*) interessam à saúde dos felinos em geral.

Riscos dos gatos de vida livre para as pessoas

Uma das preocupações dominantes com relação a gatos de vida livre não socializados é a possibilidade de lesão física a quem os manipula. Em seu ambiente natural, esses gatos são ariscos com as pessoas e procuram se esconder ou escapar quando abordados. Entretanto, tendem a morder para se defender por medo quando são manipulados, como quando alguém ligado a um grupo de controle animal tenta capturá-los para colocá-los em um meio de transporte. Por essas razões, é preciso utilizar técnicas seguras de manipulação de gatos, que não apenas protegem a pessoa, garantindo sua segurança, como também impedem a situação em que as autoridades de saúde pública exigem a eutanásia de gatos para exame de raiva, porque morderam ou arranharam pessoas. Qualquer um que trabalhe com esses animais, inclusive os de rua, deve receber imunizações antirrábicas profiláticas. Tais pessoas devem usar luvas, de preferência as destinadas a quem manipula aves de rapina, para reduzir a exposição a patógenos cutâneos e secreções corporais dos gatos.

O método mais seguro para capturar gatos de vida livre consiste em utilizar armadilhas que os levem a gaiolas de arame à prova de fuga nas quais serão transportados sem ter contato direto com pessoas. Há, inclusive, gaiolas duplas com uma divisória para que o gato fique em uma parte delas enquanto a outra é limpa e o alimento e a água são colocados (www.livetrap.com). Quando os gatos chegam a um veterinário nesse tipo de gaiola, é possível contê-lo em uma das partes para aplicar um anestésico com segurança. A gaiola não deve ser aberta até que o gato esteja deitado. Ao término da cirurgia ou de outros procedimentos, o gato é colocado novamente na gaiola antes de despertar. Com esse sistema, os gatos nunca são manipulados enquanto estão conscientes. Os sistemas de manipulação que envolvem a transferência de uma gaiola ou similar para outra ou sua abertura para contê-lo implicam também o risco de que ele escape. Gatos de vida livre têm uma capacidade surpreendente de deslizar e fugir durante a manipulação e são capazes de infligir lesões sérias durante as tentativas de recaptura. Um gato solto pode danificar tudo à sua volta no esforço frenético para escapar.

Mordidas de gatos e raiva

Embora o cão seja o vetor primário da raiva em todo o mundo, a vacinação disseminada de cães e a redução da população de cães de rua desde a década de 1940 eliminaram a variante da raiva canina e reduziram bastante o número de cães infectados com variantes silvestres nos EUA. Hoje, mais de 90% dos casos de raiva naquele país são relatados em animais silvestres, principalmente guaxinins, gambás, coiotes, raposas e morcegos. Desde 1981, o número de gatos com raiva superou o de cães nos EUA, com 300 casos em felinos relatados em 2009, em comparação com 81 em cães (ver Capítulo 20).[6] A maioria dos casos de raiva em felinos no leste dos EUA está associada à epizootia de raiva em guaxinins.[36] Embora os cães sejam responsáveis por 75% dos casos relatados de mordidas de animais em pessoas, é mais comum a profilaxia pós-exposição ser administrada por causa de mordidas de gatos de vida livre.[5,20,36] A maioria das mordidas de gatos é provocada pelos de rua, e mulheres adultas são mais propensas a elas do que crianças e homens (ver Capítulo 51).[20,43,49] Isso sugere que a exposição humana a mordidas de gatos e raiva associada a gatos possa ser limitada reduzindo-se a população felina por meio de CCD e evitando-se a manipulação direta desses animais.[36] Isso contrasta com as mordidas de cães, que podem ocorrer quando cães de companhia mordem crianças mesmo sem serem provocados. Apesar da preocupação constante quanto ao papel de gatos na exposição humana à raiva, desde 1975 nenhum caso humano da doença foi associado a gatos. Todavia, mesmo quando a raiva não está sob consideração, as mordidas de gatos em geral são sérias. Elas ocorrem com mais frequência nas mãos, e o risco de infecção é maior quando puntiformes.[10] As recomendações de saúde pública incluem a limpeza imediata da ferida, cuidados médicos e o tratamento profilático com amoxicilina-clavulanato.[32] Além disso, mordidas de gatos devem ser comunicadas às autoridades locais de saúde pública, de modo que a quarentena do animal e a profilaxia antirrábica possam ser implementadas, se for o caso. Ver mais informações no Capítulo 20.

Vírus da leucemia felina e vírus da imunodeficiência felina

A American Association of Feline Protection (AAFP) recomenda que todos os gatos sejam submetidos a testes para o FeLV e o FIV, mas também que um resultado positivo não seja usado como único critério para eutanásia.[24] A AAFP recomenda ainda a confirmação de todos os testes de triagem positivos. Grandes estudos epidemiológicos indicam que o FeLV e o FIV existem em uma pequena porcentagem de gatos de vida livre e a prevalência não é substancialmente diferente da relatada em gatos de companhia (Tabela 98.1).[27] Como esperado, os machos são quatro vezes mais propensos a ter o FIV que as gatas, porque as mordidas são o modo primário de transmissão. O FeLV, que se dissemina mais comumente de gatas infectadas para seus filhotes, ocorre quase na mesma proporção em machos e fêmeas. As recomendações para testes em gatos de estimação são de difícil aplicação nos de vida livre por várias razões. Como a acurácia dos testes positivos diminui quando a prevalência da infecção verdadeira é baixa, como no caso do FeLV e do FIV, até 50% dos resultados positivos em gatos de vida livre podem ser falso-positivos. Em geral, é impraticável fazer um teste confirmatório porque isso requer um laboratório de referência e os resultados podem demorar vários dias. A disponibilidade de uma vacina contra o FIV acrescentou mais uma complicação para testar gatos de vida livre com história desconhecida de vacinações. Os resultados falso-positivos dos testes disponíveis para anticorpos contra o FIV são induzidos pelo vírus da vacina. De importância primária é a proporção entre o custo e o benefício de testar um grande número de gatos para detectar a pequena porcentagem de sororreativos. Como os recursos em geral são limitados, os programas de CCD de gatos de vida livre têm como foco a esterilização em massa como objetivo primário. Por essas razões, e como a esterilização reduz os comportamentos mais associados à transmissão oral, a maioria dos grandes programas para gatos de vida livre não inclui o teste rotineiro para FeLV e FIV.[48] As diretrizes da AAFP com relação aos retrovírus reconhecem que tais testes são opcionais em tais programas.[24]

Tabela 98.1	Prevalência da exposição a agentes infecciosos e parasitários em gatos de vida livre e gatos de companhia.[a]

Organismo (teste diagnóstico)	Gatos de vida livre		Gatos de companhia		Região	Referência
	Número testado	Prevalência	Número testado	Prevalência		
Ancylostoma braziliense (Obs)	94	85,1%			Rio de Janeiro, Brasil	23
Bartonella henselae (Ac)	553	33,6%			Flórida, EUA	31
	100	93%	76	75%	Carolina do Norte, EUA	41
	79	41,8%	69	40,6%	RU	3
	36	38,9%	20	20%	Califórnia, EUA	8
Bartonella spp. (Ac)	101	52,5%	75	50,7%	Granada, Índias Ocidentais	12
Carrapatos (Obs)	200	2,5%			Flórida, EUA	1
Coronavírus felino (Ac)	553	18,3%			Flórida, EUA	31
	49	0%	306	34%	Sidney, Austrália	4
	80	3,8%	70	58,6%	Califórnia, EUA	26
Cryptosporidium spp. (Ag)	87	6,9%	66	6,1%	Carolina do Norte, EUA	41
Ctenocephalides felis (Obs)	33	42,4%			Rio de Janeiro, Brasil	34
	200	92,5%			Flórida, EUA	1
Cytauxzoon felis (Obs)	33	48,5%			Rio de Janeiro, Brasil	34
Cytauxzoon felis (DNA)	961	0,3%			Flórida, EUA	18
Dermatófitos (cultura)	136	29,4%			Lisboa, Portugal	11
Dipylidium caninum (Obs)	94	85,1%			Rio de Janeiro, Brasil	23
Dirofilaria immitis (Ac)	553	11,6%			Flórida, EUA	31
	137	8%			Granada, Índias Ocidentais	13
Dirofilaria immitis (Ag)	553	1,3%			Flórida, EUA	31
	137	5,1%			Granada, Índias Ocidentais	13
Echidnophaga gallinacea (Obs)	200	5,5%			Flórida, EUA	1
Ehrlichia spp./*Anaplasma* spp. (DNA)	484	0%			Flórida, EUA	31
Felicola subrostratus (Obs)	33	39,4%			Rio de Janeiro, Brasil	34
	200	1%			Flórida, EUA	1
Giardia spp. (Ag)	87	5,7%	66	4,5%	Carolina do Norte, EUA	41
Helicobacter spp. nas fezes (DNA)	101	91,1%	64	56,3%	Seul, Coreia do Sul	15
Isospora felis (Obs)	80	12,5%	70	0%	Califórnia, EUA	26
Mycoplasma haemofelis (DNA)	484	8,3%			Flórida, EUA	31
Mycoplasma heamominutum (DNA)	484	12,2%			Flórida, EUA	31
Mycoplasma spp. (Obs)	33	72,7%			Rio de Janeiro, Brasil	34
Otodectes cynoti (Obs)	200	37%			Flórida, EUA	1
Physaloptera praeputialis (Obs)	94	13,8%			Rio de Janeiro, Brasil	23
Pulex simulans (Obs)	200	4,5%			Flórida, EUA	1
Rickettsia akari (Ac)	36	11,1%	20	30%	Califórnia, EUA	8
Rickettsia felis (Ac)	36	8,3%	20	5%	Califórnia, EUA	8
Rickettsia rickettsii (Ac)	36	25%	20	10%	Califórnia, EUA	8
Rickettsia typhi (Ac)	36	5,6%	20	5%	Califórnia, EUA	8
Salmonella spp. (cultura)	80	1,3%	70	4,3%	Califórnia, EUA	26
Sarcocystis neurona (Ac)	76	9,2%	80	7,5%	Ohio, EUA	47
Toxocara cati (Obs)	87	20,7%	66	18,2%	Carolina do Norte, EUA	41
	80	53,8%	70	4,3%	Califórnia, EUA	26
Toxoplasma gondii (Ac)	553	12,1%			Flórida, EUA	31
	33	60,6%			Rio de Janeiro, Brasil	34
	100	63%	76	34,2%	Carolina do Norte, EUA	41
	101	27,7%	75	30,7%	Granada, Índias Ocidentais	12
	80	20%	70	2,9%	Califórnia, EUA	26
	194	24,2%			Lisboa, Portugal	11
	30	53%			Região Peten, Guatemala	29
	59	84,7%			Majorca, Espanha	35
Tricomonas (Obs)	100	0%	20	0%	Carolina do Norte, EUA	17
Vírus da imunodeficiência felina (Ac)	709	3,9%	9.970	3,1%	EUA, Canadá	27
	20	5%	152	5,9%	Ottawa, Canadá	30
	553	5,2%			Flórida, EUA	31
	33	75,8%			Rio de Janeiro, Brasil	34
	68	22,1%	340	7,9%	Sidney, Austrália	40
	100	5%	76	3,9%	Carolina do Norte, EUA	41
	101	21,8%	75	8%	Granada, Índias Ocidentais	12

(continua)

Tabela 98.1	Prevalência da exposição a agentes infecciosos e parasitários em gatos de vida livre e gatos de companhia.[a] *(Continuação)*

Organismo (teste diagnóstico)	Gatos de vida livre		Gatos de companhia		Região	Referência
	Número testado	Prevalência	Número testado	Prevalência		
	185	7,6%			Ilha Prince Edward, Canadá	16
	49	20,4%			Inglaterra, RU	37
	56	5,4%	35	2,9%	Califórnia, EUA	26
	30	3%			Região Peten, Guatemala	29
Vírus da leucemia felina (Ag)	709	1,7%	9.970	2,9%	EUA, Canadá	27
	20	0%	152	2,6%	Ottawa, Canadá	30
	553	3,3%			Flórida, EUA	31
	33	39,4%			Rio de Janeiro, Brasil	34
	100	4%	76	1,3%	Carolina do Norte, EUA	41
	101	0%	75	0%	Granada, Índias Ocidentais	12
	185	6,5%			Ilha Prince Edward, Canadá	16
	49	2%			Inglaterra, RU	37
	80	1,3%	70	0%	Califórnia, EUA	26
	30	16,7%			Região Peten, Guatemala	29

Ac, anticorpos; *Ag*, antígenos; *Obs*, observação direta; *EUA*, Estados Unidos da América; *RU*, Reino Unido.
[a]A prevalência foi determinada pela detecção de anticorpos específicos, antígenos ou sequências de ácido nucleico, por observação direta ou por cultura.

Outras condições infecciosas e parasitárias

Foram publicados muitos relatos dispersos de prevalência de doenças infecciosas em gatos de vida livre (ver Tabela 98.1). Em geral, é difícil comparar a frequência de infecções em gatos de vida livre com a observada em outros tipos de gatos, porque os estudos raramente comparam a prevalência de infecção em gatos de vida livre com a encontrada em gatos de companhia testados ao mesmo tempo e no mesmo lugar. Foram relatados dois estudos sobre uma variedade de infecções em ambos os tipos de gatos nos EUA.[26,41] O primeiro, feito com 80 gatos de vida livre na Califórnia, revelou que 54% tinham ascarídeos intestinais, em comparação com apenas 4% de 70 gatos de companhia.[26] Cestódios e coccídios foram encontrados em 26 e 13% de gatos de vida livre, em comparação com 4 e 0% dos de companhia, respectivamente. Os resultados do mesmo estudo indicaram uma taxa maior de resultados soropositivos para *Toxoplasma gondii* em gatos de vida livre (20%) do que nos de companhia (3%), o que talvez represente exposição causada pelo hábito de caçar dos gatos de vida livre. É interessante notar que esses gatos foram significativamente menos propensos a ter anticorpos contra coronavírus (4%) do que os gatos de companhia (59%). O coronavírus é transmitido primariamente pela via fecal-oral. Pode ser que o comportamento dos gatos de vida livre de enterrar as próprias fezes em amplos espaços abertos reduza o risco de transmissão, em comparação com gatos de companhia que compartilham a bandeja de dejetos em uma habitação que por vezes tem muitos gatos. As infecções com o FeLV e o FIV, que são transmitidas por contato direto e não pela bandeja de dejetos, têm baixa prevalência (0 a 1% e 3 a 5%, respectivamente) em ambos os grupos de gatos. O segundo estudo, feito com 100 gatos de vida livre e 76 de companhia na Carolina do Norte, revelou taxas significativamente mais altas de anticorpos para *Bartonella henselae* nos de vida livre (93%) em comparação com os de companhia (75%), bem como de anticorpos para *Toxoplasma gondii* (63% nos gatos de vida livre e 34% nos de companhia), provavelmente por causa da maior exposição a pulgas e do comportamento de caça dos gatos de vida livre em comparação com os de companhia.[41] No mesmo estudo, não foi encontrada diferença significativa entre ambos os grupos quanto à prevalência de ovos de *Cryptosporidium* spp. (7 e 6%, respectivamente), *Giardia* spp. (6 e 5%, respectivamente) ou *Toxocara cati* (21 e 18%, respectivamente) nas fezes. A Tabela 98.1 apresenta um resumo dos estudos sobre a prevalência de doenças infecciosas em gatos de vida livre e de companhia, quando disponíveis.

Vacinação

A AAFP recomenda as principais vacinações (raiva, vírus da panleucopenia felina [FPV; do inglês, *panleukopenia virus*], herpes-vírus felino [HVF] e calicivírus felino [CVF]) para todos os gatos[45] e outras, como contra o FeLV, apenas para aqueles sob risco de exposição. Como os gatos de vida livre ficam expostos a uma variedade de outros gatos com história desconhecida de vacinações, sobre os quais não se sabe se têm FeLV e/ou FIV, devem ser considerados em risco. No entanto, as diretrizes da AAFP foram elaboradas para gatos de companhia. No caso dos gatos de vida livre, as decisões quanto às vacinas e quais deles vacinar devem ser tomadas com base na percepção do custo com relação ao benefício e de acordo com os recursos do programa. A raiva ocorre em animais silvestres em todo o mundo, e os gatos de vida livre podem formar uma interface entre os reservatórios da vida silvestre e os seres humanos. Por essa razão, todos os gatos capturados para castração e devolução ao ambiente original devem ser vacinados, quaisquer que sejam as regras locais para a vacinação antirrábica de gatos. Isso não apenas dá maior segurança para os gatos e seus cuidadores ocasionais, como torna os programas de CCD mais aceitáveis pelas autoridades de saúde pública. Deve-se usar uma vacina antirrábica que confira imunidade por 3 a 4 anos, mesmo que seja a primeira vacina dos gatos. É muito difícil recapturar esses animais para aplicar reforços das vacinas, mas foi demonstrado que uma única vacinação os protege contra desafio virulento por mais de 3 ou 4 anos.[22,46] Alguns programas de CCD só admitem gatos a partir dos 3 meses de idade, de modo que a vacinação antirrábica é reconhecida pelas autoridades de saúde pública locais como válida. A vacina antirrábica com o vírus da varíola de canários está aprovada para filhotes de gatos com apenas 8 semanas de vida, mas de acordo com o rótulo só confere imunidade por 1 ano. Em um estudo, 98% dos gatos de vida livre vacinados na época de esterilização cirúrgica tinham títulos adequados de anticorpos quando testados cerca de 10 semanas depois.[14]

Um estudo mostrou que, ao exame inicial, antes da vacinação, uma baixa proporção de gatos de vida livre apresentava títulos de anticorpos protetores contra o FPV (33%), o HVF (21%) e o calicivírus (64%).[14] Os gatos receberam vacinas de vírus modificado ou inativado no momento da esterilização cirúrgica e foram recapturados para teste cerca de 10 semanas depois. Eles pareceram responder bem a ambos os tipos de vacinas administradas na época da cirurgia, e a maioria desenvolveu títulos de anticorpos contra o FPV (90%), o HVF (56%) e o CVF (93%). Tais resultados demonstram que os gatos de vida livre, mesmo não estando ao alcance para reforços vacinais, ainda assim se beneficiam de uma única vacina administrada na época da cirurgia. A eficácia de uma única vacina contra o FeLV ou o FIV é desconhecida, e a maioria dos programas de CCD não inclui esses antígenos vacinais.

Controle de parasitos

Costuma-se levar os gatos de vida livre de volta ao ambiente de origem após a esterilização, e a vantagem de um único tratamento contra parasitos na época da cirurgia é incerta. Os parasiticidas podem ser colocados no alimento para instituir um tratamento contínuo, mas isso em geral não é viável em ampla escala. Isso significa que alguns parasitos zoonóticos, como nematódeos e ancilóstomos, podem não ser controlados, como no caso de animais silvestres. Portanto, devem ser postos em prática procedimentos para reduzir o risco de exposição humana, como manter os pés calçados e impedir que os animais defequem na areia de praças ou outros locais onde crianças brincam.[42]

Os filhotes de gatos são mais gravemente acometidos por parasitos e tendem a beneficiar-se mais do tratamento do que gatos adultos. A despovoação de parasitos nos filhotes felinos, mesmo que transitória, pode reduzir o estresse físico juvenil após o desmame. Gatos adultos são naturalmente mais resistentes ao parasitismo e menos propensos a desenvolver complicações sérias como anemia, diarreia e perda de peso. Como os gatos de vida livre só devem ser manipulados após anestesiados, o tratamento antiparasitário na época da castração limita-se a produtos tópicos e injetáveis. A escolha do produto deve basear-se na segurança, no espectro de ação, no custo e na facilidade do tratamento. Pode-se usar um *spray* em gatos com infestações maciças por pulgas antes da preparação cirúrgica, para controle imediato das pulgas. Outra opção é a administração retal de nitempiramo. Há numerosos produtos tópicos para o controle de pulgas com atividade prolongada. Muitos produtos tópicos também são ativos contra parasitos intestinais e ácaros da orelha. Os produtos com eficácia contra pulgas, nematódeos e ancilóstomos tendem a ser mais benéficos em gatos durante programas de CCD. Fármacos à base de avermectina devem ser evitados em filhotes felinos jovens debilitados, porque têm sido relatados efeitos colaterais neurológicos nesse grupo. Tratamentos de dose única para ácaros da orelha, como as preparações óticas de milbemicina e ivermectina de ação prolongada, são ideais para gatos de vida livre que não podem ser tratados novamente após a recuperação da anestesia. A irritação e o autotraumatismo associados à infestação com ácaro da orelha prejudica o bem-estar desses gatos. No Capítulo 93 há uma revisão geral dos produtos para controle de ectoparasitos.

Capítulo 99

Infecções Zoonóticas de Importância Clínica em Pessoas Imunocomprometidas

Carol A. Glaser, Edward L. Powers e Craig E. Greene

Imunodeficiências em seres humanos

As imunodeficiências em seres humanos têm várias causas fisiológicas e patológicas (Boxe 99.1). As deficiências genéticas hereditárias resultam em maior suscetibilidade a muitos patógenos, que variam de acordo com o tipo e a penetrância do defeito.[364] A idade é um determinante; por exemplo, fetos, neonatos e crianças jovens têm o sistema imune subdesenvolvido. Similarmente, adultos idosos fragilizados, em especial aqueles que vivem em casas de repouso ou hospitalizados, parecem correr maior risco de ter infecções. Além das limitações físicas e menor resistência, também podem apresentar comprometimento cognitivo.[364] Infecções fúngicas invasivas são um problema crescente em receptores de transplante de órgãos e adultos idosos.[284] Um ambiente institucional fechado favorece a exposição mais intensa a microrganismos, por causa da ventilação limitada e do contato próximo frequente com outros indivíduos.

Fatores contribuintes, como outras doenças, queimaduras ou tubos e cateteres permanentes ou implantes, aumentam o risco de infecção pela perda de barreiras naturais aos agentes infecciosos. Muitas condições, como quimioterapia, defeitos congênitos ou hereditários no sistema imune, indução com o vírus da imunodeficiência humana (HIV; do inglês, *human immunodeficiency virus*), doença renal crônica e até gravidez, podem levar a um estado de imunodeficiência.

Aproximadamente 1.039.000 a 1.185.000 pessoas nos EUA estão infectadas com o HIV e cerca de 25% não sabem que têm o vírus.[103] Estima-se que haja cerca de 10 milhões de indivíduos imunocomprometidos, quase 4% da população nos EUA; pacientes com câncer (aproximadamente 8,5 milhões), receptores de transplante de órgãos (184.000 transplantes de órgãos sólidos na década de 1990) e pessoas com infecção pelo HIV (1.106.400).[99,289] Há um número significativo de indivíduos que tomam imunossupressores para artrite reumatoide e doença intestinal inflamatória não incluídos nesses números. A cada ano, são realizadas cerca de 25.000 esplenectomias nos EUA,[500] além de haver milhares de pacientes funcionalmente hipoesplênicos, todos considerados de alto risco por causa de seu estado imunocomprometido. Além disso, há muitos indivíduos com outras condições subjacentes que exercem efeitos menos pronunciados, porém significativos, sobre o sistema imune, como diabetes, doença renal e cirrose. Mulheres grávidas também apresentam graus variáveis de imunodeficiência; as estimativas são de que 2% da população nos EUA são constituídos por mulheres grávidas a qualquer tempo.[487,537]

Boxe 99.1	Condições associadas a pessoas imunocomprometidas

Indivíduos suscetíveis por causa da idade
Fetos, lactentes, pré-escolares, adultos idosos

Questões de saúde
Hospitalizações, doenças concomitantes, autoimunes, transplante de órgão, diabetes melito, síndrome de Cushing, insuficiência renal crônica, gravidez, queimaduras, leucopenia, câncer, imunodeficiências congênitas, cirrose hepática, subnutrição, esplenectomia, disfunção esplênica, mielossupressão

Agentes terapêuticos
Quimioterapia para o câncer, tratamento imunossupressor

Instrumentação e procedimentos clínicos
Cateteres, tubos permanentes, implantes sintéticos, esplenectomia

Infecção pelo HIV
Complexo da AIDS

AIDS, síndrome da imunodeficiência adquirida; *HIV*, vírus da imunodeficiência humana.

Propriedade de animal de estimação

Até 50% da população imunocomprometida têm animais de companhia,[121,483] como é típico em uma população tão grande.[572] Aproximadamente 171 milhões de cães e gatos de companhia vivem nos EUA.[254] A prevalência estimada de animais de companhia nos lares dos EUA é de 62%, com 45,6% de cães, 38,2% de gatos, 5,3% de aves e 3,9% de equinos.[12] Embora mais residências tenham cães, o número total de gatos é maior do que o de cães. Os benefícios psicológicos que esses animais proporcionam são grandes e o risco de adquirir infecções deles é baixo. Apesar disso, tomar certas precauções ao manipular e cuidar de animais de estimação diminui quaisquer riscos inerentes. Neste capítulo, enfatizamos a informação sobre as zoonoses mais comumente identificadas em indivíduos imunocomprometidos. No entanto, como pessoas imunocompetentes podem adquirir zoonoses, muitos dos princípios e práticas podem ser pertinentes a qualquer indivíduo que tenha animais de companhia.

Risco zoonótico

No senso estrito, define-se *zoonose* como uma doença infecciosa transmitida naturalmente de animais vivos para seres humanos.[251] Com base nos hospedeiros reservatórios naturais, as zoonoses podem ser *sinantrópicas*, com um ciclo urbano ou em animal doméstico, ou *exoantrópicas*, com um ciclo em animais semisselvagens ou silvestres. Pessoas imunocomprometidas que têm animais de estimação correm maior risco de contrair infecções zoonóticas transmitidas diretamente do que aquelas que não têm animais (Boxe 99.2). A inalação ou ingestão de secreções e excreções corporais infecciosas é o meio comum pelo qual muitas infecções zoonóticas podem ser transmitidas diretamente. Contudo, pode ocorrer transmissão percutânea pela contaminação de feridas cutâneas preexistentes ou por meio de mordidas ou arranhões. Também pode ocorrer disseminação após contato de mucosa com fômites, como utensílios, água ou comida contaminados. Algumas infecções de cães e gatos são transmitidas por artrópodes, e há zoonoses quando esses vetores se alimentam nas pessoas que coabitam com os animais. Em alguns casos, cães e gatos podem trazer vetores já infectados com um organismo para perto das pessoas. Uma vez infectadas, as pessoas raramente transmitem as zoonoses para outras. Algumas infecções zoonóticas podem ser graves ao extremo ou altamente fatais.

Boxe 99.2	Meios de transmissão de infecção zoonótica[a]

Zoonoses de cães e gatos
Mordida, saliva, arranhão ou contato físico próximo: bordetelose (Capítulos 6, 87 e 100), raiva (Capítulo 20), infecção por *Chlamydophila felis* (Capítulo 28), micoplasma (Capítulo 32), helicobacteriose (Capítulo 37), tularemia (Capítulo 46), pasteurelose (Capítulo 51), capnocitofagiose (Capítulo 51), bartonelose (Capítulo 52), dermatofitose (Capítulo 56), infecção por *Malassezia pachydermatis* (Capítulo 56), esporotricose (Capítulo 61)
Aerogênicas: bordetelose (Capítulos 6 e 87), peste em gatos (Capítulo 45), tularemia (Capítulo 46), coxielose (Capítulo 46), rodococose (Capítulo 33)
Fezes: campilobacteriose (Capítulo 37), iersiniose entérica (Capítulo 37), helicobacteriose (Capítulo 37), salmonelose (Capítulo 37), toxoplasmose (Capítulo 79), criptosporidiose (Capítulo 81), giardíase (Capítulo 77), ancilostomíase, toxocaríase
Secreções urinárias ou genitais: infecções por *Escherichia coli* (cepas patogênicas, inclusive EPEC; Capítulo 35), brucelose canina (Capítulo 38), leptospirose (Capítulo 42), coxielose (Capítulo 46)

Zoonoses compartilhadas adquiridas por vetor
Erliquiose (Capítulo 26), febre maculosa das Montanhas Rochosas e infecção por *Rickettsia felis* (Capítulo 27), borreliose (Capítulo 43), peste (Capítulo 45), tularemia (Capítulo 46), bartonelose (Capítulo 52), dipilidiose

Sapronoses (infecções adquiridas do ambiente)
Antraz (Capítulo 33), listeriose (Capítulo 33), infecção pelo complexo *Mycobacterium avium* (Capítulo 48), infecção por bactérias de crescimento rápido (Capítulo 48), blastomicose (Capítulo 57), histoplasmose (Capítulo 58), criptococose (Capítulo 59), coccidioidomicose (Capítulo 60), aspergilose (Capítulo 62), pneumocistose (Capítulo 66), microsporidiose (Capítulo 69)

Antroponoses (infecções transmitidas de pessoas para cães e gatos)
Infecções estreptocócicas do grupo A (Capítulo 33), infecção por *Streptococcus pneumoniae* (Capítulo 33), infecções por estafilococos resistentes à meticilina (Capítulo 34), *Clostridium difficile* (Capítulo 37), *Mycobacterium tuberculosis* (Capítulo 48), *Entamoeba histolytica* (Capítulo 77)

[a]Predominantemente cães e gatos, a menos que indicado de outra maneira.

Sapronoses são infecções de pessoas e animais mantidas na natureza pela replicação do organismo no solo ou na água, na vegetação ou em animais mortos em decomposição ou suas excretas. No caso dessas zoonoses, tanto as pessoas quanto os animais adquirem as infecções de maneira similar mas independente entre si. Antes, as sapronoses eram denominadas incorretamente "saprozoonoses", mas não são verdadeiramente adquiridas pelas pessoas a partir de animais vivos (ver Boxe 99.2). Em vez disso, quando os animais adquirem essas infecções, agem como sentinelas com relação ao risco de infecção humana em áreas de ocorrência.

Antroponoses são infecções em que a fonte, a replicação e o meio primário de transmissão ocorrem em seres humanos. Algumas dessas infecções podem acometer animais como cães e gatos (ver Boxe 99.2).

A importância das doenças zoonóticas foi ressaltada pela epidemia de síndrome da imunodeficiência adquirida (AIDS; do inglês, *acquired immunodeficiency syndrome*) em seres humanos. De fato, o surgimento de infecções zoonóticas incomuns em pessoas foi uma razão pela qual a AIDS foi reconhecida pela primeira vez.

A incidência crescente de infecções zoonóticas em pessoas imunossuprimidas obriga os veterinários a terem a informação mais atualizada possível sobre essas doenças. Pessoas com AIDS que tenham dúvidas a respeito de seus animais de estimação costumam tentar resolvê-las consultando médicos, enfermeiras e outros profissionais de saúde da comunidade, que muitas vezes dão informações não satisfatórias, e muito poucas consultam seus veterinários.[14,120,180] Pesquisas mostraram que mais de 60 a 90% das pessoas infectadas pelo HIV foram aconselhadas por profissionais de saúde humana a se desfazer de seus animais de estimação, embora apenas 5% tenham seguido tal recomendação.[57,481] Em comparação com veterinários, a maioria dos médicos não está bem treinada em zoonoses, por isso em geral aconselham seus pacientes a se desfazer de seus animais quando consultados a respeito.[14,188] Os veterinários podem ser a melhor fonte de informação sobre o risco relativo de ter um animal de companhia e as medidas de precaução a serem tomadas para que pessoas imunocomprometidas possam continuar com seus animais.[275] Apesar disso, poucos veterinários desempenham um papel ativo na orientação de proprietários imunodeficientes de animais.[14,481] As últimas diretrizes do U.S. Public Health Service e da Disease Society of America ressaltam que, em vez de se desfazerem de seus animais de companhia, as pessoas imunocomprometidas podem tomar precauções simples para evitar infecção.[16,19,279,356]

À primeira vista, o risco de adquirir infecções de animais pode parecer dominar a literatura médica e reportagens da mídia, mas apenas uma fração relativamente pequena de infecções humanas pode, de fato, ser atribuída ao contato com animais de estimação. Pessoas com imunossupressão correm maior risco de adquirir todos os tipos de infecção, inclusive zoonoses. Todavia, as pessoas são mais propensas a adquirir infecção de outras pessoas do que de animais. Além disso, algumas das zoonoses mais propaladas em pacientes com AIDS, como a toxoplasmose, são causadas pela reativação de uma infecção adquirida previamente e não relacionada com a exposição a um animal de companhia. A Internet é uma fonte excelente de informação sobre doenças zoonóticas. No Boxe 99.3 há uma lista de *sites* importantes para profissionais de saúde associados a indivíduos imunocomprometidos.

Riscos ocupacionais e ambientais

Veterinários e pessoas que trabalham com saúde animal podem correr maior risco de adquirir zoonoses.[34] Pessoas que exercem profissões ligadas à manipulação de produtos de origem animal para alimentação ou têxteis também correm risco, como as que trabalham em fazendas ou jardins zoológicos, onde há contato com animais. Nos jardins zoológicos, quase todos os casos de exposição envolviam

---

Boxe 99.3	Fontes de informação para proprietários de animais de estimação infectados pelo vírus da imunodeficiência humana e para profissionais de saúde

Grupos locais por estado ou país

- **Centers for Disease Control and Prevention (CDC):** informação específica sobre organizações locais selecionadas de apoio, listadas pelo estado ou país:[a] *http://www.cdc.gov/healthypets/resources/local_organizations.htm*
- **CDC National AIDS Hotline:** informação específica sobre organizações locais selecionadas de apoio por estado ou país:[a] (800) 458-5231

Organizações internacionais

- Office of International Epizooties (World Organization for Animal Health): *http://www.oie.int/eng/en_index.htm*
- Food and Agriculture Organization of the United Nations: *http://www.fao.org*
- World Health Organization (Organização Mundial da Saúde, OMS): *http://www.who.int/en/*

Outras organizações

- **Pet Owners with HIV/AIDS Resource Service, Inc:** *http://www.thebody.com/powars/powars.html* ou (212) 246-6307
- **Companion Animal Parasite Council:** *http://capcvet.org*, (877) CAPC-ORG, ou solicitação por *e-mail* para *info@capcvet.org*
- **Delta Society:** 875 124th Ave NE, Ste 10, Bellevue, WA 98005; (425) 226-7357; *http://www.deltasociety.org*, ou pelo *e-mail info@deltasociety.org* para informação sobre cães
- **Department of Environment, Food, and Rural Affairs (Reino Unido):** para relatos sobre doenças zoonóticas, *http://www.defra.gov.uk/vla/science/sci_zoo.htm*

Fontes gerais

- **California Veterinary Medical Association:** 1400 River Park Drive, Suite 100, Sacramento, CA, 95815; (916) 649-0599
- **Animals in Society Program:** University of California, Davis, CA 95616; (530) 752-7295; *http://www.vetmed.ucdavis.edu/CCAH/animalsinsocietyprograms.cfm*
- **The Latham Foundation:** 1826 Clement Ave, Alameda, CA 94501; (520) 521-0920

- **American Animal Hospital Association:** 12575 W. Bayaud Ave, Lakewood, CO, USA 80228; (303) 986-2800
- **American Veterinary Medical Association:** 1931 N. Meacham Rd, Suite 100, Schaumberg, IL, 60173; (800) 248-2862

Outras fontes da Internet

- **CDC Healthy Pets, Health People:** informação para pacientes submetidos a transplante de órgãos, lactentes, crianças pequenas e mulheres grávidas, *http://www.cdc.gov/healthypets/extra_risk.htm*
- **CDC:** orientações para higiene das mãos, *http://www.cdc.gov/features/handhygiene/*
- **American Association of Feline Practitioners:** orientações para doenças zoonóticas em gatos, *http://www.catvets.com/uploads/PDF/ZooFinal2003.pdf*
- **National Association of State Public Health Veterinarians:** informação e orientações sobre a prevenção de doenças zoonóticas, *http://www.nasphv.org*
- **Pets are Wonderful Support (PAWS):** *http://www.pawssf.org*, San Francisco: (415) 9550; Los Angeles: (213) 741-1950; afiliados em outras grandes cidades
- **PETS-DC:** Washington, DC, *http://www.petsdc.org* ou (202) 234-7387
- **Pets are Loving Support for People with AIDS (PALS):** Atlanta, GA: *http://www.palsatlanta.org*, (404) 876-7257

Folhetos recomendados para clientes acometidos

- **PAWS:** Questions You May Have About Toxoplasmosis and Your Cat. PAWS of San Francisco
- **PAWS:** Safe Pet Guidelines: Toxoplasmosis and Your Cat, Cat Scratch Disease, Zoonoses and Your Bird. PAWS of San Francisco
- **American Animal Hospital Association:** Pet Owner Guidelines for People with Immunocompromised Conditions. Para membros da AAHA: (800) 252-2242, solicitar Member Service Center
- **CDC Division of HIV/AIDS Prevention:** Um guia para pessoas com infecção pelo HIV. *http://www.cdc.gov/hiv/pubs/brochure/oi_pets.htm*

[a]Inclui Arizona, Califórnia, Connecticut, Delaware, Distrito de Colúmbia, Flórida, Geórgia, Havaí, Illinois, Massachusetts, Michigan, Minnesota, Missouri, Nova Jersey, Novo México, Nova York, Carolina do Norte, Pensilvânia, Tennessee, Texas, Washington, Austrália e Canadá.

herbívoros domésticos e infecções com patógenos fecais, como *Campylobacter, Giardia, Salmonella* e *Cryptosporidium* spp.[49] Em um estudo feito com veterinários na África do Sul, os que trabalhavam em fazendas tendiam três vezes mais a contrair doença zoonótica do que os que exerciam outras especialidades veterinárias.[219] As zoonoses urbanas podem ser causadas por membros dos gêneros *Bartonella, Coxiella, Ehrlichia* e *Rickettsia*. Essas doenças têm ciclos sinantrópicos em que os hospedeiros vertebrados e seus vetores artrópodes associados podem sobreviver em regiões metropolitanas. Densidades populacionais crescentes, a invasão sobre os ciclos silvestres de infecção, o aumento do número de pessoas sem teto, o maior número de pessoas imunossuprimidas e a higiene precária em ambientes citadinos economicamente desfavorecidos são responsáveis por esse desenvolvimento.[117] Em um estudo feito no norte da Flórida, a prevalência de infecções zoonóticas como a toxoplasmose ou a bartonelose entre gatos de rua e de estimação foi equívoca,[343] tendo sugerido que os primeiros não representam um risco maior para as pessoas do que os de proprietários. Em outro relato, tanto gatos de rua quanto gatos de proprietários de um município na área rural da Carolina do Norte tiveram taxas de prevalência similares de infecção por *Cryptosporidium* spp., *Giardia* spp. e *Toxocara cati*. Entretanto, foi encontrada soroprevalência estatisticamente mais alta de anticorpos para *Bartonella henselae* e *Toxoplasma gondii* em gatos de rua,[409] presumivelmente por causa da maior exposição aos vetores externos dessas doenças. Tais estudos parecem refutar a concepção comum de que os gatos sem dono têm saúde precária e são más escolhas para animais de estimação, em especial no caso de pessoas imunocomprometidas. Um critério mais importante parece ser a possibilidade de o animal de companhia potencial frequentar ambientes ao ar livre.

Implicações legais para os veterinários

Os veterinários têm a responsabilidade inerente de avisar os proprietários de animais de companhia sobre o risco de contrair doenças zoonóticas de seus animais. Foi publicada uma excelente revisão sobre esse assunto.[32] De uma perspectiva ética, os veterinários têm a obrigação de proteger os proprietários de seus pacientes contra a aquisição de doenças zoonóticas de seus animais. Se um proprietário se recusar a aceitar o aconselhamento do veterinário, isso deverá ser registrado no prontuário do paciente. Os veterinários têm de avisar os proprietários no sentido de buscarem atendimento médico quando suspeitarem da ocorrência de uma infecção zoonótica. Os veterinários também precisam relatar as ocorrências de doenças zoonóticas onde as autoridades de saúde pública determinem isso, bem como proteger e orientar seus funcionários sobre as medidas preventivas para interromper a disseminação de infecções.[163,164,467] Para informações sobre as medidas de prevenção, consulte o item *Recomendações* neste capítulo e o *Compendium of Veterinary Standard Precautions for Zoonotic Disease Prevention in Veterinary Personnel*, publicado pela National Association of State Public Health Veterinarians (NASPHV) *on-line* (ver Boxe 93.6) e no prelo.[467]

Benefícios de ter um animal de estimação

Os animais de estimação proporcionam benefícios fisiológicos e psicológicos importantes para as pessoas, em especial as doentes (Boxe 99.4). A ligação entre uma pessoa e um animal pode ser forte. Embora a doença e a incapacidade em geral atrapalhem as ligações que as pessoas com AIDS têm com a família, os amigos e conhecidos, os animais de estimação são para elas uma companhia constante e incondicional e as ajudam a superar os efeitos deletérios da solidão.[93,466]

Boxe 99.4	Benefícios de ter um animal de estimação

Estimula a atividade física
Faz companhia
Dá uma força estabilizadora
- Para pessoas com problemas psicológicos e emocionais
- Para pessoas com limitações físicas
Alivia o estresse
- Propicia afeto, contato e conforto
- Baixa a pressão sanguínea
Ajuda nas relações conjugais
Colabora em situações difíceis
- Pela proximidade
- Por acompanhar a pessoa
- Por ajudar pessoas com dificuldades

Outras referências e contatos: Becker M. 1999. Pets keep people healthy. *Vet Econ*, special 1999:40–47; Delta Society, (800) 869-6898, *www.deltasociety.org*. Acesso em 30/3/11; American Association of Human-Animal Bond Veterinarians, *http://aahabv.org*. Acesso em 30/3/11; Center for the Human-Animal Bond, Purdue University School of Veterinary Medicine, (765) 494-0854, *http://www.vet.purdue.edu/chab/*. Acesso em 30/3/11.

Os animais de estimação também proporcionam prazer, proteção e a sensação de autoestima.[93] Ficar sem seus animais de companhia pode ser pior para o bem-estar de pessoas imunocomprometidas isoladas do que o risco de adquirir uma infecção zoonótica.

Grupos de apoio

Pessoas imunodeficientes podem vir a ter limitações emocionais e físicas que as impeçam de cuidar adequadamente de seus animais de estimação. Costumam ocorrer hospitalizações prolongadas inesperadas e limitações físicas ou financeiras. Além disso, haverá necessidade de cuidados preventivos e veterinários relacionados com possíveis doenças e a alimentação do animal. Os veterinários podem avisar os proprietários sobre os riscos relativos de doenças zoonóticas e as precauções para evitá-las, além de encaminhá-los para grupos de apoio que os ajudem com o animal em casa. Os veterinários também podem ajudar dedicando algum tempo e oferecendo seu conhecimento profissional a esses grupos locais e potencialmente estimulando doações a tais organizações. Os veterinários podem demonstrar discretamente sua vontade de participar de um programa de prevenção de zoonoses exibindo cartazes ou folhetos a respeito na sala de espera de seus consultórios. Eles precisam reconhecer que o aumento do custo da vigilância e do tratamento para evitar zoonoses pode ser um problema financeiro para o proprietário de um animal. Além dos cuidados com o animal em casa, os grupos de apoio podem organizar palestras, apresentações de vídeos, e preparar cartas e folhetos sobre cuidados com animais de estimação, zoonoses e higiene pessoal. Eles podem dar assistência com a triagem de animais de estimação adequados, financiando os cuidados de saúde com os animais e orientando assistentes quanto aos cuidados rotineiros e em emergências. Nos EUA, há várias organizações que ajudam nesse sentido (ver Boxe 99.3).[214,466]

Aconselhamento

Embora os veterinários geralmente estejam mais bem preparados do que os médicos para responder a perguntas sobre doenças de animais e riscos para os seres humanos, poucas pessoas os veem como a principal fonte de informação nesse sentido. Paradoxalmente, os médicos não parecem à vontade para discutir sobre doenças zoonóticas com seus clientes e veem os veterinários como mais apropriados para isso.

Como os médicos se concentram nas infecções em pessoas e os veterinários têm preocupação mínima com a saúde humana, há um hiato inevitável na orientação das pessoas que têm animais de estimação. Em pesquisas feitas com profissionais de medicina humana e veterinária, os médicos acharam que os agentes de saúde pública e veterinários devem ser mais responsabilizados por essa tarefa.[32] Quando questionados sobre orientar os proprietários de seus pacientes sobre o risco de doenças zoonóticas, uma porcentagem muito maior de veterinários sentiu-se mais à vontade do que a de médicos.[210] É de surpreender o fato de que veterinários e médicos raramente se comunicam entre si sobre esse assunto; as percepções de risco relativo por parte dos médicos não se baseia em dados conhecidos sobre a transmissão de doença.[210,387]

Doenças

Mais de 250 organismos são conhecidos como causadores de infecções zoonóticas e aproximadamente 30 a 40 envolvem animais de companhia (ver Boxe 99.2). Desses, alguns selecionados foram relatados com maior frequência em pessoas com imunodeficiência e AIDS.[15] O surgimento de algumas dessas infecções (criptosporidiose, infecção pelo complexo *Mycobacterium avium* [MAC], criptococose, salmonelose, toxoplasmose) foi utilizado para definir o início da AIDS em pessoas com infecção pelo HIV. Algumas das zoonoses relacionadas com a AIDS são adquiridas diretamente de animais de companhia, enquanto outras provavelmente o são mais por exposição ambiental do que desses animais. As zoonoses descritas no próximo item são as que foram associadas à exposição de pessoas imunodeficientes a animais de companhia (Tabela 99.1). As zoonoses, em sua maioria, com exceção da infecção causada por *B. henselae* ou dermatófitos zoofílicos, são mais comumente adquiridas do ambiente ou de outros vetores ou hospedeiros do que de cães ou gatos. Apesar disso, ter um desses animais implica risco para pessoas imunocomprometidas, e isso deve ser sempre considerado.

Disseminação por mordidas, arranhões ou contato físico próximo com mucosas ou a pele

Mordidas estão entre as fontes mais comuns de zoonoses, e as pessoas imunocomprometidas correm maior risco de desenvolver uma infecção sistêmica como resultado de lesões causadas por mordidas (ver Capítulo 51). Muitos organismos, como *Capnocytophaga* e *Pasteurella*, que representam flora orofaríngea, são encontrados com frequência em mordidas infectadas. Além disso, muitas outras bactérias aeróbicas e anaeróbicas têm sido isoladas. Locais do corpo que sejam mordidos ou arranhados devem ser lavados imediatamente com água e sabão. Todos os indivíduos, em especial os imunocomprometidos, devem ser aconselhados a consultar um médico o mais cedo possível.

Capnocitofagiose

Capnocytophaga canimorsus (anteriormente DF-2) é um bastonete gram-negativo encontrado na flora bucal de cães, gatos e outros animais. *C. canimorsus* foi isolada pela primeira vez em 1996 de um paciente humano com uma mordida canina e denominada "organismo da mordida canina". Há um grupo separado de *Capnocytophaga* (DF-1) que é encontrado na flora bucal humana. O gênero *Capnocytophaga* consiste em nove espécies (ver *Capnocytophaga*, no Capítulo 51).[189] As manifestações clínicas da infecção por *Capnocytophaga* variam de celulite a sepse fulminante. A maioria dos casos em pessoas está associada a um distúrbio imune

Tabela 99.1	Orientações veterinárias para manipular cães e gatos | Controle de zoonoses transmitidas diretamente que mais acometem pessoas imunocomprometidas.[a]		
Doença e animal (Capítulo)	**Diagnóstico**	**Tratamento**	**Precauções**
Toxoplasmose: G (79)	NR: exame fecal – oocistos raramente encontrados; sorologia – não pode predizer a eliminação de oocistos; soropositivo em geral protegido por causa de exposição prévia	NR: clindamicina – reduz a eliminação de oocistos; banho – as fezes não costumam estar na pelagem	R: higiene da bandeja de dejetos – limpeza feita por pessoa imunocompetente; impedir que o gato cace ou coma carne crua
Giardíase: C, G (77)	R: testar filhotes, animais com diarreia; método do sulfato de zinco	R: metronidazol, albendazol, fembendazol	R: higiene da bandeja de dejetos; manipular fezes com luvas
Criptosporidiose: C, G (81)	R: coloração álcool-acidorresistente ou AF direto de fezes	R: paromomicina; animais não tratados podem eliminar por 2 semanas	R: higiene da bandeja de dejetos; manipular fezes com luvas
Campilobacteriose, helicobacteriose: C, G (37)	R: cultura fecal NR: cultura de conteúdo gástrico ou biopsia, histopatologia com corantes de prata	R: I – eritromicina, cloranfenicol R: H – metronidazol, ampicilina, salicilato de bismuto	R: impedir a ingestão de carne crua R: impedir a ingestão de carne crua
Salmonelose: C, G (37)	R: cultura fecal, meios seletivos	NR: quinolonas	R: impedir a caça e que traga ou ingira carne crua; se positivo, retirar temporariamente o animal da casa
Bartonelose: G (52)	R: hemocultura ou PCR se triagem de cão ou gato, respectivamente, estiver em consideração NR: teste de anticorpo	R: quinolonas, doxiciclina, rifampicina, azitromicina	R: controle estrito de pulgas, triagem de filhotes ou evitá-los; evitar mordidas ou arranhões e lavar imediatamente o local do corpo se ocorrerem
Bordetelose: C, G (6, 14 e 87)	NR: lavado traqueal e cultura	R: tetraciclinas	R: evitar exposição a canis de passagem, exposições de animais e cães congregados; vacinar se a exposição for provável

AF, anticorpo fluorescente; *C*, cão; *G*, gato; *H*, *Helicobacter* gástrico; *I*, *Campylobacter* intestinal; *NR*, não recomendável(is); *PCR*, reação em cadeia da polimerase; *R*, recomendável(is).
[a]Para outras recomendações, ver: Scheftel, JM, Elchos BL, Cherry B *et al.* 2010. Compendium of veterinary standard precautions for zoonotic disease prevention in veterinary personnel. *J Am Vet Med Assoc* 237:1403-1422.

subjacente. Embora a condição seja considerada rara, é provável que a infecção ocorra mais frequentemente do que se pensa porque é difícil cultivar o organismo pelos métodos rotineiros. Os indivíduos com esplenectomia são um grupo de risco bem conhecido, mas outras condições podem tornar um paciente funcionalmente asplênico ou hipoesplênico, como a anemia falciforme, o alcoolismo, a cirrose e o espru celíaco. Os sinais de infecção são celulite aguda grave e bacteriemia, que pode desenvolver-se 24 a 48 h após a mordida. A mortalidade associada a esse organismo em particular variou; uma série de casos revelou a taxa de mortalidade de 5%,[374] enquanto em outras a estimativa foi de 35%.[464]

A transmissão de *Capnocytophaga* em geral ocorre por meio de mordida canina, embora também seja possível por outros tipos de contato com cães ou gatos.[425,494] Em uma revisão de 28 casos, 89% tinham história de mordida de cão ou gato.[134] Nos demais, a contaminação pode ter-se disseminado por contato com secreções salivares na mucosa ou superfícies cutâneas rompidas. Não se deve permitir que cães ou gatos lambam superfícies de corte ou feridas. Para mais informações sobre as espécies de *Capnocytophaga*, ver Capítulo 51.

Pasteurelose

Pasteurella multocida é um cocobacilo gram-negativo comumente encontrado na cavidade bucal de animais, e cães e gatos apresentam taxas relativamente altas de colonização. *P. multocida* é uma causa de infecções em mordidas de animais, tanto em hospedeiros imunocompetentes quanto em imunocomprometidos. No hospedeiro clinicamente sadio, em geral causa infecção da pele e de tecido mole, com tumefação e inflamação em torno do local da mordida. Hospedeiros imunocomprometidos também podem desenvolver infecção local por *P. multocida*, mas também estão predispostos a desenvolver infecções sistêmicas mais invasivas, inclusive sepse, pneumonia, osteomielite, endocardite e meningite. Lactentes humanos recém-nascidos expostos a cães ou gatos com menos de 1 mês de idade parecem correr alto risco e costumam desenvolver meningite.[295,397] A cirrose hepática é uma das condições predisponentes mais comuns associadas a infecções graves por *Pasteurella*,[296] mas foram relatadas outras condições predisponentes, como neoplasia, doença pulmonar obstrutiva crônica e doença do rim policístico.[95,153,249]

Em geral, *P. multocida* é transmitida a indivíduos via mordidas de animais, mas outros mecanismos de transmissão, como arranhões e lambeduras de animais, são dignos de nota. Um indivíduo com doença do rim policístico adquiriu *P. multocida* em uma úlcera de perna pela lambedura de um cão, desenvolveu bacteriemia e endocardite e acabou morrendo.[249] Outras circunstâncias de lambedura de incisões cirúrgicas por animais de estimação foram associadas a feridas infectadas e sepse.[237] O contato inadvertido de gatos com pessoas com cateteres de diálise peritoneal caseira implantados resultou em peritonite.[27,122,453,463] De maneira semelhante, identificou-se infecção do trato urinário por *P. multocida* em uma pessoa com anormalidades anatômicas urinárias associadas a cirurgia prévia.[334] A urgência de buscar tratamento é ilustrada pelo relato do caso de um homem de 64 anos com cirrose que desenvolveu sepse após a mordida de um gato. Embora ele tenha buscado assistência médica, o fez cerca de 48 h após a mordida e morreu 72 h depois do fato.[153] Para mais informações sobre esse organismo como causa de infecções em pessoas, ver *Pasteurella* no Capítulo 51. Vários outros organismos são exclusivos de cães e gatos, e causam infecções graves em pessoas imunocomprometidas. *Pasteurella dagmatis* e *Neisseria canis*, ambos organismos comensais da cavidade bucal de cães, foram isoladas de uma pessoa com bronquiectasia crônica.[8] Outros organismos de cães e gatos, inclusive *Bergeyella zoohelcum*, *Neisseria animaloris*, *Neisseria zoodegmatis* e *Capnocytophaga cynodegmi*, causaram infecções humanas. Para mais informações sobre infecções humanas causadas por mordidas de cães ou gatos ou suas secreções bucais, ver Capítulo 51.

Helicobacteriose gástrica

Ocorrem infecções por *Helicobacter* em pessoas e seus animais de estimação, porém muitas espécies adaptadas ao hospedeiro estão envolvidas (ver *Infecções gástricas por Helicobacter*, no Capítulo 37). O *Helicobacter pylori*, um comensal gástrico primário e patógeno humano, foi isolado em uma colônia de gatos de laboratório associado à exposição a seres humanos; no entanto, esse organismo é considerado incomum e infecções naturais são improváveis. Estudos epidemiológicos não mostraram associação entre o fato de uma pessoa ser proprietária de um gato e ter infecção pelo *H. pylori*.[550] Foi encontrado *Helicobacter heilmannii*, um patógeno animal, em uma pessoa com erosões gástricas e em seus dois gatos.[148] A análise genética mostrou que as cepas humanas e felinas eram estreitamente relacionadas e mais de uma cepa infecta ao mesmo tempo uma pessoa. Um isolado de gatos e pessoas era idêntico, sugerindo disseminação zoonótica ou antroponótica. Foi encontrado *H. heilmannii* em um menino com gastrite e as mesmas cepas genéticas foram encontradas em seus cães.[157]

A transmissão oral-oral é o meio primário de disseminação do *Helicobacter* gástrico entre animais e seres humanos, de modo que se deve evitar contato com as cavidades bucais ou saliva de animais de estimação. As pessoas são mais propensas a adquirir essa infecção de outras pessoas, porque são os reservatórios de *H. pylori* e outras cepas humanas. Devem ser tomadas precauções para evitar a infecção, como não compartilhar utensílios destinados a alimentos dos animais com pessoas. Para mais informações sobre os riscos zoonóticos que envolvem espécies de *Helicobacter*, ver Capítulo 37.

Bartonelose

Bartonella spp. (anteriormente denominadas *Rochalimaea*) é um bacilo intracelular gram-negativo pequeno e exigente. O espectro dessas espécies identificado e associado a síndromes clínicas expandiu-se rapidamente desde o início da década de 1980, de modo que agora o gênero inclui 19 espécies diferentes, 13 delas conhecidas como associadas a doença humana (ver Capítulo 52).[113] Gatos domésticos servem como reservatório para *B. henselae* e *B. clarridgeiae*, dos quais as pessoas podem adquirir infecções potencialmente fatais. Canídeos domésticos e silvestres são hospedeiros reservatórios de várias espécies de *Bartonella*, que também podem infectar pessoas, como *B. vinsonii* ssp. *berkhoffii* e *B. rochalimae*. As bartonelas são bactérias veiculadas por artrópodes e, embora os gatos sejam reservatórios para a infecção direta de pessoas, elas podem infectar-se a partir de artrópodes, bem como seus cães.[388] Suspeitou-se de infecção por *B. vinsonii* ssp. *berkhoffii* pela picada de uma agulha em um veterinário que fez um aspirado com agulha fina em um cão infectado.[411] Outras espécies podem ser transmitidas para seres humanos por um vetor artrópode. *B. henselae*, *B. quintana* e *B. bacilliformis* são as espécies mais conhecidas como causadoras de doença humana, envolvendo muitas síndromes diferentes. *B. henselae* é associada com mais frequência à doença da arranhadura do gato (DAG), mas *B. clarridgeiae* e *B. elizabethae* também podem causar a mesma doença. Febre persistente ou recidivante em decorrência de *B. henselae* e *B. quintana* e doença de Carrion devida a *B. bacilliformis* costumam ser descritas em seres humanos. Outras espécies capazes de infectar pessoas incluem *B. vinsonii* ssp. *arupensis*, *B. melophagi*, *B. tamiae*, *B. washoensis*, *B. grahamii* e *B. alsatica*. O Capítulo 52 apresenta uma discussão mais detalhada sobre esses organismos.

A imunidade do hospedeiro, a espécie e a via de inoculação desempenham um papel na expressão clínica dessas infecções. Entre as bactérias, as espécies de bartonela são as únicas em sua capacidade de angioproliferação, responsáveis pelas manifestações clínicas vistas na verruga peruana, na angiomatose bacilar e na peliose.[447] Uma das doenças mais antigas conhecidas como associadas a bartonelas é a doença de Carrion (infecção por *B. bacilliformis*), transmitida por

Lutzomyia spp. como vetores e encontrada apenas na Colômbia, no Equador e no Peru. Duas apresentações clínicas distintas são vistas nessa doença. A primeira, fase aguda, caracteriza-se por uma enfermidade febril com bacteriemia, linfadenomegalia e hepatomegalia. A segunda, ou fase crônica, caracteriza-se por um exantema cutâneo conhecido como "verrugas peruanas", causado pela proliferação de células endoteliais.

A DAG, a manifestação mais comum de infecção por *Bartonella* spp., em geral manifesta-se como linfadenomegalia subaguda solitária ou regional no hospedeiro clinicamente sadio, embora possam ocorrer outras manifestações clínicas, dependendo do tipo de espécie de bartonela e do estado imunológico do hospedeiro. Outras síndromes que podem ocorrer em hospedeiros clinicamente saudáveis incluem a síndrome oculoglandular de Parinaud, neurorretinite, encefalopatia, lesões osteolíticas, acometimento hepatoesplênico e endocardite.

Várias novas síndromes e espécies de bartonela foram identificadas nos estágios iniciais da AIDS epidêmica. As manifestações clínicas da infecção por *Bartonella* spp. em hospedeiros imunocomprometidos são diversas. *Bartonella* sp. é o agente causal da angiomatose bacilar, da peliose hepática e da bacteriemia febril em pacientes com AIDS.[297,308,317]

O conhecimento sobre as infecções por *Bartonella* em hospedeiros não imunocomprometidos com o HIV também aumentou. Por exemplo, no final da década de 1990, um homem jovem submetido a transplante renal desenvolveu um abscesso esternal associado a infecção por *B. henselae*.[75] Distúrbio linfoproliferativo pós-transplante, hepatite granulomatosa e rejeição aguda têm sido associados a infecções por bartonela nesses hospedeiros.[75,143]

Acredita-se que a transmissão de bartonela entre gatos se dê pelas pulgas. A soroprevalência de *B. henselae* em gatos varia geograficamente e é maior em áreas quentes e úmidas. Gatos idosos são mais propensos a ter sorologia positiva e menos à bacteriemia do que gatos jovens. Na América do Norte, as taxas de soroprevalência variam muito, de 6% em Chicago e no Alasca a 62% na Califórnia.

A eliminação e o controle de pulgas são essenciais para reduzir a disseminação da infecção entre gatos. Como o meio de transmissão da infecção de gatos para pessoas é incerto, mas possivelmente envolve organismos existentes nas excretas de pulgas ou na saliva dos gatos, mordidas ou arranhões deles não devem ser esfregados com as mãos sujas e devem ser lavados imediatamente. As mãos sempre devem ser lavadas logo após a manipulação de gatos sabidamente ou suspeitos de estarem infestados por pulgas. As mordidas de cães ou gatos podem ser diretamente contagiosas porque as secreções orais podem conter sangue nos animais com hemorragia gengival.

Não podem ser feitas recomendações absolutas para a triagem sorológica ou hemocultura de gatos, porque a eficácia do tratamento é questionável e há o potencial de indução de resistência antimicrobiana. Em geral, testes em gatos para determinar se estão infectados não são aconselháveis, a menos que eles tenham doença clínica. Por causa da alta taxa de infecção em gatos, da natureza assintomática da infecção e da possibilidade de induzir resistência antimicrobiana, deve-se questionar o tratamento rotineiro de gatos infectados identificados. Tetraciclinas e macrolídios são a pedra fundamental do tratamento inicial de seres humanos, a menos que se detecte resistência antimicrobiana.[526] Como os gatos podem desenvolver imunidade a cepas específicas, resultando em depuração da infecção com o tempo, os filhotes (com menos de 6 meses de idade) são mais suscetíveis à infecção e têm taxa de exposição muito mais alta em determinados ambientes. Não é recomendável retirar suas garras, mas elas devem ser cortadas para diminuir a possibilidade de lacerarem a pele. Comportamentos que provoquem mordidas ou arranhaduras devem ser evitados. Para evitar bartonelose ou outras infecções, nunca se deve permitir que os gatos lambam cortes ou ferimentos expostos.

Pessoas imunocomprometidas também correm o risco de se infectar com outras espécies de bartonela por meio de vetores que se alimentam em outros animais domésticos ou espécies silvestres. Ver no Capítulo 52 mais informações sobre essas infecções.

Infecção por *Chlamydophila felis*

Identificou-se *Chlamydophila felis* como a causa de conjuntivite em gatos e ocasionalmente foi incriminada em infecções em seres humanos. Foram relatados menos de 10 casos de transmissão zoonótica suspeita para pessoas, com uma gama de infecções do trato respiratório superior e inferior.

Infelizmente, a maioria desses comunicados foi feita antes da disponibilidade de técnicas moleculares para caracterização genética, da reclassificação do gênero *Chlamydia*, da separação da espécie *Chlamydophila psittaci* e do reconhecimento de *Cp. felis* (ver Tabela 28.1).[74] Em quase todas as circunstâncias os relatos foram ambíguos, com evidência apenas circunstancial, e os comunicados não foram confirmados pelo isolamento simultâneo e por comparação genética do organismo das pessoas e dos gatos incriminados. Em um caso,[230] foi feita a comparação genética definitiva em que a conjuntivite crônica em uma pessoa imunocomprometida foi atribuída a *Cp. felis*. Em outro relato[331] sobre 15 pessoas com conjuntivite folicular crônica, foram usadas a reação em cadeia da polimerase (PCR; do inglês, *polymerase chain reaction*) e análise genética para identificar *Chlamydophila pneumoniae* e *Cp. psittaci*, que predominaram, e dois dos casos envolveram uma cepa de mamífero. Ambas as pessoas com a cepa de mamífero tinham filhotes de gato com conjuntivite, porém não foi feito isolamento ou comparação de organismos dos gatos. Com base na escassez de relatos, na frequência de infecção humana e na alta frequência de isolamento de *Cp. felis* de gatos com infecção respiratória superior, a transmissão zoonótica deve ser incomum, mesmo em pessoas imunocompetentes. Isso também é verdadeiro em comparação com a alta taxa de transmissão zoonótica de *Cp. psittaci* de aves. Para mais informações sobre essas infecções, ver Capítulo 28.

Esporotricose

É uma doença causada pelo fungo dimorfo saprófita *Sporothrix schenckii* e encontrada em solos ricos em matéria orgânica de todo o mundo. Cães e gatos podem ser acometidos com as formas cutânea, linfática ou disseminada (ver Capítulo 61). Pessoas podem infectar-se via ferimentos puntiformes, mas também por gatos, mediante contato próximo e presumivelmente através de pequenas feridas causadas por garras ou dentes contaminados pelo organismo.[344,414,461] Pessoas imunocomprometidas são mais propensas a desenvolver lesões cutâneas disseminadas ou sistêmicas. Ver no Capítulo 61 informação adicional sobre os riscos de saúde pública dessa infecção.

Infecção por *Malassezia pachydermatis*

Esse organismo é uma levedura comensal lipofílica onipresente, encontrada na pele e em regiões mucocutâneas de animais, inclusive cães e gatos. Essa espécie de levedura foi encontrada com maior frequência colonizando cães, enquanto os gatos costumam ser colonizados por outras espécies do mesmo gênero. Pode ser transmitida a pessoas por contato direto. Embora a *M. pachydermatis* possa colonizar pessoas expostas a animais de companhia, as manifestações clínicas são mais comuns em lactentes e adultos imunocomprometidos.[178]

Foram obtidas amostras pareadas de cães com e sem doença cutânea inflamatória e de seus respectivos proprietários para cultura e PCR, para detectar *M. pachydermatis*.[384,385] A cultura de fungos revelou-se insensível, mas pode ter sido mais relevante em termos clínicos do que a PCR, porque os resultados positivos com cultura tiveram correlação com a maior prevalência de organismos em pessoas proprietárias de animais de companhia que tinham doença clínica. Embora tão sensíveis, os métodos convencionais de PCR usados não detectaram diferença na taxa de portador entre os dois grupos de pessoas. Esse estudo confirmou que as pessoas se contaminam com os organismos enquanto têm contato com cães com ou sem dermatite. A PCR detectou *M. pachydermatis* em aproximadamente 93% dos participantes humanos. Os resultados desse estudo também reforçaram a teoria de que *M. pachydermatis* é um organismo comensal que vive na pele canina.

Embora a existência do organismo em pequeno número na pele de animais clinicamente sadios seja esperada, em certas condições ele pode proliferar em grande número e tornar-se patogênico. As condições responsáveis pela proliferação de *Malassezia* incluem ambiente quente e úmido, inflamação cutânea aguda ou crônica, como atopia, alergia a pulgas ou alimentos, tratamento prolongado com glicocorticoide, distúrbios endócrinos, dermatite com coinfecção bacteriana e seborreia, entre outras. Gatos idosos com doenças neoplásicas, como timoma ou carcinoma pancreático ou hepático, podem desenvolver dermatite por *M. pachydermatis*.

Não se considera *M. pachydermatis* um organismo cutâneo normal em seres humanos, mas eles podem abrigá-lo de maneira assintomática. Em uma investigação,[566] identificou-se *M. pachydermatis* como causa de infecção nosocomial em 15 lactentes em uma unidade de tratamento intensivo (UTI) hospitalar. O organismo foi isolado de sangue, do trato urinário, do líquido cerebrospinal, de aspirados traqueais, da pele e da ponta de um cateter intravenoso. Não se soube ao certo a origem da introdução do organismo nesse surto, porém considerou-se provável que a infecção tenha sido transmitida por profissionais de saúde infectados por seus cães em casa. Todos os 15 isolados dos lactentes, as mãos de uma enfermeira e a pele de três dos cães de profissionais de saúde de que foram obtidas amostras tiveram genótipos compatíveis com os isolados de *M. pachydermatis*. A lavagem mais correta das mãos interrompeu a disseminação dessa infecção (ver Capítulo 56).[106,566] Nenhum relato indica que, em geral, pacientes adultos imunocomprometidos ou indivíduos positivos para o HIV corram maior risco de ter infecção por *M. pachydermatis*. *Malassezia furfur*, organismo encontrado apenas em seres humanos, é uma causa comum de doença cutânea em pacientes com AIDS e pode infectar pacientes imunocomprometidos que tenham dermatite atópica. As infecções por *Malassezia* são discutidas com mais detalhes no Capítulo 56.

Dermatofitose

A infecção em animais de companhia é causada mais comumente pelos fungos zoofílicos *Microsporum canis*, *Microsporum gypseum* e *Trichophyton* spp., e cães e gatos podem servir como veiculadores. *M. canis* é o organismo mais comumente implicado, em especial nos gatos. As taxas de prevalência variam muito, dependendo da localização e das condições do ambiente. Um estudo de ambientes domésticos em que havia cães e gatos com acometimento clínico afetados por *M. canis* revelou que os filhotes estavam em locais altamente infectados.[346] Além disso, as infecções em gatos estavam associadas mais à contaminação substancial do ambiente do que aos cães. Isso tem implicações em termos do risco de exposição de pessoas.

Os seres humanos podem adquirir dermatófitos por contato com animais clinicamente acometidos ou sadios, bem como de outras pessoas ou fômites contaminados, como superfícies, a cama e roupas. As lesões cutâneas clássicas em pessoas incluem alopecia circular, descamação, formação de crostas e ulceração. Pacientes com HIV-AIDS podem ter sinais similares aos de pacientes imunocompetentes ou sinais atípicos, como tinha capilar do adulto, infecções ungueais ou cutâneas disseminadas.[68,339] Por exemplo, ocorreu tinha capilar, causada pelo *M. canis*, em uma receptora de transplante renal tratada com ciclosporina que foi exposta à sua colônia de cães que abrigavam a infecção.[108]

Qualquer desses dermatófitos pode causar doença em seres humanos e, embora cães ou gatos possam ser uma fonte potencial de exposição, gatos clinicamente acometidos foram mais comumente implicados do que cães nos casos humanos publicados.[346] Em outro estudo, isolou-se *M. canis* mais comumente de 36,4% de cães e 53,6% de gatos (a maioria sem lesões) que coabitavam com proprietários que tinham sinais de doença, em comparação com 0 e 14,6% daqueles cães e gatos, respectivamente, que coabitavam com proprietários sem sinais de doença.[86] Ocorreu um surto em uma UTI neonatal entre lactentes prematuros com baixo peso ao nascimento e múltiplos problemas clínicos.[155] Nesse caso, uma enfermeira que trabalhava na unidade tinha adquirido um gato Persa e subsequentemente desenvolveu uma infecção clínica recorrente por *M. canis*. Cinco lactentes daquela unidade também desenvolveram a infecção. O gato foi levado a um dermatologista veterinário, que detectou infecção por *M. canis* usando a técnica da escova de Mackenzie. A enfermeira foi afastada da unidade e submetida a tratamento, e foram instituídos procedimentos estritos de sanitização e desinfecção da unidade. O gato foi tratado até ser declarado livre da infecção, e a casa e as roupas da proprietária rigorosamente desinfetadas. Em seguida, os lactentes receberam tratamento tópico. Esse caso ressalta a importância da boa comunicação entre veterinários, os proprietários de animais que sejam seus clientes e os médicos desses clientes no sentido de evitar, ou saber como agir, em casos de dermatofitose humana em que possa estar envolvido um animal.[155] Outros surtos entre neonatos em hospitais também foram relatados.[389,478]

Tanto a dermatofitose zoonótica quanto a não zoonótica têm sido comumente relatadas em pacientes com AIDS e usadas como marcador do estágio da infecção pelo HIV. Nesses pacientes, a infecção pode ser atípica e de difícil diagnóstico. Outras pessoas imunocomprometidas que correm alto risco incluem pacientes receptores de transplante ou que estejam recebendo medicação imunossupressora e desenvolvem pseudomicetomas, bem como pacientes com lúpus eritematoso sistêmico (LES) que desenvolvem onicomicose.[55,293,516,542]

Felizmente, pacientes imunocomprometidos em geral respondem bem ao tratamento, embora costume ser necessário tratamento sistêmico combinado com o tópico.[11,68,538] Os pacientes com infecções profundas mais graves, como granulomas dermatofíticos, pseudomicetomas e onicomicose, podem precisar de tratamento prolongado por até 6 meses. O tratamento tópico e sistêmico de animais de companhia e a descontaminação do ambiente em geral são necessários para evitar recorrência (ver Capítulo 56).

Infecção pelo vírus da varíola bovina

Atualmente, essa doença está limitada à Eurásia e é causada por um vírus de filamento duplo de DNA do gênero *Orthopoxvirus*, que inclui membros que infectam seres humanos e uma variedade de animais (ver *Etiologia e epidemiologia*, no Capítulo 17).[51,285] Apesar do nome, os bovinos são hospedeiros incidentais e raramente se infectam. Gatos domésticos são os hospedeiros incidentais mais comuns desse vírus e a espécie implicada com mais frequência em sua transmissão de reservatórios roedores para pessoas.[51,52] Menos comumente, esse vírus causa infecções isoladas em uma variedade de outros animais, inclusive cães e guepardos, podendo estes últimos desenvolver pneumonia aguda fatal.[38,41,354,403,573] Acredita-se que nesses casos a infecção seja causada pela ingestão de roedores silvestres nativos.[52]

Animais com condições físicas precárias ou problemas de saúde preexistentes são mais propensos a serem infectados por esse vírus.[47] Em gatos, os sintomas variam de lesões cutâneas descamativas solitárias na cabeça, no pescoço e nos membros anteriores a lesões disseminadas com infecções bacterianas secundárias, abscessos ou celulite.[583] Menos frequentemente, podem ocorrer febre, inapetência, letargia, corrimento oculonasal, diarreia e morte.[52,583] As escamas da descamação e os exsudatos podem conter o vírus, que é capaz de ser infectante por vários meses no ambiente.[52] A evolução da doença pode durar até 14 dias, e a cicatrização das lesões cutâneas por vezes leva até 6 semanas.[376] As taxas de fatalidade de casos são baixas em gatos domésticos sadios. Gatos imunocomprometidos (infectados pelo vírus da leucemia felina [FeLV; do inglês, *feline leukemia virus*] ou o vírus da imunodeficiência felina [FIV; do inglês, *feline immunodeficiency virus*], tratados com glicocorticoide) correm risco de ter a doença mais grave.[513] A transmissão de um gato para outro é rara, porque eles não são um reservatório do vírus. Quando a doença é branda e há apenas uma lesão cutânea, a infecção pode passar despercebida ou ser diagnosticada erroneamente.[52] A desinfecção do ambiente com solução de hipoclorito de sódio é eficaz para destruir o vírus (ver Tabela 93.1). No momento, não há vacinas contra esse vírus e não se sabe se o uso de vacinas contra outros do mesmo gênero é eficaz em gatos.[52] Para mais informações sobre o diagnóstico, o tratamento e a prevenção da infecção de felinos por esse vírus, ver *Diagnóstico* e *Tratamento e prevenção*, no Capítulo 17.[52,355,401]

Embora a varíola humana e a de símios sejam consideradas doenças potencialmente fatais em seres humanos, a varíola bovina raramente é fatal. A transmissão de gatos para pessoas é a causa mais comum da infecção humana.[64] Em pessoas, a infecção é vista mais comumente nos meses de outono, correspondendo à incidência em infecções felinas e ao aumento das populações de roedores.[51] A infecção humana pelo vírus da varíola bovina em geral é adquirida através de uma abrasão cutânea, que leva à formação de uma erupção primária.[39] A maioria dos indivíduos desenvolve apenas uma erupção, e a cicatrização é comum. A infecção pelo vírus da varíola bovina em indivíduos saudáveis costuma ser clinicamente branda, o que leva a não se fazer o diagnóstico.[64,492] Além do desenvolvimento de lesões cutâneas, outros sintomas podem incluir náuseas, pirexia e cefaleias.[52] Nos casos graves, em geral associados a supressão imune ou doença cutânea preexistente, a infecção pode causar lesões cutâneas grandes, dolorosas, e doença sistêmica que pode requerer hospitalização (Figura 99.1).[315] A recuperação em pacientes hospitalizados costuma levar pelo menos 6 a 8 semanas, mas pode chegar a 12 semanas.[40] Recomendam-se práticas simples de higiene para evitar a transmissão.[52]

O vírus tem a capacidade de escapar da detecção pelas células T,[84] tornando-se mais perigoso e grave para indivíduos com condições cutâneas preexistentes, como eczema tópico ou dermatite,[39]

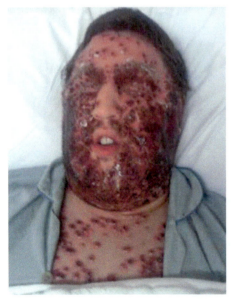

Figura 99.1 Lesões cutâneas difusas graves de infecção pelo vírus da varíola bovina em uma pessoa com eczema preexistente. (Fotografia por cortesia de Richard Lawn, Stafford, Reino Unido, carta ao editor de *Veterinary Record*, 15 de maio de 2010, autorizada, p. 631, volume 166.)

e a infecção em indivíduos imunocomprometidos ocasionalmente resulta em morte. Além disso, a imunossupressão induzida por fármacos ou abuso de álcool[252] pode causar uma infecção mais virulenta do que o normal. No entanto, mesmo entre indivíduos suscetíveis as taxas de infecção são baixas, o que leva alguns pesquisadores a acreditarem que o vírus da varíola bovina tenha baixa infectividade em seres humanos.[39,40]

Muitos profissionais de saúde temem que, desde que a vacinação antivariólica foi suspensa, os níveis de imunidade no público contra ortopoxvírus estejam caindo e, como resultado, a varíola bovina possa tornar-se mais prevalente em seres humanos.[543] Embora a varíola não esteja mais circulando na população humana, seu reaparecimento como resultado de um acidente em laboratório ou arma biológica ainda é uma possibilidade.[194] Por isso, o surgimento de uma doença semelhante em pessoas requer diagnóstico rápido para excluir a possibilidade de sua ocorrência ou de outras formas virulentas, como a varíola de macacos. A boa comunicação entre médicos e veterinários é necessária, porque pode melhorar a vigilância de infecções por *Orthopoxvirus*.[285] Para mais informações sobre a infecção por esse vírus, ver Capítulo 17.

Infecções por retrovírus

Durante o exercício de seu trabalho, os veterinários ficam expostos a retrovírus felinos como o FeLV, o FIV e o vírus espumoso felino (FFV; do inglês, *feline foamy virus*) (ver Capítulos 11, 12 e 15). Amostras de sangue de 204 veterinários, cientistas de laboratório e outras pessoas com exposição ocupacional a gatos foram testadas para anticorpos contra o FeLV, o FIV e o FFV, bem como o pró-vírus do FeLV, por PCR.[81] Os indivíduos relataram a média de 17,3 anos de exposição aos gatos e exposição de alto risco, como a mordidas e arranhões desses animais e lesões com instrumentos cortantes. Não se encontrou evidência sorológica nem molecular de exposição nesses indivíduos. Apesar disso, as pessoas, em especial as imunocomprometidas, devem ter cuidado ao manipular secreções de gatos infectados por esses vírus, porque gatos imunocomprometidos em geral estão coinfectados por patógenos oportunistas que podem implicar riscos zoonóticos.

Disseminação aerógena

Infecção por *Bordetella bronchiseptica*

Bordetella bronchiseptica é um cocobacilo gram-negativo comumente encontrado no trato respiratório de muitos mamíferos. *B. bronchiseptica* tem estreita relação com a *Bordetella pertussis*, o agente infeccioso mais frequentemente associado à tosse convulsiva da coqueluche em seres humanos.

Na medicina veterinária, *B. bronchiseptica* é bem conhecida como causa da "tosse dos canis" em cães. Os seres humanos são hospedeiros incomuns desse agente, e crianças jovens saudáveis parecem ser mais suscetíveis à infecção do que adultos. Na Inglaterra, estima-se que 1 em cada 1.000 casos de coqueluche seja causado por *B. bronchiseptica*.[341] Em hospedeiros imunocompetentes adultos, esse organismo foi associado ocasionalmente a infecções leves do trato respiratório superior.[183,571] Em famílias com crianças pequenas, foi descrita infecção por *B. bronchiseptica* após exposição a gatos e coelhos.[303]

Têm surgido dados sobre o papel da *B. bronchiseptica* em indivíduos imunocomprometidos.[567a] No final da década de 1970, um idoso subnutrido com antecedentes de alcoolismo morreu 3 dias após hospitalização com sepse e pneumonia, e o agente causador foi identificado como *B. bronchiseptica*.[195] O interessante é que se identificou *B. bronchiseptica* como uma coinfecção com *Mycobacterium tuberculosis* em um paciente com AIDS.[541] Manifestações do trato respiratório, incluindo sinusite, traqueobronquite, tosse convulsiva e pneumonia, em geral são vistas no hospedeiro imunocomprometido.[584]

Bacteriemia, endocardite, peritonite e meningite também foram relatadas. Ocorreram pneumonia e peritonite em um paciente submetido a diálise peritoneal em casa. Um cão da casa tivera uma infecção recente com a "tosse dos canis".[224] Além disso, foram descritas infecções em pacientes com malignidade, AIDS, subnutrição e insuficiência renal.[201,584]

Embora a bordetelose seja incomum, tem-se recomendado que pessoas imunocomprometidas, seus animais ou ambos evitem contato com animais em canis, gatis ou exposições de animais, onde a infecção é mais prevalente ou tenha sido observada doença respiratória em alguns animais. Se necessário, pode-se considerar a vacinação do animal de companhia de uma pessoa imunocomprometida para ajudar a controlar a disseminação de um surto de infecção, porém o procedimento de vacinação deve ser cuidadosamente monitorado, porque pessoas imunossuprimidas também podem ser infectadas pelo organismo usado na vacina intranasal com vírus vivo atenuado. Crianças pequenas e lactentes foram infectadas dessa maneira (ver *Risco da vacina intranasal contra Bordetella bronchiseptica para a saúde humana*, no Capítulo 100).[197,407,441] Portanto, tais indivíduos não devem conter seus animais durante a vacinação; o ideal é que nem fiquem na sala onde a vacina estiver sendo administrada.

Peste

Yersinia pestis é uma bactéria de roedores transmitida por suas pulgas. Há muitos relatos de gatos infectados que, por sua vez, infectaram pessoas, presumivelmente por contato direto. Os gatos também podem desempenhar um papel nas infecções humanas porque podem abrigar pulgas infectadas e trazê-las para o contato próximo com pessoas, que se infectam a partir dos gatos por via aerógena, causando uma forma pneumônica da doença, ou por inoculação percutânea (punção, ferimento por mordida ou arranhão, ou induzida por artrópode), causando linfadenomegalia regional (ver Capítulo 45). Embora os gatos sejam mais suscetíveis, os cães constituem um risco para as pessoas porque transportam pulgas infectadas ou as carcaças de suas presas infestadas por pulgas para casa.[378] Um surto de peste pneumônica entre pessoas foi iniciado por uma infecção fatal por *Y. pestis* em um cão.[548a] Não há indicação na literatura de que essa doença em pacientes humanos imunocomprometidos seja significativamente diferente da observada nos imunocompetentes.

Tularemia

Francisella tularensis é um cocobacilo gram-negativo intracelular altamente pleomórfico e endêmico em algumas regiões do mundo (ver Capítulo 46). O organismo é encontrado tipicamente em lagomorfos (coelhos e lebres), roedores e artrópodes. A infecção tularêmica foi identificada em várias centenas de espécies de mamíferos e em aves, peixes e répteis.[186,417,475] Em termos geográficos, foi reconhecida nos EUA, no Extremo Oriente e na Europa, mas não na América do Sul e na África. Nos EUA, a maioria dos casos em pessoas foi identificada na região centro-sul, sendo o maior número de casos relatados em Arkansas, Oklahoma e Missouri.[101] A tularemia de ocorrência natural é esporádica e em geral ocorre em áreas rurais. *F. tularensis* é transmissível para pessoas em doses infecciosas tão baixas quanto de 10 a 50 bactérias quando inaladas, o que a torna um agente potencial para bioterrorismo. Graças a esse potencial, atualmente a tularemia é um agente da categoria A de acordo com os Centers for Disease Control and Prevention.[102,454]

Tanto hospedeiros imunocompetentes quanto imunocomprometidos são acometidos; a apresentação clínica varia de úlceras cutâneas a pneumonia. Antes da disponibilidade dos antibacterianos, a taxa de mortalidade por tularemia era alta. O modo de transmissão e o local de inoculação infuenciam a apresentação clínica, da mesma maneira que o grupo etário infectado; as crianças são mais propensas a ter a forma glandular, enquanto adultos costumam ser diagnosticados

mais comumente com a forma pneumônica. Indivíduos de idade avançada, os que abusam de álcool, aqueles com diabetes melito, os submetidos a transplante de órgãos e os que têm AIDS tendem a ter infecção grave.[227]

A via de infecção em 75% dos casos envolve artrópodes (em particular carrapatos);[442] outras vias incluem a inalação de aerossóis contaminados (p. ex., aqueles produzidos pela depredação de carcaças de coelhos infectadas) e a manipulação imprópria de culturas de laboratório. Tradicionalmente, a tularemia é considerada uma doença contraída por indivíduos expostos ao ar livre, como caçadores e pescadores, mas também pode ser adquirida de animais de estimação. Gatos podem infectar-se por meio de picadas de artrópodes ou ingerindo presas infectadas. Mais de 50 casos de tularemia adquirida de gatos foram relatados na literatura.[91] Há relatos de que tanto gatos clinicamente sadios quanto doentes transmitem a tularemia; alguns casos envolveram uma mordida, mas às vezes o contato casual foi a única forma de exposição.[91,166,562] Gatos infectados por *F. tularensis* podem ter febre, letargia e anorexia, porém alguns deles são assintomáticos. A transmissão para pessoas é provável porque o organismo causador da tularemia pode estar na boca ou nas garras de um gato.

A prevenção da tularemia é feita primordialmente reduzindo-se o risco de infestações por carrapatos e outros artrópodes. Indivíduos como caçadores, que manipulam animais potencialmente infectados, devem usar luvas para evitar a introdução do organismo através de cortes ou abrasões, e a carne de caça deve ser cozida adequadamente. Para evitar exposição a aerossóis, áreas plantadas devem ser examinadas e os animais mortos removidos. Controlar vetores artrópodes e impedir os gatos de caçar são os meios primários de reduzir o risco de infecção em animais de estimação. Ver no Capítulo 46 mais informações sobre essa infecção.

Infecção por *Rhodococcus equi*

Antes conhecido como *Corynebacterium equi*, o *Rhodococcus equi* é uma bactéria aeróbica gram-positiva não formadora de esporos que reside no solo (ver *Infecção por Rhodococcus equi*, no Capítulo 33). O organismo é encontrado em maior número no solo contaminado por estrume de herbívoros. Os animais pecuários costumam ingerir o organismo, mas a maioria não desenvolve a doença. No entanto, o *R. equi* é uma causa comum de pneumonia e enterite em potros, podendo ocasionalmente causar linfadenite em suínos e bovinos. A infecção em cães e gatos é menos comum, porém o *R. equi* foi implicado como agente causal de linfadenite e infecções cutâneas e de tecidos moles, incluindo celulite e infecções de feridas, hepatite, osteomielite e infecções articulares.[90,262] Em animais, acredita-se que a exposição ocorra por inalação de solo contaminado, inoculação em feridas ou mucosas ou ingestão e passagem através do trato gastrintestinal (GI).[563] Foram descritos antígenos associados à virulência, com alguns virulentos, outros de virulência intermediária e os avirulentos.[504]

As infecções humanas causadas pelo *R. equi* são incomuns e em geral ocorrem em hospedeiros imunocomprometidos, com dois terços dos casos relatados em pacientes infectados com o HIV.[532,539,563] A maioria dos pacientes infectados pelo *R. equi* tem acometimento do trato pulmonar e a radiografia torácica em geral revela infiltrados, empiema ou lesões cavitárias. Locais de acometimento extrapulmonares incluem o trato GI, com enterite e adenite regional, pericardite, mastoidite ou abscessos renais, hepáticos ou nos músculos psoas. Ferimentos cutâneos também podem ser infectados.[539]

Um aspecto importante dessa infecção é que por vezes constitui um diagnóstico tardio, porque o organismo pode ser confundido no laboratório de microbiologia com um contaminante difteroide ou com *Mycobacterium*, por causa de seu aspecto álcool-acidorresistente à coloração de Gram. Pacientes imunocomprometidos precisam de tratamento prolongado e indefinido, e recidivas são comuns.

Embora o nome do organismo, *R. equi*, sugira contato com equinos e se acredite que a via primária de infecção em pessoas seja o contato direto com animais pecuários, como equinos, bovinos ou suínos, ou solo contaminado por animais, em mais de 50% das pessoas infectadas não há relato de tais exposições.[109,152] Relatos de casos esporádicos de pessoas infectadas por *R. equi* incluem contato com animais de companhia; um cão de estimação foi implicado como a fonte de infecção em um indivíduo infectado pelo HIV que vivia em uma área urbana.[375] Outro indivíduo sem imunodeficiência subjacente desenvolveu um infiltrado pulmonar crônico após contato direto com um cão que tinha lesões cutâneas progressivas crônicas.[332] Embora não sejam tradicionalmente considerados uma fonte de infecção para pessoas, cães e gatos infectados, em particular aqueles com secreções (p. ex., feridas cutâneas), são um risco teórico para pessoas, em especial indivíduos imunocomprometidos, que, portanto, devem minimizar o contato com lesões cutâneas ou exsudatos de feridas de animais. Ver no Capítulo 33 mais informações sobre essa infecção em cães e gatos.

Coxielose

A febre Q é causada por *Coxiella burnetii*, uma bactéria gram-negativa pequena e patógeno intracelular obrigatório bastante relacionado com *Francisella tularensis* (ver Capítulo 46). A infecção por *C. burnetii* é uma zoonose mundial descrita pela primeira vez em 1935, quando um surto de doença febril afetou trabalhadores de um abatedouro em Brisbane, na Austrália.[138] A doença foi denominada febre "Q" (de *query*, interrogação) porque nenhum organismo foi isolado após investigação extensa. Dez anos depois, a bactéria responsável foi descrita, e a via de infecção, identificada.

Em pessoas, a febre Q em geral se caracteriza por ser aguda ou crônica. No hospedeiro imunocomprometido, a maioria das infecções agudas é assintomática ou uma enfermidade febril autolimitada associada a cefaleia. Ocasionalmente, pode ocorrer hepatite granulomatosa, pneumonia, miocardite, pericardite ou encefalite. Indivíduos idosos e os imunossuprimidos são mais propensos a desenvolver pneumonia.[439]

Endocardite é a manifestação mais frequente de doença crônica. Os pacientes que já têm valvopatia correm risco particular de apresentar endocardite. Outras características da infecção crônica incluem infecções de aneurismas e enxertos vasculares, osteomielite e hepatite crônica.[439] Indivíduos submetidos a transplante de órgão sólido, com cirrose alcoólica ou sob tratamento crônico com esteroide também correm alto risco de ter febre Q crônica.[312,439] Mulheres grávidas merecem menção especial porque tanto elas quanto seus fetos correm risco. A mãe pode desenvolver doença sistêmica ou endocardite.[13,137,312] Também podem ocorrer aborto espontâneo, atraso do crescimento intrauterino, parto prematuro ou morte fetal.[92] A febre Q pode ser reativada durante gestações subsequentes.

Embora o ciclo silvestre na natureza que envolve animais reservatórios inclua artrópodes, em geral a *C. burnetii* se dissemina para pessoas por inalação, ainda que às vezes possa ocorrer disseminação após a ingestão de laticínios contaminados. Os reservatórios primários para infecção humana são bovinos, caprinos e ovinos. No entanto, animais de estimação, em especial gatos, foram descritos como um reservatório importante da febre Q no contexto urbano.[310,383,428a] Cães são uma fonte menos frequente, mas foram descritos como tal.[78] A infecção em animais em geral não é clinicamente aparente. Os animais infectados contaminam o ambiente pela excreção dos organismos em seus subprodutos (placenta) e no leite.

Hospedeiros imunocomprometidos, mulheres grávidas e indivíduos com lesões em valvas cardíacas devem tomar precauções extras para reduzir sua possibilidade de contrair a febre Q. Em particular, deve-se evitar contato com tecidos placentários de animais. A evidência sorológica de *C. burnetii* é muito maior em veterinários que

removem placentas bovinas sem usar luvas do que naqueles que as usam.[407] Como a coxielose ocorreu em pessoas expostas a gatas parturientes, devem ser usadas luvas e roupas de proteção, inclusive máscaras e óculos protetores, ao se realizarem procedimentos que envolvam tecidos ou secreções genitais de parturientes ou animais que tenham abortado. Ver no Capítulo 46 mais informações sobre essa infecção.

Infecção por *Corynebacterium ulcerans*

A difteria em pessoas é causada primariamente por cepas toxigênicas de *Corynebacterium diphtheriae* e, menos frequentemente, *Corynebacterium ulcerans* e *Corynebacterium pseudotuberculosis*. O controle foi implementado por meio de programas eficazes de vacinação, mas esquemas incompletos ou com omissões podem ser associados à sua ocorrência. Além disso, a prevalência relativa de infecções por *C. ulcerans* está aumentando com o tempo.[544] Embora *C. diphtheriae* se dissemine entre pessoas, isso não foi documentado com relação a *C. ulcerans*. O fator de risco mais comum para difteria causada por *C. ulcerans* é o contato com animais de companhia, em particular cães e gatos, e com animais pecuários.* Pacientes imunocomprometidos parecem desenvolver doença clínica grave.[313] Embora o organismo tenha sido associado a infecções respiratórias em cães e gatos,[247,503,508] também foi isolado de cães e gatos clinicamente saudáveis em estudos epidemiológicos[141,146,283] e nos incidentes zoonóticos mencionados antes. A cultura do organismo e a detecção do gene toxigênico ou da toxina real podem confirmar a virulência da cepa. O tratamento em animais e seres humanos envolve o uso de fármacos eficazes contra bactérias gram-positivas, inclusive penicilinas, cefalosporinas, eritromicina e clindamicina, mas não se limita a esses. Pessoas imunocomprometidas precisam tomar precauções para reduzir sua exposição a um animal quando o organismo é detectado, em especial quando existe doença respiratória clínica. A vacinação atual para difteria pode ajudar a reduzir a ocorrência de infecção em pacientes sem comprometimento imune grave. Ver mais informações sobre essa infecção em cães e gatos no Capítulo 33.

Disseminação fecal-oral

Organismos entéricos de risco zoonótico podem ser detectados nas fezes de cães e gatos clinicamente sadios.[229,234,482] Na maioria dos casos, os organismos não causam problemas, a menos que o animal desenvolva diarreia. Nesse caso, o aumento da frequência de movimentos intestinais e a fluidez das fezes promovem a disseminação e a contaminação ambiental. Uma preocupação é que protozoários como *Toxoplasma*, *Giardia* e *Cryptosporidium* spp. podem estabelecer-se em ambientes com água doce e salgada e nos animais que as habitam.[179,180] Dados sugerem que os oocistos de *Toxoplasma gondii* podem esporular na água do mar e permanecer infecciosos por várias semanas. Áreas com correntes de água doce que vão para o oceano correm o maior risco de contaminação. A sobrevivência dos organismos na água pode resultar em disseminação ampla e no estabelecimento de infecção em invertebrados e vertebrados.

Toxoplasmose

T. gondii é um protozoário intracelular obrigatório amplamente distribuído em todo o mundo.[257] Embora os gatos sejam os hospedeiros definitivos do organismo, as pessoas podem adquiri-lo mediante o consumo de carne crua ou malcozida, por transmissão vertical para o feto através da placenta durante a gravidez e de solo contaminado com fezes de gato.[129] Na pessoa imunocompetente, a toxoplasmose em geral é benigna. Em muitos casos a infecção é assintomática, enquanto em outros pode ocorrer linfadenopatia autolimitante.

---

*Referências 1, 63, 231, 247, 313, 515.

Em contraste, indivíduos imunossuprimidos podem desenvolver doença séria com encefalite, pneumonite ou miocardite. O feto que ainda não nasceu, indivíduos com HIV-AIDS ou aqueles sob quimioterapia correm risco particular de ter complicações.

A toxoplasmose congênita humana costuma resultar de uma infecção assintomática aguda na mãe, e o risco de transmissão para o feto depende do estágio da gestação: a possibilidade de transmissão para o feto se a mãe for exposta no primeiro trimestre é de aproximadamente 25%, no segundo trimestre é de 55% e no terceiro é de 65%.[139] Se a mãe infectar-se no início da gestação, poderá ocorrer aborto espontâneo, parto prematuro ou natimorto. As características clássicas vistas em lactentes de mulheres infectadas no final da gestação incluem febre, microcefalia, hidrocefalia, hepatoesplenomegalia, icterícia, convulsões e coriorretinite. Alguns lactentes podem ser assintomáticos ao nascimento e desenvolver complicações vários meses ou mesmo anos mais tarde. O diagnóstico sorológico em mulheres grávidas melhorou com o uso do teste de avidez por IgG, que pode ajudar a detectar infecções recentes *versus* exposição antes da gravidez.[89]

É difícil prever a infecção em mulheres submetidas à triagem por títulos séricos de anticorpo depois que elas já estão grávidas, porque os títulos de IgG às vezes podem persistir por vários anos após a infecção.[211,502] A estimativa de avidez específica pela IgG foi aventada para ajudar a distinguir infecção ativa ou recente porque a avidez aumenta com a duração da infecção.[193,307,426] Um maior refinamento do teste de avidez, usando antígenos recombinantes, poderia ajudar a melhorar sua acurácia.[168] Também foi utilizado um teste de aglutinação diferencial com uma proteína do organismo que se expressa nas fases aguda e crônica.[330] Em suma, podem ser necessários os resultados de uma combinação de testes sorológicos para se determinar com acurácia se uma mulher grávida ou seu feto estão infectados, sem recorrer a procedimentos invasivos como a coleta de amostras fetais.

A toxoplasmose ocorre em 10% dos pacientes com AIDS e acredita-se que seja responsável por pelo menos 30% das complicações do sistema nervoso central (SNC).[196] A toxoplasmose do SNC pode causar déficits neurológicos focais, disfunção cognitiva e alteração do estado mental em pacientes nos últimos estágios da infecção pelo HIV.[246] Indivíduos com câncer, em particular da medula óssea, ou os receptores de transplante de órgão ou sob tratamento prolongado com glicocorticoide são vulneráveis à infecção.[162,568]

É importante notar que a maioria dos casos de toxoplasmose do SNC resulta mais da reativação de infecções quiescentes do que de exposição recente. A soroconversão para o anticorpo contra *Toxoplasma* é incomum em adultos com o HIV e parece não ter relação com a exposição a gatos.[546] Embora possa ser adquirida pela ingestão de oocistos eliminados por gatos infectados, a infecção em pessoas que vivem em países industrializados geralmente é causada pela ingestão de carnes malcozidas, em especial de caprinos, carneiro ou porco.

Surtos isolados da doença também foram relatados após a manipulação ou inalação de solo ou poeira contaminada por fezes de gatos ou água de fontes contaminadas.[29] Tipicamente, os gatos eliminam oocistos por não mais de 2 semanas após sua primeira exposição ao organismo e em geral não os eliminam novamente. Isso também ocorre mesmo que eles recebam altas doses exógenas de glicocorticoides ou tenham doenças imunossupressoras, como infecção pelo FIV/AIDS. Na verdade, o risco global encontrado de infecção em gatos de residências urbanas foi relativamente baixo, em comparação com o de crianças jovens que contraem a infecção por exposição ao solo em ambientes rurais.[546] Crianças com menos de 15 anos de idade que adquirem um gato e vivem em ambientes rurais têm probabilidade de ser soropositivas para *T. gondii*, e os títulos mais altos estão associados à propriedade de um grande número de gatos.[424] Tal achado sugere que as crianças foram expostas ao organismo no solo em torno de suas casas. Os oocistos precisam esporular para que sejam infecciosos, processo que leva 1 a 5 dias. Como as fezes não permanecem na pelagem e os oocistos não parecem esporular nela, a manipulação de gatos é uma fonte improvável de infecção (ver *Considerações de saúde pública*, no Capítulo 79). Por causa de sua resistência ambiental, os oocistos podem entrar em reservatórios de água doce e do mar e causar doenças em pessoas ou animais que venham a ingerir água contaminada ou invertebrados que abriguem esses organismos. Surtos foram associados à contaminação dos reservatórios municipais de água por oocistos de felídeos de vida livre ou silvestres,[50,69,81] e há evidência de infecção disseminada entre mamíferos marinhos.[156]

Pessoas imunossuprimidas devem usar luvas e lavar as mãos após contato com o solo ou carne crua. A água da superfície também pode estar contaminada por oocistos, de modo que a única maneira de eliminar o risco é filtrá-la ou fervê-la. As bandejas de dejetos dos gatos devem ser limpas diariamente, de preferência por uma pessoa imunocompetente que não seja mulher grávida. As mãos devem ser bem lavadas após a limpeza da bandeja ou a prática de jardinagem ou contato com o solo. Todas as frutas, legumes e verduras a serem consumidos crus devem ser bem lavados antes de ingeridos, e carnes cruas não devem ter contato com alimentos que sejam comidos crus ou com as superfícies de corte usadas no seu preparo. Gatos de pessoas imunocomprometidas devem ser mantidos dentro de casa e alimentados apenas com rações comerciais ou comida bem cozida. Os pacientes não precisam ser aconselhados a se desfazer de seus gatos ou testá-los para toxoplasmose, seja por sorologia ou exame fecal. No entanto, é provável que gatos com teste sorológico positivo (em especial um título de IgG mensurável) estejam protegidos contra a eliminação de oocistos porque ela é transitória e em geral ocorre após a primeira exposição aos organismos. Apesar da baixa frequência de toxoplasmose associada a gatos, muitos médicos, inclusive ginecologistas obstetras, ainda aconselham medidas para o descarte da bandeja de dejetos dos gatos e ressaltam outras fontes potenciais de ingestão alimentar ou exposição ambiental.[271]

Indivíduos imunossuprimidos devem ter seus níveis de IgG mensurados o mais cedo possível, para que possam ser orientados sobre quaisquer complicações potenciais ou riscos e prever se já estão infectados. (Ver, no Capítulo 79, mais informações sobre a prevenção dessa infecção.)

Criptosporidiose

A criptosporidiose é uma infecção intestinal causada por *Cryptosporidium* spp., um coccídio parasito onipresente de vertebrados (ver Capítulo 81). Há aproximadamente 16 espécies conhecidas de especificidade variável com relação aos hospedeiros (ver Tabela 81.1). O *Cryptosporidium parvum* é o menos específico com relação ao hospedeiro e foi classificado em muitos genótipos. Mostrou-se que o genótipo bovino infecta herbívoros domésticos jovens (i. e., bezerros, cordeiros, cabritos, leitões), pessoas e muitas outras espécies de mamíferos, inclusive cães, gatos e roedores (ver Capítulo 81).[477] O genótipo humano, *Cryptosporidium hominis*, é mais específico do ser humano e mantém um ciclo separado de uma pessoa para outra. Ambos os genótipos são encontrados comumente em infecções humanas. *Cryptosporidium canis* e *Cryptosporidium felis* são genótipos predominantes em cães e gatos, respectivamente. Embora não sejam encontrados comumente em infecções humanas,[342] sabe-se que infectam pessoas com o HIV e outras causas de imunocomprometimento que desenvolvem diarreia e, portanto, devem ser considerados zoonóticos.*

Os oocistos de *Cryptosporidium* são capazes de infectar assim que são eliminados nas fezes e a dose infectante é muito pequena, o que torna a transmissão direta possível por qualquer via fecal-oral

---

*Referências 70, 85, 179, 191, 192, 221, 418, 427, 567, 586.

potencial, como pelagem, solo, mãos, roupas ou água contaminados. Os oocistos são altamente resistentes e podem permanecer infecciosos em condições frias e úmidas por muitos meses, desde que não sejam congelados. Eles não sobrevivem em água doce ou salgada e na de reservatórios tratados com produtos químicos.

A criptosporidiose em animais é semelhante à observada em pessoas (ver Capítulo 81). A ocorrência e a gravidade da doença clínica dependem da idade e da imunocompetência do hospedeiro. Cães e gatos adultos imunocompetentes em geral não exibem sinais de doença, embora possam apresentar diarreia. Filhotes de gatos, em especial aqueles com diarreia ou infecções imunossupressoras concomitantes como por FeLV ou FIV, ou filhotes caninos com menos de 6 meses de idade são mais propensos a ter doença clínica caracterizada por diarreia e eliminação de organismos, os quais podem ser encontrados nas fezes de animais com ou sem diarreia.[241,368,462,482] Em geral observa-se imunossupressão decorrente de infecção por FeLV, FIV, parvovírus, cinomose, linfoma intestinal e outras causas em cães e gatos adultos com sinais clínicos, que incluem diarreia, e pode haver infecção do trato respiratório, do sistema hepatobiliar e do pâncreas.

Pacientes humanos imunocompetentes podem ser assintomáticos, mas também ter uma variedade de sintomas, inclusive diarreia, cãibras, náuseas, vômitos e febre, que tipicamente duram 5 a 10 dias. Pacientes imunocomprometidos (p. ex., com HIV-AIDS, crianças desnutridas, os submetidos a transplante, aqueles com a síndrome de hiper-IgM, com neoplasia hematológica e os com câncer sob quimioterapia) correm o risco de ter doença mais grave e intratável, que pode ser fatal.[255,267] Estima-se que 14 e 24% dos pacientes com HIV e diarreia, em países desenvolvidos e em desenvolvimento, respectivamente, estavam infectados com *Cryptosporidium*.[218] No caso dos pacientes com HIV-AIDS que têm a sorte de ter acesso ao tratamento antirretroviral, há diminuição da prevalência de criptosporidiose.

Estudos limitados mostraram que as taxas de prevalência mundial de infecção com *Cryptosporidium* variam de 0 a 44,8% em cães e de 0,6 a 15,4% em gatos.[70] Pesquisas sorológicas em adultos nos EUA mostraram prevalência estimada de cerca de 30%.[567] As taxas mundiais de soroprevalência variam muito, dependendo da região, e podem chegar a 90% em áreas sem tratamento de água.

Ocorre transmissão de uma pessoa para outra sem reservatórios animais e foram observados surtos em creches e grupos familiares. A fonte habitual de surtos por exposição ambiental são efluentes não tratados ou fontes de água contaminada. Parques aquáticos e piscinas públicas são regularmente implicados em surtos humanos. O *Cryptosporidium* também é uma causa bem conhecida de diarreia dos viajantes. Em um estudo de pacientes com HIV-AIDS, atividades aquáticas recreativas em locais sabidamente contaminados com *Cryptosporidium*, inclusive natação, pesca, captura de caranguejos e remo, foram relatadas por 48% dos que responderam à pesquisa.[365] Correntes de água em pastagens de animais, instalações que os abrigam e de tratamento de esgotos podem contaminar suprimentos de água na superfície. Poços e outras fontes de água do solo também podem ser contaminados. Os oocistos de *Cryptosporidium* podem ser encontrados em 90% da água municipal não tratada e em 30% dos sistemas tratados que retiram a água de lagos e rios. A cloração da água não mata esses parasitos, de modo que os sistemas de filtração da água municipal precisam ser extremamente eficientes para eliminá-los.[57] Verificou-se que o consumo de água da torneira foi um fator de risco importante para criptosporidiose em pacientes com AIDS em San Francisco.[28]

Mostrou-se que ter cães e gatos como animais de estimação aumenta o risco de criptosporidiose em pessoas imunocompetentes.[455] Em um estudo com pessoas com o HIV e sem criptosporidiose, esses animais não foram um fator de risco importante para infecção.[199] Como algumas das cepas encontradas em animais normalmente não infectam pessoas imunocompetentes, é impossível

distinguir os riscos de saúde pública de determinadas cepas sem usar técnicas moleculares. É significativo o fato de que, como os seres humanos imunocomprometidos podem ser suscetíveis à infecção por cepas que normalmente não infectam pessoas, como *C. canis* e *Cp. felis*, e como a criptosporidiose pode causar doença grave intratável em seres humanos imunocomprometidos, é melhor ter muita cautela quando os organismos são encontrados em um cão ou gato de estimação. Como animais de companhia recém-nascidos e jovens podem transmitir a infecção e sabe-se que cães e gatos infectados com diarreia a transmitiram para pessoas,[213] animais de rua ou qualquer animal de companhia com diarreia não devem ser adotados por indivíduos imunocomprometidos. Deve-se fazer exame de fezes de qualquer cão ou gato de estimação, em especial filhotes caninos ou de gatos com menos de 6 meses de idade, em busca de oocistos de *Cryptosporidium*.

O tratamento da criptosporidiose é mais difícil do que o de outras infecções por protozoários intestinais, de modo que o ideal é evitar que ela ocorra. Indivíduos imunocomprometidos devem evitar contato direto com adultos infectados e não trocar fraldas de bebês sem usar luvas. As mãos devem ser lavadas após contato com crianças, indivíduos potencialmente infectados ou animais, independentemente do uso de luvas ou não (ver medidas de higiene nos Capítulos 81 e 93). A boa higiene ao cuidar de lactentes e crianças pequenas, em especial aquelas em creches ou enfermarias, é indispensável. Indivíduos imunocomprometidos não devem compartilhar um cômodo ou banheiro com pessoas sabidamente infectadas. Beber água da torneira ou de superfícies (p. ex., lagos ou rios, do mar, certos poços clorados ou fontes ornamentais) ou ter contato com águas de superfícies contaminadas durante recreação ou ingerir alimentos crus contaminados também podem resultar em criptosporidiose. Pessoas imunocomprometidas não devem comer ostras cruas nem consumir laticínios não pasteurizados e também devem evitar contato com rebanhos. Algumas fontes do fornecimento municipal de água são contaminadas, de modo que pode ser necessário ferver a água por pelo menos 1 min ou filtrá-la usando filtros eficientes. A segurança de bebidas comerciais, inclusive garrafas de água mineral, pode variar, mas as pasteurizadas em geral são seguras.

Giardíase

A causa de giardíase é *Giardia duodenalis* (sinonímia *intestinalis* e *lamblia*), protozoário extracelular onipresente que pode ser encontrado no trato intestinal de animais vertebrados e seres humanos (ver Capítulo 77). Com o uso de técnicas moleculares, a *G. duodenalis* foi categorizada em sete grupos genéticos diferentes (A a G), cada um adaptado a uma variedade específica de hospedeiros. Os seres humanos podem infectar-se com os grupos A1, B, C e D. Gatos podem infectar-se com A1 e F (ver Capítulo 77, Tabela 77.2 e Figura 77.1). Em alguns estudos sobre a infecção endêmica, os genótipos de *Giardia* em seres humanos e cães associados eram diferentes – por exemplo, quando famílias e seus animais de companhia foram avaliados[123] ou em filhotes caninos de lojas de animais.[260] Em outros estudos, os genótipos eram os mesmos quando foram examinados cães de rua e crianças[349] ou fezes de cães de rua[242] em determinada área geográfica. Esses achados discrepantes sugerem transmissão zoonótica variável de genótipos zoonóticos, dependendo das regiões geográficas e circunstâncias de exposição.

Em animais, as estimativas relatadas de prevalência são de 20 a 35% em filhotes caninos, 10 a 15% nos filhotes felinos, 17 a 32% em potros, 5 a 90% em bezerros, 6 a 80% em cordeiros e 7 a 44% em suínos. Aproximadamente 2 a 10% de cães e gatos são portadores subclínicos e a excreção de cistos é intermitente.[160,361,522] A giardíase pode ser assintomática, aguda, intermitente ou crônica. Cães e gatos adultos infectados em geral não têm doença clínica, enquanto os sinais costumam ser observados em filhotes caninos e felinos. A doença clínica manifesta-se por diarreia ou fezes amolecidas de cor clara, espumosas ou mucoides, e podem conter gordura não digerida. Também é possível observar pelagem sem viço, flatulência e desenvolvimento precário. Embora haja pouca evidência publicada, em geral admite-se que animais imunocomprometidos correm maior risco de infecção e doença grave por giardíase. O diagnóstico em cães e gatos pode ser sensível e específico caso se recorra a uma combinação de flutuação fecal e imunoensaio SNAP para *Giardia* (um ensaio imunossorvente ligado a enzima [ELISA; do inglês, *enzyme-linked immunosorbent assay*] fecal para realização em consultório). Para o diagnóstico em gatos, devem ser usados imunoensaios destinados a amostras humanas com cautela.[371] Não há garantia de cura efetiva dos animais infectados nem as evidências sugerem que, uma vez curados, fiquem completamente protegidos contra reinfecção. Para mais informações sobre todos os aspectos da infecção por *Giardia* em cães e gatos, ver Capítulo 77.

O primeiro sinal de infecção em pessoas imunocompetentes é diarreia aquosa fétida com flatos e distensão abdominal. Pode ocorrer eliminação assintomática, que em geral é autolimitada. Observa-se maior prevalência em crianças até 5 anos de idade e adultos dos 31 aos 40 anos, com aumento da incidência nos meses de verão.

Pacientes com algumas condições, como imunodeficiência variável comum e agamaglobulinemia ligada ao X, e aqueles com história de cirurgia gástrica e redução do ácido gástrico correm maior risco de infecção.[149,432] As taxas de infecção são maiores e o tratamento eficaz é mais difícil em crianças com subnutrição e diarreia crônica, naquelas com síndrome nefrótica que estejam recebendo glicocorticoides e nas que têm linfoma.[406,499] A diarreia acomete uma alta porcentagem de pacientes com AIDS e *Giardia* é um dos organismos implicados como causa. Pode ocorrer coinfecção com *C. parvum* e outros patógenos entéricos. Pacientes com AIDS não parecem mais propensos à aquisição da infecção, mas podem ser refratários ao tratamento, o que resulta em diarreia crônica e má absorção.[198,240] A resposta aos protocolos padrão de tratamento varia, sendo necessários tratamentos repetidos ou pelo resto da vida em alguns pacientes com AIDS. A sensibilidade e a especificidade diagnósticas dos testes humanos melhoraram com o desenvolvimento de métodos mais modernos, como a detecção imunoquímica usando microscopia fluorescente ou ELISA e PCR. Contudo, a sensibilidade pode variar entre os métodos de teste; portanto, o tratamento em geral é empírico (ver Capítulo 77).

Surtos de giardíase transmitida pela água são frequentes e constituem um problema de saúde importante que pode ocorrer quando várias pessoas ingerem água contaminada e a infecção em seguida pode disseminar-se para outros indivíduos.[512] Os surtos que envolvem a transmissão de uma pessoa para outras em geral afetam um grupo de seres humanos de ambientes onde a higiene é precária, como em algumas creches ou grupos comunitários de indivíduos economicamente desfavorecidos.

Incidentes zoonóticos que envolvem cães e gatos em geral não são transmitidos pela água, sendo mais provável que resultem de contaminação fecal direta.[512] O achado de organismos de *Giardia* nas fezes de um cão ou gato não significa necessariamente que a infecção será transmitida para pessoas. Contudo, no contexto clínico, não é viável determinar por qual grupo um cão ou gato pode ter sido infectado, de maneira que qualquer cão ou gato infectado pode ser uma fonte potencial de infecção para pessoas. Animais com menos de 6 meses de idade e aqueles com diarreia são uma fonte potencial de *Giardia* ou outros patógenos entéricos e, portanto, pessoas imunocomprometidas devem evitar tê-los como animais de estimação até que sejam tratados eficazmente. Como prática geral, animais de estimação considerados para adoção devem ser submetidos a triagem para parasitos entéricos, inclusive *Giardia*, e tratados. Pessoas infectadas são uma preocupação idêntica ou maior como fontes potenciais de infecção para

pacientes humanos imunocomprometidos. Usando luvas ou não, as mãos devem ser bem lavadas após a manipulação de material fecal de lactentes, crianças ou animais. O uso de água fervida ou adequadamente filtrada para beber, tanto a destinada a pessoas quanto a animais, elimina o risco de infecção a partir de uma fonte de água contaminada. Uma pessoa pode infectar-se com *Giardia* de muitas formas, porém, quando comparado com o de outras fontes, o risco de transmissão zoonótica direta parece pequeno.[70,198]

Salmonelose

A salmonelose é causada pela infecção por *Salmonella* spp., bastonetes gram-negativos anaeróbicos facultativos que ocorrem em todo o mundo. Consistem em mais de 2.500 sorovariantes (ver Capítulo 37) e podem infectar mamíferos, aves, répteis, anfíbios, peixes e invertebrados. A exposição alimentar a carnes e ovos contaminados é responsável por muitas infecções. As exposições mais bem conhecidas relacionadas com animais de estimação ocorreram com tartarugas, e uma alta porcentagem de répteis e anfíbios é portadora.[104] Um surto que envolveu casos em 31 estados dos EUA foi causado pela exposição a rãs anãs africanas.[104] Cães e gatos sadios que vivem em ambientes pouco estressantes são menos propensos do que animais de sangue frio à colonização por esses organismos. Em alguns estudos, as taxas de isolamento fecal em animais variaram de 0,6 a 27% em gatos e de 19 a 36% em cães.[198,208] O fato de manter e cuidar de animais pode ter importância na taxa de veiculação de salmonelas. Gatos com acesso a ambientes ao ar livre e que caçam aves silvestres podem ter maior prevalência da infecção.[509] Cães e gatos jovens, debilitados, estressados ou imunocomprometidos são mais propensos a ser portadores e eliminar esses organismos. Em um estudo, 54% dos gatos de uma casa (estressados), 8,6% deles doentes e 0,36% clinicamente sadios, tinham salmonelas em amostras de *swabs* retais.[535] Nesses isolados, foram encontrados genes de resistência antimicrobiana adquirida.[7] Casos de salmonelas resistentes a múltiplos fármacos foram associados a infecções em pequenos animais e higiene inadequada.[20,110,338,545,580] A vigilância ambiental em um hospital veterinário de ensino mostrou que as superfícies em hospitais costumam estar contaminadas.[79]

Mostrou-se que dietas à base de alimentos crus contendo carne vermelha ou de frango, tanto comerciais quanto feitas em casa, constituem uma fonte significativa de salmonelas para cães e gatos de estimação.[326] Um estudo canadense revelou que 5 de 25 (20%) dietas comerciais cruas para cães e gatos que foram examinadas continham *Salmonella* spp.[560] Em outro estudo, foram encontrados 21% de amostras de alimentos crus comerciais congelados para cães positivas para *Salmonella*, das quais 67% continham frango.[184] Foram encontrados 18 sorotipos diferentes e observou-se resistência em 12 de 16 (75%) antimicrobianos testados. Em outro estudo, um risco maior de cães terem *Salmonella* spp. foi associado ao contato desses animais com rebanhos, à ingestão de um probiótico nos últimos 30 dias, de alimento cru comercial ou feito em casa, de carne ou ovos crus ou à existência de mais de um cão na casa.[32] Ainda em outro estudo, cães alimentados com carne ou frango cru eliminaram uma taxa muito mais alta de *Salmonella* do que aqueles alimentados com uma ração comercial seca. Concluiu-se que esses cães não devem ser usados como "terapêuticos", e tal prática deve ser evitada em casas onde haja pessoas imunocomprometidas.[321] A infecção clínica humana e subclínica em cães com o sorotipo Schwartzengrund de *Salmonella enterica* foi associada à exposição de animais de estimação a alimento seco de um fabricante.[46,100] Para mais informações sobre a epidemiologia e a prevenção de infecção em cães e gatos, ver Capítulo 37.

Cães e gatos infectados em geral são assintomáticos ou têm diarreia aguda. Nos casos graves é possível observar septicemia, com acometimento de vários órgãos, incluindo osteomielite, meningite, pneumonia, febre e aborto. Gatos podem ter doença febril com anorexia sem diarreia. Cães e gatos jovens, debilitados, coinfectados ou imunocomprometidos de outras maneiras são mais propensos a abrigar e eliminar esses organismos.

Os sintomas em pessoas variam de gastrenterite autolimitada a septicemia, resultando em febre entérica, artrite séptica, abscessos, endocardite, meningite ou pneumonia. Pessoas imunocomprometidas, crianças jovens e adultos idosos que se expõem são altamente suscetíveis a infecção e doença clínica. Crianças com menos de 5 anos de idade correm risco cinco vezes maior de infecção do que o público em geral. Em pessoas com AIDS, o risco de salmonelose não tifoide é 20 a 100 vezes maior. Elas têm sete vezes mais probabilidade de desenvolver a forma septicêmica e de apresentar uma evolução prolongada da infecção. Além da enterite, podem ocorrer infecções extraintestinais com diabetes (endocardite), doença renal quando os pacientes estão fazendo diálise, próteses de valvas cardíacas (endocardite, vegetações valvulares), anemia aplásica, quimioterapia e malignidade, em idosos (septicemia) e subnutrição, especialmente em crianças (diarreia refratária, morte associada a diarreia). A ausência de diarreia é um achado comum em pacientes imunocomprometidos, nos quais a taxa de mortalidade é elevada. O tratamento antibacteriano de adultos imunocompetentes não está indicado, porque em geral a infecção GI é autolimitada e o desenvolvimento de resistência ao fármaco é uma preocupação. Além disso, o tratamento antibacteriano é reservado para aqueles com bacteriemia ou infecção extraintestinal e que estejam imunocomprometidos.[142,204,386,395,528]

A maioria das exposições em pessoas está associada à contaminação de alimentos ou água. Cães e gatos podem infectar-se com salmonelas e eliminá-las, tornando-se uma fonte potencial de infecção para pessoas. Impedir que os cães exerçam a coprofagia e bebam água em vasos sanitários ou suja, evitar que os animais de estimação tenham acesso a outras formas de exposição fecal-oral, não permitir que consumam carne, frango, ovos ou leite crus são atitudes que podem reduzir a probabilidade de infecção. As mãos devem ser lavadas imediatamente após contato com fezes de animais, independentemente do uso ou não de luvas. A salmonelose associada a répteis em geral é grave e pode resultar em septicemia e meningite, que podem ser fatais. Como as taxas estimadas de portador de *Salmonella* em répteis e anfíbios são muito altas, seria razoável considerar todos como portadores potenciais. Pessoas imunocomprometidas devem evitar contato com esses animais e com pintos e patos, além de terem cautela ao visitar zoológicos ou fazendas.[160,226,233]

Infecção por *Clostridium difficile*

O *Clostridium difficile* é um bastonete gram-positivo anaeróbico obrigatório e formador de esporos. As cepas patogênicas são capazes de produzir enterotoxina A e citotoxina B. Foi reconhecido como uma causa de diarreia associada a antibacteriano em pessoas desde o final da década de 1970 e estima-se que seja responsável por 15 a 20% dos casos que envolvem diarreia. Também é responsável por quase todos os casos humanos de colite pseudomembranosa associados a antibacteriano. A infecção por *C. difficile* em geral é conhecida como diarreia associada ao *C. difficile* (DACD) e é responsável por hospitalização prolongada, em especial no caso de pacientes geriátricos. As taxas mundiais de infecção entre pessoas hospitalizadas continuam a aumentar. O fator de risco mais importante para DACD é o uso de antibacteriano. Outros fatores de risco são idade avançada, permanência prolongada em instituições de saúde, cirurgia GI, uso de inibidores da bomba de prótons, quimioterapia e transplante de órgãos (em especial, receptores pediátricos de rim e simultâneos de rim e pâncreas). Pacientes imunocomprometidos correm maior risco de infecção e têm prognóstico mais desfavorável. Em geral, a exposição ocorre por vias fecais-orais, profissionais de saúde com as mãos contaminadas ou equipamento médico contaminado e menos comumente de um paciente para outros. Portadores assintomáticos

são um reservatório importante. Os esporos são muito resistentes ao oxigênio, ao ressecamento e a muitos desinfetantes, podendo permanecer viáveis por longos períodos no ambiente.[465]

O papel do *C. difficile* como patógeno em cães e gatos é discutível. Não há relatos de que animais sejam fontes confirmadas de infecção para pessoas. Entretanto, muitos artigos publicados indicam um potencial de que animais, inclusive cães e gatos, se infectam com esse organismo e o eliminam. Um estudo sobre a colonização de *C. difficile* em cães e gatos feito na UTI de um hospital veterinário de ensino mostrou que 73 de 402 (18%) dos animais tiveram resultados positivos à cultura de *swabs* retais e 60% daqueles isolados eram cepas toxigênicas. No internamento, 39 de 366 (11%) pacientes tiveram resultados positivos e 27 de 327 (8,3%) tiveram resultados negativos, mas depois também se tornaram positivos. A administração de antibacterianos antes do internamento e a de fármacos imunossupressores durante a hospitalização foram fatores de risco para a colonização associada ao hospital e ao desenvolvimento de diarreia.[119] Em outro estudo com cães visitantes em hospitais humanos, 58 de 102 (58%) tiveram resultados positivos para o *C. difficile*, e 41 de 58 (71%) dos isolados eram cepas toxigênicas.[324] Esses pesquisadores descobriram que os gatos adquiriram o *C. difficile* (além de *Staphylococcus aureus* resistente à meticilina [MRSA; do inglês, *methicillin-resistant S. aureus*]) durante as visitas ao hospital humano.[320,323,325] O risco de aquisição é maior em cães que lambem os pacientes ou aceitam afagos durante as visitas.[323] Os isolados de cães (n = 92), equinos (n = 21) e seres humanos (n = 20), um de gato e um de bezerro foram comparados usando-se a PCR. Dos isolados humanos, 25% eram indistinguíveis de um ou mais isolados de animais. Foram detectados os genes para as toxinas A e B em todos os isolados humanos, de equinos e bovinos, e em 69% dos isolados caninos.[30] Em um surto de doença entérica em um hospital veterinário de ensino, 48 de 93 casos (52%) em um período de 5 meses tiveram resultados positivos à cultura para a toxina A, B ou ambas do *C. difficile*. Medidas rigorosas de controle de infecção resultaram em uma queda na incidência de infecção nosocomial de 19 casos por 1.000 internações para 2,5 casos por 1.000 internações.[554] Amostras do ambiente de um hospital veterinário de ensino exibiram resultados positivos à cultura em 9 de 202 (4,5%) das clínicas locais de grandes animais, 13 de 160 (8,1%) das clínicas locais de pequenos animais e 2 de 10 (20%) de outros locais.[561] Muitos outros estudos relataram o potencial de que cães e gatos se infectem, tornem-se portadores e eliminem tanto cepas toxigênicas quanto não toxigênicas do *C. difficile*.[66,413,448,551] O metronidazol e a vancomicina são os antibacterianos de escolha para o tratamento de pessoas infectadas, associados a precauções entéricas e isolamento do paciente até que os resultados da cultura fecal sejam negativos. O metronidazol é usado na medicina veterinária para tratar infecções anaeróbicas e seria uma opção lógica para o tratamento de cães e gatos infectados pelo *C. difficile*. Além disso, as precauções entéricas incluem o isolamento de animais infectados e suas vasilhas de alimento e água, a cama e todo o material usado no tratamento (termômetros etc.) e precauções de barreira, como pedilúvios ou uso de sapatilhas, jalecos e luvas, para as pessoas que trabalham na área de isolamento. Pedilúvios podem não ser úteis porque os esporos do *C. difficile* são resistentes aos desinfetantes de uso mais comum. Descobriu-se que o paracetil e o nitrito acidificado são eficazes, seguros com relação ao ambiente e esporicidas adequados para uso em hospitais humanos.[585]

Além das infecções nosocomiais, os animais podem ter infecções por *C. difficile* adquiridas na comunidade. Em um estudo com cães e gatos no ambiente doméstico deles, verificou-se que a colonização das fezes foi comum mas esporádica durante avaliação sequencial em um período de 5 dias.[557] Um animal de companhia que vivia em uma casa com um indivíduo imunocomprometido foi um fator de risco para colonização por *C. difficile* e descobriu-se que o organismo contaminou o ambiente dos moradores acometidos. Como ocorre com outras infecções entéricas potencialmente zoonóticas, evitar o contato com fezes ou superfícies contaminadas com elas, usar luvas ao limpar as fezes de animais de companhia, a lavagem frequente das mãos e a detecção e o tratamento de animais infectados ou daqueles com diarreia são precauções importantes no caso de se ter qualquer animal em contato com uma pessoa imunocomprometida. Se possível, deve-se evitar a exposição de um animal a pessoas infectadas e fômites contaminados, em especial nas instituições de saúde. Animais que desenvolvem diarreia enquanto estão sendo tratados com antibacterianos a têm associada a esses fármacos e não devem ter contato com pacientes imunocomprometidos. Como regra, o mesmo é válido com relação a qualquer animal com sinais GI. Para mais informações sobre a doença em animais de estimação e os riscos de saúde pública, ver *Diarreia associada ao Clostridium perfringens e ao Clostridium difficile*, Capítulo 37.

Campilobacteriose e helicobacteriose intestinal

A campilobacteriose é causada por um grupo microaerofílico de bastonetes gram-negativos móveis e curvos que fazem parte da flora comensal de animais. Embora seja mais comum o isolamento de *Campylobacter jejuni*, *Campylobacter coli* e *Campylobacter upsaliensis* de cães e gatos,[225] a última espécie tem sido associada a enterite em pessoas e suspeita-se que os cães possam ser uma fonte importante da infecção humana (ver Capítulo 37).[203] O imunocomprometimento não é necessariamente um fator determinante no desenvolvimento de doença clínica.[131,420,578] É frequente o isolamento de *C. jejuni* de cães e gatos (em especial com menos de 1 ano de idade) recém-adquiridos de lojas, canis, abrigos ou depósitos municipais. Filhotes caninos e de gatos com diarreia têm sido mais comumente associados a infecções humanas. É provável que uma fonte comum de infecção para pessoas seja carne não cozida, em especial de frango. Os modos de transmissão fecal-oral, por alimentos e água são as principais vias para infecção. O fornecimento de água contaminada, possivelmente como resultado da migração de aves aquáticas ou herbívoros, pode ser uma fonte de infecção para animais de estimação que têm acesso ao ar livre. Crianças com menos de 5 anos de idade que tenham um filhote canino recém-adquirido apresentam a maior prevalência de infecção.[458] Os sinais de infecção em pessoas são desconforto abdominal intenso, diarreia sanguinolenta, febre, tenesmo e leucocitose fecal. Indivíduos imunossuprimidos com AIDS desenvolvem diarreia recorrente, desidratação e bacteriemia.

As recomendações para reduzir a infecção em pessoas imunocomprometidas incluem evitar animais com diarreia e animais de companhia com menos de 1 ano de idade. Veterinários devem solicitar cultura fecal para *Campylobacter* de animais recém-adquiridos. Lavar as mãos após manipular animais de companhia e principalmente antes de comer é a precaução mais importante. Deve-se evitar alimentar animais de estimação com comidas cruas, usando-se apenas rações comerciais ou alimentos cozidos (a mais de 82,2°C no caso de frango e 73,9°C no de carne vermelha). Devem ser tomadas precauções para evitar o risco de induzir cepas resistentes a antimicrobianos não tratando animais com infecção subclínica, os quais não devem ser considerados para adoção por pessoas imunocomprometidas. Para mais informações, ver Capítulo 37.

Há uma ampla variedade de espécies relacionadas de *Helicobacter* intestinais potencialmente zoonóticas em animais domésticos e silvestres. Ao contrário da disseminação oral-oral das espécies gástricas, as intestinais disseminam-se para pessoas por contato fecal-oral. Identificou-se bacteriemia por *Helicobacter canis* em uma pessoa submetida a quimioterapia para linfoma gástrico.[10] Tal indivíduo tinha exposição próxima a cães. Esse organismo também foi associado a bacteriemia, geralmente em lactentes ou pessoas imunocomprometidas e em associação a cães; no entanto, um gato foi incriminado como a fonte em uma situação.[430] Para mais detalhes sobre esses organismos, ver Capítulo 37.

Infecções por *Escherichia coli*

As cepas de *Escherichia coli* são bastonetes gram-negativos considerados parte da flora residente do trato intestinal. São comensais benéficos, a menos que adquiram genes para fatores de virulência. A patogenicidade de cada cepa varia, dependendo desses fatores de virulência e de sua interação com a imunidade do hospedeiro. Aspectos comuns das cepas patogênicas de *E. coli* incluem adesinas nas fímbrias, sistemas secretores que exportam proteínas envolvidas na patogenia e a produção de toxinas. Veterinários de pequenos animais estão familiarizados com a *E. coli*, porque é uma das bactérias mais comumente cultivadas de amostras clínicas. A enterite com diarreia pode ser causada por pelo menos seis mecanismos diferentes, cada um associado a uma cepa diferente ou tipo patogênico de *E. coli*, com suas próprias características determinantes de virulência. Esses tipos patogênicos incluem o enterotoxigênico (ETEC; de *enterotoxigenic E. coli*), o enteropatogênico (EPEC; de *enteropathogenic E. coli*), o êntero-hemorrágico (EHEC; de *enterohemorrhagic E. coli*), o enteroagregativo (EAEC; de *enteroaggregative E. coli*), o enteroinvasivo (EIEC; de *enteroinvasive E.coli*) e o difusamente aderente (DAEC; de *diffusely adherent E. coli*) (ver Capítulo 35). EHEC é a causa da síndrome hemolítico-urêmica, e outras cepas de *E. coli*, conhecidas como *E. coli* patogênicas extraintestinais (ExPEC; de *extraintestinal pathogenic E. coli*), podem causar doença extraintestinal.[150]

Em neonatos e filhotes caninos e de gatos, a *E. coli* é uma causa importante de sepse com diarreia grave, vômitos, anorexia, letargia, fraqueza e morte. Em cães e gatos adultos é comum encontrar ExPEC em infecções do trato urinário,[268] e ETEC, EPEC e tipos patogênicos altamente citotoxigênicos podem causar colibacilose com vômitos, diarreia, febre e desidratação. A ExPEC foi a causa de um surto em um abrigo de animais. Treze gatos com história de doença respiratória aguda foram levados para necropsia. Os isolados dos pulmões de todos eles eram do mesmo clone, indicando uma única fonte provável.[501] Em uma instituição de pesquisa, isolou-se ExPEC do tecido pulmonar de quatro cães com pneumonia hemorrágica aguda grave.[228] Embora não se tenha documentado transferência zoonótica, essa classe de ExPEC está se tornando mais frequentemente implicada como uma causa de infecção extraintestinal em animais e seres humanos e pode representar um risco zoonótico para pessoas que trabalham com cães de pesquisa. De maneira semelhante, o compartilhamento de clones de ExPEC entre membros de uma família e seu cão foi documentado em um estudo longitudinal.[266] Cepas resistentes a antibacterianos têm sido isoladas de cães e gatos* e foram a causa de cistite enfisematosa em um cão submetido a quimioterapia prolongada para linfoma.[7] Ver no Capítulo 35 mais informações sobre as manifestações clínicas das infecções por *E. coli* em cães e gatos.

Em seres humanos, as síndromes clínicas são semelhantes às observadas em animais. A diarreia causada por tipos patogênicos virulentos pode ser aguda, grave, aquosa, mucoide, sanguinolenta ou persistente e possivelmente complicada pela síndrome hemolítico-urêmica. ExPEC é a causa mais comum de ITU em seres humanos e também pode causar uma grande variedade de outras infecções, como sepse, pneumonia, colecistite e colangite, peritonite, celulite, osteomielite, polimiosite com abscessos intramusculares, rabdomiólise e mioglobinúria, infecções pós-operatórias, fasciite necrosante aguda, peritonite bacteriana espontânea, abscesso retroperitoneal, meningite bacilar gram-negativa aeróbica espontânea, pielonefrite enfisematosa e artrite infecciosa. Pacientes imunocomprometidos podem ter qualquer dessas síndromes clínicas e são considerados de alto risco.

Exemplos de pacientes imunocomprometidos sob risco de infecções invasivas por *E. coli* incluem aqueles com HIV-AIDS, os pediátricos e adultos com câncer, os submetidos a quimioterapia para

---

*Referências 124, 215, 216, 324, 398, 472.

leucemia mieloide aguda,[112] aqueles com leucemia linfoblástica aguda,[589] receptores de transplante hepático e renal,[190,435] aqueles com anemia aplásica, aqueles submetidos a quimioterapia,[528] aqueles com diabetes,[6,525] cirrose hepática e doença hepática crônica,[105] os que estejam recebendo esteroides para doença reumatoide,[471] aqueles com LES,[524] alcoólatras[67] e crianças subnutridas.[175] O tratamento é de suporte com antibacterianos em alguns casos, com base nos resultados de cultura de testes de suscetibilidade. Antibacterianos em geral estão contraindicados para infecções com EHEC porque podem induzir a expressão e liberação de toxinas Shiga e estão associados a maior risco de síndrome hemolítico-urêmica em crianças.

Isolados uropatogênicos de pessoas, cães e gatos podem ter os mesmos alelos papG e têm potencial zoonótico.[182] Genótipos virulentos de isolados de pessoas, cães e gatos mostraram sobreposição e vários isolados humanos e de cães exibiram genótipos de virulência idênticos e perfis altamente semelhantes à eletroforese em gel de campo pulsado.[267] Foi realizado um estudo sobre a eliminação fecal de ExPEC por 18 pessoas e 13 cães em 8 residências, tendo sido encontrados 19 clones de filotipos B2 ou D, conhecidos como associados a ITU, compartilhados entre 6 (75%) dos moradores e 7 (36,8%) desses clones compartilhados por pessoas e cães.[130] Isso pode ter resultado da transmissão entre os moradores, inclusive cães, ou de uma fonte comum, como alimento. Foi demonstrado que frangos têm e eliminam ExPEC, e a carne de frango cozida inadequadamente pode servir como uma fonte de infecção tanto para pessoas quanto para seus animais.[174,268,380] O consenso desses relatos é que alimento contaminado e exposição a outras pessoas com diarreia são as principais vias de infecção para pessoas, não tendo sido relatada transmissão direta confirmada de cães e gatos para pessoas. Todavia, nota-se que pessoas, cães e gatos podem compartilhar tipos patogênicos de *E. coli*. Pessoas imunocomprometidas correm maior risco de ter doença clínica associada a infecção e complicações resultantes; portanto, é importante que esses indivíduos pratiquem um alto nível de higiene para reduzir as vias fecal e oral de exposição. Isso inclui a lavagem frequente das mãos, com ou sem o uso de luvas; limpeza e descarte frequentes de fezes dos animais de companhia, de preferência por um indivíduo imunocompetente; manutenção dos animais limpos, sem resíduos de urina e fezes; evitar beijar os animais com sinais de doença GI; e um veterinário para diagnosticar e tratar os animais com diarreia ou sinais de infecção do trato urinário. Alimentos crus ou malcozidos, em especial com ingredientes à base de carne ou frango, e laticínios não pasteurizados são fontes potenciais conhecidas de *E. coli* e não devem ser fornecidos a animais de estimação que estejam em contato com pessoas imunocomprometidas.

Microsporidiose

A microsporidiose foi relatada com frequência crescente como uma causa de diarreia aquosa crônica em pessoas com AIDS. Antes do início da epidemia de HIV-AIDS, eram relatados muito poucos casos dessas infecções.[196] Os organismos são um grupo heterogêneo do filo Microspora mais estreitamente relacionado com os fungos (ver Capítulo 69).[185,319] Embora vários microsporídios infectem animais, nenhuma das infecções em pessoas (primordialmente *Enterocytozoon bieneusi*) foi rastreada de maneira definitiva em animais de estimação de uma residência ou de qualquer reservatório animal.[147] Em um relato, uma criança apresentou soroconversão após ter sido exposta a uma ninhada de filhotes caninos infectados por *Encephalitozoon cuniculi*.[362] Há uma grande variedade de exposições ambientais e numerosas espécies de animais pecuários, macacos, roedores, coelhos e peixes se infectam. A premissa de que animais de companhia estejam envolvidos não foi bem consubstanciada. Devido à natureza onipresente dos microsporídios, nenhuma precaução específica além da lavagem das mãos e dos alimentos é justificável. Ver no Capítulo 69 mais informações sobre essas infecções.

Disseminação urogenital

Leptospirose

A leptospirose é causada por várias sorovariantes da bactéria espiroqueta *Leptospira interrogans sensu lato*, que pode infectar uma ampla variedade de animais e é eliminada na urina, indo para fontes de água e ambientes úmidos, onde os espiroquetas podem sobreviver (ver Capítulo 42). As pessoas se infectam pelo contato de suas mucosas com água contaminada ou através de cortes ou abrasões na pele. De maneira semelhante, a urina recém-eliminada é uma fonte potencial de transmissão para pessoas que tenham contato com ela. No entanto, assim que o tratamento com os antibacterianos apropriados seja instituído, a urina de cães infectados deixa de ser infecciosa. A maioria dos desinfetantes mata os espiroquetas rapidamente; como precaução, deve-se colocar desinfetante na própria urina em jaulas ou alojamentos antes de limpá-los. A leptospirose em seres humanos não é rara em algumas partes do mundo, mas os resultados de estudos de reatividade sérica não indicaram alto risco de infecção humana em decorrência da exposição a cães.[36a,568a] Os sinais clínicos podem variar bastante, desde uma enfermidade inaparente semelhante à influenza até uma doença grave fatal, com insuficiência hepática e renal, além de pneumonia hemorrágica. De acordo com a literatura, as manifestações clínicas da leptospirose parecem similares em indivíduos imunocompetentes e imunocomprometidos. Pessoas com HIV-AIDS podem ter manifestações mais graves da infecção.[273]

Brucelose

Brucella canis é um organismo intracelular de cães transmitido por via venérea. Em geral, pessoas se infectam mediante contato com o organismo existente em secreções genitais de fêmeas ou cultura em laboratório. A infecção requer uma dose limiar, e o número de organismos na urina costuma ser menor do que nas secreções vaginais. Animais com essa doença devem ser castrados, para diminuir o risco de saúde pública se forem mantidos como animais de companhia. O risco zoonótico de um animal castrado é baixo, mas a manutenção de um animal infectado em um local onde haja uma pessoa imunocomprometida é uma preocupação justificável. Um paciente HIV-positivo desenvolveu infecção por *Babesia canis* adquirida de seus cães, que resultou em bacteriemia e febre.[341] O tratamento com uma combinação de doxiciclina e ciprofloxacino foi bem-sucedido. Uma família foi exposta a seus cães infectados que tiveram uma ninhada de filhotes também infectados, mas apenas a criança da família apresentou sinais de doença clínica.[340] Os resultados desses relatos confirmam o maior risco de infecção para pessoas imunocomprometidas (ver no Capítulo 38 uma discussão detalhada do risco de saúde pública dessa infecção).

Infecções veiculadas por vetor

Numerosos artrópodes transmitem infecções para pessoas. Os reservatórios mamíferos dessas infecções em geral são espécies silvestres; cães e gatos não costumam ser uma fonte direta de infecção para pessoas, porém atuam como sentinelas ou trazendo os vetores compartilhados para mais perto delas. A duração suficiente da aderência de carrapatos é importante para o sucesso da transmissão de muitas dessas doenças.[282] Portanto, o bom controle de ectoparasitos em pessoas e seus animais de companhia pode ajudar a reduzir a ameaça de infecção. Muitas dessas infecções não são necessariamente mais graves em pessoas imunocomprometidas, em comparação com aquelas que têm o sistema imune sadio. Apenas algumas doenças serão mencionadas aqui, quando a imunodeficiência aumenta o risco de infecção mais grave.

Infecção pelo vírus do Nilo Ocidental

O vírus do Nilo Ocidental (VNO) causa infecção grave do SNC, geralmente em pessoas imunocomprometidas ou idosas.[144,145] Encontrou-se anticorpo reativo ao VNO no soro de 26% de 116 cães e

9% de 138 gatos testados em Louisiana durante o surto de 2002 dessa doença nos EUA.[292] A taxa de prevalência em cães que ficavam apenas em ambientes externos e pertenciam a famílias foi 19 vezes maior do que a encontrada nos que viviam exclusivamente dentro de casa também com famílias. Cães de rua tiveram o dobro da probabilidade de resultados positivos da observada nos de proprietários. Aqueles de proprietários que não receberam tratamento preventivo para a dirofilariose tiveram o dobro de resultados positivos em comparação com os que receberam. O VNO não é transmitido diretamente a partir de cães, sendo necessários mosquitos para sua disseminação (ver *Infecção pelo vírus do Nilo Ocidental*, no Capítulo 24).

Febre maculosa das Montanhas Rochosas e riquetsioses do grupo das febres maculosas

Sabe-se que as riquetsioses do grupo das febres maculosas (SFG; do inglês *spotted fever group*), como a febre maculosa das Montanhas Rochosas (FMMR), acometem uma variedade de animais, inclusive os de estimação e seres humanos. O papel das novas espécies de riquétsias e carrapatos nesse ciclo está em expansão (ver Capítulo 27). Por exemplo, descobriu-se um papel de *Rickettsia massiliae* no carrapato *Rhipicephalus sanguineus* associado a um surto de doença em cães no sul da Califórnia.[44] Além disso, o papel do *R. sanguineus* como reservatório da FMMR no Arizona e no México expandiu-se para novas áreas.[366] Em contraste com outros carrapatos que transmitem riquetsioses do SFG, o *R. sanguineus* pode se estabelecer no interior de habitações humanas e canis, o que torna o risco de exposição muito maior do que aos carrapatos encontrados ao ar livre. Além disso, descobriu-se que o *Amblyomma americanum* é um vetor possível, embora infrequente, de FMMR na América do Norte.[71a] Experimentalmente, o *Amblyomma aureolatum*, vetor presumível da FMMR no Brasil, estava infectado por *Rickettsia rickettsii* e apresentou transmissão transestágio e transovariana do agente, embora o desempenho reprodutivo das fêmeas de carrapatos tenha ficado prejudicado.[306a] Ao contrário de carrapatos que veiculam algumas outras doenças, aqueles ingurgitados que contêm riquétsias do SFG e se alimentam em animais de estimação são altamente infecciosos para pessoas se sua hemolinfa tiver contato com solução de continuidade na pele ou em mucosas. As pessoas precisam ter muito cuidado ao retirar e descartar carrapatos de animais (ver *Remoção de carrapatos e prevenção em animais de estimação*, no Capítulo 93). Infelizmente, devido a suas diversas manifestações clínicas, o diagnóstico de FMMR em cães e pessoas pode demorar, e, por consequência, levar à morte. Infecções simultâneas em cães e seus proprietários não são raras.[165,415] Como os cães podem servir de sentinelas da doença, um alto índice de suspeita por parte dos veterinários e a boa comunicação dos proprietários com seus médicos pode ajudar a evitar a infecção (ver Capítulo 27).

Infecções por *Rickettsia felis* e *Rickettsia typhi*

Várias espécies de riquétsias foram isoladas de pulgas de gatos (espécies de *Ctenocephalides*). Cães e gatos podem ter infecção subclínica, porém as riquetsioses em seres humanos são indistinguíveis do tifo (ver Capítulo 27).

Erliquiose e anaplasmose

São doenças mantidas em hospedeiros silvestres e transmitidas pela picada de carrapatos infectados. Pode ser necessário que o carrapato esteja aderido ao hospedeiro há 36 h para que haja transmissão.[282] *Ehrlichia chaffeensis*, *Ehrlichia ewingii* e *Anaplasma phagocytophilum* infectam seres humanos e animais. Pessoas coinfectadas pelo HIV e *E. chaffeensis* ou *E. ewingii* são mais propensas a desenvolver doença clínica e ter manifestações mais graves do que aquelas sem coinfecção.[416,506] A mortalidade foi maior em pacientes com infecção simultânea por *E. chaffeensis* e HIV ou as submetidas a quimioterapia para

transplante.[416,457] Pessoas e animais domésticos como cães são hospedeiros eventuais e não reservatórios de infecção. A transmissão da infecção entre animais domésticos e pessoas parece ser improvável, porém evidência circunstancial sugere que a exposição a sangue de cervos durante o corte de carcaças pode ser um meio direto pelo qual há transmissão zoonótica de *Anaplasma phagocytophilum*.[35,510] De maneira similar, suspeitou-se de transmissão nosocomial de *A. phagocytophilum* em um hospital onde uma pessoa com infecção fatal e hemorragia pulmonar infectou várias pessoas por meio das secreções respiratórias.[594] Portanto, as pessoas devem tomar precauções, quaisquer que sejam suas condições imunológicas, para evitar a exposição a sangue de animais ou seres humanos infectados (ver *Considerações de saúde pública*, no Capítulo 26).

Antropozoonoses

São doenças infecciosas de seres humanos transmitidas para animais, que podem estar com infecção clínica ou subclínica ou agir como reservatórios temporários ou vetores na transmissão da infecção de volta para seres humanos.

Infecções por estafilococo resistente à meticilina

O *Staphylococcus aureus* é um organismo comensal adaptado aos seres humanos e oportunista. O MRSA é um patógeno nosocomial importante em hospitais humanos. Em geral, os organismos residem em pessoas e os profissionais de saúde podem ser colonizados e transmitir a infecção para pacientes humanos de maneira inadvertida. Também pode ocorrer transferência de MRSA entre pessoas e animais.[574] Embora a transferência possa ser bidirecional, as pessoas em geral são a fonte mais importante desse organismo para cães em hospitais humanos e na comunidade, bem como em hospitais veterinários.[232,347,392] Antes de 1990, eram raros os relatos de animais de estimação com MRSA. Há um relato notável sobre um surto de MRSA em pacientes e na equipe de uma instituição geriátrica. Descobriu-se que um gato mantido no centro de reabilitação dessa instituição com objetivos terapêuticos estava maciçamente colonizado por MRSA. A retirada do gato e medidas de controle de infecção levaram à resolução do surto.[468] Também foram observadas outras circunstâncias de transmissão de MRSA de pessoas para cães relacionada com animais de estimação usados com intuitos terapêuticos.[170,325]

Embora o MRSA tenha sido reconhecido como um patógeno associado a hospitais e outras instituições de saúde durante anos, foram descritas cepas adquiridas de *S. aerus resistente à meticilina* [CA-MRSA]),[549] que diferem das cepas tradicionais adquiridas porque sua transmissão doméstica é mais fácil, são uma causa frequente de infecções cutâneas e de tecidos moles e, embora sejam resistentes à classe de antibacterianos da meticilina, costumam ser suscetíveis a muitos outros antibacterianos além dos betalactâmicos, como clindamicina e tetraciclina. Como a prevalência dessas cepas em pessoas aumentou, os relatos de colonização de animais de companhia por elas também aumentou.[336,438,444] O papel de cães e gatos em sua transmissão é desconhecido, mas muitas vezes foi sugerida a transmissão de pessoas para esses animais.[205,438,531] Dados emergentes sugerem que o MRSA pode ser transmitido em ambas as direções, ou seja, entre pessoas e animais de uma casa.[176,531,536] Em um estudo, verificou-se que os fatores de risco para infecção por MRSA em cães e gatos foram o número de dias de internação em uma clínica veterinária, o uso de tratamento antimicrobiano ou implantes cirúrgicos e o contato com pessoas que tinham estado doentes e hospitalizadas.[479] São necessários mais estudos para se identificar com clareza o papel dos animais de estimação na colonização e na transmissão de CA-MRSA.

O uso criterioso de antimicrobianos por parte dos veterinários e a higiene pessoal estrita, em especial a proteção e a lavagem das mãos, podem ajudar a reduzir a possibilidade de disseminação da infecção entre profissionais de saúde animal no contexto da prática veterinária. Graças ao alto risco e à disseminação rápida desses organismos pelo contato próximo ou transmissão por fômites, podem ser necessárias outras precauções por parte de quem trabalha na indústria ligada aos animais de estimação, como toalete (banho, tosa etc.), hospedagem e criadores.

O isolado dérmico mais comum de cães é *Staphylococcus pseudintermedius*. O número de relatos de infecção humana com esse organismo está aumentando e, às vezes, os isolados foram resistentes à meticilina, o que dificultou o tratamento.[290,291,491,534] Ocorreu bacteriemia relacionada com cateter causada pelo *S. pseudintermedius* em uma criança hemofílica exposta a dois cães de companhia.[116] Foi incomum o isolamento de *S. pseudintermedius* de pessoas sem exposição direta conhecida a um cão.[287] Um isolado recém-reconhecido de cães, o *Staphylococcus schleiferi*, tem uma gama de hospedeiros muito maior, que inclui cães, e um padrão de resistência antimicrobiana mais amplo, inclusive à meticilina.[245,277] Foi descrito um relato de infecção disseminada com endocardite por *S. schleiferi* identificado em um paciente humano submetido a transplante hepático, que desenvolveu infecção com tal organismo, adquirido presumivelmente de seu cão, que tinha infecções cutâneas e nas orelhas.[306] É necessária documentação adicional dessa infecção "estafilocócica animal" em pessoas, que pode ser um problema tanto zoonótico quanto antropozoótico. Para mais informações sobre infecções estafilocócicas, ver Capítulo 34.

Infecções por estreptococos do grupo A

Quando relatadas inicialmente, os cães foram incriminados como reservatórios persistentes de infecções por estreptococos do grupo A (EGA) em pessoas (ver Capítulo 33). No entanto, foram feitos testes básicos de suscetibilidade antimicrobiana e é necessária a subtipagem genética das cepas para se documentar a epidemiologia da infecção. Embora relatos de casos sem comprovação citem o tratamento de cães ou gatos de residências como um meio de controlar a transmissão doméstica, poucos dados confirmam que esses animais sejam reservatórios. Um estudo longitudinal examinou a existência de EGA em cães e gatos de residências em que havia crianças com faringite aguda, das quais foram feitas culturas orofaríngeas, obtendo-se amostras também dos animais de suas casas, em um total de 230 deles, sem ter-se encontrado EGA em animal algum.[569] Em outro estudo que envolveu crianças com infecção aguda por EGA, apenas 2 de 61 de seus cães tiveram o organismo cultivado de secreções oculares.[177] Raramente é possível recuperar EGA de animais, mas, em comparação com a infecção em pessoas, em animais ela é transitória, devendo-se considerar a possibilidade de outras pessoas na casa serem reservatórios mais eficientes. Além disso, estudos mostraram que outras pessoas na mesma casa são propensas à colonização pela bactéria quando uma criança é sintomática. Para mais informações sobre infecções estreptocócicas, ver Capítulo 33.

Infecção por *Mycobacterium tuberculosis*

A tuberculose em cães pode ser causada pelo *Mycobacterium tuberculosis* adquirido de pessoas infectadas,[173,222] porque elas são o reservatório natural desse organismo. Em um relato sobre uma pessoa com tuberculose, seu cão costumava pular para seu colo e lhe lambia o rosto, o que pode ter sido responsável pela transmissão.[173] Embora o teste intradérmico seja feito, o diagnóstico definitivo *ante mortem* de tuberculose em cães ou gatos é difícil sem cultura especial e confirmação histopatológica das lesões granulomatosas. Devido à incerteza sobre se essa infecção pode ser transmitida de volta para pessoas, em geral não se recomenda o tratamento dos animais de companhia (ver Capítulo 48).

Sapronoses

Infecções por vírus influenza

Esses vírus podem infectar uma ampla variedade de hospedeiros. Aves aquáticas são seus reservatórios naturais e eles podem disseminar-se para mamíferos suscetíveis. A variação genética e a recombinação podem levar à evolução de cepas com hospedeiros mamíferos. As pessoas podem infectar-se com os vírus dos tipos A, B e C, enquanto os animais se infectam apenas com as cepas do tipo A. Novas cepas evoluem em base periódica, e cães e gatos podem infectar-se durante surtos de influenza humana. Cães e gatos também podem adquirir algumas das cepas adaptadas de animais por contato com animais infectados diretamente ou ingestão de carne malcozida deles. Surtos humanos de influenza com as cepas H3N2 e H1N1 foram associados à evidência de conversão sorológica de cães e gatos durante os episódios (ver Capítulo 23). Não há dados sugestivos de que cães ou gatos propaguem as cepas humanas, de modo que a transmissão mantida entre cães ou de volta para pessoas é improvável. A cepa H1N1 do vírus influenza que causou um surto em 2009 é um exemplo da capacidade desse vírus de alterar sua composição genética, formar novos híbridos e modificar sua patogenicidade e a infectividade nas espécies. Ela tem componentes genéticos dos vírus influenza suíno, aviário e humano, tendo-se documentado que estava infectando pessoas, suínos, perus, gatos, guepardos, furões e cães durante a preparação deste livro. Todos esses casos têm história de exposição a pessoas com infecção confirmada com a influenza H1N1 de 2009 ou uma doença semelhante à influenza antes do início dos sinais clínicos. Os sinais de doença em cães ou gatos foram os de uma infecção respiratória e incluíram febre, letargia, diminuição do apetite, tosse, espirros e evidência radiográfica ou patológica de pneumonia. Foram relatadas fatalidades em gatos. Não houve indícios de que o vírus tenha sido transmitido de cães ou gatos de volta para pessoas. Como pessoas imunocomprometidas são mais suscetíveis a patógenos em geral, é aconselhável ter cautela com animais de companhia que apresentem uma doença respiratória e tenham sido expostos recentemente a pessoas que tenham tido influenza (p. ex., não deixar que esses animais lambam o rosto de um proprietário imunocomprometido ou tenha contato próximo com suas secreções respiratórias). Para mais informações sobre infecções por vírus influenza, ver Capítulo 23.

Micobacteriose saprofítica

Embora pessoas e animais de companhia se infectem com organismos do complexo *Mycobacterium avium* (MAC; de *M. avium complex*), as infecções são mais relacionadas com exposição ambiental comum do que com disseminação entre hospedeiros animais ou humanos (ver Capítulo 48). O tratamento de infecção pelo MAC é possível. Apesar disso, em residências com pessoas imunocomprometidas, é compreensível a decisão de se desfazer de um animal de companhia infectado. A infecção por *Mycobacterium marinum* é adquirida por pessoas imunossuprimidas que limpam aquários de peixes ou são expostas a outros ambientes aquáticos.

Criptococose

A criptococose é uma doença fúngica que foi identificada como afecção respiratória em pessoas com AIDS. Pessoas imunocompetentes têm infecção subclínica. Como ocorre com outras micoses sistêmicas, os organismos são adquiridos a partir do contato com solo contaminado. Excretas de pombos e outras aves enriquecem o solo e transportam organismos para novas áreas, razão pela qual locais com grandes aglomerados de aves devem ser evitados. Embora gatos e ocasionalmente cães desenvolvam infecções cutâneas, os aerossóis dessas lesões não infectam pessoas no ambiente imediato (ver Capítulo 59).

Blastomicose

A blastomicose é uma micose sistêmica causada por um fungo dimórfico e desenvolve-se em cães e pessoas que vivem em áreas endêmicas. Embora geralmente seja adquirida a partir da inalação de esporos de micélios no solo, podem ocorrer infecções localizadas como resultado da inoculação transdérmica inadvertida de leveduras durante a manipulação de tecidos ou exsudatos de animais. Ocorreram infecções localizadas em profissionais de saúde animal após punções acidentais com agulhas e lacerações à necropsia e em outros após serem mordidos por um cão (ver Capítulo 57).[205,431]

Outras micoses

Várias infecções fúngicas, como a histoplasmose (ver Capítulo 58), a coccidioidomicose (ver Capítulo 60), a zigomicose (ver Capítulo 65) e a aspergilose (ver Capítulo 62), são adquiridas por pessoas e animais a partir do ambiente. Em geral, elas acometem indivíduos imunocomprometidos e níveis maciços de exposição podem sobrepor-se às defesas imunes restantes. Com exceção da dermatofitose, da blastomicose, da coccidioidomicose e da esporotricose, as pessoas não adquiriram infecções fúngicas diretamente de seus animais de companhia. No caso da blastomicose e da coccidioidomicose, os relatos são raros; ocorreram punções ou cortes durante mordidas ou a manipulação de tecidos infecciosos. Ver *Considerações de saúde pública* nos Capítulos 56, 57, 59 e 61 para mais informações sobre essas infecções.

Outras zoonoses

Não foram documentadas outras zoonoses com maior frequência em indivíduos imunossuprimidos do que na população em geral. As referências no final deste capítulo e as *Considerações de saúde pública* devem ser consultadas para uma revisão mais extensa de todas as zoonoses associadas a animais de companhia.

Recomendações

De acordo com as diretrizes estabelecidas por clínicos especialistas,[16] os profissionais de saúde humana devem avisar indivíduos imunocomprometidos sobre o risco potencial de ter um animal de estimação. Entretanto, ao fazer isso, deve-se ter sensibilidade com relação aos possíveis benefícios psicológicos de ter um animal de estimação e nem sempre aconselhar pessoas infectadas pelo HIV ou com outra condição de imunocomprometimento a se desfazer de seus animais. No Boxe 99.3 há uma lista de endereços na Internet dos Centers for Disease Control and Prevention (CDC) Healthy Pets, programa Healthy People, que oferecem orientações para que pessoas infectadas pelo HIV, pacientes submetidos a transplante de órgãos e crianças pequenas possam ter um animal de companhia com segurança. Com relação à infecção, manipular esses animais não é mais arriscado para uma pessoa imunossuprimida do que estar em contato com outras pessoas ou o ambiente. De fato, é mais provável que algumas doenças zoonóticas sejam adquiridas de outra pessoa infectada do que de um cão ou gato adultos clinicamente sadios, sem parasitos.[198,484] Proprietários imunossuprimidos podem reduzir bastante o risco de exposição às zoonoses tomando medidas simples de higiene (Boxe 99.5). Para mais informações sobre higiene das mãos, ver no Boxe 93.3 os métodos de desinfecção delas, no Boxe 93.6 endereços na Internet sobre o folheto da NASPHV sobre lavagem das mãos e no Boxe 99.3 os endereços na Internet para orientações dos CDC quanto à higiene das mãos. Os fatores que aumentam a propensão de animais a se tornar portadores incluem sua suscetibilidade como hospedeiros de organismos únicos e o comportamento não sanitário em geral praticado pelos animais. Na maioria das vezes, os proprietários podem instituir rotinas em seu próprio comportamento que dificultem

a aquisição de doenças de seus animais. Os veterinários podem instituir certos procedimentos de triagem para identificar zoonoses potenciais e iniciar protocolos de tratamento ou prevenção, se indicados (ver Tabela 99.1). (Para informações sobre a redução do risco de transmissão de agentes zoonóticos em instituições de saúde animal ou residências, ver Tabela 99.2; para recomendações adicionais de higiene, ver Capítulo 93 e os endereços na Internet do *Compendium of Veterinary Standard Precautions for Zoonotic Disease Prevention in Veterinary Personnel* do NASPHV no Boxe 93.6.)

Triagem

Em geral, devem ser tomadas precauções se uma pessoa imunossuprimida decidir adquirir um animal de estimação para ter companhia ou quando um animal desses estiver sendo usado para fazer companhia a pessoas em hospitais ou casas de repouso. Em uma pesquisa sobre os programas terapêuticos americanos e canadenses que usam animais de companhia, 94% utilizaram cães ou gatos.[548] Dois terços desses animais visitavam adultos idosos em casas de repouso, 25% eram levados a escolas e outros 25% a hospitais. Embora infundadas, as principais preocupações com zoonoses foram raiva, tinha e infecções por ectoparasitos.[548] Pouco mais de metade dos grupos terapêuticos consultou profissionais veterinários e apenas 10% receberam orientações por escrito sobre a transmissão de zoonoses. Embora o risco de infecções seja baixo, foram elaboradas orientações para reduzir o risco de transmissão de doença zoonótica em ambientes de cuidados de saúde.[292,305,480]

Em cães e gatos as doenças infecciosas, inclusive as zoonoses, são um problema mais frequente quando eles ainda são filhotes, e as orientações gerais para se obter um novo animal de companhia incluem procurar um que tenha mais de 1 ano de idade. Animais exóticos ou silvestres não são tão passíveis de tratamento, podem causar lesões e abrigar parasitos ou infecções incomuns. Além disso, animais de rua ou provenientes de locais com alta densidade populacional, como abrigos humanitários, canis ou gatis de criação ou lojas de animais onde fiquem aglomerados, têm maior probabilidade de abrigar patógenos. A aquisição de um novo animal de companhia de uma casa onde ele seja o único animal pode ser a melhor opção. Qualquer animal recém-adquirido deve ser submetido ao completo exame físico feito por um veterinário antes de ser levado para casa. Ele deve estar clinicamente saudável e sem evidência de doença (em especial diarreia) ou imunossupressão. Todos os animais que tenham contato com pessoas imunocomprometidas devem ser examinados por um veterinário em busca de parasitos GI e infecções bacterianas entéricas, como por *Salmonella*, *Campylobacter* e cepas patogênicas de *E. coli* (ver Tabela 99.1 e respectivos capítulos).

Manipulação

Pessoas imunossuprimidas devem lavar as mãos com mais frequência durante o dia e depois sempre que manusearem seus animais de companhia ou as excreções deles. É particularmente importante lavar as mãos antes de comer, fumar, fazer a higiene dentária e colocar lentes de contato.

Cuidados de saúde

Animais de companhia recém-adquiridos devem receber as vacinações apropriadas e tratamento anti-helmíntico rotineiro para nematódeos e ancilóstomos. A sorologia para FeLV e FIV é recomendada para gatos. Embora não haja possibilidade de o FeLV e o FIV infectarem pessoas, gatos com esses vírus imunossupressores são mais propensos a adquirir outras doenças infecciosas. A estimativa dos títulos de IgG para toxoplasmose pode ajudar a determinar se houve exposição prévia em gatos mas não é definitiva nem preditiva de risco,

Boxe 99.5 — Orientações para pessoas com imunodeficiências: redução do risco de saúde pública imposto por seus cães e gatos[a]

Pessoas com alguma imunodeficiência são mais suscetíveis a adquirir infecções. Em algumas circunstâncias, animais de estimação podem disseminar zoonoses para pessoas e, em outras situações, as pessoas contraem essas infecções das mesmas fontes, que incluem alimento, solo, água ou outras pessoas contaminadas. Não é preciso aconselhar as pessoas a se desfazerem de seus animais de companhia se estiverem dispostas a tomar precauções simples.

Escolha do animal
O nível de energia do animal deve estar de acordo com o do proprietário. A escolha de um filhote canino ou de gato ainda jovem (com menos de 6 meses de idade) implica um risco maior de infecção porque nessa faixa etária a suscetibilidade a infecções é maior. Animais de companhia com mais de 1 ano de idade e saúde boa são melhores. Do mesmo modo, é mais provável que animais de rua, exóticos, silvestres, doentes ou debilitados transmitam infecções zoonóticas. Devem ser evitados animais que estejam em locais de higiene precária, sem saneamento e aglomerados. O veterinário pode ajudar a escolher um animal de estimação, fazer a triagem para detectar agentes infecciosos e iniciar um esquema de vacinação e controle de parasitos. Se um animal recém-adquirido ficar doente, o proprietário deverá procurar o veterinário imediatamente. Animais com diarreia ou infecção ou infestação parasitária não devem ser considerados para adoção. Caso o proprietário ou o animal fiquem doentes, amigos ou grupos de apoio locais podem ajudar a cuidar do animal.[a]

Alimentação
Os animais de companhia devem ser alimentados com rações comerciais ou na forma de *pellets*. Se forem alimentados com carne, ela deverá ser cozida até perder a cor rosada (e a mais de 80°C). Laticínios só devem ser fornecidos se pasteurizados. Deve-se impedir que o animal tenha acesso a carniça e, sempre que possível, evitar que cace. Eles devem ter acesso a água potável, mas nunca beber a de vasos sanitários. Os alimentos de animais devem ficar protegidos contra contaminação por animais nocivos.

Recreação
Não é aconselhável extrair as garras de gatos; seus proprietários devem evitar atividades que possam resultar em mordidas ou arranhões. Caso ocorram, os locais atingidos devem ser bem lavados com água e sabão antisséptico imediatamente. Nunca se deve permitir que os animais lambam feridas ou mucosas das pessoas.

Higiene pessoal
A boca dos animais de companhia contém organismos que podem infectar seus proprietários se penetrarem no corpo através de feridas abertas ou por meio de mordidas ou arranhões. Utensílios destinados à comida do proprietário não devem ser compartilhados com os animais. As pessoas devem usar luvas ao dar medicações orais ou escovar os dentes de seu animal. O contato com excretas dos animais (urina, fezes, secreções vaginais ou seminais) deve ser minimizado. Ao limpar a bandeja higiênica ou qualquer lugar onde haja fezes diarreicas ou urina de animais de estimação, as pessoas devem usar luvas e máscara ou talvez pedir ajuda a outras pessoas. As bandejas higiênicas devem ser esvaziadas e limpas diariamente; o uso de forros nelas pode facilitar isso e minimizar a exposição. Elas também devem ser mantidas afastadas das áreas de preparo de alimentos ou refeições. Água fervente é o melhor método para sua desinfecção. Alvejante doméstico é eficaz contra muitos vírus e bactérias, porém, para a descontaminação com relação a *Toxoplasma gondii*, deve-se usar amônia (ver Capítulo 79). Caixas de areia devem ficar cobertas e o uso de luvas é indispensável para jardinagem. A água para consumo deve ser filtrada ou, de preferência, fervida.

Controle de parasitos e hospedeiros veiculadores
O veterinário pode ajudar a controlar diarreia ou ectoparasitos, como pulgas ou carrapatos, que podem transmitir infecções zoonóticas para seres humanos. Devem-se usar luvas ao remover carrapatos dos animais. Testes para detectar parasitoses intestinais e seu tratamento também são indispensáveis porque tais parasitos causam diarreia e em alguns casos podem infectar pessoas. Moscas e baratas devem ser mantidas sob controle porque podem transferir agentes infecciosos entre hospedeiros.

Testes para doenças e vacinações
Deve-se fazer exame de fezes de cães e gatos para detectar oocistos de *Cryptosporidium* (ver Capítulo 81). Também se deve fazer cultura fecal para *Salmonella* e *Campylobacter* (ver Capítulo 37), em particular se o animal estiver com diarreia. Gatos podem ser testados e tratados para infecção por *Bartonella*, embora a necessidade disso seja discutível (ver Capítulo 52). A sorologia para *Toxoplasma* pode revelar o risco de um gato para a saúde pública, mas em geral não é recomendada (ver Capítulo 79). Os gatos devem receber a imunização primária e reforços periódicos. A vacinação antirrábica é extremamente importante (ver Capítulo 20).

Assistência para animais de companhia
Na comunidade, o veterinário pode ajudar fornecendo os nomes de programas de assistência que possam proporcionar cuidados domésticos, troca das bandejas higiênicas e passeios com cães, controle de pulgas em casa, cuidados clínicos ou a administração de medicações se os proprietários estiverem hospitalizados ou doentes, dar banho, opções para adoção e alimentar os animais.

Outros recursos e material para leitura
Há recomendações compiladas de várias fontes, inclusive Angulo FJ, Glaser CA, Juranek DD *et al.* 1994. Caring for pets of immunocompromised persons. *J Am Vet Med Assoc*. 205:1711-1718; Anônimo. 1995. Centers for Disease Control and Prevention. USPHS/ISDA guidelines for the prevention of opportunistic infection in persons infected with HIV: a summary. *MMWR* 44:1-34; Anônimo. 1997. USPHS/ISDA guidelines for the prevention of opportunistic infections in persons infected with human immunodeficiency virus: disease specific recommendations. *Clin Infect Dis* 25:S313-S335; Glaser CA, Angulo FJ, Rooney JA. 1994. Animal associated opportunistic infections among persons infected with human immunodeficiency virus. *Clin Infect Dis* 18:14-24; Goldstein EJC. 1991. Household pets and human infections. *Infect Dis Clin North Am* 5:117-130; Grant S, Olsen CW. 1999. Preventing zoonotic diseases in immunocompromised persons: the role of physicians and veterinarians. *Emerg Infect Dis* 5:159-161.

[a]Ver mais recomendações em: *http://www.cdc.gov/healthypets/cdc_resources.htm*.

Tabela 99.2	Recomendações para reduzir o risco de transmissão de agentes zoonóticos em hospitais veterinários ou instalações de animais.[a]
Meios de disseminação	**Recomendações**
Gerais	Lavar as mãos antes e após contato com animais, suas secreções ou excreções. Usar luvas ante a possibilidade de haver algum patógeno ou se tiver contato com tecido. Lavar as mãos novamente após retirar as luvas. (Para instruções sobre a lavagem das mãos, ver *links* na Internet citados no texto e no Boxe 93.3.) Evitar contato com objetos inanimados até que as mãos estejam limpas. Nunca se deve comer, beber ou guardar alimentos em áreas onde os animais fiquem ou sejam manipulados ou suas amostras biológicas sejam guardadas. Nos casos de infecção conhecida ou suspeita, procedimentos diagnósticos especiais como radiografias ou cirurgia devem ser adiados até o fim do dia, para que outros animais não entrem em contato com áreas acometidas até que sejam descontaminadas e as roupas possam ser trocadas antes do dia seguinte. Todos os desinfetantes aplicados em superfícies que primeiro sejam limpas para remover material orgânico devem ficar em contato com elas por pelo menos 10 min antes do enxágue.
Mordidas ou saliva	Usar luvas para examinar a cavidade bucal. Lavar imediatamente quaisquer ferimentos causados por mordeduras com água sob pressão e aplicar solução desinfetante. Buscar atendimento médico imediatamente.
Arranhões ou contato próximo	Desinfetar arranhões lavando-os imediatamente com água e aplicar solução desinfetante. A cama dos animais e seus pertences devem ir para casa com eles. Todo papel, resíduos e sujeira da jaula devem ser descartados após a alta de cada animal, desinfetando-a em seguida ou o alojamento usado.
Aerógena	Animais suscetíveis a uma infecção suspeita não devem ficar a menos de 1,3 m de outros e nunca em jaulas ou alojamentos vizinhos. Usar sempre luvas e roupas de barreira ao manusear tais animais. Lavar as mãos e trocar imediatamente o avental após manipular ou medicar cada animal doente. Desinfetar as superfícies do ambiente onde os animais possam ter tido a oportunidade de tossir ou espirrar.
Fezes	Usar luvas e avental ao manusear pacientes. Diarreia é especialmente infecciosa. Caso haja suspeita de doença altamente contagiosa, como infecção por *Salmonella*, deve-se receber o proprietário do lado de fora do consultório e coordenar sua entrada diretamente para a sala de exame ou área de quarentena que possa ser limpa. Se o animal precisar ser internado, deverá ser colocado em uma área de isolamento onde possa ser praticada higiene de barreira apropriada. Usar luvas, coletar amostras com seringa se líquidas e usar um abaixador de língua se sólidas.
Urina ou genital	Usar luvas se tiver de manusear urina gotejante. Do contrário, usar uma compressa embebida em solução de hipoclorito (ver Tabela 93.1). Acrescentar desinfetante como solução de hipoclorito à urina antes de limpar jaulas ou alojamentos com mangueira ou *spray* e evitar espalhar aerossóis, a menos que esteja usando máscara ou óculos protetores.
Hospedeiro veiculador (animais nocivos)	Usar fumigantes em ambientes ou construções com problemas mais sérios. Do contrário, usar iscas, *sprays* e armadilhas para insetos visando ao controle de moscas, baratas e roedores.
Artrópodes	Dar banho comum ou de imersão no animal ou administrar inseticidas orais ou tópicos, repelentes de insetos ou reguladores do crescimento (ver Tabela 93.10).
Sapronoses	A manipulação de animais infectados implica riscos mínimos, embora devam ser tomadas precauções no caso de certas doenças e por indivíduos imunocomprometidos. Evitar atividades ao ar livre em áreas onde o solo possa estar alterado. Usar máscara e luvas ao trabalhar ao ar livre em tais condições.
Antroponoses	Lembrar que patógenos humanos podem disseminar-se para cães e gatos. Manter a higiene, conforme descrito nos itens anteriores, para evitar a disseminação de animais de companhia para pessoas e de infecção humana para eles quando se sabe ou suspeita que alguém está infectado.
Quarentena ou isolamento	Lidar com casos de zoonoses (altamente contagiosas, fatais ou ambas) requer instalações para isolamento, que devem ser separadas, ter sua própria ventilação e ser de fácil limpeza, em uma área onde se possa usar uma antessala para servir de barreira e troca de vestuário como aventais, máscaras, luvas e sapatilhas. O ideal é que tal área tenha suas próprias portas de entrada e saída do hospital. Materiais descartáveis e resíduos dos animais que saem dessa área para descontaminação devem ser aspergidos com desinfetante e colocados em sacos duplos, com o externo também aspergido com desinfetante. Todos os itens reutilizáveis que deixam a área devem ser autoclavados ou lavados e secos sob altas temperaturas com equipamento automático. Itens reutilizáveis devem ser lavados, enxaguados e embebidos em desinfetantes após a saída de um animal e antes de serem levados da área. As instalações devem ser limpas e desinfetadas rotineiramente. Pode ser necessário trocar sapatilhas para evitar levar microrganismos. O animal deve ser banhado e, então, sua pelagem cuidadosamente enxaguada com solução diluída de hipoclorito de sódio antes de deixar a área (ver Capítulo 93).

[a]Para mais informações, ver Scheffel JM, Elchos BL, Cherry B *et al.* 2010. Compendium of veterinary standard precautions for zoonotic disease prevention in veterinary personnel. *J Am Vet Med Assoc* 237:1403–1422.

porque a maioria das pessoas não se infecta a partir de seus próprios gatos. Filhotes jovens de gatos são mais propensos a ter resultados sorológicos negativos e podem eliminar oocistos após sua primeira exposição ao *T. gondii*. A soropositividade para IgG indica exposição prévia e risco mínimo, porque os gatos raramente voltam a eliminar oocistos depois da infecção inicial (ver Capítulo 79). Para reduzir o risco de transmissão zoonótica de parasitos e melhorar a saúde dos animais de estimação, o Companion Animal Parasite Council recomenda o tratamento anual com anti-helmínticos de amplo espectro para a dirofilariose com atividade contra nematódeos e ancilóstomos e produtos preventivos antipulgas e carrapatos durante toda a vida do

cão (ver no Boxe 99.3 endereços na Internet). Exames físicos anuais e fecais para parasitos estão indicados para manter a saúde do animal de companhia, e as vacinações apropriadas devem ser administradas de acordo com o estilo de vida do animal. Doença em qualquer animal de estimação deve ser uma razão importante para procurar assistência veterinária imediatamente.

Toalete

A pelagem e a pele do animal devem ser mantidas em boas condições por meio de banhos ocasionais, se necessários, escovação e tosa regulares da pelagem. As unhas de cães e gatos devem ser aparadas com frequência para reduzir a possibilidade de lesões causadas por arranhões. O tratamento preventivo mensal antipulgas deve ser instituído com cuidados intensivos no ambiente que os animais frequentam (ver *Infecções transmitidas por vetor*, no Capítulo 93), inclusive pisos internos e carpetes, em especial onde eles dormem, suas áreas de circulação e as frequentadas por outros animais com que tenham contato. O tratamento do ambiente com bombas ou *sprays* antipulgas deve incluir inibidores larvicidas do crescimento e compostos para combater as pulgas adultas (ver Tabela 93.9). Os produtos orais ou tópicos mais modernos que interferem no desenvolvimento e na reprodução das pulgas são os melhores (ver Tabela 93.10). O controle mais eficaz das pulgas no ambiente pode requerer um exterminador profissional.

Para o controle de carrapatos, indica-se a verificação diária rotineira dos animais de companhia ou imediatamente após deixarem áreas infestadas por carrapatos. O uso de coleiras com amitraz e fipronil tópico pode estar indicado em áreas de infestação maciça por carrapatos. Quaisquer carrapatos aderidos aos animais devem ser removidos usando-se luvas de borracha ou um dispositivo específico ou pinças, e as mãos lavadas depois. Os carrapatos não devem ser removidos nem esmagados com as mãos expostas, sem proteção. Para mais informações, ver *Remoção dos carrapatos e prevenção em animais de estimação*, Capítulo 93. Moscas, baratas e outros insetos nocivos também podem transportar organismos infecciosos. Animais de estimação devem ser impedidos de ter acesso a áreas de onde roedores escavam, tomando-se medidas para eliminar aquelas perto de casa onde haja ninhos de animais nocivos.

Excrementos

Embora patógenos como *Salmonella*, *Cryptosporidium* e *Giardia* sejam imediatamente infecciosos, é necessária a esporulação do oocisto para que *Toxoplasma* spp. sejam infecciosas. Portanto, a limpeza diária das bandejas higiênicas de gatos pode evitar a infecção por *Toxoplasma*. Indivíduos imunossuprimidos devem evitar ter contato direto com as excreções de animais de companhia e usar luvas ao manipular material fecal. Quando possível, outras pessoas devem cuidar de animais com diarreia, pois esse tipo de fezes é mais difícil de remover sem que a pessoa seja exposta aos patógenos que elas podem conter. As bandejas higiênicas de felinos não devem ser colocadas em áreas onde são preparados alimentos e devem ser limpas por um adulto imunocompetente que não seja uma mulher grávida. É possível evitar levantar poeira ao limpar essas bandejas forrando-as com um saco de plástico e umedecendo a areia antes de fechá-lo. Embora devam ser esvaziadas em uma área externa ou bem ventilada para evitar inalação, seu conteúdo não deve ser descartado diretamente no ambiente. É possível desinfetá-las uma vez por mês enchendo-as de água fervente ou soluções caseiras diluídas de amônia (a 5 a 10%) por 10 min (ver *Considerações de saúde pública*, no Capítulo 79).

Cães devem ser impedidos de exercer a coprofagia e de beber água do vaso sanitário, além de não se permitir o acesso de outros animais às bandejas higiênicas de felinos. Nas comunidades, não se deve permitir que animais defequem nas áreas recreativas de pessoas; para isso, as praças devem ter áreas bem demarcadas destinadas a animais e os proprietários devem coletar e descartar adequadamente os excrementos de seus animais das vias públicas.

As crianças devem receber orientações sobre saúde e ser observadas em certos ambientes, para evitar que ponham coisas sujas na boca, além de serem ensinadas a lavar as mãos depois de brincar no chão.

As que tiverem animais aquáticos ou de sangue frio devem usar luvas de borracha para limpar aquários ou terrários. Animais de estimação com diarreia não devem circular por toda a casa nem ter contato com crianças pequenas ou pessoas imunossuprimidas da residência. Eles devem ser banhados conforme necessário para descontaminação da pelagem. Os proprietários de animais de companhia devem ser orientados a usar luvas de borracha ao limpar fezes diarreicas ou não e deixar as bandejas higiênicas em contato por 10 min com alvejante (solução de hipoclorito de sódio a 5,25%) em uma diluição de 22 mℓ por litro de água (1.750 ppm) para desinfecção com relação à maioria dos vírus e cistos de *Giardia* (ver Tabela 93.1). Precauções similares podem ser recomendadas para o manuseio de outros líquidos corporais, inclusive sangue, urina e saliva. As mãos devem ser bem lavadas após a remoção das luvas.

Higiene bucal

Proprietários imunocomprometidos devem ser aconselhados a não permitir que seus animais lhes deem lambidas na boca e a praticar uma boa higiene dentária preventiva em si mesmos e nos seus animais. Recomenda-se a profilaxia dentária rotineira com limpeza de placa ou escovação para animais de companhia expostos a pessoas imunocomprometidas. Veterinários ou outras pessoas da casa ou ajudantes devem assumir tais responsabilidades. Mãos ou feridas abertas que tenham tido contato com a saliva de animais devem ser bem lavadas. Ao dar medicação oral a animais, devem-se usar luvas de borracha ou transferir essa tarefa para outra pessoa.

É provável que ferimentos decorrentes de mordidas constituam o risco de saúde mais comum para indivíduos imunocomprometidos. Tais pessoas não devem ter animais de estimação de comportamento agressivo ou que gostem de brincadeiras violentas. Pessoas mordidas inadvertidamente devem lavar a ferida de imediato com água e sabão e enxaguar com soluções orgânicas diluídas de iodo ou compostos de amônio quaternário como alternativa e ir logo a um médico para ele examinar quaisquer lesões. Não se deve permitir que animais lambam feridas humanas. As crianças devem ser ensinadas a não se aproximar de animais que estejam comendo ou dormindo. Médicos que saibam do estado imunocomprometido de um paciente podem considerar o tratamento profilático com antimicrobiano.

Nutrição

A alimentação de animais de companhia é extremamente importante para limitar a ocorrência de patógenos transmitidos por vias fecais-orais. Apenas rações comerciais que tenham sido cozidas ou transformadas em *pellets* lhes devem ser fornecidas, e não carne crua ou não processada nem restos de comida ou laticínios não pasteurizados. Deve-se impedir que esses animais exerçam a coprofagia, escavem buracos na terra para procurar ou esconder alimentos, cacem e comam carniça ou lixo. Eles podem ficar acorrentados ou confinados ou ser supervisionados quando estiverem ao ar livre. Podem ser colocados guizos nas coleiras de gatos para evitar que tenham êxito ao tentar caçar. Os animais devem ter sempre água potável disponível. Se houver possibilidade de contaminação inadvertida da água potável com bactérias ou protozoários, deve-se providenciar água comercial engarrafada. Deve-se restringir o acesso a acúmulos de água na superfície em ambientes externos e ao vaso sanitário dentro de casa.

Capítulo 100

Imunoprofilaxia

Craig E. Greene e Julie K. Levy

A imunoprofilaxia envolve a facilitação de uma resposta imune específica em um animal por meio de sua exposição a vacinas. Uma vez estimulado, o animal deve passar a ser capaz de se proteger após exposição subsequente ao mesmo agente infeccioso. Essa resposta pode ser induzida de maneira ativa, tanto por exposição natural quanto pela administração de vacinas que contenham microrganismos, seus componentes ou subprodutos metabólicos.[367,739] A imunidade também pode ser transferida de maneira passiva pela administração de fatores humorais ou celulares obtidos de um doador previamente sensibilizado. Algumas vezes também está indicada a imunoterapia passiva durante uma infecção, em geral no início da evolução de uma doença.

Por causa do relativamente pequeno número necessário de antígenos de superfície existentes em vírus e bactérias para estimular uma resposta imune, a imunoprofilaxia tem sucesso relativo na prevenção de doenças causadas por infecção por esses organismos. Em contraste, fungos, protozoários e metazoários patogênicos e neoplasias contêm determinantes antigênicos mais complexos, o que dificulta a imunoprofilaxia. Assim, tais infecções em geral são controladas por imunoterapia inespecífica. Ao contrário da imunoprofilaxia, a imunoterapia é uma tentativa de aumentar de maneira inespecífica a resposta imune em um animal já infectado. O Capítulo 2 apresenta uma discussão sobre a imunoterapia e as opções disponíveis de tratamento. Apesar da dificuldade para induzir imunidade protetora contra organismos multiantigênicos, estão sendo desenvolvidas vacinas para algumas dessas infecções de cães e gatos (ver discussão adiante). Os animais também têm mecanismos inatos de defesa imune, mas esse não é o foco deste capítulo. Para informação sobre a imunidade inata, consulte os capítulos sobre os respectivos sistemas orgânicos neste livro e em outras fontes.[509,631]

Imunidade de origem materna

Para entender a imunoprofilaxia passiva, é preciso entender os conceitos que envolvem a imunidade de origem materna. Quando uma fêmea é exposta a antígenos de organismos patogênicos ou recebe vacinas, são produzidos anticorpos em sua circulação. Como cães e gatos têm placentas endoteliocoriais, apenas 2 a 18% do total de anticorpos de origem materna (ACM) são transferidos *in utero* de uma mãe imune para o(s) feto(s). Essa pequena quantidade de anticorpos protege filhotes caninos ou felinos privados de colostro por um tempo muito curto após o nascimento. Já a maioria dos ACM neonatais é fornecida pelo leite materno, e as maiores concentrações estão no colostro. Embora as maiores concentrações de IgG e IgM sejam encontradas no colostro, níveis baixos persistem durante todo o período de amamentação. Quando o recém-nascido é amamentado, nos primeiros dias de vida, esses anticorpos são absorvidos por sua circulação sistêmica. Tal ação ocorre no duodeno e no jejuno, por meio de receptores de membrana no epitélio intestinal que facilitam o transporte de IgG para a circulação sistêmica. O processo atinge o auge 24 h após o nascimento, mas também ocorre em menor proporção no restante do período de amamentação. Uma vez absorvidas, as concentrações de ACM diminuem gradualmente à medida que o neonato cresce. O tempo necessário para a eliminação dos ACM depende do nível inicial recebido pelo neonato. Até que os níveis caiam para um certo valor, é criada uma alça de retroalimentação (*feedback*) que inibe a produção endógena de IgG. À medida que a quantidade de ACM diminui na circulação, o animal fica mais vulnerável a organismos causadores de doenças sistêmicas no ambiente e começa a sintetizar suas próprias imunoglobulinas. O nível de anticorpos de animais privados de colostro aumenta gradualmente até superar o título sérico de ACM que o neonato recebeu, com declínio estável após o nascimento. Em um estudo, não foi possível medir o nível de IgG em filhotes de gatos privados de colostro após o nascimento e ele aumentou gradualmente com o tempo, mas não alcançou o nível encontrado em filhotes que receberam colostro até 4 a 5 dias de vida.[144]

A produção de anticorpos no neonato pode ser estimulada apenas quando os níveis de ACM caem abaixo de um limiar específico. Esse nível não é absoluto, sendo determinado pela proporção de ACM com relação à dose de antígeno patogênico ou vacinal. Geralmente, organismos patogênicos são mais capazes de *superar* um nível mais alto desse *bloqueio de anticorpo* do que os organismos atenuados presentes em vacinas com agentes vivos. O aumento da dose (título) do antígeno da vacina possibilita a imunização mais precoce quando há bloqueio dos ACM. (Ver *Imunidade materna e imunização*, adiante.)

Embora a absorção de IgG e outros anticorpos seja muito importante nos primeiros dias de vida neonatal, a IgA secretora (S-IgA) também é encontrada no leite materno durante a lactação e torna-se a defesa primária contra infecções da mucosa entérica e do trato respiratório superior no neonato.[870] Como é altamente eficaz na inibição da aderência de patógenos à superfície de mucosas, a S-IgA leva à sua neutralização imediata.

Imunização passiva

A transferência artificial (passiva) de anticorpos específicos ou outras substâncias imunorreativas de um indivíduo para outro é utilizada há muito tempo para tratar uma variedade de doenças infecciosas em pessoas e animais. O uso da imunoterapia passiva diminuiu, porém ainda é benéfico nas doenças em que o anticorpo sérico é protetor, quando o hospedeiro não tem tempo ou capacidade de elaborar uma resposta imune, ou quando não há quimioterapia antimicrobiana ou ela não é eficaz contra o agente infeccioso em questão. Quando administrados a animais como profilaxia ou tratamento, os anticorpos que neutralizam agentes infecciosos específicos podem proporcionar proteção contra tais organismos ou pelo menos diminuir seu número. Vários aspectos da imunização passiva estão resumidos na Tabela 100.1. Atualmente, usa-se a imunização passiva na clínica de pequenos animais em poucas circunstâncias especiais. O desenvol-

Tabela 100.1	Comparação entre as imunoprofilaxias passiva e ativa.	
Variável	**Passiva**	**Ativa**
Vantagens	Proteção imediata Funciona no caso de agentes pouco imunogênicos ou contra os quais não haja vacinas	Maior proteção Proteção mais duradoura Resposta anamnésica
Desvantagens	Reações alérgicas Adia a possibilidade de vacinar Proteção pouco duradoura A transferência de doença é mais provável	Resposta tardia
Indicações	Neonatos suscetíveis expostos Neonatos privados de colostro Animais imunossuprimidos expostos	Neonatos suscetíveis não expostos Imunização rotineira Reforços de vacinas

vimento de protocolos para imunização passiva em infecções oportunistas e nosocomiais também está sendo considerado na medicina humana.[880]

Indicações para administração de imunoglobulinas

As imunoglobulinas têm sido usadas para evitar a ocorrência de infecções pelo vírus da cinomose (VC), pelo parvovírus canino (CPV; do inglês, *canine parvovirus*), pelo vírus da panleucopenia felina (FPV [do inglês, *panleukopenia virus*], um parvovírus), herpes-vírus canino (HVC)-1 e herpes-vírus felino (HVF)-1 em neonatos expostos suscetíveis. Imunoglobulinas específicas também são benéficas no tratamento de infecções assim que se estabelecem, porém o maior benefício ocorre quando são administradas logo no início da infecção. As imunoglobulinas têm um pequeno papel na proteção contra organismos intracelulares que persistem em fagócitos ou células linfoides, porque a imunidade mediada por célula (IMC) é mais importante do que a humoral na proteção contra esses tipos de patógenos.

Embora haja pequenas quantidades de ACM quando da transferência *in utero*, a administração passiva de soro ou imunoglobulina pode ajudar a proteger neonatos privados de colostro contra certas doenças infecciosas, como as infecções por parvovírus e septicemia. Deve-se evitar a imunização ativa durante o período neonatal (antes da quarta semana de idade) por causa do risco de induzir doença com vacinas que contenham organismos vivos modificados e da resposta mais fraca a qualquer vacina nessa idade. Por exemplo, o antissoro administrado a filhotes de gatos com até 6 semanas de idade expostos inadvertidamente ao FPV confere proteção rápida no momento em que a imunização ativa provavelmente seria bloqueada pelos ACM ou não teria êxito por causa de uma resposta imune inferior. Mesmo em ambientes onde haja doença endêmica, em geral a imunização ativa é mais recomendável do que a passiva para proteger filhotes caninos ou felinos com 6 semanas de idade ou mais.

Além disso, soros imunes podem ser benéficos em termos profiláticos ou terapêuticos para ninhadas caninas infectadas clinicamente pelo herpes-vírus neonatal (ver *Tratamento*, no Capítulo 5). O soro para tratar infecção por HVC deve ser preparado a partir de cadelas recuperadas que já tenham tido ninhadas acometidas. O soro hiperimune foi benéfico no tratamento de gatos e cães infectados por parvovírus 4 dias após inoculação experimental, o que correspondeu ao primeiro ou segundo dia de doença clínica.[389,570] Em um estudo controlado por placebo que envolveu cães com infecção por parvovírus

admitidos em um hospital de ensino, investigou-se a eficácia de uma preparação de IgG canina específica liofilizada (seca congelada).[521] Os cães que receberam a IgG liofilizada como tratamento adjuvante ficaram hospitalizados por muito menos tempo, a doença foi menos grave e o custo do tratamento menor, em comparação com os que receberam apenas o tratamento convencional.

Para alguns casos, existem imunoglobulinas hiperimunes comerciais. Por exemplo, em alguns países europeus há um antissoro heterólogo comercial produzido em equinos que contém alta concentração de imunoglobulinas para o tratamento de gatos, abrangendo uma combinação de anticorpos contra o FPV, o HVF-1 e o calicivírus felino (CVF). Também existe uma preparação comercial de imunoglobulina hiperimune homóloga polivalente comercial que contém uma combinação de altas concentrações de anticorpos contra o CPV, o VC e o adenovírus canino (CAV [do inglês *canine adenovirus*])-1.

Também tem sido administrada imunoglobulina contra endotoxina em cães e gatos. Em cães com enterite parvoviral de ocorrência natural, observou-se aumento de endotoxinas e fator de necrose tumoral.[637] O antissoro heterólogo comercial produzido em equinos para a endotoxina de *Salmonella typhimurium* mostrou-se benéfico no tratamento de endotoxemia em cães infectados experimentalmente por parvovírus. (Ver Capítulos 8 e 36 e *Formulário de fármacos*, no Apêndice.)[185] Usa-se a imunização passiva com antitoxina heteróloga (de origem equina ou humana) no tratamento inicial de cães e gatos com tétano (ver Capítulo 41). O efeito e a eficácia da imunização passiva dependem de muitos fatores, inclusive o título de anticorpo do animal contra o agente específico, o volume administrado, a importância relativa do anticorpo sérico no controle da infecção em questão e o momento da administração do anticorpo em comparação com a exposição. É mais provável que ocorram reações alérgicas com a imunização passiva do que com a ativa, por causa da grande quantidade de proteína estranha administrada. Uma questão adicional é que a transferência de agentes infecciosos é mais provável com a administração de soro quando são usados preparados não comerciais. Infelizmente, a administração de imunoglobulinas também retarda a possibilidade de estimular a imunidade ativa no hospedeiro pela vacinação. A administração de grandes quantidades de anticorpo exógeno pode inibir a produção endógena de anticorpo ao bloquear os antígenos da vacina ou por mecanismos de retroalimentação diretos que ainda não estão bem esclarecidos. A duração da proteção fornecida pela administração passiva de antissoro é curta (em geral, 2 a 3 semanas). A quantidade de antissoro administrada é finita e, como ocorre com todas as proteínas exógenas, sofre eliminação acelerada do corpo, em particular se originário de uma espécie diferente.

Preparação de soro ou plasma imune homólogo

Embora em muitos países não haja soro imune canino e felino no comércio, é possível prepará-lo na clínica veterinária a partir de soro ou plasma coletados em condições estéreis. O soro (ou plasma) imune é derivado de indivíduos clinicamente sadios, sem patógenos específicos, ou de grupos de animais que tenham se recuperado da doença em questão ou tenham sido vacinados contra ela. Os laboratórios farmacêuticos que produzem antissoros comerciais com altos títulos os obtêm de cães de laboratório infectados. Em geral, o soro imune preparado na clínica provém de animais atualmente vacinados contra agentes infecciosos específicos, mas é difícil conseguir níveis muito altos de anticorpo com vacinas atenuadas porque seu efeito é neutralizado por respostas imunes protetoras preexistentes. Para se obter soro hiperimune, provavelmente seria necessário dispor de vacinas inativadas com adjuvante, que não existem para muitas doenças. As infecções em que o antissoro passivo poderia ser benéfico no sentido de proporcionar proteção neonatal seriam a causada pelo CPV, a cinomose, a hepatite infecciosa canina, a infecção pelo HVC e a panleucopenia felina. Veterinários que preparam o soro que usam[521] precisam ter cuidado ao fazer a triagem de doadores quanto a doenças infecciosas hematogênicas insidiosas, como bartonelose, micoplasmose hemotrópica, infecções pelo vírus da leucemia felina (FeLV [do inglês, *feline leukemia virus*]) ou o da imunodeficiência felina (FIV [do inglês, *feline immunodeficiency virus*]), brucelose canina, leishmaniose, babesiose ou erliquiose (ver *Precauções com transfusões de hemoderivados*, no Capítulo 93). Se for usado soro não comercial coletado de gatos doadores, a duração da proteção no receptor será desconhecida e dependerá da quantidade de anticorpos existente no soro. Em gatos, por causa da ocorrência natural de anticorpos dos grupos sanguíneos, o ideal é que os tipos sanguíneos do doador e do receptor sejam compatíveis. Se não for feita a tipagem sanguínea ou teste de compatibilidade, apenas gatos com o grupo sanguíneo A devem ser utilizados como doadores.

É preciso muita atenção com a esterilidade durante a coleta, o armazenamento e a administração de hemoderivados. A punção da veia jugular é preferível para a coleta, devendo-se fazer a tricotomia da área acima dessa veia e sua preparação asséptica. No caso de plasma, o sangue é coletado com anticoagulante contido em bolsas ou frascos encontrados no comércio. Os eritrócitos podem ser removidos por centrifugação e sedimentação. Para obter orientações sobre a coleta, o leitor deve consultar outras fontes. Para conseguir uma quantidade específica de soro, deve-se coletar pelo menos o dobro da quantidade de sangue em tubos estéreis com anticoagulante e sem aditivos. Após centrifugação, o soro pode ser retirado e guardado congelado em alíquotas de dose única, pois a IgG é uma molécula altamente estável. O soro obtido pode ser guardado por até 1 ano se congelado (a –20°C) imediatamente após sua obtenção.[499]

Administração de soro ou plasma imune

A quantidade mínima de soro imune necessária para conferir proteção é desconhecida e vai depender da concentração de anticorpos do doador. As doses de soro canino adulto administradas a filhotes caninos privados de colostro variaram de 22 a 40 mℓ/kg, porém as concentrações séricas de IgG nos filhotes que receberam essas doses foram menores do que as alcançadas a partir do colostro adquirido naturalmente.[76,673] Portanto, podem ser necessárias doses maiores para filhotes caninos, a menos que eles recebam uma série inicial de vacina. A dose que se mostrou eficaz no sentido de aumentar a concentração total de IgG em filhotes de gatos receptores, equivalente à proporcionada pelo colostro recebido na amamentação, é de 5 mℓ do soro do gato adulto doador, administrada por via subcutânea ou intraperitoneal a cada filhote de gato ao nascimento, repetindo-se a aplicação 12 e 24 h depois.[499] A dose total de 15 mℓ/filhote de gato é equivalente a 15 mℓ/kg, com base no peso corporal de filhotes de gatos recém-nascidos. É possível administrar o plasma imune por via intravenosa, mas essa via não é recomendável para o soro porque pode precipitar complicações trombóticas. Além disso, deve-se evitar a administração intravenosa em filhotes caninos e de gatos muito pequenos por causa da dificuldade de canular uma veia e do risco de sobrecarga de volume. Em geral, a administração de soro é subcutânea, embora as vias intraperitoneal ou intramedular sejam opções, por vezes mais acessíveis, em filhotes caninos e de gatos com veias pequenas e hipotensos. A administração oral de IgG no primeiro dia de vida resulta em baixa biodisponibilidade, em comparação com as vias parenterais.[143] Qualquer proteção de mucosa proporcionada pela administração oral de soro é apenas temporária, porque a IgG, a IgM e a IgA séricas são instáveis e destruídas por enzimas proteolíticas assim que o neonato desenvolve uma função digestiva melhor e colonização bacteriana. Em contraste, graças à sua estabilidade, a S-IgA no leite da mãe proporciona proteção contínua contra patógenos de mucosas durante todo o período em que o animal está sendo amamentado.

Imunidade materna e imunização

Filhotes caninos e de gatos recém-nascidos têm a capacidade inerente de responder imunologicamente a numerosos antígenos ao nascimento, mas essa resposta é mais lenta e inferior em comparação com a de animais mais velhos.[158,587,784] Conforme descrito antes, a proteção contra infecção durante essas primeiras semanas é fornecida primordialmente pela transferência passiva de imunoglobulinas e pequenas quantidades de material celular do colostro materno. No entanto, não passa de 18% a quantidade de anticorpos séricos recebidos da mãe pelo neonato que são transferidos *in utero*. Essa pequena proporção de anticorpos protege filhotes caninos e de gatos privados de colostro, mas os torna resistentes à imunização por um período variável. Na Tabela 100.2 há uma lista dos efeitos dos ACM sobre a vacinação contra certas doenças caninas. A imunoglobulina absorvida por via sistêmica a partir do colostro por vezes dá ao neonato um título que pode ser igual ou ultrapassar o da mãe em algumas circunstâncias (Tabela 100.3). Com o tempo, a meia-vida dos ACM cai para a metade, característica específica de cada agente causador de doença (Tabela 100.4).[387] A classe de anticorpo também é importante com relação à perda do título. Em neonatos, o soro contém IgA, IgM e IgG derivadas da mãe e em geral são perdidas nessa ordem. O título absoluto de ACM no soro de um neonato depende da quantidade de imunoglobulina recebida durante a amamentação e do título absoluto da mãe. A quantidade também é inversamente proporcional ao tamanho da ninhada.

Tabela 100.2	Efeito da imunidade materna sobre a vacinação contra algumas doenças infecciosas caninas.

Doença	Título mínimo que impede a replicação (método determinado)[a]		Idade mínima (semanas)		
	Vírus virulento	Vírus da vacina	Iniciar a vacinação dos privados de colostro	Iniciar a vacinação dos que receberam colostro	Parar a vacinação nos que receberam colostro
Cinomose[45,280]	20 a 30 (SN)	30 (SN)	3 a 4	6	16
Hepatite infecciosa canina[104,105]	NR	5 (SN)	3 a 4	6	16
Infecção pelo parvovírus canino[675,676]	80 (IH)	<10 (IH)	4 a 5[b]	6 a 9	16[c]

IH, inibição da hemaglutinação; *NR*, não relatado: *SN*, soroneutralização.
[a]Os títulos absolutos variam entre os laboratórios. Esses valores foram obtidos de estudos feitos no Baker Institute, Cornell University, Ithaca, NY.
[b]Um produto está liberado para filhotes com 4 semanas de idade; ver o texto.
[c]A recomendação citada aqui é para vacinas contra o parvovírus com alto título de baixa passagem ("potencializada").[655] Há poucas vacinas antigas restantes ("convencionais"), que podem levar até 20 semanas para completar a série primária de vacinação (ver o texto).

Tabela 100.3 Comparação da imunidade materna para algumas doenças infecciosas caninas e felinas.

Doença	Título sérico do neonato			Meia-vida dos anticorpos maternos (dias)
	% do título da mãe		% do título do neonato	
	Pré-amamentação	Pós-amamentação	Obtido *in utero*/colostro	
Cinomose[45,279]	3	77	4/96	8,4
Hepatite infecciosa canina[104,105]	NR	92	NR/NR	8,6
Infecção pelo parvovírus canino[675,676]	5,7	60	10/90	9,7
Panleucopenia felina[768,772]	<1	97	1/99	9,6

NR, não relatado.

Tabela 100.4 Meia-vida das imunoglobulinas maternas em cães e gatos recém-nascidos.

Doença	Meia-vida (dias)	Duração habitual da proteção contra a doença (semanas)[a]
Cinomose[280]	8,4	9 a 12
Parvovírus canino[676,677]	9,7	10 a 14
Hepatite infecciosa canina[104]	8,4	9 a 12
Panleucopenia felina[772]	9,5	8 a 14
Leucemia felina[393]	15	6 a 8
Infecção pelo herpes-vírus felino 1[206,268,689]	18,5	6 a 8
Infecção pelo calicivírus felino[403,404]	15	10 a 14
Infecção pelo coronavírus felino[658]	7	4 a 6
Infecção pelo vírus da imunodeficiência felina[520]	12,5	12

[a]A duração da proteção do anticorpo materno contra a doença em geral corresponde ao intervalo durante o qual as vacinas são ineficazes.

Em alguns casos, os títulos mostram-se aumentados pela vacinação da cadela ou gata pouco antes da concepção. Embora não seja aconselhada, mostrou-se que às vezes a vacinação com produtos inativados durante a prenhez ajuda a proteger gatos neonatos[694] (ver discussão adiante, *Doença respiratória viral felina, em Recomendações para vacinação de felinos*); contudo, é preciso cuidado ao vacinar qualquer fêmea prenhe, evitando o uso de produtos vivos atenuados. Os valores dos títulos são muito variáveis entre indivíduos animais e não é possível fazer previsões quantitativas de acordo com a medição curta ou direta das imunoglobulinas séricas da mãe ou do neonato. Existem *kits* comerciais de ensaio imunossorvente ligado a enzima (ELISA; do inglês, *enzyme-linked immunosorbent assay*) para a estimativa semiquantitativa de anticorpos contra o CPV, com ou sem VC.[883] Em geral, estimativas repetidas (determinações de nomograma) em neonatos são inviáveis e dispendiosas. Os veterinários costumam usar múltiplas vacinas, administradas a intervalos de 2 a 4 semanas, na tentativa de "interromper" a imunidade materna antes da exposição a organismos virulentos (Figuras 100.1 e 100.2). Embora não sejam consideradas prejudiciais, as vacinas geralmente administradas também podem acelerar a depleção dos ACM existentes na circulação do neonato quando há formação e depuração de complexos imunes. As tentativas de superar os efeitos da interferência dos ACM sobre a vacinação incluíram vacinas relacionadas antigenicamente, como a antissarampo, ou aquelas com vetor derivadas de engenharia genética para o VC; vias alternativas, como a administração intranasal de vírus respiratórios caninos ou felinos ou *Bordetella*; e cepas ou tipos vacinais

diferentes que são capazes de superar a imunidade materna em idade precoce, como a anti-CPV de alto título e baixa passagem. Para mais informação, leia as recomendações específicas da doença adiante e os respectivos capítulos de cada uma.

Imunização ativa

Um animal requer imunidade ativa quando é exposto a um patógeno e desenvolve uma resposta imune. A vacinação induz imunidade ativa ao estimular o hospedeiro com extratos antigênicos ou culturas totais de microrganismos. Deve-se fazer uma distinção entre as palavras *vacinação*, que consiste na administração de um produto antigênico, e *imunização*, que indica a indução bem-sucedida de uma resposta imune. Vale ressaltar que nem toda vacinação está associada a imunização bem-sucedida. A vacinação clínica em pequenos animais limita-se às doenças causadas por vírus, bactérias e alguns protozoários.

Tipos de vacinas

Em geral, as vacinas convencionais são derivadas de organismos totais e vivas atenuadas (vivas modificadas) ou não infecciosas ou inativadas (mortas). As vantagens e desvantagens de cada um desses produtos totais estão resumidas na Tabela 100.1. Para aumentar a potência e remover o que não é essencial, proteínas potencialmente não alergênicas, estão sendo desenvolvidos novos tipos de vacinas.[112,182,639] Por exemplo, agentes vivos estão sendo modificados por deleção genética ou recombinação ou pelo uso de ácidos nucleicos não revestidos. Em contrapartida, nas vacinas não infecciosas mais modernas estão sendo usadas subunidades de frações de agentes purificados ou peptídios sintéticos produzidos por recombinação genética ou formação de anti-idiótipos (ver discussão adiante).

Vivas

Agentes vivos totais têm o potencial de estimular a IMC e respostas imunes humorais sustentadas em comparação com produtos não infecciosos (antígeno inativado ou purificado). A escolha de uma vacina com agente vivo total é particularmente importante para estimular a IMC contra infecções intracelulares persistentes ou latentes porque desempenha um papel mais significativo na proteção do que a imunidade humoral. Como as vacinas vivas se replicam no hospedeiro, o conteúdo antigênico inicial tem pouca importância, porém qualquer fator que neutralize ou inative a vacina a tornará ineficaz.

Os agentes em vacinas vivas precisam ser modificados (atenuados) para que mantenham sua imunogenicidade sem ocasionar doença. Em geral, a atenuação de agentes é conseguida adaptando-os a hospedeiros incomuns, submetendo-os a armazenamento prolongado ou por passagem seriada em cultura de tecido. A atenuação também pode ser feita por manipulações genéticas intencionais, conforme descrito no tópico sobre vacinas feitas por engenharia genética, adiante. As várias vias de administração também afetam a atenuação de antígeno das vacinas. Foram desenvolvidas vacinas que requerem a adminis-

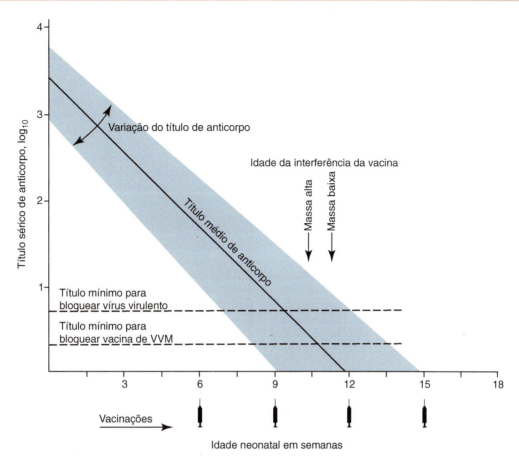

Figura 100.1 Eliminação de anticorpo materno no neonato com relação à vacinação. Em um período crítico, o título de anticorpo pode bloquear uma vacina com vírus vivo modificado, mas não protege contra a infecção por um vírus virulento. Vacinas com maior massa antigênica ou menos atenuadas ultrapassam essa barreira de anticorpos maternos mais rapidamente do que produtos de menor massa antigênica ou mais atenuados.

tração de cepas de organismos atenuados apenas parcialmente em locais diferentes daqueles para os quais têm afinidade. Por exemplo, em vez da inoculação intranasal de um patógeno respiratório viral como o HVF-1 ou o CVF em um gato, a vacina é administrada em

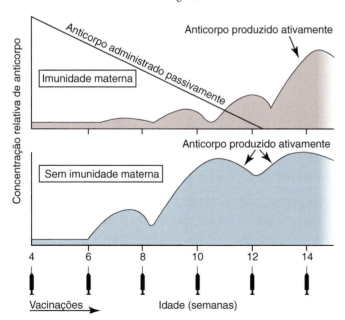

Figura 100.2 Comparação de resposta à vacinação sequencial (com intervalo de 2 semanas) em neonatos com (*em cima*) e sem (*embaixo*) proteção de anticorpos maternos. A existência de anticorpos maternos retarda a capacidade do neonato de produzir imunização ativa com sucesso.

um local subcutâneo alternativo. Os agentes sofrem replicação limitada em locais alternativos, mas, infelizmente, por vezes a administração subcutânea estimula uma resposta imune sistêmica maior em comparação com a resposta mucosa local de anticorpo S-IgA. Além disso, o contato inadvertido desses agentes atenuados parcialmente com tecidos respiratórios durante a vacinação pode causar doença (ver discussão adiante, em *Complicações pós-vacinação*).

O controle de qualidade é um fator essencial na produção de elementos biológicos. As linhagens celulares usadas nos agentes vacinais atenuados não devem conter patógenos latentes. Essa recomendação é especialmente válida para as vacinas veterinárias, pois a produção em geral envolve colocar o antígeno-alvo em culturas celulares primárias e secundárias (ver *Agentes adventícios* em *Complicações pós-vacinação*, adiante).[231] Culturas primárias de células são aquelas derivadas de tecidos obtidos diretamente de um animal. As culturas secundárias originam-se do cultivo adicional das linhagens celulares primárias. Há o risco de que ambas contenham patógenos. Ao contrário das vacinas humanas, as linhagens celulares primárias ou secundárias para animais em geral são produzidas a partir de células da espécie para a qual se destina a vacina. Tal prática aumenta o risco de contaminação com organismos potencialmente patogênicos, latentes ou passageiros.

As vacinas vivas costumam ser liofilizadas, o que aumenta sua estabilidade e sua vida útil. A temperatura é outro fator importante na determinação de sua vida útil; vacinas devem ser mantidas sempre refrigeradas a 4°C. As vacinas vivas comerciais geralmente são fabricadas com excesso de antígeno porque se espera alguma deterioração.

Vacinas *vivas elaboradas por engenharia genética* envolvem a manipulação de sequências genéticas virulentas, mas sem alteração da função replicativa do organismo. A deleção gênica é um método que torna possível a atenuação seletiva de agentes infecciosos quando as vacinas existentes de agentes vivos modificados são ineficazes. Por exemplo, a vacina contra o HVF-1 com gene deletado foi desenvolvida experimentalmente, mas não é comercializada.[305] A inserção de um marcador genético também é útil quando é preciso determinar se um animal foi vacinado ou, de fato, teve a doença em questão. Quando os títulos de anticorpo são utilizados para se distinguir entre exposição natural e à vacina, como ocorre na infecção pelo FIV, um único marcador na vacina pode ser benéfico, mas não distingue o animal vacinado do infectado.

Nas vacinas *vivas elaboradas por engenharia genética com vetor*, são usados agentes considerados não patogênicos para o hospedeiro em questão. Esses vetores de expressão são organismos em que foi inserido material genético, levando o organismo alterado a produzir proteínas imunogênicas básicas de maneira sustentada após inoculação no hospedeiro. Os sistemas de vetor também podem ser alterados, com inserções de genes adicionais, para estimular a atividade de célula T ou linfócitos T citotóxicos. A elaboração de vacinas por engenharia possibilita que elas tenham epítopos de proteína importantes para a aderência do agente, sua replicação, seu desenvolvimento ou disseminação no hospedeiro. Múltiplos genes são passíveis de inserção, inclusive aqueles para citocinas, como a interleucina (IL)-2, que pode facilitar a resposta imune às proteínas imunogênicas produzidas simultaneamente.

Os vetores de expressão potenciais incluem poxvírus, vírus símio 40, papilomavírus bovino, adenovírus e herpes-vírus.[44,917] Vetores bacterianos como *Escherichia coli*, *Salmonella typhimurium* e o bacilo de Calmette-Guérin (BCG) *Mycobacterium bovis* também podem ser usados. Várias fontes vegetais, como o plasmídio TL do *Agrobacterium tumefaciens*, o vírus do mosaico da ervilha-de-vaca e o vírus C da batata, foram usadas como vetores de expressão para a vacinação contra o CPV-2 de cães.[316,567,607]

Todos os vetores potencialmente patogênicos precisam ser atenuados antes de administrados no hospedeiro. Poxvírus, como o vacínia, funcionam bem por causa de seu grande genoma e da ampla variedade de hospedeiros. Um problema potencial com vetores de vacinas feitas por engenharia genética é que o hospedeiro pode elaborar uma resposta imune contra o vetor. Por exemplo, um vírus vacínia recombinante que expressa a proteína gp70 do envoltório do FeLV não foi bem-sucedido na produção de anticorpos antivirais em gatos.[278] Em vez disso, os gatos inoculados desenvolveram anticorpo neutralizante contra o vírus vacínia. Produtos recombinantes experimentais desse vírus induziram respostas imunes em cães ao vírus influenza, ao da raiva, ao herpes-vírus e ao da hepatite.[36]

Foram usadas vacinas antirrábicas comerciais disponíveis com poxvírus para proteger animais silvestres. O vírus canaripox foi um vetor eficaz em vacinas contra a cinomose, a raiva e a leucemia felina.[307,835,838,839] Há uma vacina comercial disponível em todo o mundo contra a cinomose que tem o vírus canaripox como vetor para administração injetável. Em termos experimentais, filhotes caninos que recebem a vacina com o vírus canaripox ficam protegidos em idade bem precoce, apesar da influência negativa dos ACM.[838] A vacina recombinante contra o FeLV com canaripox, expressando os genes *gag*, demonstrou proteger contra desafio oronasal com o FeLV virulento.[307,838] Um sistema de injeção sem agulha serve para a administração transdérmica de um produto similar.[307,645] Usou-se um baculovírus recombinante para expressar o componente VP2 do capsídio do CPV, e a respectiva vacina produziu em cães títulos mais altos do que os de uma vacina inativada que não existe mais.[181,185] Uma vacina anti-VC baseada no CAV-2 que expressa os antígenos H e F foi eficaz, em meio com ACM, ao proteger filhotes caninos contra o desafio com VC virulento.[238]

Os *ácidos nucleicos* (RNA ou DNA) podem estimular a produção de proteínas imunogênicas pelo hospedeiro sem se incorporar permanentemente no genoma celular do hospedeiro. Isso acontece quando o RNA ou o DNA são inoculados no hospedeiro como moléculas não revestidas ou contendo plasmídios com código genético completo. Portanto, ao contrário das vacinas atenuadas, os ácidos nucleicos não são infecciosos e não implicam o risco de causar doença. As vacinas de ácido nucleico são estáveis, resistindo a extremos de temperatura, o que torna seu armazenamento e sua preservação mais práticos e menos dispendiosos. Elas podem ser usadas para o desenvolvimento de subtipos antigênicos mais amplos e para induzir respostas humorais e da IMC. As vacinas de DNA parecem ser mais eficazes para estimular células T citotóxicas por longo tempo e respostas de anticorpo variáveis contra as proteínas expressas. A inoculação direta, intramuscular ou intradérmica, do DNA de organismos patogênicos é um método promissor de vacinação contra algumas doenças.[182,708] Apesar dos benefícios potenciais, há limitações práticas ao uso das vacinas de ácido nucleico. Uma consideração importante é a de que elas podem alterar o genoma dos hospedeiros inoculados. Além disso, há numerosas considerações patentes na tecnologia usada para criar o produto final porque os ácidos nucleicos são injetados por dispositivos de inoculação, com ou sem adjuvantes como lipossomas ou partículas de ouro, que facilitam a captação por células hospedeiras. As vacinas de DNA de segunda geração foram designadas para conter genes que codificam citocinas ou moléculas imunoestimuladoras que agem como facilitadores biológicos da resposta imune. Apesar disso, sem a capacidade de liberar os genes e expressá-los em níveis suficientes no local correto, essa tecnologia pode não ser viável em termos comerciais.[41]

As vacinas clássicas de DNA são injetadas por via intramuscular e têm pequena capacidade de estimular respostas de S-IgA. As formulações com micropartículas, lipídios catiônicos, polímeros proteicos ou microesferas biodegradáveis possibilitam a administração oral ou intranasal e resultam em produção significativa de S-IgA em regiões de mucosa.[804] Tais vacinas de DNA têm sido usadas em ensaios clínicos em pessoas; infelizmente, elas estimulam respostas mais fracas em comparação com as vacinas convencionais. Administrar primeiro uma combinação de vacina de DNA e, em seguida, reforço com um tipo diferente de vacina para a mesma doença pode resultar em resposta imune acentuada.

Foi produzida uma vacina anti-VC com ácido nucleico que causa no hospedeiro expressão celular do nucleocapsídio, fusão e proteínas de hemaglutinação.[117] Três injeções intramusculares em filhotes caninos com 12 semanas de idade a intervalos de 4 semanas induziram uma resposta humoral de IgG e protegeram os cães contra o desafio com VC virulento. Em estudos subsequentes, verificou-se que essa vacina superou os ACM em neonatos ao preparar o sistema imune para a vacinação subsequente. Isso foi demonstrado após a administração dessa vacina de ácido nucleico na segunda semana de idade, seguida pela de uma vacina convencional com vírus vivo modificado (VVM) quando os filhotes caninos tinham 9 semanas de idade ou menos.[306] Em outro estudo, uma vacina antirrábica com DNA, administrada por via intradérmica no pavilhão auricular, protegeu cães contra desafio com o vírus virulento da raiva 1 ano depois.[511]

Não infecciosas

Vacinas com agente total (inativado ou morto) não infeccioso são produzidas de maneira semelhante à das vacinas vivas. Como as vacinas não infecciosas não se replicam no hospedeiro, o nível de massa antigênica é um determinante crítico para a eficácia de um produto em particular. Produtos com agente total inativado contêm agentes sujeitos a várias formas de desnaturação, sem que sua imunogenicidade seja destruída. Tratamentos com calor e luz foram relativamente ineficazes porque, em muitos casos, destroem a imunogenicidade sem inativação completa. A inativação química com formalina causa uma ligeira modificação na composição antigênica do produto, redução da imunogenicidade e irritação grave no local da injeção no animal.

A etilenodiamina e a betapropiolactona são agentes inativadores que superam muitas dessas desvantagens. Com maior massa antigênica e o acréscimo de adjuvantes (ver *Adjuvantes*, adiante), as vacinas inativadas tendem mais a induzir reações alérgicas locais e sistêmicas.

As vacinas não infecciosas são estáveis e não implicam risco de causar doença, razão pela qual às vezes são consideradas mais seguras. No entanto, elas não simulam a infecção natural e, portanto, não produzem imunidade adequada em mucosa ou IMC. A resposta imune às vacinas inativadas em geral tem menor duração e espectro mais estreito do que o das vacinas vivas atenuadas correspondentes. Com exceção das vacinas antirrábicas, as não infecciosas geralmente precisam ser administradas pelo menos duas vezes para produzir uma resposta anamnésica que se iguale à causada por uma vacina atenuada (Figura 100.3). Pode não se desenvolver proteção completa até 2 a 3 semanas após a última imunização. Apesar desse tempo mais curto, a imunidade estimulada por produtos não infecciosos costuma ser suficiente para proteger contra doença clínica e uso rotineiro. Após a vacinação com vacinas não infecciosas, é provável que muitos animais protegidos parcialmente se infectem ao serem expostos a agentes virulentos. Eles desenvolvem uma infecção leve ou subclínica que depois reforça sua imunidade à doença.

As *vacinas subunitárias purificadas* contêm componentes imunogênicos purificados de agentes infecciosos que são usados na tentativa de aumentar a especificidade e a quantidade do imunógeno e reduzir sua alergenicidade. Os componentes são reconhecidos pelo sistema imune do hospedeiro como estranhos e eliciam uma resposta de anticorpo com base imune. Exemplos dessas vacinas são uma contra o FeLV produzida com sobrenadantes de célula celular sem células, uma parenteral contra *Bordetella* de célula da qual foi extraído lipopolissacarídio (LPS) e uma antileptospirose de proteína purificada da membrana externa.

Vacinas de subunidades proteicas produzidas por engenharia genética possibilitam a produção *in vitro* de grandes quantidades de proteínas imunogênicas pela introdução do código genético de antígenos específicos em bactérias, leveduras ou linhagens celulares contínuas. As células alteradas replicam-se no laboratório, são lisadas e então filtradas para eliminar todos os antígenos imunogênicos, menos o visado. A vacina contra o FeLV consiste em uma glicoproteína sinté-

tica do subgrupo A (gp70) desse vírus expressa em *E. coli*.[540] Também há uma única vacina da proteína A da superfície externa (Osp) para cães que os protege contra a infecção causada pela borreliose de Lyme. Uma vacina com o peptídio sintético VP2 foi eficaz em desafio experimental com o CPV-2 em cães.[465] Podem ser produzidos antígenos sintéticos identificando-se os determinantes antigênicos ou genéticos com o uso de anticorpos monoclonais (MAB; do inglês, *monoclonal antibodies*). Assim que as sequências de nucleotídios e aminoácidos são determinadas, é possível sintetizar a proteína. Infelizmente, muitos peptídios com atividade antigênica em si são antígenos fracos que requerem adjuvantes. A duração da imunidade (DI) das vacinas de subunidades proteicas produzidas por engenharia genética é similar à das vacinas com agente total inativado, cuja DI pode ser mais curta do que a dos produtos vivos atenuados.

Adjuvantes

Têm sido acrescentados *adjuvantes* a produtos biológicos não infecciosos, na tentativa de aumentar a quantidade de imunoestimulação e estender a DI de vacinas com agentes inativados em nível comparável ao das vacinas com agentes atenuados. Os adjuvantes são úteis para acentuar a resposta imune ao organismo total morto ou a antígenos purificados. Eles podem prolongar a exposição ao antígeno, facilitar sua apresentação e aumentar as respostas de citocina e imunes.[508] Por definição e em princípio, os adjuvantes produzem uma reação inflamatória acentuada que às vezes é prejudicial. Febre, anorexia, tumefação, hiperestesia, uveíte, artrite, meningite e glomerulite são complicações potenciais.

Os adjuvantes são basicamente de dois tipos: veículos e compostos imunomoduladores. Os *veículos* podem ser formados por sais metálicos, micropartículas, copolímeros, polissacarídios, óleos, lipossomas, emulsões, saponinas e complexos imunoestimuladores (ISCOM; do inglês, *immunostimulating complexes*). O tipo de adjuvante selecionado para uma vacina em particular depende da via de administração, do tipo de agente infeccioso e do hospedeiro a ser vacinado.[803] Os adjuvantes para vacinas administradas em mucosas precisam ser capazes de resistir a ambientes desfavoráveis e facilitar a resposta de IgA.[407] Lipossomas e outras frações lipídicas, como os ISCOM ou micropartículas e nanopartículas, são usados para revestir antígenos, ao mesmo tempo que facilitam uma resposta imune.

Os veículos mantêm o antígeno em um local específico e intensificam a reação corporal a ele. Produtos com subunidade purificada ou recombinantes são pouco imunogênicos sem a inclusão de um adjuvante. Têm-se usado adjuvantes emulsificados de água em óleo (adjuvante incompleto de Freund) e géis minerais ou sais metálicos, como hidróxido de alumínio, fosfato de alumínio, sais de ouro e alúmen.

Os adjuvantes têm sido implicados como causadores de reações granulomatosas nos locais de vacinação. Tais reações foram incriminadas no aumento da incidência de sarcoma em gatos, embora qualquer injeção ou lesão dérmica tenha sido associada ao mesmo problema (ver *Complicações pós-vacinação*). A quantidade de alumínio pode variar de 350 ppm em algumas vacinas contra o FeLV a 800 ppm em alguns produtos antirrábicos.[523] Foram encontrados níveis mais altos em algumas vacinas antirrábicas com duração de imunidade de 3 anos. Em outras circunstâncias, algumas vacinas com tal duração de imunidade são vendidas com rótulos diferentes como produtos com duração de imunidade de 1 ano. Em casos de incerteza, e para reduzir a carga potencial de adjuvante e a ocorrência de lesão dérmica associada à injeção, recomenda-se o intervalo de 3 anos entre as vacinas onde legalmente aprovadas.

Os *imunomoduladores*, que em geral são formados por proteínas de mamíferos ou componentes microbianos, incluem substâncias como dipeptídios muramil, copolímeros e saponinas, que estimulam a secreção local de citocinas. Os imunomoduladores podem facilitar

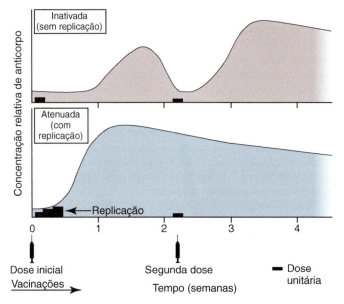

Figura 100.3 Comparação entre as respostas de anticorpo após inoculação de vacina com vírus não infeccioso (*em cima*) e vivo atenuado (*embaixo*). Uma dose da vacina com vírus vivo atenuado continua a comandar a resposta imune. São necessárias duas doses da vacina não infecciosa para produzir um efeito similar. (Modificada de Mims CA. 1977. *The pathogenesis of infectious disease*. Academic Press, New York. Usada com permissão.)

a IMC, adiar a degradação e a liberação do antígeno e estimular a função do sistema fagocitário mononuclear. Algumas citocinas têm sido administradas diretamente a animais, na tentativa de reforçar uma resposta imune (ver discussão sobre citocinas em *Imunomoduladores*, no Capítulo 2).

Saponinas são extratos derivados de vegetais que consistem em glicosídios com metades hidrofóbicas. A quil A foi isolada sozinha e em combinação com hidróxido de alumínio em diversas vacinas veterinárias. Ela estimula a imunidade humoral e a mediada por célula (IMC), facilitando o reconhecimento tanto dos antígenos solúveis quanto dos ligados à membrana, e também é um componente dos ISCOM. Em um estudo, a combinação de vacina contendo os vírus felinos vivos modificados da rinotraqueíte, o calicivírus e o vírus da panleucopenia (FVRCP; do inglês, *feline viral rhinotracheitis-calicivirus-panleukopenia*) com uma vacina inativada contra o FeLV aumentou a resposta sorológica de filhotes de gatos aos componentes do calicivírus e do herpes-vírus, em comparação com a resposta dos filhotes de gatos que receberam apenas a FVRCP com VVM.[309] Presume-se que os responsáveis foram os adjuvantes na vacina anti-FeLV.

Os adjuvantes também foram avaliados como estimuladores de resposta protetora em superfícies mucosas.[507] Adjuvantes como as subunidades beta da toxina do cólera, dipeptídios muramil, saponinas e ésteres de forbol têm sido usados. Combinações de antígenos com essas substâncias produzem respostas específicas de S-IgA.

O uso de toxinas bacterianas modificadas para liberar antígenos de vacinas possibilita a estimulação mais específica de respostas protetoras de linfócitos T citotóxicos.[780] A capacidade inerente de ligação e entrada dessas toxinas nas células do hospedeiro as torna candidatas excelentes para tal finalidade. Além da toxina do cólera, têm sido usadas outras de bactérias virulentas, como *Bordetella pertussis*, *Pseudomonas*, *Bacillus anthracis* e *Listeria monocytogenes*.

Uma desvantagem dos adjuvantes é que eles podem evocar reações teciduais locais, formação de granulomas ou abscessos no local da injeção. Manifestações sistêmicas de poliartrite, uveíte e reações autoimunes foram associadas em pessoas vacinadas.[295] Outra questão relativa à irritação tecidual é o desenvolvimento potencial de sarcomas nos locais de injeção. Vacinas antirrábicas com adjuvante foram associadas à formação local de granuloma e implicadas em dermatopatia mais disseminada de base celular. Ver uma discussão mais detalhada em *Complicações pós-vacinação*, adiante.

Anticorpos anti-idiotípicos são imunoglobulinas produzidas contra locais de combinação de antígeno sobre imunoglobulinas específicas direcionadas contra o agente infeccioso. Na verdade, o anticorpo anti-idiotípico lembra o próprio antígeno e estimula as células T de maneira similar à vacina. Embora as vacinas veterinárias desse tipo estejam ainda em fase experimental, elas têm as vantagens de serem produzidas por manipulação genética e seguras porque não implicam o risco de contaminação por agentes infecciosos nas vacinas atenuadas.

Vias alternativas

Foram desenvolvidas novas estratégias de imunização para a administração de vacinas sem o uso de agulhas ou seringas. Originalmente, a administração *transdérmica* foi usada para a vacinação com DNA, por meio de dispositivos que produzem aerossóis sob alta pressão e liberam a solução vacinal diretamente nas células dendríticas intradérmicas no local da inoculação.[7] Com essa técnica, é possível usar volumes menores de vacina. Há no comércio vacinas para animais que são administradas por inoculação *transdérmica* sem agulha, em particular contra o FeLV para gatos[307] e uma contra o melanoma canino, e é provável que novos produtos desse tipo sejam liberados.

A aplicação em *mucosa* é usada para um grande número de imunógenos comerciais.[276] A S-IgA, produzida por tecido linfoide associado a mucosa, é efetiva na proteção local contra infecção de mucosa ou penetração de agentes infecciosos. Quando se avalia a resposta da mucosa à vacina, devem-se medir os níveis séricos de S-IgA, em vez dos de IgA. Devido à facilidade de medir a IgA sérica, os fabricantes da vacina em geral usam esse método como meio de determinar proteção, mas isso pode levar a erros.

As vacinas comerciais para infecções respiratórias caninas e felinas e para a doença causada pelo coronavírus felino (CoVF) usam essa resposta imune protetora local. Há no comércio vacinas para administração intranasal, dependendo do produto. Métodos alternativos de liberação em mucosa, como a vacinação oral com vírus microencapsulado ou vegetais quiméricos, também estão sendo considerados para reduzir os efeitos colaterais da inoculação parenteral, estimular a imunidade local e aumentar a eficácia. As vacinas com vírus vegetais quiméricos são feitas por engenharia genética, por meio da inserção de genes de proteína nos vírus vegetais que, depois, são administrados em plantas ou grãos por vias enterais (ver discussão prévia sobre vacinas vivas elaboradas por engenharia genética com vetor).

A *microencapsulação* envolve a colocação de antígenos em hidrogéis ou microesferas para proteger antígenos administrados por via oral contra a degradação gastrintestinal (GI). As microesferas também têm utilidade potencial porque protegem contra a degradação de antígeno pelo ácido gástrico, tornando possível que os antígenos alcancem o tecido linfoide intestinal nas placas de Peyer. Tal abordagem possibilita a estimulação antigênica mantida e a exposição aos tecidos linfoides intestinais. Microesferas biodegradáveis são polímeros sintéticos inertes (i. e., poli-D-L-lactídio-coglicolídio) usados para revestir antígenos semelhantes aos usados em material de sutura absorvível. Têm sido usados microtransportadores lipídicos para aumentar a resposta imune às vacinas administradas por vias tópicas. O tipo e o tamanho do revestimento determinam a duração do estímulo antigênico. As ondas primária e secundária de liberação de antígeno podem ser modificadas com revestimentos para simular a vacinação repetida após a administração de uma única dose.

A vacinação *dérmica* envolve a administração de vacinas na forma de *spray* e placas colocadas na superfície cutânea. A imunização tópica tem o potencial de tornar a vacinação mais segura, com menos reações e maior aceitação.[649] O tecido linfoide associado à pele inclui ceratinócitos, células de Langerhans e linfócitos T dentro de linfonodos locais. Os ceratinócitos estabelecem a barreira física enquanto produzem uma variedade de citocinas quando expostos a antígenos. As células de Langerhans, localizadas na camada basal da epiderme, capturam e processam antígenos, que se transformam e migram via linfáticos eferentes para áreas paracorticais de células T que drenam linfonodos e apresentam antígenos às células T nativas. Os antígenos aplicados na pele nua penetram no estrato córneo por vias intra ou intercelulares. A barreira cutânea pode tornar-se mais permeável se houver hidratação. A administração tópica da toxina do cólera (CHT; de *cholera toxin*) na pele hidratada pode proteger contra desafio letal com a toxina na mucosa em animais.[284]

Além de poder ser utilizada como uma vacina dérmica, a CHT, quando aplicada na mucosa, ou uma enterotoxina termolábil similar, com outros antígenos, age como adjuvante. Os adjuvantes usados para estimular a imunidade em mucosa (como IL-1 ou CHT) podem induzir respostas imunes de linfócitos auxiliares 1 (Th1) e 2 (Th2), com a liberação na mucosa resultando em uma resposta predominante de Th2. O precursor da vitamina D_3, 1α-di-hidroxi D_3, é um forte adjuvante para mucosa e leva a uma resposta predominante de S-IgA. Com ou sem adjuvante, a vacinação intranasal resulta em níveis melhores de IgA do que injeções intramusculares. Está sendo desenvolvido um número significativo de vacinas que incorporam esses antígenos. Como a pele e as mucosas de vários animais têm diferenças fisioquímicas, a pesquisa em andamento envolve encontrar sistemas de liberação eficientes que possibilitem a liberação consistente de antígeno.[323]

Controvérsias sobre vacinação anual e protocolos individualizados

Apesar de seu enorme benefício,[124] as vacinas nem sempre são inócuas. O clínico deve contrabalançar o risco potencial de infecção com a proteção inerente proporcionada por cada produto, bem como o potencial de consequências adversas.[690,800] Em geral, os benefícios da vacina para indivíduos suscetíveis compensam quaisquer complicações pós-vacinação. A doença induzida pela vacina passou a ser uma preocupação mais significativa porque sua prevalência, embora baixa, supera a de doenças contra as quais as vacinas são destinadas. Certas raças e famílias de cães têm maior prevalência de reações pós-vacinais (ver *Complicações pós-vacinação*, adiante). Caso sejam seguidos os protocolos de rotina, alguns animais serão vacinados com frequência excessiva ou contra doenças que não implicam riscos para ele, ou com vacinas de benefício questionável. No caso de outros animais, o risco de infecção é tão grande que há necessidade de vacinação mais frequente ou mais cedo, ou ambas. O uso de vacinas polivalentes é conveniente e efetivo com relação ao custo, porém, às vezes, pode limitar a individualização dos esquemas de vacinação para animais quando são necessárias exceções.

Os protocolos e recomendações de organizações veterinárias em vários países indicam que os intervalos de vacinação de animais com mais de 1 ano de idade devem ser aumentados com base no risco de exposição a antígenos específicos.* O consenso desses grupos é que nenhum esquema é o ideal para todos os animais. Devido à maior consciência com relação às reações vacinais, os esquemas devem ser individualizados para cada paciente. Exames clínicos anuais e programas de avaliação de risco devem ser mais enfatizados do que as vacinações para animais de estimação. Organizações como a American Association of Feline Practitioners,[724] a American Animal Hospital Association[655] e a World Small Animal Veterinary Medical Association[163] fornecem um resumo dessas recomendações. No Boxe 100.1 há uma lista dos *links* dessas organizações na Internet, contendo diretrizes sobre vacinações.

Vacinação excessiva

Com as vacinas disponíveis, recomenda-se, para filhotes de gatos,[163,724] uma série de injeções que termine quando eles tiverem 16 semanas de idade, e, para filhotes caninos,[163,655] 14 a 16 semanas. O ponto terminal

*Referências 163, 164, 186, 220, 272, 443, 655, 716, 724.

| **Boxe 100.1** | *Links* de organizações sobre vacinação de cães e gatos |

American Association of Feline Practitioners:
http://www.catvets.com/professionals/guidelines/publications/?Id=176
American Animal Hospital Association:
http://www.aahanet.org/PublicDocuments/VaccineGuidelines06Revised.pdf
Assistance with Vaccination Guidelines for International Animal Exportation and Importation:
http://www.petrelocation.com (Escolher "Country" e "Get Help" para obter orientações sobre vacinação)
Pet Relocation:
http://www. petrelocation.com
World Small Animal Veterinary Medical Association:
http://www.wsava.org/PDF/Misc/VaccinationGuidelines2010.pdf

da série inicial para cães e gatos baseia-se no risco de exposição a uma doença específica. Um reforço deve ser administrado 1 ano depois de completada a série de vacinação inicial, mas reforços subsequentes devem ser administrados com base na avaliação do risco.

Como um indicador de mudança nos tempos, em uma pesquisa de 1997 feita com veterinários particulares e seus clientes nos EUA, mais de 96% dos veterinários recomendavam a vacinação contra cinomose, hepatite e parainfluenza, além de infecções por parvovírus.[606] Os clientes desses mesmos veterinários reconheceram que seus cães receberam vacinação antirrábica (86%), contra a cinomose (84%) e parvovírus (84%). Poucos sabiam que estavam incluídos antígenos de hepatite (58%), parainfluenza (55%) e leptospirose (53%). A opinião dos veterinários, não a pressão do público, era responsável pelo conteúdo antigênico e pela frequência das vacinações em animais de companhia. As recomendações para reforços anuais das vacinas foram estabelecidas no final da década de 1960, como orientação de especialistas no assunto.[384] Supunha-se que a vacinação anual não fosse prejudicial e seria uma espécie de programa de medicina preventiva periódico para animais.[758] Com o reconhecimento dos efeitos colaterais das vacinas e o aprimoramento de sua eficácia, as recomendações e os intervalos mudaram. No caso de algumas infecções virais, como as causadas por VC, CPV-2, CAV-2, FPV e CVF, os anticorpos séricos duram anos sem exposição adicional ao vírus virulento ou à revacinação. Embora de início tal resposta tenha sido atribuída à vacinação com VVM, também foi observada com algumas vacinas mortas, como aquelas contra o FPV. Filhotes de gatos de pesquisa sem patógeno específico (SPE) que foram vacinados quando tinham 8 e 12 semanas de idade apresentavam títulos persistentes de anticorpos e estavam completamente protegidos contra desafio com o FPV 7,5 anos depois.[774] Já com relação ao HVF-1 e ao CVF, a proteção não foi completa, pois os títulos séricos de anticorpos caíram antes de 3 a 4 anos após a vacinação. Além disso, a frequência de doença clínica após desafio com esses dois últimos vírus foi de 52% e 63%, respectivamente, embora os sinais clínicos tenham sido menos graves nos gatos vacinados, em comparação com os de controle. Em outro estudo,[466] gatos SPE foram desafiados entre 9 e 36 meses após a vacinação, com uma de três vacinas comerciais intranasais ou parenterais contendo HVF-1, CVF e FPV. Após o desafio, todos os gatos vacinados ficaram protegidos contra o FPV virulento que causou doença em todos os gatos de controle. A proteção contra doença clínica no desafio com HVF-1 e CVF foi parcial, como no estudo prévio. Outro estudo demonstrou proteção completa contra o FPV virulento, 1 ano após a vacinação, com proteção apenas parcial contra infecções por HVF-1 e CVF.[650] Foram publicados estudos de desafios semelhantes com componentes em vacinas caninas polivalentes de duração ampliada da imunidade.[1,279] (Ver *Duração da imunidade e estudos de desafio*, adiante.) Os antígenos do VC, do CPV e do CAV-2 estimulam uma resposta imune forte e, quando os cães foram desafiados 3 anos depois, estavam imunes à infecção do desafio que causou doença clínica nos animais de controle. A epidemia de diarreia por parvovírus que começou no final da década de 1970 e o sucesso na prevenção dessa infecção com o uso de produtos convencionais ajudaram a instituir a vacinação mais frequente e ampliada para filhotes caninos e reforços anuais para cães adultos. Na mesma época, os gatos tornaram-se mais populares como animais de companhia, mas não foram vacinados com a mesma frequência dos cães. No entanto, os programas de vacinação para gatos mudaram na década de 1980, porque surtos de raiva ligados a mordidas de gatos levaram à necessidade de vacinação mais disseminada. As vacinas antirrábicas originais com vírus vivo atenuado foram gradualmente substituídas por produtos adjuvantes não infecciosos, por causa de um aumento na incidência de infecção induzida pela vacina que ocorreu com produtos com VVM (ver *Prevenção*, em *Raiva*, Capítulo 20). Enquanto isso, foi lançada uma variedade de vacinas não infecciosas contra o FeLV. No início da década de 1990, foi sugerida uma ligação entre o aumento do uso de produtos antirrábicos adjuvantes e o da prevalência de sarcomas no local da injeção em felinos (ver discussão adiante). O surgimento desses sarcomas despertou a preocupação relacionada com reações pós-vacinais e a dúvida quanto à necessidade de vacinação rotineira.

Há argumentos a favor da vacina anual. Cães e gatos podem estar mais estressados, expostos a más condições sanitárias ou em contato com níveis mais altos de antígeno em seu ambiente natural do que animais de laboratórios de pesquisa onde são feitos estudos com desafio. Animais de estimação podem ficar em contato com outros animais que costumam eliminar grande número de organismos. Por vezes, a proteção estimulada por um produto não é usada para se predizer a resposta imune produzida por uma vacina de outra marca que contenha os mesmos antígenos. Além disso, os testes sorológicos anuais necessários em animais de companhia para determinar se há necessidade de reforços podem ser impraticáveis, dispendiosos e inacurados (ver *Eficácia da vacina e estudos de desafio*, adiante). A vacinação anual ou periódica torna possível a realização de exames clínicos regulares durante os quais é possível detectar e evitar doenças incipientes. Até 52% dos cães e gatos levados a clínicas veterinárias para vacinação tinham outra condição que necessitava de intervenção veterinária, fator que aumenta com o avançar da idade.[48] É preciso notar que cães e gatos têm um declínio notável na imunidade após os 10 anos de idade, embora a maioria continue protegida contra infecções sistêmicas autolimitadas como as causadas por VC, CPV, FPV e CAV-1, que dependem de títulos séricos adequados de anticorpos para tanto.

Com base em estudos sobre a DI dos antígenos vacinais, optou-se por estender a administração de reforços de anual para a cada 3 anos em animais adultos sob risco limitado de exposição a certas doenças. As vacinas recomendadas (obrigatórias) para uso a intervalos estendidos em cães são aquelas contra cinomose, enterite por parvovírus, hepatite infecciosa e raiva, e em gatos contra a panleucopenia, infecções respiratórias virais e raiva. As vacinas opcionais para gatos, que incidentalmente têm menor DI, são aquelas contra a leucemia felina, infecções por *B. bronchiseptica* e *Chlamydophila* e peritonite infecciosa felina (PIF). Em cães, esses últimos produtos combatem a borreliose de Lyme, a giardíase e infecções por coronavírus e do trato respiratório inferior (vírus influenza, adenovírus 2 intranasal, vírus parainfluenza intranasal e *B. bronchiseptica*). Se os veterinários optarem por intervalos de revacinação que não os indicados na bula, deverão basear suas recomendações nas necessidades individuais do paciente e em princípios imunológicos sólidos.[384] No futuro, a bula das vacinas poderá indicar detalhes específicos de estudos de desafio, além de recomendar um intervalo de 1 ano para reforço. A American Association of Feline Practitioners, a American Animal Hospital Association e a World Small Animal Veterinary Medical Association fornecem as recomendações para reforços de vacinações em cães e gatos com vários fundamentos. Os respectivos *sites* estão listados no Boxe 100.1.

O uso excessivo de vacinas durante a série de vacinação primária foi questionado. O início e a frequência da vacinação e o número de antígenos existentes nas vacinas foram intensificados como resultado de surtos das doenças e da liberação de vacinas polivalentes. Em geral, animais com menos de 6 meses de idade não devem ser vacinados e, no caso de algumas doenças, os animais devem ser ainda mais velhos. A interferência dos ACM em idades mais precoces seria provável apenas se o colostro tivesse baixa qualidade, o neonato fosse privado dele ou fosse utilizada a vacinação intranasal. As vacinas com VVM, em especial aquelas contra parvovírus, podem danificar tecidos com células em replicação rápida durante esse período de desenvolvimento. Quando ocorrem surtos de CPV-2 em um grupo institucionalizado, às vezes inicia-se a vacinação contra esse vírus na quarta semana de idade. Assim que a vacinação é iniciada, pelo menos na sexta semana de idade, o intervalo subsequente de vacinação nessa série primária nunca deve ser superior a 2 semanas, embora, na prática, em clínicas particulares seja preferível a cada 3 ou 4 semanas. Deve-se considerar um intervalo de 2 semanas quando a

prevalência da doença no ambiente do animal é alta. No caso de vacinas não infecciosas, com exceção daquelas contra a raiva, é preciso administrar pelo menos duas doses com um intervalo de 2 a 4 semanas para preparar o sistema imune, mesmo se não houver ACM. Muitos componentes de vacinas combinadas não são necessários durante a série inicial de vacinação. Quando o são, componentes opcionais (p. ex., para bordetelose, leptospirose, borreliose, leucemia felina ou infecção por coronavírus) devem ser administrados depois. Essa aplicação ajuda a maximizar a resposta imune e reduzir a chance de ocorrerem reações alérgicas em animais jovens suscetíveis. As recomendações orientam a continuar a série primária de vacina até depois da décima sexta semana de idade, para assegurar que não haja bloqueio pelos ACM.[163,655,724]

Eficácia da vacina e estudos de desafio

Ao contrário das vacinas humanas, as veterinárias podem ser submetidas a testes mais extensos na espécie a que se destinam. Tais testes incluem não apenas estabelecer a dose imunogênica de antígeno necessária para estimular o sistema imune, mas também o desafio apropriado e testes de segurança. O melhor padrão de eficácia de uma vacina é determinado pela exposição subsequente de animais vacinados e não vacinados ao desafio com a mesma dose e medindo-se a incidência e a gravidade da doença clínica que ocorre em seguida. Todos esses estudos de desafio são realizados em animais de raça pura sem patógeno específico em condições de laboratório, o que pode não representar a variação genética vista em algumas linhagens raciais ou as variáveis impostas pelo ambiente natural.

A eficácia de uma vacina ao desafio da infecção às vezes se expressa em termos de *fração prevenida*, que é responsável pela proporção de animais vacinados que não desenvolvem a doença após desafio, em comparação com os não vacinados que a desenvolvem. O número representa a fração de animais verdadeiramente protegidos pela vacina.

A fórmula é calculada da seguinte maneira:

$$\text{Fração prevenida} = \frac{\text{Prevalência (\%) da doença em não vacinados} - \text{Prevalência (\%) em vacinados}}{\text{Prevalência (\%) em não vacinados}}$$

Duração da imunidade e estudos de desafio

A duração da imunidade (DI) potencial é importante para determinar o momento de administrar reforços das vacinas.[733,766] Com exceção das vacinas antirrábicas, não se conhece a DI de muitas vacinas comerciais vendidas nos EUA porque a maioria dos estudos de desafio foi realizada 2 a 4 semanas após a última vacinação de uma série. Nos EUA, os fabricantes não têm obrigação legal de demonstrar a maior DI de antígenos já liberados para uso. Entretanto, o United States Department of Agriculture (USDA) exige a realização de estudos de desafio com vacinas que contenham antígenos "novos" não disponíveis em outros produtos, como da borreliose felina, do vírus da influenza canina (CIV; do inglês, *canine influenza virus*) ou do FIV. Em outros países, como na Europa, a liberação de uma vacina requer comprovação da DI de cada antígeno.[271]

Para estabelecer uma DI em tempo real, animais de raça pura sem patógeno específico nem ACM são vacinados de acordo com as instruções da bula e, então, mantidos em isolamento pelo período especificado na solicitação para liberação. Assim que esse período passa, os animais são infectados subsequentemente pelo agente virulento, sendo ou não testados quanto a alterações do título sérico de anticorpo. Nos EUA, sob a supervisão do USDA, estudos de duração ampliada da imunidade para 2 ou 3 anos não possibilitam quaisquer vacinações entre a série inicial e o desafio subsequente. A proteção necessária em estudos a longo prazo em geral é menos estrita do que nos estudos de desafio obtidos poucas semanas após a série primária de vacinação. As Tabelas 100.5 e 100.6 resumem

| Tabela 100.5 | Resumo de estudos de desafio para verificar duração da imunidade a longo prazo (mais de 8 semanas) em cães. | | | | | |

Antígeno: vacina	Idade dos vacinados	Desafio após a vacinação		Número de animais infectados		Fração prevenida (%)
		Intervalo	Via	Vacinados (%)	Controles (%)	
Vírus da cinomose						
Duramune Adult®, somente EUA[192]	6 a 8; 9 a 11 semanas	3 anos	Intracraniana	0/10 (0)	3/3 (100)	100
Nobivac® Canine 1-DA2PPv[1]	7 a 8; 10 a 11 semanas	57 meses	IN, IV	1/10 (10)	9/9 (100)	90
Nobivac® Canine 3-DAP[293]	7; 11 semanas	36 meses	Intracraniana	0/22 (0)	6/6 (100)	100
Adenovírus canino						
Duramune® Adult, somente EUA[279]	6 a 8; 9 a 11 semanas	3 anos	IV	0/12 (0)	2/2 (100)	100
Nobivac® Canine 1-DA2PPv[1]	7 a 8; 10 a 11 semanas	56 meses	IV	0/10 (0)	8/8 (100)	100
Nobivac® Canine 3-DAP[293]	7; 11 semanas	36 meses	IV	0/23 (0)	5/6 (83)	100
Parvovírus canino						
Duramune Adult®, somente EUA[279]	6 a 8; 9 a 11 semanas	3 anos	ON	0/10 (0)	2/2 (100)	100
Nobivac® Canine 1-DA2PPv[1]	7 a 8; 10 a 11 semanas	55 meses	ON	0/10 (0)	9/9 (100)	100
VVM[74]	2 a 16 meses / 14 meses	24 meses / 12 meses	ON / ON	0/5 (0) / 0/7 (0)	5/5 (100) / 5/5 (100)	100
Nobivac® Canine 3-DAP[293]	7 a 11 semanas	36 meses	ON	0/22 (0)	6/6 (100)	100
Vovax–vírus mortos[582,881]	ND	13 meses	VO	0/3 (0)	3/3 (100)	100
Experimental–vírus mortos[691]	8 a 12; 10 a 14 semanas	≥12 meses	VO	2/10 (20)	4/4 (100)	80
***Leptospira* spp.**						
Eurican®/Leptodog[853]	ND	44 semanas	SCJ e IP	H: 10/10 (100) U: 2/10 (20) R: 0/10 (0)	H: 9/9 (100) U: 7/8 (88) R: 5/8 (63)	H: 0 U: 77 R: 63
Vanguard®[14]	9, 12 semanas	19 semanas	SCJ e IP	H e U: 1/6 (17)	H e U: 6/6 (100)	83
Dohyvac®[14]	9, 12 semanas	19 semanas	SCJ e IP	H e U: 2/4 (50)	H e U: 6/6 (100)	50
Nobivac®[14]	9, 12 semanas	19 semanas	SCJ e IP	H e U: 0/6 (0)	H e U: 6/6 (100)	100
Nobivac®[440] (*L. canicola*)	9, 13 meses	27 semanas	SCJ e IP	H: 3/6 (50) U: 0/6 (0)	H: 6/6 (100) U: 6/6 (100)	H: 60 U: 100
		56 semanas	SCJ e IP	H: 6/6 (100) U: 1/7 (17)	H: 6/6 (100) U: 6/6 (100)	H: 0 U: 83
Nobivac®[440] (*L. icterohaemorrhagiae*)	9, 13 semanas	27 semanas	SCJ e IP	H: 2/6 (33) U: 0/6 (6)	H: 6/6 (100) U: 2/6 (33)	H: 67 U: 100
		56 semanas	SCJ e IP	H: 2/6 (33) U: 0/6 (0)	H: 5/6 (83) U: 0/6 (0)	H: 60 U: 0
Borrelia burgdorferi						
Lymevax®[120]	Menos de 18 meses	156 dias	IP, SC, ID	1/10 (10)	9/14 (64)	84
Subunidade experimental[120]	12, 16 semanas	3 meses	HC	2/10 (20)	10/10 (100)	80
Recombitek® Lyme[899]	9 a 10, 12 a 13	12 meses	HC	0/20 (0)	9/11 (82)	100
Nobivac®[461]	7, 11 semanas	12 meses	HC	0/15 (0)[a]	9/15 (60)	100[a]
Bordetella bronchiseptica						
Intrac®, Intra-Trac® 3[494b]	6 a 7 semanas	12 meses	IN	7/29 (24)	14/15 (93)	74

CAV-1, adenovírus canino do tipo 1; *DA2PPvL + CV*, cinomose-adenovírus-parvovírus-parainfluenza-leptospira-coronavírus; *H*, hemocultura; *HC*, hematofagia do carrapato; *ID*, intradérmica; *IN*, intranasal; *IP*, intraperitoneal; *IV*, intravenosa; *VVM*, vírus vivo modificado; *ND*, não disponível; *ON*, oronasal; *R*, cultura de células renais; *SC*, subcutânea; *SCJ*, subconjuntival; *U*, urocultura; *VO*, via oral.
[a]Após desafio, foram detectados espiroquetas em biopsia de pele de 40% (6 de 15) dos cães vacinados por apenas 1 mês, e depois disso não foram mais detectados. Não ocorreu doença clínica nos vacinados. Em contraste, foram detectados espiroquetas em biopsia de pele de 60% dos cães não vacinados, que persistiram depois disso, e 10 dos cães (67%) tiveram infecções clínicas articulares.
[b]Ver também Referência 390a.

Tabela 100.6	Resumo de estudos de desafio para verificar a duração da imunidade a longo prazo (mais de 8 semanas) em gatos.

Antígeno: vacina	Idade dos vacinados	Desafio após a vacinação		Número de animais infectados		Fração prevenida (%)
		Intervalo	Via	Vacinados (%)	Controles (%)	
Vírus da panleucopenia felina						
Nobivac® Feline 1-HCP[469]	12 a 16; 16 a 20; 14 a 15 meses	30 meses	IP	0/12 (0)	4/4 (100)	100
Fel-O-Vax®[774]	8; 12 semanas	7,5 anos	ON	2/9 (22)	6/8 (75)	71[a]
Heska® Ultranasal[469]	ND	9 meses	IP	0/14 (0)	10/10 (100)	100
Nobivac® Feline 3-HCP[294]	8; 12 semanas	3 anos	IP	0/21 (0)	10/10	100[b]
Herpes-vírus felino 1						
Fel-O-Vax®[774]	8; 12 semanas	7,5 anos	ON	?/9	8/8 (100)	52[c]
Nobivac® Feline 3-HCP[294]	8; 12 semanas	3 anos	IN	22/22 (100)	10/10 (100)	[d]
Calicivírus felino						
Fel-O-Vax®[774]	8; 12 semanas	7,5 anos	ON	?/9	7/7 (100)	63[c]
Nobivac® Feline 3-HCP[294]	8; 12 semanas	3 anos	ON	0/20 (0)	10/10 (100)	100[e]
Vírus da leucemia felina						
Leukocell® 2[327]	9 a 11; 12 a 14 semanas	12 meses	ON	4/18 (20)	9/5 (60)	63
Eurofel® FeLV[491,686]	Monovalente: 7 a 8; 10 a 12 semanas	12 meses	ON	3/16 (19)	8/12 (82)	77
	Polivalente: 7 a 9; 10 a 12 semanas	12 meses	ON	2/10 (20)	8/12 (82)	76
Nobivac® FeLV[400]	9; 12 semanas	12 meses	ON	1/23 (4)	11/11 (100)	96
	8, 11 semanas	24 meses	ON	2/12 (17)	11/11 (100)	83
Chlamydophila felis						
ML Psittacoid®[448]	18 a 24 semanas	12 meses	ON	5/20 (25)	10/10 (100)	75
		6 meses	ON	2/19 (11)	6/6 (100)	89
Fel-O-Vax®[887]	9 a 11 semanas	12 meses	ON	3/10 (30)	6/7 (86)	65
Coronavírus felino[f]						
Intranasal VVM[235]	Menos de 12 meses (dadas 2 doses IN)	12 a 19 meses	Exposição de campo	13/300 (4)	18/309 (6)	33

IN, intranasal; *IP*, intraperitoneal; *VVM*, vírus vivo modificado; *ON*, oronasal; *ND*, não disponível; *?*, dados não especificados na publicação.

[a]Com base na eliminação viral após desafio, pois os sinais clínicos foram mínimos nos gatos submetidos a ele.
[b]Leucopenia foi o único achado clínico monitorado nesses resultados, porque o desafio não produziu doença clínica em nenhum gato.
[c]Com base no cálculo dos escores clínicos, conforme calculados pelo autor desse estudo.
[d]Todos os gatos submetidos ao desafio exibiram doença clínica, porém o escore clínico médio foi de 23,5 nos gatos vacinados e de 33,6 nos não vacinados.
[e]O único sinal clínico notado foi a existência ou não de úlceras orais.
[f]Para proteção contra a peritonite infecciosa felina.

a duração da imunidade e estudos de desafio para muitas vacinas aplicadas em cães e gatos, respectivamente. Avaliou-se a DI protetora de uma vacina contendo uma combinação de VC, CPV, CAV-2 e vírus parainfluenza canino (CPIV; do inglês, *canine parainfluenza virus*) em filhotes caninos que a receberam em duas doses, a primeira quando estavam com 7 a 8 semanas de idade e a segunda quando tinham 10 a 11 semanas de idade, sendo o desafio feito 55 a 57 meses após a vacinação inicial.[1] Todos os vacinados ficaram protegidos contra doença clínica após desafio experimental com o CPV e o CAV-1 e 90% ficaram protegidos contra infecção pelo VC. Nenhum dos animais de controle submetidos a desafio ficou protegido. Tal resultado sugeriria uma duração de imunidade de pelo menos 4 anos para essas frações de vacina obrigatória em condições muito controladas. Similarmente, foi feito um estudo sobre DI de 3 anos com uma vacina que continha uma combinação de VVM VC, CPV e CAV-2.[279,472] Filhotes caninos sem patógeno específico foram vacinados na sexta semana de idade ou menos e 3 semanas depois. Grupos de cães foram submetidos a desafio independentemente com cada antígeno 3 anos depois (do VC por via intracerebral e do CAV-1 e do CPV-2 por via oronasal). Todos os vacinados ficaram protegidos contra infecção por VC e CPV-2, enquanto

todos os animais de controle ficaram doentes. No desafio com o CAV-1, apenas 25% dos vacinados tiveram doença leve, enquanto todos os cães de controle apresentaram doença grave.

Foram realizados estudos sobre a DI envolvendo desafio em gatos em conjunto com o monitoramento dos níveis de anticorpos. Há informação sobre a correlação dos títulos séricos de anticorpo e a proteção contra desafio infeccioso com FPV, HVF-1 e CVF. No caso do FPV, os títulos séricos de anticorpo medidos por neutralização do vírus (NV), inibição da hemaglutinação (IH) ou ELISA podem ser usados para se avaliar a resistência à infecção. Filhotes de gatos de laboratório sem patógeno específico e vacinados com produtos do FPV inativados estavam protegidos contra desafio 7 anos após a série inicial.[774] A proteção contra o HVF-1 e o CVF foi apenas parcial, porque os gatos submetidos ao desafio desenvolveram sinais respiratórios de gravidade variável.[466,774] Em uma avaliação sorológica, os títulos de anticorpo contra o FPV, o CVF e o HVF foram medidos em gatos com 2 anos de idade ou mais antes e após vacinação com os respectivos antígenos desses VVM.[592] Houve um lapso de 48 meses ou mais desde a última vacinação. As porcentagens de gatos com títulos nos valores limiares ou acima ou que responderam à revacinação com um aumento de quatro vezes ou mais no título foram de 96,7% para o FPV, 97,8% para o CVF e 88,2% para o HVF. É digno de nota o fato de que os títulos séricos de anticorpo não serviram para predizer a proteção contra a infecção por HVF-1 e CVF. No entanto, a imunização diminuiu a gravidade da doença respiratória no desafio subsequente.

Foi realizado um estudo de 12 meses sobre a DI da vacina contra o FeLV em que filhotes de gatos foram vacinados quando tinham 9 e 12 semanas de idade.[327] A fração prevenida após desafio foi de 63%. Embora à NV não houvesse aumento de anticorpos após vacinação contra o FeLV, houve aumento após desafio com o vírus virulento em gatos que estavam protegidos contra a infecção. Outros animais que não desenvolveram anticorpos após desafio de acordo com a NV tiveram viremia persistente. Em outro estudo, quatro grupos de gatos receberam uma vacina comercial disponível diferente cada um, com 15 a 16 e 18 a 19 semanas de idade, e um quinto grupo serviu como controle não vacinado.[851] Quatro meses após a segunda e última dose, os gatos foram submetidos a desafio com o FeLV virulento e determinou-se a incidência de viremia persistente. Duas das vacinas tiveram uma fração de prevenção medida de 100%, enquanto a das outras duas foi de 57% e 29%, respectivamente. Em outro estudo, avaliou-se a proteção contra desafio com o FeLV 2 anos após a vacinação com uma vacina que continha vírus total inativado.[400] Os gatos foram vacinados com 8 e 11 semanas de idade, e outro grupo de gatos de controle não foi vacinado. Ocorreu viremia persistente, avaliada até 12 semanas após a infecção, em todos os gatos não vacinados de controle, enquanto 83% dos gatos vacinados estavam completamente protegidos.

Estimativas do título de anticorpo após vacinação

Em termos clínicos, é difícil medir a eficácia das vacinas porque não é ético submeter animais de proprietários a desafio, daí se recorrer à estimativa do título de anticorpos nesses animais. Embora as vacinas tenham um papel importante na estimulação tanto de respostas humorais quanto da IMC, só é fácil medir a imunidade humoral após vacinação, de modo que ela costuma ser equiparada à proteção de um animal contra infecção. Embora as estimativas de anticorpos sejam indicadores úteis, não se pode pressupor de maneira absoluta que um animal com um título sérico baixo de anticorpo não esteja protegido ou que animais com títulos séricos detectáveis de anticorpo estejam protegidos. Há muitas considerações ou limitações na interpretação dos dados derivados das respostas imunes humorais. Como os níveis séricos de anticorpo são apenas uma medida de proteção, na verdade é possível que alguns animais estejam protegidos mesmo se não houver um título mensurável de anticorpo, em especial se isso for observado em um animal adulto já vacinado.[466] Em animais sadios imunocompetentes, pode levar semanas após a vacinação para que haja um aumento no título de anticorpo. Entretanto, como é melhor errar por cautela, a vacinação excessiva de animais com títulos baixos ou imensuráveis de anticorpo não é considerada um problema.

À exposição primária ou pela primeira vez a um antígeno vacinal, a proteção inicial geralmente é proporcionada por interferona (IFN) e depois por uma resposta mediada por célula e potencialmente uma resposta imune humoral. Ao se medirem os níveis de anticorpo após a vacinação, a resposta primária tem início mais lento do que a secundária ou anamnésica e é composta predominantemente de IgM. Uma resposta secundária que se segue à reexposição ao mesmo antígeno caracteriza-se primordialmente por IgG. Em tais circunstâncias, devem ser avaliadas múltiplas classes de imunoglobulinas.

O tipo de infecção causada por um agente também é importante para determinar se os títulos de anticorpo têm correlação com proteção. Os organismos que se disseminam no meio extracelular em líquidos corporais durante a evolução da infecção são mais suscetíveis aos efeitos de anticorpos circulantes. Nesses casos, o desafio com um agente infeccioso virulento ou atenuado resulta em ausência de

replicação do organismo e nenhuma alteração no título sorológico. As estimativas do título sérico de anticorpo costumam dar uma boa ideia do grau de proteção contra essas infecções sistêmicas autolimitadas de disseminação extracelular na prática clínica.[466,555,763,848,861] Portanto, os títulos séricos podem ser usados para medir a proteção contra infecções sistêmicas autolimitadas como aquelas por VC, CPV e CAV-1 em cães e FPV em gatos.

No caso de infecções de mucosas, como a bordetelose, a enterite pelo coronavírus canino (CoVC) e as causadas por CVF e HVF-1, as concentrações de S-IgA são mais importantes do que os títulos séricos de anticorpo (IgG e IgM). Em contraste, a proteção contra infecções intracelulares persistentes (por FeLV, FIV e PIF) depende mais da IMC efetiva, porque esses agentes são capazes de sobreviver e replicar-se independentemente da concentração de anticorpos extracelulares. É particularmente importante notar que a memória celular decorrente da exposição prévia a um antígeno pode persistir por muito tempo depois do declínio dos títulos séricos de anticorpo. Contudo, é difícil medir de maneira objetiva a capacidade de resposta da IMC em um contexto clínico.

Os valores absolutos de títulos de anticorpo para proteção contra doenças variam de acordo com o laboratório e o método utilizado. O significado de um título absoluto de anticorpo só é importante quando são empregados procedimentos sorológicos padronizados e esse título absoluto tem relação com os obtidos previamente do mesmo animal e é medido no mesmo laboratório. Os títulos absolutos podem variar entre os laboratórios e metodologias diferentes, o que dificulta comparações entre os laboratórios.[305,466,774,802,854] Um problema é que nem todos os ensaios laboratoriais foram validados. Os clínicos devem avaliar com cuidado se os ensaios solicitados foram correlacionados com laboratórios de referência que mediram a proteção por desafio. Títulos de anticorpo de magnitude suficiente indicam que há uma resposta imune e têm correlação com imunidade contra infecção. Um título no nível protetor é determinado correlacionando-se estudos de proteção a desafio ou baixa prevalência de infecção com títulos medidos de anticorpo na população estudada.

Duração da imunidade e medidas de anticorpo

A preocupação com vacinação excessiva renovou o interesse no uso das medidas de anticorpo em vez de vacinação anual, porém tais interpretações têm limitações.[92] Estudos de desafio em animais de experimentação são considerados o padrão ideal para determinações de DI, enquanto as medidas do título de anticorpo são usadas no contexto clínico. O título sérico de anticorpo de um animal só é considerado uma medida "absoluta" de proteção no caso de certas infecções sistêmicas (ver *Estimativas do título de anticorpo após vacinação*, anteriormente). A medida dos anticorpos séricos pode ser dispendiosa e nem sempre é viável ou conveniente para os animais de proprietários. O custo da sorologia em muitos casos excede o de um reforço de vacinação. Portanto, o monitoramento sorológico tem de ser feito com discrição. O uso mais rotineiro de teste de anticorpo após vacinação foi para determinar títulos de anticorpo antirrábico em cães e gatos antes de viagens (ver *Raiva*, adiante e no Capítulo 20).

O tipo de medida de anticorpo é importante para determinar se um animal é suscetível a infecção. Por exemplo, os títulos obtidos por meio de soroneutralização (SN) e IH têm boa correlação com resistência à infecção por parvovírus. Em contraste, é possível encontrar discrepâncias entre os títulos de anticorpo medidos pelo ELISA em *kits* e proteção. Isso pode ocorrer porque em geral o ELISA é mais sensível do que os ensaios de "anticorpo funcional" e capaz de detectar outras classes de anticorpos ou aqueles contra antígenos de proteína não funcional.[466] É digno de nota o fato de que as estimativas de título de anticorpo com base na ligação a antígeno, como no caso dos métodos ELISA, por vezes não se correlaciona necessariamente com anticorpos funcionais, como os envolvidos na opsonização bacteriana ou na neutralização viral.[672] Só se deve usar ELISA que tenha correlação com estudos de desafio.

Raiva

A evidência de imunidade a longo prazo após vacinação antirrábica baseia-se no desafio comparado com dados sorológicos. Títulos de SN de 0,5 UI/mℓ tiveram correlação com proteção contra desafio com o vírus virulento da raiva em cães e gatos. Esse nível, usando-se um protocolo de teste padronizado, é o mínimo exigido para viagem, conforme designado pela Organização Mundial de Saúde Animal (World Organization for Animal Health, Office of International Epizootics; ver Capítulo 20 e Tabela 20.4). O teste da inibição rápida de foco fluorescente (RFFIT; do inglês, *rapid fluorescente-focus inhibition test*), um método de NV modificado, e os métodos de neutralização do anticorpo fluorescente para o vírus (FAVN; do inglês, *fluorescente antibody virus neutralization*) suplantaram o teste padrão de SN como uma medida de proteção após vacinação antirrábica. Em geral, muitos países exigem que os animais tenham um título mínimo aceitável de anticorpo após a vacinação antirrábica pelo menos 3 a 6 meses antes da importação, além de um *microchip* de identificação implantado. O intervalo exigido entre a vacinação e a estimativa do título de anticorpo varia de acordo com o país (*http://www.pettravel.com/passportnew.cfm*). O título protetor mínimo é de 0,5 UI/mℓ ao RFFIT e à FAVN, e tal valor corresponde ao nível protetor determinado com o título de SN. Se o título for insuficiente, estará indicada uma dose de reforço da vacina, com acompanhamento do título. No Reino Unido, as normas para a importação de animais de estimação envolvem o Pet Travel Scheme (PETS [Esquema de Viagem para Animais de Estimação]).[177] São necessárias uma descrição física do animal e sua história de vacinação junto com uma amostra de soro. Em um grupo de 1.002 amostras de soro, 48 tinham o valor de teste exigido para importação, e todos os animais que apresentaram "falha" nos resultados do teste tinham recebido apenas a vacinação primária.[94] A análise subsequente dos animais em que houve falha em dois laboratórios mostrou que a taxa de falha em cães foi de 4,12 e 5,16%, enquanto em gatos foi de 2,85 e 2,67%. Na análise estatística, as taxas de falha foram notadas com certas marcas de vacinas, entre cães que receberam a primeira vacinação *versus* um reforço, em animais testados em um período além de 4 a 5 semanas após a vacinação e em gatos não castrados.[919] Em outro estudo feito na Suécia com 6.789 cães vacinados, 91,9% desenvolveram títulos protetores após a vacinação.[64] Provavelmente, aqueles com títulos baixos eram de raças de grande porte, tinham menos de 6 meses ou mais de 5 anos de idade e só foram vacinados uma vez com determinado produto. Tais achados sugerem que os animais que não satisfazem os critérios podem ser revacinados com outro produto e ter seus níveis de anticorpo testados novamente 4 a 5 semanas após a vacinação, para que satisfaçam os critérios de importação do país em questão.[133] Animais que não atingem o título adequado de anticorpo em geral são impedidos de viajar. No caso de gatos, a castração pode ser benéfica se o proprietário concordar.

O PETS foi criado originalmente como uma alternativa à quarentena para cães que entram no Reino Unido vindos de países onde a raiva foi extinta ou está sob controle nos animais domésticos. Embora a quarentena fosse eficaz, havia a preocupação de que um isolamento de 6 meses pudesse ser prejudicial para o bem-estar dos animais e de seus proprietários. No entanto, além da prevenção da raiva, os procedimentos de quarentena foram benéficos para se detectar um grande número de doenças exóticas que poderiam ter entrado no país sem ser percebidas.[93,537] O sistema PETS foi adotado pela União Europeia.[230] Para mais informação, ver *Quarentena para reduzir a disseminação de infecções exóticas*, no Capítulo 93. Para mais informação sobre a vacinação de animais de estimação e certificado de saúde para viagem internacional, as exigências dos países para exportação e importação devem ser consultadas. Na Internet há *sites* que ajudam nesse sentido (ver Boxe 100.1).[664]

Efeito da idade sobre as respostas imunes e as vacinas

Em geral, o sistema imune de cães e gatos está completamente amadurecido por volta dos 6 meses de idade. Portanto, recomenda-se um reforço de vacinação 1 ano após a imunização primária administrada no período pós-natal precoce. Além disso, o declínio na resposta imune relacionado com a idade pode levantar dúvida quanto ao momento e à frequência de inoculação em cães e gatos idosos.[358] O envelhecimento é um processo multifatorial, que envolve controle genético e o declínio gradual dos sistemas imune, neuroendócrino, musculoesquelético, cardíaco e renal. Nos tecidos, alterações oxidativas nas células e ácidos nucleicos são responsáveis por muito desse declínio, e nutrientes antioxidantes podem ser benéficos para tornar o processo mais lento.[740] Cães e gatos idosos raramente morrem por causa de doenças infecciosas passíveis de prevenção por vacina, mesmo quando não são vacinados por muitos anos.[766]

Em comparação com camundongos e seres humanos, sabe-se pouco a respeito do efeito da idade sobre o sistema imune de cães.[160,358] Mostrou-se que as concentrações de IgA aumentam no soro e na saliva de cães idosos.[274] Não foi encontrada diferença alguma na concentração sérica de IgG entre cães jovens e idosos da raça Pastor-alemão.[819] Em comparação com a maioria dos grupos etários de Labrador Retriever, nos membros idosos a resposta a mitógenos por estimulação de linfócitos estava diminuída e as porcentagens de linfócitos como totais de células T estavam aumentadas, mas a de células CD4+ estava diminuída.[297,332] Cães de várias raças, 32 jovens (3,15 ± 0,8 anos) e 33 idosos (12,1 ± 1,3 anos), foram vacinados contra cinomose, parvovírus e raiva.[359] Não foram notadas diferenças nos títulos de idosos e jovens após a vacinação contra quaisquer desses vírus. Não se sabe se tais títulos persistiram 3 anos após a vacinação.

Foram realizados poucos estudos sobre o envelhecimento de gatos e suas respostas imunes. Os gatos são considerados filhotes até os 6 meses de idade, juniores dos 7 meses aos 2 anos, adultos dos 3 aos 6 anos, adultos maduros dos 7 aos 10 anos, seniores dos 11 aos 14 anos e geriátricos dos 15 anos em diante.[378] Os resultados de um estudo mostraram que os gatos seniores tinham IgA e IgM séricas mais altas, porém contagens leucocitárias e valores absolutos de células T, B e destruidoras naturais mais baixos do que gatos adultos jovens.[98] Em gatos geriátricos, a prevenção da obesidade por meio da restrição crônica do consumo de calorias teve correlação com um processo de envelhecimento mais lento. Entretanto, 4 dias após privação aguda de nutrientes, os gatos exibiram redução na estimulação e no número de linfócitos, além de baixa proporção CD4:CD8.[254] Após reinstituição da alimentação normal, gatos idosos (com mais de 8 anos de idade) levaram o triplo do tempo para apresentar os valores prévios em comparação com felinos jovens.[254] Em outro estudo, a função dos monócitos diminuiu em gatos idosos *versus* jovens clinicamente saudáveis, durante privação de nutrientes a curto prazo.[787] Foram realizados estudos com vacina em um grupo de 28 gatos idosos alimentados com ração enriquecida ou não com ácidos graxos ômega 6 ou ômega 3. Os gatos que receberam a suplementação tiveram a resposta de célula T facilitada a um fármaco bacteriano imunomodulador, mas a resposta global de IMC diminuída, bem como ao desafio com vacina viral.[740] Tal achado sugere que manipulações dietéticas de ácidos graxos podem alterar a resposta imune de gatos idosos e potencialmente sua resposta a vacinas.

Desenvolvimento de vacina

O desenvolvimento de cultura tecidual dos vírus melhorou bastante a qualidade e o processo de fabricação de vacinas veterinárias. A produção comercial, a liberação e a comercialização de produtos biológicos são controladas pelo USDA nos EUA, pelo Ministério da Agricultura do Reino Unido, pelo Bureau of Animal Health na

Austrália, pelo Departamento de Agricultura no Canadá e por órgãos similares em outros países. As diretrizes atuais para testes incluem estudos sobre a DI, a potência e a segurança. A segurança das vacinas é avaliada conforme demonstrado por testes para verificar a esterilidade, a toxicidade e a existência de agentes adjuvantes. A eficácia de produtos comercializados nos EUA é confirmada subsequentemente por estudos de desafio. Nos EUA, o USDA publicou os procedimentos para avaliação da eficácia, em termos de proteção, de muitas das vacinas veterinárias liberadas.[867] Não se exige que os fabricantes de vacinas testem seus produtos contra os dos concorrentes ou avaliem suas interações quando usados em conjunto com os de outras empresas. Além disso, não se exige também que mostrem desafio de proteção contra infecções causadas por cepas heterólogas do agente infeccioso em consideração. Em geral, o uso de uma vacina de um fabricante seguido pelo reforço com outro antígeno vacinal é considerado anamnésico. Contudo, não se deve pressupor que as vacinas produzidas por fabricantes diferentes, para o mesmo antígeno, tenham eficácia igual. Não se pode supor que o nível de proteção e a DI de todas as marcas sejam idênticos. Cepas diferentes são uma questão especial no caso da leptospirose e da borreliose caninas, bem como das infecções por CVF e FIV em gatos.

Depois que as vacinas são estudadas no laboratório em animais de experimentação, são submetidas a testes de campo por um número limitado de veterinários antes de serem liberadas para uso geral. Muitos produtos foram comercializados inicialmente sem o conhecimento completo da DI ou de efeitos colaterais adversos. Os fabricantes são receptivos a relatos de complicações encontradas pelos veterinários e, por sua vez, mantêm o profissional de veterinária informado sobre estudos contínuos de eficácia e complicações potenciais (ver *Complicações pós-vacinação*, adiante).

Bula das vacinas

O protocolo para liberação de produtos biológicos nos EUA, conforme resumido adiante, é similar aos de outros países. Depois que um fabricante submete os resultados da potência da vacina, do desafio e dos ensaios de campo para segurança ao USDA, são feitos a bula e/ou o rótulo do produto,[865] que devem incluir dados sobre a prevenção de infecção ou doença, para ajudar na prevenção e no controle da doença ou a diminuir a eliminação de um organismo infeccioso. Na Tabela 100.7 há uma lista dos vários comentários de bulas aceitos pelo USDA para vacinas liberadas.

Combinação de vacinas

A produção comercial de vacinas com múltiplos antígenos tornou os protocolos de vacinação mais convenientes para os veterinários e menos dispendiosos para os proprietários de animais de companhia. O teste de interferência, exigido para liberação nos EUA, ajuda a assegurar aos veterinários que os antígenos em produtos polivalentes vão produzir imunidade igual à obtida com antígenos individuais administrados separadamente. Também possibilita a triagem de vacinas com antígeno individual e antígenos combinados para determinar se as últimas não estão associadas a maior risco de complicações. Vacinas com produtos separados podem resultar em exposição a mais proteínas estranhas e componentes alergênicos do que quando os mesmos antígenos estão combinados em um só produto, mas também é possível que os produtos com antígenos combinados contenham mais adjuvante total do que os produtos que contêm apenas o antígeno desejado. Por vezes, substâncias químicas ou adjuvantes destinados a um produto interferem na eficiência de outro. Como regra geral, para evitar complicações potenciais alérgicas ou neoplásicas, deve-se usar o mínimo necessário de antígenos inativados durante reforços rotineiros de imunização. Os veterinários devem administrar esses antígenos conforme acreditem ser necessários para

Tabela 100.7	Comentários do fabricante sobre a eficácia e a segurança da vacina.
Tópico	**Comentário**
Prevenção de infecção	Apenas em produtos capazes de evitar toda colonização ou replicação do organismo desafiador em um animal vacinado
Prevenção de doença	Para produtos que se mostraram altamente eficazes na prevenção de doença clínica nos animais vacinados. O intervalo de confiança estimado de 95% de eficácia precisaria ser de pelo menos 80%
Ajuda na prevenção de doença	Para produtos que mostraram evitar doença em uma amplitude clinicamente significativa, porém, com frequência, inferior à necessária para confirmar a alegação de que evita doença
Ajuda no controle de doença	Para produtos que aliviam a gravidade da doença, reduzem sua duração ou adiam seu início
Outros tópicos	Os produtos podem conter outros comentários, como redução da eliminação do patógeno em questão, prevenção de um sinal clínico específico associado ao patógeno da doença, ou prevenção da mortalidade decorrente da infecção por um patógeno específico. O nível ou grau de proteção pode, portanto, ser limitado

os pacientes e usar os produtos polivalentes quando possível. A única desvantagem é que pode ser necessária mais de uma vacina combinada polivalente no total.

Foram realizados vários estudos para determinar se ocorre interferência induzida pela vacina com a coadministração de antígenos adicionais. Em um estudo, cães foram vacinados quando tinham 6 e 10 semanas de idade com duas doses de duas vacinas combinadas à venda no comércio que continham VC, CAV-2 e CPV.[59] Após a segunda dose, todos os filhotes caninos desenvolveram anticorpos contra os três vírus. A compatibilidade da vacina intranasal bivalente contra *B. bronchiseptica* e CPIV foi avaliada em filhotes caninos dando-se simultaneamente uma vacina atenuada parenteral trivalente contra o VC, o CAV-2 e o CPV.[390] Os filhotes de controle receberam uma ou outra vacina. Uma infecção de desafio com *B. bronchiseptica* e CPIV 3 semanas depois da vacinação resultou em doença grave apenas nos filhotes que não receberam o produto intranasal. Não houve diferença nos títulos de anticorpo dos filhotes contra o VC, o CAV-2 ou o CPV.

Para avaliar a vacina com antígenos combinados em gatos, misturou-se uma vacina trivalente atenuada contra o HVF-1, o CVF e o FPV com a vacina recombinante da subunidade FeLV do mesmo fabricante.[412] Grupos de filhotes com ACM foram vacinados quando tinham 9 e 12 semanas de vida, com componentes combinados ou separados, e alguns filhotes não foram vacinados para servir de controles. Foi feito o monitoramento sorológico, e os filhotes foram submetidos a desafio com o HVF-1 ou o FeLV virulentos 4 semanas após a segunda vacinação. Não se observou interferência na resposta sorológica dos gatos à vacina combinada. Em comparação com os gatos não vacinados, os vacinados contra o HVF apenas ou combinado com a vacinação contra o FeLV tiveram títulos virais mais baixos e doença clínica mais leve após desafio com o HVF virulento. Após desafio com o FeLV virulento, a maioria (12 de 16) dos gatos vacinados ficou protegida contra viremia, em comparação com nenhum dos 6 gatos de controle não vacinados. Não houve diferença na proteção entre gatos que receberam a vacina apenas contra o FeLV ou combinada com o produto trivalente.

Em outro estudo, uma vacina felina atenuada tetravalente contra o HVF-1, o CVF, o FPV e *Chlamydophila felis* foi misturada com uma vacina com o FeLV total inativado e adjuvante em duas doses separadas por um intervalo.[83] Os resultados do monitoramento sorológico mostraram respostas semelhantes a todos os antígenos, independentemente de seu uso combinado. No entanto, a resposta sorológica ao HVF-1, ao CVF e à *Cp. felis* foi maior e um pouco menor ao FPV com a combinação da vacina anti-FeLV que continha adjuvante.

Em outro estudo ainda, a vacina antirrábica recombinante com vetor da variação canaripox foi combinada com uma vacina pentavalente contendo o HVF-1, o FPV e o FeLV atenuados mais *Cp. felis* e CVF inativado.[312] O aumento no título de anticorpo em todos os gatos foi comparável, independentemente da administração isolada ou combinada dos componentes.

Influências sobre a resposta à vacinação

Como já foi dito, a vacinação quando há ACM é a causa mais comum de falha da vacina em animais jovens. No entanto, mesmo nas melhores circunstâncias, vacinação não se iguala a imunização. Ainda que todos os fatores sejam levados em consideração, nenhuma vacina estimula uma resposta imune em 100% da população à qual é administrada. Em comparação com a gravidade da doença em animais não vacinados, algumas vacinas liberadas podem diminuir a gravidade da doença clínica ou o número de animais doentes após desafio infeccioso, em vez de proporcionar proteção completa. Mesmo com as vacinas que fornecem alta proteção, a variação biológica é responsável por falhas em uma baixa porcentagem dos vacinados. Uma proteção de 70% da população por vezes é eficaz para reduzir a prevalência de doenças quando há pouca comunicabilidade, como no caso da raiva. No entanto, no caso de doenças como a enterite causada pelo CPV, em que o vírus é resistente e eliminado em grande quantidade, pode ser necessária uma porcentagem de proteção muito maior para evitar surtos. Dependendo da doença, a eficácia desejável de proteção permitida para a maioria das vacinas fica entre 65 e 95%, significando que certa porcentagem de animais não ficará protegida em qualquer população vacinada. Infelizmente, do ponto de vista individual com relação aos animais, a deficiência na vacina constitui uma falha.

Em geral, os veterinários são considerados culpados quando um animal desenvolve doença após vacinação. Em alguns casos, os animais já estão incubando a infecção antes da vacinação. Em outras circunstâncias, por causa da alta persistência ambiental de agentes como os parvovírus, os animais de companhia podem adquirir infecção a partir do ambiente em que vivem, antes que possam responder adequadamente à vacinação. Além disso, filhotes de cães e gatos em ambientes densamente povoados, como canis de reprodução e abrigos de animais, ficam expostos a altos níveis de patógenos capazes de sobrepujar a resposta imune produzida pela vacinação.

Contudo, outros fatores estão sob controle direto do veterinário. Muitas dessas deficiências de vacinas podem ser causadas por falta de atenção com as precauções que devem ser tomadas durante o procedimento de vacinação. Por vezes, cães e gatos têm contato com altas concentrações de agentes patogênicos, como parvovírus, pela primeira vez quando entram no hospital veterinário para vacinação. O estacionamento da clínica, a sala de espera e áreas comuns são ambientes propícios a essa exposição, por causa do fluxo de trânsito impróprio ou desinfecção, ou procedimentos de isolamento inadequados com relação a animais que já estão infectados. A vacinação de animais com doença leve ou imunodeficiências pode não estar contraindicada. Em tais situações, são recomendados produtos inativados ou outros não infecciosos. Para mais informação, leia discussão adiante em *Complicações pós-vacinação* e doenças específicas induzidas por vacina e o Capítulo 94 quanto aos distúrbios de imunodeficiência.

As muitas causas de falha da vacinação em cães e gatos estão resumidas no Boxe 100.2. Além da interferência dos ACM, já descrita, outras causas potenciais estão resumidas nesta obra.

O *cuidado na manipulação* de vacinas é importante, porque a inativação de um produto vivo inibe a resposta imune do animal. As recomendações para o armazenamento e a manipulação adequados estão indicadas na bula do produto e devem ser seguidas estritamente, por causa da natureza termolábil e às vezes prejudicial dos produtos biológicos e do risco para o veterinário. A refrigeração é essencial para quase todos os produtos biológicos, e o congelamento inadvertido pode danificar muitos produtos e inativar agentes vivos. A luz do sol danifica algumas vacinas porque inativa muitos vírus e bactérias. O estoque deve ser sempre inspecionado e substituído, se necessário, para que as vacinas sejam usadas dentro do seu prazo de validade. Os frascos utilizados ou os que contenham produtos biológicos com a data de validade vencida devem ser considerados de risco biológico e descartados sempre de maneira segura. Se forem usados produtos liofilizados, as vacinas deverão ser sempre misturadas com os diluentes fornecidos e administradas logo após sua reconstituição.

O tamanho da agulha pode ser importante para a resposta imune. Para a maioria das vacinas de pequenos animais, é melhor uma agulha de 2,5 cm de comprimento e calibre 22. Em termos teóricos, a agulha desse tamanho coloca o agente no tecido subcutâneo com uma quantidade mínima de extravasamento da área injetada. Vacinas comercializadas para uso individual nunca devem ser misturadas na mesma seringa, por causa de incompatibilidades potenciais. Além disso, não é aconselhável injetar várias vacinas no mesmo local no animal. Em um estudo, quando vacinas individuais foram combinadas e administradas por via subcutânea em um local, as respostas de anticorpo foram inferiores às observadas quando antígenos foram aplicados em locais separados.[149] A potência de produtos atenuados requer que eles se repliquem, e a inativação inadvertida reduz sua eficácia.

Boxe 100.2 **Causas de falha da vacinação**

Fatores do hospedeiro
Imunodeficiências
Interferência de anticorpos maternos
Idade: muito jovem ou muito idoso
Prenhez
Estresse, doença concomitante
Pirexia, hipotermia
Doença em incubação na época da vacinação
Fármacos citotóxicos ou glicocorticoides
Anestesia ou cirurgia (nenhum efeito demonstrado)

Fatores da vacina
Tornou-se ineficaz durante a manipulação
Armazenamento inadequado
As vacinas não protegem 100% da população (variação biológica)
Desinfetante usado nas agulhas e seringas
Cepa forte
Atenuação excessiva
Exposição sobreposta

Erro humano
Mistura imprópria de produtos
Exposição no momento da consulta para vacinação
Uso concomitante de fármacos antimicrobianos ou imunossupressores
Uso simultâneo de antissoro
Administração muito frequente (intervalo inferior a 2 semanas)
Desinfecção da pele (incerta)
Via errada de administração
Adiamento entre as vacinações não necessário na série inicial

Sempre devem ser empregados métodos assépticos para reidratar vacinas. Devem ser administradas doses completas, e quaisquer frações não usadas de diluentes devem ser descartadas. A maioria das vacinas tem um número adequado de partículas para superar reduções possíveis na massa antigênica ou no número de organismos que possam ocorrer durante a manipulação e o armazenamento. O número de registro das vacinas e os locais de vacinação devem ser anotados no prontuário clínico do animal (e/ou na sua carteira de vacinação), para que se possa rastrear qualquer deficiência ou enfermidade induzida pelas vacinas.

As doses de vacina *nunca* devem ser reduzidas. Alguns veterinários aplicam doses menores em animais menores, na esperança de diminuir a quantidade de proteínas estranhas que poderiam causar reações alérgicas (ver discussão sobre complicações imunológicas do tipo I, em *Complicações pós-vacinação*). A redução dos níveis de antígeno liberado anula as garantias do fabricante e o veterinário passa a ser o responsável por deficiências na proteção conferida pela vacina. Se forem esperadas ou de fato ocorrerem reações alérgicas, o veterinário deverá reavaliar a necessidade de antígenos específicos, considerar uma vacina de outro fabricante ou dar produtos monovalentes em consultas separadas, para determinar se é possível diminuir as reações. Outra redução ou alteração na dose da vacina que foi sugerida por alguns veterinários é a vacinação intranasal de filhotes de gatos recém-nascidos para doença do trato respiratório superior. Nesse caso, são administradas poucas gotas nas narinas de cada filhote de uma ninhada, em vez de se dar a dose inteira. Os benefícios ou a eficácia desse método que não consta da bula não foram consubstanciados.

A administração concomitante de *agentes citotóxicos ou glicocorticoides* pode ser associada a resposta menor à vacinação, dependendo da dose e da duração do tratamento. Quando glicocorticoides são administrados por tempo prolongado, é menos provável que o tratamento em dias alternados cause imunossupressão. Embora os glicocorticoides sejam pouco propensos a interferir em reforços de vacinação, não são recomendados quando a resposta imune primária a um antígeno em particular está sendo eliciada. Foram administradas doses moderadas de prednisolona a filhotes caninos com 13 semanas de idade ainda não vacinados, por um período de 3 semanas antes da vacinação para VC.[602] Doses de 1 ou 10 mg/kg foram dadas a cada 12 h na primeira semana e 1 vez/dia na segunda semana, seguindo-se o tratamento em dias alternados na última semana. Os cães foram submetidos a desafio com vírus virulento 3 dias após a vacinação. Embora a estimulação de linfócitos *in vitro* tenha mostrado uma resposta deprimida em comparação com a observada em cães de controle, todos os filhotes caninos vacinados que receberam tratamento com glicocorticoide foram imunes ao desafio. Administrou-se dexametasona na dose diária de 0,25 mg/kg (equivalente a 1,25 mg de prednisolona/kg) a cães antes e após a primeira vacinação antirrábica.[66] Não se encontrou diferença nos títulos séricos de anticorpo dos cães tratados em comparação com os animais não tratados. As respostas de anticorpo à vacina antissarampo de VC também foram estudadas em cães que estavam mais gravemente imunossuprimidos com a administração simultânea de metotrexato e soro antitimócito.[791] Os cães que estavam imunossuprimidos antes da vacinação com VC e depois foram submetidos a desafio com o VC virulento resistiram ao desafio, mas não tiveram aumento no título de anticorpo neutralizante.

Os títulos de anticorpo para VC, CPV e o vírus da raiva foram medidos em cães com tumores malignos, antes e depois de 1 mês após o início da quimioterapia.[347] Não houve alterações significativas nos valores basais e após o tratamento, sugerindo que a imunidade humoral estabelecida a partir da vacinação não é afetada pelos protocolos padrão de quimioterapia.

A tetraciclina, sozinha ou combinada com niacinamida, foi usada como tratamento eficaz em alguns casos de doença cutânea imunomediada em cães. O tratamento de cães com essa combinação não interferiu nas respostas séricas de anticorpo após vacinação contra infecção por VC e CPV.[593]

Alterações na *temperatura corporal* podem influenciar a resposta imune. Mostrou-se que a elevação da temperatura retal, induzida artificialmente por temperatura e umidade altas no ambiente, inibe a resposta sorológica de filhotes caninos com 8 a 12 semanas de idade à vacinação contra a cinomose. Os filhotes caninos com temperatura retal elevada (39,8°C) que foram mantidos em tais condições desenvolveram doença clínica após desafio subsequente com o VC virulento, enquanto aqueles com temperatura retal mais baixa ficaram protegidos.[888] A resposta sorológica após vacinação contra a hepatite infecciosa canina (HIC, infecção pelo CAV-1) não foi afetada por essas condições. Também se sabe que a hipotermia diminui a resposta da IMC *in vitro* de cães, e provavelmente gatos, à vacinação.[755]

Anestesia e cirurgia podem ter efeito indireto sobre a vacinação concomitante, pois causam estresses capazes de exercer efeitos endócrinos e metabólicos acentuados, influenciando o sistema imune.[451] A anestesia geral ou a cirurgia causam supressão da resposta ao teste de estimulação de linfócito, mas é provável que o significado clínico de tais resultados seja mínimo, e a resposta sorológica não é afetada.[427] A vacinação antes e após cirurgia não teve efeito sobre a resposta humoral ou da IMC à vacinação contra VC ou CPV-2 em cães, nem os predispôs à doença induzida pela vacina.[575]

Gatos de rua em um programa de captura, castração e devolução tiveram evidência sorológica de exposição prévia a vírus virulentos ou vacinação contra o FPV (46%), o HVF (28%), o CVF (90%) e a raiva (3%) na época da esterilização cirúrgica.[239] Os gatos foram vacinados com um produto contendo vírus da rinotraqueíte felina (VRF), CVF e FPV na forma de VVM ou inativados e uma vacina antirrábica inativada enquanto estavam anestesiados e cerca de 10 semanas depois foram capturados novamente para teste. Dos gatos que receberam vacinas inativadas, na maioria foram observados títulos protetores contra o FPV (84%), o HVF (81%) e o CVF (94%) após a vacinação. Entre os gatos que receberam vacina com VVM, após a vacinação foram encontrados títulos contra o FPV (97%), o HVF (28%) e o CVF (93%). Um total de 98% dos gatos desenvolveu títulos adequados contra a raiva. Em outro estudo, filhotes de gatos que receberam uma vacinação primária com 8, 11 e 14 semanas de idade e foram submetidos a anestesia e castração cirúrgica com 7, 8 ou 9 semanas tiveram a mesma resposta imunológica aos antígenos do FPV, do HVF, do CVF e do vírus da raiva que os filhotes não submetidos a anestesia e cirurgia.[709] É digno de nota que quando eles estavam com 17 semanas não havia títulos protetores contra o FPV (31%), CVF (0%), o HVF (69%) e o vírus da raiva (9%), presumivelmente como resultado da interferência dos ACM. Embora a anestesia não pareça interferir no surgimento de uma resposta imune em cães e gatos, não é recomendável vacinar animais sob anestesia, porque é possível a ocorrência de uma reação de hipersensibilidade que passe despercebida.

Manter cães ou gatos em *excesso em uma casa* pode induzir estresses que alteram o estado imunológico do hospedeiro e também aumentar o risco de exposição a agentes infecciosos. Nos Capítulos 96, 97 e 98 há menção às condições específicas associadas ao excesso de cães ou gatos em uma casa e de gatos de rua, respectivamente.

A *atividade física extrema* também é capaz de influenciar a resposta imune à vacinação. Os títulos de anticorpos contra o VC, o CAV-2 e o CPV foram medidos em cães de corrida do Alasca que participaram da competição de Iditarod em 2006, antes e após o término dessa corrida de longa distância.[47] Foram observados aumentos significativos nos títulos de anticorpo contra o VC e o CPV, presumivelmente relacionados com a exposição ou talvez a alguma estimulação inespecífica do sistema imune associada a exercício intenso.

Administrou-se *suplementação dietética com antioxidantes* a animais na tentativa de modular a resposta imune. Tanto filhotes caninos que receberam antioxidantes (vitamina C, vitamina E, betacaroteno e selênio) quanto os que não os receberam foram vacinados contra o VC e o CPV com 9 e 11 semanas de idade.[431] Os títulos séricos de anticorpo foram significativamente mais altos nos filhotes caninos que receberam antioxidantes. O número de células CD4+ também foi maior, bem como a resposta de linfócitos aos antígenos.

Examinou-se o efeito de uma *preparação probiótica*, que consistiu em *Enterococcus faecium* SF68, sobre a resposta imune de filhotes de gatos que receberam uma vacina polivalente.[875] Os filhotes que receberam a suplementação tiveram respostas de anticorpo similares às dos que não receberam *E. faecium*, mas houve um aumento de linfócitos circulantes CD4+ nos que receberam probióticos.

A *inativação de vacina viva modificada* é uma causa menos comum de falha de vacina graças às técnicas atuais de fabricação e liofilização, ao armazenamento refrigerado e ao uso de seringas descartáveis esterilizadas por calor em vez das desinfetadas com produtos químicos. As vacinas devem ser injetadas em locais de pele limpa visíveis. A desinfecção tópica do local da injeção em animais é questionável porque não se costuma fazer tricotomia antes desse procedimento. Práticas de injeção que resultam em contaminação local e celulite ou formação de abscesso subsequente podem interferir no sucesso da imunização. Não se encontrou evidência de que a aplicação de desinfetantes tópicos na pele durante a vacinação altere a viabilidade de produtos inoculados por via subcutânea.

É possível que ocorra *interferência da vacina* por inúmeras razões.[878] Por exemplo, ocorre interferência se forem administrados antígenos atenuados a intervalos muito frequentes. A administração simultânea de várias vacinas atenuadas é melhor do que a de cada uma com intervalos de 1 a 4 dias, por causa do efeito de bloqueio que a primeira por vezes exerce sobre a segunda. A interferência pode estar relacionada, em parte, com a produção de IFN pelas células infectadas. Sempre que possível, não devem ser administradas vacinas com vírus vivo modificado a animais já afetados por outras doenças infecciosas. Mostrou-se que o adiamento de vacinações por pelo menos 2 a 3 semanas após doença ou antes de vacinações em sequência com o mesmo produto ou um diferente é suficiente para superar essa interferência. Alguns pesquisadores sugeriram que ocorre imunossupressão com o uso de cepas da vacina contra o CPV-2 porque elas induzem linfopenia, depleção de linfócitos e supressão da estimulação de linfócitos em resposta a mitógenos, mas é provável que essas respostas sejam reflexo da resposta esperada a um agente vivo. Em alguns casos, em especial em animais ainda não expostos a patógenos, a administração de vários antígenos como produtos separados pode interferir na resposta a antígenos individualmente. Por essa razão, além do potencial de reações alérgicas, os autores deste capítulo não recomendam o uso de vacinas com *Leptospira* ou coronavírus inativados em filhotes caninos com menos de 9 semanas de idade em sua série de vacinação primária.

O *término tardio* de uma série de vacinação primária é outra causa potencial de falha da vacinação. Os fabricantes garantem o uso de sua vacina quando elas são administradas com o intervalo de 2 a 4 semanas. Muitas vezes, a demora em completar a série resulta de negligência ou mudança do proprietário. No caso da vacinação primária de filhotes caninos com menos de 6 meses de idade, deve-se corrigir um intervalo de mais de 2 a 3 meses entre as doses ou a demora em ir à primeira consulta administrando-se pelo menos duas doses, com um intervalo de 2 a 3 semanas, mesmo que os animais já tenham passado da idade em que há interferência dos ACM. Isso tem importância particular no caso das vacinas contra a cinomose (ver Capítulo 3). Caso se desconheça a história de vacinação do animal e tiver sido usada uma vacina inativada, deve-se seguir um protocolo similar de duas vacinações para ajudar na obtenção de uma resposta imune anamnésica. Ao usar tal protocolo, alguns veterinários preferem administrar a vacina antirrábica na última consulta da série, para garantir o comparecimento.

Em algumas circunstâncias, a *via de vacinação* também é crítica para maximizar a resposta imune, porque os antígenos de VVM da raiva, do vírus respiratório felino e do sarampo canino em geral são mais eficazes quando administrados por via intramuscular do que pela subcutânea. No caso das vacinas antirrábicas com VVM, não mais usadas na maioria dos países, essa discrepância pode ser explicada pelo fato de que o vírus da vacina se replica melhor no músculo inervado do que no tecido subcutâneo menos inervado. No caso de outros produtos, é possível que a diferença esteja relacionada com o maior suprimento sanguíneo ou melhor ambiente tecidual. Infelizmente, a vacinação intramuscular é mais dolorosa do que a subcutânea e está associada a maior risco de reações imunológicas pós-vacinais do tipo I (ver *Complicações pós-vacinação*, adiante).

Responsabilidade relacionada com a vacinação

As responsabilidades do fabricante consistem em garantir eficácia, pureza, potência e segurança de seus produtos. No entanto, o número de animais que podem ser testados durante os ensaios preliminares é limitado. Portanto, a segurança nunca é absoluta, e o veterinário precisa contrabalançar a eficácia e a redução de doença com a incidência de eventos adversos. Além de mencionar a possibilidade de reações anafiláticas (ver a discussão sobre hipersensibilidade do tipo I, adiante, em *Complicações pós-vacinação*), a bula das vacinas fornece pouca informação sobre as reações potenciais a elas. As exigências para a liberação de produtos novos nos EUA incluíram uma lista de eventos associados às vacinações. Graças a diferenças na época de liberação, nem todos os produtos competitivos têm o mesmo nível de informação sobre segurança.

Desde 1996, preceitos legais nos EUA (onde é comum haver litígio) envolvendo o USDA têm liberado os fabricantes de vacinas da responsabilidade sobre complicações induzidas pelas vacinas, a menos que sejam causadas por erros em sua fabricação. Os veterinários não podem mais passar a responsabilidade sobre complicações das vacinas para os fabricantes. Em consequência, as queixas dos proprietários estarão voltadas para o tratamento inadequado por parte dos veterinários ou a falha deles em seguir os padrões comuns. A questão será: o veterinário age de maneira comparável à esperada de tal profissional com a mesma experiência e o mesmo treinamento? Isso é considerado como prática de acordo com um *padrão de assistência* específico e se aplica à decisão sobre as vacinas a serem administradas em cada animal. Apenas a vacinação antirrábica é obrigatória por lei. Várias organizações têm publicado recomendações sobre protocolos de vacinação para cães e gatos (ver anteriormente, *Controvérsias sobre vacinação anual e protocolos individualizados*, e Tabela 100.8). Embora o padrão para a vacinação de cães e gatos esteja sob reconsideração substancial, a adoção de diretrizes sugeridas pela comunidade de veterinários terá o maior impacto na determinação do padrão de assistência.[844]

Uma consideração importante quanto à responsabilidade futura é o princípio do *consentimento informado*. Espera-se que os veterinários orientem os proprietários sobre os riscos de doenças infecciosas em seus animais de companhia, os informem acerca dos riscos e benefícios de cada vacina e manipulem e administrem os produtos de acordo com as orientações dos fabricantes e os padrões profissionais aceitos (Boxe 100.3). Há muitos anos foram implementadas considerações similares na medicina humana.[913] Para que fiquem completamente resguardados em termos legais, os veterinários devem obter o consentimento informado por escrito dos proprietários para vacinar

Tabela 100.8	Contatos para informação sobre produtos biológicos veterinários e relatos de evento adverso.	
Objetivo	**Organizações**	**Contatos e URL**
Estudos sobre eficácia da vacina e relato de evento adverso nos EUA	USDA, APHIS, Center for Veterinary Biologics, Ames, IA	*http://www.aphis.usda.gov/animal_health/vet_biologics/ vb_adverse_event,shtml* Telefone: 800-752-6255
Dados sobre doenças e desafio com vacina	Dados sobre doenças e questões relativas a vacina nos 2 anos anteriores. Estudos conduzidos em universidades e dados sobre eficácia	*http://www.ncbi.nlm.nih.gov*
Diretrizes para vacinação de cães e gatos	AVMA, inclusive relato do COBTA[443]	*http://www.AVMA.org*
Diretrizes para vacinação de cães	AAHA[654] WSAVA	*http://www.aahanet.org/library/CanineVaccine.aspx* Telefone: 303-986-2800 *http://www.wsava.org/PDF/Misc/VGG_09_2007.pdf*
Diretrizes para vacinação de gatos	AAFP[716] WSAVA	*http://www.catvets.com/newsroom/index.aspx?ID=388* *http://www.wsava.org/PDF/Misc/VGG_09_2007.pdf*

AAFP, American Association of Feline Practitioner; *AAHA*, American Animal Hospital Association; *APHIS*, Animal and Plant Health Inspection Service; *AVMA*, American Veterinary Medical Association; *COBTA*, Council on Biologic and Therapeutic Agents; *USDA*, United States Department of Agriculture; *WSAVA*, World Small Animal Veterinary Association.

seus animais. Esse consentimento pressupõe que o veterinário tenha informado o proprietário por escrito sobre as vantagens, alternativas e quaisquer riscos das vacinas em termos legais. A informação pode ser dada na forma de protocolos escritos estabelecidos como a prática a ser seguida. Além disso, esse fato também deve ser ressaltado por comentários durante o exame e a vacinação.[351,365,684] Pesquisas feitas com proprietários de cães e gatos indicaram que há ampla variação em seu conhecimento acerca das doenças infecciosas, na ligação com seus animais e na resposta aos protocolos de vacinação.[318,336,703] Tenha recebido ou não informação por escrito ou assinado o consentimento confirmando que foi devidamente informado, a decisão do proprietário e do veterinário a respeito do protocolo de vacinação do animal deve ser registrada durante a consulta. Nesse momento, pode ser apropriado falar sobre as vacinações futuras do animal, de modo a ser possível seguir um planejamento com ou sem modificação no futuro. Como não há normas ou diretrizes específicas, os veterinários agora estão mais sujeitos a litígios do que no passado. O prontuário clínico é um recurso importante para documentar o tipo de vacinações que o animal recebe, informações a respeito das sugestões do veterinário e as decisões do proprietário do animal. A informação relativa a necessidades de vacinação futura deve ser alterada em uma base anual, dependendo da saúde do animal e dos riscos ambientais. No momento de cada vacinação, a data, o tipo de vacina, o fabricante, o prazo de validade e o lote ou número de série também devem ser registrados. O local de administração também deve ser anotado e, no caso de gatos, há recomendações consideradas no AAFP Vaccine Guidelines.[724] Resultados de sorologia ou eventos adversos prévios também devem ser documentados.

Complicações pós-vacinação

Reações adversas foram associadas a vacinas em pessoas, embora muitas sejam consideradas incomuns e sem comprovação.[295,785] Apesar disso, foram documentados eventos adversos associados a

Boxe 100.3	Padrão de cuidados para veterinários com relação à vacinação

1. O animal precisa da vacina?
   Considerar: grau de contágio, gravidade da doença, permanência de imunidade, queda do título de anticorpo, prevalência da doença, surtos da doença, risco zoonótico.
2. O veterinário escolheu o(s) antígeno(s) apropriado(s) para o paciente?
   Considerar: estilo de vida e risco de exposição, predisposição racial ou fatores predisponentes, início e duração da proteção, efeitos colaterais potenciais.
3. O produto apropriado selecionado tem o antígeno planejado?
   Considerar: testes com a vacina, intervalo do desafio após vacinação e estudos sobre a duração da imunidade, desafio com cepa de campo *versus* laboratorial, proteção heteróloga ou homóloga da cepa, opiniões da instituição acadêmica, idade e raça dos animais selecionados para o desafio, reações adversas relatadas em estudos de campo.
4. A vacina foi administrada da maneira e na localização corretas?
   Considerar: uso conforme prescrito pelo fabricante ou grupo de aconselhamento, registro do local e da via de administração, uso de meios assépticos, intervalo justificado de administração.
5. Foi obtido consentimento informado antes da vacinação?
   Considerar: uso de um formulário de permissão como documentação, orientação quanto a particularidades da doença, não exagerar a segurança da vacina, orientar sobre o risco potencial de complicações, os benefícios e a eficácia da vacina, propor alternativas para a vacinação, sempre ter o registro escrito do consentimento.
6. Os eventos adversos foram monitorados, documentados e relatados?
   Considerar: vacinar antes do exame para observar se ocorrem eventos adversos antes de liberar o animal, comunicar a ocorrência de eventos adversos ao fabricante, a órgãos correspondentes ao USDA, nos EUA, em outros países, documentar quaisquer reações adversas no prontuário e tomar precauções para evitá-las no futuro.[866]
7. Houve erros que aumentaram o risco para o paciente ou a responsabilidade do veterinário?
   Nunca fazer o seguinte: reduzir a dose de uma vacina na tentativa de minimizar reações potenciais, exagerar as alegações acerca da eficácia de um produto, minimizar o potencial de efeitos colaterais de determinada vacina, vacinar contra doenças cujo risco de infecção possa não justificar a vacinação, combinar produtos distintos antes da administração, vacinar um animal clinicamente enfermo, vacinar um animal que teve uma reação prévia conhecida sem as devidas precauções.

vacinas em cães[592] e gatos.[201,581,586] Os benefícios da vacinação contra doenças sérias em cães e gatos compensam o risco de complicações. No entanto, como a prevalência dessas doenças diminuiu devido à vacinação e à adoção de melhores hábitos de higiene, a baixa prevalência de reações vacinais pode compensar os efeitos adversos da doença que as vacinas destinam-se a evitar. Apesar do clamor dos muitos que são contra a vacinação, a análise epidemiológica não mostra correlação entre a vacinação nos últimos 3 meses e problemas de saúde em cães.[207] De fato, em vez de problemas de saúde associados à vacinação em cães, a saúde desses animais melhorou até 5%.[907] Nos EUA, a vigilância de reações adversas a produtos biológicos caninos e felinos após comercialização é monitorada com base em relatos voluntários de veterinários ao USDA e aos fabricantes.[582] Portanto, a amplitude e a frequência verdadeiras de reações naquele país são incertas. No Reino Unido, desde 1985 há um programa intitulado Suspected Adverse Reaction Surveillance Scheme (SARSS) que avalia as reações adversas a vacinas.* No período de 1985 a 1999, esse programa relatou um total de 1.190 reações em gatos e 1.133 em cães,[159] o que corresponde a uma taxa de 0,61 reação por 10.000 doses nos gatos e 0,21 por 10.000 doses em cães. Na Suíça, o relato de reações adversas é feito ao Swiss Toxicological Information Center, em Zurique.[595,596] Embora a prevalência de reações induzidas por vacinas seja baixa e corrobore os benefícios de vacinação, são necessárias algumas precauções para a vacinação rotineira de animais com doença subjacente ou aberrações imunes. Muitas complicações imunomediadas ou não imunomediadas são graves o bastante para restringir ou eliminar o uso rotineiro ou mesmo periódico de certas vacinas em animais predispostos. Os veterinários devem ter conhecimento das complicações potenciais causadas por cada componente das vacinas, de modo que determinados antígenos possam ser excluídos de reforços subsequentes se surgirem problemas. Eles devem considerar esclarecer os proprietários, verbalmente ou por escrito, sobre as complicações potenciais

---

*Referências 157, 201, 203, 296, 827, 907.

das vacinas para facilitar o reconhecimento e o tratamento precoces. A Tabela 100.8 apresenta as orientações para vacinação e relatos de tais reações nos EUA. Na Tabela 100.9 há um resumo das medidas preventivas para evitar complicações induzidas por vacinas.

Complicações imunológicas

As reações de hipersensibilidade conhecidas após vacinação em certos cães e gatos são classificadas como dos tipos I, II, III ou IV, ou qualquer combinação desses. Animais com evidência prévia de hipersensibilidade imune a vacinas podem tolerar a readministração da vacina se a reação for leve ou a fração da vacina que contribui para a reação puder ser determinada e evitada. Distúrbios autoimunes mais sérios e potencialmente fatais, como trombocitopenia imunomediada ou anemia, lúpus eritematoso sistêmico, glomerulonefrite, gengivoestomatite ulcerativa ou meningoencefalite granulomatosa podem ser ativados pelo uso repetido de vacinas ou adjuvantes. Além disso, muitos desses animais estão sob imunossupressão terapêutica, o que por vezes possibilita a ocorrência da infecção por organismos existentes em vacinas vivas atenuadas.

Tipo I

Etiologia e epidemiologia. As reações do tipo I envolvem uma interação entre a IgE citofílica e o antígeno, com resultante desgranulação de basófilos circulantes e liberação de grandes quantidades de heparina, atrativos químicos, prostaglandinas, histaminas e aminas biogênicas por mastócitos teciduais na circulação sistêmica. Pode ocorrer anafilaxia após o uso de qualquer vacina, embora isso esteja mais comumente associado ao uso de produtos com adjuvante ou polivalentes contendo grande quantidade de proteína estranha, como a vacina antirrábica inativada, a vacina contra o CoVC, a vacina contra o FeLV, a bacterina de *Leptospira* e a vacina parenteral contra *Bordetella*. Produtos potencializados de parvovírus ou muitas vacinas contra a cinomose contendo grande quantidade de antígeno, com proteínas estranhas associadas, também foram incriminados. No Japão, as reações de hipersensibilidade imediata em cães foram

---

Tabela 100.9	Contraindicações à vacinação rotineira em cães e gatos.	
Doenças ou condições	**Vacinas a serem evitadas**	**Alterações recomendadas**
Imunodeficiências genéticas (ver Capítulo 94): Weimaraner e Akita	Vacinas com VVM, em especial alguns produtos	Produtos inativados ou outros infecciosos; Onderstepoort ou de preferência VC recombinante
Imunodeficiências adquiridas (ver Capítulo 94): infecções concomitantes (FIV, FeLV, VC), câncer, quimioterapia, fármacos citotóxicos ou mielossupressores[a]	Vacinas com vírus vivo modificado	Produtos inativados ou outros não infecciosos
Doenças imunomediadas: uveíte, glomerulite, poliartrite, polirradiculoneurite	Vacinação anual	Antirrábica trienal e minimizar outros antígenos
Doenças imunomediadas: anemia hemolítica ou trombocitopenia	Vacinas contra parvovírus com VVM ou combinadas	Considerar não administrar reforço, exceto antirrábico
Reação de hipersensibilidade do tipo I: Dachshund	Vacinas inativadas, com adjuvante, administração por via intramuscular	Vacinas com vírus vivos modificados (ver no texto precauções adicionais)
Doença leve ou de um só sistema, febre	Vacinas com vírus vivo modificado	Controlar a doença ou usar vacinas não infecciosas
Prenhez ou lactação	Vacinas com vírus vivo modificado	Produtos inativados ou outros não infecciosos
Sarcoma induzido por vacinação	Vacinas inativadas, com adjuvante	Produtos inativados sem adjuvante ou outros não infecciosos, vacinas com vírus vivo modificado, vacinação trienal
Gengivoestomatite ulcerativa crônica felina e faucite (ver Capítulo 88)	Vacina inativada com adjuvante contra calicivírus	Reduzir a frequência de reforços, ou usar vacinas com vírus vivo modificado quando necessário

VC, vírus da cinomose; *FeLV*, vírus da leucemia felina; *FIV*, vírus da imunodeficiência felina; *VVM*, vírus vivo modificado.
[a]Metotrexato, azatioprina, ciclofosfamida em cães ou gatos; ou uso prolongado de cloranfenicol, sulfonamidas, trimetoprima, dapsona, griseofulvina ou sulfadiazina em gatos.

mais prevalentes quando foram administrados produtos polivalentes de VVM com ou sem CoVC inativado ou antígenos de leptospira *versus* produtos monovalentes correspondentes com os mesmos antígenos.[624] Nos EUA, não se observou diferença entre produtos polivalentes, mas uma bacterina de organismo total de borrélia foi mais reativa em comparação com a vacina polivalente de vírus contendo proteína de leptospira no envoltório.[585] Proteínas estranhas usadas em cultura celular, como o soro fetal bovino (SFB), são capazes de causar reações de hipersensibilidade do tipo I (ver discussão adiante sobre IgE). Além das reações de hipersensibilidade do tipo I, a administração de albumina heteróloga também pode desencadear reações de hipersensibilidade do tipo III em cães.[252] Com o advento de vacinas antirrábicas com vírus inativado ou contendo adjuvante para cães e gatos, contra doença respiratória e infecções por FPV e FeLV em gatos, observou-se aumento na prevalência das reações de hipersensibilidade do tipo I, especialmente em gatos. Em geral, elas ocorrem até 3 dias após a vacinação. Um estudo mostrou que a prevalência de tais eventos nesse período é maior quando se administra um número maior de antígenos vacinais ao mesmo tempo durante a consulta.[581] Em tal estudo, a taxa de reações de hipersensibilidade do tipo imediato entre todos os eventos adversos após a vacinação de gatos foi menor do que a taxa correspondente observada em um estudo de reações em cães.[585] Filhotes caninos de Dachshund miniatura e outras raças miniatura mostraram taxa desproporcionalmente mais alta de reação aguda induzida por vacina.[585,624] Furões tiveram tendência similar a desenvolver essa reação, mesmo quando receberam vacinas contra o VC ou a raiva liberadas para uso em tal espécie.[298] O número cumulativo administrado de vacinas contra a cinomose ou antirrábicas tem correlação com o maior risco de uma reação induzida por vacina,[584] sugerindo que a hipersensibilização prévia seja um cofator.

Cães atópicos de cruzamentos consanguíneos mostraram desenvolver respostas de IgE antipólen acentuadas quando vacinados contra o VC, o CAV-1 e *Leptospira* logo antes, mas não após, exposição a extratos de pólen.[255] Em outro estudo, a vacinação antirrábica de alguns cães aumentou as concentrações séricas de IgE total e induziu IgE específica para os antígenos vacinais, inclusive em cultura de tecido.[357] Suspeitou-se que o adjuvante alumínio na vacina tenha sido a causa do aumento inespecífico. Ainda em outro estudo, a vacinação aumentou as concentrações de IgE e IgG específicas do alergênio em cães alérgicos mas não nos não alérgicos. Contudo, não se detectou aumento quando foi utilizado adjuvante contendo alumínio.[836] Apesar da persistência de IgE em alguns cães, nenhum mostrou evidência de doença alérgica após a vacinação. Entretanto, em decorrência dessa potencialização imunológica, as recomendações sugerem que cães atópicos recebam seus reforços de vacinação durante as estações do ano em que a alergia não ocorre ou nos intervalos livres de doença. Outros estudos compararam a IgE no soro de cães que desenvolveram ou não reações de hipersensibilidade imediata após vacinação com produto monovalente ou antígenos combinados.[621,622] Os resultados indicam que cães reativos tinham altos níveis de IgE sérica, direcionados especificamente contra os componentes da vacina. Soro fetal de bezerro, gelatina e caseína foram as proteínas componentes nas vacinas suspeitas de terem causado essas reações.

Achados clínicos. Em cães, os sinais clínicos de hipersensibilidade do tipo I incluem edema facial ("cabeça grande"), prurido, choque hipotensivo, fraqueza, dispneia e vômitos com ou sem diarreia, que por vezes é hemorrágica.[623] Podem ocorrer reações locais ou sistêmicas em filhotes caninos jovens 1 a 24 h após sua segunda ou terceira vacinação, resultando nos sinais clínicos agudos descritos e até na morte. Os filhotes que sobrevivem a tais episódios não devem ser revacinados com componentes alergênicos conhecidos no restante de sua série inicial de vacinação. Por exemplo, se os animais

acometidos forem alérgicos ao antígeno de leptospira, não devem ser revacinados com a fração de leptospira até terem pelo menos 16 semanas de idade.

Em gatos, o sinal mais comum de hipersensibilidade do tipo I visto pelos proprietários é seu animal procurar uma área aquecida ou escondida após a vacinação. Assim que a hipersensibilidade progride, os gatos podem mostrar prurido facial, hipersalivação, vômitos, diarreia, dispneia, colapso e dificuldade respiratória de edema pulmonar agudo, geralmente em questão de minutos a horas (menos de 24 h) após a vacinação. A diarreia costuma ser aquosa, mas torna-se hemorrágica se for grave ou persistente. Mesmo com a recuperação, a diarreia pode persistir por vários dias em alguns gatos. Dificuldade respiratória, exibida por dispneia e cianose, é a reação mais grave. A maioria de gatos com reações responde ao tratamento, mas aqueles com sinais respiratórios graves progressivos ou hemoptise em geral morrem.

Tratamento. Uma reação de hipersensibilidade do tipo I em cães ou gatos requer tratamento imediato para combater os efeitos sistêmicos da histamina ou de outros mediadores químicos, com a administração de epinefrina diluída 10 vezes (1:10.000) na dose de 0,2 mℓ por via intravenosa. Está indicada uma dose anti-inflamatória parenteral de glicocorticoide hidrossolúvel junto com um anti-histamínico como difenidramina. Além disso, oxigênio suplementar em tenda ou por máscara ajuda os animais com complicações respiratórias graves. Podem ser necessários líquidos intravenosos nos pacientes que desenvolvem hipotensão.

Prevenção. Quando a anafilaxia é problema em um animal, o veterinário deve (1) modificar o esquema de vacinação para reduzir o número de antígenos administrados simultaneamente, (2) usar VVM em vez de produtos inativados com adjuvante, (3) usar uma vacina comparável de outra marca e (4) fazer inoculação subcutânea ou intranasal (quando possível) em vez de intramuscular, o que diminui a captação do produto na circulação sistêmica. Qualquer que seja o caso, é indispensável aspirar a seringa antes de aplicar qualquer vacina parenteral, para determinar se houve penetração inadvertida de algum vaso sanguíneo. Os animais devem ser vacinados logo após a chegada ao consultório, para que haja um período de observação adequado. Os proprietários também devem ser avisados para manter o animal dentro de casa e sob observação por várias horas após a chegada em casa depois da vacinação. Em alguns casos, o animal pode ser hospitalizado para observação por 1 a 2 h após a vacinação. Deve-se administrar sempre um anti-histamínico (p. ex., difenidramina, 1 mg/kg por via subcutânea) em vacinações subsequentes de animais que já tenham apresentado reações. Entretanto, quando as reações são muito problemáticas, devem ser administradas doses anti-inflamatórias únicas de glicocorticoides, em conjunto com anti-histamínicos, antes de uma vacinação subsequente. Os antígenos vacinais devem ser administrados separadamente, quando possível, com o intervalo de pelo menos 2 semanas, para que se possa identificar o componente problemático. A estimativa dos títulos de anticorpo contra certos agentes infecciosos pode ajudar a determinar se e quando é necessário administrar reforço de uma vacina (ver anteriormente, em *Estimativas do título de anticorpo após vacinação*).

Testes cutâneos em animais por inoculação intradérmica de 0,1 mℓ da vacina suspeita, usando-se solução fisiológica e histamina em controles para comparação, também podem confirmar a hipersensibilidade do tipo I a certos produtos. Deve-se observar o local por pelo menos 1 h para ver se surge urticária (vergão). Nem todos os animais que apresentam um teste positivo ao teste cutâneo intradérmico terão sinais de hipersensibilidade após a vacinação. Por exemplo, muitos cães desenvolvem uma reação de hipersensibilidade imediata ao antígeno de *Leptospira* meses ou anos após a vacinação, mas apenas alguns têm reação clinicamente adversa relevante (anafilaxia, edema facial, diarreia sanguinolenta).

Tipo II

Tem havido suspeita ou relatos de hipersensibilidade do tipo II, ou autoimunidade que resulta em lesão celular, após vacinação com VVM em cães. Essa reação envolve a ligação de anticorpo com ou sem complemento e dano às células hospedeiras. Houve suspeita da ocorrência de anemia hemolítica autoimune e anemias arregenerativas autoimunes (autoimunidade a precursores eritrocitários) após vacinação contra o CPV com VVM. Esse fenômeno também poderia ocorrer após infecções naturais, mas raramente foi relatado em cães. Em comparação, distúrbios hemolíticos autoimunes e displasia eritroide são alguns dos distúrbios imunológicos que foram documentados em seres humanos após infecções pelo parvovírus B19. A ocorrência de tais distúrbios pode ter relação com a afinidade do capsídio do vírus por receptores do eritrócito.[74] Em um estudo, 25% dos cães com anemia hemolítica autoimune tinham sido vacinados com produtos polivalentes 1 mês antes do início[200] e suas contagens plaquetárias eram baixas, com maior tendência à hemólise intravascular e microglutinação espontânea, além de mortalidade mais alta do que a observada em outros animais acometidos. Os componentes da vacina podem ter induzido a produção de autoanticorpo ou ativado o sistema imune para destruir eritrócitos com autoanticorpos de superfície preexistente. Em outros estudos não se encontrou essa associação suspeita,[444] e, embora despertando controvérsia, o tema da autoimunidade induzida por vacina requer mais estudo em cães e gatos.[644] As vacinas, como certos fármacos, infecções e outros fatores, são conhecidas por servirem como desencadeadoras do desenvolvimento ou da exacerbação de doença autoimune em pessoas geneticamente suscetíveis.[127] Produtos mortos com antígenos bacterianos são mais propensos a servir como desencadeadores inespecíficos por causa dos efeitos facilitadores da imunidade de adjuvantes e paredes celulares bacterianas. Acredita-se que agentes atenuados invoquem o processo por mimetismo molecular, em que "similares de antígenos", aqueles semelhantes entre antígenos no organismo e no hospedeiro, causam reatividade imunológica cruzada contra certos tecidos do hospedeiro.

Também foi relatada trombocitopenia transitória em estudos após combinação de vacinas com VVM em cães.[187,821] A trombocitopenia, que ocorreu na maioria dos cães vacinados, foi leve (variação de mais de 100.000 e pouco mais de 200.000 plaquetas/$\mu\ell$) e subclínica. Apesar da trombocitopenia transitória, nenhuma alteração na função plaquetária foi detectada. Não se sabe se essa forma de trombocitopenia é causada por mecanismos autoimunes ou infecciosos. Espera-se que apenas animais com tendências hemorrágicas concomitantes congênitas ou adquiridas exibam tendências hemorrágicas. Os veterinários podem preferir adiar cirurgias eletivas em animais com tendências hemorrágicas conhecidas por um período de 2 semanas após a vacinação. Em alguns cães, também é possível que ocorra trombocitopenia imunomediada grave 1 a 2 semanas após a vacinação. Esses animais tendem à formação de petéquias e hemorragias francas, com contagens de plaquetas inferiores a 50.000/$\mu\ell$. Em geral, é necessário tratamento com glicocorticoide por várias semanas após o aumento na contagem de plaquetas, e pode ser preciso evitar ou minimizar reforços subsequentes de vacinas para impedir a recorrência do problema em cães acometidos. Em cães com distúrbios autoimunes, por vezes é melhor avaliar os títulos de anticorpo do que fazer a revacinação periódica.

Tipo III

Essa reação de hipersensibilidade, também conhecida como doença do soro, está associada à formação e à deposição de complexo imune. É responsável pela uveíte que ocorre em alguns cães que recebem a vacina anti-CAV-1 com VVM e ocasionalmente vacinas contra o CAV-2. Essa reação local do tipo II, ou de Arthus, resulta da formação de um complexo do vírus com anticorpo dentro do olho (ver *Patogenia*, no Capítulo 4). O processo em geral se resolve espontaneamente, a menos que ocorram complicações secundárias, como glaucoma.

A doença do soro generalizada resulta da deposição disseminada de imunocomplexo nas paredes da microvasculatura de certas estruturas, como os glomérulos renais, articulações e tratos uveais. Em geral, essa complicação só é observada após a administração de grandes quantidades de soro hiperimune ou globulina. Como a imunização passiva é pouco usada em cães e gatos, a prevalência da doença do soro é mínima, embora tenha ocorrido em um cão como complicação de imunoterapia para *Propionibacterium acnes* (ver Capítulo 2).[495] Glomerulonefrite e amiloidose podem resultar de exposição repetida ou crônica a antígeno. Um exemplo seria a poliartrite associada à vacinação no Akita (ver *Doença associada à vacina em cães jovens da raça Akita*, adiante). Tanto a amiloidose como a glomerulonefrite foram causadas experimentalmente em animais após protocolos de terapia de dessensibilização usando injeções repetidas de grandes quantidades de antígeno estranho. Embora haja dúvidas, nenhuma doença foi atribuída à administração repetida de produtos biológicos a cães ou gatos imunocompetentes. Ver mais sobre complicações causadas por vacina em cães e gatos imunodeficientes na discussão adiante e no Capítulo 94.

Tipo IV

Podem ocorrer reações de hipersensibilidade mediadas por célula, ou do tipo IV, após o uso de BCG como composto imunomodulador (ver discussão sobre imunoterapia, no Capítulo 2). É possível que surjam grandes granulomas exsudativos no local da injeção. Em termos históricos, a encefalite pós-vacinal era uma reação alérgica que ocorria após vacinação antirrábica com produtos derivados de tecido nervoso.

Polirradiculoneurite

Conhecida como paralisia do Coonhound em cães e síndrome de Guillain-Barré em seres humanos, a polirradiculoneurite é uma inflamação imunomediada de raízes nervosas que tem sido observada após uma variedade de vacinas administradas a cães e gatos.[273,299,753] A paralisia do Coonhound é uma doença imunológica causada por antígenos existentes na saliva do guaxinim que têm reação cruzada com a proteína mielina básica dos nervos periféricos de cães. Como em outras doenças imunomediadas, a raça canina Coonhound tem predisposição genética para essa doença. Embora várias vacinas tenham sido incriminadas, a polirradiculoneurite ocorreu com maior frequência após o uso de lotes específicos de vacina antirrábica derivados do cérebro de camundongos lactentes.[299] O sistema nervoso central (SNC) do camundongo recém-nascido, normalmente desprovido de mielina, está bem adaptado para a produção das grandes quantidades de vírus da raiva necessárias para se produzir a vacina inativada. Aparentemente, o tecido nervoso de camundongos mais velhos foi usado de maneira inadvertida na produção da vacina, ou houve inclusão acidental da mielina de nervo periférico ou craniano. Tal circunstância resultou em paralisia aguda transitória do neurônio motor inferior (NMI) 1 a 2 semanas depois da vacinação em uma proporção de cães, como se observa na neurite alérgica experimental.

A polirradiculoneurite causada por vacina é semelhante à induzida por exposição a mordidas de guaxinins. Ocorre fraqueza rápida e progressiva do NMI, geralmente começando nos membros pélvicos e progredindo para a parte anterior do corpo do animal. A sensação dolorosa permanece intacta, com os animais sendo hipersensíveis à palpação muscular. É possível observar anormalidades de nervo craniano motor, como paralisia facial. Ocasionalmente, os animais apresentam dificuldade para deglutir e respirar ou uma disfunção autônoma capaz de levar à morte.

O diagnóstico de polirradiculoneurite aguda pode ser presumido com base em atrofia muscular difusa acentuada, dor preservada e hiperestesia. Quando se dispõe de equipamento, as alterações eletromiográficas mostram potenciais de fibrilação característicos de desnervação do NMI quando ocorre perda de axônio. Além disso, há redução variável das velocidades de condução nervosa, dependendo do grau e da localização da perda de mielina. A melhora clínica apenas com desmielinização começa 2 semanas após o início da paralisia e a recuperação para o normal leva mais 1 a 2 semanas. Quando há lesão de axônios, a recuperação pode levar vários meses ou ser incompleta. A exposição subsequente à causa desencadeante por vezes resulta em início mais rápido, com maior gravidade e paralisia mais prolongada. Embora o tratamento com glicocorticoide possa ter efeito mínimo sobre a evolução dessa doença, um dos autores (CEG) descobriu que uma dose de ciclofosfamida (50 mg/m^2) administrada no início da evolução pode aliviar a gravidade da doença recorrente.

Reações locais

Muitas complicações foram associadas a irritação local ou produção de doença por produtos biológicos caninos e felinos. As reações locais após vacinação incluem dor, eritema, edema, irritação, perda de pelos, alteração na cor dos pelos e formação de abscesso. O eritema, o edema e a irritação costumam ocorrer 30 min a 1 a 2 semanas após a inoculação. O início de outros sinais ocorre em questão de dias a semanas. A dor pode ser causada por muitos componentes da vacina, como estabilizantes, pH alto ou baixo, osmolalidade alta, adjuvantes, temperatura fria ou conservantes. O edema é notado com maior frequência quando são usados produtos não infecciosos contendo adjuvantes ou produtos bacterianos, por causa da parede celular bacteriana e da proteína estranha derivada dos meios de cultura. Bacterinas parenterais com adjuvante de *Bordetella* e *Leptospira* e vacinas com vírus inativado e adjuvante contra a raiva, o FeLV e doenças respiratórias felinas têm sido mais comumente incriminadas. As reações locais que aumentam ou persistem por 2 a 3 meses após a vacinação devem ser avaliadas por aspirado com agulha ou biopsia, especialmente em gatos, porque os nódulos podem tornar-se sarcomas associados no local da injeção.

Contaminação

Ocorreram reações inflamatórias locais e sistêmicas devidas à inclusão inadvertida ou ao crescimento de pirogênios em vacinas. Frascos com múltiplas doses contribuem para esse problema. *Pseudomonas*, outras bactérias psicrófilas e fungos podem crescer mesmo quando armazenadas sob refrigeração. Altas quantidades de endotoxina em vacinas parenterais de células totais inativadas de *B. bronchiseptica* causaram manifestações sistêmicas, como depressão, calafrios, tremores e vômitos em cães,[56] bem como reações locais e abscessos. Produtos mais novos com níveis reduzidos de endotoxina aliviaram essa complicação, do mesmo modo que o desenvolvimento e o uso mais amplo de vacinas intranasais vivas modificadas. Para administrar qualquer vacina em cães e gatos, devem ser usadas seringas e agulhas estéreis individuais. Houve transmissão inadvertida de vírus atenuados quando foram reutilizados dispositivos limpos de maneira inadequada.[534]

Agentes adventícios

A maioria dos vírus cresce em cultura celular que contenha soro, quase sempre obtido de fetos bovinos, que em várias ocasiões foi a fonte de contaminação com vírus como o da diarreia viral bovina, o da língua azul, o parvovírus bovino e provavelmente outros.[231] A vacinação de fêmeas prenhes não é aconselhável, mas é feita em algumas circunstâncias. O vírus da língua azul cresceu sem ser detectado em uma vacina canina comercial e causou abortos, insuficiência cardíaca e dificuldade respiratória em cadelas prenhes vacinadas no último terço da gestação.[8,897] Os achados de necropsia foram efusão pleural sanguínea, efusão pericárdica serosa, congestão pulmonar, esplenomegalia e aumento de linfonodos mesentéricos. Os aspectos histológicos foram vasculite multifocal em órgãos parenquimatosos, pneumonia intersticial, edema miocárdico multifocal e degeneração de miofibras.[232] Não foi encontrada doença em cadelas não prenhes nem havia lesões nos fetos caninos abortados.[82] O vírus foi isolado de órgãos maternos e de um repositório do lote incriminado da vacina.

Foram encontrados micoplasmas e seu DNA, detectados pela reação em cadeia da polimerase (PCR; do inglês, *polymerase chain reaction*), em algumas vacinas veterinárias comerciais.[447] Verificou-se que o vírus da diarreia viral bovina contaminou um produto de VVM com vários componentes, mas não houve relatos de reações adversas por causa de sua existência. Parvovírus, inclusive o bovino e o porcino, foram encontrados como contaminantes em vacinas. Um retrovírus felino endógeno (RD-114) foi encontrado em vacinas de vírus vivos atenuados usadas em cães e gatos, acreditando-se que a fonte tenha sido células de rim felino de Crandell-Reese (CRFK; de *Crandell-Reese feline kidney*).[576,577,918]

Reações cutâneas focais granulomatosas e alopecia

Os adjuvantes usados em vacinas não infecciosas potencializam a resposta imune, criando um efeito de deposição que sequestra antígeno e estimula uma reação inflamatória mantida. Certas bactérias, em especial gram-negativas como *B. bronchiseptica*, podem servir como adjuvantes em vacinas com vários componentes. Por causa de certos adjuvantes, por vezes são formados nódulos firmes dérmicos ou subcutâneos nos locais em que são administradas vacinas em cães ou gatos.[341] Esses nódulos costumam regredir depois de 2 a 6 semanas, mas outras vacinas, como algumas contra FeLV e *Giardia*, causam reações semelhantes, mais comumente relatadas após vacinação antirrábica com produto inativado em cães e gatos.[341] As vacinas também podem causar máculas hiperpigmentadas visíveis na derme subjacente de raças sem pelagem protetora em algumas partes do corpo, como Poodle, Bichon Frisé e Briard.[58] Produtos sem adjuvante não causam essa reação adversa.

Em termos histológicos, os nódulos causados por vacina antirrábica com adjuvante caracterizam-se por vasculite não supurativa local na parede de vasos sanguíneos, com fluorescência específica do antígeno da raiva. A necrose central de tecido é circundada por uma reação granulomatosa com influxo de macrófagos e números variáveis de linfócitos, plasmócitos e eosinófilos. Os linfócitos são numerosos, e em muitos casos formam folículos. O material globular cinza-acastanhado localizado dentro da zona necrótica e no citoplasma de macrófagos representa adjuvante residual da vacina. Os macrófagos são capazes de transportar esse material para locais distantes, perpetuando e disseminando a reação. É possível que cães ou gatos que exibem tais reações sejam mais propensos a desenvolver anafilaxia quando recebem reforços subsequentes porque a vacina pode ser súbita e rapidamente absorvida pelo organismo. Além disso, é provável que os gatos predispostos a reações inflamatórias sejam mais propensos a ter sarcoma induzido por vacinação.[529]

Dermatopatia isquêmica

Uma dermatopatia isquêmica mais disseminada (generalizada ou multifocal) decorrente de vasculite cutânea foi associada à vacinação antirrábica, ocorrendo 1 a 5 meses após a administração.[609,879] As lesões disseminadas incluem ulceração, formação de crostas, hiperpigmentação e alopecia. Além da reação granulomatosa no local da vacinação, conforme descrito antes, podem ser encontradas lesões nos pavilhões auriculares, face, jarretes, cotovelos, coxins plantares e sobre proeminências ósseas. Os achados histopatológicos na derme incluem atrofia folicular, hialinização de colágeno e foliculite mural. Em um estudo, a atrofia vascular foi acompanhada por acúmulos nodulares de linfócitos, plasmócitos e macrófagos na derme profunda. Observou-se miopatia atrófica e isquêmica concomitante com fibrose em dois cães.[609,879] Foram encontrados depósitos de complemento na microvasculatura. O tratamento sintomático dessa dermatopatia multifocal incluiu glicocorticoides sistêmicos, pentoxifilina e vitamina E ou tacrolimo tópico. São necessários mais estudos para confirmar a associação dessa vacina às manifestações dermatológicas e elucidar sua patogenia.

Sarcomas associados ao local de vacinação em gatos

Esses sarcomas foram relatados pela primeira vez em 1991, mas a maioria dos casos de sarcomas em locais onde normalmente são injetadas vacinas foi observada desde meados ao final da década de 1980, após a introdução de vacinas mortas com alumínio como adjuvante contra a raiva e o FeLV. Presume-se que esses sarcomas tenham surgido em áreas de inflamação persistente causada por essas vacinas ou outras reações inflamatórias.[438,542,725,780a] Outras fontes de traumatismo em gatos também podem levar ao desenvolvimento de sarcomas.[193] Infecções por FeLV, FIV e papilomavírus não parecem estar envolvidas na suscetibilidade dos gatos.[215,419,432,434] Contudo, há relatos de sarcoma em gatos após o uso de outras vacinas que contêm adjuvantes e outros produtos injetáveis.[341,419] A injeção de penicilina benzatina, parasiticidas (lufenuron) ou mesmo glicocorticoides do tipo reposil ou suturas absorvíveis foram associadas a essa reação.* Suturas em tecidos profundos e lesões penetrantes nos olhos resultaram no surgimento de sarcomas em gatos. Os gatos são a única espécie em que foi relatada a ocorrência de sarcomas oculares traumáticos, mas ocorrem sarcomas em locais de injeção em outras espécies (p. ex., cães, furões, seres humanos), embora com frequência extremamente baixa.[571,823]

Acredita-se que o componente associado à maior inflamação pós-vacinal seja o adjuvante.[164,528,522,523,767] Entretanto, qualquer coisa capaz de estimular uma forte reação inflamatória poderia causar um sarcoma em local de injeção, com tais lesões também tendo se desenvolvido no local de aplicação de vacinas sem adjuvante. As reações inflamatórias no tecido consistem em proliferação de fibroblastos e miofibroblastos, bem como infiltração de linfócitos, macrófagos e outras células.[529] Além de fibrossarcomas, foram encontrados osteossarcomas, lipossarcomas, rabdomiossarcomas, condrossarcomas e histiocitomas malignos, entre outras neoplasias, em locais de injeção em gatos.[113] Dependendo da marca da vacina usada, 80 a 100% dos gatos vacinados com o vírus da raiva inativado desenvolvem reações inflamatórias locais. As reações inflamatórias (tumefações) a vacinas antirrábicas foram maiores do que as observadas às vacinas contra o FeLV. Não houve evidência de inflamação local causada por vacinas contra o FeLV sem adjuvante. Apesar da ocorrência microscópica comum, a prevalência dessas tumefações visíveis à observação macroscópica e palpáveis 21 dias após a vacinação foi tão alta como de 11,8 em cada 10.000 doses de vacina.[285] Alguns pesquisadores acreditam que essa resposta inflamatória é um pré-requisito para o desenvolvimento de sarcoma, embora tal teoria seja polêmica. Em geral, essas tumefações desaparecem em 3 meses. Os tumores, quando ocorrem, geralmente surgem entre 3 meses e 3,5 anos após a vacinação, sendo de 1 ano o tempo médio.

É provável que os sarcomas em locais de vacinação resultem de respostas hiperinflamatórias no tecido mesenquimal no local da inoculação. Eles também podem se originar em outros locais,

presumivelmente como resultado da migração de macrófagos contendo alumínio. Em tais tumores, prevalece o aumento do complexo de histocompatibilidade principal da classe II e de linfócitos que expressam CD11b e CD3.[109] Os níveis do fator do crescimento derivado de plaquetas (PDGF; do inglês, *platelet-derived growth factor*) estão aumentados nos sarcomas. Esse fator vem dos macrófagos e linfócitos no local do tecido lesado e é uma resposta normal à cicatrização da ferida. Pode ser que o acúmulo de produtos do gene supressor tumoral P53, observado em cerca de metade dos casos de sarcoma em local de injeção, represente mutações e disfunção nesse gene, indicando um mecanismo possível para o desenvolvimento tumoral.[348,349] Além disso, células mesenquimais de aspecto normal adjacentes às neoplasias também apresentam aumento da expressão do P53, o que talvez ajude a explicar a alta taxa de recorrência local após ressecção.[348,405] Em cultura celular, o dano ao DNA é causado por todos os tipos de produtos que contêm adjuvante, mas não pelas vacinas vivas contra doenças respiratórias felinas.[563] Em comparação com gatos que recebem vacinas antirrábicas inativadas com adjuvante, os vacinados contra o FeLV apresentam menos reações, em especial com produtos com adjuvante que não seja alumínio e aqueles sem adjuvante.[527,767] Vacinas antirrábicas sem adjuvante, em particular o produto com o vírus canaripox como vetor, causaram pouca ou nenhuma alteração inflamatória quando foram administradas a ratos,[529] gatos, furões e visões.[109] Ocorre inflamação da mesma magnitude após a vacinação com a administração subcutânea ou intramuscular, mas por essa última via a inflamação tem localização mais profunda. Massagear o local da vacinação só muda a forma, não o volume, da inflamação que ocorre depois.[525] A ocorrência de sarcoma não se restringe ao uso de vacinas que contêm sais de alumínio como adjuvantes. Outras vacinas antirrábicas e contra o FeLV também foram incriminadas,[95] porque qualquer coisa que cause inflamação nos tecidos de gatos suscetíveis pode resultar no desenvolvimento de sarcoma.

Embora a inflamação seja comum na maioria dos locais de administração de vacinas inativadas com adjuvante, o desenvolvimento de sarcoma no local da injeção é raro. Suspeita-se que haja um componente genético de suscetibilidade nos gatos, pois apenas alguns desenvolvem esses sarcomas. Gatos aparentados tiveram maior prevalência de desenvolvimento tumoral. Estudos citogenéticos poderão esclarecer melhor essa predisposição. Os linfócitos nesses sarcomas associados a vacinas são positivos para o PDGF e outras citocinas pró-inflamatórias.[339] A expressão do C-jun, um oncogene que codifica uma proteína (AP-1) associada à oncogênese celular *in vitro* nos sarcomas associados a vacinação, é forte.[339] Esses sarcomas contêm reatividade alterada dos MAB à proteína nuclear p53, um regulador crítico no ciclo celular.[109,348]

A prevalência estimada da ocorrência de sarcoma em local de vacinação nos EUA baseia-se nas biopsias feitas em 1 de cada 10.000 gatos vacinados.[229,418,498,528,556] Em uma pesquisa epidemiológica com clínicos veterinários, a prevalência estimada foi de 2,1 casos por 10.000 consultas de gatos ou 3,6 casos por 10.000 gatos.[142] No Reino Unido, onde as vacinas antirrábicas e contra o FeLV são menos usadas, foi relatada a variação de incidência de 0,021 a 0,61 sarcoma para cada 10.000 doses da vacina contra o FeLV usadas.[272,801]

Reforços anuais podem aumentar o risco de ocorrer sarcoma. A administração de vacinas ou reforços não é aconselhada. Em um estudo multicêntrico com controle de casos sobre o risco de ocorrência desses sarcomas, não se encontrou associação entre marca alguma de vacina ou fabricante e a formação de sarcoma.[419] Lamentavelmente, quase todas as vacinas administradas a gatos nesse estudo continham um adjuvante ou envolviam o uso de frascos com múltiplas doses; portanto, o risco desses parâmetros não pôde ser determinado com acurácia. Um fator de risco que foi associado ao desenvolvimento de sarcoma foi a administração de vacinas frias.

---

*Referências 89, 95, 227, 259, 285, 419, 498.

Foram sugeridos três métodos para reduzir a prevalência de sarcomas que envolvem o veterinário, o proprietário e o fabricante das vacinas (Boxe 100.4). O local mais comum desses sarcomas foi a área interescapular, presumivelmente por ser essa uma localização preferencial dos veterinários para inoculação em gatos. Deve-se evitar aplicar vacinas em tal área porque é difícil retirar neoplasias nela e pior ainda fazer a drenagem de reações inflamatórias, o que resulta em sequestro de adjuvantes. Foram feitas recomendações para administrar vacinas em locais especificados, de modo a possibilitar o rastreamento futuro de reações e nas extremidades, onde é mais fácil observá-las e removê-las.[655,724] Por exemplo, recorrendo a uma associação mnemônica, as vacinas contra a *raiva* podem ser aplicadas por via subcutânea na parte mais distal possível da pata traseira direita (*right* em inglês), e aquelas contra a *leucemia* no local correspondente da pata esquerda (*left* em inglês). Para maior facilidade e por conveniência, é possível aplicar as vacinas entre o joelho e o quadril. Embora a vacinação abaixo do joelho possa ser mais desejável, é preciso cuidado para não penetrar no músculo mais profundamente ou em tecidos conjuntivos como ligamentos ou tendões. A vacina contra VRF-CP é administrada no tecido subcutâneo sobre o ombro direito. Apesar do potencial de desenvolvimento de sarcoma, os benefícios em termos de saúde pública de se continuar a vacinação antirrábica compensam qualquer complicação. No entanto, espera-se que o desenvolvimento de novos produtos antirrábicos mais seguros reduza o risco de sarcomas associados a vacinações. Restringir a vacinação contra o FeLV é mais uma alternativa aceitável. Podem ser usados produtos sem adjuvante, animais que não correm risco não devem ser vacinados e aqueles sob risco moderado vacinados duas vezes quando filhotes, talvez de novo com 1 ano de idade e depois *nunca* mais. Vacinas parenterais opcionais conhecidas como causadoras de granulomas locais só devem ser administradas em gatos quando necessário e trouxerem benefício significativo. Um estudo comparou a prevalência de sarcoma em local de injeção em gatos antes e após a instituição das recomendações anatômicas em 1996.[780a] Observou-se redução na prevalência de tumores interescapulares, mas houve aumento na de tumores no membro pélvico direito onde

---

Boxe 100.4 | Práticas que podem reduzir a ocorrência de sarcomas associados a injeção em cães e gatos[a]

Veterinários

1. Verificar o perfil do animal e administrar vacinas apenas contra agentes que ofereçam risco de exposição ao animal. As vacinas usadas devem se basear nas necessidades de cada paciente. Não vacinar em excesso.
2. Fazer sorologia, quando for o caso (ver o texto), para determinar se são necessárias vacinas.
3. Usar produtos recombinantes com VVM e vetor, sem adjuvante, não infecciosos ou IN, quando disponíveis e eficazes.
4. Usar via SC em vez de IM. Ambas são capazes de causar formação tumoral, mas o desenvolvimento de tumor pode ser detectado mais cedo pela via SC.
5. Administrar vacinas diferentes em locais bem distantes entre si e usar uma localização consistente para reforços subsequentes.
6. Vacina contra a raiva no membro pélvico direito e contra HVF-C-P no ombro direito.
7. Não administrar vacinas no espaço interescapular.
8. Mapear e registrar esses locais, a marca da vacina e seu número de série.
9. Avisar o proprietário sobre o risco e a necessidade de monitorar os locais da vacinação. Informá-los quanto ao risco de reações sistêmicas e locais à vacina.
10. Reduzir o uso de vacinas que contenham adjuvantes à base de alumínio.
11. Identificar as vacinas obrigatórias (ver texto) e avaliar o risco de doenças das opcionais antes de vacinar.
12. Usar vacinas antirrábicas de dose única e sempre misturar bem.
13. Se forem usados frascos com múltiplas doses, o conteúdo deverá ser bem misturado antes do uso para dispersar uniformemente os adjuvantes.
14. Reduzir o uso de adjuvantes quando possível. Alguns produtos polivalentes combinados compõem a quantidade de adjuvantes por dose, enquanto outros têm menos que vacinas separadas.
15. Reduzir a frequência e o número de vacinações desnecessárias, como naquela contra o FeLV.
16. Deixar a vacina atingir a temperatura ambiente antes de usar.
17. Considerar reduzir a frequência de reforços em animais adultos.
18. Administrar reforços apenas dos antígenos necessários com base na DI.
19. Considerar propor medidas preventivas de saúde em vez de vacinações em consultas anuais.
20. Considerar o uso de vacinas tópicas com VVM para doenças respiratórias em áreas de alta prevalência.
21. Remover cirurgicamente tumefações que persistam por mais de 90 dias nos locais de vacinação.
22. Relatar todos os sarcomas associados a vacinação ao USDA, nos EUA, ou similar em outros países (ver Tabela 100.8).

Proprietários

1. Monitorar os locais de vacinação para ver se há aumento de tumefações.
2. Reduzir a coabitação com outros animais e melhorar a higiene para limitar a exposição e a necessidade de reforços repetidos.
3. Retornar para exame físico anual, independentemente da necessidade de vacinação.

Fabricantes

1. Estabelecer a DI dos produtos para a frequência apropriada de reforços.
2. Desenvolver vacinas para vias parenterais.
3. Reduzir, alterar ou eliminar adjuvantes que induzem a formação de sarcoma.
4. Desenvolver e comercializar vacinas monovalentes.

Organizações e associações veterinárias

1. Trabalhar com os governos locais para assegurar que as exigências de vacinação antirrábica sejam compatíveis com as recomendações do(s) produto(s) liberado(s) existente(s) e a DI e estejam alinhadas com as recomendações do Compendium of Animal Rabies Prevention and Control nos EUA ou similares em outros países.
2. Continuar a atualizar e publicar diretrizes sobre as práticas de vacinação.
3. Providenciar fundos para estudos para determinar ou documentar a segurança e a eficácia das vacinas existentes.
4. Estimular os fabricantes e agências governamentais a instituírem relatos consistentes, eficazes e acessíveis sobre eventos adversos induzidos por vacinas.

DI, duração da imunidade; *FeLV*, vírus da leucemia felina; *HVF-C-P*, herpes-vírus felino (vírus da rinotraqueíte felina [VRF])-calicivírus-panleucopenia; *IM*, intramuscular; *IN*, intranasal; *SC*, subcutânea; *USDA*, Departamento de Agricultura dos EUA; *VVM*, vírus vivo modificado.
Recomendações de The Feline Sarcoma Task Force, American Association of Feline Practitioners (Referência 726), e do Committee for Veterinary Medicinal Products, European Union (Referência 28).
[a]Referências 419, 542, 725.

a vacina antirrábica foi administrada. A maior prevalência de tumores nos tecidos subcutâneos das partes laterais direita e esquerda do abdome foi atribuída à inoculação inadvertida nesses locais enquanto se tentava fazer isso na parte distal de um membro.

Também podem ser feitas recomendações para monitorar os locais de vacinação, porque a detecção e a remoção precoces de sarcomas proporcionam a melhor possibilidade de cura (Boxe 100.5). Após a inoculação, o proprietário deve monitorar os locais de vacinação por 12 semanas. A maioria das massas que se desenvolve até 3 semanas após a vacinação é de granulomas que se resolvem em 1 a 2 meses, embora alguns persistam. Se a massa aumentar durante o período de observação, deve-se fazer a excisão local. A remoção precoce da massa granulomatosa reativa pode reduzir a resposta imune global à vacina, porém o mais importante será diminuir a possibilidade de surgir um sarcoma. Se a massa continuar a aumentar depois de 3 meses, é provável que o aumento esteja relacionado com o crescimento de um sarcoma. Se houver suspeita dessa condição, deve ser feita uma biopsia com agulha ou incisional em cunha. Só a biopsia excisional (lumpectomia após esse período raramente é curativa e pode servir para disseminar o tumor no local, dificul-

---

Boxe 100.5 — Recomendações para monitorar sarcomas associados ao local de injeção

Monitoramento diagnóstico:

Monitoramento do local da injeção: registrar o local, a forma e o tamanho (em três dimensões) de quaisquer massas que ocorram em locais de injeção.

Outros critérios diagnósticos e para tratamento necessários se houver tumefação:

Persistência por mais de 3 meses após a vacinação

Aumento superior a 2 cm de diâmetro

Aumento de tamanho após 1 mês

Se a massa tiver qualquer um dos critérios diagnósticos citados:

Fazer biopsia incisional em cunha ou com agulha (*tru-cut*) para diagnóstico (não fazer aspirados)

Planejamento terapêutico:

Fazer o estadiamento do tumor e a triagem do paciente por meio de hemograma completo, perfil bioquímico sérico, urinálise e radiografia torácica.

Acrescentar triagem para FeLV e FIV, mais por uma questão prognóstica do que etiológica.

Consultar um oncologista para fazer o planejamento terapêutico multimodal.

Quando possível, usar TC ou RM para avaliar a localização e a disseminação do tumor no corpo.

Nunca fazer "lumpectomia" ou "retirada em concha" do tumor.

Mesmo a cirurgia agressiva costuma ser incompleta, a menos que muito precoce.

Pode ser necessário realizar radioterapia ou quimioterapia em conjunto com a cirurgia.

Submeter toda a massa removida a exame histopatológico.

Comunicar ao fabricante do produto e ao USDA (nos EUA; ver Tabela 100.8) ou similar a ocorrência de todos os sarcomas confirmados à histopatologia. http://www.aphis.usda.gov/animal_health/vet_biologics/vb_adverse_event.shtml.

Submeter novamente o gato a exame físico mensal para acompanhamento nos primeiros 3 meses e depois a cada 3 meses pelo menos no primeiro ano.

FeLV, vírus da leucemia felina; *FIV*, vírus da imunodeficiência felina; *RM*, ressonância magnética; *TC*, tomografia computadorizada; *USDA*, Departamento de Agricultura dos EUA.
A informação foi adaptada das recomendações da Vaccine-Associated Feline Sarcoma Task Force.[590,725]

---

tando a cirurgia definitiva subsequente. Mesmo a excisão cirúrgica ampla resultou em taxa de falha de 30 a 70%. A cirurgia radical combinada com irradiação local foi aconselhada.[151,128,437] Em geral, os sarcomas são localmente invasivos, mas foi relatada metástase em até 22% dos casos.[228,350,736,744] Alguns gatos submetidos apenas a tratamento cirúrgico sobreviveram por mais de 2 anos. O tempo mediano de sobrevida foi de 608 dias em um estudo, com variação de 85 a 2.291 dias.[184] Quando o tumor se localizava nos membros, o tempo para surgir a primeira recorrência foi maior do que com tumores no tronco. Embora a cirurgia combinada com tratamento farmacológico, com ou sem radioterapia, seja benéfica, muitos gatos sucumbem apesar dessa abordagem.[530] Foram publicados estudos sobre o tratamento desses tumores.[324,556,704] Recomendações sobre a conduta com relação a esses tumores também estão disponíveis *on-line*.[590,725]

Doença sistêmica

Pode ocorrer doença sistêmica a curto prazo que se caracteriza por febre e mal-estar, decorrente de uma infecção autolimitada após vacinação com VVM dentro de tecidos linfoides locais. Essa doença, que comumente não dura mais de 1 a 2 dias após vacinação, em geral explica a anorexia transitória e a depressão notada em animais vacinados recentemente. Raras vezes são indicados anti-inflamatórios, antipiréticos ou outros tratamentos de suporte. A vacinação com VVM contra o FPV resultou em doença clínica grave caracterizada por febre, diarreia e leucopenia em filhotes de gatos infectados 60 dias antes com o FIV.[87] Acredita-se que uma vacina trivalente intranasal contra o FPV contendo VVM cause enterite viral em gatos coinfectados por *Salmonella*.[246] A vacina foi reformulada, mas a vacinação intranasal contra o FPV não é tão eficaz quanto a parenteral e podem ocorrer falhas quando se confia na vacinação primária.[759]

Produtos de *Chlamydophila,* tanto atenuados quanto inativados, são capazes de causar doença sistêmica em pequeno número de gatos 1 a 3 semanas após a vacinação. Os sinais clínicos incluem febre (41°C), letargia, fraqueza, anorexia e rigidez. O tratamento a curto prazo com glicocorticoides ou analgésicos pode ajudar a aliviar esses sinais clínicos.

A inoculação parenteral inadvertida de *B. bronchiseptica* atenuada e da vacina contra o CPIV destinadas a uso intranasal causou dor e tumefação localizadas, pirexia, vômitos, leucocitose madura, hipercolesterolemia, hipoalbuminemia, aumento da atividade da fosfatase alcalina e da alanina aminotransferase e hipercloremia em um cão acometido.[852] À biopsia hepática, encontrou-se necrose hepatocelular difusa. Em outros casos, a doença pode ser fatal. O tratamento dessas reações abrange o sintoma com aplicação diária de compressas quentes no local da injeção, anti-inflamatórios sistêmicos conforme necessário e antibacterianos como gentamicina, tetraciclina ou trimetoprima-sulfonamida. Acredita-se que o tratamento parenteral com gentamicina associado a líquidos subcutâneos no local da injeção assim que se percebe o erro seja muito importante nessa condição potencialmente fatal.

Complicações do sistema nervoso central

Pode ocorrer doença neurológica como uma reação pós-vacinal em cães e gatos. Foi relatada encefalomielite rábica após vacinação com produtos contendo VVM. A maioria das vacinas antirrábicas liberadas para cães e gatos em todo o mundo não são infecciosas, embora na Europa haja uma com VVM liberada. Nunca se deve usar vacina antirrábica com VVM em carnívoros exóticos porque não há certeza quanto à suscetibilidade dessas espécies à doença induzida pela vacina. De fato, tais vacinas não devem ser usadas nesses animais, a menos que sejam absolutamente necessárias e haja certeza de que não causarão doença na espécie em questão.

A raiva induzida por vacina em cães e gatos após vacinação com VVM começa com paralisia no membro inoculado em 7 a 21 dias e progride em direção cranial. O processo costuma ser bilateral à medida que a paralisia progride.[51,55,659] Os gatos acometidos tiveram paralisia progressiva do NMI, com rigidez extensora incomum dos membros. A sensação de dor e a função reflexa estavam diminuídas de maneira ascendente. A progressão para acometimento do membro anterior e intracraniano foi mais comum nos gatos acometidos, enquanto os cães em geral apresentaram recuperação completa em 17 dias a 2,5 meses. A injeção na musculatura cervical, mais perto do cérebro, foi associada a prevalência muito maior de complicações neurológicas. Um aspecto peculiar da paralisia em alguns gatos é um sinal de hiperextensão dos membros, em vez de paralisia flácida. Animais com raiva induzida por vacina não representam risco para a saúde porque o vírus é atenuado e não é excretado na saliva. Devido à dificuldade para se distinguir o vírus da vacina do virulento, deve-se entrar em contato com virologistas e autoridades de saúde pública para saber o que fazer com o animal acometido (ver Capítulo 20). A raiva induzida por vacina não deve ser um problema quando são usadas vacinas inativadas, a menos que contenham vírus vivo de maneira inadvertida.

Foi relatada encefalomielite após vacinação contra o VC em cães, especialmente em filhotes caninos muito jovens ou imunossuprimidos (ver *Cinomose*, adiante, e *Prevenção*, no Capítulo 3). A doença, que pode parecer uma condição aguda ou crônica mais progressiva, é causada por uma infecção não produtiva dos neurônios pelo VC contido na vacina.[605] Como resultado, em geral a doença não acomete a substância cinzenta no diencéfalo, no mesencéfalo e no bulbo, embora tenha sido observado acometimento cortical e da medula espinal.[126] Sinais sistêmicos são incomuns. Diferentemente do que ocorre nas infecções convencionais pelo VC, a progressão no SNC pode cessar e os cães podem sobreviver com melhora clínica ou déficits neurológicos residuais.[126] Uma cepa Rockborn de VC vivo modificado aumentou a frequência de encefalomielite pós-vacinal causada por esse enterovírus quando acrescentada a um produto combinado que antes causava poucas complicações ou nenhuma.[126] Foi relatada cinomose pós-vacinal após imunossupressão em cães com quimioterapia citotóxica (ver a discussão anterior sobre coadministração de agentes citotóxicos ou glicocorticoides, no tópico intitulado *Influências sobre a resposta à vacinação*) e em associação à infecção por CPV virulento (ver *Enterite pelo parvovírus canino*, adiante).

Ocorreram disfunção cerebelar e atrofia das células de Purkinje em 3 de 6 filhotes caninos que receberam vacina antissarampo com VVM quando tinham 6 semanas de idade,[234] mas tal observação parece incomum, pois o vírus do sarampo em geral não se replica de modo algum em cães. Vacinas com VVM contra o FPV e o CPV não devem ser administradas a fêmeas prenhes nem a animais com menos de 4 semanas de idade, porque podem causar displasia cerebelar (ver Capítulos 8 e 9).[6,713,749] Casos de hipoplasia cerebelar em gatas ou cadelas prenhes vacinadas com parvovírus atenuado são raros porque a maioria dos veterinários sabe dessa contraindicação. A vacinação parenteral com uma das primeiras vacinas atenuadas liberadas contra o CoVC foi associada a vasculite disseminada e meningite em cães, similar à PIF em gatos acometidos.[544,903]

Infecções pré-natais e neonatais

Se forem administradas vacinas durante a prenhez, as infecções induzidas por elas poderão causar malformação ou morte do feto ou infertilidade e aborto na mãe. Também poderá ocorrer infecção neonatal após o uso de vacinas de VVM contra o CPV ou o FPV em filhotes caninos ou felinos com menos de 4 semanas de idade. Embora algumas vacinas possam ser seguras, a recomendação geral é evitar aquelas com VVM em fêmeas prenhes. Além disso, a menos que especificado na bula que são seguras para uso em fêmeas prenhes, em geral animais nesse estado não devem receber vacinas não infecciosas porque há possibilidade de que ocorram reações alérgicas sistêmicas capazes de prejudicar a gestação.

Doença respiratória

A administração intranasal de vacinas resulta em início e nível de proteção com anticorpo secretor superiores aos observados com a administração parenteral. Pode ocorrer doença clínica como um evento pós-vacinal quando são usadas vacinas intranasais contra infecções por CVF, HVF-1, CPIV, CAV-2 ou *B. bronchiseptica*. A síndrome clínica leve em geral é autolimitada, mas os organismos podem causar inflamação do trato respiratório ou o estado de portador, ou disseminar-se para outros animais suscetíveis. Os gatos costumam ser acometidos de maneira mais grave, em comparação com cães. Isso tem limitado o uso das vacinas intranasais em gatos, porque os proprietários costumam ficar preocupados mesmo quando os sinais clínicos que ocorrem são discretos. Vacinas parenterais com VVM contra doenças respiratórias podem ser liberadas inadvertida ou acidentalmente no ambiente ou na pelagem, ou aerossolizadas durante a administração. Isso pode causar reações pós-vacinais similares ou mais graves do que os produtos intranasais porque os vírus em vacinas administradas por via parenteral não são atenuados na mesma magnitude das cepas destinadas a inoculação intranasal. Em alguns gatis de raças puras onde há imunodeficiências genéticas, provavelmente é melhor evitar o uso de vacinas respiratórias com VVM por causa do potencial de induzirem doença respiratória. É provável que gengivoestomatite ulcerativa crônica e faucite sejam causadas por hipersensibilidade à infecção persistente com CVF (ver Capítulos 14 e 88). Deve-se monitorar qualquer progressão das lesões bucais após reforço de vacinações contra a infecção por CVF. Um dos autores (CEG) observou ativação de ulceração bucal após reforço de vacinação em gatos portadores.

Síndrome da claudicação febril de gatos

É um problema notado em filhotes de gatos após o uso de produtos contendo CVF atenuado. Em geral, a doença ocorre em filhotes com menos de 6 meses de idade e 21 dias após a vacinação.[153,154] Os animais apresentam claudicação, anorexia e febre já 7 dias após a imunização. É comum haver pirexia, e alguns gatos mostram sinais simultâneos de doença respiratória, com ou sem ulceração bucal. Os filhotes arrastam a perna e exibem hiperestesia, que não pode ser localizada em uma articulação particular. Os sinais clínicos se resolvem com o tratamento sintomático com líquidos, antibacterianos e analgésicos; a recuperação completa é notada em 7 dias. Uma teoria sugere que os filhotes vacinados poderiam ter o vírus de campo em incubação na época da vacinação, o que desencadeia uma resposta hiperimune e poliartrite imunomediada resultante. No entanto, a premissa mais provável é a de que o vírus da vacina se dissemina para as articulações a partir de viremia após inoculação, com uma resposta inflamatória subsequente. Ocorre claudicação semelhante em gatos não vacinados que adquirem a infecção natural com o CVF. Em um caso, o vírus vivo foi recuperado da articulação de um gato acometido.[503] Os resultados da análise do líquido sinovial indicaram aumento das concentrações de células mononucleares. Tais achados foram mais compatíveis com uma infecção viral do que com um processo imunomediado.

Letargia, depressão mental, anorexia e claudicação foram relatadas em gatos 7 a 21 dias após vacinação com produtos contendo *Chlamydophila*.[545,546,806] Como a doença clínica é branda e a reação à vacinação em geral é mais grave, não se recomenda o uso rotineiro de vacinas com *Chlamydophila*.

Poliartrite em cães

Observou-se poliartrite em cães jovens (com 1,3 a 2,4 anos de idade) com início súbito de claudicação entre 3 e 15 dias após vacinação.[445] Os achados anormais à análise do líquido sinovial indicaram aumento da contagem de células nucleadas (4.000 a 72.000 células/ $\mu\ell$), com predominância de neutrófilos (30 a 90%, média de 80%). Os sinais clínicos resolveram-se 2 dias após o tratamento com analgésicos não esteroides e tetraciclina.

Doença associada à vacina em cães jovens da raça Akita

Famílias de cães da raça Akita parentes próximos desenvolveram poliartrite imunomediada 3 a 29 dias após terem recebido vacinas com VVM e com menor frequência e rapidez após receberem vacinas não infecciosas[192,910] (ver também Capítulo 94). Por volta da décima sexta semana de idade, em geral os cães desenvolvem sinais que consistem em febre cíclica, dor articular, leucocitose neutrofílica e anemia arregenerativa. Foram observados níveis elevados de enzimas hepáticas, creatinocinase e azotemia. A análise do líquido articular revela poliartrite purulenta asséptica. O tratamento com glicocorticoides ajuda a aliviar os sinais clínicos, mas recidivas são frequentes e podem ser necessárias doses de glicocorticoides cada vez maiores. Infelizmente, doses altas de glicocorticoide por muito tempo são capazes de ocasionar hiperadrenocorticismo iatrogênico. Em geral os cães são submetidos à eutanásia por volta dos 2 anos de idade, por causa de doença inflamatória sistêmica progressiva, amiloidose e insuficiência renal em decorrência da amiloidose glomerular. A doença pode ser induzida por uma imunodeficiência com maior suscetibilidade a organismos de vacinas ou exposição coincidente a outros do ambiente ou da flora comensal. A condição tem muitas semelhanças com a síndrome de febre recorrente, poliartrite e amiloidose renal em cães da raça Shar-pei chinesa (ver Capítulo 94).

Osteodistrofia hipertrófica e celulite juvenil associadas à vacina, notadas especialmente no Weimaraner

Observou-se uma síndrome após a administração de vacinas combinadas, inclusive com VVM contra o VC, caracterizada por febre, tumefação de membro, alterações radiográficas típicas de osteodistrofia hipertrófica (ODH) e manifestações sistêmicas variáveis como linfadenomegalia, diarreia, piodermite, ulceração bucal e tosse decorrente de pneumonia.[188,331] Em geral, as reações se desenvolvem após uma segunda dose da vacina dada entre 8 e 20 semanas de idade.[189] Os sinais costumam começar 1 a 27 dias após a vacinação, com média de 10,5 dias. Os cães mais comumente acometidos têm sido os da raça Weimaraner jovens (com 2 a 5 meses de idade), em seguida cães de outras raças de grande porte e ocasionalmente de pequeno porte. Casos típicos de celulite juvenil têm sido associados a essa síndrome.[363,535] Na experiência de um dos autores (CEG), alguns cães com celulite juvenil podem ter evidência radiográfica de ODH, mesmo quando lesões dérmicas concomitantes são a manifestação predominante. A ocorrência simultânea dessas duas síndromes após vacinação contra o VC sugere que elas podem estar relacionadas com infecção pelo vírus atenuado da vacina contra cinomose em um hospedeiro imunocomprometido. Entretanto, a possibilidade de infecção pelo VC virulento em cães incompletamente protegidos pela vacinação não pode ser excluída. O VC virulento também foi associado a osteodistrofia metafisária em cães (ver Capítulo 3). A raça Weimaraner mostra-se mais suscetível a problemas quando expostos ao VC virulento por causa de imunodeficiências de base genética (ver Capítulo 94). Em geral, essa síndrome ocorre após a administração da segunda dose da vacina anti-VC contendo VVM em filhotes caninos.

Leucocitose é a principal anormalidade laboratorial, embora se possa observar neutropenia. Foram observados níveis plasmáticos baixos de proteína, IgG e IgM. O tratamento com doses anti-inflamatórias de glicocorticoides (0,5 a 1 mg/kg/dia de prednisolona) durante 1 a 3 semanas em nível reduzido gradualmente é adequado para a resolução dos sinais. Essa síndrome foi mais comum com a vacinação com as cepas Rockborn, Snyder Hill e certas Onderstepoort de vacinas. Os veterinários são aconselhados a usar a cepa Onderstepoort menos virulenta ou a vacina contra a cinomose recombinante com vetor canaripox na imunização subsequente de cães acometidos ou quaisquer vacinações na raça Weimaraner (ver Tabela 100.9). Um esquema alternativo de vacinação que pareceu reduzir essa reação no Weimaraner foi a administração separada dos imunógenos do parvovírus, da cinomose, do adenovírus e de *Leptospira* por intervalos de 2 semanas entre cada.[331] Cães no grupo que recebeu os antígenos separados só desenvolveram reações de ODH após a administração da segunda vacina com a fração de cinomose, e então apenas naquela vez. Filhotes caninos que receberam os imunógenos da cinomose, do parvovírus e outros combinados no intervalo de 4 semanas desenvolveram graus variáveis de reação com ODH após cada dose do esquema de vacinação. Os cães que desenvolveram ODH não tiveram títulos de anticorpo mensuráveis pelo menos até o protocolo de imunização ser completado. Eles também tinham níveis baixos de IgG antes da imunização.

Como certas linhagens genéticas de Weimaraner são propensas a desenvolver esse problema, cães dessa raça devem ser vacinados de maneira diferente e submetidos a teste sorológico 1 mês após se completar a série de vacinação, para assegurar a imunização bem-sucedida contra o VC e o CPV. É possível tentar um método alternativo de vacinação se a vacina contra VC com VVM estiver causando problemas; pode-se usar o produto combinado com vetor canaripox porque ele não contém VC vivo. O antígeno da vacina contra cinomose com vetor canaripox é tão eficaz quanto o da vacina com VVM após a administração de três doses no período de 9 a 12 semanas, começando na sexta semana de idade. Outra recomendação é restringir o uso de produtos com antígenos combinados, como a bacterina de *Leptospira*, nesses cães durante a série primária de vacinação, porque esses produtos podem suprimir uma resposta imune já tênue.

Eliminação do agente da vacina

A eliminação do vírus ou bactéria da vacina, que ocorre com produtos intranasais atenuados, também ocorre após a administração de vacinas parenterais como aquelas contra o parvovírus de origem canina e felina (fezes), o CAV-1 (urina) e o CAV-2 (secreções respiratórias). Essa eliminação pode servir para vacinar outros animais suscetíveis da mesma espécie que tenham contato com secreções infectadas. Embora o potencial exista, não se demonstrou reversão para virulência na espécie visada de qualquer agente que tenha sido eliminado como resultado de vacinação com vacinas veterinárias disponíveis no comércio. Contudo, é preciso cautela ao vacinar espécies mistas de animais, em especial quando animais exóticos e silvestres estão em contato com um animal doméstico que esteja eliminando o agente da vacina.

Influência sobre a disposição de fármacos

Há uma influência potencial das vacinas ou infecções virais sobre a disposição de fármacos porque elas induzem a síntese de IFN, que por sua vez inibe os sistemas enzimáticos hepáticos. Esse fator poderia prolongar os efeitos de fármacos eliminados por metabolismo oxidativo, como a aminofilina, barbitúricos, lidocaína, propranolol, cloranfenicol, tilosina, griseofulvina e trimetoprima, mas não foram realizados estudos para demonstrar esse efeito potencial.

Resultados falso-positivos ao teste e formação de autoanticorpo

Soro bovino ou outras proteínas em cultura celular podem causar interações que conferem baixos níveis de resultados falso-positivos à sorologia para detectar alguns agentes infecciosos. As vacinas para doença respiratória felina ou panleucopenia em geral são cultivadas em células CRFK. Para determinar se há reatividade cruzada, filhotes de gatos foram vacinados com CRFK ou extratos de tecido renal felino (TRF) ou com o produto comercial que inclui uma vacina intranasal ou uma de três parenterais.[469,471] Os gatos vacinados com CRFK, extratos de TRF ou vacinas parenterais desenvolveram níveis séricos mensuráveis de anticorpo contra o TRF.[470] Gatos vacinados por via subcutânea têm respostas de anticorpo maiores às células CRFK do que aqueles vacinados por via intranasal. Em estudos subsequentes, quando gatos foram sensibilizados pela administração repetida de lisados parenterais de células CRFK com adjuvante ou vacinas combinadas de VVM HVF-CVF-FPV, apenas alguns que receberam lisados de células CRFK apresentaram evidência histopatológica de inflamação renal.[467] Não se sabe se esses achados laboratoriais influenciam o desenvolvimento de inflamação renal após vacinação parenteral rotineira de gatos. Em outro estudo, inoculou-se uma variedade de vacinas com VVM em gatos, por via subcutânea ou intranasal, inativadas ou recombinantes, contra o HVF, o CVF e o FPV,[896] observando-se aumento variável nos anticorpos séricos contra CRFK nos gatos vacinados por via subcutânea, em contraste com a administração intranasal. Embora possivelmente circunstancial, foi relatada glomerulonefrite membranoproliferativa em um Cocker Spaniel de 7 meses de idade que tinha sido vacinado uma vez por mês desde que tinha 1 mês de vida.[634] A vacinação rotineira em cães da raça Beagle de pesquisa com vacinas polivalentes e antirrábicas foi associada ao aumento nos autoanticorpos teciduais específicos da espécie.[776] Nesses cães, o aumento ocorreu nos anticorpos antitireoglobulina bovina, enquanto nos cães de proprietários observou-se o aumento nos anticorpos antitireoglobulina canina após vacinação. Não se sabe se esses aumentos são um artefato do teste de reatividade cruzada ou um indicador de autoimunidade estimulante da tireoide. Os cães da raça Beagle vacinados que receberam uma série neonatal de 6 vacinas, seguida por reforços a cada 6 meses, começando com 1 ano, não tiveram maior prevalência de tireoidite, avaliada à necropsia, do que os cães de controle não vacinados.[777] Portanto, a evidência limitada não confirma a conclusão de que a vacinação repetida afeta a função da tireoide. A vacinação de cães ou gatos com parvovírus ou VC vivos modificados também pode causar resultados falso-positivos quando são usados testes ELISA ou baseados na PCR para detecção viral.[169,653]

Imunossupressão

Houve preocupação com os efeitos deletérios potenciais de vacinas atenuadas sobre a resposta imune, especialmente durante a vacinação de animais nunca antes vacinados. Para que sejam eficazes, os próprios antígenos de vacinas atenuadas têm de produzir infecção transitória, que acarreta ativação imunológica e às vezes imunossupressão potencial. Vacinas polivalentes podem causar linfopenia e suprimir a resposta de linfócitos a mitógenos quando o teste é feito na primeira semana após a vacinação.[818] Os componentes individuais dos antígenos não causam esse problema com tanta frequência quanto os produtos combinados. Em um relato sobre cães, os antígenos combinados do VC e do CAV foram incriminados como causa de imunossupressão.[667] Quando são combinados antígenos em uma vacina, é preciso testá-los para mostrar que a combinação não suprime a resposta imune aos mesmos antígenos administrados separadamente. Observou-se que alguns cães com demodicose localizada desenvolveram doença generalizada 2 semanas após a vacinação com produtos combinados.[304] No entanto, em abrigos de animais, quando cães são vacinados assim que chegam, é raro observar exacerbação de demodicose focal. Foram observadas salmonelose clínica e suspeita de enterite por parvovírus concomitante em um gatil com infecção endêmica por *Salmonella* após vacinação intranasal com FPV, HVF e CVF vivos modificados.[245] A encefalite da cinomose induzida pela vacina foi observada em filhotes caninos com 3 semanas de idade vacinados com VC vivo modificado que estavam coinfectados por CPV virulento (ver Capítulo 8). Em certas circunstâncias, também se suspeitou de vacinas inativadas terem causado imunossupressão transitória. Quando bacterinas de *Leptospira* são usadas em combinação no início da série primária de vacinação de filhotes caninos, podem reduzir a resposta sorológica aos antígenos virais, em comparação com a dos filhotes que não as recebem.

Risco da vacina intranasal contra *Bordetella bronchiseptica* para a saúde humana

A *B. bronchiseptica*, uma causa de doença respiratória em cães e gatos, pode infectar seres humanos (ver discussões sobre a bordetelose nos Capítulos 6, 14 e 99). A maioria dos casos de infecção humana por esse organismo ocorreu em indivíduos imunocomprometidos.[288] Crianças jovens, idosos e pessoas infectadas pelo vírus da imunodeficiência humana ou com a síndrome da imunodeficiência adquirida são as mais suscetíveis. Em geral, as infecções envolveram o trato respiratório ou a contaminação de feridas cirúrgicas ou traumáticas. Em um caso, suspeitou-se de que uma vacina intranasal atenuada contra *Bordetella* tenha causado infecção respiratória em um menino com 14 anos de idade.[63] Um veterinário aspergiu inadvertidamente a face do menino (enquanto ele continha seu cão) com um aerossol que continha CPIV e *B. bronchiseptica*. Cinco dias depois, o menino apresentou tosse paroxística e os sinais clínicos persistiram por 3 a 4 meses. O menino foi tratado com antibacterianos e se recuperou. Não foram feitas culturas de seu sistema respiratório, mas, em investigação subsequente, foram cultivados dois isolados distintos morfologicamente de *B. bronchiseptica* da vacina. Como não houve outros casos de doença respiratória na escola do menino nem entre seus contatos familiares, presumiu-se que a infecção tenha sido causada pela vacina, mas isso não foi comprovado. Em outra situação, isolou-se *B. bronchiseptica* resistente a macrolídeo do trato respiratório de um lactente humano.[705] O cão da família tinha sido vacinado há pouco tempo com uma vacina intranasal contra *B. bronchiseptica*, porém o isolado era geneticamente diferente. Embora a transmissão de cepas vacinais atenuadas para pessoas não tenha sido confirmada, indivíduos imunocomprometidos podem correr maior risco. Uma mulher adulta submetida antes a transplante de rim e pâncreas sob tratamento imunossupressor com sirolimo e micofenolato mofetil[281] desenvolveu pneumonia por *B. bronchiseptica* logo após seu cão ter recebido uma vacina intranasal atenuada contra *B. bronchiseptica*. Pelas razões exemplificadas por esses casos, os veterinários devem reconsiderar a maneira como administram vacinas intranasais em seus pacientes. Quando possível, o animal deve ser contido por funcionários da clínica ou hospital, não por seus proprietários. Se os proprietários estiverem presentes durante a administração, deve-se evitar que lactentes, crianças, mulheres grávidas, idosos ou indivíduos imunossuprimidos fiquem a uma distância inferior a 2 a 3 m. Uma alternativa é retirá-los do consultório ou levar o animal para outro local para realizar a administração desses produtos.

Recomendações para vacinação contra doenças específicas

As doenças a serem discutidas são aquelas para as quais há vacinas comerciais disponíveis. Para mais informação, devem ser consultados os capítulos específicos de cada doença.

Vacinação de carnívoros exóticos

Muitos carnívoros não domésticos são vacinados contra doenças de cães e gatos com vacinas caninas e felinas comerciais. A menos que absolutamente necessário, não devem ser usados produtos com VVM em espécies exóticas, porque podem causar doença clínica e, além disso, sempre há um potencial de reversão para virulência da cepa atenuada em um hospedeiro estranho. Ao vacinar contra a raiva, só devem ser usadas vacinas não infecciosas. Existem vacinas antirrábicas recombinantes com vetor para animais silvestres e um produto parenteral com vetor canaripox para gatos. Os produtos antirrábicos mortos e recombinantes devem ser testados e usados somente depois que sua eficácia e sua segurança puderem ser demonstradas na espécie exótica em questão. Devido ao risco de cinomose induzida pela vacina, houve preocupação em usar vacinas contra a cinomose com VVM em carnívoros não domésticos, porém produtos virais totais não infecciosos foram ineficazes. Vacinas com VC derivado de embrião de galinha parecem ser seguras nesse aspecto para espécies como o furão doméstico, mas podem causar doença no furão-de-pata-preta. O produto de escolha é a vacina recombinante com vetor canaripox, que provou ser segura e efetiva em furões.[811] Nos EUA, o USDA Animal and Plant Health Inspection Service (APHIS)[15] propôs permitir que lobos e híbridos deles com cães sejam inoculados com as mesmas vacinas usadas em cães.[21] Similarmente, propôs-se considerar o mesmo com relação a híbridos de gatos com tigres-de-bengala. A vacinação desses animais desperta questões legais e éticas que envolvem os veterinários e as autoridades de saúde pública. Onde não é permitido ter esses animais como animais de companhia, eles não devem ser vacinados, mas os veterinários podem fazê-lo em áreas onde seja permitido tê-los como animais de estimação. O proprietário precisa ser notificado, de preferência por escrito e como parte do consentimento informado, de que a eficácia de vacinas nesses animais não está comprovada. A suscetibilidade a infecções caninas e felinas e as recomendações para a vacinação de carnívoros silvestres ou exóticos estão resumidas na Tabela 100.10.

Exigências de vacinação para transporte de animais

O embarque interestadual de animais com doenças infecciosas ou recém-expostos a elas é proibido nos EUA. Cada estado tem suas regras estabelecidas, que normalmente incluem o exame físico e vacinação antirrábica atual.[868] A informação geral está disponível nas regulamentações atuais do USDA (*http://www.usda.gov*), do APHIS (*http://www.aphis.usda.gov*), do Departamento de agricultura do Canadá (*http://www.agr.gc.ca*), do Bureau of Animal Health na Austrália (*http://www.animalhealthaustralia.com.au*), do Ministry of Agriculture no Reino Unido (*http://ww2.defra.gov.uk*) e em órgãos similares em outros países. No Boxe 100.6 há uma lista dos endereços desses departamentos na Internet. A regulamentação para viagens mundiais está disponível em *http://www.pettravel.com./passportnew.cfm* e *http://www.aphis.usda.gov/regulations/vs/iregs/animals.*

Na União Europeia (UE), os animais podem viajar entre os países membros desde que não tenham sinais de doença, sejam identificados por uma tatuagem ou um *microchip* implantado, estejam vacinados e tenham o certificado de vacinação aprovado pela OMS e assinado por um veterinário, bem como um passaporte animal com identificação individual clara.[19]

Foram acrescentadas emendas para regulamentar a importação de animais para áreas onde a raiva foi extinta, como o Reino Unido e a Irlanda. Para ficar com um animal originário de fora da UE, o proprietário precisa ter licença de importação e manter o animal por, no mínimo, 6 meses de quarentena em instalações apropriadas após a chegada. Se os títulos de anticorpo forem medidos e o animal estiver saudável, poderá ser dispensado da quarentena. Animais de países que fazem parte da UE devem ser originários de uma instituição registrada e ter nascido e sido mantidos em cativeiro desde o nascimento, sem contato com animais silvestres. Eles precisam ser identificados com um *microchip* e vacinados contra a raiva pelo menos 6 meses antes do embarque e com 12 semanas de idade, no mínimo. Após a vacinação, o teste sorológico aceito internacionalmente, como o RFFIT ou FAVN, precisa demonstrar título protetor contra a raiva

Tabela 100.10	Vacinação de famílias de carnívoros terrestres e sua suscetibilidade a doenças infecciosas de cães e gatos.[a]						
	Suscetibilidade						
Doença	**Canídeos[b]**	**Felídeos[c]**	**Procionídeos[d]**	**Ursídeos[e]**	**Mustelídeos[f]**	**Viverrídeos[g]**	**Hienídeos[h]**
Cinomose[i]	+/+	–/–	+/+	+/–	+/–	?/±	?/?
Panleucopenia felina[i]	–/–	+/+	+/+	?/?	+/+	?/±	–/–
Hepatite infecciosa canina[i]	+/+	–/–	–/–	+/–	–/–	–/–	?/±
Doença respiratória felina	–/–	+/+	–/–	–/–	–/–	–/–	–/–
Parainfluenza	+/+	+/–	?/?	?/?	?/?	?/?	?/?
Raiva	+/+	+/+	+/+	+/+	+/+	+/+	+/±
Leptospirose	+/+	+/–	+/±	+/–	+/±	+/±	+/±

+, sim; –, não; ±, opcional;?, incerta.
[a]Para fontes de referência, ver Fowler ME, Theobald J. 1978. Immunity procedures, pp. 613-617. *In* Fowler ME (ed.): *Zoo and wild animal medicine*. WB Saunders, Philadelphia; Appel MJ. 1987. Virus infections of carnivores. *In* Horzenik MC (series ed.): *Virus infections of vertebrates*, vol. 1. Elsevier, New York; Appel MJ. 1988. Comunicação pessoal. Cornell University, Ithaca, NY; 1981. Suscetibility of various exotic animals to canine distemper and feline distemper viruses. Norden Laboratories, Lincoln, NE; Sedgwick CJ. 2005. Comunicação pessoal. Aromas, CA.
[b]Coiote, dingo, cão doméstico, chacal, cão-guaxinim, lobo, raposa-vermelha, raposa-prateada. Na última, só devem ser usadas vacinas contra cinomose de cultura de tecido de galinha com vírus vivo modificado (VVM) ou não infecciosas, ou recombinantes com vetor.
[c]Guepardo, leão, jaguar, gato-do-mato, jaguatirica.
[d]Bassarisco, quati, jupará, guaxinim, panda-pequeno. Na última espécie, só devem ser usadas vacinas contra cinomose canina ou felina não infecciosas recombinantes com vetor. Para mais informação sobre a suscetibilidade do guaxinim, ver Referência 408.
[e]Ursos, panda-gigante. O último e algumas espécies de urso, como o negro americano, devem receber vacinas não infecciosas contra a cinomose canina e felina. Para mais informação sobre a suscetibilidade do panda-gigante, ver Referência 514.
[f]Furão, marta norte-americana, furão das Américas Central e do Sul, fuinha, visão, lontra, marta-zibelina, gambá, carcaju, texugo. Em furões, só devem ser usadas vacinas com VVM de cultura de tecido de galinha ou recombinantes com vetor de células de mamíferos.
[g]Urso-gato, *linsang*, gato-de-algália. Mangustos e suricatos estão na família relacionada Herpestidae e devem ser tratados de maneira semelhante.
[h]Hiena.
[i]Vacinas não infecciosas são preferíveis, quando disponíveis.

Boxe 100.6 | Endereços na Internet de algumas agências governamentais envolvidas na importação/exportação de pequenos animais

Australian Bureau of Animal Health: *http://www.animalhealthaustralia.com.au*

Canadian Department of Agriculture: *http://www.agr.gc.ca*

United Kingdom Ministry of Agriculture: *http://ww2.defra.gov.uk*

United States Department of Agriculture (USDA): *http://www.usda.gov*

USDA Animal and Plant Health Inspection Service: *http://www.aphis.usda.gov*

de pelo menos 0,5 UI/mℓ. Se o teste for feito após a primeira vacinação, deverá ser entre o primeiro e o terceiro meses após a vacinação. Estão sendo consideradas outras alterações nessa lei porque o uso de um título absoluto tem limitações.[17] Em cães, os níveis dos títulos de anticorpo induzidos pela vacinação são baixos no caso de certas vacinas e diferentes raças, para cães de grande porte e para aqueles com menos de 1 ano de idade.[428] Para mais informação sobre teste sorológico e prova da imunização contra a raiva para transporte de animais, ver Capítulo 20.

Recomendações para vacinação antirrábica de cães e gatos

Profilaxia pré-exposição

As vacinas têm sido extremamente eficazes na redução da prevalência da raiva em cães. Como resultado, a incidência de casos humanos diminuiu de maneira substancial,[124] porém a incidência relativa da raiva felina aumentou. As primeiras vacinas antirrábicas, derivadas de tecido nervoso de animais infectados, desencadeavam reações autoimunes graves no SNC. Subsequentemente, foram cultivadas vacinas mais purificadas com VVM, extraneurais, produzidas em embrião de aves e meios de cultura de tecido. Infelizmente, certas vacinas com VVM causaram raiva pós-vacinal em cães e gatos (ver discussão prévia sobre *Complicações do sistema nervoso central*). Por causa desse problema, a tendência tem sido usar vacinas antirrábicas inativadas, em vez daquelas com VVM. Nos EUA não existem mais vacinas antirrábicas com VVM, mas na Europa foi liberada uma vacina antirrábica com VVM atenuado geneticamente e em alguns países do mundo há vacinas com VVM. Todas as vacinas antirrábicas com VVM têm de ser administradas por via intramuscular em uma parte da coxa. O VVM requer fixação a terminações nervosas para ser eficaz, as quais são mais numerosas no músculo que no tecido subcutâneo.

As vacinas antirrábicas inativadas apresentam alto teor viral, e é preciso acrescentar adjuvantes como hidróxido de alumínio. Produtos combinados que contêm o antígeno da raiva foram liberados para gatos e cães.[464] Tais modificações, necessárias para a transformação da raiva inativada em imunogênica, podem ser associadas a um grau maior de reações alérgicas e neoplásicas, em especial em gatos (ver *Complicações pós-vacinação*, anteriormente). Em geral, as vacinas com o vírus da raiva inativado administradas por via intramuscular costumam desencadear respostas imunes mais fortes que as observadas com a administração subcutânea, mas as primeiras estão associadas a reações alérgicas mais sistêmicas. Uma vacina antirrábica felina recombinante com vetor é eficaz em gatos. O produto só é liberado para uso anual. Vacinas com DNA de base recombinante mostraram-se protetoras em cães,[737] mas não estão à venda. Embora as vacinas antirrábicas liberadas sejam altamente eficazes, há casos esporádicos de raiva em cães ou gatos vacinados.[511,598] Para mais informação sobre as vacinas antirrábicas, consulte o Capítulo 20.

Quanto às recomendações para as vacinas antirrábicas usadas nos EUA, deve-se consultar o *Compendium of Animal Rabies Vaccines*, publicado pela National Association of State Public Health Veterinarians.[603] Em suma, tanto cães quanto gatos devem receber sua primeira vacina antirrábica aos 3 meses de idade, não antes disso, porém a vacina antirrábica recombinante felina já pode ser administrada na oitava semana de idade. As vacinas antirrábicas costumam ser administradas durante a primeira consulta da série de vacinação neonatal. Os reforços subsequentes são administrados 1 ano ou 3 anos depois, dependendo das recomendações do fabricante e das leis de saúde pública locais. Embora as vacinas inativadas em geral requeiram duas doses em uma série com intervalo de 2 a 4 semanas para proporcionar proteção completa, as vacinas antirrábicas podem conferir proteção adequada apenas com uma dose. O procedimento de desafio para vacinas antirrábicas liberadas envolve a administração de uma dose quando os animais têm 12 a 16 semanas de idade e reforço 1 a 3 anos depois, de acordo com o produto. Eles, então, são submetidos a desafio para demonstrar se estão protegidos. Produtos que protegem por 1 ano em geral são liberados como produtos para 3 anos quando mostram que conferem a mesma proteção ou melhor na época do desafio aos 3 anos que os produtos de 1 ano. Nos EUA, apenas alguns estados, cidades ou localidades exigem a vacinação antirrábica a intervalos menores do que o trienal após um reforço com 1 ano. Apesar do uso de vacinas antirrábicas, ocorrem falhas e cães tiveram raiva.[148] Para mais informação, ver Capítulo 20. Pela confusão que a vacina antirrábica poderia causar no diagnóstico e no tratamento, não é recomendável manter animais silvestres como animais de estimação; no entanto, quando necessário vacinar, só devem ser considerados produtos não infecciosos ou recombinantes com vetor. Embora administradas a carnívoros silvestres, as vacinas antirrábicas orais têm o uso restrito pelos programas governamentais de controle da raiva.

A vacinação antirrábica de gatos é obrigatória em algumas áreas dos EUA e opcional em outras. As exigências para vacinação variam de anual a trienal. Como a incidência de raiva em gatos é maior do que em cães e outros animais domésticos,[67] a National Association of State Public Health Veterinarians recomenda a exigência da vacinação de gatos.[603]

Profilaxia pós-exposição

Apesar das exigências para vacinação contra a raiva animal, animais domésticos não vacinados são expostos e precisam de proteção após serem mordidos por animais potencialmente com raiva. O estado do Texas tem um protocolo que consiste na vacinação imediata com uma vacina antirrábica, o período de isolamento restrito de 90 dias e o reforço da vacina durante a terceira e a oitava semanas de isolamento.[902] Esse esquema foi altamente eficaz quando avaliado em mais de 1.000 animais durante o período de 10 anos, sem registro de falhas.

Recomendações para vacinação canina

Vacinas caninas obrigatórias

A avaliação das primeiras vacinas comercializadas, que teve início na década de 1950, mostrou que nem todos os filhotes caninos mantinham títulos protetores de anticorpo contra o VC após a série inicial e, às vezes, ocorria infecção em cães após desafio com o vírus virulento, em especial quando o intervalo entre os reforços era maior. Portanto, foram recomendados reforços anuais porque os testes sorológicos são mais difíceis e onerosos do que a revacinação. Durante o período seguinte, a prevalência de muitas doenças para as quais foram criadas vacinas diminuiu de maneira significativa.

Na última década, a menor frequência de doença em comparação com a informação relatada sobre reações adversas associadas à revacinação anual levantou a seguinte questão: "*Estamos vacinando* *com muita frequência*?" Isso criou um dilema clínico, de modo que cientistas veterinários e consultores de profissionais veterinários categorizaram as vacinas como obrigatórias (*core*) e opcionais (não *core*). O conceito foi customizar a inclusão de cada antígeno com base nas necessidades de cada animal e seu ambiente.* As vacinas *obrigatórias*, recomendadas para todos os cães, incluem antígenos do VC, do CAV, do CPV-2 e do vírus da raiva. As vacinas opcionais são aquelas usadas para evitar ou tratar doenças como a respiratória infecciosa, a leptospirose, a enterite por coronavírus, a borreliose de Lyme e a giardíase. Tais doenças são menos graves, as vacinas disponíveis contra elas são menos eficazes ou o animal pode ter exposição limitada com base em fatores geográficos ou utilitários. As vacinas opcionais em geral precisam ser administradas anualmente ou com maior frequência, com base no potencial de exposição.

Cinomose. A imunidade contra o VC baseia-se tanto em respostas humorais (de anticorpo) como mediadas por célula (IMC). Contudo, a magnitude da resposta de anticorpo antiviral circulante no hospedeiro na época da exposição determina se um cão está protegido contra a infecção em questão (ver *Prevenção*, no Capítulo 3, e *Estimativas do título de anticorpo após a vacinação*, anteriormente, neste capítulo). A vacinação é extremamente importante para evitar essa doença, mas ainda assim ela ocorre por causa da baixa taxa de vacinação em cães em muitos abrigos e de rua, onde o VC é endêmico.[663] Um estudo que envolveu desafio por exposição intravenosa ao VC virulento, 4 h ou 1 semana após a vacinação, mostrou que as vacinas com VVM e recombinante com vetor conferiam proteção igual, e o intervalo maior oferecia proteção mais completa.[480] Portanto, a imunização passiva em geral não é considerada para a proteção contra essa doença em filhotes caninos suscetíveis expostos. As vacinas mortas ou não infecciosas conferem proteção incompleta ou de curta duração e não estão liberadas na maioria dos países. Embora as vacinas contra o VC tanto com VVM como recombinantes com vetor sejam altamente eficazes para a proteção de cães contra a cinomose, nem todas proporcionam o mesmo grau e a mesma duração de proteção.[727] Uma desvantagem da vacinação com VVM é a quantidade de resultados falso-positivos para detecção viral no soro até 4 semanas após a vacinação.[794]

A vacinação contra a cinomose em geral é feita em combinação com outros antígenos, principalmente do CAV, do CPV-2 e do CPIV, a intervalos de 3 a 4 semanas, começando quando o filhote está com 6 a 9 semanas de idade. Embora as vacinas anticinomose disponíveis sejam capazes de superar os ACM quando o animal já está com 12 semanas de idade, elas diferem nessa capacidade, mesmo entre os produtos recombinantes e os convencionais com VVM.[707,727] Quando usadas quando o filhote tem 12 semanas de idade ou mais, a maioria das vacinas contra a cinomose é capaz de conferir proteção sólida.[762] A cepa Onderstepoort, que de início foi adaptada a embrião de galinha, depois de outras aves e por fim a células de mamífero, em geral, mas nem sempre, é menos imunogênica que as cepas Rockborn e Snyder Hill adaptadas a células caninas. Há evidência de que, com o tempo, ocorreram alterações genéticas em algumas cepas da vacina anti-VC e, apesar de não haver mais produtos com a cepa Rockborn, ela pode ser recuperada de animais clinicamente acometidos e de vacinas usadas no campo.[175,264a,543] Portanto, é importante a análise genética dos isolados de doença associada à vacina.[782] Cepas menos atenuadas são associadas a um risco maior de infecções induzidas por vacina. Foram feitos aprimoramentos em muitos produtos comparáveis com VVM. Filhotes caninos com menos de 4 semanas de idade não devem ser vacinados com esses produtos. Nessa idade, pode-se considerar uma vacina com vetor canaripox se estiver disponível uma monovalente.

No passado, foi recomendada uma vacina contra o sarampo humano (MV) combinada com uma para a cinomose na primeira vacinação, por causa do alto risco para os filhotes que tinham entre 4 e 6 semanas de idade, porém seu uso atual é limitado (ver Capítulo 3). Como alternativa, é possível usar a vacina recombinante com vetor canaripox, que expressa os antígenos virais HA e F, para imunizar filhotes com títulos positivos de ACM contra o VC. Essa vacina pode conferir proteção precoce contra o VC em uma idade em que as vacinas convencionais com VVM falham nesse sentido. Ela também pode ser usada em filhotes caninos imunocomprometidos e carnívoros silvestres, em vez das vacinas com VVM. Um produto similar foi liberado especificamente para furões.[645,811] Para filhotes caninos, vacinados primeiro com o produto recombinante entre 7 e 9 semanas de idade, são necessárias apenas duas doses da vacina, com intervalo de 3 semanas.[648] A vacina recombinante estimulou a produção de anticorpo em filhotes caninos com ACM[648,762] e reforçou os títulos em cães adultos vacinados antes com uma variedade de vacinas com VVM.[473] Devem ser administradas duas doses da vacina com VVM ou recombinante em cães com mais de 16 semanas de idade quando da sua primeira vacinação. Uma única vacinação com VVM confere forte proteção em animais ainda não vacinados, mesmo na ausência de ACM, mas uma segunda dose irá garantir proteção mais duradoura. Após a série primária, os cães devem ser vacinados novamente 12 meses depois ou com 1 ano de idade. Do mesmo modo, em seres humanos, mostrou-se que um segundo reforço contra o sarampo durante a série primária de vacinação confere proteção mais durável e melhor do que uma única dose quando as crianças são imunizadas depois da perda dos ACM.[178,267]

A vacinação de cães contra a cinomose com VVM pode ser eficaz para evitar a doença, mesmo quando feita até 72 h após *exposição inicial* (ver *Prevenção*, no Capítulo 3). A vacina com VVM (produto monovalente, isto é, sem outros antígenos) deve ser administrada sempre que ocorrer exposição, em particular quando se desconhece a história de vacinação. Além disso, a vacinação monovalente contra o VC foi protetora quando administrada imediatamente a cães de laboratório antes que entrassem em contato com cães infectados por cinomose.[480] Entretanto, essa proteção nem sempre é absoluta no campo, porque ainda ocorrem surtos de cinomose em abrigos de animais cujos cães foram vacinados quando chegaram com produtos recombinantes ou que continham VVM.

No caso de animais com mais de 1 ano de idade, não é preciso administrar reforços da vacina anticinomose menos que trienais, com base no risco de exposição. A evidência em que isso se baseia é confirmada por estudos de desafio com o vírus virulento e sorologia após a vacinação (ver Tabela 100.5). Na ausência de exposição ao VC, dois terços dos cães testados tinham títulos protetores de anticorpo 8 a 10 anos após a vacinação.[425] Em outro estudo, encontrou-se uma DI mínima de 7 anos da cepa Rockborn do VC após a vacinação, conforme determinado por desafio e até de 15 anos por sorologia.[760] De maneira semelhante, a DI baseada em dados de desafio ou sorológicos, respectivamente, foi de 5 e 9 anos para vacinas Onderstepoort comercializadas nos EUA e igual ou superior a 3 anos para a recombinante.[760] Com cepas menos protetoras, como certas vacinas antigas da Onderstepoort vendidas na Europa, a imunidade pode diminuir com o tempo (p. ex., 3 ou mais anos) em cães que não recebam reforços periódicos.[450] No entanto, cães com mais de 2 anos de idade em geral mantêm melhor seus títulos de anticorpo do que animais mais jovens.[727] Títulos adequados à NV desenvolveram-se em 90% dos cães vacinados. Cães de laboratório estavam protegidos contra a infecção quando submetidos a desafio até 5 a 7 anos após a vacinação.[758] Ocorreram alguns surtos de cinomose quando foram usadas vacinas menos protetoras, os títulos da revacinação tinham diminuído ou a pequena exposição ambiental aumentou (ver *Vacinação*, no Capítulo 3).[69,210,282,328] Com base nos títulos sorológicos,

---

*Referências 163, 240, 366, 443, 654, 655.

a DI da vacina recombinante contra o VC é de pelo menos 3 anos, similar à das vacinas com VVM.[481] Ver antes uma discussão completa desse assunto e sobre cinomose em *Duração da imunidade e estudos de desafio* e na Tabela 100.5. Como uma viremia sistêmica suscetível a anticorpo neutralizante, a cinomose é uma doença na qual os títulos de anticorpo são um meio eficaz de se determinar o nível de proteção em um animal vacinado. Deve-se notar que, se ocorrer soroconversão após vacinação, isso indica que o animal não tem imunidade estéril e a administração da vacina proporcionou alguma proteção adicional de reforço.

Houve alguma preocupação de que surtos de cinomose poderiam ser causados por baixa imunidade resultante de diferenças entre isolados de campo e cepas vacinais. Embora tenham sido encontradas diferenças genéticas em cepas de ocorrência natural,[73] os resultados de estudos mostram proteção similar qualquer que seja o isolado, sem relatos de variantes antigenicamente diferentes o bastante dos vírus vacinais para causar preocupação.[413,414] Em Chicago, um surto de cinomose em cães que foram adotados em uma comunidade foi rastreado até chegar a guaxinins infectados que habitavam a mesma instituição de controle animal. Um surto correspondente no jardim zoológico local foi atribuído a um surto silvestre e aos guaxinins que vagavam pelas dependências do zoológico. A análise das cepas encontradas nos guaxinins que morreram e nas epizootias do zoológico por vários anos mostrou variação genotípica e fenotípica dos vírus responsáveis pelos surtos.[488] Todavia, os resultados de estudos limitados em cães[759] mostraram proteção cruzada entre as cepas, sugerindo que o contato entre os animais e a coabitação na instituição de controle animal foram responsáveis por esses surtos, embora ainda sejam necessários mais estudos e monitoramento.

Raramente ocorre cinomose em um cão vacinado, porém, quando um vírus virulento se encontra em altos níveis e o cão tem outras doenças concomitantes, está imunossuprimido ou sua resposta genética é fraca ou ausente, a doença pode se desenvolver. Em todas as raças há indivíduos incapazes de desenvolver uma resposta imune que os proteja quando desafiados com vírus virulento. Tais animais não são imunossuprimidos, e sim seu sistema imune não consegue reconhecer imunodeterminantes importantes (os antígenos HA e F) do VC. Cerca de 1 em cada 1.000 a 1 em cada 10.000 cães não respondem ao VC.[759] Tal proporção talvez seja maior em certas raças e sem dúvida será em certas famílias de cães. Estimou-se que ocorre encefalomielite pós-vacinal em aproximadamente 1 caso por 10.000 doses das vacinas anti-VC com as cepas mais virulentas.[759] A encefalomielite induzida pela vacina, também denominada polioencefalite com corpúsculo de inclusão, em geral se desenvolve 7 a 15 dias após a vacinação em cães imunossuprimidos ou com determinados lotes ou cepas de vacina (ver Capítulo 3 e *Complicações pós-vacinação*, anteriormente). As cepas Rockborn e Snyder Hill produzem a imunidade mais forte, mas implicam o maior risco de doença encefalítica após a vacinação. Portanto, é preciso cautela para evitar usar vacinas contra a cinomose com VVM em certos cães, especialmente neonatos com menos de 3 meses de idade que tenham um distúrbio de imunodeficiência conhecido ou suspeito ou estejam recebendo tratamento imunossupressor. A vacinação de carnívoros exóticos com VVM contra a cinomose deve ser feita com cuidado ou não realizada, pois tais produtos podem induzir encefalite.[209] Para mais informação sobre esse assunto, ver *Prevenção*, no Capítulo 3.

Hepatite infecciosa canina. (Ver também Capítulo 4.) O anticorpo sérico contra o vírus causador da hepatite, CAV-1, protege contra essa doença citolítica de disseminação sistêmica, sendo eficaz se derivado de ACM, de soro administrado de maneira passiva ou produzido após vacinação. A vacinação contra a HIC reduziu muito a ocorrência dessa enfermidade antes disseminada e potencialmente fatal. Poucos, se alguns, casos de hepatite são vistos em animais com mais de 6 meses de idade, o que sugere proteção a longo prazo após vacinação com VVM ou recuperação de infecção natural. Originalmente, as vacinas continham o CAV-1 vivo modificado, mas na década de 1970 foram substituídas pelo CAV-2 relacionado antigenicamente e mais seguro, e agora a maioria dos produtos contém esse último antígeno. As vacinas com o CAV-1 foram associadas a mais casos de uveíte alérgica do que na infecção natural pelo CAV-1. Quando se usa o antígeno do CAV-1, em geral é um produto inativado. Em áreas onde os índices de vacinação são altos, raramente se observa HIC em cães domesticados. Apesar disso, existe um reservatório contínuo em animais silvestres, podendo ainda ocorrer surtos ou casos isolados quando a vacinação de filhotes caninos é adiada ou incompleta. Por essa razão, a vacinação contra o CAV-2 é considerada obrigatória.

A eliminação de CAV vivos modificados e a alta estabilidade viral têm sido responsáveis pela imunização inadvertida mas benéfica de muitos cães contra a hepatite. No entanto, as regulamentações em muitos países exigem que vírus de vacinas não sejam eliminados. Por essa razão, em algumas partes do mundo há vacinas com o CAV-1 e com o CAV-2. A vacinação contra a HIC em geral é feita em combinação com aquela contra cinomose, CPIV e CPV-2, sendo administrada pela primeira vez quando o animal está com 6 a 9 semanas de idade. Quando se utiliza um produto inativado, é preciso um reforço anual, enquanto em muitos casos os produtos com VVM conferem imunidade por pelo menos 3 anos (ver Tabela 100.5). Embora o intervalo de 3 anos seja razoável para reforços, estudos baseados em desafio e dados sorológicos indicam que o intervalo pode ser até de 7 a 9 anos, respectivamente, no caso das vacinas contra o CAV-2 com VVM.[760]

Enterite pelo parvovírus canino. A vacinação contra a enterite causada pelo CPV é essencial porque esse vírus é contagioso e muito estável no ambiente. É provável que a exposição a ele ocorra no início da vida e, como os filhotes caninos são suscetíveis, podem infectar-se. (Ver também *Prevenção*, no Capítulo 8.) Cães jovens com história de vacinação insuficiente são muito propensos a desenvolver infecções pelo CPV.[286] Mesmo antes da primeira vacinação, por vezes os filhotes de cadelas vacinadas apresentam CPV virulento nas fezes, conforme demonstrado por métodos de PCR altamente sensíveis.[742] Antes do desmame, é provável que a replicação de vírus entéricos em filhotes caninos seja suprimida pela proteção dos ACM no soro e localmente pelos do leite da mãe.

O vírus infeccioso sobrevive por 1 ano pelo menos em solos arenosos ou de argila, o que explica como o vírus infecta continuamente novas ninhadas de lobos (*Canis lupus*) no ambiente silvestre, muitos anos após programas de repovoamento serem postos em prática.[8a,335,566,761] O solo no covil dos lobos permanece infectado ano após ano. Tal achado enfatiza que mais de 90 a 95% dos cães em determinada população podem ter sido imunizados com sucesso no sentido de evitar a disseminação da infecção.

As vacinas são produzidas a partir de uma ampla variedade de isolados e genótipos de CPV-2, mas todos antigenicamente relacionados. As vacinas com VVM estão disponíveis nos tipos convencionais ou potencializados, embora a maioria das comercializadas seja do último tipo (ver Capítulo 8). Como em outras doenças, as vacinas contra o CPV com VVM têm maior DI e, o mais importante, estimulam a imunidade muito mais cedo do que as vacinas mortas. Ocorre eliminação pós-vacinal do vírus da vacina com as vacinas de VVM. Contudo, esse tipo de eliminação não tem significado clínico e pode causar soroconversão em animais não vacinados em contato e resultados positivos fracos ao ELISA fecal para parvovírus[373] (ver Capítulo 8). Infelizmente, a disseminação fecal-oral ou a administração tópica de VVM não fornecem proteção adequada contra o CPV porque o vírus não alcança o tecido linfoide em concentração suficiente, em comparação com a administração parenteral. Se não houver ACM, a proteção durante a imunização primária poderá ser fornecida por uma injeção de CPV-2 vivo modificado ou duas doses da vacina morta. As vacinas mortas em si podem não ter uma DI tão prolongada quanto a das vacinas com VVM, porém, em condições de campo, a proteção conferida permite que a imunidade do filhote canino seja reforçada pela exposição subsequente ao vírus virulento. Como as vacinas inativadas conferem menos imunidade que os produtos com VVM, a maioria dos fabricantes deixou de produzi-las. Em contraste com as vacinas inativadas, aquelas com VVM podem proporcionar um alto nível de anticorpo e imunidade estéril que não evita apenas a ocorrência da doença, mas também de infecção ou a eliminação do vírus após desafio com vírus virulento. Por essa razão, cães mantidos em grandes grupos devem ser vacinados com vacinas com VVM, para que não eliminem o vírus virulento que poderia causar um surto.

A vacinação contra a enterite por CPV está indicada antes da sexta à oitava semana de idade quando a prevalência da doença é alta ou os filhotes caninos são privados de colostro. A vacinação de filhotes que ainda tenham altos níveis de anticorpos maternos, com um produto de CPV potencializado e iniciando na quarta semana de idade, reduziu a janela de suscetibilidade à infecção por CPV virulento, em comparação com os filhotes que não receberam sua primeira vacina até a sexta semana de idade.[172] Os produtos atenuados não são recomendados para filhotes caninos com menos de 4 semanas de vida por causa do dano potencial causado pelo CPV-2 às células em divisão rápida, como as do miocárdio ou do cerebelo. Produtos com VVM também não são recomendados para cães imunossuprimidos nem cadelas prenhes. Animais gravemente imunossuprimidos ou espécies caninas exóticas podem desenvolver doença a partir do CPV-2 de vacinas. Se filhotes caninos ainda não vacinados, muito jovens ou imunossuprimidos estiverem em ambientes de alto risco e precisarem de proteção imediata, deve-se considerar a administração de soro imune (ver *Imunização passiva*, anteriormente).

Uma vacina parenteral com CPV-2 foi liberada para filhotes caninos com 4 semanas de idade ou mais, como um produto monovalente ou bivalente. O ideal é que as cadelas sejam vacinadas com produtos de CPV-2 contendo VVM 2 meses antes do cruzamento, e nunca devem ser vacinadas com VVM enquanto estiverem prenhes. Caso já esteja prenhe com um nível incerto de anticorpos, a cadela pode receber duas doses da vacina inativada monovalente contra o CPV-2 com o intervalo de 3 a 4 semanas no período final da gestação, mas esses produtos não foram aprovados para uso em animais prenhes e é possível que as reações induzidas pela vacinação causem aborto ou parto prematuro. A falta das vacinações e uma série incompleta são fatores importantes no desenvolvimento de enterite por CPV. É provável que as falhas observadas em um esquema de vacinação aparentemente *bom* em cães jovens (com menos de 2 anos de idade) ocorram por causa do bloqueio dos ACM, cujos níveis podem cair abaixo dos que são protetores, o que requer vacinação precoce em áreas de alta contaminação ambiental. As cepas de vacinas atenuadas não são tão eficazes no sentido de superar a imunidade materna como o CPV virulento, o que resulta em um período de suscetibilidade. No passado, os fabricantes alegavam que uma única dose de suas vacinas *convencionais* contra o CPV-2 superava a imunidade materna antes da sexta semana de idade. Em geral, os títulos antes da vacinação eram baixos nas ninhadas comprovadamente protegidas em idades tão precoces pelas vacinas convencionais. Era comum haver falhas dos produtos convencionais em imunizar filhotes caninos com 18 a 20 semanas de idade, mesmo que já não houvesse ACM contra um vírus virulento, em muitos casos, por volta da sexta à nona semana de idade.

Os fabricantes conseguiram encurtar o período de suscetibilidade quando as vacinas são ineficazes mediante o uso de cepas mais imunogênicas, elevando o título do vírus por dose da vacina e diminuindo a passagem seriada, o que resulta em vacinas *potencializadas* contra o CPV-2.[101,476-478] A maior imunogenicidade desses novos produtos de CPV desenvolvidos desde 1995 (ver discussão adiante) conferiu imunidade à maioria dos filhotes caninos vacinados quando tinham 12 semanas ou mais de idade. A alta eficácia dos novos produtos nesses filhotes resultou em recomendação para administrar uma série completa de vacinações, com doses a cada 3 a 4 semanas, até os filhotes terem pelo menos 16 semanas de idade.[554,655] Com as vacinas potencializadas, a *janela de suscetibilidade* raramente é superior a 2 semanas. O clínico deve notar falhas da vacina no período entre 6 e 8 meses de idade, e então poderá ser necessário estender a série inicial de vacinação em filhotes caninos pelo menos até a décima oitava semana de idade. Em contraste, certas raças de cães ou filhotes nascidos de cadelas com altos títulos de anticorpo podem não responder às vacinas convencionais com o CPV-2 (a maioria liberada antes de 1995) até a vigésima semana de idade. Os produtos convencionais remanescentes no mercado são aqueles destinados à venda sem receita em *pet shops* e por catálogo, embora essas vacinas estejam gradualmente sendo retiradas de circulação. Como no caso da cinomose, certas raças parecem ser mais clinicamente suscetíveis à doença causada pelo CPV-2 e, em algumas delas, há indivíduos que respondem pouco, ou não o fazem, às vacinas existentes contra o CPV-2. As raças incriminadas incluem Dobermann Pinscher, American Staffordshire Terrier, Rottweiller e Pastor-alemão.[377] As estimativas são de que 0,1% dos cães não respondem ao CPV-2 e 1 a 5% o fazem em pequena escala, certas raças em maior número e outras menos.[754,759]

Por causa da grande quantidade de vírus excretada por cães infectados, só a vacinação costuma ser insuficiente para interromper o ciclo da infecção por CPV, especialmente em abrigos. Pode ser que filhotes caninos precisem ser isolados desde o nascimento até a décima sexta semana de idade, a partir da exposição ao vírus até o controle de um surto. Eles devem ser mantidos fora de parques, instituições de passagem ou cuidados diários, exposições e sem ter contato com outras ninhadas até que recebam uma dose da vacina ou tenham mais de 16 semanas de idade. A vacinação e a infecção simultâneas com o CPV-2 do tipo selvagem costumam resultar em doença, o que contrasta um pouco com a infecção pelo VC, que tem um período de incubação maior.

É preciso cuidado ao vacinar filhotes caninos com doença causada pelo CPV-2. Há um problema potencial com encefalite pós-vacinal com o VC se forem administradas vacinas com VVM neurotrópico (ver Capítulo 3). Portanto, são recomendadas vacinas com a cepa Onderstepoort do VC ou recombinantes quando estão ocorrendo surtos concomitantes causados pelo CPV.

A DI mínima em cães que se recuperaram de infecção subclínica com o vírus virulento ou nos vacinados com VVM em que foi produzida imunidade é de 7 anos. Casos de infecção pelo CPV-2 em cães idosos suscetíveis são incomuns e, portanto, esses cães não precisam de reforços anuais. Os programas de vacinação anuais continuam por causa do uso de vacinas com múltiplos antígenos. A revacinação de cães imunes ao CPV não costuma causar um aumento significativo (de quatro vezes) no título de anticorpo. Tal achado indica que o anticorpo preexistente neutralizou o vírus da vacina antes que ele pudesse estimular células imunes. Portanto, a vacinação periódica anual ou trienal pode não melhorar a proteção imune já estabelecida contra essa doença. De maneira semelhante, a produção de soro hiperimune mediante a vacinação repetida de doadores de sangue também seria difícil. Em um estudo feito com 106 cães vacinados contra o CPV-2 nos 1 a 4 anos anteriores, apenas um cão teve aumento de quatro vezes no título de anticorpo após revacinação, porque tinha título baixo à IH (< 160) antes do reforço.[758]

Um desvio de determinantes antigênicos e na composição genética do CPV-2 começou a ocorrer por volta de 1981 com a cepa CPV-2a e novamente com a CPV-2b em 1985. Apesar das alegações em contrário, de acordo com estudos de desafio a curto prazo, há proteção cruzada entre cepas antigas da vacina e isolados novos de campo.[483,783,855] A virologia molecular mostrou que os tipos virais mais comuns isolados agora são o CPV-2b e o CPV-2c[96,111] (ver Capítulo 8). Do mesmo modo, testes imunodiagnósticos baseados nos MAB de isolados originais ainda são sensíveis para detectar cepas mais novas do vírus. É significativo o fato de que o CPV-2b e o CPV-2c podem causar doença clínica em gatos[169] (ver *Panleucopenia felina*, adiante, e *Infecção pelo parvovírus canino em gatos*, no Capítulo 9). Tal achado contrasta com o isolado original do CPV-2 da década de 1970, que foi incapaz de se replicar mesmo em gatos suscetíveis.

A imunidade no animal vacinado é fornecida por anticorpo IgG neutralizante. O anticorpo adquirido de maneira passiva do colostro evita completamente a infecção por períodos variáveis após o nascimento. Foram desenvolvidos ensaios sorológicos incluindo ELISA, IH, NV e teste do anticorpo fluorescente indireto para detectar esse anticorpo. A estimativa dos títulos séricos de anticorpo é um recurso útil para se determinar a necessidade de vacinação contra infecção pelo CPV. No entanto, os títulos absolutos variam entre os laboratórios, dependendo do método usado e das condições de teste. Cada laboratório deve providenciar valores de referência e, se um laboratório não fizer IH ou NV, deve ter a garantia de qualidade de outros laboratórios de referência que o façam. Existem *kits* comerciais para ELISA (ver *Diagnóstico*, no Capítulo 8).

Infecção pelo parvovírus canino 1. Esse vírus diminuto de caninos pode causar doença em filhotes caninos muito jovens, bem como doença reprodutiva (p. ex., morte embrionária, abortos) (ver Capítulo 8). Surtos de CPV-1 foram associados a mortalidade neonatal e *in utero*. O CPV-1 não tem relação antigênica com o CPV-2, nem existe vacina contra ele ou muita evidência de que cause doença em um número significativo de animais. A ausência de reação cruzada imunológica também significa que o CPV-1 não será detectado nas fezes ou tecidos pelos testes imunológicos destinados ao CPV-2.

Vacinas não obrigatórias

Doença respiratória infecciosa canina. (Ver também *Prevenção*, no Capítulo 6.) A doença respiratória infecciosa canina (DRIC), também conhecida como tosse dos canis ou traqueobronquite, é desencadeada por um grande número de vírus, bactérias e micoplasmas. Os vírus podem incluir o CPIV, o CAV-2, o VC, o HVC-1, o coronavírus respiratório canino (CoVRC) e o CIV; bactérias oportunistas secundárias como *B. bronchiseptica*, *Streptococcus* spp., *Pasteurella* spp. e *Mycoplasma* spp. costumam ser incriminadas em infecções complicadoras. Em geral, estão envolvidos agentes múltiplos na doença de um animal. Devido à multiplicidade de agentes e à imunidade a curto prazo às infecções de mucosas, é impossível prever a duração e o grau de proteção após vacinação contra o CAV-2, o CPIV, o CIV e *B. bronchiseptica*. Os níveis séricos de anticorpo desempenham papel incerto na previsão de proteção contra infecções do trato respiratório ou outras superfícies mucosas. Embora mais difícil de medir, a S-IgA nas superfícies mucosas parece ser mais importante para a proteção contra patógenos do trato respiratório do que as respostas sistêmicas. Contudo, em um grande estudo em andamento feito em abrigos, no qual 50% dos cães receberam vacinas parenterais e 50% receberam vacinas intranasais, não foram observadas diferenças significativas entre o uso de uma ou outra e a incidência de DRIC em qualquer dos abrigos.[759] Tal resultado não surpreende porque a DRIC é uma doença respiratória complexa causada por muitos organismos e que não pode ser evitada apenas por vacinas (ver Capítulo 6). A imunização contra esses organismos infecciosos só é capaz de ajudar no tratamento da doença, devendo-se esperar no máximo impedir que os animais tenham pneumonia grave e possivelmente morram. Muitos cães que nunca foram vacinados com produtos contra a tosse

dos canis resistem à doença, bem como aqueles vacinados a cada 6 meses ou anualmente; portanto, é provável que estejam envolvidos outros fatores além dos mencionados, como a genética do animal e diferenças anatômicas entre as raças ou indivíduos. Tosse dos canis com morte é ocasional em cães da raça Greyhound, apesar da vacinação rotineira. Parte da mortalidade que ocorre nessa raça mesmo com a vacinação foi atribuída a outros patógenos respiratórios, como o CIV e estreptococos do grupo C (ver Capítulos 6, 23 e 33).

As vacinas disponíveis incluem combinações de culturas vivas avirulentas de CPIV, CAV-2 e *B. bronchiseptica*, para administração intranasal, ou extratos antigênicos de organismos inativados de *B. bronchiseptica* para administração parenteral (ver Tabela 6.3). Outras vacinas contra o VC, o CPIV e o CIV estão disponíveis para uso parenteral. Não há vacina contra o HVC (exceto para fins reprodutivos; ver *Infecção pelo herpes-vírus canino*, adiante) ou o CoVRC.

A DI produzida por vacinas contra a maioria dos patógenos respiratórios primários não foi estabelecida, com exceção daquela contra *B. bronchiseptica* (ver vacinas intranasais, adiante). Outra questão é a existência de diferenças genéticas entre um número de isolados de campo e as cepas vacinais de *B. bronchiseptica*,[423,425,711] achado que pode ajudar a explicar alguns surtos de infecção documentada com esse organismo em animais vacinados. Na tentativa de evitar esse problema, alguns fabricantes de vacinas incluem uma variedade de cepas em seus produtos e modificam periodicamente a composição deles de acordo com os isolados de campo atuais.

As vacinas parenterais contra *B. bronchiseptica* em geral não conferem proteção até 2 a 3 semanas após a administração da segunda dose. Antes, a administração parenteral de bacterinas de *Bordetella* era altamente protetora, mas continha grandes quantidades de LPS (endotoxina), que causava febre, tumefação, dor ou formação de abscesso no local da injeção. Os produtos parenterais mais novos contêm extratos celulares parcialmente purificados que evitam a maioria das reações adversas, mas tem-se observado menor eficácia em comparação com as bacterinas de célula total usadas antes. Os produtos parenterais podem produzir títulos séricos mais altos de IgG após a vacinação do que os intranasais,[216] mas essa medida de proteção não é tão válida quanto a proteção após desafio, que também parece ter correlação com os níveis de S-IgA nas superfícies mucosas (ver Capítulo 6). Os produtos parenterais podem ser usados para a vacinação inicial na série para filhotes caninos que começa quando eles têm 6 a 8 semanas de idade e subsequentemente em reforços. Para imunização primária, são necessárias pelo menos duas doses parenterais com intervalo de 2 a 4 semanas. Há *vacinas intranasais*, inclusive com *B. bronchiseptica* avirulenta, com ou sem CPIV, e ambas em combinação, com ou sem o CAV-2 (ver Tabela 6.3). A vacina intranasal pode ser usada como reforço em cães infectados antes de exposição esperada ou na época de exposição inesperada. Mostrou-se que a vacina intranasal contra *Bordetella* protege contra doença clínica e reduz a eliminação do organismo após exposição de desafio.[134,292,494] As vacinas contra o CPIV e *Bordetella* conferem alguma proteção decorrente de desafio infeccioso a partir de 72 h após a administração de uma única dose[292] e que pode durar até 1 ano[494] (ver Capítulo 6). Cães que recebem a vacina intranasal apresentam eliminação transitória mínima de *B. bronchiseptica* virulenta após desafio, em comparação com os cães de controle não vacinados ou que receberam preparações diluídas da vacina. Os cães de controle desenvolveram doença respiratória clínica e eliminaram organismos virulentos durante o período de observação de 4 semanas após desafio.[385] A doença clínica resultante da administração intranasal da vacina respiratória canina em geral é leve ou passa despercebida, em comparação com a causada pela aplicação tópica das vacinas respiratórias felinas. Filhotes caninos com apenas 2 semanas de vida que recebem a vacina intranasal contra *B. bronchiseptica* e CPIV eliminam aquele organismo de maneira persistente por várias semanas, sem sinais de doença clínica.[385] Ocasionalmente, cães vacinados desenvolvem rinite ou tosse persistente, e alguns filhotes caninos imunossuprimidos tiveram infecção mais grave do trato respiratório inferior. Nunca devem ser usadas vacinas intranasais em cães com imunossupressão concomitante ou doença respiratória preexistente.

As vacinas contra a DRIC são recomendadas quando se sabe ou suspeita de alto risco de infecção respiratória. Cães que nunca foram vacinados devem receber uma dose inicial, a última de duas doses parenterais pelo menos 10 a 14 dias antes da possível exposição ou da participação em exposições de cães, ida para instituições de cuidados, tosa, canis ou hospitais veterinários. No caso das vacinas intranasais, o animal pode ser vacinado uma vez pelo menos 4 dias antes da exposição com base em estudos de desafio,[293] porém algumas diretrizes recomendam pelo menos 1 semana.[655] Em um surto ou exposição iminente, filhotes caninos clinicamente sadios com apenas 3 a 4 semanas de idade podem receber a vacina intranasal porque ela não é afetada pelos ACM, como os produtos parenterais, e mostrou-se segura em idades precoces. Alguns dos produtos também são recomendados como seguros para cadelas prenhes, mas raramente há justificativa para seu uso em animais prenhes. São recomendados reforços anuais. É possível indicar a vacinação a cada 6 meses para cães que vivem em ambientes de alto risco.

Infecção pelo vírus influenza canino.
Foram estudadas várias vacinas destinadas à prevenção de infecções pelo vírus influenza em cães e gatos. (Ver também *Prevenção*, nos Capítulos 6 e 23.)[489,863] Há várias vacinas inativadas e com adjuvante contendo a cepa H3N8 do CIV para redução de doença clínica em cães.[179,180] A prevalência de exposição em cães mantidos em casas pode ser baixa,[53] mas em grupos populacionais é alta quando são introduzidos cães infectados (ver Capítulo 23). A doença não é sazonal, mas é altamente contagiosa, disseminando-se com rapidez em uma população suscetível.[401] O transporte de cães infectados tem sido implicado como um dos principais meios de disseminação em novas áreas. Coinfecções por *Streptococcus equi* ssp. *zooepidemicus* agravam a doença após desafio experimental,[226,489,695,863] contudo a vacinação contra o CIV diminui a gravidade da doença e a eliminação viral nos cães infectados.[474,764] A vacinação destina-se a cães que vão para casas ou instituições como parques, clínicas veterinárias, locais onde recebem cuidados ou ficam de passagem, abrigos, treinamento, lojas e exposições de animais, onde a infecção pelo CIV tenha sido identificada ou é esperada. São administradas duas doses subcutâneas das vacinas, com intervalo de 2 a 4 semanas, começando na sexta semana de idade. A Austrália exige a vacinação contra o CIV de cães importados dos EUA.[40] Equinos não estão envolvidos na transmissão do CIV.[697a]

Infecção pelo coronavírus canino.
(Ver também *Prevenção*, no Capítulo 8.) A imunidade às infecções pelo CoVC em geral envolvem S-IgA, que é difícil de medir com relação às vacinas contra esse vírus no laboratório clínico. Também é impossível reproduzir a doença clínica com uma variedade desses vírus em cães suscetíveis de experimentação, de modo que a eficácia da vacina não pode ser demonstrada de maneira confiável. Os títulos séricos de anticorpo, mais fáceis de medir, indicam uma resposta imune sistêmica à vacina ou à exposição ao CoVC, mas não necessariamente têm correlação com proteção. Entretanto, após desafio, o nível de S-IgA aumentou em animais vacinados, em comparação com controles não vacinados. Um grande número de produtos foi liberado nos EUA para proteção contra essa doença e a maioria é inativada, porém agora existe uma vacina segura com VVM. Houve problemas com uma vacina antiga aprovada contra coronavírus vivo modificado,[106,544,903] que não é mais comercializada. A administração parenteral de produtos com VVM e a dos que contêm vírus morto a cães impede completamente a replicação viral e a eliminação fecal após desafio infeccioso.[646,692] Experimentalmente, a vacina parenteral anti-CoVC

com VVM não impede a maior parte da eliminação após desafio, mas os cães submetidos a desafio ainda apresentam soroconversão, o que indica alguma replicação no hospedeiro.[693] Qualquer que seja a vacina usada, os cães não desenvolvem imunidade estéril após vacinação parenteral como o fazem de maneira transitória após doença natural com o CoVC.[758] O CoVC causa doença clínica apenas leve e autolimitante, primariamente em filhotes caninos com menos de 6 semanas de idade. Infecções combinadas por CPV-2 e CoVC podem ser mais graves que cada uma isoladamente, porém a vacinação contra o CoVC não o impede de acentuar a gravidade da infecção pelo CPV-2. Portanto, a vacinação contra o CPV-2 é o determinante predominante na proteção contra enterite viral. Não se considera a vacinação contra o CoVC uma recomendação obrigatória para filhotes nem cães idosos. Na maioria dos casos, interromper a vacinação contra o CoVC em abrigos, canis comerciais e lojas de animais não resultou em aumento nos casos de enterite ou qualquer alteração na prevenção de doença entérica nos animais vacinados.

Uma combinação de antígeno inativado do CoVC e bacterinas de *Leptospira* na mesma vacina causou algumas dificuldades. Foram encontradas reações alérgicas exacerbadas quando havia adjuvantes. Por causa da degradação do antígeno e da ausência de replicação, em geral são necessários adjuvantes quando componentes inativados, como os antígenos de *Leptospira* ou coronavírus, estão presentes na fração diluente líquida, e não na fração liofilizada da vacina. Para superar as complicações alérgicas com as frações do antígeno de *Leptospira*, os fabricantes tiveram de purificar os produtos de *Leptospira* para remover as proteínas estranhas. De maneira similar, a alergenicidade parece ser um problema menor se as bacterinas de *Leptospira* forem administradas em outro local no animal ao mesmo tempo que uma vacina de múltiplos componentes. Caso se observem reações alérgicas, devem ser evitadas vacinas combinadas com CoVC inativado e bacterinas de *Leptospira*.

A infecção pelo CoVC em filhotes caninos entre 2 e 10 semanas de idade é comum, mas a doença é rara. A razão pela qual o CoVC ocasionalmente causa doença é desconhecida. É necessária pesquisa para determinar se a doença clínica é causada por variantes geneticamente distintas que são altamente virulentas, como descrito (ver Capítulo 8), ou se certos cães são suscetíveis à doença causada pelo CoVC ou ambas as hipóteses. Cães imunossuprimidos com glicocorticoides e fármacos citotóxicos pareceram ser mais suscetíveis a alterações histológicas no trato GI quando infectados experimentalmente com alguns isolados do CoVC. Deve-se considerar o CoVC um habitante comum do trato GI canino, similar aos rotavírus e reovírus caninos ou *Escherichia coli*. Em circunstâncias raras (e ainda pouco definidas) e incomuns, qualquer ou todos esses agentes infecciosos podem causar doença. No entanto, não há indicação de que a vacina evite isso; portanto, a vacina contra o CoVC não é recomendada até que se possa demonstrar que ela inibe a doença.

Infecção pelo herpes-vírus canino.
Na Europa há uma subunidade de vacina que consiste em glicoproteínas do herpes-vírus para vacinação de cadelas prenhes contra a infecção pelo HVC (ver Capítulo 5),[598,687] recomendada logo antes do cruzamento, e uma segunda dose 1 a 2 semanas antes da data esperada do parto. O HVC vivo modificado específico passa pelo colostro para os filhotes caninos recém-nascidos, conferindo-lhes proteção neonatal precoce. Em canis de criação, o uso da vacina foi associado a uma taxa mais alta de prenhez e mais baixa de mortalidade de filhotes antes do desmame. O efeito potencial em um estabelecimento desses seria aumento do peso ao nascimento e da taxa de desmame e redução da mortalidade de filhotes por causa do HVC-1. Algumas evidências sugerem uma redução de mortes fetais, como demonstra o tamanho maior da ninhada das cadelas vacinadas em comparação com as das não vacinadas.[589] Como a vacina é uma subunidade, não ocorre interferência nos métodos de PCR ou isolamento viral.

Leptospirose. (Ver também *Prevenção*, no Capítulo 42.) A proteção contra *Leptospira* envolve a produção de anticorpos leptospiricidas ou neutralizantes que aderem a proteínas da superfície externa ou carboidratos do organismo. Variações na composição dos carboidratos da LPS são responsáveis pela variedade de sorovariantes.[446] Essas variações também são responsáveis por uma proteção heteróloga menos completa oferecida pelas vacinas disponíveis ou recuperação de infecção prévia com outra sorovariante.[13] Em geral, a proteção completa requer vacina com antígeno homólogo.

Os testes sorológicos usados para diagnosticar leptospirose em geral envolvem anticorpos aglutinantes que nem sempre podem ter correlação com imunidade protetora. Os anticorpos aumentam em taxa variável e apenas a curto prazo após a administração de vacinas antileptospira inativadas. Os títulos de aglutinação, determinados pelo teste de aglutinação microscópica (TAM) medem predominantemente os níveis de IgM e alguma IgG e são medidas diagnósticas melhores de exposição ou infecção, mais que de proteção. Os títulos do TAM geralmente são baixos (não acima de 400) 6 semanas ou mais após a vacinação.[52,303,479] Foram medidos anticorpos pelo ELISA em uma base limitada com fins diagnósticos em que IgM e IgG podem ser avaliadas de maneira específica. Os anticorpos IgM são mais autolimitados, havendo um teste para a triagem de cães com infecção aguda.[793] Os resultados do teste de anticorpo baseado no ELISA são mais sensíveis para medir a exposição a bactérias virulentas ou antígeno da vacina do que os testes de anticorpo baseados no TAM. Infelizmente, a IgG baseada no ELISA pode durar por períodos além da capacidade de proteger contra infecção. Os testes de IgG baseados no ELISA, portanto, não são tão discriminatórios quanto o TAM entre a exposição ao organismo virulento e ao da vacina. Como os títulos séricos de anticorpo por qualquer método não se correlacionam com proteção contra infecção ou doença após exposição, são necessários experimentos de desafio para se obter informação acurada sobre o grau de proteção e a DI.

Os dados de alguns estudos indicam proteção de 12 a 15 meses contra doença clínica após desafio, conforme medida por leptospiremia e eliminação urinária. Vários estudos mostram redução na proteção à medida que se aumenta o intervalo entre a vacinação e o eventual desafio com sorovariantes virulentas de *Leptospira*. A maioria desses estudos não foi conduzida por mais de 15 meses (ver *Prevenção*, no Capítulo 42). Portanto, a DI de 1 ano com essa vacina seria uma projeção máxima. Na maioria dos casos, as vacinas evitam a doença clínica ou lesão renal, mas os cães submetidos a desafio em geral desenvolvem leptospiremia e leptospirúria subclínicas detectáveis.

As bacterinas de *Leptospira* para cães na maioria das vezes contêm bactérias totais inativadas ou antígenos purificados da parede celular de bactérias cultivadas. Como antígenos não viáveis, os produtos de *Leptospira* têm de ser administrados pelo menos duas vezes, com o intervalo de 2 a 3 semanas, para que desencadeiem uma resposta imune inicial em um cão não vacinado. Por causa da natureza alergênica das bacterinas, a vacinação com esses produtos não é recomendada em animais com menos de 9 semanas de idade, pois filhotes muito jovens podem ter reações alérgicas mais graves do que cães mais velhos. A vacina é administrada de preferência nas últimas duas vezes da série inicial. Uma reação alérgica prévia a um reforço com vacina combinada em qualquer cão tem o potencial de ser pior por causa das bacterinas de *Leptospira*, que em geral servem como diluentes da vacina. Portanto, a bacterina deve ser eliminada ou administrada separadamente durante vacinações subsequentes. Da mesma forma, em geral as bacterinas de *Leptospira* devem ser evitadas em cães das raças Dachshund miniatura e Pug, ou outras raças que apresentem alto índice de reações alérgicas. Todos os produtos disponíveis contêm antígenos ou organismos dos sorogrupos Canicola e Icterohaemorrhagiae. Muitos fabricantes também comer-

cializam vacinas contra os sorogrupos Grippotyphosa e Pomona, porque sorovariantes dentro desses grupos também foram associadas a doença. Produtos tetravalentes são recomendados na América do Norte por essa razão (ver Capítulo 42). Em outras áreas geográficas, como a Europa, os sorogrupos Australis e Sejroe também são importantes, enquanto o Pomona é incomum.[217] Na África do Sul, também foi encontrada reatividade do sorogrupo Pyrogenes.[728] Não há vacinas específicas que protejam cães fora da América do Norte. As vacinas contra *Leptospira* foram consideradas opcionais por veterinários em muitas áreas do mundo, por causa da raridade percebida da doença, da curta DI e do risco de hipersensibilidade após a vacinação.

Ao avaliarem a necessidade de vacinação contra a leptospirose, os veterinários devem considerar que, em geral, cães que vivem em ambientes externos, de raças esportivas ou de grande porte (com mais de 15 kg de peso) são acometidos com maior frequência e principalmente nos meses de verão ou outono.[301,885] Portanto, esses cães devem receber a vacina, de preferência na primavera, para que a proteção seja mais completa no período mais problemático da exposição no verão. Em um estudo, o maior fator de risco na prevalência da doença foi a existência de cães em áreas rurais e urbanas que ficam nas cercanias de ambientes rurais.[886] Cães que visitam áreas rurais ou frequentam construções em áreas urbanas onde há grandes populações de roedores também correm risco. Em outro estudo usando dados do sistema de informação geográfica, cães de áreas urbanas corriam risco de ter leptospirose,[700a] sugerindo que a vacinação de cães de áreas urbanas deve ser fortemente considerada.

Borreliose de Lyme. (Ver também *Prevenção*, no Capítulo 43.) *Borrelia burgdorferi* é um espiroqueta capaz de alterar seus componentes Osp durante a evolução da infecção, podendo também encistar em vários tecidos. Portanto, os anticorpos séricos produzidos por vacinas nem sempre proporcionam proteção completa contra o organismo. Há vários tipos de organismos que induzem proteção de anticorpos contra OspA, que se expressa pelo organismo enquanto ele está aderido ao intestino médio do seu carrapato vetor. Anticorpos contra OspA interferem no organismo antes que ele possa infectar o hospedeiro. Para que sejam protetores, esses anticorpos precisam estar no soro quando o carrapato adere ao hospedeiro. Os anticorpos contra OspA podem ser medidos como um indicador de imunização prévia e, portanto, servir como marcadores de alguma proteção contra infecção. Embora não disponível clinicamente, a estimativa de anticorpos borrelicidas quando se usam organismos vivos fornece uma indicação melhor de proteção. A estimativa de anticorpos específicos de borrélia (pelo teste do anticorpo multiplex) pode ajudar a distinguir os cães vacinados dos infectados. Assim que o organismo penetra no hospedeiro, os anticorpos contra antígenos OspC são detectados de 2 a 3 semanas até 3 a 5 meses após a inoculação. Anticorpos contra OspF são encontrados a partir de 6 a 8 semanas após a inoculação e persistem além disso. Só são detectados anticorpos OspA em cães vacinados (ver teste para borreliose, na Tabela 43.3). Para desencadear uma resposta antigênica divergente, há uma bacterina bivalente que contém organismos que expressam OspA e OspC,[461] e uma bacterina monovalente também produz alguns anticorpos contra OspC.[505]

As vacinas comerciais para borreliose incluem bacterinas inativadas de célula total e subunidade recombinante OspA (ver Tabela 43.5). Estudos realizados pelos vários fabricantes mostraram proteção quando cães foram submetidos a desafio 1 ano após a vacinação.[461] As vacinas protegem cães contra a espiroquetemia e episódios clínicos de claudicação após desafio com os organismos virulentos, em comparação com os cães de controle não vacinados. Essas vacinas oferecem vantagens para cães de alto risco (predispostos à exposição a carrapatos) em regiões de alta prevalência. No entanto, não são consideradas obrigatórias nem podem ser recomendadas para a vacinação rotineira de todos os cães. A vacina interfere na interpretação acurada dos títulos sorológicos por meses a anos, a menos que se use o *immunoblotting* ou testes mais específicos (ver Capítulo 43). Cães vacinados em áreas endêmicas não apresentam taxa alta de soroconversão aos testes específicos, em comparação com cães não vacinados, indicando um benefício no sentido de reduzir a infecção em cães expostos.[334,504]

Houve preocupação com complicações imunomediadas, como reações de hipersensibilidade ou acentuação de poliartrite em decorrência da vacinação contra borreliose.[510] Tais alegações não foram testadas de maneira adequada e podem ser menos preocupantes com os produtos que contêm OspA recombinante. A vacina contra a doença de Lyme humana esteve disponível por vários anos, mas foi retirada do mercado porque uma pequena população de pessoas com um certo tipo de antígeno leucocitário humano desenvolveu artrite crônica intratável. Pode ocorrer um problema semelhante em cães vacinados, mas são necessários mais estudos a respeito. Outra questão é que as vacinas contêm um número limitado de cepas que não proporcionam proteção cruzada contra as espécies conhecidas de *Borrelia* e sorovariantes. A diversidade de cepas ou espécies foi mais preocupante na Eurásia do que na América do Norte, mas para superar isso foram desenvolvidas vacinas contendo espécies que induzem proteção cruzada (ver Capítulo 43, Tabela 43.5).

Apesar da controvérsia, as vacinas contra a borreliose parecem ser eficazes de acordo com os estudos de desafio necessários para sua liberação. Como é praticamente impossível erradicar a *B. burgdorferi* dos tecidos depois que a infecção está estabelecida[820] e deve haver anticorpos contra OspA na época da exposição a carrapatos, filhotes caninos considerados em risco em áreas endêmicas devem ser vacinados *antes* que haja oportunidade de exposição natural. Recomenda-se iniciar a vacinação contra a borreliose quando os filhotes têm 6 a 12 semanas de idade, dependendo do produto, durante a série primária de vacinação, consistindo em duas a três inoculações com o intervalo de 3 semanas. Se for documentada doença de Lyme em cães de determinada área geográfica, então a vacina deverá ser considerada como um meio de evitar a ocorrência da doença, junto com as medidas para controle de carrapatos. A vacina não deve ser usada fora dessas áreas, a menos que se pretenda levar os cães para regiões endêmicas.

Giardíase. (Ver também *Prevenção* em *Giardíase*, no Capítulo 77.) A imunidade humoral é importante na eliminação dos trofozoítas de *Giardia* do intestino do hospedeiro. Foram observados aumentos nos anticorpos IgM, IgG e IgA de superfície e antígenos citológicos do parasito no soro e na mucosa GI entre 10 e 17 dias após a infecção.[626] Entretanto, certos hospedeiros não desenvolvem essa resposta imune humoral, e a IMC não parece estar diretamente envolvida na depuração imune do parasito. Em países da América Latina há uma vacina comercial para a prevenção de doença clínica causada por *Giardia* e redução da eliminação de cistos em cães. Nos estudos de desafio para liberação, filhotes caninos foram vacinados por via subcutânea a intervalos de 3 semanas. Cães inoculados com placebo receberam apenas adjuvante. O desafio foi realizado aos 6 meses e 1 ano. A vacinação reduziu a duração e o número de cistos eliminados, bem como a gravidade da diarreia. Os animais de controle perderam peso, enquanto os vacinados mantiveram ou ganharam peso. Havia abundância de trofozoítas no intestino delgado dos animais de controle e ausência deles nos vacinados. Em um estudo feito com 13 cães, a vacinação dos clinicamente enfermos foi associada à resolução dos sinais clínicos e ao término da eliminação de oocistos.[627] Contudo, não foram usados cães de controle nesse estudo. Em outro estudo de campo controlado para avaliar a vacina para o tratamento de cães infectados, 20 cães com resultados positivos ao teste para antígeno de *Giardia* foram divididos em dois grupos e receberam vacina contra *Giardia* ou um placebo de solução fisiológica.[12] Não foram encontradas diferenças significativas entre os grupos com relação aos cães com teste positivo para antígeno em um período de 20 semanas. Até o momento, a vacina não foi testada de maneira adequada em cães a campo para se determinar sua eficácia e, em cães imunocompetentes, raras vezes a *Giardia* causa doença clinicamente significativa, mesmo que a infecção seja comum. O American Animal Hospital Association Committee[654,655] coloca a vacina contra *Giardia* na categoria de "Geralmente Não Recomendada".

Babesiose. (Ver também *Prevenção*, no Capítulo 76.) A existência de anticorpos séricos é indicativa de exposição, mas não de proteção, na avaliação de respostas imunes do hospedeiro a parasitos intraeritrocitários como *Babesia*. Na Europa há uma vacina contra *Babesia canis* que contém antígenos derivados de cultura celular do organismo. A vacinação não impede a infecção, mas parece evitar muitas de suas consequências patológicas.

Leishmaniose. (Ver também *Prevenção*, no Capítulo 73.) No Brasil há uma vacina comercial baseada no ligando fucose manose combinado com a saponina Quil A.[75,165] Vacinas baseadas em outros antígenos e adjuvantes também mostraram eficácia em estudos feitos antes de sua liberação.[712]

Recomendações para vacinação de felinos
Vacinas obrigatórias

Em geral, as vacinas para filhotes de gatos são administradas a cada 3 a 4 semanas a partir da sexta à nona semana de idade, dependendo do momento do exame inicial. Antigamente, em geral a vacinação era interrompida quando o animal tinha 12 a 14 semanas de idade. Em um estudo, foram encontrados títulos convalescentes protetores em 69%, 100%, 31% e 91% dos filhotes de gatos sem patógeno específico inoculados com os antígenos de FPV, CVF, HVF vivos modificados e do vírus da raiva inativado, respectivamente.[709] Com base nesses e em outros dados,[685] foram feitas novas recomendações para estender a vacinação de gatos até pelo menos a décima sexta semana de idade. Um reforço deve ser dado 1 ano depois, e em seguida são recomendados agora intervalos de 3 anos, de acordo com o risco de exposição.[162,163,698,724,798]

Panleucopenia felina.[455,856] (Ver também *Prevenção*, no Capítulo 9.) Os títulos de anticorpo podem ser utilizados para se prever se há proteção contra infecção pelo FPV. Os títulos por NV ou IH são os padrões de referência em laboratórios credenciados.

Tanto as vacinas com vírus inativado quanto aquelas com VVM são eficazes para evitar essa doença. Quando não há interferência dos ACM, filhotes de gatos precisam de pelo menos duas doses da vacina inativada para obter proteção igual à conferida por uma dose da vacina com VVM. A proteção após uma única dose da vacina com VVM em gatos ainda não vacinados já tem início 7 dias após a vacinação.[394,468] Os filhotes devem começar a ser vacinados quando têm 6 a 9 semanas de idade e, em seguida, a cada 3 a 4 semanas até a décima sexta semana de idade. Vários estudos demonstraram que, quando a série de vacinação é interrompida na décima segunda semana de idade, aproximadamente 30% dos filhotes com ACM não desenvolvem títulos protetores de anticorpo.[155,709] Há vacinas contra o FPV com VVM parenterais e intranasais. Como na infecção pelo CPV, a vacinação parenteral oferece proteção mais sólida do que a intranasal porque a replicação nos tecidos linfoides é maior após administração parenteral da vacina contra parvovírus. A resposta imune sistêmica e os títulos séricos de anticorpo são mais importantes do que a S-IgA na defesa contra viremia sistêmica com parvovírus. Embora a vacina intranasal possa oferecer menos riscos de complicações alérgicas ou neoplásicas, aquela com VVM não foi associada a um nível significativo de desenvolvimento de sarcomas no local da injeção; portanto, isso não precisa ser levado em consideração. O uso da vacina intranasal combinada foi associado a um surto de panleucopenia em filhotes de gatos da raça Persa infectados por *Salmonella* (ver Capítulo 9)[246] e surtos de FPV em vários abrigos. Pode ser que isso tenha resultado de doença ou imunossupressão causada pala administração intranasal ou oral de vacina com VVM, ou do fato de que a vacinação tópica não é tão eficaz como a administração subcutânea ou intramuscular na proteção contra o FPV. A vacina tópica envolvida nesse episódio foi retirada do mercado e reformulada para liberar um volume menor e diminuir as complicações pós-vacinação. A vacina intranasal atual é combinada com componentes de HVF e CVF.

A evolução genética do CPV-2 para as cepas CPV-2a e CPV-2b foi associada a uma adaptação desses genótipos para infectar gatos e potencialmente causar doença idêntica à panleucopenia felina (ver Capítulos 8 e 9 e discussão anterior sobre infecção pelo CPV).[388,578,599,857] A reprodução experimental da doença clínica em gatos suscetíveis não foi possível com algumas das cepas CPV-2b mais virulentas que regularmente causam até 100% de mortalidade em filhotes caninos suscetíveis. Em dois estudos, foram encontradas taxas de isolamento de CPV-2b de 3 a 10% em gatos com doença clínica infectados naturalmente, enquanto o restante dos isolados consistiu em FPV.[266,857] As vacinas contra FPV, CPV-2 e CPV-2b e as de vírus morto contra a enterite de martas foram todas eficazes na prevenção de infecção em gatos sem patógeno específico e sem parasitos submetidos a desafio com CPV-2b virulento.[754] Nesses estudos, o desafio com vírus virulento foi realizado 1 mês ou menos após a vacinação, porém são necessários estudos mais prolongados e da DI sobre CPV-2c após vacinação heteróloga (FPV). (Ver *Prevenção*, em *Infecção pelo parvovírus canino em gatos*, Capítulo 9.)

Após vacinação contra o FPV, os títulos de anticorpo e a proteção por desafio homólogo persistem por pelo menos 7,5 anos, mesmo após duas doses da vacina com FPV morto em filhotes de gatos[774] (Ver *Vacinação excessiva*, anteriormente). Após a série inicial em filhotes de gatos e o reforço anual 1 ano mais tarde, a revacinação pode ser feita a cada 3 anos, como recomendado, para minimizar o número de reforços. As vacinas com VVM são mais recomendadas do que os produtos com vírus inativado quando o FPV é uma preocupação importante (p. ex., em abrigos, gatis, lojas que vendem animais). As vacinas com vírus inativado são preferíveis se houver risco de doença induzida por vacina ou a vacinação for absolutamente necessária em gatas prenhes. Filhotes de gatos recém-nascidos apresentam resposta imunológica ao FPV aos 7 dias de vida, mas a vacina com VVM deve ser evitada por causa de seu potencial de causar dano cerebelar ou doença clínica. Filhotes de gatos privados de colostro em ambientes de alto risco podem receber vacinas inativadas entre 2 e 4 semanas de idade. A vacinação parenteral rotineira com VVM de filhotes de gatos com 4 a 6 semanas de idade que receberam colostro é recomendada em gatis ou abrigos endêmicos, para reduzir a prevalência da doença. Pode-se administrar soro hiperimune homólogo para proporcionar proteção imediata a filhotes de gatos expostos não vacinados antes da quarta semana de idade, porém seu uso adia a eficácia da imunização ativa (ver *Imunização passiva*, anteriormente). Em estudos sorológicos feitos com gatos de rua, um achado inesperado foi o de que 50% deles tiveram resultados negativos ao teste para título de anticorpo, sugerindo que não sofreram exposição ao FPV, ao CPV-2 ou ao vírus da enterite de martas.[239,319,759] Tal achado desafia uma crença de longa data de que a maioria dos gatos adultos estaria imune ao FPV em decorrência da exposição ambiental.

Doença respiratória viral felina.[699,842] (Ver também *Prevenção*, no Capítulo 14.) O complexo de doença respiratória felina (CDRF) ou infecções respiratórias superiores em gatos são comuns, especialmente em gatis, casas com muitos gatos, abrigos e lojas de animais. Como na DRIC, o CDFR envolve agentes infecciosos, principalmente o HVF-1,

muitos sorotipos de CVF, uma variedade de bactérias, *Chlamydophila*, *Bordetella* e *Mycoplasma* e é afetado por fatores ambientais (umidade, temperatura, ventilação, gases nocivos), estresse e falta de higiene. Como raramente é causado por apenas um desses fatores, não surpreende que as vacinas não possam evitar a doença em ambientes de alto risco. Os títulos séricos de anticorpo foram medidos em gatos sem patógeno específico que receberam duas doses da vacina com vírus inativado quando ainda filhotes.[773] Nesse estudo, os títulos de anticorpo começaram a declinar por volta dos 3 a 4 anos. As vacinas não impediram que os gatos adquirissem a infecção (imunidade estéril), mas reduziram a gravidade da doença clínica ao desafio com HVF-1 ou CVF 7,5 anos após a vacinação. Portanto, os ensaios sorológicos podem ser usados para medir evidência de memória imunológica, mas isso não significa proteção contra esses vírus.

Há vacinas parenterais contra o CVF e o HVF-1 com VVM e vírus inativado e produtos intranasais com VVM. Estes últimos fornecem proteção local mais rápida e superior e pode haver replicação, apesar da existência de ACM. A vacinação parenteral induz uma resposta imune mais lenta, em geral sendo necessárias duas doses com o intervalo mínimo de 3 a 4 semanas. Em contraste, a vacina intranasal é capaz de conferir proteção em 48 h em um gato suscetível, mas também pode resultar em alta incidência de doença respiratória contagiosa leve após a vacinação. Deve-se notar que a eliminação do vírus da vacina é comum. Uma preocupação teórica é que os gatos podem ficar colonizados com as cepas atenuadas dos vírus de vacinas intranasais.[734a] Para testar tal hipótese, um HVF-1 recombinante marcado geneticamente derivado de laboratório foi administrado por via intraocular em gatos já com a infecção latente com o HVF-1 do tipo selvagem.[726] Os resultados desse estudo sugerem que a vacinação em mucosa de gatos com infecção latente pelo HVF não elimina uma cepa já infectante do vírus. A interação entre uma vacina inicial com VVM seguida por desafio com vírus virulento requer mais estudos similares para se determinar a duração e a existência da vacina e de cepas virulentas do vírus.

Apesar da indução rápida de resposta de S-IgA proporcionada pelas vacinas intranasais, os veterinários não gostam de usar essa via, por causa da alta prevalência de doença induzida pela vacina. Embora a vacina intranasal tenha sido recomendada como tratamento sem prescrição para gatos com infecção respiratória crônica persistente, não foram realizados estudos para documentar sua eficácia na resolução de tais infecções. Os produtos parenterais são menos atenuados do que as vacinas intranasais. Ao se administrar uma vacina parenteral com VVM, é preciso cuidado para evitar exposição oronasal acidental de gatos a aerossóis ou respingos do produto. Após inalação, a doença respiratória induzida pelo vírus da vacina na verdade pode ser mais grave com o produto parenteral do que com os intranasais. Um método recomendado de administrar vacina intranasal a gatos adultos é ter um assistente que erga o focinho do animal a 45°. A pessoa que administra cobre os olhos do animal com uma das mãos e aplica a vacina com a outra.[54]

A proteção contra o desenvolvimento de doença respiratória em geral é incompleta e temporária, tanto com vacinas parenterais quanto intranasais, por causa da natureza transitória da S-IgA sobre as superfícies mucosas. Qualquer que seja o intervalo de vacinação, as vacinas respiratórias não impedem a infecção, a latência do HVF-1 ou todas as manifestações da doença. Graças à memória imunológica, gatos que contraem os vírus respiratórios após vacinação devem ter doença clínica mais leve que teriam sem ser vacinados, mas nem sempre é esse o caso. Ocorreram vários surtos, mesmo em residências, gatis e abrigos onde todos os animais tinham sido vacinados.[573] Nos últimos 35 anos, a maioria das vacinas contra o CVF era composta de um sorotipo diverso que exibia reação cruzada com a maioria das cepas de campo.[681] Todavia, o vírus tem um perfil genético variável que permite a seleção de isolados de campo com resistência progressivamente maior à imunidade do hospedeiro.[546,700] Foram identificados vários sorotipos novos de um CVF mais virulento em surtos esporádicos. Os surtos tendem a "desaparecer", talvez por causa do alto índice de mortalidade nos gatos acometidos. Foi desenvolvida uma vacina com cepa dupla do CVF que ajuda a proteger gatos contra cepas associadas a doença sistêmica virulenta.[381,688] Todas as vacinas contra o CDRF podem proteger contra doença clínica, mas não proporcionam imunidade estéril.

Quando a doença respiratória é endêmica em gatos que vivem em condições de aglomeração, é provável que os filhotes fiquem expostos e adoeçam no início da vida, antes que se consiga sua imunização bem-sucedida. Acredita-se que a imunidade do colostro contra os vírus respiratórios felinos não dure mais de 6 semanas, dependendo do título da gata e do vírus envolvido (ver Tabela 100.4). A vacinação precoce protege os filhotes em ambientes de aglomeração nos quais a doença respiratória é endêmica. Quando há ACM, as vacinas intranasais com HVF-1 e CVF são capazes de estimular a imunidade mais cedo do que as parenterais, por causa do nível reduzido de anticorpos séricos nas superfícies mucosas. A vacinação precoce, entre 4 e 6 semanas de idade, com vacinas intranasais ou parenterais pode ajudar no controle de doença respiratória endêmica em gatis onde isso seja um problema. Infelizmente, também pode contribuir para um estado de portador e a ocorrência de doença leve a moderada. Quando ocorrem surtos em uma idade precoce, têm sido recomendadas pequenas doses de vacina intranasal administradas a filhotes de gatos com 2 a 4 semanas de idade, para ajudar a acabar com ou amenizar os sinais clínicos em surtos graves.

Alguns criadores vacinam as gatas durante a prenhez para aumentar a proteção contra surtos neonatais de doença respiratória, mas o valor dessa prática tem sido questionado. Apesar disso, em um estudo, a proteção contra surtos de doença respiratória em filhotes de gatos foi mais benéfica quando a vacinação foi feita durante a gestação do que antes da concepção.[386] Filhotes de gatas vacinadas durante a gestação tiveram morbidade e mortalidade menores em decorrência de doença respiratória, sem quaisquer efeitos adversos sobre o desempenho reprodutivo das gatas. Se for necessário vacinar gatas prenhes, deverão ser usadas vacinas inativadas.

As vacinas parenterais com vírus respiratórios inativados são seguras para gatos debilitados, filhotes com menos de 4 semanas de idade privados de colostro e gatas prenhes, embora a proteção em geral seja mais fraca do que a conferida pelos produtos com VVM. Com tais exceções, as vacinas com VVM devem ser usadas sempre para proteger gatos em casos de um surto. As vacinas com vírus inativado que contêm adjuvante implicam maior risco de complicações alérgicas ou neoplásicas, razão pela qual a frequência de seu uso em reforços deve ser reduzida (ver *Complicações pós-vacinação*, anteriormente).

Em estudos conduzidos por vários anos, nenhum dos produtos usados contra infecção respiratória, independentemente do número de vacinações, do tipo de vacina ou da via de administração, evitou a ocorrência de CDRF em uma porcentagem significativa (p. ex., 30%) de gatos.[759] Em abrigos com pouco estresse e baixa densidade populacional, as vacinas intranasais bivalentes foram melhores do que as parenterais com VVM, enquanto os produtos com vírus mortos foram os menos eficazes. As vacinas contra *Chlamydophila* e *B. bronchiseptica* são opcionais, mas podem estar indicadas quando esses agentes são documentados em surtos de doença. Para mais informação sobre essas vacinas, consulte Capítulos 14 e 28.

Vacinas não obrigatórias

Leucemia felina. (Ver também *Prevenção*, no Capítulo 11.) A proteção contra infecção persistente com o FeLV depende de mecanismos humorais e mediados por célula. Os filhotes de gatos vacinados que desenvolvem anticorpos neutralizantes mensuráveis contra a proteína gp70 do FeLV ficam protegidos da infecção por desafio com vírus virulento que infecta rapidamente filhotes não vacinados. Ver no Capítulo 11 mais informações sobre o diagnóstico dessa infecção.

Testes antes da vacinação. Apenas gatos clinicamente sadios e com resultados negativos ao teste ELISA para o FeLV devem ser vacinados. Grupos de baixo risco para infecção incluem gatos de casas onde só há um gato, gatis com resultados negativos ao teste para detectar o FeLV e ambientes isolados (Boxe 100.7). Em geral, é o veterinário que decide se há necessidade de submeter tais indivíduos ao teste ou aconselhar o proprietário e considerar a reação dele ao custo envolvido. Embora alguma despesa e inconveniência sejam inerentes à realização de testes antes da vacinação de gatos, nem sempre é comparável ao custo da série completa de vacinação. Nesse aspecto, pode ser recomendável que todos os gatos de todas as idades sejam submetidos ao teste para detectar viremia pelo FeLV por meio do ELISA antes da vacinação. A vacinação não beneficia gatos virêmicos com resultado positivo ao ELISA e portanto não é recomendada. A vacinação de gatos com infecção latente (aqueles com resultado negativo ao ELISA e positivo à PCR) pode ser benéfica para ajudá-los a desenvolver mais imunidade aos antígenos virais e suprimir a replicação viral. Portanto, a PCR não é necessária para determinar se há ou não infecção latente antes da vacinação (ver *Prevenção*, no Capítulo 11). Como os gatos com viremia transitória e especialmente persistente são a única fonte do vírus para infectar gatos suscetíveis, aqueles com viremia e resultados positivos ao ELISA devem ser isolados dos demais gatos, em particular daqueles com menos de 6 meses de idade. Um gato que comprovadamente apresente infecção persistente com base em vários resultados positivos ao ELISA deve ser castrado ou esterilizado, caso os proprietários pretendam mantê-lo. Alguns proprietários preferem eliminar o gato da casa ou do gatil. Não se pode esperar que a vacinação de todos os gatos em abrigos endêmicos, gatis ou residências reduza significativamente a prevalência da infecção pelo FeLV ou da doença causada por ele, porque a vacinação não evita infecções antes dos 3 meses de idade, a época mais suscetível para que a infecção pelo FeLV acarrete viremia persistente. As vacinas não podem conferir imunidade antes dos 3 meses porque a primeira vacinação não pode ser feita antes de 8 a 10 semanas, dependendo do produto, e não ocorre imunidade significativa até 1 a 2 semanas após a administração da segunda dose; portanto, são necessários 3 meses ou mais para que haja proteção com o uso da maioria das vacinas e provavelmente mais tempo se forem usados produtos menos eficazes.

Deve-se recomendar a vacinação contra o FeLV para todos os filhotes de gatos em risco durante a série inicial. A vacinação deve ser iniciada em gatos jovens (com menos de 12 semanas de idade) sob maior risco de desenvolver infecção se forem expostos. Os gatos sob alto risco de infecção incluem aqueles que vivem em ambientes endêmicos com vários gatos, os que frequentam áreas externas ou os de rua e aqueles que costumam ficar em grupos cujas condições são desconhecidas. Gatos com viremia persistente são a principal fonte de infecção viral quando colocados em contato com gatos suscetíveis (ver Capítulo 11). O Boxe 100.7 apresenta as orientações gerais para testes que detectam o FeLV e o FIV.

Estudos de desafio. Nenhuma das vacinas liberadas contra o FeLV é infecciosa, contendo vírus total, subunidades virais ou vetores virais recombinantes que produzem antígenos virais. Em algumas há vários tipos e quantidades de adjuvante, mas não em todas (Tabela 100.11). Estudos de desafio com as vacinas, completados por seus respectivos fabricantes em gatos sem patógeno específico, representam as condições laboratoriais ideais que não podem ser satisfeitas a campo. Os estudos de desafio variam muito quanto à idade dos vacinados, a via de administração, o tipo e a dose da cepa do desafio e o número de vacinados e controles usados. Os estudos dos fabricantes para

Boxe 100.7 Recomendações para teste para detecção do vírus da leucemia felina e do vírus da imunodeficiência felina[a]

Viremia por FeLV

1. Geral:
   a. É bom saber a condição de *todos* os gatos de *todas* as idades com relação ao FeLV
   b. Gatos com resultados positivos ao teste não devem ser vacinados
   c. O teste possibilita a prevenção e a eliminação da doença
2. Situações:
   a. Quando o gato é adquirido e antes da inclusão no ambiente
   b. Se o gato não puder ser testado antes e chegar primeiro
   c. Os ACM em filhotes jovens não interferem[b]
   d. Antes de *qualquer* vacinação contra o FeLV
3. Repetição:
   a. Se os resultados da sorologia forem positivos ou equívocos
   b. Para confirmar resultados positivos aos testes sanguíneos
   c. Após dois resultados positivos ao ELISA, fazer AF indireto
   d. Resultados discordantes: repetir o ELISA e o AF indireto
   e. Testar de novo periodicamente gatos sob alto risco, o que inclui aqueles que frequentam ambientes externos, vivem em casas abertas ou em casas fechadas com gatos cujos resultados foram positivos
   f. Quando doente, quaisquer que sejam os resultados de testes anteriores

Anticorpo contra o FIV

1. Quando:
   a. É bom saber a condição de *todos* os gatos de *todas* as idades com relação ao FIV
   b. Gatos com resultados positivos não devem ser vacinados
   c. Todos os gatos vacinados devem ser identificados com *microchip*
2. Situações:
   a. Quando o gato é adquirido e antes da inclusão no ambiente
   b. Quando o gato foi adotado recentemente
   c. Quaisquer gatos nunca testados antes
   d. Após exposição conhecida (2 meses para soroconversão)
   e. Quando doente, quaisquer que sejam os resultados de testes anteriores
3. Repetição:
   a. ELISA é triagem; PCR para confirmação
   b. ACM adquiridos de maneira passiva podem causar resultados falso-positivos em filhotes de gatos; testar novamente após os 6 meses de idade
   c. É recomendável testar de novo periodicamente gatos em risco (os que brigam, os de rua, aqueles com feridas inexplicáveis, os que frequentam ambientes externos, fêmeas que cruzam com machos desconhecidos, gato de residência com resultado positivo conhecido ao teste)

ACM, anticorpos de origem materna; *ELISA*, ensaio imunossorvente ligado a enzima; *AF*, anticorpo fluorescente; *FeLV*, vírus da leucemia felina; *FIV*, vírus da imunodeficiência felina; *PCR*, reação em cadeia da polimerase.
[a]Para mais informação, ver Levy J, Crawford C, Hartmann K et al. 2008. 2008 American Association of Feline Practitioners' feline retrovirus management guidelines. *J Feline Med Surg* 10:300-316. http://www.catvets.com/professionals/guidelines/publications/?Id=323. Acessado em 24 de fevereiro de 2011.
[b]Quando um filhote de gato tem menos de 10 a 12 semanas de idade, podem ocorrer resultados falso-negativos por causa da supressão da viremia pelos ACM.

a liberação de seus produtos (ver Tabela 100.11) podem representar o melhor cenário para medir a proteção. Diferenças na via e no tipo de desafio por vezes explicam algumas das discrepâncias entre os vários estudos sobre a vacina conduzidos pelos fabricantes e por pesquisadores independentes sobre o mesmo produto. Estudos sobre a exposição natural envolvem colocar gatos imunocompetentes vacinados e não vacinados diretamente em um ambiente com gatos infectados pelo FeLV. Para informação mais específica sobre as vacinas e estudos comparativos sobre sua eficácia, consulte o Capítulo 11. Estudos comparativos com as diferentes vacinas comerciais disponíveis feitos por pesquisadores independentes são incomuns, mas valiosos.[490,657,679,850,851] Estudos de desafio para verificar a duração da imunidade a longo prazo (mais de 8 semanas) são listados na Tabela 100.6.[327] As orientações gerais sobre testes para detecção do FeLV e do FIV estão listadas no Boxe 100.7.

Número de doses da vacina. Como ocorre com outros produtos não infecciosos, a massa antigênica e vacinações repetidas são a maior garantia de resposta protetora. Uma recomendação razoável consiste em vacinar todos os gatos em risco com duas doses quando ainda são filhotes. Com base nas recomendações do fabricante, deve-se reiniciar a série nos gatos que recebem apenas uma dose da vacina contra o FeLV na série inicial e não são revacinados depois de 4 semanas. Há estudos sobre a DI de 1 ano da maioria dos produtos, embora um produto tenha estudo de desafio de 2 anos.[327,400,686] A revacinação subsequente ou bienal com uma única dose é recomendada com base no risco de exposição e na necessidade de proteção constante. Em contrapartida, gatos solitários não devem ser vacinados além da série primária, se tanto.

Vacinação de gatos de alto risco. Os gatos em contato com outros virêmicos são conhecidos como de alto risco. Em residências onde há vários gatos, abrigos, gatis e instituições de pesquisa, os animais ficam em contato próximo e, portanto, o risco de disseminação da infecção pelo FeLV é maior se algum gato estiver com viremia. Gatos que frequentam ambientes externos e os de rua têm maior possibilidade de contato com gatos infectados. Como o FeLV é altamente lábil e não extremamente contagioso, pequenas quantidades desse vírus no ambiente não constituem uma fonte importante de infecção. Como a eficácia das vacinas nunca é de 100% em circunstâncias naturais, os proprietários devem ser alertados para evitar colocar os gatos vacinados contra o FeLV em contato com gatos virêmicos. Do mesmo modo, em populações comprovadamente sem o FeLV a vacinação *não deve* ser um substituto dos testes rotineiros para detecção do FeLV e eliminação da quarentena de gatos virêmicos. Graças ao curto período de permanência em alguns abrigos, comparado com o tempo e a despesa para induzir imunidade protetora, a vacinação de gatos que chegam a todos os abrigos humanitários pode não ser justificável. Nos abrigos, é muito mais benéfico submeter os animais aos testes e não aceitar todos os gatos virêmicos que chegam. Em abrigos que não praticam a eutanásia e mantêm grande número de gatos como populações estáveis por longos períodos, a vacinação pode ser o melhor recurso para a redução potencial da disseminação da infecção pelo FeLV. Os resultados de alguns estudos sugeriram que apenas a vacinação diminuiu a prevalência da infecção pelo FeLV em populações de gatos, mas esses estudos não são totalmente confiáveis.

Segurança da vacina. As reações adversas às vacinas contra o FeLV são primordialmente de natureza alérgica ou neoplásica. As vacinas contra o FeLV não causam imunossupressão em gatos não infectados nem qualquer alteração na evolução da doença de um gato já virêmico, tampouco a vacinação parece ativar infecções latentes. Essas vacinas não são produtos infecciosos e *não* causam infecção pelo FeLV nem fazem com que os gatos tenham resultados positivos aos testes diagnósticos para detectar esse vírus. A quantidade e a composição de adjuvantes nos produtos variam (ver Tabela 100.11

Tabela 100.11	Comparação das vacinas comerciais liberadas contra o vírus da leucemia felina.[a]

Variável	Fel-O-Vax®	Fevaxyn/ Quantum Cat®	Leucogen/ Nobivac®[b]	Leukocell-2®	Eurifel® FeLV	Purevax®
Fabricante	Boehringer	Merck (MSD) Animal Health	Virbac, Merck (MSD) Animal Health	Pfizer	Merial	Merial
COMPOSIÇÃO						
Subgrupos virais	A, B	A, B	A	A, B, C	Genes *Env-A* e *gag*	Genes *Env-A* e *gag*
Adjuvante	Sim, propriedade dupla	Sim, propriedade aquosa	Sim, ALOH e Quill A/QS21	Sim, ALOH e Quill A	Não	Não
Formulação	Vírus total	Vírus total	Gp70 (p45) *env* Subunidade de antígeno purificado	Subunidades virais de sobrenadante da cultura	Vírus recombinante produzindo proteínas virais	Vírus recombinante produzindo proteínas virais
Propagação	Linhagem de células felinas clonadas geneticamente	Linhagem de cultura de células teciduais	Produzida geneticamente em plasmídio de *Escherichia coli*	Linfócitos transformados pelo FeLV	Vetor canaripox recombinante	Vetor canaripox recombinante
ESTUDOS PARA LIBERAÇÃO						
Via para vacinação	SC, IM	SC, IM	SC	SC	SC	Transdérmica
Cepa da vacina/cepa do desafio	61E-A/61E-A	?/Rickard	Glasgow-1/ Glasgow-1	UCD-1[c]/Rickard	NA/61E-A	NA/61E-A
Via para desafio	IP	ON	IP	IN	ON	ON
Imunossupressão pelo desafio	Sim	Sim	Não	Sim	Não	Não
Intervalo para o desafio após a vacinação	2 semanas	2 semanas	2 semanas	2 semanas	2 a 3 semanas e 1 ano	4 semanas
Latência examinada[d]	Sim	Sim	Não	Sim	Sim	Não
Vacinados com infecção persistente (%)	4 de 90 (4)	12 de 144 (8)	3 de 20 (15)	7 de 25 (28)	2 a 3 semanas: 7 de 30 (23) 1 ano: 5 de 26 (19)	4 semanas: 0 de 9 (0)
Controles com infecção persistente (%)	53 de 58 (91)	39 de 45 (87)	14 de 20 (70)	6 de 10 (60)	2 a 3 semanas: 15 de 18 (83) 1 ano: 18 de 22 (82)	4 semanas: 9 de 10 (90)
Fração prevenida (eficácia calculada; ver texto)	$(91 - 4)/91 = 95\%$	$(87 - 8)/87 = 91\%$	$(70 - 15)/70 = 79\%$	$(60 - 28)/60 = 53\%$	2 a 3 semanas: $(83 - 23)/83 = 72\%$ 1 ano: $(82 - 19)/67 = 77\%$	4 semanas: $(90 - 0)/90 = 100\%$
Publicação do fabricante[e]	517	236	90	213	462, 559	207
Taxa de reação relatada	6%	1,4%	2 a 6%	2%	Local: <2,2% Sistêmica: <0,5%[f]	<2%
OUTROS ESTUDOS						
Literatura e comunicados sobre os vacinados protegidos[d,g]	91	91	85	>70	ND	ND
Estudos independentes sobre a fração prevenida[d,g]	85 a 100	90 a 100	52 a 93	5 a 100	ND	ND
Vias de exposição	ON, IP, EN	ON	IP, ON	ON, SC, IP, EN	ND	ND
Latência examinada em alguns estudos	Sim	Sim	Sim	Sim	ND	ND
Referências de todos os estudos[e]	242, 243, 326	445	260, 328	218, 260, 326, 458, 517, 564	ND	ND
ADMINISTRAÇÃO						
Primeira, idade (semanas)	≥10	≥9	≥8	≥9	≥8	≥9
Intervalo para a segunda dose (semanas)	3 a 4	3 a 4	2 a 3	3 a 4	3 a 5	3
Reforço recomendado	Anual	Anual	Anual	Anual	Anual	Anual

ALOH, hidróxido de alumínio; *EN*, exposição natural; *FeLV*, vírus da leucemia felina; *IM*, intramuscular; *IN*, intranasal; *IP*, intraperitoneal; *ND*, não disponível; *ON*, oronasal; *SC*, subcutânea; *?*, incerto ou não relatado.

[a]Embora as vacinas sejam citadas aqui para fins comparativos, as condições de teste para liberação e estudos experimentais variaram entre os produtos, o que dificulta comparações absolutas.

[b]*Leucogen*® (Virbac Ltd.) em países que não os EUA.

[c]UCD-1 é a cepa Kawakami-Theilen.

[d]A fração prevenida não foi calculada em todos esses estudos, o que dificulta a comparação exata das porcentagens.

[e]Os números nessa fileira referem-se às Referências citadas neste capítulo.

[f]Dados apenas para o produto monovalente, mas um produto combinado que contém adjuvante apresentou taxa de reação até de 17,3% e sistêmica de até 6%. Tal produto foi retirado do mercado na União Europeia (http://www.ema.europa.eu/ema/index.jsp?curl=pages/medicines/veterinary/medicines/000067/vet_med_000123.jsp&murl=menus/medicines/medicines.jsp&mid=WC0b01ac058001fa1c. Acessado em 23/03/11.)

[g]A verificação da latência é a avaliação mais crítica para saber se um gato está infectado. Infelizmente, o momento de verificar a latência da viremia após desafio varia entre os estudos, o que dificulta a comparação exata das porcentagens.

e discussão anterior em *Adjuvantes*). Devem ser tomadas precauções para limitar o número de antígenos administrados simultaneamente a gatos se forem notadas tais reações alérgicas. As vacinas contra o FeLV e a raiva são associadas ao maior número de sarcomas no local da injeção. A redução do número de reforços, com base na avaliação do risco, poderia diminuir o risco da formação desses sarcomas.

Infecções por Chlamydophila.[308]

(Ver também *Prevenção*, no Capítulo 28.) Existem vacinas contra a infecção por *Cp. felis* na forma de produtos vivos atenuados ou inativados para administração parenteral. Ambos os tipos de vacinas comerciais oferecem alguma proteção contra a doença clínica causada por *Cp. felis*, mas a imunidade não é completa. Quando gatos vacinados são expostos à *Cp. felis* virulenta, desenvolvem doença clínica mais branda do que os gatos não vacinados. Além disso, é possível recuperar o organismo de tecidos respiratórios e internos. Uma vacina inativada experimental proporcionou proteção melhor contra doença clínica após desafio e replicação do organismo em tecidos internos.[545] A interferência dos ACM não parece ser importante com essas vacinas e não se tem conhecimento de efeitos teratogênicos decorrentes da vacinação com produtos vivos atenuados. Os filhotes já podem ser vacinados na terceira semana de idade, quando a conjuntivite neonatal é um problema. Mostrou-se que certas vacinas parenterais contra *Chlamydophila* induzem imunidade protetora por 6 a 12 meses. No caso de produtos combinados, a vacinação contra a clamidofilose, embora provavelmente não seja essencial, pode ser realizada sem muito gasto adicional nem inconvenientes para os proprietários de gatos. A baixa prevalência geral da doença respiratória causada por essa bactéria e o potencial de reações após a vacinação tornam esses produtos menos essenciais ou recomendáveis em um esquema rotineiro. Ainda assim, sua inclusão tem a possibilidade de induzir a proteção mais completa contra os sinais clínicos de doença respiratória. Se a doença for endêmica, são recomendados reforços anuais. No Reino Unido, observou-se maior prevalência de clamidofilose felina, o que justifica a vacinação lá. A vacinação rotineira contra todas as doenças respiratórias felinas em geral é necessária para gatos em abrigos densamente povoados e submetidos a estresse, gatis, instituições de pesquisa e residências com muitos gatos.

Bordetelose felina.[208]

(Ver também *Prevenção*, no Capítulo 14.) A doença respiratória felina pode ser complicada por infecção por *B. bronchiseptica*. Esse organismo comensal do trato respiratório superior foi isolado de gatos com pneumonia e manifestações sistêmicas de bacteriemia. A bordetelose é mais preocupante em gatis onde números significativos de gatos clinicamente sadios e recuperados são portadores do organismo. Embora as infecções experimentais possam causar doença leve, a importância desse problema em contextos clínicos é incerta (ver *Doença Respiratória Felina*, Capítulo 14). Em alguns países, há uma vacina viva modificada para administração intranasal, similar às usadas em cães,[900] que causa uma infecção respiratória leve autolimitada em gatos e inflamação microscópica em todo o trato respiratório,[302] mas não deve ser usada em gatos debilitados, imunossuprimidos ou que já estejam exibindo doença clínica. Um dos autores (CEG) também demonstrou disseminação do organismo a partir de gatos vacinados para não vacinados em contato. No ciclo da exposição natural, a prevalência dessa infecção é altamente variável e em geral restrita a ambientes onde há vários gatos. Se tal vacina for utilizada, deverá ser reservada primariamente para gatos não acometidos no ambiente onde foi documentado um surto. Em comparação com gatos de controle, os sinais da doença em gatos vacinados foram reduzidos, mas não eliminados, após a vacinação. Em alguns abrigos, os gatos que receberam essa vacina tiveram doença mais grave do que aqueles que receberam apenas vacinas contra o CVF e o HVF. Em outros abrigos, o número de infecções respiratórias diminuiu com o uso desse produto. Nos casos em que

B. bronchiseptica é isolada como organismo predominante de gatos acometidos, deve-se considerar a vacinação.

Peritonite infecciosa felina.[3]

(Ver também *Prevenção da peritonite infecciosa felina para criadores de gatos*, no Capítulo 10.) A proteção contra a PIF envolve mecanismos humorais e celulares. Nos estágios iniciais da PIF, a S-IgA é importante para reduzir a replicação de coronavírus nos tratos GI e respiratório. Há um produto intranasal à venda no comércio. Tal vacina consiste em um mutante de replicação restrita sensível à temperatura que, segundo relatos, produz respostas imunes em mucosas e sistêmicas ao CoVF. Ela forma uma barreira local de S-IgA que protege contra a replicação viral. O uso experimental prévio de vacinas parenterais causou sensibilização da resposta imune humoral e aceleração e precipitação da doença, após desafio com vírus virulento, em animais vacinados, comparados com controles (acentuação dependente de anticorpo). Em certos estudos, também se verificou que a vacina intranasal causa aceleração da doença.[769] É preciso notar que doses em aerossol ou intranasais artificialmente altas de desafio viral permitiram que o vírus virulento entrasse no corpo, apesar da vacinação intranasal, o que levou a acentuação dependente de anticorpo.[771,775] Ao desafio oral com doses menores, a vacina foi mais protetora. Em três estudos de desafio controlados relatados pelo fabricante, as frações prevenidas variaram de 67 a 82%.[275] A vacina mostrou-se benéfica em estudos controlados nos quais animais incólumes (não infectados por coronavírus) são vacinados antes de ser admitidos em gatis contaminados.[235,682] Nesses estudos, observou-se menor incidência subsequente de PIF nos animais vacinados do que nos não vacinados, porém a taxa de incidência global da doença no grupo não vacinado já era inferior a 10%. Em outro estudo no qual gatos sem patógeno específico foram abrigados com gatos de um gatil endêmico, não se observou diferença na incidência entre os vacinados e os não vacinados sem patógeno específico.[516] A vacina destina-se a gatos com 16 semanas de idade ou mais, administrando-se uma série de duas inoculações com um intervalo de 3 a 4 semanas. No entanto, praticamente todos os gatos que vivem em ambientes endêmicos já estão infectados pelo VPIF antes da vacinação e podem desenvolver PIF apesar da vacinação.[235] Em tais situações a vacina teria sido usada de maneira diferente da recomendada em uma idade mais precoce, e sua eficácia nessas circunstâncias não foi validada. Além da vacinação, outras medidas de manejo e controle podem ter a mesma importância, ou até maior, para reduzir a prevalência de doença relacionada com a PIF em gatis endêmicos. Essa vacina não é recomendada pela American Association of Feline Practitioners (AAFP) em suas diretrizes.[221,724]

Infecção pelo vírus da imunodeficiência felina.[368]

(Ver também Capítulo 12.) Foram avaliados vários tipos de vacinas para proteção contra o FIV, inclusive as que contêm células totais infectadas, DNA sem cobertura, vetores virais ou bacterianos e subunidades ou peptídios virais.[196,670,864,911] Foi liberada uma vacina comercial com vírus total inativado e adjuvante contendo os subtipos A (Petaluma) e D (Shizuoka), que induzem forte resposta de anticorpo. Em um estudo de desafio realizado 53 semanas após a vacinação, ocorreu viremia em 16% dos gatos vacinados e em 90% dos não vacinados.[380] Em outros estudos, a taxa de proteção foi menor em um desafio feito 4 semanas depois.[196] Demonstrou-se proteção contra o subtipo B heterólogo em um estudo de desafio feito 48 semanas após a vacinação, quando 28% dos gatos vacinados e 100% dos não vacinados tiveram infecção persistente.[379] Como os subtipos de isolados de campo variam, não se pode prever a eficácia dessa vacina no campo.

A vacina tem uma desvantagem importante. Como o teste definitivo para detectar infecção se baseia na detecção de anticorpos séricos, quando são usados os testes diagnósticos disponíveis no comércio, aqueles induzidos pela vacina com vírus total não podem ser distinguidos dos produzidos pela infecção natural[369,370] (ver também

Capítulo 12).[501,520] Um ELISA baseado em um peptídio recombinante da proteína do capsídio foi acrescentado para fazer tal distinção, porém o teste não é comercializado.[459,500] Na prática atual, os gatos que foram vacinados mas não identificados com clareza com um *microchip* e depois se perderam ou foram separados de seus proprietários podem ter uma história de vacinação impossível de se rastrear e ser considerados infectados por vírus virulento. Além disso, como alguns gatos vacinados ainda podem infectar-se, é possível que não se consiga determinar o estado infeccioso verdadeiro dos que se sabe terem sido vacinados. Pode ocorrer problema semelhante se um gato não tiver sido submetido ao teste antes da vacinação e já estiver infectado quando for vacinado.

Por essa razão, o ideal é que os gatos tenham resultados negativos ao teste para anticorpo imediatamente antes de receberem a vacina. Se filhotes tiverem resultados positivos, pode ser que isso reflita a existência de ACM, que em geral desaparecem por volta da décima segunda semana de idade.[520] Eles devem ser testados novamente quando tiverem 12 a 16 semanas de idade. Uma queda no nível de anticorpos indica que ainda havia ACM, mas é possível que esses filhotes estejam infectados desde o período pré-natal, de maneira que a vacinação pode não ter qualquer benefício. Gatos mordidos recentemente não devem ser vacinados antes de decorridos 60 dias do evento da mordida porque esse é o período para a soroconversão após infecção natural.

Os títulos de anticorpo ainda são o meio preferido de se avaliar se gatos têm infecção pelo FIV. A PCR não detecta todos os subtipos virais e não é padronizada, o que diminui a sensibilidade e a especificidade em alguns laboratórios diagnósticos.[65,145] Agora há no comércio um teste de PCR para detecção do FIV, designado para ser confirmatório após um resultado positivo ao ELISA para anticorpos contra esse vírus. Tal teste é altamente específico, e um resultado positivo à PCR é consistente com infecção pelo FIV. Entretanto, como algumas cepas do FIV não são detectadas pela PCR, podem ocorrer resultados negativos em gatos tanto infectados quanto não infectados. Também foi desenvolvido um ensaio quantitativo de PCR que discrimina gatos infectados experimentalmente dos vacinados.[884] Mais pesquisas sobre a infecção natural em gatos podem determinar se esse procedimento terá utilidade clínica.

Giardíase felina. Não existe mais nenhuma vacina liberada que contenha taquizoítas de *Giardia lamblia* inativados e com adjuvante.[618,809]

Infecção por *Microsporum canis*. A vacina inativada contra essa infecção já foi retirada da maioria dos mercados, mas em alguns países há um produto similar.

Borreliose felina. Em alguns países, há uma vacina inativada para uso subcutâneo.

Nosódios

Nosódios são preparações orais homeopáticas feitas de tecidos, secreções ou excreções de animais com a doença que se pretende evitar. Alega-se que essas preparações clínicas terapêuticas alternativas protejam os animais, agindo como imunomoduladores específicos contra uma variedade de doenças infecciosas. Elas também foram recomendadas para administração imediata após exposição a um agente infeccioso. Seu preparo consiste em diluição seriada com agitação interveniente (sucessão, potencialização, agitação) de material infeccioso de animais com as doenças correspondentes. Poucos dados publicados demonstram que os nosódios evitem a ocorrência de doenças infecciosas.[156,746] Em um desafio controlado com CPV em filhotes caninos, os nosódios não foram protetores.[754,909] O uso de nosódios homeopáticos para evitar doenças infecciosas sérias não é aconselhável.

Formulário de Fármacos Antimicrobianos

Craig E. Greene e Janet Calpin

As informações sobre os fármacos listados em versalete podem ser encontradas neste *Formulário de fármacos*.

Dosagem variável pelo veterinário

A prática de dosagem personalizada dos fármacos em veterinária foi adotada pela Food and Drug Administration nos EUA. O conceito de dosagem individualizada para um animal, com base na espécie e na doença a tratar, é novo na administração de fármacos em veterinária, em que era costume seguir esquemas de doses fixas. As dosagens fornecidas nas bulas dos fármacos antimicrobianos no passado frequentemente eram baseadas em dados de aprovação, obtidos pelo uso do agente antimicrobiano contra a infecção mais suscetível de determinado sistema orgânico em consideração. Assim, as informações posológicas consistiam no menor nível e eram ineficazes para o tratamento de infecções que envolvessem organismos resistentes ou outros sistemas orgânicos. As futuras bulas em veterinária irão fornecer informações farmacocinéticas e farmacodinâmicas a respeito de cada fármaco e seus dados de sensibilidade microbiológica. Serão também fornecidas as faixas posológicas e indicações de doses específicas.

As informações que constam deste formulário destinam-se a sustentar o conceito de dosagem variável da bula. São apresentadas informações em cada fármaco com o propósito de que os veterinários sejam capazes de ajustar as doses com base em dados clínicos e toxicológicos. As recomendações de dosagem de cada fármaco são variáveis, dependendo do tipo de infecção e de sua localização. O leitor deve consultar outras tabelas de dosagens nos respectivos capítulos sobre doenças para obter esquemas posológicos específicos. Os autores empenharam-se para incluir a maior parte dos fármacos disponíveis internacionalmente para o tratamento de infecções em animais. Muitos desses fármacos estão aprovados para uso humano, porém existem estudos limitados sobre cães e gatos.

Referências

Consulte o repositório de material suplementar http://gen-io.grupogen.com.br.o para ver uma lista completa das referências usadas neste formulário.

Acemanana

CLASSE. Carboidrato complexo (polimanose) extraído de *Aloe vera*.

AÇÃO. Imunoestimulante e antiviral. Estimula os fagócitos mononucleares e as células T; interfere na glicosilação viral. Em cultura de tecido murino, a acemanana induz os macrófagos a produzir o fator de necrose tumoral α e a interleucina 1.

MAIS INFORMAÇÕES. Ver *Antivirais* no Capítulo 2; ver também discussão sobre imunoterapia no Capítulo 100; Referências 320, 349, 441, 564, 579, 725, 1035, 1110, 1294.

FARMACOCINÉTICA. Incerta.

ESPECTRO. Indutor de interferona; apresenta atividade antitumoral. Efeito antiviral direto, visto que inibe o crescimento do HIV, do vírus da doença de Newcastle e do vírus influenza *in vivo*.

INDICAÇÕES. Tratamento de gatos FeLV-positivos ou FIV-positivos, sintomáticos e clinicamente acometidos.[1294] Injeção intralesional em fibrossarcomas induzidos por vacina. Não se dispõe de estudos controlados prospectivos sobre a eficácia da acemanana. Tem sido usada em combinação com cirurgia e radioterapia para fibrossarcomas em cães e gatos.[579] Além disso, pode acelerar a cicatrização de feridas. Para mais informações sobre detalhes de estudos clínicos realizados, ver o Capítulo 2.

USOS APROVADOS. Veterinária: tratamento adjuvante do fibrossarcoma, imunoestimulante específico.

CONTRAINDICAÇÕES. Reação de hipersensibilidade anterior ao fármaco.

REAÇÕES ADVERSAS. A infusão IV direta provoca taquipneia, taquicardia, salivação, fraqueza, colapso, palidez das mucosas; evitar essas reações com o uso de infusão lenta por gotejamento IV. Doses IP muito altas (80 mg/kg) em cães causam desconforto abdominal transitório, vômitos e diarreia.[320] Achados histológicos de infiltrados de fagócitos mononucleares no fígado, no baço e nas superfícies peritoneais (peritonite microgranulomatosa atípica) quando se efetua o tratamento IP. Com o tratamento IV, os fagócitos mononucleares acumulam-se nos pulmões.[320] A injeção SC raramente provoca reações de hipersensibilidade. Contagens elevadas dos leucócitos durante o tratamento. As injeções intralesionais podem causar desconforto e sangramento nos locais de injeção. Pode ocorrer necrose no local de injeção.[320] Recomenda-se o uso de sedação ou anestesia. Os tumores aumentam de tamanho e tornam-se dolorosos antes da ocorrência de regressão, se houver.

INTERAÇÕES. Desconhecidas.

Disponibilidade	Tipo	Apresentação
Veterinária	Pó liofilizado para injeção	Frasco de 10 mg

MANIPULAÇÃO. Reconstituir para 1 mg/mℓ com 10 mℓ de NaCl a 0,9% (fornecido). As concentrações mais altas são insolúveis e tornam-se gelatinosas. Descartar a solução não usada depois de 4 h de reconstituição.

ADMINISTRAÇÃO. Injeções intralesionais e/ou IP semanalmente, administradas concomitantemente. Continuar as injeções até a observação de necrose e/ou edema expansivo (habitualmente 4 a 7 semanas). Em seguida, cirurgia para remover a massa por excisão ampla. Pode-se considerar a radioterapia utilizando teleterapia com cobalto 60 imediatamente após a cirurgia.[579]

Indicações (*Cães e gatos*)	Dose	Via	Intervalo	Duração
Imunoestimulante	2 mg/kg	IP, SC	Semanalmente	6 semanas
Fibrossarcoma	1 mg/kg	IP	Semanalmente	4 semanas (semanas 1 a 4)
Pré-operatório[a]	2 mg	Intralesional	Semanalmente	4 semanas (1 a 4)
Remoção cirúrgica, semana 5	1 mg	IP	Semanalmente	2 semanas (5, 6)
Pós-operatório	1 mg/kg	IP	Mensalmente	6 meses a 1 ano (posteriormente)

[a]A dose intralesional pode ser usada no tratamento da papilomatose.

OUTRAS POSOLOGIAS. Nenhuma.

INFORMAÇÃO PARA DISPENSAÇÃO. IP: o animal pode apresentar hipersensibilidade abdominal; observar o aparecimento de reações alérgicas. Intralesional: pode causar sangramento ou necrose da lesão, com algum grau de exsudação nos dias subsequentes.

Aceturato de diminazeno

CLASSE. Diamidina aromática.

AÇÃO. Ver ISETIONATO DE PENTAMIDINA.

MAIS INFORMAÇÕES. Ver ISETIONATO DE PENTAMIDINA, DIPROPIONATO DE IMIDOCARBE, ISETIONATO DE AMICARBALIDA; Capítulo 71, Tabela 71.1; Referências 288, 679, 773, 803, 849, 884.

FARMACOCINÉTICA. Não é bem absorvido por via oral. Rápida captação do fármaco após administração IV ou IM, com distribuição extensa nos tecidos. Exerce algum nível de metabolismo hepático, com recirculação êntero-hepática e excreção urinária gradual de metabólitos e do fármaco ativo.[803] Resíduos podem persistir por várias semanas no fígado e nos rins, com quantidades menores no trato GI, pulmões, músculo, cérebro, gordura, leite.[849]

ESPECTRO. *Trypanosoma* africano, *Babesia, Leishmania, Hepatozoon, Cytauxzoon;* pode haver desenvolvimento de algum nível de resistência com o uso repetido.

INDICAÇÕES. Tripanossomíase africana, babesiose, citauxzoonose.

USOS APROVADOS. Tripanossomíase africana nos bovinos.

CONTRAINDICAÇÕES. Miocardiopatia ou insuficiência cardíaca preexistentes.

REAÇÕES ADVERSAS. Podem ocorrer vômitos. Tem menor probabilidade de causar anafilaxia aguda do que outros fármacos dessa classe. Doses de até 12 mg/kg são mais eficazes na eliminação do microrganismo, porém são mais tóxicas. Em geral, deve-se evitar o uso de doses > 10 mg/kg. À semelhança de outras diamidinas, pode produzir sinais do SNC, incluindo alterações comportamentais, nistagmo, ataxia, rigidez extensora, opistótono e, algumas vezes, morte. Embora os sinais tenham sido atribuídos a sinais parassimpaticomiméticos relacionados com a inibição da colinesterase, isso não foi documentado em cães com babesiose.[773] Foi relatada a ocorrência de gastrenterite hemorrágica aguda e miocardiopatia. O início tardio (em até 1 semana) dos sinais do SNC pode estar relacionado com a destruição intracerebral de *Babesia*. Gatos apresentam anorexia, febre e depressão após tratamento inicial para *Cytauxzoon*. Ocorre hipotensão durante o tratamento da babesiose canina; entretanto, ela não surge como efeito direto do fármaco em cães sadios.[551]

INTERAÇÕES. Para *T. congolense,* a melhor resposta é obtida quando associado ao fármaco experimental, difluorometilornitina (DFMO, eflornitina), como solução para injeção parenteral.[848] Foi também observado sinergismo com a SURAMINA contra tripanossomas. Para evitar reações adversas, foram usados anti-histamínicos ou AINE (respectivamente, maleato de mepiramina ou piroxicam).[885]

Disponibilidade	Tipo	Apresentação
Veterinária	Injeção parenteral	Diluído para 70 mg/mℓ

[a]Não disponível nos EUA.

MANIPULAÇÃO. Para assegurar a estabilidade, deve ser mantido refrigerado (2 a 8°C) em frascos de vidro selados à prova de luz. À temperatura ambiente (20 a 25°C), a solução permanece estável durante pelo menos 10 a 15 dias. O pó liofilizado tem prazo de validade extenso por vários meses à temperatura ambiente.

ADMINISTRAÇÃO. Para *Babesia,* obteve-se tratamento mais eficaz para eliminar infecções resistentes com 3,5 mg/kg de diminazeno, seguidos de 5 mg/kg de DIPROPIONATO DE IMIDOCARBE em 24 h.[884] Os tripanossomos podem desaparecer do sangue após 24 h de tratamento, porém a correção das alterações hematológicas leva pelo menos 3 semanas. Deve-se efetuar o hemograma completo semanalmente. Esse exame poderá ser repetido, quando necessário, se houver recidiva da parasitemia. Algumas autoridades sugerem um ou dois tratamentos diários adicionais para as infecções resistentes, porém a toxicidade aumenta. Tem-se feito uso tópico no tratamento da leishmaniose cutânea. Os gatos tornam-se mais deprimidos, com febre e anorexia após uma injeção, presumivelmente devido à morte dos parasitos. Administra-se uma segunda injeção após o desaparecimento desses sinais. Reações inflamatórias nos músculos ou na pele, causando claudicação ou dermatite, respectivamente, podem ser evitadas pela injeção IM profunda do fármaco nos músculos lombares.

Indicações	Dose (mg/kg)	Via	Intervalo (h)	Duração (dias)
CÃES				
Tripanossomíase africana (*T. brucei brucei, T. congolense*)	7,0	IM	24	1
Babesiose				
B. canis	3,5 a 5,0	IM, SC	24	1
B. gibsoni	7,5 a 10	IM, SC	24	1
GATOS				
Citauxzoonose	2,0	IM, SC	96	[a]

[a]Administra-se uma segunda dose após o intervalo de 72 a 96 h após a primeira injeção, ou com o desaparecimento dos sinais adversos da primeira injeção.[393]

OUTRAS POSOLOGIAS. Tripanossomíase africana, Tabela 72.1; citauxzoonose, Tabela 75.1; babesiose, Tabela 76.3.

Aciclovir

CLASSE. Análogo nucleosídico (guanosina).

AÇÃO. Antiviral; interfere na replicação do DNA dos herpes-vírus tipos 1, 2 e alguns outros. Convertido na célula em derivado trifosfato, apenas em células que contêm vírus, visto que utiliza a timidina quinase viral, tornando-se muito seletivo. Acumula-se e ativa apenas as células infectadas por herpes-vírus; por conseguinte, tem baixa toxicidade e alto índice terapêutico. A DNA polimerase viral é 10 vezes mais sensível ao fármaco do que a enzima do hospedeiro. Afeta apenas os vírus em replicação, mas não os vírus latentes. É o que apresenta melhor índice terapêutico (eficácia/toxicidade) entre os fármacos antivirais disponíveis. Infelizmente, a atividade *in vitro* do aciclovir contra o FHV-1 é 1.000 vezes menor do que contra o herpes-vírus simples (HSV) humano.[198,953] A atividade de timidina quinase é menor no FHV-1 do que no HSV.[234] A atividade da desoxicitidina quinase pode influenciar a sensibilidade ao aciclovir.[1242] Muitos herpes-vírus de animais, como o FHV-1 e o vírus da pseudorraiva, carecem desta última enzima.

MAIS INFORMAÇÕES. Ver *Aciclovir*, no Capítulo 2, Tabela 2.1. Fármacos semelhantes incluem o ganciclovir, o fanciclovir, o valaciclovir; Referências 483, 806, 858, 1092, 1259.

FARMACOCINÉTICA. A administração IV proporciona boa biodisponibilidade; com uso VO, a biodisponibilidade é de apenas 15 a 30% dos níveis alcançados após a mesma dose parenteral.[858] Penetra na maioria dos tecidos corporais, incluindo o SNC. As concentrações no LCS correspondem a 50% das concentrações plasmáticas. Metabolismo mínimo e excreção de 45 a 85% do fármaco inalterado na urina.[858] A excreção é tardia na insuficiência renal. O valaciclovir, um profármaco, apresenta maior biodisponibilidade (ver Capítulo 2).

ESPECTRO. Infecções por herpes-vírus. Houve desenvolvimento de algum grau de resistência com o uso extenso do aciclovir.

INDICAÇÕES. Aprovado para uso em seres humanos no tratamento de infecções sistêmicas, do SNC, respiratórias ou genitais por herpes-vírus. Suprime as infecções das vias respiratórias e erupções das mucosas. Não impede a eliminação viral subclínica. Não deve ser usado na doença leve ou autolimitada. Indicações semelhantes em animais.

CONTRAINDICAÇÕES. Reduzir a dose em caso de insuficiência renal. Usar com cautela em fêmeas prenhes, visto que o fármaco atravessa a placenta. Doses altas são fetotóxicas.

REAÇÕES ADVERSAS. Nefrotóxico quando administrado rapidamente por via IV, obstrução tubular renal transitória por cristais. Sinais do SNC após infusão IV. A via IV pode causar flebite e irritação local. O uso oral do aciclovir pode provocar vômitos e diarreia. É preciso obter inicialmente o hemograma antes do tratamento e, em seguida, periodicamente durante a administração do fármaco. Podem ocorrer leucopenia e anemia arregenerativa leve. Ocorre ingestão oral acidental por cães (ver *Aciclovir*, no Capítulo 2).

INTERAÇÕES. Quando administrado com ZIDOVUDINA, pode causar torpor mental e depressão.

Disponibilidade	Tipo	Apresentação
Seres humanos	Tópico (pomada oftálmica)	Pomada com polietilenoglicol a 5%
	Oral	Cápsulas de 200 mg, comprimidos de 400 e 800 mg, suspensão de 200 mg/5 mℓ
	Solução IV	Frasco de 500 mg

MANIPULAÇÃO. Nos seres humanos, a solução IV é preparada por meio de dissolução do pó em 10 a 20 mℓ de água estéril sem conservante. Adicionar ao volume calculado da solução IV para administração durante 1 h. Descartar a solução não usada depois de 12 h. Não acrescentar a líquidos biológicos ou coloidais. Para gatos, a solução IV preparada deve ser ainda diluída em NaCl para evitar a irritação.

ADMINISTRAÇÃO. Para gatos, prefere-se a via SC. O fármaco administrado por essa via é diluído na concentração de 1 mg/mℓ com NaCl a 0,9%.[464] A administração oral e IV produz mais efeitos colaterais em gatos. Prefere-se a via IV para o tratamento de infecções sistêmicas em seres humanos. É necessário infundir lentamente para evitar a precipitação de cristais nos túbulos renais. Taxas inferiores a 5 mg/kg/h têm baixa toxicidade. Administrar qualquer dose durante o período de pelo menos 1 h. Monitorar a função renal e o sedimento urinário à procura de cristais em forma de agulha.

Indicações (*Cães e gatos*)	Dose	Via	Intervalo (h)	Duração (dias)
FILHOTES DE CÃES: herpes-vírus sistêmico	15 mg/kg	SC, IV	8	5 a 7
GATOS: herpes-vírus sistêmico[a]	10 mg/kg	SC	8	7 a 21
AMBOS: herpes-vírus sistêmico	10 a 25 mg	IV	8	7 a 21
AMBOS: herpes-vírus sistêmico	3 a 10 mg/kg	VO	5	10
AMBOS: herpes-vírus ocular	Pomada	Uso tópico	4	Quando necessário

[a]Deve ser associado a α-INTERFERONA humana ou ω-INTERFERONA felina. Doses semelhantes podem ser tentadas em filhotes de cães com infecção por herpes-vírus.

OUTRAS POSOLOGIAS. Infecção por herpes-vírus, Tabela 5.1; doença respiratória felina, Tabela 14.2.

INFORMAÇÃO PARA DISPENSAÇÃO. O animal pode tornar-se deprimido ou letárgico ou apresentar vômitos e diarreia. Notificar o veterinário se isso persistir.

Ácido fusídico

CLASSE. Antibiótico obtido do *Fusidium coccineum*.

AÇÃO. Antibacteriano, antiprotozoário que interfere na síntese de proteínas. Interfere na transferência de aminoácido do aminoacil-sRNA para a proteína nos ribossomos. Eficaz contra estafilococos e estreptococos. Pode ser bacteriostático ou bactericida, dependendo das apresentações do inóculo. As células bacterianas interrompem a sua divisão em até 2 min de contato; todavia, a síntese de ácidos nucleicos prossegue por um período de até 2 h. É eficaz *apenas* contra bactérias gram-positivas. A sua pequena atividade contra bactérias gram-negativas e células de mamíferos pode estar relacionada com diferenças de permeabilidade das paredes celulares. Com preparações tópicas, as concentrações são adequadas para tratar outros microrganismos gram-positivos, como corinebactérias, *Neisseria*, clostrídios e espécies de *Bacterioides*.

MAIS INFORMAÇÕES. Nenhuma.

FARMACOCINÉTICA. Em virtude de sua capacidade de penetrar na pele intacta, o ácido fusídico é eficaz nas infecções cutâneas.

ESPECTRO. Gram-positivos. *Staphylococcus*. Inclui cepas resistentes à betalactamase e outros microrganismos gram-positivos. **Protozoários:** *Giardia*, *Plasmodium*.

INDICAÇÕES. Dermatite bacteriana causada por patógenos sensíveis.

USOS APROVADOS. Dermatite bacteriana.

CONTRAINDICAÇÕES. Sensibilidade ao ácido fusídico e a seus sais ou à lanolina no produto tópico. Doença hepática preexistente para uso parenteral. Não há nenhum risco nem necessidade de modificação da dose em caso de disfunção renal. Não ocorre nenhuma resistência cruzada com outros antibióticos com uso clínico. Entretanto, as bactérias podem desenvolver resistência ao ácido fusídico *in vitro* e com uso clínico.

REAÇÕES ADVERSAS. Em certas circunstâncias, pode causar hipersensibilidade. Com uso tópico, se houver irritação ou sensibilização, deve-se interromper o tratamento. Pode causar irritação se for usado perto dos olhos, devido à inflamação conjuntival. Com uso IV, pode causar venospasmo, tromboflebite, hemólise, vômitos, icterícia, hipocalcemia. As enzimas hepáticas devem ser monitoradas de modo regular em caso de tratamento prolongado. Seu uso não é recomendado em fêmeas prenhes ou durante a lactação.

INTERAÇÕES. Incompatível com soluções de aminoácidos, soluções ácidas ou sangue integral. Não misturar com aminoglicosídios, cefalosporinas ou penicilinas.

Disponibilidade[a]	Tipo	Apresentações
Seres humanos	Pomada tópica ou como curativo entre gaze	Creme: 2% em tubos de 15 e 30 g Entre gaze: gaze impregnada de pomada
	Comprimidos	250 mg
	Suspensão oral	50 mg/mℓ
	Solução IV	580 mg com fusidato de sódio em frasco de 50 mℓ

[a]Não disponível nos EUA.

MANIPULAÇÃO. Conservar à temperatura ambiente (20 a 25°C) e proteger da luz. Reconstituir a solução IV com o diluente tamponado obtido antes de maior diluição. O diluente contém tampão de fosfato-citrato, que é essencial para a estabilidade. A solução IV não contém bacteriostático e deve ser usada até 24 h após a sua preparação. Compatível com soro fisiológico e glicose a 5%.

ADMINISTRAÇÃO. Creme, uso tópico nas áreas acometidas. **Preparações orais** (comprimidos e líquido), usadas no tratamento das infecções GI. **Uso IV**, infusão intermitente na velocidade de 1 a 2 mℓ/min entre 2 e 6 h.

Indicações (*Seres humanos*)[a]	Dose	Via	Intervalo (h)	Duração (dias)
Dermatite por bactérias gram-positivas	Pequena quantidade	Uso tópico	8 a 12	7
	500 mg de fusidato de sódio	VO	8	7 a 28
	738 mg de suspensão de ácido fusídico	VO	8	7 a 28
Infecções sistêmicas por bactérias gram-positivas	500 mg de fusidato de sódio[b]	IV	8	7 a 28

[a] Nenhuma dosagem animal disponível. Trata-se de um esquema posológico humano.
[b]Equivalente a 480 mg de ácido fusídico. Nenhuma dose confirmada para cães e gatos. Todas as doses apresentadas são para seres humanos. Em virtude de sua absorção incompleta, a dose da suspensão é mais alta do que a de outras formulações. A dose foi aumentada no tratamento de infecções graves agudas.

OUTRAS POSOLOGIAS. Nenhuma.

INFORMAÇÃO PARA DISPENSAÇÃO. Aplicar à área acometida, 2 a 3 vezes/dia, por um período de até 7 dias.

Albendazol

CLASSE. Carbamato de benzimidazol.

AÇÃO. Antinematódeo, antiprotozoário por meio da inibição da função microtubular das células intestinais do parasito.

MAIS INFORMAÇÕES. Ver fármacos semelhantes FEMBENDAZOL, BENZNIDAZOL; ver também discussão sobre antiprotozoários no Capítulo 71 e Tabela 71.1; *Giardíase*, no Capítulo 77; Referências 57, 458, 768, 1061, 1093.

FARMACOCINÉTICA. Pouco absorvido (< 1%) pelo trato GI, através do qual passa livremente. Qualquer fármaco absorvido é rapidamente metabolizado a derivados sulfóxido e sulfona com atividade anti-helmíntica. Os metabólitos são excretados predominantemente na urina.

ESPECTRO. Vários nematódeos e cestódeos. **Protozoários:** *Giardia.* **Fungos:** *Cryptococcus* (*in vitro*), *Pneumocystis, Encephalitozoon.* **Mais eficaz:** 50 vezes mais ativo do que o METRONIDAZOL e 10 a 40 vezes mais ativo do que o CLORIDRATO DE QUINACRINA contra *Giardia.* Um dos benzimidazóis mais ativos contra *Giardia.*[458]

INDICAÇÕES. Microsporidiose (encefalitozoonose), pneumocistose. O FEMBENDAZOL estreitamente relacionado (50 mg/kg VO, uma vez a cada 24 h, durante 3 dias) também é eficaz contra a giardíase em cães.[57]

CONTRAINDICAÇÕES. Disfunção hepática, colestase, gravidez ou lactação. Não há necessidade de modificar as doses em caso de insuficiência renal.

REAÇÕES ADVERSAS. Vômitos, diarreia, aumento da atividade das enzimas hepáticas, hepatite colestática. Perda de peso, mielotoxicidade e discrasias sanguíneas com 30 a 60 mg/kg/dia, durante 26 semanas. Foi relatada a ocorrência de pancitopenia com doses terapêuticas (25 mg/kg) durante 4 e 10 dias em um gato e em um cão, respectivamente.[768,1093] A leucopenia pode estar associada à sepse. Pode ser revertida com tratamento de suporte com antibacteriano e líquidos. Embriotóxico e teratogênico em animais de laboratório. Baixa toxicidade sistêmica com uso a curto prazo em virtude de sua pouca absorção.

INTERAÇÕES. A cimetidina aumenta a excreção biliar do albendazol; a dexametasona aumenta as suas concentrações no estado de equilíbrio dinâmico; o albendazol aumenta potencialmente as concentrações de teofilina.

Disponibilidade	Tipo	Apresentações
Seres humanos	Comprimidos orais	200 mg
Veterinária	Suspensão líquida oral (bovinos)	113,6 mg/mℓ

MANIPULAÇÃO. Conservar à temperatura ambiente controlada (20 a 25°C; agitar bem antes do uso).

ADMINISTRAÇÃO. Administrar com refeição gordurosa para aumentar a absorção (embora variável). A pouca absorção do albendazol constitui um benefício no tratamento de doenças limitadas ao intestino, como a giardíase. Para a giardíase, é necessário administrar pelo menos quatro doses para o fármaco ser eficaz. Para a encefalitozoonose em seres humanos, tem sido administrado concomitantemente com trimetoprima ou PIRIMETAMINA e sulfonamidas. Para tratamento mais prolongado (> 30 dias), é necessário verificar o hemograma completo a cada 3 a 4 semanas para a detecção de mielotoxicidade.

Indicações	Dose	Via	Intervalo (h)	Duração (dias)
SERES HUMANOS				
Encefalitozoonose	200 a 400 mg/pessoa	VO	8 a 12	14 a 28
CÃES				
Leishmaniose	10 mg/kg	VO	24	30
Leishmaniose	5 mg/kg	VO	6	60
Giardíase	25 mg/kg[a]	VO	12	2
GATOS				
Giardíase	25 mg/kg[a]	VO	12	5

[a]Potencialmente mielotóxico nessa dose.[768]

OUTRAS POSOLOGIAS. *Infecções por Protozoários Entéricos,* Capítulo 77. Para doses anti-helmínticas, ver outras fontes.

INFORMAÇÃO PARA DISPENSAÇÃO. Entrar em contato com o veterinário se for observada a ocorrência de vômitos, diarreia, hipersensibilidade abdominal, mucosas e pele amareladas.

Alfadrotrecogina | Proteína C ativada humana recombinante, rhAPC

CLASSE. Glicoproteína. Análoga da proteína C nativa sintetizada e secretada por células humanas geneticamente alteradas. Ativada pela trombina *in vitro.*

AÇÃO. Inibe a coagulação, aumenta a fibrinólise, inibe a síntese do fator de necrose tumoral, que também foi incriminado na patogenia da sepse.

MAIS INFORMAÇÕES. Ver Capítulo 36, *Sepse.*

FARMACOCINÉTICA. Nos seres humanos, alcança o estado de equilíbrio dinâmico 2 h após iniciar a infusão. É inativada por inibidores plasmáticos da protease. O fármaco não pode ser detectado após a interrupção da infusão.

INDICAÇÕES. Tratamento adjuvante da sepse grave manifestada por disfunção orgânica.

USOS APROVADOS. Seres humanos para o tratamento do choque séptico.

CONTRAINDICAÇÕES. Pacientes com tendência hemorrágica ativa ou recente ou com risco de sangramento por traumatismo. Seu uso deve ser evitado se houver lesões do SNC que possam predispor ao sangramento no parênquima neural.

REAÇÕES ADVERSAS. Sangramento GI e intra-abdominal com mais frequência. Pode ocorrer hemorragia em qualquer outro órgão.

INTERAÇÕES. O sangramento em seres humanos não aumentou com a administração concomitante de heparina SC em baixa dose como profilaxia para estados hipercoaguláveis. Pode-se esperar o desenvolvimento de anticorpos contra a proteína humana com uso repetido, e esses anticorpos podem interferir na eficiência subsequente ou produzir reações alérgicas.

Disponibilidade	Tipo	Apresentações
Seres humanos	Liofilizada para reconstituição	Frascos de 5 e 20 mg

MANIPULAÇÃO. Uma vez reconstituída, deve ser usada em até 12 h.

ADMINISTRAÇÃO. Administrada como infusão IV contínua. Não há necessidade de mudança na dose ou taxa de administração em caso de insuficiência hepática ou renal. A infusão deve ser interrompida pelo menos 2 h antes da cirurgia ou procedimentos invasivos. Pode ser reiniciada 12 h após cirurgia de grande porte ou imediatamente após procedimentos pequenos se for obtida a hemostasia.

Indicações	Dose[a] (mg/kg/h)	Via	Intervalo (h)	Duração (h)
CÃES E GATOS				
Neutropenia, sepse grave	24	IV	Contínua	96

[a] Esquema posológico humano.

OUTRAS POSOLOGIAS. As doses para cães e gatos não foram estabelecidas.

INFORMAÇÃO PARA DISPENSAÇÃO. Para uso em pacientes hospitalizados; os parâmetros da coagulação devem ser monitorados durante o uso desse fármaco.

Alopurinol

CLASSE. Análogo da purina. Inibidor da xantina oxidase.

AÇÃO. Metabolizado por *Leishmania,* produzindo um análogo inativo de inosina. Essa molécula é incorporada no RNA da leishmânia, causando síntese defeituosa de proteína. Interfere na síntese de purinas e síntese subsequente de RNA.

MAIS INFORMAÇÕES. Ver Tabela 71.1; Referências 84, 169, 253, 322, 477, 597, 619, 646, 663, 701, 709, 713, 1196.

FARMACOCINÉTICA. Absorvido pelo trato GI após administração VO, convertido em oxipurinol no fígado. Distribuído nos tecidos e espaços de líquido extracelular, porém menos no LCS. A excreção renal do metabólito predomina, com algum grau de excreção nas fezes.

ESPECTRO. Protozoários: *Leishmania, Trypanosoma cruzi.* **Outros:** tratamento da gota e da urolitíase de urato.

INDICAÇÕES. Tratamento VO de baixo custo e menos tóxico para a leishmaniose. Também considerado para a tripanossomíase americana (como o BENZNIDAZOL), visto que o NIFURTIMOX é mais tóxico. No tratamento da leishmaniose, as cargas do parasito são reduzidas e observa-se a melhora dos sinais clínicos; entretanto, o microrganismo não foi erradicado.[882] Recomendado apenas para uso na terapia de combinação,[1062] embora isso seja controverso.[619] Quando usado isoladamente, o tratamento deve continuar durante pelo menos 6 semanas e habitualmente durante pelo menos 6 meses para obter efeitos benéficos.[619,844] O alopurinol é usado diariamente por períodos extensos após completar o tratamento de indução, em que é usado associado a outros fármacos. Tem sido utilizado associado ao ANTIMONIATO DE MEGLUMINA[700,820] ou à MILTEFOSINA.[699–701] A administração periódica (1 semana/mês) não é eficaz para prevenção da infecção por *Leishmania infantum* em cães que residem em áreas endêmicas.[988]

USOS APROVADOS. Para a hiperuricemia e a gota em seres humanos.

CONTRAINDICAÇÕES. Reduzir a dose, aumentar o intervalo de administração ou evitar o uso em caso de insuficiência renal ou disfunção hepática. A sua segurança em animais reprodutores ou prenhes não foi estabelecida.

REAÇÕES ADVERSAS. Vômitos, diarreia, erupção dermatológica (prurido e exantema), mielossupressão, formação de urólitos de xantina.[659] Monitorar a ocorrência de disfunção hepática ou renal, devido à possível ocorrência de urólitos de xantina, particularmente em cães com disfunção hepática.

INTERAÇÕES. Pode continuar o tratamento adjuvante com ANTIMONIATO DE MEGLUMINA OU ESTIBOGLICONATO (DE SÓDIO) na leishmaniose. Aumenta a mielotoxicidade da ciclofosfamida. Os acidificantes urinários aumentam o risco de formação de urólitos de xantina. Aumenta a toxicidade dos rodenticidas anticoagulantes e as concentrações séricas de aminofilina. As reações dermatológicas são intensificadas com a coadministração de agentes citotóxicos e AMPICILINA.

Disponibilidade	Tipo	Apresentações
Seres humanos	Comprimidos orais	100 mg e 300 mg

MANIPULAÇÃO. Conservar à temperatura ambiente (20 a 25°C) em frascos hermeticamente fechados protegidos da luz. A suspensão de 120 mℓ de 20 mg/mℓ pode ser preparada com 24 comprimidos de 100 mg esmagados e adição de glicerina ou água destilada para levigar, 40 mℓ de metilcelulose e quantidade suficiente de xarope simples 2:1 para alcançar o volume de 120 mℓ. A mistura deve ser refrigerada (2 a 8°C) e rotulada com "agitar bem"; permanece estável por 8 semanas no escuro.

ADMINISTRAÇÃO. Verificar o hemograma completo e os níveis séricos das enzimas hepáticas, ureia e creatinina a cada 2 semanas. Utilizar associado ao ANTIMONIATO DE MEGLUMINA nos primeiros 30 dias para melhorar a eficácia.

Indicações	Dose (mg/kg)	Via	Intervalo (h)	Duração (dias)
CÃES				
Leishmaniose (terapia de indução, com ou sem antimônio)	15 a 30	VO	12	30[a]
	7 a 20	VO	8	30[a]
Manutenção	10 a 15	VO	12	240 a 365
Manutenção extensa da remissão	20	VO	24	7 dias sequenciais a cada mês (a cada quarta semana)[b]
GATOS				
Leishmaniose	20	VO	24	15 meses[c]
Leishmaniose	10	VO	12	Quando necessário[d]

[a]Pode ser tratada durante um período extenso (> 120 dias), quando necessário, para controlar a infecção. Passar para a terapia de manutenção após obter a remissão. Em alguns casos, o tratamento para remissão pode ser necessário durante toda a vida do animal (ver manutenção extensa).
[b]Para mais informações, ver Referência 366. Todavia, esse esquema não foi eficaz na prevenção da infecção em cães que residem em áreas endêmicas.[988]
[c]O gato foi infectado por FIV e apresentou pancitopenia, porém o tratamento para *Leishmania* impediu que tivesse doença clínica com leishmaniose.[883]
[d]O gato apresentou uveíte anterior bilateral em consequência de infecção, porém houve necessidade de enucleação, apesar do tratamento; todavia, a saúde clínica do gato melhorou com alopurinol.[842]

OUTRAS POSOLOGIAS. Tratamento antimicrobiano para leishmaniose canina, Tabela 73.3.

INFORMAÇÃO PARA DISPENSAÇÃO. Administrar 1 a 2 h após a refeição.

Amantadina

CLASSE. Adamantanamina.

AÇÃO. Agente antiviral contra vírus de RNA. Bloqueia a penetração do vírus na célula hospedeira. Trata-se de um antagonista do receptor de *N*-metil-D-aspartato (NMDA) que tem auxiliado na analgesia associada a AINE.

MAIS INFORMAÇÕES. Ver discussão sobre rimantidina e *Amantadina*, no Capítulo 2, Tabela 2.1.

FARMACOCINÉTICA. Absorção rápida e completa pelo trato GI quando administrada VO; não é metabolizada e cerca de 90% são excretados de modo inalterado na urina, bem como no leite.

ESPECTRO. Nas concentrações alcançadas, afeta apenas os vírus influenza A. Pode ocorrer desenvolvimento de resistência.

INDICAÇÕES. Uso precoce (até 48 h após o desaparecimento dos sinais) ou profilático na influenza. Reduz a gravidade das lesões pulmonares e da doença clínica. Aumenta também a atividade dopaminérgica; utilizada no tratamento do parkinsonismo humano. O seu uso foi relatado de modo empírico no tratamento da doença de Borna felina (ver Capítulo 19). Em cães e gatos, tem sido usada como analgésico quando outros fármacos falham.

CONTRAINDICAÇÕES. Reduzir a dose em caso de insuficiência renal; evitar na gravidez, lactação, em animais propensos a sofrer convulsões, na ulceração gástrica.

REAÇÕES ADVERSAS. Reações alérgicas, náuseas e vômitos, formação de gases intestinais, ataxia, manifestações do SNC com superdosagem.

INTERAÇÕES. Sinérgica com anticolinérgicos.

Disponibilidade	Tipo	Apresentações
Seres humanos	Cápsulas orais	100 mg
	Xarope, sabor framboesa	50 mg/5 mℓ

MANIPULAÇÃO. Conservar em frasco hermeticamente fechado.

ADMINISTRAÇÃO. Tratar a doença o mais cedo possível. O tratamento não deve ser interrompido subitamente; recomenda-se a redução gradual da dose.

Indicações (Cães e Gatos)	Dose (mg/kg)	Via	Intervalo (h)	Duração (dias)
Antiviral e analgésico[a]	3 a 5	VO	24	Quando necessário
Dor osteoartrítica[b]	4 a 5	VO	24	Quando necessário

[a]Não deve ultrapassar o total de 150 mg/dia.
[b]Essas doses ou doses mais altas foram administradas a cães por mais de 2 anos como terapia analgésica, sem efeitos colaterais.

OUTRAS POSOLOGIAS. Nenhuma.

INFORMAÇÃO PARA DISPENSAÇÃO. Pode ser tomada com ou sem alimento. Conservar as cápsulas à temperatura ambiente (20 a 25°C), longe da umidade e da luz solar direta. Conservar o xarope à temperatura ambiente.

Amicacina

CLASSE. Aminoglicosídio.

AÇÃO. Antibacteriano.

MAIS INFORMAÇÕES. Ver GENTAMICINA e *Aminoglicosídios*, no Capítulo 30, Tabelas 30.5 e 30.6.

FARMACOCINÉTICA. Não é bem absorvida VO; deve ser administrada por via parenteral para uso sistêmico. Distribuição limitada ao líquido extracelular, em virtude de sua baixa lipossolubilidade. Potencializada quando há inflamação. Alcança concentrações terapêuticas nos líquidos peritoneal, pleural e sinovial, na bile e nas secreções respiratórias. Concentra-se nos tecidos renais e é excretada em sua forma inalterada na urina. Ver também GENTAMICINA.

ESPECTRO. Gram-positivo: *Staphylococcus*. **Gram-negativos:** *Acinetobacter, Citrobacter, Enterobacter, Escherichia, Klebsiella, Proteus, Serratia, Salmonella, Yersinia.* **Outros:** *Nocardia, Mycobacterium tuberculosis.* **Mais eficaz contra** *Pseudomonas* do que a GENTAMICINA. **Ineficaz contra** anaeróbios obrigatórios.

INDICAÇÕES. Para infecções causadas por bacilos gram-negativos resistentes à gentamicina. Com frequência, apresenta espectro antibacteriano mais amplo do que o da GENTAMICINA.

USOS APROVADOS. Para infecções pelo complexo *Mycobacterium avium-intracellulare* associada a outros agentes eficazes.

CONTRAINDICAÇÕES. Insuficiência renal.

REAÇÕES ADVERSAS. Nefrotóxica em cães e gatos; estes últimos são mais sensíveis. Ver também GENTAMICINA; considerada menos nefrotóxica do que a gentamicina. Ototóxica, causa surdez, particularmente em gatos.

INTERAÇÕES. Ver GENTAMICINA.

Disponibilidade	Tipo	Apresentações
Seres humanos	Solução parenteral	250 mg/mℓ
	Solução injetável pediátrica	50 mg/mℓ
Veterinária	Solução parenteral	50 mg/mℓ, 250 mg/mℓ

MANIPULAÇÃO. Compatível em glicose a 5%, cloreto de sódio a 0,9% e solução de Ringer com lactato. Permanece estável por 24 h. Não deve ser misturada nem acrescentada previamente a qualquer outra solução farmacológica. As soluções incolores podem assumir coloração amarelo-pálido, porém não ocorre perda da potência.

ADMINISTRAÇÃO. Para via IV, administrar a solução por 30 min. A duração máxima do tratamento é, habitualmente, de 7 a 10 dias. É importante monitorar as funções renal, vestibular e auditiva. Quanto maior o intervalo entre as doses, menor a sua nefrotoxicidade.

Indicações	Dose (mg/kg)	Via	Intervalo (h)	Duração (dias)
CÃES				
ITU	15	IM, SC	24	7 a 10
Infecções de tecidos moles ou ortopédicas	15 a 30	IV, IM, SC	24	7 a 10
Bacteriemia, sepse	30	IV	24	Quando necessário
GATOS				
Infecções de tecidos moles	10	IV, IM, SC	24	7 a 10
Bacteriemia	14	IV, IM, SC	24	7 a 10 Quando necessário

OUTRAS POSOLOGIAS. Infecções por bactérias gram-negativas, Tabela 35.2; nocardiose, Tabela 47.3; infecção por micobactérias de crescimento rápido, Tabela 48.8; infecções musculoesqueléticas, Tabela 85.3; bacteriemia, Tabela 86.5; infecções hepatobiliares, Tabela 89.4; ITU, Tabela 90.4.

INFORMAÇÃO PARA DISPENSAÇÃO. Deve ser administrada por via parenteral; por conseguinte, não se aconselha a sua administração em casa. É também necessário monitorar a toxicidade renal.

Amoxicilina

CLASSE. Aminopenicilina.

AÇÃO. Bactericida; inibe a síntese da parede celular bacteriana.

MAIS INFORMAÇÕES. Ver AMPICILINA; *Aminopenicilinas*, no Capítulo 30, e Tabela 30.1.

FARMACOCINÉTICA. Ver também AMPICILINA. Duas vezes mais absorvida pelo trato GI do que a ampicilina e menos afetada por alimentos. Sofre rápida absorção após administração IM ou SC. O local de injeção não afeta acentuadamente a sua captação pelos tecidos SC. Por ter meia-vida sérica mais longa do que a da ampicilina, pode ser administrada 2 vezes/dia. Principalmente distribuída no compartimento de líquido extracelular. Penetra na maioria dos tecidos e líquidos corporais, exceto o cérebro e o LCS. Com administração por via oral, as formas líquidas são ligeiramente mais bem absorvidas do que os comprimidos (biodisponibilidade da suspensão, 77%; gotas, 68%; comprimidos, 64%).[611] A maior parte do fármaco é excretada de modo inalterado na urina. Quando cães receberam endotoxina, a depuração do fármaco diminuiu de modo significativo.[708] Por conseguinte, pode-se reduzir a dose se houver suspeita de endotoxemia.

ESPECTRO. Igual ao da AMPICILINA. **Gram-positivos:** *Streptococcus, Staphylococcus* não produtor de betalactamase. **Gram-negativos:** *Escherichia, Proteus, Pasteurella.* Ver também AMPICILINA. Anaeróbios: alguma eficácia, porém menor do que a da penicilina G. **Outros:** borreliose, leptospirose. **Ineficaz:** bactérias produtoras de betalactamase.

INDICAÇÕES. Infecções da nasofaringe, orelha média, trato urinário, pele e tecidos moles, vias respiratórias e superiores e inferiores, profilaxia durante tratamento odontológico, infecções geniturinárias.

CONTRAINDICAÇÕES. Hipersensibilidade prévia às penicilinas.

REAÇÕES ADVERSAS. Cães: diarreia e vômitos; edema facial, exantema dérmico; ocorre menos diarreia do que com a AMPICILINA; disfunção tubular renal proximal (glicosúria, proteinúria, aminoacidúria, isostenúria, hipostenúria com perda de eletrólitos e acidose metabólica em um cão).[53] A diarreia está associada a alterações da floral fecal, particularmente após uso oral.[439] Depois de 4 a 7 dias de tratamento oral, a flora fecal de cães mudou para o espectro de microrganismos mais gram-negativos, incluindo microrganismos gram-negativos resistentes a múltiplos fármacos, com reversão até 2 semanas após o tratamento.[412] **Gatos:** vômitos, diarreia, depressão, anorexia, edema facial, irritação ocular, polidipsia e poliúria, salivação, alteração da personalidade.[612]

INTERAÇÕES. Resultado falso-positivo para glicosúria com teste comercial. Ver também AMPICILINA.

Disponibilidade	Tipo	Apresentações
Seres humanos	Comprimidos orais, cápsulas e pó para suspensão oral	Múltiplas concentrações
Veterinária	Comprimidos	50 mg, 100 mg, 150 mg, 200 mg, 400 mg
	Pó para suspensão oral	50 mg/mℓ
	Pó para suspensão parenteral	3 g (diluir para 100 mg/mℓ ou 250 mg/mℓ)
	Pasta oral	20 mg/mℓ

MANIPULAÇÃO. Conservar todos os comprimidos, as cápsulas e o pó em recipientes hermeticamente fechados, protegidos da umidade, à temperatura ambiente (20 a 25°C). A suspensão oral reconstituída é estável por 2 semanas à temperatura refrigerada (2 a 8°C) ou ambiente. Uma vez reconstituída, a suspensão parenteral permanece estável por 3 meses à temperatura ambiente e por 12 meses quando refrigerada.

ADMINISTRAÇÃO. Misturar bem antes da administração; se houver alimento no estômago, a absorção poderá ser reduzida. Continuar o tratamento por 48 h após o desaparecimento de todos os sinais de infecção.

Indicações	Dose	Via	Intervalo (h)	Duração (dias)
CÃES				
ITU	10 a 20 mg/kg	VO	12	5 a 7
Infecções de tecidos moles	10 a 20 mg/kg[a]	VO	8	7
Sepse, infecções ortopédicas	22 a 30 mg/kg	IV, IM, SC, VO	6 a 8	Quando necessário
GATOS				
Infecções urinárias	50 mg/gato	VO	8 a 12	5 a 7
Infecções de tecidos moles	6 a 22 mg/kg	VO	8	5 a 7
Sepse	22 a 30 mg/kg	IV, SC, VO	8	Quando necessário

[a]A depuração do fármaco é reduzida em cães com endotoxemia,[708] de modo que pode não haver necessidade de aumentos das doses muito acima daquelas usadas para tratar infecções localizadas. De fato, pode-se indicar a redução.

OUTRAS POSOLOGIAS. Cinomose, Tabela 3.2; infecções estreptocócicas, Tabela 33.3; antraz, Tabela 33.5; infecções por bactérias entéricas, Tabela 37.1; helicobacteriose gástrica, Tabela 37.2; infecções anaeróbicas, Tabela 39.4; leptospirose, Tabela 42.3; borreliose de Lyme, Tabela 43.4; actinomicose, Tabela 47.2; dermatofilose, Tabela 49.1; abscessos felinos, Tabela 50.3; infecções por mordidas, Tabela 51.5; profilaxia cirúrgica, Tabela 53.2; infecções musculoesqueléticas, Tabela 85.3; infecções orais, Tabela 88.4; infecções intra-abdominais, Tabela 88.17; ITU, Tabela 90.4.

INFORMAÇÃO PARA DISPENSAÇÃO. Agitar bem a solução antes do uso. Administrar ao animal em jejum e não fornecer alimento por 2 h antes ou depois da administração do fármaco. Manter refrigerado. Descartar o fármaco não usado depois de 2 semanas.

Amoxicilina-clavulanato

CLASSE. Aminopenicilina e inibidor da betalactamase, na proporção de 4:1.

AÇÃO. Bactericida; inibe a síntese da parede celular e da betalactamase bacterianas.

MAIS INFORMAÇÕES. Ver *Aminopenicilinas*, no Capítulo 30, e Tabelas 30.1, 30.2; ver também Tabelas 89.2 e 89.4.[967]

FARMACOCINÉTICA. Estável em ácido gástrico; a absorção não é influenciada por alimentos. O clavulanato não afeta a farmacocinética da AMOXICILINA. Trata-se da única combinação de grupo da penicilina e inibidor da lactamase biodisponível por via oral. Distribui-se amplamente pela maioria dos tecidos, *exceto* o SNC e o LCS, onde a amoxicilina só penetra quando há inflamação. A penetração do clavulanato no SNC não está bem estabelecida. Níveis urinários elevados do fármaco em sua forma inalterada.

ESPECTRO. Gram-positivos: *Staphylococcus*, algumas espécies de *Streptococcus*, *Erysipelothrix*, *Corynebacterium*. **Gram-negativos:** *Escherichia*, *Klebsiella*, *Proteus*, *Enterobacter*, *Pasteurella*, *Bordetella*. **Anaeróbios:** *Clostridium*, *Peptococcus*, *Peptostreptococcus*, outros. **Mais eficaz:** o clavulanato por si só tem atividade antibacteriana mínima, porém amplia o espectro da amoxicilina para incluir os produtores de betalactamase, melhorando a atividade contra *Escherichia*, *Salmonella*, *Klebsiella*, *Proteus*, *Staphylococcus* e *Bacteroides* e outros anaeróbios. **Ineficaz:** *Pseudomonas*, *Enterobacter*. A administração oral de betalactamase concomitantemente com AMPICILINA reduziu o desenvolvimento da flora fecal resistente em cães.[439]

INDICAÇÕES. Otite média, sinusite, infecções respiratórias, ITU, saculite anal, gengivite, piodermite, infecções de tecidos moles, osteomielite, feridas por mordida, infecções urinárias por *Proteus*.

CONTRAINDICAÇÕES. Efetuar certa redução da dose em caso de insuficiência renal grave. Evitar em caso de reação alérgica prévia aos betalactâmicos.

REAÇÕES ADVERSAS. Vômitos e diarreia, depressão, anorexia, exantema dérmico maculopapular, reação farmacológica semelhante ao pênfigo foliáceo, outras formas de inflamação cutânea, poliúria, polidipsia, claudicação, alteração da personalidade.[505,612,1020]

INTERAÇÕES. Glicosúria falso-positiva com teste comercial. Ver também AMOXICILINA. Ocorreu colangite em um cão com a coadministração de amoxicilina-clavulanato, amitraz e milbemicina oxima, embora não tenha sido possível determinar a natureza exata da interação medicamentosa.[348]

Disponibilidade	Tipo	Apresentações
Seres humanos	Comprimidos	125 mg, 250 mg, 500 mg
	Suspensão oral	125 mg/5 mℓ, 250 mg/5 mℓ
Veterinária	Comprimidos	62,5 mg, 125 mg, 250 mg, Total de 375 mg
	Solução oral	62,5 mg/mℓ

MANIPULAÇÃO. Suspensão oral: o pó deve ser armazenado em recipiente hermeticamente fechado, protegido da umidade, à temperatura ambiente (20 a 25°C). Acrescentar água e agitar para misturar. Uma vez reconstituída, deve ser refrigerada (2 a 8°C); a atividade dura 10 dias. **Comprimidos:** fornecidos em tiras seladas de folha de alumínio à prova de umidade para manter a estabilidade. Conservar à temperatura ambiente, protegido da umidade.

ADMINISTRAÇÃO: a duração habitual do tratamento é estendida para pelo menos 21 dias em caso de piodermite profunda em cães e 10 a 14 dias em gatos com infecções resistentes, até a duração máxima de 30 dias. Tratar durante pelo menos 48 h após a resolução dos sinais.

Indicações	Dose	Via	Intervalo (h)[a]	Duração (dias)
CÃES				
Trato urinário	12,5 mg/kg	VO	12	5 a 7
Infecções de pele, tecidos moles	12,5 a 25 mg/kg	VO	12	5 a 7[b]
Piodermite profunda	12,5 a 25 mg/kg	VO	12	14 a 120
Infecção sistêmica, bacteriemia	12,5 a 25 mg/kg	VO	8	7
GATOS				
Trato urinário	62,5 mg/gato	VO	12	10 a 30
Infecções de pele, tecidos moles	62,5 mg/gato	VO	12	5 a 7
	11 a 22 mg/kg	VO	12	7 a 10[c]
Sepse, pneumonia	10 a 20 mg/kg	VO	8	7 a 10

[a]Utilizar no máximo o intervalo de 8 h entre as doses para o tratamento de infecções por microrganismos gram-negativos.
[b]Pode ser necessário o tratamento de 21 dias para infecções resistentes até 30 dias, no máximo. Foram recomendadas doses muito mais altas para infecções cutâneas resistentes. Ver Tabela 84.1.
[c]Referência 967.

OUTRAS POSOLOGIAS. Traqueobronquite, Tabela 6.2; clamidiose, Tabela 28.2; infecção por *Rhodococcus equi,* Tabela 33.4; infecção estafilocócica, Tabela 34.1; infecções por microrganismos gram-negativos, Tabela 35.2; infecções por anaeróbios, Tabela 39.4; tétano, Tabela 41.2; infecções por mordidas, Tabela 51.5; profilaxia cirúrgica, Tabela 53.2; piodermite canina, Tabela 84.1; otite externa, Tabela 84.3; infecções musculoesqueléticas, Tabela 85.3; bacteriemia, Tabela 86.5; infecções bucais, Tabela 88.4; colite, Tabela 88.16; infecções hepatobiliares, Tabela 89.4.

INFORMAÇÃO PARA DISPENSAÇÃO. Pode ser administrada com ou sem alimento; entretanto, aconselha-se evitar o seu uso até 2 h após uma refeição. Ver AMOXICILINA.

Ampicilina

CLASSE. Aminopenicilina.

AÇÃO. Bactericida; inibe a síntese da parede celular das bactérias.

MAIS INFORMAÇÕES. Ver AMOXICILINA; *Aminopenicilinas*, no Capítulo 30, Tabelas 30.1 e 30.2.

FARMACOCINÉTICA. Até 50% são absorvidos por via oral, porém a absorção é diminuída pela ingesta. A ampicilina tri-hidratada oral é absorvida menos eficientemente do que a anidra. Em gatos, a suspensão oral tem menor biodisponibilidade (18%) do que as cápsulas (42%). O sal sódico por via IM e SC é mais bem absorvido do que a forma tri-hidratada. A absorção da forma anidra é comparável entre as vias SC e IM. Mais bem absorvida por tecidos SC na região dorsal do pescoço do que na parede torácica.[1134] Penetra nos líquidos corporais e órgãos parenquimatosos (fígado, pulmões). Penetra apenas nas meninges, no SNC, no olho e na próstata com inflamação aguda. Trata-se de um dos poucos betalactâmicos metabolizados e excretados pelo fígado: a concentração biliar é 40 vezes a do sangue. Cerca de 50% são excretados de modo inalterado na urina.

ESPECTRO. Gram-positivos: *Staphylococcus* não produtor de betalactamase, *Streptococcus*. **Gram-negativos:** *Escherichia, Proteus, Pasteurella*. Não há nenhuma vantagem em usar a ampicilina associada a TRIMETOPRIMA-SULFONAMIDA, visto que contribui muito pouco para o espectro de ação. Apresenta melhor espectro contra microrganismos gram-negativos, porém menor espectro contra anaeróbios do que as penicilinas naturais e resistentes à betalactamase. Ver também AMOXICILINA. **Anaeróbios:** não é tão eficaz quanto a

penicilina. **Ineficaz:** riquétsias, micoplasmas, micobactérias e fungos. Não é eficaz contra microrganismos produtores de betalactamase.

INDICAÇÕES. Infecções por microrganismos gram-negativos, causadas por *Proteus* e *Escherichia*. Fármaco de primeira escolha, apropriado para a meningite bacteriana em cães e gatos. Profilaxia dentária, septicemia, infecções urinárias, respiratórias e dos tecidos moles; profilaxia com cirurgia GI quando associada a GENTAMICINA.

CONTRAINDICAÇÕES. Evitar nas infecções resistentes causadas por *Klebsiella, Pseudomonas, Enterobacter*. A betalactamase constitui a primeira causa de resistência. Segura durante a gravidez. Na cirrose hepática, a depuração é aumentada e pode ser necessário aumentar a dose. Aumentar o intervalo entre as doses para 12 h ou reduzir a dose em caso de insuficiência renal grave.

REAÇÕES ADVERSAS. Provoca convulsões com administração por via intravenosa rápida; altera a flora intestinal normal, causando diarreia.

INTERAÇÕES. Diminui a biodisponibilidade do atenolol. Antagonismo potencial da atividade quando coadministrada com CLORANFENICOL, TETRACICLINAS OU ERITROMICINA. Ver AMOXICILINA.

Disponibilidade	Tipo	Apresentações
Seres humanos	Pó para injeção (IV, IM)	125 mg, 250 mg, 500 mg, 1 g, 2 g, 10 g
	Cápsulas orais	250 mg, 500 mg
	Pó para suspensão oral	125 mg/5 mℓ, 250 mg/5 mℓ, 500 mg/5 mℓ
Veterinária	Cápsulas orais (forma tri-hidratada) (cães, gatos)	125 mg, 250 mg, 500 mg
	Suspensão oral (forma tri-hidratada) (cães, gatos)	125 mg/5 mℓ
	Pó para suspensão parenteral (SC, IM) (forma tri-hidratada) (cães, gatos, gado)	Frascos de 10 g, 25 g
	Pó para injeção parenteral (IV, SC) (sal sódico) (cavalos)	Frascos de 1 g, 3 g

MANIPULAÇÃO. A ampicilina sódica parenteral reconstituída (30 mg/mℓ) em cloreto de sódio (0,9%) ou solução de Ringer com lactato é estável por 8 h à temperatura ambiente (20 a 25°C) e por 48 h quando refrigerada (2 a 8°C). As concentrações mais diluídas (< 20 mg/mℓ, em 5% de glicose) são estáveis por 2 a 4 h à temperatura ambiente e por 8 h quando refrigerada. Sempre que possível, usar soluções recentemente preparadas de ampicilina sódica. A suspensão tri-hidratada parenteral permanece estável por 3 meses à temperatura ambiente ou por 12 meses quando refrigerada. As suspensões orais são estáveis por 1 semana à temperatura ambiente ou por 2 semanas quando refrigeradas, devendo ser descartadas depois desse prazo. As cápsulas e o pó não reconstituído são conservados à temperatura ambiente. As soluções de ampicilina sódica são incompatíveis com macrolídios, aminoglicosídios, tetraciclinas, fenotiazinas e vários outros fármacos; por conseguinte, não se aconselha misturar a ampicilina com outros compostos.

ADMINISTRAÇÃO. Administrar por VO com estômago vazio. Para uso IV, administrar lentamente durante 10 a 15 min ou na forma de gotejamento IV mais lento. As formas IM ou IV são usadas para infecções graves que exigem doses mais altas, ou quando a medicação oral está contraindicada.

Indicações	Dose (mg/kg)	Via	Intervalo (h)	Duração (dias)
CÃES				
ITU	12,5	VO	12	3 a 7
	6,6	SC, IM	12	3 a 7
Infecções de tecidos moles	10 a 20	IM, SC	8	7
Infecções de tecidos moles	20 a 40	VO	8	7 a 14
Meningite, infecção ortopédica, sepse	22	IV, IM, SC	6 a 8	Quando necessário
Meningite, infecção ortopédica, sepse	20 a 40	VO	6 a 8	Quando necessário
Sepse neonatal	50	IV, intraóssea	4 a 6	Quando necessário
GATOS				
ITU	10 a 20	VO	12 a 24	7 a 14
Infecções de tecidos moles	20 a 40	VO	8 a 12	14
Infecções sistêmicas	10 a 20	IV, IM, SC	8 a 12	Quando necessário

OUTRAS POSOLOGIAS. Cinomose, Tabela 3.2; enterite viral canina, Tabela 8.1; panleucopenia felina, Tabela 9.1; infecção estreptocócica, Tabela 33.3; infecções por bactérias entéricas, Tabela 37.1; infecções anaeróbicas, Tabela 39.4; leptospirose, Tabela 42.3; actinomicose, Tabela 47.2; nocardiose, Tabela 47.3; dermatofilose, Tabela 49.1; abscessos felinos, Tabela 50.3; infecções por mordidas, Tabela 51.5; profilaxia cirúrgica, Tabela 53.2; infecções musculoesqueléticas, Tabela 85.3; bacteriemia, Tabela 86.5; infecções orais, Tabela 88.4; ITU, Tabela 90.4; infecções do SNC, Tabela 91.5.

INFORMAÇÃO PARA DISPENSAÇÃO. Administrar o fármaco a cães em jejum (de preferência > 5 h) ou pelo menos 1 h antes ou 2 h depois da alimentação.[609] O alimento seco interfere menos na absorção do que o alimento úmido.

Ampicilina-sulbactam

CLASSE. Aminopenicilina e inibidor da betalactamase na proporção de 2:1.

AÇÃO. Bactericida; inibidor da síntese da parede celular das bactérias e inibidor da betalactamase.

MAIS INFORMAÇÕES. Ver Capítulo 30, Tabelas 30.1, 30.2; Tabela 89.2; Referência 666.

FARMACOCINÉTICA. Os níveis terapêuticos são alcançados em até 15 min após a administração de uma dose IV ou IM. Alcança níveis teciduais adequados e penetra nos líquidos peritoneal e intersticial. Até 85% são excretados na urina em até 8 h.[802] Ambos os fármacos são eliminados com velocidade semelhante em cães. O sulbactam não tem nenhuma atividade antibacteriana intrínseca, porém amplia o espectro da AMPICILINA.

ESPECTRO. Gram-positivos: *Staphylococcus, Streptococcus, Bacillus anthracis, Listeria monocytogenes.* **Gram-negativos:** *Escherichia, Klebsiella, Proteus, Salmonella, Enterobacter, Pasteurella, Acinetobacter.* **Anaeróbios:** *Clostridium, Peptococcus, Peptostreptococcus, Bacteroides, Fusobacterium.* **Ineficaz:** *Pseudomonas.*

INDICAÇÕES. Infecções da pele e dos tecidos moles, intra-abdominais, ortopédicas e geniturinárias causadas por bactérias sensíveis. Pode substituir sempre que a AMOXICILINA-CLAVULANATO estiver indicada e uma formulação parenteral for conveniente.

CONTRAINDICAÇÕES. Reduzir a dose em caso de insuficiência renal. Animais com hipersensibilidade conhecida às penicilinas.

REAÇÕES ADVERSAS. Dor local com uso IM; tromboflebite ou reações alérgicas sistêmicas com a via IV; diarreia, vômitos e convulsões com infusão IV rápida; elevação das aminotransferases hepáticas. Ver também AMPICILINA.

INTERAÇÕES. A coadministração de ampicilina e sulbactam a cães não tem nenhum efeito sobre a farmacocinética de qualquer um desses dois fármacos.[666] Não misturar com aminoglicosídios durante a administração.

Disponibilidade	Tipo	Apresentação
Seres humanos	Pó para injeção (sódica)	Várias concentrações

MANIPULAÇÃO. Diluir em água estéril, NaCl a 0,9%, 5% de glicose ou solução de Ringer com lactato. A estabilidade do fármaco é menor com glicose (2 h à temperatura ambiente [20 a 25°C] e 4 h quando refrigerado [2 a 8°C] e 8 ou 48 h, respectivamente, para NaCl ou água estéril. O tempo máximo de conservação para a solução Ringer com lactato é de 24 h refrigerada. A estabilidade é máxima em pH de 5,8, e faixas mais altas estão associadas à hidrólise do fármaco. Não misturar com aminoglicosídios. Para uso IM, o fármaco pode ser reconstituído com 2% de lidocaína (sem epinefrina).

ADMINISTRAÇÃO. IV ou IM. Para a dose IV, administrar lentamente durante 10 a 15 min ou administrar uma infusão de 50 a 100 mℓ durante 15 a 30 min. Para uso IM, administrar profundamente.

Indicações	Dose	Via	Intervalo (h)	Duração (dias)
CÃES E GATOS	10 a 20 mg/kg[a]	IV, IM	6 a 8	Quando necessário

[a]Dose baseada no componente de ampicilina.

OUTRAS POSOLOGIAS: Infecções intra-abdominais, Tabela 88.17.

Amprólio

CLASSE. Análogo da tiamina.

AÇÃO. Antiprotozoário; inibe a utilização de tiamina pelo parasito (esquizonte de primeira geração).

MAIS INFORMAÇÕES. Ver Capítulo 80, Tabela 80.3; Tabela 71.1; Referência 658.

FARMACOCINÉTICA. Não disponível.

ESPECTRO. Coccídios.

INDICAÇÕES. Coccidiose; particularmente conveniente para tratar ninhadas.

USOS APROVADOS. Veterinária: coccidiose em carneiros, bezerros e aves domésticas.

CONTRAINDICAÇÕES. Limitar a duração do tratamento a 2 semanas.

REAÇÕES ADVERSAS. Anorexia, diarreia, depressão. Não é palatável na forma de líquido não diluído ou pasta. Pode ocorrer anorexia em filhotes de cães que ingerem mais de 300 mg de amprólio por dia. O uso prolongado de altas doses pode causar sinais neurológicos de deficiência de tiamina, caracterizada por ventroflexão cervical, aniso-

coria, convulsões. Se esses sinais surgirem, interromper o tratamento e administrar tiamina imediatamente, 1 a 10 mg/dia durante via IM ou IV.

INTERAÇÕES. O excesso de tiamina na dieta pode interferir na eficiência do fármaco.

Disponibilidade	Tipo	Apresentações
Veterinária	Farelos orais	1,25%
	Solução oral	9,6%
	Pó solúvel	20%

MANIPULAÇÃO. Conservar todos os produtos à temperatura ambiente (20 a 25°C).

ADMINISTRAÇÃO. Pode-se adicionar o pó solúvel no alimento ou na água. Usar apenas alimento ou água, mas não ambos. Se for administrado na água de beber, oferecê-la como única fonte de líquido. Para animais que recusam ingerir alimento ou água como aditivos, colocar o fármaco em cápsulas de gelatina que contenham 20% de pó. Podem-se tratar filhotes de cães de 6 semanas ou mais de idade.

Indicações	Dose	Via	Intervalo (h)	Duração (dias)
CÃES				
Coccidiose (em água): filhotes ou fêmeas[a]	30 mℓ (2 colheres de sopa) de solução a 9,6% acrescentados a 3,8 litros de água[a]	VO	24	7 a 10
Coccidiose (filhotes, quando o peso adulto <10 kg)	Total de 60 a 100 mg em cápsulas	VO	24	7 a 12
Coccidiose (filhotes, quando o peso adulto >10 kg)	Total de 110 a 200 mg em cápsulas	VO	24	7 a 12
Coccidiose (adultos)	Total de 300 a 400 mg no alimento	VO	24	5
GATOS				
Coccidiose (adultos)	Total de 60 a 100 mg em cápsulas	VO	24	7

[a]Não se deve oferecer nenhuma outra água para beber.

OUTRAS POSOLOGIAS: Coccidiose, Tabela 80.3.

INFORMAÇÃO PARA DISPENSAÇÃO. Comunicar imediatamente ao veterinário o aparecimento de sinais de diarreia ou problemas neurológicos.

Anfotericina B

CLASSE. Antifúngico poliênico. Originalmente isolado de uma amostra de solo que continha *Streptomyces nodosus*.

AÇÃO. A anfotericina B (ANB) liga-se a esteróis na membrana celular dos fungos e abre poros, possibilitando o vazamento dos conteúdos. Tem preferência pelo ergosterol encontrado nos fungos, em lugar do colesterol nas células de mamíferos. Ativa contra *Leishmania* spp., que também contém ergosterol.

MAIS INFORMAÇÕES. Ver Capítulo 55, Tabelas 55.1, 55.4; Tabela 55.2 para as características comparativas das quatro formulações. Todas as quatro preparações apresentam propriedades e esquemas posológicos diferentes; Tabela 77.1; Referências 8, 317, 318, 422, 474, 475, 490, 534, 535, 601, 617, 618, 636, 691, 769, 816, 843, 903, 920, 970, 1117, 1147, 1224, 1255.

FARMACOCINÉTICA. O fármaco convencional é insolúvel em água, razão pela qual é preparado na forma de dispersão coloidal com desoxicolato, um sal biliar (ABD). Disponível em formulações de complexo lipídico, que incluem sulfato de colesterila (ABCD); lipossomas unilamelares encapsulados (*L-ANB*) ou complexado a lipídios (ABLC). A ABD não é absorvida pelo trato GI após administração VO; é administrada por via parenteral, habitualmente IV. Há formulações orais em fase de desenvolvimento.[1147,1224] A elevação inicial da concentração sanguínea em 24 h é seguida de um período de eliminação prolongado de 2 a 3 semanas. Liga-se fortemente às membranas celulares. O uso da ANB em formulações de complexo lipídico pode ser menos nefrotóxico, devido à captação seletiva pelo SFM e à captação reduzida das preparações lipídicas pelas células de mamífero. As formulações lipídicas são captadas por macrófagos que as transportam até o local de inflamação induzida por fungos.

ABD. Pequena absorção oral. A administração IM é dolorosa, de modo que o fármaco é habitualmente administrado por via IV. A ABD tem ampla distribuição e penetra em muitos tecidos e exsudatos inflamatórios, porém liga-se fortemente às proteínas. Pequena penetração nos ossos, no cérebro e no LCS (mesmo com inflamação), humor aquoso e vítreo, líquido amniótico, músculo, secreções respiratórias, pâncreas e glândulas salivares e cavidades corporais não inflamadas (pleura, peritônio, articulações, pericárdio). Acumula-se no fígado, nos rins e nos pulmões. O metabolismo não está bem definido; pequena quantidade de excreção biliar; ocorre excreção urinária lenta (até 2 meses) com pequena proporção (< 10%) na forma do fármaco ativo. Em cães, até 20% de uma dose são excretados na bile com o passar do tempo. Não se acumula em maior grau na insuficiência renal, porém é nefrotóxica.[317,1219]

ABCD. Estável no plasma, não havendo dissociação em ANB livre; leva à captação por fagócitos mononucleares e menores concentrações e toxicidade renais. Em estudos de animais, a ABCD, quando comparada com a ABD, apresentou níveis plasmáticos mais baixos, concentrações hepáticas mais altas, maior volume de distribuição e meia-vida mais prolongada. Concentrações mais altas do fármaco alcançadas em órgãos do sistema fagocitário mononuclear (SFM; fígado, baço) e nos pulmões, com concentrações menores nos rins, no estômago e no intestino delgado. Concentrações mais baixas na medula óssea e no músculo cardíaco, com pouca concentração no cérebro e no LCS.[317,1219] Com essa preparação, as concentrações são mais baixas nos rins, nos pulmões, no coração, no cérebro, no trato GI e no LCS do que a formulação de desoxicolato. A maior parte do fármaco concentra-se no fígado com essa formulação ABCD. As concentrações renais mais baixas correlacionam-se a menor nefrotoxicidade do derivado encapsulado em lipossomas. Concentrações hepáticas, esplênicas e na medula óssea mais altas, em consequência das concentrações aumentadas nos fagócitos mononucleares, não foram associadas a aumento de toxicidade.

L-ANB. Com essa formulação, são obtidos níveis mais altos no soro e no LCS, presumivelmente em virtude do pequeno tamanho das partículas e menor captação pelo SFM. Maiores concentrações no fígado e no baço, em comparação com a ABD, com níveis semelhantes nos pulmões e nos rins.[73,781]

ABLC. Em virtude de seu grande tamanho molecular e rápida captação pelo SFM, as concentrações séricas são mais baixas do que as da ABD. Foram encontradas concentrações mais altas em cães no fígado, no baço e nos pulmões. As concentrações renais são ligeiramente menores do que as da ABD.

ESPECTRO. Fungos: *Histoplasma, Cryptococcus, Coccidioides, Paracoccidioides, Blastomyces, Candida, Sporothrix, Mucor, Aspergillus, Rhizopus, Absidia, Basidiobolus, Entomophthora.* **Outros:**

Leishmania.[617] **Ineficaz:** dermatófitos, *Pseudallescheria boydii*, *Fusarium*, *Trichosporon*, *Geotrichum* e *Scedosporium* são frequentemente resistentes.

INDICAÇÕES. Criptococose, coccidioidomicose, histoplasmose, mucormicose, esporotricose, esporotricose, aspergilose, candidíase, leishmaniose. Principal fármaco para as micoses sistêmicas fulminantes graves. Antifúngico mais eficaz para infecções graves potencialmente fatais da aspergilose disseminada e outras infecções por fungos filamentosos. As formulações lipídicas podem ser administradas em doses mais altas para aumentar a eficácia, com custo significativamente maior. Estão indicadas em lugar da ABD, quando esta foi ineficaz ou provocou nefrotoxicidade em caso de comprometimento renal preexistente. Nos roedores, a L-ANB foi mais eficaz do que a ABD para penetração no SNC no tratamento da meningoencefalite fúngica[409] e supressão potencial da infecção do SNC em um cão com feoifomicose disseminada.[640] A ABD foi superior ao fluconazol (FCZ) ou à associação de ambos os fármacos no tratamento da histoplasmose do SNC experimental em camundongos.[465] A ABD é mais bem excretada na urina do que as formulações lipídicas e deve ser usada no tratamento das ITU fúngicas. Nos seres humanos, as formulações lipídicas de ANB demonstraram ser mais bem toleradas, com relação à nefrotoxicidade, e mais eficazes no tratamento de pacientes com infecções fúngicas invasivas.[1218] Indicada em caso de leishmaniose que não responde a outras formas de tratamento, ou quando se pretende obter a cura.

CONTRAINDICAÇÕES. Insuficiência renal, insuficiência hepática. As formulações lipídicas estão associadas a menor nefrotoxicidade.

REAÇÕES ADVERSAS. O uso da ANB desoxicolato é complicado pela ocorrência de toxicidade aguda relacionada com a infusão e toxicidade constitucional e renal crônica. Essas toxicidades limitam a dose e a duração de administração da ANB na prática clínica. Durante a infusão de ABD, os animais podem desenvolver febre, vômitos, mialgia, tremores musculares, flebite e anafilaxia ocasional. As formulações lipídicas tendem mais a causar essas reações relacionadas com a infusão, as quais podem ser reduzidas ao se diminuir a velocidade de infusão. A reação anafilática pode ser variável e ocorrer apenas com algumas das formulações disponíveis.[556] As formulações lipídicas, particularmente ABCD, podem estar associadas a reações relacionadas com a infusão. A vantagem teórica dessas três formulações lipídicas reside na sua capacidade de se concentrar no SFM e de serem transportadas até os locais de infecção. Podem ser administradas doses mais altas das formulações lipídicas de anfotericina B com menor toxicidade renal.[206] Não se aconselha o uso de preparações de ANB durante a gravidez, embora não haja nenhuma toxicidade conhecida. Podem causar hipopotassemia, que pode afetar a função cardíaca, musculoesquelética ou renal. Ocorre perda de peso com tratamento prolongado. Verifica-se o desenvolvimento de anemia normocítica normocrômica arregenerativa com tratamento a longo prazo, presumivelmente causada por nefrotoxicidade ou interferência na ERITROPOETINA. A ANB causa lesão das células tubulares renais, podendo resultar em perda de potássio na urina, diminuição da tonicidade medular e redução da acidificação da urina. A ANB aumenta o cálcio intracelular nas células musculares lisas vasculares, levando à cascata do ácido araquidônico e ao acúmulo subsequente de eicosanoides vasoconstritores. Ocorre aumento da resistência vascular renal sem alterações da pressão arterial, reduzindo, assim, o fluxo sanguíneo renal. Para combater a toxicidade, podem ser estimulados os receptores dopamina DA1 renais. A infusão de dopamina tem sido usada para reduzir a toxicidade, porém tem efeito não seletivo; entretanto, estudos controlados realizados em seres humanos não mostraram qualquer benefício estatístico na prevenção da nefrotoxicidade.[149] O fenoldopam, um agonista DA1

específico para os receptores nos túbulos renais, pode ser mais seletivo.[816] Uma dose de ataque de NaCl isotônico (20 ml/kg) por infusão parenteral, durante 60 min no horário de administração de ANB, tem sido o fator mais benéfico para reduzir a nefrotoxicidade dessas preparações. A nefrotoxicidade reduzida pode estar relacionada com o revestimento lipídico do fármaco no plasma e a sua captação direta pelo SFM. A nefrotoxicidade constitui o fator que limita a dose; pode ser necessário interromper o tratamento, reduzir a dose ou utilizar fármacos alternativos. Aumentar gradualmente a dose se o fármaco for reinstituído.

INTERAÇÕES. A ANB em qualquer formulação aumenta a nefrotoxicidade da ciclosporina, dos aminoglicosídios, da VANCOMICINA, dos anestésicos inalatórios e da cisplatina. Algumas vezes é usada juntamente com um antifúngico azólico. São observados efeitos sinérgicos com o uso combinado de RIFAMPICINA contra *Histoplasma*, *Aspergillus* ou *Candida* e de TETRACICLINA ou FLUCITOSINA contra *Candida* e *Cryptococcus*. A ANB pode alterar a membrana celular dos fungos, tornando possível que esses outros fármacos possam afetar o metabolismo fúngico. A terapia de combinação com antifúngicos azólicos pode induzir resistência dos fungos à ANB, embora o seu uso seja frequentemente recomendado nas micoses sistêmicas de evolução rápida. Em estudos experimentais com terapia de combinação, concomitante ou sucessiva, o FCZ foi sinérgico, enquanto o ITRACONAZOL foi inibitório (ver também *Derivados de azóis*, no Capítulo 55).[1101]

Disponibilidade		Tipo	Apresentações
Seres humanos	ABD	Pó para injeção (desoxicolato)	50 mg/frasco
	ABCD	Pó para injeção (dispersão coloidal)	50 mg/frasco e 100 mg/frasco
	L-ANB	Pó para injeção (lipossômica)	50 mg/frasco
	ABLC	Solução para injeção (complexo lipídico)	Frasco de 100 mg/20 ml (5 mg/ml)

MANIPULAÇÃO. ABD: Diluir o pó em 10 ml de água estéril (sem eletrólitos nem conservantes), agitar até obter uma solução de 5 mg/ml. Diluir para 1:50 com glicose a 5%, produzindo uma concentração final de 10 mg/100 ml. Incompatível com muitos outros líquidos, porém pode-se utilizar heparina diluída para irrigar. Haverá formação de precipitados se forem usados conservantes ou soro fisiológico. Conservar o pó à temperatura refrigerada (2 a 8°C) em frascos lacrados no escuro. Se acidentalmente não for refrigerado, o pó permanecerá estável por 2 a 4 semanas. As soluções 5 mg/ml preparadas são estáveis por 24 h no escuro, à temperatura ambiente (20 a 25°C), e por 1 semana quando refrigeradas. Quando mais diluída em glicose a 5%, a solução é estável em bolsas IV de PVC por 24 h. A exposição à luz durante infusões diárias (com duração de < 8 h) não afeta a potência o suficiente para justificar qualquer preocupação. **Para reduzir a toxicidade:** foi observado que o aquecimento da **ABD** para formar uma superagregação reduz a toxicidade.[348,892] O fármaco fornecido em pó é reconstituído com 10 ml de glicose a 5%. Em seguida, a ABD é pré-aquecida a 70°C durante 20 min antes de sua administração. **A mistura de ABD com lipídios** para o tratamento da leishmaniose canina[618] é feita de modo asséptico pela adição de 40 ml de H$_2$O estéril e 10 ml de uma solução comercial de soja para 50 mg de ANB. Após ser agitada, a mistura (1 mg ANB/ml) permanece estável por 3 semanas.[1215] **ABCD:** Na forma de pó seco, permanece estável à temperatura ambiente (20 a 25°C) durante pelo menos 2 anos. Após reconstituição, os frascos podem ser conservados refrigerados (2 a 8°C) por 24 h, mas não congelados. Com nova diluição para aproximadamente 1 mg/ml em glicose a 5%, a estabilidade é de 24 h quando refrigerada. **L-ANB:** O pó seco é conservado sob refrigeração (2 a 8°C). É diluído com água estéril sem conservante para uma solução de 4 mg/mℓ. É necessário agitar até a dispersão completa do fármaco. O fármaco reconstituído é estável por até 24 h quando refrigerado, mas não congelado. Para nova diluição até 1 a 2 mg/mℓ ou concentrações mais baixas, o fármaco passa por um filtro de 5 μm (fornecido) em glicose a 5%. A infusão deve ser administrada até 6 h após a diluição. Pode-se utilizar um filtro de membrana interno se o diâmetro médio dos poros for > 1 μm. **ABLC:** Agitar o frasco para suspender o sedimento amarelado, retirar o fármaco com agulha de calibre 18 para seringas de 20 mℓ e infundir através da agulha com filtro de 5 μm em glicose a 5% para infusão até uma concentração de 1 a 2 mg/mℓ. Refrigerar a suspensão até o momento de ser utilizada. Estável em solução de glicose a 5% por 48 h refrigerada e 6 h à temperatura ambiente (20 a 25°C). Deve-se usar técnica asséptica, visto que nenhum conservante bacteriostático é incluído no produto. Não diluir com soro fisiológico ou outros fármacos. Os cateteres de infusão para a administração desses líquidos podem ser inicialmente irrigados com glicose a 5%. Não devem ser usados filtros internos. O fármaco não deve ser congelado.

ADMINISTRAÇÃO. ABD: Os animais devem ser bem tratados, e deve-se verificar se apresentam azotemia e/ou hipercreatinemia antes de cada tratamento; a desidratação preexistente precisa ser corrigida com hidratação. O fabricante da preparação de desoxicolato recomenda a administração da dose durante 2 a 6 h. Quando se realiza uma infusão de grande volume, coloca-se um cateter IV e a dose (na concentração diluída de 10 mg/100 mℓ) é administrada em 300 a 500 mℓ de dextrose a 5%, dependendo do tamanho do animal. O volume deve ser de 500 mℓ ou menos para cães de < 20 kg e de 1.000 mℓ para cães de > 20 kg. A administração durante esse intervalo pode diminuir a probabilidade ou a ocorrência de lesão renal. Entretanto, a experiência clínica em cães e gatos mostrou que soluções mais concentradas, com a dose colocada em um volume de 10 a 60 mℓ de glicose a 5%, podem ser administradas em seringa e infundidas através de um cateter tipo borboleta ou de demora por um período de 5 a 10 min. Deve-se efetuar uma irrigação com 10 mililitros de glicose a 5% imediatamente antes e depois da administração do fármaco. Embora infusões em bolo possam estar associadas a maior risco de toxicidade, esse problema pode ser superado pela administração de um volume igual ou maior de solução Ringer com lactato ou NaCl a 0,9% (igual ao administrado com diluição de rotina da ANB) IV ou SC sem o risco associado ao extravasamento do fármaco. A diurese hídrica suplementar é altamente recomendada a cada dose. Para gatos, os cateteres de demora são preferíveis, devido à dificuldade de punção venosa repetida. Com frequência, administra-se uma dose teste (1 mg) lentamente por via IV para verificar a ocorrência de qualquer reação sistêmica imediata. A coadministração de AINE, anti-histamínicos, antieméticos e/ou pequenas doses de glicocorticoides IV ou heparina pode reduzir a reação sistêmica. Pode-se evitar a tromboflebite por meio de irrigação dos cateteres, uso de veias de maior calibre, revezamento dos locais ou adição de heparina à solução. A única maneira de assegurar que o fármaco alcance o SNC consiste na administração intratecal da preparação de desoxicolato, que pode ser irritante.

Os efeitos tóxicos renais são monitorados pelo menos uma vez e talvez 2 vezes/semana por meio de determinação das concentrações séricas de ureia e exame de urina para densidade, proteínas, cilindros e hematúria. As determinações dos níveis séricos de creatinina e eletrólitos (incluindo magnésio, que pode diminuir) são opcionais, mas podem ser necessárias se os testes de triagem ou a saúde estiverem alterados. Alterações da urina detectam a toxicidade mais precocemente do que alterações na bioquímica do sangue. O tratamento deve ser temporariamente interrompido caso ocorram anorexia ou vômitos, ou se o nível sérico de ureia aumentar para > 30 mg/dℓ. O tratamento com ANB ou com um fármaco alternativo é reinstituído após o desaparecimento dos sinais e achados laboratoriais de nefrotoxicidade. A terapia de manutenção com injeções semanais ou mensais de ANB ou administração oral diária de imidazóis têm sido usadas para evitar recidivas que ocorrem uma vez interrompido o tratamento.

A hipopotassemia, que constitui um problema em seres humanos aos quais se administra ANB, foi documentada em cães e gatos. Qualquer suplemento de potássio deve ser administrado por VO, via SC ou por via IV alternativa, visto que essas soluções irão precipitar o coloide.

A febre, as náuseas e os vômitos que ocorrem durante ou imediatamente após o tratamento podem ser menos intensos se for administrada uma dose fisiológica de succinato sódico de hidrocortisona (0,5 mg/kg IV), difenidramina (0,5 mg/kg IV ou VO) ou ácido acetilsalicílico (10 mg/kg VO) antes da administração da ANB. Deve-se evitar o uso de doses anti-inflamatórias ou imunossupressoras de glicocorticoides, visto que podem levar à disseminação fúngica. As fasciculações e tremores musculares que surgem em seres humanos durante infusões IV têm sido controlados com dantroleno sódico (10 a 50 mg IV) ou meperidina.

As tentativas de evitar a nefrotoxicidade com ABD incluíram o uso de manitol (0,5 a 1 g/kg IV), bicarbonato de sódio (1 a 2 mmol/kg IV) e dopamina (3 a 10 μg/kg/min IV), porém não foram conduzidos estudos controlados, ou estes não demonstraram nenhum benefício.[149] Foram obtidos efeitos benéficos quando líquidos que continham sódio ou furosemida (5 mg/kg) ou aminofilina foram administrados a cães imediatamente antes da administração de ANB. A administração SC é menos nefrotóxica (ver adiante).

A heparina tem sido adicionada à ABD para controlar a flebite que ocorre após infusões repetidas, porém não há evidências conclusivas de que o seu uso possa diminuir a reação. Os filtros internos de microporosidade usados para remover substâncias particuladas e bactérias das soluções IV têm menos de 0,45 μm e também irão remover o fármaco. Podem ser usados filtros de mais de 1 μm, mas eles não irão remover as bactérias.

Vias alternativas. O tratamento IV habitual exige acesso venoso repetido, porque requer, com frequência, a colocação de cateter, particularmente em gatos. A ABD pode ser administrada por meio tópico, por via intra-articular ou intratecal, ou pode ser irrigada na bexiga ou na pelve renal se o local de infecção for acessível por esses meios. Isso irá ajudar a obter concentrações máximas, com menor risco de toxicidade sistêmica. Por via **intra-articular** pode-se utilizar a dose de 5 a 15 mg para infundir em uma articulação. Para **infusões na bexiga,** a ANB é misturada até uma concentração de 30 a 50 mg em 50 a 100 mℓ de água estéril e infundida 1 vez/dia, durante 5 a 15 dias. A bexiga é distendida, e o animal pode urinar espontaneamente. De modo alternativo, uma infusão de gotejamento constante de 50 mg/ℓ tem sido usada. Para administração **intratecal,** 0,2 a 0,5 mg são diluídos em 5 mℓ de glicose a 10% ou LCS recentemente removido do animal sob anestesia. O fármaco é injetado no espaço lombar ou cisternal, e a cabeça é fletida durante alguns minutos se houver sinais aparentes de comprometimento intracraniano. Infelizmente, esse procedimento deve ser repetido 2 a 3 vezes/semana. O **aerossol** alcança uma concentração mais alta nas vias respiratórias do que em outros tecidos, reduzindo, assim, a nefrotoxicidade. A ANB convencional é nebulizada menos eficientemente do que os produtos à base de lipídios. Para a ANB, administrar 50 mg em três doses fracionadas. Em geral, é bem tolerada; todavia, foi observada a ocorrência de broncospasmo ou vômitos em seres humanos.

A ANB em aerossol tem sido usada de modo prolongado (3 semanas a 2,5 anos) em seres humanos para profilaxia ou tratamento de infecções fúngicas pulmonares. **Injeção ocular:** A terapia sistêmica deve ser suficiente para a coriorretinite no estágio inicial, antes do desenvolvimento de vitreíte. Embora a cura de infecções micóticas intraoculares estabelecidas seja difícil, a enoftalmite em seres humanos tem sido tratada de forma eficaz pela injeção simultânea por via intravítrea (5 μg), no espaço peribulbar (125 μg) e episcleral (5 mg). As injeções intravítreas foram bem toleradas em coelhos (5 μg) e macacos (10 a 20 μg). A ANB lipossômica foi bem tolerada em doses pelo menos quatro vezes mais altas. O fármaco persiste no olho clinicamente sadio durante pelo menos 7 a 15 dias e por períodos mais curtos após vitrectomia e extração da lente. Algumas vezes, doses únicas foram eficazes para eliminar a infecção em coelhos com infecção experimental. **Subcutânea:** Via usada em cães e gatos com criptococose e potencialmente para outras micoses sistêmicas. Acrescenta-se uma dose de 0,5 a 0,8 mg/kg a 400 mℓ (gatos) ou 500 mℓ (cães com < 20 kg) ou 1.000 mℓ (cães com > 20 kg) de soro fisiológico a 0,45%/ glicose a 2,5%, de modo a obter uma concentração final de < 20 mg/ mℓ.[691] Esse volume total de líquido é administrado por via SC, 2 a 3 vezes/semana, até um nível cumulativo de 8 a 26 mg/kg (cães) e 10 a 15 mg/kg (gatos), que é mais alto do que o esquema IV. As concentrações de > 20 mg/ℓ são irritantes, causam abscessos SC e devem ser evitadas. O método é apropriado para tratamento ambulatorial e não exige manutenção de cateter IV. Os níveis sanguíneos são mais baixos, mas mais sustentáveis, reduzindo a toxicidade e possibilitando maior eficácia. **Combinada com emulsão lipídica:** Usada na tentativa de diminuir a nefrotoxicidade. A ANB com desoxicolato é estável quando associada a emulsões lipídicas. Uma concentração de 0,5 a 2 mg/mℓ é estável em emulsão lipídica a 20% durante 4 dias à temperatura ambiente (25°C), com luz fluorescente, e durante 7 dias à temperatura refrigerada (4 a 8°C) no escuro. Em um estudo,[618] a ANB foi acrescentada a uma preparação lipídica comercial (ver *Manipulação*, anteriormente). A mistura, que foi conservada por até 3 semanas, foi administrada durante 30 a 60 min na dose inicial de 1 a 1,5 mg/kg, 2 vezes/semana, com aumentos progressivos para 1,6 a 2,5 mg/kg 2 vezes/semana, e modificada, devido a alterações nos níveis séricos de ureia e creatinina. A infusão foi seguida de 50 mℓ/kg de soro fisiológico e, em seguida, de 10 mℓ/kg de manitol a 20%.

ABCD: Diluída em 5% de glicose para uma concentração de 1 mg/ mℓ. Administrada por infusão IV, na velocidade de 1 mg/kg/h. Deve-se administrar inicialmente uma dose de teste (10 mℓ) para verificar a ocorrência de reações adversas. Pode-se aumentar a taxa de infusão, quando tolerado.

L-ANB: Administrada por infusão IV durante 60 a 120 min ou mais com 5% de glicose como diluente. A solução é diluída para 1 a 2 mg/mℓ.

ABLC: Administrada por infusão, 2,5 mg/kg/h. Com a duração de infusão de mais de 2 h, a mistura deve ser agitada periodicamente para dispersar qualquer sedimento.

DOSAGEM. ABD: Uma ampla faixa de dosagens sistêmicas tem sido descrita na literatura veterinária. A faixa tem sido a dose total (cumulativa) de 4 a 12 mg/kg administrada em dias alternados ou segundas, quartas e sextas-feiras. Em geral, os cães recebem doses cumulativas de 8 a 12 mg/kg, e os gatos, de 4 a 6 mg/kg. Doses mais baixas são usadas se for administrada a terapia adjuvante com FLUCITOSINA oral. Doses mais altas são administradas por via SC (ver discussão anterior). Para uso IV, o fármaco é administrado nesses dias, na dose de 0,15 a 0,5 mg/kg/dia, que é continuada até alcançar a dose total calculada final (habitualmente 6 semanas), ou quando ocorrer toxicidade (concentração sérica elevada de ureia). As doses diárias são mais baixas (0,15 a 0,25 mg/kg) para gatos e mais altas (0,25 a 0,5 mg/kg) para cães. A dose

de 0,5 mg/kg está associada a alto risco de nefrotoxicidade. Doses iniciais de 0,1 mg/kg para gatos e de 0,25 mg/kg para cães são frequentemente administradas no primeiro dia e são aumentadas de modo gradual para 0,25 mg/kg e 0,5 mg/kg, respectivamente. Doses de até 1 mg/ kg/dia, administradas 2 a 3 vezes/semana, têm sido usadas para infecções particularmente resistentes em cães que toleram bem o fármaco. A duração do tratamento é frequentemente de 2 a 3 meses ou mais, e a sua interrupção precoce pode levar a recidiva. O tratamento pode exigir 11 meses de duração na aspergilose e 9 meses na esporotricose. A dose recomendada para o tratamento a longo prazo da esporotricose é de 0,2 a 0,5 mg/kg IV, administrada a cada 48 h.[1249] Doses mais altas podem ser usadas por via SC; ver anteriormente, em *Administração*. **Formulações lipídicas – ABCD, L-ANB, ABLC:** Doses mais altas são toleradas e usadas conforme indicado na tabela anexa. As taxas de infusão e as doses totais são individualizadas para cada animal, a fim de assegurar a eficácia máxima e, ao mesmo tempo, reduzir o potencial de toxicidade sistêmica e reações adversas. As diretrizes gerais recomendam a administração de formulações lipídicas de 1 mg/kg, a cada 48 h, até a dose total cumulativa mínima de 12 mg/kg. Em estudos de seres humanos com aspergilose invasiva, doses de L-ANB de 3 mg/kg não foram mais eficazes do que a dose de 1 mg/kg.[296] Para a leishmaniose humana, doses cumulativas de L-ANB que demonstraram ser curativas foram de até 20 mg/kg.[769] As **misturas de ANB lipídicas** preparadas a partir da ABD são dosadas de modo semelhante às formulações comerciais de ANB lipídica. A dose cumulativa de 10 mg/kg foi eficaz em um estudo,[618] mas não em outro.[790] A dose foi mais alta, e o acompanhamento, de menor duração no primeiro estudo, o que pode explicar essa discrepância.

Indicações	Dose de teste inicial[a] (mg/kg)	Dose habitual (mg/kg)	Via	Intervalo (h)	Duração
ABD					
CÃES Leishmaniose	–	0,5 a 0,8	IV	48[b]	Ver[c]
CÃES Micoses	0,25	0,25 a 0,5	IV	48[b]	6 semanas
GATOS Micoses	0,1	0,1 a 0,25	IV	48[b]	6 semanas
CÃES E GATOS Micoses	–	0,5 a 0,8	SC	48[b]	3 a 10 semanas
L-ANB					
CÃES Leishmaniose	0,5	3,0 a 3,3	IV	72 a 96	Ver[d]
CÃES Micoses	0,5	1 a 3,0	IV	48[b]	4 semanas[e]
GATOS Micoses	0,5	1 a 1,5	IV	48[b]	4 semanas[e]
ABCD					
CÃES Micoses	0,5	1 a 3,0	IV	48[b]	4 semanas[e]
ABLC					
CÃES Micoses	0,5	1 a 2,5	IV	48[b]	4 semanas[e]

[a]Usar apenas essa dose inicialmente para testar a possível ocorrência de reações adversas ou azotemia; os animais que desenvolvem azotemia toleram habitualmente a administração subsequente da dose habitual.

[b]A cada 48 h, ou segunda-feira, quarta-feira e sexta-feira, em base semanal, até alcançar a dose cumulativa (em geral, 4 a 8 mg/kg). Para *Leishmania,* a dose cumulativa total de ABD é de 10 a 15 mg/kg. Dependendo do tipo e da gravidade da micose sistêmica, a dose cumulativa de ABD varia entre 8 e 10 mg/kg, sendo usada metade dessa quantidade se for ministrado tratamento concomitante com azólico. Para ANB com formulação lipídica, usada como único agente, a dose cumulativa é de até 24 a 27 mg/kg, dependendo da micose sistêmica.

[c]A cada 48 h, ou segunda-feira, quarta-feira e sexta-feira, até alcançar a dose cumulativa de 8 a 16 mg/kg.[617]

[d]A cada 72 a 96 h, até alcançar a dose cumulativa de 15 mg/kg.[843] É possível administrar a mesma dose cumulativa com nível mais baixo a cada 48 h (alguns esquemas sugerem os dias 1, 2, 3 e 10 ou os dias 1, 2, 3, 4 e 10).

[e]A cada 48 h, ou segunda-feira, quarta-feira e sexta-feira, ou até alcançar a dose cumulativa mínima de 12 a 15 mg/kg,[601] utilizando a dose de 1 mg/kg para leveduras sensíveis ou infecções por fungos (dimórficos) sistêmicos. Para infecções por fungos filamentosos mais resistentes, como pitiose, usar a dose de 2 a 2,5 mg/kg até alcançar a dose cumulativa de 24 a 30 mg/kg. Nos seres humanos com aspergilose invasiva, a resposta clínica a incrementos da dose de 1 mg/kg foi comparável à resposta a 4 mg/kg, com custo significativamente reduzido.[296]

OUTRAS POSOLOGIAS. Blastomicose, Tabela 57.1; histoplasmose, Tabela 58.1; criptococose, Tabela 59.1; coccidioidomicose, Tabela 60.3; aspergilose nasal, Tabela 62.1; aspergilose/peniciliose sinonasal e sino-orbitária, Tabela 62.2; aspergilose disseminada, Tabela 62.3; tratamento tópico da candidíase, Tabela 63.1; tratamento sistêmico da candidíase, Tabela 63.2; outras infecções fúngicas, Tabela 65.2; prototecose (associada a ITRACONAZOL ou nistatina), Tabela 67.2; infecções musculoesqueléticas, Tabela 85.3; infecções do SNC, Tabela 91.5.

Antimoniato de meglumina

CLASSE. Antimonial pentavalente, antiprotozoário.

AÇÃO. Antiprotozoário; interfere na glicólise de *Leishmania*.

MAIS INFORMAÇÕES. Ver ESTIBOGLICONATO, Capítulo 71; Tabela 71.1; Referências 48, 384, 1050, 1130, 1180, 1182.

FARMACOCINÉTICA. A biodisponibilidade em cães é de 92% após injeção IM ou SC, visto que a molécula polar tem distribuição limitada nos tecidos.[1180] São alcançadas concentrações altas na pele, no baço e no fígado, por ordem decrescente. O fármaco é rapidamente eliminado por excreção renal, e 80% da dose são excretados em 9 h. Formulações encapsuladas lipossômicas estão sendo avaliadas para reduzir os efeitos colaterais e melhorar a eficácia.[935,1181] Mesmo com essas preparações, pode ser necessário repetir a dose para obter níveis eficazes na medula óssea.[1008] Essas formulações têm a sua captação retardada após administração por via subcutânea, em comparação com a via IM. A repetição da dose de 75 mg/kg a cada 12 h produziu concentrações plasmáticas máximas no estado de equilíbrio dinâmico depois de 6 dias, que ultrapassaram uma dose única de 100 mg/kg.[1182]

ESPECTRO. *Leishmania*. A resistência ao fármaco pode-se desenvolver durante o tratamento de cães infectados.[384] Cepas de parasitos desenvolveram resistência, e foi necessário aumentar os esquemas posológicos em algumas regiões para o tratamento eficaz dos sinais clínicos. Com frequência, indica-se a administração do fármaco 2 vezes/dia para alcançar essas metas. A eficácia melhora quando esse esquema de tratamento inicial é seguido ou associado ao alopurinol.[541,820,844,1062] Ver também ALOPURINOL. *Leishmania* pode desenvolver resistência ao fármaco durante o tratamento.[619]

INDICAÇÕES. Leishmaniose.

USOS APROVADOS. Seres humanos e cães para leishmaniose; não está disponível nos EUA.

CONTRAINDICAÇÕES. Hipersensibilidade prévia, insuficiência hepática ou renal, arritmias cardíacas, leucopenia.

REAÇÕES ADVERSAS. Dor, tumefação e claudicação com a injeção IM; prefere-se a via SC. Tromboflebite com uso IV. Ver também ESTIBOGLICONATO.

INTERAÇÕES. Pode ser associado ao alopurinol para aumento da eficácia.

Disponibilidade	Tipo	Apresentações
Seres humanos[a]	Antimoniato de *N*-metilglucamina	425 mg na forma de antimônio pentavalente em ampolas de 5 mℓ
Veterinária	Antimoniato de *N*-metilglucamina	300 mg/mℓ na forma de antimônio em ampolas de 5 mℓ

[a]Dispõe-se da preparação humana na França e na Itália. Não está disponível nos EUA nem no Canadá.

MANIPULAÇÃO. Conservar a solução em frasco estéril à temperatura ambiente (20 a 25°C).

ADMINISTRAÇÃO. Continuar a medicação até a resolução dos sinais clínicos ou das lesões cutâneas, o que ocorre habitualmente em 1 a 3 meses. Administrar por via IV lenta IM profunda ou por via SC ou IP. Para os casos resistentes, pode-se administrar uma dose alternada com ISETIONATO DE PENTAMIDINA. O tratamento envolve 10 a 12 injeções sucessivas quando iniciado precocemente e 18 a 20 injeções quando ocorrem manifestações crônicas (dermatite). As injeções são administradas a intervalos de 2 a 3 dias.

Indicações (*Cães*)	Dose (mg/kg)	Via	Intervalo (h)	Duração (dias)
Leishmaniose	100 mg/kg[a]	SC	24	21 a 30[b]
	75 a 100 mg/kg[a]	SC	12	10

[a]A dose foi modificada daquela indicada na bula, com base em informações clínicas mais recentes e evidência de resistência ao fármaco. O tratamento é mais eficaz quando o antimoniato de meglumina nas doses apresentadas nessa tabela é associado ao alopurinol, 15 a 30 mg/kg a cada 12 h. O tratamento com alopurinol é continuado por até 8 meses ou mais;[253,541] ver também ALOPURINOL. O antimoniato de meglumina também foi associado à PAROMOMICINA, combinação em que uma modificação farmacocinética dos antimoniais retarda a sua excreção, possibilitando níveis sanguíneos mais altos.
[b]Esquemas anteriores foram de 10 dias de tratamento e sem tratamento; entretanto, o tratamento é mais eficaz se o antimoniato de meglumina for administrado durante pelo menos 30 dias. Os tratamentos com antimoniato de meglumina isoladamente, em um ciclo de 10 dias, tiveram duração de 1 a 8 meses. O estado de equilíbrio dinâmico é alcançado em até 6 dias após se obter níveis terapêuticos.[1182]

OUTRAS POSOLOGIAS. Leishmaniose, Tabela 73.3.

Atovaquona

CLASSE. Hidroxinaftoquinona.

AÇÃO. Antifúngico, antiprotozoário; bloqueia os citocromos, resultando em inibição da síntese de ácidos nucleicos e adenosina trifosfato.

MAIS INFORMAÇÕES. Ver *Pneumocistose*, Capítulo 66; Tabela 66.2; *Quimioterapia Antiprotozoário*, Capítulo 71, Tabela 71.1; Tabela 76.3; Capítulo 77; Referências 94, 512, 537, 600, 981.

FARMACOCINÉTICA. Altamente lipossolúvel. Baixa absorção pelo trato GI. A biodisponibilidade aumenta três vezes quando há alimento no estômago e, em particular, refeições gordurosas. Pouco ou nenhum metabolismo. Penetração muito baixa no LCS. Circulação êntero-hepática com eliminação fecal prolongada. Excreção urinária mínima.

ESPECTRO. *Pneumocystis*: eficácia ligeiramente menor do que a da associação TRIMETOPRIMA-SULFONAMIDA (T-S). Pode-se acrescentar AZITROMICINA para algumas infecções por *Babesia* (*B. gibsoni*). Eficaz contra bradizoítas de *Toxoplasma* em condições experimentais. Não é muito eficaz contra *Cryptosporidium*.

INDICAÇÕES. Pneumocistose quando ocorre resistência ou toxicidade à T-S. A T-S é frequentemente usada em primeiro lugar, devido à sua menor toxicidade. A atovaquona é usada associada à AZITROMICINA para o tratamento da infecção por *B. gibsoni* em cães.

USOS APROVADOS. Seres humanos: pneumonia por *Pneumocystis*, malária.

CONTRAINDICAÇÕES. Evitar durante a gravidez e a lactação. Se não for possível administrar com alimento devido à ocorrência de desconforto GI, usar outro fármaco.

REAÇÕES ADVERSAS. Náuseas, vômitos, diarreia, hipersensibilidade dérmica, fetotoxicidade, hipoglicemia, anemia, neutropenia.

INTERAÇÕES. Compete com muitos fármacos pela sua ligação às proteínas plasmáticas, porém outros fármacos, como a difenil-hidantoína, não são afetados. A RIFAMPICINA diminui a atividade da atovaquona. A rifampicina e a metoclopramida reduzem suas concentrações plasmáticas.

Disponibilidade	Tipo	Apresentações
Seres humanos[a]	Comprimidos orais	250 mg (suspensa nos EUA)[a]
	Solução oral	150 g/mℓ

[a]Dispõe-se de comprimidos orais combinados com cloridrato de proguanil para prevenção da malária em seres humanos; todavia, o seu uso está associado a vômitos, de modo que a solução oral é preferida.

MANIPULAÇÃO. Conservar em recipientes hermeticamente fechados, a temperatura ambiente controlada (20 a 25°C).

ADMINISTRAÇÃO. A absorção melhora quando o fármaco é administrado com refeições (particularmente gordurosas). Nos seres humanos, recomenda-se a ingestão de > 23 g de gordura por refeição.

Indicações[a]	Dose	Via	Intervalo (h)	Duração (dias)
CÃES				
B. gibsoni	30 mg/kg	VO	12	7[b]
	13,3 mg/kg[c]	VO	8	10[d]
GATOS				
Cytauxzoon felis	15 mg/kg	VO	8	10

[a]A dose máxima por administração é de 750 mg. Para facilitar a absorção, administrar cada dose com uma refeição gordurosa.
[b]O parasito desapareceu do sangue após tratamento; entretanto, a PCR ainda era positiva e o parasito foi novamente visível depois de 30 dias.[723]
[c]Para cães com infecção por *Pneumocystis carinii* pode-se considerar a mesma dose, visto que se trata de uma dose humana extrapolada.
[d]Ver Referência 94. Associada à AZITROMICINA (10 mg/kg VO, a cada 24 h), a atovaquona produziu rápida recuperação da doença clínica e suprimiu a parasitemia abaixo do nível de detecção de microrganismos por PCR quando cães foram monitorados por um período de até 120 dias após o tratamento. Muitos cães tinham sido tratados previamente com ACETURATO DE DIMINAZENO ou DIPROPIONATO DE IMIDOCARBE sem qualquer sucesso. Em outros estudos subsequentes, a infecção foi ainda detectada por PCR durante e após o mesmo ciclo de tratamento de combinação, indicando que a infecção não estava eliminada.[537] Ocorreram também recidivas, com suspeita de desenvolvimento de cepas resistentes.[981]

OUTRAS POSOLOGIAS. Pneumocistose, Tabela 66.2; citauxzoonose (associada à AZITROMICINA), Tabela 75.1; babesiose (associada à AZITROMICINA), Tabela 76.3.

INFORMAÇÃO PARA DISPENSAÇÃO. Administrar o comprimido com gordura, como manteiga, óleo de atum, sorvete ou gordura de carne.

Azitromicina

CLASSE. Macrolídio. Mais estável e mais bem absorvida do que o fármaco original, a ERITROMICINA.

AÇÃO. Bacteriostática; inibe a síntese bacteriana de proteína dependente de RNA por meio de sua ligação à subunidade 50S.

MAIS INFORMAÇÕES. Ver CLARITROMICINA; Tabela 71.1; Referências 514, 1037.

FARMACOCINÉTICA. É mais bem absorvida e penetra nos tecidos melhor do que a ERITROMICINA; mais estável em ácido gástrico do que a eritromicina. O alimento diminui a biodisponibilidade em até 50%; todavia, em jejum, a absorção é de 97% em cães[1037] e de 58% em gatos quando administrada por VO,[514] em comparação com a absorção de 37 a 52% nos seres humanos. Alcança concentrações mais altas nos tecidos, fagócitos e macrófagos do que no sangue. A meia-vida é longa, com liberação lenta, e a atividade antibacteriana nos tecidos persiste por até 4 dias (> 90 h) após uma dose única em cães e 13 a 72 h em gatos, dependendo do tecido. Penetra nos fibroblastos teciduais e lisossomas dos fagócitos. O uso de doses sucessivas aumenta a saturação tecidual. Em geral, as concentrações teciduais ultrapassam em 10 a 100 vezes as do plasma. A azitromicina é transportada pelos neutrófilos até os locais de inflamação. Alcança concentrações de até 150 vezes os níveis sanguíneos no escarro, nos pulmões, fígado, tonsilas, seios paranasais, estômago, rim, trato genital feminino e próstata. Atravessa a placenta e é excretada no leite. Os níveis alcançados no cérebro e no olho são mais baixos do que em outros tecidos, porém ultrapassam os níveis sanguíneos. As concentrações teciduais altas (50 a 100 vezes a concentração plasmática) são mantidas por um certo período após o declínio das concentrações séricas. A excreção biliar (> 50%) do fármaco inalterado constitui uma importante via de eliminação, e os metabólitos são inativos. A excreção urinária da azitromicina é de apenas 6%.

ESPECTRO. Gram-positivos: algumas espécies de *Streptococcus*, variável contra *Staphylococcus*. **Gram-negativos:** *Salmonella, Bordetella, Helicobacter, Bartonella*. **Anaeróbios:** *Propionibacterium, Clostridium* e *Bacteroides*. **Outros:** *Mycoplasma, Mycoplasma haemofelis, Chlamydia, Borrelia, Giardia,*[1319] *Toxoplasma, Isospora, Cryptosporidium, Babesia*, complexo *Mycobacterium avium-intracellulare*, porém menos ativa do que a CLARITROMICINA. **Mais eficaz:** macrolídio mais ativo contra *Toxoplasma*, atividade *in vitro* contra *Cryptosporidium* e *Pneumocystis*. **Ineficaz:** menos ativa do que a ERITROMICINA contra *Staphylococcus* e *Streptococcus*, porém mais ativa contra bactérias gram-negativas e alguns anaeróbios.

INDICAÇÕES. Criptosporidiose (em altas doses), toxoplasmose (com PIRIMETAMINA), infecção por *Babesia gibsoni* (com ATOVAQUONA), borreliose de Lyme, infecções por *Mycobacterium leprae* e *M. avium-intracellulare*. Infecções das vias respiratórias inferiores, infecções por bactérias enteropatogênicas. A azitromicina substitui a ERITROMICINA com menos irritação GI, menor dose, porém maior custo. Usada associada à atovaquona no tratamento da infecção por *Babesia gibsoni* em cães.[94] Tem sido usada no tratamento de infecções por *M. haemofelis* e *Bartonella henselae* em gatos, embora a sua eficácia contra a primeira infecção seja questionada por fracassos documentados.[1252] Não é eficaz para infecções por *Chlamydophila felis* em gatos.[857] Em um estudo, demonstrou ser eficaz causando regressão de verrugas orais e cutâneas causadas por papilomavírus em cães[1292] (ver Capítulo 18). Igualmente eficaz com AMOXICILINA no tratamento das infecções respiratórias superiores em gatos mantidos em abrigos.[972] Existe um relato informal de sua eficácia no tratamento da infecção por *Giardia* em um cão.[1319]

CONTRAINDICAÇÕES. Redução da dose se houver disfunção hepática e/ou biliar. Menos preocupação em caso de insuficiência renal. Evitar nos casos de hipersensibilidade prévia a macrolídios.

REAÇÕES ADVERSAS. Irritação GI (vômitos, diarreia, dor abdominal), hepatomegalia, hepatite colestática, elevação das enzimas hepáticas, arritmias cardíacas.

INTERAÇÕES. Ocorre redução da concentração sérica de azitromicina com antiácidos orais. Pode aumentar os níveis séricos de digoxina, terfenadina, ciclosporina e fenitoína. Evitar a azitromicina e outros macrolídios em animais tratados com cisaprida. Ver ERITROMICINA.

Disponibilidade	Tipo	Apresentações
Seres humanos	Comprimidos (di-hidratada)	250 mg, 500 mg e 600 mg
	Pó para injeção	500 mg em frascos de 10 mℓ
	Suspensão oral	100 mg/5 mℓ, 200 mg/5 mℓ

MANIPULAÇÃO. Conservar as cápsulas à temperatura ambiente controlada (20 a 25°C). A solução reconstituída deve ser conservada entre 5 e 30°C.

ADMINISTRAÇÃO. Não misturar com alimento nem administrar concomitantemente antiácidos orais. Monitorar a atividade das enzimas hepáticas séricas durante o tratamento, particularmente com doses mais altas.

Indicações	Dose (mg/kg)	Via	Intervalo (h)	Duração (dias)
CÃES				
Piodermite, infecções sistêmicas	5 a 10	VO	12	5 a 7
Infecções cutâneas	10	VO	12 a 24	10 a 20
Borreliose de Lyme	5	VO, IV	12	10 a 20
Infecção por *B. gibsoni*	10 a 11,6	VO	24	10[a]
Infecção por *Giardia*	5	VO	24	5[b]
Infecções micobacterianas	7 a 15	VO	24	Quando necessário
Papilomatose viral	10	VO	24	10[c]
GATOS				
Micoplasmose	5 a 15	VO	24	5[d]
Cp. felis	10 a 15	VO	24	3[e]
Infecções bacterianas	7 a 15	VO	12	5 a 7[f]
Toxoplamose sistêmica	10	VO	24	28
CÃES E GATOS				
Coccidiose e criptosporidiose	15	VO	12	7

[a]Referências 94, 537. Administrada juntamente com atovaquona (ver ATOVAQUONA). O fármaco foi esmagado e reformulado em cápsulas de gelatina para dosagem correta.
[b]Referência 1319.
[c]Referência 1292.
[d]Em seguida, a cada 48 a 72 h.[549] O fármaco não é eficaz contra a micoplasmose hemotrófica.
[e]Após o tratamento de 3 dias consecutivos (15 mg/kg), a azitromicina é administrada 2 vezes/semana, produzindo uma resposta clínica comparável à da doxiciclina, embora a infecção não seja eliminada.[857]
[f]A dose de 15 mg/kg administrada a cada 72 h, durante 9 dias, foi igualmente eficaz em comparação com a AMOXICILINA (22 mg/kg a cada 12 h), para a resolução da infecção bacteriana secundária das vias respiratórias superiores em gatos de abrigo.[972]

OUTRAS POSOLOGIAS. Doença respiratória infecciosa canina, Tabela 6.2; doença respiratória felina, Tabela 14.2; infecções por micoplasma e formas em L, Tabela 32.2; leptospiridiose, Tabela 42.3; borreliose de Lyme, Tabela 43.4; infecção por micobactérias de crescimento lento, Tabela 48.4; infecções por mordidas, Tabela 51.5; bartonelose felina, Tabela 52.2; bartonelose canina, Tabela 52.3; citauxzoonose (associada à ATOVAQUONA), Tabela 75.1; babesiose (associada à ATOVAQUONA), Tabela 76.3; criptosporidiose, Tabela 81.4; bacteriemia, Tabela 86.5; infecções hepatobiliares, Tabela 89.4.

INFORMAÇÃO PARA DISPENSAÇÃO. Administrar sem alimento; administrar 1 h antes ou 2 h depois das refeições.

Aztreonam

CLASSE. Monobactâmico.

AÇÃO. Bactericida; interfere na síntese da parede celular, particularmente de bactérias gram-negativas resistentes às betalactamases.

MAIS INFORMAÇÕES. Ver Capítulo 30, Tabela 30.1.

FARMACOCINÉTICA. Pequena absorção GI; deve ser administrado por via parenteral (IV ou IM). Penetra na maioria dos líquidos corporais, incluindo o LCS. Penetra nos abscessos, onde é eficaz. Excretado principalmente pelos rins na forma inalterada. O aztreonam distribui-se amplamente nos tecidos corporais, incluindo vesícula biliar, fígado, pulmões, rins, coração, intestino e próstata. Alcança a saliva, as secreções brônquicas, a bile e os líquidos pericárdico, pleural, peritoneal e sinovial. Alcança o SNC em concentração terapêutica. É eliminado pelos rins, sendo 60 a 70% excretados na forma ativa. A disfunção hepática não altera a excreção do fármaco.

ESPECTRO. Gram-positivo: pequena atividade. **Gram-negativos:** *Pseudomonas, Escherichia, Enterobacter, Klebsiella, Proteus, Serratia, Citrobacter.* Ampla atividade *apenas* contra microrganismos gram-negativos. Ação sinérgica com aminoglicosídios *in vitro* contra a maioria das cepas de Enterobacteriaceae e outros bacilos gram-negativos aeróbicos e facultativos. Pouca ou nenhuma atividade contra bactérias gram-positivas ou anaeróbicas e flora intestinal. **Anaeróbios:** pequena atividade. **Mais eficaz contra** microrganismos gram-negativos. **Ineficaz contra** a maioria das outras bactérias.

INDICAÇÕES. Infecções graves por patógenos gram-negativos do trato urinário e vias respiratórias inferiores, meningite, septicemia, pele, tecidos moles, intra-abdominais e genitais. Pode ser considerado como alternativa aos aminoglicosídios para evitar a nefrotoxicidade ou às quinolonas em animais jovens. Frequentemente usado como único agente para patógenos gram-negativos resistentes, como *Escherichia, Klebsiella, Serratia, Pseudomonas.* Os exemplos incluem pneumonia hospitalar e pneumonia por aspiração (neste último caso, associado à CLINDAMICINA). Nas infecções mistas, deve ser usado associado a fármacos contra bactérias anaeróbicas gram-positivas. Pode ser também associado a ERITROMICINA, METRONIDAZOL, penicilinas e VANCOMICINA como substituto dos aminoglicosídios.

CONTRAINDICAÇÕES. É preciso reduzir a dose em caso de disfunção renal. Nenhuma interação significativa com GENTAMICINA, nafcilina, cefradina, CLINDAMICINA, METRONIDAZOL. Necessidade de tratamento concomitante se houver suspeita de aeróbio ou anaeróbio gram-positivo. Certos agentes antibacterianos (p. ex., CEFOXITINA ou IMIPENÉM-CILASTATINA) podem induzir betalactamases em alguns microrganismos gram-negativos, tornando ineficaz o tratamento concomitante com betalactâmicos, como o aztreonam.

REAÇÕES ADVERSAS. Reações de hipersensibilidade dérmica, flebite local com administração por via intravenosa e edema no local de injeção por via IM. Náuseas, vômitos, diarreia, erupções dermatológicas, pancitopenia, convulsões. Elevação transitória das aminotransferases hepáticas; icterícia devido à hepatotoxicidade.

INTERAÇÕES. Adicionar à AMPICILINA para a ITU causada por *Escherichia.* Utilizar com CLINDAMICINA e METRONIDAZOL para abscessos intra-abdominais. Terapia de combinação com metronidazol para anaeróbios e combinar com VANCOMICINA para microrganismos gram-positivos.

Disponibilidade	Tipo	Apresentações
Seres humanos	Pó para injeção a	Frasco de 1 ou 2g

MANIPULAÇÃO. As soluções IV de 2% (p/v) ou menos podem ser preparadas com NaCl a 0,9% ou 5% de glicose. Pode-se acrescentar também fosfato de CLINDAMICINA, GENTAMICINA, sulfato de TOBRAMICINA ou CEFAZOLINA sódica. Estável por 48 h à temperatura ambiente (20 a 25°C) ou por 7 dias quando refrigerado (2 a 8°C). Pode ser conservado congelado a –20°C durante 3 meses. Uma vez descongelado, deve ser usado em até 24 a 72 h. Não deve ser novamente congelado. Incompatível em solução com ANB, nafcilina, cefradina, METRONIDAZOL.

ADMINISTRAÇÃO. Para uso IM, administrar profundamente em um grande músculo. É bem tolerado e não precisa ser misturado com anestésico local. Recomenda-se o uso IV para animais com bacteriemia, abscessos e infecções fulminantes graves. Administrar a infusão IV lentamente durante 20 a 60 min.

Indicações	Dose	Via	Intervalo (h)	Duração (dias)
SERES HUMANOS[a]	Total de 1 a 2 g	IV, IM	8 a 12	Quando necessário

[a]Para cães e gatos, não se dispõe de uma dose estabelecida; a dose humana pediátrica não foi definida, porém o fármaco tem ampla margem de segurança.

OUTRAS POSOLOGIAS. Nenhuma.

Bacilo de Calmette-Guérin | BCG

Ver Capítulo 2.

Baquiloprima-sulfonamida

CLASSE. Sulfonamida e diaminopiridina e na proporção de 1:5.

AÇÃO. Bactericida, antibacteriano, também antiprotozoário; inibidores da síntese de ácido fólico que afetam duas etapas.

MAIS INFORMAÇÕES. Ver TRIMETOPRIMA-SULFONAMIDA, ORMETOPRIMA-SULFONAMIDA e Capítulo 30.

FARMACOCINÉTICA. Semelhante à TRIMETOPRIMA-SULFONAMIDA, porém com meia-vida mais longa em cães (15 h para a baquiloprima; 13,2 h para a SULFADIMETOXINA). Absorção rápida e completa; mantém eficiência inibitória antibacteriana no plasma por até 48 h após a administração de dose única. Ambos os fármacos são metabolizados pelo fígado e excretados na urina. Os cães não acetilam as sulfonamidas, que reduz a sua nefrotoxicidade. O fármaco em sua forma inalterada também é excretado na urina.

ESPECTRO. Ver ORMETOPRIMA-SULFONAMIDA, TRIMETOPRIMA-SULFONAMIDA. **Aeróbios:** ação sinérgica contra *Staphylococcus pseudintermedius*, *Streptococcus canis*, *Escherichia coli* e *Proteus mirabilis*. **Anaeróbios:** *in vitro*, mas não *in vivo*; por conseguinte, o seu uso não é recomendado para infecções anaeróbicas. **Outros:** *Coccidia*. **Ineficaz:** infecções anaeróbicas.

INDICAÇÕES. Para coccidiose, piodermite canina e ITU.

CONTRAINDICAÇÕES. Não deve ser usada em cães com hipersensibilidade às sulfonamidas, disfunção hepática, discrasias sanguíneas ou durante a gravidez. Não administrar a gatos.

REAÇÕES ADVERSAS. Semelhantes às da TRIMETOPRIMA-SULFONAMIDA.

INTERAÇÕES. Ver TRIMETOPRIMA-SULFONAMIDA.

Disponibilidade	Tipo	Apresentação
Veterinária[a]	Comprimidos orais	600 mg (100 mg de baquiloprima e 500 mg de sulfametoxina ou sulfadimidina)
		60 mg (10 mg de baquiloprima e 50 mg de sulfametoxina ou sulfadimidina)

[a]Não disponível nos EUA.

MANIPULAÇÃO. Conservar em recipientes hermeticamente fechados à prova de luz, à temperatura ambiente (20 a 25°C).

ADMINISTRAÇÃO. Pode ser administrada com alimento. Fornecer uma quantidade abundante de água continuamente.

Indicações (*Cães*)	Dose (mg/kg)	Via	Intervalo (h)	Duração (dias)
Coccidiose	30	VO	48	4
ITU	30	VO	48	10
Piodermite	30	VO	48	21[a]

[a]Administrar o fármaco a cada 24 h nos primeiros 2 dias.

OUTRAS POSOLOGIAS. Nenhuma.

INFORMAÇÃO PARA DISPENSAÇÃO. Esse fármaco pode ser administrado com alimento. Certificar-se de que o animal tenha acesso livre à água de beber enquanto estiver tomando essa medicação.

Benznidazol

CLASSE. Nitroimidazol. Análogo estrutural do metronidazol.

AÇÃO. Metabolizado a intermediários que provocam lesão no DNA de microrganismos. Pode também inibir a síntese de proteínas; antibacteriano e também antiprotozoário; ver METRONIDAZOL, TINIDAZOL, IPRONIDAZOL.

MAIS INFORMAÇÕES. Ver METRONIDAZOL; Capítulo 71, Tabela 71.1; Referências 146, 417, 989-991, 1203, 1283.

FARMACOCINÉTICA. Absorção quase completa ($\geq 90\%$) pelo trato GI em cães.[1283] Amplamente distribuído nos tecidos e líquidos corporais; todavia, a proporção cérebro:plasma em cães foi de 42% em comparação com taxas mais altas em outras espécies. O benznidazol é metabolizado no fígado a metabólitos ativos. Pequenas quantidades (5%) do fármaco inalterado e o restante na forma de metabólitos são excretados na urina e, em menor grau, nas fezes. Nos cães, a meia-vida de eliminação do beznidazol variou entre 9 e 11 h.

ESPECTRO. Tripanossomas. Alguns isolados de *Trypanosoma cruzi* de cães desenvolveram resistência inerente ao fármaco durante infecções crônicas.[146] Em infecções experimentais de cães, o benznidazol produziu uma taxa de cura parasitológica de 62,5% nas infecções de fase aguda e de 38,7% na fase crônica.[417]

INDICAÇÕES. Tripanossomíase americana.

CONTRAINDICAÇÕES. Não há necessidade de qualquer modificação da dose em caso de insuficiência renal. Evitar em fêmeas grávidas ou durante a lactação. Utilizar com cautela em animais com disfunção hepática, visto que o fármaco é metabolizado e eliminado pelo fígado.

REAÇÕES ADVERSAS. Vômitos e diarreia, reações cutâneas. Pode ser potencialmente tóxico para o feto no início da gestação; é também mutagênico ou carcinogênico. Raramente causa leucopenia ou trombocitopenia.

INTERAÇÕES. Ver METRONIDAZOL.

Disponibilidade	Tipo	Apresentação
Seres humanos[a]	Comprimidos	100 mg

[a]Não disponível nos EUA ou no Canadá. Nos EUA, está disponível para uso humano nos Centers for Disease Control, Atlanta, GA.

MANIPULAÇÃO. Conservar em recipiente bem fechado entre 15 e 30°C. Proteger da luz.

ADMINISTRAÇÃO. É aconselhável administrar o benznidazol com alimento para minimizar os efeitos colaterais GI. O alimento não afeta a absorção. Frequentemente administrado como dose VO diária única, com alimentação ou depois.

Indicações	Dose (mg/kg)	Via	Intervalo (h)	Duração (dias)
CÃES				
Tripanossomíase americana	5 a 10	VO	24	60[a]
	7	VO	12	45[b]

[a]Referência 60.
[b]Referência 417.

OUTRAS POSOLOGIAS. Tripanossomíase americana, Tabela 72.1.

INFORMAÇÃO PARA DISPENSAÇÃO. O fármaco pode ser administrado com ou sem alimento.

Canamicina

CLASSE. Aminoglicosídio.

AÇÃO. Bactericida; inibe a síntese bacteriana de proteínas.

MAIS INFORMAÇÕES. Ver GENTAMICINA; Capítulo 30, Tabelas 30.5 e 30.6.

FARMACOCINÉTICA. Ver GENTAMICINA. Para tratamento VO, a maior parte da dose não é absorvida e atua localmente.

ESPECTRO. Gram-positivos: algumas espécies de *Staphylococcus*, *Listeria*. **Gram-negativos**: *Escherichia*, *Proteus*, *Salmonella*, *Citrobacter*. Semelhante à GENTAMICINA, com exceção de sua pequena atividade contra *Pseudomonas*. **Anaeróbios**: ineficaz. **Ineficaz**: *Pseudomonas*, inconsistente contra *Staphylococcus*.

INDICAÇÕES. Infecções da pele, dos tecidos moles e geniturinárias causadas por *Escherichia*, *Proteus*, *Enterobacter*, *Klebsiella*, *Serratia*, *Salmonella*, *Acinetobacter*, infecções pelo complexo *Mycobacterium avium-intracellulare*.

CONTRAINDICAÇÕES. Ver GENTAMICINA; evitar ou reduzir a dose em caso de insuficiência renal.

REAÇÕES ADVERSAS. Ototoxicidade e nefrotoxicidade. Ver GENTAMICINA. Dor e lesão muscular após injeção IM repetida.

INTERAÇÕES. Ver GENTAMICINA.

Disponibilidade	Tipo	Apresentações
Seres humanos	Solução para injeção	250 mg/mℓ
Veterinário	Solução para injeção	50 mg/mℓ, 200 mg/mℓ, 50 mg/mℓ
	Solução oral para terapia entérica (com bismuto e absorvente)	100 mg/5 mℓ
	Comprimidos para terapia entérica (com bismuto e absorvente)	100 mg

MANIPULAÇÃO. Pode ser diluída em NaCl a 0,9% ou glicose a 5%.

ADMINISTRAÇÃO. Para uso IV, não misturar com outros agentes antibacterianos. Administrar na forma de solução diluída durante 1 h. Para uso IM, injeção profunda em um grande músculo. Pode ser administrada como aerossol por nebulização: adicionar 250 mg a 3 mℓ de NaCl a 0,9% e colocar nebulizador. Repetir 2 a 4 vezes/dia. Monitorar a ocorrência de disfunção renal e sinais neurológicos. Tratar a ITU até que se torne assintomática e até que os resultados de cultura sejam negativos. Depois de 3 dias sem resposta, reavaliar o tratamento. A reação máxima do tratamento é de 10 dias.

Indicações	Dose (mg/kg)	Via	Intervalo (h)	Duração (dias)[a]
CÃES				
Infecção da pele e dos tecidos moles	10 a 15	IV, SC, IM	24	7
Infecção geniturinária	10	SC, IM	24	7 a 10
Infecção sistêmica	20	IV, IM, SC	24	7
Infecção apenas entérica	5	VO	8	< 5
GATOS				
Infecção dos tecidos moles e sistêmica	15 a 20	IV, IM, SC	24	< 7

[a]É necessário um monitoramento rigoroso da função renal durante o tratamento.

OUTRAS POSOLOGIAS. Peste, Tabela 45.1.

Carbenicilina

CLASSE. Carboxipenicilina.

AÇÃO. Bactericida; inibe a síntese das paredes celulares das bactérias.

MAIS INFORMAÇÕES. Ver *Penicilinas*, no Capítulo 30, Tabela 30.1.

FARMACOCINÉTICA. A CARBENICILINA é destruída pelo ácido gástrico, resultando em pouca absorção GI. A indanil carbenicilina é mais estável, sendo parcialmente absorvida (30 a 50%). Quando administrada por via parenteral, penetra em muitos tecidos e líquidos corporais em concentração terapêutica, porém no LCS apenas quando há inflamação meníngea. Excreção principalmente renal (80%) do fármaco inalterado. Baixa excreção biliar. É difícil obter uma concentração sanguínea suficiente quando a carbenicilina é administrada por VO, de modo que é reservada para o tratamento da ITU. A carindacilina, o indanil éster, é mais bem absorvida pelo trato GI e hidrolisada ao fármaco ativo após absorção. Seu uso limita-se ao tratamento das ITU causadas por *Pseudomonas* e outros microrganismos gram-negativos sensíveis.

ESPECTRO. Gram-positivo: *Staphylococcus*. **Gram-negativos:** *Escherichia*, *Proteus*, *Salmonella*, *Enterobacter*, *Citrobacter*, *Pseudomonas*, *Serratia*. **Anaeróbios:** *Clostridium*, *Peptococcus*, *Peptostreptococcus*, *Bacteroides*, *Fusobacterium*.

INDICAÇÕES. Formulação parenteral para o tratamento de infecções sistêmicas. ITU superior e inferior aguda e crônica, incluindo prostatite e cistite. O uso oral deve ser restrito ao tratamento das ITU causadas por bactérias gram-negativas ou cepas de *Pseudomonas* resistentes a outros fármacos; todavia, são necessárias altas doses para garantir um tratamento eficaz. A TICARCILINA e a PIPERACILINA SÓDICA são algumas vezes preferidas a esse fármaco.

CONTRAINDICAÇÕES. Redução da dose em caso de insuficiência renal.

REAÇÕES ADVERSAS. Efeitos colaterais GI. Reações de hipersensibilidade ocasionais, neutropenia reversível, eosinofilia ocasional, hipopotassemia. Neurotoxicidade em altas doses com comprometimento da excreção renal. Nos seres humanos, a disfunção plaquetária pode resultar em prolongamento do tempo de sangramento.

INTERAÇÕES. Inativa os aminoglicosídios *in vitro*. Pode ser administrada com aminoglicosídios por via alternativa para intensificar a atividade contra *Pseudomonas*.

Disponibilidade[a]	Tipo	Apresentações
Seres humanos	Comprimidos orais revestidos (indanil sódico)	Total de 500 mg contendo 382 mg de carbenicilina
	Pó parenteral (sódica)	Frascos de 1, 2, 5 e 10 g

[a]Não está mais disponível nos EUA.

MANIPULAÇÃO. Os comprimidos orais devem ser conservados em recipientes secos e hermeticamente fechados, à temperatura ambiente (20 a 25°C), e são estáveis indefinidamente. Uma suspensão pode ser preparada esmagando-se seis comprimidos de 382 mg e acrescentando água em quantidade suficiente para alcançar o volume de 60 mℓ. Agitada e refrigerada (2 a 8°C), a solução de 38,2 mg/mℓ permanece estável por 3 dias. Em virtude de seu sabor amargo, a solução ou os comprimidos esmagados podem ser acrescentados a um xarope antes de sua administração. O pó para injeção parenteral é conservado à temperatura ambiente e, uma vez reconstituído, permanece estável por 24 h à temperatura ambiente, por 72 h quando refrigerado e por 1 mês se for congelado (–20°C). Com a solução IV, até 15% da atividade é reduzida em 4 h à temperatura de –4°C e NaCl, porém em até 8 h em soluções de glicose. A solução IV é incompatível com ANB, CLORANFENICOL, GENTAMICINA, CANAMICINA, carbenicilina, OXITETRACICLINA.

ADMINISTRAÇÃO. A solução parenteral pode ser administrada por via IM e pode ser reconstituída com lidocaína (a 0,5% sem epinefrina) ou por via IV, na forma de infusão lenta. A diluição mínima é de 1 g/7 mℓ, administrada durante o período mínimo de 15 min.

Indicações (*Cães e Gatos*)	Dose (mg/kg)	Via	Intervalo (h)	Duração (dias)
Infecção urinária	22 a 33	VO	8	7 a 10
Infecções sistêmicas	40 a 50[a]	IV, IM, SC	6 a 8	Quando necessário

[a]A dose pode ser de até 100 mg/kg nas infecções sistêmicas graves.

OUTRAS POSOLOGIAS. Bactérias gram-negativas, Tabela 35.2; bacteriemia e endocardite, Tabela 86.5; infecção do SNC, Tabela 91.5.

Caspofungina

CLASSE. Equinocandina. Derivado hidrossolúvel da pneumocandina B.

AÇÃO. Hexapeptídio cíclico, que interfere na biossíntese da parede celular por inibição não competitiva da 1,3-β-D-glicana sintase, uma enzima envolvida na síntese da parede celular de fungos, mas não de mamíferos. Inibe o crescimento das pontas das hifas e pontos de ramificação, convertendo o micélio em pequenos aglomerados. Geralmente fungicida *in vitro*, porém fungistático contra *Aspergillus*, visto que atua sobre as extremidades das hifas, e não em suas ramificações estruturais. Essa sensibilidade *in vitro* deve ser determinada por meio de exame microscópico. Antifúngico e fungicida contra fungos que formam hifas, como dermatófitos, *Aspergillus* e *Sporothrix*. É também ativa contra leveduras, como uma variedade de espécies de *Candida*. O crescimento do fungo é necessário para sua eficiência.

MAIS INFORMAÇÕES. Tabela 55.1; Referências 133, 254, 810, 886, 1085.

FARMACOCINÉTICA. Pouco absorvida pelo trato GI; deve ser administrada por via parenteral. Metabolizada pelo fígado; todavia, não é metabolizada pelo sistema de enzimas do citocromo P450, de modo que apresenta menos interações com outros fármacos de metabolismo hepático. Liga-se altamente às proteínas nos seres humanos. Apenas pequenas quantidades do fármaco inalterado aparecem na urina. A administração IV diária resulta em acúmulo do fármaco, com estado de equilíbrio dinâmico alcançado em 2 a 3 semanas.

ESPECTRO. Atividade contra bolores (fungos filamentosos, *Aspergillus*), fungos dimórficos e leveduras (*Candida*). Tem sido eficaz contra infecções murinas por *Pneumocystis carinii*.[254] Não é ativa contra *Cryptococcus neoformans*.

INDICAÇÕES. Tem sido usada na aspergilose ou candidíase resistentes à ANB e aos azólicos em seres humanos. Apenas aprovada para o tratamento da aspergilose invasiva em seres humanos que são refratários aos antifúngicos convencionais ou que não os toleram.

CONTRAINDICAÇÕES. Reduzir a dosagem em caso de disfunção hepática.

REAÇÕES ADVERSAS. As reações mediadas pela histamina, que são observadas em seres humanos, caracterizam-se por febre, urticária e prurido. Observam-se também irritação no local de injeção, vômitos, diarreia e elevação dos níveis séricos de aminotransferases hepáticas e FA.

INTERAÇÕES. A depuração do fármaco é reduzida pelo tratamento concomitante com ciclosporina. A dexametasona, a fenitoína e a rifampicina reduzem as concentrações de caspofungina nos seres humanos.

Disponibilidade	Tipo	Apresentações
Seres humanos	Solução IV	Frascos de 50 e 70 mg

MANIPULAÇÃO. O frasco, que é conservado refrigerado (2 a 8°C), é equilibrado à temperatura ambiente (20 a 25°C). Acrescenta-se soro fisiológico à concentração designada final, e a solução é misturada até ficar clara. A concentração final é de 5 a 7 mg/mℓ. A dose calculada é acrescentada a uma bolsa de 250 mℓ ou mais de soro fisiológico.

ADMINISTRAÇÃO. Infundida durante 1 h. Não deve ser misturada nem coadministrada com outras medicações. A duração média do tratamento é de 1 mês.

Indicações (*Cães*)	Dose (mg/kg)	Via	Intervalo (h)	Duração (dias)
Aspergilose invasiva	Total de 50 mg[a]	IV	24	56 a 84

[a]Extrapolada da dose diária *total* para seres humanos adultos. Em geral, utiliza-se a dose diária de 70 mg para dose de ataque no primeiro dia no tratamento das infecções em seres humanos adultos. Essa dose pode ser apropriada para cães de porte muito grande; entretanto, deve-se considerar o uso de uma dose menor. A dose para lactente de 50 mg/m^2 ao dia seria mais apropriada.[810]

OUTRAS POSOLOGIAS. Tratamento sistêmico da candidíase, Tabela 63.2.

INFORMAÇÃO PARA DISPENSAÇÃO. Os frascos reconstituídos do fármaco permanecem estáveis por 1 h quando refrigerados. O fármaco diluído na bolsa de infusão é estável por 24 h.

Cefaclor

CLASSE. Cefalosporina de segunda geração.

AÇÃO. Bactericida; inibe a síntese da parede celular das bactérias.

MAIS INFORMAÇÕES. Ver *Cefalosporinas*, no Capítulo 30, Tabela 30.4.

FARMACOCINÉTICA. Bem absorvido após administração oral a animais em jejum, porém a sua absorção é retardada se houver alimento no estômago. A maior parte do fármaco é excretada na urina em sua forma inalterada.

ESPECTRO. Gram-positivos: *Staphylococcus*, *Streptococcus*. **Gram-negativos:** *Escherichia, Salmonella, Klebsiella, Proteus mirabilis*. **Anaeróbios:** microrganismos gram-negativos, incluindo *Bacteroides*. **Ineficaz:** *Pseudomonas, Acinetobacter, Enterococcus, Serratia*, outras espécies de *Proteus*.

INDICAÇÕES. Otite média, sinusite causada por microrganismos resistentes à betalactamase, infecções das vias respiratórias inferiores, piodermite, ITU. Mais ativo do que os fármacos de primeira geração contra bactérias gram-negativas.

CONTRAINDICAÇÕES. Hipersensibilidade conhecida às cefalosporinas ou penicilinas. Reduzir a dose em caso de insuficiência renal.

REAÇÕES ADVERSAS. Alergia sistêmica, hipersensibilidade prévia, vômitos, diarreia, elevação das enzimas hepáticas, eosinofilia leve.

INTERAÇÕES. Potencializa os rodenticidas anticoagulantes.

Disponibilidade	Tipo	Apresentações
Seres humanos	Cápsulas orais	250 mg, 500 mg
	Pó para suspensão oral	125 ou 325 mg/5 mℓ

MANIPULAÇÃO. Refrigerar (2 a 8°C) a suspensão após reconstituição; permanece estável por 2 semanas. Não existem dados definitivos para congelamento e descongelamento da suspensão oral, porém acredita-se que seja instável depois de um período semelhante após descongelar. Conservar as cápsulas à temperatura ambiente controlada (20 a 25°C).

ADMINISTRAÇÃO. Administrar ao animal em jejum, visto que o alimento no estômago interfere na absorção do cefaclor. A dose diária máxima é de 1 g. A sua administração 2 vezes/dia não tem sido tão eficaz quanto 3 vezes/dia em estudos clínicos em seres humanos.

Indicações (*Cães e gatos*)	Dose (mg/kg)	Via	Intervalo (h)	Duração (dias)
Infecções da pele, de tecidos moles	10 a 13	VO	8	21 a 30
Infecções sistêmicas, das vias respiratórias inferiores	15 a 20	VO	8	14

OUTRAS POSOLOGIAS. Nenhuma.

INFORMAÇÃO PARA DISPENSAÇÃO. Conservar o líquido no refrigerador e agitar bem antes do uso. Descartar o medicamento não utilizado depois de 2 semanas. Administrar pelo menos 1 h antes ou 2 h depois das refeições.

Cefadroxila

CLASSE. Cefalosporina de primeira geração (derivada da cefalexina de ação mais longa).

AÇÃO. Bactericida; inibe a síntese das paredes celulares das bactérias.

MAIS INFORMAÇÕES. Ver *Cefalosporinas*, no Capítulo 30, Tabela 30.4.

FARMACOCINÉTICA. Rapidamente absorvida após administração oral, mesmo quando há alimento no estômago. A alimentação pode retardar o início da absorção máxima e manter níveis séricos mais elevados do fármaco durante períodos mais longos em cães.[150] Estável no ácido gástrico. Mais de 90% são excretados de modo inalterado na urina em até 24 h. Absorção mais lenta e período de excreção mais longo do que os da CEFALEXINA ou cefradina, possibilitando a administração de uma dose a cada 12 h e a obtenção de níveis séricos mais altos.

ESPECTRO. Gram-positivos: *Streptococcus* beta-hemolíticos, *Staphylococcus* e outros. **Gram-negativos:** *Escherichia, Proteus mirabilis, Klebsiella, Pasteurella*. **Anaeróbios:** pequena atividade. **Ineficaz:** a maioria das espécies de *Enterococcus, Enterobacter,* outras espécies de *Proteus, Acinetobacter*.

INDICAÇÕES. ITU causadas por bactérias gram-negativas sensíveis. Infecções da pele (piodermite), respiratórias, ortopédicas ou sistêmicas causadas por *Staphylococcus* ou *Streptococcus*. A sua boa absorção e frequência diminuída de administração representam vantagens em relação a outras cefalosporinas de primeira geração.

CONTRAINDICAÇÕES. Hipersensibilidade conhecida às cefalosporinas ou penicilinas; reduzir a dose em caso de insuficiência renal.

REAÇÕES ADVERSAS. Vômitos, diarreia, depressão, anorexia, polidipsia, poliúria, salivação.[612] Reações de hipersensibilidade. Não foi observado nenhum problema teratogênico ou de infertilidade em animais de laboratório aos quais foram administradas altas doses.

INTERAÇÕES. Resultados falso-positivos do teste de Coombs em seres humanos. Resultado falso-positivo da glicose urinária com métodos de redução do cobre.

Disponibilidade	Tipo	Apresentações
Seres humanos	Suspensão oral (mono-hidratada)	125 mg, 250 mg, 500 mg/5 mℓ
	Cápsulas (mono-hidratada)	50 mg, 100 mg, 200 mg, 500 mg
	Comprimidos	1 g
Veterinária	Comprimidos	50 mg, 100 mg, 200 mg, 1 g
	Líquido oral	50 mg/mℓ em 15 mℓ e frascos conta-gotas de 50 mℓ

MANIPULAÇÃO. Agitar a suspensão antes do uso; manter o recipiente hermeticamente fechado no refrigerador (2 a 8°C); descartar o medicamento não usado depois de 14 dias. Conservar os comprimidos em recipientes hermeticamente fechados à prova de umidade, à temperatura ambiente (20 a 25°C).

ADMINISTRAÇÃO. O alimento não reduz nem retarda a absorção da cefadroxila. O líquido tem sabor de laranja-abacaxi.

Indicações	Dose (mg/kg)	Via	Intervalo (h)	Duração (dias)
GATOS				
ITU	22	VO	24	≥ 21
CÃES				
ITU	11 a 12	VO	12	7 a 30
Infecção cutânea, piodermite	22 a 35	VO	12	3 a 30
Infecções sistêmicas, ortopédicas	22	VO	8 a 12	30

OUTRAS POSOLOGIAS. Abscessos felinos, Tabela 50.3; piodermite canina, Tabela 84.1.

INFORMAÇÃO PARA DISPENSAÇÃO. Pode ser administrada independentemente das refeições. A sua administração com alimento pode ajudar a reduzir os efeitos colaterais GI.

Cefalexina

CLASSE. Cefalosporina de primeira geração.

AÇÃO. Bactericida; inibe a síntese da parede celular das bactérias.

MAIS INFORMAÇÕES. Ver *Cefalosporinas*, no Capítulo 30, e Tabela 30.4; Referências 570, 571, 911.

FARMACOCINÉTICA. Bem absorvida por via oral (biodisponibilidade de 57 a 75%). Distribui-se na maioria dos tecidos, com concentrações mais altas nos rins, nos pulmões, na traqueia e na pele de cães. Penetra também no músculo e no osso em concentrações terapêuticas. Excretada de modo inalterado na urina e na bile. Não penetra no SNC nem no LCS.

ESPECTRO. Gram-positivos: *Staphylococcus, Streptococcus.* **Gram-negativos:** *Escherichia, Klebsiella, Proteus mirabilis, Pasteurella multocida.* **Ineficaz:** *Pseudomonas, Aerobacter,* algumas espécies de *Proteus, Bacteroides, Enterococcus.*

INDICAÇÕES. Infecções cutâneas, piodermite estafilocócica canina crônica; ITU, pneumonia, infecções localizadas de tecidos moles, infecções das vias respiratórias superiores.

CONTRAINDICAÇÕES. Hipersensibilidade prévia às cefalosporinas ou penicilinas. É necessária certa redução na frequência de administração para cada 12 a 24 h em animais com insuficiência renal.

REAÇÕES ADVERSAS. Cães: vômitos, diarreia, excitação ou depressão, anorexia, salivação.[612] Gatos: vômitos, diarreia, pirexia, salivação, reações de hipersensibilidade ocasionais, icterícia colestática.

INTERAÇÕES. Foram obtidos testes de Coombs positivos em seres humanos tratados com cefalosporinas. Foram observados resultados falso-positivos da glicose urinária em cães por métodos não enzimáticos.[923] A administração concomitante de metoclopramida aumentou a absorção e a concentração plasmática máxima de cefalexina. Não houve nenhum efeito sobre outros parâmetros farmacocinéticos em cães, de modo que não houve necessidade de ajuste da dose com o uso concomitante.[912]

Disponibilidade	Tipo	Apresentações
Seres humanos	Pó para suspensão oral	125 mg/mℓ, 250 mg/5 mℓ, 500 mg/5 mℓ
	Cápsulas, comprimidos	250 mg, 500 mg, 1 g

MANIPULAÇÃO. Suspensão oral: refrigerar (2 a 8°C) uma vez reconstituída e descartar depois de 14 dias. Cápsulas: conservar longe da umidade, em recipientes hermeticamente fechados, à temperatura ambiente.

ADMINISTRAÇÃO. Em geral, administrada por via oral com poucos efeitos colaterais ou nenhum, exceto pela ocorrência ocasional de diarreia. Injetável para uso IM: pode ocorrer reação tecidual localizada; massagear o local de injeção. O alimento retarda em pequeno grau a absorção e a eliminação da cefalexina.

Indicações	Dose (mg/kg)	Via	Intervalo (h)	Duração (dias)
CÃES				
Piodermite	22 a 35	VO	12	21 a 42[a]
Piodermite uma vez ao dia	30 a 60	VO	24	28 a 56[b]
Piodermite – tratamento intermitente	15	VO	12	2[c]
Infecções respiratórias	20 a 40	VO	8	7 a 14[a]
Infecções sistêmicas	25 a 45	VO	8	14 a 28[a]
Infecções ortopédicas	22 a 30	VO	6 a 8	28[a]
ITU	15	VO	12	14[d]
GATOS				
Infecções dos tecidos moles	15 a 30	VO	12	14 a 28[a]
Infecções sistêmicas	35	VO	6 a 8	14 a 28[a]

[a]Diretrizes: tratar durante 5 a 7 dias após a resolução da doença clínica ou, de preferência, quando os resultados de cultura forem negativos. Para estafilococos suscetíveis, a administração de uma dose a cada 12 h pode ser adequada para a maioria dos tecidos; entretanto, a infecção por microrganismos mais resistentes às cefalosporinas, como *E. coli,* fora do trato urinário pode exigir níveis mais altos de dosagem com o intervalo de 8 h.[150]
[b]Os cães foram tratados até 14 dias após a remissão clínica, que ocorreu entre 14 e 42 dias, e a resposta foi equivalente à de cães de controle que receberam 15 a 30 mg/kg 2 vezes/dia.[1153]
[c]Esquema de fim de semana intermitente, repetido a cada 7 dias (sábado e domingo) para terapia de indução e/ou manutenção da piodermite por até 1 ano.[158]
[d]Era eficaz, porém menos do que a CEFOVECINA SÓDICA.[874]

OUTRAS POSOLOGIAS. Infecções estreptocócicas, Tabela 33.2; infecções estafilocócicas, Tabela 34.1; infecções anaeróbicas, Tabela 39.4; piodermite canina, Tabela 84.3; otite externa canina, Tabela 84.3; infecções musculoesqueléticas, Tabela 85.3; infecção do SNC, Tabela 91.5.

INFORMAÇÃO PARA DISPENSAÇÃO. Pode-se oferecer alimento com a medicação para evitar a ocorrência de vômitos. A absorção, em consequência da concentração sérica máxima, pode ser ligeiramente reduzida após a ingestão de alimentos em cães.[150] A duração da atividade é pouco modificada pela ingestão de alimento. A suspensão oral deve ser bem agitada antes do uso.

Cefazolina

CLASSE. Cefalosporina de primeira geração.

AÇÃO. Bactericida; inibe a síntese da parede celular das bactérias.

MAIS INFORMAÇÕES. Ver *Cefalosporinas*, no Capítulo 30, Tabela 30.4; Referências 704, 958.

FARMACOCINÉTICA. Não é absorvida pelo trato GI. Quando administrada por via parenteral, penetra em muitos tecidos e líquidos corporais. É excretada principalmente pelos rins de modo inalterado na urina. Uma certa quantidade é excretada na bile, alcançando concentrações terapêuticas. A meia-vida mais longa e a sua capacidade de alcançar concentrações teciduais mais altas representam uma vantagem para profilaxia cirúrgica em comparação com a cefalotina e cefapirina quando existe a possibilidade de infecções aeróbicas. São obtidos níveis satisfatórios no osso, particularmente quando há inflamação. O fármaco não penetra no LCS, mesmo com meninges inflamadas.

ESPECTRO. Gram-positivos: *Staphylococcus, Streptococcus* beta-hemolítico. **Gram-negativos:** algumas espécies de *Enterobacter, Escherichia, Klebsiella, Proteus mirabilis.* **Anaeróbios:** pequena atividade. **Ineficaz:** *Proteus vulgaris, Enterobacter cloacae, Serratia, Pseudomonas.*

INDICAÇÕES. Profilaxia cirúrgica, para procedimentos ortopédicos prolongados, redução das infecções pós-operatórias de feridas cirúrgicas e cirurgia intra-abdominal ou biliar. Maior atividade contra *Escherichia* e *Klebsiella* em comparação com outros fármacos de sua classe. Infecções respiratórias, geniturinárias, do trato biliar, osso e articulações, sepse.

CONTRAINDICAÇÕES. Hipersensibilidade prévia às penicilinas ou cefalosporinas. Reduzir a dose em caso de insuficiência renal.

REAÇÕES ADVERSAS. Poucas; hipersensibilidade às cefalosporinas, diarreia, neutropenia, leucopenia, eosinofilia, trombocitopenia, elevação das enzimas hepáticas, tromboflebite com administração por via intravenosa, dor na injeção IM. Em um gato, suspeita de anemia hemolítica induzida pelo fármaco.[1060]

INTERAÇÕES. Resultados falso-positivos da glicose urinária com métodos não enzimáticos.

Disponibilidade	Tipo	Apresentações
Seres humanos	Pó para injeção	500 mg, 1 g, 5 g, 10 g, 20 g

MANIPULAÇÃO. Conservar em recipientes à prova de luz. Reconstituir em água estéril para administração IV. Pode-se usar também NaCl a 0,9% para uso IM; entretanto, isso não é aconselhado, visto que pode haver formação de cristais na solução de NaCl. Permanece estável por 24 h à temperatura ambiente (20 a 25°C) e por 96 h quando refrigerada (2 a 8°C); até 12 semanas se for congelada (−18 a −9°C). Pode ser misturada com 5% de glicose para infusão. A reconstituição com solução de Ringer com lactato ou NaCl a 0,9% pode causar precipitação. Incompatível com aminoglicosídios e soluções básicas em que ocorre hidrólise, e em pH < 4,5. Por conseguinte, evitar misturar com muitos outros fármacos, incluindo

aminoglicosídios, tetraciclinas, macrolídios, barbitúricos. O pó tem sido misturado em cimento ósseo acrílico para profilaxia com implantes cirúrgicos.

ADMINISTRAÇÃO. Injetar profundamente por via IM em uma grande massa muscular. Injetar por via IV lentamente em uma veia ou por acesso venoso durante 3 a 5 min. Para profilaxia cirúrgica, administrar a dose IV imediatamente antes da incisão cirúrgica e repetir por via SC em até 6 h.[958] Para infusão IV de velocidade constante no tratamento das infecções sistêmicas, administrar uma dose de ataque de 1,3 mg/kg, seguida de 1,2 mg/kg/h.[865a]

Indicações	Dose (mg/kg)	Via	Intervalo (h)	Duração (dias)
CÃES				
Profilaxia cirúrgica	8	IV	1	a
	20 a 22	IV	2	a
Infecções sistêmicas	5 a 25	IV	6 a 8	Quando necessário
Infecções ortopédicas	22	IV, IM, SC	6 a 8	≥7
Sepse, bacteriêmica	15 a 25	IV, IM, SC	4 a 8	≥7
GATOS				
Infecções sistêmicas	33	IM, IV	8 a 12	Quando necessário

[a]Imediatamente antes e durante a cirurgia.[1260] Se a cirurgia tiver a duração de > 90 min, administrar uma segunda dose.

OUTRAS POSOLOGIAS. Enterite parvoviral, Tabela 8.1; panleucopenia felina, Tabela 9.1; profilaxia cirúrgica, Tabela 53.2; infecções musculoesqueléticas, Tabela 85.3; bacteriemia e endocardite, Tabela 86.5; infecções hepatobiliares, Tabela 89.4; uso intraocular tópico, Tabela 92.5.

Cefepima

CLASSE. Cefalosporina de quarta geração.

AÇÃO. Bactericida; apresenta maior capacidade de penetrar na membrana celular externa das bactérias gram-negativas. Tem melhor cobertura contra microrganismos gram-positivos do que as cefalosporinas de terceira geração.

MAIS INFORMAÇÕES. Ver *Cefalosporinas*, no Capítulo 30, Tabela 30.4.

FARMACOCINÉTICA. Pequena biodisponibilidade oral. Níveis sanguíneos mais elevados após administração IV do que após uso IM. Penetra na barreira hematencefálica. Excreção renal, com metabolismo mínimo.

ESPECTRO. Gram-positivos: muitos patógenos, incluindo *Staphylococcus.* **Gram-negativos:** muitas Enterobacteriaceae. **Anaeróbios:** atividade variável. **Outros:** complexo *Mycobacterium avium-intracellulare.* **Mais eficaz:** bactérias gram-negativas resistentes. Semelhante às cefalosporinas de terceira geração; entretanto, boa atividade antipseudomonas, semelhante à da CEFTAZIDIMA SÓDICA. Boa estabilidade junto com betalactamase e boa atividade contra microrganismos gram-positivos. Apresenta atividade contra algumas Enterobacteriaceae resistentes à cefotaxima e ceftazidima. **Ineficaz:** não é ativa contra cepas de *Staphylococcus* resistentes à meticilina, *Enterobacter, Clostridium, Bacteroides.*

INDICAÇÕES. Infecções graves das vias respiratórias inferiores, trato urinário e sistema reprodutor feminino; infecções da pele e dos tecidos moles; pneumonia; meningite. Para o tratamento de infecções causadas por bactérias resistentes a outros agentes antibacterianos.

USOS APROVADOS. Pneumonia por microrganismos gram-negativos.

CONTRAINDICAÇÕES. Dose reduzida em caso de insuficiência renal. Hipersensibilidade prévia às cefalosporinas.

REAÇÕES ADVERSAS. Eosinofilia, leucopenia, flebite, aumento da atividade das enzimas hepáticas séricas, sinais GI.

INTERAÇÕES. Sinergismo *in vitro* com quinolonas, aminoglicosídios, inibidores da betalactamase. Atividade antagonista com IMIPENÉM-CILASTATINA ou polimixina B. Combinar com METRONIDAZOL ou CLINDAMICINA nas infecções intra-abdominais. A função renal deve ser rigorosamente monitorada em animais que recebem cefepima com aminoglicosídios.

Disponibilidade	Tipo	Apresentações
Seres humanos	Pó para injeção (cloridrato)	500 mg, 1 g, 2 g

MANIPULAÇÃO. Reconstituir o pó com NaCl a 0,9%, glicose a 5%, lidocaína a 0,5 a 1% ou água bacteriostática.

ADMINISTRAÇÃO. IV; administrar lentamente durante 30 min. Pode ser acrescentada a NaCl a 0,9%, glicose a 5% e solução de Ringer com lactato.

Indicações	Dose (mg/kg)	Via	Intervalo (h)	Duração (dias)
CÃES E GATOS[a]	40 mg/kg	IV, IM	6	Quando necessário

[a]Esta é a dose IV para tratamento de bactérias sensíveis, com base em dados farmacocinéticos em cães.[353] Essa dose irá manter concentrações plasmáticas > 2 μg/mℓ durante todo o período.

OUTRAS POSOLOGIAS. Nenhuma.

INFORMAÇÃO PARA DISPENSAÇÃO. Pode ocorrer diarreia durante o uso desse fármaco.

Cefixima

CLASSE. Cefalosporina de terceira geração para administração oral.

AÇÃO. Bactericida; inibe a síntese da parede celular das bactérias. Muito estável à betalactamase.

MAIS INFORMAÇÕES. Ver CEFPODOXIMA PROXETILA; Tabela 30.4; Referências 89, 627.

FARMACOCINÉTICA. Primeira cefalosporina *oral* de terceira geração aprovada: absorção oral rápida sem alimento no estômago; o alimento prejudica a sua biodisponibilidade em cães; a biodisponibilidade é de 40 a 55%; a suspensão alcança concentrações sanguíneas mais altas do que os comprimidos; alta ligação às proteínas séricas; concentrações mais baixas nos tecidos (útero, ovários) e gordura; a concentração tecidual pode aumentar com doses repetidas; níveis muito elevados no trato urinário. Eliminada na urina por concentração glomerular, porém reabsorvida pelos túbulos, prolongando a sua atividade.[89] A meia-vida longa (7 h) da cefixima em cães, em comparação com outras cefalosporinas, está relacionada com a sua reabsorção renal.

ESPECTRO. Gram-positivos: *Streptococcus*, *Rhodococcus*. **Gram-negativos:** *Escherichia*, *Proteus*, *Klebsiella*. **Anaeróbios:** atividade mínima (diferentemente de outras cefalosporinas de terceira geração).

Ineficaz: *Pseudomonas*, *Enterococcus*, *Staphylococcus*, *Actinomyces*, *Bordetella*, *Listeria*, *Enterobacter*, *Clostridium*, *Bacteroides*.

INDICAÇÕES. ITU e infecções das vias respiratórias superiores (faringite, bronquite) causadas por microrganismos sensíveis e resistentes aos fármacos mais comumente usados. Uma das poucas cefalosporinas de terceira geração administradas por via oral. As quinolonas e os aminoglicosídios são frequentemente mais eficazes contra microrganismos gram-negativos do que a cefixima. Além disso, a sensibilidade de *Escherichia coli* isolada de cães à cefixima diminuiu nessa última década.[847]

CONTRAINDICAÇÕES. Reduzir a dose em caso de insuficiência renal.

REAÇÕES ADVERSAS. Distúrbios GI, dor abdominal, vômitos, hipersensibilidade dérmica (febre, urticária, prurido).

INTERAÇÕES. Resultados falso-positivos com testes não enzimáticos para glicose urinária. Resultados falso-positivos das cetonas urinárias utilizando nitroprusseto.

Disponibilidade	Tipo	Apresentações
Seres humanos	Comprimidos (revestidos, na forma tri-hidratada)	200 mg, 400 mg
	Suspensão oral (sabor morango)	100 mg/5 mℓ

MANIPULAÇÃO. Conservar as cápsulas em recipientes hermeticamente fechados à temperatura ambiente (20 a 25°C).

ADMINISTRAÇÃO. Possivelmente, administrar 1 vez/dia nas ITU, em virtude de sua meia-vida longa.

Indicações (*Cães e Gatos*)	Dose (mg/kg)	Via	Intervalo (h)	Duração (dias)
ITU	5,0	VO	12 a 24	7 a 14[a]
Infecções respiratórias, sistêmicas	12,5	VO	12	7 a 14[a]

[a]A duração pode variar de acordo com a cronicidade da infecção.

OUTRAS POSOLOGIAS. Nenhuma.

INFORMAÇÃO PARA DISPENSAÇÃO. Administrar com o estômago vazio.

Cefoperazona sódica

CLASSE. Cefalosporina de terceira geração.

AÇÃO. Bactericida; inibe a síntese da parede celular das bactérias.

MAIS INFORMAÇÕES. Ver *Cefalosporinas*, no Capítulo 30, Tabela 30.4; Referência 785.

FARMACOCINÉTICA. Meia-vida mais longa do que a de outros fármacos de sua classe, possibilitando o intervalo de 12 h entre as doses em cães.[785] Não é absorvida pelo trato GI. Após injeção parenteral, distribui-se amplamente nos tecidos e líquidos corporais. Penetração errática no SNC e LCS, melhor quando há meningite. Excretada principalmente (70%) na bile; o restante é excretado de modo inalterado na urina.

ESPECTRO. Gram-positivos: *Staphylococcus* spp., *Streptococcus*, porém menos ativa do que outras cefalosporinas contra esses microrganismos. **Gram-negativos:** *Escherichia*, *Klebsiella*, *Enterobacter*,

Proteus, Serratia, Pseudomonas. Segunda cefalosporina mais ativa contra *Pseudomonas*.[1026] **Anaeróbios:** *Peptococcus, Peptostreptococcus, Clostridium, Bacteroides*.

INDICAÇÕES. Infecções graves, resistentes a outros fármacos, nas vias respiratórias inferiores, cavidade peritoneal, pele, tratos genital e urinário e septicemia. Infecções por *Pseudomonas*.

CONTRAINDICAÇÕES. Evitar o uso ou reduzir a dose em caso de insuficiência hepática ou obstrução biliar. Dose normal na insuficiência renal.

REAÇÕES ADVERSAS. Hipersensibilidade local ou sistêmica; deficiência de vitamina K e hemorragia ou neutropenia com administração prolongada; diarreia transitória; azotemia ou elevação dos níveis séricos das enzimas hepáticas.

INTERAÇÕES. Não misturar diretamente com aminoglicosídio, e, se ambos forem administrados pelo mesmo equipo IV, administrar esse fármaco em primeiro lugar e irrigar entre os dois.

Disponibilidade	Tipo	Apresentações
Seres humanos	Pó cristalino estéril para injeção ou solução isosmótica pré-misturada	Frascos de 1 g, 2 g

MANIPULAÇÃO. Proteger o pó estéril da luz antes da reconstituição. Reconstituir com 5% de glicose ou solução de Ringer com lactato. Pode-se diluir com lidocaína sem epinefrina para uso IM. Estável por 24 h à temperatura ambiente (20 a 25°C), por 5 dias se for refrigerada (2 a 8°C) ou por 3 a 5 semanas quando congelada. A solução IM ou IV permanece estável por 48 h à temperatura ambiente, por 5 dias na refrigeração e por 3 semanas quando congelado (–20°C). Não voltar a congelar uma vez descongelada.

ADMINISTRAÇÃO. Infusões intermitentes devem ser administradas durante 15 a 30 min. As infusões contínuas devem ser administradas na concentração de 2 a 25 mg/mℓ.

Indicações (*Cães*)	Dose (mg/kg)	Via	Intervalo (h)	Duração (dias)
Infecções de tecidos moles	22[a]	IV, IM	12	7 a 14
Bacteriemia, sepse	22[a]	IV, IM	6 a 8	Quando necessário

[a]A dose, administrada a intervalos de 12 h ou mais frequentemente, alcança níveis urinários eficazes em cães para infecções causadas por *Staphylococcus pseudintermedius* ou *Escherichia coli*.[785] A cefoperazona, que não está disponível nos EUA, pode ser administrada a cada 24 h com esse propósito.

OUTRAS POSOLOGIAS. Nenhuma.

Cefotaxima sódica

CLASSE. Cefalosporina de terceira geração.

AÇÃO. Bactericida; inibe a síntese das paredes celulares das bactérias.

MAIS INFORMAÇÕES. Ver *Cefalosporinas*, no Capítulo 30, Tabela 30.4 e Tabela 89.2; Referência 1105.

FARMACOCINÉTICA. Não é absorvida pelo trato GI. Bem absorvida após administração IM. Quando administrada por via parenteral, alcança concentrações terapêuticas em muitos tecidos, incluindo próstata, osso e líquidos pleural e peritoneal. Penetra no humor aquoso e no LCS. A depuração relativamente rápida do fármaco em cães com septicemia aos quais são administradas doses de 10 mg/kg ou 20 mg/kg requer intervalo entre as doses de ≤ 12 h, visto que a meia-vida com a dose de 10 mg/kg foi de 0,8, 1,48 e 1,52 h para as vias IV, SC e IM, respectivamente.[1105] Metabolizada por esterases hepáticas a uma forma biologicamente ativa, a desacetilcefotaxima, que prolonga o efeito clínico do fármaco. Alcança níveis terapêuticos nas meninges, com ou sem inflamação. Excreção principalmente renal.

ESPECTRO. Gram-positivos: *Streptococcus* e *Staphylococcus* (com e sem betalactamase). Mais ativa do que outras cefalosporinas de terceira geração. **Gram-negativos:** a maioria das Enterobacteriaceae: *Acinetobacter, Citrobacter, Escherichia, Klebsiella, Proteus, Serratia*, algumas espécies de *Pseudomonas*. Ação sinérgica com aminoglicosídios. **Anaeróbios:** atividade variável contra *Bacteroides, Clostridium, Fusobacterium, Peptococcus, Peptostreptococcus*. **Outros:** *Borrelia*. **Mais eficaz:** fármaco de terceira geração mais ativo contra *Staphylococcus, Leptospira*. **Ineficaz:** *Listeria*.

INDICAÇÕES. Tratamento empírico inicial na sepse bacteriana. É também adequada para infecções problemáticas ou recorrentes das vias respiratórias inferiores, geniturinárias, dos tecidos moles, da pele e intra-abdominais, infecções ósseas, articulares e do SNC e profilaxia cirúrgica. Inconsistente contra *Pseudomonas*.

CONTRAINDICAÇÕES. Reduzir a dose em caso de insuficiência renal.

REAÇÕES ADVERSAS. Irritação local, hipersensibilidade sistêmica, sinais GI. Alteração da flora intestinal com diarreia. Ocorrência ocasional de granulocitopenia, aumento da nefrotoxicidade quando associada a aminoglicosídios ou outras cefalosporinas. Arritmias cardíacas se for infundida com excessiva rapidez por via IV.

INTERAÇÕES. Possivelmente sinérgica com aminoglicosídios, porém não deve ser misturada com eles para administração simultânea.

Disponibilidade	Tipo	Apresentações
Seres humanos	Pó para injeção	1 g, 2 g
	Congelada, misturada previamente em glicose a 5% em frascos de plástico	1 g, 2 g

MANIPULAÇÃO. Conservar o pó à temperatura ambiente (20 a 25°C) e reconstituir com água estéril. Permanece estável por 24 h à temperatura ambiente, por 10 dias quando refrigerada (2 a 8°C) e por 13 semanas se for congelada (–20°C). Quando ainda mais diluída em líquidos IV, é apenas estável por 5 dias quando refrigerada. Instável em soluções alcalinas. Estável em NaCl a 0,9%, glicose a 5%, solução de Ringer com lactato. O pó e as soluções escurecem com o armazenamento, sem afetar a atividade do fármaco.

ADMINISTRAÇÃO. Por via IV ou IM, redução do intervalo entre as doses em caso de gravidade crescente da infecção. Nunca misturar diretamente com aminoglicosídios; podem ser combinados na forma de infusões separadas. Para via IM, administrar profundamente em um músculo grande e aspirar antes da injeção. Utilizar vários locais de injeção com doses acima de 1 g. Para infusão IV, 1 ou 2 g podem ser reconstituídos em 50 ou 100 mℓ de soro fisiológico a 0,9% ou glicose a 5% e administrados durante 30 min. A via IV é preferida para tratamento de septicemia, peritonite, meningite ou animais imunocomprometidos. Administrar por via IV, 1 ou 2 g em 10 mℓ de água estéril, durante 3 a 5 min, mas não concomitantemente com outras soluções. Para profilaxia cirúrgica, administrar a dose 30 a 90 min antes da incisão cirúrgica. Dose máxima: 1 g para cães de porte médio, 2 g para cães de porte grande.

Indicações	Dose (mg/kg)	Via	Intervalo (h)	Duração (dias)
CÃES				
Infecções de tecidos moles	10 a 20	IV, IM, SC	8	≤7
Infecções ortopédicas, borreliose	50	IV, IM, SC	12	≤7
Bacteriemia grave[a]	20 a 80	IV	6 a 8	Quando necessário
GATOS				
Bacteriemia grave	20 a 80	IV, IM, SC	6	Quando necessário

[a]Em cães com septicemia, a administração do fármaco na dose de 10 a 20 mg/kg por via IV, SC ou IM foi rapidamente depurada, com intervalo máximo entre as doses de 12 h.[1105] Para infusão IV em velocidade constante, administrar uma dose de ataque de 3,3 mg/kg, seguida de 5 mg/kg/h.

OUTRAS POSOLOGIAS. Infecções por microrganismos gram-negativos, Tabela 35.2; borreliose de Lyme, Tabela 43.4; nocardiose, Tabela 47.3; infecções por mordidas, Tabela 51.5; profilaxia cirúrgica, Tabela 53.2; bacteriemia e endocardite, Tabela 86.5; infecções intra-abdominais, Tabela 88.17; infecções hepatobiliares, Tabela 89.4; infecções do SNC, Tabela 91.5.

Cefotetana dissódica

CLASSE. Cefamicina, semelhante à CEFOXITINA, com propriedades semelhantes às das cefalosporinas de segunda geração.

AÇÃO. Bactericida; inibe a síntese da parede celular das bactérias.

MAIS INFORMAÇÕES. Ver CEFOXITINA; Capítulo 30, Tabela 30.4; Referência 891.

ESPECTRO. Ver CEFOXITINA.

INDICAÇÕES. Substituição da cefoxitina com relação custo-benefício favorável. Ver CEFOXITINA.

CONTRAINDICAÇÕES. Ver CEFOXITINA; hipersensibilidade prévia às penicilinas ou cefalosporinas. Reduzir a dose em caso de insuficiência renal.

REAÇÕES ADVERSAS. Vômitos após infusão de bolo IV. Erupções cutâneas, angioedema. Distúrbios da coagulação com antagonismo da vitamina K. Neutropenia, anemia, eosinofilia.

INTERAÇÕES. Potencializa a nefrotoxicidade dos aminoglicosídios. Sinergismo imprevisível com as penicilinas.

Disponibilidade	Tipo	Apresentações
Seres humanos	Pó para injeção	1 g, 2 g

MANIPULAÇÃO. Reconstituir com água estéril; para uso IM, pode-se acrescentar lidocaína. Para infusão IV, pode ser acrescentada a glicose a 5% ou NaCl a 0,9%. Estável por 24 h à temperatura ambiente (20 a 25°C), por 96 h quando refrigerada (2 a 8°C) e durante pelo menos 1 semana quando congelada. Em glicose a 10% ou solução de Ringer, com cefotetana 0,5 a 30 mg/mℓ, o produto pode ser congelado a –20°C durante 30 semanas e descongelado em forno de micro-ondas antes do uso. Não misturar em soluções que contenham aminoglicosídios.

ADMINISTRAÇÃO. A via IV é preferida para a bacteriemia ou infecções graves. Administração em bolo por cateter IV, durante 3 a 5 min. Irrigar o cateter com soro fisiológico heparinizado (10 U/mℓ) após a injeção. Não coadministrar com outros fármacos. Para profilaxia cirúrgica, iniciar a infusão de 1 g 30 a 60 min antes da cirurgia.

Indicações (*Cães*)	Dose (mg/kg)	Via	Intervalo (h)	Duração (dias)
Infecções de tecidos moles	30	SC	12	≤7
Bacterimia	30	IV, SC	8	Quando necessário

OUTRAS POSOLOGIAS. Infecções musculoesqueléticas, Tabela 85.3.

Cefovecina sódica

CLASSE. Cefalosporina de terceira geração.

AÇÃO. Bactericida; inibe a síntese da parede celular das bactérias.

MAIS INFORMAÇÕES. Ver *Cefalosporinas*, no Capítulo 30, e Tabela 30.4; Referências 342, 874, 893, 1048, 1049, 1078-1082.

FARMACOCINÉTICA. Não é absorvida pelo trato GI, de modo que deve ser administrada por via parenteral. Absorção rápida e completa após administração por via SC. As concentrações plasmáticas não aumentam em proporção linear ao aumento da dose. Não sofre metabolismo hepático, e a maior parte do fármaco administrado é excretada em sua forma inalterada na urina, sendo ≤ 25% excretados na bile. A sua alta ligação às proteínas (> 98%) prolonga a duração da atividade. A meia-vida de 6,9 dias em gatos e de 5,4 dias em cães possibilita uma baixa frequência de administração do fármaco. A atividade antimicrobiana persiste por 7 dias (≥ 0,25 µg/mℓ) ou 14 dias (≥ 0,06 µg/mℓ) após uma injeção SC única de 8 mg/kg em cães[1080] e por 7 dias (≥ 0,06 µg/mℓ) em gatos.[1081]

ESPECTRO. Gram-positivos: *Streptococcus* e *Staphylococcus*. Atividade variável contra *Staphylococcus pseudintermedius*. **Gram-negativos:** Enterobacteriaceae: *Pasteurella, Escherichia, Proteus*. **Anaeróbios:** atividade variável contra *Bacteroides, Prevotella, Porphyromonas, Fusobacterium*. **Ineficaz:** *Pseudomonas* spp., *Enterococcus, Bordetella bronchiseptica*.[1081] Embora a atividade *in vitro* da cefovecina para algumas bactérias, como *Escherichia coli*, apresente dados de CIM eficazes, a sua atividade *in vivo* pode ser reduzida ou ineficiente em virtude da alta ligação às proteínas e baixas concentrações do fármaco livre.

INDICAÇÕES. Infecções de pele e de tecidos moles, incluindo piodermite superficial, abscessos e feridas em cães, causadas por cepas sensíveis de *S. pseudintermedius* e estreptococos do grupo G (*Streptococcus canis*).[1047] Infecções cutâneas (feridas e abscessos) em gatos causadas por *Pasteurella multocida*.[1048] ITU causadas por certas bactérias em cães e gatos.[874] Deve ser usada em casos em que outros agentes antimicrobianos de primeira linha não têm sucesso, e os resultados dos testes de sensibilidade a antimicrobianos indicam uma provável eficácia.

CONTRAINDICAÇÕES. Evitar o uso em caso de hipersensibilidade às penicilinas ou cefalosporinas. Não administrar a filhotes de cães ou gatos com menos de 8 semanas de idade. A segurança do fármaco durante a gravidez ou a lactação não foi estabelecida. Animais para reprodução não devem ser usados com esse propósito até 12 semanas após a última administração do fármaco. Alterações da dose não foram determinadas em animais com insuficiência renal. A segurança da cefovecina não foi estabelecida para uso IM ou IV ou a longo prazo.

REAÇÕES ADVERSAS. Anorexia, inapetência, diarreia e vômitos, embora animais de controle em estudos de campo tenham sinais GI semelhantes. Foi observada elevação leve das concentrações séricas de ureia e creatinina em gatos. É possível a ocorrência de edema no local de injeção. Foram administradas altas doses, de 1,5 a 7,5 vezes o nível recomendado, a cães 1 vez/semana, durante 4 semanas consecutivas, com efeitos adversos, incluindo vômito, diarreia e edema local em alguns animais. Cães da raça Beagle e gatos domésticos de pelo curto de 7 meses de idade receberam uma dose SC única de 180 mg/kg (22,5 vezes a dose indicada na bula), sem quaisquer efeitos, a não ser o aparecimento de edema no local de injeção. Gatos receberam 1,5 a 7,5 vezes a dose recomendada, 1 vez/semana, durante 4 semanas consecutivas, e foi observada em alguns gatos a ocorrência de vômitos, diarreia e edema no local de injeção. Gatos aos quais foram administradas doses mais altas apresentaram redução da concentração sérica de albumina e aumento da atividade da FA sérica. Os antimicrobianos da classe das cefalosporinas têm sido associados a reações anafiláticas, resultados falso-positivos do teste de Coombs e das determinações da glicose e proteína na urina, valores falsamente baixos da albumina sérica, mielotoxicidade, aumento da atividade da aminotransferase sérica e prolongamento discreto do tempo de coagulação.

INTERAÇÕES. Possivelmente sinérgica com aminoglicosídios, assim como a maioria das cefalosporinas; entretanto, não deve ser misturada para administração simultânea. O uso simultâneo de outros fármacos com alta ligação às proteínas, como carprofeno, CETOCONAZOL, DOXICICLINA ou furosemida, pode aumentar a concentração de cefovecina não ligada e a toxicidade ou velocidade de excreção do fármaco. Concentrações livres aumentadas de outros fármacos que se ligam às proteínas, como anticonvulsivantes, propofol e medicações cardíacas e comportamentais, podem competir com a cefovecina para a sua ligação, causando reações adversas. O fármaco tem sido administrado com agentes preventivos da dirofilariose, vacinas, produtos de controle contra pulgas, sedativos, agentes anestésicos, anti-histamínicos e suplementos de hormônios tireóideos sem interações adversas.

Disponibilidade	Tipo	Apresentação
Veterinária	Solução injetável	80 mg/mℓ

MANIPULAÇÃO. Estocar o pó liofilizado sob refrigeração (2 a 8°C), reconstituir com 10 mℓ de solvente estéril fornecido de 13 mg/mℓ de álcool benzílico e 10,8 mℓ de água, contido em frasco separado. Agitar até que o pó esteja totalmente dissolvido. Permanece estável por 28 dias sob refrigeração após reconstituição. Deve ser protegido da exposição à luz. O pó e as soluções escurecem e adquirem cor castanho-âmbar durante a estocagem, sem afetar a atividade do fármaco. Apesar da mudança de cor, a solução deve permanecer transparente.

ADMINISTRAÇÃO. Por via SC em um único local. Pode ser repetida até duas vezes para cães e uma vez para gatos, com intervalo de 14 dias. Deve-se obter uma amostra da lesão antes da instituição do tratamento e cultura para bactérias com antibiograma. A decisão quanto à administração de duas ou mais injeções deve levar em consideração certos fatores, como evolução para a resolução clínica, sensibilidade dos microrganismos infectantes e imunidade do hospedeiro. As concentrações terapêuticas do fármaco em cães são mantidas por 7 dias para *S. pseudintermedius* e por 14 dias para *S. canis*. As concentrações terapêuticas do fármaco em gatos são mantidas por aproximadamente 7 dias para *P. multocida*. A cefovecina pode permanecer no corpo por até 65 dias, ocasião em que 97% já foram

eliminados. A cefovecina é compatível com quinolonas e aminoglicosídios antibacterianos. Nunca deve ser misturada com qualquer outro produto durante a sua administração.

Indicações	Dose (mg/kg)	Via	Intervalo (h)	Duração (dias)
CÃES				
Infecções cutâneas, urinárias e dos tecidos moles[a]	8	SC	14 dias	Quando necessário
GATOS				
Infecções de tecidos moles, abscessos	8	SC	14 dias	Quando necessário

[a]Referência 874.

OUTRAS POSOLOGIAS. Abscessos felinos, Tabela 50.3.

Cefoxitina

CLASSE. Cefamicina, como CEFOTETANA DISSÓDICA, com propriedades semelhantes às das cefalosporinas de segunda geração.

AÇÃO. Bactericida; inibidor da síntese da parede celular das bactérias.

MAIS INFORMAÇÕES. Ver CEFOTETANA DISSÓDICA; *Cefalosporinas*, no Capítulo 30, Tabela 30.4; infecções cirúrgicas, Tabela 53.2 e Tabela 89.2; Referência 891.

FARMACOCINÉTICA. Não é absorvida pelo trato GI. Deve-se usar a administração parenteral. Alcança concentrações terapêuticas em muitos tecidos, incluindo os rins e os pulmões. Ocorre pequena penetração no LCS, mesmo quando as meninges estão inflamadas. Normalmente, é excretada de modo inalterado na urina.

ESPECTRO. Gram-positivos: *Staphylococcus, Streptococcus* hemolítico. **Gram-negativos:** *Escherichia, Klebsiella, Proteus.* **Anaeróbios:** *Bacteroides, Clostridium, Peptococcus, Peptostreptococcus.* **Ineficaz:** *Salmonella, Pseudomonas, Enterococcus.* Apresenta espectro semelhante ao da CEFOTETANA DISSÓDICA.

INDICAÇÕES. Sepse por microrganismos gram-negativos, gengivite, piotórax, infecções polimicrobianas com comprometimento renal, profilaxia cirúrgica, ruptura intestinal intra-abdominal, osteomielite. Particularmente eficaz para profilaxia cirúrgica, quando se espera a ocorrência de infecções por anaeróbios (p. ex., *Bacteroides fragilis*) (cirurgia de cólon).

CONTRAINDICAÇÕES. Reduzir a dose em caso de insuficiência renal.

REAÇÕES ADVERSAS. Irritação tecidual local quando administrada por via IM ou SC. Vômitos após injeção em bolo IV, erupções cutâneas, angioedema. Pode causar anemia hemolítica, trombocitopenia, granulocitopenia, aumento das enzimas hepáticas, azotemia.

INTERAÇÕES. Foi observado aumento da nefrotoxicidade quando foi usada a terapia de combinação com aminoglicosídios.

Disponibilidade	Tipo	Apresentações
Seres humanos	Pó para injeção	Frascos de 1 e 2 g

MANIPULAÇÃO. Conservar o pó à temperatura ambiente (20 a 25°C). Por via IV, reconstituir com 9,7 mℓ de água bacteriostática para uma solução de 100 mg/mℓ; permanece estável por 24 h à temperatura ambiente, por 1 semana quando refrigerada (2 a 8°C),

30 semanas quando congelada (–20°C). Os tempos variam com outros diluentes. O pó e as soluções escurecem com o armazenamento, porém isso não afeta a potência do fármaco. Por via SC e IM, a solução pode ser diluída em lidocaína a 0,5% (sem epinefrina) para minimizar a irritação após injeção.

ADMINISTRAÇÃO. Administração em bolo por cateter IV durante 3 a 5 min. Irrigar o cateter com soro fisiológico heparinizado (10 U/mℓ) após a injeção.

Indicações	Dose (mg/kg)	Via	Intervalo (h)	Duração (dias)
CÃES				
Infecções dos tecidos moles, ortopédicas	30	IV, IM, SC	8	Quando necessário[a]
Profilaxia pré-cirúrgica	22	IV	[b]	Quando necessário[a]
Bacteriemia	30	IV, IM SC	6 a 8	Quando necessário[a]
GATOS				
Infecção sistêmica	25 a 30	IV, IM	8	Quando necessário[a]

[a]Utilizar para controlar a infecção inicial; em seguida, passar para fármacos de administração oral para tratamento mais prolongado.
[b]Iniciar a infusão 30 min antes do procedimento e continuar até exatamente antes de seu término.

OUTRAS POSOLOGIAS. Infecções por microrganismos anaeróbicos, Tabela 39.4; profilaxia cirúrgica, Tabela 53.2; otite externa canina, Tabela 84.3; infecções musculoesqueléticas, Tabela 85.3; bacteriemia e endocardite, Tabela 86.5; infecções hepatobiliares, Tabela 89.4.

Cefpodoxima proxetila

CLASSE. Cefalosporina de terceira geração. Profármaco; o metabólito ativo é a cefpodoxima.

AÇÃO. Bactericida; inibe a síntese da parede celular das bactérias. Estável junto com muitas betalactamases.

MAIS INFORMAÇÕES. Ver *Cefalosporinas*, no Capítulo 30, Tabela 30.4 e Referências 179 e 895.

FARMACOCINÉTICA. Um dos poucos fármacos orais dessa classe. A forma oral é administrada como éster proxetila, que sofre hidrólise no epitélio intestinal, com produção do fármaco ativo por ocasião da absorção. A biodisponibilidade oral em cães da raça Beagle em jejum foi de 63,1% ± 5,3%, de acordo com a informação do produto. A cefpodoxima é excretada principalmente em sua forma inalterada na urina, com meia-vida de eliminação de aproximadamente 5 h após administração VO. Em cães, a dose de 5 mg/kg ou 10 mg/kg aumenta a concentração plasmática máxima para cerca de 8 mg/mℓ ou cerca de 16 µg/mℓ, respectivamente.

ESPECTRO. **Gram-positivos:** *Streptococcus*, *Staphylococcus*. **Gram-negativos:** *Escherichia*, *Klebsiella*, *Pasteurella*, *Proteus*. **Não é ativa** contra a maioria dos anaeróbios obrigatórios, *Pseudomonas* spp. ou enterococos. Em geral, a atividade não é tão ampla quanto a dos fármacos de terceira geração de administração parenteral, em parte devido às concentrações mais baixas obtidas.

INDICAÇÕES. Infecções das vias respiratórias superiores e ITU, piodermite, otite média que não responde a outros fármacos.

CONTRAINDICAÇÕES. Reduzir a dose em caso de insuficiência renal; não há necessidade de ajuste quando há disfunção hepática. A cefpodoxima é segura em filhotes de cães com mais de 18 dias de idade. Evitar em pacientes com hipersensibilidade às penicilinas ou cefalosporinas. A sua segurança em animais durante a lactação ou gravidez ou em machos reprodutores não foi estabelecida.

REAÇÕES ADVERSAS. Baixa prevalência. Diarreia, vômitos, eosinofilia, reações alérgicas. O fármaco foi administrado em até 40 vezes a dose oral diária típica durante 13 semanas a adultos e 28 dias a filhotes de cães de 18 a 23 dias de idade. Pode-se observar a ocorrência de discrasias sanguíneas, incluindo neutropenia, com altas doses; se isso acontecer, o fármaco deverá ser interrompido.

INTERAÇÕES. Os fármacos que aumentam o pH gástrico interferem na absorção da cefpodoxima. À semelhança de outras cefalosporinas, pode produzir resultado positivo no teste de Coombs.

Disponibilidade	Tipo	Apresentações
Veterinária	Comprimidos	100 mg, 200 mg
Seres humanos	Comprimidos	100 mg, 200 mg
	Grânulos para suspensão oral; sabor de creme de limão	500 mg/5 mℓ, 100 mg/5 mℓ

MANIPULAÇÃO. Conservar os comprimidos em frascos hermeticamente fechados à temperatura ambiente controlada (20 a 25°C). Misturar os grânulos em água destilada, conservar em refrigerador (2 a 8°C) durante até 2 semanas.

ADMINISTRAÇÃO. O alimento aumenta a absorção da cefpodoxima. O fármaco pode ser administrado com ou sem alimento.

Indicações	Dose (mg/kg)	Via	Intervalo (h)	Duração (dias)
CÃES E GATOS				
Infecções da pele, dos tecidos moles	5 a 10	VO	24	5 a 7[a]
CÃES				
Piodermite bacteriana	5	VO	24	28 a 42[b]

[a]O tratamento da infecção aguda deve ter a duração de pelo menos 5 a 7 dias ou 2 a 3 dias após o desaparecimento dos sinais clínicos. O intervalo máximo recomendado é de 28 dias.
[b]Referência 179.

OUTRAS POSOLOGIAS. Infecções por bactérias gram-negativas, Tabela 35.2; piodermite canina, Tabela 84.1; otite externa, Tabela 84.3.

INFORMAÇÃO PARA DISPENSAÇÃO. Administrar o fármaco com refeições.

Ceftazidima

CLASSE. Cefalosporinas de terceira geração (antipseudomonas).

AÇÃO. Bactericida; inibe a síntese da parede celular das bactérias.

MAIS INFORMAÇÕES. Ver *Cefalosporinas*, no Capítulo 30, Tabela 30.4 e Referência 783.

FARMACOCINÉTICA. Não é absorvida VO; administrada por via parenteral. Alcança concentrações plasmáticas adequadas em cães após uso IM.[783] Alcança níveis mais altos no miocárdio, no osso e no músculo esquelético. Boa penetração no LCS e nos líquidos sinovial, peritoneal, humor aquoso, linfático e líquidos de vesículas. Principalmente excretada (80 a 90%) pelos rins em sua forma inalterada.

ESPECTRO. Atividade variável contra bactérias gram-positivas e anaeróbios. Ver CEFTRIAXONA. **Mais eficaz:** cefalosporina mais ativa contra *Pseudomonas*. Noventa e seis por cento dos isolados de *Pseudomonas* dos cães apresentaram CIM sensíveis (≤ 4 μg/mℓ), enquanto apresentaram sensibilidade de 77, 92 e 90% a GENTAMICINA, AMICACINA e CLORIDRATO DE CIPROFLOXACINO, respectivamente.[788]

INDICAÇÕES. Nos seres humanos, a ceftazidima está principalmente indicada para a sepse por *Pseudomonas;* também indicada para sepse por microrganismos gram-negativos, meningite, osteomielite, peritonite, pneumonia. Usada em estados de imunossupressão (neutropenia) com febre de origem indeterminada e suspeita de bacteriemia. Tem sido usada no tratamento das infecções hospitalares por bactérias gram-negativas, isoladamente ou associada a outros fármacos. Pode ser usada com aminoglicosídios ou CLINDAMICINA para infecções graves e quando há previsão de resistência antimicrobiana.

CONTRAINDICAÇÕES. A insuficiência renal exige redução da dose. Não é necessário nenhum ajuste em caso de disfunção hepática.

REAÇÕES ADVERSAS. Ver CEFTRIAXONA. Os sinais GI, que geralmente são leves em cães, podem ocorrer até mesmo com administração parenteral.[788]

INTERAÇÕES. Pode aumentar o risco de nefrotoxicidade com aminoglicosídios coadministrados.

Disponibilidade	Tipo	Apresentação
Seres humanos	Pó para injeção	Frascos de 500 mg, 1 g, 2 g

MANIPULAÇÃO. Reconstituir com água estéril; permanece estável por 24 h à temperatura ambiente (20 a 25°C) e por 7 a 10 dias quando refrigerada (2 a 8°C). Estável em NaCl a 0,9%, solução de Ringer e glicose a 5%. Menos estável em bicarbonato. Não se recomenda a mistura da ceftazidima com aminoglicosídios ou metronidazol.

ADMINISTRAÇÃO. Injetar por via IV durante 3 a 5 min. Administrar separadamente dos aminoglicosídios. Pode ser misturada com lidocaína a 1% (sem epinefrina) para uso IM.

Indicações	Dose (mg/kg)	Via	Intervalo (h)	Duração (dias)
CÃES				
Infecções ortopédicas	25	IV, IM, SC	6 a 8	Quando necessário[a]
Infecções dos tecidos moles	20 a 40	IV, IM, SC	8	Quando necessário[a]
Sepse, bacteriemia	30	IV, IM, SC	4 a 8[b]	Quando necessário[a]
GATOS				
Infecções sistêmicas	25 a 30	IV, IM, intraóssea	8	Quando necessário[a]

[a]Usar para controle inicial da infecção; em seguida, passar para um fármaco de administração oral com espectro de atividade semelhante.
[b]Com a administração de 30 mg/kg, a concentração sérica ultrapassou a CIM efetiva durante 4 h.[788] O intervalo de 4 h deve ser usado para manter a eficácia contra infecções sistêmicas por *Pseudomonas*. A infusão IV contínua é outra alternativa eficaz.

OUTRAS POSOLOGIAS. Bactérias gram-negativas, Tabela 35.2.

Ceftiofur

CLASSE. Cefalosporina de terceira geração.

AÇÃO. Bactericida; inibe a síntese da parede celular das bactérias.

MAIS INFORMAÇÕES. Ver *Cefalosporinas*, no Capítulo 30, Tabela 30.4 e Referência 130.

FARMACOCINÉTICA. Níveis sanguíneos rápidos após a administração de uma dose por via SC; aproximadamente 50% da excreção urinária consistem em metabólitos (principalmente desfuroilceftiofur), e 50% no fármaco ativo. A meia-vida em cães é de 6 a 7 h.

ESPECTRO. Gram-positivos: algumas espécies de *Streptococcus, Staphylococcus*. **Gram-negativos:** *Escherichia, Proteus, Klebsiella, Salmonella, Pasteurella*. **Anaeróbios:** alguns, porém com atividade inconsistente; *in vitro*, eficaz contra *Fusobacterium*, porém pouco ativo contra *Bacteroides*. **Outros:** *Nocardia*. **Ineficaz:** *Pseudomonas, Enterococcus, Bordetella*.

INDICAÇÕES. ITU. Nocardiose.[934]

CONTRAINDICAÇÕES. As recomendações são incertas com reação de hipersensibilidade prévia, reprodução ou gravidez.

REAÇÕES ADVERSAS. Mielossupressão relacionada com a dose e a duração de administração, com anemia, leucopenia e trombocitopenia, particularmente com doses de 6,6 mg/kg 1 vez/dia.

INTERAÇÕES. Pode-se esperar atividade antibacteriana sinérgica, porém o potencial de nefrotoxicidade aumenta quando utilizado associado a aminoglicosídios.

Disponibilidade	Tipo	Apresentações
VETERINÁRIA		
Cães, gato	Pó estéril para injeção	Frascos de 1 g e 4 g de 20 e 80 mℓ, respectivamente
Suínos, gato	Suspensão oleosa como cloridrato	50 mg/100 mℓ

MANIPULAÇÃO. Pó não reconstituído: estável quando refrigerado (2 a 8°C) por períodos extensos de tempo, evitar a luz. Reconstituir com água estéril para injeção. Solução reconstituída: refrigerar por 7 dias ou à temperatura ambiente (20 a 25°C) por 12 h; pode ser dividida em alíquotas em seringas e congelada (–20°C) por 8 semanas, porém descongelada à temperatura ambiente (nunca aquecida). Nunca utilizar um fresco de múltiplas doses por mais de 20 vezes.

ADMINISTRAÇÃO. De preferência, administrar pelo menos 2 vezes/dia para infecções que não sejam ITU. Em dose única de 2,2 mg/kg, as concentrações plasmáticas alcançam ou ultrapassam a CIM mínima para alguns microrganismos, como *Klebsiella, Proteus*, várias espécies de *Streptococcus, Pseudomonas* e *Escherichia* no período de 18 a 24 h. Com a dose 2 vezes/dia, a CIM para *S. pseudintermedius* pode ser adequada, porém insuficiente para algumas espécies de *Streptococcus, Pseudomonas, Bordetella* e *Klebsiella*. Doses mais altas do que as recomendadas para afetar esses microrganismos podem ser mielotóxicas.

Indicações (*Cães e gatos*)	Dose (mg/kg)	Via	Intervalo (h)	Duração (dias)
ITU	2,2	SC	24	5 a 14
Infecções sistêmicas, dos tecidos moles	2,2	SC	12	5 a 14
	4,4	SC	24	5 a 14
Sepse, bacteriemia	4,4	SC	12	2 a 5

OUTRAS POSOLOGIAS. Enterite viral canina, Tabela 8.1; infecções por bactérias gram-negativas, Tabela 35.2; bacteriemia, Tabela 86.5.

INFORMAÇÃO PARA DISPENSAÇÃO. Retornar semanalmente para avaliação do hemograma completo.

Ceftriaxona

CLASSE. Cefalosporina de terceira geração.

AÇÃO. Bactericida; inibe a síntese da parede celular das bactérias.

MAIS INFORMAÇÕES. Ver *Cefalosporinas*, no Capítulo 30, e Tabela 30.4.

FARMACOCINÉTICA. Inativada no estômago; precisa ser administrada por via parenteral. Muito solúvel, podendo ser administrada por via IV ou IM. Liga-se altamente às proteínas. Alcança níveis elevados no LCS. Eliminação dupla, com 40% excretados na bile e 60% na urina. Apresenta a meia-vida mais longa das cefalosporinas de terceira geração, possibilitando a administração de dose única ao dia.

ESPECTRO. Gram-positivos: algumas espécies de *Staphylococcus* (algumas cepas produtoras de betalactamase, mas não cepas resistentes à meticilina), algumas espécies de *Streptococcus*. **Gram-negativos:** *Enterobacter, Escherichia, Klebsiella, Proteus, Serratia, Citrobacter, Providencia, Shigella, Acinetobacter,* algumas espécies de *Salmonella* e *Pseudomonas*. **Anaeróbios:** atividade variável contra *Bacteroides* e *Clostridium*. **Outros:** *Borrelia*. **Mais eficaz:** *Borrelia*. **Ineficaz:** *Enterococcus*.

INDICAÇÕES. Infecções das vias respiratórias inferiores, da pele e tecidos moles, do trato urinário, osso, articulações, intra-abdominais e genitais. A ceftriaxona tem sido usada no tratamento da meningite causada por cepas sensíveis (frequentemente por microrganismos gram-negativos); sepse por gram-negativos. Tratamento de infecções multissistêmicas graves por bactérias gram-negativas, quando existe uma preocupação quanto à toxicidade dos aminoglicosídios e resistência às quinolonas. Constitui a melhor opção para o tratamento das manifestações sistêmicas (meningite, artrite) da borreliose de Lyme. Usada para profilaxia cirúrgica na forma de infusão pré-operatória ou interoperatória para contaminação abdominal por fontes intestinais, genitais ou biliares.

CONTRAINDICAÇÕES. Evitar se houver icterícia. Reduzir as doses em caso de insuficiência renal. Hipersensibilidade prévia às cefalosporinas ou penicilinas.

REAÇÕES ADVERSAS. Diarreia. Dor no local de injeção, hipersensibilidade sistêmica, discrasias sanguíneas, diarreia, elevação da atividade das enzimas hepáticas séricas. Colestase, com aumento dos níveis séricos de fosfatase alcalina e bilirrubina, devido ao depósito de cristais e lama biliares;[760] antagonismo da vitamina K, azotemia leve ou transitória, e hipercreatinemia.

INTERAÇÕES. Incompatível com muitos outros agentes antimicrobianos em solução.

Disponibilidade	Tipo	Apresentações
Seres humanos	Pó para injeção em frascos ou recipientes para infusão	250 mg, 500 mg, 1 g, 2 g

MANIPULAÇÃO. Conservar o pó para injeção longe da luz, à temperatura ambiente controlada (20 a 25°C). Os diluentes podem incluir água estéril, NaCl a 0,9%, glicose a 5%. As soluções permanecem estáveis por 1 a 3 dias à temperatura ambiente e 3 a 10 dias quando refrigeradas (2 a 8°C); as concentrações de 100 mg/mℓ ou menos apresentam estabilidade mais prolongada. A concentração mais baixa (10 a 40 mg/mℓ) pode ser armazenada congelada (–20°C) por 36 semanas.

ADMINISTRAÇÃO. Evitar a infusão ou a mistura da ceftriaxona com qualquer outro fármaco. Administração por via IV ou IM por até 14 dias, quando necessário. Para uso IM, a solução pode ser diluída com lidocaína a 1% sem epinefrina. Disponível em *kit* de conveniência IM que contém o diluente adequado. Usar 0,9 mℓ de diluente/250 mg do fármaco. Por via IV, utilizar 10 a 40 mg/mℓ e administrar por infusão durante 30 min.

Indicações	Dose (mg/kg)	Via	Intervalo (h)	Duração (dias)
CÃES				
Meningite, borreliose	15 a 50[a]	IM, IV	12	4 a 14
Pré-operatória, intraoperatória	25[a]	IM, IV	24	1
Infecções cutâneas, geniturinárias	25[a]	IM	24	7 a 14
GATOS				
Infecções sistêmicas	25 a 50	IV, IM, intraóssea	12	Quando necessário

[a]A dose máxima por administração é de 1 g para seres humanos.

OUTRAS POSOLOGIAS. Borreliose de Lyme, Tabela 43.4.

Cefuroxima axetila ou sódica

CLASSE. Cefalosporina de segunda geração.

AÇÃO. Bactericida; inibe a síntese da parede celular das bactérias.

MAIS INFORMAÇÕES. Ver *Cefalosporinas*, no Capítulo 30, e Tabela 30.4.

FARMACOCINÉTICA. Éster axetil oral: profármaco hidrolisado por esterases na mucosa intestinal e no sangue, liberando cefuroxima. A absorção é melhor junto com alimento. Sal sódico por via parenteral: único fármaco entre as cefalosporinas de primeira e de segunda gerações a penetrar no LCS sem meningite, com níveis terapêuticos adequados na inflamação meníngea. A meia-vida mais longa do que a do CEFACLOR possibilita a sua administração em duas doses ao dia. Excretada de modo inalterado na urina.

ESPECTRO. Gram-positivos: *Staphylococcus* e *Streptococcus*. **Gram-negativos:** *Escherichia, Klebsiella, Enterobacter*. **Ineficaz:** microrganismos produtores de betalactamase com alta resistência. Ineficaz contra *Enterococcus* e *Staphylococcus* resistente à meticilina.

INDICAÇÕES. Por via oral, para infecções da pele e das vias respiratórias superiores por microrganismos gram-positivos resistentes à penicilina. Por via parenteral, também usada no tratamento das vias respiratórias inferiores, infecções do SNC e ortopédicas.

CONTRAINDICAÇÕES. Reduzir em caso de insuficiência renal. Hipersensibilidade prévia às penicilinas ou cefalosporinas.

REAÇÕES ADVERSAS. Sabor muito amargo se o comprimido for mordido ou triturado para administração. A sua adição a produtos derivados do leite (leite ou chocolate com leite) pode melhorar a absorção e palatabilidade. Pode ocorrer desconforto GI com a preparação axetila oral. Foram observadas neutropenia, leucopenia e eosinofilia com a administração parenteral da forma sódica.

INTERAÇÕES. Risco aumentado de nefrotoxicidade quando associada a aminoglicosídios.

Disponibilidade	Tipo	Apresentações
Seres humanos	Comprimidos (na forma axetila)	125 mg, 250 mg, 500 mg
	Suspensão oral (na forma axetila)	125 mg/5 mℓ
	Pó para injeção (na forma de sal sódico)	750 mg, 1,5 g, 7,5 g

MANIPULAÇÃO. O pó e as soluções devem ser conservados protegidos da luz; escurecem com o armazenamento, porém a sua potência não é afetada. Quando reconstituída, a solução estoque do fármaco parenteral permanece estável por 24 h à temperatura ambiente (20 a 25°C) e por 48 h quando refrigerada (2 a 8°C). Diluições da solução estoque para administração podem ser adicionadas a NaCl a 0,9% ou glicose a 5 ou 10%. Essa solução (1 a 30 mg/mℓ) é estável por 7 dias quando refrigerada; quando congelada (–20°C), permanece estável por 6 meses e deve ser descongelada lentamente, mas não em micro-ondas, que destrói 85% da atividade do fármaco. Não deve ser acrescentada a soluções que contenham aminoglicosídios, embora possam ser administradas separadamente.

ADMINISTRAÇÃO. Oral; a vantagem em relação ao CEFACLOR é que o alimento aumenta a absorção e a biodisponibilidade da cefuroxima. Os comprimidos devem ser administrados por inteiro, devido a seu sabor amargo; se a necessidade de dose for menor, usar a suspensão oral. Uso parenteral; prefere-se a via IV para infecções sistêmicas. Por via IM, pode ser administrada em uma grande massa muscular; deve-se aspirar inicialmente para evitar a injeção IV inadvertida.

Indicações (Cães)	Dose (mg/kg)	Via	Intervalo (h)	Duração (dias)
Profilaxia para cirurgia	20	IV	30 min antes e a cada 2 h	Durante a cirurgia
Infecções dos tecidos moles	15 a 30ª	VO, IV	12	10
Infecções sistêmicas	15 a 30	IV	8	Quando necessário
Meningite	30	IV	8	Quando necessário

ªFormulação axetila usada por via oral.

OUTRAS POSOLOGIAS. Bacteriemia, Tabela 86.5.

INFORMAÇÃO PARA DISPENSAÇÃO. Administrar os comprimidos por inteiro; não quebrar nem esmagar quando colocados em alimento. Administrar com as refeições.

Cetoconazol

CLASSE. Antifúngico imidazólico.

AÇÃO. Antifúngico. Compromete a síntese de ergosterol na parede celular dos fungos.

MAIS INFORMAÇÕES. Ver ITRACONAZOL, FLUCONAZOL VORICONAZOL; Capítulo 55, Tabelas 55.1, 55.4 e 71.1.

FARMACOCINÉTICA. Em cães em jejum, a absorção dos comprimidos de cetoconazol (CTZ) pelo trato GI é altamente variável (4 a 89%). O ambiente ácido, as gorduras e quantidades menores de alimento geralmente intensificam a absorção. Nunca administrar o cetoconazol com antiácidos ou bloqueadores H_2 coadministrados. Meia-vida terminal curta ou de 2,7 h em cães. Amplamente distribuído nos tecidos, com concentrações mais altas do fármaco alcançadas no fígado, nos rins na hipófise e nas adrenais. Liga-se altamente às proteínas (> 90%), porém alcança a urina, a saliva, o leite, o suor e as secreções ceruminosas. As concentrações no LCS são mínimas: são necessárias doses de 40 mg/kg/dia para produzir quantidades detectáveis no LCS, embora até mesmo esses níveis sejam imprevisíveis. De modo semelhante, são necessárias doses mais altas (> 10 mg/kg/dia) para alcançar níveis teciduais nos testículos e tecidos intraoculares. O cetonazol é metabolizado pelo fígado a metabólitos inativos, sendo a maioria excretada na bile e nas fezes. Quantidades muito pequenas (3 a 4%) alcançam a urina sem sofrer metabolismo. O cetoconazol alcança o estrato córneo por excreção no sebo. Podem ser necessários 10 a 14 dias de tratamento para alcançar o estado de equilíbrio dinâmico e concentrações terapêuticas teciduais eficazes.

ESPECTRO. Fungos: *Blastomyces, Candida, Histoplasma, Paracoccidioides, Coccidioides, Trichophyton, Microsporum, Malassezia, Phialophora.* **Outros:** *Leishmania.* **Pouca atividade:** *Fusarium, Aspergillus* e outros fungos filamentosos.

INDICAÇÕES. Antifúngico: candidíase localizada ou disseminada, micoses sistêmicas: blastomicose, histoplasmose, coccidioidomicose, criptococose. Menos eficaz contra *Aspergillus* ou esporotricose. Nas micoses sistêmicas de rápida progressão, tratar inicialmente com ANFOTERICINA B ou durante 1 semana com alta dose de ITRACONAZOL (ITZ). São necessárias altas doses CTZ (frequentemente tóxicas) para as micoses do SNC. Para dermatófitos resistentes ao tratamento tópico; todavia, a GRISEOFULVINA e o ITZ são preferidos para a dermatofitose felina. Não constitui um fármaco de primeira escolha se houver comprometimento ocular ou do SNC. Na aspergilose nasal canina mais resistente, pode-se usar o CTZ associado a ENILCONAZOL ou CLOTRIMAZOL tópicos, porém o ITZ ou FLUCONAZOL são preferidos.[1032] Embora o CTZ seja de menor custo, a toxicidade e as taxas de fracasso do tratamento são maiores.[1033] Para a esporotricose, porém com mais efeitos colaterais e menos eficaz do que o ITRACONAZOL. Tem sido usado no tratamento da leishmaniose (ver Capítulo 73). **Outros:** foram usadas altas doses para suprimir a esteroidogênese no hiperadrenocorticismo canino. O cetoconazol também foi usado concomitantemente com a ciclosporina para reduzir a sua depuração e dose necessária como medida econômica no tratamento de fístulas perianais em cães.[875]

USOS APROVADOS. Antifúngico para uso humano. Aprovado para cães na França.

CONTRAINDICAÇÕES. Prenhez ou lactação, visto que é embriotóxico e teratogênico; o ITZ ou o FLUCONAZOL constituem a melhor escolha para infecções do SNC, intraoculares ou testiculares. Evitar o seu uso em animais durante a lactação. Em virtude de sua resposta lenta, o ITRACONAZOL tornou-se preferido para animais com micoses graves ou rapidamente progressivas. Evitar o seu uso em pacientes com disfunção hepática, devido ao seu extenso metabolismo pelo fígado. Evitar em pacientes com trombocitopenia ou hipersensibilidade previamente reconhecida a esse fármaco.

REAÇÕES ADVERSAS. Pode-se observar a ocorrência de anorexia nos primeiros 30 dias de tratamento em alguns animais. Febre, vômitos, depressão, diarreia, dor abdominal, perda de peso, necrose hepatocelular, trombocitopenia, anemia arregenerativa ocasional; teratogênico em fêmeas prenhes e mutagênico em animais durante a amamentação. Em cadelas tratadas ocorreu morte fetal, causando aborto de fetos mumificados e natimortos. Os efeitos adversos, incluindo vômito, anorexia, diarreia e elevação acentuada da atividade das enzimas hepáticas, exigem redução da dose. Em cães, foi relatada raramente a ocorrência de hepatotoxicidade após o uso de altas doses. Os efeitos colaterais foram mais comuns quando o fármaco foi administrado concomitantemente com ciclosporina ou ivermectina.[730] Outras reações, incluindo letargia, prurido, eritema e ataxia, foram observadas mais comumente em cães com administração concomitante de ivermectina. Os sinais podem ser aliviados com redução de 50% da dose, fracionando-se a dose em 2 vezes/dia ou em dias alternados, ou administrando-se cada dose com alimento. Em doses clínicas (10 a 30 mg/kg/dia) os gatos são mais sensíveis aos efeitos hepatotóxicos do que os cães, embora a tolerância seja individual. Produção diminuída de cortisol e de testosterona em cães com doses acima de 10 a 30 mg/kg/dia. Redução apenas transitória da testosterona nos machos felinos. Em seres humanos (e, potencialmente, em animais) ocorrem diminuição da libido, ginecomastia, azoospermia, impotência nos machos e supressão do ciclo reprodutivo nas fêmeas. Prurido e alopecia quando usado em altas doses por períodos extensos em cães e gatos. Depois de 3 a 4 meses de tratamento, ocorre clareamento dos pelos devido à perda dos pelos protetores e maior visibilidade do subpelo. Observa-se a resolução quando o fármaco é interrompido ou a dose é reduzida. O tratamento de vários meses de duração em cães leva ao desenvolvimento de catarata. Os gatos desenvolvem mais consistentemente pelagem seca e perda de peso devidas à redução do apetite.

INTERAÇÕES. Evitar o uso com mitotano, RIFAMPICINA ou teofilina, visto que o CTZ diminui a sua atividade. Os efeitos dos glicocorticoides são potencializados, devido à sua absorção aumentada e redução da depuração por degradação enzimática. A difenil-hidantoína, a rifampicina, os barbitúricos e a ciclosporina podem aumentar o metabolismo do CTZ. Os agentes alcalinizantes gástricos (antiácidos, bloqueadores H_2, inibidores da bomba de prótons) e a acloridria diminuem a absorção oral do cetoconazol. Por meio de inibição da atividade das enzimas hepáticas do citocromo P450, o cetoconazol aumenta a atividade do midazolam, da fentanila, vincristina, diltiazém, lidocaína, quinidina, buspirona e difenil-hidantoína, bem como a atividade e toxicidade da ciclosporina. No caso da ciclosporina, o CTZ aumenta a biodisponibilidade e diminui a degradação sistêmica do fármaco ao reduzir as enzimas degradativas e microssomais do citocromo P450 nas células intestinais e do fígado, respectivamente. A coadministração de CTZ e ciclosporina tem sido usada para reduzir a dose necessária de ciclosporina na tentativa de diminuir o custo do tratamento. Os níveis de midazolam foram aumentados em cães que receberam CTZ em combinação.[613]

Disponibilidade	Tipo	Apresentação
Seres humanos	Comprimidos, com ranhura	200 mg
	Tópico, xampu tópico ou creme	Muitas

MANIPULAÇÃO. Para preparar a suspensão: dissolver ou esmagar um comprimido de 200 mg + 0,8 mℓ de 1 N HCl + 3,1 mℓ de água, produzindo uma concentração de 50 mg/mℓ. Acrescentar essa solução ao xarope e 13 mg/mℓ de metilcelulose ou 2 g/100 mℓ de DMSO (aumenta o odor e a penetração na derme) para aplicação tópica. Permanece estável por até 6 meses quando refrigerada (2 a 8°C). Agitar bem antes do uso. Pode ser formulada para dosagens menores por farmácias de manipulação.

ADMINISTRAÇÃO. Monitorar as atividades das enzimas hepáticas séricas (ALT e FA), bilirrubina e ácidos biliares antes e durante o tratamento (pelo menos mensalmente). Elevações subclínicas transitórias das enzimas hepáticas são toleradas e esperadas. Em caso de hepatotoxicidade significativa, suspender temporariamente ou diminuir a dose, passar para o tratamento em dias alternados ou substituir por fármacos alternativos. Não administrar simultaneamente com bloqueadores H_2, anticolinérgicos e antiácidos. Estabelecer o intervalo de 2 h entre os fármacos. Tratar as infecções por dermatófitos

durante pelo menos 1 mês. Fracionar a dose diária e administrá-la com pequenas quantidades de alimento para ajudar a produzir um ambiente gástrico ácido favorável à sua absorção. Podem ser usadas doses mais altas durante o tratamento inicial. Pode-se administrar o fármaco 1 vez/dia, em virtude de sua meia-vida. Uma vez controlada a doença, a dose pode ser reduzida, e o tratamento é mantido por vários meses ou anos se for prevista a ocorrência de recidiva.

Indicações	Dose (mg/kg)	Via	Intervalo (h)	Duração (dias)
CÃES				
Aspergilose nasal, candidíase ou dermatomicose	10 mg/kg	VO	24	6 semanas[a,b]
	5 mg/kg	VO	12	2 a 18 semanas[a,b]
Micose sistêmica	10 a 20 mg/kg	VO	12	2 a 9 meses[a]
	30 a 40 mg/kg	VO	24	2 a 9 meses[a]
Esporotricose	15 mg/kg	VO	12	2 a 4 meses[a]
Malassezia	5 a 10 mg/kg	VO	24	3 semanas[c]
GATOS				
Dermatomicose	5 a 10 mg/kg	VO	24	1 a 9 meses[a,d]
Coccidioidomicose	50 mg/gato	VO	24	9 a 12 meses[a]
	25 a 75 mg/gato	VO	12 a 48	9 a 12 meses[a]
Esporotricose	5 a 10 mg/kg	VO	12 a 24	2 a 4 meses[a]

[a]Este é o período esperado. O tratamento deve ser continuado durante pelo menos 1 mês após a detecção da infecção.
[b]O fármaco é ligeiramente menos eficaz do que o itraconazol no tratamento da aspergilose ou esporotricose.
[c]Referência 80.
[d]Os gatos quase sempre necessitam de tratamento sistêmico para essa infecção, enquanto o tratamento tópico é frequentemente adequado para lesões localizadas em cães.

OUTRAS POSOLOGIAS. Dermatofitose, Tabela 56.3; infecção por *Malassezia*, Tabela 56.5; histoplasmose, Tabela 58.1; criptococose, Tabela 59.1; coccidioidomicose, Tabela 60.3; esporotricose, Tabela 61.1; aspergilose nasal, Tabela 62.1; tricosponose, Tabela 64.1; otite externa canina (tópico), Boxe 84.5; otite externa (oral), Tabela 84.3; infecções musculoesqueléticas, Tabela 85.3; infecções bucais, Tabela 88.4.

INFORMAÇÃO PARA DISPENSAÇÃO. O medicamento deve ser administrado com uma refeição para facilitar a sua absorção. Se ocorrerem vômitos, administrar com uma pequena quantidade de alimento. O tratamento em dias alternados pode reduzir os efeitos colaterais das náuseas, se ocorrerem.

Claritromicina

CLASSE. Macrolídio, derivado da metileritromicina.

AÇÃO. Bacteriostática; inibe a síntese de proteínas bacterianas dependente de RNA por meio de sua ligação à subunidade 50S do ribossomo.

MAIS INFORMAÇÕES. Ver AZITROMICINA; ver também *Macrolídios e lincosamidas*, no Capítulo 30, e Referências 50, 518 e 1043.

FARMACOCINÉTICA. Macrolídio mais bem absorvido com ou sem ingestão de alimento (biodisponibilidade de 55%), visto que é estável no ácido gástrico. Apresenta melhor absorção e penetração nos tecidos do que a ERITROMICINA, com meia-vida de eliminação prolongada. Concentrada e transportada pelos fagócitos. Lipofílica, com ampla distribuição por todo o corpo. São alcançadas altas concentrações no escarro, pulmões, tonsilas, seios paranasais, estômago, útero, ovário, colo do útero e próstata. Acumula-se no tecido pulmonar. Penetra nos macrófagos e neutrófilos, no interior dos quais se concentra, facilitando a destruição dos patógenos intracelulares. Não penetra bem no SNC. Metabolizada no fígado por hidroxilação e metilação, formando um hidroximetabólito biologicamente muito ativo e um composto desmetilado inativo, que são excretados predominantemente na bile. Os metabólitos são excretados na urina. Cerca de 20 a 40% da dose podem aparecer na urina com o fármaco inalterado, dependendo da formulação (comprimidos ou pó).

ESPECTRO. Ver ERITROMICINA para bactérias gram-positivas e gram-negativas aeróbicas. **Anaeróbios:** *Bacteroides, Clostridium, Peptococcus* e *Propionibacterium*. Melhor atividade contra aeróbios e anaeróbios gram-positivos. **Outros:** micobactérias oportunistas, *complexo M. avium-intracellulare* (MAC), *Borrelia, Bartonella, Toxoplasma, Chlamydia*. **Mais eficaz** do que a ERITROMICINA contra *Streptococcus, Staphylococcus, Campylobacter, Helicobacter* e anaeróbios obrigatórios.

INDICAÇÕES. Infecções das vias respiratórias inferiores e da pele, infecções bacterianas enteropatogênicas, sinusite nasal, *Toxoplasma* (associada à PIRIMETAMINA), muitas infecções cutâneas por micobactérias oportunistas, incluindo as causadas pelo MAC (recomenda-se associar a claritromicina a outros agentes eficazes). Usada na borreliose de Lyme e na helicobacteriose gástrica. Substitui a ERITROMICINA com menos irritação GI, dose mais baixa, porém maior custo.

CONTRAINDICAÇÕES. Hipersensibilidade prévia à ERITROMICINA. Reduzir a dose em caso de insuficiência renal ou insuficiência hepática grave. O metabólito ativo urinário não é produzido quando há disfunção hepática. Evitar o uso durante a gravidez; tem efeitos adversos sobre o desenvolvimento fetal em animais experimentais.

REAÇÕES ADVERSAS. Náuseas, diarreia, dor abdominal, hepatite colestática, elevação das enzimas hepáticas, trombocitopenia, eosinofilia rara e reações cutâneas alérgicas. Se houver elevações das enzimas hepáticas, usar uma faixa posológica mais baixa. Pode tender menos a causar distúrbios GI em comparação com a ERITROMICINA.

INTERAÇÕES. Ver ERITROMICINA; interfere no metabolismo de fármacos pelo sistema do citocromo P450. Pode inibir o metabolismo dos benzodiazepínicos ou da digoxina.

Disponibilidade	Tipo	Apresentações
Seres humanos	Comprimidos	250 mg, 500 mg
	Grânulos para suspensão oral	125 mg/5 mℓ, 250 mg/5 mℓ

MANIPULAÇÃO. Não refrigerar (2 a 8°C) a suspensão, visto que ela adquire sabor amargo; manter à temperatura ambiente (20 a 25°C) e usar em até 14 dias.

ADMINISTRAÇÃO. Pode ser administrada com ou sem jejum, porém o alimento retarda a sua absorção.

Indicações	Dose (mg/kg)	Via	Intervalo (h)	Duração (dias)
CÃES	5 a 10	VO	12	Quando necessário
GATOS	4,4 a 12,5	VO	12	Quando necessário[a]

[a]Usada associada a outros agentes antimicrobianos no tratamento das infecções por micobactérias e rodococos.

OUTRAS POSOLOGIAS. Infecção por *Rhodococcus equi*, Tabela 33.4; helicobacteriose gástrica, Tabela 37.2; infecções por micobactérias de crescimento lento, Tabela 48.4; infecção micobac-teriana lepromatosa em gatos, Tabela 48.6; infecção com granuloma leproide canino, Tabela 48.7; infecção por micobactérias de crescimento rápido, Tabela 48.8; infecção por *Hepatozoon americanum* (associada a TRIMETOPRIMA-SULFONAMIDA, PIRIMETAMINA e DECOQUINATO), Tabela 74.3.

INFORMAÇÃO PARA DISPENSAÇÃO. Pode ser administrada com alimento. Agitar a suspensão antes de sua administração. Pode causar diarreia ou vômitos.

Clindamicina

CLASSE. Lincosamida; derivado semissintético da LINCOMICINA.

AÇÃO. Bacteriostática e atividade antiprotozoária; liga-se à subunidade 50S do ribossoma bacteriano e protozoário, inibindo a síntese de proteínas. Potencializa a opsonização e a fagocitose.

MAIS INFORMAÇÕES. Ver LINCOMICINA; ver também *Macrolídios e lincosamidas*, no Capítulo 30, Tabelas 71.1 e 89.2 e Referências 130, 175, 435 454, 461.

FARMACOCINÉTICA. Após administração oral, a absorção GI aproxima-se de 90%. Para a suspensão oral, o éster palmitato é hidrolisado à base ativa, enquanto as gotas aquosas são prontamente absorvidas. A absorção é retardada, mas não impedida pelo alimento. Mais bem absorvida do que a LINCOMICINA. As doses por via parenteral são mais baixas, devido à menor biodisponibilidade oral. Amplamente distribuída na maioria dos tecidos, incluindo a pele, o músculo, o osso e os líquidos corporais (pleural, peritoneal, sinovial), alcançando níveis terapêuticos. Transporte ativo nas células fagocitárias de líquido de abscessos, com ação bactericida sobre as bactérias intracelulares sensíveis. Os menores níveis são observados no SNC e LCS intactos. Os níveis nas meninges inflamadas correspondem a 40% das concentrações sanguíneas alcançadas. O fármaco atravessa a placenta e penetra no leite. Metabolismo hepático a componentes ativos e inativos, com excreção na bile, nas fezes e na urina. Circulação êntero-hepática prolongada e excreção nas fezes pelo período de até 2 semanas após a última dose. A clindamicina é excretada predominantemente (80 a 90%) na bile, com 10 a 20% de excreção renal. Cães e gatos com periodontite, tratados com 11 mg/kg 1 vez/dia, durante 5 dias, apresentaram concentrações médias de clindamicina no osso da mandíbula de 8,18 μg/g em cães (faixa de 3,16 a 24,08 μg/g) e de 17,43 μg/g em gatos (faixa de 2,45 a 51,60 μg/g).[1308]

ESPECTRO. Gram-positivos: cocos aeróbicos, incluindo *Streptococcus* (mas não enterococos) e *Staphylococcus* mais sensível, *Nocardia* e algumas espécies de *Corynebacterium*. **Gram-negativos:** *Campylobacter, Helicobacter*. **Anaeróbios:** *Peptostreptococcus, Peptococcus, Actinomyces, Propionibacterium, Eubacterium, Clostridium* (exceto *C. difficile*), *Bacteroides, Fusobacterium*. **Outros:** *Chlamydia*; protozoários *Toxoplasma, Neospora, Babesia, Pneumocystis, Sarcocystis, Hepatozoon americanum*. **Ineficaz:** a maioria das bactérias gram-negativas aeróbicas, *Mycobacterium* e *Mycoplasma*. Sempre que houver resistência a LINCOMICINA ou ERITROMICINA. Pode haver desenvolvimento de resistência bacteriana durante o tratamento, que habitualmente também envolve a lincomicina.

INDICAÇÕES. Bactérias: para infecções por microrganismos gram-positivos aeróbicos e infecções anaeróbicas. Abscessos intra-abdominais ou GI e infecções (úlceras perfurantes, lesões penetrantes, infecções biliares, isquemia intestinal, colite, abscessos hepáticos ou biliares, abscessos de tecidos moles ou subcutâneos, infecções genitais pélvicas ou prostatite causada por anaeróbios, sinusite ou otite crônicas, faringite bacteriana, estomatite, feridas por mordidas, infecções dentárias, doença periodontal, prevenção da placa dentária); para procedimentos bucais, odontológicos ou das vias respiratórias superiores, infecções pleuropulmonares (piotórax, pneumonia por aspiração, pleurite, abscessos pulmonares). Infecções da pele e dos tecidos moles (piodermite estafilocócica); osteomielite; discoespondilite; profilaxia para cirurgia de cabeça, pescoço e intestinal aberta (para esta última, associar a clindamicina a aminoglicosídios); profilaxia da endocardite (após a administração de AMOXICILINA e ERITROMICINA), septicemia estreptocócica ou estafilocócica. Muito eficaz no tratamento de infecções anaeróbicas; deve ser preferida ao CLORANFENICOL ou ao METRONIDAZOL, em virtude de sua menor toxicidade. Habitualmente associada a um aminoglicosídio ou quinolona no tratamento das infecções por bactérias gram-negativas aeróbicas. A resistência à clindamicina vem aumentando nesses últimos anos. É mais comum entre anaeróbios no grupo *Bacteroides fragilis* e entre anaeróbios; *C. difficile* é a espécie mais resistente a esse fármaco.[466] **Protozoários:** toxoplasmose e neosporose: pode ser usada associada à PIRIMETAMINA. Toxoplasmose sistêmica em cães e gatos e toxoplasmose enteroepitelial em gatos. Pneumocistose: associada ao FOSFATO DE PRIMAQUINA. Babesiose: associada à quinina. Infecção por *H. americanum*: associada a pirimetamina e DECOQUINATO.

CONTRAINDICAÇÕES. Resistência bacteriana à LINCOMICINA. Reduzir a dose se houver disfunção hepática e obstrução biliar de qualquer etiologia. Reduzir a dose em caso de insuficiência renal grave. A segurança do fármaco em animais reprodutores ativos ou durante a gravidez não está bem estabelecida.

REAÇÕES ADVERSAS. Sinais GI; em geral, ocorrem menos vômitos do que com o uso da LINCOMICINA; diarreia transitória quando a dose é reduzida ou temporariamente interrompida. A colite pseudomembranosa, documentada em outras espécies, não é uma complicação comprovada em cães e gatos. Raramente, ocorrem reações de hipersensibilidade local ou sistêmica ou dérmica. Dor local e possível formação de abscessos estéreis após administração IM e flebite após o uso IV. A clindamicina oral pode causar estalo dos lábios e hipersalivação em alguns gatos. A anorexia, os vômitos e a diarreia em consequência de irritação gástrica ou intestinal podem ser evitados pelo uso parenteral, em lugar da VO, e redução da dose. Pode causar diarreia em filhotes de fêmeas que estejam recebendo tratamento. A irritação esofágica, que tem sido particularmente observada em gatos, tem ocorrido com as altas doses recomendadas para a toxoplasmose e com a formulação em cápsulas. As cápsulas secas podem alojar-se na porção média do esôfago de gatos.[383] É possível reduzir a esofagite fornecendo ao animal pequenas quantidades de água, leite ou alimento imediatamente após a administração das cápsulas orais, ou utilizando a formulação líquida. A irritação esofágica intensa, evidenciada por disfagia, regurgitação, sufocação ou engasgo 3 a 9 dias após iniciado o tratamento, pode resultar em estenoses.[71] Pode produzir bloqueio neuromuscular. Pode causar leucopenia ou aumento da atividade das enzimas hepáticas séricas. É possível observar o desenvolvimento de arritmias cardíacas com infusões em bolo do fármaco não diluído.

INTERAÇÕES. Bloqueio neuromuscular complicado por outros agentes de ação semelhante, como os aminoglicosídios. A eritromicina e o cloranfenicol podem interferir na ação da clindamicina *in vivo*. Não usar com macrolídios.

Disponibilidade	Tipo	Apresentações
Seres humanos	Suspensão oral (palmitato)	15 mg/ml
	Solução para injeção (fosfato)	150 mg/ml
	Cápsulas orais	75 mg, 150 mg, 300 mg
Veterinária	Cápsulas orais	25 mg, 75 mg, 150 mg
	Solução oral (cloridrato)	25 mg/ml

MANIPULAÇÃO. A solução de fosfato por via parenteral pode ser conservada à temperatura ambiente (20 a 25°C), compatível com a maioria das soluções IV isotônicas. Não contém nenhum conservante, e, se for refrigerada (2 a 8°C), haverá formação de cristais que irão se dissolver com o reaquecimento. O cloridrato oral permanece estável por longos períodos à temperatura ambiente. Uma vez reconstituído, o palmitato é estável por 2 semanas à temperatura ambiente, porém congela se for refrigerado. A solução parenteral de 300 a 900 mg, diluídos em 20 ml de solução de glicose a 10%, é estável por 30 dias quando congelada. A solução parenteral é incompatível com infusões de aminofilina, gliconato de cálcio, ceftriaxona, barbitúricos, AMPICILINA.

ADMINISTRAÇÃO. As preparações orais podem ser administradas com alimento, que não modifica a absorção normal do fármaco. Para uso IV, diluir sempre ou administrar solução parenteral em cloreto de sódio a 0,9%, glicose a 5% ou solução de Ringer com lactato. A preparação IV pode ser acrescentada a soluções que contenham aminoglicosídios (alguns), penicilinas, cefalosporinas, glicocorticoides, cloreto de potássio, bicarbonato de sódio. Cada dose pode ser administrada por via IV durante 4 a 6 h ou por bolo IV lento durante 20 min. Nunca administrar mais do que 15 mg/min. Dor no local de injeção IM ou SC. A via SC com o uso de uma solução parenteral de cloridrato de clindamicina foi superior à via IM em termos de tolerância local e níveis séricos do fármaco.[629] O fabricante recomenda o intervalo de tratamento de 5 a 28 dias. Monitorar as provas de função hepática e renal e resultados hematológicos durante o tratamento prolongado (≥ 30 dias).

Indicações	Dose (mg/kg)	Via	Intervalo (h)	Duração (dias)
CÃES				
Piodermite estafilocócica	10 a 11	SC, VO	12 a 24[a]	7 a 28
Feridas, abscessos, infecções dentárias, estomatite por anaeróbios	11 a 33	IV, SC, VO	12	7 a 28
Profilaxia dentária, redução da placa e bolsas	5	VO	12	5 a 8
Neosporose, toxoplasmose	5 a 20	IV, SC, VO	12	15 a 28
Filhotes com neosporose	19 a 30	VO	12	60[b]
Sarcocistose[c]	12,5	VO	12	63
Osteomielite estafilocócica	11	VO	12	28 a 42
Osteomielite por anaeróbios	11	VO	8	28 a 42
Bacteriemia sistêmica	3 a 10	IV, SC, VO	8	Quando necessário
GATOS				
Infecções da pele, dos tecidos moles e por anaeróbios	11 a 33	VO, SC	24	7 a 28
Infecções da pele e dos tecidos moles, estomatite	5 a 11	VO, SC	12	7 a 28
Infecções anaeróbicas e refratárias, estomatite	11 a 33	VO	24	7 a 28
Toxoplasmose enteroepitelial	12,5 a 25	VO	12	7 a 14
Toxoplasmose sistêmica	8 a 16	VO, SC	8	14 a 28
	12,5 a 25	VO, SC	12	14 a 28

[a]Referência 97. Foi também usada com 5,5.[665] Nesse nível posológico é apenas moderadamente eficaz, de modo que níveis de 22 mg/kg, a cada 24 h, ou 10 mg/kg, a cada 12 h, têm sido mais eficazes contra a piodermite estafilocócica resistente.[488,817,1223] A administração do fármaco 1 vez/dia também pode levar ao desenvolvimento de resistência a fármacos antibacterianos.
[b]A dose foi mantida por até 6 meses em alguns filhotes; entretanto, o exame histológico revelou a melhora dos sinais clínicos, porém sem eliminação completa dos parasitos encistados.[281] Por conseguinte, recomenda-se o período de apenas 60 dias, a não ser que a remissão seja temporária. Devido à fibrose muscular, a função clínica nos filhotes em crescimento pode nunca se tornar normal.
[c]Essa duração foi eficaz no tratamento de um cão;[175] entretanto, a duração mais curta também pode ser adequada.

OUTRAS POSOLOGIAS. Estomatite por FIV, Tabela 12.3; infecções por micoplasmas e formas em L, Tabela 32.2; infecções estafilocócicas, Tabela 34.1; infecções anaeróbicas, Tabela 39.4; tétano, Tabela 41.2; actinomicose, Tabela 47.2; abscessos felinos, Tabela 50.3; infecção por mordida, Tabela 51.5; profilaxia cirúrgica, Tabela 53.2; pneumocistose (associada à primaquina), Tabela 66.2; infecção por *Hepatozoon americanum,* Tabela 74.3; babesiose (associada a DOXICICLINA e METRONIDAZOL), Tabela 76.3; toxoplasmose, Tabela 79.2; neosporose, Tabela 79.5; coccidiose, Tabela 80.3; piodermite, Tabela 84.1; otite externa canina, Tabela 84.3; infecções musculoesqueléticas, Tabela 85.3; bacteriemia, Tabela 86.5; infecções bucais, Tabela 88.4; infecções intra-abdominais, Tabela 88.17; infecções hepatobiliares, Tabela 89.4; uso local para infecções oculares.

INFORMAÇÃO PARA DISPENSAÇÃO. Agitar a suspensão oral antes de cada administração. Administrar o líquido ou as cápsulas com pequena quantidade de alimento se houver vômitos; caso contrário, administrar com estômago vazio. Os gatos podem salivar quando tratados com preparações VO. Comunicar ao veterinário quaisquer vômitos ou diarreia persistentes ou sanguinolentas.

Clofazimina

CLASSE. Corante iminofenazínico.

AÇÃO. Antimicobacteriano; liga-se preferencialmente ao DNA das micobactérias. Algum nível de atividade antiprotozoária e antifúngica.

MAIS INFORMAÇÕES. Ver Capítulos 30 e 48; Referências 50, 558, 1043.

FARMACOCINÉTICA. Boa absorção (45 a 60%) pelo trato GI. Altamente lipofílica, captada no tecido adiposo por fagócitos mononucleares. Retida nos tecidos por longos períodos, podendo ser excretada pela bile nas fezes durante meses. Apresenta-se em pequenas quantidades em outras secreções corporais.

ESPECTRO. Complexo *Mycobacterium avium-intracellulare* (MAC), micobactérias oportunistas de crescimento rápido. Atividade fraca contra *Mycobacterium leprae*. Raramente ocorre resistência durante o tratamento.

INDICAÇÕES. Infecções pelo MAC, hanseníase, micobacteriose opostunista. A terapia de combinação com outros fármacos (ver Capítulo 48) supera a resistência e aumenta a eficácia no tratamento da micobacteriose. Associada à DAPSONA no tratamento da hanseníase. Tem sido usada, de modo limitado, no tratamento da leishmaniose e de micoses tópicas humanas. Apresenta atividade anti-inflamatória. Tem algum nível de atividade antileishmânia.

CONTRAINDICAÇÕES. Durante a gravidez, pode causar fetotoxicidade e deve ser evitada em caso de doença gastrintestinal preexistente. Considerar a DOXICICLINA ou as quinolonas como fármacos alternativos.

REAÇÕES ADVERSAS. Dor GI em consequência de depósitos cristalinos do fármaco nas vísceras (náuseas, vômitos, dor abdominal). Pode haver desenvolvimento de lesões corneanas depressivas. Reduzir ou suspender o uso do fármaco se surgirem sinais. Coloração da pele e dos líquidos corporais (rosa a marrom), particularmente quando expostos à luz solar (fotossensibilidade). Em um gato exposto à luz solar resultou em dermatite actínica, com eritema dérmico e prurido.[78] Sinais do SNC, níveis séricos elevados das aminotransferases hepáticas.

INTERAÇÕES. As interações com a DAPSONA não estão bem definidas, porém a terapia combinada pode ser necessária.

Disponibilidade[a]	Tipo	Apresentações
Seres humanos	Cápsulas orais	50 mg, 100 mg

[a]A disponibilidade do fármaco é limitada para uso geral em muitos países. A cápsula de 100 mg não foi aprovada para uso nos EUA. Ver Tabelas 48.4, 48.6 e 48.8. O uso da clofazimina sem indicação na bula para outras condições que não a hanseníase humana é desencorajado pela Organização Mundial da Saúde.

MANIPULAÇÃO. Conservar à temperatura ambiente (20 a 25°C) em recipientes à prova de umidade. As cápsulas contêm o fármaco micronizado em base de óleo-cera, o que dificulta a sua administração em quantidades parciais. As "cápsulas" de clofazima (que contêm 50 mg do corante) podem ser partidas ao meio com um bisturi enquanto se utilizam luvas descartáveis, sendo as duas porções colocadas em cápsulas de gelatina para facilitar a administração.

ADMINISTRAÇÃO. Quando administrada com alimento, a absorção melhora.

Indicações[a]	Dose (mg/kg)	Via	Intervalo (h)	Duração (dias)
CÃES	4 a 8 mg/kg	VO	24	4
GATOS	8 a 12 mg/kg	VO	24	4
	50 mg/gato	VO	24	4

[a]Usada associada a outros agentes antimicrobianos no tratamento das infecções micobacterianas. A duração do tratamento pode ser mais longa, com base na resolução das lesões clínicas.

OUTRAS POSOLOGIAS. Infecções por micobactérias de crescimento lento, Tabela 48.4; infecções por micobactérias lepromatosas, Tabela 48.6; infecções por micobactérias de crescimento rápido, Tabela 48.8.

INFORMAÇÃO PARA DISPENSAÇÃO. Administrar o fármaco com refeições. O medicamento pode conferir à pele do animal uma coloração rosada, enquanto as excreções adquirem cor negra acastanhada.

Cloranfenicol

CLASSE. Acetamida.

AÇÃO. Bacteriostático; liga-se aos ribomossomas 50S das bactérias, inibindo a síntese de proteínas.

MAIS INFORMAÇÕES. Ver FLOFENICOL, TIANFENICOL; ver também discussão sobre cloranfenicol no Capítulo 30, Tabela 89.2 e Referências 860 e 1226.

FARMACOCINÉTICA. A absorção GI depende da formulação. O sal cristalino é melhor, pode causar salivação em gatos, porém apresenta boa biodisponibilidade com absorção rápida. O palmitato oral é mais bem tolerado, porém resulta em pouca disponibilidade sistêmica do fármaco em gatos anoréticos.[1226] Nos cães, a disponibilidade do fármaco com o palmitato é semelhante à dos comprimidos. O palmitato inativo é hidrolisado no intestino delgado, liberando fármaco absorvível ativo. O éster succinato sódico pode ser administrado pelas vias IV, SC e IM. A disponibilidade sistêmica é semelhante com cada via de administração, porém a injeção IM é mais dolorosa. O éster succinato carece de atividade antimicrobiana, porém é hidrolisado no fígado, nos pulmões e nos rins, liberando o fármaco ativo. Produz melhor biodisponibilidade do que o cloranfenicol em suspensão aquosa ou dissolvido em solventes orgânicos. O cloranfenicol é lipossolúvel e distribui-se adequadamente em todos os tecidos, incluindo o esqueleto, a próstata e o SNC. As concentrações teciduais por ordem decrescente são as seguintes: linfonodos, baço, pâncreas, fígado, rins, pulmões, músculo e cérebro.[1226] Penetra nos líquidos pleural, ascítico e sinovial, na saliva, no leite e nos líquidos prostático e amniótico. As concentrações teciduais frequentemente ultrapassam as do plasma, porém o fármaco penetra mais lentamente (3 a 4 h) nas barreiras hematencefálica e do LCS intactas. Em comparação com o plasma, as concentrações no humor aquoso são de 23% e, no LCS, de 77%.[1226] As concentrações não são apreciavelmente alteradas pela inflamação. Metabolizado no fígado pela glicuronil transferase; nos cães, 90% do fármaco são metabolizados, e os metabólitos são excretados na urina. Apenas 5 a 10% de uma dose em cães adultos e 25% em gatos e cães no período neonatal são excretados de modo inalterado na urina. As concentrações urinárias correspondem a 10 a 20 vezes as concentrações sanguíneas e são terapêuticas. Observa-se atividade ótima em pH urinário de 7,5 a 8,0.

ESPECTRO. **Gram-positivos:** *Streptococcus, Staphylococcus.* **Gram-negativos:** *Salmonella, Shigella, Escherichia, Proteus, Bordetella.* **Anaeróbios:** *Clostridium, Fusobacterium, Bacteroides.* Pode ocorrer desenvolvimento de resistência durante o uso. **Outros:** *Chlamydia, Rickettsia, Mycoplasma, Ehrlichia, Leptospira, Borrelia.* **Mais efetivo:** infecções anaeróbicas, riquetsioses. **Ineficaz:** *Mycoplasma, Pseudomonas, Enterobacter, Serratia* e *Klebsiella* podem ser resistentes ou desenvolver resistência durante o tratamento. Para informações mais detalhadas sobre a resistência bacteriana, ver Referência 1014.

INDICAÇÕES. Gatos: rinite e sinusite crônicas, pneumonia, piotórax, periodontite e gengivite, enterite bacteriana, infecções biliares, sepse intra-abdominal, ITU inferior, micoplasmose hemotrópica (hemobartonelose), bordetelose, riquetsiose, infecções anaeróbicas (abscessos). Cães: infecções por *Ehrlichia canis* resistente às tetraciclinas sem mielossupressão; infecções respiratórias, ITU e infecção de tecidos moles.

CONTRAINDICAÇÕES. Leucopenia e anemia preexistentes; a disfunção hepática exige a redução da dose para diminuir o risco de mielossupressão. Evitar durante a gravidez, em recém-nascidos, em caso de insuficiência hepática e em gatos com insuficiência renal. Evitar o uso IV em animais com insuficiência cardíaca, visto que o fármaco deprime o miocárdio. Não usar em animais reprodutores, pois o cloranfenicol pode afetar a função gonadal. Não há necessidade de redução da dose em cães com insuficiência renal leve, porém recomenda-se uma redução de 10% na uremia, em consequência dos efeitos do fármaco sobre o catabolismo proteico.

REAÇÕES ADVERSAS. Inibidor da síntese de proteínas; teoricamente, pode retardar a cicatrização de feridas ou a síntese de imunoglobulinas. Concentrações plasmáticas elevadas podem ser tóxicas para animais pré-natais ou neonatais, devido à imaturidade do metabolismo hepático. O cloranfenicol inibe a ferroquelatase, uma enzima envolvida na síntese de hemoglobina, resultando em anemia arregenerativa reversível. Ocorre mielossupressão reversível em cães e gatos, afetando a maturação dos granulócitos. Essa condição deve ser diferenciada da pancitopenia idiossincrásica irreversível grave e frequentemente fatal que ocorre em alguns seres humanos.[860] **Cães:** com tratamento de > 2 a 3 semanas de duração, na dose de > 175 mg/kg/dia, pode haver desenvolvimento de depressão e anorexia; com > 225 mg/kg/dia, mielossupressão e reticulocitopenia. Não se observa nenhum efeito morfológico sobre a medula óssea em cães tratados. A resposta eritropoética é suprimida com doses terapêuticas em cães que apresentam perda de sangue preexistente ou concomitante no início do tratamento. Ocorre regeneração quando o tratamento é interrompido. **Gatos:** na dose de 25 a 40 mg/kg/dia durante 3 semanas ou 120 mg/kg/dia durante 1 semana, verifica-se o desenvolvimento de depressão, desidratação, anorexia, perda de peso, diarreia, vômitos, mielotoxicidade. Ocorrem parada de maturação eritroide reversível, vacuolização dos elementos medulares e pancitopenia.

INTERAÇÕES. Evitar prescrever o cloranfenicol com outros fármacos metabolizados no fígado, particularmente em gatos. O cloranfenicol inibe a atividade do citocromo P450 e a consequente biotransformação hepática de fármacos, o que pode ser potencializado pelo prolongamento da ação do pentobarbital, fenobarbital, da primidona, varfarina, dos salicilatos, anestésicos inalatórios, da difenil-hidantoína e digoxina.[508] A ação da ciclofosfamida é inibida, visto que seus metabólitos são ativos. O efeito sobre a atividade do citocromo P450 foi ainda observado com preparações oftálmicas tópicas. Não altera os efeitos nem a duração da anestesia com cetamina-xilazina. Prolonga a anestesia com propofol em cães.[698,825] Diminui a eficiência do ferro, da vitamina B_{12}, dos aminoglicosídios e das penicilinas. A RIFAMPICINA e o fenobarbital diminuem a eficiência do cloranfenicol. A coadministração oral de lactato de cálcio, caolim-pectina e preparações de hidróxido de alumínio podem aumentar a biodisponibilidade. Pode produzir um resultado positivo espúrio da glicose quando são utilizadas tiras reagentes de glicose oxidase.

Disponibilidade	Tipo	Apresentações
Seres humanos	Pó para injeção (succinato sódico)	Frascos de 1 g, 10 g (100 mg/ml)
Veterinária	Comprimidos revestidos	100 mg, 250 mg, 500 mg, 1 g
	Líquido oral (palmitato)	50 mg/ml

MANIPULAÇÃO. A suspensão de palmitato oral, os comprimidos e as cápsulas devem ser conservados à temperatura ambiente (20 a 25°C), longe da luz. O fármaco permanece estável por vários anos à temperatura ambiente. O pó de succinato sódico deve ser mantido à temperatura ambiente controlada. Uma vez reconstituído, permanece estável por 1 mês à temperatura ambiente ou por 6 meses quando congelado (−20°C).

ADMINISTRAÇÃO. A administração oral é geralmente satisfatória. O succinato sódico pode ser administrado por vias IV, IM e SC, embora possam ocorrer dor ou irritação em locais extravasculares. Uso por vias SC ou IM para animais refratários inconscientes ou para animais com distúrbio GI; uso IV para alcançar altos níveis rapidamente nas infecções sistêmicas graves. Se não houver nenhuma resposta ao tratamento em 3 a 5 dias, o diagnóstico e o tratamento deverão ser reconsiderados. Deve-se reavaliar o hemograma completo à procura de mielotoxicidade a intervalos de 1 e 2 semanas em gatos e cães, respectivamente.

Indicações	Dose (mg/kg)	Via[a]	Intervalo (h)	Duração (dias)
CÃES				
Infecções urinárias, riquetsiose, infecções localizadas dos tecidos moles	25 a 50 mg/kg	VO	8	7
Infecção sistêmica	50 mg/kg	IV, IM, SC, VO	6 a 8	Quando necessário
Bacteriemia grave, sepse	50 mg/kg	IV, IM, SC	4 a 6	Quando necessário
GATOS				
Infecções urinárias, localizadas de tecidos moles	Total de 50 mg/gato	VO	12	7 a 14[b]
Infecções por bactérias entéricas	10 a 25 mg/kg	IV, IM, SC, VO	12	7 a 14[b]
Infecções sistêmicas	20 a 40 mg/kg	IV, IM, SC, VO	12	Quando necessário[b]

[a]A forma administrada por via oral é habitualmente o palmitato, enquanto a formulação parenteral é o éster succinato.
[b]Os gatos são particularmente sensíveis à mielotoxicidade, e o hemograma completo deve ser monitorado 1 vez/semana.

OUTRAS POSOLOGIAS. Cinomose, Tabela 3.2; erliquiose monocitotrópica canina, Tabela 26.3; erliquiose monocitotrópica felina e anaplasmose granulocitotrópica, Tabela 26.4; infecção canina por *Anaplasma phagocytophilum*, Tabela 26.6; febre maculosa das Montanhas Rochosas, Tabela 27.2; infecções por micoplasmas e formas em L, Tabela 32.2; infecções estreptocócicas, Tabela 33.2; infecções estafilocócicas, Tabela 34.1; infecções por bactérias entéricas, Tabela 37.1; infecções anaeróbicas, Tabela 39.4; borreliose de Lyme, Tabela 43.4; peste, Tabela 45.1; tularemia, Tabela 46.1; infecção por *Coxiella burnetii*, Tabela 46.2; actinomicose, Tabela 47.2; abscesso felino, Tabela 50.3; infecções por mordidas, Tabela 51.5; piodermite canina, Tabela 84.1; infecções musculoesqueléticas, Tabela 85.3; bacteriemia, Tabela 86.5; infecções bucais, Tabela 88.4; infecções intra-abdominais, Tabela 88.17; infecções hepatobiliares, Tabela 89.4; ITU, Tabela 90.4; infecções do SNC, Tabela 91.5.

INFORMAÇÃO PARA DISPENSAÇÃO. Esse fármaco é potencialmente tóxico para os seres humanos. Usar luvas de látex quando manusear e administrar o fármaco a animais de estimação. O animal deve retornar a cada 2 semanas para exame hematológico. O cloranfenicol pode ser administrado com alimento. Os comprimidos ou as cápsulas podem ter sabor amargo se forem esmagados. Agitar bem a suspensão antes do uso.

Cloridrato de ciprofloxacino

CLASSE. Quinolona.

AÇÃO. Bactericida; interfere na DNA girase e na síntese de DNA bacteriano.

MAIS INFORMAÇÕES. Ver ENROFLOXACINO; *Quinolonas*, no Capítulo 30, Tabela 30.11 e Referências 10, 106 e 1299.

FARMACOCINÉTICA. Ver também ENROFLOXACINO. Absorção mais variável e mais lenta do que a do enrofloxacino. A biodisponibilidade oral é de 70% nos seres humanos; apenas 40% são absorvidos em cães,[115] e uma quantidade ainda menor (33%) é absorvida em gatos.[10] Todavia, o fármaco para gatos foi administrado em cápsulas de gelatina dura. O alimento pode retardar a taxa, mas não o grau de absorção. Cerca de 40 a 50% são excretados de modo inalterado na urina. Os metabólitos urinários apresentam menor atividade antibacteriana. Ampla distribuição tecidual. As concentrações nos tecidos genitais são altas em ambos os sexos. Ocorre na forma ativa na saliva, nas secreções nasais e brônquicas, no escarro, no líquido de vesículas da pele, linfa, líquido peritoneal, bile e secreção prostática. Concentrações mais baixas nos pulmões, na pele, na gordura, no músculo, na cartilagem e no osso. Nos seres humanos, as concentrações no LCS são de 40 a 90% das concentrações séricas com inflamação e menos de 10% se não houver inflamação. As concentrações no humor aquoso são de 4 a 25% dos níveis séricos, com baixas concentrações no vítreo. Após aplicação tópica, as concentrações no humor aquoso não ultrapassam consistentemente a CIM 90 para microrganismos gram-positivos.[1299]

ESPECTRO. Ver também ENROFLOXACINO. **Gram-positivos:** *Staphylococcus* (incluindo cepas resistentes à meticilina); a maior parte das espécies de *Streptococcus* é moderadamente sensível. **Gram-negativos:** *Escherichia coli, Klebsiella, Enterobacter, Citrobacter, Salmonella, Campylobacter, Brucella, Pasteurella,* algumas espécies de *Pseudomonas* desenvolvem resistência. **Anaeróbios:** a maior parte é resistente. **Outros:** *Mycoplasma, Leptospira, Borrelia, Chlamydia, Mycobacterium tuberculosis* e algumas micobactérias de crescimento rápido, mas não o complexo *Mycobacterium avium-intracellulare.* Pode ocorrer aumento da atividade e do espectro na terapia combinada com METRONIDAZOL, CLINDAMICINA, fármacos betalactâmicos ou aminoglicosídios. **Mais eficaz:** bactérias gram-negativas. **Ineficaz:** *Enterococcus, Actinomyces, Nocardia, Ehrlichia,* anaeróbios obrigatórios, complexo *M. avium-intracellulare.*

INDICAÇÕES. Ver também ENROFLOXACINO. ITU complicadas ou crônicas ou prostatite causadas por *Escherichia, Klebsiella, Enterobacter, Serratia, Proteus, Citrobacter, Pseudomonas, Staphylococcus.* Diarreia infecciosa provocada por bactérias gram-negativas patogênicas, como *Escherichia* enterotoxigênica, *Campylobacter* e *Salmonella.* Infecções das vias respiratórias inferiores, pele, osso e articulações por microrganismos muito sensíveis. Meningite por bactérias gram-negativas.

CONTRAINDICAÇÕES. Ver também ENROFLOXACINO. Quando há redução da função renal, observa-se um ligeiro prolongamento na eliminação do ciprofloxacino: reduzir a dose (1 vez/dia) em caso de insuficiência renal. Devido à artropatia, o ciprofloxacino não deve ser usado em animais em crescimento, nem em fêmeas grávidas ou durante a lactação. Evitar em animais com reação adversa previamente documentada. Se um microrganismo demonstrar resistência *in vitro* ao enrofloxacino, mas não ao ciprofloxacino, ele provavelmente irá desenvolver resistência ao ciprofloxacino durante o tratamento, de modo que este último não deve ser usado.

REAÇÕES ADVERSAS. Ver também ENROFLOXACINO. Os efeitos colaterais mais frequentes são náuseas, anorexia, vômitos e diarreia. Em gatos, ocorrem mal-estar e inapetência. O fármaco pode causar estimulação do SNC, com tremores ou convulsões em animais predispostos. Ocorre desenvolvimento de lesão permanente da cartilagem e claudicação em animais em crescimento. Doses de 10 mg/kg/dia, durante 14 dias, não provocaram lesão das cartilagens em cães em crescimento, enquanto doses mais altas lesaram a cartilagem.[1207] Ocorreram reações de hipersensibilidade dérmica. Superdosagens altas em cães resultaram em nefrotoxicidade em consequência do depósito de cristais nos rins (particularmente na urina alcalina), cataratas e redução da espermatogênese. O uso de altas doses pode levar à formação de urólitos, que podem regredir com o passar do tempo pela redução ou eliminação do fármaco ou por meio de tratamento para produzir urina alcalina. Essas complicações não têm sido frequentes com doses terapêuticas. Foram observadas rupturas de tendões em seres humanos. O ciprofloxacino é a quinolona que mais tende a causar necrose e inflamação hepáticas.[1199]

INTERAÇÕES. O uso concomitante com teofilina resulta em concentrações elevadas de teofilina e risco aumentado de estimulação do SNC.

Disponibilidade	Tipo	Apresentações
Seres humanos	Comprimidos revestidos	250 mg, 500 mg, 750 mg
	Solução parenteral (IV)	200 mg, 400 mg
	Suspensão oral	250 mg/5 mℓ, 500 mg/5 mℓ

MANIPULAÇÃO. Acrescentar à solução parenteral NaCl a 0,9% ou glicose a 5%. Permanece estável por 14 dias quando refrigerada (2 a 8°C), porém é necessário protegê-la da luz. Não misturar com CLINDAMICINA ou clavulanato. O ciprofloxacino pode ser formulado para comprimidos de menor tamanho em farmácias de manipulação.

ADMINISTRAÇÃO. Para uso IV, diluir em soro fisiológico antes da administração e administrar lentamente durante 1 h em uma veia de grande calibre. Por via oral, o alimento retarda ou reduz a absorção do fármaco. A posologia preferida é de 2 h após as refeições. A administração concomitante de antiácidos que contenham magnésio ou hidróxido de alumínio pode reduzir a biodisponibilidade em 90%. De modo semelhante, o sucralfato administrado até 2 h após uma dose oral de ciprofloxacino reduz a sua absorção.

Indicações	Dose[b] (mg/kg)	Via[a]	Intervalo (h)	Duração (dias)
CÃES[a]				
ITU, infecções da pele e dos tecidos moles	10	VO	24	7 a 14
ITU, infecções da pele e dos tecidos moles	10 a 15	IV	24	7 a 14
Infecções ósseas e sistêmicas, bacteriemia e patógenos mais resistentes (p.ex., *Enterobacter*)	20 a 25	VO	24	7 a 14
Otite externa por *Pseudomonas*[b]				
GATOS[c]				
Infecções dos tecidos moles ou urinárias	20	VO	24	7 a 14
Infecções sistêmicas	10	IV	24	7 a 14

[a]Em virtude da bioatividade, a dose do ciprofloxacino é mais alta do que a do enrofloxacino. O enrofloxacino é convertido em ciprofloxacino e produz maior concentração máxima de atividade graças a ambos os fármacos. A dose de ciprofloxacino deve ser 1,5 a 2 vezes mais alta do que a do enrofloxacino para tratar microrganismos sensíveis (*Pseudomonas, E. coli*) e três vezes mais alta para microrganismos menos sensíveis (bactérias gram-positivas).[115]
[b]Referência 328.
[c]Para gatos, uma dose 10 mg/kg VO é adequada para bactérias gram-negativas sensíveis.[10] Doses mais altas, que são necessárias para espécies menos sensíveis ou para infecções sistêmicas, poderiam ser tóxicas para gatos (ver ENROFLOXACINO).

OUTRAS POSOLOGIAS. Antraz, Tabela 33.5; infecções por bactérias gram-negativas, Tabela 35.2; infecção por micobactérias de crescimento rápido, Tabela 48.8; otite externa canina, Tabela 84.3; infecções musculoesqueléticas, Tabela 85.3; bacteriemia e endocardite, Tabela 86.5. Nos seres humanos, a meningite por *Pseudomonas* foi tratada com sucesso com doses altas de ciprofloxacino por via IV, a cada 8 h, durante 1 semana.[660]

INFORMAÇÃO PARA DISPENSAÇÃO. Administrar pelo menos 1 h antes ou 2 h depois das refeições e não administrar concomitantemente com antiácidos ou sucralfato.

Cloridrato de quinacrina I Mepacrina

CLASSE. Corante 9-aminocridina.

AÇÃO. Antiprotozoário.

MAIS INFORMAÇÕES. Ver *Quimioterapia Antiprotozoário*, Capítulo 71, Tabela 71.1; *Giardíase*, no Capítulo 77.

FARMACOCINÉTICA. Prontamente absorvida pelo trato GI, com ampla distribuição nos tecidos. Acumula-se no fígado com liberação lenta durante até 2 meses após a administração de dose única. Atravessa a placenta.

ESPECTRO. Protozoários: Coccídios, *Giardia, Leishmania.* **Outros:** algumas tênias.

INDICAÇÕES. Giardíase, alternativa para nitroimidazólicos, algumas vezes, leishmaniose cutânea (exceto quando causada por *Leishmania aethiopica, Leishmania braziliensis*).

CONTRAINDICAÇÕES. Disfunção hepática, prenhez.

REAÇÕES ADVERSAS. Desconforto GI, vômitos, diarreia, sinais de SNC, febre, discrasia sanguínea, erupções dermatológicas, urina, pele e esclera de coloração amarela. É comum a ocorrência de anorexia, letargia e pirexia na dosagem prescrita.

INTERAÇÕES. Evitar o uso com outros fármacos que causam mielodiscrasias.

Disponibilidade[a]	Tipo	Apresentações
Seres humanos	Comprimidos	100 mg

[a]Não está comercialmente disponível nos EUA ou no Canadá.

MANIPULAÇÃO. Mais palatável quando administrada dentro de cápsulas de gelatina. Pode ser acrescentada a líquidos, porém não é estável em solução por mais de 6 h, de modo que deve ser usada imediatamente nessa forma. A solução para injeção intralesional na leishmaniose é preparada por meio de trituração de três comprimidos de 100 mg em almofariz até obter um pó fino. Acrescenta-se uma solução de 30 mℓ de NaCl a 0,9%. Essa solução é filtrada através de papel de filtro grosso e lavada com soro fisiológico a 0,9%. A mistura é filtrada através de uma agulha de filtro de 5 μm em um frasco vazio estéril. A concentração final é ajustada para 5%.

ADMINISTRAÇÃO. Para injeção intralesional na leishmaniose, tem sido misturado como solução a 5% administrada a intervalos de 3 a 5 dias.

Indicações	Dose (mg/kg)	Via	Intervalo (h)	Duração (dias)
CÃES				
Giardíase	50 a 100 mg/cão	VO	12	3[a]
	6,6 mg/kg	VO	12	5
GATOS				
Coccidiose	10 mg/kg	VO	24	5

[a]Omitir 3 dias; em seguida, repetir por mais um ciclo de tratamento.

OUTRAS POSOLOGIAS. Infecções por protozoários entéricos, Tabela 77.3; coccidiose, Tabela 80.3.

INFORMAÇÃO PARA DISPENSAÇÃO. Os comprimidos podem ser esmagados e colocados em mel ou sorvete para aumentar a palatabilidade, mascarando o sabor a animais difíceis de medicar.

Clotrimazol

CLASSE. Antifúngico imidazólico.

AÇÃO. Fungistático; inibe a formação de ergosterol na parede celular dos fungos.

MAIS INFORMAÇÕES. Ver ENILCONAZOL; ver também discussão sobre antifúngico tópico, no Capítulo 55, Tabelas 55.4, 56.3, 56.4; *Aspergilose e Peniciliose*, Capítulo 62; *Candidíase*, no Capítulo 63, Boxe 63.2 e Referências 228, 327 e 1152.

FARMACOCINÉTICA. Minimamente (3%) não absorvido quando administrado por meio tópico na mucosa e 0,5% através da pele intacta. Qualquer quantidade absorvida é metabolizada e excretada na bile, ocorrendo baixas concentrações do fármaco ativo e predominantemente de metabólitos na urina.

ESPECTRO. Dermatófitos, leveduras (*Candida, Malassezia*) e *Apergillus.*

INDICAÇÕES. Uso tópico no tratamento da dermatofitose causada por espécies de *Trichophyton, Epidermophyton* ou *Microsporum,* otite externa induzida por leveduras e aspergilose nasal. Usado para irrigação intravesicular no tratamento das ITU refratárias por *Candida*.

CONTRAINDICAÇÕES. Hipersensibilidade prévia, evitar o contato ocular.

REAÇÕES ADVERSAS. Irritante, sensação de ardência, eritema, secreção nasal quando usado nas passagens nasais. O uso de preparações comerciais que contenham propilenoglicol ou álcool isopropílico pode causar obstrução grave das vias respiratórias. O clotrimazol pode prolongar a anestesia por barbitúricos.

Disponibilidade	Tipo	Apresentações
Seres humanos	Solução tópica a 1% (também creme, loção, *spray*, pó, supositórios)	10 mℓ, 30 mℓ
	Comprimidos vaginais	100 mg, 500 mg

MANIPULAÇÃO. Irrigação para aspergilose nasal: esmagar 1 g de clotrimazol (dois comprimidos de 500 mg). Adicionar a 100 mℓ de polietilenoglicol 400 (PEG-400) e agitar em placa quente até obter uma mistura. Manter a suspensão quente até ser utilizada.

ADMINISTRAÇÃO. Intranasal: colocar cirurgicamente sondas de demora nas passagens nasais e seios frontais ou, de modo alternativo (não invasivo), anestesiar o animal e efetuar a irrigação retrógrada nas narinas. A técnica cirúrgica invasiva demonstrou obter melhor resposta clínica do que o método não invasivo. Para mais detalhes sobre a colocação das sondas, ver o procedimento em ENILCONAZOL e no Capítulo 62. O clotrimazol a 1% é viscoso o suficiente para passar pelas sondas e, entretanto, permanecer nas passagens nasais. Duas seringas de 60 mℓ contendo fármaco são fixadas às sondas. Inicialmente, 30 mℓ da solução são administrados em cada cavidade. Em seguida, o restante é irrigado lentamente durante 60 min, enquanto o animal permanece anestesiado (ver Figura 62.7). **Aplicação tópica:** aplicar 2 vezes/dia nas lesões por dermatófitos, durante 3 a 4 semanas. **Infusão vesical:** em um cão, a solução tópica a 1% foi infundida por cistocentese guiada por ultrassonografia, com sedação mínima ou nenhuma, em dias alternados, para três tratamentos; em seguida, o último tratamento foi administrado 2 semanas após a primeira infusão. A observação por meio de ultrassonografia minimizou a probabilidade de infusão extraluminal. O volume vesical é estimado, e administra-se aproximadamente o mesmo volume de clotrimazol por infusão. Se o volume vesical for ≥ 30 mℓ, uma quantidade deverá ser removida, de modo que permaneça a quantidade máxima de 30 mℓ. A infusão é realizada lentamente através de uma agulha com 3,5 cm de calibre 22, fixada a uma torneira e tubo de extensão de cateter. Após a retirada da agulha, o animal é monitorado durante 1 h; com frequência, a solução permanece na bexiga durante pelo menos 5 min antes de ser eliminada pela urina.[327] Em um gato com candidúria, a infusão foi realizada 1 vez/semana para três tratamentos.[1152]

OUTRAS POSOLOGIAS. Ver *Terapia tópica* em *Aspergilose-peniciliose sinonasal canina*, no Capítulo 62; tratamento tópico da candidíase, Tabela 63.1 e Boxe 63.2; *Tratamento antimicrobiano tópico* em *Otite externa*, no Capítulo 84, e Boxe 84.5.

Dapsona

CLASSE. Sulfona, 4 a 4′-diaminodifenilsulfona.

AÇÃO. Antibacteriano, antiprotozoário. Análogo do ácido *para*-aminobenzoico, atua como inibidor da síntese de ácido fólico. Inibe a di-hidropteroato sintetase.

MAIS INFORMAÇÕES. Ver *Fármacos antituberculose*, no Capítulo 30, e Capítulo 48.

FARMACOCINÉTICA. Solúvel em pH gástrico ácido; entretanto, fármacos alcalinizantes administrados de maneira concomitante podem aumentar paradoxalmente a sua absorção. Bem absorvida (70 a 80%) pelo trato GI após administração VO. Penetra em todos os tecidos e líquidos corporais, sendo retida na pele, no músculo, no fígado e nos rins. Alcança o estado de equilíbrio dinâmico depois de 1 semana. Metabolizada no fígado; sofre circulação êntero-hepática. Os metabólitos são excretados na urina por período prolongado após a interrupção do fármaco.

ESPECTRO. *Mycobacterium leprae, M. lepraemurium, Leishmania, Pneumocystis.*

INDICAÇÕES. Hanseníase, leishmaniose, pneumonia por *Pneumocystis*. Tem sido usada para a prevenção da toxoplasmose sistêmica em seres humanos imunossuprimidos. Recomendada associada à trimetoprima para profilaxia na pneumocistose.[513] Apresenta algum nível de atividade anti-inflamatória em doses terapêuticas.

USOS APROVADOS. Seres humanos: hanseníase e dermatite herpetiforme.

CONTRAINDICAÇÕES. Hipersensibilidade prévia, anemia, gravidez, lactação. Reduzir a dose em caso de insuficiência renal.

REAÇÕES ADVERSAS. Erupção dermatológica, vômitos, diarreia, anorexia, síndrome por sulfonas (anemia hemolítica relacionada com a dose, em decorrência de metemoglobinemia; particularmente na deficiência de glicose-6-fosfato desidrogenase), sinais do SNC, fraqueza motora, mielotoxicidade com agranulocitose, carcinogênica. Os gatos podem ser particularmente suscetíveis a esses efeitos.

INTERAÇÕES. A toxicidade da dapsona e dos antagonistas do folato aumenta quando usados em associação, talvez devido às concentrações aumentadas. A rifampicina acelera o metabolismo e a remoção da dapsona. São observados níveis aumentados de ambos os fármacos quando coadministrados com trimetoprima. A dapsona deve ser combinada com rifampicina ou clofazimina ou outro fármaco no tratamento das infecções micobacterianas e para evitar o desenvolvimento de resistência. Deve ser associada a PIRIMETAMINA ou trimetoprima no tratamento ou na prevenção da pneumonia por *Pneumocystis*.[513]

Disponibilidade	Tipo	Apresentações
Seres humanos	Comprimidos	25 mg, 100 mg

MANIPULAÇÃO. Os comprimidos devem ser conservados à temperatura ambiente (20 a 25°C) protegidos da luz.

ADMINISTRAÇÃO. Pode-se preparar uma suspensão oral por meio de trituração dos comprimidos, que são colocados em xarope doce, ajustando o pH para < 5. Permanece estável por 2 semanas quando refrigerada (2 a 8°C). Está disponível uma forma líquida comercial para uso em pesquisa.

Indicações[a]	Dose (mg/kg)	Via	Intervalo (h)	Duração (dias)
CÃES				
Micobacteriose	1,1	VO	6	Até obter a remissão
(manutenção inicial)	0,3	VO	8 a 12	Após a recuperação
GATOS (não é recomendada)				

[a]A dose para pneumocistose não foi determinada para cães ou gatos.

OUTRAS POSOLOGIAS. Nenhuma.

INFORMAÇÃO PARA DISPENSAÇÃO. Evitar a exposição prolongada dos animais tratados à luz solar devido ao possível desenvolvimento de fotossensibilidade.

Decoquinato

CLASSE. 4-hidroxiquinolona.

AÇÃO. Antiprotozoário. Fármaco coccidiostático. Interfere no ciclo de vida de protozoários Apicomplexa. Atua ao inibir o transporte de elétrons nas mitocôndrias dos parasitos, interferindo, assim, no desenvolvimento dos estágios de esporozoítas. Interrompe o desenvolvimento dos merozoítas *Hepatozoon* após a liberação dos merontes.

MAIS INFORMAÇÕES. Ver discussão sobre fármacos antiprotozoários, no Capítulo 71, e Tabela 71.1; ver também *Hepatozoonose*, Capítulo 74, e Referência 685.

FARMACOCINÉTICA. Não disponível.

ESPECTRO. Ativo contra *Hepatozoon* spp., *Sarcocystis* spp., *Toxoplasma gondii, Neospora caninum*.

INDICAÇÕES. Para o tratamento da infecção por *Hepatozoon americanum* em cães.

USOS APROVADOS. Para uso na coccidiose que acomete animais produtores de alimentos. Disponível como aditivo para ração na forma de pó. Apresentado como pó castanho a marrom, composto do fármaco misturado com farelo de milho, óleo de soja e lecitina.

CONTRAINDICAÇÕES. Vômitos ou anorexia, visto que é administrado como aditivo alimentar.

REAÇÕES ADVERSAS. O composto foi estudado pelo fabricante em uma variedade de animais domésticos produtores de alimentos. Apresenta ampla margem de segurança. Foram conduzidos vários estudos em cães, incluindo estudos de toxicidade de 2 anos de duração, e nenhum deles mostrou nenhum efeito adverso sobre as funções orgânicas, incluindo a reprodução. Não foi constatado nenhum efeito tóxico em cães aos quais foram administrados 15 ou 1.000 mg/kg durante 13 semanas; ou 200 μg/g ou 1.000 μg/g na dieta, durante 2 anos.

INTERAÇÕES. Nenhuma interação conhecida; administrado com uma variedade de antagonistas da síntese de folato e CLINDAMICINA como terapia de combinação para a hepatozoonose (ver Capítulo 74).

Disponibilidade	Tipo	Apresentações
Bovinos, ovinos, caprinos, frangos	Pó	60 g do composto ativo/kg
Galinhas	Pó a 6%	

MANIPULAÇÃO. O pó é estável na forma seca à temperatura ambiente (20 a 25°C) com prazo de validade de 48 meses. O pó é higroscópico e deve ser conservado em frascos hermeticamente fechados.

ADMINISTRAÇÃO. O pó oral é misturado com o alimento. O tratamento deve ser administrado continuamente, em base diária, para inibir o desenvolvimento dos protozoários. Durante o tratamento, foram detectados microrganismos capazes de persistir por até 18 meses ou mais em alguns casos. É provável que a infecção nunca seja eliminada em cães tratados.

Indicações	Dose (mg/kg)	Via	Intervalo (h)	Duração (dias)
CÃES				
Hepatozoonose	10 a 20	VO	12	365 a 730[a]
Hepatozoonose	50	VO	24	730

[a]Administrado inicialmente com TRIMETOPRIMA-SULFONAMIDA, CLINDAMICINA e PIRIMETAMINA durante 14 dias (ver Tabela 74.3). Em seguida, o decoquinato é continuado isoladamente. Esses três fármacos são reinstituídos se ocorrer recidiva. No final do período de tratamento deve-se obter uma biopsia muscular, e, se o parasito estiver eliminado, o tratamento poderá ser então interrompido.

OUTRAS POSOLOGIAS. Deve ser usado em intervalo mais curto para cães no controle da coccidiose, como nos animais produtores de alimento; todavia, não foi aprovado para esse uso. Infecção por *Hepatozoon americanum*, Tabela 74.3.

INFORMAÇÃO PARA DISPENSAÇÃO. Misturar a quantidade medida de grânulos em pó com o alimento 2 vezes/dia.

Diclazurila

CLASSE. Benzenoacetonitrila.

AÇÃO. Antiprotozoário, anticoccídio (coccidiostático).

MAIS INFORMAÇÕES. Ver Capítulo 71, Tabela 71.1; fármacos semelhantes, TOLTAZURILA e PONAZURILA.

ESPECTRO. Coccídios, *Hepatozoon*.

INDICAÇÕES. Coccidiose. Tem sido usada fora da indicação da bula no tratamento da infecção por *Sarcocystis neurona* em cavalos.

USOS APROVADOS. Coccidiose em frangos como aditivo alimentar.

Disponibilidade	Tipo	Apresentações
Veterinária	Pó a 0,5% (5 g/kg)	Saco de 20 kg
	Pellets a 1,56%	Saco de 1 kg

INDICAÇÕES. Coccidiose.

MANIPULAÇÃO. Conservar em local seco.

ADMINISTRAÇÃO. Adicionar a dose ao alimento.

Indicações (*Cães e Gatos*)	Dose (mg/kg)	Via	Intervalo (h)	Duração (dias)
Coccidiose	25	VO	24	1

OUTRAS POSOLOGIAS. Coccidiose, Tabela 80.3. Referência 671.

Dicloxacilina

CLASSE. Isoxazolil penicilina.

AÇÃO. Bactericida; inibe a síntese da parede celular das bactérias.

MAIS INFORMAÇÕES. Ver OXACILINA, Capítulo 30, Tabela 30.1.

FARMACOCINÉTICA. Semelhante em cães e gatos.[257] Após administração IM, são alcançadas concentrações de > 4 μg/mℓ no soro durante pelo menos 8 h. O pico dos níveis IV é mais alto, porém os valores permanecem mais baixos durante a eliminação. Os níveis máximos e o tempo de duração são mais baixos com uso VO.

Parcialmente absorvida (35 a 70%) pelo trato GI após administração VO, que é reduzida pela ingestão de alimento. É bem distribuída nos tecidos e líquidos corporais, com exceção do SNC e do LCS. Isso está relacionado com o alto grau de ligação às proteínas plasmáticas (90%).

ESPECTRO. *Staphylococcus,* incluindo produtores de betalactamase, outros corpos aeróbicos gram-positivos, alguns anaeróbios gram-positivos.

INDICAÇÕES. Infecções estafilocócicas, piodermite.

CONTRAINDICAÇÕES. Ver oxacilina.

REAÇÕES ADVERSAS. Ver oxacilina.

INTERAÇÕES. Ver oxacilina.

Disponibilidade	Tipo	Apresentações
Seres humanos	Cápsulas orais (na forma sódica)	125 mg, 250 mg, 500 mg
	Pó oral para suspensão (na forma sódica)	125 mg/5 mℓ

MANIPULAÇÃO. Conservar as cápsulas e o pó à temperatura ambiente controlada (20 a 25°C). Uma vez reconstituída, a solução oral permanece estável por 14 dias quando refrigerada (2 a 8°C) e por 7 dias à temperatura ambiente.

ADMINISTRAÇÃO. O alimento interfere na absorção.

Indicações (Cães e Gatos)	Dose (mg/kg)	Via	Intervalo (h)	Duração (dias)
Infecções localizadas dos tecidos moles ou da pele causadas por bactérias sensíveis (não produtoras de betalactamase)	25 a 55	VO	8	14 a 84
Infecções sistêmicas estafilocócicas problemáticas (resistentes)	25	IM, IV	6 a 8	Quando necessário

OUTRAS POSOLOGIAS. Infecções musculoesqueléticas, Tabela 85.3.

INFORMAÇÃO PARA DISPENSAÇÃO. Administrar pelo menos 1 h antes ou 2 h depois da alimentação. Conservar a suspensão oral no refrigerador.

Dietilcarbamazina

Ver *Imunomoduladores,* no Capítulo 2.

Difloxacino

CLASSE. Quinolona.

AÇÃO. Bactericida, inibe a DNA girase bacteriana.

MAIS INFORMAÇÕES. Ver enrofloxacino, marbofloxacino, orbifloxacino; Capítulo 30, Tabelas 30.11, 30.12, 30.13; Referência 106.

FARMACOCINÉTICA. A biodisponibilidade ultrapassa 80%. O fármaco ativo compreende 90% dos níveis plasmáticos após administração oral ou IV. Baixa ligação às proteínas plasmáticas de 46 a 52%. Difunde-se prontamente nos tecidos. Lipofílico, sendo a maior parte

da eliminação (80%) no trato biliar, na forma de glicuronídio; apenas 5% são excretados na urina. Sofre circulação êntero-hepática. Não se acumula quando se utiliza um intervalo de 24 h.

DISTRIBUIÇÃO NOS LÍQUIDOS/TECIDOS CORPORAIS EM CÃES. Após uma dose única de 10 mg/kg VO (expressa em µg/mℓ ou µg/g).

Sistema corporal[a]	2 horas (n = 2)	6 horas (n = 1)	24 horas (n = 1)
HEMATOPOÉTICO			
Sangue total	2,3	1,1	0,6
Plasma	2,6	1,2	0,8
Osso	6,5	7,2	6,5
Linfonodos	3,1	2,5	1,7
Fígado	10,7	7,8	4,6
Baço	3,5	1,1	1,1
UROGENITAL			
Urina[b]	22,6	21,0	10,7
Rim	5,0	2,8	1,5
Parede vesical	3,0	1,8	1,7
Testículos	3,1	1,6	0,8
Próstata	3,4	1,5	1,4
GASTRINTESTINAL			
Estômago	66,7	8,5	9,9
Intestino delgado	18,3	38,7	16,4
CARDIOPULMONAR			
Pulmões	3,2	0,9	0,8
Coração	3,8	1,6	1,1
OUTROS TECIDOS			
Músculo	4,1	1,2	1,1
Gordura	0,7	0,8	0,8

[a]Dados obtidos da bula, disponível em www.drugs.com/vet/dicural-tablets.html.
[b]Com base na porcentagem da dose com débito urinário de 50 mℓ/kg/dia.

ESPECTRO. Gram-positivos: *Staphylococcus intermedius.* **Gram-negativos:** *Escherichia, Pasteurella, Enterobacter, Pseudomonas, Proteus, Klebsiella.* **Anaeróbios:** não é eficaz. **Outros:** *Mycoplasma, Chlamydia, Rickettsia,* algumas micobactérias oportunistas. **Mais eficaz:** microrganismos gram-negativos anaeróbios e facultativos. **Eficácia intermediária:** *Proteus* spp., *Staphylococcus* spp., *Streptococcus canis,* outros estreptococos. **Ineficaz:** *Enterococcus, Actinomyces, Nocardia, M. avium-intracellulare, Leptospira, Ehrlichia* e anaeróbios obrigatórios.

INDICAÇÕES. Infecções da pele e dos tecidos moles e ITU agudas não complicadas. Mostra-se eficaz contra muitas bactérias gram-negativas, como *E. coli* e *Staphylococcus* spp. Alternativa para os aminoglicosídios em caso de insuficiência renal ou quando se deseja um tratamento oral. Ver também enrofloxacino.

USOS APROVADOS. Infecções da pele e dos tecidos moles e ITU em cães.

CONTRAINDICAÇÕES. Não deve ser usado em cães em crescimento ou com história de convulsões. Não administrar a cadelas prenhes ou durante a lactação ou machos padreadores. Ver também enrofloxacino.

REAÇÕES ADVERSAS. Em geral, autolimitadas; anorexia, vômitos, diarreia e irritação anal. Ver também enrofloxacino. Foi observada a ocorrência de eritema/edema transitórios na área facial, diarreia, diminuição do apetite, particularmente em doses mais altas do que as terapêuticas em cães.

INTERAÇÕES. Ver ENROFLOXACINO. Os compostos (p. ex., sucralfato, antiácidos) que contêm cátions divalentes e trivalentes podem interferir na absorção desses fármacos pelo trato GI.

Disponibilidade	Tipo	Apresentações
Veterinária (Cães)	Comprimidos (na forma de cloridrato)	11,4 mg, 45,4 mg, 136 mg (EUA); 15 mg, 50 mg, 150 mg (Europa)
	Solução	50 mg/mℓ (Europa)

MANIPULAÇÃO. Conservar os comprimidos à temperatura ambiente (20 a 25°C), longe da umidade.

ADMINISTRAÇÃO. Ver ENROFLOXACINO.

Indicações	Dose (mg/kg)	Via	Intervalo (h)	Duração (dias)
CÃES				
Infecção da pele e ITU	5	VO	24	Máximo de 21 dias[a]

[a]Administrar por 2 a 3 dias após a resolução dos sinais clínicos, até 30 dias no máximo.

OUTRAS POSOLOGIAS. Infecções por mordidas, Tabela 51.5.

INFORMAÇÃO PARA DISPENSAÇÃO. Ver ENROFLOXACINO.

Di-iodo-hidroxiquina

Ver IODOQUINOL.

CLASSE. 8-hidroxiquinolina.

AÇÃO. Antiprotozoário.

MAIS INFORMAÇÕES. Ver IODOQUINOL; Tabela 71.1.

Dipropionato de imidocarbe

CLASSE. Diamidina aromática.

AÇÃO. Antiprotozoário. Interfere no metabolismo dos ácidos nucleicos.

MAIS INFORMAÇÕES. Ver ACETURATO DE DIMINAZENO, ISETIONATO DE AMICARBALIDA, FENAMIDINA, ISETIONATO DE PENTAMIDINA; Capítulo 71, Tabela 71.1; Referências 589, 592, 726, 884.

FARMACOCINÉTICA. Metabolizado lentamente e excretado após injeção IM. Persiste por longos períodos no plasma e nos tecidos e é gradualmente eliminado. Protege cães da infecção por um período de até 5 semanas.

ESPECTRO. *Ehrlichia, Babesia.* Alguma variação na sensibilidade das espécies e das cepas.[286] Não é eficaz contra *Anaplasma platys* ou *Mycoplasma haemofelis.*[622] Ver Tabela 76.3 para a sua eficácia contra espécies de *Babesia.*

INDICAÇÕES. Erliquiose, babesiose.

USOS APROVADOS. Babesiose.

CONTRAINDICAÇÕES. O uso de organofosforados ou fármacos inibidores da colinesterase pode aumentar a toxicidade. Reduzir a dose ou evitar o seu uso em caso de comprometimento pulmonar preexistente ou se houver insuficiência renal ou hepática. A segu-rança e eficácia do fármaco não foram determinadas em filhotes de cães ou cães de reprodução, fêmeas prenhes ou durante a lactação. Não é recomendado para uso IV.

REAÇÕES ADVERSAS. Dor, edema, abscesso ou ulceração no local de injeção; edema periorbitário, hipersalivação, gotejamento nasal, tremores, lacrimejamento, agitação mental ou depressão. O vômito após o tratamento constitui um dos efeitos colaterais mais consistentes. O sal dipropionato menos tóxico provoca hipotensão e sinais semelhantes ao da intoxicação por organofosforados quando administrado por via IV (porém menos por via IM); todavia, essa reação pode ser evitada pela administração prévia de atropina. Recomenda-se a reversão com atropina. Em certas ocasiões, ocorre desenvolvimento de necrose tubular renal. A faixa posológica de 7 a 10 mg/kg tem sido bem tolerada por cães, porém aproxima-se dos níveis tóxicos. Doses de 10 mg/kg causam taquicardia transitória leve, e a administração de doses mais altas pode provocar taquicardia ventricular prematura. São observadas elevações dos níveis séricos de ALT e AST, que são proporcionais às doses usadas em consequência de necrose hepática. Ocorre vacuolização hepática com dose IV terapêutica, que é consistente com superdosagem de 20 mg/kg; ocorre necrose hepática maciça fatal após superdosagem acidental muito alta (60 mg/kg).[589] As reações inflamatórias no músculo ou na pele, causando claudicação ou dermatite, respectivamente, podem ser evitadas por injeção IM profunda no músculo lombar. Oncogênese com altas doses em ratos.

INTERAÇÕES. Para *Babesia,* o imidocarbe é sinérgico com uma injeção de ACETURATO DE DIMINAZENO no período de até 24 h. Potencializa a toxicidade dos organofosforados em consequência da atividade anticolinesterásica inerente. Não deve ser usado simultaneamente com exposição a substâncias inibidoras da colinesterase.

Disponibilidade	Tipo	Apresentações
Veterinária	Solução parenteral	Frasco de várias doses com solução a 12% (120 mg/mℓ) em frascos estéreis de 10 mℓ

MANIPULAÇÃO. Conservar entre 2°C e 25°C longe da luz.

ADMINISTRAÇÃO. Acompanhar o hemograma completo por um período de até 12 a 20 semanas para monitorar o tratamento.

Indicações	Dose (mg/kg)	Via	Inoculação repetida (dias)
CÃES			
Erliquiose[a]	5	IM, SC	14 a 21
	5	IM, SC	84
Babesiose	5 a 6,6[b]	IM, SC	14
	7,5	IM, SC	Nenhuma
GATOS			
Citauxzoonose, erliquiose[a]	5	IM	7

[a]A eficácia do dipropionato de imidocarbe no tratamento da erliquiose tem sido questionada (ver discussão sobre tratamento da infecção por *E. canis* em cães e erliquiose monocitotrópica felina, no Capítulo 26); entretanto, como a coinfecção por *Babesia canis* ou *Hepatozoon canis* em cães resulta provavelmente do mesmo vetor, esse tratamento pode ser justificado (além das tetraciclinas) para áreas endêmicas dessas infecções.
[b]Dose mais alta do que a indicada na bula.

OUTRAS POSOLOGIAS. Erliquiose monocitotrópica felina e anaplasmose granulocitotrópica, Tabela 26.4; infecção por *Hepatozoon canis,* Tabela 74.2; citauxzoonose, Tabela 75.1; babesiose, Tabela 76.3.

Doxiciclina

CLASSE. Tetraciclina

AÇÃO. Bacteriostática; inibe a síntese de proteínas bacterianas por meio de sua ligação a três unidades ribossômicas.

MAIS INFORMAÇÕES. Ver MINOCICLINA, TETRACICLINA; Tabelas 26.3, 26.4, 26.6, 26.7, 28.2; Capítulo 30, Tabela 30.7; Tabelas 71.1 e 89.2; Referências 939, 989.

FARMACOCINÉTICA. Junto com alimento, ocorre absorção de 93% de uma dose VO; a concentração sanguínea após uma dose VO é equivalente à dose IV. Mais lipossolúvel (cinco vezes) do que a TETRACICLINA, possibilitando melhor absorção GI e boa penetração na maioria dos tecidos e líquidos corporais, incluindo áreas de difícil acesso, como próstata, trato reprodutor feminino, olhos, SNC, pulmões, escarro, bile. Persiste nas secreções respiratórias e prostáticas. Atravessa a placenta e acumula-se nos ossos e dentes fetais; passa para o leite. Penetra bem nos seios nasais. Liga-se extensamente às proteínas plasmáticas (> 90%), em comparação com outras tetraciclinas, produzindo meia-vida de 7 a 10 h em cães e 4,5 h em gatos.[940] A doxiciclina apresenta meia-vida relativamente longa para a tetraciclina, possibilitando a sua administração em uma ou duas doses por dia. É eliminada principalmente no trato digestório por secreção não biliar na forma de compostos inativos, com eliminação de até 90% nas fezes. Por conseguinte, pode ser administrada sem qualquer preocupação a animais com insuficiência renal. Observa-se algum nível de eliminação biliar com circulação êntero-hepática. Cerca de 20 a 25% aparecem na urina de cães por filtração glomerular. Em virtude de sua maior ligação às proteínas plasmáticas em gatos, a doxiciclina não é tão bem distribuída e as concentrações plasmáticas correspondem a aproximadamente duas vezes aquelas observadas em cães após a administração da mesma dose.[940]

ESPECTRO. Gram-positivos: algumas espécies de *Streptococcus*, e de *Staphylococcus, Nocardia, Listeria, Bacillus*. **Gram-negativos:** *Bartonella, Brucella, Franciella, Pasteurella, Campylobacter, Helicobacter, Yersinia, Enterobacter, Klebsiella, Bordetella*. **Anaeróbios:** *Clostridium, Fusobacterium, Actinomyces*. **Outros:** *Haemorbartonella, Chlamydia, Mycoplasma*, riquétsias (*Coxiella, Rickettsiae, Ehrlichia, Wolbachia*), espiroquetas (*Leptospira, Borrelia*), micobactérias oportunistas de crescimento rápido, complexo *M. avium-intracellulare, Entamoeba, Balantidium*, coccídios, *Toxoplasma*. Mais eficaz: *Borrelia, Rickettsia, Legtospim*. **Ineficaz:** *Proteus, Enterobacter, Klebsiella, Escherichia, Pseudomonas*. As bactérias gram-negativas frequentemente desenvolvem resistência. Ocorre resistência cruzada entre outras tetraciclinas.

INDICAÇÕES. ITU agudas, prostatite crônica, infecções das vias respiratórias, infecções nasais e dos seios paranasais, doença periodontal, riquetsioses, borreliose, infecções por clamídias e micoplasmas, micoplasmose hemotrópica (hemobartonelose), tularemia, actinomicose, nocardiose, micobacteriose, erliquiose canina,[285,443] borreliose, febre maculosa das Montanhas Rochosas, leptospirose, bartonelose, amebíase intestinal. Em doses convencionais para cães e gatos, as concentrações urinárias foram suficientes para obter concentrações *in vitro* eficazes contra patógenos comuns do trato urinário.[1271] A doxiciclina tem sido benéfica no tratamento da acne canina localizada associada a *Staphylococcus pseudintermedius*[79] e mostra-se eficaz quando associada a aminoglicosídios no tratamento da brucelose. Para aumentar a eficácia e reduzir a probabilidade de induzir resistência, deve-se utilizá-la sempre associada a outros fármacos eficazes no tratamento das infecções micobacterianas. Na leptospirose, tem sido usada para eliminar o estado de portador. Reduz a gravidade da deterioração da cartilagem articular em vários modelos animais de artrite não infecciosa,[123,536] o que questiona a pressuposição de que toda poliartrite que responde à doxiciclina seja infecciosa. A doxiciclina é eficaz no tratamento da acne canina.[79] Tem sido usada associada à niacinamida no tratamento de dermatoses imunomediadas, como dermatite piogranulomatosa, histiocitose cutânea canina, oniocodistrofia lupoide canina ou pênfigo.[955] Tem sido eficaz no tratamento da pododermatite linfocitária/plasmocitária em gatos.[87,88,798,862] É utilizada associada a ivermectina e melarsomina para reduzir as lesões trombóticas e inflamatórias e os níveis de *Wolbachia* nas lesões pulmonares trombóticas associadas a dirofilárias mortas.[599] Ver também *Dirofilariose*, Capítulo 83.

CONTRAINDICAÇÕES. Prenhez (embriotóxica). É necessário ajustar para a dose mínima em caso de insuficiência hepática ou renal. Diferentemente de outras tetraciclinas, a doxiciclina não se acumula na insuficiência renal em cães, visto que sofre difusão passiva no lúmen intestinal.[940] Por conseguinte, trata-se da melhor tetraciclina para uso no animal com azotemia. A pigmentação dos dentes não constitui um grande problema, de modo que o fármaco pode ser usado em animais mais jovens (< 6 meses de idade).

REAÇÕES ADVERSAS. Irritação e estenoses do esôfago, estas últimas observadas particularmente em gatos.[362,743,757] Os vômitos e a irritação GI, particularmente em consequência de esofagite, podem ser reduzidos pela administração do fármaco com alimento. A esofagite e as úlceras esofágicas que se formam podem ser reduzidas pela administração de líquido ou de alimentos após a dose, não devendo a administração ser feita com o animal deitado. Podem estar relacionadas com a formulação, visto que as cápsulas são mais irritantes do que os comprimidos ou as preparações de revestimento entérico. A administração de comprimidos parciais ou esmagados também pode aumentar o contato e a irritação. Arredondar para a dose mais alta e administrar comprimidos inteiros são procedimentos que ajudam a aliviar esse problema. O sal mono-hidratado é menos ácido e ulcerogênico do que o cloridrato ou as formulações de doxiciclina hiclato. Pode ocorrer também gastrenterite, particularmente em gatos, porém a doxiciclina é mais bem tolerada do que outras tetraciclinas nessa espécie, causando menos febre, anorexia e vômitos em comparação com outras tetraciclinas. Em virtude de sua absorção mais completa, alterações da flora e diarreia são menos frequentes com outras tetraciclinas. Podem-se observar hipotensão ou vômitos com infusão IV rápida de doxiciclina hiclato, presumivelmente devido ao rápido efeito de quelação com cálcio plasmático. Além da pressão arterial baixa, há desenvolvimento de bradicardia, particularmente na forma de doses administradas a cães acima de 10 mg/kg por infusão IV rápida.[324] As anormalidades ECG incluem depressão ST, onda T negativa e extensão do segmento QT com extrassístoles. Em gatos anestesiados, a infusão IV rápida de 8 mg/kg provocou hipertensão sistêmica. A recomendação para administração IV a gatos é não ultrapassar 4 mg/kg na forma de infusão rápida ou 8 mg/kg durante o período mínimo de infusão de 2 min.[324] Pode haver desenvolvimento de fotossensibilidade e erupções cutâneas. Ocorrem depósito e pigmentação dos dentes e dos ossos em animais jovens; todavia, de todas as tetraciclinas, a doxiciclina é a que menos tende a produzir esse efeito.[267] A diarreia em consequência de alterações microbianas entéricas é menos comum do que com a TETRACICLINA, presumivelmente devido à melhor absorção entérica e menor dose necessária de doxiciclina. Pode ocorrer hepatotoxicidade em cães e gatos após tratamento oral ou parenteral. São observadas elevações acentuadas nos níveis séricos de alanina aminotransferase e fosfatase alcalina. Foram observadas trombocitopenia, neutropenia e eosinofilia em seres humanos, e foi constatada a ocorrência de neutropenia em cães. Tetraciclinas fora do prazo de validade podem apresentar um subproduto metabólico excretado, que precipita nos túbulos reanis.

INTERAÇÕES. A absorção GI é reduzida por cátions divalentes e trivalentes, como aqueles existentes em preparações de ferro, géis de hidróxido de alumínio, bicarbonato de sódio, subsalicilato de bismuto, cálcio e sais de magnésio. Em virtude de sua alta lipossolubilidade, tem menos afinidade pela ligação ao cálcio do que outras tetraciclinas. A ingestão de alimentos tem um efeito relativamente pequeno sobre a absorção GI. A meia-vida dos anticonvulsivantes (fenobarbital, difenil-hidantoína) pode ser reduzida, e esses fármacos diminuem as concentrações séricas de doxiciclina. A rifampicina também pode aumentar a depuração, diminuindo a eficácia da doxiciclina. Interfere na atividade dos aminoglicosídios, das cefalosporinas e das penicilinas. Pode haver desenvolvimento de insuficiência renal devido à nefrolitíase por oxalato de cálcio após anestesia com metoxiflurano.

Disponibilidade	Tipo	Apresentações
Seres humanos	Cápsulas ou comprimidos (hiclato)	50 mg, 100 mg
	Xarope oral (cálcio)	50 mg/5 mℓ
	Pó para suspensão oral (mono-hidrato)	25 mg ou 50 mg/5 mℓ
Veterinária	Pó para injeção (hiclato)	100 mg, 200 mg
	Gel gengival (tópico a 8,5% para cães)	Dispensar em seringa
	Comprimidos	20 mg, 100 mg
	Comprimidos (mono-hidrato)	50 mg, 100 mg
	Pasta oral (mono-hidrato)	100 mg/g

MANIPULAÇÃO. A solução de hiclato parenteral é reconstituída com água estéril. Compatível quando diluída para 1 mg/mℓ em NaCl a 0,9%, glicose a 5%, solução de Ringer com lactato. Não se recomenda o uso de concentrações inferiores a 0,1 mg/mℓ ou superiores a 1 mg/mℓ. Em geral, as soluções de líquido de infusão são estáveis durante pelo menos 12 h à temperatura ambiente (20 a 25°C) até 72 h quando refrigeradas (2 a 8°C) e não devem ser expostas à luz solar direta. A duração da infusão deve ser de 1 h ou mais e nunca passar de 12 h. Incompatível com soluções que contenham lidocaína, PENICILINA G OU PIPERACILINA OU TAZOBACTAM. As soluções de 10 mg/mℓ diluídas em água estéril podem ser congeladas a –20°C durante 8 semanas e lentamente descongeladas, mas nunca congeladas novamente para outro uso. Conservar os comprimidos e as cápsulas à temperatura ambiente, em recipientes hermeticamente fechados e à prova de luz. Após reconstituição, a suspensão VO permanece estável à temperatura ambiente durante 2 semanas. O gel oral deve ser conservado no refrigerador.

ADMINISTRAÇÃO. Parenteral: Trata-se da única tetraciclina recomendada para uso IV, visto que tem menor probabilidade de causar tromboflebite ou toxicidade hepática. Para uso IV, administrar em infusão lenta durante pelo menos 1 h na forma diluída. Não administrar por via IM ou SC. **Oral:** os líquidos orais, fornecidos juntamente com a medicação, irão propelir os comprimidos ou as cápsulas no estômago e reduzir os efeitos da irritação e ulceração esofágicas.[1252] Os comprimidos podem ser esmagados ou as cápsulas abertas e misturados com o alimento. Deve-se evitar fornecer líquidos que contenham cátions polivalentes, que afetam a absorção. Se ocorrer irritação gástrica, administrar medicação com alimento ou leite, visto que este último não afeta tanto a absorção da doxiciclina quanto a de outras tetraciclinas. **Tópica:** os dentes devem ser raspados antes da aplicação. O produto é aplicado sob sedação ou anestesia. A doxiciclina é misturada e aplicada com cânula 1 a 2 mm abaixo da margem gengival de cada dente. Ver a bula para orientações completas.

Indicações[a]	Dose (mg/kg)	Via	Intervalo (h)	Duração (dias)
CÃES				
Efeito antiartrítico	3 a 4 mg/kg	VO	24	7 a 10[b]
Uso geral para infecção	5 mg/kg	VO	12	7 a 14
Tecidos moles, urinária	4,4 a 11 mg/kg	VO, IV	12	7 a 14
Infecção aguda por *E. canis*	5 mg/kg	VO	12	14[c]
Infecção aguda por *E. canis*	10 mg/kg	VO	24	16[d]
Infecção subclínica por *E. canis*	10 mg/kg	VO	24	14[e]
Infecção crônica por *E. canis*	10 mg/kg	VO	24	30 a 42[f]
Dirofilariose	10 mg/kg	VO	12	[g]
GATOS[h]				
Micoplasmose hemotrópica ou clamidiose	5 a 10 mg/kg	VO	12 a 24	14[i]
Bartonelose	50 mg/gato	VO	12	14 a 28
Infecção sistêmica, bacteriemia	5 a 11 mg/kg	VO, IV	12	Quando necessário
Erliquiose ou anaplasmose	5 a 10 mg/kg	VO	12	21
Dirofilariose	10 mg/kg	VO	24	[j]

[a] Para uso tópico, ver *Administração*.
[b] Referências 123, 536.
[c] Também eficaz no tratamento da infecção por *Rickettsia rickettsii*. Para ajudar a melhorar a eficácia no tratamento da infecção crônica por *E. canis*, a duração deve ser estendida para pelo menos 28 dias.
[d] Cães tratados para erliquiose monocítica aguda recuperaram-se com base na PCR de aspirado esplênico[443] ou do sangue total.[999]
[e] Até 7 dias após o tratamento, o xenodiagnóstico usando carrapatos *R. sanguineus* demonstrou a persistência da infecção, visto que os carrapatos ingurgitados transmitiram subsequentemente a infecção para outros cães previamente não infectados.[1000]
[f] Referências 443, 444.
[g] Ver *Tratamento* em *Dirofilariose canina*, no Capítulo 83, e Tabela 83.3 para outros fármacos usados no esquema.[599,734]
[h] Devido à irritação esofágica causada pela doxiciclina, a dose deve ser arredondada, de modo que sejam administrados cápsulas ou comprimidos inteiros, particularmente a gatos.
[i] Eficaz para reduzir o nível quantitativo de cópias gênicas por PCR do sangue de *Mycoplasma haemofelis* em gatos tratados.[1129]
[j] Ver *Tratamento* em *Dirofilariose felina*, no Capítulo 83, e Tabela 83.6 para outros fármacos usados em esquemas.

OUTRAS POSOLOGIAS. Cinomose, Tabela 3.2; traqueobronquite infecciosa canina, Tabela 6.2; doença respiratória felina, Tabela 14.2; envenenamento por salmão, Tabela 25.2; erliquiose monocitotrópica canina, Tabela 26.3; erliquiose monocitotrópica e anasplamose granulocitotrópica felinas, Tabela 26.4; infecção canina por *Ehrlichia ewingii*, Tabela 26.5; infecção canina por *Anaplasma phagocytophilum*, Tabela 26.6; anaplasmose trombocitotrópica canina e felina, Tabela 26.7; febre maculosa das Montanhas Rochosas, Tabela 27.2; clamidiose, Tabela 28.2; micoplasmose hemotrópica, Tabela 29.3; infecções por micoplasmas e formas em L, Tabela 32.2; antraz, Tabela 33.5; brucelose canina, Tabela 38.2; leptospirose, Tabela 42.3; borreliose de Lyme, Tabela 43.4; peste, Tabela 45.1; tularemia, Tabela 46.1; infecção por *Coxiella burnetii*, Tabela 46.2; infecções por micobactérias de crescimento lento, Tabela 48.4; infecção por granuloma leproide canino, Tabela 48.7; infecções por micobactérias de crescimento rápido, Tabela 48.8; dermatofilose, Tabela 49.1; abscessos felinos, Tabela 50.3; infecções por mordidas, Tabela 51.5; bartonelose felina, Tabela 5.2.; bartonelose canina, Tabela 52.3; babesiose (associada a CLINDAMICINA E METRONIDAZOL), Tabela 76.3; dirofilariose canina (secundária), Tabela 83.3; dirofilariose felina, Tabela 83.6; otite externa canina, Tabela 84.3; infecções musculoesqueléticas, Tabela 85.3; e infecção hepatobiliar, Tabela 89.4.

INFORMAÇÃO PARA DISPENSAÇÃO. Pode ser administrada com alimento, se necessário, particularmente para ajudar a reduzir os vômitos. Não administrar com antiácidos, laticínios (menos problemático), suplementos de ferro. Para evitar a irritação esofágica, os comprimidos ou cápsulas não devem ser partidos nem esmagados, e devem-se fornecer água imediatamente depois (por seringa, se for necessário) para transportar o fármaco até o estômago.

Enilconazol

CLASSE. Triazólico (também denominado imazalil, ISSO 1750).

AÇÃO. Antifúngico. Ver também CETOCONAZOL.

MAIS INFORMAÇÕES. Ver Capítulos 55 e 63; Tabela 55.4; Boxe 56.1: Referência 1032.

FARMACOCINETICA. Não é absorvido pelo trato GI após administração VO. Usado apenas por meio tópico e não absorvido, mesmo quando há lesão do epitélio. Cria uma fase de vapor no local de sua aplicação, o que pode contribuir para a sua atividade residual.

ESPECTRO. *Microsporum, Trichophyton, Aspergillus, Malassezia.*

INDICAÇÕES. Tópico para dermatofitose em cães e instilação IN em cães com aspergilose nasal. Uso sem indicação na bula com emulsão no tratamento da dermatofitose felina. Para a aspergilose nasal canina, sua administração diária por irrigação nasal através de tubos cirurgicamente implantados, durante 14 dias, é eficaz.

USOS APROVADOS. Dermatofitose em cães.

CONTRAINDICAÇÕES. Não é recomendado para uso em gatos, em virtude de sua toxicidade potencial; entretanto, a administração tópica para a dermatofitose em formulações diluídas tem sido eficaz na concentração de emulsão de 0,2%.

REAÇÕES ADVERSAS. Reações sistêmicas em gatos. A ingestão oral durante a administração pode causar salivação, inapetência, perda de peso, aumento das enzimas hepáticas e idiopáticas. Entretanto, com uso tópico, em um estudo, a aplicação em todo o corpo 2 vezes/semana, durante 8 semanas, em gatos com dermatofitose não conseguiu revelar qualquer reação adversa.[236] Em outro estudo, gatos da raça Persa tratados por meio tópico com solução a 0,2%, a cada 3 dias, para um total de oito tratamentos, foram monitorados durante 180 dias.[489] Foi observada a ocorrência de hipersalivação, fraqueza muscular idiopática e elevação dos níveis séricos de ALT. Os gatos tiveram uma melhora clínica, e a cultura ficou negativa no dia 28. No dia 180, alguns dos gatos desenvolveram novamente lesões e todas tiveram culturas positivas. Em geral, a solução foi eficaz e bem tolerada; todavia, seriam necessárias outras medidas para evitar reinfecções. A solução não diluída é irritante. Entretanto, quando misturada com água em emulsão diluída, não é irritante para a pele nem para os olhos ou as mucosas. Com a solução intranasal administrada por tubos cirurgicamente implantados em cães conscientes, podem ocorrer salivação, espirros e agitação da cabeça a cada irritação.

Disponibilidade	Tipo	Apresentações
Veterinária	Solução tópica (para tinha em bovinos, cavalos e cães)	100 mg/mℓ (10%)
	Solução desinfetante (para incubadoras de aves domésticas)	750 mℓ (13,8%)

MANIPULAÇÃO. Usar luvas protetoras de borracha quando estiver trabalhando com soluções. Para uso tópico na pele, a solução concentrada é diluída 1:50 com água morna para produzir uma emulsão

a 0,2% (2 mg/mℓ). Concentrações mais altas diluídas 1:10 (10 mg/mℓ) até a concentração de 1% ou mais são usadas para lavagem nasal. Preparar a emulsão imediatamente antes do uso. Não descartar em água corrente ou abastecimentos de água não tratada. Conservar à temperatura ambiente (20 a 25°C), protegido da luz, para garantir estabilidade de até 5 anos.

ADMINISTRAÇÃO. Dermatofitose e dermatomicose: remover as crostas da pele acometida. Na forma de solução desinfetante, diluições de 50:1 com água para produzir emulsão têm sido aplicadas com esponja para tratamento tópico da dermatofitose ou infecções cutâneas por *Malassezia* ou *Candida.*[237] Para obter melhores resultados, raspar os cães de pelo longo. A não ser que os gatos tenham pelo longo com lesões generalizadas, aparar apenas em torno das lesões visíveis, visto que raspar o pelo dissemina o fungo e arranha a pele remanescente. Queimar todos os pelos removidos. Aplicar emulsão diluída a intervalos de 3 dias para quatro tratamentos. Os gatos podem ser tratados sem raspar escovando-se a emulsão por toda a pelagem. **Controle ambiental dos dermatófitos:** podem ser utilizados um gerador de fumaça (5 g de enilconazol para uma sala de 50 metros cúbicos) ou um concentrado emulsificável (solução a 15% diluída 1:100 em água de torneira) para lançar fumaça ou vaporizar, respectivamente. **Método de colocação cirúrgica de tubos na aspergilose:** sob anestesia, são perfurados orifícios nos seios frontais para a introdução de tubos. Combinar com turbinectomia inicialmente ou mais tarde, se houver recidiva da doença. Após recuperação da anestesia, infundir 7 a 10 mg/kg de solução a 10%, diluída 50:50 com água estéril, através dos tubos, 2 vezes/dia, durante 10 a 14 dias. **Método não cirúrgico:** ver o Capítulo 62 para a colocação dos tubos. Foram descritas várias técnicas. Em geral, o cão sob anestesia geral tem as passagens nasais irrigadas com soro fisiológico, e os resíduos são removidos, algumas vezes por endoscopia. São introduzidos cateteres de Foley nas passagens ou seios nasais, algumas vezes por endoscopia. As narinas e a orofaringe são ocluídas para impedir o vazamento. O volume, que habitualmente é de cerca de 60 a 75 mℓ para cada narina para raças maiores, é infundido durante 1 h, enquanto o animal é reposicionado para irrigar todas as áreas nasais e sinusais antes da recuperação da anestesia. **Resultados do método não cirúrgico:** o método não cirúrgico tem sido eficaz para uso do clotrimazol em base de polietilenoglicol (ver CLOTRIMAZOL). Entretanto, foram observados o fracasso do tratamento e a ocorrência de irritação da mucosa com enilconazol, quando a solução diluída 1:10, produzindo uma emulsão a 1% (10 mg/dℓ), foi usada para irrigação nasal de 1 h em uma única aplicação sob anestesia.[124] Esses mesmos animais responderam à infusão diária subsequente da mesma solução por meio de tubos implantados. Em um segundo estudo,[1315] cães foram tratados com irrigação nasal sob anestesia utilizando uma emulsão de enilconazol a 1 ou 2%, com sucesso. Os cães submetidos a irrigação com emulsão a 2%, seguida de tratamento subsequente com CETOCONAZOL oral (10 mg/kg a cada 12 h, durante 4 a 6 semanas), tiveram melhor resposta ao tratamento. Nesse estudo, os tubos foram colocados por endoscopia dorsalmente nos seios frontais. Em um terceiro estudo,[739] cães foram tratados com irrigação intranasal tópica em um único procedimento com anestesia, utilizando-se enilconazol grau comercial diluído até a concentração de 5% (50 mg/mℓ) com água estéril. Os tubos foram colocados por endoscopia na passagem nasal caudal, e os cães foram posicionados em decúbito dorsal e, em seguida, ventral, durante o período de contato de 1 h com a infusão intranasal. Para minimizar o contato da mucosa com essa solução mais concentrada de enilconazol, foram colocados tampões de algodão nas narinas, gazes ao redor do tubo endotraqueal na faringe, e as áreas acessíveis de mucosa foram cobertas com vaselina.

Indicações (Cães)	Dose (mg/kg)	Via	Intervalo (h)	Duração (dias)
Aspergilose nasal	10 mg/kg (diluição 50:50)	Uso tópico através de tubos de demora	12	7 a 14
Dermatomicose	O volume varia (diluição 50:1)	Uso tópico por gotejamento, esponja ou escovação	72 a 96	21 a 42[a]

[a]Duração mínima de 21 dias para *Malassezia* e 28 a 42 dias para dermatófitos.

OUTRAS POSOLOGIAS. *Dermatofitose*, Capítulo 56, Boxe 56.1

INFORMAÇÃO PARA DISPENSAÇÃO. Irrigação nasal: com tubos de demora, diluir o volume de solução para cada dose 50:50 com água imediatamente antes do uso e administrar por seringa. **Emulsão:** para gotejamento, a emulsão permanece estável por 4 a 6 semanas uma vez diluída, se estiver protegida da luz. O fabricante recomenda a preparação da diluição fresca para cada uso.

Enrofloxacino

CLASSE. Quinolona.

AÇÃO. Bactericida; inibe a DNA girase bacteriana.

MAIS INFORMAÇÕES. Ver CLORIDRATO DE CIPROFLOXACINO, DIFLOXACINO, IBAFLOXACINO, MARBOFLOXACINO, ORBIFLOXACINO, PRADOFLOXACINO; Capítulo 30, Tabelas 30.11, 30.12, 30.13; Tabela 71.1; Referências 4, 36, 37, 93, 106.

FARMACOCINÉTICA. Esse antimicrobiano dependente de concentração é bem absorvido (80 a 100%) pelo trato GI. Amplamente distribuído pelos tecidos corporais, incluindo esqueleto, SNC, LCS. Concentrações mais altas são alcançadas no fígado, na bile, nos rins, nos tecidos e secreções genitais, na urina.[1190] Penetra e concentra-se nos macrófagos e neutrófilos. É transportado até os locais de inflamação e tecidos e líquidos adjacentes. As concentrações alcançadas no osso, nos pulmões, na próstata e nos rins são suficientes para afetar as bactérias gram-negativas aeróbicas e facultativas. Concentrações mais altas do que as do soro na saliva, nas secreções genitais, nasais e brônquicas. Concentrações adequadas no SNC e no LCS são alcançadas apenas com doses mais altas ou quando as meninges estão inflamadas. O CLORIDRATO DE CIPROFLOXACINO, o principal metabólito do enrofloxacino, alcança concentrações na próstata 30 vezes maiores do que as do sangue.[37] O ciprofloxacino acumula-se também nos leucócitos, juntamente com o enrofloxacino. Os neutrófilos provavelmente transportam esses fármacos até o local de infecção, onde podem ser liberados após a morte das células, ou afetam patógenos intracelulares que sobrevivem à fagocitose. Em comparação com o ciprofloxacino, as concentrações teciduais de enrofloxacino são frequentemente mais altas do que as concentrações sanguíneas, devido à menor ligação às proteínas, alta penetração nos tecidos e meia-vida sérica extensa. As concentrações na pele ultrapassam as do sangue depois de vários dias de tratamento e podem ser adequadas para tratar estafilococos dérmicos.[1077] As concentrações na pele inflamada (piodermite superficial e profunda) são maiores do que na pele sadia.[248,249] Nos cães, a via predominante de excreção é a biliar (70%) por glicuronidação, por circulação êntero-hepática subsequente. O restante (30 a 40%) é excretado na urina, com até 50% do fármaco em sua forma inalterada.[572] O restante é metabolizado a compostos menos ativos e a ciprofloxacino ativo, com excreção biliar (fecal) e renal.[611] A quantidade de ciprofloxacino produzida por eliminação metabólica varia entre espécies de animais e dentro de uma mesma espécie. **Distribuição no corpo:** o enrofloxacino penetra em todos os tecidos e líquidos corporais caninos e felinos. Concentrações do fármaco iguais ou superiores à CIM para muitos patógenos (ver Tabela a seguir) são alcançadas na maioria dos tecidos até 2 h após a administração de 2,5 mg/kg e são mantidas por 8 a 12 h. São encontrados níveis particularmente altos de enrofloxacino na urina. A tabela seguinte fornece um resumo dos níveis do fármaco nos tecidos e líquidos e corporais em até 2 a 12 h após uma dose oral de 2,5 mg/kg e em até 1 h ou a intervalos maiores após a administração de 5 mg/kg; dados sobre o uso de doses altas (20 mg/kg) também são fornecidos para cães. Os níveis do fármaco são mais altos do que aqueles indicados após a administração de múltiplas doses, visto que ocorre acúmulo.

ESPECTRO. Gram-positivos: *Staphylococcus*, variável para *Streptococcus*. **Gram-negativos:** *Brucella, Pasteurella, Escherichia, Aeromonas, Proteus, Shigella, Salmonella* e outros enteropatógenos, como *Campylobacter, Yersinia* e algumas *Pseudomonas*. Foi observada resistência *in vivo* com *Clostridium* spp., *Bacteroides* spp. **Outros:** *Micoplasma, Chlamydia, Rickettsia, Haemobartonella*, algumas micobactérias oportunistas de crescimento lento (ver Capítulo 50). **Mais eficaz:** microrganismos gram-negativos aeróbicos e facultativos. **Ineficaz:** *Enterococcus, Actinomyces, Nocardia, Mycobacterium avium-intracellulare*, complexo *Leptospira, Ehrlichia* e anaeróbios obrigatórios. Pode ocorrer desenvolvimento de resistência por meio de mutação cromossômica, embora não ocorra resistência mediada por plasmídios. A resistência é mais comum com alguns microrganismos, como *Pseudomonas aeruginosa, Escherichia coli* e *Staphylococcus aureus*. Foi observado aumento no número de ITU por *E. coli* resistente ao enrofloxacino em cães.[204]

INDICAÇÕES. ITU complicadas ou recorrentes, causadas por bactérias gram-negativas mais resistentes; prostatite. Boa alternativa para os aminoglicosídios em caso de disfunção renal. Infecções respiratórias por bactérias gram-negativas resistentes (frequentemente hospitalares). Osteomielite e infecções articulares, visto que as quinolonas têm boa penetração e segurança para uso prolongado em infecções causadas por microrganismos gram-negativos. Na osteomielite estafilocócica, a adição de RIFAMPICINA pode ser útil. Infecções SC complicadas, causadas por *Staphylococcus*, microrganismos gram-negativos ou micobactérias oportunistas. Uso recomendado em associação para o tratamento da brucelose, a fim de evitar o desenvolvimento de resistência bacteriana, embora tenha sido eficaz isoladamente em adultos com infecções subclínicas agudas.[1220] Para a otite externa grave causada por *Pseudomonas*. Para a gastrenterite bacteriana enteropatogênica (p. ex., salmonelose ou campilobacteriose, ver Capítulo 37).[976] Infecções GI causadas por bactérias gram-negativas, ITU, infecções do trato respiratório, infecções da pele, dos olhos e das articulações [976] e piodermite bacteriana canina.[522,869] Foram obtidas respostas benéficas em até 12 dias após o início do tratamento com colite ulcerativa histiocitária,[507,702] embora o tratamento não seja recomendado antes do estabelecimento do diagnóstico definitivo por biopsia, visto que pode ocorrer desenvolvimento de resistência bacteriana.[218] Pode ser administrado por meio tópico (ver *Manipulação*) para a otite externa causada por microrganismos gram-negativos resistentes, a fim de evitar a toxicidade dos aminoglicosídios. Foi constatado que as aminoquinolonas em associação melhoram a eficácia *in vivo* em alguns azólicos antifúngicos.

Distribuição do enrofloxacino (após tratamento) nos líquidos e tecidos corporais de cães e gatos para uso com dados de CIM de microrganismos isolados (dose única).[a]

	Canino					Felino	
Dose (mg/kg);VIA	2,5; VO	2,5; VO	5; VO	20; IV	2,5; VO	2,5; VO	5; VO
TEMPO DEPOIS (h)[b]	2	8	[b]	2	2	12	[b]
LÍQUIDOS CORPORAIS (μg/mℓ)							
Bile	...	...	30 (1)	22,01	2,13	1,97	39 (1)
LCS	...	...	0,9 (1)	5,26	0,37	0,10	0,9 (1)
Urina	43,05	55,35	34,05 (6)	33,54	12,81	26,41	31 (1)
Líquido ocular	0,53	0,66	...	2,55	0,45	0,65	...
Sangue total	1,01	0,36	...	....	...	...	...
Plasma	0,67	0,33	...	....	...	...	1,5 (1)
Soro	...	...	...	10,10 (0,5)	0,48	0,18	...
TECIDOS (μg/g)							
Sistema hematopoiético							
Fígado	3,02	1,36	5,8 (1)	32,70	1,84	0,37	6,5 (1)
Baço	1,45	0,85	2,8 (1)	21,20	1,33	0,52	3,0 (1)
Medula óssea	2,10	1,22	...	7,70	1,68	0,64	...
Linfonodos	1,32	0,91			0,49	0,21	
Sistema urogenital							
Rins	1,87	0,99	3,5 (1)	24,98	1,43	0,37	5,4 (1)
Parede vesical	1,36	0,98	...	17,30	1,16	0,55	...
Testículos	1,36	1,10	...	...	1,01	0,28	...
Próstata	1,36	2,20	4,4 (6)	23,54	1,88	0,55	...
Ovários	...	...	...		0,78	0,56	...
Parede uterina	1,59	0,29	...	18,97	0,81	1,05	...
Sistemas gastrintestinal e cardiopulmonar							
Pulmão	1,34	0,82	2,5 (1)	18,66	0,91	0,33	4,5 (1)
Líquido de revestimento epitelial	...	...	4,79 (4)	...	...	...	...
Macrófagos alveolares	...	...	3,34 (4)	...	...	...	...
Coração	1,88	2,16	3,1 (1)	...	0,84	0,32	5,0 (1)
Estômago	3,24	1,11	...	45,32	3,26	0,27	...
Intestino delgado	2,10	...	...	...	2,72	0,40	...
Intestino grosso	...	...	...		...	...	...
Outros							
Gordura	0,52	0,40	1,4 (1)	2,26	0,24	0,11	1,3 (1)
Pele – sadia	0,66	0,48	1,1 (3)	9,16	0,46	0,17	...
Piodermite superficial	...	...	1,7 (3)	...	...	..,..	...
Piodermite profunda	...	...	3,38 (3)		...	...	...
Músculo	1,62	0,77	2,3 (1)	21,66	0,53	0,29	2,8 (1)
Cérebro	0,25	0,24	0,4 (1)	...	0,22	0,12	1,6 (1)
Glândula mamária	0,45	0,21	...		0,36	0,30	...
Fezes	1,65	9,97	...		0,37	4,18	...
Osso – cortical	0,19	...	4,4 (2)				

[a] Esses dados não levam em consideração a quantidade de metabólito ativo de CLORIDRATO DE CIPROFLOXACINO, que compreende uma quantidade adicional de atividade antimicrobiana. Dados fornecidos na bula do enrofloxacino pelo fabricante e Referências 107, 248, 249, 460, 572, 745, 784, 937.

[b] As concentrações estão listadas no momento indicado em horas após a administração do fármaco listado nessa fileira. De outro modo, o tempo em horas está indicado entre parênteses após os valores das concentrações.

CONTRAINDICAÇÕES. Durante um rápido período de crescimento, os animais jovens não devem receber o fármaco, devido a possível ocorrência de lesão cartilaginosa. Evitar em cães de raças pequena e média (< 8 meses), de raça grande (< 12 meses) e raça gigante (< 18 meses), bem como em gatos com menos de 8 semanas. Aconselha-se reduzir a dose se houver insuficiência renal pronunciada, porém, deve haver compensação da eliminação em caso de disfunção renal de pequeno grau. Recomenda-se cautela com o uso de quinolonas em fêmeas prenhes, embora não se tenha documentado a ocorrência de efeitos colaterais. Doses de 15 mg/kg administradas a machos e fêmeas em vários estágios de gestação e durante a lactação não produziram nenhum efeito adverso. Os animais tratados precisam sempre ser hidratados. Usar com cautela em animais com história de convulsões.

REAÇÕES ADVERSAS. Anorexia ocasional, vômitos ou diarreia, particularmente com doses mais altas. Vômito quando se administra solução IM por via IV. Foi observada a ocorrência de hemólise intravascular em alguns gatos aos quais se administrou a solução IM por via parenteral ou a solução IV parenteral não diluída. Em certas ocasiões, observa-se a ocorrência de diarreia e depressão mental em cães,[612] particularmente com o uso de doses mais altas. Neurotoxicidade ou convulsões com doses IV muito altas (suprate-rapêuticas) ou com infusão IV rápida. Em animais com história de convulsões, o fármaco provoca aumento na frequência e na intensidade das convulsões em cães tratados com fenobarbital.[1190] Gatos que receberam 50 mg/kg apresentaram sinais neurológicos, e alguns cães tratados com 10 mg/kg de enrofloxacino tiveram convulsões. À semelhança de outras quinolonas, o enrofloxacino tem o potencial de provocar toxicidade da retina, conforme evidenciado pela ocorrência de midríase, cegueira, aumento da hiper-refletividade tapetal e vascularização atenuada da retina. Gatos aos quais foram administradas doses acima de 5 mg/kg/dia ou que foram tratados com o fármaco parenteral nesses níveis podem desenvolver lesão irreversível das células fotorreceptoras.[1261] Uma dose de 50 mg/kg 1 vez/dia, pelo período de até 7 dias, que é 2,5 vezes mais alta do que o maior nível posológico considerado, produziu retinotoxicicdade apenas 1 dia após a instituição do tratamento.[325] A coadministração de AINE

(p. ex., fembuteno) pode acentuar esse problema, aumentando os níveis sanguíneos. As injeções IM e SC são dolorosas. Pode ocorrer alopecia focal nos locais de injeção SC. A eficácia no tratamento de ITU pode ser potencializada pela elevação do pH urinário com bicarbonato. Isso pode favorecer a nefrotoxicidade devida à cristalúria tubular renal. Em virtude do potencial de disfunção renal com superdosagem, deve-se manter a hidratação. Cães aos quais foram administrados 5 mg/kg de enrofloxacino IM durante 14 dias desenvolveram aumento do VCM e da atividade sérica de AST e concentrações elevadas de bilirrubina e sódio.[1160] Foram observadas reduções dos níveis séricos de potássio e bicarbonato e do pH sanguíneo, com consequente acidose metabólica. Em geral, essas alterações bioquímicas foram leves. Ocorreu lesão da cartilagem das articulações de sustentação do peso em cães e gatos imaturos em crescimento (ver em *Quinolonas*, no Capítulo 30, o item *Esqueleto,* discutido em *Toxicidade)*. Foi observada superinfecção estreptocócica com fasciite necrosante em cães que receberam tratamento prévio com enrofloxacino (ver Capítulo 33). Em estudos de toxicidade, foram administradas doses supraterapêuticas muito altas (VO) a cães e gatos em estudos preliminares de toxicidade. Os animais apresentaram vômitos, anorexia, depressão, dificuldades neuromotoras e morte. Para informações adicionais sobre reações adversas às quinolonas, ver *Toxicidade,* no Capítulo 30.

INTERAÇÕES. Efeitos antibacterianos aditivos com DOXICICLINA, MINOCICLINA ou aminoglicosídios para a brucelose. Para a nocardiose, hanseníase ou micobacteriose oportunista, o enrofloxacino pode ser sinérgico com DOXICICLINA, DAPSONA ou CLOFAZIMINA. A coadministração de CLINDAMICINA ou AMOXICILINA resulta em aumento da atividade bactericida do soro contra bactérias gram-positivas. O uso de METRONIDAZOL, betalactâmicos, aminoglicosídios ou CLINDAMICINA pode ampliar o espectro antimicrobiano sem, contudo, afetar a farmacocinética das quinolonas.[100] Redução da absorção GI causada por preparações que contenham cátions polivalentes (Al, Mg, Ca, Fe, Zn). Os antiácidos que contêm esses cátions e sucralfato, quando administrados em até 24 h, podem interferir na absorção.[872] O tratamento concomitante com fármacos metabolizados no fígado pode alterar as taxas de depuração das quinolonas. A cimetidina concomitante pode retardar a eliminação das quinolonas. Pode interferir na eliminação da teofilina, produzindo estimulação do SNC. A coadministração com flunixino pode resultar em aumento das concentrações plasmáticas de flunixino e redução das concentrações plasmáticas máximas de enrofloxacino.[840] O enrofloxacino pode reduzir os níveis séricos de anticonvulsivantes, como a fenitoína. O efeito nefrotóxico das ciclosporinas pode ser intensificado quando coadministrada com enrofloxacino. Pode potencializar os efeitos de rodenticidas antagonistas da vitamina K. A eficiência das quinolonas em algumas bactérias pode ser reduzida por inibidores da síntese de proteína microbiana, como CLORANFENICOL, nitrofuranos, RIFAMPICINA e ERITROMICINA. O enrofloxacino e a digoxina não alteram o metabolismo um do outro quando coadministrados a cães.[826] Os agentes antineoplásicos podem diminuir as concentrações séricas de enrofloxacino. O enrofloxacino interfere em algumas determinações da glicose, resultando em subestimativa das concentrações de glicose na urina. É preciso ter cautela quando se utilizam amostras de urina como base para monitoramento de cães diabéticos.[923]

Disponibilidade	Tipo	Apresentações
Veterinário	Comprimidos	22,7 mg, 68 mg, 136 mg
	Comprimidos mastigáveis	
	Solução parenteral para uso IM	22,7 mg/ml

MANIPULAÇÃO. A solução parenteral e os comprimidos devem ser conservados afastados da luz solar direta, à temperatura ambiente (20 a 25°C), e nunca devem ser congelados. Para preparação ótica tópica, deve-se esmagar um comprimido de 22,7 mg com almofariz e pilão. Acrescentar o pó obtido à vaselina e misturar bem com um abaixador de língua. Colocar a mistura em uma seringa e administrar no meato acústico externo pelo menos 1 vez/dia. A pessoa que for administrar o fármaco deve evitar qualquer contato com as mãos e a pele. Se houver contato com os olhos, eles deverão ser lavados com quantidade copiosa de água. A pele deve ser limpa com sabão e água. De modo alternativo, pode-se preparar uma solução tópica de 3 mg/ml com 4 ml de 20 mg/ml de solução de enrofloxacino para injeção, misturando com 24 ml de soro fisiológico estéril. Essa solução é conservada em um frasco conta-gotas à temperatura ambiente.[328]

ADMINISTRAÇÃO. Nunca se deve esmagar comprimidos não mastigáveis, visto que o ingrediente ativo é amargo. Sempre administrar as pílulas aos animais quando se utiliza essa preparação. Com os comprimidos mastigáveis, podem ser dados na mão ou misturados com alimento. Aguardar o período de 4 a 6 h antes e pelo menos 2 h depois da administração da quinolona quando são utilizados antiácidos, preparados que contenham cátions polivalentes ou sucralfato. A ingestão pode retardar ligeiramente a absorção, mas pode evitar os vômitos que ocorrem ocasionalmente. Administrar de preferência com o estômago vazio. A duração máxima de tratamento sugerida pelo fabricante foi de 10 dias; entretanto, essa duração foi estendida para 30 dias. Não se

Indicações	Dose	Via	Intervalo (h)	Duração (dias)
GATOS				
Infecções urinárias, respiratórias, de tecidos moles[a]	5 mg/kg	VO	24	7 a 14
Infecção por *Mycoplasma haemofelis*	5 a 10 mg/kg[b]	VO	24	14
CÃES				
Infecções cutâneas, geniturinárias	5 a 10 mg/kg	VO	24	7 a 14
Piodermite profunda, infecções das vias respiratórias inferiores ou infecções urinárias complicadas	5 a 20 mg/kg	VO, IM, IV	24	7 a 14[c]
Colite ulcerativa histiocitária; micoplasmose hemotrópica	5 mg/kg	VO, IM	12	21 a 90[d]
Sepse, infecções ortopédicas	10 a 20 mg/kg	VO, IM, IV, SC	24	Quando necessário
Pseudomonas em tecidos moles	20 mg/kg	VO, IM, SC	24	7 a 14[e]
	20 mg/kg	VO, IM, SC	12	Quando necessário[f]
Infecção por *Brucella canis*	10 mg/kg	VO	24	30[g]

[a]Em virtude da retinotoxicidade potencial, o fabricante recomenda que essa dose diária máxima seja de 5 mg/kg.
[b]A dose de 10 mg/kg foi eficaz do que 5 mg/kg e de eficácia semelhante à da DOXICICLINA; é preciso ter cautela se o ENROFLOXACINO for usado para essa infecção, visto que essa dose mais alta do que a recomendada tem o risco de causar retinotoxicidade em gatos.[272,1129]
[c]São necessárias 10 a 12 semanas de tratamento na piodermite, particularmente em cães da raça Pastor-alemão.[519]
[d]Referências 218, 230, 507, 702.
[e]Até 12 semanas na otite externa maligna causada por *Pseudomonas*. Dose obtida da Referência 956.
[f]Referência 328.
[g]Deve ser usado em associação com outros fármacos para o tratamento de animais clinicamente afetados (ver Tabela 38.2). Efetivo isoladamente em um surto de aborto, apenas em adultos com afecção subclínica. O tratamento foi reinstituído nas fêmeas durante todo o período estral subsequente e gestação.[1220] A dose foi modificada aqui para obter a quantidade total usada em 24 horas em uma dose, em lugar de duas doses fracionadas, visto que se trata de um fármaco dependente da concentração (ver *Brucelose Canina*, Capítulo 38).

dispõe de nenhuma preparação IV; todavia, alguns veterinários têm administrado a solução IM por via IV. Diluir uma parte da solução parenteral em 3 a 9 partes em água estéril ou soro fisiológico antes da infusão IV e administrá-la durante 10 a 30 min. Pode precipitar em soluções alcalinas ou eletrolíticas balanceadas. Pode ser administrado associado a DOXICICLINA, MINOCICLINA, aminoglicosídios ou RIFAMPICINA para melhorar a eficácia no tratamento de certas infecções bacterianas intracelulares persistentes.

DOSAGENS VARIÁVEIS. O enrofloxacino foi originalmente aprovado para uso nos EUA na dose de 2,5 a 5,0 mg/kg, administrada a cada 12 h. Na atualidade, foi aprovada com faixas posológicas variáveis profissionais para intervalos de até 24 h, com base no conhecimento da farmacodinâmica do fármaco, nas concentrações alcançadas no local de infecção, nas propriedades do microrganismo infectante e nos fatores do hospedeiro. A faixa posológica de 24 h é de 5 a 20 mg/kg, e uma orientação aproximada é fornecida na tabela precedente. A extremidade inferior do esquema posológico é, em geral, para infecções causadas por microrganismos sensíveis em tecidos ou líquidos onde o fármaco pode alcançar efetivamente concentrações suficientes. A extremidade superior só deve ser usada no tratamento de microrganismos altamente resistentes (CIM ≥ 2 μg/mℓ) ou para microrganismos como *Pseudomonas aeruginosa* e *Staphylococcus aureus*, que tendem a desenvolver resistência. Em geral, a concentração alcançada no tecido ou líquido corporal desejado deve ser de pelo menos 2 a 8 CIM$_{90}$ do patógeno agressor. As recomendações para a duração máxima de uso do fármaco foi estendida para 30 dias.

OUTRAS POSOLOGIAS. Doença respiratória infecciosa canina, Tabela 6.2; doença respiratória felina, Tabela 14.2; anaplasmose trombocitotrópica canina e felina, Tabela 26.7; febre maculosa das Montanhas Rochosas, Tabela 27.2; clamidiose, Tabela 28.2; micoplasmose hemotrópica, Tabela 31.1; infecções por micoplasma e formas em L, Tabela 32.2; antraz, Tabela 33.5; infecções por microrganismos gram-negativos, Tabela 35.2; bactérias patogênicas entéricas, Tabela 37.1; brucelose, Tabela 38.2; tularemia, Tabela 46.1; infecção por *Coxiella burnetii*, Tabela 46.2; infecções por micobactérias de crescimento lento, Tabela 48.4; infecções por micobactérias de crescimento rápido, Tabela 48.8; infecções por mordidas, Tabela 51.5; bartonelose felina, Tabela 52.2; bartonelose canina, Tabela 52.3; piodermite canina, Tabela 84.1; otite externa canina, Tabela 84.3; infecções musculoesqueléticas, Tabela 85.3; bacteriemia, endocardite, Tabela 86.5; infecções bucais, Tabela 88.4; infecções gastrintestinais, Tabela 88.13; colite, Tabela 88.16; infecções intra-abdominais, Tabela 88.17; infecções hepatobiliares, Tabela 89.4; limpeza intestinal pré-operatória, Tabela 89.4; ITU, Tabela 90.4; infecção do SNC, Tabela 91.5. Esse fármaco acumula-se em animais com diminuição da função renal ou hepática; por conseguinte, pode ser necessária a redução da dose.

INFORMAÇÃO PARA DISPENSAÇÃO. Administrar a medicação sem alimento, a não ser que ocorram vômitos. Nunca administrar antiácidos ou protetores GI até 2 h após a medicação. Sempre verificar se o animal de estimação tem quantidade abundante de água fresca para beber.

Eritromicina

CLASSE. Macrolídio.

AÇÃO. Bacteriostática; liga-se aos ribossomos 50S das bactérias, inibindo a síntese de proteínas.

MAIS INFORMAÇÕES. Ver AZITROMICINA, CLARITROMICINA, ROXITROMICINA; ver também *Macrolídios e lincosamidas*, no Capítulo 30, e Tabela 30.8.

FARMACOCINÉTICA. Existem várias formulações orais. O grau de absorção pelo trato GI depende da formulação, do pH gástrico, da existência de alimento (ver Tabela 30.8). A eritromicina é absorvida na parte proximal do intestino delgado e precisa superar os efeitos do ácido gástrico. Os compostos na forma de estolato e etilsuccinato resistem à degradação no estômago e liberam base livre para absorção no duodeno. O estolato é mais bem absorvido do que o etilsuccinato. Comprimidos de revestimento entérico para as formulações de base livre e estearato para impedir a inativação pelo ácido gástrico. Diferentemente do que ocorre com os ésteres de estolato e etilsuccinato, a absorção da base e do estearato é reduzida pela ingestão de alimento. A absorção dos comprimidos de base de revestimento entérico é menos afetada do que a do estearato quando há alimento no estômago. Os *pellets* de revestimento entérico são mais bem absorvidos do que os comprimidos. Boa distribuição na maioria dos tecidos corporais, particularmente a pele e o trato respiratório; penetra nos líquidos pleural e ascítico e nas secreções respiratórias, porém apenas nas meninges inflamadas. Penetra na próstata e concentra-se nos leucócitos. É eliminada principalmente por metabolismo hepático e excreção biliar. Não alcança níveis altos o suficiente na urina para uma provável eficácia terapêutica (4% da dose oral e 15% da dose parenteral). A biodisponibilidade é menor por via SC (40%) do que por via IM (65%).

ESPECTRO. Gram-positivos: *Staphylococcus, Streptococcus, Corynebacterium, Listeria, Erysipelothrix, Bacillus*. Predominantemente para infecções por microrganismos gram-positivos. **Gram-negativos:** *Pasteurella, Campylobacter, Bordetella, Legionella*. Não para a maioria das infecções por microrganismos gram-negativos. Pode ocorrer resistência cruzada com outros macrolídios e lincosamidas. **Anaeróbios:** *Fusobacterium, Clostridium* (atividade limitada). **Outros:** *Chlamydia, Mycoplasma* (sensibilidade variável), *Borrelia, Leptospira*; protozoários, como amebas. **Mais eficaz:** *Campylobacter, Legionella, Mycoplasma*. Ineficaz: a maioria das Enterobacteriaceae.

INDICAÇÕES. Infecções por microrganismos gram-positivos que acometem o trato GI, infecções da pele, das vias respiratórias e dos tecidos moles, como alternativa aos betalactâmicos (p. ex., penicilinas, cefalosporinas de primeira geração) quando existe hipersensibilidade. Campilobacteriose.

CONTRAINDICAÇÕES. Hipersensibilidade prévia, disfunção hepática preexistente; reduzir a dose em caso de doença hepática grave, realizar ajuste mínimo da dose se houver insuficiência renal.

REAÇÕES ADVERSAS. Vômitos – o efeito colinérgico específico causa hipermotilidade da musculatura intestinal. Desconforto abdominal ou irritabilidade GI – anorexia, vômitos, diarreia. Podem ocorrer com preparações por via parenteral, devido à excreção na bile. Tromboflebite com administração por via intravenosa; dor na injeção IM; ototoxicidade rara; e hepatotoxicidade (hepatite colestática). Pode-se reduzir a frequência de ocorrência desta última síndrome com esquemas mais curtos de tratamento.

INTERAÇÕES. O CLORANFENICOL e as lincozamidas (LINCOMICINA, CLINDAMICINA) têm ação semelhante e não devem ser usados em combinação. Aumenta as concentrações de ciclosporina, com consequente nefrotoxicidade. Aumenta as concentrações sanguíneas de digoxina, metilprednisolona, teofilina e outros fármacos metabolizados pelo fígado, em consequência de interações com o citocromo P450.

Disponibilidade	Tipo	Apresentações
Seres humanos	Comprimidos de base, revestimento entérico	250 mg, 333 mg, 500 mg
	Comprimidos de estearato, revestimento entérico	250 mg, 500 mg
	Etilsuccinato Comprimidos	200 mg (125 mg de base), 400 mg (250 mg de base)
	Infusão de lactobionato IV	500 mg, 1 g
Veterinária	Solução injetável de polietileno	100 mg/mℓ, 200 mg/mℓ

MANIPULAÇÃO. Conservar o produto seco em recipientes hermeticamente fechados à temperatura ambiente (20 a 25°C) protegidos da luz. O lactobionato é estável nessa temperatura na forma seca. As soluções parenterais são estáveis à temperatura ambiente. A temperatura fria pode causar solidificação, que pode ser revertida pela imersão em água morna durante 15 a 20 min. Uma vez reconstituído, o lactobionato é estável por 24 h e 2 semanas, e o gluceptato, por 24 h e 1 semana às temperaturas ambiente e refrigerada (2 a 8°C), respectivamente. As soluções de eritromicina são mais instáveis em pH ácido (4,0 a 6,0). As suspensões orais (estolato, etilsuccinato) devem ser refrigeradas e, em geral, têm estabilidade durante 14 dias.

ADMINISTRAÇÃO. Administrar VO com estômago vazio (base e estearato), a não ser que ocorra desconforto GI; neste caso, administrar com alimento. As formas de estolato, etilsuccinato e de revestimento entérico podem ser tomadas com alimento. As cápsulas que contêm *pellets* de revestimento entérico podem ser abertas e salpicadas no alimento. O etilsuccinato é insípido, não irritante e apropriado como preparação VO para filhotes de cães e gatos. Diluir as soluções IV administradas durante 20 a 60 min. Administrar lentamente por via IV por infusão intermitente ou contínua, usando concentrações diluídas para 1 a 5 mg/mℓ. A via IV é preferida para animais muito enfermos ou para aqueles com sinais GI. Quando administrada por via IM, a injeção deve ser profunda em grandes músculos. As preparações IM contêm lidocaína. Não devem ser administradas por vias SC ou IP.

Indicações (Cães e gatos)	Dose (mg/kg)	Via	Intervalo (h)	Duração (dias)
Infecções localizadas, de tecidos moles	15 a 25	VO	12	7 a 10
Infecções localizadas, de tecidos moles	5 a 18	VO	8	7 a 10
Infecções sistêmicas, bacteriemia	22	VO, IV	8	Quando necessário

OUTRAS POSOLOGIAS. Infecções por micoplasmas e formas em L, Tabela 32.2; infecções estreptocócicas, Tabela 33.2; infecção por *Rhodococcus*, Tabela 33.4; infecção estafilocócica, Tabela 34.1; infecções por bactérias entéricas, Tabela 37.1; actinomicose, Tabela 47.2; nocardiose, Tabela 47.3; piodermite canina, Tabela 84.1; infecções GI, Tabela 88.13.

INFORMAÇÃO PARA DISPENSAÇÃO. Pode causar irritação GI e resultar em vômitos e diarreia. Neste caso, administrar as primeiras doses com alimento para reduzir a irritação; todavia, em seguida, administrar ao animal em jejum.

Eritropoetina | rHuEPO, EPO

CLASSE. Citocina. Proteína recombinante humana sintética.

AÇÃO. Essa substância, que é produzida naturalmente pelos rins e é ativada pelo fígado, estimula os progenitores eritroides da medula óssea. Aumenta o hematócrito em animais clinicamente sadios ou anêmicos, predominantemente com anemia causada por insuficiência renal. Estimula também a megacariopoese e a trombopoese. O efeito pode levar 2 a 8 semanas.

MAIS INFORMAÇÕES. Ver Capítulo 2; Capítulo 56; Referências 334, 343, 932.

FARMACOCINÉTICA. O fármaco deve ser administrado por via parenteral, visto que não é absorvido após administração oral. Os dados farmacocinéticos da eritropoetina são incertos; todavia, a sua eliminação é prolongada em seres humanos por insuficiência renal crônica; por ser um produto recombinante humano, pode ocorrer produção de anticorpos anti-EPO em 25 a 30% dos animais tratados após uso durante 6 meses a 1 ano. Esses anticorpos ligam-se à EPO ativa e à EPO recombinante, anulando suas ações e resultando em anemia arregenerativa. Em geral, os anticorpos desaparecem após a interrupção do fármaco. A eritropoetina pode atravessar a placenta e afetar adversamente o feto.

INDICAÇÕES. Para a anemia da insuficiência renal crônica. A eritropoetina tem sido usada em gatos infectados por FIV ou FeLV, na tentativa de estimular a produção de eritrócitos; entretanto, seus efeitos nesse aspecto foram, de modo geral, decepcionantes. Ver o Capítulo 2 para mais detalhes sobre estudos desse fármaco.

USOS APROVADOS. Seres humanos para tratamento da anemia associada à insuficiência renal crônica.

CONTRAINDICAÇÕES. Prenhez. O desenvolvimento de anemia refratária durante o tratamento com esse fármaco sugere a produção de anticorpos. Nessas condições, o exame de medula óssea irá revelar uma supressão da eritrogênese em comparação com a mielogênese, e o fármaco deverá ser interrompido.

REAÇÕES ADVERSAS. Ocorrem hipertensão sistêmica, convulsões e depleção de ferro em consequência do aumento da massa eritrocitária.

INTERAÇÕES. Pode exercer uma combinação de efeitos quando administrada concomitantemente com hormônios androgênicos.

Disponibilidade	Tipo	Apresentações
Seres humanos	Solução para injeção	2.000 a 40.000 unidades em frascos de 1 a 2 mℓ

MANIPULAÇÃO. A solução para injeção é conservada à temperatura do refrigerador (2 a 8°C). O frasco não deve ser congelado nem exposto à luz solar. São acrescentados cloreto de sódio, tampões de citrato e albumina à solução para estabilidade, que é de 2 anos com conservação apropriada.

ADMINISTRAÇÃO. O fármaco é administrado por via SC 3 vezes/semana até alcançar o hematócrito; em seguida, as doses são ajustadas, quando necessário, com intervalo não inferior a 3 semanas para que os ajustes posológicos tenham tempo de exercer seus efeitos. O hematócrito e a pressão arterial devem ser monitorados de modo contínuo para evitar o desenvolvimento de anemia ou hipertensão como efeitos colaterais potenciais. A suplementação de ferro deve ser aumentada para manter os níveis necessários para a regeneração. Seus efeitos benéficos são apenas observados depois do primeiro mês de tratamento; em seguida, a eritropoetina pode não ser eficaz. Se o VG aumentar, porém diminuir subsequentemente, pode-se suspeitar da produção de anticorpos. Nesse caso, o tratamento deverá ser interrompido. O exame de medula óssea ira ajudar a determinar se as reservas de ferro estão adequadas, bem como a proporção de células progenitoras.

Indicações	Dose (U/kg)	Via	Intervalo (h)	Duração (dias)
GATOS				
Anemia nas infecções	100	SC	48[a]	Quando necessário[b]
CÃES				
Anemia nas infecções	35 a 50	SC	48	Quando necessário[c]

[a]Três vezes/semana, na dose que varia de 50 a 150 U/kg.
[b] Tratar até alcançar o hematócrito mínimo de 30 a 34%; em seguida, quando necessário.
[c] Tratar até alcançar o hematócrito mínimo de 30 a 34% e, em seguida, ajustar para manter esse nível com dose semanal máxima de 400 U/kg.[465a]

OUTRAS POSOLOGIAS. Infecção por FIV, Tabela 12.3.

INFORMAÇÃO PARA DISPENSAÇÃO. O animal deve retornar para monitoramento, inicialmente 1 vez/semana, com hemograma completo.

Ertapeném

CLASSE. O ertapeném é um betalactâmico do grupo carbapeném. À semelhança do MEROPENÉM, outro carbapeném mais recente desse grupo, ele não necessita de coadministração de cilastatina.

AÇÃO. Bactericida; o ertapeném inibe a síntese de peptidoglicano das paredes celulares das bactérias. À semelhança de outros carbapenéns, o ertapeném é relativamente resistente à hidrólise pelas betalactamases.

MAIS INFORMAÇÕES. Ver Capítulo 30.

FARMACOCINÉTICA. Pouco absorvido pelo trato GI; todavia, tem boa disponibilidade sistêmica quando administrado por via parenteral. Liga-se altamente às proteínas e, em consequência, apresenta meia-vida mais longa no soro de seres humanos em comparação com IMIPENÉM-CILASTATINA SÓDICA e MEROPENÉM. Isso possibilita a sua administração 1 vez/dia aos seres humanos. Todavia, em cães a ligação às proteínas é de apenas 46% e a meia-vida é de 1,3 h. Por conseguinte, o intervalo entre as doses é menor.[865a] Nos seres humanos, o ertapeném é parcialmente metabolizado pelo fígado; entretanto, 80% são excretados pelos rins, com 38% na forma inalterada. Cerca de 10% aparecem nas fezes.

ESPECTRO. Espectro mais estreito do que o de outros membros dessa classe; ver IMIPENÉM-CILASTATINA SÓDICA. Resistente à maioria das betalactamases bacterianas. *In vitro*, o ertapeném é mais ativo contra anaeróbios, sendo mais ativo do que o imipeném contra Enterobacteriaceae. Apresenta atividade semelhante à dos outros carbapenéns contra microrganismos gram-positivos; todavia, tem pouca ou nenhuma atividade contra *Pseudomonas aeruginosa* ou *Acinetobacter* spp. Os estafilococos e enterococos resistentes à meticilina e os estreptococos resistentes às betalactamases são habitualmente resistentes ao ertapeném.

INDICAÇÕES. Para o tratamento de microrganismos resistentes a outros agentes antibacterianos e para infecções mistas que exigem amplo espectro, incluindo anaeróbios. Para o tratamento das infecções intra-abdominais da pele e dos tecidos moles, das vias respiratórias inferiores, urinárias e pélvicas. Ver IMIPENÉM-CILASTATINA SÓDICA para indicações mais específicas.

USOS APROVADOS. Infecções bacterianas graves e resistentes a múltiplos fármacos quando há necessidade de um único agente.

CONTRAINDICAÇÕES. A dose deve ser reduzida em caso de insuficiência renal. Ajustes da dose provavelmente não são necessários em caso de comprometimento hepático. Hipersensibilidade cruzada com outros betalactâmicos. Não foi observada nenhuma complicação durante a gravidez humana ou animal; entretanto, apenas indicações bem definidas possibilitam o seu uso durante esse período.

REAÇÕES ADVERSAS. Diarreia, vômitos, aumento das atividades das aminotransferases hepáticas e tromboflebite. Reações alérgicas ao veículo, tratar como anafilaxia. Todos os betalactâmicos podem causar convulsões se houver doença cerebral subjacente ou se forem administrados em superdosagem em relação às apresentações do corpo e função renal. À semelhança de outros betalactâmicos, é necessário monitorar a função renal e hepática e o sistema hematopoético

durante o tratamento. Foi observada consistentemente a ocorrência de neutropenia em ratos tratados; entretanto, estudos realizados em coelhos e macacos não foram conclusivos. O produto IM contém cloridrato de lidocaína, que está contraindicado quando há hipersensibilidade conhecida, choque ou bloqueio cardíaco.

INTERAÇÕES. A interação com antagonistas pode reduzir a eficiência desse fármaco coadministrado com outros betalactâmicos. A adição de aminoglicosídios ou de TRIMETOPRIMA-SULFONAMIDA pode ser sinérgica contra certos microrganismos.

Disponibilidade	Tipo	Apresentações
Seres humanos	Pó para injeção	Frasco de 1 g para uso IV ou IM

MANIPULAÇÃO. Fornecido na forma de pó solúvel em água e NaCl a 0,9%. Conservar à temperatura ambiente (20 a 25°C). Não refrigerar. Para uso IM, o fármaco é reconstituído com 3,2 mℓ de cloridrato de lidocaína a 1% (sem epinefrina). Esse fármaco reconstituído nunca deve ser administrado por via IV. Para injeção IV, o pó é acrescentado a 10 mℓ de NaCl a 0,9% ou água bacteriostática para injeção. O fármaco não deve ser misturado com outras medicações, e soluções que contenham glicose nunca devem ser usadas como diluentes. As soluções reconstituídas podem ser usadas no período de até 6 h à temperatura de 25°C ou 24 h a 5°C. As soluções devem ser usadas em até 4 h após a sua retirada do refrigerador (2 a 8°C) e nunca congeladas.

ADMINISTRAÇÃO. Para via IM, usar uma agulha de calibre 21 e injeção profunda, aspirar antes da injeção para evitar a administração por via intravenosa inadvertida.

Indicações (*Seres humanos*)[a]	Dose	Via	Intervalo (h)	Duração (dias)
Bacteriemia/sepse	30 mg/kg	IV, SC	8	Quando necessário

[a] Trata-se de uma dose para seres humanos adultos; não se dispõe de nenhum estudo para outra idade ou por sexo, e não foram realizados estudos em cães ou gatos.

OUTRAS POSOLOGIAS. Nenhuma.

Espectinomicina

CLASSE. Aminociclitol relacionado com os aminoglicosídios.

AÇÃO. Antibiótico habitualmente bacteriostático; inibe a síntese de proteínas das bactérias por meio de sua ação sobre a subunidade ribossômica 30S.

MAIS INFORMAÇÕES. Ver Capítulo 30. A espectinomicina está relacionada com um novo derivado, a trospectomicina.

FARMACOCINÉTICA. Absorção mínima (< 8%) pelo trato GI. Quando administrada por VO, é utilizada para reduzir a flora intestinal ou para tratar patógenos entéricos. Absorção rápida após injeção IM. As concentrações nos tecidos são mais baixas do que as do sangue. À semelhança dos aminoglicosídios, a espectinomicina não penetra no LCS ou nos tecidos oculares e apenas ligeiramente se houver inflamação. A maior parte (70 a 80%) é excretada na urina como fármaco ativo.

ESPECTRO. Gram-positivo: *Streptococcus*. **Gram-negativos:** *Proteus, Enterobacter, Salmonella, Escherichia, Klebsiella.* **Anaeróbios:** pequena atividade. **Outros:** algumas espécies de *Mycoplasma*. **Mais eficaz contra:** agente isolado mais eficaz contra bactérias gram-negativas na quimioprofilaxia de cirurgia intestinal aberta. Usada nos seres humanos para o tratamento da gonorreia. **Menos efetiva:** *Chlamydia*, espiroquetas, *Pseudomonas*.

INDICAÇÕES. Infecções intra-abdominais ou profilaxia para cirurgia abdominal. Usada por VO para gastrenterite bacteriana ou para reduzir a flora entérica em caso de encefalopatia hepática.

USOS APROVADOS. Como injeção única para infecções gonocócicas humanas resistentes às penicilinas.

CONTRAINDICAÇÕES. Insuficiência renal preexistente, hipersensibilidade ao fármaco.

REAÇÕES ADVERSAS. Dor ou irritação no local de injeção; elevação dos níveis sanguíneos das enzimas hepáticas e ureia com doses repetidas. Menos ototóxica e nefrotóxica do que os aminoglicosídios. Hepatite colestática em seres humanos. Pode causar bloqueio neuromuscular, que é reversível com cálcio IV.

INTERAÇÕES. A eficiência da espectinomicina é reduzida quando usada com TETRACICLINA ou CLORANFENICOL. Pode ser associada a LINCOMICINA para aumento da eficácia contra *Mycoplasma*.

Disponibilidade	Tipo	Apresentações
Seres humanos	Pó para injeção	2 g (na forma de HCl)
Veterinária	Solução para injeção ou comprimidos ou líquidos para uso oral	100 mg/mℓ

MANIPULAÇÃO. Conservar à temperatura ambiente (20 a 25°C). Misturar bem o pó após diluir. Estável por 4 semanas à temperatura ambiente, embora se recomende usar o fármaco reconstituído em até 24 h.

ADMINISTRAÇÃO. Administrar a solução injetável IM em um grande músculo. Os comprimidos podem ser tomados por VO ou podem ser esmagados e administrados em leite (recém-nascidos) ou em alimento.

Indicações (*Cães e Gatos*)	Dose	Via	Intervalo (h)	Duração (dias)
Uso profilático para cirurgia intestinal, peritonite	5 a 10 mg/kg	IM, SC	8 a 12	a
Gastrenterite infecciosa ou diarreia	22 mg/kg	VO	12	4
	5,5 a 11 mg/kg	IM, SC	12	4

aImediatamente antes e durante a cirurgia.

OUTRAS POSOLOGIAS. Nenhuma.

Espiramicina

CLASSE. Macrolídio.

AÇÃO. Antibiótico bacteriostático; inibe a síntese de proteínas bacterianas; liga-se à subunidade ribossômica 50S.

MAIS INFORMAÇÕES. Ver ERITROMICINA, METRONIDAZOL (interações); *Quimioterapia Antiprotozoário*, Capítulo 71; Tabela 71.1.

FARMACOCINÉTICA. Sofre absorção incompleta pelo trato GI e não é afetada pela existência de alimento. Distribui-se amplamente, exceto no LCS. Metabolizada no fígado a metabólitos ativos, sendo

a maior parte excretada na bile, e 10%, na urina. Penetra no leite. Persiste em alguns tecidos.

ESPECTRO. Bactérias anaeróbicas: *Campylobacter, Helicobacter*. Espectro antibacteriano semelhante ao da ERITROMICINA, porém com menos atividade. **Outros:** *Toxoplasma, Cryptosporidium*.

INDICAÇÕES. Toxoplasmose, criptosporidiose. Associada a METRONIDAZOL para a periodontite e estomatite.

CONTRAINDICAÇÕES. Doença hepática preexistente.

REAÇÕES ADVERSAS. Irritante após injeção IM. Vômitos e diarreia (semelhante à ERITROMICINA), reações alérgicas, hepatite colestática. Irritação cutânea de veterinários expostos ao fármaco durante o seu preparo ou a sua administração.

Disponibilidade	Tipo	Apresentações
Seres humanos	Cápsula oral	1 g
Veterinária	Comprimidos	46,9 mgª E, 25 mg M
		234 mg E, 125 mg M
		469 mg E, 250 mg M

E, Espiramicina; *M*, METRONIDAZOL.
ª46,9 mg de espiramicina correspondem a 150.000 U

MANIPULAÇÃO. Conservar os comprimidos à temperatura ambiente (20 a 25°C) em recipientes protegidos da luz e da umidade.

ADMINISTRAÇÃO. As cápsulas ou os comprimidos podem ser administrados com a refeição.

Indicações	Dose (mg/kg)	Via	Intervalo (h)	Duração (dias)
SERES HUMANOS				
Toxoplasmose pediátrica	50 a 100	VO	24	21 a 28
CÃES E GATOS				
Infecção periodontal, bucal	23,4 E 12,5 M	VO	24	5 a 10
Leishmaniose	46,9 E 25 M	VO	24	90 a 120

E, Espiramicina; *M*, METRONIDAZOL.

OUTRAS POSOLOGIAS. Coccidiose, Tabela 80.3; colite, Tabela 86.16; *Efeitos sistêmicos das infecções bucais ou periodontais*, no Capítulo 88.

INFORMAÇÃO PARA DISPENSAÇÃO. Não partir nem esmagar os comprimidos.

Estibogliconato de sódio

CLASSE. Antimonial pentavalente.

AÇÃO. Antiprotozoário: interfere no metabolismo energético de amastigotas de *Leishmania*.

MAIS INFORMAÇÕES. Ver ANTIMONIATO DE MEGLUMINA; Capítulo 71, Tabela 71.1; Referência 35.

FARMACOCINÉTICA. Apresenta disponibilidade sistêmica rápida após administração parenteral, alcança concentrações séricas elevadas, e a maior parte do fármaco é excretada na urina em até 24 h. Ocorrem algum acúmulo e excreção tardia após múltiplas doses.

ESPECTRO. *Leishmania*. Foi observada uma certa resistência aumentada.

INDICAÇÃO. Leishmaniose.

CONTRAINDICAÇÕES. Arritmias cardíacas preexistentes ou disfunção renal.

REAÇÕES ADVERSAS. Dor musculoesquelética de injeção, elevação das aminotransferases hepáticas (habitualmente reversível), pancreatite, lesão miocárdica, anemia hemolítica, leucopenia, vômitos, diarreia, arritmias cardíacas, disfunção renal, choque, morte súbita. O uso IV pode causar tromboflebite. Nos seres humanos, as crianças toleram melhor o fármaco do que os adultos.

INTERAÇÕES. Tem sido associado à PAROMOMICINA ou ao ISETIONATO DE PENTAMIDINA para a leishmaniose resistente.

Disponibilidade[a]	Tipo	Apresentações
Seres humanos	Solução para injeção parenteral	100 mg de antimônio/mℓ em frascos de múltiplas doses de 100 mℓ

[a]Não está disponível nos EUA para uso em animais. Apenas disponível para uso humano nos Centers for Disease Control and Prevention, Atlanta, GA; todavia, está disponível em outros países.

MANIPULAÇÃO. Proteger da luz ultravioleta. As soluções podem ser esterilizadas por autoclavagem.

ADMINISTRAÇÃO. Administrar por via IV ou IM. Se ocorrerem reações adversas, o fármaco pode ser administrado em dias alternados por um maior período de tempo. Por via IV, deve ser administrado lentamente (durante 5 min) através de agulha fina ou cateter para evitar tromboflebite.

Indicações (Seres Humanos)	Dose[a] (mg/kg)	Via	Intervalo (h)	Duração (dias)
Leishmaniose (cutânea)	10 a 20	IM	24	20
Leishmaniose (visceral)	20	IM, IV	24	20 a 28

[a]As doses são expressas como equivalente de antimônio.

OUTRAS POSOLOGIAS. Nenhuma.

Estreptomicina

CLASSE. Aminoglicosídio.

AÇÃO. Bactericida; interfere na síntese de proteínas das bactérias.

MAIS INFORMAÇÕES. Ver GENTAMICINA, *Aminoglicosídios*, no Capítulo 30, Tabela 30.5 e 30.6.

FARMACOCINÉTICA. Ver GENTAMICINA.

ESPECTRO. Gram-positivos: algumas espécies de *Streptococcus*. **Gram-negativos:** *Escherichia*, algumas espécies de *Pasteurella*, *Salmonella*, *Yersinia*, *Francisella*, *Brucella*. A resistência bacteriana é comum com esse aminoglicosídio. **Outros:** *Mycobacterium tuberculosis*.

INDICAÇÕES. Brucelose, tularemia, peste, micobacteriose. Deve ser sempre usada em combinação.

CONTRAINDICAÇÕES. Evitar o uso da estreptomicina em gatos, em virtude de sua toxicidade. Evitar em caso de insuficiência renal, miastenia *gravis*.

REAÇÕES ADVERSAS. Ototoxicidade, bloqueio neuromuscular, lesão renal.

INTERAÇÕES. Aumento da ototoxicidade e nefrotoxicidade com uso concomitante de diuréticos (manitol, furosemida), cefalosporinas.

Disponibilidade	Tipo	Apresentações
Seres humanos	Solução injetável	200 mg/mℓ (frascos de 1 g)

MANIPULAÇÃO. Conservada em temperaturas refrigeradas (2 a 8°C). Se for diluída em líquido para uso IV, permanece estável por 24 h.

ADMINISTRAÇÃO. Apenas administrada por via IM. Se a massa muscular for insuficiente, pode-se administrar a dose em 100 mℓ de NaCl a 0,9% ou glicose a 5% durante 30 a 60 min.

Indicações (Cães)	Dose	Via	Intervalo (h)	Duração (dias)
Brucelose	10 mg/kg	IM	12	7[a]
	20 mg/kg	IM	24	7[a]

[a]A dose administrada na 1ª e 3ª ou 4ª semanas de tratamento juntamente com doxiciclina, durante pelo menos 4 semanas (ver Capítulo 38 e Tabela 38.2). Para infecções oculares por *Brucella* spp., o fármaco é administrado durante 1 semana, em semanas alternadas, durante pelo menos 8 semanas.

OUTRAS POSOLOGIAS. Brucelose canina, Tabela 38.2; peste, Tabela 45.1; infecções musculoesqueléticas, Tabela 85.3.

Etambutol

CLASSE. Antimicobacteriano sintético.

AÇÃO. Inibe o metabolismo intracelular das células micobacterianas.

MAIS INFORMAÇÕES. Ver discussão sobre tuberculose, no Capítulo 48, e Tabela 48.4.

FARMACOCINÉTICA. Prontamente absorvido pelo trato GI, com biodisponibilidade de 80%; não é afetado pelo alimento no estômago. Difunde-se nos tecidos e líquidos, incluindo LCS, com meninges inflamadas. Uma porcentagem menor é metabolizada pelo fígado, e parte é excretada nas fezes; a maior parte do etambutol é excretada na urina, na forma do fármaco inalterado e metabólitos.

ESPECTRO. *Mycobacterium tuberculosis*, *Mycobacterium bovis*, complexo *Mycobacterium avium-intracellulare* (MAC).

INDICAÇÕES. Tuberculose causada por *M. tuberculosis* ou *M. bovis* associado a outros fármacos antimicobacterianos.

CONTRAINDICAÇÕES. Reduzir a dose aumentando o intervalo entre as doses em caso de insuficiência renal. Tem causado teratogênese em animais de laboratório durante a gravidez.

REAÇÕES ADVERSAS. Foi constatada a ocorrência de necrose miocárdica e hepática em um cão que ingeriu inadvertidamente a medicação de seu proprietário.[336]

INTERAÇÕES. Frequentemente associado a isoniazida, RIFAMPICINA, pirazinamida ou aminoglicosídios para tratamento da tuberculose. Para infecções pelo MAC, pode ser administrado associado a quinolonas, AZITROMICINA ou CLARITROMICINA, aminoglicosídios, rifampicina ou CLOFAZIMINA.

Disponibilidade	Tipo	Apresentações
Seres humanos	Comprimidos	100 mg, 400 mg

MANIPULAÇÃO. Manter em recipientes hermeticamente fechados, à temperatura ambiente controlada (20 a 25°C), protegidos da umidade, do calor e da luz. Pode ser misturado com água e aquecido a 49°C durante 10 min para dissolver e, em seguida, obter uma suspensão, que pode ser refrigerada (2 a 8°C) durante 1 semana.

ADMINISTRAÇÃO. Os compostos que contêm alumínio reduzem a absorção. A administração com alimento diminui a irritação GI. Utilizar apenas associado a outros fármacos antimicobacterianos.

Indicações	Dose (mg/kg)	Via	Intervalo (h)	Duração (meses)
CÃES	15	VO	24	3 a 6
	25	VO	72	3 a 6[a]

[a]Pode ser necessário tratamento supressor a longo prazo.

OUTRAS POSOLOGIAS. Infecção por micobactérias de crescimento lento, Tabela 48.4.

INFORMAÇÃO PARA DISPENSAÇÃO. Esse medicamento pode ser administrado com alimentos.

Extrato de parede celular de micobactérias

CLASSE. Componente bacteriano.

AÇÃO. Imunoestimulante. Produção do fator de necrose tumoral e outras citocinas.

OUTRAS INFORMAÇÕES. Ver Capítulo 2.

FARMACOCINÉTICA. Obtido de espécies e cepas não patogênicas de micobactérias, contém frações de parede celular micobacteriana purificadas, com propriedades imunoestimulantes. Contém analgésico de baixo nível e solução de rastreamento verde para facilitar a localização da administração intratumoral.

ESPECTRO. Estimula a ativação dos macrófagos e linfócitos do timo em tecidos e células sanguíneas. Aumenta a produção de interleucina-1.

INDICAÇÕES. Imunoestimulante inespecífico parenteral, adjuvante de vacina, intralesional para tratamento antitumoral. Tumores mamários caninos.

USOS APROVADOS. Adenocarcinomas em cães e sarcoides em cavalos.

CONTRAINDICAÇÕES. Reações alérgicas prévias ao fármaco. Doença micobacteriana preexistente. Imunossupressão ou terapia com glicocorticoides concomitantes.

REAÇÕES ADVERSAS. Febre, anorexia, reação inflamatória sistêmica. Dor no local de injeção.

INTERAÇÕES. Resposta aumentada dos cavalos à vacinação contra herpes-vírus quando administrada por via IM, ao mesmo tempo, porém em local diferente.

Disponibilidade	Tipo	Apresentações
Veterinária	Intratumoral (canino e equino)	Frascos de 10 mℓ
	IV (equino)	Seringas de 1,5 mℓ

MANIPULAÇÃO. Conservar em refrigerador (2 a 8°C), porém sem congelar. Misturar a emulsão por completo imediatamente antes do uso até obter coloração branca leitosa. Pode ser aquecido a 65°C para facilitar a mistura.

ADMINISTRAÇÃO. Utilizando uma agulha de calibre 20 ou menor, efetua-se uma injeção intralesional e perilesional dos tumores mamários sob sedação ou anestesia, 2 a 4 semanas antes da cirurgia. Na ausência de cirurgia, repetir as injeções a cada 1 a 3 semanas, por até quatro tratamentos. Os tumores que não respondem depois de quatro tratamentos são considerados refratários.

Indicações	Dose[a] (mℓ)	Via	Intervalo (h)	Duração (dias)
Adjuvante de vacina equina	1,5	IM (profunda)	24	1
Doença respiratória equina	1,5	IV	24	1

[a]As doses para imunoestimulação de cães e gatos precisam ser extrapoladas.

OUTRAS POSOLOGIAS. Nenhuma.

Fator de crescimento semelhante à insulina | IGF-1

Ver Capítulo 2.

Fator estimulante de colônias de granulócitos ou fator de crescimento hematopoético | G-CSF; Filgrastim

Ver FILGRASTIM.

Fator estimulante de colônias de granulócitos-macrófagos ou fator de crescimento hematopoético | GM-CSF; Sargramostim

Ver SARMOGRASTIM.

Febantel | Associado a praziquantel e pramoato ou embonato de pirantel

CLASSE. Probenzimidazol.

AÇÃO. Anti-helmíntico, antiprotozoário. Liga-se à subunidade da tubulina e interfere na formação dos microtúbulos. Apenas o febantel e seu metabólito, o FEMBENDAZOL, são eficazes contra *Giardia*.

MAIS INFORMAÇÕES. Ver Capítulo 71, Tabela 71.1; Referências 56, 877.

FARMACOCINÉTICA. Rapidamente absorvido após administração oral e metabolizado a FEMBENDAZOL, oxfendazol e oito outros metabólitos. São excretados predominantemente na bile.

ESPECTRO. *Giardia*; além disso, a associação é eficaz contra *Toxocara canis, Toxocaris leonina, Ancylostoma caninum, Uncinaria stenocephala, Trichuris vulpis, Taenia pisiformis, Echinococcus granulosus, Echinococcus multilocularis* e *Dipylidium caninum*.

INDICAÇÕES. Helmintos, *Giardia*. Em cães infectados por *Giardia*, 3 dias de tratamento interromperam a eliminação dos cistos; todavia, houve aumento do número em até 6 dias após a interrupção do tratamento.

USOS APROVADOS. Para controle de ascarídios (*T. canis, T. leonina*), ancilóstomos (*A. caninum, U. stenocephala*), nematódeos e tênias (*T. pisiformis, E. granulosus, E. multilocularis, D. caninum*) em cães.

CONTRAINDICAÇÕES. Não deve ser usado em cadelas prenhes ou durante a lactação. O praziquantel não deve ser administrado a filhotes de cães de < 4 semanas ou de gatos < 6 semanas de idade.

REAÇÕES ADVERSAS. Incomuns nas doses indicadas no rótulo, em virtude de sua ampla margem de segurança. Quando administrado cinco vezes acima dessa dose, por 3 dias consecutivos, observa-se a ocorrência de salivação, anorexia, vômitos e fezes moles.

INTERAÇÕES. Atividade sinérgica com esses fármacos associados.

Disponibilidade	Tipo	Apresentações
Cão (EUA)	Comprimidos	68 mg de praziquantel, 68 mg de pamoato de pirantel, 340,2 mg de febantel
Cão (Europa)		50 mg de praziquantel, 144 mg de embonato de pirantel, 150 mg de febantel

MANIPULAÇÃO. O produto deve ser conservado em recipientes hermeticamente fechados, a temperaturas controladas (15 a 30°C).

ADMINISTRAÇÃO. Deve ser administrado com alimento para aumentar a biodisponibilidade. Por ocasião da administração da última dose, os cães devem ser lavados e transferidos do terreno aberto para jaulas para diminuir o risco de infecção.[877]

Indicações	Dose (mg/kg)[a]	Via	Intervalo (h)	Duração (dias)
CÃES				
Helmintos, *Giardia* (EUA)	26,8 a 35,2	VO	24	3 a 5
Helmintos, *Giardia* (Europa)	15	VO	24	3 a 5
GATOS				
Helmintos	10[b]	VO	24	3
Giardia (EUA)	56	VO	24	5[c]
Filhotes (EUA)[d]	56,5	VO	24	5
Filhotes (Europa)[d]	12,5	VO	24	5

[a] Dose estabelecida com base no febantel; outros fármacos estão em dosagem fixa em comprimidos. A diferença entre o produto nos EUA e na Europa é a razão para as dosagens variáveis.
[b] São administrados dois comprimidos para "cães pequenos" a cada gato.
[c] Cistos de *Giardia* eliminados em 6 de 8 gatos tratados.[623]
[d] A eficácia do produto nos EUA foi maior do que a do produto na Europa nas dosagens especificadas.[1016a] A prevalência de eliminação entre os filhotes de gato tratados aumentou após tratamentos com doses imunossupressoras de prednisolona.

OUTRAS POSOLOGIAS. Infecções por protozoários entéricos, Tabela 77.3.

INFORMAÇÃO PARA DISPENSAÇÃO. Colocar a quantidade indicada na boca e estimular o paciente a ingerir líquidos e deglutir.

Fembendazol

CLASSE. Benzimidazol.

AÇÃO. Anti-helmíntico, antiprotozoário.

MAIS INFORMAÇÕES. Ver Capítulo 71, Tabela 71.1; Referências 58, 356, 562, 768, 1013, 1301.

FARMACOCINÉTICA. Quantidade mínima absorvida após administração oral, sendo o fármaco absorvido rapidamente metabolizado. O incremento da dose até 80 mg/kg em cães não aumentou significativamente a quantidade absorvida. A administração com ali-mento, independentemente do conteúdo de gordura, aumenta a biodisponibilidade do fembendazol. A maior parte do fármaco é excretada de modo inalterado nas fezes, e quantidades mínimas (< 1%) da dose administradas aparecem na urina.

ESPECTRO. *Giardia*; além dos usos aprovados, mostra-se eficaz contra vários helmintos intestinais e *Capillaria aerophila*, *Filaroides hirthi* e *Paragonimus kellicotti*. A dose nematocida do rótulo é eficaz para o tratamento da infecção por *Giardia* em cães.[1301]

INDICAÇÕES. Helmintos, *Giardia*. Em virtude de sua baixa toxicidade e alta eficácia, é o fármaco preferido para o tratamento da giardíase. Foi mais difícil eliminar a infecção por *Giardia* em gatos com coinfecção por *Cryptosporidium*.[562]

USOS APROVADOS. Para o controle de ascarídios (*Toxocara canis*, *Toxascaris leonina*), ancilóstomos (*Ancylostoma caninum*, *Uncinaria stenocephala*), nematódeos (*Trichuris vulpis*) e tênias (*Taenia pisiformis*) em cães.

CONTRAINDICAÇÕES. Desconhecidas. O fembendazol tem sido seguro quando administrado a gatos e a fêmeas prenhes.

REAÇÕES ADVERSAS. Incomuns; raramente, ocorre vômito quando o fármaco é administrado com alimento. Foi relatado que outros fármacos dessa classe causam hepatotoxicidade. Quando existem grandes cargas de helmintos, é possível obervar reações alérgicas às formas teciduais que morrem. Gatos foram tratados com doses de 250 mg/kg, durante 9 dias, que correspondem a cinco vezes o nível e três vezes a duração recomendada do tratamento, sem qualquer efeito colateral.[1013] Embora menos comum do que com o uso do albendazol, a administração de fembendazol (50 mg/kg VO a cada 12 h durante 11 dias) foi associado ao desenvolvimento de pancitopenia em um cão.[356] A pancitopenia regrediu gradualmente no período de 15 dias após a interrupção do tratamento. A necrose do pavilhão auricular foi associada ao tratamento de um cão.[827]

INTERAÇÕES. Foi relatada a ocorrência de mielotoxicidade com a coadministração de TRIMETOPRIMA-SULFONAMIDA em um cão.[1235] Foi reversível após a interrupção do tratamento.

Disponibilidade	Tipo	Apresentações
Cão	Grânulos orais a 22,2%, envelopes ou frasco	Frasco de 1 g, 2 g, 4 g, 0,5 kg por frasco
Equino	Grânulos orais a 22,2%, envelopes	5,2 g
	Pasta a 10%	Seringa de 25 g
Bovino e equino	Pasta oral a 10%	Seringa de 92 g
	Suspensão oral a 10%	1 litro
Bovino	Pasta oral a 10%	Seringa de 290 g
	Suspensão oral a 10%	3,7 ℓ

MANIPULAÇÃO. O produto deve ser conservado longe da umidade, a temperaturas controladas (15 a 30°C).

ADMINISTRAÇÃO. Para a dose de 50 mg/kg, usar 1 g de grânulos de um envelope para cada 4,5 kg de peso corporal. Misturar a quantidade correta de grânulos com uma pequena quantidade da dieta habitual. Se o animal ingerir alimento seco, acrescentar água para facilitar a mistura com o fármaco. Para ser eficaz, o fármaco precisa ser administrado durante o período mínimo de 3 dias. O tratamento para protozoários ou helmintos mais resistentes deve prosseguir por até 14 dias.

Indicações (Cães e gatos)	Dose (mg/kg)	Via	Intervalo (h)	Duração (dias)
Helmintos, *Giardia* (EUA)	50	VO	24	3 a 5

OUTRAS POSOLOGIAS. Infecções por protozoários entéricos, Tabela 77.3.

INFORMAÇÃO PARA DISPENSAÇÃO. Colocar a quantidade indicada no alimento enlatado ou no alimento seco umedecido. Certificar-se de que o animal tenha tomado todo o fármaco, impedindo a ingestão de outro alimento.

Filgrastim | Fator estimulante de colônias de granulócitos ou fator de crescimento hematopoético, G-CSF

CLASSE. Citocina.

AÇÃO. Estimula os progenitores mieloides da medula óssea. Aumenta as contagens de neutrófilos no sangue de animais clinicamente sadios ou com neutropenia. Diminui também a produção de mediadores inflamatórios, como interleucina 1, fator de necrose tumoral α e INTERFERONA-γ (IFN), o que pode ser benéfico para evitar a ocorrência de reação inflamatória muito grave. *In vitro*, o tratamento prévio de neutrófilos com fator estimulante de colônias de granulócitos (G-CSF) e/ou IFN-γ pode atenuar o efeito inibitório dos glicocorticoides sobre a lesão das hifas induzida por neutrófilos.

MAIS INFORMAÇÕES. Ver Capítulos 2, 56 e 100; Referências 334, 343, 931.

FARMACOCINÉTICA. O produto recombinante humano aumenta a contagem de neutrófilos no sangue de vários animais. Em cães e gatos, aumentos a curto prazo nas contagens de neutrófilos são seguidos de neutropenia com uso contínuo, devido ao desenvolvimento de anticorpos neutralizantes contra essa proteína heteróloga. Ocorre neutrofilia no sétimo dia, alcançando níveis máximos entre 10 e 14 dias de tratamento. Os aumentos de curtos prazos são seguidos de neutropenia (entre 10 dias e 7 semanas) com uso contínuo, devido ao desenvolvimento de anticorpos neutralizantes contra esse produto heterólogo.

INDICAÇÕES. Para estimular a produção e a função dos neutrófilos e monócitos. Em, cães, uso a curto prazo no tratamento da neutropenia por irradiação corporal total, infecção por parvovírus e *Ehrlichia*, agentes mielossupressores. O uso potencial em gatos inclui leucopenias associadas ao FeLV, doença mieloproliferativa, tumores linfoides, anemia aplásica. Melhor para uso a curto prazo (≤ 21 dias) no tratamento da neutropenia causada por agentes infecciosos, quimioterapia ou irradiação corporal total. Tem sido recomendado para a neutropenia causada por toxinas (p. ex., agentes quimioterápicos para o câncer, estrogênio, CLORANFENICOL, TRIMETOPRIMA-SULFONAMIDA) ou infecções (p. ex., erliquiose, infecções por parvovírus). Os estudos realizados demonstraram que o efeito do fármaco nas infecções de cães por parvovírus é mínimo, devido aos altos níveis já circulantes. Estudos semelhantes em gatos com parvovírus não foram gratificantes. Ver o Capítulo 2 para detalhes de estudos que envolveram esse fármaco.

USOS APROVADOS. Seres humanos com neutropenia associada à infecção pelo HIV, quimioterapia do câncer e antiviral e transplante.

CONTRAINDICAÇÕES. Tratamento por mais de 3 semanas.[31] Expressão aumentada do FIV por linfócitos infectados em gatos; por conseguinte, não é recomendado para o tratamento dessa doença.

REAÇÕES ADVERSAS. Desconforto ósseo ou esplenomegalia, reações alérgicas.[31] Depois de 10 dias a 7 semanas de tratamento, verifica-se o desenvolvimento de anticorpos persistentes contra o G-CSF canino ou felino endógeno, resultando em neutropenia de rebote.

INTERAÇÕES. Elevação artefatual dos níveis séricos de desidrogenase láctica e FA devido à isoenzima óssea em seres humanos.

Disponibilidade	Tipo	Apresentações
Seres humanos	Solução para injeção	300 µg/mℓ em frasco de 1 mℓ

MANIPULAÇÃO. A solução estoque pode ser diluída com soro fisiológico tamponado estéril e albumina sérica bovina. A diluição final é de 100 µg/mℓ, que é conservada a 4°C. O frasco não deve ser congelado nem exposto à luz solar. Incompatível em solução com ANFOTERICINA B, algumas cefalosporinas, CLINDAMICINA, furosemida, succinato sódico de metilprednisolona, METRONIDAZOL e PIPERACILINA SÓDICA.

ADMINISTRAÇÃO. Pode ser administrado por via SC ou IV. Deve ser administrado com cuidados de suporte, como transfusão sanguínea concomitante, se houver anemia concomitante ou trombocitopenia, ou antibacterianos para leucopenia. Para uso IV pode ser ainda diluído para 5 a 15 µg/mℓ, com adição de glicose a 5%. Acrescenta-se albumina (12 mg/mℓ) para evitar a absorção a plásticos. A taxa de infusão IV deve ser de pelo menos 15 min. Não deve ser administrado antes de 24 h após quimioterapia citotóxica ou 24 h antes. A dor óssea pode será aliviada pela administração concomitante de AINE. A injeção SC deve ser aplicada em diferentes locais e pode ser mais eficaz do que o uso IV.

Indicações (*Cães e gatos*)	Dose (µg/kg)	Via	Intervalo (h)	Duração (dias)
(NEUTROPENIA)				
Infecções virais agudas	5	SC	24	3 a 5
Infecções virais crônicas	5	SC	24	≤ 21

OUTRAS POSOLOGIAS. Infecção por FIV, Tabela 12.3.

INFORMAÇÃO PARA DISPENSAÇÃO. O animal deve retornar para monitoramento pelo menos 2 vezes/semana com hemograma completo. Devido ao desenvolvimento de anticorpos em 14 a 21 dias, o fármaco é interrompido antes desse período.

Florfenicol

CLASSE. Acetamida.

AÇÃO. Liga-se ao ribossomo 50S das bactérias, inibindo a síntese de proteína.

MAIS INFORMAÇÕES. Ver CLORANFENICOL; Capítulo 30.

FARMACOCINÉTICA. Semelhante ao CLORANFENICOL. Em cães, as biodisponibilidades VO e IM são boas; entretanto, a absorção é inconsistente quando administrado por via SC. Em gatos, o florfenicol é bem absorvido pelas vias VO e IM.[865]

ESPECTRO. Ver CLORANFENICOL.

INDICAÇÕES. Ver CLORANFENICOL.

CONTRAINDICAÇÕES. Prenhez.

REAÇÕES ADVERSAS. A modificação química desse fármaco aliviou o efeito mielotóxico, embora não se disponha de estudos de toxicidade para cães e gatos. Tampouco está associado a mielotoxicidade nos seres humanos. Pode ser localmente irritante para animais quando administrado ou para as mucosas de seres humanos sensíveis que inadvertidamente entram em contato com o fármaco.

INTERAÇÕES. Ver CLORANFENICOL.

INDICAÇÕES. Infecções bacterianas ou riquetsioses sistêmicas quando se deve evitar a mielotoxicidade potencial em animais ou seres humanos. CIM de 1,0 a 8,0 para patógenos em cães e gatos.

Disponibilidade	Tipo	Apresentações
Veterinária (bovinos)	Solução parenteral 300 mg/mℓ	100, 250, 500 mℓ

MANIPULAÇÃO. Pode ser conservado entre 2°C e 30°C, protegido da luz, embora a refrigeração não seja necessária. A cor é amarelo-pálida e não afeta a potência.

ADMINISTRAÇÃO. Pode ser administrado por vias IM ou SC; a primeira pode causar dor e irritação.

Indicações	Dose (mg/kg)	Via	Intervalo (h)	Duração (dias)
CÃES				
Infecções sistêmicas	22	IM, VO	6	3 a 5
GATOS				
Infecções sistêmicas	22	IM, VO[a]	8	3 a 5

[a]Não se dispõe de produto oral; entretanto, a solução administrada por via oral foi bem absorvida por gatos experimentais.

OUTRAS POSOLOGIAS. Cinomose, Tabela 3.2.

Fluconazol

CLASSE. Bis-triazólico.

AÇÃO. Antifúngico; inibe a síntese de esterol e de citocromo P450. Apresenta maior afinidade pela enzima fúngica do que o cetoconazol ou o itraconazol.

MAIS INFORMAÇÕES. Ver CETOCONAZOL, ITRACONAZOL VORICONAZOL, POSACONAZOL; Capítulo 55, Tabela 55.1; Referências 215, 471, 539.

FARMACOCINÉTICA. O baixo peso molecular e a alta hidrossolubilidade (baixa ligação às proteínas plasmáticas) resultam em alta biodisponibilidade (> 90% da disponibilidade sistêmica) após administração IV e VO. A absorção GI não é afetada pela ingestão de alimento ou por alterações da acidez gástrica causadas por cimetidina ou antiácidos que contêm magnésio ou alumínio.[1148] Nos seres humanos, alcança concentrações teciduais eficazes com 5 a 10 doses, o que corresponde a 5 a 10 dias com uma única dose ao dia, ou 2 dias se for usada uma dose de ataque de duas vezes a dose recomendada no primeiro dia. Em cães a absorção oral é de 100%, com concentração plasmática máxima de 10 μg/mℓ no período de 4 h após uma dose oral de 10 mg/kg. A ligação às proteínas é mínima, de modo que o fármaco penetra em todas as cavidades corporais e tecidos, incluindo os olhos e o SNC. Os locais que apresentam concentrações iguais ou superiores às do sangue são a pele, a urina, os líquidos de vesículas cutâneas, as cavidades corporais, unhas, saliva, escarro e tecidos reprodutores. O fluconazol penetra bem no líquido cerebrospinal, no humor aquoso e do epitélio brônquico. Nos gatos, a concentração sérica máxima foi de 12,9 μg/mℓ em 1,3 h após a administração de uma dose de 10,8 mg/kg.[1179] A meia-vida de eliminação nos gatos foi de 25 h após a administração de 50 mg.[1179] A penetração no LCS é de 50 a 90% dos níveis plasmáticos, independentemente da ocorrência de inflamação. Não é extensamente metabolizado; por conseguinte, é eliminado principalmente (> 70%) por excreção renal do fármaco ativo.[215,539]

ESPECTRO. Excelente contra formas leveduriformes, como *Cryptococcus, Trichosporon, Candida, Blastomyces, Histoplasma, Coccidioides*, algumas espécies de *Malassezia*; eficácia variável a precária contra fungos filamentosos, como *Fusarium, Aspergillus, Acremonium, Paecilomyces, Pseudallescheria* spp. ou dermatófitos.[1302] *Leishmania* spp. podem ser sensíveis.

INDICAÇÕES. Infecções fúngicas sistêmicas (como criptococose) que acometem tecidos de acesso difícil (p. ex., SNC). Blastomicose, coccidiomicose, histoplasmose, criptococose, particularmente infecções criptocócicas do cérebro, da medula espinal ou do olho.[831] Aspergilose nasal. As doses mais altas, quando toleradas, podem melhorar a eficácia terapêutica. Excelente para ITU fúngicas, como as causadas por *Candida* ou *Torulopsis*. Demonstrou ser eficaz no tratamento da conidiobolomicose em equinos.[1119]

USOS APROVADOS. Seres humanos: para tratamento da candidíase esofágica, tratamento de manutenção da meningite triptocócica e fracassos do tratamento da candidíase.

CONTRAINDICAÇÕES. Reduzir a dose em caso de insuficiência renal; não se sabe ao certo se é mutagênico ou teratogênico, de modo que é melhor evitar o seu uso durante a prenhez. Excretado no leite, de modo que deve ser evitado na lactação.

REAÇÕES ADVERSAS. Ver também CETOCONAZOL. Pode causar vômitos, diarreia, desconforto abdominal. Erupções dérmicas, hepatotoxicidade (elevação dos níveis de aminotransferases, colestase, hepatite, insuficiência hepática). A hepatotoxicidade é muito menos frequente do que com o cetoconazol ou o ITRACONAZOL. Não suprime os hormônios adrenais ou sexuais, como o cetoconazol. A ocorrência de alopecia, ressecamento da pele das mucosas e tontura só foi relatada em seres humanos.

INTERAÇÕES. A cimetidina interfere na absorção do fluconazol. O fluconazol aumenta as concentrações de diuréticos tiazídicos, RIFAMPICINA, ciclosporina, glipizida, anti-histamínicos, difenil-hidantoína e teofilina. Potencializa o sangramento causado por rodenticidas anticoagulantes.

Disponibilidade	Tipo	Apresentações
Seres humanos	Comprimidos	50 mg, 100 mg, 150 mg, 200 mg
	Cápsula oral	150 mg
	Pó para suspensão oral	10 mg/mℓ, 40 mg/mℓ reconstituídos
	Injeção parenteral	2 mg/mℓ

MANIPULAÇÃO. Manter os comprimidos à temperatura ambiente controlada (20 a 25°C) em recipientes hermeticamente fechados. Suspensão VO: conservar o pó à temperatura ambiente e diluir em água destilada; agitar antes do uso. Conservar a suspensão reconstituída entre temperatura refrigerada (2 a 8°C) e temperatura ambiente por até 2 semanas. A injeção parenteral deve ser conservada à temperatura ambiente ou do congelador. Não acrescentar nenhuma substância nem congelar.

ADMINISTRAÇÃO. Administrar duas vezes a dose diária calculada no primeiro dia de tratamento. Administrar por 2 a 3 dias se houver micose disseminada de evolução rápida ou grave. A solução IV deve ser administrada em 1 a 2 h. Com frequência, é necessário tratar a criptococose neurológica ou ocular durante pelo menos 12 semanas ou por 2 semanas quando o exame do LCS demonstrar a resolução da inflamação e os resultados dos testes de antígeno no soro e no LCS forem negativos. A melhor resposta terapêutica na criptococose do SNC em gatos é obtida com a dose de 200 mg/gato/dia.[215] Em virtude de sua alta biodisponibilidade oral, as doses para administração parenteral não diferem.

Indicações	Dose	Via	Intervalo (h)	Duração (dias)[a]
CÃES				
Criptococose, candidíase, micoses sistêmicas, aspergilose nasal, infecção por *Malassezia*	5 mg/kg[b]	VO, IV	12	56 a 84
Meningite	5 a 8 mg/kg	VO, IV	12	56 a 84
	8 a 12 mg/kg	VO, IV	24	56 a 84
GATOS				
Criptococose nasal ou dérmica[c]	5 mg/kg	VO	12 a 24	[d]
	10 mg/kg	VO	24	[d]
Infecção fúngica do SNC, intraocular ou multissistêmica	50 mg/gato	VO	24	[d]
Criptococose do SNC, intraocular ou multissistêmica[c]	50 a 100 mg/gato	VO, IV	12	[d]
CÃES E GATOS				
Candidíase urinária	5 a 10 mg/kg	VO	24	21 a 42
Infecção urinária por *Candida glabrata*	12	VO	24	21 a 42

[a]Para a maioria das infecções, a duração do tratamento é de, no mínimo, 42 a 56 dias; entretanto, gatos com criptococose necessitam da duração mínima de tratamento de 120 a 180 dias para evitar a ocorrência de recidiva. Os animais devem ser monitorados com métodos sorológicos de detecção de antígeno para determinar a eficácia do tratamento.
[b]Os casos refratários podem necessitar do aumento da dose para 10 mg/kg.
[c]Para a maioria das infecções em gatos, a dose de 50 mg/gato por dia produz níveis terapêuticos adequados.[1179]
[d]O tratamento deve continuar até que os resultados de testes de antígenos no sangue ou no LCS (em caso de doença no SNC) sejam negativos. Isso leva habitualmente 2 meses, pelo menos, depois da resolução clínica, com tempo médio de aproximadamente 8 meses.

OUTRAS POSOLOGIAS. Blastomicose, Tabela 57.1; criptococose, Tabela 59.1; coccidioidomicose, Tabela 60.3; aspergilose nasal, Tabela 62.1; tratamento sistêmico da candidíase, Tabela 63.2; tricosporonose, Tabela 64.1; infecções musculoesqueléticas, Tabela 85.3.

INFORMAÇÃO PARA DISPENSAÇÃO. Esse medicamento pode ser administrado com alimento.

Flucitosina

CLASSE. Pirimidina fluorada.

AÇÃO. Antifúngico; é convertida por enzima específica nas células fúngicas em 5-fluoruracila, que interfere na timidilato sintase do fungo e na síntese resultante de DNA e RNA.

MAIS INFORMAÇÕES. Ver Capítulo 55, Tabela 55.1.

FARMACOCINÉTICA. A flucitosina é bem absorvida pelo trato GI e bem distribuída nos tecidos e líquidos corporais, incluindo articulações, líquido peritoneal e humor aquoso. A concentração no LCS corresponde a 70 a 90% dos níveis séricos. Apenas 4% do fármaco absorvido são metabolizados, 80 a 90% são excretados de modo inalterado na urina.

ESPECTRO. *Candida*, *Cryptococcus*. Exerce algum efeito contra *Aspergillus*. A flucitosina é sempre usada associada à ANFOTERICINA B. Pode ocorrer desenvolvimento de resistência durante o tratamento. **Ineficaz:** fungos filamentosos e dermatófitos.

INIDCAÇÕES. Infecções graves (disseminadas) por *Candida* ou *Cryptococcus*, como sepse, endocardite, meningite.

USOS APROVADOS. Na terapia de combinação para infecções sistêmicas por leveduras.

CONTRAINDICAÇÕES. Reduzir a dose ou evitar o seu uso em caso de insuficiência renal. Evitar em caso de mielossupressão preexistente, prenhez ou recém-nascidos.

REAÇÕES ADVERSAS. Mielossupressão (leucopenia, trombocitopenia), teratogênico em animais de laboratório. Insuficiência renal, cristalúria, erupções dérmicas, vômitos, diarreia, dor abdominal, hepatotoxicidade (hepatite colestática, icterícia e elevação das enzimas hepáticas), sinais do SNC. A flucitosina é convertida pela flora GI em 5-fluoruracila, que pode ser tóxica quando absorvida, produzindo mielossupressão ou enterocolite.

INTERAÇÕES. Sinérgica com a ANFOTERICINA B, porém com aumento da toxicidade renal de ambos os fármacos.

Disponibilidade	Tipo	Apresentações
Seres humanos	Cápsulas orais	250 mg, 500 mg

MANIPULAÇÃO. Conservar as cápsulas em frascos hermeticamente fechados e à prova da luz à temperatura ambiente controlada (20 a 25°C).

ADMINISTRAÇÃO. O alimento pode diminuir a velocidade de absorção do fármaco, porém não a reduz, após administração por via oral. Monitorar repetidamente o hemograma e os resultados das provas de função renal e hepática a cada 2 semanas durante o tratamento. Avaliar a função renal pelo menos 2 vezes/semana se a ANFOTERICINA B também for usada.

Indicações (*Cães e gatos*)	Dose (mg/kg)	Via	Intervalo (h)	Duração (dias)
Criptococose, candidíase[a]	25 a 50	VO	6	42
	50 a 65	VO	8	42
Meningite criptocócica[a]	50 a 100	VO	6	42

[a] Deve ser administrada associada a fármaco antifúngico poliênico ou azólico.

OUTRAS POSOLOGIAS. Criptococose, Tabela 59.1; candidíase sistêmica, Tabela 63.2; infecções do CNS, Tabela 91.5.

INFORMAÇÃO PARA DISPENSAÇÃO. Monitorar o animal à procura de sinais GI ou tendência a equimoses.

Foscarnete sódico | Fosfonoformato

CLASSE. Análogo do pirofosfato.

AÇÃO. Antiviral; inibe a replicação de todos os herpes-vírus conhecidos. Inibe as DNA e RNA polimerases específicas de vírus e as transcriptases reversas em concentrações que não afetam as enzimas das células. Impede a troca de pirofosfato no vírus em grau muito maior do que nas células de mamíferos. A atividade contra retrovírus deve-se à sua ligação à transcriptase reversa de modo não competitivo e reversível, diferentemente de outros antivirais, não exigindo a fosforilação para ser ativo.

MAIS INFORMAÇÕES. Ver *Foscarnete*, no Capítulo 2, e Tabela 2.1; ver também Referências 941 e 1114.

FARMACOCINÉTICA. Biodisponibilidade VO de 35% em gatos e de 10% em cães. Um derivado (o tiofoscarnete) tem maior biodisponibilidade VO.[1095] A via IV produz concentrações mais altas e é preferida para tratamento sistêmico. Em pH fisiológico, o foscarnete é ionizado e apresenta penetração celular limitada. Penetra no LCS (40% da concentração sanguínea), com certo acúmulo no osso, a partir do qual é eliminado lentamente, sobretudo em gatos mais jovens.[1115] O fármaco sofre pouco metabolismo e é excretado principalmente em sua forma inalterada na urina. A depuração do plasma em gatos jovens é mais rápida do que a dos gatos jovens.[1114,1115]

ESPECTRO. Vírus de DNA e de RNA, incluindo retrovírus. Mais eficaz contra herpes-vírus.

INDICAÇÕES. Infecções por herpes-vírus, infecções retrovirais. Infecções por herpes-vírus resistentes ao aciclovir.

USOS APROVADOS. Seres humanos: retinite por citomegalovírus em pacientes com AIDS.

CONTRAINDICAÇÕES. Insuficiência renal. Usar com cautela em fêmeas grávidas e durante a lactação devido ao potencial de fetotoxicidade e lesão dos ossos e dos dentes de animais jovens.

REAÇÕES ADVERSAS. Nefrotoxicidade; é preciso monitorar a função renal durante o tratamento. A disfunção renal torna-se evidente na maioria dos seres humanos depois de 2 semanas de tratamento.[397] Provoca também nefrotoxicidade em gatos. A manutenção da hidratação adequada, a diurese e a interrupção do fármaco facilitam a reversão da nefrotoxicidade. Quando administrado por VO, pode-se observar o desenvolvimento de ulcerações bucais e sangramento ou efeitos colaterais GI, visto que o fármaco causa lesão das células epiteliais. Pode ocorrer ulceração do epitélio genital com a contaminação urinária, pois o fármaco excretado não é metabolizado. Pode haver desenvolvimento de anemia e granulocitopenia em gatos em consequência de mielossupressão. O foscarnete quela cátions divalentes, como o cálcio, de modo que pode ocorrer desenvolvimento de hipocalcemia, hiperfosfatemia ou hipofosfatemia, hipomagnesemia e hipopotassemia.[978] O fármaco acumula-se na matriz óssea, em maior grau nos animais mais jovens.[1115] Gatos jovens aos quais são administradas altas doses apresentam alargamento das placas de crescimento, aumento do osteoide e mineralização deficiente.

INTERAÇÕES. Com o uso concomitante de ISETIONATO DE PENTAMIDINA, o foscarnete pode exacerbar a hipocalcemia. Aumento da toxicidade renal com uso concomitante de ANFOTERICINA B ou aminoglicosídios. Não pode ser usado com outros agentes nefrotóxicos, como o ganciclovir, devido ao efeito aditivo.

Disponibilidade	Tipo	Apresentações
Seres humanos	Solução injetável	24 mg/mℓ em frascos de 500 mℓ e 250 mℓ para infusão IV

MANIPULAÇÃO. Conservar à temperatura ambiente (20 a 25°C) e não congelar. Só deverá ser usado se o frasco e o selo estiverem intactos.

ADMINISTRAÇÃO. Administrado por infusão IV contínua, em virtude de sua meia-vida curta. Podem ocorrer fraqueza ou parestesias durante a infusão. Não infundir na forma de injeção IV direta. Isso irá aumentar o risco de toxicidade. A velocidade máxima da infusão IV é de 1 mg/kg/min. Em condições experimentais, foi administrado por VO a cães e gatos.[941,1114]

Indicações	Dose (mg/kg)	Via	Intervalo (h)	Duração (dias)
CÃES E GATOS	20 a 30	IV, VO	8	Quando necessário
GATOS Infecção retroviral	13,3	IV	8	Quando necessário

OUTRAS POSOLOGIAS. Nenhuma.

INFORMAÇÃO PARA DISPENSAÇÃO. O foscarnete pode causar irritação bucal quando administrado por VO. Comunicar ao veterinário qualquer diminuição do apetite ou sinais de sangramento bucal.

Fosfato de oseltamivir

CLASSE. Antiviral.

AÇÃO. Inibição da neuraminidase do vírus da influenza. Pode alterar a agregação e a liberação das partículas virais da célula.

MAIS INFORMAÇÕES. Ver *Oseltamivir*, no Capítulo 2,.

FARMACOCINÉTICA. É um profármaco que requer conversão para a sua atividade. É prontamente absorvido pelo trato GI após administração VO. É convertido extensamente em carboxilato de oseltamivir, predominantemente por esterases hepáticas. A coadministração com alimentos não tem nenhum efeito significativo sobre a concentração plasmática máxima e a área sob a curva de concentração plasmática. O oseltamivir é excretado nos rins por filtração glomerular e secreção tubular. Menos de 20% de uma dose oral marcada com radioisótopo são eliminados nas fezes.

ESPECTRO. Neuraminidase do vírus parainfluenza. Não há evidências de sua eficácia contra qualquer outro vírus, a não ser os vírus influenza A e B.

INDICAÇÕES. O oseltamivir deve ser administrado dentro dos primeiros 2 dias após o início da doença clínica. Foi demonstrado ser apenas eficaz contra a neuraminidase na superfície dos vírus influenza. Embora se tenha sugerido o uso desse fármaco no tratamento de cães e gatos infectados por parvovírus, não existe nenhuma razão válida ou lógica para a sua eficácia. Os parvovírus não carecem de envelope, e não há *nenhuma* evidência nem base experimental de que esses vírus possam ser sensíveis. As infecções de cães e gatos por vírus mais próximos seriam infecções por uma das cepas do vírus influenza ou, talvez, do vírus parainfluenza canino. Surtos de influenza pelas cepas aviária H5N1 ou canina H3N8 seriam indicações específicas em gatos ou cães.

USOS APROVADOS. Seres humanos com influenza, com início da administração nos primeiros 2 dias após o aparecimento da infecção.

CONTRAINDICAÇÕES. Não se recomenda o uso do fármaco durante a gravidez ou em recém-nascidos.

REAÇÕES ADVERSAS. Em geral, é bem tolerado. As náuseas, os vômitos e a diarreia são mais prevalentes entre as reações adversas. A administração do fármaco com alimento pode reverter os efeitos colaterais potenciais. Seu uso não é recomendado durante a prenhez ou o aleitamento.

INTERAÇÕES. É pouco provável que ocorram interações medicamentosas clinicamente significativas.

Disponibilidade	Tipo	Apresentações
Seres humanos	Cápsulas orais	Várias concentrações
Seres humanos	Suspensão para uso pediátrico	12 mg/mℓ

MANIPULAÇÃO. Conservar a 20 a 25°C, com limites de 15 a 30°C. Conservar a suspensão reconstituída sob refrigeração (2 a 8°C).

ADMINISTRAÇÃO. Deve ser administrado por via oral nos primeiros 2 dias de infecção e nunca deve ser usado por mais de 5 dias.

Indicações (*Seres humanos*)	Dose[a]	Via	Intervalo (h)	Duração (dias)
Influenza (>40 kg)	Total de 75 mg[b]	VO	12	5
23 a 40 kg	Total de 60 mg	VO	12	5
15 a 23 kg	Total de 45 mg	VO	12	5
≤15 kg	Total de 30 mg	VO	12	5

[a]O tratamento deve ser instituído até 2 dias após o início dos sinais de influenza.
[b]Foi administrada uma dose de 75 mg/60 kg de peso corporal a tigres para um surto de H5N1 (ver *Oseltamivir*, no Capítulo 2). Furões expostos à cepa H5N1 receberam 5 mg/kg 4 h após a inoculação; todavia, foi necessária uma dose de 25 mg/kg no período de 24 h após a inoculação para cepas altamente patogênicas. Para cepas menos patogênicas, houve necessidade de 10 mg/kg para impedir a disseminação viral para órgãos internos.[382]

OUTRAS POSOLOGIAS. Nenhuma.

INFORMAÇÃO PARA DISPENSAÇÃO. Administrar em jejum; todavia, se ocorrerem vômitos ou náuseas, administrar com alimento.

Fosfato de primaquina

CLASSE. 8-amioquinolona.

AÇÃO. Antiprotozoário; liga-se ao DNA dos protozoários e modifica as mitocôndrias.

FARMACOCINÉTICA. Absorção rápida após administração oral; concentrações mais elevadas no fígado, no cérebro, nos pulmões e nas musculaturas cardíaca e esquelética. É metabolizado a compostos com atividade variável. Um pequeno percentual (< 1%) é eliminado de modo inalterado na urina.

ESPECTRO DE AÇÃO. *Hepatozoon, Babesia, Pneumocystis*.

INDICAÇÕES. Hepatozoonoses.

USOS APROVADOS. Malária humana. Está sendo avaliado para uso em pneumocistose (em combinação com clindamicina).

CONTRAINDICAÇÕES. Hemólise ou mielossupressão concomitante. Uso associado de CLORIDRATO DE QUINACRINA ou outros agentes mielossupressores. Não deve ser usado em cães.

REAÇÕES ADVERSAS. Metemoglobinemia, hemólise (com deficiência de glicose-6-fosfato desidrogenase), mielossupressão. Os cães são muito sensíveis aos efeitos tóxicos desse fármaco, que também provoca hipoglicemia, alterações inflamatórias e degenerativas no fígado e nos rins, bem como alterações miopáticas na musculatura estriada.[633a]

INTERAÇÕES. O CLORIDRATO DE QUINACRINA exacerba os efeitos tóxicos do fosfato de primaquina.

Disponibilidade	Tipo	Apresentações
Humana	Comprimidos orais	26,3 mg (15 mg de base ativa)

ARMAZENAMENTO. Guardar os comprimidos em recipiente hermético para evitar exposição a calor, luz e umidade.

ADMINISTRAÇÃO. Verificar hemograma completo pelo menos 1 vez/semana durante o tratamento. Pode ser administrado com a ração para evitar efeitos colaterais GI.

Indicações	Dose[a]	Via	Intervalo (h)	Duração (dias)
Gatos				
Babesia	1 mg/kg	VO	36	[b]

[a] Dose humana, extrapolada.
[b] O fosfato de primaquina é administrado à dose de 1 mg/kg a cada 36 h 4 vezes, depois 1 mg/kg a cada 7 dias 4 vezes.[608a]

DOSES ADICIONAIS. Babesiose, Tabela 76.3.

INFORMAÇÕES PARA DISPENSAÇÃO. Administrar o fármaco com um pouco de ração para reduzir a ocorrência de vômitos.

Fosfomicina

CLASSE. Análogo do fosfoenol. Antibiótico natural produzido por *Streptomyces fradiae*.

AÇÃO. Inibe a síntese de peptidoglicano das paredes celulares microbianas. A fosfomicina também diminui a aderência das bactérias às células epiteliais do trato urinário.

MAIS INFORMAÇÕES. Ver *Ácidos fosfônicos*, no Capítulo 30.

FARMACOCINÉTICA. A biodisponibilidade do sal dissódico é baixa (41%) em cães; entretanto, a injeção SC produz altos níveis, porém não está disponível.[423] A ligação do fármaco às proteínas é mínima (0,5% nos seres humanos e insignificante nos cães); por conseguinte, todo o fármaco circulante está disponível para os tecidos. Níveis suficientemente altos para tratar infecções sistêmicas em cães só podem ser alcançados com doses de 80 mg/kg a intervalos de 8 a 12 h, visto que são necessários níveis dependentes do tempo para alcançar a CIM para a maior parte dos intervalos entre as doses. O tratamento oral pode produzir níveis altos o suficiente para o tratamento das ITU.[109]

ESPECTRO. Antibiótico bactericida de amplo espectro, não relacionado com nenhuma outra classe. Atividade *in vitro* alta contra uma variedade de bactérias gram-positivas (p. ex., *Streptococcus* spp., *Staphylococcus* spp.) e algumas bactérias gram-negativas (*Escherichia coli*). *Proteus* spp. e *Pseudomonas aeruginosa* são habitualmente resistentes.

INDICAÇÕES. Para o tratamento da ITU canina, incluindo a que é causada por *E. coli* resistente a múltiplos fármacos. Seu uso deve ser baseado no antibiograma.

CONTRAINDICAÇÕES. Hipersensibilidade prévia ao fármaco.

REAÇÕES ADVERSAS. Sinais GI de vômitos ou diarreia. Nos seres humanos, foram observados níveis sanguíneos aumentados de LDH e taquicardia sinusal.

INTERAÇÕES. A metoclopramida altera a absorção e diminui os níveis séricos e a excreção urinária do fármaco, reduzindo a sua atividade.

Disponibilidade	Tipo	Apresentações
Seres humanos	Grânulos em envelopes para diluição em água para uso oral	3 gramas

MANIPULAÇÃO. Deve ser conservado a 20 a 25°C; faixa extrema de 15 a 30°C.

ADMINISTRAÇÃO. Misturar com água à temperatura ambiente e administrar por uma seringa de doses.

Indicações (*Cães e gatos*)	Dose (mg/kg)	Via	Intervalo (h)	Duração (dias)
CÃES				
Infecções sistêmicas	80	VO	8	Quando necessário
Infecções urinárias	40	VO	12	7

OUTRAS POSOLOGIAS. Uma dose empírica para cães consiste em um envelope de 3 g fracionado em doses de 1 g administradas a intervalos de 8 h diariamente.[865a]

Fumagilina

CLASSE. Antibiótico alicíclico derivado do *Aspergillus fumigatus*.

AÇÃO. Inibidor da proliferação de células epiteliais e da angiogênese. Pode inibir a metionina aminopeptidase 2.

MAIS INFORMAÇÕES. Ver Tabela 71.1; ver também *Microsporidiose*, Capítulo 69, e Referência 782.

FARMACOCINÉTICA. A fumagilina não é bem absorvida pelas superfícies epiteliais, como o tecido intestinal e tecidos extraoculares.

ESPECTRO. *Entamoeba* e microsporídios, como *Encephalitozoon* e *Enterocytozoon bieneusi*. Tem sido usada no tratamento de infecções por um microrganismo estreitamente relacionado, *Nosema*, em abelhas.

INDICAÇÕES. Amebíase intestinal. Diarreia ou disseminação de microsporídios. Uso tópico na conjuntiva em caso de tratamento da cetoconjuntivite por microsporídios.

USOS APROVADOS. Tratamento da microsporidiose em abelhas. Foi pesquisada pelos seus efeitos sobre a angiogênese no tratamento de tumores sólidos em seres humanos. Antigamente usada no tratamento da malária.

CONTRAINDICAÇÕES. Neutropenia ou trombocitopenia preexistentes.

REAÇÕES ADVERSAS. Mielossupressão (leucopenia, trombocitopenia), náuseas. Em virtude da quantidade excepcional de efeitos colaterais, a fumagilina é menos desejável para o tratamento da microsporidiose intestinal em seres humanos.

INTERAÇÕES. É preciso ter cautela quando usada com outros agentes mielossupressores.

Disponibilidade[a]	Tipo	Apresentações
Seres humanos	Cápsulas orais	20 mg
Seres humanos	Solução ocular tópica na forma do sal biciclo-hexilamônio	70 µg/mℓ

[a]Embora esteja disponível em muitos países, nos EUA o fármaco só pode ser obtido a partir do fabricante para pesquisa ou investigação, mas não para uso clínico. Tem sido disponível para tratamento de infecções por *Nosema* em abelhas. As formulações orais e tópicas podem ser obtidas em farmácias de manipulação.

MANIPULAÇÃO. O fármaco deve ser conservado sob gás inerte e protegido da luz. Conservar as cápsulas em recipientes hermeticamente fechados, à prova de luz, a temperaturas ambientes controladas (20 a 25°C).

ADMINISTRAÇÃO. O alimento pode retardar, mas não reduzir, a absorção do fármaco após administração VO. Administrar separadamente das refeições.

Indicações (*Seres humanos*)	Dose	Via	Intervalo (h)	Duração (dias)
Enterocytozoon[a]	Dose total de 20 mg	VO	8	14

[a]Extrapolada de doses em seres humanos.[782]

OUTRAS POSOLOGIAS. Nenhuma.

INFORMAÇÃO PARA DISPENSAÇÃO. Tomar com o estômago vazio.

Furazolidona

CLASSE. Nitrofurano.

AÇÃO. Antibacteriano, antiprotozoário com mecanismo de ação desconhecido; interfere potencialmente no metabolismo dos carboidratos do microrganismo. O fármaco sofre ativação redutiva nos protozoários, e a sua capacidade de matar os organismos correlaciona-se com os metabólitos reduzidos, que provocam lesão do DNA celular.

MAIS INFORMAÇÕES. Ver NITROFURANTOÍNA; *Nitrofuranos*, no Capítulo 30, e Tabela 30.9; ver também *Quimioterapia Antiprotozoário*, Capítulo 71, Tabela 71.1.

FARMACOCINÉTICA. Ocorre absorção de pequenas quantidades pelo trato GI; a maior parte não é absorvida e permanece ativa no lúmen intestinal. A fração absorvida pode ser responsável pela maioria das reações adversas. Metabolismo tecidual e hepático rápido de qualquer fármaco absorvido. Os metabólitos coloridos são excretados na urina, e uma quantidade importante é excretada nas fezes.

ESPECTRO. Gram-positivo: *Staphylococcus*. **Gram-negativos:** *Escherichia*, *Salmonella*, *Proteus*, *Aerobacter*, *Campylobacter*, *Helicobacter*. **Protozoários:** *Giardia*, *Tritrichomonas*, Coccídios. Mais eficaz do que o metronidazol na prevenção de encistamento de *Giardia*.[459]

INDICAÇÕES. Enterite bacteriana ou por protozoários causada por patógenos sensíveis. Helicobacteriose gástrica.

UDOS APROVADOS. Seres humanos: para a enterite bacteriana e por protozoários.

CONTRAINDICAÇÕES. Sensibilidade prévia. Evitar em fêmeas prenhes e animais e recém-nascidos durante a lactação.

REAÇÕES ADVERSAS. Vômito, diarreia, febre, erupção dermatológica, urina de coloração castanha, hipoglicemia. Hemólise em animais com deficiência de glicose 6-fosfato desidrogenase ou potencialmente em animais recém-nascidos.

INTERAÇÕES. Aumento dos efeitos vasopressores dos simpaticomiméticos.

Disponibilidade[a]	Tipo	Apresentações
Seres humanos	Líquido oral	50 mg/15 mℓ
	Comprimidos	100 mg

[a]Foi retirada do mercado em alguns países, incluindo os EUA.

MANIPULAÇÃO. Conservar em recipientes hermeticamente fechados à prova de luz, à temperatura ambiente controlada (20 a 25°C). Se for exposto à luz, o líquido irá escurecer.

ADMINISTRAÇÃO. A suspensão oral é conveniente para gatos, sendo a dosagem mais acurada. Os comprimidos podem ser esmagados e acrescentados a xarope de milho para melhorar a palatabilidade.

Indicações	Dose	Via	Intervalo (h)	Duração (dias)
CÃES				
Coccidiose	8 a 20 mg/kg	VO	24	7
Entamebíase	2,2 mg/kg	VO	8	7
Giardíase	4 mg/kg	VO	12	7 a 10
GATOS				
Coccidiose	8 a 20 mg/kg	VO	24	7
Giardíase	4 mg/kg	VO	12	5 a 10
Amebíase	2,2 mg/kg	VO	8	7

OUTRAS POSOLOGIAS. Infecções por protozoários entéricos, Tabela 77.3; coccidiose, Tabela 80.3.

INFORMAÇÃO PARA DISPENSAÇÃO. Reduzir a ingestão de alimentos que contenham tiramina, como queijo envelhecido e carne defumada ou em conserva a seu animal de estimação durante a administração do fármaco. A furazolidona pode causar efeitos colaterais GI e coloração castanha da urina.

Ganciclovir

Ver ACICLOVIR e Capítulo 2, no *Ganciclovir*.

Gentamicina

CLASSE. Aminoglicosídio.

AÇÃO. Bactericida; inibe a síntese de proteínas das bactérias por meio de sua ligação à subunidade ribossômica 30S.

MAIS INFORMAÇÕES. Ver AMICACINA, CANAMICINA, ESTREPTOMICINA; ver também *Aminoglicosídios*, no Capítulo 30, Tabelas 30.5 e 30.6 e Referências 9, 385 e 386.

FARMACOCINÉTICA. Pouco absorvida pelo trato GI após administração VO. A absorção IM (> 90%) é mais previsível e rápida do que a SC. A distribuição do fármaco limita-se aos líquidos extracelulares (ver AMICACINA). São obtidas concentrações terapêuticas em alguns tecidos, incluindo pulmões, osso e coração; distribui-se também, em grau limitado, na bile, no líquido sinovial, no líquido peritoneal, nos abscessos e no líquido pleural. Baixos níveis no SNC, LCS ou olhos, mesmo quando há inflamação. Deve ser injetada por via intratecal para alcançar concentrações adequadas no LCS. O seu acúmulo nos rins e na orelha interna pode ser responsável pela ocorrência de intoxicação. São excretadas pequenas quantidades na bile, porém a maior parte é excretada na urina como fármaco inalterado. Pode atravessar a barreira placentária, podendo constituir risco para o feto.

ESPECTRO. Gram-positivos: *Corynebacterium*, algumas espécies de *Streptococcus*, *Staphylococcus*. **Gram-negativos:** *Escherichia*, *Pasteurella*, *Proteus*, algumas espécies de *Pseudomonas*, *Klebsiella*, *Serratia*, *Aerobacter*, *Citrobacter*, *Enterobacter*, *Salmonella*. Nenhuma vantagem específica em relação a outros aminoglicosídios, exceto por uma possível ação sinérgica com as penicilinas contra *Enterococcus*. **Mais eficaz:** aeróbios gram-negativos. **Ineficaz:** anaeróbios obrigatórios; observa-se o desenvolvimento de algum nível de resistência em cepas de *Klebsiella*, *Escherichia* e *Pseudomonas*.

INDICAÇÕES. O seu sinergismo com betalactâmicos é documentado *in vivo*. Usada associada a betalactâmicos para animais de alto risco que necessitam de tratamento ou profilaxia de bacteriemia estabelecida ou potencial durante manipulações ou cirurgias urológicas, genitais e digestivas. Com CLINDAMICINA para cirurgia de fraturas expostas; com METRONIDAZOL antes de cirurgia digestiva; com quinolonas antes de procedimentos endoscópicos ou radiológicos do trato urinário. Os aminoglicosídios raramente são recomendados como agentes isolados ou para infecções autolimitadas quando se dispõe de fármacos menos tóxicos. Infecções geniturinárias, respiratórias ou da pele e dos tecidos moles causadas por bacilos gram-negativos; infecções sistêmicas (incluindo bacteriemia e endocardite) causadas por *Staphylococcus*; febre persistente em animais neutropênicos. Nas infecções graves causadas por microrganismos desconhecidos, a gentamicina é habitualmente associada a uma penicilina ou cefalosporinas; combinar com CARBENICILINA parenteral para infecções graves causadas por *Pseudomonas*. Pode ser usada em câmaras de nebulização (2,2 mg/kg) para tratamento por aerossol da pneumonia bacteriana.

USOS APROVADOS. Muitos, tanto humanos quanto em veterinária.

CONTRAINDICAÇÕES. Evitar o uso da gentamicina ou reduzir acentuadamente a sua dose em caso de insuficiência renal; reduzir a dose em recém-nascidos. Pode causar intoxicação fetal durante a gravidez. A nefrotoxicidade é aumentada por desidratação, choque, insuficiência renal, insuficiência cardíaca, hipotensão, uso de AINE (antiprostaglandinas), acidose metabólica, diuréticos, deficiência de cálcio ou de magnésio. Não deve ser usada em cães que necessitem da audição ou do equilíbrio para trabalho ou esportes.

REAÇÕES ADVERSAS. Ver também *Aminoglicosídios*, no Capítulo 30. A maior frequência da dose (mais de 1 vez/dia) está associada a nefrotoxicidade e ototoxicidade. As dietas hiperproteicas ou a administração concomitante de vitamina E (25 mg/kg) reduzem a nefrotoxicidade em cães.[385,1192] Mais ototóxica do que a AMICACINA em gatos. A lavagem tópica de feridas abertas ou cavidades corporais com formulação parenteral (50 mg/mℓ) pode levar a uma absorção significativa e nefrotoxicidade.[749] A aplicação tópica de 3 mg/mℓ de solução ótica não foi autotóxica no meato acústico externo de cães com integridade ou ruptura da membrana timpânica.[1094] São frequentemente acrescentados em soluções de lavagem para *Pseudomonas* (ver Capítulo 30, Boxe 30.1). Pode ocorrer bloqueio neuromuscular após lavagem das cavidades pleural ou peritoneal.

INTERAÇÕES. Nefrotoxicidade aumentada quando administrada com algumas cefalosporinas de primeira geração mais antigas por via parenteral, ANFOTERICINA B, diuréticos osmóticos (manitol) ou de alça (furosemida), VANCOMICINA ou anestesia com metoxiflurano ou enflurano. Pode potencializar a paralisia por bloqueadores neuromusculares (*d*-tubocurarina, pancurônio, atracúrio). Ototoxicidade aumentada com uso concomitante de furosemida e redução da função renal. A eficiência da gentamicina é reduzida pelo uso concomitante de penicilina, AMPICILINA ou CARBENICILINA.

Disponibilidade	Tipo	Apresentações
Seres humanos	Solução injetável (sulfato)	40 mg/mℓ, 10 mg/mℓ
	Solução intratecal	2 mg/mℓ sem conservantes
Veterinária	Solução injetável (sulfato)	50 mg/mℓ (cães e gatos)

MANIPULAÇÃO. Conservar à temperatura ambiente controlada (20 a 25°C) e nunca refrigerar ou congelar. Nunca misturar com aminoglicosídios e betalactâmicos, devido à inativação *in vitro*; todavia, podem ser coadministrados separadamente. Para dose IV, pode ser diluída em glicose a 5% ou soro fisiológico para infusão, ou administrar na forma de injeção IV direta.

ADMINISTRAÇÃO. A gentamicina pode ser administrada por vias IV ou IM, porém a primeira é preferida para bacteriemia grave e potencialmente fatal, animais em estado de choque e aqueles com redução da massa muscular, lesões cutâneas extensas ou insuficiência cardíaca. Recomenda-se o intervalo de 24 h ou mais entre as doses, visto que a maior frequência de doses irá aumentar o risco de nefrotoxicidade. São obtidos níveis teciduais máximos mais altos, com consequente eficácia, por meio de uma dose maior por administração.[9] A dose de 6 mg/kg, a cada 24 h, durante 5 dias, resultou em evidências muito discretas, porém significativas, de alterações renais nos dias 4 e 5. Por conseguinte, o tratamento deve ter a duração máxima de 7 a 10 dias. A função renal precisa ser monitorada, sempre que possível. Monitorar a urina quanto à densidade específica, existência de cilindros, albumina, glicose ou sangue. Se for observada a ocorrência de toxicose, o fármaco deverá ser interrompido imediatamente, e deve-se instituir diurese hídrica e osmótica. O aparecimento de nefrotoxicidade pode ser tardio, em 1 a 3 semanas após a interrupção das doses. A dose intratecal é de 2 a 4 mg como dose total/dia. Após punção lombar ou cisternal, remover

1 mℓ/10 kg de LCS. Diluir a gentamicina com um volume igual de soro fisiológico estéril ou LCS aspirado (se estiver límpido) antes de efetuar a infusão durante 3 a 5 min.

Indicações	Dose (mg/kg)	Via	Intervalo (h)	Duração (dias)
CÃES				
ITU	4,4	IM, SC	24	7 a 10
Infecções ortopédicas e de tecidos moles	6 a 9	IV, IM, SC	24	< 7[a]
Bacteriemia, sepse[b]	9 a 14	IV, IM, SC	24	< 7[a]
GATOS[c]				
UTI, infecções de tecidos moles	5	IV, IM, SC	24	< 7[a]
Bacteriemia sistêmica	5 a 8	IV, IM, SC	24	< 7[a]

[a]A função renal precisa ser rigorosamente monitorada por meio do exame do sedimento urinário e concentração sérica de ureia.
[b]A administração da gentamicina 1 vez/dia, pelo período de até 5 dias, pode produzir níveis séricos adequados para o tratamento da maioria das infecções por microrganismos gram-negativos sensíveis, com pouca ou nenhuma nefrotoxicidade em cães.[9]
[c]A quantidade máxima para gatos obesos é de 2,5 mg/kg por dose.[1286]

OUTRAS POSOLOGIAS. Enterite viral canina, Tabela 8.1; panleucopenia felina, Tabela 9.1; infecção por *Rhodococcus equi*, Tabela 33.4; infecções por microrganismos gram-negativos, Tabela 35.2; infecções por bactérias entéricas, Tabela 37.1; brucelose canina, Tabela 38.2; peste, Tabela 45.1; tularemia, Tabela 46.1; infecção por micobactérias de crescimento rápido, Tabela 48.8; dermatofilose, Tabela 49.1; otite externa (tópica), Boxe 84.5; infecções musculoesqueléticas, Tabela 85.3; bacteriemia, Tabela 86.5; infecções bucais, Tabela 88.4; infecções gastrintestinais, Tabela 88.13; infecções intra-abdominais, Tabela 88.17; infecções hepatobiliares, Tabela 89.4; ITU, Tabela 90.4; infecções do SNC, Tabela 91.5; infecções oculares locais, Tabela 92.4.

INFORMAÇÃO PARA DISPENSAÇÃO. Deve ser administrada por via SC; por conseguinte, não é recomendada para a administração domiciliar. É também necessário monitorar a toxicidade renal.

Glicuronato de trimetrexato

CLASSE. Diaminoquinazolina.

AÇÃO. Bacteriostático, antibacteriano e antiprotozoário; inibidor da enzima di-idrofolato redutase.

MAIS INFORMAÇÕES. Ver Tabela 89.2; Referência 1278.

FARMACOCINÉTICA. Não é bem absorvido por via oral; deve ser absorvido por via IV. Metabolizado pelo fígado e excretado na bile. Os metabólitos e apenas 13% do fármaco em sua forma inalterada são excretados na urina de cães.[1278]

ESPECTRO. *Pneumocystis, Toxoplasma.*

INDICAÇÕES. Pneumonia por *Pneumocystis* referatária ou resistente à TRIMETOPRIMA-SULFONAMIDA ou ao ISETIONATO DE PENTAMIDINA. Como adjuvante ou fármaco de segunda escolha da CLINDAMICINA no tratamento da toxoplasmose.

USOS APROVADOS. Seres humanos: pneumonia por *Pneumocystis* refratária ou resistente à trimetoprima-sulfonamida ou ISETIONATO DE PENTAMIDINA.

CONTRAINDICAÇÕES. Sensibilidade prévia, gravidez.

REAÇÕES ADVERSAS. Erupção dermatológica, mielossupressão, estomatite, aumento dos níveis séricos de aminotransferases hepáticas, vômitos ou diarreia, anemia por deficiência de ácido fólico

ou leucopenia. Fetotóxico e teratogênico. Doses acima de 3 mg/kg em cães produziram anormalidades intestinais, hematológicas ou hepáticas.[1234a]

INTERAÇÕES. Coadministrar com ácido folínico (leucovorina) para minimizar a toxicidade para as células de mamíferos.

Disponibilidade[a]	Tipo	Apresentações
Seres humanos	Pó para injeção	Frascos de 25 mg

[a]Esse fármaco não é mais fabricado, e, no momento atual, não há nenhum fornecedor.

MANIPULAÇÃO. Conservar o pó à temperatura ambiente controlada (20 a 25°C), longe da luz. Usar luvas durante a manipulação do fármaco. Imediatamente antes do uso, reconstituir pela adição de 2 mℓ de glicose a 5% ou água estéril até obter a dissolução completa do pó sem opacidade. Diluir mais com glicose a 5% para 0,5 a 2 mg/mℓ. A solução permanece estável por 24 h à temperatura ambiente ou refrigerada (2 a 8°C). Descartar o fármaco não usado depois de 24 h.

ADMINISTRAÇÃO. Deve ser administrado concomitantemente com ácido folínico por 3 dias após a última dose de trimetrexato. Administrar por via IV separadamente do ácido folínico através de cateter IV irrigado. Administrar durante 60 min a cada 6 h. Os cateteres IV devem ser irrigados com 10 mℓ de glicose a 5% antes e depois da administração do fármaco.

Indicações	Dose	Via	Intervalo (h)	Duração (dias)
CÃES				
Trimetrexato	3 mg/kg	IV	24	21

OUTRAS POSOLOGIAS. Pneumocistose, Tabela 66.2.

INFORMAÇÃO PARA DISPENSAÇÃO. Verificar o hemograma e exames bioquímicos a cada 2 semanas.

Griseofulvina

CLASSE. Antibiótico antifúngico derivado de *Penicillium* sp.

AÇÃO. Fungistática; liga-se à queratina e inibe o crescimento dos fungos ao interromper a mitose.

MAIS INFORMAÇÕES. Ver *Griseofulvina*, no Capítulo 55, Tabela 55.1 e Referências 792 e 1206.

FARMACOCINÉTICA. A absorção variável pode ser aumentada pela ingestão de uma refeição rica em gordura. As formulações de micropartículas originais estão sendo substituídas por formulações ultramicronizadas em polietilenoglicol, cuja obtenção tem sido difícil em virtude do uso cada vez menor desse fármaco. A apresentação ultramicrocristalina (< 1 μm) é mais bem absorvida (> 95%) do que a preparação micronizada (4 μm) (30 a 75%), reduzindo a dose equivalente. Concentra-se na derme e nos apêndices. Incorpora-se no epitélio queratinizado recém-formado. A griseofulvina é metabolizada no fígado a compostos inativos, que são excretados.

ESPECTRO. *Microsporum, Trichophyton.* **Ineficaz:** *Actinomyces, Nocardia, Aspergillus, Sporothrix, Blastomyces, Histoplasma, Cryptococcus, Coccidioides, Malassezia, Candida.*

INDICAÇÕES. "Tinhas", dermatofitose dos pelos, das unhas e da pele. Não deve ser usada em caso autolimitados ou adequadamente confinados para tratamento tópico. A griseofulvina tem sido usada pelos seus efeitos imunomoduladores no tratamento da celulite juvenil em cães.[1039]

USOS APROVADOS. Dermatofitose em seres humanos e animais. Existe uma certa preocupação de que a fabricação e a disponibilidade desse fármaco possam ficar limitados no futuro.

CONTRAINDICAÇÕES. Disfunção hepática, prenhez, anemia, leucopenia ou infecções retrovirais felinas, particularmente com leucopenia. Não deve ser administrada a animais com menos de 6 semanas de idade ou a fêmeas prenhes durante os primeiros dois terços da gestação.

REAÇÕES ADVERSAS. As doses que demonstram ser eficazes são frequentemente mais altas do que as recomendações do fabricante, levando à ocorrência frequente de toxicidades. As náuseas, os vômitos e a diarreia são mais comuns e podem ser reduzidos, dividindo-se a dose diária em duas frações. Hipersensibilidade sistêmica e dérmica (edema da derme e prurido), hepatotoxicidade. A griseofulvina pode ser teratogênica e interfere na espermatogênese. A mielotoxicidade é idiossincrásica, incomum e não depende da dose, causando anemia, leucopenia e/ou trombocitopenia. Entretanto, existe um grande número de relatos de gatos com infecção concomitante por FeLV ou FIV. Neurotoxicidade, habitualmente associada a superdosagem; ataxia e desorientação, sinais cerebelares; podem não regredir e podem ser fatais.[648] É teratogênica, podendo causar defeitos congênitos em fêmeas prenhes. Quando administrada na dose de 25 mg/kg/dia, durante 30 dias, a griseofulvina não alterou a viabilidade, a morfologia ou a motilidade dos espermatozoides no sêmen de cão.[1179]

INTERAÇÕES. Interfere no metabolismo da porfirina. Diminui a eficiência dos barbitúricos e do rodenticida varfarina. O fenobarbital ou outros anticonvulsivantes podem reduzir a eficiência da griseofulvina.

Disponibilidade	Tipo	Apresentações
Seres humanos	Micronizada: comprimidos	250 mg, 500 mg
	Suspensão oral	125 mg/5mℓ
	Ultramicronizada: comprimidos	125 mg, 165 mg, 250 mg, 500 mg
Veterinária	Micronizada: comprimidos	250 mg, 500 mg, 125 mg

MANIPULAÇÃO. Conservar à temperatura ambiente controlada (20 a 25°C) em recipientes hermeticamente fechados. Proteger a suspensão da luz.

ADMINISTRAÇÃO. O tratamento deve continuar até que as culturas fúngicas sejam negativas ou durante pelo menos 2 semanas após a resolução dos sinais e por um período de pelo menos 5 meses no caso da onicomicose. Habitualmente são necessárias 4 a 6 semanas de tratamento, devido à incorporação do fármaco na queratina em formação. Pode ser combinada com tratamento tópico adjuvante. Administrar o comprimido mais conveniente por incrementos de ¼, ½ ou comprimido inteiro. Administrar com uma refeição gordurosa ou óleo de milho para aumentar a absorção e diminuir a irritação GI.

Indicações	Dose (mg/kg)	Via	Intervalo (h)	Duração (dias)
CÃES				
Dermatofitose (micronizada)	25[a]	VO	12	42 a 56[b]
Dermatofitose (ultramicronizada)	10 a 15	VO	12	42[b]
Celulite juvenil[c]	14,2 a 34	VO	12	7 a 21
GATOS				
Dermatofitose (micronizada)	50[a]	VO	24	42 a 70
	25[a]	VO	12	42 a 70
Dermatofitose (ultramicronizada)	10 a 15	VO	12	42

[a] Pode ser necessário aumentar a dose para 50 a 60 mg/kg a cada 12 h, até a dose máxima de 110 a 132 mg/kg/dia para casos refratários.[465a]
[b] Pode ser necessário tratar *Trichophyton* por mais tempo do que *Microsporum*.
[c] Embora sejam necessários estudos controlados adicionais, cães que só receberam esse tratamento tiveram resolução da infecção no período 1 a 3 semanas em um relato.[1039]

Monitorar o hemograma completo pelo menos a cada 2 a 4 semanas durante o tratamento.

DOSAGEM. A dose recomendada pelo fabricante da formulação veterinária micronizada (11 a 22 mg/kg/dia) é muito menor do que a atualmente recomendada para uso em cães e gatos, visto que não leva em conta a depuração mais rápida do fármaco nos cães e nos gatos.

OUTRAS POSOLOGIAS. Dermatofitose, Tabela 56.3.

INFORMAÇÃO PARA DISPENSAÇÃO. Retornar para a realização de hemograma completo 1 vez/semana, a cada 15 dias ou, com menor frequência, a cada mês. A duração do tratamento é de pelo menos 6 semanas para as infecções cutâneas e de 5 meses para lesões onicomicóticas. Podem ser necessários até 2,5 meses para obter a cura micológica da infecção cutânea em muitos gatos.[792]

Hetacilina

CLASSE. Penicilina.

AÇÃO. Bactericida; inibe a síntese das paredes celulares das bactérias.

MAIS INFORMAÇÕES. Ver também AMPICILINA; Capítulo 30, *Aminopenicilinas*, Tabela 30.1.

FARMACOCINÉTICA. Hidrolisada no estômago a ampicilina. Ver AMPICILINA.

ESPECTRO, INDICAÇÕES, USOS APROVADOS, CONTRAINDICAÇÕES, REAÇÕES ADVERSAS e INTERAÇÕES. Ver AMPICILINA.

Disponibilidade	Tipo	Apresentações
Veterinária	Comprimidos (potássica)	50 mg, 100 mg, 200 mg
	Líquido oral	50 mg/mℓ

MANIPULAÇÃO E ADMINISTRAÇÃO. Ver AMPICILINA.

Indicações	Dose	Via	Intervalo (h)	Duração (dias)
CÃES				
ITU	11 a 22 mg/kg	VO	12	7 a 14
Infecções sistêmicas (organismo difícil)	22 a 44 mg/kg	VO	12	14
	11 a 22 mg/kg	VO	8	14
GATOS				
ITU	50 mg/kg/gato	VO	12	7 a 14
Infecções sistêmicas	10 a 20 mg/kg	VO	8	7 a 14

OUTRAS POSOLOGIAS. Nenhuma.

INFORMAÇÃO PARA DISPENSAÇÃO. Administrar 1 h antes ou 2 h depois da ingestão de alimento.

Ibafloxacino

CLASSE. Quinolona.

AÇÃO. Bactericida; inibe o DNA girase bacteriano. Principal metabólito, o 8-hidroxi-ibafluoxacino também é antimicrobiano.

MAIS INFORMAÇÕES. Ver ENROFLOXACINO; Capítulo 30, Tabelas 30.11, 30.13; Referências 209 a 212, 503, 504.

FARMACOCINÉTICA. Rapidamente absorvido pelo trato GI; as concentrações plasmáticas são máximas em 1 a 2 h. A biodisponibilidade do fármaco é de 69 a 81%.[209] O alimento aumenta positivamente a absorção e a biodisponibilidade. A concentração plasmática máxima é de 6 µg/mℓ com a dose de 15 mg/kg. Amplamente distribuído nos tecidos. O fígado metaboliza a maior parte do fármaco, e a maior parte encontrada na urina ou nas fezes consiste em metabólitos. Após a administração de múltiplas doses, não há acúmulo em cães; entretanto, pode ocorrer acúmulo moderado do fármaco em gatos.[210] Após administrações VO repetidas a gatos, foram observados aumentos do fármaco e de seus metabólitos menos ativos entre os dias 1 e 10 do tratamento.[210] Quando administrado a cães na dose de 75 mg/kg (5 vezes a dose recomendada) durante 90 dias, o, ibafloxacino foi bem tolerado. Entretanto, doses na faixa de 15 a 75 mg/kg administradas a gatos durante 30 dias causaram vômitos e hipersalivação.

ESPECTRO. Como outras quinolonas. **Gram-positivo:** *Staphylococcus*. **Gram-negativos:** *Escherichia, Klebsiela, Pseudomonas, Proteus, Salmonella, Serratia, Shigella, Citrobacter, Enterobacter, Brucella, Pasteurela.* **Anaeróbios:** menos eficaz. Atividade moderada contra *Bordetella bronchiseptica.* **Outros:** ver ENROFLOXACINO. **Mais eficaz:** aeróbios gram-negativos e anaeróbios facultativos. **Baixa eficiência:** *Pseudomonas* spp. e estreptococos. **Ineficaz:** anaeróbios obrigatórios. Ver também ENROFLOXACINO.

INDICAÇÕES. Para infecções cutâneas, ITU e respiratórias. Para infecções cutâneas, como piodermite (profunda ou superficial), feridas ou abscessos causados por cepas sensíveis de estafilococos, *Escherichia* coli ou *Proteus mirabilis.* Para ITU agudas não complicadas, causadas por cepas sensíveis de estafilococos, *Proteus* spp., *Enterobacter* spp., *E. coli* ou *Klebsiella* spp. Para infecções das vias respiratórias superiores e inferiores causadas por cepas sensíveis de estafilococos *E. coli* ou *Klebsiella* spp.

USOS APROVADOS. Cães: para tratamento da piodermite, de feridas e abscessos causados por microrganismos sensíveis. Diferentemente de outras quinolonas de uso veterinário, o ibafloxacino foi aprovado para tratamento durante até 90 dias. Gatos: para infecções da derme, dos tecidos moles e respiratórias causadas por microrganismos sensíveis.

CONTRAINDICAÇÕES. Seu uso não é recomendado na maioria dos cães com menos de 9 meses de idade e até 18 meses nas raças grandes e gigantes. O gel a 7,5% não deve ser usado em gatos.

REAÇÕES ADVERSAS. Iguais às de outras quinolonas, ver ENROFLOXACINO. Sinais GI de diarreia e vômitos.

INTERAÇÕES. Ver ENROFLOXACINO. Evitar a administração concomitante de produtos que contenham cátions multivalentes, pois interferem na absorção do ibafloxacino. Evitar o tratamento concomitante com nitrofuranos devido ao antagonismo.

Disponibilidade[a]	Tipo	Apresentações
Veterinária (cães e gatos)	Comprimidos Dupla ranhura	150 mg, 300 mg
	Gel para gatos ou cães	3% (Europa)

[a]Não disponível nos EUA.

MANIPULAÇÃO. Conservar os comprimidos em recipientes hermeticamente fechados, à prova de umidade, à temperatura ambiente (20 a 25°C). Vendidos em envelopes com bolhas.

ADMINISTRAÇÃO. Ver ENROFLOXACINO. Foi aprovado para uso em cadelas prenhes.

Indicações	Dose (mg/kg)	Via	Intervalo (h)	Duração[a] (dias)
CÃES				
ITU, infecções da pele, dos tecidos moles, respiratórias	15[b]	VO	24	10 a 21
GATOS				
ITU, infecções dos tecidos moles	15[c]	VO	24	10

[a]A duração do tratamento depende da natureza e da gravidade da infecção. Em geral, um ciclo de 10 dias é suficiente para infecções autolimitadas. A piodermite frequentemente necessita de tratamento mínimo de 21 dias, com média em torno de 40 dias e duração máxima de 91 dias.[504]
[b]Referências 157, 503, 504.
[c]Referência 210.

OUTRAS POSOLOGIAS. Nenhuma.

INFORMAÇÃO PARA DISPENSAÇÃO. O medicamento deve ser administrado com alimento para ajudar a aumentar a sua absorção.

Idoxuridina

Ver Capítulo 2.

Imipeném-cilastatina sódica

CLASSE. O imipeném é um betalactâmico do grupo carbapeném. É usado na proporção de 1:1 com a cilastatina, um inibidor da desidropeptidase-1 renal, que degrada a cilastatina. O MEROPENÉM, um carbapeném mais recente, não necessita de coadministração com cilastatina.

AÇÃO. Bactericida; o imipeném inibe a síntese de peptidoglicano da parede celular das bactérias.

MAIS INFORMAÇÕES. Ver Capítulo 30, Tabela 30.1 e Tabela 89.2.

FARMACOCINÉTICA. Pouco absorvido pelo trato GI, porém com boa disponibilidade sistêmica (75% da via IV) após administração por via intramuscular. A degradação do imipeném pela enzima tubular renal é inibida pela cilastatina, o que aumenta a concentração urinária do fármaco ativo e reduz a nefrotoxicidade potencial dos metabólitos. Ocorre excreção renal da maior parte do fármaco. Penetra em todos os tecidos e compartimentos líquidos, incluindo o humor aquoso. As concentrações no LCS com meninges normais e inflamadas são mais baixas do que em outros tecidos e líquidos corporais, com os menores níveis observados no LCS, humor vítreo, placenta e leite. Em estudos farmacocinéticos realizados em cães, a administração de 5 mg/kg IV, IM e SC produziu valores da área sob a curva semelhantes. A CIM para *Escherichia coli* foi ultrapassada durante pelo menos 4 h.[54]

ESPECTRO. Atividade antibacteriana muito ampla. Resistente à maioria das betalactamases bacterianas. **Gram-positivos:** *Staphylococcus*, algumas espécies de *Streptococcus*, incluindo *Streptococcus viridans*, *Listeria, Nocardia*, algumas espécies de *Enterococcus* (mas não cepas resistentes à meticilina). **Gram-negativos:** a maioria dos microrganismos gram-negativos, *Escherichia, Klebsiella, Pseudomonas, Citrobacter, Enterobacter, Serratia.* Betalactâmico mais ativo contra *Pseudomonas*; entretanto, pode haver desenvolvimento de resistência durante o uso.[1026] **Anaeróbios:** *Bacterioides, Fusobacterium, Peptostreptococcus.* **Outros:** complexo *Mycobacterium avium-intracellulare.* **Mais eficaz:** espectro mais amplo do que qualquer um dos antibacterianos isoladamente, pouca ou nenhuma resistência cruzada com penicilinas ou cefalosporinas.

INDICAÇÕES. Ruptura do intestino, infecções cutâneas, abscessos, celulite, feridas, endometrite, infecções das vias respiratórias inferiores. Infecções isoladas, mistas e resistentes por bactérias gram-negativas. Infecções intra-abdominais e genitais causadas por bactérias tanto gram-negativas quanto anaeróbicas. Pode substituir a terapia combinada com aminoglicosídio ou cefalosporina mais METRONIDA-ZOL ou CLINDAMICINA. Adequado para infecções das vias respiratórias interiores, meningite bacteriana, bacteriemia, sepse causada por microrganismos resistentes. Administração por via IM para infecções menos graves dos tecidos moles.

USOS APROVADOS. Infecções bacterianas graves e resistentes a múltiplos fármacos quando é necessário o uso de um único agente.

CONTRAINDICAÇÕES. Infecções graves ou potencialmente fatais, incluindo sepse bacteriana, endocardite ou choque. A dose deve ser reduzida em caso de insuficiência renal. Não foi determinado se o fármaco é seguro para fêmeas prenhes. Hipersensibilidade cruzada às penicilinas.

REAÇÕES ADVERSAS. Reações alérgicas ao veiculo; tratar como anafilaxia com epinefrina, oxigênio, controle das vias respiratórias, glicocorticoides. A preparação IV pode provocar flebite, dor e eritema no local de injeção. Nos seres humanos, os sinais sistêmicos observados durante a infusão incluem náuseas, diarreia, vômitos, febre, hipotensão, convulsões, tontura e urticária. Todos os betalactâmicos podem causar convulsões se houver doença cerebral subjacente ou em caso de superdosagem relacionada com o tamanho corporal e a função renal. Ocorreram convulsões em cães aos quais foram administradas injeções intracerebroventriculares de imipeném, mas não de doripeném, um fármaco mais recente.[502] As alterações laboratoriais incluem aumento da bilirrubina, aminotransferases hepáticas, hiponatremia, azotemia, trombocitose ou trombocitopenia e eosinofilia. O produto IM contém cloridrato de lidocaína, que está contraindicado quando há hipersensibilidade conhecida, choque ou bloqueio cardíaco.

INTERAÇÕES. A interação com antagonistas pode reduzir a eficiência desse fármaco coadministrado com outros fármacos betalactâmicos ou CLORANFENICOL. A adição de aminoglicosídios ou de TRIMETOPRIMA-SULFONAMIDA pode ser sinérgica contra determinados microrganismos.

Disponibilidade	Tipo	Apresentações
Seres humanos	Pó para injeção em uma combinação de 1:1 com cilastatina	250 mg, 500 mg, em frascos e recipientes para via IV 500 mg e 750 mg para via IM (suspensão)

MANIPULAÇÃO. Conservar o pó à temperatura refrigerada (2 a 8°C) ou à temperatura ambiente controlada (20 a 25°C). Para uso IV, diluir o conteúdo em uma quantidade mínima de 100 mℓ de solução apropriada para infusão (NaCl a 0,9%, glicose a 5%, bicarbonato de sódio, manitol [2,5 a 10%] e KCl [0,15%]. Mantém a potência por 4 a 10 h à temperatura ambiente, por 24 a 48 h quando refrigerada; o maior período é obtido com o diluente NaCl a 0,9%. Nunca congelar. Administrar por infusão IV intermitente durante 20 a 60 min. Não misturar com outros fármacos. Para uso IM, reconstituir a solução com lidocaína a 1% (sem epinefrina); deve ser usada em até 1 h).

ADMINISTRAÇÃO. Para uso IM, utilizar uma agulha de calibre 21 com injeção profunda. Aspirar antes de injetar para evitar a administração IV inadvertida. A absorção após administração SC e IM é comparável à obtida pela via IV e pode ser mais conveniente.

Indicações (Cães e gatos)	Dose (mg/kg)	Via	Intervalo (h)	Duração (dias)
Infecções teciduais	3 a 10	IV, IM, SC	6 a 8	3 a 5
Sepse, microrganismo mais resistente	5	IV	4[a]	3 a 5

[a]Em caso de bactérias resistentes a múltiplos fármacos, pode ser necessária uma dose a cada 2 h para alcançar concentrações terapêuticas e mantê-las.[54]

OUTRAS POSOLOGIAS. Infecções por bactérias gram-negativas, Tabela 35.2; nocardiose, Tabela 47.3; bacteriemia e endocardite, Tabela 86.5; infecções intra-abdominais, Tabela 88.17; infecções hepatobiliares, Tabela 89.4.

Interferona-α I IFN-α, recombinante humana

CLASSE. Citocina produzida por meio recombinante para corresponder à proteína humana. As formas 2a e 2b diferem na sequência de dois aminoácidos e na purificação.

AÇÃO. Atua sobre os estágios terminais da produção de vírus, impedindo a montagem e o brotamento de vírions maduros, bem como sobre sua influência imunomoduladora.

MAIS INFORMAÇÕES. Ver *Interferona-α humana*, no Capítulo 2, e Tabela 2.1; Ver também Referências 224, 736, 824, 919 e 1241. Anteriormente conhecida como interferona linfocitária ou linfoblastoide.

FARMACOCINÉTICA. Oral em baixa dose: (1 a 30 U/gato diariamente) estimula possivelmente as tonsilas orofaríngeas com ação local, não sendo bem absorvida por via sistêmica porque é destruída pelo ácido gástrico. **Parenteral em alta dose:** o uso por via SC (1,6 milhão de U/kg) resultou em concentrações plasmáticas mensuráveis durante 8 h. Bem absorvida após injeção SC ou IM. Após injeção IV, o fármaco distribui-se principalmente para o fígado e os rins, com menores quantidades na tireoide, no baço e na mucosa GI. A interferona-α é filtrada no glomérulo renal, catabolizada nos rins e excretada na urina. Com o uso de doses menores de IFN-α (100.000 U/kg), os títulos de anticorpos neutralizantes que surgiram (ver adiante) foram proporcionalmente mais baixos do que os títulos alcançados com doses altas.

ESPECTRO. Muitos vírus de DNA e de RNA, imunoestimulante.

INDICAÇÕES. Via oral: adjuvante para aliviar as manifestações clínicas de gatos enfermos infectados por FeLV que sofrem efeitos imunossupressores (não neoplásicos) do FeLV. Pode prolongar o bem-estar do gato e o tempo de sobrevida associado. Estimula o apetite. *Não* afeta a viremia, mas pode exercer algum efeito sobre a mielossupressão induzida pelo vírus. Utilizar apenas em gatos enfermos positivos para FeLV. Pode-se tentar a sua administração a gatos com FIV ou doença crônica das vias respiratórias superiores ou em cães com infecções micóticas sistêmicas, como adjuvante do tratamento antifúngico. Foi observada melhora subjetiva nessas situações, porém sem estudos controlados. **Via parenteral:** pode diminuir a viremia retroviral por um período ilimitado. O uso da IFN humana recombinante por via parenteral pode induzir a produção de anticorpos neutralizantes, interferindo na sua atividade depois de várias semanas. Os gatos aos quais foram administradas altas doses (1 milhão de U/gato), durante 21 dias, desenvolveram títulos de anticorpos neutralizantes e apresentaram refratariedade terapêutica.[1305,1306] Os gatos que receberam uma alta dose (1 milhão de U/gato) apresentaram redução da blastogênese linfocitária em comparação com os animais que receberam 10.000 ou 100 U/kg, que tiveram aumento da atividade dos linfócitos.[1243] Por essas razões, a interferona não é recomendada rotineiramente para uso parenteral em animais. A via oral com baixa dose constitui o método preferido de administração. Doses baixas (1 a 30 U/gato) foram administradas por via oral em caso mais leves de PIF não efusiva, quando pode ajudar a suprimir a progressão da doença.[1246] Doses altas (> 20.000 U/kg) foram usadas por via IM como imunomodulador associadas a glicocorticoide no tratamento da PIF.[1246] **Intralesional:** para a papilomatose viral em seres humanos; seu uso pode ser tentado para essas lesões em cães e gatos (Capítulo 18). **Uso tópico:** aplicada no olho associada a agentes antivirais tópicos em gatos com queratite crônica e conjuntivite por herpes-vírus.[1092] Ver Capítulo 92. Para uma revisão dos estudos conduzidos com esse fármaco em cães e gatos, ver discussão sobre interferona-α, no Capítulo 2.

USOS APROVADOS. Nos seres humanos, para várias neoplasias malignas e doenças virais.

CONTRAINDICAÇÕES. Eficácia limitada da IFM humana por via parenteral em altas doses, em gatos, devido à produção de anticorpos neutralizantes.[1307] Podem tornar-se refratários no período de 3 a 7 semanas após iniciar o tratamento. O tratamento VO, tópico ou intralesional não induz essa refratariedade.

REAÇÕES ADVERSAS. Via parenteral: em gatos, reações alérgicas, febre, letargia, mialgia, mielotoxicidade; em seres humanos, ocorrem também neurotoxicidade e hepatotoxicidade. **Vias oral, intralesional, uso tópico**: nenhuma.

INTERAÇÕES. Desconhecidas.

Disponibilidade	Tipo	Apresentações
Seres humanos	Interferona-α₂ₐ, solução ou pó para injeção	Frascos de 3, 6, 36 milhões de U
	Interferona-α₂ᵦ, pó para injeção	Frascos de 3, 5, 10, 18, 25, 50 milhões de U
	Interferona-αₙ₃ solução para injeção	Frascos de 3, 6, 36 milhões de U

MANIPULAÇÃO. Para a solução 3 U/mℓ: fazer uma diluição 1:100 da solução comercial (3 milhões de U/mℓ) utilizando água estéril, resultando em 30.000 U/mℓ. Retirar 0,1 mℓ e acrescentar a 1 ℓ de NaCl a 0,9% contendo 4 mℓ de albumina sérica a 25% (a albumina é opcional, mas contribui para a estabilidade em baixas concentrações). Colocar a solução de 3 U/mℓ em alíquotas de 15 mℓ em frascos de injeção estéreis e conservar congelado (à temperatura desejável de −70°C). Descongelar os frascos quando necessário; em seguida, conservá-los refrigerados (2 a 8°C) para administração. Descartar o restante não utilizado no período de até 60 dias após usar pela primeira vez a solução refrigerada. Descartar a solução de 30.000 U/mℓ não usada até 2 a 3 h após fazer a diluição inicial. **Para a solução de 30 U/mℓ**: diluir todo o conteúdo da solução comercial (3 milhões de U/mℓ) em 1 ℓ de bolsa de líquido IV estéril contendo soro fisiológico para obter uma solução de 3.000 U/mℓ. Essa solução pode ser dividida em alíquotas de 1 ou 10 mℓ e congelada. A solução comercial ou a solução de 3.000 U/mℓ podem ser congeladas durante anos sem perda da atividade. A solução de 3.000 U/mℓ (1 ou 10 mℓ, respectivamente) pode ser acrescentada a 100 mℓ de soro fisiológico estéril ou a uma bolsa de líquido IV de 1 ℓ para produzir 100 ou 1.000 mℓ da solução de 30 U/mℓ para administração.[1241] Alguns aconselharam obter alíquotas da solução diluída em volumes de 1 mℓ para congelar por um período de até 1 ano. Em seguida, as alíquotas são descongeladas quando necessário. Uma vez descongelado, o fármaco pode ser mantido refrigerado por até 1 semana. O congelamento das soluções mais diluídas está associado a perda da atividade, a não ser que se acrescente proteína, como a albumina, durante a diluição. Para obter uma concentração de 10.000 U/mℓ, diluir um frasco de 1 milhão de U de interferona em 99 mℓ de soro fisiológico estéril e fracionar em doses de 1 mℓ e congelar. Para 100.000 U/mℓ, usar 9 mℓ de soro fisiológico e proceder como antes.

ADMINISTRAÇÃO. Via oral: para uma solução de 3 U/mℓ, remover 0,3 mℓ (1 U) utilizando uma agulha estéril e uma seringa de 1 mℓ. Para 30 U/mℓ, remover 1 mℓ de solução. Retirar a agulha da seringa e esguichar a dose na cavidade bucal 1 vez/dia. Se a seringa for reutilizada, uma pequena borracha reutilizável ou um pedaço de cateter de plástico podem ajudar a impedir o contato da seringa com a mucosa bucal para preservar a esterilidade das alíquotas refrigeradas de 15 ou 30 mℓ. **Via parenteral**: não é recomendada, visto que estimula a formação de

anticorpos. **Via intralesional**: em papilomas, injetar $1 \times 10^6/0,1$ mℓ em até cinco verrugas, 3 vezes/semana, até ocorrer regressão. **Aplicação ocular tópica**: pode-se utilizar a mesma preparação diluída para uso oral pela aplicação de gotas ao olho 3 a 4 vezes/dia.

Indicações	Dose	Unidades	Via	Intervalo (h)	Duração (dias)
GATOS					
FeLV e estimulação do apetite	1ª	U/gato	VO	24	7ᵇ
	30	U/gato	VO	24	7ᶜ
Doença respiratória viral	1×10^6	U/kg	SC	21	≤ 21
PIF exsudativa (úmida)	20.000	U/kg	IM	24	14 a 21
PIF não exsudativa (seca)	30	U/gato	VO	24	7ᶜ
CÃES					
Imunossupressão	1	U/5 kg	VO	24	7ᵇ

ᵃEmbora doses diárias de 30 U tenham sido recomendadas,[1241] outros estudos com número limitado de gatos infectados por FeLV mostraram que uma dose de 1 U é superior a 5 U.[224]
ᵇTratar em semanas alternadas ou continuamente.[224]
ᶜTratar em semanas alternadas.[1246]

OUTRAS POSOLOGIAS. FIV, Tabela 12.3; doença respiratória felina, Tabela 14.2; infecções oculares herpéticas, Tabela 92.3.

INFORMAÇÃO PARA DISPENSAÇÃO. Manter o medicamento refrigerado e descartar a parte não usada depois de 60 dias. Utilizar um pequeno cateter na extremidade da seringa para evitar a sua contaminação por bactérias bucais. Esse tratamento não irá reverter o estado de FeLV positivo do gato, mas pode melhorar o apetite, a atitude geral e a saúde.

Interferona-β₁ᵦ, -β₁ₐ | IFN-β, humana recombinante

CLASSE. Citocina polipeptídica obtida de fibroblastos, produzida por método de DNA recombinante.

AÇÃO. Antiviral e imunorreguladora.

MAIS INFORMAÇÕES. Ver discussão sobre agentes antivirais e imunoterapia, no Capítulo 2, e Referência 531. Anteriormente conhecida como IFN de fibroblastos.

FARMACOCINÉTICA. Não é detectável no sangue ou nos tecidos após administração SC. A biodisponibilidade é de 50% com uso SC. Após uso por via IV, alcança baixos níveis no sangue, com rápida depuração.

INDICAÇÕES. Em seres humanos, para o tratamento da esclerose múltipla por ocasião do primeiro evento desmielinizante. Evita ou suprime a evolução da doença. Usada em seres humanos imunossuprimidos com AIDS por infecção pelo HIV, neoplasia mielógena ou metastática, algumas hepatites virais. Não tem uso imediato em cães e gatos, mas a sua administração pode ser considerada em distúrbios semelhantes. Para cães, a encefalomielite desmielinizante da cinomose pode constituir um uso potencial. Para gatos, o seu uso pode ser considerado nas infecções retrovirais.

CONTRAINDICAÇÕES. Prenhez, leucopenia, anemia.

REAÇÕES ADVERSAS. Nos seres humanos, semelhante à IFN-α: mielossupressão, febre, calafrios, mialgia, fotossensibilidade, reações alérgicas sistêmicas, aborto.

INTERAÇÕES. Depuração diminuída da ZIDOVUDINA administrada concomitantemente.

Disponibilidade	Tipo	Apresentações
Seres humanos-β₁ᵦ	Pó para injeção	0,3 mg (9,6 milhões U) contém albumina humana
Seres humanos-β₁ₐ	Pó para injeção	44 μg 6,6 milhões U

MANIPULAÇÃO. O pó deve ser conservado refrigerado (2 a 8°C). Injetar 0,9% de NaCl estéril em frasco para dissolver o fármaco. Após reconstituição, a solução é de 0,25 mg/mℓ. Adequada apenas para administração única uma vez reconstituída. Refrigerar se não for usada imediatamente, mas não congelar.

ADMINISTRAÇÃO. Injetar por via SC.

Indicações (*Seres humanos*)	Dose	Unidades	Via	Intervalo (h)	Duração (anos)
ANTIVIRAL, IMUNORREGULAÇÃO					
Seres humanos (-β₁ᵦ)	0,25	mg	SC	48	≤ 2
Seres humanos (-β₁ₐ)					
Esclerose múltipla	30	μg	IM	168	3

OUTRAS POSOLOGIAS. Nenhuma.

Interferona-γ_{1b} | IFN-γ, humana recombinante

CLASSE. Linfocina polipeptídica com efeitos antivirais, imunomoduladores e antiproliferativos.

AÇÃO. Modificador da resposta biológica; os poderosos efeitos ativadores dos fagócitos potencializam a destruição dos microrganismos intracelulares, como *Staphylococcus, Toxoplasma, Leishmania, Listeria* virulentos, complexo *Mycobaterium avium-intracellulare*.

MAIS INFORMAÇÕES. Capítulo 2; Tabela 71.1; Referência 349. Anteriormente conhecida como interferona imune.

FARMACOCINÉTICA. Absorvida lentamente após administração IM ou SC. Depuração rápida após uso IV. Em virtude de sua eliminação e alta biodisponibilidade (89%), o seu uso por via SC é desejável.

ESPECTRO. Imunoestimulante para a defesa contra microrganismos intracelulares persistentes. Existe alguma relação com a dose; doses mais altas foram associadas a melhor eficácia do fármaco. Tem sido eficaz em infecções experimentais de animais, como toxoplasmose, pneumonia por *Pneumocystis carinii*, criptosporidiose.[925] Experimentos semelhantes foram favoráveis para infecções fúngicas, tais como histoplasmose, coccidioimicose, candidíase, aspergilose e criptococose. Tem sido associada ao tratamento com ANFOTERICINA B para tratar a criptococose experimental do SNC.

INDICAÇÕES. Imunodeficiência causada por defeitos de fagócitos, neutrófilos. Ajuda na prevenção de infecção.

CONTRAINDICAÇÕES. Prenhez, leucopenia, trombocitopenia.

REAÇÕES ADVERSAS. Em seres humanos, sinais do SNC de depressão mental e disfunção da marcha, mielossupressão, aborto. Como esses compostos são específicos de espécies, pode haver desenvolvimento de anticorpos com o seu uso crônico em cães e gatos, limitando a sua eficiência.

INTERAÇÕES. Pode ter ação sinérgica com tratamento antimicrobiano concomitante, como ROXITROMICINA, TRIMETOPRIMA-SULFONAMIDA, ESTIBOGLICONATO DE SÓDIO.

Disponibilidade	Tipo	Apresentações
Seres humanos-γ1b	Solução para injeção	100 μg (3 milhões U)/0,5 mℓ

MANIPULAÇÃO. Nenhum conservante no frasco; para dose única; manter o produto refrigerado (2 a 8°C). Precisa ser descartado se permanecer não refrigerado por > 12 h.

ADMINISTRAÇÃO. O fármaco é administrado por via SC. O líquido deve ser misturado suavemente, porém não agitado, e não deve ser colorido nem conter substâncias particuladas.

Indicações (*Seres humanos*)	Dose	Via	Intervalo (h)	Duração (dias)
Superfície corporal > 0,5 m²	50 μg/m²	SC	3 × por semana	Quando necessário
Superfície corporal < 0,5 m²	1,5 μg/kg	SC	3 × por semana	Quando necessário

OUTRAS POSOLOGIAS. Nenhuma.

Interferona-ω | IFN-ω, felina recombinante

CLASSE. Citocina produzida por método recombinante para corresponder à proteína felina. É produzida no bicho-da-seda por um sistema de expressão de bacilovírus recombinante.[1178] A ômega IFN é uma IFN tipo 1 relacionada com a alfa IFN.

AÇÃO. Não atua diretamente nem de modo específico sobre o vírus, porém predominantemente nas células infectadas por vírus, por meio da inibição do mRNA e proteínas de translação. Pode aumentar as defesas imunes de modo inespecífico. Atua sobre a célula por meio de inibição do mecanismo interno de síntese dos estágios terminais de produção do vírus, impedindo a montagem e o brotamento de vírions maduros.

MAIS INFORMAÇÕES. Ver discussão detalhada sobre IFN-ω no Capítulo 2, Tabela 2.1; *Infecção pelo Vírus da Leucemia Felina*, Capítulo 11; *Tratamento de gatos infectados pelo FIV*, no Capítulo 12; Referências 239, 251, 528, 712 e 774 e www.virbagenomega.com.

FARMACOCINÉTICA. Via parenteral: semelhante às IFN humanas. Após injeção, liga-se a receptores específicos de uma grande variedade de células. O fármaco distribui-se principalmente no fígado e nos rins. A IFN-ω É filtrada no glomérulo renal, catabolizada pelos rins e excretada na urina.[1177]

ESPECTRO. Atua ao suprimir a infecção por muitos vírus. Pode atuar como imunoestimulante.

INDICAÇÕES. Via parenteral: Pode diminuir a viremia por períodos limitados. O uso dessa IFN heteróloga recombinante por via parenteral em cães pode induzir a produção de anticorpos neutralizantes, os quais interferem na atividade depois de várias semanas. Tem sido administrada por via oral, à semelhança da IFN-α; entretanto, trata-se de um uso não indicado na bula e não fundamentado.

USOS APROVADOS. Em cães, para redução da taxa de mortalidade e sinais clínicos da infecção por parvovírus. Os animais devem ter mais de 1 mês de idade. Em gatos, como tratamento adjuvante para doença clínica associada à infecção por FeLV e FIV. Além da IFN, outras formas de terapia adjuvante devem ser usadas para o tratamento da doença.

CONTRAINDICAÇÕES. O uso prévio ou repetido pode, teoricamente, interferir na atividade. Devido à produção de anticorpos contra a proteína heteróloga. Com uso a longo prazo, os gatos não desenvolvem anticorpos como o fazem os cães, nos quais a atividade é reduzida com o tempo. A segurança do fármaco na prenhez e durante a lactação não foi estabelecida. Os animais não devem ser vacinados durante o ciclo de tratamento com IFN.

REAÇÕES ADVERSAS. Não foi relatado nenhum sinal adverso grave em cães ou gatos aos quais foi administrada essa interferona. Em cães, pode-se observar a ocorrência de febre transitória 3 a 6 h após a injeção, e as contagens de leucócitos, eritrócitos e plaquetas podem ser suprimidas durante 1 semana. A superdosagem (10 vezes a dose) causou letargia discreta, aumento da temperatura corporal e da frequência cardíaca e taquicardia sinusal que regrediram no período de 7 dias.

INTERAÇÕES. Nunca misturar com nenhuma outra preparação IV, exceto o diluente fornecido.

Disponibilidade[a]	Tipo	Apresentações
Felino	Pó liofilizado de IFN-ω para injeção com diluente salino	Frascos de 5 e 10 milhões de U

[a]Nos EUA, pode ser obtida para uso compassivo por intermédio de vendedores particulares no exterior (p. ex., Abbeyvet.com) após se obter a aprovação da Food and Drug Administration para aprovação da importação.

MANIPULAÇÃO. O produto deve ser usado imediatamente após reconstituição, devido à ausência de conservante. Conservar e transportar a 4°C. Não congelar. A estabilidade tem duração de 2 anos. A fração desidratada deve ser reconstituída com o solvente específico fornecido.

ADMINISTRAÇÃO. Via parenteral: O produto reconstituído é injetado por via IV 1 vez/dia durante 3 a 5 dias consecutivos. Deve ser administrado juntamente com outro cuidado de suporte para a infecção tratada.

Indicações	Dose	Unidades	Via	Intervalo (h)	Duração (dias)
CÃES E GATOS					
Infecções por parvovírus ou virais agudas	2,5	Milhões de U/kg	IV, SC	24	3
GATOS					
Infecções por FeLV ou FIV, gengivoestomatite por calicivírus ou infecções virais crônicas	1	Milhões de U/kg	SC	24	5[a]

[a]Para o FeLV ou o FIV, é administrada nos dias 0 a 4 e tem sido repetida nos dias 14 a 18 e 60 a 64.[251] Para a gengivoestomatite crônica, foi administrado 1 milhão de U por via SC em dias alternados, para cinco doses, e, em seguida, 10.000 U diluídas em 2 mℓ de soro fisiológico isotônico VO diariamente, durante 2 meses, e em dias alternativos por mais 1 mês.[1065] Em outro gato com estomatite, foi administrado 1 milhão de U por via intralesional (por via submucosa) em cada local, enquanto o gato estava sob anestesia.[152] Para o caso de ocorrer recidiva com uso oral ou intralesional, foi recomendada a terapia parenteral, conforme descrito na tabela.

OUTRAS POSOLOGIAS. Ver Capítulo 2 para os casos usados em estudos específicos. Enterite viral canina, Tabela 8.1; panleucopenia felina, Tabela 9.1; peritonite infecciosa felina; Tabela 10.3; infecção por FIV, Tabela 12.3; infecções oculares herpéticas, Tabela 92.3.

INFORMAÇÃO PARA DISPENSAÇÃO. O produto deve ser reconstituído e administrado apenas com o solvente fornecido. A vacinação de cães tratados está contraindicada até a recuperação clínica do animal.

Iodeto | De potássio e de sódio

CLASSE. Halogênio inorgânico.

AÇÃO. Antifúngico, mas o mecanismo exato é incerto. Pode facilitar a destruição fagocitária das células fúngicas.

MAIS INFORMAÇÕES. Ver Capítulo 55, Tabela 55.1; Capítulo 61.

FARMACOCINÉTICA. Desconhecida.

ESPECTRO. *Sporothrix, Basidiobolus.*

INDICAÇÕES. Esporotricose, com ocorrência de algumas falhas de tratamento. Preferido para cães, devido à boa resposta clínica e baixa toxicidade. Tem sido eficaz em alguns casos de ficomicose subcutânea em seres humanos. Ensaios clínicos estão sendo conduzidos com a rinosporidiose.

USOS APROVADOS. Agente antitireóideo, esporotricose, expectorante.

CONTRAINDICAÇÕES. Hipertireoidismo, hipersensibilidade ao iodeto, insuficiência renal, desidratação, prenhez.

REAÇÕES ADVERSAS. Os gatos frequentemente desenvolvem sinais tóxicos de iodismo, incluindo vômito, anorexia, contrações vasculares, miocardiopatia, insuficiência cardíaca e morte. Nos seres humanos, os comprimidos de revestimento entérico têm causado ulceração intestinal. O uso prolongado de iodeto provocou hipotireoidismo, bócio, adenomas da tireoide e dermatite em seres humanos.

INTERAÇÕES. O uso concomitante com outras medicações que contenham potássio pode causar hipopotassemia.

Disponibilidade	Tipo	Apresentações
Seres humanos KI	Solução oral	1 g KI/mℓ (recipiente de 300 mℓ)
Veterinária, NaI	Solução parenteral	200 mg/mℓ

KI, iodeto de potássio; *NaI*, iodeto de sódio.

MANIPULAÇÃO. Pode-se produzir uma solução saturada de KI em lugar de preparações comerciais ou soluções de NaI a 20% (200 mg/mℓ). As soluções de NaI por via parenteral listadas contêm apenas água. Se forem usadas soluções comerciais de KI ou de NaI, elas não deverão conter outros ingredientes que atuem como expectorantes.

ADMINISTRAÇÃO. Para maior acurácia, aspirar sempre a dose em seringas graduadas de 1 mℓ. Sempre administrar colocando gotas diretamente sobre o alimento para diminuir a irritação GI. Continuar durante pelo menos 1 mês após obter a cura clínica.

Indicações	Dose (mg/kg)	Via	Intervalo (h)	Duração (dias)
CÃES				
Esporotricose	40	VO	8	≥ 60
GATOS				
Esporotricose	10 a 20	VO	12 a 24	≥ 60

OUTRAS POSOLOGIAS. Terapia farmacológica para a esporotricose, Tabela 61.1.

INFORMAÇÃO PARA DISPENSAÇÃO. Administrar colocando o líquido sobre o alimento do animal ou administrar por via oral imediatamente após a alimentação. Comunicar ao veterinário qualquer perda do apetite ou aparecimento de outros sinais.

Iodoquinol

CLASSE. 8-hidroxiquinolona; também denominado DI-IODO-HIDROXIQUINA.

AÇÃO. Antibacteriano, antifúngico e antiprotozoário.

MAIS INFORMAÇÕES. Ver em outra parte, Clioquinol; Capítulo 71; Tabela 71.1.

FARMACOCINÉTICA. Pouco absorvido (8%) pelo trato GI; alta concentração no lúmen intestinal. Trata apenas a disseminação luminal, e não a sistêmica.

ESPECTRO. *Entamoeba*, *Balantidium*, leveduras. Atua estritamente no lúmen intestinal.

INDICAÇÕES. Tratamento intraluminal da amebíase intestinal e da balantidíase. Antifúngico tópico.

USOS APROVADOS. Amebíase humana.

CONTRAINDICAÇÕES. Não é eficaz contra a amebíase extraintestinal (hepática). Não deve ser usado em animais com comprometimento neurológico, renal ou hepático ou com disfunção preexistente da tireoide.

REAÇÕES ADVERSAS. Erupção dermatológica, aumento da tireoide, vômitos, diarreia; neuropatia de nervo óptico ou periférica após uso prolongado de altas doses. Ocorrência de neurotoxicidade em cães tratados com 5 g da preparação tópica de clioquinol a 3% durante 28 dias. Produz coloração da língua, da urina e das fezes. O uso oral do iodoquinol e do clioquinol é restrito devido à neurotoxicidade.

INTERAÇÕES. Interfere nos testes de tireoide em consequência da iodação.

Disponibilidade	Tipo	Apresentações
Seres humanos	Comprimidos	210 mg, 650 mg
	Pó oral	25 g

MANIPULAÇÃO. Insolúvel em água e minimamente solúvel em álcool. Para doses menores, os comprimidos devem ser esmagados ou o pó colocado em alimento úmido.

ADMINISTRAÇÃO. O uso tópico desse fármaco como antifúngico tem sido tóxico em cães. Não é recomendado para uso rotineiro em pequenos animais. A amebíase é incomum em cães e gatos.

Ipronidazol

CLASSE. Nitroimidazol.

AÇÃO. Ver METRONIDAZOL.

MAIS INFORMAÇÕES. Ver METRONIDAZOL, TINIDAZOL.

ESPECTRO. *Giardia, Trichomonas*.

INDICAÇÕES. Usado em medicina veterinária para tratamento da histomoníase em perus. Para a giardíase, quando adicionado à água de beber em cães de canis.

CONTRAINDICAÇÕES. Prenhez.

REAÇÕES ADVERSAS. Não são observadas, embora seja possível a ocorrência de mutagênese. A comercialização foi interrompida em alguns países devido ao risco potencial de existência de resíduos em animais produtores de alimentos.

INTERAÇÕES. Ver METRONIDAZOL.

Disponibilidadeª	Tipo	Apresentação
Veterinária	Disponível como aditivo para alimento/água para perusª	Desconhecida

ªNão disponível nos EUA e em outros países, devido à preocupação com carcinogenicidade.

ADMINISTRAÇÃO. Misturar a quantidade desejada na água de beber. Não fornecer outras fontes de água até o término da dose.

Indicações	Dose	Via	Intervalo (h)	Duração (dias)
CÃES	126 a 378 mg/ℓ	Em água	24	7 a 14

OUTRAS POSOLOGIAS. Infecções por protozoários entéricos; Tabela 77.3.

Isetionato de amicarbalida

CLASSE. Diamidina aromática.

AÇÃO. Antiprotozoário; interfere no metabolismo dos ácidos nucleicos.

MAIS INFORMAÇÕES. Ver DIPROPIONATO DE IMIDOCARBE, ACETURATO DE DIMINAZENO, ISETIONATO DE FENAMIDINA, ISETIONATO DE PENTAMIDINA; Capítulo 71, Tabela 71.1.

FARMACOCINÉTICA. Semelhante ao DIPROPIONATO DE IMIDOCARBE.

ESPECTRO. *Babesia, Ehrlichia*.

INDICAÇÕES. Babesiose, erliquiose. Aprovado para o tratamento da anaplasmose bovina, porém tem sido usado em cães. Não está disponível nos EUA.

CONTRAINDICAÇÕES, REAÇÕES ADVERSAS, INTERAÇÕES. Ver DIPROPIONATO DE IMIDOCARBE.

Disponibilidade	Tipo	Apresentação
Veterinária	Solução parenteral	Desconhecida

MANIPULAÇÃO. Ver DIPROPIONATO DE IMIDOCARBE.

ADMINISTRAÇÃO. A injeção pode ser repetida depois de 1 semana, visto que podem ocorrer recidivas.

Indicações (*Cães*)	Dose (mg/kg)	Via	Intervalo (h)	Duração (dias)
Babesiose	5 a 10	IM	12	1

OUTRAS POSOLOGIAS: Erliquiose monocitotrópica felina e anaplasmose granulocitotrópica, Tabela 26.4.

INFORMAÇÃO PARA DISPENSAÇÃO: Observar quaisquer sinais de fraqueza e disfunção neurológica e comunicá-los imediatamente ao veterinário. Ver também DIPROPIONATO DE IMIDOCARBE e ACETURATO DE DIMINAZENO.

Isetionato de fenamidina

CLASSE. Diamidina aromática.

AÇÃO. Antiprotozoário.

MAIS INFORMAÇÕES. Ver ISETIONATO DE PENTAMIDINA como fármaco alternativo e estreitamente relacionado; Capítulo 71, Tabela 71.1.

ESPECTRO. *Babesia*.

INDICAÇÕES. Fármaco de segunda escolha para a babesiose; outras diamidinas aromáticas (p. ex., DIPROPIONATO DE IMIDOCARBE) são preferidas para cães e gatos.

CONTRAINDICAÇÕES. Ver ISETIONATO DE PENTAMIDINA.

REAÇÕES ADVERSAS. Vômitos, diarreia, sinais nervosos, anafilaxia, urticária. Ver ISETIONATO DE PENTAMIDINA; anti-histamínico (oxomemazina) incluindo para combater as reações alérgicas e a irritação no local de injeção.

INTERAÇÕES. Ver ISETIONATO DE PENTAMIDINA.

Disponibilidade	Tipo	Apresentação
Veterinária	Solução para injeção	15 mg/ml em ampolas de 10 ml com 1 mg/ml de oxememazina

MANIPULAÇÃO. Pode ser diluído em solução estéril de glicose a 5% imediatamente antes da injeção.

ADMINISTRAÇÃO. Pode-se administrar uma ampola de 10 ml (via SC preferida) para cada 8,5 a 12,5 kg de peso corporal. A dose pode ser administrada em dose única ou fracionada em duas doses, a intervalo de 24 h.

Indicações (Cães)	Dose (mg/kg)	Via	Intervalo (h)	Duração (dias)
Babesiose (B. gibsoni)	7,5	IM, SC	24	2
	15 a 20	IM, SC	24	1

OUTRAS POSOLOGIAS. Babesiose, Tabela 76.3.

Isetionato de pentamidina

CLASSE. Diamidina aromática.

AÇÃO. Interfere no metabolismo nuclear e inibe a síntese de DNA, RNA, proteínas e fosfolipídios.

MAIS INFORMAÇÕES. Ver Capítulo 71, Tabela 71.1; para terapia de inalação; Referências 481, 1051.

FARMACOCINÉTICA. Não é absorvido pelo trato GI após administração VO. Deve ser administrado por via IV, tópica (por inalação) ou IM (bem absorvido). Os níveis no tecido pulmonar são menores após injeção parenteral do que após nebulização. Um terço do fármaco é excretado de modo inalterado na urina em poucas horas, porém a excreção urinária continua durante várias semanas.

ESPECTRO. *Acanthamoeba, Pneumocystis, Leishmania, Babesia.* Menos eficaz: para o tratamento da babesiose; o ACETURATO DE DIMINAZENO, O DIPROPIONATO DE IMIDOCARBE OU O IZETIONATO DE AMICARBALIDA são preferidos, quando disponíveis.

INDICAÇÕES. Acantamebíase invasiva que não acomete o SNC. Pneumonia por *Pneumocystis carinii* por inalação (nebulização). Pode-se acrescentar TRIMETOPRIMA-SULFONAMIDA mais pentamidina para algumas infecções por *Babesia*.

USOS APROVADOS. Seres humanos: fármaco aerossolizado para profilaxia da pneumonia por *Pneumocystis*.

CONTRAINDICAÇÕES. Insuficiência renal: comprometimento da eliminação, porém a eliminação renal constitui um fator de menor importância em cães.

REAÇÕES ADVERSAS. Tratamento sistêmico (IV ou IM): hipotensão (vasodilatação e redução da pressão arterial); anafilaxia sistêmica, náuseas, salivação, vômitos, diarreia; hipoglicemia (necrose das células das ilhotas e hiperinsulinemia), em seguida, diabetes melito;

mielossupressão; insuficiência renal. A hipocalcemia e a hipopotassemia são frequentes. Para evitar reações alérgicas, recomenda-se o tratamento prévio com anti-histamínicos, imediatamente antes de sua administração. O uso IM provoca dor ou necrose no local de injeção. A terapia por inalação está associada a menor toxicidade. Nos cães, resulta em perda dos cílios, atrofia epitelial, hemorragia submucosa das passagens nasais.

INTERAÇÕES. Deve-se evitar o uso concomitante de fármacos potencialmente nefrotóxicos.

Disponibilidade	Tipo	Apresentações
Seres humanos	Pó para injeção	300 mg/frasco
	Pó para aerossolização	300 mg/frasco
Veterinária	Solução para injeção	40 mg/ml em frasco de 20 ml

MANIPULAÇÃO. Conservar o pó longe da luz, à temperatura ambiente controlada (20 a 25°C). Para aerossolização, reconstituir com água estéril (6 ml) para 50 mg/ml. Para administração IM, dissolver em 3 ml de água estéril. Para IV, dissolver em 3 a 5 ml de água estéril ou glicose a 5%; pode ser ainda diluído em 50 a 250 ml de glicose a 5%. Não diluir com nenhuma outra solução, devido à formação de precipitado. A solução permanece estável por 48 h à temperatura ambiente.

ADMINISTRAÇÃO. Aerossol: ajustar a máscara ao focinho do cão. **IV:** administrar durante 60 min para reduzir o risco de hipotensão. Deve-se efetuar o monitoramento para azotemia, 1 ou 2 vezes/semana. Não administrar por via IV ou SC. Os seres humanos que administram o fármaco dessa maneira devem usar máscaras faciais e óculos protetores para evitar a exposição ao fármaco nebulizado. **IM:** injeção profunda em um grande músculo, ou fracionar a dose em vários locais. Usar técnica asséptica com nova agulha em cada local de aplicação. Nos cães, a via IP pode ser usada diluindo-se o produto com 10 volumes de soro fisiológico e utilizando agulhas longas.

Indicações (Seres humanos)	Dose (mg/kg)	Via	Intervalo (h)	Duração (dias)
Acantamebíase	4,0	IV ou IM	24	28
Profilaxia de *Pneumocystis*	1,3	Aerossolizada	24	7 dias a cada 4 semanas
Leishmaniose[a]	4,0	IM, IP	48	30 a 40
Leishmaniose	4,0	IM	72	24[b]
Babesiose	4,0	IM	24	1

[a]Alternar com antimoniato de meglumina se for resistente ao tratamento.
[b]Esse ciclo de 8 injeções é repetido depois de um intervalo de 3 semanas.[933]

OUTRAS POSOLOGIAS. Pneumocistose, Tabela 66.2; tripanossomíase africana, Tabela 72.1, babesiose, Tabela 76.3.

Isoniazida | INH

CLASSE. Hidrazida: hidrazida do ácido isonicotínico.

AÇÃO. Interfere na biossíntese de ácidos nucleicos e lipídios nas bactérias.

MAIS INFORMAÇÕES. Ver Capítulo 30; Capítulo 48, Tabelas 48.2 e 55.3; Referência 1200.

FARMACOCINÉTICA. Absorvida rápida e completamente após administração VO. Todas as formulações são bem absorvidas. Inativada no fígado, com excreção de 85% do fármaco inalterados e metabólitos na urina. Parte é metabolizada por acetilação e excretada na urina; 50 a 70% excretados de modo inalterado.

ESPECTRO. *Mycobacterium.*

INDICAÇÕES. Infecções por *Mycobacterium tuberculosis* ou *Mycobacterium bovis*.

USOS APROVADOS. Micobacteriose humana.

CONTRAINDICAÇÕES. Reduzir a dose em caso de disfunção hepática e insuficiência renal grave.

REAÇÕES ADVERSAS. Vômitos; hepatotoxicidade; elevação das enzimas, bilirrubina, necrose hepática; neuropatia periférica em seres humanos. Pode causar deficiência de vitamina B$_6$ (piridoxina) que, nos cães, provoca convulsões tônico-clônicas recorrentes, seguidas de salivação, diarreia, vômitos, incoordenação e arritmias cardíacas.[1200] Ocorreu trombocitopenia imunomediada em um cão tratado com isoniazida.[231] As convulsões induzidas por isoniazida em um cão resultaram em rabdomiólise e insuficiência renal aguda induzida por mioglobina.[424] Foi observada a ocorrência de convulsões, tremores e hiperexcitabilidade em cães que receberam superdosagem.[265] O tratamento dos sinais do SNC envolve a correção da deficiência de piridoxina induzida pela isoniazida com o peso em gramas de piridoxina (vitamina B$_6$) equivalente à quantidade de isoniazida ingerida. O diazepam aumenta os níveis de ácido γ-aminobutírico. Pode ser necessário o uso de fenobarbital, líquidos e manitol para ajudar a controlar a excitabilidade do SNC, obter a hidratação e reduzir o edema cerebral que pode resultar da hiperexcitabilidade e das convulsões prolongadas.[336] Para tratamento da superdosagem acidental, administrar 50 mg/kg ou mais de cloridrato de piridoxina em dose igual, grama por grama, à quantidade ingerida, na forma de infusão IV total de 5 a 10% (p/v) durante 30 a 60 min; na forma de injeção intravenosa direta em caso de estado de mal epiléptico. Outros anticonvulsivantes (diazepam e fenobarbital) quando necessário.

INTERAÇÕES. Reduz os níveis de CETOCONAZOL. Aumenta os níveis de benzodiazepinas, difenil-hidantoína, melhora a hepatotoxicidade com halotano, RIFAMPICINA. Os glicocorticoides diminuem a sua eficácia.

Disponibilidade	Tipo	Apresentações
Seres humanos	Comprimidos	50 mg, 100 mg, 300 mg
	Injeção parenteral	100 mg/mℓ

MANIPULAÇÃO. Conservar em recipientes hermeticamente fechados e à prova de luz. Incompatível com açúcares. Esterilizar a solução por autoclavagem.

ADMINISTRAÇÃO. Pode-se preparar uma suspensão de 10 mg/mℓ com 12 comprimidos de 100 mg, água destilada para dissolver e adição de sorbitol a 50% aquoso para obter o volume de 120 mℓ. O produto pode ser refrigerado (2 a 8°C) e permanece estável por 3 semanas. Agitar bem antes do uso. Utilizar sempre associado a outros fármacos antimicobacterianos. Os compostos que contêm alumínio interferem na absorção. Administrar com estômago vazio.

Indicações (*Cães*)	Dose	Via	Intervalo (h)	Duração (dias)
Tuberculose	10 a 15 mg/kg	VO, IM, IV	24	Quando necessário

OUTRAS POSOLOGIAS. Infecções por micobactérias de crescimento lento, Tabelas 48.4, 56.3.

INFORMAÇÃO PARA DISPENSAÇÃO. Administrar por 3 a 6 meses após os dados citológicos ou de cultura indicarem a cura. O tratamento habitual tem duração de pelo menos 6 meses.

Itraconazol

CLASSE. Antifúngico triazólico sintético.

AÇÃO. Inibe a 14α-desmitilase do citocromo P450, impedindo a síntese de ergosterol na membrana celular dos fungos. Liga-se fracamente ao citocromo P450 dos mamíferos. Maior potência e menor toxicidade do que o CETOCONAZOL, presumivelmente devido à sua estrutura triazólica.

MAIS INFORMAÇÕES. Ver CETOCONAZOL, FLUCONAZOL, CLOTRIMAZOL, POSACONAZOL; Capítulo 55, *Azólicos*, Tabela 55.1; Referências 85, 199, 415, 751, 1116.

FARMACOCINÉTICA. A absorção oral do itraconazol (ITZ) é semelhante em cães e seres humanos.[1295] **Cápsulas:** consistem em esferas recobertas com ITZ, o que facilita a absorção intestinal. Absorção GI variável das cápsulas. A biodisponibilidade VO é de 40% em jejum, porém aumenta (90%) quando o fármaco é administrado com alimento. O aumento da acidez gástrica (pH baixo) aumenta a absorção, enquanto a alcalinidade a diminui. As cápsulas podem ser abertas, e uma fração da dose pode ser misturada com o alimento; entretanto, as esferas devem permanecer intactas. Variável em alguns gatos, exigindo doses mais altas (10 mg/kg) para maior eficácia. A **suspensão oral** que contém ciclodextrina é mais bem absorvida (30% mais) em jejum e pode exercer algum efeito antifúngico oral tópico. Em condições experimentais, a dose oral de 5 mg/kg administrada a gatos equivale a 0,75 a 1 mg/kg IV ou 1,25 a 1,5 mg/kg da solução oral, devido à baixa biodisponibilidade das cápsulas orais.[85] Em comparação com as cápsulas, a solução oral pode ser mais eficaz na base de 1.000 miligramas em gatos. Diferentemente das cápsulas, a biodisponibilidade da solução oral é maior em jejum. O itraconazol é altamente lipofílico e ceratinofílico. Uma vez absorvido, liga-se altamente (> 99%) à albumina. Distribui-se extensamente nos tecidos lipofílicos: as concentrações alcançadas no fígado, nos rins, nas adrenais, nos pulmões e na gordura são pelo menos duas vezes (2 a 20 vezes) mais altas do que no sangue. Na pele, as concentrações podem corresponder a 3 a 10 vezes os níveis plasmáticos. Alcança o estrato córneo por secreção no sebo. A meia-vida pode ser de 28 a 30 h após uma dose. A maior parte do fármaco liga-se à creatina e persiste na pele por até 2 a 4 semanas após a interrupção do tratamento. Não penetra bem no LCS, na saliva e no humor aquoso. Entretanto, tem sido utilizado no tratamento de animais com meningite fúngica (p. ex., criptococose) e oftalmite devidas a barreiras inflamadas. O FLUCONAZOL penetra melhor nessas áreas. As concentrações terapêuticas são mantidas por mais tempo nos tecidos do que no plasma. A retenção do itraconazol nos tecidos dérmicos possibilita um esquema posológico intermitente para infecções fúngicas cutâneas. Deve-se utilizar sempre uma terapia tópica adjuvante no tratamento de infecções cutâneas com ITZ sistêmico, particularmente com esquemas de tratamento intermitente. As formulações orais necessitam de 14 a 21 dias para alcançar o estado de equilíbrio dinâmico em cães e gatos.[85] As concentrações do fármaco no corpo são 3 a 5 vezes mais altas do que uma dose única quando medidas depois de 2 semanas de tratamento em cães e 21 dias em gatos. A **formulação IV** alcança níveis sanguíneos adequados de modo consistente e mais rapidamente, com biodisponibilidade prevista. Essa formulação parenteral alcança um estado de equilíbrio dinâmico no curto período de 2 a 7 dias nos seres humanos.[147] Pode-se observar a ocorrência de hepatotoxicidade em 10% dos cães, devida a concentrações séricas inusitadamente altas. O itraconazol é metabolizado principalmente no fígado, com excreção biliar predominante e excreção urinária menor de metabólitos inativos. Em virtude de sua baixa utilidade no trato urinário, o itraconazol não é apropriado para o tratamento de infecções do trato urinário.

ESPECTRO. *Blastomyces, Histoplasma, Cryptococcus, Coccidioides.* **Atividade variável:** *Trichophyton, Candida, Sporothrix, Aspergillus, Fusarium, Malassezia, Microsporum, Pythium.* Mais ativo do que o FLU-CONAZOL contra espécies de *Aspergillus* e *Candida*. Espectro mais amplo e mais potente *in vivo* do que o CETOCONAZOL. **Outros:** *Acanthamoeba, Trypanosoma.* **Pequena atividade contra:** *Mucor, Rhizopus.*

INDICAÇÕES. Fungos: blastomicose, histoplasmose, aspergilose, coccidioidomicose, candidíase, criptococose, esporotricose, queratite fúngica, zigomicose, cromomicose, onicomicose. É também eficaz em alguns casos de dermatofitose, quando a GRISEOFULVINA não foi eficaz ou provocou toxicidade. Para a esporotricose cutânea e sistêmica é menos tóxico e mais eficaz, embora de maior custo. Criptococose nasal, disseminada e meníngea. Eficácia precária a variável na aspergilose nasal e disseminada; nenhum efeito aditivo ao produzido pela aplicação tópica de enilconazol isoladamente. **Protozoários:** acantamebíase que não acomete o SNC, leishmaniose cutânea. Menos ativo contra *Leishmania* spp. em comparação com outros azólicos.

USOS APROVADOS. Infecções fúngicas sistêmicas humanas.

CONTRAINDICAÇÕES. Doença ou insuficiência hepática. Deve-se reduzir a dose se houver doença ou disfunção hepática. Não há necessidade de modificação da dose em caso de insuficiência renal.[490] Foram observados efeitos teratogênicos e embriotóxicos com altas doses em animais de laboratório, razão pela qual deve ser evitado durante a gravidez e lactação.

REAÇÕES ADVERSAS. Vômitos, diarreia, dor abdominal, inapetência, elevação dos níveis séricos das enzimas hepáticas e ureia, edema periférico, febre, hipertensão, exantema cutâneo e ulcerações.[389] Menos hepatotóxico do que o CETOCONAZOL e, diferentemente deste último, apresenta efeitos mínimos sobre a síntese de esteroides adrenais ou reprodutivos. As náuseas, a anorexia, os vômitos, a lesão hepática e os níveis séricos elevados de ALT dependem da dose e são mais comuns em gatos; a anorexia está associada a elevações da ALT e da fosfatase alcalina sérica. A ALT diminui após a interrupção do fármaco por 1 a 2 semanas ou até o retorno do apetite ou normalização das enzimas hepáticas séricas para a faixa de referência; em seguida, o tratamento pode ser reiniciado com 50% da dose ou em dias alternados. Posteriormente, deve-se monitorar a atividade das enzimas hepáticas séricas a cada 2 semanas. Aumentos discretos na atividade das enzimas hepáticas séricas são habitualmente reversíveis com a redução da dose. A hepatotoxicidade grave leva à ocorrência de icterícia e morte.[389,751] Ocorreram hepatotoxicidade e morte em um gato tratado com 27,8 mg/kg/dia, durante várias semanas. A ocorrência de algum nível de elevação das enzimas hepáticas não está associada a sinais clínicos francos e não deve ser motivo para alterar o tratamento planejado. O uso de altas doses pode provocar hipopotassemia. Ocorrem dermatite ulcerativa (vasculite cutânea) e hepatotoxicidade mais em cães aos quais são administradas doses diárias mais altas (10 mg/kg). Ocorre regressão quando a dose é interrompida ou reduzida para 5 mg/kg 1 vez/dia (ver *Itraconazol*, Capítulo 55). Em um cão, foi observada a ocorrência de erupção farmacogênica cutânea generalizada.[903]

INTERAÇÕES. Não deve ser coadministrado com CETOCONAZOL, cisaprida, terfenadina; podem ocorrer arritmias cardíacas fatais. Diminuição da absorção com o uso concomitante de antiácidos (antagonistas dos receptores H_2 ou bloqueadores da bomba de prótons) ou qualquer doença capaz de elevar o pH gástrico. Prolonga os efeitos e aumenta a toxicidade dos benzodiazepínicos (midazolam), da ciclosporina, dos glicocorticoides, anti-histamínicos, quinidina, digoxina, vincristina, varfarina, sulfonilureias. Antagonistas do receptor H_2 (cimetidina), difenil-hidantoína, itraconazol, RIFAMPICINA ou terfenadina. O fenobarbital, que estimula o metabolismo do P450, dimi-

nui a eficácia do itraconazol. O itraconazol pode interferir na eficácia da ANB quando usado em associação ou de modo sucessivo.[1101]

DISPONIBILIDADE. As cápsulas de 100 mg contendo grânulos devem ser partidas ou formuladas para gatos e cães pequenos antes do uso. O itraconazol é de alto custo, o que pode limitar o seu uso. Disponibilidade de suspensão VO e solução injetável. A suspensão oral pode apresentar maior disponibilidade do que as cápsulas. Nota: o ITZ de grau farmacêutico é incorporado em um carreador hidroxiprolil β-ciclodextrina; as formulações de grau industrial no atacado não são equivalentes.

Disponibilidade	Tipo	Apresentações
Seres humanos	Cápsulas orais	100 mg
	Comprimidos	200 mg
	Suspensão oral (contendo ciclodextrina)	10 mg/mℓ em frasco de 150 mℓ
	Solução IV em hidroxiprolil β-ciclodextrina	10 mg/mℓ em ampolas de 25 mℓ; bolsas de 50 mℓ

MANIPULAÇÃO. Conservar as cápsulas à temperatura ambiente (20 a 25°C), protegidas da luz e da umidade. A solução deve ser conservada à temperatura ambiente e protegida do congelamento. As preparações manipuladas devem ser refrigeradas (2 a 8°C) e descartadas depois de 35 dias. Antes da disponibilidade da solução comercial, as preparações líquidas manipuladas eram feitas a partir de cápsulas com base na recomendação do fabricante. **Xarope oral:** pode-se preparar uma pequena quantidade de solução oral a partir de cápsulas para gatos e cães pequenos. Seis cápsulas de 100 mg são colocadas em almofariz de vidro; acrescentar 1,5 mℓ de álcool etílico a 95% USP e deixar em repouso por 3 min para amolecer. Moer até obter uma pasta e deixar secar. Acrescentar 4 mℓ de xarope de milho e transferir para um frasco de 15 mℓ. Continuar acrescentando o xarope até 15 mℓ, lavando o almofariz e transferindo para o frasco. A concentração final é de 40 mg/mℓ. Permanece estável refrigerado por 35 dias. Deve ser bem agitado antes do uso e administrado com o alimento. **Líquido oral:** cada cápsula pode ser dissolvida em 2 mℓ de HCl 0,2 N. Depois de 15 min, são acrescentados 20 mℓ de suco de oxicoco (*cranberry*) (pH < 2). A concentração final (mg/mℓ) é o número total de cápsulas × 100 dividido pela quantidade total de mililitros de suco utilizados. Permanece estável por 30 dias quanto refrigerado. Agitar bem antes do uso. **Suspensão oral:** comercialmente disponível, em lugar da manipulação do xarope oral ou da forma líquida.

ADMINISTRAÇÃO. O intervalo mínimo de administração para qualquer infecção é de 4 a 6 semanas. O intervalo mínimo de tratamento da blastomicose frequentemente varia de 2 a 6 meses. O tratamento da micose sistêmica mais resistente ou "encapsulada" pode exigir 10 meses ou mais. Para alcançar um estado de equilíbrio mais alto na micose de evolução rápida, considerar uma dose de ataque inicial mais alta, seguida de um nível de manutenção mais baixo. Para a esporotricose em seres humanos, a duração de tratamento é de 3 a 18 meses. O tratamento para a dermatofitose é de pelo menos 1 semana após a obtenção da cura clínica e micológica.[792] Administrar previamente ANFOTERICINA B nas infecções rapidamente progressivas que comportam risco à vida. O aumento da secreção de ácido gástrico melhora a absorção. A administração da cápsula com uma refeição ou imediatamente depois também melhora a absorção. Entretanto, observar que a solução não deve ser administrada com o estômago *vazio*. Monitorar os níveis séricos de ALT mensalmente, visto que eles aumentam com frequência em gatos no período de 60 dias após a instituição do tratamento. Os cães parecem ser menos sensíveis aos efeitos hepatotóxicos do que os gatos. A anorexia ou a elevação dos níveis de ALT são controladas pela redução ou interrupção da dose. Se ocorrer toxicidade em qualquer dose, reinstituir o tratamento com 50% da dose após a resolução dos sinais adversos. As cápsulas contendo esferas podem ser esvaziadas e separadas em cápsulas menores de gelatina ou colocadas diretamente no alimento. Para filhotes jovens de gatos com dermatofitose, podem ser usadas 10 esferas/dia colocadas no alimento. Pode-se determinar a concentração de itraconazol para assegurar a obtenção de níveis terapêuticos (≥ 2 µg/mℓ).

PULSOTERAPIA. Devido ao acúmulo do ITZ na queratina, as infecções superficiais (pele, unhas ou pelos) podem ser tratadas com pulsoterapia. Em gatos com dermatofitose, as doses em pulsos consistiram em 1 a 2 períodos semanais consecutivos de tratamento por mês, durante 3 meses.[711] Nesse estudo, foram usadas doses mais baixas das que estão listadas na Tabela anexa (1,5 a 3 mg/kg/dia), durante 15 dias, e foi constatada melhora em 50% dos gatos; entretanto, não houve nenhum gato de controle para comparação, a fim de determinar se existe a possibilidade de recuperação espontânea. Foi também relatado o sucesso da pulsoterapia contínua nas doses listadas na tabela.[199] Uma dose de 5 mg/kg/dia durante 1 semana, em semanas alternadas, por um período de 6 semanas, também foi eficaz para o tratamento das micoses cutâneas, de acordo com o fabricante. Em outro estudo, a administração de itraconazol por 2 dias consecutivos a cada semana, durante 3 semanas, foi comparada com a administração de 21 dias consecutivos no tratamento de dermatite e otite por *Malassezia* em cães.[900] A administração em pulsos foi tão eficaz quanto o tratamento contínuo na redução do número de leveduras. Esse tipo de administração em pulsos foi recomendado para terapia de manutenção no tratamento a longo prazo de outras infecções fúngicas.

Indicações	Dose[a]	Via	Intervalo (h)	Duração (dias)
CÃES				
Blastomicose sistêmica	5 mg/kg	VO	24[b]	≥ 60[c]
Blastomicose ocular ou do SNC, criptococose, histoplasmose, aspergilose nasal	5 mg/kg	VO	12	≥ 60[c]
Esporotricose	7,3 mg/kg	VO	24	35[d]
	10 mg/kg	VO	24	≥ 60[c]
Esporotricose, infecções por *Malassezia*	5 a 10 mg/kg	VO	12 a 24	[e]
Dermatofitose	5 mg/kg	VO	24	7[f]
GATOS				
Dermatofitose, aspergilose	10 mg/kg	VO	24	28 a 70[g]
Histoplasmose, blastomicose	5 a 10 mg/kg	VO	12	60 a 130[h]
Feoifomicose	20 mg/kg	VO	24	120[i]
Esporotricose	5 mg/kg	VO	12 a 24	[e]
Criptococose (< 3,2 kg de peso)	50 mg/gato	VO	24	[j]
Criptococose ($\geq 3,2$ kg de peso)	100 mg/gato	VO	24	[j]

[a]As doses listadas são para as cápsulas orais. A biodisponibilidade da solução oral é melhor (cerca de 2 mg de solução equivalem a uma cápsula de 5 mg), e pode-se reduzir a dose com a solução oral.
[b]Algumas vezes, uma dose de ataque de 5 mg/kg, administrada a cada 12 h, ou de 10 mg/kg, administrada a cada 24 h, é usada nos primeiros 3 a 4 dias de tratamento para alcançar um estado de equilíbrio dinâmico mais rápido da concentração do fármaco nos tecidos.
[c]Continuar o tratamento durante pelo menos 60 dias após a recuperação clínica. Para a aspergilose/penicilose, ver Tabela 62.1.
[d]Referência 1116.
[e]Continuar o tratamento durante pelo menos 30 dias após a recuperação clínica. Tem sido administrado 1 vez/semana, durante várias semanas, após a resolução clínica, antes da interrupção do tratamento.
[f]Tratar durante 7 dias; a seguir, suspender por 7 dias, para um total de 6 semanas.[1204]
[g]Alguns casos melhoram em 4 a 8 semanas; outros levam 6 a 10 semanas. Foi relatado que um esquema envolvendo essa dose diária durante 28 dias (seguido de 1 semana com tratamento e 1 semana sem) levou à cura dos animais infectados em 56 a 70 dias.[793] Para a aspergilose, a penicilose e a infecção por *Neosartorya*, ver o Capítulo 62 e a Tabela 62.2.
[h]Se houver recidiva, poderá ser necessário um segundo ciclo. A duração do tratamento pode variar; entretanto, a duração habitual é apresentada aqui.
[i]O tratamento para feoifomicose foi eficaz em um gato que não respondeu a 10 mg/kg VO durante 60 dias.[960] O tratamento para infecção por *Alternaria* spp. foi eficaz (juntamente com excisão cirúrgica e ANFOTERICINA B lipossômica) em um gato que não respondeu a 10 mg/kg VO durante 180 dias.[284]
[j]Para 8 semanas após a recuperação clínica.

OUTRAS POSOLOGIAS. Dermatofitose, Tabela 56.3; infecção por *Malassezia*, Tabela 56.5; blastomicose, Tabela 57.1; histoplasmose, Tabela 58.1; criptococose, Tabela 59.1; coccidioidomicose, Tabela 60.3; esporotricose, Tabela 61.1; aspergilose nasal, Tabela 62.1; aspergilose sinonasal e sino-orbitária, Tabela 62.2; aspergilose disseminada, Tabela 62.3; tratamento sistêmico da candidíase, Tabela 63.2; tricosporonose, Tabela 64.1; outras infecções fúngicas, Tabela 65.2; prototecose (associada a ANB), Tabela 67.2; otite externa fúngica canina, Tabela 84.3; infecções musculoesqueléticas, Tabela 85.3.

INFORMAÇÃO PARA DISPENSAÇÃO. As **cápsulas** devem ser administradas *com* alimento para melhorar a absorção e reduzir os efeitos colaterais GI. Se houver acloridria, administrar o fármaco com bebida ácida, como refrigerante gaseificado. Para gatos, o proprietário pode misturar pequenas esferas dentro da cápsula de 100 mg com 0,5 a 1 colher de chá de alimento de consistência mole e moldar em forma de salsicha em uma placa ou folha de alumínio colocada no congelador. Essa preparação pode ser cortada em quantidades apropriadas para doses individuais. A maioria dos gatos ou dos cães ingere facilmente essa preparação. A **solução oral** deve ser administrada *sem* alimento, e a dose pode ser de 25 a 50% daquela listada, devido à absorção inerentemente melhor. O itraconazol deve ser administrado 2 h antes do uso de fármacos que reduzem a acidez gástrica. Verificar os sinais clínicos e as provas de função renal/hepática no período de 2 semanas, mensalmente durante 3 meses e, em seguida, a cada 3 meses. **Solução IV:** o itraconazol é misturado em uma bolsa IV após reconstituição. Deve ser conservado longe da luz.

Lactoferrina

CLASSE. Proteína de origem bovina.

AÇÃO. Liga-se ao ferro, reduzindo a sua disponibilidade para as bactérias.

MAIS INFORMAÇÕES. Ver discussão sobre estomatite, no Capítulo 88, e Referências 7 e 994.

FARMACOCINÉTICA. Usada pelos seus efeitos locais na cavidade bucal. Aplicada na cavidade bucal.

INDICAÇÕES. Estomatite em consequência de infecções crônicas por calicivírus, doença dentária, secundariamente a infecções concomitantes por FeLV e FIV.

CONTRAINDICAÇÕES. Nenhuma.

REAÇÕES ADVERSAS. Nenhuma.

INTERAÇÕES. Nenhuma.

DISPONIBILIDADE. Pode ser adquirida de fornecedores de produtos químicos.

MANIPULAÇÃO. Pó misturado em solução. A lactoferrina também tem sido aplicada seca por meio de escovação direta das lesões.[7]

ADMINISTRAÇÃO. O fármaco é administrado por seringa na cavidade bucal para entrar em contato com as mucosas. Uma escova de dente macia também pode ser introduzida no pó e aplicada diretamente às áreas acometidas.

Indicações	Dose	Via	Intervalo (h)	Duração (dias)
GATOS				
Estomatite	Solução de 40 mg/kg	VO, uso tópico	24	14
	Pó de 200 mg	VO, uso tópico	24	14

OUTRAS POSOLOGIAS. Estomatite na infecção por FIV, Tabela 12.3; gengivoestomatite ulcerativa felina, Tabela 88.6.

INFORMAÇÃO PARA DISPENSAÇÃO. Colocar a quantidade de líquido especificada na seringa e esguichar na boca do gato. Não misturar com alimento. Se for aplicada seca, mergulhar uma escova de dentes macia no pó e escovar levemente as áreas acometidas na boca.

Lamivudina

Ver *Quimioterapia Antiviral e Imunomoduladora*, Capítulo 2.

Levamisol

Ver *Imunomoduladores*, no Capítulo 2.

Lincomicina

CLASSE. Lincosamida.

AÇÃO. Bacteriostática, liga-se à subunidade ribossômica 50S das bactérias, inibindo a síntese de proteínas.

MAIS INFORMAÇÕES. Ver *Lincomicina* e *clindamicina*, no Capítulo 30.

FARMACOCINÉTICA. A absorção pelo trato GI é incompleta e ainda mais reduzida quando há alimento. A administração IM ou IV produz concentrações sanguíneas mais altas. Boa penetração nos tecidos, exceto nas meninges, onde as concentrações alcançam 40% dos níveis sanguíneos, mesmo em caso de meningite. Concentra-se em áreas de baixo pH (p. ex., abscessos). Metabolizada no fígado; o fármaco inalterado e seus metabólitos são excretados no leite, na bile, nas fezes e na urina. A maior parte (77%) de uma dose VO administrada a um animal em jejum é excretada na bile, e apenas 14% na urina. Quando administrada por via IM, 38 e 49% são excretados, respectivamente, na bile e na urina.

ESPECTRO. Gram-positivos: *Staphylococcus, Streptococcus, Nocardia, Corynebacterium, Erysipelothrix*. **Gram-negativos:** pequena atividade. **Anaeróbios:** *Bacterioides, Propionibacterium, Fusobacterium, Peptostreptococcus, Peptococcus, Clostridium, Actinomyces*. **Outros:** *Mycoplasma, Leptospira*. **Mais eficaz:** aeróbios gram-positivos, anaeróbios obrigatórios. **Ineficaz:** a maioria dos aeróbios gram-negativos, *Enterococcus, Mycobacterium*. Pode haver desenvolvimento de resistência bacteriana durante o tratamento, que também envolve habitualmente a clindamicina.

INDICAÇÕES. Piodermite estafilocócica em cães. Infecções causadas por bactérias gram-positivas que acometem as vias respiratórias superiores, pele, infecções de feridas, septicemia e abscessos em cães e gatos. A CLINDAMICINA é menos tóxica e mais bem absorvida e pode ser preferida, porém é de maior custo.

USOS APROVADOS. Preparações VO para cães e gatos. Soluções parenterais para cães e suínos.

CONTRAINDICAÇÕES. Infecção por *Malassezia* ou *Candida* ou hipersensibilidade prévia a uma lincosamida. Evitar o seu uso ou reduzir a dose em caso de disfunção renal ou hepática. Em cães, não há problemas com o desempenho reprodutor, a gestação ou os recém-nascidos. Pode causar diarreia em filhotes se a cadela estiver sendo medicada.

REAÇÕES ADVERSAS. Diarreia, vômitos ocasionais (particularmente em gatos), anorexia, polidpsia, poliúria. Pode ocorrer uma ligeira elevação da atividade das enzimas hepáticas no sangue. As injeções IM causam dor local, e a infusão IV excessivamente rápida pode causar hipertensão e parada cardiopulmonar.

INTERAÇÕES. Diminui a atividade da eritromicina coadministrada, aumento da atividade dos bloqueadores neuromusculares.

Disponibilidade	Tipo	Apresentações
Veterinária	Comprimidos	100 mg, 200 mg, 500 mg
	Líquido oral (cloridrato)	50 mg/mℓ
	Solução parenteral (aprovada para suínos)	100 mg/mℓ

MANIPULAÇÃO. Conservar à temperatura ambiente controlada (20 a 25°C). A solução IV permanece estável durante pelo menos 24 h quando misturada com líquido IV.

ADMINISTRAÇÃO. A ingestão e as preparações de caolim-pectina reduzem a absorção por VO. Pode ser administrada por via IM com ligeira dor ou desconforto. Para uso IV, diluir com glicose a 5% ou soro fisiológico a 0,9% e administrar na forma de infusão lenta (gotejamento).

Indicações	Dose (mg/kg)	Via	Intervalo (h)	Duração (dias)
CÃES				
Infecção da pele e dos tecidos moles	11 a 22	VO	12	21 a 42[a] ou 56[b]
Infecção sistêmica	25	VO, IM, SC, IV[c]	12	≤12
GATOS				
Infecção da pele e dos tecidos moles	11	VO	12	≤12
Infecção sistêmica	22	VO	12	≤12

[a] Piodermite superficial.
[b] Piodermite profunda resistente.
[c] Para uso IV, deve ser diluída; ver Administração.

OUTRAS POSOLOGIAS. Infecção por *Rhodococcus equi*, Tabela 33.4; piodermite canina, Tabela 84.1.

INFORMAÇÃO PARA DISPENSAÇÃO. Administrar com o estômago vazio.

Linezolida

CLASSE. Antibacteriano sintético das oxazolidinonas.

AÇÃO. Antibacteriano, inibe o início do processo da síntese de proteínas. Liga-se ao RNA ribossômico 23s da subunidade 50S, impedindo, assim, a formação de um complexo de iniciação 70S funcional. Atua em uma etapa mais inicial e por meio de um mecanismo diferente em comparação com outros fármacos, de modo que a resistência cruzada não constitui um problema. Inibição não seletiva reversível da monoamina oxidase.

MAIS INFORMAÇÕES. Ver *Estreptograminas* e *Oxazolidinonas*, no Capítulo 30.

FARMACOCINÉTICA. Bem absorvida pelo trato GI (cerca de 100%). Nos seres humanos, a maior parte do fármaco é metabolizada pelo fígado, com excreção renal (30%) e fecal (5%). Pode-se passar da via IV para o tratamento oral com pequeno ajuste terapêutico. Em cães, sofre rápida absorção após uma dose oral, com biodisponibilidade de 95%.[1052] Ligação limitada às proteínas (< 35%) e bem distribuída na maioria dos locais extravasculares. Encontrada na circulação e excretada, em grande parte, de modo inalterado. A excreção renal do fármaco original e seus metabólitos é completa no período de 24 a 48 h após uma dose única.

ESPECTRO. Gram-positivos: incluindo certos enterococos resistentes a fármacos (resistentes à vancomicina) e estafilococos (resistentes à meticilina). Bacteriostática para enterococos e estafilococos e bactericida para a maioria dos estafilococos.

INDICAÇÕES. Nos seres humanos, infecções bacterianas por microrganismos gram-positivos resistentes a múltiplos fármacos resistentes à VANCOMICINA. Como esse fármaco é reservado para tratamento restrito em seres humanos com infecções por bactérias gram-positivas altamente resistentes, não se incentiva o seu uso em cães ou gatos.

USOS APROVADOS. Seres humanos: para infecções resistentes a múltiplos fármacos por bactérias gram-positivas. Seu uso deve ser limitado ou evitado em animais para ajudar a evitar o desenvolvimento de resistência bacteriana.

CONTRAINDICAÇÕES. Pressão arterial elevada.

REAÇÕES ADVERSAS. Diarreia, náuseas, mielossupressão (leucopenia e trombocitopenia), neuropatia.[634] Candidíase oral ou vaginal secundária.

INTERAÇÕES. Relacionada com inibidores da monoamina oxidase. Evitar o seu uso com agentes adrenérgicos ou serotoninérgicos, como dopamina, pseudoefedrina e inibidores da recaptação de serotonina. Evitar o consumo de alimentos ricos em tiramina. Quando usada com esses fármacos, podem ocorrer elevações notáveis e potencialmente perigosas da pressão arterial.

Disponibilidade	Tipo	Apresentações
Seres humanos	Suspensão oral, comprimidos, injeção	Suspensão: 100 mg/5 mℓ Comprimidos: 400 mg, 600 mg Injeção: 2 mg/mℓ

MANIPULAÇÃO. Conservar em recipientes hermeticamente fechados à prova de luz, à temperatura ambiente controlada (20 a 25°C). Manter longe da umidade.

ADMINISTRAÇÃO. A suspensão oral torna a medicação de pequenos animais mais conveniente.

Indicações (*Seres humanos*)	Dose	Via	Intervalo (h)	Duração (dias)
Infecções por bactérias resistentes	10 mg/kg[a]	VO	8 a 12	14

[a]Cães da raça Beagle receberam 25 mg/kg por via IV ou VO; apresentou meia-vida de eliminação de 3,9 ou 3,6 h, respectivamente.[1052]

OUTRAS POSOLOGIAS. Nocardiose, Tabela 47.3.

INFORMAÇÃO PARA DISPENSAÇÃO. O líquido oral deve ser misturado suavemente sem ser agitado antes de cada uso.

Lisado fago de estafilococo

CLASSE. Imunoestimulante.

AÇÃO. Aumenta a resposta imune contra *Staphylococcus*. Estimula a produção de interleucina (IL)-γ, IL-6, fator de necrose tumoral e INTERFERONA-γ.

MAIS INFORMAÇÕES. Capítulo 2 e Referências 245 e 616.

FORMULAÇÃO. Preparação bacteriologicamente estéril que contém componentes da parede celular de *Staphylococcus aureus*, um bacteriófago, e alguns meios de cultura, em solução. Cada 1 mℓ de solução contém 120 a 180 UFC de *S. aureus* antes da lise fágica.

INDICAÇÕES. Piodermite crônica ou recorrente em cães causado por estafilococos.

CONTRAINDICAÇÕES. Reação de hipersensiblidade prévia grave ao produto.

REAÇÕES ADVERSAS. Possibilidade de anafilaxia. Raramente, febre, calafrios. Edema transitório, eritema e prurido no local de inoculação.

Disponibilidade	Tipo	Apresentações
Veterinária	Solução para injeção	Ampolas de 1 mℓ, frascos de múltiplas doses de 10 mℓ

MANIPULAÇÃO. Conservar refrigerado (2 a 8°C). Não congelar. Usar todo o conteúdo quando o frasco for aberto. Não há conservantes, de modo que precisa ser manuseado com técnica asséptica. Não deve ser usado se a solução estiver turva.

ADMINISTRAÇÃO. Recomenda-se o tratamento antibacteriano concomitante no período de tratamento inicial de 4 a 6 semanas. Injeção subcutânea: para avaliar a ocorrência de hipersensibilidade, pode-se efetuar um teste cutâneo intradérmico com 0,05 a 0,1 mℓ. O teste deve preceder o uso inicial. Observar o animal e o local de inoculação durante 1 h à procura de reações imediatas e durante 48 h à procura de reações tardias. As reações alérgicas podem necessitar de administração de epinefrina.

Indicações (*Cães*)	Dose (mℓ)	Via	Intervalo	Duração (dias)
Piodermite canina	0,1 a 0,2	SC	3 a 7 h	[a]
	0,5	SC	duas vezes por semana	10 a 12 semanas[b]

[a]Aumentar a dose por incrementos a cada 3 a 7 dias, até alcançar a dose de 1,0 mℓ. A dose máxima em cães de grande porte é de 1,5 mℓ.
[b]Em seguida, 0,5 a 1,0 mℓ a cada 1 a 2 semanas. O intervalo pode ser prolongado para o maior intervalo capaz de manter o controle da doença.

OUTRAS POSOLOGIAS. Nenhuma.

INFORMAÇÃO PARA DISPENSAÇÃO. Observar o local de injeção para a possibilidade de dor, edema ou secreção. Se isso ocorrer, pode-se reduzir a dose.

L-Lisina

CLASSE. Forma L de um aminoácido essencial.

AÇÃO. Interfere no uso de arginina pelo HVF-1 por meio de substituição, competição ou indução da atividade da arginase.

MAIS INFORMAÇÕES. Ver *Antivirais*, no Capítulo 2, *Doença Respiratória Felina*, Capítulo 14, e Referências 197, 689 e 1091.

FARMACOCINÉTICA. Os níveis séricos de L-lisina aumentam após a sua administração oral; entretanto, os da arginina são minimamente afetados.

ESPECTRO. Viroses: HVF-1.

INDICAÇÕES. Para a queratite ocular e conjuntivite por HVF-1. Reduz a gravidade dos sinais clínicos da infecção. Deve ser utilizada o mais cedo possível na infecção para se obter benefício máximo no controle dos sinais. Pode ser considerada como tratamento a longo prazo para infecções reativadas recorrentes em gatos.

USOS APROVADOS. Para uso em seres humanos, disponível na forma de venda livre.

CONTRAINDICAÇÕES. Insuficiência hepática. Filhotes de gatos ou de cães com < 6 meses de idade.

REAÇÕES ADVERSAS. Ocorrência ocasional de vômitos, diarreia ou inapetência, sintomas que são controlados pela redução da dose ou interrupção do tratamento. Recomenda-se a restrição dietética da arginina para seres humanos tratados com lisina oral; entretanto, isso não é aconselhado em gatos. Os gatos alimentados com uma dieta suficiente em arginina desenvolvem hipoamonemia, vômitos, sinais neurológicos e complicações fatais potenciais. Os níveis de arginina em gatos aos quais se administra L-lisina não têm sido reduzidos, e tampouco foram observados sinais de deficiência de arginina com dietas contendo arginina em quantidades adequadas. Os filhotes de cães de < 6 meses de idade desenvolvem toxicidade. Ocorre anemia com corpúsculos de Heinz em gatos se forem usados comprimidos que contenham propilenoglicol.

INTERAÇÕES. Parece ser segura quando acompanhada da dieta regular e de outras medicações.

Disponibilidade	Tipo	Apresentações
Seres humanos (venda livre)	Comprimidos	Comprimidos de 250 e 500 mg
Gatos (venda livre)	Muitos[a]	Muitos

[a] Pastas, soluções, pós e pastilhas para mastigar.

MANIPULAÇÃO. Conservar os comprimidos longe da umidade, à temperatura ambiente (20 a 25°C). Não há necessidade de nenhuma precaução especial para contato humano.

ADMINISTRAÇÃO. Os comprimidos são grandes e devem ser esmagados em alimento macio e úmido, ou partidos em pequenas porções que podem ser administradas diretamente. A arginina não deve ser restrita da dieta. Deve ser administrada pelo menos 2 vezes/dia para manter o efeito.

Indicações	Dose (mg/kg)	Via	Intervalo (h)	Duração (dias)
GATOS				
Doença ocular por HVF-1	Total: 400 a 500 mg	VO	12	Quando necessário

OUTRAS POSOLOGIAS. Doença respiratória felina, Tabela 14.2; otite externa (aplicação tópica), Boxe 84.5. Os filhotes de gatos tomam dosagens menores em comparação com gatos adultos; infecções oculares herpéticas, Tabela 92.3.

INFORMAÇÃO PARA DISPENSAÇÃO. Esmagar os comprimidos e misturar com alimento úmido 2 vezes/dia. Se houver desenvolvimento de vômitos, anorexia ou diarreia, suspender a medicação e entrar em contato com o veterinário.

Lufenurona

CLASSE. Benzoilfenil ureia, regulador do crescimento dos insetos, atua ao inibir a síntese de quitina.

AÇÃO. Interfere na formação da parede celular dos fungos e exoesqueleto dos insetos.

MAIS INFORMAÇÕES. Ver *Quimioterapia Antifúngica*, Capítulo 55, *Dermatofitose*, Capítulo 56, *Coccidioidomicose*, no Capítulo 60, e Referências 81 e 1021.

FARMACOCINÉTICA. Absorção rápida e completa pelo trato GI após administração VO. Altamente lipofílica; penetra no tecido adiposo e, em seguida, redistribui-se no sangue durante aproximadamente 30 dias. Concentra-se no leite de fêmeas durante a lactação.

ESPECTRO. Fungos: *Coccidioides*, *Candida*, dermatófitos, talvez outros fungos sistêmicos, pulgas. Nenhum efeito *in vitro* contra *Aspergillus* ou *Fusarium*.[1021]

INDICAÇÕES. Infecções micóticas sistêmicas resistentes, isoladamente ou associada a fármaco antifúngico poliênico ou azólico. A sua eficácia no tratamento das infecções fúngicas é controversa e o fármaco não demonstrou ser eficaz em estudos controlados. Ver informações na tabela de esquemas posológicos.

USOS APROVADOS. Controle de pulgas em cães e gatos, quando administrada uma vez ao mês.

CONTRAINDICAÇÕES. Nenhuma; parece ser segura em animais reprodutores.[1074]

REAÇÕES ADVERSAS. Nenhuma nas concentrações recomendadas para infecções fúngicas, que são muito mais altas do que aquelas usadas para pulgas. Anorexia leve e aumento ocasional das aminotransferases hepáticas com doses supraterapêuticas.[1074]

INTERAÇÕES. Parece ser segura associada a outros inseticidas e não altera a atividade da colinesterase.

Disponibilidade	Tipo	Apresentações
Veterinária	Comprimidos	Cães: 45, 90, 204,9 e 409,8 mg Gatos: 90 e 204,9 mg
	Tubos	Gatos: tubo contendo 133 mg de líquido

MANIPULAÇÃO. Conservada à temperatura ambiente (20 a 25°C). Não há necessidade de precauções especiais para contato humano.

ADMINISTRAÇÃO. A alimentação intensifica a absorção da lufenurona. A suspensão para gatos é misturada em uma dieta palatável.

Indicações	Dose mínima (mg/kg)	Via	Intervalo (h)	Duração (dias)
DERMATOFITOSE E OUTRAS MICOSES[a]				
CÃES	80	VO	24	1
GATOS – domicílio	50 a 80	VO	24	1
GATOS – gatil	100 a 200	VO	24	1

[a] A eficácia da lufenurona para o tratamento das infecções fúngicas não foi documentada consistentemente. Em estudos não controlados realizados por um grupo de pesquisadores,[81,82] foi relatada a eficiência do tratamento; entretanto, não foi constatado ser a dose de importância crítica para a obtenção de resposta favorável. Para cães, a recomendação foi evitar dividir os comprimidos e arredondar para uma dose mais alta. Para gatos que vivem em grupo, toda a população foi tratada ao mesmo tempo, e a dose foi arredondada para um maior valor, administrando todo o tubo. Devido a esse arredondamento, a dose por kg habitualmente varia de modo inverso com o peso corporal. Para cães tratados com dermatofitose, o crescimento de novos pelos começou 10 a 11 dias após o tratamento, com recuperação das lesões em 16 a 25 dias. Isso foi precedido de recuperação micológica em 6 dias. Nos gatos, o crescimento dos pelos ocorreu em 5 a 6 dias após a recuperação da lesão em 10 a 15 dias. Houve necessidade de novo tratamento depois de 2 semanas em alguns casos, para prevenção de reinfecção. Foi sugerida uma dose de manutenção recomendada para controle das pulgas durante vários meses. Entretanto, outros pesquisadores não constataram a eficácia desse tratamento. Nesses outros estudos controlados, uma dose alta de até 133 mg/kg/mês *foi incapaz de evitar a dermatofitose em gatos não infectados expostos a gatos com infecção experimental.*[241,243] À semelhança de um grupo de tratamento em outro estudo, a lufenurona administrada na dose de 60 mg/kg VO, duas vezes com intervalo de 1 mês, juntamente com enxágue de ENILCONAZOL tópico, 1 vez/semana, não foi capaz de controlar a dermatofitose em um gatil.[420] As culturas fúngicas tornaram-se negativas em alguns gatos depois de várias semanas, e foi observada a ocorrência de recidivas. Em outro estudo, gatos tratados previamente com 30 a 133 mg/kg de lufenurona não foram resistentes à exposição de esporos de *Microsporum canis* do que gatos que receberam placebo.[791] Esse fármaco *não* é recomendado para tratamento das infecções fúngicas, devido à falta de eficácia em estudos controlados.

OUTRAS POSOLOGIAS. Coccidioidomicose, Tabela 60.3; tratamento sistêmico da candidíase, Tabela 63.4.

INFORMAÇÃO PARA DISPENSAÇÃO. Administrar com uma refeição completa. Os comprimidos ou o líquido podem ser colocados em pequena quantidade de alimento para assegurar a sua ingestão. Para gatos que se alimentam livremente, o alimento precisa ser temporariamente retirado para facilitar a ingestão de uma refeição completa para a medição.

Mandelato (ou hipurato) de metenamina

CLASSE. Antisséptico urinário.

AÇÃO. Produz urina ácida, que é bacteriostática.

MAIS INFORMAÇÕES. Ver Capítulo 30.

FARMACOCINÉTICA. Prontamente absorvido pelo trato GI, porém 10 a 30% são destruídos pelo ácido gástrico, salvo se utilizados comprimidos de revestimento entérico. Níveis sanguíneos ou teciduais mínimos, porém o fármaco penetra na placenta e no leite. Excretado (> 90%) em até 24 h. Na urina ácida, a metenamina é hidrolisada a amônia e formaldeído. Os sais ácidos (mandelato e hipurato) ajudam a reduzir o pH urinário. A coadministração de ácidos (p. ex., ascorbato) pode ajudar a manter o pH urinário baixo).

ESPECTRO. **Gram-positivos:** *Staphylococcus, Enterococcus.* **Gram-negativos:** *Escherichia.* **Ineficaz:** na urina alcalina ou contra *Enterobacter* e outros microrganismos que desdobram a ureia (*Proteus, Pseudomonas*), elevando o pH urinário.

INDICAÇÕES. ITU crônicas ou recorrentes para supressão/eliminação a longo prazo da infecção. Usar em lugar de tratamento antimicrobiano apropriado para eliminar a infecção. É preciso eliminar a infecção por bactérias desdobradoras da ureia para possibilitar a eficácia da metenamina. Única escolha em animais predispostos nos quais não é possível eliminar causas anatômicas.

USOS APROVADOS. Seres humanos: ITU.

CONTRAINDICAÇÕES. Prenhez, lactação, insuficiência renal ou hepática (devido à carga de amônia). Uso de sulfonamidas. O fármaco em si não é tóxico na insuficiência renal; os ácidos orgânicos que ele produz podem ser prejudiciais com mandelato; pode haver formação de cristais em caso de insuficiência renal.

REAÇÕES ADVERSAS. Disúria, irritação da bexiga, elevação dos níveis séricos das aminotransferases hepáticas, vômitos, irritação oral.

INTERAÇÕES. Os agentes alcalinizantes da urina reduzem a eficiência da metenamina. A coadministração com sulfonamidas pode induzir cristalúria e lesão tubular renal em algumas espécies; entretanto, devido ao metabolismo singular das sulfonamidas, os cães não são habitualmente acometidos. O fármaco combina-se com sulfonamidas na urina, resultando em ineficácia mútua dos fármacos.

Disponibilidade	Tipo	Apresentações
Seres humanos	Comprimidos	1 g (na forma de hipurato)
	Comprimidos	500 mg, 1 g (na forma de mandelato)
	Suspensão oral	500 mg/5 mℓ (na forma de mandelato)
Veterinária	Comprimidos	250 mg de sulfametazol, 250 mg de mandelato de metenamina

MANIPULAÇÃO. Conservar à temperatura ambiente (20 a 25°C) e evitar qualquer contato com ácido e sais metálicos.

ADMINISTRAÇÃO. Oferecer água livremente ao animal. Administrar com as refeições para diminuir a irritação GI. Também disponível associado a outros antimicrobianos, redutores do pH, analgésicos urinários. Ingestão de dietas aditivas que diminuem o pH urinário.

Indicações	Dose	Via	Intervalo (h)	Duração (dias)
CÃES				
Mandelato	16,5 mg/kg	VO	12	Quando necessário[a]
Hipurato	500 mg/cão	VO	12	Quando necessário
GATOS				
Mandelato	10 a 20 mg/kg	VO	8 a 12	Quando necessário
Hipurato	250 mg/gato	VO	12	Quando necessário

[a]O tratamento pode ser estendido por vários meses para suprimir o crescimento bacteriano.

OUTRAS POSOLOGIAS. Nenhuma.

INFORMAÇÃO PARA DISPENSAÇÃO. Comunicar a ocorrência de qualquer sinal GI ao veterinário.

Marbofloxacino

CLASSE. Quinolona.

AÇÃO. Bactericida; inibe a DNA girase bacteriana.

MAIS INFORMAÇÕES. Ver ENROFLOXACINO; Capítulo 30, Tabelas 30.11, 30.12 e 30.13; Tabela 71.1; Referências 92, 106, 503, 526, 766, 924, 1127, 1128.

FARMACOCINÉTICA. Bem absorvido (cerca de 100%) pelo trato GI. Ampla distribuição nos tecidos. Concentrações no músculo, no fígado, nos rins, nos pulmões e na pele são ≥ do que as do sangue. Ocorre baixa ligação às proteínas. Metabolismo mínimo (< 5% da dose). Excreção renal de dois terços da dose com níveis terapêuticos na urina, 2 a 5 dias após uma dose de 4 mg/kg. Na urina, 40% do fármaco são excretados em sua forma inalterada. O fígado metaboliza 10 a 15% do fármaco. Cerca de 33% da dose aparecem nas fezes. Foram encontradas concentrações no humor aquoso que foram inibitórias para o crescimento das Enterobacteriaceae e de alguns estafilococos, na dose de 2 mg/kg IV, e de *Pseudomonas aeruginosa* e todos os estafilococos na dose de 5,5 mg/kg IV.[924] Nenhuma dessas duas doses foi adequada para inibir os estreptococos.

Distribuição tecidual do marbofloxacino em cães (dose oral única)[a]

Tempo decorrido após a administração da dose (h)	2		18		24	
Dose (mg/kg)	*2,5*	*5,0*	*2,5*	*5,0*	*2,5*	*5,0*
CONCENTRAÇÃO TECIDUAL (µg/mℓ)						
Bexiga	4,8	12	2,6	6,0	1,11	1,8
Medula óssea	3,1	4,6	1,5	1,28	0,7	0,9
Fezes	15	18	48	52	26	47
Jejuno	3,6	7,8	1,3	2,0	0,7	1,1
Rins	7,1	12,7	1,4	2,7	0,9	1,6
Pulmões	3,0	5,48	0,8	1,45	0,57	1,0
Linfonodos	5,5	8,3	1,3	2,3	1,0	2,03
Músculo	4,1	7,5	1,0	1,8	0,7	1,20
Próstata	5,6	11	1,8	2,7	1,1	2,0
Pele	1,9	3,2	0,41	0,71	0,32	0,46

[a]Dados fornecidos na bula do marbofloxacino.

ESPECTRO. **Gram-positivos:** *Staphylococcus*, algumas espécies de *Streptococcus*. **Gram-negativos:** *Escherichia, Klebsiella, Pseudomonas, Proteus, Salmonella, Serratia, Shigella, Citrobacter, Enterobacter, Brucella, Pasteurella.* Mais eficaz *in vitro* do que o enrofloxacino ou ORBIFLOXACINO contra isolados de *Pseudomonas* de otite externa canina.[744] **Anaeróbios:** Pouca atividade. **Outros:** *Leishmania*;[965] ver ENROFLOXACINO. **Mais eficaz:** aeróbios gram-negativos e anaeróbios facultativos. **Parcialmente eficaz:** *Mycoplasma haemominutum*; a concentração de microrganismos no sangue diminui durante o tratamento de gatos, com ou sem infecção por FIV, porém aumentou para níveis pré-tratamento no período de 7 a 10 dias após a interrupção do tratamento.[1127] O marbofloxacino pode ser benéfico na doença aguda com anemia potencialmente fatal; entretanto, não elimina o microrganismo de gatos com infecção crônica. **Ineficaz:** anaeróbios obrigatórios. Ver ENROFLOXACINO.

INDICAÇÕES. Ver ENROFLOXACINO.

USOS APROVADOS. Cães e gatos, infecções cutâneas e ITU.

CONTRAINDICAÇÕES. Tem sido administrado na dose de 6 mg/kg, durante 3 meses, a cães em crescimento. Não utilizar em cães em crescimento (< 18 meses em raças grandes) ou gatos em crescimento (< 16 semanas). Não há necessidade de ajustar a dose em caso de insuficiência renal em cães, visto que a farmacocinética não é alterada.[637]

REAÇÕES ADVERSAS. Iguais às de outras quinolonas. Ver ENROFLOXACINO. A anorexia e os vômitos são mais comuns; raramente, polidipsia, diarreia, tremores, ataxia ou convulsões em estudos de campo.

INTERAÇÕES. Ver ENROFLOXACINO.

Disponibilidade	Tipo	Apresentações
Veterinária	Comprimidos	5 mg, 20 mg, 80 mg
	Comprimidos	25 mg, 50 mg, 100 mg, 200 mg

MANIPULAÇÃO. Conservar os comprimidos em frascos hermeticamente fechados à prova de umidade, à temperatura ambiente (20 a 25°C).

ADMINISTRAÇÃO. Ver ENROFLOXACINO.

Indicações	Dose (mg/kg)	Via	Intervalo (h)	Duração (dias)
CÃES				
ITU	2	VO	24	10 a 28
Infecção da pele, piodermite	2 a 2,5	VO	24	49 a 213[a]
Infecção sistêmica	2,75 a 5	VO	24	< 10
Leishmaniose	2	VO	24	28[b]
GATOS				
ITU, infecção da pele	2,75 a 5,5	VO	24	10 a 28
Infecção por *Mycoplasma haemofelis*	2,75	VO	24	14 a 43[c]

[a]Referências 157, 503, 870.
[b]Referência 965.
[c]Referências 526, 1127, 1128.

OUTRAS POSOLOGIAS. Micoplasmose hemotrópica, Tabela 31.1; infecção por micobactérias de crescimento lento, Tabela 48.4; infecções por mordidas, Tabela 51.5; piodermite canina, Tabela 84.1; otite externa canina, Tabela 84.3.

INFORMAÇÃO PARA DISPENSAÇÃO. O medicamento pode ser administrado com alimento, particularmente se for observada a ocorrência de vômitos.

Melarsoprol

CLASSE. Arsenical. Trata-se de um arsenical orgânico de melaminofenil, inicialmente formado a partir do oxido de melarseno, o equivalente trivalente do melarseno após incorporação de dimercaprol (BAL; de British anti-Lewisite), que contém 18,8% de arsênico. Outros nomes incluem Mel B, Arsobal, 2-[4-(4,6-Diamino-1,3,5-triazin-2-ilamino) fenil]-1,3,2-ditiarsolen-4-ilmetanol.

AÇÃO. Antiprotozoário. Inicialmente usado como reagente antitripanossomíase a partir de 1949.[340] O melarsoprol é anfipático e sofre difusão através das membranas celulares. Entretanto, o fármaco é rapidamente convertido no óxido de melarseno altamente hidrofílico no plasma (com depuração de 96% no período de 1 h).[143] Os níveis de óxido de melarseno alcançam o pico em até 15 min, com meia-vida de 3,9 h. Apenas quantidades limitadas do fármaco de até 1 a 2% dos níveis plasmáticos máximos atravessam a barreira hematencefálica. Essa informação foi usada no tratamento experimental de cães, na dose de 2,2 mg/kg de peso corporal. Afeta *Trypanosoma brucei* após captação através do transportador P2.[162] Os tripanossomas expostos a arsenicais sofrem lise muito rápida, em virtude da possível perda de ATP devido à inibição da glicólise causada pelo fármaco nas formas circulantes do parasito.

MAIS INFORMAÇÕES. Ver Capítulo 72; Tabela 72.1; Referências 145, 162, 340.

ESPECTRO. Tripanossomas africanos. O fármaco é reservado para programas de controle da tripanossomíase.

INDICAÇÕES. A resposta ao tratamento na tripanossomíase é habitualmente rápida, com desaparecimento do embotamento mental poucos dias após o início do tratamento.

CONTRAINDICAÇÕES. Pode ocorrer resistência cruzada, em virtude do modo de ação semelhante em nível do transportador P2.

REAÇÕES ADVERSAS. A solução é intensamente irritante, e é preciso ter cuidado para verificar que as injeções sejam administradas estritamente por via IV. Deve-se incluir um anti-histamínico (oxomemazina) para impedir a ocorrência de reação alérgica e irritação no local de injeção. A rápida destruição do parasito resulta em reação de Jarisch-Herxheimer. Outros efeitos adversos estão relacionados com o conteúdo de arsênico do fármaco. Pode-se observar uma reação febril grave após a primeira injeção em hospedeiros intensamente parasitados. O maior risco resulta da ocorrência de encefalopatia reativa, que é habitualmente observada entre o final do terceiro ou quarto dia de tratamento. O tratamento dessa encefalopatia envolve o uso de glicocorticoides, soluções hipertônicas para combater o edema cerebral e anticonvulsivantes. Outras reações adversas incluem mielossupressão, hipertensão, diarreia, lesão miocárdica e inflamação hepática.

INTERAÇÕES. Não deve ser usado em animais enfermos em outros aspectos. Ocorreram reações hemolíticas graves em pacientes humanos com deficiência de G6PD. Os pacientes devem ser hospitalizados durante o tratamento.

Disponibilidade[a]	Tipo	Apresentações
Seres humanos	Solução para injeção em propilenoglicol	3,6%, frasco de 5 mℓ

[a]O fármaco não é mais ativamente comercializado pelo fabricante. Não está disponível nos EUA ou no Canadá. Para tratamento humano, pode ser obtido no Parasitic Disease Drug Service, Centers for Disease Control, Atlanta, GA.

MANIPULAÇÃO. O fármaco é apresentado em ampolas, como solução a 3,6% em propilenoglicol. Deve ser administrado em uma seringa totalmente seca não usada, e nunca deve entrar em contato com água. Deve-se utilizar uma seringa de vidro, visto que o propilenoglicol destrói o plástico. A seringa seca é necessária, visto que a solução precipita em água. Quando são usadas seringas descartáveis, a solução não deve ser previamente preparada.

ADMINISTRAÇÃO. Utilizando-se seringa e agulha secas, o fármaco pode ser administrado em uma dose (2,2 mg/kg), a cada 24 h ou fracionado em duas doses (cada uma de 1,1 mg/kg), administradas a intervalo de 12 h. Existe baixa margem de segurança, visto que uma dose única de 3,6 mg/kg pode ser letal.

Indicações (*Cães*)	Dose (mg/kg)	Via	Intervalo (h)	Duração (dias)
Tripanossomíase africana	2,2	IV	24	10

OUTRAS POSOLOGIAS. Tripanossomíase africana, Tabela 72.1.

Meropeném

CLASSE. O meropeném é um betalactâmico do grupo dos carbapenéns. À semelhança do biapeném e do ERTAPENÉM, outros carbapenéns mais recentes desse grupo, o meropeném, não necessita de coadministração de cilastatina.

AÇÃO. Bactericida; o ERTAPENÉM inibe a síntese do peptidoglicano da parede celular das bactérias. À semelhança de outros carbapenéns, o meropeném é relativamente resistente à hidrólise pelas betalactamases.

MAIS INFORMAÇÕES. Ver *Penicilinas*, no Capítulo 30.

FARMACOCINÉTICA. Disponível para os seres humanos. Pouco absorvido pelo trato GI; todavia, apresenta boa disponibilidade sistêmica quando administrado por via parenteral. Liga-se pouco às proteínas, e em consequência, tem meia-vida de eliminação curta de aproximadamente 1 h nos seres humanos. Em geral, o fármaco é eliminado do corpo em até 6 h após a sua administração. Aproximadamente 60 a 80% são excretados na urina de modo inalterado, sendo o restante excretado na forma de metabólitos inativos. A depuração plasmática correlaciona-se com a depuração da creatinina. Em cães, a meia-vida de eliminação foi de 45 min, com excreção de > 90% na urina no período de 24 h.[442]

ESPECTRO. Carbapeném antibacteriano de amplo **espectro.** É bactericida por meio da interferência da síntese na parede celular. Penetra prontamente nas paredes celulares na maioria das bactérias gram-positivas e gram-negativas, alcançando os receptores de proteína de ligação da penicilina. **Gram-positivos:** estreptococos sensíveis à penicilina. **Gram-negativos:** *Escherichia coli*, *Klebsiella pneumoniae*, *Pseudomonas aeruginosa*. Anaeróbios: *Bacteroides fragilis*, *Peptostreptococcus* spp. Ver IMIPENÉM-CILASTATINA SÓDICA para maiores dados de sensibilidade bacteriana para essa classe de fármacos.

INDICAÇÕES. Para o tratamento de microrganismos resistentes a outros antibacterianos e para infecções mistas que necessitem de amplo espectro, incluindo anaeróbios, para tratamento das infecções intra-abdominais ou meníngeas. Recomenda-se o seu uso restrito em animais para evitar o desenvolvimento de resistência bacteriana.

USOS APROVADOS. Infecções intra-abdominais bacterianas graves e resistentes a múltiplos fármacos e meningite bacteriana.

CONTRAINDICAÇÕES. A dose deve ser reduzida se houver insuficiência renal. Provavelmente não há necessidade de ajuste da dose em caso de comprometimento hepático. Hipersensibilidade cruzada a outros betalactâmicos. Não foi observada nenhuma complicação durante a gravidez em seres humanos ou animais; todavia, apenas indicações bem definidas devem possibilitar o seu uso durante esse período.

REAÇÕES ADVERSAS. Diarreia, vômitos, aumento da atividade das aminotransferases hepáticas e tromboflebite. Reações alérgicas ao veículo; tratar anafilaxia. Todos os betalactâmicos podem causar convulsões em caso de doença cerebral subjacente, ou se for administrada uma superdosagem relacionada com as apresentações do corpo e a função renal. À semelhança outros betalactâmicos, monitorar os sistemas renal, hepático e hematopoético durante o tratamento.

INTERAÇÕES. A interação com antagonistas pode reduzir a eficiência desse fármaco coadministrado com outros agentes betalactâmicos. A coadministração de fármacos como a probenecida, que compete pela excreção renal ativa, irá aumentar a concentração do fármaco, produzindo toxicidade potencial. A dose precisa ser reduzida se houver insuficiência renal.

Disponibilidade	Tipo	Apresentações
Seres humanos	Pó para injeção IV	Frascos de 500 mg e 1 g

MANIPULAÇÃO. Fornecido como pó, solúvel em água e NaCl a 0,9%. Estável nessa solução por até 4 h à temperatura de 15 a 25°C. Reduzir a dose em caso de insuficiência renal. Administrar durante pelo menos 15 a 30 min na forma de infusão. Não misturar com soluções que contenham qualquer outro fármaco.

ADMINISTRAÇÃO. Administrar durante 15 a 30 min idealmente ou, para doses menores, como injeção em bolo durante 3 a 5 min.

Indicações (*Cães e gatos*)[a]	Dose	Via	Intervalo (h)	Duração (dias)
Infecções urinárias	8 mg/kg	SC	12	Quando necessário
Bacteriemia/sepse	12 a 24 mg/kg	IV	8	Quando necessário
Infecções do SNC	40 mg/kg	IV, SC	8	Quando necessário

[a]Para ajudar a evitar o desenvolvimento de cepas resistentes capazes de infectar seres humanos, seu uso deve ser limitado ou evitado, salvo necessário, em última analise.

OUTRAS POSOLOGIAS. Infecções hepatobiliares, Tabela 89.4.

Metronidazol

CLASSE. Nitroimidazol.

AÇÃO. Bactericida, também antiprotozoário; penetra nas células por difusão, metabolizado nos microrganismos anaeróbicos a intermediários que impedem a síntese de DNA. Tem atividade anti-inflamatória, reduzindo as funções dos neutrófilos e linfócitos.

MAIS INFORMAÇÕES. Ver TINIDAZOL; RONIDAZOL; Capítulos 30 e 71 e Tabela 71.1 e Tabela 89.2; Referências 270, 307, 555, 768, 800, 818, 1016.

FARMACOCINÉTICA. Absorção GI de praticamente 100%. O alimento retarda a disponibilidade sistêmica nos seres humanos, mas não nos cães; também absorvido por via retal. Boa penetração nos tecidos em todos os locais, incluindo áreas de acesso difícil, como cérebro, osso, placenta, tecidos fetais, líquidos (LCS, leite, saliva). Concentração mais alta na próstata do que no plasma em cães.[818] Penetra bem em abscessos e no piotórax. Metabolizado no fígado com metabólitos predominantemente ativos (60 a 80%). Excretado principalmente na urina e 10 a 15% nas fezes. As vias VO e IV proporcionam concentrações sanguíneas semelhantes do fármaco, porém a via parenteral é de maior custo.

ESPECTRO. Protozoários anaeróbicos: *Giardia, Entamoeba* (trofozoítas), *Blastocystis, Balantidium.* **Bactérias anaeróbicas:** *Bacteroides, Veillonella, Fusobacterium, Peptococcus,* a maioria das espécies de *Clostridium, Eubacterium,* algumas espécies de *Peptostreptococcus.* As opções alternativas para bactérias anaeróbicas incluem CLORANFENICOL, CLINDAMICINA, CEFOXITINA. **Outros:** *Helicobacter,* espiroquetas bucais, variável para *Campylobacter.* Foi documentada resistência crescente de espécies de *Helicobacter* em cães e gatos.[1184] **Mais eficaz:** consistentemente satisfatório contra *Bacteroides.* **Ineficaz:** *Actinomyces,* leveduras, bactérias aeróbicas e protozoários aeróbicos. Nenhum efeito *in vitro* contra *Babesia gibsoni.*[724] A resistência entre bactérias gram-negativas anaeróbicas ao metronidazol é rara.[466] A resistência ao metronidazol é mais comum entre bactérias gram-positivas anaeróbicas, incluindo *Propionibacterium acnes* e *Actinomyces,* bem como algumas cepas de lactobacilos e estreptococos anaeróbicos. As infecções por *Tritrichomonas foetus* em gatos parecem ser resistentes.

INDICAÇÕES. Infecções anaeróbicas recorrentes ou persistentes que não respondem às penicilinas, CLINDAMICINA, CLORANFENICOL. Infecções anaeróbicas: infecção intra-abdominal, meningite anaeróbica, abscessos intracranianos, bacteriemia, osteomielite, dermatite, sinovite, infecções dos tecidos moles, colite crônica, proliferação bacteriana intestinal,[800] estomatite, ulceração bucal, tétano, gastrite associada a *Helicobacter,* vaginite bacteriana e profilaxia (com aminoglicosídios) para cirurgia colorretal e tratamento adjuvante da pneumatose colônica.[975] Fármaco de primeira escolha para a doença associada a *Clostridium difficile.* Pode-se considerar o diagnóstico de "enteropatia responsiva a antibacterianos" canina e doença intestinal inflamatória felina pela obtenção de uma resposta ao tratamento. Como antiprotozoário, indicado para a tricomoníase, giardíase, amebíase e balantidíase.

USOS APROVADOS. Seres humanos: infecções anaeróbicas e abscessos, helicobacteriose gástrica.

CONTRAINDICAÇÕES. Redução da dose (50%) se houver insuficiência hepática e alguma redução em caso de insuficiência renal grave. Redução da posologia para recém-nascidos. Evitar o uso durante a gravidez, visto que é carcinogênico e mutagênico quando administrado em doses altas crônicas a roedores de laboratório. O sal benzoato precisa ser conjugado no fígado, diferentemente da forma de cloridrato; por conseguinte, deve ser usado com cautela em gatos quando essa via está deficiente.

REAÇÕES ADVERSAS. Salivação profusa, anorexia e perda de peso com a administração por via oral a gatos. A formulação de benzoato tem menos tendência a causar esse problema. Pode conferir à urina uma coloração marrom-avermelhada. Vômitos, diarreia, glossite, estomatite. Neuropatia periférica com uso prolongado em seres humanos. Raramente, pancreatite, leucopenia leve reversível, trombocitopenia. Pode causar necrose aguda da medula óssea.[1237] O seu uso prolongado pode provocar proliferação de *Candida* no trato GI. O tratamento durante 1 mês diminuiu as contagens de bactérias aeróbicas e anaeróbicas e aumentou a quantidade de *Streptococcus* spp. e *Corynebacterium* spp. no duodeno de gatos sadios.[545] A administração por via intravenosa de altas doses a gatos pode causar

pancreatite. As complicações neurológicas consistem em convulsões, encefalopatia, disfunção cerebelar. Ataxia generalizada e nistagmo de posição vertical. *Nunca* ultrapassar 30 mg/kg/dia durante períodos superiores a 7 dias em cães e gatos. Ocorreu toxicidade do SNC em cães com doses altas (≥ 60 mg/kg/dia), frequentemente depois de 7 a 40 dias de tratamento.[170,307,768] A dose de 73,5 a 147 mg/kg/dia, por um período de 40 dias, induziu sinais progressivamente fatais do SNC em um gato.[846] Em todos os outros relatos de casos, as doses foram mais baixas, e os sinais foram reversíveis após a interrupção da medicação. Em três gatos, as doses diárias foram de 48 mg/kg durante 10 meses, 62,5 mg/kg durante 1 mês e 62,5 mg/kg durante 5 dias.[997] Em outros dois gatos, doses diárias de ≥ 58 mg/kg durante 6 meses ou de 222 mg/kg por 2 dias causaram neurotoxicidade.[170] As primeiras manifestações de toxicidade refletem lesão nuclear cerebelar e vestibular,[270] bem como alterações degenerativas nas células de Purkinje e axônios cerebelares e vestibulares associados. A lesão e os sinais mais extensos do SNC podem evoluir rapidamente e ocorrer após superdosagem aguda ou crônica. Os sinais podem levar vários dias a meses para regredir, porém alguns cães desenvolvem convulsões incontroláveis, encefalopatia fatal e coma. A análise do LCS pode revelar aumento da concentração de proteína. O tratamento da neurotoxicidade envolve a interrupção do fármaco e a instituição de cuidados de suporte. Cães com toxicose recuperaram-se mais rapidamente quando tratados com diazepam.[307] A faixa de dose IV com diazepam é de 0,2 a 0,625 mg/kg e, posteriormente, para dose VO, de 0,31 a 0,69 mg/kg. Os cães tratados com diazepam respondem em até 13 h, em média, e recuperam-se no decorrer de um período médio de 38,7 h, em comparação com um tempo de resposta de 4,25 dias e tempo de recuperação de 11,6 dias em cães não tratados. O diazepam pode reverter competitivamente a ligação do metronidazol ao local benzodiazepínico dos receptores de ácido gama-aminobutírico no SNC.

INTERAÇÕES. Os barbitúricos podem alterar o metabolismo, reduzindo a eficácia terapêutica do metronidazol. Potencializa os rodenticidas antagonistas da vitamina K. A cimetidina pode aumentar a concentração e intensificar a toxicidade do metronidazol, enquanto o fenobarbital e a difenil-hidantoína podem diminuí-las. Pode interferir na determinação dos níveis séricos de triglicerídios ou de algumas enzimas hepáticas. Em seres humanos, tem sido administrado associado a TETRACICLINA ou AMOXICILINA e comprimidos de subsalicilato de bismuto para tratamento da gastrite e úlceras associadas a *Helicobacter* (ver Capítulo 37). O metronidazol é substituído pela CLARITROMICINA quando há suspeita de resistência. Em alguns países, o metronidazol está disponível associado à espiramicina para tratamento de infecções aeróbicas e anaeróbicas mistas, como estomatite, abscessos, infecções genitais e cutâneas. Essa combinação também tem sido utilizada em cães com leishmaniose.[880,881] Ver ESPIRAMICINA.

Disponibilidade	Tipo	Apresentações
Seres humanos	Comprimidos	250 mg, 375 mg, 500 mg
	Solução oral na forma de benzoato	25 mg/mℓ de base
	Pó para injeção	500 mg (como HCl)
	Solução para injeção	500 mg/100 mℓ
Veterinária	Solução para injeção	5 mg/mℓ

Nos EUA, apenas o sal HCl está aprovado para uso. É impalatável. O sal de benzoato, disponível na Europa e no México, é mais palatável para animais. O metronidazol e a espiramicina estão disponíveis em combinação em alguns países (ver ESPIRAMICINA). A dose de HCl deve ser multiplicada por 1,6 para conversão no benzoato, devido ao maior peso molecular do benzoato.

MANIPULAÇÃO. Conservar os comprimidos e o pó em frascos hermeticamente fechados e resistentes à luz. A solução IV pode ser diluída com NaCl a 0,9% ou água bacteriostática para injeção e ainda diluída em solução de Ringer com lactato, NaCl a 0,9% ou glicose a 5%. O pH é baixo (0,5 a 2); por isso, antes da infusão, acrescentar 5 mmol de bicarbonato de sódio para cada 500 mg, a fim de elevar o pH para 6 a 7. Pode haver formação de bolhas de CO_2 durante esse processo, e a pressão necessita de uma saída. A solução neutralizada não deve ser refrigerada; caso contrário, pode haver formação de precipitados. Deve ser utilizada em 24 h. Se não for neutralizada, permanecerá estável por 96 h à temperatura ambiente (20 a 25°C). Não deve entrar em contato com alumínio (incluindo agulhas), visto que a solução pode adquirir coloração marrom-avermelhada. Pode ser misturada em soluções com a maioria dos aminoglicosídios, cefalosporinas e penicilinas. Proteger da exposição à luz. As soluções refrigeradas (2 a 8°C) ou concentradas (> 8 mg/mℓ) irão precipitar.

ADMINISTRAÇÃO. Quando possível, administrar de preferência comprimidos revestidos a gatos para reduzir o contato oral com o fármaco amargo. Tem gosto metálico, que é intragável para gatos. Os comprimidos genéricos podem ser esmagados e o pó colocado em xarope de goma, tragacanto ou manteiga derretida para melhorar a palatabilidade. Ver a administração do ITRACONAZOL para detalhes sobre mistura com manteiga. Pode ser formulado em doses menores por farmácias de manipulação. Esse fármaco é menos palatável para gatos do que a FURAZOLIDONA para giardíase, e existe o risco de neurotoxicidade com o uso de doses mais altas.[270] Pode ser administrado com alimento, o que intensifica a absorção em cães. O fármaco é muito ácido e só pode ser usado por via parenteral, pela via IV, conforme especificado pelo fabricante. Quando se administra o fármaco IV, deve-se utilizar a extremidade inferior da faixa posológica, e o fármaco deve ser infundido durante 30 min.

Indicações	Dose[a]	Via	Intervalo (h)	Duração (dias)
CÃES				
Giardíase, tricomoníase	30 a 50 mg/kg	VO	24	5 a 7
Leishmaniose (± ESPIRAMICINA)[b]	25 mg/kg	VO	24	90
Estomatite, colite, helicobacteriose	15 mg/kg	VO	12	10
	20 mg/kg	VO	24	10
Bacteriemia sistêmica, meningite	10 a 12 mg/kg	VO, IV	8	14
GATOS				
Giardíase, tricomoníase	10 a 30 mg/kg	VO	24	5
	8 a 10 mg/kg	VO	12	10
	250 mg/gato	VO	24	5 a 7
	25 mg/kg[c]	VO	12	7
Helicobacteriose, proliferação bacteriana, infecção dos tecidos moles	15 a 20 mg/kg	VO	12	Quando necessário
Bacteriemia ou meningite por anaeróbios	10 mg/kg	VO, IV	8	Quando necessário

[a]A dose é expressa em sal HCl, exceto quando indicado. Para converter à dose necessária de sal benzoato (62% de metronidazol), multiplicar por um fator de 1,6.
[b]A ESPIRAMICINA foi administrada em dose diária de 150.000 UI/kg VO.[880] A melhora clínica observada foi semelhante, porém mais lenta (> 45 dias) do que aquela obtida com ANTIMONIATO DE MEGLUMINA (~30 dias).
[c]A dose da formulação base incluiu 38% de benzoato. Nessa dose, o tratamento foi eficaz em gatos que não responderam a 50 mg/kg/dia VO de FEMBENDAZOL durante 5 dias.[219]

OUTRAS POSOLOGIAS. Estomatite na infecção por FIV, Tabela 12.3; infecções bacterianas entéricas, Tabela 37.1; helicobacteriose gástrica, Tabela 37.2; infecções anaeróbicas, Tabela 39.4; tétano, Tabela 41.2; abscessos felinos, Tabela 50.3; infecções por mordidas, Tabela 51.5; profilaxia cirúrgica, Tabela 53.2; leishmaniose canina,

babesiose (associado a CLINDAMICINA e DOXICICLINA), Tabela 76.3; infecções por protozoários entéricos, Tabela 77.3; tricomoníase, Tabela 77.5; infecções musculuoesqueléticas, Tabela 85.3; bacteriemia e endocardite, Tabela 86.5; infecções bucais, Tabela 88.4; infecções GI, Tabela 88.13; colite, Tabela 88.16; infecções intra-abdominais, Tabela 88.17; infecções hepatobiliares, Tabela 89.4; infecções do SNC, Tabela 91.5.

INFORMAÇÃO PARA DISPENSAÇÃO. O metronidazol tem gosto metálico, desagradável. Pode causar salivação excessiva se os comprimidos forem mordidos; não esmagar nem quebrar. Pode escurecer a cor da urina. Pode causar desconforto GI; administrar com alimentos.

Miltefosina I Fosfocolina, oleil-PC, hexadecilfosfocolina

CLASSE. Análogo de alquilfosfocolina (éter-lipídio).

AÇÃO. Antiprotozoário contra *Leishmania* e *Trypanosoma*. A miltefosina estreitamente relacionada foi desenvolvida como agente antitumoral; entretanto, não foi eficaz para esse propósito. Esses hemoflagelados apresentam lipídios semelhantes em sua superfície, e o fármaco interfere na síntese desses lipídios.

MAIS INFORMAÇÕES. Ver Referências 48, 715, 913, 1064, 1106.

ESPECTRO. *Leishmania, Trypanosoma*, alguma eficácia *in vitro* contra *Acanthamoeba, Balamuthia* e *Naegleria*.[1217] Atividade antifúngica *in vitro*; entretanto, o mecanismo preciso de ação é desconhecido.

INDICAÇÕES. Uma opção para o tratamento VO da leishmaniose. Possível opção para a leishmaniose resistente, alternativa para a tripanossomíase, ajuda a obter a remissão clínica na leishmaniose; entretanto, não produz cura parasitológica. Como monoterapia, são obtidos resultados comparáveis quando comparada com o ANTIMONIATO DE MEGLUMINA.[715] Tem sido usada no tratamento da leishmaniose canina, em associação ao ALOPURINOL.[700] Foi usada em associação a TERBINAFINA e VORICONAZOL no tratamento de um ser humano com osteomielite por *Scedosporium prolificans*.[567]

CONTRAINDICAÇÕES. Insuficiência hepática ou renal preexistente. Para cepas de *Leishmania* a atividade varia, dependendo da cepa.

REAÇÕES ADVERSAS. Em seres humanos, foi observada a ocorrência de vômitos, diarreia, elevação das aminotransferases séricas, aumento da ureia e da creatinina, mielossupressão. Em cães, os vômitos, a diarreia e a anorexia têm sido mais prevalentes. A administração do fármaco com refeição completa ajudou a reduzir a frequência desses sinais.[1276] Os cães toleram a fosfocolina com menos efeitos colaterais.[48]

INTERAÇÕES. Eleva as aminotransferases hepáticas, de modo que podem ocorrer interações com fármacos que envolvem excreção ou metabolismo hepáticos.

Disponibilidade[a]	Tipo	Apresentações
Seres humanos	Cápsulas orais	10 mg, 50 mg
Veterinária (cães)	Solução oral	20 mg/mℓ

[a]Não aprovada nos Estados Unidos, porém a aprovação para uso compassivo está sendo aguardada. Disponível em alguns países da América do Sul e Eurásia.

MANIPULAÇÃO. Conservar em ambiente seco, à temperatura controlada de 22°C.

ADMINISTRAÇÃO. Administrar por via oral depois de uma refeição para aumentar a absorção. A solução pode ser derramada diretamente sobre o alimento nas refeições.

Indicações (*Cães*)	Dose (mg/kg)	Via	Intervalo (h)	Duração (dias)
Leishmaniose[a]	2,0	VO	24	28
Infecção por *Scedosporium prolificans*[b]	2,0	VO	8	Quando necessário

[a]Dose usada em cães.[715,1276] Tem-se feito uso tópico apenas para a amebíase; entretanto, pode-se considerar o uso de dose sistêmica para a leishmaniose se for estabelecido o diagnóstico de infecção sistêmica antes de ser fatal.
[b]Referência 567.

OUTRAS POSOLOGIAS. Leishmaniose canina, Tabela 76.3.

Minociclina

CLASSE. Tetraciclina.

AÇÃO. Bacteriostática; inibe a síntese de proteínas por meio de sua ligação à unidade ribossômica 30S.

MAIS INFORMAÇÕES. Ver DOXICICLINA, TETRACICLINA; Capítulo 30, Tabela 30.7.

FARMACOCINÉTICA. Mais lipossolúvel (10×) do que a TETRACICLINA; absorção de 100% pelo trato GI. Penetra bem na maioria dos tecidos, líquidos corporais, áreas difíceis como a próstata, trato reprodutor feminino, pulmões, secreções brônquicas, saliva, bile, LCS, SNC. É a única tetraciclina que penetra no SNC com meninges não inflamadas. Atravessa a placenta e acumula-se nos ossos e dentes do feto. Depurada principalmente por metabolismo hepático extenso e eliminação biliar. Apenas uma pequena quantidade é excretada de modo inalterado nas fezes; o fármaco ativo não se acumula se houver insuficiência hepática. Excreção urinária mínima (4 a 9%); não há necessidade de redução da dose em caso de insuficiência renal.

ESPECTRO. Ver DOXICICLINA. **Mais eficaz** do que a TETRACICLINA contra *Staphylococos* e *Nocardia*. **Ineficaz:** ver DOXICICLINA.

INDICAÇÕES. Brucelose (associada a outros fármacos), borreliose, infecções hospitalares por bactérias resistentes a outros fármacos. Não tem sido bem-sucedida como antipruriginoso para a dermatite atópica.[77]

USOS APROVADOS. Seres humanos: infecções bacterianas da pele e das vias respiratórias e urinárias. Comercializada na forma de pasta de administração local (subgengival) para tratamento da doença periodontal.[462,482]

CONTRAINDICAÇÕES. Gravidez, lactação e lactente (< 6 meses). Não há necessidade de redução da dose se houver insuficiência renal, visto que o fármaco é excretado pelo trato biliar. Todavia, não se acumula em caso de doença hepática.

REAÇÕES ADVERSAS. Náuseas, vômitos, pigmentação amarela potencial dos dentes em animais jovens, aumento da atividade das enzimas hepáticas, ototoxicidade rara. Em cães aos quais foram administradas doses IV rápidas, foi constatado o desenvolvimento de hipotensão, tremores, dispneia, arritmias cardíacas, choque e urticária, que podem ter sido causados pelo veículo do fármaco. Certos veículos, como propilenoglicol em outras preparações de tetraciclinas IV podem ser responsáveis por reações alérgicas sistêmicas agu-

das. Em comparação, infusões IV rápidas de DOXICICLINA (5 mg/kg) não produziram reações sistêmicas. Os efeitos colaterais vestibulares observados em seres humanos estão relacionados com a biotransformação peculiar da minociclina, que não ocorre em cães e gatos. A minociclina, 10 a 20 mg/kg/dia durante 1 mês, diminuiu a massa eritrocitária e aumentou a atividade da ALT no sangue. Doses IV diárias de 40 mg/kg produziram aumento do cálcio urinário e retenção de bromossulfaleína, diminuição do consumo de alimento e perda de peso. Nenhum dos efeitos foi observado com doses VO semelhantes. Nos seres humanos, foi observada uma rara reação granulomatosa sistêmica.

INTERAÇÕES. A absorção GI é reduzida por preparações de ferro, géis de hidróxido de alumínio, bicarbonato de sódio, cálcio e sais de magnésio.

Disponibilidade	Tipo	Apresentações
Seres humanos	Cápsulas orais	50 mg, 100 mg
	Comprimidos	50 mg, 100 mg
	Comprimidos de liberação prolongada	Várias concentrações
	Pó para injeção (IV)	Frascos de 100 mg
	Microesferas dentais[a]	1 mg

[a]Ver DOXICICLINA, Administração Tópica, para uso veterinário.

MANIPULAÇÃO. A solução IV reconstituída é estável à temperatura ambiente (20 a 25°C) por 24 h; a atividade declina para 92% depois de 1 semana de conservação à temperatura ambiente e para 98% quando refrigerada (2 a 8°C). As cápsulas VO devem ser conservadas à temperatura ambiente, longe da luz. A suspensão VO deve ser conservada à temperatura ambiente, mas não congelada.

ADMINISTRAÇÃO. Para uso IV, administrar diluída em glicose a 5% ou NaCl a 0,9%. A alimentação não afeta a absorção das preparações VO. Não administrar rapidamente por via IV.

Indicações	Dose (mg/kg)	Via	Intervalo (h)	Duração (dias)
CÃES				
Tecido mole, infecções urinárias	5 a 12	VO, IV	12	7 a 14
Brucelose[a]	12,5	VO	12	14 a 21
GATOS				
Micoplasmose hemotrópica	6 a 11	VO	12	21

[a]Para essa infecção, usada associada a aminoglicosídios.

OUTRAS POSOLOGIAS. Erliquiose monicitotrópica canina, Tabela 26.3; infecção por *Anaplasma phagocytophilum* canina, Tabela 26.6; anaplasmose trombocitotrópica canina e felina, Tabela 26.7; brucelose canina, Tabela 38.2; actinomicose, Tabela 47.2; nocardiose, Tabela 47.3; infecções musculoesqueléticas, Tabela 85.3.

INFORMAÇÃO PARA DISPENSAÇÃO. Pode ser administrada com alimento.

Moxifloxacino

CLASSE. Quinolona. Considerado como fármaco de quarta geração.

AÇÃO. Bactericida; inibe a DNA girase bacteriana.

MAIS INFORMAÇÕES. Ver ENROFLOXACINO; Capítulo 30, Tabela 30.11.

FARMACOCINÉTICA. Bem absorvido (~90%) pelo trato GI de cães. Após administração VO a cães, a concentração plasmática máxima no cão é alcançada em 2 h com a dose de 10 mg/kg se a intervalos progressivamente mais longos com doses proporcionalmente mais altas.[587,591] A meia-vida é de 8,6 a 9 h em cães. Quando administrado a gatos clinicamente sadios na dose total de 50 mg por gato, 1 vez/dia foram alcançadas concentrações plasmáticas adequadas que se mostraram eficazes contra microbactérias de crescimento rápido.[381] O moxifloxacino distribui-se amplamente nos tecidos.

ESPECTRO. Gram-positivos: *Staphylococcus,* algumas espécies de *Streptococcus.* **Gram-negativos:** *Escherichia, Klebsiella, Proteus, Salmonella, Serratia, Shigella, Citrobacter, Enterobacter, Brucella, Pasteurella.* **Outros:** micobactérias da tuberculose e de crescimento rápido.[381] **Mais eficaz** contra anaeróbios, em comparação com a maioria das outras quinolonas, exceto o levofloxacino. **Precário** contra *Pseudomonas.*

INDICAÇÕES. Nos seres humanos, o moxifloxacino está aprovado para o tratamento das infecções respiratórias. Ver ENROFLOXACINO. Esse fármaco não está aprovado para uso em cães e gatos, e recomenda-se inicialmente o uso de outros membros das quinolonas que estão aprovados para uso. Esse fármaco tornou-se um agente de segunda escolha nos seres humanos, em comparação com outras quinolonas, em virtude de seu maior risco de toxicidade. O moxifloxacino só pode ser recomendado se outros fármacos dessa classe forem inaceitáveis.

USOS APROVADOS. Para seres humanos, no tratamento de infecções bacterianas específicas.

CONTRAINDICAÇÕES. Cães ou gatos em crescimento ou fêmeas prenhes. Ver ENROFLOXACINO.

REAÇÕES ADVERSAS. À semelhança de outras quinolonas (ver ENROFLOXACINO), provoca artropatia em cães jovens quando administrada por VO em doses iguais ou superiores a 30 mg/kg/dia.[974] Observa-se toxicidade retiniana em cães com doses supraterapêuticas de 60 mg/kg ou mais. Em certas ocasiões, podem ocorrer vômitos e anorexia durante o tratamento, que são comuns com doses supraterapêuticas. O fármaco prolonga o intervalo QT em cães de maneira que depende da concentração, resultando em mais arritmias com doses progressivamente mais altas.[178,587,776] Esse efeito é causado pela alteração dos deslocamentos do potássio na membrana celular, podendo resultar em arritmias ventriculares. Foram relatadas inflamação ou ruptura de tendões em seres humanos, que podem ocorrer em animais. Cães aos quais foi administrada a dose de 90 mg/kg/dia apresentaram vacuolização do córtex subcapsular da lente; entretanto, não foi observada nenhuma alteração na retina. A administração IV foi tolerada, porém a administração intra-arterial a cães produziu uma resposta inflamatória perivascular nos tecidos adjacentes e na pele.

INTERAÇÕES. Ver ENROFLOXACINO. Deve ser administrado pelo menos 4 h antes ou 8 h depois do uso de produtos contendo cátions divalentes ou trivalentes. O seu uso com AINE pode aumentar o risco de estimulação do SNC.

Disponibilidade	Tipo	Apresentações
Seres humanos	Comprimidos	400 mg
	Solução	400 mg em 250 mℓ

MANIPULAÇÃO. Conservar os comprimidos em frascos hermeticamente fechados à prova de umidade, à temperatura ambiente (20 a 25°C). Não refrigerar a solução; ocorrerá formação de precipitado. Não usar a solução se houver precipitados visíveis.

ADMINISTRAÇÃO. Ver ENROFLOXACINO. Pode ser administrado com ou sem alimento.

Indicações	Dose (mg/kg)	Via	Intervalo (h)	Duração (dias)
CÃES				
Infecções resistentes[a]	10	VO	24	10 a 28
GATOS				
Micobactérias de crescimento rápido	10	IV lenta	24	10 a 28
	Total de 50 mg[b]	VO	24	14 a 42[c]

[a]Só deve ser usado se outras quinolonas menos tóxicas estiverem contraindicadas. Doses mais altas do que as listadas para cães estão associadas a toxicidade.
[b]Referência 381.
[c]Pode ser necessário estender a duração total do tratamento para 3 a 12 meses; ver tratamento em *Infecções causadas por micobactérias de crescimento rápido,* no Capítulo 48.

OUTRAS POSOLOGIAS. Nenhuma.

INFORMAÇÃO PARA DISPENSAÇÃO. A medicação pode ser administrada com alimento, particularmente se for observada a ocorrência de vômitos.

Mupirocina

CLASSE. Produto natural produzido por *Pseudomonas fluorescens.*

AÇÃO. Bactericida quando administrada por meio tópico; inibe a síntese de proteínas bacterianas. Nenhuma resistência cruzada com outros agentes antimicrobianos.

MAIS INFORMAÇÕES. Ver *Mupirocina,* em *Agentes antibacterianos tópicos,* no Capítulo 30.

FARMACOCINÉTICA. A pomada tópica é rapidamente inativada após absorção; os níveis sistêmicos são indetectáveis. O fármaco penetra e persiste no estrato córneo por até 72 h após a aplicação. Tem sido administrada por via IV ou VO em alguns países. O fármaco é rapidamente metabolizado a ácido mônico, que sofre rápida excreção renal.

ESPECTRO. A maioria das cepas de estafilococos e estreptococos, incluindo microrganismos resistentes à meticilina e resistentes a múltiplos fármacos. Ativa contra *Listeria monocytogenes* e contra algumas bactérias gram-negativas.

INDICAÇÕES. Acne felina, os tratamentos alternativos consistem em retinoides tópicos e sistêmicos, suplementos de ácidos graxos e METRONIDAZOL. Tem algumas atividades contra *Malassezia.*

CONTRAINDICAÇÕES. A aplicação tópica em grandes áreas infectadas leva ao desenvolvimento de cepas resistentes. Não é adequada para uso oftálmico. Não deve ser usada em mucosas, onde causa ardência e ressecamento. Dispõe-se de uma pomada a base de parafina para uso intranasal.

REAÇÕES ADVERSAS. Irritação, prurido, urticária. Hipersensibilidade à pomada de mupirocina ou contendo polietilenoglicol (PEG).

INTERAÇÕES. O PGE pode ser absorvido a partir de feridas abertas e pele lesada e é excretado pelos rins. Deve-se evitar o uso excessivo em caso de comprometimento renal.

Disponibilidade	Tipo	Apresentações
Seres humanos e veterinária	Pomada tópica	2%
Veterinária	Pomada tópica	2%[a]

[a]Em pomada hidrófila insípida suave com base de PEG.

MANIPULAÇÃO EADMINISTRAÇÃO. Aplicar o creme 3 vezes/dia, durante 1 a 2 semanas. Pode ser recoberto com curativo. Conservar à temperatura ambiente (20 a 25°C), fora do alcance das crianças.

Indicações	Dose	Via	Intervalo (h)	Duração (dias)
CÃES E GATOS				
Queimaduras ou feridas abertas	Pequena quantidade	Tópica	8 a 12	<10

OUTRAS POSOLOGIAS. Nenhuma.

INFORMAÇÃO PARA DISPENSAÇÃO. Uso tópico nas lesões, 2 vezes/dia, por 3 semanas.

Neomicina

CLASSE. Aminoglicosídio.

AÇÃO. Bactericida, inibe a síntese de proteínas.

MAIS INFORMAÇÕES. Ver GENTAMICINA; *Aminoglicosídios*, no Capítulo 30, e Tabelas 30.5 e 30.6.

FARMACOCINÉTICA. Pouco absorvida (< 5%) pelo trato GI intacto. O uso tópico para lesões ulcerativas pode possibilitar a maior captação e toxicidade potencial. A maior parte da dose oral é excretada em sua forma inalterada nas fezes. Qualquer fármaco absorvido é excretado de modo inalterado na urina. Exerce efeitos sobre a flora intestinal.

ESPECTRO. Ver GENTAMICINA; menos eficaz do que a gentamicina contra muitas espécies de *Pseudomonas, Klebsiella, Escherichia*.

INDICAÇÕES. Não deve ser usada por via parenteral, visto que é mais tóxica e menos eficaz do que outros aminoglicosídios. Em geral, usada por via oral para redução da flora ou patógenos entéricos. O efeito tem duração de 48 a 72 h após uma única dose. Usada por via oral para profilaxia antes de cirurgia intestinal ou colônica e para reduzir a produção bacteriana de amônia na insuficiência hepática ou no coma.

USOS APROVADOS. Veterinária, animais pecuários.

CONTRAINDICAÇÕES. Prenhez, visto que as pequenas quantidades absorvidas são fetotóxicas; obstrução GI ou doença ulcerativa do trato GI sugeridas por hemoptise, melena ou hematoquezia.

REAÇÕES ADVERSAS. Diarreia devida a alterações da flora, nefrotoxicidade, ototoxicidade, interferência na síntese de vitamina K pelas bactérias intestinais e má absorção de gordura.

INTERAÇÕES. Potencializa a deficiência de vitamina K e coagulopatia associada. Diminui a absorção de digoxina, metotrexato, penicilina V, vitamina K.

Disponibilidade	Tipo	Apresentações
Seres humanos	Comprimidos (na forma de sulfato)	500 mg
	Solução oral (na forma de sulfato)	125 mg/5 mℓ
Veterinária	Líquido oral (na forma de sulfato)	140 mg/mℓ
	Solução oral (na forma de sulfato)	50 mg/mℓ
	Comprimidos (na forma de sulfato)	50 mg

MANIPULAÇÃO. Conservar à temperatura ambiente (20 a 25°C) em frasco hemeticamente fechado e à prova de luz.

ADMINISTRAÇÃO. VO: pode ser administrada não diluída ou diluída com água. Pode ser acrescentada à fonte de água de beber para ser consumida em 24 h, porém é preciso preparar uma solução fresca diariamente. Pode ser também administrada por seringa ou gavagem. Não recomendada para uso parenteral.

Indicações (*Cães e gatos*)	Dose	Via	Intervalo	Duração
Enterite bacteriana, redução da flora GI, encefalopatia hepática	10 a 15 mg/kg	VO	6 a 24	≤14

DOSAGENS. Tripanossomíases, Tabela 72.1; otite externa (uso tópico), Boxe 84.5; limpeza pré-operatória do intestino, Tabela 89.4.

INFORMAÇÃO PARA DISPENSAÇÃO. Se o animal apresentar vômitos persistentes ou diarreia sanguinolenta, suspender a medicação e notificar imediatamente o veterinário.

Nifurtimox

CLASSE. Derivado nitrofurano.

AÇÃO. Antiprotozoário; efeitos oxidativos sobre as enzimas de tripanossomas, envolvendo particularmente a biossíntese de ácidos nucleicos.

MAIS INFORMAÇÕES. Ver Capítulo 71, Tabela 71.1; Capítulo 72.

FARMACOCINÉTICA. Bem absorvido pelo trato GI após administração VO, concentrações plasmáticas baixas. Sofre biotransformação rápida no fígado a metabólitos; uma pequena quantidade do fármaco ativo (≤ 0,5%) é excretada na urina.

ESPECTRO. *Trypanosoma cruzi*. Tripanossomíase africana em doses mais altas (segunda escolha).

INDICAÇÕES. Tripanossomíase americana. Trata-se de uma segunda escolha para essa doença, visto que é mais tóxico do que O BENZNIDAZOL OU O ALOPURINOL; entretanto, o uso do alopurinol nessa doença ainda não foi bem estudado. Algum efeito sobre a tripanossomíase africana. Diminui a gravidade da doença aguda, porém não é eficaz nas fases crônicas; suprime a infecção, em lugar de curá-la. Convulsões preexistentes ou doença renal ou hepática. Nos seres humanos, tem sido usado associado ao MELARSOPROL para tratamento da tripanossomíase africana e ajuda a evitar recidivas.

CONTRAINDICAÇÕES. Apesar de sua toxicidade, pode ser um dos poucos fármacos eficazes para essa doença. Convulsões preexistentes ou doença renal ou hepática. O fármaco de primeira escolha é O BEZNIDAZOL.

REAÇÕES ADVERSAS. Toxicidade frequente, incluindo anorexia, vômitos, perda de peso, sinais do SNC, polineurite, infiltrados pulmonares, erupções cutâneas, mitogênicas (aberrações cromossômicas). Hemólise na deficiência de glicose-6-fosfato desidrogenase. Nos seres humanos, as crianças toleram o nifurtimox melhor do que os adultos.

INTERAÇÕES. O consumo de álcool nos seres humanos potencializa as reações adversas.

Disponibilidade	Tipo	Apresentações
Seres humanos	Fármaco em fase de pesquisa para uso humano[a]	Comprimidos com 120 mg

[a]Aprovada na Argentina e Alemanha. Nos Estados Unidos, apenas disponíveis nos Centers for Disease Control and Prevention, Atlanta, GA.

MANIPULAÇÃO. Conservar à temperatura ambiente (20 a 25°C), em frasco hemeticamente fechado.

ADMINISTRAÇÃO. Reduzir a dose se houver distúrbios GI.

Indicações	Dose (mg/kg)	Via	Intervalo (h)	Duração (dias)
CÃES				
Tripanossomíase (*T. cruzi*)	2 a 7	VO	6	90 a 150

OUTRAS POSOLOGIAS. Tripanossomíase americana, Tabela 72.1.

INFORMAÇÃO PARA DISPENSAÇÃO. Pode ser administrado com alimento, porém pode causar desconforto GI. O alimento tende a reduzir a irrigação GI.

Nitazoxanida

CLASSE. Tiazolida: Derivado nitrotiazolil-salicilamida.

AÇÃO. Antiprotozoário. Antibacteriano anaeróbico, anti-helmíntico.

MAIS INFORMAÇÕES. Ver Capítulo 71 e Tabela 71.1; Referências 1, 43.

FARMACOCINÉTICA. Nos seres humanos, sofre absorção rápida; Os níveis máximos de seu metabólito, a tizoxanida, são alcançados entre 2 e 3 h após a administração de uma dose, porém não são mais detectáveis em 24 h. Alto grau de ligação às proteínas. Excretada como metabólitos na urina, na bile e nas fezes.

ESPECTRO. Ativa contra *Giardia*, *Cryptosporidium*, *Sarcocystis neurona*. Também ativa contra outros microrganismos anaeróbicos entéricos, incluindo *Entamoeba*, *Blastocystis*, *Campylobacter*, *Helicobacter* e *Clostridium*.[492,1122]

INDICAÇÕES. Para o tratamento das infecções por *Giardia* e *Cryptosporidium* resistentes a fármacos em seres humanos. A resposta é menor nos indivíduos imunocomprometidos. Tem sido usada no tratamento de casos de giardíase refratários aos nitroimidazólicos em seres humanos; todavia, são necessários vários ciclos de tratamento na giardíase.[961] Eficaz contra infecções por *Cryptosporidium* em bezerros com infecção experimental.[845,1009] Eficaz para a doença associada a *Clostridium difficile*.

USOS APROVADOS. Para uso em seres humanos com infecções por *Giardia* e *Cryptosporidium* resistentes a fármacos. Foi aprovada no tratamento de cavalos com infecção por *S. neurona*. Pode ser considerada para tratamento de cães ou gatos com essas infecções por *S. neurona* ou *Cryptosporidium*; entretanto, não há dados experimentais sobre a sua eficiência.

CONTRAINDICAÇÕES. Em geral, tem ampla margem de segurança; todavia, deve ser usada com cautela em animais enfermos ou debilitados.

REAÇÕES ADVERSAS. Sinais GI, como vômito, diarreia e anorexia.

INTERAÇÕES. Em virtude de sua alta ligação às proteínas, esse fármaco pode deslocar fármacos ligados, aumentando a sua atividade e toxicidade potencial.

Disponibilidade	Tipo	Apresentações
Seres humanos	Suspensão oral de 20 mg/mℓ	Garrafas de 60 mℓ
	Comprimidos	500 mg
Veterinária: equinos	Pasta oral a 32%	Seringas de 85 g

MANIPULAÇÃO. O pó para suspensão VO em seres humanos é estável a 20 a 25°C, com faixa extrema de 15 a 30°C. Quando misturada, a suspensão permanece estável por 7 dias à temperatura ambiente. A pasta para cavalos deve ser conservada abaixo de 30°C e pode ser refrigerada, mas não congelada.

ADMINISTRAÇÃO. O produto para cavalos é distribuído em seringa com dose pronta para uso, com paradas para assegurar a dosagem acurada. Para uso humano, pó na dose de 100 mg dissolvidos em 48 mℓ de água.

Indicações	Dose[a]	Via	Intervalo (h)	Duração (dias)
CÃES				
Cryptosporidium, *Giardia* resistente a fármacos	Total de 100 mg	VO	12	3 a 4[465a]
GATOS				
Cryptosporidium	25 mg/kg[b]	VO	12	≥ 5

[a]A faixa posológica não foi estabelecida para cães ou gatos; todavia, esses esquemas empíricos têm sido usados. Foram necessárias doses de 250 a 500 mg/kg para o tratamento bem-sucedido da infecção por *Cryptosporidium parvum* em suínos.[1140]
[b]Outras fontes fornecem a dose total de 100 mg para gatos, conforme indicado para cães.[465a]

OUTRAS POSOLOGIAS. Ver discussão sobre tratamento da giardíase em *Infecções por Protozoários Entéricos*, Capítulo 77 e Tabela 77.3; ver também criptosporidiose, Tabela 81.4.

INFORMAÇÃO PARA DISPENSAÇÃO. A pasta ou suspensão deve ser administrada de acordo com as orientações; todavia, o animal deve ser monitorado pelo menos 1 vez/dia à procura de febre, anorexia, letargia, depressão.

Nitrofurantoína

CLASSE. Nitrofurano.

AÇÃO. Bactericida ou bacteriostático; inibe o metabolismo dos carboidratos e a formação da parede celular das bactérias.

MAIS INFORMAÇÕES. Ver *Nitrofuranos*, no Capítulo 30, e Tabela 30.9.

FARMACOCINÉTICA. Bem absorvida (85 a 95%) pelo trato GI após administração VO. A biodisponibilidade é aumentada e a irritação reduzida, com a sua administração com alimento. A forma macrocristalina é menos irritante para o trato GI, porém é mais lentamente absorvida. Os microcristais sofrem absorção mais rápida, alcançando níveis mais altos e pico mais rápido na bexiga. A maior parte do fármaco é metabolizada, com excreção de 30 a 50% na forma inalterada na urina. As concentrações no sangue ou nos tecidos são muito baixas para serem eficazes, porém são suficientes para o tratamento das infecções do trato urinário.

ESPECTRO. Gram-positivos: *Sthaphylococcus*, *Streptococcus*, *Enterococcus*. **Gram-negativos:** *Escherichia*, algumas espécies de *Klebsiella*, algumas espécies de *Enterobacter*, *Salmonella*. **Ineficaz:** *Proteus*, *Serratia*, *Pseudomonas*, *Acinetobacter*.

INDICAÇÕES. ITU causadas por microrganismos sensíveis.

USOS APROVADOS. Infecções do trato urinário em seres humanos.

CONTRAINDICAÇÕES. Reduzir a dose em caso de insuficiência renal, oligúria, prenhez, machos ou fêmeas reprodutores.

REAÇÕES ADVERSAS. Pneumonite intersticial, hemólise com deficiência de glicose-6fosfato desidrogenase, hepatite colestática, paralisia do NMI. Esta última (síndrome de tipo miastênico) foi observada em um cão pelo autor (CEG), e por outros em comunicados pessoais. A fraqueza desaparece após a interrupção do fármaco. O vômito constitui o efeito colateral mais comum em cães e gatos. Pode conferir à urina coloração marrom-escura.

INTERAÇÕES. Os anticolinérgicos coadministrados aumentam a biodisponibilidade, enquanto os sais de magnésio reduzem a sua absorção. Pode interferir na eficácia das quinolonas.

Disponibilidade	Tipo	Apresentações
Seres humanos	Suspensão oral	25 mg/mℓ
	Cápsulas orais (macrocristalina)	25 mg, 50 mg, 100 mg

MANIPULAÇÃO. Conservar em recipientes hermeticamente fechados à prova de luz, à temperatura ambiente (20 a 25°C). Pode escurecer com exposição à luz. Evitar o contato com a maioria dos metais.

ADMINISTRAÇÃO. A biodisponibilidade e a tolerância GI aumentam quando o fármaco é administrado junto com alimento. Para profilaxia a longo prazo, administrar à noite para manter níveis noturnos na urina. A suspensão pode ser misturada com leite para facilitar a sua administração a animais.

Indicações	Dose (mg/kg)	Via	Intervalo (h)	Duração (dias)
ITU				
Suspensão	2,5	VO	6	14 a 28[a]
Cápsulas macrocristalinas	2,2 a 4,4	VO	8	7 a 14[b]
Profilaxia a longo prazo	3 a 4	VO	24	≥ 90

[a]Seguida de 1 mg/kg VO à noite.
[b]Seguida de 1 a 2 mg/kg VO à noite.

OUTRAS POSOLOGIAS. ITU, Tabela 90.4.

INFORMAÇÃO PARA DISPENSAÇÃO. Administrar junto com alimento.

Norfloxacino

CLASSE. Quinolona.

AÇÃO. Inibe a DNA girase bacteriana.

MAIS INFORMAÇÕES. Ver ENROFLOXACINO, MARBOFLOXACINO; *Quinolonas*, no Capítulo 30, e Tabela 30.11.

FARMACOCINÉTICA. Menor biodisponibilidade (30 a 40%) em comparação com outras quinolonas após administração VO. A existência de alimento no estômago reduz a sua absorção. Metabolismo hepático a metabólitos menos ativos com excreção biliar e urinária. Penetra bem no trato geniturinário e suas secreções.

ESPECTRO. Gram-positivo: *Staphylococcus*. **Gram-negativos:** *Escherichia, Proteus, Pseudomonas, Enterobacter*. A atividade é menor que a do cloridrato de CIPROFLOXACINO e ENROFLOXACINO. **Anaeróbios:** atividade mínima contra anaeróbios obrigatórios. Pode haver desenvolvimento de resistência no tratamento de infecções causadas por *Klebsiella, Pseudomonas, Enterococcus*. **Outros:** ver ENROFLOXACINO. **Mais eficaz** contra bactérias gram-negativas aeróbicas ou anaeróbicas facultativas. **Ineficaz** contra anaeróbios obrigatórios.

INDICAÇÕES. Ver ENROFLOXACINO.

CONTRAINDICAÇÕES. Ver ENROFLOXACINO.

REAÇÕES ADVERSAS. Ver ENROFLOXACINO. Interações: Ver ENROFLOXACINO.

Disponibilidade	Tipo	Apresentações
Seres humanos	Comprimidos	400 mg

MANIPULAÇÃO. Conservar em recipientes hermeticamente fechados e à prova de luz, à temperatura ambiente (20 a 25°C).

ADMINISTRAÇÃO. A existência de alimento no estômago pode retardar a absorção, porém não é considerada de importância crítica.

Indicações (Cães e gatos)	Dose (mg/kg)	Via	Intervalo (h)	Duração (dias)
Infecções cutâneas, urinárias[a]	5 a 11	VO	12	14 a 21
Infecções de tecidos moles, sistêmicas[b]	11 a 22	VO	12	14 a 21
Bacteriemia	22	VO, IM	12	Quando necessário

[a]*Staphylococcus, Escherichia coli, Klebsiella, Serratia*.
[b]*Pseudomonas, Enterobacter*.

OUTRAS POSOLOGIAS. Nenhuma.

INFORMAÇÃO PARA DISPENSAÇÃO. Administrar o medicamento com estômago vazio. Não administrar com laticínios ou outros antiácidos.

Novobiocina

CLASSE. Antibiótico cumarínico.

AÇÃO. Habitualmente bacteriostática; interfere na síntese da parede celular bacteriana e na síntese de ácidos nucleicos.

MAIS INFORMAÇÕES. Ver *Novobiocina*, no Capítulo 30.

FARMACOCINÉTICA. Bem absorvida pelo trato GI; porém a existência de alimento no estômago pode reduzir a sua absorção. Alto grau de ligação às proteínas séricas, de modo que as concentrações nos tecidos e líquidos corporais são baixas. Pouca penetração no LCS, mesmo na meningite. Predominantemente excretada na bile e nas fezes, com excreção de pouca quantidade na urina.

ESPECTRO. Gram-positivos: algumas espécies de *Streptococcus, Staphylococcus*, poucas espécies de *Enterococcus*. **Gram-negativos:** mais resistentes, exceto *Proteus, Pasteurella* e algumas espécies de *Pseudomonas*. **Anaeróbios:** mais resistentes. **Ineficaz** contra a maioria das espécies de *Enterococcus* e microrganismos gram-negativos.

INDICAÇÕES. Infecções estafilocócicas, infecções das vias respiratórias superiores em cães, associado a TETRACICLINAS com ou sem prednisolona.

CONTRAINDICAÇÕES. Insuficiência hepática, obstrução biliar, doenças mielossupressivas.

REAÇÕES ADVERSAS. Hipersensibilidade alérgica, erupções dérmicas, disfunção hepática, vômitos, diarreia, discrasia da medula óssea.

INTERAÇÕES. Pode prolongar a excreção e aumentar as concentrações sanguíneas de agentes betalactâmicos e cefalosporinas. Pode inibir a excreção da bilirrubina e da bromossulfaleína. Frequentemente administrada associada a TETRACICLINA ou RIFAMPICINA para evitar o desenvolvimento de resistência.

Disponibilidade	Tipo	Apresentações
Veterinária	Novobiocina (sódica) e tetraciclina (HCl)	60 mg cada ou 180 mg cada, com prednisolona (1,5 ou 4,5 mg)

MANIPULAÇÃO. Conservar em recipientes hermeticamente fechados à temperatura ambiente (20 a 25°C).

ADMINISTRAÇÃO. Administrar de preferência com estômago vazio. Caso ocorram vômitos, administrar com pequena quantidade de alimento. Disponível associada a TETRACICLINA, com ou sem prednisolona, para uso em cães. A absorção da tetraciclina nas preparações combinadas é mais afetada pela ingestão de alimento do que a novobiocina.

Indicações (*Cães*)	Dose (mm/kg)	Via	Intervalo (h)	Duração (dias)
Infecções respiratórias	10	VO	8	5 a 7
	22[a]	VO	12	5 a 7

[a]Associada à TETRACICLINA.

OUTRAS POSOLOGIAS. Nenhuma.

INFORMAÇÃO PARA DISPENSAÇÃO. Administrar pelo menos 1 h antes ou 2 h depois da alimentação. Se ocorrerem vômitos, consultar o veterinário.

Orbifloxacino

CLASSE. Quinolona.

AÇÃO. Bactericida. Inibe a DNA girase bacteriana.

MAIS INFORMAÇÕES. Ver ENROFLOXACINO, MARBOFLOXACINO, DIFLOXACINO; Capítulo 30, Tabelas 30.11, 30.12 e 30.13; Referências 106, 351.

FARMACOCINÉTICA. Bem absorvido por via oral (biodisponibilidade de 97%), com concentrações plasmáticas máximas até 1 h após a administração. A ligação às proteínas plasmáticas é baixa (7 a 14%). Nos cães, 3 h após a administração de uma dose de 5 mg/kg, as concentrações teciduais alcançam 6,0 μg/mℓ na próstata e 4,1 μg/mℓ nos pulmões. É excretado predominantemente (50%) na urina, com concentrações de 100 μg/mℓ entre 0 e 6 h após a administração de 2,5 mg/kg. Após injeção SC de 5 mg/kg a gatos e cães, a recuperação do fármaco na urina é de 28 e 45%, respectivamente, e nas fezes, de 15 e 18%, respectivamente.[721] Na urina, o fármaco original não metabolizado representa 96 e 87% das quantidades recuperadas, respectivamente. Após a administração da dose diária de 7,5 mg/kg durante 4 a 6 dias, as concentrações médias na pele de cães com piodermite foram mais altas (9,47 ± 6,23 μg/g) do que aquelas observadas em cães clinicamente sadios (5,43 ± 1,02 μg/g).[561] As concentrações na pele foram aproximadamente iguais àquelas do plasma para cães clinicamente sadios e 1,4 vez as do plasma para os animais com piodermite. Com essa dose, a concentração média de orbifloxacino na pele de cães com piodermite foi aproximadamente 24 vezes a CIM$_{90}$ para *Staphylococcus pseudintermedius*. A concentração média extrapolada na pele de cães com piodermite após a administração da dose de 2,5 mg/kg foi estimada em 8 vezes essa CIM$_{90}$.[561] As concentrações obtidas na pele sadia são mais baixas[351] e podem ser enganosas

quando usadas para prever a eficácia desse fármaco contra *S. pseudintermedius*.

ESPECTRO. Bactérias gram-negativas e algumas bactérias gram-positivas. Não é eficaz contra anaeróbios. Ver ENROFLOXACINO.

INDICAÇÕES. Infecções da pele e tecidos moles (feridas, abscessos, piodermite em cães e gatos) e infecções do trato urinário (em cães).

CONTRAINDICAÇÕES. Animais jovens em crescimento, animais sujeitos a convulsões. Não foi estabelecida a segurança do fármaco na prenhez e em cães reprodutores.

REAÇÕES ADVERSAS. Pode causar estimulação do SNC e convulsões em animais predispostos. Os animais imaturos podem desenvolver artropatia quando tratados. Evitar o seu uso na fase de crescimento rápido de 2 a 8 meses em raças pequenas e de médio porte e até 18 meses em raças de grande porte. Os gatos que recebem doses mais altas (até 10×) do que aquelas diariamente recomendadas (45 ou 75 mg/kg VO, a cada 24 h, durante 30 dias) desenvolveram hiper-refletividade da zona tapetal bem delineada.[1261] Não foi encontrada nenhuma anormalidade ocular quando o orbifloxacino foi administrado na dose de 15 mg/kg (duas vezes a dose diária recomendada) durante 30 dias. Ver também ENROFLOXACINO.

INTERAÇÕES. Ver também ENROFLOXACINO. Compostos com sucralfato, antiácidos e multivitaminas que contêm cátions divalentes e trivalentes (Fe, Al, Ca, Mg ou Zn) podem interferir na absorção.

Disponibilidade	Tipo	Apresentações
Veterinária (*cães e gatos*)	Comprimidos (com ranhura)	5,7 mg (amarelo), 22,7 mg (verde), 68 mg (azul)
Veterinária (*cães ou gatos*)	Suspensão oral (com sabor)	30 mg/mℓ de orbifloxacino em um volume de 20 mℓ
Veterinária[a]	Solução	Concentração a 5%

[a]Apenas disponível na Ásia.

MANIPULAÇÃO. Conservar os comprimidos à temperatura controlada de 2 a 30°C.

ADMINISTRAÇÃO. Para infecções da pele e dos tecidos moles, administrar durante 2 a 3 dias após o desaparecimento dos sinais, por um período máximo de 30 dias. O efeito da administração sobre a dose não foi determinado. Embora não esteja clinicamente disponível em todos os países, foi constatado que a via SC apresenta dados farmacocinéticos semelhantes em comparação com a administração oral em cães e gatos.[722] A absorção da suspensão oral não é tão grande quanto a dos comprimidos.[465a]

Indicações	Dose[a]	Via	Intervalo (h)	Duração (dias)
CÃES				
ITU	2,5 a 5,0	VO	24	10[b]
Infecções dos tecidos moles	5,0 a 7,5	VO	24	10[b]
Infecção da pele por patógenos resistentes, infecção sistêmica, bacteriemia	7,5	VO	24	10[b]
GATOS				
Infecções	7,5	VO	24	Quando necessário

[a]Dosagem variável da bula. A suspensão oral não é tão bem absorvida quanto os comprimidos; por conseguinte, quando for administrar a primeira, deve-se usar a extremidade alta da faixa posológica.
[b]Foi avaliada a duração máxima de 30 dias em ensaios clínicos de segurança.

OUTRAS POSOLOGIAS. Infecções por micobactérias de crescimento lento, Tabela 48.2; infecções por mordidas, Tabela 51.5; otite externa (tópico), Boxe 84.5; piodermite canina, Tabela 84.1.

INFORMAÇÃO PARA DISPENSAÇÃO. Administrar a medicação sem alimento, a não ser que ocorra vômito. Nunca administrar antiácidos ou protetores GI no período de 2 h após a medicação.

Ormetoprima-sulfonamida

CLASSE. Diaminopirimidina e sulfonamida.

AÇÃO. A associação é bactericida, provoca inibição sinérgica em duas etapas da síntese microbiana de ácido fólico. Antibacteriano, antiprotozoário.

MAIS INFORMAÇÕES. Semelhante à BAQUILOPRIMA-SULFA-DIMETOXINA aprovada na Europa. Ver TRIMETOPRIMA-SULFONAMIDA, BAQUILOPRIMA-SULFONAMIDA; Capítulo 30, Tabela 30.10; Referências 762, 1019, 1194.

FARMACOCINÉTICA. SULFADIMETOXINA e ormetoprima na proporção de 5:1. Ambos os fármacos apresentam meia-vida extensa no sangue, possibilitando a administração de uma dose única ao dia. A sulfadimetoxina liga-se altamente às proteínas, mantendo níveis sanguíneos elevados e de longa duração; é excretada lentamente nos cães, em grande parte de modo inalterado na urina. A sulfadimetoxina tem alta solubilidade na urina e nos rins de cães, impedindo a precipitação e a ocorrência de cristalúria. Ver também TRIMETOPRIMA-SULFONAMIDA.

ESPECTRO. Gram-positivos. *Staphylococcus, Nocardia*. **Gram-negativos:** *Proteus, Escherichia, Salmonella, Klebsiella, Brucella, Bordetella*. **Anaeróbios:** *Clostridium*. **Outros:** Coccídios, *Pneumocystis, Neospora*. **Ineficaz** contra *Pseudomonas*. Os fármacos associados potencializam a atividade um do outro.

INDICAÇÕES. Tratamento da piodermite, de feridas e abscessos em cães por cepas sensíveis de *Staphylococcus* e por microrganismos gram-negativos, como *Escherichia*.

USOS APROVADOS. Infecções da pele e dos tecidos moles causadas por microrganismos sensíveis em cães.

CONTRAINDICAÇÕES. Doença hepática preexistente, discrasias sanguíneas ou reação prévia conhecida às sulfonamidas. A segurança em animais reprodutores e fêmeas prenhes não foi estabelecida; o seu uso deve ser evitado.

REAÇÕES ADVERSAS. Ver também TRIMETOPRIMA-SULFONAMIDA. Ceratoconjuntivite, reação mediada por imunocomplexos (poliartrite, urticária, edema facial, febre, anemia hemolítica, proteinúria, trombocitopenia, leucopenia) semelhante a outras sulfonamidas.[1194]

INTERAÇÕES. O uso prolongado pode causar hipotireoidismo.

Disponibilidade	Tipo	Apresentações
Veterinária	Comprimido (SULFADIMETOXINA-ormetoprima na proporção de 5:1)	120 mg, 250 mg, 600 mg, 1.200 mg

MANIPULAÇÃO. Manter os comprimidos conservados em recipientes hermeticamente fechados à temperatura ambiente (20 a 25°C).

ADMINISTRAÇÃO. Não recomendado pelo fabricante para tratamento de mais de 21 dias de duração; períodos mais longos de administração exigem monitoramento cuidadoso. O tratamento para infecções, como piodermite, necessita de 3 a 9 semanas. Continuar o tratamento por pelo menos 2 dias após a remissão dos sinais. Pode-se administrar uma dose única ao dia, mesmo na doença cutânea bacteriana.[521] Apesar de ser solúvel na urina, é necessário fornecer a quantidade adequada de água o tempo todo. A desidratação e a urina ácida favorecem a formação de cristais.

Indicações	Dose[a] (mg/kg)	Via	Intervalo (h)	Duração (dias)
CÃES				
Infecção dos tecidos moles	27,5	VO	24	21
Piodermite crônica	27,5[b]	VO	24	21 a 63[c]
Coccidiose	66[b]	VO	24	23
GATOS				
Coccidiose	66	VO	24	≤23

[a]A dose inclui SULFADIMETOXINA-ormetoprima associadas na proporção de 5:1.
[b]Usar duas vezes essa dose no primeiro dia.[282]
[c]Não aprovada por mais de 21 dias, porém a doença cutânea crônica frequentemente exige tratamento mais prolongado.

OUTRAS POSOLOGIAS. Coccidiose, Tabela 80.3; piodermite canina, Tabela 84.1.

INFORMAÇÃO PARA DISPENSAÇÃO. Fornecer ao animal água em quantidades liberais para beber; notificar o clínico sobre o aparecimento de quaisquer sinais de ressecamento dos olhos, febre, desconforto GI, erupções cutâneas, tumefação, claudicação ou agravamento da condição clínica.

Oxacilina

CLASSE. Isoxazolil penicilina.

AÇÃO. Bactericida; inibe a síntese da parede celular bacteriana.

MAIS INFORMAÇÕES. Ver Capítulo 30, Tabela 30.1.

FARMACOCINÉTICA. A biodisponibilidade após administração VO é de 60 a 70%. Trata-se de uma das poucas penicilinas que sofrem inativação hepática predominante e excreção biliar. A excreção urinária do fármaco em sua forma inalterada é de 30 a 70% da quantidade absorvida.

ESPECTRO. Gram-positivos: *Staphylococcus* (incluindo microrganismos produtores de betalactamase), outros cocos gram-positivos aeróbicos, alguns anaeróbios gram-positivos.

INDICAÇÕES. Piodermite estafilocócica, infecções estafilocócicas do trato respiratório ou dos tecidos moles.

CONTRAINDICAÇÕES. Hipersensibilidade à penicilina.

REAÇÕES ADVERSAS. Ver PENICILINA. Tromboflebite quando administrada por via IV. Nos seres humanos, neutropenia quando administrada por via IV durante várias semanas. Vômitos e diarreia com formulações VO.

INTERAÇÕES. Inativa os aminoglicosídios quando administrada na mesma solução parenteral. A AMICACINA é o aminoglicosídio mais estável quando também estão sendo administradas penicilinas. Antagonismo na atividade com tetraciclinas ou CLORANFENICOL. As sulfonamidas inibem a absorção GI da oxacilina.

Disponibilidade	Tipo	Apresentações
Seres humanos	Pó para solução oral	250 mg/5 mℓ
	Pó para injeção	20 mg/mℓ, 40 mg/mℓ

MANIPULAÇÃO. Pó para reconstituição para injeção com NaCl ou água estéril. Para administração IV, a solução permanece estável por 6 h à temperatura ambiente (20 a 25°C), em concentrações de 0,5 a 40 mg/mℓ. Compatível com glicose a 5%, solução de Ringer e NaCl a 0,9%. Para administração IM, a solução de 250 mg/1,5 mℓ permanece estável por 3 dias à temperatura ambiente e por 7 dias quando refrigerada (2 a 8°C).

ADMINISTRAÇÃO. Infundir por via IV durante pelo menos 10 min. O alimento interfere na sua absorção VO.

Indicações (*Cães*)	Dose (mg/kg)	Via	Intervalo (h)	Duração (dias)
Piodermite bacteriana	22	VO	8	14 a 21
Infecção ortopédica ou sistêmica	22 a 40	IV, IM, SC, VO	6 a 8	21 a 42

OUTRAS POSOLOGIAS. Piodermite canina, Tabela 84.1; infecções musculoesqueléticas, Tabela 85.3; infecções do SNC, Tabela 91.5.

INFORMAÇÃO PARA DISPENSAÇÃO. Administrar pelo menos 1 h antes da alimentação ou 2 h depois de uma refeição.

Oxitetraciclina

CLASSE. Tetraciclina.

AÇÃO. Bacteriostática; interfere na síntese de proteínas bacterianas. Ver TETRACICLINA.

MAIS INFORMAÇÕES. Ver TETRACICLINA; *Tetraciclinas*, no Capítulo 30, Tabela 30.6.

FARMACOCINÉTICA. Ver TETRACICLINA. Para preparação de ação longa, a meia-vida de eliminação e o volume de distribuição estão aumentados em cães infectados por *Ehrlichia canis*, em comparação com cães não infectados.[573]

ESPECTRO. Ver TETRACICLINA. Não é eficaz na eliminação da infecção por *Mycoplasma haemocanis* em cães esplenectomizados.[563]

INDICAÇÕES. Ver TETRACICLINA.

USOS APROVADOS. Equinos e animais destinados à alimentação.

CONTRAINDICAÇÕES. Ver TETRACICLINA.

REAÇÕES ADVERSAS. Ver TETRACICLINA. Ocorreram dor localizada e reações alérgicas ou anafiláticas em cães após administração parenteral. Isso tem constituído um problema particular com doses repetidas de formulações IM de ação longa.

INTERAÇÕES. Ver TETRACICLINA.

Disponibilidade	Tipo	Apresentações
Veterinária	Cápsulas para uso oral	
	Solução para injeção	50 mg/mℓ, 100 mg/mℓ
	Solução de repositório para injeção (aprovada para bovinos e suínos nos Estados Unidos, cães e gatos no Reino Unido)	200 mg/mℓ, 50 mg/mℓ, 100 mg/mℓ

MANIPULAÇÃO. Conservar em recipientes hermeticamente fechados, protegidos da luz. As soluções são ácidas e incompatíveis com soluções alcalinas e muitos antimicrobianos e outros fármacos por via parenteral.

ADMINISTRAÇÃO. Não se deve injetar mais de 1 a 2 mℓ em qualquer local quando se utiliza a via IM. A via IM é dolorosa e produz concentrações sanguíneas do fármaco mais baixas do que as vias VO ou IV. Foram administrados analgésicos não esteroides 15 min antes da injeção IM para reduzir o desconforto. Não se recomenda o uso de uma preparação comercial por via IV. Trata-se de uma formulação de ação longa, menos dolorosa, desenvolvida para uso em animais produtores de alimento, que consiste em veículo contendo um solvente, a 2-pirolidona, com base de povidona. Administrar VO ao animal em jejum. Não administrar formulações orais com laticínios ou substâncias contendo cátions multivalentes (Fe, Al, Mg, Ca, Bi).

Indicações	Dose (mg/kg)	Via	Intervalo (h)	Duração (dias)
CÃES				
Infecções sistêmicas	22	VO	8 a 12 h	7 a 14
	7,5 a 10	IV	8 a 12 h	7 a 14
	20	IM (repositol)	7 dias	7[a]
GATOS				
Micoplasmose hemotrópica	10 a 25	VO, IV	8 h	21

[a]Pode ser repetida a cada 7 dias. Para farmacocinética, ver 573.

OUTRAS POSOLOGIAS. Doença de envenenamento por salmão, Tabela 25.2; erliquiose monocitotrópica canina, Tabela 26.3; anaplasmose trombocitotrópica canina e felina, Tabela 26.7; micoplasmose hemotrópica, Tabela 29.3.

INFORMAÇÃO PARA DISPENSAÇÃO. Administrar VO com o estômago vazio.

Parapoxvírus e parapoxvírus ovis (pind-avi/pind-orf): indutor de paraimunidade

Ver Capítulo 2.

Paromomicina I Animosidina

CLASSE. Aminoglicosídio.

AÇÃO. Antiprotozoário, antibacteriano, anti-helmíntico. Inibe a síntese de proteínas ao interferir nas subunidades ribossômicas 50S e 30S, causando erros de leitura dos códons de mRNA.

MAIS INFORMAÇÕES. Ver Capítulo 30, Tabela 30.5; *Tricomoníase*, no Capítulo 77, *Criptosporidiose*, no Capítulo 81, *Leishmanioses*, Capítulo 73; ver também informações sobre fármacos antiprotozoários na Tabela 71.1; Referência 59.

FARMACOCINÉTICA. Absorção mínima pelo trato GI após administração VO. A maior parte (~100%) é excretada em sua forma inalterada nas fezes. Cerca de 1 a 3% de uma dose aparecem na urina; entretanto, esse nível pode ser mais alto em caso de ruptura da barreira mucosa GI.

ESPECTRO. Gram-positivo: precário. **Gram-negativos:** *Salmonella*, *Shigella*. **Protozoários:** *Cryptosporidium*, *Trichomonas*. **Outros:** algumas tênias. **Menos eficazes** contra *Giardia*, *Leishmania*, *Entamoeba*.

INDICAÇÕES. Criptosporidiose, tricomoníase, amebíase, insuficiência hepática, para reduzir a produção de NH_3 pela flora entérica. Fármaco de segunda escolha para *Entamoeba* e *Leishmania*.[907] Diarreia induzida por *Tritrichomonas* em gatos.[329]

CONTRAINDICAÇÕES. Estase ou obstrução intestinal, ulceração GI. Não é eficaz nas infecções extraintestinais (não é absorvido quando administrado VO).

REAÇÕES ADVERSAS. Nefrotoxicidade ou ototoxicidade se for absorvido a partir de lesões intestinais ulcerativas ou se for administrado por via parenteral. Tem causado insuficiência renal em gatos com enterite infecciosa.[373] Proliferação de flora bacteriana ou fúngica entérica resistente. Uso VO: diarreia autolimitada, má absorção em altas doses. Quando administrado por via parenteral: ototoxicidade, nefrotoxicidade, pancreatite. A insuficiência renal pode ser reversível se for detectada em seu estágio inicial e se o animal receber líquido parenteral para diurese. O fármaco foi associado à indução de cataratas hipermaduras bilaterais com reabsorção da lente e uveíte durante o tratamento e a recuperação da insuficiência renal induzida pelo fármaco.[373]

INTERAÇÕES. Ver NEOMICINA (oral).

Disponibilidade	Tipo	Apresentações
Seres humanos	Cápsulas	250 mg (como sulfato)

MANIPULAÇÃO. Conservar em recipientes hermeticamente fechados.

ADMINISTRAÇÃO. Administrar por via oral, sem preocupação quanto ao jejum. A dose deve ser reduzida ou a sua administração evitada se houver evidências de hemorragia GI. Para uso parenteral, certificar-se de que o animal não esteja desidratado, e a diurese com líquidos pode ser útil para reverter a toxicidade. O monitoramento da função renal está indicado no tratamento com esse fármaco.

Indicações	Dose (mg/kg)	Via	Intervalo (h)	Duração (dias)
CÃES				
Criptosporidiose	10[b]	VO	8	5 a 10
Leishmaniose	10 a 20[c]	IM, SC	24	28
Leishmaniose	5,25	SC	12	21
Amebíase[d]	70	VO	12	7
GATOS				
Tricomoníase	70	VO	12	5
Criptosporidiose	125 a 165[a]	VO	12	5 a 7
Amebíase[d]	70	VO	12	7

[a]Essas doses orais altas do fármaco têm sido toleradas em gatos com criptosporidiose tratados, enquanto foram nefrotóxicas em gatos com tricomoníase. Presumivelmente, a integridade danificada do intestino devido à tricomoníase resulta em aumento da absorção sistêmica. Por conseguinte, a dose máxima de 125 mg/kg não deve ser ultrapassada nesses animais ou em qualquer animal que exiba evidências de hemorragia intestinal nas fezes. Pode ser necessário um tratamento com duração de até 42 dias para garantir a eficácia do fármaco contra *Cryptosporidium* spp.; entretanto, esses longos esquemas de tratamento podem estar associados ao maior risco de nefrotoxicidade. Os níveis posológicos parecem ser importantes em estudos terapêuticos de animais experimentais. Por exemplo, a dose de 100 mg/kg/dia em bezerros e em camundongos imunossuprimidos é eficaz, o que não é o caso das doses de 25 mg/kg/dia e 50 mg/kg/dia. Em leitões, a dose de 500 mg/dia é eficaz, enquanto doses de 250 mg/kg/dia e 125 mg/kg/dia são menos eficazes ou ineficazes.

[b]Dose extrapolada da medicina humana.[465a]

[c]Deve ser administrada por via parenteral para infecções por *Leishmania* e, portanto, tem maior risco de toxicidade. Doses de 20 mg/kg/dia por via parenteral para a leishmaniose não foram tão eficazes quanto 40 mg/kg/dia; todavia, a dose mais alta foi associada a maior prevalência de nefrotoxicidade.[48] A nefrotoxicidade também pode ser maior se o fármaco for coadministrado com antimoniais. Pode-se observar a melhora clínica durante o período de tratamento, porém pode ocorrer recidiva no período de 50 a 100 dias se o fármaco for interrompido.

[d]Para infecção luminal apenas; quando disseminada, deve-se usar também METRONIDAZOL.

OUTRAS POSOLOGIAS. Criptosporidiose, Tabela 81.4.

INFORMAÇÃO PARA DISPENSAÇÃO. Administrar com refeições. Observar o animal de estimação para a ocorrência de vômitos ou diarreia, tontura e perda auditiva.

Penicilina G

CLASSE. Benzilpenicilina.

AÇÃO. Bactericida, inibe a síntese da parede celular bacteriana.

MAIS INFORMAÇÕES. Ver *Penicilinas*, no Capítulo 30, Tabela 30.1 e Tabela 89.2.

FARMACOCINÉTICA. VO: inativação imprevisível pelo ácido gástrico quando administrada por VO. **IV:** níveis sanguíneos rápidos e elevados, porém transitórios. **IM:** o sal procaína tem duração de 12 a 15 h; a benzatina dura até 4 semanas, porém produz concentrações muito baixas. Difunde-se prontamente no fígado, pulmões, coração, pele, rins, osso, próstata, baço, intestino, líquidos serosos (sinovial, peritoneal, ascítico), bile, urina e secreções de feridas. A penetração no LCS, no cérebro ou nos tecidos oculares é precária, a não ser que haja inflamação. Atravessa a placenta, mas não penetra no leite. Ocorre excreção do fármaco inalterado na urina.

ESPECTRO. Gram-positivos: *Staphylococcus, Streptococcus, Corynebacterium, Erysipelothrix, Bacillus, Listeria.* **Gram-negativos:** *Proteus, Salmonella, Enterobacter, Escherichia, Streptobacillus moniliformis, Pasteurella.* **Anaeróbios:** *Clostridium, Peptococcus* spp., *Peptostreptococcus, Fusobacterium, Eubacterium, Actinomyces.* **Outros:** *Borrelia, Leptospira.* **Ineficaz** contra *Enterococcus (Streptococcus faecalis), Staphylococcus* produtor de betalactamase.

INDICAÇÕES. A administração VO exige doses mais altas, devido à ativação do ácido gástrico. Em geral, administrada por via parenteral. A penicilina V é uma alternativa para uso oral. Usar a forma solúvel IV em caso de infecções sistêmicas graves ou bacteriemia. Recomendada para actinomicose, tétano, febre da mordida do rato, listeriose, pasteurelose, erisipela, antraz, estreptococose, fusoespiroquetose da orofaringe, algumas bacteriemias por microrganismos gram-negativos, leptospirose (fase bacterêmica), borreliose.

CONTRAINDICAÇÕES. Usar doses mais baixas em caso de insuficiência renal.

REAÇÕES ADVERSAS. IV: tromboflebite, convulsões, hiperpotassemia com sal potássico. **IM:** lesão de nervos periféricos.

INTERAÇÕES. As penicilinas podem inativar os aminoglicosídios se forem misturadas antes da administração.

Disponibilidade	Tipo	Apresentações
Seres humanos	Soluções aquosas (potássica ou sódica)	2 a 20 milhões de U em pó para reconstituição.
Veterinária	Comprimidos (potássica)	200.000 a 800.000 U
	Suspensão procaína para injeção IM	300.00 a 500.000 U/mℓ
	Benzatina por via parenteral	300.000 U/mℓ
	Procaína e benzatina igualmente combinadas	300.000 a 600.000 U/mℓ[a]

[a]A dose é para quantidade combinada de procaína e benzatina.

MANIPULAÇÃO. Pó aquoso seco para injeção estável em refrigerador (2 a 8°C). Dissolver em água estéril, cloreto de sódio a 0,9% ou glicose. Evitar soluções de glicose alcalina. Após reconstituição, manter refrigerado; adequado durante 1 semana. Conservar as preparações de procaína e benzatina em refrigerador (sem congelar). Antes do uso, aquecer à temperatura ambiente (20 a 25°C) e agitar bem.

ADMINISTRAÇÃO. Soluções sódica ou potássica aquosas: administrar por via IM ou por infusão IV contínua; administrar a dose mais alta por via IV. Para a via IM, usar a concentração de 100.000 U/ml. Para IV, determinar as necessidades diárias de líquido; adicionar a penicilina aquosa necessária e infundir durante 24 h. Preparar a infusão local (pleural, peritoneal) como a IM, diluir em 1/4 a 1/2 de volume, em comparação com o volume de líquido aspirado da cavidade. **Comprimidos:** administrar 1 h ou mais antes da ingestão de alimentos ou pelo menos 2 h ou mais depois. A dose para uso VO é mais alta, devido à degradação pelo ácido gástrico. **Procaína ou benzatina:** administrar por injeção IM profunda. O volume máximo em um local é de 10 ml.

Indicações	Dose (mg/kg)[a]	Via	Intervalo (h)	Duração (dias)
CÃES				
Potássica				
Bacteriemia, infecção sistêmica	20.000 a 40.000	IV	4 a 6	Quando necessário
Infecção ortopédica	20.000 a 40.000	IV	6	Quando necessário
Profilaxia para cirurgia ortopédica	40.000	IV	[b]	[b]
Infecção de tecidos moles	20.000 a 40.000	IM	6 a 8	Quando necessário
Procaína	20.000 a 40.000	IM, SC	12 a 24	Quando necessário
Benzatina	40.000	IM	120	Quando necessário
GATOS				
Potássica				
Infecção de tecidos moles, sistêmica	40.000	IV	6 a 8	Quando necessário
Procaína				
Infecção de tecidos moles	20.000	IM, SC	12	Quando necessário
Infecção ortopédica	20.000 a 40.000	IM	8	Quando necessário
Microrganismos resistentes[c]	50.000 a 100.000	IM, SC	12	Quando necessário
Benzatina	50.000	IM	120	Quando necessário

[a]Penicilina G Na para injeção = 1.600 U/mg; penicilina G procaína = 1.000 U/mg; penicilina G benzatina = 1.200 U/mg.
[b]Administrar 1 h antes da cirurgia, e, se a duração da cirurgia superior a 90 min, administrar uma segunda dose.[1260]
[c]*Actinomyces.*

OUTRAS POSOLOGIAS. Infecções estreptocócicas, Tabela 33.2; antraz, Tabela 33.5; infecções anaeróbicas, Tabela 39.4; tétano, Tabela 41.2; leptospirose, Tabela 42.3; borreliose de Lyme, Tabela 43.4; actinomicose, Tabela 47.2; abscessos felinos, Tabela 50.3; profilaxia cirúrgica, Tabela 53.2; infecções musculoesqueléticas, Tabela 85.3; bacteriemia e endocardite, Tabela 86.5; infecções hepatobiliares, Tabela 89.4; infecções do SNC, Tabela 91.5; infecções oculares locais.

INFORMAÇÃO PARA DISPENSAÇÃO. Administrar todos os comprimidos VO pelo menos 1 h antes ou 2 h depois da alimentação.

Penicilina V potássica | Fenoximetilpenicilina

CLASSE. Penicilina.

AÇÃO. Bactericida; inibe a síntese da parede celular bacteriana.

MAIS INFORMAÇÕES. Ver PENICILINA G; Tabela 30.1.

FARMACOCINÉTICA. Estável em ácido com absorção 2 a 5 vezes maior do que a penicilina G pelo trato GI após administração oral. Para a sua distribuição nos tecidos e líquidos corporais, ver PENICILINA G.

ESPECTRO. Ver PENICILINA G. Igual ao da penicilina G, exceto por ser menos ativa contra *Salmonella, Escherichia, Proteus, Fusobacterium, Eubacterium.*

INDICAÇÕES. Tratamento VO preferido quando há indicação de penicilina de espectro estreito; borreliose, infecções estreptocócicas, infecções estafilocócicas.

CONTRAINDICAÇÕES. Ver PENICILINA G.

REAÇÕES ADVERSAS. Ver PENICILINA G.

INTERAÇÕES. Ver PENICILINA G.

Disponibilidade	Tipo	Apresentações
Seres humanos	Comprimidos (potássica)	125 mg, 250 mg, 500 mg
	Pó para suspensão oral (potássica)	125 mg/5 ml, 250 mg/5 ml

MANIPULAÇÃO. Conservar o produto em recipientes hermeticamente fechados à temperatura ambiente (20 a 25°C). A suspensão oral permanece estável por 2 semanas quando refrigerada (2 a 8°C).

ADMINISTRAÇÃO. O alimento interfere na sua absorção.

Indicações (*Cães e gatos*)	Dose[a]	Via	Intervalo (h)	Duração (dias)
Infecção dos tecidos moles	10 a 15 mg/kg	VO	8	7

[a]Equivalência: 1.600 U = mg.

OUTRAS POSOLOGIAS. Infecções estreptocócicas, Tabelas 33.2 e 33.3; actinomicose, Tabela 47.2; dermatofilose, Tabela 49.1; abscessos felinos, Tabela 50.3; infecções musculoesqueléticas, Tabela 85.3.

INFORMAÇÃO PARA DISPENSAÇÃO. Administrar pelo menos 1 h antes ou 2 h após alimentar o animal de estimação.

Piperacilina sódica

CLASSE. Penicilina semissintética.

AÇÃO. Bactericida; inibe a síntese das paredes celulares das bactérias.

MAIS INFORMAÇÕES. Ver *Penicilinas*, no Capítulo 30, e Tabelas 30.1 e 30.2.

FARMACOCINÉTICA. Não é absorvida pelo trato GI, razão pela qual é administrada por via parenteral. Penetra na barreira hematencefálica em quantidades limitadas. A proporção entre concentração no LCS-soro é de 0,06:1 no estado não inflamado é de 0,3:1 em caso de inflamação. Maior volume de distribuição e depuração mais rápida durante a gravidez. Sofre excreção tanto biliar quanto renal; pode ser usada quando há comprometimento renal ou disfunção renal ou hepática e no tratamento de infecções hepatobiliares. A maior parte da dose (60 a 80%) sofre excreção renal.

ESPECTRO. Gram-positivos: *Enterococcus, Streptococcus, Staphylococcus* não produtor de betalactamase. **Gram-negativos:** *Escherichia, Proteus, Serratia, Klebsiella, Enterobacter, Citrobacter,*

Salmonella, Shigella, Pseudomonas (ação sinérgica com aminoglicosídios), *Yersinia*. **Anaeróbios:** *Actinomyces, Bacteroides, Clostridium, Eubacterium, Fusobacterium, Peptococcus, Peptostreptococcus*. **Outros:** contra *Pseudomonas*, usar associada a um aminoglicosídio. Combinar para o tratamento da bacteriemia, endocardite, osteomielite, pneumonia; usar isoladamente no tratamento da meningite, ITU, otite invasiva. Associação a tazobactam, um inibidor da betalactamase, que aumenta o espectro para incluir *Escherichia, Enterobacter, Pseudomonas, Enterococcus* resistentes. Associação útil para o tratamento de infecções cutâneas, dos tecidos moles, respiratórias, intra-abdominais, ginecológicas.

INDICAÇÕES. Infecções graves do abdome, tratos urinário e genital, vias respiratórias inferiores, pele, tecidos moles, osso, articulações, septicemia. Profilaxia para a cirurgia intra-abdominal. No tratamento de casos com suspeita de infecção polimicrobiana, isoladamente, antes do isolamento dos microrganismos causadores.

CONTRAINDICAÇÕES. Reduzir a dose em caso de insuficiência renal ou hepática grave.

REAÇÕES ADVERSAS. Reações alérgicas locais ou sistêmicas, como tromboflebite ou anafilaxia. Liberação súbita de endotoxina no tratamento da sepse. Característica de baixa toxicidade do grupo das penicilinas. Ocorrência ocasional de diarreia, azotemia, neutropenia reversível, trombocitopenia, manifestações hemorrágicas.

INTERAÇÕES. Prolonga a ação de alguns relaxantes musculares.

Disponibilidade	Tipo	Apresentações
Humana	Pó para injeção	2 g, 3 g, 4 g, 40 g

MANIPULAÇÃO. Estável com água estéril, NaCl a 0,9%, glicose a 5%. Não deve ser refrigerada nem congelada; estável por 24 h à temperatura ambiente (20 a 25°C). **IV:** pode-se usar também solução de Ringer ou solução de Ringer com lactato ou aditivos, como 40 mmol/ℓ de KCl; dissolver o pó em pelo menos 5 mℓ de diluente; em seguida, acrescentar para a infusão desejada. **IM:** diluir para 2 g/5 mℓ, pode-se usar lidocaína 0,5 a 1,0% sem epinefrina. Não misturar com aminoglicosídios, devido à ocorrência de inativação.

ADMINISTRAÇÃO. IV para infecções graves: administrar na forma de infusão de 20 a 30 min, a cada 4 a 6 h. A administração em bolo IV durante 3 a 5 min constitui é a menor duração possível de administração, porém está associada ao risco de flebite. Para profilaxia cirúrgica, iniciar a infusão IV antes da incisão e continuar até a duração máxima de 24 h. **IM:** limitar para 2 g (5 mℓ) por local de injeção, usar grandes músculos e evitar nervos periféricos.

Indicações (*Cães*)	Dose	Via	Intervalo (h)	Duração (dias)
Infecção cutânea, bacteriemia	25 a 50 mg/kg	IV, IM	6 a 8	Quando necessário

OUTRAS POSOLOGIAS. Bacteriemia e endocardite, Tabela 86.5.

Piperacilina-tazobactam

CLASSE. Penicilina semissintética + inibidor da betalactamase na proporção de 8:1.

AÇÃO. Bactericida; inibe as paredes celulares das bactérias e a atividade da betalactamase.

MAIS INFORMAÇÕES. Ver outras combinações de betalactâmicos e inibidores da betalactamase, como AMPLICILINA-SULBACTAM, TICARCILINA-CLAVULANATO, AMOXICILINA-CLAVULANATO; Capítulo 30, Tabelas 30.1 e 30.2.

FARMACOCINÉTICA. O tazobactam não afeta a farmacocinética da piperacilina. Concentração plasmática alta e de início rápido após infusão IV. A piperacilina é parcialmente metabolizada a um metabólito ativo, enquanto o tazobactam é metabolizado a uma forma inativa. Cerca de 70% da piperacilina e 80% do tazobactam são excretados em sua forma inalterada na urina, e observa-se alguma excreção biliar.

ESPECTRO. Gram-positivos: Ver PIPERACILINA SÓDICA. **Gram-negativos:** Ver PIPERACILINA SÓDICA. *Acinetobacter, Klebsiella*. **Anaeróbios:** Ver PIPERACILINA SÓDICA. **Mais eficaz contra:** a piperacilina isoladamente é ativa contra a maioria das espécies de *Streptococcus*, algumas espécies de *Pseudomonas*, muitas Enterobacteriaceae. A adição do tazobactam amplia o espectro para incluir *Staphylococcus*, mais anaeróbios e outras bactérias gram-negativas, incluindo *Acinetobacter* e *Klebsiella*.

INDICAÇÕES. Infecções das vias respiratórias inferiores, pele, tecidos moles, intra-abdominal, ginecológica. Tratamento da bacteriemia ou de infecções potencialmente fatais em hospedeiros com neutropenia ou imunocomprometidos. Para bactérias resistentes à piperacilina.

USOS APROVADOS. Para seres humanos com infecções intra-abdominais, cutâneas e das vias respiratórias inferiores resistentes.

CONTRAINDICAÇÕES. Aconselha-se o uso de uma dose mais baixa se houver comprometimento renal. Reações alérgicas prévias às penicilinas, cefalosporinas ou inibidores da betalactamase.

REAÇÕES ADVERSAS. Vômitos, diarreia, alergias sistêmicas, leucopenia, elevação das enzimas hepáticas, hiperbilirrubinemia.

INTERAÇÕES. Não compatível com solução de Ringer com lactato, solução de Ringer, aminoglicosídios; todavia, pode ser infundida separadamente. Resultados falso-positivos da glicose na urina com métodos de redução do cobre.

Disponibilidade	Tipo	Apresentações
Humana	Pó para injeção	Piperacilina 2 g, 3 g, 4 g, com tazobactam 0,25 g, 0,375 g, 0,5 g, respectivamente

MANIPULAÇÃO. Reconstituir o pó em pelo menos 5 mℓ; em seguida, colocar em líquido IV (NaCl a 0,9%, glicose a 5%). Compatível com 40 miliequivalentes de KCl adicionados. A estabilidade da solução estoque é de 24 h à temperatura ambiente (20 a 25°C) ou de 40 h quando refrigerado (2 a 8°C).

ADMINISTRAÇÃO. IV: infusão de 30 min a cada 6 h, habitualmente com tratamento durante 1 semana em animais hospitalizados.

Indicações (*Cães*)	Dose (g/cão)	Via	Intervalo (h)	Duração (dias)
Sepse bacteriana	3,4	IV	6	7
	4,5	IV	8	7

OUTRAS POSOLOGIAS. Infecções intra-abdominais, Tabela 88.17.

Pirimetamina-sulfonamida

CLASSE. Inibidor do ácido fólico.

AÇÃO. Inibe a di-hidrofolato redutase.

MAIS INFORMAÇÕES. Ver discussão sobre *Toxoplasma* e *Neospora*, no Capítulo 71, Tabela 71.1.

FARMACOCINÉTICA. Após administração VO, a pirimetamina é bem absorvida. Entra em muitos tecidos, incluindo o SNC e o LCS. Liga-se altamente às proteínas, e seus efeitos supressivos podem permanecer no plasma por 1 a 2 semanas. Metabolizada pelo fígado, sendo os metabólitos excretados na urina.

ESPECTRO. Protozoários: *Toxoplasma gondii, Neospora caninum, Pneumocystis carinii.* **Ineficaz:** bactérias (pirimetamina).

INDICAÇÕES. Usada para o tratamento da toxoplasmose, neosporose, pneumocistose, associada a sulfonamidas.

CONTRAINDICAÇÕES. Prenhez, devido aos efeitos teratogênicos. Deficiência de folato ou hipersensibilidade prévia. É necessário reduzir a dose em caso de comprometimento hepático, mas não de comprometimento renal.

REAÇÕES ADVERSAS. Vômitos, leucopenia, mielossupressão, teratogênese fetal, mielodisplasia. A deficiência de folato pode ser tratada com ácido folínico, 5 a 15 mg/dia VO ou por via parenteral.

INTERAÇÕES. Utilizar com cuidado com outros inibidores do folato (trimetoprima ou metotrexato) ou outros agentes mielossupressores.

Disponibilidade	Tipo	Apresentações
Seres humanos	Comprimidos	25 mg

MANIPULAÇÃO. Os comprimidos devem ser conservados em recipientes hermeticamente fechados, protegidos do calor, da luz direta e da umidade. É possível efetuar formulações com dosagens menores em farmácias de manipulação.

ADMINISTRAÇÃO. Se ocorrer vômito, administrar com as refeições. Verificar periodicamente o hemograma.

Indicações	Associação de fármacos	Dose (mg/kg)	Via	Intervalo (h)	Duração (dias)
CÃES					
Neosporose	Pirimetamina **mais**	1	VO	24	14
	Sulfonamida	20 a 30	VO	24	14
	Pirimetamina **mais**	1	VO	24	28
	Trimetoprima-sulfonamida	15	VO	12	28
GATOS					
Toxoplasmose	Pirimetamina **mais**	0,5 a 1	VO	24	14 a 28
	Trimetoprima-sulfonamida	15	VO	12	14 a 28

OUTRAS POSOLOGIAS. Infecção por *Hepatozoon americanum* (associadas a TRIMETOPRIMA-SULFONAMIDA e CLINDAMICINA), Tabela 74.3; toxoplasmose (associadas a sulfonamida), Tabela 79.2; neosporose, Tabela 79.5.

INFORMAÇÃO PARA DISPENSAÇÃO. Se houver sinais GI, podem ser minimizados pela administração do fármaco com alimento.

Plerixafor

AMD3100, Ver *Plerixafor*, no Capítulo 2.

Poliprenil imunoestimulante

Ver Capítulos 2 e 10.

Ponazurila

CLASSE. Triazinona; TOLTRAZURILA sulfona.

AÇÃO. Anticoccídio desenvolvido para uso veterinário no tratamento da mieloencefalite equina por protozoário, causada por *Sarcocystis neurona*.

MAIS INFORMAÇÕES. Ver TOLTRAZURILA e Tabela 71.1; ver também *Toxoplasmose e Neosporidiose*, Capítulo 79, *Coccidiose Entérica*, Capítulo 80, e Referência 927.

FARMACOCINÉTICA. Estudos realizados em outros animais, como cavalo e camundongo, mostram uma boa absorção do fármaco pelo trato GI após administração VO. Amplamente distribuído nos tecidos e nos líquidos corporais, incluindo LCS. A administração repetida na dose farmacológica não leva ao acúmulo do fármaco no soro ou no LCS. As concentrações séricas são aproximadamente 30 vezes as do LCS. Ponazurila é um ácido fraco com alta lipossolubilidade e, em consequência, deve penetrar em muitos tecidos e atravessar a barreira hematencefálica. A inflamação no SNC associada a infecções tratadas deve ajudar na penetração do fármaco. A ponazurila e seus metabólitos penetraram em fetos de camundongos e seus tecidos cerebrais durante o tratamento de fêmeas prenhes.[1096]

ESPECTRO. Coccídios e membros do Apicomplexa. A concentração para matar *S. neurona* é de 0,1 a 1,0 μg/mℓ.

INDICAÇÕES. Neosporose ou toxoplasmose que respondem à CLINDAMICINA ou a inibidores da síntese de folato, como trimetoprima ou PIRIMETAMINA associadas a sulfonamidas. Tem sido eficaz no tratamento de infecções experimentais por *Neospora caninum* em bezerros e camundongos e infecções por *S. neurona* em cavalos. A eficiência na eliminação dos organismos encistados é incerta. Seu uso pode ser considerado nas infecções sistêmicas por *S. neurona* em cães ou para a coccidiose intestinal.[927] Em fêmeas prenhes e tratadas de camundongos, o fármaco foi eficaz para retardar o início da neosporose nos recém-nascidos, e os filhotes de duas fêmeas tratadas apresentaram menor prevalência da infecção.[1096]

CONTRAINDICAÇÕES. Seu uso em fêmeas grávidas exige reserva; entretanto, não foi constatada nenhuma toxicidade em fêmeas prenhes de camundongos, que metabolizaram o fármaco em velocidade mais rápida do que as fêmeas não prenhes.[1096]

REAÇÕES ADVERSAS. Nos cavalos, foi observada a ocorrência de bolhas bucais, evacuação de fezes moles e exantemas cutâneos. Em doses mais altas, ocorreram inapetência e perda de peso, bem como edema endometrial.

INTERAÇÕES. Ver TOLTRAZURILA.

Disponibilidade	Tipo	Apresentações
Equinos	Pasta oral, 15% p/p	Seringas de 127 gª

ªCada grama de pasta contém 150 mg de ponazurila. A combinação da pasta para reduzir a sua concentração facilita a sua administração a cães e gatos e a torna mais segura.

MANIPULAÇÃO. Conservar à temperatura ambiente controlada (20 a 25°C).

ADMINISTRAÇÃO. Montar o corpo da seringa com o êmbolo, que é um instrumento de múltiplas doses. Girar o anel de dosagem para a quantidade correta e introduzir a ponta da seringa na boca do animal, enquanto empurra o êmbolo. Elevar a cabeça do animal para ajudar a deglutição da pasta.

Indicações	Dose (mg/kg)	Via	Intervalo (h)	Duração (dias)
CÃES E GATOS				
Neosporose ou toxoplasmose sistêmica	50	VO	24	Quando necessário
CÃES				
Coccidiose[a]	30 a 40	VO	Uma vez	1 e 7
Coccidiose[b]	50	VO	Uma vez	1 e 7
GATOS				
Coccidiose[c]	50	VO	24	3 a 5

[a]Infecção por *Cystoisospora ohioensis*.[176] As doses eficazes foram semelhantes para *Cystoisospora canis*.[927] Doses únicas de 40 mg/kg foram mais eficazes do que 30 mg/kg. A segunda dose em 7 dias reduziu as contagens de oocistos em > 99% em estudos de toxicidade, doses de até 250 mg/kg/dia, durante 3 dias consecutivos, não causaram nenhuma doença clínica. Foi usada uma suspensão oral a 5% nesses estudos.
[b]Infecção por *C. canis*.[927] Doses únicas de 50 mg/kg foram mais eficazes do que 30 mg/kg. A segunda dose em 7 dias aumentou a eficácia do fármaco. Nesses estudos, foi usada a suspensão a 5%.
[c]Referência 406.

OUTRAS POSOLOGIAS. Infecção por *Hepatozoon americanum* (associado a TRIMETOPRIMA-SULFONAMIDA e CLINDAMICINA), Tabela 74.3; coccidiose, Tabela 80.3; Referência 671.

INFORMAÇÃO PARA DISPENSAÇÃO. O fármaco pode ser administrado com ou sem alimento. Para preparar a suspensão a 5% para cães e gatos a partir da pasta equina disponível no comércio, misturar 20 mℓ de água com 10 mℓ da pasta, produzindo uma suspensão de 50 mg/mℓ.

Posaconazol

CLASSE. Triazólico de amplo **espectro**. Derivado sintético do ITRACONAZOL.

AÇÃO. Antifúngico; antiprotozoário. À semelhança de outros triazólicos, o posaconazol bloqueia a síntese de ergosterol por meio da inibição da enzima lanosterol 14a-desmetilase.

MAIS INFORMAÇÕES. Ver Capítulo 55, Tabela 55.1; Referências 304, 357, 604, 748, 821.

FARMACOCINÉTICA. A biodisponibilidade após administração oral foi de 50 a 60% em cães.[821] A meia-vida de fase terminal foi de 15 h em cães, e houve um aumento proporcional da meia-vida relacionado com a dose. De modo semelhante, o alimento aumentou em quatro vezes a absorção do fármaco em cães.[821] A acidez aumenta a absorção, enquanto um pH gástrico mais alto a reduz. As refeições ricas em gordura aumentam a sua absorção. Absorção e eliminação lentas em cães alimentados, com concentração sérica máxima entre 6 e 28 h após a administração do fármaco. Múltiplas doses supraterapêuticas diárias de 40 mg/kg administradas a cães durante 8 dias resultaram em concentrações séricas crescentes, indicando acúmulo do fármaco, de modo que a sua administração 1 vez/dia é adequada.[821] Grande volume de distribuição e extensa ligação às proteínas (> 97%) à albumina em todas as espécies. A concentração máxima do fármaco nos tecidos de cães alimentados ocorre entre 4 e 12 h. A maior parte do posaconazol circulante consiste no composto original. Em todas as espécies de mamíferos estudadas, o fármaco é eliminado por glicuronidação e excreção biliar nas fezes, com excreção de < 15% da dose na urina. Algum fármaco é metabolizado no fígado a metabólitos inativos, que também podem ser detectados na urina de cães tratados.[304] Diferentemente de outras espécies, não foi constatada nenhuma circulação êntero-hepática do posaconazol em cães. A informação sobre a sua penetração no SNC é limitada; todavia, o fármaco tem sido usado com sucesso em seres humanos no tratamento de algumas doenças fúngicas do SNC.

ESPECTRO. Amplo espectro de atividade antifúngica contra a maioria das leveduras patogênicas (p. ex., *Candida*) e alguns fungos filamentosos, incluindo *Aspergillus* spp., *Fusarium* spp. e zigomicetos. Eficaz em infecções laboratoriais experimentais de modelos de coelhos e murinos de aspergilose invasiva. Mais ativo *in vitro* contra *Malassezia pachydermatis* isolada de cães do que o CLOTRIMAZOL, o miconazol e a nistatina.[119] Além disso, o posaconazol e um derivado, o albaconazol, apresentam atividade contra *Trypanosoma cruzi*.[416]

INDICAÇÕES. Infecções fúngicas sistêmicas por fungos filamentosos ou leveduriformes em que não houve resposta aos antifúngicos usados mais rotineiramente. O posaconazol tem sido usado com sucesso associado a cirurgia para tratar a osteomielite orbitária por *Aspergillus fumigatus* em um gato que previamente não foi controlado pelo ITRACONAZOL e anfotericina B parenteral.[748] Cinco meses de tratamento foram bem-sucedidos para eliminar a infecção SC nasal por *Mucor* sp. em um gato.[1284]

USOS APROVADOS. Seres humanos: para profilaxia das infecções por *Aspergillus* e *Candida* em pacientes imunocomprometidos.

CONTRAINDICAÇÕES. Deve ser evitado em pacientes com comprometimento da função hepática, hiperbilirrubinemia ou nos casos em que há necessidade de coadministração de fármacos que interferem. O posaconazol deve ser usado com cautela em gatos, visto que esses animais apresentam uma conjugação diminuída com glicuronídio, em comparação com outras espécies, e não foram realizados estudos farmacocinéticos.

REAÇÕES ADVERSAS. Nos seres humanos, foi observada a ocorrência de febre, vômitos, diarreia e arritmias associadas ao prolongamento do intervalo QT. As anormalidades laboratoriais em cães aos quais foram administradas doses terapêuticas incluíram elevações da ALT, AST, FA e bilirrubina, bem como hipopotassemia, trombocitopenia e anemia. Durante estudos toxicológicos, a administração de altas doses a cães (45 a 90 mg/kg/dia), durante 1 mês, resultou em aumento do intervalo QT, reversão das ondas T, depressão do ponto STj, ondas T negativas profundas e aumento da amplitude da onda U. Esses efeitos eletrocardiográficos foram reversíveis em até 8 semanas após a interrupção do tratamento. Foi também observada diminuição moderada dos níveis séricos de potássio durante o período correspondente de tratamento. Em outros estudos, cães foram tratados com doses de até 30 mg/kg durante 1 ano. Foi observada a vacuolização subclínica das células do sistema fagocitário mononuclear nos pulmões, no baço, no timo, nos linfonodos e no fígado. Foi constatada a ocorrência de coagulopatia aguda, associada ao aumento do fator de von Willebrand plasmático, em cães depois de 1 e 6 meses de tratamento. Foi também observada hiperplasia corticossuprarrenal. Em cães depois de 6 e 12 meses de tratamento, foi observada a ocorrência de vacuolização subclínica de neurônios no SNC e no plexo de Auerbach do intestino, bem como edema axônico no cérebro e na medula espinal. Ocorreram eritema e prurido da face e pavilhão da orelha em um gato.[748]

INTERAÇÕES. Como substrato do citocromo P450, o posaconazol interage com o metabolismo de outros fármacos, como RIFAMPICINA, quinidina, cisaprida, tacrolimo e ciclosporina. Os fármacos que inibem essas enzimas, como a quinidina, podem aumentar os níveis séricos de posaconazol.

Disponibilidade	Tipo	Apresentações
Seres humanos	Suspensão oral	40 mg/ml

MANIPULAÇÃO. Não há necessidade de nenhuma reconstituição ou refrigeração.

ADMINISTRAÇÃO. Administrar a suspensão com uma refeição completa. As provas de função hepática, a existência de inflamação ou necrose e outros parâmetros laboratoriais devem ser monitorados antes e durante o ciclo de tratamento.

Indicações	Dose (mg/kg)	Via	Intervalo (h)	Duração (dias)
CÃES[a]	5 a 10	VO	12 a 24	Quando necessário
GATOS[b]	2,5 a 3,75	VO	12	Quando necessário
	5,0	VO	24	Quando necessário

[a]Referências 607, 821.
[b]Em um relato,[748] o tratamento da infecção orbitária por *Aspergillus fumigatus* teve duração de 16 semanas. Para informações adicionais, ver as Referências 61, 1284. A hepatotoxicidade tem menos probabilidade de ocorrer com a dose de 5 mg/kg, administrada a cada 24 h, do que com a dose de 2,5 a 3,75 mg/kg administrada a cada 12 h.[604]

OUTRAS POSOLOGIAS. Aspergilose sinonasal e sinoorbitária, Tabela 62.2; infecções fúngicas diversas, Tabela 65.2.

INFORMAÇÃO PARA DISPENSAÇÃO. Essa medicação nunca deve se administrada com refeição completa.

Pradofloxacino

CLASSE. Quinolona.

AÇÃO. Bactericida; inibe a DNA girase bacteriana.

MAIS INFORMAÇÕES. Ver ENROFLOXACINO, MARBOFLOXACINO, DIFLOXACINO; ORBIFLOXACINO; Capítulo 30, Tabelas 30.11, 30.12 e 30.13; Referências 273, 446, 664, 761, 799, 929, 1012, 1046, 1070, 1087.

FARMACOCINÉTICA. É rapidamente absorvido e distribuído por todos os compartimentos corporais. Nos cães, a sua biodisponibilidade de 100%, independentemente da dose ou da formulação, resulta em pico da concentração sérica de 1,6 μg/ml depois de 2 h. Nos gatos, a biodisponibilidade de 70% para os comprimidos e de 60% para a suspensão VO resulta em pico das concentrações séricas de 1,2 μg/ml em 0,5 h e pico de 2,1 μg/ml em 1 h. As concentrações séricas aumentam de modo linear com a dose; todavia, ocorre redução da biodisponibilidade quando o fármaco é coadministrado com alimentos. Nos cães, a concentração na pele alcança até 7 vezes a concentração sérica. A ligação às proteínas plasmáticas *in vitro* é de 35% nos cães e de 30% nos gatos. O fármaco é conjugado com ácidos glicurônico até 50% nos gatos, e, em cães, ocorrem quantidades muito pequenas de produtos de hidroxilação. Nos cães cerca de 40% da dose são excretados na urina, sendo aproximadamente 85% eliminados em até 24 h em sua forma inalterada ou como fármaco conjugado com glicuronídio. Nos gatos, cerca de 10% do fármaco são excretados pelos rins, e até 70% são recuperados na urina em 24 h de modo inalterado ou como fármaco conjugado com glicuronídio. A meia-vida de eliminação plasmática nos gatos é de < 8 h com comprimidos e de 7 h com a suspensão VO.

ESPECTRO. Bactérias gram-negativas e algumas bactérias gram-positivas. Podem ser necessárias doses mais altas para tratar de forma eficaz algumas infecções por bactérias gram-positivas. *Micoplasmas:* menos eficaz contra anaeróbios; todavia, entre as quinolonas de terceira geração, o pradofloxacino é o que apresenta maior atividade nesse aspecto.[1046,1087] Tem eficácia *in vitro* contra micobactérias de crescimento rápido (ver Capítulo 48). Ver ENROFLOXACINO.

INDICAÇÕES. Em cães: infecções de feridas causadas por bactérias sensíveis, como cepas de *Staphylococcus pseudintermedius*, piodermite superficial e profunda causado por cepas sensíveis de *S. pseudintermedius* e ITU agudas causadas por bactérias sensíveis, como cepas de *Escherichia coli* e *S. pseudintermedius*. O tratamento de acompanhamento para infecções por *Mycoplasma* hemotrópico se a DOXICICLINA não for eficaz.[273] Como tratamento adjuvante da terapia periodontal mecânica ou cirúrgica no tratamento de infecções da gengiva e tecidos periodontais causadas por bactérias sensíveis, como cepas de microrganismos anaeróbicos (p. ex., *Porphyromonas* spp. e *Prevotella* spp.).[1087] **Em gatos:** infecções agudas das vias respiratórias superiores causadas por bactérias sensíveis, como cepas de *Pasteurella multocida*, *E. coli* e *S. pseudintermedius*. Para o tratamento de infecções de feridas e abscessos causados por cepas sensíveis de *P. multocida* e *S. pseudintermedius*. O pradofloxacino foi tão eficaz quanto a DOXICICLINA no tratamento de gatos com infecções das vias respiratórias por *Mycoplasma* spp.; entretanto, não é tão eficaz quanto a doxiciclina para o tratamento das infecções por *Chlamydophila felis*.[446,1012]

CONTRAINDICAÇÕES. Animais jovens em crescimento. A segurança durante a prenhez e em caninos reprodutores não foi estabelecida.

REAÇÕES ADVERSAS. As doses IV altas (10 a 30 mg/kg) podem alterar a frequência cardíaca e a resistência periférica, com aumento da resistência pulmonar como suspeita de reação pseudoalérgica. Prolongamento do intervalo QT e aumento da altura da onda T.[303] Resulta em liberação de histamina, que ocorre com a maioria das quinolonas. Esses efeitos tóxicos não têm importância com a administração VO. Gatos jovens toleraram a exposição a uma única dose VO de 100 mg/kg. Nos cães, a mesma dose alta não afetou a função renal; todavia, um animal apresentou sobrecarga de sua capacidade excretora para o fármaco. Doses repetidas administradas a cães jovens (< 6 meses) durante 2 semanas, de 44 mg/kg, e durante 13 semanas, 15 mg/kg, provocaram lesões da cartilagem articular com níveis acima de 4 mg/kg/dia. Em gatos de 6 semanas de vida, foi constatado que a administração de 25 mg/kg durante 3 semanas constitui um esquema posológico suficiente não associado a qualquer lesão. O pradofloxacino, na dose 6 a 10 vezes a recomendada, não teve nenhum efeito tóxico sobre a retina de gatos.[761] Ver também ENROFLOXACINO.

INTERAÇÕES. Ver também ENROFLOXACINO. Compostos como sucralfato, antiácidos e multivitaminas, que contêm cátions divalentes e trivalentes (Fe, Al, Ca, Mg ou Zn), podem interferir na absorção do pradofloxacino.

Disponibilidade	Tipo	Apresentações
Veterinária (*cães e gatos*)	Comprimidos (com ranhura)	15 mg, 60 mg, 120 mg
	Solução de 15 e 30 ml	Concentração de 2,5%

MANIPULAÇÃO. Conservar os comprimidos e a suspensão à temperatura controlada de 2 a 30°C.

ADMINISTRAÇÃO. Para a duração do tratamento, ver informação posológica na tabela. O efeito da alimentação pode consistir em redução da absorção.

Indicações	Dose[a] (mg/kg)	Via	Intervalo (h)	Duração (dias)
CÃES				
ITU agudas	3,0	VO	24	7 a 21
Infecções de feridas ou sistêmicas, periodontite	3,0 a 5,0	VO	24	7[b]
Piodermite superficial	3,0	VO	24	14 a 21[b]
Piodermite profunda	3,0 a 3,7	VO	24	14 a 35[c]
GATOS				
Infecções agudas das vias respiratórias superiores	3,0	Comprimidos	24	5
Infecções agudas das vias respiratórias superiores[d]	5,0	Susp. VO	24	5 a 42
Feridas por mordidas e traumáticas	5,0	Susp. VO	24	7
ITU	5,0	Susp. VO	24	11 a 30[e]
Infecção por *Mycoplasma haemofelis*	5,0	Susp. VO	24	14[f]

[a]Rotulagem de doses flexíveis.
[b]A duração máxima de 35 dias foi avaliada em ensaios clínicos de segurança laboratorial. Duração mais longa em ensaios clínicos.
[c]Cães foram tratados por 14 dias após remissão clínica, com duração média de 34 dias,[799] ou, em outro estudo,[929] faixa de 42 a 84 dias.
[d]Referências 446, 1070.
[e]Referência 664.
[f]Referência 273.

OUTRAS POSOLOGIAS. Clamidiose, Tabela 28.2; micoplasmose hemotrópica, Tabela 31.3; infecções por micoplasmas e formas em L, Tabela 32.2.

INFORMAÇÃO PARA DISPENSAÇÃO. Administrar a medicação sem alimentação, a não ser que ocorra vômito. Nunca administrar antiácidos ou protetores GI no período de 2 h após a medicação.

Propionibacterium acnes | *Corynebacterium parvum*

CLASSE. Produto bacteriano, células bacterianas mortas.

AÇÃO. Estimula a ativação dos macrófagos, resultando na liberação de várias citocinas. Imunoestimulante.

MAIS INFORMAÇÕES. Ver Capítulo 2; Referências 72, 649.

ESPECTRO. Antiviral e imunoestimulante. Estimula os fagócitos mononucleares, resultando na liberação de interleucinas (IL-1, IL-6), fator de necrose tumoral.

INDICAÇÕES. Piodermite estafilocócica canina, infecção por FeLV, infecção por herpes-vírus felino. Ajuda na obtenção de remissão clínica ou melhora da piodermite em cães. Pode aumentar a hematopoese em gatos FeLV-positivos porém não altera o estado virêmico. Ver o Capítulo 2 para mais detalhes dos estudos clínicos realizados.

CONTRAINDICAÇÕES. Linfoma ou leucemia caninos com comprometimento do SNC ou animais que recebem glicocorticoides concomitantes.

REAÇÕES ADVERSAS. Febre, calafrios, letargia até 24 h após a administração. Ocorrem dor e edema localizados se houver extravasamento IV. Foi relatada a ocorrência de glomerulonefrite proliferativa e hepatite crônica ativa com cirrose em um cão.[639]

INTERAÇÕES. Não é recomendado para animais tratados concomitantemente com glicocorticoides. Recomenda-se o tratamento antibacteriano concomitante.

Disponibilidade	Tipo	Apresentações
Veterinária	Solução para injeção 0,4 mg/mℓ (em etanol)	Frascos de 5 mℓ
	Solução para injeção 0,4 mg (em etanol)	Frascos de 5 e 50 mℓ

MANIPULAÇÃO. Os frascos fechados são conservados à temperatura ambiente (20 a 25°C). Manter refrigerado (2 a 8°C) uma vez aberto.

ADMINISTRAÇÃO. IV ou IP. Foi também aplicada uma injeção intralesional direta em tumores. A ausência de melhora depois de 12 semanas indica que o tratamento é ineficaz e deve ser interrompido. Alguns administram uma injeção por mês para manter a remissão da piodermite.

Indicações/ Peso corporal	Dose (mℓ)	Via	Intervalo	Duração (semanas)
CÃES				
Piodermite[a]				
7 kg	0,250	IV, IP	Duas vezes por semana	2[b]
7 a 20 kg	0,50	IV, IP	Duas vezes por semana	2[b]
20 a 34 kg	1,00	IV, IP	Duas vezes por semana	2[b]
>34 kg	2,00	IV, IP	Duas vezes por semana	2[b]
GATOS				
Antiviral				
2,2 kg	0,25	IV, IP	Duas vezes por semana	2[b]
4,5 kg	0,50	IV, IP	Duas vezes por semana	2[c]

[a]A dose máxima para qualquer cão é de 2,0 mℓ. Alguns protocolos sugerem uma faixa posológica de 0,1 a 0,8 mℓ/cão, com base no peso.
[b]Uma vez/semana posteriormente, até a obtenção de remissão, e uma vez por mês posteriormente para manter a melhora clínica.
[c]Uma vez/semana posteriormente durante 3 semanas e uma vez por mês durante 2 meses, para o total de nove injeções. Alguns protocolos para FeLV sugerem acompanhamento com injeções 1 vez/semana, durante 20 semanas ou mais quando necessário. Outros protocolos sugerem acompanhamento 1 vez/semana até obter a remissão clínica e, em seguida, uma vez por mês.

OUTRAS POSOLOGIAS. Nenhuma.

Proteína A estafilocócica

CLASSE. Extrato bacteriano, reagente de ligação da IgG usado pela sua afinidade para purificar misturas de IG.

AÇÃO. Imunoestimulante; ativa a síntese de anticorpos, a indução de interferona, os linfócitos; liga-se a imunocomplexos. Liga-se à porção Fc dos anticorpos (da classe IgG) por mecanismo não imune, sem alterar a ligação do antígeno. Em geral, a reação não é específica da espécie.

MAIS INFORMAÇÕES. Ver Capítulo 2; Capítulo 11; Referências 121, 583, 667, 735, 1244.

FARMACOCINÉTICA. Desconhecida.

INDICAÇÕES. Gatos com viremia por FeLV que apresentam sinais clínicos causados por imunossupressão. Ver o Capítulo 2 para a descrição dos estudos clínicos pertinentes.

USOS APROVADOS. Produto químico de grau reagente apenas para fins experimentais. Não é terapia de uso rotineiro.

CONTRAINDICAÇÕES. Hipersensibilidade prévia ao composto ou a compostos estreitamente relacionados.

REAÇÕES ADVERSAS. Anafilaxia, peritonite de baixo grau.

INTERAÇÕES. Nenhuma.

Disponibilidade[a]	Tipo	Apresentações
Reagente químico	Pó liofilizado[b]	5 mg

[a]Produto químico de grau reagente; recomendado para preparação por farmácia de manipulação licenciada.
[b]O pó é reconstituído para uma solução ativa de 3 m*l*. Outra diluição é descrita em Manipulação.

MANIPULAÇÃO. O uso de materiais de grau reagente deve ser feito por uma farmácia de manipulação licenciada. O pó é reconstituído de acordo com as recomendações do fabricante em água estéril, utilizando técnica estéril. A solução assim obtida é filtrada através de um filtro de 0,3 μm e acrescentada a 500 m*l* de soro fisiológico estéril para obter uma concentração de 10 μg/m*l*. Esta é congelada (–20°C) em alíquotas de 5 m*l*, que podem permanecer congeladas por vários anos. A solução não deve ser novamente congelada após ser descongelada, e deve-se evitar o uso de congeladores de autodegelo com ciclos de congelamento-degelo.

ADMINISTRAÇÃO. Cortar o pelo da parede abdominal, escovar para remover as bactérias da superfície com detergente. Administrar injeção IP.

Indicações (*Gatos*)	Dose	Via	Intervalo	Duração (semanas)
Leucemia felina	10 μg/kg	IP	Duas vezes por semana	10[a]

[a]Em seguida, uma vez por mês durante toda vida do animal.

OUTRAS POSOLOGIAS. Nenhuma.

Proteína C ativada

Ver ALFADROTRECOGINA.

Quinupristina-dalfopristina

CLASSE. Estreptograminas. Combinadas na razão de 30:70 (p/p). Os dois componentes atuam de modo sinérgico.

AÇÃO. Contra a síntese de proteína ribossômica 50S bacteriana.

MAIS INFORMAÇÕES. Ver *Estreptograminas* e *oxazolidinonas*, no Capítulo 30.

FARMACOCINÉTICA. Após administração parenteral a seres humanos e roedores, os fármacos são metabolizados no fígado e excretados predominantemente pela bile no intestino.

ESPECTRO. Gram-positivos: estafilococos resistentes à meticilina e enterococos resistentes à vancomicina, alguns estreptococos resistentes às penicilinas, pequena atividade contra *Enterococcus faecalis*, porém boa atividade contra *Enterococcus faecium*. Por esse motivo, é importante diferenciar as espécies de enterococos. **Gram-negativos:** *Moraxella, Legionella, Neisseria*. **Anaeróbios:** *Clostridium perfrigens*. **Outros:** *Mycoplasma, Toxoplasma gondii*.

INDICAÇÕES. Bacteriemia, bacteriemia hospitalar relacionada com cateter ou endocardite valvar causada por bactérias gram-positivas resistentes a betalactâmicos ou à vancomicina. Infecções cutâneas complicadas, causadas por microrganismos gram-positivos resistentes. Como esse fármaco é reservado para tratamento restrito em seres humanos com infecções por bactérias gram-positivas altamente resistentes, *seu uso em cães ou gatos é desencorajado*.

CONTRAINDICAÇÕES. Redução da depuração do fármaco em caso de disfunção hepática; todavia, não há necessidade de ajuste se houver comprometimento renal.

REAÇÕES ADVERSAS. Podem ocorrer dor, inflamação, edema e tromboflebite no local de infusão IV. Artralgia ocasional, mialgia e hiperbilirrubinemia.

INTERAÇÕES. Metabolizadas pelo citocromo P450 3A4. Inibidores potentes da CYP3A4; devem ser usadas com cautela em pacientes que tomam fármacos que são substratos da 3A4. Resultam em aumento das concentrações séricas de fármacos como nifedipino, midazolam e ciclosporina. Para cobertura mais ampla, podem ser administradas simultaneamente com antimicrobianos com espectro para microrganismos gram-negativos, como AZTREONAM, CEFOTAXIMA SÓDICA, CLORIDRATO DE CIPROFLOXACINO e GENTAMICINA contra Enterobacteriaceae e *Pseudomonas*.

Disponibilidade	Tipo	Apresentações
Seres humanos	Solução IV	500 mg (150 mg Q: 350 mg D)

Q, Quinupristina; *D*, dalfopristina.

MANIPULAÇÃO. Ter cautela para assegurar que o fármaco seja administrado por via IV. Nunca misturar com soro fisiológico, heparina ou outros fármacos. Usar apenas glicose a 5% ou água estéril para reconstituição e glicose a 5% para infusões. Se houver desenvolvimento de flebite, a dose deve ser mais diluída para a próxima infusão.

ADMINISTRAÇÃO. Administrada por via IV durante o período de 1 h, iniciando a cada 8 h. Deve ser infundida através de uma linha central para evitar a irritação vascular ou perivascular.

Indicações (*Seres humanos*)	Dose (mg/kg)[a]	Via	Intervalo (h)	Duração (dias)
Bacteriemia enterocócica	7,5	IV	8	Quando necessário
Infecções cutâneas complicadas	7,5	IV	12	Quando necessário

[a]Extrapolada das doses humanas. Seu uso não é recomendado para cães e gatos, ver Indicações.

OUTRAS POSOLOGIAS. Nenhuma.

Ribavirina

CLASSE. Análogo nucleosídico (guanosina).

AÇÃO. Antiviral; análogo nucleosídico que interfere na síntese do DNA e mRNA. Inibe os retrovírus; entretanto, diferentemente de outros fármacos antirretrovirais, possibilita a síntese de DNA, porém impede a formação de proteínas virais ao interferir no capeamento do mRNA viral. Tem atividade anticelular fraca.

MAIS INFORMAÇÕES. Ver *Ribavirina*, no Capítulo 2, Tabela 2.1; Referências 1238, 1239 e 1247.

FARMACOCINÉTICA. Os eritrócitos sequestram grandes quantidades do fármaco.[909,1238] Atravessa a barreira hematencefálica, concentração no LCS de 50 a 100% em comparação com os níveis sanguíneos.

ESPECTRO. Virustático contra vírus de DNA e de RNA, incluindo herpes-vírus, ortomixovírus, poxvírus, paramixovírus, vírus influenza, arenavírus, bunyavírus, hantavírus e vírus da imunodeficiência. Também VPIF,[55,1242] CPIV, CVF. Não tem sido tão eficaz contra o FCV *in vivo* quando sugerido por estudos realizados *in vitro*.

INDICAÇÕES. Seres humanos: tratamento com aerossol em lactentes com infecção pelo vírus sincicial respiratório. Administração IV ou VO a adultos com influenza A ou febre hemorrágica aguda, para encefalomielite transmitida por artrópodes. Não é recomendada para infecção por coronavírus em gatos, em virtude de sua pouca eficácia seja na forma aquosa ou encapsulada lipossômica.[1239] Os efeitos colaterais limitam o uso sistêmico da ribavirina em cães e gatos; todavia, pode-se considerar o uso de aerossol para infecções respiratórias, como nos seres humanos.

USOS APROVADOS. Seres humanos para a infecção pelo vírus sincicial respiratório.

CONTRAINDICAÇÕES. Anemia preexistente, leucopenia, trombocitopenia, gravidez.

REAÇÕES ADVERSAS. Tóxica para gatos quando usada isoladamente, em doses terapêuticas ou mais altas (22 ou 44 mg/kg).[1238] Mesmo a administração de doses baixas (11 mg/kg) foi associada à ocorrência de hemólise devido ao sequestro dos eritócitos. Diarreia; mielotoxicidade (hipoplasia megacariocítica, aumento da proporção mieloide-eritroide, anemia arregenerativa, leucopenia, trombocitopenia); aumento das atividades da ALT, FA e CK no sangue; enterite; vacuolização ou necrose hepatocelular; fetotoxicidade, teratogênese; hemorragia GI; ulceração. Gatos tratados para infecção pelo CVF apresentaram maior gravidade da doença, depressão da medula óssea, perda de peso, elevação das enzimas hepáticas, icterícia. Filhotes de gatos tratados para a infecção por coronavírus tiveram hemorragias multifocais pronunciadas em todos os tecidos corporais.[1238] Nenhuma dessas anormalidades foi observada em cães da raça Beagle aos quais foram administrados 60 mg/kg de ribavirina durante 2 semanas, apesar do desenvolvimento de anemia arregenerativa em seres humanos e outros animais tratados com doses semelhantes.

INTERAÇÕES. Para gatos, usar doses menores associadas à INTERFERONA-α. A ribavirina antagoniza as ações da ZIDOVUDINA (AZT) por meio da inibição da timidina quinase, de modo que a AZT não é fosforilada.

Disponibilidade	Tipo	Apresentações
Seres humanos	Pó para reconstituição para aerossol	6 g
	Cápsulas e comprimidos, orais	Múltiplas concentrações

MANIPULAÇÃO. Os frascos de pó são conservados em local seco, à temperatura ambiente (20 a 25°C). Não deve ser misturada com nenhum outro fármaco. Solubilizar o fármaco com água estéril até a concentração final de 20 mg/mℓ. O fármaco reconstituído é estável por 24 h a 20 a 30°C.

ADMINISTRAÇÃO. Aerossol: diluir no reservatório e nebulizar por um gerador de aerossóis de pequenas partículas. Administrar por meio de máscara facial, respirador, capacete de oxigenação. Infelizmente, os aerossóis podem vazar e ser inalados pelo profissional de saúde. **IV:** a toxicidade relativa e a dose foram reduzidas por meio de incorporação do fármaco em lipossomas e sua administração em doses baixas (5 mg/kg IV); todavia, o fármaco encapsulado em lipossomas foi menos eficaz e alcançou concentrações terapêuticas mais baixas do que a ribavirina livre no tratamento de gatos infectados por coronavírus.[1239]

Indicações	Dose (mg/kg)	Via	Intervalo (h)	Duração (dias)
GATOS				
Infecções sistêmicas, virais	11	VO, IM, IV	24	7
SERES HUMANOS (crianças)	2,5	VO	6	7

OUTRAS POSOLOGIAS. Nenhuma.

INFORMAÇÃO PARA DISPENSAÇÃO. Pode ser administrada por via oral colocando o pó em cápsulas de gelatina.

Rifampicina

CLASSE. Ansamicina.

AÇÃO. Liga-se à RNA polimerase dependente de DNA bacteriana e a inativa, porém não afeta as células de mamíferos.

MAIS INFORMAÇÕES. Semelhante à rifabutina; ver Capítulo 30; Tabela 55.3.

FARMACOCINÉTICA. Absorção rápida e quase completa pelo trato GI. A existência de alimento no estômago reduz a velocidade e a extensão de sua absorção. Alta lipossolubilidade, penetra na maioria dos tecidos, incluindo o SNC. Penetra nas células, incluindo fagócitos, e nos microrganismos em espaços cavitários extracelulares ou lesões caseosas, alcançando concentrações terapêuticas em tecidos com abscessos e secreções. Metabolizada no fígado; os metabólitos ativos são excretados na urina (30%) e na bile (70%), aparecendo na urina na forma do fármaco inalterado e metabolizado.

ESPECTRO. Gram-positivos: estafilococos, *Rhodococcus*, **Gram-negativos:** *Bartonella, Brucella.* **Outros:** *Neisseria, Haemophilus, Mycobacterium.* Antiviral (adenovírus, poxvírus) e anticlamídia em doses muito altas. Algumas micobactérias resistentes à rifampicina podem ser sensíveis à rifabutina.

INDICAÇÕES. Ocorre rápido desenvolvimento de resistência. Deve ser sempre associada a outros fármacos para melhorar a eficácia e dificultar o desenvolvimento de resistência. Piodermite refratária crônica, abscessos bacterianos ou granulomas. Infecções estafilocócicas resistentes em locais difíceis: osteomielite, endocardite, infecções do SNC, infecção de implantes protéticos, rodococose, infecções micobacterianas granulomatosas, brucelose, infecção por clamídias. Pode facilitar a penetração de outros agentes antimicrobianos, como ANFOTERICINA B OU FLUCITOSINA nas infecções fúngicas e ISONIAZIDA na tuberculose. Facilita o metabolismo e a excreção urinária de ácidos biliares, reduzindo as substâncias pruritogênicas.

USOS APROVADOS. Micobacteriose humana e meningite por *Neisseria*.

CONTRAINDICAÇÕES. Reduzir a dose na disfunção hepática ou na obstrução biliar. A rifampicina induz o seu próprio metabolismo acelerado e excreção. Na gravidez pode causar teratogênese em animais de laboratório.

REAÇÕES ADVERSAS. Hepatotoxicidade: usar doses mais baixas; vômitos, elevação das enzimas hepáticas, icterícia, anemia hemolítica, trombocitopenia. O fármaco pode conferir coloração laranja-avermelhada a urina, fezes, saliva e lágrimas. Distúrbios do SNC. Doses mais altas (≥ 15 mg/kg VO diariamente) têm mais tendência a estar associadas a efeitos colaterais, como hepatotoxicidade, e devem ser evitadas. Alguns gatos apresentaram eritema, particularmente do pavilhão da orelha, prurido, dispneia e angústia respiratória em consequência de anafilaxia, que pode exigir a administração de epinefrina diluída e glicocorticoides. O tratamento prévio com anti-histamínicos e a redução da dose têm sido benéficos para reduzir essa reação adversa.

INTERAÇÕES. Acelera o metabolismo e pode reduzir a eficiência de fármacos metabolizados por enzimas microssômicas: glicocorticoides, glicosídios cardíacos, sulfonilureias, benzodiazepínicos, CLORANFENICOL, DOXICICLINA, digitoxina, CETOCONAZOL, teofilina, barbitúricos, verapamil. Hepatotoxicidade aumentada quando administrada com isoniazida ou halotano. Inibe os ensaios para determinação dos níveis séricos de vitamina B$_{12}$ e folato.

Disponibilidade	Tipo	Apresentações
Seres humanos	Cápsulas orais	150 mg, 300 mg
	Pó para injeção	600 mg

MANIPULAÇÃO. Conservar à temperatura ambiente (20 a 25°C) em recipientes resistentes à umidade e luz. Pó para injeção para reconstituição com água estéril. A estabilidade é melhor em glicose a 5%. Após reconstituição, pode ser conservada durante 4 semanas à temperatura ambiente ou refrigerada (2 a 8°C). Para preparar a suspensão VO (10 mg/mℓ), misturar o conteúdo de 4 cápsulas de 300 mg com xarope simples e completar para 120 mℓ com xarope. Manter refrigerada, estável por 4 semanas. Pode ser necessário reformular em cápsulas de doses menores para gatos pela adição de amido de milho e sua colocação em novas cápsulas. As farmácias de manipulação podem produzir formulações de doses ótimas.

ADMINISTRAÇÃO. O alimento interfere na absorção da rifampicina; administrar ao animal em jejum 1 h antes ou 2 h depois das refeições. *Administrar sempre associada a* pelo menos mais um outro fármaco para o tratamento das infecções por micobactérias ou outras infecções intracelulares persistentes.

Indicações	Dose (mg/kg)	Via	Intervalo (h)	Duração (dias)
CÃES				
Piodermite	10	VO	24	Quando necessário
Micobacteriose[a]	10 a 15	VO	24	Quando necessário
Brucelose	5 a 10	VO	24	Quando necessário[b]
Bacteriemia sistêmica[a,c]	10	IV, IM	12	Quando necessário
GATOS				
Bartonelose, micobacteriose[d]	5 a 10	VO	24	14
Micobacteriose[a]	10 a 20	VO	24	Quando necessário[e]

[a]Doses acima de 10 mg/kg/dia têm sido associadas a risco aumentado de hepatotoxicidade, porém foram recomendadas para o tratamento de certas infecções micobacterianas (ver Capítulo 48).
[b]Para a brucelose, usar associada a DOXICICLINA e uma quinolona.[1202]
[c]Dose máxima de 8 mg/kg/dia se a função hepática estiver comprometida.
[d]Usar associada a DOXICICLINA para a bartonelose, ver Capítulo 52, e, para outros agentes antimicobacterianos, ver Capítulo 48.
[e]Referência 421.

OUTRAS POSOLOGIAS. Infecção por *Rhodococcus equi*. Tabela 33.4; brucelose, Tabela 38.2, actinomicose, Tabela 47.2; infecções por micobactérias de crescimento lento, Tabela 48.4; infecções micobacterianas lepromatosas, Tabela 48.6; infecção por granuloma leproide canino, Tabela 48.7; bartonelose felina (com DOXICICLINA), Tabela 52.2; bartonelose canina, Tabela 52.3; infecções do SNC, Tabela 91.5.

INFORMAÇÃO PARA DISPENSAÇÃO. Administrar ao animal em jejum. Pode causar coloração laranja-avermelhada inócua das secreções e excreções corporais.

Rifaximina

CLASSE. Antibacteriano semissintético não aminoglicosídio, derivado da rifamicina SV.

AÇÃO. Liga-se à subunidade β da RNA polimerase dependente de DNA bacteriana; inibe a síntese de RNA bacteriano.

MAIS INFORMAÇÕES. Ver *Agentes antibacterianos* em *Tratamento geral das infecções hepatobiliares*, no Capítulo 89, e RIFAMPICINA.

FARMACOCINÉTICA. O fármaco não sofre absorção sistêmica, porém permanece no trato GI após administração por via oral. Após tratamento de um cão com 25 mg/kg, não foi encontrado nenhum fármaco detectável no soro; entretanto, quando há inflamação ou ulceração da mucosa, a absorção é possível.[998]

ESPECTRO. *Escherichia coli* e outras bactérias que compõem a flora GI.

INDICAÇÕES. Para o controle da encefalopatia hepática manifesta ou diarreia causada por *E. coli* não invasiva.

CONTRAINDICAÇÕES. Prenhez; a superdosagem em animais resultou em defeitos fetais.

REAÇÕES ADVERSAS. Reações de hipersensibilidade, proliferação de *Clostridium difficile*. A superdosagem (> 100 mg/kg/dia) em cães clinicamente sadios durante 3 a 6 meses resultou em lipidose hepática, porém sem evidências clínicas ou outras evidências de hepatotoxicidade.

INTERAÇÕES. Não se espera a ocorrência de interações no uso clínico, visto que o fármaco não é absorvido.

Disponibilidade	Tipo	Apresentações
Seres humanos	Comprimidos	200 mg, 550 mg

MANIPULAÇÃO. Conservar à temperatura ambiente (20 a 25°C) e protegido da luz.

ADMINISTRAÇÃO. A rifaximina pode ser administrada com ou sem alimento.

Indicações (*Cães e gatos*)	Dose (mg/kg)	Via	Intervalo (h)	Duração (dias)
Encefalopatia hepática	Total de 550 mg	VO	12 a 24	Quando necessário

OUTRAS POSOLOGIAS. Limpeza intestinal no pré-operatório, Tabela 89.4.

Ronidazol

CLASSE. Nitroimidazol.

AÇÃO. Ver METRONIDAZOL.

MAIS INFORMAÇÕES. Ver TINIDAZOL, IPRONIDAZOL; Tabela 71.1; Referência 345.

FARMACOCINÉTICA. Não está disponível para gatos; todavia, em outras espécies, o fármaco é prontamente absorvido após administração VO e é rapidamente metabolizado e excretado na urina e nas fezes.

ESPECTRO. *Tritrichomonas*.

INDICAÇÕES. Estudos preliminares demonstraram a eficiência do ronidazol contra a infecção por *Tritrichomonas foetus* em gatos. Nas doses recomendadas, o fármaco foi eficaz para eliminar a infecção de gatos, com base na PCR, com resolução clínica da diarreia. Pouca ou nenhuma melhora, nem a eliminação da infecção foram observadas em gatos tratados com doses mais baixas ou placebo, respectivamente. Ligeiramente mais eficaz *in vitro* do que o METRONIDAZOL ou a FURAZOLIDONA.[555]

CONTRAINDICAÇÕES. Prenhez.

REAÇÕES ADVERSAS. Pode causar neurotoxicidade semelhante ao METRONIDAZOL em gatos.[954] Foram observados sinais do SNC, incluindo ataxia, incoordenação, alterações do comportamento, hiperestesia e tremores, durante o tratamento com doses que variaram entre 40 e 54 mg/kg/dia. Os sinais desapareceram gradualmente com a interrupção do tratamento. Houve suspeita da associação entre o fármaco e as manifestações neurológicas. É possível a ocorrência de mutagênese. Em cães, doses de 50 a 200 mg/kg, diariamente durante 5 dias de cada semana, resultaram em convulsões, tremores, ataxia, taquicardia e respiração superficial lenta.[524,954] Foram observados sinais tóxicos com doses mais altas no período de 1 a 2 semanas de tratamento com doses mais altas e no período de 5 a 8 semanas com 50 mg/kg. Doses mais baixas de ≥ 20 mg/kg/dia por períodos extensos (1 a 2 anos) produzem lesões do SNC. Pode ser necessária a administração de diazepam para o tratamento da toxicidade aguda, como no caso do METRONIDAZOL.[307]

INTERAÇÕES. Ver METRONIDAZOL.

Disponibilidade[a]	Tipo	Apresentações
Veterinária	Aditivo de ração/água para tricomoníase em aves	Sachês de 200 mg

[a]Não está comercialmente disponível nem aprovado para uso em cães nos EUA. O ronidazol de grau químico de alta pureza tem sido manipulado em cápsulas por farmácias de manipulação.

MANIPULAÇÃO. Conservar à temperatura ambiente (20 a 25°C) e protegido da luz.

ADMINISTRAÇÃO. Misturar a quantidade em alimento ou colocar em cápsulas de gelatina para administração.

Indicações (*Gatos*)	Dose	Via	Intervalo (h)	Duração (dias)
Infecção por *Tritrichomonas foetus*[a]	30 a 50	VO	12	10 a 14

[a]Doses de 10 mg/kg a cada 12 h, durante 10 dias, não foram tão eficazes quanto a dose mais alta apresentada aqui. Ocorreu recrudescência da infecção depois de 2 a 20 semanas, enquanto não foi observada a ocorrência de recidiva depois de 21 a 30 semanas de monitoramento após a dose mais alta listada. Todavia, as doses mais altas têm mais tendência a provocar toxicidade do SNC; ver Reações Adversas, anteriormente. Para outras informações, ver *Tratamento* em *Tricomoníase*, no Capítulo 77; ver também Referências 372 e 494.

OUTRAS POSOLOGIAS. Tricomoníase, Tabela 77.5.

Roxitromicina

CLASSE. Macrolídio, derivado da ERITROMICINA.

AÇÃO. Antibiótico bacteriostático, que interfere na síntese de proteínas das bactérias. Pode modular a inflamação ao inibir a produção do fator de necrose tumoral α e da interleucina-6 em cães.[655,656]

MAIS INFORMAÇÕES. Ver ERITROMICINA; Referência 628.

FARMACOCINÉTICA. A roxitromicina é rapidamente absorvida pelo trato GI após administração VO, com biodisponibilidade de 50%. É estável em ácido no estômago, sendo mais bem absorvida do que a ERITROMICINA. A alimentação aumenta a absorção do fármaco em cães. Concentrações elevadas no líquido pulmonar, prostático, tonsilar e pleural. Não penetra na saliva, no leite ou no LCS na ausência de inflamação. Excretada na bile na forma de metabólitos.[1311]

ESPECTRO. Ver ERITROMICINA para bactérias; coccídios, *Cryptosporidium*.

INDICAÇÕES. Infecções respiratórias, prostática, uretral.

CONTRAINDICAÇÕES. Reduzir a dose em caso de disfunção renal ou hepática.

REAÇÕES ADVERSAS. Ver ERITROMICINA.

INTERAÇÕES. Ver ERITROMICINA.

Disponibilidade[a]	Tipo	Apresentações
Seres humanos	Cápsulas	150 mg

[a]Não está disponível nos EUA.

Indicações (*Cães*)	Dose	Via	Intervalo (h)	Duração (dias)
Infecções de tecidos moles, respiratórias, urinárias	15 a 20 mg/kg[a]	VO	24	Quando necessário

[a]Referências 655, 656.

OUTRAS POSOLOGIAS. Coccidiose, Tabela 80.3.

INFORMAÇÃO PARA DISPENSAÇÃO. Pode ser administrada com alimentos.

Sargramostim | Fator estimulante de colônias de granulócitos e macrófagos ou fator de crescimento hematopoético, GM-CSF

CLASSE. Citocina, glicoproteína.

AÇÃO. Estimula os progenitores mieloides na medula óssea e os linfócitos T. Afeta tanto os monócitos periféricos quanto os macrófagos teciduais. Os macrófagos tratados exibem maior fagocitose de conídios e lesão das hifas de fungos. O GM-CSF administrado antes de glicocorticoides, bloqueou o efeito imunossupressor contra infecções por *Aspergillus* em camundongos. Pode atuar de modo sinérgico com o fator de necrose tumoral α em infecções murinas experimentais e infecções humanas clínicas.

MAIS INFORMAÇÕES. Ver Capítulo 2; Capítulo 56; Referências 31, 334, 343, 930.

FARMACOCINÉTICA. Nos seres humanos, após administração IV, o fármaco é detectado no soro em 3 a 6 h. Com injeção SC, foi detectado em até 6 h. A depuração foi a mesma, independentemente do uso de preparações liofilizadas ou líquidas.

INDICAÇÕES. Para estimular a produção e a função dos neutrófilos e dos monócitos. Em cães, para uso a curto prazo no tratamento da neutropenia em consequência de irradiação corporal total, infecções por parvovírus ou por *Ehrlichia* e administração de agentes mielossupressores. Os usos potenciais em gatos incluem leucopenias associadas ao vírus da panleucopenia felina, infecções por FIV ou FeLV, doença mieloproliferativa, tumores linfoides, anemias aplásicas. É mais apropriado para uso a curto prazo (≤ 21 dias) no tratamento da neutropenia causada por agentes infecciosos, quimioterapia ou irradiação corporal total. Neutropenia causada por toxinas (p. ex., agentes quimioterápicos para o câncer, estrogênios, CLORANFENICOL, TRIMETOPRIMA-SULFONAMIDAS) ou infecções (p. ex., erliquiose, infecções por parvovírus). Ver o Capítulo 2 para uma revisão dos estudos que utilizaram esse fármaco.

CONTRAINDICAÇÕES. Tratamento de mais de 3 semanas de duração.

REAÇÕES ADVERSAS. Desconforto ósseo ou esplenomegalia, reações alérgicas. O GM-CSF humano recombinante administrado em altas doses a cães (150 μg/kg) induz a produção de anticorpos no período de 10 a 12 dias de tratamento, que se acredita possam atenuar a leucocitose. Em gatos, a maioria dos animais tratados com rhGM-CSF apresentou aumentos semelhantes dos anticorpos com 35 dias de tratamento; todavia, não foi observada nenhuma atenuação da leucocitose.[31]

Disponibilidade	Tipo	Apresentações
Seres humanos	Pó para injeção, liofilizado Líquido	Frasco de 250 μg 500 μg/mℓ

MANIPULAÇÃO. O fármaco liofilizado é reconstituído com água estéril e usado imediatamente, visto que não tem nenhum conservante. Se for reconstituído com água bacteriostática (contendo álcool benzílico a 0,9%), pode ser conservado durante 20 dias. Se soluções novas e velhas conservadas forem misturadas, a duração da conservação antes da administração é de apenas 6 h. O frasco não deve ser congelado, nem exposto à luz solar. O líquido aberto e a solução reconstituída são conservados por refrigeração (2 a 8°C) durante 20 dias.

ADMINISTRAÇÃO. Pode ser administrado por via SC ou IV. Deve ser administrado juntamente com cuidados de suporte, como transfusão sanguínea concomitante se houver anemia concomitante ou trombocitopenia, ou agentes antibacterianos para a leucopenia. Para uso SC, não há necessidade de nenhuma diluição adicional. Para uso IV, o fármaco deve ser ainda diluído para 5 a 15 μg/mℓ, com adição de soro fisiológico a 0,9%. Acrescenta-se albumina (12 mg/mℓ) para evitar a absorção pelos plásticos quando o fármaco é diluído.

Indicações	Dose (μg/kg)	Via	Intervalo (h)	Duração (dias)
CÃES				
Neutropenia	150	SC	24	≤21
GATOS				
Neutropenia	5	SC	12	≤21

OUTRAS POSOLOGIAS. Infecção por FIV, Tabela 12.3.[31]

Serratia marcescens I Imunoestimulante

Ver Capítulo 2.

Soro antiendotoxina

CLASSE. Imunoglobulina.

AÇÃO. Neutraliza a endotoxina de microrganismos gram-negativos.

MAIS INFORMAÇÕES. Ver Capítulos 8, 36 e 100. Referências 258, 856.

FARMACOCINÉTICA. Penetra na circulação sistêmica no momento da infusão.

ESPECTRO. Soro endotoxina de *Salmonella tyhimurium* de origem equina.

INDICAÇÕES. Diarreia por parvovírus canino ou felino com sinais de sepse bacteriana, infecções por bactérias gram-negativas com endotoxemia. Ver os Capítulos 8, 9 e 36.

USOS APROVADOS. Endotoxemia por bactérias gram-negativas.

CONTRAINDICAÇÕES. Em animais com menos de 8 semanas de idade, utilizar apenas uma vez.

REAÇÕES ADVERSAS. Reações anafiláticas prováveis após administração repetida. Se ocorrer reação anafilactoide, administrar epinefrina. Não se indica uma segunda administração, visto que a evolução da doença é limitada.

INTERAÇÕES. Para tratamento adjuvante, ver o Capítulo 36.

Disponibilidade	Tipo	Apresentações
Veterinária	Antissoro de origem equina	Frascos de 50 mℓ

MANIPULAÇÃO. Quando refrigerado (2 a 8°C), o prazo de validade é de 36 meses. Usar ou descartar todo o conteúdo uma vez aberto.

ADMINISTRAÇÃO. Aquecer a solução refrigerada à temperatura ambiente (ou, de preferência, temperatura corporal) antes do uso. Administrado por via IV, diluir 1:1 com solução salina isotônica estéril ou solução de Ringer com lactato. Administrar apenas uma vez durante o período de pelo menos 30 min.

Indicações	Dose	Via	Intervalo (h)	Duração (dias)
CÃES E GATOS	4 a 8 mg/kg	IV	Uma vez	1

OUTRAS POSOLOGIAS. Nenhuma.

Sulfadiazina

CLASSE. Sulfonamida.

AÇÃO. Bacteriostática; inibe a síntese de ácido fólico das bactérias.

MAIS INFORMAÇÕES. Ver TRIMETOPRIMA-SULFONAMIDA; *Sulfonamidas*, no Capítulo 30, e Tabela 30.10.

FARMACOCINÉTICA. Absorção rápida após administração VO, absorção de 70 a 100% e distribuição pelos tecidos e líquidos corporais. São alcançados níveis terapêuticos no olho, no SNC, na pleura e na sinóvia. Penetra nos tecidos placentários e fetais. Metabolismo hepático por acetilação. Animais com deficiência de ácido pantotênico ou "aceladores lentos" podem correr risco aumentado de toxicidade ou acúmulo do fármaco. Os metabólitos e o fármaco ativo são excretados na urina. Os cristais são menos solúveis em urina ácida e com ingestão restrita de líquidos.

ESPECTRO. Gram-positivos: *Streptococcus, Staphylococcus, Nocardia.* **Gram-negativos:** *Klebsiella, Proteus, Escherichia, Shigella, Salmonella.* **Anaeróbios:** precário *in vivo.* **Outros:** *Pneumocystis,* Coccídios, *Toxoplasma.*

INDICAÇÕES. ITU, meningite, nocardiose, otite média-interna, toxoplasmose (com PIRIMETAMINA).

CONTRAINDICAÇÕES. Hipersensibilidade às sulfonamidas, diuréticos tiazídicos ou anestésicos locais que apresentam estrutura química semelhante. Evitar em caso de discrasias sanguíneas, insuficiência renal ou hepática.

REAÇÕES ADVERSAS. As doses altas ou a superdosagem podem causar sinais do SNC ou vômitos agudos e dor abdominal. Reações de hipersensibilidade (ver TRIMETOPRIMA-SULFONAMIDA). Irritação GI, erupções dermatológicas, polidipsia e poliúria, ceratoconjuntivite seca. Assemelha-se a: bociogênicos inibindo a produção de T_4; diuréticos causando polidipsia, poliúria; sulfonilureias causando hipoglicemia.

INTERAÇÕES. A administração crônica resulta em diminuição da síntese de hormônios tireóideos. Pode aumentar a atividade da varfarina, as concentrações de fenitoína, a atividade do tiopental, as concentrações de sulfonilureia em animais tratados. Aumenta a toxicidade do metotrexato, que também afeta o metabolismo do folato.

Disponibilidade	Tipo	Apresentações
Veterinária	Comprimidos	500 mg

MANIPULAÇÃO. Conservar em recipientes hermeticamente fechados à temperatura ambiente (20 a 25°C)

ADMINISTRAÇÃO. Administração 1 vez/dia apropriada para ITU; todavia, é necessária a administração 2 vezes/dia para manter os níveis sanguíneos e teciduais. Manter a hidratação e terapia líquida adequada, particularmente em gatos.

Indicações (*Cães e gatos*)	Dose (mg/kg)	Via	Intervalo (h)	Duração (dias)
Tecidos moles, ITU	50[a]	VO, IV	12	7 a 14

[a]Precedida de uma dose de ataque de 100 mg/kg administrada por VO ou IV.

OUTRAS POSOLOGIAS. Nenhuma. Ver também TRIMETOPRIMA-SULFONAMIDA para uso combinado em outras infecções.

INFORMAÇÃO PARA DISPENSAÇÃO. Observar a ocorrência de vômitos, diarreia, doença sistêmica ou redução da produção de lágrimas.

Sulfadimetoxina

CLASSE. Sulfonamida.

AÇÃO. Bacteriostática; inibe a síntese bacteriana de ácido fólico a partir do ácido para aminobenzoico. Antiprotozoário.

MAIS INFORMAÇÕES. Ver SULFADIAZINA; SULFONAMIDAS; Capítulo 30, Tabela 30.10.

FARMACOCINÉTICA. Ver também SULFADIAZINA. Absorvida rapidamente pelo trato GI. A alta ligação da sulfadimetoxina às proteínas plasmáticas possibilita níveis sanguíneos duradouros, excreção prolongada e maior intervalo entre as doses. Difunde-se particularmente em tecidos menos ácidos e naqueles que apresentam altas concentrações de leucócitos. No cão, como a sulfadimetoxina é excretada de modo inalterado, o potencial de nefrotoxicidade induzido pelo fármaco é baixo.

ESPECTRO. Gram-positivo: *Streptococcus, Staphylococcus.* **Gram-negativos:** *Klebsiella, Proteus, Escherichia, Shigella, Salmonella.* **Anaeróbios:** pequena atividade *in vivo.* **Outros:** Coccídios, alguma atividade contra *Cryptosporidium.* **Ineficaz:** vírus e *Rickettsia, Pseudomonas.*

INDICAÇÕES. Tratamento de infecções bacterianas respiratórias, entéricas, geniturinárias e dos tecidos moles. Coccidiose.

CONTRAINDICAÇÕES. Desidratação. Ver SULFADIAZINA.

REAÇÕES ADVERSAS. Poucas em cães, com ocorrência de diarreia em doses mais altas do que as terapêuticas. A injeção IM é muito dolorosa para ser prática. Nota: uma sulfonamida estreitamente relacionada, a sulfadinoxalina, usada como coccidiostático em aves domésticas,[151] apresenta efeitos adversos, causando deficiência dos fatores da coagulação dependentes da vitamina K, e não deve ser usada em cães ou gatos.

INTERAÇÕES. Diminuição da síntese de hormônios tireóideos com tratamento crônico (6 semanas). Ver SULFADIAZINA.

Disponibilidade	Tipo	Apresentações
Veterinária	Comprimidos (aprovados para cães e gatos)	125 mg, 250 mg, 500 mg
	Líquidos para injeção (aprovado para gatos, cães, cavalos, vacas)	400 mg/mℓ
	Suspensão oral (aprovada para cães e gatos)	250 mg/5 mℓ (125 mg/mℓ ou 12,5%)

MANIPULAÇÃO. Conservar o líquido injetável à temperatura ambiente (20 a 25°C). Se houver formação de cristais, dissolver por meio de aquecimento leve.

ADMINISTRAÇÃO. Líquido parenteral: IV ou SC para obter níveis sanguíneos rápidos ou para tratar o animal refratário, com anorexia e vômitos. A via IM é muito dolorosa e deve ser evitada. A suspensão VO tem sabor de creme. Os animais devem manter a ingestão adequada de água.

Indicações	Dose (mg/kg)	Via	Intervalo (h)	Duração (dias)
CÃES E GATOS				
Infecções sistêmicas, coccidiose	27,5[a]	IV, IM, VO	12	3 a 5
GATOS				
Coccidiose	50 a 60	VO	24	10
	27[a]	VO	12	Quando necessário[b]

[a]Administrar duas vezes essa dose no primeiro dia.
[b]Ou 48 h após a resolução dos sinais; o ciclo habitual para a coccidiose pode ser de 14 a 29 dias.

OUTRAS POSOLOGIAS. Coccidiose (com ormetoprima), Tabela 80.3; piodermite (com ormetoprima), Tabela 84.1. Para terapia de combinação, ver também TRIMETOPRIMA-SULFONAMIDA, ORMETO-

PRIMA-SULFONAMIDA e BAQUILOPRIMA-SULFONAMIDA para o tratamento de outras infecções.

INFORMAÇÃO PARA DISPENSAÇÃO. Certificar-se de que o animal tenha acesso a água o tempo todo.

Sulfassalazina | Salicilazossulfapiridina

CLASSE. Sulfonamida.

AÇÃO. Inibe a síntese bacteriana de ácido fólico quando associada ao ácido salicílico. Acredita-se que o componente salicilato da mesalamina seja a porção ativa, principalmente anti-inflamatória. Inibe a formação e a degradação de mediadores da inflamação, incluindo leucotrienos, prostaglandinas, tromboxanos, fator ativador das plaquetas, histamina e várias citocinas, incluindo a interleucina-1α e a IFN-γ.

MAIS INFORMAÇÕES. Ver *Sulfonamidas*, no Capítulo 30, e Tabela 30.10.

FARMACOCINÉTICA. Após administração VO, um terço da dose sofre absorção no intestino delgado. A sulfassalazina é apenas ativa quando os dois terços remanescentes passam para o cólon, onde é hidrolisada pela flora residente em mesalamina (ácido 5-aminossalicílico) e sulfapiridina; a maior parte desta última é absorvida e metabolizada. Dentro de 3 dias, 91% do fármaco e seus metabólitos são recuperados na urina.

INDICAÇÕES. Doenças inflamatórias do intestino grosso de cães e gatos.

CONTRAINDICAÇÕES. Hipersensibilidade prévia às sulfonamidas, obstrução intestinal ou urinária. Usar com cautela no tratamento de gatos, devido ao conteúdo de salicilato.

REAÇÕES ADVERSAS. Anorexia, vômitos, reações de hipersensibilidade. O uso de comprimidos de revestimento entérico pode aliviar os efeitos colaterais GI em gatos. Os sinais de SNC (ataxia, depressão), a polidipsia, poliúria; pode inibir o hormônio tireóideo e produzir aumento da tireoide (bócio). A hepatotoxicidade colestática pode causar icterícia. O fármaco também pode conferir uma coloração laranja-amarelada à urina ou à pele; redução da espermatogênese; ceratoconjuntivite seca. Anemia por deficiência de folato, particularmente em gatos que recebem tratamento prolongado. Por esse motivo, administra-se uma dose proporcionalmente menor aos gatos. Ver TRIMETOPRIMA-SULFONAMIDA.

INTERAÇÕES. Redução da síntese de hormônios tireóideos com uso crônico (tratamento de 5 a 6 semanas de duração).

Disponibilidade	Tipo	Apresentações
Seres humanos	Comprimidos ± revestimento entérico, ± liberação tardia	500 mg
	Suspensão oral	250 mg/5 mℓ

MANIPULAÇÃO. Os comprimidos devem ser conservados à temperatura ambiente (20 a 25°C). Agitar a suspensão VO antes do uso e refrigerar (2 a 8°C) após o uso; não conservar por mais de 14 dias após a reconstituição.

ADMINISTRAÇÃO. Administrar com alimento se o fármaco causar vômitos. Subdividir a dose ou administrar comprimidos de revestimento entérico ajudam a evitar a irritação GI.

Indicações	Dose (mg/kg)	Via	Intervalo (h)	Duração (dias)
CÃES				
Colite	20 a 40[a]	VO	12 a 48[b]	21[b]
GATOS				
Colite ou DII	10 a 20	VO	12 a 24	42 a 63[c]
	25[d]	VO	24	42 a 63[c]

DII, Doença intestinal inflamatória.
[a]Máximo de 1 g ao dia.
[b]O fármaco é administrado na dose indicada. Os intervalos entre as doses são aumentados depois de cada período de 21 dias. Os intervalos usados são de 8, 12, 24 e 48 h; em seguida, o esquema é interrompido para monitorar a evolução ou a ocorrência de recidiva.
[c]A dose é gradualmente reduzida no decorrer do período de 42 a 63 dias.
[d]Uma dose total máxima de 250 mg (meio comprimido) pode ser administrada a cada 24 h.

OUTRAS POSOLOGIAS. Colite, Tabela 88.16.

INFORMAÇÃO PARA DISPENSAÇÃO. Ver SULFADIAZINA; observar a ocorrência de redução na produção de lágrimas. Deve-se efetuar o teste de lágrimas de Schirmer no animal antes de iniciar a sulfassalazina, devendo o teste ser repetido a cada 2 semanas de tratamento para assegurar a produção adequada de lágrimas durante o período de tratamento.

Suramina

CLASSE. Antagonista do receptor de purinas, uma naftilureia hexassulfonada e derivada do vermelho de tripano. Trata-se de um dos mais antigos agentes antimicrobianos conhecidos.

AÇÃO. Antiprotozoário, inibe a angiogênese, atividade antirretroviral por meio da inibição da transcriptase reversa e inibição da ligação da topoisomerase II ao DNA, e agente antitumoral. Na infecção por FeLV, as células progenitoras permanecem infectadas, sugerindo que a suramina pode modular a diferenciação eritroide, sem inibir a infecção dos progenitores; de modo alternativo, pode inibir a ligação das glicoproteínas virais aos receptores de membrana das células precursoras eritroides na medula óssea, em lugar de impedir a replicação intracelular do vírus.

MAIS INFORMAÇÕES. Ver *Suramina*, no Capítulo 2, e Tabela 2.1.

FARMACOCINÉTICA. A suramina não é absorvida pelo trato GI. Liga-se altamente às proteínas séricas; por conseguinte, ocorre penetração mínima do fármaco na barreira hematencefálica. Excretada lentamente na urina após cada dose.

ESPECTRO. *Trypanosoma brucei, Trypanosoma gambiense, Trypanosoma b. rhodesiense.* Tem alguma atividade antiviral.

INDICAÇÕES. Tratamento da tripanossomíase africana. Ativa contra os estágios iniciais (ver Capítulo 72). Tem sido usada no tratamento de infecções por FeLV, sem estudos controlados (ver Capítulo 2). A eritropoese em gatos pode melhorar no período de 4 a 14 dias de tratamento.

CONTRAINDICAÇÕES. Patologia renal, determinada pela existência de cilindros urinários ou alterações bioquímicas. Evitar durante a prenhez.

REAÇÕES ADVERSAS. Nos seres humanos, anorexia, náuseas, urina turva, albuminúria artificial transitória, parestesias dérmicas devido a neurite periférica, agranulocitose, anemia hemolítica, insuficiência adrenal, diarreia, hipoglicemia, necrose adrenocortical, choque anafilático com colapso e nefrotoxicidade.

INTERAÇÕES. Não foi relatada nenhuma interação.

Disponibilidade[a]	Tipo	Apresentações
Seres humanos (Alemanha e África do Sul)	Pó para injeção reconstituído para solução a 10%	Frascos de 1 g

[a]Não disponível nos EUA ou no Canadá.

MANIPULAÇÃO. Conservar em recipiente hermeticamente tampado, protegido da umidade, a 4°C. O fármaco é um pó solto, que se dissolve em água e soro fisiológico. Diluído para a concentração de 10%. O tratamento IV é preferido, visto que a suramina pode ser irritante após uso IM.

ADMINISTRAÇÃO. É melhor administrar uma dose-teste de uma pequena fração da dose calculada na primeira vez, durante 20 a 30 min, e verificar o aparecimento de quaisquer efeitos colaterais. Administrada como infusão durante 3 min, 1 vez/dia, durante 7 dias, para 7 a 9 semanas.

Indicações	Dose (mg/kg)	Via	Intervalo (h)	Duração
Dose para tripanossomíase em lactente humano	10 a 15 mg/kg	IV	24[a]	[b]
Infecção por FeLV	10 a 20 mg/kg	IV	24	[c]

[a]O intervalo de 24 h é usado durante 2 a 3 dias; em seguida, as injeções subsequentes são administradas a intervalos semanais, até alcançar a dose total.
[b]Administrar até uma dose total de até 5 g para adultos. Um segundo ciclo só pode ser repetido depois de pelo menos 3 meses.
[c]Administrar a dose durante 3 min como infusão de bolo, uma vez a cada 7 dias, durante 7 a 9 semanas.

OUTRAS POSOLOGIAS. Nenhuma.

Teicoplanina

CLASSE. Glicopeptídio.

AÇÃO. Bactericida; liga-se ao peptidoglicano da parede celular bacteriana.

MAIS INFORMAÇÕES. Ver VANCOMICINA; Capítulo 30.

FARMACOCINÉTICA. Não é absorvida pelo trato GI. Habitualmente administrada por via IV ou IM, com biodisponibilidade de 90%. Após administração parenteral, penetra no fígado, pâncreas, osso, tecidos da mucosa e líquido peritoneal, biliar e de vesículas. Penetra pouco no SNC ou no LCS com meninges não inflamadas. Meia-vida plasmática mais longa do que a VANCOMICINA; pode ser administrada 1 vez/dia. Sofre pouco metabolismo, sendo excretada principalmente por via renal, em sua forma inalterada. Fase de eliminação lenta.

ESPECTRO. Gram-positivos: apenas contra aeróbios e anaeróbios obrigatórios gram-positivos; mais atividade e menos resistência em comparação com a VANCOMICINA.

INDICAÇÕES. Infecções por microrganismos gram-positivos resistentes ao betalactâmicos causadas por *Staphylococcus*, *Streptococcus*, *Enterococcus*, *Listeria*, *Corynebacterium*, *Clostridium*. Deve ser associada a aminoglicosídio no tratamento da encocardite estafilocócica, septicemia, endocardite; infecções cutâneas, dos tecidos moles e das vias respiratórias inferiores; osteomielite. Para infecções induzidas por cateteres; tem sido também impregnada em cateteres IV para profilaxia. A teicoplanina administrada por VO não é absorvida, porém é usada no tratamento da enterocolite enterocócica e por clostrídios. Não é recomendada para uso em animais, visto que pode induzir resistência em microrganismos passíveis de infectar os seres humanos por transmissão zoonótica.

CONTRAINDICAÇÕES. Insuficiência renal. Deve-se monitorar a função renal durante o tratamento.

REAÇÕES ADVERSAS. Dor (IM) ou flebite (IV) no local de injeção, exantema urticariforme, eosinofilia, neutropenia, trombocitopenia, vômitos, diarreia.

INTERAÇÕES. Ação sinérgica com aminoglicosídios, IMIPENÉM-CILASTATINA SÓDICA e RIFAMPICINA.

Disponibilidade[a]	Tipo	Apresentações
Seres humanos	Pó para injeção	100 mg, 200 mg, 400 mg

[a]Disponível na Noruega, Suécia, Alemanha, Bélgica, Austrália.

MANIPULAÇÃO. Não misturar com outros fármacos em solução. Ver VANCOMICINA.

ADMINISTRAÇÃO. Pode ser administrada durante o período de 5 min, em comparação com a duração de 60 min necessária para a VANCOMICINA.

Indicações (*Cães*)	Dose (mg/kg)	Via	Intervalo (h)[a]	Duração (dias)
Infecções cutâneas, urinárias e dos tecidos moles	3	IV, IM	24	Quando necessário
Infecções sistêmicas	6	IV, IM	24	Quando necessário
Bacteriemia por microrganismos resistentes	12	IV, IM	24	Quando necessário

[a]Administrar frequentemente duas vezes a dose no primeiro dia.

OUTRAS POSOLOGIAS. Nenhuma.

Terbinafina

CLASSE. Alilamina.

AÇÃO. Inibe a síntese de esteróis dos fungos por meio da enzima esqualeno epoxidase. Antifúngico e fungicida contra organismos com hifas, como dermatófitos, *Aspergillus*, *Sporothrix*, e menos eficaz contra leveduras ou fungos dimórficos. Tem atividade contra leveduras superficiais que provocam infecções, como *Malassezia*.[418]

MAIS INFORMAÇÕES. Ver Tabelas 55.1, 55.3, 56.1. Referências 61, 380, 418, 1011, 1067.

FARMACOCINÉTICA. Nos seres humanos, é bem absorvida (> 70%) pelo trato GI. Nos cães, a biodisponibilidade com administração por via oral é de 46%.[538] Altamente lipofílica, e a absorção é aumentada quando tomada com gordura; entretanto, pode ser administrada em jejum. Alta ligação às proteínas em todas as espécies; permanece no plasma por períodos extensos de várias semanas. Distribui-se em altas concentrações nos tecidos, na pele, no suor, no sebo, nos leitos ungueais e nos pelos. A dose torna-se cumulativa durante o tratamento, com concentrações plasmáticas gradualmente crescentes.[595] Permanece no pelo dos gatos acima da CIM durante 5,3 semanas, após o término do tratamento de 14 dias de duração.[332] Pode exibir um efeito residual após a interrupção do tratamento. Existem quantidades baixas no tecido pulmonar, o que pode excluir o seu uso nas infecções pulmonares. É excretada no leite. A terbinafina é metabolizada pelo fígado. A maior parte do fármaco (70%) é eliminada na urina. Ocorre absorção mínima (≤ 5%) das preparações tópicas.

ESPECTRO. Dermatófitos, alguma atividade contra *Sporothrix* e fungos sistêmicos. Em associação com ITRACONAZOL, demonstrou certo sucesso no tratamento da celulite causada por *Pythium insidiosum*. É menos eficaz contra leveduras, como *Candida* spp. A atividade *in vivo* pode ser demonstrada contra *Aspergillus* spp., *Blastomyces dermatitidis*, *Cryptococcus neoformans*, *Histoplasma capsulatum*, e *Malassezia pachydermatis*; todavia, faltam dados clínicos.

Três espécies de dermatófitos de cães e gatos são altamente sensíveis *in vitro* à terbinafina.[491] A terbinafina tem maior atividade fungicida do que a GRISEOFULVINA, e o tratamento VO de animais por até 39 semanas não teve nenhum efeito sobre os valores da CIM.

INDICAÇÕES. Onicomicose, dermatofitose, esporotricose, aspergilose. Menor duração do tratamento, melhores taxas de cura e menor taxa de recidiva em comparação com a GRISEOFULVINA. A terbinafina tem sido usada na aspergilose resistente à anfotericina B e aos azólicos em seres humanos. Tem pouca atividade contra leveduras e infecções sistêmicas por fungos (dimórficos). Em geral, é usada associada a azólicos, particularmente para o tratamento da esporotricose.

CONTRAINDICAÇÕES. Reduzir a dose em caso de insuficiência renal ou disfunção hepática. Não tem efeitos teratogênicos e pode ser usada durante a prenhez.

REAÇÕES ADVERSAS. Distúrbio GI, vômitos, dor abdominal, diarreia. Hepatotoxicidade, estase biliar intra-hepática, aumento da atividade das enzimas hepáticas, neutropenia, pancitopenia. Nos seres humanos, alopecia e perda do paladar. Em uma avaliação, alguns dos cães que receberam 30 mg/kg 1 vez/dia tiveram elevação leve a moderada dos níveis séricos de ALT e FA quando tratados durante 3 a 18 semanas. Os gatos apresentaram vômitos, com ou sem prurido facial intenso, seguido de reação de hipersensibilidade dérmica macular a papular.[332] A administração com alimento ajuda a reduzir os vômitos.

INTERAÇÕES. A cimetidina aumenta as concentrações sanguíneas, enquanto a RIFAMPICINA e o fenobarbital as diminuem. Existem poucas interações com esse fármaco, em comparação com os agentes antifúngicos azólicos.

Disponibilidade	Tipo	Apresentações
Seres humanos	Comprimidos (na forma de cloridrato)	250 mg
	Creme tópico (na forma de cloridrato)	1%

MANIPULAÇÃO. Conservar os comprimidos à temperatura ambiente (20 a 25°C), em recipiente hermeticamente fechado e à prova de luz. Pode ser necessário esmagar os comprimidos e recompor o fármaco em cápsulas de gelatina para obter a dose baixa necessária.

ADMINISTRAÇÃO. Observa-se algum aumento na absorção da terbinafina com a sua administração juntamente com alimento. A onicomicose exige tratamento durante um período extenso para que o fármaco seja incorporado na superfície da unha.

Indicações	Dose (mg/kg)	Via	Intervalo (h)	Duração (dias)
CÃES				
Onicomicose, dermatofitose	30[a]	VO	24	42 a 84
Aspergilose nasal	30 a 40	VO	12	42 a 84
Infecção por *Malassezia*	30	VO	24	218[b]
GATOS				
Dermatofitose	30 a 40[c]	VO	24 a 48	14 a 42[d]
Carreador de dermatofitose[e]	8,25	VO	24	21
Esporotricose, aspergilose	30	VO	24	42 a 84
Alternaria	Total de 250 mg/gato	VO	24	150[f]

[a]A dose para cães é muito mais alta que a dos seres humanos, devido à pouca absorção. Pode ser necessário reformular os comprimidos para obter essa dose.
[b]Administrada com alimento para ajudar a sua absorção. O fármaco reduz os níveis de leveduras da derme.[418]
[c]Iniciar com esquema diário. Deve-se utilizar a dose de pelo menos 30 mg/kg. Usar 40 mg/kg nos casos resistentes. Doses mais baixas de 10 a 20 mg/kg não foram diferentes dos controles não tratados, provavelmente em virtude da pouca absorção do fármaco.[595]
[d]O tratamento pode ser eficaz depois de 14 dias.[696] Foram necessárias doses mais altas de ≥ 20 mg/kg para obter a cura micológica, porém, isso levou 21 a 126 dias.[793]
[e]Eficaz para a erradicação de esporos de *Microsporum canis* da pelagem de gatos portadores.[165]
[f]Foi uma dose eficaz para um gato adulto quando usado associação com excisão cirúrgica radical da infecção cutânea por *Alternaria* spp., que não respondeu a 10 mg/kg de ITRACONAZOL VO durante 4 meses e excisão cirúrgica.[284]

OUTRAS POSOLOGIAS. Dermatofitose, Tabela 53.3; infecção por *Malassezia*, Tabela 56.5; esporotricose, Tabela 61.1; aspergilose nasal, Tabela 62.1; aspergilose sinonasal e sino-orbitária, Tabela 62.2; aspergilose disseminada, Tabela 62.2; outras infecções fúngicas, Tabela 65.2.

INFORMAÇÃO PARA DISPENSAÇÃO. Esse fármaco pode causar desconforto GI, que se manifesta por anorexia, vômitos, diarreia.

Tetraciclina

CLASSE. Tetraciclina.

AÇÃO. Bacteriostática; inibe a síntese bacteriana de proteínas por meio de sua ligação à subunidade ribossômica 30S. Tem efeitos anti-inflamatórios pela supressão da quimiotaxia dos leucócitos.

MAIS INFORMAÇÕES. Ver OXITETRACICLINA; *Tetraciclinas*, no Capítulo 30; Tabela 30.7; *Quimioterapia Antiprotozoário*, Capítulo 71, e Tabelas 71.1 e 89.2.

FARMACOCINÉTICA. Absorção de 77 a 80% pelo trato GI (em jejum). O fármaco não absorvido aparece nas fezes e pode alterar a flora GI. Penetra prontamente na maioria dos líquidos corporais e tecidos. Atravessa a placenta para acumular-se nos ossos e dentes fetais. Alcança concentrações mais altas no LCS do que qualquer outra tetraciclina, com exceção da MINOCICLINA ou DOXICICLINA. Os níveis no SNC e no LCS podem ser terapêuticos. Excreção principalmente renal (50 a 70%) por filtração glomerular. Maiores concentrações alcançadas no fígado, rim, urina.

ESPECTRO. **Gram-positivos:** *Streptococcus*, algumas espécies de *Staphylococcus, Bacillus*. **Gram-negativos:** *Escherichia, Pasteurella, Klebsiella, Enterobacter, Brucella, Bordetella, Aerobacter*, algumas espécies de *Salmonella*. **Aaeróbios:** Clostrídios, *Actinomyces*. **Outros:** Reckettsiae (*Rickettsia, Ehrlichia*), *Mycoplasma* (anteriormente *Haemobartonella*), *Chlamydia, Mycoplasma, Balantidium*. **Ineficaz:** *Mycobacterium, Proteus, Pseudomonas*.

INDICAÇÕES. Doenças transmitidas por carrapatos (febre maculosa das Montanhas Rochosas, erliquiose, borreliose), leptospirose, espiroquetose oral, gastrenterite por bactérias gram-negativas, yersiniose, pasteurelose, campilobacteriose, brucelose, clamidiose, amebíase intestinal. ITU causadas por *Staphylococcus* e *Escherichia*.[1271] Administração intrapleural de tetraciclina como agente esclerosante no tratamento do pneumotórax espontâneo recorrente e extravasamento linfático. A dor torácica intensa é um efeito colateral indesejável desse tratamento. Tem sido administrada para outros usos, como agente anti-inflamatório e para o tratamento da doença cutânea autoimune.[1256]

CONTRAINDICAÇÕES. Prenhez, lactação e paciente de pouca idade (< 6 meses); insuficiência renal ou hepática. Reduzir a dose ou evitar na insuficiência renal.

REAÇÕES ADVERSAS. Produz menos desconforto GI do que outras tetraciclinas. Os efeitos colaterais GI são aumentados quando a tetraciclina é coadministrada com teofilina. Algumas vezes, diarreia devida à alteração da flora GI. Coloração amarelada dos dentes em animais jovens. O efeito catabólico pode exacerbar a azotemia na insuficiência renal. Esofagite, anorexia, náuseas, vômitos, anafilaxia ocasional e síndrome semelhante à Fanconi se for administrado o fármaco com prazo de validade vencido. Febre (≤ 41,1°C) que desaparece com a interrupção do tratamento. Os gatos são muito sensíveis a essas toxicidades. Os sinais de irritação GI incluem depressão, febre, anorexia, vômitos, diarreia. Hepatotoxicidade, necrose hepática, febre em gatos.[558] A nefrotoxicidade tem sido associada ao uso concomitante de anestesia com metoxiflurano. A injeção IV rápida pode causar arritmias cardíacas, presumivelmente devido à quelação do cálcio.

INTERAÇÕES. Absorção GI reduzida pelo ferro, bismuto, hidróxido de alumínio, bicarbonato de sódio, cimetidina, cálcio, magnésio, caulim e pectina, produtos derivados do leite. Pode interferir na atividade da penicilina quando coadministrada.

Disponibilidade	Tipo	Apresentações
Seres humanos	Suspensão oral	125 mg/5 mℓ
	Cápsulas orais, comprimidos	100 mg, 250 mg, 500 mg
Veterinária	Líquido oral	100 mg/mℓ
	Cápsulas orais e comprimidos	Várias concentrações

MANIPULAÇÃO. Conservar as cápsulas e os comprimidos à temperatura ambiente (20 a 25°C) em frascos hermeticamente fechados, secos e resistentes à luz. A suspensão VO permanece estável à temperatura ambiente. Agitar bem o líquido VO antes de sua administração. Os produtos IV e IM permanecem estáveis durante 12 e 24 h, respectivamente, após a sua reconstituição.

ADMINISTRAÇÃO. Administrar ao animal em jejum. Não misturar com produtos derivados do leite ou substâncias contendo cátions

Indicações	Dose	Via	Intervalo (h)	Duração
CÃES				
Infecções urinárias	16 a 20 mg/kg	VO	8	7 a 14 dias
Riquetsiose, borreliose	22 mg/kg	VO	8	7 a 14 dias
Bacteriemia sistêmica, brucelose	22 a 50 mg/kg	VO	8	28 dias
Micoplasmose hemotrópica	20 mg/kg	VO	8	21 dias
	7,5 a 10 mg/kg	IV, IM	12	21 dias
GATOS				
Infecções dos tecidos moles	20 mg/kg	VO	8	21 dias
Micoplasmose hemotrópica	10 a 25 mg/kg	VO	8	21 dias
Bacteriemia, infecções sistêmicas	7 mg/kg	IV, IM	12	Quando necessário

multivalentes (p. ex., Fe, Al, Mg, Ca). Em geral, não provoca vômitos, mas pode ser administrada com uma pequena quantidade de alimento, se necessário.

OUTRAS POSOLOGIAS. Doença respiratória felina, Tabela 14.2; envenenamento por salmão, Tabela 25.2; erliquiose monocitotrópica canina, Tabela 26.3; erliquiose monocitotrópica felina e anaplasmose granulocitotrópica, Tabela 26.4; infecção canina por *Anaplasma phagocytophilum*, Tabela 26.6; anaplasmose trombocitotrópica canina e felina, Tabela 26.7; FMMR, Tabela 27.2; micoplasmose hemotrópica, Tabela 31.3; infecções por micoplasmas e formas em L, Tabela 32.2; salmonelose e outras infecções por bactérias entéricas, Tabela 37.1; helicobacteriose (em associação), Tabela 37.2; brucelose (em associação), Tabela 38.2; tétano, Tabela 41.2; leptospirose, Tabela 42.3; peste, Tabela 45.1; infecção por *Coxiella burnetti*, Tabela 46.2; infecções musculoesqueléticas, Tabela 85.3; infecções bucais, Tabela 88.4; infecções hepatobiliares, Tabela 89.4; ITU, Tabela 90.4.

INFORMAÇÃO PARA DISPENSAÇÃO. Administrar o fármaco com estômago vazio.

Tiamulina

CLASSE. Derivado semissintético do antibiótico natural pleuromutilina.

AÇÃO. Inibe a síntese de proteínas por meio de sua ligação ao ribossoma 50S.

MAIS INFORMAÇÕES. Ver Referência 141.

FARMACOCINÉTICA. Após administração VO, a biodisponibilidade em cães foi de 86%.[276] Após administração por via IM a cães, o tempo necessário para alcançar a concentração máxima foi de 6 a 8 h.[614] Concentrações séricas mais altas, que foram mantidas por mais tempo, foram alcançadas após administração por via SC. Não foi observado nenhum acúmulo do fármaco com a sua administração a cada 24 h.

ESPECTRO. Predominantemente bactérias gram-positivas aeróbicas; efeito limitado contra algumas bactérias gram-negativas e anaeróbios, *Brachyspira*, *Leptospira* spp., e micoplasmas. Algum efeito contra coccídios.[141]

INDICAÇÕES. Comercializada para uso em animais de grande porte e aves domésticas. As doses para uso em pequenos animais não estão indicadas na bula.

CONTRAINDICAÇÕES. Disfunção hepática.

REAÇÕES ADVERSAS. Pode causar enterocolite em algumas espécies, como o cavalo. Irritação GI em outras espécies.

INTERAÇÕES. Interagem com anticoccídios ionóforos, causando grave toxicidade do SNC. Altera a atividade do citocromo P450 no fígado.

INDICAÇÕES. Infecções por micoplasmas ou espiroquetas. Infecções por bactérias gram-positivas sensíveis.

Disponibilidade[a]	Tipo	Apresentações
Veterinária (*suínos, aves domésticas*)	Solução parenteral	10%
	Granulado oral hidrossolúvel	45%
	Solução oral	12,5%

[a]Não disponível nos EUA.

MANIPULAÇÃO. Muito irritante para a pele; deve-se evitar o contato com o fármaco.

ADMINISTRAÇÃO. A tiamulina pode ser administrada por VO, IM ou SC; a injeção IM pode causar dor e irritação. Não administrar por via IV.

Indicações (*Cães*)	Dose (mg/kg)	Via	Intervalo (h)	Duração (dias)
Infecções sistêmicas	10 a 25[a]	IM, SC	24	Quando necessário

[a]Com base em dados farmacocinéticos obtidos de cães clinicamente sadios.[614]

Tianfenicol

CLASSE. Acetamida, análogo bacteriano do cloranfenicol.

AÇÃO. Bacteriostático. Liga-se ao ribossoma 50S das bactérias, inibindo a síntese de proteínas.

MAIS INFORMAÇÕES. Ver CLORANFENICOL; Capítulo 30. Os sinônimos incluem vicemicedina, dextrossulfenidol, tiofenicol.

FARMACOCINÉTICA. Assemelha-se ao CLORANFENICOL. Altamente biodisponível (90%) após administração oral. A sua biodisponibilidade após administração IM alcança 96%, porém a absorção pelo músculo é tardia.[167] Bem absorvido por via oral, penetra na maioria dos tecidos, com concentrações mais baixas no SNC. Alta penetração com maiores concentrações do que os níveis séricos nos pulmões, rins e tecidos mamários. O tianfenicol possui um grupo sulfo em lugar de um grupo nitro; em consequência, seu metabolismo difere daquele do CLORANFENICOL. Não é um substrato para a glicuronil transferase no fígado, de modo que 95% do fármaco são excretados em sua forma inalterada na urina e nas fezes.[166] Em animais de laboratório, 65% da dose são eliminados na urina por filtração glomerular, sendo o restante excretado nas fezes.

ESPECTRO. Ver CLORANFENICOL. Bactérias gram-positivas anaeróbicas, como *Actinomyces*, *Propionibacterium* e *Fusobacterium* são particularmente sensíveis. Para a maioria das espécies aeróbicas, a CIM é > 32 μg/g, indicando ineficiência.

INDICAÇÕES. Ver CLORANFENICOL. Particularmente indicado, com maior eficácia terapêutica para o tratamento das infecções anaeróbicas. Apresenta atividade intermediária contra *Escherichia coli*, *Streptococcus* e *Bordetella*. Foi observada resistência cruzada com o CLORANFENICOL. Considerar o seu uso para infecções, como pneumonia, ITU, mastite e enterocolite, que são causadas por bactérias sensíveis.

CONTRAINDICAÇÕES. Prenhez. Foram observados baixos pesos fetais com faixas posológicas altas em ratos e coelhos, possivelmente devido a uma alteração da flora microbiana entérica nas fêmeas, e não a um efeito tóxico direto.

REAÇÕES ADVERSAS. A anemia aplásica irreversível idiossincrásica associada, nos seres humanos, à exposição ou ao tratamento com CLORANFENICOL *não* tem sido observada com o uso do tianfenicol. Em um estudo de 6 meses realizado com cães da raça Beagle tratados diariamente, foi observada a ocorrência de letargia, tremores e ganho de peso com a dose de 60 mg/kg/dia. Doses baixas, de 30 mg/kg/dia, foram associadas a uma diminuição das contagens de eritrócitos e hematócrito, redução da celularidade da medula óssea e atrofia testicular. Esses achados foram reversíveis com a interrupção do fármaco.

INTERAÇÕES. Ver CLORANFENICOL.

INDICAÇÕES. Infecções anaeróbicas sistêmicas ou localizadas. Teoricamente, esse fármaco oferece a vantagem de segurança em comparação com o CLORANFENICOL no que concerne aos riscos para a saúde nos seres humanos.

Disponibilidade[a]	Tipo	Apresentações
Veterinária (suínos, bovinos, ovinos, aves domésticas, peixes)	Solução parenteral Cápsulas	750 mg 250 mg, 500 mg

[a]Não disponível nos EUA.

MANIPULAÇÃO. Pode ser conservado a 2 a 8°C, embora não haja necessidade de refrigeração.

ADMINISTRAÇÃO. Pode ser administrado VO, IV, IM ou SC; a injeção IM pode causar dor e irritação.

Indicações (*Cães*)	Dose (mg/kg)	Via	Intervalo (h)	Duração (dias)
Infecções sistêmicas	15 a 20[a]	VO, IM, SC	12	3 a 5

[a]Extrapolada a partir de doses para animais produtores de alimentos e dados de toxicidade em cães.

OUTRAS POSOLOGIAS. Nenhuma.

Ticarcilina

CLASSE. Carboxipenicilina.

AÇÃO. Bactericida, inibe a síntese da parede celular das bactérias.

MAIS INFORMAÇÕES. Ver CARBENICILINA; *Penicilinas*, no Capítulo 30; Tabela 30.1 e Tabela 89.2.

FARMACOCINÉTICA. Não é absorvida após administração VO, de modo que é administrada por via parenteral. Alcança muitos líquidos extracelulares, tecidos moles e osso. Atravessa a barreira hematencefálica, principalmente se houver inflamação. A proporção entre LCS e soro é de 0,06:1 com meninges não inflamadas e de 0,4:1 com meningite. Eliminada principalmente por excreção renal.

ESPECTRO. Gram-positivos: *Staphylococcus* (não produtores de betalactamase); algumas espécies de *Streptococcus*, algumas espécies de *Enterococcus*. **Gram-negativos:** *Escherichia*, *Proteus*, *Salmonella*, *Enterobacter*, *Pseudomonas*, *Citrobacter*, *Serratia*. **Anaeróbios:** *Clostridium*, *Peptococcus*, *Peptostreptococcus*, *Bacteroides*, *Fusobacterium*. **Mais eficaz:** mais potente do que a CARBENICILINA contra *Pseudomonas*. Em virtude de sua baixa toxicidade, a admintração em grandes doses pode ter atividade contra algumas cepas resistentes de *Pseudomonas*.

INDICAÇÕES. Infecções ósseas e articulares, sepse bacteriana, infecções da pele e dos tecidos moles, infecções respiratórias agudas e crônicas, infecções geniturinárias, infecções intra-abdominais e pélvicas. Infecções dessas áreas por *Pseudomonas* ou anaeróbios. A ticarcilina tem sido usada por meio tópico no tratamento da otite externa causada por *Pseudomonas*; ver itens *Manipulação* e *Dosagem* da TICARCILINA-CLAVULANATO para mais detalhes.

CONTRAINDICAÇÕES. Reduzir a dose em caso de insuficiência renal.

REAÇÕES ADVERSAS. Ver CARBENICILINA.

INTERAÇÕES. Frequentemente associada a um inibidor da betalactamase, por clavulanato (ver TICARCILINA-CLAVULANATO). Pode ser também usada com aminoglicosídios (administrados separadamente) para atividade adicional contra aeróbios gram-negativos e anaeróbios facultativos nas infecções graves.

Disponibilidade	Tipo	Apresentações
Seres humanos[a]	Pó para injeção	1 g, 3 g, 6 g, 20 g, 30 g
Veterinária	Pó estéril para infusão intrauterina em éguas	Frasco de 6 g

[a]Apenas disponível nos EUA na forma de ticarcilina-clavulanato para seres humanos.

MANIPULAÇÃO. Conservar o pó à temperatura ambiente (20 a 25°C). **Via IM:** diluir com água estéril, NaCl a 0,9% ou solução de lidocaína. **Via IV:** diluir para 1 g/4 mℓ em NaCl a 0,9% ou glicose a 5%. Deve ser refrigerada (2 a 8°C) se não for usada em até 1 h, visto que pode ocorrer precipitação. Permanece estável por 24 h à temperatura ambiente e por 72 h quando refrigerada. É necessário o gotejamento contínuo, ou administração em pulsos intermitentes durante 30 min a 2 h. Nunca misturar soluções com aminoglicosídios, visto que ocorre inativação; entretanto, os fármacos podem ser administrados separadamente em locais diferentes. **Para uso tópico nas orelhas:** utilizar o seguinte protocolo:[328] em primeiro lugar, preparar uma solução concentrada por meio de reconstituição de um frasco de ticarcilina de 6 g com 12 mℓ de água estéril. Dividir igualmente em porções de 2 mℓ em seringas e congelar. Essas seringas permanecem estáveis por 3 meses. Para preparar a solução ótica final, descongelar e misturar uma alíquota de 2 mℓ de concentrado com 40 mℓ de soro fisiológico. Dividir essa solução em 4 alíquotas de 10 mℓ e congelar. Os clientes devem descongelar uma alíquota de cada vez e mantê-la refrigerada. Essa alíquota deve ser usada no decorrer do período de 1 semana, e qualquer porção remanescente deve ser descartada.

ADMINISTRAÇÃO. Frequentemente administrada por via IV para sepse bacteriana, associada a um aminoglicosídio.

Indicações	Dose (mg/kg)	Via	Intervalo (h)	Duração (dias)
CÃES				
Infecções dos tecidos moles	15 a 25	IV, IM, SC	6 a 8	Quando necessário
Septicemia, infecções sistêmicas	40 a 50	IV, IM	4 a 6	Quando necessário
Infecções sistêmicas graves e difíceis (p. ex., *Pseudomonas*)	100	IV	6 a 8	Quando necessário
GATOS (*PSEUDOMONAS*)				
Infecções de tecidos moles, sistêmicas	15 a 24	IV, IM, SC	8	Quando necessário
Infecções sistêmicas, bacteriemia	40 a 50	IV	4 a 6	Quando necessário

OUTRAS POSOLOGIAS. Infecções por bactérias gram-negativas, Tabela 35.2; infecções por mordidas, Tabela 51.5; profilaxia cirúrgica, Tabela 53.2; bacteriemia e endocardite, Tabela 86.5; infecções hepatobiliares, Tabela 89.4.

Ticarcilina-clavulanato

CLASSE. Carboxipenicilina e inibidor da betalactamase na proporção de 30:1.

AÇÃO. Bactericida; a ticarcilina interfere na síntese da parede celular das bactérias; o clavulanato inativa as betalactamases mediadas por plasmídios que causam resistência às penicilinas e cefalosporinas.

MAIS INFORMAÇÕES. Ver TICARCILINA; *Penicilinas*, no Capítulo 30, Tabelas 30.1, 30.2 e Tabela 89.2.

FARMACOCINÉTICA. Ver também TICARCILINA. A ticarcilina não é sistemicamente disponível após administração por VO. A dosagem parenteral produz uma boa concentração nos tecidos, na bile e nos líquidos pleural e intersticial; LCS nas meninges inflamadas. A eliminação é principalmente renal, com excreção de 60 a 70% de ticarcilina e de 35 a 45% de clavulanato em sua forma inalterada na urina. Os cães excretam o clavulanato mais rapidamente do que a ticarcilina.

ESPECTRO. **Gram-positivos:** *Staphylococcus, Streptococcus, Enterococcus.* **Gram-negativos:** *Pseudomonas, Proteus, Enterobacter, Salmonella, Klebsiella, Escherichia, Citrobacter, Serratia, Acinetobacter, Pasteurella, Bordetella.* **Anaeróbios:** *Bacteroides, Clostridium, Fusobacterium, Peptostreptococcus, Eubacterium, Peptococcus.*

INDICAÇÕES. Pneumonia hospitalar, infecções graves da pele e dos tecidos moles; septicemia; infecções ósseas, articulares, do sistema urinário, intra-abdominais e ginecológicas. Ação sinérgica com aminoglicosídios contra algumas cepas de *Pseudomonas.*

CONTRAINDICAÇÕES. Reduzir a dose em caso de insuficiência renal.

REAÇÕES ADVERSAS. Disfunção plaquetária, reações de hipersensibilidade, convulsões, vômitos, diarreia, mielotoxicidade. Raramente, hepatotoxiciade em seres humanos.

INTERAÇÕES. Ação sinérgica com aminoglicosídios nas infecções graves.

Disponibilidade	Tipo	Apresentações
Seres humanos	Pó para injeção	3,1 g (3,0 de ticarcilina, 0,1 g de clavulanato)

MANIPULAÇÃO. A solução reconstituída concentrada (200 mg/mℓ) permanece estável por 6 h à temperatura ambiente (20 a 25°C) ou por 72 h quando refrigerada (2 a 8°C). Pode ser diluída para 10 a 100 mg/mℓ com glicose a 5%, NaCl a 0,9%, solução de Ringer com lactato, com estabilidade por 24 h à temperatura ambiente, por 7 dias quando refrigerada e por 30 dias quando congelada. Para a solução com glicose a 5%, a conservação é de apenas 7 dias à temperatura congelada. Incompatível com bicarbonato em solução.

ADMINISTRAÇÃO. Por via IV lentamente, durante 30 min. Administrar separadamente qualquer aminoglicosídio de uso concomitante. A administração por via intramuscular é eficaz, porém dolorosa; por esse motivo, recomenda-se a via IV para a maioria dos usos.

Indicações	Dose[a] (mg/kg)	Via	Intervalo (h)	Duração (dias)
CÃES				
Bacteriemia, sepse por *Pseudomonas*	40 a 75	IV	6 a 8	Quando necessário
	35 a 50	IV	4 a 6	Quando necessário
Pseudomonas, otite externa	3 a 4 gotas	Tópica	6 a 8	Quando necessário[b]
Pseudomonas, otite externa	15 a 25	IV	8	Quando necessário[b]
GATOS				
Bacteriemia, sepse por *Pseudomonas*	40	IV	6	Quando necessário

[a]Dose baseada na ticarcilina.
[b]Para a otite por *Pseudomonas* utilizar o seguinte esquema.[829] Tratamento com 1 a 2 mg/kg de prednisolona VO, a cada 24 h, e limpeza da orelha a cada 8 h, seguida de 3 a 4 gotas de solução de ticarcilina-clavulanato reconstituída tópica. Em caso de perfuração do tímpano, tratamento IV concomitante, até a sua cicatrização. Um novo frasco do fármaco é reconstituído a cada dia. A prednisolona é reduzida gradualmente, no decorrer de 2 semanas. O tratamento tópico é mantido durante 14 dias depois da cura clínica. A duração do tratamento tem sido de 14 a 36 dias

OUTRAS POSOLOGIAS. Infecções por bactérias gram-negativas, Tabela 35.2; bacteriemia, Tabela 86.5; infecções intra-abdominais, Tabela 88.17.

Tigeciclina

CLASSE. Glicilciclina. Estruturalmente semelhante às tetraciclinas e derivada da MINOCICLINA.

AÇÃO. Bacteriostática; inibe a síntese de proteínas por meio de sua ligação à unidade ribossômica 30S. Supera dois mecanismos de resistência às tetraciclinas, que são as bombas de efluxo e determinantes protetores ribossômicos.

MAIS INFORMAÇÕES. Lipossolúvel, semelhante à DOXICICLINA, MINOCICLINA. Ver Tabela 30.7; Referências 261, 299.

FARMACOCINÉTICA. Concentrações iniciais altas imediatamente alcançadas após infusão IV. Em seguida, as concentrações declinam, com excreção de aproximadamente 60% na bile e 33% na urina. Apenas 10% são metabolizados pelo fígado, e a maior parte da dose administrada é excretada de modo inalterado na bile, enquanto 22% são excretados de modo inalterado na urina. O fármaco tem propriedades bactericidas dependente do tempo, com efeito pós-antibacteriano moderado.

ESPECTRO. Eficaz: muitas bactérias gram-positivas, gram-negativas e anaeróbicas. **Mais eficaz:** do que as tetraciclinas contra *Staphylococcus aureus* resistente à meticilina (MRSA), enterococos, estreptococos, micobactérias de crescimento rápido, *Burkholderia pseudomallei*, *Brucella* spp. e *Acinetobacter baumannii* resistente. **Ineficaz:** *Pseudomonas* spp. ou *Proteus* spp.

INDICAÇÕES. Nenhuma para cães e gatos; ver usos aprovados para seres humanos.

USOS APROVADOS. Aprovada para uso humano no tratamento das infecções de pele, tecidos moles e intra-abdominais. *Não deve ser usada em cães ou gatos, visto que pode induzir resistência ao fármaco em microrganismos passíveis de infectar seres humanos.*

CONTRAINDICAÇÕES. Gravidez, lactação e crianças. Não há necessidade de reduzir a dose em caso de insuficiência renal, visto que o fármaco é excretado pelo trato biliar. O fármaco acumula-se quando há doença hepática. Pacientes com comprometimento da função hepática necessitam de doses menores.

REAÇÕES ADVERSAS. Semelhantes às das tetraciclinas. Com maior frequência, ocorrem náuseas e vômitos nos primeiros dias de tratamento. Pode-se verificar a ocorrência de dor, edema ou irritação no local de injeção. Podem ocorrer arritmias cardíacas durante a infusão.

INTERAÇÕES. A tigeciclina não deve ser coadministrada com ANFOTERICINA B ou diazepam.

Disponibilidade	Tipo	Apresentações
Seres humanos	Pó para injeção (IV)	Frasco de 50 mg

MANIPULAÇÃO. Reconstituída com soro fisiológico a 0,9% e colocada em 100 mℓ de soro fisiológico a 0,9% ou glicose a 5% para infusão. A solução não diluída permanece estável à temperatura ambiente (20 a 25°C) por 6 h. A infusão diluída permanece estável por 24 h à temperatura ambiente ou por 45 h a 2 a 8°C.

ADMINISTRAÇÃO. Para uso IV apenas, infundida lentamente durante 30 a 60 min.

Indicações (*Seres humanos*)[a]	Dose (mg/kg)	Via	Intervalo (h)	Duração (dias)
Primeira dose	Total de 100 mg	IV	12	0,5
Doses subsequentes	Total de 50 mg	IV	12	Quando necessário

[a]Não foi estabelecida nenhuma dosagem para animais. Não é recomendada para uso em animais, devido ao risco de induzir cepas bacterianas resistentes.

OUTRAS POSOLOGIAS. A dose é reduzida para o total de 25 mg por administração em caso de insuficiência hepática.

Tilmicosina

CLASSE. Macrolídio.

AÇÃO. Bacteriostático, antibacteriano, semelhante à ERITROMICINA.

MAIS INFORMAÇÕES. Ver Capítulo 30; Referência 293.

FARMACOCINÉTICA. Nos bovinos, são alcançadas altas concentrações no plasma após a administração de uma dose SC recomendada de 10 mg/kg. Lipofílica; apresenta grande volume de distribuição e acumula-se nos tecidos sólidos. Nenhuma informação sobre cães ou gatos.

ESPECTRO. Gram-positivos: espectro dominante incluindo *Streptococcus*, *Staphylococcus*, *Chlamydia*, *Mycoplasma*. **Gram-negativos:** atividade limitada. Mais eficaz *in vitro* do que AMOXICILINA ou ENROFLOXACINO contra cepas de *Leptospira* e *Borrellia*.[574]

INDICAÇÕES. Tratamento da doença respiratória bovina e ovina associada a *Mannheimia (Pasteurella) haemolytica*. *Não é recomendada para uso em cães e gatos, em virtude de sua toxicidade.*

USOS APROVADOS. Bovinos e ovinos.

CONTRAINDICAÇÕES. Arritmias cardíacas preexistents, miocardiopatia, miocardite. Nunca administrar a suínos. *Não é recomendada para uso em cães e gatos.*

REAÇÕES ADVERSAS. Dor, irritação e inflamação com injeção por via IM. Não há certeza quanto à segurança do fármaco para fêmeas prenhes ou durante a lactação. *Pode ser fatal em suínos, primatas não humanos, seres humanos, cavalos e cabras.* O edema no local de inoculação é habitualmente transitório e leve. Usar com cautela ou evitar o uso para evitar a inoculação humana inadvertida, que pode ser fatal. O coração constitui o alvo da toxicidade do fármaco, com taquicardia e diminuição da contratilidade, possivelmente devido ao bloqueio dos canais de cálcio.

INTERAÇÕES. A ERITROMICINA, o CLORANFENICOL, a LINCOMICINA, a TILOSINA e a CLINDAMICINA exercem ação semelhante e não devem ser usadas concomitantemente.

Disponibilidade	Tipo	Apresentações
Veterinária	Solução, 300 mg/mℓ	Frascos cor de âmbar de 50, 100, 250 mℓ

MANIPULAÇÃO. Conservar a 30°C ou à temperatura mais baixa. Proteger da luz solar. Não misturar o produto injetável com outros fármacos. Conservar em frascos de cor âmbar hermeticamente fechados.

ADMINISTRAÇÃO. Injetar uma dose única por via SC, sem ultrapassar 15 mℓ por local de injeção. Não administrar por via IV, visto que pode ser fatal. Não utilizar em seringas automáticas.

Indicações (*Cães e Gatos*)
Uso não recomendado.

OUTRAS POSOLOGIAS. Nenhuma.

INFORMAÇÃO PARA DISPENSAÇÃO. *A tilmicozina não é recomendada para uso em cães ou gatos,* devido à cardiotoxicidade potencial que exige maior avaliação, e devido ao risco de injeção do fármaco ou contato ou inadvertidos em seres humanos.[832]

Tilosina

CLASSE. Macrolídio.

AÇÃO. Bacteriostático, antibacteriano, semelhante à eritromicina.

MAIS INFORMAÇÕES. Ver Capítulo 30; Referência 1017.

FARMACOCINÉTICA. Absorvida principalmente pelo intestino delgado. Excretada na urina e na bile.

ESPECTRO. Gram-positivos: *Streptococcus, Staphylococcus, Chlamydia, Mycoplasma.* **Gram-negativos:** *Campylobacter, Helicobacter.*

INDICAÇÕES. Campilobacteriose, helicobacteriose, doença intestinal inflamatória, colite crônica, infecções das vias respiratórias superiores em gatos por *Mycoplasma, Chlamydia.* Eficaz contra *Clostridium perfringens* e *Lawsonia intracellularis.* A sensibilidade bacteriana frequentemente segue a da ERITROMICINA. A tilosina é eficaz no tratamento da denominada "diarreia responsiva à tilosina" (ver Capítulo 88), quando usada associada à mudança da dieta para alimentos secos no cão adulto.[1250] Os efeitos sobre a colite podem ser devidos à atividade antibacteriana e, possivelmente, anti-inflamatória.[758]

USOS APROVADOS. Animais produtores de alimentos.

CONTRAINDICAÇÕES. Arritmias cardíacas, miocardiopatia, miocardite preexistentes.

REAÇÕES ADVERSAS. Dor e irritação com injeção IM. Não injetar mais de 1 a 2 mℓ/local. Náuseas e vômitos com administração por via oral. Ampla margem de segurança. A administração de altas doses (200 a 400 mg/kg/dia, por um período de 2 anos) foi tolerada por cães clinicamente sadios, sem qualquer efeito colateral aparente. Doses baixas de 5 mg/kg aumentaram a tendência dos cães a desenvolver taquicardia ventricular após isquemia miocárdica experimental. Foi constatato o desenvolvimento de dermatite de contato em alguns veterinários que manipularam o fármaco.

INTERAÇÕES. A ERITROMICINA, o CLORANFENICOL, a LINCOMICINA e a CLINDAMICINA têm ações semelhantes e não devem ser usados concomitantemente.

Disponibilidade	Tipo	Apresentações
Veterinária	Pó solúvel na forma de tartarato para injeção	Frascos de 100 g (~3 g/colher de chá) 50 mg/mℓ, 200 mg/mℓ

MANIPULAÇÃO. O produto injetável não deve ser misturado com outros fármacos. Conservar em frascos hermeticamente fechados. Instável em pH baixo, formando um produto de degradação inativo, a desmicosina.

ADMINISTRAÇÃO. Pó VO: quantidades medidas colocadas no alimento ou em cápsulas de gelatina, ou diluídas com água e administradas por gavagem. Usar luvas quando manusear o produto, particularmente quando aplicar o pó ao alimento. O pó pode ser misturado com dextrose ou amido de milho na proporção de 1:9 para ~300 mg/colher de chá para obter quantidades mais convenientes em pequenos animais.

Indicações (*Cães e gatos*)	Dose (mg/kg)	Via	Intervalo (h)	Duração (dias)
Pioderma estafilocócico	10 a 20	VO	12	15 a 35
Doença respiratória superior	6,5 a 12,5	IM	12	Quando necessário
	6 a 16	VO	12	Quando necessário
Doença intestinal inflamatória, colite	12 a 20	VO	8[a]	Quando necessário
Diarreia por *Clostridium perfringens*	20 a 40	VO	12 a 24	5 a 7
Diarreia crônica responsiva à tilosina (**apenas em cães**)	6 a 16	VO	24	10[b]

[a]Após uma resposta inicial favorável ao tratamento, aumenta-se sucessivamente o intervalo de administração de 12 para finalmente 24 h.[465a]
[b]Após tratamento inicial, a terapia foi reinstituída para controlar as recidivas, juntamente com modificação da dieta.[1251] A dose de tilosina para uso prolongado foi reduzida para o menor nível diário passível de controlar os sinais clínicos.

OUTRAS POSOLOGIAS. Infecções por bactérias entéricas, Tabela 37.1; infecções GI, Tabela 88.13; colite, Tabela 88.16.

INFORMAÇÃO PARA DISPENSAÇÃO. Usar luvas quando administrar cápsulas ou colocar o produto no alimento.

Tinidazol

CLASSE. Nitroimidazol. Análogo estrutural do METRONIDAZOL.

AÇÃO. Metabolizado a intermediários que provocam lesão do DNA dos microrganismos; antibacteriano e também antiprotozoário; ver METRONIDAZOL, IPRONIDAZOL.

MAIS INFORMAÇÕES. Ver METRONIDAZOL, Capítulo 71, Tabela 71.1; Referências 989-991, 993.

FARMACOCINÉTICA. Absorção quase completa (≥ 90%) pelo trato GI. Amplamente distribuído nos tecidos e líquidos corporais. São também obtidas concentrações terapêuticas no líquido do sulco gengival. O tinidazol é metabolizado no fígado a metabólitos ativos. A administração repetida em doses farmacológicas não leva ao acúmulo do fármaco. A meia-vida de eliminação é de 8,4 h em gatos e de 4,4 h em cães.[990] O fármaco inalterado e seus metabólitos são excretados na urina e, em menor grau, nas fezes. Nos seres humanos, a meia-vida do tinidazol é mais longa que a do metronidazol, porém não há nenhuma diferença nos cães.[990]

ESPECTRO. Ver METRONIDAZOL. **Anaeróbios:** Excelente atividade contra *Porphyromonas* spp. no sulco gengival canino e maioria dos anaeróbios obrigatórios, incluindo *Bacteroides,* produtor de betalactamase, *Clostridium difficile* e alguns microaerófilos, como *Helicobacter* spp. e *Campylobacter* spp. **Outros:** protozoários anaeróbicos, *Giardia, Entamoeba, Tritrichomonas.* **Ineficaz:** bactérias aeróbicas e anaeróbicas facultativas. **Mais efetivo:** bactérias anaeróbicas e protozoários anaeróbicos. A CIM para a maioria dos anaeróbios é de 2 g/ml.

INDICAÇÕES. Gengivite, ulceração bucal, periodontite, abscessos, saculite anal, diarreia crônica de associação bacteriana ou protozoários (giardíase, amebíase, balantidíase), osteomielite, peritonite, abscesso hepático, piotórax, piometra, feridas por mordidas de animais. Amebíase invasiva. Usado como o metronidazol; todavia, tem maior duração de ação. Ver também METRONIDAZOL.

CONTRAINDICAÇÕES. Não há necessidade de nenhuma modificação da dose na insuficiência renal. Evitar na prenhez ou em animais durante a lactação. Usar com cautela em animais com disfunção hepática, visto que o tinidazol é metabolizado e eliminado pelo fígado.

REAÇÕES ADVERSAS. Vômitos e diarreia, reações cutâneas, tromboflebite após uso IV, estomatite, glossite, mucosas secas, neutropenia, sinais neurológicos (vestibulares), gosto metálico, coloração da urina. Os sinais neurológicos têm mais tendência a ocorrer com altas doses e tratamento prolongado.

INTERAÇÕES. Ver METRONIDAZOL.

Disponibilidade	Tipo	Apresentações
Seres humanos	Comprimidos	250 mg, 500 mg
	Solução de glicose parenteral para uso IV	4 a 5 mg/ml

MANIPULAÇÃO. Ver METRONIDAZOL.

ADMINISTRAÇÃO. É aconselhável administrar o tinidazol com alimentos para minimizar os efeitos colaterais GI. O alimento não afeta a sua absorção. Frequentemente administrado em dose única VO diária, com ou sem alimento. Pode ser também administrado por via IV.

Indicações	Dose (mg/kg)[a]	Via	Intervalo (h)	Duração (dias)
CÃES				
Estomatite, infecções por bactérias anaeróbicas	15 a 25	VO	12	7
GATOS				
Estomatite, infecções por bactérias anaeróbicas	15	VO	24	7

[a]A dose de 15 mg/kg produziu níveis terapêuticos no plasma durante 12 h em cães e durante 24 h em gatos.[990]

OUTRAS POSOLOGIAS. Infecções por protozoários entéricos (p. ex., *Giardia*), Tabela 77.3; infecções bucais, Tabela 88.4.

INFORMAÇÃO PARA DISPENSAÇÃO. O tinidazol pode ser administrado com ou sem alimento.

Tobramicina

CLASSE. Aminoglicosídio.

AÇÃO. Bactericida. Inibe a síntese de proteínas das bactérias.

MAIS INFORMAÇÕES. Ver GENTAMICINA; *Aminoglicosídios*, no Capítulo 30, Tabelas 30.5 e 30.6.

FARMACOCINÉTICA. Ver GENTAMICINA.

ESPECTRO. Ver GENTAMICINA. Semelhante ao da gentamicina, porém mais ativa contra *Pseudomonas*.

INDICAÇÕES. Classicamente usada no tratamento de infecções graves causadas por *Pseudomonas, Proteus, Klebsiella, Enterobacter* e *Escherichia*.

CONTRAINDICAÇÕES. Ver GENTAMICINA. Reduzir a dose em caso de insuficiência renal.

REAÇÕES ADVERSAS. Ototoxicidade e nefrotoxicidade. Ver GENTAMICINA. Pode ser mais nefrotóxica para os gatos do que a gentamicina ou a AMICACINA.

INTERAÇÕES. Ver GENTAMICINA.

Disponibilidade	Tipo	Apresentações
Seres humanos	Solução para injeção	10 mg/ml, 40 mg/ml

MANIPULAÇÃO. Não misturar com outros fármacos antes da infusão. Conservar à temperatura ambiente (20 a 25°C). Não usar se o produto ficar colorido.

ADMINISTRAÇÃO. Via IM: injetar profundamente em um grande músculo. **Via IV:** diluir em NaCl a 0,9% ou glicose a 5%; administrar lentamente durante 30 a 60 min.

Indicações	Dose (mg/kg)	Via	Intervalo (h)[a]	Duração (dias)
CÃES				
Infecções dos tecidos moles, sistêmicas	9	IV, IM, SC	24	<7
Bacteriemia grave	10 a 14	IV, IM, SC	24	<7
GATOS				
Infecções dos tecidos moles, sistêmicas	5	IV, IM, SC	24	<5
Bacteriemia persistente	6 a 8	IV, IM, SC	24	<5

[a]Há evidências de que a administração de doses mais altas com menor frequência pode reduzir o potencial tóxico dos aminoglicosídios e aumentar a sua eficácia terapêutica, produzindo concentrações máximas mais altas. Por conseguinte, com esse esquema, a dose diária total calculada pode ser administrada uma vez a cada 24 h.

OUTRAS POSOLOGIAS. Infecções por microrganismos gram-negativos, Tabela 35.2; coccidiose, Tabela 80.3; tratamento ocular local, Tabela 92.5.

Toltrazurila

CLASSE. Triazinona (triazinetriona).

AÇÃO. Antiprotozoário, anticoccídico.

MAIS INFORMAÇÕES. Ver Capítulo 71, Tabela 71.1; PONAZURILA. Não disponível nos EUA. Está disponível uma preparação veterinária de ponazurila (toltrazurila sulfona) para cavalos. A DICLAZURILA é um fármaco relacionado disponível em alguns países.

ESPECTRO. Coccídios (*Toxoplasma, Cystoisospora, Neospora*), *Hepatozoon*. O tratamento reduz a eliminação dos oocistos, porém frequentemente não elimina a infecção.[139]

Disponibilidade[a]	Tipo	Apresentações
Veterinária	Solução oral 2,5%, 5%	Garrafa de 100 ml

[a]Não disponível nos EUA.

Indicações	Dose (mg/kg)	Via	Intervalo (h)	Duração (dias)
CÃES				
Coccidiose	20	VO	24	2 a 3
GATOS				
Coccidiose	30	VO	24	2 a 3
Eliminação dos oocistos da toxoplasmose	5 a 10	VO	24	7 a 14

OUTRAS POSOLOGIAS. Toxoplasmose, Tabela 79.2; coccidiose, Tabela 80.3. Referências 139, 671.

Trifluridina

Ver Capítulo 2.

Trimetoprima-sulfonamida

CLASSE. Pirimidina e sulfonamida na proporção de 1:5.

AÇÃO. Bactericida, antiprotozoário; bloqueio sinérgico da síntese microbiana de ácido folínico.

MAIS INFORMAÇÕES. Ver ORMETOPRIMA-SULFONAMIDA e discussão sobre trimetoprima-sulfonamida, no Capítulo 30; ver também Tabela 71.1 e Referência 1126.

FARMACOCINÉTICA. Bem absorvida por via oral, rápida e completa. Ampla distribuição nos tecidos corporais. A maior parte (60 a 80%) é excretada na urina de cães como fármaco inalterado. Uma pequena quantidade é metabolizada pelo fígado e excretada pelos rins. Os metabólitos acetilados não se acumulam em cães, o que reduz o risco de nefrotoxicidade em comparação com os gatos e os seres humanos.

ESPECTRO. Gram-positivos: algumas espécies de *Staphylococcus* (coagulase-negativas). **Gram-negativos:** *Escherichia, Proteus, Klebsiella, Enterobacter, Bordetella, Salmonella, Pasteurella, Nocardia* e *Brucella* em altas doses. **Anaeróbios:** *Fusobacterium, Clostridium.* Apesar de sua eficácia *in vitro*, a eficiência *in vivo* contra anaeróbios é fraca. **Outros:** *Pneumocystis*; atividade fraca contra *Toxoplasma* (a PIRIMETAMINA-SULFONAMIDA é superior); coccídios entéricos; *Cyclospora, Blastocystis, Acanthamoeba.* **Ineficaz** contra muitas espécies de *Pseudomonas, Mycobacterium, Leptospira, Erysipelothrix*; numerosos anaeróbios, incluindo *Bacteroides, Mycoplasma.*

INDICAÇÕES. ITU não complicada em consequência de bactérias sensíveis. Pneumonia por *Pneumocystis*, prostatite aguda e crônica, profilaxia antimicrobiana para hospedeiros imunocomprometidos;[182] infecções do SNC/meningite bacterianas em cães e gatos. Tratamento a longo prazo com baixas doses para infecções urinárias crônicas. Traqueobronquite infecciosa canina complicada por *Bordetella bronchiseptica*, embora possa haver desenvolvimento de resistência de alto nível. tornando os fármacos ineficazes.[553] Microsporidiose, toxoplasmose do SNC,[1126] nocardiose.[934]

CONTRAINDICAÇÕES. Reduzir a dose em caso de disfunção renal. Prenhez: fármaco teratogênico em altas doses para animais de laboratório, porém seguro em doses terapêuticas em cães. Evitar o uso em cães com valores reduzidos do teste de lágrima de Schirmer. Os cães da raça Dobermann Pinscher têm capacidade diminuída de destoxificar os metabólitos hidroxilamina das sulfonamidas, resultando em aumento da suscetibilidade à toxicidade.[219] Evitar o uso em cães com distúrbios hemorrágicos congênitos, devido a um risco potencial aumentado de hemorragia se esses animais desenvolverem trom-

bocitopenia.[262,263] Evitar a sua administração a animais com doença parenquimatosa hepática, anemia ou leucopenia preexistentes.

REAÇÕES ADVERSAS

1. Cães: ceratoconjuntivite seca (CCS), os cães com peso < 12 kg parecem correr maior risco. A CCS pode desenvolver-se em 1 semana de tratamento e até 7 meses após a sua interrupção.[83,255]
2. Hepatotoxicidade-hepatite colestática: anorexia, depressão, icterícia, necrose hepática, particularmente com doença hepatobiliar preexistente.[966,1143,1173] Os cães que desenvolvem elevações persistentes nos níveis de ALT apresentam prognóstico pior.[1162]
3. Anemia por deficiência de ácido fólico, megaloblástica a normoblástica-arregenerativa; mais pronunciada em gatos depois de várias semanas; a administração de grandes doses e o tratamento mais prolongado afetam os cães. A suplementação dietética com ácido folínico (leucovorina), 2,5 mg/kg/dia, pode superar a deficiência de folato. Não se deve usar uma suplementação de ácido fólico, visto que a sua ativação a ácido folínico é bloqueada pela trimetoprima. Com suplementos de ácido folínico, observa-se a redução da eficiência do fármaco contra enterococos e alguns protozoários.
4. Poliartrite imunomediada, retinite, glomerulite, vasculite, doença do soro, urticária, eritema multiforme, necrólise epidérmica tóxica, edema facial, conjuntivite e meningite.[1104,1162] Para reações cutâneas, ver erupção farmacogênica cutânea, adiante. Parece ser mais comum em cães de raça grande, foi constatado que os da raça Dobermann Pinscher têm predileção por complicações por imunocomplexos. Os das raças Samoieda e Schnauzer miniatura também foram prevalentes em um estudo;[1162] em geral, surgem sinais em 1 a 3 semanas (faixa de 5 a 36 dias) após o primeiro uso do fármaco ou no período de 1 h a 10 dias após uso repetido. As anormalidades laboratoriais incluem anemia hemolítica, neutropenia, trombocitopenia e proteinúria. A reação começa a regredir em 24 a 48 h após a suspensão do fármaco e o início da terapia com glicocorticoides. Os cães com elevação dos níveis de ALT ou trombocitopenia tiveram prognóstico pior quanto à recuperação.[1162]
5. Erupção farmacogênica cutânea – eritema multiforme, eritroderma, dermatite esfoliativa, urticária, necrólise epidérmica tóxica, doença vesicobolhosa, otite externa, pênfigo e doenças semelhantes ao penfigoide.[247,719,742,752] Os cães de raça grande, particularmente Dobermann pinscher e Golden e Labrador retriever, têm sido mais acometidos.[388] Embora observações iniciais tenham sugerido que as reações imunes induzidas pelo sulfametoxazol foram menos prevalentes como causa de erupção farmacogênica cutânea, em comparação com associações contendo SULFADIAZINA, o risco de hipersensibilidade demonstrou ser igual em relatos posteriores.[1162] O tratamento com fármacos imunossupressores ou com imunoglobulina humana IV demonstrou-se benéfico para reduzir essa resposta de hipersensibilidade no cão.[827]
6. Insuficiência renal – nefromicrolitíase por sulfonamidas, polidipsia e poliúria observadas principalmente em gatos e, mais provavelmente, com doses mais altas.[995]
7. Salivação, diarreia e vômitos – particularmente em gatos aos quais são administrados comprimidos esmagados ou quebrados. Os gatos podem apresentar vômitos consistentes após administração VO, podendo exigir tratamento por via parenteral. A terapia parenteral pode causar irritação local.
8. Foi observada a ocorrência de ataxia em cães e gatos que receberam doses terapêuticas mais altas. Os sinais desaparecem habi-

tualmente no período de 24 a 48 h após a interrupção do tratamento.

9. O tratamento prolongado com TRIMETOPRIMA-SULFONAMIDA interfere na síntese de hormônios tireóideos, devido à sulfonamida, que bloqueia a ligação orgânica do iodo na tireoide, inibindo a tireoide peroxidase (ver ORMETOPRIMA-SULFONAMIDA). Doses de 14,1 a 16 mg/kg VO, a cada 12 h, durante 3 semanas, resultaram em diminuição progressiva dos níveis de tiroxina total e tiroxina livre e aumento da concentração sanguínea de hormônio tireoestimulante, todos compatíveis com hipotireoidismo.[337] O uso crônico (6 semanas) em cães eutireóideos resulta em diminuição dos níveis séricos de T_3, T_4.[428] O efeito depende da dose e da duração. Doses de 60 mg/kg/dia, durante 4 a 6 semanas, ou 48 mg/kg/dia, durante 10 semanas, encontram-se na faixa passível de produzir hipotireoidismo clínico.[375] Cães aos quais foi administrada uma dose de 26,5 a 31,3 mg/kg VO, a cada 12 h, desenvolveram neutropenia, redução do nível de T_4 e aumento da concentração de TSH depois de 1 a 4 semanas de tratamento.[1270] Em um cão jovem, foi observado aumento bociogênico da tireoide, associado ao hipotireoidismo.[1022]

10. Hiperpotassemia – interfere na excreção renal de potássio. Estrutura da trimetoprima assemelha-se à amilorida, um diurético poupador de potássio. Pode exacerbar a hiperpotassemia em animais com hipoadrenocorticismo.[971] Esse efeito pode ser revertido por meio de diurese com soro fisiológico.

INTERAÇÕES. Prolonga os efeitos dos anticoagulantes, da difenil-hidantoína, aumento dos níveis sanguíneos ou da atividade da DAPSONA, sulfonilureias.

Disponibilidade	Tipo	Apresentações
Seres humanos	Trimetoprima-sulfametoxazol (razão 1:5)	
	Comprimidos	480 mg, 960 mg
	Suspensão oral	240 mg/5 mℓ
	Solução IV	480 mg/5 mℓ
Veterinária	Trimetoprima-sulfadiazina (razão 1:5)	
	Comprimidos (aprovados para cães)	30 mg, 120 mg, 480 mg, 960 mg
	Suspensão oral (aprovada para cães)	60 mg
	Solução para injeção SC	Solução a 24 ou 48%

MANIPULAÇÃO. Conservar todos os produtos à temperatura ambiente (20 a 25°C), em frascos hermeticamente fechados. Os gatos devem tomar comprimidos inteiros ou suspensão VO para evitar a hipersalivação. Os comprimidos esmagados ou a sua colocação no alimento tem pouca influência em seu processo de absorção. A administração de uma dose única ao dia só deve ser usada para o tratamento das infecções cutâneas e urinárias crônicas e profilaxia das infecções urinárias. A administração 2 vezes/dia é mais eficaz na eliminação da infecção estabelecida.

ADMINISTRAÇÃO. O tratamento concomitante com ácido folínico (2,5 mg/kg/dia) irá reduzir o potencial de anemia megaloblástica em gatos. Deve-se efetuar o hemograma semanalmente nas primeiras 2 semanas para verificar os efeitos mielotóxicos. Exames hematológicos devem ser realizados pelo menos uma vez por mês se o tratamento for prolongado. Sempre oferecer ao animal uma quantidade abundante de água para beber. As soluções parenterais são usadas no tratamento de infecções graves e para animais comatosos ou que apresentam vômitos.

Indicações	Dose[a] (mg/kg)	Via	Intervalo (h)	Duração (dias)
CÃES				
Infecção urinária, piodermite	30	VO	24	14
Infecção urinária, piodermite, infecção dos tecidos moles	15	VO, SC	12	14
Piodermite crônica, acantamebíase	30	VO	12	21 a 42
Infecção sistêmica, bacteriemia	30 a 45	VO, SC	12	3 a 5
Toxoplasmose do SNC	15 a 20	IV, VO	8 a 12	7 a 14
Profilaxia para imunossupressão	20 a 30	VO	12	Quando necessário[b]
Nocardiose sistêmica	45 a 60	VO, SC	12	21 a 42
GATOS				
Infecções urinárias	30	VO	24	7 a 14
Infecções urinárias e dos tecidos moles	15	VO	12	7 a 14
Coccidiose (peso ≤ 4 kg)	30 a 60	VO, SC	24	6
(peso > 4 kg)	15 a 30	VO, SC	24	6

[a]A dose é a associção dos dois fármacos.
[b]Essa dose foi usada em cães juntamente com quimioterapia para osteossarcoma ou linfoma. A dose é administrada durante pelo menos 14 dias após indução da quimioterapia.[182] Foi observada a redução da toxicidade não hematológica induzida pela quimioterapia do câncer, toxicidade GI e duração da hospitalização.

OUTRAS POSOLOGIAS. Traqueobronquite infecciosa canina, Tabela 6.2; doença respiratória felina, Tabela 14.2; infecções estafilocócicas, Tabela 34.1; infecções bacterianas entéricas, Tabela 37.1; peste, Tabela 45.1; nocardiose, Tabela 47.3; infecções por micobactérias de crescimento rápido, Tabela 48.8; pneumocistose, Tabela 66.2; infecção por *Hepatozoon americanum* (associada a CLINDAMICINA e PIRIMETAMINA), Tabela 74.3; toxoplasmose, Tabela 79.2; neosporose, Tabela 79.5; infecções por coccídios, Tabela 80.3; piodermite canina, Tabela 84.1; bacteriemia, endocardite, Tabela 86.5; infecções GI, Tabela 88.13; infecções hepatobiliares, Tabela 89.4; ITU, Tabela 90.4; infecções do SNC, Tabela 91.5.

INFORMAÇÃO PARA DISPENSAÇÃO. Observar o aparecimento de sinais sistêmicos, tais como febre, claudicação, vômitos, cor amarelada das mucosas ou falta de produção de lágrimas.

Tulatromicina

CLASSE. Macrolídio triamilida semissintético.

AÇÃO. Bacteriostática; inibe a síntese de proteína bacteriana dependente de RNA por meio da inibição da subunidade 50S do ribossomo.

MAIS INFORMAÇÕES. Ver AZITROMICINA; ver também *Macrolídios e lincosamidas*, no Capítulo 30.

FARMACOCINÉTICA. Liberação rápida do local de injeção, com extensa distribuição nos tecidos e eliminação e excreção lentas. Alcança concentrações teciduais altas e prolongadas no tecido pulmonar, que ultrapassa as do plasma. Alcança níveis elevados nos macrófagos alveolares e neutrófilos e é lentamente liberada desses locais. Tem efeito pós-antibacteriano, cuja duração depende da concentração do fármaco obtida durante o tratamento. A tulatromicina é excretada principalmente de modo inalterado na bile.

ESPECTRO. Ver ERITROMICINA para bactérias gram-positivas e gram-negativas aeróbicas. Inclui *Pasteurella multocida* e *Bordetella bhonchiseptica*. **Anaeróbios:** *Fusobacterium, Porphyromonas.* **Outros:** *Mycoplasma.*

INDICAÇÕES. Aprovada para o tratamento da doença respiratória bovina e suína.

CONTRAINDICAÇÕES. Evitar em animais reprodutores e fêmeas prenhes e durante a lactação. A injeção por via SC é irritante e pode causar inflamação.

REAÇÕES ADVERSAS. Foi relatada a ocorrência de hipersalivação transitória em cães e outras espécies. Em alguns cães, foi observada a ocorrência de depressão, letargia e dor no local de injeção.

INTERAÇÕES. Ver ERITROMICINA; interfere no metabolismo de fármacos pelo sistema do citocromo P450.

Disponibilidade	Tipo	Apresentações
Veterinária para bovinos e suínos	Solução para injeção	100 mg/ml em frascos de 100, 250, 500 ml

MANIPULAÇÃO. Conservar à temperatura de 25°C ou abaixo.

ADMINISTRAÇÃO. Administrar a dose, como nível máximo, por via IM em um único local de injeção.

Indicações	Dose (mg/kg)	Via	Intervalo (h)	Duração (dias)
CÃES E GATOS				
Infecções pulmonares	Não estabelecida[a]			

[a]Uma dose IM de 2,5 mg/kg é administrada uma vez a bovinos e suínos.

OUTRAS POSOLOGIAS. Nenhuma.

INFORMAÇÃO PARA DISPENSAÇÃO. Pode-se observar a ocorrência de dor e desconforto após a injeção.

Valaciclovir

Ver Capítulo 2.

Vancomicina

CLASSE. Glicopeptídio.

AÇÃO. Bactericida; interfere na biossíntese de peptidoglicano nas paredes celulares de bactérias gram-positivas em replicação. Menos efeito sobre a síntese de RNA citoplasmático.

MAIS INFORMAÇÕES. Ver TEICOPLANINA; Capítulo 30; Tabela 89.2; Referências 530, 853, 918, 1233.

FARMACOCINÉTICA. Não é bem absorvida por via oral. Administrada por VO para o tratamento da enterocolite bacteriana. Para infecções sistêmicas, a vancomicina é administrada por via parenteral (IV), visto que a via IM é dolorosa. Após a injeção IV, ocorre boa penetração do fármaco nos tecidos corporais. Concentrações clinicamente úteis alcançadas em tecidos como coração, pulmões, rins, osso e líquidos sinovial e peritoneal. A vancomicina é principalmente eliminada pelos rins por filtração glomerular. A concentração nas meninges inflamadas pode ser muito baixa para exercer efeitos terapêuticos, de modo que pose ser necessária a sua administração intratecal. Concentrações baixas semelhantes nos líquidos pleural e pericárdico e na bile.

ESPECTRO. Gram-positivo: alguns *Staphylococcus*, a maioria das espécies de *Streptococcus*, algumas espécies de *Enterococcus, Corynebacterium*. Ocorre alguma resistência em do *Enterococcus* e *Staphylococcus*. A associação com aminoglicosídio aumenta a atividade contra esses microrganismos. Os microrganismos com resistên-

cia de baixo nível ainda são sensíveis à TEICOPLANINA; entretanto, algumas espécies de *Enterococcus* exibem resistência de alto nível, porém o desenvolvimento de resistência durante o tratamento não é conhecido. **Anaeróbios:** *Clostridium difficile*, outras espécies de *Clostridium, Bacillus anthracis, Actinomyces.* **Outros:** *Entamoeba.* **Mais eficaz:** bactérias gram-positivas. **Ineficaz:** a maioria das bactérias gram-negativas, exceto *Neisseria, Mycobacterium*.

INDICAÇÕES. Nos seres humanos, a vancomicina é reservada para tratamento parenteral das infecções bacterianas resistentes a múltiplos fármacos: colângio-hepatite bacteriana em gatos.[530,918] Profilaxia ou tratamento da septicemia ou endocardite estafilocócica ou estreptocócica, enterocolite por clostrídios e infecções por bactérias gram-positivas resistentes. ITU por *Enterococcus* resistente. Profilaxia para cirurgia ortopédica em associação a aminoglicosídios. Usada por via oral no tratamento da diarreia associada a *Clostridium difficile* em seres humanos, uma rara condição observada em animais; a enterocolite enterocócica ou por clostrídios tem mais probabilidade de ocorrer em cães e gatos, podendo exigir o uso de vancomicina. Devido ao risco de induzir resistência farmacológica em bactérias que infectam cães e gatos, *não* se recomenda o uso da vancomicina nesses animais. O aumento na prevalência de enterococos resistentes à vancomicina é uma preocupação na população animal geral.[853,1233] Na Europa, foi observada maior resistência à vancomicina, que foi atribuída ao uso da avoparcina, outro glicopeptídio.

CONTRAINDICAÇÕES. Reduzir a dose em caso de insuficiência renal.

REAÇÕES ADVERSAS. Se a inoculação IV for muito rápida, pode ocorrer reação semelhante à anafilaxia ou urticariforme. A administração prévia de anti-histamínico (antagonista H_1) evita esse problema. Em estudos de toxicidade, cães que receberam infusão IV em *bolo* desenvolveram hipotensão e bradicardia. Neutropenia e trombocitopenia reversíveis. A nefrotoxicidade (hematúria, proteinúria, cilindros urinários, azotemia) é infrequente e rara. O fármaco pode causar ototoxicidade auditiva.

INTERAÇÕES. A administração concomitante de aminoglicosídio e, algumas vezes, de RIFAMPICINA potencializa a atividade da vancomicina. O seu uso com aminoglicosídios pode potencializar a nefrotoxicidade.

Disponibilidade	Tipo	Apresentações
Seres humanos	Pó para injeção Solução e cápsulas orais	500 mg; 1 g; 5 g Cápsulas de 125 mg; 250 mg; frascos com solução de 1 g e 10 g

MANIPULAÇÃO. Incompatível em solução IV com CLORANFENICOL, glicocorticoides, aminofilina, meticilina, barbitúricos, bicarbonato de sódio, heparina. Deve ser administrada por via IV em forma diluída por infusão lenta. As soluções por via parenteral permanecem estáveis por 14 dias quando refrigeradas (2 a 8°C), na forma de solução estoque concentrada. Em recipientes para infusão, é apenas estável por 24 h à temperatura ambiente (20 a 25°C), porém por 60 dias quando refrigerada. A solução oral é reconstituída com água destilada e permanece estável no refrigerador por 2 semanas.

ADMINISTRAÇÃO. Por via IV lentamente, durante 30 a 60 min em glicose a 5% ou soro fisiológico a 0,9% ou solução de Ringer com lactato. A velocidade de administração deve ser inferior a 15 mg/min. Para infecções do SNC, são administrados 5 mg no LCS por injeção intratecal, para obter uma concentração de cerca de 25 μg/ml.

Quando administrada por via oral, não é absorvida e alcança concentrações intraluminais altas para o tratamento das infecções por bactérias entéricas.

Indicações	Dose (mg/kg)	Via	Intervalo (h)	Duração (dias)
CÃES				
Enterocolite por *C. difficile*	10 a 20	VO	6	5 a 7
Infecções da pele, urinárias, dos tecidos moles	10 a 20	IV	12	7 a 10
Infecção sistêmica, bacteriemia[a]	15	IV	6 a 8	Quando necessário
GATOS				
Colângio-hepatite por *Enterococcus*	19,4[b]	IV	12	10
Infecção sistêmica	12 a 15	IV	8	Quando necessário

[a]Para uma infusão em velocidade constante, uma dose de ataque de 3,5 mg/kg é seguida de infusão de 1,5 mg/kg/h do fármaco diluído em glicose a 5% em água.
[b]O fármaco foi diluído em 10 mℓ de soro fisiológico a 0,9% e infundido lentamente durante 1 h por meio de cateter jugular de demora. Houve melhora dos sinais clínicos; entretanto, não foi obtida a cura microbiológica.[918]

OUTRAS POSOLOGIAS. Infecções hepatobiliares, Tabela 89.4; tratamento local de infecções oculares; Tabela 92.5.

INFORMAÇÃO PARA DISPENSAÇÃO. A solução VO pode ser administrada com pequenas quantidades de alimento. Manter refrigerada.

Vidarabina

Ver Capítulo 2.

Voriconazol

CLASSE. Triazólico de amplo espectro (UK-109,496). Derivado sintético do FLUCONAZOL (FCZ).

AÇÃO. Antifúngico; inibe a síntese de esterol e do citocromo P450. Inibe a desmitilação do 24-metileno desidrolanosterol, explicando a sua maior atividade contra fungos filamentosos, como *Aspergillus*, contra os quais o FLUCONAZOL não é eficaz.

MAIS INFORMAÇÕES. Ver Capítulo 55, Tabela 55.1; ver também Referências 473, 543 e 887.

FARMACOCINÉTICA. Biodisponibilidade relativamente alta (disponibilidade sistêmica de > 75% em todas as espécies) após administração por via intravenosa ou VO. O alimento, particularmente gorduroso, reduz a absorção. Acumula-se até oito vezes em tecidos de cães após a administração de múltiplas doses em níveis altos ou tóxicos, como resultado da saturação de seu próprio metabolismo. Pode atravessar as barreiras hematoprostática, hemato-ocular e hematencefálica. Nos cães, a administração repetida em dose única ao dia resulta na depuração duas vezes maior do fármaco de 3,4 h para um intervalo mais curto, e observa-se o aumento de tamanho do fígado. Isso se deve à autoindução do citocromo P450.[951] O voriconazol distribui-se rapidamente e de modo extenso nos tecidos após uso IV. Na maioria das espécies, incluindo os cães, a ligação às proteínas plasmáticas varia de 51 a 67%. O fármaco é extensamente metabolizado no fígado a nove compostos diferentes todos os quais são inativos.[951] Nos cães, 61% do voriconazol são excretados na urina, enquanto o restante é excretado nas fezes. Desses 61% excretados, apenas 7% não são metabolizados. Por conseguinte, o fármaco menos ativo aparece na urina, em comparação com o FCZ. Uma dose única de 6 mg/kg administrada a cães produz níveis terapêuticos no soro para *Aspergillus*; todavia, o uso de múltiplas doses pode aumentar o metabolismo, reduzindo os níveis terapêuticos.[717,951] A degradação metabólica do voriconazol (VCZ) também pode se tornar saturada com doses repetidas, de modo que o fármaco pode acumular-se com doses crescentes. Por conseguinte, o ajuste da dose para esse fármaco precisa ser feito com cautela. Pode ser necessário o monitoramento terapêutico nos casos em que ocorre toxicidade, ou quando não há eficácia.

ESPECTRO. Ativo contra uma ampla variedade de fungos dimórficos e filamentosos e leveduras, incluindo *Candida, Cryptococcus, Blastomyces, Histoplasma, Trichosporon, Scedosporium, Pseudallescheria, Fusarium* e *Aspergillus*. Trata-se do fármaco de primeira escolha, embora de alto custo, para infecções invasivas por *Aspergillus* spp. A alta atividade contra *Aspergillus* spp. é observada pela média geométrica da CIM de 0,4 mg/ℓ, que é semelhante àquela da ANFOTERICINA B (ANB). Em modelos animais experimentais de aspergilose, mesmo em animais imunocomprometidos, o voriconazol é altamente fungicida, esterilizando os tecidos. A atividade do VCZ contra leveduras é mais baixa em comparação com outros azólicos.

INDICAÇÕES. Infecções fúngicas sistêmicas por fungos filamentosos, leveduriformes ou dimórficos. O voriconazol tem sido usado isoladamente em seres humanos como fármaco de primeira escolha na aspergilose invasiva, scedosporiose e fusariose. Essas infecções por fungos filamentosos eram anteriormente responsivas apenas ao tratamento com ANB. O VCZ tem sido usado, habitualmente após a ANB, para o tratamento de micoses sistêmicas do SNC em seres humanos, quando outros azólicos não são eficazes.[28,45,52,1072,1118]

USOS APROVADOS. Seres humanos: para o tratamento da aspergilose invasiva e infecções por *Fusarium* spp. e *Scedosporium apiospermum*, forma assexuada de *Pseudallescheria boydii*.

CONTRAINDICAÇÕES. Teratogênico em ratos; evitar durante a prenhez. A formulação IV deve ser evitada em pacientes com comprometimento da função renal, visto que o agente solubilizante, uma ciclodextrina, pode acumular-se no corpo.

REAÇÕES ADVERSAS. Nos seres humanos, foi observada a ocorrência de fotossensibilização relacionada com a dose, distúrbios visuais e fotofobia. Foram observados déficits visuais atribuídos à toxicidade da retina em cães após infusão IV, que resultou em níveis plasmáticos terapeuticamente adequados.[305] Foi constatado que o uso de doses orais repetidas em cães resultou em aumento do peso do fígado, hipertrofia centrolobular e indução do citocromo P450 proporcional à dose administrada. Ocorreu hepatotoxicidade mais grave, manifestada por elevação dos níveis séricos de aminotransferases e FA hepáticas e necrose hepática em cães no período de 30 dias com uma dose de 24 mg/kg e em 6 a 12 meses com uma dose de 12 mg/kg.[305] Foram observadas arritmias cardíacas em um cão após infusão IV de altas doses; todavia, ocorre prolongamento subclínico do intervalo QT com doses terapêuticas.[305] Nos seres humanos, ocorreram reações anafilactoides com infusão IV. Os gatos podem apresentar inapetência e anormalidades neurológicas, como cegueira, ataxia, paresia e confusão. Isso foi particularmente problemático com doses diárias de 10 mg/kg. A interrupção do tratamento e a sua reintrodução com dose mais baixa após a resolução dos sinais podem constituir uma opção em lugar de interromper o seu uso.

INTERAÇÕES. Os fármacos que induzem as enzimas do citocromo P450, como a RIFAMPICINA, a fenitoína e o fenobarbital, aceleram o metabolismo do voriconazol. Os fármacos que inibem essas enzimas, como a quinidina, podem aumentar os níveis séricos de voriconazol.

O suco de toranja, um inibidor conhecido das enzimas do citocromo P450, aumenta a concentração e a duração do fármaco durante o tratamento de infecções experimentais em camundongos.[1102]

Disponibilidade	Tipo	Apresentações
Seres humanos	Comprimidos	50 mg, 200 mg
	Suspensão oral	40 mg/mℓ
	Injeção parenteral	Frascos de 200 mg para administração única

MANIPULAÇÃO. Manter os comprimidos à temperatura ambiente controlada (20 a 25°C) em frascos hermeticamente fechados. A injeção parenteral deve ser conservada à temperatura ambiente ou do refrigerador (2 a 8°C).

ADMINISTRAÇÃO. Nos seres humanos, utiliza-se inicialmente uma dose de ataque, que é seguida de dose de manutenção, que frequentemente passa para comprimidos VO. Administrado sem alimento. As refeições com alto conteúdo de gordura reduzem a biodisponibilidade do voriconazol.

Indicações	Dose (mg/kg)	Via	Intervalo (h)	Duração (dias)
CÃES				
Infecções fúngicas	5	IV, VO	12	Quando necessário
GATOS				
Infecções fúngicas	5	VO	12 a 24	Quando necessário

OUTRAS POSOLOGIAS. Nos seres humanos, uma dose de ataque de 6 mg/kg, a cada 12 h, é administrada durante 2 dias, seguida de 3 a 4 mg/kg, a cada 12 h, quando necessário. Com base no peso corporal, é arredondada para: < 40 kg, 100 mg a cada 12 h; > 40 kg, 200 mg a cada 12 h. Coccidioidomicose, Tabela 60.3; aspergilose sinonasal e sino-orbitária, Tabela 62.2; outras infecções fúngicas, Tabela 65.2.

INFORMAÇÃO PARA DISPENSAÇÃO. Essa medicação deve ser administrada 1 h antes ou depois das refeições. A dose deve ser reduzida à metade se houver insuficiência hepática.

Zalcitabina

Ver *Antivirais*, no Capítulo 2.

Zidovudina

Anteriormente AZIDOTIMIDINA, AZT.

CLASSE. Análogo nucleosídico (timidina). Ausência do grupo OH na posição 3′.

AÇÃO. Antiviral; inibe a transcriptase reversa viral. É convertida em trifosfato no interior das células; todavia, a sua conversão em di- e trifosfato é lenta e, portanto, inibe competitivamente a enzima, resultando em depleção do reservatório de nucleosídios para a produção de DNA (atividade anti-hespes-vírus). Bloqueia a transcriptase reversa retroviral de modo semelhante em timidina trifosfato. Apresenta atividade 100 vezes maior contra a TR do HIV do que contra as DNA polimerases das células de mamíferos.[397] Incorpora-se no DNA, porém a ausência do grupo OH leva à terminação do filamento. Impede a infecção de novas células, porém a replicação do vírus pode continuar quando as células existentes já estão infectadas.

MAIS INFORMAÇÕES. Ver *Zidovudina* (AZT), no Capítulo 2; Tabela 2.1 e Tabela 55.3; Referências 290, 451, 452. Para todos os outros fármacos dessa classe, ver *Inibidores da transcriptase reversa análogos de nucleosídios*, no Capítulo 2.

FARMACOCINÉTICA. Sofre absorção rápida e completa pelo trato GI e não é afetada por alimentos. Apresenta meia-vida curta. Distribui-se amplamente e penetra bem no SNC e no LCS, atravessa a placenta. A zidovudina é metabolizada no fígado a metabólitos inativos e é rapidamente excretada na urina.

ESPECTRO. Retrovírus, FeLV, FIV, alguns herpers-vírus. Foi observada alguma resistência de cepas de FIV *in vitro*.[928] Alguma atividade antibacteriana contra Enterobacteriaceae e efeito sinérgico com TRIMETOPRIMA-SULFONAMIDA.

INDICAÇÕES. Gatos clinicamente acometidos com FIV. Tem sido usada associada ao fármaco em fase de pesquisa PMEA.[290] Diminui a replicação viral e retarda o início da imunodeficiência quando administrada de modo profilático a gatos infectados pelo FIV.[464] Doses mais altas (30 mg/kg/dia) não afetaram a viremia em gatos infectados por FeLV, reduziram os títulos de anticorpos contra FOCMA.[457] Em geral, a eficácia terapêutica da AZT em gatos infectados por FeLV parece ser menos promissora do que em gatos infectados por FIV. Não produz cura das infecções retrovirais, porém diminui o risco de infecções oportunistas.

USOS APROVADOS. Uso em seres humanos: para seres humanos clinicamente acometidos por infecção pelo HIV. Uso durante a prenhez em seres humanos para proteger o feto da infecção pelo HIV.

CONTRAINDICAÇÕES. A dose deve ser reduzida ou o intervalo entre as doses aumentado em caso de insuficiência hepática. Os gatos com mielossupressão não devem ser tratados, devido ao possível desenvolvimento de anemia potencialmente fatal. Gatos com insuficiência renal crônica apresentam redução da eritropoetina, de modo que é provável o desnvolvimento de anemia, a não ser que as doses sejam reduzidas.

REAÇÕES ADVERSAS. Mielossupressão, anemia megaloblástica com altas doses (30 mg/kg/dia) em gatos.[457,1057] O VG de gatos tratados declina no período de 3 semanas após o início do tratamento para 60% dos valores basais.[1305,1306] Na maioria dos casos, o VG habitualmente retorna, mesmo sem interromper o tratamento. Se o VG cair abaixo de 20%, recomenda-se a interrupção do fármaco, e a anemia habitualmente melhora em poucos dias.[450–452] A eficiência de uma dose de 50 mg/kg/dia foi maior na supressão da replicação viral, porém mais tóxica, causando mielossupressão e anemia arregenerativa. Na dose de 5 mg/kg a cada 8 h, a zidovudina reduziu efetivamente os sinais clínicos da infecção por FIV e foi menos tóxica.[445] A neutropenia é menos frequente do que a anemia e pode ser evitada ou tratada com FILGRASTIM. Outros efeitos colaterais em gatos, incluindo vômito ou anorexia, raramente ocorrem. Nos seres humanos foi relatada a ocorrência de febre, mal-estar, sinais GI, mialgia e exantema. Um efeito colateral ocasionalmente observado pelos proprietários dos animais consiste no desenvolvimento de pelos mais cheios e mais brilhantes.

INTERAÇÕES. Não deve ser associada a nenhum outro agente mielossupressor. Efeito aditivo contra o FeLV e FIV quando administrada concomitantemente com PMEA. Metabolismo retardado se for coadministrada com sulfonamidas, narcóticos, anti-inflamatórios não esteroides. Esse cotratamento pode resultar em toxicidade renal ou neutropenia.

Disponibilidade	Tipo	Apresentações
Seres humanos	Cápsulas de gelatina por via oral	100 mg
	Xarope sabor framboesa	50 mg/5 mℓ
	Solução para injeção	10 mg/mℓ

MANIPULAÇÃO. Para administração VO, podem-se usar o xarope (sabor framboesa) ou cápsulas de gelatina manipuladas individualmente para obter uma dose acurada. Conservar as cápsulas e o xarope longe da umidade e ao abrigo da luz. Conservar os frascos à temperatura de 15 a 25°C, ao abrigo da luz. Injeção: retirar a dose calculada do frasco e acrescentar a glicose 5% para uso IV em seres humanos. Para uso SC em gatos, a dose deve ser acrescentada a 5 mℓ de NaCl, o que ajuda a evitar a irritação local ou formação de abscessos. Não deve ser acrescentada a líquidos biológicos (plasma ou sangue). Estável após reconstituição por 24 h à temperatura ambiente (20 a 25°C), e por 48 h quando refrigerada (2 a 8°C).

ADMINISTRAÇÃO. As cápsulas ou o xarope por via oral devem ser manipulados individualmente para obter a dose correta para cada gato. O tratamento pode ser iniciado com infusão IV durante 1 h, a cada 4 h. Passar para VO quando o animal for capaz de tolerá-la. As doses de 30 mg/kg/dia são mais eficazes na supressão do vírus, porém são mais mielotóxicas para gatos. É necessária a realização rotineira de hemograma completo durante o tratamento, visto que a anemia arregenerativa é um efeito colateral comum, particularmente se já houver supressão da medula óssea associada ao FeLV. Monitorar o hemograma semanalmente durante o primeiro mês e, em seguida, mensalmente se estiver estável.

Indicações (*Gatos*)	Dose (mg/kg)	Via	Intervalo (h)	Duração (dias)
FIV	5 a 10[a]	SC, VO	12	Quando necessário
FeLV	5[a]	SC, VO	12	Quando necessário

[a]Com doses mais altas, os gatos têm mais probabilidade de apresentar mielotoxicidade. São recomendadas doses mais baixas para gatos com infecção por FeLV, visto que frequentemente já apresentam mielossupressão. Outras fontes[465a] fornecem 15 mg/kg VO, a cada 12 h, até 20 mg/kg VO, a cada 8 h, que são doses mais altas que as listadas aqui. Ver *Zidovudina*, no Capítulo 2, para detalhes sobre monitoramento e duração do tratamento.

OUTRAS POSOLOGIAS. Infecção por FIV, Tabela 12.3; FeLV, em *Tratamento antiviral* e *imunomodulador*, no Capítulo 11.

INFORMAÇÃO PARA DISPENSAÇÃO. Retornar 1 vez/semana para exame físico e avaliação do hemograma completo.

Índice Alfabético